本書をご利用になる前に

　本書は，2024年3月5日の厚生労働省告示及び保医発通知から，2025年●●●●●に至るものにより改定された**2025年4月現在**の診療報酬点数表です。
　なお，「診断群分類点数表」（DPC点数表）は本書には収載されていません。『**DPC点数早見表　2024年度版／2025年4月増補版**』（医学通信社刊）として別に刊行しています。

1．本書の構成と色分け

(1) 点数表本体の点線囲み(水色)（「通則」については(薄紫色)）で表示した部分は，健康保険の診療報酬が**告示**されたもの（標準点数）です。

(2) (水色)の枠の外に小活字で掲載したものは，厚生労働省保険局医療課長名で**通知**されたもの（例：保医発0305第4号／具体的な解釈・算定要件・準用点数）です。

(3) 厚生労働省発出の事務連絡は 事務連絡 として，2024年改定に伴うものは深緑の文字で，その他は濃紺の文字で示しています。

(4) 各医療団体から出されるQ&Aなどの参考情報は 参考 として，あるいは（編注）として青色の文字で示しています。この青色文字の部分は公式の規定ではありませんが，行政機関等に確認したもののみを掲載しています。参考情報としてご利用ください。

(5) レセプト摘要欄への記載が必須の点数項目については，摘要欄の表示及び「記載事項等一覧」の該当ページを示しています。

(6) 明細書の略号が規定されている項目（主なもの）には，茶色文字で略号を併記しています。

(7) 2024年改定により実質的に内容の変わった部分を「緑色」で区別しました。見出し，注・項目番号の 緑色アミ掛け または新はその項目自体が新しいか，または全面的に変わったものです。点数変更または表記の一部のみ変わった場合は緑色の下線を付しました。

(8) 改定前の2023年4月から2024年3月まで1年間に発出された告示・通知により変更された部分には，オレンジ色の下線または オレンジアミ を付して区別してあります。

(9) **2024年6月改定後2025年4月現在までの追加告示・通知・事務連絡による変更部分**（2024年5月20日発行の第1版以降の変更箇所）は「赤色」で区別しています。告示の「注」の項目番号や通知の見出しなどには 赤色アミ掛け ，新はその項目自体が新しいか，全面的に改定されたものです。点数変更や表記の一部変更については，赤色の下線を付しています。

2．利用される際の留意点

(1) 告示のなかに「別に厚生労働大臣が定める……」などとある場合，アンダーラインを付けて※印のあとに施設基準関連告示・通知の該当ページを赤字で示しました。

(2) 原則として告示・通知を原文通り掲載していますが，利用上の便宜を図るため，「区分番号A000に掲げる初診料」等の表記については「A000初診料」等と省略しています。

(3) **インデックスの略号**：ページ端のインデックスの略号は以下のとおりです。
初再＝初診料・再診料・外来診療料，**入院基本**＝入院基本料，**入院加算**＝入院基本料等加算，**特定入院**＝特定入院料・短期滞在手術等基本料・看護職員処遇改善評価料，**医学管理**＝医学管理等，**在宅**＝在宅医療，**検査**＝検査，**画像**＝画像診断，**投薬**＝投薬，**注射**＝注射，**リハ**＝リハビリテーション，**精神**＝精神科専門療法，**処置**＝処置，**手術**＝手術，**麻酔**＝麻酔，**放射**＝放射線治療，**病理**＝病理診断，**その他**＝その他，**材料**＝材料価格基準，**食事・生活**＝入院時食事療養費・入院時生活療養費，**基施**＝基本診療料の施設基準等，**特施**＝特掲診療料の施設基準等，**関連**＝関連する告示・通知等，**療担**＝保険医療機関及び保険医療担当規則等，**保外併用**＝保険外併用療養費，**明細**＝診療報酬請求書・明細書の記載要領

(4) 施設基準等の届出様式は，医学通信社HPにおいて，**参照・ダウンロード可能**です。

3．本書をより有効にご活用いただくために

　p.6以下に「点数表の読解術」と題して，点数表の約束事などをわかりやすくまとめました。
　また，p.919には「診療報酬点数一覧表」を掲載しています。実務にご利用ください。

※　2025年4月以降の告示・通知等は『**月刊／保険診療**』（医学通信社刊）にて随時掲載致します。

第1編　医科診療報酬点数表

診療報酬の算定方法（通則）………17

第1章　基本診療料

第1部　初・再診料

○通則………32
A000　初診料………33
A001　再診料………46
A002　外来診療料………56

第2部　入院料等

○通則………66

第1節　入院基本料

A100　一般病棟入院基本料………74
A101　療養病棟入院基本料………78
A102　結核病棟入院基本料………88
A103　精神病棟入院基本料………90
A104　特定機能病院入院基本料………92
A105　専門病院入院基本料………95
A106　障害者施設等入院基本料………97
A108　有床診療所入院基本料………102
A109　有床診療所療養病床入院基本料………106

第2節　入院基本料等加算

A200　総合入院体制加算………108
A200-2　急性期充実体制加算………109
A204　地域医療支援病院入院診療加算………114
A204-2　臨床研修病院入院診療加算………114
A204-3　紹介受診重点医療機関入院診療加算………114
A205　救急医療管理加算………115
A205-2　超急性期脳卒中加算………116
A205-3　妊産婦緊急搬送入院加算………117
A206　在宅患者緊急入院診療加算………117
A207　診療録管理体制加算………119
A207-2　医師事務作業補助体制加算………119
A207-3　急性期看護補助体制加算………120
A207-4　看護職員夜間配置加算………121
A208　乳幼児加算・幼児加算………121
A209　特定感染症入院医療管理加算………121
A210　難病等特別入院診療加算………122
A211　特殊疾患入院施設管理加算………123
A212　超重症児（者）入院診療加算・準超重症児（者）入院診療加算………123
A213　看護配置加算………124
A214　看護補助加算………125
A218　地域加算………125
A218-2　離島加算………128
A219　療養環境加算………128
A220　HIV感染者療養環境特別加算………128
A220-2　特定感染症患者療養環境特別加算………128
A221　重症者等療養環境特別加算………129
A221-2　小児療養環境特別加算………130
A222　療養病棟療養環境加算………130
A222-2　療養病棟療養環境改善加算………130
A223　診療所療養病床療養環境加算………130
A223-2　診療所療養病床療養環境改善加算………130
A224　無菌治療室管理加算………130
A225　放射線治療病室管理加算………131
A226　重症皮膚潰瘍管理加算………131
A226-2　緩和ケア診療加算………131
A226-3　有床診療所緩和ケア診療加算………133
A266-4　小児緩和ケア診療加算………133
A227　精神科措置入院診療加算………133
A228　精神科応急入院施設管理加算………134
A229　精神科隔離室管理加算………134
A230　精神病棟入院時医学管理加算………135
A230-2　精神科地域移行実施加算………135
A230-3　精神科身体合併症管理加算………135
A230-4　精神科リエゾンチーム加算………136
A231-2　強度行動障害入院医療管理加算………136
A231-3　依存症入院医療管理加算………138
A231-4　摂食障害入院医療管理加算………138
A232　がん拠点病院加算………138
A233　リハビリテーション・栄養・口腔連携体制加算………141
A233-2　栄養サポートチーム加算………143
A234　医療安全対策加算………144
A234-2　感染対策向上加算………145
A234-3　患者サポート体制充実加算………147
A234-4　重症患者初期支援充実加算………147
A234-5　報告書管理体制加算………147
A236　褥瘡ハイリスク患者ケア加算………147
A236-2　ハイリスク妊娠管理加算………148
A237　ハイリスク分娩等管理加算………149
A238-6　精神科救急搬送患者地域連携紹介加算………150
A238-7　精神科救急搬送患者地域連携受入加算………150
A242　呼吸ケアチーム加算………151
A242-2　術後疼痛管理チーム加算………151
A243　後発医薬品使用体制加算………151
A243-2　バイオ後続品使用体制加算………152
A244　病棟薬剤業務実施加算………152
A245　データ提出加算………155
A246　入退院支援加算………156
A246-2　精神科入退院支援加算………160
A246-3　医療的ケア児（者）入院前支援加算………163
A247　認知症ケア加算………164
A247-2　せん妄ハイリスク患者ケア加算………165
A248　精神疾患診療体制加算………166
A249　精神科急性期医師配置加算………167
A250　薬剤総合評価調整加算………167
A251　排尿自立支援加算………169
A252　地域医療体制確保加算………169
A253　協力対象施設入所者入院加算………169

第3節　特定入院料

A300　救命救急入院料………175
A301　特定集中治療室管理料………178
A301-2　ハイケアユニット入院医療管理料………181
A301-3　脳卒中ケアユニット入院医療管理料………182
A301-4　小児特定集中治療室管理料………183
A302　新生児特定集中治療室管理料………184
A302-2　新生児特定集中治療室重症児対応体制強化管理料………185
A303　総合周産期特定集中治療室管理料………187
A303-2　新生児治療回復室入院医療管理料………188
A304　地域包括医療病棟入院料………188
A305　一類感染症患者入院医療管理料………193
A306　特殊疾患入院医療管理料………194
A307　小児入院医療管理料………195
A308　回復期リハビリテーション病棟入院料………198
A308-3　地域包括ケア病棟入院料………206
A309　特殊疾患病棟入院料………212
A310　緩和ケア病棟入院料………213
A311　精神科救急急性期医療入院料………215
A311-2　精神科急性期治療病棟入院料………217
A311-3　精神科救急・合併症入院料………218
A311-4　児童・思春期精神科入院医療管理料………220
A312　精神療養病棟入院料………220
A314　認知症治療病棟入院料………224
A315　精神科地域包括ケア病棟入院料………225
A317　特定一般病棟入院料………227
A318　地域移行機能強化病棟入院料………229
A319　特定機能病院リハビリテーション病棟入院料………230

第4節　短期滞在手術等基本料

| A400 短期滞在手術等基本料 ……… 233

第2章　特掲診療料

第1部　医学管理等

○通則 ……………………………… 242

第1節　医学管理料等

B000 特定疾患療養管理料 …………… 243
B001 特定疾患治療管理料 …………… 244
　1 ウイルス疾患指導料 …………… 244
　2 特定薬剤治療管理料 …………… 244
　3 悪性腫瘍特異物質治療管理料 … 250
　4 小児特定疾患カウンセリング料 … 250
　5 小児科療養指導料 ……………… 252
　6 てんかん指導料 ………………… 252
　7 難病外来指導管理料 …………… 253
　8 皮膚科特定疾患指導管理料 …… 256
　9 外来栄養食事指導料 …………… 257
　10 入院栄養食事指導料 …………… 260
　11 集団栄養食事指導料 …………… 260
　12 心臓ペースメーカー指導管理料
　　 ……………………………………… 261
　13 在宅療養指導料 ………………… 261
　14 高度難聴指導管理料 …………… 262
　15 慢性維持透析患者外来医学管理
　　 料 …………………………………… 262
　16 喘息治療管理料 ………………… 264
　17 慢性疼痛疾患管理料 …………… 265
　18 小児悪性腫瘍患者指導管理料 … 266
　20 糖尿病合併症管理料 …………… 266
　21 耳鼻咽喉科特定疾患指導管理
　　 料 …………………………………… 267
　22 がん性疼痛緩和指導管理料 …… 267
　23 がん患者指導管理料 …………… 268
　24 外来緩和ケア管理料 …………… 270
　25 移植後患者指導管理料 ………… 271
　26 植込型輸液ポンプ持続注入療法
　　 指導管理料 ………………………… 272
　27 糖尿病透析予防指導管理料 …… 272
　28 小児運動器疾患指導管理料 …… 273
　29 乳腺炎重症化予防ケア・指導料
　　 ……………………………………… 274
　30 婦人科特定疾患治療管理料 …… 274
　31 腎代替療法指導管理料 ………… 274
　32 一般不妊治療管理料 …………… 275
　33 生殖補助医療管理料 …………… 277
　34 二次性骨折予防継続管理料 …… 279
　35 アレルギー性鼻炎免疫療法治療
　　 管理料 ……………………………… 280
　36 下肢創傷処置管理料 …………… 280
　37 慢性腎臓病透析予防指導管理料
　　 ……………………………………… 280
B001-2 小児科外来診療料 …………… 281
B001-2-2 地域連携小児夜間・休日
　　 診療料 ……………………………… 283
B001-2-3 乳幼児育児栄養指導料 …… 284
B001-2-4 地域連携夜間・休日診療
　　 料 …………………………………… 284
B001-2-5 院内トリアージ実施料 … 285
B001-2-6 夜間休日救急搬送医学管
　　 理料 ………………………………… 285
B001-2-7 外来リハビリテーション
　　 診療料 ……………………………… 286
B001-2-8 外来放射線照射診療料 … 287
B001-2-9 地域包括診療料 ………… 287
B001-2-10 認知症地域包括診療料
　　 ……………………………………… 290
B001-2-11 小児かかりつけ診療料
　　 ……………………………………… 291
B001-2-12 外来腫瘍化学療法診療
　　 料 …………………………………… 292
B001-3 生活習慣病管理料 …………… 295
B001-3-2 ニコチン依存症管理料 … 299
B001-3-3 生活習慣病管理料（Ⅱ）300
B001-4 手術前医学管理料 …………… 302
B001-5 手術後医学管理料 …………… 303
B001-6 肺血栓塞栓症予防管理料 …… 304
B001-7 リンパ浮腫指導管理料 ……… 305
B001-8 臍ヘルニア圧迫指導管理料
　　 ……………………………………… 306
B001-9 療養・就労両立支援指導料
　　 ……………………………………… 306
B002 開放型病院共同指導料（Ⅰ）・308
B003 開放型病院共同指導料（Ⅱ）・308
B004 退院時共同指導料1 …………… 309
B005 退院時共同指導料2 …………… 309
B005-1-2 介護支援等連携指導料 … 311
B005-1-3 介護保険リハビリテーシ
　　 ョン移行支援料 …………………… 314
B005-4 ハイリスク妊産婦共同管理
　　 料（Ⅰ） …………………………… 315
B005-5 ハイリスク妊産婦共同管理
　　 料（Ⅱ） …………………………… 315
B005-6 がん治療連携計画策定料 …… 316
B005-6-2 がん治療連携指導料 …… 316
B005-6-3 がん治療連携管理料 …… 317
B005-6-4 外来がん患者在宅連携指
　　 導料 ………………………………… 317
B005-7 認知症専門診断管理料 ……… 318
B005-7-2 認知症療養指導料 ……… 318
B005-7-3 認知症サポート指導料 … 320
B005-8 肝炎インターフェロン治療
　　 計画料 ……………………………… 320
B005-9 外来排尿自立指導料 ………… 321
B005-10 ハイリスク妊産婦連携指
　　 導料1 ……………………………… 321
B005-10-2 ハイリスク妊産婦連携
　　 指導料2 …………………………… 322
B005-11 遠隔連携診療料 …………… 322
B005-12 こころの連携指導料（Ⅰ）323
B005-13 こころの連携指導料（Ⅱ）324
B005-14 プログラム医療機器等指
　　 導管理料 …………………………… 324
B006 救急救命管理料 ………………… 324
B006-3 退院時リハビリテーション
　　 指導料 ……………………………… 324
B007 退院前訪問指導料 ……………… 325
B007-2 退院後訪問指導料 …………… 325
B008 薬剤管理指導料 ………………… 326
B008-2 薬剤総合評価調整管理料・327
B009 診療情報提供料（Ⅰ） ………… 328
B009-2 電子的診療情報評価料 ……… 339
B010 診療情報提供料（Ⅱ） ………… 339
B010-2 診療情報連携共有料 ………… 340
B011 連携強化診療情報提供料 ……… 341
B011-3 薬剤情報提供料 ……………… 343
B011-4 医療機器安全管理料 ………… 344
B011-5 がんゲノムプロファイリン
　　 グ評価提供料 ……………………… 344
B011-6 栄養情報連携料 ……………… 344
B012 傷病手当金意見書交付料 ……… 346
B013 療養費同意書交付料 …………… 346
B014 退院時薬剤情報管理指導料 …… 347
B015 精神科退院時共同指導料 ……… 348

第3節　特定保険医療材料料 … 350

第2部　在宅医療

○通則 ……………………………… 352

第1節　在宅患者診療・指導料

C000 往診料 …………………………… 354
C001 在宅患者訪問診療料（Ⅰ）…… 362
C001-2 在宅患者訪問診療料（Ⅱ）・367
C002 在宅時医学総合管理料 ………… 369
C002-2 施設入居時等医学総合管理
　　 料 …………………………………… 372
C003 在宅がん医療総合診療料 ……… 381
C004 救急搬送診療料 ………………… 383
C004-2 救急患者連携搬送料 ………… 384
C005 在宅患者訪問看護・指導料 …… 385
C005-1-2 同一建物居住者訪問看
　　 護・指導料 ………………………… 388
C005-2 在宅患者訪問点滴注射管理
　　 指導料 ……………………………… 396
C006 在宅患者訪問リハビリテーシ
　　 ョン指導管理料 …………………… 397
C007 訪問看護指示料 ………………… 399
C007-2 介護職員等喀痰吸引等指示
　　 料 …………………………………… 401
C008 在宅患者訪問薬剤管理指導料
　　 ……………………………………… 402
C009 在宅患者訪問栄養食事指導料
　　 ……………………………………… 403
C010 在宅患者連携指導料 …………… 404
C011 在宅患者緊急時等カンファレ
　　 ンス料 ……………………………… 405
C012 在宅患者共同診療料 …………… 406
C013 在宅患者訪問褥瘡管理指導料
　　 ……………………………………… 407
C014 外来在宅共同指導料 …………… 409
C015 在宅がん患者緊急時医療情報
　　 連携指導料 ………………………… 410

第2節　在宅療養指導管理料

○通則 ……………………………… 410
《第1款　在宅療養指導管理料》
○通則 ……………………………… 411
C100 退院前在宅療養指導管理料 412
C101 在宅自己注射指導管理料 …… 413
C101-2 在宅小児低血糖症患者指導
　　 管理料 ……………………………… 415
C101-3 在宅妊娠糖尿病患者指導管
　　 理料 ………………………………… 416
C102 在宅自己腹膜灌流指導管理料
　　 ……………………………………… 417

C102-2 在宅血液透析指導管理料 417	C153 注入器用注射針加算 433	臨床心理・神経心理検査 547
C103 在宅酸素療法指導管理料 418	C154 紫外線殺菌器加算 433	負荷試験等 548
C104 在宅中心静脈栄養法指導管理料 419	C155 自動腹膜灌流装置加算 433	ラジオアイソトープを用いた諸検査 550
C105 在宅成分栄養経管栄養法指導管理料 419	C156 透析液供給装置加算 434	内視鏡検査 551
C105-2 在宅小児経管栄養法指導管理料 420	C157 酸素ボンベ加算 434	第4節 診断穿刺・検体採取料 557
C105-3 在宅半固形栄養経管栄養法指導管理料 420	C158 酸素濃縮装置加算 434	第5節 薬剤料 560
C106 在宅自己導尿指導管理料 420	C159 液化酸素装置加算 434	第6節 特定保険医療材料料 560
C107 在宅人工呼吸指導管理料 420	C159-2 呼吸同調式デマンドバルブ加算 434	**第4部 画像診断**
C107-2 在宅持続陽圧呼吸療法指導管理料 421	C160 在宅中心静脈栄養法用輸液セット加算 434	○通則 562
C107-3 在宅ハイフローセラピー指導管理料 422	C161 注入ポンプ加算 435	第1節 エックス線診断料 564
C108 在宅麻薬等注射指導管理料 423	C162 在宅経管栄養法用栄養管セット加算 435	第2節 核医学診断料 568
C108-2 在宅腫瘍化学療法注射指導管理料 424	C163 特殊カテーテル加算 435	第3節 コンピューター断層撮影診断料 574
C108-3 在宅強心剤持続投与指導管理料 425	C164 人工呼吸器加算 436	第4節 薬剤料 580
C108-4 在宅悪性腫瘍患者共同指導管理料 425	C165 在宅持続陽圧呼吸療法用治療器加算 436	第5節 特定保険医療材料料 580
C109 在宅寝たきり患者処置指導管理料 426	C166 携帯型ディスポーザブル注入ポンプ加算 436	**第5部 投 薬**
C110 在宅自己疼痛管理指導管理料 426	C167 疼痛等管理用送信器加算 436	○通則 584
C110-2 在宅振戦等刺激装置治療指導管理料 426	C168 携帯型精密輸液ポンプ加算 437	第1節 調剤料 585
C110-3 在宅迷走神経電気刺激治療指導管理料 427	C168-2 携帯型精密ネブライザ加算 437	第2節 処方料 585
C110-4 在宅仙骨神経刺激療法指導管理料 427	C169 気管切開患者用人工鼻加算 437	第3節 薬剤料 591
C110-5 在宅舌下神経電気刺激療法指導管理料 427	C170 排痰補助装置加算 437	第4節 特定保険医療材料料 594
C111 在宅肺高血圧症患者指導管理料 427	C171 在宅酸素療法材料加算 437	第5節 処方箋料 594
C112 在宅気管切開患者指導管理料 427	C171-2 在宅持続陽圧呼吸療法材料加算 437	第6節 調剤技術基本料 602
C112-2 在宅喉頭摘出患者指導管理料 427	C171-3 在宅ハイフローセラピー材料加算 437	**第6部 注 射**
C114 在宅難治性皮膚疾患処置指導管理料 428	C172 在宅経肛門的自己洗腸用材料加算 437	○通則 614
C116 在宅植込型補助人工心臓（非拍動流型）指導管理料 428	C173 横隔神経電気刺激装置加算 438	第1節 注射料 616
C117 在宅経腸投薬指導管理料 428	C174 在宅ハイフローセラピー装置加算 438	《第1款 注射実施料》 616
C118 在宅腫瘍治療電場療法指導管理料 428	C175 在宅抗菌薬吸入療法ネブライザ加算 438	《第2款 無菌製剤処理料》 620
C119 在宅経肛門的自己洗腸指導管理料 429	第3節 薬剤料 438	第2節 薬剤料 621
C120 在宅中耳加圧療法指導管理料 429	第4節 特定保険医療材料料 441	第3節 特定保険医療材料料 622
C121 在宅抗菌薬吸入療法指導管理料 429	**第3部 検 査**	**第7部 リハビリテーション**
《第2款 在宅療養指導管理材料加算》	○通則 448	○通則 630
○通則 429	第1節 検体検査料	第1節 リハビリテーション料 636
C150 血糖自己測定器加算 430	《第1款 検体検査実施料》	第2節 薬剤料 663
C151 注入器加算 431	尿・糞便等検査 458	**第8部 精神科専門療法**
C152 間歇注入シリンジポンプ加算 431	血液学的検査 463	○通則 670
C152-2 持続血糖測定器加算 432	生化学的検査（Ⅰ） 475	第1節 精神科専門療法料 670
C152-3 経腸投薬用ポンプ加算 433	生化学的検査（Ⅱ） 481	第2節 薬剤料 707
C152-4 持続皮下注入シリンジポンプ加算 433	免疫学的検査 488	経過措置 707
	微生物学的検査 504	**第9部 処 置**
	基本的検体検査実施料 513	○通則 710
	《第2款 検体検査判断料》 514	第1節 処置料
	第3節 生体検査料	一般処置 712
	呼吸循環機能検査等 517	救急処置 731
	超音波検査等 522	皮膚科処置 734
	監視装置による諸検査 526	泌尿器科処置 735
	脳波検査等 529	産婦人科処置 737
	神経・筋検査 533	眼科処置 738
	耳鼻咽喉科学的検査 538	耳鼻咽喉科処置 738
	眼科学的検査 541	整形外科的処置 740
	皮膚科学的検査 546	栄養処置 742
		ギプス 743
		第2節 処置医療機器等加算 745
		第3節 薬剤料 748
		第4節 特定保険医療材料料 748

第10部 手術

○通則 …… 750

第1節 手術料

《第1款 皮膚・皮下組織》
皮膚，皮下組織 …… 764
形成 …… 767

《第2款 筋骨格系・四肢・体幹》
筋膜，筋，腱，腱鞘 …… 769
四肢骨 …… 770
四肢関節，靱帯 …… 773
四肢切断，離断，再接合 …… 776
手，足 …… 776
脊柱，骨盤 …… 777

《第3款 神経系・頭蓋》
頭蓋，脳 …… 780
脊髄，末梢神経，交感神経 …… 784

《第4款 眼》
涙道 …… 786
眼瞼 …… 786
結膜 …… 786
眼窩，涙腺 …… 787
眼球，眼筋 …… 787
角膜，強膜 …… 787
ぶどう膜 …… 788
眼房，網膜 …… 788
水晶体，硝子体 …… 789

《第5款 耳鼻咽喉》
外耳 …… 789
中耳 …… 790
内耳 …… 790
鼻 …… 791
副鼻腔 …… 792
咽頭，扁桃 …… 792
喉頭，気管 …… 792

《第6款 顔面・口腔・頸部》
歯，歯肉，歯槽部，口蓋 …… 793
口腔前庭，口腔底，頬粘膜，舌 …… 794
顔面 …… 794
顔面骨，顎関節 …… 794

唾液腺 …… 795
甲状腺，副甲状腺（上皮小体） …… 796
その他の頸部 …… 796

《第7款 胸部》
乳腺 …… 796
胸壁 …… 798
胸腔，胸膜 …… 799
縦隔 …… 799
気管支，肺 …… 800
食道 …… 802
横隔膜 …… 805

《第8款 心・脈管》
心，心膜，肺動静脈，冠血管等 …… 805
動脈 …… 817
静脈 …… 820
リンパ管，リンパ節 …… 821

《第9款 腹部》
腹壁，ヘルニア …… 822
腹膜，後腹膜，腸間膜，網膜 …… 822
胃，十二指腸 …… 823
胆嚢，胆道 …… 827
肝 …… 829
膵 …… 831
脾 …… 834
空腸，回腸，盲腸，虫垂，結腸 …… 834
直腸 …… 838
肛門，その周辺 …… 839

《第10款 尿路系・副腎》
副腎 …… 840
腎，腎盂 …… 840
尿管 …… 843
膀胱 …… 843
尿道 …… 845

《第11款 性器》
陰茎 …… 846
陰嚢，精巣，精巣上体，精管，精索 …… 846
精嚢，前立腺 …… 847
外陰，会陰 …… 848
腟 …… 848
子宮 …… 849

子宮附属器 …… 851
産科手術 …… 852
その他 …… 854

《第13款 手術等管理料》 …… 854
第2節 輸血料 …… 861
第3節 手術医療機器等加算 …… 867
第4節 薬剤料 …… 872
第5節 特定保険医療材料料 …… 872

第11部 麻酔

○通則 …… 874
第1節 麻酔料 …… 875
第2節 神経ブロック料 …… 883
第3節 薬剤料 …… 884
第4節 特定保険医療材料料 …… 884

第12部 放射線治療

○通則 …… 886
第1節 放射線治療管理・実施料 …… 886
第2節 特定保険医療材料料 …… 893

第13部 病理診断

○通則 …… 896
第1節 病理標本作製料 …… 898
第2節 病理診断・判断料 …… 901

第14部 その他

○通則 …… 904
第1節 看護職員処遇改善評価料 …… 904
第2節 ベースアップ評価料 …… 906

第3章 介護老人保健施設入所者に係る診療料

…… 912

第4章 経過措置

…… 918

第2編 厚生労働大臣が定める基準等

告示① 材料価格基準 …… 984
告示② 入院時食事療養費・入院時生活療養費 …… 1057
告示③ 基本診療料の施設基準等 …… 1066
告示④ 特掲診療料の施設基準等 …… 1323
告示⑤ 入院患者数・医師等の員数の基準等 …… 1519
告示⑥ 特定疾患療養管理料・特定疾患処方管理加算の対象疾病 …… 1522
《参考》特定疾患療養管理料等の対象疾患及び対象外疾患 …… 1525
告示⑦ 医療保険と介護保険の給付調整 …… 1536
【通知】特別養護老人ホーム等における療養の給付の取扱いについて …… 1559
省令 保険医療機関及び保険医療養担当規則 …… 1565
告示⑧ 療担規則及び薬担規則並びに療担基準に基づき厚生労働大臣が定める掲示事項等 …… 1576
告示⑨ 保険外併用療養費関連告示 …… 1618

診療報酬請求書・明細書の記載要領

通知 診療報酬請求書等の記載要領等 …… 1641
別表Ⅰ 診療報酬明細書の「摘要」欄への記載事項等一覧（医科） …… 1668
別表Ⅲ 診療報酬明細書の「摘要」欄への記載事項等一覧（検査値） …… 1730

Ⅰ．点数表の読解術

2025年4月現在

1．点数表の基本的な構成

　診療報酬点数表には医科・歯科・調剤の3種類があります。本書は医科点数表のみを収載しています。
　なお，入院医療を包括評価した「**診断群分類点数表**」（**DPC点数表**）は，本書には収載されていません。
　「医科診療報酬点数表」は健康保険法および高齢者医療確保法に基づくものですが，健康保険法以外の被用者保険や国民健康保険，生活保護法などの公費負担医療においても当該点数表を適用します。

1　点数表は，第1章「**基本診療料**」と第2章「**特掲診療料**」からなります。
(1)　「**基本診療料**」には，初診料・再診料・入院料など，診療の基礎となる点数が定められています。
(2)　「**特掲診療料**」には，検査料・処置料・手術料など個々の診療行為ごとの点数が定められています。
※　点数算定にあたっては，一般的に，「基本診療料」と「特掲診療料」を合わせて算定します。

2　点数表は，「**告示**」（点数と基準）＋「**通知**」（算定・届出上の解釈）等で構成されています。
(1)　「**告示**」の点数部分は「**通則**」と「**点数**」（1点単価10円）で構成されています。「通則」とは，各「部」や各「節」ごとの算定の原則を定めたものです。本書では「告示」部分は点線で囲み，「通則」は薄紫色，「点数」は水色の色アミで示しています。
(2)　「**通知**」とは告示に関する「細則」と「準用点数」を定めたものです。本書においては「→」の記号により示しています。「通知」には必ず「発簡番号」（例；令6保医発0305・4）が付されています。発簡番号は，数字4桁が月日を表わし，「例」の場合は令和6年3月5日付の第4号通知となります。
(3)　本書では，「事務連絡」を深緑（2024年改定によるもの）・深紅（2024年6月以降に発出されたもの）・濃紺文字で表示し，解説部分を（編注）　参考　として，青色文字で表示しています。また，2024年改定での変更部分には緑色，2024年6月以降の変更部分には赤色の下線等でマークしてあります。

3　「点数表」に関連する「基準」を示したものとして，以下のようなものが告示で定められています。
(1)　「**使用薬剤の薬価**」（**薬価基準**）
　　　保険診療において使用できる（保険請求できる）医薬品名とその価格を定めたものです。
(2)　「**特定保険医療材料及びその材料価格**」（**材料価格基準**）（告示1，p.984）
　　　保険請求できる医療材料（特定保険医療材料）とその価格を定めたものです。
(3)　「**基本診療料の施設基準等**」（告示3，p.1066）
　　　「**特掲診療料の施設基準等**」（告示4，p.1323）

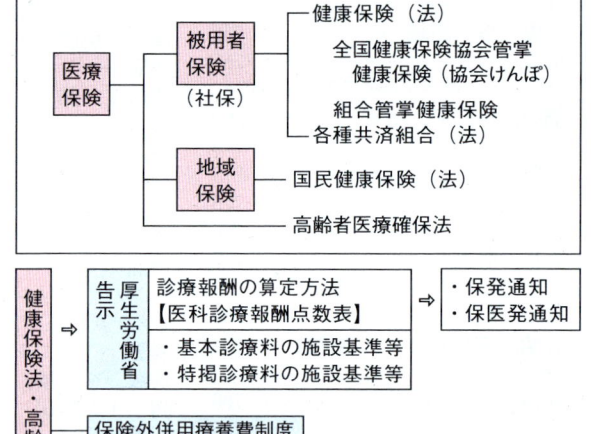

　施設基準は，保険医療の質を確保するために設けられており，その多くにおいて，地方厚生局長等への届出，報告等が義務付けられています。

4　「**診療報酬**」とは別に，(1)**保険外併用療養費制度**，(2)**入院時食事療養費制度**，(3)**入院時生活療養費制度**——などが健康保険法により定められています。
(1)　**保険外併用療養費制度**（p.1579，1618）
　　　保険診療と保険外療養の併用（混合診療）を認める制度のことです。その保険外療養には「**評価療養**」「**患者申出療養**」「**選定療養**」の3種類があり，基礎的な保険診療分は「保険外併用療養費」として保険給付され，保険外療養については特別の料金（自由料金）を患者から徴収できます。
　「**評価療養**」…新しい医療技術を用いた保険外療養で，保険導入評価の対象となります。①先進医療，②医薬品・医療機器・再生医療等製品の治験，③薬事承認後・保険収載前の医薬品・医療機器・体外診断用医薬品・再生医療等製品の使用，④医薬品・医療機器・再生医療等製品の適応外使用——などがあります。
　「**患者申出療養**」…未承認薬の使用など患者からの申出に基づき個別に認可される保険外療養で，保険導入評価の対象となります。
　「**選定療養**」…患者の選択による上乗せの保険外療養です。①特別の療養環境（差額ベッド等），②予約診療，③紹介なしの200床以上病院の初診，④他院紹介申出患者の200床以上病院の再

Ⅰ．点数表の読解術

■診療報酬点数表の基本的構成

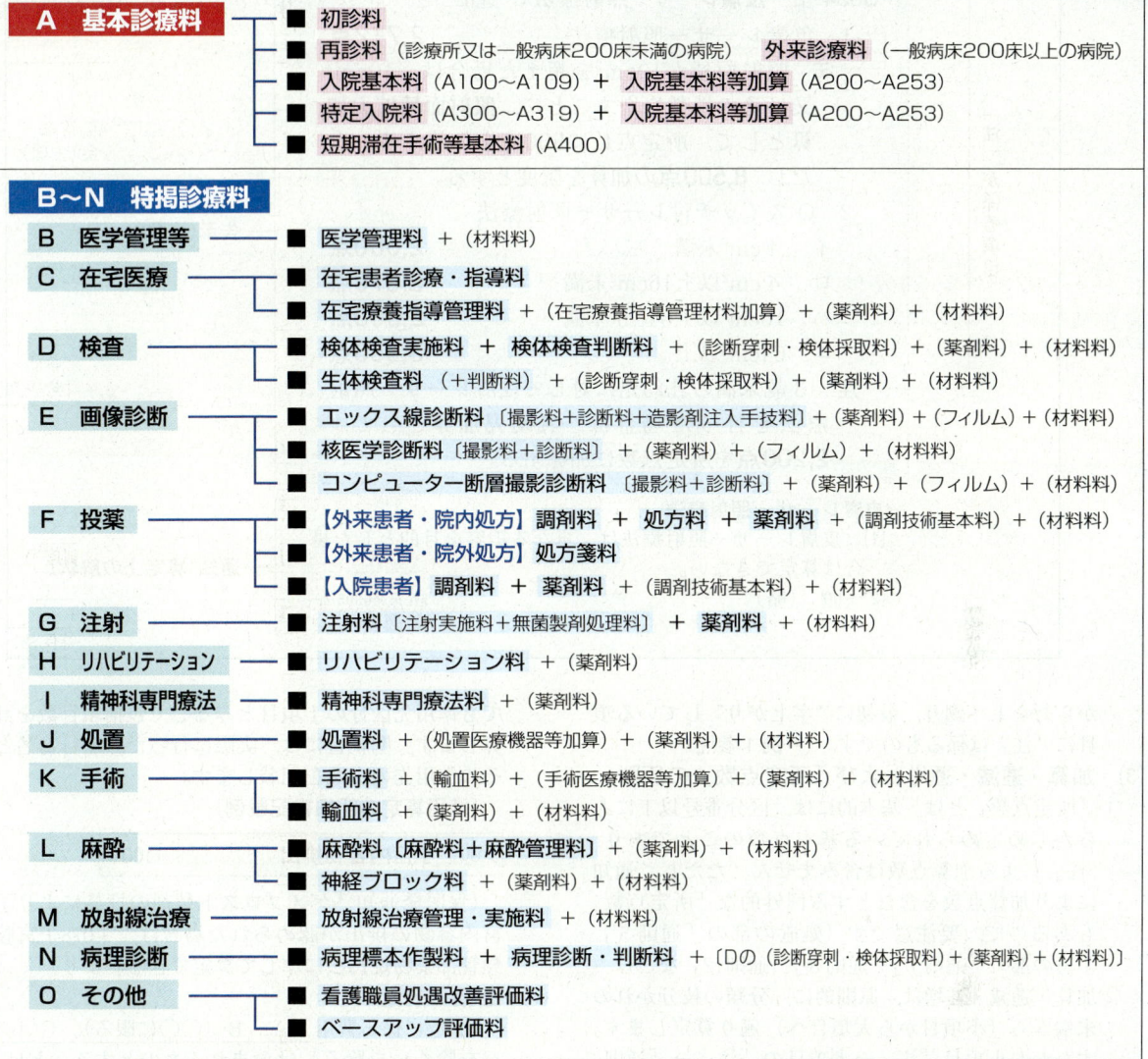

診，⑤180日超入院，⑥制限回数を超える診療，⑦長期収載品の投与（2024年10月1日～）――などがあります。

(2) **入院時食事療養費制度**（p.1057）
　入院時の食事料を定めたもので，食事療養費のうち，厚生労働大臣が定めた標準負担額（p.14）が患者負担となります（食事療養費から標準負担額を控除した残りの額は保険者より給付）。
　なお「特別メニューの食事の提供」を受けた場合は，食事療養費の基準額を超えた費用が（標準負担額と併せて）患者負担となります。

(3) **入院時生活療養費制度**（p.1057）
　療養病床に入院する65歳以上の高齢者が対象。食事・室料を保険給付の対象から外し，厚生労働大臣が定める額を自己負担とし，残りの額を入院時生活療養費として保険給付するものです。

保険医療機関および保険医が従うべき規則を定めたものとして，健康保険法に基づく省令「**保険医療機関及び保険医療養担当規則**」（p.1565）と，高齢者医療確保法に基づく告示「**高齢者の医療の確保に関する法律の規定による療養の給付等の取扱い及び担当に関する基準**」があります。
　一般に，前者を「**療養担当規則（療担則）**」，後者を「**療養担当基準（療担基準）**」と略します。

2．点数表の基本的な約束事

(1) **診療行為と算定回数の関係**
　点数表上で「1日につき」「一連につき」等と規定されていない場合は「1回につき」と解します。

(2) **「注」の原則**
　「注」がどの項目に係るものなのかは，「注」という文字の"字下がり"の位置により判断します。
　すなわち「注」は，それが係る項目よりも常に1字"字下がり"をしています。逆にいえば，「注」

例1

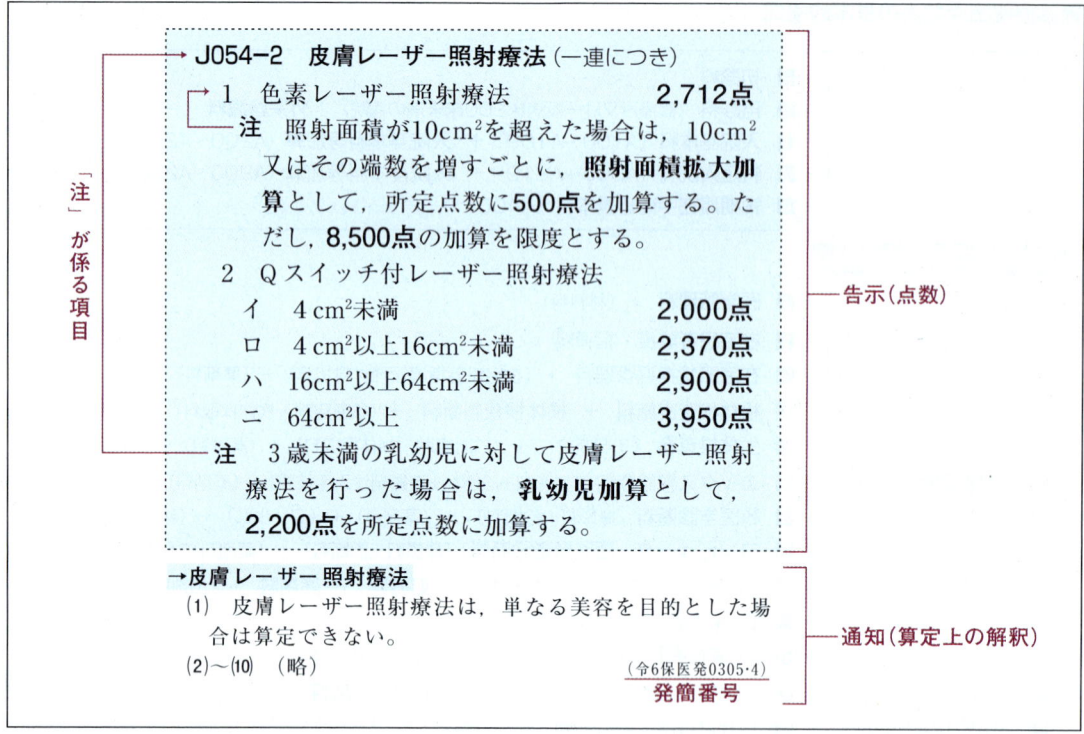

から行を上へ遡り，最初に"字上がり"している項目に「注」は係るものです。(→例1参照)

(3) 加算・逓減・逓増および「所定点数」の原則
① 「所定点数」とは，基本的には，区分番号以下にあらかじめ定められている基本点数のことであり，「注」による加算点数は含みません。ただし，通知により加算点数を含むとする例外的な「所定点数」もあるので，要注意です（処置の部の「通則5」，手術の部の「通則7」「通則8」「通則12」など）。
② 加算・逓減・逓増は，原則的に，分類の枝分かれの末端から（小項目から大項目へ）遡り算定します。すなわち小項目「注」→大項目の「注」→「通則」という順番で加算・逓減・逓増を行います。

(4) 文章における対応関係
「診療時間以外の時間，休日又は深夜（中略）は，それぞれ所定点数に85点，250点又は480点」という記述は，「A，B又はCは，a，b又はc」という対応関係になります。すなわち時間外は85点，休日は250点，深夜は480点です。（→A000「注7」）

(5) 「別に厚生労働大臣が定める～」
「基本診療料の施設基準等」（本書では告示③）や「特掲診療料の施設基準等」（告示④）に別に定められているということです。本書ではアンダーラインを付し，赤い文字で該当告示番号とページ数を示しています。 （→p.33）

(6) 「○○に準じて算定する」「○○の例により算定した点数とする」 （→p.737）
○○についての告示（「注」の規定も含む）や通知の規定を適用して点数を算定するという意。
その際，検査判断料など付随する算定項目も準用先の区分に準じて算定し，「注」の包括規定に関しても準用先区分の1項目とみなして包括項目数を計算します。明細書には，実際に行った診療行為名と，その準用先の点数を記載します。

〔準用算定の明細書記載例〕

| ㊵ | 子宮内容物排出 | 100 |

（保医発通知「ゲメプロスト製剤の投与により子宮内容物の排出が認められた場合は，J078子宮腟頸管部薬物焼灼法に準じて算定できる」より）

(7) 包括の規定
「診療に係る費用〔A，B（○○に限る），C（△△を除く）を除く〕は含まれるものとする」とは，カッコ内の〔A，B（○○に限る），C（△△を除く）〕は包括対象から除外され（別に算定可），それ以外の診療報酬は包括され別に算定不可ということ。したがって，B（○○を除く），C（△△に限る）は包括され別に算定不可となります。

(8) 「通知」の位置
本書において，「通知」はそれが係ることがらの下に配置させ，多くは関連する「告示」の下に配置させています。「章」「部」の名称の直下に配置させている「通知」は，その「章」「部」全体に係るものです（「医学管理等」冒頭の通知など）。 （→p.242）

(9) 施行期日・経過措置
点数表では，診療報酬の算定や施設基準の適用等の施行日を別に定めています。
それらの規定は，①算定告示の末尾（p.918），②基本診療料の施設基準等の末尾（p.1303），③特掲診療料の施設基準等の末尾（p.1495）にあり，さらに各診療報酬や施設基準に係る「通知」でも規定されています。本書では，各所に規定されている「経過措

置」を一覧表にまとめてあります (p.17)。
(10) **手術名の末尾のマーク**
　　[施4]　「通則4」の施設基準の届出医療機関において算定が認められる手術（一部例外）　（➡p.751）
　　[施5]　「通則5」の施設基準を満たす医療機関において算定が認められる手術　（➡p.752）
　　[乳施]　「通則6」の施設基準を満たす医療機関において算定が認められる手術　（➡p.752）
　　[低新]　「通則7」の施設基準に適合し，手術時体重1500ｇ未満の児に対して行った場合に所定点数の100分の400を加算，新生児に行った場合に所定点数の100分の300を加算できる手術　（➡p.752）
　　[頸]　「通則9」頸部郭清術加算の該当手術（➡p.753）
　　[指1][指2]　「第1指から第5指までのそれぞれを同一手術野として取り扱う指手術」（＝1指ごとに算定できる指手術）（「通則14」通知）　（➡p.755）
　　[指骨]　1指ごと，同一指内の骨及び関節（中手部・中足部もしくは中手骨・中足骨を含む）ごとに算定できる手術（「通則14」通知）　（➡p.756）
　　[複50][複100]　「通則14」により，同一手術野又は同一病巣において併施算定が認められている手術　　　　　　　　　　　　　（➡p.754，p.756）
　　[内支]　「通則18」の施設基準の届出医療機関において，内視鏡下手術用支援機器を用いて行った場合にも算定できる手術　（➡p.762）

3. 点数表における用語の意味

(1) 各種法令の名称

・**「法律」**…国会の議決を経て天皇が公布する。〔例；健康保険法，医療法〕
・**「政令」**…法律を施行するために内閣が制定する命令のこと。〔例；健康保険法施行令〕
・**「省令」**…各省大臣が，主管する行政事務について発する命令のこと。〔例；健康保険法施行規則，保険医療機関及び保険医療養担当規則〕
・**「告示」**…国や地方公共団体などが，ある事項を一般の人に広く知らせるもの。〔例；診療報酬の算定方法（点数表），基本診療料の施設基準等〕
・**「通知」**…各省などが，所管の諸機関や職員に対して，守るべき法令の解釈や運用方針を示すもの。
　① **「保発」**…保険局長名による通知。都道府県知事宛に，一般的な解釈を示したもの。
　② **「保医発」**…保険局医療課長名による通知。都道府県主管課（部）長宛に具体的解釈を示したもの。
　※　そのほかに，**事務連絡**として，既に発出された通知の補足，疑義解釈等が出されます。

(2) 点数表上の用語

《一般的用語》

・**「区分」**…診療行為を分類する区分番号のこと。〔例；A001〕。アルファベットによる分類は次のとおり。A：基本診療料，B：医学管理等，C：在宅医療，D：検査，E：画像診断，F：投薬，G：注射，H：リハビリテーション，I：精神科専門療法，J：処置，K：手術，L：麻酔，M：放射線治療，N：病理診断，O：その他。
・**「A又は（若しくは）B」**，**「A及び（並びに）B」**…前者は「AかBかいずれか一方」，後者は「AとBの両方」の意。
・**「主たる○○（により算定）」**…特に規定はないが，一般に，より点数の高いものを指します。
・**「暦月」「暦週」**…暦（こよみ）上の1月，暦上の1週（日〜土曜日）のこと。したがって，暦月による「1月につき1回算定」とは，前回算定日から1カ月経過していなくても，暦上の月が変われば再算定できるという意味です。
　〔例；1月31日算定，2月1日再算定可〕
　また，「〜日から1月」とあった場合の1月は，たとえば1月10日から2月9日まで，あるいは2月10日から3月9日までのことであり，「30日間」という意味ではありません。（「1月を超える」のは，各々2月10日，3月10日からです。）
　なお，点数表上で「○月」「月○回」「○週」「週○回」と記され，特にことわりがない場合は，原則的に「暦月」「暦週」として解釈します。
・**「一連」**…治療の対象となる疾患に対して所期の目的を達するまでに行うひと続きの治療過程のこと。
・**「1日につき」**…特に規定する場合（J038等）を除き，午前0時〜午後12時。〔午後10時入院，翌日午前10時退院した場合は2日とカウントします。〕
・**「1時間を超えた場合は，30分又はその端数を増すごとに（加算する）」**…1時間を超える時間がかかった場合，30分を単位として，また30分未満の端数に対しても加算する――の意。〔例；1時間以内→所定点数のみ，1時間超〜1時間30分→所定点数＋加算点数，1時間30分超〜2時間→所定点数＋加算点数×2〕　（➡C001「注5」）
・**「看護師の数は，入院患者の数が3又はその端数を増すごとに1以上であること」**…入院患者数3につき看護師数が1以上であること。また入院患者数3を単位として端数があった場合（3で割って余りがある場合）は，その端数（余り）に対しても看護師数が1以上であること。すなわち入院患者数に対する看護師数の比率が常に3：1以上であること。〔例；入院患者1〜3人→看護師1人以上，入院患者4〜6人→看護師2人以上〕
・**「看護職員」**と**「看護要員」**…「看護職員」は看護師と准看護師を指し，「看護要員」はさらに看護補助者を含めます。
・**「専従」**と**「専任」**…「専従」とは，当該業務に専ら従事していることとされます。「専任」とは当該業務を専ら担当していることをいい，その他の業務を兼任していても差し支えないとされます。
・**「当直」**と**「夜勤」**…「当直」（宿日直）とは待機・定期巡回・緊急時の連絡等を主業務とするもので，当該業務が軽度のものであれば，（宿日直許可を受けている医療機関において）法定労働時間外の

- ・「特別の関係」…保険医療機関等（病院・診療所・介護老人保健施設・指定訪問看護事業者）と他の保険医療機関等の関係が，①開設者が同一，②代表者が同一，③代表者が親族等（事実上の婚姻関係と同様，生計を一にする場合等を含む），④役員等の親族等が占める割合が3割超，⑤他の保険医療機関等の経営方針に重要な影響を与えることができる場合──に該当する場合をいいます。（→p.72）

《病棟，病院の種類》

- ・「療養病棟」…長期入院療養にふさわしい人員配置，構造設備等の療養環境を有する病床を療養病床といい，その病棟を「療養病棟」といいます。
- ・「特定機能病院」…高度の医療の提供，高度の医療技術の開発・評価，高度の医療に関する研修を実施する能力を備える病院。病床数400床以上の大学病院の本院等が承認の対象です。
- ・「開放型病院」…病院の施設・設備が，地域の医師に開放利用される病院をいいます（p.1347，B002，B003）。開放病床を3床以上有すること等が要件です。地域の医療機関で診療中の患者を，その主治医が，（患者を開放型病院に受診させて）開放型病院の医師と共同で診療にあたります。
- ・「地域医療支援病院」…かかりつけ医を支援し地域医療の充実を図ることを目的として，2次医療圏ごとに整備される病院。施設の共同利用，地域医療従事者の研修なども行います。200床以上の国公立（独立行政法人立）または公的な病院，社会福祉法人等に認められ，紹介率80％以上あるいは紹介率65％以上かつ逆紹介率40％以上，紹介率50％以上かつ逆紹介率70％以上を原則とします。
- ・「紹介受診重点医療機関」…外来に占める「医療資源を重点的に活用する外来」の割合が初診40％以上かつ再診25％以上の医療機関です。「医療資源を重点的に活用する外来」とは，①医療資源を重点的に活用する入院の前後の外来，②高額等の医療機器・設備を必要とする外来，③特定の領域に特化した機能を有する外来（紹介患者に対する外来等）のこと。
- ・「在宅療養支援診療所」…24時間の往診・訪問看護が可能な体制等の要件を満たしている診療所です。①常勤医師3名以上，②緊急往診実績10件以上・看取り実績4件以上／年などの要件を満たす「機能強化型」も設定されています（p.1347）。
- ・「在宅療養支援病院」…許可病床200床未満の病院又は半径4km以内に診療所が存在しない病院で，24時間の往診・訪問看護が可能な体制等の要件を満たしている病院です。在宅療養支援診療所と同様，「機能強化型」も設定されています（p.1360）。

《検査に関する用語》

- ・「検体検査」…患者の体から採取した検査材料（検体）について調べる検査のこと。
- ・「生体検査」…患者の体そのものを調べる検査。
- ・「病理診断」…採取または摘出した組織や臓器に対する，顕微鏡などによる形態学的検査のこと。
- ・「（検査の）1項目」…分類の最小単位である名称をそれぞれ1項目とします（例；D007 血液化学検査「1」中，①総ビリルビン，②直接ビリルビン又は抱合型ビリルビン，③総蛋白──の①～③をそれぞれ1項目と数えます。なお，「ナトリウム及びクロール」は合わせて1項目とします）。

《投薬に関する用語》

- ・「1剤」…1回の処方で，服用時点・服用回数が同じ内服薬を1剤とします。①配合不適，②固形剤と内用液剤，③服用方法が違う場合などは除きます。
- ・「1調剤」…1回の調剤行為で調剤可能な薬剤の総量のことで，外用薬の算定単位となります。例えば，湿布薬15枚と軟膏薬30gを投与した場合，湿布薬15枚=1調剤，軟膏薬30g=1調剤となります。
- ・「1処方」…医師が患者に与える薬剤名，使用量，使用法などを決めることを処方といい，1回の診察で医師が処方するものを1処方といい，処方料の算定単位となります。2以上の診療科で異なる医師が処方した場合は，それぞれ1処方となり，それぞれ処方料が算定できます。
- ・「1種類」…「内服薬多剤投与」では，原則として薬剤の1銘柄ごとに1種類と計算しますが，散剤・顆粒剤・液剤を混合調剤したものはそれを1種類とします。また「1剤1日分」の薬価が205円以下の場合はそれを1種類とします。
  「向精神薬多剤投与」における1種類は薬剤の一般名ごとに計算します。
- ・「抗精神病薬」と「向精神薬」…抗精神病薬はドーパミンをブロックする作用に優れた，主に統合失調症や躁状態の治療に使われる薬のことです。向精神薬は「精神に作用する薬」の総称で，抗精神病薬や抗うつ剤，抗不安薬，睡眠薬等を含みます。

《手術等に関する用語》

- ・「対称器官」…器官とは，特定の生理機能を有し，形態的に独立した部分のこと。対称器官とは，眼，耳，腎臓，肺，精巣，卵巣，関節──など，体の左右に1つずつある器官のこと。
- ・「患側」「健側」…疾患のある側と，健康な側。
- ・「同一手術野又は同一病巣」…原則として同一の皮切により手術が行える範囲のものをいいます。

4．点数表の実際の利用例

事例1 A診療所（小児科標榜，診療時間は月〜金曜日の9時から17時，機能強化加算届出）に，日曜日の午後10時30分に5歳8カ月の患者が緊急来院。初診料は何点か？

(1) 点数表の目次で「初診料」を探します。(→p.33)
(2) A000初診料は**291点**です。
(3) 点数の下に「注」があります。本事例は診療所なので,「注2」～「注4」の低減点数の対象外です。
(4) 「**注6**」に「6歳未満の乳幼児に対して初診を行った場合は,**乳幼児加算**として75点を所定点数に加算する」とあります。ただし,「注7又は注8に規定する加算を算定する場合は算定しない」とあります。
(5) 「**注7**」には,**時間外・休日・深夜加算**が規定されています。6歳未満の乳幼児に対しては,(乳幼児加算を含めて)時間外加算200点,休日加算365点,深夜加算695点と,特に高い点数となっています。
(6) 「**注8**」では,**小児科標榜医療機関における6歳未満乳幼児の夜間等加算の特例**が規定されています。これは,夜間・休日・深夜を診療時間とする医療機関において,夜間等に診療が行われた場合にも,それぞれ夜間等加算が算定できるとするものです。本事例では,患者は6歳未満で,A診療所は小児科標榜ですが,夜間・休日・深夜はいずれも診療時間外なので,「注8」の特例規定を適用する必要はありません。
(7) さらに「**注9**」では,夜間・休日・深夜を診療時間とする診療所において,その夜間・休日・深夜の診療時間内に受診した患者について,**夜間・早朝等加算**50点を算定できる旨が規定されています。本事例では,A診療所は夜間・休日・深夜を診療時間とはしていないので,この加算は算定できません。
(8) 「**注7**」の規定に戻ります。本事例は,時間外・休日・深夜すべてに該当します。では,そのすべてを加算してもよいのでしょうか。
(9) 点数表は(点線囲みの)告示部分だけを見ていたのでは不十分です。その下に「→」で示された「通知」にも目を通す必要があります。そこで通知をチェックしていくと,"時間外加算,休日加算,深夜加算,時間外加算の特例又は夜間・早朝等加算については,同一の診療につき2以上の重複算定は認められない"とする旨の規定があります。よって,本事例では一番点数の高い深夜加算**695点**を加算します。
(10) また,A診療所は**機能強化加算**の届出医療機関なので,「**注10**」の加算80点が算定できます。なお,「注11」以降の加算についても,施設基準の届出医療機関あるいは施設基準を満たす医療機関であって算定要件を満たせば算定可能ですが,本事例では省略します。
(11) したがって正解は, 291点+695点+80点=**1,066点**。
(12) なお,明細書の記載要領は,巻末(p.1638)に掲載しているので,これを参照してください。

事例2 平日午後8時(診療時間外)にB病院(手術の「通則12」休日・時間外・深夜加算の施設基準の届出医療機関ではない)に来院した2歳8カ月の患者に,右手中指と薬指,左手中指の関節脱臼非観血的整復術を緊急に実施。

(1) 目次または索引で「関節脱臼非観血的整復術」を探します。　　(→p.773,第2章・第10部手術料「K061」)

(2) 部位は手指であるため,「K061」の「3　肩鎖,指(手,足),小児肘内障　960点」で算定します。では,指3本であるため,960点×3で算定してよいのでしょうか。また,時間外加算,乳幼児加算は算定できるのでしょうか。
(3) 「**第2章　特掲診療料**」では,各部ごとに「通則」が告示により定められています。各診療項目を算定する際は,必ずこの各部の「通則」に従って算定しなければなりません。なお,「通則」は各部(節等)の冒頭に収載されています。(→p.710)
(4) 手術の部の「**通則8**」によると,3歳未満の乳幼児に対する手術の場合,所定点数の100分の100に相当する点数を加算する旨が規定されています。また「**通則12**」には,入院外患者に対して時間外に緊急手術を行った場合は,(当該医療機関は「通則12」の施設基準の届出医療機関ではないため)所定点数の100分の40に相当する点数を加算するとあります。
(5) では,この場合の「所定点数」とは何でしょうか。そこで,「通知」を見てみると,そこには「通則7」「通則8」「通則12」の「所定点数」とは「手術料の各区分に掲げられた点数及び各区分の注に規定する加算の合計をいい,通則の加算点数は含まない」とあります。したがって,本事例では,告示点数の960点がそのまま「所定点数」となります。
(6) 「**通則13**」では,対称器官に係る手術は,特に規定する場合〔術名の末尾に(両側)と記載〕を除き,片側ごとに算定できると規定しています。
(7) 「**通則14**」では,「同一手術野又は同一病巣」について規定しています。その関連通知によると,"「指(手,足)」と規定されている手術"は 第1指から第5指までをそれぞれ別々に算定する手術に該当します。「K061　関節脱臼非観血的整復術」の「3」には「指(手,足)」と規定されているので,各指ごとに算定できることになります。
(8) また,手術料の第3節には「**手術医療機器等加算**」が規定されています。超音波凝固切開装置や自動縫合器等の医療機器を使用した場合の加算点数です。本事例の場合,これらの加算には該当しないため,算定はできません。
(9) したがって「手術料」算定は次のようになります。

3指の点数　　　乳幼児加算　　　時間外加算
(960×3) + (2,880×100/100) + (2,880×40/100)〕

=**6,912点**

(10) さらに手術の費用には,この手術料のほかに**麻酔料,輸血料,薬剤料,特定保険医療材料料**などが別に算定されます。なお,手術に当たって通常使用される保険医療材料(チューブ,縫合糸等)や衛生材料(ガーゼ等),外皮用殺菌剤,患者の衣類,15円以下の薬剤の費用などは,手術の所定点数に含まれる扱いです。

Ⅱ．医療保険体系と患者負担

2025年4月現在

1．医療保険体系と患者負担率（％）一覧表

（公費負担医療制度の法別番号は，p.1643に掲載）

医療保険体系			法別番号	患者負担率（％） 本人（被保険者／組合員／世帯主）	患者負担率（％） 家族（被扶養者）	備考
被用者保険	全国健康保険協会管掌健康保険（協会けんぽ）	一般被保険者	01	30	30	
		日雇特例被保険者	03	30	30	同一傷病につき初診から1年（結核は5年）
		日雇特例・特別療養費	04	30	30	初めて「日雇手帳」交付の人など。3月を限度とする。
		船員・業務外	02	30	30	
		船員・下船後3月以内	02	0	―	
	健康保険組合		06	30	30	船員組合員の下船後3月以内は0％
	共済組合	国家公務員・地方公務員・私学他	31～34	30	30	
	自衛官		07	30	―	
	特定健康保険組合	特例退職被保険者	63	30	30	
	特定共済組合	特例退職組合員	72～75	30	30	
国保	一般被保険者			30（保険者により0～20あり）		保険者番号は6桁 都道府県・市町村国保と国保組合がある
	「国保被保険者資格証明書」による療養			100		保険料滞納者に対する措置（滞納分支払い後に特別療養費支給）
医療保険・高齢受給者（70～74歳）				20		現役並み所得者は3割負担
後期高齢者（高齢者医療確保法により給付）			39	10 又は 20（※）		

(1) 「義務教育就学前の者」は2割負担（被用者保険，国保共通）
(2) 一部負担金で10円未満の端数は，四捨五入し，10円単位で徴収する。
(3) 標準負担額の減額対象者，医療保険の高齢受給者や後期高齢者医療受給者に係る「低所得者（Ⅰ・Ⅱ）」に該当する場合は，申請に基づき，『限度額適用・標準負担額減額認定証』が交付される。70歳未満の患者が，医療機関で高額療養費の現物給付（高額療養費の自己負担限度額を上限としての支払い）を受ける場合は，限度額適用認定証（一般所得・上位所得者）または限度額適用・標準負担額減額認定証（低所得者）を医療機関に提示する（マイナ保険証の場合は不要）。
※ 2022年10月1日より，一定以上の所得がある後期高齢者の窓口負担が2割に引き上げられた。（下記参照）

2．患者負担割合

75歳以上（後期高齢者／65歳以上の寝たきり等の患者含む）	1割 【一定以上所得者】2割（※1，※2） 【現役並み所得者】3割
70～74歳（高齢受給者）	2割 【現役並み所得者】3割
6歳・4月（義務教育就学）以降～69歳	3割
6歳・3月末以前（義務教育就学前）	2割

(1) 後期高齢者…高齢者医療確保法による給付対象者
(2) 高齢受給者…医療保険（健康保険等）により給付される
(3) 現役並み所得者…①標準報酬月額28万円以上の者，②課税所得145万円以上の者等（例外規定あり）
※1 2022年10月1日より，後期高齢者で一定以上の所得がある者――①課税所得28万円以上で，かつ②「年金収入＋その他の合計所得金額」が単身世帯で200万円以上・複数世帯で320万円以上――の窓口負担が2割に引き上げられた。
※2 外来受診については，施行後3年間（2025年9月末まで），1割負担の場合と比べた1月分の負担増を最大3000円に抑える措置が講じられた。同一医療機関での受診については現物給付化される（上限額以上窓口で支払わなくてよい）。別の医療機関や調剤薬局，同一の医療機関であっても医科・歯科別の場合は現物給付の対象とならないが，申請によりこれらを合算して取り扱うことができ，1月当たりの負担増加額3000円を超える分が高額療養費として，事前登録された口座へ4カ月後を目処に償還される。

3．高額療養費制度——70歳未満の自己負担限度額　（月額）

対象者（70歳未満）		自己負担限度額（月額）	多数該当
【区分ア】 （年収約1160万円以上）	健保：標準報酬月額83万円以上 国保：年間所得901万円超	252,600円＋（医療費−252,600円÷0.3）×1％	140,100円
【区分イ】 （年収約770万〜1160万円）	健保：同53万〜79万円 国保：同600万〜901万円	167,400円＋（医療費−167,400円÷0.3）×1％	93,000円
【区分ウ】 （年収約370万〜770万円）	健保：同28万〜50万円 国保：同210万〜600万円	80,100円＋（医療費−80,100円÷0.3）×1％	44,400円
【区分エ】 （年収約370万円以下）	健保：同26万円以下 国保：同210万円以下	57,600円	
【区分オ】（住民税非課税）		35,400円	24,600円

★高額長期疾病患者（慢性腎不全，血友病，HIVの患者）（※）：自己負担限度額（月）は1万円。ただし，人工透析を要する上位所得者（標準報酬月額53万円以上）は2万円

(1)　70歳未満の自己負担限度額は，①**医療機関ごと**，②**医科・歯科別**，③**入院・外来別**——に適用。保険外併用療養費の自己負担分や入院時食事療養費・入院時生活療養費の自己負担分については対象外
(2)　**多数該当**：直近1年間における4回目以降の自己負担限度額（月額）
(3)　**世帯合算**：同一月に同一世帯で2人以上がそれぞれ21,000円以上の自己負担額を支払った場合，その合算額に対して高額療養費が適用される。
(4)　**現物給付**：被保険者証（有効期限内のもの）あるいは資格確認書のほかに「**限度額適用認定証**」（低所得者の場合は「**限度額適用・標準負担額認定証**」）を医療機関窓口で提示することで，「**現物給付**」となる（高額療養費・自己負担限度額が医療機関窓口負担額の上限となる）。マイナ保険証の場合は，上記の認定証がなくても現物給付となる。
※　高額長期疾病患者：①人工腎臓を実施している慢性腎不全，②血漿分画製剤を投与している先天性血液凝固第Ⅷ因子障害又は先天性血液凝固第Ⅸ因子障害（血友病），③抗ウイルス剤を投与している後天性免疫不全症候群（HIV感染症を含み，厚生労働大臣の定める者に係るものに限る）——の患者
※　政府は，2025年8月以降に自己負担限度額を引き上げる予定だったが，当面見送りとなった。

4．高額療養費制度——70歳以上の自己負担限度額　（月額）

対象者（70歳以上）	自己負担限度額（月額）		多数該当
	世帯単位（入院・外来）	個人単位（外来）	
【現役並所得Ⅲ】（年収約1160万円以上） 標準報酬月額83万円以上／課税所得690万円以上	252,600円＋（医療費−252,600円÷0.3）×1％		140,100円
【現役並所得Ⅱ】（年収約770万〜1160万円） 標準報酬月額53万〜79万円／課税所得380万円以上	167,400円＋（医療費−167,400円÷0.3）×1％		93,000円
【現役並所得Ⅰ】（年収約370万〜770万円） 標準報酬月額28万〜50万円／課税所得145万円以上	80,100円＋（医療費−80,100円÷0.3）×1％		44,400円
【一般】（年収約156万〜370万円） 標準報酬月額26万円以下／課税所得145万円未満	57,600円	18,000円（年間上限：144,000円）	44,400円
【低所得者Ⅱ】（住民税非課税）	24,600円	8,000円	
【低所得者Ⅰ】（住民税非課税／所得が一定以下）	15,000円	8,000円	

★高額長期疾病患者（慢性腎不全，血友病，HIVの患者）（※）：自己負担限度額（月）は1万円

(1)　70歳以上の自己負担限度額は，**世帯単位（入院・外来含む）・個人単位（外来のみ）別**——に適用。保険外併用療養費の自己負担分や入院時食事療養費・入院時生活療養費の自己負担分については対象外
(2)　**多数該当**：直近1年間における4回目以降の自己負担限度額（月額）
(3)　**世帯合算**：同一月に同一世帯内でかかった自己負担額の合算額に対して高額療養費が適用される。
(4)　**現物給付**：原則「**現物給付**」となる（高額療養費・自己負担限度額が医療機関窓口負担額の上限となる）。
※　高額長期疾病患者：①人工腎臓を実施している慢性腎不全，②血漿分画製剤を投与している先天性血液凝固第Ⅷ因子障害又は先天性血液凝固第Ⅸ因子障害（血友病），③抗ウイルス剤を投与している後天性免疫不全症候群（HIV感染症を含み，厚生労働大臣の定める者に係るものに限る）——の患者
※　政府は，2025年8月以降に自己負担限度額を引き上げる予定だったが，当面見送りとなった。

5. 高額医療・高額介護合算療養費制度——負担限度額 （年額／毎年8月から1年間）

(1) 世帯内の同一の医療保険の加入者について，毎年8月から1年間にかかった**医療保険の自己負担額と介護保険の自己負担額を合算した額**について適用される〔高額療養費や高額介護（予防）サービス費の支給を受けた場合はその額を除く〕
(2) 医療保険の自己負担額は，70歳未満では医療機関別，医科・歯科別，入院・通院別に**21,000円以上**の場合に合算の対象となる。保険外併用療養費の自己負担分や入院時食事療養費・入院時生活療養費の自己負担分については対象外となる

70歳未満がいる世帯

被用者又は国保＋介護保険（70歳未満がいる世帯）		負担限度額（年額）
【区分ア】 （年収約1160万円以上）	健保：標準報酬月額83万円以上 国保：年間所得901万円超	212万円
【区分イ】 （年収約770万～1160万円）	健保：同53万～79万円 国保：同600万～901万円	141万円
【区分ウ】 （年収約370万～770万円）	健保：同28万～50万円 国保：同210万～600万円	67万円
【区分エ】 （年収約370万円以下）	健保：同26万円以下 国保：同210万円以下	60万円
【区分オ】 〔低所得者（住民税非課税）〕		34万円

70歳以上の世帯

対象者（70歳以上）		負担限度額（年額）
【現役並所得Ⅲ】 （年収約1160万円以上）	標準報酬月額83万円以上／課税所得690万円以上	212万円
【現役並所得Ⅱ】 （年収約770万～1160万円）	標準報酬月額53万円～79万円／課税所得380万円以上	141万円
【現役並所得Ⅰ】 （年収約370万～770万円）	標準報酬月額28万円～50万円／課税所得145万円以上	67万円
【一般】（年収約156万～370万円）	標準報酬月額26万円以下／課税所得145万円未満	56万円
【低所得者Ⅱ】		31万円
【低所得者Ⅰ】		19万円

6. 入院時の食事に係る標準負担額 （1食につき）

（「入院時食事療養費・入院時生活療養費」p.1057の項参照）

一般（70歳未満）	70歳以上の高齢者	標準負担額（1食当たり）（2025年4月1日～）	
●一般（下記以外）	●一般（下記以外）	510円	
		●（例外1）指定難病患者・小児慢性特定疾病児童等	300円
		●（例外2）精神病床に1年超入院する患者（※1）	260円
●低所得者（住民税非課税）	●低所得者Ⅱ（※2）	●過去1年間の入院期間が90日以内	240円
		●過去1年間の入院期間が90日超	190円
該当なし	●低所得者Ⅰ（※3）	110円	

注　食事療養費の額が標準負担額に満たない場合は，当該食事療養費の額を徴収する。
※1　2015年4月1日以前から2016年4月1日まで継続して精神病床に入院している患者
※2　低所得者Ⅱ：①世帯全員が住民税非課税であって，「低所得者Ⅰ」以外の者
※3　低所得者Ⅰ：①世帯全員が住民税非課税で，世帯の各所得が必要経費・控除を差し引いたときに0円となる者，あるいは②老齢福祉年金受給権者

第1編
医科診療報酬点数表

参考 2024年診療報酬改定「経過措置」一覧	17
診療報酬の算定方法	19
■「診療報酬の算定方法」関連通知	20
■一部負担金	22
■領収証・明細書の交付	25
■電子情報処理組織等を用いた請求	29
第1章　基本診療料	31
第1部　初・再診料	31
第2部　入院料等	65
第2章　特掲診療料	241
第1部　医学管理等	241
第2部　在宅医療	351
第3部　検査	447
第4部　画像診断	561
第5部　投薬	583
第6部　注射	613
第7部　リハビリテーション	629
第8部　精神科専門療法	669
第9部　処置	709
第10部　手術	749
第11部　麻酔	873
第12部　放射線治療	885
第13部　病理診断	895
第14部　その他	903
第3章　介護老人保健施設入所者に係る診療料	912
第4章　経過措置	918

診療報酬項目（A～O）に係る別紙様式【目次】(別紙様式番号順)

別紙様式1	退院証明書（入院「通則」）	68
別紙様式3	緩和ケア実施計画書（A226-2）	132
別紙様式4	児童・思春期精神医療入院診療計画書（A311-4）	221
別紙様式4の2	児童・思春期精神医療入院診療計画書（医療保護入院者用）（A311-4）	223
別紙様式5	栄養治療実施計画兼栄養治療実施報告書（A233-2）	145
別紙様式6	退院支援計画書（A246）	159
別紙様式6の2	退院支援計画書（A103）	92
別紙様式6の3	退院支援計画書（A318）	231
別紙様式6の4	退院支援計画書（A246-2）	162
別紙様式7	地域包括ケア病棟入院診療計画書（在宅復帰支援に関する事項）（A308-3）	210
別紙様式7の2	リハビリテーション・栄養・口腔連携体制加算及び地域包括医療病棟入院料に係る評価書（A233）	141
別紙様式7の3	せん妄ハイリスク患者ケア加算に係るチェックリスト（A247-2）	166
別紙様式7の4	リハビリテーション・栄養・口腔連携体制加算及び地域包括医療病棟入院料に係る計画書（A233）	142
別紙様式8	短期滞在手術等同意書（A400）	236
別紙様式9	生活習慣病療養計画書　初回用（B001-3）	296
別紙様式9の2	生活習慣病療養計画書　継続用（B001-3）	297
別紙様式10	「小児かかりつけ診療料」に関する説明書（B001-2-11）	292
別紙様式11／11の2	〈診療情報提供書〉（B009）	333
別紙様式12／12の2／12の3	〈市町村又は指定居宅介護支援事業者等向け診療情報提供書〉（B009）	334
別紙様式12の4	都道府県が指定する指定居宅介護支援事業所向け診療情報提供書（B009）	337
別紙様式12の5	栄養管理に関する診療情報提供書（B011-6）	345
別紙様式13／14	〈介護老人保健施設，介護医療院又は学校向け診療情報提供書〉（B009）	338
別紙様式14-2	保育所におけるアレルギー疾患生活管理指導表（食物アレルギー・アナフィラキシー）（B009）	340
別紙様式14-3	学校生活管理指導表（アレルギー疾患用）（B009）	341
別紙様式16	訪問看護指示書／在宅患者訪問点滴注射指示書（C005-2）	398
別紙様式17	精神科訪問看護指示書（I012-2）	699
別紙様式17の2	精神科特別訪問看護指示書／在宅患者訪問点滴注射指示書（I012-2）	700
別紙様式18	特別訪問看護指示書／在宅患者訪問点滴注射指示書（C007）	399
別紙様式19	神経学的検査チャート（D239-3）	535
別紙様式19の2	小児神経学的検査チャート（D239-3）	537
別紙様式20	〈血漿成分製剤使用時の説明書〉（G004）	618
別紙様式21／21の6／23	リハビリテーション実施計画書（Hリハビリテーション）	664
別紙様式22	廃用症候群に係る評価表／疾病コード（001～119）（H001-2）	646
別紙様式23の5	目標設定等支援・管理シート（H003-4）	657
別紙様式24	（精神科）退院療養計画書（I011）	691
別紙様式25	酸素の購入価格に関する届出書（J201）	748
別紙様式26	〈輸血時の説明書〉（K920）	862
別紙様式28	初診料及び外来診療料の注2，注3に掲げる報告書（A000）	37
別紙様式29	精神科リエゾンチーム治療評価書（A230-4）	137
別紙様式29の2	精神科リエゾンチーム診療実施計画書（A230-4）	139
別紙様式30	病棟薬剤業務日誌（A244）	154
別紙様式31	精神科デイ・ケア等の実施状況に係る報告書（I008-2）	687
別紙様式32	認知症療養計画書（B005-7）	319
別紙様式32の2	認知症療養計画書（B005-7）	319
別紙様式33	DIEPSS（薬原性錐体外路症状評価尺度）全項目評価用紙（I002）	675
別紙様式34	介護職員等喀痰吸引等指示書（C007-2）	402
別紙36	〈抗不安薬，睡眠薬，抗うつ薬及び抗精神病薬の種類〉（F100）	588
別紙36の2	〈抗精神病薬のクロルプロマジン換算〉（A250）	168
別紙様式38	退院支援委員会会議記録（A312）	225
別紙様式39	精神科の診療に係る経験を十分に有する医師に係る届出書添付書類（F100）	587
別紙様式40	向精神薬多剤投与に係る報告書（F100）	589
別紙様式41	総合支援計画書（I016）	705
別紙様式41の2	在宅医療における包括的支援マネジメント導入基準（I016）	704
別紙様式42	入院時訪問指導に係る評価書（H003-2）	655
別紙様式43	褥瘡対策に関する診療計画書（C013）	408
別紙様式44	保険医療機関間の連携による病理診断に係る情報提供様式（N病理診断「通則」）	897
別紙様式45	回復期リハビリテーション病棟入院料及び特定機能病院リハビリテーション病棟入院料におけるリハビリテーション実績指数等に係る報告書（A308）	203
別紙様式46	褥瘡対策に関する評価（A101）	83
別紙様式47	「地域包括診療加算」・「認知症地域包括診療加算」に関する説明書／同意書（A001）	53
別紙様式48	「地域包括診療料」・「認知症地域包括診療料」に関する説明書／同意書（B001-2-9）	289
別紙様式49	職場復帰の可否等についての主治医意見書（B001-9）	307
別紙様式49の2	治療の状況や就業継続の可否等についての主治医意見書（B001-9）	308
別紙様式50	看護及び栄養管理等に関する情報（B004）	312
別紙様式51	包括的支援マネジメント導入基準（B015）	349
別紙様式51の2	療養生活の支援に関する計画書（B015）	350
別紙様式51の3	児童思春期支援指導加算支援計画書（I002）	677
別紙様式51の4	「早期診療体制充実加算」に関する説明書／同意書（I002）	678
別紙様式52	在宅療養計画書（C014）	409
別紙様式54	初診時の標準的な問診票の項目等（A000）	45

2025年度 医科診療報酬点数表

診療報酬の算定方法

平成20年3月5日 厚生労働省告示第59号（改定：告示57，令6.3.5／告示104，令7.3.31）

健康保険法（大正11年法律第70号）第76条第2項（同法第149条において準用する場合を含む）及び高齢者の医療の確保に関する法律（昭和57年法律第80号）第71条第1項の規定に基づき，診療報酬の算定方法の一部を改定する告示を次のように定める。

附則　この告示は令和6年6月1日から適用する。

参考 2024年診療報酬改定「経過措置」一覧

《2025年3月31日までの主な経過措置》

A000 初診料「注16」医療DX推進体制整備加算 在宅医療DX情報活用加算〔C001・C001-2在宅患者訪問診療料（Ⅰ）（Ⅱ），C002 在宅がん医療総合診療料〕	2025年3月末までは，「電磁的記録をもって作成された処方箋を発行する体制を有していること」とする基準に該当するものとみなす。
A200 総合入院体制加算1・2 A200-2 急性期充実体制加算 A300 救命救急入院料1・2	2025年3月末までは「救急時医療情報閲覧機能を有していること」とする基準は猶予され，当該基準は2025年4月1日以降に適用される。

《2025年5月31日までの主な経過措置》

入院料等「通則7」意思決定支援の基準	2024年3月末時点の入院基本料・特定入院料の届出病棟（既に意思決定支援が要件化されている療養病棟入院基本料や地域包括ケア病棟入院料等を除く）は，2025年5月末までは基準に該当するものとする。
入院料等「通則7」身体的拘束最小化の基準	2024年3月末時点の入院基本料・特定入院料の届出病棟は，2025年5月末までは基準に該当するものとする。
A200-2 急性期充実体制加算	2024年3月末時点の急性期充実体制加算の届出医療機関は，2025年5月末までは，外来における化学療法の実施促進体制の基準に該当するものとする。
A205-2 超急性期脳卒中加算	2024年3月末時点の超急性期脳卒中加算の届出医療機関は，2025年5月末までは，新設された基準（脳梗塞患者に対する経皮的脳血栓回収術の適応可否の判断に係る連携医療機関との協議・手順書・助言に関する基準）を満たしているものとする。
A207 診療録管理体制加算	専任の医療情報システム安全管理責任者の配置と院内研修を求める医療機関の対象が許可病床数400床以上の医療機関から200床以上の医療機関に拡大されたが，許可病床数200床以上400床未満の2024年3月末時点の届出医療機関は，2025年5月末までは当該基準を満たしているものとする。
A246-3 医療的ケア児（者）入院前支援加算	2025年5月末までは，「医療的ケア児（者）の入院医療について十分な実績を有していること」とする基準を満たしているものとする。
A300 救命救急入院料 A301 特定集中治療室管理料 A301-2 ハイケアユニット入院医療管理料 A301-3 脳卒中ケアユニット入院医療管理料 A301-4 小児特定集中治療室管理料 A302 新生児特定集中治療室管理料 A303 総合周産期特定集中治療室管理料	2024年3月末時点の左欄の特定入院料の届出医療機関は，2025年5月末までは，医療安全対策加算1の届出医療機関であることとする基準に該当するものとする。
A301 特定集中治療室管理料「注7」特定集中治療室遠隔支援加算	支援側医療機関（特定集中治療室管理料1・2の届出病院）について，2025年5月末までは，支援する被支援側医療機関に医療資源・医師数が少ない区域に所在する病院が含まれることとする基準に該当するものとする。
A308 回復期リハビリテーション病棟入院料1・2	2024年3月末時点の届出病棟は，2025年5月末までは，専従・常勤の社会福祉士等1名以上配置の基準に該当するものとする。
A308-3 地域包括ケア病棟入院料	2024年3月末時点の地域包括ケア病棟入院料の届出病棟・病室は，2025年5月末までは，訪問看護の実績，訪問看護ステーションの併設，訪問介護・訪問リハビリ施設の併設等の基準に該当するものとする。
	2024年3月末時点の地域包括ケア病棟入院料の届出医療機関は，2025年5月末までは，在宅復帰率の基準（算出方法），自宅等からの入棟・入室患者の割合の基準（算出方法）は従前の例による。
機能強化型の在宅療養支援診療所・在宅療養支援病院	2024年3月末時点の機能強化型の在宅療養支援診療所・在宅療養支援病院は，2025年5月末までは，訪問診療回数が一定数以上の場合に在宅データ提出加算の届出医療機関であることとする基準に該当するものとする。
在宅療養支援病院	2024年3月末時点の在宅療養支援病院は，2025年5月末までは，訪問栄養食事指導の体制整備に係る基準に該当するものとする。

手術「通則4」「通則18」	2024年3月末時点の「通則4」「通則18」の届出医療機関は、2025年5月末までは、医療安全対策加算1の届出医療機関であるとする基準に該当するものとする。
保険医療機関及び保険医療養担当規則 掲示事項のウェブサイト掲載を要件とする診療報酬	2025年5月末までは、掲示事項を原則としてウェブサイトに掲載するとした基準に該当するものとする。
A315 精神科地域包括ケア病棟入院料	2024年3月末時点で精神病棟を単位とする入院料の届出病棟は、2025年5月末までは、①地域の精神科救急医療体制の確保に協力する体制と実績、②精神障害者の地域生活に向けた重点的支援の体制と実績、③措置診察等の協力、④退院支援部門の設置――の基準に該当するものとする。

《2025年9月30日までの主な経過措置》

A000 初診料「注16」医療DX推進体制整備加算 在宅医療DX情報活用加算〔C001・C001-2在宅患者訪問診療料（Ⅰ）（Ⅱ）、C002 在宅がん医療総合診療料〕	2025年9月末までは、電子カルテ情報共有サービスを活用できる体制に係る基準に該当するものとみなす。
A315 精神科地域包括ケア病棟入院料	2024年3月末時点で精神病棟を単位とする入院料の届出病棟は、2025年9月末までは、①退院が着実に進められている医療機関である、②データ提出加算の届出医療機関である――とする基準に該当するものとする。

《2026年5月31日までの主な経過措置》

処置「通則5」時間外加算1・休日加算1・深夜加算1 手術「通則12」時間外加算1・休日加算1・深夜加算1	2024年3月末時点の時間外加算1・休日加算1・深夜加算1の届出医療機関は、2026年5月末までは従前のとおりとし、時間外・休日・深夜の手術等に対する手当等の支給、その就業規則への記載と届出、緊急呼び出し当番の配置――を必須とした基準の適用が猶予される。
基本診療料の施設基準等「別表第6の2」厚生労働大臣が定める地域（医療資源の少ない地域）	2024年3月末時点において、改定前の対象地域に存在する医療機関が、医療資源の少ない地域の評価に係る届出を行っている場合は、2026年5月末までの間、なお効力を有するものとする。
A200-2 急性期充実体制加算1	2024年3月末時点の急性期充実体制加算の届出医療機関は、2026年5月末までは、「心臓胸部大血管手術100件／年以上」の基準に該当するものとする。
A200-2 急性期充実体制加算1・2	2024年3月末時点の急性期充実体制加算を届け出ている300床未満の医療機関は、2026年5月末までは、手術等の実績（全身麻酔手術や悪性腫瘍手術等の年間件数）に係る基準については従前の例による。
A103 精神病棟入院基本料（10対1、13対1入院基本料） A311-2 精神科急性期治療病棟入院料 A311-4 児童・思春期精神科入院医療管理料	2024年3月末時点の左欄の入院料の届出医療機関は、2026年5月末までは、データ提出加算の届出医療機関であることとする基準を満たすものとする。
A301 特定集中治療室管理料5・6	2026年5月末までは、専任の常勤看護師の配置基準を満たすものとする。
D007「1」アルブミン	BCG法によるものは、2026年5月末までに限り算定可。

《その他の経過措置》

A101 療養病棟入院基本料（中心静脈注射を行っているもの）	2024年3月末時点の療養病棟入院基本料算定病棟の入院患者であって、中心静脈注射を行っている者は、引き続き「処置等に係る医療区分3」の患者とみなす。
A100「2」地域一般入院基本料 A101 療養病棟入院基本料（療養病棟入院料1・2、旧点数表による「注11」） A105 専門病院入院基本料（13対1入院基本料） A106 障害者施設等入院基本料 A306 特殊疾患入院医療管理料 A308 回復期リハビリテーション病棟入院料5 A309 特殊疾患病棟入院料 A310 緩和ケア病棟入院料 A311-2 精神科急性期治療病棟入院料	2024年3月末時点の左欄の入院料を算定する病棟・病室であり、①急性期一般入院基本料等（従前からA245データ提出加算の届出が要件とされている入院料）の算定病棟・病室を有さず、②左欄の算定病棟・病室の病床数合計が200床未満であり、③電子カルテシステムが導入されていないなどデータ提出加算の届出が困難な正当な理由がある場合に限り、当分の間、A245データ提出加算の届出を行っていることとする基準を満たしているものとする。
A103 精神病棟入院基本料（10対1、13対1入院基本料） A311-2 精神科急性期治療病棟入院料 A311-4 児童・思春期精神科入院医療管理料	2024年3月末時点の左欄の入院料を算定する病棟・病室であり、①急性期一般入院基本料等（従前からA245データ提出加算の届出が要件とされている入院料）の算定病棟・病室を有さず、②電子カルテシステムが導入されていないなどデータ提出加算の届出が困難な正当な理由がある場合に限り、当分の間、A245データ提出加算の届出を行っていることとする基準を満たしているものとする。
A100 一般病棟入院基本料 7対1、10対1 A104 特定機能病院入院基本料 A105 専門病院入院基本料	2014年3月末時点の届出病棟に90日超入院する「特定患者」についてA101療養病棟入院基本料1の例により算定する場合、当分の間、「医療区分3」とみなす。
A103 精神病棟入院基本料 18対1入院基本料、20対1入院基本料	「医科大学付属病院（精神病床のみを有する病院を除く）及び100床以上の総合病院（内科・外科・産婦人科・眼科・耳鼻咽喉科を有する）」以外の病院（特定機能病院を除く）において、当分の間算定できる。
A103 精神病棟入院基本料「注2」（特別入院基本料）の施設基準	看護職員確保が特に困難と認められる医療機関については、特別入院基本料の基準を満たさない場合においても当分の間算定できる。
A307 小児入院医療管理料	当分の間、施設基準の「医師の員数」につき、離島・へき地等による医師の定員減の特例が適用される場合、その特例による「員数」とする。
A311 精神科救急急性期医療入院料 A311-2 精神科急性期治療病棟入院料 A311-3 精神科救急・合併症入院料 A311-4 児童・思春期精神科入院医療管理料	当分の間、施設基準の「医師の員数」につき、離島・へき地等あるいは療養病床5割超の病院による医師の定員減の特例が適用される場合、その特例による「員数」とする。

A311 精神科救急急性期医療入院料 A311-2 精神科急性期治療病棟入院料 A311-3 精神科救急・合併症入院料 A311-4 児童・思春期精神科入院医療管理料 A312 精神療養病棟入院料	当分の間，施設基準の「看護師及び准看護師の員数」につき，「歯科衛生士」を「歯科衛生士と看護補助者」と読み替える規定が適用される場合，その規定による「員数」とする。
公認心理師（2019年3月末時点で臨床心理技術者として保険医療機関に従事していた者，あるいは公認心理師の国家試験の受験資格を有する者）	2019年4月1日から当分の間，公認心理師とみなす。

診療報酬の算定方法

1 健康保険法第63条第3項第1号に規定する保険医療機関に係る療養〔高齢者の医療の確保に関する法律（以下「高齢者医療確保法」という）の規定による療養を含む。以下同じ〕に要する費用の額は，歯科診療以外の診療にあっては別表第1医科診療報酬点数表により，歯科診療にあっては別表第2歯科診療報酬点数表により算定するものとする。ただし，別に厚生労働大臣が指定する病院（DPC対象病院）の病棟における療養〔健康保険法第63条第1項第5号に掲げる療養（同条第2項に規定する食事療養，生活療養，評価療養，患者申出療養及び選定療養を除く）及びその療養に伴う同条第1項第1号から第3号までに掲げる療養並びに高齢者医療確保法第64条第1項第5号に掲げる療養（同条第2項に規定する食事療養，生活療養，評価療養，患者申出療養及び選定療養を除く）及びその療養に伴う同条第1項第1号から第3号までに掲げる療養に限る〕に要する費用の額は，当該療養を提供する病院の病棟ごとに別に厚生労働大臣が定めるところにより算定するものとする。

2 保険医療機関に係る療養に要する費用の額は，1点の単価を10円とし，別表第1又は別表第2に定める点数を乗じて算定するものとする。〔3（調剤関係）省略〕

4 前3号の規定により保険医療機関又は保険薬局が毎月分につき保険者（高齢者医療確保法第7条第2項に規定する保険者をいう）又は後期高齢者医療広域連合（同法第48条に規定する後期高齢者医療広域連合をいう）ごとに請求すべき療養に要する費用の額を算定した場合において，その額に1円未満の端数があるときは，その端数金額は切り捨てて計算するものとする。

5 特別の事由がある場合において，都道府県知事が厚生労働大臣の承認を得て別に療養担当手当を定めた場合における療養に要する費用の額は，前各号により算定した額に当該療養担当手当の額を加算して算定するものとする。

6 前各号の規定により保険医療機関又は保険薬局において算定する療養に要する費用の額は，別に厚生労働大臣が定める場合〔告示7 128号，p.1536〕を除き，介護保険法（平成9年法律第123号）第62条に規定する要介護被保険者等については，算定しないものとする。

7 別表第1から別表第3までにおける届出については，届出を行う保険医療機関又は保険薬局の所在地を管轄する地方厚生局長又は地方厚生支局長（以下「地方厚生局長等」という）に対して行うものとする。ただし，当該所在地を管轄する地方厚生局又は地方厚生支局の分室がある場合には，当該分室を経由して行うものとする。

【2024年改定による主な変更点】
(1) 文書により提供等を行うとされている患者の診療情報等を，電磁的方法によって他の医療機関や薬局，患者等に提供等を行う場合は，書面での署名又は記名・押印に代わり，「医療情報システムの安全管理に関するガイドライン」に定められた電子署名を施すこととされた。
(2) 電子カルテ情報共有サービスを用いて診療情報提供書を提供する場合は，一定のセキュリティが確保されていることから電子署名を行わなくても共有可能とされた。

→医科診療報酬点数表に関する事項

(1) 1人の患者について療養の給付に要する費用は，第1章基本診療料及び第2章特掲診療料又は第3章介護老人保健施設入所者に係る診療料の規定に基づき算定された点数の総計に10円を乗じて得た額とする。

(2) 基本診療料は，簡単な検査（例えば，血圧測定検査等）の費用，簡単な処置の費用等（入院の場合には皮内，皮下及び筋肉内注射並びに静脈内注射の注射手技料等）を含んでいる。

(3) 特掲診療料は，特に規定する場合を除き，当該医療技術に伴い必要不可欠な衛生材料等の費用を含んでいる。

(4) 基本診療料に係る施設基準，届出等の取扱いについては，「基本診療料の施設基準等の一部を改正する告示」（令和6年厚生労働省告示第58号）による改正後の「基本診療料の施設基準等（平成20年厚生労働省告示第62号）」に基づくものとし，その具体的な取扱いについては別途通知する。

(5) 特掲診療料に係る施設基準，届出等の取扱いについては，「特掲診療料の施設基準等の一部を改正する告示」（令和6年厚生労働省告示第59号）による改正後の「特掲診療料の施設基準等（平成20年厚生労働省告示第63号）」に基づくものとし，その具体的な取扱いについては別途通知する。

(6) 「診療報酬の算定方法の一部を改正する告示」（令和6年厚生労働省告示第57号）による改正後の診療報酬の算定方法（平成20年厚生労働省告示第59号）及び本通知において規定する診療科については，医療法施行令（昭和23年政令第326号）及び医療法施行規則（昭和23年厚生省令第50号）の規定に基づき，当該診療科名に他の事項を組み合わせて標榜する場合も含む。

(7) 特掲診療料に掲げられている診療行為を行うに当たっては，医療安全の向上に資するため，当該診療行為を行う医師等の処遇を改善し負担を軽減する体制の確保に努める。

(8) 署名又は記名・押印を要する文書については，自筆の署名（電子的な署名を含む）がある場合には印は不要である。

(9) 文書による提供等をすることとされている個々の患者の診療に関する情報等を，電磁的方法によって，患者，他の保険医療機関，保険薬局，指定訪問看護事業者等に提供等する場合は，厚生労働省「医療情報システムの安全管理に関するガイドライン」を遵守し，安

全な通信環境を確保するとともに，書面における署名又は記名・押印に代わり，本ガイドラインに定められた電子署名〘厚生労働省の定める準拠性監査基準を満たす保健医療福祉分野PKI認証局の発行する電子証明書を用いた電子署名，認定認証事業者〔電子署名及び認証業務に関する法律（平成12年法律第102号）第2条第3項に規定する特定認証業務を行う者をいう〕又は認証事業者〔同条第2項に規定する認証業務を行う者（認定認証事業者を除く）をいう〕の発行する電子証明書を用いた電子署名，電子署名等に係る地方公共団体情報システム機構の認証業務に関する法律（平成14年法律第153号）に基づき，平成16年1月29日から開始されている公的個人認証サービスを用いた電子署名等〙を施す。

(10) 所定点数は，特に規定する場合を除き，注に規定する加算を含まない点数を指す。

(11) 区分番号は，例えばA 000初診料におけるA 000を指す。なお，以下区分番号という記載は省略し，A 000のみ記載する。

(12) 施設基準の取扱いに関する通知について，「基本診療料の施設基準等及びその届出に関する手続きの取扱いについて」（令和6年3月5日保医発0305第5号）を「基本診療料施設基準通知」，「特掲診療料の施設基準等及びその届出に関する手続きの取扱いについて」（令和6年3月5日保医発0305第6号）を「特掲診療料施設基準通知」という。

(令6保医発0305・4)

事務連絡 問1 診断群分類点数表による算定を行った患者が退院した場合，退院した月と同じ月に外来において月1回のみ算定することとなっている点数（診断群分類点数表により包括される点数に限る）を別に算定することができるのか。（例：検体検査判断料等）

答 算定することができない。

問2 外来で月1回のみ算定することとなっている点数（診断群分類点数表により包括される点数に限る）を算定した後，同じ月に入院となり診断群分類点数表による算定を行った場合に，入院前に実施した月1回のみ算定することとなっている点数（診断群分類点数表により包括される点数に限る）について算定することができるのか。（例：検体検査判断料等）

答 算定することができる。

問3 問1及び問2において，「月1回のみ算定することとなっている点数（診断群分類点数表により包括される点数に限る）」とあるが，医科点数表において，月1回のみ算定することとなっている点数であって，診断群分類点数表により包括されるすべての点数を指すのか。

答 そのとおり。 (令6.3.28)

問4 問1及び問2において，「月1回のみ算定することとなっている点数（診断群分類点数表により包括される点数に限る）」とあるが，医科点数表において，例えば3月に1回算定することとなっている点数は含まれるのか。

答 当該解釈は，「月1回のみ算定することとなっている点数」に限られ，例示のように3月に1回算定することとなっている点数等については，診断群分類点数表による算定の有無により外来における算定の可否が変わるものではない。

(令7.1.30)

→診療等に要する書面等（別紙様式）

医科診療報酬点数表に記載する診療等に要する書面等は別紙様式のとおりである。

なお，当該様式は，参考として示しているものであり，示している事項が全て記載されている様式であれば，当該別紙様式と同じでなくても差し支えない。

また，当該別紙様式の作成や保存等に当たっては，医師事務作業の負担軽減等の観点から各保険医療機関において工夫されたい。

自筆の署名がある場合には印は不要である。

署名又は記名・押印を要する文書については，電子的な署名を含む。

様式11，12，12の2，12の3，12の4，13，16，17，17の2，18について，電子的方法によって，個々の患者の診療に関する情報等を他の保険医療機関，保険薬局等に提供する場合は，厚生労働省「医療情報システムの安全管理に関するガイドライン」を遵守し，安全な通信環境を確保するとともに，書面における署名又は記名・押印に代わり，本ガイドラインに定められた電子署名〘厚生労働省の定める準拠性監査基準を満たす保健医療福祉分野PKI認証局の発行する電子証明書を用いた電子署名，認定認証事業者〔電子署名及び認証業務に関する法律（平成12年法律第102号）第2条第3項に規定する特定認証業務を行う者をいう〕又は認証事業者〔同条第2項に規定する認証業務を行う者（認定認証事業者を除く）をいう〕の発行する電子証明書を用いた電子署名，電子署名等に係る地方公共団体情報システム機構の認証業務に関する法律（平成14年法律第153号）に基づき，平成16年1月29日から開始されている公的個人認証サービスを用いた電子署名等〙を施すこと。

※別紙様式2，別紙様式15，別紙様式35，別紙様式37及び別紙様式53は欠番である。

(令6保医発0305・4)

「診療報酬の算定方法」関連通知

→第5号の「療養担当手当」

これは，従来北海道地区のみに認められている寒冷地手当のことで，その額は次の通りである。

(1) 入院外一般診療　1件につき　**7点**
(2) 入院外歯科診療　1件につき　**12点**
(3) 入院診療　　　　1日につき　**10点**

なお，この療養担当手当を加算する期間は，毎年11月1日から翌年4月30日までと定められている。

(昭49.12.1 北海道告示3590)

→療養担当手当請求上の留意事項

(1) 往診治療のみで医療機関に患者が来診しない場合，患者の代理者（家族やその他のもの）が内服薬等を受取りにきた場合は，本手当は算定できない。
(2) 総合病院において2科以上の治療を受けた場合（明細書は各科ごとに提出する場合），各科ごとの本手当は請求できる。
(3) 入院患者が他科の治療を受ける場合，他科における本手当は請求できない。
(4) 同一日内に入院より外来に，あるいは外来より入院に移る場合の外来は，ともに本手当の請求はできない。
(5) 入院患者が外泊の場合の本手当は，被保険者が暖房の利益を受けていないので請求は認められない。

(昭34.1.9 保険発138)

→旧総合病院における療養担当手当の取扱いについて

1　医科外来又は歯科外来の療養担当手当については，平成22年4月以降の診療分についても，当分の間，従前どおり，受診した診療科ごとの算定を可とする。

2　上記1の「受診した診療科」とは，別表に定める診療科〔別表（略）に定める診療科以外の診療科名がある場合には，最も近似する別表に定める診療科〕のことをいうものとする。

3　療養担当手当を複数回算定する診療報酬明細書については，受診した診療科名を摘要欄に記載する。

(平22保医発0319・5)

→同一の疾病又は負傷及び之に因り発したる疾病

第1の疾病がなければ，第2の疾病はおこり得なかっ

たであろうという密接な因果関係が第1と第2の疾病間に認められる場合をいう。ストマイによる難聴、輸血による血清肝炎は「これにより発した疾病」と見做すべきである。
(昭32.1.18 保険発5)

→**旅行中の保険医の診療**
　保険医が偶々旅行し、その際知人等を診療し、処方箋を発行することは、保険診療として認められない。
(昭35.9.30 保文発8495)

→**重複診療**
　被保険者が同一傷病につき同日に甲、乙両医師に診療をうけた場合、又は甲医師の診療をうけている期間内に同一疾病に対し、更に乙医師の診療をうけた場合については、実情を調査のうえ止むを得ない事情があるときは、これを給付するが、薬剤の投与の重複の部分については、これを支給しないよう指導すべきである。(昭32.3.29 保険発42)

→**対診の場合の診療報酬の請求**
　保険医は診療上必要があると認める場合は、他の保険医療機関の保険医の立合診察を求めることができる。
(昭18.8.23 保健保発277)

→**対診等の場合における診療報酬の請求**
　立会診療を行った保険医につき診察料、往診料等は各々請求できるが治療は主たる保険医1人が請求する。手術を共同で行う場合の手術料の請求は主治医となるべき保険医が行い手術に協力した保険医に対する報酬の分配は相互の合議に委ねる。
(昭24.11.25 保険発334)

(編注) 対診を求められて診察を行った保険医においても基本診療料、往診料等は請求可。治療に係る特掲診療料は主治医の属する医療機関で請求し、治療を共同で行った場合の診療報酬の分配は相互の合議に委ねるものとする。

→**集団検診後の精密検査**
(1)　事業所、保健所等で行われる定期的診断で、初めて結核症と決定された患者についての、その際のツ反応、血沈、レ線検査等の費用は給付の対象とならない。その集団検診が間接撮影までに止まり、その判定の結果他の保険医を訪れ、当該医師が精密検査を必要と認め行う場合は給付の対象となる。(昭28.4.3 保険発59)
(2)　集団検診等で間接撮影を行った結果、異常を認めたため直接撮影を行った場合は、たとえ自覚症状のない場合でも、診療担当者がその必要を認めた場合に限り保険給付の対象となる。(昭28.5.16 保険発99)
(3)　結核患者の家族等にて微熱があり、レ線撮影の結果所見なき場合の病名は、「○○結核の疑」と記載するのが妥当である。(昭25.11.2 医療課長回答)

→**成人病等**
　保健所が成人病対策として市区町村の要請により、心臓病又は癌の集団検診を行った結果、疾病の疑いありとするものが、同日又は他日、自己の選定する医療機関(検診を行った医療機関を含む)で精密検査を受けた場合は、当該精密検査が集団検診の一環として予め計画され又は予定されていたものでないことが客観的に明らかである場合に、集団検診の結果、疾病又はその疑いがあると診断された患者について、治療方針を確立するなどのために精密検査を行う必要がある場合には、当該精密検査を保険給付として取り扱って差し支えない。この場合において、同一医療機関において同一日に行われる精密検査は、集団検診の一環として予め計画され又は予定されていたものと認められる場合が多いので、十分精査のうえ処理するよう配慮されたい。(昭39.3.18 保文発176)

→**法人の代表者等に対する健康保険の適用**
1　健康保険の給付対象とする代表者等について
　被保険者が5人未満である適用事業所に所属する法人の代表者等であって、一般の従業員と著しく異ならないような労務に従事している者については、その者の業務遂行の過程において業務に起因して生じた傷病に関しても、健康保険による保険給付の対象とする。

2　労災保険との関係について
　法人の代表者等のうち、労働者災害補償保険法の特別加入をしている者及び労働基準法上の労働者の地位を併せ保有すると認められる者であって、これによりその者の業務遂行の過程において業務に起因して生じた傷病に関し労災保険による保険給付が行われてしかるべき者に対しては給付を行わない。このため、労働者災害補償保険法の特別加入をしている者及び法人の登記簿に代表者である旨の記載がない者の業務に起因して生じた傷病に関しては、労災保険による保険給付の請求をするよう指導する。(平15.7.1 保発0701002)

(編注)「健康保険法等の一部を改正する法律」(平25.5.31公布)により、「業務上の傷病」であっても、①労災保険が適用されない者(使用従属関係がない等)、②被保険者が5人未満の健保適用事業者の法人役員、"従業員が従事する業務と同一の業務"の者は健保適用の扱いとなる。

事務連絡 健康診断時及び予防接種の費用について
1　健康診断時の内視鏡検査により病変を発見し、引き続き、その内視鏡を使用して治療を開始した場合は、その治療は療養の給付として行われるものであるため、保険医療機関は内視鏡下生検法、病理組織顕微鏡検査、内視鏡を使用した手術など治療の費用を保険請求することができる。
　なお、内視鏡を使用した手術の所定点数には内視鏡検査の費用が含まれていることから、内視鏡を使用した手術の費用を保険請求する場合には、健康診断としての内視鏡検査の費用の支払を受けることはできない。
2　入院患者に対する予防接種については、当該患者の罹患予防等の観点から実施されるものであって、療養の給付として行われるものではないことから、外来患者に対する予防接種と同様に、患者からその費用の支払を受けることができる。(平15.7.30)

事務連絡 紅麹を含むいわゆる健康食品を喫食した者に係る診療
問　「紅麹を含むいわゆる健康食品の取扱いについて(令和6年3月26日付け健生食監発0326第6号)」に基づき、紅麹を含むいわゆる健康食品について食品衛生法(昭和22年法律第233号)第59条に基づく廃棄命令等の措置が講じられたこと、及び「小林製薬株式会社が製造した紅麹を含む食品等にかかる健康相談について」(令和6年3月29日付け厚生労働省健康・生活衛生局食品監視安全課事務連絡)により、当該製品の喫食歴から何らかの不安等がある場合には、医療機関等の受診が案内されていることを踏まえ、当該製品を喫食した者であって、無症状の患者に対する診療(検査等を含む。以下同じ。)を、喫食歴等から医師が必要と判断し、実施した場合は算定できるか。
答　無症状の患者に対する診療であっても、喫食歴等から医師が必要と判断し、実施した場合は算定できる。(令6.3.29)

参考 健康保険以外の社会保険各法等の診療報酬
(1)　船員保険法、国家公務員共済組合法(他の法律において準用し又は例による場合を含む)、公共企業体職員等共済組合法、市町村職員共済組合法に基づいて保険医療機関が療養の給付を担当した場合の診療報酬の算定については、当該保険医療機関が健康保険の療養の給付について採用している算定方法を用いなければならない。
(2)　国民健康保険の診療報酬の算定についても、指定医療機関の診療報酬は、健康保険の例による。
(3)　生活保護法、障害者総合支援法等の指定医療機関における医療の給付に関しても、当該指定医療機関が同時に保険医療機関である場合には、健康保険その他医療保険各法において採用している算定方法により算定する。

参考 診療報酬額の端数計算(第4号)
　保険医療機関が毎月分につき請求すべき診療報酬額を算定した場合に、その額に1円未満の端数があるときは、その端数金額は切り捨てて計算する(国等の債権債務等

の金額の端数計算に関する法律)。
　医療機関と被保険者の間における端数計算は，10円未満は四捨五入（昭59.10より）する。

一部負担金

→一部負担金の徴収猶予及び減免並びに保険医療機関等の一部負担金の取扱いについて

第1　一部負担金の徴収猶予及び減免

1　一部負担金の徴収猶予
　保険者は，一部負担金の支払又は納付の義務を負う世帯主又は組合員（以下「世帯主又は組合員」という）が次の各号のいずれかに該当したことによりその生活が困難となった場合において必要と認めるときは，その者に対し，その申請により，6箇月以内の期間を限って，一部負担金の徴収を猶予するものとする。この場合において世帯主又は組合員が保険医療機関等に対して当該一部負担金を支払うべきものであるときは，当該保険医療機関等に対する支払に代えて当該一部負担金を直接に徴収することとし，その徴収を猶予することができる。
(1)　震災，風水害，火災，その他これらに類する災害により死亡し，障害者となり，又は資産に重大な損害を受けたとき。
(2)　干ばつ，冷害，凍霜害等による農作物の不作，不漁，その他これらに類する理由により収入が減収したとき。
(3)　事業又は業務の休廃止，失業等により収入が著しく減少したとき。
(4)　前各号に掲げる事由に類する事由があったとき。

2　一部負担金の減免
(1) 保険者は，世帯主又は組合員が1の各号のいずれかに該当したことによりその生活が著しく困難となった場合において必要があると認めるときは，その申請によりその者に対し，一部負担金を減額し，又はその支払若しくは納付を免除することができる。なお，収入の減少の認定に当たっては，次の各号のいずれにも該当する世帯を対象に含むものとする。
①　入院療養を受ける被保険者の属する世帯
②　世帯主及び当該世帯に属する被保険者の収入又は組合員及び当該組合員の世帯に属する被保険者の収入が生活保護法（昭和25年法律第144号）第11条第1項第1号から第3号までに定める保護のための保護金品に相当する金額の合算額（以下「生活保護基準」という）以下であり，かつ，預貯金が生活保護基準の3箇月以下である世帯
(2) 一部負担金の減免の期間は，療養に要する期間を考慮し，1箇月単位の更新制で3箇月までを標準とする。ただし，3箇月までに期間を制限するものではない。なお，療養に要する期間が長期に及ぶ場合については，被保険者の生活実態に留意しつつ，必要に応じ，生活保護の相談等適切な福祉施策の利用が可能となるよう，生活保護担当など福祉部局との連携を図る。

3
　前記1及び2の場合における生活困難の認定は，地域の特殊事情，被保険者の生活実態等に即して適正に実施するよう配慮する。

4　申請
　一部負担金の徴収猶予又は減免の措置を受けようとする者は，あらかじめ保険者に対し，**様式第1**（略）による申請書を提出しなければならない。ただし，徴収猶予については，急患，その他緊急やむを得ない特別の理由がある者は，当該申請書を提出することができるに至った後，ただちにこれを提出しなければならない。

5　証明書の交付又は通知
(1)　保険者は，法第44条第1項の規定により，一部負担金の徴収猶予又は減免の決定をした場合は，すみやかに**様式第2**（略）による証明書を申請者に交付し，法第44条第3項の規定により一部負担金の徴収猶予又は減免の決定をした場合は，その旨申請者に通知する。
(2)　一部負担金の徴収猶予又は減免の措置を受けた者が保険医療機関等について療養の給付を受けようとするときは，(1)の証明書を被保険者証にそえて当該保険医療機関等に提出しなければならない。

6　徴収猶予及び減免の取消
(1)　保険者は，一部負担金の徴収猶予の措置を受けた者が次の各号の一に該当する場合においては，その徴収猶予をした一部負担金の全部又は一部について徴収猶予を取り消し，これを一時に徴収することができる。
　1　徴収猶予を受けた者の資力その他の事情が変化したため，徴収猶予をすることが不適当であると認められるとき。
　2　一部負担金の納入を免れようとする行為があったと認められるとき。
(2)　保険者は，偽りの申請その他不正の行為により一部負担金の減免を受けた者がある場合においてこれを発見したときは，ただちに当該一部負担金の減免を取り消すものとする。この場合において被保険者が保険医療機関等について療養の給付を受けたものであるときは，保険者は，ただちに，減免を取り消した旨及び取消の年月日を当該保険医療機関等に通知するとともに，当該被保険者がその取消の日の前日までの間に減免によりその支払を免れた額を当該保険者に返還させるものとする。

第2　保険医療機関等の一部負担金の取扱

1　徴収猶予証明書の事後提出の場合
　保険医療機関等が，緊急やむを得ない場合で，第一診療日に徴収猶予証明書を提出できない被保険者の療養を取り扱うときは，その者が事後に徴収猶予証明書を提出することを署名確認せしめた上一部負担金を支払わせないものとし，被保険者が徴収猶予証明書を，第二診療日までに提出しないときは，保険医療機関等から保険者に連絡し，その者に対して徴収猶予の申請がなされ，かつ，証明書を発行されるかどうかを確かめ，徴収猶予の該当者でない場合は，一部負担金を支払わせるものとする。

2　善良な管理者と同一の注意
　保険医療機関等が法第42条第2項の規定による保険者の処分を請求しようとするときは，当該保険医療機関等の開設者は，善良な管理者と同一の注意をもって被保険者から一部負担金の支払を受けることに努めたことを証明しなければならない。この場合における善良な管理者と同一の注意とは，保険医療機関等の開設者という地位にある者に対し一般的に要求される相当程度の注意義務をいうものであり，当該義務がつくされたかどうかの認定は，義務者の主観的，個人的事由を考慮して行われるものではなく，客観的事情に基づき具体的ケースに即して行われるものであるが，次の各号に掲げるような場合は，当該注意義務をつくしたものとは認められない。
①　療養の給付が行われた際に一部負担金を支払うべきことを告げるのみである。
②　各月分の診療報酬の請求前に単に口頭で催促する。
③　再診の場合に，催促しない。
　なお，被保険者が入院療養を受けている場合にあっては，保険医療機関等において，少なくとも，次の各号に掲げる対応が行われていることが必要と考えられる。
①　被保険者又は被保険者以外の少なくとも1名（家族，身元保証人，代理人等。以下「家族等」という）に対し，

一連の療養が終了し，一部負担金の支払を求めたとき（以下「療養終了後」という）から，少なくとも1箇月に1回，電話等で支払を催促し，その記録を残している。
② 療養終了後から3箇月以内及び6箇月経過後に，内容証明の取扱いをする郵便物による督促状を送付し，その記録を残している。
③ 療養終了後から6箇月経過後に，少なくとも1回は支払の催促のため被保険者の自宅を訪問し，その記録を残している（保険医療機関等の所在地から被保険者の自宅まで通常の移動手段でおおむね30分以上かかる場合には，近隣の家族等を訪問するか，被保険者又は家族等と直接面会し，支払の催促を行い，その記録を残している）。

3　保険者の処分
(1) 法第42条第2項の規定による処分の請求は，保険医療機関等が善良な管理者と同一の注意をもって一部負担金の支払を求めたにもかかわらず，被保険者がその支払をしない当該一部負担金の全部又は一部につき，その一部負担金の支払義務が発生した日から起算しておおむね3箇月を経過後，保険者に対し，電話又は文書による催促の協力を要請した上で，おおむね6箇月を経過した後，行うものとする。
(2) 保険者は，保険医療機関等から(1)により処分の請求を受けたときは，保険医療機関等の請求を審査し，保険医療機関等が善良な管理者と同一の注意をもって被保険者から一部負担金の支払を受けることに努めていること及び当該被保険者について次の各号のいずれかに該当することを確認した場合に，処分を行う。
　① 処分の対象となる一部負担金の額が60万円を超えるもの。
　② 被保険者の属する世帯が保険料（税）の滞納処分を実施する状態にあるもの。
(3) 処分の実施に当たっては，地方自治法第231条の3第1項又は法第79条第1項に基づく督促を実施し，法第79条の2及び地方自治法第231条の3第3項又は法第80条第1項の規定に基づき当該請求に係る処分を行ったうえ，保険医療機関等に対して当該処分に係る徴収金のうちから当該請求に係る一部負担金に相当する額を交付するものとする。
(4) なお，一部負担金の支払は，法第42条第1項の規定に基づく保険医療機関等と被保険者との間の債権債務関係であり，同条第2項の規定により保険者が処分を行う場合であっても，当該一部負担金が保険医療機関等の債権であることには変わりないものである。

(昭34.3.30保発21／最終改正：平22保発0913・2)

事務連絡　一部負担金減免・保険者徴収Q＆A

1．一部負担金の減免に関する事務

(1)　**一部負担金の減免**
問1　一部負担金の減免基準は，今回の通知で示された基準に合わせなければならないのか。
答　今回示した基準は，あくまで市町村に対する技術的助言である。したがって，独自の基準が今回示した基準による範囲よりも狭い場合は，今回示した基準まで対象を拡大していただきたいと考えているが，逆に今回示した基準による範囲よりも広い場合は，これを狭める必要はない。
　なお，減免額の2分の1を特別調整交付金で補てんすることとしているが，この補てんの対象となるのは，今回示した基準に該当するものに限られる。
問2　入院治療だけでなく，高額の外来治療を受ける場合も対象として構わないか。
答　今回示した基準は，あくまでも国として望ましいと考える基準を助言するものであり，この基準に該当しない場合であっても，保険者がその必要を認めたときは，一部負担金減免を行うことができるものである。
問3　保険料を滞納している世帯に属する被保険者について，一部負担金減免を行うことは適当でないと考えるがどうか。
答　今回示した基準に該当する被保険者については，保険料の滞納の有無にかかわらず，一部負担金減免を行っていただきたいと考えている。
　なお，保険料を滞納している世帯については，今回示した一部負担金減免の基準に該当するのであれば，国民健康保険法（以下「国保法」という）第9条第3項に規定する「保険料の滞納につき…（中略）…特別の事情があると認められる場合」に該当する可能性があり，該当する場合は，被保険者証の返還の対象とはならないため，この被保険者証の取扱いとの整合性についても留意いただきたい。
問4　「収入が著しく減少した世帯」とは，世帯主（擬制世帯主を含む）及び国保の被保険者である世帯員の収入の合計で判定するのか。
答　お見込みのとおり。
問5　「収入が著しく減少した」とは，どの時期と比べるのか。
答　申請があった月の収入見込み額と「対前年同月」を比べる場合，あるいは，申請があった年（年度）の収入見込額と「対前年（対前年度）」を比べる場合など，概ね1年程度が妥当と考えるが，個別の事案や地域の実情に応じて判断されたい。
問6　収入が生活保護基準以下であり，かつ，預貯金が生活保護基準の3か月分以下という世帯は，生活保護の対象となるのではないか。
答　生活保護の適用に当たっては，収入が生活保護基準を下回ることに加え，本人の申請の意思，資産・能力の活用，扶養義務者の扶養，他法他施策の活用などの要件等についても判定することとされており，収入が生活保護基準以下であっても生活保護の対象となるとは限らないものである。
　したがって，今回示した基準に該当する場合には，まずは一部負担金減免の手続きを進めることとし，その上で，必要に応じて，生活保護担当など福祉部局と連携するようにしていただきたい。
問7　預貯金の確認は，本人から預金通帳の写しなどの提出を求めることで足りるか。それとも，金融機関に対し預貯金の調査を行うべきか。
答　一部負担金減免は，法律上，一部負担金の支払いが困難と認められることが要件であり，預貯金の有無等が絶対的な基準ではないことから，保険者として本人からの申出や預金通帳の写しの提出などによって，一部負担金の支払いが困難であると認めることができればよい。
問8　金融機関へ預貯金の調査を行う場合，法的根拠は国保法第113条の2第1項と考えてよいか。その場合，本人からの同意書は必要か。
答　一部負担金減免の対象となるか否かを判定するため，市町村が金融機関に対し被保険者の預貯金の状況について報告を求めることは，国保法第113条の2第1項に該当する。同項に基づき報告を求めること自体に本人の同意は必要ない。
　他方，金融機関は，個人情報の保護に関する法律（平成15年法律第57号。以下「個人情報保護法」という）第23条第1項第1号により，「法令に基づく場合」は，本人の同意を得ないで，個人情報を提供することが可能である。国保法第113条の2第1項による報告の求めはこれに当たることから，個人情報保護法との関係では，必ずしも本人の同意書は必要ないものである。
　ただし，金融機関は，国保法第113条の2第1項に基づく報告の求めに対し回答する義務はなく，あくまで協力にとどまるものである。このため，金融機関から本人の同意書の提出を求められる場合には，求めに応じて，本人からの同意書を提出するのが妥当と考える。
問9　一部負担金減免の相談を受けた段階で，まず，生活保護の申請を援助し，申請が却下された者について生活保護部局が行った調査結果を用いて一部負担金減免を行うこと

は妥当か。
答　生活保護の申請は本人の意思により行われるべきであり，また，生活保護の適用の前には他法他施策の活用が図られるべきであることから，一部負担金減免の相談を受けた段階で，一律機械的に生活保護の申請を援助するという対応は望ましくない。今回示した基準に該当する場合には，まずは一部負担金減免の手続きを進めることとし，その上で，必要に応じて，生活保護担当など福祉部局と連携するようにしていただきたい。

(2)　**療養給付費等負担金**
問10　被保険者に対して一部負担金減免を実施した場合，療養給付費等負担金の対象になるか。また，退職被保険者に対して一部負担金減免を実施した場合，療養給付費等交付金の対象となるか。
答　一部負担金の減免は，各保険者の判断により行うものであるため，減免額については，療養給付費等負担金及び療養給付費等交付金の対象とはならない（平成9年9月29日付け保険発第124号保険局国民健康保険課長通知）。

2．保険者徴収に関する事務

(1)　**保険医療機関等の善管注意義務**
問11　「一連の療養が終了し，一部負担金の支払いを求めたとき（以下「療養終了後」という）」とあるが，より具体的にはいつなのか。
答　入院及び当該入院に付随する通院に係る療養の終了後，一部負担金の支払いを求めたときであり，療養中に被保険者が通院しなくなった場合には最後の診療時をいう。

(2)　**保険者徴収の対象**
問12　国保法第42条第2項に基づき，保険医療機関等が保有する未払いの一部負担金債権を保険者が徴収（以下「保険者徴収」という）する場合，対象となるのは，①一部負担金相当額が60万円を超えるもの又は②当該被保険者に対し保険料（税）の滞納処分を実施する状態にあるものであることが必要なのか。
答　①又は②は保険者徴収を実施する対象として，あくまで国として望ましいと考える基準であるため，保険者の判断により，①と②のいずれにも該当しない未払いの一部負担金債権についても，独自の基準を設けて保険者徴収の対象として差し支えない。
問13　保険者徴収の対象として「一部負担金相当額が60万円を超えるもの」が掲げられているが，なぜ60万円を超えるものとしたのか。
答　民事訴訟法（平成8年法律第109号）第368条第1項においては，60万円以下の金銭の支払を目的とする債権については，簡易裁判所において少額訴訟を提起できるとしている。このため，60万円以下の一部負担金債権であれば，この少額訴訟を利用することにより，保険医療機関等は，保険料（税）への充当が優先される保険者徴収よりも優先して債権を回収できる場合があるため，保険者徴収の対象債権としては60万円を超えるものとしたものである。
　なお，これはあくまで国として示した目安であるため，保険者の判断により，60万円以下の一部負担金債権について，被保険者の属する世帯が保険料（税）の滞納処分を実施する状態になくとも，保険者徴収の対象としてよい。

(3)　**保険者徴収の法的性質**
問14　保険者徴収する場合，当該債権は保険者に債権譲渡されたことになるのか，それとも滞納処分の請求なのか。
答　保険者徴収は，保険医療機関等が一部負担金債権の徴収を，私債権についての本来的な強制執行の手続である民事執行手続とは別に，滞納処分の権限を有する保険者に処分請求するものであり，一部負担金債権が保険医療機関等の債権であることには変わりがない。
問15　保険医療機関等が保有する未払いの一部負担金債権が保険者に債権譲渡されない以上，保険者の判断で債権放棄をすることはできないと解してよいか。
答　お見込みのとおり。
問16　保険者徴収の開始により，保険医療機関等が保有する未払いの一部負担金債権の消滅時効に変化が生じるのか。
答　未払いの一部負担金債権の消滅時効については，まず，保険医療機関等から被保険者に対し，催告が行われ，その後6か月以内に裁判上の請求等が行われた場合には，時効中断の効力が生ずる〔民法第153条〕。
　次に，保険者徴収を実施することとした場合に，保険者が地方自治法（以下「自治法」という）第231条の3第1項又は国保法第79条第1項に基づき督促を行ったときは，自治法第236条第4項又は国保法第110条第2項の規定により，時効中断の効果を生じる。また，保険者徴収により，差押が行われた場合にも，時効は中断する。

(4)　**強制執行**
問17　保険者が被保険者に対し，保険医療機関等からの処分の請求を受けて，当該保険医療機関等が保有する未払い一部負担金債権の督促をする法的根拠は何か。
答　保険者が市町村である場合には，国保法第42条第2項及び第79条の2並びに自治法第231条の3第1項，保険者が国民健康保険組合である場合には，国保法第42条第2項及び第79条第1項である。
問18　国税徴収法の例による財産調査などの公権力の行使は，具体的にはどの時点から可能か。
答　保険者徴収を実施することとなった未払いの一部負担金債権については，地方税の滞納処分の例により，
①　滞納者が督促を受け，その督促状を発した日から起算して10日を経過した日までに完納しないとき　又は
②　滞納者が繰上徴収に係る告知により指定された納期限までに完納しないとき
は，財産差押えが行われることとなるから，このときから財産調査が可能になるものと考えられる（国保法第42条第2項，第79条～第80条，自治法第231条の3第3項）。
問19　保険者徴収として保険者が差し押さえた財産について「換価猶予」を行うことは，保険者が行うことができる処分であると解してよいか。
答　保険者徴収において，保険者は，保険医療機関等の未払いの一部負担金債権の滞納処分のみを請求されていることから，保険者が換価猶予を行うことにより，処分請求を行った保険医療機関等に一部負担金相当額の交付を行わないことは困難と考えられる。
問20　国税徴収法の例による財産調査の結果を踏まえ，保険医療機関等が保有する未払いの一部負担金債権について，過去に遡って一部負担金の徴収猶予を行うことは可能か。可能だとした場合，当該債権は，保険者が保有するものであるので，「処分停止」を行うことができると解してよいか。
答　一部負担金の徴収猶予は，世帯主又は組合員の申請により，保険医療機関等において行うこととされている一部負担金の支払を保険者の徴収に切り替えて最大6か月間支払を猶予するものである。したがって，保険医療機関等から保険者徴収の請求を受け，国税徴収法の例により財産調査を行った後に当該一部負担金債権について徴収猶予を行うことはできない。
問21　滞納処分において，保険者が保有する滞納保険料債権と，保険医療機関等が保有する未払いの一部負担金債権は，どちらの順位が上か。
答　国民健康保険料については，国税及び地方税に次ぐ先取特権が与えられていることから，滞納保険料債権が上位となる（自治法第231条の3第3項）。
問22　保険者徴収として行われた強制執行についての不服申立ては，国民健康保険審査会に対して行うのか。
答　保険者徴収の請求を受けた一部負担金債権については，国保法第42条第2項に基づき，国保法の徴収金の例により処分することとされていることから，国保法第91条第1項の「その他この法律の規定による徴収金に関する処分」に該当するものとして国民健康保険審査会に審査請求することができる。

(5)　**市町村立病院が保有する未払い一部負担金債権**
問23　市（町村）立病院がすでに自治法に基づき督促を行っている未払い一部負担金債権について，同市（町村）が保

(別紙様式1) (医科診療報酬の例)

領 収 証

患者番号		氏 名 様		請求期間（入院の場合） 年 月 日～ 年 月 日			
受診科	入・外	領収書No.	発行日 年 月 日	費用区分	負担割合	本・家	区分

保険	初・再診料 点	入院料等 点	医学管理等 点	在宅医療 点	検査 点	画像診断 点	投薬 点
	注射 点	リハビリテーション 点	精神科専門療法 点	処置 点	手術 点	麻酔 点	放射線治療 点
	病理診断 点	その他 点	診断群分類（DPC） 点	食事療養 円	生活療養 円		

保険外負担	評価療養・選定療養 (内訳)	その他 (内訳)		保険	保険（食事・生活）	保険外負担
			合 計	円	円	円
			負担額	円	円	円
			領収額合計			円

※厚生労働省が定める診療報酬や薬価等には，医療機関等が仕入れ時に負担する消費税が反映されています。

東京都〇〇区〇〇 〇-〇-〇
〇〇〇病院 〇 〇 〇 〇 〇
領収印

険者徴収として滞納処分を行う場合は，すでに滞納処分の前提となる督促が行われていると解し，改めて督促や催告をせずに，差押えを行うことはできるか。

答 市（町村）立病院が行う一部負担金の支払の督促は，地方自治法施行令第171条及び自治法第236条第4項の規定により時効中断の効力を有するものであるが，市（町村）が保険者徴収として滞納処分を行う場合には，市（町村）は国民健康保険の保険者として，別途，自治法第231条の3第1項に基づき督促を行うことが適当と考える。

問24 市（町村）立病院が保有する未払い一部負担金債権について，同市（町村）が保険者徴収として滞納処分を行う場合，その滞納処分の前提となる督促を行っても，同債権の時効は中断しないと解してよいか。

答 一部負担金債権は，保険医療機関等である市（町村）立病院の被保険者に対する債権であるが，保険者徴収を行うこととなり，市（町村）が国民健康保険の保険者として，自治法第231条の3第1項による督促を行った場合には，国保法第110条第2項の規定により当該債権の時効は中断する。

(平22.9.13)

領収証・明細書の交付

→医療費の内容の分かる領収証及び個別の診療報酬の算定項目の分かる明細書の交付について

1 保険医療機関及び保険薬局に交付が義務付けられる領収証は，医科診療報酬及び歯科診療報酬にあっては点数表の各部単位で，調剤報酬にあっては点数表の各節単位で金額の内訳の分かるものとし，医科診療報酬については**別紙様式1** (p.25)を，歯科診療報酬については**別紙様式2**（略）を，調剤報酬については**別紙様式3**（略）を標準とする。

2 指定訪問看護事業者については，健康保険法（大正11年法律第70号）第88条第9項及び健康保険法施行規則（大正15年内務省令第36号）第72条の規定により，患者から指定訪問看護に要した費用の支払を受ける際，個別の費用ごとに区分して記載した領収証を交付しなければならないこととされているが，指定訪問看護事業者にあっても，保険医療機関及び保険薬局と同様に，正当な理由がない限り無償で交付しなければならないものであるとともに，交付が義務付けられている領収証は，指定訪問看護の費用額算定表における訪問看護基本療養費，訪問看護管理療養費，訪問看護情報提供療養費，訪問看護ターミナルケア療養費及び訪問看護ベースアップ評価料の別に金額の内訳の分かるものとし，**別紙様式4**（略）を標準とする。

3 レセプト電子請求が義務付けられた保険医療機関（正当な理由を有する診療所を除く）及び保険薬局については，領収証を交付するに当たっては，明細書を無償で交付しなければならない。その際，病名告知や患者のプライバシーにも配慮するため，明細書を発行する旨を院内掲示等により明示するとともに，会計窓口に「明細書には薬剤の名称や行った検査の名称が記載されます。ご家族の方が代理で会計を行う場合のその代理の方への交付も含めて，明細書の交付を希望しない場合は事前に申し出て下さい」と掲示すること等を通じて，その意向を的確に確認できるようにする。院内掲示は**別紙様式7** (p.28)を参考とする。

4 3の「正当な理由」に該当する診療所については，患者から明細書の発行を求められた場合には明細書を交付しなければならないものであり，「正当な理由」に該当する旨及び希望する患者には明細書を発行する旨（明細書発行の手続き，費用徴収の有無，費用徴収を行う場合の金額，当該金額が1,000円を超える場合には料金設定の根拠及びレセプトコンピュータ若しくは自動入金機の改修時期を含む）を院内掲示等で明示するとともに，別紙届出様式により，地方厚生（支）局長に届出を行う。院内掲示等の例は**別紙様式8** (p.28)を参考とする。なお，「正当な理由」に該当する診療所とは，以下に該当する場合である。

(1) 明細書発行機能が付与されていないレセプトコンピュータを使用している場合

(2) 自動入金機を使用しており，自動入金機で明細書

(別紙様式5)

診療明細書(記載例) 入院外 保険				
患者番号	氏名 ○○ ○○ 様 受診日	YYYY/MM/DD~YYYY/MM/DD		
受診科				
部	項 目 名		点数	回数
医学管理	＊薬剤管理指導料2（1の患者以外の患者）		○○○	○
注射	＊点滴注射 　A注0.1％　0.1％100mL1瓶 　生理食塩液500mL1瓶 ＊点滴注射料 ＊無菌製剤処理料2		○○○ ○○ ○○	○ ○ ○
処置	＊救命のための気管内挿管 ＊カウンターショック（その他） ＊人工呼吸（5時間超）360分 ＊非開胸的心マッサージ　60分		○○○○ ○○○○ ○○○○ ○○○	○ ○ ○ ○
検査	＊微生物学的検査判断料 ＊検体検査管理加算（2） ＊HCV核酸定量		○○○ ○○ ○○○	○ ○ ○
リハビリ	＊心大血管疾患リハビリテーション料（1） 　早期リハビリテーション加算 　初期加算		○○○	○
入院料	＊急性期一般入院料7 ＊医師事務作業補助体制加算1（50対1） ＊救命救急入院料1（3日以内） ＊救命救急入院料1（4日以上7日以内）		○○○○ ○○ ○○○○ ○○○○	○ ○ ○ ○
その他	＊入院ベースアップ評価料		○○○	○

※厚生労働省が定める診療報酬や薬価等には，医療機関等が仕入れ時に負担する消費税が反映されています。
東京都○○区○○　○-○-○
○○○病院　○○　○○

診療明細書(記載例) 入院 保険				
患者番号	氏名 ○○ ○○ 様 受診日	YYYY/MM/DD~YYYY/MM/DD		
受診科				
部	項 目 名		点数	回数
基本料	＊外来診療料		○○	○
在宅	＊在宅自己注射指導管理料（月28回以上） ＊血糖自己測定器加算（月120回以上） 　（1型糖尿病の患者に限る）		○○○ ○○○○	○ ○
処方	＊処方箋料（その他）		○○	○
検査	＊生化学的検査（1）判断料 ＊血液学的検査判断料 ＊B-V ＊検体検査管理加算（1） ＊血中微生物 ＊生化学的検査（1）（10項目以上） 　ALP 　LAP 　γ-GTP 　CK 　ChE 　Amy 　TP 　Alb 　BIL／総 　BIL／直		○○○ ○○○ ○○ ○○ ○○ ○○○	○ ○ ○ ○ ○ ○
画像診断	＊胸部　単純撮影（デジタル撮影） 　画像記録用フィルム（半切）　1枚		○○○	○
その他	＊外来・在宅ベースアップ評価料（Ⅰ）		○○	○

※厚生労働省が定める診療報酬や薬価等には，医療機関等が仕入れ時に負担する消費税が反映されています。
東京都○○区○○　○-○-○
○○○病院　○○　○○

　　　発行を行おうとした場合には，自動入金機の改修が必要な場合
5　レセプト電子請求が義務付けられた保険医療機関及び保険薬局は，公費負担医療の対象である患者等，一部負担金等の支払いがない患者（当該患者の療養に要する費用の負担の全額が公費により行われるものを除く）についても，明細書を無償で発行しなければならない。ただし，明細書を常に交付することが困難であることについて正当な理由がある診療所については患者から求められたときに交付することで足りるものとする。なお，院内掲示等については，3と同様に取り扱う。
6　5の「正当な理由」に該当する診療所については，「正当な理由」に該当する旨並びに明細書を発行する場合には費用徴収の有無，費用徴収を行う場合の金額，当該金額が1,000円を超える場合には料金設定の根拠及びレセプトコンピュータ又は自動入金機の改修時期を院内掲示等で明示するとともに，別紙届出様式により，地方厚生（支）局長に届出を行う。ただし，4により届出を行っている診療所については，別途届出を行うことは要しない。院内掲示等の例は**別紙様式8**を参考とする。なお，「正当な理由」に該当する診療所とは，以下に該当する場合である。
(1)　一部負担金等の支払いがない患者に対応した明細書発行機能が付与されていないレセプトコンピュータを使用している場合
(2)　自動入金機を使用しており，自動入金機で明細書発行を行おうとした場合には，自動入金機の改修が必要な場合
7　明細書については，療養の給付に係る一部負担金等の費用の算定の基礎となった項目（5の場合にあっては，療養に要する費用の請求に係る計算の基礎となった項目）ごとに明細が記載されているものとし，具体的には，個別の診療報酬点数又は調剤報酬点数の算定項目（投薬等に係る薬剤又は保険医療材料の名称を含む。以下同じ）が分かるものである。なお，明細書の様式は**別紙様式5**（p.26）を標準とするものであるが，このほか，診療報酬明細書又は調剤報酬明細書の様式を活用し，明細書としての発行年月日等の必要な情報を付した上で発行した場合にも，明細書が発行されたものとして取り扱う。
　　さらに，明細書の発行が義務付けられた保険医療機関及び保険薬局において，無償で発行する領収証に個別の診療報酬点数の算定項目が分かる明細が記載されている場合には，明細書が発行されたものとして取り扱うこととし，当該保険医療機関及び保険薬局において患者から明細書発行の求めがあった場合にも，別に明細書を発行する必要はない。
8　レセプト電子請求が義務付けられていない保険医療機関及び保険薬局については，医療の透明化や患者への情報提供を積極的に推進していく必要がある一方で，明細書を即時に発行する基盤が整っていないと考えられることから，当該保険医療機関及び保険薬局の明細書発行に関する状況（明細書発行の有無，明細書発行の手続き，費用徴収の有無，費用徴収を行う場合の金額を含む）を院内又は薬局内に掲示する。院内掲示等の例は**別紙様式9**（p.28）を参考とする。
9　患者から診断群分類点数に関し明細書の発行を求められた場合は，入院中に使用された医薬品，行われた検査について，その名称を付記することを原則とし，その明細書の様式は**別紙様式6**（p.27）を参考とする。
10　指定訪問看護事業者においては，領収証兼明細書を

(別紙様式6)

診療明細書（記載例）

患者番号		入院	保険	氏名	○○○○ 様	受診日	YYYY/MM/DD～YYYY/MM/DD
受診科							

区分	項目名	点数	回数
診断群分類（DPC）	＊DPC 5日間包括算定	○○○○○	○
医薬品	＊フロモックス錠100mg ラックビー微粒N ＊点滴注射 ラクテックG注500mL フルマリン静注用1g 生食100mL ＊点滴注射 フルマリン静注用1g 生食100mL	使用された医薬品、行われた検査の名称を記載する	
検査	＊末梢血液一般検査 ＊CRP ＊血液採取（静脈） ＊血液学的検査判断料 ＊免疫学的検査判断料		

※厚生労働省が定める診療報酬や薬価等には、医療機関等が仕入れ時に負担する消費税が反映されています。

東京都○○区○○　○-○-○
　　　　　○○○病院　　○○　○○

無償で交付する。領収証兼明細書の様式は**別紙様式4を参考とする。なお，令和7年5月31日までの間に限り，現行の領収証を交付することで明細書を発行しているものとみなす。**

11　明細書の発行の際の費用について，仮に費用を徴収する場合にあっても，実費相当とするなど，社会的に妥当適切な範囲とすることが適当であり，実質的に明細書の入手の妨げとなるような高額の料金を設定してはならない。特に，現在の状況等を踏まえれば，例えば，1,000円を超えるような額は，実費相当としてふさわしくない。

12　明細書の記載内容が毎回同一であるとの理由により，明細書の発行を希望しない患者に対しても，診療内容が変更された場合等，明細書の記載内容が変更される場合には，その旨を患者に情報提供するよう努める。

13　「正当な理由」に該当する診療所において着実に明細書の無償発行体制を整備するため，当該診療所は，4及び6の届出の記載事項について，毎年**8月1日**現在の状況の報告を行う。

14　「正当な理由」については，令和10年以降の標準型レセプトコンピュータ提供が実施される時期を目途に廃止する予定であることに留意する。

15　明細書の発行状況に関し，院内掲示することとされている事項については，原則として，ウェブサイトに掲載しなければならない。ただし，自ら管理するホームページ等を有しない場合については，この限りではない。なお，令和7年5月31日までの間は経過措置を設けている。
（令6保発0305・11）

(編注) 明細書の交付が困難な正当な理由のある診療所については，当分の間，猶予措置（患者の求めがあった場合に明細書を交付すればよく，無償交付が困難な正当な理由がある場合は有償交付可）が継続している。

(編注) 生活保護法改正〔2018年10月施行〕により，生活保護（医療扶助）単独給付であっても，明細書の無償交付が義務づけられた〔中国残留孤児等支援給付（法別番号25）も同様〕。

事務連絡　明細書の発行

問1　明細書の無料発行は，がん未告知の患者に対しても必要なのか。

答　患者から希望があれば明細書を無料発行する旨や，明細書には使用した薬剤の名称や行われた検査の名称が記載される旨を院内掲示した上で，患者から求めがあった場合には発行が必要である。

問2　自己負担のない患者に明細書を発行しない場合，A001再診料の「注11」明細書発行体制等加算は算定可能か。

答　自己負担のない患者に明細書を発行しなくて良い正当な理由に該当しない限り，算定できない。

問3　公費負担医療であれば，全て明細書無料発行の対象となるのか。例えば，生活保護受給者は対象となるのか。

答　費用負担が全額公費により行われる場合を除き，対象となる。ただし，生活保護の医療扶助については単独給付（全額公費負担）であっても明細書無償交付の対象となる。

問4　経過措置の対象となる「正当な理由」とは具体的にどのような場合か。

答　一部負担金等の支払がない患者に対応した明細書発行機能が付与されていないレセコンを使用している場合が経過措置の対象となる。
(平28.3.31，一部修正)

問5　1,000円を超える場合の根拠については患者に説明する必要があるか。

答　1,000円を超える場合は院内掲示が必要となるが，患者の求めに応じて説明を行うこと。
(平26.4.4)

問6　常勤の医師がすべて高齢者であることやレセコンリース期間中であること等により，電子請求が免除又は猶予されている医科診療所の場合，明細書発行の義務はあるのか。

答　電子請求が免除又は猶予されている場合には，明細書発行の義務はないが，発行されることが望ましい。

問7　明細書を希望しない患者の場合，その意向確認は書類で行う必要があるのか。

答　必ずしも書類で行う必要はない。

問8　公費負担医療の患者について，食事療養のみを医療保険から給付した場合や保険外併用療養費の自己負担のみの場合には，明細書の発行は必要か。

答　必要である。
(平22.3.29)

問9　明細書発行の推進により，保険医療機関，保険薬局において，院内や薬局内に明細書の発行に関する状況について掲示することとされたが，どのような保険医療機関，保険薬局で掲示が必要なのか。

答　明細書の取扱いについては，すべての保険医療機関，保険薬局が以下のいずれかに分類されるが，そのいずれにおいても院内掲示が必要である。
① 電子請求が義務づけられており，明細書の原則無償発行が義務付けられている保険医療機関，保険薬局
（掲示内容：明細書を発行する旨，等）
② 電子請求が義務づけられているが，正当な理由があり，明細書の原則無償発行を行っていない保険医療機関，保険薬局
（掲示内容：「正当な理由」に該当する旨，希望する患者には明細書を発行する旨（発行の手続き，費用徴収の有無，費用徴収を行う場合の金額）
③ 電子請求が義務づけられておらず，明細書の原則無償発行が義務付けられていない保険医療機関，保険薬局
（掲示内容：明細書発行の有無，明細書を発行する場合の手続き，費用徴収の有無，費用徴収を行う場合の金額）

問10　会計を患者の家族の方が代わりに行った場合，明細書はどのように取り扱えばよいのか。

答　明細書は，保険医療機関や保険薬局が支払を受けた際に発行すべきものであり，その支払を患者が家族に代理させた場合には，本人に発行すべき明細書を代理の者に発行しても差し支えない。ただし，患者のプライバシーの観点から，患者が家族に病名等を知られたくない場合も考えられるため，会計窓口に「明細書には薬剤の名称や行った検査の名称が記載されます。ご家族の方が代理で会計を行う場合のその代理の方への交付も含めて，明細書の交付を希望しない場合は事前に申し出て下さい」と掲示すること等を通じ，その意向を的確に確認できるようにする。
(平20.4.30)

参考　明細書の発行

問1　手書き・紙レセプトで電子請求免除を届け出た診療所

だが，明細書の発行をしなくてもよいのか。
答　発行の義務はない。発行する場合は有償でも無償でもよい。
問2　65歳以上で電子請求免除の届出を行った診療所だが，明細書の発行をしなくてもよいのか。
答　発行の義務はない。前問の診療所と同じ対応となる。
問3　A001「注11」明細書発行体制等加算を算定しなければ，明細書は発行しなくてもよいのか。
答　明細書発行体制等加算を算定しなくても，電子請求を行う診療所は，明細書を発行しなければならない。

《院内掲示》
問4　院内掲示はどのような内容で行うのか。
答　掲示が必要になるすべての医療機関で次の(1)〜(4)のいずれかの院内掲示が必要になる〔保発通知の別紙様式（p.28）で例示された事項が含まれていればよく，別の文言でも可〕。
(1) 電子請求：明細書発行（自主的発行も共通）
　①明細書を発行していること，②公費負担医療受給者（公費単独を除く）で医療費の自己負担がない患者にも発行していること，③明細書の発行を希望しない患者には，その意向を的確に確認できるように，例えば会計窓口に「明細書を希望しない場合には申し出て下さい」等と掲示する（患者が明細書の発行を希望しないと申し出れば，発行しなくてもよい）。
(2) 電子請求：明細書発行義務免除の「正当な理由」あり
　①正当な理由，②希望があれば明細書を発行すること，③費用徴収の有無，④徴収ありの場合はその金額等を掲示する。
(3) 紙レセプト：発行なし
　明細書の発行体制がないため，発行をしていない旨を掲示する。なお，患者からの診療内容の説明の求めに応じる必要があるので，「診療内容の説明をしている」旨を併せて掲示してもよい。
(4) 紙レセプト：求めに応じて明細書発行
　①希望者のみに明細書を発行すること，②費用徴収の有無，③徴収ありの場合はその金額を掲示する。
問5　明細書発行が義務化された医療機関の場合，「明細書を希望する方はお申し出ください」と掲示してもよいか。
答　不可。「不要な方はお申し出ください」等と掲示する。

《領収証と明細書》
問6　領収証や明細書の様式や大きさは定められているか。
答　様式が厚労省から示されているが，様式中にある項目を網羅していれば厚労省の様式以外のものでもよい。また用紙の大きさの定めはなく，1枚に領収証と明細書を入れたものでもよい。
問7　領収証の発行をするにあたり明細書を発行することとされているが，明細書は診療のつど発行するのか。
答　基本的に一部負担金の徴収のつどとなる。

《明細書の記載の内容について》
問8　院外処方の場合は処方箋料という記載のみで，処方した薬剤名は記載しなくてもよいのか。
答　診療報酬の算定項目がわかればよいので，処方した薬剤名等の記載は不要である。
問9　B001-2小児科外来診療料・B001-3生活習慣病管理料（Ⅰ）等の包括点数を算定した場合も，包括される薬剤名，検査名等を記載する必要があるか。
答　記載しなくてもよい。ただし，DPCに関する明細書を発行する場合は，入院中に使用された医薬品，行われた検査について，その名称を付記することが原則とされている。

《その他》
問10　すべての医療機関に定期的な報告が求められるのか。
答　「正当な理由」に該当する医療機関のみが，別紙届出様式（p.29）を用いて，毎年8月1日現在の状況報告を行う。
問11　明細書を2枚求められた場合や再発行を求められた場合，2枚目以降は有料でもよいか。
答　有料可能。ただし，再発行可能であることや実費徴収の金額等を院内掲示しなければならない。
問12　労災・自費の患者にも明細書を発行するのか。
答　労災・自費の場合は発行するよう努めることとされているが，義務ではない。

（平24.4.1 全国保険医団体連合会，一部修正）

（別紙様式7）

院内掲示例　　　　　　　　　　　　　　○年○月
　　　　　　　　　　　　　　　　　　　▲▲病院
「個別の診療報酬の算定項目の分かる明細書」の発行について

　当院では，医療の透明化や患者への情報提供を積極的に推進していく観点から，○年○月○日より，領収証の発行の際に，個別の診療報酬の算定項目の分かる明細書を無料で発行することと致しました。
　また，公費負担医療の受給者で医療費の自己負担のない方についても，●年●月●日より，明細書を無料で発行することと致しました。
　なお，明細書には，使用した薬剤の名称や行われた検査の名称が記載されるものですので，その点，御理解頂き，ご家族の方が代理で会計を行う場合のその代理の方への発行も含めて，明細書の発行を希望されない方は，会計窓口にてその旨お申し出下さい。

（別紙様式8）

院内掲示例（正当な理由に該当する場合）　○年○月
　　　　　　　　　　　　　　　　　　　▲▲診療所
「個別の診療報酬の算定項目の分かる明細書」の発行について

　当院では，医療の透明化や患者への情報提供を積極的に推進していく観点から，希望される方には，個別の診療報酬の算定項目の分かる明細書を発行しております。
　明細書には，使用した薬剤の名称や行われた検査の名称が記載されるものですので，その点，御理解頂いた上で，発行を希望される方は○番窓口までお申し出下さい。発行手数料は1枚○円になります。
　なお，全ての患者さんへの明細書の発行，公費負担医療の受給者で医療費の自己負担のない患者さんへの明細書の発行については，自動入金機の改修が必要なため，現時点では行っておりませんので，その旨ご了承ください。

（別紙様式9-1）

院内掲示例（電子請求を行っていないが　　○年○月
明細書を発行している場合）　　　　　　　▲▲病院
「個別の診療報酬の算定項目の分かる明細書」の発行について

　当院では，医療の透明化や患者への情報提供を積極的に推進していく観点から，希望される方には，個別の診療報酬の算定項目の分かる明細書を発行しております。
　明細書には，使用した薬剤の名称や行われた検査の名称が記載されるものですので，その点，御理解頂いた上で，発行を希望される方は○番窓口までお申し出下さい。発行手数料は1枚○円になります。

（別紙様式9-2）

院内掲示例（明細書を発行していない場合）　○年○月
　　　　　　　　　　　　　　　　　　　▲▲診療所
「個別の診療報酬の算定項目の分かる明細書」の発行について

　当院では，個別の診療報酬の算定項目の分かる明細書を発行するシステムを備えていないため，明細書の発行はしておりません。
　その点御理解いただき，診療にかかる費用については，初・再診料，投薬，注射などの区分ごとに費用を記載した領収証を発行いたしますのでご確認下さい。

事務連絡　領収証の交付
問1　「医療費の内容の分かる領収証の交付について」において，医療費の内容の分かる領収証は「点数表の各部単位で金額の内訳の分かるもの」とされ，別紙様式1では「初・再診料」等の項目は点数を記載することになっているが，金額を表記することでも差し支えないか。
答　点数，金額のいずれかで表記することでよいが，単位を表記すること。

問2　医療費の内容の分かる領収証の様式について，医療機関及び薬局によっては，算定することがほとんどない項目（部）（薬局の場合は節。以下同じ）がある。そのような項目（部）は当該医療機関及び薬局で使用する領収証の様式からあらかじめ除外しても差し支えないか。
答　差し支えない。
問3　一部負担金を徴収する際に，患者から「領収証は不要である」旨の意思表示があったため文書に署名を得て確認した上，領収証を交付しなかったが，後日当該患者が診療当日の領収証の交付を求めた場合，交付しなければならないのか。
答　この場合，あらためての交付は義務とはならない。
問4　医療費の内容の分かる領収証について，紛失など患者の都合により領収証の再交付を求められた場合，領収証を再交付しなければならないのか。
答　医療機関及び薬局はすでに領収証を交付しており，再交付の義務はない。
問5　外来で算定される短期滞在手術等基本料1（日帰り手術）は，「入院料等」欄に計上することになるがよいか。外来のみの医療機関の場合には，「入院料等」欄がレイアウト上ないことも考えられるが，短期滞在手術等基本料1を行う医療機関は必ず「入院料等」欄を設けないといけないか。
答　短期滞在手術等基本料は，「入院料等」の部にあるため，「入院料等」の欄へ計上すること。
問6　医科，歯科の両方が存在する医療機関では，医科の部，歯科の部をあわせたレイアウトを考える必要があるか。
答　医科点数表，歯科点数表のそれぞれ各部単位で記載する。なお，各点数表の部単位で記載されるものであれば1枚でよい。
(平18.3.28，一部修正)
問7　「医療費の内容の分かる領収証及び個別の診療報酬の算定項目の分かる明細書の交付について」に規定する別紙様式1及び別紙様式2の領収証について，医科点数表第14部「その他」及び歯科点数表第15部「その他」の新設により，「その他」の欄が追加されたが，レセプトコンピュータ又は自動入金機の改修が必要などやむを得ない事情により，「その他」の欄の記載された領収証が発行できない場合について，どのように考えたらよいか。
答　当分の間，改正前の領収証に手書きで記載する又は別に「その他」の金額が記載された別紙を交付するなど，患者が医療費の内容が分かる形で運用している場合には，領収証を発行しているものとみなす。なお，その場合であっても，早期に別紙様式1又は別紙様式2の形式で領収証が発行できるようにすることが望ましい。
(令6.5.17)

参考　問1　医療費の内容が分かる領収証に記載する項目（初・再診料，入院料，医学管理，在宅等）が網羅されていれば提示された様式例とは異なる様式でもよいか。
　　　例）レシート1行ごとに項目名と点数を記載する様式。
答　様式にはこだわらない。項目が網羅されているレシートでもよい。
問2　処方箋料はレセプトだと「⑧その他」欄に記載するが，領収証の場合も「その他」としてまとめて出力してもよいか。
答　「投薬」として取り扱う。
問3　レセプトで「⑧その他」欄に記載する項目（放射線，リハビリ等）は，領収証様式例では項目ごととなっているが，レセプト同様「その他」としてまとめて出力してよいか。
答　認められない。各部（「初・再診料」「医学管理等」等）ごとに記載する。
問4　領収証の区分（初・再診料，入院料，医学管理，在宅等）は任意の順番による様式でもよいか。
答　それでよい。
問5　複数科受診の場合，領収証を各診療科ごとに出力するか1枚にまとめて出力するかについては，従来通り，医療機関の判断でよいか。
答　医療機関の判断でよい。
(平18.4.6 全国保険医団体連合会)

電子情報処理組織等を用いた請求

（別紙届出様式）

明細書発行について「正当な理由」に該当する旨の届出書（新規・報告）

　　　年　月　日　　　　　　保険医療機関の
　　　　　　　　　　　　　　所在地及び名称
　　　　　　　殿　　　　　開設者名　　　印

1. 以下の「正当な理由」に該当（いずれかの番号に○）

　1　明細書発行機能が付与されていないレセプトコンピュータを使用しているため（自己負担がある患者に係る場合を含む）。
　2　自動入金機を使用しており，自動入金機での明細書発行を行うには，自動入金機の改修が必要であるため（自己負担がある患者に係る場合を含む）。
　3　明細書発行機能が付与されていないレセプトコンピュータを使用しているため（自己負担のない患者に係る場合に限る）。
　4　自動入金機を使用しており，自動入金機での明細書発行を行うには，自動入金機の改修が必要であるため（自己負担のない患者に係る場合に限る）。

2. レセプトコンピュータ又は自動入金機の改修時期について

　改修予定年月を（1）に記載し，（　）内のいずれかに○を記載すること。未定の場合は（2）に記載すること。
　（1）　　年　月　（レセプトコンピュータ・自動入金機）
　（2）　　年第　　四半期目途

3. 明細書発行についての状況

　1　希望する患者への明細書発行の手続き　（○を記載）
　　（1）発行場所　　①会計窓口　②別の窓口　③その他（　）
　　（2）発行のタイミング　①即時発行　②その他（　）
　2　費用徴収の有無　　　　　　有　・　無
　3　費用徴収を行っている場合その金額　　　　　　円
　4　当該金額が1,000円を超える場合合料金設定の根拠（※実費相当であることが分かる，具体的な根拠を明記すること）

4. 「正当な理由」に該当しなくなったため，届出を取り下げます。

注1）本届出書は，レセプト電子請求が義務付けられているが，上記1の「正当な理由」に該当するため，明細書を全患者（自己負担のない患者を含む）に無料で発行していない診療所が提出するものであること。
注2）正当な理由の1には，明細書発行機能が付与されているが，明細書発行に対応したソフトの購入が必要なレセプトコンピュータを使用している診療所であって，当該ソフトを購入していない場合を含むものである。
注3）自己負担のない患者に明細書を無料で発行しないことについて届出を行う場合は，3の1の記載は要しないものであること。
注4）本届出書を提出した後，領収証の交付等に当たって明細書を無料で交付することとした診療所は，取下げの届出を行うこと。

→電子情報処理組織等を用いた費用の請求等に関する取扱い

○　「返戻再請求及び再審査申出のオンライン化等について（周知依頼）」において，オンライン請求医療機関等からの返戻再請求及び保険者からの再審査申出については，令和5年3月原請求分からオンラインによるものとし，システム事業者の対応状況を把握した上で，やむを得ない場合の必要な対応について検討するとしていたところである。

　また，オンライン請求医療機関等に対する紙返戻の廃止については，引き続き，医療機関・薬局及びシステム事業者に対応を求め，令和6年度中に廃止を目指すこととしていた。

○　「やむを得ない場合の必要な対応」（経過措置）として，オンライン請求医療機関等又は保険者がオンラインによる実務に円滑に移行するために必要なシステム事業者の対応が間に合わないなどの場合，当該医療機関等又は保険者は，個別に審査支払機関に届出を行った上，引き続き，紙媒体による返戻再請求又は再審査申出ができることとする。

　具体的には，当該医療機関等又は保険者は，令和5年3月末までに，原則としてオンライン（※1）により，以下のいずれかに該当する旨を社会保険診療報酬支払基金（以下「支払基金」という）に届け出る。（※2）
①　システム事業者に必要なシステム改修を依頼済みであるが，令和5年4月からの対応が困難（併せてオンライン対応の開始予定時期の報告を求める）

② 令和5年度中に廃止・休止を行う予定若しくは改修工事中・臨時の施設である又は令和5年度中に解散・合併消滅する予定である
③ その他のやむを得ない事情がある
※1：支払基金が運営するオンライン請求システム上で表示される2月又は3月請求時のポップアップ機能を活用した方法が想定される。
※2：届出情報は，支払基金から国民健康保険中央会・国民健康保険団体連合会に連携するため，オンライン請求医療機関等又は保険者は，原則として支払基金にのみに届け出ればよい。ただし，国保単独の医療機関等又は何らかの理由によりポップアップにより届出ができなかった医療機関等又は保険者は，それぞれ国民健康保険団体連合会又は支払基金本部に紙媒体での届出を行う。

○ 紙返戻の廃止後は，返戻された紙レセプトを提出することによる再請求が実施できないこと等を踏まえ，厚生労働省と経過措置の対象となる関係機関は引き続きオンライン化の取組を進めることとする。具体的には，
・令和5年9月末までの間は，オンライン請求医療機関等及び保険者によるオンライン対応の開始に向けた取組を前提としつつ，審査支払機関からの必要な状況確認（上記①においてオンライン対応の開始予定時期が令和5年10月以降と回答した機関又は③を選択した機関への個別照会など）を行う。
・令和5年9月末以降において，仮に未対応のオンライン請求医療機関等又は保険者がある場合には，審査支払機関から医療機関等・保険者に対して働きかけを行うとともに，その際，対応が不十分であるシステム事業者名等の詳細も聴取し，こうした情報を基に厚生労働省から当該事業者に対して必要な対応を完了するよう働きかけを行うなどの対応を行う。

○ その上で，令和6年9月末に紙返戻及び上記の「やむを得ない場合の必要な対応」を廃止する。

(令5保連発0123・1)

第1章　基本診療料

第1部　初・再診料

- **第1節　初診料** ……………………… 33
  - A000　初診料 ……………………… 33
- **第2節　再診料** ……………………… 46
- **A001** 再診料 ……………………… 46
- **A002** 外来診療料 ……………………… 56

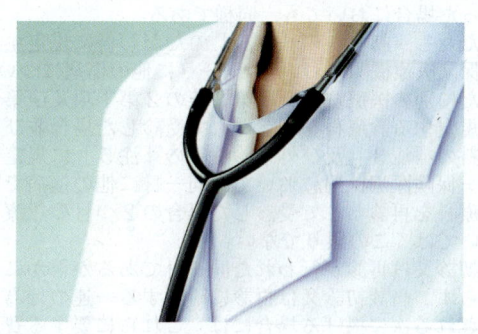

第1章　基本診療料

第1部　初・再診料

通則
1. 健康保険法第63条第1項第1号及び高齢者医療確保法第64条第1項第1号の規定による初診及び再診の費用は，第1節又は第2節の各区分の所定点数により算定する。ただし，同時に2以上の傷病について初診を行った場合又は再診を行った場合には，A000初診料の注5のただし書，A001再診料の注3及びA002外来診療料の注5に規定する場合を除き，初診料又は再診料（外来診療料を含む）は，1回として算定する。
2. 歯科診療及び歯科診療以外の診療を併せて行う保険医療機関にあっては，歯科診療及び歯科診療以外の診療につき，それぞれ別に初診料又は再診料（外来診療料を含む）を算定する。
3. 入院中の患者（第2部第4節に規定する短期滞在手術等基本料を算定する患者を含む）に対する再診の費用（A001再診料の注5及び注6に規定する加算並びにA002外来診療料の注8及び注9に規定する加算を除く）は，第2部第1節，第3節又は第4節の各区分の所定点数に含まれるものとする。

（編注）「通則3」：入院中の患者に対する再診の費用（再診料・外来診療料）は，入院基本料・特定入院料・短期滞在手術等基本料の各所定点数に含まれるが，A001再診料・A002外来診療料の「時間外加算」「休日加算」「深夜加算」「時間外特例医療機関・時間外加算」「小児科標榜医療機関・6歳未満の夜間・休日・深夜特例加算」──については別に算定できる（ただし，一部を除いて診療に係る費用を包括する特定入院料においては算定不可）。

→初・再診料に関する通則
(1) 同一の保険医療機関〔医科歯科併設の保険医療機関（歯科診療及び歯科診療以外の診療を併せて行う保険医療機関をいう。以下同じ）を除く〕において，2以上の傷病に罹っている患者について，それぞれの傷病につき同時に初診又は再診を行った場合においても，初診料又は再診料（外来診療料を含む）は1回に限り算定する。

　同一の保険医療機関において，2人以上の保険医（2以上の診療科にわたる場合も含む）が初診又は再診を行った場合においても，同様である。

　ただし，初診料の「注5」のただし書に規定する同一保険医療機関において，同一日に他の傷病について，新たに別の医療法施行令第3条の2第1項及び第2項に規定する診療科を初診として受診した場合並びに再診料の「注3」及び外来診療料の「注5」に規定する同一保険医療機関において，同一日に他の傷病で別の診療科を再診として受診した場合の2つ目の診療科については，この限りでない。

(2) 初診又は再診が行われた同一日であるか否かにかかわらず，当該初診又は再診に附随する一連の行為とみなされる次に掲げる場合には，これらに要する費用は当該初診料又は再診料若しくは外来診療料に含まれ，別に再診料又は外来診療料は算定できない。
　ア　初診時又は再診時に行った検査，画像診断の結果のみを聞きに来た場合
　イ　往診等の後に薬剤のみを取りに来た場合
　ウ　初診又は再診の際検査，画像診断，手術等の必要を認めたが，一旦帰宅し，後刻又は後日検査，画像診断，手術等を受けに来た場合

(3) 医科歯科併設の保険医療機関において，医科診療に属する診療科に係る傷病につき入院中の患者が歯又は口腔の疾患のために歯科において初診若しくは再診を受けた場合，又は歯科診療に係る傷病につき入院中の患者が他の傷病により医科診療に属する診療科において初診若しくは再診を受けた場合等，医科診療と歯科診療の両者にまたがる場合は，それぞれの診療科において初診料又は再診料（外来診療料を含む）を算定することができる。

　ただし，同一の傷病又は互いに関連のある傷病により，医科と歯科を併せて受診した場合には，主たる診療科においてのみ初診料又は再診料（外来診療料を含む）を算定する。

(4) 医療法（昭和23年法律第205号）に規定する病床に入院（当該入院についてその理由等は問わない）している期間中にあっては，再診料（外来診療料を含む）（ただし，再診料の「注5」及び「注6」に規定する加算並びに外来診療料の「注8」及び「注9」に規定する加算を除く）は算定できない。また，入院中の患者が当該入院の原因となった傷病につき，診療を受けた診療科以外の診療科で，入院の原因となった傷病以外の傷病につき再診を受けた場合においても，再診料（外来診療料を含む）は算定できない。なお，この場合において，再診料（外来診療料を含む）（ただし，再診料の「注5」及び「注6」に規定する加算並びに外来診療料の「注8」及び「注9」に規定する加算を除く）以外の検査，治療等の費用の請求については，**診療報酬明細書**は入院用を用いる。

(5) 初診又は再診において，患者の診療を担う保険医の指示に基づき，当該保険医の診療日以外の日に訪問看護ステーション等の看護師等が，当該患者に対し点滴又は処置等を実施した場合に，使用した薬剤の費用については第2章第2部第3節薬剤料により，特定保険医療材料の費用については同第4節特定保険医療材料料により，当該保険医療機関において算定する。なお，当該薬剤の費用は，継続的な医学管理を行う必要がある場合に算定するものとし，A000初診料の算定のみの場合にあっては算定できない。また，同様に当該看護師等が検査のための検体採取等を実施した場合には，当該保険医療機関において，第2章第3部第1節第1款検体検査実施料を算定するとともに，検体採取に当たって必要な試験管等の材料を患者に対して支給する。

(6) 算定回数が「週」単位又は「月」単位とされているものについては，特に定めのない限り，それぞれ日曜日から土曜日までの1週間又は月の初日から月の末日までの1か月を単位として算定する。　　（令6保医発0305・4）

事務連絡　時間外加算等
問1　A001再診料の「注5」並びに「注6」に規定する加算及びA002外来診療料の「注8」並びに「注9」に規定する

加算については，所定の入院料と別途算定可能となったが，当該加算については，入院後に入院中の保険医療機関において別疾患で再診を受けた場合であっても算定可能か。
答 算定できない。
(平28.4.25)
問2 入院中の患者に対するA001再診料の「注5」及び「注6」に規定する加算並びにA002外来診療料の「注8」及び「注9」に規定する加算について，別途算定できることとされたが，A306からA319に規定される特定入院料（A317については「注7」に限る）を算定する場合は算定できないと考えてよいか。
答 そのとおり。告示の「注」において，一部の診療行為等を除き診療に係る費用が当該入院料に含まれるとされている特定入院料を算定した場合は，別途算定できない。
(平28.9.15，一部修正)

第1節　初診料

A000　初診料　　　　　　　　　　　　291点
注1　保険医療機関において初診を行った場合に算定する。ただし，別に厚生労働大臣が定める施設基準〔告示③第3・1の3, p.1069〕に適合しているものとして地方厚生局長等に届け出た保険医療機関において，情報通信機器を用いた初診を行った場合には，**253点**を算定する。[情初]

2　病院である保険医療機関〔特定機能病院〔医療法（昭和23年法律第205号）第4条の2第1項に規定する特定機能病院をいう。以下この表において同じ〕，地域医療支援病院（同法第4条第1項に規定する地域医療支援病院をいう。以下この表において同じ）〔同法第7条第2項第5号に規定する一般病床（以下「一般病床」という）の数が200未満であるものを除く〕及び外来機能報告対象病院等（同法第30条の18の2第1項に規定する外来機能報告対象病院等をいう。以下この表において同じ）（同法第30条の18の5第1項第2号の規定に基づき，同法第30条の18の2第1項第1号の厚生労働省令で定める外来医療を提供する基幹的な病院として都道府県が公表したものに限り，一般病床の数が200未満であるものを除く）に限る〕であって，初診の患者に占める他の病院又は診療所等からの文書による紹介があるものの割合等が低いものにおいて，別に厚生労働大臣が定める患者〔告示③第3・3, p.37〕に対して初診を行った場合には，注1本文の規定にかかわらず，**216点**（注1のただし書に規定する場合にあっては，**188点**）を算定する。[初減]

3　病院である保険医療機関〔許可病床（医療法の規定に基づき許可を受け，若しくは届出をし，又は承認を受けた病床をいう。以下この表において同じ）の数が400床以上である病院〔特定機能病院，地域医療支援病院，外来機能報告対象病院等（同法第30条の18の5第1項第2号の規定に基づき，同法第30条の18の2第1項第1号の厚生労働省令で定める外来医療を提供する基幹的な病院として都道府県が公表したものに限る）及び一般病床の数が200未満であるものを除く〕に限る〕であって，初診の患者に占める他の病院又は診療所等からの文書による紹介があるものの割合等が低いものにおいて，別に厚生労働大臣が定める患者〔告示③第3・3, p.1070〕に対して初診を行った場合には，注1本文の規定にかかわらず，**216点**（注1のただし書に規定する場合にあっては，**188点**）を算定する。[初減]

4　医療用医薬品の取引価格の妥結率〔当該保険医療機関において購入された使用薬剤の薬価（薬価基準）（平成20年厚生労働省告示第60号。以下「薬価基準」という）に収載されている医療用医薬品の薬価総額（各医療用医薬品の規格単位数量に薬価を乗じた価格を合算したものをいう。以下同じ）に占める卸売販売業者〔医薬品，医療機器等の品質，有効性及び安全性の確保等に関する法律（昭和35年法律第145号）第34条第5項に規定する卸売販売業者をいう〕と当該保険医療機関との間での取引価格が定められた薬価基準に収載されている医療用医薬品の薬価総額の割合をいう。以下同じ〕に関して別に厚生労働大臣が定める施設基準〔告示③第3・1の2, p.1068〕を満たす保険医療機関（許可病床数が200床以上である病院に限る）において初診を行った場合には，注1本文の規定にかかわらず，**特定妥結率初診料**として，**216点**（注1のただし書に規定する場合にあっては，**188点**）を算定する。[初妥減]

5　1傷病の診療継続中に他の傷病が発生して初診を行った場合は，それらの傷病に係る初診料は，併せて1回とし，第1回の初診のときに算定する。ただし，同一保険医療機関において，同一日に他の傷病について，新たに別の診療科を初診として受診した場合は，2つ目の診療科に限り**146点**（注1のただし書に規定する場合にあっては，**127点**）を，この場合において注2から注4までに規定する場合は，**108点**（注1のただし書に規定する場合にあっては，**94点**）を算定できる。ただし書の場合においては，注6から注16までに規定する加算は算定しない。[複初] [複初妥減]

6　6歳未満の乳幼児に対して初診を行った場合は，**乳幼児加算**として，75点を所定点数に加算する。ただし，注7又は注8に規定する加算を算定する場合は算定しない。

7　保険医療機関が表示する診療時間以外の時間〔深夜（午後10時から午前6時までの間をいう。以下この表において同じ）及び休日を除く。以下この表において同じ〕，休日（深夜を除く。以下この表において同じ）又は深夜において初診を行った場合は，**時間外加算，休日加算又は深夜加算**として，それぞれ85点，250点又は480点（6歳未満の乳幼児の場合にあっては，それぞれ200点，365点又は695点）を所定点数に加算する。ただし，専ら夜間における救急医療の確保のために設けられている保険医療機関にあっては，夜間であって別に厚生労働大臣が定める時間〔告示③第3・1, p.1068〕において初診を行った場

合は，**230点**（6歳未満の乳幼児の場合にあっては，**345点**）を所定点数に加算する。 特

8　小児科を標榜する保険医療機関（注7のただし書に規定するものを除く）にあっては，夜間であって別に厚生労働大臣が定める時間 小特夜〔告示③第3・1, p.1068〕，休日 小特休 又は深夜（当該保険医療機関が表示する診療時間内の時間に限る）小特深 において6歳未満の乳幼児に対して初診を行った場合は，注7の規定にかかわらず，それぞれ**200点，365点**又は**695点**を所定点数に加算する。

9　別に厚生労働大臣が定める施設基準〔告示③第3・2, p.1070〕を満たす保険医療機関（診療所に限る）が，午後6時（土曜日にあっては正午）から午前8時までの間（深夜及び休日を除く），休日又は深夜であって，当該保険医療機関が表示する診療時間内の時間において初診を行った場合は，**夜間・早朝等加算** 夜早 として，**50点**を所定点数に加算する。ただし，注7のただし書又は注8に規定する加算を算定する場合にあっては，この限りでない。

10　別に厚生労働大臣が定める施設基準〔告示③第3・3の2, p.1070〕に適合しているものとして地方厚生局長等に届け出た保険医療機関（許可病床数が200床未満の病院又は診療所に限る）において初診を行った場合は，**機能強化加算**として，**80点**を所定点数に加算する。

11　組織的な感染防止対策につき別に厚生労働大臣が定める施設基準〔告示③第3・3の3, p.1071〕に適合しているものとして地方厚生局長等に届け出た保険医療機関（診療所に限る）において初診を行った場合は，**外来感染対策向上加算** 初感 として，月1回に限り**6点**を所定点数に加算する。ただし，発熱その他感染症を疑わせるような症状を呈する患者に対して適切な感染防止対策を講じた上で初診を行った場合は，**発熱患者等対応加算** 初熱対 として，月1回に限り**20点**を更に所定点数に加算する。

12　注11本文に該当する場合であって，感染症対策に関する医療機関間の連携体制につき別に厚生労働大臣が定める施設基準〔告示③第3・3の4, p.1074〕に適合しているものとして地方厚生局長等に届け出た保険医療機関において初診を行った場合は，**連携強化加算** 初連 として，月1回に限り**3点**を更に所定点数に加算する。

13　注11本文に該当する場合であって，感染防止対策に資する情報を提供する体制につき別に厚生労働大臣が定める施設基準〔告示③第3・3の5, p.1074〕に適合しているものとして地方厚生局長等に届け出た保険医療機関において初診を行った場合は，**サーベイランス強化加算** 初サ として，月1回に限り**1点**を更に所定点数に加算する。

14　注11本文に該当する場合であって，抗菌薬の使用状況につき別に厚生労働大臣が定める施設基準〔告示③第3・3の6, p.1074〕に適合しているものとして地方厚生局長等に届け出た保険医療機関において初診を行った場合は，**抗菌薬適正使用体制加算** 初抗菌適 として，月に1回に限り**5点**を更に所定点数に加算する。

15　別に厚生労働大臣が定める施設基準〔告示③第3・3の7, p.1075〕を満たす保険医療機関を受診した患者に対して十分な情報を取得した上で初診を行った場合は，**医療情報取得加算** 医情 として，月1回に限り**1点**を所定点数に加算する。

16　医療DX推進に係る体制として別に厚生労働大臣が定める施設基準〔告示③第3・3の8, p.1075〕に適合しているものとして地方厚生局長等に届け出た保険医療機関を受診した患者に対して初診を行った場合は，**医療DX推進体制整備加算** 医DX1〜6 として，月1回に限り，当該基準に係る区分に従い，次に掲げる点数をそれぞれ所定点数に加算する。

　イ　医療DX推進体制整備加算1　　12点
　ロ　医療DX推進体制整備加算2　　11点
　ハ　医療DX推進体制整備加算3　　10点
　ニ　医療DX推進体制整備加算4　　10点
　ホ　医療DX推進体制整備加算5　　 9点
　ヘ　医療DX推進体制整備加算6　　 8点

【2024年改定による主な変更点】
(1)　「注11」外来感染対策向上加算について，①発熱患者等の受入れを公表し，患者の動線を分ける等の対応を行う体制がある，②感染症法に基づく第二種協定指定医療機関である──ことなどが要件とされた。
(2)　【新設】「注11」発熱患者等対応加算：発熱患者等に対して感染防止対策を講じて初診を行った場合，外来感染対策向上加算に加えて，さらに20点を月1回加算できる。
(3)　【新設】「注14」抗菌薬適正使用体制加算：①抗菌薬使用状況をモニタリングするサーベイランスに参加，②直近6か月の外来で使用する抗菌薬のうちAccess抗菌薬の使用率が60％以上又は①のサーベイランス参加病院・有床診療所全体の上位30％以内──の届出医療機関で月1回算定可。
(4)　2022年10月に新設された医療情報・システム基盤整備体制充実加算が「医療情報取得加算」（注15）に変更された。
(5)　【新設】「注16」医療DX推進体制整備加算：①電子請求，②電子資格確認，③電子資格確認により取得した診療情報の閲覧・活用，④電子処方箋，⑤電子カルテ情報共有サービス活用（【経過措置】2025年9月末まで猶予），⑥マイナ保険証利用の実績，⑦医療DX推進体制の掲示，⑧掲示事項のウェブサイト掲載（【経過措置】2025年5月末まで猶予）──などの体制が施設基準の要件となる。
(6)　従前の規定で報告が求められていた医療用医薬品の「単品単価契約率及び一律値引き契約に係る状況」に代えて，「医療用医薬品の取引に係る状況及び流通改善に関する取組に係る状況」の報告が求められることになった（報告がない場合は「注4」特定妥結率初診料を算定）。

【2024年12月の一部改定】
　医療情報取得加算（注15）：2024年12月からマイナ保険証の使用が基本とされたことに伴い，オンライン資格確認によらない場合の点数（3点）が廃止され，1点に統一された。

【2024年10月／2025年4月の一部改定】
　医療DX推進体制整備加算（注16）：2024年10月に，マイナ

保険証利用率等の基準に応じて加算1～3に分割され，さらに2025年4月からは加算1～6に分割された。

→初診料算定の原則　　　　　　摘要欄 p.1668

(1) 特に初診料が算定できない旨の規定がある場合を除き，患者の傷病について医学的に初診といわれる診療行為があった場合に，初診料を算定する。なお，同一の保険医が別の医療機関において，同一の患者について診療を行った場合は，最初に診療を行った医療機関において初診料を算定する。

(2) 「注1」のただし書に規定する情報通信機器を用いた診療については，以下のアからキまでの取扱いとする。

　ア　厚生労働省「オンライン診療の適切な実施に関する指針」(以下「オンライン指針」という)に沿って情報通信機器を用いた診療を行った場合に算定する。なお，この場合において，診療内容，診療日及び診療時間等の要点を**診療録**に記載する。

　イ　情報通信機器を用いた診療は，原則として，保険医療機関に所属する保険医が保険医療機関内で実施する。なお，保険医療機関外で情報通信機器を用いた診療を実施する場合であっても，オンライン指針に沿った適切な診療が行われるものであり，情報通信機器を用いた診療を実施した場所については，事後的に確認可能な場所である。

　ウ　情報通信機器を用いた診療を行う保険医療機関について，患者の急変時等の緊急時には，原則として，当該保険医療機関が必要な対応を行う。ただし，夜間や休日など，当該保険医療機関がやむを得ず対応できない場合については，患者が速やかに受診できる医療機関において対面診療を行えるよう，事前に受診可能な医療機関を患者に説明した上で，以下の内容について，**診療録**に記載しておく。

　　(イ)　当該患者に「かかりつけの医師」がいる場合には，当該医師が所属する医療機関名

　　(ロ)　当該患者に「かかりつけの医師」がいない場合には，対面診療により診療できない理由，適切な医療機関としての紹介先の医療機関名，紹介方法及び患者の同意

　エ　オンライン指針において，「対面診療を適切に組み合わせて行うことが求められる」とされていることから，保険医療機関においては，対面診療を提供できる体制を有する。また，「オンライン診療を行った医師自身では対応困難な疾患・病態の患者や緊急性がある場合については，オンライン診療を行った医師がより適切な医療機関に自ら連絡して紹介することが求められる」とされていることから，患者の状況によって対応することが困難な場合には，ほかの医療機関と連携して対応できる体制を有する。

　オ　情報通信機器を用いた診療を行う際には，オンライン指針に沿って診療を行い，オンライン指針において示されている一般社団法人日本医学会連合が作成した「オンライン診療の初診に適さない症状」等を踏まえ，当該診療がオンライン指針に沿った適切な診療であることを**診療録**及び**診療報酬明細書**の摘要欄に記載する。また，処方を行う際には，オンライン指針に沿って処方を行い，一般社団法人日本医学会連合が作成した「オンライン診療の初診での投与について十分な検討が必要な薬剤」等の関係学会が定める診療ガイドラインを踏まえ，当該処方がオンライン指針に沿った適切な処方であることを**診療録**及び**診療報酬明細書**の摘要欄に記載する。

　カ　情報通信機器を用いた診療を行う際は，予約に基づく診察による特別の料金の徴収はできない。

　キ　情報通信機器を用いた診療を行う際の情報通信機器の運用に要する費用については，療養の給付と直接関係ないサービス等の費用として別途徴収できる。

(3) 患者が異和を訴え診療を求めた場合において，診断の結果，疾病と認むべき徴候のない場合にあっても初診料を算定できる。

(4) 自他覚的症状がなく健康診断を目的とする受診により疾患が発見された患者について，当該保険医が，特に治療の必要性を認め治療を開始した場合には，初診料は算定できない。

　　ただし，当該治療(初診を除く)については，医療保険給付対象として診療報酬を算定できる。

(5) (4)にかかわらず，健康診断で疾患が発見された患者が，疾患を発見した保険医以外の保険医(当該疾患を発見した保険医の属する保険医療機関の保険医を除く)において治療を開始した場合には，初診料を算定できる。

(6) 労災保険，健康診断，自費等(医療保険給付対象外)により傷病の治療を入院外で受けている期間中又は医療法に規定する病床に入院(当該入院についてその理由等は問わない)している期間中にあっては，当該保険医療機関において医療保険給付対象となる診療を受けた場合においても，初診料は算定できない。

(7) 「注2」又は「注3」に規定する保険医療機関において，病院と診療所の機能分担の推進を図る観点から，他の保険医療機関等からの文書による紹介がなく，初診を行った場合は，「注1」の規定にかかわらず「注2」又は「注3」の所定点数を算定する(緊急その他やむを得ない事情がある場合を除く)。この場合において，患者に対し十分な情報提供を行い，患者の自由な選択と同意があった場合には，「注1」との差額に相当する療養部分について選定療養として，その費用を患者から徴収することができる。なお，保健所及び市町村等の医師が，健康診断等の結果に基づき治療の必要性を認め，当該患者に対し必要な診療が可能な保険医療機関を特定し，当該保険医療機関あてに文書による紹介を行った患者については，紹介のある患者とみなすことができる。

　　また，初診の患者に占める他の病院又は診療所等からの文書による紹介があるものの割合(以下「紹介割合」という)等が低い保険医療機関とは，「注2」にあっては，紹介割合の実績が50％未満又は逆紹介割合の実績が30‰未満の特定機能病院，地域医療支援病院(医療法第4条第1項に規定する地域医療支援病院をいう。以下同じ)(一般病床の数が200床未満の病院を除く)及び紹介受診重点医療機関(同法第30条の18の2第1項に規定する外来機能報告対象病院等のうち同法第30条の18の4第1項第2号の規定に基づき，同法第30条の18の2第1項第1号の厚生労働省令で定める外来医療を提供する基幹的な病院として都道府県により公表されたものをいう。以下同じ)(一般病床の数が200床未満であるものを除く)をいい，「注3」にあっては，紹介割合の実績が40％未満又は逆紹介割合の実績が20‰未満の許可病床の数が400床以上の病院(特定機能病院，許可病床の数が400床以上の地域医療支援病院及び紹介受診重点医療機関並びに一般病床の数が200床未満の病院を除く)をいう。紹介割合及び逆紹介割合の実績の算定期間は，報告年度の前年度1年間(ただし，前年度1年間の実績が基準に満たなかった保険医療機関については，報告年度の連続する6か月間。また，新規に対象となる保険医療機関については，届出前3か月間の実績を有している)とし，当該

期間の紹介割合及び逆紹介割合の実績が基準を上回る場合には，紹介割合等が低い保険医療機関とはみなされない。

※　紹介割合及び逆紹介割合の計算については，下記のとおりとする。

紹介割合（％）＝（紹介患者数＋救急患者数）÷初診の患者数×100

逆紹介割合（‰）＝逆紹介患者数÷（初診の患者数＋再診の患者数）×1,000

なお，初診の患者数，再診の患者数，紹介患者数，逆紹介患者数，救急患者数については，それぞれ次に掲げる数をいう。

ア　初診の患者数については，患者の傷病について医学的に初診といわれる診療行為があった患者の数（地方公共団体又は医療機関に所属する救急自動車により搬送された患者，当該地域医療支援病院が医療法第30条の4に基づいて作成された医療計画において位置づけられた救急医療事業を行う場合にあっては，当該救急医療事業において休日又は夜間に受診した救急患者の数を除く）とする。

イ　再診の患者数については，患者の傷病について医学的に初診といわれる診療行為があった患者以外の患者の数（地方公共団体又は医療機関に所属する救急自動車により搬送された患者，当該地域医療支援病院が医療法第30条の4に基づいて作成された医療計画において位置づけられた救急医療事業を行う場合にあっては，当該救急医療事業において休日又は夜間に受診した救急患者，B005-11遠隔連携診療料又はB011連携強化診療情報提供料を算定している患者及び転帰が軽快であり退院後の初回外来時に次回以降の通院の必要がないと判断された患者の数を除く）とする。

ウ　紹介患者数については，他の保険医療機関〘特別の関係〔第2部通則7の(3)に規定する「特別の関係」をいう。以下同じ〕にある保険医療機関を除く〙から診療情報提供書の提供を受け，紹介先保険医療機関において医学的に初診といわれる診療行為（情報通信機器を用いた診療のみを行った場合を除く）があった患者の数とする。

エ　逆紹介患者数については，診療（情報通信機器を用いた診療のみを行った場合を除く）に基づき他の保険医療機関での診療の必要性等を認め，患者に説明し，その同意を得て当該他の保険医療機関に対して，診療状況を示す文書を添えて紹介を行った患者（開設者と直接関係のある他の機関に紹介した患者を除き，B005-11遠隔連携診療料又はB011連携強化診療情報提供料を算定している患者を含む）の数とする。

オ　救急患者数については，地方公共団体又は医療機関に所属する救急自動車により搬送された初診の患者の数（搬送された時間を問わない）とする。

(8)　特定機能病院，地域医療支援病院（一般病床の数が200床未満の病院を除く），紹介受診重点医療機関（一般病床の数が200床未満の病院を除く）及び許可病床の数が400床以上の病院（特定機能病院，地域医療支援病院及び紹介受診重点医療機関並びに一般病床の数が200床未満の病院を除く。以下同じ）は，紹介割合及び逆紹介割合を別紙様式28（p.37）により，毎年10月に地方厚生（支）局長へ報告する。また，報告を行った保険医療機関であって，報告年度の連続する6か月間で実績の基準を満たした保険医療機関については，翌年の4月1日までに地方厚生（支）局長へ報告する。

(9)　許可病床の数が400床以上の病院（特定機能病院，地域医療支援病院及び紹介受診重点医療機関並びに一般病床の数が200床未満の病院を除く）のうち，前年度1年間の紹介割合の実績が40％未満又は逆紹介割合の実績が20‰未満の保険医療機関の取扱いについては，(8)と同様である。

(10)　「注4」に規定する保険医療機関において，医薬品価格調査の信頼性を確保する観点から，毎年9月末日においても妥結率が低い状況又は妥結率，医療用医薬品の取引に係る状況及び流通改善に関する取組状況が報告していない状況のまま，初診を行った場合は，特定妥結率初診料を算定する。

(11)　妥結率，医療用医薬品の取引に係る状況及び流通改善に関する取組状況の取扱いについては，基本診療料施設基準通知の別添1の第2の5（p.1068）を参照のこと。

(12)　(11)に規定する報告の際には，保険医療機関と卸売販売業者で取引価格の決定に係る契約書の写し等妥結率の根拠となる資料を併せて提出する。

(13)　現に診療継続中の患者につき，新たに発生した他の傷病で初診を行った場合には，当該新たに発生した傷病について初診料は算定できない。

ただし，「注5」のただし書に規定する同一保険医療機関において，同一日に他の傷病（1つ目の診療科で診療を受けた疾病又は診療継続中の疾病と同一の疾病又は互いに関連のある疾病以外の疾病のことをいう。以下同じ）について，新たに別の診療科（医療法上の標榜診療科のことをいう。以下同じ）を初診として受診した場合（1つ目の診療科の保険医と同一の保険医から診察を受けた場合を除く。以下，同じ）は，現に診療継続中の診療科を除く診療科1つに限り，同ただし書の所定点数を算定できる。また，診療継続中以外の患者であって，同一日に他の傷病で2以上の診療科を初診として受診する場合においても，2つ目の診療科に限り，同ただし書の所定点数を算定できる。この場合において，「注6」から「注16」までに規定する加算は，算定できない。なお，患者が専門性の高い診療科を適切に受診できるよう保険医療機関が設置した総合外来等については，診療科とみなさず，総合外来等を受診後，新たに別の診療科を受診した場合であっても同ただし書の所定点数は算定できない。

(14)　患者が任意に診療を中止し，1月以上経過した後，再び同一の保険医療機関において診療を受ける場合には，その診療が同一病名又は同一症状によるものであっても，その際の診療は，初診として取り扱う。なお，この場合において，1月の期間の計算は，例えば，2月10日〜3月9日，9月15日〜10月14日等と計算する。

(15)　(14)にかかわらず，慢性疾患等明らかに同一の疾病又は負傷であると推定される場合の診療は，初診として取り扱わない。

(16)　A保険医療機関には，検査又は画像診断の設備がないため，B保険医療機関（特別の関係にあるものを除く）に対して，診療状況を示す文書を添えてその実施を依頼した場合には，次のように取り扱う〔B009診療情報提供料（Ⅰ）の(5)から(7)までを参照〕。

ア　B保険医療機関が単に検査又は画像診断の設備の提供にとどまる場合

B保険医療機関においては，診療情報提供料，初診料，検査料，画像診断料等は算定できない。なお，この場合，検査料，画像診断料等を算定するA保険医療機関との間で合議の上，費用の精算を行う。

(別紙様式28)

初診料及び外来診療料の注2，注3に掲げる報告書

報告年月日： 　　　年　　　月　　　日

区分の種類	☐ 注2　　　☐ 注3
保険医療機関の種類	☐ 特定機能病院 ☐ 地域医療支援病院（一般病床数が200床未満の病院を除く） ☐ 紹介受診重点医療機関（一般病床数が200床未満の病院を除く） ☐ 上記以外の許可病床数が400床以上の病院（一般病床数が200床未満の病院を除く）

①	初診の患者数	（期間：	年　　月　～　　年　　月）		名
②	再診の患者数	（期間：	年　　月　～　　年　　月）		名
③	紹介患者数	（期間：	年　　月　～　　年　　月）		名
④	逆紹介患者数	（期間：	年　　月　～　　年　　月）		名
⑤	救急患者数	（期間：	年　　月　～　　年　　月）		名
⑥	紹介割合＝（③＋⑤）÷①×100				％
⑦	逆紹介割合＝④÷（①＋②）×1,000				‰

［記載上の注意］
1 ・「①」から「⑤」までの「初診の患者数」，「再診の患者数」，「紹介患者数」，「逆紹介患者数」，「救急患者数」については，区分番号「A000」初診料の(7)及び区分番号「A002」外来診療料の(3)を参照すること。
2 ・「①」から「⑤」までの「期間」については，原則として報告時の前年度の1年間とする。
　・ただし，報告時の前年度の1年間の実績が基準に満たなかった場合には，報告年度の連続する6月間とする。
　・新規に対象となる保険医療機関については，届出前3か月間の実績を有していること。

　イ　B保険医療機関が，検査又は画像診断の判読も含めて依頼を受けた場合
　　　B保険医療機関においては，初診料，検査料，画像診断料等を算定できる。
(令6保医発0305・4)

●告示③　基本診療料の施設基準等
第3　3　医科初診料に係る厚生労働大臣が定める患者

> 他の病院又は診療所等からの文書による紹介がない患者（緊急その他やむを得ない事情があるものを除く）

事務連絡 初診料
問　自他覚的症状がなく健康診断を目的とする受診により疾患が発見された患者について，当該保険医が，特に治療の必要性を認め治療を開始した場合は，A000初診料を算定できるか。
答　不可。ただし，健康診断で疾患が発見された患者が，疾患を発見した保険医以外の保険医（当該疾患を発見した保険医の属する保険医療機関の保険医を除く）において治療を開始した場合には，初診料を算定できる。
(令6.12.6)

事務連絡 初診料（情報通信機器を用いた場合）
問　A000初診料の「注1」のただし書に規定する情報通信機器を用いた初診を行った結果，医師が続けて対面診療を行う必要があると判断し，患者に来院して対面診療を受けるよう指示し，同日に当該保険医療機関において対面診療を行った場合の初診料の算定は，どのように考えればよいか。
答　A000初診料291点のみを算定する。
(令4.3.31)

事務連絡 紹介割合，逆紹介割合
問1　新たに紹介割合及び逆紹介割合等の報告が必要となる保険医療機関に該当する場合，「新規に対象となる保険医療機関については，届出前3か月間の実績を有していること」とされているが，紹介割合及び逆紹介割合等の計算の対象となる期間及び地方厚生（支）局長への報告の時期についてどのように考えればよいか。
答　新たに紹介割合及び逆紹介割合等の報告が必要となる保険医療機関に該当する場合は，当該保険医療機関となった年度の連続する少なくとも3か月の紹介割合及び逆紹介割合に係る実績について，翌年度の4月1日までに，**別紙様式28**により地方厚生（支）局長へ報告する。なお，当該実績が基準に達していない場合にあっては，翌年度におい

て，A000初診料の「注2」若しくは「注3」又はA002外来診療料の「注2」若しくは「注3」の所定点数を算定する。
問2　紹介割合及び逆紹介割合における初診の患者数，再診の患者数，紹介患者数，逆紹介患者数及び救急患者数は，延べ人数を使用するのか。
答　そのとおり。
問3　紹介割合及び逆紹介割合における「初診の患者数」は，どのように考えればよいか。
答　初診の患者数とは，A000初診料の算定の有無に関わらず，患者の傷病について医学的に初診といわれる診療行為が行われた患者の数を指す。
(令4.3.31)

事務連絡 紹介率・逆紹介率（紹介割合・逆紹介割合）の低い医療機関
問1　どのような場合に地方厚生（支）局へ報告を行う必要があるのか。
答　特定機能病院，一般病床数200床以上の地域医療支援病院・紹介受診重点医療機関及び許可病床数400床以上の病院（一般病床数200床未満の病院を除く）は，紹介率・逆紹介率（紹介割合・逆紹介割合）が当該基準よりも低いかどうかに関わらず，毎年10月に報告を行う必要がある。
問2　地方厚生（支）局への報告はどのように行うのか。
答　**別紙様式28**（p.37）により，当該点数に係る報告を毎年10月1日に地方厚生（支）局へ行う。なお，報告後，任意の連続する6ヶ月間のデータで紹介率・逆紹介率（紹介割合・逆紹介割合）が基準を上回った場合は，翌年4月1日までに再度**別紙様式28**により地方厚生（支）局に報告することにより当該点数に係る対象施設とはならない。
問3　当該点数に係る対象となった場合，当該初診料・外来診療料等を算定する期間はいつまでか。
答　**別紙様式28**により10月1日に当該点数に係る報告を行った翌年4月1日から翌々年3月31日までである。
(平26.3.31，一部修正)

事務連絡 特定妥結率
問1　A000初診料の「注4」に「なお，妥結とは，取引価格が決定しているものをいう。ただし，契約書等の遡及条項により，取引価格が遡及することが可能な場合には未妥結とする」とあるが，例えば，9月に妥結し，契約書の契約期間が4月から9月までの場合には，4月に遡って清算することになるが，これは「遡及に当てはまらない」ということでよいか。また，この「遡及すること」は，どのよう

な場合に想定されるのか。
答 9月末日以降に4月～9月分の取引分に係る取引価格が変更にならないのであれば，遡及に当てはまらない。「取引価格が遡及することが可能な場合には未妥結とする」は，4月～9月分の取引分について9月末日までに一時的に妥結をして取引価格を決め，10月以降に再度当該取引分についての取引価格を決めなおすことが可能な場合を想定している。この場合は，未妥結となる。 （平26.3.31，一部修正）

問2 10月1日以降に新規指定となった保険医療機関等は，翌年10月31日まで妥結率の低い保険医療機関等としてみなされないこととなっているが，4月1日から9月30日までの新規指定は，どのように取り扱えば良いか。
答 4月1日に新規指定となった場合は，4月1日から9月30日の実績を10月に報告することになり，4月2日から9月30日に新規指定となった場合は，当該年度の報告は不要であり，翌年10月31日まで妥結率が低いとはみなされない。なお，来年度以降は報告が必要となることに留意する。

問3 4月から9月の妥結率を報告するにあたり，保険医療機関等が個人から法人に組織変更した場合や，保険医療機関が増床し，200床以上の保険医療機関になった場合の取扱いはどのようになるのか。
答 組織変更や増床以前の妥結率と以降の妥結率（4月から9月分）をまとめて報告する。なお，10月以降に増床した場合には，来年度以降の報告となる。

問4 報告書への添付資料として，保険医療機関等と卸売販売業者で取引価格の決定に係る契約書の写し等，妥結率の根拠となる資料の提出が必要となるが，妥結率の根拠となる資料として，契約書の写しのみ添付すれば良いのか。
答 添付資料としては，契約書の写しのみで差し支えない。ただし，妥結率の根拠となる詳細な資料として，保険医療機関等と卸売販売業者が取引した医薬品の薬価総額とその内訳，そのうち妥結した品目と合計が分かる資料については，地方厚生（支）局等からの求めに応じて保険医療機関等は速やかに提出できるようにしておく（詳細な資料は保険医療機関等で保管しなくても，求めに応じて取引先の卸売販売業者等から当該資料を速やかに入手して提出することでも差し支えない）。

問5 報告書への添付資料について，契約書の取交わしがない場合どのようにすればよいか。
答 例えば取引のある卸売販売業者ごとに，卸売販売業者と保険医療機関等の両者が押印により，妥結率の報告対象となる期間において価格が変更されることがない旨証明する書類をもって，契約書の写しに替えることができる。

問6 複数の保険医療機関等を開設している法人等において，卸売販売業者と当該本部又は本社が直接契約している場合，契約書の写し等妥結率の根拠となる資料の添付及び報告書に係る金額・妥結率の記載はどのようになるのか。
答 妥結率の報告は保険医療機関等ごとに行うものであり，妥結率は実際に保険医療機関等と卸売販売業者が取引（本部又は本社から調達したものを含む）した医薬品の価格，妥結状況から算出する。
　また，本部又は本社と卸売販売業者間での契約に係る資料も，保険医療機関等ごとの妥結率の状況が分かる資料であれば，妥結率の根拠となる資料として差し支えない。

問7 公益的な側面から地域の備蓄拠点として機能している地区薬剤師会立の会営薬局との少量の取引においても，妥結率の根拠となる資料が必要となるか。
答 当該薬局と妥結率を報告する保険薬局間の取引に限り，薬価総額とそのうち妥結した総額を証明する書類（この場合は，妥結率を報告する保険薬局の押印のみで良いものとする）を添付することで差し支えない。ただし，当該薬局と妥結率を報告する保険薬局が取引した医薬品の薬価総額の内訳，そのうち妥結した品目と合計が分かる資料については，地方厚生（支）局等からの求めに応じて妥結率を報告する保険薬局は速やかに提出できるようにしておく（詳細な資料は妥結率を報告する保険薬局で保管しなくても，求めに応じて取引先の会営薬局から当該資料を速やかに入手して提出することでも差し支えない）。 （平27.8.28）

事務連絡　同一日複数科受診時の初診料

問1 同一日に，1つ目の診療科を再診で受診し，その後に2つ目の診療科を初診で受診した場合は算定可能か。また，同一日に，1つ目の診療科を初診で受診し，その後に2つ目の診療科を再診で受診した場合は算定可能か。
答 いずれの場合も算定可。初診の診療科と再診の診療科の順番は問わない。

問2 同一日に3つの診療科を受診する場合，算定できないと考えてよいか。
答 3つ目は算定できない。

問3 同一保険医療機関において，同一日に他の傷病について，新たに別の診療科を初診として受診した場合とあるが，「他の傷病」「別の診療科」について具体的に示してほしい。
答 他の傷病とは，同一疾病又は互いに関連のある疾病でないこと。例えば，糖尿病で継続管理中の患者について，糖尿病性網膜症疑いで眼科を受診する場合は算定できない。診療科については，医療法上の標榜診療科が異なる場合に算定できる。

問4 診療所においても算定できるのか。
答 診療所においても要件を満たせば算定可。

問5 2つ目の診療科で初診料を算定した場合，1月以内の特定疾患療養管理料は算定できるか。
答 通知のとおり算定できない。 （平18.3.28，一部修正）

問6 同日再診（一度帰宅後，受診）の場合にも，2科目が初診であれば**146点**は算定できるのか。
答 算定できる。

問7 別の診療科を初診として受診したときに，**146点**を算定するとの記載があるが，その際，外来診療料に包括される処置検査等が別に算定できるのか。
答 算定できない。

問8 同一医療機関の同一日における複数科受診には，麻酔科も対象となるのか。
答 麻酔科も標榜が認められている診療科であることから，別の疾病であれば対象となる。 （平18.3.31，一部修正）

問9 内科で再診料と外来管理加算を算定し，その後，眼科を同日初診で受診し，処置を行った場合，内科で算定した外来管理加算はそのまま算定できるか。
答 算定できない。

問10 2つ目の診療科で初診料を算定した場合，1月以内の特定疾患療養管理料は算定できないとあるが，1つ目の診療科でも算定できないのか。
答 初診料を算定した診療科では，1月以内は特定疾患療養管理料は算定できない。ただし，再診料を算定する診療科においては，要件を満たせば特定疾患療養管理料を算定できる。 （平18.4.28）

問11 同一医療機関の同一日における複数診療科受診について，2つ目の診療科を初診で受診する場合，200床以上病院の初診に関する保険外併用療養費を適用することは可能か。
答 患者は，当該医療機関の他の診療科を初診又は再診で受診しており，1つ目の診療科の受診時に，2つ目の診療科の受診の必要性が判断されていること，同一医療機関であり情報交換がなされていることから，紹介状なしとは見なせず，保険外併用療養費の対象とはならない。 （平18.3.28）

問12 ある診療科において紹介状なし受診時の定額負担の対象となった患者が，同一病院において，同一日に他の傷病について，新たに別の診療科を紹介状なしで初診として受診した場合，この2つ目の診療科における定額負担及び保険外併用療養費はどのような取扱いになるのか。
答 紹介状なしで複数科を受診し，それぞれ初診に該当する場合には，各診療科の受診について除外要件に該当しない限り，それぞれの診療科において定額負担を徴収する必要がある。このとき，2つ目の診療科における初診に係る所定点数から控除する点数については，**A000初診料の注5**のただし書に規定する点数を上限とする。
　なお，他の保険医療機関に対して文書による紹介を行う旨の申出を行ったにもかかわらず，当該病院を受診した患

者に係る再診についても，これに準じた取扱いとする。
(令4.6.1)

参考 同日初診料
問1 「2つ目の診療科」の診療科とは下記のいずれと解釈すればよいか。
①医療法施行令に定められた診療科
②レセプトに記載する診療科
③医療機関の標榜科
答 ①となる。総合診療外来等，医療法施行令にないものは診療科とはみなさない。
問2 2つ以上の科を標榜する診療所で，別の医師が診察を行った場合に算定可能か。
答 病院に限らず診療所でも算定要件を満たせば同日初診料は算定できる。2つの診療科でそれぞれの担当医が診察をしている場合は算定できる。
問3 初診料を算定した日に2科受診した場合には146点算定できるのか（新規患者がいきなり2科受診した場合）。
答 算定できる。
問4 1つ目の診療科で再診料を算定する場合においても，2つ目の診療科が初診であれば146点を算定してよいか。具体的に眼科での以下の同日初診料は算定できるか。
例① 4月9日内科（再診）
　　　→同日眼科（初診）
例② 4月3日内科（再診）
　　　4月9日眼科（初診）
答 例①は算定できる。例②は同一の来院時に2科受診していないので算定不可。　(平18.4.6 全国保険団体連合会, 一部修正)
（編注） 他の傷病について新たに別の診療科のみを受診し，継続中の診療科を受診しなかった場合（日）は初診料146点を算定できない。再診料を算定する。

→乳幼児加算（「注6」）
初診料を算定しない場合には，特に規定する場合を除き，「注6」の乳幼児加算は，算定できない。
(令6保医発0305・4)

→時間外加算（「注7」）
ア　各都道府県における医療機関の診療時間の実態，患者の受診上の便宜等を考慮して一定の時間以外の時間をもって時間外として取り扱うこととし，その標準は，概ね午前8時前と午後6時以降（土曜日の場合は，午前8時前と正午以降）及び休日加算の対象となる休日以外の日を終日休診日とする保険医療機関における当該休診日とする。
　　ただし，午前中及び午後6時以降を診療時間とする保険医療機関等，当該標準によることが困難な保険医療機関については，その表示する診療時間以外の時間をもって時間外として取り扱う。
イ　アにより時間外とされる場合においても，当該保険医療機関が常態として診療応需の態勢をとり，診療時間内と同様の取扱いで診療を行っているときは，時間外の取扱いとはしない。
ウ　保険医療機関は診療時間を分かりやすい場所に表示する。
エ　時間外加算は，保険医療機関の都合（やむを得ない事情の場合を除く）により時間外に診療が開始された場合は算定できない。
オ　時間外加算を算定する場合には，休日加算，深夜加算，時間外加算の特例又は夜間・早朝等加算については，算定しない。
(令6保医発0305・4)

→休日加算
ア　休日加算の対象となる休日とは，日曜日及び国民の祝日に関する法律（昭和23年法律第178号）第3条に規定する休日をいう。なお，1月2日及び3日並びに12月29日，30日及び31日は，休日として取り扱う。

イ　休日加算は次の患者について算定できる。
　(イ)　客観的に休日における救急医療の確保のために診療を行っていると認められる次に掲げる保険医療機関を受診した患者
　　①　地域医療支援病院
　　②　救急病院等を定める省令（昭和39年厚生省令第8号）に基づき認定された救急病院又は救急診療所
　　③　「救急医療対策の整備事業について」（昭和52年医発第692号）に規定された保険医療機関又は地方自治体等の実施する救急医療対策事業の一環として位置づけられている保険医療機関
　(ロ)　当該休日を休診日とする保険医療機関に，又は当該休日を診療日としている保険医療機関の診療時間以外の時間に，急病等やむを得ない理由により受診した患者〔上記(イ)以外の理由により常態として又は臨時に当該休日を診療日としている保険医療機関の診療時間内に受診した患者を除く〕
ウ　休日加算を算定する場合には，時間外加算，深夜加算，時間外加算の特例又は夜間・早朝等加算については，算定しない。
(令6保医発0305・4)

→深夜加算
ア　深夜加算は，初診が深夜に開始された場合に算定する。ただし，保険医療機関の都合（やむを得ない事情の場合を除く）により深夜に診療が開始された場合は算定できない。なお，深夜とは，いずれの季節においても午後10時から午前6時までの間をいう。
イ　いわゆる夜間開業の保険医療機関において，当該保険医療機関の診療時間又は診療態勢が午後10時から午前6時までの間と重複している場合には，当該重複している時間帯における診療については，深夜加算は算定できない。
ウ　深夜加算は，次の患者について算定できる。
　(イ)　客観的に深夜における救急医療の確保のために診療を行っていると認められる次に掲げる保険医療機関を受診した患者
　　①　地域医療支援病院
　　②　救急病院等を定める省令に基づき認定された救急病院又は救急診療所
　　③　「救急医療対策の整備事業について」に規定された保険医療機関又は地方自治体等の実施する救急医療対策事業の一環として位置づけられている保険医療機関
　(ロ)　自己の表示する診療時間が深夜を含んでいない保険医療機関に，又は自己の表示する診療時間が深夜にまで及んでいる保険医療機関の当該表示する診療時間と重複していない深夜に，急病等やむを得ない理由により受診した患者〔上記(イ)以外の理由により常態として又は臨時に当該深夜時間帯を診療時間としている保険医療機関に受診した患者を除く〕
エ　深夜加算を算定する場合には，時間外加算，休日加算，時間外加算の特例又は夜間・早朝等加算については，算定しない。
(令6保医発0305・4)

→時間外加算の特例
ア　当該特例の適用を受ける保険医療機関（以下「時間外特例医療機関」という）とは，客観的に専ら夜間における救急医療の確保のために診療を行っていると認められる次に掲げる保険医療機関であって，医療法第30条の4の規定に基づき都道府県が作成する医療計画に記載されている救急医療機関をいう。
①　地域医療支援病院
②　救急病院等を定める省令に基づき認定された救急

病院又は救急診療所
③ 「救急医療対策の整備事業について」に規定された病院群輪番制病院，病院群輪番制に参加している有床診療所又は共同利用型病院
イ 別に厚生労働大臣が定める時間とは，当該地域において一般の保険医療機関が概ね診療応需の態勢を解除した後，翌日に診療応需の態勢を再開するまでの時間（深夜及び休日を除く）とし，その標準は，概ね午前8時前と午後6時以降（土曜日の場合は，午前8時前と正午以降）から，午後10時から午前6時までの間を除いた時間とする。
ウ 時間外特例医療機関において，休日加算又は深夜加算に該当する場合においては，時間外加算の特例を算定せず，それぞれ休日加算，深夜加算を算定する。また，時間外加算の特例を算定する場合には，時間外加算又は夜間・早朝等加算は算定しない。
(令6保医発0305・4)

事務連絡 問 当該保険医療機関において出生した新生児に疾病を認め，初診料を算定する場合，当該保険医療機関が表示する診療時間外であれば，時間外加算，休日加算，深夜加算の算定は可能か。
答 可能である。
(平27.6.30)

→**小児科（小児外科を含む。以下この部において同じ）を標榜する保険医療機関における夜間，休日又は深夜の診療に係る特例（「注8」）**
ア 夜間，休日及び深夜における小児診療体制の一層の確保を目的として，小児科を標榜する保険医療機関（小児科以外の診療科を併せて有する保険医療機関を含む）について，6歳未満の乳幼児に対し，夜間，休日又は深夜を診療時間とする保険医療機関において夜間，休日又は深夜に診療が行われた場合にも，それぞれ時間外加算，休日加算又は深夜加算を算定できる。なお，診療を行う保険医が，小児科以外を担当する保険医であっても算定できる。
イ 夜間であって別に厚生労働大臣が定める時間とは，当該地域において一般の保険医療機関が概ね診療応需の態勢を解除した後，翌日に診療応需の態勢を再開するまでの時間（深夜及び休日を除く）とし，その標準は，概ね午前8時前と午後6時以降（土曜日の場合は，午前8時前と正午以降）から，午後10時から午前6時までの間を除いた時間とする。
ウ 休日加算の対象となる休日，深夜加算の対象となる深夜の基準は，「注7」に係る休日，深夜の基準の例による。
エ 時間外加算，休日加算，深夜加算及び夜間・早朝等加算の併算定に係る取扱いは，「注7」の場合と同様である。
(令6保医発0305・4)

事務連絡 小児科標榜医療機関の時間外等加算の特例
問1 夜間であって別に厚生労働大臣が定める時間（時間外）の標準時間は午後6時～8時，午後6時～10時，土曜日の場合は午前6時～8時，正午～午後10時でよいか。
答 そのとおり。
問2 小児科においては，夜間であって別に厚生労働大臣が定める時間（時間外）の標準時間内は診療応需体制の有無にかかわらず時間外加算等が算定できると考えてよいか。
答 6歳未満の患者については，そのとおり。
問3 例えば午後5時～8時を標榜している医療機関で，午後5時50分に来院し，午後6時10分に診療した場合など，小児科の診療標榜時間内の時間外加算等の算定は，来院（受付）時間なのか，診療開始時間なのか。
答 診療開始時間では，待ち時間等の問題があるため，受付時間で区切ることとなる。また，院内の見やすい場所にその旨を掲示する等，患者への周知を図られたい。
問4 夕方午後5時～7時を標榜している医療機関では，午後6時以降の患者は時間外加算の算定を行うので，患者の不公平感を生むのではないか。
答 その旨院内に掲示しておくなど説明・対応されたい。
問5 休日を診療時間として標榜している小児科標榜医療機関において，休日の標榜時間内に6歳未満の患者を診療した場合であっても，休日加算の算定が可能となったのか。
答 小児科標榜医療機関においては，休日の標榜時間内に6歳未満の患者を診療した場合にも，休日加算の算定が可能である。なお，休日の深夜であれば深夜加算を算定する。
問6 小児科外来診療料を算定する場合にも，算定できるか。
答 算定できる。小児科外来診療料は，時間外等加算，往診料については，包括項目から除外されている。
(平16.3.30，一部修正)

→**夜間・早朝等加算（「注9」）**
ア 夜間・早朝等加算は，病院勤務医の負担の軽減を図るため，軽症の救急患者を地域の身近な診療所において受け止めることが進むよう，診療所の夜間・早朝等の時間帯における診療を評価する。
イ 表示する診療時間とは，保険医療機関が診療時間として地域に周知している時間であって，来院した患者を常に診療できる体制にある時間又は計画的に訪問診療を行う時間をいう。この場合において，患者が来院したとしても，診療を受けることのできない時間（定期的に学校医，産業医の業務として保険医療機関を不在とする時間や，地域活動や地域行事に出席するとして保険医療機関を不在とする時間を含む）は表示する診療時間に含まない。また，診療時間として表示している時間であっても，訪問診療に要する時間以外に，常態として当該保険医療機関に医師が不在となる場合は，表示する診療時間に含めない。
ウ 夜間・早朝等とは，午後6時（土曜日にあっては正午）から午前8時までの間〔深夜（午後10時から午前6時までの間）及び休日を除く〕，休日又は深夜であって，当該保険医療機関が表示する診療時間内の時間とする。
エ C000往診料を算定した場合にも，初診料に加えて夜間・早朝等加算を算定できる。
オ 夜間・早朝等加算は，当該加算の算定対象となる時間に受付を行った患者について算定するものであり，多数の患者の来院による混雑や，保険医療機関の都合（やむを得ない事情の場合を除く）により当該加算の算定対象となる時間に診療が開始された場合は算定できない。
カ 診療所の夜間・早朝等の時間帯の診療を評価した夜間・早朝等加算は，主として，保険医療機関が診療応需の態勢を解いた後において，急患等やむを得ない事由により診療を求められた場合には再び診療を行う態勢を準備しなければならないことを考慮して設けられている時間外加算，深夜加算，休日加算とは明確に区分される。
キ D282-3コンタクトレンズ検査料，I010精神科ナイト・ケア，J038人工腎臓の「注1」に規定する加算又はJ038-2持続緩徐式血液濾過の「注1」に規定する加算を算定する場合においては，夜間・早朝等加算は算定しない。
(令6保医発0305・4)

●**告示③ 基本診療料の施設基準等**

第3 2 医科初診料及び医科再診料の夜間・早朝等加算の施設基準

1週当たりの診療時間が30時間以上であること。

事務連絡 夜間・早朝等加算
問1 例えば，午後6時前に受付を済ませた患者を午後6時以降に診療した場合，夜間・早朝等加算は算定できるか。
答 午後6時以降に受付を行った患者が対象となるものであ

り，夜間・早朝等加算は算定できない。受付の時間によって夜間・早朝等加算を算定する患者と算定しない患者が混在する可能性があることから，その旨診療所内の患者が分かりやすい場所に掲示されていることが望ましい。

問2 午後8時までを表示診療時間としていて，午後8時以降も受診者が続いた場合に夜間・早朝等加算で算定するのか。

答 午後8時をまたいで診療を継続した場合は，そのような診療態勢が常態ではなくとも，夜間・早朝等加算を算定する。なお，診療応需の態勢を解いた後において，急患等やむを得ない事由により診療を行った場合は，要件を満たしていれば，時間外加算等を算定する。　　　　　　　（平20.3.28）

問3 8時00分より診療を開始する診療所で，7時30分より患者の受付を開始した場合は，8時00分までの受付患者については夜間・早朝等加算を算定できるか。

答 表示している診療時間の開始時間が8時00分とされており，8時00分以降の診療を前提として受付しているため，この場合においては夜間・早朝等加算の算定の対象とはならない。　　　　　　　　　　　　　　　　　　　（平20.5.9）

→**機能強化加算**（「注10」）

ア　機能強化加算は，外来医療における適切な役割分担を図り，専門医療機関への受診の要否の判断等を含むより的確で質の高い診療機能を評価する観点から，かかりつけ医機能を有する医療機関における初診を評価するものであり，別に厚生労働大臣が定める施設基準に適合しているものとして地方厚生（支）局長に届け出た診療所又は許可病床数が200床未満の病院において初診料（「注5」のただし書に規定する2つ目の診療科に係る初診料を除く）を算定する場合に，加算することができる。

イ　機能強化加算を算定する保険医療機関においては，かかりつけ医機能を有する医療機関として，必要に応じ，患者に対して以下の対応を行うとともに，当該対応を行うことができる旨を院内及びホームページ等に掲示し，必要に応じて患者に対して説明する。

　(イ)　患者が受診している他の医療機関及び処方されている医薬品を把握し，必要な服薬管理を行うとともに，**診療録**に記載する。なお，必要に応じ，担当医の指示を受けた看護職員等が情報の把握を行うことも可能である。

　(ロ)　専門医師又は専門医療機関への紹介を行う。

　(ハ)　健康診断の結果等の健康管理に係る相談に応じる。

　(ニ)　保健・福祉サービスに係る相談に応じる。

　(ホ)　診療時間外を含む，緊急時の対応方法等に係る情報提供を行う。　　　　　　　　（令6保医発0305・4）

参考 機能強化加算

問1 年齢，疾患，診療科に関係なく，全ての初診患者に加算できるか。

答 加算できる。

問2 同一の患者に対して，同一月に2回初診料の算定があった場合には，そのつど加算できるか。

答 初診料算定のつど加算できる。（平31.3.14 全国保険団体連合会）

→**外来感染対策向上加算**（「注11」）

外来感染対策向上加算は，診療所における，平時からの感染防止対策の実施や，地域の医療機関等が連携して実施する感染症対策への参画，**空間的・時間的分離を含む適切な感染対策の下で発熱患者等の外来診療等を実施する体制の確保**を更に推進する観点から，外来診療時の感染防止対策に係る体制を評価するものであり，別に厚生労働大臣が定める施設基準に適合しているものとして地方厚生（支）局長に届け出た診療所において初診料を算定する場合に，患者1人につき月1回に限り加算することができる。　　　　　　　　　　　　（令6保医発0305・4）

→**発熱患者等対応加算**（「注11」）

「注11」ただし書に規定する発熱患者等対応加算は，(25)の外来感染対策向上加算を算定している場合であって，発熱，呼吸器症状，発しん，消化器症状又は神経症状その他感染症を疑わせるような症状を有する患者に空間的・時間的分離を含む適切な感染対策の下で診療を行った場合に算定する。　　　　　　（令6保医発0305・4）

事務連絡 発熱患者等対応加算

問1 A000初診料「注11」ただし書及びA001再診料「注15」ただし書に規定する発熱患者等対応加算について，当該保険医療機関において既に外来感染対策向上加算を算定している患者であって，発熱患者等対応加算を算定していないものが，同月に発熱その他感染症を疑わせるような症状で受診した場合について，どのように考えればよいか。

答 外来感染対策向上加算は算定できないが，要件を満たせば発熱患者等対応加算は算定できる。（令6.3.28）

問2 発熱患者等対応加算について，「発熱，呼吸器症状，発しん，消化器症状又は神経症状その他感染症を疑わせるような症状を有する患者に空間的・時間的分離を含む適切な感染対策の下で診療を行った場合に算定する」とあるが，情報通信機器を用いた診療の場合でも算定できるのか。

答 算定不可。　　　　　　　　　　　　　　（令6.4.12）

→**連携強化加算**（「注12」）

連携強化加算は，(25)の外来感染対策向上加算を算定する場合であって，外来感染対策向上加算を算定する保険医療機関が，感染対策向上加算1を算定する保険医療機関に対し，感染症の発生状況，抗菌薬の使用状況等について報告を行っている場合に算定する。　　　　　　（令6保医発0305・4）

→**サーベイランス強化加算**（「注13」）

サーベイランス強化加算は，(25)の外来感染対策向上加算を算定する場合であって，外来感染対策向上加算を算定する保険医療機関が，院内感染対策サーベイランス（JANIS），感染対策連携共通プラットフォーム（J-SIPHE）等，地域や全国のサーベイランスに参加している場合に算定する。　　　　　　（令6保医発0305・4）

→**抗菌薬適正使用体制加算**（「注14」）

抗菌薬適正使用体制加算は，(25)の外来感染対策向上加算を算定する場合であって，外来感染対策向上加算を算定する保険医療機関が抗菌薬の使用状況のモニタリングが可能なサーベイランスに参加し，使用する抗菌薬のうちAccess抗菌薬に分類されるものの使用比率が60％以上又は当該サーベイランスに参加する診療所全体の上位30％以内である場合に算定する。（令6保医発0305・4）

参考 問　抗菌薬適正使用体制加算は，抗菌薬を使用しなかった患者に対して算定するのか。

答 体制を評価した加算点数なので，全ての患者に対して算定できる。　　　　　（令6.6.1 全国保険団体連合会）

→**医療情報取得加算**（「注15」）

ア　医療情報取得加算は，オンライン資格確認を導入している保険医療機関において，初診時に患者の薬剤情報や特定健診情報等の診療情報を活用して質の高い診療を実施する体制を評価するものであり，別に厚生労働大臣が定める施設基準を満たす保険医療機関を受診した患者に対して十分な情報を取得した上で初診を行った場合に，<u>医療情報取得加算</u>として，月1回に限り<u>1点</u>を所定点数に加算する。

イ　医療情報取得加算を算定する保険医療機関においては，以下の事項について院内に掲示するとともに，原則として，ウェブサイトに掲載し，必要に応じて患者に対して説明する。

　(イ)　オンライン資格確認を行う体制を有していること。

　(ロ)　当該保険医療機関を受診した患者に対し，受診歴，薬剤情報，特定健診情報その他必要な診療情報を取得・活用して診療を行うこと。

ウ　初診時の標準的な問診票の項目は**別紙様式54**に定めるとおりであり，医療情報取得加算を算定する保険医

参考　初診・再診・外来診療料の時間外加算等

※ 時間外加算，休日加算，深夜加算，時間外加算の特例，夜間・早朝等加算はいずれか一つを算定する

〔青色の点数は6歳未満の場合〕

【時間外加算】 初診料：85点/200点 再診料/外来診療料 ：65点/135点	【時間外】平日は概ね6〜8時，18〜22時，土曜日は概ね6〜8時，12〜22時を標準とする 【休日以外の日を終日休診日とする場合】深夜以外の時間はすべて時間外加算の対象となる 【午前中及び午後6時以降を診療時間とするなど，標準によることが困難な医療機関】表示する診療時間以外の時間をもって時間外とする 【医療機関の都合による時間外診療】やむを得ない事情の場合を除き，時間外加算は算定不可 ※（A000「注7」，A001「注5」，A002「注8」のただし書きに規定する）時間外加算の特例（専ら夜間救急体制を担う医療機関に限る）については，後掲「B」を参照
【休日加算】 初診料：250点/365点 再診料/外来診療料 ：190点/260点	【対象となる休日】①日曜日，②国民の祝日，③12月29〜31日，④1月2日，3日 【対象患者】①休日の救急医療を担う医療機関——地域医療支援病院，救急病院・救急診療所，「救急医療対策整備事業」対象医療機関等を（休日に）受診した患者 ②休日を休診日とする医療機関に，急病等やむを得ない理由で（休日に）受診した患者 ③休日を診療日としている医療機関の（休日の）診療時間以外の時間に，急病等やむを得ない理由で受診した患者
【深夜加算】 初診料：480点/695点 再診料/外来診療料 ：420点/590点	【深夜】22時から6時までの間 【夜間開業の医療機関】診療時間又は診療態勢が深夜の時間帯と重なる場合，深夜加算は算定不可 【対象患者】①深夜の救急医療を担う医療機関——地域医療支援病院，救急病院・救急診療所，「救急医療対策整備事業」対象医療機関等を（深夜に）受診した患者 ②診療時間に深夜を含まない医療機関に，急病等やむを得ない理由で（深夜に）受診した患者 ③診療時間が深夜に及ぶ医療機関において，診療時間以外の深夜に，救急等やむを得ない理由で受診した患者

【時間外加算等の標準】（平日）：深夜／時間外／時間内／時間外／深夜

【時間外加算等の標準】（土曜日）：深夜／時間外／時間内／時間外／深夜

【時間外加算等の標準】（休日）：深夜／休日／深夜

A　一般の医療機関（B〜D以外の病院・診療所）

事例　※ 時間外加算の取扱いは都道府県により異なることがあるため，運用に当たっては都道府県に確認のこと

① 平日（診療日）〔診療時間：9時〜19時〕
診療時間：9〜19時
深夜／時間外／時間内／時間外／深夜

診療時間外だが，標準時間には該当しない。取扱いは都道府県により異なることがあるので，個別に確認されたい

18時以降は時間外の標準に該当するが，その時間を診療時間とする場合は，時間外加算の特例や小児科特例などを除き，時間外とならない

② 平日（診療日）〔診療時間：8時〜12時，17時〜20時〕
深夜／時間外／時間内／時間外／時間内／時間外／深夜

午前中及び午後6時以降を診療時間とするなど標準によることが困難な医療機関については，診療時間以外の時間をもって時間外として取り扱う（常態として診療応需態勢をとり診療時間と同様に診療を行う場合を除く）。ただし，取扱いは都道府県により異なることがあるので，個別に確認されたい

③ 平日（診療日）〔診療時間：17時〜24時の夜間開業医療機関〕
深夜／時間外／時間内

夜間開業の医療機関（深夜の救急医療を担う医療機関を除く）において，診療時間又は診療応需態勢が深夜（22時〜6時）の時間帯と重複する場合，深夜加算は算定不可

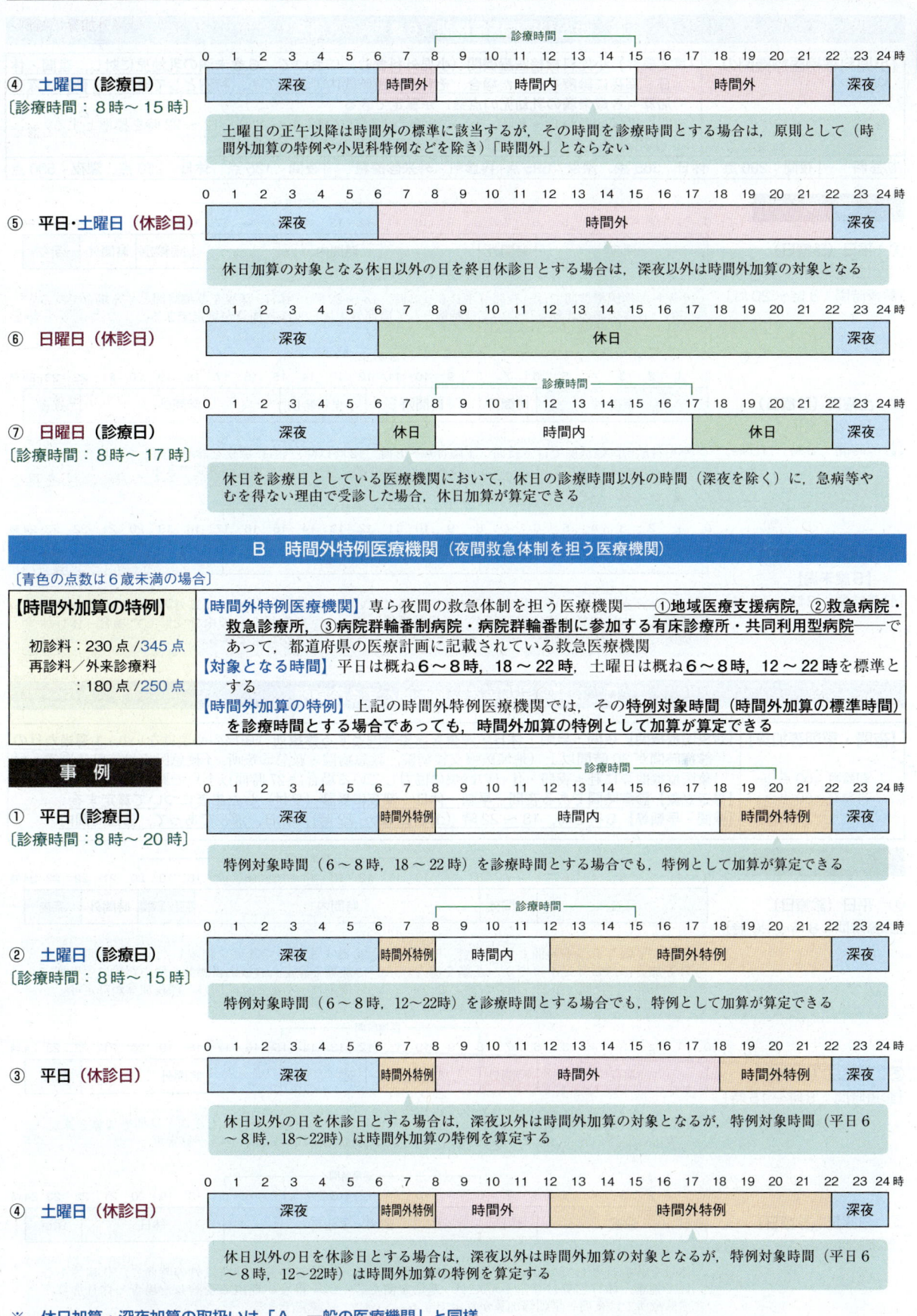

C 小児科標榜医療機関〔6歳未満の乳幼児〕

【小児科標榜医療機関の特例】

【算定要件】 小児科標榜医療機関（小児外科含む）において，6歳未満の乳幼児に対し，夜間・休日・深夜に診療を行った場合，それが診療時間内であっても，特例として時間外・休日・深夜加算（6歳未満の乳幼児の点数）が算定できる

【夜間】 平日は概ね6～8時，18～22時，土曜日は概ね6～8時，12～22時を標準とする

※ 小児科以外の診療科の医師が診療を行った場合でも算定可

| 初診料 | 夜間：200点 | 休日：365点 | 深夜：695点 | 再診料／外来診療料 | 夜間：135点 | 休日：260点 | 深夜：590点 |

事例

① 平日（診療日）【6歳未満】
〔診療時間：8時～20時〕

小児科標榜医療機関では，夜間（平日6～8時，18～22時）・休日・深夜を診療時間とする場合であっても，6歳未満の乳幼児については特例として時間外・休日・深夜加算が算定できる

② 土曜日（診療日）【6歳未満】
〔診療時間：8時～15時〕

小児科標榜医療機関では，夜間（土曜日6～8時，12時以降）・休日・深夜を診療時間とする場合であっても，6歳未満の乳幼児については特例として時間外・休日・深夜加算が算定できる

③ 日曜日（診療日）【6歳未満】
〔診療時間：8時～17時〕

休日を診療日としている場合，その診療時間において通常，休日加算は算定不可だが，小児科標榜医療機関では小児科特例加算（休日）が算定できる

休日の診療時間以外の時間に，急病等やむを得ない理由で受診した場合，休日加算が算定できる

D 夜間・早朝等を診療時間とする診療所

【夜間・早朝等加算】
初診料：50点
再診料：50点

【対象医療機関】 夜間・早朝・休日・深夜を診療時間とする診療所（届出の必要はない）。1週当たりの診療時間が30時間以上（地域医療支援病院，救急病院・救急診療所，「救急医療対策整備事業」対象医療機関等に赴き夜間・休日の診療に協力している場合は27時間以上）であること

【算定対象】 診療時間である夜間・早朝・休日・深夜に受診（受付）した患者について算定する

【夜間・早朝等】 6～8時，18～22時（土曜日12～22時），休日，深夜であって，診療時間内

事例

① 平日（診療日）
〔診療時間：8時～20時〕

夜間・早朝等を診療時間とする場合，時間外等加算は通常算定不可だが，基準を満たす診療所では夜間・早朝等加算が算定可

20時をまたいで診療を継続した場合も夜間・早朝等加算を算定。診療応需態勢を解いた後に急患等に診療を行った場合は時間外・深夜加算が算定可

② 土曜日（診療日）
〔診療時間：8時～15時〕

夜間・早朝等は土曜日は12時から。15時をまたいで診療を継続した場合も夜間・早朝等加算を算定。診療応需態勢を解いた後に，急患等に診療を行った場合は時間外・深夜加算が算定可

③ 日曜日（診療日）
〔診療時間：8時～17時〕

休日を診療日としている場合，その診療時間において通常，休日加算は算定不可だが，基準を満たす診療所では夜間・早朝等加算が算定できる

休日の診療時間以外の時間に，急病等やむを得ない理由で受診した場合，休日加算が算定できる

初・再診料〔初診料〕 A000

（別紙様式54）

初診時の標準的な問診票の項目等

医療情報取得加算を算定する保険医療機関は、当該医療機関の受診患者に対する初診時問診票の項目について、以下を参考とすること。

- ○ マイナ保険証による診療情報取得に同意したか
- ○ 他の医療機関からの紹介状を持っているか
- ○ 本日受診した症状について
  - ・・・症状の内容、発症時期、経過 等
- ○ 現在、他の医療機関に通院しているか
  - ・・・医療機関名、受診日、治療内容 等
- ○ 現在、処方されている薬があるか（マイナ保険証による情報取得に同意した患者については、直近1ヶ月以内の処方薬を除き、記載を省略可能）
  - ・・・薬剤名、用量、投薬期間 等
- ○ これまでに大きな病気にかかったことがあるか（入院や手術を要する病気等）
  - ・・・病名、時期、医療機関名、治療内容 等
- ○ この1年間で健診（特定健診及び高齢者健診に限る）を受診したか（マイナ保険証による情報取得に同意した患者については、記載を省略可能）
  - ・・・受診時期、指摘事項 等
- ○ これまでに薬や食品などでアレルギーを起こしたことがあるか
  - ・・・原因となったもの、症状 等
- ○ 現在、妊娠中又は授乳中であるか（女性のみ）
  - ・・・妊娠週数 等

なお、問診票の項目とは別に、以下の内容についても問診票等に記載すること。

- ○ 当該医療機関は、マイナ保険証の利用や問診票等を通じて患者の診療情報を取得・活用することにより、質の高い医療の提供に努めている医療機関（医療情報<u>取得</u>加算の算定医療機関）であること。
- ○ マイナ保険証により正確な情報を取得・活用することで、より質の高い医療を提供できるため、マイナ保険証を積極的に利用いただきたいこと。

（記載例）

> 当院は診療情報を取得・活用することにより、質の高い医療の提供に努めています。
> 正確な情報を取得・活用するため、マイナ保険証の利用にご協力をお願いいたします。

療機関は、患者に対する初診時問診票の項目について、**別紙様式54**を参考とする。 （令6保医発0305・4、0820・1）

事務連絡 **医療情報取得加算**

問1 **A000**初診料「注15」、**A001**再診料「注19」及び**A002**外来診療料「注10」に規定する医療情報取得加算について、健康保険法第3条第13項に規定する電子資格確認（以下「オンライン資格確認」という）により患者の診療情報等の取得を試みた結果、患者の診療情報等が存在していなかった場合の算定について、どのように考えればよいか。

答 医療情報取得加算を算定する。

問2 医療情報取得加算について、患者が診療情報等の取得に一部でも同意しなかった場合の算定について、どう考えればよいか。また、マイナ保険証が破損等により利用できない場合や患者の個人番号カードの利用者証明用電子証明書が失効している場合の算定は、どうすればよいか。

答 いずれの場合も、医療情報取得加算を算定する。

問3 医療情報取得加算について、情報通信機器を用いた診療を行う場合であっても算定できるのか。

答 居宅同意取得型のオンライン資格確認等システムを活用することで、当該加算を算定できる。なお、情報通信機器を用いた診療において、オンライン資格確認を行うに際しては、事前準備として、次の点について留意する。
- あらかじめ、保険医療機関又は保険薬局において、オンライン資格確認等システムにおいて「マイナ在宅受付Web」のURL又は二次元コードを生成・取得すること等が必要である。

- 患者において、自らのモバイル端末等を用いて二次元コード等から「マイナ在宅受付Web」へアクセスし、マイナンバーカードによる本人確認を行うことで、オンライン資格確認が可能となり、薬剤情報等の提供について、同意を登録すること可能となる。

（参考）「訪問診療等におけるオンライン資格確認の仕組み（居宅同意取得型）の実施上の留意事項について」（令和6年保連発0321第1号・保医発0321第9号）

問4 医療情報取得加算について、**別紙様式54**を参考とした初診時問診票は、**A000**初診料を算定する初診において用いることでよいか。

答 よい。その他小児科外来診療料、外来リハビリテーション診療料、外来放射線照射診療料、小児かかりつけ診療料及び外来腫瘍化学療法診療料を算定する診療においても、医療情報取得加算を算定するときには、**別紙様式54**を参考とした初診時問診票を用いる。

問5 医療情報取得加算について、初診時問診票の項目について**別紙様式54**を参考とするとあるが、当該様式と同一の表現であることが必要か。また、当該様式にない項目を問診票に追加してもよいか。

答 別紙様式54は初診時の標準的な問診票（紙・タブレット等媒体を問わない。以下「問診票」という）の項目等を定めたものであり、必ずしも当該様式と同一の表現であることを要さず、同様の内容が問診票に含まれていればよい。また、必要に応じて、当該様式にない項目を問診票に追加することも差し支えない。

なお、患者情報の取得の効率化の観点から、オンライン資格確認により情報を取得等した場合、当該方法で取得可能な情報については問診票の記載・入力を求めない等の配慮を行う。

問6 医療情報取得加算について、初診時問診票の項目について**別紙様式54**を参考とするとあるが、令和6年6月1日より新たな問診票を作成し使用する必要があるか。

答 必ずしも新たな問診票を作成することは要しないが、**別紙様式54**に示された問診票の項目等が、医療機関において既に使用している問診票に不足している場合は、不足している内容について別紙として作成し、既に使用している問診票とあわせて使用する。

問7 **A001**再診料「注19」及び**A002**外来診療料「注10」に規定する医療情報取得加算について、「算定に当たっては、他院における処方を含めた薬剤情報や必要に応じて健診情報等を問診等により確認する」とあるが、再診時にすべての項目について問診を必ず行う必要があるのか。

答 オンライン資格確認により情報が得られた項目については、省略して差し支えない。 （令6.3.28）（令6.9.3）

問8 医療情報取得加算について、**A000**初診料の医療情報取得加算を算定した月に再診を行った場合において算定できるか。また、医療情報取得加算について、医療情報取得加算を算定した月に、他の疾患で初診を行った場合において算定できるか。

答 いずれも算定不可。

問9 同一の保険医療機関において、同一月に、同一の患者について、他の疾患で初診料を2回算定した場合について、医療情報取得加算を2回算定できるか。

答 算定不可。 （令6.4.12）（令6.9.3）

事務連絡 令和6年度診療報酬改定にかかる「疑義解釈資料」の医療情報取得加算に関する疑義解釈の一部（上記「問1～9」）については、令和6年12月1日以降、「医療情報取得加算2又は医療情報取得加算4」、「医療情報取得加算1又は医療情報取得加算3」、「医療情報取得加算1又は2」、「医療情報取得加算3及び4」、「医療情報取得加算1及び2」、「同加算3」、「同加算4」、「医療情報取得加算3又は医療情報取得加算4」とあるのは、「医療情報取得加算」と読み替える。（上記「問1～9」は修正済み） （令6.9.3）

→医療DX推進体制整備加算（「注16」）

「注16」に規定する医療DX推進体制整備加算は、オンライン資格確認により取得した診療情報・薬剤情報等を

実際の診療に活用できる体制を有するとともに，電子処方箋及び電子カルテ情報共有サービスを導入するなど，質の高い医療を提供するため医療DXに対応する体制を評価するものであり，別に厚生労働大臣が定める施設基準に適合しているものとして地方厚生（支）局長等に届け出た保険医療機関を受診した患者に対して初診を行った場合に，月1回に限り当該基準に係る区分に従い，次に掲げる点数をそれぞれ所定点数に加算する。

イ	医療DX推進体制整備加算1	12点
ロ	医療DX推進体制整備加算2	11点
ハ	医療DX推進体制整備加算3	10点
ニ	医療DX推進体制整備加算4	10点
ホ	医療DX推進体制整備加算5	9点
ヘ	医療DX推進体制整備加算6	8点

(令6保医発0305・4，0830・1，令7保医発0220・8)

事務連絡　医療DX推進体制整備加算

問　A000初診料の「注16」に規定する医療DX推進体制整備加算について，初診料算定時にC000往診料を併せて算定する場合も算定できるか。
答　算定可能。
(令6.11.5)

→自費から保険に切り換えた場合

同一保険医療機関において，同一患者についての診療が自費診療から保険診療に切り換えられたときは，同一の疾病又は負傷に関するものである限り，その切り換えの際には初診はないものであるから初診料を算定することはできない。
(昭32.7.31 保険発112)

→対診を行った場合の初診の取扱い

一保険医療機関において診療を受けている患者につき，他の保険医療機関の保険医が対診を行った場合は，対診を行った保険医が勤務する保険医療機関においても，当該患者につき別個の初診料を算定することができる。
(昭32.7.31 保険発112)

→同一疾病（喘息等の間歇性疾患の治癒，再発）の受診

(1) 喘息，慢性胃腸炎，トラホーム等にて給付を受けていた者が症状軽快の為保険医に無届のまま自ら療養を中止した後症状増悪し，来診ある場合は，全治していないものとして前と継続せる同一疾病と取り扱うべきものであるが，医療を中止したる場合において社会通念上治癒しているものと認め得る状態にあるときは，後の疾病は別個の疾病として取り扱ってよい。
(昭4.10.10 保険発185)

(2) 喘息，てんかん等再三発作を繰り返す疾病において短期間の診療によって軽快し，継続して治療を要せずその間労務及び日常生活にも支障がない場合は，一発作期間を一疾病として取扱う。
(昭26.7.27 保険発193)

(3) 上記の要点はこれらの疾病において，時々発作を起す場合，短期間の診療によって軽快し継続して治療を要せず，その間労務及び日常生活等に支障がないときは，一発作期間をもって一疾病として，そのつど，初診として取扱う。
(昭28.2.27 保文発1029)

(4) 社会通念上の治癒とは，療養中止後相当期間継続して業務に服し治癒したと認め得られる状態にあるか否かによって決すべきで何日間を以って相当期間となすべきかは各個々の場合によって決定すべきものとす。
(昭7.3.9 保規89)

(5) 肺尖カタルにて治療中，漸次自覚症状消失し，他覚的にも殆ど病変を認めざるに至り，患者が新たに就業を希望し，保険医において就業可能と認め就業上支障ない程度のものとせば治癒と認めて差し支えない。
(昭4.12.26 保規612)

(6) 眼疾の自覚症状あり，診察の結果白内障なるも成熟せざるを以って治療を施さず，その後視力障害を来し受診した。このような事例においては，前治療は給付

一旦終了したるものと見做し後の給付は別に期間計算を為してよい。
(昭6.12.26 保険発22)

→2カ所診療所開設の場合の初診料の算定

(1) 同一人が2カ所の診療所（本院，分院）を開設している場合（保険医と開設者とは同一人）において，分院で初診した患者を同一疾病について本院で診療した場合，本院では実際に当該患者について医学的に初診といわれる診療行為があったとは考えられないので，本院における初診料は算定できない。

(2) 分院で診療中の患者から直接本院に往診の請求があった場合の初診料の取扱いも(1)と同様である。

(3) 同一患者に対し，本院，分院にわたって診療を行った場合における診療報酬請求明細書は，本院分，分院分にそれぞれ区分して2枚作成する。
(昭35.7.27 保文発6083)

(4) 2診療所を開設している保険医が，本院で患者を初診し，同日容態悪化のため分院で往診依頼を受けて往診した場合の初診料は同一保険医の診療であるから算定できない。
(昭38.2.1 保文発41)

第2節　再診料

A001　再診料　　　75点

注1　保険医療機関（許可病床のうち一般病床に係るものの数が200以上のものを除く）において再診を行った場合（別に厚生労働大臣が定める施設基準〔告示3第3・1の3，p.1069〕に適合しているものとして地方厚生局長等に届け出た保険医療機関において情報通信機器を用いた再診を行った場合を含む）に算定する。情再

2　医療用医薬品の取引価格の妥結率に関して別に厚生労働大臣が定める施設基準〔告示3第3・1の2，p.1068〕を満たす保険医療機関（許可病床数が200床以上である病院に限る）において再診を行った場合には，注1の規定にかかわらず，**特定妥結率再診料**　再妥減として，**55点**を算定する。

3　同一保険医療機関において，同一日に他の傷病について，別の診療科を再診として受診した場合は，注1の規定にかかわらず，2つ目の診療科に限り，**38点**（注2に規定する場合にあっては，**28点**）を算定する。この場合において，注4から注8まで及び注10から注20までに規定する加算は算定しない。複再　複再妥減

4　6歳未満の乳幼児に対して再診を行った場合は，**乳幼児加算**として，**38点**を所定点数に加算する。ただし，注5又は注6に規定する加算を算定する場合は算定しない。

5　保険医療機関が表示する診療時間以外の時間，休日又は深夜において再診を行った場合は，**時間外加算，休日加算又は深夜加算**として，それぞれ**65点**，**190点**又は**420点**（6歳未満の乳幼児の場合にあっては，それぞれ**135点**，**260点**又は**590点**）を所定点数に加算する。ただし，A000初診料の注7のただし書に規定する保険医療機関にあっては，同注のただし書に規定する時間において再診を行った場合は，**180点**（6歳未満の乳幼児の場合にあっては，**250点**）を所定点数

に加算する。[特]

6 小児科を標榜する保険医療機関（A000初診料の注7のただし書に規定するものを除く）にあっては，夜間であって別に**厚生労働大臣が定める時間**[小特夜]〔告示③第3・1，p.1068〕，休日[小特休]又は深夜（当該保険医療機関が表示する診療時間内の時間に限る）[小特深]において6歳未満の乳幼児に対して再診を行った場合は，注5の規定にかかわらず，それぞれ**135点**，**260点**又は**590点**を所定点数に加算する。

7 A000初診料の注9に規定する別に**厚生労働大臣が定める施設基準**〔告示③第3・2，p.1070〕を満たす保険医療機関（診療所に限る）が，午後6時（土曜日にあっては正午）から午前8時までの間（深夜及び休日を除く），休日又は深夜であって，当該保険医療機関が表示する診療時間内の時間において再診を行った場合は，**夜間・早朝等加算**[夜早]として，**50点**を所定点数に加算する。ただし，注5のただし書又は注6に規定する場合にあっては，この限りでない。

8 入院中の患者以外の患者に対して，慢性疼痛疾患管理並びに別に**厚生労働大臣が定める検査**〔告示③第3・4⑴，p.50〕並びに第7部リハビリテーション，第8部精神科専門療法，第9部処置，第10部手術，第11部麻酔及び第12部放射線治療を行わないものとして別に**厚生労働大臣が定める計画的な医学管理**〔告示③第3・4⑵，p.50〕を行った場合は，**外来管理加算**として，**52点**を所定点数に加算する。

9 患者又はその看護に当たっている者から電話等によって治療上の意見を求められて指示をした場合においても，再診料を算定することができる。ただし，この場合において，注8，注12，注13及び注15から注20までに規定する加算は算定しない。

10 別に**厚生労働大臣が定める施設基準**〔告示③第3・5，p.1078〕に適合しているものとして地方厚生局長等に届け出た保険医療機関（診療所に限る）において再診を行った場合には，当該基準に係る区分に従い，次に掲げる点数をそれぞれ所定点数に加算する。
　イ　**時間外対応加算1**　[時外1]　　**5点**
　ロ　**時間外対応加算2**　[時外2]　　**4点**
　ハ　**時間外対応加算3**　[時外3]　　**3点**
　ニ　**時間外対応加算4**　[時外4]　　**1点**

11 個別の費用の計算の基礎となった項目ごとに記載した明細書の発行等につき別に**厚生労働大臣が定める施設基準**〔告示③第3・6，p.1079〕を満たす保険医療機関（診療所に限る）を受診した患者については，**明細書発行体制等加算**[明]として，**1点**を所定点数に加算する。

12 別に**厚生労働大臣が定める施設基準**〔告示③第3・7，p.1079〕に適合しているものとして地方厚生局長等に届け出た保険医療機関（診療所に限る）において，脂質異常症，高血圧症，糖尿病，慢性心不全，慢性腎臓病（慢性維持透析を行っていないものに限る）又は認知症のうち2以上の疾患を有する患者に対して，当該患者の同意を得て，療養上必要な指導及び診療を行った場合には，**地域包括診療加算**として，当該基準に係る区分に従い，次に掲げる点数を所定点数に加算する。
　イ　**地域包括診療加算1**　[再包1]　　**28点**
　ロ　**地域包括診療加算2**　[再包2]　　**21点**

13 別に**厚生労働大臣が定める施設基準**〔告示③第3・7の2，p.1082〕を満たす保険医療機関（診療所に限る）において，認知症の患者〔認知症以外に1以上の疾患（疑いのものを除く）を有するものであって，1処方につき5種類を超える内服薬の投薬を行った場合及び1処方につき抗うつ薬，抗精神病薬，抗不安薬又は睡眠薬を合わせて3種類を超えて投薬を行った場合のいずれにも該当しないものに限る〕に対して，当該患者又はその家族等の同意を得て，療養上必要な指導及び診療を行った場合には，**認知症地域包括診療加算**として，当該基準に係る区分に従い，次に掲げる点数を所定点数に加算する。[再認包1][再認包2]
　イ　**認知症地域包括診療加算1**　　**38点**
　ロ　**認知症地域包括診療加算2**　　**31点**

14 注12又は注13の場合において，他の保険医療機関に入院した患者又は介護保険法第8条第28項に規定する介護老人保健施設（以下「介護老人保健施設」という）に入所した患者について，当該他の保険医療機関又は介護老人保健施設と連携して薬剤の服用状況や薬剤服用歴に関する情報共有等を行うとともに，当該他の保険医療機関又は介護老人保健施設において処方した薬剤の種類数が減少した場合であって，退院後又は退所後1月以内に当該他の保険医療機関又は介護老人保健施設から入院中又は入所中の処方内容について情報提供を受けた場合には，**薬剤適正使用連携加算**[薬適連]として，退院日又は退所日の属する月から起算して2月目までに1回に限り，**30点**を更に所定点数に加算する。

15 組織的な感染防止対策につき別に**厚生労働大臣が定める施設基準**〔告示③第3・3の3，p.1071〕に適合しているものとして地方厚生局長等に届け出た保険医療機関（診療所に限る）において再診を行った場合は，**外来感染対策向上加算**[再感]として，月1回に限り**6点**を所定点数に加算する。ただし，発熱その他感染症を疑わせるような症状を呈する患者に対して適切な感染防止対策を講じた上で再診を行った場合については，**発熱患者等対応加算**[再熱対]として，月1回に限り**20点**を更に所定点数に加算する。

16 注15本文に該当する場合であって，感染症対策に関する医療機関間の連携体制につ

き別に**厚生労働大臣が定める施設基準**〔告示③第3・3の4, p.1074〕に適合しているものとして地方厚生局長等に届け出た保険医療機関において再診を行った場合は，**連携強化加算** 再連 として，月1回に限り**3点**を更に所定点数に加算する。

17　注15本文に該当する場合であって，感染防止対策に資する情報を提供する体制につき別に**厚生労働大臣が定める施設基準**〔告示③第3・3の5, p.1074〕に適合しているものとして地方厚生局長等に届け出た保険医療機関において再診を行った場合は，**サーベイランス強化加算** 再サ として，月1回に限り**1点**を更に所定点数に加算する。

18　注15本文に該当する場合であって，抗菌薬の使用状況につき別に**厚生労働大臣が定める施設基準**〔告示③第3・3の6, p.1074〕に適合しているものとして地方厚生局長等に届け出た保険医療機関において再診を行った場合は，**抗菌薬適正使用体制加算** 再抗菌適 として，月に1回に限り**5点**を更に所定点数に加算する。

19　別に**厚生労働大臣が定める施設基準**〔告示③第3・3の7, p.1075〕を満たす保険医療機関を受診した患者に対して十分な情報を取得した上で再診を行った場合は，**医療情報取得加算** 医情 として，3月に1回に限り**1点**を所定点数に加算する。

20　別に**厚生労働大臣が定める施設基準**〔告示③第3・3の9, p.1078〕に適合しているものとして地方厚生局長等に届け出た保険医療機関において，看護師等といる患者に対して情報通信機器を用いた診療を行った場合は，**看護師等遠隔診療補助加算** 看師補 として，**50点**を所定点数に加算する。

【2024年改定による主な変更点】
(1)　「注10」時間外対応加算に「2」が新設された。
　　加算1：常勤の医師・看護師等による常時対応
　　加算2：非常勤の医師・看護師等による常時対応
　　加算3：常勤の医師・看護師等による夜間数時間の対応
　　加算4：複数の診療所で対応。当番日は夜間数時間の対応
(2)　時間外対応加算において，週3日以上常態として勤務し，所定労働時間22時間以上の非常勤の医師又は看護職員等により，常時対応ができる場合は加算1を，夜間数時間の対応ができる場合は加算3を満たすとされた。
(3)　「注12」地域包括診療加算，「注13」認知症地域包括診療加算の算定要件に，①患者・家族からの求めに応じ文書を交付して説明を行うことが望ましい，②介護支援専門員や相談支援専門員からの相談に対応する，③リフィル処方や長期処方に対応する――ことなどが追加された。
(4)　「注12」地域包括診療加算，「注13」認知症地域包括診療加算の施設基準に，①担当医が認知症研修を修了していることが望ましい，②介護支援専門員や相談支援専門員からの相談・リフィル処方・長期処方に対応可能であることを掲示する，③上記②の掲示事項を原則としてウェブサイトに掲載する（【経過措置】2025年5月末まで猶予），④意思決定支援に係る指針を定めている――ことが追加された。また，「いずれかを満たすこと」とされる実績に，①担当医が市区町村の認知症施策に協力，②担当医がサービス担当者会議に参加，③担当医が地域ケア会議に参加，④介護支援専門員と相談の機会を構築――していることが追加された。

(5)　「注15」外来感染対策向上加算について，①発熱患者等の受入れを公表し，患者の動線を分ける等の対応を行う体制がある，②感染症法に基づく**第二種協定指定医療機関**である――ことなどが要件とされた。
(6)　【新設】「注15」発熱患者等対応加算：発熱患者等に対して感染防止対策を講じて再診を行った場合，外来感染対策向上加算に加えて，さらに20点を月1回加算できる。
(7)　【新設】「注18」抗菌薬適正使用体制加算：①抗菌薬使用状況をモニタリングするサーベイランスに参加，②直近6か月の外来で使用する抗菌薬のうちAccess抗菌薬の使用率が60%以上又は①のサーベイランス参加病院・有床診療所全体の上位30%以内――の届出医療機関で月1回算定可。
(8)　2022年10月に新設された医療情報・システム基盤整備体制充実加算が「**医療情報取得加算**」（注19）に変更された。
(9)　【新設】「注20」看護師等遠隔診療補助加算：へき地診療所・へき地医療拠点病院において，D to P with N（患者が看護師等といる場合の情報通信機器を用いた診療）を実施した場合に算定可。

【2024年12月の一部改定】
医療情報取得加算（注19）：2024年12月からマイナ保険証の使用が基本とされたことに伴い，オンライン資格確認によらない場合の点数（2点）が廃止され，1点に統一された。

→**再診料の算定の原則**　　　摘要欄 p.1668
(1)　再診料は，診療所又は一般病床の病床数が200床未満の病院において，再診の都度（同一日において2以上の再診があってもその都度）算定できる。
(2)　「注1」に規定する情報通信機器を用いた再診については，A000初診料の(2)の取扱いと同様である。ただし，この場合にあっては外来管理加算は算定できない。
(3)　「注2」に規定する保険医療機関の取扱いについては，A000初診料の(10)から(12)（p.36）までと同様である。
(4)　2以上の傷病について同時に再診を行った場合の再診料は，当該1日につき1回に限り算定する。ただし，同一保険医療機関において，同一日に他の傷病について，患者の意思に基づき，別の診療科を再診として受診した場合は，現に診療継続中の診療科1つに限り，「注3」に掲げる所定点数を算定できる。この場合において，「注4」から「注8」まで，「注10」から「注20」までに規定する加算は，算定できない。
(5)　A傷病について診療継続中の患者が，B傷病に罹り，B傷病について初診があった場合，当該初診については，初診料は算定できないが，再診料を算定できる。

(令6保医発0305・4)

事務連絡　**再診料**
問　保険医療機関が実施する健康診断を受診する患者について，健康診断の同一日に当該保険医療機関において，1回の受診で保険診療を行う場合は，再診料を算定することは可能か。
答　保険診療として治療中の疾病又は負傷に対する医療行為を，健康診断として実施する場合は，再診料を算定できない。

(令6.12.6)

参考　問　再診料の取扱いで，同一日か否かにかかわらず医師の診察なしの検査や画像診断の際の再診料は算定できないとされているが，以下の場合はどうか。
①　検査や画像診断を施行する日に診察が行われれば当然算定できると考えるが，どうか。
②　検査，画像診断の結果のみを聞きに来た場合，再診料は算定できないとされているが，検査，画像診断の結果をもとに診察した場合は算定できるか。
③　止むを得ない事情で看護に当たっている者から病状を聞いて薬剤を投与した場合，再診料が算定できるか。
④　再診料の請求のない検査・画像診断の請求の場合，その日は実日数に数えないのか。

⑤ 再診料の請求のない検査や画像診断のみ算定する日の窓口一部負担金の徴収は行わないのか。
答 以下の通りである。
① 算定できる。
② 診察が行われれば算定できる。
③ 算定できる。
④ 数えない。
⑤ 療養の給付が行われているので窓口一部負担金が発生する患者の場合は徴収する。訪問看護・指導料の場合なども同様である。
(平14.4.5 全国保険医団体連合会)

■事務連絡■ 再診料・外来診療料（複数科受診）
問1 同一日に内科で「糖尿病」について診察を受け、同時に眼科で「糖尿病性網膜症」について診察を受けた場合は、眼科で2科目の再診料を算定できるのか。
答 関連のある疾病のため、2科目の再診料は算定できない。
問2 内科で再診料と外来管理加算を算定し、同時に眼科を再診で受診し処置を行った場合、内科で算定した外来管理加算はそのまま算定できるか。
答 算定できない。
問3 2科目の再診料は、診療所においても算定できるのか。
答 診療所においても要件を満たせば算定可能である。
問4 同一日の同時に2科目の再診料（外来診療料）を算定する場合で、緊急で時間外に異なる科を受診した場合にも時間外加算は算定できないのか。
答 算定できない。
問5 初診と再診を合わせて同一日の同時に3科を受診する場合、3科目の初診料又は再診料（外来診療料）は算定できるのか。
答 初診料・再診料（外来診療料）を合わせて2科目までしか算定できない。
(平24.3.30)

■→時間外加算等の取扱い（「注5〜7」）■
再診料における時間外加算、休日加算、深夜加算、時間外特例加算及び夜間・早朝等加算の取扱いは、初診料の場合と同様である (p.39)。
(令6保医発0305・4)

■事務連絡■ 時間外加算等
問 A001再診料の「注5」並びに「注6」に規定する加算及びA002外来診療料の「注8」並びに「注9」に規定する加算については、所定の入院料と別途算定可能となったが、当該加算については、入院後に入院中の保険医療機関において別疾患で再診を受けた場合であっても算定可能か。
答 算定できない。
(平28.4.25)

■→外来管理加算（「注8」）■
ア 外来管理加算は、処置、リハビリテーション等（診療報酬点数のあるものに限る）を行わずに計画的な医学管理を行った場合に算定できる。
イ 外来管理加算を算定するに当たっては、医師は丁寧な問診と詳細な身体診察（視診、聴診、打診及び触診等）を行い、それらの結果を踏まえて、患者に対して症状の再確認を行いつつ、病状や療養上の注意点等を懇切丁寧に説明するとともに、患者の療養上の疑問や不安を解消するため次の取組を行う。
［提供される診療内容の事例］
1 問診し、患者の訴えを総括する。
「今日伺ったお話では、『前回処方した薬を飲んで、熱は下がったけれど、咳が続き、痰の切れが悪い』ということですね」
2 身体診察によって得られた所見及びその所見に基づく医学的判断等の説明を行う。
「診察した結果、頸のリンパ節やのどの腫れは良くなっていますし、胸の音も問題ありません。前回に比べて、ずいぶん良くなっていますね」
3 これまでの治療経過を踏まえた、療養上の注意等の説明・指導を行う。
「先日の発熱と咳や痰は、ウイルスによる風邪の症状だと考えられますが、○○さんはタバコを吸っているために、のどの粘膜が過敏で、ちょっとした刺激で咳が出やすく、痰がなかなか切れなくなっているようです。症状が落ち着くまで、しばらくの間はタバコを控えて、部屋を十分に加湿し、外出するときにはマスクをした方が良いですよ」
4 患者の潜在的な疑問や不安等を汲み取る取組を行う。
「他に分からないことや、気になること、ご心配なことはありませんか」
ウ 診察に当たっては、イに規定する項目のうち、患者の状態等から必要と思われるものを行うこととし、必ずしも全ての項目を満たす必要はない。また、患者からの聴取事項や診察所見の要点を**診療録**に記載する。
エ 外来管理加算は、標榜する診療科に関係なく算定できる。ただし、複数科を標榜する保険医療機関において、外来患者が2以上の傷病で複数科を受診し、一方の科で処置又は手術等を行った場合は、他科において外来管理加算は算定できない。
オ C000往診料を算定した場合にも、再診料に加えて外来管理加算を算定できる。
カ 投薬は本来直接本人を診察した上で適切な薬剤を投与すべきであるが、やむを得ない事情で看護に当たっている者から症状を聞いて薬剤を投与した場合においても、再診料は算定できるが、外来管理加算は算定できない。また、多忙等を理由に、イに該当する診療行為を行わず、簡単な症状の確認等を行ったのみで継続処方を行った場合にあっては、再診料は算定できるが、外来管理加算は算定できない。
キ 「注8」の厚生労働大臣が別に定める検査とは、第2章第3部第3節生体検査料のうち、次の各区分に掲げるものをいう。
超音波検査等
脳波検査等
神経・筋検査
耳鼻咽喉科学的検査
眼科学的検査
負荷試験等
ラジオアイソトープを用いた諸検査
内視鏡検査
(令6保医発0305・4)

■事務連絡■ 外来管理加算
問1 電話による再診や遠隔医療を行った場合にも、外来管理加算は算定できるのか。
答 「医師による直接の診察」に該当しないため、算定できない。
(平20.3.28、一部修正)
問2 基本診療料に含まれる処置について、それらを実施した際に使用した薬剤の費用を第9部処置の第3節薬剤料で算定した場合においても、外来管理加算は算定できるか。
答 算定できる。
問3 標準的算定日数の除外対象者以外の患者で、標準的算定日数を超え月に13単位を超えて、選定療養で疾患別リハビリテーションを請求している診療の場合は、リハビリテーションを行わなかった場合として、外来管理加算を算定できるか。
答 算定できない。
(平20.5.9)
問4 外来管理加算は、小児や認知症患者等、本人から症状を聴取することが困難な場合であって、付き添いの家族等から症状を聞いて診療を行った場合に算定できるのか。
答 小児や認知症患者等の本人から問診を行うことが困難な場合において、家族等から症状を聞いて本人に対して診察を行い、家族等に対して懇切丁寧な説明を行った場合には、外来管理加算を算定できる。
(平20.10.15、一部修正)
問5 A001再診料の「注8」に規定する外来管理加算について、「注1」に規定する情報通信機器を用いた再診を行った場合も算定可能か。

答 外来管理加算の算定に当たっては，医師は丁寧な問診と詳細な身体診察（視診，聴診，打診及び触診等）を行う必要があるため，算定不可。
(令4.3.31)

参考 再診料，外来管理加算について
「同日再診」（一度受診して帰宅した後に，再び症状を訴えて受診したような場合で，再診料を同日に2回以上算定しうる場合）は，外来管理加算も（算定の要件を満たせば）加算できる。外来管理加算は，電話再診の場合は算定できない。

●告示3 基本診療料の施設基準等

第3 4 医科再診料の外来管理加算に係る厚生労働大臣が定める検査及び計画的な医学管理

(1) 厚生労働大臣が定める検査
医科点数表の第2章第3部第3節生体検査料に掲げる検査のうち，（超音波検査等），（脳波検査等），（神経・筋検査），（耳鼻咽喉科学的検査），（眼科学的検査），（負荷試験等），（ラジオアイソトープを用いた諸検査）及び（内視鏡検査）の各区分に掲げるもの

(2) 厚生労働大臣が定める計画的な医学管理
入院中の患者以外の患者に対して，慢性疼痛疾患管理並びに一定の検査，リハビリテーション，精神科専門療法，処置，手術，麻酔及び放射線治療を行わず，懇切丁寧な説明が行われる医学管理

→電話等による再診（「注9」）

ア 当該保険医療機関で初診を受けた患者について，再診以後，当該患者又はその看護に当たっている者から直接又は間接〔電話又はリアルタイムでの画像を介したコミュニケーション（以下「ビデオ通話」という）による場合を含む〕に，治療上の意見を求められた場合に，必要な指示をしたときには，再診料を算定できる。
なお，定期的な医学管理を前提として行われる場合は算定できない。ただし，平成30年3月31日以前に，3月以上継続して定期的に，電話，テレビ画像等による再診料を算定していた患者については，当該医学管理に係る一連の診療が終了するまでの間，当該再診料を引き続き算定することができる。その場合には，オの規定にかかわらず，時間外加算，休日加算，深夜加算又は夜間・早朝等加算は算定できない。

イ 電話又はビデオ通話による再診（聴覚障害者である患者に係る再診に限り，ファクシミリ又は電子メール等によるものを含む）は，患者の病状の変化に応じ療養について医師の指示を受ける必要のある場合であって，当該患者又はその看護に当たっている者からの医学的な意見の求めに対し治療上必要な適切な指示をした場合に限り算定する。ただし，電話又はビデオ通話による指示等が，同一日における初診又は再診に附随する一連の行為とみなされる場合，時間おきに病状の報告を受ける内容のものである場合等は，再診料を算定できない。また，ファクシミリ又は電子メール等による再診については，再診の求めに速やかに応じた場合に限り算定できるものとし，この場合においては，**診療録**に当該ファクシミリ等の送受信の時刻を記載するとともに，当該ファクシミリ等の写しを添付する。

ウ 乳幼児の看護に当たっている者から電話等によって治療上の意見を求められて指示した場合は，「注4」の乳幼児加算を算定する。

エ 時間外加算を算定すべき時間，休日，深夜又は夜間・早朝等に患者又はその看護に当たっている者から電話等によって治療上の意見を求められて指示した場合は，時間外加算，休日加算，深夜加算又は夜間・早朝等加算を算定する。ただし，ファクシミリ又は電子メール等による再診については，これらの加算は算定できない。

オ 当該再診料を算定する際には，第2章第1部の各区分に規定する医学管理等は算定できない。ただし，急病等で患者又はその看護に当たっている者から連絡を受け，治療上の必要性から，休日又は夜間における救急医療の確保のために診療を行っていると認められる次に掲げる保険医療機関の受診を指示した上で，指示を行った同日に，受診先の医療機関に対して必要な診療情報を文書等（ファクシミリ又は電子メールを含む）で提供した場合は，B009診療情報提供料（Ⅰ）を算定できる。
(イ) 地域医療支援病院
(ロ) 救急病院等を定める省令に基づき認定された救急病院又は救急診療所
(ハ) 「救急医療対策の整備事業について」に規定された病院群輪番制病院，病院群輪番制に参加している有床診療所又は共同利用型病院

カ 当該再診料を算定する際には，予約に基づく診察による特別の料金の徴収はできない。
(令6保医発0305・4)

事務連絡 電話等による再診

問1 電話等による再診について，休日又は夜間における救急医療の確保のために診療を行っていると認められる保険医療機関の受診を指示した上で，指示を行った同日に必要な診療情報を文書等で提供した場合は，B009診療情報提供料（Ⅰ）を算定できるとあるが，例えば，夜間に患者から連絡を受けて当該指示を行い，診療情報の提供を行うまでに日付が変わった場合は算定できないか。

答 診療情報の提供は，受診の指示を行った後，速やかに行う必要があるが，診療時間外に患者等から連絡を受けて当該指示を行い，翌日の診療を開始するまでの間に診療情報の提供を行った場合は算定できる。
(令2.3.31)

問2 電話等による再診の算定要件には，「電話，テレビ画像等による場合」とあるが，リアルタイムでの画像を介したコミュニケーション（ビデオ通話）が可能な情報通信機器を用いる場合を含むか。また，含む場合，情報通信機器の利用に要する費用は別途徴収可能か。

答 電話等による再診については，当該保険医療機関で初診を受けた患者であって，再診以後，当該患者又はその看護を行っている者から直接又は間接に治療上の意見を求められ，必要な指示をした場合に算定できるものであり，一定の緊急性が伴う予定外の受診を想定している。このような診療であって，リアルタイムでの画像を介したコミュニケーション（ビデオ通話）が可能な情報通信機器を用いて行うものも，「電話，テレビ画像等による場合」に含めて差し支えない。
なお，電話等による再診やオンライン診察における，電話やテレビ画像等の送受信に係る費用（通話料等）は，療養の給付と直接関係ないサービス等の費用として，社会通念上妥当適切な額の実費を別途徴収できるが，これはオンライン診療料の算定における，計画的な医学管理のための予約や受診等に係る総合的なシステムの利用に要する費用（システム利用料）とは異なるものであり，電話等による再診においてシステム利用料を徴収することはできない。

問3 平成30年3月31日以前に，3月以上継続して定期的に，電話，テレビ画像等による再診料を算定していた患者については，当該医学管理に係る一連の診療が終了するまでの間，引き続き「電話等による再診」を算定できるとされている。この場合，予約や受診等に係るシステム利用に要する費用（システム利用料）については，別途徴収可能か。

答 平成30年3月31日以前に，3月以上継続して定期的に，電話，テレビ画像等による再診料を算定していた患者については，当該医学管理に係る一連の診療が終了するまでに限り，オンライン診療料を算定する場合と同様に，予約や

受診等に係るシステム利用に要する費用（システム利用料）として，社会通念上妥当適切な額の実費を別途徴収できる。
（平30.7.10）
問4 当該保険医療機関で初診を受けた患者について，再診以後，当該患者又はその看護に当たっている者から電話等（テレビ画像等による場合も含む）により治療上の意見を求められ，必要な指示をしたときは，再診料を算定できるか。
答 再診料を算定できる。
問5 診療継続中の患者が任意に診療を中止し，1月以上経過した後に，慢性疾患等明らかに同一の疾病について電話等（テレビ画像等による場合も含む）により治療上の意見を求められ，必要な指示が行われた場合であっても，再診料を算定できるか。
答 再診料を算定できる。
（平28.11.17）

→時間外対応加算（「注10」）

ア　時間外対応加算は，地域の身近な診療所において，患者からの休日・夜間等の問い合わせや受診に対応することにより，休日・夜間に病院を受診する軽症患者の減少，ひいては病院勤務医の負担軽減につながるような取組を評価する。

イ　当該加算を算定するに当たっては，当該保険医療機関において，算定する区分に応じた対応を行うとともに，緊急時の対応体制や連絡先等について，院内掲示，連絡先を記載した文書の交付，診察券への記載等の方法により患者に対して周知する。

ウ　電話等による相談の結果，緊急の対応が必要と判断された場合には，外来診療，往診，他の医療機関との連携又は緊急搬送等の医学的に必要と思われる対応を行う。

エ　なお，電話等による再診の場合であっても，時間外対応加算の算定が可能である。
（令6保医発0305・4）

事務連絡 時間外対応加算
問1 施設基準にある「当該診療所において対応できる体制」とは，すぐに診察が可能である必要があるか。
答 患者からの電話等による問い合わせに対応できる体制であれば，必ずしも，診察が可能である体制でなくてよい。
問2 対応が求められる時間帯においては，必ず医師が直接対応することが必要か。
答 できるだけ速やかに対応する体制があれば，必ずしも直接，医師が対応することに限定するものではなく，例えば，転送電話や職員が対応した後に連絡等を受ける体制も認められる。
問3 時間外対応加算4について，連携する医療機関間の距離に係る要件はあるのか。
答 患者が通院可能な範囲であれば連携を行うことが可能であり，現時点においては，具体的な距離の要件はない。例えば，近接に医療機関が少ない地域等においては，地域の実態にあわせた連携を行うことが可能である。
問4 時間外対応加算1～3において，学会等のやむを得ない事情で例外的に時間外の対応ができない場合，時間外の対応を，他の病院又は診療所（休日・夜間診療所含む）で代替することは可能か。
答 原則，自院で対応することとするが，やむを得ない事情がある場合には，例外的に，他の病院又は診療所（休日・夜間診療所含む）との連携による対応も可能である。なお，その場合においても，事前に患者及び関係者に連携医療機関での対応となることを伝えること。
問5 時間外対応加算3及び4における標榜時間外の夜間の数時間とは，例えば深夜も含まれるのか。
答 標榜時間外の夜間の数時間の対応が必要であるが，深夜（午後10時から午前6時）及び休日（時間外対応加算4については当番日以外の日）においては，必ずしも対応は必要ない。その場合，留守番電話等により，当番の診療所や地域の救急医療機関等の案内を行うなど，対応に配慮する。
問6 時間外対応加算4について，当番日の医療機関は，自院の標榜時間外の数時間の対応を行う必要があるのか。

答 そのとおり。
（平24.3.30，一部修正）
問7 時間外対応加算3で求められる標榜時間外の夜間の数時間の対応について，午後を休診としている日の場合はどのような対応が必要か。
答 当該加算を算定する診療所において，標榜時間外の夜間の数時間は，原則として当該診療所において対応できる体制が取られている必要があるが，午後を休診としている日は，標榜時間外の数時間の対応で差し支えない。その場合，対応を行わない夜間及び深夜（午後6時から午前6時）等においては留守番電話等により，地域の救急医療機関等の案内を行うなど，対応に配慮する。
（平24.6.7，一部修正）
問8 A001再診料の「注10」に規定する時間外対応加算において，患者からの電話等による問い合わせに対応する体制が求められているが，ビデオ通話による問い合わせに対してビデオ通話で対応する体制でよいか。
答 よい。
（令6.4.26）

事務連絡 時間外対応加算（旧・地域医療貢献加算のQA）
問1 標榜時間外における対応体制等の要件を満たしていれば，標榜時間内の再診時にも当該加算の算定が可能か。
答 可能。
（平22.3.29，一部修正）
問2 再診料が包括される小児科外来診療料や在宅患者訪問診療料などを算定した場合，時間外対応加算，明細書発行体制等加算など再診料の加算は算定できないのか。
答 そのとおり。
問3 留守番電話対応について音声ガイダンスにて医療機関の紹介をすることに加えて，メッセージの録音が必要であるか。また，速やかにコールバックする必要があるか。
答 メッセージの録音を行い，録音内容に応じて速やかにコールバックを行うことが必要である。
（平22.4.30，一部修正）

参考 時間外対応加算
問1 電話等による問い合わせに対し，対応できる体制とあるが，携帯電話への転送等でもよいか。
答 携帯電話への転送でもよい。
問2 時間外の連絡先について，電話の転送サービス等を活用するなどして，必ず医師が対応する必要があるか。
答 診療所職員が対応に当たり，患者からの電話の後，速やかに医師に連絡を行い対応することでもよい。
問3 患者からの問い合わせはメール対応でもよいか。
答 電話での対応が原則だが，患者の同意を得ていれば，速やかな応答を条件に携帯メール等を併用してもよい。
問4 学会出張等の場合の取り扱いはどうか。
答 学会等への参加のため電話連絡等に対応できない場合には，連携医療機関の連絡先を患者に知らせることでもよい。
問5 病院や地域医師会が当番制で主務する休日・夜間診療所を緊急時の対応施設とする場合は，当該病院又は休日・夜間診療所の連絡先に加え，出務医日程表を掲示することが必要か。
答 基本的には自院での対応を原則とするが，やむを得ない事情等により病院又は休日・夜間診療所と連携することについては，例外的な対応として認められる。したがって，当該加算の算定に当たって，患者に対し出務医日程表の掲示までは必要ないが，連携する病院又は休日・夜間診療所の連絡先等，必要な情報は提供する必要がある。
問6 特別な関係にある医療機関にのみ連携して対応する場合でも算定可能か。
答 算定可能。
問7 お盆や年末年始など，一部対応ができない期間があっても届出が可能か。
答 不可。
（平22.3.18 全日本病院協会）
問8 時間外対応加算は初診時には算定できないのか。
答 再診料の加算であり，再診時のみ算定できる。
問9 時間外等の連絡先について，院内掲示や診察券への記載等複数の周知方法が示されているが，複数の方法でしなければならないのか。
答 どれか一つの方法で周知すればよい。
問10 時間外対応加算を算定する旨を患者に知らせておく必要があるのか。

答　必要である。療養担当規則で、届出をした点数については、点数名やサービス内容について院内掲示することが求められている。
(平22.4.5 全国保険医団体連合会)

事務連絡　明細書発行体制等加算
問1　明細書が不要である旨申し出た患者に対しても明細書発行体制等加算を算定してよいのか。
答　算定可。
問2　明細書としてレセプトを交付している場合でも要件に該当するのか。
答　個別の点数がわかるように必要な情報を付したうえで交付していれば、レセプトでも差し支えない。
問3　明細書発行体制等加算の要件には、レセプト電子請求を行っていることとあるが、電子請求の届出を審査支払機関に既に提出しており、確認試験中である場合には、当該要件を満たすことになるのか。
答　電子請求を行っていることが要件であるため、電子請求が可能となる月から算定可能である。具体的には、例えば5月10日の請求から電子請求が可能となる場合には、その他の要件を満たしていれば、5月1日の診療分から明細書発行体制等加算が算定可能となる。
(平22.3.29、一部修正)
問4　医科歯科併設の診療所において、医科についてのみ電子請求を行い、明細書を発行している場合は、医科についてのみ明細書発行体制等加算を算定できるのか。
答　算定できる。
(平22.4.13、一部修正)
問5　明細書発行体制等加算に係る施設基準を満たしている保険医療機関において、何らかの理由により、「療養の給付及び公費負担医療に関する費用の請求に関する省令」(昭和51年厚生省令第36号) 附則第4条第5項の規定に基づきレセプトを書面により請求することとなる場合、当該加算の算定に係る取扱いはどのようにするのか。
答　同項の規定に基づき書面による請求を行っている限り、当該加算の施設基準のひとつである「電子情報処理組織の使用による請求又は光ディスク等を用いた請求を行っていること」に適合しているものとみなす。ただし、同項第4号 (廃止又は休止に関する計画を定めている保険医療機関又は保険薬局) に該当するために書面による請求を行う場合には、当該基準に適合しているものとはみなさないものとする。
(平22.6.11)

参考　明細書発行体制等加算
問　初診料算定患者に明細書発行体制等加算は算定できるか。
答　再診料の加算であるため算定できない。ただし初診の際にも明細書は無償で発行しなければならない。
(平22.4.6 全国保険医団体連合会)

(編注) 明細書発行については p.25 参照。

→労働者災害補償保険法の療養補償給付を同時に受けている場合
　健康保険法における療養の給付又は高齢者の医療の確保に関する法律 (昭和57年法律第80号) における療養の給付と労働者災害補償保険法 (昭和22年法律第50号) における療養補償給付を同時に受けている場合の再診料 (外来診療料を含む) は、主たる疾病の再診料 (外来診療料を含む) として算定する。なお、入院料及び往診料は、当該入院あるいは往診を必要とした疾病に係るものとして算定する。
(令6保医発0305・4)

→地域包括診療加算　(「注12」)
ア　地域包括診療加算は、外来の機能分化の観点から、主治医機能を持った診療所の医師が、複数の慢性疾患を有する患者に対し、患者の同意を得た上で、継続的かつ全人的な医療を行うことについて評価したものであり、初診時や訪問診療時 (往診を含む) は算定できない。なお、地域包括診療料と地域包括診療加算はどちらか一方に限り届出を行うことができる。
イ　地域包括診療加算の対象患者は、高血圧症、糖尿病、脂質異常症、慢性心不全、慢性腎臓病 (慢性維持透析を行っていないものに限る) 及び認知症の6疾病のうち、2つ以上 (疑いを除く) を有する者である。なお、当該医療機関で診療を行う対象疾病 (上記6疾病のうち2つ) と重複しない疾病を対象とする場合に限り、他医療機関でも当該加算、認知症地域包括診療加算、地域包括診療料又は認知症地域包括診療料を算定可能とする。
ウ　当該患者を診療する担当医を決める。担当医は、慢性疾患の指導に係る適切な研修を修了した医師とし、担当医により指導及び診療を行った場合に当該加算を算定する。なお、服薬、運動、休養、栄養、喫煙、家庭での体重や血圧の計測、飲酒、その他療養を行うに当たっての問題点等に係る生活面の指導については、必要に応じて、当該医師の指示を受けた看護師、管理栄養士又は薬剤師が行っても差し支えない。
エ　患者又はその家族からの求めに応じ、疾患名、治療計画等についての文書を交付し、適切な説明を行うことが望ましい。その際、文書の交付については電子カルテ情報共有サービスにおける患者サマリーに入力し、診療録にその記録及び患者の同意を得た旨を残している場合は、文書を交付しているものとみなすものとする。
オ　当該患者に対し、以下の指導、服薬管理等を行う。
(イ) 患者の同意を得て、計画的な医学管理の下に療養上必要な指導及び診療を行う。
(ロ) 他の保険医療機関と連携及びオンライン資格確認を活用して、患者が受診している医療機関を全て把握するとともに、当該患者に処方されている医薬品を全て管理し、診療録に記載する。必要に応じ、担当医の指示を受けた看護職員等が情報の把握を行うことも可能である。
(ハ) 当該患者について、原則として院内処方を行う。ただし、(ニ)の場合に限り院外処方を可能とする。
(ニ) 院外処方を行う場合は、以下のとおりとする。
① 調剤について24時間対応できる体制を整えている薬局 (以下「連携薬局」という) と連携している。
② 原則として、院外処方を行う場合は連携薬局にて処方を行うこととするが、患者の同意がある場合に限り、その他の薬局での処方も可能とする。その場合、当該患者に対して、時間外においても対応できる薬局のリストを文書により提供し、説明する。
③ 当該患者が受診している医療機関のリスト及び当該患者が当該加算を算定している旨を、処方箋に添付して患者に渡すことにより、当該薬局に対して情報提供を行う。
④ 患者に対して、当該医療機関を受診時に、薬局若しくは当該医療機関が発行するお薬手帳を持参させる。また、当該患者の院外処方を担当する保険薬局から文書で情報提供を受けることでもよい。なお、保険薬局から文書で情報提供を受けた場合も、当該患者に対し、事後的にお薬手帳の提示に協力を求めることが望ましい。
⑤ 診療録にお薬手帳若しくは保険薬局からの文書のコピーを添付又は当該点数の算定時の投薬内容について診療録に記載する。
(ホ) 当該患者に対し、標榜時間外の電話等による問い合わせに対応可能な体制を有し、連絡先について情報提供するとともに、患者又は患者の家族等から連絡を受けた場合には、受診の指示等、速やかに必要な対応を行う。
(ヘ) 当該患者に対し、健康診断や検診の受診勧奨を行い、その結果等を診療録に記載するとともに、患者

(別紙様式47)

「地域包括診療加算」・「認知症地域包括診療加算」に関する説明書

当院では,「地域包括診療加算」等を算定する患者さんに,「かかりつけ医」として,次のような診療を行います。

○ 生活習慣病や認知症等に対する治療や管理を行います。
○ 他の医療機関で処方されるお薬を含め,服薬状況等を踏まえたお薬の管理を行います。
○ 予防接種や健康診断の結果に関する相談等,健康管理に関するご相談に応じます。必要に応じ,専門の医療機関をご紹介します。
○ 介護保険の利用に関するご相談に応じます。
○ 必要に応じ,訪問診療や往診に対応します。
○ 体調不良時等,患者さんからの電話等による問い合わせに対応しています。

連絡先 ▲▲医院　●●●-●●●-●●●●

患者さん・ご家族へのお願い

○ 他の医療機関を受診される場合,お急ぎの場合を除き,担当医にご相談ください。お急ぎの場合に,他の医療機関を受診した場合には,次に当院を受診した際にお知らせください(他の医療機関で受けた投薬なども,お知らせください)。
○ 受診時にはお薬手帳をご持参ください。
○ 処方を受けている薬局のお名前をお知らせください。
○ 健康診断の結果については,担当医にお知らせください。

(別紙様式47)

「地域包括診療加算」・「認知症地域包括診療加算」に関する同意書

「地域包括診療加算」・「認知症地域包括診療加算」について説明を受け,理解した上で,▲▲医院 医師 ○○○○を担当医として,生活習慣病等(●●,□□)に対する継続的な診療,お薬の管理,健康管理に関する相談・指導等を受けることに同意いたします。

※ 他の医療機関で「地域包括診療加算」「認知症地域包括診療加算」「地域包括診療料」「認知症地域包括診療料」を算定している方は,署名する前にお申し出ください。

(患者氏名)

に提供し,評価結果を基に患者の健康状態を管理する。
(ト) 当該患者に対し,必要に応じ,要介護認定に係る主治医意見書を作成する。
(チ) 必要に応じ,患者の予防接種の実施状況を把握すること等により,当該患者からの予防接種に係る相談に対応する。
(リ) 患者の同意について,当該加算の初回算定時に,**別紙様式47**を参考に,当該患者の署名付の同意書を作成し,**診療録**に添付する。ただし,直近1年間に4回以上の受診歴を有する患者については,**別紙様式47**を参考に診療の要点を説明していれば,同意の手続きは省略して差し支えない。なお,当該医療機関自ら作成した文書を用いることでよい。
(ヌ) 当該加算を算定する場合は,投薬の部に掲げる「7種類以上の内服薬の投薬を行う場合」の規定は適用しないものである。
(ル) 認知症の患者に対し本加算を算定する場合であって,当該患者の病状から,患者への説明及び患者の同意について,患者の家族等への説明及び当該患者の家族等による同意による方が適切と考えられる場合には,当該部分について「患者」を「患者の家族等」と読み替えるものとする。

カ 当該医療機関において,院内掲示により以下の対応が可能なことを周知し,患者の求めがあった場合に適切に対応する。
(イ) 健康相談を行っている。
(ロ) 介護保険に係る相談を行っている。
(ハ) 予防接種に係る相談を行っている。

キ 当該保険医療機関に通院する患者について,介護保険法第7条第5項に規定する介護支援専門員及び障害者の日常生活及び社会生活を総合的に支援するための法律に基づく指定計画相談支援の事業の人員及び運営に関する基準(平成24年厚生労働省令第28号)第3条第1項に規定する相談支援専門員からの相談に適切に対応するとともに,当該対応が可能であることを当該保険医療機関の見やすい場所に掲示する。

ク 患者の状態に応じ,28日以上の長期の投薬を行うこと又はリフィル処方箋を交付することについて,当該対応が可能であることを当該保険医療機関の見やすい場所に掲示するとともに,患者から求められた場合に適切に対応する。

ケ キ及びクの掲示事項について,原則として,ウェブサイトに掲載している。

コ 抗菌薬の適正な使用を推進するため,「抗微生物薬適正使用の手引き」(厚生労働省健康局結核感染症課)を参考に,抗菌薬の適正な使用の普及啓発に資する取組を行っている。

事務連絡 問 手引きを参考にした抗菌薬の適正な使用の普及啓発に資する取組とはなにか。
答 普及啓発の取組としては,患者に説明するほか,院内にパンフレットを置くことやポスターを掲示する等の対応を行っていること。
(平30.3.30)

サ 地域包括診療加算1を算定する医療機関においては,往診又は訪問診療を提供可能である。往診又は訪問診療の対象の患者には,24時間対応可能な連絡先を提供し,患者又は患者の家族等から連絡を受けた場合には,往診,外来受診の指示等,速やかに必要な対応を行う。特掲診療料施設基準通知の第9在宅療養支援診療所の施設基準の1の(1) (p.1349) に規定する在宅療養支援診療所以外の診療所においては以下の(ロ),在宅療養支援診療所以外の診療所については以下の全てについて,連携する他の保険医療機関とともに行うことも可能である。
(イ) 24時間の連絡体制
(ロ) 連絡を受けて行う往診又は外来診療の体制

(令6保医発0305・4) (令6.5.1)

→**認知症地域包括診療加算**(「注13」)
ア 認知症地域包括診療加算は,外来の機能分化の観点から,主治医機能を持った診療所の医師が,認知症患者であって以下の全ての要件を満たす患者に対し,患者の同意を得た上で,継続的かつ全人的な医療を行うことについて評価したものであり,初診時や訪問診療時(往診を含む)は算定できない。
(イ) 認知症以外に1以上の疾病(疑いを除く)を有する者
(ロ) 同月に,当該保険医療機関において以下のいずれの投薬も受けていない患者

① 1処方につき5種類を超える内服薬があるもの
② 1処方につき抗うつ薬，抗精神病薬，抗不安薬及び睡眠薬を合わせて3種類を超えて含むもの
なお，(ロ)①の内服薬数の種類数は錠剤，カプセル剤，散剤，顆粒剤及び液剤については，1銘柄ごとに1種類として計算する。また，(ロ)②の抗うつ薬，抗精神病薬，抗不安薬及び睡眠薬の種類数はF100処方料の「1」における向精神薬の種類と同様の取扱いとする。

イ (11)〔「地域包括診療加算(注12)」に係る保医発通知，p.52〕の**ウ**から**コ**まで〔**オ**の(ヌ)を除く〕を満たす。
ウ 認知症地域包括診療加算1を算定する場合には，(11)の**サ**を満たす。
エ 当該保険医療機関で診療を行う疾病（認知症を含む2つ以上）と重複しない疾病を対象とする場合に限り，他医療機関でも地域包括診療加算又は地域包括診療料を算定可能である。また，他医療機関で当該診療加算又は認知症地域包括診療料は算定できない。

(令6保医発0305・4)

事務連絡 地域包括診療加算／地域包括診療料

問1 月初めに地域包括診療料を算定後，急性増悪した場合等に，月初めに遡って地域包括診療料の算定を取り消し，出来高算定に戻すことは可能か。
答 可能である。
問2 対象疾患を2つ以上有する患者が複数いる場合，地域包括診療料又は地域包括診療加算を算定する患者と算定しない患者を分けることは可能か。
答 可能である。なお，地域包括診療料と地域包括診療加算の届出は医療機関単位でどちらか一方しか出来ないことに留意されたい。
問3 地域包括診療料又は地域包括診療加算を算定する患者ごとに院内処方と院外処方に分けることはできるか。
答 可能である。
問4 地域包括診療料又は地域包括診療加算を算定している保険医療機関におけるすべての患者が，7剤投与の減算規定の対象外となるのか。
答 地域包括診療料を算定している月，又は，地域包括診療加算を算定している日に限り，当該点数を算定する患者に対して適用される。
問5 担当医を決めるとあるが，2つの保険医療機関で当該点数を算定する場合，1保険医療機関ごとに担当医が必要か，又は他の保険医療機関と併せて1名の担当医でよいか。
答 当該点数を算定する場合は，1保険医療機関ごとに担当医を決める必要がある。
問6 患者の担当医以外が診療した場合は，算定可能か。
答 算定できない。担当医により指導及び診療を行った場合に算定する。(編注：生活面の指導については，担当医の指示を受けた看護師，管理栄養士，薬剤師が行っても差し支えない)
問7 他の保険医療機関との連携とは，整形外科や眼科など，患者が受診しているすべての保険医療機関を指すのか。
答 その通り。
問8 「24時間開局薬局」および「24時間対応薬局」の定義はどのようなものか。
答 「24時間開局薬局」とは，以下を満たす薬局である。保険薬剤師が当直を行う等，保険薬剤師を24時間配置し，来局した患者の処方箋を直ちに調剤できる体制を有していること。当該保険薬局が客観的に見て24時間開局していることがわかる表示又はこれに準ずる措置を講じること。なお，防犯上の観点から必要であれば，夜間休日においては，夜間休日専用出入口又は窓口で対応することで差し支えない。
「24時間対応薬局」とは，以下を満たす薬局である。保険薬剤師が患者の求めに応じて24時間調剤等が速やかに実施できる体制を整備していること。当該保険薬局は，当該担当者及び当該担当者と直接連絡がとれる連絡先電話番号等，緊急時の注意事項等について，原則として初回の処方箋受付時に（変更があった場合はその都度），患者又はその家族等に対して説明の上，文書（これらの事項が薬袋に記載されている場合を含む）により交付していること。
(編注) 再診料の地域包括診療加算において，院外処方の場合に診療所が連携することを求められているのは「24時間対応薬局」である。
問9 地域包括診療料及び地域包括診療加算において，患者に交付する薬剤を院内と院外に分けて交付することは可能か。つまり，処方箋料と処方料のいずれも算定できるか。
答 1回の受診に対して，患者毎に院外処方か院内処方かいずれか一方しか認められない。なお，地域包括診療料においては処方料及び処方箋料は包括されているので院内処方であっても院外処方であっても算定できない。地域包括診療加算においては，該当する処方料又は処方箋料のいずれか一方を患者毎に算定できる。
(平26.3.31)
問10 地域包括診療料は初診時には算定できないが，初診を行った日と同一月内に再度受診があった場合，当該月より算定可能か。
答 可能である。
問11 初診日と同一月に地域包括診療料を算定する場合，初診時に算定した費用は，出来高で算定可能か。
答 可能である。
問12 地域包括診療加算を算定する患者が，対象疾病以外で受診した場合でも算定できるか。
答 他の疾患の受診時に，当該点数の対象疾患についての管理も行い，他の要件をすべて満たしていれば算定可能。
問13 医薬品の管理とは，投薬した医薬品名をカルテに記載しておけばよいのか。
答 医薬品の管理とは，他の医療機関で処方されたものも含め，直近の投薬内容のすべてをカルテに記載するとともに，重複投薬や飲み合わせ等を含めすべて管理すること。
問14 他医療機関で処方された薬剤について，他医療機関と連絡が取れない等の理由で受診時の投薬内容が把握できない場合であっても，算定可能か。
答 受診時の直近の投薬内容をすべて把握できない場合は，当該点数は算定できない。
問15 院内処方を行っている保険医療機関において地域包括診療料又は地域包括診療加算を算定する患者が，他の保険医療機関で院外処方されている場合にも，保険薬局との連携やリストの交付は必要か。
答 当該保険医療機関で院外処方を行わない場合は，必ずしも必要ではない。
問16 地域包括診療料および地域包括診療加算において，患者に薬局のリストの中から選択させる際，リストの中に該当薬局が1つしかなかった場合であっても算定可能か。
答 院外処方をする際に，保険薬局は原則として複数から選択させる必要があるが，患家や当該保険医療機関の近隣に対応できる薬局が1つしかない場合等，複数の保険薬局リストの作成が事実上困難な場合にあっては，当該リストの中に該当薬局が1つしかない場合でも差し支えない。
問17 「健康診断・検診の受診勧奨を行い結果をカルテに記載」とあるが，受診勧奨しても患者が健康診断に行かなかった場合，自院での検診に応じなかった場合は算定できないか。患者が企業の健康診断などを受けた場合は，その結果を必ず持ってきてもらう必要があるか。
答 健康診断・検診の受診勧奨を行う必要があるが，必ずしも受診を行っている必要はない。なお，患者が企業の健康診断等を受けた場合は，その結果を把握し，結果を診療録に記載する等を行う。
問18 電子カルテであってもスキャンがない医療機関があるが，保存すべきものはどのように対応すればよいか。
答 保存については電子媒体又は紙媒体を問わない。(平26.4.4)
問19 高血圧症，糖尿病，脂質異常症，慢性心不全，慢性腎臓病，認知症の6疾病のうち重複しない対象疾病について他医療機関で診療を行う場合，他の保険医療機関でも算定できることとされているが，各々の保険医療機関で当該患者の各々の診療計画を把握する必要があるか。

答 他の医療機関と連携のうえ，相互の医療機関が各々の診療計画を把握する必要がある。その際，他の医療機関において地域包括診療料又は地域包括診療加算を算定している旨をカルテに記載する。

問20 院外処方を行う場合，夜間・休日等の時間外に対応できる薬局のリストを患者に説明し，文書で渡すことになるが，リストの作成は，各保険医療機関で行うことになるか。

答 各保険医療機関で都道府県薬剤師会等が作成するリストを参考に，患者に提供するリストを作成する。

問21 院外処方を行う場合の要件として，連携薬局以外の薬局における処方は患者の同意を得た場合に限り可能となっているが，その際の時間外において対応可能な「24時間開局・24時間対応薬局のリスト」についての情報収集等はどうすればよいか。

答 日本薬剤師会から都道府県薬剤師会に対し，当該リストの整備について協力要請を行っているところであり，今後，都道府県薬剤師会又は地域薬剤師会において当該リストが作成される見込みである。なお，当該リストの各保険医療機関への配布方法，内容の更新頻度等については，都道府県医師会において都道府県薬剤師会と相談されたい。

問22 同一月に2つの保険医療機関で，地域包括診療料（または地域包括診療加算）を算定されている患者について，当該疾患が重複していることが判明した場合，どちらの医療機関も算定要件を満たしていないこととなるのか。

答 そのとおり。

問23 地域包括診療料の対象患者は，高血圧症，糖尿病，脂質異常症，慢性心不全，慢性腎臓病認知症の6疾病のうち，2つ以上（疑いは除く）を有する者である。なお，当該医療機関で診療を行う対象疾病（上記6疾病のうち2つ）とあるが，当該通知の「糖尿病」には境界型糖尿病も該当すると考えてよいか。また，耐糖能異常についてはいかがか。

答 算定できない。　　　　　　　　　　　　　（平26.4.10，一部修正）

問24 当該患者の24時間の対応について，オンコール以外の対応は必要となるのか。

答 緊急時の往診等の体制を有していれば，オンコール対応で差し支えない。　　　　　　　　　　　　　　　（平26.4.23）

問25 地域包括診療料，地域包括診療加算等の薬剤適正使用連携加算における内服薬の種類数の計算は，1銘柄ごとに1種類として計算するという理解でよいか。

答 よい。　　　　　　　　　　　　　　　　　　　（平30.7.10）

問26 地域包括診療加算及びB001-2-9地域包括診療料の対象疾患について，「慢性腎臓病（慢性維持透析を行っていないものに限る）」とあるが，
① 慢性維持透析には，血液透析又は腹膜透析のいずれも含まれるのか。
② 患者が他の保険医療機関において慢性維持透析を行っている場合も，算定要件の「慢性維持透析を行って」いる場合に該当するのか。
③ 診療の途中から慢性維持透析を開始した場合，透析の開始日前に実施した診療については，地域包括診療加算又は地域包括診療料は算定可能か。

答 ① いずれも含まれる。
② 該当する。慢性維持透析をどの保険医療機関で実施しているかは問わない。
③ 地域包括診療加算は算定可。地域包括診療料は月1回に限り算定するものであるため算定不可。　　　　（令4.4.11）

参考 **問1** 対象疾患のうち，同一患者で同じ2疾患または別の2疾患について，A病院で地域包括診療料を算定し，別のB診療所で地域包括診療加算は算定できるか。
例①：A病院「地域包括診療料」（高血圧症，糖尿病）
　　　B診療所「地域包括診療加算」（高血圧症，糖尿病）
例②：A病院「地域包括診療料」（高血圧症，糖尿病）
　　　B診療所「地域包括診療加算」（脂質異常症，認知症）

答 例①は対象疾患が重なっているため算定できない。例②は算定できる。

問2 地域包括診療加算を算定する患者に対して院内処方を行う日と院外処方を行う日を分けることはできるか。

答 できる。ただし，院外処方を行う場合は，24時間対応薬局との連携などの要件を満たす必要がある。
　　　　　　　　　　　　　　　　（平27.4.1 全国保険医団体連合会）

問3 「認知症以外に1以上の疾患」とあるが，1以上の疾患の範囲に定めはあるか。

答 ない。継続して診療を受ける程度の疾患であればよい。

問4 認知症地域包括診療加算を算定する患者が，対象疾患以外で受診した場合でも算定できるか。

答 他の疾患での受診時に，対象疾患についての管理を行い，その他の算定要件を満たしていれば算定できる。
　　　　　　　　　　　　　　　（平成28.4.22 全国保険医団体連合会）

事務連絡 認知症地域包括診療加算

問 認知症地域包括診療加算について，「同月に，当該保険医療機関において以下のいずれの投薬も受けていないもの」が要件とされているが，各月の最初の受診（再診）で投薬を受けていなければ必ず算定できると解釈されるのか。また，月の初回の受診時には算定要件を満たしていたが，その後，同月内の受診で算定要件を満たさなかった場合の扱いはどのようになるか。

答 各月の最初の受診（再診）については，それ以前の投薬に関し当該受診の日まで薬剤数に関する要件を満たしている場合に限り，算定できる。月の初回の受診時に算定要件を満たしていたが，その後，薬剤数が増えたため算定要件を満たさなくなった場合には，その日からは当該加算を算定できないが，同月内の過去の受診に遡って加算を取り消す必要はない。　　　　　　　（平28.4.25）

(編注) 関連する事務連絡をB001-2-10の項に掲載（p.290）

→**薬剤適正使用連携加算**（「注14」）

「注12」に規定する地域包括診療加算又は「注13」に規定する認知症地域包括診療加算を算定する患者であって，他の保険医療機関に入院又は介護老人保健施設に入所していたものについて，以下の全てを満たす場合に，退院日又は退所日の属する月の翌月までに1回算定する。なお，他の保険医療機関又は介護老人保健施設〔以下(13)において「保険医療機関等」という〕との情報提供又は連携に際し，文書以外を用いた場合には，情報提供内容を**診療録等**に記載する。

ア 患者の同意を得て，入院又は入所までに，入院又は入所先の他の保険医療機関等に対し，処方内容，薬歴等について情報提供している。処方内容には，当該保険医療機関以外の処方内容を含む。
イ 入院又は入所先の他の保険医療機関等から処方内容について照会があった場合には，適切に対応する。
ウ 退院又は退所後1か月以内に，ア又はイを踏まえて調整した入院・入所中の処方内容について，入院・入所先の他の保険医療機関等から情報提供を受けている。
エ 以下の(イ)で算出した内服薬の種類数が，(ロ)で算出した薬剤の種類数よりも少ない。いずれも，屯服は含めずに算出する。
　(イ) ウで入院・入所先の他の保険医療機関等から情報提供された入院・入所中の処方内容のうち，内服薬の種類数
　(ロ) アで情報提供した処方内容のうち，内服薬の種類数
　　　　　　　　　　　　　　　　　（令6保医発0305・4）

→**再診料における外来感染対策向上加算，連携強化加算，サーベイランス強化加算及び抗菌薬適正使用体制加算**の取扱い（「注15～18」）

初診料の場合と同様である。ただし，同一月にA000の「注11」，医学管理等の部の「通則3」，在宅医療の部の「通則5」又はI012に規定する外来感染対策向上加算を算定した場合にあっては算定できない。　（令6保医発0305・4）

→**医療情報取得加算**（「注19」）

ア 「注19」に規定する医療情報取得加算は，オンライン資格確認を導入している保険医療機関において，再

診時に患者の薬剤情報や特定健診情報等の診療情報を活用して質の高い診療を実施する体制を評価するものであり，別に厚生労働大臣が定める施設基準を満たす保険医療機関を受診した患者に対して十分な情報を取得した上で再診を行った場合に，医療情報取得加算として，3月に1回に限り**1点**を所定点数に加算する。

イ 医療情報取得加算の算定に当たっては，他院における処方を含めた薬剤情報や必要に応じて健診情報等を問診等により確認する。
〈令6保医発0305・4，0820・1〉

（編注）関連する事務連絡をp.45に掲載。

→看護師等遠隔診療補助加算（「注20」）

「へき地保健医療対策事業について」（平成13年5月16日医政発第529号）に規定されるへき地診療所の医師又はへき地医療拠点病院の医師が，看護師等といる患者に対して情報通信機器を用いた診療を実施した場合に，前回の対面診療を実施した日から起算して，3月以内に限り算定する。
〈令6保医発0305・4〉

参考 **問** 看護師等遠隔診療補助加算は，以下の利用者・入所者に算定できるか。
ア 地域密着型特定施設
イ 小規模多機能型居宅介護
ウ 認知症対応型共同生活介護
エ 複合型サービス
オ 介護医療院（短期入所療養介護の利用者を含む）

答 いずれも算定できない。
〈令6.6.1 全国保険医団体連合会〉

A002 外来診療料　　　　　　　　　　　76点

注1 許可病床のうち一般病床に係るものの数が200以上である保険医療機関において再診を行った場合に算定する。ただし，別に厚生労働大臣が定める施設基準〔告示③第3・1の3，p.1069〕に適合しているものとして地方厚生局長等に届け出た保険医療機関において，**情報通信機器を用いた再診**を行った場合には，**75点**を算定する。 情外

2 病院である保険医療機関〔特定機能病院，地域医療支援病院及び外来機能報告対象病院等（医療法第30条の18の5第1項第2号の規定に基づき，同法第30条の18の2第1項第1号の厚生労働省令で定める外来医療を提供する基幹的な病院として都道府県が公表したものに限る）に限る〕であって，初診の患者に占める他の病院又は診療所等からの文書による紹介があるものの割合等が低いものにおいて，別に厚生労働大臣が定める患者〔告示③第3・8，p.58〕に対して再診を行った場合には，注1の規定にかかわらず，**56点**を算定する。 外診減

3 病院である保険医療機関〔許可病床数が400床以上である病院〔特定機能病院，地域医療支援病院及び外来機能報告対象病院等（医療法第30条の18の5第1項第2号の規定に基づき，同法第30条の18の2第1項第1号の厚生労働省令で定める外来医療を提供する基幹的な病院として都道府県が公表したものに限る）を除く〕に限る〕であって，初診の患者に占める他の病院又は診療所等からの文書による紹介があるものの割合等が低いものにおいて，別に厚生労働大臣が定める患者〔告示③第3・8，p.58〕に対して再診を行った場合には，注1の規定にかかわらず，**56点**を算定する。 外診減

4 医療用医薬品の取引価格の妥結率に関して別に厚生労働大臣が定める施設基準〔告示③第3・1の2，p.1068〕を満たす保険医療機関において再診を行った場合には，注1の規定にかかわらず，**特定妥結率外来診療料** 外診妥減 として，**56点**を算定する。

5 同一保険医療機関において，同一日に他の傷病について，別の診療科を再診として受診した場合は，注1の規定にかかわらず，2つ目の診療科に限り**38点**（注2から注4までに規定する場合にあっては，**28点**）を算定する。この場合において，注6のただし書及び注7から注11までに規定する加算は算定しない。 複外診 複外診減 複外診妥減

6 第2章第3部検査及び第9部処置のうち次に掲げるものは，外来診療料に含まれるものとする。ただし，第2章第3部第1節第1款検体検査実施料の通則第3号に規定する加算は，外来診療料に係る加算として別に算定することができる。
イ 尿検査
　D000からD002-2までに掲げるもの
ロ 糞便検査
　D003〔カルプロテクチン（糞便）を除く〕に掲げるもの
ハ 血液形態・機能検査
　D005〔ヘモグロビンA1c（HbA1c），デオキシチミジンキナーゼ（TK）活性，ターミナルデオキシヌクレオチジルトランスフェラーゼ（TdT），骨髄像及び造血器腫瘍細胞抗原検査（一連につき）を除く〕に掲げるもの
ニ 創傷処置
　100cm²未満のもの及び100cm²以上500cm²未満のもの
ホ 削除
ヘ 皮膚科軟膏処置
　100cm²以上500cm²未満のもの
ト 膀胱洗浄
チ 腟洗浄
リ 眼処置
ヌ 睫毛抜去
ル 耳処置
ヲ 耳管処置
ワ 鼻処置
カ 口腔，咽頭処置
ヨ 間接喉頭鏡下喉頭処置
タ ネブライザ
レ 超音波ネブライザ
ソ 介達牽引
ツ 消炎鎮痛等処置

7 6歳未満の乳幼児に対して再診を行った場合は，**乳幼児加算**として，**38点**を所定点数に加算する。ただし，注8又は注9に規定する加算を算定する場合は算定しない。

8 保険医療機関が表示する診療時間以外の時間，休日又は深夜において再診を行った場合は，**時間外加算，休日加算又は深夜加算**として，それぞれ**65点，190点又は420点**（6歳未満の乳幼児の場合にあっては，それぞ

れ135点，260点又は590点）を所定点数に加算する。ただし，A000初診料の注7のただし書に規定する保険医療機関にあっては，同注のただし書に規定する時間において再診を行った場合は，**180点**（6歳未満の乳幼児の場合においては，**250点**）を所定点数に加算する。 特

9 小児科を標榜する保険医療機関（A000初診料の注7のただし書に規定するものを除く）にあっては，夜間であって別に厚生労働大臣が定める時間 小特夜 〔告示③第3・1，p.1068〕，休日 小特休 又は深夜（当該保険医療機関が表示する診療時間内の時間に限る） 小特深 において6歳未満の乳幼児に対して再診を行った場合は，注8の規定にかかわらず，それぞれ**135点**，**260点**又は**590点**を所定点数に加算する。

10 別に厚生労働大臣が定める施設基準〔告示③第3・3の7，p.1075〕を満たす保険医療機関を受診した患者に対して十分な情報を取得した上で再診を行った場合は，**医療情報取得加算** 医情 として，3月に1回に限り**1点**を所定点数に加算する。

11 別に厚生労働大臣が定める施設基準〔告示③第3・3の9，p.1078〕に適合しているものとして地方厚生局長等に届け出た保険医療機関において，看護師等といる患者に対して情報通信機器を用いた診療を行った場合は，**看護師等遠隔診療補助加算** 看師補 として，**50点**を所定点数に加算する。

【2024年改定による主な変更点】
(1) 2022年10月に新設された医療情報・システム基盤整備体制充実加算が「医療情報取得加算」（注10）に変更された。
(2) 【新設】「注11」看護師等遠隔診療補助加算：へき地診療所・へき地医療拠点病院において，D to P with N（患者が看護師等といる場合の情報通信機器を用いた診療）を実施した場合に算定可。

【2024年12月の一部改定】
医療情報取得加算（注19）：2024年12月からマイナ保険証の使用が基本とされたことに伴い，オンライン資格確認によらない場合の点数（2点）が廃止され，1点に統一された。

→外来診療料
摘要欄 p.1668

(1) 外来診療料は，医療機関間の機能分担の明確化，請求の簡素化を目的として設定されたものであり，一般病床の病床数が200床以上の病院において算定する。
(2) 「注1」のただし書に規定する情報通信機器を用いた診療については，A000初診料の(2)の取扱いと同様である。
(3) 「注2」又は「注3」に規定する保険医療機関において，病院と診療所の機能分担の推進を図る観点から，他の病院（一般病床の病床数が200床未満のものに限る）又は診療所に対し文書による紹介を行う旨の申出を行ったにもかかわらず，当該病院を受診した患者については，「注1」の規定にかかわらず，「注2」又は「注3」の所定点数を算定する（緊急その他やむを得ない事情がある場合を除く）。この場合において，患者に対し十分な情報提供を行い，患者の自由な選択と同意があった場合には，「注1」との差額に相当する療養部分について，選定療養としてその費用を患者から徴収することができる。

また，初診の患者に占める他の病院又は診療所等からの文書による紹介があるものの割合等が低い保険医療機関とは，A000初診料の(7)と同様である。

(4) 特定機能病院，地域医療支援病院及び紹介受診重点医療機関のうち，前年度1年間の紹介割合の実績が50％未満又は逆紹介割合の実績が30‰未満の保険医療機関においては，紹介割合及び逆紹介割合を**別紙様式28**（p.37）により，毎年10月に地方厚生（支）局長へ報告する。また，報告を行った保険医療機関であって，報告年度の連続する6か月間で実績の基準を満たした保険医療機関については，翌年の4月1日までに地方厚生（支）局長へ報告する。

(5) 許可病床の数が400床以上の病院（特定機能病院，地域医療支援病院及び紹介受診重点医療機関を除く）のうち，前年度1年間の紹介割合の実績が40％未満又は逆紹介割合の実績が20‰未満の保険医療機関の取扱いについては，(4)と同様である。

(6) 「注4」に規定する保険医療機関の取扱いについては，A000初診料の(10)から(12)（p.36）までと同様である。

(7) 同一保険医療機関において，同一日に他の傷病について，患者の意思に基づき，別の診療科を再診として受診した場合は，現に診療継続中の診療科1つに限り，「注5」に掲げる所定点数を算定できる。この場合において，「注6」のただし書及び「注7」から「注11」までに規定する加算は，算定できない。

(8) 外来診療料の取扱いについては，A001再診料の場合と同様である。ただし，電話等による再診料及び外来管理加算は算定できない。

(9) 包括されている検査項目に係る検査の部の款及び「注」に規定する加算は，別に算定できない。ただし，検査の部の第1節第1款検体検査実施料の「通則3」に規定する加算（外来迅速検体検査加算）は，検査の部において算定することができる。

(10) 外来診療料には，包括されている検査項目に係る判断料が含まれず，別に算定できる。なお，当該検査項目が属する区分（尿・糞便等検査判断料又は血液学的検査判断料の2区分）の判断料について，当該区分に属する検査項目のいずれをも行わなかった場合は，当該判断料は算定できない。

(11) 外来診療料には，包括されている処置項目に係る薬剤料及び特定保険医療材料料は含まれず，処置の部の薬剤料及び特定保険医療材料料の定めるところにより別に算定できる。また，熱傷に対する処置についても別に算定できる。

(12) 爪甲除去（麻酔を要しないもの），穿刺排膿後薬液注入，後部尿道洗浄（ウルツマン），義眼処置，矯正固定，変形機械矯正術，腰部又は胸部固定帯固定，低出力レーザー照射及び肛門処置は外来診療料に含まれ別に算定できない。

(13) **医療情報取得加算**
ア 「注10」に規定する医療情報取得加算は，オンライン資格確認を導入している保険医療機関において，再診時に患者の薬剤情報や特定健診情報等の診療情報を活用して質の高い診療を実施する体制を評価するものであり，別に厚生労働大臣が定める施設基準を満たす保険医療機関を受診した患者に対して十分な情報を取得した上で再診を行った場合に，医療情報取得加算として，3月に1回に限り**1点**を所定点数に加算する。
イ 医療情報取得加算の算定に当たっては，他院における処方を含めた薬剤情報や必要に応じて健診情報

等を問診等により確認する。
(編注) 関連する事務連絡をp.45に掲載。
⑭ 「注11」に規定する看護師等遠隔診療補助加算は,「へき地保健医療対策事業について」(平成13年5月16日医政発第529号)に規定されるへき地診療所の医師又はへき地医療拠点病院の医師が,看護師等といる患者に対して情報通信機器を用いた診療を実施した場合に,前回の対面診療を実施した日から起算して,3月以内に限り算定する。
〈令6保医発0305・4, 0820・1〉

●告示③ 基本診療料の施設基準等
第3 8 外来診療料に係る厚生労働大臣が定める患者

当該病院が他の病院(許可病床数が200床未満のものに限る)又は診療所に対して文書による紹介を行う旨の申出を行っている患者(緊急その他やむを得ない事情がある場合を除く)

事務連絡 問1 D001尿中特殊物質定性定量検査の「21」に掲げる「その他」は,血液化学検査等による点数を算定することとされているが,包括評価の範囲に含まれるのか。
答 含まれる。 〈平16.3.30, 一部修正〉
問2 外来診療料にはJ119-2腰部又は胸部固定帯固定が含まれているが,処置の「第2節 処置医療機器等加算」も含まれるのか。
答 処置の部の「第2節 処置医療機器等加算」は外来診療料に含まれず別途算定できる。 〈平19.4.20〉
(編注) その他,関連する事務連絡をA000, A001に掲載

参考 外来診療料
(1) 2以上の科に同一日に受診し,各再診を行った場合で,1つの科で外来診療料を算定し,その他の科で外来診療料が算定できない場合は,外来診療料が算定できない科では外来診療料に包括される検査等を行っても算定できない。
(2) 外来診療料に包括される検査のみを行った場合であっても,外来迅速検体検査加算,採血料は算定できる。
(3) 時間外に受診し,包括される検査を実施した場合,検査の部の第1節第1款「通則1」の時間外緊急院内検査加算は算定不可。
(4) 外来診療料に包括される項目に「準ずる」とされている項目は包括され算定できない。
(5) 包括されている検査に係る判断料は別に算定できる。
(6) 包括される検査・処置に使用した薬剤,特定保険医療材料は別に算定できる。

A003 削除

オンライン診療の適切な実施に関する指針
(平成30年3月厚生労働省,令1医政発0731・7,令4医政発0128・3,令5医政発0330・4,一部抜粋)

1. オンライン診療の提供に関する事項
(1) 医師−患者関係／患者合意
【最低限遵守する事項】
i オンライン診療を実施する際は,オンライン診療を実施する旨について,医師と患者との間で合意がある場合に行う。
ii iの合意を行うに当たっては,医師は,患者がオンライン診療を希望する旨を明示的に確認する。なお,オンライン受診勧奨については,患者からの連絡に応じて実施する場合には,患者側の意思が明白であるため,当該確認は必要ではない。
iii オンライン診療を実施する都度,医師が医学的な観点から実施の可否を判断し,オンライン診療を行うことが適切でないと判断した場合はオンライン診療を中止し,速やかに適切な対面診療につなげる。
iv 医師は,患者のiの合意を得るに先立ち,患者に対して以下の事項について説明を行う。なお,緊急時にやむを得ずオンライン診療を実施する場合であって,ただちに説明等を行うことができないときは,説明可能となった時点において速やかに説明を行う。
・ 触診等を行うことができない等の理由により,オンライン診療で得られる情報は限られていることから,対面診療を組み合わせる必要がある。
・ オンライン診療を実施する都度,医師がオンライン診療の実施の可否を判断する。
・ (3)に示す診療計画に含まれる事項
(2) 適用対象
【最低限遵守する事項】
i 直接の対面診察と同等でないにしても,これに代替し得る程度の患者の心身の状態に関する有用な情報を,オンライン診療により得る。
ii オンライン診療の実施の可否の判断については,安全にオンライン診療が行えることを確認しておくことが必要であることから,オンライン診療が困難な症状として,一般社団法人日本医学会連合が作成した「オンライン診療の初診に適さない症状」等を踏まえて医師が判断し,オンライン診療が適さない場合には対面診療を実施する(対面診療が可能な医療機関を紹介する場合も含む)。なお,緊急性が高い症状の場合は速やかに対面受診を促すことに留意する。
iii 初診からのオンライン診療は,原則として「かかりつけの医師」が行う。ただし,既往歴,服薬歴,アレルギー歴等の他,症状から勘案して問診及び視診を補完するのに必要な医学的情報を過去の診療録,診療情報提供書,健康診断の結果,地域医療情報ネットワーク,お薬手帳,PersonalHealthRecord(以下「PHR」という)等から把握でき,患者の症状と合わせて医師が可能と判断した場合にも実施できる(後者の場合,事前に得た情報を診療録に記載する必要がある)。
iv iii以外の場合として「かかりつけの医師」以外の医師が診療前相談を行った上で初診からのオンライン診療を行うのは,
・ 「かかりつけの医師」がオンライン診療を行っていない場合や,休日夜間等で,「かかりつけの医師」がオンライン診療に対応できない場合
・ 患者に「かかりつけの医師」がいない場合
・ 「かかりつけの医師」がオンライン診療に対応している専門的な医療等を提供する医療機関に紹介する場合(必要な連携を行っている場合,DtoPwithDの場合を含む)や,セカンドオピニオンのために受診する場合
が想定される。その際,オンライン診療の実施後,対面診療につなげられるようにしておくことが,安全性が担保されたオンライン診療が実施できる体制として求められる。
v 診療前相談により対面受診が必要と判断した場合であって,対面診療を行うのが他院である場合は,診療前相談で得た情報について必要に応じて適切に情報提供を行う。
vi 診療前相談を行うにあたっては,結果としてオンライン診療が行えない可能性があることや,診療前相談の費用等について医療機関のホームページ等で示すほか,あらかじめ患者に十分周知することが必要である。
vii 急病急変患者については,原則として直接の対面による診療を行う。なお,急病急変患者であっても,直接の対面による診療を行った後,患者の容態が安定した段階に至った際は,オンライン診療の適用を検討してもよい。
viii 在宅診療において在宅療養支援診療所が連携して地域で対応する仕組みが構築されている場合や複数の診療科の医師がチームで診療を行う場合などにおいて,特定の複数医師が関与することについて「診療計画」で明示しており,いずれかの医師が直接の対面診療を行っている場合は,全ての医師について直接の対面診療が行われていなくとも,これらの医師が交代でオンライン診療を行うこととして差し支えない。ただし,交代でオンライン診療を行う場合は,診療計画に医師名を記載する。
また,オンライン診療を行う予定であった医師の病欠,勤務の変更などにより,「診療計画」において予定されてい

ない代診医がオンライン診療を行わなければならない場合は，患者の同意を得たうえで，診療録記載を含む十分な引継ぎを行っていれば，実施することとして差し支えない。

加えて，主に健康な人を対象にした診療であり，対面診療においても一般的に同一医師が行う必要性が低いと認識されている診療を行う場合などにおいても，「診療計画」での明示など同様の要件の下，特定の複数医師が交代でオンライン診療を行うことが認められる。

ix オンライン診療においては，初診は「かかりつけの医師」が行うこと，直接の対面診療を組み合わせることが原則であるが，以下の診療については，それぞれに記載する例外的な対応が許容され得る。

- 禁煙外来については，定期的な健康診断等が行われる等により疾病を見落とすリスクが排除されている場合であって，治療によるリスクが極めて低いものとして，患者側の利益と不利益を十分に勘案した上で，直接の対面診療を組み合わせないオンライン診療を行うことが許容され得る。
- 緊急避妊に係る診療については，緊急避妊を要するが対面診療が可能な医療機関等に係る適切な情報を有しない女性に対し，女性の健康に関する相談窓口等（女性健康支援センター，婦人相談所，性犯罪・性暴力被害者のためのワンストップ支援センターを含む）において，対面診療が可能な医療機関のリスト等を用いて受診可能な医療機関を紹介することとし，その上で直接の対面診療を受診することとする。例外として，地理的要因がある場合，女性の健康に関する相談窓口等に所属する又はこうした相談窓口等と連携している医師が女性の心理的な状態にかんがみて対面診療が困難であると判断した場合においては，産婦人科医又は厚生労働省が指定する研修を受講した医師が，初診からオンライン診療を行うことは許容され得る。ただし，初診からオンライン診療を行う医師は一錠のみの院外処方を行うこととし，受診した女性は薬局において研修を受けた薬剤師による調剤を受け，薬剤師の面前で内服することとする。その際，医師と薬剤師はより確実な避妊法について適切に説明を行う。加えて，内服した女性が避妊の成否等を確認できるよう，産婦人科医による直接の対面診療を約3週間後に受診することを確実に担保することにより，初診からオンライン診療を行う医師は確実なフォローアップを行う。

注 オンライン診療を行う医師は，対面診療を医療機関で行うことができないか，再度確認する。また，オンライン診療による緊急避妊薬の処方を希望した女性が性被害を受けた可能性がある場合は，十分に女性の心理面や社会的状況にかんがみながら，警察への相談を促す（18歳未満の女性が受けた可能性がある性被害が児童虐待に当たると思われる場合には児童相談所へ通告する），性犯罪・性暴力被害者のためのワンストップ支援センター等を紹介することにより，適切な支援につなげる。さらに，事前に研修等を通じて，直接の対面診療による検体採取の必要性も含め，適切な対応方法について習得しておく。

なお，厚生労働省は，初診からのオンライン診療による緊急避妊薬の処方に係る実態調査を適宜行う。また，研修を受講した医師及び薬剤師のリストを厚生労働省のホームページに掲載する。

【推奨される事項】自身の心身の状態に関する情報の伝達に困難がある患者については，伝達できる情報が限定されるオンライン診療の適用を慎重に判断するべきである。

【適切な例】
i 生活習慣病等の慢性疾患について，定期的な直接の対面診療の一部をオンライン診療に代替し，医師及び患者の利便性の向上を図る例
ii 生活習慣病等の慢性疾患について，定期的な直接の対面診療にオンライン診療を追加し，医学管理の継続性や服薬コンプライアンス等の向上を図る例

(3) 診療計画
【最低限遵守する事項】

i 医師は，オンライン診療を行う前に，患者の心身の状態について，直接の対面診療により十分な医学的評価（診断等）を行い，その評価に基づいて，次の事項を含む「診療計画」を定め，2年間は保存する。
- オンライン診療で行う具体的な診療内容（疾病名，治療内容等）
- オンライン診療と直接の対面診療，検査の組み合わせに関する事項（頻度やタイミング等）
- 診療時間に関する事項（予約制等）
- オンライン診療の方法（使用する情報通信機器等）
- オンライン診療を行わないと判断する条件と，条件に該当した場合に直接の対面診療に切り替える旨（情報通信環境の障害等によりオンライン診療を行うことができなくなる場合を含む）
- 触診等ができないこと等により得られる情報が限られることを踏まえ，患者が診察に対し積極的に協力する必要がある旨
- 急病急変時の対応方針（自らが対応できない疾患等の場合は，対応できる医療機関の明示）
- 複数の医師がオンライン診療を実施する予定がある場合は，その医師の氏名及びどのような場合にどの医師がオンライン診療を行うかの明示
- 情報漏洩等のリスクを踏まえて，セキュリティリスクに関する責任（責任分界点）の範囲及びそのとぎれがないこと等の明示

ii iに関わらず，初診からのオンライン診療を行う場合については，診察の後にその後の方針（例えば，次回の診察の日時及び方法並びに症状の増悪があった場合の対面診療の受診先等）を患者に説明する。

iii オンライン診療において，映像や音声等を，医師側又は患者側端末に保存する場合には，それらの情報が診療以外の目的に使用され，患者又は医師が不利益を被ることを防ぐ観点から，事前に医師－患者間で，映像や音声等の保存の要否や保存端末等の取り決めを明確にし，双方で合意しておくこと。なお，医療情報の保存については，Ⅴ2(3)（略）を参照する。

iv オンライン診療を行う疾病について急変が想定され，かつ急変時には他の医療機関に入院が必要になるなど，オンライン診療を実施する医師自らが対応できないことが想定される場合，そのような急変に対応できる医療機関に対して当該患者の診療録等必要な医療情報が事前に伝達されるよう，患者の心身の状態に関する情報提供を定期的に行うなど，適切な体制を整えておかなければならない。なお，離島など，急変時の対応を速やかに行うことが困難となると想定される場合については，急変時の対応について，事前に関係医療機関との合意を行っておくべきである。

【推奨される事項】
i 「診療計画」は，文書又は電磁的記録により患者が参照できるようにすることが望ましい。
ii 同一疾患について，複数の医師が同一の患者に対しオンライン診療を行う場合や，他の領域の専門医に引き継いだ場合において，既に作成されている「診療計画」を変更することにより，患者の不利益につながるときは，患者の意思を十分尊重した上で，当該「診療計画」を変更せずにオンライン診療を行うことが望ましい。

(4) 本人確認
【最低限遵守する事項】
i 緊急時などに医師，患者が身分確認書類を保持していない等のやむを得ない事情がある場合を除き，原則として，医師と患者双方が身分確認書類を用いてお互いに本人であることの確認を行うこと。ただし，かかりつけの医師がオンライン診療を行う場合等，社会通念上，当然に医師，患者本人であると認識できる状況であった場合には，診療の都度本人確認を行う必要はない。

ii 初診でオンライン診療を実施する場合，当該患者の本人確認は，原則として，顔写真付きの身分証明書（マイナンバーカード，運転免許証，パスポート等）で行うか，顔写

真付きの身分証明書を有しない場合は，2種類以上の身分証明書を用いる，あるいは1種類の身分証明書しか使用できない場合には，当該身分証明書の厚みその他の特徴を十分に確認した上で，患者本人の確認のための適切な質問や全身観察等を組み合わせて，本人確認を行う。

iii 医師の本人証明の方法として，なりすまし防止のために，社会通念上，当然に医師本人であると認識できる場合を除き，原則として，顔写真付きの身分証明書（HPKIカード，マイナンバーカード，運転免許証，パスポート等）を用いて医師本人の氏名を示す。なお，身分証明書の提示は医師の氏名の確認が目的であり，医籍登録番号，マイナンバー，運転免許証番号，パスポート番号，住所，本籍等に係る情報を提示することを要するものではない。

iv 「医籍登録年」を伝える（医師免許証を用いることが望ましい）など，医師が医師の資格を保有していることを患者が確認できる環境を整えておく。また，必要に応じて，厚生労働省の「医師等資格確認検索」（氏名，性別，医籍登録年）を用いて医師の資格確認が可能である旨を示す。ただし，初診を直接の対面診療で行った際に，社会通念上，当然に医師であると認識できる状況であった場合，その後に実施するオンライン診療においては，患者からの求めがある場合を除き，医師である旨の証明をする必要はない。

【確認書類の例】
i 患者の本人確認：健康保険証（被保険者証），マイナンバーカード，運転免許証，パスポート等の提示
ii 医師の本人証明：HPKIカード（医師資格証），マイナンバーカード，運転免許証，パスポート等の提示
iii 医師の資格証明：HPKIカード（医師資格証），医師免許証の提示の活用

(5) 薬剤処方・管理
【最低限遵守する事項】
i 現にオンライン診療を行っている疾患の延長とされる症状に対応するために必要な医薬品については，医師の判断により，オンライン診療による処方を可能とする。患者の心身の状態の十分な評価を行うため，初診からのオンライン診療の場合及び新たな疾患に対して医薬品の処方を行う場合は，一般社団法人日本医学会連合が作成した「オンライン診療の初診での投与について十分な検討が必要な薬剤」等の関係学会が定める診療ガイドラインを参考に行う。

ただし，初診の場合には以下の処方は行わない。
・麻薬及び向精神薬の処方
・基礎疾患等の情報が把握できていない患者に対する，特に安全管理が必要な薬品（診療報酬における薬剤管理指導料の「1」の対象となる薬剤）の処方
・基礎疾患等の情報が把握できていない患者に対する8日分以上の処方

また，重篤な副作用が発現するおそれのある医薬品の処方は特に慎重に行うとともに，処方後の患者の服薬状況の把握に努めるなど，そのリスク管理に最大限努めなければならない。

ii 医師は，患者に対し，現在服薬している医薬品を確認しなければならない。この場合，患者は医師に対し正確な申告を行うべきである。

【推奨される事項】医師は，患者に対し，かかりつけ薬剤師・薬局の下，医薬品の一元管理を行うことを求めることが望ましい。

【不適切な例】
i 患者が，向精神薬，睡眠薬，医学的な必要性に基づかない体重減少目的に使用されうる利尿薬や糖尿病治療薬，美容目的に使用されうる保湿クリーム等の特定の医薬品の処方を希望するなど，医薬品の転売や不適正使用が疑われるような場合に処方することはあってはならず，このような場合に対面診療でその必要性等の確認を行わず，オンライン診療のみで患者の状態を十分に評価せず処方を行う例。
ii 勃起不全治療薬等の医薬品を，禁忌の確認を行うのに十分な情報が得られていないにもかかわらず，オンライン診療のみで処方する例。

(6) 診察方法
【最低限遵守する事項】
i 医師がオンライン診療を行っている間，患者の状態について十分に必要な情報が得られていると判断できない場合には，速やかにオンライン診療を中止し，直接の対面診療を行う。

ii オンライン診療では，可能な限り多くの診療情報を得るために，リアルタイムの視覚及び聴覚の情報を含む情報通信手段を採用すること。直接の対面診療に代替し得る程度の患者の心身の状況に関する有用な情報が得られる場合には補助的な手段として，画像や文字等による情報のやりとりを活用することは妨げない。ただし，オンライン診療は，文字，写真及び録画動画のみのやりとりで完結してはならない。

なお，オンライン診療の間などに，文字等により患者の病状の変化に直接関わらないことについてコミュニケーションを行うに当たっては，リアルタイムの視覚及び聴覚の情報を伴わないチャット機能（文字，写真，録画動画等による情報のやりとりを行うもの）が活用され得る。この際，オンライン診療と区別するため，あらかじめチャット機能を活用して伝達し合う事項・範囲を決めておくべきである。

iii オンライン診療において，医師は，情報通信機器を介して，同時に複数の患者の診療を行ってはならない。

iv 医師の他に医療従事者等が同席する場合は，その都度患者に説明を行い，患者の同意を得る。

【推奨される事項】
i 医師と患者が1対1で診療を行っていることを確認するために，オンライン診療の開始時間及び終了時間をアクセスログとして記録するシステムであることが望ましい。

ii オンライン診療を実施する前に，直接の対面で，実際に使用する情報通信機器を用いた試験を実施し，情報通信機器を通して得られる画像の色彩や動作等について確認しておくことが望ましい。

➡「オンライン診療の適切な実施に関する指針」に関するQ＆Aについて

（最終改定：令6医政医発0401・2）

【本指針の対象】
Q1 本指針は，保険診療のみが対象ですか。
A1 本指針は，保険診療に限らず自由診療におけるオンライン診療についても適用されます。

【基本理念】
Q2 「研究を主目的としたり医師側の都合のみで行ったりしてはならない」とありますが，研究・治験等はしてはいけないのですか。
A2 研究を主目的として行う診療は不適切であり，通常の臨床研究等と同様，診療前に研究について患者から同意を得る必要があります。

【医師ー患者関係／患者合意】
Q3 患者合意について「医師は，患者がオンライン診療を希望する旨を明示的に確認すること」とありますが，「明示的」とは何ですか。
A3 オンライン診療に関する留意事項の説明がなされた文書等を用いて患者がオンライン診療を希望する旨を書面（電子データを含む）において署名等（カルテへの記載等を含む）をしてもらうことを指します。

【適用対象】
Q4 『初診については「かかりつけの医師」が行うことが原則』とありますが，「初診」とはどう定義されますか。
A4 本指針上における「初診」とは，初めて診察を行うことをいいますが，継続的に診療している場合においても，新たな症状等（ただし，既に診断されている疾患から予測された症状等を除く）に対する診察を行う場合や，疾患が治癒した後又は治療が長期間中断した後に再度同一疾患について診察する場合も，「初診」に含みます。なお，診療報酬において「初診料」の算定上の取扱いが定められてい

すが，本指針上における「初診」と，「初診料」を算定する場合とは，必ずしも一致しません。

Q5 「かかりつけの医師」にあたるかどうかについて，患者と直接的な関係があると医師が判断できれば，最後の診療からの期間や定期的な受診の有無によって一律に制限するものではないと考えてよいですか。

A5 オンライン診療の適切な実施に関する指針における「かかりつけの医師」は，「日頃より直接の対面診療を重ねている等，患者と直接的な関係が既に存在する医師」としているところであり，最後の診療からの期間や定期的な受診の有無によって一律に制限するものではありません。

Q6 「かかりつけの医師」であっても診療前相談を行うことは可能ですか。

A6 「かかりつけの医師」であれば診療前相談を経ずにオンライン診療を行うことが可能ですが，患者の症状や把握している情報から判断して必要な場合には診療前相談を行うことは妨げられません。

Q7 診療前相談を効果的かつ効率的に行うため，診療前相談に先立って，メール，チャットその他の方法により患者から情報を収集することは差し支えありませんか。

A7 差し支えありません。なお，その場合においても診療前相談は映像を用いたリアルタイムのやりとりで行ってください。

Q8 同一の患者の，同一疾患について，複数の医療機関が診療を行う場合，対面診療を行っている医療機関があれば，その他の医療機関が当該患者に対してオンライン診療のみを行うことが認められますか。

A8 同一の患者の，同一疾患について，複数の医療機関が診療を行う場合において，オンライン診療を行うのであれば，オンライン診療と対面診療を適切に組み合わせて実施することが原則です。その際，結果として，当該患者の当該疾患に対して，対面診療を実施する医療機関とオンライン診療を実施する医療機関が分かれることも考えられます。このような場合には，当該患者の医療情報について対面診療を行う医療機関とオンライン診療を行う医療機関で十分な連携をもって行ってください。

Q9 疾患・病態によって，オンライン診療により，対面診療と大差ない診療を行うことができる場合はあり，オンライン診療のみで治療が完結することがあり得ますか。

A9 触診等を行うことができない等の理由により，オンライン診療では，診療に必要な情報が十分得られない場合もあることから，オンライン診療で得られる情報のみで十分な治療ができるかどうかは個別に判断されるものと考えています。また，同じ疾患名でも個々の患者の状態は様々であることから，疾患名だけで判断することは困難です。

したがって，オンライン診療は対面診療と適切に組み合わせて行うことが基本です（オンライン診療のみで必要な情報が得られ，結果として，対面診療を行うことなく治療が完結することはあり得ます）。なお，医療現場におけるオンライン診療の活用については，一般社団法人日本医学会連合において検討していただける予定であり，厚生労働省としても，当該検討結果や内外の診療実績や論文等を踏まえ，継続的に検討していく必要があると考えています。

Q10 急病急変患者には発熱や上気道炎のような軽い症状の患者は必ずしも含まれないと考えてよいですか。

A10 急病急変患者とは，急性に発症又は容態が急変し，直ちに対面での診療が必要となるような患者を指します。このため，急性発症であっても症状が軽い患者は必ずしも該当せず，医師の判断で初診からのオンライン診療を行うことが可能です。なお，判断にあたっては，一般社団法人日本医学会連合作成の「オンライン診療の初診に適さない症状」等を参考にしてください。

Q11 「主に健康な人を対象にした診療であり，対面診療においても一般的に同一医師が行う必要性が低いと認識されている診療」とはどのような診療ですか。

A11 健康診断など疾患の治療を目的としていない診療（診察，診断等）を想定しています。

【診療計画】

Q12 「診療計画」は診療録とは別に作成する必要がありますか。また，「診療計画」の内容を口頭で患者に伝えることは可能ですか。

A12 「診療計画」の内容は，通常診療録に記載するような内容であると考えられるため，「診療計画」を診療録と一体的に作成することは可能です。診療録等に記載した上で，情報を正確に伝えるために「診療計画」の内容は文書，メール等で患者に伝えることが望ましいですが，患者の不利益とならない限りにおいては，「診療計画」の内容を口頭で患者に伝えることも可能です。なお，メールで伝える際には個人情報の取り扱いに注意してください。

Q13 診療計画の2年間の保存はどの時点を起算点としますか。

A13 2年間の保存の起算点は，オンライン診療による患者の診療が完結した日です。なお，診療録と合わせて5年間保存することが望ましいものです。

【本人確認等】

Q14 患者が身分証明書を保持していないなど，本指針に沿った本人証明を行うことができない場合はどうすればよいですか。

A14 オンライン診療の場合には，直接の対面による本人確認ができていないことから患者が顔写真付きの身分証明書を確認することが望ましいです。顔写真付きの身分証明書がなく，2種類又は1種類の身分証明書を用いた本人証明を行うこともできない場合には，患者の事情を考慮して身分証明書に準ずる書類を確認する等の対応を行ってください。

Q15 医師のなりすましが疑われる場合にはどのように取り扱うべきか。

A15 都道府県において，医師の本人証明や資格確認の方法が本指針に沿っていない等不適切な事例の報告があった際には，当該医療機関を管轄する貴管下の保健所に対し，当該医療機関におけるオンライン診療の実態を調査させた上，行為の速やかな停止を勧告するなど必要な指導を行わせるほか，指導を行っても改善がみられず，医師法第17条違反が疑われる悪質な場合においては，刑事訴訟法第239条の規定に基づく告発を念頭に置きつつ，警察と適切な連携を図ってください。

【薬剤処方・管理】

Q16 オンライン診療のみで処方すべきでない医薬品の例として勃起不全治療薬等の医薬品が挙げられていますが，禁忌の確認はオンライン診療による問診のみでは不十分ですか。

A16 ED（勃起障害／勃起不全）診療ガイドラインにおいて，心血管・神経学的異常の有無の確認や血糖値・尿の検査を行う必要があるとされており，初診をオンライン診療で行うことは不適切です。処方においても，対面診療における診察の上，勃起不全治療薬等は処方してください。

Q17 「基礎疾患等の情報が把握できていない患者」について，どのような情報をどのような方法で把握する必要がありますか

A17 既往歴，服薬歴，アレルギー歴等や，患者の症状と勘案して当該薬剤の処方に必要な医学的情報を，過去の診療録，診療情報提供書，地域医療情報連携ネットワーク，お薬手帳，PHR等により確認し，把握する必要があります。

Q18 なぜ初診の場合に麻薬や向精神薬は処方できないのですか。

A18 麻薬及び向精神薬については，濫用等のおそれがあることから，麻薬及び向精神薬取締法によりその取扱いについて厳格に規制されているところです。

この点，こうした薬剤を希望する患者が症状や服薬歴等について虚偽の申告を行う可能性もあり，また，初診からオンライン診療を行う場合は，医師が得られる情報が，限られた時間の音声や映像に限定される状況で，患者のなりすましや虚偽の申告による薬剤の濫用・転売のリスクを十

分に抑制することが困難と考えられるため，申告に誤りがないとの前提で処方を行うことは適切ではありません。また，オンライン診療では，仮に医療機関が安易に処方を行う場合に，患者の所在地にかかわらず全国どこからでもアクセス可能となり，甚大な影響が生じ得ると考えられます。これらのことから，麻薬及び向精神薬取締法に指定する麻薬及び向精神薬の処方はその対象から除外することとしています。

Q19 初診をオンライン診療により実施した患者ついて，2度目以降の診療（再診）もオンライン診療で行う場合，初診の場合に制限されている薬剤処方についての取扱いはどうなりますか。

A19 新型コロナウイルス流行下において初診からのオンライン診療を認めた「新型コロナウイルス感染症の拡大に際しての電話や情報通信機器を用いた診療等の時限的・特例的な取扱いについて」（令和2年4月10日厚生労働省医政局医事課，医薬・生活衛生局総務課事務連絡）においてお示ししてきたものと同様の取扱いとなります。

すなわち，本指針のV1(5)②iにおいて初診の場合に処方を行わないものとして列挙している医薬品については，初診をオンライン診療により実施し，2度目以降の診療（再診）もオンライン診療で実施した患者に対して処方を行う場合，初診と同等に取扱うことが妥当です。その趣旨については，A18もご参照ください。

また，A17の「過去の診療録」については，初診及び2度目以降の診療（再診）を全てオンライン診療で実施した場合の診療録を含むものではありません。

Q20 初診からのオンライン診療の実施において，診療録等により患者の基礎疾患の情報が把握できない場合，なぜ診療報酬における薬剤管理指導料「1」の対象となる薬剤の処方はできないのですか。

A20 電話や情報通信機器を用いた診療においては，患者の基礎疾患の情報等の診断に必要な情報が十分に得られないことがありうるため，診療録等により患者の基礎疾患の情報が把握出来ない場合には，副作用等のリスクが高いと想定される上記医薬品の処方はその対象から除外することとしています。

Q21 初診からのオンライン診療の実施において，基礎疾患等の情報が把握できていない患者に対する8日間以上の処方を行わないこととしているのはなぜですか。

A21 オンライン診療においては，患者の基礎疾患の情報等の診断に必要な情報が十分に得られないことがありうるため，処方医による一定の診察頻度を確保して患者の観察を十分に行う必要があるという観点から，処方日数については7日間を上限としています。

【診察方法】

Q22 オンライン診療はチャットなどで行うことは可能ですか。

A22 本指針において対面診療の代替として認められているオンライン診療は，「リアルタイムの視覚及び聴覚の情報を含む情報通信手段」を採用することにより，対面診療に代替し得る程度のものである必要があるため，チャットなどのみによる診療は認められません。

【患者の所在】

Q23 患者の所在として認められる例として職場が例示されていますが，通所介護事業所や学校など，職場以外の場所はあてはまらないのですか。

A23 オンライン診療は原則として，個々の患者の居宅において受診していただくものであるところ，個々の患者の日常生活等の事情によって異なりますが，居宅と同様，療養生活を営む場所として，患者が長時間にわたり滞在する場合には，オンライン診療を受診できる場所として認められます。

職場については，居宅と同様に長時間にわたり滞在する場所であることを踏まえ，療養生活を営むことができる場所として，個々の患者の所在と認められる場合があること

を示したものです。

お尋ねの学校や通所介護事業所などについても，個々の患者の日常生活等の事情によって異なりますが，居宅と同様，療養生活を営む場所として，患者が長時間にわたり滞在する場合には，個々の患者の所在として認められます。（※）

※ オンライン診療により医師が行う診療行為の責任については，原則当該医師が責任を負うため，医師は患者の所在が適切な場所であるかについて確認する必要があります。

※ 学校の敷地内においてオンライン診療を受診する場合は，学校等の許可を得た上で，本来の業務運営に支障のない範囲で，患者本人又はその保護者が，その責任においてオンライン診療を受けるものであり，患者の急変時などの緊急時の体制確保等を含めて，オンライン診療については原則当該医師が責任を負うことに留意が必要です。

その際，この場合における医療の提供は，居宅同様，医師と患者の一対一関係の中で提供されるものであるため，利用者が誤解しないよう，通所介護事業所等が，自ら医療提供を行わないこと，及び，診療所に課せられる医療法の各種規制（清潔保持，医療事故の報告，報告徴収等）の対象とならないことを利用者に説明した上で，事業所等の利用者等に対する周知や事業所等の職員による機器操作のサポートが可能です。（※）

※ 通所介護事業所等が自ら医療提供を行うこと及びオンライン診療時に，診療の補助行為や通常医療機関に置いているような医療機器の使用等がなされる場合などは，診療所の開設が必要となります。例えば，オンライン診療時に，看護師等が採血等をする場合は，診療の補助行為に含まれます。

※ 高齢者のニーズに対応するサービス（介護保険外サービス）として，通所介護のサービス提供時間外に，通所介護の職員が職場のICT機器を使用する等，利用者のオンライン診療をサポートする場合には，利用者からの同意を取得し，介護保険サービスと明確に区分した上で，保険外サービスとして可能です。

また，事後的な検証の観点から，通所介護事業所等で診療所を開設せず利用者に対してオンライン診療を受診する場の提供の実施状況の調査を予定しています。

【患者が看護師等といる場合のオンライン診療】

Q24 看護師等が訪問看護を行っている際にオンライン診療が必要なケースについて，診療計画のほか訪問看護指示書に基づき，診療の補助行為を行うとされていますが，訪問看護指示書に盛り込むべき事項はどのような内容が想定されますか。

A24 訪問看護指示書の作成に当たっては，その後オンライン診療の実施が見込まれる場合，訪問看護指示書の「特記すべき留意事項」等に，オンライン診療の診療計画において予測された範囲内で看護師等が行う診療の補助行為を記載することを想定しています。

【遠隔健康医療相談】

Q25 遠隔健康医療相談（医師以外）で実施が可能とされている「一般的な医学的な情報の提供や一般的な受診勧奨」として，どのようなことが可能でしょうか。

A25 あらかじめ医師の監修の下で策定されたマニュアル等に従い，年齢，性別，身長・体重（BMI）といった相談者の属性や症状（発症時期，痛みの程度等）を踏まえ，一般的に可能性があると考えられる疾病についての情報提供や，採血や血圧等の検査（測定）項目に係る一般的な基準値についての情報を提供することが可能です。

また，医学的判断を要さずに社会通念上明らかに医療機関を受診するほどではないと認められる症状の者に対して経過観察や非受診の指示を行うこと，患者の個別的な状態に応じた医学的な判断を伴わない一般的な受診勧奨を行うことが可能です。（※）

※例えば，子ども医療電話相談事業（#8000）において，

患者の個別的な状態に応じた医学的な判断を伴わない一般的な医学的な情報提供や一般的な受診勧奨が実施されており、その際、看護師等による応答マニュアルを活用している都道府県があります。

例えば、以下の具体例のような情報提供が可能であると考えられます。

《具体例》
(1)腰痛の相談に対し、
①あらかじめ医師の監修の下で策定されたマニュアル等に従い、重篤な疾病を疑うべき患者の属性（高齢者等。以下同じ）や症状等（発熱、脱力等。以下同じ）がないかを確認し、発熱と両足に力が入らないと説明する患者に対して、「一般に、腰痛の場合、原因が明らかではない腰痛も多いのですが、発熱と両足の脱力といった神経症状を伴うような腰痛の場合には、感染を伴った腰痛である可能性もあります」
と伝える行為 → 遠隔健康医療相談（医師以外も可能）
②あらかじめ医師の監修の下で策定されたマニュアル等に従い、重篤な疾病を疑うべき患者の属性や症状等がないかを確認し、発熱と両足に力が入らないと説明する患者に対して、①を伝えた上で、「一般に、こういった感染を伴った腰痛である可能性がある場合は、早期に医療機関に受診することをおすすめします」
と伝える行為 → 遠隔健康医療相談（医師以外も可能）
③あらかじめ医師の監修の下で策定されたマニュアル等に従い、重篤な疾病を疑うべき患者の属性や症状等がないかを確認し、そのような症状等はなく、もともと腰痛持ちであり、歩行は可能であると説明する患者に対して、「かかりつけの整形外科にかかることをおすすめしますが、受診までに湿布や解熱鎮痛剤を使用して様子をみることも考えられます。なお、湿布や解熱鎮痛剤の使用に際しては薬剤師・登録販売者の指示や注意事項等をよく聞いて使用してください」
と伝える行為 → 遠隔健康医療相談（医師以外も可能）
④数日前に軽い作業後に腰痛があったが、既に痛みが収まって数日経ち、重篤な疾病を疑うべき属性や症状等がなく、既往歴やその他の異常がない患者に対して、経過観察の指示をすること → 遠隔健康医療相談（医師以外も可能）
⑤「あなたは骨折です」や「あなたは椎間板ヘルニアの可能性があります」
と判断して伝える行為 → 診断（遠隔健康医療相談では実施できない）

(2)高血圧の相談に対し、
①「日本高血圧学会の診断基準では収縮期血圧が140mmHg以上、または拡張期血圧が90mmHg以上の場合を高血圧としています」と伝える行為 → 遠隔健康医療相談（医師以外も可能）
②①を伝えた上で、「高血圧が気になる場合には、まずは循環器内科等の内科を受診してください」と伝える行為 → 遠隔健康医療相談（医師以外も可能）
③日本高血圧学会の診断基準に照らし高血圧に該当せず、その他の異常がない患者に対して、経過観察の指示をすること → 遠隔健康医療相談（医師以外も可能）
④「あなたは高血圧症です」と判断して伝える行為→診断（遠隔健康医療相談では実施できない）

《留意事項》
・患者の個別具体的な症状に基づいて、当該患者個人に関して疾患の罹患可能性の提示や診断等を行うことは、医学的判断を含む行為であり、オンライン診療又はオンライン受診勧奨に該当するため、医師・医師以外のいずれも「遠隔健康医療相談」として実施することはできません。
・遠隔健康医療相談は、オンライン診療実施前に医師が実施する「診療前相談」〔本指針Ⅲ(1)参照〕とは異なる行為であるため、実施した遠隔健康医療相談を「診療前相談」として取り扱った上でオンライン診療を実施することはできません。

・マニュアルを監修する医師については、専門の医師等、当該マニュアルを監修する医師として適切な者を選ぶことが望まれます。

Q26 遠隔健康医療相談として、特に医師が「患者個人の心身の状態に応じた必要な医学的助言」ができるというのは、どのような意味ですか。

A26 医師は、必ずしもマニュアル等によらずに、医学的な専門知識・経験にも基づいて、患者個人のより詳細な心身の状態を複合的に検討した上でそれに応じた一般的な医学的な情報の提供が可能であるため、医師について「患者個人の心身の状態に応じた必要な医学的助言」ができることとしています。

例えば、医師であれば以下の具体例のような情報提供が可能であると考えられます。ただし、Q25の留意事項も参照してください。

《具体例》
腰痛に関する相談に際し、医学的な専門知識・経験に基づき、当該症状の原因や対処方針に関する助言を行う上で重要と思われる質問を個別に検討した上で、それに応じて既往歴・服薬歴や関連する症状等を確認する。

その結果、既往歴として糖尿病があり、腰痛と併せて発熱と両足の脱力があるため、感染症の原因となり得る情報について詳しく聞き取ったところ、重症の歯周病があると回答した患者に対して、得られた情報を複合的に検討し、

「一般に、腰痛の場合、原因が明らかではない腰痛も多いですが、既往歴に糖尿病がある場合には、感染症を発症・増悪しやすくなります。加えて、両足の脱力と発熱がみられるとともに歯周病もあるという場合、（質問を個別に検討して症状等を確認）

例えば、稀ではあるものの歯周病を背景として、細菌が血液に入り、細菌が脊髄の近くに膿の袋を作って神経を圧迫し、腰痛や両足の脱力を引き起こしている可能性も考えられます。（より詳細な心身の状態を複合的に検討）

お伺いした症状や既往歴がある場合、早期に医療機関に受診することをおすすめします。（患者個人の心身の状態に応じた必要な医学的助言）」
と伝える行為。

Q27 看護師が医師の指示・監督の下、「患者個人の心身の状態に応じた必要な医学的助言」を行うことは可能ですか。

A27 看護師が、遠隔健康医療相談の対応をするにあたって、聞き取った患者個人ごとの心身の状態を医師に伝達し、当該医師の当該患者ごとに行う指示・監督の下で、当該医師の指示・監督の範囲内での「患者個人の心身の状態に応じた必要な医学的助言」を行うことも可能です。
ただし、Q25の留意事項も参照してください。

【その他】
Q28 本指針は、国内に所在する日本の医療機関の医師が、国外に所在する患者にオンライン診療やオンライン受診勧奨を実施する場合にも適用されますか。

A28 国外に所在する患者に対するオンライン診療やオンライン受診勧奨についても、診察・診断・処方等の診療行為は国内で実施されており、医師法、医療法や本指針が適用されます。なお、オンライン診療等の実施に当たっては、患者の所在する国における医事に関する法令等も併せて遵守する必要があると考えられます。

（編注）「オンライン診療その他の遠隔医療の推進に向けた基本方針」（令和5年・医政発0630・3）に基づき「オンライン診療の利用手順の手引書」が厚労省より出されている。

→ （参考通知）情報通信機器を用いた診療（いわゆる「遠隔診療」）について

1 基本的考え方

診療は、医師又は歯科医師と患者が直接対面して行われることが基本であり、遠隔診療は、あくまで直接の対面診療を補完するものとして行うべきものである。

医師法第20条等における「診察」とは、問診、視診、触診、聴診その他手段の如何を問わないが、現代医学から見て、疾病に対して一応の診断を下し得る程度のものをいう。し

別表

遠隔診療の対象	内容
在宅酸素療法を行っている患者	在宅酸素療法を行っている患者に対して，テレビ電話等情報通信機器を通して，心電図，血圧，脈拍，呼吸数等の観察を行い，在宅酸素療法に関する継続的助言・指導を行う
在宅難病患者	在宅難病患者に対して，テレビ電話等情報通信機器を通して，心電図，血圧，脈拍，呼吸数等の観察を行い，難病の療養上必要な継続的助言・指導を行う
在宅糖尿病患者	在宅糖尿病患者に対して，テレビ電話等情報通信機器を通して，血糖値等の観察を行い，糖尿病の療養上必要な継続的助言・指導を行う
在宅喘息患者	在宅喘息患者に対して，テレビ電話等情報通信機器を通して，呼吸機能等の観察を行い，喘息の療養上必要な継続的助言・指導を行う
在宅高血圧患者	在宅高血圧患者に対して，テレビ電話等情報通信機器を通して，血圧，脈拍等の観察を行い，高血圧の療養上必要な継続的助言・指導を行う
在宅アトピー性皮膚炎患者	在宅アトピー性皮膚炎患者に対して，テレビ電話等情報通信機器を通して，アトピー性皮膚炎等の観察を行い，アトピー性皮膚炎の療養上必要な継続的助言・指導を行う
褥瘡のある在宅療養患者	在宅療養患者に対して，テレビ電話等情報通信機器を通して，褥瘡等の観察を行い，褥瘡の療養上必要な継続的助言・指導を行う
在宅脳血管障害療養患者	在宅脳血管障害療養患者に対して，テレビ電話等情報通信機器を通して，運動機能，血圧，脈拍等の観察を行い，脳血管障害の療養上必要な継続的助言・指導を行う
在宅がん患者	在宅がん患者に対して，テレビ電話等情報通信機器を通して，血圧，脈拍，呼吸数等の観察を行い，がんの療養上必要な継続的助言・指導を行う

たがって，直接の対面診療による場合と同等ではないにしてもこれに代替し得る程度の患者の心身の状況に関する有用な情報が得られる場合には，遠隔診療を行うことは直ちに医師法第20条等に抵触するものではない。

なお，遠隔診療の適正な実施を期するためには，当面，下記2に掲げる事項に留意する必要がある。

2 留意事項

(1) 初診及び急性期の疾患に対しては，原則として直接の対面診療による。

(2) 直接の対面診療を行うことができる場合や他の医療機関と連携することにより直接の対面診療を行うことができる場合には，これによる。

(3) (1)及び(2)にかかわらず，次に掲げる場合において，患者側の要請に基づき，患者側の利点を十分に勘案した上で，直接の対面診療と適切に組み合わせて行われるときは，遠隔診療によっても差し支えない。

　ア 直接の対面診療を行うことが困難である場合（例えば，離島，へき地の患者の場合など往診又は来診に相当な長時間を要したり，危険を伴うなどの困難があり，遠隔診療によらなければ当面必要な診療を行うことが困難な者に対して行う場合）

　イ 直近まで相当期間にわたって診療を継続してきた慢性期疾患の患者など病状が安定している患者に対し，患者の病状急変時等の連絡・対応体制を確保した上で実施することによって患者の療養環境の向上が認められる遠隔診療（例えば別表に掲げるもの）を実施する場合

(4) 遠隔診療の開始に当たっては，患者及びその家族等に対して，十分な説明を行い，理解を得た上で行うこと。特に，情報通信機器の使用方法，特性等については丁寧な説明を行う。

(5) 患者のテレビ画像を伝送する場合等においては，患者側のプライバシー保護には慎重な配慮を行う。特に，患者の映像の撮影，情報の保管方法については，患者側の意向を十分に斟酌する。

(6) 情報通信機器が故障した場合における対処方法について，あらかじめ患者側及び近隣の医師又は歯科医師と綿密に打ち合わせ，取り決めを交わしておく。

(7) 診療録の記載等に関する医師法第24条及び歯科医師法第23条の規定の適用についても，直接の対面診療の場合と同様である。

(8) 遠隔診療においても，直接の対面診療と同様，診療の実施の責任は当然に診療を実施した医師又は歯科医師が負うものである。

(9) 遠隔診療を行うに当たり，医師又は歯科医師が患者又はその家族等に対して相応の指示や注意を行っているにもかかわらず，これらの者がその指示や注意に従わないため患者に被害が生じた場合には，その責任はこれらの者が負うべきものであることについて，事前に十分な説明を行う。

(平9.12.24 健政発1075, 平15.3.31 医政発0331020, 平23.3.31 医政発0331・5)

→インターネット等の情報通信機器を用いた診療（いわゆる「遠隔診療」）を提供する事業について

問 最近，インターネット等を利用して患者に医師の診察を受けさせる事業を行う事業者が現れている。

　このような事業者の中には，電子メール，ソーシャルネットワーキングサービス等の文字及び写真のみによって得られる情報により診察を行い，対面診療を行わず遠隔診療だけで診療を完結させることを想定した事業を提供しているところもある。

　遠隔診療の取扱いについては，「情報通信機器を用いた診療（いわゆる「遠隔診療」）について」（平成9年12月24日付健政発第1075号）において示されているところ，当該事業が電子メール，ソーシャルネットワーキングサービス等の文字及び写真のみによって得られる情報により診察を行うものである場合は，同通知中「1　基本的考え方」における「直接の対面診療に代替し得る程度の患者の心身の状況に関する有用な情報」が得られないと考えられる。

　また，当該事業が対面診療を行わず遠隔診療だけで診療を完結させるものである場合は，当該診療は，同通知中「1　基本的考え方」における「直接の対面診療を補完するものとして」行われておらず，同通知中「2　留意事項(3)」における「直接の対面診療と適切に組み合わされ」た診療が行われていない。

　このような場合は，当該事業を行う者は，無診察治療を禁止した医師法（昭和23年法律第201号）第20条に違反するものと解してよろしいか。

答 貴見のとおり。　　　　　　　　　　（平28.3.18 医政医発0318・51）

事務連絡 いわゆる「遠隔診療」を行う際に処方箋料の算定が可能となる場合について

「規制改革実施計画」（平成25年6月14日閣議決定）において，「遠隔診療を行う際に処方せん料の算定が可能となる場合を明確化する」とされたところであるが，遠隔診療を行う場合であっても，「情報通信機器を用いた診療（いわゆる「遠隔診療」）について」（平成9年12月24日付健政発第1075号）に則り遠隔診療を行い，患者に処方せん原本を郵便等により送付するときは，その他の算定要件を満たした上で，処方箋料を算定することが可能であるので，この旨，保険医療機関，保険薬局等に周知するようお願いいたします。

(平26.5.13)

第1章 基本診療料

第2部 入院料等

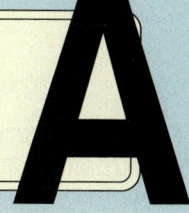

第1節 入院基本料 ········ 74
- A100 一般病棟入院基本料（※1） ········ 74
- A101 療養病棟入院基本料 ········ 78
- A102 結核病棟入院基本料 ········ 88
- A103 精神病棟入院基本料 ········ 90
- A104 特定機能病院入院基本料（※1） ········ 92
- A105 専門病院入院基本料（※1） ········ 95
- A106 障害者施設等入院基本料 ········ 97
- A108 有床診療所入院基本料 ········ 102
- A109 有床診療所療養病床入院基本料 ········ 106

第2節 入院基本料等加算 ········ 108
- A200 総合入院体制加算 ········ 108
- A200-2 急性期充実体制加算 ········ 109
- A204 地域医療支援病院入院診療加算 ········ 114
- A204-2 臨床研修病院入院診療加算 ········ 114
- A204-3 紹介受診重点医療機関入院診療加算 ········ 114
- A205 救急医療管理加算 ········ 115
- A205-2 超急性期脳卒中加算 ········ 116
- A205-3 妊産婦緊急搬送入院加算 ········ 117
- A206 在宅患者緊急入院診療加算 ········ 117
- A207 診療録管理体制加算 ········ 119
- A207-2 医師事務作業補助体制加算 ········ 119
- A207-3 急性期看護補助体制加算 ········ 120
- A207-4 看護職員夜間配置加算 ········ 121
- A208 乳幼児加算・幼児加算 ········ 121
- A209 特定感染症入院医療管理加算 ········ 121
- A210 難病等特別入院診療加算 ········ 122
- A211 特殊疾患入院施設管理加算 ········ 123
- A212 超重症児（者）入院診療加算・準超重症児（者）入院診療加算 ········ 123
- A213 看護配置加算 ········ 124
- A214 看護補助加算 ········ 125
- A218 地域加算 ········ 125
- A218-2 離島加算 ········ 128
- A219 療養環境加算 ········ 128
- A220 HIV感染者療養環境特別加算 ········ 128
- A220-2 特定感染症患者療養環境特別加算 ········ 128
- A221 重症者等療養環境特別加算 ········ 129
- A221-2 小児療養環境特別加算 ········ 130
- A222 療養病棟療養環境加算 ········ 130
- A222-2 療養病棟療養環境改善加算 ········ 130
- A223 診療所療養病床療養環境加算 ········ 130
- A223-2 診療所療養病床療養環境改善加算 ········ 130
- A224 無菌治療室管理加算 ········ 130
- A225 放射線治療病室管理加算 ········ 131
- A226 重症皮膚潰瘍管理加算 ········ 131
- A226-2 緩和ケア診療加算 ········ 131
- A226-3 有床診療所緩和ケア診療加算 ········ 133
- A226-4 小児緩和ケア診療加算 ········ 133
- A227 精神科措置入院診療加算 ········ 133
- A228 精神科応急入院施設管理加算 ········ 134
- A229 精神科隔離室管理加算 ········ 134
- A230 精神病棟入院時医学管理加算 ········ 135
- A230-2 精神科地域移行実施加算 ········ 135
- A230-3 精神科身体合併症管理加算 ········ 135
- A230-4 精神科リエゾンチーム加算 ········ 136
- A231-2 強度行動障害入院医療管理加算 ········ 136
- A231-3 依存症入院医療管理加算 ········ 138
- A231-4 摂食障害入院医療管理加算 ········ 138
- A232 がん拠点病院加算 ········ 138
- A233 リハビリテーション・栄養・口腔連携体制加算 ········ 141
- A233-2 栄養サポートチーム加算 ········ 143
- A234 医療安全対策加算 ········ 144
- A234-2 感染対策向上加算 ········ 145
- A234-3 患者サポート体制充実加算 ········ 147
- A234-4 重症患者初期支援充実加算 ········ 147
- A234-5 報告書管理体制加算 ········ 147
- A236 褥瘡ハイリスク患者ケア加算 ········ 147
- A236-2 ハイリスク妊娠管理加算 ········ 148
- A237 ハイリスク分娩等管理加算 ········ 149
- A238-6 精神科救急搬送患者地域連携紹介加算 ········ 150
- A238-7 精神科救急搬送患者地域連携受入加算 ········ 150
- A242 呼吸ケアチーム加算 ········ 151
- A242-2 術後疼痛管理チーム加算 ········ 151
- A243 後発医薬品使用体制加算 ········ 151
- A243-2 バイオ後続品使用体制加算 ········ 152
- A244 病棟薬剤業務実施加算（※2） ········ 152
- A245 データ提出加算 ········ 155
- A246 入退院支援加算 ········ 156
- A246-2 精神科入退院支援加算 ········ 160
- A246-3 医療的ケア児（者）入院前支援加算 ········ 163
- A247 認知症ケア加算 ········ 164
- A247-2 せん妄ハイリスク患者ケア加算 ········ 165
- A248 精神疾患診療体制加算 ········ 166
- A249 精神科急性期医師配置加算 ········ 167
- A250 薬剤総合評価調整加算 ········ 167
- A251 排尿自立支援加算 ········ 169
- A252 地域医療体制確保加算 ········ 169
- A253 協力対象施設入所者入院加算 ········ 169

第3節 特定入院料 ········ 174
- A300 救命救急入院料 ········ 175
- A301 特定集中治療室管理料 ········ 178
- A301-2 ハイケアユニット入院医療管理料 ········ 181
- A301-3 脳卒中ケアユニット入院医療管理料 ········ 182
- A301-4 小児特定集中治療室管理料 ········ 183
- A302 新生児特定集中治療室管理料 ········ 184
- A302-2 新生児特定集中治療室重症児対応体制強化管理料 ········ 185
- A303 総合周産期特定集中治療室管理料 ········ 187
- A303-2 新生児治療回復室入院医療管理料 ········ 188
- A304 地域包括医療病棟入院料 ········ 188
- A305 一類感染症患者入院医療管理料 ········ 193
- A306 特殊疾患入院医療管理料 ········ 194
- A307 小児入院医療管理料 ········ 195
- A308 回復期リハビリテーション病棟入院料 ········ 198
- A308-3 地域包括ケア病棟入院料 ········ 206
- A309 特殊疾患病棟入院料 ········ 212
- A310 緩和ケア病棟入院料 ········ 213
- A311 精神科救急急性期医療入院料 ········ 215
- A311-2 精神科急性期治療病棟入院料 ········ 217
- A311-3 精神科救急・合併症入院料 ········ 218
- A311-4 児童・思春期精神科入院医療管理料 ········ 220
- A312 精神療養病棟入院料 ········ 220
- A314 認知症治療病棟入院料 ········ 224
- A315 精神科地域包括ケア病棟入院料 ········ 225
- A317 特定一般病棟入院料 ········ 227
- A318 地域移行機能強化病棟入院料 ········ 229
- A319 特定機能病院リハビリテーション病棟入院料 ········ 230

第4節 短期滞在手術等基本料 ········ 233

DPC 〔 ▊ ＝DPC包括, ▊ ＝別に定めた点数をDPC点数に加算〕
※1 一部の加算は別に算定可。
※2 「1」のみDPC包括。「2」は別に算定可。

第2部 入院料等

通則

1　健康保険法第63条第1項第5号及び高齢者医療確保法第64条第1項第5号による入院及び看護の費用は，第1節から第5節までの各区分の所定点数により算定する。この場合において，特に規定する場合を除き，通常必要とされる療養環境の提供，看護及び医学的管理に要する費用は，第1節，第3節又は第4節の各区分の所定点数に含まれるものとする。

2　同一の保険医療機関において，同一の患者につき，第1節の各区分に掲げる入院基本料〔特別入院基本料，月平均夜勤時間超過減算，夜勤時間特別入院基本料及び重症患者割合特別入院基本料（以下「特別入院基本料等」という）を含む〕，第3節の各区分に掲げる特定入院料及び第4節の各区分に掲げる短期滞在手術等基本料を同一の日に算定することはできない。

3　別に厚生労働大臣が定める患者〔告示③第3の2, p.1082〕の場合には，特別入院基本料等，A108有床診療所入院基本料又はA109有床診療所療養病床入院基本料を算定する場合を除き，入院日から起算して5日までの間は，A400の2に掲げる短期滞在手術等基本料3を算定し，6日目以降は第1節の各区分に掲げる入院基本料（特別入院基本料等を含む）又は第3節の各区分に掲げる特定入院料のいずれかを算定する。

4　歯科診療及び歯科診療以外の診療を併せて行う保険医療機関にあっては，当該患者の主傷病に係る入院基本料（特別入院基本料等を含む），特定入院料又は短期滞在手術等基本料を算定する。

5　第1節から第4節までに規定する期間の計算は，特に規定する場合を除き，保険医療機関に入院した日から起算して計算する。ただし，保険医療機関を退院した後，同一の疾病又は負傷により，当該保険医療機関又は当該保険医療機関と特別の関係（p.72）にある保険医療機関に入院した場合には，急性増悪その他やむを得ない場合を除き，最初の保険医療機関に入院した日から起算して計算する。 特別

6　別に厚生労働大臣が定める入院患者数の基準又は医師等の員数の基準に該当する保険医療機関の入院基本料については，別に厚生労働大臣が定めるところにより算定する。 超過 標欠5 標欠7

7　入院診療計画，院内感染防止対策，医療安全管理体制，褥瘡対策，栄養管理体制，意思決定支援及び身体的拘束最小化について，別に厚生労働大臣が定める基準〔告示③第4, p.1082〕を満たす場合に限り，第1節（特別入院基本料等を含む），第3節及び第4節（短期滞在手術等基本料1を除く）の各区分に掲げるそれぞれの入院基本料，特定入院料又は短期滞在手術等基本料の所定点数を算定する。

8　7に規定する別に厚生労働大臣が定める基準〔告示③第4, p.1082〕のうち，栄養管理体制に関する基準を満たすことができない保険医療機関（診療所を除き，別に厚生労働大臣が定める基準〔告示③第4・6, p.1083〕を満たすものに限る）については，第1節（特別入院基本料等を除く），第3節及び第4節（短期滞在手術等基本料1を除く）の各区分に掲げるそれぞれの入院基本料，特定入院料又は短期滞在手術等基本料の所定点数から1日につき40点を減算する。 経措 栄40減

9　7に規定する別に厚生労働大臣が定める基準〔告示③第4・8, p.1083〕のうち，身体的拘束最小化に関する基準を満たすことができない保険医療機関については，第1節（特別入院基本料等を除く），第3節及び第4節（短期滞在手術等基本料1を除く）の各区分に掲げるそれぞれの入院基本料，特定入院料又は短期滞在手術等基本料の所定点数から1日につき40点を減算する。 拘40減

【2024年改定による主な変更点】

(1) 入院料等「通則」において新たに「意思決定支援」と「身体的拘束最小化」が要件化された。「意思決定支援」は入院料等を算定するための必須要件とされ，「身体的拘束最小化」は満たさない場合に1日につき40点の減算となる。
　【経過措置】「意思決定支援」は，2024年3月末時点の入院基本料・特定入院料の届出病棟（すでに「意思決定支援」が要件化されている療養病棟入院基本料等の病棟を除く）は，2025年5月末まで猶予される。「身体的拘束最小化」も，2024年3月末時点の届出病棟は，2025年5月末まで猶予される。

(2) 40歳未満の勤務医，事務職員等の賃上げに資する措置として，入院基本料等の点数が全体的に引き上げられた。

(3) 一般病棟用の重症度，医療・看護必要度の評価項目・施設基準について，以下の見直しが行われた。
　1) 「創傷処置」「呼吸ケア（喀痰吸引のみの場合を除く）」について，重症度，医療・看護必要度Ⅰの評価対象を，必要度Ⅱの評価対象となる診療行為を実施した場合とし，「重度褥瘡処置」を評価対象から除外。
　2) 「注射薬剤3種類以上の管理」について，該当日数の上限を7日間とし，対象薬剤から「アミノ酸・糖・電解質・ビタミン」等の静脈栄養に関する薬剤を除外。
　3) 「専門的な治療・処置」の項目のうち「抗悪性腫瘍剤の使用（注射剤のみ）」，「抗悪性腫瘍剤の内服の管理」について，入院での使用割合がそれぞれ6割未満，7割未満の薬剤を対象薬剤から除外。
　4) 「専門的な治療・処置」の項目のうち「抗悪性腫瘍剤の使用（注射剤のみ）」，「麻薬の使用（注射剤のみ）」，「昇圧剤の使用（注射剤のみ）」，「抗不整脈薬の使用（注射剤のみ）」，「抗血栓塞栓薬の使用」，「無菌治療室での治療」の評価を2点から3点に変更。
　5) 「救急搬送後の入院」，「緊急に入院を必要とする状態」について，評価日数を5日間から2日間に変更。
　6) C項目の対象手術，評価日数を見直し。
　7) 短期滞在手術等基本料の対象手術等を実施した患者を評価対象者に追加。
　8) 急性期一般入院料1，特定機能病院入院基本料7対1，専門病院入院基本料7対1の該当患者割合の基準について，B項目（患者の状況等）の評価が廃止され，①A3点以上又はC1点以上の該当割合が一定以上，②A2点以上又はC1点以上の該当割合が一定以上──の両方を満たすことに変更された。

(3) 各入院料等の施設基準における重症度，医療・看護必要度の該当患者割合の基準が変更された。

	必要度Ⅰ	必要度Ⅱ
急性期一般入院料1	基準①：21% 基準②：28%	基準①：20% 基準②：27%
急性期一般入院料2	22%	21%
急性期一般入院料3	19%	18%
急性期一般入院料4	16%	15%
急性期一般入院料5	12%	11%
結核病棟入院基本料7対1	8%	7%
特定機能病院入院基本料 7対1（一般病棟）	──	基準①：20% 基準②：27%
専門病院入院基本料 7対1入院基本料	基準①：21% 基準②：28%	基準①：20% 基準②：27%
看護必要度加算1	18%	17%
看護必要度加算2	16%	15%
看護必要度加算3	13%	12%
総合入院体制加算1	33%	32%
総合入院体制加算2	31%	30%
総合入院体制加算3	28%	27%
急性期看護補助体制加算	6%	5%
看護職員夜間配置加算	6%	5%
看護補助加算1	4%	3%
地域包括ケア病棟入院料	10%	8%
特定一般病棟入院料「注7」	10%	8%

※ 基準①：A3点以上又はC1点以上の該当割合
※ 基準②：A2点以上又はC1点以上の該当割合
※ 基準①と基準②の両方を満たす必要がある

(4) 従前から，①許可病床200床以上の病院の急性期一般入院料1，②同400床以上の病院の急性期一般入院料2～5，③特定機能病院入院基本料（一般病棟）7対1入院基本料──の算定病棟では，重症度，医療・看護必要度Ⅱのみによる評価とされていたが，今改定により，新たに以下の病棟・治療室が必要度Ⅱのみによる評価とされた。
① 許可病床200床未満の病院の急性期一般入院料1の算定病棟（電子カルテを導入していない場合を除く）
② 許可病床200床以上400未満の病院の急性期一般入院料2・3の算定病棟
③ 救命救急入院料2・4を算定する治療室
④ 特定集中治療室管理料を算定する治療室

参考 入院料算定の原則
① 入院の指示は，療養上必要がある場合に行う。
② 単なる疲労回復，正常分べん又は通院の不便等のための入院の指示は行わない。
（療養担当規則第20条第7号）

事務連絡 栄養管理体制
問1 入院料等の「通則8」に掲げる栄養管理体制について減算されていた保険医療機関が，常勤の管理栄養士を配置した場合の減算措置は，いつから解除されるのか。
答 届出を行った月の翌月1日から解除される。
問2 常勤の管理栄養士が確保できない場合，減算の点数を算定するが，この要件である「非常勤の管理栄養士又は常勤の栄養士」が離職して要件を満たさなくなった場合は，特別入院基本料の算定となるのか。
答 常勤の管理栄養士が離職して要件を満たさなくなった場合は，届出をした場合に限り3か月間に限り従前の入院基本料等を算定できることとしているが，「非常勤の管理栄養士又は常勤の栄養士」が離職して要件を満たさなくなった場合は，特別入院基本料の算定となる。 （平26.3.31，一部修正）

→入院基本料，特定入院料，短期滞在手術等基本料
1 入院基本料，特定入院料及び短期滞在手術等基本料は，基本的な入院医療の体制を評価するものであり，療養環境（寝具等を含む）の提供，看護師等の確保及び医学的管理の確保等については，医療法の定めるところによる他，「病院，診療所等の業務委託について（平成5年2月15日指第14号）」等に従い，適切に実施するものとし，これに要する費用は，特に規定する場合を除き，入院基本料，特定入院料及び短期滞在手術等基本料に含まれる。

2 1に規定する他，寝具等について次の基準のいずれかに該当しない場合には，入院基本料，特定入院料，短期滞在手術等基本料は算定できない。
(1) 患者の状態に応じて寝具類が随時利用できるよう用意されている。なお，具備されるべき寝具は，敷布団（マットレスパッドを含む），掛布団（毛布，タオルケット，綿毛布を含む），シーツ類，枕，枕覆等である。
(2) 寝具類が常時清潔な状態で確保されている。シーツ類は，週1回以上の交換がなされている。
(3) 消毒は必要の都度行われている。 （令6保医発0305・4）

→入院期間の確認について（入院料の支払要件）
(1) 保険医療機関の確認等
ア 保険医療機関は，患者の入院に際し，患者又はその家族等に対して当該患者の過去3か月以内の入院の有無を確認する。過去3か月以内に入院がある場合は，入院の理由を確認する。同一傷病による入院である場合には前保険医療機関における入院期間，算定入院基本料等及び入院に係る傷病名を当該患者の前保険医療機関又は保険者に照会し，当該保険医療機関の入院初日に追加される選定療養に係る入院期間及び当該患者の入院が選定療養に該当するか否かを確認する。
イ 保険医療機関は，当該患者の退院に際しては，他保険医療機関からの当該患者の入院履歴に係る問い合わせに対し速やかに対応できるよう必要な体制を整えておく。円滑な運用のために別紙様式1又はこれに準ずる様式による文書を退院証明書として患者に渡すことが望ましい。
ウ ア，イに定める確認等を怠っている場合は，入院料は算定できない。
(2) 入院患者の申告等
患者は，入院に際しては，保険医療機関からの求めに応じ，自己の入院履歴を申告する。なお，虚偽の申告等を行った場合は，それにより発生する損失について，後日費用徴収が行われる可能性がある。
（令6保医発0305・4）

（編注）「入院期間が180日を超える入院に係る保険外併用療養費」については告示8（p.1576）参照。なお，A101療養病棟入院基本料，A108有床診療所入院基本料，A109有床診療所療養病床入院基本料は通算対象入院料とならない。

参考 180日超入院に係る保険外併用療養費 **摘要欄** p.1681
(1) 入院期間が180日を超える患者の入院基本料等は減額されて保険外併用療養費の扱いとなり，差額徴収の対象となる。
(2) その入院期間の計算は，保険医療機関単位ではなく患者単位となり，他の医療機関の入院期間も通算される。この場合，通算対象入院料を算定した期間を通算する。
(3) 対象から除外される患者は別に定められている。
(4) 入院期間が他の医療機関と通算となる場合であっても，入院料の初期加算は医療機関ごとに算定する。

参考 問1 180日超入院患者の保険外併用療養費は，入院の原因疾患にかかわらず通算180日に達したら対象になるのか。年度が変更になっても対象となるのか。
答 通算の対象となるのは，同一疾病の入院のみ。年度が異なっても通算する。
問2 180日超入院患者について「特別料金」を徴収しない対象患者について入院日数のカウントはするのか。
答 日数のカウントは続ける。
問3 病院に入院中の患者が直接診療所の一般病床へ転院した場合で，診療所での入院期間が3か月を過ぎて再び最初の病院に転院した場合，病院での入院期間計算は新規で別扱いになるのか。
答 新規扱いはされないが，診療所の一般病床への入院期間

(別紙様式1)

```
                退院証明書
              保険医療機関名称
              住所
              電話番号
              主治医氏名

┌─────────────────────────────────────────────┐
│ 患者氏名              性別（男・女）          │
│ 患者住所                                      │
│ 電話番号                                      │
│ 生年月日 （明・大・昭・平・令）  年 月 日（ 歳）│
├─────────────────────────────────────────────┤
│1．当該保険医療機関における入院年月日及び退院年月日│
│  ・入院年月日   年  月  日                   │
│  ・退院年月日   年  月  日                   │
├─────────────────────────────────────────────┤
│2．当該保険医療機関における入院基本料等（特定入院料を含む）│
│  の種別及び算定期間                          │
│  （複数ある場合はそれぞれ記載のこと）        │
│                                              │
│  ・入院基本料等の種別：                      │
│  ・算定期間：   日（  年  月  日            │
│              ～  年  月  日）                │
├─────────────────────────────────────────────┤
│3．当該保険医療機関退院日における通算対象入院料を算定した期│
│  間                                          │
│    日（  年  月  日現在）                   │
├─────────────────────────────────────────────┤
│4．当該保険医療機関の入院に係る傷病名         │
│  ・傷病名：                                  │
├─────────────────────────────────────────────┤
│5．転帰（該当するものに○をつける）           │
│  ・治癒                                      │
│  ・治癒に近い状態（寛解状態を含む）          │
│  ・その他                                    │
├─────────────────────────────────────────────┤
│6．その他の特記事項                           │
└─────────────────────────────────────────────┘
```

は通算対象から除外される。病院に戻れば以前の病院の入院期間に今回の入院日数を足すことになる。

問4 退院証明書の費用を患者から実費徴収できるか。
答 できない。
（平14.4.5 全国保険医団体連合会）

→1日入院

眼科，耳鼻科等において手術を行い，同一の日に入院及び退院した場合，医師が入院の必要を認めて病室に入院させて入院医療が行われた場合にあっては，入院基本料又は特定入院料を算定できるが，単なる覚醒，休養等の目的で入院させた場合は，入院基本料又は特定入院料は算定しない。なお，短期滞在手術等基本料については，第4節に規定するところによる。
（令6保医発0305・4）

→入院中の患者の他医療機関への受診

(1) 入院中の患者が，当該入院の原因となった傷病以外の傷病に罹患し，入院している保険医療機関（以下本項において「入院医療機関」という）以外での診療の必要が生じた場合は，他の保険医療機関（以下本項において「他医療機関」という）へ転医又は対診を求めることを原則とする。

(2) 入院中の患者（DPC算定病棟に入院している患者を除く）に対し他医療機関での診療が必要となり，当該入院中の患者が他医療機関を受診した場合（当該入院医療機関にて診療を行うことができない専門的な診療が必要となった場合等のやむを得ない場合に限る）は，他医療機関において当該診療に係る費用を算定することができる。ただし，短期滞在手術等基本料3，医学管理等（診療情報提供料を除く），在宅医療，投薬，注射（当該専門的な診療に特有な薬剤を用いた受診日の投薬又は注射に係る費用を除き，処方料，処方箋料及び外来化学療法加算を含む）及びリハビリテーション（言語聴覚療法に係る疾患別リハビリテーション料を除く）に係る費用は算定できない。

(3) (2)のただし書にかかわらず，出来高入院料を算定する病床に入院している患者の場合には，他医療機関における診療に要する費用のうち，当該専門的な診療に特有な薬剤を用いた投薬に係る費用は算定できる。

(4) 本通則において，出来高入院料とは，特定入院料，一般病棟入院基本料（「注11」の規定により療養病棟入院料1の例により算定する場合に限る），特定機能病院入院基本料（「注9」の規定により療養病棟入院料1の例により算定する場合に限る），専門病院入院基本料（「注8」の規定により療養病棟入院料1の例により算定する場合に限る），療養病棟入院基本料，障害者施設等入院基本料（「注6」，「注13」及び「注14」の例により算定する場合に限る），有床診療所療養病床入院基本料及び特定入院基本料（以下本通則において「特定入院料等」という）を除く入院基本料をいう。

(5) 入院中の患者が他医療機関を受診する場合には，入院医療機関は，当該他医療機関に対し，当該診療に必要な診療情報（当該入院医療機関での算定入院料及び必要な診療科を含む）を文書により提供する（これらに要する費用は患者の入院している保険医療機関が負担するものとする）とともに，**診療録**にその写しを添付する。

(6) (2)の規定により入院中の患者が他医療機関を受診する日の入院医療機関における診療報酬の算定については，以下のとおりとする。この場合において，1点未満の端数があるときは，小数点以下第一位を四捨五入して計算する。

ア 入院医療機関において，当該患者が出来高入院料を算定している場合は，出来高入院料は当該出来高入院料の基本点数の10％を控除した点数により算定する。ただし，他医療機関において，E101シングルホトンエミッションコンピューター断層撮影，E101-2ポジトロン断層撮影，E101-3ポジトロン断層・コンピューター断層複合撮影，E101-4ポジトロン断層・磁気共鳴コンピューター断層複合撮影，E101-5乳房用ポジトロン断層撮影，M001体外照射の「3」の強度変調放射線治療（IMRT），M001-2ガンマナイフによる定位放射線治療，M001-3直線加速器による放射線治療の「1」の定位放射線治療の場合又はM001-4粒子線治療に係る費用を算定する場合は，出来高入院料は当該出来高入院料の基本点数の5％を控除した点数により算定する。

イ 入院医療機関において，当該患者が特定入院料等を算定している場合であって，当該他医療機関において特定入院料等に含まれる診療に係る費用（特掲診療料に限る）を算定する場合は，特定入院料等は，当該特定入院料等の基本点数の40％を控除した点数〔他医療機関において，E101シングルホトンエミッションコンピューター断層撮影，E101-2ポジトロン断層撮影，E101-3ポジトロン断層・コンピューター断層複合撮影，E101-4ポジトロン断層・磁気共鳴コンピューター断層複合撮影，E101-5乳房用ポジトロン断層撮影，M001体外照射の「3」の強度変調放射線治療（IMRT），M001-2ガンマナイフによる定位放射線治療，M001-3直線加速器による放射線治療の「1」の定位放射線治療の場合又はM001-4粒子線治療に係る費用を算定する場合は，特定入院料等は当該特定入院料等の基本点数の35％を控除した点数〕により算定する。ただし，有床診療所療養病床入院基本料，精神療養病棟入院料，認知

症治療病棟入院料又は地域移行機能強化病棟入院料を算定している場合は，当該特定入院料等の基本点数の20％を控除した点数〔他医療機関において，E101シングルホトンエミッションコンピューター断層撮影，E101-2ポジトロン断層撮影，E101-3ポジトロン断層・コンピューター断層複合撮影，E101-4ポジトロン断層・磁気共鳴コンピューター断層複合撮影，E101-5乳房用ポジトロン断層撮影，M001体外照射の「3」の強度変調放射線治療（IMRT），M001-2ガンマナイフによる定位放射線治療，M001-3直線加速器による放射線治療の「1」の定位放射線治療の場合又はM001-4粒子線治療に係る費用を算定する場合は，特定入院料等は当該特定入院料等の基本点数の15％を控除した点数〕により算定する。

ウ　入院医療機関において，当該患者が特定入院料等を算定している場合であって，当該他医療機関において特定入院料等に含まれる診療に係る費用（特掲診療料に限る）を算定しない場合は，特定入院料等は，当該特定入院料等の基本点数の10％を控除した点数により算定する。ただし，他医療機関において，E101シングルホトンエミッションコンピューター断層撮影，E101-2ポジトロン断層撮影，E101-3ポジトロン断層・コンピューター断層複合撮影，E101-4ポジトロン断層・磁気共鳴コンピューター断層複合撮影，E101-5乳房用ポジトロン断層撮影，M001体外照射の「3」の強度変調放射線治療（IMRT），M001-2ガンマナイフによる定位放射線治療，M001-3直線加速器による放射線治療の「1」の定位放射線治療の場合又はM001-4粒子線治療に係る費用を算定する場合は，特定入院料等は当該特定入院料等の基本点数の5％を控除した点数により算定する。

エ　他医療機関において当該診療に係る費用を一切算定しない場合には，他医療機関において実施された診療に係る費用は，入院医療機関において算定し，入院基本料等の基本点数は控除せずに算定する。この場合において，入院医療機関で算定している入院料等に包括されている診療に係る費用は，算定できない。なお，この場合の医療機関間での診療報酬の分配は，相互の合議に委ねるものとする。

(7)　他医療機関において診療を行った場合には，入院医療機関から提供される当該患者に係る診療情報に係る文書を**診療録**に添付するとともに，**診療報酬明細書**の摘要欄に「入院医療機関名」，「当該患者の算定する入院料」，「受診した理由」，「診療科」及び「他」（受診日数：○日）」を記載する。

(8)　入院医療機関においては，**診療報酬明細書**の摘要欄に，「他医療機関を受診した理由」，「診療科」及び「他」（受診日数：○日）」を記載する。ただし，(6)のウの特定入院料等を10％減算する場合（ただし書に該当し5％減算する場合を含む）には，他医療機関のレセプトの写しを添付する。

(9)　入院中の患者（DPC算定病棟に入院している患者であって「診療報酬の算定方法」により入院料を算定する患者に限る）に対し他医療機関での診療が必要となり，当該入院中の患者が他医療機関を受診した場合（当該入院医療機関にて診療を行うことができない専門的な診療が必要となった場合等のやむを得ない場合に限る）の他医療機関において実施された診療に係る費用は，入院医療機関の保険医が実施した診療の費用と同様の取扱いとし，入院医療機関において算定する。な

お，この場合の医療機関間での診療報酬の分配は，相互の合議に委ねるものとする。

（令6保医発0305・4）

事務連絡　**対診・他医療機関の受診**

問1　DPC算定病棟に入院中の患者が他医療機関を受診した場合の，他医療機関で実施された診療に係る費用は，入院医療機関で請求し，診療報酬の分配は相互の合議に委ねるものとされているが，当該分配により他医療機関が得た収入には消費税は課税されるか。

答　他医療機関が行う診療は，社会保険診療であるから，当該療養の給付に係る診療報酬は入院医療機関との合議で受け取ったものについても非課税となる。　（令2.3.31，一部修正）

問2　麻酔科で開業した医師が別の医療機関に赴き，手術前日，当日，翌日の3回往診料を算定するのは妥当か。

答　定期的，計画的な訪問を行っての麻酔では，往診料は算定できない。

問3　従来からの，対診の場合の診療報酬請求の取扱いに関する以下の規定について，変更はないと考えてよいか。

(1)　診療上必要があると認める場合は，他の保険医療機関の保険医の立会診療を求めることができる。

(2)　対診を求められて診療を行った保険医の属する保険医療機関からは，当該基本診療料，往診料等は請求できるが，他の治療行為にかかる特掲診療料は主治医の属する保険医療機関において請求するものとし，治療を共同で行った場合の診療報酬の分配は相互の合議に委ねる。

答　取扱いに変更はない。　（平22.3.29，一部修正）

問4　出来高入院料を算定する病床に入院中の患者について，入院医療機関において行うことができない専門的な診療が必要となり，他医療機関を受診した際に，投薬を行った場合には，その費用はどのように取り扱うのか。

答　他医療機関において，専門的な診療に特有な薬剤を用いた投薬に係る費用（調剤料，薬剤料，処方料，処方せん料等）を算定できる。また，薬局において調剤した場合には，当該薬局において調剤に係る費用を算定できる。

問5　入院中の患者が他医療機関を受診する場合，入院医療機関，他医療機関，薬局間での処方内容等の情報共有は，どのように行うのか。

答　他医療機関において院内処方を行う場合には，他医療機関が入院医療機関に対して処方の内容を情報提供する。

　また，他医療機関が処方せんを交付する場合には，処方せんの備考欄に，①入院中の患者である旨，②入院医療機関の名称，③出来高入院料を算定している患者であるか否かについて記載して交付することとし，当該処方せんに基づき調剤を行った薬局は，調剤内容について入院医療機関に情報提供する。

問6　入院中の患者が他医療機関を受診した場合に，入院医療機関や他医療機関の診療報酬明細書には，摘要欄に「診療科」を記載することとされているが，どの医療機関の診療科を記載するのか。

答　入院医療機関の診療報酬明細書には他医療機関において受診した診療科を記載し，他医療機関の診療報酬明細書には入院医療機関の入院中の診療科を記載する。　（平22.6.4，一部修正）

問7　出来高病棟に入院中の患者が他医療機関で受診をした場合には，入院医療機関は基本点数の10％を控除することとなるが，一般病棟入院基本料等の注加算は基本点数に含まれるのか。

答　注加算は基本点数に含まれない。　（平22.6.11，一部修正）

問8　A医療機関のDPC／PDPS算定病床に入院中の患者が他医療機関（Bとする）を受診した場合の取扱いについては，「医療機関間での診療報酬の分配は，相互の合議に委ねるものとする」とあるが，実際どのようにすればいいのか。

答　基本的に「合議」とは，両医療機関間の自由契約の元で金銭収受を行う事を意味しているため，明確なルールというものはないが，一部の医療機関の間では，A医療機関からB医療機関へ患者が受診する際に，「医科点数表に則って算定した点数を，全額当院に請求してください」という趣旨の連絡をして，精算を行っている事例があると聞いてい

参考 入院患者が他医療機関を受診した場合の算定

1. 入院患者の他医療機関受診フローチャート

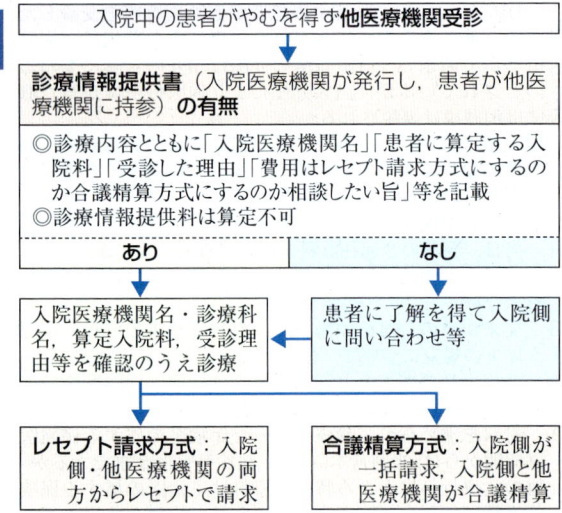

※ DPC算定病棟は合議精算方式をとる。その他の病棟はレセプト請求方式と合議精算方式のいずれかを選択。

2. 他医療機関（外来）側の算定（※）

	出来高病棟の患者	包括病棟の患者
初・再診料	○	○
医学管理等	診療情報提供料（Ⅰ）（Ⅱ）（Ⅲ）を算定可	
在宅医療	×	×
検査・画像診断	○	○
投薬・注射	専門的な診療に特有な薬剤を用いた投薬と注射（外来化学療法加算除く）の費用のみ算定可	専門的な診療に特有な薬剤を用いた受診日の投薬（処方料・処方箋料除く）と注射（外来化学療法加算除く）の費用のみ算定可
リハビリテーション	言語聴覚療法に係る疾患別リハビリテーションの費用のみ算定可	
精神科専門療法	○	○
処置・手術・麻酔	○	○
放射線治療	○	○
病理診断	○	○
入院料等	短期滞在手術等基本料1のみ算定可	

※ 他医療機関（外来）で予定している診療のなかで算定できない診療報酬がある場合は、入院医療機関と相談する。

3. 入院医療機関側の算定

	入院料（入院患者が他医療機関を受診し、他医療機関で当該診療費を算定した場合）（※1）		基本点数からの控除割合
●出来高入院料	下記の特定入院料等（※2）を除く入院基本料		10％を控除
	●高度な放射線機器等を有する他医療機関を受診した場合（※3）		5％を控除
●特定入院料等（※2）	下記の(1)(2)以外		40％を控除
	●高度な放射線機器等を有する他医療機関を受診した場合（※3）		35％を控除
	(1)	A109 有床診療所療養病床入院基本料 A312 精神療養病棟入院料 A314 認知症治療病棟入院料 A318 地域移行機能強化病棟入院料	20％を控除
		●高度な放射線機器等を有する他医療機関を受診した場合（※3）	15％を控除
	(2)	特定入院料等の包括項目（特掲診療料）を他医療機関で行っていない場合	10％を控除（※4）
		●高度な放射線機器等を有する他医療機関を受診した場合（※3）	5％を控除

※1 ①他医療機関で診療費を算定しない場合、②ＤＰＣ算定病棟の場合：他医で行った診療費は、入院医療機関が実施した場合と同様の取扱いとして入院医療機関が算定し、その分配は相互の合議に委ねられる（入院料は控除されない）。
※2 特定入院料等：①特定入院料（A300～A319）、②A100 一般病棟入院基本料・A104 特定機能病院入院基本料・A105 専門病院入院基本料において 90 日超入院患者を療養病棟入院基本料1で算定する場合、③A101 療養病棟入院基本料、④A106 障害者施設等入院基本料（「注6」「注13」「注14」で算定する場合に限る）、⑤A109 有床診療所療養病床入院基本料、⑥特定入院基本料、A106 障害者施設等入院基本料
※3 他医療機関で、E101 シングルホトンエミッションコンピューター断層撮影、E101-2 ポジトロン断層撮影、E101-3 ポジトロン断層・コンピューター断層複合撮影、E101-4 ポジトロン断層・磁気共鳴コンピューター断層複合撮影、E101-5 乳房用ポジトロン断層撮影、M001 体外照射「3　強度変調放射線治療（IMRT）」、M001-2 ガンマナイフによる定位放射線治療、M001-3 直線加速器による放射線治療「1　定位放射線治療の場合」、M001-4 粒子線治療──を算定した場合。
※4 入院医療機関の診療報酬請求にあたっては、他医療機関のレセプトの写しを添付する（添付が困難な場合は、他の医療機関の名称・都道府県名・医療機関コードを記載する）。

る。このような事例を参考にしつつ適切に精算を行っていただきたい。
（平22.7.28、一部修正）

問9　包括払い病床（療養病棟入院基本料、有床診療所療養病床入院基本料、特定入院基本料、特定入院料等を算定する病床をいう）に入院中の患者が他医療機関を受診した場合、他医療機関は、受診日以外の投薬に係る費用を算定できないが、必要に応じて、患者の入院中の保険医療機関と合議し、当該費用を精算することは可能か。
答　可能である。
（平22.12.6、一部修正）

参考 入院中の患者の他医療機関への受診

問1　一般病棟入院基本料（「注11」により療養病棟入院基本料1の例で算定する場合を除く）を算定する入院中の患者に対して他の医療機関の医師に往診を求めた場合、入院中の医療機関は入院中の減算を行う必要があるか。
答　必要ない。
問2　「当該入院医療機関にて診察を行うことのできない専門的な診察が必要となった場合等のやむを得ない場合に限る」とは標榜診療科に関係なく医師の判断と考えてよいか。

答　その通り。　　　　　　　　　(平22.3.18 全日本病院協会)

問3　他医療機関を受診した日の入院基本料等は，当該入院基本料等の基本点数の10％～40％を控除した点数により算定するが，「基本点数」とは何か。

答　入院基本料又は特定入院料の各項目の「注」による加算を含まない点数である。

例）A101「2」療養病棟入院料2の入院料14（65歳未満）で40％控除の場合の点数

　　　1362点－（1362点×0.4）→817点（1点未満四捨五入）

問4　レセプトオンライン請求を行っている場合も他医療機関のレセプトを添付して提出しなければならないのか。

答　レセプトの写しの添付が困難な場合には，受診した他の保険医療機関の名称，所在都道府県名又は都道府県番号及び医療機関コードを記載することでもよい。

問5　入院中の患者が歯科医療機関を受診する場合も入院料を減算するのか。

答　この場合は制限を受けないため入院料は減算しない。なお歯科医師が入院医療機関を訪問して診療を行う場合は，歯科訪問診療料を含め歯科医師が行った全ての費用を歯科医療機関で保険請求する。　(平22.4.6 全国保険医団体連合会・一部修正)

→外泊期間中の入院料等

(1)　入院患者の外泊期間中の入院料等については，入院基本料（療養病棟入院基本料を算定する療養病棟にあっては，外泊前日の入院基本料）の基本点数の15％又は特定入院料の15％を算定するが，精神及び行動の障害の患者について治療のために外泊を行わせる場合は更に15％を算定できる。ただし，入院基本料の基本点数又は特定入院料の30％を算定することができる期間は，連続して3日以内に限り，かつ月（同一暦月）6日以内に限る。

　　外泊中の入院料等を算定する場合においては，その点数に1点未満の端数があるときは，小数点以下第一位を四捨五入して計算する。

　　なお，当該外泊期間は，次項「入院期間の計算」の入院期間に算入する。

(2)　入院中の患者が在宅医療に備えて一時的に外泊するに際して，当該在宅医療に関する指導管理が行われた場合は，(1)に規定する点数に加えて，**C100**退院前在宅療養指導管理料を，外泊初日に1回に限り算定できる。
　　　　　　　　　　　　　　　　　　(令6保医発0305・4)

事務連絡　問1　入院患者の外泊期間中の入院料等については，入院基本料の基本点数の15％又は特定入院料の15％を算定することとされているが，「入院基本料の基本点数」とは具体的に何か。

答　各区分における入院基本料の「注1」により算定する点数をいう。
　　　　　　　　　　　　　　　　　(平12.6.23)

問2　外泊期間中の入院料については，入院基本料の基本点数の15％を算定するとされているが，**A100**一般病棟入院基本料の「注2」の特別入院基本料や**A106**障害者施設等入院基本料「注5」の特定入院基本料等を算定している患者についてはどのように取り扱うのか。

答　特別入院基本料及び特定入院基本料等の算定している入院料の15％を算定する。　(平22.7.28，一部修正)

参考　精神及び行動の障害患者の外泊期間中の算定例

　A：入院基本料の基本点数又は特定入院料の30％
　B：同15％

例1）　外泊日　2，3，4，5，…14，15，16，17
　　　　入院料　A　A　A　B　　　　A　A　A　B

　　2）　外泊日　12/30，12/31　｜　1/1，1/2，…
　　　　入院料　A　　　A　　　　A　　B

　　　　外泊日　1/14，1/15，1/16，1/17，…1/25
　　　　入院料　A　　　A　　　A　　　B　　　A

（編注）精神及び行動の障害患者に治療のために外泊を行わせる場合の30％算定の端数整理は，15％ごとではなく30％で端数整理する。入院基本料×0.3 → 端数整理

→入院期間の計算

(1)　入院の日とは，入院患者の保険種別変更等の如何を問わず，当該保険医療機関に入院した日をいい，保険医療機関ごとに起算する。

　　また，A傷病により入院中の患者がB傷病に罹り，B傷病についても入院の必要がある場合（例えば，結核で入院中の患者が虫垂炎で手術を受けた場合等）又はA傷病が退院できる程度に軽快した際に他の傷病に罹り入院の必要が生じた場合においても，入院期間はA傷病で入院した日を起算日とする。

(2)　(1)にかかわらず，保険医療機関を退院後，同一傷病により当該保険医療機関又は当該保険医療機関と特別の関係にある保険医療機関に入院した場合の入院期間は，当該保険医療機関の初回入院日を起算日として計算する。

　　ただし，次のいずれかに該当する場合は，新たな入院日を起算日とする。

　ア　1傷病により入院した患者が退院後，一旦治癒し若しくは治癒に近い状態までになり，その後再発して当該保険医療機関又は当該保険医療機関と特別の関係にある保険医療機関に入院した場合

　イ　退院の日から起算して3月以上〔悪性腫瘍，難病の患者に対する医療等に関する法律（平成26年法律第50号）第5条第1項に規定する指定難病〔同法第7条第4項に規定する医療受給者証を交付されている患者（同条第1項各号に規定する特定医療費の支給認定に係る基準を満たすものとして診断を受けたものを含む）に係るものに限る〕(p.254参照)又は「特定疾患治療研究事業について」（昭和48年4月17日衛発第242号）に掲げる疾患（当該疾患に罹患しているものとして都道府県知事から受給者証の交付を受けているものに限る。ただし，スモンについては過去に公的な認定を受けたことが確認できる場合等を含む）に罹患している患者については1月以上〕の期間，同一傷病について，いずれの保険医療機関に入院又は介護老人保健施設に入所（短期入所療養介護費を算定すべき入所を除く）することなく経過した後に，当該保険医療機関又は当該保険医療機関と特別の関係にある保険医療機関に入院した場合
　　　　　　　　　　　　　　　　　(令6保医発0305・4)

（編注）「通則5」により，"急性増悪その他やむを得ない場合"には，再入院日を起算日とできる。

参考　再入院の算定例

軽快して退院（7月31日）し，同一疾病で再入院（8月8日）（前回入院日より起算）の場合の算定例

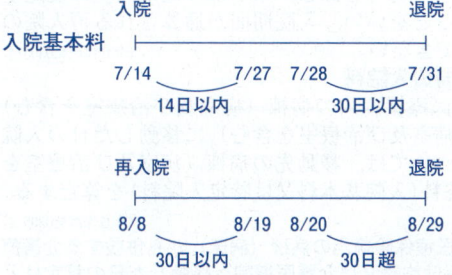

7月31日退院における30日以内の残日数は12日である。8月8日再入院の日より，残日数12日間（8月19日まで）を30日以内の点数で算定する。

参考　入院基本料（開設者が同一の場合）

問1　入院基本料の入院日の取扱いについて，開設者が同一の施設を，病院→介護老人保健施設→病院と再々転院した

場合はどのようになるか。
答　病院と病院の間で入院基本料を通算して計算する。
(平10.3.25 日本病院会ニュースより一部修正)

問2　一般病棟中心と療養病棟中心の２つの医療機関を有する一つの法人において，療養病棟中心の医療機関に入院中の患者が，急性期の疾病を発症して一般病棟中心の医療機関に転院した場合，入院基本料の起算日はどうなるか。
答　新たな傷病が発症して転院した場合においては，新たな入院日を起算日とする。一方，同一傷病について転院した場合においては，入院基本料は通算して計算する。
(平27.4.1 全国保険医団体連合会)

→「特別の関係」とは
「特別の関係」とは，次に掲げる関係をいう。
ア　当該保険医療機関等と他の保険医療機関等の関係が以下のいずれかに該当する場合に，当該保険医療機関等と当該他の保険医療機関等は特別の関係にあると認められる。
　(イ)　当該保険医療機関等の開設者が，当該他の保険医療機関等の開設者と同一の場合
　(ロ)　当該保険医療機関等の代表者が，当該他の保険医療機関等の代表者と同一の場合
　(ハ)　当該保険医療機関等の代表者が，当該他の保険医療機関等の代表者の親族等の場合
　(ニ)　当該保険医療機関等の理事・監事・評議員その他の役員等のうち，当該他の保険医療機関等の役員等の親族等の占める割合が10分の３を超える場合
　(ホ)　(イ)から(ニ)までに掲げる場合に準ずる場合（人事，資金等の関係を通じて，当該保険医療機関等が，当該他の保険医療機関等の経営方針に対して重要な影響を与えることができると認められる場合に限る）
イ　「保険医療機関等」とは，保険医療機関である病院若しくは診療所，介護老人保健施設又は指定訪問看護事業者をいう。
ウ　「親族等」とは，親族関係を有する者及び以下に掲げる者をいう。
　(イ)　事実上婚姻関係と同様の事情にある者
　(ロ)　使用人及び使用人以外の者で当該役員等から受ける金銭その他の財産によって生計を維持しているもの
　(ハ)　(イ)又は(ロ)に掲げる者の親族でこれらの者と生計を一にしているもの
(令6保医発0305・4)

事務連絡　特別の関係
問　地域医療連携推進法人における参加法人同士は当該「特別の関係」にあたるか。
答　特別の関係にあたらない。
(平30.3.30)

→入院初日又は入院した日
特に規定する場合を除き，第２部「通則５」に規定する起算日のことをいい，入院期間が通算される再入院の初日は算定できない。
(令6保医発0305・4)

→病棟移動時の入院料
同一保険医療機関内の病棟（病室及び治療室を含む）から病棟（病室及び治療室を含む）に移動した日の入院料の算定については，移動先の病棟（病室及び治療室を含む）の入院料（入院基本料又は特定入院料）を算定する。
(令6保医発0305・4)

参考　問　医療保険適用の病棟（病床）から併設する介護療養型老人保健施設又は介護医療院へ移動した日の算定はどうなるのか。
答　移動した日については，いずれも医療保険で請求する。
(平31.3.14 全国保険医団体連合会)

→退院時処方に係る薬剤料の取扱い
投薬に係る費用が包括されている入院基本料（療養病棟入院基本料等）又は特定入院料（特殊疾患病棟入院料等）を算定している患者に対して，退院時に退院後に在宅において使用するための薬剤（在宅医療に係る薬剤を除く）を投与した場合は，当該薬剤に係る費用（薬剤料に限る）は，算定できる。
(令6保医発0305・4)

→定数超過入院，標欠病院の取扱い
定数超過入院に該当する保険医療機関，医療法に定める人員標準を著しく下回る保険医療機関の取扱いについては，「厚生労働大臣の定める入院患者数の基準及び医師等の員数の基準並びに入院基本料の算定方法」（平成18年厚生労働省告示第104号）に基づくものとし，その具体的な取扱いについては別途通知する〔編注：告示5の通知参照（p.1519）〕。
(令6保医発0305・4)

→入院診療計画，院内感染防止対策，医療安全管理体制，褥瘡対策，栄養管理体制，意思決定支援及び身体的拘束最小化
別に厚生労働大臣が定める基準に適合している場合に限り入院基本料〔特別入院基本料，月平均夜勤時間超過減算，夜勤時間特別入院基本料及び重症患者割合特別入院基本料（以下「特別入院基本料等」という）及び特定入院基本料を含む〕，特定入院料又は短期滞在手術等基本料３の算定を行うものであり，基準に適合していることを示す資料等を整備しておく必要がある。
(令6保医発0305・4)

事務連絡　入院料通則（身体的拘束の最小化）
問　医科点数表第１章第２部入院料等の通則第７号に規定する身体的拘束最小化の基準について，「(6)　(1)から(5)までの規定にかかわらず，精神科病院（精神科病院以外の病院で精神病室が設けられているものを含む）における身体的拘束の取扱いについては，精神保健及び精神障害者福祉に関する法律の規定による」とされているが，一般病床と精神病床の両方を有する病院では，身体的拘束最小化チームの設置も含め，(1)から(5)までの基準を満たさない場合，通則第９号に規定する減算の対象となるのか。
答　そのとおり。一般病床と精神病床の両方を有する病院において，一般病床に入院する患者の身体的拘束は，医療機関として(1)から(5)までの基準をすべて満たした上で取扱う必要があり，精神病床に入院する患者の身体的拘束は，精神保健及び精神障害者福祉に関する法律の規定に基づいて取扱うこととなる。
こうした規定を満たさず，通則第９号に規定する減算の対象となった医療機関では，一般病床及び精神病床で算定される入院料等を含む当該医療機関のすべての入院料等が減算となることに留意する。
なお，精神病床のみを有する精神科病院では，入院するすべての患者の身体的拘束を，精神保健及び精神障害者福祉に関する法律の規定に基づいて取扱う限り，通則第９号に規定する減算の対象とはならない。
(令6.12.18)

→救急患者として受け入れた患者が，処置室，手術室等において死亡した場合　摘要欄 p.1682
救急患者として受け入れた患者が，処置室，手術室等において死亡した場合は，当該保険医療機関が救急医療を担う施設として確保することとされている専用病床（A205救急医療管理加算又はA300救命救急入院料を算定する病床に限る）に入院したものとみなす。
(令6保医発0305・4)

（編注）この場合，入院患者の数には計上しない〔保医発「基本診療料の施設基準等及びその届出に関する手続きの取扱いについて」別添２の「第２　病院の入院基本料等に関する施設基準」「４」(1)ア（p.1101）〕。

事務連絡　問　救急患者として受け入れた患者が，処置室，手術室等において死亡した場合は，当該保険医療機関が救急医療を担う施設として確保することとされている専用病床に入院したものとみなすとされているが，すなわち病室に入院していなくても，特定入院料等を算定できるのか。

答　そのとおり。死亡時に1日分の入院料等を算定すること。なお，この場合にあっては，入院診療計画書等の交付は必要ない。
(平20.3.28，一部修正)

→退院が特定の時間帯に集中している場合の入院基本料の算定について

(1) 以下のいずれも満たす病棟を有する保険医療機関を対象とする。
　ア　一般病棟入院基本料，特定機能病院入院基本料（一般病棟に限る）又は専門病院入院基本料を算定している病棟を有する保険医療機関である。
　イ　当該病棟の退院全体のうち，正午までに退院するものの割合が9割以上の保険医療機関である。

(2) 減算の対象となる入院基本料は，一般病棟入院基本料（特別入院基本料等を含む），特定機能病院入院基本料（一般病棟に限る）及び専門病院入院基本料のうち，当該病棟に30日を超えて入院している者の退院日の入院基本料であって，以下のいずれも満たすものとする。
　ア　退院日に**1,000点**以上の処置又は手術を算定していないもの
　イ　入退院支援加算を算定していないもの

(3) (1)のイに係る計算式は退院日に一般病棟入院基本料（特別入院基本料等を含む），特定機能病院入院基本料（一般病棟に限る）又は専門病院入院基本料を算定している患者を対象として，以下のいずれかの方法による。
　ア　電子カルテ等で退院時間が明らかな場合については，以下により算定する。
　　1月当たりの当該病棟の退院患者のうち，正午以前に退院した患者数／1月当たりの退院患者数
　イ　退院時間が明らかでない場合は，毎月16日を含む1週間〔例えば16日が火曜日の場合は14日（日）から20日（土）までの7日間〕に当該病棟を退院した患者を対象とし，該当する退院患者の退院日，退院日前日の食事回数をもとに以下により算定する。
　　（退院日前日に退院患者に提供した夕食数－退院日に退院患者に提供した昼食数）／退院日前日に退院患者に提供した夕食数
　ウ　ア又はイのいずれかの方法により，直近6か月の月ごとの割合を算定し，当該6か月のいずれも9割以上の場合，翌月から(2)に該当する入院基本料は，所定点数の**100分の92**に相当する点数により算定する。
(令6保医発0305・4)

事務連絡　問　一般病棟入院基本料，特定機能病院入院基本料及び専門病院入院基本料において，正午までに退院した患者の割合が高い場合に，退院日の入院基本料を所定点数の100分の92に相当する点数により算定することとなるが，当該所定点数には注加算が含まれるのか。
答　注加算は含まない。
(平24.3.30)

→入院日及び退院日が特定の日に集中している場合の入院基本料の算定について

(1) 以下のいずれも満たす保険医療機関を対象とする。
　ア　一般病棟入院基本料，特定機能病院入院基本料（一般病棟に限る）又は専門病院入院基本料を算定している病棟を有する保険医療機関
　イ　アに掲げる病棟の入院全体のうち金曜日に入院したものの割合と，退院全体のうち月曜日に退院したものの割合の合計が40％以上の保険医療機関

(2) 減算の対象となる入院基本料は，金曜日に入院した患者の入院基本料〔一般病棟入院基本料（特別入院基本料等を含む），特定機能病院入院基本料（一般病棟に限る）及び専門病院入院基本料をいう。以下この項において同じ〕又は月曜日に退院した患者の入院基本料とするが，金曜日に入院した患者については，入院日直後の土曜日及び日曜日の入院基本料であって，当該日に**1,000点**以上の処置又は手術を伴わないものであり，月曜日に退院した患者については，退院日直前の土曜日及び日曜日の入院基本料であって，当該日に**1,000点**以上の処置又は手術を伴わないものとする。金曜日に入院し，月曜日に退院した患者については，要件を満たす入院日直後の土曜日及び日曜日，退院日直前の土曜日及び日曜日のいずれも減算の対象となる。なお，金曜日に入院し，その直後の月曜日に退院した患者については，要件を満たす土曜日及び日曜日の入院基本料は所定点数の**100分の92**に相当する点数により算定する。

(3) (1)イに係る計算式において，入院患者は入院日に入院基本料を算定している患者，退院患者は退院日に入院基本料を算定している患者を対象として，以下の方法による。
　（1月当たりの金曜日入院患者数／1月当たりの全入院患者数）×100＋（1月当たりの月曜日退院患者数／1月当たりの全退院患者数）×100

直近6か月の月ごとの割合を算定し，当該6か月のいずれも4割以上の場合，翌月より(2)に該当する入院基本料を減算する。
(令6保医発0305・4)

事務連絡　問1　一般病棟入院基本料，特定機能病院入院基本料及び専門病院入院基本料において，金曜日入院，月曜日退院の割合の高い場合に，土曜日及び日曜日に算定された一部の入院基本料を所定点数の100分の92に相当する点数により算定することとなるが，当該所定点数には注加算が含まれるのか。
答　注加算は含まない。
(平24.3.30)

問2　入院日及び退院日が金曜日，月曜日に集中している場合の入院基本料の算定について，入院基本料の算定に係る取扱いが平成24年11月診療分から適用される場合，平成24年10月5日（金）に入院し，同年11月26日（月）に退院した場合，同年10月6日（土），7日（日）の入院料は100分の100に相当する点数を算定してよいか。
答　減算となる月の入院日直後の土曜日及び日曜日，退院日直前の土曜日及び日曜日の入院基本料に対し，所定点数の100分の92に相当する点数を算定する。従って，この場合は11月24日（土），25日（日）の入院料について，要件を満たす場合は所定点数の100分の92に相当する点数を算定する。
(平24.8.9)

→算定回数が「週」単位又は「月」単位とされているもの

特に定めのない限り，それぞれ日曜日から土曜日までの1週間又は月の初日から月の末日までの1か月を単位として算定する。
(令6保医発0305・4)

→公認心理師

平成31年4月1日から当分の間，以下のいずれかの要件に該当する者は，公認心理師とみなす。
　ア　平成31年3月31日時点で，臨床心理技術者として保険医療機関に従事していた者
　イ　公認心理師に係る国家試験の受験資格を有する者
(令6保医発0305・4)

→新生児の診療報酬

(1) 新生児に傷病があって行った診療にかかる報酬請求は新生児名義の明細書でなすべきであり，この場合新生児は被扶養者として認定されていなければならない。
(昭31.6.6 保険93)

(2) 請求時まで新生児の姓名が決定しないときは，姓名が決定し被保険者証に被扶養者として所定の記載を受けた後請求する。

(3) 新生児が数日後死亡し姓名が決定せず，また被扶養

者の認定を受けていなかったときも，(1)による。
(昭38.8.27 保険発151)

→**死産扱いとした新生児に対する給付**
　死産の届を行ったものについては，被扶養者ではないから新生児蘇生術を行ってもその診療報酬は請求できない（患家の負担とする）。
(昭30.11.25 保険発240)

→**異常分娩による入院の可否**
　異常分娩（例えば鉗子分娩）後の入院については，正常分娩後に比し著しく衰弱している等の異常状態があって，そのため入院治療を要する場合は，その入院期間は保険給付として認められるが，正常分娩後と異ならない状態の場合はその入院は給付の対象とはならない。
(昭34.10.20 保文発9681)

参考 異常分娩のおそれがあり入院し，異常分娩による新生児が傷病に罹患して入院治療を行った場合，この間の入院費等，また母親の分娩後の入院費の取扱い
　新生児に入院治療を必要とする程度の傷病があって入院した場合は，その新生児につき入院料が算定できる。ただし，病院での出産で，新生児がたまたま病院にいたからといって，必ずしも入院を必要としない程度の傷病にかかった場合，ただちに入院として扱うことは認められない。この場合はその新生児にかかる治療のみ入院外として扱うべきである（以上の新生児にかかる治療分は新生児分の明細書で，母親分の請求書とは別にして請求する）。
　母親の分娩後の入院については異常分娩であったため，又は産褥経過に異常又は合併症が発生したため，正常分娩後の産褥と異なり，それ自体で入院治療を必要とする病状である場合には，その期間療養の給付の対象とすることが認められる，つまり異常に対する治療に必要な限度において療養の給付の対象となる。したがって分娩は異常であっても産褥経過及びその間の身体状況が正常分娩後のそれと変わらなければ，分娩後の入院は自費扱いとなる。

第1節　入院基本料

A100　一般病棟入院基本料（1日につき）
1　急性期一般入院基本料　[急一般1]〜[急一般6]
　イ　急性期一般入院料1　　　　1,688点
　ロ　急性期一般入院料2　　　　1,644点
　ハ　急性期一般入院料3　　　　1,569点
　ニ　急性期一般入院料4　　　　1,462点
　ホ　急性期一般入院料5　　　　1,451点
　ヘ　急性期一般入院料6　　　　1,404点
2　地域一般入院基本料　[地一般1]〜[地一般3]
　イ　地域一般入院料1　　　　　1,176点
　ロ　地域一般入院料2　　　　　1,170点
　ハ　地域一般入院料3　　　　　1,003点
注1　療養病棟入院基本料，結核病棟入院基本料又は精神病棟入院基本料を算定する病棟以外の病院の病棟（以下この表において「一般病棟」という）であって，看護配置，看護師比率，平均在院日数その他の事項につき別に厚生労働大臣が定める施設基準〔告示3第5・2(1)，p.1089〕に適合しているものとして保険医療機関が地方厚生局長等に届け出た病棟に入院している患者（第3節の特定入院料を算定する患者を除く）について，当該基準に係る区分に従い，それぞれ所定点数を算定する。ただし，通則第6号に規定する保険医療機関の病棟については，この限りでない。

2　注1に規定する病棟以外の一般病棟については，当分の間，地方厚生局長等に届け出た場合に限り，当該病棟に入院している患者（第3節の特定入院料を算定する患者を除く）について，**特別入院基本料**[一般特別]として，**612点**を算定できる。ただし，注1に規定する別に厚生労働大臣が定める施設基準〔告示3第5・2(1)，p.1089〕に適合するものとして地方厚生局長等に届け出ていた病棟であって，当該基準のうち別に厚生労働大臣が定めるもの〔告示3第5・2(2)，p.1090〕のみに適合しなくなったものとして地方厚生局長等に届け出た病棟については，当該病棟に入院している患者（第3節の特定入院料を算定する患者を除く）について，当該基準に適合しなくなった後の直近3月に限り，**月平均夜勤時間超過減算**[夜減]として，それぞれの所定点数から**100分の15**に相当する点数を減算する。なお，別に厚生労働大臣が定める場合〔告示3第5・2(3)，p.1090〕には，算定できない。

3　当該病棟の入院患者の入院期間に応じ，次に掲げる点数をそれぞれ1日につき所定点数に加算する。
　イ　14日以内の期間　　　　　450点
　　（特別入院基本料等については）300点
　ロ　15日以上30日以内の期間　192点
　　（特別入院基本料等については）155点

4　地域一般入院基本料を算定する病棟において，当該患者が他の保険医療機関から転院してきた者であって，当該他の保険医療機関においてA246入退院支援加算3を算定したものである場合には，**重症児（者）受入連携加算**[重受連]として，入院初日に限り**2,000点**を所定点数に加算する。

5　地域一般入院基本料を算定する病棟に入院している患者のうち，急性期医療を担う他の保険医療機関の一般病棟から転院した患者又は介護老人保健施設，介護保険法第8条第29項に規定する介護医療院（以下「介護医療院」という），老人福祉法（昭和38年法律第133号）第20条の5に規定する特別養護老人ホーム（以下この表において「特別養護老人ホーム」という），同法第20条の6に規定する軽費老人ホーム（以下この表において「軽費老人ホーム」という），同法第29条第1項に規定する有料老人ホーム（以下この表において「有料老人ホーム」という）等若しくは自宅から入院した患者については，転院又は入院した日から起算して14日を限度として，**救急・在宅等支援病床初期加算**[病初]として，1日につき**150点**を所定点数に加算する。

6　別に厚生労働大臣が定める保険医療機関〔告示3第5・2(4)，p.78〕においては，別に厚生労働大臣が定める日〔告示3第5・2(5)，p.78〕の入院基本料（特別入院基本料等を含む）は，**夜間看護体制特定日減算**[一般夜看特定減]として，次のいずれにも該当する場合に限

り，所定点数の100分の5に相当する点数を減算する。
　イ　年6日以内であること。
　ロ　当該日が属する月が連続する2月以内であること。
7　注1に規定する別に厚生労働大臣が定める施設基準〔告示3第5・2(1), p.1089〕に適合するものとして地方厚生局長等に届け出ていた病棟であって，当該基準のうち別に厚生労働大臣が定めるもの〔告示3第5・2(2), p.1090〕のみに適合しなくなったものとして地方厚生局長等に届け出た病棟については，注2の規定にかかわらず，当該病棟に入院している患者（第3節の特定入院料を算定する患者を除く）について，当分の間，**夜勤時間特別入院基本料**〔一般夜特〕として，それぞれの所定点数の100分の70に相当する点数を算定できる。
8　退院が特定の時間帯に集中しているものとして別に厚生労働大臣が定める保険医療機関〔告示3第5・2(6), p.1090〕においては，別に厚生労働大臣が定める患者〔告示3第5・2(7), p.78〕の退院日の入院基本料（特別入院基本料等を含む）は，所定点数の100分の92に相当する点数により算定する。〔午前減〕
9　入院日及び退院日が特定の日に集中として別に厚生労働大臣が定める保険医療機関〔告示3第5・2(8), p.1091〕においては，別に厚生労働大臣が定める日〔告示3第5・2(9), p.78〕の入院基本料（特別入院基本料等を含む）は，所定点数の100分の92に相当する点数により算定する。〔土日減〕
10　当該病棟においては，第2節の各区分に掲げる入院基本料等加算のうち，次に掲げる加算について，同節に規定する算定要件を満たす場合に算定できる。
　イ　総合入院体制加算
　ロ　急性期充実体制加算（急性期一般入院料1を算定するものに限る）
　ハ　地域医療支援病院入院診療加算
　ニ　臨床研修病院入院診療加算
　ホ　紹介受診重点医療機関入院診療加算
　ヘ　救急医療管理加算
　ト　超急性期脳卒中加算
　チ　妊産婦緊急搬送入院加算
　リ　在宅患者緊急入院診療加算
　ヌ　診療録管理体制加算
　ル　医師事務作業補助体制加算
　ヲ　急性期看護補助体制加算
　ワ　看護職員夜間配置加算
　カ　乳幼児加算・幼児加算
　ヨ　特定感染症入院医療管理加算
　タ　難病等特別入院診療加算
　レ　超重症児（者）入院診療加算・準超重症児（者）入院診療加算
　ソ　看護配置加算
　ツ　看護補助加算
　ネ　地域加算
　ナ　離島加算
　ラ　療養環境加算
　ム　HIV感染者療養環境特別加算
　ウ　特定感染症患者療養環境特別加算
　ヰ　重症者等療養環境特別加算
　ノ　小児療養環境特別加算
　オ　無菌治療室管理加算
　ク　放射線治療病室管理加算
　ヤ　緩和ケア診療加算
　マ　小児緩和ケア診療加算
　ケ　精神科リエゾンチーム加算
　フ　強度行動障害入院医療管理加算
　コ　依存症入院医療管理加算
　エ　摂食障害入院医療管理加算
　テ　がん拠点病院加算
　ア　リハビリテーション・栄養・口腔連携体制加算（急性期一般入院基本料に限る）
　サ　栄養サポートチーム加算
　キ　医療安全対策加算
　ユ　感染対策向上加算
　メ　患者サポート体制充実加算
　ミ　報告書管理体制加算
　シ　褥瘡ハイリスク患者ケア加算
　ヱ　ハイリスク妊娠管理加算
　ヒ　ハイリスク分娩等管理加算（ハイリスク分娩管理加算に限る）
　モ　呼吸ケアチーム加算
　セ　術後疼痛管理チーム加算（急性期一般入院基本料に限る）
　ス　後発医薬品使用体制加算
　ン　バイオ後続品使用体制加算
　イイ　病棟薬剤業務実施加算1
　イロ　データ提出加算
　イハ　入退院支援加算（1のイ，2のイ又は3に限る）
　イニ　医療的ケア児（者）入院前支援加算
　イホ　認知症ケア加算
　イヘ　せん妄ハイリスク患者ケア加算（急性期一般入院基本料に限る）
　イト　精神疾患診療体制加算
　イチ　薬剤総合評価調整加算
　イリ　排尿自立支援加算
　イヌ　地域医療体制確保加算（急性期一般入院基本料に限る）
　イル　協力対象施設入所者入院加算
11　当該病棟のうち，保険医療機関が地方厚生局長等に届け出たものに入院している患者であって，当該病棟に90日を超えて入院するものについては，注1から注10までの規定にかかわらず，A101療養病棟入院料1の例により算定する。〔療1例1～30〕

【2024年改定による主な変更点】
(1)　急性期一般入院料1の施設基準の平均在院日数が，18日以内→16日以内に短縮された。
(2)　重症度，医療・看護必要度Ⅱのみによる評価対象病棟に，①許可病床200床未満の病院の急性期一般入院料1の算定病棟（電子カルテ未導入の場合を除く），②許可病床200床以上400未満の病院の急性期一般入院料2・3の算定病棟──が追加された。

(3) 重症度，医療・看護必要度の評価基準が見直され，該当患者割合の基準が変更された。

●青字は旧基準（カッコ内は許可病床200床未満）	必要度Ⅰ	必要度Ⅱ
急性期一般入院料1	―（28%）→ 基準①：21% 基準②：28%	28%（25%）→ 基準①：20% 基準②：27%
急性期一般入院料2	27%（25%）→ 22%	24%（22%）→ 21%
急性期一般入院料3	24%（22%）→ 19%	21%（19%）→ 18%
急性期一般入院料4	20%（18%）→ 16%	17%（15%）→ 15%
急性期一般入院料5	17% → 12%	14% → 11%

※ 基準①：A3点以上又はC1点以上の該当割合
※ 基準②：A2点以上又はC1点以上の該当割合
※ 基準①と基準②の両方を満たす必要がある

(4) 従前のADL維持向上等体制加算が廃止され，それに代わるものとして，入院基本料等加算にA233リハビリテーション・栄養・口腔連携体制加算が新設された。

(5) 地域一般入院基本料の施設基準において，新規に医療機関を開設する場合であって地域一般入院料3に係る届出を行う場合その他やむを得ない事情があるときは，データ提出加算の届出に係る規定を免除するとした。

→一般病棟入院基本料　　　摘要欄 p.1669

(1) 一般病棟入院基本料は，「注1」の入院基本料，「注2」の特別入院基本料並びに月平均夜勤時間超過減算及び「注7」の夜勤時間特別入院基本料から構成され，「注1」の入院基本料については，別に厚生労働大臣が定める施設基準に適合しているものとして届け出た一般病棟に入院している患者について，各区分の所定点数を算定し，「注2」の特別入院基本料並びに月平均夜勤時間超過減算及び「注7」の夜勤時間特別入院基本料については，届け出た一般病棟に入院している患者について算定する。

(2) 当該保険医療機関において複数の一般病棟がある場合には，当該病棟のうち，障害者施設等入院基本料等又は特殊疾患病棟入院料等の特定入院料（病棟単位で行うものに限る）を算定する病棟以外の病棟については，同じ区分の一般病棟入院基本料を算定する。ただし，基本診療料施設基準通知の別紙2（告示3別表第6の2，p.1309）に掲げる医療を提供しているが医療資源の少ない地域に属する保険医療機関（特定機能病院，許可病床数が400床以上の病院，DPC対象病院及び一般病棟入院基本料に係る届出において急性期一般入院料1のみを届け出ている病院を除く）の一般病棟においては，病棟ごとに違う区分の入院基本料を算定しても差し支えない。

(3) 「注3」の加算に係る入院期間の起算日は，第2部「通則5」に規定する起算日とする。

(4) 「注4」に規定する重症児（者）受入連携加算は，集中治療を経た新生児等を急性期の医療機関から受け入れ，病態の安定化のために密度の高い医療を提供することを評価したものであり，入院前の医療機関においてA246入退院支援加算3が算定された患者を一般病棟（地域一般入院料に限る）で受け入れた場合に入院初日に算定する。

(5) 「注5」に規定する救急・在宅等支援病床初期加算は，急性期医療の後方病床を確保し，在宅患者や介護老人保健施設，介護保険法（平成9年法律第123号）第8条第29項に規定する介護医療院（以下「介護医療院」という），特別養護老人ホーム，軽費老人ホーム，有料老人ホーム等（以下「介護老人保健施設等」という）の入所者等の状態が軽度悪化した際に入院医療を提供できる病床を確保することにより，急性期医療を支えることを目的として，一般病棟（地域一般入院基本料，13対1入院基本料又は15対1入院基本料に限る）が有する以下のような機能を評価したものであり，転院又は入院した日から起算して14日を限度に算定できる。当該加算を算定するに当たっては，入院前の患者の居場所（転院の場合は入院前の医療機関名），自院の入院歴の有無，入院までの経過等を診療録に記載する。

ア 急性期医療を担う病院に入院し，急性期治療を終えて一定程度状態が安定した患者を速やかに一般病棟が受け入れることにより，急性期医療を担う病院を後方支援する。急性期医療を担う病院の一般病棟とは，具体的には，急性期一般入院基本料，7対1入院基本料若しくは10対1入院基本料〔特定機能病院入院基本料（一般病棟に限る）又は専門病院入院基本料に限る〕，救命救急入院料，特定集中治療室管理料，ハイケアユニット入院医療管理料，脳卒中ケアユニット入院医療管理料，小児特定集中治療室管理料，新生児特定集中治療室管理料，新生児特定集中治療室重症児対応体制強化管理料，総合周産期特定集中治療室管理料，新生児治療回復室入院医療管理料，一類感染症患者入院医療管理料，特殊疾患入院医療管理料又は小児入院医療管理料を算定する病棟（治療室含む）である。なお，同一医療機関において当該一般病棟に転棟した患者については，算定できない。

イ 自宅や介護老人保健施設等で療養を継続している患者が，軽微な発熱や下痢等の症状をきたしたために入院医療を要する状態になった際に，一般病棟（地域一般入院基本料，13対1入院基本料又は15対1入院基本料に限る）が速やかに当該患者を受け入れる体制を有していることにより，自宅や介護老人保健施設等における療養の継続を後方支援する。なお，当該加算を算定する一般病棟を有する病院に介護老人保健施設等が併設されている場合は，当該併設介護老人保健施設等から受け入れた患者については算定できないものとする。

事務連絡　問　地域一般入院基本料において救急・在宅等支援病床初期加算が算定できる一方で，A101療養病棟入院基本料の急性期患者支援療養病床初期加算の算定要件には「当該一般病棟から療養病棟に転棟した患者については，1回の転棟に限り算定できる」と示されているが，当該算定要件を満たす地域一般入院基本料を算定する保険医療機関が，入院日から起算して14日間算定し，療養病棟に転棟した日から起算して14日（合わせて28日間）算定することはできるか。

答　一連の入院において，一般病棟入院基本料「注5」に規定する加算と療養病棟入院基本料「注6」に規定する加算は，合わせて14日まで算定できる。　　　（平24.8.9，一部修正）

(6) 一般病棟入院基本料の算定患者が90日を超える期間一般病棟に入院している場合〔(8)に規定するアの方法により算定している患者を除く〕は，平均在院日数の算定の対象から除外する。このため，一般病棟入院基本料の算定患者を入院させる保険医療機関においては，当該患者の人数等が明確に分かるような名簿を月ごとに作成し，適切に管理しておく必要がある。

(7) 一般病棟入院基本料を算定する病棟については，「注10」に掲げる入院基本料等加算について，それぞれの算定要件を満たす場合に算定できる。

(8) 一般病棟入院基本料（特別入院基本料を除く）を算定する病棟に入院している患者であって，当該病棟に90日を超えて入院する患者については，下記のいずれ

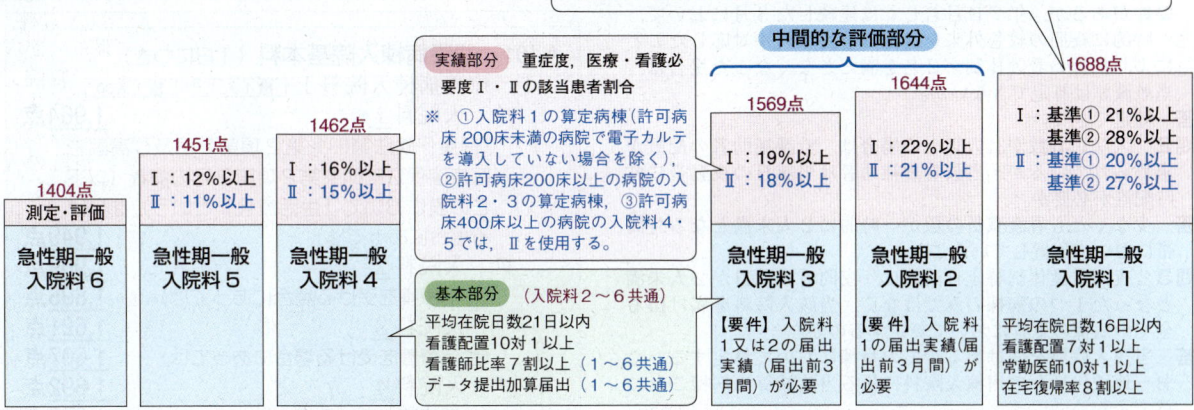

かにより算定する。
ア 引き続き一般病棟入院基本料を算定する（平均在院日数の算定の対象となる）。
イ 一般病棟入院基本料の「注11」の規定により，A101療養病棟入院料1の例により算定する（平均在院日数の算定の対象とならない）。
　上記については，当該保険医療機関の病棟ごとの取扱いとなるが，上記イにより算定する場合については，あらかじめ地方厚生（支）局長に届け出た病棟に限る。
　平成26年3月31日時点で当該病棟（平成26年改定前における7対1入院基本料又は10対1入院基本料に限る）に入院していた患者であって，イの方法により算定する者については，当分の間，医療区分を3とする。
(9) (8)のイにより，A101の療養病棟入院料1の例により算定する場合の費用の請求については，当該保険医療機関に入院した日を入院初日として，下記のとおりとする。
ア A101療養病棟入院基本料の「注3」に規定する費用は入院基本料に含まれるため，別に算定できない。
イ A101療養病棟入院基本料の「注4」に規定する褥瘡対策加算1又は2を算定することができる。
ウ A101療養病棟入院基本料の「注5」に規定する重症児（者）受入連携加算及び「注6」に規定する急性期患者支援療養病床初期加算及び在宅患者支援療養病床初期加算は算定することができない。
エ A101療養病棟入院基本料の「注7」に規定する加算のうち，以下のものを算定することができる。
　(イ) 乳幼児加算・幼児加算
　(ロ) 超重症児（者）入院診療加算・準超重症児（者）入院診療加算（算定日数の上限については，療養病棟に入院しているものとして取り扱う）
　(ハ) 地域加算
　(ニ) 離島加算
　(ホ) HIV感染者療養環境特別加算
　(ヘ) 療養病棟療養環境加算（別に届出を行った場合に限る）
　(ト) 重症皮膚潰瘍管理加算（別に届出を行った場合に限る）
　(チ) 栄養サポートチーム加算（ただし，当該保険医療機関に入院した日を入院初日と起算して算定する）
　(リ) 感染対策向上加算3（ただし，当該保険医療機関に入院した日を入院初日と起算して算定する）
　(ヌ) 入退院支援加算（ただし，当該保険医療機関に入院した日を入院初日として，A246入退院支援加算「1」又は「2」の「ロ」に規定する療養病棟入院基本料等の場合の例により算定する）
　(ル) データ提出加算
　(ヲ) 排尿自立支援加算
オ A101療養病棟入院基本料の「注9」に規定する慢性維持透析管理加算を算定することができる。
カ A101療養病棟入院基本料の「注10」に規定する在宅復帰機能強化加算は算定することができない。
キ B005-7認知症専門診断管理料の算定に当たっては，(8)のイによりA101の療養病棟入院料1の例により算定する患者を，「療養病棟に入院している患者」とみなす。
(令6保医発0305・4)

事務連絡 一般病棟入院基本料等
問1　90日を超えて入院している患者について，病棟毎に出来高算定を行う病棟，療養病棟入院基本料の例により算定する病棟の届出を行うのか。
答　病棟ごとに取扱を選択することは可能だが，届出は療養病棟入院基本料の例により算定する病棟のみ必要となる。
(平26.3.31，4.4)
問2　一般病棟入院基本料，特定機能病院入院基本料及び専門病院入院基本料において，正午までに退院した患者の割合が高い場合に，退院日の入院基本料を所定点数の100分の92に相当する点数により算定することとなるが，当該所定点数には注加算が含まれるのか。
答　注加算は含まない。
問3　一般病棟入院基本料，特定機能病院入院基本料及び専門病院入院基本料において，金曜日入院，月曜日退院の割合の高い場合に，土曜日及び日曜日に算定された一部の入院基本料を所定点数の100分の92に相当する点数により算定することとなるが，当該所定点数には注加算が含まれるか。
答　注加算は含まない。
(平24.3.30，一部修正)

事務連絡 夜間看護体制特定日減算

問1 夜間看護体制特定日減算は，年6日以内であることや当該日が属する月が連続する2月以内であること等の算定要件があるが，年7日目若しくは連続した3月において，一時的に夜間の救急外来を病棟の看護職員が対応したことにより病棟の看護体制が2名を満たさなくなった場合は，当該減算は算定できないか。
答 算定できない。

問2 入院患者数が31人以上の場合は，看護補助者の配置が求められているが，当該看護補助者は当該日の夜勤帯に常時配置が必要か。
答 少なくとも看護職員の数が一時的に2人未満となる時間帯において配置していること。

問3 夜間看護体制特定日減算は，夜間看護職員が2人未満となった1つの病棟のみではなく，当該入院料を届け出る全ての病棟の患者において算定するのか。
答 当該入院料を届け出る全ての病棟において算定する。なお，地域包括ケア病棟入院料に係る当該減算は病棟ごとに算定する。
(平30.3.30)

事務連絡 夜勤時間特別入院基本料

問1 夜勤時間特別入院基本料は，過去に月平均夜勤時間超過減算や夜勤時間特別入院基本料を算定していた場合でも算定できるか。
答 算定できる。
(平28.3.31)

問2 「それぞれの所定点数の100分の70に相当する点数を算定できる」とあるが，この所定点数は，加算を含まない入院基本料の点数を100分の70として算定してよいか。
答 よい。
(平28.4.25，一部修正)

●告示3 基本診療料の施設基準等

第5 2 一般病棟入院基本料の施設基準等

(4) **一般病棟入院基本料の注6に規定する厚生労働大臣が定める保険医療機関**（通知「18」p.1117）
許可病床数が100床未満の病院であること。

(5) **一般病棟入院基本料の注6に規定する厚生労働大臣が定める日**（通知「18」p.1117）
次のいずれにも該当する各病棟において，夜間の救急外来を受診した患者に対応するため，当該各病棟のいずれか1病棟において夜勤を行う看護職員の数が，一時的に2未満となった日
イ 看護職員の数が一時的に2未満となった時間帯において，患者の看護に支障がないと認められること。
ロ 看護職員の数が一時的に2未満となった時間帯において，看護職員及び看護補助者の数が，看護職員1を含む2以上であること。ただし，入院患者数が30人以下の場合にあっては，看護職員の数が1以上であること。

(7) **一般病棟入院基本料の注8に規定する厚生労働大臣が定める患者**
次のいずれにも該当する患者
イ 当該病棟に30日を超えて入院している者
ロ 午前中に退院する者
ハ 当該退院日において，処置〔所定点数（医科点数表の第2章第9部第1節に掲げるものに限る）が1000点以上のものに限る〕又は手術を行っていない者
ニ 入退院支援加算を算定していない者

(9) **一般病棟入院基本料の注9に規定する厚生労働大臣が定める日**
当該病棟に金曜日に入院する患者に係る入院日の翌日及び翌々日〔当該患者が，処置〔所定点数（医科点数表の第2章第9部第1節に掲げるものに限る）が1000点以上のものに限る〕又は手術を行わない日に限る〕並びに当該病棟を月曜日に退院する患者に係る退院日の前日及び前々日〔当該患者が，処置〔所定点数（医科点数表の第2章第9部第1節に掲げるものに限る）が1000点以上のものに限る〕又は手術を行わない日に限る〕

A101 療養病棟入院基本料（1日につき）

1 療養病棟入院料1 療1入1 〜 療1入30

		点数
イ	入院料1	1,964点
	（健康保険法第63条第2項第2号及び高齢者医療確保法第64条第2項第2号の療養（以下この表において「生活療養」という）を受ける場合にあっては）	1,949点
ロ	入院料2	1,909点
	（生活療養を受ける場合にあっては）	1,895点
ハ	入院料3	1,621点
	（生活療養を受ける場合にあっては）	1,607点
ニ	入院料4	1,692点
	（生活療養を受ける場合にあっては）	1,677点
ホ	入院料5	1,637点
	（生活療養を受ける場合にあっては）	1,623点
ヘ	入院料6	1,349点
	（生活療養を受ける場合にあっては）	1,335点
ト	入院料7	1,644点
	（生活療養を受ける場合にあっては）	1,629点
チ	入院料8	1,589点
	（生活療養を受ける場合にあっては）	1,575点
リ	入院料9	1,301点
	（生活療養を受ける場合にあっては）	1,287点
ヌ	入院料10	1,831点
	（生活療養を受ける場合にあっては）	1,816点
ル	入院料11	1,776点
	（生活療養を受ける場合にあっては）	1,762点
ヲ	入院料12	1,488点
	（生活療養を受ける場合にあっては）	1,474点
ワ	入院料13	1,455点
	（生活療養を受ける場合にあっては）	1,440点
カ	入院料14	1,427点
	（生活療養を受ける場合にあっては）	1,413点
ヨ	入院料15	1,273点
	（生活療養を受ける場合にあっては）	1,258点
タ	入院料16	1,371点
	（生活療養を受ける場合にあっては）	1,356点
レ	入院料17	1,343点
	（生活療養を受ける場合にあっては）	1,329点
ソ	入院料18	1,189点
	（生活療養を受ける場合にあっては）	1,174点
ツ	入院料19	1,831点
	（生活療養を受ける場合にあっては）	1,816点
ネ	入院料20	1,776点
	（生活療養を受ける場合にあっては）	1,762点
ナ	入院料21	1,488点
	（生活療養を受ける場合にあっては）	1,474点
ラ	入院料22	1,442点
	（生活療養を受ける場合にあっては）	1,427点
ム	入院料23	1,414点
	（生活療養を受ける場合にあっては）	1,400点
ウ	入院料24	1,260点
	（生活療養を受ける場合にあっては）	1,245点
ヰ	入院料25	983点
	（生活療養を受ける場合にあっては）	968点

ノ	入院料26	935点
	（生活療養を受ける場合にあっては）	920点
オ	入院料27	830点
	（生活療養を受ける場合にあっては）	816点
ク	入院料28	1,831点
	（生活療養を受ける場合にあっては）	1,816点
ヤ	入院料29	1,776点
	（生活療養を受ける場合にあっては）	1,762点
マ	入院料30	1,488点
	（生活療養を受ける場合にあっては）	1,474点

2 療養病棟入院料2 療2入1 ～ 療2入30

イ	入院料1	1,899点
	（生活療養を受ける場合にあっては）	1,885点
ロ	入院料2	1,845点
	（生活療養を受ける場合にあっては）	1,831点
ハ	入院料3	1,556点
	（生活療養を受ける場合にあっては）	1,542点
ニ	入院料4	1,627点
	（生活療養を受ける場合にあっては）	1,613点
ホ	入院料5	1,573点
	（生活療養を受ける場合にあっては）	1,559点
ヘ	入院料6	1,284点
	（生活療養を受ける場合にあっては）	1,270点
ト	入院料7	1,579点
	（生活療養を受ける場合にあっては）	1,565点
チ	入院料8	1,525点
	（生活療養を受ける場合にあっては）	1,511点
リ	入院料9	1,236点
	（生活療養を受ける場合にあっては）	1,222点
ヌ	入院料10	1,766点
	（生活療養を受ける場合にあっては）	1,752点
ル	入院料11	1,712点
	（生活療養を受ける場合にあっては）	1,698点
ヲ	入院料12	1,423点
	（生活療養を受ける場合にあっては）	1,409点
ワ	入院料13	1,389点
	（生活療養を受ける場合にあっては）	1,375点
カ	入院料14	1,362点
	（生活療養を受ける場合にあっては）	1,347点
ヨ	入院料15	1,207点
	（生活療養を受ける場合にあっては）	1,193点
タ	入院料16	1,305点
	（生活療養を受ける場合にあっては）	1,291点
レ	入院料17	1,278点
	（生活療養を受ける場合にあっては）	1,263点
ソ	入院料18	1,123点
	（生活療養を受ける場合にあっては）	1,109点
ツ	入院料19	1,766点
	（生活療養を受ける場合にあっては）	1,752点
ネ	入院料20	1,712点
	（生活療養を受ける場合にあっては）	1,698点
ナ	入院料21	1,423点
	（生活療養を受ける場合にあっては）	1,409点
ラ	入院料22	1,376点
	（生活療養を受ける場合にあっては）	1,362点
ム	入院料23	1,349点
	（生活療養を受ける場合にあっては）	1,334点
ウ	入院料24	1,194点
	（生活療養を受ける場合にあっては）	1,180点
ヰ	入院料25	918点
	（生活療養を受ける場合にあっては）	904点
ノ	入院料26	870点
	（生活療養を受ける場合にあっては）	856点
オ	入院料27	766点
	（生活療養を受ける場合にあっては）	751点
ク	入院料28	1,766点
	（生活療養を受ける場合にあっては）	1,752点
ヤ	入院料29	1,712点
	（生活療養を受ける場合にあっては）	1,698点
マ	入院料30	1,423点
	（生活療養を受ける場合にあっては）	1,409点

注1　病院の療養病棟〔医療法第7条第2項第4号に規定する療養病床（以下「療養病床」という）に係る病棟として地方厚生局長等に届け出たものをいう。以下この表において同じ〕であって，看護配置，看護師比率，看護補助配置その他の事項につき別に厚生労働大臣が定める施設基準〔告示3第5・3⑴, p.1091〕に適合しているものとして保険医療機関が地方厚生局長等に届け出た病棟に入院している患者（第3節の特定入院料を算定する患者を除く）について，当該基準に係る区分及び当該患者の疾患，状態，ADL等について別に厚生労働大臣が定める区分〔告示3第5・3⑵, p.1091及び別表第5の2, 第5の3, p.86〕に従い，当該患者ごとにそれぞれ所定点数を算定する。ただし，1又は2の入院料1から3まで，10から12まで又は19から21までのいずれかを算定する場合であって，当該病棟において中心静脈栄養を実施している状態にある者の摂食機能又は嚥下機能の回復に必要な体制が確保されていると認められない場合には，それぞれ1又は2の入院料4から6まで，13から15まで又は22から24までのいずれかを算定し，注3のただし書に該当する場合には，当該基準に係る区分に従い，それぞれ1又は2の入院料27を算定する。

2　注1に規定する病棟以外の療養病棟については，当分の間，地方厚生局長等に届け出た場合に限り，当該病棟に入院している患者（第3節の特定入院料を算定する患者を除く）について，**特別入院基本料** 療特 として，582点（生活療養を受ける場合にあっては，568点）を算定できる。

3　療養病棟入院基本料を算定する患者に対して行った第3部検査，第5部投薬，第6部注射，第7部リハビリテーション（別に厚生労働大臣が定めるもの〔告示3第5・3⑷, p.1092〕に限る）及び第13部病理診断並びに第4部画像診断及び第9部処置のうち別に厚生労働大臣が定める画像診断及び処置〔告示3別表第5・1, 2, p.85〕の費用〔フィルムの費用を含み，別に厚生労働大臣が定める薬剤及び注射薬〔告示3別表第5・3, 4, p.85及び別表第5の1の2, p.85〕（以下この表において「除

外薬剤・注射薬」という）の費用を除く〕は，当該入院基本料に含まれるものとする。ただし，患者の急性増悪により，同一の保険医療機関の一般病棟へ転棟又は別の保険医療機関の一般病棟へ転院する場合には，その日から起算して3日前までの当該費用については，この限りでない。

4　当該病棟に入院している患者のうち，別に厚生労働大臣が定める状態のもの〔告示3別表第5の4，p.86〕に対して，必要な褥瘡対策を行った場合に，患者の褥瘡の状態に応じて，1日につき次に掲げる点数を所定点数に加算する。
　　イ　**褥瘡対策加算1** 褥対1　　　15点
　　ロ　**褥瘡対策加算2** 褥対2　　　5点

5　当該患者が他の保険医療機関から転院してきた者であって，当該他の保険医療機関においてA246入退院支援加算3を算定したものである場合には，**重症児（者）受入連携加算** 重受連 として，入院初日に限り2,000点を所定点数に加算する。

6　当該病棟に入院している患者のうち，急性期医療を担う他の保険医療機関の一般病棟から転院した患者及び当該保険医療機関（急性期医療を担う保険医療機関に限る）の一般病棟から転棟した患者については，転院又は転棟した日から起算して14日を限度として，**急性期患者支援療養病床初期加算** 療急初 として，1日につき**300点**を所定点数に加算し，介護老人保健施設，介護医療院，特別養護老人ホーム，軽費老人ホーム，有料老人ホーム等又は自宅から入院した患者については，治療方針に関する患者又はその家族等の意思決定に対する支援を行った場合に，入院した日から起算して14日を限度として，**在宅患者支援療養病床初期加算** 療支初 として，1日につき**350点**を所定点数に加算する。

7　当該病棟においては，第2節の各区分に掲げる入院基本料等加算のうち，次に掲げる加算について，同節に規定する算定要件を満たす場合に算定できる。
　　イ　地域医療支援病院入院診療加算
　　ロ　臨床研修病院入院診療加算
　　ハ　紹介受診重点医療機関入院診療加算
　　ニ　在宅患者緊急入院診療加算
　　ホ　診療録管理体制加算
　　ヘ　医師事務作業補助体制加算（50対1補助体制加算，75対1補助体制加算又は100対1補助体制加算に限る）
　　ト　乳幼児加算・幼児加算
　　チ　超重症児（者）入院診療加算・準超重症児（者）入院診療加算
　　リ　地域加算
　　ヌ　離島加算
　　ル　HIV感染者療養環境特別加算
　　ヲ　療養病棟療養環境加算
　　ワ　療養病棟療養環境改善加算
　　カ　重症皮膚潰瘍管理加算
　　ヨ　栄養サポートチーム加算
　　タ　医療安全対策加算
　　レ　感染対策向上加算
　　ソ　患者サポート体制充実加算
　　ツ　報告書管理体制加算
　　ネ　病棟薬剤業務実施加算1
　　ナ　データ提出加算
　　ラ　入退院支援加算（1のロ又は2のロに限る）
　　ム　医療的ケア児（者）入院前支援加算
　　ウ　認知症ケア加算
　　ヰ　薬剤総合評価調整加算
　　ノ　排尿自立支援加算
　　オ　協力対象施設入所者入院加算

8　別に厚生労働大臣が指定する期間において，感染症の予防及び感染症の患者に対する医療に関する法律（平成10年法律第114号。以下「感染症法」という）第6条第7項に規定する新型インフルエンザ等感染症の患者及びその疑似症患者が入院した場合にA100一般病棟入院基本料を算定する旨を地方厚生局長等に届け出た保険医療機関においては，当該患者について，注1の規定にかかわらず，A100一般病棟入院基本料の例により算定する。

9　当該病棟（療養病棟入院料1を算定するものに限る）に入院している患者のうち，当該保険医療機関において，J038人工腎臓，J038-2持続緩徐式血液濾過，J039血漿交換療法又はJ042腹膜灌流を行っている患者については，**慢性維持透析管理加算**として，1日につき**100点**を所定点数に加算する。

10　療養病棟入院料1を算定する病棟において，別に厚生労働大臣が定める施設基準〔告示3第5・3⑸，p.1092〕に適合するものとして保険医療機関が地方厚生局長等に届け出た病棟に入院している患者については，**在宅復帰機能強化加算**として，1日につき**50点**を所定点数に加算する。

11　別に厚生労働大臣が定める施設基準〔告示3第5・3⑺，p.1093〕に適合しているものとして地方厚生局長等に届け出た保険医療機関が，療養病棟入院基本料を算定する患者について，経腸栄養を開始した場合，**経腸栄養管理加算** 療経栄 として，入院中1回に限り，経腸栄養を開始した日から起算して7日を限度として，1日につき**300点**を所定点数に加算する。この場合において，A233-2栄養サポートチーム加算，B001の10入院栄養食事指導料又はB001の11集団栄養食事指導料は別に算定できない。

12　別に厚生労働大臣が定める施設基準〔告示3第5・3⑻，p.1093〕に適合するものとして保険医療機関が地方厚生局長等に届け出た病棟に入院している患者については，**夜間看護加算** 療夜看 として，1日につき**50点**を所定点数に加算する。この場合におい

て，注13に規定する看護補助体制充実加算は別に算定できない。
13　別に厚生労働大臣が定める施設基準〔告示③第5・3(9), p.1093〕に適合するものとして保険医療機関が地方厚生局長等に届け出た病棟に入院している患者については，当該基準に係る区分に従い，次に掲げる点数をそれぞれ1日につき所定点数に加算する。ただし，当該患者について，身体的拘束を実施した日は，看護補助体制充実加算3の例により所定点数に加算する。

イ　看護補助体制充実加算1　[療看充1]
　　　　　　　　　　　　　80点
ロ　看護補助体制充実加算2　[療看充2]
　　　　　　　　　　　　　65点
ハ　看護補助体制充実加算3　[療看充3]
　　　　　　　　　　　　　55点

【2024年改定による主な変更点】
(1)　構成が従前の9分類（医療区分3分類×ADL区分3分類）から30分類に変更された。①疾患・状態の医療区分3分類×処置等の医療区分3分類×ADL区分3分類＝27分類と，②スモン×ADL区分3分類＝3分類で構成される。
(2)　従前の，看護職員・看護補助者配置20対1以上又は医療区分2・3の患者が5割以上であることの基準が満たせない場合の「注11」の規定（100分の75で算定）が削除された。
(3)　医療区分3に該当する「中心静脈栄養」について，広汎性腹膜炎，腸閉塞，難治性嘔吐，難治性下痢，活動性の消化管出血，炎症性腸疾患，短腸症候群，消化管瘻，急性膵炎の患者を対象とする場合又は中心静脈栄養の開始日から30日以内の場合に実施するものに限ると規定された（【経過措置】2024年3月末時点で中心静脈栄養を行っている患者については当分の間，医療区分3の患者とみなす）。上記以外の中心静脈栄養は医療区分2に該当する。
(4)　医療区分，ADL区分ともに「1」である「入院料27」（従前の入院料Ⅰ）では，1日2単位を超える疾患別リハビリテーション料が包括されると規定された。
(5)　【新設】「注11」経腸栄養管理加算：届出医療機関において新たに経腸栄養を開始した患者につき，入院中1回に限り，開始日から7日を限度に算定可。
(6)　看護補助体制充実加算が3区分となった。加算1は従前の同加算の基準に加え，①3年以上の勤務経験をもつ看護補助者を5割以上配置，②入院患者数に対する看護補助者の配置100対1以上，③看護補助者の育成・評価——等が要件。加算2は従前の同加算の基準に加え，上記②③を満たすこと等が要件。加算3は従前の同加算の基準を満たすことが要件。身体的拘束を実施した日は，加算1・2の届出病棟であっても加算3で算定する。
(7)　新規に医療機関を開設する場合であって療養病棟入院料2の届出を行う場合その他やむを得ない事情があるときは，データ提出加算の届出に係る規定を免除するとした。

→療養病棟入院基本料　　　摘要欄 p.1669
(1)　療養病棟入院基本料は，「注1」の入院料及び「注2」の特別入院基本料から構成され，「注1」の入院料については，別に厚生労働大臣が定める施設基準に適合しているものとして届け出た療養病棟に入院している患者について，別に厚生労働大臣が定める区分（1日に2つ以上の区分に該当する場合には，該当するもののうち最も高い点数の区分）に従い，当該患者ごとに入院料1等の各区分の所定点数を算定し，「注2」の特別入院基本料については，届け出た療養病棟に入院している患者について算定する。ただし，「注1」の入院料を算定している場合において，患者の急性増悪により，同一の保険医療機関の一般病棟へ転棟する場合にはその前日を1日目として3日前までの間，別の保険医療機関の一般病棟へ転院する場合にはその当日を1日目として3日前までの間は，その日ごとに入院料27を算定することができる。
(2)　当該保険医療機関において複数の療養病棟がある場合には，当該病棟のうち，回復期リハビリテーション病棟入院料等の特定入院料（病棟単位で行うものに限る）を算定する病棟以外の病棟については，「注1」の入院料又は「注2」の特別入院基本料のいずれかを算定する。
(3)　「注1」ただし書の療養病棟入院料1又は2を算定する病棟に入院する中心静脈栄養を実施している状態にある患者については，当該病棟において摂食機能又は嚥下機能の回復に必要な体制が確保されているものと認められない場合には，それぞれ1又は2の入院料1〜3，10〜12，19〜21の算定に代えて入院料4〜6，13〜15，22〜24を算定する。

令和4年3月31日において現に療養病棟入院料1又は2を算定している患者であって，医療区分3のうち「中心静脈注射を実施している状態」に該当しているものについては，当該患者が入院している病棟における摂食機能又は嚥下機能の回復に必要な体制の確保の状況にかかわらず，当該状態が継続している間に限り，処置等に係る医療区分3に該当する場合の点数を算定できる。

(4)　基本診療料の施設基準等別表第5（p.85）に掲げる画像診断及び処置並びにこれらに伴い使用する薬剤，特定保険医療材料又はJ201酸素加算の費用並びに浣腸，注腸，吸入等基本診療料に含まれるものとされている簡単な処置及びこれに伴い使用する薬剤又は特定保険医療材料の費用については療養病棟入院基本料に含まれる。なお，療養病棟入院基本料を算定する日に使用するものとされた投薬に係る薬剤料は，療養病棟入院基本料に含まれているものであるため別に算定できない。ただし，「注1」のただし書の規定により，入院料27を算定する場合については，この限りではない。

[事務連絡] 問　A101療養病棟入院基本料及びA109有床診療所療養病床入院基本料を算定している患者に対する気管切開術後のカテーテル交換並びにこれらに伴い使用する薬剤及び特定保険医療材料の費用については，基本診療料に含まれる簡単な処置に該当するため，当該入院基本料に含まれると理解してよろしいか。
答　よろしい。　　　　　　　　　　(平25.6.14)

(5)　「注3」について，入院料27を算定する場合，入院中の患者に対する心大血管疾患リハビリテーション料，脳血管疾患等リハビリテーション料，廃用症候群リハビリテーション料，運動器リハビリテーション料又は呼吸器リハビリテーション料について，1日につき2単位を超えるものは，当該入院基本料に含まれる。
(6)　療養病棟入院基本料を算定する病棟は主として長期にわたり療養の必要な患者が入院する施設であり，医療上特に必要がある場合に限り他の病棟への患者の移動は認められるが，その医療上の必要性について診療報酬明細書の摘要欄に詳細に記載する。なお，「注1」のただし書の規定により入院料27を算定した場合においても，その医療上の必要性について診療報酬明細書の摘要欄に詳細に記載する。
(7)　療養病棟入院基本料を算定するに当たっては，次の点に留意する。
ア　定期的（少なくとも月に1回）に患者の状態の評価及び入院療養の計画を見直し，その要点を診療録に記載する。なお，入院時と退院時の日常生活機

参考 【療養病棟入院料1】 (医療区分2・3の患者割合80%以上)

( )内は「生活療養費を受ける場合」の点数

	【疾患・状態】医療区分3			【疾患・状態】医療区分2			【疾患・状態】医療区分1			【疾患・状態】スモン
	【処置等】医療区分3	【処置等】医療区分2	【処置等】医療区分1	【処置等】医療区分3	【処置等】医療区分2	【処置等】医療区分1	【処置等】医療区分3	【処置等】医療区分2	【処置等】医療区分1	
ADL区分3	入院料1 1,964点 (1,949点)	入院料4 1,692点 (1,677点)	入院料7 1,644点 (1,629点)	入院料10 1,831点 (1,816点)	入院料13 1,455点 (1,440点)	入院料16 1,371点 (1,356点)	入院料19 1,831点 (1,816点)	入院料22 1,442点 (1,427点)	入院料25 983点 (968点)	入院料28 1,831点 (1,816点)
ADL区分2	入院料2 1,909点 (1,895点)	入院料5 1,637点 (1,623点)	入院料8 1,589点 (1,575点)	入院料11 1,776点 (1,762点)	入院料14 1,427点 (1,413点)	入院料17 1,343点 (1,329点)	入院料20 1,776点 (1,762点)	入院料23 1,414点 (1,400点)	入院料26 935点 (920点)	入院料29 1,776点 (1,762点)
ADL区分1	入院料3 1,621点 (1,607点)	入院料6 1,349点 (1,335点)	入院料9 1,301点 (1,287点)	入院料12 1,488点 (1,474点)	入院料15 1,273点 (1,258点)	入院料18 1,189点 (1,174点)	入院料21 1,488点 (1,474点)	入院料24 1,260点 (1,245点)	入院料27 830点 (816点)	入院料30 1,488点 (1,474点)

【療養病棟入院料2】 (医療区分2・3の患者割合50%以上)

( )内は「生活療養費を受ける場合」の点数

	【疾患・状態】医療区分3			【疾患・状態】医療区分2			【疾患・状態】医療区分1			【疾患・状態】スモン
	【処置等】医療区分3	【処置等】医療区分2	【処置等】医療区分1	【処置等】医療区分3	【処置等】医療区分2	【処置等】医療区分1	【処置等】医療区分3	【処置等】医療区分2	【処置等】医療区分1	
ADL区分3	入院料1 1,899点 (1,885点)	入院料4 1,627点 (1,613点)	入院料7 1,579点 (1,565点)	入院料10 1,766点 (1,752点)	入院料13 1,389点 (1,375点)	入院料16 1,305点 (1,291点)	入院料19 1,766点 (1,752点)	入院料22 1,376点 (1,362点)	入院料25 918点 (904点)	入院料28 1,776点 (1,752点)
ADL区分2	入院料2 1,845点 (1,831点)	入院料5 1,573点 (1,559点)	入院料8 1,525点 (1,511点)	入院料11 1,712点 (1,698点)	入院料14 1,362点 (1,347点)	入院料17 1,278点 (1,263点)	入院料20 1,712点 (1,698点)	入院料23 1,349点 (1,334点)	入院料26 870点 (856点)	入院料29 1,712点 (1,698点)
ADL区分1	入院料3 1,556点 (1,542点)	入院料6 1,284点 (1,270点)	入院料9 1,236点 (1,222点)	入院料12 1,423点 (1,409点)	入院料15 1,207点 (1,193点)	入院料18 1,123点 (1,109点)	入院料21 1,423点 (1,409点)	入院料24 1,194点 (1,180点)	入院料27 766点 (751点)	入院料30 1,423点 (1,409点)

※1 【疾患・状態】の医療区分3／【処置等】の医療区分3：基本診療料の施設基準等の「別表第5の2」に該当するもの
※2 【疾患・状態】の医療区分2／【処置等】の医療区分2：基本診療料の施設基準等の「別表第5の3」に該当するもの
※3 【疾患・状態】の医療区分1／【処置等】の医療区分1：「別表第5の2」「別表第5の3」のいずれにも該当しないもの
※4 ADL区分3：判定基準による判定が23点以上，ADL区分2：判定が11点以上23点未満，ADL区分1：判定が11点未満

能（以下「ADL」という）の程度を診療録に記載する。

イ 患者の状態に著しい変化がみられた場合には，その都度，患者の状態を評価した上で，治療やケアを見直し，その要点を診療録等に記載する。

(8) 「注4」に規定する褥瘡対策加算1及び2は，ADL区分3の状態の患者について，別紙様式46 (p.83) の「褥瘡対策に関する評価」を用いて褥瘡の状態を確認し，治療及びケアの内容を踏まえ毎日評価し，以下により算定する。なお，以下において，「褥瘡対策に関する評価」における褥瘡の状態の評価項目のうち「深さ」の項目の点数は加えない当該患者のDESIGN-R2020の合計点数を「DESIGN-R2020の合計点」といい，暦月内におけるDESIGN-R2020の合計点が最も低かった日の点数を当該月における「実績点」という。また，褥瘡の状態の評価の結果を基本診療料施設基準通知の別添6の別紙8の2の「医療区分・ADL区分等に係る評価票（療養病棟入院基本料）」の所定欄に記載し，治療及び看護の計画を見直した場合には，その内容を診療録等に記載する。なお，特別入院基本料を算定する場合は，当該加算は算定できない。

　ア 褥瘡対策加算1については，入院後若しくは新たに当該加算に係る評価を始めて暦月で3月を超えない間又は褥瘡対策加算2を算定する日以外の日において算定する。

　イ 褥瘡対策加算2については，直近2月の実績点が2月連続して前月の実績点を上回った場合であって，DESIGN-R2020の合計点が前月の実績点より上回った日に算定する。

(9) 「注5」に規定する重症児（者）受入連携加算は，集中治療を経た新生児等を急性期の医療機関から受け入れ，病態の安定化のために密度の高い医療を提供することを評価したものであり，入院前の医療機関においてA246入退院支援加算3が算定された患者を，療養病棟で受け入れた場合に入院初日に算定する。なお，特別入院基本料を算定する場合は，当該加算は算定できない。

(10) 「注6」に規定する急性期患者支援療養病床初期加算は，急性期医療の後方病床を確保し，在宅患者支援療養病床初期加算は在宅患者や介護保険施設入所者等の状態が軽度悪化した際に入院医療を提供できる病床を確保することにより，急性期医療及び在宅での療養を支えることを目的として，療養病棟が有する以下のような機能を評価したものであり，転院，入院又は転棟した日から起算して14日を限度に算定できる。また，特別入院基本料を算定する場合は，当該加算は算定できない。

　ア 急性期患者支援療養病床初期加算については，急性期医療を担う病院の一般病棟に入院し，急性期治療を終えて一定程度状態が安定した患者を，速やかに療養病棟が受け入れることにより，急性期医療を担う病院の後方支援を評価する。急性期医療を担う病院の一般病棟とは，具体的には，急性期一般入院基本料，7対1入院基本料若しくは10対1入院基本料〔特定機能病院入院基本料（一般病棟に限る）又は専門病院入院基本料に限る〕，地域一般入院基本

(別紙様式46)

褥瘡対策に関する評価

1 褥瘡の状態（部位毎に記載）　　　　　　　　　　　　　　　　両括弧内は点数（※1）

部位（部位名）
1（　　　）2（　　　）3（　　　）4（　　　）

										1	2	3	4
褥瘡の状態の評価（DESIGN-R2020）	深さ	(0) 皮膚損傷・発赤なし	(1) 持続する発赤	(2) 真皮までの損傷	(3) 皮下組織までの損傷	(4) 皮下組織を超える損傷	(5) 関節腔、体腔に至る損傷	(DTI) 深部損傷褥瘡(DTI)疑い（※2）	(U) 深さ判定が不能の場合				
	滲出液	(0) なし	(1) 少量：毎日の交換を要しない		(3) 中等量：1日1回の交換			(6) 多量：1日2回以上の交換					
	大きさ(cm²)長径×長径に直交する最大径（持続する発赤の範囲も含む）	(0) 皮膚損傷なし	(3) 4未満	(6) 4以上16未満	(8) 16以上36未満	(9) 36以上64未満	(12) 64以上100未満	(15) 100以上					
	炎症・感染	(0) 局所の炎症徴候なし	(1) 局所の炎症徴候あり（創周辺の発赤、腫脹、熱感、疼痛）	(3C)（※3）臨界的定着疑い（創面にぬめりがあり、浸出液が多い。肉芽があれば、浮腫性で脆弱など）	(3)（※3）局所の明らかな感染徴候あり（炎症徴候、膿、悪臭）			(9) 全身的影響あり（発熱など）					
	肉芽形成 良性肉芽が占める割合	(0) 治癒あるいは創が浅い場合、深部損傷褥瘡（DTI）疑い（※2）の場合	(1) 創面の90%以上を占める	(3) 創面の50%以上90%未満を占める	(4) 創面の10%以上50%未満を占める	(5) 創面の10%未満を占める	(6) 全く形成されていない						
	壊死組織	(0) なし	(3) 柔らかい壊死組織あり			(6) 硬い厚い密着した壊死組織あり							
	ポケット(cm²)潰瘍面も含めたポケット全周（ポケットの長径×長径に直交する最大径）-潰瘍面積	(0) なし	(6) 4未満	(9) 4以上16未満	(12) 16以上36未満	(24) 36以上							

DESIGN-R2020の合計点（深さの点数は加えない）

(※1) 該当する状態について、両括弧内の点数を合計し、「合計点」に記載すること。ただし、深さの点数は加えないこと。
(※2) 深部損傷褥瘡（DTI）疑いは、視診・触診、補助データ（発生経緯、血液検査、画像診断等）から判断する。
(※3) 「3C」あるいは「3」のいずれかを記載する。いずれの場合も点数は3点とする。

2 褥瘡の状態の変化

	評価日（　月　日）	1月前（　月　日）	2月前（　月　日）	3月前（　月　日）
DESIGN-R2020の合計点				

1 前月までのDESIGN-R2020の合計点は、暦月内で最も低い合計点を記載する。
2 褥瘡の部位により合計点が異なる場合は、最も低い合計点を記載する。

料又は13対1入院基本料（専門病院入院基本料に限る）を算定する病棟である。ただし、地域一般入院基本料又は13対1入院基本料を算定する保険医療機関にあっては、A205救急医療管理加算の届出を行っている場合に限る。また、一般病棟と療養病棟が同一の病院に併存する場合で、当該一般病棟から療養病棟に転棟した患者については、1回の転棟に限り算定できる。

イ **在宅患者支援療養病床初期加算**については、介護保険施設、居住系施設等又は自宅で療養を継続している患者が、軽微な発熱や下痢等の症状を来したために入院医療を要する状態になった際に、療養病棟が速やかに当該患者を受け入れる体制を有していること及び厚生労働省「人生の最終段階における医療・ケアの決定プロセスに関するガイドライン」等の内容を踏まえ、入院時に治療方針に関する患者又はその家族等の意思決定に対する支援を行うことにより、自宅や介護保険施設等における療養の継続に係る後方支援を評価する。なお、当該加算を算定する療養病棟を有する病院に介護保険施設等が併設されている場合は、当該併設介護保険施設等から受け入れた患者については算定できない。

事務連絡 急性期・在宅患者支援療養病床初期加算

問1　地域包括ケア病棟入院料の「注6」の在宅患者支援病床初期加算について、「介護老人保健施設等又は自宅で療養を継続している患者が、軽微な発熱や下痢等の症状をきたしたために入院医療を要する状態になった際に」とあるが、若年者の入院や、既往歴等のない患者の入院であっても算定可能か。また、療養病棟入院基本料の「注6」の在宅患者支援療養病床初期加算についてはどうか。

答　在宅患者支援病床初期加算及び在宅患者支援療養病床初期加算については、患者の年齢や疾患に関わらず、入院前より当該施設等又は自宅で療養を継続している患者に限り算定できる。なお、この場合、当該病院への入院が初回であっても差し支えない。

(平30.10.9)

問2　地域一般入院基本料において救急・在宅等支援病床初期加算が算定できる一方で、A101療養病棟入院基本料の急性期患者支援療養病床初期加算の算定要件には「当該一般病棟から療養病棟に転棟した患者については、1回の転棟に限り算定できる」と示されているが、当該算定要件を満たす地域一般入院基本料を算定する保険医療機関が、入院日から起算して14日間算定し、療養病棟に転棟した日から

起算して14日（合わせて28日間）算定することはできるか。
答 一連の入院において，一般病棟入院基本料「注5」に規定する加算と療養病棟入院基本料「注6」に規定する加算は，合わせて14日まで算定できる。
(平24.8.9)

参考 問 在宅患者支援療養病床初期加算は，併設されている介護保険施設等から受け入れた患者については算定できないとされているが，ここでいう介護保険施設等に，介護医療院は含まれるか。
答 含まれる。介護医療院の他に，介護老人保健施設，特別養護老人ホーム，軽費老人ホーム，有料老人ホーム等が含まれる。
(平31.3.14 全国保険医団体連合会)

(11) 療養病棟入院基本料を算定する病棟については，「注7」に掲げる入院基本料等加算について，それぞれの算定要件を満たす場合に算定できる。

(12) 「注8」の規定は，新型インフルエンザ等感染症がまん延している期間として別に厚生労働大臣が指定する期間において，療養病棟入院基本料の届出を行っている病棟においても，新型インフルエンザ等感染症等の患者が当該病棟に入院した場合には，届出を行った上で，一般病棟入院基本料の例により算定することができるようにしたものである。

(13) 「注8」の規定により新型インフルエンザ感染症等の患者を入院させる際には，院内感染防止対策を十分に行う。

(14) 「注8」の規定により，A100一般病棟入院基本料の例により算定する場合の費用の請求については，当該保険医療機関に入院した日を入院初日として，以下のとおりとする。
　ア　A100一般病棟入院基本料の「注4」に規定する重症児（者）受入連携加算は算定することができない。
　イ　A100一般病棟入院基本料の「注5」に規定する救急・在宅等支援病床初期加算は算定することができない。
　ウ　A100一般病棟入院基本料の「注10」に規定する加算について，当該病棟において各加算の要件を満たしている場合には算定できる。

(15) 「注9」に規定する**慢性維持透析管理加算**は，療養病棟における透析患者の診療を評価したものであり，自院で人工腎臓，持続緩徐式血液濾過，腹膜灌流法又は血漿交換療法を行っている場合に算定する。なお，これらの項目については，継続的に適切に行われていれば，毎日行われている必要はない。なお，特別入院基本料を算定する場合は，当該加算は算定できない。

(16) 「注10」に規定する**在宅復帰機能強化加算**は，在宅復帰機能の高い病棟を評価したものである。なお，特別入院基本料を算定する場合は，当該加算は算定できない。

(17) 「注11」に規定する**経腸栄養管理加算**は，経鼻胃管や胃瘻等の経腸栄養（以下この項において「経腸栄養」という）を開始することで栄養状態の維持又は改善が見込まれる患者に対して新たに経腸栄養を開始する場合に，日本臨床栄養代謝学会の「静脈経腸栄養ガイドライン」等の内容を踏まえた説明を本人又はその家族等に実施した上で，適切な経腸栄養の管理と支援を行うことを評価したものであり，次のアからウまでを実施した場合に算定できる。
　ア　医師より本人又はその家族等に対し，「静脈経腸栄養ガイドライン」等を踏まえて経腸栄養と中心静脈栄養の適応やリスク等について説明を行う。なお，説明した内容の要点について**診療録**に記載する。
　イ　経腸栄養の開始に当たっては，開始時期や栄養管理の内容について，医師，看護師，薬剤師，管理栄養士等によるカンファレンスを実施する。なお，経腸栄養の開始後も定期的に多職種によるカンファレンスが実施されることが望ましい。
　ウ　管理栄養士は，「静脈経腸栄養ガイドライン」等を参考に，医師，看護師，薬剤師等と連携し，下記の栄養管理を実施する。ただし，1日当たりの算定患者数は，管理栄養士1名につき，15人以内とする。
　　(イ)　栄養アセスメント
　　(ロ)　経腸栄養の管理に係る計画の作成及び計画に基づく栄養管理の実施
　　(ハ)　経腸栄養開始後は，1日に3回以上のモニタリングを実施し，その結果を踏まえ，必要に応じた計画の見直し

(18) 「注11」に規定する経腸栄養管理加算は経腸栄養を開始した日から7日を限度に，経腸栄養を実施している期間に限り算定できる。なお，算定可能な日数を超えた場合においても，多職種による栄養管理を継続的に行うことが望ましい。

(19) 「注11」に規定する経腸栄養管理加算の算定対象となる患者は，次のア又はイに該当し，医師が適切な経腸栄養の管理と支援が必要と判断した者である。経腸栄養を行っている場合は，経口栄養又は中心静脈栄養を併用する場合においても算定できる。ただし，入棟前の1か月間に経腸栄養が実施されていた患者については算定できない。
　ア　長期間，中心静脈栄養による栄養管理を実施している患者
　イ　経口摂取が不可能となった又は経口摂取のみでは必要な栄養補給ができなくなった患者

事務連絡 **経腸栄養管理加算**
問1 療養病棟入院基本料「注11」に規定する経腸栄養管理加算について，『「静脈経腸栄養ガイドライン」等を踏まえて経腸栄養と中心静脈栄養の適応やリスク等について説明を行う』（以下『「経腸栄養ガイドライン」等を踏まえた説明』という）とされているが，経腸栄養の開始後に本人又はその家族等に説明を行った場合であっても算定できるか。
答 説明を行った日から算定できる。ただし，この場合であっても，算定期間は，経腸栄養を開始した日から7日を限度とする。
問2 「経腸栄養ガイドライン」等を踏まえた説明について，具体的な内容如何。
答 以下の内容について説明する。
・消化管が機能している場合は，中心静脈栄養ではなく，経腸栄養を選択することが基本であるとされている
・中心静脈栄養にによりカテーテル関連血流感染症が合併すること等の経腸栄養と中心静脈栄養の適応やリスク等
問3 経腸栄養管理加算について，「入棟前の1ヶ月間に経腸栄養が実施されていた患者については算定できない」とされているが，他の保険医療機関又は在宅で経腸栄養が実施されていた場合について，どのように考えればよいか。
答 他の保険医療機関又は在宅で経腸栄養が実施されていた場合であっても算定できない。
問4 経腸栄養管理加算について，「経腸栄養管理加算は経腸栄養を開始した日から7日を限度に，経腸栄養を実施している期間に限り算定できる」とされているが，経腸栄養を開始した後に中止し，その後再開した場合について，どのように考えればよいか。
答 経腸栄養を開始して7日以内に中止・再開した場合であっても，経腸栄養を開始した日から7日間に限り算定できる。
問5 経腸栄養管理加算について，白湯や薬剤のみを経鼻胃管や胃瘻等から投与している場合は算定可能か。
答 不可。
問6 経腸栄養管理加算について，「入院中1回に限り，経腸栄養を開始した日から起算して7日を限度として，1日につき300点を所定点数に加算する」こととされているが，経腸栄養を開始した日から7日が経過した後に転棟あるいは

退院し，再度入院した場合，入院期間が通算される場合であっても再度算定できるのか。
答　入院期間が通算される場合は算定できない。
問7　経腸栄養管理加算について，「入院中1回に限り，経腸栄養を開始した日から起算して7日を限度として，1日につき300点を所定点数に加算する」こととされているが，当該加算を算定した後に退院し，経腸栄養を実施せずに1か月以上経過した後に入院となり，入院期間が前回入院から通算されない場合について，当該加算は再度算定可能か。
答　可能。 (令6.3.28)

⑳　「注12」及び「注13」に規定する**夜間看護加算**及び**看護補助体制充実加算**は，療養生活の支援が必要な患者が多い病棟において，看護要員の手厚い夜間配置を評価したものであり，当該病棟における看護に当たって，次に掲げる身体的拘束を最小化する取組を実施した上で算定する。
ア　入院患者に対し，日頃より身体的拘束を必要としない状態となるよう環境を整える。
イ　身体的拘束を実施するかどうかは，職員個々の判断ではなく，当該患者に関わる医師，看護師等，当該患者に関わる複数の職員で検討する。
ウ　やむを得ず身体的拘束を実施する場合であっても，当該患者の生命及び身体の保護に重点を置いた行動の制限であり，代替の方法が見いだされるまでの間のやむを得ない対応として行われるものであることから，可及的速やかに解除するよう努める。
エ　身体的拘束を実施するに当たっては，次の対応を行う。
　(イ)　実施の必要性等のアセスメント
　(ロ)　患者家族への説明と同意
　(ハ)　身体的拘束の具体的行為や実施時間等の記録
　(ニ)　二次的な身体障害の予防
　(ホ)　身体的拘束の解除に向けた検討
オ　身体的拘束を実施した場合は，解除に向けた検討を少なくとも1日に1度は行う。なお，身体的拘束を実施することを避けるために，ウ及びエの対応をとらず家族等に対し付添いを強要することがあってはならない。

㉑　「注12」及び「注13」に規定する夜間看護加算及び看護補助体制充実加算を算定する各病棟における夜勤を行う看護要員の数は，基本診療料の施設基準等の第5の3の(1)イ①（p.1091）に定める夜間の看護職員の最小必要数を超えた看護職員1人を含む看護要員3人以上でなければ算定できない。なお，特別入院基本料を算定する場合は，当該加算は算定できない。

㉒　「注13」については，当該患者について，身体的拘束を実施した日は，看護補助体制充実加算1又は看護補助体制充実加算2の届出を行っている場合であっても，看護補助体制充実加算3を算定する。この場合において，看護補助体制充実加算3の届出は不要である。なお，この身体的拘束を実施した日の取扱いについては，令和7年6月1日より適用する。 (令6保医発0305・4)

●告示③　基本診療料の施設基準等
別表第5　特定入院基本料，療養病棟入院基本料，障害者施設等入院基本料の注6，注13及び注14の点数並びに有床診療所療養病床入院基本料に含まれる**画像診断**及び**処置**並びにこれらに含まれない**除外薬剤・注射薬**

1　これらに含まれる画像診断
　写真診断〔単純撮影（エックス線診断料に係るものに限る）に限る〕
　撮影〔単純撮影（エックス線診断料に係るものに限る）に限る〕

2　これらに含まれる処置
　創傷処置（手術日から起算して14日以内の患者に対するものを除く）
　喀痰吸引
　摘便
　酸素吸入
　酸素テント
　皮膚科軟膏処置
　膀胱洗浄
　留置カテーテル設置
　導尿
　腟洗浄
　眼処置
　耳処置
　耳管処置
　鼻処置
　口腔，咽頭処置
　間接喉頭鏡下喉頭処置
　ネブライザ
　超音波ネブライザ
　介達牽引
　消炎鎮痛等処置
　鼻腔栄養
　長期療養患者褥瘡等処置

3　これらに含まれない除外薬剤（特定入院基本料に係る場合を除く）
　抗悪性腫瘍剤（悪性新生物に罹患している患者に対して投与された場合に限る），HIF-PH阻害剤（人工腎臓又は腹膜灌流を受けている患者のうち腎性貧血状態にあるものに対して投与された場合に限る）及び疼痛コントロールのための医療用麻薬

4　これらに含まれない注射薬（特定入院基本料に係る場合を除く）
　抗悪性腫瘍剤（悪性新生物に罹患している患者に対して投与された場合に限る），エリスロポエチン（人工腎臓又は腹膜灌流を受けている患者のうち腎性貧血状態にあるものに対して投与された場合に限る），ダルベポエチン（人工腎臓又は腹膜灌流を受けている患者のうち腎性貧血状態にあるものに対して投与された場合に限る），エポエチンベータペゴル（人工腎臓又は腹膜灌流を受けている患者のうち腎性貧血状態にあるものに対して投与された場合に限る）及び疼痛コントロールのための医療用麻薬

参考　問　療養病棟入院基本料，有床診療所療養病床入院基本料において，COVID19の抗ウイルス剤を投与した場合の薬剤料は，2024年6月以降も別に算定できるか。
答　当面の間，別に算定できる。 (令6.4.8全国保険医団体連合会)

別表第5の1の2　特定入院基本料，療養病棟入院基本料，障害者施設等入院基本料の注6，注13及び注14の点数並びに有床診療所療養病床入院基本料に含まれない除外薬剤・注射薬並びに特殊疾患入院医療管理料，回復期リハビリテーション病棟入院料，特殊疾患病棟入院料，緩和ケア病棟入院料，認知症治療病棟入院料及び特定機能病院リハビリテーション病棟入院料の除外薬剤・注射薬

　インターフェロン製剤（B型肝炎又はC型肝炎の効能若しくは効果を有するものに限る）
　抗ウイルス剤（B型肝炎又はC型肝炎の効能若しくは効果を有するもの及び後天性免疫不全症候群又はHIV感染症の効能若しくは効果を有するものに限る）
　血友病の患者に使用する医薬品（血友病患者における

出血傾向の抑制の効能又は効果を有するものに限る）

別表第5の2　療養病棟入院基本料（疾患・状態については、入院料1から入院料9まで及び入院料28から入院料30までに限り、処置等については、入院料1から入院料3まで、入院料10から入院料12まで及び入院料19から入院料21までに限る）及び有床診療所療養病床入院基本料（入院基本料Aに限る）に係る疾患・状態及び処置等（医療区分3）

1　対象となる疾患・状態
スモン
医師及び看護職員により、常時、監視及び管理を実施している状態

2　対象となる処置等
中心静脈栄養（療養病棟入院基本料を算定する場合にあっては、広汎性腹膜炎、腸閉塞、難治性嘔吐、難治性下痢、活動性の消化管出血、炎症性腸疾患、短腸症候群、消化管瘻若しくは急性膵炎を有する患者を対象とする場合又は中心静脈栄養を開始した日から30日以内の場合に実施するものに限る）
点滴（24時間持続して実施しているものに限る）
人工呼吸器の使用
ドレーン法又は胸腔若しくは腹腔の洗浄
気管切開又は気管内挿管（発熱を伴う状態の患者に対して行うものに限る）
酸素療法（密度の高い治療を要する状態にある患者に対して実施するものに限る）
感染症の治療の必要性から実施する隔離室での管理

参考　医療区分・中心静脈栄養
問1　中心静脈栄養の開始日から3日以内の場合は、医療区分3とされるが、他医療機関において中心静脈栄養を開始後、当院に転院し引き続き中心静脈栄養を実施した場合、他医療機関での開始日か、当院への転院日、30日以内の起算日はどちらとなるか。
答　当院への転院日が起算日となる。
問2　中心静脈栄養の開始日から30日以内の場合は、医療区分3とされるが、以下のように一時中断し、再開した場合、
・6月1日　中心静脈栄養を開始
・6月8日　中心静脈栄養のカテーテルがつまり抜去し、持続点滴を実施
・6月10日　中心静脈栄養を再開
　ア　30日以内の起算日はいつからとなるか。
　イ　「30日以内」はいつまでになるか。
　ウ　中断した6月8～9日は、医療区分3と扱えるか。
答　ア　6月1日となる。
　イ　6月30日までとなる。
　ウ　中心静脈栄養を中断した6月9日は、医療区分3とは扱わない。
（令6.6.1　全国保険医団体連合会）

別表第5の3　療養病棟入院基本料（疾患・状態については、入院料10から入院料18まで、処置等については、入院料4から入院料6まで、入院料13から入院料15まで及び入院料22から入院料24までに限る）及び有床診療所療養病床入院基本料（入院基本料B及び入院基本料Cに限る）に係る疾患・状態及び処置等（医療区分2）

1　対象となる疾患・状態
筋ジストロフィー症
多発性硬化症、筋萎縮性側索硬化症、パーキンソン病関連疾患〔進行性核上性麻痺、大脳皮質基底核変性症、パーキンソン病（ホーエン・ヤールの重症度分類がステージ3以上であって生活機能障害度がⅡ度又はⅢ度の状態に限る）〕その他の指定難病等（スモンを除く）
脊髄損傷（頸椎損傷を原因とする麻痺が四肢全てに認められる場合に限る）
慢性閉塞性肺疾患（ヒュー・ジョーンズの分類がⅤ度の状

態に該当する場合に限る）
悪性腫瘍（医療用麻薬等の薬剤投与による疼痛コントロールが必要な場合に限る）
消化管等の体内からの出血が反復継続している状態
他者に対する暴行が毎日認められる状態

2　対象となる処置等
中心静脈栄養（広汎性腹膜炎、腸閉塞、難治性嘔吐、難治性下痢、活動性の消化管出血、炎症性腸疾患、短腸症候群、消化管瘻又は急性膵炎を有する患者以外を対象として、中心静脈栄養を開始した日から30日を超えて実施するものに限る）
肺炎に対する治療
尿路感染症に対する治療
傷病等によるリハビリテーション（原因となる傷病等の発症後、30日以内の場合で、実際にリハビリテーションを行っている場合に限る）
脱水に対する治療（発熱を伴う状態の患者に対して実施するものに限る）
頻回の嘔吐に対する治療（発熱を伴う状態に限る）
褥瘡に対する治療（皮膚層の部分的喪失が認められる場合又は褥瘡が2箇所以上に認められる場合に実施するものに限る）
末梢循環障害による下肢末端の開放創に対する治療
せん妄に対する治療
うつ症状に対する治療
人工腎臓、持続緩徐式血液濾過、腹膜灌流又は血漿交換療法
経鼻胃管や胃瘻等の経腸栄養（発熱又は嘔吐を伴う状態の患者に対して行うものに限る）
1日8回以上の喀痰吸引
気管切開又は気管内挿管（発熱を伴う状態の患者に対して行うものを除く）
頻回の血糖検査
創傷（手術創や感染創を含む）、皮膚潰瘍又は下腿若しくは足部の蜂巣炎、膿等の感染症に対する治療
酸素療法（密度の高い治療を要する状態にある患者に対して実施するものを除く）

3　対象となる患者
次に掲げる保険医療機関の療養病棟であって、平成18年6月30日において現に特殊疾患療養病棟入院料又は特殊疾患入院施設管理加算を算定するものに入院している患者〔重度の肢体不自由児（者）又は知的障害者に限る〕
(1) 児童福祉法第42条第2号に規定する医療型障害児入所施設（主として肢体不自由のある児童又は重症心身障害児を入所させるものに限る）
(2) 児童福祉法第6条の2の2第3項に規定する指定発達支援医療機関
(3) 身体障害者福祉法（昭和24年法律第283号）第18条第2項に規定する指定医療機関

別表第5の4　療養病棟入院基本料及び有床診療所療養病床入院基本料の注4に規定する厚生労働大臣が定める状態

ADL区分3の状態

事務連絡　療養病棟入院基本料
問1　注10の在宅復帰機能強化加算について、医療機関に療養病棟が複数ある場合に、当該加算を届け出る病棟と届け出ない病棟があっても良いか。
答　同一入院料の病棟が複数ある場合、当該加算を届け出るためには、同一入院料の病棟全体で当該加算の要件を満たす必要がある。

問2　同一医療機関において，療養病棟入院料1を算定する病棟と療養病棟入院料2を算定する病棟を，それぞれ届け出ることは可能か。
答　療養病棟入院料1と2の両方を同一の医療機関が届け出ることはできない。

問3　注12の夜間看護加算，注13の看護補助体制充実加算について，医療機関に療養病棟が複数ある場合に，当該加算を届け出る病棟と届け出ない病棟があっても良いか。
答　同一入院料の病棟が複数ある場合，当該加算を届け出るためには，同一入院料の病棟全体で当該加算の要件を満たす必要がある。
(平30.3.30，一部修正)

問4　療養病棟入院基本料の「注6」の在宅患者支援療養病床初期加算及び地域包括ケア病棟入院料の「注5」の在宅患者支援病床初期加算の算定要件に『「人生の最終段階における医療・ケアの決定プロセスに関するガイドライン」等の内容を踏まえ，入院時に治療方針に関する患者又はその家族等の意思決定に対する支援を行うこと』とあるが，具体的にどのような支援を行えばよいか。
答　人生の最終段階における医療・ケアに関する当該患者の意思決定について，当該患者の療養生活を支援していた関係機関（介護保険施設や在宅療養支援を行う医療機関等）と連携し，情報の共有を図ること。患者本人の意思決定やその支援に関する情報が得られない場合については，「人生の最終段階における医療・ケアの決定プロセスに関するガイドライン」等の内容を踏まえ，患者本人や家族等のほか，必要に応じて関係機関の関係者とともに，話し合いを繰り返し行う等の支援を行うこと。ただし，ここでいう支援は，画一的に行うものではなく，患者の病状や社会的側面を考慮しながら支援の実施の必要性について個別に評価した上で行うことをいう。
(平30.4.25)

問5　「注4」に規定する褥瘡対策加算については，毎日評価が必要だが，①治療上，交換を要しない創傷被覆材を用いた際，褥瘡の状態が毎日評価できないが，評価はどのように行えばよいか。②褥瘡が複数箇所ある場合，それぞれの褥瘡の評価の点数は合算すればよいか。
答　①治療の必要から褥瘡を創傷被覆材で覆い，1日のうちに状態が確認できない場合，創傷被覆材を用いている間の評価は，創傷被覆材を用いる直前の状態等，直近で確認した際の状態で評価する。また，確認できない旨について，診療録等に記載する。②複数の褥瘡がある場合は，重症度の高い褥瘡の点数を用いる。
(平30.7.10)

問6　療養病棟入院基本料を算定する病棟において，インターフェロン，酢酸リュープロレリン等の悪性腫瘍に対する効能を有する薬剤を使用した場合，抗悪性腫瘍剤として薬剤料を算定できるか。
答　算定できる。
(平28.3.31)

問7　療養病棟入院料1の在宅復帰機能強化加算における退院した患者の定義について，同一の保険医療機関の当該加算に係る病棟以外の病棟へ転棟した場合は，在宅に退院したとみなされるのか。
答　みなされない。ただし，当該病棟から退院した患者（当該病棟に入院した期間が1月以上のものに限る）には含まれる。
(平26.6.2 事務連絡により修正)

問8　在宅復帰機能強化加算の施設基準において，「退院患者の在宅生活が1か月以上継続することを確認していること」とあるが，どのような方法で確認をし，どのように記録管理すべきか。
答　当該保険医療機関の職員により患者の居宅を訪問又は在宅療養を担当する保険医療機関からの情報提供により確認する。記録方法は問わないが，退院患者それぞれについて，どのように確認が行われたかがわかるように記録されていること。
(平26.4.23)

問9　療養病棟入院料1を4月1日より算定をする場合，「基本診療料の施設基準等及びその届出に関する手続きの取扱いについて」の「直近1か月」とは3月1日から3月31日と考えてよいか。
答　そのとおり。

問10　診療所に入院していた患者を療養病棟で受け入れた場合，急性期患者支援療養病床初期加算又は在宅患者支援療養病床初期加算は算定可能か。
答　算定できない。

問11　併設されていなければ，特別な関係にある介護保険施設等から療養病棟に受け入れた場合，在宅患者支援療養病床初期加算は算定可能か。
答　その他の要件を満たしている場合は，算定できる。

問12　以下の介護保険施設に入院していた患者を医療保険適用の療養病棟に受け入れた場合，在宅患者支援療養病床初期加算は算定可能か。
① 介護医療院
② 介護老人保健施設
答　①②算定できる。ただし，併設の場合は算定不可。

問13　同一医療機関の一般病棟から療養病棟へ転棟した場合，急性期患者支援療養病床初期加算は算定可能か。
答　その他の要件を満たしていれば1回に限り算定可。

問14　「医療区分・ADL区分等に係る評価票」について，該当する項目全てに○ということだが，以下の場合は記入漏れということになるのか。
① 「6　脱水かつ発熱」の項目に該当する患者が胃瘻栄養であって，「9　胃瘻かつ頻回の嘔吐又は発熱」に○がない場合。
② ベッドを柵で囲んでいる医療区分3の患者について，「91　身体抑制」の記載をしなかった場合。
答　そのとおり。

問15　「医療区分・ADL区分等に係る評価票」にある，同月内に複数回入退院をした場合についての「入院元」「退院先」の欄は，当該月の入院でない患者についても毎月記載しなければならないのか。
答　当該月に入院又は退院した場合に，その入院元又は退院先を記載すること。
(平22.3.29，一部修正)

問16　医療区分における中心静脈栄養の評価について，広汎性腹膜炎，腸閉塞，難治性嘔吐，難治性下痢，活動性の消化管出血，炎症性腸疾患，短腸症候群，消化管瘻若しくは急性膵炎を有する患者以外を対象とする場合，中心静脈栄養を開始した日から30日を超えた場合は処置等に係る医療区分2として評価を行うこととされたが，令和6年6月1日以前より当該病棟において中心静脈栄養を開始した場合の取扱い如何。
答　令和6年6月1日以前の中心静脈栄養を開始した日から起算して30日を超えている場合，令和6年6月1日以降は，処置等に係る医療区分2として評価する。ただし，令和6年3月31日時点において，療養病棟入院基本料に係る届出を行っている病棟に入院している患者であって，中心静脈栄養を実施している患者については，当面の間，処置等に係る医療区分3として取り扱う。

問17　問16のただし書について，令和6年4月1日以降に，中心静脈栄養を中止した後に再開した患者であっても経過措置の対象となるのか。
答　経過措置の対象とならない。
(令6.3.28)

問18　医療区分における中心静脈栄養の評価について，中心静脈栄養の終了後も7日間に限り，引き続き処置等に係る医療区分3又は2として評価を行うこととされたが，当該病棟に入院中に，中心静脈栄養を一度終了し，再開した場合はどのように評価するのか。
答　当該病棟に入院中に，中心静脈栄養を一度終了し，再開した場合であっても中心静脈栄養を最初に終了した日から7日間に限り，引き続き処置等に係る医療区分3又は2として評価を行う。

問19　医療区分における中心静脈栄養の評価について，広汎性腹膜炎，腸閉塞，難治性嘔吐，難治性下痢，活動性の消化管出血，炎症性腸疾患，短腸症候群，消化管瘻又は急性膵炎を有する患者以外を対象とする場合，中心静脈栄養を開始した日から30日を超えた場合は処置等に係る医療区分2として評価を行うこととされたが，中心静脈栄養を開始した日から30日が経過した後に，転棟又は退院後に，再度

療養病棟に入棟又は入院して，中心静脈栄養を実施した場合であって入院期間が通算される場合はどのように評価するのか。

答 処置等に係る医療区分2として評価を行う。 (令6.4.26)

問20 療養病棟入院基本料等に単純エックス線撮影が包括されるが，単純エックス線撮影を行った際の電子画像管理加算は算定可能か。

答 算定不可。

問21 療養病棟入院基本料の所定点数に含まれる画像診断について，画像診断管理加算のみを別に算定できるか。

答 算定することができない。 (平15.6.12, 一部修正)

問22 A101療養病棟入院基本料の「注1」について，「当該病棟において中心静脈栄養を実施している状態にある者の摂食機能又は嚥下機能の回復に必要な体制が確保されている」とあるが，摂食機能又は嚥下機能の回復に係る実績を有している必要はあるか。

答 必ずしも実績を有している必要はないが，中心静脈栄養を実施している患者については，嚥下機能に係る検査等の必要性等を定期的に確認すること。

問23 脳血管疾患等により療養病棟入院基本料を算定する病棟に入院している患者が，当該保険医療機関の回復期リハビリテーション病棟に転棟した場合においては，A308の留意事項通知(2)により「医療上特に必要がある場合に限り回復期リハビリテーション病棟入院料等を算定する病棟又は病室から他の病棟への移動が認められる」こととされているが，当該患者が脳血管疾患等を有することをもって，「医療上特に必要がある場合」に該当するものとして，再度療養病棟入院基本料を算定する病棟に当該患者を転棟させることは可能か。

答 当該患者を同一保険医療機関の療養病棟に再度移動させることは，原則として認められない。 (令4.3.31, 一部修正)

事務連絡 包括点数に係る出来高算定

「D026検体検査判断料」又は「N007病理判断料」を包括していない入院料に係る病棟に入院中の患者について，当該判断料を算定した場合については，当該患者が当該判断料を算定した日の属する月と同月中に当該判断料が包括されている入院料に係る病棟に転棟した場合であっても，当該判断料を請求することができる。 (平12.10.6, 一部修正)

参考 療養病棟入院基本料

問1 療養病棟入院患者の外泊等で算定すべき点数は「外泊時の状態に応じた医療区分の15%」と理解してよいか。

答 外泊直近の入院基本料の15%となる。

問2 患者の評価票は記録として残す必要はないか。また診療録等への患者評価も記する必要はないか。

答 いずれも必要。

問3 各評価項目について，診療録に記載となっているが，例えば喀痰吸引の場合，看護記録の記載でよいか。

答 看護記録への記載でも良い。

問4 医療区分の各項目に該当する状態で日数上限がある場合，月をまたがって連続する場合はどうするのか。

答 日数を通算する。

問5 感染症の隔離において，個室管理は絶対必要か。

答 個室管理でなくても良い。

問6 医療区分・ADL区分は医師がすべて評価しなくてはならないか。

答 最終的には医師の責任において評価を行うこと。

問7 癌の告知をしていない患者の疼痛コントロールをしている場合，評価票への記載はどのようにするのか。

答 各医療機関において，療養上著しく不適切なことが生じないよう配慮されたい。 (平18.7.31 全日本病院協会・一部修正)

A102 結核病棟入院基本料 （1日につき） 結7～結20

1	7対1入院基本料	**1,677点**
2	10対1入院基本料	**1,405点**
3	13対1入院基本料	**1,182点**
4	15対1入院基本料	**1,013点**
5	18対1入院基本料	**868点**
6	20対1入院基本料	**819点**

注1 病院（特定機能病院を除く）の結核病棟（医療法第7条第2項第3号に規定する結核病床に係る病棟として地方厚生局長等に届出のあったものをいう。以下この表において同じ）であって，看護配置，看護師比率その他の事項につき別に厚生労働大臣が定める施設基準〔告示3第5・4(1), p.1093〕に適合しているものとして保険医療機関が地方厚生局長等に届け出た病棟に入院している患者（第3節の特定入院料を算定する患者を除く）について，当該基準に係る区分に従い，それぞれ所定点数を算定する。ただし，通則第6号に規定する保険医療機関の病棟については，この限りでない。

2 注1に規定する病棟以外の結核病棟については，当分の間，地方厚生局長等に届け出た場合に限り，当該病棟に入院している患者（第3節の特定入院料を算定する患者を除く）について，**特別入院基本料** 結特 として，**586点**を算定できる。ただし，注1に規定する別に厚生労働大臣が定める施設基準〔告示3第5・4(1), p.1093〕に適合するものとして地方厚生局長等に届け出ていた病棟であって，当該基準のうち別に厚生労働大臣が定めるもの〔告示3第5・4(2), p.1094〕のみに適合しなくなったものとして地方厚生局長等に届け出た病棟については，当該病棟に入院している患者（第3節の特定入院料を算定する患者を除く）について，当該基準に適合しなくなった後の直近3月に限り，**月平均夜勤時間超過減算** 夜減 として，それぞれの所定点数から**100分の15**に相当する点数を減算する。なお，別に厚生労働大臣が定める場合〔告示3第5・4(3), p.1094〕には，算定できない。

3 注1及び注2の規定にかかわらず，別に厚生労働大臣が定める患者〔告示3第5・4(4), p.1094〕については，特別入院基本料を算定する。

4 当該病棟の入院患者の入院期間に応じ，次に掲げる点数をそれぞれ1日につき所定点数に加算する。

イ	14日以内の期間	400点
	（特別入院基本料等については）	320点
ロ	15日以上30日以内の期間	300点
	（特別入院基本料等については）	240点
ハ	31日以上60日以内の期間	200点
	（特別入院基本料等については）	160点
ニ	61日以上90日以内の期間	100点

5 当該病棟においては，第2節の各区分に掲げる入院基本料等加算のうち，次に掲げる加算について，同節に規定する算定要件を満たす場合に算定できる。

イ 地域医療支援病院入院診療加算
ロ 臨床研修病院入院診療加算

ハ 紹介受診重点医療機関入院診療加算
ニ 救急医療管理加算
ホ 妊産婦緊急搬送入院加算
ヘ 在宅患者緊急入院診療加算
ト 診療録管理体制加算
チ 医師事務作業補助体制加算（50対1補助体制加算，75対1補助体制加算又は100対1補助体制加算に限る）
リ 乳幼児加算・幼児加算
ヌ 難病等特別入院診療加算（難病患者等入院診療加算に限る）
ル 超重症児（者）入院診療加算・準超重症児（者）入院診療加算
ヲ 看護配置加算
ワ 看護補助加算
カ 地域加算
ヨ 離島加算
タ 療養環境加算
レ HIV感染者療養環境特別加算
ソ 特定感染症患者療養環境特別加算
ツ 栄養サポートチーム加算
ネ 医療安全対策加算
ナ 感染対策向上加算
ラ 患者サポート体制充実加算
ム 報告書管理体制加算
ウ 褥瘡ハイリスク患者ケア加算
ヰ ハイリスク妊娠管理加算
ノ 術後疼痛管理チーム加算
オ 後発医薬品使用体制加算
ク バイオ後続品使用体制加算
ヤ 病棟薬剤業務実施加算1
マ データ提出加算
ケ 入退院支援加算（1のロ又は2のロに限る）
フ 医療的ケア児（者）入院前支援加算
コ 認知症ケア加算
エ 精神疾患診療体制加算
テ 薬剤総合評価調整加算
ア 排尿自立支援加算
サ 地域医療体制確保加算（7対1入院基本料又は10対1入院基本料を算定するものに限る）
キ 協力対象施設入所者入院加算

6　注1に規定する別に厚生労働大臣が定める施設基準〔告示3第5・4(1)，p.1093〕に適合するものとして地方厚生局長等に届け出ていた病棟であって，当該基準のうち別に厚生労働大臣が定めるもの〔告示3第5・4(2)，p.1094〕のみに適合しなくなったものとして地方厚生局長等に届け出た病棟については，注2の規定にかかわらず，当該病棟に入院している患者（第3節の特定入院料を算定する患者を除く）について，当分の間，**夜勤時間特別入院基本料** 結夜特 として，それぞれの所定点数の**100分の70**に相当する点数を算定できる。ただし，当該点数が注2本文に規定する特別入院基本料の点数を下回る場合は，本文の規定にかかわらず，**596点**を算定できる。

7　注1に規定する別に厚生労働大臣が定める施設基準〔告示3第5・4(1)，p.1093〕に適合するものとして地方厚生局長等に届け出ていた病棟（別に厚生労働大臣が定める施設基準〔告示3第5・4(5)，p.1094〕を満たすものに限る）であって，当該基準のうち別に厚生労働大臣が定めるもの〔告示3第5・4(6)，p.1094〕のみに適合しなくなったものとして地方厚生局長等に届け出た場合に限り，注2の本文の規定にかかわらず，当該病棟に入院している患者（第3節の特定入院料を算定する患者を除く）については，**重症患者割合特別入院基本料** 重割特 として，それぞれの所定点数の**100分の95**に相当する点数により算定する。

8　別に厚生労働大臣が定める保険医療機関〔告示3第5・4(7)，p.1094〕においては，別に厚生労働大臣が定める日〔告示3第5・4(8)，p.1094〕の入院基本料（特別入院基本料等を含む）は，**夜間看護体制特定日減算** 結夜看特定減 として，次のいずれにも該当する場合に限り，所定点数の**100分の5**に相当する点数を減算する。
イ　年6日以内であること。
ロ　当該日が属する月が連続する2月以内であること。

【2024年改定による主な変更点】
(1)　重症度，医療・看護必要度の評価基準が見直され，該当患者割合の基準が変更された。

●青字は旧基準	必要度Ⅰ	必要度Ⅱ
結核病棟入院基本料7対1	10% → 8%	8% → 7%

→結核病棟入院基本料
(1)　結核病棟入院基本料は，「注1」の入院基本料，「注2」の特別入院基本料，月平均夜勤時間超過減算，「注6」の夜勤時間特別入院基本料及び「注7」の重症患者割合特別入院基本料から構成され，「注1」の入院基本料については，別に厚生労働大臣が定める施設基準に適合しているものとして届け出た結核病棟に入院している患者について，7対1入院基本料等の各区分の所定点数を算定し，「注2」の特別入院基本料及び月平均夜勤時間超過減算，「注6」の夜勤時間特別入院基本料並びに「注7」の重症患者割合特別入院基本料については，届け出た結核病棟に入院している患者について算定する。

(2)　結核病棟に入院している結核患者に化学療法を行う際には，日本結核病学会が作成した「院内DOTSガイドライン」を踏まえ，下記の服薬支援計画の作成，服薬確認の実施，患者教育の実施及び保健所との連携を行っている。当該基準を満たさない場合は，「注2」の特別入院基本料として**586点**を算定する。
ア　服薬支援計画の作成
　個々の患者の服薬中断リスクを分析し，服薬確認，患者教育，保健所との連携等に関する院内DOTS計画を策定する。計画の策定に当たっては，患者の病態，社会的要因，副作用の発生や退院後の生活状態等による服薬中断リスクを考慮する。
イ　服薬確認の実施
　看護師が患者の内服を見届けるなど，個々の患者の服薬中断リスクに応じた方法で服薬確認を行う。
ウ　患者教育の実施

確実な服薬の必要性に関する患者への十分な説明を行うとともに，服薬手帳の活用等により退院後も服薬を継続できるための教育を実施する。
　エ　保健所との連携
　　退院後の服薬の継続等に関して，入院中から保健所の担当者とDOTSカンファレンス等を行うなど，保健所との連絡調整を行い，その要点を診療録等に記載する。
(3)　「注3」において結核病棟入院基本料を算定する患者は，「感染症の予防及び感染症の患者に対する医療に関する法律」（平成10年法律第114号。以下「感染症法」という）第19条，第20条及び第22条の規定並びに「感染症の予防及び感染症の患者に対する医療に関する法律における結核患者の入退院及び就業制限の取扱いについて」（平成19年9月7日健感発第0907001号）に基づき入退院が行われている結核患者であり，これらの基準に従い退院させることができる患者については，退院させることができることが確定した日以降は「注2」の特別入院基本料を算定する。
　なお，次の全てを満たした場合には，退院させることができることが確定したものとして取り扱う。
　ア　2週間以上の標準的化学療法が実施され，咳，発熱，痰等の臨床症状が消失している。
　イ　2週間以上の標準的化学療法を実施した後の異なった日の喀痰の塗抹検査又は培養検査の結果が連続して3回陰性である（3回の検査は，原則として塗抹検査を行うものとし，アによる臨床症状消失後にあっては，速やかに連日検査を実施する）。
　ウ　患者が治療の継続及び感染拡大の防止の重要性を理解し，かつ，退院後の治療の継続及び他者への感染の防止が可能であると確認できている。
(4)　(3)にかかわらず，カリエス，リンパ節結核などのこれらの基準に従うことができない結核患者については，当該患者の診療を担当する医師の適切な判断により入退院が行われる。
(5)　「注4」の加算に係る入院期間の起算日は，第2部「通則5」に規定する起算日とする。
(6)　当該保険医療機関において複数の結核病棟がある場合には，当該病棟全てについて同じ区分の結核病棟入院基本料を算定する。
(7)　結核病棟入院基本料を算定する病棟については，「注5」に掲げる入院基本料等加算について，それぞれの算定要件を満たす場合に算定できる。　（令6保医発0305・4）
(編注)　夜間看護体制特定日減算の「事務連絡」はp.77。

事務連絡　夜勤時間特別入院基本料
問1　夜勤時間特別入院基本料は，過去に月平均夜勤時間超過減算や夜勤時間特別入院基本料を算定していた場合でも算定できるか。
答　算定できる。　　　　　　　　　　　　　　（平28.3.31）
問2　「それぞれの所定点数の100分の70に相当する点数を算定できる」とあるが，この所定点数は，加算を含まない入院基本料の点数を100分の70として算定してよいか。
答　よい。　　　　　　　　　　　　　（平28.4.25，一部修正）

A103　精神病棟入院基本料（1日につき）　精10〜精20

1	10対1入院基本料	**1,306点**
2	13対1入院基本料	**973点**
3	15対1入院基本料	**844点**
4	18対1入院基本料	**753点**
5	20対1入院基本料	**697点**

注1　病院（特定機能病院を除く）の精神病棟（医療法第7条第2項第1号に規定する精神病床に係る病棟として地方厚生局長等に届出のあったものをいう。以下この表において同じ）であって，看護配置，看護師比率，平均在院日数その他の事項につき別に厚生労働大臣が定める施設基準〔告示3第5・4の2(1)，p.1094〕に適合しているものとして保険医療機関が地方厚生局長等に届け出た病棟に入院している患者（第3節の特定入院料を算定する患者を除く）について，当該基準に係る区分に従い，それぞれ所定点数を算定する。

2　注1に規定する病棟以外の精神病棟については，当分の間，別に厚生労働大臣が定める施設基準〔告示3第5・4の2(2)，p.1095〕に適合しているものとして地方厚生局長等に届け出た場合に限り，当該病棟に入院している患者（第3節の特定入院料を算定する患者を除く）について，**特別入院基本料** 精特 として，**566点**を算定できる。ただし，注1に規定する別に厚生労働大臣が定める施設基準〔告示3第5・4の2(1)，p.1094〕に適合するものとして地方厚生局長等に届け出ていた病棟であって，当該基準のうち別に厚生労働大臣が定めるもの〔告示3第5・4の2(3)，p.1095〕のみに適合しなくなったものとして地方厚生局長等に届け出た病棟については，当該病棟に入院している患者（第3節の特定入院料を算定する患者を除く）について，当該基準に適合しなくなった後の直近3月に限り，**月平均夜勤時間超過減算** 夜減 として，それぞれの所定点数から**100分の15**に相当する点数を減算する。なお，別に厚生労働大臣が定める場合〔告示3第5・4の2(4)，p.1095〕には，算定できない。

3　当該病棟の入院患者の入院期間に応じ，次に掲げる点数をそれぞれ1日につき所定点数に加算する。

イ	14日以内の期間	465点
	（特別入院基本料等については）	300点
ロ	15日以上30日以内の期間	250点
	（特別入院基本料等については）	155点
ハ	31日以上90日以内の期間	125点
	（特別入院基本料等については）	100点
ニ	91日以上180日以内の期間	10点
ホ	181日以上1年以内の期間	3点

4　別に厚生労働大臣が定める施設基準〔告示3第5・4の2(5)イ，p.1095〕に適合しているものとして保険医療機関が地方厚生局長等に届け出た病棟に入院している患者が別に厚生労働大臣が定めるもの〔告示3第5・4の2(5)ロ，p.1095〕である場合には，入院した日から起算して1月以内の期間に限り，**重度認知症加算** 重認 として，1日につき**300点**を所定点数に加算する。

5　当該病棟に入院する患者が，入院に当たってA238-7精神科救急搬送患者地域連携受入加算を算定したものである場合には，入院した日から起算して14日を限度として，**救急支援精神病棟初期加算** 救初 として，1日につき**100点**を所定点数に加算す

る。
6 当該病棟においては，第2節の各区分に掲げる入院基本料等加算のうち，次に掲げる加算について，同節に規定する算定要件を満たす場合に算定できる。
　イ　地域医療支援病院入院診療加算
　ロ　臨床研修病院入院診療加算
　ハ　紹介受診重点医療機関入院診療加算
　ニ　救急医療管理加算
　ホ　妊産婦緊急搬送入院加算
　ヘ　在宅患者緊急入院診療加算
　ト　診療録管理体制加算
　チ　医師事務作業補助体制加算（50対1補助体制加算，75対1補助体制加算又は100対1補助体制加算に限る）
　リ　乳幼児加算・幼児加算
　ヌ　特定感染症入院医療管理加算
　ル　難病等特別入院診療加算
　ヲ　特殊疾患入院施設管理加算
　ワ　超重症児（者）入院診療加算・準超重症児（者）入院診療加算
　カ　看護配置加算
　ヨ　看護補助加算
　タ　地域加算
　レ　離島加算
　ソ　療養環境加算
　ツ　HIV感染者療養環境特別加算
　ネ　特定感染症患者療養環境特別加算
　ナ　精神科措置入院診療加算
　ラ　精神科応急入院施設管理加算
　ム　精神科隔離室管理加算
　ウ　精神病棟入院時医学管理加算
　ヰ　精神科地域移行実施加算
　ノ　精神科身体合併症管理加算（18対1入院基本料及び20対1入院基本料を算定するものを除く）
　オ　強度行動障害入院医療管理加算
　ク　依存症入院医療管理加算
　ヤ　摂食障害入院医療管理加算
　マ　栄養サポートチーム加算
　ケ　医療安全対策加算
　フ　感染対策向上加算
　コ　患者サポート体制充実加算
　エ　報告書管理体制加算
　テ　褥瘡ハイリスク患者ケア加算
　ア　ハイリスク妊娠管理加算
　サ　ハイリスク分娩等管理加算（ハイリスク分娩管理加算に限る）
　キ　精神科救急搬送患者地域連携受入加算
　ユ　後発医薬品使用体制加算
　メ　バイオ後続品使用体制加算
　ミ　病棟薬剤業務実施加算1
　シ　データ提出加算
　ヱ　精神科入退院支援加算
　ヒ　精神科急性期医師配置加算（10対1入院基本料又は13対1入院基本料を算定するものに限る）
　モ　薬剤総合評価調整加算
　セ　排尿自立支援加算
　ス　地域医療体制確保加算（10対1入院基本料を算定するものに限る）
　ン　協力対象施設入所者入院加算

7　別に厚生労働大臣が定める施設基準〔告示③第5・4の2⑹, p.1095〕に適合しているものとして保険医療機関が地方厚生局長等に届け出た病棟に入院している患者について，**精神保健福祉士配置加算** 精福 として，1日につき**30点**を所定点数に加算する。

8　精神保健福祉士配置加算を算定した場合は，A230-2精神科地域移行実施加算，A246-2精神科入退院支援加算，B005退院時共同指導料2，B005-1-2介護支援等連携指導料，I011精神科退院指導料及びI011-2精神科退院前訪問指導料は，算定しない。

9　注1に規定する別に厚生労働大臣が定める施設基準〔告示③第5・4の2⑴, p.1094〕に適合するものとして地方厚生局長等に届け出ていた病棟であって，当該基準のうち別に厚生労働大臣が定めるもの〔告示③第5・4の2⑶, p.1095〕のみに適合しなくなったものとして地方厚生局長等に届け出た病棟については，注2の規定にかかわらず，当該病棟に入院している患者（第3節の特定入院料を算定する患者を除く）について，当分の間，**夜勤時間特別入院基本料** 精夜特 として，それぞれの所定点数の**100分の70**に相当する点数を算定できる。ただし，当該点数が注2本文に規定する特別入院基本料の点数を下回る場合は，本文の規定にかかわらず，**576点**を算定できる。

10　別に厚生労働大臣が定める保険医療機関〔告示③第5・4の2⑺, p.1095〕においては，別に厚生労働大臣が定める日〔告示③第5・4の2⑻, p.1095〕の入院基本料（特別入院基本料等を含む）は，**夜間看護体制特定日減算** 精夜看特定減 として，次のいずれにも該当する場合に限り，所定点数の**100分の5**に相当する点数を減算する。
　イ　年6日以内であること。
　ロ　当該日が属する月が連続する2月以内であること。

【2024年改定による主な変更点】10対1・13対1入院基本料において，A245データ提出加算の届出が要件とされた（【経過措置】2024年3月末時点の10対1・13対1入院基本料の届出医療機関は，2026年5月末まで基準を満たすものとする）。

→精神病棟入院基本料　　　　　摘要欄 p.1669

(1)　精神病棟入院基本料は，「注1」の入院基本料，「注2」の特別入院基本料及び月平均夜勤時間超過減算並びに「注9」の夜勤時間特別入院基本料から構成され，「注1」の入院基本料及び「注2」の特別入院基本料についてはそれぞれ別に厚生労働大臣が定める施設基準に適合しているものとして届け出た精神病棟に入院している患者について，10対1入院基本料等の各区分の所定点数を算定し，「注9」の夜勤時間特別入院基本料については，届け出た精神病棟に入院している患者について算定する。

（別紙様式6の2）

退院支援計画書

(患者氏名)＿＿＿＿＿＿＿殿　　入院日：　年　月　日
　　　　　　　　　　　　　　　計画着手日：　年　月　日
　　　　　　　　　　　　　　　計画作成日：　年　月　日

病棟（病室）	
病名	
患者以外の相談者	家族・その他関係者（　　　　　　）
患者の状態	
患者の意向	
退院困難な要因 （医学的要因）	1. 精神症状　　4. IADLの低下 2. 問題行動　　5. 身体合併症 3. ADLの低下
退院困難な要因 （社会・環境的要因）	1. 家庭内調整（　　　　　　） 2. 受け入れ先の確保が困難（　　） 3. 生活費の確保が困難（　　） 4. 自己負担の費用が増加（　　） 5. その他（　　）
退院に係る問題点，課題等	
退院へ向けた目標設定，評価時期，支援概要	1. 退院へ向けた目標 2. 評価時期 3. 支援概要
予想される退院先	1. 自宅 2. 障害福祉サービスによる入所施設（　） 3. 介護保険サービスによる入所施設（　） 4. その他（　　）
退院後に利用が予想される福祉サービス等	
退院後に利用が予想される福祉サービスの担当者	

注）上記内容は，現時点で考えられるものであり，今後の状態の変化等に応じて変わり得るものである。

説明・交付日：　　年　　月　　日
　（担当医）　　　　　　　　　　　　　印
　（病棟退院支援計画担当精神保健福祉士）　印
　（本人）

(2) 当該保険医療機関において複数の精神病棟がある場合には，当該病棟のうち，精神科急性期治療病棟入院料等の特定入院料（病棟単位で行うものに限る）を算定する病棟以外の病棟については，同じ区分の精神病棟入院基本料を算定する。

(3) 「注3」の加算に係る入院期間の起算日は，第2部「通則5」に規定する起算日とする。

(4) 「注4」に掲げる加算を算定するに当たっては，当該加算の施設基準を満たすとともに，次のアからウまでの要件を満たすことが必要である。なお，既に入院中の患者が当該入院期間中に，当該施設基準の要件を満たすこととなっても，当該加算は算定できない。

ア　入院時において，当該加算の施設基準に基づくランクがMである。
（編注）基本診療料の施設基準通知，別紙12 (p.1136)。

イ　当該加算の施設基準に基づき，患者の身体障害の状態及び認知症の状態を評価するとともに，当該加算の施設基準に基づく評価，これらに係る進行予防等の対策の要点及び評価日を診療録に記載する。当該加算は，対策の要点に基づき，計画を立て，当該計画を実行した日から算定する。

ウ　当該加算を算定する場合は，診療報酬明細書の摘要欄に当該加算の算定根拠となる評価（当該加算の施設基準に基づくランク等）及び評価日を記載する。

(5) 「注5」の救急支援精神病棟初期加算は，当該病棟に入院する患者が，精神科救急搬送患者地域連携受入加算を算定したものである場合には，入院した日から起算して14日を限度として加算する。

(6) 精神病棟入院基本料を算定する病棟については，「注6」に掲げる入院基本料等加算について，それぞれの算定要件を満たす場合に算定できる。

(7) 「注7」の精神保健福祉士配置加算は，入院中の患者の早期退院を目的として精神保健福祉士の病棟配置を評価したものであり，当該病棟の全ての入院患者に対して，医師，看護師，作業療法士，公認心理師等の関係職種と共同して別紙様式6の2 (p.92) 又はこれに準ずる様式を用いて，退院支援計画を作成し，必要に応じて患家等を訪問し，患者の希望を踏まえ，適切な保健医療サービス又は福祉サービス等を受けられるよう，障害福祉サービス事業所，相談支援事業所等と連携しつつ，在宅療養に向けた調整を行った場合に算定する。なお，病棟に配置された精神保健福祉士は当該病棟の入院患者の退院調整等を行うものであり，他病棟の患者の退院調整について行うことはできない。

(令6保医発0305・4)

事務連絡 夜勤時間特別入院基本料
問1　夜勤時間特別入院基本料は，過去に月平均夜勤時間超過減算や夜勤時間特別入院基本料を算定していた場合でも算定できるか。
答　算定できる。　　　　　　　　　　(平28.3.31)
問2　「それぞれの所定点数の100分の70に相当する点数を算定できる」とあるが，この所定点数は，加算を含まない入院基本料の点数を100分の70として算定してよいか。
答　よい。　　　　　　　　(平28.4.25，一部修正)

事務連絡 看護補助体制充実加算
問　A103精神病棟入院基本料又はA104特定機能病院入院基本料（精神病棟）を算定する病棟に入院する患者に対して身体的拘束を行った日についても，A214看護補助加算の注4の看護補助体制充実加算における身体的拘束を実施した日に該当するのか。
答　精神保健及び精神障害者福祉に関する法律（昭和25年法律第123号）の規定に基づいて身体的拘束を実施した場合は該当しない。
(令6.9.27)

（編注）精神病棟入院基本料の18対1入院基本料と20対1入院基本料は，医科大学付属病院（特定機能病院・精神病床のみの病院を除く）又は100床以上の総合病院（特定機能病院を除く）では算定不可だが，その他の病院において届出を行った病棟については，経過措置 (p.918) により，当分の間，算定が認められている。

A104　特定機能病院入院基本料（1日につき）

1　一般病棟の場合　特－7〜特－10
　イ　7対1入院基本料　　　　　1,822点
　ロ　10対1入院基本料　　　　　1,458点
2　結核病棟の場合　特結7〜特結15
　イ　7対1入院基本料　　　　　1,822点
　ロ　10対1入院基本料　　　　　1,458点
　ハ　13対1入院基本料　　　　　1,228点
　ニ　15対1入院基本料　　　　　1,053点
3　精神病棟の場合　特精7〜特精15
　イ　7対1入院基本料　　　　　1,551点
　ロ　10対1入院基本料　　　　　1,393点
　ハ　13対1入院基本料　　　　　1,038点
　ニ　15対1入院基本料　　　　　　948点

注1　特定機能病院の一般病棟，結核病棟又は精神病棟であって，看護配置，看護師比率，平均在院日数その他の事項につき別に厚生労働大臣が定める施設基準〔告示3第5・5(1)，p.1095〕に適合しているものとして保険医療機関が地方厚生局長等に届け出た病棟に入院している患者（第3節の特定入院料を算

定する患者を除く）について，当該基準に係る区分に従い，それぞれ所定点数を算定する。
2 注1の規定にかかわらず，別に厚生労働大臣が定める患者〔告示③第5・5⑵, p.1097〕については，A102結核病棟入院基本料の注3に規定する**特別入院基本料**の例により算定する。
3 当該病棟の入院患者の入院期間に応じ，次に掲げる点数をそれぞれ1日につき所定点数に加算する。
 イ 一般病棟の場合
  ⑴ 14日以内の期間　　　　　　712点
  ⑵ 15日以上30日以内の期間　　207点
 ロ 結核病棟の場合
  ⑴ 30日以内の期間　　　　　　330点
  ⑵ 31日以上90日以内の期間　　200点
 ハ 精神病棟の場合
  ⑴ 14日以内の期間　　　　　　505点
  ⑵ 15日以上30日以内の期間　　250点
  ⑶ 31日以上90日以内の期間　　125点
  ⑷ 91日以上180日以内の期間　　30点
  ⑸ 181日以上1年以内の期間　　15点
4 当該病棟（精神病棟に限る）に入院している患者が別に厚生労働大臣が定めるもの〔告示③第5・5⑶, p.1097〕である場合には，入院した日から起算して1月以内の期間に限り，**重度認知症加算** 重認 として，1日につき**300点**を所定点数に加算する。
5 当該病棟に入院している患者の重症度，医療・看護必要度（以下この表において「看護必要度」という）につき別に厚生労働大臣が定める施設基準〔告示③第5・5⑷, p.1097〕に適合するものとして地方厚生局長等に届け出た病棟に入院している患者については，当該基準に係る区分に従い，次に掲げる点数をそれぞれ1日につき所定点数に加算する。
 イ 看護必要度加算1　看必1　　　55点
 ロ 看護必要度加算2　看必2　　　45点
 ハ 看護必要度加算3　看必3　　　25点
6 退院が特定の時間帯に集中しているものとして別に厚生労働大臣が定める保険医療機関〔告示③第5・5⑸, p.1097〕においては，別に厚生労働大臣が定める患者〔告示③第5・5⑹, p.1097〕の退院日の入院基本料（一般病棟に限る）は，所定点数の**100分の92**に相当する点数により算定する。 午前減
7 入院日及び退院日が特定の日に集中しているものとして別に厚生労働大臣が定める保険医療機関〔告示③第5・5⑺, p.1097〕においては，別に厚生労働大臣が定める日〔告示③第5・5⑻, p.1097〕の入院基本料（一般病棟に限る）は，所定点数の**100分の92**に相当する点数により算定する。 土日減
8 当該病棟においては，第2節の各区分に掲げる入院基本料等加算のうち，次に掲げる加算について，同節に規定する算定要件を満たす場合に算定できる。
 イ 臨床研修病院入院診療加算
 ロ 救急医療管理加算
 ハ 超急性期脳卒中加算（一般病棟に限る）
 ニ 妊産婦緊急搬送入院加算
 ホ 在宅患者緊急入院診療加算
 ヘ 診療録管理体制加算
 ト 医師事務作業補助体制加算
 チ 急性期看護補助体制加算（一般病棟に限る）
 リ 看護職員夜間配置加算（一般病棟に限る）
 ヌ 乳幼児加算・幼児加算
 ル 特定感染症入院医療管理加算
 ヲ 難病等特別入院診療加算（二類感染症患者入院診療加算は一般病棟又は精神病棟に限る）
 ワ 超重症児（者）入院診療加算・準超重症児（者）入院診療加算
 カ 看護補助加算（一般病棟を除く）
 ヨ 地域加算
 タ 離島加算
 レ 療養環境加算
 ソ HIV感染者療養環境特別加算
 ツ 特定感染症患者療養環境特別加算
 ネ 重症者等療養環境特別加算（一般病棟に限る）
 ナ 小児療養環境特別加算（一般病棟に限る）
 ラ 無菌治療室管理加算（一般病棟に限る）
 ム 放射線治療病室管理加算（一般病棟に限る）
 ウ 緩和ケア診療加算（一般病棟に限る）
 ヰ 小児緩和ケア診療加算（一般病棟に限る）
 ノ 精神科措置入院診療加算（精神病棟に限る）
 オ 精神科応急入院施設管理加算（精神病棟に限る）
 ク 精神科隔離室管理加算（精神病棟に限る）
 ヤ 精神病棟入院時医学管理加算（精神病棟に限る）
 マ 精神科地域移行実施加算（精神病棟に限る）
 ケ 精神科身体合併症管理加算（精神病棟に限る）
 フ 精神科リエゾンチーム加算（一般病棟に限る）
 コ 強度行動障害入院医療管理加算（一般病棟又は精神病棟に限る）
 エ 依存症入院医療管理加算（一般病棟又は精神病棟に限る）
 テ 摂食障害入院医療管理加算（一般病棟又は精神病棟に限る）
 ア がん拠点病院加算（一般病棟に限る）
 サ リハビリテーション・栄養・口腔連携体制加算（一般病棟に限る）
 キ 栄養サポートチーム加算
 ユ 医療安全対策加算
 メ 感染対策向上加算
 ミ 患者サポート体制充実加算

シ 報告書管理体制加算
スエ 褥瘡ハイリスク患者ケア加算
ヒ ハイリスク妊娠管理加算
モ ハイリスク分娩等管理加算（ハイリスク分娩管理加算に限る）（一般病棟又は精神病棟に限る）
セ 呼吸ケアチーム加算（一般病棟に限る）
ス 術後疼痛管理チーム加算（一般病棟又は結核病棟に限る）
ン 後発医薬品使用体制加算
イイ バイオ後続品使用体制加算
イロ 病棟薬剤業務実施加算1
イハ データ提出加算
イニ 入退院支援加算（一般病棟は1のイ，2のイ又は3に限り，結核病棟は1のロ又は2のロに限る）
イホ 精神科入退院支援加算（精神病棟に限る）
イヘ 医療的ケア児（者）入院前支援加算（一般病棟又は結核病棟に限る）
イト 認知症ケア加算（一般病棟又は結核病棟に限る）
イチ せん妄ハイリスク患者ケア加算（一般病棟に限る）
イリ 精神疾患診療体制加算（精神病棟を除く）
イヌ 精神科急性期医師配置加算（精神病棟の7対1入院基本料，10対1入院基本料又は13対1入院基本料を算定するものに限る）
イル 薬剤総合評価調整加算
イヲ 排尿自立支援加算
イワ 地域医療体制確保加算（7対1入院基本料又は10対1入院基本料を算定するものに限る）
イカ 協力対象施設入所者入院加算

9 当該病棟（一般病棟に限る）のうち，保険医療機関が地方厚生局長等に届け出たものに入院している患者であって，当該病棟に90日を超えて入院するものについては，注1から注8までの規定にかかわらず，A101療養病棟入院料1の例により算定する。
療1例1～30

10 別に厚生労働大臣が定める施設基準〔告示3第5・5(9)，p.1097〕に適合しているものとして保険医療機関が地方厚生局長等に届け出た病棟に入院している患者に対して，管理栄養士が必要な栄養管理を行った場合には，**入院栄養管理体制加算** 特栄 として，入院初日及び退院時にそれぞれ1回に限り，**270点**を所定点数に加算する。この場合において，A233リハビリテーション・栄養・口腔連携体制加算，A233-2栄養サポートチーム加算及びB001の10入院栄養食事指導料は別に算定できない。

【2024年改定による主な変更点】
(1) 重症度，医療・看護必要度の評価基準が見直され，該当患者割合の基準が変更された。

●青字は旧基準	必要度Ⅰ	必要度Ⅱ
特定機能病院入院基本料 7対1入院基本料（一般病棟）	—	28%→ 基準①：20% 基準②：27%
看護必要度加算1	22%→18%	20%→17%
看護必要度加算2	20%→16%	18%→15%
看護必要度加算3	18%→13%	15%→12%

※ 基準①：A3点以上又はC1点以上の該当割合
※ 基準②：A2点以上又はC1点以上の該当割合
※ 基準①と基準②の両方を満たす必要がある

(2) 従前のADL維持向上等体制加算が削除され，それに代わるものとして，入院基本料等加算にA233リハビリテーション・栄養・口腔連携体制加算が新設された。
(3) 従前の栄養情報提供加算が削除され，それに代わり，医学管理等にB011-6栄養情報連携料が新設された。

→**特定機能病院入院基本料** 摘要欄 p.1669
(1) 特定機能病院入院基本料は，「注1」に規定する入院基本料について，別に厚生労働大臣が定める施設基準に適合しているものとして届け出た一般病棟，結核病棟又は精神病棟に入院している患者について，7対1入院基本料等の各区分の所定点数を算定する。
(2) 結核病棟に入院している結核患者に化学療法を行う際には，日本結核病学会が作成した「院内DOTSガイドライン」を踏まえ，下記の服薬支援計画の作成，服薬確認の実施，患者教育の実施及び保健所との連携を行っていること。当該基準を満たさない場合は，A102結核病棟入院基本料の「注2」の特別入院基本料として**586点**を算定する。
ア 服薬支援計画の作成
個々の患者の服薬中断リスクを分析し，服薬確認，患者教育，保健所との連携等に関する院内DOTS計画を策定する。計画の策定に当たっては，患者の病態，社会的要因，副作用の発生や退院後の生活状態等による服薬中断リスクを考慮する。
イ 服薬確認の実施
看護師が患者の内服を見届けるなど，個々の患者の服薬中断リスクに応じた方法で服薬確認を行う。
ウ 患者教育の実施
確実な服薬の必要性に関する患者への十分な説明を行うとともに，服薬手帳の活用等により退院後も服薬を継続できるための教育を実施する。
エ 保健所との連携
退院後の服薬の継続等に関して，入院中から保健所の担当者とDOTSカンファレンス等を行うなど，保健所との連絡調整を行い，その要点を**診療録等**に記載する。
(3) 「注2」において特定機能病院入院基本料（結核病棟に限る）を算定する患者は，感染症法第19条，第20条及び第22条の規定並びに「感染症の予防及び感染症の患者に対する医療に関する法律における結核患者の入退院及び就業制限の取扱いについて」に基づき入院が行われている結核患者であり，これらの基準に従い退院させることができる患者については，退院させることができることが確定した日以降は「注2」の特別入院基本料を算定する。
なお，次の全てを満たした場合には，退院させることができることが確定したものとして取り扱う。
ア 2週間以上の標準的化学療法が実施され，咳，発熱，痰等の臨床症状が消失している。
イ 2週間以上の標準的化学療法を実施した後の異なった日の喀痰の塗抹検査又は培養検査の結果が連続して3回陰性である（3回の検査は，原則として塗抹検査を行うものとし，アによる臨床症状消失後に

あっては，速やかに連日検査を実施すること）。
　ウ　患者が治療の継続及び感染拡大の防止の重要性を理解し，かつ，退院後の治療の継続及び他者への感染の防止が可能であると確認できている。
(4)　(3)にかかわらず，カリエス，リンパ節結核などのこれらの基準に従うことができない結核患者については，当該患者の診療を担当する保険医の適切な判断により入退院が行われる。
(5)　当該特定機能病院において同一種別の病棟が複数ある場合の入院基本料の算定については，一般病棟入院基本料の(2)，結核病棟入院基本料の(6)及び精神病棟入院基本料の(2)の例による。
(6)　「注3」の加算に係る入院期間の起算日は，第2部「通則5」に規定する起算日とする。
(7)　「注4」に掲げる加算については，精神病棟入院基本料の(4)の例による。
(8)　「注5」に規定する看護必要度加算は，10対1入院基本料（一般病棟に限る）を算定する病棟であって，別に厚生労働大臣が定める施設基準を満たす病棟に入院している患者について算定する。
(9)　特定機能病院入院基本料を算定する病棟については，「注8」に掲げる入院基本料等加算について，それぞれの算定要件を満たす場合に算定できる。
(10)　特定機能病院入院基本料（一般病棟に限る）を算定する病棟に入院している患者であって，当該病棟に90日を超えて入院する患者の取扱いについては，一般病棟入院基本料の(6)，(8)及び(9)の例による。
(11)　「注10」に規定する入院栄養管理体制加算については，病棟に常勤管理栄養士を配置して患者の病態・状態に応じた栄養管理を実施できる体制を確保していることを評価したものであり，当該病棟に入院中の患者に対して入院初日及び退院時に算定する。ここでいう入院初日とは，当該患者が当該加算を算定できる病棟に入院又は転棟した日のことをいう。当該病棟へ入院（転棟を含む）した患者が，同一日に退院（死亡退院を含む）した場合は，1回に限り算定できる。また，治療室や他の病棟で，早期栄養介入管理加算又は周術期栄養管理実施加算を算定して転棟した場合は，当該加算を算定できない。
(12)　病棟の管理栄養士は，次に掲げる管理を実施する。
　ア　入院前の食生活等の情報収集，入退院支援部門との連携，入院患者に対する栄養スクリーニング，食物アレルギーの確認，栄養状態の評価及び栄養管理計画の策定を行う。なお，第1章第2部入院料等の通則第7号に規定する栄養管理体制の基準における栄養管理計画を当該病棟に専従の管理栄養士が作成した場合は，当該加算における栄養管理計画に代えることができる。
　イ　当該病棟に入院している患者に対して，栄養状態に関する定期的な評価，必要に応じミールラウンドや栄養食事指導又は当該患者の病態等に応じた食事内容の調整等の栄養管理を行う。
　ウ　医師，看護師等と連携し，当該患者の栄養管理状況等について共有を行う。
(令6保医発0305・4)

事務連絡　入院栄養管理体制加算

問1　A104特定機能病院入院基本料の「注10」に規定する入院栄養管理体制加算における栄養管理計画は，第1章第2部入院料等の「通則7」に規定する栄養管理体制の基準における栄養管理計画をもって代えることはできるか。
答　特定機能病院入院基本料を算定する病棟の専従の常勤管理栄養士が当該計画を作成した場合は，代えることができる。
問2　入院栄養管理体制加算について，専従の常勤管理栄養士とは，雇用契約で定める所定労働時間に勤務する者でよいか。
答　よい。
問3　入院栄養管理体制加算について，特定機能病院入院基本料を算定する病棟に入院（当該病棟への転棟を含む）した患者が，同一日に退院した場合（死亡退院を含む）は，算定可能か。
答　当該患者について，1回に限り算定可。
問4　入院栄養管理体制加算について，集中治療室等から特定機能病院入院基本料を算定する病棟に転棟した患者については，当該加算は算定可能か。
答　算定可。ただし，当該患者について，早期栄養介入管理加算又は周術期栄養管理実施加算を算定している場合は，算定不可。
(令4.3.31)

A105　専門病院入院基本料（1日につき） 専7〜 専13

1	7対1入院基本料	1,705点
2	10対1入院基本料	1,421点
3	13対1入院基本料	1,191点

注1　専門病院（主として悪性腫瘍，循環器疾患等の患者を入院させる保険医療機関であって高度かつ専門的な医療を行っているものとして地方厚生局長等に届け出たものをいう）の一般病棟であって，看護配置，看護師比率，平均在院日数その他の事項につき別に厚生労働大臣が定める施設基準〔告示3第5・6(2)，p.1097〕に適合しているものとして保険医療機関が地方厚生局長等に届け出た病棟に入院している患者（第3節の特定入院料を算定する患者を除く）について，当該基準に係る区分に従い，それぞれ所定点数を算定する。ただし，通則第6号に規定する保険医療機関の病棟については，この限りでない。
2　当該病棟の入院患者の入院期間に応じ，次に掲げる点数をそれぞれ1日につき所定点数に加算する。
　イ　14日以内の期間　　　　　　512点
　ロ　15日以上30日以内の期間　　207点
3　当該病棟に入院している患者の看護必要度につき別に厚生労働大臣が定める施設基準〔告示3第5・6(3)，p.1098〕に適合するものとして地方厚生局長等に届け出た病棟に入院している患者については，当該基準に係る区分に従い，次に掲げる点数をそれぞれ1日につき所定点数に加算する。
　イ　看護必要度加算1　看必1　　55点
　ロ　看護必要度加算2　看必2　　45点
　ハ　看護必要度加算3　看必3　　25点
4　別に厚生労働大臣が定める施設基準〔告示3第5・6(4)，p.1098〕に適合するものとして地方厚生局長等に届け出た病棟において，当該患者の看護必要度について測定を行った場合には，一般病棟看護必要度評価加算 専看評 として，1日につき5点を所定点数に加算する。
5　退院が特定の時間帯に集中しているものとして別に厚生労働大臣が定める保険医療機関〔告示3第5・6(5)，p.1098〕においては，別に厚生労働大臣が定める患者〔告示3第5・6(6)，p.1098〕の退院日の入院基本料は，所

定点数の100分の92に相当する点数により算定する。 午前減

6 入院日及び退院日が特定の日に集中しているものとして別に厚生労働大臣が定める保険医療機関〔告示③第5・6(7), p.1098〕においては, 別に厚生労働大臣が定める日〔告示③第5・6(8), p.1098〕の入院基本料は, 所定点数の100分の92に相当する点数により算定する。 土日減

7 当該病棟においては, 第2節の各区分に掲げる入院基本料等加算のうち, 次に掲げる加算について, 同節に規定する算定要件を満たす場合に算定できる。

- イ 臨床研修病院入院診療加算
- ロ 救急医療管理加算
- ハ 超急性期脳卒中加算
- ニ 妊産婦緊急搬送入院加算
- ホ 在宅患者緊急入院診療加算
- ヘ 診療録管理体制加算
- ト 医師事務作業補助体制加算
- チ 急性期看護補助体制加算
- リ 看護職員夜間配置加算
- ヌ 乳幼児加算・幼児加算
- ル 特定感染症入院医療管理加算
- ヲ 難病等特別入院診療加算 (難病患者等入院診療加算に限る)
- ワ 超重症児 (者) 入院診療加算・準超重症児 (者) 入院診療加算
- カ 看護補助加算
- ヨ 地域加算
- タ 離島加算
- レ 療養環境加算
- ソ HIV感染者療養環境特別加算
- ツ 特定感染症患者療養環境特別加算
- ネ 重症者等療養環境特別加算
- ナ 小児療養環境特別加算
- ラ 無菌治療室管理加算
- ム 放射線治療病室管理加算
- ウ 緩和ケア診療加算
- ヰ 小児緩和ケア診療加算
- ノ 精神科リエゾンチーム加算
- オ 強度行動障害入院医療管理加算
- ク 依存症入院医療管理加算
- ヤ 摂食障害入院医療管理加算
- マ がん拠点病院加算
- ケ リハビリテーション・栄養・口腔連携体制加算 (7対1入院基本料又は10対1入院基本料を算定するものに限る)
- フ 栄養サポートチーム加算
- コ 医療安全対策加算
- エ 感染対策向上加算
- テ 患者サポート体制充実加算
- ア 報告書管理体制加算
- サ 褥瘡ハイリスク患者ケア加算
- キ ハイリスク妊娠管理加算
- ユ 呼吸ケアチーム加算
- メ 術後疼痛管理チーム加算
- ミ 後発医薬品使用体制加算
- シ バイオ後続品使用体制加算
- ヱ 病棟薬剤業務実施加算1
- ヒ データ提出加算
- モ 入退院支援加算 (1のイ, 2のイ又は3に限る)
- セ 医療的ケア児 (者) 入院前支援加算
- ス 認知症ケア加算
- ン 精神疾患診療体制加算
- イイ 薬剤総合評価調整加算
- イロ 排尿自立支援加算
- イハ 地域医療体制確保加算 (7対1入院基本料又は10対1入院基本料を算定するものに限る)
- イニ 協力対象施設入所者入院加算

8 当該病棟のうち, 保険医療機関が地方厚生局長等に届け出たものに入院している患者であって, 当該病棟に90日を超えて入院するものについては, 注1から注7までの規定にかかわらず, A101療養病棟入院料1の例により算定する。 療1例1~30

9 別に厚生労働大臣が定める保険医療機関〔告示③第5・6(9), p.1099〕においては, 別に厚生労働大臣が定める日〔告示③第5・6(10), p.1099〕の入院基本料は, 夜間看護体制特定日減算 専夜看特定減 として, 次のいずれにも該当する場合に限り, 所定点数の100分の5に相当する点数を減算する。

- イ 年6日以内であること。
- ロ 当該日が属する月が連続する2月以内であること。

【2024年改定により新設】

(1) 重症度, 医療・看護必要度の評価基準が見直され, 該当患者割合の基準が変更された。

●青字は旧基準	必要度Ⅰ	必要度Ⅱ
専門病院入院基本料 7対1入院基本料	30% → 基準①: 21% 基準②: 28%	28% → 基準①: 20% 基準②: 27%
看護必要度加算1	22% → 18%	20% → 17%
看護必要度加算2	20% → 16%	18% → 15%
看護必要度加算3	18% → 13%	15% → 12%

※ 基準①: A 3点以上又はC 1点以上の該当割合
※ 基準②: A 2点以上又はC 1点以上の該当割合
※ 基準①と基準②の両方を満たす必要がある

(2) 従前のADL維持向上等体制加算が廃止され, それに代わるものとして, 入院基本料等加算にA233リハビリテーション・栄養・口腔連携体制加算が新設された。

→専門病院入院基本料

(1) 専門病院入院基本料は, 「注1」に規定する入院基本料について, 別に厚生労働大臣が定める施設基準に適合しているものとして届け出た一般病棟に入院している患者について, 7対1入院基本料等の各区分の所定点数を算定する。

(2) 当該専門病院において複数の一般病棟がある場合には, 当該病棟のうち, 障害者施設等入院基本料又は緩和ケア病棟入院料等の特定入院料 (病棟単位で行うものに限る) を算定する病棟以外の病棟については, 同じ区分の専門病院入院基本料を算定する。

(3) 「注2」の加算に係る入院期間の起算日は, 第2部「通則5」に規定する起算日とする。

(4) 「注3」に規定する看護必要度加算は, 10対1入院

基本料を算定する病棟であって，別に厚生労働大臣が定める施設基準を満たす病棟に入院している患者について算定する．

(5) 「注4」に規定する一般病棟看護必要度評価加算は，13対1入院基本料を算定する病棟であって，別に厚生労働大臣が定める施設基準を満たす病棟に入院しており，一般病棟用の重症度，医療・看護必要度（以下この節において「看護必要度」という）の測定及び評価が行われた患者について算定する．

(6) 専門病院入院基本料を算定する病棟については，「注7」に掲げる入院基本料等加算について，それぞれの算定要件を満たす場合に算定できる．

(7) 専門病院入院基本料を算定する病棟に入院している患者であって，当該病棟に90日を超えて入院する患者の取扱いについては，一般病棟入院基本料の(6)，(8)及び(9)まで (p.76) の例による． (令6保医発0305・4)

(編注) 夜間看護体制特定日減算の「事務連絡」はp.77．

A 106 障害者施設等入院基本料 (1日につき)
〔障7〕〜〔障15〕
1 7対1入院基本料　　　　　1,637点
2 10対1入院基本料　　　　　1,375点
3 13対1入院基本料　　　　　1,155点
4 15対1入院基本料　　　　　1,010点

注1 障害者施設等一般病棟〔児童福祉法（昭和22年法律第164号）第42条第2号に規定する医療型障害児入所施設〔主として肢体不自由のある児童又は重症心身障害児（同法第7条第2項に規定する重症心身障害児をいう）を入所させるものに限る〕及びこれらに準ずる施設に係る一般病棟並びに別に厚生労働大臣が定める重度の障害者（重度の意識障害者を含む），筋ジストロフィー患者又は難病患者等を主として入院させる病棟に関する施設基準〔告示3第5・7(1), p.1099〕に適合しているものとして，保険医療機関が地方厚生局長等に届け出た一般病棟をいう〕であって，看護配置，看護師比率その他の事項につき別に厚生労働大臣が定める施設基準〔告示3第5・7(2), p.1099〕に適合しているものとして保険医療機関が地方厚生局長等に届け出た一般病棟に入院している患者（第3節の特定入院料を算定する患者を除く）について，当該基準に係る区分に従い，それぞれ所定点数を算定する．

2 注1に規定する別に厚生労働大臣が定める施設基準〔告示3第5・7(1)(2), p.1099〕に適合するものとして地方厚生局長等に届け出ていた病棟であって，当該基準のうち別に厚生労働大臣が定めるもの〔告示3第5・7(3), p.1099〕のみに適合しなくなったものとして地方厚生局長等に届け出た病棟については，当該病棟に入院している患者（第3節の特定入院料を算定する患者を除く）について，当該基準に適合しなくなった後の直近3月に限り，**月平均夜勤時間超過減算** 夜減 として，それぞれの所定点数から**100分の15**に相当する点数を減算する．なお，別に厚生労働大臣が定める場合〔告示3第5・7(4), p.1099〕には，算定できない．

3 当該病棟の入院患者の入院期間に応じ，次に掲げる点数をそれぞれ1日につき所定点数に加算する．
　イ 14日以内の期間　　　　　312点
　ロ 15日以上30日以内の期間　167点

4 当該患者が他の保険医療機関から転院してきた者であって，当該他の保険医療機関においてA246入退院支援加算3を算定したものである場合には，**重症児（者）受入連携加算** 重受連 として，入院初日に限り**2,000点**を所定点数に加算する．

5 当該病棟に入院している特定患者〔当該病棟に90日を超えて入院する患者（別に厚生労働大臣が定める状態等にあるもの〔告示3別表第4, p.101〕を除く）をいう〕に該当する者（第3節の特定入院料を算定する患者を除く）については，注1から注3まで及び注13の規定にかかわらず，**特定入院基本料**として**984点**を算定する．ただし，**月平均夜勤時間超過減算** 夜減 として所定点数の100分の15に相当する点数を減算する患者については，**878点**を算定する．この場合において，特定入院基本料を算定する患者に対して行った第3部検査，第5部投薬，第6部注射及び第13部病理診断並びに第4部画像診断及び第9部処置のうち別に厚生労働大臣が定める画像診断及び処置〔告示3別表第5・1，2, p.85〕の費用（フィルムの費用を含み，除外薬剤・注射薬〔告示3別表第5の1の2, p.85〕の費用を除く）は，所定点数に含まれるものとする．

6 当該病棟に入院する重度の意識障害（脳卒中の後遺症であるものに限る）の患者であって，基本診療料の施設基準等（平成20年厚生労働省告示第62号）第5の3(1)のロ (p.1091) に規定する医療区分2の患者又は第6の3(2)のロの④に規定する医療区分1の患者に相当するものについては，注1及び注3の規定にかかわらず，当該患者が入院している病棟の区分に従い，次に掲げる点数をそれぞれ算定する． 2障7意 〜 2障15意
〔1障7意〕〜〔1障15意〕
　イ 7対1入院基本料又は10対1入院基本料の施設基準を届け出た病棟に入院している場合
　　(1) 医療区分2の患者に相当するもの　　　　　　　　　　1,517点
　　(2) 医療区分1の患者に相当するもの　　　　　　　　　　1,377点
　ロ 13対1入院基本料の施設基準を届け出た病棟に入院している場合
　　(1) 医療区分2の患者に相当するもの　　　　　　　　　　1,362点
　　(2) 医療区分1の患者に相当するもの　　　　　　　　　　1,224点
　ハ 15対1入院基本料の施設基準を届け出た病棟に入院している場合
　　(1) 医療区分2の患者に相当するもの　　　　　　　　　　1,262点

(2) 医療区分1の患者に相当するもの
　　　　　　　　　　　　　　　　　　1,124点
7　当該病棟においては，第2節の各区分に掲げる入院基本料等加算のうち，次に掲げる加算について，同節に規定する算定要件を満たす場合に算定できる。
　イ　臨床研修病院入院診療加算
　ロ　在宅患者緊急入院診療加算
　ハ　診療録管理体制加算
　ニ　医師事務作業補助体制加算
　ホ　乳幼児加算・幼児加算
　ヘ　特定感染症入院医療管理加算
　ト　難病等特別入院診療加算（難病患者等入院診療加算に限る）
　チ　特殊疾患入院施設管理加算
　リ　超重症児（者）入院診療加算・準超重症児（者）入院診療加算
　ヌ　看護配置加算
　ル　看護補助加算（特定入院基本料を算定するものを除く）
　ヲ　地域加算
　ワ　離島加算
　カ　療養環境加算
　ヨ　HIV感染者療養環境特別加算
　タ　特定感染症患者療養環境特別加算
　レ　重症者等療養環境特別加算
　ソ　強度行動障害入院医療管理加算
　ツ　栄養サポートチーム加算
　ネ　医療安全対策加算
　ナ　感染対策向上加算
　ラ　患者サポート体制充実加算
　ム　報告書管理体制加算
　ウ　褥瘡ハイリスク患者ケア加算
　ヰ　後発医薬品使用体制加算（特定入院基本料を算定するものを除く）
　ノ　バイオ後続品使用体制加算（特定入院基本料を算定するものを除く）
　オ　データ提出加算
　ク　入退院支援加算（1のロ又は2のロに限る）
　ヤ　医療的ケア児（者）入院前支援加算
　マ　認知症ケア加算
　ケ　排尿自立支援加算
　フ　協力対象施設入所者入院加算

8　注6，注13又は注14に規定する点数を算定する患者に対して行った第3部検査，第5部投薬，第6部注射及び第13部病理診断並びに第4部画像診断及び第9部処置のうち別に厚生労働大臣が定める画像診断及び処置〔告示3別表第5・1，2，p.85〕の費用（フィルムの費用を含み，除外薬剤・注射薬〔告示3別表第5・3，4，p.85及び別表第5の1の2，p.85〕の費用を除く）は，当該入院基本料に含まれるものとする。ただし，患者の急性増悪により，同一の保険医療機関の他の一般病棟へ転棟又は別の保険医療機関の一般病棟へ転院する場合には，その日から起算して3日前までの当該費用については，この限りでない。

9　別に厚生労働大臣が定める施設基準〔告示3第5・7(7)，p.1100〕に適合しているものとして地方厚生局長等に届け出た病棟に入院している患者（7対1入院基本料又は10対1入院基本料を現に算定している患者に限る）については，看護補助加算として，当該患者の入院期間に応じ，次に掲げる点数をそれぞれ1日につき所定点数に加算する。この場合において，注10に規定する看護補助体制充実加算は別に算定できない。
　イ　14日以内の期間　　　　　　　　146点
　ロ　15日以上30日以内の期間　　　　121点

10　別に厚生労働大臣が定める施設基準〔告示3第5・7(8)，p.1100〕に適合しているものとして地方厚生局長等に届け出た病棟に入院している患者（7対1入院基本料又は10対1入院基本料を現に算定している患者に限る）については，当該基準に係る区分に従い，かつ，当該患者の入院期間に応じ，次に掲げる点数をそれぞれ1日につき所定点数に加算する。ただし，当該患者について，身体的拘束を実施した日は，看護補助体制充実加算3の例により所定点数に加算する。
　障看充1～3
　イ　14日以内の期間
　　(1)　看護補助体制充実加算1　　　176点
　　(2)　看護補助体制充実加算2　　　161点
　　(3)　看護補助体制充実加算3　　　151点
　ロ　15日以上30日以内の期間
　　(1)　看護補助体制充実加算1　　　151点
　　(2)　看護補助体制充実加算2　　　136点
　　(3)　看護補助体制充実加算3　　　126点

11　夜間における看護業務の体制につき別に厚生労働大臣が定める施設基準〔告示3第5・7(9)，p.1100〕に適合しているものとして地方厚生局長等に届け出た病棟に入院している患者（7対1入院基本料又は10対1入院基本料を現に算定している患者に限る）について，**夜間看護体制加算** 障夜看 として，入院初日に限り**161点**を所定点数に加算する。

12　別に厚生労働大臣が定める保険医療機関〔告示3第5・7(10)，p.1100〕においては，別に厚生労働大臣が定める日〔告示3第5・7(11)，p.1100〕の入院基本料（注2の規定により算定される入院基本料及び注5に規定する特定入院基本料を含む）は，**夜間看護体制特定日減算** 障夜看特定減 として，次のいずれにも該当する場合に限り，所定点数の**100分の5**に相当する点数を減算する。
　イ　年6日以内であること。
　ロ　当該日が属する月が連続する2月以内であること。

13　当該病棟に入院する脳卒中又は脳卒中の後遺症の患者（重度の意識障害者，筋ジストロフィー患者及び難病患者等を除く）であって，基本診療料の施設基準等第5の3(1)のロに規定する医療区分2の患者又は第6の3(2)のロの④に規定する医療区分1の患者に相

当するものについては，注１及び注３の規定にかかわらず，当該患者が入院している病棟の区分に従い，次に掲げる点数をそれぞれ算定する。 2障7脳 ～ 2障15脳 ｜ 1障7脳 ～ 1障15脳

イ　７対１入院基本料又は10対１入院基本料の施設基準を届け出た病棟に入院している場合
　（1）医療区分２の患者に相当するもの　　　　　　　　　　　　　1,364点
　（2）医療区分１の患者に相当するもの　　　　　　　　　　　　　1,239点

ロ　13対１入院基本料の施設基準を届け出た病棟に入院している場合
　（1）医療区分２の患者に相当するもの　　　　　　　　　　　　　1,225点
　（2）医療区分１の患者に相当するもの　　　　　　　　　　　　　1,100点

ハ　15対１入院基本料の施設基準を届け出た病棟に入院している場合
　（1）医療区分２の患者に相当するもの　　　　　　　　　　　　　1,135点
　（2）医療区分１の患者に相当するもの　　　　　　　　　　　　　1,010点

14　当該病棟に入院している患者のうち，J038人工腎臓，J038-2持続緩徐式血液濾過，J039血漿交換療法又はJ042腹膜灌流を行っている慢性腎臓病の患者（注６及び注13に規定する点数を算定する患者を除く）であって，基本診療料の施設基準等第５の３(1)のロに規定する医療区分２の患者に相当するものについては，注１及び注３の規定にかかわらず，当該患者が入院している病棟の区分に従い，次に掲げる点数をそれぞれ算定する。
　イ　７対１入院基本料又は10対１入院基本料の施設基準を届け出た病棟に入院している場合　　1,581点
　ロ　13対１入院基本料の施設基準を届け出た病棟に入院している場合　1,420点
　ハ　15対１入院基本料の施設基準を届け出た病棟に入院している場合　1,315点

A107　削除

【2024年改定による主な変更点】
(1) 重度の肢体不自由児（者）等の患者割合について，従前の「おおむね７割以上」を「７割以上」とし，暦月で３か月を超えない期間の１割以内の一時的な変動にあっては変更届出を行う必要はないとした。
(2) J038人工腎臓，J038-2持続緩徐式血液濾過，J039血漿交換療法，J042腹膜灌流を行っている**慢性腎臓病の患者**であって，A109有床診療所療養病床入院基本料に準じて評価した結果，医療区分２の患者については，７対１・10対１入院基本料の届出病棟：1581点，13対１入院基本料の届出病棟：1420点，15対１入院基本料の届出病棟：1315点で算定する。
(3) **看護補助体制充実加算**が３区分となった。**加算１**は従前の同加算の基準に加え，①３年以上の勤務経験をもつ看護補助者を５割以上配置，②入院患者数に対する看護補助者の配置100対１以上，③看護補助者の育成・評価――等が要件。**加算２**は従前の同加算の基準に加え，上記②③を満たすこと等が要件。**加算３**は従前の同加算の基準を満たすことが要件となる。
なお，身体的拘束を実施した日は，加算１・２の届出病棟であっても**加算３**で算定する。

→障害者施設等入院基本料　　摘要欄 p.1669
(1) 障害者施設等入院基本料は，「注１」の入院基本料及び「注２」の月平均夜勤時間超過減算により算定するものから構成され，「注１」の入院基本料については，それぞれ別に厚生労働大臣が定める施設基準に適合しているものとして届け出た障害者施設等一般病棟に入院している患者について，７対１入院基本料等の各区分の所定点数を算定し，「注２」の月平均夜勤時間超過減算については，届け出た障害者施設等一般病棟に入院している患者について算定する。
(2) 当該保険医療機関において複数の障害者施設等一般病棟がある場合には，当該病棟全てについて同じ区分の障害者施設等入院基本料を算定する。
(3) 「注３」，「注９」及び「注10」の加算に係る入院期間の起算日は，第２部「通則５」に規定する起算日とする。
(4) 「注４」に規定する重症児（者）受入連携加算は，集中治療を経た新生児等を急性期の医療機関から受け入れ，病態の安定化のために密度の高い医療を提供することを評価したものであり，入院前の医療機関においてA246入退院支援加算３が算定された患者を，障害者施設等で受け入れた場合に入院初日に算定する。
(5) 「注５」に規定する特定患者は，特定入院基本料（**984点又は878点**）を算定する。
(6) 特定患者とは，90日を超える期間，同一の保険医療機関〔特別の関係（p.72）にある保険医療機関を含む〕の一般病棟〔障害者施設等入院基本料を算定する病棟に限り，一般病棟入院基本料，特定機能病院入院基本料（一般病棟に限る）及び専門病院入院基本料を除く〕に入院している患者であって，当該90日を経過する日の属する月（90日経過後にあってはその後の各月とする。以下，下の表において単に「月」という）に下の表の左欄に掲げる状態等にあって，中欄の診療報酬点数に係る療養のいずれかについて，右欄に定める期間等において実施している患者（以下「基本料算定患者」という）以外のものをいう。
なお，左欄に掲げる状態等にある患者が，退院，転棟又は死亡により右欄に定める実施の期間等を満たさない場合においては，当該月の前月に基本料算定患者であった場合に限り，当該月においても同様に取り扱うこととする。

（編注）90日を超える期間，同一医療機関（特別の関係にある医療機関を含む）の障害者施設等入院基本料を算定する一般病棟に入院している患者（「特定患者」）は，「注５」に規定する**特定入院基本料**（984点／月平均夜勤時間超過減算に該当する場合は878点）で算定する。
ただし，以下の表に該当する難病・重症等の患者（「**基本料算定患者**」）は，「特定患者」から除外される（上記の90日超入院においても，特定入院基本料ではなく，基本となる入院基本料で算定できる）。

《基本料算定患者》

	状態等	診療報酬点数	実施の期間等
1	難病患者等入院診療加算を算定する患者	難病患者等入院診療加算	当該加算を算定している期間
2	重症者等療養環境特別加算を算定する患者	重症者等療養環境特別加算	当該加算を算定している期間

3　重度の肢体不自由者（脳卒中の後遺症の患者及び認知症の患者を除く），脊髄損傷等の重度障害者（脳卒中の後遺症の患者及び認知症の患者を除く），重度の意識障害者，筋ジストロフィー患者及び難病患者等（※1）	―	左欄の状態にある期間
4　悪性新生物に対する治療（重篤な副作用のおそれがあるもの等に限る）を実施している状態（※2）	動脈注射	左欄治療により，集中的な入院加療を要する期間
	抗悪性腫瘍剤局所持続注入	
	点滴注射	
	中心静脈注射	
	骨髄内注射	
	放射線治療（エックス線表在治療又は血液照射を除く）	
5　観血的動脈圧測定を実施している状態	観血的動脈圧測定	当該月において2日以上実施
6　リハビリテーションを実施している状態（患者の入院の日から起算して180日までの間に限る）	心大血管疾患リハビリテーション，脳血管疾患等リハビリテーション，廃用症候群リハビリテーション，運動器リハビリテーション及び呼吸器リハビリテーション	週3回以上実施している週が，当該月において2週以上
7　ドレーン法若しくは胸腔又は腹腔の洗浄を実施している状態	ドレーン法（ドレナージ）	当該月において2週以上実施
	胸腔穿刺	
	腹腔穿刺	
8　頻回に喀痰吸引・排出を実施している状態（※3）	喀痰吸引，干渉低周波去痰器による喀痰排出	1日に8回以上（夜間を含め約3時間に1回程度）
	気管支カテーテル薬液注入法	実施している日が，当該月において20日以上
9　人工呼吸器を使用している状態	間歇的陽圧吸入法，体外式陰圧人工呼吸器治療	当該月において1週以上使用
	人工呼吸	
10　人工腎臓，持続緩徐式血液濾過又は血漿交換療法を実施している状態	人工腎臓，持続緩徐式血液濾過	各週2日以上実施
	血漿交換療法	当該月において2日以上実施
11　全身麻酔その他これに準ずる麻酔を用いる手術を実施し，当該疾病に係る治療を継続している状態（当該手術を実施した日から起算して30日までの間に限る）	脊椎麻酔	―
	開放点滴式全身麻酔	
	マスク又は気管内挿管による閉鎖循環式全身麻酔	

※1　3の左欄に掲げる状態等にある患者は具体的には以下のような状態等にあるものをいう。
　a　重度の肢体不自由者（脳卒中の後遺症の患者及び認知症の患者を除く。以下単に「重度の肢体不自由者」という）及び脊髄損傷等の重度障害者（脳卒中の後遺症の患者及び認知症の患者を除く。以下単に「脊髄損傷等の重度障害者」という）
　　なお，脳卒中の後遺症の患者及び認知症の患者については，当該傷病が主たる傷病である患者のことをいう。
　b　重度の意識障害者
　　重度の意識障害者とは，次に掲げる者をいう。なお，病因が脳卒中の後遺症であっても，次の状態である場合には，重度の意識障害者となる。
　　ア　意識障害レベルがJCS（Japan Coma Scale）でⅡ-3（又は30）以上又はGCS（Glasgow Coma Scale）で8点以下の状態が2週以上持続している患者
　　イ　無動症の患者（閉じ込め症候群，無動無言，失外套症候群等）
　c　以下の疾患に罹患している患者
　　筋ジストロフィー，多発性硬化症，重症筋無力症，スモン，筋萎縮性側索硬化症，脊髄小脳変性症，ハンチントン病，パーキンソン病関連疾患〔進行性核上性麻痺，大脳皮質基底核変性症，パーキンソン病（ホーエン・ヤールの重症度分類がステージ3以上であって生活機能障害度がⅡ度又はⅢ度のものに限る）〕，多系統萎縮症（線条体黒質変性症，オリーブ橋小脳萎縮症，シャイ・ドレーガー症候群），プリオン病，亜急性硬化性全脳炎，ライソゾーム病，副腎白質ジストロフィー，脊髄性筋萎縮症，球脊髄性筋萎縮症，慢性炎症性脱髄性多発神経炎及びもやもや病（ウイリス動脈輪閉塞症）

※2　4の「重篤な副作用のおそれがあるもの等」とは，以下のものである。
　a　肝障害，間質性肺炎，骨髄抑制，心筋障害等の生命予後に影響を与えうる臓器障害を有する腫瘍用薬による治療
　b　放射線治療
　c　末期の悪性新生物に対する治療

※3　8に係る喀痰吸引又は干渉低周波去痰器による喀痰排出を算定した場合は，当該喀痰吸引又は干渉低周波去痰器による喀痰排出を頻回に行った旨，その実施時刻及び実施者について**診療録等**に記載する。

(7)　基本診療料の施設基準等**別表第5**（p.85）に掲げる画像診断及び処置並びにこれらに伴い使用する薬剤，特定保険医療材料又はJ201酸素加算の費用並びに浣腸，注腸，吸入等基本診療料に含まれるものとされている簡単な処置及びこれに伴い使用する薬剤又は特定保険医療材料の費用については特定入院基本料に含まれる。
　　なお，特定入院基本料を算定する日に使用するものとされた投薬に係る薬剤料は，特定入院基本料に含まれているものであるため別に算定できない。

(8)　「注6」に定める脳卒中を原因とする重度の意識障害によって当該病棟に入院する患者，「注13」に定める脳卒中又は脳卒中の後遺症の患者（重度の意識障害者，筋ジストロフィー患者及び難病患者等を除く）及び「注14」に定めるJ038人工腎臓，J038-2持続緩徐式血液濾過，J039血漿交換療法又はJ042腹膜灌流を行っている慢性腎臓病の患者〔重度の肢体不自由児（者），脊髄損傷等の重度障害者，重度の意識障害者，筋ジストロフィー患者，難病患者等及び「注6」又は「注13」に規定する点数を算定する患者を除く〕については，A101療養病棟入院基本料における医療区分（1日に2つ以上の区分に該当する場合には，該当するもののうち最も高い点数の区分）の例に従い，「注6」及び「注13」については，当該患者ごとに各医療区分に相当する所定点数を算定し，「注14」については，疾患・状態の医療区分2又は処置等の医療区分2（以下「医療区分2」という）に相当する患者である場合に配置基準に応じて所定点数を算定する。その際，当該患者の疾患及び状態の該当する医療区分の項目について，医療機関において**診療録等**に記録する。

(9)　「注6」，「注13」又は「注14」に定める所定点数を算定する場合は，第2章特掲診療料の算定については，A101療養病棟入院基本料の規定に従って算定し，第1章第2部第2節入院基本料等加算については，障害者施設等入院基本料の規定に従って算定する。

(10)　平成30年3月31日時点で，継続して6月以上脳卒中を原因とする重度の意識障害により障害者施設等入

基本料を算定する病棟に入院している患者であって，引き続き当該病棟に入院しているもの，令和4年3月31日時点で脳卒中又は脳卒中の後遺症により障害者施設等入院基本料を算定する病棟に入院している患者（重度の意識障害者，筋ジストロフィー患者及び難病患者等を除く）であって，引き続き当該病棟に入院しているもの及び令和6年3月31日時点で障害者施設等入院基本料を算定する病棟に入院している患者であって，J 038人工腎臓，J 038-2持続緩徐式血液濾過，J 039血漿交換療法又はJ 042腹膜灌流を行っている慢性腎臓病の患者〔重度の肢体不自由児（者），脊髄損傷等の重度障害者，重度の意識障害者，筋ジストロフィー患者，難病患者等及び「注6」又は「注13」に規定する点数を算定する患者を除く〕であり，引き続き当該病棟に入院しているものについては，疾患・状態の医療区分3又は処置等の医療区分3（以下単に「医療区分3」という）の患者に相当するものとみなす。なお，脳卒中を原因とする重度の意識障害によって障害者施設等入院基本料を算定する病棟に入院している患者であって，その疾患及び状態等が医療区分3に規定する疾患及び状態等に相当するものについては，「注6」の規定によらず，障害者施設等入院基本料に規定する所定点数を算定する。

(11) 障害者施設等入院基本料を算定する病棟については，「注7」に掲げる入院基本料等加算について，それぞれの算定要件を満たす場合に算定できる。

(12) 「注9」及び「注10」に規定する看護補助加算及び看護補助体制充実加算は，当該病棟において入院基本料等の施設基準に定める必要な数を超えて配置している看護職員については，看護補助者とみなして（以下「みなし看護補助者」という）計算することができる。ただし，基本診療料の施設基準等の第5の7の(7)のロ，(8)のイの①〔(7)のロに限る〕，(8)のロの①〔(7)のロに限る〕及び(8)のハの①〔(7)のロに限る〕に定める夜勤を行う看護補助者の数は，みなし補助者を除いた看護補助者を夜勤時間帯に配置している場合のみ算定できる。

(13) 「注9」及び「注10」に規定する看護補助加算及び看護補助体制充実加算を算定する病棟は，身体的拘束を最小化する取組を実施した上で算定する。取組内容については，A101療養病棟入院基本料の(20)の例による。

(14) 「注10」については，当該患者について，身体的拘束を実施した日は，看護補助体制充実加算1又は看護補助体制充実加算2の届出を行っている場合であっても，看護補助体制充実加算3を算定する。この場合において，看護補助体制充実加算3の届出は不要である。なお，この身体的拘束を実施した日の取扱いについては，令和7年6月1日より適用する。

(15) 「注14」に定めるJ 038人工腎臓，J 038-2持続緩徐式血液濾過，J 039血漿交換療法又はJ 042腹膜灌流を行っている慢性腎臓病の患者とは，J 038人工腎臓，J 038-2持続緩徐式血液濾過，J 039血漿交換療法又はJ 042腹膜灌流が継続的に行われているものとする。なお，「注14」に定めるJ 038人工腎臓，J 038-2持続緩徐式血液濾過，J 039血漿交換療法又はJ 042腹膜灌流を行っている慢性腎臓病の患者と特定患者のいずれにも該当する場合においては，「注5」に規定する特定入院基本料を算定する。

(令6保医発0305・4)(令6.3.29)

(編注) 夜間看護体制特定日減算の「事務連絡」はp.77。

●告示3 基本診療料の施設基準等

別表第4 厚生労働大臣が定める状態等にある患者

1 難病患者等入院診療加算を算定する患者
2 重症者等療養環境特別加算を算定する患者
3 重度の肢体不自由者（脳卒中の後遺症の患者及び認知症の患者を除く），脊髄損傷等の重度障害者（脳卒中の後遺症の患者及び認知症の患者を除く），重度の意識障害者，筋ジストロフィー患者及び難病患者等
4 悪性新生物に対する治療（重篤な副作用のおそれがあるもの等に限る）を実施している状態にある患者
5 観血的動脈圧測定を実施している状態にある患者
6 心大血管疾患リハビリテーション料，脳血管疾患等リハビリテーション料，廃用症候群リハビリテーション料，運動器リハビリテーション料又は呼吸器リハビリテーション料を実施している状態にある患者（患者の入院の日から起算して180日までの間に限る）
7 ドレーン法又は胸腔若しくは腹腔の洗浄を実施している状態にある患者
8 頻回に喀痰吸引及び干渉低周波去痰器による喀痰排出を実施している状態にある患者
9 人工呼吸器を使用している状態にある患者
10 人工腎臓，持続緩徐式血液濾過又は血漿交換療法を実施している状態にある患者
11 全身麻酔その他これに準ずる麻酔を用いる手術を実施し，当該疾病に係る治療を継続している状態（当該手術を実施した日から起算して30日までの間に限る）にある患者

事務連絡 問1 障害者施設等入院基本料を算定する脳卒中を原因とする重度の意識障害の患者であって，病状が医療区分1又は2に相当し，入院期間が90日を超えるものは，「注5」に定める特定患者と同様の扱いとなるのか。

答 脳卒中を原因とする重度の意識障害の患者については，特定患者に該当しないことから，入院期間が90日を超える場合であっても，「注6」の対象となる。

問2 障害者施設等入院基本料の「注6」に定める点数を算定する場合の医療区分の判断については，別紙様式2「医療区分・ADL区分等に係る評価票」を毎日記録する必要があるか。

答 障害者施設等入院基本料における医療区分の判断については，様式は定めていないが，医療機関で適切に記録する必要がある。
(平28.3.31)

問3 「注2」における月平均夜勤時間超過減算の規定については，「注6」にある重度の意識障害の患者で医療区分2又は医療区分1の患者に相当する場合の各病棟区分別の入院基本料を算定する場合であっても適用されるのか。

答 適用される。
(平28.4.25)

問4 障害者施設等入院基本料の「注6」，「注13」及び「注14」，特殊疾患入院医療管理料の「注4」，「注6」及び「注7」，特殊疾患病棟入院料の「注4」，「注6」及び「注7」において，医療区分の評価に基づき相当する点数を算定することとされているが，「医療区分・ADL区分等に係る評価票 評価の手引き」の中心静脈栄養の項目について，療養病棟入院基本料と有床診療所療養病床入院基本料のいずれに準じて評価を行うのか。

答 有床診療所療養病床入院基本料に準じて評価を行う。
(令6.3.28)

参考 障害者施設等入院基本料

問1 前月まで厚生労働大臣が定める状態等にあった患者が，月の途中で退院（転院）又は死亡し，結果として要件（期間）を満たさない場合，基本料算定患者として特定患者から除外できるか。

答 退院月の前月に基本料算定患者であった場合に限り，要件に掲げる実施期間等を満たさなくても，退院月は基本料算定患者として取り扱う。
(平14.4.5 全国保険医団体連合会)

問2 障害者施設等入院基本料算定病棟の入院患者が，90日超入院となった場合，一般病棟入院基本料と同じように，

療養病棟入院料1の例で算定するかどうかの選択が必要か。
答　不要。90日超入院患者のうち特定患者については特定入院基本料を，特定除外患者については引き続き障害者施設等入院基本料を算定する。（平24.4.2 全国保険医団体連合会，一部修正）

問3　「注9」の看護補助加算と「注10」の看護補助体制充実加算は併せて算定できるか。
答　どちらか一方のみ算定可。
（令4.4.1 全国保険医団体連合会，一部修正）

A 108　有床診療所入院基本料（1日につき） 診1～診6

1　有床診療所入院基本料1
　イ　14日以内の期間　　　　　　　　932点
　ロ　15日以上30日以内の期間　　　　724点
　ハ　31日以上の期間　　　　　　　　615点
2　有床診療所入院基本料2
　イ　14日以内の期間　　　　　　　　835点
　ロ　15日以上30日以内の期間　　　　627点
　ハ　31日以上の期間　　　　　　　　566点
3　有床診療所入院基本料3
　イ　14日以内の期間　　　　　　　　616点
　ロ　15日以上30日以内の期間　　　　578点
　ハ　31日以上の期間　　　　　　　　544点
4　有床診療所入院基本料4
　イ　14日以内の期間　　　　　　　　838点
　ロ　15日以上30日以内の期間　　　　652点
　ハ　31日以上の期間　　　　　　　　552点
5　有床診療所入院基本料5
　イ　14日以内の期間　　　　　　　　750点
　ロ　15日以上30日以内の期間　　　　564点
　ハ　31日以上の期間　　　　　　　　509点
6　有床診療所入院基本料6
　イ　14日以内の期間　　　　　　　　553点
　ロ　15日以上30日以内の期間　　　　519点
　ハ　31日以上の期間　　　　　　　　490点

注1　有床診療所（療養病床に係るものを除く）であって，看護配置その他の事項につき別に**厚生労働大臣が定める施設基準**〔告示3第6・2(1), p.1137〕に適合しているものとして地方厚生局長等に届け出た診療所である保険医療機関に入院している患者について，当該基準に係る区分に従い，それぞれ所定点数を算定する。

2　当該患者が他の保険医療機関から転院してきた者であって，当該他の保険医療機関においてA246入退院支援加算3を算定したものである場合には，**重症児（者）受入連携加算** 重受連 として，入院初日に限り**2,000点**を所定点数に加算する。

3　別に**厚生労働大臣が定める施設基準**〔告示3第6・2(2), p.1137〕に適合しているものとして地方厚生局長等に届け出た診療所である保険医療機関に入院している患者のうち，急性期医療を担う他の保険医療機関の一般病棟から転院した患者については，転院した日から起算して21日を限度として，**有床診療所急性期患者支援病床初期加算** 有急支 として，1日につき**150点**を所定点数に加算し，介護老人保健施設，介護医療院，特別養護老人ホーム，軽費老人ホーム，有料老人ホーム等又は自宅から入院した患者については，治療方針に関する当該患者又はその家族等の意思決定に対する支援を行った場合に，入院した日から起算して21日を限度として，**有床診療所在宅患者支援病床初期加算** 有在支 として，1日につき**300点**を所定点数に加算する。

4　夜間の緊急体制確保につき別に厚生労働大臣が定める施設基準〔告示3第6・2(3), p.1137〕に適合しているものとして地方厚生局長等に届け出た診療所である保険医療機関に入院している患者については，**夜間緊急体制確保加算** 有緊 として，1日につき**15点**を所定点数に加算する。

5　医師配置等につき別に**厚生労働大臣が定める施設基準**〔告示3第6・2(4), p.1137〕に適合しているものとして地方厚生局長等に届け出た診療所である保険医療機関に入院している患者については，当該基準に係る区分に従い，次に掲げる点数をそれぞれ1日につき所定点数に加算する。
　イ　**医師配置加算1** 有医1 　　　120点
　ロ　**医師配置加算2** 有医2 　　　 90点

6　看護配置等につき別に**厚生労働大臣が定める施設基準**〔告示3第6・2(5), p.1137〕に適合しているものとして地方厚生局長等に届け出た診療所である保険医療機関に入院している患者については，当該基準に係る区分に従い，次に掲げる点数をそれぞれ1日につき所定点数に加算する。
　イ　**看護配置加算1** 有看1 　　　 60点
　ロ　**看護配置加算2** 有看2 　　　 35点
　ハ　**夜間看護配置加算1** 有夜看1 　105点
　ニ　**夜間看護配置加算2** 有夜看2 　 55点
　ホ　**看護補助配置加算1** 有補1 　　 25点
　ヘ　**看護補助配置加算2** 有補2 　　 15点

7　別に**厚生労働大臣が定める施設基準**〔告示3第6・2(6), p.1137〕に適合しているものとして地方厚生局長等に届け出た診療所である保険医療機関において，入院している患者を，当該入院の日から30日以内に看取った場合には，**看取り加算** 看取 看取在支 として，**1,000点**〔在宅療養支援診療所（B004退院時共同指導料1に規定する在宅療養支援診療所をいう）にあっては，**2,000点**〕を所定点数に加算する。

8　当該診療所においては，第2節の各区分に掲げる入院基本料等加算のうち，次に掲げる加算について，同節に規定する算定要件を満たす場合に算定できる。
　イ　救急医療管理加算
　ロ　超急性期脳卒中加算
　ハ　妊産婦緊急搬送入院加算
　ニ　在宅患者緊急入院診療加算
　ホ　診療録管理体制加算
　ヘ　医師事務作業補助体制加算（50対1補助体制加算，75対1補助体制加算又は100対1補助体制加算に限る）

ト	乳幼児加算・幼児加算
チ	特定感染症入院医療管理加算
リ	難病等特別入院診療加算（難病患者等入院診療加算に限る）
ヌ	特殊疾患入院施設管理加算
ル	超重症児（者）入院診療加算・準超重症児（者）入院診療加算
ヲ	地域加算
ワ	離島加算
カ	HIV感染者療養環境特別加算
ヨ	特定感染症患者療養環境特別加算
タ	小児療養環境特別加算
レ	無菌治療室管理加算
ソ	放射線治療病室管理加算
ツ	重症皮膚潰瘍管理加算
ネ	有床診療所緩和ケア診療加算
ナ	医療安全対策加算
ラ	感染対策向上加算
ム	患者サポート体制充実加算
ウ	報告書管理体制加算
ヰ	ハイリスク妊娠管理加算
ノ	ハイリスク分娩等管理加算（地域連携分娩管理加算に限る）
オ	後発医薬品使用体制加算
ク	バイオ後続品使用体制加算
ヤ	入退院支援加算（1のイ又は2のイに限る）
マ	医療的ケア児（者）入院前支援加算
ケ	薬剤総合評価調整加算
フ	排尿自立支援加算
コ	協力対象施設入所者入院加算

9　別に厚生労働大臣が定める施設基準〔告示3第6・2(7), p.1137〕に適合しているものとして地方厚生局長等に届け出た診療所である保険医療機関については，注1から注8までの規定にかかわらず，当該保険医療機関に入院している患者について，**A109有床診療所療養病床入院基本料**の例により算定できる。

10　栄養管理体制その他の事項につき別に厚生労働大臣が定める施設基準〔告示3第6・2(8), p.1138〕に適合しているものとして地方厚生局長等に届け出た診療所である保険医療機関に入院している患者について，**栄養管理実施加算**として，1日につき**12点**を所定点数に加算する。この場合において，B001の10入院栄養食事指導料は，算定できない。

11　1から3までを算定する診療所である保険医療機関であって，別に厚生労働大臣が定める施設基準〔告示3第6・2(9), p.1138〕に適合するものとして地方厚生局長等に届け出たものに入院している患者については，**有床診療所在宅復帰機能強化加算**として，入院日から起算して15日以降に1日につき**20点**を所定点数に加算する。

12　1から3までを算定する診療所である保険医療機関であって，別に厚生労働大臣が定める施設基準〔告示3第6・2(10), p.1138〕

を満たすものに入院している患者のうち，介護保険法施行令（平成10年政令第412号）第2条各号に規定する疾病を有する40歳以上65歳未満のもの又は65歳以上のもの又は重度の肢体不自由児（者）については，当該基準に係る区分に従い，入院日から起算して15日以降30日までの期間に限り，次に掲げる点数をそれぞれ1日につき所定点数に加算する。
　イ　**介護障害連携加算1**　介連1　**192点**
　ロ　**介護障害連携加算2**　介連2　**38点**

【2024年改定による主な変更点】
(1) 介護連携加算が「介護障害連携加算」に改められ，「重度の肢体不自由児（者）」が対象として追加された（注12）。
(2) 介護障害連携加算の要件は次のいずれかを満たすこと。
　ア　①過去1年間に，介護保険の通所リハビリ又は介護予防通所リハビリ，居宅療養管理指導，短期入所療養介護，複合型サービス，介護予防居宅療養管理指導，介護予防短期入所療養介護を提供した実績がある，②介護医療院を併設している，または③指定居宅介護支援事業者もしくは指定介護予防事業者である
　イ　過去1年間に，介護保険の訪問リハビリ又は介護予防訪問リハビリを提供した実績がある
　ウ　過去1年間に，C009在宅患者訪問栄養食事指導料又は介護保険の居宅療養管理指導（管理栄養士により行われたもの），介護予防居宅療養管理指導（同上）を提供した実績がある
　エ　過去1年間に，障害者総合支援法に規定する指定短期入所を提供した実績がある

→**有床診療所入院基本料**　摘要欄 p.1669

(1) 有床診療所入院基本料は，別に厚生労働大臣が定める施設基準に適合しているものとして届け出た診療所（療養病床に係るものを除く）に入院している患者について，有床診療所入院基本料1等の各区分の所定点数を算定する。
(2) 有床診療所入院基本料に係る入院期間の起算日は，第2部「通則5」に規定する起算日とする。
(3) 「注2」に規定する重症児（者）受入連携加算は，集中治療を経た新生児等を急性期の医療機関から受け入れ，病態の安定化のために密度の高い医療を提供することを評価したものであり，入院前の医療機関においてA246入退院支援加算3が算定された患者を，有床診療所で受け入れた場合に入院初日に算定する。
(4) 「注3」に規定する有床診療所急性期患者支援病床初期加算は，急性期医療の後方病床を確保し，有床診療所在宅患者支援病床初期加算は在宅患者や介護保険施設入所者等の状態が軽度悪化した際に入院医療を提供できる病床を確保することにより，急性期医療及び在宅での療養を支えることを目的として，有床診療所が有する以下のような機能を評価したものであり，転院，入院又は転棟した日から起算して21日を限度に算定できる。
　ア　有床診療所急性期患者支援病床初期加算については，急性期医療を担う病院の一般病棟に入院し，急性期治療を終えて一定程度状態が安定した患者を，速やかに有床診療所の一般病床が受け入れることにより，急性期医療を担う病院の後方支援を評価する。急性期医療を担う病院の一般病棟とは，具体的には，急性期一般入院基本料，7対1入院基本料若しくは10対1入院基本料〔特定機能病院入院基本料（一般病棟に限る）又は専門病院入院基本料に限る〕，地域一般入院基本料又は13対1入院基本料（専門病院

入院基本料に限る）を算定する病棟である。ただし，地域一般入院基本料又は13対1入院基本料を算定する保険医療機関にあっては，A205救急医療管理加算の届出を行っている場合に限る。

　イ　有床診療所在宅患者支援病床初期加算については，介護保険施設，居住系施設等又は自宅で療養を継続している患者が，軽微な発熱や下痢等の症状をきたしたために入院医療を要する状態になった際に，有床診療所の一般病床が速やかに当該患者を受け入れる体制を有していること及び厚生労働省「人生の最終段階における医療・ケアの決定プロセスに関するガイドライン」等の内容を踏まえ，入院時に治療方針に関する患者又はその家族等の意思決定に対する支援を行うことにより，自宅や介護保険施設等における療養の継続に係る後方支援を評価する。なお，当該加算を算定する一般病床を有する有床診療所に介護保険施設等が併設されている場合は，当該併設介護保険施設等から受け入れた患者については算定できない。

(5)　有床診療所入院基本料を算定する診療所であって，別に厚生労働大臣が定める施設基準に適合しているものとして届け出た診療所において，夜間に医師を配置している，又は近隣の保険医療機関が連携して入院患者の急変に備えて夜間の緊急診療体制を確保した場合について，その体制を入院患者に対して文書で説明し，夜間に緊急対応できる医師名を院内に掲示している場合に，「注4」に掲げる加算を算定することができる。

(6)　有床診療所入院基本料1から6までを算定する診療所であって，別に厚生労働大臣が定める施設基準に適合しているものとして届け出た診療所において，療養病床の有無に関わらず，当該診療所に勤務する医師が2人以上の場合に，各区分に応じて「注5」に掲げる加算を算定することができる。

(7)　有床診療所入院基本料1から6までを算定する診療所であって，別に厚生労働大臣が定める施設基準に適合しているものとして届け出た診療所において，各区分に応じて「注6」のイからヘまでに掲げる加算を算定することができる。イとロ，ハとニ，ホとへは併算定出来ない。

(8)　「注7」に規定する看取り加算は，夜間に1名以上の看護職員が配置されている有床診療所において，入院の日から30日以内に看取った場合に算定する。この場合，看取りに係る診療内容の要点等を<u>診療録</u>に記載する。

(9)　有床診療所入院基本料を算定する診療所については，「注8」に掲げる入院基本料等加算について，それぞれの算定要件を満たす場合に算定できる。

(10)　有床診療所入院基本料を算定する診療所のうち，A109有床診療所療養病床入院基本料を算定する病床を有する診療所においては，有床診療所入院基本料を算定する病床に入院している患者であっても，患者の状態に応じて，A109有床診療所療養病床入院基本料を算定することができる。

　　なお，この取扱いについては，患者の状態に応じて算定する入院基本料を変更できるが，変更は月単位とし，同一月内は同じ入院基本料を算定する。

(11)　A109有床診療所療養病床入院基本料の例により算定する場合の費用の請求については，下記のとおりとする。

　ア　A109有床診療所療養病床入院基本料の「注3」に定める費用は基本料に含まれるため，算定できない。

　イ　A109有床診療所療養病床入院基本料の「注4」から「注7」までの加算並びに「注8」及び「注11」に掲げる各加算については，当該診療所に入院した日を入院初日として，それぞれの算定要件を満たす場合に算定することができる。

　　この場合において，入退院支援加算については，A246入退院支援加算1又は2の「ロ」の療養病棟入院基本料等の場合の例により算定する。

(12)　「注10」に規定する栄養管理実施加算については，以下のとおりとする。

　ア　栄養管理実施加算は，入院患者ごとに作成された栄養管理計画に基づき，関係職種が共同して患者の栄養状態等の栄養管理を行うことを評価したものである。

　イ　当該加算は，入院患者であって，栄養管理計画を策定し，当該計画に基づき，関係職種が共同して栄養管理を行っている患者について算定できる。なお，当該加算は，食事を供与しておらず，食事療養に係る費用の算定を行っていない中心静脈注射等の治療を行っている患者であっても，栄養管理計画に基づき適切な栄養管理が行われている者であれば算定対象となる。

　ウ　救急患者や休日に入院した患者など，入院日に策定できない場合の栄養管理計画は，入院後7日以内に策定したものについては，入院初日に遡って当該加算を算定することができる。

　エ　管理栄養士をはじめとして，医師，薬剤師，看護師その他の医療従事者が共同して栄養管理を行う体制を整備し，あらかじめ栄養管理手順（標準的な栄養スクリーニングを含む栄養状態の評価，栄養管理計画，<u>退院時を含む</u>定期的な評価等）を作成する。

　オ　栄養管理は，次に掲げる内容を実施する。

　　(イ)　入院患者ごとの栄養状態に関するリスクを入院時に把握する（栄養スクリーニング）。

　　(ロ)　栄養スクリーニングを踏まえて栄養状態の評価を行い，入院患者ごとに栄養管理計画〔栄養管理計画の様式は，基本診療料施設基準通知の**別添6の別紙23**（p.1088）又はこれに準じた様式とする〕を作成する。

　　(ハ)　栄養管理計画には，栄養補給に関する事項（栄養補給量，補給方法，特別食の有無等），栄養食事相談に関する事項（入院時栄養食事指導，退院時の指導の計画等），その他栄養管理上の課題に関する事項，栄養状態の評価の間隔等を記載する。また，当該計画書又はその写しを<u>診療録等</u>に添付する。

　　(ニ)　医師又は医師の指導の下に管理栄養士，薬剤師，看護師その他の医療従事者が栄養管理計画を入院患者に説明し，当該栄養管理計画に基づき栄養管理を実施する。

　　(ホ)　栄養管理計画に基づき患者の栄養状態を定期的に評価し，必要に応じて当該計画を見直している。

　カ　当該栄養管理の実施体制に関する成果を含めて評価し，改善すべき課題を設定し，継続的な品質改善に努める。

　キ　当該診療所以外の管理栄養士等により栄養管理を行っている場合は，算定できない。

　ク　当該加算を算定する場合は，B001特定疾患治療管理料の「10」入院栄養食事指導料は別に算定できない。

(13)　「注11」に規定する有床診療所在宅復帰機能強化加算は，在宅復帰機能の高い有床診療所を評価したもの

である。

(14) 「注12」に規定する介護障害連携加算1及び2は，介護保険法施行令（平成10年政令第412号）第2条各号に規定する疾病を有する40歳以上65歳未満の者又は65歳以上若しくは重度の肢体不自由児（者）（脳卒中の後遺症の患者及び認知症の患者を除く。以下単に「重度の肢体不自由児（者）」という）の者の受入について，十分な体制を有している有床診療所を評価したものである。なお，当該加算に係る入院期間の起算日は，第2部「通則5」に規定する起算日とする。

(令6保医発0305・4)

事務連絡 有床診療所入院基本料，有床診療所療養病床入院基本料

問1 「有床診療所入院基本料を算定する診療所のうち，有床診療所療養病床入院基本料を算定する病床を有する診療所においては，有床診療所入院基本料を算定する病床に入院している患者であっても，患者の状態に応じて，有床診療所療養病床入院基本料を算定することができる」とあるが，この場合，当該患者が入院している有床診療所入院基本料を算定している病床の面積要件の基準はあるのか。

答 有床診療所入院基本料注9の規定に基づき，有床診療所療養病床入院基本料の例により算定する場合に限り，病床の面積要件は現に入院している一患者あたりで医療法に規定する療養病床の面積と同等のものを満たせば良い。

問2 有床診療所入院基本料と有床診療所療養病床入院基本料の両者を届出ている有床診療所にあっては患者の状態に応じて相互の入院基本料を算定することが可能だが，一般病床に配置している看護職員を療養病床に配置すべき看護要員として重複カウントしてもよいか。

答 重複カウントすることはできない。それぞれの病床における看護配置を含めた施設基準を満たした場合に，それぞれの算定が可能となる。

問3 有床診療所入院基本料注9の規定に基づき，有床診療所療養病床入院基本料の例により算定する場合に，療養病床として届出している病床数に対する看護要員数ではなく，有床診療所療養病床入院基本料を算定する患者数に相当する看護要員数が必要か。

答 そのとおり。

問4 有床診療所療養病床入院基本料を算定することが望ましい患者が増加した場合，有床診療所療養病床入院基本料を算定する病床を増やし，一般病床に配置する看護職員数を減らして，その看護職員を療養病床に配置した上で，有床診療所入院基本料については看護職員数にあった区分を算定することはできるか。

答 可能である。その場合改めて届出を行う必要はない。

問5 有床診療所療養病床入院基本料を届出する病床で有床診療所入院基本料を算定する場合，一般病床が満床である必要があるのか。

答 ない。

問6 例えば，女性用の一般病床の病室には空きがあるが，男性用の一般病床の病室が満床である場合，男性患者を療養病床に入院させた上で有床診療所入院基本料の算定を行うことができるのか。

答 算定可能。

問7 一連の入院で有床診療所療養病床入院基本料を算定している患者に有床診療所入院基本料を算定し，再度，有床診療所療養病床入院基本料を算定することは可能か。

答 可能であるが，入院期間は通算される。（平24.4.20，一部修正）

問8 有床診療所療養病床入院基本料における救急・在宅等支援療養病床初期加算の「過去1年間に在宅患者訪問診療料の実績があること」という要件について，ここでいう実績とは月ごとの患者数でよいか。患者の氏名なども必要か。

答 当該保険医療機関において，届出日の直近1年間に在宅患者の訪問診療を1件以上実施していることを第三者により確認可能な書類が添付されていれば，その様式や記載内容は問わない。

(平22.3.29)

問9 A108有床診療所入院基本料の「注3」に規定する有床診療所在宅患者支援病床初期加算について，『「人生の最終段階における医療・ケアの決定プロセスに関するガイドライン」等の内容を踏まえ，入院時に治療方針に関する患者又はその家族等の意思決定に対する支援を行うことにより，自宅や介護保険施設等における療養の継続に係る後方支援を評価するものである』とあるが，どのような患者が算定の対象となるのか。

答 算定の対象は，例えば，予後が数日から長くとも2～3ヶ月と予測が出来る場合，慢性疾患の急性増悪を繰り返し予後不良に陥る場合，脳血管疾患の後遺症や老衰など数ヶ月から数年にかけ死を迎える場合など，患者の年齢や疾患に関わらず，意思決定に対する支援が必要な患者であって，医師の医学的判断によるものとなる。

(令6.3.28)

問10 A108有床診療所入院基本料の「注3」に規定する有床診療所在宅患者支援病床初期加算の算定の対象となる患者については，「疑義解釈資料（その1）」（令和6年3月28日事務連絡）別添1の問36（上記「問9」）において，「意思決定に対する支援が必要な患者であって，医師の医学的判断によるもの」とされているが，ここでいう「意思決定に対する支援」とは，人生の最終段階における医療・ケアの決定に関する意思決定の支援に限られるのか。

答 ここでいう「意思決定に対する支援」は，患者の年齢や疾患に応じて行われるものであり，必ずしも人生の最終段階における医療・ケアの決定に関する意思決定の支援に限られるものではない。患者の年齢や疾患に関わらず，医師の医学的判断により，入院時に治療方針に関する患者又はその家族等の意思決定に対する支援が必要な患者に対して支援を行うことで算定できる。

(令6.9.27)

事務連絡 有床診療所在宅復帰機能強化加算

問1 1つの有床診療所が一般病床と療養病床の2つを有しており，そのうちどちらか一方のみにおいて在宅復帰機能強化加算を届け出ている場合，他方の病床に入院している患者についても在宅復帰機能強化加算を算定できるか。

答 できない。

問2 1つの有床診療所が一般病床と療養病床の2つを有しているとき，在宅復帰機能強化加算の算定に用いる在宅復帰率，平均在院日数の計算において，一般病床から療養病床への転床，また療養病床から一般病床への転床はどのように取り扱うのか。

答 在宅復帰率，平均在院日数の計算において，同一有床診療所内における別の病床区分への転床は，退院と同様に取り扱う。なお，在宅復帰率の計算において，これらの患者は在宅に退院した患者数に含めない。

(平28.3.31)

（編注） 介護障害連携加算の対象患者は，①以下（1～16）の疾病を有する40歳以上65歳未満の者，②65歳以上の者，③重度の肢体不自由児（者）（脳卒中の後遺症の患者及び認知症の患者を除く）。介護保険制度を利用していない患者も対象となる。

1　がん（医師が一般に認められている医学的知見に基づき回復の見込みがない状態に至ったと判断したものに限る）
2　関節リウマチ
3　筋萎縮性側索硬化症
4　後縦靱帯骨化症
5　骨折を伴う骨粗鬆症
6　初老期における認知症（脳血管疾患，アルツハイマー病その他の要因に基づく脳の器質的な変化により日常生活に支障が生じる程度にまで記憶機能及びその他の認知機能が低下した状態）
7　進行性核上性麻痺，大脳皮質基底核変性症及びパーキンソン病
8　脊髄小脳変性症
9　脊柱管狭窄症
10　早老症
11　多系統萎縮症
12　糖尿病性神経障害，糖尿病性腎症及び糖尿病性網膜症
13　脳血管疾患

14 閉塞性動脈硬化症
15 慢性閉塞性肺疾患
16 両側の膝関節又は股関節に著しい変形を伴う変形性関節症

A109　有床診療所療養病床入院基本料（1日につき）診療A〜診療E
1　入院基本料A　　　　　　　　　　　1,073点
　（生活療養を受ける場合にあっては）　1,058点
2　入院基本料B　　　　　　　　　　　　960点
　（生活療養を受ける場合にあっては）　　944点
3　入院基本料C　　　　　　　　　　　　841点
　（生活療養を受ける場合にあっては）　　826点
4　入院基本料D　　　　　　　　　　　　665点
　（生活療養を受ける場合にあっては）　　650点
5　入院基本料E　　　　　　　　　　　　575点
　（生活療養を受ける場合にあっては）　　560点

注1　有床診療所（療養病床に係るものに限る）であって，看護配置その他の事項につき別に厚生労働大臣が定める施設基準〔告示3第6・3(2)イ，p.1138〕に適合しているものとして地方厚生局長等に届け出た診療所である保険医療機関に入院している患者について，当該患者の疾患，状態，ADL等について別に厚生労働大臣が定める区分〔告示3第6・3(2)ロ，p.1138〕に従い，当該患者ごとにそれぞれ所定点数を算定する。ただし，注3のただし書に該当する場合には，入院基本料Eを算定する。

2　注1に規定する有床診療所以外の療養病床を有する有床診療所については，当分の間，地方厚生局長等に届け出た場合に限り，当該有床診療所に入院している患者について，**特別入院基本料** 診療特 として，**493点**（生活療養を受ける場合にあっては，**478点**）を算定できる。

3　有床診療所療養病床入院基本料を算定している患者に対して行った第3部検査，第5部投薬，第6部注射及び第13部病理診断並びに第4部画像診断及び第9部処置のうち別に厚生労働大臣が定める画像診断及び処置〔告示3別表第5・1, 2, p.85〕の費用（フィルムの費用を含み，除外薬剤・注射薬の費用を除く）は，当該入院基本料に含まれるものとする。ただし，患者の急性増悪により，同一の保険医療機関の療養病床以外へ転室又は別の保険医療機関の一般病棟若しくは有床診療所の療養病床以外の病室へ転院する場合には，その日から起算して3日前までの当該費用については，この限りでない。

4　入院患者が別に厚生労働大臣が定める状態〔告示3別表第5の4, p.86〕にあり，必要な褥瘡対策を行った場合は，患者の褥瘡の状態に応じて，1日につき次に掲げる点数を所定点数に加算する。
　イ　**褥瘡対策加算1** 褥対1　　　　　15点
　ロ　**褥瘡対策加算2** 褥対2　　　　　 5点

5　当該患者が他の保険医療機関から転院してきた者であって，当該他の保険医療機関において A246 入退院支援加算3を算定したものである場合には，**重症児（者）受入連携加算** 重受連 として，入院初日に限り**2,000点**を所定点数に加算する。

6　別に厚生労働大臣が定める施設基準〔告示3第6・3(2)ホ，p.1138〕に適合しているものとして地方厚生局長等に届け出た診療所である保険医療機関に入院している患者のうち，急性期医療を担う他の保険医療機関の一般病棟から転院した患者については，転院した日から起算して21日を限度として，**有床診療所急性期患者支援療養病床初期加算** 有療急支 として，1日につき**300点**を所定点数に加算し，介護老人保健施設，介護医療院，特別養護老人ホーム，軽費老人ホーム，有料老人ホーム等又は自宅から入院した患者については，治療方針に関する当該患者又はその家族等の意思決定に対する支援を行った場合に，入院した日から起算して21日を限度として，**有床診療所在宅患者支援療養病床初期加算** 有療在支 として，1日につき**350点**を所定点数に加算する。

7　別に厚生労働大臣が定める施設基準〔告示3第6・3(2)ヘ，p.1138〕に適合しているものとして地方厚生局長等に届け出た診療所である保険医療機関において，入院している患者を，当該入院の日から30日以内に看取った場合には，**看取り加算** 看取 看取在支 として，**1,000点**〔在宅療養支援診療所（B004 退院時共同指導料1に規定する在宅療養支援診療所をいう）にあっては，**2,000点**〕を所定点数に加算する。

8　当該診療所においては，第2節の各区分に掲げる入院基本料等加算のうち，次に掲げる加算について，同節に規定する算定要件を満たす場合に算定できる。
　イ　在宅患者緊急入院診療加算
　ロ　診療録管理体制加算
　ハ　医師事務作業補助体制加算（50対1補助体制加算，75対1補助体制加算又は100対1補助体制加算に限る）
　ニ　乳幼児加算・幼児加算
　ホ　超重症児（者）入院診療加算・準超重症児（者）入院診療加算
　ヘ　地域加算
　ト　離島加算
　チ　HIV感染者療養環境特別加算
　リ　診療所療養病床療養環境加算
　ヌ　診療所療養病床療養環境改善加算
　ル　重症皮膚潰瘍管理加算
　ヲ　有床診療所緩和ケア診療加算
　ワ　医療安全対策加算
　カ　感染対策向上加算
　ヨ　患者サポート体制充実加算
　タ　報告書管理体制加算
　レ　入退院支援加算（1のロ又は2のロに限る）
　ソ　医療的ケア児（者）入院前支援加算

ツ 薬剤総合評価調整加算
ネ 排尿自立支援加算
ナ 協力対象施設入所者入院加算

9 別に厚生労働大臣が定める施設基準〔告示③第6・3(2)ト, p.1138〕に適合しているものとして地方厚生局長等に届け出た診療所である保険医療機関については，注1から注8までの規定にかかわらず，当該保険医療機関に入院している患者について，A108有床診療所入院基本料の例により算定できる。

10 栄養管理体制その他の事項につき別に厚生労働大臣が定める施設基準〔告示③第6・3(2)チ, p.1138〕に適合しているものとして地方厚生局長等に届け出た診療所である保険医療機関に入院している患者について，**栄養管理実施加算** 栄管 として，1日につき12点を所定点数に加算する。この場合において，B001の10入院栄養食事指導料は，算定できない。

11 有床診療所療養病床入院基本料を算定する診療所である保険医療機関であって，別に厚生労働大臣が定める施設基準〔告示③第6・3(3), p.1138〕に適合するものとして地方厚生局長等に届け出たものに入院している患者については，**有床診療所療養病床在宅復帰機能強化加算** として，1日につき10点を所定点数に加算する。

12 有床診療所療養病床入院基本料を算定する診療所である保険医療機関に入院している患者のうち，当該保険医療機関において，J038人工腎臓，J038-2持続緩徐式血液濾過，J039血漿交換療法又はJ042腹膜灌流を行っている患者については，**慢性維持透析管理加算** 有慢 として，1日につき100点を所定点数に加算する。

【2024年改定による主な変更点】
(1) 療養病床の人員配置標準に係る経過措置終了に伴い，看護職員・看護補助者の人員配置基準が4対1に統一され，特定患者8割未満の場合の6対1の基準が削除された。
（編注）医療区分1～3，ADL区分1～3の組合せにより，入院基本料A～Eの5通りの点数が設定されている。

（ ）内は「生活療養費を受ける場合」の点数

	医療区分1	医療区分2	医療区分3
ADL区分1 判定スコア 10点以下	入院基本料E 575点 (560点)	入院基本料C 841点 (826点)	入院基本料A 1073点 (1058点)
ADL区分2 判定スコア 11～22点		入院基本料B 960点 (944点)	
ADL区分3 判定スコア 23点以上	入院基本料D 665点 (650点)		

※ 「医療区分3」は別表第5の2 (p.86) に該当する患者，「医療区分2」は別表第5の3 (p.86) に該当する患者，「医療区分1」は「2」「3」いずれにも該当しない患者
※ 「評価票 評価の手引き」参照 (p.1127)

→有床診療所療養病床入院基本料　摘要欄 p.1669

(1) 有床診療所療養病床入院基本料は，「注1」の入院基本料及び「注2」の特別入院基本料から構成され，「注1」の入院基本料については，別に厚生労働大臣が定める施設基準に適合しているものとして届け出た診療所（療養病床に係るものに限る）に入院している患者について，別に厚生労働大臣が定める区分（1日に2つ以上の区分に該当する場合には，該当するもののうち最も高い点数の区分）に従い，当該患者ごとに入院基本料A等の各区分の所定点数を算定し，「注2」の特別入院基本料については，届け出た診療所（療養病床に係るものに限る）に入院している患者について算定する。ただし，「注1」の入院基本料を算定している場合において，患者の急性増悪により，同一の保険医療機関の療養病床以外へ転室する場合にはその前日を1日目として3日前までの間，別の保険医療機関の一般病棟若しくは有床診療所の療養病床以外の病室へ転院する場合にはその当日を1日目として3日前までの間は，その日ごとに入院基本料Eを算定することができる。

(2) 基本診療料の施設基準等**別表第5** (p.85) に掲げる画像診断及び処置並びにこれらに伴い使用する薬剤，特定保険医療材料又はJ201酸素加算の費用並びに浣腸，注腸，吸入等基本診療料に含まれるものとされている簡単な処置及びこれに伴い使用する薬剤又は特定保険医療材料の費用については有床診療所療養病床入院基本料に含まれる。なお，有床診療所療養病床入院基本料を算定する日に使用するものとされた投薬に係る薬剤料は，有床診療所療養病床入院基本料に含まれているものであるため別に算定できない。ただし，「注1」のただし書の規定により，入院基本料Eを算定する場合については，この限りではない。

(3) 有床診療所療養病床入院基本料を算定する病床は主として長期にわたり療養の必要な患者が入院する施設であり，医療上特に必要がある場合に限り他の病床への患者の移動は認められるが，その医療上の必要性について**診療報酬明細書**の摘要欄に詳細に記載する。なお，「注1」のただし書の規定により入院基本料Eを算定した場合においても，その医療上の必要性について**診療報酬明細書**の摘要欄に詳細に記載する。

(4) 有床診療所療養病床入院基本料を算定するに当たっては，次の点に留意する。
ア 定期的（少なくとも月に1回）に患者の状態の評価及び入院療養の計画を見直し，その要点を**診療録**に記載する。なお，入院時と退院時のADLの程度を**診療録**に記載する。
イ 患者の状態に著しい変化がみられた場合には，その都度，患者の状態を評価した上で，治療やケアを見直し，その要点を**診療録等**に記載する。

(5) 「注4」に規定する褥瘡対策加算1及び2については，A101療養病棟入院基本料の(8)の例による。

(6) 「注5」に規定する重症児（者）受入連携加算は，A108有床診療所入院基本料の(3)の例による。

(7) 「注6」に規定する有床診療所急性期患者支援療養病床初期加算は，急性期医療の後方病床を確保し，有床診療所在宅患者支援療養病床初期加算は在宅患者や介護保険施設入所者等の状態が軽度悪化した際に入院医療を提供できる病床を確保することにより，急性期医療及び在宅での療養を支えることを目的として，有床診療所療養病床が有する以下のような機能を評価したものであり，転院，入院又は転棟した日から起算して21日を限度に算定できる。
ア 有床診療所急性期患者支援療養病床初期加算につ

いては，急性期医療を担う病院の一般病棟に入院し，急性期治療を終えて一定程度状態が安定した患者を，速やかに有床診療所の一般病床が受け入れることにより，急性期医療を担う病院の後方支援を評価する。急性期医療を担う病院の一般病棟とは，具体的には，急性期一般入院基本料，7対1入院基本料若しくは10対1入院基本料〔特定機能病院入院基本料（一般病棟に限る）又は専門病院入院基本料に限る〕，地域一般入院基本料又は13対1入院基本料（専門病院入院基本料に限る）を算定する病棟である。ただし，地域一般入院基本料又は13対1入院基本料を算定する保険医療機関にあっては，A205救急医療管理加算の届出を行っている場合に限る。

イ　有床診療所在宅患者支援療養病床初期加算については，介護保険施設，居住系施設等又は自宅で療養を継続している患者が，軽微な発熱や下痢等の症状をきたしたために入院医療を要する状態になった際に，有床診療所の療養病床が速やかに当該患者を受け入れる体制を有していること及び厚生労働省「人生の最終段階における医療・ケアの決定プロセスに関するガイドライン」等の内容を踏まえ，入院時に治療方針に関する患者又はその家族等の意思決定に対する支援を行うことにより，自宅や介護保険施設等における療養の継続に係る後方支援を評価する。なお，当該加算を算定する療養病床を有する有床診療所に介護保険施設等が併設されている場合は，当該併設介護保険施設等から受け入れた患者については算定できない。

(8)　「注7」に規定する看取り加算は<u>有床診療所入院基本料の(8)の例による</u>。

(9)　有床診療所療養病床入院基本料を算定する病床については，「注8」に掲げる入院基本料等加算について，それぞれの算定要件を満たす場合に算定できる。

(10)　有床診療所療養病床入院基本料を算定する診療所のうち，A108有床診療所入院基本料を算定する病床を有する診療所においては，有床診療所療養病床入院基本料を算定する病床に入院している患者であっても，患者の状態に応じて，A108有床診療所入院基本料の例により算定することができる。
　なお，この取扱いについては，患者の状態に応じて算定する入院基本料を変更できるが，変更は月単位とし，同一月内は同じ入院基本料を算定する。

(11)　A108有床診療所入院基本料の例により算定する場合，A108有床診療所入院基本料の「注2」から「注7」までの加算並びに「注8」，「注11」及び「注12」に掲げる各加算については，当該診療所に入院した日を初日として，それぞれの算定要件を満たす場合に算定することができる。
　この場合において，入退院支援加算については，A246入退院支援加算1又は2の「イ」の一般病棟入院基本料等の場合の例により算定する。

(12)　「注10」に規定する栄養管理実施加算の算定については，有床診療所入院基本料の<u>(12)</u>の例による。

(13)　「注11」に規定する有床診療所療養病床在宅復帰機能強化加算は，在宅復帰機能の高い療養病床を持つ有床診療所を評価したものである。

(14)　「注12」に規定する慢性維持透析管理加算は，有床診療所療養病床入院基本料を算定する病床における透析患者の診療を評価したものであり，自宅で人工腎臓，持続緩徐式血液濾過，血漿交換療法又は腹膜灌流を行っている場合に算定する。なお，これらの項目については，継続的に適切に行われていれば，毎日行われて

いる必要はない。
（令6保医発0305・4）
（編注）関連する「事務連絡」をp.105に掲載。

事務連絡　有床診療所療養病床在宅復帰機能強化加算
問　A109有床診療所療養病床入院基本料を算定している患者に対する気管切開術後のカテーテル交換並びにこれらに伴い使用する薬剤及び特定保険医療材料の費用については，基本診療料に含まれる簡単な処置に該当するため，当該入院料に含まれると理解してよろしいか。
答　よろしい。
（平25.6.14）

参考　問1　有床診療所在宅患者支援療養病床初期加算は，介護医療院から転院した患者も算定できることとされたが，併設されている介護保険施設等から受け入れた患者については算定できないとされている。ここでいう介護保険施設等に，介護医療院は含まれるか。
答　含まれる。介護医療院の他に，介護老人保健施設，特別養護老人ホーム，軽費老人ホーム，有料老人ホーム等が含まれる。
（平31.3.14 全国保険医団体連合会，一部修正）
問2　有床診療所在宅患者支援療養病床初期加算では，適切な意思決定支援に関する指針の策定が，一般病床と同様に必要か。
答　必要。施設基準で在宅療養支援診療所であることが求められている当該初期加算のみならず，有床診療所療養病床入院基本料を届出・算定するには指針の策定が求められている。
（令4.4.1 全国保険医団体連合会，一部修正）

第2節　入院基本料等加算

第1節入院基本料，第3節特定入院料及び第4節短期滞在手術等基本料と本節との関係は，**別表1**（p.170）のとおりであるため，参考にされたい。
（令6保医発0305・4）

A200　総合入院体制加算（1日につき）
1　総合入院体制加算1　総入体1　**260点**
2　総合入院体制加算2　総入体2　**200点**
3　総合入院体制加算3　総入体3　120点

注　急性期医療を提供する体制，医療従事者の負担の軽減及び処遇の改善に対する体制その他の事項につき別に厚生労働大臣が定める施設基準〔告示3第8・1，p.1144〕に適合しているものとして地方厚生局長等に届け出た保険医療機関に入院している患者〔第1節の入院基本料（特別入院基本料等を除く）又は第3節の特定入院料のうち，総合入院体制加算を算定できるものを現に算定している患者に限る〕について，当該基準に係る区分に従い，入院した日から起算して14日を限度として所定点数に加算する。この場合において，A200-2急性期充実体制加算は別に算定できない。

【2024年改定による主な変更点】
(1)　施設基準の<u>全身麻酔手術の年間件数</u>が，加算1は800件以上→2000件以上，加算2は800件以上→1200件以上に引き上げられた。
(2)　特定の保険薬局と不動産取引等の特別な関係がないことが要件とされた（2024年3月末以前から不動産の賃貸借取引関係にある場合は特別の関係がないものとみなす）。
(3)　<u>救急時医療情報閲覧機能</u>を有していることが要件となった（【経過措置】2025年4月1日以降に適用）。これは，救急時にレセプト情報に基づく医療情報等が閲覧できる機能のこと（2024年10月運用開始予定）。
(4)　重症度，医療・看護必要度の評価基準が見直され，該当患者割合の基準が変更された。

●青字は旧基準	必要度Ⅰ	必要度Ⅱ
総合入院体制加算1	33%	30% → 32%

入院料等〔入院基本料等加算〕 A200-2

| 総合入院体制加算2 | 33% → 31% | 30% |
| 総合入院体制加算3 | 30% → 28% | 27% |

→総合入院体制加算
　総合入院体制加算は，十分な人員配置及び設備等を備え総合的かつ専門的な急性期医療を24時間提供できる体制及び医療従事者の負担の軽減及び処遇の改善に資する体制等を評価した加算であり，入院した日から起算して14日を限度として算定できる。当該加算を算定する場合は，A200-2急性期充実体制加算は別に算定できない。
(令6保医発0305・4)

A200-2　急性期充実体制加算（1日につき）
1　急性期充実体制加算1　急充1
　イ　7日以内の期間　　　　　　　　　440点
　ロ　8日以上11日以内の期間　　　　　200点
　ハ　12日以上14日以内の期間　　　　 120点
2　急性期充実体制加算2　急充2
　イ　7日以内の期間　　　　　　　　　360点
　ロ　8日以上11日以内の期間　　　　　150点
　ハ　12日以上14日以内の期間　　　　　90点
注1　高度かつ専門的な医療及び急性期医療を提供する体制その他の事項につき別に厚生労働大臣が定める施設基準〔告示3第8・1の2(1)(2)，p.1150〕に適合しているものとして地方厚生局長等に届け出た保険医療機関に入院している患者〔第1節の入院基本料（特別入院基本料等を除く）又は第3節の特定入院料のうち，急性期充実体制加算を算定できるものを現に算定している患者に限る〕について，当該基準に係る区分に従い，かつ，当該患者の入院期間に応じ，それぞれ所定点数に加算する。この場合において，A200総合入院体制加算は別に算定できない。
2　小児患者，妊産婦である患者及び精神疾患を有する患者の受入れに係る充実した体制の確保につき別に厚生労働大臣が定める施設基準〔告示3第8・1の2(3)，p.1150〕に適合しているものとして地方厚生局長等に届け出た保険医療機関に入院している患者については，**小児・周産期・精神科充実体制加算**として，算定する急性期充実体制加算の区分に応じ，次に掲げる点数を更に所定点数に加算する。
　イ　急性期充実体制加算1の場合　　　90点
　ロ　急性期充実体制加算2の場合　　　60点
3　注2に該当しない場合であって，精神疾患を有する患者の受入れに係る充実した体制の確保につき別に厚生労働大臣が定める施設基準〔告示3第8・1の2(4)，p.1150〕に適合しているものとして地方厚生局長等に届け出た保険医療機関に入院している患者については，**精神科充実体制加算** 精充 として，30点を更に所定点数に加算する。

A201～A203　削除

【2024年改定による主な変更点】
(1)　手術等の実績に応じて，**加算1と加算2に分けられた**。
　加算1は，全身麻酔・緊急手術の実績のほか，悪性腫瘍手術等の実績を「十分」（6基準中5つ以上）有していることが要件。**加算2**は，全身麻酔・緊急手術の実績のほか，悪性腫瘍手術等の実績を「相当程度」（6基準中2つ以上）有し，かつ産科・小児科手術の実績を有していることが要件。

《施設基準／手術等の実績》　　　（年間件数）

	加算1	加算2
必須要件		
全身麻酔手術	2000件（緊急手術350件）以上	
①～⑥のうち	5以上満たす	2以上満たす
①悪性腫瘍手術	400件以上	400件以上
②腹腔鏡・胸腔鏡下手術	400件以上	400件以上
③心臓カテーテル手術	200件以上	200件以上
④消化管内視鏡手術	600件以上	600件以上
⑤化学療法（※）	1000件以上	1000件以上
⑥心臓胸部大血管手術	100件以上	100件以上
⑦，⑧のいずれかを満たす（加算2のみ）		
⑦異常分娩	――	50件以上
⑧6歳未満の乳幼児手術	――	40件以上

【経過措置】2024年3月末の許可病床300床未満の届出医療機関は，2026年5月末まで上記基準を満たすものとする。
【経過措置】2024年3月末の加算1の届出医療機関は，2026年5月末まで⑥心臓胸部大血管手術の基準を満たすものとする。
※　⑤化学療法の基準を満たすものとして届出を行った医療機関は，次のいずれにも該当すること（**【経過措置】**2025年5月末まで当該基準を満たすものとする）。
　ア　B001-2-12外来腫瘍化学療法診療料1の届出施設
　イ　化学療法を実施した患者全体に占める，外来で化学療法を実施した患者の割合が6割以上
(2)　救急時医療情報閲覧機能を有していることが要件となった（**【経過措置】**2025年4月1日以降に適用）。これは，救急時にレセプト情報に基づく医療情報等が閲覧できる機能のこと（2024年10月運用開始予定）。
(3)　**【新設】**「注2」小児・周産期・精神科充実体制加算：①異常分娩の件数（50件／年以上），②6歳未満の乳幼児の手術件数（40件／年以上），③精神病床を有していること，④精神疾患の患者への24時間対応の体制，⑤精神病棟入院基本料等の届出医療機関であること――等をいずれも満たしていることが要件。

→急性期充実体制加算　　　　　　摘要欄 p.1670
(1)　急性期充実体制加算は，地域において急性期・高度急性期医療を集中的・効率的に提供する体制を確保する観点から，手術等の高度かつ専門的な医療に係る実績及び高度急性期医療を実施する体制を評価したものであり，入院した日から起算して14日を限度として，当該患者の入院期間に応じて所定点数を算定する。なお，ここでいう入院した日とは，当該患者が当該加算を算定できる病棟に入院又は転棟した日のことをいう。当該加算を算定する場合は，A200総合入院体制加算は別に算定できない。
(2)　「注2」に規定する小児・周産期・精神科充実体制加算は，高度かつ専門的な医療及び急性期医療を提供する十分な体制を有した上で，小児患者，妊産婦である患者及び精神疾患を有する患者の充実した受入体制を確保している体制を評価するものである。
(3)　「注3」に規定する精神科充実体制加算は，高度かつ専門的な医療及び急性期医療を提供する十分な体制を有した上で，精神疾患を有する患者の充実した受入体制を確保している体制を評価するものである。
(令6保医発0305・4)

事務連絡　問1　急性期充実体制加算について，「入院した日とは，当該患者が当該加算を算定できる病棟に入院又は転棟した日のことをいう」とあるが，急性期一般入院料1を算定する病棟に入院後，当該加算を算定できない病棟又は病室に転棟し，再度急性期一般入院料1を算定する病棟に転棟した場合，起算日はどのように考えればよいか。
答　急性期一般入院料1を算定する病棟に最初に入院した日を起算日とする。
(令4.3.31)

参考　入院基本料等加算一覧

※下記において，(1日)＝(1日につき算定)

入院基本料等加算	頁	一般 急性期	一般 地域一般	療養病棟	結核病棟	精神病棟	特定機能 一般病棟	特定機能 結核病棟	特定機能 精神病棟	専門病院	障害者施設等	有床診入院	有床診療養	特別入院基本
A200 総合入院体制加算（1日／14日限度）	p.108	○	○											
A200-2 急性期充実体制加算（1日）	p.109	○※3												
A204 地域医療支援病院入院診療加算（入院初日）	p.114	○	○	○	○	○								
A204-2 臨床研修病院入院診療加算（入院初日）	p.114	○	○	○	○	○	○	○	○	○	○			
A204-3 紹介受診重点医療機関入院診療加算（入院初日）	p.114	○	○											
A205 救急医療管理加算（1日／7日限度）	p.115	○	○								○	○		○
A205-2 超急性期脳卒中加算（入院初日）	p.116	○	○				○			○	○			
A205-3 妊産婦緊急搬送入院加算（入院初日）	p.117	○	○				○			○		○		
A206 在宅患者緊急入院診療加算（入院初日）	p.117	○	○	○	○	○	○	○	○	○	○	○	○	
A207 診療録管理体制加算（入院初日）	p.119	○	○	○	○	○	○	○	○	○	○			
A207-2 医師事務作業補助体制加算（入院初日）	p.119	○	○	○※4	○※4	○※4	○		○	○	○	○※4	○※4	
A207-3 急性期看護補助体制加算（1日／14日限度）	p.120	○					○				○※5			
A207-4 看護職員夜間配置加算（1日／14日限度）	p.121	○					○				○※5			
A208 乳幼児加算・幼児加算（1日）	p.121	○	○	○	○	○	○	○	○	○	○	○	○	○
A209 特定感染症入院医療管理加算（1日）	p.121	○	○				○			○		○		○
A210 難病等特別入院診療加算（1日）	p.122													
難病患者等入院診療加算		○	○				○			○		○		○
二類感染症患者入院診療加算		○	○			○	○			○		○		○
A211 特殊疾患入院施設管理加算（1日）	p.123										○			
A212 超重症児(者)入院診療加算・準超重症児(者)入院診療加算（1日）	p.123	○	○	○	○	○	○	○	○	○	○	○	○	○
A213 看護配置加算（1日）※6	p.124		△								○			
A214 看護補助加算（1日）※7	p.125		○		○	○		○	○	○	●			
A218 地域加算（1日）	p.125	○	○	○	○	○	○	○	○	○	○	○	○	○
A218-2 離島加算（1日）	p.128	○	○	○	○	○	○	○	○	○	○	○	○	○
A219 療養環境加算（1日）	p.128	○	○		○					○	○			○
A220 HIV感染者療養環境特別加算（1日）	p.128	○	○	○	○	○	○	○	○	○	○	○	○	○
A220-2 特定感染症患者療養環境特別加算（1日）	p.128	○	○	○	○	○	○	○	○	○	○	○	○	○
A221 重症者等療養環境特別加算（1日）	p.129	○	○				○			○	○			
A221-2 小児療養環境特別加算（1日）	p.130	○	○				○			○				
A222 療養病棟療養環境加算（1日）	p.130			○										
A222-2 療養病棟療養環境改善加算（1日）	p.130			○										
A223 診療所療養病床療養環境加算（1日）	p.130												○	
A223-2 診療所療養病床療養環境改善加算（1日）	p.130												○	
A224 無菌治療室管理加算（1日／90日限度）	p.130	○	○				○			○				
A225 放射線治療病室管理加算（1日）	p.131	○	○				○			○				
A226 重症皮膚潰瘍管理加算（1日）	p.131			○								○	○	
A226-2 緩和ケア診療加算（1日）	p.131	○	○				○			○				
A226-3 有床診療所緩和ケア診療加算（1日）	p.133											○	○	
A226-4 小児緩和ケア診療加算（1日）	p.133	○	○				○			○				
A227 精神科措置入院診療加算（入院初日）	p.133					○			○					○
A228 精神科応急入院施設管理加算（入院初日）	p.134					○			○					○
A229 精神科隔離室管理加算（1日）	p.134					○			○					○
A230 精神病棟入院時医学管理加算（1日）	p.135					○								○
A230-2 精神科地域移行実施加算（1日）	p.135					○								
A230-3 精神科身体合併症管理加算（1日／治療開始日から15日限度）	p.135					○※9			○					○
A230-4 精神科リエゾンチーム加算（週1回）	p.136	○	○				○			○				
A231-2 強度行動障害入院医療管理加算（1日）	p.136					○			○		○			
A231-3 依存症入院医療管理加算（1日／60日限度）	p.138													

入院料等〔入院基本料等加算〕

※2（特定入院料）

	救命救急	特定集中治療	ハイケア	脳卒中ケア	小児特定集中	新児特定集中	新児特定重症	総合周産期	新児治療回復	地域包括医療	一類感染症	特疾入院管理	小児入院医療	回復期リハ	地域包括ケア	特疾病棟入院	緩和ケア	精神救急急性	精神急性治療	精神救急合併	児童・思春期	精神療養病棟	認知症治療	精神地域ケア	特定入院料	一般 注7	地域移行機能	特定機能リハ
A200																									○			
A200-2																									○			
A204																												
A204-2	○	○	○	○	○	○	○	○	○	○	○	○	○	○	○	○	○	○	○	○	○	○	○	○	○	○	○	○
A204-3																												
A205										○															○			
A205-2	○	○	○	○	○	○	○	○			○	○													○			
A205-3	○	○	○					○			○					○			○	○					○			
A206								○				○		○											○	○		
A207																									○			
A207-2	○	○	○	○	○	○	○	○	○	○		○	○	○	○	○※4	○	○	○	○	○※4	○※4	○※4	○※4	○	○	○※4	○
A207-3																												
A207-4																												
A208																									○			
A209	○	○	○	○	○	○	○	○	○															○	○			
A210																												
（難病）																									○			
（二類）																									○			
A211																												
A212												○	○		○										○			
A213																												
A214																												
A218	○	○	○	○	○	○	○	○	○	○	○	○	○	○	○	○	○	○	○	○	○	○	○	○	○	○	○	○
A218-2	○	○	○	○	○	○	○	○	○	○	○	○	○	○	○	○	○	○	○	○	○	○	○	○	○	○	○	○
A219																									○			
A220																									○			
A220-2										○		○	○	○	○	○	○	○	○	○	○	○	○	○	○		○	
A221																									○			
A221-2												○													○			
A222																												
A222-2																												
A223																												
A223-2																												
A224																									○			
A225																									○			
A226																												
A226-2												○※8													○			
A226-3																												
A226-4												○※8													○			
A227																		○	○	○		○	○				○	
A228																		○	○				○					
A229																												
A230																												
A230-2																							○					
A230-3																		○	○				○	○				
A230-4	○	○	○																						○			
A231-2												○※10										○		○	○			
A231-3																						○	○		○			

入院料等〔入院基本料等加算〕 A200-2

※1（入院基本料）

入院基本料等加算 ※下記において，（1日）＝（1日につき算定）		一般 急性期	一般 地域一般	療養病棟	結核病棟	精神病棟	特定機能 一般病棟	特定機能 結核病棟	特定機能 精神病棟	専門病院	障害者施設等	有床診入院	有床診療養	特別入院基本
A231-4 摂食障害入院医療管理加算（1日／60日限度）	p.138	○	○			○	○			○	○			
A232 がん拠点病院加算（入院初日）	p.138	○	○				○				○			
A233 リハビリテーション・栄養・口腔連携体制加算（1日）	p.141	○									○※5			○
A233-2 栄養サポートチーム加算（週1回）	p.143													
A234 医療安全対策加算（入院初日）	p.144													
A234-2 感染対策向上加算（入院初日）	p.145													
A234-3 患者サポート体制充実加算（入院初日）	p.147													
A234-4 重症患者初期支援充実加算（1日）	p.147													
A234-5 報告書管理体制加算（退院時）	p.147													
A236 褥瘡ハイリスク患者ケア加算（入院中1回）	p.147													
A236-2 ハイリスク妊娠管理加算（1日／20日限度）	p.148													
A237 ハイリスク分娩等管理加算（1日／8日限度）	p.149	○※11	○※11			○※11	○※11		○※11			○※12		
A238-6 精神科救急搬送患者地域連携紹介加算（退院時）	p.150													
A238-7 精神科救急搬送患者地域連携受入加算（入院初日）	p.150					○								
A242 呼吸ケアチーム加算（週1回）	p.151	○	○											
A242-2 術後疼痛管理チーム加算（1日）	p.151	○					○							
A243 後発医薬品使用体制加算（入院初日）※7	p.151	○	○	○	○	○	○	○	○	○	●			○
A243-2 バイオ後続品使用体制加算（入院初日）	p.152										○※7			
A244 病棟薬剤業務実施加算1（週1回）	p.152													
病棟薬剤業務実施加算2（1日）	p.152													
A245 データ提出加算（入院中1回又は90日を超えるごと）	p.155													
A246 入退院支援加算1（一般病棟等）（退院時）①	p.156													
入退院支援加算1（療養病棟等）（退院時）②	p.156			○									○	
入退院支援加算2（一般病棟等）（退院時）③	p.156													
入退院支援加算2（療養病棟等）（退院時）④	p.156			○									○	
入退院支援加算3（退院時）⑤	p.156													
A246-2 精神科入退院支援加算（退院時）	p.160					○			○					
A246-3 医療的ケア児（者）入院前支援加算（入院初日）	p.163													
A247 認知症ケア加算（1日）	p.164													
A247-2 せん妄ハイリスク患者ケア加算（入院中1回）	p.165	○					○							
A248 精神疾患診療体制加算1（入院初日） 精神疾患診療体制加算2（入院から3日以内に1回）	p.166	○				○	○		○					
A249 精神科急性期医師配置加算（1日）	p.167					○※15			○※16					
A250 薬剤総合評価調整加算（退院時）	p.167	○	○	○	○	○	○	○	○	○	○	○	○	○
A251 排尿自立支援加算（週1回）	p.169													
A252 地域医療体制確保加算（入院初日）	p.169	○		○※5	○※5	○※5	○※5		○※5	○※5				
A253 協力対象施設入所者入院加算（入院初日）	p.169													

※1 一般：A100 一般病棟入院基本料（急性期：急性期一般入院料1～6，地域一般：地域一般入院料1～3）
療養病棟：A101 療養病棟入院基本料
結核病棟：A102 結核病棟入院基本料
精神病棟：A103 精神病棟入院基本料
特定機能：A104 特定機能病院入院基本料
専門病院：A105 専門病院入院基本料
障害者施設等：A106 障害者施設等入院基本料
有床診入院：A108 有床診療所入院基本料
有床診療養：A109 有床診療所療養病床入院基本料
特別入院基本：特別入院基本料等

※2 救命救急：A300 救命救急入院料
特定集中治療：A301 特定集中治療室管理料
ハイケア：A301-2 ハイケアユニット入院医療管理料
脳卒中ケア：A301-3 脳卒中ケアユニット入院医療管理料

小児特定集中：A301-4 小児特定集中治療室管理料
新児特定集中：A302 新生児特定集中治療室管理料
新児特集重症：A302-2 新生児特定集中治療室重症児対応体制強化管理料
総合周産期：A303 総合周産期特定集中治療室管理料
新児治療回復：A303-2 新生児治療回復室入院医療管理料
地域包括医療：A304 地域包括医療病棟入院料
一類感染症：A305 一類感染症患者入院医療管理料
特疾入院管理：A306 特殊疾患入院医療管理料
小児入院医療：A307 小児入院医療管理料
回復期リハ：A308 回復期リハビリテーション病棟入院料
地域包括ケア：A308-3 地域包括ケア病棟入院料
特疾病棟入院：A309 特殊疾患病棟入院料
緩和ケア：A310 緩和ケア病棟入院料
精神救急急性：A311 精神科救急急性期医療入院料

入院料等〔入院基本料等加算〕 A200-2

※2(特定入院料)

項目	救命救急	特定集中治療	ハイケア	脳卒中ケア	小児特定集中	新児特定集中	新児特定重症	総合周産期	新生児治療回復	地域包括医療	一類感染症	特疾入院管理	小児入院医療	回復期リハ	地域包括ケア	特疾病棟入院	緩和ケア	精神救急急性	精神急性治療	精神救急合併	児童・思春期	精神療養病棟	認知症治療	精神地域ケア	特定入院料	一般注7	地域移行機能	特定機能リハ
A231-4													○※10					○	○				○		○	○		
A232		○	○										○※8				○								○			
A233																												
A233-2								○																				
A234	○	○	○	○	○	○	○	○	○	○	○	○																
A234-2	○	○	○	○	○	○	○	○	○	○	○	○																
A234-3	○	○	○	○	○	○	○	○	○	○	○	○																
A234-4	○	○	○	○	○	○	○	○	○	○	○	○																
A234-5	○	○	○	○	○	○	○	○	○	○	○	○																
A236	○	○	○	○	○	○	○	○	○	○	○	○																
A236-2																									○			
A237																									○※11			
A238-6																		○	○									
A238-7																		○	○	○	○							
A242																									○			
A242-2	○	○	○		○			○※13				○													○			
A243																									○			
A243-2																									○			
A244・1											○	○																
A244・2	○	○	○	○	○	○	○	○	○	○																		
A245	○	○	○	○	○	○	○	○	○	○	○	○	○												○			
A246①	○	○	○	○	○	○	○	○	○	○	○	○	○												○		○	○
A246②										○					○										○			
A246③																									○			
A246④										○					○										○			
A246⑤	○	○	○		○					○															○			
A246-2																		○	○				○		○	○		
A246-3										○		○			○										○			
A247	○	○	○							○		○			○								○		○	○		
A247-2	○	○	○																						○			
A248	○		○	○	○				○				○※14												○			
A249																		○	○									
A250									○						○										○			
A251	○	○	○	○	○	○	○	○	○	○															○			
A252	○	○	○	○	○	○	○	○	○	○			○※17					○	○		○				○			
A253										○					○			○	○						○			

精神急性治療：A311-2 精神科急性期治療病棟入院料
精神救急合併：A311-3 精神科救急・合併症入院料
児童・思春期：A311-4 児童・思春期精神科入院医療管理料
精神療養病棟：A312 精神療養病棟入院料
認知症治療：A314 認知症治療病棟入院料
精神地域ケア：A315 精神科地域包括ケア病棟入院料
特定一般：A317 特定一般病棟入院料
地域移行機能：A318 地域移行機能強化病棟入院料
特定機能リハ：A319 特定機能病院リハビリテーション病棟入院料

※3 急性期一般入院料1に限る。
※4 50対1，75対1，100対1補助体制加算に限る。
※5 7対1又は10対1入院基本料を算定するもの（A103 精神療養病棟入院基本料は10対1のみ）に限る。
※6 △印は，地域一般入院料3のみ算定可。
※7 ●印は，特定入院基本料（A106 障害者施設等入院基本料）を算定するものを除く。
※8 A307 小児入院医療管理料1・2を算定するものに限る。
※9 18対1及び20対1入院基本料を算定するものを除く。
※10 A307 小児入院医療管理料5を算定するものに限る。
※11 A237 ハイリスク分娩等管理加算「1」ハイリスク分娩管理加算に限る。
※12 A237 ハイリスク分娩等管理加算「2」地域連携分娩管理加算に限る。
※13 「1」母体・胎児集中治療室管理料に限る。
※14 A307 小児入院医療管理料5については精神病棟を除く。
※15 10対1，13対1入院基本料を算定するものに限る。
※16 精神病棟の7対1，10対1，13対1入院基本料を算定するものに限る。
※17 A307 小児入院医療管理料5を除く。

問2　令和6年5月31日時点において，急性期充実体制加算を算定する医療機関について，令和6年6月1日から急性期充実体制加算1又は2の算定を行うためには，当該施設基準の届出を行う必要があるのか。
答　本事務連絡のとおり，令和7年4月1日までに届出する必要がある。
問3　令和6年6月4日以降に急性期充実体制加算1又は2の届出を行った医療機関も，本事務連絡の対象となるのか。
答　令和6年5月31日時点において，急性期充実体制加算を算定する医療機関について，引き続き施設基準を満たしている場合は，令和7年4月1日までに届出を行っていれば，その届出の時期に関わらず本事務連絡の対象となる。
問4　令和6年3月31日時点において急性期充実体制加算を算定する医療機関であって，急性期充実体制加算1又は2の施設基準を満たしていない医療機関が，「令和6年3月31日において現に急性期充実体制加算に係る届出を行っている保険医療機関については，令和7年5月31日までの間に限り，2の(2)又は3の(2)の基準を満たしているものとみなす」，「令和6年3月31日において現に急性期充実体制加算に係る届出を行っている保険医療機関のうち急性期充実体制加算1に係る届出を行う保険医療機関については，令和8年5月31日までの間に限り，2の(1)のキの基準を満たしているものとみなす」，もしくは「令和6年3月31日において現に急性期充実体制加算に係る届出を行っている保険医療機関のうち許可病床数が300床未満の保険医療機関については，令和8年5月31日までの間に限り，施設基準のうち2(1)及び3(1)については，なお従前の例による」との経過措置により急性期充実体制加算1又は2を算定しようとする場合，どのような届出を行う必要があるのか。
答　令和6年6月診療分から算定する場合には，令和7年4月1日までに急性期充実体制加算1又は2の届出を行う必要がある。
問5　令和6年4月1日以降に，新たに急性期充実体制加算を算定している医療機関については，令和6年6月1日から急性期充実体制加算1又は2の算定を行う場合は，令和7年4月1日までに急性期充実体制加算1又は2の届出を行う必要があるのか。
答　そのとおり。
問6　令和6年5月31日時点において，精神科充実体制加算を算定する医療機関について，令和6年6月1日以降も精神科充実体制加算の算定を行うためには，当該施設基準の届出を行う必要があるのか。
答　令和7年4月1日までに急性期充実体制加算1又は2と併せて届出する必要がある。
問7　令和7年4月1日までに，急性期充実体制加算1又は2と併せて，小児・周産期・精神科充実体制加算の届出を行えば，小児・周産期・精神科充実体制加算についても令和6年6月診療分から算定することが可能か。
答　小児・周産期・精神科充実体制加算については，届出が受理された翌月の診療分から算定される。
　　　　　　　　　　　　　　　　　　（令7.2.14）

A204　地域医療支援病院入院診療加算（入院初日）地入診　　　　　　　　　　　1,000点
注　地域医療支援病院である保険医療機関に入院している患者〔第1節の入院基本料（特別入院基本料等を除く）のうち，地域医療支援病院入院診療加算を算定できるものを現に算定している患者に限る〕について，入院初日に限り所定点数に加算する。この場合において，A204-3紹介受診重点医療機関入院診療加算は別に算定できない。

→地域医療支援病院入院診療加算
(1)　地域医療支援病院入院診療加算は，地域医療支援病院における紹介患者に対する医療提供，病床や高額医療機器等の共同利用，24時間救急医療の提供等を評価

するものであり，入院初日に算定する。当該加算を算定する場合は，A204-3紹介受診重点医療機関入院診療加算は別に算定できない。
(2)　(1)にかかわらず入院初日に病棟単位で行うべき特定入院料以外の特定入院料を算定した場合については，入院基本料の入院期間の計算により一連の入院期間とされる期間中に特定入院料を算定しなくなった日（当該日が退院日の場合は，退院日）において1回に限り算定する。
　　　　　　　　　　　　　　　　（令6保医発0305・4）

A204-2　臨床研修病院入院診療加算（入院初日）
　臨修
1　基幹型　　　　　　　　　　　　　　40点
2　協力型　　　　　　　　　　　　　　20点
注　医師法（昭和23年法律第201号）第16条の2第1項に規定する都道府県知事の指定する病院であって，別に厚生労働大臣が定める施設基準〔告示3第8・6，p.1153〕を満たす保険医療機関に入院している患者〔第1節の入院基本料（特別入院基本料等を除く），第3節の特定入院料又は第4節の短期滞在手術等基本料のうち，臨床研修病院入院診療加算を算定できるものを現に算定している患者に限る〕について，当該基準に係る区分に従い，現に臨床研修を実施している期間について，入院初日に限り所定点数に加算する。

→臨床研修病院入院診療加算
(1)　臨床研修病院入院診療加算は，研修医が，当該保険医療機関の研修プログラムに位置づけられた臨床研修病院及び臨床研修協力施設において，実際に臨床研修を実施している場合に，入院初日に限り算定できる。
(2)　(1)において研修を実施している場合とは，基幹型臨床研修病院においては実際に研修医が研修を実施している期間及び研修医が協力型臨床研修病院又は協力施設において研修を実施している期間，協力型臨床研修病院においては実際に研修医が研修を実施している期間のことをいう。
(3)　研修医の診療録の記載に係る指導及び確認は，速やかに行うこととし，診療録には指導の内容が分かるように指導医自らが記載を行い，署名をする。
　　　　　　　　　　　　　　　　（令6保医発0305・4）

(編注)①基幹型：他の病院又は診療所と共同して臨床研修を行う病院であって，当該臨床研修の管理を行うもの
②協力型：他の病院と共同して臨床研修を行う病院であって，基幹型臨床研修病院でないもの

A204-3　紹介受診重点医療機関入院診療加算（入院初日）紹入診　　　　　　　　　800点
注　外来機能報告対象病院等（医療法第30条の18の5第1項第2号の規定に基づき，同法第30条の18の2第1項第1号の厚生労働省令で定める外来医療を提供する基幹的な病院として都道府県が公表したものに限り，一般病床の数が200未満であるものを除く）である保険医療機関に入院している患者〔第1節の入院基本料（特別入院基本料等を除く）のうち，紹介受診重点医療機関入院診療加算を算定できるものを現に算定している患者に限る〕について，入院初日に限り所定点数に加算する。この場合において，A204地域医療支援病院入院診療加算は別に算定できない。

→紹介受診重点医療機関入院診療加算
(1) 紹介受診重点医療機関入院診療加算は，紹介受診重点医療機関における，入院の前後の外来や医療機器・設備等，医療資源の活用が大きく，紹介患者への外来を基本とする外来を担う機能等を評価するものであり，入院初日に算定する。当該加算を算定する場合は，A204地域医療支援病院入院診療加算は別に算定できない。
(2) (1)にかかわらず入院初日に病棟単位で行うべき特定入院料以外の特定入院料を算定した場合については，入院基本料の入院期間の計算により一連の入院期間とされる期間中に特定入院料を算定しなくなった日（当該日が退院日の場合は，退院日）において１回に限り算定する。
(令6保医発0305・4)

A205　救急医療管理加算（１日につき）
1　救急医療管理加算１　救医１　　　1,050点
2　救急医療管理加算２　救医２　　　　420点
注１　救急医療管理加算は，地域における救急医療体制の計画的な整備のため，入院可能な診療応需の態勢を確保する保険医療機関であって，別に厚生労働大臣が定める施設基準〔告示3第8・6の2(1), p.1154〕に適合しているものとして地方厚生局長等に届け出た保険医療機関において，当該態勢を確保している日に救急医療を受け，緊急に入院を必要とする重症患者として入院した患者〔第１節の入院基本料（特別入院基本料等を含む）又は第３節の特定入院料のうち，救急医療管理加算を算定できるものを現に算定している患者に限る〕について，当該患者の状態に従い，入院した日から起算して７日を限度として所定点数に加算する。ただし，別に厚生労働大臣が定める施設基準〔告示3第8・6の2(2), p.1154〕に該当する保険医療機関において，救急医療管理加算２を算定する患者については，本文の規定にかかわらず，入院した日から起算して７日を限度として，210点を所定点数に加算する。
2　救急医療管理加算を算定する患者が６歳未満である場合には，乳幼児加算　乳救医　として，400点を更に所定点数に加算する。
3　救急医療管理加算を算定する患者が６歳以上15歳未満である場合には，小児加算　小救医　として，200点を更に所定点数に加算する。

【2024年改定による主な変更点】
(1) 「単なる経過観察で入院させる場合やその後の重症化リスクが高いために入院させる場合など，入院時点で重症患者ではない患者は含まれない」ことが明確化された。
(2) 救急医療管理加算２を算定する場合のうち，直近６カ月において「その他の重症な状態」の割合が５割以上の医療機関については，210点で算定するとされた。
(3) 従前の算定通知における対象患者の規定（「ア」から「シ」の状態）が，施設基準の別表第７の３において別に規定された。「呼吸不全」と「心不全」が分割されたほかは，対象となる状態に変更はない。

→救急医療管理加算　　　　　　　　　摘要欄 p.1670
(1) 救急医療管理加算は，緊急に入院を必要とする重症患者に対して救急医療が行われた場合に，入院した日から起算して７日に限り算定できる。なお，他の保険医療機関に入院中の患者が転院により入院する場合であって，同一傷病により転院前の保険医療機関に入院していた場合には，算定できない。
(2) 「注１」ただし書は，別に厚生労働大臣が定める施設基準に該当する保険医療機関において，救急医療管理加算２の対象となる患者に対して救急医療が行われた場合に，入院した日から起算して７日を限度として算定する。
(3) 救急医療管理加算１の対象となる患者は，基本診療料の施設基準等の別表第７の３ (p.116) （以下この項において「別表」という）に掲げる状態のうち１から12のいずれかの状態にあって，医師が診察等の結果，入院時点で重症であり緊急に入院が必要であると認めた重症患者をいい，単なる経過観察で入院させる場合や，入院後の重症化リスクが高いために入院させる場合等，入院時点で重症ではない患者は含まれない。なお，当該加算は，入院時において当該重症患者の状態であれば算定できるものであり，当該加算の算定期間中において継続して当該状態でなくても算定できる。
(4) 救急医療管理加算２の対象となる患者は，別表の１から12までに準ずる状態又は13の状態にあって，医師が診察等の結果，入院時点で重症であり緊急に入院が必要であると認めた重症患者をいい，単なる経過観察で入院させる場合や，入院後の重症化リスクが高いために入院させる場合等，入院時点で重症ではない患者は含まれない。なお，当該加算は，患者が入院時において当該重症患者の状態であれば算定できるものであり，当該加算の算定期間中において継続して当該状態でなくても算定できる。
(5) 救急医療管理加算１を算定する場合は，以下の内容について，診療報酬明細書の摘要欄に記載する。
ア　別表の１から12までのうち該当する状態
イ　別表の２，３，４，６，７又は８の状態に該当する場合は，それぞれの入院時の状態に係る指標（P/F比は，酸素投与前の値とする。ただし，酸素投与前の測定が困難である場合は，酸素投与後の値である旨及び酸素投与後の値並びにFiO_2を記載する。また，酸素投与前の測定が困難であって，かつ，別表の３に掲げる状態であってP/F比400以上の場合は，呼吸不全と判断する根拠となった理学的所見について記載する）
ウ　当該重症な状態に対して，入院後３日以内に実施した検査，画像診断，処置又は手術のうち主要なもの
エ　重症患者の状態のうち，別表の２に掲げる状態であってJCS（Japan Coma Scale）０の状態，別表の３に掲げる状態であってP/F比400以上の状態，別表の４に掲げる状態であってNYHAⅠ度の状態，又は別表の８に掲げる状態（顔面熱傷若しくは気道熱傷を除く）であってBurn Index 0の状態について，緊急入院が必要であると判断した医学的根拠
(6) 救急医療管理加算２を算定する場合は，以下の内容について，診療報酬明細書の摘要欄に記載する。
ア　別表の１から12までに準ずる状態又は13の状態として該当するもの
イ　別表の２，３，４，６，７又は８に準ずる状態に該当する場合は，それぞれの入院時の状態に係る指標（P/F比は，酸素投与前の値とする。ただし，酸素投与前の測定が困難である場合は，酸素投与後の値である旨及び酸素投与後の値並びにFiO_2を記載する。また，酸素投与前の測定が困難であって，かつ，別表の３に掲げる状態に準ずる状態であってP/F比400以

上の場合は，呼吸不全と判断する根拠となった理学的所見について記載する）
　ウ　当該重症な状態に対して，入院後3日以内に実施した検査，画像診断，処置又は手術のうち主要なもの
　エ　重症患者の状態のうち，別表の2に掲げる状態に準ずる状態であってJCS（Japan Coma Scale）0の状態，別表の3に掲げる状態に準ずる状態であってP/F比400以上の状態，別表の4に掲げる状態に準ずる状態であってNYHA Ⅰ度の状態，又は別表の8に掲げる状態に準ずる状態（顔面熱傷若しくは気道熱傷を除く）であってBurn Index 0の状態について，緊急入院が必要であると判断した医学的根拠

(7)　都道府県知事又は指定都市市長の指定する精神科救急医療施設において，緊急に入院を必要とする重症患者（精神疾患であり，入院させなければ医療及び保護を図る上で支障のある状態）に対して救急医療が行われた場合にも算定できる。ただし，精神科応急入院施設管理加算又は精神科措置入院診療加算を算定した患者については算定できない。なお，精神科救急医療施設の運営については，「精神科救急医療体制整備事業の実施について」（平成20年5月26日障発第0526001号）に従い実施されたい。

(8)　加算の起算日となる入院日については，夜間又は休日において入院治療を必要とする重症患者に対して救急医療を提供した日（午前0時から午後12時まで）であって，その旨を地域の行政部門，医師会等の医療関係者及び救急搬送機関等にあらかじめ周知している日（あらかじめ定められた当番日以外の日でもよい）とする。また，午前0時をまたいで夜間救急医療を提供する場合においては，夜間の救急医療を行った前後2日間とする。なお，当該加算の起算日に行う夜間又は休日の救急医療にあっては，第二次救急医療施設として必要な診療機能及び専用病床を確保するとともに，診療体制として通常の当直体制のほかに重症救急患者の受入れに対応できる医師等を始めとする医療従事者を確保していることとする。

(9)　「注2」に規定する乳幼児加算は，6歳未満の緊急に入院を必要とする重症患者に対して救急医療が行われた場合に7日を限度として算定する。

(10)　「注3」に規定する小児加算は，6歳以上15歳未満の緊急に入院を必要とする重症患者に対して救急医療が行われた場合に7日を限度として算定する。
（令6保医発0305・4）

→**救急患者として受け入れた患者が，処置室，手術室等において死亡した場合**
　当該保険医療機関が救急医療を担う施設として確保することとされている専用病床（A205救急医療管理加算又はA300救命救急入院料を算定する病床に限る）に入院したものとみなす。　　　　（令6保医発0305・4）

（編注）救急患者として受け入れた患者が，処置室，手術室等において死亡した場合，入院患者の数には計上しない〔保医発「基本診療料の施設基準等及びその届出に関する手続きの取扱いについて」別添2の「第2　病院の入院基本料等に関する施設基準」「4」(1)ア（p.1101）〕。

●**告示3**　**基本診療料の施設基準等**

別表第7の3　**救急医療管理加算に係る状態** 新

1	吐血，喀血又は重篤な脱水で全身状態不良の状態
2	意識障害又は昏睡
3	呼吸不全で重篤な状態
4	心不全で重篤な状態
5	急性薬物中毒
6	ショック
7	重篤な代謝障害（肝不全，腎不全，重症糖尿病等）
8	広範囲熱傷，顔面熱傷又は気道熱傷
9	外傷，破傷風等で重篤な状態
10	緊急手術，緊急カテーテル治療・検査又はt-PA療法を必要とする状態
11	消化器疾患で緊急処置を必要とする重篤な状態
12	蘇生術を必要とする重篤な状態
13	その他の重症な状態

■**事務連絡**　**救急医療管理加算**
問1　「当該重症な状態に対して，入院後3日以内に実施した検査，画像診断，処置又は手術のうち主要なもの」を診療報酬明細書の摘要欄に記載することとあるが，主要なものとはどのようなものか。
答　主要なものとは，例えば，当該重症な状態に対して，入院後3日以内に実施した診療行為のうち，最も人的又は物的医療資源を投入したものを指す。　　　（令2.3.31）

問2　救急医療管理加算における「緊急カテーテル治療・検査」について，緊急の消化器出血に対する経カテーテル的止血術も含まれるか。
答　含まれる。　　　　　　　　　　　　　（平28.3.31）

問3　緊急に入院が必要であると認めた患者のうち，入院後に悪化の可能性が存在する患者については，救急医療管理加算2の対象患者である「別表の1から12までに準ずる状態又は13の状態」に該当するのか。
答　該当しない。当該加算は入院時に重篤な状態の患者に対して算定するものであり，入院後に悪化の可能性が存在する患者については対象とならない。　　（平26.3.31，一部修正）

問4　留意事項通知(7)に規定されている「都道府県知事の指定する精神科救急医療施設において，緊急に入院を必要とする重症患者」の場合は，救急医療管理加算「1」，「2」いずれで算定する扱いか。
答　患者の状態による。　　　　　（平26.4.10，一部修正）

問5　救急医療管理加算において，緊急に入院が必要であると認めた患者のうち，別表第7の3の1〜13のいずれの患者像にも当てはまらない場合，例えば手術を要するが2，3日後の予定手術で治療可能な患者は，「1から12までに準ずる重篤な状態又は13の状態」に該当するのか。
答　該当しない。　　　　　　　（平24.8.9，一部修正）

問6　救急医療管理加算は，緊急用の自動車等で搬送された患者以外についても，緊急に入院を必要とする重症患者であれば算定できるのか。
答　算定できる。　　　　　　　（平22.3.29，一部修正）

問7　医療機関を退院後に再入院し，入院基本料の起算日が変わらない場合は救急医療管理加算は算定できるか。
答　入院期間を通算して7日まで算定可。　（平18.4.28，一部修正）

問8　救急医療管理加算については，三次救急医療機関であっても，施設基準を満たしていれば算定は可能か。
答　可能である。　　　　　　　（平22.6.11，一部修正）

問9　救急医療管理加算の対象患者の状態について，「消化器疾患で緊急処置を必要とする重篤な状態」とあるが，緊急処置とは具体的にはどのような処置を指すのか。
答　現時点では，J034イレウス用ロングチューブ挿入法及びJ034-3内視鏡的結腸軸捻転解除術を指す。　（令6.4.12）

A 205-2　**超急性期脳卒中加算**（入院初日）
超急
10,800点
注　別に厚生労働大臣が定める施設基準〔告示3第8・6の3(1)，p.1155〕に適合しているものとして地方厚生局長等に届け出た保険医療機関に入院している患者〔第1節の入院基本料（特別入院基本料等を除く）又は第3節の特定入院料のうち，超急性期脳卒中加算を算定できるものを現に

算定している患者に限る〕であって別に厚生労働大臣が定めるもの〔告示3第8・6の3(2), p.1155〕に対して，組織プラスミノーゲン活性化因子を投与した場合又は当該施設基準に適合しているものとして地方厚生局長等に届け出た他の保険医療機関の外来において，組織プラスミノーゲン活性化因子の投与後に搬送され，入院治療を行った場合に，入院初日に限り所定点数に加算する。

【2024年改定による主な変更点】
(1) 医療資源の少ない地域（別表第6の2）の医療機関に加え，医師少数区域の医療機関についても，専門施設と情報通信機器を用いて連携した場合に算定可とされた。
(2) 専門施設と情報通信機器を用いて連携する医療機関について，経皮的脳血栓回収術の適応判断について基幹施設と協議し助言を受けること（【経過措置】2025年5月末までは基準を満たすとされる）が要件とされる一方，専用治療室と脳外科的処置の体制整備の要件が緩和された。

→超急性期脳卒中加算
(1) 超急性期脳卒中加算は脳梗塞と診断された患者であって，発症後4.5時間以内に組織プラスミノーゲン活性化因子を投与されたものに対して，入院治療を行った場合又は脳梗塞を発症後4.5時間以内に基本診療料の施設基準等第8の6の3に定める施設基準に適合しているものとして地方厚生（支）局長に届け出た他の保険医療機関の外来で組織プラスミノーゲン活性化因子を投与された患者を受け入れ，入院治療を行った場合に入院初日に限り所定点数に加算する。
(2) 基本診療料の施設基準等別表第6の2（p.1309）に掲げる地域又は医療法第30条の4第6項に規定する医師の数が少ないと認められる同条第2項第14号に規定する区域に所在する保険医療機関において，情報通信機器を用いて他の保険医療機関と連携し，診療を行うに当たっては，日本脳卒中学会が定める「脳卒中診療における遠隔医療（テレストローク）ガイドライン」に沿って診療を行う。なお，この場合の診療報酬の請求については(6)と同様である。また，当該他の保険医療機関との間で，脳梗塞患者に対する経皮的脳血栓回収術の適応の可否の判断における連携について協議し，手順書を整備した上で，対象となる患者について経皮的脳血栓回収術の適応の可否の判断についても助言を受ける。
(3) 投与に当たっては，日本脳卒中学会が定める「静注血栓溶解（rt-PA）療法適正治療指針」を踏まえ適切に行われるよう十分留意する。
(4) 投与を行う保険医は日本脳卒中学会等の関係学会が行う脳梗塞t-PA適正使用に係る講習会を受講している。
(5) 組織プラスミノーゲン活性化因子の投与に当たっては，必要に応じて，薬剤師，診療放射線技師又は臨床検査技師と連携を図る。
(6) 組織プラスミノーゲン活性化因子を投与した保険医療機関と投与後に入院で治療を行った保険医療機関が異なる場合の当該診療報酬の請求は，組織プラスミノーゲン活性化因子の投与後に入院治療を行った保険医療機関で行うものとし，当該診療報酬の分配は相互の合議に委ねる。
（令6保医発0305・4）

A205-3 妊産婦緊急搬送入院加算（入院初日）
妊搬 7,000点

注 産科又は産婦人科を標榜する保険医療機関であって，別に厚生労働大臣が定める施設基準〔告示3第8・6の4, p.1155〕を満たすものにおいて，入院医療を必要とする異常が疑われ緊急用の自動車等で緊急に搬送された妊産婦を入院させた場合に，当該患者〔第1節の入院基本料（特別入院基本料等を除く）又は第3節の特定入院料のうち，妊産婦緊急搬送入院加算を算定できるものを現に算定している患者に限る〕について，入院初日に限り所定点数に加算する。

→妊産婦緊急搬送入院加算
(1) 妊産婦緊急搬送入院加算は，次に掲げる場合（当該妊娠及び入院医療を必要とする異常の原因疾患につき，直近3か月以内に当該加算を算定する保険医療機関への受診歴のある患者が緊急搬送された場合を除く）において受け入れた妊産婦が，母体又は胎児の状態により緊急入院の必要があり，医療保険の対象となる入院診療を行った場合に入院初日に限り算定する。
 ア 妊娠に係る異常又はその他入院医療を必要とする異常が疑われ，救急車等により当該保険医療機関に緊急搬送された場合
 イ 他の医療機関において，妊娠に係る異常又はその他入院医療を必要とする異常が認められ，当該保険医療機関に緊急搬送された場合
 ウ 助産所において，妊娠に係る異常又はその他入院医療を必要とする異常が疑われ，当該保険医療機関に緊急搬送された場合
(2) 当該加算は，緊急搬送された妊産婦が妊娠に係る異常以外の入院医療を必要とする異常が疑われる場合においては，当該保険医療機関において産科又は産婦人科の医師と当該異常に係る診療科の医師が協力して妊産婦の緊急搬送に対応することを評価するものであり，産科又は産婦人科以外の診療科への入院の場合においても算定できる。
(3) (1)において，受診歴とは妊婦健診及び往診等による受診を含むものである。ただし，(1)のウの場合において，当該保険医療機関が当該助産所の嘱託医療機関である場合又は当該保険医療機関の保険医が当該助産所の嘱託医である場合においては，嘱託医療機関又は嘱託医が実施した妊婦健診は，受診歴に含まない。なお，この場合においては，嘱託医療機関であること又は嘱託医の氏名を診療録に記載する。
(4) 妊産婦とは産褥婦を含む（以下この節において同じ）。
（令6保医発0305・4）

事務連絡 問1 妊産婦緊急搬送入院加算は，直近3か月以内に当該加算を算定する保険医療機関への受診歴のある患者には算定できないが，その受診歴には当該加算を算定する保険医療機関の産婦人科以外の診療科への受診歴も含まれるのか。
答 含まれない。
問2 入院医療を必要とする異常が疑われ，自家用車で搬送された場合にも，妊産婦緊急搬送入院加算を算定できるか。
答 算定上の条件を満たす場合算定できる。（平20.3.28, 一部修正）

A206 在宅患者緊急入院診療加算（入院初日）
在緊

1 他の保険医療機関との連携により在宅療養支援診療所（B004退院時共同指導料1に規定する在宅療養支援診療所をいう）若しくは在宅療養支援病院（C000往診料の注1に規定する在宅療養支援病院をいう）（別に厚生労働大臣が定めるもの〔告示3第8・6の5, p.1156〕に限る）の体制を確保している保険医療機関において，当該他の保険医療

機関の求めに応じて行う場合又は在宅療養後方支援病院（C012在宅患者共同診療料の注1に規定する在宅療養後方支援病院をいう）が他の保険医療機関の求めに応じて行う場合　　　　　　　　　　　　2,500点
　2　連携医療機関である場合（1の場合を除く）　　　　　　　　　　　　2,000点
　3　1及び2以外の場合　　　　　1,000点
注1　別の保険医療機関（診療所に限る）においてC002在宅時医学総合管理料，C002-2施設入居時等医学総合管理料，C003在宅がん医療総合診療料又は第2章第2部第2節第1款の各区分に掲げる在宅療養指導管理料（C101在宅自己注射指導管理料を除く）を入院した日の属する月又はその前月に算定している患者の病状の急変等に伴い，当該保険医療機関の医師の求めに応じて入院させた場合に，当該患者〔第1節の入院基本料（特別入院基本料等を含む）又は第3節の特定入院料のうち，在宅患者緊急入院診療加算を算定できるものを現に算定している患者に限る〕について，入院初日に限り所定点数に加算する。
　2　1について，在宅療養後方支援病院（許可病床数が400床以上のものに限る）において，別に厚生労働大臣が定める疾病等〔告示3別表第13, p.118〕を有する患者を入院させた場合に，当該患者〔第1節の入院基本料（特別入院基本料等を含む）又は第3節の特定入院料のうち，在宅患者緊急入院診療加算を算定できるものを現に算定している患者に限る〕について，入院初日に限り所定点数に加算する。

→在宅患者緊急入院診療加算
(1)　在宅患者緊急入院診療加算は，在宅での療養を行っている患者の病状の急変等により入院が必要となった場合に，円滑に入院でき，かつ入院を受け入れた保険医療機関（以下この項において「受入保険医療機関」という）においても患者の意向を踏まえた医療が引き続き提供されるための取組を評価した加算である。
(2)　診療所においてC002在宅時医学総合管理料，C002-2施設入居時等医学総合管理料，C003在宅がん医療総合診療料又は第2章第2部第2節第1款に掲げる在宅療養指導管理料の各区分に掲げる指導管理料（C101在宅自己注射指導管理料を除く）を入院の月又はその前月に算定している患者について，当該患者の病状の急変等に伴い当該診療所の保険医の求めに応じて入院させた場合に，受入保険医療機関において，当該入院中1回に限り，入院初日に算定する。
(3)　当該診療所の保険医の求めによらない緊急入院において，当該患者の入院後24時間以内に，当該診療所の保険医から，受入保険医療機関の保険医に対して当該患者の診療情報が提供された場合であっても算定できる。
(4)　在宅患者緊急入院診療加算の「1」は，以下の場合に算定する。
　ア　特掲診療料施設基準通知の第9に掲げる在宅療養支援診療所（当該基準を満たすものを以下この項において「在宅療養支援診療所」という）の施設基準の1の(2)（p.1350，機能強化型・連携型の在宅療養支援診療所に係る規定）又は第14の2に掲げる在宅療養支援病院（当該基準を満たすものを以下この項におい

て「在宅療養支援病院」という）の施設基準の1の(2)（p.1362，機能強化型・連携型の在宅療養支援病院に係る規定）に規定する在宅支援連携体制を構築している在宅療養支援診療所が診療を行っている患者を，当該診療所の保険医の求めに応じて，同じく当該体制を構築している，病床を有する他の在宅療養支援診療所〔在宅療養支援診療所の施設基準の1の(2)の在宅療養支援診療所（機能強化型・連携型の在宅療養支援診療所）に限る〕又は在宅療養支援病院〔在宅療養支援病院の施設基準の1の(2)の在宅療養支援病院（機能強化型・連携型の在宅療養支援病院）に限る〕に入院させた場合
　イ　特掲診療料施設基準通知の第16の3（p.1376）に掲げる在宅療養後方支援病院（当該施設基準を満たすものを以下この項において「在宅療養後方支援病院」という）の施設基準の1の(2)に規定する連携医療機関が訪問診療を行っている患者であって，緊急時に当該在宅療養後方支援病院に入院を希望する者として当該在宅療養後方支援病院にあらかじめ届け出ている者を，当該連携医療機関の保険医の求めに応じて，当該在宅療養後方支援病院に入院させた場合
(5)　在宅患者緊急入院診療加算の「2」は，当該診療所の保険医が患者又はその家族に対して，事前に緊急時の受入保険医療機関の名称等を文書にて提供し，受入保険医療機関に入院した場合（在宅患者緊急入院診療加算の「1」の場合を除く）に算定する。また，当該診療所の保険医は，提供した文書の写しを診療録に添付する。
(6)　受入保険医療機関の保険医は，入院前又は入院後速やかに患者の希望する診療内容等の情報を当該診療所の保険医に確認し共有する。
（令6保医発0305・4）

●告示3　基本診療料の施設基準等
別表第13　在宅患者緊急入院診療加算に規定する別に厚生労働大臣が定める疾病等

多発性硬化症
重症筋無力症
スモン
筋萎縮性側索硬化症
脊髄小脳変性症
ハンチントン病
進行性筋ジストロフィー症
パーキンソン病関連疾患〔進行性核上性麻痺，大脳皮質基底核変性症及びパーキンソン病（ホーエン・ヤールの重症度分類がステージ3以上であって生活機能障害度がⅡ度又はⅢ度のものに限る）〕
多系統萎縮症（線条体黒質変性症，オリーブ橋小脳萎縮症及びシャイ・ドレーガー症候群）
プリオン病
亜急性硬化性全脳炎
ライソゾーム病
副腎白質ジストロフィー
脊髄性筋萎縮症
慢性炎症性脱髄性多発神経炎
後天性免疫不全症候群
頸髄損傷
15歳未満の者であって人工呼吸器を使用している状態のもの又は15歳以上のものであって人工呼吸器を使用している状態が15歳未満から継続しているもの
　（体重が20kg未満である場合に限る）

事務連絡 問 (3)に「当該診療所の保険医の求めによらない緊急入院において，当該患者の入院後24時間以内に，当該診療所の保険医から，受入保険医療機関の保険医に対して当該患者の診療情報が提供された場合であっても算定できる」とあるが，この場合に診療情報提供料（Ⅰ）を当該診療所で算定できるか．

答　算定できる．
(平20.5.9，一部修正)

A 207　診療録管理体制加算（入院初日）

1	診療録管理体制加算1　録管1	140点
2	診療録管理体制加算2　録管2	100点
3	診療録管理体制加算3　録管3	30点

注　診療録管理体制その他の事項につき別に厚生労働大臣が定める施設基準〔告示3第8・7，p.1156〕に適合しているものとして地方厚生局長等に届け出た保険医療機関に入院している患者〔第1節の入院基本料（特別入院基本料等を含む）又は第3節の特定入院料のうち，診療録管理体制加算を算定できるものを現に算定している患者に限る〕について，当該基準に係る区分に従い，入院初日に限り所定点数に加算する．

【2024年改定による主な変更点】
(1) 診療録管理体制加算3が新設された形だが，実質的には，非常時に備えたサイバーセキュリティ対策（複数の方式によるバックアップの確保，オフラインでの保管など）の整備を評価した加算1が新設され，従前の加算1が加算2に，加算2が加算3に移行した．
(2) 専任の医療情報システム安全管理責任者の配置と院内研修を求める医療機関の対象が，許可病床数400床以上の医療機関から200床以上の医療機関に拡大された（【経過措置】許可病床数200床以上400床未満の2024年3月末時点の届出医療機関は，2025年5月末までは当該基準を猶予）．

→診療録管理体制加算

診療録管理体制加算は，適切な診療記録の管理を行っている体制を評価するものであり，現に患者に対し診療情報を提供している保険医療機関において，入院初日に限り算定する．
(令6保医発0305・4)

事務連絡 問 退院時要約は，看護師が作成した要約でもよいか．

答 医師がすべての患者について作成しなければならない．
(平26.3.31，一部修正)

参考 問 診療記録管理者が必要とあるが，診療情報管理士の資格等を取得していなければならないか．

答　資格要件はない．

A 207-2　医師事務作業補助体制加算（入院初日）

医1の15　～　医2の100

1	医師事務作業補助体制加算1	
イ	15対1補助体制加算	1,070点
ロ	20対1補助体制加算	855点
ハ	25対1補助体制加算	725点
ニ	30対1補助体制加算	630点
ホ	40対1補助体制加算	530点
ヘ	50対1補助体制加算	450点
ト	75対1補助体制加算	370点
チ	100対1補助体制加算	320点
2	医師事務作業補助体制加算2	
イ	15対1補助体制加算	995点
ロ	20対1補助体制加算	790点
ハ	25対1補助体制加算	665点
ニ	30対1補助体制加算	580点
ホ	40対1補助体制加算	495点
ヘ	50対1補助体制加算	415点
ト	75対1補助体制加算	335点
チ	100対1補助体制加算	280点

注　勤務医の負担の軽減及び処遇の改善を図るための医師事務作業の補助の体制その他の事項につき別に厚生労働大臣が定める施設基準〔告示3第8・7の2，p.1158〕に適合しているものとして地方厚生局長等に届け出た保険医療機関に入院している患者〔第1節の入院基本料（特別入院基本料等を除く）又は第3節の特定入院料のうち，医師事務作業補助体制加算を算定できるものを現に算定している患者に限る〕について，当該基準に係る区分に従い，入院初日に限り所定点数に加算する．

→医師事務作業補助体制加算

(1) 医師事務作業補助体制加算は，医師の負担の軽減及び処遇の改善に対する体制を確保することを目的として，医師，医療関係職員，事務職員等との間での業務の役割分担を推進し，医師の事務作業を補助する専従者（以下「医師事務作業補助者」という）を配置している体制を評価するものである．

(2) 医師事務作業補助体制加算は，当該患者の入院初日に限り算定する．

(3) 医師事務作業補助者の業務は，医師（歯科医師を含む）の指示の下に，診断書等の文書作成補助，診療記録への代行入力，医療の質の向上に資する事務作業（診療に関するデータ整理，院内がん登録等の統計・調査，教育や研修・カンファレンスのための準備作業等），入院時の案内等の病棟における患者対応業務及び行政上の業務（救急医療情報システムへの入力，感染症サーベイランス事業に係る入力等）への対応に限定する．なお，医師以外の職種の指示の下に行う業務，診療報酬の請求事務（DPCのコーディングに係る業務を含む），窓口・受付業務，医療機関の経営，運営のためのデータ収集業務，看護業務の補助及び物品運搬業務等については医師事務作業補助者の業務としない．

(4) 医師事務作業補助者は，院内の医師の業務状況等を勘案して配置することとし，病棟における業務以外にも，外来における業務や，医師の指示の下であれば，例えば文書作成業務専門の部屋等における業務も行うことができる．
(令6保医発0305・4)

事務連絡　医師事務作業補助体制加算

問1 治験に係る事務作業は医師事務作業補助業務に含まれるか．

答 含まれない．
(平26.3.31)

問2 医師事務作業補助者は専従者であることが要件とされているが，複数の人間による常勤換算の場合の「専従」の取扱いはどうなるか．

答 常勤換算となるそれぞれの非常勤職員が，医師事務作業補助者として専従の職員でなければならない．

問3 従来からの事務職員や病棟クラークを医師事務作業補助者として配置しても，医師事務作業補助体制加算を算定することは可能か．

答 可能であるが，配置するにあたり研修が必要である．

問4 医師や看護師の資格を有するものを医師事務作業補助者として配置しても，医師事務作業補助体制加算を算定することは可能か．

答 医師事務作業補助者の資格は問わないが，医師や看護師等の医療従事者として業務を行っている場合は，医師事務作業補助者の業務としない．

問5 医師事務作業補助者の業務は，医師の指示の下に行うこととなっているが，業務委託とすることは可能か．

答　不可。
問6　医師事務作業補助者は，診療録管理者若しくは診療録管理部門の業務を行っても良いか。
答　不可。
問7　医師事務作業補助者はDPCのコーディング作業において，どこまでを担当して良いのか。
答　主たる傷病名は当該患者の療養を担う保険医が決定する。その後のコーディング作業は診療報酬請求事務であることから，医師事務作業補助者の業務としない。
問8　DPC算定対象医療機関において，「適切なコーディングに関する委員会の設置」が義務付けられたが，医師事務作業補助者は当該委員会の業務を行っても良いか。
答　不可。

(平20.3.28)

A 207-3　急性期看護補助体制加算（1日につき）

急25上 ～ 急75

1　25対1急性期看護補助体制加算（看護補助者5割以上）　240点
2　25対1急性期看護補助体制加算（看護補助者5割未満）　220点
3　50対1急性期看護補助体制加算　200点
4　75対1急性期看護補助体制加算　160点

注1　看護職員の負担の軽減及び処遇の改善を図るための看護業務の補助の体制その他の事項につき別に厚生労働大臣が定める施設基準〔告示3第8・7の3(1)～(4)，p.1161〕に適合しているものとして地方厚生局長等に届け出た病棟に入院している患者〔第1節の入院基本料（特別入院基本料等を除く）のうち，急性期看護補助体制加算を算定できるものを現に算定している患者に限る〕について，入院した日から起算して14日を限度として所定点数に加算する。

2　夜間における看護業務の補助の体制につき別に厚生労働大臣が定める施設基準〔告示3第8・7の3(5)～(7)，p.1161〕に適合しているものとして地方厚生局長等に届け出た病棟に入院している患者については，当該基準に係る区分に従い，1日につき次に掲げる点数をそれぞれ更に所定点数に加算する。

イ　夜間30対1急性期看護補助体制加算　夜30　125点
ロ　夜間50対1急性期看護補助体制加算　夜50　120点
ハ　夜間100対1急性期看護補助体制加算　夜100　105点

3　夜間における看護業務の体制につき別に厚生労働大臣が定める施設基準〔告示3第8・7の3(8)，p.1162〕に適合しているものとして地方厚生局長等に届け出た病棟に入院している患者については，夜間看護体制加算 急夜看 として，71点を更に所定点数に加算する。

4　看護職員の負担の軽減及び処遇の改善を図るための看護業務の補助に係る十分な体制につき別に厚生労働大臣が定める施設基準〔告示3第8・7の3(9)(10)，p.1162〕に適合しているものとして地方厚生局長等に届け出た病棟に入院している患者について，当該基準に係る区分に従い，1日につき次に掲げる点数をそれぞれ更に所定点数に加算する。ただし，当該患者について，身体的拘束を実施した日は，看護補助体制充実加算2の例により算定する。

イ　看護補助体制充実加算1　急看充1　20点
ロ　看護補助体制充実加算2　急看充2　5点

【2024年改定による主な変更点】
(1)　看護補助体制充実加算2が新設された。身体的拘束を実施した場合はその理由によらず，「2」を算定する
(2)　看護補助体制充実加算1について，①3年以上の看護補助の勤務経験を有する看護補助者を5割以上配置，②看護補助者に必要な能力を示し，育成・評価に活用していること――が新たに要件とされた。
(3)　重症度，医療・看護必要度の評価基準が見直され，該当患者割合の基準が変更された。

●青字は旧基準	必要度Ⅰ	必要度Ⅱ
急性期看護補助体制加算	7％ → 6％	6％ → 5％

→急性期看護補助体制加算
(1)　急性期看護補助体制加算は，地域の急性期医療を担う保険医療機関において，看護職員の負担の軽減及び処遇の改善に資する体制を確保することを目的として，看護業務を補助する看護補助者を配置している体制を評価するものである。
(2)　急性期看護補助体制加算は，当該加算を算定できる病棟において，看護補助者の配置基準に応じて算定する。なお，当該病棟において入院基本料等の施設基準に定める必要な数を超えて配置している看護職員については，看護補助者とみなして計算することができるが，25対1急性期看護補助体制加算は，当該加算の配置基準に必要な看護補助者の数に対するみなし看護補助者を除いた看護補助者の比率に応じた点数を算定する。
(3)　急性期看護補助体制加算を算定する病棟は，身体的拘束を最小化する取組を実施した上で算定する。取組内容については，A 101療養病棟入院基本料の⑳の例による。
(4)　夜間急性期看護補助体制加算は，みなし看護補助者ではなく，看護補助者の配置を夜勤時間帯に行っている場合にのみ算定できる。
(5)　急性期看護補助体制加算及び夜間急性期看護補助体制加算は，当該患者が入院した日から起算して14日を限度として算定できる。
(6)　「注3」に規定する夜間看護体制加算は，「注2」に規定する夜間30対1急性期看護補助体制加算，夜間50対1急性期看護補助体制加算又は夜間100対1急性期看護補助体制加算を算定している病棟において算定する。
(7)　「注4」に規定する看護補助体制充実加算は，看護職員の負担の軽減及び処遇の改善に資する十分な体制を評価するものである。
(8)　「注4」については，当該患者について，身体的拘束を実施した日は，看護補助体制充実加算1の届出を行っている場合であっても，看護補助体制充実加算2を算定する。この場合において，看護補助体制充実加算2の届出は不要である。なお，この身体的拘束を実施した日の取扱いについては，令和7年6月1日より適用する。

(令6保医発0305・4)

事務連絡　急性期看護補助体制加算

問 看護職員夜間12対1配置加算1あるいは看護職員夜間16対1配置加算1を算定している場合に，急性期看護補助体制加算の夜間看護体制加算は算定可能か。
答 算定可能。
(平28.3.31，一部修正)

A207-4 看護職員夜間配置加算（1日につき）

看職12夜1　看職12夜2　看職16夜1　看職16夜2

1 看護職員夜間12対1配置加算
　イ 看護職員夜間12対1配置加算1　　110点
　ロ 看護職員夜間12対1配置加算2　　 90点
2 看護職員夜間16対1配置加算
　イ 看護職員夜間16対1配置加算1　　 70点
　ロ 看護職員夜間16対1配置加算2　　 45点
注 別に厚生労働大臣が定める施設基準〔告示3第8・7の4, p.1165〕に適合しているものとして地方厚生局長等に届け出た病棟に入院している患者〔第1節の入院基本料（特別入院基本料等を除く）のうち，看護職員夜間配置加算を算定できるものを現に算定している患者に限る〕について，当該基準に係る区分に従い，入院した日から起算して14日を限度として所定点数に加算する。

【2024年改定による主な変更点】 重症度，医療・看護必要度の評価基準が見直され，該当患者割合の基準が変更された。

●青字は旧基準	必要度Ⅰ	必要度Ⅱ
看護職員夜間配置加算	7％ → 6％	6％ → 5％

→看護職員夜間配置加算
(1) 看護職員夜間配置加算は，看護職員の手厚い夜間配置を評価したものであるため，当該基準を満たしていても，基本診療料の施設基準等の第5の1の(7)(p.1089)に定める夜勤の看護職員の最小必要数を超えた3人以上でなければ算定できない。
(2) 看護職員夜間配置加算は，当該患者が入院した日から起算して14日を限度として算定できる。
(令6保医発0305・4)

事務連絡 問 看護職員夜間12対1配置加算1あるいは看護職員夜間16対1配置加算1を算定している場合に，急性期看護補助体制加算の夜間看護体制加算は算定可能か。
答 算定可能。
(平28.3.31，一部修正)

A208 乳幼児加算・幼児加算（1日につき）

1 乳幼児加算 [乳]
　イ 病院の場合（特別入院基本料等を算定する場合を除く）　　　　　　　　　　　333点
　ロ 病院の場合（特別入院基本料等を算定する場合に限る）　　　　　　　　　　　289点
　ハ 診療所の場合　　　　　　　　　289点
2 幼児加算 [幼]
　イ 病院の場合（特別入院基本料等を算定する場合を除く）　　　　　　　　　　　283点
　ロ 病院の場合（特別入院基本料等を算定する場合に限る）　　　　　　　　　　　239点
　ハ 診療所の場合　　　　　　　　　239点
注1 乳幼児加算は，保険医療機関に入院している3歳未満の乳幼児〔第1節の入院基本料（特別入院基本料等を含む）又は第3節の特定入院料のうち，乳幼児加算・幼児加算を算定できるものを現に算定している患者に限る〕について，所定点数に加算する。
2 幼児加算は，保険医療機関に入院している3歳以上6歳未満の幼児〔第1節の入院基本料（特別入院基本料等を含む）又は第3節の特定入院料のうち，乳幼児加算・幼児加算を算定できるものを現に算定している患者に限る〕について，所定点数に加算する。

→乳幼児加算・幼児加算
乳幼児加算又は幼児加算は，当該患者を入院させた場合に算定するものであって，産婦又は生母の入院に伴って健康な乳幼児又は幼児を在院させた場合にあっては，算定できない。
(令6保医発0305・4)

A209 特定感染症入院医療管理加算（1日につき）

特感管

1 治療室の場合　　　　　　　　　200点
2 それ以外の場合　　　　　　　　100点
注 感染症法第6条第4項に規定する三類感染症の患者，同条第5項に規定する四類感染症の患者，同条第6項に規定する五類感染症の患者及び同条第8項に規定する指定感染症の患者並びにこれらの疑似症患者のうち感染対策が特に必要なものに対して，適切な感染防止対策を実施した場合に，1入院に限り7日（当該感染症を他の患者に感染させるおそれが高いことが明らかであり，感染対策の必要性が特に認められる患者に対する場合を除く）を限度として，算定する。ただし，疑似症患者については，初日に限り所定点数に加算する。

【2024年改定により新設】 摘要欄 p.1672
(1) 感染症法上の3類・4類・5類感染症の患者，指定感染症の患者に対して，適切な感染防止対策を実施した場合に，**1入院に限り7日を限度**（他の患者に感染させるおそれが高く，感染対策の必要性が特に認められる患者に対する場合を除く）として算定する。また，それらの**疑似症患者**に対しては，初日に限り算定する。
(2) 当該加算は，特定集中治療室管理料などの特定入院料（A300〜A303-2）の包括対象外となる（別に算定可）。

→特定感染症入院医療管理加算
(1) 特定感染症入院医療管理加算は，院内感染対策において感染管理の必要性が特に高い次に掲げる感染症の患者及び疑似症患者であって，他に感染させるおそれがあると医学的に認められる患者について，標準予防策に加えて，空気感染対策，飛沫感染対策，接触感染対策など当該感染症の感染経路等の性質に応じて必要な感染対策を講じた上で入院医療を提供した場合に，1入院に限り7日（当該感染症を他の患者に感染させるおそれが高いことが明らかであり，感染対策の必要性が特に認められる患者に対する場合を除く）を限度として加算する。ただし，疑似症患者については，初日に限り加算する。なお，当該患者に係る感染症について，診療報酬明細書の摘要欄に記載する。
ア 狂犬病
イ 鳥インフルエンザ（特定鳥インフルエンザを除く）
ウ エムポックス
エ 重症熱性血小板減少症候群（病原体がフレボウイルス属SFTSウイルスであるものに限る）
オ 腎症候性出血熱
カ ニパウイルス感染症
キ ハンタウイルス肺症候群
ク ヘンドラウイルス感染症
ケ インフルエンザ（鳥インフルエンザ及び新型インフルエンザ等感染症を除く）

コ　後天性免疫不全症候群（ニューモシスチス肺炎に限る）
サ　麻しん
シ　メチシリン耐性黄色ブドウ球菌感染症
ス　RSウイルス感染症
セ　カルバペネム耐性腸内細菌目細菌感染症
ソ　感染性胃腸炎（病原体がノロウイルスであるものに限る）
タ　急性弛緩性麻痺（急性灰白髄炎を除く。病原体がエンテロウイルスによるものに限る）
チ　新型コロナウイルス感染症
ツ　侵襲性髄膜炎菌感染症
テ　水痘
ト　先天性風しん症候群
ナ　バンコマイシン耐性黄色ブドウ球菌感染症
ニ　バンコマイシン耐性腸球菌感染症
ヌ　百日咳
ネ　風しん
ノ　ペニシリン耐性肺炎球菌感染症
ハ　無菌性髄膜炎（病原体がパルボウイルスB19によるものに限る）
ヒ　薬剤耐性アシネトバクター感染症
フ　薬剤耐性緑膿菌感染症
ヘ　流行性耳下腺炎
ホ　感染症法第6条第8項に規定する指定感染症

(2)　(1)のシ，セ，ナ，ニ，ノ，ヒ及びフについては，症状や所見から当該感染症が疑われ，分離・同定による当該細菌の検出及び薬剤耐性の確認を行い当該感染症と診断した場合に対象となり，単なる保菌者は対象とならない。

(3)　(1)の「当該感染症を他の患者に感染させるおそれが高いことが明らかであり，感染対策の必要性が特に認められる患者に対する場合」とは，特定感染症入院医療管理加算を算定した日から起算して7日目以降に，患者から排出される検体から感染性を有する病原体が現に検出されており，他の患者への感染の危険性が特に高いと医学的に認められる患者のことをいう。この場合は，当該検体検査の結果及び他の患者への感染の危険性が特に高いと判断する根拠について**診療報酬明細書の摘要欄に記載する**。

(4)　特定感染症入院医療管理加算は，難病等特別入院診療加算と併せて算定できない。　　　　（令6保医発0305・4）（令6.3.29）

事務連絡　特定感染症入院医療管理加算

問　A209特定感染症入院医療管理加算について，治療室の場合とは何を指しているのか。
答　A300救命救急入院料，A301特定集中治療室管理料，A301-2ハイケアユニット入院医療管理料，A301-3脳卒中ケアユニット入院医療管理料，A301-4小児特定集中治療室管理料，A302新生児特定集中治療室管理料，A302-2新生児特定集中治療室重症児対応体制強化管理料又はA303総合周産期特定集中治療室管理料を算定する患者について，A209特定感染症入院医療管理加算を算定する場合を指す。
　　　　（令6.5.17）

参考　問1　既に入院中の患者が対象感染症を発症し，標準予防策に加えて感染経路に応じた感染対策を行った場合には算定できるのか。
答　算定できる。疑似症の場合も対策を行った初日に限り算定できる。
問2　A220-2特定感染症患者療養環境特別加算と併せて算定はできるか。
答　両加算の対象であるA100一般病棟入院基本料，A103精神病棟入院基本料，A106障害者施設等入院基本料，A108有床診療所入院基本料においては，それぞれの算定要件を満たせば併せて算定できる。
　　　　（令6.6.1 全国保険医団体連合会）

A210　難病等特別入院診療加算（1日につき）
1　難病患者等入院診療加算　[難入]　250点
2　二類感染症患者入院診療加算　[二感入]　250点

注1　難病患者等入院診療加算は，別に厚生労働大臣が定める疾患〔告示③別表第6・1, p.122〕を主病として保険医療機関に入院している患者であって，別に厚生労働大臣が定める状態〔告示③別表第6・2, p.122〕にあるもの〔第1節の入院基本料（特別入院基本料等を含む）又は第3節の特定入院料のうち，難病等特別入院診療加算を算定できるものを現に算定している患者に限る〕について，所定点数に加算する。

2　二類感染症患者入院診療加算は，感染症法第6条第15項に規定する第二種感染症指定医療機関である保険医療機関に入院している同条第3項に規定する二類感染症の患者及び同条第7項に規定する新型インフルエンザ等感染症の患者並びにそれらの疑似症患者〔第1節の入院基本料（特別入院基本料等を含む）又は第3節の特定入院料のうち，難病等特別入院診療加算を算定できるものを現に算定している患者に限る〕について，所定点数に加算する。

【2024年改定による主な変更点】「2」二類感染症患者入院診療加算が，特定集中治療室管理料などの特定入院料（A300～A303-2）の包括対象外となった（別に算定可）。

→難病等特別入院診療加算
(1)　メチシリン耐性黄色ブドウ球菌感染症患者については，菌の排出がなくなった後，3週間を限度として算定する。
(2)　特殊疾患入院施設管理加算を算定している患者については算定できない。
　　　　（令6保医発0305・4）

●**告示③　基本診療料の施設基準等**

別表第6　難病患者等入院診療加算に係る疾患及び状態

1　対象疾患の名称
多発性硬化症
重症筋無力症
スモン
筋萎縮性側索硬化症
脊髄小脳変性症
ハンチントン病
パーキンソン病関連疾患（進行性核上性麻痺，大脳皮質基底核変性症及びパーキンソン病）
多系統萎縮症（線条体黒質変性症，オリーブ橋小脳萎縮症及びシャイ・ドレーガー症候群）
プリオン病
亜急性硬化性全脳炎
ライソゾーム病
副腎白質ジストロフィー
脊髄性筋萎縮症
球脊髄性筋萎縮症
慢性炎症性脱髄性多発神経炎
メチシリン耐性黄色ブドウ球菌感染症（開胸心手術又は直腸悪性腫瘍手術の後に発症したものに限る）
後天性免疫不全症候群（HIV感染を含む）
多剤耐性結核

2　対象となる状態

(1)　多剤耐性結核以外の疾患を主病とする患者にあっては，当該疾患を原因として日常生活動作に著しい支障を来している状態〔後天性免疫不全症候群（HIV感染を含む）については当該疾患に罹患している状態に，パーキンソン病についてはホーエン・ヤールの重症度分類がステージ3以上であって生活機能障害度がⅡ度又はⅢ度の状態に限る〕
　(2)　多剤耐性結核を主病とする患者にあっては，治療上の必要があって，適切な陰圧管理を行うために必要な構造及び設備を有する病室に入院している状態

A211　特殊疾患入院施設管理加算（1日につき） 特疾　　　　　　　　　　　　　350点

　注　重度の障害者（重度の意識障害者を含む），筋ジストロフィー患者又は難病患者等を主として入院させる病院の病棟又は有床診療所に関する別に厚生労働大臣が定める施設基準〔告示3第8・9，p.1167〕に適合しているものとして，保険医療機関が地方厚生局長等に届け出た病棟又は有床診療所に入院している患者〔第1節の入院基本料（特別入院基本料等を含む）のうち，特殊疾患入院施設管理加算を算定できるものを現に算定している患者に限る〕について，所定点数に加算する。ただし，この場合において，難病等特別入院診療加算は算定しない。

【2024年改定による変更点】重度の肢体不自由児（者）等の患者割合について，従前の「おおむね7割以上」を「7割以上」とし，暦月で3カ月を超えない期間の1割以内の一時的な変動にあっては変更届出を行う必要はないとした。

→特殊疾患入院施設管理加算
(1)　重度の肢体不自由児（者）〔脳卒中の後遺症の患者及び認知症の患者を除く。以下単に「重度の肢体不自由児（者）」という〕，脊髄損傷等の重度の障害者，重度の意識障害者，筋ジストロフィー患者又は神経難病患者等を主として入院させる障害者施設等一般病棟等その他の病棟及び有床診療所（一般病床に限る）において算定する。
(2)　重度の意識障害者とは，次に掲げる者をいう。なお，病因が脳卒中の後遺症であっても，次の状態である場合には，重度の意識障害者となる。
　ア　意識障害レベルがJCS（Japan Coma Scale）でⅡ-3（又は30）以上又はGCS（Glasgow Coma Scale）で8点以下の状態が2週以上持続している患者
　イ　無動症の患者（閉じ込め症候群，無動性無言，失外套症候群等）
(3)　神経難病患者とは，多発性硬化症，重症筋無力症，スモン，筋萎縮性側索硬化症，脊髄小脳変性症，ハンチントン病，パーキンソン病関連疾患〔進行性核上性麻痺，大脳皮質基底核変性症，パーキンソン病（ホーエン・ヤールの重症度分類がステージ3以上であって生活機能障害度がⅡ度又はⅢ度のものに限る）〕，多系統萎縮症（線条体黒質変性症，オリーブ橋小脳萎縮症，シャイ・ドレーガー症候群），プリオン病，亜急性硬化性全脳炎，ライソゾーム病，副腎白質ジストロフィー，脊髄性筋萎縮症，球脊髄性筋萎縮症，慢性炎症性脱髄性多発神経炎又はもやもや病（ウイリス動脈輪閉塞症）に罹患している患者をいう。
（令6保医発0305・4）

A212　超重症児（者）入院診療加算・準超重症児（者）入院診療加算（1日につき）

　1　超重症児（者）入院診療加算　超重症
　　イ　6歳未満の場合　　　　　　800点
　　ロ　6歳以上の場合　　　　　　400点
　2　準超重症児（者）入院診療加算　準超重症
　　イ　6歳未満の場合　　　　　　200点
　　ロ　6歳以上の場合　　　　　　100点

　注1　超重症児（者）入院診療加算は，保険医療機関に入院している患者であって，別に厚生労働大臣が定める超重症の状態〔告示3第8・10(1)，p.1167〕にあるもの〔第1節の入院基本料（特別入院基本料等を含む）又は第3節の特定入院料のうち，超重症児（者）入院診療加算・準超重症児（者）入院診療加算を算定できるものを現に算定している患者に限る〕について，所定点数に加算する。
　　2　準超重症児（者）入院診療加算は，保険医療機関に入院している患者であって，別に厚生労働大臣が定める準超重症の状態〔告示3第8・10(2)，p.1167〕にあるもの〔第1節の入院基本料（特別入院基本料等を含む）又は第3節の特定入院料のうち，超重症児（者）入院診療加算・準超重症児（者）入院診療加算を算定できるものを現に算定している患者に限る〕について，所定点数に加算する。
　　3　当該患者が自宅から入院した患者又は他の保険医療機関から転院してきた患者であって，当該他の保険医療機関においてA301特定集中治療室管理料の注2に規定する小児加算，A301-4小児特定集中治療室管理料，A302新生児特定集中治療室管理料，A302-2新生児特定集中治療室重症児対応体制強化管理料又はA303の2に掲げる新生児集中治療室管理料を算定したことのある者である場合には，入院した日から起算して5日を限度として，救急・在宅重症児（者）受入加算 救在重受 として，1日につき200点を更に所定点数に加算する。
　　4　超重症児（者）入院診療加算・準超重症児（者）入院診療加算は，一般病棟に入院している患者（A106障害者施設等入院基本料，A306特殊疾患入院医療管理料及びA309特殊疾患病棟入院料を算定するものを除く）については，入院した日から起算して90日を限度として，所定点数に加算する。

→超重症児（者）入院診療加算・準超重症児（者）入院診療加算　摘要欄 p.1673
(1)　超重症児（者）入院診療加算・準超重症児（者）入院診療加算は，出生時，乳幼児期又は小児期等の15歳までに障害を受けた児（者）で，当該障害に起因して超重症児（者）又は準超重症児（者）の判定基準を満たしている児（者）に対し，算定する。
　　ただし，上記以外の場合であって，重度の肢体不自由児（者）（脳卒中の後遺症の患者及び認知症の患者を除く），脊髄損傷等の重度障害者（脳卒中の後遺症の患者及び認知症の患者を除く），重度の意識障害者（脳卒中の後遺症の患者及び認知症の患者については，平成24年3月31日時点で30日以上継続して当該加算を算定している患者に限る），筋ジストロフィー患者又は神経難病患者等については，(2)又は(3)の基準を満た

していれば，当面の間，当該加算を算定できるものとする。
(2) 超重症児（者）入院診療加算の対象となる超重症の状態は，基本診療料施設基準通知の別添6の別紙14（p.124）の「超重症児（者）・準超重症児（者）の判定基準」による判定スコアが25以上のものをいう。
(3) 準超重症児（者）入院診療加算の対象となる準超重症の状態は，当該「超重症児（者）・準超重症児（者）の判定基準」による判定スコアが10以上のものをいう。
(4) 「注3」の救急・在宅重症児（者）受入加算については，超重症児（者）又は準超重症児（者）の判定基準を満たす患者が自宅から入院する場合又は急性期医療を担う病院から転院する場合に，入院又は転院した日から起算して5日を限度として算定する。急性期医療を担う病院から転院する場合の患者については，特定集中治療室管理料の「注2」の小児加算，小児特定集中治療室管理料，新生児特定集中治療室管理料，新生児特定集中治療室重症児対応体制強化管理料又は総合周産期特定集中治療室管理料の「2」新生児集中治療室管理料を算定したことのある患者である。なお，同一医療機関において転棟した患者については，当該加算は算定できない。
(5) 超重症児（者）入院診療加算・準超重症児（者）入院診療加算は，一般病棟（障害者施設等入院基本料，特殊疾患病棟入院料及び特殊疾患入院医療管理料を算定する病棟又は病室を除く）においては，入院した日から起算して90日間に限り算定する。
（令6保医発0305・4）

（別添6の別紙14） 超重症児（者）・準超重症児（者）の判定基準

【超重症児（者）・準超重症児（者）の判定基準】

以下の各項目に規定する状態が6か月以上継続する場合*1に，それぞれのスコアを合算する。
1．運動機能：座位まで
2．判定スコア   （スコア）
　(1) レスペレーター管理*2   ＝10
　(2) 気管内挿管，気管切開   ＝ 8
　(3) 鼻咽頭エアウェイ   ＝ 5
　(4) O₂吸入又はSpO₂ 90％以下の状態
　　　が10％以上   ＝ 5
　(5) 1回/時間以上の頻回の吸引   ＝ 8
　　　6回/日以上の頻回の吸引   ＝ 3
　(6) ネブライザー　6回/日以上または
　　　継続使用   ＝ 3
　(7) IVH   ＝10
　(8) 経口摂取（全介助）*3   ＝ 3
　　　経管（経鼻・胃ろう含む）*3   ＝ 5
　(9) 腸ろう・腸管栄養*3   ＝ 8
　　　持続注入ポンプ使用（腸ろう・
　　　腸管栄養時）   ＝ 3
　(10) 手術・服薬にても改善しない過緊
　　　張で，発汗による更衣と姿勢修正を
　　　3回/日以上   ＝ 3
　(11) 継続する透析（腹膜灌流を含む）   ＝10
　(12) 定期導尿（3回/日以上）*4   ＝ 5
　(13) 人工肛門   ＝ 5
　(14) 体位交換　6回/日以上   ＝ 3
〈判　定〉
　1の運動機能が座位までであり，かつ，2の判

定スコアの合計が25点以上の場合を超重症児（者），10点以上25点未満である場合を準超重症児（者）とする。

* 1 新生児集中治療室を退室した児であって当該治療室での状態が引き続き継続する児については，当該状態が1か月以上継続する場合とする。ただし，新生児集中治療室を退室した後の症状増悪，又は新たな疾患の発生についてはその後の状態が6か月以上継続する場合とする。
* 2 毎日行う機械的気道加圧を要するカフマシン・NIPPV・CPAPなどは，レスピレーター管理に含む。
* 3 (8)(9)は経口摂取，経管，腸ろう・腸管栄養のいずれかを選択。
* 4 人工膀胱を含む。

事務連絡 問1　一般病棟に入院している患者について，入院後に超重症児（者），準超重症児（者）の基準に該当することになった場合はどうなるか。
答　該当することになった日から起算して90日に限り算定可能。
（平26.3.31）
問2　判定基準に「新生児集中治療室を退室した児であって当該治療室での状態が引き続き継続する児については，当該状態1ヵ月以上継続する場合」とあるが，NICU退室後1ヵ月以上継続している必要があるのか。
答　NICU入室中の期間も含めて1ヵ月以上継続するとみなしてよい。
（平22.3.29）
問3　判定基準について，「基本診療料の施設基準等及びその届出に関する手続きの取扱いについて」の別添6の別紙14に「以下の各項目に規定する状態が6か月以上継続する場合」とあるが，一時的（短期間）な中止や再開の頻度が多い状態（例えば酸素吸入，IVH，ネブライザー等）についても，6か月以上継続している必要があるのか。
答　一時的（短期的）な中止や再開により，それぞれの状態に若干の変動があっても，判定スコアの合計が基準点を6か月以上継続して超えている状態であればよい。
問4　判定基準の判定スコア(4)の「O₂吸入又はSpO₂90％以下の状態が10％以上」とは，どのような状態か。
答　「O₂吸入をしている状態」又は「SpO₂90％以下の状態が10％以上の時間続く状態」のことをいう。
問5　判定基準の判定スコア(6)に「ネブライザー6回以上／日または継続使用」とあるが，継続使用とはどの程度の使用頻度をいっているのか。
答　継続使用とは1日に継続して2時間以上行った場合のことをいう。
問6　判定基準の判定スコア(6)のネブライザーとは，どのようなものをいうのか。
答　薬液の有無は問わないが，吸気を湿潤させることで，排痰を促進する目的で使用するネブライザーのこと。ただし，レスピレーター回路内の加湿器は，これに該当しない。
問7　「注3」救急・在宅重症児（者）受入加算について，有料老人ホーム等の施設から入院した場合に当該加算は算定できるのか。
答　救急・在宅重症児（者）受入加算は，乳児期から青年期に至るまでの発育過程で障害を受けた児（者）で，超重症児（者）又は準超重症児（者）の判定基準を満たしている児（者）が，自宅（有料老人ホーム等の施設は含まない）から入院した場合に限り算定できる。（平22.7.28，一部修正）
問8　超重症児（者）入院診療加算・準超重症児（者）入院診療加算について，新生児以外の場合については，従前通り6か月以上状態が継続している場合に算定できるのか。
答　そのとおり。
（平22.3.29）

A213　看護配置加算（1日につき）　看配　**25点**
注　別に厚生労働大臣が定める基準〔告示3第8・12，p.1168〕に適合しているものとして保険医療機関が地方厚生局長等に届け出て当該基準による看護を行う病棟に入院している患者

〔第1節の入院基本料（特別入院基本料等を除く）又は第3節の特定入院料のうち，看護配置加算を算定できるものを現に算定している患者に限る〕について，所定点数に加算する。

→看護配置加算

看護配置加算は，看護師比率が40％以上と規定されている入院基本料を算定している病棟全体において，70％を超えて看護師を配置している場合に算定する。

（令6保医発0305・4）

A214　看護補助加算（1日につき）
1　看護補助加算1　補1　　　　141点
2　看護補助加算2　補2　　　　116点
3　看護補助加算3　補3　　　　 88点

注1　別に厚生労働大臣が定める基準〔告示3第8・13(1)～(3), p.1168〕に適合しているものとして保険医療機関が地方厚生局長等に届け出て当該基準による看護を行う病棟に入院している患者〔第1節の入院基本料（特別入院基本料等を除く）又は第3節の特定入院料のうち，看護補助加算を算定できるものを現に算定している患者に限る〕について，当該基準に係る区分に従い，所定点数に加算する。

2　別に厚生労働大臣が定める基準〔告示3第8・13(4), p.1168〕に適合しているものとして地方厚生局長等に届け出た病棟に入院している患者については，**夜間75対1看護補助加算** 夜75補 として，入院した日から起算して20日を限度として**55点**を更に所定点数に加算する。

3　夜間における看護業務の体制につき別に厚生労働大臣が定める基準〔告示3第8・13(5), p.1169〕に適合しているものとして地方厚生局長等に届け出た病棟に入院している患者については，**夜間看護体制加算** 夜看補 として，入院初日に限り**176点**を更に所定点数に加算する。

4　看護職員の負担の軽減及び処遇の改善を図るための看護業務の補助に係る十分な体制につき別に厚生労働大臣が定める基準〔告示3第8・13(6)(7), p.1169〕に適合しているものとして地方厚生局長等に届け出た病棟に入院している患者について，当該基準に係る区分に従い，1日につき次に掲げる点数をそれぞれ更に所定点数に加算する。ただし，当該患者について，身体的拘束を実施した日は，看護補助体制充実加算2の例により算定する。
イ　看護補助体制充実加算1
　　補看充1　　　　　　　　　 20点
ロ　看護補助体制充実加算2
　　補看充2　　　　　　　　　 5点

A215～A217　削除

【2024年改定による変更点】
(1)　看護補助体制充実加算1が新設された。**身体的拘束を実施した場合はその理由によらず，「2」を算定する。**
(2)　看護補助体制充実加算1は，①3年以上の看護補助の勤務経験を有する看護補助者を5割以上配置，②看護補助者に必要な能力を示し，育成・評価に活用──等が要件。

(3)　重症度，医療・看護必要度の評価基準が見直され，該当患者割合の基準が変更された。

●青字は旧基準	必要度Ⅰ	必要度Ⅱ
看護補助加算1	5％→4％	4％→3％

→看護補助加算

(1)　看護補助加算は，当該加算を算定できる病棟において，看護補助者の配置基準に応じて算定する。なお，当該病棟において必要最小数を超えて配置している看護職員について，看護補助者とみなして計算することができる。

(2)　看護補助加算を算定する病棟は，次に掲げる身体的拘束を最小化する取組を実施した上で算定する。
ア　入院患者に対し，日頃より身体的拘束を必要としない状態となるよう環境を整える。
イ　身体的拘束を実施するかどうかは，職員個々の判断でなく，当該患者に関わる医師，看護師等，当該患者に関わる複数の職員で検討する（精神病棟を除く）。
ウ　やむを得ず身体的拘束を実施する場合であっても，当該患者の生命及び身体の保護に重点を置いた行動の制限であり，代替の方法が見いだされるまでの間のやむを得ない対応として行われるものであることから，可及的速やかに解除するよう努める。
エ　身体的拘束を実施するに当たっては，次の対応を行う。
　(イ)　実施の必要性等のアセスメント
　(ロ)　患者家族への説明と同意
　(ハ)　身体的拘束の具体的行為や実施時間等の記録
　(ニ)　二次的な身体障害の予防
　(ホ)　身体的拘束の解除に向けた検討
オ　身体的拘束を実施した場合は，解除に向けた検討を少なくとも1日に1度は行う。
　なお，身体的な拘束を実施することを避けるために，**ウ及びエの対応をとらずに家族等に対し付き添いを強要することがあってはならない。**

(3)　夜間75対1看護補助加算は，看護補助加算を算定している病棟において，当該患者が入院した日から起算して20日を限度として所定点数に加算する。なお，みなし看護補助者ではなく，看護補助者の配置を夜勤時間帯に行っている場合にのみ算定できる。

(4)　「注4」に規定する看護補助体制充実加算は，看護職員の負担の軽減及び処遇の改善に資する十分な体制を評価するものである。

(5)　「注4」については，当該患者について，身体的拘束を実施した日は，看護補助体制充実加算1の届出を行っている場合であっても，看護補助体制充実加算2を算定する。この場合において，看護補助体制充実加算2の届出は不要である。なお，この身体的拘束を実施した日の取扱いについては，令和7年6月1日以降より適用する。

（令6保医発0305・4）

A218　地域加算（1日につき）
1　1級地　　　　　　　　　 18点
2　2級地　　　　　　　　　 15点
3　3級地　　　　　　　　　 14点
4　4級地　　　　　　　　　 11点
5　5級地　　　　　　　　　 9点
6　6級地　　　　　　　　　 5点
7　7級地　　　　　　　　　 3点

注　一般職の職員の給与に関する法律（昭和25年法律第95号）第11条の3第1項に規定する人事院規則で定める地域その他の厚生労働大臣

が定める地域〔告示③第8・14, p.1170, 関連通知別紙, p.126〕に所在する保険医療機関に入院している患者〔第1節の入院基本料（特別入院基本料等を含む），第3節の特定入院料又は第4節の短期滞在手術等基本料のうち，地域加算を算定できるものを現に算定している患者に限る〕について，同令で定める級地区分に準じて，所定点数に加算する。

→地域加算
地域加算は，医業経費における地域差に配慮したものであり，人事院規則で定める地域及び当該地域に準じる地域に所在する保険医療機関において，入院基本料又は特定入院料の加算として算定できる。 _{令6保医発0305・4}
（編注） 人事院規則の改正により，2025年4月1日から地域・級地区分が変更されたが，地域加算における区分は当面，従前のままとされた。

別紙1　人事院規則で定める地域及び当該地域に準じる地域

人事院規則9－49第2条に規定する地域

都道府県	地　　域
1　級　地	
東京都	特別区
2　級　地	
茨城県	取手市，つくば市
埼玉県	和光市
千葉県	袖ケ浦市，印西市
東京都	武蔵野市，調布市，町田市，小平市，日野市，国分寺市，狛江市，清瀬市，多摩市
神奈川県	横浜市，川崎市，厚木市
愛知県	刈谷市，豊田市
大阪府	大阪市，守口市
3　級　地	
茨城県	守谷市
埼玉県	さいたま市，志木市
千葉県	千葉市，成田市
東京都	八王子市，青梅市，府中市，東村山市，国立市，福生市，稲城市，西東京市
神奈川県	鎌倉市
愛知県	名古屋市，豊明市
大阪府	池田市，高槻市，大東市，門真市
兵庫県	西宮市，芦屋市，宝塚市
4　級　地	
茨城県	牛久市
埼玉県	東松山市，朝霞市
千葉県	船橋市，浦安市
東京都	立川市
神奈川県	相模原市，藤沢市
三重県	鈴鹿市
京都府	京田辺市
大阪府	豊中市，吹田市，寝屋川市，箕面市，羽曳野市
兵庫県	神戸市
奈良県	天理市
5　級　地	
宮城県	多賀城市
茨城県	水戸市，日立市，土浦市，龍ケ崎市
埼玉県	坂戸市
千葉県	市川市，松戸市，佐倉市，市原市，富津市
東京都	三鷹市，あきる野市
神奈川県	横須賀市，平塚市，小田原市，茅ヶ崎市，大和市
愛知県	西尾市，知多市，みよし市
三重県	四日市市
滋賀県	大津市，草津市，栗東市
京都府	京都市
大阪府	堺市，枚方市，茨木市，八尾市，柏原市，東大阪市，交野市
兵庫県	尼崎市，伊丹市，三田市
奈良県	奈良市，大和郡山市
広島県	広島市
福岡県	福岡市，春日市，福津市
6　級　地	
宮城県	仙台市
茨城県	古河市，ひたちなか市，神栖市
栃木県	宇都宮市，大田原市，下野市
群馬県	高崎市
埼玉県	川越市，川口市，行田市，所沢市，飯能市，加須市，春日部市，羽生市，鴻巣市，深谷市，上尾市，草加市，越谷市，戸田市，入間市，久喜市，三郷市，比企郡滑川町，比企郡鳩山町，北葛飾郡杉戸町
千葉県	野田市，茂原市，東金市，柏市，流山市，印旛郡酒々井町，印旛郡栄町
神奈川県	三浦市，三浦郡葉山町，中郡二宮町
山梨県	甲府市
長野県	塩尻市
岐阜県	岐阜市
静岡県	静岡市，沼津市，磐田市，御殿場市
愛知県	岡崎市，瀬戸市，春日井市，豊川市，津島市，碧南市，安城市，犬山市，江南市，田原市，弥富市，西春日井郡豊山町
三重県	津市，桑名市，亀山市
滋賀県	彦根市，守山市，甲賀市
京都府	宇治市，亀岡市，向日市，木津川市
大阪府	岸和田市，泉大津市，泉佐野市，富田林市，河内長野市，和泉市，藤井寺市，泉南市，阪南市，泉南郡熊取町，泉南郡田尻町，泉南郡岬町，南河内郡太子町
兵庫県	明石市，赤穂市
奈良県	大和高田市，橿原市，香芝市，北葛城郡王寺町
和歌山県	和歌山市，橋本市
香川県	高松市
福岡県	太宰府市，糸島市，糟屋郡新宮町，糟屋郡粕屋町
7　級　地	
北海道	札幌市
宮城県	名取市
茨城県	笠間市，鹿嶋市，筑西市
栃木県	栃木市，鹿沼市，小山市，真岡市
群馬県	前橋市，太田市，渋川市
埼玉県	熊谷市
千葉県	木更津市，君津市，八街市
東京都	武蔵村山市
新潟県	新潟市
富山県	富山市
石川県	金沢市，河北郡内灘町
福井県	福井市
山梨県	南アルプス市
長野県	長野市，松本市，諏訪市，伊那市
岐阜県	大垣市，多治見市，美濃加茂市，各務原市，可児市
静岡県	浜松市，三島市，富士宮市，富士市，焼津市，掛川市，藤枝市，袋井市
愛知県	豊橋市，一宮市，半田市，常滑市，小牧市，海部郡飛島村
三重県	名張市，伊賀市
滋賀県	長浜市，東近江市
兵庫県	姫路市，加古川市，三木市
奈良県	桜井市，宇陀市
岡山県	岡山市
広島県	三原市，東広島市，廿日市市，安芸郡海田町，安芸郡坂町

山口県	周南市
徳島県	徳島市，鳴門市，阿南市
香川県	坂出市
福岡県	北九州市，筑紫野市，糟屋郡宇美町
長崎県	長崎市

備考　この表の「地域」欄に掲げる名称は，平成27年4月1日においてそれらの名称を有する市，町又は特別区の同日における区域によって示された地域を示し，その後におけるそれらの名称の変更又はそれらの名称を有するものの区域の変更によって影響されるものではない。

人事院規則で定める地域に準じる地域

都道府県	地　　域
3　級　地	
東京都	東久留米市
愛知県	大府市
4　級　地	
千葉県	習志野市
東京都	昭島市
神奈川県	愛川町，清川村
5　級　地	
茨城県	阿見町，稲敷市，つくばみらい市
千葉県	八千代市，四街道市
東京都	小金井市，羽村市，日の出町，檜原村
神奈川県	座間市，綾瀬市，寒川町，伊勢原市，秦野市，海老名市
愛知県	東海市，日進市，東郷町
京都府	八幡市
大阪府	島本町，摂津市，四條畷市
兵庫県	川西市，猪名川町
奈良県	川西町，生駒市，平群町
広島県	安芸郡府中町
6　級　地	
宮城県	利府町，七ヶ浜町
茨城県	東海村，那珂市，大洗町，坂東市，境町，五霞町，常総市，利根町，河内町
栃木県	さくら市
群馬県	明和町
埼玉県	八潮市，吉見町，松伏町，幸手市，宮代町，白岡市，蓮田市，桶川市，川島町，蕨市，新座市，富士見市，三芳町，狭山市，鶴ヶ島市，日高市，毛呂山町，越生町，ときがわ町
千葉県	我孫子市，白井市，鎌ケ谷市，大網白里市，長柄町，長南町，香取市
東京都	奥多摩町
神奈川県	逗子市，大磯町，中井町
愛知県	蒲郡市，幸田町，知立市，尾張旭市，長久手市，扶桑町，あま市，蟹江町，愛西市
三重県	東員町，朝日町，川越町，木曽岬町
滋賀県	湖南市，野洲市
京都府	精華町，井手町，城陽市，久御山町，長岡京市，南丹市，宇治田原町，和束町，笠置町
大阪府	松原市，大阪狭山市，高石市，忠岡町，貝塚市，河南町，千早赤阪村，豊能町
奈良県	御所市，葛城市，斑鳩町，上牧町，広陵町，五條市，三郷町
和歌山県	かつらぎ町，紀の川市，岩出市
福岡県	古賀市，久山町
佐賀県	佐賀市
7　級　地	
宮城県	村田町
茨城県	城里町，茨城町，桜川市，石岡市，下妻市，結城市，八千代町，潮来市
栃木県	日光市，芳賀町，上三川町，壬生町，佐野市，野木町
群馬県	伊勢崎市，沼田市，東吾妻町，玉村町，吉岡町，榛東村，桐生市，大泉町，千代田町，みどり市，板倉町
埼玉県	吉見町，嵐山町
千葉県	富里市，山武市，大多喜町，鴨川市
東京都	東大和市，瑞穂町
神奈川県	箱根町，山北町，大井町
富山県	南砺市
石川県	津幡町
山梨県	甲斐市，昭和町，中央市，市川三郷町，北杜市，早川町，南部町，身延町，富士河口湖町
長野県	上田市，筑北村，大町市，長和町，茅野市，下諏訪町，岡谷市，箕輪町，辰野町，南箕輪村，朝日村，木祖村，木曽町，大鹿村，飯田市
岐阜県	土岐市，八百津町，坂祝町，関市，岐南町，笠松町，羽島市，瑞穂市，高山市，御嵩町，海津市
静岡県	小山町，裾野市，長泉町，清水町，函南町，川根本町，島田市，森町，湖西市
愛知県	新城市，東浦町，阿久比町，武豊町，大口町，岩倉市，北名古屋市，清須市，高浜市，稲沢市
三重県	菰野町，いなべ市
滋賀県	米原市，多賀町，愛荘町，日野町，竜王町，高島市
京都府	南山城村
兵庫県	加東市，小野市，稲美町，播磨町，高砂市，加西市
奈良県	山添村，吉野町，明日香村，田原本町，曽爾村，安堵町，河合町
岡山県	備前市
広島県	世羅町，安芸高田市，安芸太田町，竹原市，熊野町，呉市
山口県	岩国市
徳島県	小松島市，勝浦町，松茂町，北島町，藍住町
香川県	綾川町
福岡県	須惠町，志免町，飯塚市，大野城市，那珂川町，篠栗町

備考　この表の「地域」欄に掲げる名称は，平成27年4月1日においてそれらの名称を有する市，町又は村の同日における区域によって示された地域を示し，その後におけるそれらの名称の変更又はそれらの名称を有するものの区域の変更によって影響されるものではない。

別紙2
医療を提供しているが，医療資源の少ない地域

都道府県	二次医療圏	市　町　村
北海道	南檜山	江差町，上ノ国町，厚沢部町，乙部町，奥尻町
	日高	日高町，平取町，新冠町，浦河町，様似町，えりも町，新ひだか町
	宗谷	稚内市，猿払村，浜頓別町，中頓別町，枝幸町，豊富町，礼文町，利尻町，利尻富士町，幌延町
	根室	根室市，別海町，中標津町，標津町，羅臼町
青森県	西北五地域	五所川原市，つがる市，鰺ヶ沢町，深浦町，鶴田町，中泊町
	下北地域	むつ市，大間町，東通村，風間浦村，佐井村
岩手県	岩手中部	花巻市，北上市，遠野市，西和賀町
	気仙	大船渡市，陸前高田市，住田町
	宮古	宮古市，山田町，岩泉町，田野畑村
	久慈	久慈市，普代村，野田村，洋野町
秋田県	県南	大仙市，仙北市，美郷町，横手市，湯沢市，羽後町，東成瀬村
山形県	最上	新庄市，金山町，最上町，舟形町，真室川町，大蔵村，鮭川村，戸沢村
東京都	島しょ	大島町，利島村，新島村，神津島村，三宅村，御蔵島村，八丈町，青ヶ島村，小笠原村

新潟県	魚沼	十日町市，魚沼市，南魚沼市，湯沢町，津南町
	佐渡	佐渡市
石川県	能登北部	輪島市，珠洲市，穴水町，能登町
福井県	奥越	大野市，勝山市
山梨県	峡南	市川三郷町，早川町，身延町，南部町，富士川町
長野県	木曽	木曽郡（上松町，南木曽町，木祖村，王滝村，大桑村，木曽町）
	大北	大町市，北安曇野郡（池田町，松川村，白馬村，小谷村）
岐阜県	飛騨	高山市，飛騨市，下呂市，白川村
愛知県	東三河北部	新城市，設楽町，東栄町，豊根村
滋賀県	湖北	長浜市，米原市
	湖西	高島市
奈良県	南和	五條市，吉野町，大淀町，下市町，黒滝村，天川村，野迫川村，十津川村，下北山村，上北山村，川上村，東吉野村
兵庫県	但馬	豊岡市，養父市，朝来市，香美町，新温泉町
島根県	雲南	雲南市，奥出雲町，飯南町
	隠岐	海士町，西ノ島町，知夫村，隠岐の島町
香川県	小豆	小豆郡（土庄町，小豆島町）
長崎県	五島	五島市
	上五島	小値賀町，新上五島町
	壱岐	壱岐市
	対馬	対馬市
鹿児島県	熊毛	西之表市，熊毛郡（中種子町，南種子町，屋久島町）
	奄美	奄美市，大島郡（大和村，宇検村，瀬戸内町，龍郷町，喜界町，徳之島町，天城町，伊仙町，和泊町，知名町，与論町）
沖縄県	宮古	宮古島市，多良間村
	八重山	石垣市，竹富町，与那国町

上記のほか，離島振興法（昭和28年法律第72号）第2条第1項の規定により離島振興対策実施地域として指定された離島の地域，奄美群島振興開発特別措置法（昭和29年法律第189号）第1条に規定する奄美群島の地域，小笠原諸島振興開発特別措置法（昭和44年法律第79号）第4条第1項に規定する小笠原諸島の地域及び沖縄振興特別措置法（平成14年法律第14号）第3条第三号に規定する離島の地域に該当する地域

A218-2　離島加算（1日につき）　　18点

注　別に厚生労働大臣が定める地域〔告示3第8・18, p.1170〕に所在する保険医療機関に入院している患者〔第1節の入院基本料（特別入院基本料等を含む），第3節の特定入院料又は第4節の短期滞在手術等基本料のうち，離島加算を算定できるものを現に算定している患者に限る〕について，所定点数に加算する。

→離島加算

離島加算は，離島における入院医療の応需体制を確保する必要があることから，別に厚生労働大臣が定める地域に所在する保険医療機関において，入院基本料又は特定入院料の加算として算定できる。
（令6保医発0305・4）

A219　療養環境加算（1日につき）［環境］　25点

注　1床当たりの平均床面積が8m²以上である病室（健康保険法第63条第2項第5号及び高齢者医療確保法第64条第2項第5号に規定する選定療養としての特別の療養環境の提供に係るものを除く）として保険医療機関が地方厚生局長等に届け出た病室に入院している患者〔第1節の入院基本料（特別入院基本料等を含む）又は第3節の特定入院料のうち，療養環境加算を算定できるものを現に算定している患者に限る〕について，所定点数に加算する。〔療養環境加算の施設基準はp.1170〕

→療養環境加算

(1)　特別の療養環境の提供に係る病室については，加算の対象とはならない。

(2)　医師並びに看護師，准看護師及び看護補助者の員数が医療法の定める標準を満たしていない病院では算定できない。
（令6保医発0305・4）

A220　HIV感染者療養環境特別加算（1日につき）
［感染特］

1　個室の場合　　　　　　　　　　　　350点
2　2人部屋の場合　　　　　　　　　　150点

注　HIV感染者療養環境特別加算は，保険医療機関に入院している後天性免疫不全症候群の病原体に感染している患者〔第1節の入院基本料（特別入院基本料等を含む）又は第3節の特定入院料のうち，HIV感染者療養環境特別加算を算定できるものを現に算定している患者に限り，小児療養環境特別加算又は無菌治療室管理加算を算定するものを除く〕について，所定点数に加算する。

→HIV感染者療養環境特別加算

後天性免疫不全症候群の病原体に感染している者については，CD4リンパ球数の値にかかわらず，抗体の陽性反応があれば，患者の希望により特別の設備の整った個室に入室する場合を除き，当該加算を算定する。
（令6保医発0305・4）

A220-2　特定感染症患者療養環境特別加算（1日につき）

1　個室加算　　［個室］　　　　　　　300点
2　陰圧室加算　［陰圧］　　　　　　　200点

注　保険医療機関に入院している次に掲げる感染症の患者及びそれらの疑似症患者であって個室又は陰圧室に入院させる必要性が特に高い患者〔第1節の入院基本料（特別入院基本料等を含む）又は第3節の特定入院料のうち，特定感染症患者療養環境特別加算を算定できるものを現に算定している患者に限る〕について，必要を認めて個室又は陰圧室に入院させた場合に，個室加算又は陰圧室加算として，それぞれ所定点数に加算する。ただし，疑似症患者については，初日に限り所定点数に加算する。

イ　感染症法第6条第3項に規定する二類感染症
ロ　同法第6条第4項に規定する三類感染症
ハ　同法第6条第5項に規定する四類感染症
ニ　同法第6条第6項に規定する五類感染症
ホ　同法第6条第7項に規定する新型インフルエンザ等感染症
ヘ　同法第6条第8項に規定する指定感染症

【2024年改定による主な変更点】

(1)　従前の二類感染症患者療養環境特別加算の名称が**特定感染症患者療養環境特別加算**に変更され，対象患者が，**2類・3類・4類・5類感染症，新型インフルエンザ等感染症，指定感染症，それらの疑似症**の患者に拡大された。

(2) 疑似症の患者については初日のみの算定とされた。
(3) 当該加算は，地域包括ケア病棟入院料などの**特定入院料**（A306～A319）の**包括対象外**となった（別に算定可）。

→**特定感染症患者療養環境特別加算**　　摘要欄 p.1673

(1) 特定感染症患者療養環境特別加算の**個室加算**の対象となる者は，次に掲げる感染症の患者及びそれらの疑似症患者であって，医学的に他者へ感染させるおそれがあると医師が認め，状態に応じて，個室に入院した者である。ただし，疑似症患者については，初日に限り加算する。なお，個室管理を必要とする原因となった感染症について，**診療報酬明細書**の摘要欄に記載する。また，当該加算を算定する場合，当該患者の管理に係る個室が特別の療養環境の提供に係る病室であっても差し支えないが，患者から特別の料金の徴収を行うことはできない。

ア 狂犬病
イ 鳥インフルエンザ（特定鳥インフルエンザを除く）
ウ エムポックス
エ 重症熱性血小板減少症候群（病原体がフレボウイルス属SFTSウイルスであるものに限る）
オ 腎症候性出血熱
カ ニパウイルス感染症
キ ハンタウイルス肺症候群
ク ヘンドラウイルス感染症
ケ インフルエンザ（鳥インフルエンザ及び新型インフルエンザ等感染症を除く）
コ 麻しん
サ メチシリン耐性黄色ブドウ球菌感染症
シ RSウイルス感染症
ス カルバペネム耐性腸内細菌目細菌感染症
セ 感染性胃腸炎（病原体がノロウイルスであるものに限る）
ソ 急性弛緩性麻痺（急性灰白髄炎を除く。病原体がエンテロウイルスによるものに限る）
タ 新型コロナウイルス感染症
チ 侵襲性髄膜炎菌感染症
ツ 水痘
テ 先天性風しん症候群
ト バンコマイシン耐性黄色ブドウ球菌感染症
ナ バンコマイシン耐性腸球菌感染症
ニ 百日咳
ヌ 風しん
ネ ペニシリン耐性肺炎球菌感染症
ノ 無菌性髄膜炎（病原体がパルボウイルスB19によるものに限る）
ハ 薬剤耐性アシネトバクター感染症
ヒ 薬剤耐性緑膿菌感染症
フ 流行性耳下腺炎
ヘ 感染症法第6条第3項に規定する二類感染症
ホ 感染症法第6条第7項に規定する新型インフルエンザ等感染症
マ 感染症法第6条第8項に規定する指定感染症

(2) (1)のサ，ス，ト，ナ，ネ，ハ及びヒについては，症状や所見から当該感染症が疑われ，分離・同定による当該細菌の検出及び薬剤耐性の確認を行い当該感染症と診断した場合に対象となり，単なる保菌者は対象とならない。

(3) 特定感染症患者療養環境特別加算の**陰圧室加算**の対象となる者は，次に掲げる感染症の患者及び当該感染症を疑う患者であって，医師が他者へ感染させるおそれがあると認め，状態に応じて，陰圧室に入院した者である。なお，陰圧室管理を必要とする原因となった感染症について，**診療報酬明細書**の摘要欄に記載する。

ア 鳥インフルエンザ（特定鳥インフルエンザを除く）
イ 麻しん
ウ 新型コロナウイルス感染症
エ 水痘
オ 感染症法第6条第3項に規定する二類感染症
カ 感染症法第6条第7項に規定する新型インフルエンザ等感染症
キ 感染症法第6条第8項に規定する指定感染症

(4) 個室かつ陰圧室である場合には，個室加算及び陰圧室加算を併算定できる。

(5) 陰圧室加算を算定する場合は，結核患者等を収容している日にあっては，病室及び特定区域の陰圧状態を煙管（ベビーパウダー等を用いて空気流の状況を確認する方法で代用可能）又は差圧計等によって点検し，記録をつける。ただし，差圧計はその位置によって計測値が変わることに注意する。差圧計によって陰圧の確認を行う場合，差圧計の動作確認及び点検を定期的に実施する。

(6) 個室加算は，HIV感染者療養環境特別加算，重症者等療養環境特別加算，小児療養環境特別加算及び無菌治療室管理加算と併せて算定できない。

（令6保医発0305・4）（令6.3.29）

事務連絡 特定感染症患者療養環境特別加算
問 2人部屋に1人だけ入院している場合，当該病室を個室として見なし，特定感染症患者療養環境特別加算を算定することは可能か。
答 2人部屋を個室として提供していれば可能。

（平20.3.28，一部修正）

（編注）一般病棟入院基本料，特定機能病院入院基本料（一般病棟又は精神病棟）を算定する場合で，要件を満たせば，A210「2」二類感染症患者入院診療加算と併算定できる。

A221 重症者等療養環境特別加算（1日につき）
重境
1 個室の場合　　　　　　　　　　　300点
2 2人部屋の場合　　　　　　　　　150点
注 別に**厚生労働大臣が定める施設基準**〔告示③第8・19, p.1171〕に適合しているものとして保険医療機関が地方厚生局長等に届け出た病室に入院している重症者等〔第1節の入院基本料（特別入院基本料等を除く）又は第3節の特定入院料のうち，重症者等療養環境特別加算を算定できるものを現に算定している患者に限り，小児療養環境特別加算又は無菌治療室管理加算を算定するものを除く〕について，所定点数に加算する。

→**重症者等療養環境特別加算**

(1) 重症者等療養環境特別加算の対象となる者は，次のいずれかに該当する患者であって，特に医療上の必要から個室又は2人部屋の病床に入院した者である。
ア 病状が重篤であって絶対安静を必要とする患者
イ 必ずしも病状は重篤ではないが，手術又は知的障害のため常時監視を要し，適時適切な看護及び介助を必要とする患者

(2) インキュベーターに収容した新生児又は乳幼児は，加算の対象とならない。

(3) 当該加算の対象となった患者の氏名及び入院日数を記録し，3年間保存しておく。

（令6保医発0305・4）

→**クロイツフェルト・ヤコブ病患者の取扱い**

(1) クロイツフェルト・ヤコブ病の患者が個室に入院した場合には，クロイツフェルト・ヤコブ病の患者本人の希望の有無にかかわらず，治療上の必要から入室したものとみなして，基本的に重症者等療養環境特別

算の対象とする。また，重症者等療養環境特別加算を算定した場合には，特別の料金の徴収を行ってはならない。
〔(2)以下略。告示⑧（p.1591）〕
(平12.11.13 保険発188)

A221-2　小児療養環境特別加算（1日につき）
小環特　　　　　　　　　　　　　　　　　300点

注　治療上の必要があって，保険医療機関において，個室に入院した15歳未満の小児〔第1節の入院基本料（特別入院基本料等を含む）又は第3節の特定入院料のうち，小児療養環境特別加算を算定できるものを現に算定している患者に限り，HIV感染者療養環境特別加算，重症者等療養環境特別加算又は無菌治療室管理加算を算定するものを除く〕について，所定点数に加算する。

→小児療養環境特別加算　　　　　　摘要欄 p.1674
(1) 小児療養環境特別加算の対象となる患者は，次のいずれかの状態に該当する15歳未満の小児患者であって，保険医が治療上の必要から個室での管理が必要と認めたものである。
　ア　麻疹等の感染症に罹患しており，他の患者への感染の危険性が高い患者
　イ　易感染性により，感染症罹患の危険性が高い患者
(2) 当該加算を算定する場合は，(1)のア又はイのいずれに該当するかを診療報酬明細書の摘要欄に記載する。
(3) 当該患者の管理に係る個室が特別の療養環境の提供に係る病室であっても差し支えないが，患者から特別の料金の徴収を行うことはできない。
(令6保医発0305・4)

事務連絡　問　小児療養環境特別加算の対象患者について，「麻疹等の感染症に罹患しており，他の患者への感染の危険性が高い患者」とあるが，具体的にはどのような者が該当するのか。
答　結核，インフルエンザウイルス感染症，ロタウイルス感染症等の他の患者への感染の危険性が高い患者であり，保険医が治療上の必要から個室での管理が必要と認めた患者が該当する。
(令4.3.31)

A222　療養病棟療養環境加算（1日につき）
1　療養病棟療養環境加算1　**療環1**　132点
2　療養病棟療養環境加算2　**療環2**　115点

注　療養病棟であって，別に厚生労働大臣が定める施設基準〔告示③第8・20，p.1171〕に適合しているものとして保険医療機関が地方厚生局長等に届け出た病棟に入院している患者〔第1節の入院基本料（特別入院基本料等を除く）のうち，療養病棟療養環境加算を算定できるものを現に算定している患者に限る〕について，当該基準に係る区分に従い，所定点数に加算する。

→療養病棟療養環境加算
(1) 療養病棟療養環境加算は，長期にわたり療養を必要とする患者に提供される療養環境を総合的に評価したものである。
(2) 患者から特別の料金の徴収を行っている場合には算定できない。
(令6保医発0305・4)

A222-2　療養病棟療養環境改善加算（1日につき）
療改1　**療改2**
1　療養病棟療養環境改善加算1　80点
2　療養病棟療養環境改善加算2　20点

注　療養病棟であって，療養環境の改善につき別に厚生労働大臣が定める施設基準〔告示③第8・20の2，p.1171〕に適合しているものとして保険医療機関が地方厚生局長等に届け出た病棟に入院している患者〔第1節の入院基本料（特別入院基本料等を除く）のうち，療養病棟療養環境改善加算を算定できるものを現に算定している患者に限る〕について，当該基準に係る区分に従い，所定点数に加算する。

→療養病棟療養環境改善加算
(1) 療養病棟療養環境改善加算は，長期にわたり療養を必要とする患者に提供するための療養環境の整備に資する取組みを総合的に評価したものである。
(2) 患者から特別の料金の徴収を行っている場合には算定できない。
(令6保医発0305・4)

A223　診療所療養病床療養環境加算（1日につき）　**診療**　100点

注　診療所の療養病床であって，別に厚生労働大臣が定める施設基準〔告示③第8・21，p.1172〕に適合しているものとして保険医療機関が地方厚生局長等に届け出たものに入院している患者について，所定点数に加算する。

→診療所療養病床療養環境加算
(1) 診療所療養病床療養環境加算は，長期にわたり療養を必要とする患者に提供される療養環境を総合的に評価したものである。
(2) 患者から特別の料金の徴収を行っている場合には算定できない。
(令6保医発0305・4)

A223-2　診療所療養病床療養環境改善加算（1日につき）　**診環改**　35点

注　診療所の療養病床であって，療養環境の改善につき別に厚生労働大臣が定める施設基準〔告示③第8・21の2，p.1172〕に適合しているものとして保険医療機関が地方厚生局長等に届け出たものに入院している患者について，所定点数に加算する。

→診療所療養病床療養環境改善加算
(1) 診療所療養病床療養環境改善加算は，長期にわたり療養を必要とする患者に提供するための療養環境の整備に資する取組みを総合的に評価したものである。
(2) 患者から特別の料金の徴収を行っている場合には算定できない。
(令6保医発0305・4)

A224　無菌治療室管理加算（1日につき）
1　無菌治療室管理加算1　**無菌1**　3,000点
2　無菌治療室管理加算2　**無菌2**　2,000点

注　別に厚生労働大臣が定める施設基準〔告示③第8・21の3，p.1172〕に適合しているものとして保険医療機関が地方厚生局長等に届け出た病室において，治療上の必要があって無菌治療室管理が行われた入院患者〔第1節の入院基本料（特別入院基本料等を除く）又は第3節の特定入院料のうち，無菌治療室管理加算を算定できるものを現に算定している患者に限り，HIV感染者療養環境特別加算，重症者等療養環境特別加算又は小児療養環境特別加算を算定するものを除く〕について，当該基準に係る区分に従い，90日を限度として所定点数に加算する。

→無菌治療室管理加算
(1) 無菌治療室管理加算は，保険医療機関において，白血病，再生不良性貧血，骨髄異形成症候群，重症複合型免疫不全症等の患者に対して，必要があって無菌治療室管理を行った場合に算定する。なお，無菌治療室管理とは，当該治療室において，医師等の立入等の際にも無菌状態が保たれるよう必要な管理をいう。
(2) 当該加算は，一連の治療につき，無菌室に入室した日を起算日として90日を限度として算定する。
(令6保医発0305・4)

A 225　放射線治療病室管理加算（1日につき）
1　治療用放射性同位元素による治療の場合 放室1　　　　　　　　　　　　　　　6,370点
2　密封小線源による治療の場合 放室2　　　2,200点
注1　1については，別に厚生労働大臣が定める施設基準〔告示③第8・21の4(1)，p.1173〕に適合しているものとして保険医療機関が地方厚生局長等に届け出た病室において，治療上の必要があって放射線治療病室管理が行われた入院患者〔第1節の入院基本料（特別入院基本料等を含む）又は第3節の特定入院料のうち，放射線治療病室管理加算を算定できるものを現に算定している患者であって，治療用放射性同位元素による治療が行われたものに限る〕について，所定点数に加算する。
　2　2については，別に厚生労働大臣が定める施設基準〔告示③第8・21の4(2)，p.1173〕に適合しているものとして保険医療機関が地方厚生局長等に届け出た病室において，治療上の必要があって放射線治療病室管理が行われた入院患者〔第1節の入院基本料（特別入院基本料等を含む）又は第3節の特定入院料のうち，放射線治療病室管理加算を算定できるものを現に算定している患者であって，密封小線源による治療が行われたものに限る〕について，所定点数に加算する。

→放射線治療病室管理加算
　放射線治療病室管理加算は，悪性腫瘍の患者に対して，必要な放射線治療病室管理を行った場合に算定する。なお，放射線治療病室管理とは，治療用放射性同位元素あるいは密封小線源による治療を受けている患者を入院させる病室における放射線に係る必要な管理をいう。
(令6保医発0305・4)

A 226　重症皮膚潰瘍管理加算（1日につき）
重皮潰　　　　　　　　　　　　　　　18点
注　別に厚生労働大臣が定める施設基準〔告示③第8・22，p.1173〕を満たす保険医療機関において，重症皮膚潰瘍を有している患者に対して，当該保険医療機関が計画的な医学管理を継続して行い，かつ，療養上必要な指導を行った場合に，当該患者〔第1節の入院基本料（特別入院基本料等を含む）のうち，重症皮膚潰瘍管理加算を算定できるものを現に算定している患者に限る〕について，所定点数に加算する。

→重症皮膚潰瘍管理加算　　　摘要欄 p.1674
(1) 重症皮膚潰瘍管理とは，重症な皮膚潰瘍（Sheaの分類Ⅲ度以上のものに限る）を有している者に対して，計画的な医学管理を継続して行い，かつ，療養上必要な指導を行うことをいう。
(2) 当該加算を算定する場合は，当該患者の皮膚潰瘍がSheaの分類のいずれに該当するかについて，**診療報酬明細書**の摘要欄に記載する。
(令6保医発0305・4)

参考　Sheaの分類

Ⅰ度	紅斑又は表皮の壊死若しくは欠損
Ⅱ度	真皮全層に及ぶ潰瘍（壊死又は欠損）
Ⅲ度	皮下脂肪深層に達するものであって筋膜を超えない潰瘍（壊死又は欠損）
Ⅳ度	筋膜を超えた潰瘍（壊死又は欠損。関節・骨の露出又は壊死を含む）

A 226-2　緩和ケア診療加算（1日につき）
緩和　　　　　　　　　　　　　　　390点
注1　別に厚生労働大臣が定める施設基準〔告示③第8・23(1)，p.1174〕に適合しているものとして地方厚生局長等に届け出た保険医療機関において，緩和ケアを要する患者に対して，必要な診療を行った場合に，当該患者〔第1節の入院基本料（特別入院基本料等を除く）又は第3節の特定入院料のうち，緩和ケア診療加算を算定できるものを現に算定している患者に限る。以下この区分番号において同じ〕について，所定点数に加算する。
　2　医療提供体制の確保の状況に鑑み別に**厚生労働大臣が定める地域**〔告示③別表第6の2，p.1309〕に所在する保険医療機関であって，別に厚生労働大臣が定める施設基準〔告示③第8・23(3)，p.1174〕に適合しているものとして地方厚生局長等に届け出たものにおいては，注1に規定する届出の有無にかかわらず，当該加算の点数に代えて，**緩和ケア診療加算**（特定地域）緩和地域　として，200点を所定点数に加算することができる。
　3　当該患者が15歳未満の小児である場合には，**小児加算** 小緩和 として，100点を更に所定点数に加算する。
　4　別に厚生労働大臣が定める施設基準〔告示③第8・23(4)，p.1174〕を満たす保険医療機関において，緩和ケアを要する患者に対して，緩和ケアに係る必要な栄養食事管理を行った場合には，**個別栄養食事管理加算** 栄養緩和 として，70点を更に所定点数に加算する。

【2024年改定による主な変更点】介護保険施設等に対する助言に携わる時間（原則として月10時間以下）が緩和ケアチームの構成員の専従業務に含まれることが明確化された。
　（編注）「注2」は，医療従事者の確保等が困難かつ医療機関が少ない二次医療圏や離島にある病院（特定機能病院・許可病床400床以上病院・DPC対象病院・一般病棟7対1入院基本料の算定病院を除く）が対象。

→緩和ケア診療加算
(1) 緩和ケア診療加算は，一般病床に入院する悪性腫瘍，後天性免疫不全症候群又は末期心不全の患者のうち，疼痛，倦怠感，呼吸困難等の身体的症状又は不安，抑うつなどの精神症状を持つ者に対して，当該患者の同意に基づき，症状緩和に係るチーム（以下「緩和ケア

（別紙様式3）

緩和ケア実施計画書

氏名（ふりがな）　年齢　ID
生年月日　明・大・昭・平・令　年　月　日　歳
主訴
診断　1）　5）
　　　2）　6）
　　　3）　7）
　　　4）　8）
現病歴　年　月　日
既往歴　年　月　日

身体症状　【重症度】　【症状の性質，分布】
1. 痛み　□なし □軽 □中 □重
2. 呼吸困難　□なし □軽 □中 □重
3. 倦怠感　□なし □軽 □中 □重
4. 発熱　□なし □軽 □中 □重
5. 口渇　□なし □軽 □中 □重
6. 咳・痰　□なし □軽 □中 □重
7. 食欲不振　□なし □軽 □中 □重
8. 嘔気・嘔吐　□なし □軽 □中 □重
9. 腹部膨満感　□なし □軽 □中 □重
10. 便秘　□なし □軽 □中 □重
11. 尿閉，失禁　□なし □軽 □中 □重
12. 浮腫　□なし □軽 □中 □重
13. 栄養障害　□なし □軽 □中 □重
14. その他（具体的に）

身体活動状態　全般　□0. 問題なし　□1. 軽度の症状があるも，軽い労働は可能　□2. 時に介助が必要，一日の半分以上は起きている　□3. しばしば介助が必要，一日の半分以上は臥床している　□4. 常に介助が必要，終日臥床している

歩行　□問題なし □要介助 □不可　　排泄　□問題なし □要介助 □ポータブル □要介助
食事　□問題なし □要介助 □不可　　入浴　□問題なし □要介助

精神状態　【重症度】
1. 不安　□なし □軽 □中 □重
2. 抑うつ　□なし □軽 □中 □重
3. せん妄　□なし □軽 □中 □重
4. 不眠　□なし □軽 □中 □重
5. 眠気　□なし □軽 □中 □重
6. その他（具体的に）

その他の問題
□家族
□経済
□仕事・趣味・交際などの活動や生きがい
□その他

本人の希望　　家族の希望

治療目標（優先順に）①　②　③

緩和治療・検査計画
□薬物療法
□精神療法（カウンセリング，リラクセーション）
□理学・作業療法
□栄養食事管理
□その他

備考

説明日　年　月　日
本人の署名　　家族の署名　（続柄　）
主治医　　　　精神科医
緩和ケア医　　緩和ケア担当看護師
緩和ケア担当薬剤師　（緩和ケア担当管理栄養士）

チーム」という）による診療が行われた場合に算定する。
(2) 末期心不全の患者とは，以下のアからウまでの基準及びエからカまでのいずれかの基準に該当するものをいう。
　ア　心不全に対して適切な治療が実施されている。
　イ　器質的な心機能障害により，適切な治療にかかわらず，慢性的にNYHA重症度分類Ⅳ度の症状に該当し，頻回又は持続的に点滴薬物療法を必要とする状態である。
　ウ　過去1年以内に心不全による急変時の入院が2回以上ある。なお，「急変時の入院」とは，患者の病状の急変等による入院を指し，予定された入院を除く。
　エ　左室駆出率が20％以下である。
　オ　医学的に終末期であると判断される状態である。
　カ　エ又はオに掲げる状態に準ずる場合である。
(3) 緩和ケアチームは，身体症状及び精神症状の緩和を提供することが必要であり，緩和ケアチームの医師は緩和ケアに関する研修を修了した上で診療に当たる。ただし，後天性免疫不全症候群の患者を診療する際には当該研修を修了していなくても当該加算は算定できる。
(4) 緩和ケアチームは初回の診療に当たり，当該患者の診療を担う保険医，看護師及び薬剤師などと共同の上**別紙様式3**（p.132）又はこれに準じた緩和ケア診療実施計画書を作成し，その内容を患者に説明の上交付するとともに，その写しを**診療録等**に添付する。
(5) 当該加算を算定する患者については入院精神療法の算定は週に1回までとする。
(6) 1日当たりの算定患者数は，1チームにつき概ね30人以内とする。ただし，「注2」に規定する点数を算定する場合は，1日当たりの算定患者数は，1チームにつき概ね15人以内とする。
(7) 症状緩和に係るカンファレンスが週1回程度開催されており，緩和ケアチームの構成員及び必要に応じて，当該患者の診療を担当する保険医，看護師などが参加している。
(8) 「注2」に規定する点数は，基本診療料の施設基準等**別表第6の2**（p.1309）に掲げる地域に所在する保険医療機関（特定機能病院，許可病床数が400床以上の病院，DPC対象病院及び一般病棟入院基本料に係る届出において急性期一般入院料1のみを届け出ている病院を除く）の一般病棟において，算定可能である。なお，基本診療料施設基準通知の**別添2**「入院基本料等の施設基準等」**第5の6**（p.1321）の規定により看護配置の異なる病棟ごとに一般病棟入院基本料の届出を行っている保険医療機関においては，一般病棟入院基本料（急性期一般入院料1を除く）を算定している病棟で当該点数を算定できる。
(9) 「注4」に規定する点数は，緩和ケア診療加算を算定している患者について，緩和ケアチームに管理栄養士が参加し，個別の患者の症状や希望に応じた栄養食事管理を行った場合に算定する。
(10) 「注4」に規定する点数を算定する場合は，緩和ケア診療実施計画に基づき実施した栄養食事管理の内容を**診療録等**に記載又は当該内容を記録したものを**診療録等**に添付する。

（令6保医発0305・4）

事務連絡 緩和ケア診療加算
問　過去1年以内に心不全による急変時の入院が2回以上ある場合とは，具体的にはどのような場合が含まれるのか。
答　過去1年以内に，心不全による当該患者の病状の急変等による入院（予定入院を除く）の期間が2回以上ある場合を指し，必ずしも2回以上の入院初日がある必要はない。

なお，当該保険医療機関以外の医療機関における入院であっても当該回数に計上して差し支えない。
(平30.3.30)

A 226-3 有床診療所緩和ケア診療加算（1日につき） 診緩和 250点

注 別に厚生労働大臣が定める施設基準〔告示③第8・23の2，p.1176〕に適合しているものとして地方厚生局長等に届け出た診療所である保険医療機関において，緩和ケアを要する患者に対して，必要な診療を行った場合に，当該患者について，所定点数に加算する。

→有床診療所緩和ケア診療加算
(1) 有床診療所緩和ケア診療加算は，一般病床に入院する悪性腫瘍，後天性免疫不全症候群又は末期心不全の患者のうち，疼痛，倦怠感，呼吸困難等の身体的症状又は不安，抑うつなどの精神症状を持つ者に対して，当該患者の同意に基づき，医師，看護師が共同して緩和ケアに係る診療が行われた場合に算定する。なお，末期心不全の患者については，A 226-2緩和ケア診療加算の(2)の基準に該当するものに限る。
(2) 緩和ケアに従事する医師，看護師は，身体症状及び精神症状の緩和を提供することが必要であり，緩和ケアに従事する医師又は看護師のいずれかは緩和ケアに関する研修を修了している。ただし，後天性免疫不全症候群の患者を診療する際には当該研修を修了していなくても当該加算は算定できる。
(3) 緩和ケアに係る診療に当たり，医師，看護師が共同の上**別紙様式3**（p.132）（主治医，精神科医，緩和ケア医は同一で差し支えない）又はこれに準じた緩和ケア診療実施計画書を作成し，その内容を患者に説明の上交付するとともに，その写しを**診療録等**に添付する。
(4) 当該加算を算定する患者については入院精神療法の算定は週に1回までとする。
(令6保医発0305・4)

参考 有床診療所緩和ケア加算
問 有床診療所入院基本料，有床診療所療養病床入院基本料のいずれにおいても算定できるか。
答 要件を満たせばいずれにおいても算定可。
(平24.4.2 全国保険医団体連合会)

A 226-4 小児緩和ケア診療加算（1日につき） 小児緩和 700点

注1 別に**厚生労働大臣が定める施設基準**〔告示③第8・23の3(1)，p.1176〕に適合しているものとして地方厚生局長等に届け出た保険医療機関において，緩和ケアを要する15歳未満の小児に対して，必要な診療を行った場合に，当該患者〔第1節の入院基本料（特別入院基本料等を除く）又は第3節の特定入院料のうち，小児緩和ケア診療加算を算定できるものを現に算定している患者に限る。以下この区分番号において同じ〕について，所定点数に加算する。この場合において，A 226-2緩和ケア診療加算は別に算定できない。
2 別に**厚生労働大臣が定める施設基準**〔告示③第8・23の3(2)，p.1176〕を満たす保険医療機関において，緩和ケアを要する15歳未満の小児に対して，緩和ケアに係る必要な栄養食事管理を行った場合には，**小児個別栄養食事管理加算** 小栄管 として，70点を更に所定点数に加算する。

【2024年改定により新設】届出医療機関（小児科経験を有する医師及び看護師を含む緩和ケアチーム設置）において，緩和ケアを要する15歳未満の小児患者（悪性腫瘍，後天性免疫不全症候群，末期心不全の患者のうち，疼痛，倦怠感，呼吸困難等の身体的症状又は不安，抑うつなどの精神症状をもつ患者）に対して，必要な診療を行った場合に算定可。緩和ケアに必要な栄養食事管理を行った場合には小児個別栄養食事管理加算（注2）が算定可。

→小児緩和ケア診療加算
(1) 小児緩和ケア診療加算は，一般病床に入院する悪性腫瘍，後天性免疫不全症候群又は末期心不全の15歳未満の小児患者のうち，疼痛，倦怠感，呼吸困難等の身体的症状又は不安，抑うつなどの精神症状を持つ者に対して，当該患者又は家族等の同意に基づき，症状緩和に係るチーム（以下「小児緩和ケアチーム」という）による診療が行われた場合に算定する。
(2) 末期心不全の患者とは，以下のアとイの基準及びウからオまでのいずれかの基準に該当するものをいう。
 ア 心不全に対して適切な治療が実施されている。
 イ 器質的な心機能障害により，適切な治療にかかわらず，慢性的にNYHA重症度分類Ⅳ度の症状に該当し，頻回又は持続的に点滴薬物療法を必要とする状態である。
 ウ 左室駆出率が20％以下である。
 エ 医学的に終末期であると判断される状態である。
 オ ウ又はエに掲げる状態に準ずる場合である。
(3) 小児緩和ケアチームは，身体症状及び精神症状の緩和を提供することが必要であり，小児緩和ケアチームの医師のうち，身体症状及び精神症状の緩和を担当する医師は緩和ケアに関する研修を修了した上で診療に当たる。ただし，後天性免疫不全症候群の患者を診療する際には当該研修を修了していなくても当該加算は算定できる。
(4) 小児緩和ケアチームは初回の診療に当たり，当該患者の診療を担う保険医，看護師及び薬剤師などと共同の上**別紙様式3**（p.132）又はこれに準じた緩和ケア診療実施計画書を作成し，その内容を患者又はその家族等に説明の上交付するとともに，その写しを**診療録等**に添付する。
(5) 小児緩和ケアチームは，必要に応じて家族等に対してもケアを行う。
(6) 当該加算を算定する患者については入院精神療法の算定は週に1回までとする。
(7) 1日当たりの算定患者数は，1チームにつき概ね30人以内とする。
(8) 症状緩和に係るカンファレンスが週1回程度開催されており，小児緩和ケアチームの構成員及び必要に応じて，当該患者の診療を担当する保険医，看護師などが参加している。
(9) 「注2」に規定する点数は，小児緩和ケア診療加算を算定している患者について，小児緩和ケアチームに管理栄養士が参加し，個別の患者の症状や希望に応じた栄養食事管理を行った場合に算定する。
(10) 「注2」に規定する点数を算定する場合は，緩和ケア診療実施計画に基づき実施した栄養食事管理の内容を診療録等に記載又は当該内容を記録したものを**診療録等**に添付する。
(令6保医発0305・4)

A 227 精神科措置入院診療加算（入院初日） 精措 2,500点

注 精神保健及び精神障害者福祉に関する法律（昭和25年法律第123号。以下「精神保健福祉法」という）第29条又は第29条の2に規定する入院

措置に係る患者〔第1節の入院基本料（特別入院基本料等を含む）又は第3節の特定入院料のうち，精神科措置入院診療加算を算定できるものを現に算定している患者に限る〕について，当該措置に係る入院初日に限り所定点数に加算する。

→精神科措置入院診療加算

精神科措置入院診療加算は，措置入院又は緊急措置入院に係る患者について当該入院期間中1回に限り入院初日に限り算定する。ただし，応急入院患者として入院し，入院後措置入院又は緊急措置入院が決定した場合は，当該措置入院又は緊急措置入院が決定した日に算定する。また，この場合にあっては，A228精神科応急入院施設管理加算は算定できない。
（令6保医発0305・4）

事務連絡 問 同一の敷地内にある介護医療院又は介護老人保健施設に退院した場合も自宅等への退院に含まれるという理解でよいか。
答 よい。
（平30.7.10）

A227-2（2024年改定により，精神科措置入院退院支援加算が削除）

A228 精神科応急入院施設管理加算（入院初日）精応 **2,500点**

注 別に厚生労働大臣が定める施設基準〔告示3第8・24，p.1177〕に適合しているものとして地方厚生局長等に届け出た保険医療機関において，精神保健福祉法第33条の6第1項に規定する入院等に係る患者〔第1節の入院基本料（特別入院基本料等を含む）又は第3節の特定入院料のうち，精神科応急入院施設管理加算を算定できるものを現に算定している患者に限る〕について，当該措置に係る入院初日に限り所定点数に加算する。

→精神科応急入院施設管理加算 摘要欄 p.1674

(1) 精神科応急入院施設管理加算の算定の対象となる応急入院患者は，精神保健及び精神障害者福祉に関する法律（昭和25年法律第123号。以下「精神保健福祉法」という）第33条の6第1項に規定する応急入院患者及び精神保健福祉法第34条第1項から第3項までの規定により移送された患者（以下「応急入院患者等」という）であり，その取扱いについては昭和63年4月6日健医発第433号厚生省保健医療局長通知に即して行う。

(2) 当該加算は，入院初日に算定できる。

(3) 応急入院患者等として入院した場合であっても，入院後，精神保健福祉法第29条第1項に規定する措置入院として措置が決定した場合は精神科応急入院施設管理加算は算定できない。なお，応急入院等の後の入院形態の変更については，各都道府県の衛生担当部局との連絡を密にする。

(4) 診療報酬明細書を審査支払機関に提出した後に措置入院が決定した場合にあっては，遅滞なく，精神科応急入院施設管理加算の請求を取り下げる旨を当該保険医療機関が審査支払機関に申し出る。

(5) 精神科応急入院施設管理加算を算定する場合にあっては，応急入院患者等である旨を診療報酬明細書の摘要欄に記載する。
（令6保医発0305・4）

事務連絡 (1) 応急入院は精神科救急への対応の一環として新たに設けられた入院形態であるが，本制度は，入院に当たって，患者本人の同意はもとより保護義務者等の同意が得られないような状況において，専ら医学的判断により入院が決められるものであるので，本制度の運用に当たっては厳に適正な運用が要請されるものであり，応急入院を行うことができる精神病院を都道府県知事が指定するに当たっては，この趣旨を踏まえ十分に審査を行って指定を行われたい。

なお，自傷他害のおそれがある場合には措置入院又は緊急措置入院により対処することが原則であり，また，保護義務者又は扶養義務者の同意が得られる場合には医療保護入院により対処することが原則であることに留意されたい。

(2) 応急入院の対象となる患者について「医療及び保護の依頼があった者」と規定されているが，これは精神障害者の人権尊重という観点に立って，精神病院の職員が院外に出て精神障害者に対して強制的に入院措置を採ってはならないという趣旨のものである。したがって，この場合の「依頼」の主体については，親せき（患者本人の保護義務者又は扶養義務者を除く），知人のほか，保健所，福祉事務所，警察等の行政機関の職員でも差し支えない。

(3) 応急入院の適用が認められる場合について「急速を要し，保護義務者（法第33条第2項に規定する場合にあっては，その者の扶養義務者）の同意を得ることができない場合」と規定されているが，これは，患者を直ちに入院させる必要があって，そのために時間的余裕がなく，入院のために必要となる本人及び保護義務者等の同意を得ることが難しいような場合をいう。したがって，例えば，単身者，身元等が判明しない者などであって，入院のための本人及び保護義務者等の同意を直ちに得ることが難しいような場合にこの適用が認められる。

(4) 応急入院の対象となる患者について「直ちに入院させなければその者の医療及び保護を図る上で著しく支障があると認めたとき」と規定されているが，一般的にいえば，自傷他害のおそれはないが意識障害，昏迷状態等の状態にあり，直ちに入院させなければ患者本人の予後に著しく悪影響を及ぼすおそれがあると判断される場合に適用が認められるものと考えられる。

(5) 応急入院として入院が認められるのは72時間に限られるものであるが，これを経過した後も入院の必要性が予見される場合においては，この期間内にあらかじめ保護義務者（市町村長を含む）又は扶養義務者の同意を得て医療保護入院を行う等所要の手続きを経た上で入院を継続することは差し支えない。

(6) なお，応急入院制度の円滑かつ適正な運用を図る観点から，都道府県知事が応急入院に係る指定病院を指定したときは，速やかに，その名称，所在地等を保健所，福祉事務所，警察機関等の関係機関に連絡する。
（昭63.4.6）

A229 精神科隔離室管理加算（1日につき）精隔 **220点**

注 精神科を標榜する病院である保険医療機関において，入院中の精神障害者である患者に対して，精神保健福祉法第36条第3項の規定に基づいて隔離を行った場合に，当該患者〔第1節の入院基本料（特別入院基本料等を含む）のうち，精神科隔離室管理加算を算定できるものを現に算定している患者に限る〕について，月7日に限り，所定点数に加算する。ただし，同法第33条の6第1項に規定する入院に係る患者について，精神科応急入院施設管理加算を算定した場合には，当該入院中は精神科隔離室管理加算を算定しない。

→精神科隔離室管理加算 摘要欄 p.1674

(1) 精神科隔離室管理加算が算定できる隔離とは，精神保健福祉法第36条第3項の規定に基づいて行われるものをいう。患者の隔離に当たっては，同法第37条第1項の規定に基づき厚生労働大臣が定める基準に従うと

入院料等〔入院基本料等加算〕 A230～A230-3

ともに，隔離を行っている間は1日1回以上診察を行う。
(2) 精神科隔離室管理加算を算定する場合には，その隔離の理由を診療録に記載し，1日1回の診察の内容を診療録に記載する。
(3) 精神保健福祉法第36条第3項に規定する隔離が数日間にわたり連続して行われた場合にあっては，当該隔離の開始日及び終了日についても精神科隔離室管理加算を算定できる。
(4) 隔離時間が12時間以下の場合や患者本人の意思に基づいて隔離を行った場合には算定できない。また，当該加算は，月に7日を超えて算定できない。なお，応急入院中の期間及び精神科措置入院診療加算を算定した日に行った隔離については，当該加算の日数には数えない。
(5) 精神科応急入院施設管理加算を算定した入院患者について，当該応急入院中に行った隔離については，精神科隔離室管理加算は算定できない。ただし，当該応急入院の終了後も措置入院等で入院を継続している場合であって，精神保健福祉法第36条第3項の規定に基づく隔離を行った場合は算定できる。
(6) 精神科措置入院診療加算を算定する同一日に行った隔離については，精神科隔離室管理加算は算定できない。
(7) 当該加算は，「厚生労働大臣の定める入院患者数の基準及び医師等の員数の基準並びに入院基本料の算定方法」に規定する基準に該当する保険医療機関については，算定できない。
（令6保医発0305・4）

A230 精神病棟入院時医学管理加算（1日につき）精医管　5点

注　医師の配置その他の事項につき別に厚生労働大臣が定める施設基準〔告示3第8・25, p.1178〕に適合しているものとして保険医療機関が地方厚生局長等に届け出た精神病棟に入院している患者〔第1節の入院基本料（特別入院基本料等を含む）のうち，精神病棟入院時医学管理加算を算定できるものを現に算定している患者に限る〕について，所定点数に加算する。

→精神病棟入院時医学管理加算

精神病棟においては，総合入院体制加算は算定できず，精神病棟入院時医学管理加算のみを算定する。
（令6保医発0305・4）

A230-2 精神科地域移行実施加算（1日につき）精移　20点

注　別に厚生労働大臣が定める施設基準〔告示3第8・25の2, p.1178〕に適合しているものとして地方厚生局長等に届け出た保険医療機関において，精神病棟における入院期間が5年を超える患者に対して，退院調整を実施し，計画的に地域への移行を進めた場合に，当該保険医療機関の精神病棟に入院した患者〔第1節の入院基本料（特別入院基本料等を含む）又は第3節の特定入院料のうち，精神科地域移行実施加算を算定できるものを現に算定している患者に限る〕について，所定点数に加算する。

→精神科地域移行実施加算

精神科地域移行実施加算は，精神障害者の地域移行支援に係る取組を計画的に進めることにより，当該保険医療機関における入院期間5年を超える入院患者のうち，1年間に5％以上の患者（退院後3月以内に再入院した患者を除く）が退院した実績がある場合に，1年間算定する。
（令6保医発0305・4）

A230-3 精神科身体合併症管理加算（1日につき）精身

1　7日以内　450点
2　8日以上15日以内　300点

注　精神科を標榜する病院であって別に厚生労働大臣が定める施設基準〔告示3第8・25の3(1), p.1179〕に適合しているものとして地方厚生局長等に届け出た保険医療機関において，別に厚生労働大臣が定める身体合併症を有する精神障害者〔告示3別表第7の2, p.135〕である患者に対して必要な治療を行った場合に，当該患者〔第1節の入院基本料（特別入院基本料等を含む）又は第3節の特定入院料のうち，精神科身体合併症管理加算を算定できるものを現に算定している患者に限る〕について，当該疾患の治療開始日から起算して15日を限度として，当該患者の治療期間に応じ，所定点数に加算する。

→精神科身体合併症管理加算　摘要欄 p.1674

(1) 精神科身体合併症管理加算は，精神科を標榜する保険医療機関であって，精神科以外の診療科の医療体制との連携が取られている病棟において，精神病床に入院している身体合併症を併発した精神疾患患者に対して，精神疾患，身体疾患両方について精神科を担当する医師と内科又は外科を担当する医師が協力し，治療が計画的に提供されることを評価したものである。
(2) 当該加算は，当該疾患の治療開始日から15日間に限り算定できるものであり，同一月において同一疾患に対して1回に限り算定できる。また，同一月に複数の身体疾患を発症した場合には，それぞれの疾患について，それぞれの疾患の治療開始日から15日間に限り当該加算を算定することが可能であるが，この場合であっても，同一月内に当該加算を算定できる期間は20日間までとする。なお，複数の身体疾患を同時期に発症した場合であって，当該加算を算定する日が重複する日は，いずれか1つの疾患に係る加算を算定する。
(3) 精神科身体合併症管理加算の「注」に規定する厚生労働大臣が定める身体合併症のうち，肺炎については，抗生物質又はステロイドの投与を要する状態，意識障害については，意識レベルにかかわらず，規定された疾患や手術後によるせん妄状態に準ずる状態である。また，手術又は直達・介達牽引を要する骨折については，骨折の危険性が高い骨粗鬆症であって骨粗鬆症治療剤の注射を要する状態を含むものとする。
(4) 当該加算を算定する場合は，診療報酬明細書の摘要欄に，別に厚生労働大臣が定める身体合併症の患者のいずれに該当するかを記載する。
（令6保医発0305・4）

●告示3　基本診療料の施設基準等
別表第7の2　精神科身体合併症管理加算の対象患者

呼吸器系疾患（肺炎，喘息発作，肺気腫，間質性肺炎の急性増悪，肺塞栓又は気胸）の患者
心疾患（New York Heart Associationの心機能分類のⅢ度，Ⅳ度相当の心不全，虚血性心疾患又はモニター監視を必要とする不整脈）の患者
手術又は直達・介達牽引を要する骨折の患者

脊髄損傷の患者
重篤な内分泌・代謝性疾患（インスリン投与を要する糖尿病，専門医の診療を要する内分泌疾患又は肝硬変に伴う高アンモニア血症）の患者
重篤な栄養障害（Body Mass Index 15未満の摂食障害）の患者
意識障害（急性薬物中毒，アルコール精神障害，電解質異常，代謝性疾患によるせん妄等）の患者
全身感染症（結核，後天性免疫不全症候群，梅毒1期，2期又は敗血症）の患者
中枢神経系の感染症（髄膜炎，脳炎等）の患者
急性腹症（消化管出血，イレウス等）の患者
劇症肝炎又は重症急性膵炎の患者
悪性症候群又は横紋筋融解症の患者
広範囲（半肢以上）熱傷の患者
手術，化学療法若しくは放射線療法を要する状態又は末期の悪性腫瘍の患者
透析導入時の患者
重篤な血液疾患（ヘモグロビン7g／dL以下の貧血又は頻回に輸血を要する状態）の患者
急性かつ重篤な腎疾患（急性腎不全，ネフローゼ症候群又は糸球体腎炎）の患者
手術室での手術を必要とする状態の患者
膠原病（専門医による管理を必要とする状態に限る）の患者
妊産婦である患者
難病の患者に対する医療等に関する法律（平成26年法律第50号）第5条第1項に規定する指定難病の患者〔同法第7条第4項に規定する医療受給者証を交付されているもの（同条第1項各号に規定する特定医療費の支給認定に係る基準を満たすものとして診断を受けたものを含む）に限る〕

事務連絡　問1 同一月に骨折と肺炎など，複数の身体疾患を発症した場合に，精神科身体合併症管理加算をそれぞれの疾患について算定することは可能か。

答 同一月に別に厚生労働大臣が定める身体合併症のうち複数の疾患を発症した場合には，当該加算をそれぞれの疾患について算定することは可能である。ただし，当該加算は急性期の身体疾患の集中的な治療に対する評価であり，同一月内に20日間以上，このような治療が必要な場合は，適切な病棟への転棟等が必要と考えられることから，同一月に算定可能な日数は20日までである。
(平20.3.28，一部改正)

問2 精神科身体合併症管理加算は，対象となる疾患に対し以前から継続して治療が行われている患者については，急性増悪があった場合であっても算定できないのか。

答 当該加算は急性期の身体疾患の集中的な治療に対する評価であることから，急性増悪により集中的治療が必要となった場合には，同一月内に当該加算を算定していないのであれば，算定可能である。
(平20.10.15)

A230-4　精神科リエゾンチーム加算（週1回）
精リエ　**300点**

注 別に厚生労働大臣が定める施設基準〔告示③第8・25の4，p.1179〕に適合しているものとして地方厚生局長等に届け出た保険医療機関において，抑うつ若しくはせん妄を有する患者，精神疾患を有する患者又は自殺企図により入院した患者に対して，当該保険医療機関の精神科の医師，看護師，精神保健福祉士等が共同して，当該患者の精神症状の評価等の必要な診療を行った場合に，当該患者〔第1節の入院基本料（特別入院基本料等を除く）又は第3節の特定入院料のうち，精神科リエゾンチーム加算を算定できるものを現に算定している患者に限る〕について，所定点数に加算する。ただし，A247認知症ケア加算1は別に算定できない。

A231　削除

→**精神科リエゾンチーム加算**　摘要欄 p.1675

(1) 精神科リエゾンチーム加算は，一般病棟におけるせん妄や抑うつといった精神科医療のニーズの高まりを踏まえ，一般病棟に入院する患者の精神状態を把握し，精神科専門医療が必要な者を早期に発見し，可能な限り早期に精神科専門医療を提供することにより，症状の緩和や早期退院を推進することを目的として，精神科医，専門性の高い看護師，薬剤師，作業療法士，精神保健福祉士，公認心理師等多職種からなるチーム（以下「精神科リエゾンチーム」という）が診療することを評価したものである。

(2) 精神科リエゾンチーム加算の算定対象となる患者は，せん妄や抑うつを有する患者，精神疾患を有する患者，自殺企図で入院した患者であり，当該患者に対して精神科医療に係る専門的知識を有した精神科リエゾンチームによる診療が行われた場合に週1回に限り算定する。

(3) 1週間当たりの算定患者数は，1チームにつき概ね30人以内とする。

(4) 精神科リエゾンチームは以下の診療を行う。
　ア　精神科リエゾンチームは初回の診療に当たり，当該患者の診療を担当する保険医，看護師等と共同で**別紙様式29の2**（p.139）又はこれに準じた診療実施計画書を作成し，その内容を患者等に説明した上で**診療録等**に添付する。
　イ　精神症状の評価や診療方針の決定等に係るカンファレンス及び回診が週1回程度実施されており，必要に応じて当該患者の診療を担当する医師，看護師等が参加し，**別紙様式29**（p.137）又はこれに準じた治療評価書を作成し，その内容を患者等に説明した上で**診療録等**に添付する。
　ウ　治療終了時又は退院若しくは転院時に，治療結果の評価を行い，それを踏まえてチームで終了時指導又は退院時等指導を行い，その内容を**別紙様式29**又はこれに準じた治療評価書を作成し，その内容を患者等に説明した上で**診療録等**に添付する。
　エ　退院又は転院後も継続した精神科医療が必要な場合，退院又は転院後も継続できるような調整を行う。紹介先保険医療機関等に対して，診療情報提供書を作成した場合は，当該計画書及び評価書を添付する。

(5) 精神科リエゾンチーム加算を算定した患者に精神科専門療法を行った場合には別に算定できる。

(6) 精神科リエゾンチームは，現に当該加算の算定対象となっていない患者の診療を担当する医師，看護師等からの相談に速やかに応じ，必要に応じて精神状態の評価等を行う。
(令6保医発0305・4)

A231-2　強度行動障害入院医療管理加算（1日につき）　**強行**　**300点**

注 別に厚生労働大臣が定める施設基準〔告示③第8・26(1)，p.1180〕を満たす保険医療機関に入院している患者〔第1節の入院基本料（特別入院基本料等を除く）又は第3節の特定入院料のうち，強度行動障害入院医療管理加算を算定できるものを現に算定している患者に限る〕であって別に厚生労働大臣が定めるもの〔告示③第8・26(2)，p.1180〕に対して必要な治療を行った場合に，所定点数に加算する。

(別紙様式29)

精神科リエゾンチーム治療評価書

作成日　　年　　月　　日

(ふりがな)		性別	ID：	
氏名		(男・女)	病棟：	
生年月日　明・大・昭・平・令　　年　　月　　日（　　歳）				
診断（身体疾患）	1)		2)	
診断（精神疾患）	1)		2)	
実施要件	□ せん妄又は抑うつを有する □ 自殺企図で入院 □ 精神疾患を有する □ その他（　　　　　　　　　　　　　　　　　　）			

＜現症＞

【重症度】

		なし	軽症	中等症	重症
精神症状	不安・焦燥	□なし	□軽症	□中等症	□重症
	抑うつ	□なし	□軽症	□中等症	□重症
	せん妄	□なし	□軽症	□中等症	□重症
	幻覚・妄想	□なし	□軽症	□中等症	□重症
	興奮	□なし	□軽症	□中等症	□重症
	自殺念慮	□なし	□軽症	□中等症	□重症
睡眠障害	不眠	□なし	□軽症	□中等症	□重症
	傾眠	□なし	□軽症	□中等症	□重症
問題行動	徘徊	□なし	□軽症	□中等症	□重症
	暴力行為	□なし	□軽症	□中等症	□重症
	安静保持困難	□なし	□軽症	□中等症	□重症
意識障害		□なし	□軽症	□中等症	□重症
認知機能障害		□なし	□軽症	□中等症	□重症
その他（具体的に）（　　　　　）		□なし	□軽症	□中等症	□重症

【重症度評価】　軽症：入院治療継続に支障がない　　中等症：入院治療継続に支障がでている
　　　　　　　　重症：入院治療継続が困難である

＜その他の状態＞

精神機能の全体的評価（GAF）尺度　　　[　　　　　]　　　(0-100)

身体活動状態　　全般　　□問題なし
　　　　　　　　　　　　□軽度の症状があるも，日常生活動作は自立
　　　　　　　　　　　　□時に介助が必要，1日の半分以上は起きている
　　　　　　　　　　　　□しばしば介助が必要，1日の半分以上臥床している
　　　　　　　　　　　　□常に介助が必要，終日臥床している
　　　　　　　　歩行　　□問題なし　　□要介助　　□不可
　　　　　　　　排泄　　□問題なし　　□要介助　　□ポータブル
　　　　　　　　食事　　□問題なし　　□要介助　　□不可
　　　　　　　　入浴　　□問題なし　　□要介助　　□不可

＜総合評価と今後の方針＞

重症度	具体的な状況	チームでの対応方法
□軽症	精神症状を伴っている	・チーム回診でのフォロー
□中等症	精神症状を伴い，入院治療に影響がでている	・チーム回診でのフォロー　＋　適宜診療 ・精神科専門医療の提供（精神療法，薬物療法等）
□重症	精神症状を伴い，入院治療の継続が困難である	・チーム回診でのフォロー　＋　頻回の診療 ・精神科専門医療の提供（精神療法，薬物療法等）
□最重症	精神症状を伴い，一般病棟では治療継続できない	・精神科病棟での治療を検討

				今後の治療計画
治療評価 （Ⅰ）	薬物療法	□実施	□未実施	
	心理療法	□実施	□未実施	
	ソーシャルワーク	□実施	□未実施	
	心理教育	□実施	□未実施	
	服薬指導	□実施	□未実施	
	作業療法	□実施	□未実施	
	その他	□実施	□未実施	
	退院後も精神科医療（外来など）が継続できるような調整	□実施	□未実施	

治療評価 （Ⅱ）	精神症状	□なし □改善 □不変 □増悪	
	睡眠障害	□なし □改善 □不変 □増悪	
	問題行動	□なし □改善 □不変 □増悪	
	意識障害	□なし □改善 □不変 □増悪	
	認知機能障害	□なし □改善 □不変 □増悪	
	その他（具体的に） （　　　　　　　　）	□なし □改善 □不変 □増悪	
治療評価 （Ⅲ）	精神機能の全体的評価 （GAF）尺度	□なし □改善 □不変 □増悪	
	身体活動状態	□なし □改善 □不変 □増悪	
主治医		精神科医	
看護師		精神保健福祉士	
作業療法士		薬剤師	
公認心理師		（　　　　　　）	
次回の再評価予定日		年　　　月　　　日	
本人・家族への説明日		年　　　月　　　日	

→**強度行動障害入院医療管理加算**　　摘要欄 p.1675

(1) 強度行動障害入院医療管理加算は，医学的管理を要する行為があるが意思の伝達が困難な強度行動障害児（者）に対して，経験を有する医師，看護師等による臨床的観察を伴う専門的入院医療が提供されることを評価したものである。

(2) 強度行動障害入院医療管理加算の対象となる強度行動障害の状態は，基本診療料施設基準通知の別添6の別紙14の2（p.1180）の強度行動障害スコアが10以上及び医療度判定スコアが24以上のものをいう。

（令6保医発0305・4）

A231-3　依存症入院医療管理加算（1日につき）
依存

1　30日以内　　　　　　　　　　　　200点
2　31日以上60日以内　　　　　　　　100点
注　別に厚生労働大臣が定める施設基準〔告示3第8・26の2(1)，p.1181〕に適合しているものとして地方厚生局長等に届け出た保険医療機関に入院している患者〔第1節の入院基本料（特別入院基本料等を除く）又は第3節の特定入院料のうち，依存症入院医療管理加算を算定できるものを現に算定している患者に限る〕であって別に厚生労働大臣が定めるもの〔告示3第8・26の2(2)，p.1181〕に対して必要な治療を行った場合に，入院した日から起算して60日を限度として，当該患者の入院期間に応じ，それぞれ所定点数に加算する。

→**依存症入院医療管理加算**

(1) 依存症入院医療管理加算は，アルコール依存症又は薬物依存症の入院患者に対して，医師，看護師，精神保健福祉士，公認心理師等による依存症に対する集中的かつ多面的な専門的治療の計画的な提供を評価したものであり，入院した日から起算して60日を限度として，当該患者の入院期間に応じて算定する。

(2) 当該加算の対象となるのは，入院治療を要するアルコール依存症患者又は薬物依存症患者に対して，治療プログラムを用いた依存症治療を行った場合であり，合併症の治療のみを目的として入院した場合は算定できない。

(3) 当該加算を算定する場合には，医師は看護師，精神保健福祉士，公認心理師等と協力し，家族等と協議の上，詳細な診療計画を作成する。また，作成した診療計画を家族等に説明の上交付するとともにその写しを診療録に添付する。なお，これにより入院診療計画の基準を満たしたものとされる。

(4) 家族等に対して面接相談等適切な指導を適宜行う。

（令6保医発0305・4）

A231-4　摂食障害入院医療管理加算（1日につき）
摂障

1　30日以内　　　　　　　　　　　　200点
2　31日以上60日以内　　　　　　　　100点
注　別に厚生労働大臣が定める施設基準〔告示3第8・26の3(1)，p.1182〕に適合しているものとして地方厚生局長等に届け出た保険医療機関に入院している患者〔第1節の入院基本料（特別入院基本料等を除く）又は第3節の特定入院料のうち，摂食障害入院医療管理加算を算定できるものを現に算定している患者に限る〕であって別に厚生労働大臣が定めるもの〔告示3第8・26の3(2)，p.1182〕に対して必要な治療を行った場合に，入院した日から起算して60日を限度として，当該患者の入院期間に応じ，それぞれ所定点数に加算する。

→**摂食障害入院医療管理加算**　　摘要欄 p.1675

(1) 摂食障害入院医療管理加算は，摂食障害の患者に対して，医師，看護師，精神保健福祉士，公認心理師及び管理栄養士等による集中的かつ多面的な治療が計画的に提供されることを評価したものである。

(2) 摂食障害入院医療管理加算の算定対象となる患者は，摂食障害による著しい体重減少が認められる者であって，BMI（Body Mass Index）が15未満であるものをいう。

（令6保医発0305・4）

A232　がん拠点病院加算（入院初日）
1　がん診療連携拠点病院加算　がん診
　イ　がん診療連携拠点病院　　　　500点
　ロ　地域がん診療病院　　　　　　300点
2　小児がん拠点病院加算　小児がん　750点
注1　別に厚生労働大臣が定める施設基準〔告示3第8・27(1)(3)，p.1182〕を満たす保険医療機関に，他の保険医療機関等からの紹介により入院した悪性腫瘍と診断された患者〔第1節の入院基本料（特別入院基本料等を除く），第3節の特定入院料又は第4節の短期滞在手術等基本料のうち，がん拠点病院加算を算定できるも

(別紙様式29の2)

精神科リエゾンチーム診療実施計画書

作成日　　年　　月　　日

(ふりがな)		性別	ID：	
氏名		(男・女)	病棟：	
生年月日	明・大・昭・平・令　年　月　日（　歳）			
診断（身体疾患）	1)		2)	
診断（精神疾患）	1)		2)	
実施要件	□ せん妄又は抑うつを有する □ 自殺企図で入院 □ 精神疾患を有する □ その他（　　　　　　　　　　）			

＜現症＞

【重症度】

		なし	軽症	中等症	重症
精神症状	不安・焦燥	□なし	□軽症	□中等症	□重症
	抑うつ	□なし	□軽症	□中等症	□重症
	せん妄	□なし	□軽症	□中等症	□重症
	幻覚・妄想	□なし	□軽症	□中等症	□重症
	興奮	□なし	□軽症	□中等症	□重症
	自殺念慮	□なし	□軽症	□中等症	□重症
睡眠障害	不眠	□なし	□軽症	□中等症	□重症
	傾眠	□なし	□軽症	□中等症	□重症
問題行動	徘徊	□なし	□軽症	□中等症	□重症
	暴力行為	□なし	□軽症	□中等症	□重症
	安静保持困難	□なし	□軽症	□中等症	□重症
意識障害		□なし	□軽症	□中等症	□重症
認知機能障害		□なし	□軽症	□中等症	□重症
その他（具体的に）（　　　　）		□なし	□軽症	□中等症	□重症

【重症度評価】　軽症：入院治療継続に支障がない　中等症：入院治療継続に支障がでている
重症：入院治療継続が困難である

＜その他の状態＞

精神機能の全体的評価（GAF）尺度　[　　　　　　]　(0-100)

身体活動状態　全般　□問題なし
　　　　　　　　　□軽度の症状があるも，日常生活動作は自立
　　　　　　　　　□時に介助が必要，1日の半分以上は起きている
　　　　　　　　　□しばしば介助が必要，1日の半分以上臥床している
　　　　　　　　　□常に介助が必要，終日臥床している
　　　　　歩行　□問題なし　□要介助　□不可
　　　　　排泄　□問題なし　□要介助　□ポータブル
　　　　　食事　□問題なし　□要介助　□不可
　　　　　入浴　□問題なし　□要介助　□不可

＜総合評価と今後の方針＞

重症度	具体的な状況	チームでの対応方法
□軽症	精神症状を伴っている	・チーム回診でのフォロー
□中等症	精神症状を伴い，入院治療に影響がでている	・チーム回診でのフォロー　＋　適宜診療 ・精神科専門医療の提供（精神療法，薬物療法等）
□重症	精神症状を伴い，入院治療の継続が困難である	・チーム回診でのフォロー　＋　頻回の診療 ・精神科専門医療の提供（精神療法，薬物療法等）
□最重症	精神症状を伴い，一般病棟では治療継続できない	・精神科病棟での治療を検討
治療目標	□ せん妄又は抑うつの改善 □ 自殺念慮の消失 □ 精神疾患の治療継続，軽快 □ その他（　　　　　　　　　　　　　　　　　　）	
治療計画（Ⅰ）	□薬物療法　　□抗精神病薬　　　□抗うつ薬　　　□気分安定薬 　　　　　　　□抗不安薬　　　□睡眠薬　　　　□認知症治療薬 　　　　　　　□その他（　　　　　　　） □心理療法　　　　　　　　　　　　□ソーシャルワーク □心理教育　　　　　　　　　　　　□服薬指導 □作業療法　　　　　　　　　　　　□その他（　　　　　　　　　　　）	

治療計画 （Ⅱ）		現　症	短期目標	具体的アプローチ
	精神症状	不安・焦燥		
		抑うつ		
		せん妄		
		幻覚・妄想		
		興奮		
		自殺念慮		
	睡眠障害	（　　　）		
	問題行動	（　　　）		
	意識障害			
	認知機能障害			
	その他（具体的に）			
主治医			精神科医	
看護師			精神保健福祉士	
作業療法士			薬剤師	
公認心理師			（　　　）	
次回の再評価予定日			年　　　月　　　日	
本人・家族への説明日			年　　　月　　　日	

のを現に算定している患者に限る〕について，当該基準に係る区分に従い，入院初日に限り所定点数に加算する。ただし，別に厚生労働大臣が定める施設基準〔告示3第8・27(2), p.1182〕を満たす保険医療機関に，他の保険医療機関等からの紹介により入院した悪性腫瘍と診断された患者について，1のイ又はロの当該加算の点数に代えて，それぞれ300点又は100点を所定点数に加算する。

2　別に厚生労働大臣が定める施設基準〔告示3第8・27(4), p.1182〕を満たす保険医療機関であって，ゲノム情報を用いたがん医療を提供する保険医療機関に入院している患者については，**がんゲノム拠点病院加算**として，250点を更に所定点数に加算する。

【2024年改定による主な変更点】 都道府県がん診療連携拠点病院，特定領域がん診療連携拠点病院，地域がん診療病院が一時的に要件を満たさなくなった場合の「特例型」の医療機関が算定する点数が新設された（「注1」ただし書き）。

→がん拠点病院加算

(1) がん診療の拠点となる病院として，当該加算の対象となる病院は，「がん診療連携拠点病院等の整備について」（令和4年8月1日健発0801第16号厚生労働省健康局長通知）に定めるがん診療連携拠点病院等〔がん診療連携拠点病院〔都道府県がん診療連携拠点病院及び地域がん診療連携拠点病院（いずれも特例型を含む）〕，特定領域がん診療連携拠点病院及び地域がん診療病院（いずれも特例型を含む）〕又は「小児がん拠点病院等の整備について」（令和4年8月1日健発0801第17号厚生労働省健康局長通知）に定める小児がん拠点病院をいう。特定領域がん診療連携拠点病院については，当該特定領域の悪性腫瘍の患者についてのみ，がん拠点病院加算の「1」の「イ」を算定する（以下同じ）。

(2) がん拠点病院加算の「1」の「イ」は，キャンサーボードの設置を含めたがんの集学的治療，緩和ケアの提供，地域医療との連携，専門医師その他の専門の医療従事者の配置，院内がん登録の適切な実施，相談支援センター等の体制を備え，がん診療連携拠点病院として指定された病院を評価したものである。

(3) がん拠点病院加算の「1」の「ロ」は，がんの集学的治療，緩和ケアの提供，地域医療との連携，専門医師その他の専門の医療従事者の配置，院内がん登録の適切な実施，相談支援センター等の体制を備え，地域がん診療病院として指定された病院を評価したものである。

(4) がん拠点病院加算の「2」は，地域における小児がん医療及び支援を提供する中心施設として，キャンサーボードの設置を含めたがんの集学的治療，長期フォローアップ体制，緩和ケアの提供，地域医療との連携，専門医師その他の専門の医療従事者の配置，院内がん登録の適切な実施，相談支援センター，適切な療育環境等の体制を備え，小児がん拠点病院として指定された病院を評価したものである。

(5) 当該加算は，他の保険医療機関又は健康診断を実施した医療機関の医師により，悪性腫瘍の疑いがあるとされた患者（最終的に悪性腫瘍と診断された患者に限る）又は悪性腫瘍と診断された患者であって，これらの保険医療機関等からの紹介により，当該がん診療連携拠点病院，地域がん診療病院又は小児がん拠点病院に入院した患者（小児がん拠点病院に入院した患者については，20歳未満のものに限る）について，当該入院中1回に限り，入院初日に算定する。なお，悪性腫瘍の疑いがあるとされ，入院中に悪性腫瘍と診断された患者については，入院初日に限らず，悪性腫瘍と確定診断を行った日に算定する。

(6) 当該加算の対象患者は，(5)に定める患者であり，別の保険医療機関からの紹介を受け，当該がん診療連携拠点病院，地域がん診療病院又は小児がん拠点病院で通院治療を行った後入院した患者を含む。なお，悪性腫瘍以外の疾患で別の保険医療機関から紹介を受け，当該がん診療連携拠点病院，地域がん診療病院又は小児がん拠点病院において悪性腫瘍と診断された患者は含まれない。

(7) (1)から(3)までの規定に関わらず，がん診療連携拠点病院及び特定領域がん診療連携拠点病院のうち特例型に指定された病院に入院した患者（特定領域がん診療連携拠点病院については，当該特定領域の悪性腫瘍の患者に限る）については，がん拠点病院加算の「1」の「イ」の所定点数に代えて300点を，地域がん診療病院のうち特例型に指定された病院に入院した患者については，がん拠点病院加算の「1」の「ロ」の所定点数に代えて100点を，それぞれ所定点数に加算する。

(8) 「注2」に規定する加算は，がんゲノム医療を牽引

する高度な機能を有する医療機関として，遺伝子パネル検査等の実施及び治療への活用，遺伝性腫瘍等の患者に対する専門的な遺伝カウンセリングの実施，がんゲノム情報に基づく臨床研究・治験の実施等の体制を評価したものであり，がんゲノム医療中核拠点病院又はがんゲノム医療拠点病院において算定する。
(9) がん拠点病院加算を算定した場合は，B 005-6-3がん治療連携管理料は算定できない。
(令6保医発0305・4)

A 233 リハビリテーション・栄養・口腔連携体制加算（1日につき）リ栄口 120点

注 リハビリテーション，栄養管理及び口腔管理を連携・推進する体制につき別に厚生労働大臣が定める施設基準〔告示③第8・27の2, p.1183〕に適合しているものとして保険医療機関が地方厚生局長等に届け出た病棟に入院している患者〔急性期一般入院基本料，特定機能病院入院基本料（一般病棟に限る）又は専門病院入院基本料（7対1入院基本料又は10対1入院基本料に限る）を現に算定している患者に限る〕について，リハビリテーション，栄養管理及び口腔管理に係る計画を作成した日から起算して14日を限度として所定点数に加算する。この場合において，A 233-2栄養サポートチーム加算は別に算定できない。

【2024年改定により新設】 リハビリ・栄養管理・口腔管理の体制を評価。急性期一般入院基本料・特定機能病院入院基本料（一般病棟）・専門病院入院基本料（7対1・10対1）の算定患者について，計画作成日から14日に限り算定可。

→リハビリテーション・栄養・口腔連携体制加算

(1) リハビリテーション・栄養・口腔連携体制加算は，急性期医療において，当該病棟に入院中の患者のADLの維持，向上等を目的に，早期からの離床や経口摂取が図られるよう，リハビリテーション，栄養管理及び口腔管理に係る多職種による評価と計画に基づき，医師，看護師，当該病棟に**専従及び専任**の理学療法士，作業療法士及び言語聴覚士（以下この項において「専従の理学療法士等」という），当該病棟に専任の管理栄養士及びその他必要に応じた他の職種により，以下のアからエまでに掲げる取組を行った場合に，患者1人につきリハビリテーション・栄養管理・口腔管理に係る計画を作成した日から起算して14日を限度に算定できる。ただし，やむを得ない理由により，入棟後48時間を超えて計画を策定した場合においては，当該計画の策定日にかかわらず，入棟後3日目を起算日とする。

ア 当該病棟に入棟した患者全員に対し，原則入棟後48時間以内にADL，栄養状態，口腔状態について**別紙様式7の2**(p.141)又はこれに準ずる様式を用いた評価に基づき，リハビリテーション・栄養管理・口腔管理に係る計画を**別紙様式7の4**(p.142)又はこれに準ずる様式を用いて作成する。なお，リスクに応じた期間で定期的な再評価を実施すること。退棟時においても**別紙様式7の2**又はこれに準ずる様式を用いた評価を行うこと及びリスクに応じた期間で再評価を実施することが望ましい。

イ 入院患者のADL等の維持，向上等に向け，リハビリテーション・栄養管理・口腔管理の評価と計画についてのカンファレンスが定期的に開催されていること。なお，カンファレンスにおいては，必要に応じ，想定される退棟先の環境を踏まえた退棟後に起こり

(別紙様式7の2) 新

リハビリテーション・栄養・口腔連携体制加算及び地域包括医療病棟入院料に係る評価書

バーセルインデックス（Barthel Index）

項目	点数	項目	点数
食事	10・5・0	歩行	15・10・5・0
車椅子からベッドへの移動	15・10・5・0	階段昇降	10・5・0
整容	5・0	着替え	10・5・0
トイレ動作	10・5・0	排便コントロール	10・5・0
入浴	5・0	排尿コントロール	10・5・0
		合計得点（　／100点）	

栄養状態 栄養状態の評価は，GLIM基準を用いて行う。

●栄養スクリーニング
・全ての対象者に対して栄養スクリーニングを実施し，栄養リスクのある症例を特定
・検証済みのスクリーニングツール（例：MUST，NRS-2002，MINA-SFなど）を使用

↓ 栄養リスクあり

●低栄養診断

表現型基準（フェノタイプ基準）			病因基準（エチオロジー基準）	
意図しない体重減少	低BMI	筋肉量減少	食事摂取量減少／消化吸収能低下	疾病負荷／炎症
□＞5％／6ヶ月以内 □＞10％／6ヶ月以上	□＜18.5，70歳未満 □＜20，70歳以上	□筋肉量の減少 ・CTなどの断層画像，バイオインピーダンス分析，DEXAなどによって評価。下腿周囲長などの身体計測値でも代用可。 ・人種に適したサルコペニア診断に用いる筋肉量減少の基準値を使用	□1週間以上，必要栄養量の50％以下の食事摂取量 □2週間以上，様々な程度の食事摂取量減少 □消化吸収に悪影響を及ぼす慢性的な消化管の状態	□急性疾患や外傷による炎症 □慢性疾患による炎症
それぞれの項目で1つ以上に該当			それぞれの項目で1つ以上に該当	

表現型基準と病因基準の両者から1項目以上該当

低栄養と診断

□グレーの欄はGLIMの原著で，日本人のカットオフ値が定められていない項目

●重症度判定

	意図しない体重減少	低BMI	筋肉量減少
重度低栄養と診断される項目	□＞10％，過去6ヵ月以内 □＞20％，過去6ヵ月以上	□高度な減少	□高度な減少

表現型基準の3項目で，より高度な基準値を超えたものが一つでもある場合は重度低栄養と判定され，一つも該当しない場合は中等度低栄養と判定

GLIM基準による判定	□低栄養非該当　□低栄養（□中等度低栄養　□重度低栄養）

※詳細については，日本臨床栄養代謝学会（JSPEN）ホームページ「GLIM基準について」を参照

口腔状態

項目	評価	
歯の汚れ	□なし	□あり
歯肉の腫れ，出血	□なし	□あり
左右両方の奥歯でしっかりかみしめられる	□できる	□できない
義歯の使用	□あり	□なし

うるリスク，転倒リスクを踏まえた転倒防止対策，患者の機能予後，患者が再び実現したいと願っている活動や社会参加等について共有を行う。当該病棟におけるカンファレンスの内容を記録していること。

ウ 適切な口腔ケアを提供するとともに，口腔状態に係る課題（口腔衛生状態の不良や咬合不良等）を認めた場合は必要に応じて当該保険医療機関の歯科医師等と連携する又は歯科診療を担う他の保険医療機関への受診を促す。

エ 指導内容等について，**診療録等**に要点を簡潔に記載する。

(2) 当該病棟の専従の理学療法士等は，当該病棟の患者

(別紙様式7の4) 新

リハビリテーション・栄養・口腔連携体制加算及び地域包括医療病棟入院料に係る計画書

（患者氏名）　　　　　殿

　　　　　　　　　　　　　　　　　　　　　　　　　　　　年　　月　　日

病棟（病室）	
リハビリテーション（離床，ADL動作，排泄に係る内容を含む）	
栄養管理（栄養補給，栄養食事相談，その他の栄養管理上解決すべき課題に関する内容を含む）	
口腔管理（口腔ケアに係る内容を含む）	
歯科医師等への連携の必要性	
その他	

担当者氏名

担当医	看護師	理学療法士	作業療法士	言語聴覚士	管理栄養士

に対し(1)の**ア**から**エ**までの取組を実施するとともに，以下に掲げる疾患別リハビリテーション等の提供等により，全ての入院患者に対するADLの維持，向上等を目的とした指導を行うこととし，疾患別リハビリテーション等の対象とならない患者についても，ADLの維持，向上等を目的とした指導を行う。このため，専従の理学療法士等は1日につき9単位を超えた疾患別リハビリテーション料等の算定はできないものとする。

　ア　H000心大血管疾患リハビリテーション料
　イ　H001脳血管疾患等リハビリテーション料
　ウ　H001-2廃用症候群リハビリテーション料
　エ　H002運動器リハビリテーション料
　オ　H003呼吸器リハビリテーション料
　カ　H004摂食機能療法
　キ　H005視能訓練
　ク　H007障害児（者）リハビリテーション料
　ケ　H007-2がん患者リハビリテーション料
　コ　H007-3認知症患者リハビリテーション料
　サ　H008集団コミュニケーション療法料

(3)　専任の管理栄養士は，(1)の**ア**から**エ**までの取組を実施するとともに，次に掲げる栄養管理を実施すること。

　ア　リハビリテーション・栄養管理・口腔管理に係る計画の作成に当たって，原則入棟後48時間以内に，患者に対面の上，入院前の食生活や食物アレルギー等の確認を行うとともに，GLIM基準を用いた栄養状態の評価を行う。

　イ　週5回以上，食事の提供時間に，低栄養等のリスクの高い患者を中心に食事の状況を観察し，食欲や食事摂取量等の把握を行う。問題があった場合は，速やかに医師，看護師等と共有し，食事変更や食形態の調整等の対応を行う。

　ウ　多職種のカンファレンスにおいて，患者の状態を踏まえ，必要に応じ食事調整（経口摂取・経管栄養の開始を含む）に関する提案を行う。（令6保医発0305・4）

事務連絡　**問1**　A233リハビリテーション・栄養・口腔連携体制加算及びA304地域包括医療病棟入院料において，入棟後，原則48時間以内に評価に基づき，リハビリテーション・栄養管理・口腔管理に係る計画を作成することとなっているが，入院前に，入退院支援部門と連携し，入院時支援の一環として栄養状態の評価を行った場合，その評価に基づき計画作成を行ってよいか。

答　当該病棟の専任の管理栄養士が，入退院支援部門と連携して栄養状態の評価を行った場合は差し支えない。ただし，入院前と患者の状態に変更がある場合は，必要に応じて栄養状態の再評価を行う。

問2　リハビリテーション・栄養・口腔連携体制加算及び地域包括医療病棟入院料「注10」リハビリテーション・栄養・口腔連携加算について，専任の管理栄養士が休み等で不在の場合であって，入棟後48時間以内の患者との対面による確認や週5回以上の食事提供時間の観察等ができない場合についてどのように考えればよいか。

答　専任の管理栄養士が休み等で不在の場合，専任の管理栄養士以外の管理栄養士が実施しても差し支えない。なお，専任の管理栄養士以外が実施する場合は，随時，専任の管理栄養士に確認できる体制を整備しておく。

問3　リハビリテーション・栄養・口腔連携体制加算及び地域包括医療病棟入院料「注10」リハビリテーション・栄養・口腔連携加算について，「週5回以上，食事の提供時間に，低栄養等のリスクの高い患者を中心に食事の状況を観察し，食欲や食事摂取量等の把握を行う」とあるが，1回の食事提供時間に，全ての患者の食事の状況を観察しないといけないのか。また，1日2回行ってもよいか。

答　1回の食事の観察で全ての患者の状況を確認する必要はなく，週5回以上の食事の観察を行う中で計画的に確認できれば差し支えない。また，必要に応じ1日2回行ってもよいが，同日に複数回実施した場合であっても1回として数えること。

問4　リハビリテーション・栄養・口腔連携体制加算及びリハビリテーション・栄養・口腔連携加算の施設基準において，適切なリハビリテーション，栄養管理，口腔管理に係る研修を修了している常勤医師が1名以上勤務していることが求められているが，この「適切なリハビリテーション，栄養管理，口腔管理に係る研修」とは，具体的にどのようなものがあるか。

答　現時点では，日本リハビリテーション医学会が主催する「急性期病棟におけるリハビリテーション診療，栄養管理，口腔管理に係る医師研修会」が該当する。

問5　リハビリテーション・栄養・口腔連携体制加算及びリハビリテーション・栄養・口腔連携加算について，「リハビリテーション，栄養管理及び口腔管理に係る計画を策定した日から14日を限度として算定できる。ただし，やむを得ない理由により，入棟後48時間を超えて計画を策定した場合においては，当該計画の策定日にかかわらず，入棟後3日目を起算日とする」とあるが，初回入棟後に計画を策定した日あるいは初回入棟後3日目のいずれかのうち早い日より14日を経過した後に，入院期間が通算される再入院の患者に対して計画を再度策定した場合であっても算定することは可能か。

答　不可。

問6　リハビリテーション・栄養・口腔連携体制加算，地域

包括医療病棟入院料「注10」リハビリテーション・栄養・口腔連携加算，A308回復期リハビリテーション病棟入院料「1」回復期リハビリテーション病棟入院料1及び「2」回復期リハビリテーション病棟入院料2並びにA319特定機能病院リハビリテーション病棟入院料の施設基準において，「適切な口腔ケアを提供するとともに，口腔状態に係る課題（口腔衛生状態の不良や咬合不良等）を認めた場合は，必要に応じて当該保険医療機関の歯科医師等と連携する又は歯科診療を担う他の保険医療機関への受診を促す体制が整備されている」とされているが，この口腔状態に係る課題の評価の具体的な方法如何。

答 「歯の汚れ」「歯肉の腫れ，出血」「左右両方の奥歯でしっかりかみしめられる」「義歯の使用」について，原則入棟後48時間以内に評価をおこなう。その後，口腔状態の変化に応じて定期的な再評価を行う。評価者は歯科専門職に限らない。なお，評価方法については日本歯科医学会による「入院（所）中及び在宅等における療養中の患者に対する口腔の健康状態の評価に関する基本的な考え方（令和6年3月）」を参考とする。

問7 リハビリテーション・栄養・口腔連携体制加算について，病棟の専従及び専任の理学療法士，作業療法士及び言語聴覚士については1日につき9単位を超えた疾患別リハビリテーション料等の算定をできないこととされているが，当該病棟の専任の理学療法士，作業療法士及び言語聴覚士にかかる疾患別リハビリテーション料の取り扱い如何。

答 当該病棟の専任の理学療法士，作業療法士及び言語聴覚士については，他の病棟での疾患別リハビリテーション料を含めて，1日につき9単位を超えた疾患別リハビリテーション料の算定はできない。

(令6.3.28)

A233-2 栄養サポートチーム加算（週1回）

栄サ **200点**

注1 栄養管理体制その他の事項につき別に厚生労働大臣が定める施設基準〔告示③第8・28(1)，p.1184〕に適合しているものとして地方厚生局長等に届け出た保険医療機関において，栄養管理を要する患者として別に厚生労働大臣が定める患者〔告示③第8・28(2)，p.1184〕に対して，当該保険医療機関の保険医，看護師，薬剤師，管理栄養士等が共同して必要な診療を行った場合に，当該患者〔第1節の入院基本料（特別入院基本料等を除く）又は第3節の特定入院料のうち，栄養サポートチーム加算を算定できるものを現に算定している患者に限る〕について，週1回〔療養病棟入院基本料，結核病棟入院基本料，精神病棟入院基本料又は特定機能病院入院基本料（結核病棟又は精神病棟に限る）を算定している患者については，入院した日から起算して1月以内の期間にあっては週1回，入院した日から起算して1月を超え6月以内の期間にあっては月1回〕（障害者施設等入院基本料を算定している患者については，月1回）に限り所定点数に加算する。この場合において，B001の10入院栄養食事指導料，B001の11集団栄養食事指導料及びB001-2-3乳幼児育児栄養指導料は別に算定できない。

2 医療提供体制の確保の状況に鑑み別に厚生労働大臣が定める地域〔告示③別表第6の2，p.1309〕に所在する保険医療機関であって，別に厚生労働大臣が定める施設基準〔告示③第8・28(4)，p.1184〕に適合しているものとして地方厚生局長等に届け出たものについては，注1に規定する届出の有無にかかわらず，当該加算の点数に代えて，**栄養サポートチーム加算**（特定地域）**栄サ地域**として，**100点**を所定点数に加算することができる。

3 注1の場合において，歯科医師が，注1の必要な診療を保険医等と共同して行った場合は，**歯科医師連携加算** **歯連**として，**50点**を更に所定点数に加算する。

（編注）「注2」は，医療従事者の確保等が困難かつ医療機関が少ない二次医療圏や離島にある病院（特定機能病院・許可病床400床以上病院・DPC対象病院・一般病棟7対1入院基本料の算定病院を除く）が対象。

→栄養サポートチーム加算
摘要欄 p.1675

(1) 栄養サポートチーム加算は，栄養障害の状態にある患者や栄養管理をしなければ栄養障害の状態になることが見込まれる患者に対し，患者の生活の質の向上，原疾患の治癒促進及び感染症等の合併症予防等を目的として，栄養管理に係る専門的知識を有した多職種からなるチーム（以下「栄養サポートチーム」という）が診療することを評価したものである。

(2) 栄養サポートチーム加算は，栄養管理計画を策定している患者のうち，次のアからエまでのいずれかに該当する者について算定できる。
  ア 栄養管理計画の策定に係る栄養スクリーニングの結果を踏まえ，GLIM基準による栄養評価を行い，低栄養と判定された患者
  イ 経口摂取又は経腸栄養への移行を目的として，現に静脈栄養法を実施している患者
  ウ 経口摂取への移行を目的として，現に経腸栄養法を実施している患者
  エ 栄養サポートチームが，栄養治療により改善が見込めると判断した患者

(3) 1日当たりの算定患者数は，1チームにつき概ね30人以内とする。ただし，「注2」に規定する点数を算定する場合，1日当たりの算定患者数は，1チームにつき概ね15人以内とする。

(4) 療養病棟，結核病棟及び精神病棟において，栄養サポートチーム加算は入院日から起算して180日以内に限り算定可能とするが，180日を超えても定期的に栄養サポートチームによる栄養管理を行うことが望ましい。

(5) 栄養サポートチームは，以下の診療を通じ，栄養状態を改善させ，また，必要に応じて経口摂取への円滑な移行を促進することが必要である。
  ア 栄養状態の改善に係るカンファレンス及び回診が週1回程度開催されており，栄養サポートチームの構成員及び必要に応じて，当該患者の診療を担当する保険医，看護師等が参加している。
  イ カンファレンス及び回診の結果を踏まえて，当該患者の診療を担当する保険医，看護師等と共同の上で，**別紙様式5**（p.145）又はこれに準じた栄養治療実施計画を作成し，その内容を患者等に説明の上交付するとともに，その写しを**診療録等**に添付する。
  ウ 栄養治療実施計画に基づいて適切な治療を実施し，適宜フォローアップを行う。
  エ 治療終了時又は退院・転院時に，治療結果の評価を行い，それを踏まえてチームで終了時指導又は退院時等指導を行い，その内容を**別紙様式5**又はこれに準じた栄養治療実施報告書として記録し，その写しを患者等に交付するとともに**診療録等**に添付する。

オ 当該患者の退院・転院時に，紹介先保険医療機関等に対して診療情報提供書を作成した場合は，当該報告書を添付する。
(6) 栄養サポートチームは，以下の診療を通じ，当該保険医療機関における栄養管理体制を充実させるとともに，当該保険医療機関において展開されている様々なチーム医療の連携を図ることが必要である。
　ア 現に当該加算の算定対象となっていない患者の診療を担当する保険医，看護師等からの相談に速やかに応じ，必要に応じて栄養評価等を実施する。
　イ 褥瘡対策チーム，感染制御チーム，緩和ケアチーム，摂食嚥下支援チーム等，当該保険医療機関において活動している他チームとの合同カンファレンスを，必要に応じて開催し，患者に対する治療及びケアの連携に努める。
(7)「注2」に規定する点数は，基本診療料の施設基準等別表第6の2 (p.1309) に掲げる地域に所在する保険医療機関（特定機能病院，許可病床数が400床以上の病院，DPC対象病院及び一般病棟入院基本料に係る届出において急性期一般入院料1のみを届け出ている病院を除く）の一般病棟において，算定可能である。なお，基本診療料施設基準通知の別添2「入院基本料等の施設基準等」第5の6 (p.1144) の規定により看護配置の異なる病棟ごとに一般病棟入院基本料の届出を行っている保険医療機関においては，一般病棟入院基本料（急性期一般入院料1を除く）を算定する病棟で当該点数を算定できる。
(8)「注3」に規定する歯科医師連携加算は，栄養サポートチームに歯科医師が参加し，当該チームとしての診療に従事した場合に，所定点数に加算する。
　なお，栄養サポートチームに参加する歯科医師は，院外の歯科医師であっても差し支えないが，当該チームの構成員として継続的に診療に従事していることが必要である。
（令6保医発0305・4）

事務連絡 栄養サポートチーム加算
問1 「栄養サポートチームが，栄養治療により改善が見込めると判断した患者」とは，例えばどのような患者か。
答 例示としては，以下のような患者が挙げられる。
（例1）脱水状態にある入院直後の患者で，血清アルブミン値は高値を示しているものの，他の指標や背景から明らかに栄養障害があると判断できる者
（例2）これから抗がん剤による治療を開始する患者で，副作用等により当該治療によって栄養障害をきたす可能性が高いと予想される者
（例3）脳卒中を発症して救急搬送された直後の患者で，栄養状態はまだ低下していないが，嚥下障害を認めており，経口摂取が困難となる可能性が高いと予想される者
（例4）集中的な運動器リハビリテーションを要する状態にある患者で，入院中に著しい食欲低下を認めており，栄養治療を実施しなければリハビリテーションの効果が十分に得られない可能性が高いと判断できる者
問2 対象患者の要件として「アルブミン値が3.0g/dL以下」とあるが，従来法（BCG法）ではなく改良BCP法による測定を行っている施設でも同じ条件でいいのか。
答 同じ条件でよい。
問3 栄養サポートチームで行う「終了時指導又は退院時等指導」には，退院後の栄養に関する指導を含むのか。
答 含む。ただし，当該指導は，チームが実施した栄養治療の結果を踏まえ，チーム構成員全員によって行うこと。
問4 栄養サポートチーム加算の算定は週1回とあるが，どの日を算定日としたらよいのか。
答 対象患者をチームで回診した日に算定する。
問5 栄養サポートチーム加算の算定要件に，対象患者に関する栄養治療実施計画の策定とそれに基づくチーム診療とあるが，その計画書の内容や様式については，各医療機関が作成した様式で差し支えないか。
答 通知で示した栄養治療実施計画兼栄養治療実施報告書の様式（別紙様式5）を用いることが望ましいが，当該様式にある全ての項目に関する記載欄が適切に設けられていれば，各医療機関が作成した様式を使用して差し支えない。
問6 栄養サポートチームによる回診の際には，チームを構成する4職種は全員参加しなければ算定できないのか。
答 そのとおり。
問7 栄養サポートチーム加算は，チームが稼働していることについて第三者機関による認定を受けた施設でないと算定が認められないか。
答 そのようなことはない。（平22.3.29，一部修正）
問8 歯科医師連携加算について，栄養サポートチームの構成員として継続的に診療に従事していれば，院外の歯科医師であっても可とされているが，どの程度診療に従事していれば継続的に従事しているものとみなされるか。
答 栄養サポートチームの構成員として，1回／2週以上の頻度で診療に携わっていることが必要。（平28.3.31）

A234 医療安全対策加算（入院初日）
1 医療安全対策加算1 安全1 　　　　　85点
2 医療安全対策加算2 安全2 　　　　　30点

注1 別に厚生労働大臣が定める組織的な医療安全対策に係る施設基準〔告示3第8・29(1)(2)，p.1186〕に適合しているものとして地方厚生局長等に届け出た保険医療機関に入院している患者〔第1節の入院基本料（特別入院基本料等を除く），第3節の特定入院料又は第4節の短期滞在手術等基本料のうち，医療安全対策加算を算定できるものを現に算定している患者に限る〕について，当該基準に係る区分に従い，入院初日に限りそれぞれ所定点数に加算する。
2 医療安全対策に関する医療機関間の連携体制につき別に厚生労働大臣が定める施設基準〔告示3第8・29(3)(4)，p.1186〕に適合しているものとして地方厚生局長等に届け出た保険医療機関（特定機能病院を除く）に入院している患者については，当該基準に係る区分に従い，次に掲げる点数をそれぞれ更に所定点数に加算する。 安全地連1
　安全地連2
イ 医療安全対策地域連携加算1　　50点
ロ 医療安全対策地域連携加算2　　20点

（編注）医療安全対策加算の医療安全管理者（薬剤師，看護師等）の配置は，「1」は専従，「2」は専任。

→医療安全対策加算
(1) 医療安全対策加算は，組織的な医療安全対策を実施している保険医療機関を評価したものであり，当該保険医療機関に入院している患者について，入院期間中1回に限り，入院初日に算定する。
(2) 組織的な医療安全対策とは，医療安全管理部門に所属する医療安全管理者が，医療安全管理委員会と連携しつつ，当該保険医療機関の医療安全に係る状況を把握し，その分析結果に基づいて医療安全確保のための業務改善等を継続的に実施していることをいう。
(3) 医療安全確保のための職員研修を計画的に実施するとともに，医療安全管理者が必要に応じて各部門における医療安全管理の担当者への支援を実施し，その結果を記録していること。
(4)「注2」に掲げる加算は，医療安全対策加算を算定する複数の医療機関が連携し，互いに医療安全対策に

(別紙様式5)

栄養治療実施計画 兼 栄養治療実施報告書

患者氏名		患者ID		性：男・女	年齢 　　　歳		入院日	年　月　日
病棟		主治医		NST患者担当者			初回回診日	年　月　日
NST回診実施者名	医師		看護師		薬剤師		管理栄養士	
NST回診実施者名	歯科医師 歯科衛生士		臨床検査技師		PT・OT・ST MSWほか		NST専従者 氏名	
現疾患			褥瘡	なし あり（　　）	嚥下障害	なし あり（　　）	前回回診日	年　月　日
その他の合併疾患※1			感染症	なし あり（　　）	社会的問題点	なし あり（　　）	回診日	年　月　日
身長	cm	現体重	浮腫 有□無□ kg	BMI：	標準体重 (BMI=22)	kg	通常時体重	kg

栄養評価	主観的栄養評価	アルブミン (g/dL)	リンパ球数 (/mm³)	ヘモグロビン (g/dL)	中性脂肪 (mg/dL)	トランスサイレチン (TTR：プレアルブミン) (mg/dL)		総合評価 (栄養障害の程度)
	良・普通・悪	検査日　月　日	検査日　月　日	検査日　月　日	検査日　月　日	検査日　月　日		良・軽度・中等度・高度
前回との比較	改善・不変・増悪	改善・不変・増悪	改善・不変・増悪	改善・不変・増悪	改善・不変・増悪	改善・不変・増悪		改善・不変・増悪

栄養管理法

経口栄養	□ 普通食　□ 該当無し □ 咀嚼困難食 □ 嚥下調整食　学会分類コード：（　） □ 濃厚流動食・経腸栄養剤	経腸栄養※2	□ 該当無し □ 経鼻 □ 胃瘻（　　） □ 腸瘻（　　）	経静脈栄養	□ 末梢静脈栄養　□ 該当無し □ 中心静脈栄養 （鎖骨下・ソケイ部・PICC・リザーバー）
栄養投与法の推移（前回との比較） （例：経腸栄養→経口栄養、経口栄養→中心静脈栄養）		□無		（　　　　）→（　　　　）	

投与組成・投与量（該当無しの場合□にチェックを入れること）

	水分量 (mL／日)	エネルギー (kcal／日)	たんぱく質・アミノ酸 (g／日)				
前回栄養管理プラン※3	□無	□無	□無	□無	□無	□無	□無
実投与量	□無	□無	□無	□無	□無	□無	□無
投与バランス※4	□無	□無	□無	□無	□無	□無	□無
新規栄養管理プラン	□無	□無	□無	□無	□無	□無	□無
栄養管理上の注意点・特徴※5							

活動状況・評価

他チームとの連携状況	摂食嚥下支援チーム （あり　なし）	褥瘡対策チーム （あり　なし）	感染制御チーム （あり　なし）	緩和ケアチーム （あり　なし）	その他のチーム （　　チーム）
治療法の総合評価※6 【　】 ①改善 ②不変 ③増悪	【評価項目】※7 1. 身体的栄養評価：　改善度　5・4・3・2・1（改善項目：　　） 2. 血液学的栄養評価：改善度　5・4・3・2・1（改善項目：　　） 3. 摂食・嚥下状態：　改善度　5・4・3・2・1 4. 褥瘡：　　　　　　改善度　5・4・3・2・1 5. 感染・免疫力：　　改善度　5・4・3・2・1 6. 7.			コメント※8　【入院中・転院・退院】：	

※1：褥瘡・嚥下障害・感染症以外で、栄養管理に際して重要と思われる疾患を優先的に記載すること。
※2：投与速度と形状（半固形化の有無など）を含めて記載すること。
※3：初回時には記載を要しない。
※4：必要に応じ患者及び家族等に確認し，提供している食事・薬剤のみではなく，間食等の状況を把握した上で，体内へ入った栄養量を記載するよう努めること。
※5：栄養管理の上で特に注意を要する点や特徴的な点を記載すること。
※6：栄養療法による効果判定を総合的に行うこと。【　】内には、①～③のいずれかを記載すること。
※7：評価項目中変化があった項目を選択し，程度を「5：極めて改善」「4：改善」「3：不変」「2：やや悪化」「1：悪化」の5段階で記載すること。また、改善項目の詳細も記載すること。なお、必要に応じて項目を追加しても構わない。
※8：治療評価時の状況として「入院中」「転院」「退院」のうちいずれか一つを選択し、栄養治療の効果についての補足事項や詳細を記載すること。特に、「転院」又は「退院」の場合にあっては、患者及び家族に対して今後の栄養管理の留意点等（在宅での献立を含む）について丁寧な説明を記載するとともに、転院先又は退院先で当該患者の栄養管理を担当する医師等に対し、治療継続の観点から情報提供すべき事項について記載すること。

関する評価を行っている場合に算定する。

(令6保医発0305・4)

A234-2 感染対策向上加算（入院初日）
1 感染対策向上加算1　感向1　　710点
2 感染対策向上加算2　感向2　　175点
3 感染対策向上加算3　感向3　　 75点

注1 組織的な感染防止対策につき別に厚生労働大臣が定める施設基準〔告示3第8・29の2(1)～(3)，p.1187〕に適合しているものとして地方厚生局長等に届け出た保険医療機関に入院している患者〔第1節の入院基本料（特別入院基本料等を除く），第3節の特定入院料又は第4節の短期滞在手術等基本料のうち，感染対策向上加算を算定できるものを現に算定している患者に限る〕について，当該基準に係る区分に従い，入院初日に限り（3については，入院初日及び入院期間が90日を超えるごとに1回）それぞれ所定点数に加算する。

2 感染対策向上加算1を算定する場合につ

いて，感染症対策に関する医療機関間の連携体制につき別に厚生労働大臣が定める施設基準〔告示3第8・29の2(4)，p.1188〕に適合しているものとして地方厚生局長等に届け出た保険医療機関に入院している患者については，**指導強化加算**〔感指〕として，**30点**を更に所定点数に加算する。

3　感染対策向上加算2又は感染対策向上加算3を算定する場合について，感染症対策に関する医療機関間の連携体制につき別に厚生労働大臣が定める施設基準〔告示3第8・29の2(5)，p.1188〕に適合しているものとして地方厚生局長等に届け出た保険医療機関に入院している患者については，**連携強化加算**〔感連〕として，**30点**を更に所定点数に加算する。

4　感染対策向上加算2又は感染対策向上加算3を算定する場合について，感染防止対策に資する情報を提供する体制につき別に厚生労働大臣が定める施設基準〔告示3別表第8・29の2(6)，p.1188〕に適合しているものとして地方厚生局長等に届け出た保険医療機関に入院している患者については，**サーベイランス強化加算**〔感サ〕として，**3点**を更に所定点数に加算する。

5　感染対策向上加算を算定する場合について，抗菌薬の使用状況につき別に厚生労働大臣が定める施設基準〔告示3第8・29の2(7)，p.1188〕に適合しているものとして地方厚生局長等に届け出た保険医療機関に入院している患者については，**抗菌薬適正使用体制加算**〔抗菌適〕として，**5点**を更に所定点数に加算する。

【2024年改定による主な変更点】
(1) 加算1・2については，都道府県知事の指定を受けている**第一種協定指定医療機関**であることが要件とされ，加算3については同・**第一種協定指定医療機関**又は**第二種協定指定医療機関**であることが要件とされた。
(2) 介護保険施設等から求められた場合に，当該施設等に赴いて**感染対策に関する助言**を行うこと及び**院内研修を合同で開催**することが望ましいとされた。
(3) 介護保険施設等に対する**助言に携わる時間（原則として月10時間以下）**が，感染制御チームの構成員の専従業務に含まれることが明確化された。
(4) 【新設】「注5」**抗菌薬適正使用加算**：①抗菌薬使用状況をモニタリングするサーベイランスに参加，②直近6か月の外来で使用した抗菌薬のうちAccess抗菌薬の使用比率が60％以上又は①のサーベイランス参加病院・有床診療所全体の上位30％以内――の届出医療機関で算定可。

→感染対策向上加算　摘要欄 p.1675

(1) 感染対策向上加算は，第2部「通則7」に規定する院内感染防止対策を行った上で，更に院内に感染制御チームを設置し，院内感染状況の把握，抗菌薬の適正使用，職員の感染防止等を行うことによる医療機関の感染防止対策の実施や地域の医療機関等が連携して実施する感染症対策の取組，新興感染症の発生時等に都道府県等の要請を受けて感染症患者を受け入れる体制等の確保を評価するものであり，当該保険医療機関に入院している患者について，感染対策向上加算1及び感染対策向上加算2は入院初日，感染対策向上加算3は入院初日及び入院期間が90日を超えるごとに1回算定する。90日を超えるごとの計算は，入院日から起算して91日目，181日目等と計算する。なお，ここでいう入院とは，第2部「通則5」に規定する入院期間中の入院のことをいい，感染対策向上加算1及び2については入院期間が通算される再入院の場合は算定できず，感染対策向上加算3については通算した入院期間から算出し算定する。

(2) 感染制御チームは以下の業務を行うものとする。
ア　感染制御チームは，1週間に1回程度，定期的に院内を巡回し，院内感染事例の把握を行うとともに，院内感染防止対策の実施状況の把握・指導を行う。また，院内感染事例，院内感染の発生率に関するサーベイランス等の情報を分析，評価し，効率的な感染対策に役立てる。院内感染の増加が確認された場合には病棟ラウンドの所見及びサーベイランスデータ等を基に改善策を講じる。巡回，院内感染に関する情報を記録に残す。
イ　感染制御チームは微生物学的検査を適宜利用し，抗菌薬の適正使用を推進する。感染対策向上加算1及び感染対策向上加算2の届出を行っている保険医療機関にあっては，バンコマイシン等の抗MRSA薬及び広域抗菌薬等の使用に際して届出制又は許可制をとり，投与量，投与期間の把握を行い，臨床上問題となると判断した場合には，投与方法の適正化をはかる。感染対策向上加算3の届出を行っている保険医療機関にあっては，感染対策向上加算1を算定する他の保険医療機関又は地域の医師会とのカンファレンス等により助言を受け，適切に抗MRSA薬及び広域抗菌薬等が使用されているか確認する。
ウ　感染制御チームは院内感染対策を目的とした職員の研修を行う。また院内感染に関するマニュアルを作成し，職員がそのマニュアルを遵守していることを巡回時に確認する。
エ　感染制御チームは緊急時に地域の医療機関同士が速やかに連携して各医療機関の対応への支援がなされるよう，日常的な相互の協力関係を築く。なお，その際，感染対策向上加算1の届出を行っている保険医療機関の感染制御チームが中心的な役割を担う。
オ　感染制御チームは保健所や地域の医師会と適切な連携体制を構築する。

(3) 「注2」に規定する指導強化加算は，感染対策向上加算1の届出を行っている保険医療機関が感染対策向上加算2，感染対策向上加算3又はA000の「注11」若しくはA001の「注15」外来感染対策向上加算を算定する他の保険医療機関に対し，院内感染対策等に係る助言を行っている場合に算定する。

(4) 「注3」に規定する連携強化加算は，感染対策向上加算2又は感染対策向上加算3の届出を行っている保険医療機関が，感染対策向上加算1の届出を行っている保険医療機関に対し，感染症の発生状況，抗菌薬の使用状況等について報告を行っている場合に算定する。

(5) 「注4」に規定するサーベイランス強化加算は，感染対策向上加算2又は感染対策向上加算3を算定する保険医療機関が，院内感染対策サーベイランス（JANIS），感染対策連携共通プラットフォーム（J-SIPHE）等，地域や全国のサーベイランスに参加している場合に算定する。

(6) 「注5」に規定する抗菌薬適正使用体制加算は，感染対策向上加算を算定する保険医療機関が，抗菌薬の使用状況のモニタリングが可能なサーベイランスに参加し，入院中の患者以外の患者に使用する抗菌薬のうちAccess抗菌薬に分類されるものの使用比率が60％以

上又は当該サーベイランスに参加する病院又は有床診療所全体の上位30％以内である場合に算定する。
（令6保医発0305・4）

A234-3　患者サポート体制充実加算（入院初日）　患サポ　70点

注　患者に対する支援体制につき別に厚生労働大臣が定める施設基準〔告示3第8・29の3，p.1195〕に適合しているものとして地方厚生局長等に届け出た保険医療機関に入院している患者〔第1節の入院基本料（特別入院基本料等を除く），第3節の特定入院料又は第4節の短期滞在手術等基本料のうち，患者サポート体制充実加算を算定できるものを現に算定している患者に限る〕について，入院初日に限り所定点数に加算する。

→患者サポート体制充実加算
(1)　患者サポート体制充実加算は，医療従事者と患者との対話を促進するため，患者又はその家族等（以下この項において「患者等」という）に対する支援体制を評価したものであり，当該保険医療機関に入院している患者について，入院期間中1回に限り，入院初日に算定する。
(2)　当該保険医療機関に相談支援窓口を設置し，患者等からの疾病に関する医学的な質問並びに生活上及び入院上の不安等に関する相談について懇切丁寧に対応する。
(3)　医療従事者と患者等との良好な関係を築くため，患者支援体制が整備されている。
(4)　A232がん拠点病院加算を算定している場合は算定できない。
（令6保医発0305・4）

A234-4　重症患者初期支援充実加算（1日につき）　重支　300点

注　特に重篤な患者及びその家族等に対する支援体制につき別に厚生労働大臣が定める施設基準〔告示3第8・29の4，p.1197〕に適合しているものとして地方厚生局長等に届け出た保険医療機関に入院している患者（第3節の特定入院料のうち，重症患者初期支援充実加算を算定できるものを現に算定している患者に限る）について，入院した日から起算して3日を限度として所定点数に加算する。

→重症患者初期支援充実加算　摘要欄 p.1675
(1)　重症患者初期支援充実加算は，集中治療領域において，患者の治療に直接関わらない専任の担当者（以下「入院時重症患者対応メディエーター」という）が，特に重篤な状態の患者の治療を行う医師・看護師等の他職種とともに，当該患者及びその家族等に対して，治療方針・内容等の理解及び意向の表明を支援する体制を評価したものであり，当該保険医療機関に入院している患者について，入院した日から起算して3日を限度として算定できる。なお，ここでいう入院した日とは，当該患者が当該加算を算定できる治療室に入院又は転棟した日のことをいう。
(2)　入院時重症患者対応メディエーターは，以下の業務を行うものとする。
　ア　当該患者及びその家族等の同意を得た上で，当該患者及びその家族等が治療方針及びその内容等を理解し，当該治療方針等に係る意向を表明することを，当該患者の治療を行う医師・看護師等の他職種とともに，支援を行う。
　イ　当該患者及びその家族等に対して支援を行うに当たっては，支援の必要性が生じてから可能な限り早期に支援が開始できるよう取り組む。
　ウ　当該患者及びその家族等の心理状態に配慮した環境で支援を行う。
　エ　当該患者及びその家族等に対して実施した支援の内容及び実施時間について診療録等に記載する。
（令6保医発0305・4）

事務連絡　問　重症患者初期支援充実加算について，「入院した日とは，当該患者が当該加算を算定できる治療室に入院又は転棟した日のことをいう」とあるが，当該加算を算定できる病室に入院後，当該加算を算定できない病棟又は病室に転棟し，再度当該加算を算定できる病室に入室した場合，起算日についてどのように考えればよいか。
答　重症患者初期支援充実加算を算定できる病室に最初に入室した日を起算日とする。
（令4.3.31）

A234-5　報告書管理体制加算（退院時1回）　報管　7点

注　組織的な医療安全対策の実施状況の確認につき別に厚生労働大臣が定める施設基準〔告示3第8・29の5，p.1197〕に適合しているものとして地方厚生局長等に届け出た保険医療機関に入院している患者であって，当該入院中に第4部画像診断又は第13部病理診断に掲げる診療料を算定したもの〔第1節の入院基本料（特別入院基本料等を除く）又は第3節の特定入院料のうち，報告書管理体制加算を算定できるものを現に算定している患者に限る〕について，退院時1回に限り，所定点数に加算する。

A235　削除

→報告書管理体制加算
(1)　報告書管理体制加算は，医療機関全体の医療安全の一環として行われる，画像診断報告書・病理診断報告書（以下この項において「報告書」という）の確認漏れによる診断又は治療開始の遅延を防止する取組を評価するものであり，当該保険医療機関に入院している患者であって，第4部画像診断又は第13部病理診断に掲げる診療料を算定するものについて，退院時1回に限り算定する。
(2)　組織的な報告書管理とは，画像診断部門，病理診断部門又は医療安全管理部門に所属する報告書確認管理者が，医療安全管理対策委員会と連携し，当該保険医療機関内の報告書の確認漏れによる診断及び治療開始の遅れを防止する取組に係る状況を把握するとともに，当該保険医療機関内に報告書確認対策チームを設置し，当該チームが，報告書管理のための支援や業務改善等を継続的に実施していることをいう。
（令6保医発0305・4）

事務連絡　問　報告書管理体制加算について，「入院中に第4部画像診断又は第13部病理診断に掲げる診療料を算定したものについて，退院時1回に限り，所定点数に加算する」こととされているが，第4部画像診断又は第13部病理診断の費用が包括されている入院料等を算定する患者についても，画像診断又は病理診断を実施し，その他の要件を満たす場合には，当該加算を算定可能か。
答　算定可能。
（令4.6.22）

A236　褥瘡ハイリスク患者ケア加算（入院中1回）　褥ハイ　500点

注1　別に厚生労働大臣が定める施設基準〔告

示③第8・30(1), p.1198〕に適合しているものとして地方厚生局長等に届け出た保険医療機関に入院している患者〔第1節の入院基本料（特別入院基本料等を除く）又は第3節の特定入院料のうち，褥瘡ハイリスク患者ケア加算を算定できるものを現に算定している患者に限る〕について，重点的な褥瘡ケアを行う必要を認め，計画的な褥瘡対策が行われた場合に，入院中1回に限り，所定点数に加算する。

2　医療提供体制の確保の状況に鑑み別に厚生労働大臣が定める地域〔告示③別表第6の2, p.1309〕に所在する保険医療機関であって，別に厚生労働大臣が定める施設基準〔告示③第8・30(3), p.1198〕に適合しているものとして地方厚生局長等に届け出たものについては，注1に規定する届出の有無にかかわらず，当該加算の点数に代えて，**褥瘡ハイリスク患者ケア加算**（特定地域）|褥ハ地域|として，250点を所定点数に加算することができる。

【2024年改定による主な変更点】介護保険施設等に対する助言に携わる時間（原則として月10時間以下）が，褥瘡管理者の専従業務に含まれることが明確化された。

→褥瘡ハイリスク患者ケア加算　　　　　　摘要欄 p.1675
(1) 褥瘡ハイリスク患者ケア加算は，別に厚生労働大臣が定める施設基準に適合しているものとして届け出た保険医療機関に入院している患者であって，当該加算の要件を満たすものについて算定する。
(2) 褥瘡ハイリスク患者ケア加算は，褥瘡ケアを実施するための適切な知識・技術を有する専従の褥瘡管理者が，褥瘡予防・管理が難しく重点的な褥瘡ケアが必要な患者に対し，適切な褥瘡予防・治療のための予防治療計画に基づく総合的な褥瘡対策を継続して実施した場合，当該入院期間中1回に限り算定する。なお，当該加算は，第2部「通則5」に規定する入院期間が通算される再入院であっても別に算定できる。
(3) 褥瘡予防・管理が難しく重点的な褥瘡ケアが必要な患者とは，ベッド上安静であって，次に掲げるものをいう。
ア　ショック状態のもの
イ　重度の末梢循環不全のもの
ウ　麻薬等の鎮痛・鎮静剤の持続的な使用が必要であるもの
エ　6時間以上の全身麻酔下による手術を受けたもの
オ　特殊体位による手術を受けたもの
カ　強度の下痢が続く状態であるもの
キ　極度の皮膚の脆弱（低出生体重児，GVHD，黄疸等）であるもの
ク　皮膚に密着させる医療関連機器の長期かつ持続的な使用が必要であるもの
ケ　褥瘡に関する危険因子（病的骨突出，皮膚湿潤，浮腫等）があって既に褥瘡を有するもの
(4) 「注2」に規定する点数は，基本診療料の施設基準等**別表第6の2**（p.1309）に掲げる地域に所在する保険医療機関（特定機能病院，許可病床数が400床以上の病院，DPC対象病院及び一般病棟入院基本料に係る届出において急性期一般入院料1のみを届け出ている病院を除く）の一般病棟において，算定可能である。なお，基本診療料施設基準通知の**別添2**「入院基本料等の施設基準等」第5の6（p.1321）の規定により看護配置の異なる病棟ごとに一般病棟入院基本料の届出を行っている保険医療機関においては，一般病棟入院基本料（急性期一般入院料1を除く）を算定する病棟で当該点数を算定できる。
(5) 「注2」に規定する点数を算定する場合は，褥瘡管理者は，褥瘡リスクアセスメント票・褥瘡予防治療計画書に基づき実施した褥瘡ケアの内容を**診療録等**に記載する。
(令6保医発0305・4)

|事務連絡| 褥瘡ハイリスク患者ケア加算
問1　対象患者に「皮膚に密着させる医療関連機器の長期かつ持続的な使用」が追加されたが，「長期かつ持続的」とは具体的にどれくらいの期間を指すのか。
答　医療関連機器を1週間以上持続して使用する者が対象となる。なお，医療関連機器を1週間以上持続して使用することが見込まれる者及び当該入院期間中に医療関連機器を1週間以上持続して使用していた者も含まれる。　(平30.3.30)
問2　特殊体位に，側臥位，伏臥位，座位が含まれるのか。
答　含まれる。　(平24.3.30)

A236-2　ハイリスク妊娠管理加算（1日につき）|ハイ妊娠|　　1,200点

注　別に**厚生労働大臣が定める施設基準**〔告示③第8・31(1), p.1199〕に適合しているものとして地方厚生局長等に届け出た保険医療機関が，別に**厚生労働大臣が定める患者**〔告示③別表第6の3, p.1310〕〔第1節の入院基本料（特別入院基本料等を除く）又は第3節の特定入院料のうち，ハイリスク妊娠管理加算を算定できるものを現に算定している患者に限る〕について，入院中にハイリスク妊娠管理を行った場合に，1入院に限り20日を限度として所定点数に加算する。

→ハイリスク妊娠管理加算
(1) ハイリスク妊娠管理加算の算定対象となる患者は，次に掲げる疾患等の妊婦であって，医師がハイリスク妊娠管理が必要と認めた者である。
ア　分娩時の妊娠週数が22週から32週未満の早産である患者（早産するまでの患者に限る）
イ　妊娠高血圧症候群重症の患者
ウ　前置胎盤（妊娠28週以降で出血等の症状を伴う場合に限る）の患者
エ　妊娠30週未満の切迫早産の患者であって，子宮収縮，子宮出血，頸管の開大，短縮又は軟化のいずれかの兆候を示しかつ以下のいずれかを満たすものに限る。
　(イ)　前期破水を合併したもの
　(ロ)　羊水過多症又は羊水過少症のもの
　(ハ)　経腟超音波検査で子宮頸管長が20mm未満のもの
　(ニ)　切迫早産の診断で他の医療機関より搬送されたもの
　(ホ)　早産指数（tocolysis index）が3点以上のもの
オ　多胎妊娠の患者
カ　子宮内胎児発育遅延の患者
キ　心疾患（治療中のものに限る）の患者
ク　糖尿病（治療中のものに限る）の患者
ケ　甲状腺疾患（治療中のものに限る）の患者
コ　腎疾患（治療中のものに限る）の患者
サ　膠原病（治療中のものに限る）の患者
シ　特発性血小板減少性紫斑病（治療中のものに限る）の患者
ス　白血病（治療中のものに限る）の患者
セ　血友病（治療中のものに限る）の患者
ソ　出血傾向のある状態（治療中のものに限る）の患

者
タ　HIV陽性の患者
チ　Rh不適合の患者
ツ　当該妊娠中に帝王切開術以外の開腹手術（腹腔鏡による手術を含む）を行った患者又は行う予定のある患者
テ　精神疾患の患者（当該保険医療機関において精神療法を実施している者又は他の保険医療機関において精神療法を実施している者であって当該保険医療機関に対して診療情報が文書により提供されているものに限る）
　　ただし，治療中のものとは，対象疾患について専門的治療が行われているものを指し，単なる経過観察のために年に数回程度通院しているのみの患者は算定できない。
(2)　当該加算は，1入院に20日を限度として所定点数に加算する。ただし，第2部「通則5」に規定する入院期間が通算される入院については，1入院として取り扱う。
(3)　1入院の期間中に，A237ハイリスク分娩等管理加算を算定するハイリスク分娩管理又は地域連携分娩管理とハイリスク妊娠管理を併せて行うことは可能であり，ハイリスク妊娠管理加算とハイリスク分娩管理加算又は地域連携分娩管理加算を併せ，1入院当たり28日を限度として算定できるが，ハイリスク分娩管理加算又は地域連携分娩管理加算を算定する日と同一日に行うハイリスク妊娠管理に係る費用は，ハイリスク分娩管理加算又は地域連携分娩管理加算に含まれ，別に算定できない。
(4)　妊婦とは産褥婦を含まない。

［早産指数（tocolysis index）］

スコア	0	1	2	3	4
子宮収縮	無	不規則	規則的	－	－
破水	無	－	高位破水	－	低位破水
出血	無	有	－	－	－
子宮口の開大度	無	1cm	2cm	3cm	4cm以上

(令6保医発0305・4)

事務連絡　問　同一の患者について，1入院の期間中に，ハイリスク妊娠管理加算とハイリスク分娩管理加算を両方算定できるのか。
答　算定できる。ただし，同一日に両方を併算定することはできない。
(平20.3.28)
問2　A236-2ハイリスク妊娠管理加算について，「分娩時の妊娠週数が22週から32週未満の早産である患者（早産するまでの患者に限る）」とあるが，ハイリスク妊娠管理を行った時点での妊娠週数は問わないのか。
答　そのとおり。医師がハイリスク妊娠管理を必要と認め，ハイリスク妊娠管理を行った場合に算定することができる。
(令6.3.28)

A237　ハイリスク分娩等管理加算（1日につき）
　1　ハイリスク分娩管理加算　[ハイ分娩]　3,200点
　2　地域連携分娩管理加算　[地分娩]　3,200点
注1　1については，別に厚生労働大臣が定める施設基準〔告示3第8・32(1)，p.1199〕に適合しているものとして地方厚生局長等に届け出た保険医療機関が，別に厚生労働大臣が定める患者〔告示3別表第7・1，p.1310〕〔第1節の入院基本料（特別入院基本料等を除く）又は第3節の特定入院料のうち，ハイリスク分娩管理加算を算定できるものを現に算定している患者に限る〕について，分娩を伴う入院中にハイリスク分娩管理を行った場合に，1入院に限り8日を限度として所定点数に加算する。
　2　2については，別に厚生労働大臣が定める施設基準〔告示3第8・32(2)，p.1200〕に適合しているものとして地方厚生局長等に届け出た保険医療機関が，別に厚生労働大臣が定める患者〔告示3別表第7・2，p.1310〕〔第1節の入院基本料（特別入院基本料等を除く）のうち，地域連携分娩管理加算を算定できるものを現に算定している患者に限る〕について，分娩を伴う入院中に地域連携分娩管理を行った場合に，1入院に限り8日を限度として所定点数に加算する。
　3　ハイリスク分娩管理又は地域連携分娩管理と同一日に行うハイリスク妊娠管理に係る費用は，1又は2に含まれるものとする。

→ハイリスク分娩等管理加算
(1)　「1」ハイリスク分娩管理加算の算定対象となる患者は，次に掲げる疾患等の妊産婦であって，医師がハイリスク分娩管理が必要と認めた者である。
　ア　妊娠22週から32週未満の早産の患者
　イ　40歳以上の初産婦である患者
　ウ　分娩前のBMIが35以上の初産婦である患者
　エ　妊娠高血圧症候群重症の患者
　オ　常位胎盤早期剥離の患者
　カ　前置胎盤（妊娠28週以降で出血等の症状を伴う場合に限る）の患者
　キ　双胎間輸血症候群の患者
　ク　多胎妊娠の患者
　ケ　子宮内胎児発育遅延の患者
　コ　心疾患（治療中のものに限る）の患者
　サ　糖尿病（治療中のものに限る）の患者
　シ　特発性血小板減少性紫斑病（治療中のものに限る）の患者
　ス　白血病（治療中のものに限る）の患者
　セ　血友病（治療中のものに限る）の患者
　ソ　出血傾向のある状態（治療中のものに限る）の患者
　タ　HIV陽性の患者
　チ　当該妊娠中に帝王切開術以外の開腹手術（腹腔鏡による手術を含む）を行った患者又は行う予定のある患者
　ツ　精神疾患の患者（当該保険医療機関において精神療法を実施している者又は他の保険医療機関において精神療法を実施している者であって当該保険医療機関に対して診療情報が文書により提供されているものに限る）
　　ただし，治療中のものとは，対象疾患について専門的治療が行われているものを指し，単なる経過観察のために年に数回程度通院しているのみの患者は算定できない。
(2)　「2」地域連携分娩管理加算の算定対象となる患者は，次に掲げる疾患等の妊産婦であって，医師が地域連携分娩管理が必要と認めた者である。
　ア　40歳以上の初産婦である患者
　イ　子宮内胎児発育遅延の患者〔重度の子宮内胎児発育遅延の患者以外の患者であって，総合周産期母子医療センター又は地域周産期母子医療センター（以下この項において「総合周産期母子医療センター等」

という）から当該保険医療機関に対して診療情報が文書により提供されているものに限る〕

ウ　糖尿病の患者〔2型糖尿病又は妊娠糖尿病の患者（食事療法のみで血糖コントロールが可能なものに限る）であって，専門医又は総合周産期母子医療センター等から当該保険医療機関に対して診療情報が文書により提出されているものに限る〕

エ　精神疾患の患者（他の保険医療機関において精神療法を実施している者であって当該保険医療機関に対して診療情報が文書により提供されているものに限る）

ただし，アからエまでに該当する妊産婦であっても，当該患者が複数の疾患等を有する場合においては，当該加算は算定できない。

(3) 地域連携分娩管理加算の算定に当たっては，当該患者の分娩を伴う入院前において，当該保険医療機関から，当該保険医療機関と連携している総合周産期母子医療センター等に対して当該患者を紹介し，当該患者が受診している必要がある。

(4) ハイリスク分娩管理加算又は地域連携分娩管理加算は，ハイリスク分娩管理又は地域連携分娩管理の対象となる妊産婦に対して，分娩を伴う入院中にハイリスク分娩管理又は地域連携分娩管理を行った場合に，8日を限度として算定する。ただし，第2部「通則5」に規定する入院期間が通算される入院については，1入院として取り扱う。

(5) 1入院の期間中に，A236-2ハイリスク妊娠管理加算を算定するハイリスク妊娠管理とハイリスク分娩管理又は地域連携分娩管理を併せて行うことは可能であり，ハイリスク妊娠管理加算とハイリスク分娩管理加算又は地域連携分娩管理加算を併せ，1入院当たり28日を限度として算定できるが，ハイリスク妊娠管理加算を算定するハイリスク妊娠管理とハイリスク分娩管理又は地域連携分娩管理を同一日に行う場合には，ハイリスク分娩管理加算又は地域連携分娩管理加算のみを算定する。

（令6保発0305・4）

事務連絡　問1　A237ハイリスク分娩等管理加算について，ハイリスク分娩管理又は地域連携分娩管理を行った結果，死産だった場合，当該加算を算定できるか。
答　ハイリスク分娩等管理加算の対象となる妊産婦（妊娠85日以降の場合に限る）であって，医師がハイリスク分娩管理又は地域連携分娩管理が必要であると判断し，当該管理を行った者については算定できる。
問2　A237の「2」地域連携分娩管理加算の対象患者について，当該加算の届出を行っている保険医療機関と連携している総合周産期母子医療センター又は地域周産期母子医療センターに当該患者を紹介した場合は，B009診療情報提供料（Ⅰ）は算定可能か。
答　診療情報提供料（Ⅰ）の算定要件を満たす場合は算定可。
問3　「2」地域連携分娩管理加算において，「ただし，ア～エに該当する妊産婦であっても，当該患者が複数の疾患等を有する場合においては，当該加算は算定できない」とあるが，「複数の疾患等を有する場合」とは具体的はどのような場合を指すのか。
答　地域連携分娩管理加算の対象患者に係る疾患を複数有する場合又は地域連携分娩管理加算の対象患者に係る疾患に加え，ハイリスク分娩管理加算の対象患者に係る疾患等を有する場合を指す。
問4　「2」地域連携分娩管理加算の対象となる妊産婦について，総合周産期母子医療センター又は地域周産期母子医療センターから連携している有床診療所に紹介された場合，当該患者を再度総合周産期母子医療センター又は地域周産期母子医療センターに紹介し，受診させる必要はあるか。
答　不要。

（令4.3.31）

A238～A238-5　削除

A238-6　精神科救急搬送患者地域連携紹介加算（退院時1回）［精救紹］　1,000点

注　別に厚生労働大臣が定める施設基準〔告示③第8・33の6，p.1200〕に適合しているものとして地方厚生局長等に届け出た保険医療機関が，緊急に入院した患者（第3節の特定入院料のうち，精神科救急搬送患者地域連携紹介加算を算定できるものを現に算定している患者に限る）について，当該入院した日から起算して60日以内に，当該患者に係る診療情報を文書により提供した上で，他の保険医療機関に転院させた場合に，退院時に1回に限り，所定点数に加算する。

A238-7　精神科救急搬送患者地域連携受入加算（入院初日）［精救受］　2,000点

注　別に厚生労働大臣が定める施設基準〔告示③第8・33の7，p.1200〕に適合しているものとして地方厚生局長等に届け出た保険医療機関が，他の保険医療機関においてA238-6精神科救急搬送患者地域連携紹介加算を算定した患者を入院させた場合に，当該患者〔第1節の入院基本料（特別入院基本料等を除く）又は第3節の特定入院料のうち，精神科救急搬送患者地域連携受入加算を算定できるものを現に算定している患者に限る〕について，入院初日に限り所定点数に加算する。

（編注）　A238-6（紹介加算）は，特定入院料A311精神科救急急性期医療入院料，A311-2精神科急性期治療病棟入院料，A311-3精神科救急・合併症入院料において算定可。

→**精神科救急搬送患者地域連携紹介加算，精神科救急搬送患者地域連携受入加算**

(1) 精神科救急搬送患者地域連携紹介加算及び精神科救急搬送患者地域連携受入加算は，精神科救急医療機関（A311精神科救急急性期医療入院料，A311-2精神科急性期治療病棟入院料又はA311-3精神科救急・合併症入院料に係る届出を行っている保険医療機関をいう。以下同じ）に緊急入院した患者（当該保険医療機関の一般病棟等へ緊急入院した後，2日以内に当該特定入院料を算定する病棟に転棟した患者を含む）について，後方病床の役割を担う保険医療機関（A103精神病棟入院基本料，A311-4児童・思春期精神科入院医療管理料，A312精神療養病棟入院料，A314認知症治療病棟入院料又はA315精神科地域包括ケア病棟入院料に係る届出を行っている保険医療機関をいう。以下同じ）で対応可能な場合に，後方病床の役割を担う保険医療機関が当該患者の転院を速やかに受け入れることで，精神科救急医療機関の負担軽減及び緊急入院の受入が円滑になるよう地域における連携を評価するものである。

(2) 精神科救急搬送患者地域連携紹介加算は，精神科救急医療機関が緊急入院患者を受け入れ，入院後60日以内に，あらかじめ連携している後方病床の役割を担う保険医療機関に当該患者に関する診療情報を提供し，転院した場合に，精神科救急医療機関において転院時に算定する。なお，この場合において，診療情報提供料（Ⅰ）は算定できない。

(3) 精神科救急搬送患者地域連携受入加算は，後方病床の役割を担う保険医療機関が精神科救急医療機関に緊急入院した患者を，当該緊急入院から60日以内に受け

入院料等〔入院基本料等加算〕 A242～A243

入れた場合に，後方病床の役割を担う保険医療機関において入院時に算定する。
(4) 精神科救急搬送患者地域連携紹介加算は，他の保険医療機関から転院してきた患者を後方病床の役割を担う保険医療機関に更に転院させた場合には算定できない。ただし，当該他の保険医療機関への入院時から48時間以内に，患者の症状の増悪等により精神科救急搬送患者地域連携紹介加算を届け出ている精神科救急医療機関に転院した後，精神科救急医療機関への入院から60日以内に後方病床の役割を担う保険医療機関に転院させた場合に限り，精神科救急搬送患者地域連携紹介加算を算定できる。精神科救急搬送患者地域連携受入加算も同様とする。
(令6保医発0305・4)

A238-8～A241　削除

A242　呼吸ケアチーム加算（週1回）〔呼ケア〕　150点

注　別に厚生労働大臣が定める施設基準〔告示3第8・35の2(1), p.1200〕に適合しているものとして地方厚生局長等に届け出た保険医療機関において，別に厚生労働大臣が定める患者〔告示3第8・35の2(2), p.1200〕に対して，当該保険医療機関の保険医，看護師，臨床工学技士，理学療法士等が共同して，人工呼吸器の離脱のために必要な診療を行った場合に，当該患者〔第1節の入院基本料（特別入院基本料等を除く）又は第3節の特定入院料のうち，呼吸ケアチーム加算を算定できるものを現に算定している患者に限る〕について，週1回に限り所定点数に加算する。ただし，B011-4医療機器安全管理料の1は別に算定できない。

→呼吸ケアチーム加算　摘要欄 p.1675

(1) 呼吸ケアチーム加算は，別に厚生労働大臣が定める施設基準に適合しているものとして届け出た保険医療機関に入院している患者であって，当該加算の要件を満たすものについて算定する。
(2) 呼吸ケアチーム加算の算定対象となる患者は，48時間以上継続して人工呼吸器を装着している患者であって，人工呼吸器を装着している状態で当該病棟に入院した日から1月以内の患者又は当該病棟に入院した後人工呼吸器を装着し，装着日から1月以内の患者である。ただし，人工呼吸器離脱の過程において，一時的に短時間，人工呼吸器を装着していない時間については，継続して装着しているものとみなす。
(3) 呼吸ケアチーム加算は，人工呼吸器離脱のための呼吸ケアに係る専任のチーム（以下「呼吸ケアチーム」という）による診療が行われた場合に週1回に限り算定する。
(4) 呼吸ケアチームは初回の診療に当たり，当該患者の診療計画書を作成し，その内容に基づき，人工呼吸器離脱のために当該患者の状態に応じたチームによる診療を行い，その評価を行う。なお，必要に応じて呼吸ケアチーム以外の医師，看護師等に人工呼吸器の管理や呼吸ケア等の指導を行う。
(5) 呼吸ケアチームは当該患者の診療を担う保険医，看護師等と十分に連携を図る。
(令6保医発0305・4)

A242-2　術後疼痛管理チーム加算（1日につき）〔術疼管〕　100点

注　別に厚生労働大臣が定める施設基準〔告示3第8・35の2の2, p.1201〕に適合しているものとして地方厚生局長等に届け出た保険医療機関において，L008マスク又は気管内挿管による閉鎖循環式全身麻酔を伴う手術を行った患者であって，継続して手術後の疼痛管理を要するものに対して，当該保険医療機関の麻酔に従事する医師，看護師，薬剤師等が共同して疼痛管理を行った場合に，当該患者〔第1節の入院基本料（特別入院基本料等を除く）又は第3節の特定入院料のうち，術後疼痛管理チーム加算を算定できるものを現に算定している患者に限る〕について，手術日の翌日から起算して3日を限度として所定点数に加算する。

→術後疼痛管理チーム加算

(1) 術後疼痛管理チーム加算は，質の高い疼痛管理による患者の疼痛スコアの減弱，生活の質の向上及び合併症予防等を目的として，術後疼痛管理に係る専門的知識を有した多職種からなるチーム（以下「術後疼痛管理チーム」という）が必要な疼痛管理を実施することを評価したものである。
(2) 術後疼痛管理チーム加算は，L008マスク又は気管内挿管による閉鎖循環式全身麻酔を受けた患者であって，手術後に継続した硬膜外麻酔後における局所麻酔剤の持続的注入，神経ブロックにおける麻酔剤の持続的注入又は麻薬を静脈内注射により投与しているもの（覚醒下のものに限る）に対して，術後疼痛管理チームが必要な疼痛管理を行った場合に，手術日の翌日から起算して3日を限度として，所定点数に加算する。
(3) 術後疼痛管理チームは，術後疼痛管理プロトコルを作成し，その内容に基づき，術後疼痛管理が必要な患者の状態に応じた疼痛管理及びその評価を行い，その内容を診療録に記載する。なお，必要に応じて当該患者の診療を行う医師及び術後疼痛管理チーム以外の医師，看護師等と連携して対応する。
(令6保医発0305・4)

事務連絡　術後疼痛管理チーム加算
問1　術後疼痛管理チーム加算について，一連の入院期間中に，全身麻酔を伴う複数の手術を実施した場合，当該加算の算定はどのように考えればよいか。
答　当該加算は，一連の入院期間中に実施された手術のうち主たるものについてのみ算定する。
(令4.4.11)
問2　術後疼痛管理チーム加算について，「手術後に継続した硬膜外麻酔後における局所麻酔剤の持続的注入，神経ブロックにおける麻酔剤の持続的注入又は麻薬を静脈内注射により投与しているもの（覚醒下のものに限る）に対して，術後疼痛管理チームが必要な疼痛管理を行った場合に，手術日の翌日から起算して3日を限度として，所定点数に加算する」こととされているが，硬膜外麻酔後における局所麻酔剤の持続的注入等が3日未満で終了した患者についても，要件を満たせば3日を限度として算定可能か。
答　そのとおり
(令4.5.13)

A243　後発医薬品使用体制加算（入院初日）

1　後発医薬品使用体制加算1　〔後使1〕　87点
2　後発医薬品使用体制加算2　〔後使2〕　82点
3　後発医薬品使用体制加算3　〔後使3〕　77点

注　別に厚生労働大臣が定める施設基準〔告示3第8・35の3, p.1202〕に適合しているものとして地方厚生局長等に届け出た保険医療機関に入院している患者〔第1節の入院基本料（特別入院基本料等を含む）又は第3節の特定入院料のうち，後発医薬品使用体制加算を算定できるものを現に算定している患者に限る〕について，当該基準に係る区分に従い，それぞれ入院初日に限り

所定点数に加算する。

【2024年改定による主な変更点】施設基準において，医薬品の供給不足等の場合における治療計画の見直し等に対応できる体制の整備，患者への説明，院内掲示，ウェブサイト掲載に係る要件が新設された。

（編注）外来患者は，F100「注8」外来後発医薬品使用体制加算による。

→後発医薬品使用体制加算

(1) 後発医薬品使用体制加算は，後発医薬品の品質，安全性，安定供給体制等の情報を収集・評価し，その結果を踏まえ後発医薬品の採用を決定する体制が整備されている保険医療機関を評価したものである。

(2) 後発医薬品使用体制加算は，当該保険医療機関において調剤した後発医薬品のある先発医薬品及び後発医薬品を合算した規格単位数量に占める後発医薬品の規格単位数量の割合が75％以上，85％以上又は90％以上であるとともに，入院及び外来において後発医薬品（ジェネリック医薬品）の使用を積極的に行っている旨を当該保険医療機関の見やすい場所に掲示するとともに，原則としてウェブサイトに掲載している保険医療機関に入院している患者について，入院初日に算定する。

（令6保医発0305・4）

事務連絡 問1 後発医薬品使用体制加算について，いわゆるバイオAG（先行バイオ医薬品と有効成分等が同一の後発医薬品）はバイオ後続品と同様に後発医薬品の使用割合に含まれるのか。

答 含まれる。なお，この考え方は，外来後発医薬品使用体制加算においても同様である。（令2.4.16）

問2 後発医薬品使用体制加算及びF100の「注8」の外来後発医薬品使用体制加算において，当該保険医療機関で調剤した医薬品に，注射や在宅の部で算定され，直接患者に交付される薬剤は含まれるか。

答 含まれる。（平28.6.14）

A243-2　バイオ後続品使用体制加算（入院初日）バイオ体制　　**100点**

注　別に厚生労働大臣が定める施設基準〔告示3第8・35の3の2，p.1203〕に適合しているものとして地方厚生局長等に届け出た保険医療機関に入院している患者〔第1節の入院基本料（特別入院基本料等を含む）又は第3節の特定入院料のうち，バイオ後続品使用体制加算を算定できるものを現に算定している患者に限る〕であって，バイオ後続品のある先発バイオ医薬品（バイオ後続品の適応のない患者に対して使用する先発バイオ医薬品は除く）及びバイオ後続品を使用する患者について，バイオ後続品使用体制加算として，入院初日に限り所定点数に加算する。

【2024年改定により新設】

(1) バイオ後続品の使用促進体制が整備されている届出医療機関において，バイオ後続品のある先発バイオ医薬品（バイオ後続品の適応のない患者に使用する先発バイオ医薬品は除く。以下同）及びバイオ後続品を使用している入院患者について，入院初日に算定可。

(2) 施設基準は以下のとおり。
① バイオ後続品の使用促進体制が整備されている
② バイオ後続品のある先発バイオ医薬品及びバイオ後続品の使用回数が直近1年間で100回超
③ 院内で調剤したバイオ後続品のある先発バイオ医薬品及びバイオ後続品を合算した規格単位数量に占めるバイオ後続品の規格単位数量の割合が「エポエチン」等の成分で80％以上，かつ「ソマトロピン」等の成分で50％以上（規格単位数量が50未満の成分を除く）
④ バイオ後続品の使用を促進している旨を院内に掲示し，原則としてウェブサイトに掲載していること

→バイオ後続品使用体制加算

(1) バイオ後続品使用体制加算は，バイオ後続品の品質，有効性，安全性，安定供給体制等の情報を収集・評価し，その結果を踏まえバイオ後続品の採用を決定する体制が整備されている保険医療機関を評価したものである。

(2) バイオ後続品使用体制加算は，入院及び外来においてバイオ後続品の導入に関する説明を積極的に行っている旨を当該保険医療機関の見やすい場所に掲示するとともに，原則としてウェブサイトに掲載している保険医療機関であって，当該保険医療機関の調剤したバイオ後続品のある先発バイオ医薬品（バイオ後続品の適応のない患者に対して使用する先発バイオ医薬品は除く。以下同じ）及びバイオ後続品を合算した規格単位数量に占めるバイオ後続品の規格単位数量の割合が各成分に定められた割合以上である保険医療機関において，バイオ後続品のある先発バイオ医薬品及びバイオ後続品を使用する患者について，入院初日に算定する。

（令6保医発0305・4）

（編注）入院外の患者にバイオ後続品を使用した場合は，注射の部「通則7」バイオ後続品導入初期加算の対象となる。

A244　病棟薬剤業務実施加算 病薬実1 ， 病薬実2

1　病棟薬剤業務実施加算1（週1回）　　**120点**
2　病棟薬剤業務実施加算2（1日につき）　　**100点**

注1　別に厚生労働大臣が定める施設基準〔告示3第8・35の4(1)(2)，p.1204〕に適合しているものとして地方厚生局長等に届け出た保険医療機関に入院している患者について，薬剤師が病棟等において病院勤務医等の負担軽減及び薬物療法の有効性，安全性の向上に資する薬剤関連業務を実施している場合に，当該患者〔第1節の入院基本料（特別入院基本料等を除く）及び第3節の特定入院料のうち，病棟薬剤業務実施加算1又は病棟薬剤業務実施加算2を算定できるものを現に算定している患者に限る〕について，病棟薬剤業務実施加算1にあっては週1回に限り，病棟薬剤業務実施加算2にあっては1日につき所定点数に加算する。この場合において，療養病棟入院基本料，精神病棟入院基本料又は特定機能病院入院基本料（精神病棟に限る）を算定している患者については，入院した日から起算して8週間を限度とする。

2　病棟薬剤業務の質の向上を図るための薬剤師の研修体制その他の事項につき別に厚生労働大臣が定める施設基準〔告示3第8・35の4(3)，p.1204〕に適合しているものとして地方厚生局長等に届け出た保険医療機関に入院している患者であって，病棟薬剤業務実施加算1を算定しているものについて，薬剤業務向上加算 薬業向 として，週1回に限り**100点**を所定点数に加算する。

【2024年改定による主な変更点】【新設】「注2」薬剤業務向上加算：①免許取得直後の薬剤師を対象とした病棟業務等に係る総合的な研修体制，②薬剤師が別の医療機関において地

域医療に係る業務等を実践的に修得する体制を整備した届出医療機関において，**病棟薬剤業務実施加算1**の算定患者について，週1回算定可。

→病棟薬剤業務実施加算　　　　　　　摘要欄 p.1675

(1) 病棟薬剤業務実施加算は，当該保険医療機関の病棟等において，薬剤師が医療従事者の負担軽減及び薬物療法の有効性，安全性の向上に資する業務（以下「病棟薬剤業務」という）を実施していることを評価したものであり，病棟専任の薬剤師が病棟薬剤業務を1病棟又は治療室1週間につき20時間相当以上（複数の薬剤師が一の病棟又は治療室において実施する場合には，当該薬剤師が実施に要した時間を全て合算して得た時間が20時間相当以上）実施している場合に，病棟薬剤業務実施加算1にあっては週1回に限り，病棟薬剤業務実施加算2にあっては1日につき所定点数に加算する。ただし，A101療養病棟入院基本料，A103精神病棟入院基本料又はA104特定機能病院入院基本料（精神病棟に限る）を算定している患者については，入院した日から起算して8週を限度として加算できる。

(2) 病棟薬剤業務実施加算の「1」については，A100一般病棟入院基本料，A101療養病棟入院基本料，A102結核病棟入院基本料，A103精神病棟入院基本料，A104特定機能病院入院基本料，A105専門病院入院基本料，**A304地域包括医療病棟入院料**又は**A307小児入院医療管理料**のいずれかを算定している患者に対して，病棟薬剤業務実施加算の「2」については，A300救命救急入院料，A301特定集中治療室管理料，A301-2ハイケアユニット入院医療管理料，A301-3脳卒中ケアユニット入院医療管理料，A301-4小児特定集中治療室管理料，A302新生児特定集中治療室管理料，**A302-2新生児特定集中治療室重症児対応体制強化管理料**又はA303総合周産期特定集中治療室管理料のいずれかを算定している患者に対して，薬剤師が病棟において病院勤務医等の負担軽減及び薬物療法の有効性，安全性の向上に資する薬剤関連業務を実施している場合に算定する。

(3) 病棟薬剤業務とは，次に掲げるものである。

　ア　過去の投薬・注射及び副作用発現状況等を患者又はその家族等から聴取し，当該保険医療機関及び可能な限り他の保険医療機関における投薬及び注射に関する基礎的事項を把握する。

　イ　医薬品医療機器情報配信サービス（PMDAメディナビ）によるなど，インターネットを通じて常に最新の医薬品緊急安全性情報，医薬品・医療機器等安全性情報，製造販売業者が作成する医薬品リスク管理計画（RMP：Risk Management Plan）に関する情報，医薬品・医療機器等の回収等の医薬品情報の収集を行うとともに，重要な医薬品情報については，医療従事者へ周知している。

　ウ　当該保険医療機関において投薬される医薬品について，以下の情報を知ったときは，速やかに当該患者の診療を担当する医師に対し，当該情報を文書により提供する。

　　i　緊急安全性情報，安全性速報
　　ii　医薬品・医療機器等安全性情報
　　iii　医薬品・医療機器等の回収等

　エ　入院時に，持参薬の有無，薬剤名，規格，剤形等を確認し，服薬計画を書面で医師等に提案するとともに，その書面の写しを**診療録等**に添付する。

　オ　当該病棟に入院している患者に対し2種類以上（注射薬及び内用薬を各1種以上含む）の薬剤が同時に投与される場合には，治療上必要な応急の措置として薬剤を投与する場合等を除き，投与前に，注射薬

と内用薬との間の相互作用の有無等の確認を行う。

　カ　患者又はその家族に対し，治療方針に係る説明を行う中で，特に安全管理が必要な医薬品等の説明を投与前に行う必要がある場合には，病棟専任の薬剤師がこれを行う。なお，ここでいう特に安全管理が必要な医薬品とは，薬剤管理指導料の対象患者に規定する医薬品のことをいう。

　キ　特に安全管理が必要な医薬品等のうち，投与の際に流量又は投与量の計算等が必要な場合は，治療上必要な応急の措置として薬剤を投与する場合等を除き，投与前に病棟専任の薬剤師が当該計算等を実施する。

　ク　アからキまでに掲げる業務のほか，「医療スタッフの協働・連携によるチーム医療の推進について」（平成22年4月30日医政発0430第1号）の記の2の(1)（③，⑥及び⑧を除く）に掲げる業務についても，可能な限り実施するよう努める。

　ケ　退院時の薬学的管理指導について，可能な限り実施する。

(4) 病棟薬剤業務の実施に当たっては，次の点に留意する。

　ア　医薬品情報の収集，抗がん剤の無菌調製など，病棟薬剤業務の内容によっては，必ずしも病棟において実施されるものではない。

　イ　病棟専任の薬剤師は，**別紙様式30**（p.154）又はこれに準じた当該病棟に係る病棟薬剤業務日誌を作成・管理し，記入の日から5年間保存しておく。また，患者の薬物療法に直接的に関わる業務については，可能な限り，その実施内容を**診療録等**にも記録する。

　ウ　病棟薬剤業務実施加算を算定できない病棟又は治療室においても病棟薬剤業務を実施するよう努める。

(5) 「注2」に規定する薬剤業務向上加算は，さらなるチーム医療の推進と薬物治療の質の向上を図る観点から，地域医療に係る業務の実践的な修得を含めた病院薬剤師の充実した研修体制を整備した医療機関において病棟薬剤業務を実施することを評価するものである。

(6) 薬剤業務向上加算は，別に厚生労働大臣が定める施設基準に適合しているものとして地方厚生（支）局に届け出た保険医療機関において，薬剤師が(3)に掲げる病棟薬剤業務を実施している場合に週1回に限り所定点数に加算する。

（令6保医発0305・4）

事務連絡　病棟薬剤業務実施加算

問1　栄養サポートチーム加算におけるチームの一員として登録されている薬剤師に病棟薬剤業務を実施させることは可能か。

答　栄養サポートチーム加算に係る薬剤師による病棟薬剤業務の実施は不可とはなっていないが，栄養サポートチーム加算に係る業務に要した時間については，病棟における実施時間として計上できない。

問2　非常勤の薬剤師であっても，病棟の専任薬剤師となることは可能か。

答　非常勤の薬剤師を病棟専任の薬剤師として配置すること及び当該薬剤師が病棟薬剤業務の実施に要した時間を病棟薬剤業務の実施時間に含めることは不可とはなっていないが，病棟薬剤業務が適切に行われる必要がある。

問3　複数の薬剤師（指導薬剤師及び1名以上の研修薬剤師）が研修の目的で病棟薬剤業務を実施した場合，その全員分について病棟薬剤業務の実施時間に含めることはできるか。

答　指導薬剤師分のみを病棟薬剤業務の実施時間に含めることができる。

問4　保険医療機関内のすべての病棟〔A106障害者施設等入院基本料又は特殊疾患病棟入院料等の特定入院料（病棟単位で行うものに限る）を算定する病棟を除く〕に薬剤師が配置されていなければならず，また，病棟単位で算定する

(別紙様式30)

病棟薬剤業務日誌

　　　年　　　月　　　日　　　　　　　　　病棟名：＿＿＿＿＿＿＿＿＿＿
　　　　　　　　　　　　　　　　　　　　　病棟専任の薬剤師名：＿＿＿＿＿＿

1　この病棟におけるこの日の病棟薬剤業務の実施時間　　　　　　時間

2　業務時間・業務内容・実施薬剤師名

業務時間		業務内容	実施薬剤師名	業務時間		業務内容	実施薬剤師名
時間帯	小計			時間帯	小計		

※　実施した業務の内容を次の業務の番号から選択して「業務内容」欄へ記入するとともに，当該業務の実施に要した時間を「業務時間」欄へ，実施した薬剤師の氏名を「実施薬剤師名」欄へ記入すること。業務の内容について⑦を選択した場合には，その内容を具体的に記載すること。
　① 医薬品の投薬・注射状況の把握
　② 医薬品の医薬品安全性情報等の把握及び周知並びに医療従事者からの相談応需
　③ 入院時の持参薬の確認及び服薬計画の提案
　④ 2種類以上の薬剤を同時に投与する場合における投与前の相互作用の確認
　⑤ 患者等に対するハイリスク薬等に係る投与前の詳細な説明
　⑥ 薬剤の投与にあたり，流量又は投与量の計算等の実施
　⑦ その他（業務内容を具体的に記入すること）
※　当該病棟以外の場所で実施した病棟薬剤業務についても，実施場所とともに記載すること。

3　その他

ことはできないという理解で良いか。

答　そのとおり。

問5　病棟薬剤業務実施加算について，①複数の薬剤師が一の病棟において，または，②一の薬剤師が複数の病棟において，病棟薬剤業務を実施することができるのか。

答　実施することができる。ただし，複数の薬剤師が一の病棟において病棟薬剤業務を行う場合には，当該薬剤師の間で適切に情報を共有すること。

問6　病棟の専任薬剤師が自ら医薬品安全性情報等の収集を行う必要があるのか。

答　医薬品情報管理担当の薬剤師からの情報を受けることで差し支えない。

問7　病棟薬剤業務の内容によっては，必ずしも病棟において実施されるものではないとあるが，医薬品情報の収集，抗がん剤の無菌調製のほか，診療録の記載に係る時間なども病棟薬剤業務の実施時間に含めることは可能か。

答　可能である。

問8　入院中の患者に対する処方箋に基づく調剤についても，病棟薬剤業務の実施時間に含めることは可能か。

答　一般的に調剤に係る業務の実施に要した時間を含めることは出来ない。ただし，抗がん剤等の無菌調製は含めることができる。

問9　週1回の算定であるが，1泊2日入院など，短期の入院についても算定可能か。

答　算定可能である。

問10　「エ　入院時に，持参薬の有無，薬剤名，規格，剤形等を確認し，服薬計画を書面で医師等に提案するとともに，その書面の写しを診療録に添付すること」及び「オ　当該病棟に入院している患者に対し2種以上（注射薬及び内用薬を各1種以上含む）の薬剤が同時に投与される場合には，治療上必要な応急の措置として薬剤を投与する場合等を除き，投与前に，注射薬と内用薬との間の相互作用の有無等の確認を行うこと」とあるが，入院基本料を算定する病棟に入院している患者全てに実施する必要があるのか。

答　当該行為を必要とする人に対しては実施する必要があるが，必ずしも全ての患者に実施する必要はない。

問11　救命救急入院料などの特定入院料を算定する患者のみが1看護単位で入院している病棟には，薬剤師を配置する必要がないという理解で良いか。また，原則として保険診療対象外となる患者のみが1看護単位で入院している病棟（産婦人科病棟等）には，配置の必要がないか。

答　当該病棟において病棟薬剤業務実施加算2を算定する場合は当該病棟に専任の薬剤師を配置する必要がある。それ以外の場合においても病棟薬剤業務を実施するよう努めること。ただし，当該病棟に入院基本料（障害者施設等入院基本料を除く）を算定する患者が含まれている場合には，薬剤師を配置し，病棟薬剤業務を実施する必要がある。

問12　特定入院料を算定する病棟，病室又は治療室については，病棟薬剤業務の実施に係る取扱いはどうなるのか。

答　次のとおりである。

	病棟に入院基本料を算定する患者が一部含まれている	病棟内に入院している患者が全て特定入院料を算定する患者である場合
特定入院料を算定する病棟	義務	努力義務
特定入院料を算定する病室	義務	努力義務
特定入院料を算定する治療室	義務	努力義務（※）

※　病棟薬剤業務実施加算2届出の治療室では義務

問13　病棟薬剤業務については，A244の(3)に示されているが，ここに示された業務以外の業務の実施に要した時間を病棟薬剤業務の実施時間に含めることはできるのか。

答　基本的には，当該通知で示された業務と解される範囲を含めるものとする。なお，病棟カンファレンスの参加及び病棟回診の同行については，「医療スタッフの協働・連携によるチーム医療の推進について」（平成22年医政発0430第1号）の記の2の(1)の④の業務の一環であり，当該業務が薬物療法の有効性，安全性の向上に資する場合に限り，病棟薬剤業務の実施時間に含めることができる。

問14　薬剤管理指導記録の作成に要する時間についても，病棟薬剤業務の実施時間に含めることはできるのか。

答　病棟薬剤業務の実施時間には，薬剤管理指導料算定のための業務に要する時間は含まれない。薬剤管理指導記録の作成は，薬剤管理指導料算定のための業務に該当するので，病棟薬剤業務の実施時間に含めることはできない。

(平24.3.30，一部修正)

問15 病棟薬剤業務の直近1か月の実施時間が合算して1週間につき20時間相当以上であることが算定要件とされているが,祝日等がある場合にはどのように取扱えばよいのか。また,例えば,4月1日を起点とした直近1か月の業務時間(2012年3月における業務時間)について,以下のような事例はどう判断すべきか。

事例①　第1週(1日〜3日):8時間
　　　　第2週(4日〜10日):20時間
　　　　第3週(11日〜17日):20時間
　　　　第4週(18日〜24日):16時間
　　　　第5週(25日〜31日):20時間

事例②　第1週(1日〜3日):8時間
　　　　第2週(4日〜10日):24時間
　　　　第3週(11日〜17日):16時間
　　　　第4週(18日〜24日):16時間
　　　　第5週(25日〜31日):28時間

答　祝日の有無等にかかわらず,病棟薬剤業務の直近1か月の実施時間が合算で1週間につき20時間相当以上でなければならない。したがって,事例①は算定要件を満たさないが,事例②は満たす。

なお,事例①及び②における病棟薬剤業務の実施時間を1週間あたりに換算すると以下のとおりとなる。

事例①:84時間/月÷31日/月×7日/週=18.97時間/週
事例②:92時間/月÷31日/月×7日/週=20.77時間/週

(平24.4.20)

問16 病棟薬剤業務実施加算における病棟薬剤業務の実施時間について,L009の「注5」及びL010の「注2」に規定する周術期薬剤管理加算に係る業務に要する時間を含めることは可能か。

答　周術期薬剤管理加算における「専任の薬剤師」が行う周術期薬剤管理に係る業務に要する時間は病棟薬剤業務実施加算の病棟薬剤業務の実施時間に含めることはできないが,周術期薬剤管理加算における「病棟薬剤師」が行う薬剤関連業務に要する時間は病棟薬剤業務実施加算の病棟薬剤業務の実施時間に含めることができる。

(令4.3.31)

A245　データ提出加算

1　データ提出加算1(入院初日)　デ提1
　イ　許可病床数が200床以上の病院の場合　　　　　**145点**
　ロ　許可病床数が200床未満の病院の場合　　　　　**215点**

2　データ提出加算2(入院初日)　デ提2
　イ　許可病床数が200床以上の病院の場合　　　　　**155点**
　ロ　許可病床数が200床未満の病院の場合　　　　　**225点**

3　データ提出加算3(入院期間が90日を超えるごとに1回)　デ提3
　イ　許可病床数が200床以上の病院の場合　　　　　**145点**
　ロ　許可病床数が200床未満の病院の場合　　　　　**215点**

4　データ提出加算4(入院期間が90日を超えるごとに1回)　デ提4
　イ　許可病床数が200床以上の病院の場合　　　　　**155点**
　ロ　許可病床数が200床未満の病院の場合　　　　　**225点**

注1　1及び2については,別に厚生労働大臣が定める施設基準〔告示3第8・35の5(1)(2), p.1206〕に適合しているものとして地方厚生局長等に届け出た保険医療機関において,当該保険医療機関における診療報酬の請求状況,手術の実施状況等の診療の内容に関するデータを継続して厚生労働省に提出している場合に,当該保険医療機関に入院している患者〔第1節の入院基本料(特別入院基本料等を除く)又は第3節の特定入院料のうち,データ提出加算を算定できるものを現に算定している患者に限る〕について,当該基準に係る区分に従い,入院初日に限り所定点数に加算する。

2　3及び4については,別に厚生労働大臣が定める施設基準〔告示3第8・35の5(1)(2), p.1206〕に適合しているものとして地方厚生局長等に届け出た保険医療機関において,当該保険医療機関における診療報酬の請求状況,手術の実施状況等の診療の内容に関するデータを継続して厚生労働省に提出している場合に,当該保険医療機関に入院している患者〔第1節の入院基本料(特別入院基本料等を除く)又は第3節の特定入院料のうち,データ提出加算を算定できるものを現に算定している患者に限る〕であって,療養病棟入院基本料,結核病棟入院基本料,精神病棟入院基本料,障害者施設等入院基本料,特殊疾患入院医療管理料,回復期リハビリテーション病棟入院料,特殊疾患病棟入院料,緩和ケア病棟入院料,児童・思春期精神科入院医療管理料,精神療養病棟入院料,認知症治療病棟入院料,精神科地域包括ケア病棟入院料又は地域移行機能強化病棟入院料を届け出た病棟又は病室に入院しているものについて,当該基準に係る区分に従い,入院期間が90日を超えるごとに1回,所定点数に加算する。

【2024年改定による主な変更点】
(1) 従前の提出データ評価加算(注3)が廃止された。
(2) データ提出の遅延等が認められた場合,当該月の翌々月は算定できないとされているが,A207診療録管理体制加算1の届出医療機関において,サイバー攻撃により診療体制に甚大な影響等が発生しデータ提出が困難である場合は「この限りでない」とされた。

→データ提出加算

(1) 厚生労働省が実施する「DPCの評価・検証等に係る調査」(以下「DPC調査」という)の退院患者調査に準拠したデータを正確に作成し,継続して提出されることを評価したものである。

提出されたデータについては,特定の患者個人を特定できないように集計し,医療機関毎に公開されるものである。

また,提出されたデータは,入院医療等を担う保険医療機関の機能や役割の分析・評価等や健康保険法第150条の2第1項の規定に基づき,厚生労働省が行う匿名診療等関連情報の第三者提供のために適宜活用されるものである。

(2) 当該加算は,データ提出の実績が認められた保険医療機関において,データ作成対象病棟(以下「対象病棟」という)に入院している患者について算定する。データ提出加算1及び2は入院初日,データ提出加算3及び4は入院期間が90日を超えるごとに1回算定する。90日を超えるごと,の計算は,入院日から起算して91

日目，181日目等と計算する。なお，ここでいう入院とは第2部「通則5」に規定する入院期間中の入院のことをいい，データ提出加算1及び2については入院期間が通算される再入院の場合には算定できず，データ提出加算3及び4については通算した入院期間から算出し算定する。

(3) データの提出（データの再照会に係る提出も含む）に遅延等が認められた場合，当該月の翌々月について，当該加算は算定できない。なお，遅延等とは，厚生労働省がDPC調査の一部事務を委託するDPC調査事務局宛てに，DPCの評価・検証等に係る調査（退院患者調査）実施説明資料（以下「調査実施説明資料」という）に定められた期限までに，当該医療機関のデータが提出されていない場合（提出時刻が確認できない手段等，調査実施説明資料にて定められた提出方法以外の方法で提出された場合を含む），提出されたデータが調査実施説明資料に定められたデータと異なる内容であった場合（データが格納されていない空の媒体が提出された場合を含む）をいう。ただし，A207診療録管理体制加算1の届出を行っている保険医療機関において，サイバー攻撃により診療体制に甚大な影響等が発生し，データを継続的かつ適切に提出することが困難である場合は，この限りでない。

(4) データの作成は月単位で行うものとし，作成されたデータには月の初日から末日までの診療に係るデータが全て含まれていなければならない。

(5) (2)の対象病棟とは，第1節の入院基本料（A108有床診療所入院基本料及びA109有床診療所療養病床入院基本料を除く），第3節の特定入院料及び第4節の短期滞在手術等基本料（A400の「1」短期滞在手術等基本料1を除く）を算定する病棟をいう。

(6) (2)の「データ提出の実績が認められた保険医療機関」とは，データの提出が厚生労働省保険局医療課において確認され，その旨を通知された保険医療機関をいう。

(7) (3)のデータを継続的かつ適切に提出することが困難である場合に該当するか否かについては，地方厚生（支）局医療課長を経由して厚生労働省保険局医療課長へ確認を行う。

(8) データ提出加算1及び3は，入院患者に係るデータを提出した場合に算定し，データ提出加算2及び4は，入院患者に係るデータに加え，外来患者に係るデータを提出した場合に算定することができる。

(令6保医発0305・4)

事務連絡 データ提出加算

問1 例えば，療養病棟入院基本料を届け出る病棟に入院する患者の場合，入院初日にデータ提出加算1又は2を算定し，当該病棟における入院期間が90日を超えるごとにデータ提出加算3又は4を算定するのか。

答 そのとおり。

問2 データ提出加算3及び4について，A100急性期一般入院基本料1を届け出る病棟に入院し，A101療養病棟入院基本料1を届け出る病棟に転棟した場合，データ提出加算3又は4に係る入院期間の起算日は，転棟した日となるのか。

答 そのとおり。

問3 データ提出加算について，医科点数表の第1章第2部「通則5」の規定により入院期間が通算される再入院の場合の取扱いはどのようになるか。

① 急性期一般入院基本料1を届け出る病棟に入院し，入院初日にデータ提出加算1を算定した患者が，同病棟を退院後に，療養病棟入院基本料1を届け出る病棟に再入院（入院期間が通算される再入院に該当）した場合

② 療養病棟入院基本料1を届け出る病棟に入院し，入院初日にデータ提出加算1を算定した患者が，同病棟を退院後に，同病棟に再入院（入院期間が通算される再入院に該当）した場合

答 それぞれ，以下の取扱いとなる。

① 再入院の初日にデータ提出加算1は算定できない。データ提出加算3は再入院した日から起算し90日を超えるごとに1回算定する。

② 再入院の初日にデータ提出加算1は算定できない。データ提出加算3は初回の入院日から起算し入院期間が90日を超えるごとに1回算定する。

問4 新たにデータ提出加算に係る届出を行った場合，データ提出加算の算定方法はどのようになるか。

例えば，10月1日からデータ提出加算1及び3が算定可能となる医療機関において，9月15日に療養病棟入院基本料1を届け出る病棟に入院し，10月1日を超えて継続して入院している患者について，どのように算定するのか。

答 データ提出加算1は算定できない。データ提出加算3は10月1日以降に，9月15日から起算して90日を超えるごとに1回算定する。

(令2.3.31)

A246 入退院支援加算（退院時1回）

1 入退院支援加算1 〔入退支1〕
　イ 一般病棟入院基本料等の場合　　700点
　ロ 療養病棟入院基本料等の場合　1,300点
2 入退院支援加算2 〔入退支2〕
　イ 一般病棟入院基本料等の場合　　190点
　ロ 療養病棟入院基本料等の場合　　635点
3 入退院支援加算3 〔入退支3〕　　1,200点

注1 入退院支援加算1は，別に厚生労働大臣が定める施設基準〔告示3第8・35の6(1)，p.1207〕に適合しているものとして地方厚生局等に届け出た保険医療機関が，次に掲げる入退院支援のいずれかを行った場合に，退院時1回に限り，所定点数に加算する。

　イ 退院困難な要因を有する入院中の患者であって，在宅での療養を希望するもの〔第1節の入院基本料（特別入院基本料等を除く）又は第3節の特定入院料のうち，入退院支援加算1を算定できるものを現に算定している患者に限る〕に対して入退院支援を行った場合

　ロ 連携する他の保険医療機関において当該加算を算定した患者〔第1節の入院基本料（特別入院基本料等を除く）又は第3節の特定入院料のうち，入退院支援加算1を算定できるものを現に算定している患者に限る〕の転院（1回の転院に限る）を受け入れ，当該患者に対して入退院支援を行った場合

2 入退院支援加算2は，別に厚生労働大臣が定める施設基準〔告示3第8・35の6(2)，p.1207〕に適合しているものとして地方厚生局等に届け出た保険医療機関が，退院困難な要因を有する入院中の患者であって，在宅での療養を希望するもの〔第1節の入院基本料（特別入院基本料等を除く）又は第3節の特定入院料のうち，入退院支援加算2を算定できるものを現に算定している患者に限る〕に対して，入退院支援を行った場合に，退院時1回に限り，所定点数に加算する。

3 入退院支援加算3は，別に厚生労働大臣が定める施設基準〔告示3第8・35の6(3)，p.1207〕に適合しているものとして地方厚

生局長等に届け出た保険医療機関が，次に掲げる入退院支援のいずれかを行った場合に，退院時1回に限り，所定点数に加算する。
　イ　当該保険医療機関に入院している患者であって，A302新生児特定集中治療室管理料，A302-2新生児特定集中治療室重症児対応体制強化管理料又はA303の2に掲げる新生児集中治療室管理料を算定したことがあるもの〔第1節の入院基本料（特別入院基本料等を除く）又は第3節の特定入院料のうち，入退院支援加算3を算定できるものを現に算定している患者に限る〕に対して，退院支援計画を作成し，入退院支援を行った場合
　ロ　他の保険医療機関において当該加算を算定した患者〔第1節の入院基本料（特別入院基本料等を除く）又は第3節の特定入院料のうち，入退院支援加算3を算定できるものを現に算定している患者に限る〕の転院（1回の転院に限る）を受け入れ，当該患者に対して，退院支援計画を作成し，入退院支援を行った場合
4　別に厚生労働大臣が定める施設基準〔告示3第8・35の6(4)，p.1207〕に適合しているものとして地方厚生局長等に届け出た保険医療機関が，次に掲げる入退院支援のいずれかを行った場合に，**地域連携診療計画加算** 地連診 として，退院時1回に限り，**300点**を更に所定点数に加算する。ただし，B003開放型病院共同指導料（Ⅱ），B005退院時共同指導料2，B005-1-2介護支援等連携指導料，B009診療情報提供料（Ⅰ）及びB011連携強化診療情報提供料は別に算定できない。
　イ　当該保険医療機関において入退院支援加算の届出を行っている病棟に入院している患者（あらかじめ地域連携診療計画を作成し，当該計画に係る疾患の治療等を担う他の保険医療機関又は介護サービス事業者等と共有するとともに，当該患者の同意を得た上で，入院時に当該計画に基づく当該患者の診療計画を作成及び説明し，文書により提供したものに限る）について，退院時又は転院時に当該他の保険医療機関又は介護サービス事業者等に当該患者に係る診療情報を文書により提供した場合
　ロ　他の保険医療機関からの転院（1回の転院に限る）患者（当該他の保険医療機関において当該加算を算定したものであって，当該患者の同意を得た上で，入院時にあらかじめ作成した地域連携診療計画に基づき当該患者の診療計画を作成及び説明し，文書により提供したものに限る）について，退院時又は転院時に当該他の保険医療機関に当該患者に係る診療情報を文書により提供した場合
5　医療提供体制の確保の状況に鑑み別に厚生労働大臣が定める地域〔告示3別表第6の2，p.1309〕に所在する保険医療機関であって，別に厚生労働大臣が定める施設基準〔告示3第8・35の6(6)，p.1207〕に適合しているものとして地方厚生局長等に届け出たものについては，注2に規定する届出の有無にかかわらず，注2に規定する加算の点数に代えて，**入退院支援加算**（特定地域） 入退支地域 として，それぞれ**95点**又は**318点**を所定点数に加算することができる。
6　入退院支援加算1又は入退院支援加算2を算定する患者が15歳未満である場合には，**小児加算** 入退支小 として，**200点**を更に所定点数に加算する。
7　別に厚生労働大臣が定める施設基準〔告示3第8・35の6(7)，p.1208〕に適合しているものとして地方厚生局長等に届け出た保険医療機関に入院している患者であって別に厚生労働大臣が定めるもの〔告示3第8・35の6(8)，p.1208〕に対して，入院前に支援を行った場合に，その支援の内容に応じて，次に掲げる点数をそれぞれ更に所定点数に加算する。
　イ　**入院時支援加算1** 入退入1 　　**240点**
　ロ　**入院時支援加算2** 入退入2 　　**200点**
8　別に厚生労働大臣が定める施設基準〔告示3第8・35の6(9)，p.1208〕に適合しているものとして地方厚生局長等に届け出た保険医療機関に入院している患者であって別に厚生労働大臣が定めるもの〔告示3第8・35の6(10)，p.1208〕に対して，当該患者の基本的な日常生活能力，認知機能，意欲等について総合的な評価を行った上で，その結果を踏まえて，入退院支援を行った場合に，**総合機能評価加算**として，**50点**を更に所定点数に加算する。
9　別に厚生労働大臣が定める患者〔告示3第8・35の6(11)，p.1208〕に対して，入院前に患者及びその家族等並びに当該患者の在宅での生活を支援する障害福祉サービス事業者等と事前に入院中の支援に必要な調整を行った場合に，**入院事前調整加算** 入前 として，**200点**を更に所定点数に加算する。

【2024年改定による主な変更点】
(1) 【新設】「注9」入院事前調整加算：別に厚生労働大臣が定める患者（コミュニケーションに特別な支援を要する者又は強度行動障害を有する者）に対して，入院前に患者・家族等・障害福祉サービス事業者等と入院中の支援について事前に調整を行った場合に算定できる。
(2) **入退院支援加算1**において，①急性期一般入院基本料等の算定病棟を有する場合は連携機関のうち**医療機関が1以上**，②地域包括ケア病棟入院料の算定病棟・病室を有する場合は連携機関のうち**介護保険事業者及び障害福祉サービス事業所等が5以上**——であることが要件化された。
(3) **入退院支援加算3**について，（他医療機関で入退院支援加算3を算定していない）**転院搬送された児であって退院困難な要因を有する患者**も算定可とされた。また，入退院支援部門の専任の看護師の経験について，新生児集中治療だけでなく**小児患者の看護業務の経験も含まれる**とされた。

→入退院支援加算
(1) 入退院支援加算は，患者が安心・納得して退院し，

早期に住み慣れた地域で療養や生活を継続できるように，施設間の連携を推進した上で，入院早期より退院困難な要因を有する患者を抽出し，入退院支援を実施することを評価するものである。なお，第2部「通則5」に規定する入院期間が通算される入院については，1入院として取り扱うものとするが，入退院支援加算1にあってはこの限りでない。

(2) 入退院支援加算1にあっては，入退院支援及び地域連携業務に専従する職員（以下「入退院支援職員」という）を各病棟に専任で配置し，原則として入院後3日以内に患者の状況を把握するとともに退院困難な要因を有している患者を抽出する。また，入退院支援加算2にあっては，患者の入院している病棟等において，原則として入院後7日以内に退院困難な要因を有している患者を抽出する。なお，ここでいう退院困難な要因とは，以下のものである。
　ア　悪性腫瘍，認知症又は誤嚥性肺炎等の急性呼吸器感染症のいずれかである
　イ　緊急入院である
　ウ　要介護状態であるとの疑いがあるが要介護認定が未申請である又は要支援状態であるとの疑いがあるが要支援認定が未申請である（介護保険法施行令第2条各号に規定する特定疾病を有する40歳以上65歳未満の者及び65歳以上の者に限る）
　エ　コミュニケーションに特別な技術が必要な障害を有する者
　オ　強度行動障害の状態の者
　カ　家族又は同居者から虐待を受けている又はその疑いがある
　キ　生活困窮者である
　ク　入院前に比べADLが低下し，退院後の生活様式の再編が必要である（必要と推測される）
　ケ　排泄に介助を要する
　コ　同居者の有無に関わらず，必要な養育又は介護を十分に提供できる状況にない
　サ　退院後に医療処置（胃瘻等の経管栄養法を含む）が必要
　シ　入退院を繰り返している
　ス　入院治療を行っても長期的な低栄養状態となることが見込まれる
　セ　家族に対する介助や介護等を日常的に行っている児童等である
　ソ　児童等の家族から，介助や介護等を日常的に受けている
　タ　その他患者の状況から判断してアからソまでに準ずると認められる場合

(3) 退院困難な要因を有する患者について，入退院支援加算1の「イ　一般病棟入院基本料等の場合」にあっては原則として7日以内，「ロ　療養病棟入院基本料等の場合」にあっては原則として14日以内に患者及び家族と病状や退院後の生活も含めた話合いを行うとともに，関係職種と連携し，入院後7日以内に退院支援計画の作成に着手する。また，入退院支援加算2を算定する場合においても，できるだけ早期に患者及び家族と話合いを行うとともに，入院後7日以内に退院支援計画の作成に着手する。

(4) ここでいう退院支援計画の内容は，以下の内容を含むものとする。
　ア　患者氏名，入院日，退院支援計画着手日，退院支援計画作成日
　イ　退院困難な要因
　ウ　退院に関する患者以外の相談者
　エ　退院支援計画を行う者の氏名（病棟責任者，病棟に専任の入退院支援職員及び入退院支援部門の担当者名をそれぞれ記入）
　オ　退院に係る問題点，課題等
　カ　退院へ向けた目標設定，支援期間，支援概要，予想される退院先，退院後の利用が予測される福祉サービスと担当者名
　キ　リハビリテーション，栄養管理及び口腔管理等を含む，退院に向けて入院中に必要な療養支援の内容並びに栄養サポートチーム等の多職種チームとの役割分担

(5) 退院支援計画を実施するに当たって，入退院支援加算1にあっては，入院後7日以内に病棟の看護師及び病棟に専任の入退院支援職員並びに入退院支援部門の看護師及び社会福祉士等が共同してカンファレンスを実施する。また，入退院支援加算2にあっても，できるだけ早期に病棟の看護師及び入退院支援部門の看護師並びに社会福祉士等が共同してカンファレンスを実施する。なお，カンファレンスの実施に当たっては，必要に応じてその他の関係職種が参加すること。

(6) 退院支援計画については，文書で患者又は家族に説明を行い，交付するとともに，その内容を**診療録等**に添付又は記載する。また，当該計画に基づき，患者又は家族に退院後の療養上必要な事項について説明するとともに，必要に応じて退院・転院後の療養生活を担う保険医療機関等との連絡や調整，介護サービス又は障害福祉サービス，地域相談支援若しくは障害児通所支援の導入に係る支援を行う。なお，当該計画を患者又は家族に交付した後，計画内容が変更となった場合は，患者又は家族に説明を行い，必要時，変更となった計画を交付する。

(7) 入退院支援加算1については，当該病棟又は入退院支援部門の入退院支援職員が，他の保険医療機関や介護サービス事業所等を訪れるなどしてこれらの職員と面会し，転院・退院体制に関する情報の共有等を行う。

(8) 入退院支援加算3は，当該入院期間中にA302新生児特定集中治療室管理料，A302-2新生児特定集中治療室重症児対応体制強化管理料又はA303総合周産期特定集中治療室管理料の「2」新生児集中治療室管理料を算定した退院困難な要因を有する患者（他の保険医療機関において入退院支援加算3を算定していない患者を含む）又は他の保険医療機関において入退院支援加算3を算定した上で転院した患者について，当該患者又はその家族の同意を得て退院支援計画を策定し，当該計画に基づき退院した場合に算定する。なお，ここでいう退院困難な要因とは，以下のものである。
　ア　先天奇形
　イ　染色体異常
　ウ　出生体重1,500g未満
　エ　新生児仮死（Ⅱ度以上のものに限る）
　オ　その他，生命に関わる重篤な状態

(9) 入退院支援加算3について，入院後7日以内に退院困難な要因を有する患者を抽出し，現在の病状及び今後予想される状態等について家族等と話し合いを開始する。この他，家族等に対して退院後の療養上必要な事項について説明するとともに，転院・退院後の療養生活を担う保険医療機関等との連絡や調整，福祉サービスの導入に係る支援等を行う。

(10) 入退院支援加算3について，入院後1か月以内に退院支援計画の作成に着手し，文書で家族等に説明を行い交付するとともに**診療録等**に添付又は記載する。なお，退院支援計画は**別紙様式6**（p.159）を参考として

(別紙様式6)

退院支援計画書

(患者氏名) ＿＿＿＿＿＿＿＿ 殿

入院日： 年 月 日
計画着手日： 年 月 日
計画作成日： 年 月 日

病棟（病室）	
病名 (他に考え得る病名)	
退院に関する患者以外の相談者	家族 ・ その他関係者（　　　　）
退院支援計画を行う者の氏名 (下記担当者を除く)	
退院困難な要因	
退院に係る問題点、課題等	
退院へ向けた目標設定、支援期間、支援概要	
予想される退院先	
退院後に利用が予想される福祉サービス等	
退院後に利用が予想される福祉サービスの担当者	

注) 上記内容は、現時点で考えられるものであり、今後の状態の変化等に応じて変わり得るものである。

説明・交付日： 年 月 日
(病棟の退院支援担当者) 　　　　　　㊞
(入退院支援部門の担当者) 　　　　　㊞
(本人)

関係職種と連携して作成することとし、病棟及び入退院支援部門の看護師並びに社会福祉士等の関係職種が共同してカンファレンスを行った上で作成及び実施する。また、退院時には家族等に対して、緊急時の連絡先等を文書で提供し、24時間連絡が取れる体制を取る。

⑾ 入退院支援加算と退院時共同指導料を同時に算定する場合には、在宅療養を担う保険医療機関等と患者が在宅療養に向けて必要な準備を確認し、患者に対して文書により情報提供する。

⑿ 退院先については、**診療録等**に記載し、又は退院先を記載した文書を**診療録等**に添付する。

⒀ 死亡による退院については算定できない。また、入退院支援加算1の「ロ」又は2の「ロ」の療養病棟入院基本料等の場合については、他の保険医療機関に入院するために転院した患者については算定できない。

⒁ 入退院支援加算1の「ロ」又は2の「ロ」の療養病棟入院基本料等の場合について、当該加算を算定する病棟に転棟後、当該病棟から退院する場合にあっては、転棟後14日以上入院していた場合に限り算定できる。

⒂ 「注4」において、地域連携診療計画は、疾患ごとに作成され、一連の治療を担う複数の保険医療機関、介護保険法に定める居宅サービス事業者、地域密着型サービス事業者、居宅介護支援事業者、施設サービス事業者、障害者の日常生活及び社会生活を総合的に支援する法律（平成17年法律第123号。以下「障害者総合支援法」という）第51条の17第1項第1号に規定する指定特定相談支援事業者（以下「指定特定相談支援事業者」という）、児童福祉法（昭和22年法律第164号）第24条の26第1項第1号に規定する指定障害児相談支援事業者（以下「指定障害児相談支援事業者」という）等（以下この項において「連携保険医療機関等」という）

との間であらかじめ共有して活用されるものであり、病名、入院時の症状、予定されている診療内容、標準的な転院までの期間、転院後の診療内容、連携する保険医療機関を退院するまでの標準的な期間、退院に当たり予想される患者の状態に関する退院基準、その他必要な事項が記載されたものであること。
　また、地域連携診療計画は、患者の状態等により、異なる連携が行われることが想定されることから、あらかじめ複数の地域連携診療計画を作成しておき、患者の状態等に応じて最も適切な地域連携診療計画を選択することは差し支えない。

⒃ 地域連携診療計画加算の算定に当たっては、地域連携診療計画の対象疾患の患者に対し、地域連携診療計画に沿って治療を行うことについて患者の同意を得た上で、入院後7日以内に地域連携診療計画に基づく個別の患者ごとの診療計画を作成し、文書で家族等に説明を行い交付するとともに**診療録**に添付又は記載する。

⒄ 地域連携診療計画加算について、当該患者に対して連携保険医療機関等において引き続き治療等が行われる場合には、連携保険医療機関等に対して、当該患者に係る診療情報や退院後の診療計画等を文書により提供する。
　また、当該患者が転院前の保険医療機関において当該加算を算定した場合には、退院時に、当該転院前の保険医療機関に対して当該患者に係る診療情報等を文書により提供する。

⒅ 「注5」に規定する点数は、基本診療料の施設基準等**別表第6の2**（p.1309）に掲げる地域に所在する保険医療機関（特定機能病院、許可病床数が400床以上の病院、DPC対象病院及び一般病棟入院基本料に係る届出において急性期一般入院料1のみを届け出ている病院を除く）の一般病棟及び療養病棟等において、算定可能である。なお、基本診療料施設基準通知の**別添2**「入院基本料等の施設基準等」**第5の6**（p.1321）の規定により看護配置の異なる病棟ごとに一般病棟入院基本料の届出を行っている保険医療機関においては、一般病院入院基本料（急性期一般入院料1を除く）を算定する病棟で当該点数を算定できる。

⒆ 「注7」に規定する入院時支援加算は、入院を予定している患者が入院生活や入院後にどのような治療過程を経るのかをイメージでき、安心して入院医療が受け入れられるよう、入院前の外来において、入院中に行われる治療の説明、入院生活に関するオリエンテーション、入院前の服薬状況の確認、褥瘡・栄養スクリーニング等を実施し、支援することを評価するものである。

⒇ 「注7」に規定する入院時支援加算を算定するに当たっては、入院の決まった患者に対し、入院中の治療や入院生活に係る計画に備え、入院前に以下のアからクまで（イについては、患者が要介護又は要支援状態の場合のみ）を実施し、その内容を踏まえ、入院中の看護や栄養管理等に係る療養支援の計画を立て、患者及び入院予定先の病棟職員と共有した場合に算定する。入院前にアからク（イについては、患者が要介護又は要支援状態の場合のみ）までを全て実施して療養支援の計画書（以下「療養支援計画書」という）を作成した場合は入院時支援加算1を、患者の病態等によりアからクまでの全ては実施できず、ア、イ及びク（イについては、患者が要介護又は要支援状態の場合のみ）を含む一部の項目を実施して療養支援計画書を作成した場合は、入院時支援加算2を算定する。

ア　身体的・社会的・精神的背景を含めた患者情報の

把握
イ　入院前に利用していた介護サービス又は福祉サービスの把握
ウ　褥瘡に関する危険因子の評価
エ　栄養状態の評価
オ　服薬中の薬剤の確認
カ　退院困難な要因の有無の評価
キ　入院中に行われる治療・検査の説明
ク　入院生活の説明

⑵⑴　「注7」に規定する入院時支援加算を算定するに当たって，作成した療養支援計画書を，患者の入院前に入院予定先の病棟職員に共有する。また，当該計画書については，入院前又は入院日に患者又はその家族等に説明を行い交付するとともに，**診療録**に添付又は記載する。なお，第1章第2部の「通則7」の規定に基づき作成する入院診療計画書等をもって，当該計画書としても差し支えない。

⑵⑵　患者の栄養状態の評価や服薬中の薬剤の確認に当たっては，必要に応じて，管理栄養士や薬剤師等の関係職種と十分に連携を図る。

⑵⑶　「注8」に規定する総合機能評価加算については，介護保険法施行令第2条各号に規定する疾病を有する40歳以上65歳未満である者又は65歳以上である者について，身体機能や退院後に必要となりうる介護サービス等について総合的に評価を行った上で，当該評価の結果を入院中の診療や適切な退院支援に活用する取組を評価するものである。

⑵⑷　「注8」に規定する総合機能評価加算は，患者の病状の安定が見込まれた後できるだけ早期に，患者の基本的な日常生活能力，認知機能，意欲等について総合的な評価（以下「総合的な機能評価」という）を行った上で，結果を踏まえて入退院支援を行った場合に算定する。

⑵⑸　総合的な機能評価に係る測定は，医師又は歯科医師以外の医療職種が行うことも可能であるが，当該測定結果に基づく評価は，研修を修了した医師若しくは歯科医師，総合的な機能評価の経験を1年以上有する医師若しくは歯科医師又は当該患者に対する診療を担う医師若しくは歯科医師が行わなければならない。なお，総合的な機能評価の実施に当たっては，関係学会等より示されているガイドラインに沿った適切な評価が実施されるよう十分留意する。

⑵⑹　総合的な機能評価の結果については，患者及びその家族等に説明するとともに，説明内容を**診療録**に記載又は添付する。

⑵⑺　「注9」に規定する入院事前調整加算を算定するに当たっては，コミュニケーションに特別な技術が必要な障害を有する者又は強度行動障害の状態の者であって入院の決まったものについて，当該患者の特性を踏まえた入院中の治療や入院生活に係る支援が行えるよう，当該患者，その家族等及び当該患者の在宅における生活を支援する障害福祉サービス事業者等から事前に情報提供を受け，その内容を踏まえ，入院中の看護等に係る療養支援の計画を立て，患者及び入院予定先の病棟職員と共有した場合に算定する。（令6保医発0305・4）

【事務連絡】入退院支援加算
問1　A246の注7の入院時支援加算について，「患者の入院前」とは，入院当日を含むか。
答　入院時支援加算を算定するに当たっては，療養支援計画書の作成及び入院予定先の病棟職員への共有は入院前に，当該計画書の患者又はその家族等への説明及び交付は入院前又は入院当日に行うこととしており，この場合の入院前には入院当日は含まれない。（令2.3.31）

問2　退院困難な要因の中に「生活困窮者であること」が加わったが，生活困窮者とは具体的にどのような状態の者のことをいうのか。
答　生活困窮者とは，生活困窮者自立支援法第2条第1項の生活困窮者（現に経済的に困窮し，最低限度の生活を維持することができなくなるおそれのある者）をいうが，具体的な判断は，個々の患者の状況に応じて対応されたい。

問3　留意事項通知に示す入院前に実施するアからクまでの支援を，入院当日に外来で行った場合でも算定できるか。
答　算定できない。

問4　入院時支援加算の算定要件に「入院中の看護や栄養管理等に係る療養支援の計画を立て」とあるが，この療養支援計画は特定の書式に基づいて作成しなければならないか。
答　「療養支援計画」は，入院時に作成する看護計画や栄養管理計画等のことであり，従来より作成しているものを用いればよく，本加算の算定にあたり新たな書式を作成する必要はない。（平30.3.30）

問5　入退院支援加算「1」について，全ての病棟で要件を満たさなくても，一部の病棟で要件を満たせば，当該病棟において加算を算定できるか。
答　当該加算を算定することができる入院料を届け出ている病棟全てで要件を満たす必要がある。

問6　「注4」に掲げる地域連携診療計画加算は，相手先の医療機関との間で地域連携診療計画が作成・共有されていれば，必ずしも相手先の医療機関が当該加算を算定していなくても算定できるか。
答　算定できる。

問7　入退院支援加算で配置されている入退院支援部門の看護師及び各病棟において入退院支援及び地域連携業務に専従する看護師が，退院支援として退院後訪問指導を実施してよいか。
答　よい。（平28.3.31，一部修正）

問8　入退院支援加算について，患者及びその家族等との病状や退院後の生活等に関する話合いをビデオ通話が可能な機器を用いて行うことは可能か。
答　可能。（令4.3.31）

【参考】入退院支援加算
問1　入院後7日以内にカンファレンスを実施することとされているが，患者の状態が悪かったり，家族等とも面会できない場合でも算定できるか。
答　算定できる。原則として7日以内に患者・家族との話し合いを行うこととされているが，やむをえない理由で7日を過ぎて行った場合でも算定できる。その場合，カルテに理由を明記しておくこと。

問2　回復期リハビリテーション病棟入院料においては加算1の「一般病棟入院基本料等の場合」が算定できるが，当該病棟が医療法上の療養病床であっても「一般病棟入院基本料等の場合」が算定できるか。
答　算定できる。（平成28.4.22 全国保険医団体連合会）

A246-2　精神科入退院支援加算（退院時1回）

精入退　　　　　　　　　　　　　　**1,000点**

注1　別に厚生労働大臣が定める施設基準〔告示③第8・35の6の2，p.1210〕に適合しているものとして地方厚生局長等に届け出た保険医療機関が，次に掲げる入退院支援のいずれかを行った場合に，退院時1回に限り，所定点数に加算する。ただし，A103精神病棟入院基本料の注7若しくはA312精神療養病棟入院料の注5に規定する精神保健福祉士配置加算，A230-2精神科地域移行実施加算又はI011精神科退院指導料を算定する場合は，算定できない。

イ　退院困難な要因を有する入院中の患者であって，在宅での療養を希望するもの

〔第1節の入院基本料（特別入院基本料等を除く）又は第3節の特定入院料のうち，精神科入退院支援加算を算定できるものを現に算定している患者に限る〕に対して入退院支援を行った場合
　　　ロ　連携する他の保険医療機関において当該加算を算定した患者〔第1節の入院基本料（特別入院基本料等を除く）又は第3節の特定入院料のうち，精神科入退院支援加算を算定できるものを現に算定している患者に限る〕の転院（1回の転院に限る）を受け入れ，当該患者に対して入退院支援を行った場合
　　2　精神保健福祉法第29条又は第29条の2に規定する入院措置に係る患者について，都道府県，保健所を設置する市又は特別区と連携して退院に向けた支援を行った場合に，**精神科措置入院退院支援加算**　精退　として，退院時1回に限り，**300点**を更に所定点数に加算する。

【2024年改定により新設】
(1)　届出医療機関において，①退院困難な要因を有する入院患者であって在宅療養を希望するもの，②連携医療機関において当該加算を算定した転院患者（1回の転院に限る）――のいずれかに対して入退院支援を行った場合に，退院時1回に限り算定可。
(2)　**入退院支援・地域連携業務を担う部門**（専従の看護師又は精神保健福祉士を配置）の設置等が施設基準の要件。
(3)　当加算新設に伴い従前のA227-2精神科措置入院退院支援加算が廃止され，当加算の「注2」に**精神科措置入院退院支援加算**が設定された。措置入院患者について都道府県等と連携して退院支援を行った場合に算定可。

→**精神科入退院支援加算**
(1)　精神科入退院支援加算は，精神病棟に入院中の患者が，早期に退院するとともに，医療，障害福祉，介護その他のサービスを切れ目なく受けられるように，入院早期から包括的支援マネジメントに基づく入退院支援を実施することを評価するものである。なお，第2部「通則5」に規定する入院期間が通算される入院については，1入院として取り扱うものとするが，精神科入退院支援加算にあってはこの限りでない。
(2)　入院支援及び地域連携業務に専従する職員（以下「入退院支援職員」という）を各病棟に専任で配置し，原則として入院後7日以内に患者の状況を把握するとともに退院困難な要因を有している患者を抽出する。なお，ここでいう退院困難な要因とは，以下のものである。
　　ア　精神保健福祉法第29条又は第29条の2に規定する入院措置に係る患者である
　　イ　心神喪失等の状態で重大な他害行為を行った者の医療及び観察等に関する法律第42条第1項第1号又は第61条第1項第1号に規定する同法による入院又は同法第42条第1項第2号に規定する同法による通院をしたことがある患者である
　　ウ　医療保護入院の者であって，当該入院中に精神保健及び精神障害者福祉に関する法律第33条第6項第2号に規定する委員会の開催があった者である
　　エ　当該入院の期間が1年以上の患者である
　　オ　家族又は同居者から虐待を受けている又はその疑いがある
　　カ　生活困窮者である
　　キ　同居者の有無に関わらず，必要な養育又は介護を十分に提供できる状況にない
　　ク　身体合併症を有する患者であって，退院後に医療処置が必要
　　ケ　入退院を繰り返している
　　コ　家族に対する介助や介護等を日常的に行っている児童等である
　　サ　児童等の家族から，介助や介護等を日常的に受けている
　　シ　その他平成28～30年度厚生労働行政調査推進補助金障害者対策総合研究事業において「多職種連携による包括的支援マネジメントに関する研究」の研究班が作成した，別紙様式51（p.349）に掲げる「包括的支援マネジメント実践ガイド」における「包括的支援マネジメント導入基準」を1つ以上満たす者であること（この場合，「包括的支援マネジメント導入基準」のうち該当するものを**診療録等**に添付又は記載する）
(3)　退院困難な要因を有する患者について，原則として7日以内に患者及びその家族等と病状や退院後の生活も含めた話合いを行うとともに，関係職種と連携し，入院後7日以内に退院支援計画の作成に着手する。
　　なお，必要に応じ，退院後の居住先や日中の活動場所を訪問し，患者の病状，生活環境及び家族関係等を考慮しながら作成することが望ましい。
(4)　退院支援計画の作成に当たっては，入院後7日以内に病棟の看護師及び病棟に専任の入退院支援職員並びに入退院支援部門の看護師及び精神保健福祉士等が共同してカンファレンスを実施する。なお，カンファレンスの実施に当たっては，必要に応じてその他の関係職種が参加する。また，当該患者に対し，精神保健福祉法第29条の6に規定する退院後生活環境相談員が別に選任されている場合は，退院後生活環境相談員もカンファレンスに参加する。当該加算の届出を行った時点で入院中の患者については，できるだけ早期に病棟の看護師及び病棟に専任の入退院支援職員並びに入退院支援部門の看護師及び精神保健福祉士等が共同してカンファレンスを実施する。
(5)　退院支援計画については，**別紙様式6の4**（p.162）又はこれに準ずる様式を用いて作成すること。また，文書で患者又はその家族等に説明を行い，交付するとともに，その内容を**診療録等**に添付又は記載する。なお，当該計画を患者又は家族に交付した後，計画内容が変更となった場合は，患者又はその家族等に説明を行い，必要に応じて，変更となった計画を交付する。
(6)　退院困難な要因を有している患者のうち，「ウ　医療保護入院の者であって，当該入院中に精神保健及び精神障害者福祉に関する法律第33条第6項第2号に規定する委員会の開催があった者」にあっては，(3)及び(4)の規定に関わらず，当該委員会の開催及び退院支援計画の作成をもって，当該加算の算定対象とする。また，退院困難な要因を有している患者のうち，「エ　当該入院の期間が1年以上の患者」にあっては，(3)及び(4)の規定に関わらず，退院支援計画の作成及び退院・転院後の療養生活を担う保険医療機関等との連絡や調整又は障害福祉サービス等若しくは介護サービス等の導入に係る支援を開始することをもって，当該加算の算定対象とする。
(7)　当該病棟又は入退院支援部門の入退院支援職員は，他の保険医療機関や障害福祉サービス等事業所等を訪れるなどしてこれらの職員と面会し，転院・退院体制に関する情報の共有等を行う。
(8)　当該患者について，概ね3月に1回の頻度でカンフ

(別紙様式6の4) 新

退院支援計画書

計画作成日：　　　年　　月　　日
計画見直し予定日：　　年　　月　　日

氏名：　　　　　　　　　　様　　性別：男・女　　生年月日：　　年　　月　　日（　　歳）
主治医：　　　　　　　　　　看護師：　　　　　　　　　　精神保健福祉士：

参加者
□本人　□家族　□主治医　□看護師・保健師　□精神保健福祉士　□薬剤師　□作業療法士　□公認心理師
□訪問看護ステーション　□行政機関　□障害福祉サービス等事業者　□介護サービス事業所
□その他（　　　　　　　　　　　　　　　）

病名	
今回の入院年月日	

退院後の生活に関する本人の希望　　　　　　　家族その他の支援者の意見

支援ニーズ／課題への対応

評価項目	支援の必要性	課題内容 本人の希望	本人の実施事項（※1）	支援者の実施事項（※1）	支援者（機関名・担当者名・連絡先）
環境要因	□				
生活機能（活動）	□				
社会参加	□				
心身の状態	□				
支援継続に関する課題（※2）	□				
行動に関する課題（※3）	□				

（※1）課題内容，本人の希望に対する実施事項を記載すること
（※2）病状の理解の程度や自己管理等　（※3）アルコールや薬物，自他の安全確保に関する課題，こだわり等

医療・障害福祉サービス等に関する基本情報	自立支援医療：　　　　　　　無　有　　　　　　　　　　不明　申請予定
	精神障害者保健福祉手帳：　　無　有（　　　級）　　　不明　申請予定
	療育手帳：　　　　　　　　　無　有（等級　　　）　　不明　申請予定
	身体障害者：　　　　　　　　無　有（　　　級）　　　不明　申請予定
	障害年金受給：　　　　　　　無　有（　　　級）　　　不明　申請予定
	障害支援区分：　　　　　　　無　有（区分　　　）　　不明　申請予定
	要介護認定：　　　　　　　　無　有（　　　　）　　　不明　申請予定
	生活保護受給：　　　　　　　無　有　　　　　　　　　不明　申請予定
退院後に必要な医療等の支援	□精神科外来通院　　　□保健所等による相談支援 □外来診療以外の精神科医療サービス（訪問看護，デイケア等，その他） □身体合併症治療　　　□障害福祉サービス　　　□介護サービス　　　□その他

調子が悪くなってきたときのサイン	
自分でわかるサイン	周りの人が気づくサイン
サインに気づいたときにすること	
自分がすること	周りの人がすること

緊急連絡先：氏名　　　　　　　　所属　　　　　　　　連絡先
緊急連絡先：氏名　　　　　　　　所属　　　　　　　　連絡先
緊急連絡先：氏名　　　　　　　　所属　　　　　　　　連絡先
　　　　署名　本人：　　　　　　　主治医：　　　　　　　担当者：

ァレンスを実施し，支援計画の見直しを適宜行う。また，必要に応じてより頻回の開催や，臨時のカンファレンスを開催する。なお，医療保護入院の者について，精神保健及び精神障害者福祉に関する法律第33条第6項第2号に規定する委員会の開催をもって，当該カンファレンスの開催とみなすことができる。この際，「措置入院及び医療保護入院者の退院促進に関する措置について」（令和5年11月27日障発1127第7号）に規定する医療保護入院者退院支援委員会の審議記録の写しを**診療録等**に添付する。

(9) (8)のカンファレンス出席者は以下のとおりとする。
　ア　当該患者の主治医
　イ　看護職員（当該患者を担当する看護職員が出席することが望ましい）
　ウ　病棟に専任の入退院支援職員
　エ　アからウまで以外の病院の管理者が出席を求める当該病院職員（当該患者に対し，精神保健福祉法第29条の6に規定する退院後生活環境相談員が選任されており，当該退院後生活環境相談員がアからウまでと別の職員である場合は，当該退院後生活環境相談員も退院支援委員会に参加する）
　オ　当該患者
　カ　当該患者の家族等
　キ　精神保健及び精神障害者福祉に関する法律第29条の7に規定する地域援助事業者その他の当該患者の退院後の生活環境に関わる者

アからエまでは参加が必須である。オがカンファレンスに出席するのは，本人が出席を希望する場合であるが，本人には開催日時及びカンファレンスの趣旨について事前に丁寧に説明し，委員会の出席希望について本人の意向をよく聞き取る。また，参加希望の有無にかかわらずカンファレンスの内容を説明する。

カ及びキは，オが出席を求め，かつ，当該出席を求められた者が出席要請に応じるときに限り出席するものとする。また，出席に際しては，オの了解が得られる場合には，オンライン会議等，情報通信機器の使用による出席も可能とする。

(10) 退院先については，**診療録等**に記載し，又は退院先

を記載した文書を**診療録等**に添付する。
(11) 死亡による退院については算定できない。
(12) 「注2」に規定する精神科措置入院退院支援加算は，措置入院又は緊急措置入院に係る患者（措置入院又は緊急措置入院後に当該入院を受け入れた保険医療機関又は転院先の保険医療機関において医療保護入院等により入院継続した者を含む。以下この項において「措置入院者」という）に対して，入院中から，都道府県，保健所を設置する市又は特別区（以下この項において「都道府県等」という）と連携して退院に向けた以下の全ての支援を実施した場合に，所定点数に加算する。
　ア　当該保険医療機関の管理者は，措置入院者を入院させた場合には，入院後速やかに，当該患者の退院後の生活環境に関し，本人及びその家族等の相談支援を行う担当者を選任する。
　イ　都道府県等が作成する退院後支援に関する計画が適切なものとなるよう，多職種で共同して当該患者の退院後支援のニーズに関するアセスメントを実施し，都道府県等と協力して計画作成のために必要な情報収集，連絡調整を行う。
　ウ　退院後支援に関する計画を作成する都道府県等に協力し，当該患者の入院中に，退院後支援のニーズに関するアセスメントの結果及びこれを踏まえた計画に係る意見書を都道府県等へ提出する。
　エ　アからウまでに関して，精神障害者の退院後支援に関する指針に沿って実施する。
(13) 「注2」における退院とは，自宅等へ移行することをいう。なお，ここでいう「自宅等へ移行する」とは，患家，介護老人保健施設，介護医療院又は障害者総合支援法に規定する障害福祉サービスを行う施設又は福祉ホーム（以下「精神障害者施設」という）へ移行することである。また，ここでいう「患家」とは，退院先のうち，同一の保険医療機関において転棟した場合，他の保険医療機関へ転院した場合及び介護老人保健施設，介護医療院又は精神障害者施設に入所した場合を除いたものをいう。
(令6保医発0305・4)

事務連絡　精神科入退院支援加算
問1　精神科入退院支援加算について，「入院後7日以内に退院支援計画の作成に着手する」とあるが，退院支援計画の交付日についてどのように考えればよいか。
答　精神科入退院支援加算に係る退院支援計画を作成後，速やかに患者に交付する。
問2　精神科入退院支援加算について，「退院困難な要因」として「身体合併症を有する患者であって，退院後に医療処置が必要なこと」とあるが，身体合併症とは具体的にどのような症状のことをいうのか。
答　A230-3精神科身体合併症管理加算の算定患者と同様の取り扱いとする。
(令6.3.28)

A246-3　医療的ケア児（者）入院前支援加算　[医ケア支]　1,000点

注1　別に厚生労働大臣が定める施設基準〔告示③第8・35の6の3(1), p.1211〕に適合しているものとして地方厚生局長等に届け出た保険医療機関において，当該保険医療機関の医師又は当該医師の指示を受けた看護職員が，入院前に別に**厚生労働大臣が定める患者**〔告示③第8・35の6の3(3), p.1211〕〔第1節の入院基本料（特別入院基本料等を含む）及び第3節の特定入院料のうち，医療的ケア児（者）入院前支援加算を算定できるものを現に算定している患者に限り，当該保険医療機関の入院期間が通算30日以上のものを除く〕の患家等を訪問し，患者の状態，療養生活環境及び必要な処置等を確認した上で療養支援計画を策定し，入院前又は入院した日に当該計画書を患者又はその家族等に説明し，文書により提供した場合に，保険医療機関ごとに患者1人につき1回に限り，入院初日に限り所定点数に加算する。

注2　別に厚生労働大臣が定める施設基準〔告示③第8・35の6の3(2), p.1211〕に適合しているものとして地方厚生局長等に届け出た保険医療機関において，医療的ケア児（者）入院前支援加算を算定すべき入院前支援を**情報通信機器を用いて行った場合**は，当該加算の点数に代えて，**500点**を所定点数に加算する。[情医ケア支]

注3　A246の注7に掲げる入院時支援加算は別に算定できない。

【2024年改定により新設】届出医療機関において，当該医療機関の入院期間が通算30日未満の**医療的ケア児（者）（医療的ケア判定スコア16点以上）**の入院前に，医師又は看護職員が患家等を訪問して**療養支援計画**を策定し，入院前又は入院日に当該計画書を説明し文書で提供した場合に，患者1人1回に限り入院初日に算定可【経過措置】2025年5月末までは施設基準を満たしているものとする）。情報通信機器を用いて入院前支援を行った場合は500点で算定する。

→医療的ケア児（者）入院前支援加算　摘要欄 p.1675

(1) 医療的ケア児（者）入院前支援加算は，医療的ケア児（者）が入院する際の在宅からの連続的なケアを確保する観点から，事前に自宅等を訪問し，患者の状態，療養生活環境及び必要な処置等を確認し，支援することを評価するものである。

(2) 医療的ケア児（者）入院前支援加算の算定対象となる患者は，基本診療料施設基準通知**別添6の別紙14の3**（p.1212）の「医療的ケア判定スコア表」における「医療的ケア判定スコア」が16点以上のものをいう。

(3) 当該加算を算定するに当たっては，当該保険医療機関の医師又は医師の指示を受けた当該保険医療機関の看護職員が，患家等を訪問し，次に掲げるもののうち，医療的ケア児（者）のケアを行うにあたり必要なものの実施方法の確認，患者の状態，療養生活環境及びその他患者が入院をするにあたり必要な情報の把握を行い，その内容を踏まえ，入院中の看護や医療的ケアの方法等に係る療養支援の計画を立て，患者とその家族等及び入院予定先の病棟職員と共有した場合に算定する。
　ア　人工呼吸器の管理
　イ　気管切開の管理
　ウ　鼻咽頭エアウェイの管理
　エ　酸素療法
　オ　吸引（口鼻腔・気管内吸引）
　カ　ネブライザーの管理
　キ　経管栄養
　ク　中心静脈カテーテルの管理
　ケ　皮下注射
　コ　血糖測定
　サ　継続的な透析（血液透析，腹膜透析を含む）
　シ　導尿
　ス　排便管理
　セ　痙攣時の座薬挿入，吸引，酸素投与，迷走神経刺激装置の作動等の処置

(4) 入院予定先の病棟職員との共有にあたって，療養支

援計画書を作成する。また，入院前又は入院日に患者又はその家族等に当該計画書の説明を行い交付するとともに，診療録に添付する。なお，第1章第2部の「通則7」の規定に基づき作成する入院診療計画書等をもって，当該計画書としても差し支えない。

(5) 医療的ケア児（者）入院前支援加算を算定すべき入院前支援を行った日においては，同一の保険医療機関及び当該保険医療機関と特別の関係にある保険医療機関は，C000往診料，C001在宅患者訪問診療料（Ⅰ），C001-2在宅患者訪問診療料（Ⅱ），C005在宅患者訪問看護・指導料，C005-1-2同一建物居住者訪問看護・指導料及びI012精神科訪問看護・指導料を算定できない。ただし，入院前支援を行った後，患者の病状の急変等により，往診を行った場合の往診料の算定については，この限りではない。

(6) 入院前支援を行った日を診療報酬明細書の摘要欄に記載する。

(7) 「注2」に規定する情報通信機器を用いた入院前支援については，以下の要件を満たす。
　ア 入院前支援を情報通信機器を用いて行う場合において，患者の個人情報を情報通信機器等の画面上で取り扱う場合には，患者の同意を得る。また，厚生労働省の定める「医療情報システムの安全管理に関するガイドライン」等に対応している。加えて，情報通信機器等による入院前支援の実施に際しては，オンライン指針を参考に必要な対応を行う。
　イ 情報通信機器等による入院前支援は，原則として当該保険医療機関内において行う。なお，当該保険医療機関外で情報通信機器等による入院前支援を実施する場合であってもアに沿った対応を行うとともに，指導を実施した場所については，事後的に実施状況が確認可能な場所である。
（令6保医発0305・4）

事務連絡 医療的ケア児（者）入院前支援加算
問　医療的ケア児（者）入院前支援加算について，患者が通所している障害福祉サービス事業所へ訪問し，当該加算を算定すべき入院前支援を行った場合，当該加算を算定する事はできるか。
答　患者の状態，必要な処置等を確認できる場合であって，居宅において患者に対してケアを行っている者がその場にいて，療養生活環境を確認できる場合に限り，患者が通所している障害福祉サービス事業所等への訪問でも当該加算を算定することができる。
（令6.3.28）

A247　認知症ケア加算（1日につき）
　1　認知症ケア加算1　認ケア1
　　イ　14日以内の期間　　　　　　　　180点
　　ロ　15日以上の期間　　　　　　　　 34点
　2　認知症ケア加算2　認ケア2
　　イ　14日以内の期間　　　　　　　　112点
　　ロ　15日以上の期間　　　　　　　　 28点
　3　認知症ケア加算3　認ケア3
　　イ　14日以内の期間　　　　　　　　 44点
　　ロ　15日以上の期間　　　　　　　　 10点
注1　別に厚生労働大臣が定める施設基準〔告示③第8・35の7(1)(2)(3)，p.1211〕に適合しているものとして地方厚生局長等に届け出た保険医療機関に入院している患者〔第1節の入院基本料（特別入院基本料等を除く）又は第3節の特定入院料のうち，認知症ケア加算を算定できるものを現に算定している患者に限る〕であって別に厚生労働大臣が定めるもの〔告示③第8・35の7(4)，p.1212〕に対して必要なケ

アを行った場合に，当該基準に係る区分に従い，当該患者が入院した日から起算し，当該患者の入院期間に応じ，それぞれ所定点数に加算する。この場合において，A230-4精神科リエゾンチーム加算（認知症ケア加算1を算定する場合に限る）又はA247-2せん妄ハイリスク患者ケア加算は別に算定できない。
　2　身体的拘束を実施した日は，所定点数の100分の40に相当する点数により算定する。　認ケア1減　認ケア2減　認ケア3減

【2024年改定による主な変更点】
(1) せん妄のリスク因子確認とハイリスク患者へのせん妄対策実施が算定要件に追加された。
(2) 施設基準において，せん妄のリスク因子確認・せん妄対策のためのチェックリスト作成が要件とされた。
(3) 身体的拘束を実施した日の点数が，所定点数の100分の60から100分の40に低減された。

→**認知症ケア加算**
(1) 認知症ケア加算は，認知症による行動・心理症状や意思疎通の困難さが見られ，身体疾患の治療への影響が見込まれる患者に対し，病棟の看護師等や専門知識を有した多職種が適切に対応することで，認知症症状の悪化を予防し，身体疾患の治療を円滑に受けられることを目的とした評価である。
(2) 認知症ケア加算の算定対象となる患者は，『「認知症高齢者の日常生活自立度判定基準」の活用について』（平成18年4月3日老発第0403003号）〔基本診療料施設基準通知の別添6の別紙12（p.1136）参照〕におけるランクⅢ以上に該当する。ただし，重度の意識障害のある者〔JCS（Japan Coma Scale）でⅡ-3（又は30）以上又はGCS（Glasgow Coma Scale）で8点以下の状態にある者〕を除く。
(3) 身体的拘束を実施した場合の点数については，理由によらず，身体的拘束を実施した日に適用する。この点数を算定する場合は，身体的拘束の開始及び解除した日，身体的拘束が必要な状況等を診療録等に記載する。
(4) 身体的拘束について
　ア 入院患者に対し，日頃より身体的拘束を必要としない状態となるよう環境を整える。また，身体的拘束を実施するかどうかは，職員個々の判断ではなく，当該患者に関わる医師，看護師等，当該患者に関わる複数の職員で検討する。
　イ やむを得ず身体的拘束を実施する場合であっても，当該患者の生命及び身体の保護に重点を置いた行動の制限であり，代替の方法が見出されるまでの間のやむを得ない対応として行われるものであることから，できる限り早期に解除するよう努める。
　ウ 身体的拘束を実施するに当たっては，以下の対応を行う。
　　(イ) 実施の必要性等のアセスメント
　　(ロ) 患者家族への説明と同意
　　(ハ) 身体的拘束の具体的行為や実施時間等の記録
　　(ニ) 二次的な身体障害の予防
　　(ホ) 身体的拘束の解除に向けた検討
　エ 身体的拘束を実施することを避けるために，イ，ウの対応をとらず家族等に対し付添いを強要するようなことがあってはならない。
(5) 認知症ケア加算を算定した場合には，A247-2せん妄ハイリスク患者ケア加算は別に算定できない。

(6) 認知症ケア加算1
　ア　認知症ケアに係る専門知識を有した多職種からなるチーム（以下「認知症ケアチーム」という）が当該患者の状況を把握・評価するなど当該患者に関与し始めた日から算定できることとし，当該患者の入院期間に応じ所定点数を算定する。
　イ　当該患者を診療する医師，看護師等は，認知症ケアチームと連携し，病棟職員全体で以下の対応に取り組む必要がある。
　　① 当該患者の入院前の生活状況等を情報収集し，その情報を踏まえたアセスメントを行い，看護計画を作成する。その際，行動・心理症状がみられる場合には，その要因をアセスメントし，症状の軽減を図るための適切な環境調整や患者とのコミュニケーションの方法等について検討する。<u>また，せん妄のリスク因子の確認を行い，ハイリスク患者に対するせん妄対策を併せて実施する。せん妄のリスク因子の確認及びハイリスク患者に対するせん妄対策の取扱いについては，A247-2せん妄ハイリスク患者ケア加算の例による。</u>
　　② 当該計画に基づき認知症症状を考慮したケアを実施し，その評価を定期的に行う。身体的拘束を実施した場合は，解除に向けた検討を少なくとも1日に1度は行う。
　　③ 計画作成の段階から，退院後に必要な支援について，患者家族を含めて検討し，円滑な退院支援となるよう取り組む。
　　④ ①から③までについて**診療録等**に記載する。
　ウ　認知症ケアチームは，以下の取組を通じ，当該保険医療機関における認知症ケアの質の向上を図る必要がある。
　　① 認知症患者のケアに係るチームによるカンファレンスを週1回程度開催し，症例等の検討を行う。カンファレンスには，病棟の看護師等が参加し，検討の内容に応じ，当該患者の診療を担う医師等が参加する。
　　② 週1回以上，各病棟を巡回し，病棟における認知症ケアの実施状況を把握し，病棟職員及び患者家族に対し助言等を行う。
　　③ 当該加算の算定対象となっていない患者に関するものを含め，患者の診療を担当する医師，看護師等からの相談に速やかに応じ，必要なアセスメント及び助言を実施する。
　　④ 認知症患者に関わる職員を対象として，認知症患者のケアに関する研修を定期的に実施する。

(7) 認知症ケア加算2
　ア　病棟において，看護師等が，当該患者の行動・心理症状等を把握し，対応について看護計画を作成した日から算定できることとし，当該患者の入院期間に応じ所定点数を算定する。
　イ　当該患者が入院する病棟の看護師等は，当該患者の行動・心理症状等が出現し，あるいは出現すると見込まれ，身体疾患の治療への影響が見込まれる場合に，症状の軽減を図るための適切な環境調整や患者とのコミュニケーションの方法等を踏まえた看護計画を作成し，当該計画に基づき認知症症状を考慮したケアを実施し，その評価を行う。<u>また，せん妄のリスク因子の確認を行い，ハイリスク患者に対するせん妄対策を併せて実施する。せん妄のリスク因子の確認及びハイリスク患者に対するせん妄対策の取扱いについては，A247-2せん妄ハイリスク患者ケア加算の例による。</u>
　ウ　認知症患者の診療について十分な経験を有する専任の常勤医師又は認知症患者の看護に従事した経験を5年以上有する看護師であって，認知症看護に係る適切な研修を修了した専任の常勤看護師が，病棟における認知症患者に対するケアの実施状況を定期的に把握し，病棟職員に対し必要な助言等を行う。
　エ　身体的拘束を実施した場合は，解除に向けた検討を少なくとも1日に1度は行う。

(8) 認知症ケア加算3
　(7)のア，イ及びエを満たすものである。（令6保医発0305・4）

事務連絡 認知症ケア加算
問1 身体的拘束は具体的にはどのような行為か。
答 身体的拘束は，抑制帯等，患者の身体又は衣服に触れる何らかの用具を使用して，一時的に当該患者の身体を拘束し，その運動を抑制する行動の制限であり，車いすやいす，ベッドに体幹や四肢をひも等で縛る等はすべて該当する。ただし，移動時等に，安全確保のために短時間固定ベルト等を使用する場合については，使用している間，常に，職員が介助等のため，当該患者の側に付き添っている場合に限り，「注2」の点数は適用しなくてよい。
問2 「注2」に掲げる点数が適用されるにあたり，身体的拘束の実施時間について規定はあるか。
答 ない。時間によらず，実施した日は「注2」に掲げる点数を算定する。
問3 認知症ケア加算の算定には認知症の確定診断が必要か。
答 認知症と診断されていなくても，算定要件を満たしていれば算定できる。
問4 「認知症高齢者の日常生活自立度判定基準」のランクⅢ以上かどうかは，誰が判断するのか。
答 担当する医師又は看護職員が判断する。
問5 認知症ケア加算のイの期間とロの期間の日数は，入院日から数えた期間か，ケア開始日から数えた期間か。
答 入院日を起算日とした日数。例えば，認知症ケア加算1を届け出ている病棟において，入院7日目に関与し始め，20日目に退院した場合，180点を8日間，34点を6日間算定する。（平28.3.31，一部修正）
問6 認知症ケア加算1の認知症ケアチームは，週1回以上，各病棟を巡回することとなっているが，巡回の際，当該チームメンバー全員で行う必要があるか。
答 全員揃っていることが望ましく，少なくとも看護師を含め2名以上で巡回することが必要である。（平28.4.25）

A247-2　せん妄ハイリスク患者ケア加算（入院中1回）　[せハイ]　**100点**
注　別に厚生労働大臣が定める施設基準〔告示③第8・35の7の2，p.1214〕に適合しているものとして地方厚生局長等に届け出た保険医療機関に入院している患者〔第1節の入院基本料（特別入院基本料等を除く）又は第3節の特定入院料のうち，せん妄ハイリスク患者ケア加算を算定できるものを現に算定している患者に限る〕について，せん妄のリスクを確認し，その結果に基づいてせん妄対策の必要を認め，当該対策を行った場合に，入院中1回に限り，所定点数に加算する。

→せん妄ハイリスク患者ケア加算　摘要欄 p.1675
(1) せん妄ハイリスク患者ケア加算は，別に厚生労働大臣が定める施設基準に適合しているものとして届け出た保険医療機関に入院している患者であって，当該加算の要件を満たすものについて算定する。
(2) せん妄ハイリスク患者ケア加算は，急性期医療を担う保険医療機関の一般病棟において，全ての入院患者に対してせん妄のリスク因子の確認を行い，ハイリス

(別紙様式7の3)

せん妄ハイリスク患者ケア加算に係るチェックリスト

(患者氏名)＿＿＿＿＿＿＿殿

入院日　　　　：令和　年　月　日
リスク因子確認日：令和　年　月　日
せん妄対策実施日：令和　年　月　日

1．せん妄のリスク因子の確認

(該当するものにチェック)
□ 70歳以上
□ 脳器質的障害
□ 認知症
□ アルコール多飲
□ せん妄の既往
□ リスクとなる薬剤(特にベンゾジアゼピン系薬剤)の使用
□ 全身麻酔を要する手術後又はその予定があること

2．ハイリスク患者に対するせん妄対策

(リスク因子に1項目以上該当する場合は，以下の対応を実施)
□ 認知機能低下に対する介入 (見当識の維持等)
□ 脱水の治療・予防 (適切な補液と水分摂取)
□ リスクとなる薬剤(特にベンゾジアゼピン系薬剤)の漸減・中止
□ 早期離床の取組
□ 疼痛管理の強化 (痛みの客観的評価の併用等)
□ 適切な睡眠管理 (非薬物的な入眠の促進等)
□ 本人及び家族へのせん妄に関する情報提供

3．早期発見

せん妄のハイリスク患者については，せん妄対策を実施した上で，定期的にせん妄の有無を確認し，早期発見に努める。

※1 せん妄のリスク因子の確認は入院前又は入院後3日以内に行う。
※2 せん妄対策はリスク因子の確認後速やかに行う。

ク患者に対するせん妄対策を実施した場合に，当該対策を実施した患者について，当該入院期間中1回に限り算定する。

(3) せん妄のリスク因子の確認及びハイリスク患者に対するせん妄対策は，各保険医療機関において作成したチェックリストに基づいて行う。なお，当該チェックリストを作成するに当たっては，**別紙様式7の3**(p.166)を参考にする。

(4) せん妄のリスク因子の確認は患者の入院前又は入院後3日以内，ハイリスク患者に対するせん妄対策はリスク因子の確認後速やかに行う。また，リスク因子の確認及びせん妄対策に当たっては，それぞれの病棟において，医師，看護師及び薬剤師等の関係職種が連携を図る。

(5) せん妄のハイリスク患者については，せん妄対策を実施した上で，定期的にせん妄の有無を確認し，早期発見に努める。なお，せん妄ハイリスク患者ケア加算は，せん妄対策を実施したが，結果的にせん妄を発症した患者についても算定可能である。 (令6保医発0305・4)

事務連絡 問1 せん妄ハイリスク患者ケア加算について，「せん妄のリスク因子の確認及びハイリスク患者に対するせん妄対策は，各保険医療機関において作成したチェックリストに基づいて行うこと」とあるが，医療機関において従来よりせん妄対策のためのアセスメントシート等を作成している場合は，それを用いて対応してもよいか。

答　各保険医療機関が従来よりせん妄対策のためのアセスメントシート等を作成している場合は，当該アセスメントシート等を用いて対応してもよい。ただし，当該アセスメントシート等は，せん妄のリスク因子の確認及びハイリスク患者に対するせん妄対策に係る内容として，留意事項通知の別紙様式7の3に示す事項を含む必要がある。 (令2.3.31)

問2 「せん妄ハイリスク患者ケア加算(2)にある「急性期医療を担う保険医療機関の一般病棟」には，A302新生児特定集中治療室管理料等，当該加算が算定できない一般病棟は含まれるのか。

答　含まれない。 (令2.7.20)

A248 精神疾患診療体制加算

1　精神疾患診療体制加算1（入院初日）
　　精疾診1　　　　　　　　　　1,000点

2　精神疾患診療体制加算2（入院初日から3日以内に1回）**精疾診2**　　330点

注1　精神疾患診療体制加算1は，別に厚生労働大臣が定める施設基準〔告示③第8・35の8，p.1215〕に適合しているものとして地方厚生局長等に届け出た保険医療機関が，他の保険医療機関の求めに応じ，当該他の保険医療機関の精神病棟に入院する身体合併症の入院治療を要する精神疾患患者〔第1節の入院基本料（特別入院基本料等を含む）又は第3節の特定入院料のうち，精神疾患診療体制加算を算定できるものを現に算定している患者に限る〕の転院を受け入れた場合に，入院初日に限り所定点数に加算する。

2　精神疾患診療体制加算2は，別に厚生労働大臣が定める施設基準〔告示③第8・35の8，p.1215〕に適合しているものとして地方厚生局長等に届け出た保険医療機関において，救急用の自動車等により緊急に搬送された身体疾患又は外傷及び抑うつ，せん妄等の精神症状を有する患者〔第1節の入院基本料（特別入院基本料等を含む）又は第3節の特定入院料のうち，精神疾患診療体制加算を算定できるものを現に算定している患者に限る〕に対し，精神保健福祉法第18条第1項に規定する精神保健指定医（以下この表において「精神保健指定医」という）等の精神科の医師が診察を行った場合に，入院初日から3日以内に1回に限り，所定点数に加算する。

(編注) 身体合併症をもつ精神疾患患者の一般病院での受入れを評価したもの。主な要件は以下のとおり。
(1) 許可病床数100床以上で，内科・外科を標榜。
(2) 精神病床の数が全病床数の50%未満。
(3) 第2次救急医療体制を有するか，または救命救急センター，総合周産期母子医療センター等を設置している。

→精神疾患診療体制加算

(1) 精神疾患診療体制加算は，身体合併症を有する精神疾患患者の転院の受入れや，身体疾患や外傷のために救急搬送された患者であって，精神症状を伴う者の診療を行った場合を評価するものである。

(2) 精神疾患診療体制加算1は，他の保険医療機関の精神病棟に入院する精神疾患患者の身体合併症の入院治療のために，当該他の保険医療機関の求めに応じて転院を受け入れた場合に入院初日に限り算定する。

(3) 精神疾患診療体制加算1を算定する患者の精神疾患に係る薬剤は，当該保険医療機関で処方する必要がある。やむを得ず他の保険医療機関が処方した持参薬を投与する場合は，入院後5日以内に限られる。この場合には，持参した薬剤名，規格，剤形等を確認し，**診療録等**に記載する。

(4) 精神疾患診療体制加算2は，当該保険医療機関の精神保健福祉法第18条第1項に規定する精神保健指定医（以下「精神保健指定医」という）若しくは精神科医又は当該保険医療機関の求めに応じた他の保険医療

関の精神保健指定医が，身体疾患や外傷に加え，精神症状等を有する患者であって，救急用の自動車等〔消防法（昭和23年法律第186号）及び消防法施行令（昭和36年政令第37号）に規定する市町村又は都道府県の救急業務を行うための救急隊の救急自動車並びに道路交通法（昭和35年法律第105号）及び道路交通法施行令（昭和35年政令第270号）に規定する緊急自動車（傷病者の緊急搬送に用いるものに限る）をいう〕及び救急医療用ヘリコプターを用いた救急医療の確保に関する特別措置法（平成19年法律第103号）第2条に規定する救急医療用ヘリコプターにより搬送された患者を診察した場合に，入院初日から3日以内に1回に限り算定する。

(5) (4)において，**精神症状を有する患者**とは，以下の場合をいう。
　イ　過去6か月以内に精神科受診の既往がある患者
　ロ　医師が，抑うつ，せん妄，躁状態等，精神状態の異常を認めた患者
　ハ　アルコール中毒を除く急性薬毒物中毒が診断された患者

(6) 精神疾患診療体制加算2を算定した場合には，A300救命救急入院料の「注2」に規定する加算及びI001入院精神療法は算定できない。ただし，精神保健指定医又は精神科医による初回の診察の結果，継続して精神疾患の管理が必要と判断された場合には，入院した日から起算して4日目以降に限り，I001入院精神療法を算定することができる。
（令6保医発0305・4）

事務連絡 問1　夜間休日救急搬送医学管理料の精神科疾患患者等受入加算を併せて算定することは可能か。
答　可能。（平28.3.31）
問2　精神疾患診療体制加算2の算定日と，入院精神療法の算定日が同一週の場合に，入院精神療法の週あたりの算定回数を計算する際に精神疾患診療体制加算2の算定日についても，入院精神療法の算定日とみなすのか。
答　そのとおり。（平28.4.25）

A 249　精神科急性期医師配置加算（1日につき）
精急医配

1　精神科急性期医師配置加算1　　　　　600点
2　精神科急性期医師配置加算2
　イ　精神病棟入院基本料等の場合　　　500点
　ロ　精神科急性期治療病棟入院料の場合
　　　　　　　　　　　　　　　　　　450点
3　精神科急性期医師配置加算3　　　　　400点
注　別に厚生労働大臣が定める施設基準〔告示3第8・35の9，p.1215〕に適合しているものとして地方厚生局長等に届け出た病棟に入院している患者〔第1節の入院基本料（特別入院基本料等を除く）又は第3節の特定入院料のうち，精神科急性期医師配置加算を算定できるものを現に算定している患者に限る〕について，当該基準に係る区分に従い，それぞれ所定点数に加算する。

→精神科急性期医師配置加算
精神科急性期医師配置加算は，精神症状とともに身体疾患又は外傷を有する患者の入院医療体制を確保している保険医療機関の精神病棟や，急性期の精神疾患患者及び治療抵抗性統合失調症患者（クロザピンの新規導入を目的とした患者に限る）に密度の高い入院医療を提供する精神病棟において，医師を手厚く配置することを評価したものである。
（令6保医発0305・4）

事務連絡 **クロザピン**
問　A249精神科急性期医師配置加算，A311精神科救急急性期医療入院料，A311-2精神科急性期治療病棟入院料又はA311-3精神科救急・合併症入院料について，「クロザピンを新規に導入する」とは，当該病棟においてクロザピンを新規に投与開始したことを指すのか。
答　そのとおり。（令2.3.31，一部修正）

A 250　薬剤総合評価調整加算（退院時1回）
薬総評加　　　　　　　　　　　　　　　100点

注1　入院中の患者について，次のいずれかに該当する場合に，退院時1回に限り所定点数に加算する。
　イ　入院前に6種類以上の内服薬（特に規定するものを除く）が処方されていた患者について，当該処方の内容を総合的に評価した上で，当該処方の内容を変更し，かつ，療養上必要な指導を行った場合
　ロ　精神病棟に入院中の患者であって，入院直前又は退院1年前のいずれか遅い時点で抗精神病薬を4種類以上内服していたものについて，当該抗精神病薬の処方の内容を総合的に評価した上で，当該処方の内容を変更し，かつ，療養上必要な指導を行った場合
2　次のいずれかに該当する場合に，**薬剤調整加算**として150点を更に所定点数に加算する。
　イ　注1のイに該当する場合であって，当該患者の退院時に処方する内服薬が2種類以上減少した場合
　ロ　注1のロに該当する場合であって，退院日までの間に抗精神病薬の種類数が2種類以上減少した場合その他これに準ずる場合

（編注）本加算は多剤投与されていた入院患者の退院時に算定できる。外来患者の減薬については，B008-2薬剤総合評価調整管理料にて評価。

→薬剤総合評価調整加算　　　　　摘要欄 p.1675
(1) 「注1」に規定する薬剤総合評価調整加算は，複数の内服薬が処方されている患者であって，薬物有害事象の存在や服薬過誤，服薬アドヒアランス低下等のおそれのあるものに対して，処方の内容を総合的に評価した上で，当該処方の内容を変更し，当該患者に対して療養上必要な指導を行う取組を評価したものであり，次に掲げる指導等を全て実施している場合に算定する。
　ア　患者の入院時に，持参薬を確認するとともに，(7)の関連ガイドライン等を踏まえ，特に慎重な投与を要する薬剤等の確認を行う。
　イ　アを踏まえ，患者の病状，副作用，療養上の問題点の有無を評価するために，医師，薬剤師及び看護師等の多職種による連携の下で，薬剤の総合的な評価を行い，適切な用量への変更，副作用の被疑薬の中止及びより有効性・安全性の高い代替薬への変更等の処方内容の変更を行う。また，評価した内容や変更の要点を**診療録等**に記載する。
　ウ　処方の内容を変更する際の留意事項を多職種で共有した上で，患者に対して処方変更に伴う注意点を説明する。また，併せて当該患者に対し，ポリファーマシーに関する一般的な注意の啓発を行う。なお，ここでいうポリファーマシーとは，「単に服用する薬剤数が多いことではなく，それに関連して薬物有

（別紙36の2）

抗精神病薬一般名	クロルプロマジン100mg相当量
クロルプロマジン塩酸塩	100mg
クロルプロマジンフェノールフタリン酸塩	100mg
ペルフェナジンフェンジゾ酸塩	10mg
ペルフェナジン	10mg
ペルフェナジンマレイン酸塩	10mg
プロペリシアジン	20mg
フルフェナジンマレイン酸塩	2mg
プロクロルペラジンマレイン酸塩	15mg
レボメプロマジンマレイン酸塩	100mg
ピパンペロン塩酸塩	200mg
オキシペルチン	80mg
スピペロン	1mg
スルピリド	200mg
ハロペリドール	2mg
ピモジド	4mg
ゾテピン	66mg
チミペロン	1.3mg
ブロムペリドール	2mg
クロカプラミン塩酸塩水和物	40mg
スルトプリド塩酸塩	200mg
モサプラミン塩酸塩	33mg
ネモナプリド	4.5mg
レセルピン	0.15mg
リスペリドン	1mg
クエチアピンフマル酸塩	66mg
ペロスピロン塩酸塩水和物 （ペロスピロン塩酸塩）	8mg
オランザピン	2.5mg
アリピプラゾール	4mg
ブロナンセリン	4mg
クロザピン	50mg
パリペリドン	1.5mg
パリペリドンパルミチン酸エステル	1.5mg

害事象のリスク増加，服薬過誤，服薬アドヒアランス低下等の問題につながる状態」をいう。
　エ　処方変更による病状の悪化や新たな副作用の有無について，多職種で確認し，必要に応じて，再評価を行う。
　オ　イ，ウ及びエを実施するに当たっては，ポリファーマシー対策に係るカンファレンスを実施するほか，病棟等における日常的な薬物療法の総合的評価及び情報共有ができる機会を活用して，多職種が連携して実施する。
　カ　(7)に規定するガイドライン等を参考にして，ポリファーマシー対策に関する手順書を作成し，保険医療機関内に周知し活用する。
(2)　「注1」の「イ」については，入院中の患者であって，入院前に内服を開始して4週間以上経過した内服薬が6種類以上処方されていたものについて，算定する。この場合において，「特に規定するもの」として，屯服薬については内服薬の種類数から除外する。また，服用を開始して4週間以内の薬剤については，調整前の内服薬の種類数からは除外する。
(3)　「注1」の「ロ」については，精神病棟に入院中の患者であって，入院時又は退院1年前のうちいずれか遅い時点で抗精神病薬を4種類以上内服していたものについて，算定する。
(4)　当該加算の算定における内服薬の種類数の計算に当たっては，錠剤，カプセル剤，散剤，顆粒剤及び液剤については，1銘柄ごとに1種類として計算する。
(5)　「注1」の「ロ」及び「注2」の「ロ」に規定する抗精神病薬の種類については，第2章第5部第2節(3)イ（F100処方料に係る通知，別紙36，p.588）における抗精神病薬の種類と同様の取扱いとする。
(6)　医師は，処方内容の総合調整に当たって，薬効の類似した処方や相互作用を有する処方等について，当該保険医療機関の薬剤師に必要に応じ照会を行う。また，当該保険医療機関の薬剤師は，薬効の類似した処方や相互作用を有する処方等について，必要に応じ医師に情報提供を行う。
(7)　持参薬の確認及び内服薬の総合的な評価及び変更に当たっては，「高齢者の医薬品適正使用の指針（総論編）」（厚生労働省），「高齢者の医薬品適正使用の指針〔各論編（療養環境別）〕」（厚生労働省），日本老年医学会の関連ガイドライン（高齢者の安全な薬物療法ガイドライン），「病院における高齢者のポリファーマシー対策の始め方と進め方」（厚生労働省），「ポリファーマシー対策の進め方」（日本病院薬剤師会）等を参考にする。
(8)　患者に対してポリファーマシーに関する一般的な注意の啓発を行うに当たっては，「高齢者が気を付けたい多すぎる薬と副作用」（日本老年医学会，日本老年薬学会）等を参考にする。
(9)　「注2」に規定する薬剤調整加算は，「注1」に規定する薬剤総合評価調整加算に係る算定要件を満たした上で，薬効の重複する薬剤の減少等により，退院時に処方される内服薬が減少したことを評価したものである。
(10)　「注2」に規定する薬剤調整加算は，「注1」に規定する薬剤総合評価調整加算に係る算定要件を満たした上で，退院時に処方される内服薬が2種類以上減少し，その状態が4週間以上継続すると見込まれる場合又は退院までの間に，抗精神病薬の種類数が2種類以上減少した場合に算定する。なお，保険医療機関がクロルプロマジン換算を用いた評価を行う場合には，別紙36の2（p.168）に示す係数を用い，クロルプロマジン換算で2,000mg以上内服していたものについて，クロルプロマジン換算で1,000mg以上減少した場合を含めることができる。
(11)　「注2」に規定する薬剤調整加算の算定に当たっては，内服薬が減少する前後の内服薬の種類数（クロルプロマジン換算の評価による場合はクロルプロマジン換算した量）を診療報酬明細書の摘要欄に記載する。
(12)　「注2」に規定する薬剤調整加算の算定に当たっては，当該保険医療機関及び他の保険医療機関で処方された内服薬を合計した種類数から2種類以上減少した場合については，B008-2薬剤総合評価調整管理料と合わせて，1か所の保険医療機関に限り算定できる。この場合には，当該他の保険医療機関名及び各保険医療機関における調整前後の薬剤の種類数を診療報酬明細書の摘要欄に記載する。
(13)　「注2」に規定する薬剤調整加算は，当該保険医療機関で薬剤調整加算又はB008-2薬剤総合評価調整管理料を1年以内に算定した場合においては，前回の算定に当たって減少した後の内服薬の種類数から，更に2種類以上減少しているときに限り新たに算定することができる。

(令6保医発0305・4)

事務連絡 薬剤総合評価調整加算
問　「入院前に6種類以上の内服薬（特に規定するものは除く）が処方されている患者について，当該処方の内容を総合的に評価した上で，当該処方の内容を変更し，かつ，療養上必要な指導を行った場合」等に算定できるとされているが，

どのような場合が「処方の内容を変更」に該当するのか。
答　次のようなものが該当する。なお，作用機序が同一である院内の採用薬への変更は該当しない。
・内服薬の種類数の変更
・内服薬の削減又は追加
・内服薬の用量の変更
・作用機序が異なる同一効能効果の内服薬への変更 (令2.3.31)

A251　排尿自立支援加算 (週1回) 排自　200点

注　別に厚生労働大臣が定める施設基準〔告示3第8・35の10(1)，p.1216〕に適合しているものとして地方厚生局長等に届け出た保険医療機関に入院している患者〔第1節の入院基本料（特別入院基本料等を除く）又は第3節の特定入院料のうち，排尿自立支援加算を算定できるものを現に算定している患者に限る〕であって別に厚生労働大臣が定めるもの〔告示3第8・35の10(2)，p.1216〕に対して，包括的な排尿ケアを行った場合に，患者1人につき，週1回に限り12週を限度として所定点数に加算する。

→排尿自立支援加算　　　　　　　　　　摘要欄 p.1676

(1) 排尿自立支援加算は，当該保険医療機関に排尿に関するケアに係る専門的知識を有した多職種からなるチーム（以下「排尿ケアチーム」という）を設置し，当該患者の診療を担う医師，看護師等が，排尿ケアチームと連携して，当該患者の排尿自立の可能性及び下部尿路機能を評価し，排尿誘導等の保存療法，リハビリテーション，薬物療法等を組み合わせるなど，下部尿路機能の回復のための包括的なケア（以下「包括的排尿ケア」という）を実施することを評価するものである。

(2) 当該指導料は，次のいずれかに該当する者について算定できる。
　ア　尿道カテーテル抜去後に，尿失禁，尿閉等の下部尿路機能障害の症状を有するもの
　イ　尿道カテーテル留置中の患者であって，尿道カテーテル抜去後に下部尿路機能障害を生ずると見込まれるもの

(3) 病棟の看護師等は，次の取組を行った上で，排尿ケアチームに相談する。
　ア　尿道カテーテル抜去後の患者であって，尿失禁，尿閉等の下部尿路機能障害の症状を有する患者を抽出する。
　イ　アの患者について下部尿路機能評価のための情報収集（排尿日誌，残尿測定等）を行う。
　ウ　尿道カテーテル挿入中の患者について，尿道カテーテル抜去後の，排尿自立の可能性について評価し，抜去後に下部尿路機能障害を生ずると見込まれるが，排尿自立の可能性がある患者を抽出する。

(4) 排尿ケアチームは，(3)を基に下部尿路機能障害を評価し，病棟の看護師等と共同して，排尿自立に向けた包括的排尿ケアの計画を策定する。包括的排尿ケアの内容は，看護師等による排尿誘導や生活指導，必要に応じ理学療法士等による排尿に関連する動作訓練，医師による薬物療法等を組み合わせた計画とする。

(5) 排尿ケアチーム，病棟の看護師等及び関係する従事者は，共同して(4)に基づく包括的排尿ケアを実施し，定期的な評価を行う。

(6) (3)から(5)までについて，診療録等に記載する。

(7) 排尿ケアチームが当該患者の状況を評価する等の関与を行うと共に，病棟の看護師等が，包括的排尿ケアの計画に基づいて患者に対し直接的な指導又は援助を行った場合について，週1回に限り，12週を限度として算定できる。排尿ケアチームによる関与と，病棟の看護師等による患者への直接的な指導又は援助のうち，いずれか片方のみしか行われなかった週については算定できない。また，排尿が自立し指導を終了した場合には，その後については算定できない。

(8) 退院後に外来において，引き続き，包括的排尿ケアを実施する必要性を認めた場合には，診療録等にその旨を記載する。
(令6保医発0305・4)

■事務連絡■　排尿自立支援加算
問1　尿道カテーテルを抜去後に，尿道カテーテルを再留置した場合であっても，初回の算定から12週間以内であれば算定可能か。
答　算定可能。
問2　「包括的排尿ケアの計画を策定する」とあるが，リハビリテーション実施計画書，またはリハビリテーション総合実施計画書の作成をもって併用することは可能か。
答　包括的排尿ケアの計画の内容が，リハビリテーション実施計画書又はリハビリテーション総合実施計画書に明記されていれば，併用しても差し支えない。
(令2.3.31)

A252　地域医療体制確保加算 (入院初日) 地医体　620点

注　救急医療を提供する体制，病院勤務医の負担の軽減及び処遇の改善に対する体制その他の事項につき別に厚生労働大臣が定める施設基準〔告示3第8・35の11，p.1216〕に適合しているものとして地方厚生局長等に届け出た保険医療機関に入院している患者〔第1節の入院基本料（特別入院基本料等を除く）又は第3節の特定入院料のうち，地域医療体制確保加算を算定できるものを現に算定している患者に限る〕について，入院初日に限り所定点数に加算する。

【2024年改定による主な変更点】
(1) 医師の労働時間の客観的な記録と確認が要件とされた。
(2) 特定地域医療提供機関（B水準）の医師，連携型特定地域医療提供機関（連携B水準）から他の医療機関に派遣される医師について，1年間の時間外・休日労働時間（2024年度は1785時間以下，2025年度は1710時間以下）の原則が設けられた。ただし，原則を満たさない医師がいた場合でも，その理由・改善計画を院内掲示するとともにホームページ等で公開した場合はその限りではないとされた。

→地域医療体制確保加算
(1) 地域医療体制確保加算は，地域の救急医療体制，周産期医療体制又は小児救急医療体制において重要な機能を担うとともに，病院勤務医の負担の軽減及び処遇の改善に資する取組を実施する体制を評価するものである。
(2) 地域医療体制確保加算は，当該患者の入院初日に限り算定する。
(令6保医発0305・4)

A253　協力対象施設入所者入院加算 (入院初日) 協施

1　往診が行われた場合　　　　　　　　600点
2　1以外の場合　　　　　　　　　　　200点

注　別に厚生労働大臣が定める施設基準〔告示3第8・35の12，p.1217〕に適合しているものとして地方厚生局長等に届け出た保険医療機関において介護老人保健施設，介護医療院及び特別養護老人ホーム（以下この区分番号において，「介護保険施設等」という）であって当該保険医療機関を協力医療機関として定めているものに入所している患者の病状の急変等に伴い，

別表1（第1節入院基本料，第3節特定入院料及び第4節短期滞在手術等基本料との関係）

- ○ 算定可（特定入院料は，包括されず別途算定可という意味）
- × 算定不可（特定入院料は，包括されており別途算定不可という意味）
- ⦿ 50対1補助体制加算，75対1補助体制加算及び100対1補助体制加算に限る。
- □ 精神病棟を除く。
- ▲ 母体・胎児集中治療室管理料に限る。

	特別入院基本料等	A100 急性期一般入院料1	A100 急性期一般入院料2	A100 急性期一般入院料3	A100 急性期一般入院料4	A100 急性期一般入院料5	A100 急性期一般入院料6	A100 地域一般入院料1	A100 地域一般入院料2	A100 地域一般入院料3	A101 療養病棟入院料1	A101 療養病棟入院料2	A102 結核病棟入院基本料	A103 精神病棟入院基本料	A104 特定機能病院入院基本料（一般病棟）	A104 特定機能病院入院基本料（結核病棟）	A104 特定機能病院入院基本料（精神病棟）	A105 専門病院入院基本料	A106 障害者施設等入院基本料	A107 特定入院基本料	A108 有床診療所入院基本料 医療区分（1・2）に応じた点数	A109 有床診療所療養病床入院基本料	A300 救命救急入院料	A301 特定集中治療室管理料	A301-2 ハイケアユニット入院医療管理料	A301-3 脳卒中ケアユニット入院医療管理料	A301-4 小児特定集中治療室管理料	A302 新生児特定集中治療室管理料	A302-2 新生児特定集中治療室重症児対応体制強化管理料	A303 総合周産期特定集中治療室管理料	A303-2 新生児治療回復室入院医療管理料	A304 地域包括医療病棟入院料	A305 一類感染症患者入院医療管理料	A306 特殊疾患入院医療管理料 医療区分（1・2）に応じた点数	A307 小児入院医療管理料1	A307 小児入院医療管理料2	A307 小児入院医療管理料3	A307 小児入院医療管理料4
		般	般	般	般	般	般	般	般	般	療養	療養	結核	精神	般	結核	精神	般	般	般		療養	般	般	般	般	般	般	般	般	般	般	般	般	般	般	般	般
A200 総合入院体制加算	×	○	○	○	○	○	○	×	×	×	×	×	×	×	×	×	×	×	×	×	×	×	×	×	×	×	×	×	×	×	×	×	×	×	×	×	×	×
A200-2 急性期充実体制加算	×	○	×	×	×	×	×	×	×	×	×	×	×	×	×	×	×	×	×	×	×	×	×	×	×	×	×	×	×	×	×	×	×	×	×	×	×	×
A204 地域医療支援病院入院診療加算	×	○	○	○	○	○	○	○	○	○	○	○	○	○	×	×	×	○	○	○	○	○	○	○	○	○	○	○	○	○	○	○	○	○	○	○	○	○
A204-2 臨床研修病院入院診療加算	×	○	○	○	○	○	○	○	○	○	○	○	○	○	○	○	○	○	○	○	○	○	○	○	○	○	○	○	○	○	○	○	○	○	○	○	○	○
A204-3 紹介受診重点医療機関入院診療加算	×	○	○	○	○	○	○	○	○	○	○	○	○	○	×	×	×	○	○	○	○	○	○	○	○	○	○	○	○	○	○	○	○	○	○	○	○	○
A205 救急医療管理加算	○	○	○	○	○	○	○	○	○	○	×	×	○	×	○	○	×	○	○	×	○	×	×	×	×	×	×	×	×	×	×	×	×	×	×	×	×	×
A205-2 超急性期脳卒中加算	○	○	○	○	○	○	○	○	○	○	×	×	×	×	○	×	×	○	○	×	○	×	○	○	○	○	○	×	×	×	×	○	×	×	×	×	×	×
A205-3 妊産婦緊急搬送入院加算	○	○	○	○	○	○	○	○	○	○	×	×	×	×	○	×	×	○	○	×	○	×	○	○	○	○	○	×	×	○	×	○	×	×	×	×	×	×
A206 在宅患者緊急入院診療加算	○	○	○	○	○	○	○	○	○	○	○	○	○	○	○	○	○	○	○	○	○	○	○	○	○	○	○	○	○	○	○	○	○	○	○	○	○	○
A207 診療録管理体制加算	○	○	○	○	○	○	○	○	○	○	○	○	○	○	○	○	○	○	○	○	○	○	○	○	○	○	○	○	○	○	○	○	○	○	○	○	○	○
A207-2 医師事務作業補助体制加算	×	○	○	○	○	○	○	○	○	○	⦿	⦿	⦿	⦿	○	⦿	⦿	○	⦿	×	⦿	×	○	○	○	○	○	○	○	○	○	○	○	×	○	○	○	○
A207-3 急性期看護補助体制加算	×	○	○	○	○	○	○	★	×	×	×	×	×	×	○	×	×	★	×	×	×	×	×	×	×	×	×	×	×	×	×	○	×	×	×	×	×	×
A207-4 看護職員夜間配置加算	×	○	○	○	○	○	○	★	×	×	×	×	×	×	○	×	×	★	×	×	×	×	×	×	×	×	×	×	×	×	×	○	×	×	×	×	×	×
A208 乳幼児加算・幼児加算	○	○	○	○	○	○	○	○	○	○	○	○	○	○	○	○	○	○	○	○	○	○	○	○	○	○	○	○	○	○	○	○	○	○	×	×	×	×
A209 特定感染症入院医療管理加算	○	○	○	○	○	○	○	○	○	○	○	○	○	○	○	○	○	○	○	○	○	○	○	○	○	○	○	○	○	○	○	○	○	○	○	○	○	○
A210 難病等特別入院診療加算	○	●	●	●	●	●	●	●	●	●	●	●	●	●	●	●	●	●	●	●	●	●	■	■	■	■	■	■	■	■	■	■	■	■	■	■	■	■
A211 特殊疾患入院施設管理加算	×	×	×	×	×	×	×	×	×	×	×	×	×	×	×	×	×	×	×	×	×	×	×	×	×	×	×	×	×	×	×	×	×	×	×	×	×	×
A212 超重症児（者）入院診療加算・準超重症児（者）入院診療加算																																						
A213 看護配置加算	×	×	×	★	×	★	×	★	×	×	×	×	×	×	★	×	×	★	★	★	★	×	×	×	×	×	×	×	×	×	×	×	×	×	×	×	×	×
A214 看護補助加算	×	×	×	★	★	○	○	★	★	★	×	×	○	×	★	×	×	★	○	○	○	×	×	×	×	×	×	×	×	×	×	×	×	×	×	×	×	×
A218 地域加算	○	○	○	○	○	○	○	○	○	○	○	○	○	○	○	○	○	○	○	○	○	○	○	○	○	○	○	○	○	○	○	○	○	○	○	○	○	○
A218-2 離島加算	○	○	○	○	○	○	○	○	○	○	○	○	○	○	○	○	○	○	○	○	○	○	○	○	○	○	○	○	○	○	○	○	○	○	○	○	○	○
A219 療養環境加算	×	○	○	○	○	○	○	○	○	○	×	×	○	×	×	×	×	○	○	×	×	×	×	×	×	×	×	×	×	×	×	×	×	×	×	×	×	×
A220 HIV感染者療養環境特別加算	○	○	○	○	○	○	○	○	○	○	○	○	○	○	○	○	○	○	○	○	○	○	○	○	○	○	○	○	○	○	○	○	○	○	○	○	○	○
A220-2 特定感染症患者療養環境特別加算	○	○	○	○	○	○	○	○	○	○	○	○	○	○	○	○	○	○	○	○	○	○	○	○	○	○	○	○	○	○	○	○	○	○	○	○	○	○
A221 重症者等療養環境特別加算	×	○	○	○	○	○	○	○	○	○	×	×	○	×	○	○	×	○	○	×	○	×	×	×	×	×	×	×	×	×	×	×	×	×	×	×	×	×
A221-2 小児療養環境特別加算	○	○	○	○	○	○	○	○	○	○	×	×	×	×	○	×	×	○	○	×	○	×	×	×	×	×	×	×	×	×	×	×	×	×	×	×	×	×
A222 療養病棟療養環境加算	×	×	×	×	×	×	×	×	×	×	○	○	×	×	×	×	×	×	×	×	×	×	×	×	×	×	×	×	×	×	×	×	×	×	×	×	×	×
A222-2 療養病棟療養環境改善加算	×	×	×	×	×	×	×	×	×	×	○	○	×	×	×	×	×	×	×	×	×	×	×	×	×	×	×	×	×	×	×	×	×	×	×	×	×	×
A223 診療所療養病床療養環境加算	×	×	×	×	×	×	×	×	×	×	×	×	×	×	×	×	×	×	×	×	×	○	×	×	×	×	×	×	×	×	×	×	×	×	×	×	×	×
A223-2 診療所療養病床療養環境改善加算	—	×	×	×	×	×	×	×	×	×	×	×	×	×	×	×	×	×	×	×	×	○	×	×	×	×	×	×	×	×	×	×	×	×	×	×	×	×
A224 無菌治療室管理加算	×	○	○	○	○	○	○	○	○	○	×	×	×	×	○	×	×	○	○	×	○	×	×	×	×	×	×	×	×	×	×	×	×	×	○	○	○	○
A225 放射線治療病室管理加算	○	○	○	○	○	○	○	○	○	○	○	○	×	×	○	×	×	○	○	×	○	×	×	×	×	×	×	×	×	×	×	×	×	×	○	○	○	○
A226 重症皮膚潰瘍管理加算	○	○	○	○	○	○	○	○	○	○	○	○	×	×	○	×	×	○	○	×	○	○	×	×	×	×	×	×	×	×	×	×	×	×	×	×	×	×
A226-2 緩和ケア診療加算	×	○	○	○	○	○	○	○	○	○	×	×	×	×	○	×	×	○	○	×	○	×	×	×	×	×	×	×	×	×	×	○	×	×	×	×	×	×
A226-3 有床診療所緩和ケア診療加算	—	×	×	×	×	×	×	×	×	×	×	×	×	×	×	×	×	×	×	×	○	×	×	×	×	×	×	×	×	×	×	×	×	×	×	×	×	×
A226-4 小児緩和ケア診療加算	×	○	○	○	○	○	○	○	○	○	×	×	×	×	○	×	×	○	○	×	○	×	×	×	×	×	×	×	×	×	×	×	×	×	○	○	○	○
A227 精神科措置入院診療加算	○	×	×	×	×	×	×	×	×	×	×	×	×	○	×	×	○	×	×	×	×	×	×	×	×	×	×	×	×	×	×	×	×	×	×	×	×	×
A228 精神科応急入院施設管理加算	○	×	×	×	×	×	×	×	×	×	×	×	×	○	×	×	○	×	×	×	×	×	×	×	×	×	×	×	×	×	×	×	×	×	×	×	×	×
A229 精神科隔離室管理加算	○	×	×	×	×	×	×	×	×	×	×	×	×	○	×	×	○	×	×	×	×	×	×	×	×	×	×	×	×	×	×	×	×	×	×	×	×	×
A230 精神病棟入院時医学管理加算	○	×	×	×	×	×	×	×	×	×	×	×	×	○	×	×	○	×	×	×	×	×	×	×	×	×	×	×	×	×	×	×	×	×	×	×	×	×
A230-2 精神科地域移行実施加算	×	×	×	×	×	×	×	×	×	×	×	×	×	○	×	×	○	×	×	×	×	×	×	×	×	×	×	×	×	×	×	×	×	×	×	×	×	×

入院料等〔入院基本料等加算〕 A253 171

● 難病患者等入院診療加算に限る。
■ 二類感染症患者入院診療加算に限る。
★ 看護配置等による制限あり

△ A300の「注2」加算を算定しない場合に限る。
注 短期滞在手術等基本料3はDPC対象病院を除く。

	A307 小児入院医療管理料5	A308 回復期リハビリテーション病棟入院料1	A308 回復期リハビリテーション病棟入院料2	A308 回復期リハビリテーション病棟入院料3	A308 回復期リハビリテーション病棟入院料4	A308 回復期リハビリテーション病棟入院料5	A308 回復期リハビリテーション入院医療管理料	A308-3 地域包括ケア病棟入院料1	A308-3 地域包括ケア病棟入院料2	A308-3 地域包括ケア病棟入院料3	A308-3 地域包括ケア病棟入院料4	A308-3 地域包括ケア入院医療管理料1	A308-3 地域包括ケア入院医療管理料2	A308-3 地域包括ケア入院医療管理料3	A308-3 地域包括ケア入院医療管理料4	A309 特殊疾患病棟入院料1	A309 特殊疾患病棟入院料2 医療区分(1・2)に応じた点数 イ	A309 医療区分(1・2)に応じた点数 ロ	A310 緩和ケア病棟入院料	A311 精神科救急急性期医療入院料	A311-2 精神科急性期治療病棟入院料1	A311-2 精神科急性期治療病棟入院料2	A311-3 精神科救急・合併症入院料	A311-4 児童・思春期精神科入院医療管理料	A312 精神療養病棟入院料	A314 認知症治療病棟入院料	A315 精神科地域包括ケア病棟入院料	A317 特定一般病棟入院料	A318 地域移行機能強化病棟入院料	A319 特定機能病院リハビリテーション入院料	A400 短期滞在手術等基本料1	A400 短期滞在手術等基本料3
	一般・結核・精神	一般	療養	一般	療養	一般	療養	一般	療養	一般	療養	一般	療養	一般	療養	一般	療養	一般	療養	一般	療養	一般	療養	一般・精神	一般・精神	一般	精神	精神	精神	精神	精神	精神	精神	一般	精神	一般	一般	一般
A200	×	×	×	×	×	×	×	×	×	×	×	×	×	×	×	×	×	×	×	×	×	×	×	×	×	×	×	×	×	×	○	×	×	×
A200-2	×	×	×	×	×	×	×	×	×	×	×	×	×	×	×	×	×	×	×	×	×	×	×	×	×	×	×	×	×	×	×	×	×	×
A204	×	×	×	×	×	×	×	×	×	×	×	×	×	×	×	×	×	×	×	×	×	×	×	×	×	×	×	×	×	×	×	×	×	×
A204-2	○	○	○	○	○	○	○	○	○	○	○	○	○	○	○	○	○	○	○	○	○	○	○	○	○	○	○	○	○	○	○	○	×	×
A204-3	×	×	×	×	×	×	×	×	×	×	×	×	×	×	×	×	×	×	×	×	×	×	×	×	×	×	×	×	×	×	×	×	×	×
A205	×	×	×	×	×	×	×	×	×	×	×	×	×	×	×	×	×	×	×	×	×	×	×	×	×	×	×	×	×	×	×	×	×	×
A205-2	○	×	×	×	×	×	×	×	×	×	×	×	×	×	×	×	×	×	×	×	×	×	×	×	×	×	×	×	×	×	×	×	×	×
A205-3	×	×	×	×	×	×	×	×	×	×	×	×	×	×	×	×	×	×	×	×	×	×	×	×	×	×	×	×	×	×	×	×	×	×
A206	○	×	×	×	×	×	×	×	×	×	×	×	×	×	×	×	×	×	×	×	×	×	×	×	×	×	×	×	×	×	×	×	×	×
A207	×	×	×	×	×	×	×	×	×	×	×	×	×	×	×	×	×	×	×	×	×	×	×	×	×	×	×	×	×	×	×	×	×	×
A207-2	×	×	×	×	×	×	×	×	×	×	×	×	×	×	×	×	×	×	×	◉	◉	◉	×	◉	◉	◉	◉	×	◉	×	◉	○	×	×
A207-3	×	×	×	×	×	×	×	×	×	×	×	×	×	×	×	×	×	×	×	×	×	×	×	×	×	×	×	×	×	×	×	×	×	×
A207-4	×	×	×	×	×	×	×	×	×	×	×	×	×	×	×	×	×	×	×	×	×	×	×	×	×	×	×	×	×	×	×	×	×	×
A208	×	×	×	×	×	×	×	×	×	×	×	×	×	×	×	×	×	×	×	×	×	×	×	×	×	×	×	×	×	×	×	×	×	×
A209	×	×	×	×	×	×	×	×	×	×	×	×	×	×	×	×	×	×	×	×	×	×	×	×	×	×	×	×	×	×	×	×	×	×
A210	×	×	×	×	×	×	×	×	×	×	×	×	×	×	×	×	×	×	×	×	×	×	×	×	×	×	×	×	×	×	×	×	×	×
A211	×	×	×	×	×	×	×	×	×	×	×	×	×	×	×	×	×	×	×	×	×	×	×	×	×	×	×	×	×	×	×	×	×	×
A212	○	×	×	×	×	×	×	×	×	×	×	×	×	×	×	×	×	×	×	×	×	×	×	○	×	×	×	×	×	×	×	×	×	×
A213	×	×	×	×	×	×	×	×	×	×	×	×	×	×	×	×	×	×	×	×	×	×	×	×	×	×	×	×	×	★	×	×	×	×
A214	×	×	×	×	×	×	×	×	×	×	×	×	×	×	×	×	×	×	×	×	×	×	×	×	×	×	×	×	×	×	×	×	×	×
A218	○	○	○	○	○	○	○	○	○	○	○	○	○	○	○	○	○	○	○	○	○	○	○	○	○	○	○	○	○	○	○	○	×	×
A218-2	○	○	○	○	○	○	○	○	○	○	○	○	○	○	○	○	○	○	○	○	○	○	○	○	○	○	○	○	○	○	○	○	×	×
A219	×	×	×	×	×	×	×	×	×	×	×	×	×	×	×	×	×	×	×	×	×	×	×	×	×	×	×	×	×	×	×	×	×	×
A220	×	×	×	×	×	×	×	×	×	×	×	×	×	×	×	×	×	×	×	×	×	×	×	×	×	×	×	×	×	×	×	×	×	×
A220-2	○	○	○	○	○	○	○	○	○	○	○	○	○	○	○	○	○	○	○	○	○	○	○	○	○	○	○	○	○	○	○	○	×	×
A221	×	×	×	×	×	×	×	×	×	×	×	×	×	×	×	×	×	×	×	×	×	×	×	×	×	×	×	×	×	×	×	×	×	×
A221-2	○	×	×	×	×	×	×	×	×	×	×	×	×	×	×	×	×	×	×	×	×	×	×	×	×	×	×	×	×	×	×	×	×	×
A222	×	×	×	×	×	×	×	×	×	×	×	×	×	×	×	×	×	×	×	×	×	×	×	×	×	×	×	×	×	×	×	×	×	×
A222-2	×	×	×	×	×	×	×	×	×	×	×	×	×	×	×	×	×	×	×	×	×	×	×	×	×	×	×	×	×	×	×	×	×	×
A223	×	×	×	×	×	×	×	×	×	×	×	×	×	×	×	×	×	×	×	×	×	×	×	×	×	×	×	×	×	×	×	×	×	×
A223-2	×	×	×	×	×	×	×	×	×	×	×	×	×	×	×	×	×	×	×	×	×	×	×	×	×	×	×	×	×	×	×	×	×	×
A224	×	×	×	×	×	×	×	×	×	×	×	×	×	×	×	×	×	×	×	×	×	×	×	×	×	×	×	×	×	×	×	×	×	×
A225	×	×	×	×	×	×	×	×	×	×	×	×	×	×	×	×	×	×	×	×	×	×	×	×	×	×	×	×	×	×	×	×	×	×
A226	×	×	×	×	×	×	×	×	×	×	×	×	×	×	×	×	×	×	×	×	×	×	×	×	×	×	×	×	×	×	×	×	×	×
A226-2	×	×	×	×	×	×	×	×	×	×	×	×	×	×	×	×	×	×	×	×	×	×	×	×	×	○	○	×	×	×	×	×	×	×
A226-3	×	×	×	×	×	×	×	×	×	×	×	×	×	×	×	×	×	×	×	×	×	×	×	×	×	×	×	×	×	×	×	×	×	×
A226-4	×	×	×	×	×	×	×	×	×	×	×	×	×	×	×	×	×	×	×	×	×	×	×	×	×	×	×	×	×	×	×	×	×	×
A227	×	×	×	×	×	×	×	×	×	×	×	×	×	×	×	×	×	×	×	×	×	×	×	×	×	○	○	×	×	×	×	×	×	×
A228	×	×	×	×	×	×	×	×	×	×	×	×	×	×	×	×	×	×	×	×	×	×	×	×	×	○	×	×	×	×	×	×	×	×
A229	×	×	×	×	×	×	×	×	×	×	×	×	×	×	×	×	×	×	×	×	×	×	×	×	×	×	×	×	×	×	×	×	×	×
A230	×	×	×	×	×	×	×	×	×	×	×	×	×	×	×	×	×	×	×	×	×	×	×	×	×	×	×	×	×	×	×	×	×	×
A230-2	×	×	×	×	×	×	×	×	×	×	×	×	×	×	×	×	×	×	×	×	×	×	×	×	×	○	×	×	×	×	×	×	×	×

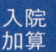
入院加算

- ○ 算定可（特定入院料は，包括されず別途算定可という意味）
- × 算定不可（特定入院料は，包括されており別途算定不可という意味）
- ◎ 50対1補助体制加算，75対1補助体制加算及び100対1補助体制加算に限る。
- □ 精神病棟を除く。
- ▲ 母体・胎児集中治療室管理料に限る。

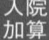

加算	特別入院基本料等	急性期一般入院料1	急性期一般入院料2	急性期一般入院料3	急性期一般入院料4	急性期一般入院料5	急性期一般入院料6	地域一般入院料1	地域一般入院料2	地域一般入院料3	療養病棟入院料1	療養病棟入院料2	結核病棟入院基本料	重症者等療養環境特別加算	精神病棟入院基本料	特定機能病院入院基本料(一般病棟)	特定機能病院入院基本料(結核病棟)	特定機能病院入院基本料(精神病棟)	専門病院入院基本料	障害者施設等入院基本料	特定入院基本料	医療区分(1・2)に応じた点数	有床診療所入院基本料	有床診療所療養病床入院基本料	救命救急入院料	特定集中治療室管理料	ハイケアユニット入院医療管理料	脳卒中ケアユニット入院医療管理料	小児特定集中治療室管理料	新生児特定集中治療室管理料	新生児特定集中治療室重症対応強化管理料	総合周産期特定集中治療室管理料	新生児治療回復室入院医療管理料	地域包括医療病棟入院料	一類感染症患者入院医療管理料	特殊疾患入院医療管理料	医療区分(1・2)に応じた点数	小児入院医療管理料1	小児入院医療管理料2	小児入院医療管理料3	小児入院医療管理料4	小児入院医療管理料5
		一般	一般	一般	一般	一般	一般	一般	一般	一般	療養	療養	結核	結核	精神	一般	結核	精神	一般	一般			一般	療養	一般	一般	一般	一般	一般	一般	一般	一般	一般	一般	一般	一般		一般	一般	一般	一般	一般
A230-3 精神科身体合併症管理加算	○	×	×	×	×	×	×	×	×	×	×	×	×	×	★	×	×	○	×	×	×		×	×	×	×	×	×	×	×	×	×	×	×	×	×		×	×	×	×	×
A230-4 精神科リエゾンチーム加算	×	○	○	○	○	○	○	○	○	○	×	×	○	○	×	○	○	×	○	○	×		○	×	○	○	○	○	○	○	○	○	○	○	○	○		○	○	○	○	○
A231-2 強度行動障害入院医療管理加算	×	×	×	×	×	×	×	×	×	×	×	×	×	×	○	×	×	×	×	×	×		×	×	×	×	×	×	×	×	×	×	×	×	×	×		×	×	×	×	×
A231-3 依存症入院医療管理加算	×	×	×	×	×	×	×	×	×	×	×	×	×	×	○	×	×	×	×	×	×		×	×	×	×	×	×	×	×	×	×	×	×	×	×		×	×	×	×	×
A231-4 摂食障害入院医療管理加算	×	○	○	○	○	○	○	○	○	○	×	×	×	×	○	○	×	○	○	×	×		×	×	×	×	×	×	×	×	×	×	×	×	×	×		×	×	×	×	×
A232 がん拠点病院加算	×	○	○	○	○	○	○	○	○	○	×	×	×	×	×	○	×	×	○	×	×		×	×	×	×	×	×	×	×	×	×	×	×	×	×		×	×	×	×	×
A233 リハビリテーション・栄養・口腔連携体制加算	×	○	○	○	○	○	○	○	○	○	×	×	×	×	×	×	×	×	×	×	×		×	×	×	×	×	×	×	×	×	×	×	×	×	×		×	×	×	×	×
A233-2 栄養サポートチーム加算	×	○	○	○	○	○	○	○	○	○	○	○	○	○	○	○	○	○	○	○	○		○	○	×	×	×	×	×	×	×	×	×	○	×	○		×	×	×	×	×
A234 医療安全対策加算	×	○	○	○	○	○	○	○	○	○	○	○	○	○	○	○	○	○	○	○	○		○	○	×	×	×	×	×	×	×	×	×	×	×	×		×	×	×	×	×
A234-2 感染対策向上加算	×	○	○	○	○	○	○	○	○	○	○	○	○	○	○	○	○	○	○	○	○		○	○	×	×	×	×	×	×	×	×	×	×	×	×		×	×	×	×	×
A234-3 患者サポート体制充実加算	×	○	○	○	○	○	○	○	○	○	○	○	○	○	○	○	○	○	○	○	○		○	○	×	×	×	×	×	×	×	×	×	×	×	×		×	×	×	×	×
A234-4 重症患者初期支援充実加算	×	×	×	×	×	×	×	×	×	×	×	×	×	×	×	×	×	×	×	×	×		×	×	○	○	○	○	○	○	○	○	○	×	×	×		×	×	×	×	×
A234-5 報告書管理体制加算	×	○	○	○	○	○	○	○	○	○	○	○	○	○	○	○	○	○	○	○	○		○	○	×	×	×	×	×	×	×	×	×	×	×	×		×	×	×	×	×
A236 褥瘡ハイリスク患者ケア加算	×	○	○	○	○	○	○	○	○	○	×	×	○	○	○	○	○	○	○	○	×		○	×	×	×	×	×	×	×	×	×	×	×	×	×		×	×	×	×	×
A236-2 ハイリスク妊娠管理加算	×	○	○	○	○	○	○	○	○	○	×	×	×	×	×	○	×	×	○	×	×		○	×	×	×	×	×	×	×	×	×	×	×	×	×		×	×	×	×	×
A237 1 ハイリスク分娩管理加算	×	○	○	○	○	○	○	○	○	○	×	×	×	×	×	○	×	×	○	×	×		○	×	×	×	×	×	×	×	×	×	×	×	×	×		×	×	×	×	×
A237 2 地域連携分娩管理加算	×	○	○	○	○	○	○	○	○	○	×	×	×	×	×	○	×	×	○	×	×		○	×	×	×	×	×	×	×	×	×	×	×	×	×		×	×	×	×	×
A238-6 精神科救急搬送患者地域連携紹介加算	×	×	×	×	×	×	×	×	×	×	×	×	×	×	○	×	×	×	×	×	×		×	×	×	×	×	×	×	×	×	×	×	×	×	×		×	×	×	×	×
A238-7 精神科救急搬送患者地域連携受入加算	×	○	○	○	○	○	○	○	○	○	×	×	×	×	○	○	×	○	○	×	×		×	×	×	×	×	×	×	×	×	×	×	×	×	×		×	×	×	×	×
A242 呼吸ケアチーム加算	×	○	○	○	○	○	○	○	○	○	×	×	○	○	×	○	○	×	○	×	×		×	×	×	×	×	×	×	×	×	×	×	×	×	×		×	×	×	×	×
A242-2 術後疼痛管理チーム加算	×	○	○	○	○	○	○	○	○	○	×	×	×	×	×	○	×	×	○	×	×		×	×	○	○	○	○	○	○	○	○	▲	○	×	×		×	×	×	×	×
A243 後発医薬品使用体制加算	○	○	○	○	○	○	○	○	○	○	○	○	○	○	○	○	○	○	○	○	○		○	○	×	×	×	×	×	×	×	×	×	×	×	×		×	×	×	×	×
A243-2 バイオ後続品体制加算	○	○	○	○	○	○	○	○	○	○	○	○	○	○	○	○	○	○	○	○	○		○	○	×	×	×	×	×	×	×	×	×	×	×	×		×	×	×	×	×
A244 病棟薬剤業務実施加算1	×	○	○	○	○	○	○	○	○	○	○	○	○	○	○	○	○	○	○	○	○		×	×	×	×	×	×	×	×	×	×	×	×	×	×		×	×	×	×	×
A244 病棟薬剤業務実施加算2	×	×	×	×	×	×	×	×	×	×	×	×	×	×	×	×	×	×	×	×	×		×	×	○	○	○	○	○	○	○	○	○	×	×	×		○	○	○	○	○
A245 データ提出加算	×	○	○	○	○	○	○	○	○	○	○	○	○	○	○	○	○	○	○	○	○		○	○	×	×	×	×	×	×	×	×	×	○	×	○		×	×	×	×	×
A246 入退院支援加算1 イ	×	○	○	○	○	○	○	○	○	○	×	×	○	○	×	○	○	×	○	○	○		○	×	×	×	×	×	×	×	×	×	×	○	×	○		×	×	×	×	×
A246 入退院支援加算1 ロ	×	×	×	×	×	×	×	×	×	×	○	○	×	×	×	×	×	×	×	×	×		×	○	×	×	×	×	×	×	×	×	×	×	×	×		×	×	×	×	×
A246 入退院支援加算2 イ	×	○	○	○	○	○	○	○	○	○	×	×	○	○	×	○	○	×	○	○	○		○	×	×	×	×	×	×	×	×	×	×	○	×	○		×	×	×	×	×
A246 入退院支援加算2 ロ	×	×	×	×	×	×	×	×	×	×	○	○	×	×	×	×	×	×	×	×	×		×	○	×	×	×	×	×	×	×	×	×	×	×	×		×	×	×	×	×
A246 入退院支援加算3	×	○	○	○	○	○	○	○	○	○	×	×	○	○	×	○	○	×	○	○	×		×	×	×	×	×	×	×	×	×	×	×	×	×	×		×	×	×	×	×
A246-2 精神科入退院支援加算	×	×	×	×	×	×	×	×	×	×	×	×	×	×	○	×	×	○	×	×	×		×	×	×	×	×	×	×	×	×	×	×	×	×	×		×	×	×	×	×
A246-3 医療的ケア児(者)入院前支援加算	○	○	○	○	○	○	○	○	○	○	○	○	○	○	○	○	○	○	○	○	○		○	○	×	×	×	×	×	×	×	×	×	○	×	○		○	○	○	○	○
A247 認知症ケア加算	×	○	○	○	○	○	○	○	○	○	○	○	○	○	×	○	○	×	○	○	○		○	○	○	○	○	○	×	×	×	×	×	○	○	○		×	×	×	×	×
A247-2 せん妄ハイリスク患者ケア加算	×	○	○	○	○	○	○	○	○	○	×	×	○	○	×	○	○	×	○	○	×		○	×	○	○	○	○	○	○	○	○	○	○	×	×		×	×	×	×	×
A248 精神疾患診療体制加算	○	○	○	○	○	○	○	○	○	○	×	×	○	○	×	○	○	×	○	○	×		○	×	×	×	×	×	×	×	×	×	×	○	×	×		×	×	×	×	×
A249 精神科急性期医師配置加算1	×	×	×	×	×	×	×	×	×	×	×	×	×	×	○	×	×	×	×	×	×		×	×	×	×	×	×	×	×	×	×	×	×	×	×		×	×	×	×	×
A249 精神科急性期医師配置加算2 イ	×	×	×	×	×	×	×	×	×	×	×	×	×	×	★	×	×	★	×	×	×		×	×	×	×	×	×	×	×	×	×	×	×	×	×		×	×	×	×	×
A249 精神科急性期医師配置加算2 ロ	×	×	×	×	×	×	×	×	×	×	×	×	×	×	○	×	×	○	×	×	×		×	×	×	×	×	×	×	×	×	×	×	×	×	×		×	×	×	×	×
A249 精神科急性期医師配置加算3	×	×	×	×	×	×	×	×	×	×	×	×	×	×	○	×	×	×	×	×	×		×	×	×	×	×	×	×	×	×	×	×	×	×	×		×	×	×	×	×
A250 薬剤総合評価調整加算	×	○	○	○	○	○	○	○	○	○	○	○	○	○	○	○	○	○	○	○	○		○	○	×	×	×	×	×	×	×	×	×	×	×	×		×	×	×	×	×
A251 排尿自立支援加算	×	○	○	○	○	○	○	○	○	○	○	○	○	○	○	○	○	○	○	○	○		○	○	○	○	○	○	○	○	○	○	○	○	○	○		○	○	○	○	○
A252 地域医療体制確保加算	×	○	○	○	○	○	○	×	×	×	×	×	★	★	○	★	★	○	○	×	×		×	×	○	○	○	○	○	○	○	○	○	○	×	×		×	×	×	×	×
A253 協力対象施設入所者入院加算	○	○	○	○	○	○	○	○	○	○	○	○	○	○	○	×	×	×	○	○	×		○	○	×	×	×	×	×	×	×	×	×	○	×	×		×	×	×	×	×

● 難病患者等入院診療加算に限る。
■ 二類感染症患者入院診療加算に限る。
★ 看護配置等による制限あり

△ A300の「注2」加算を算定しない場合に限る。
注 短期滞在手術等基本料3はDPC対象病院を除く。

入院加算

	A307 小児入院医療管理料5	A308 料1 回復期リハビリテーション病棟入院	A308 料2 回復期リハビリテーション病棟入院	A308 料3 回復期リハビリテーション病棟入院	A308 料4 回復期リハビリテーション病棟入院	A308 料5 回復期リハビリテーション病棟入院	A308 回復期リハビリテーション入院医療管理料	A308-3 地域包括ケア病棟入院料1	A308-3 地域包括ケア病棟入院料2	A308-3 地域包括ケア病棟入院料3	A308-3 地域包括ケア病棟入院料4	A308-3 地域包括ケア入院医療管理料1	A308-3 地域包括ケア入院医療管理料2	A308-3 地域包括ケア入院医療管理料3	A308-3 地域包括ケア入院医療管理料4	A309 特殊疾患病棟入院料1	A309 特殊疾患病棟入院料2	A310 緩和ケア病棟入院料	A311 医療区分(1·2)に応じた点数 イ	A311 医療区分(1·2)に応じた点数 ロ	A311 精神科救急急性期医療入院料	A311-2 精神科急性期治療病棟入院料1	A311-2 精神科急性期治療病棟入院料2	A311-3 精神科救急·合併症入院料	A311-4 児童·思春期精神科入院医療管理料	A312 精神療養病棟入院料	A314 認知症治療病棟入院料	A315 精神科地域包括ケア病棟入院料	A317 特定一般病棟入院料	A318 地域移行機能強化病棟入院料	A319 特定機能病院リハビリテーション入院料	A400 短期滞在手術等基本料1	A400 短期滞在手術等基本料3
	一般·精神	一般	療養	一般	療養	一般	療養	一般	療養	一般	療養	一般	療養	一般	療養	一般	療養	一般	療養	一般·精神	一般·精神	一般	精神	精神	精神	精神	精神	精神	精神	一般	精神	一般	一般	一般	一般
A230-3	×	×	×	×	×	×	×	×	×	×	×	×	×	×	×	×	×	×	×	×	×	×	×	×	×	×	×	×	×	×	×	×	×
A230-4	×	×	×	×	×	×	×	×	×	×	×	×	×	×	×	×	×	×	×	×	×	×	×	×	×	×	×	×	×	○	×	×	×
A231-2	○	×	×	×	×	×	×	×	×	×	×	×	×	×	×	×	×	×	×	×	×	×	×	×	×	×	×	×	×	×	×	×	×
A231-3	×	×	×	×	×	×	×	×	×	×	×	×	×	×	×	×	×	×	×	×	×	×	×	×	×	×	×	×	×	×	×	×	×
A231-4	○	×	×	×	×	×	×	×	×	×	×	×	×	×	×	×	×	×	×	×	×	×	×	×	×	×	×	×	×	×	×	×	×
A232																																	
A233	×	×	×	×	×	×	×	×	×	×	×	×	×	×	×	×	×	×	×	×	×	×	×	×	×	×	×	×	×	×	×	×	×
A233-2	○	○	○	○	○	○	○	○	○	○	○	○	○	○	○	○	○	○	○	○	○	○	○	○	○	○	○	○	○	○	○	×	×
A234	○	○	○	○	○	○	○	○	○	○	○	○	○	○	○	○	○	○	○	○	○	○	○	○	○	○	○	○	○	○	○	×	×
A234-2	○	○	○	○	○	○	○	○	○	○	○	○	○	○	○	○	○	○	○	○	○	○	○	○	○	○	○	○	○	○	○	×	×
A234-3	○	○	○	○	○	○	○	○	○	○	○	○	○	○	○	○	○	○	○	○	○	○	○	○	○	○	○	○	○	○	○	×	×
A234-4	×	×	×	×	×	×	×	×	×	×	×	×	×	×	×	×	×	×	×	×	×	×	×	×	×	×	×	×	×	×	×	×	×
A234-5	○	×	×	×	×	×	×	×	×	×	×	×	×	×	×	×	×	×	×	×	×	×	×	×	×	×	×	×	×	×	×	×	×
A236	○	○	○	○	○	○	○	○	○	○	○	○	○	○	○	○	○	○	○	○	○	○	○	○	○	○	○	○	○	○	○	×	×
A236-2	○	×	×	×	×	×	×	×	×	×	×	×	×	×	×	×	×	×	×	×	×	×	×	×	×	×	×	×	×	×	×	×	×
A237 1	×	×	×	×	×	×	×	×	×	×	×	×	×	×	×	×	×	×	×	×	×	×	×	×	×	×	×	×	×	×	×	×	×
A237 2	×	×	×	×	×	×	×	×	×	×	×	×	×	×	×	×	×	×	×	×	×	×	×	×	×	×	×	×	×	×	×	×	×
A238-6																																	
A238-7	×	×	×	×	×	×	×	×	×	×	×	×	×	×	×	×	×	×	×	×	×	×	×	×	×	×	×	×	×	×	×	×	×
A242	×	×	×	×	×	×	×	×	×	×	×	×	×	×	×	×	×	×	×	×	×	×	×	×	×	×	×	×	×	×	×	×	×
A242-2	○	×	×	×	×	×	×	×	×	×	×	×	×	×	×	×	×	×	×	×	×	×	×	×	×	×	×	×	×	×	×	×	×
A243	×	×	×	×	×	×	×	×	×	×	×	×	×	×	×	×	×	×	×	×	×	×	×	×	×	×	×	×	×	×	×	×	×
A243-2	×	×	×	×	×	×	×	×	×	×	×	×	×	×	×	×	×	×	×	×	×	×	×	×	×	×	×	×	×	×	×	×	×
A244	×	×	×	×	×	×	×	×	×	×	×	×	×	×	×	×	×	×	×	×	×	×	×	×	×	×	×	×	×	×	×	×	×
A244	×	×	×	×	×	×	×	×	×	×	×	×	×	×	×	×	×	×	×	×	×	×	×	×	×	×	×	×	×	×	×	×	×
A245	○	○	○	○	○	○	○	○	○	○	○	○	○	○	○	○	○	○	○	○	○	○	○	○	○	○	○	○	○	○	○	×	×
A246	○	○	○	○	○	○	○	○	○	○	○	○	○	○	○	○	○	○	○	○	○	○	○	○	○	○	○	○	○	○	○	×	×
A246	×	×	×	×	×	×	×	×	×	×	×	×	×	×	×	×	×	×	×	×	×	×	×	×	×	×	×	×	×	×	×	×	×
A246	×	×	×	×	×	×	×	×	×	×	×	×	×	×	×	×	×	×	×	×	×	×	×	×	×	×	×	×	×	×	×	×	×
A246	×	×	×	×	×	×	×	×	×	×	×	×	×	×	×	×	×	×	×	×	×	×	×	×	×	×	×	×	×	×	×	×	×
A246-2	×	×	×	×	×	×	×	×	×	×	×	×	×	×	×	×	×	×	×	×	×	×	×	×	×	×	×	×	×	×	×	×	×
A246-3	○	×	×	×	×	×	×	×	×	×	×	×	×	×	×	×	×	×	×	×	×	×	×	×	×	×	×	×	×	×	×	×	×
A247	×	○	○	○	○	○	○	○	○	○	○	○	○	○	○	○	○	○	○	○	○	○	○	○	○	○	○	○	○	○	○	×	×
A247-2	×	×	×	×	×	×	×	×	×	×	×	×	×	×	×	×	×	×	×	×	×	×	×	×	×	×	×	×	×	×	×	×	×
A248	□	×	×	×	×	×	×	×	×	×	×	×	×	×	×	×	×	×	×	×	×	×	×	×	×	×	×	×	×	×	×	×	×
A249	×	×	×	×	×	×	×	×	×	×	×	×	×	×	×	×	×	×	×	×	×	×	×	○	×	×	×	×	×	×	×	×	×
A249	×	×	×	×	×	×	×	×	×	×	×	×	×	×	×	×	×	×	×	×	×	×	×	×	×	×	×	×	×	×	×	×	×
A249	×	×	×	×	×	×	×	×	×	×	×	×	×	×	×	×	×	×	×	×	×	×	×	×	×	×	×	×	×	×	×	×	×
A249	×	×	×	×	×	×	×	×	×	×	×	×	×	×	×	×	×	×	×	×	×	×	×	×	×	×	×	×	×	×	×	×	×
A250	×	○	○	○	○	○	○	○	○	○	○	○	○	○	○	○	○	○	○	○	○	○	○	○	○	○	○	○	○	○	○	×	×
A251	○	○	○	○	○	○	○	○	○	○	○	○	○	○	○	○	○	○	○	○	○	○	○	○	○	○	○	○	○	○	○	×	×
A252	○	○	○	○	○	○	○	○	○	○	○	○	○	○	○	○	○	○	○	○	○	○	○	○	○	○	○	○	○	○	○	×	×
A253	×	×	×	×	×	×	×	×	×	×	×	×	×	×	×	×	×	×	×	×	×	×	×	×	×	×	×	×	×	×	×	×	×

当該介護保険施設等の従事者等の求めに応じて当該保険医療機関又は当該保険医療機関以外の協力医療機関が診療を行い，当該保険医療機関に入院させた場合に，協力対象施設入所者入院加算として，入院初日に限り所定点数に加算する。

【2024年改定により新設】
(1) 介護保険施設等（介護老人保健施設，介護医療院，特別養護老人ホーム）の協力医療機関が，当該施設の入所者を入院させた場合に，入院初日に算定。
(2) ①在宅療養支援病院又は在宅療養支援診療所，②在宅療養後方支援病院，③地域包括ケア病棟入院料の届出病棟又は病室を有する医療機関──のいずれかであること。

→協力対象施設入所者入院加算　摘要欄 p.1676
(1) 協力対象施設入所者入院加算は，介護老人保健施設，介護医療院及び特別養護老人ホーム（以下この項において「介護保険施設等」という）において療養を行っている患者の病状の急変等により入院が必要となった場合に，当該介護保険施設等の従事者の求めに応じて当該患者に関する診療情報及び病状の急変時の対応方針等を踏まえて診療が行われ，入院の必要性を認め入院させた場合に，入院初日に算定する。
(2) 「2」については，「1」以外の場合であって，当該保険医療機関が当該介護保険施設等の従事者の求めに応じて当該患者（救急用の自動車等により緊急に搬送された者を除く）に対し，診療を行い，入院の必要性を判断して当該保険医療機関に入院させた場合に，所定点数に加算する。
(3) 当該保険医療機関と当該介護保険施設等が特別の関係にある場合，協力対象施設入所者入院加算は算定できない。なお，この項において「特別の関係」とは，以下に掲げる関係をいう。
　ア　当該保険医療機関と介護保険施設等の関係が以下のいずれかに該当する場合に，当該保険医療機関と当該介護保険施設等は特別の関係にあると認められる。
　　(イ)　当該保険医療機関の開設者が，当該介護保険施設等の開設者と同一の場合
　　(ロ)　当該保険医療機関の代表者が，当該介護保険施設等の代表者と同一の場合
　　(ハ)　当該保険医療機関の代表者が，当該介護保険施設等の代表者の親族等の場合
　　(ニ)　当該保険医療機関の理事・監事・評議員その他の役員等のうち，当該介護保険施設等の役員等の親族等の占める割合が10分の3を超える場合
　　(ホ)　(イ)から(ニ)までに掲げる場合に準ずる場合（人事，資金等の関係を通じて，当該保険医療機関が，当該介護保険施設等の経営方針に対して重要な影響を与えることができると認められる場合に限る）
　イ　「親族等」とは，親族関係を有する者及び以下に掲げる者をいう。
　　(イ)　事実上婚姻関係と同様の事情にある者
　　(ロ)　使用人及び使用人以外の者で当該役員等から受ける金銭その他の財産によって生計を維持しているもの
　　(ハ)　(イ)又は(ロ)に掲げる者の親族でこれらの者と生計を一にしているもの
（令6保医発0305・4）

事務連絡 協力対象施設入所者入院加算・介護保険施設等連携往診加算
問 A253協力対象施設入所者入院加算及びC000往診料の「注10」に規定する介護保険施設等連携往診加算における「介護保険施設等」について，「指定地域密着型サービスの事業の人員，設備及び運営に関する基準」（平成18年厚生労働省令第34号）第130条第1項に規定する指定地域密着型介護老人福祉施設は含まれるか。
答 含まれる。　（令6.3.28）

第3節　特定入院料

【2024年改定による主な変更点】 A300救命救急入院料，A301特定集中治療室管理料，A301-2ハイケアユニット入院医療管理料，A301-3脳卒中ケアユニット入院医療管理料，A301-4小児特定集中治療室管理料，A302新生児特定集中治療室管理料，A303総合周産期特定集中治療室管理料の施設基準において，A234医療安全対策加算1の届出医療機関であることが要件とされた（**【経過措置】** 2024年3月末時点の上記入院料の届出医療機関は2025年5月末まで猶予）。

→特定入院料の「一般的事項」
(1) 特定入院料（特殊疾患入院医療管理料，小児入院医療管理料，回復期リハビリテーション病棟入院料，特殊疾患病棟入院料，緩和ケア病棟入院料，精神科急性期治療病棟入院料，精神療養病棟入院料，認知症治療病棟入院料，精神科地域包括ケア病棟入院料，地域移行機能強化病棟入院料及び特定機能病院リハビリテーション病棟入院料を除く。以下この項において同じ）は，1回の入院について，当該治療室に入院させた連続する期間1回に限り算定できるものであり，1回の入院期間中に，当該特定入院料を算定した後に，入院基本料又は他の特定入院料を算定し，再度同一の特定入院料を算定することはできない。
　ただし，特定集中治療室管理料，ハイケアユニット入院医療管理料，脳卒中ケアユニット入院医療管理料，小児特定集中治療室管理料，新生児特定集中治療室管理料，新生児特定集中治療室重症児対応体制強化管理料，総合周産期特定集中治療室管理料（新生児集中治療室管理料を算定するものに限る），新生児治療回復室入院医療管理料，精神科救急急性期医療入院料，精神科急性期治療病棟入院料及び精神科救急・合併症入院料については，前段の規定にかかわらず，1回の入院期間中に当該特定集中治療室管理料，ハイケアユニット入院医療管理料，脳卒中ケアユニット入院医療管理料，小児特定集中治療室管理料，新生児特定集中治療室管理料，新生児特定集中治療室重症児対応体制強化管理料，総合周産期特定集中治療室管理料（新生児集中治療室管理料を算定するものに限る），新生児治療回復室入院医療管理料，精神科救急急性期医療入院料，精神科急性期治療病棟入院料又は精神科救急・合併症入院料を算定した後に，入院基本料又は他の特定入院料を算定し，再度病状が悪化などして当該特定集中治療室，ハイケアユニット入院医療管理を行う専用の治療室，脳卒中ケアユニット入院医療管理を行う専用の治療室，小児特定集中治療室，新生児特定集中治療室，新生児特定集中治療室重症児対応体制強化管理を行う治療室，総合周産期特定集中治療室（新生児集中治療室管理料を算定するものに限る），新生児治療回復室入院医療管理料，精神科救急急性期医療入院料，精神科急性期治療病棟入院料又は精神科救急・合併症入院料を算定する治療室へ入院させた場合には，これを算定できる。
(2) 特定入院料を算定できる2以上の治療室に患者を入院させた場合において，特定入院料を算定できる日数の限度は，他の特定入院料を算定した日数を控除して計算する。例えば，救命救急入院料を算定した後，ハイケアユニット入院医療管理を行う専用の治療室に入院させた場合においては，21日から救命救急入院料を

算定した日数を控除して得た日数を限度として，ハイケアユニット入院医療管理料を算定する。
(3) 各特定入院料について，別に厚生労働大臣の定める施設基準に適合していると地方厚生（支）局長に届出を行った保険医療機関の病棟，治療室又は病室において，一時的に施設基準を満たさなかった場合，当該病棟，治療室又は病室の病床区分に応じて，次に掲げる入院基本料等により算定する。
　ア　救命救急入院料，特定集中治療室管理料，ハイケアユニット入院医療管理料，脳卒中ケアユニット入院医療管理料，小児特定集中治療室管理料，新生児特定集中治療室管理料，新生児特定集中治療室重症児対応体制強化管理料，総合周産期特定集中治療室管理料，新生児治療回復室入院医療管理料及び一類感染症患者入院医療管理料については，急性期一般入院料6を算定する。
　イ　地域包括医療病棟入院料及び小児入院医療管理料（5の精神病棟を除く）については，地域一般入院料3を算定する。
　ウ　特殊疾患入院医療管理料，回復期リハビリテーション病棟入院料（一般病棟に限る），地域包括ケア病棟入院料（一般病棟に限る），特殊疾患病棟入院料，緩和ケア病棟入院料（一般病棟に限る），特定一般病棟入院料及び特定機能病院リハビリテーション病棟入院料については，一般病棟入院基本料の特別入院基本料を算定する。
　エ　回復期リハビリテーション病棟入院料（療養病棟に限る）及び地域包括ケア病棟入院料（療養病棟に限る）については，療養病棟入院基本料1の入院料27（回復期リハビリテーション病棟入院料1から4まで若しくは回復期リハビリテーション入院医療管理料又は地域包括ケア病棟入院料1，地域包括ケア入院医療管理料1，地域包括ケア病棟入院料2若しくは地域包括ケア入院医療管理料2に限る）又は療養病棟入院基本料2の入院料27（回復期リハビリテーション病棟入院基本料5又は地域包括ケア病棟入院料3，地域包括ケア入院医療管理料3，地域包括ケア病棟入院料4若しくは地域包括ケア病棟入院医療管理料4に限る）を算定する。
　オ　小児入院医療管理料（5の精神病棟に限る），精神科救急急性期医療入院料，精神科急性期治療病棟入院料，精神科救急・合併症入院料及び地域移行機能強化病棟入院料については，精神病棟入院基本料15対1入院基本料を算定する。
　カ　児童・思春期精神科入院医療管理料，精神療養病棟入院料，認知症治療病棟入院料及び精神科地域包括ケア病棟入院料については，精神病棟入院基本料の特別入院基本料を算定する。（令6保医発0305・4）（令6.5.17）

（編注）「特定入院料」は病院において算定する。

参考　特定入院料
問1　A300～A319の特定入院料に包括される各区分の検査において，検査時に使用した薬剤，特定保険医療材料，酸素，内視鏡検査のフィルム等の費用は算定できるか。
答　算定できない。
問2　A300～A303-2の特定入院料に含まれる「点滴注射」，「中心静脈注射」に使用した薬剤料は別に算定できるか。
答　手技料は算定できないが，薬剤料は別に算定できる。
　　　　　　　　　（平16.4.4 全国保険医団体連合会，一部修正）

A300　救命救急入院料（1日につき）
　1　救命救急入院料1　救命1
　　イ　3日以内の期間　　　　　　　　　10,268点
　　ロ　4日以上7日以内の期間　　　　　　9,292点
　　ハ　8日以上の期間　　　　　　　　　　7,934点
　2　救命救急入院料2　救命2
　　イ　3日以内の期間　　　　　　　　　11,847点
　　ロ　4日以上7日以内の期間　　　　　10,731点
　　ハ　8日以上の期間　　　　　　　　　　9,413点
　3　救命救急入院料3　救命3
　　イ　救命救急入院料
　　　(1)　3日以内の期間　　　　　　　10,268点
　　　(2)　4日以上7日以内の期間　　　　9,292点
　　　(3)　8日以上の期間　　　　　　　　7,934点
　　ロ　広範囲熱傷特定集中治療管理料　救命3熱
　　　(1)　3日以内の期間　　　　　　　10,268点
　　　(2)　4日以上7日以内の期間　　　　9,292点
　　　(3)　8日以上60日以内の期間　　　　8,356点
　4　救命救急入院料4　救命4
　　イ　救命救急入院料
　　　(1)　3日以内の期間　　　　　　　11,847点
　　　(2)　4日以上7日以内の期間　　　10,731点
　　　(3)　8日以上の期間　　　　　　　　9,413点
　　ロ　広範囲熱傷特定集中治療管理料　救命4熱
　　　(1)　3日以内の期間　　　　　　　11,847点
　　　(2)　4日以上7日以内の期間　　　10,731点
　　　(3)　8日以上14日以内の期間　　　　9,413点
　　　(4)　15日以上60日以内の期間　　　8,356点

注1　別に厚生労働大臣が定める施設基準〔告示3第9・2(1)，p.1219〕に適合しているものとして地方厚生局長等に届け出た保険医療機関において，重篤な患者に対して救命救急医療が行われた場合に，当該基準に係る区分及び当該患者の状態について別に厚生労働大臣が定める区分〔告示3第9・2(2)，p.1219〕（救命救急入院料3及び救命救急入院料4に限る）に従い，14日〔別に厚生労働大臣が定める状態の患者〔告示3第9・2(3)，p.1219〕（救命救急入院料3又は救命救急入院料4に係る届出を行った保険医療機関に入院した患者に限る）にあっては60日，別に厚生労働大臣が定める施設基準〔告示3第9・2(4)，p.1219〕に適合しているものとして地方厚生局長等に届け出た保険医療機関に入院している患者であって，急性血液浄化（腹膜透析を除く）又は体外式心肺補助（ECMO）を必要とするものにあっては25日，臓器移植を行ったものにあっては30日〕を限度として，それぞれ所定点数を算定する。

2　当該保険医療機関において，自殺企図等による重篤な患者であって精神疾患を有するもの又はその家族等からの情報等に基づいて，当該保険医療機関の精神保健指定医又は精神科の医師が，当該患者の精神疾患にかかわる診断治療等を行った場合は，**精神疾患診断治療初回加算**として，当該精神保健指定医等による最初の診療時に限り，次に掲げる点数をそれぞれ所定点数に加算する。この場合において，A248精神疾患診療体制加算は別に算定できない。
　イ　別に厚生労働大臣が定める施設基準〔告示3第9・2(5)，p.1219〕に適合しているものとして地方厚生局長等

に届け出た保険医療機関において行った場合 [精初イ] 7,000点
ロ　イ以外の場合 [精初ロ] 3,000点

3　別に厚生労働大臣が定める施設基準〔告示3第9・2(6), p.1219〕に適合しているものとして地方厚生局長等に届け出た保険医療機関において救命救急医療が行われた場合には，当該基準に係る区分に従い，1日につき次に掲げる点数をそれぞれ所定点数に加算する。
　イ　救急体制充実加算1 [救充1] 1,500点
　ロ　救急体制充実加算2 [救充2] 1,000点
　ハ　救急体制充実加算3 [救充3] 500点

4　別に厚生労働大臣が定める施設基準〔告示3第9・2(7), p.1219〕に適合しているものとして地方厚生局長等に届け出た保険医療機関において救命救急医療が行われた場合には，1日につき100点を所定点数に加算する。

5　当該保険医療機関において，急性薬毒物中毒の患者に対して救命救急医療が行われた場合には，入院初日に限り，次に掲げる点数をそれぞれ所定点数に加算する。
　イ　急性薬毒物中毒加算1（機器分析）
　　[薬救1] 5,000点
　ロ　急性薬毒物中毒加算2（その他のもの）[薬救2] 350点

6　別に厚生労働大臣が定める施設基準〔告示3第9・2(8), p.1219〕に適合しているものとして地方厚生局長等に届け出た保険医療機関において，15歳未満の重篤な患者に対して救命救急医療が行われた場合には，小児加算 [小児] として，入院初日に限り5,000点を所定点数に加算する。

7　第1章基本診療料並びに第2章第3部検査，第6部注射，第9部処置及び第13部病理診断のうち次に掲げるものは，救命救急入院料に含まれるものとする。
　イ　入院基本料
　ロ　入院基本料等加算（臨床研修病院入院診療加算，超急性期脳卒中加算，妊産婦緊急搬送入院加算，医師事務作業補助体制加算，特定感染症入院医療管理加算，難病等特別入院診療加算（二類感染症患者入院診療加算に限る），地域加算，離島加算，医療安全対策加算，感染対策向上加算，患者サポート体制充実加算，重症者初期支援充実加算，報告書管理体制加算，褥瘡ハイリスク患者ケア加算，術後疼痛管理チーム加算，病棟薬剤業務実施加算2，データ提出加算，入退院支援加算（1のイ及び3に限る），認知症ケア加算，せん妄ハイリスク患者ケア加算，精神疾患診療体制加算，排尿自立支援加算及び地域医療体制確保加算を除く）
　ハ　第2章第3部の各区分の検査（同部第1節第2款の検体検査判断料を除く）
　ニ　点滴注射
　ホ　中心静脈注射
　ヘ　酸素吸入（使用した酸素及び窒素の費用を除く）
　ト　留置カテーテル設置
　チ　第13部第1節の病理標本作製料

8　別に厚生労働大臣が定める施設基準〔告示3第9・2(9), p.1219〕に適合しているものとして地方厚生局長等に届け出た病室に入院している患者に対して，入室後早期から離床等に必要な治療を行った場合に，早期離床・リハビリテーション加算 [救早リ] として，入室した日から起算して14日を限度として500点を所定点数に加算する。この場合において，同一日にH000心大血管疾患リハビリテーション料，H001脳血管疾患等リハビリテーション料，H001-2廃用症候群リハビリテーション料，H002運動器リハビリテーション料，H003呼吸器リハビリテーション料，H007障害児（者）リハビリテーション料及びH007-2がん患者リハビリテーション料は，算定できない。

9　別に厚生労働大臣が定める施設基準〔告示3第9・2(10), p.1219〕に適合しているものとして地方厚生局長等に届け出た病室に入院している患者に対して，入室後早期から必要な栄養管理を行った場合に，早期栄養介入管理加算 [救早栄] として，入室した日から起算して7日を限度として250点（入室後早期から経腸栄養を開始した場合は，当該開始日以降は400点 [救早経]）を所定点数に加算する。ただし，B001の10入院栄養食事指導料は別に算定できない。

10　注2のイに該当する場合であって，当該患者に対し，生活上の課題又は精神疾患の治療継続上の課題を確認し，助言又は指導を行った場合は，当該患者の退院時に1回に限り，2,500点を更に所定点数に加算する。この場合において，I002-3救急患者精神科継続支援料は別に算定できない。[救精助]

11　重症患者の対応に係る体制につき別に厚生労働大臣が定める施設基準〔告示3第9・2(11), p.1219〕に適合しているものとして地方厚生局長等に届け出た病室に入院している患者（救命救急入院料2又は救命救急入院料4に係る届出を行った保険医療機関の病室に入院した患者に限る）について，重症患者対応体制強化加算として，当該患者の入院期間に応じ，次に掲げる点数をそれぞれ所定点数に加算する。
　イ　3日以内の期間 [救重イ] 750点
　ロ　4日以上7日以内の期間 [救重ロ] 500点
　ハ　8日以上14日以内の期間 [救重ハ] 300点

【2024年改定による主な変更点】
(1) 救急時医療情報閲覧機能を有していることが要件となった（【経過措置】2025年4月1日以降に適用）。これは，救急時にレセプト情報に基づく医療情報等が閲覧できる機能のこと（2024年10月運用開始予定）。
(2) 救命救急入院料2・4を算定する治療室は，特定集中治療室用の重症度，医療・看護必要度Ⅱのみによる評価に変更された。

(3)「注11」重症患者対応体制強化加算の「特殊な治療法等」に該当する患者が「直近6カ月間で1割5分以上」と規定され,「暦月で6カ月を超えない期間の1割以内の一次的な変動」は変更届出が不要とする規定が削除された。
(編注)「注4」は「高度救命救急センター」が対象。

→**救命救急入院料**　　　　　　　　　　　　　摘要欄 p.1676

(1) 救命救急入院料の算定対象となる重篤な救急患者とは,次に掲げる状態にあって,医師が救命救急入院が必要であると認めた者である。
　ア　意識障害又は昏睡
　イ　急性呼吸不全又は慢性呼吸不全の急性増悪
　ウ　急性心不全(心筋梗塞を含む)
　エ　急性薬物中毒
　オ　ショック
　カ　重篤な代謝障害(肝不全,腎不全,重症糖尿病等)
　キ　広範囲熱傷
　ク　大手術を必要とする状態
　ケ　救急蘇生後
　コ　その他外傷,破傷風等で重篤な状態

(2) 広範囲熱傷特定集中治療管理料の算定対象となる患者とは,第2度熱傷30%程度以上の重症広範囲熱傷患者であって,医師が広範囲熱傷特定集中治療が必要であると認めた者である。なお,熱傷には電撃傷,薬傷及び凍傷が含まれる。

(3) 救命救急入院料は,救命救急医療に係る入院初期の医療を重点的に評価したものであり,救命救急入院後症状の安定等により他病棟に転棟した患者又は他病棟に入院中の患者が症状の増悪等をきたしたことにより当該救命救急センターに転棟した場合にあっては,救命救急入院料は算定できない。

(4)「注1」に掲げる臓器移植を行った患者とは,当該入院期間中に心臓,肺又は肝臓の移植を行った患者のことをいう。

(5)「注2」に規定する精神疾患診断治療初回加算については,自殺企図及び自傷又はそれが疑われる行為により医師が救命救急入院が必要であると認めた重篤な患者であって,統合失調症,躁うつ病,神経症,中毒性精神障害(アルコール依存症等をいう),心因反応,児童・思春期精神疾患,パーソナリティ障害又は精神症状を伴う脳器質性障害等(以下この節において「精神疾患」という)を有する患者又はその家族等に対し,精神保健指定医又は当該保険医療機関の精神科の常勤医師が,患者又は家族等からの情報を得て,精神疾患に対する診断治療等を行った場合に,救命救急入院料の算定期間中における当該精神保健指定医又は当該精神科の常勤医師の最初の診察時に算定する。この場合の精神保健指定医は当該保険医療機関を主たる勤務先とする精神保健指定医以外の者であっても算定できる。ただし,当該加算を算定する場合には,A248精神疾患診療体制加算は算定できない。

(6)「注5」に規定する急性薬毒物中毒加算1については,急性薬毒物中毒(催眠鎮静剤,抗不安剤による中毒を除く)が疑われる患者(以下「急性薬毒物中毒患者」という)の原因物質について,日本中毒学会が作成する「急性中毒標準診療ガイド」における機器分析法に基づく機器分析を当該保険医療機関において行い,必要な救命救急管理を実施した場合に算定する。

(7)「注5」に規定する急性薬毒物中毒加算1を算定する場合は,診療報酬明細書の摘要欄に,急性薬毒物中毒の原因物質として同定した薬物を記載する。

(8)「注5」に規定する急性薬毒物中毒加算2については,急性薬毒物中毒患者の原因物質等について,(6)の機器分析以外の検査を当該保険医療機関において行い,必要な救命救急管理を実施した場合に算定する。

(9)「注5」に規定する急性薬毒物中毒加算1又は2については,入院初日にいずれか一方のみを算定することができる。

(10)「注5」に規定する急性薬毒物中毒加算については,薬毒物中毒を疑って検査を実施した結果,実際には薬毒物中毒ではなかった場合には,算定できない。

(11)「注6」に規定する小児加算については,専任の小児科の医師が常時配置されている保険医療機関において,15歳未満の重篤な救急患者に対して救命救急医療が行われた場合に入院初日に限り算定する。なお,ここでいう入院初日とは,第2部「通則5」に規定する起算日のことをいい,入院期間が通算される再入院の初日は算定できない。

(12)「注8」に規定する早期離床・リハビリテーション加算は,救命救急入院料を算定する病室に入室した患者に対する,患者に関わる医師,看護師,理学療法士,作業療法士,言語聴覚士又は臨床工学技士等の多職種と早期離床・リハビリテーションに係るチーム(以下「早期離床・リハビリテーションチーム」という)による総合的な離床の取組を評価したものであり,当該加算を算定する場合の取扱いは,A301特定集中治療室管理料の(5)と同様である。

(13)「注9」早期栄養介入管理加算は,重症患者の救命救急入院料を算定する病室への入室後,早期に管理栄養士が当該治療室の医師,看護師,薬剤師等と連携し,早期の経口移行・維持及び低栄養の改善等につながる栄養管理を評価したものであり,当該加算を算定する場合の取扱いは,A301特定集中治療室管理料の(6)から(8)までと同様である。

(14)「注10」については,「注2」の「イ」に掲げる別に厚生労働大臣が定める施設基準に適合しているものとして地方厚生局長等に届け出た保険医療機関において精神科医又は精神科医の指示を受けた看護師,作業療法士,精神保健福祉士,公認心理師若しくは社会福祉士が,自殺企図や精神状態悪化の背景にある生活上の課題の状況を確認した上で,解決に資する社会資源について情報提供する等の援助を行う他,かかりつけ医への受診や定期的な服薬等,継続して精神疾患の治療を受けるための指導や助言を行った場合に,退院時に1回に限り算定する。この場合,I002-3救急患者精神科継続支援料は別に算定できない。なお,指導等を行う精神科医又は精神科医の指示を受けた看護師等は,適切な研修を受講している必要がある。

(15)「注11」に規定する重症患者対応体制強化加算は,重症患者対応に係る体制について,集中治療領域における重症患者対応の強化及び人材育成に係る体制を評価したものである。

(16)「注11」に規定する重症患者対応体制強化加算は,救命救急入院料2又は4を算定している患者について,当該患者の入院期間に応じて算定する。

(17) 救命救急入院料に係る算定要件に該当しない患者が,当該治療室に入院した場合には,入院基本料等を算定する。この際,A100一般病棟入院基本料を算定する場合の費用の請求については,A101療養病棟入院基本料の(14)(p.84)に準ずる。
　また,A104特定機能病院入院基本料を算定する場合の費用の請求については,A104「注5」に規定する看護必要度加算は算定できず,同「注8」に規定する加算は,当該病棟において要件を満たしている場合に算定できる。その他,A105専門病院入院基本料を算定する場合の費用の請求については,A105「注3」

に規定する看護必要度加算，同「注4」に規定する一般病棟看護必要度評価加算は算定できず，同「注7」に規定する加算は，当該病棟において要件を満たしている場合に算定できる。
(令6保医発0305・4)(令6.5.17)

→**救急患者として受け入れた患者が，処置室，手術室等において死亡した場合**
当該保険医療機関が救急医療を担う施設として確保することとされている専用病床（A205救急医療管理加算又はA300救命救急入院料を算定する病床に限る）に入院したものとみなす。
(令6保医発0305・4)

（編注）上記通知の場合（救急患者が処置室，手術室等で死亡した場合），入院患者の数には計上しない〔保医発通知「基本診療料の施設基準等及びその届出に関する手続きの取扱いについて」別添2の「第2　病院の入院基本料等に関する施設基準」「4」(1)ア (p.1101)〕。

事務連絡　救命救急入院料
問1　急性薬毒物中毒加算2は血中濃度（簡易的なもの）によりベンゾジアゼピン等を測定した場合は算定可能なのか。
答　催眠鎮静剤，抗不安剤による中毒患者は対象とならない。
(平26.4.23)

問2　救命救急入院料を算定していた患者が，病状が安定し転棟したこと等により，退院時には他の入院料を算定している場合など，退院時に救命救急入院料を算定していない場合であっても，「注10」の規定による加算は算定可能か。
答　算定可。
(令4.3.31)

問3　救命救急入院料の注1及び特定集中治療室管理料の注1における「急性血液浄化（腹膜透析を除く）又は体外式心肺補助（ECMO）を必要とするもの」には，急性血液浄化（腹膜透析を除く）又は体外式心肺補助（ECMO）を現に実施している患者のほか，一連の入院期間中にこれらを実施していた患者も含まれるか。
答　含まれる。
(令4.4.21)

事務連絡　早期離床・リハビリテーション加算
問　A300救命救急入院料の注8，A301特定集中治療室管理料の注4，A301-2ハイケアユニット入院医療管理料の注3，A301-3脳卒中ケアユニット入院医療管理料の注3，A301-4小児特定集中治療室管理料の注3に規定する早期離床・リハビリテーション加算（以下単に「早期離床・リハビリテーション加算」という）について，「入室した日から起算して14日を限度として」算定できることとされているが，
① 一連の入院期間中に，早期離床・リハビリテーション加算を算定できる2以上の治療室に患者が入院した場合，当該加算の算定上限日数はどう考えればよいか。
② 早期離床・リハビリテーション加算を算定できる治療室に入院し，退院した後，入院期間が通算される再入院において再度当該加算を算定できる治療室に入院した場合，当該加算の算定上限日数はどう考えればよいか。
答　① それぞれの治療室における早期離床・リハビリテーション加算の算定日数を合算した日数が14日を超えないものとする。
② 初回の入院期間中の早期離床・リハビリテーション加算の算定日数と，再入院時の当該加算の算定日数を合算した日数が14日を超えないものとする。
(令4.4.21)

事務連絡　重症患者対応体制強化加算
問　A300救命救急入院料の「注11」，A301特定集中治療室管理料の「注6」に規定する重症患者対応体制強化加算について，「当該患者の入院期間に応じ，それぞれ所定点数に加算する」こととされているが，
① 一連の入院期間中に，重症患者対応体制強化加算を算定できる2以上の治療室に患者が入院した場合，入院期間に応じた当該加算の区分はどう考えればよいか。
② 一連の入院期間中に，重症患者対応体制強化加算を算定できる治療室に入院後，入院基本料又は他の特定入院料を算定する病棟に転棟し，再度病状が悪化するなどして，当該加算を算定できる治療室に再度入室した場合，入院期間に応じた当該加算の区分はどう考えればよいか。

③ 重症患者対応体制強化加算を算定できる治療室に入院し，退院した後，入院期間が通算される再入院において，再度当該加算を算定できる治療室に入院した場合，入院期間に応じた当該加算の区分はどう考えればよいか。
答　① それぞれの治療室における重症患者対応体制強化加算の算定日数を合算した日数に応じた区分の点数を算定する。
② 入院基本料又は他の特定入院料を算定する病棟の入院期間を除き，重症患者対応体制強化加算を算定できる治療室における当該加算の算定日数を合算した日数に応じた区分の点数を算定する。
③ 初回の入院期間中の重症患者対応体制強化加算の算定日数と，再入院時の当該加算の算定日数を合算した日数に応じた区分の点数を算定する。
(令4.11.16)

（編注）「早期栄養介入管理加算」に関する事務連絡はA301特定集中治療室管理料の項に掲載 (p.180)。

A301　特定集中治療室管理料（1日につき）
1　特定集中治療室管理料1　[特集1]
　イ　7日以内の期間　　　　　　　14,406点
　ロ　8日以上の期間　　　　　　　12,828点
2　特定集中治療室管理料2　[特集2]
　イ　特定集中治療室管理料
　　(1)　7日以内の期間　　　　　　14,406点
　　(2)　8日以上の期間　　　　　　12,828点
　ロ　広範囲熱傷特定集中治療管理料　[特集2熱]
　　(1)　7日以内の期間　　　　　　14,406点
　　(2)　8日以上60日以内の期間　　13,028点
3　特定集中治療室管理料3　[特集3]
　イ　7日以内の期間　　　　　　　　9,890点
　ロ　8日以上の期間　　　　　　　　8,307点
4　特定集中治療室管理料4　[特集4]
　イ　特定集中治療室管理料
　　(1)　7日以内の期間　　　　　　　9,890点
　　(2)　8日以上の期間　　　　　　　8,307点
　ロ　広範囲熱傷特定集中治療管理料　[特集4熱]
　　(1)　7日以内の期間　　　　　　　9,890点
　　(2)　8日以上60日以内の期間　　　8,507点
5　特定集中治療室管理料5　[特集5]
　イ　7日以内の期間　　　　　　　　8,890点
　ロ　8日以上の期間　　　　　　　　7,307点
6　特定集中治療室管理料6　[特集6]
　イ　特定集中治療室管理料
　　(1)　7日以内の期間　　　　　　　8,890点
　　(2)　8日以上の期間　　　　　　　7,307点
　ロ　広範囲熱傷特定集中治療管理料　[特集6熱]
　　(1)　7日以内の期間　　　　　　　8,890点
　　(2)　8日以上60日以内の期間　　　7,507点

注1　別に厚生労働大臣が定める施設基準〔告示③第9・3(1), p.1224〕に適合しているものとして地方厚生局長等に届け出た保険医療機関において，必要があって特定集中治療室管理が行われた場合に，当該基準に係る区分及び当該患者の状態について別に厚生労働大臣が定める区分〔告示③第9・3(2), p.1224〕（特定集中治療室管理料2，4及び6に限る）に従い，14日《別に厚生労働大臣が定める状態〔告示③第9・3(3), p.1225〕の患者（特定集中治療室管理料2，4及び6に係る届出を行った保険医療機関に入院した患者に限る）にあっては60日，別に厚生労働大臣が定める施設基準〔告示

③第9・3⑷, p.1225〕に適合しているものとして地方厚生局長等に届け出た保険医療機関に入院している患者であって，急性血液浄化（腹膜透析を除く）又は体外式心肺補助（ECMO）を必要とするものにあっては25日，臓器移植を行ったものにあっては30日〕を限度として，それぞれ所定点数を算定する。

2 別に**厚生労働大臣が定める施設基準**〔告示③第9・3⑸, p.1225〕に適合しているものとして地方厚生局長等に届け出た保険医療機関において，15歳未満の重篤な患者に対して特定集中治療室管理が行われた場合には，**小児加算** 特集小児 として，当該患者の入院期間に応じ，次に掲げる点数をそれぞれ1日につき所定点数に加算する。
 イ 7日以内の期間　　　　　　2,000点
 ロ 8日以上14日以内の期間　　1,500点

3 第1章基本診療料並びに第2章第3部検査，第6部注射，第9部処置及び第13部病理診断のうち次に掲げるものは，特定集中治療室管理料に含まれるものとする。
 イ 入院基本料
 ロ 入院基本料等加算〔臨床研修病院入院診療加算，超急性期脳卒中加算，妊産婦緊急搬送入院加算，医師事務作業補助体制加算，特定感染症入院医療管理加算，難病等特別入院診療加算（二類感染症患者入院診療加算に限る），地域加算，離島加算，精神科リエゾンチーム加算，がん拠点病院加算，医療安全対策加算，感染対策向上加算，患者サポート体制充実加算，重症患者初期支援充実加算，報告書管理体制加算，褥瘡ハイリスク患者ケア加算，術後疼痛管理チーム加算，病棟薬剤業務実施加算2，データ提出加算，入退院支援加算（1のイ及び3に限る），認知症ケア加算，せん妄ハイリスク患者ケア加算，精神疾患診療体制加算，排尿自立支援加算及び地域医療体制確保加算を除く〕
 ハ 第2章第3部の各区分の検査（同部第1節第2款の検体検査判断料を除く）
 ニ 点滴注射
 ホ 中心静脈注射
 ヘ 酸素吸入（使用した酸素及び窒素の費用を除く）
 ト 留置カテーテル設置
 チ 第13部第1節の病理標本作製料

4 別に**厚生労働大臣が定める施設基準**〔告示③第9・3⑹, p.1225〕に適合しているものとして地方厚生局長等に届け出た病室に入院している患者に対して，入室後早期から離床等に必要な治療を行った場合に，**早期離床・リハビリテーション加算** 特集早リ として，入室した日から起算して14日を限度として500点を所定点数に加算する。この場合において，同一日にH000心大血管疾患リハビリテーション料，H001脳血管疾患等リハビリテーション料，H001-2廃用症候群リハビリテーション料，H002運動器リハビリテーション料，H003呼吸器リハビリテーション料，H007障害児（者）リハビリテーション料及びH007-2がん患者リハビリテーション料は，算定できない。

5 別に**厚生労働大臣が定める施設基準**〔告示③第9・3⑺, p.1225〕に適合しているものとして地方厚生局長等に届け出た病室に入院している患者に対して，入室後早期から必要な栄養管理を行った場合に，**早期栄養介入管理加算** 特集早栄 として，入室した日から起算して7日を限度として**250点**（入室後早期から経腸栄養を開始した場合は，当該開始日以降は**400点** 特集早経 ）を所定点数に加算する。ただし，B001の10入院栄養食事指導料は別に算定できない。

6 重症患者の対応に係る体制につき別に厚生労働大臣が定める施設基準〔告示③第9・3⑻, p.1225〕に適合しているものとして地方厚生局長等に届け出た病室に入院している患者について，**重症患者対応体制強化加算**として，当該患者の入院期間に応じ，次に掲げる点数をそれぞれ所定点数に加算する。
 イ 3日以内の期間 特集重イ　　　750点
 ロ 4日以上7日以内の期間 特集重ロ　　500点
 ハ 8日以上14日以内の期間 特集重ハ　　300点

7 特定集中治療室管理料5又は特定集中治療室管理料6を算定する保険医療機関であって別に**厚生労働大臣が定める施設基準**〔告示③第9・3⑼, p.1225〕を満たすものにおいて，特定集中治療室管理に係る専門的な医療機関として別に**厚生労働大臣が定める保険医療機関**〔告示③第9・3⑽, p.1225〕と情報通信機器を用いて連携して特定集中治療室管理が行われた場合に，**特定集中治療室遠隔支援加算** 特集遠隔 として，**980点**を所定点数に加算する。

【2024年改定による主な変更点】
(1) 特定集中治療室管理料5・6が新設された。1～4は「治療室内」の専任医師の配置を要件とし，5・6は「医療機関内」の専任医師の配置を要件とする。「治療室内」の専任医師は宿日直を行っていない医師であり，「医療機関内」の専任医師は宿日直を行っている医師を含む。
(2) 特定集中治療室管理料1～6の施設基準において，重症度，医療・看護必要度はすべて「Ⅱ」（診療実績データ使用）による評価のみとされた。

特定集中治療室管理料	基準を満たす患者割合
1・2	80％以上
3～6	70％以上

(3) 特定集中治療室管理料1～4において，直近12カ月の新たな入室患者（15歳未満の小児は対象から除く）の入室日のSOFAスコア（重要臓器の機能不全のスコア）が一定以上である患者割合が要件とされた。

特定集中治療室管理料	SOFAスコア／患者割合
1・2	スコア5以上の患者が10％以上
3・4	スコア3以上の患者が10％以上

(4) 特定集中治療室管理料5・6では，①医療機関内における専任医師の配置，②専任の常勤看護師を治療室内に週20時間以上配置すること――等が要件となる（SOFAスコアが一定以上である患者割合は要件とならない）。

【経過措置】2026年5月末までは，専任の常勤看護師の週20時間の配置基準を満たすものとする。
(5) 「注6」重症患者対応体制強化加算の「特殊な治療法等」に該当する患者が「直近6カ月間で1割5分以上」と規定され，「暦月で6カ月を超えない期間の1割以内の一時的な変動」は変更届出が不要とする規定が削除された。
(6) 【新設】「注7」特定集中治療室遠隔支援加算：特定集中治療室管理料5・6において，特定集中治療室管理料1・2の届出医療機関から情報通信機器（遠隔ICUモニタリング）を用いて連携し支援を受けた場合に算定可。

→**特定集中治療室管理料**

(1) 特定集中治療室管理料の算定対象となる患者は，次に掲げる状態にあって，医師が特定集中治療室管理が必要であると認めた者である。
　ア　意識障害又は昏睡
　イ　急性呼吸不全又は慢性呼吸不全の急性増悪
　ウ　急性心不全（心筋梗塞を含む）
　エ　急性薬物中毒
　オ　ショック
　カ　重篤な代謝障害（肝不全，腎不全，重症糖尿病等）
　キ　広範囲熱傷
　ク　大手術後
　ケ　救急蘇生後
　コ　その他外傷，破傷風等で重篤な状態
(2) 広範囲熱傷特定集中治療管理料の算定対象となる広範囲熱傷特定集中治療管理が必要な患者とは，A300救命救急入院料の(2)と同様である。
(3) 「注1」に掲げる臓器移植を行った患者とは，当該入院期間中に心臓，肺又は肝臓の移植を行った患者のことをいう。
(4) 「注2」に規定する小児加算については，専任の小児科の医師が常時配置されている保険医療機関において，15歳未満の重篤な患者に対して特定集中治療室管理が行われた場合に14日を限度として算定する。
(5) 「注4」に規定する早期離床・リハビリテーション加算は，特定集中治療室に入室した患者に対し，患者に関わる医師，看護師，理学療法士，作業療法士，言語聴覚士又は臨床工学技士等の多職種と早期離床・リハビリテーションチームによる以下のような総合的な離床の取組を行った場合の評価である。
　ア　早期離床・リハビリテーションチームは，当該患者の状況を把握・評価した上で，当該患者の運動機能，呼吸機能，摂食嚥下機能，消化吸収機能及び排泄機能等の各種機能の維持，改善又は再獲得に向けた具体的な支援方策について，関係学会の指針等に基づき患者が入室する治療室の職員とともに計画を作成する。
　イ　当該患者を診療する医師，看護師，理学療法士，作業療法士，言語聴覚士又は臨床工学技士等が，早期離床・リハビリテーションチームと連携し，当該患者が特定集中治療室に入室後48時間以内に，当該計画に基づく早期離床の取組を開始する。
　ウ　早期離床・リハビリテーションチームは，当該計画に基づき行われた取組を定期的に評価する。
　エ　アからウまでの取組等の内容及び実施時間について**診療録等**に記載する。
(6) 「注5」早期栄養介入管理加算は，重症患者の特定集中治療室への入室後，早期に管理栄養士が当該治療室の医師，看護師，薬剤師等と連携し，早期の経口移行・維持及び低栄養の改善等につながる栄養管理を実施した場合の評価である。なお，当該加算を算定する場合は，同一日にB001の10入院栄養食事指導料を別に算定できないが，他の病棟に転棟後，退院後の生活を見据えて必要性が認められる場合は，この限りではない。
(7) 「注5」に規定する加算を算定する場合には，日本集中治療医学会の「日本版重症患者の栄養療法ガイドライン」に沿った栄養管理を実施する。また，入室患者全員に栄養スクリーニングを実施し，抽出された患者に対し，次の項目を実施する。なお，ア及びイ（「注5」に規定する「入室後早期から経腸栄養を開始した場合」の所定点数を算定する場合にあっては，アからウまで）は入室後48時間以内に実施する。
　ア　栄養アセスメント
　イ　栄養管理に係る早期介入の計画の作成及び計画に基づく栄養管理の実施
　ウ　腸管機能評価を実施し，入室後48時間以内に経腸栄養等を開始
　エ　経腸栄養開始後は，1日に3回以上のモニタリングを行い，その結果を踏まえ，必要に応じて計画を見直すとともに栄養管理を実施
　オ　再アセスメントを実施し，胃管からの胃内容物の逆流の有無等を確認
　カ　アからオまでの内容を**診療録等**に記載する。なお，ウに関しては，入室時刻及び経腸栄養の開始時刻を記載する

　加えて，上記項目を実施する場合，特定集中治療室の医師，看護師，薬剤師等とのカンファレンス及び回診等を実施するとともに，早期離床・リハビリテーションチームが設置されている場合は，適切に連携して栄養管理を実施する。
(8) 「注5」に規定する加算の1日当たりの算定患者数は，管理栄養士1名につき，10人以内とする。また，当該加算及びA233-2栄養サポートチーム加算を算定する患者数は，管理栄養士1名につき，合わせて15人以内とする。
(9) 「注6」に規定する重症患者対応体制強化加算は，重症患者対応に係る体制について，集中治療領域における重症患者対応の強化及び人材育成に係る体制を評価したものである。
(10) 「注6」に規定する重症患者対応体制強化加算は，特定集中治療室管理料を算定している患者について，当該患者の入院期間に応じて算定する。
(11) 「注7」に規定する特定集中治療室遠隔支援加算は，特定集中治療室管理料を算定している患者について，「医療情報システムの安全管理に関するガイドライン」及び関係学会の定めるガイドラインを参考に通信環境等を整備した上で，情報通信機器を用いて支援側の保険医療機関と連携して特定集中治療室管理を行った場合に被支援側の保険医療機関において算定する。なお，この場合の医療機関間での診療報酬の分配は，相互の合議に委ねるものとする。
(12) 特定集中治療室管理料に係る算定要件に該当しない患者が，当該治療室に入院した場合には，入院基本料等を算定する。

　この際，入院基本料等を算定する場合の費用の請求については，A300救命救急入院料の(17)（p.177）と同様である。
(令6保医発0305・4)

事務連絡　早期栄養介入管理加算
問1 注5の早期栄養介入管理加算について，48時間以内の経腸栄養の開始に関して，必要な栄養量の全てを経腸栄養でまかなう必要があるのか。
答 必要な栄養量の一部が経腸栄養であれば，全ての栄養量を経腸栄養でまかなう必要はない。
問2 早期栄養介入管理加算について，48時間以内に経腸栄養ではなく経口摂取を開始した場合，算定可能か。
答 48時間以内に経口摂取または，経腸栄養を開始すれば，

算定できる。
問3 早期栄養介入管理加算について，48時間以内に経腸栄養を開始し，2日間行ったが状態の変化により3日間中止し開始より6日目から再開した場合，中止している間の加算，再開後の加算は算定できるのか。
答 48時間以内に経腸栄養を開始し，1日に3回以上のモニタリングを継続している場合には，経腸栄養を中断した場合であっても算定は可能。 (令2.3.31)
問4 早期栄養介入管理加算について，経腸栄養開始後の1日3回のモニタリングは，届け出た専任の管理栄養士が実施しなければならないのか。
答 当該管理栄養士が実施することが原則である。ただし，当該管理栄養士が実施できない場合は，当該管理栄養士以外が実施しても差し支えないが，当該管理栄養士はモニタリング結果を確認するとともに，モニタリング結果により栄養管理に係る早期介入の計画を早急に見直すことが必要な場合に当該管理栄養士に相談できる体制を整備していること。
問5 早期栄養介入管理加算について，届け出た専任の管理栄養士が休み等により不在の日は，算定ができないのか。
答 当該管理栄養士が不在の場合，当該管理栄養士以外の管理栄養士が必要な栄養管理を実施しても差し支えない。なお，当該管理栄養士以外が実施する場合は，随時，当該管理栄養士に確認できる体制を整備しておくこと。 (令2.6.2)
問6 A104特定機能病院入院基本料の「注10」に規定する入院栄養管理体制加算又は第2章第10部手術の「通則20」に規定する周術期栄養管理実施加算を算定している患者が，早期栄養介入管理加算を算定できる治療室に入室した場合，当該加算は算定可能か。
答 算定不可。 (令4.3.31)
問7 早期栄養介入管理加算について，「入室した日から起算して7日を限度として」算定できることとされているが，
①一連の入院期間中に，早期栄養介入管理加算を算定できる2以上の治療室に患者が入院した場合，当該加算の算定上限日数はどのように考えればよいか。
②早期栄養介入管理加算を算定できる治療室に入院し，退院した後，入院期間が通算される再入院において，再度当該加算を算定できる治療室に入院した場合，当該加算の算定上限日数はどのように考えればよいか。
③入室後早期から経腸栄養を開始した場合は，開始日以降は400点を算定できることとされているが，治療室を変更した場合はどのように考えればよいか。
答 それぞれ以下のとおり。
①それぞれの治療室における早期栄養介入管理加算の算定日数を合算した日数が7日を超えないものとする。
②初回の入院期間中の早期栄養介入管理加算の算定日数と，再入院時の当該加算の算定日数を合算した日数が7日を超えないものとする。
③最初に当該加算を算定できる治療室に入室した時間を起点として，経腸栄養の開始時間を判断する。なお，入室後48時間以内に経腸栄養を開始した患者が，早期栄養介入管理加算を算定できる他の治療室に入室した場合は，400点を継続して算定可能である。 (令4.5.13)
問8 早期栄養介入管理加算については，「入室した日から起算して7日を限度として250点（入室後早期から経腸栄養を開始した場合は，当該開始日以降は400点）を所定点数に加算する」こととされている。入室後早期から経腸栄養を開始した場合，250点ではなく400点を加算できることとなるが，経腸栄養を開始した後，経口摂取に移行した場合の当該加算の算定については，どのように考えればよいか。
答 経口摂取に移行した場合においても継続して400点を算定可能。
問9 早期栄養介入管理加算について，「経腸栄養開始後は，1日3回以上のモニタリングを行い，その結果を踏まえ，必要に応じて計画を見直すとともに栄養管理を実施」することとされているが，患者が経口摂取を開始できるまでに回復した場合であっても，1日3回以上のモニタリングを実施する必要があるか。
答 経口摂取を開始した場合であっても，当該患者に対するモニタリングを1日3回以上実施する必要がある。 (令4.6.7)
問10 早期栄養介入管理加算について，『当該加算を算定する場合は，同一日にB001の「10」入院栄養食事指導料を別に算定できないが，他の病棟に転棟後，退院後の生活を見据えて必要性が認められる場合は，この限りではない』とあるが，他の病棟に転棟後，例えば，医師から疾病治療のための食事箋が発行されており，退院後も自宅での食事療法の継続が必要な場合など退院後の生活を見据えて必要性が認められる場合は，要件を満たせば入院栄養食事指導料を算定できるのか。
答 算定可。 (令6.3.28)
(編注) その他関連する事務連絡は A300 の項に掲載 (p.178)。

A301-2 ハイケアユニット入院医療管理料（1日につき）

1 ハイケアユニット入院医療管理料1
 ハイ1 6,889点
2 ハイケアユニット入院医療管理料2
 ハイ2 4,250点

注1 別に厚生労働大臣が定める施設基準〔告示③第9・4⑴⑵, p.1233〕に適合しているものとして地方厚生局長等に届け出た保険医療機関において，必要があってハイケアユニット入院医療管理が行われた場合に，当該基準に係る区分に従い，21日を限度として算定する。

2 第1章基本診療料並びに第2章第3部検査，第6部注射，第9部処置及び第13部病理診断のうち次に掲げるものは，ハイケアユニット入院医療管理料に含まれるものとする。
 イ 入院基本料
 ロ 入院基本料等加算〔臨床研修病院入院診療加算，超急性期脳卒中加算，妊産婦緊急搬送入院加算，医師事務作業補助体制加算，特定感染症入院医療管理加算，難病等特別入院診療加算（二類感染症患者入院診療加算に限る），地域加算，離島加算，精神科リエゾンチーム加算，がん拠点病院加算，医療安全対策加算，感染対策向上加算，患者サポート体制充実加算，重症患者初期支援充実加算，報告書管理体制加算，褥瘡ハイリスク患者ケア加算，術後疼痛管理チーム加算，病棟薬剤業務実施加算2，データ提出加算，入退院支援加算（1のイ及び3に限る），認知症ケア加算，せん妄ハイリスク患者ケア加算，精神疾患診療体制加算，排尿自立支援加算及び地域医療体制確保加算を除く〕
 ハ 第2章第3部の各区分の検査（同部第1節第2款の検体検査判断料を除く）
 ニ 点滴注射
 ホ 中心静脈注射
 ヘ 酸素吸入（使用した酸素及び窒素の費用を除く）
 ト 留置カテーテル設置
 チ 第13部第1節の病理標本作製料

3 別に厚生労働大臣が定める施設基準〔告示③第9・4⑶, p.1234〕に適合しているものとして地方厚生局長等に届け出た病室に入院している患者に対して，入室後早期から

離床等に必要な治療を行った場合に，**早期離床・リハビリテーション加算**〔ハイ早リ〕として，入室した日から起算して14日を限度として**500点**を所定点数に加算する。この場合において，同一日にH000心大血管疾患リハビリテーション料，H001脳血管疾患等リハビリテーション料，H001-2廃用症候群リハビリテーション料，H002運動器リハビリテーション料，H003呼吸器リハビリテーション料，H007障害児（者）リハビリテーション料及びH007-2がん患者リハビリテーション料は，算定できない。

4 別に厚生労働大臣が定める施設基準〔告示③第9・4(4), p.1234〕に適合しているものとして地方厚生局長等に届け出た病室に入院している患者に対して，入室後早期から必要な栄養管理を行った場合に，**早期栄養介入管理加算**〔ハイ早栄〕として，入室した日から起算して7日を限度として**250点**（入室後早期から経腸栄養を開始した場合は，当該開始日以降は**400点**〔ハイ早経〕）を所定点数に加算する。ただし，B001の10入院栄養食事指導料は別に算定できない。

【2024年改定による主な変更点】
(1) ハイケアユニット用の重症度，医療・看護必要度の評価基準について，以下の見直しが行われた。
 1) レセプト電算処理システム用コードを用いた評価（重症度，医療・看護必要度Ⅱ）を導入。
 2) 「創傷処置」「呼吸ケア」の評価対象を，**一般病棟用の重症度, 医療・看護必要度Ⅱの評価対象となる診療行為**（重度褥瘡処置を除く）を実施した場合とする。
 3) 従前の「点滴ライン同時3本以上の管理」を「**注射薬剤3種類以上の管理**」に変更し，評価対象を一般病棟用の重症度，医療・看護必要度の同項目と同じにする。
 4) A項目から「心電図モニターの管理」「輸液ポンプの管理」の項目を削除。
(2) 重症度，医療・看護必要度の該当患者割合の基準について，以下の基準①②のいずれも満たすことに変更する。
 基準① A項目「蘇生術の施行」「中心静脈圧測定」「人工呼吸器の管理」「輸血や血液製剤の管理」「肺動脈圧測定」「特殊な治療法等」のいずれかに該当する患者割合が一定以上
 基準② A項目のいずれかに該当する患者割合が一定以上

	必要度Ⅰ	必要度Ⅱ
ハイケアユニット入院医療管理料1	基準①：15% 基準②：80%	基準①：15% 基準②：80%
ハイケアユニット入院医療管理料2	基準①：15% 基準②：65%	基準①：15% 基準②：65%

→ハイケアユニット入院医療管理料
(1) ハイケアユニット入院医療管理料の算定対象となる患者は，次に掲げる状態に準じる状態にあって，医師がハイケアユニット入院医療管理が必要であると認めた者である。
 ア 意識障害又は昏睡
 イ 急性呼吸不全又は慢性呼吸不全の急性増悪
 ウ 急性心不全（心筋梗塞を含む）
 エ 急性薬物中毒
 オ ショック
 カ 重篤な代謝障害（肝不全，腎不全，重症糖尿病等）
 キ 広範囲熱傷
 ク 大手術後
 ケ 救急蘇生後
 コ その他外傷，破傷風等で重篤な状態

(2) 「注3」に規定する早期離床・リハビリテーション加算は，ハイケアユニット入院医療管理料を算定する病室に入室した患者に対する，早期離床・リハビリテーションチームによる総合的な離床の取組を評価したものであり，当該加算を算定する場合の取扱いは，A301特定集中治療室管理料の(5)と同様である。

(3) 「注4」に規定する早期栄養介入管理加算は，重症患者のハイケアユニット入院医療管理料を算定する病室への入室後，早期に管理栄養士が当該治療室の医師，看護師，薬剤師等と連携し，早期の経口移行・維持及び低栄養の改善等につながる栄養管理を評価したものであり，当該加算を算定する場合の取扱いは，A301特定集中治療室管理料の(6)から(8)までと同様である。

(4) ハイケアユニット入院医療管理料に係る算定要件に該当しない患者が，当該治療室に入院した場合には，入院基本料等を算定する。この際，入院基本料等を算定する場合の費用の請求については，A300救命救急入院料の⑰(p.177)と同様である。
(令6保医発0305・4)

事務連絡 ハイケアユニット入院医療管理料
問1 当該入院医療管理料の非該当患者が当該治療室に入院した場合，入院基本料は何を算定するのか。また，その場合，入院基本料等加算は算定できないのか。
答 当該保険医療機関が届け出ている一般病棟入院基本料を算定する。また，その場合の入院基本料等加算については，A300救命救急入院料の場合と同様，A101療養病棟入院基本料の通知⑭(p.84)の取扱いとなり，各加算の要件を満たしている場合には算定できる。
(平17.5.11，一部修正)

問2 ハイケアユニット入院医療管理料の算定対象患者の状態の1つに「大手術後」とあるが，「大手術」とはどの程度の手術をいうのか。
答 特に程度は示していないが，救命救急入院料，特定集中治療室管理料，新生児特定集中治療室管理料の「大手術」と同義である。
(平16.3.30，平16.7.7)

(編注)「早期離床・リハビリテーション加算」に関する事務連絡はA300の項(p.178)，「早期栄養介入管理加算」に関する事務連絡はA301の項に掲載(p.180)。

A301-3 脳卒中ケアユニット入院医療管理料（1日につき）〔脳ケア〕　**6,045点**

注1 別に厚生労働大臣が定める施設基準〔告示③第9・5(1)〜(10), p.1240〕に適合しているものとして地方厚生局長等に届け出た保険医療機関において，脳梗塞，脳出血又はくも膜下出血の患者に対して，専門の医師等により組織的，計画的に脳卒中ケアユニット入院医療管理が行われた場合に，発症後14日を限度として算定する。

2 第1章基本診療料並びに第2章第3部検査，第6部注射，第9部処置及び第13部病理診断のうち次に掲げるものは，脳卒中ケアユニット入院医療管理料に含まれるものとする。
 イ 入院基本料
 ロ 入院基本料等加算〔臨床研修病院入院診療加算，超急性期脳卒中加算，妊産婦緊急搬送入院加算，医師事務作業補助体制加算，特定感染症入院医療管理加算，難病等特別入院診療加算（二類感染症患者入院診療加算に限る），地域加算，離島加算，精神科リエゾンチーム加算，医療安全対策加算，感染対策向上加算，患者サ

ポート体制充実加算,重症患者初期支援充実加算,報告書管理体制加算,褥瘡ハイリスク患者ケア加算,病棟薬剤業務実施加算2,データ提出加算,入退院支援加算(1のイ及び3に限る),認知症ケア加算,せん妄ハイリスク患者ケア加算,精神疾患診療体制加算,排尿自立支援加算及び地域医療体制確保加算を除く〕

　　ハ　第2章第3部の各区分の検査(同部第1節第2款の検体検査判断料を除く)
　　ニ　点滴注射
　　ホ　中心静脈注射
　　ヘ　酸素吸入(使用した酸素及び窒素の費用を除く)
　　ト　留置カテーテル設置
　　チ　第13部第1節の病理標本作製料
　3　別に**厚生労働大臣が定める施設基準**〔告示3第9・5(11), p.1240〕に適合しているものとして地方厚生局長等に届け出た病室に入院している患者に対して,入室後早期から離床等に必要な治療を行った場合に,**早期離床・リハビリテーション加算** 脳ケア早リ として,入室した日から起算して14日を限度として**500点**を所定点数に加算する。この場合において,同一日にH000心大血管疾患リハビリテーション料,H001脳血管疾患等リハビリテーション料,H001-2廃用症候群リハビリテーション料,H002運動器リハビリテーション料,H003呼吸器リハビリテーション料,H007障害児(者)リハビリテーション料及びH007-2がん患者リハビリテーション料は,算定できない。
　4　別に**厚生労働大臣が定める施設基準**〔告示3第9・5(12), p.1240〕に適合しているものとして地方厚生局長等に届け出た病室に入院している患者に対して,入室後早期から必要な栄養管理を行った場合に,**早期栄養介入管理加算** 脳ケア早栄 として,入室した日から起算して7日を限度として**250点**(入室後早期から経腸栄養を開始した場合は,当該開始日以降は**400点** 脳ケア早経)を所定点数に加算する。ただし,B001の10入院栄養食事指導料は別に算定できない。

→脳卒中ケアユニット入院医療管理料
(1)　脳卒中ケアユニット入院医療管理料の算定対象となる患者は,次に掲げる疾患であって,医師が脳卒中ケアユニット入院医療管理が必要であると認めた者である。
　　ア　脳梗塞
　　イ　脳出血
　　ウ　くも膜下出血
(2)　「注3」に規定する早期離床・リハビリテーション加算は,脳卒中ケアユニット入院医療管理料を算定する病室に入室した患者に対する,早期離床・リハビリテーションチームによる総合的な離床の取組を評価したものであり,当該加算を算定する場合の取扱いは,A301特定集中治療室管理料の(5)と同様である。
(3)　「注4」に規定する早期栄養介入管理加算は,重症患者の脳卒中ケアユニット入院医療管理料を算定する病室への入室後,早期に管理栄養士が当該治療室の医師,看護師,薬剤師等と連携し,早期の経口移行・維持及び低栄養の改善等につながる栄養管理を評価したものであり,当該加算を算定する場合の取扱いは,A301特定集中治療室管理料の(6)から(8)までと同様である。
(4)　脳卒中ケアユニット入院医療管理料に係る算定要件に該当しない患者が,当該治療室に入院した場合には,入院基本料等を算定する。この際,入院基本料等を算定する場合の費用の請求については,A300救命救急入院料の(17)(p.177)と同様である。
(令6保医発0305・4)

事務連絡　**問1**　救命救急入院料及び特定集中治療室管理料に引き続き,併せて14日以内であれば算定できるのか。
答　発症後14日以内であれば算定できる。
問2　他の疾患で救命救急入院料を算定した患者が,一般病棟に転棟後,脳出血を発症した場合,脳卒中ケアユニット入院医療管理料を算定できるか。
答　算定できる。
問3　脳梗塞,脳出血,くも膜下出血の患者は救命救急入院料,特定集中治療室管理料が算定できないことになるのか。
答　従前どおり算定可能。
(平18.3.23)
(編注)「早期離床・リハビリテーション加算」に関する事務連絡はA300の項(p.178),「早期栄養介入管理加算」に関する事務連絡はA301の項に掲載(p.180)

A301-4　小児特定集中治療室管理料(1日につき) 小特集

1　7日以内の期間	**16,362点**
2　8日以上の期間	**14,256点**

注1　別に**厚生労働大臣が定める施設基準**〔告示3第9・5の2(1)〜(6), p.1242〕に適合しているものとして地方厚生局長等に届け出た保険医療機関において,15歳未満の小児(児童福祉法第6条の2第3項に規定する小児慢性特定疾病医療支援の対象である場合は,20歳未満の者)に対し,必要があって小児特定集中治療室管理が行われた場合に,14日〔急性血液浄化(腹膜透析を除く)を必要とする状態,心臓手術ハイリスク群,左心低形成症候群,急性呼吸窮迫症候群又は心筋炎・心筋症のいずれかに該当する小児にあっては21日,臓器移植を行った小児にあっては30日,体外式心肺補助(ECMO)を必要とする状態の小児にあっては35日,手術を必要とする先天性心疾患の新生児にあっては55日〕を限度として算定する。
　2　第1章基本診療料並びに第2章第3部検査,第6部注射,第9部処置及び第13部病理診断のうち次に掲げるものは,小児特定集中治療室管理料に含まれるものとする。
　　イ　入院基本料
　　ロ　入院基本料等加算〔臨床研修病院入院診療加算,超急性期脳卒中加算,医師事務作業補助体制加算,特定感染症入院医療管理加算,難病等特別入院診療加算(二類感染症患者入院診療加算に限る),地域加算,離島加算,医療安全対策加算,感染対策向上加算,患者サポート体制充実加算,重症患者初期支援充実加算,報告書管理体制加算,褥瘡ハイリスク患者ケア加算,術後疼痛管理チーム加算,病棟薬剤業務実施加算2,データ提出加算,入退院支援加算(1のイ及び3に限る),精神疾患診療体制加算,排尿

自立支援加算及び地域医療体制確保加算を除く）
ハ　第2章第3部の各区分の検査（同部第1節第2款の検体検査判断料を除く）
ニ　点滴注射
ホ　中心静脈注射
ヘ　酸素吸入（使用した酸素及び窒素の費用を除く）
ト　留置カテーテル設置
チ　第13部第1節の病理標本作製料

3　別に厚生労働大臣が定める施設基準〔告示3第9・5の2(7), p.1242〕に適合しているものとして地方厚生局長等に届け出た病室に入院している患者に対して，入室後早期から離床等に必要な治療を行った場合に，**早期離床・リハビリテーション加算** 小特集早リ として，入室した日から起算して14日を限度として**500点**を所定点数に加算する。この場合において，同一日にH000心大血管疾患リハビリテーション料，H001脳血管疾患等リハビリテーション料，H001-2廃用症候群リハビリテーション料，H002運動器リハビリテーション料，H003呼吸器リハビリテーション料，H007障害児（者）リハビリテーション料及びH007-2がん患者リハビリテーション料は，算定できない。

4　別に厚生労働大臣が定める施設基準〔告示3第9・5の2(8), p.1242〕に適合しているものとして地方厚生局長等に届け出た病室に入院している患者に対して，入室後早期から必要な栄養管理を行った場合に，**早期栄養介入管理加算** 小特集早栄 として，入室した日から起算して7日を限度として**250点**（入室後早期から経腸栄養を開始した場合は，当該開始日以降は**400点** 小特集早経 ）を所定点数に加算する。ただし，B001の10入院栄養食事指導料は別に算定できない。

→小児特定集中治療室管理料
(1) 小児特定集中治療室管理料の算定対象となる患者は，15歳未満（児童福祉法第6条の2第2項に規定する小児慢性特定疾病医療支援の対象である場合は，20歳未満）であって，次に掲げる状態にあり，医師が特定集中治療室管理が必要であると認めた者である。
ア　意識障害又は昏睡
イ　急性呼吸不全又は慢性呼吸不全の急性増悪
ウ　急性心不全（心筋梗塞を含む）
エ　急性薬物中毒
オ　ショック
カ　重篤な代謝障害（肝不全，腎不全，重症糖尿病等）
キ　広範囲熱傷
ク　大手術後
ケ　救急蘇生後
コ　その他外傷，破傷風等で重篤な状態
　なお，小児慢性特定疾病医療支援の対象患者については，当該病棟の対象となる年齢以降を見据えた診療体制の構築や診療計画の策定等に留意する。
(2) 「注1」に掲げる手術を必要とする先天性心疾患の新生児とは，当該入院期間中に新生児であったものを含む。
(3) 「注1」に掲げる臓器移植を行った小児とは，当該入院期間中に心臓，肺又は肝臓の移植を行った小児のことをいう。
(4) 「注3」に規定する早期離床・リハビリテーション加算は，小児特定集中治療室管理料を算定する病室に入室した患者に対する早期離床・リハビリテーションチームによる総合的な離床の取組を評価したものであり，当該加算を算定する場合の取扱いは，A301特定集中治療室管理料の(5)と同様である。
(5) 「注4」に規定する早期栄養介入管理加算は，重症患者の小児特定集中治療室管理料を算定する病室への入室後，早期に管理栄養士が当該集中治療室の医師，看護師，薬剤師等と連携し，早期の経口移行・維持及び低栄養の改善等につながる栄養管理を評価したものであり，当該加算を算定する場合の取扱いは，A301特定集中治療室管理料の(6)から(8)までと同様である。
(6) 小児特定集中治療室管理料に係る算定要件に該当しない患者が，当該治療室に入院した場合には，入院基本料等を算定する。この際，入院基本料等を算定する場合の費用の請求については，A300救命救急入院料の(17) (p.177) と同様である。　(令6保医発0305・4)

事務連絡　問1　小児特定集中治療室管理料及び児童・思春期精神科入院医療管理料について，入院中に誕生日を迎え，規定する年齢を超過した場合はどのように取扱うのか。
答　誕生日を含む月に限り，引き続き算定可能。　(平24.4.20)
問2　小児特定集中治療室管理料の「注1」における「手術を必要とする先天性心疾患の新生児」について，
① 心臓手術ハイリスク群又は左室低形成症候群であり，手術を必要とする新生児
② 将来的には手術を必要とするが，当該入院期間中に手術を必要としない新生児
は含まれるか。
答　①は含まれる。②は含まれない。　(令4.3.31)
（編注）「早期離床・リハビリテーション加算」に関する事務連絡はA300の項(p.178)，「早期栄養介入管理加算」に関する事務連絡はA301の項に掲載 (p.180)。

A302　新生児特定集中治療室管理料（1日につき）
新集1 ～ 新集2
1　新生児特定集中治療室管理料1　　**10,584点**
2　新生児特定集中治療室管理料2　　**8,472点**

注1　別に厚生労働大臣が定める施設基準〔告示3第9・6(1)(2), p.1243〕に適合しているものとして地方厚生局長等に届け出た保険医療機関において，必要があって新生児特定集中治療室管理が行われた場合に，当該基準に係る区分に従い，A302-2新生児特定集中治療室重症児対応体制強化管理料，A303の2に掲げる新生児集中治療室管理料及びA303-2新生児治療回復室入院医療管理料を算定した期間と通算して21日〔出生時体重が1,500g以上であって，別に厚生労働大臣が定める疾患〔告示3別表第14, p.185〕を主病として入院している新生児にあっては35日，出生時体重が1,000g未満の新生児にあっては90日（出生時体重が500g以上750g未満であって慢性肺疾患の新生児にあっては105日，出生時体重が500g未満であって慢性肺疾患の新生児にあっては110日），出生時体重が1,000g以上1,500g未満の新生児にあっては60日〕を限度として，それぞれ所定点数を算定する。

2 第1章基本診療料並びに第2章第3部検査，第6部注射，第9部処置及び第13部病理診断のうち次に掲げるものは，新生児特定集中治療室管理料に含まれるものとする。
　イ　入院基本料
　ロ　入院基本料等加算〔臨床研修病院入院診療加算，超急性期脳卒中加算，医師事務作業補助体制加算，特定感染症入院医療管理加算，難病等特別入院診療加算（二類感染症患者入院診療加算に限る），地域加算，離島加算，医療安全対策加算，感染対策向上加算，患者サポート体制充実加算，重症患者初期支援充実加算，報告書管理体制加算，褥瘡ハイリスク患者ケア加算，病棟薬剤業務実施加算2，データ提出加算，入退院支援加算（1のイ及び3に限る），排尿自立支援加算及び地域医療体制確保加算を除く〕
　ハ　第2章第3部の各区分の検査（同部第1節第2款の検体検査判断料を除く）
　ニ　点滴注射
　ホ　中心静脈注射
　ヘ　酸素吸入（使用した酸素及び窒素の費用を除く）
　ト　インキュベーター（使用した酸素及び窒素の費用を除く）
　チ　第13部第1節の病理標本作製料

→新生児特定集中治療室管理料　摘要欄 p.1676
(1) 新生児特定集中治療室管理料の算定対象となる新生児は，次に掲げる状態にあって，医師が新生児特定集中治療室管理が必要であると認めた者である。
　ア　高度の先天奇形
　イ　低体温
　ウ　重症黄疸
　エ　未熟児
　オ　意識障害又は昏睡
　カ　急性呼吸不全又は慢性呼吸不全の急性増悪
　キ　急性心不全（心筋梗塞を含む）
　ク　急性薬物中毒
　ケ　ショック
　コ　重篤な代謝障害（肝不全，腎不全，重症糖尿病等）
　サ　大手術後
　シ　救急蘇生後
　ス　その他外傷，破傷風等で重篤な状態
(2) 新生児特定集中治療室管理料に係る算定要件に該当しない患者が，当該治療室に入院した場合には，入院基本料等を算定する。この際，入院基本料等を算定する場合の費用の請求については，A300救命救急入院料の⒄（p.177）と同様である。
(3) 新生児特定集中治療室管理料を算定する場合は，(1)のアからスまでのいずれに該当するかを診療報酬明細書の摘要欄に記載する。
（令6保医発0305・4）

●告示3　基本診療料の施設基準等

別表第14　新生児特定集中治療室管理料の注1，総合周産期特定集中治療室管理料の注1及び新生児治療回復室入院医療管理料の注1に規定する別に厚生労働大臣が定める疾患

先天性水頭症
全前脳胞症
二分脊椎（脊椎破裂）
アーノルド・キアリ奇形
後鼻孔閉鎖
先天性喉頭軟化症
先天性気管支軟化症
先天性のう胞肺
肺低形成
食道閉鎖
十二指腸閉鎖
小腸閉鎖
鎖肛
ヒルシュスプルング病
総排泄腔遺残
頭蓋骨早期癒合症
骨（軟骨を含む）無形成・低形成・異形成
腹壁破裂
臍帯ヘルニア
ダウン症候群
18トリソミー
13トリソミー
多発奇形症候群
先天性心疾患（人工呼吸，一酸化窒素吸入療法，経皮的冠動脈インターベンション治療若しくは開胸手術を実施したもの又はプロスタグランジンE₁製剤を投与したものに限る）

A 302-2　新生児特定集中治療室重症児対応体制強化管理料（1日につき）新集重
14,539点

注1　別に厚生労働大臣が定める施設基準〔告示3第9・6の1の2⑴, p.1244〕に適合しているものとして地方厚生局長等に届け出た保険医療機関において，別に厚生労働大臣が定める状態〔告示3別表第14の2, p.186〕の患者に対して，必要があって新生児特定集中治療室管理が行われた場合に，A 302新生児特定集中治療室管理料，A 303の2に掲げる新生児集中治療室管理料及びA 303-2新生児治療回復室入院医療管理料を算定した期間と通算して，当該管理料の届出を行っている病床を有する治療室に入室した日から起算して7日を限度として，所定点数を算定する。

2　第1章基本診療料並びに第2章第3部検査，第6部注射，第9部処置及び第13部病理診断のうち次に掲げるものは，新生児特定集中治療室重症児対応体制強化管理料に含まれるものとする。
　イ　入院基本料
　ロ　入院基本料等加算〔臨床研修病院入院診療加算，超急性期脳卒中加算，医師事務作業補助体制加算，特定感染症入院医療管理加算，難病等特別入院診療加算（二類感染症患者入院診療加算に限る），地域加算，離島加算，医療安全対策加算，感染対策向上加算，患者サポート体制充実加算，重症患者初期支援充実加算，報告書管理体制加算，褥瘡ハイリスク患者ケア加算，病棟薬剤業務実施加算2，データ提出加算，入退院支援加算（1のイ及び3に限る），排尿自立支援加算及び地域医療体制確保加算を除く〕
　ハ　第2章第3部の各区分の検査（同部第1節第2款の検体検査判断料を除く）
　ニ　点滴注射

ホ　中心静脈注射
　　　ヘ　酸素吸入（使用した酸素及び窒素の費用を除く）
　　　ト　インキュベーター（使用した酸素及び窒素の費用を除く）
　　　チ　第13部第1節の病理標本作製料

【2024年改定により新設】 高度な医療が必要な重症新生児に対して新生児特定集中治療室管理が行われた場合に，A302新生児特定集中治療室管理料，A303「2」新生児集中治療室管理料，A303-2新生児治療回復室入院医療管理料を算定した期間と通算して，入室日から7日を限度に算定可。A302「1」新生児特定集中治療室管理料1又はA303「2」新生児集中治療室管理料の届出治療室を単位として行う。

→新生児特定集中治療室重症児対応体制強化管理料
摘要欄 p.1677

(1)　新生児特定集中治療室重症児対応体制強化管理料の算定対象となる新生児は，次に掲げる状態であって，医師が新生児特定集中治療室管理が必要であると認めた者である。
　　ア　体外式膜型人工肺を実施している状態
　　イ　腎代替療法（血液透析，腹膜透析等）を実施している状態
　　ウ　交換輸血を実施している状態
　　エ　低体温療法を実施している状態
　　オ　人工呼吸器を使用している状態（出生時体重が750g未満である場合に限る）
　　カ　人工呼吸器を使用している状態であって，一酸化窒素吸入療法を実施している状態
　　キ　人工呼吸器を使用している状態であって，胸腔・腹腔ドレーン管理を実施している状態
　　ク　開胸手術，開頭手術，開腹手術等後に人工呼吸器を使用している状態
　　ケ　新興感染症や先天性感染症等の感染症患者であって，陰圧個室管理など厳重な感染対策を行いながら人工呼吸器を使用している状態（合併症として発生した感染症は除く）

(2)　新生児特定集中治療室重症児対応体制強化管理料はA302「1」新生児特定集中治療室管理料1又はA303「2」新生児集中治療室管理料の届出を行っている治療室における助産師又は看護師の手厚い配置を評価したものであるため，新生児特定集中治療室管理料1又は新生児集中治療室管理料の施設基準により看護を実施する場合は，新生児特定集中治療室管理料1の例により算定することができる。ただし，このような算定ができる期間は，当該患者が算定要件を満たす状態になった時点（入室時含む）から24時間以内に限る。

(3)　当該治療室に入室した患者が当該入院料に係る算定要件に該当しない場合は，新生児特定集中治療室管理料1の算定要件に該当する患者については，A302の1に掲げる新生児特定集中治療室管理料1の例により算定し，新生児特定集中治療室管理料1の算定要件に該当しない患者については，入院基本料等を算定する。この際，入院基本料等を算定する場合の費用の請求については，A300の救命救急入院料の(17)と同様である。

(4)　当該管理料を算定する病床に入院している患者が算定要件を満たさなくなった場合であって，当該患者の移動が困難な場合には，治療室内で当該管理料を届け出ている病床以外に当該管理料の算定対象となる患者を入院させた場合であっても当該管理料を算定することができる。ただし，当該管理料を届け出ている病床数を超えて算定することはできない。

(5)　新生児特定集中治療室重症児対応体制強化管理料を

算定する場合は，(1)のアからケまでのいずれに該当するかを**診療報酬明細書**の摘要欄に記載する。
(令6保医発0305・4)

●告示③　基本診療料の施設基準等

別表第14の2　新生児特定集中治療室重症児対応体制強化管理料の注1に規定する別に厚生労働大臣が定める状態 新

　　体外式膜型人工肺を実施している状態
　　腎代替療法を実施している状態
　　交換輸血を実施している状態
　　低体温療法を実施している状態
　　人工呼吸器を使用している状態（出生時体重が750g未満である場合に限る）
　　人工呼吸器を使用している状態であって，一酸化窒素吸入療法を実施している状態
　　人工呼吸器を使用している状態であって，胸腔・腹腔ドレーン管理を実施している状態
　　手術後に人工呼吸器を使用している状態
　　感染症患者であって厳重な感染対策を行いながら人工呼吸器を使用している状態

事務連絡　新生児特定集中治療室重症児対応体制強化管理料

問1　新生児特定集中治療室重症児対応体制強化管理料について，入室日から新生児特定集中治療室重症児対応体制強化管理料を算定している患者が，入室から起算して7日以内に，当該管理料の算定要件を満たさなくなった場合，満たさなくなった日は，当該管理料を算定できるか。

答　算定不可。新生児特定集中治療室管理料1の算定要件に該当する患者については，A302の「1」に掲げる新生児特定集中治療室管理料1の例により算定し，新生児特定集中治療室管理料1の算定要件に該当しない患者については，入院基本料等を算定する。

問2　新生児特定集中治療室重症児対応体制強化管理料を届け出ている新生児特定集中治療室管理料等の治療室について，当該管理料を算定する病床以外の病床について，入院患者の数が3又はその端数を増すごとに助産師又は看護師の数が1以上である必要があるのか。

答　そのとおり。例えば，新生児特定集中治療室管理料1を24床届け出ている新生児特定集中治療室において，新生児特定集中治療室重症児対応体制強化管理料12名，新生児特定集中治療室管理料1を12名算定する場合，新生児特定集中治療室重症児対応体制強化管理料を算定する患者に対して6人，新生児特定集中治療室管理料1を算定する患者に対して助産師又は看護師を4人，助産師又は看護師を配置する必要がある。

問3　新生児特定集中治療室重症児対応体制強化管理料を算定する患者及び治療室が届け出ている新生児特定集中治療室管理料等を算定する患者1名ずつの看護を行った場合について，どのように考えればよいか。

答　新生児特定集中治療室重症児対応体制強化管理料及び新生児特定集中治療室管理料等の要件を満たすこととなる。例えば，新生児特定集中治療室管理料1を9床届け出る新生児特定集中治療室において，新生児特定集中治療室重症児対応体制強化管理料5名，新生児特定集中治療室管理料1を4名算定する場合，新生児特定集中治療室重症児対応体制強化管理料を算定する患者に対する助産師又は看護師は3名必要であり，うち1名の助産師又は看護師は新生児特定集中治療室管理料1を算定する1名の患者の看護にあたることができ，治療室として助産師又は看護師は4人の配置が必要となる。

問4　新生児特定集中治療室重症児対応体制強化管理料について，「新生児特定集中治療室管理料1又は新生児集中治療室管理料の施設基準により看護を実施する場合は，新生児特定集中治療室管理料1の例により算定することができる。

ただし，このような算定ができる期間は，当該患者が算定要件を満たす状態になった時点（入室時含む）から24時間以内に限る」とされているが，算定対象となる新生児が入室し，入室後24時間経過した後に新生児特定集中治療室重症児対応体制強化管理料の施設基準により看護を実施した場合，その日から，入室から7日を経過する日までは新生児特定集中治療室重症児対応体制強化管理料を算定することができるか。

答 算定不可。例えば，新生児特定集中治療室重症児対応体制強化管理料の算定対象となる新生児が入室し，入室後36時間後から新生児特定集中治療室重症児対応体制強化管理料の施設基準により看護を実施した場合であっても，新生児特定集中治療室重症児対応体制強化管理料は算定できない。
(令6.3.28)

A303　総合周産期特定集中治療室管理料（1日につき）産集母 産集新

1　母体・胎児集中治療室管理料	**7,417点**
2　新生児集中治療室管理料	**10,584点**

注1　別に厚生労働大臣が定める施設基準〔告示③第9・6の2(1)(2)，p.1245〕に適合しているものとして地方厚生局長等に届け出た保険医療機関において，必要があって総合周産期特定集中治療室管理が行われた場合に，1については妊産婦である患者に対して14日を限度として，2については新生児である患者に対してA302新生児特定集中治療室管理料，A302-2新生児特定集中治療室重症児対応体制強化管理料及びA303-2新生児治療回復室入院医療管理料を算定した期間と通算して21日〔出生時体重が1,500g以上であって，別に厚生労働大臣が定める疾患〔告示③別表第14，p.185〕を主病として入院している新生児にあっては35日，出生時体重が1,000g未満の新生児にあっては90日（出生時体重が500g以上750g未満であって慢性肺疾患の新生児にあっては105日，出生時体重が500g未満であって慢性肺疾患の新生児にあっては110日），出生時体重が1,000g以上1,500g未満の新生児にあっては60日〕を限度として，それぞれ所定点数を算定する。

2　第1章基本診療料並びに第2章第3部検査，第6部注射，第9部処置及び第13部病理診断のうち次に掲げるものは，総合周産期特定集中治療室管理料（ロに掲げる術後疼痛管理チーム加算及びトにあっては母体・胎児集中治療室管理料に限り，チにあっては新生児集中治療室管理料に限る）に含まれるものとする。
　イ　入院基本料
　ロ　入院基本料等加算〔臨床研修病院入院診療加算，超急性期脳卒中加算，妊産婦緊急搬送入院加算，医師事務作業補助体制加算，特定感染症入院医療管理加算，難病等特別入院診療加算（二類感染症患者入院診療加算に限る），地域加算，離島加算，医療安全対策加算，感染対策向上加算，患者サポート体制充実加算，重症患者初期支援充実加算，報告書管理体制加算，褥瘡ハイリスク患者ケア加算，術後疼痛管理チーム加算，病棟薬剤業務実施加算2，データ提出加算，入退院支援加算（1のイ及び3に限る），精神疾患診療体制加算，排尿自立支援加算及び地域医療体制確保加算を除く〕
　ハ　第2章第3部の各区分の検査（同部第1節第2款の検体検査判断料を除く）
　ニ　点滴注射
　ホ　中心静脈注射
　ヘ　酸素吸入（使用した酸素及び窒素の費用を除く）
　ト　留置カテーテル設置
　チ　インキュベーター（使用した酸素及び窒素の費用を除く）
　リ　第13部第1節の病理標本作製料

3　別に厚生労働大臣が定める施設基準〔告示③第9・6の2(4)，p.1245〕に適合しているものとして地方厚生局等に届け出た保険医療機関において，胎児が重篤な状態であると診断された，又は疑われる妊婦に対して，当該保険医療機関の医師，助産師，看護師，社会福祉士，公認心理師等が共同して必要な支援を行った場合に，**成育連携支援加算** 産集成 として，入院中1回に限り，**1,200点**を所定点数に加算する。

【2024年改定による主な変更点】母体・胎児集中治療室管理料の施設基準で，次のいずれかを満たすこととされた。
① 専任の医師が常時，治療室内に勤務していること（当該専任の医師は宿日直を行う医師ではないこと）
② 専ら産婦人科又は産科に従事する医師（宿日直を行う医師を含む）が常時2名以上医療機関内に勤務しており，そのうち1名は専任の医師であること

→総合周産期特定集中治療室管理料　摘要欄 p.1677

(1)　総合周産期特定集中治療室管理料は，出産前後の母体及び胎児並びに新生児の一貫した管理を行うため，都道府県知事が適当であると認めた病院であって，別に厚生労働大臣が定める施設基準に適合していると地方厚生（支）局長に届出を行った病院である保険医療機関に限って算定できる。

(2)　「1」の母体・胎児集中治療室管理料の算定対象となる妊産婦は，次に掲げる疾患等のため母体又は胎児に対するリスクの高い妊娠と認められる妊産婦であって，医師が，常時十分な監視のもとに適時適切な治療を行うために母体・胎児集中治療室管理が必要であると認めたものである。なお，妊産婦とは，産褥婦を含むものである。
　ア　合併症妊娠
　イ　妊娠高血圧症候群
　ウ　多胎妊娠
　エ　胎盤位置異常
　オ　切迫流早産
　カ　胎児発育遅延や胎児奇形などの胎児異常を伴うもの

(3)　「2」の新生児集中治療室管理料の算定対象となる新生児は，A302新生児特定集中治療室管理料の(1)に掲げる状態にあって，医師が新生児集中治療室管理が必要であると認めたものである。

(4)　「注3」の成育連携支援加算については，胎児が重篤な状態であると診断された，又は疑われる妊婦が入院している場合に，当該保険医療機関の医師，助産師，看護師，社会福祉士及び公認心理師等が共同して，胎児の疾患に係る十分な情報提供その他必要な支援を行った場合に，入院中1回に限り算定する。なお，ここでいう胎児が重篤な状態とは，以下のものである。
　ア　先天奇形

イ 染色体異常
ウ 出生体重1,500g未満

(5) 「注3」の成育連携支援加算について，対象となる妊婦とその家族等に対し，分娩方針，母胎の病状，胎児の予後，出生後必要となる治療及び出生後利用可能な福祉サービス等について，十分な説明を行う。また，当該説明内容は，成育連携チーム及び必要に応じ関係職種が共同してカンファレンスを行った上で決定するものとし，妊婦又はその家族等に対し，文書により行うとともに，その写しを診療録に添付する。なお，妊婦とその家族等の求めがあった場合には，懇切丁寧に対応する。

(6) 総合周産期特定集中治療室管理料に係る算定要件に該当しない患者が，当該治療室に入院した場合には，入院基本料等を算定する。この際，入院基本料等を算定する場合の費用の請求については，A300救命救急入院料の(17)（p.177）と同様である。

(7) 「1」の母体・胎児集中治療室管理料を算定する場合は，(2)のアからカまでのいずれに該当するかを診療報酬明細書の摘要欄に記載する。「2」の新生児集中治療室管理料を算定する場合は，A302新生児特定集中治療室管理料の(1)のアからスまでのいずれに該当するかを診療報酬明細書の摘要欄に記載する。

(令6保医発0305・4)

事務連絡 問 起算日の変わらない入院期間中に，総合周産期特定集中治療室管理料と，A236-2ハイリスク妊娠管理加算又はA237ハイリスク分娩等管理加算を算定することはできないのか。

答 総合周産期特定集中治療室管理料を算定する日とあわせ，それぞれ，20日間又は8日間まで算定可。 (平20.9.9，一部修正)

事務連絡 成育連携支援加算

問1 「注3」に規定する成育連携支援加算について，出生後「胎児が重篤な状態」に該当しなかった場合であっても，当該加算は算定可能か。

答 可能。

問2 成育連携支援加算について，「妊婦とその家族等に対し，母胎の病状等の十分な説明を行う」とあるが，説明を行う際は，医師，助産師，看護師，社会福祉士及び公認心理師の全ての職種が同席する必要があるか。

答 必ずしも全ての職種が同席する必要はないが，対象となる妊婦及びその家族等の状態に応じ，必要と考えられる者を同席させる。

(令4.3.31)

A303-2 新生児治療回復室入院医療管理料
（1日につき） 新治回 5,728点

注1 別に厚生労働大臣が定める施設基準〔告示③第9・6の3(1)~(6)，p.1246〕に適合しているものとして地方厚生局長等に届け出た保険医療機関において，必要があって新生児治療回復室入院医療管理が行われた場合に，A302新生児特定集中治療室管理料，A302-2新生児特定集中治療室重症児対応体制強化管理料及びA303の2に掲げる新生児集中治療室管理料を算定した期間と通算して30日〔出生時体重が1,500g以上であって，別に厚生労働大臣が定める疾患〔告示③別表第14，p.185〕を主病として入院している新生児にあっては50日，出生時体重が1,000g未満の新生児にあっては120日（出生時体重が500g以上750g未満であって慢性肺疾患の新生児にあっては135日，出生時体重が500g未満であって慢性肺疾患の新生児にあっては140日），出生時体重が1,000g以上1,500g未満の新生児にあっては90日〕を限度として算定する。

2 第1章基本診療料並びに第2章第3部検査，第6部注射，第9部処置及び第13部病理診断のうち次に掲げるものは，新生児治療回復室入院医療管理料に含まれるものとする。

イ 入院基本料

ロ 入院基本料等加算〔臨床研修病院入院診療加算，超急性期脳卒中加算，医師事務作業補助体制加算，特定感染症入院医療管理加算，難病等特別入院診療加算（二類感染症患者入院診療加算に限る），地域加算，離島加算，医療安全対策加算，感染対策向上加算，患者サポート体制充実加算，重症患者初期支援充実加算，報告書管理体制加算，褥瘡ハイリスク患者ケア加算，データ提出加算，入退院支援加算（1のイ及び3に限る），排尿自立支援加算及び地域医療体制確保加算を除く〕

ハ 第2章第3部の各区分の検査（同部第1節第2款の検体検査判断料を除く）

ニ 点滴注射

ホ 中心静脈注射

ヘ 酸素吸入（使用した酸素及び窒素の費用を除く）

ト インキュベーター（使用した酸素及び窒素の費用を除く）

チ 第13部第1節の病理標本作製料

→新生児治療回復室入院医療管理料 摘要欄 p.1677

(1) 新生児治療回復室入院医療管理料は，集中的な医療を必要とする新生児に対して十分な体制を整えた治療室において医療管理を行った場合に算定する。

(2) 新生児治療回復室入院医療管理料の算定対象となる新生児は，次に掲げる状態にあって，医師が入院医療管理が必要であると認めた者である。

ア 高度の先天奇形
イ 低体温
ウ 重症黄疸
エ 未熟児
オ 意識障害又は昏睡
カ 急性呼吸不全又は慢性呼吸不全の急性増悪
キ 急性心不全（心筋梗塞を含む）
ク 急性薬物中毒
ケ ショック
コ 重篤な代謝障害（肝不全，腎不全，重症糖尿病等）
サ 大手術後
シ 救急蘇生後
ス その他外傷，破傷風等で重篤な状態

(3) 新生児治療回復室入院医療管理料に係る算定要件に該当しない患者が，当該治療室に入院した場合には，入院基本料等を算定する。この際，入院基本料等を算定する場合の費用の請求については，A300救命救急入院料の(17)と同様である。

(4) 新生児治療回復室入院医療管理料を算定する場合は，(2)のアからスまでのいずれに該当するかを診療報酬明細書の摘要欄に記載する。

(令6保医発0305・4)

A304 地域包括医療病棟入院料（1日につき）
地包医 3,050点

注1 別に厚生労働大臣が定める施設基準〔告示③第9・6の4(1)，p.1247〕に適合している

ものとして地方厚生局長等に届け出た病棟を有する保険医療機関において，当該届出に係る病棟に入院している患者について，所定点数を算定する。ただし，90日を超えて入院するものについては，A100一般病棟入院基本料の地域一般入院料3の例により，算定する。

2　入院した日から起算して14日を限度として，初期加算として，1日につき**150点**を所定点数に加算する。

3　別に厚生労働大臣が定める保険医療機関〔告示③第9・6の4(2), p.1248〕においては，別に厚生労働大臣が定める日〔告示③第9・6の4(3), p.1248〕の特定入院料は，夜間看護体制特定日減算として，次のいずれにも該当する場合に限り，所定点数の**100分の5**に相当する点数を減算する。
　地包医夜看特定減

イ　年6日以内であること。
ロ　当該日が属する月が連続する2月以内であること。

4　診療に係る費用のうち次に掲げるものは，地域包括医療病棟入院料に含まれるものとする。

イ　入院基本料
ロ　入院基本料等加算（編注：以下のカッコ内の項目は別に算定可）〔臨床研修病院入院診療加算，救急医療管理加算，在宅患者緊急入院診療加算，医師事務作業補助体制加算，地域加算，離島加算，特定感染症患者療養環境特別加算，栄養サポートチーム加算，医療安全対策加算，感染対策向上加算，患者サポート体制充実加算，報告書管理体制加算，褥瘡ハイリスク患者ケア加算，病棟薬剤業務実施加算（1に限る），データ提出加算，入退院支援加算（1のイに限る），医療的ケア児（者）入院前支援加算，認知症ケア加算，薬剤総合評価調整加算，排尿自立支援加算，地域医療体制確保加算及び協力対象施設入所者入院加算を除く〕

ハ　第2章第1部医学管理等（編注：以下のカッコ内の項目は別に算定可）〔B000特定疾患療養管理料，B001特定疾患治療管理料，B001-2小児科外来診療料，B001-2-2地域連携小児夜間・休日診療料，B001-2-3乳幼児育児栄養指導料，B001-2-4地域連携夜間・休日診療料，B001-2-5院内トリアージ実施料，B001-2-6夜間休日救急搬送医学管理料，B001-2-7外来リハビリテーション診療料，B001-2-8外来放射線照射診療料，B001-2-9地域包括診療料，B001-2-10認知症地域包括診療料，B001-2-11小児かかりつけ診療料，B001-2-12外来腫瘍化学療法診療料，B001-3生活習慣病管理料（Ⅰ），B001-3-2ニコチン依存症管理料，B001-3-3生活習慣病管理料（Ⅱ），B001-6肺血栓塞栓症予防管理料，B001-7リンパ浮腫指導管理料，B001-8臍ヘルニア圧迫指導管理料，B001-9療養・就労両立支援指導料，B002開放型病院共同指導料（Ⅰ），B003開放型病院共同指導料（Ⅱ），B004退院時共同指導料1，B005退院時共同指導料2，B005-1-2介護支援等連携指導料，B005-1-3介護保険リハビリテーション移行支援料，B005-4ハイリスク妊産婦共同管理料（Ⅰ），B005-5ハイリスク妊産婦共同管理料（Ⅱ），B005-6がん治療連携計画策定料，B005-6-2がん治療連携指導料，B005-6-3がん治療連携管理料，B005-6-4外来がん患者在宅連携指導料，B005-7認知症専門診断管理料，B005-7-2認知症療養指導料，B005-7-3認知症サポート指導料，B005-8肝炎インターフェロン治療計画料，B005-9外来排尿自立指導料，B005-10ハイリスク妊産婦連携指導料1，B005-10-2ハイリスク妊産婦連携指導料2，B005-11遠隔連携診療料，B005-12こころの連携指導料（Ⅰ），B005-13こころの連携指導料（Ⅱ），B005-14プログラム医療機器等指導管理料，B006救急救命管理料，B006-3退院時リハビリテーション指導料，B007退院前訪問指導料，B007-2退院後訪問指導料，B008薬剤管理指導料，B008-2薬剤総合評価調整管理料，B009診療情報提供料（Ⅰ），B009-2電子的診療情報評価料，B010診療情報提供料（Ⅱ），B010-2診療情報連携共有料，B011連携強化診療情報提供料，B011-3薬剤情報提供料，B011-4医療機器安全管理料，B011-5がんゲノムプロファイリング評価提供料，B011-6栄養情報連携料，B012傷病手当金意見書交付料，B013療養費同意書交付料，B014退院時薬剤情報管理指導料，B015精神科退院時共同指導料及びB200特定保険医療材料（B000，B001，B001-2，B001-2-2，B001-2-3，B001-2-4，B001-2-5，B001-2-6，B001-2-7，B001-2-8，B001-2-9，B001-2-10，B001-2-11，B001-2-12，B001-3，B001-3-2，B001-3-3，B001-6，B001-7，B001-8，B001-9，B002，B003，B004，B005，B005-1-2，B005-1-3，B005-4，B005-5，B005-6，B005-6-2，B005-6-3，B005-6-4，B005-7，B005-7-2，B005-7-3，B005-8，B005-9，B005-10，B005-10-2，B005-11，B005-12，B005-13，B005-14，B006，B006-3，B007，B007-2，B008，B008-2，B009，B009-2，B010，B010-2，B011，B011-3，B011-4，B011-5，B011-6，B012，B013，B014及びB015に係るものに限る）を除く〕（編注：医学管理等のうち包括対象は，B001-4手術前医学管理料，B001-5手術後医学管理料及びこれらに係る特定保険医療材料のみとなる）

ニ　第3部検査（編注：以下のカッコ内の項目は別に算定可）〔D206心臓カテーテル法による諸検査，D295関節鏡検査，D296喉頭直達鏡検査，D296-2鼻咽腔直達鏡検査，D296-3内視鏡用テレスコープを用いた咽頭画像等解析，D298嗅裂部・鼻咽腔・副鼻腔入口部ファイバースコピー，D298-2内視鏡下嚥下機能検査，D299喉頭ファイバースコピー，D300中耳ファイバースコピー，D300-2顎関節鏡検査，D302気管支ファイバースコピー，D302-2気管支カテーテル気管支肺胞洗浄法検査，D303胸腔鏡検査，D304

縦隔鏡検査，D306食道ファイバースコピー，D308胃・十二指腸ファイバースコピー，D309胆道ファイバースコピー，D310小腸内視鏡検査，D310-2消化管通過性検査，D311直腸鏡検査，D311-2肛門鏡検査，D312直腸ファイバースコピー，D312-2回腸囊ファイバースコピー，D313大腸内視鏡検査，D314腹腔鏡検査，D315腹腔ファイバースコピー，D316クルドスコピー，D317膀胱尿道ファイバースコピー，D317-2膀胱尿道鏡検査，D318尿管カテーテル法，D319腎盂尿管ファイバースコピー，D320ヒステロスコピー，D321コルポスコピー，D322子宮ファイバースコピー，D323乳管鏡検査，D324血管内視鏡検査，D325肺臓カテーテル法，肝臓カテーテル法，膵臓カテーテル法，D401脳室穿刺，D402後頭下穿刺，D403腰椎穿刺，胸椎穿刺，頸椎穿刺，D404骨髄穿刺，D404-2骨髄生検，D405関節穿刺，D406上顎洞穿刺，D406-2扁桃周囲炎又は扁桃周囲膿瘍における試験穿刺，D407腎嚢胞又は水腎症穿刺，D408ダグラス窩穿刺，D409リンパ節等穿刺又は針生検，D409-2センチネルリンパ節生検，D410乳腺穿刺又は針生検，D411甲状腺穿刺又は針生検，D412経皮的針生検法，D412-2経皮的腎生検法，D412-3経頸静脈的肝生検，D413前立腺針生検法，D414内視鏡下生検法，D414-2超音波内視鏡下穿刺吸引生検法（EUS-FNA），D415経気管肺生検法，D415-2超音波気管支鏡下穿刺吸引生検法（EBUS-TBNA），D415-3経気管肺生検法（ナビゲーションによるもの），D415-4経気管肺生検法（仮想気管支鏡を用いた場合），D415-5経気管支凍結生検法，D416臓器穿刺，組織採取，D417組織試験採取，切採法，D418子宮腔部等からの検体採取，D419その他の検体採取，D419-2眼内液（前房水・硝子体液）検査，D500薬剤〔D206，D295，D296，D296-2，D296-3，D298，D298-2，D299，D300，D300-2，D302，D302-2，D303，D304，D306，D308，D309，D310，D310-2，D311，D311-2，D312，D312-2，D313，D314，D315，D316，D317，D317-2，D318，D319，D320，D321，D322，D323，D324，D325，D401，D402，D403，D404，D404-2，D405，D406，D406-2，D407，D408，D409，D409-2，D410，D411，D412，D412-2，D412-3，D413，D414，D414-2，D415，D415-2，D415-3，D415-4，D415-5，D416，D417，D418，D419及びD419-2に係るものに限る〕及びD600特定保険医療材料〔D206，D295，D296，D296-2，D296-3，D298，D298-2，D299，D300，D300-2，D302，D302-2，D303，D304，D306，D308，D309，D310，D310-2，D311，D311-2，D312，D312-2，D313，D314，D315，D316，D317，D317-2，D318，D319，D320，D321，D322，D323，D324，D325，D401，D402，D403，D404，D404-2，D405，D406，D406-2，D407，D408，D409，D409-2，D410，D411，D412，D412-2，D412-3，D413，D414，D414-2，D415，D415-2，D415-3，D415-4，D415-5，D416，D417，D418，D419及びD419-2に係るものに限る〕）を除く）（編注：検査のうち，D206心臓カテーテル法による諸検査，内視鏡検査（D295～D325），診断穿刺・検体採取料（D400血液採取を除く）及びこれらに係る薬剤料・特定保険医療材料は包括対象外＝別に算定可となる。それ以外の検体検査料（D000～D027），生体検査料のD200～D205，D207～D294，診断穿刺・検体採取料のD400血液採取及びこれらに係る薬剤料・特定保険医療材料は包括される）

ホ　第4部画像診断（編注：以下のカッコ内の項目は別に算定可）〘通則第4号及び第6号画像診断管理加算1，通則第5号及び第7号画像診断管理加算2，画像診断管理加算3及び画像診断管理加算4，E003造影剤注入手技〔3のイ（注1及び注2を含む）に限る〕，E300薬剤〔E003造影剤注入手技〔3のイ（注1及び注2を含む）に限る〕に係るものに限る〕並びにE401特定保険医療材料〔E003造影剤注入手技〔3のイ（注1及び注2を含む）に限る〕に係るものに限る〕を除く〙

ヘ　第5部投薬（除外薬剤・注射薬に係る費用を除く）

ト　第6部注射（G020無菌製剤処理料及び除外薬剤・注射薬に係る費用を除く）

チ　第7部第2節薬剤料

リ　第8部第2節薬剤料

ヌ　第9部処置（編注：以下のカッコ内の項目は別に算定可）〘J001熱傷処置（5に限る），J003局所陰圧閉鎖処置（入院），J003-3局所陰圧閉鎖処置（腹部開放創），J003-4多血小板血漿処置，J007-2硬膜外自家血注入，J010-2経皮的肝膿瘍等穿刺術，J017エタノールの局所注入，J017-2リンパ管腫局所注入，J027高気圧酸素治療，J034-3内視鏡的結腸軸捻転解除術，J038人工腎臓，J038-2持続緩徐式血液濾過，J039血漿交換療法，J040局所灌流，J041吸着式血液浄化法，J041-2血球成分除去療法，J042腹膜灌流，J043-6人工膵臓療法，J043-7経会陰的放射線治療用材料局所注入，J045-2一酸化窒素吸入療法，J047カウンターショック，J047-2心腔内除細動，J049食道圧迫止血チューブ挿入法，J052-2熱傷温浴療法，J054-2皮膚レーザー照射療法，J062腎盂内注入（尿管カテーテル法を含む），J116-5酵素注射療法，J118-4歩行運動処置（ロボットスーツによるもの），J122四肢ギプス包帯（4から6までに限る。ただし，既装着のギプス包帯をギプスシャーレとして切割使用した場合を除く），J123体幹ギプス包帯（既装着のギプス包帯をギプスシャーレとして切割使用した場合を除く），J124鎖骨ギプス包帯（片側）（既装着のギプス包帯をギプスシャーレとして切割使用した場合を除く），J125ギプスベッド（既装着のギプス包帯をギプスシャーレとして切割使用した場合を除く），J126斜頸矯正ギプス包帯（既装着のギプス包帯をギプスシャーレとして切割使用した場合を除く），J127先天性股関節脱臼ギプス包帯

（既装着のギプス包帯をギプスシャーレとして切割使用した場合を除く），J128脊椎側弯矯正ギプス包帯（既装着のギプス包帯をギプスシャーレとして切割使用した場合を除く），J129義肢採型法（2に限る。ただし，既装着のギプス包帯をギプスシャーレとして切割使用した場合を除く），J129-2練習用仮義足又は仮義手採型法（2に限る。ただし，既装着のギプス包帯をギプスシャーレとして切割使用した場合を除く），J300薬剤〔J001（5に限る），J003，J003-3，J003-4，J007-2，J010-2，J017，J017-2，J027，J034-3，J038，J038-2，J039，J040，J041，J041-2，J042，J043-6，J043-7，J045-2，J047，J047-2，J049，J052-2，J054-2，J062，J116-5，J118-4，J122（4から6までに限る。ただし，既装着のギプス包帯をギプスシャーレとして切割使用した場合を除く），J123（既装着のギプス包帯をギプスシャーレとして切割使用した場合を除く），J124（同上），J125（同上），J126（同上），J127（同上），J128（同上），J129（2に限る。ただし，既装着のギプス包帯をギプスシャーレとして切割使用した場合を除く）及びJ129-2（2に限る。ただし，既装着のギプス包帯をギプスシャーレとして切割使用した場合を除く）に係るものに限る〕及びJ400特定保険医療材料〔J001（5に限る），J003，J003-3，J003-4，J007-2，J010-2，J017，J017-2，J027，J034-3，J038，J038-2，J039，J040，J041，J041-2，J042，J043-6，J043-7，J045-2，J047，J047-2，J049，J052-2，J054-2，J062，J116-5，J118-4，J122（4から6までに限る。ただし，既装着のギプス包帯をギプスシャーレとして切割使用した場合を除く），J123（既装着のギプス包帯をギプスシャーレとして切割使用した場合を除く），J124（同上），J125（同上），J126（同上），J127（同上），J128（同上），J129（2に限る。ただし，既装着のギプス包帯をギプスシャーレとして切割使用した場合を除く）及びJ129-2（2に限る。ただし，既装着のギプス包帯をギプスシャーレとして切割使用した場合を除く）に係るものに限る〕を除く》〔編注：処置のうち，基本点数1000点以上の処置とJ042「1」及びこれらに係る薬剤料・特定保険医療材料は包括対象外＝別に算定可となる。基本点数1000点未満の処置及びこれらに係る薬剤料・特定保険医療材料は包括される〕

ル　第13部第1節病理標本作製料（N003術中迅速病理組織標本作製を除く）

5　看護職員の負担の軽減及び処遇の改善を図るための看護業務の補助の体制その他の事項につき別に厚生労働大臣が定める施設基準〔告示3第9・6の4(5)，p.1248〕に適合しているものとして地方厚生局長等に届け出た病棟に入院している患者については，看護補助体制加算として，当該基準に係る区分に従い，入院した日から起算して14日を限度として，それぞれ所定点数に加算する。

地包括医25上，25，50，75
イ　25対1看護補助体制加算（看護補助者5割以上）　240点
ロ　25対1看護補助体制加算（看護補助者5割未満）　220点
ハ　50対1看護補助体制加算　200点
ニ　75対1看護補助体制加算　160点

6　夜間における看護業務の補助の体制につき別に厚生労働大臣が定める施設基準〔告示3第9・6の4(6)，p.1248〕に適合しているものとして地方厚生局長等に届け出た病棟に入院している患者（看護補助体制加算を算定する患者に限る）については，夜間看護補助体制加算として，当該基準に係る区分に従い，1日につき次に掲げる点数をそれぞれ更に所定点数に加算する。

地包括医夜30，50，100
イ　夜間30対1看護補助体制加算　125点
ロ　夜間50対1看護補助体制加算　120点
ハ　夜間100対1看護補助体制加算　105点

7　夜間における看護業務の体制につき別に厚生労働大臣が定める施設基準〔告示3第9・6の4(7)，p.1248〕に適合しているものとして地方厚生局長等に届け出た病棟に入院している患者（看護補助体制加算を算定する患者に限る）については，夜間看護体制加算として，71点を更に所定点数に加算する。

8　看護職員の負担の軽減及び処遇の改善を図るための看護業務の補助に係る十分な体制につき別に厚生労働大臣が定める施設基準〔告示3第9・6の4(8)，p.1248〕に適合しているものとして地方厚生局長等に届け出た病棟に入院している患者（看護補助体制加算を算定する患者に限る）については，看護補助体制充実加算として，当該基準に係る区分に従い，1日につきそれぞれ更に所定点数に加算する。ただし，当該患者について，身体的拘束を実施した日は，看護補助体制充実加算3の例により所定点数に加算する。

地包医看充1～3
イ　看護補助体制充実加算1　25点
ロ　看護補助体制充実加算2　15点
ハ　看護補助体制充実加算3　5点

9　別に厚生労働大臣が定める施設基準〔告示3第9・6の4(9)，p.1248〕に適合しているものとして地方厚生局長等に届け出た病棟に入院している患者については，看護職員夜間配置加算として，当該基準に係る区分に従い，入院した日から起算して14日を限度として所定点数に加算する。

地包医看職夜配
イ　看護職員夜間12対1配置加算
　(1)　看護職員夜間12対1配置加算1　110点
　(2)　看護職員夜間12対1配置加算2　90点
ロ　看護職員夜間16対1配置加算
　(1)　看護職員夜間16対1配置加算1

> (2) 看護職員夜間16対1配置加算2　　70点
>
> 　　　　　　　　　　　　　　　　　　　45点
>
> 　10　リハビリテーション，栄養管理及び口腔管理を連携・推進する体制につき別に厚生労働大臣が定める施設基準〔告示3第9・6の4(10), p.1248〕に適合しているものとして保険医療機関が地方厚生局長等に届け出た病棟に入院している患者については，**リハビリテーション・栄養・口腔連携加算** 地包医リ栄口 として，リハビリテーション，栄養管理及び口腔管理に係る計画を作成した日から起算して14日を限度として**80点**を所定点数に加算する。この場合において，A233-2栄養サポートチーム加算は別に算定できない。

【2024年改定により新設】
(1) 地域において救急患者等を受け入れる体制を整え，**リハビリ・栄養管理・入退院支援・在宅復帰等の機能を包括的に提供する病棟を評価したもの**。
(2) **90日を限度に算定**（90日超はA100一般病棟入院基本料・地域一般入院料3により算定）。夜間救急外来に対応するため夜間看護職員の数が一時的に2未満となった場合は，**夜間看護体制特定日減算**として100分の5を減算する。
(3) 包括範囲は，入院基本料等加算を除き，DPC/PDPSの包括範囲に準じて設定されている。「注4」のカッコ内に掲げられた診療報酬は包括対象外＝別に算定可となる。
(4) 主な施設基準は以下のとおり。
　①病院の一般病棟を単位として行う
　②入院患者数に対する看護職員数：**常時10対1以上**
　③夜勤看護職員数：**2以上**
　④看護職員の最少必要数に対する看護師の割合：**70％以上**
　⑤常勤の理学療法士・作業療法士・言語聴覚士：**2名以上**
　⑥専任・常勤の管理栄養士：**1名以上**
　⑦一般病棟用の重症度，医療・看護必要度Ⅰ・Ⅱのいずれかの評価票を用いて測定し，**別表1**の基準①②を満たす患者の割合が**別表2**のとおりであること。

別表1

基準①：当該病棟の入院患者が右記のいずれかに該当	A得点2点以上かつB得点3点以上
	A得点3点以上
	C得点1点以上
基準②：新入棟患者が右記に該当	入棟初日のB得点3点以上

別表2

	必要度Ⅰ	必要度Ⅱ
基準①の割合	16％以上	15％以上
基準②の割合	50％以上	

　⑧当該病棟の入院患者の平均在院日数：**21日以内**
　⑨在宅等への退院患者（退院患者比）：**80％以上**
　⑩一般病棟からの転棟患者（入院患者比）：**5％未満**
　⑪救急搬送の患者（入院患者比）：**15％以上**

→**地域包括医療病棟入院料**
(1) 地域包括医療病棟入院料を算定する病棟は，高齢者の救急患者等に対して，一定の体制を整えた上でリハビリテーション，栄養管理，入退院支援，在宅復帰等の機能を包括的に提供する役割を担うものである。
(2) 基本診療料に含まれるものとされている簡単な処置及びこれに伴い使用する薬剤又は特定保険医療材料等の費用については，地域包括医療病棟入院料に含まれ，別に算定できない。
(3) 当該病棟に入棟した患者全員に対し，入棟後，原則48時間以内にADL，栄養状態，口腔状態について**別紙様式7の2**（p.141）又はこれに準ずる様式を用いた評価に基づき，リハビリテーション・栄養管理・口腔管理に係る計画を**別紙様式7の4**（p.142）又はこれに準ずる様式を用いて作成する。退棟時においても**別紙様式7の2**又はこれに準ずる様式を用いた評価を行うこと及びリスクに応じた期間で再評価を実施することが望ましい。
(4) 入院患者のADL等の維持，向上等に係るカンファレンスが定期的に開催されており，医師，看護師，当該病棟に専従の理学療法士，作業療法士及び言語聴覚士（以下この項において「専従の理学療法士等」という），当該病棟に専任の管理栄養士及び必要に応じてその他の職種が参加している。当該病棟におけるカンファレンスの内容を記録している。
(5) 当該病棟に専従の理学療法士等は，当該病棟の患者に対し，以下に掲げる疾患別リハビリテーション等の提供等により，全ての入院患者に対するADLの維持，向上等を目的とした指導を行うこととし，疾患別リハビリテーション料等の対象とならない患者についても，ADLの維持，向上等を目的とした指導を行う。このため，専従の理学療法士等は1日につき6単位を超えた疾患別リハビリテーション料等の算定はできないものとする。
　ア　H000心大血管疾患リハビリテーション料
　イ　H001脳血管疾患等リハビリテーション料
　ウ　H001-2廃用症候群リハビリテーション料
　エ　H002運動器リハビリテーション料
　オ　H003呼吸器リハビリテーション料
　カ　H004摂食機能療法
　キ　H005視能訓練
　ク　H007障害児（者）リハビリテーション料
　ケ　H007-2がん患者リハビリテーション料
　コ　H007-3認知症患者リハビリテーション料
　サ　H008集団コミュニケーション療法料
(6) 当該病棟に専任の管理栄養士は，全ての入院患者に対する低栄養の予防，改善等を目的とした栄養管理を行い，多職種のカンファレンスにおいて，患者の状態を踏まえ，必要に応じ食事調整（経口摂取・経管栄養の開始を含む）に関する提案を行う。
(7) 地域包括医療病棟入院料を算定した患者が退院又は退棟した場合，退院又は退棟した先について**診療録**に記載する。
(8) 「注2」の加算に係る入院期間の起算日は，第2部「通則5」に規定する起算日とする。
(9) 「注5」に規定する看護補助体制加算を算定するに当たっては，次の点に留意する。
　ア　看護補助体制加算は，看護職員の負担の軽減及び処遇の改善に資する体制を確保することを目的として，看護業務を補助する看護補助者を配置している体制を評価するものである。
　イ　看護補助体制加算は，看護補助者の配置基準に応じて算定する。なお，当該病棟において施設基準に定める必要な数を超えて配置している看護職員については，看護補助者とみなして計算することができるが，25対1看護補助体制加算は，当該加算の配置基準に必要な看護補助者の数に対するみなし看護補助者を除いた看護補助者の比率に応じた点数を算定する。
　ウ　看護補助体制加算を算定する病棟は，身体的拘束を最小化する取組を実施した上で算定する。取組内容については，A101療養病棟入院基本料の⑳の例による。

エ 当該患者が入院した日から起算して14日を限度として算定できる。
⑽ 「注6」に規定する夜間看護補助体制加算は，みなし看護補助者ではなく，看護補助者の配置を夜勤時間帯に行っている場合にのみ算定できる。
⑾ 「注7」に規定する夜間看護体制加算は，「注6」に規定する夜間30対1看護補助体制加算，夜間50対1看護補助体制加算又は夜間100対1看護補助体制加算を算定している病棟において算定する。
⑿ 「注8」に規定する看護補助体制充実加算は，看護職員と看護補助者の業務分担及び協働に資する十分な体制を評価するものである。
⒀ 「注8」については，当該患者について，身体的拘束を実施した日は，看護補助体制充実加算1又は看護補助体制充実加算2の届出を行っている場合であっても，看護補助体制充実加算3を算定する。この場合において，看護補助体制充実加算3の届出は不要である。なお，この身体的拘束を実施した日の取扱いについては，令和7年6月1日より適用する。
⒁ 「注9」に規定する看護職員夜間配置加算を算定するに当たっては，次の点に留意する。
　ア 看護職員夜間配置加算は，看護職員の手厚い夜間配置を評価したものであるため，当該基準を満たしていても，基本診療料の施設基準等の**第9の6の4の⑼**（p.1248）に定める夜勤の看護職員の最小必要数を超えた3人以上でなければ算定できない。
　イ 看護職員夜間配置加算は，当該患者が入院した日から起算して14日を限度として算定できる。
⒂ 「注10」に規定するリハビリテーション・栄養・口腔連携加算は，当該病棟に入院中の患者のADLの維持，向上等を目的に，早期からの離床や経口摂取が図られるよう，リハビリテーション，栄養管理及び口腔管理に係る多職種による評価と計画に基づき，医師，看護師，専従の理学療法士等，専任の管理栄養士，その他必要に応じた他の職種の協働により，以下のアからウまでに掲げる取組を行った場合に，患者1人につきリハビリテーション・栄養管理・口腔管理に係る計画を作成した日から起算して14日を限度に算定できる。ただし，やむを得ない理由により，入棟後48時間を超えて計画を策定した場合においては，当該計画の策定日にかかわらず，入棟後3日目を起算日とする。
　ア 定期的なカンファレンスにおいて，必要に応じ，想定される退棟先の環境を踏まえた退棟後に起こりうるリスク，転倒リスクを踏まえた転倒防止対策，患者の機能予後，患者が再び実現したいと願っている活動や社会参加等について共有を行う。
　イ 適切な口腔ケアを提供するとともに，口腔状態に係る課題（口腔衛生状態の不良や咬合不良等）を認めた場合は，必要に応じて当該保険医療機関の歯科医師等と連携する又は歯科診療を担う他の保険医療機関への受診を促す。
　ウ 指導内容等について，<u>診療録等</u>に要点を簡潔に記載する。
⒃ 「注10」に規定するリハビリテーション・栄養・口腔連携加算は，⒂のアからウまでの取組を実施するとともに，専任の管理栄養士が次に掲げる栄養管理を実施する場合に算定できる。
　ア リハビリテーション・栄養管理・口腔管理に係る計画の作成に当たって，入棟後，原則48時間以内に，患者に対面の上，入院前の食生活や食物アレルギー等の確認を行うとともに，GLIM基準を用いた栄養状態の評価を行う。
　イ 週5回以上，食事の提供時間に，低栄養等のリスクの高い患者を中心に食事の状況を観察し，食欲や食事摂取量等の把握を行う。問題があった場合は，速やかに医師，看護師等と共有し，食事変更や食形態の調整等の対応を行う。
⒄ 地域包括医療病棟入院料に係る算定要件に該当しない患者が，当該病棟に入院した場合には，地域一般入院料3を算定する。この際，地域一般入院料3を算定する場合の費用の請求については，地域一般入院料3と同様である。

(令6保医発0305・4)

事務連絡 地域包括医療病棟入院料
問 A304地域包括医療病棟入院料について，『入院患者のADL等の維持，向上等に係るカンファレンスが定期的に開催されており，医師，看護師，当該病棟に専従の理学療法士，作業療法士及び言語聴覚士（以下この項において「専従の理学療法士等」という），当該病棟に専任の管理栄養士及び必要に応じてその他の職種が参加している。当該病棟におけるカンファレンスの内容を記録している』とあるが，地域包括医療病棟入院料を算定する全ての患者についてカンファレンスを行い，診療録にカンファレンスの内容を記録する必要があるか。
答 当該病棟において，ADL等の維持，向上等に係るカンファレンスが定期的に開催されていればよく，全ての患者について個別にカンファレンスを実施し，診療録に記録されている必要はない。

(令6.3.28)

(編注)「注10」リハビリテーション・栄養・口腔連携加算に関する事務連絡はA233の項（p.142）に掲載。

A305　一類感染症患者入院医療管理料（1日につき）感入管

1　14日以内の期間　　　　　　　　　　**9,413点**
2　15日以上の期間　　　　　　　　　　**8,147点**

注1 別に厚生労働大臣が定める施設基準〔告示③第9・7⑴，p.1253〕に適合しているものとして地方厚生局長等に届け出た感染症法第6条第13項に規定する特定感染症指定医療機関又は同条第14項に規定する第一種感染症指定医療機関である保険医療機関において，別に厚生労働大臣が定める感染症患者〔告示③別表第8，p.1311〕に対して入院医療管理が行われた場合に算定する。なお，同法第19条及び第20条の規定に係る入院の期間を超えた期間は算定しない。
2 第1章基本診療料並びに第2章第9部処置及び第13部病理診断のうち次に掲げるものは，一類感染症患者入院医療管理料に含まれるものとする。
　イ 入院基本料
　ロ 入院基本料等加算〔臨床研修病院入院診療加算，超急性期脳卒中加算，妊産婦緊急搬送入院加算，医師事務作業補助体制加算，地域加算，離島加算，医療安全対策加算，感染対策向上加算，患者サポート体制充実加算，報告書管理体制加算，褥瘡ハイリスク患者ケア加算，データ提出加算，入退院支援加算（1のイに限る），<u>医療的ケア児（者）入院前支援加算</u>，排尿自立支援加算及び地域医療体制確保加算を除く〕
　ハ 酸素吸入（使用した酸素及び窒素の費用を除く）
　ニ 留置カテーテル設置
　ホ 第13部第1節の病理標本作製料

参考 感染症類型ごとの医療体制，医療費負担

類型	対応	届出	医療体制（入院担当）	医療費負担	法別番号
1類感染症	原則入院（入院勧告）	全医療機関・全数届出義務	第1種感染症指定医療機関 注　上記は2種も担当	医療保険適用（申請により自己負担分は公費負担）	28
2類感染症	状況に応じて入院（入院勧告）	〃	第2種感染症指定医療機関	医療保険適用（申請により自己負担分は公費負担）	28（結核は10，11）
3類感染症	特定業務への就業制限	〃	一般の医療機関	医療保険適用（自己負担あり）	
4類感染症	感染源動物の輸入禁止，駆除等	〃	同上	同上	
5類感染症	（A）無 （B）無	定点観測＊	同上	同上	
新型インフルエンザ等感染症	原則入院（入院勧告）	全医療機関・全数届出義務	第1種感染症指定医療機関 第2種感染症指定医療機関 特定感染症指定医療機関	医療保険適用（申請により自己負担分は公費負担）	28
指定感染症	1～3類に準ずる				
新感染症	原則入院（入院勧告）	全医療機関・全数届出義務	特定感染症指定医療機関 注　上記は1，2種も担当	全額公費負担	29

＊「指定届出医療機関」が発生状況を届け出る。5類感染症のうち"発生数の多い感染症"を定点観測する。

→一類感染症患者入院医療管理料

(1) 一類感染症患者入院医療管理料の算定対象となる患者は，次に掲げる患者であって，医師が一類感染症者入院医療管理が必要と認めた者である。
　ア　感染症法第6条第9項に規定する新感染症又は同法第6条第2項に規定する一類感染症に罹患している患者
　イ　アの感染症の疑似症患者又は無症状病原体保有者
(2) 一類感染症患者入院医療管理料に係る算定要件に該当しない患者が，当該治療室に入院した場合には，入院基本料等を算定する。この際，入院基本料等を算定する場合の費用の請求については，A300救命救急入院料の(17) (p.177) と同様である。
（令6保医発0305・4）

事務連絡　感染症指定医療機関における感染症病床

問1　第1種感染症指定医療機関の感染病床（第1種病室）に，2類感染症患者を入院させた場合，難病患者等入院診療料に準じて（編注：現行のA210難病等特別入院診療加算「2」二類感染症患者入院診療加算を）算定できるか。
答　できる。

問2　感染症病床を差額ベッドとし，特別の料金を徴収できるか。
答　感染症病床は，感染症予防法に基づく入院勧告あるいは措置の対象患者が入院するための施設である。
　また，当該病床の平時の利用（空床利用）の場合については，対象を次の患者に限定した取扱いとしている〔「感染症指定医療機関の運営上の留意点について」（平成11年4月1日健médecine発第608号）〕。
・3類及び4類感染症患者のうち感染症指定医療機関における集中的な医療の提供が必要と考えられる患者
・感染症予防法に基づく入院勧告等の対象となる疑似症患者とまでは判断されないが，1類又は2類感染症が疑われる患者
・その他，管理者が臨時応急に収容することが必要と判断した患者
　すなわち，感染症病床を利用するのは，感染症に関する治療又は医学的管理の必要がある患者に限られている。
　一方，いわゆる差額ベッド（保険外併用療養費の選定療養の一つ）は，患者の自由な選択と同意に基づき提供され，患者に対して差額ベッドに対応する特別の料金の負担を求めることができる制度であるが，救急患者や術後患者等を治療上の必要から差額ベッドに入院させた場合は，特別の料金を徴収してはならないこととされている。
　以上の趣旨より，感染症患者が入院する感染症病床を差額ベッドとし，特別の料金を徴収することはできない。
（平11.6.11，一部修正）

A306　特殊疾患入院医療管理料（1日につき）

特入管　　　　　　　　　　　　　　　　2,090点

注1　重度の障害者（重度の意識障害者を含む），筋ジストロフィー患者又は難病患者等を主として入院させる病室に関する別に厚生労働大臣が定める施設基準〔告示3第9・8(1)，p.1253〕に適合しているものとして，地方厚生局長等に届け出た保険医療機関（療養病棟入院基本料，障害者施設等入院基本料，特殊疾患入院施設管理加算又は特殊疾患病棟入院料を算定する病棟を有しないものに限る）に入院している患者について，所定点数を算定する。

2　当該病室に入院している患者が人工呼吸器を使用している場合は，1日につき所定点数に600点を加算する。

3　当該患者が，他の保険医療機関から転院してきた者であって，当該他の保険医療機関においてA246入退院支援加算3を算定したものである場合には，重症児（者）受入連携加算 重受連 として，入院初日に限り2,000点を所定点数に加算する。

4　当該病室に入院する重度の意識障害（脳卒中の後遺症であるものに限る）の患者であって，基本診療料の施設基準等第5の3(1)のロ (p.1091) に規定する医療区分2の患者又は第6の3(2)のロの④ (p.1138) に規定する医療区分1の患者に相当するものについては，注1の規定にかかわらず，次に掲げる点数をそれぞれ算定する。
　イ　医療区分2の患者に相当するもの
　　2特入管意　　　　　　　　　　　　1,927点
　ロ　医療区分1の患者に相当するもの
　　1特入管意　　　　　　　　　　　　1,761点

5　診療に係る費用〔注2及び注3に規定する加算，第2節に規定する臨床研修病院入院診療加算，超急性期脳卒中加算，医師事務作業補助体制加算，特定感染症患者療養環境特別加算，超重症児（者）入院診療加算，準超重症児（者）入院診療加算，地域加算，離島加算，医療安全対策加算，感染対策向上加算，患者サポート体制充実加算，報告書管理体制加算，データ提出加算，入退院支援加算（1

の口及び2の口に限る),医療的ケア児(者)入院前支援加算,認知症ケア加算及び排尿自立支援加算,第14部その他並びに除外薬剤・注射薬(告示③別表第5の1の2, p.1308)の費用を除く〕は,特殊疾患入院医療管理料に含まれるものとする。

6 当該病室に入院する脳卒中又は脳卒中の後遺症の患者(重度の意識障害者,筋ジストロフィー患者及び難病患者等を除く)であって,基本診療料の施設基準等第5の3(1)のロに規定する医療区分2の患者又は第6の3(2)のロの④に規定する医療区分1の患者に相当するものについては,注1の規定にかかわらず,次に掲げる点数をそれぞれ算定するものとした。

イ 医療区分2の患者に相当するもの
 2特入管脳 1,734点
ロ 医療区分1の患者に相当するもの
 1特入管脳 1,588点

7 当該病棟に入院している患者のうち,J038人工腎臓,J038-2持続緩徐式血液濾過,J039血漿交換療法又はJ042腹膜灌流を行っている慢性腎臓病の患者(注4及び注6に規定する点数を算定する患者を除く)であって,基本診療料の施設基準等第5の3(1)のロに規定する医療区分2の患者に相当するものについては,注1の規定にかかわらず,2,011点を算定する。

【2024年改定による変更点】
(1) 重度の肢体不自由児(者)等の患者割合について,従前の「おおむね8割以上」を「8割以上」とし,暦月で3カ月を超えない期間の1割以内の一時的な変動にあっては変更届出を行う必要はないとした。
(2) J038人工腎臓,J038-2持続緩徐式血液濾過,J039血漿交換療法,J042腹膜灌流を行っている**慢性腎臓病の患者**であって,A101療養病棟入院基本料において規定する**医療区分2の患者**については,2011点で算定する。

→特殊疾患入院医療管理料　　摘要欄 p.1678

(1) 特殊疾患入院医療管理料を算定する病室は,主として長期にわたり療養の必要な患者が入院する病室であり,医療上特に必要がある場合に限り他の病室への患者の移動は認められるが,その医療上の必要性について**診療報酬明細書**の摘要欄に詳細に記載する。
(2) 特殊疾患入院医療管理料を算定する日に使用するものとされた投薬に係る薬剤料は,特殊疾患入院医療管理料に含まれ,別に算定できない。
(3) 特殊疾患入院医療管理料を算定している患者に対して,1日5時間を超えて体外式陰圧人工呼吸器を使用した場合は,「注2」の加算を算定できる。
(4) 「注2」に掲げる加算を算定する際に使用した酸素及び窒素の費用は,「酸素及び窒素の価格」(平成2年厚生省告示第41号)に定めるところによる。
(5) 「注3」重症児(者)受入連携加算は,集中治療を経た新生児等を急性期の保険医療機関から受け入れ,病態の安定化のために密度の高い医療を提供することを評価したものであり,入院前の保険医療機関において入退院支援加算3が算定された患者を,特殊疾患入院医療管理料を算定する病床において受け入れた場合に入院初日に算定する。
(6) 「注4」に定める脳卒中を原因とする重度の意識障害によって当該病室に入院するもの,「注6」に定める脳卒中又は脳卒中の後遺症の患者(重度の意識障害者,筋ジストロフィー患者及び難病患者等を除く)及び「注7」に定めるJ038人工腎臓,J038-2持続緩徐式血液濾過,J039血漿交換療法又はJ042腹膜灌流を行っている慢性腎臓病の患者(重度の意識障害者,筋ジストロフィー患者,難病患者等及び「注4」又は「注6」に規定する点数を算定する患者を除く)については,A101療養病棟入院基本料における医療区分(1日に2つ以上の区分に該当する場合には,該当するもののうち最も高い点数の区分)に従い,「注4」及び「注6」については,当該患者ごとに各医療区分に相当する所定点数を算定し,「注7」については,医療区分2に相当する患者である場合に配置基準に応じて所定点数を算定する。その際,当該患者の疾患及び状態の該当する医療区分の項目について,保険医療機関において**診療録等**に記録する。

(7) 平成28年3月31日時点で,継続して6か月以上脳卒中を原因とする重度の意識障害によって特殊疾患入院医療管理料を算定する病室に入院している患者であって,引き続き同病室に入院しているもの,令和4年3月31日時点で脳卒中又は脳卒中の後遺症により特殊疾患入院医療管理料を算定する病棟に入院している患者(重度の意識障害者,筋ジストロフィー患者及び難病患者等を除く)であって,引き続き同病棟に入院しているもの及び令和6年3月31日時点で特殊疾患入院医療管理料を算定している病棟に入院している患者であって,J038人工腎臓,J038-2持続緩徐式血液濾過,J039血漿交換療法又はJ042腹膜灌流を行っている慢性腎臓病の患者(重度の意識障害者,筋ジストロフィー患者,難病患者等及び「注4」又は「注6」に規定する点数を算定する患者を除く)であり,引き続き当該病棟に入院しているものについては,医療区分3に相当するものとみなす。なお,脳卒中を原因とする重度の意識障害によって特殊疾患入院医療管理料を算定する病室に入院している患者であって,その疾患及び状態等が医療区分3に規定する疾患及び状態等に相当するものについては,「注4」によらず,特殊疾患入院医療管理料に規定する所定点数を算定する。

(8) 「注7」に定めるJ038人工腎臓,J038-2持続緩徐式血液濾過,J039血漿交換療法又はJ042腹膜灌流を行っている慢性腎臓病の患者とは,J038人工腎臓,J038-2持続緩徐式血液濾過,J039血漿交換療法又はJ042腹膜灌流が継続的に行われているものとする。

(令6保医発0305・4)

事務連絡 問1 特殊疾患入院医療管理料及び特殊疾患病棟入院料の「注4」に定める点数を算定した場合,「注2」及び「注3」に定める加算は算定できるのか。
答 「注3」は要件を満たせば算定可能。「注2」は,人工呼吸器を使用している場合の加算であり,人工呼吸器を使用する場合は医療区分3に相当するため,「注4」に定める点数の対象患者とはならない。
問2 特殊疾患入院医療管理料及び特殊疾患病棟入院料の「注4」に定める点数を算定する場合の医療区分の判断については,別紙様式2「医療区分・ADL区分等に係る評価票」を毎日記録する必要があるか。
答 特殊疾患入院医療管理料及び特殊疾患病棟入院料における医療区分の判断については,様式は定めていないが,医療機関で適切に記録する必要がある。

(平28.3.31)

A307 小児入院医療管理料(1日につき)

小入管1～小入管5

1 小児入院医療管理料1　　4,807点

```
    2  小児入院医療管理料2        4,275点
    3  小児入院医療管理料3        3,849点
    4  小児入院医療管理料4        3,210点
    5  小児入院医療管理料5        2,235点
```

注1 別に厚生労働大臣の定める小児を入院させる病棟又は施設に関する基準〔告示③第9・9(1)～(6), p.1254〕に適合しているものとして地方厚生局長等に届け出た小児科を標榜する保険医療機関の病棟（療養病棟を除く）に入院している15歳未満の小児（児童福祉法第6条の2第3項に規定する小児慢性特定疾病医療支援の対象である場合は，20歳未満の者）について，当該基準に係る区分に従い，所定点数を算定する。ただし，小児入院医療管理料5を算定する病棟において，当該入院医療管理料に係る算定要件に該当しない患者が当該病棟（精神病棟に限る）に入院した場合は，A103精神病棟入院基本料の15対1入院基本料の例により算定する。

2 別に厚生労働大臣が定める施設基準〔告示③第9・9(7), p.1255〕に適合しているものとして地方厚生局長等に届け出た保険医療機関の病棟において小児入院医療管理が行われた場合は，当該基準に係る区分に従い，次に掲げる点数をそれぞれ1日につき所定点数に加算する。
　　イ　保育士1名の場合　　　　　100点
　　ロ　保育士2名以上の場合　　　180点

3 当該病棟に入院している患者が人工呼吸器を使用している場合は，**人工呼吸器使用加算**として，1日につき600点を所定点数に加算する。

4 別に厚生労働大臣が定める施設基準〔告示③第9・9(8), p.1255〕に適合しているものとして地方厚生局長等に届け出た保険医療機関に入院している患者（小児入院医療管理料3，小児入院医療管理料4又は小児入院医療管理料5を算定している患者に限る）について，当該基準に係る区分に従い，次に掲げる点数をそれぞれ1日につき所定点数に加算する。
　　イ　重症児受入体制加算1　重受体1　200点
　　ロ　重症児受入体制加算2　重受体2　280点

5 別に厚生労働大臣が定める施設基準〔告示③第9・9(9), p.1255〕に適合しているものとして地方厚生局長等に届け出た保険医療機関の病室において，造血幹細胞移植を実施する患者に対して，治療上の必要があって無菌治療室管理が行われた場合は，当該基準に係る区分に従い，90日を限度として，1日につき次に掲げる点数をそれぞれ所定点数に加算する。ただし，A221-2小児療養環境特別加算を算定する場合は算定しない。
　　イ　無菌治療管理加算1　小無1　2,000点
　　ロ　無菌治療管理加算2　小無2　1,500点

6 当該病棟に入院している児童福祉法第6条の2第3項に規定する小児慢性特定疾病医療支援の対象である患者又は同法第56条の6第2項に規定する障害児である患者について，当該保険医療機関の医師又は当該医師の指示に基づき薬剤師が，退院に際して当該患者又はその家族等に対して，退院後の薬剤の服用等に関する必要な指導を行った上で，保険薬局に対して，当該患者又はその家族等の同意を得て，当該患者に係る調剤に際して必要な情報等を文書により提供した場合は，**退院時薬剤情報管理指導連携加算**　小退連　として，退院の日に1回に限り，150点を所定点数に加算する。

7 患者に対する支援体制につき別に厚生労働大臣が定める施設基準〔告示③第9・9(10), p.1255〕に適合しているものとして地方厚生局長等に届け出た保険医療機関の病棟に入院している患者について，**養育支援体制加算**　小養　として，入院初日に限り300点を所定点数に加算する。

8 当該保険医療機関が表示する診療時間以外の時間，休日又は深夜において，緊急に入院を必要とする小児患者を受け入れる体制の確保につき別に厚生労働大臣が定める施設基準〔告示③第9・9(11), p.1255〕に適合しているものとして地方厚生局長等に届け出た保険医療機関の病棟に入院している患者（小児入院医療管理料1又は小児入院医療管理料2を現に算定している患者に限る）について，当該基準に係る区分に従い，入院初日に限り，次に掲げる点数をそれぞれ所定点数に加算する。
　　イ　時間外受入体制強化加算1
　　　　小時受体1　　　　　　　　300点
　　ロ　時間外受入体制強化加算2
　　　　小時受体2　　　　　　　　180点

9 別に厚生労働大臣が定める基準〔告示③第9・9(12), p.1255〕に適合しているものとして保険医療機関が地方厚生局長等に届け出た病棟に入院している患者（小児入院医療管理料1，小児入院医療管理料2又は小児入院医療管理料3を算定している患者に限る）について，**看護補助加算**　小看　として，入院した日から起算して14日を限度として，151点を所定点数に加算する。この場合において，注10に掲げる看護補助体制充実加算は別に算定できない。

10 看護職員の負担の軽減及び処遇の改善を図るための看護業務の補助の体制その他の事項につき別に厚生労働大臣が定める施設基準〔告示③第9・9(13), p.1255〕に適合しているものとして地方厚生局長等に届け出た病棟に入院している患者（小児入院医療管理料1，小児入院医療管理料2又は小児入院医療管理料3を算定している患者に限る）について，**看護補助体制充実加算**　小看充　として，入院した日から起算して14日を限度として，156点を所定点数に加算する。

11 診療に係る費用〔注2，注3及び注5から注

10までに規定する加算，当該患者に対して行った第2章第2部第2節在宅療養指導管理料，第3節薬剤料，第4節特定保険医療材料料，第5部投薬，第6部注射，第10部手術，第11部麻酔，第12部放射線治療，第13部第2節病理診断・判断料及び第14部その他の費用並びに第2節に規定する臨床研修病院入院診療加算，超急性期脳卒中加算，在宅患者緊急入院診療加算，医師事務作業補助体制加算，超重症児（者）入院診療加算・準超重症児（者）入院診療加算，地域加算，離島加算，特定感染症患者療養環境特別加算，小児療養環境特別加算，緩和ケア診療加算，小児緩和ケア診療加算，がん拠点病院加算，医療安全対策加算，感染対策向上加算，患者サポート体制充実加算，報告書管理体制加算，褥瘡ハイリスク患者ケア加算，術後疼痛管理チーム加算，病棟薬剤業務実施加算1，データ提出加算，入退院支援加算（1のイ及び3に限る），医療的ケア児（者）入院前支援加算，精神疾患診療体制加算，排尿自立支援加算及び地域医療体制確保加算を除く〕は，小児入院医療管理料1及び小児入院医療管理料2に含まれるものとする。

12　診療に係る費用〔注2から注7まで，注9（小児入院医療管理料3を算定するものに限る）及び注10（小児入院医療管理料3を算定するものに限る）に規定する加算，当該患者に対して行った第2章第2部第2節在宅療養指導管理料，第3節薬剤料，第4節特定保険医療材料料，第5部投薬，第6部注射，第10部手術，第11部麻酔，第12部放射線治療，第13部第2節病理診断・判断料及び第14部その他の費用並びに第2節に規定する臨床研修病院入院診療加算，超急性期脳卒中加算，在宅患者緊急入院診療加算，医師事務作業補助体制加算，超重症児（者）入院診療加算・準超重症児（者）入院診療加算，地域加算，離島加算，特定感染症患者療養環境特別加算，小児療養環境特別加算，医療安全対策加算，感染対策向上加算，患者サポート体制充実加算，報告書管理体制加算，褥瘡ハイリスク患者ケア加算，術後疼痛管理チーム加算，病棟薬剤業務実施加算1，データ提出加算，入退院支援加算（1のイ及び3に限る），医療的ケア児（者）入院前支援加算，精神疾患診療体制加算，排尿自立支援加算及び地域医療体制確保加算を除く〕は，小児入院医療管理料3及び小児入院医療管理料4に含まれるものとする。

13　診療に係る費用〔注2から注7までに規定する加算，当該患者に対して行った第2章第2部第2節在宅療養指導管理料，第3節薬剤料，第4節特定保険医療材料料，第5部投薬，第6部注射，第10部手術，第11部麻酔，第12部放射線治療，第13部第2節病理診断・判断料及び第14部その他の費用並びに第2節に規定する臨床研修病院入院診療加算，超急性期脳卒中加算，在宅患者緊急入院診療加算，医師事務作業補助体制加算，超重症児（者）入院診療加算・準超重症児（者）入院診療加算，地域加算，離島加算，特定感染症患者療養環境特別加算，小児療養環境特別加算，強度行動障害児入院医療管理加算，摂食障害入院医療管理加算，医療安全対策加算，感染対策向上加算，患者サポー

ート体制充実加算，報告書管理体制加算，褥瘡ハイリスク患者ケア加算，術後疼痛管理チーム加算，病棟薬剤業務実施加算1，データ提出加算，入退院支援加算（1のイ及び3に限る），医療的ケア児（者）入院前支援加算，精神疾患診療体制加算（精神病棟を除く）及び排尿自立支援加算を除く〕は，小児入院医療管理料5に含まれるものとする。

【2024年改定による変更点】
(1) 小児入院医療管理料3について，平均入院患者数30名程度以下の小規模病棟を有する場合，急性期一般入院料1，7対1入院基本料（特定機能病院入院基本料・一般病棟，専門病院入院基本料）の算定病棟と当該小児病棟を併せて1看護単位とすることができるとされた（その場合，小児用の病床を集めて区域特定すること等が要件となる）。
(2) 「注2」「注4」の加算において，保育士を複数名かつ夜間に配置している場合の評価が新設された。
(3) 【新設】「注9」看護補助加算，「注10」看護補助体制充実加算：看護補助者が常時30対1以上，夜勤を行う看護補助者が常時75対1以上である届出病棟の入院患者（小児入院医療管理料1〜3の算定患者に限る）について，入院日から14日を限度に算定可。「注10」看護補助体制充実加算は，看護職員の負担軽減・処遇改善に資する「十分な体制」が整備されている場合に算定可。両加算の併算定は不可。
(4) 小児の家族等が希望により付き添うときは，その食事や睡眠環境等に対して配慮することが規定された。

→小児入院医療管理料
(1) 小児入院医療管理料は，届け出た保険医療機関における入院中の15歳未満の患者（児童福祉法第6条の2第3項に規定する小児慢性特定疾病医療支援の対象である場合は，20歳未満の患者）を対象とする。ただし，当該患者が他の特定入院料を算定できる場合は，小児入院医療管理料は算定しない。
なお，小児慢性特定疾病医療支援の対象患者については，当該病棟の対象となる年齢以降を見据えた診療体制の構築や診療計画の策定等に留意する。
(2) 小児入院医療管理料を算定する場合であって，患者の家族等が希望により付き添うときは，当該家族等の食事や睡眠環境等の付き添う環境に対して配慮する。
(3) 「注2」に掲げる加算については，当該入院医療管理料を算定する病棟において算定するものであるが，小児入院医療管理料5を算定する医療機関にあっては，院内の当該入院医療管理料を算定する患者の全てについて算定できる。
(4) 「注3」に掲げる加算を算定する際に使用した酸素及び窒素の費用は，「酸素及び窒素の価格」に定めるところによる。
(5) 「注4」に規定する重症児受入体制加算は，高度急性期の医療機関から集中治療を経た新生児の受入れを行う等，重症児の受入機能が高い病棟を評価したものである。
(6) 小児入院医療管理料を算定している患者に対して，1日5時間を超えて体外式陰圧人工呼吸器を使用した場合は，「注3」の加算を算定できる。
(7) 小児入院医療管理料1から4までにおいて，当該入院医療管理料に係る算定要件に該当しない患者が当該病棟に入院した場合には，当該医療機関が算定している入院基本料等を算定する。この際，入院基本料等を算定する場合の費用の請求については，A300救命救急入院料の(17)（p.177）と同様である。
(8) 小児入院医療管理料5において，当該入院医療管理料に係る算定要件に該当しない患者が当該病棟（精神病棟に限る）に入院した場合は，精神病棟入院基本料

(9) (8)により，A103精神病棟入院基本料の例により算定する場合の費用の請求については，当該保険医療機関に入院した日を入院初日として，以下のとおりとする。
　ア　A103精神病棟入院基本料の「注4」に規定する重度認知症加算は算定することができない。
　イ　A103精神病棟入院基本料の「注5」に規定する救急支援精神病棟初期加算は算定することができない。
　ウ　A103精神病棟入院基本料の「注6」に規定する加算について，当該病棟において各加算の要件を満たしている場合に算定できる。
　エ　A103精神病棟入院基本料の「注7」に規定する精神保健福祉士配置加算は算定することができない。
(10)　「注5」に規定する無菌治療管理加算1及び2については，保険医療機関において，造血幹細胞移植を実施する患者に対して，必要があって無菌治療室管理を行った場合に，一連の治療につき，90日を限度として算定する。
　　なお，無菌治療室管理とは，当該治療室において，医師等の立入等の際にも無菌状態が保たれるよう必要な管理をいう。
(11)　「注6」に規定する退院時薬剤情報管理指導連携加算は，当該保険医療機関の医師又は医師の指示に基づき薬剤師が，小児慢性特定疾病の児童等又は医療的ケア児の退院時に，当該患者又はその家族等に対し退院後の薬剤の服用等に関する必要な指導を行い，当該患者又はその家族等の同意を得て，患者又はその家族等が選択する保険薬局に対して当該患者の調剤に関して必要な情報等を文書により提供した場合に，退院の日に1回に限り算定する。保険薬局への情報提供に当たっては，「薬剤管理サマリー（小児版）」（日本病院薬剤師会）等の様式を参照して，以下の事項を記載した情報提供文書を作成し，作成した文書の写しを**診療録等**に添付する。
　ア　患者の状態に応じた調剤方法
　イ　服用状況に合わせた剤形変更に関する情報
　ウ　服用上の工夫
　エ　入院前の処方薬の変更又は中止に関する情報や変更又は中止後の患者の状態等に関する情報
(12)　当該文書の交付方法は，患者又はその家族等が選択する保険薬局に直接送付することに代えて，患者又はその家族等に交付し，患者又はその家族等が保険薬局に持参することでも差し支えない。
(13)　患者1人につき複数の保険薬局に対し情報提供を行った場合においても，1回のみの算定とする。また，死亡退院の場合は算定できない。
(14)　「注7」に規定する養育支援体制加算は，虐待等不適切な養育が行われていることが疑われる小児患者に対する必要な支援体制を評価するものであり，当該病棟に入院している患者について，入院初日に算定する。
(15)　「注8」に規定する時間外受入体制強化加算は，保険医療機関において，当該保険医療機関が表示する診療時間以外の時間，休日又は深夜において，緊急に入院を必要とする小児患者を受け入れる体制を確保していることを評価するものであり，当該病棟に入院している患者について，入院初日に算定する。
(16)　「注9」及び「注10」に規定する看護補助加算及び看護補助体制充実加算は，当該病棟において施設基準に定める必要な数を超えて配置している看護職員については，看護補助者とみなして計算することができる。ただし，基本診療料の施設基準等の**第9の9の(12)のロ及び(13)のロ**に定める夜勤を行う看護補助者の数は，みなし補助者を除いた看護補助者を夜勤時間帯に配置している場合のみ算定できる。
(17)　「注9」及び「注10」に規定する看護補助加算及び看護補助体制充実加算を算定する病棟は，身体的拘束を最小化する取組を実施した上で算定する。取組内容については，A101療養病棟入院基本料の(20)の例による。
(令6保医発0305・4)

事務連絡　小児入院医療管理料
問1　小児入院医療管理料5は病院単位で算定するのか。
答　貴見のとおり。ただし療養病棟は除く。(平14.4.24，一部修正)
問2　「注5」無菌治療管理加算の算定開始日はいつか。
答　造血幹細胞移植を行う患者に対して無菌治療室管理が開始された日である。(令4.3.31)
問3　A307小児入院医療管理料について，「小児入院医療管理料を算定する場合であって，患者の家族等が希望により付き添うときは，当該家族等の食事や睡眠環境等の付き添う環境に対して配慮すること」と規定されたが，具体的にどのような対応を行えばよいか。
答　令和5年度子ども子育て支援推進調査研究事業「入院中のこどもへの家族等の付添いに関する病院実態調査」の事例集（※）を参考に，各医療機関に入院する患者の特徴や付き添う家族等の実態を踏まえて必要な対応を行う。
（※）「入院中のこどもへの家族等の付添いに関する病院実態調査」（事業実施者：株式会社野村総合研究所）における「入院中のこどもへの付添い等に関する医療機関の取組充実のための事例集」（野村総合研究所ウェブサイト）(令6.4.26)
問4　A307小児入院医療管理料について，「小児入院医療管理料を算定する場合であって，患者の家族等が希望により付き添うときは，当該家族等の食事や睡眠環境等の付き添う環境に対して配慮する」とされたが，患者の家族等の希望に応じ，患者に提供される食事と同一の給食施設で調理された食事を提供する場合，「入院時食事療養及び入院時生活療養の食事の提供たる療養の基準等に係る届出に関する手続きの取扱い」（令和6年保医発0305第13号）の別添「入院時食事療養及び入院時生活療養の食事の提供たる療養に係る施設基準等」における職員に提供される食事の取扱いと同様に，帳簿類，出納及び献立盛り付けなどは明確に区別する必要があるか。
答　患者の家族等に提供される食事の食数が少ない場合（患者に提供される1日当たりの食数の概ね1割未満）は，食数を明確に把握した上で，入院時食事療養費及び入院時生活療養費とは区別して費用を徴収していれば，食品納入・消費・在庫等に関する諸帳簿類や献立盛り付けは，区別しなくても差し支えない。(令6.5.31)
(編注) 15歳（あるいは20歳）未満の小児であれば，小児科以外の診療科の患者も対象となる。

A308　回復期リハビリテーション病棟入院料（1日につき）

1　回復期リハビリテーション病棟入院料
　1　復リ1　　　　　　　　　　　　　2,229点
　　（生活療養を受ける場合にあっては）2,215点
2　回復期リハビリテーション病棟入院料
　2　復リ2　　　　　　　　　　　　　2,166点
　　（生活療養を受ける場合にあっては）2,151点
3　回復期リハビリテーション病棟入院料
　3　復リ3　　　　　　　　　　　　　1,917点
　　（生活療養を受ける場合にあっては）1,902点
4　回復期リハビリテーション病棟入院料
　4　復リ4　　　　　　　　　　　　　1,859点
　　（生活療養を受ける場合にあっては）1,845点
5　回復期リハビリテーション病棟入院料

5　復リ5　　　　　　　　　　　1,696点
　　　（生活療養を受ける場合にあっては）　1,682点
　6　回復期リハビリテーション入院医療管
　　理料　復リ入管　　　　　　　　1,859点
　　　（生活療養を受ける場合にあっては）　1,845点
注1　1から5までについては，別に厚生労働大臣が定める施設基準〔告示3第9・10(1)〜(6)，p.1258〕に適合しているものとして保険医療機関が地方厚生局長等に届け出た病棟に入院している患者（別に厚生労働大臣が定める回復期リハビリテーションを要する状態にあるもの〔告示3別表第9，p.204〕に限る）について，6については，別に厚生労働大臣が定める施設基準〔告示3第9・10(7)，p.1259〕に適合しているものとして保険医療機関が地方厚生局長等に届け出た病室に入院している患者（別に厚生労働大臣が定める回復期リハビリテーションを要する状態〔告示3別表第9の2，p.204〕にあるもの〔告示3別表第9，p.204〕に限る）について，当該基準に係る区分に従い，当該病棟又は病室に入院した日から起算して，それぞれの状態に応じて別に厚生労働大臣が定める日数〔告示3別表第9，p.204〕を限度として所定点数を算定する。ただし，当該病棟又は病室に入院した患者が当該入院料に係る算定要件に該当しない場合は，当該病棟が一般病棟であるときにはA100一般病棟入院基本料の注2に規定する特別入院基本料の例により，当該病棟が療養病棟であるときにはA101療養病棟入院料1の入院料27又は療養病棟入院料2の入院料27の例により，それぞれ算定する。
　2　回復期リハビリテーション病棟入院料を算定する患者（回復期リハビリテーション病棟入院料3，回復期リハビリテーション病棟入院料4，回復期リハビリテーション病棟入院料5又は回復期リハビリテーション入院医療管理料を現に算定している患者に限る）が入院する保険医療機関について，別に厚生労働大臣が定める施設基準〔告示3第9・10(9)，p.1259〕を満たす場合（注1のただし書に規定する場合を除く）は，**休日リハビリテーション提供体制加算**　休リハ　として，患者1人につき1日につき60点を所定点数に加算する。
　3　診療に係る費用（注2及び注4に規定する加算，当該患者に対して行った第2章第1部医学管理等のB001の10入院栄養食事指導料（回復期リハビリテーション病棟入院料1を算定するものに限る），B011-6栄養情報連携料（回復期リハビリテーション病棟入院料1を算定するものに限る）及びB001の34二次性骨折予防継続管理料（ロに限る），第2部在宅医療，第7部リハビリテーションの費用（別に厚生労働大臣が定める費用〔告示3別表第9の3，p.204〕を除く），第14部その他，第2節に規定する臨床研修病院入院診療加算，医師事務作業補助体制加算，地域加算，離島加算，特定感染症患者療養環境特別加算，医療安全対策加算，感染対策向上加算，患者サポート体制充実加算，報

告書管理体制加算，データ提出加算，入退院支援加算（1のイに限る），認知症ケア加算，薬剤総合評価調整加算，排尿自立支援加算，J038人工腎臓，J042腹膜灌流及びJ400特定保険医療材料（J038人工腎臓又はJ042腹膜灌流に係るものに限る）並びに除外薬剤・注射薬（告示3別表第5の1の2，p.1308）の費用を除く〕は，回復期リハビリテーション病棟入院料1，回復期リハビリテーション病棟入院料2，回復期リハビリテーション病棟入院料3，回復期リハビリテーション病棟入院料4，回復期リハビリテーション病棟入院料5及び回復期リハビリテーション入院医療管理料に含まれるものとする。
　4　5については，算定を開始した日から起算して2年（回復期リハビリテーション病棟入院料1，回復期リハビリテーション病棟入院料2，回復期リハビリテーション病棟入院料3又は回復期リハビリテーション病棟入院料4を算定していた病棟にあっては，1年）を限度として算定する。

A308-2　　削除

【2024年改定による変更点】
(1)　医療資源の少ない地域で，病室単位で届出可能な「回復期リハビリテーション入院医療管理料」が新設された。
(2)　①回復期リハビリテーション病棟入院料1〜5：日常生活機能評価又はFIMを2週間に1回以上測定，②同入院料1・2：専従の社会福祉士の配置（【経過措置】2025年5月末まで猶予），口腔管理の体制整備，③同入院料1・3：FIMの測定に関する院内研修の実施，④同入院料1：栄養状態の評価にGLIM基準を用いること――が要件とされた。
(3)　従前の「体制強化加算1・2」が廃止された。
(4)　回復期リハビリテーション病棟入院料を算定する患者は，疾患別リハビリテーション料に係る算定単位数上限緩和（1日9単位算定可）の対象となるが（リハビリテーション「通則4」），当該入院料の算定患者のうちH002運動器リハビリテーション料を算定する患者が対象から除外された（特掲診療料の施設基準等・別表第9の3，p.1500）。

→**回復期リハビリテーション病棟入院料**　摘要欄 p.1678
(1)　回復期リハビリテーション病棟入院料及び回復期リハビリテーション入院医療管理料（以下「回復期リハビリテーション病棟入院料等」という）を算定する病棟又は病室は，脳血管疾患又は大腿骨頸部骨折等の患者に対して，ADLの向上による寝たきりの防止と家庭復帰を目的としたリハビリテーションを集中的に行うための病棟及び病室であり，回復期リハビリテーションを要する状態の患者が**常時8割以上**入院している病棟及び病室をいう。なお，リハビリテーションの実施に当たっては，医師は定期的な機能検査等をもとに，その効果判定を行いリハビリテーション実施計画書を作成する必要がある。
(2)　医療上特に必要がある場合に限り回復期リハビリテーション病棟入院料等を算定する病棟又は病室から他の病棟への患者の移動は認められるが，その医療上の必要性について**診療報酬明細書**の摘要欄に詳細に記載する。
(3)　回復期リハビリテーション病棟入院料等を算定する日に使用するものとされた投薬に係る薬剤料は，回復期リハビリテーション病棟入院料等に含まれ，別に算定できない。
(4)　回復期リハビリテーション病棟入院料等に係る**算定**

参考　回復期リハビリテーション病棟入院料の構造

（青文字は下位の入院料の基準と異なる部分を示す）

【入院料3・4，入院医療管理料の診療実績】
・重症（※1）の新規入院患者：3割以上
・自宅等退院患者：7割以上
・重症者が退院時に日常生活機能評価で3点以上又はFIM総得点で12点以上改善：3割以上

【入院料1・2の診療実績】
・重症（※1）の新規入院患者：4割以上
・自宅等退院患者：7割以上
・重症者が退院時に日常生活機能評価で4点以上又はFIM総得点で16点以上改善：3割以上

特定入院

- 回復期リハ入院医療管理料（※3）　1859点（1845点）　診療実績
- 回復期リハ入院料5　1696点（1682点）
- 回復期リハ入院料4　1859点（1845点）　診療実績
- 回復期リハ入院料3　1917点（1902点）　診療実績　実績指数（※2）35以上
- 回復期リハ入院料2　2166点（2151点）　診療実績
- 回復期リハ入院料1　2229点（2215点）　診療実績　実績指数（※2）40以上

①看護職員配置15対1以上（夜勤看護職員数1以上），②看護師比率4割以上，③看護補助者配置30対1以上（夜勤看護補助者数2以上），④専従・常勤の理学療法士2名以上（回復期リハ入院医療管理料は1名以上），⑤専従・常勤の作業療法士1名以上

①看護職員配置13対1以上（夜勤看護職員数2以上），②看護師比率7割以上，③看護補助者配置30対1以上（夜勤看護補助者数2以上），④専従・常勤の理学療法士3名以上，作業療法士2名以上，言語聴覚士1名以上，社会福祉士1名以上，⑤週7日のリハビリ提供体制

①専任・常勤の管理栄養士1名以上
②GLIM基準を用いた栄養評価

①回復期リハの必要性の高い患者を8割以上入院させる（特定機能病院以外の）一般病棟又は療養病棟の病棟・病室である，②1日2単位以上のリハビリ実施，③専任の常勤医師1名以上，④データ提出加算届出，⑤FIMの定期的な測定

※1　重症の患者：日常生活機能評価10点以上又はFIM得点55点以下の患者
※2　実績指数：1日当たりのFIM（機能的自立度評価法）得点の改善度を，患者の入棟時の状態を踏まえて指数化したもの
※3　回復期リハ入院医療管理料：①医療資源の少ない地域（別表6の2）に所在する医療機関（半径12km以内に回復期リハ病棟入院料1〜5の届出医療機関がないこと），②新規入室患者の4割以上が別表第9「1」の脳血管疾患等の患者であること――等が要件

要件に該当しない患者が，当該病棟又は病室に入院した場合には，当該病棟又は病室が一般病棟である場合は特別入院基本料を，当該病棟又は病室が療養病棟である場合は療養病棟入院基本料の入院料27を算定する。

この場合において，当該病棟が回復期リハビリテーション病棟入院料1から4まで又は回復期リハビリテーション入院医療管理料を算定する病棟又は病室である場合は，療養病棟入院料1の入院料27により，回復期リハビリテーション病棟入院料5を算定する病棟である場合は，療養病棟入院料2の入院料27により算定する。

この際，A100の「注2」に規定する特別入院基本料を算定する場合の費用の請求については，同「注4」に規定する重症児（者）受入連携加算，同「注5」に規定する救急・在宅等支援病床初期加算は算定できず，同「注10」に規定する加算（特別入院基本料において算定できるものに限る）は，当該病棟において要件を満たしている場合に算定できる。また，A101療養病棟入院基本料を算定する場合の費用の請求については，A100一般病棟入院基本料の(9)に準ずる。

(5) 必要に応じて病棟等における早期歩行，ADLの自立等を目的とした理学療法又は作業療法が行われることとする。

(6) 回復期リハビリテーション病棟入院料等を算定している患者は，転院してきた場合においても，転院先の保険医療機関で当該入院料を継続して算定できる。ただし，その場合にあっては，当該入院料等の算定期間を通算する。なお，診療報酬明細書の摘要欄に転院前の保険医療機関における当該入院料の算定日数を記載する。

(7) 回復期リハビリテーション病棟入院料等を算定するに当たっては，当該回復期リハビリテーション病棟入院料等を算定する病棟又は病室への入院時又は転院時及び退院時に日常生活機能評価又は機能的自立度評価法（Functional Independence Measure）（以下「FIM」という）の測定を行い，その結果について診療録等に記載する。なお，A246入退院支援加算の「注4」に規定する地域連携診療計画加算を算定する患者が当該回復期リハビリテーション病棟入院料等を算定する病棟に転院してきた場合には，原則として当該患者に対して作成された地域連携診療計画に記載された日常生活機能評価又はFIMの結果を入院時に測定された日常生活機能評価又はFIMとみなす。

(8) 回復期リハビリテーション病棟入院料等を算定するに当たっては，定期的（2週間に1回以上）に日常生活機能評価又はFIMの測定を行い，その結果について診療録等に記載する。

(9) 回復期リハビリテーション病棟入院料等を算定するに当たっては，当該入院料等を算定する患者に対し，入棟後2週間以内に入棟時のFIM運動項目の得点について，また退棟（死亡の場合を除く）に際して退棟時のFIM運動項目の得点について，その合計及び項目別内訳を記載したリハビリテーション実施計画書を作成し，説明する。なお，患者の求めがあった場合には，作成したリハビリテーション実施計画書を交付する。

(10) 医師，看護師，理学療法士，作業療法士，言語聴覚士，社会福祉士等の多職種が共同してリハビリテーション総合実施計画書を作成し，これに基づいて行ったリハビリテーションの効果，実施方法等について共同して評価を行った場合は，H003-2リハビリテーション総合計画評価料を算定できる。

(11) 「注2」休日リハビリテーション提供体制加算は，患者が入院当初から集中的なリハビリテーションを継続して受けられるよう，休日であっても平日と同様のリハビリテーションの提供が可能な体制をとる保険医療機関を評価したものである。

(12) 「注3」に規定する「別に厚生労働大臣が定める費用」に係る取扱いについては，以下のとおりとする。
　ア　基本診療料の施設基準等別表第9の3（p.204）に規定する「当該保険医療機関における回復期リハビ

参考 **1．リハビリテーション実績指数の算出**（A308回復期リハビリテーション病棟入院料）

●リハビリテーション実績指数の計算式	算出月前の過去6カ月間に退棟した患者を対象とする 実績指数＝$\dfrac{\Sigma（退棟時のFIM運動項目の得点－入棟時のFIM運動項目の得点）}{\Sigma（各患者の入棟から退棟までの日数÷患者の入棟時の状態に応じた算定上限日数）}$
●リハビリテーション実績指数の算定対象から除外する患者等	①**必ず除外する患者** 　在棟中に一度も当該入院料を算定しなかった患者及び在棟中に死亡した患者 ②**まとめて除外できる患者** 　高次脳機能障害の患者が過去6カ月の入院患者の4割を超える医療機関では，当該月に入棟した高次脳機能障害の患者を全て除外できる ③**医療機関の判断で各月の入棟患者数の3割以下の範囲で選択して除外できる患者** 　入棟日に次に該当する患者については，毎月の入棟患者数の100分の30を超えない範囲でリハビリテーション実績指数の算出から除外できる 　ア　FIM運動項目の得点が20点以下のもの 　イ　FIM運動項目の得点が76点以上のもの 　ウ　FIM認知項目の得点が24点以下のもの 　エ　年齢が80歳以上のもの ※　在棟中にFIMの得点が1週間で10点以上低下した場合，リハビリテーション実績指数の算出は当該低下の直前に退棟したものとみなす
●算出月	各年度4・7・10・1月の3カ月毎に計算する
●報告	算出月ごとのリハビリテーション実績指数等を毎年7月の定例報告時に報告する

2．6単位超のリハビリテーションが包括される場合の取扱い

●リハビリテーションの提供実績を相当程度有する場合とは	算出月において①と②のいずれにも該当する場合 ①過去6カ月間に当該病棟から退棟した患者数が10名以上 ②過去6カ月間に当該病棟でのリハビリテーションの1日平均提供数が6単位以上 【リハビリテーションの1日平均提供数の計算】 $\dfrac{直近6カ月に当該病棟に入院していた患者に提供した疾患別リハビリテーションの総単位数}{直近6カ月間に当該病棟に入院していた回復期リハビリテーションを要する患者の延入院日数}$
●効果に係る相当程度の実績が認められない場合とは	3カ月毎の管理において，過去6カ月間に退棟した患者を対象としたリハビリテーション実績指数が2回連続して27未満の場合
●リハビリテーションの包括	算出月において，2回連続して「リハビリテーションの提供実績を相当程度有するとともに，効果に係る相当程度の実績が認められない場合」に該当した場合に当該月以降，1日につき6単位を超える疾患別リハビリテーション料は入院料に包括される ※　脳血管疾患等の患者であって発症後60日以内のものに対して行ったものを除く

※　①～③のいずれかの状態になった場合は，当該月から6単位超のリハビリテーションを出来高算定できる．
　① 前月までの6カ月間に回復期リハビリテーション病棟から退棟した患者数が10名未満
　② 1人あたりの1日リハビリテーション提供単位数が6単位未満
　③ リハビリテーション実績指数が27以上
※　6単位超のリハビリテーションが包括される取り扱いとなった後，算出月以外でリハビリテーション実績指数等の要件を満たして6単位超の出来高算定に戻る場合は，定例報告月（毎年7月）でなくともその都度報告して，報告月から6単位超の出来高算定ができる．

3．医療機関における管理やレセプト記載などの取扱い

●患者への説明	入棟後2週間以内に入院時のFIMの運動項目得点について，また退棟（死亡の場合を除く）に際して退棟時のFIM運動項目の得点について，その合計及び項目別内訳を説明する
●医療機関における公開	以下の①②について，少なくとも3カ月ごとに医療機関内に掲示する等の方法で公開する ①前月までの3カ月間に回復期リハビリテーション病棟から退棟した患者の数と区分別内訳 ②直近のリハビリテーション実績指数
●医療機関における記録	①患者を算出から除外する場合は，「除外した患者氏名」「除外の理由」を一覧性のある台帳に記入する． ②レセプトの摘要欄に，リハビリテーション実績指数の算出から除外する旨とその理由を記載する． ③除外の判断は遅くとも入棟月分のレセプト請求までに行う．

（全国保険医団体連合会「保険診療の手引」より）

リテーション病棟入院料等を算定する病棟又は病室においてリハビリテーションの提供実績を相当程度有する」場合とは，①及び②を各年度4月，7月，10月及び1月において算出し，①が**10名以上**かつ②が**6単位以上**である状態が2回連続した場合をいう．②の算出には，基本診療料施設基準通知の別添4第11の1（8）（p.1259）に示した式において「直近1か月間」とあるものを「直近6か月間」と読み替えた計算式を用いる．
　① 前月までの6か月間に回復期リハビリテーション病棟入院料等を算定する病棟又は病室から退棟又は退室した患者数（ウ及びエの規定により計算対象から除外するものを除く）
　② 直近6か月間の回復期リハビリテーションを要する状態の患者（在棟中又は在室中に死亡した患者，入棟日又は入室日においてウの①から④までのいずれかに該当した患者及びエの規定によりリハビリテーション実績指数の計算対象から除外した患者を含む）に対する1日当たりのリハビリテーション提供単位数の平均値
　イ　基本診療料の施設基準等別表第9の3に規定する「効果に係る相当程度の実績が認められない場合」

とは，前月までの6か月間に当該医療機関の回復期リハビリテーション病棟入院料等を算定する病棟又は病室から退棟又は退室した患者（ウ及びエの規定によって計算対象から除外する患者を除く）について，以下の①の総和を②の総和で除したもの（以下「リハビリテーション実績指数」という）を各年度4月，7月，10月及び1月において算出し，リハビリテーション実績指数が2回連続して27を下回った場合をいう。
① 退棟時又は退室時のFIM運動項目の得点から，入棟時又は入室時のFIM運動項目の得点を控除したもの
② 各患者の入棟又は入室から退棟又は退室までの日数を，「注1」に規定する厚生労働大臣が定める日数の上限のうち当該患者の入棟時又は入室時の状態に応じたもので除したもの

[計算例]
① 前月までの6か月間に50人退棟し，入棟時にFIM運動項目が50点，退棟時に80点だったものが30人，入棟時にFIM運動項目が40点，退棟時に65点だったものが20人とすると，
　　(80-50)×30+(65-40)×20=1,400
② 前月までの6か月間に50人退棟し，そのうち30人が大腿骨骨折手術後（回復期リハビリテーション病棟入院料の算定日数上限が90日）で実際には72日で退棟，残り20人が脳卒中（回復期リハビリテーション病棟入院料の算定日数上限が150日）で実際には135日で退棟したとすると，
　　(72/90)×30+(135/150)×20=42
従って，この例ではリハビリテーション実績指数は①／②=33.3となる。

ウ 在棟中又は在室中に一度も回復期リハビリテーション病棟入院料等を算定しなかった患者及び在棟中又は在室中に死亡した患者はリハビリテーション実績指数の算出対象から除外する。また，入棟日又は入室日において次に該当する患者については，当該月の入棟患者数又は入室患者数（入棟時又は入室時に回復期リハビリテーションを要する状態であったものに限る）の100分の30を超えない範囲で，リハビリテーション実績指数の算出対象から除外できる。ただし，次の⑤に該当する患者について算出対象から除外する場合であっても，当該患者に係るFIMの測定を行うこと。
① FIM運動項目の得点が20点以下のもの
② FIM運動項目の得点が76点以上のもの
③ FIM認知項目の得点が24点以下のもの
④ 年齢が80歳以上のもの
⑤ 基本診療料の施設基準等別表第9に掲げる「急性心筋梗塞，狭心症発作その他急性発症した心大血管疾患又は手術後の状態」に該当するもの

エ 前月までの6か月間に回復期リハビリテーション病棟入院料等を算定する病棟又は病室を退棟又は退室した患者（在棟中又は在室中に回復期リハビリテーション病棟入院料等を算定した患者に限る）の数に対する高次脳機能障害の患者（基本診療料の施設基準等別表第9（p.204）に掲げる「高次脳機能障害を伴った重症脳血管障害，重度の頸髄損傷及び頭部外傷を含む多部位外傷の場合」に該当し，回復期リハビリテーション病棟入院料等を算定開始日から起算して180日まで算定できるものに限る）の数の割合が4割以上である保険医療機関において，当該月に入棟又は入室した高次脳機能障害の患者をリハビリテーション実績指数の算出から全て除外することができる。除外する場合，ウについては，「当該月の入棟患者数又は入室患者数（入棟時又は入室時に回復期リハビリテーションを要する状態であったものに限る）の100分の30」を，「当該月の入棟患者数又は入室患者数（入棟時又は入室時に回復期リハビリテーションを要する状態であったものに限る）のうち高次脳機能障害の患者を除いた患者数の100分の30」と読み替えるものとする。

オ ウ及びエの除外の判断に当たっては，除外した患者の氏名と除外の理由を一覧性のある台帳に順に記入するとともに，当該患者の入棟月又は入室月の診療報酬明細書の摘要欄に，リハビリテーション実績指数の算出から除外する旨とその理由を記載する。

カ 在棟中又は在室中にFIM運動項目の得点が1週間で10点以上低下したものについては，リハビリテーション実績指数の算出においては，当該低下の直前の時点をもって退棟又は退室したものとみなすことができる。

キ ア及びイによって算出した実績等から，「当該保険医療機関における回復期リハビリテーション病棟入院料等を算定する病棟又は病室においてリハビリテーションの提供実績を相当程度有するとともに，効果に係る相当程度の実績が認められない場合」に該当した場合，当該月以降，1日につき6単位を超える疾患別リハビリテーション料（脳血管疾患等の患者であって発症後60日以内のものに対して行ったものを除く）は回復期リハビリテーション病棟入院料等に包括される。なお，その後，別の月（4月，7月，10月又は1月以外の月を含む）において，アの①が10名未満，アの②が6単位未満，又はイのリハビリテーション実績指数が27以上となった場合，当該月以降，再び1日につき6単位を超える疾患別リハビリテーション料を出来高により算定することができる。

ク 回復期リハビリテーション病棟入院料等を算定する保険医療機関は，各年度4月，7月，10月及び1月においてア及びイで算出した内容等について，毎年8月に別紙様式45（p.203）を用いて地方厚生（支）局長に報告する。また，各年度4月，7月，10月及び1月において「当該保険医療機関における回復期リハビリテーション病棟入院料等を算定する病棟又は病室においてリハビリテーションの提供実績を相当程度有するとともに，効果に係る相当程度の実績が認められない場合」に該当した場合及びキの規定によりその後，別の月（4月，7月，10月又は1月以外の月を含む）にア及びイの算出を行った場合には，その都度同様に報告する。

(13) 回復期リハビリテーション病棟入院料1を算定するに当たっては，栄養管理に関するものとして，次に掲げる内容を行う。ただし，令和6年3月31日時点において現に回復期リハビリテーション病棟入院料1を算定する病棟については，令和6年9月30日までの間に限り，アの「栄養状態の評価には，GLIM基準を用いること」の要件を満たしているものとみなす。
ア 当該入院料を算定する全ての患者について，患者ごとに行うリハビリテーション実施計画又はリハビリテーション総合実施計画の作成に当たっては，管理栄養士も参画し，患者の栄養状態を十分に踏まえて行う。その際，栄養状態の評価には，GLIM基準を用いる。なお，リハビリテーション実施計画書又はリハビリテーション総合実施計画書における栄養

(別紙様式45)

回復期リハビリテーション病棟入院料及び特定機能病院リハビリテーション病棟入院料におけるリハビリテーション実績指数等に係る報告書

保険医療機関名	
郵便番号	
住所	
報告年月日	
直近の報告年月日	
届出入院料	□ 回復期リハビリテーション病棟入院料　　□ 特定機能病院リハビリテーション病棟入院料

※（特定機能病院リハビリテーション病棟入院料を届け出ている場合は，以下における「回復期リハビリテーション病棟入院料」を「特定機能病院リハビリテーション病棟入院料」と読み替えること）

1．退棟患者数

①		(　)月	(　)月	(　)月	(　)月
②	前月までの6か月間に回復期リハビリテーション病棟から退棟した患者数	名	名	名	名

2．1日当たりのリハビリテーション提供単位数

①			(　)月	(　)月	(　)月	(　)月
③		前月までの6か月間に回復期リハビリテーション病棟に入院していた回復期リハビリテーションを要する状態の患者の延べ入院日数	日	日	日	日
④		前月までの6か月間に③の患者に対して提供された疾患別リハビリテーションの総単位数（ⅰ＋ⅱ＋ⅲ＋ⅳ＋ⅴ）	単位	単位	単位	単位
再掲	ⅰ	前月までの6か月間に③の患者に対して提供された心大血管疾患リハビリテーションの総単位数	単位	単位	単位	単位
	ⅱ	前月までの6か月間に③の患者に対して提供された脳血管疾患等リハビリテーションの総単位数	単位	単位	単位	単位
	ⅲ	前月までの6か月間に③の患者に対して提供された廃用症候群リハビリテーションの総単位数	単位	単位	単位	単位
	ⅳ	前月までの6か月間に③の患者に対して提供された運動器リハビリテーションの総単位数	単位	単位	単位	単位
	ⅴ	前月までの6か月間に③の患者に対して提供された呼吸器リハビリテーションの総単位数	単位	単位	単位	単位
⑤		1日当たりのリハビリテーション提供単位数（④／③）	単位	単位	単位	単位

3．リハビリテーション実績指数

①		(　)月	(　)月	(　)月	(　)月
⑥	前月までの6か月間に回復期リハビリテーション病棟を退棟した回復期リハビリテーションを要する状態の患者数	名	名	名	名
⑦	⑥のうち，リハビリテーション実績指数の計算対象とした患者数	名	名	名	名
⑧	⑦の患者の退棟時のFIM得点（運動項目）から入棟時のFIM得点（運動項目）を控除したものの総和	点	点	点	点
⑨	⑦の各患者の入棟から退棟までの日数を，当該患者の入棟時の状態に応じた回復期リハビリテーション病棟入院料の算定日数上限で除したものの総和				
⑩	リハビリテーション実績指数（⑧／⑨）	点	点	点	点

4．除外患者について（届出の前月までの6か月について以下を記入する）

⑪	届出の前月までの6か月	(　)月	(　)月	(　)月	(　)月	(　)月	(　)月
⑫	入棟患者数	名	名	名	名	名	名
⑬	高次脳機能障害患者が退棟患者数の40％以上であることによる除外の有無	有・無	有・無	有・無	有・無	有・無	有・無
⑭	⑬による除外がある場合は除外後の入棟患者数（⑬が有の場合のみ）	名	名	名	名	名	名
⑮	リハビリテーション実績指数の計算対象から除外した患者数	名	名	名	名	名	名
⑯	除外割合〔⑮÷（⑫又は⑭）〕	％	％	％	％	％	％

5．高次脳機能障害患者が40％以上であることによる除外について（⑬が有の場合には，それぞれ⑪の7か月前から前月までの6か月間の状況について記入）

※(　)にはそれぞれ⑪の前月を記載	(　)月までの6か月	(　)月までの6か月	(　)月までの6か月	(　)月までの6か月	(　)月までの6か月	(　)月までの6か月
⑰　6か月間の退棟患者数	名	名	名	名	名	名
⑱　⑰のうち，高次脳機能障害の患者数	名	名	名	名	名	名
⑲　高次脳機能障害患者の割合（⑱÷⑰）	％	％	％	％	％	％

6．前月の外来患者に対するリハビリテーション又は訪問リハビリテーション指導の実施

（あり・なし）

[記載上の注意]
1. ①については，毎年7月に報告する際には，前年10月，当該年1月，4月及び7月について記入する。別の月に報告する際には，報告を行う月及び報告を行う月以前で1月，4月，7月及び10月のうち直近の月について記入する。ただし，新規に当該入院料の届出を行うなど，当該月について算出を行っていない項目については，記入は不要である。
2. ②はリハビリテーション実績指数の計算対象となったものに限る。
3. ④は選定療養として行われたもの及びその費用が回復期リハビリテーション病棟入院料に包括されたものを除く。
4. ⑫は入棟時に回復期リハビリテーションを要する状態であったものに限る。
5. ⑮の除外患者数は，入棟日においてFIM運動項目の得点が20点以下若しくは76点以上，FIM認知項目の得点が24点以下，又は年齢が80歳以上であったことによりリハビリテーション実績指数の計算対象から除外したものに限る。
6. ⑯の除外割合は，⑬が「有」の場合は⑮÷⑭，「無」の場合は⑮÷⑫とする。
7. ⑰は在棟中に回復期リハビリテーション病棟入院料を算定した患者に限る。
8. ⑬，⑱，⑲の高次脳機能障害とは，「基本診療料の施設基準等」別表第9に掲げる「高次脳機能障害を伴った重症脳血管障害，重度の頸髄損傷及び頭部外傷を含む多部位外傷の場合」に該当する，回復期リハビリテーション入院料が算定開始日から起算して180日以内まで算定できるものに限る。
9.「前月の外来患者に対するリハビリテーション又は訪問リハビリテーション指導の実施」については「あり」又は「なし」の該当するものを○で囲むこと。

関連項目については，必ず記載する。
　イ　当該入院料を算定する全ての患者について，管理栄養士を含む医師，看護師その他医療従事者が，入棟時の患者の栄養状態の確認，当該患者の栄養状態の定期的な評価及び栄養管理に係る計画の見直しを共同して行う。
　ウ　当該入院料を算定する患者のうち，栄養障害の状態にあるもの又は栄養管理をしなければ栄養障害の状態になることが見込まれるものその他の重点的な栄養管理が必要なものについては，栄養状態に関する再評価を週1回以上行うとともに，再評価の結果も踏まえた適切な栄養管理を行い，栄養状態の改善等を図る。
⑭　回復期リハビリテーション病棟入院料2から5及び回復期リハビリテーション入院医療管理料を算定するに当たっては，専任の常勤管理栄養士を配置し，栄養管理に関するものとして，次に掲げる内容を行うことが望ましい。
　ア　当該入院料等を算定する全ての患者について，患者ごとに行うリハビリテーション実施計画書又はリハビリテーション総合実施計画書の作成に当たっては，管理栄養士も参画し，患者の栄養状態を十分に踏まえて行うとともに，リハビリテーション実施計画書又はリハビリテーション総合実施計画書における栄養関連項目に記載する。その際，栄養状態の評価には，GLIM基準を用いる。
　イ　当該入院料等を算定する全ての患者について，管理栄養士を含む医師，看護師その他医療従事者が，入棟時の患者の栄養状態の確認，当該患者の栄養状態の定期的な評価及び計画の見直しを共同して行う。
　ウ　当該入院料等を算定する患者のうち，栄養障害の状態にあるもの又は栄養管理をしなければ栄養障害の状態になることが見込まれるものその他の重点的な栄養管理が必要なものについては，栄養状態に関する再評価を週1回以上行うとともに，再評価の結果も踏まえた適切な栄養管理を行い，栄養状態の改善等を図る。
⑮　回復期リハビリテーション病棟入院料1を算定している患者については，B001の「10」入院栄養食事指導料及びB011-6の栄養情報連携料を別に算定できる。
⑯　急性心筋梗塞等の患者（基本診療料の施設基準等別表第9に掲げる「急性心筋梗塞，狭心症発作その他急性発症した心大血管疾患又は手術後の状態」に該当する患者であって，回復期リハビリテーション病棟入院料等を算定開始日から起算して90日まで算定できるものに限る）については，「心血管疾患におけるリハビリテーションに関するガイドライン」（日本循環器学会，日本心臓リハビリテーション学会合同ガイドライン）の内容を踏まえ，心肺運動負荷試験〔CPX（cardiopulmonary exercise testing）〕を入棟時又は入室時及び入棟後又は入室後月に1回以上実施することが望ましい。
⑰　令和4年4月1日以降に，新たに回復期リハビリテーション病棟入院料5を算定する病棟については，当該算定を行った日から起算して，2年の間に限り，また，回復期リハビリテーション病棟入院料1，2，3又は4を算定する病棟について，新たに回復期リハビリテーション病棟入院料5を算定しようとする場合にあっては，当該算定の日から起算して，1年の間に限り，当該入院料を算定できるものとする。

（令6保医発0305・4）（令6.5.17）

●告示[3]　**基本診療料の施設基準等**

別表第9　回復期リハビリテーションを要する状態及び算定上限日数

1　脳血管疾患，脊髄損傷，頭部外傷，くも膜下出血のシャント手術後，脳腫瘍，脳炎，急性脳症，脊髄炎，多発性神経炎，多発性硬化症，腕神経叢損傷等の発症後若しくは手術後の状態又は義肢装着訓練を要する状態（算定開始日から起算して150日以内。ただし，高次脳機能障害を伴った重症脳血管障害，重度の頸髄損傷及び頭部外傷を含む多部位外傷の場合は，算定開始日から起算して180日以内）
2　大腿骨，骨盤，脊椎，股関節若しくは膝関節の骨折又は2肢以上の多発骨折の発症後又は手術後の状態（算定開始日から起算して90日以内）
3　外科手術又は肺炎等の治療時の安静により廃用症候群を有しており，手術後又は発症後の状態（算定開始日から起算して90日以内）
4　大腿骨，骨盤，脊椎，股関節又は膝関節の神経，筋又は靱帯損傷後の状態（算定開始日から起算して60日以内）
5　股関節又は膝関節の置換術後の状態（算定開始日から起算して90日以内）
6　急性心筋梗塞，狭心症発作その他急性発症した心大血管疾患又は手術後の状態（算定開始日から起算して90日以内）

別表第9の2　回復期リハビリテーションを要する状態

1　脳血管疾患，脊髄損傷，頭部外傷，くも膜下出血のシャント手術後，脳腫瘍，脳炎，急性脳症，脊髄炎，多発性神経炎，多発性硬化症，腕神経叢損傷等の発症後若しくは手術後の状態又は義肢装着訓練を要する状態
2　大腿骨，骨盤，脊椎，股関節若しくは膝関節の骨折又は2肢以上の多発骨折の発症後又は手術後の状態
3　外科手術又は肺炎等の治療時の安静により廃用症候群を有しており，手術後又は発症後の状態
4　大腿骨，骨盤，脊椎，股関節又は膝関節の神経，筋又は靱帯損傷後の状態
5　股関節又は膝関節の置換術後の状態
6　急性心筋梗塞，狭心症発作その他急性発症した心大血管疾患又は手術後の状態

別表第9の3　回復期リハビリテーション病棟入院料及び特定機能病院リハビリテーション病棟入院料における別に厚生労働大臣が定める費用

　入院中の患者に対する心大血管疾患リハビリテーション料，脳血管疾患等リハビリテーション料，廃用症候群リハビリテーション料，運動器リハビリテーション料又は呼吸器リハビリテーション料であって1日につき6単位を超えるもの（特掲診療料の施設基準等別表第9の3に規定する脳血管疾患等の患者であって発症後60日以内のものに対して行ったものを除く）の費用（当該保険医療機関における回復期リハビリテーション病棟又は特定機能病院リハビリテーション病棟においてリハビリテーションの提供実績を相当程度有するとともに，効果に係る相当程度の実績が認められない場合に限る）

事務連絡　回復期リハビリテーション病棟入院料
問1　「回復期リハビリテーション病棟入院料を算定するに当たっては，当該入院料を算定する患者に対し，入棟後2週間以内に入棟時のFIM運動項目の得点について，その合計及び項目別内訳を記載したリハビリテーション実施計画書

を作成し，説明する。なお，患者の求めがあった場合には，作成したリハビリテーション実施計画書を交付する」とあるが，回復期リハビリテーション病棟入棟時のリハビリテーション実施計画書は疾患別リハビリテーションで求められるリハビリテーション実施計画書とは異なるものか。

答　同様の内容で差し支えない。なお，その際，ADLの項目として，FIMを記載する。

問2　急変などにより同一医療機関内の一般病床にて治療が必要となり，その後状態が安定し同一医療機関内の回復期リハビリテーション病棟に再度入院した場合もリハビリテーション実施計画書が新たに必要となるか。

答　当該患者の，回復期リハビリテーションを要する状態に変わりがない場合については，新たに作成する必要はない。なお，その場合においても，実施する疾患別リハビリテーションに係る要件について留意する。　　　　　（令2.3.31）

問3　回復期リハビリテーション病棟1又は3において，実績指数がそれぞれ40又は35を上回る場合は，回復期リハビリテーションを要する状態の患者に対する1日当たりリハビリテーション提供単位数が6単位未満（2単位以上）であってもよいか。

答　そのとおり。

問4　回復期リハビリテーション病棟入院料の注3の規定において，1日につき6単位を超える疾患別リハビリテーション料が入院料に包括されることとなるリハビリテーション実績指数は，現行通り27を下回る場合と理解してよいか。

答　そのとおり。

問5　回復期リハビリテーション病棟入院料の「注3」に規定する「別に厚生労働大臣が定める費用」に係る具体的な取扱いはどうなるのか。

答　各年度4月，7月，10月及び1月において「当該保険医療機関における回復期リハビリテーション病棟においてリハビリテーションの提供実績を相当程度有するとともに，効果に係る相当程度の実績が認められない場合」に該当した場合には，地方厚生（支）局長に報告し，当該月以降，1日につき6単位を超える疾患別リハビリテーション料は回復期リハビリテーション病棟入院料に包括されることとなる。その後，別の月（4月，7月，10月又は1月以外の月を含む）に当該場合に該当しなくなった場合には，その都度同様に報告し，当該月以降，再び1日につき6単位を超える疾患別リハビリテーション料を出来高により算定することができる。

問6　回復期リハビリテーション病棟のリハビリテーション実績指数について，病院単位で算出することとなっている取扱いに変更はないという理解でよいか。

答　そのとおり。　　　　　　　　　（平30.3.30）

問7　回復期リハビリテーション病棟入院料の留意事項通知⑿ウ及びエにある実績指数の算出から除外できる患者は，アで「リハビリテーションの提供実績を相当程度有する」との判断の際にも計算対象から除外できるか。

答　前月までの6か月間に回復期リハビリテーション病棟から退棟した患者の数が10名以上であるかの判断は，ウ及びエで実際に除外した患者を除いて行う。1日あたりのリハビリテーション提供単位数が平均6単位以上であるかの判断は，ウ及びエにおける除外の有無にかかわらず，直近6か月間の回復期リハビリテーションを要する状態の患者について行う。

問8　回復期リハビリテーション病棟の実績指数を算出するにあたり，「当該月に入棟した高次脳機能障害の患者をリハビリテーション効果実績指数の算出対象から全て除外することができる」とあるが，当該月に入棟した高次脳機能障害の患者の一部をリハビリテーション実績指数の算出対象から除外し，一部を対象とできるか。

答　できない。月毎に，当該月に入棟した高次脳機能障害の患者を，リハビリテーション効果実績指数の算出対象から全員除外するか，全員含めるかのいずれかを選ぶこと。

問9　回復期リハビリテーション病棟におけるリハビリテーションの提供実績の評価〔留意事項通知⑿ア〕及び実績指数の評価（同イ）において，「入棟する」「退棟する」とは，算定する入院料にかかわらず当該病棟に入棟又は退棟することをいうのか。それとも，回復期リハビリテーション病棟入院料の算定を開始又は終了することをいうのか。

答　算定する入院料にかかわらず，当該病棟に入棟又は退棟することをいう。従って，例えば，回復期リハビリテーション病棟入院料の算定上限日数を超えた患者であっても，当該病棟で療養を続ける限り，退棟したものとは扱わない。なお，一度も回復期リハビリテーション病棟入院料を算定しなかった患者については，実績指数の評価の対象とはならないことに留意されたい。

問10　廃用症候群リハビリテーション料の対象となる患者は，回復期リハビリテーション病棟入院料を算定できるか。

答　廃用症候群リハビリテーション料の対象となる廃用症候群は，「急性疾患等に伴う安静（治療の有無を問わない）による廃用症候群であって，一定程度以上の基本動作能力，応用動作能力，言語聴覚能力及び日常生活能力の低下を来しているもの」である。一方，回復期リハビリテーション病棟入院料の対象となる「回復期リハビリテーションを要する状態」の廃用症候群は，「外科手術又は肺炎等の治療時の安静により廃用症候群を有しており，手術後又は発症後の状態」である。従って，それ以外の廃用症候群は，廃用症候群リハビリテーション料の対象となったとしても，回復期リハビリテーション病棟入院料の対象とはならない。
　　　　　　　　　　　　　　（平28.3.31，一部修正）

問11　回復期リハビリテーション病棟における休日リハビリテーション提供体制加算に規定される休日の定義は何か。

答　初・再診料の休日加算に規定される定義と同様。具体的には，「日曜日及び国民の祝日に関する法律（昭和23年法律第178号）第3条に規定される休日，1月2日，3日，12月29日，30日及び31日」のことを指す。　（平22.3.29）

問12　回復期リハビリテーション病棟入院料を算定する患者について，H003-2リハビリテーション総合計画評価料を算定することは可能か。

答　可能。　　　　　　　　　　（平20.3.28，一部修正）

問13　留意事項通知⑹に「回復期リハビリテーション病棟入院料等を算定している患者は，転院してきた場合においても，転院先の保険医療機関で当該入院料を継続して算定できることとする。…」とあるが，転院先に回復期リハビリテーション病棟入院料の施設基準を満たす病棟がある場合に限り，算定できることとする扱いでよいか。

答　そのとおり。　　　　　　　　（平20.5.9，一部修正）

問14　脳血管疾患等により療養病棟入院基本料を算定する病棟に入院している患者が，当該保険医療機関の回復期リハビリテーション病棟に転棟した場合においては，留意事項通知⑵により「医療上特に必要がある場合に限り回復期リハビリテーション病棟入院料等を算定する病棟又は病室から他の病棟への移動が認められる」こととされているが，当該患者が脳血管疾患を有することをもって，「医療上特に必要がある場合」に該当するものとして，再度療養病棟入院基本料を算定する病棟に当該患者を転棟させることは可能か。

答　当該患者を同一保険医療機関の療養病棟に再度移動させることは，原則として認められない。　（令4.3.31，一部修正）

問15　日常生活機能評価による測定対象から除外する患者に「短期滞在手術等基本料1が算定できる手術又は検査を行った患者」が追加されたが，具体的にはどのような取扱いとなるのか。

答　入院期間中に短期滞在手術等基本料1が算定できる手術又は検査を行った患者について，測定対象から除く。

問16　日常生活機能評価による測定対象から除外する患者のうち，
・短期滞在手術等基本料1を算定する患者
・DPC対象病院において，短期滞在手術等基本料3を算定する手術，検査又は放射線治療を行った患者（入院した日から起算して5日までに退院した患者に限る）
・短期滞在手術等基本料1が算定できる手術又は検査を行

った患者について、短期滞在手術等基本料1と短期滞在手術等基本料3のいずれも算定できる手術等を実施した患者であって、入院した日から起算して6日目以降も継続して入院しているものについては、どのような取扱いとなるのか。

答　入院した日から起算して5日までの期間においては、「短期滞在手術等基本料3を算定している患者」又は「DPC対象病院において、短期滞在手術等基本料3を算定する手術、検査又は放射線治療を行った患者」として日常生活機能評価による測定対象から除外し、6日目以降においては測定対象に含む。　　　　　　　　　　　　　　　　（令4.4.28）

問17　回復期リハビリテーション病棟入院料1について、「栄養状態の評価には、GLIM基準を用いる」とされているが、GLIM基準による栄養状態の評価は、どのくらいの頻度で行えばよいか。

答　栄養状態の再評価を行う際に、毎回GLIM基準を用いる必要はないが、患者の状態に応じて必要な期間を判断することとし、少なくとも入棟時と退棟時（死亡退棟等のやむを得ない場合は除く）にはGLIM基準による栄養状態の評価を行う。

問18　GLIM基準による栄養状態の評価について、具体的な評価方法をどのように考えればよいか。

答　具体的な評価方法については、日本臨床栄養代謝学会（JSPEN）ホームページの「GLIM基準について」を参考にする。

<参考>GLIM基準に関する研修会は、現時点で、下記の関係団体で開催予定。
・回復期リハビリテーション病棟協会（令和6年5月）
・日本栄養士会（令和6年5月以降順次開催）

問19　栄養スクリーニングで低栄養リスクがなくGLIM基準による判定を行わなかった場合、栄養管理計画書、リハビリテーション実施計画書等、栄養情報連携料の様式における「GLIM基準による評価」の判定はどのように記載するか。

答　「GLIM基準による評価」とは、GLIM基準を用いた栄養状態の評価に係る栄養スクリーニングも含めたプロセスを指す。そのため、栄養スクリーニングで低栄養リスクがなかった場合、「GLIM基準による評価」は「低栄養非該当」を選択する。　　　　　　　　　　　　（令6.3.28）

参考　回復期リハビリテーション病棟入院料

問1　年4回の算出月以外の月にリハビリテーション実績指数が基準値を下回った場合は、届出直しが必要か。

答　算出月以外の月に基準値を下回った場合は、届出直しは必要ない。　　　　　　　　（平31.3.14 全国保険医団体連合会）

問2　休日リハビリテーション提供体制加算は休日以外においても算定可能か。

答　可能。　　　　　　　　　　（平22.3.18 全日本病院協会）

A308-3　地域包括ケア病棟入院料（1日につき）

地包1〜地包4　地包管1〜地包管4

1　地域包括ケア病棟入院料1
　イ　40日以内の期間　　　　　　　　　　　2,838点
　　　（生活療養を受ける場合にあっては）　2,823点
　ロ　41日以上の期間　　　　　　　　　　　2,690点
　　　（生活療養を受ける場合にあっては）　2,675点
2　地域包括ケア入院医療管理料1
　イ　40日以内の期間　　　　　　　　　　　2,838点
　　　（生活療養を受ける場合にあっては）　2,823点
　ロ　41日以上の期間　　　　　　　　　　　2,690点
　　　（生活療養を受ける場合にあっては）　2,675点
3　地域包括ケア病棟入院料2
　イ　40日以内の期間　　　　　　　　　　　2,649点
　　　（生活療養を受ける場合にあっては）　2,634点
　ロ　41日以上の期間　　　　　　　　　　　2,510点
　　　（生活療養を受ける場合にあっては）　2,495点
4　地域包括ケア入院医療管理料2
　イ　40日以内の期間　　　　　　　　　　　2,649点
　　　（生活療養を受ける場合にあっては）　2,634点
　ロ　41日以上の期間　　　　　　　　　　　2,510点
　　　（生活療養を受ける場合にあっては）　2,495点
5　地域包括ケア病棟入院料3
　イ　40日以内の期間　　　　　　　　　　　2,312点
　　　（生活療養を受ける場合にあっては）　2,297点
　ロ　41日以上の期間　　　　　　　　　　　2,191点
　　　（生活療養を受ける場合にあっては）　2,176点
6　地域包括ケア入院医療管理料3
　イ　40日以内の期間　　　　　　　　　　　2,312点
　　　（生活療養を受ける場合にあっては）　2,297点
　ロ　41日以上の期間　　　　　　　　　　　2,191点
　　　（生活療養を受ける場合にあっては）　2,176点
7　地域包括ケア病棟入院料4
　イ　40日以内の期間　　　　　　　　　　　2,102点
　　　（生活療養を受ける場合にあっては）　2,086点
　ロ　41日以上の期間　　　　　　　　　　　1,992点
　　　（生活療養を受ける場合にあっては）　1,976点
8　地域包括ケア入院医療管理料4
　イ　40日以内の期間　　　　　　　　　　　2,102点
　　　（生活療養を受ける場合にあっては）　2,086点
　ロ　41日以上の期間　　　　　　　　　　　1,992点
　　　（生活療養を受ける場合にあっては）　1,976点

注1　1、3、5及び7については、別に厚生労働大臣が定める施設基準〔告示3 第9・11の2(1)(2)(4)(6)(8)、p.1270〕に適合しているものとして地方厚生局長等に届け出た病棟を有する保険医療機関において、当該届出に係る病棟に入院している患者について、2、4、6及び8については、別に厚生労働大臣が定める施設基準〔告示3 第9・11の2(1)(3)(5)(7)(9)、p.1270〕に適合しているものとして地方厚生局長等に届け出た病室を有する保険医療機関において、当該届出に係る病室に入院している患者について、当該病棟又は病室に入院した日から起算して60日を限度としてそれぞれ所定点数（当該病棟又は病室に係る病床が療養病床である場合にあっては、別に厚生労働大臣が定める場合〔告示3 第9・11の2(10)、p.1272〕を除き、所定点数の100分の95に相当する点数）を算定する。ただし、当該病棟又は病室に入院した患者が地域包括ケア病棟入院料又は地域包括ケア入院医療管理料に係る算定要件に該当しない場合は、当該病棟又は病室を有する病棟が一般病棟であるときにはA100一般病棟入院基本料の注2に規定する特別入院基本料の例により、当該病棟又は病室を有する病棟が療養病棟であるときにはA101療養病棟入院料1の入院料27又は療養病棟入院料2の入院料27の例により、それぞれ算定する。

地包療1〜地包療4　地包管療1〜地包管療4

2　医療提供体制の確保の状況に鑑み別に厚生労働大臣が定める地域〔告示3 別表第6の2、p.1309〕に所在する保険医療機関であって、別に厚生労働大臣が定める施設基準〔告示3 第9・11の2(12)、p.1272〕に適合している

ものとして地方厚生局長等に届け出た病棟又は病室を有するものについては，注1に規定する届出の有無にかかわらず，❶地域包括ケア病棟入院料1のイ（特定地域），❷地域包括ケア病棟入院料1のロ（特定地域），❸地域包括ケア入院医療管理料1のイ（特定地域），❹地域包括ケア入院医療管理料1のロ（特定地域），❺地域包括ケア病棟入院料2のイ（特定地域），❻地域包括ケア病棟入院料2のロ（特定地域），❼地域包括ケア入院医療管理料2のイ（特定地域），❽地域包括ケア入院医療管理料2のロ（特定地域），❾地域包括ケア病棟入院料3のイ（特定地域），❿地域包括ケア病棟入院料3のロ（特定地域），⓫地域包括ケア入院医療管理料3のイ（特定地域），⓬地域包括ケア入院医療管理料3のロ（特定地域），⓭地域包括ケア病棟入院料4のイ（特定地域），⓮地域包括ケア病棟入院料4のロ（特定地域），⓯地域包括ケア入院医療管理料4のイ（特定地域）又は⓰地域包括ケア入院医療管理料4のロ（特定地域）について，所定点数に代えて，当該病棟又は病室に入院した日から起算して60日を限度として，1日につき，それぞれ❶2,460点，❷2,331点，❸2,460点，❹2,331点，❺2,271点，❻2,152点，❼2,271点，❽2,152点，❾2,008点，❿1,903点，⓫2,008点，⓬1,903点，⓭1,797点，⓮1,703点，⓯1,797点又は⓰1,703点（生活療養を受ける場合にあっては，それぞれ❶2,445点，❷2,316点，❸2,445点，❹2,316点，❺2,257点，❻2,138点，❼2,257点，❽2,138点，❾1,994点，❿1,889点，⓫1,994点，⓬1,889点，⓭1,783点，⓮1,689点，⓯1,783点又は⓰1,689点）を算定することができる。ただし，当該病棟又は病室に入院した患者が地域包括ケア病棟入院料（特定地域）又は地域包括ケア入院医療管理料（特定地域）に係る算定要件に該当しない場合は，当該病棟又は病室を有する病棟が一般病棟であるときにはA100一般病棟入院基本料の注2に規定する特別入院基本料の例により，当該病棟又は病室を有する病棟が療養病棟であるときにはA101療養病棟入院料1の入院料27又は療養病棟入院料2の入院料27の例により，それぞれ算定する。 包病1地域 ～ 包病4地域 ，包入1地域 ～ 包入4地域

3 別に厚生労働大臣が定める施設基準〔告示3第9・11の2(13), p.1272〕に適合しているものとして地方厚生局長等に届け出た病棟又は病室に入院している患者については，**看護職員配置加算** 包看職 として，1日につき150点を所定点数に加算する。

4 別に厚生労働大臣が定める施設基準〔告示3第9・11の2(14), p.1272〕に適合しているものとして地方厚生局長等に届け出た病棟又は病室に入院している患者については，**看護補助者配置加算** 包看補 として，1日につき160点を所定点数に加算する。この場合において，注5に規定する看護補助体制充実加算は別に算定できない。

5 別に厚生労働大臣が定める施設基準〔告示3第9・11の2(15), p.1272〕に適合しているものとして地方厚生局長等に届け出た病棟又は病室に入院している患者については，当該基準に係る区分に従い，次に掲げる点数をそれぞれ1日につき所定点数に加算する。ただし，当該患者について，身体的拘束を実施した日は，看護補助体制充実加算3の例により所定点数に加算する。
包看充1～3
イ 看護補助体制充実加算1　　　190点
ロ 看護補助体制充実加算2　　　175点
ハ 看護補助体制充実加算3　　　165点

6 当該病棟又は病室に入院している患者のうち，急性期医療を担う他の保険医療機関の一般病棟から転院した患者又は当該保険医療機関（急性期医療を担う保険医療機関に限る）の一般病棟から転棟した患者については，**急性期患者支援病床初期加算** 包急支援初 として，介護老人保健施設，介護医療院，特別養護老人ホーム，軽費老人ホーム，有料老人ホーム等又は自宅から入院した患者については，治療方針に関する患者又はその家族の意思決定に対する支援を行った場合に，**在宅患者支援病床初期加算**として，転棟若しくは転院又は入院した日から起算して14日を限度として，次に掲げる点数をそれぞれ1日につき所定点数に加算する。
イ 急性期患者支援病床初期加算
　(1) 許可病床数が400床以上の保険医療機関の場合
　　① 他の保険医療機関（当該保険医療機関と特別の関係にあるものを除く）の一般病棟から転棟した患者の場合 包急支転400以① 150点
　　② ①の患者以外の患者の場合 包急支転400以② 50点
　(2) 許可病床数400床未満の保険医療機関の場合
　　① 他の保険医療機関（当該保険医療機関と特別の関係にあるものを除く）の一般病棟から転棟した患者の場合 包急支転400未① 250点
　　② ①の患者以外の患者の場合 包急支転400未② 125点
ロ 在宅患者支援病床初期加算
　(1) 介護老人保健施設から入院した患者の場合 包在支転介老
　　① 救急搬送された患者又は他の保険医療機関でC004-2救急患者連携搬送料を算定し当該他の保険医療機関から搬送された患者であって，入院初日から当該病棟に入院した患者の場合 580点

② ①の患者以外の患者の場合 **480点**
(2) 介護医療院，特別養護老人ホーム，軽費老人ホーム，有料老人ホーム等又は自宅から入院した患者の場合 包在支転自
① 救急搬送された患者又は他の保険医療機関でC004-2救急患者連携搬送料を算定し当該他の保険医療機関から搬送された患者であって，入院初日から当該病棟に入院した患者の場合 **480点**
② ①の患者以外の患者の場合 **380点**

7 診療に係る費用〔注3から注6まで及び注8に規定する加算，第2節に規定する臨床研修病院入院診療加算，在宅患者緊急入院診療加算，医師事務作業補助体制加算，地域加算，離島加算，特定感染症患者療養環境特別加算，医療安全対策加算，感染対策向上加算，患者サポート体制充実加算，報告書管理体制加算，データ提出加算，入退院支援加算（1のイに限る），医療的ケア児（者）入院前支援加算，認知症ケア加算，薬剤総合評価調整加算，排尿自立支援加算及び協力対象施設入所者入院加算，B001の34二次性骨折予防継続管理料（ロに限る），第2章第2部在宅医療，H004摂食機能療法，J038人工腎臓，J042腹膜灌流及びJ400特定保険医療材料（J038人工腎臓又はJ042腹膜灌流に係るものに限る），第10部手術，第11部麻酔，第14部その他並びに除外薬剤・注射薬〔告示3別表第5の1の3，p.211〕の費用を除く〕は，地域包括ケア病棟入院料1，地域包括ケア入院医療管理料1，地域包括ケア病棟入院料2，地域包括ケア入院医療管理料2，地域包括ケア病棟入院料3，地域包括ケア入院医療管理料3，地域包括ケア病棟入院料4及び地域包括ケア入院医療管理料4に含まれるものとする。

8 別に厚生労働大臣が定める施設基準〔告示3第9・11の2(17)，p.1273〕に適合しているものとして地方厚生局長等に届け出た病棟又は病室に入院している患者については，**看護職員夜間配置加算** 包看職夜配として，1日（別に厚生労働大臣が定める日〔告示3第9・11の2(18)，p.1273〕を除く）につき**70点**を所定点数に加算する。

9 別に厚生労働大臣が定める保険医療機関〔告示3第9・11の2(19)，p.1273〕においては，別に厚生労働大臣が定める日〔告示3第9・11の2(20)，p.1273〕の特定入院料は，**夜間看護体制特定日減算** 包夜看特定減として，次のいずれにも該当する場合に限り，所定点数の**100分の5**に相当する点数を減算する。
イ 年6日以内であること。
ロ 当該日が属する月が連続する2月以内であること。

10 注1に規定する地域包括ケア病棟入院料2又は地域包括ケア入院医療管理料4の施設基準のうち別に**厚生労働大臣が定めるもの**〔告示3第9・11の2(21)，p.1273〕のみに適合しなくなったものとして地方厚生局長等に届け出た場合に限り，当該病棟に入院している患者については，それぞれの所定点数の**100分の85**に相当する点数を算定する。 包注9適

11 注1に規定する地域包括ケア病棟入院料3，地域包括ケア入院医療管理料3，地域包括ケア病棟入院料4又は地域包括ケア入院医療管理料4の施設基準のうち別に**厚生労働大臣が定めるもの**〔告示3第9・11の2(22)，p.1273〕のみに適合しなくなったものとして地方厚生局長等に届け出た場合に限り，当該病棟又は病室に入院している患者については，それぞれの所定点数の**100分の90**に相当する点数を算定する。 包注10適

12 注1に規定する地域包括ケア病棟入院料2，地域包括ケア入院医療管理料2，地域包括ケア病棟入院料4又は地域包括ケア入院医療管理料4の施設基準のうち別に**厚生労働大臣が定めるもの**〔告示3第9・11の2(23)，p.1273〕のみに適合しなくなったものとして地方厚生局長等に届け出た場合に限り，当該病棟又は病室に入院している患者については，それぞれの所定点数の**100分の90**に相当する点数を算定する。 包注11適

13 別に厚生労働大臣の定める保険医療機関〔告示3第9・11の2(24)，p.1273〕において，地域包括ケア病棟入院料1，地域包括ケア入院医療管理料1，地域包括ケア病棟入院料2又は地域包括ケア入院医療管理料2を算定する病棟又は病室に入院している患者については，それぞれの所定点数の**100分の90**に相当する点数を算定する。 包注12適

【2024年改定による主な変更点】

(1) 入院期間（40日以内・41日以上）に応じた評価に変更。
(2) 重症度，医療・看護必要度の評価基準が見直され，該当患者割合の基準が変更された。

●青字は旧基準	必要度Ⅰ	必要度Ⅱ
地域包括ケア病棟入院料	12% → 10%	8%

(3) 訪問看護に係る実績の基準が引き上げられた（【経過措置】2025年5月末までは基準を満たすとされた）。
(4) 「在宅復帰率」「自宅等からの入棟・入室患者の割合」「一般病棟からの転棟患者の割合」の計算から，①短期滞在手術等基本料1・3を算定する患者，②DPC病院において同基本料3の対象手術等を行った患者，③同基本料1の対象手術等を行った患者――が除外された。
(5) 在宅復帰率における「在宅等に退院するもの」から控除する「介護老人保健施設に入所した患者」の算出方法が変更された（退院患者の数から以下の①②の数を控除）。
① 「在宅強化型」の施設サービス費〔介護保健施設サービス費（Ⅰ）の(ⅱ)(ⅳ)，ユニット型介護保健施設サービス費（Ⅰ）の(ⅱ)，経過的ユニット型介護保健施設サービス費(ⅱ)〕の届出を行っている介護老人保健施設に入所した患者数の5割の数
② 上記①の「在宅強化型」の施設サービス費の届出を行っていない介護老人保健施設に入所した患者の数

【経過措置】上記(4)(5)の「在宅復帰率」「自宅等からの入棟・入室患者の割合」「一般病棟からの転棟患者の割合」の算出方法は，2025年5月末までは従前の例によるとされた。

(6) 地域包括ケア病棟入院料2・4における自院の一般病棟からの転棟患者の割合を6割未満とする要件について，医

参考 地域包括ケア病棟入院料の構造

「地域包括ケア病棟入院料」…在宅療養支援病院，在宅療養後方支援病院（A206在宅患者緊急入院診療加算1を算定），第二次救急医療機関，救急告示病院，訪問看護ステーションが同一敷地内にある病院——の一般病棟又は療養病棟の病棟単位で届出

「地域包括ケア入院医療管理料」…上記の病院における一般病棟又は療養病棟の病室単位（1病棟に限る）で届出

【共通の施設基準】
① 看護職員配置13対1・看護師比率7割以上
② 一般病棟用の重症度，医療・看護必要度Ⅰ：10%以上，Ⅱ：8%以上
③ 入退院支援・地域連携業務を担う部門の設置（専従看護師又は専従社会福祉士を配置）
④ データ提出加算届出
⑤ 特定機能病院以外の病院
⑥ 疾患別リハビリテーション料（H000～H003），がん患者リハビリテーション料の届出
⑦ 介護老人保健施設，介護医療院，特別養護老人ホームとの協力体制——等

入院料（管理料）3・4において，在宅復帰率70%以上の要件のみ満たさない場合は，所定点数の**100分の90**で算定

入院料（管理料）1・2において，許可病床100床以上であって入退院支援加算1の届出を行っていない医療機関は，所定点数の**100分の90**で算定

2102点/1992点（2086点/1976点）	**2312点/2191点**（2297点/2176点）地域包括ケアに関する実績（※1）・在宅復帰率70%以上	**2649点/2510点**（2634点/2495点）・床面積6.4m²以上・在宅復帰率72.5%以上	**2838点/2690点**（2823点/2675点）地域包括ケアに関する実績（※1）・床面積6.4m²以上・在宅復帰率72.5%以上
・在宅復帰率70%以上			
地域包括ケア病棟入院料4（※2）許可病床400床未満（※3）	**地域包括ケア病棟入院料3**許可病床200床（特定地域280床）未満	**地域包括ケア病棟入院料2**（※2）許可病床400床未満（※3）	**地域包括ケア病棟入院料1**許可病床200床（特定地域280床）未満
地域包括ケア入院医療管理料4許可病床200床（特定地域280床）未満	**地域包括ケア入院医療管理料3**許可病床200床（特定地域280床）未満	**地域包括ケア入院医療管理料2**許可病床200床（特定地域280床）未満	**地域包括ケア入院医療管理料1**許可病床200床（特定地域280床）未満

※1 地域包括ケアに関する実績〔地域包括ケア病棟入院料（入院医療管理料）1・3に係る基準〕
(1) 自宅等からの入棟・入室患者割合が直近3月で20%以上（地域包括ケア入院医療管理料1・3で，当該病室が10床未満の場合は8人以上）
(2) 自宅等からの緊急入院患者の受入れが直近3月で9人以上
(3) 以下の①～⑥のうち，2つ以上を満たしていること
　① 在宅患者訪問診療料の算定回数が直近3月で30回以上
　② 退院後訪問指導料，在宅患者（同一建物居住者）訪問看護・指導料，精神科訪問看護・指導料（Ⅰ）（Ⅲ），介護保険の訪問看護費「ロ」，介護予防訪問看護費「ロ」の算定回数が直近3月で150回以上
　③ 併設する訪問看護ステーションで訪問看護基本療養費，精神科訪問看護基本療養費，介護保険の訪問看護費「イ」，介護予防訪問看護費「イ」の算定回数が直近3月で800回以上
　④ 在宅患者訪問リハビリテーション指導管理料の算定回数が直近3月で30回以上
　⑤ 介護保険の訪問介護，訪問リハビリ，介護予防訪問リハビリの提供実績がある施設を併設
　⑥ 退院時共同指導料2及び外来在宅共同指導料1の算定が直近3月で6回以上

※2 《地域包括ケア病棟入院料（入院医療管理料）2・4に係る基準》
(1) ①自宅等からの入院患者割合20%以上（地域包括ケア入院医療管理料2・4で当該病室が10床未満の場合は8人以上），②自宅等からの緊急入院患者の前3月の受入人数9人以上，③～⑧［上記※1⑶の①～⑥と同じ］——の要件（全8項目）のいずれか1つを満たすこと。当該要件のみ満たさない場合，所定点数の**100分の90**で算定する。
(2) 地域包括ケア病棟入院料2・4において，許可病床200床以上の病院［医療資源の少ない地域（別表6の2）に所在する医療機関を除く］では，同一施設の一般病棟からの転棟患者が65%未満であること。適合しない場合は，所定点数の**100分の85**で算定する。

※3 2020年3月末時点の届出病院は，許可病床が400床以上であっても，届出病棟を維持できる。

療資源の少ない地域の医療機関が対象外となった。
(7) 介護保険施設等（介護老人保健施設，介護医療院，特別養護老人ホーム）の求めに応じて，その**協力医療機関**として定められることが望ましいとされた。
(8) 看護補助体制充実加算が3区分となった。加算1は従前の同加算の基準に加え，①3年以上の勤務経験をもつ看護補助者を5割以上配置，②入院患者数に対する看護補助者の配置100対1以上，③看護補助者の育成・評価が要件。加算2は従前の同加算の基準に加え，上記②③を満たすことが要件。加算3は従前の同加算の基準を満たすことが要件。身体的拘束を実施した日は，加算3で算定する。
(9) 「注6」「ロ」在宅患者支援病床初期加算において，①救急搬送患者又は他医療機関でC004-2救急患者連携搬送料を算定し搬送された患者が入院初日から当該病棟に入院した場合の点数と，②上記以外の場合の点数が設定された。

→**地域包括ケア病棟入院料**　摘要欄 p.1678

(1) 地域包括ケア病棟入院料及び地域包括ケア入院医療管理料（以下「地域包括ケア病棟入院料等」という）を算定する病棟又は病室は，急性期治療を経過した患者及び在宅において療養を行っている患者等の受入れ並びに患者の在宅復帰支援等を行う機能を有し，地域包括ケアシステムを支える役割を担うものである。
(2) リハビリテーションに係る費用（H004摂食機能療法を除く）及び薬剤料（基本診療料の施設基準等**別表第5の1の3**に掲げる薬剤及び注射薬に係る薬剤料を除く）等は，地域包括ケア病棟入院料等に含まれ，別に算定できない。

(3) 地域包括ケア病棟入院料等を算定する患者が当該病室に入院してから7日以内（当該病室に直接入院した患者を含む）に，医師，看護師，在宅復帰支援を担当する者，その他必要に応じ関係職種が共同して新たに診療計画（退院に向けた指導・計画等を含む）を作成し，基本診療料施設基準**通知**の**別添6の別紙2**（p.1083）を参考として，文書により病状，症状，治療計画，検査内容及び日程，手術内容及び日程，推定される入院期間等について，患者に対して説明を行い，交付するとともに，その写しを**診療録等**に添付するものとする（ただし，同一保険医療機関の他の病室から地域包括ケア病棟入院料等を算定する病室へ移動した場合，すでに交付されている入院診療計画書に記載した診療計画に変更がなければ**別紙様式7**（p.210）を参考に在宅復帰支援に係る文書のみを交付するとともに，その写しを**診療録等**に添付することでも可とする）。
(4) 地域包括ケア病棟入院料等を算定した患者が退室した場合，退室した先について**診療録**に記載する。
(5) 「注2」に規定する地域の保険医療機関であって，基本診療料施設基準通知**別添2**「入院基本料等の施設基準等」第5の6（p.1321）の規定により看護配置の異なる病棟毎に一般病棟入院基本料を算定しているものについては，各病棟の施設基準に応じて，「注1」に規定する点数又は「注2」に規定する点数を算定する。
(6) 「注3」，「注4」及び「注5」に規定する**看護職員配置加算**，**看護補助者配置加算**及び**看護補助体制充実**

（別紙様式7）

地域包括ケア病棟入院診療計画書
（在宅復帰支援に関する事項）

（患者氏名）　　　　　　殿

　　　　　　　　　　　　年　　月　　日

病棟（病室）	
在宅復帰支援担当者名	
病名(他に考え得る病名)	
推定される入院期間	
在宅復帰支援計画	

注1）病名等は，現時点で考えられるものであり，今後の状態の変化等に応じて変わりうるものである。
注2）入院期間については，現時点で予想されるものである。

　　　　　　　（主治医氏名）　　　　　　　印

加算は，看護職員及び看護補助者の配置について，別に厚生労働大臣が定める施設基準に適合しているものとして地方厚生（支）局長に届け出た病棟又は病室において算定する。

(7)　「注4」及び「注5」に規定する**看護補助者配置加算**及び**看護補助体制充実加算**を算定する病棟は，身体的拘束を最小化する取組を実施した上で算定する。取組内容については，A101療養病棟入院基本料の(20)の例による。

【参考】問　「注4」の看護補助者配置加算と看護補助体制充実加算は併せて算定できるか。
答　どちらか一方のみ算定可。
（令4.4.1 全国保険医団体連合会）

(8)　「注5」については，当該患者について，身体的拘束を実施した日は，看護補助体制充実加算1又は看護補助体制充実加算2の届出を行っている場合であっても，看護補助体制充実加算3を算定する。この場合において，看護補助体制充実加算3の届出は不要である。なお，この身体的拘束を実施した日の取扱いについては，令和7年6月1日より適用する。

(9)　「注6」に規定する**急性期患者支援病床初期加算**は，急性期医療の後方病床を確保し，**在宅患者支援病床初期加算**は介護老人保健施設等の入居者等の状態が軽度悪化した際に入院医療を提供できる病床を確保することにより，急性期医療及び在宅での療養を支えることを目的として，地域包括ケア病棟入院料等を届け出た病棟又は病室が有する以下のような機能を評価したものであり，転院，入院又は転棟した日から起算して14日を限度に算定できる。当該加算を算定するに当たっては，入院前の患者の居場所（転院の場合は入院前の医療機関名），救急搬送の有無，自宅の入院歴の有無，入院までの経過等を診療録に記載する。

ア　**急性期患者支援病床初期加算**については，急性期医療を担う病院に入院し，急性期治療を終えて一定程度状態が安定した患者を速やかに当該病棟又は病室が受け入れることにより，急性期医療を担う病院の後方支援を評価するものである。急性期医療を担う病院の一般病棟とは，具体的には，急性期一般入院基本料，7対1入院基本料若しくは10対1入院基本料〔特定機能病院入院基本料（一般病棟に限る）又は専門病院入院基本料に限る〕，救命救急入院料，特定集中治療室管理料，ハイケアユニット入院医療管理料，脳卒中ケアユニット入院医療管理料，小児特定集中治療室管理料，新生児特定集中治療室管理料，総合周産期特定集中治療室管理料，新生児治療回復室入院医療管理料，一類感染症患者入院医療管理料，特殊疾患入院医療管理料又は小児入院医療管理料を算定する病棟である。

イ　**在宅患者支援病床初期加算**については，介護老人保健施設等又は自宅で療養を継続している患者が，軽微な発熱や下痢等の症状をきたしたために入院医療を要する状態になった際に，当該病棟又は病室が速やかに当該患者を受け入れる体制を有していること及び厚生労働省「人生の最終段階における医療・ケアの決定プロセスに関するガイドライン」等の内容を踏まえ，入院時に治療方針に関する患者又はその家族等の意思決定に対する支援を行うことにより，自宅や介護老人保健施設等における療養の継続に係る後方支援を評価するものである。なお，当該加算を算定する病棟又は病室を有する病院に介護老人保健施設等が併設されている場合は，当該併設介護老人保健施設等から受け入れた患者については算定できない。

(10)　「注8」に規定する**看護職員夜間配置加算**は，看護職員の手厚い夜間配置を評価したものであるため，当該基準を満たしていても，各病棟における夜勤を行う看護職員の数は，基本診療料の施設基準等の第9の11の2の(1)のイに定める夜間の看護職員の最小必要数を超えた看護職員3人以上でなければ算定できない。

(11)　診断群分類点数表に従って診療報酬を算定していた患者が同一保険医療機関内の地域包括ケア病棟入院料を算定する病棟に転棟した場合については，診断群分類点数表に定められた**入院日Ⅱ**までの間，地域包括ケア入院医療管理料を算定する病室に転室した場合については，診断群分類点数表に定められた**入院日Ⅲ**までの間，診断群分類点数表に従って診療報酬を算定する。なお，入院日Ⅱ又はⅢを超えた日以降は，医科点数表に従って当該入院料又は管理料を算定するが，その算定期間は診療報酬の算定方法にかかわらず，当該病棟又は病室に最初に入棟又は入室した日から起算して60日間とする。

(12)　地域包括ケア病棟入院料等に係る算定要件に該当しない患者が，当該病棟等に入院した場合には，当該病棟が一般病棟等である場合は特別入院基本料を，当該病棟が療養病棟等である場合は療養病棟入院基本料の入院料27を算定する。その際，地域包括ケア病棟入院料1，地域包括ケア入院医療管理料1，地域包括ケア病棟入院料2又は地域包括ケア入院医療管理料2の場合は療養病棟入院料1の27を，地域包括ケア病棟入院料3，地域包括ケア入院医療管理料3，地域包括ケア病棟入院料4又は地域包括ケア入院医療管理料4の場合は療養病棟入院料2の27を算定する。この際，A100の「注2」に規定する特別入院基本料又はA101療養病棟入院基本料を算定する場合の費用の請求については，A308回復期リハビリテーション病棟入院料の(4)と同様である。

(13)　地域包括ケア病棟入院料及び地域包括ケア病棟入院医療管理料の「注1」及び「注10」から「注13」までの減算に係る算定方法について，これらのうち複数に該当する場合は，最初に所定点数に「注1」（100分の95），「注10」（100分の85），「注11」（100分の90），「注12」（100分の90），「注13」（100分の90）のうち該当するものを乗じ，次に該当するものの加算等を行い，最後に小数点以下第一位を四捨五入した点数を算定する。
（令6保医発0305・4）

（編注）夜間看護体制特定日減算の「事務連絡」はp.77。

● 告示3　基本診療料の施設基準等

別表第5の1の3 地域包括ケア病棟入院料，特定一般病棟入院料及び短期滞在手術等基本料の除外薬剤・注射薬

> 抗悪性腫瘍剤（悪性新生物に罹患している患者に対して投与された場合に限る），疼痛コントロールのための医療用麻薬，エリスロポエチン（人工腎臓又は腹膜灌流を受けている患者のうち腎性貧血状態にあるものに対して投与された場合に限る），ダルベポエチン（人工腎臓又は腹膜灌流を受けている患者のうち腎性貧血状態にあるものに対して投与された場合に限る），エポエチンベータペゴル（人工腎臓又は腹膜灌流を受けている患者のうち腎性貧血状態にあるものに対して投与された場合に限る），HIF-PH阻害剤（人工腎臓又は腹膜灌流を受けている患者のうち腎性貧血状態にあるものに対して投与された場合に限る），インターフェロン製剤（B型肝炎又はC型肝炎の効能若しくは効果を有するものに限る），抗ウイルス剤（B型肝炎又はC型肝炎の効能若しくは効果を有するもの及び後天性免疫不全症候群又はHIV感染症の効能若しくは効果を有するものに限る）及び血友病の患者に使用する医薬品（血友病患者における出血傾向の抑制の効能又は効果を有するものに限る）

事務連絡 地域包括ケア病棟入院料（入院医療管理料）

問1 診断群分類点数表に従って診療報酬を算定していた患者が，同一の保険医療機関内の他の病棟における地域包括ケア入院医療管理料を算定する病室に転室する場合に，転室後の診療報酬はどのように算定すればよいか。

答 診断群分類点数表に従って診療報酬を算定していた患者が，同一の保険医療機関内の他の病棟における地域包括ケア入院医療管理料を算定する病室（以下，地域包括ケア病室という）に転室する場合の算定方法は，なお従前のとおり。
　具体的には，同一の保険医療機関内の他の「一般病棟」における地域包括ケア病室に転室する場合は，診断群分類点数表に定められた期間Ⅲまでの間，診断群分類点数表に従って算定し，同一の保険医療機関内の「療養病棟」における地域包括ケア病室に転室する場合は，地域包括ケア入院医療管理料を算定する。
(令2.3.31)

問2 療養病棟入院基本料の「注6」の在宅患者支援療養病床初期加算及び地域包括ケア病棟入院料の「注6」の在宅患者支援病床初期加算の算定要件に『「人生の最終段階における医療・ケアの決定プロセスに関するガイドライン」等の内容を踏まえ，入院時に治療方針に関する患者又はその家族等の意思決定に対する支援を行うこと』とあるが，具体的にどのような支援を行えばよいか。

答 人生の最終段階における医療・ケアに関する当該患者の意思決定について，当該患者の療養生活を支援していた関係機関（介護保険施設や在宅療養支援を行う医療機関等）と連携し，情報の共有を図ること。患者本人の意思決定やその支援に関する情報が得られない場合については，「人生の最終段階における医療・ケアの決定プロセスに関するガイドライン」等の内容を踏まえ，患者本人や家族等のほか，必要に応じて関係機関の関係者とともに，話し合いを繰り返し行う等の支援を行うこと。ただし，ここでいう支援は，画一的に行うものではなく，患者の病状や社会的側面を考慮しながら支援の実施の必要性について個別に評価した上で行うことをいう。
(平30.4.25，一部修正)

問3 病棟内にリハビリを行う専用の部屋は必要か。

答 必要ない。
(平26.3.31)

問4 地域包括ケア病棟入院料の施設基準において，「リハビリテーションを提供する患者については，1日平均2単位以上実施すること」とされているが，土・日・祝祭日も対象となるのか。

答 対象となる。

問5 地域包括ケア病棟入院料における看護補助者配置加算に規定される，「当該入院料の施設基準の最小必要人数」とは何名か。

答 原則として0名であるが，地域包括ケア入院医療管理料を療養病棟で算定する場合については，療養病棟入院基本料に規定する看護補助者の数を指し，当該看護補助者については看護補助者配置加算の計算対象とならない。
(平26.4.4)

問6 地域包括ケア病棟に再入院した場合，またそこから60日算定できるか。

答 第2部「通則5」の規定により入院期間が通算される再入院の場合，再入院時に通算入院期間が60日以内であれば60日まで算定が可能であるが，60日を超える場合には算定できない。
(平26.4.4)

問7 リハビリテーションを提供する患者については，1日平均2単位以上提供していることとあるが，それ以上実施した場合は，出来高で算定しても良いのか。

答 算定できない。
(平26.4.10)

問8 DPC病棟から地域包括ケア入院医療管理料を算定する病室に転室した場合の算定はどうなるか。

答 DPC算定期間はDPCで算定し，出来高算定の期間になったら地域包括ケア入院医療管理料が算定できる。なお，DPC病棟から地域包括ケア病棟入院料を算定する病棟に転棟した場合は，DPC点数表の入院日Ⅱまでの間はDPC点数表で算定する。
(平26.6.2，一部修正)

問9 診断群分類点数表に従って診療報酬を算定していた患者が，同一保険医療機関内の地域包括ケア入院医療管理料を算定する病室に転棟・転床した場合は，診断群分類点数表に定められた入院日Ⅲまでの間は，診断群分類点数表に従って診療報酬を算定することと規定されているが，当該患者は，地域包括ケア入院医療管理料の施設基準における重症度，医療・看護必要度の算定に含まれるか。

答 含まれる。
(平26.7.10)

問10 A308-3地域包括ケア病棟入院料の注1に規定する「別に厚生労働大臣が定める場合」については，
・「当該病棟又は病室において，入院患者に占める，自宅等から入院したものの割合が6割以上である」
・「当該病棟又は病室における自宅等からの緊急の入院患者の受入れ人数が，前3月間において30人以上である」
・「救急医療を行うにつき必要な体制が整備されている」
のいずれかに該当する場合であることとされているが，このうち「救急医療を行うにつき必要な体制が整備されている」は，具体的にはどのような保険医療機関が該当するのか。

答 医療法第30条の4の規定に基づき都道府県が作成する医療計画に記載されている第二次救急医療機関又は救急病院等を定める省令（昭和39年厚生省令第8号）に基づき認定された救急病院が該当する。
(令4.4.28)

問11 A308-3地域包括ケア病棟入院料について，期間に応じて評価が細分化されたが，地域包括ケア病棟入院料又は地域包括ケア入院医療管理料を算定しない病棟又は病室に入院後，地域包括ケア病棟入院料又は地域包括ケア入院医療管理料を算定する病棟又は病室に転棟した場合，起算日についてどのように考えればよいか。

答 地域包括ケア病棟入院料又は地域包括ケア入院医療管理料を算定する病棟又は病室に最初に入院した日を起算日とする。

問12 地域包括ケア病棟入院料について，期間に応じて評価が細分化されたが，令和6年5月31日以前から地域包括ケア病棟入院料又は地域包括ケア入院医療管理料を算定している患者であって，令和6年6月1日以降も地域包括ケア病棟入院料又は地域包括ケア入院医療管理料を算定する患者に係る起算日については，どのように考えればよいか。

答 令和6年5月31日以前から地域包括ケア病棟入院料又は地域包括ケア入院医療管理料を算定している患者についても，地域包括ケア病棟入院料又は地域包括ケア入院医療管理料の算定を開始した日を起算日とする。
(令6.3.28)

参考 地域包括ケア病棟入院料

問1 リハビリ提供体制として，平均2単位の実施が求められるが，全ての当該病棟入院患者が対象となるのか。

答 「リハビリテーションを提供する患者」が対象となるため，

リハビリを提供していない患者は計算対象にはならない。なお，平均提供単位数は直近3カ月の実績から算出する。

問2 リハビリテーションの直近3カ月間の平均提供単位数が2単位を割った場合，1割以内の変動なら問題は無いか。

答 リハビリテーションの平均提供単位数は該当患者割合の変動には該当しないため，少しでも下回ると届出し直すこととなるので留意されたい。

問3 地域包括ケア病棟入院料等を算定する患者に当該病棟（室）の専従理学療養士等以外の理学療法士等が疾患別リハビリテーションを実施することは可能か。

答 差し支えないが，地域包括ケア病棟入院料に包括されるため，算定はできない。なお，疾患別リハビリテーションに規定する従事者1人あたりの実施単位数（1日24単位，週108単位等の上限がある）に含んで管理すること。

問4 摂食機能療法を実施した場合は，リハビリテーションの平均提供単位数の計算に加えるのか。

答 加えない。平均提供単位数の計算対象となるのは，直近3カ月に当該病棟（室）に入院する患者に行われた，心大血管疾患リハビリテーション料，脳血管疾患等リハビリテーション料，運動器リハビリテーション料，呼吸器リハビリテーション料，がん患者リハビリテーション料である。

問5 当該病棟（室）に入院する患者が地域包括ケア病棟入院料等に係る算定要件に該当しなくなった場合はどのように取り扱うのか。

答 当該病棟（室）が一般病棟である場合には特別入院基本料の例により，療養病棟である場合には療養病棟入院料1の入院料Ⅰ又は療養病棟入院料2の入院料Ⅰの例により，それぞれ算定する。この場合，非該当者であることを診療報酬明細書の摘要欄に詳細に記載することが求められる。

問6 地域包括ケア病棟入院料等は平均夜勤時間数要件の対象となるのか。

答 病棟単位で届け出る地域包括ケア病棟入院料の場合は対象とならない。また，病室単位で届け出る地域包括ケア入院医療管理料の場合は，当該病室を有する病棟が届け出る入院基本料が，一般病棟入院基本料など，平均夜勤時間数の要件のある入院料であれば，対象となる。

（平27.4.1 全国保険医団体連合会）

A309　特殊疾患病棟入院料（1日につき）

1　特殊疾患病棟入院料1　[特疾1]　**2,090点**
2　特殊疾患病棟入院料2　[特疾2]　**1,694点**

注1 別に厚生労働大臣が定める重度の障害者（重度の意識障害者を含む），筋ジストロフィー患者又は難病患者等を主として入院させる病棟に関する施設基準〔告示3第9・12(1)(2)，p.1279〕に適合しているものとして，保険医療機関が地方厚生局長等に届け出た病棟に入院している患者について，当該基準に係る区分に従い，それぞれ所定点数を算定する。

2 当該病棟に入院している患者が人工呼吸器を使用している場合は，1日につき**600点**を所定点数に加算する。

3 当該患者が，他の保険医療機関から転院してきた者であって，当該他の保険医療機関においてA246入退院支援加算3を算定したものである場合には，**重症児（者）受入連携加算**[重受連]として，入院初日に限り**2,000点**を所定点数に加算する。

4 当該病棟に入院する重度の意識障害（脳卒中の後遺症であるものに限る）の患者であって，基本診療料の施設基準等第5の3(1)のロ（p.1091）に規定する医療区分2の患者又は第6の3(2)のロの④（p.1138）に規定する医療区分1の患者に相当するものについては，注1の規定にかかわらず，当該患者が入院している病棟の区分に従い，次に掲げる点数をそれぞれ算定する。

イ　特殊疾患病棟入院料1の施設基準を届け出た病棟に入院している場合
(1)　医療区分2の患者に相当するもの　[2特疾1意]　**1,928点**
(2)　医療区分1の患者に相当するもの　[1特疾1意]　**1,763点**

ロ　特殊疾患病棟入院料2の施設基準を届け出た病棟に入院している場合
(1)　医療区分2の患者に相当するもの　[2特疾2意]　**1,675点**
(2)　医療区分1の患者に相当するもの　[1特疾2意]　**1,508点**

5 診療に係る費用〔注2及び注3に規定する加算，第2節に規定する臨床研修病院入院診療加算，医師事務作業補助体制加算（50対1補助体制加算，75対1補助体制加算又は100対1補助体制加算に限る），超重症児（者）入院診療加算・準超重症児（者）入院診療加算，地域加算，離島加算，特定感染症患者療養環境特別加算，医療安全対策加算，感染対策向上加算，患者サポート体制充実加算，報告書管理体制加算，データ提出加算，入退院支援加算（1のロ及び2のロに限る），医療的ケア児（者）入院前支援加算，認知症ケア加算，排尿自立支援加算及び協力対象施設入所者入院加算，第14部その他並びに除外薬剤・注射薬〔告示3別表第5の1の2，p.1308〕の費用を除く〕は，特殊疾患病棟入院料に含まれるものとする。

6 当該病棟に入院する脳卒中又は脳卒中の後遺症の患者（重度の意識障害者，筋ジストロフィー患者及び難病患者等を除く）であって，基本診療料の施設基準等第5の3(1)のロ（p.1091）に規定する医療区分2の患者又は第6の3(2)のロの④（p.1138）に規定する医療区分1の患者に相当するものについては，注1の規定にかかわらず，当該患者が入院している病棟の区分に従い，次に掲げる点数をそれぞれ算定する。

イ　特殊疾患病棟入院料1の施設基準を届け出た病棟に入院している場合
(1)　医療区分2の患者に相当するもの　[2特疾1脳]　**1,735点**
(2)　医療区分1の患者に相当するもの　[1特疾1脳]　**1,586点**

ロ　特殊疾患病棟入院料2の施設基準を届け出た病棟に入院している場合
(1)　医療区分2の患者に相当するもの　[2特疾2脳]　**1,507点**
(2)　医療区分1の患者に相当するもの　[1特疾2脳]　**1,357点**

7 当該病棟に入院する患者のうち，J038人工腎臓，J038-2持続緩徐式血液濾過，J039血漿交換療法又はJ042腹膜灌流を行っている慢性腎臓病の患者（注4及び注6に

規定する点数を算定する患者を除く）であって，基本診療料の施設基準等第5の3(1)のロに規定する医療区分2の患者に相当するものについては，注1の規定にかかわらず，当該患者が入院している病棟の区分に従い，次に掲げる点数をそれぞれ算定する。
　イ　特殊疾患病棟入院料1の施設基準を届け出た病棟に入院している場合
　　　　　　　　　　　　　　　　2,010点
　ロ　特殊疾患病棟入院料2の施設基準を届け出た病棟に入院している場合
　　　　　　　　　　　　　　　　1,615点

【2024年改定による主な変更点】
(1) 重度の肢体不自由児（者）等の患者割合について，従前の「おおむね8割以上」を「8割以上」とし，暦月で3カ月を超えない期間の1割以内の一時的な変動にあっては変更届出を行う必要はないとした。
(2) J038人工腎臓，J038-2持続緩徐式血液濾過，J039血漿交換療法，J042腹膜灌流を行っている**慢性腎臓病**の患者であって，A101療養病棟入院基本料において規定する**医療区分2**の患者については，特殊疾患病棟入院料1：2010点，同2：1615点で算定する。

→**特殊疾患病棟入院料**　　　　　　　摘要欄 p.1678
(1) 特殊疾患病棟は，主として長期にわたり療養が必要な重度の肢体不自由児（者），脊髄損傷等の重度の障害者，重度の意識障害者（病因が脳卒中の後遺症の患者を含む），筋ジストロフィー患者又は神経難病患者が入院する病棟であり，医療上特に必要がある場合に限り他の病棟への患者の移動は認められるが，その医療上の必要性について**診療報酬明細書**の摘要欄に詳細に記載する。
(2) 特殊疾患病棟入院料を算定する日に使用するものとされた投薬に係る薬剤料は，特殊疾患病棟入院料に含まれ，別に算定できない。
(3) 特殊疾患病棟入院料を算定している患者に対して，1日5時間を超えて体外式陰圧人工呼吸器を使用した場合は，「注2」の加算を算定できる。
(4) 「注2」に掲げる加算を算定する際に使用した酸素及び窒素の費用は，「酸素及び窒素の価格」に定めるところによる。
(5) 「注3」重症児（者）受入連携加算は，集中治療を経た新生児等を急性期の保険医療機関から受け入れ，病態の安定化のために密度の高い医療を提供することを評価したものであり，入院前の保険医療機関において入退院支援加算3が算定された患者を，特殊疾患病棟入院料を算定する病床において受け入れた場合に入院初日に算定する。
(6) 「注4」に定める脳卒中を原因とする重度の意識障害によって当該病棟に入院するもの，「注6」に定める脳卒中又は脳卒中の後遺症の患者（重度の意識障害者，筋ジストロフィー患者及び難病患者等を除く）及び「注7」に定めるJ038人工腎臓，J038-2持続緩徐式血液濾過，J039血漿交換療法又はJ042腹膜灌流を行っている慢性腎臓病の患者〔重度の肢体不自由児（者），脊髄損傷等の重度障害者，重度の意識障害者，筋ジストロフィー患者，難病患者等及び「注4」又は「注6」に規定する点数を算定する患者を除く〕については，A101療養病棟入院基本料における医療区分（1日に2つ以上の区分に該当する場合には，該当するもののうち最も高い点数の区分）に従い，「注4」又は「注6」については，当該患者ごとに各医療区分に相当する所定点数を算定し，「注7」については，医療区分2に相当する患者である場合に配置基準に応じて所定点数を算定する。その際，当該患者の疾患及び状態の該当する医療区分の項目について，保険医療機関において**診療録等**に記録する。

(7) 平成28年3月31日時点で，継続して6か月以上脳卒中を原因とする重度の意識障害によって特殊疾患病棟入院料を算定する病棟に入院している患者であって，引き続き同病棟に入院しているもの，令和4年3月31日時点で脳卒中又は脳卒中の後遺症により特殊疾患病棟入院料を算定する病棟に入院している患者（重度の意識障害者，筋ジストロフィー患者及び難病患者等を除く）であって，引き続き同病棟に入院しているもの及び令和6年3月31日時点で特殊疾患病棟入院料を算定している病棟に入院している患者であって，J038人工腎臓，J038-2持続緩徐式血液濾過，J039血漿交換療法又はJ042腹膜灌流を行っている慢性腎臓病の患者〔重度の肢体不自由児（者），脊髄損傷等の重度障害者，重度の意識障害者，筋ジストロフィー患者，難病患者等及び「注4」若しくは「注6」に規定する点数を算定する患者を除く〕であり，引き続き当該病棟に入院しているものについては，医療区分3に相当するものとみなす。なお，脳卒中を原因とする重度の意識障害によって特殊疾患病棟入院料を算定する病棟に入院している患者であって，その疾患及び状態等が医療区分3に規定する疾患及び状態等に相当するものについては，「注4」によらず，特殊疾患病棟入院料に規定する所定点数を算定する。
(8) 「注7」に定めるJ038人工腎臓，J038-2持続緩徐式血液濾過，J039血漿交換療法又はJ042腹膜灌流を行っている慢性腎臓病の患者とは，J038人工腎臓，J038-2持続緩徐式血液濾過，J039血漿交換療法又はJ042腹膜灌流が継続的に行われているものとする。
（令6保医発0305・4）

事務連絡　問1　特殊疾患入院医療管理料及び特殊疾患病棟入院料の「注4」に定める点数を算定した場合，「注2」及び「注3」に定める加算は算定できるのか。
答　「注3」は要件を満たせば算定可能。「注2」は，人工呼吸器を使用している場合の加算であり，人工呼吸器を使用する場合は医療区分3に相当するため，「注4」に定める点数の対象患者とはならない。
問2　特殊疾患入院医療管理料及び特殊疾患病棟入院料の「注4」に定める点数を算定する場合の医療区分の判断については，別紙様式2「医療区分・ADL区分等に係る評価票」を毎日記録する必要があるか。
答　特殊疾患入院医療管理料及び特殊疾患病棟入院料における医療区分の判断については，様式は定めていないが，医療機関で適切に記録する必要がある。
（平28.3.31）

A310　緩和ケア病棟入院料（1日につき）
　1　緩和ケア病棟入院料1　緩和1
　　イ　30日以内の期間　　　　　5,135点
　　ロ　31日以上60日以内の期間　4,582点
　　ハ　61日以上の期間　　　　　3,373点
　2　緩和ケア病棟入院料2　緩和2
　　イ　30日以内の期間　　　　　4,897点
　　ロ　31日以上60日以内の期間　4,427点
　　ハ　61日以上の期間　　　　　3,321点
注1　別に厚生労働大臣が定める施設基準〔告示③第9・13(1)(2), p.1280〕に適合しているものとして地方厚生局長等に届け出た緩和ケアを行う病棟を有する保険医療機関において，当該届出に係る病棟に入院している緩

和ケアを要する患者について，当該基準に係る区分に従い，それぞれ算定する。ただし，悪性腫瘍の患者及び後天性免疫不全症候群の患者以外の患者が当該病棟に入院した場合は，A100一般病棟入院基本料の注2に規定する特別入院基本料の例により算定する。

2　当該保険医療機関と連携して緩和ケアを提供する別の保険医療機関（在宅療養支援診療所又は在宅療養支援病院に限る）により在宅での緩和ケアが行われ，当該別の保険医療機関からあらかじめ文書で情報提供を受けた患者について，病状の急変等に伴い，当該別の保険医療機関からの求めに応じて入院させた場合に，**緩和ケア病棟緊急入院初期加算**〔緩和緊入〕として，入院した日から起算して15日を限度として，1日につき**200点**を更に所定点数に加算する。

3　診療に係る費用〔注2及び注4に規定する加算，第2節に規定する臨床研修病院入院診療加算，妊産婦緊急搬送入院加算，医師事務作業補助体制加算，地域加算，離島加算，特定感染症患者療養環境特別加算，がん拠点病院加算，医療安全対策加算，感染対策向上加算，患者サポート体制充実加算，報告書管理体制加算，褥瘡ハイリスク患者ケア加算，データ提出加算，入退院支援加算（1のイに限る）及び排尿自立支援加算，第2章第2部第2節在宅療養指導管理料，第3節薬剤料，第4節特定保険医療材料料，第12部放射線治療及び第14部その他，退院時に当該指導管理を行ったことにより算定できるC108在宅麻薬等注射指導管理料，C108-2在宅腫瘍化学療法注射指導管理料，C108-3在宅強心剤持続投与指導管理料，C108-4在宅悪性腫瘍患者共同指導管理料及びC109在宅寝たきり患者処置指導管理料並びに除外薬剤・注射薬（告示3別表第5の1の2，p.1308）の費用を除く〕は，緩和ケア病棟入院料に含まれるものとする。

4　当該病棟に入院している疼痛を有する患者に対して，疼痛の評価その他の療養上必要な指導を行った場合は，**緩和ケア疼痛評価加算**〔緩和疼〕として，1日につき**100点**を所定点数に加算する。

【2024年改定による主な変更点】緩和ケア病棟緊急入院初期加算における事前の文書による情報提供の要件について，ICTを活用して患者の診療情報等が確認できる体制が構築されている場合は，事前の文書による情報提供がない場合であっても要件を満たすとされた。

→緩和ケア病棟入院料

(1)　緩和ケア病棟は，主として苦痛の緩和を必要とする悪性腫瘍及び後天性免疫不全症候群の患者を入院させ，緩和ケアを行うとともに，外来や在宅への円滑な移行も支援する病棟であり，当該病棟に入院した緩和ケアを要する悪性腫瘍及び後天性免疫不全症候群の患者について算定する。

(2)　緩和ケア病棟入院料を算定する日に使用するものとされた薬剤に係る薬剤料は緩和ケア病棟入院料に含まれるが，退院日に退院後に使用するものとされた薬剤料は別に算定できる。

（編注）外来で投与した薬剤を入院後も服用する場合，入院後服用分の薬剤料も緩和ケア病棟入院料に含まれる。

(3)　悪性腫瘍の患者及び後天性免疫不全症候群の患者以外の患者が，当該病棟に入院した場合には，一般病棟入院基本料の特別入院基本料を算定する。この際，同特別入院基本料の費用の請求については，A308回復期リハビリテーション病棟入院料の(4)（p.199）と同様である。

(4)　緩和ケア病棟における悪性腫瘍患者のケアに関しては，「がん疼痛薬物療法ガイドライン」（日本緩和医療学会），「新版 がん緩和ケアガイドブック」（日本医師会監修 厚生労働科学特別研究事業「適切な緩和ケア提供のための緩和ケアガイドブックの改訂に関する研究」班）等の緩和ケアに関するガイドライン（以下この項において「緩和ケアに関するガイドライン」という）を参考とする。

(5)　「注2」に規定する緩和ケア病棟緊急入院初期加算は，当該保険医療機関と連携して緩和ケアを提供する別の保険医療機関（在宅療養支援診療所又は在宅療養支援病院に限る）（以下本項において「連携保険医療機関」という）から在宅緩和ケアを受ける患者の病状が急変し，症状緩和のために一時的に入院治療を要する場合の緩和ケア病棟への受入れを通じ，在宅での緩和ケアを後方支援することを評価するものである。

当該保険医療機関と連携保険医療機関の間では，過去1年以内に，緩和ケアを受ける患者の紹介，緩和ケアに係る研修又は共同でのカンファレンスの実施等の際に，医師その他の職員が面会した実績が記録されている必要がある。

また，在宅緩和ケアを受け，緊急に入院を要する可能性のある患者について，緊急時の円滑な受入れのため，病状及び投薬内容のほか，患者及び家族への説明等について，当該連携保険医療機関より予め文書による情報提供を受ける必要がある。ただし，当該情報についてICTの活用により，当該保険医療機関が常に連携保険医療機関の有する診療情報の閲覧が可能な場合，文書による情報提供に関する要件を満たしていると見なすことができる。

(6)　「注4」に規定する緩和ケア疼痛評価加算を算定する場合には，緩和ケアに関するガイドラインを参考として，疼痛の評価その他の療養上必要な指導等を実施する。

（令6保医発0305・4）

事務連絡　問1　緩和ケア病棟入院料について，入院期間はどのように考えるか。

答　緩和ケア病棟から在宅へ退院した後，当該病棟に再入院した場合には，退院から再入院までの期間が7日以上の場合に限り，再入院した日を入院起算日として当該点数を算定して差し支えない。また，緩和ケア病棟以外の病棟から緩和ケア病棟に転棟した場合は，一連の入院において初めて緩和ケア病棟入院料を算定する場合に限り，緩和ケア病棟入院料を初回に算定した日を入院起算日として当該点数を算定して差し支えない。

（平24.3.30）

問2　緩和ケア病棟入院料を算定する保険医療機関は，
① 地域の在宅医療を担う保険医療機関と連携し，緊急時に在宅での療養を行う患者が入院できる体制
② 連携している保険医療機関の患者に関し，緊急の相談等に対応できるよう，24時間連絡を受ける体制を確保している必要があるが，それらの体制は，緩和ケア病棟で確保する必要があるのか。

答　保険医療機関としてこれらの体制を確保できれば良く，緩和ケア病棟のみで体制を確保する必要はない。

（平20.3.28）

事務連絡　緩和ケア疼痛評価加算

問1　A310緩和ケア病棟入院料の「注4」に規定する緩和ケア疼痛評価加算について，疼痛を有する入院中の患者に対

して，疼痛の評価その他の療養上必要な指導等を実施した日に限り算定できるのか。
答 そのとおり。
問2 「注4」に規定する緩和ケア疼痛評価加算について，疼痛の評価の結果を診療録に記録する必要があるか。
答 疼痛の評価を実施した結果について患者又はその家族等に説明し，その内容を診療録等に記載する。　　（令4.3.31）

A311　精神科救急急性期医療入院料（1日につき）
　精急1〜精救3
1　30日以内の期間　　　　　　　　**2,420点**
2　31日以上60日以内の期間　　　　**2,120点**
3　61日以上90日以内の期間　　　　**1,918点**

注1　別に厚生労働大臣が定める施設基準〔告示3第9・14(1), p.1282〕に適合しているものとして地方厚生局長等に届け出た精神病棟を有する保険医療機関において，当該届出に係る精神病棟に入院している患者〔別に厚生労働大臣が定める基準〔告示3別表第10・1, p.216〕に適合するものに限る〕について算定する。ただし，当該病棟に入院した患者が当該入院料に係る算定要件に該当しない場合は，A103精神病棟入院基本料の15対1入院基本料の例により算定する。

2　診療に係る費用〔注3から注5までに規定する加算，第2節に規定する臨床研修病院入院診療加算，医師事務作業補助体制加算，地域加算，離島加算，特定感染症患者療養環境特別加算，精神科措置入院診療加算，精神科応急入院施設管理加算，精神科身体合併症管理加算，医療安全対策加算，感染対策向上加算，患者サポート体制充実加算，報告書管理体制加算，褥瘡ハイリスク患者ケア加算，精神科救急搬送患者地域連携紹介加算，データ提出加算，精神科入退院支援加算，精神科急性期医師配置加算（精神科救急急性期医療入院料を算定するものに限る），薬剤総合評価調整加算，排尿自立支援加算及び地域医療体制確保加算，第2章第1部医学管理等のB015精神科退院時共同指導料2，第8部精神科専門療法，第10部手術，第11部麻酔，第12部放射線治療及び第14部その他並びに除外薬剤・注射薬〔告示3別表5の1の4, p.217〕に係る費用を除く〕は，精神科救急急性期医療入院料に含まれるものとする。

3　当該病棟に入院している統合失調症の患者に対して，計画的な医学管理の下に非定型抗精神病薬による治療を行い，かつ，療養上必要な指導を行った場合には，当該患者が使用した1日当たりの抗精神病薬が2種類以下の場合に限り，**非定型抗精神病薬加算** 非精 として，1日につき**15点**を所定点数に加算する。

4　別に厚生労働大臣が定める施設基準〔告示3第9・14(4), p.1282〕に適合しているものとして地方厚生局長等に届け出た病棟に入院している患者については，入院した日から起算して30日を限度として，**看護職員夜間配置加算** 精看職夜配 として，1日（別に厚生労働大臣が定める日〔告示3第9・14(5), p.217〕を除く）につき**70点**を所定点数に加算する。

5　別に厚生労働大臣が定める施設基準〔告示3第9・14(6), p.1282〕に適合しているものとして地方厚生局長等に届け出た病棟に入院している患者については，当該基準に係る区分に従い，入院した日から起算して90日を限度として，**精神科救急医療体制加算**として，次に掲げる点数（別に厚生労働大臣が定める場合〔告示3第9・14(7), p.1282〕にあっては，それぞれの点数の100分の60に相当する点数）をそれぞれ1日につき所定点数に加算する。 精救1〜精救3
　イ　精神科救急医療体制加算1　**600点**
　ロ　精神科救急医療体制加算2　**590点**
　ハ　精神科救急医療体制加算3　**500点**

【2024年改定による主な変更点】A246-2精神科入退院支援加算が新設されたことに伴い，従前の「注4」院内標準診療計画加算が廃止された。

→精神科救急急性期医療入院料　　摘要欄 p.1678
(1)　精神科救急急性期医療入院料の算定対象となる患者は，次のア若しくはイに該当する患者（以下この項において「新規患者」という）又はウに該当する患者である。
　ア　措置入院患者，緊急措置入院患者又は応急入院患者
　イ　ア以外の患者であって，当該病棟に入院する前3か月において保険医療機関（当該病棟を有する保険医療機関を含む）の精神病棟に入院〔心神喪失等の状態で重大な他害行為を行った者の医療及び観察等に関する法律（平成15年法律第110号）第42条第1項第1号又は第61条第1項第1号に規定する同法による入院（医療観察法入院）を除く〕したことがない患者のうち，入院基本料の入院期間の起算日の取扱いにおいて，当該病院への入院日が入院基本料の起算日に当たる患者（当該病棟が満床である等の理由により一旦他の病棟に入院した後，入院日を含め2日以内に当該病棟に転棟した患者を含む）
　ウ　ア及びイにかかわらず，クロザピンを新規に導入することを目的として，当該入院料に係る病棟を有する保険医療機関において，当該保険医療機関の他の病棟（精神科救急急性期医療入院料，精神科急性期治療病棟入院料及び精神科救急・合併症入院料を算定する病棟を除く）から当該病棟に転棟した患者又は他の保険医療機関（精神科救急急性期医療入院料，精神科急性期治療病棟入院料及び精神科救急・合併症入院料を算定する病棟を除く）から当該病棟に転院した患者

(2)　当該入院料は，入院日から起算して90日を限度として算定する。なお，届出を行い，新たに算定を開始することとなった日から90日以内においては，届出の効力発生前に当該病棟に新規入院した入院期間が90日以内の患者を，新規患者とみなして算定できる。

(3)　(1)のウに該当する患者については，当該保険医療機関の他の病棟から転棟又は他の保険医療機関から転院後，当該病棟においてクロザピンの投与を開始した日から起算して90日を限度として算定する。ただし，クロザピンの投与後に投与を中止した場合については，以下の取扱いとする。
　ア　クロザピン投与による無顆粒球症又は好中球減少症により，投与を中止した場合は，投与中止日から2週間まで当該入院料を算定できる。
　イ　ア以外の事由により，投与を中止した場合は，投与中止日まで当該入院料を算定できる。

(4) 精神科救急急性期医療入院料を算定する日に使用するものとされた投薬に係る薬剤料は，精神科救急急性期医療入院料に含まれ，別に算定できない。

(5) 精神科救急急性期医療入院料に係る算定要件に該当しない患者が，当該病棟に入院した場合には，精神病棟入院基本料の15対1入院基本料を算定する。

(6) (5)により，A103精神病棟入院基本料の例により算定する場合の費用の請求については，A307小児入院医療管理料の(9)と同様である。

(7) 当該入院料の算定対象となる患者は以下の障害を有する者に限る。
　ア　症状性を含む器質性精神障害（精神症状を有する状態に限り，単なる認知症の症状を除く）
　イ　精神作用物質使用による精神及び行動の障害（アルコール依存症にあっては，単なる酩酊状態であるものを除く）
　ウ　統合失調症，統合失調症型障害及び妄想性障害
　エ　気分（感情）障害
　オ　神経症性障害，ストレス関連障害及び身体表現性障害（自殺・自傷行為及び栄養障害・脱水等の生命的危険を伴う状態に限る）
　カ　成人の人格及び行動の障害（精神症状を有する状態に限る）
　キ　知的障害（精神症状を有する状態に限る）

(8) 「注3」に規定する非定型抗精神病薬及び抗精神病薬の種類数は一般名で計算する。また，非定型抗精神病薬及び抗精神病薬の種類については，**別紙36**（p.588）を参考にする。ただし，クロザピンはこれに含めない。

(9) 「注3」に規定する加算は，非定型抗精神病薬を投与している統合失調症患者に対して，計画的な治療管理を継続して行い，かつ，当該薬剤の効果及び副作用に関する説明を含め，療養上必要な指導を行った場合に算定する。

(10) 「注3」に規定する加算を算定する場合には，1月に1度，治療計画及び指導内容の要点を**診療録**に記載し，投与している薬剤名を**診療報酬明細書**に記載する。

(11) 「注4」に規定する看護職員夜間配置加算は，看護職員の手厚い夜間配置を評価したものであり，当該病棟における看護にあたり以下の隔離及び身体的拘束その他の行動制限を最小化する取組を実施した上で算定する。
　ア　入院患者に対し，日頃より行動制限を必要としない状態となるよう環境を整える。
　イ　やむを得ず行動制限を実施する場合であっても，当該患者の生命及び身体の保護に重点を置いた行動の制限であり，代替の方法が見いだされるまでの間のやむを得ない対応として行われるものであることから，可及的速やかに解除するよう努める。
　ウ　行動制限を実施するに当たっては，以下の対応を行う。
　　(イ)　実施の必要性等のアセスメント
　　(ロ)　患者家族への説明と同意
　　(ハ)　行動制限の具体的行為や実施時間等の記録
　　(ニ)　二次的な身体障害の予防
　　(ホ)　行動制限の解除に向けた検討
　エ　行動制限を実施した場合は，解除に向けた検討を少なくとも1日に1度は行う。なお，行動制限を実施することを避けるために，イ及びウの対応をとらず家族等に対し付添いを強要することがあってはならない。

(12) 「注4」に規定する看護職員夜間配置加算を算定する病院は，行動制限を最小化するための委員会において，入院医療について定期的（少なくとも月1回）な評価を行う。

(13) 「注4」に規定する看護職員夜間配置加算は，当該患者が入院した日から起算して30日を限度として算定できる。

(14) 「注4」に規定する看護職員夜間配置加算を算定する各病棟における夜勤を行う看護職員の数は，基本診療料の施設基準等の**第9の14の(1)のヘ**（p.1282）に定める夜間の看護師の最小必要数を超えた看護職員3人以上でなければ算定できない。

(15) (1)のウに該当する患者について，当該病棟においてクロザピンの投与を開始した日を**診療報酬明細書**の摘要欄に記載する。また，当該病棟において，クロザピンの投与を中止した場合は，投与中止日及び投与中止した理由を(3)のア又はイのいずれか該当するものを**診療報酬明細書**の摘要欄に記載する。あわせて，(1)のウに該当する患者として当該病棟へ転棟又は転院する以前にクロザピンの投与を中止したことがある場合は，転棟又は転院する以前の直近の投与中止日及び同一入院期間中における通算の投与中止回数を**診療報酬明細書**の摘要欄に記載する。なお，通算の投与中止回数に(3)のア又はイのいずれかに該当するものとして中止した場合は含めない。

(16) 「注5」に規定する精神科救急医療体制加算は，地域における役割に応じた精神科救急入院医療の体制の確保を評価したものであり，当該病棟に入院した日から起算して90日を限度として算定する。

(17) 「注5」の算定対象となる患者は以下の障害を有する者に限る。
　ア　認知症を除く症状性を含む器質性精神障害（精神症状を有する状態に限る）
　イ　精神作用物質使用による精神及び行動の障害（アルコール依存症にあっては，単なる酩酊状態であるものを除く）
　ウ　統合失調症，統合失調症型障害及び妄想性障害
　エ　気分（感情）障害（躁状態又は自殺・自傷行為及び栄養障害・脱水等の生命的危険を伴う状態に限る）
　オ　神経症性障害，ストレス関連障害及び身体表現性障害（自殺・自傷行為及び栄養障害・脱水等の生命的危険を伴う状態に限る）
　カ　成人の人格及び行動の障害（精神症状を有する状態に限る）
　キ　知的障害（精神症状を有する状態に限る）

(18) 「注5」に規定する精神科救急医療体制加算を算定する病棟の病床数（精神病床に限る）は120床までとする。ただし，令和4年3月31日時点で，現に旧医科点数表の精神科救急入院料を算定している病棟において，都道府県等から当該病棟を有する保険医療機関に対し，地域における医療提供体制や医療計画上の必要性等に係る文書が提出されていることが確認できる場合に限り，同時点で精神科救急入院料を算定する病棟の病床数を上限として算定することができる。ただし，この場合にあっては，120床を超えていない病床数も含め，それぞれの所定点数の**100分の60**に相当する点数により算定する。

〔令6保医発0305・4〕

●告示3　基本診療料の施設基準等

別表第10　1　精神科救急急性期医療入院料の対象患者

(1) 精神保健及び精神障害者福祉に関する法律第29条第1項又は第29条の2第1項の規定により入院する患者

(2) (1)以外の患者であって，精神科救急急性期医療入院料に係る病棟に入院する前３月間において保険医療機関（当該病棟を有する保険医療機関を含む）の精神病棟に入院〔心神喪失等の状態で重大な他害行為を行った者の医療及び観察等に関する法律（平成15年法律第110号）第42条第１項第１号又は第61条第１項第１号の決定による入院（以下「医療観察法入院」という）を除く〕をしたことがない患者
(3) 精神科救急急性期医療入院料の届出を行っている病棟を有する保険医療機関に入院している患者のうち，(1)又は(2)以外の患者であって，治療抵抗性統合失調症治療薬による治療を行うために当該病棟に転棟するもの

別表第５の１の４　精神科救急急性期医療入院料，精神科急性期治療病棟入院料，精神科救急・合併症入院料及び精神科地域包括ケア病棟入院料の除外薬剤・注射薬

インターフェロン製剤（Ｂ型肝炎又はＣ型肝炎の効能若しくは効果を有するものに限る）
抗ウイルス剤（Ｂ型肝炎又はＣ型肝炎の効能若しくは効果を有するもの及び後天性免疫不全症候群又はHIV感染症の効能若しくは効果を有するものに限る）
血友病の患者に使用する医薬品（血友病患者における出血傾向の抑制の効能又は効果を有するものに限る）
クロザピン（治療抵抗性統合失調症治療指導管理料を算定しているものに対して投与された場合に限る）
持続性抗精神病注射薬剤（投与開始日から起算して60日以内に投与された場合に限る）

（編注）「クロザピン」の製品名は「クロザリル錠」。

第９　14　(5)　精神科救急急性期医療入院料の注４に規定する厚生労働大臣が定める日

当該病棟における夜勤を行う看護職員の数が３未満である日

事務連絡　クロザピン
問１　Ａ249精神科急性期医師配置加算，Ａ311精神科救急急性期医療入院料，Ａ311-2精神科急性期治療病棟入院料又はＡ311-3精神科救急・合併症入院料について，「クロザピンを新規に導入する」とは，当該病棟においてクロザピンを新規に投与開始したことを指すのか。
答　そのとおり。　　　　　　　　　　（令2.3.31）
問２　Ａ311精神科救急急性期医療入院料，Ａ311-2精神科急性期治療病棟入院料又はＡ311-3精神科救急・合併症入院料におけるクロザピンの新規導入を目的とした転棟患者に対するクロザピンの投与後に投与を中止した場合について，「クロザピン投与による無顆粒球症又は好中球減少症」とあるが，具体的にはどのような場合か。
答　「クロザピンの使用あたっての留意事項」（平成21年薬食審査発0422001）において，流通管理の基本として規定されている「クロザリル患者モニタリングサービス運用手順」における「投与を中止する基準」が該当する。（令2.3.31）
問３　精神科救急急性期医療入院料，精神科急性期治療病棟入院料，精神科救急・合併症入院料，精神科療養病棟入院料及び地域移行機能強化病棟入院料において，治療抵抗性統合失調症治療指導管理料を算定している患者については，クロザピンが包括範囲から除外されたが，この取扱いは当該管理料の算定月に限るという理解でよいか。
答　そのとおり。　　　　　　　　　　（平30.3.30）

事務連絡　再転棟・再入院時の入院日
問　Ａ311精神科救急急性期医療入院料，Ａ311-2精神科急性期治療病棟入院料及びＡ311-3精神科救急・合併症入院料について，手術等の目的で一時的に転棟，あるいは転院した後，当該病棟に再入院した場合，再転棟や再入院時に再算定が可能となったが，これら入院料の入院日は再転棟や再入院の日ではなく，最初の入院日となるのか。
答　そのとおり。　　　　　　　　　　（平24.3.30）

事務連絡　非定型抗精神病薬加算
問１　非定型抗精神病薬加算について，レセルピンを降圧剤として投与する場合も，抗精神病薬としてカウントするか。
答　カウントしない。
問２　非定型抗精神病薬加算について，頓用で使用した抗精神病薬もカウントするのか。
答　カウントしない。ただし，臨時に使用した薬剤をそのまま継続して投与する場合は，臨時で使用した時点からカウントする。　　　　　　　　　　（平22.3.29）
問３　非定型抗精神病薬加算は他科通院日にも算定可能か。
答　他科通院日は要件に合えば算定可能。
問４　非定型抗精神病薬加算は，１錠でも当該薬が処方されていれば算定可能か。多剤併用や単剤使用は問わないのか。
答　処方については主治医の判断によるが，当該薬が処方され，計画的な治療管理を継続して行い，かつ療養上必要な指導を行った場合に算定可。
問５　非定型抗精神病薬について，月の途中で対象薬物の変更を行った場合はどう記載すればよいのか。
答　当該月に投与した対象薬物を列記する。（平16.3.30，一部修正）
問６　外泊期間中に非定型抗精神病薬加算は算定できるのか。
答　算定できない。入院患者の外泊期間中の入院料等については，入院基本料の基本点数の15％又は特定入院料の15％を算定することとされており，この基本点数には，加算は含まない。なお，薬剤料は特定入院料の基本点数に含まれているため，別に算定できない。（平16.7.7，一部修正）

Ａ311-2　精神科急性期治療病棟入院料（１日につき）

1　精神科急性期治療病棟入院料１　精急１
　イ　30日以内の期間　　　　　　　2,020点
　ロ　31日以上60日以内の期間　　　1,719点
　ハ　61日以上90日以内の期間　　　1,518点
2　精神科急性期治療病棟入院料２　精急２
　イ　30日以内の期間　　　　　　　1,903点
　ロ　31日以上60日以内の期間　　　1,618点
　ハ　61日以上90日以内の期間　　　1,466点

注１　別に厚生労働大臣が定める施設基準〔告示３第９・15(1)～(3)，p.1285〕に適合しているものとして地方厚生局長等に届け出た精神病棟を有する保険医療機関において，当該届出に係る精神病棟に入院している患者〔別に厚生労働大臣が定める基準〔告示３別表第10・2，p.1311〕に適合するものに限る〕について，当該基準に係る区分に従い，それぞれ所定点数を算定する。ただし，当該病棟に入院した患者が当該入院料に係る算定要件に該当しない場合は，Ａ103精神病棟入院基本料の15対１入院基本料の例により算定する。
　2　診療に係る費用〔注3に規定する加算，第2節に規定する臨床研修病院入院診療加算，妊産婦緊急搬送入院加算，医師事務作業補助体制加算，地域加算，離島加算，特定感染症患者療養環境特別加算，精神科措置入院診療加算，精神科応急入院施設管理加算，精神科身体合併症管理加算，依存症入院医療管理加算，医療安全対策加算，感染対策向上加算，患者サポート体制充実加算，報告書管理体制加算，褥瘡ハイリスク患者ケア加算，

精神科救急搬送患者地域連携紹介加算，データ提出加算，精神科入退院支援加算，精神科急性期医師配置加算（精神科急性期治療病棟入院料1を算定するものに限る），薬剤総合評価調整加算及び排尿自立支援加算，第2章第1部医学管理等のB015精神科退院時共同指導料2，第8部精神科専門療法，第10部手術，第11部麻酔，第12部放射線治療及び第14部その他並びに除外薬剤・注射薬〔告示3別表5の1の4，p.217〕に係る費用を除く〕は，精神科急性期治療病棟入院料に含まれるものとする。

3　当該病棟に入院している統合失調症の患者に対して，計画的な医学管理の下に非定型抗精神病薬による治療を行い，かつ，療養上必要な指導を行った場合には，当該患者が使用した1日当たりの抗精神病薬が2種類以下の場合に限り，**非定型抗精神病薬加算** 非精 として，1日につき**15点**を所定点数に加算する。

【2024年改定による主な変更点】
(1)　A245データ提出加算の届出医療機関であることが施設基準の要件に追加された（【経過措置】2024年3月末時点の精神科急性期治療病棟入院料の届出医療機関は，2026年5月末まで基準を満たすものとする）。
(2)　A246-2精神科入退院支援加算が新設されたことに伴い，従前の「注4」院内標準診療計画加算が廃止された。

→**精神科急性期治療病棟入院料**　摘要欄 p.1678

(1)　精神科急性期治療病棟入院料の算定対象となる患者は，次に掲げる患者である。
　ア　入院基本料の入院期間の起算日の取扱いにおいて，当該保険医療機関への入院日が入院基本料の起算日に当たる患者（当該病棟が満床である等の理由により一旦他の病棟に入院した後，入院日を含め2日以内に当該病棟に転棟した患者を含む）（以下この項において「新規患者」という）
　イ　他の病棟から当該病棟に移動した入院患者又は当該病棟に入院中の患者であって当該入院料を算定していない患者のうち，意識障害，昏迷状態等の急性増悪のため当該病院の精神保健指定医が当該病棟における集中的な治療の必要性を認めた患者（以下この項において「転棟患者等」という）
　ウ　ア及びイにかかわらず，クロザピンを新規に導入することを目的として，当該入院料に係る病棟を有する保険医療機関において，当該保険医療機関の他の病棟（精神科救急急性期医療入院料，精神科急性期治療病棟入院料及び精神科救急・合併症入院料を算定する病棟を除く）から当該病棟に転棟した患者又は他の保険医療機関（精神科救急急性期医療入院料，精神科急性期治療病棟入院料及び精神科救急・合併症入院料を算定する病棟を除く）から当該病棟に転院した患者
(2)　新規患者については入院日から起算して90日を限度として算定する。なお，届出を行い，新たに算定を開始することとなった日から90日以内においては，届出の効力発生前に当該病棟に新規入院した入院期間が90日以内の患者を，新規患者とみなして算定できる。
(3)　転棟患者等については，1年に1回に限り，1月を限度として算定する。1年とは暦年をいい，同一暦年において当該入院料の算定開始日が2回にはならない。なお，転棟患者等が当該入院料を算定する場合は，その医療上の必要性について**診療報酬明細書**の摘要欄に記載する。
(4)　(1)のウに該当する患者については，当該保険医療機関の他の病棟から転棟又は他の保険医療機関から転院後，当該病棟においてクロザピンの投与を開始した日から起算して90日を限度として算定する。ただし，クロザピンの投与後に投与を中止した場合については，以下の取扱いとする。
　ア　クロザピン投与による無顆粒球症又は好中球減少症により，投与を中止した場合は，投与中止日から2週間まで当該入院料を算定できる。
　イ　ア以外の事由により，投与を中止した場合は，投与中止日まで当該入院料を算定できる。
(5)　精神科急性期治療病棟入院料を算定する日に使用するものとされた投薬に係る薬剤料は，精神科急性期治療病棟入院料に含まれ，別に算定できない。
(6)　精神科急性期治療病棟入院料に係る算定要件に該当しない患者が，当該病棟に入院した場合には，精神病棟入院基本料の15対1入院基本料を算定する。
(7)　(6)により，A103精神病棟入院基本料の例により算定する場合の費用の請求については，A307小児入院医療管理料の(9)と同様である。
(8)　当該入院料の算定対象となる患者は，A311精神科救急急性期医療入院料の(7)の例による。
(9)　「注3」に規定する加算の算定に当たっては，A311精神科救急急性期医療入院料の(8)から(10)までの例による。
(10)　(1)のウに該当する患者について，当該病棟においてクロザピンの投与を開始した日を**診療報酬明細書**の摘要欄に記載する。また，当該病棟において，クロザピンの投与を中止した場合は，投与中止日及び投与を中止した理由を(4)のア又はイのいずれか該当するものを**診療報酬明細書**の摘要欄に記載する。あわせて，(1)のウに該当する患者として当該病棟へ転棟又は転院する以前にクロザピンの投与を中止したことがある場合は，転棟又は転院する以前の直近の投与中止日及び同一入院期間中における通算の投与中止回数を**診療報酬明細書**の摘要欄に記載する。なお，通算の投与中止回数に(4)のア又はイのいずれかに該当するものとして中止した場合は含めない。
(11)　精神科急性期治療病棟入院料を算定する病棟の病床（精神病床に限る）数は合計で130床を上限として算定できる。
　　　　　　　　　　　　　　　　　（令6保医発0305・4）

（編注）クロザピンに係る「事務連絡」はp.217。

A311-3　精神科救急・合併症入院料（1日につき）
精合
1　30日以内の期間　　　　　　　　**3,624点**
2　31日以上60日以内の期間　　　　**3,323点**
3　61日以上90日以内の期間　　　　**3,123点**

注1　別に厚生労働大臣が定める施設基準〔告示3第9・15の2(1)，p.1286〕に適合しているものとして地方厚生局長等に届け出た精神病棟を有する保険医療機関において，当該届出に係る精神病棟に入院している患者〔別に厚生労働大臣が定める基準〔告示3別表第10・3，p.1312〕に適合するものに限る〕について算定する。ただし，当該病棟に入院した患者が当該入院料に係る算定要件に該当しない場合は，A103精神病棟入院基本料の15対1入院基本料の例により算定する。
　2　診療に係る費用〔注3及び注4に規定する加算，第2節に規定する臨床研修病院入院診療加算，

妊産婦緊急搬送入院加算，医師事務作業補助体制加算，地域加算，離島加算，<u>特定感染症患者療養環境特別加算</u>，精神科措置入院診療加算，精神科応急入院施設管理加算，精神科身体合併症管理加算，依存症入院医療管理加算，摂食障害入院医療管理加算，医療安全対策加算，感染対策向上加算，患者サポート体制充実加算，報告書管理体制加算，褥瘡ハイリスク患者ケア加算，精神科救急搬送患者地域連携紹介加算，データ提出加算，<u>精神科入退院支援加算</u>，薬剤総合評価調整加算，排尿自立支援加算及び地域医療体制確保加算，第2章第1部医学管理等のB015精神科退院時共同指導料2，第7部リハビリテーションのH000心大血管疾患リハビリテーション料，H001脳血管疾患等リハビリテーション料，H001-2廃用症候群リハビリテーション料，H002運動器リハビリテーション料，H003呼吸器リハビリテーション料，H004摂食機能療法，H007障害児（者）リハビリテーション料及びH007-2がん患者リハビリテーション料，第8部精神科専門療法，第9部処置のJ038人工腎臓，J042腹膜灌流及びJ400特定保険医療材料（J038人工腎臓又はJ042腹膜灌流に係るものに限る），第10部手術，第11部麻酔，<u>第12部放射線治療並びに第14部その他並びに除外薬剤・注射薬</u>〔告示3別表5の1の4，p.217〕に係る費用を除く）は，精神科救急・合併症入院料に含まれるものとする。

3　当該病棟に入院している統合失調症の患者に対して，計画的な医学管理の下に非定型抗精神病薬による治療を行い，かつ，療養上必要な指導を行った場合には，当該患者が使用した1日当たりの抗精神病薬が2種類以下の場合に限り，**非定型抗精神病薬加算**〔非精〕として，1日につき**15点**を所定点数に加算する。

4　別に厚生労働大臣が定める施設基準〔告示3第9・15の2(4)，p.1286〕に適合しているものとして地方厚生局長等に届け出た病棟に入院している患者については，入院した日から起算して30日を限度として，**看護職員夜間配置加算**〔精看職夜配〕として，1日（別に厚生労働大臣が定める日〔告示3第9・15の2(5)，p.1287〕を除く）につき**70点**を所定点数に加算する。

【2024年改定による主な変更点】A246-2精神科入退院支援加算が新設されたことに伴い，従前の「注4」院内標準診療計画加算が廃止された。

→精神科救急・合併症入院料　　摘要欄 p.1678

(1)　精神科救急・合併症入院料の算定対象となる患者は，次のアからウまでのいずれかに該当する患者（以下この項において「新規患者」という）又はエに該当する患者である。

　ア　措置入院患者，緊急措置入院患者又は応急入院患者

　イ　ア以外の患者であって，当該病棟に入院する前3か月において保険医療機関（当該病棟を有する保険医療機関を含む）の精神病棟（精神病床のみを有する保険医療機関の精神病棟を除く）に入院〔心神喪失等の状態で重大な他害行為を行った者の医療及び観察等に関する法律第42条第1項第1号又は第61条第1項第1号に規定する同法による入院（医療観察法入院）を除く〕したことがない患者のうち，入院基本料の入院期間の起算日の取扱いにおいて，当該病院への入院日が入院基本料の起算日に当たる患者（当該病棟が満床である等の理由により一旦他の病棟に入院した後，入院日を含め2日以内に当該病棟に転棟した患者を含む）

　ウ　イの規定にかかわらず，精神科救急・合併症入院料を算定した後に，身体合併症の病状が悪化等して，当該医療機関において特定集中治療室管理料，ハイケアユニット入院医療管理料，脳卒中ケアユニット入院医療管理料，小児特定集中治療室管理料又は総合周産期特定集中治療室管理料（母体・胎児集中治療室管理料を算定するものに限る）を算定し，再度精神科救急・合併症入院料を算定する病棟へ入院した患者

　エ　アからウまでにかかわらず，クロザピンを新規に導入することを目的として，当該入院料に係る病棟を有する保険医療機関において，当該保険医療機関の他の病棟（精神科救急急性期医療入院料，精神科急性期治療病棟入院料及び精神科救急・合併症入院料を算定する病棟を除く）から当該病棟に転棟した患者又は他の保険医療機関（精神科救急急性期医療入院料，精神科急性期治療病棟入院料及び精神科救急・合併症入院料を算定する病棟を除く）から当該病棟に転院した患者

(2)　当該入院料は，入院日から起算して90日を限度として算定する。なお，届出を行い，新たに算定を開始することとなった日から90日以内においては，届出の効力発生前に当該病棟に新規入院した入院期間が90日以内の患者を，新規患者とみなして算定できる。

(3)　(1)のエに該当する患者については，当該保険医療機関の他の病棟から転棟又は他の保険医療機関から転院後，当該病棟においてクロザピンの投与を開始した日から起算して90日を限度として算定する。ただし，クロザピンの投与後に投与を中止した場合については，以下の取扱いとする。

　ア　クロザピン投与による無顆粒球症又は好中球減少症により，投与を中止した場合は，投与中止日から2週間まで当該入院料を算定できる。

　イ　ア以外の事由により，投与を中止した場合は，投与中止日まで当該入院料を算定できる。

(4)　精神科救急・合併症入院料を算定する日に使用するものとされた投薬に係る薬剤料は，精神科救急・合併症入院料に含まれ，別に算定できない。

(5)　精神科救急・合併症入院料に係る算定要件に該当しない患者が，当該病棟に入院した場合には，精神病棟入院基本料の15対1入院基本料を算定する。

(6)　(5)により，A103精神病棟入院基本料の例により算定する場合の費用の請求については，A307小児入院医療管理料の(9)と同様である。

(7)　当該入院料の算定対象となる患者は，A311精神科救急急性期医療入院料の(7)の例による。

(8)　「注3」に規定する加算の算定に当たっては，A311精神科救急急性期医療入院料の(8)から(10)までの例による。

(9)　「注4」に規定する看護職員夜間配置加算の算定に当たっては，A311精神科救急急性期医療入院料の(11)から(13)までの例による。

(10)　「注4」に規定する看護職員夜間配置加算を算定する各病棟における夜勤を行う看護職員の数は，基本診

療料の施設基準等の第9の15の2の(1)のト (p.1286)に定める夜間の看護師の最小必要数を超えた看護職員3人以上でなければ算定できない。

(11) (1)のエに該当する患者について，当該病棟においてクロザピンの投与を開始した日を**診療報酬明細書**の摘要欄に記載する。また，当該病棟において，クロザピンの投与を中止した場合は，投与中止日及び投与を中止した理由を(3)のア又はイのいずれか該当するものを**診療報酬明細書**の摘要欄に記載する。あわせて，同一の保険医療機関において，(1)のエに該当する患者として当該病棟へ転棟又は転院する以前にクロザピンの投与を中止したことがある場合は，転棟又は転院する以前の直近の投与中止日及び同一入院期間中における通算の投与中止回数を**診療報酬明細書**の摘要欄に記載する。なお，通算の投与中止回数に(3)のア又はイのいずれかに該当するものとして中止した場合は含めない。

(令6保医発0305・4)

（編注） クロザピンに係る「**事務連絡**」はp.217。

A 311-4 児童・思春期精神科入院医療管理料（1日につき）[児春] **3,016点**

注1 別に**厚生労働大臣が定める施設基準**〔告示3第9・15の3(1), p.1288〕に適合しているものとして地方厚生局長等に届け出た病棟又は治療室に入院している20歳未満の精神疾患を有する患者について，所定点数を算定する。ただし，当該病棟又は治療室に入院した患者が当該入院料に係る算定要件に該当しない場合は，**A 103精神病棟入院基本料**の注2に規定する特別入院基本料の例により算定する。

2 診療に係る費用〔注3に規定する加算，第2節に規定する臨床研修病院入院診療加算，医師事務作業補助体制加算（50対1補助体制加算，75対1補助体制加算又は100対1補助体制加算に限る），地域加算，離島加算，特定感染症患者療養環境特別加算，強度行動障害入院医療管理加算，摂食障害入院医療管理加算，医療安全対策加算，感染対策向上加算，患者サポート体制充実加算，報告書管理体制加算，褥瘡ハイリスク患者ケア加算，精神科救急搬送患者地域連携受入加算，データ提出加算，精神科入退院支援加算，薬剤総合評価調整加算及び排尿自立支援加算並びに第2章第5部投薬，第6部注射，第10部手術，第11部麻酔，第13部第2節病理診断・判断料及び第14部その他の費用を除く〕は，児童・思春期精神科入院医療管理料に含まれるものとする。

3 当該病棟又は治療室に入院している20歳未満の精神疾患を有する患者に対する支援体制につき別に**厚生労働大臣が定める施設基準**〔告示3第9・15の3(2), p.1288〕に適合しているものとして地方厚生局長等に届け出た保険医療機関の病棟に入院している患者について，**精神科養育支援体制加算** [精療支] として，入院初日に限り**300点**を所定点数に加算する。

【2024年改定による主な変更点】
(1) A245データ提出加算の届出医療機関であることが施設基準の要件に追加された（【経過措置】2024年3月末時点の児童・思春期精神科入院医療管理料の届出医療機関は，2026年5月末ま

で基準を満たすものとする）。

(2) 【新設】「注3」精神科養育支援体制加算：虐待等不適切な養育が行われていることが疑われる20歳未満の精神疾患患者に対する支援体制（多職種による専任チーム設置等）を整備した届出医療機関において，20歳未満の精神疾患患者について入院初日に算定可。

→児童・思春期精神科入院医療管理料

(1) 児童・思春期精神科入院医療管理料を算定する病棟又は治療室は，児童及び思春期の精神疾患患者に対して，家庭及び学校関係者等との連携も含めた体制の下に，医師，看護師，精神保健福祉士及び公認心理師等による集中的かつ多面的な治療が計画的に提供される病棟又は治療室である。

(2) 当該入院料の対象は，20歳未満の精神疾患を有する患者（精神作用物質使用による精神及び行動の障害の患者並びに知的障害の患者を除く）である。

(3) 当該入院料を算定する場合には，医師は看護師，精神保健福祉士及び公認心理師等と協力し，保護者等と協議の上，**別紙様式4** (p.221) 又は**別紙様式4の2** (p.223) 若しくはこれに準ずる様式を用いて，詳細な診療計画を作成する。また，作成した診療計画を保護者等に説明の上交付するとともにその写しを**診療録**に添付する。なお，これにより入院診療計画の基準を満たしたものとされる。

(4) 当該入院料を算定する場合には，保護者，学校関係者等に対して面接相談等適切な指導を適宜行う。

(5) 児童・思春期精神科入院医療管理に係る算定要件に該当しない患者が当該病棟又は治療室に入院した場合には，精神病棟入院基本料の特別入院基本料を算定する。

(6) (5)により，A 103精神病棟入院基本料の例により算定する場合の費用の請求については，A 307小児入院医療管理料の(9)と同様である。

(7) 「注3」に規定する精神科養育支援体制加算は，虐待等不適切な養育が行われていることが疑われる20歳未満の精神疾患を有する患者に対する必要な支援体制を評価するものであり，当該病棟又は治療室に入院し，当該入院管理料を算定している患者について，入院初日に算定する。

(令6保医発0305・4)

[事務連絡] 問1 児童・思春期精神科入院医療管理料について，入院中に誕生日を迎え，規定する年齢を超過した場合はどのように取扱うのか。

答 誕生日を含む月に限り，引き続き算定可能。 (平24.4.20)

問2 児童・思春期精神科入院医療管理料について，同管理料を一旦算定したが，病状悪化などで他入院料を算定する病棟，病床に転棟し，その後，同管理料届出病床に再転棟した場合に，同管理料を再算定することは可能か。

答 算定できない。 (平24.9.21)

A 312 精神療養病棟入院料（1日につき）
[精療] **1,108点**

注1 別に**厚生労働大臣が定める施設基準**〔告示3第9・16(1), p.1289〕に適合しているものとして地方厚生局長等に届け出た精神病棟を有する保険医療機関において，当該届出に係る精神病棟に入院している患者について，所定点数を算定する。

2 診療に係る費用〔注3から注5までに規定する加算，第2節に規定する臨床研修病院入院診療加算，医師事務作業補助体制加算（50対1補助体制加算，75対1補助体制加算又は100対1補助体制加算に限る），地域加算，離島加算，特定感染症患者療養環境特別加算，精神科措置入院診療加算，

(別紙様式4)

児童・思春期精神医療入院診療計画書

患者氏名		（男・女）	生年月日	昭・平・令　年　月　日生（　歳）
診断名（状態像名）				ICD-10（コード番号）：

Ⅰ．発育・社会的環境

発達・生育歴 □特記事項なし □あり	家族構成： （同居家族を含む）	社会的環境： a．就学状況 b．教育歴 　（最終学歴：　　　）	c．職歴 d．交友関係など

Ⅱ．入院時の状況

入院年月日	年　月　日（　曜日）	入　院 形　態	□任意入院　　□医療保護入院 □措置入院　　□その他

主訴	患者： 家族（父・母・その他　　）：

特別な栄養管理の必要性：有・無

症状　および　問題行動：
A．行　　動：a．動　き：□多動　□寡動　□常同症　□拒絶症　□奇妙な動作（　　　　　　　　　）
　　　　　　　b．表　情：□不安・恐怖・心配　□憂うつ　□怒り・敵意　□無表情
　　　　　　　c．話し方：□緘黙　□不明瞭　□吃音　□反響言語
　　　　　　　d．その他：□睡眠障害　□食行動異常　□排泄障害　□習癖異常
B．情　　緒：□不安定　□無感情　□怒り・敵意　□不安・恐怖・心配　□高揚　□抑うつ気分　□感情の不調和
C．対人関係：□ひきこもり　□自己中心的　□他罰的　□共感性欠如
D．知的機能：□注意散漫　□興味限局　□記憶障害　□知的障害　□学習（能力）障害
E．意　　識：□見当識障害　□意識障害
F．意　　欲：□消極性　□意欲減退　□無為　□意欲亢進
G．行　　為：□自傷　□他害・暴行　□盗み　□器物破損
H．知　　覚：□錯覚　□幻覚
I．思　　考：□心気症　□強迫観念・行為　□恐怖症　□自殺念慮・自殺企図　□離人体験　□病的な空想
　　　　　　　□作為体験　□罪業妄想　□被害・関係妄想　□その他の妄想（　　　　　）　□連合障害
J．その他：□病識欠如　□不登校　□計画的な行動がとれない　□衝動コントロールの欠如　□主体性の未確立
具体的な事柄：

（※）担当者名

主治医	看護師	精神保健福祉士	公認心理師	その他

（※次頁に続く）

精神科地域移行実施加算，医療安全対策加算，感染対策向上加算，患者サポート体制充実加算，報告書管理体制加算，精神科救急搬送患者地域連携受入加算，データ提出加算，精神科入退院支援加算，薬剤総合評価調整加算及び排尿自立支援加算，第2章第1部医学管理等のB015精神科退院時共同指導料2，第7部リハビリテーションのH000心大血管疾患リハビリテーション料，H001脳血管疾患等リハビリテーション料，H001-2廃用症候群リハビリテーション料，H002運動器リハビリテーション料，H003呼吸器リハビリテーション料及びH003-2リハビリテーション総合計画評価料，第8部精神科専門療法，第14部その他並びに除外薬剤・注射薬〔告示3別表第5の1の5，p.224〕に係る費用を除く〕は，精神療養病棟入院料に含まれるものとする。

3　当該病棟に入院している統合失調症の患者に対して，計画的な医学管理の下に非定型抗精神病薬による治療を行い，かつ，療養上必要な指導を行った場合には，当該患者が使用した1日当たりの抗精神病薬が2種類以下の場合に限り，**非定型抗精神病薬加算** 非精 として，1日につき**15点**を所定点数に加算する。

4　別に厚生労働大臣が定める状態〔告示3第9・16(3)(4), p.224〕の患者については，重症者加算として，当該患者に係る区分に従い，次に掲げる点数をそれぞれ1日につき所定点数に加算する。ただし，重症者加算1については，別に厚生労働大臣が定める施設基準〔告示3第9・16(5), p.1290〕に適合しているものとして地方厚生局長等に届け出た保険医療機関に入院している患者についてのみ加算する。
　イ　重症者加算1 重症1 　　　　　　60点
　ロ　重症者加算2 重症2 　　　　　　30点

5　別に厚生労働大臣が定める施設基準〔告示3第9・16(6), p.1290〕に適合しているもの

Ⅲ．治療計画　　　　　　　　　　　　　　　　　　　　　　　　（患者氏名　　　　　　　　　　　）

推定される入院期間（　　週間/月）	基本方針：
本人の希望：	治療と検査： Ａ．治療： 　精神療法： 　　□個人精神療法：　　回/週　　□集団精神療法：　　回/週 　　□認知行動療法：　　回/週　　□生活療法：　　回/週
家族の希望：	薬物療法： 　□抗精神病薬　□抗うつ薬　□抗躁薬　□抗不安薬 　□抗てんかん薬　□睡眠導入剤 　□その他（　　　　　　　　　　　　　　　　　　　）
目標の設定：	
同意事項： □検査　　　　　　□診断の確定 □薬物療法の調整　□精神症状の改善 □問題行動の改善　□生活リズムの改善 □家族関係の調整　□主体性の確立 □社会復帰 □その他（　　　　　　　　　）	Ｂ．検査： 理化学検査： 　□血液検査　□心電図　□脳波　□X線 　□CT(MRI)検査　□その他（　　　　　　　　　） 心理検査： 　□知能検査（ 　□性格検査（
行動制限：□なし　□あり（電話，面会，外出，外泊，その他　　　　）	隔離室・個室使用：□なし　□あり
退院後の目標：□家庭内適応　□復学　□就労　□デイケア　□地域作業所　□施設入所 　　　　　　　□その他（　　　　　　　　　　　　　　　　　　　　　　　　　　　　）	

Ⅳ．家族へのアプローチ

面接： 　□家族面接：　　回/週・月〔□父親　□母親　□その他（　　　）〕 　□本人との同席面接：　　回/週・月 その他： 　□家族療法：　　回/週・月　□その他：　　回/週・月	具体的アプローチ

Ⅴ．学校・教育へのアプローチ

入院中の教育的配慮 　□院内学級・院内分校への通級（学） 　□地元（原籍）校への通学　□訪問学級 　□通信教育　□その他（　　　　　　　　）	学校への具体的アプローチ：　□本人の同意　□保護者の同意 　□担任　□養護教諭　□生徒指導担当　□その他（　　　　） 　□現状での問題点（ 　□今後の方向性（

上記説明を受けました。　　　　　　　　　年　月　日　本人サイン　　　　　　　　　保護者サイン

(注) 内容は，現時点で考えられるものであり，今後の状態の変化等に応じて変わり得るものである。
(児童・思春期精神医療入院診療計画書記載上の注意)
1．入院の早い時期に，医師，看護師，精神保健福祉士，公認心理師などの関係者が協力し，治療計画を決めること。
2．すみやかに，患者，保護者へ説明を行うとともに交付すること（病状によっては，別紙2（p.1083）のみの交付でも可）。

として保険医療機関が地方厚生局長等に届け出た病棟に入院している患者について，**精神保健福祉士配置加算** 精福 として，1日につき**30点**を所定点数に加算する。
　6　精神保健福祉士配置加算を算定した場合は，A230-2精神科地域移行実施加算，**A246-2精神科入退院支援加算**，Ⅰ011精神科退院指導料及びⅠ011-2精神科退院前訪問指導料は，算定しない。

A313　削除

【2024年改定による主な変更点】A246-2精神科入退院支援加算が新設され，従前の「注5」退院調整加算が廃止された。

→**精神療養病棟入院料**　　　　　　　摘要欄 p.1679
(1) 精神療養病棟は，主として長期にわたり療養が必要な精神障害患者が入院する病棟として認められたものであり，医療上特に必要がある場合に限り他の病棟への患者の移動は認められるが，その医療上の必要性について**診療報酬明細書**の摘要欄に詳細に記載する。

(2) 精神療養病棟入院料を算定する日に使用するものとされた投薬に係る薬剤料は，精神療養病棟入院料に含まれ，別に算定できない。
(3) 当該病棟の入院患者に対して退院に向けた相談支援業務等を行う者（以下「退院支援相談員」という）は，以下アからウまでの全ての業務を行う。
　ア　退院に向けた相談支援業務
　　(イ) 当該患者及びその家族等からの相談に応じ，退院に向けた意欲の喚起等に努める。相談を行った場合には，当該相談内容について看護記録等に記録をする。
　　(ロ) 退院に向けた相談支援を行うに当たっては，主治医の指導を受けるとともに，その他当該患者の治療に関わる者との連携を図る。
　イ　退院支援委員会に関する業務
　　退院支援相談員は，担当する患者について退院に向けた支援を推進するための委員会（以下「退院支援委員会」という）を，当該患者1人につき月1回以上行う。なお，医療保護入院の者について，精神

（別紙様式4の2）

児童・思春期精神医療入院診療計画書（医療保護入院者用）

患者氏名		（男・女）	生年月日	昭和・平成・令和　年　月　日生　（　　歳）
診断名（状態像名）				ICD-10（コード番号）：

Ⅰ．発育・社会的環境

発達・生育歴	家族構成：	社会的環境：	c. 職歴
□特記事項なし	（同居家族を含む）	a. 就学状況	
□あり		b. 教育歴	d. 交友関係など
		（最終学歴：　　　　　）	

Ⅱ．入院時の状況

入院年月日	年　月　日（　曜日）	入院形態	□任意入院　　□医療保護入院 □措置入院　　□その他

主訴	患者：
	家族（父・母・その他　　　）：

特別な栄養管理の必要性：　　有　・　無

症状　および　問題行動：

- A. 行　動：
  - a. 動　　き：□多動　□寡動　□常同症　□拒絶症　□奇妙な動作（　　　　　　）
  - b. 表　　情：□不安・恐怖・心配　□憂うつ　□怒り・敵意　□無表情
  - c. 話し方：□緘黙　□不明瞭　□吃音　□反響言語
  - d. その他：□睡眠障害　□食行動異常　□排泄障害　□習癖異常
- B. 情　緒：□不安定　□無感情　□怒り・敵意　□不安・恐怖・心配　□高揚　□抑うつ気分　□感情の不調和
- C. 対人関係：□ひきこもり　□自己中心的　□他罰的　□共感性欠如
- D. 知的機能：□注意散漫　□興味限局　□記憶障害　□知的障害　□学習（能力）障害
- E. 意　識：□見当識障害　□意識障害
- F. 意　欲：□消極性　□意欲減退　□無為　□意欲亢進
- G. 行　為：□自傷　□他害・暴行　□盗み　□器物破損
- H. 知　覚：□錯覚　□幻覚
- I. 思　考：□心気症　□強迫観念・行為　□恐怖症　□自殺念慮・自殺企図　□離人体験　□病的な空想　□作為体験　□罪業妄想　□被害・関係妄想　□その他の妄想（　　　　　　）　□連合障害
- J. その他：□病識欠如　□不登校　□計画的な行動がとれない　□衝動コントロールの欠如　□主体性の未確立

具体的な事柄：

（※）担当者名

主治医	看護師	精神保健福祉士	公認心理師	その他

（※次頁に続く）

保健及び精神障害者福祉に関する法律第33条第6項第2号に規定する委員会の開催をもって，退院支援委員会の開催とみなすことができる。
　ウ　退院調整に関する業務
　　患者の退院に向け，居住の場の確保等の退院後の環境にかかる調整を行うとともに，必要に応じて相談支援事業所等と連携する等，円滑な地域生活への移行を図る。
(4) 退院支援委員会の出席者は，以下のとおりとする。
　ア　当該患者の主治医
　イ　看護職員（当該患者を担当する看護職員が出席することが望ましい）
　ウ　当該患者について指定された退院支援相談員
　エ　アからウまで以外の病院の管理者が出席を求める当該病院職員
　オ　当該患者
　カ　当該患者の家族等
　キ　相談支援事業所等の当該精神障害者の退院後の生活環境に関わる者
　なお，オ及びカについては，必要に応じて出席する。また，キの出席については，当該患者の同意を得る。
(5) 退院支援委員会の開催に当たっては，別紙様式38（p.225）又はこれに準じた様式を用いて会議の記録を作成し，その写しを診療録等に添付する。なお，医療保護入院の者について，医療保護入院者退院支援委員会の開催をもって，退院支援委員会の開催とみなす場合については，「措置入院及び医療保護入院者の退院促進に関する措置について」（令和5年11月27日障発1127第7号）に規定する医療保護入院者退院支援委員会の審議記録の写しを代わりに診療録等に添付する必要がある。
(6) 「注3」に規定する加算の算定に当たっては，A311精神科救急急性期医療入院料の(8)から(10)までの例による。
(7) 「注4」の重症者加算1は，算定する日においてGAF尺度による判定が30以下の患者である場合に算定する。
(8) 「注4」の重症者加算2は，算定する日においてGAF尺度による判定が40以下の患者である場合に算定する。

Ⅲ．治療計画　　　　　　　　　　　　　　　　　　　　　　（患者氏名　　　　　　　　　　　　）

推定される入院期間（　　　週間/月） 本人の希望： 家族の希望： 目標の設定： 同意事項： □検査　　　　　□診断の確定 □薬物療法の調整　□精神症状の改善 □問題行動の改善　□生活リズムの改善 □家族関係の調整　□主体性の確立 □社会復帰 □その他（　　　　　　　　　　　　）	基本方針： 治療と検査： 　A．治療： 　　精神療法： 　　　□個人精神療法：　回/週　□集団精神療法：　回/週 　　　□認知行動療法：　回/週　□生活療法：　回/週 　　薬物療法： 　　　□抗精神病薬　□抗うつ薬　□抗躁薬　□抗不安薬 　　　□抗てんかん薬　□睡眠導入剤 　　　□その他（　　　　　　　　　　　　　　　　　　） 　B．検査： 　　理化学検査： 　　　□血液検査　□心電図　□脳波　□X線 　　　□CT（MRI）検査　□その他（　　　　　　　　） 　　心理検査： 　　　□知能検査（　　　　　　　　　　　　　　　　　） 　　　□性格検査（　　　　　　　　　　　　　　　　　）

行動制限：□なし　□あり（電話，面会，外出，外泊，その他　　　　　　）	隔離室・個室使用：□なし　□あり

選任された退院後生活環境相談員の氏名

退院後の目標：　□家庭内適応　□復学　□就労　□デイケア　□地域作業所　□施設入所
　　　　　　　　□その他（　　　　　　　　　　　　　　　　　　　　　　　　　　　　　）

Ⅳ．家族へのアプローチ

面接：
　□家族面接：　回/週・月〔□父親　□母親　□その他（　　　　　）〕
　□本人との同席面接：　回/週・月
その他：
　□家族療法：　回/週・月　　□その他：　回/週・月

具体的アプローチ

Ⅴ．学校・教育へのアプローチ

入院中の教育的配慮：	学校への具体的アプローチ：□本人の同意　□保護者の同意
□院内学級・院内分校への通級（　学） □地元（原籍）校への通学　□訪問学級 □通信教育　□その他（　　　　　　　　）	□担任　□養護教諭　□生徒指導担当　□その他（　　　　） □現状での問題点（　　　　　　　　　　　　　　　　　　） □今後の方向性（　　　　　　　　　　　　　　　　　　　）

上記説明を受けました。　　　　年　　月　　日　本人サイン　　　　　　　　保護者サイン

（注）内容は，現時点で考えられるものであり，今後の状態の変化等に応じて変わり得るものである。
（児童・思春期精神医療入院診療計画書記載上の注意）
1．入院の早い時期に，医師，看護師，精神保健福祉士，公認心理師などの関係者が協力し，治療計画を決めること。
2．すみやかに，患者，保護者へ説明を行うとともに交付すること（病状によっては，別紙2（p.1083）のみの交付でも可）。

---

(9) 「注5」に規定する加算の算定に当たっては，A 103 精神病棟入院基本料の(7)（p.92）の例による。

（令6保医発0305・4）

●告示③　基本診療料の施設基準等

別表第5の1の5　精神療養病棟入院料及び地域移行機能強化病棟入院料の除外薬剤・注射薬

　インターフェロン製剤（B型肝炎又はC型肝炎の効能若しくは効果を有するものに限る）
　抗ウイルス剤（B型肝炎又はC型肝炎の効能若しくは効果を有するもの及び後天性免疫不全症候群又はHIV感染症の効能若しくは効果を有するものに限る）
　血友病の患者に使用する医薬品（血友病患者における出血傾向の抑制の効能又は効果を有するものに限る）
　クロザピン（治療抵抗性統合失調症治療指導管理料を算定しているものに対して投与された場合に限る）
　持続性抗精神病注射薬剤（投与開始日から起算して60日以内に投与された場合に限る）

第9　16　精神療養病棟入院料の施設基準等

(3) 重症者加算1の対象患者の状態
　　GAF尺度による判定が30以下であること。
(4) 重症者加算2の対象患者の状態
　　GAF尺度による判定が40以下であること。

事務連絡　精神療養病棟入院料
問　精神療養病棟入院料の重症度加算の算定については，GAF尺度による判定を行い，30以下又は40以下であった日について算定できるということか。
答　そのとおり。　　　　　　（平22.3.29，一部修正）
（編注）クロザピンに係る「事務連絡」はp.217。

A 314　認知症治療病棟入院料（1日につき）

1　認知症治療病棟入院料1　認知1
　イ　30日以内の期間　　　　　　　　　1,829点
　ロ　31日以上60日以内の期間　　　　　1,521点
　ハ　61日以上の期間　　　　　　　　　1,221点
2　認知症治療病棟入院料2　認知2

(別紙様式38)

退院支援委員会会議記録

(患者氏名)_____殿　生年月日　　年　月　日
　　　　　　　　　　　委員会開催日：　年　月　日

病棟（病室）	
病名	
入院年月日	
担当退院支援相談員の氏名	
出席者	主治医（　　），主治医以外の医師（　　） 看護職員（　　　　　　　　　　　　　　） 担当退院支援相談員（　　　　　　　　　） 本人（出席・欠席），家族〔　　（続柄）　〕 その他（　　　　　　　　　　　　　　　）
退院困難な要因 （医学的要因）	1. 精神症状　　4. IADLの低下 2. 問題行動　　5. 身体合併症 3. ADLの低下
退院困難な要因 （社会・環境的要因）	1. 家庭内調整（　　　　　　　　　　　　） 2. 受け入れ先の確保が困難（　　　　　　） 3. 生活費の確保が困難（　　　　　　　　） 4. 自己負担の費用が増加（　　　　　　　） 5. その他（　　　　　　　　　　　　　　）
退院に係る問題点，課題等	
退院へ向けた目標設定，評価時期，支援概要	1. 退院へ向けた目標 2. 評価時期 3. 支援概要
予想される退院先	1. 自宅 2. 障害福祉サービスによる入所施設（　） 3. 介護保険サービスによる入所施設（　） 4. その他（　　　　　　　　　　　　　　）
退院後に利用が予想される社会福祉サービス等	
退院後に利用が予想される社会福祉サービスの担当者	
（担当医）	印
（記録者署名）	印

　イ　30日以内の期間　　　　　　　　1,334点
　ロ　31日以上60日以内の期間　　　　1,129点
　ハ　61日以上の期間　　　　　　　　1,003点

注1　別に厚生労働大臣が定める施設基準〔告示③第9・18(1)~(3), p.1291〕に適合しているものとして地方厚生局長等に届け出た病院である保険医療機関において，当該届出に係る病棟に入院している患者について，当該基準に係る区分に従い，それぞれ算定する。

2　当該病棟が，別に厚生労働大臣が定める施設基準〔告示③第9・18(4), p.1292〕に適合しているものとして保険医療機関が地方厚生局長等に届け出た病棟である場合には，認知症夜間対応加算 認夜 として，当該患者の入院期間に応じ，次に掲げる点数をそれぞれ1日につき所定点数に加算する。
　イ　30日以内の期間　　　　　　　　　84点
　ロ　31日以上の期間　　　　　　　　　40点

3　診療に係る費用〔注2に規定する加算，第2節に規定する臨床研修病院入院診療加算，医師事務作業補助体制加算（50対1補助体制加算，75対1補助体制加算又は100対1補助体制加算に限る），地域加算，離島加算，特定感染症患者療養環境特別加算，精神科措置入院診療加算，精神科身体合併症管理加算，医療安全対策加算，感染対策向上加算，患者サポート体制充実加算，報告書管理体制加算，精神科救急搬送患者地域連携受入加算，データ提出加算，精神科入退院支援加算，薬剤総合評価調整加算及び排尿自立支援加算，第2章第1部医学管理等のB015精神科退院時共同指導料2，第7部リハビリテーションのH003-2リハビリテーション総合計画評価料（1に限る），H004摂食機能療法及びH007-3認知症患者リハビリテーション料，第8部精神科専門療法，第9部処置のJ038人工腎臓（入院した日から起算して60日以内の期間に限る）及びJ400特定保険医療材料（入院した日から起算して60日以内の期間におけるJ038人工腎臓に係るものに限る），第14部その他並びに除外薬剤・注射薬〔告示③別表第5の1の2, p.1308〕に係る費用を除く〕は，認知症治療病棟入院料に含まれるものとする。

【2024年改定による主な変更点】A246-2精神科入退院支援加算が新設され，従前の「注2」退院調整加算が廃止された。

→**認知症治療病棟入院料**　摘要欄 p.1679

(1)　認知症治療病棟入院料は，精神症状及び行動異常が特に著しい重度の認知症患者を対象とした急性期に重点をおいた集中的な認知症治療病棟入院医療を行うため，その体制等が整備されているものとして，別に厚生労働大臣が定める施設基準に適合しているものとして届け出た保険医療機関の精神病棟に入院している患者について算定する。なお，精神症状及び行動異常が特に著しい重度の認知症患者とは，ADLにかかわらず認知症に伴って幻覚，妄想，夜間せん妄，徘徊，弄便，異食等の症状が著しく，その看護が著しく困難な患者をいう。

(2)　認知症治療病棟入院医療を行う病棟は重度認知症患者を入院させる施設として特に認められたものであり，他の病棟への移動は医療上特に必要がある場合に限るものとし，単に検査のために短期間他の病棟に転棟すること等は認められない。
　なお，必要があって他の病棟へ移動した場合は，その医療上の必要性について診療報酬明細書に詳細に記載する。

(3)　認知症治療病棟入院料を算定する日に使用するものとされた投薬に係る薬剤料は，認知症治療病棟入院料に含まれ，別に算定できない。

(4)　生活機能回復のための訓練及び指導の内容の要点及び実施に要した時間については，診療録等に記載する。

(5)　「注2」の認知症夜間対応加算は，別に厚生労働大臣が定める施設基準に適合しているものとして届け出た保険医療機関において，当該病棟に夜勤を行う看護要員が3人以上の場合に算定できる。

(6)　「注2」の認知症夜間対応加算を算定する病棟は，行動制限を最小化する取組を実施した上で算定する。取組内容については，A311精神科救急急性期医療入院料の(11)及び(12)の例による。
（令6保医発0305・4）

事務連絡　認知症治療病棟入院料
問1　生活機能回復のための訓練及び指導として認知症患者リハビリテーション料又は精神科作業療法を算定する場合，当該病棟に専従する作業療法士が提供した認知症患者リハビリテーション料についても算定可能か。
答　可能。
（平30.3.30）
問2　認知症治療病棟入院料を算定する病棟において，準夜帯には看護要員が3人いるが，深夜帯にいない場合は認知症夜間対応加算を算定してよいか。
答　算定できない。
（平24.3.30）

A315　精神科地域包括ケア病棟入院料（1日

につき 精地包　　　　　　　　　　　　1,535点

注1　別に厚生労働大臣が定める施設基準〔告示③第9・18の2(1), p.1293〕に適合しているものとして地方厚生局長等に届け出た精神病棟を有する保険医療機関において，当該届出に係る精神病棟に入院している患者について，A311精神科救急急性期医療入院料，A311-2精神科急性期治療病棟入院料及びA311-3精神科救急・合併症入院料を算定した期間と通算して180日を限度として，所定点数を算定する。ただし，当該病棟に入院した患者が当該入院料に係る算定要件に該当しない場合は，A103精神病棟入院基本料の注2に規定する特別入院基本料の例により算定する。

2　当該病棟に転棟若しくは転院又は入院した日から起算して90日間に限り，**自宅等移行初期加算** 精地包自 として，100点を加算する。

3　過去1年以内に，注1本文及び注2に規定する点数を算定した患者（当該保険医療機関以外の保険医療機関で算定した患者を含む）については，当該期間を注1本文及び注2に規定する期間に通算する。

4　A103精神病棟入院基本料の15対1入院基本料，18対1入院基本料並びに20対1入院基本料，A312精神療養病棟入院料，A314認知症治療病棟入院料及びA318地域移行機能強化病棟入院料を届け出ている病棟から，当該病棟への転棟は，患者1人につき1回に限る。

5　当該病棟に入院している統合失調症の患者に対して，計画的な医学管理の下に非定型抗精神病薬による治療を行い，かつ，療養上必要な指導を行った場合には，当該患者が使用した1日当たりの抗精神病薬が2種類以下の場合に限り，**非定型抗精神病薬加算** 精地包精 として，1日につき15点を所定点数に加算する。

6　診療に係る費用〔注2及び注5に規定する加算，第2節に規定する臨床研修病院入院診療加算，医師事務作業補助体制加算（50対1補助体制加算，75対1補助体制加算又は100対1補助体制加算に限る），地域加算，離島加算，特定感染症患者療養環境特別加算，精神科措置入院診療加算，精神科応急入院施設管理加算，精神科身体合併症管理加算，強度行動障害入院医療管理加算，依存症入院医療管理加算，摂食障害入院医療管理加算，医療安全対策加算，感染対策向上加算，患者サポート体制充実加算，報告書管理体制加算，褥瘡ハイリスク患者ケア加算，精神科救急搬送患者地域連携受入加算，データ提出加算，精神科入退院支援加算，薬剤総合評価調整加算及び排尿自立支援加算，第2章第1部医学管理等のB015精神科退院時共同指導料2，第7部リハビリテーションのH000心大血管疾患リハビリテーション料，H001脳血管疾患等リハビリテーション料，H001-2廃用症候群リハビリテーション料，H002運動器リハビリテーション料，H003呼吸器リハビリテーション料，H003-2リハビリテーション総合計画評価料，第8部精神科専門療法（I011精神科退院指導料及びI011-2精神科退院前訪問指導料を除く），第10部手術，第11部麻酔，第12部放射線治療及び第14部その他並びに除外薬剤・注射薬〔告示③別表第5の1の4, p.217〕に係る費用を除く〕は，精神科地域包括ケア病棟入院料に含まれるものとする。

【2024年改定により新設】
(1)　届出精神病棟を有する医療機関において，精神病棟の入院患者について，A311精神科救急急性期医療入院料，A311-2精神科急性期治療病棟入院料，A311-3精神科救急・合併症入院料を算定した期間と通算して180日を限度として算定可。当該病棟に転棟・転院・入院した日から90日間に限り**自宅等移行初期加算**が算定できる。
(2)　主な施設基準は以下のとおり。
①精神病棟を単位として行う
②常勤の精神保健指定医2名以上，かつ，専任の常勤精神科医1名以上配置
③入院患者数に対する看護職員・作業療法士・精神保健福祉士・公認心理師の数：常時13対1以上
④作業療法士，精神保健福祉士又は公認心理師：1以上
⑤入院患者数に対する看護職員の数：常時15対1以上
⑥看護職員の最小必要数に対する看護師の割合：40％以上
⑦夜勤の看護職員数：2以上

【2024年8月の告示訂正】
「注6」の括弧内の包括除外項目から「特定感染症入院医療管理加算」が削除された（同加算は包括対象となった）。

→**精神科地域包括ケア病棟入院料**　摘要欄 p.1679

(1)　精神科地域包括ケア病棟入院料を算定する病棟は，精神疾患を有する者の地域移行・地域定着に向けた重点的な支援を提供する精神病棟であり，主として急性期治療を経過した精神疾患を有する患者及び在宅において療養を行っている精神疾患を有する患者等の受入れ並びに患者の在宅復帰支援等を行う機能を有し，精神障害にも対応した地域包括ケアシステムを支える役割を担うものである。

(2)　当該病棟の入院患者に対しては，主治医が病状の評価に基づいた診療計画を作成し，適切な治療を実施するとともに，医師，看護職員，薬剤師，作業療法士，精神保健福祉士，公認心理師等の多職種が共同して，個々の患者の希望や状態に応じて，退院後の療養生活を見据え必要な療養上の指導，服薬指導，作業療法，相談支援，心理支援等を行う。

(3)　当該病棟の入院患者のうち必要なものに対しては，療養上の指導，服薬指導，作業療法，相談支援又は心理支援等を，1日平均2時間以上提供していることが望ましい。

(4)　精神科地域包括ケア病棟入院料を算定する日に使用するものとされた投薬に係る薬剤料は，精神科地域包括ケア病棟入院料に含まれ，別に算定できない。

(5)　当該入院料の算定期間の計算に当たっては，以下のとおりとする。
　ア　当該入院料は，A311精神科救急急性期医療入院料，A311-2精神科急性期治療病棟入院料及びA311-3精神科救急・合併症入院料（以下「精神科救急急性期医療入院料等」という）を算定した期間と通算して180日を限度として算定する。ただし，精神科救急急性期医療入院料等を算定する病棟から退院した日から起算して3月以内に当該病棟に入院した場合も，精神科救急急性期医療入院料等を算定する病棟から退院するまでの間に精神科救急急性期医療入院料等を算定した期間を，当該入院料の算定期

間に算入することとする。
イ 過去1年以内に当該入院料を算定した患者については，過去1年以内に当該入院料を算定した期間をアの算定期間に算入することとする。
ウ ア及びイについては，当該保険医療機関以外の保険医療機関において精神科救急急性期医療入院料等を算定していた場合も含む。
エ 当該入院料を算定する保険医療機関は，患者の当該病棟への入院に際し，患者又はその家族等に対して当該患者の過去1年以内の入院の有無を確認するとともに，入院前の患者の居場所（転院の場合は入院前の医療機関名），自院の入院歴の有無，入院までの経過等を**診療録**に記載する。必要に応じて，他の保険医療機関等に対し照会等を行うことにより，他の保険医療機関における当該入院料の算定の有無及び算定日数を確認する。
(6) 精神科地域包括ケア病棟入院料を算定した患者が退院した場合，退院した先について**診療録**に記載する。
(7) 精神科地域包括ケア病棟入院料に係る算定要件に該当しない患者が，当該病棟に入院した場合には，精神病棟入院基本料の特別入院基本料を算定する。
(8) 症状性を含む器質性精神障害の患者にあっては，精神症状を有する状態に限り，当該入院料を算定できるものとし，単なる認知症の症状のみを有する患者については，当該入院料を算定できない。
(9) 「注2」に規定する自宅等移行初期加算は，早期の地域移行・地域定着を推進する観点から，当該病棟への受入れ初期に行われる支援を評価するものであり，転棟若しくは転院又は入院した日から起算して90日を限度として算定できる。なお，当該加算の算定期間の計算に当たって，過去1年以内に当該加算を算定した患者（当該保険医療機関以外の保険医療機関において当該加算を算定していた場合も含む）については，当該算定期間を当該加算の算定期間に算入する。
(10) 「注5」に規定する加算の算定に当たっては，精神科救急急性期医療入院料の(8)から(10)までの例による。

(令6保医発0305・4)

事務連絡 精神科地域包括ケア病棟入院料
問1 精神科地域包括ケア病棟入院料及び「注2」に規定する自宅等移行初期加算について，それぞれ180日及び90日の算定期間の上限があり，また，「注3」において過去1年以内に同入院料及び加算を算定した場合の通算の規定があるが，以下の場合についてどのように考えればよいか。
① 精神科地域包括ケア病棟入院料を算定する病棟に令和7年1月1日に入院し，退院までの間，精神科地域包括ケア病棟入院料及び自宅等移行初期加算を算定し，同年1月30日に退院，同年6月1日に再入院した場合
② 精神科地域包括ケア病棟入院料を算定する病棟に令和7年1月1日に入院し，退院までの間，精神科地域包括ケア病棟入院料及び自宅等移行初期加算を算定し，同年1月30日に退院，同年2月1日に再入院した場合
③ 精神科救急急性期医療病棟入院料，精神科急性期治療病棟入院料又は精神科救急・合併症入院料（以下「精神科救急急性期医療入院料等」とする）を算定する病棟に令和7年1月1日に入院し，90日間入院した後，同年4月1日に精神科地域包括ケア病棟入院料を算定する病棟に転棟，退院までの間，精神科地域包括ケア病棟入院料及び自宅等移行初期加算を算定し，同年4月10日に退院，同年8月1日に再入院した場合
④ 精神科救急急性期医療入院料等を算定する病棟に令和7年1月1日に入院し，90日間入院した後，同年4月1日に精神科地域包括ケア病棟入院料を算定する病棟に転棟，退院までの間，精神科地域包括ケア病棟入院料及び自宅等移行初期加算を算定し，同年4月10日に退院，同年5月1日に再入院した場合

答 それぞれ以下のとおり。
① 精神科地域包括ケア病棟入院料及び自宅等移行初期加算は，令和7年6月1日から令和8年1月1日までの間に，それぞれ150日又は60日間に限り算定できる。
② 精神科地域包括ケア病棟入院料及び自宅等移行初期加算は，令和7年2月1日から令和8年1月1日までの間に，それぞれ150日又は60日間に限り算定できる。
③ 精神科地域包括ケア病棟入院料及び自宅等移行初期加算は，令和7年8月1日から令和8年1月1日までの間に，それぞれ170日間又は80日間に限り算定できる。
④ 精神科地域包括ケア病棟入院料及び自宅等移行初期加算は，再入院してから退院するまでの間に，80日間に限り算定できる。なお，再度退院後，入院する場合（入院期間が通算される場合を除く）について，精神科地域包括ケア病棟入院料及び自宅等移行初期加算は，令和7年5月1日から令和8年1月1日までの間に，それぞれ170日間又は80日間に限り算定できる。

問2 精神科地域包括ケア病棟入院料を算定する病棟に入院した日を1日目として，180日目に退院し，退院してから300日後（481日目）に当該病棟に再入院した場合について，
① 精神科地域包括ケア病棟入院料は，再入院した日から起算して過去1年間（116日目から480日目までの間）に65日算定していることから，当該入院料について，再入院した日から115日間は算定可能ということで良いか。
② 再入院した日から115日が経過した場合（596日目）について，精神科地域包括ケア病棟入院料については，596日目から845日目（481日目から365日後）までの間に65日間算定できるということで良いか。

答 いずれもそのとおり。

(令6.3.28)

A316 削除
A317 特定一般病棟入院料（1日につき）
1 特定一般病棟入院料1 **特般1** <u>1,168点</u>
2 特定一般病棟入院料2 **特般2** <u>1,002点</u>
注1 医療提供体制の確保の状況に鑑み別に<u>厚生労働大臣が定める地域</u>〔告示3別表第6の2, p.1309〕に所在する保険医療機関（一般病棟が1病棟のものに限る）が，一定地域で必要とされる医療を当該保険医療機関で確保するための体制につき別に厚生労働大臣が定める施設基準〔告示3第9・19(2)(3), p.1295〕に適合しているものとして地方厚生局長等に届け出た病棟に入院している患者について，当該基準に係る区分に従い，それぞれ所定点数を算定する。
2 当該病棟の入院患者の入院期間に応じ，次に掲げる点数をそれぞれ1日につき所定点数に加算する。
イ 14日以内の期間　　450点
ロ 15日以上30日以内の期間　192点
3 当該患者が他の保険医療機関から転院してきた者であって，当該他の保険医療機関においてA246入退院支援加算3を算定したものである場合には，**重症児（者）受入連携加算** **重受連** として，入院初日に限り**2,000点**を所定点数に加算する。
4 当該病棟に入院している患者のうち，急性期医療を担う他の保険医療機関の一般病棟から転院した患者又は介護老人保健施設，介護医療院，特別養護老人ホーム，軽費老人ホーム，有料老人ホーム若しくは自宅から入院した患者については，転院又

は入院した日から起算して14日を限度として，**救急・在宅等支援病床初期加算** 病初 として，1日につき**150点**を所定点数に加算する。

5　別に厚生労働大臣が定める施設基準〔告示③第9・19(4), p.1295〕に適合するものとして地方厚生局長等に届け出た病棟において，当該患者の看護必要度について測定を行った場合には，**一般病棟看護必要度評価加算** 一看評 として，1日につき**5点**を所定点数に加算する。

6　当該病棟においては，第2節の各区分に掲げる入院基本料等加算のうち，総合入院体制加算，急性期充実体制加算，臨床研修病院入院診療加算，救急医療管理加算，超急性期脳卒中加算，妊産婦緊急搬送入院加算，在宅患者緊急入院診療加算，診療録管理体制加算，医師事務作業補助体制加算，乳幼児加算・幼児加算，特定感染症入院医療管理加算，難病等特別入院診療加算，超重症児（者）入院診療加算・準超重症児（者）入院診療加算，看護配置加算，看護補助加算，地域加算，離島加算，療養環境加算，HIV感染者療養環境特別加算，特定感染症患者療養環境特別加算，重症者等療養環境特別加算，小児療養環境特別加算，無菌治療室管理加算，放射線治療病室管理加算，緩和ケア診療加算，小児緩和ケア診療加算，精神科リエゾンチーム加算，強度行動障害入院医療管理加算，依存症入院医療管理加算，摂食障害入院医療管理加算，がん拠点病院加算，栄養サポートチーム加算，医療安全対策加算，感染対策向上加算，患者サポート体制充実加算，報告書管理体制加算，褥瘡ハイリスク患者ケア加算，ハイリスク妊娠管理加算，ハイリスク分娩等管理加算（ハイリスク分娩管理加算に限る），呼吸ケアチーム加算，術後疼痛管理チーム加算，後発医薬品使用体制加算，バイオ後続品使用体制加算，データ提出加算，入退院支援加算（1のイ，2のイ及び3に限る），医療的ケア児（者）入院前支援加算，認知症ケア加算，せん妄ハイリスク患者ケア加算，精神疾患診療体制加算，薬剤総合評価調整加算，排尿自立支援加算及び協力対象施設入所者入院加算について，同節に規定する算定要件を満たす場合に算定できる。

7　当該病棟の病室のうち，別に厚生労働大臣が定める施設基準〔告示③第9・19(5), p.1295〕に適合しているものとして地方厚生局長等に届け出たものに入院する患者に対し，必要があって地域包括ケア入院医療管理が行われた場合には，注1から注6までの規定にかかわらず，当該病室に入院した日から起算して60日を限度として，**40日以内の期間においては，それぞれ2,459点，2,270点，2,007点又は1,796点を，41日以上の期間においては，それぞれ2,330点，2,151点，1,902**

点又は1,702点を算定する。ただし，当該病室に入院した患者が算定要件に該当しない場合は，A100一般病棟入院基本料の注2に規定する特別入院基本料の例により算定する。 包1 包2 包3 包4

8　注7本文の規定により所定点数を算定する場合においては，診療に係る費用〔A308-3地域包括ケア病棟入院料の注3から注6まで及び注8に規定する加算，第2節に規定する臨床研修病院入院診療加算，在宅患者緊急入院診療加算，医師事務作業補助体制加算，地域加算，離島加算，特定感染症患者療養環境特別加算，医療安全対策加算，感染対策向上加算，患者サポート体制充実加算，報告書管理体制加算，データ提出加算，入退院支援加算（1のイに限る），医療的ケア児（者）入院前支援加算，認知症ケア加算，薬剤総合評価調整加算，排尿自立支援加算及び協力対象施設入所者入院加算，第2章第2部在宅医療，第7部リハビリテーションのH004摂食機能療法，第9部処置のJ038人工腎臓，J042腹膜灌流及びJ400特定保険医療材料（J038人工腎臓又はJ042腹膜灌流に係るものに限る）及び第14部その他並びに除外薬剤・注射薬〔告示③別表第5の1の3, p.211〕の費用を除く〕は，当該所定点数に含まれるものとする。

9　注1から注6までの規定にかかわらず，保険医療機関が地方厚生局長等に届け出た病棟に入院している患者（注7の規定により地方厚生局長等に届け出た病室に入院する者を除く）であって，当該病棟に90日を超えて入院する患者については，A101療養病棟入院料1の例により算定する。 療1例1～30

→**特定一般病棟入院料**　　　　　　　　摘要欄 p.1680
(1)　特定一般病棟は，医療提供体制の確保の状況に鑑み，自己完結した医療を提供しているが，医療資源の少ない地域に所在する一般病棟が1病棟から成る保険医療機関の一般病棟であり，当該病棟に入院した患者について算定する。
(2)　「注2」の加算に係る入院期間の起算日は，第2部「通則5」に規定する起算日とする。
(3)　「注5」に規定する一般病棟看護必要度評価加算は，特定一般病棟入院料を算定する病棟であって，別に厚生労働大臣が定める施設基準を満たす病棟に入院しており，看護必要度の測定が行われた患者について算定する。
(4)　特定一般病棟入院料を算定する病棟については，「注6」に掲げる入院基本料等加算について，それぞれの算定要件を満たす場合に算定できる。
(5)　「注7」に規定する点数については，地域包括ケア入院医療管理を行うものとして地方厚生（支）局長に届け出た病室において，急性期治療を経過した患者及び在宅において療養を行っている患者等の受入れ並びに患者の在宅復帰支援等の地域包括ケアシステムを支える医療を提供した場合に，40日以内の期間においては，それぞれ2,459点（地域包括ケア1, 40日以内），2,270点（地域包括ケア2, 40日以内），2,007点（地域包括ケア3, 40日以内）又は1,796点（地域包括ケア4, 40日以内）を，41日以上の期間においては，それぞれ2,330点（地域包括ケア1, 41日以降），2,151点（地域包括ケア2, 41日以降），1,902点（地域包括ケア3, 41日

以降）又は**1,702点**（地域包括ケア4，41日以降）を算定する。
(令6保医発0305・4)

事務連絡 **問** 特定一般病棟入院料を算定している医療機関においては，要件を緩和した緩和ケア診療加算等を算定しなければならないか。

答 従来の緩和ケア診療加算等の要件を満たす場合は，当該緩和ケア診療加算等を算定できる。
(平24.3.30)

A318 地域移行機能強化病棟入院料（1日につき）地移　　　　1,557点

注1 別に厚生労働大臣が定める施設基準〔告示3第9・20(1)，p.1298〕に適合しているものとして地方厚生局長等に届け出た精神病棟を有する保険医療機関において，当該届出に係る精神病棟に入院している患者について算定する。ただし，当該病棟に入院した患者が当該入院料に係る算定要件に該当しない場合は，A103精神病棟入院基本料の15対1入院基本料の例により算定する。

2 当該病棟に入院している統合失調症の患者に対して，計画的な医学管理の下に非定型抗精神病薬による治療を行い，かつ，療養上必要な指導を行った場合には，当該患者が使用した1日当たりの抗精神病薬が2種類以下の場合に限り，**非定型抗精神病薬加算** 非精 として，1日につき**15点**を所定点数に加算する。

3 別に厚生労働大臣が定める状態〔告示3第9・20(2)(3)，p.230〕の患者については，重症者加算として，当該患者に係る区分に従い，次に掲げる点数をそれぞれ1日につき所定点数に加算する。ただし，重症者加算1については，別に厚生労働大臣が定める施設基準〔告示3第9・20(4)，p.1298〕に適合しているものとして地方厚生局長等に届け出た保険医療機関に入院している患者についてのみ加算する。
　イ　重症者加算1 重症1　　　　　**60点**
　ロ　重症者加算2 重症2　　　　　**30点**

4 診療に係る費用〔注2及び注3本文に規定する加算，第2節に規定する臨床研修病院入院診療加算，医師事務作業補助体制加算（50対1補助体制加算，75対1補助体制加算又は100対1補助体制加算に限る），地域加算，離島加算，特定感染症患者療養環境特別加算，精神科措置入院診療加算，医療安全対策加算，感染対策向上加算，患者サポート体制充実加算，報告書管理体制加算，データ提出加算，精神科入退院支援加算，薬剤総合評価調整加算及び排尿自立支援加算，第2章第1部医学管理等のB015精神科退院時共同指導料2，第8部精神科専門療法（I011精神科退院指導料及びI011-2精神科退院前訪問指導料を除く）第14部その他並びに除外薬剤・注射薬〔告示3別表第5の1の5，p.224〕に係る費用を除く〕は，地域移行機能強化病棟入院料に含まれるものとする。

【2024年改定による主な変更点】

(1) 長期入院患者の退院実績〔1年以上の長期入院患者のうち地域移行機能強化病棟から自宅等に退院した患者数（1カ月当たりの平均）÷当該病棟の届出病床数〕の数値基準が，（2.4％以上→）**3.3％以上**に引き上げられた。

(2) 精神病床削減の基準が引き上げられ，地域移行機能強化病棟を1年当たり（30％→）**40％以上**減らしていることが基準とされた。

(3) 従前の「専従・常勤の精神保健福祉士1名以上かつ専任・常勤の精神保健福祉士1名以上（入院患者数が40を超える場合は2名以上）」とする規定が，「**専従・常勤の精神保健福祉士1名以上かつ専任・常勤の退院支援相談員1名以上**（入院患者数が40を超える場合は2名以上）」に変更された。

(4) 退院支援相談員の対象に「**公認心理師**」が加えられた。

(5) 当該入院料の届出期限が，（2024年3月末→）**2030年3月末**まで延長された。

→地域移行機能強化病棟入院料　摘要欄 p.1680

(1) 地域移行機能強化病棟は，当該保険医療機関に1年以上入院している患者又は当該保険医療機関での入院が1年以上に及ぶ可能性がある患者に対し，退院後に地域で安定的に日常生活を送るための訓練や支援を集中的に実施し，地域生活への移行を図る病棟である。

(2) 地域移行機能強化病棟入院料を算定する日に使用するものとされた投薬に係る薬剤料は，地域移行機能強化病棟入院料に含まれ，別に算定できない。

(3) 当該病棟の入院患者には，主治医を含む多職種が共同して，以下の支援を行う。このうち，**ア**から**オ**までについては，入院患者全員に行う必要がある。個々の患者に応じた具体的支援の内容については退院支援委員会で議論し，退院支援計画に記載する。これらの支援については，必要に応じ，退院後の居住先や日中の活動場所を訪問して行う必要がある。

　ア　保健所，指定特定相談支援事業所・指定一般相談支援事業所の職員，障害福祉サービス事業者の職員，ピアサポーター等との定期的な交流機会を通じた退院意欲の喚起
　イ　家事能力や服薬管理等，日常生活に必要な能力を習得する訓練や外出等，地域生活を念頭に置いた実際的なプログラムの実施
　ウ　退院後の医療の確保に関すること
　　(イ)　通院医療機関の確保
　　(ロ)　訪問診療及び訪問看護の必要性の検討（必要な場合には，対応可能な医療機関や訪問看護ステーションも確保）
　　(ハ)　薬物療法のアドヒアランスの確認と安定に向けた介入
　エ　居住先に関すること
　　(イ)　居住の場の検討と居住先（自宅を含む）の確保
　　(ロ)　居住先等での試験外泊や訓練の実施
　オ　退院後の生活に関すること
　　(イ)　障害福祉サービスや介護保険サービス等の利用の必要性の検討
　　(ロ)　後見人，補佐人又は補助人の必要性の検討
　　(ハ)　退院後の相談支援に応じる者の検討と確保（指定一般相談支援事業者，指定特定相談支援事業者，市町村の精神保健相談員又は市町村の保健師等）
　　(ニ)　症状の悪化時等，トラブル時の対処方法や連絡先の一覧の作成（作成した一覧の写しを**診療録**に添付するとともに，患者及び家族等患者の日常生活を支援する者に交付する）
　カ　その他
　　(イ)　市区町村役所での諸手続や居住先で必要な日用品購入等への同行
　　(ロ)　適切な日中の活動場所の検討
　　(ハ)　活動場所への移動手段に応じた訓練

(4) 主治医は，当該病棟入院時に，患者と面談し，当該病棟で行われる訓練や治療の内容や目的等について説明する。併せて退院時にも，精神症状や日常生活能力

の評価及び改善の可能性，退院後の治療継続の必要性について，患者に説明する。
(5) 当該病棟の入院患者に対して退院に向けた相談支援業務等を行う者（以下本項において「退院支援相談員」という）は，以下アからエまでの全ての業務を行う。
　ア　退院に向けた意欲の喚起及び個別相談支援業務
　　(イ)　月1回以上，当該患者と面談し，本人の意向や退院後の生活に関する疑問等を聴取し，退院に向けた意欲の喚起に努める。
　　(ロ)　(イ)とは別に，当該患者及びその家族等の求めに応じ，随時退院に向けた相談に応じる機会を設ける。
　　(ハ)　(イ)及び(ロ)で患者から聴取した内容や，助言・指導の要点を看護記録等に記録をする。
　　(ニ)　退院に向けた相談支援を行うに当たっては，主治医，当該患者の治療に関わる者及び相談支援事業者又は居宅介護支援事業者等の当該精神障害者の退院後の生活環境の調整に関わる者との連携を図る。
　イ　退院支援委員会に関する業務
　　退院支援相談員は，退院支援委員会を，当該患者1人につき月1回以上開催し，退院支援計画の進捗状況について検証する。また，退院支援委員会の議事の要点を診療録等に記載する。
　　なお，医療保護入院の者について，精神保健及び精神障害者福祉に関する法律第33条第6項第2号に規定する委員会の開催をもって，退院支援委員会の開催とみなすことができる。この際，「措置入院者及び医療保護入院者の退院促進に関する措置について」に規定する医療保護入院者退院支援委員会の審議記録の写しを診療録等に添付する必要がある。
　ウ　退院調整に関する業務
　　患者の退院に向け，居住の場の確保等の退院後の環境に係る調整を行うとともに，必要に応じて相談支援事業所等と連携する等，円滑な地域生活への移行を図る。
　エ　退院支援計画の作成及び患者等への説明
　　担当する患者について，当該患者の意向や退院支援委員会での議事等を踏まえ，具体的な支援の内容とスケジュールを明記した退院支援計画を作成する。退院支援計画の作成に当たっては，別紙様式6の3 (p.231) 又はこれに準ずる様式を用いて作成し，作成した退院支援計画の内容を患者又はその家族等に文書で説明する。退院支援計画は，退院支援委員会の議事等を踏まえ，少なくとも月に1回以上変更の必要性を検討するとともに，変更が必要な場合には変更点を患者又はその家族等に文書で説明する。説明に用いた文書及び退院支援計画の写しを診療録に添付する。
(6) 退院支援委員会の出席者は，以下のとおりとする。
　ア　当該患者の主治医
　イ　看護職員（当該患者を担当する看護職員が出席することが望ましい）
　ウ　当該患者について指定された退院支援相談員
　エ　アからウまで以外の病院の管理者が出席を求める当該病院職員
　オ　当該患者
　カ　当該患者の家族等
　キ　指定特定相談支援事業者，指定一般相談支援事業者，居宅介護支援事業者等の当該精神障害者の退院後の生活環境に関わる者
　　なお，オ及びカについては，必要に応じて出席する。

また，キについては，当該患者の同意が得られない場合を除き，必ず出席を求める。
(7) 退院を予定している患者（指定特定相談支援事業者又は居宅介護支援事業者が退院後のサービス等利用計画を作成している患者に限る）に係る他の保険医療機関におけるI008-2精神科ショート・ケア又はI009精神科デイ・ケアの利用については，第2部「通則5」に規定する入院料の基本点数の控除を行わないものとする。
(8) 精神疾患を有する患者が地域で生活するために必要な保健医療福祉資源の確保に努める。必要な地域資源が十分に確保できない場合には，当該保険医療機関自ら地域資源の整備に取り組むことが望ましい。
(9) 「注2」については，A311精神科救急急性期医療入院料の(8)から(10)までの例により，「注3」については，A312精神療養病棟入院料の(7)及び(8)の例による。

（令6保医発0305・4）

●告示3　基本診療料の施設基準等
第9　20　地域移行機能強化病棟入院料の施設基準等

(2) 重症者加算1の対象患者の状態
　　GAF尺度による判定が30以下であること。
(3) 重症者加算2の対象患者の状態
　　GAF尺度による判定が40以下であること。

事務連絡　地域移行機能強化病棟入院料
問1　地域移行機能強化病棟に転棟する前に，当該保険医療機関の他の精神病棟で一部の退院支援業務を開始してもよいか。
答　他の精神病棟で実施した退院支援業務についても，地域移行機能強化病棟で実施した退院支援業務とみなすことができる。この場合，退院支援計画に他の精神病棟で行った退院支援内容を記載する必要がある。なお，当該病棟への入院期間が1か月未満で，退院支援委員会の開催前に退院する患者については，退院前に，退院支援相談員が，患者及び患者の家族等に，実施した退院支援の内容と退院後の医療及び相談支援の体制等について，文書で説明する必要がある。
問2　退院支援委員会の開催に当たり，相談支援事業者等，外部の支援者が必ず出席する必要があるのか。
答　当該患者の地域移行支援を担当する事業者等が決定している場合には，出席を求める必要がある。出席を求めたものの，やむを得ず当該事業者等が欠席する場合には，診療録等に退院支援委員会の議事の要点を記録する際に，欠席の理由を記載する必要がある。

（平28.3.31）

（編注）クロザピンに係る「事務連絡」はp.217。

A319　特定機能病院リハビリテーション病棟入院料　特リハ　　2,229点
　　　（生活療養を受ける場合にあっては）　2,215点
注1　主として回復期リハビリテーションを行う病棟に関する別に厚生労働大臣が定める施設基準〔告示3第9・21(1), p.1300〕に適合しているものとして保険医療機関（特定機能病院に限る）が地方厚生局長等に届け出た病棟に入院している患者であって，別に厚生労働大臣が定める回復期リハビリテーションを要する状態〔告示3別表第9, p.204〕にあるものについて，当該病棟に入院した日から起算して，それぞれの状態に応じて別に厚生労働大臣が定める日数〔告示3別表第9, p.204〕を限度として所定点数を算定する。ただし，当該病棟に入院した患者が

(別紙様式6の3)

退院支援計画書

(患者氏名) ＿＿＿＿＿＿＿＿＿＿＿＿＿ 殿　　　　　地域移行機能強化病棟への転棟日：　　年　　月　　日
(担当医)　　　　　　　　　　　　　　　　　　　　退院支援委員会開催日：　　　　　　　年　　月　　日
(担当退院支援相談員)　　　　　　　　　　　　　患者等への説明日：　　　　　　　　　年　　月　　日
　　　　　　　　　　　　　　　　　　　　　　　　計画の変更日：　　　　　　　　　　　年　　月　　日

1	病名	
2	患者以外の相談者	家族・その他関係者（　　　　　　　　　　　　　）
3	退院についての患者の意向、希望（本人の言葉で記述）	
4	退院後の生活の目標	
5	退院支援で留意すべき主な問題点、課題等 （退院支援委員会の審議等を踏まえ、退院支援において、特に重点的に解決を図る必要があると考えられるもの（最大3つ）を選択した上で、関連する精神症状の状況等とともに、詳細を記載すること）	【本人の受け入れ】 　□退院意欲　　　　□退院そのものへの不安 【生活基盤領域】 　□経済環境　　　　□住環境 【健康領域】 　□服薬管理　　□食事管理　　□病気の理解（病識）　　□身体疾患の管理 　□体力　　　　□危機管理 【日常生活領域】 　□食事の準備　□金銭管理　　□睡眠　　　　　　　　　□外出 【社会生活技能／社会参加領域】 　□対人関係　　□日中の過ごし方　□就学　　　　　　　□就労 　□その他社会的活動（　　　　　　　　　　　　　　　　　　　　） 【家族支援領域】 　□家族への情報提供　□家族の負担軽減　□家族関係調整 【その他】 　□その他（　　　　　　　　　　　　　　　　　　　　　　　　） ┌─────────────────────────────┐ │ 問題点・課題等の詳細　　　　　　　　　　　　　　　　　│ └─────────────────────────────┘
6	その他退院支援で留意すべき問題点、課題等 （5以外の問題点、課題等について優先順位をつけて記載すること）	
7	退院予定時期	

8	退院支援内容（スケジュールには時期と担当者を併記すること）			
	退院意欲の喚起に関すること		【目標】 【実施内容とスケジュール】		
	地域生活を念頭に置いたプログラムや訓練の実施に関すること	院内プログラム	【目標】 【実施内容】 　□心理教育　　　　　□家族心理教育　　　□就労・就学支援 　□個別認知行動療法　□集団認知行動療法　□デイ・ケア等体験利用 　□その他（　　　　　　　　　　　　　　　　　　　　　　　　　） 【今後のスケジュール】		
		院外プログラム	【目標】 【実施内容】 　□宿泊　　　　　□買い物　　　　□公共・金融機関利用　□交通機関利用 　□住居見学　　　□通所施設見学　□余暇活動 　□その他（　　　　　　　　　　　　　　　　　　　　　　　　　） 【今後のスケジュール】		
	退院後の医療の確保に関すること		【退院後の医療サービスに関する課題】 【必要な医療サービス】 　□外来通院先の確保　□身体疾患治療のための通院先の確保　□訪問診療　□訪問看護 　□デイ・ケア等　　　□その他（　　　　　　　　　　　　　　　　　　　　） 【必要な支援と今後のスケジュール】		
	居住先に関すること（※）		【評価】 　自宅　　　　□あり　□なし 　同居家族　　□あり　□なし 　その他、居住先に関する課題：	【適切な居住先の種類と必要な支援】 【今後の支援のスケジュール】	
			【外部の支援者（相談支援事業者等）の意見】		

8	収入と金銭管理に関すること（※）	【評価】　障害年金　　□受給中　生活保護　　□受給中　その他，退院後の収入と金銭管理に関する課題：	【収入と金銭管理に関する必要な支援】
			【今後の支援のスケジュール】
		【外部の支援者（相談支援事業者等）の意見】	
	栄養摂取・調理・火の管理に関すること（※）	【栄養摂取等に関する課題と必要な支援】	【今後の支援のスケジュール】
		【外部の支援者（相談支援事業者等）の意見】	
	障害福祉サービス等の利用に関すること（※）	【評価】　指定特定相談支援事業所　□未定（　　年　　月頃までに決定予定）□不要　　　　　　　　　　　　　　　　　　　□決定（事業所名：　　　　　　　　　担当者：　　　　　　　）　障害者手帳　　　　□取得済〔　　　　級〕　□申請予定（　　年　　頃まで）□不要　障害支援区分　　　□認定〔区分　　〕　　□申請予定（　　年　　頃まで）□不要　要介護認定　　　　□認定済〔　　　　〕　□申請予定（　　年　　頃まで）□不要	
		【その他，障害福祉サービス等に関する課題】	【今後の支援のスケジュール】
		【外部の支援者（相談支援事業者等）の意見】	
	成年後見制度に関すること（※）	【成年後見制度利用に関する課題と必要な支援】	【今後の支援のスケジュール】
		【外部の支援者（相談支援事業者等）の意見】	
	退院後，主に相談援助に応じる者に関すること（※）	【現時点で考えられる主たる援助者】	【今後の支援のスケジュール】
		【外部の支援者（相談支援事業者等）の意見】	
	日中の活動に関すること（※）（趣味や生きがいを考慮すること）	【日中の活動に関する課題と必要な支援】	【今後の支援のスケジュール】
		【外部の支援者（相談支援事業者等）の意見】	
9	その他退院支援に関する特記事項		

（※）指定一般相談支援事業者等，外部の支援を活用する場合には，「今後の支援のスケジュール」に外部の支援を活用するスケジュールを記載すること。

当該入院料に係る算定要件に該当しない場合は，A100一般病棟入院基本料の注2に規定する特別入院基本料の例により算定する。

　2　診療に係る費用〔当該患者に対して行った第2章第1部医学管理等のB001の10入院栄養食事指導料及びB011-6栄養情報連携料，第2部在宅医療，第7部リハビリテーションの費用（別に厚生労働大臣が定める費用〔告示3別表第9の3，p.204〕を除く），第2節に規定する臨床研修病院入院診療加算，医師事務作業補助体制加算，地域加算，離島加算，特定感染症患者療養環境特別加算，医療安全対策加算，感染対策向上加算，患者サポート体制充実加算，報告書管理体制加算，データ提出加算，入退院支援加算（1のイに限る），認知症ケア加算，薬剤総合評価調整加算及び排尿自立支援加算，J038人工腎臓，J042腹膜灌流及びJ400特定保険医療材料（J038人工腎臓又はJ042腹膜灌流に係るものに限る），第14部その他並びに除外薬剤・注射薬〔告示3別表第5の1の2，p.1308〕の費用を除く〕は，特定機能病院リハビリテーション病棟入院料に含まれるものとする。

【2024年改定による主な変更点】特定機能病院リハビリテーション病棟入院料の算定患者は，疾患別リハビリテーション料に係る算定単位数上限緩和（1日9単位算定可）の対象となるが（リハビリテーション「通則4」），当該入院料の算定患者のうちH002運動器リハビリテーション料を算定する患者が対象から除外された（特掲診療料の施設基準等・別表第9の3，p.1500）。

→特定機能病院リハビリテーション病棟入院料

摘要欄　p.1680

(1) 特定機能病院リハビリテーション病棟は，脳血管疾患又は大腿骨頸部骨折等の患者に対して，ADLの向上による寝たきりの防止と家庭復帰を目的としたリハビリテーションを特に集中的に行うための病棟であり，回復期リハビリテーションを要する状態の患者が常時8割以上入院している病棟をいう。なお，リハビリテーションの実施に当たっては，医師は定期的な機能検査等をもとに，その効果判定を行いリハビリテーション実施計画書を作成する必要がある。

(2) 医療上特に必要がある場合に限り特定機能病院リハビリテーション病棟から他の病棟への患者の移動は認められるが，その医療上の必要性について診療報酬明細書の摘要欄に詳細に記載する。

(3) 特定機能病院リハビリテーション病棟入院料を算定する日に使用するものとされた投薬に係る薬剤料は，特定機能病院リハビリテーション病棟入院料に含まれ，別に算定できない。

(4) 特定機能病院リハビリテーション病棟入院料に係る算定要件に該当しない患者が，当該病棟に入院した場合には，A100の「注2」に規定する特別入院基本料を算定する。

　A100の「注2」に規定する特別入院基本料を算定する場合の費用の請求については，同「注4」に規定する重症児（者）受入連携加算，同「注5」に規定する救急・在宅等支援病床初期加算は算定できず，同「注10」に規定する加算（特別入院基本料において算定できるものに限る）は，当該病棟において要件を満たしている場合に算定できる。

(5) 必要に応じて病棟等における早期歩行，ADLの自立等を目的とした理学療法又は作業療法が行われることとする。

(6) 特定機能病院リハビリテーション病棟入院料又は回復期リハビリテーション病棟入院料を算定している患

者は，特定機能病院リハビリテーション病棟入院料を算定する病棟へ転院してきた場合においても，特定機能病院リハビリテーション病棟入院料を継続して算定できる。ただし，その場合にあっては，当該入院料の算定期間を通算する。なお，**診療報酬明細書**の摘要欄に転院前の保険医療機関における当該入院料の算定日数を記載する。

(7) 特定機能病院リハビリテーション病棟入院料を算定するに当たっては，当該特定機能病院リハビリテーション病棟への入院時又は転院時及び退院時に日常生活機能評価，FIM及びSection GGの測定を行い，その結果について**診療録等**に記載する。

(8) 特定機能病院リハビリテーション病棟入院料等を算定するに当たっては，定期的（2週間に1回以上）に日常生活機能評価又はFIMの測定を行い，その結果について**診療録等**に記載する。

(9) 特定機能病院リハビリテーション病棟入院料を算定するに当たっては，当該入院料を算定する患者に対し，入棟後1週間以内に入棟時のFIM運動項目の得点について，また退棟（死亡の場合を除く）に際して退棟時のFIM運動項目の得点について，その合計及び項目別内訳を記載したリハビリテーション実施計画書を作成し，説明する。なお，患者の求めがあった場合には，作成したリハビリテーション実施計画書を交付する。

(10) 医師，看護師，理学療法士，作業療法士，言語聴覚士，社会福祉士等の多職種が共同してリハビリテーション総合実施計画書を作成し，これに基づいて行ったリハビリテーションの効果，実施方法等について共同して評価を行った場合は，H003-2リハビリテーション総合計画評価料を算定できる。

(11) 特定機能病院リハビリテーション病棟入院料を算定するに当たっては，栄養管理に関するものとして，次に掲げる内容を行う。

ア 当該入院料を算定する全ての患者について，患者ごとに行うリハビリテーション実施計画又はリハビリテーション総合実施計画の作成に当たっては，管理栄養士も参画し，患者の栄養状態を十分に踏まえて行う。なお，リハビリテーション実施計画書又はリハビリテーション総合実施計画書における栄養関連項目については，必ず記載する。その際，栄養状態の評価には，GLIM基準を用いる。

イ 当該入院料を算定する全ての患者について，管理栄養士を含む医師，看護師その他医療従事者が，入棟時の患者の栄養状態の確認，当該患者の栄養状態の定期的な評価及び栄養管理に係る計画の見直しを共同して行う。

ウ 当該入院料を算定する患者のうち，栄養障害の状態にあるもの又は栄養管理をしなければ栄養障害の状態になることが見込まれるものその他の重点的な栄養管理が必要なものについては，栄養状態に関する再評価を週1回以上行うとともに，再評価の結果も踏まえた適切な栄養管理を行い，栄養状態の改善等を図る。

(12) 急性心筋梗塞等の患者（基本診療料の施設基準等**別表第9**（p.204）に掲げる「急性心筋梗塞，狭心症発作その他急性発症した心大血管疾患又は手術後の状態」に該当する患者であって，回復期リハビリテーション病棟入院料を算定開始日から起算して90日まで算定できるものに限る）については，「心血管疾患におけるリハビリテーションに関するガイドライン」（日本循環器学会，日本心臓リハビリテーション学会合同ガイドライン）の内容を踏まえ，心肺運動負荷試験〔CPX（cardiopulmonary exercise testing）〕を入棟時及び入棟後月に1回以上実施することが望ましい。

(令6保医発0305・4)

事務連絡 問 A308回復期リハビリテーション病棟入院料を算定していた患者が，医療上の必要があり，A319特定機能病院リハビリテーション病棟入院料を算定する病棟に転院した場合，特定機能病院リハビリテーション病棟入院料の算定上限日数は，回復期リハビリテーション病棟入院料の算定を開始した日を起算日として考えればよいか。

答 よい。

(令4.3.31)

第4節 短期滞在手術等基本料

A400 短期滞在手術等基本料

1 短期滞在手術等基本料1
（日帰りの場合）短手1
イ 主として入院で実施されている手術を行った場合
　(1) 麻酔を伴う手術を行った場合　2,947点
　(2) (1)以外の場合　2,718点
ロ イ以外の場合
　(1) 麻酔を伴う手術を行った場合　1,588点
　(2) (1)以外の場合　1,359点

2 短期滞在手術等基本料3
（4泊5日までの場合）短手3
イ D237終夜睡眠ポリグラフィー　3
　1及び2以外の場合　イ　安全精度管理下で行うもの　9,537点
　（生活療養を受ける場合にあっては）　9,463点
ロ D237終夜睡眠ポリグラフィー　3
　1及び2以外の場合　ロ　その他のもの　8,400点
　（生活療養を受ける場合にあっては）　8,326点
ハ D237-2反復睡眠潜時試験（MSLT）
　　12,676点
　（生活療養を受ける場合にあっては）　12,602点
ニ D287内分泌負荷試験　1　下垂体前葉負荷試験　イ　成長ホルモン（GH）
　（一連として）　9,194点
　（生活療養を受ける場合にあっては）　9,120点
ホ D291-2小児食物アレルギー負荷検査　5,278点
　（生活療養を受ける場合にあっては）　5,204点
ヘ D413前立腺針生検法　2　その他のもの　10,262点
　（生活療養を受ける場合にあっては）　10,188点
ト K007-2経皮的放射線治療用金属マーカー留置術　30,882点
　（生活療養を受ける場合にあっては）　30,808点
チ K030四肢・躯幹軟部腫瘍摘出術
　2　手，足（手に限る）　14,667点
　（生活療養を受ける場合にあっては）　14,593点
リ K046骨折観血的手術　2　前腕，下腿，手舟状骨（手舟状骨に限る）　36,240点
　（生活療養を受ける場合にあっては）　36,166点
ヌ K048骨内異物（挿入物を含む）除去術
　3　前腕，下腿（前腕に限る）　19,082点
　（生活療養を受ける場合にあっては）　19,008点
ル K048骨内異物（挿入物を含む）除去術

	4 鎖骨，膝蓋骨，手，足，指（手，足）その他（鎖骨に限る）	20,549点
	（生活療養を受ける場合にあっては）	20,475点
ヲ	K048骨内異物（挿入物を含む）除去術	
	4 鎖骨，膝蓋骨，手，足，指（手，足）その他（手に限る）	14,893点
	（生活療養を受ける場合にあっては）	14,819点
ワ	K070ガングリオン摘出術 1 手，足，指（手，足）（手に限る）	13,653点
	（生活療養を受ける場合にあっては）	13,579点
カ	K093-2関節鏡下手根管開放手術	18,038点
	（生活療養を受ける場合にあっては）	17,964点
ヨ	K196-2胸腔鏡下交感神経節切除術（両側）	32,137点
	（生活療養を受ける場合にあっては）	32,063点
タ	K202涙管チューブ挿入術 1 涙道内視鏡を用いるもの（片側）	8,663点
	（生活療養を受ける場合にあっては）	8,589点
レ	K202涙管チューブ挿入術 1 涙道内視鏡を用いるもの（両側）	13,990点
	（生活療養を受ける場合にあっては）	13,916点
ソ	K217眼瞼内反症手術 2 皮膚切開法（片側）	6,524点
	（生活療養を受ける場合にあっては）	6,450点
ツ	K217眼瞼内反症手術 2 皮膚切開法（両側）	14,425点
	（生活療養を受ける場合にあっては）	14,351点
ネ	K219眼瞼下垂症手術 1 眼瞼挙筋前転法（片側）	11,000点
	（生活療養を受ける場合にあっては）	10,926点
ナ	K219眼瞼下垂症手術 1 眼瞼挙筋前転法（両側）	19,357点
	（生活療養を受ける場合にあっては）	19,283点
ラ	K219眼瞼下垂症手術 3 その他のもの（片側）	10,493点
	（生活療養を受ける場合にあっては）	10,419点
ム	K219眼瞼下垂症手術 3 その他のもの（両側）	17,249点
	（生活療養を受ける場合にあっては）	17,175点
ウ	K224翼状片手術（弁の移植を要するもの）（片側）	8,437点
	（生活療養を受ける場合にあっては）	8,363点
ヰ	K224翼状片手術（弁の移植を要するもの）（両側）	13,030点
	（生活療養を受ける場合にあっては）	12,956点
ノ	K242斜視手術 2 後転法（片側）	13,877点
	（生活療養を受ける場合にあっては）	13,803点
オ	K242斜視手術 2 後転法（両側）	19,632点
	（生活療養を受ける場合にあっては）	19,558点
ク	K242斜視手術 3 前転法及び後転法の併施（片側）	20,488点
	（生活療養を受ける場合にあっては）	20,414点
ヤ	K242斜視手術 3 前転法及び後転法の併施（両側）	33,119点
	（生活療養を受ける場合にあっては）	33,045点
マ	K254治療的角膜切除術 1 エキシマレーザーによるもの（角膜ジストロフィー又は帯状角膜変性に係るものに限る）（片側）	16,748点
	（生活療養を受ける場合にあっては）	16,674点
ケ	K254治療的角膜切除術 1 エキシマレーザーによるもの（角膜ジストロフィー又は帯状角膜変性に係るものに限る）（両側）	28,464点
	（生活療養を受ける場合にあっては）	28,390点
フ	K268緑内障手術 6 水晶体再建術併用眼内ドレーン挿入術（片側）	34,516点
	（生活療養を受ける場合にあっては）	34,442点
コ	K268緑内障手術 6 水晶体再建術併用眼内ドレーン挿入術（両側）	67,946点
	（生活療養を受ける場合にあっては）	67,872点
エ	K282水晶体再建術 1 眼内レンズを挿入する場合 ロ その他のもの（片側）	17,457点
	（生活療養を受ける場合にあっては）	17,383点
テ	K282水晶体再建術 1 眼内レンズを挿入する場合 ロ その他のもの（両側）	31,685点
	（生活療養を受ける場合にあっては）	31,611点
ア	K282水晶体再建術 2 眼内レンズを挿入しない場合（片側）	14,901点
	（生活療養を受ける場合にあっては）	14,827点
サ	K282水晶体再建術 2 眼内レンズを挿入しない場合（両側）	25,413点
	（生活療養を受ける場合にあっては）	25,339点
キ	K318鼓膜形成手術	31,981点
	（生活療養を受ける場合にあっては）	31,907点
ユ	K333鼻骨骨折整復固定術	16,988点
	（生活療養を受ける場合にあっては）	16,914点
メ	K389喉頭・声帯ポリープ切除術 2 直達喉頭鏡又はファイバースコープによるもの	24,709点
	（生活療養を受ける場合にあっては）	24,635点
ミ	K474乳腺腫瘍摘出術 1 長径5cm未満	16,684点
	（生活療養を受ける場合にあっては）	16,610点
シ	K474乳腺腫瘍摘出術 2 長径5cm以上	22,904点
	（生活療養を受ける場合にあっては）	22,830点
ヱ	K616-4経皮的シャント拡張術・血栓除去術 1 初回	26,013点
	（生活療養を受ける場合にあっては）	25,939点
ヒ	K616-4経皮的シャント拡張術・血栓除去術 2 1の実施後3月以内に実施する場合	26,057点
	（生活療養を受ける場合にあっては）	25,983点
モ	K617下肢静脈瘤手術 1 抜去切除術	20,366点
	（生活療養を受ける場合にあっては）	20,292点
セ	K617下肢静脈瘤手術 2 硬化療法（一連として）	8,262点

	（生活療養を受ける場合にあっては）	8,188点
ス	K617下肢静脈瘤手術　3　高位結紮術	9,258点
	（生活療養を受ける場合にあっては）	9,184点
ン	K617-2大伏在静脈抜去術	20,829点
	（生活療養を受ける場合にあっては）	20,755点
イイ	K617-4下肢静脈瘤血管内焼灼術	19,368点
	（生活療養を受ける場合にあっては）	19,294点
イロ	K617-6下肢静脈瘤血管内塞栓術	20,479点
	（生活療養を受ける場合にあっては）	20,405点
イハ	K633ヘルニア手術　5　鼠径ヘルニア（3歳未満に限る）	31,914点
	（生活療養を受ける場合にあっては）	31,840点
イニ	K633ヘルニア手術　5　鼠径ヘルニア（3歳以上6歳未満に限る）	24,786点
	（生活療養を受ける場合にあっては）	24,712点
イホ	K633ヘルニア手術　5　鼠径ヘルニア（6歳以上15歳未満に限る）	21,023点
	（生活療養を受ける場合にあっては）	20,949点
イヘ	K633ヘルニア手術　5　鼠径ヘルニア（15歳以上に限る）	24,147点
	（生活療養を受ける場合にあっては）	24,073点
イト	K634腹腔鏡下鼠径ヘルニア手術（両側）（3歳未満に限る）	63,751点
	（生活療養を受ける場合にあっては）	63,677点
イチ	K634腹腔鏡下鼠径ヘルニア手術（両側）（3歳以上6歳未満に限る）	50,817点
	（生活療養を受ける場合にあっては）	50,743点
イリ	K634腹腔鏡下鼠径ヘルニア手術（両側）（6歳以上15歳未満に限る）	37,838点
	（生活療養を受ける場合にあっては）	37,764点
イヌ	K634腹腔鏡下鼠径ヘルニア手術（両側）（15歳以上に限る）	49,389点
	（生活療養を受ける場合にあっては）	49,315点
イル	K721内視鏡的大腸ポリープ・粘膜切除術　1　長径2cm未満	12,580点
	（生活療養を受ける場合にあっては）	12,506点
イヲ	K721内視鏡的大腸ポリープ・粘膜切除術　2　長径2cm以上	16,153点
	（生活療養を受ける場合にあっては）	16,079点
イワ	K743痔核手術（脱肛を含む）　2　硬化療法（四段階注射法によるもの）	10,386点
	（生活療養を受ける場合にあっては）	10,312点
イカ	K747肛門良性腫瘍、肛門ポリープ、肛門尖圭コンジローム切除術（肛門ポリープ切除術に限る）	10,017点
	（生活療養を受ける場合にあっては）	9,943点
イヨ	K747肛門良性腫瘍、肛門ポリープ、肛門尖圭コンジローム切除術（肛門尖圭コンジローム切除術に限る）	7,617点
	（生活療養を受ける場合にあっては）	7,543点
イタ	K768体外衝撃波腎・尿管結石破砕術（一連につき）	25,702点
	（生活療養を受ける場合にあっては）	25,628点
イレ	K823-6尿失禁手術（ボツリヌス毒素によるもの）	23,829点
	（生活療養を受ける場合にあっては）	23,755点
イソ	K834-3顕微鏡下精索静脈瘤手術	21,524点
	（生活療養を受ける場合にあっては）	21,450点
イツ	K867子宮頸部（腟部）切除術	15,253点
	（生活療養を受ける場合にあっては）	15,179点
イネ	K872-3子宮鏡下有茎粘膜下筋腫切出術，子宮内膜ポリープ切除術　1　電解質溶液利用のもの	22,099点
	（生活療養を受ける場合にあっては）	22,025点
イナ	K872-3子宮鏡下有茎粘膜下筋腫切出術，子宮内膜ポリープ切除術　3　その他のもの	18,115点
	（生活療養を受ける場合にあっては）	18,041点
イラ	K873子宮鏡下子宮筋腫摘出術　1　電解質溶液利用のもの	36,674点
	（生活療養を受ける場合にあっては）	36,600点
イム	K873子宮鏡下子宮筋腫摘出術　2　その他のもの	32,538点
	（生活療養を受ける場合にあっては）	32,464点
イウ	K890-3腹腔鏡下卵管形成術	100,243点
	（生活療養を受ける場合にあっては）	100,169点
イヰ	M001-2ガンマナイフによる定位放射線治療	60,796点
	（生活療養を受ける場合にあっては）	60,722点

注1　別に厚生労働大臣が定める施設基準〔告示③第10・2，p.1302〕に適合しているものとして地方厚生局長等に届け出た保険医療機関において，別に厚生労働大臣が定める手術〔告示③別表第11・1，p.238〕を行った場合（同一の日に入院及び退院した場合に限る）は，短期滞在手術等基本料1を算定する。ただし，当該患者が同一の疾病又は負傷につき，退院の日から起算して7日以内に再入院した場合は，当該基本料は算定しない。

2　別に厚生労働大臣が定める保険医療機関〔告示③第10・3，p.1303〕において，当該手術を行った場合（入院した日から起算して5日までの期間に限る）は，短期滞在手術等基本料3を算定する。ただし，当該患者が同一の疾病につき，退院の日から起算して7日以内に再入院した場合は，当該基本料は算定しない。

3　第2章第3部検査，第4部画像診断及び第11部麻酔のうち次に掲げるものは，短期滞在手術等基本料1に含まれるものとする。
　イ　尿中一般物質定性半定量検査
　ロ　血液形態・機能検査
　　末梢血液像（自動機械法），末梢血液像（鏡検法）及び末梢血液一般検査
　ハ　出血・凝固検査
　　出血時間，プロトロンビン時間（PT）及び活性化部分トロンボプラスチン時間（APTT）
　ニ　血液化学検査
　　総ビリルビン，直接ビリルビン又は抱合型ビリルビン，総蛋白，アルブミン

（BCP改良法・BCG法），尿素窒素，クレアチニン，尿酸，アルカリホスファターゼ（ALP），コリンエステラーゼ（ChE），γ-グルタミルトランスフェラーゼ（γ-GT），中性脂肪，ナトリウム及びクロール，カリウム，カルシウム，マグネシウム，クレアチン，グルコース，乳酸デヒドロゲナーゼ（LD），アミラーゼ，ロイシンアミノペプチダーゼ（LAP），クレアチンキナーゼ（CK），アルドラーゼ，遊離コレステロール，鉄（Fe），血中ケトン体・糖・クロール検査（試験紙法・アンプル法・固定化酵素電極によるもの），リン脂質，HDL-コレステロール，LDL-コレステロール，無機リン及びリン酸，総コレステロール，アスパラギン酸アミノトランスフェラーゼ（AST），アラニンアミノトランスフェラーゼ（ALT）並びにイオン化カルシウム

ホ 感染症免疫学的検査
梅毒血清反応（STS）定性，抗ストレプトリジンO（ASO）定性，抗ストレプトリジンO（ASO）半定量，抗ストレプトリジンO（ASO）定量，抗ストレプトキナーゼ（ASK）定性，抗ストレプトキナーゼ（ASK）半定量，梅毒トレポネーマ抗体定性，HIV-1抗体，肺炎球菌抗原定性（尿・髄液），ヘモフィルス・インフルエンザb型（Hib）抗原定性（尿・髄液），単純ヘルペスウイルス抗原定性，RSウイルス抗原定性及び淋菌抗原定性

ヘ 肝炎ウイルス関連検査
HBs抗原定性・半定量及びHCV抗体定性・定量

ト 血漿蛋白免疫学的検査
C反応性蛋白（CRP）定性及びC反応性蛋白（CRP）

チ 心電図検査
D208の1に掲げるもの

リ 写真診断
E001の1に掲げるもの

ヌ 撮影
E002の1に掲げるもの

ル 麻酔管理料（Ⅰ）
L009に掲げるもの

ヲ 麻酔管理料（Ⅱ）
L010に掲げるもの

4 第1章基本診療料及び第2章特掲診療料に掲げるもの（当該患者に対して行った第2章第2部第2節在宅療養指導管理料，第3節薬剤料，第4節特定保険医療材料料，J038人工腎臓及び退院時の投薬に係る薬剤料，第14部その他並びに除外薬剤・注射薬〔告示3別表第5の1の3，p.211〕の費用を除く）は，短期滞在手術等基本料3に含まれるものとする。

（編注）本書では，該当手術等に 短1 ， 短3 と付記。
（編注）DPC対象病院以外の病院において，入院5日目までに短期滞在手術等基本料3の手術等を実施した場合は，短期

滞在手術等基本料3のみを算定し，その入院期間については平均在院日数の計算対象から除く。6日目以降引き続き入院する場合は，6日目から出来高算定となり，その場合，平均在院日数の計算は入院初日からカウントする。

→**短期滞在手術等基本料** 摘要欄 p.1680

(1) 短期滞在手術等基本料は，短期滞在手術等（日帰り及び4泊5日以内の入院による手術，検査及び放射線治療）を行うための環境及び当該手術等を行うために必要な術前・術後の管理や定型的な検査，画像診断等を包括的に評価したものであり，次に定める要件を満たしている場合に限り算定できる。

　ア 手術室を使用している〔(6)のアからカまでを算定する場合を除く〕。なお，内視鏡を用いた手術を実施する場合については，内視鏡室を使用してもよい。
　イ 手術等の実施前に十分な説明を行った上で，別紙様式8を参考にした様式を用いて患者の同意を得る。
　ウ 退院翌日に患者の状態を確認する等，十分なフォローアップを行う。
　エ 退院後概ね3日間，患者が1時間以内で当該医療機関に来院可能な距離にいる（短期滞在手術等基本料3を除く）。

(2) 短期滞在手術等基本料を算定した後，当該患者が同一の疾病につき再入院した場合であって，当該再入院日が前回入院の退院の日から起算して7日以内である場合は，当該再入院においては短期滞在手術等基本料を算定せず，第1章基本診療料（第2部第4節短期滞在手術等基本料を除く）及び第2章特掲診療料に基づき算定する。

(3) 短期滞在手術等基本料1の「イ」主として入院で実施されている手術を行った場合とは，以下に掲げる手術等を行った場合をいう。

　ア D287内分泌負荷試験の「1」下垂体前葉負荷試験の「イ」成長ホルモン（GH）（一連として）
　イ D291-2小児食物アレルギー負荷検査
　ウ K006皮膚，皮下腫瘍摘出術（露出部以外）の「4」長径12cm以上（6歳未満に限る）
　エ K030四肢・躯幹軟部腫瘍摘出術の「2」手，足（手に限る）
　オ K048骨内異物（挿入物を含む）除去術の「4」鎖骨，膝蓋骨，手，足，指（手，足）その他（手に限る）

（別紙様式8）

短期滞在手術等同意書

（患者氏名）　　　　　　　殿

　　　　　　　令和　　年　　月　　日

病　　　名	
症　　　状	
治　療　計　画	
手術内容及び日程	
手術等後に起こりうる症状とその際の対処	

（主治医氏名）　　　　　印

私は，現在の疾病の診療に関して，上記の説明を受け，十分に理解した上で短期滞在手術等を受けることに同意します。

（患者氏名）　　　　　　印

カ　K068半月板切除術
キ　K068-2関節鏡下半月板切除術
ク　K282水晶体再建術の「1」眼内レンズを挿入する場合の「イ」縫着レンズを挿入するもの
ケ　K282水晶体再建術の「2」眼内レンズを挿入しない場合
コ　K282水晶体再建術の「3」計画的後囊切開を伴う場合
サ　K474乳腺腫瘍摘出術の「1」長径5cm未満
シ　K474乳腺腫瘍摘出術の「2」長径5cm以上
ス　K508気管支狭窄拡張術（気管支鏡によるもの）
セ　K510気管支腫瘍摘出術（気管支鏡又は気管支ファイバースコープによるもの）
ソ　K617下肢静脈瘤手術の「1」抜去切除術
タ　K653内視鏡的胃，十二指腸ポリープ・粘膜切除術の「1」早期悪性腫瘍粘膜切除術
チ　K834-3顕微鏡下精索静脈瘤手術
ツ　K841-2経尿道的レーザー前立腺切除・蒸散術の「1」ホルミウムレーザー又は倍周波数レーザーを用いるもの
テ　K841-2経尿道的レーザー前立腺切除・蒸散術の「2」ツリウムレーザーを用いるもの
ト　K841-2経尿道的レーザー前立腺切除・蒸散術の「3」その他のもの

(4) 短期滞在手術等基本料1の「イ」又は「ロ」の「(1)」麻酔を伴う手術を行った場合とは，医科点数表第2章第11部に掲げる麻酔のうち，L009麻酔管理料（Ⅰ）及びL010麻酔管理料（Ⅱ）の対象となる，以下に掲げる麻酔を伴う手術等を行った場合をいう。
　　ア　L002硬膜外麻酔
　　イ　L004脊椎麻酔
　　ウ　L008マスク又は気管内挿管による閉鎖循環式全身麻酔

(5) DPC対象病院においては，短期滞在手術等基本料3を算定できない。

(6) DPC対象病院及び診療所を除く保険医療機関において，入院した日から起算して5日以内に以下の手術等を行う場合には，特に規定する場合を除き，全ての患者について短期滞在手術等基本料3を算定する。
　　ア　D237終夜睡眠ポリグラフィーの「3」「1」及び「2」以外の場合の「イ」安全精度管理下で行うもの
　　イ　D237終夜睡眠ポリグラフィーの「3」「1」及び「2」以外の場合の「ロ」その他のもの
　　ウ　D237-2反復睡眠潜時試験（MSLT）
　　エ　D287内分泌負荷試験の「1」下垂体前葉負荷試験の「イ」成長ホルモン（GH）（一連として）
　　オ　D291-2小児食物アレルギー負荷検査
　　カ　D413前立腺針生検法の「2」その他のもの
　　キ　K007-2経皮的放射線治療用金属マーカー留置術
　　ク　K030四肢・躯幹軟部腫瘍摘出術の「2」手，足（手に限る）
　　ケ　K046骨折観血的手術の「2」前腕，下腿，手舟状骨（手舟状骨に限る）
　　コ　K048骨内異物（挿入物を含む）除去術の「3」前腕，下腿（前腕に限る）
　　サ　K048骨内異物（挿入物を含む）除去術の「4」鎖骨，膝蓋骨，手，足，指（手，足）その他（鎖骨に限る）
　　シ　K048骨内異物（挿入物を含む）除去術の「4」鎖骨，膝蓋骨，手，足，指（手，足）その他（手に限る）
　　ス　K070ガングリオン摘出術の「1」手，足，指（手，足）（手に限る）
　　セ　K093-2関節鏡下手根管開放手術
　　ソ　K196-2胸腔鏡下交感神経節切除術（両側）
　　タ　K202涙管チューブ挿入術の「1」涙道内視鏡を用いるもの
　　チ　K217眼瞼内反症手術の「2」皮膚切開法
　　ツ　K219眼瞼下垂症手術の「1」眼瞼挙筋前転法
　　テ　K219眼瞼下垂症手術の「3」その他のもの
　　ト　K224翼状片手術（弁の移植を要するもの）
　　ナ　K242斜視手術の「2」後転法
　　ニ　K242斜視手術の「3」前転法及び後転法の併施
　　ヌ　K254治療的角膜切除術の「1」エキシマレーザーによるもの（角膜ジストロフィー又は帯状角膜変性に係るものに限る）
　　ネ　K268緑内障手術の「6」水晶体再建術併用眼内ドレーン挿入術
　　ノ　K282水晶体再建術の「1」眼内レンズを挿入する場合の「ロ」その他のもの
　　ハ　K282水晶体再建術の「2」眼内レンズを挿入しない場合
　　ヒ　K318鼓膜形成手術
　　フ　K333鼻骨骨折整復固定術
　　ヘ　K389喉頭・声帯ポリープ切除術の「2」直達喉頭鏡又はファイバースコープによるもの
　　ホ　K474乳腺腫瘍摘出術の「1」長径5cm未満
　　マ　K474乳腺腫瘍摘出術の「2」長径5cm以上
　　ミ　K616-4経皮的シャント拡張術・血栓除去術の「1」初回
　　ム　K616-4経皮的シャント拡張術・血栓除去術の「2」1の実施後3月以内に実施する患者
　　メ　K617下肢静脈瘤手術の「1」抜去切除術
　　モ　K617下肢静脈瘤手術の「2」硬化療法（一連として）
　　ヤ　K617下肢静脈瘤手術の「3」高位結紮術
　　ユ　K617-2大伏在静脈抜去術
　　ヨ　K617-4下肢静脈瘤血管内焼灼術
　　ラ　K617-6下肢静脈瘤血管内塞栓術
　　リ　K633ヘルニア手術の「5」鼠径ヘルニア
　　ル　K634腹腔鏡下鼠径ヘルニア手術（両側）
　　レ　K721内視鏡的大腸ポリープ・粘膜切除術の「1」長径2cm未満
　　ロ　K721内視鏡的大腸ポリープ・粘膜切除術の「2」長径2cm以上
　　ワ　K743痔核手術（脱肛を含む）の「2」硬化療法（四段階注射法によるもの）
　　ヰ　K747肛門良性腫瘍，肛門ポリープ，肛門尖圭コンジローム切除術（肛門ポリープ切除術に限る）
　　ヱ　K747肛門良性腫瘍，肛門ポリープ，肛門尖圭コンジローム切除術（肛門尖圭コンジローム切除術に限る）
　　ヲ　K768体外衝撃波腎・尿管結石破砕術（一連につき）
　　ン　K823-6尿失禁手術（ボツリヌス毒素によるもの）
　　アア　K834-3顕微鏡下精索静脈瘤手術
　　アイ　K867子宮頸部（腟部）切除術
　　アウ　K872-3子宮鏡下有茎粘膜下筋腫切出術，子宮内膜ポリープ切除術の「1」電解質溶液利用のもの
　　アエ　K872-3子宮鏡下有茎粘膜下筋腫切出術，子宮内膜ポリープ切除術の「3」その他のもの
　　アオ　K873子宮鏡下子宮筋腫摘出術の「1」電解質溶液利用のもの
　　アカ　K873子宮鏡下子宮筋腫摘出術の「2」その他

のもの
　アキ　K890-3腹腔鏡下卵管形成術
　アク　M001-2ガンマナイフによる定位放射線治療
(7)　以下のアからオまでに該当する場合は、短期滞在手術等基本料3を算定しない。なお、イ及びウについては、例えば眼科で同一の手術を両眼に実施した場合等、同一の手術等を複数回実施する場合は含まれない。また、エについては、手術等を実施した保険医療機関、転院先の保険医療機関ともに短期滞在手術等基本料3を算定しない。
　ア　特別入院基本料及び月平均夜勤時間超過減算を算定する保険医療機関の場合
　イ　入院した日から起算して5日以内に(6)に掲げる手術等の中から2以上を実施した場合
　ウ　入院した日から起算して5日以内に(6)に掲げる手術等に加えて、手術（第2章特掲診療料第10部手術に掲げるもの）を実施した場合
　エ　入院した日から起算して5日以内に(6)に掲げる手術等を実施した後、入院した日から起算して5日以内に他の保険医療機関に転院した場合
　オ　K721内視鏡的大腸ポリープ・粘膜切除術を行う場合であって、内視鏡的大腸ポリープ・粘膜切除術の「注1」又は「注2」に規定する加算を算定する場合
(8)　短期滞在手術等基本料3を算定する場合は、当該患者に対して行った第2章第2部第2節在宅療養指導管理料、第3節薬剤料、第4節特定保険医療材料料、J038人工腎臓及び退院時の投薬に係る薬剤料（第2章第5部第3節薬剤料に掲げる各所定点数をいう）、第14部その他並びに別に厚生労働大臣が定める除外薬剤・注射薬の費用を除き、医科点数表に掲げる全ての項目について、別に算定できない。また、入院中の患者に対して使用する薬剤は、入院医療機関が入院中に処方することが原則であり、入院が予定されている場合に、当該入院の契機となる傷病の治療に係るものとして、あらかじめ当該又は他の保険医療機関等で処方された薬剤を患者に持参させ、入院医療機関が使用することは特別な理由がない限り認められない（やむを得ず患者が持参した薬剤を入院中に使用する場合については、当該特別な理由を診療録に記載する）。
(9)　短期滞在手術等基本料3を算定する患者について、6日目以降においても入院が必要な場合には、6日目以降の療養に係る費用は、第1章基本診療料（第2部第4節短期滞在手術等基本料を除く）及び第2章特掲診療料に基づき算定する。
(10)　短期滞在手術等を行うことを目的として本基本料1に包括されている検査及び当該検査項目等に係る判断料並びに画像診断項目を実施した場合の費用は短期滞在手術等基本料1に含まれ、別に算定できない。ただし、当該手術等の実施とは別の目的で当該検査又は画像診断項目を実施した場合は、この限りでない。この場合において、その旨を診療報酬明細書の摘要欄に記載する。
(11)　短期滞在手術等基本料を算定している月においては、血液学的検査判断料、生化学的検査（Ⅰ）判断料又は免疫学的検査判断料は算定できない。ただし、短期滞在手術等基本料3を算定している月においては、入院日の前日までに行った血液学的検査判断料、生化学的検査（Ⅰ）判断料又は免疫学的検査判断料はこの限りではない。
(12)　短期滞在手術等基本料を算定した同一月に心電図検査を算定した場合は、算定の期日にかかわらず、所定点数の100分の90の点数で算定する。ただし、短期滞在手術等基本料3を算定している月においては、退院日の翌日以降に限る。
(13)　短期滞在手術等基本料1を算定する際、使用したフィルムの費用は、E400のフィルムの所定点数により算定する。
(14)　同一の部位につき短期滞在手術等基本料1に含まれる写真診断及び撮影と同時に2枚以上のフィルムを使用して同一の方法により撮影を行った場合における第2枚目から第5枚目までの写真診断及び撮影の費用は、それぞれの所定点数の100分の50に相当する点数で別に算定できる。なお、第6枚目以後の写真診断及び撮影の費用については算定できない。
(15)　短期滞在手術等基本料1の届出を行った保険医療機関が、短期滞在手術等基本料の対象となる手術等を行った場合であって入院基本料を算定する場合には、短期滞在手術等基本料を算定しない詳細な理由を診療報酬明細書の摘要欄に記載する。
(16)　短期滞在手術等基本料1を算定する場合、実施した当該基本料の対象手術等を診療報酬明細書の摘要欄に記載する。
(17)　短期滞在手術等基本料に包括されている肝炎ウイルス関連検査を行った場合には、当該検査の結果が陰性であった場合を含め、当該検査の結果について適切な説明を行い、文書により提供する。

(令6保医発0305・4)（令6.3.29）

●告示③　基本診療料の施設基準等

別表第11　短期滞在手術等基本料に係る手術等

1　短期滞在手術等基本料1が算定できる手術又は検査

　D287　内分泌負荷試験　1　下垂体前葉負荷試験
　　イ　成長ホルモン（GH）（一連として）
　D291-2　小児食物アレルギー負荷検査
　K005　皮膚、皮下腫瘍摘出術（露出部）　3　長径4cm以上（6歳未満に限る）
　K006　皮膚、皮下腫瘍摘出術（露出部以外）　3　長径6cm以上12cm未満（6歳未満に限る）
　K006　皮膚、皮下腫瘍摘出術（露出部以外）　4　長径12cm以上（6歳未満に限る）
　K008　腋臭症手術
　K030　四肢・躯幹軟部腫瘍摘出術　2　手、足(手に限る)
　K048　骨内異物（挿入物を含む）除去術　4　鎖骨、膝蓋骨、手、足、指(手、足) その他(手に限る)
　K068　半月板切除術
　K068-2　関節鏡下半月板切除術
　K070　ガングリオン摘出術　1　手、足、指(手、足)（手に限る）
　K093　手根管開放手術
　K093-2　関節鏡下手根管開放手術
　K202　涙管チューブ挿入術　1　涙道内視鏡を用いるもの
　K217　眼瞼内反症手術　2　皮膚切開法
　K219　眼瞼下垂症手術　1　眼瞼挙筋前転法
　K219　眼瞼下垂症手術　3　その他のもの
　K224　翼状片手術(弁の移植を要するもの)
　K254　治療的角膜切除術　1　エキシマレーザーによるもの(角膜ジストロフィー又は帯状角膜変性に係るものに限る)
　K268　緑内障手術　6　水晶体再建術併用眼内ドレーン挿入術

K282	水晶体再建術
K474	乳腺腫瘍摘出術
K508	気管支狭窄拡張術（気管支鏡によるもの）
K510	気管支腫瘍摘出術（気管支鏡又は気管支ファイバースコープによるもの）
K616-4	経皮的シャント拡張術・血栓除去術　1　初回
K616-4	経皮的シャント拡張術・血栓除去術　2　1の実施後3月以内に実施する場合
K617	下肢静脈瘤手術　1　抜去切除術
K617	下肢静脈瘤手術　2　硬化療法（一連として）
K617	下肢静脈瘤手術　3　高位結紮術
K617-4	下肢静脈瘤血管内焼灼術
K617-6	下肢静脈瘤血管内塞栓術
K653	内視鏡的胃，十二指腸ポリープ・粘膜切除術　1　早期悪性腫瘍粘膜切除術
K721	内視鏡的大腸ポリープ・粘膜切除術　1　長径2cm未満
K743	痔核手術（脱肛を含む）　2　硬化療法（四段階注射法によるもの）
K747	肛門良性腫瘍，肛門ポリープ，肛門尖圭コンジローム切除術（肛門ポリープ，肛門尖圭コンジローム切除術に限る）
K823-6	尿失禁手術（ボツリヌス毒素によるもの）
K834-3	顕微鏡下精索静脈瘤手術
K841-2	経尿道的レーザー前立腺・蒸散術

事務連絡　短期滞在手術等基本料

問1　DPC対象病院における地域包括ケア病棟において，短期滞在手術等基本料3は算定できるか。

答　DPC対象病院においては，DPCを算定する病棟以外において短期滞在手術等基本料に該当する手術を行った場合でも，短期滞在手術等基本料は算定できない。

問2　短期滞在手術等基本料3を算定する患者について，6日目以降においても入院が必要な場合には，6日目以降の療養に係る費用は，第1章基本診療料（第2部第4節短期滞在手術等基本料を除く）及び第2章特掲診療料に基づき算定することとされているが，当該6日目以降（短期滞在手術等基本料3算定と同一月又は同一入院期間の場合）における以下費用の算定は可能か。
①月1回に限り算定可能な検体検査判断料及びコンピューター断層診断などの判断料
②月1回に限り算定可能な検査実施料（BNP等）
③入院期間中1回又は退院時1回に限り算定可能な入院基本料等加算

答　①及び②については，同一月においては算定できない。③は，同一入院期間中は算定できない。
(平29.7.28)

問3　K768体外衝撃波腎・尿管結石破砕術については，治療の対象となる疾患に対して所期の目的を達するまでに行う治療過程は一連の評価とされているが，短期滞在手術等基本料3「イタ」体外衝撃波腎・尿管結石破砕術を算定後，所期の目的を達する前に，再度，入院して同手術を実施した場合，短期滞在手術等基本料3「イタ」体外衝撃波腎・尿管結石破砕術を算定できるか。

答　不可。体外衝撃波腎・尿管結石破砕術において，一連の治療過程に当たる期間については，手術料又は短期滞在手術等基本料3を再び算定することはできない。

問4　M001-2ガンマナイフによる定位放射線治療については，数か月間の一連の治療過程に複数回の治療を行った場合であっても所定点数は1回のみ算定することとされているが，短期滞在手術等基本料3「イキ」ガンマナイフによる定位放射線治療を算定後，一連の治療過程において，再度，入院して同治療を実施した場合，短期滞在手術等基本料3「イキ」ガンマナイフによる定位放射線治療を算定できるか。

答　不可。ガンマナイフによる定位放射線治療において，一連の治療過程に当たる期間については，放射線治療又は短期滞在手術等基本料3を再び算定することはできない。
(平28.3.31，一部修正)

問5　短期滞在手術等基本料について，「内視鏡を用いた手術を実施する場合については，内視鏡室を使用してもよい」とあるが，短期滞在手術等基本料3の「ヱ」「ヒ」K616-4経皮的シャント拡張術・血栓除去術「1」「2」を算定する場合，当該手術を血管造影室又は透視室で実施した場合，算定可能か。

答　算定可能である。
(平28.9.15，一部修正)

問6　短期滞在手術等基本料3を算定する病棟において，インターフェロン，酢酸リュープロレリン等の悪性腫瘍に対する効能を有する薬剤を使用した場合，短期滞在手術等基本料3の「注4」に規定されている「別に厚生労働大臣が定める除外薬剤・注射薬」の抗悪性腫瘍剤として，薬剤料を算定可能か。

答　算定可能。

問7　短期滞在手術等基本料3の「注4」に規定されている「別に厚生労働大臣が定める除外薬剤・注射薬」に「疼痛コントロールのための医療用麻薬」とあるが，フェンタニル，モルヒネ等を術中の疼痛コントロールとして使用した場合においても算定可能か。

答　算定不可。術中に使用した場合の費用は，別途算定できない。
(平28.11.17)

問8　留意事項通知(2)に，短期滞在手術等基本料は，当該患者が同一の疾病につき退院の日から起算して7日以内に再入院した場合は算定しない旨が示されているが，右乳腺腫瘍に対してK474乳腺腫瘍摘出術の「1」長径5cm未満を実施し，退院の日から起算して7日以内に，左乳腺腫瘍に対してK474乳腺腫瘍摘出術の「1」長径5cm未満を実施した場合，それぞれ短期滞在手術等基本料3を算定できるか。

答　2回目の入院日が1回目の入院の退院日から起算して7日以内である場合は短期滞在手術等基本料3を算定せず，出来高で算定する。
(平26.4.23)

（編注）退院から7日以内に再入院した場合，再入院時の短期滞在手術等基本料のみが出来高となる（1・3共通）。

問9　短期滞在手術等基本料3を算定する患者が，急性期一般入院基本料を届け出ている病棟に入院する場合，当該患者は，急性期一般入院基本料の施設基準における重症度，医療・看護必要度の計算対象に含まれるか。

答　含まれる。
(平26.7.10，一部修正)

問10　短期滞在手術等基本料の算定に当たっては，「別紙様式8」を参考とした様式を用いて同意をとることとされているが，必ず当該様式のものを別途作成しなければならないのか。

答　入院診療計画書とともに，入院診療計画書に含まれない「手術後に起こりうる症状とその際の対処」について医療機関が作成する手術の同意書の内容に含まれている場合は，別途作成する必要はない。
(平26.10.10)

問11　短期滞在手術等基本料3の算定日は手術を行った日か。
答　そのとおり。
(平20.3.28，一部修正)

問12　短期滞在手術等基本料について，「術前に十分な説明を行った上で，**別紙様式8**を参考にした様式を用いて患者の同意を得る」とあるが，検査や放射線治療を行う場合においても，患者の同意を得ることが必要か。

答　必要。
(令4.3.31)

問13　短期滞在手術等基本料1「イ」(1)「麻酔を伴う手術を行った場合」における「麻酔」とは，具体的に何を指すのか。

答　L009麻酔管理料（Ⅰ）及びL010麻酔管理料（Ⅱ）の対象となるL002硬膜外麻酔，L004脊髄麻酔，L008マスク又は気管内挿管による閉鎖循環式全身麻酔を指す。

問14　短期滞在手術等基本料1の施設基準における「短期滞在手術等基本料に係る手術（全身麻酔を伴うものに限る）が行われる日において，麻酔科医が勤務している」について，「全身麻酔」とは具体的には何を指すのか。

答　L007開放点滴式全身麻酔及びL008マスク又は気管内挿管による閉鎖循環式全身麻酔を指す。
(令4.4.28)

参考　短期滞在手術等基本料3

問1　対象手術を行い，併せて別疾病にかかわる検査を行った場合の費用は請求できるのか。

答　請求できない。当該基本料に包括される。

問2　別の疾患で入院し，その後に対象の手術・検査を実施した場合の取り扱いはどうなるのか。

答　次の取り扱いとなる。

①入院5日目までに退院した場合は当該基本料を算定する

②入院5日目までに当該手術・検査を実施したが退院が6日目以降になった場合は，5日目までは当該基本料を，6日目以降は出来高で算定する

③6日目以降に対象手術・検査を実施した場合は，すべて出来高で算定する

（平28.4.4 全国保険医団体連合会）

〔第5節　削除（A500看護職員処遇改善評価料は「第14部その他」p.904に移動）〕

第2章 特掲診療料

第1部 医学管理等

第1節　医学管理料等 ……………………… 243	B001-4　手術前医学管理料 ………………… 302
B000　特定疾患療養管理料 ………………… 243	B001-5　手術後医学管理料 ………………… 303
B001　特定疾患治療管理料 ………………… 244	B001-6　肺血栓塞栓症予防管理料 ………… 304
1　ウイルス疾患指導料 …………………… 244	B001-7　リンパ浮腫指導管理料 …………… 305
2　特定薬剤治療管理料 …………………… 244	B001-8　臍ヘルニア圧迫指導管理料 ……… 306
3　悪性腫瘍特異物質治療管理料 ………… 250	B001-9　療養・就労両立支援指導料 ……… 306
4　小児特定疾患カウンセリング料 ……… 250	B002　開放型病院共同指導料（Ⅰ）………… 308
5　小児科療養指導料 ……………………… 252	B003　開放型病院共同指導料（Ⅱ）………… 308
6　てんかん指導料 ………………………… 252	B004　退院時共同指導料1 ………………… 309
7　難病外来指導管理料 …………………… 253	B005　退院時共同指導料2 ………………… 309
8　皮膚科特定疾患指導管理料 …………… 256	B005-1-2　介護支援等連携指導料 ………… 311
9　外来栄養食事指導料 …………………… 257	B005-1-3　介護保険リハビリテーション移行支援料 … 314
10　入院栄養食事指導料 …………………… 260	B005-4　ハイリスク妊産婦共同管理料（Ⅰ）… 315
11　集団栄養食事指導料 …………………… 260	B005-5　ハイリスク妊産婦共同管理料（Ⅱ）… 315
12　心臓ペースメーカー指導管理料 ……… 261	B005-6　がん治療連携計画策定料 ………… 316
13　在宅療養指導料 ………………………… 261	B005-6-2　がん治療連携指導料 …………… 316
14　高度難聴指導管理料 …………………… 262	B005-6-3　がん治療連携管理料 …………… 317
15　慢性維持透析患者外来医学管理料 …… 262	B005-6-4　外来がん患者在宅連携指導料 … 317
16　喘息治療管理料 ………………………… 264	B005-7　認知症専門診断管理料 …………… 318
17　慢性疼痛疾患管理料 …………………… 265	B005-7-2　認知症療養指導料 ……………… 318
18　小児悪性腫瘍患者指導管理料 ………… 266	B005-7-3　認知症サポート指導料 ………… 320
20　糖尿病合併症管理料 …………………… 266	B005-8　肝炎インターフェロン治療計画料 … 320
21　耳鼻咽喉科特定疾患指導管理料 ……… 267	B005-9　外来排尿自立指導料 ……………… 321
22　がん性疼痛緩和指導管理料 …………… 267	B005-10　ハイリスク妊産婦連携指導料1 … 321
23　がん患者指導管理料 …………………… 268	B005-10-2　ハイリスク妊産婦連携指導料2 … 322
24　外来緩和ケア管理料 …………………… 270	B005-11　遠隔連携診療料 ………………… 322
25　移植後患者指導管理料 ………………… 271	B005-12　こころの連携指導料（Ⅰ）……… 323
26　植込型輸液ポンプ持続注入療法指導管理料 … 272	B005-13　こころの連携指導料（Ⅱ）……… 324
27　糖尿病透析予防指導管理料 …………… 272	B005-14　プログラム医療機器等指導管理料 … 324
28　小児運動器疾患指導管理料 …………… 273	B006　救急救命管理料 ……………………… 324
29　乳腺炎重症化予防ケア・指導料 ……… 274	B006-3　退院時リハビリテーション指導料 … 324
30　婦人科特定疾患治療管理料 …………… 274	B007　退院前訪問指導料 …………………… 325
31　腎代替療法指導管理料 ………………… 274	B007-2　退院後訪問指導料 ………………… 325
32　一般不妊治療管理料 …………………… 275	B008　薬剤管理指導料 ……………………… 326
33　生殖補助医療管理料 …………………… 277	B008-2　薬剤総合評価調整管理料 ………… 327
34　二次性骨折予防継続管理料 …………… 279	B009　診療情報提供料（Ⅰ）……………… 328
35　アレルギー性鼻炎免疫療法治療管理料 … 280	B009-2　電子的診療情報評価料 …………… 339
36　下肢創傷処置管理料 …………………… 280	B010　診療情報提供料（Ⅱ）……………… 339
37　慢性腎臓病透析予防指導管理料 ……… 280	B010-2　診療情報連携共有料 ……………… 340
B001-2　小児科外来診療料 ………………… 281	B011　連携強化診療情報提供料 …………… 341
B001-2-2　地域連携小児夜間・休日診療料 … 283	B011-3　薬剤情報提供料 …………………… 343
B001-2-3　乳幼児育児栄養指導料 ………… 284	B011-4　医療機器安全管理料 ……………… 344
B001-2-4　地域連携夜間・休日診療料 …… 284	B011-5　がんゲノムプロファイリング評価提供料 … 344
B001-2-5　院内トリアージ実施料 ………… 285	B011-6　栄養情報連携料 …………………… 344
B001-2-6　夜間休日救急搬送医学管理料 … 285	B012　傷病手当金意見書交付料 …………… 346
B001-2-7　外来リハビリテーション診療料 … 286	B013　療養費同意書交付料 ………………… 346
B001-2-8　外来放射線照射診療料 ………… 287	B014　退院時薬剤情報管理指導料 ………… 347
B001-2-9　地域包括診療料 ………………… 287	B015　精神科退院時共同指導料 …………… 348
B001-2-10　認知症地域包括診療料 ……… 290	第3節　特定保険医療材料料 ……………… 350
B001-2-11　小児かかりつけ診療料 ……… 291	
B001-2-12　外来腫瘍化学療法診療料 …… 292	
B001-3　生活習慣病管理料（Ⅰ）………… 295	
B001-3-2　ニコチン依存症管理料 ………… 299	
B001-3-3　生活習慣病管理料（Ⅱ）……… 300	

外来管理加算（再診料）　□＝併算定不可
※　そのほかの項目については併算定可
DPC　□＝DPC包括

第2章　特掲診療料

→特掲診療料に関する通則

1　第1部に規定するB000特定疾患療養管理料，B001特定疾患治療管理料の「1」ウイルス疾患指導料，B001「4」小児特定疾患カウンセリング料，B001「5」小児科療養指導料，B001「6」てんかん指導料，B001「7」難病外来指導管理料，B001「8」皮膚科特定疾患指導管理料，B001「17」慢性疼痛疾患管理料，B001「18」小児悪性腫瘍患者指導管理料及びB001「21」耳鼻咽喉科特定疾患指導管理料並びに第2部第2節第1款の各区分に規定する在宅療養指導管理料（C100～C121）及び第8部精神科専門療法に掲げるI004心身医学療法は特に規定する場合を除き同一月に算定できない。

参考 「特に規定する場合」とは，B001「7」難病外来指導管理料とC101在宅自己注射指導管理料「2」1以外の場合のことをいう（両者は併算定可）。

2　算定回数が「週」単位又は「月」単位とされているものについては，特に定めのない限り，それぞれ日曜日から土曜日までの1週間又は月の初日から月の末日までの1か月を単位として算定する。　（令6保医発0305・4）

第1部　医学管理等

通　則

1　医学管理等の費用は，第1節の各区分の所定点数により算定する。
2　医学管理等に当たって，別に厚生労働大臣が定める保険医療材料（以下この部において「特定保険医療材料」という）を使用した場合は，前号により算定した点数及び第3節の所定点数を合算した点数により算定する。
3　組織的な感染防止対策につきA000初診料の注11及びA001再診料の注15に規定する別に厚生労働大臣が定める施設基準〔告示③第3・3の3，p.1071〕に適合しているものとして地方厚生局長等に届け出た保険医療機関（診療所に限る）において，第1節の各区分に掲げる医学管理料等のうち次に掲げるものを算定した場合は，**外来感染対策向上加算** 医感 として，月1回に限り**6点**を所定点数に加算する。ただし，発熱その他感染症を疑わせるような症状を呈する患者に対して適切な感染防止対策を講じた上で，第1節の各区分に掲げる医学管理料等のうち次に掲げるものを算定した場合については，**発熱患者等対応加算** 医熱対 として，月1回に限り**20点**を更に所定点数に加算する。この場合において，A000初診料の注11，A001再診料の注15，第2部の通則第5号又はI012精神科訪問看護・指導料の注13にそれぞれ規定する外来感染対策向上加算を算定した月は，別に算定できない。
　イ　小児科外来診療料
　ロ　外来リハビリテーション診療料
　ハ　外来放射線照射診療料
　ニ　地域包括診療料
　ホ　認知症地域包括診療料
　ヘ　小児かかりつけ診療料
　ト　外来腫瘍化学療法診療料
　チ　救急救命管理料
　リ　退院後訪問指導料
4　感染症対策に関する医療機関間の連携体制につきA000初診料の注12及びA001再診料の注16に規定する別に厚生労働大臣が定める施設基準〔告示③第3・3の4，p.1074〕に適合しているものとして地方厚生局長等に届け出た保険医療機関において，前号に規定する外来感染対策向上加算を算定した場合は，**連携強化加算** 医連 として，月1回に限り**3点**を更に所定点数に加算する。
5　感染防止対策に資する情報を提供する体制につきA000初診料の注13及びA001再診料の注17に規定する別に厚生労働大臣が定める施設基準〔告示③第3・3の5，p.1074〕に適合しているものとして地方厚生局長等に届け出た保険医療機関において，第3号に規定する外来感染対策向上加算を算定した場合は，**サーベイランス強化加算** 医サ として，月1回に限り**1点**を更に所定点数に加算する。
6　抗菌薬の使用状況につきA000初診料の注14及びA001再診料の注18に規定する別に厚生労働大臣が定める施設基準〔告示③第3・3の6，p.1074〕に適合しているものとして地方厚生局長等に届け出た保険医療機関において，第3号に規定する外来感染対策向上加算を算定した場合は，**抗菌薬適正使用体制加算** 医抗菌適 として，月1回に限り**5点**を更に所定点数に加算する。

→医学管理等に関する通則

1　医学管理等の費用は，第1節医学管理料等及び第3節特定保険医療材料料に掲げる所定点数を合算した点数により算定する。
2　「通則3」の外来感染対策向上加算は，診療所における，平時からの感染防止対策の実施や，地域の医療機関等が連携して実施する感染症対策への参画，空間的・時間的分離を含む適切な感染対策の下で発熱患者等の外来診療等を実施する体制の確保を更に推進する観点から，診療時の感染防止対策に係る体制を評価するものであり，別に厚生労働大臣が定める施設基準に適合しているものとして地方厚生（支）局長に届け出た診療所において次に掲げるものを算定する場合に，患者1人につき月1回に限り加算することができる。ただし，同一月にA000の「注11」，A001の「注15」，第2章第2部の通則第5号又はI012の「注13」に規定する外来感染対策向上加算を算定した場合にあっては算定できない。
(1)　小児科外来診療料
(2)　外来リハビリテーション診療料
(3)　外来放射線照射診療料
(4)　地域包括診療料

(5)　認知症地域包括診療料
　(6)　小児かかりつけ診療料
　(7)　外来腫瘍化学療法診療料
　(8)　救急救命管理料
　(9)　退院後訪問指導料

3　「通則3」の発熱患者等対応加算は，外来感染対策向上加算を算定している場合であって，発熱，呼吸器症状，発しん，消化器症状又は神経症状その他感染症を疑わせるような症状を有する患者に適切な感染対策の下で「通則3」に掲げるイからリまでのいずれかを算定する場合に算定する。

4　「通則4」の連携強化加算は，2の外来感染対策向上加算を算定する場合であって，外来感染対策向上加算を算定する保険医療機関が，A234-2感染対策向上加算1を算定する保険医療機関に対し，感染症の発生状況，抗菌薬の使用状況等について報告を行っている場合に算定する。

5　「通則5」のサーベイランス強化加算は，2の外来感染対策向上加算を算定する場合であって，外来感染対策向上加算を算定する保険医療機関が，院内感染対策サーベイランス（JANIS），感染対策連携共通プラットフォーム（J-SIPHE）等，地域や全国のサーベイランスに参加している場合に算定する。

6　「通則6」の抗菌薬適正使用体制加算は，2の外来感染対策向上加算を算定する場合であって，外来感染対策向上加算を算定する保険医療機関が抗菌薬の使用状況のモニタリングが可能なサーベイランスに参加し，使用する抗菌薬のうちAccess抗菌薬に分類されるものの使用比率が60％以上又は当該サーベイランスに参加する診療所全体の上位30％以内である場合に算定する。

（令6保医発0305・4）

第1節　医学管理料等

B000　特定疾患療養管理料 特
1　診療所の場合　　　　　　　　　　225点
2　許可病床数が100床未満の病院の場合
　　　　　　　　　　　　　　　　　　147点
3　許可病床数が100床以上200床未満の病院の場合　　　　　　　　　　　　87点

注1　別に厚生労働大臣が定める疾患〔告示4別表第1，p.244〕を主病とする患者に対して，治療計画に基づき療養上必要な管理を行った場合に，月2回に限り算定する。

2　A000初診料を算定する初診の日に行った管理又は当該初診の日から1月以内に行った管理の費用は，初診料に含まれるものとする。

3　入院中の患者に対して行った管理又は退院した患者に対して退院の日から起算して1月以内に行った管理の費用は，第1章第2部第1節に掲げる入院基本料に含まれるものとする。

4　第2部第2節第1款在宅療養指導管理料の各区分に掲げる指導管理料又はB001の8皮膚科特定疾患指導管理料を算定すべき指導管理を受けている患者に対して行った管理の費用は，各区分に掲げるそれぞれの指導管理料に含まれるものとする。

5　別に厚生労働大臣が定める施設基準〔告示4第3・1の2，p.1326〕に適合しているものとして地方厚生局長等に届け出た保険医療機関において，特定疾患療養管理料を算定すべき医学管理を情報通信機器を用いて行った場合は，1，2又は3の所定点数に代えて，それぞれ196点，128点又は76点を算定する。　情特

【2024年改定による主な変更点】対象疾患から高血圧症，糖尿病，（遺伝性のものではない）脂質異常症が削除された〔B001-3-3生活習慣病管理料（Ⅱ）を上記3疾患に対する従前の特定疾患療養管理料に代替するものとして新設〕。

→特定疾患療養管理料

(1)　特定疾患療養管理料は，別に厚生労働大臣が定める疾患（以下，この項において「特定疾患」という）を主病とする患者について，プライマリケア機能を担う地域のかかりつけ医師が計画的に療養上の管理を行うことを評価したものであり，許可病床数が200床以上の病院においては算定できない。

（編注）「許可病床数」は一般病床に限るものではない。

(2)　特定疾患療養管理料は，特定疾患を主病とする患者に対して，治療計画に基づき，服薬，運動，栄養等の療養上の管理を行った場合に，月2回に限り算定する。

(3)　第1回目の特定疾患療養管理料は，A000初診料（「注5」のただし書に規定する所定点数を算定する場合を含む。特に規定する場合を除き，以下この部において同じ。）を算定した初診の日又は当該保険医療機関から退院した日からそれぞれ起算して1か月を経過した日以降に算定する。ただし，本管理料の性格に鑑み，1か月を経過した日が休日の場合であって，その休日の直前の休日でない日に特定疾患療養管理料の「注1」に掲げる要件を満たす場合には，その日に特定疾患療養管理料を算定できる。

(4)　A000初診料を算定した初診の日又は当該保険医療機関から退院した日からそれぞれ起算して1か月を経過した日が翌々月の1日となる場合であって，初診料を算定した初診の日又は退院の日が属する月の翌月の末日（その末日が休日の場合はその前日）に特定疾患療養管理料の「注1」に掲げる要件を満たす場合には，本管理料の性格に鑑み，その日に特定疾患療養管理料を算定できる。

(5)　診察に基づき計画的な診療計画を立てている場合であって，必要やむを得ない場合に，看護に当たっている家族等を通して療養上の管理を行ったときにおいても，特定疾患療養管理料を算定できる。

(6)　管理内容の要点を診療録に記載する。

(7)　同一保険医療機関において，2以上の診療科にわたり受診している場合においては，主病と認められる特定疾患の治療に当たっている診療科においてのみ算定する。

(8)　特定疾患療養管理料は，特定疾患を主病とする者に対し，実際に主病を中心とした療養上必要な管理が行われていない場合又は実態的に主病に対する治療が当該保険医療機関では行われていない場合には算定できない。

(9)　主病とは，当該患者の全身的な医学管理の中心となっている特定疾患をいうものであり，対診又は依頼により検査のみを行っている保険医療機関にあっては算定できない。

(10)　入院中の患者については，いかなる場合であっても特定疾患療養管理料は算定できない。

(11)　別に厚生労働大臣が定める疾患名は，「疾病，傷害及び死因の統計分類基本分類表（平成27年総務省告示第35号）」（以下「分類表」という）〔告示6，p.1522〕

に規定する分類に該当する疾患の名称であるが，疾患名について各医療機関での呼称が異なっていても，その医学的内容が分類表上の対象疾患名と同様である場合は算定の対象となる。ただし，混乱を避けるため，できる限り分類表上の名称を用いることが望ましい。

(12)「注5」に規定する情報通信機器を用いた医学管理については，オンライン指針に沿って診療を行った場合に算定する。

(令6保医発0305・4)

●告示4 特掲診療料の施設基準等

別表第1 特定疾患療養管理料並びに処方料並びに処方箋料の特定疾患処方管理加算に規定する疾患

結核
悪性新生物
甲状腺障害
処置後甲状腺機能低下症
スフィンゴリピド代謝障害及びその他の脂質蓄積障害
ムコ脂質症
リポ蛋白代謝障害及びその他の脂(質)血症(家族性高コレステロール血症等の遺伝性疾患に限る)
リポジストロフィー
ローノア・ベンソード腺脂肪腫症
虚血性心疾患
不整脈
心不全
脳血管疾患
一過性脳虚血発作及び関連症候群
単純性慢性気管支炎及び粘液膿性慢性気管支炎
詳細不明の慢性気管支炎
その他の慢性閉塞性肺疾患
肺気腫
喘息
喘息発作重積状態
気管支拡張症
胃潰瘍
十二指腸潰瘍
胃炎及び十二指腸炎
肝疾患(経過が慢性なものに限る)
慢性ウイルス肝炎
アルコール性慢性膵炎
その他の慢性膵炎
思春期早発症
性染色体異常
アナフィラキシー
ギラン・バレー症候群

事務連絡 問 認知症患者やその家族に対して療養上の管理を行った場合に特定疾患療養管理料は算定できるか。
答 特定疾患療養管理料の対象疾患を主病とする患者であれば，看護にあたっている家族等を通して療養上の管理を行った場合であっても算定できる。

(平18.3.31)

B001 特定疾患治療管理料
1 ウイルス疾患指導料
イ ウイルス疾患指導料1 ウ1　　240点
ロ ウイルス疾患指導料2 ウ2　　330点
注1 イについては，肝炎ウイルス疾患又は成人T細胞白血病に罹患している患者に対して，ロについては，後天性免疫不全症候群に罹患している患者に対して，それぞれ療養上必要な指導及び感染予防に関する指導を行った場合に，イについては患者1人につき1回に限り，ロについては患者1人につき月1回に限り算定する。ただし，B000特定疾患療養管理料を算定している患者については算定しない。

2 別に厚生労働大臣が定める施設基準〔告示4第3・2(1), p.1327〕に適合しているものとして地方厚生局長等に届け出た保険医療機関において，ロの指導が行われる場合は，220点を所定点数に加算する。

3 別に厚生労働大臣が定める施設基準〔告示4第3・2(1)の2, p.1327〕に適合しているものとして地方厚生局長等に届け出た保険医療機関において，ウイルス疾患指導料を算定すべき医学管理を情報通信機器を用いて行った場合は，イ又はロの所定点数に代えて，それぞれ209点又は287点を算定する。情ウ1 情ウ2

→ウイルス疾患指導料
(1) 肝炎ウイルス，HIV又は成人T細胞白血病ウイルスによる疾患に罹患しており，かつ，他人に対し感染させる危険がある者又はその家族に対して，療養上必要な指導及びウイルス感染防止のための指導を行った場合に，肝炎ウイルス疾患又は成人T細胞白血病については，患者1人につき1回に限り算定し，後天性免疫不全症候群については，月1回に限り算定する。
(2) ウイルス疾患指導料は，当該ウイルス疾患に罹患していることが明らかにされた時点以降に，「注1」に掲げる指導を行った場合に算定する。なお，ウイルス感染防止のための指導には，公衆衛生上の指導及び院内感染，家族内感染防止のための指導等が含まれる。
(3) HIVの感染者に対して指導を行った場合には，「ロ」を算定する。
(4) 同一の患者に対して，同月内に「イ」及び「ロ」の双方に該当する指導が行われた場合は，主たるもの一方の所定点数のみを算定する。
(5) 「注2」に掲げる加算は，別に厚生労働大臣が定める施設基準に適合しているものとして地方厚生(支)局長に届け出た保険医療機関において，後天性免疫不全症候群に罹患している患者又はHIVの感染者に対して療養上必要な指導及び感染予防に関する指導を行った場合に算定する。
(6) 指導内容の要点を診療録に記載する。
(7) 「注3」に規定する情報通信機器を用いた医学管理については，オンライン指針に沿って診療を行った場合に算定する。

(令6保医発0305・4)

(B001 特定疾患治療管理料)
2 特定薬剤治療管理料
イ 特定薬剤治療管理料1 薬1　　470点
ロ 特定薬剤治療管理料2 薬2　　100点
注1 イについては，ジギタリス製剤又は抗てんかん剤を投与している患者，免疫抑制剤を投与している臓器移植後の患者その他別に厚生労働大臣が定める患者〔告示4別表第2・1, p.247〕に対して，薬物血中濃度を測定して計画的な治療管理を行った場合に算定する。

2 イについては，同一の患者につき特定

薬剤治療管理料を算定すべき測定及び計画的な治療管理を月2回以上行った場合においては，特定薬剤治療管理料は1回に限り算定することとし，第1回の測定及び計画的な治療管理を行ったときに算定する。
3　イについては，ジギタリス製剤の急速飽和を行った場合又はてんかん重積状態の患者に対して，抗てんかん剤の注射等を行った場合は，所定点数にかかわらず，1回に限り**740点**を特定薬剤治療管理料1として算定する。
4　イについては，抗てんかん剤又は免疫抑制剤を投与している患者以外の患者に対して行った薬物血中濃度の測定及び計画的な治療管理のうち，4月目以降のものについては，所定点数の**100分の50**に相当する点数により算定する。
5　イについては，てんかんの患者であって，2種類以上の抗てんかん剤を投与されているものについて，同一暦月に血中の複数の抗てんかん剤の濃度を測定し，その測定結果に基づき，個々の投与量を精密に管理した場合は，当該管理を行った月において，2回に限り所定点数を算定できる。
6　イについては，臓器移植後の患者に対して，免疫抑制剤の投与を行った場合は，臓器移植を行った日の属する月を含め3月に限り，**2,740点**を所定点数に加算する。
7　イについては，入院中の患者であって，バンコマイシンを投与しているものに対して，血中のバンコマイシンの濃度を複数回測定し，その測定結果に基づき，投与量を精密に管理した場合は，1回に限り，**530点**を所定点数に加算する。
8　イについては，注6及び注7に規定する患者以外の患者に対して，特定薬剤治療管理に係る薬剤の投与を行った場合は，1回目の特定薬剤治療管理料を算定すべき月に限り，**280点**を所定点数に加算する。
9　イについては，ミコフェノール酸モフェチルを投与している臓器移植後の患者であって，2種類以上の免疫抑制剤を投与されているものについて，医師が必要と認め，同一暦月に血中の複数の免疫抑制剤の濃度を測定し，その測定結果に基づき，個々の投与量を精密に管理した場合は，6月に1回に限り**250点**を所定点数に加算する。
10　イについては，エベロリムスを投与している臓器移植後の患者であって，2種類以上の免疫抑制剤を投与されているものについて，医師が必要と認め，同一暦月に血中の複数の免疫抑制剤の濃度を測定し，その測定結果に基づき，個々の投与量を精密に管理した場合は，エベロリムスの初回投与を行った日の属する月を含め3月に限り月1回，4月目以降は4月に1回に限り**250点**を所定点数に加算する。
11　ロについては，サリドマイド及びその誘導体を投与している患者について，服薬に係る安全管理の遵守状況を確認し，その結果を所定の機関に報告する等により，投与の妥当性を確認した上で，必要な指導等を行った場合に月1回に限り所定点数を算定する。

→**特定薬剤治療管理料**　　摘要欄 p.1682
(1)　特定薬剤治療管理料1
　ア　特定薬剤治療管理料1は，下記のものに対して投与薬剤の血中濃度を測定し，その結果に基づき当該薬剤の投与量を精密に管理した場合，月1回に限り算定する。
　(イ)　心疾患患者であってジギタリス製剤を投与しているもの
　(ロ)　てんかん患者であって抗てんかん剤を投与しているもの
　(ハ)　臓器移植術を受けた患者であって臓器移植における拒否反応の抑制を目的として免疫抑制剤を投与しているもの
　(ニ)　気管支喘息，喘息性（様）気管支炎，慢性気管支炎，肺気腫又は未熟児無呼吸発作の患者であってテオフィリン製剤を投与しているもの
　(ホ)　不整脈の患者であって不整脈用剤を継続的に投与しているもの
　(ヘ)　統合失調症の患者であってハロペリドール製剤又はブロムペリドール製剤を投与しているもの
　(ト)　躁うつ病の患者であってリチウム製剤を投与しているもの
　(チ)　躁うつ病又は躁病の患者であってバルプロ酸ナトリウム又はカルバマゼピンを投与しているもの
　(リ)　ベーチェット病の患者であって活動性・難治性眼症状を有するもの又はその他の非感染性ぶどう膜炎（既存治療で効果不十分で，視力低下のおそれのある活動性の中間部又は後部の非感染性ぶどう膜炎に限る），再生不良性貧血，赤芽球癆，尋常性乾癬，膿疱性乾癬，乾癬性紅皮症，関節症性乾癬，全身型重症筋無力症，アトピー性皮膚炎（既存治療で十分な効果が得られない患者に限る），ネフローゼ症候群若しくは川崎病の急性期の患者であってシクロスポリンを投与しているもの
　(ヌ)　全身型重症筋無力症，関節リウマチ，ループス腎炎，潰瘍性大腸炎又は間質性肺炎（多発性筋炎又は皮膚筋炎に合併するものに限る）の患者であってタクロリムス水和物を投与しているもの
　(ル)　若年性関節リウマチ，リウマチ熱又は慢性関節リウマチの患者であってサリチル酸系製剤を継続的に投与しているもの
　(ヲ)　悪性腫瘍の患者であってメトトレキサートを投与しているもの
　(ワ)　結節性硬化症の患者であってエベロリムスを投与しているもの
　(カ)　入院中の患者であってアミノ配糖体抗生物質，グリコペプチド系抗生物質又はトリアゾール系抗真菌剤を数日間以上投与しているもの
　(ヨ)　重症又は難治性真菌感染症又は造血幹細胞移植の患者であってトリアゾール系抗真菌剤を投与

参考　「特定薬剤治療管理料1」（投与薬剤の血中濃度を測定し，投与量を精密に管理した場合に月1回算定）

対象薬剤	所定点数	初月加算	4月目以降	対象疾病
①ジギタリス製剤	470	＋280	235	心疾患患者
②抗てんかん剤	470	＋280	(470)	てんかん
③免疫抑制剤：シクロスポリン，タクロリムス水和物，エベロリムス，ミコフェノール酸モフェチル	470	移植月含め3月＋2,740	(470)	臓器移植後の免疫抑制
※　ミコフェノール酸モフェチルを含む複数の免疫抑制剤の測定・精密管理		6月に1回，250点を所定点数に加算（初月加算と併算定不可）		
※　エベロリムスを含む複数の免疫抑制剤の測定・精密管理		初回月含め3月は月1回，その後は4月に1回，250点を所定点数に加算（初月加算と併算定不可）		
④テオフィリン製剤	470	＋280	235	気管支喘息，喘息性(様)気管支炎，慢性気管支炎，肺気腫，未熟児無呼吸発作
⑤不整脈用剤：プロカインアミド，N-アセチルプロカインアミド，ジソピラミド，キニジン，アプリンジン，リドカイン，ピルジカイニド塩酸塩，プロパフェノン，メキシレチン，フレカイニド，シベンゾリンコハク酸塩，ピルメノール，アミオダロン，ソタロール塩酸塩，ベプリジル塩酸塩	470	＋280	235	不整脈
⑥ハロペリドール製剤，ブロムペリドール製剤	470	＋280	235	統合失調症
⑦リチウム製剤	470	＋280	235	躁うつ病
⑧バルプロ酸ナトリウム，カルバマゼピン	470	＋280	(470)	躁うつ病，躁病
⑨シクロスポリン	470	＋280	(470)	ベーチェット病で活動性・難治性眼症状を有するもの，その他の非感染性ぶどう膜炎，再生不良性貧血，赤芽球癆，尋常性乾癬，膿疱性乾癬，乾癬性紅皮症，関節症性乾癬，全身型重症筋無力症，アトピー性皮膚炎，ネフローゼ症候群，川崎病の急性期
⑩タクロリムス水和物	470	＋280	(470)	全身型重症筋無力症，関節リウマチ，ループス腎炎，潰瘍性大腸炎，間質性肺炎（多発性筋炎又は皮膚筋炎に合併するもの）
⑪サリチル酸系製剤（アスピリン他）	470	＋280	235	若年性関節リウマチ，リウマチ熱，慢性関節リウマチ
⑫メトトレキサート	470	＋280	235	悪性腫瘍
⑬エベロリムス	470	＋280	235	結節性硬化症
⑭アミノ配糖体抗生物質，グリコペプチド系抗生物質（バンコマイシン，テイコプラニン），トリアゾール系抗真菌剤（ボリコナゾール）	470	＋280	235	入院患者に数日間以上投与
※　バンコマイシンの複数回測定・精密管理		＋530		
⑮トリアゾール系抗真菌剤（ボリコナゾール）	470	＋280	235	重症又は難治性真菌感染症，造血幹細胞移植（深在性真菌症予防目的）
⑯イマチニブ	470	＋280	235	当該薬剤の適応疾患（慢性骨髄性白血病など）
⑰シロリムス製剤	470	＋280	235	リンパ脈管筋腫症
⑱スニチニブ（抗悪性腫瘍剤として投与）	470	＋280	235	腎細胞癌
⑲バルプロ酸ナトリウム	470	＋280	235	片頭痛
⑳治療抵抗性統合失調症治療薬（クロザピン）	470	＋280	235	統合失調症
㉑ブスルファン	470	＋280	235	当該薬剤の適応疾患
㉒ジギタリス製剤の急速飽和	740	−	−	重症うっ血性心不全
㉓てんかん重積状態の患者に対し抗てんかん剤の注射などを行った場合	740	−	−	全身性けいれん発作重積状態

注1.　対象薬剤群（表中①～㉑）が異なる場合は別々に所定点数を月1回算定できる（①～㉑の区分ごとに算定可）。㉒又は㉓の740点を算定した月は，各①ジギタリス製剤又は②抗てんかん剤に係る所定点数は別に算定できない。
　2.　②抗てんかん剤を同一月に2種以上投与し，個々に測定・管理を行った場合は，当該月は2回に限り所定点数を算定できる。

参考　「特定薬剤治療管理料2」（胎児曝露を未然に防止する安全管理手順を遵守して投与した場合に月1回算定）

対象薬剤	所定点数	初月加算	4月目以降	対象疾病
サリドマイド製剤及びその誘導体（サリドマイド，レナリドミド，ポマリドミド）	100	−	−	当該薬剤の適応疾患（多発性骨髄腫など）

医学管理等　B001「2」特定薬剤治療管理料

　　（造血幹細胞移植の患者にあっては，深在性真菌症の予防を目的とするものに限る）しているもの
　(タ)　イマチニブを投与しているもの
　(レ)　リンパ脈管筋腫症の患者であってシロリムス製剤を投与しているもの
　(ソ)　腎細胞癌の患者であって抗悪性腫瘍剤としてスニチニブを投与しているもの
　(ツ)　片頭痛の患者であってバルプロ酸ナトリウムを投与しているもの
　(ネ)　統合失調症の患者であって治療抵抗性統合失調症治療薬を投与しているもの
　(ナ)　ブスルファンを投与しているもの
イ　特定薬剤治療管理料1を算定できる不整脈用剤とはプロカインアミド，N-アセチルプロカインアミド，ジソピラミド，キニジン，アプリンジン，リドカイン，ピルジカイニド塩酸塩，プロパフェノン，メキシレチン，フレカイニド，シベンゾリンコハク酸塩，ピルメノール，アミオダロン，ソタロール塩酸塩及びベプリジル塩酸塩をいう。
ウ　特定薬剤治療管理料1を算定できるグリコペプチド系抗生物質とは，バンコマイシン及びテイコプラニンをいい，トリアゾール系抗真菌剤とは，ボリコナゾールをいう。
エ　特定薬剤治療管理料1を算定できる免疫抑制剤とは，シクロスポリン，タクロリムス水和物，エベロリムス及びミコフェノール酸モフェチルをいう。
オ　特定薬剤治療管理料1を算定できる治療抵抗性統合失調症治療薬とは，クロザピンをいう。
カ　当該管理料には，薬剤の血中濃度測定，当該血中濃度測定に係る採血及び測定結果に基づく投与量の管理に係る費用が含まれるものであり，1月のうちに2回以上血中濃度を測定した場合であっても，それに係る費用は別に算定できない。ただし，別の疾患に対して別の薬剤を投与した場合（例えば，てんかんに対する抗てんかん剤と気管支喘息に対するテオフィリン製剤の両方を投与する場合）及び同一疾患についてアの(イ)から(ナ)までのうち同一の区分に該当しない薬剤を投与した場合（例えば，発作性上室性頻脈に対してジギタリス製剤及び不整脈用剤を投与した場合）はそれぞれ算定できる。
キ　薬剤の血中濃度，治療計画の要点を**診療録**に添付又は記載する。
ク　ジギタリス製剤の急速飽和を行った場合は，1回に限り急速飽和完了日に「注3」に規定する点数を算定することとし，当該算定を行った急速飽和完了日の属する月においては，別に特定薬剤治療管理料1は算定できない。なお，急速飽和とは，重症うっ血性心不全の患者に対して2日間程度のうちに数回にわたりジギタリス製剤を投与し，治療効果が得られる濃度にまで到達させることをいう。
ケ　てんかん重積状態のうち算定の対象となるものは，全身性けいれん発作重積状態であり，抗てんかん剤を投与している者について，注射薬剤等の血中濃度を測定し，その測定結果をもとに投与量を精密に管理した場合は，1回に限り，重積状態が消失した日に「注3」に規定する点数を算定することとし，当該算定を行った重積状態消失日の属する月においては，別に特定薬剤治療管理料1は算定できない。
コ　「注3」に規定する点数を算定する場合にあっては，「注8」に規定する加算を含め別に特定薬剤治療管理料1は算定できない。
サ　「注4」に規定する「抗てんかん剤又は免疫抑制剤を投与している患者」には，躁うつ病又は躁病によりバルプロ酸又はカルバマゼピンを投与している患者が含まれ，当該患者は4月目以降においても減算対象とならない。また，所定点数の**100分の50**に相当する点数により算定する「4月目以降」とは，初回の算定から暦月で数えて4月目以降のことである。
シ　免疫抑制剤を投与している臓器移植後の患者については，臓器移植を行った日の属する月を含め3月に限り，臓器移植加算として「注6」に規定する加算を算定し，「注8」に規定する初回月加算は算定しない。また，「注6」に規定する加算を算定する場合には，「注9」及び「注10」に規定する加算は算定できない。
ス　「注7」に規定する加算は，入院中の患者であって，バンコマイシンを数日間以上投与しているものに対して，バンコマイシンの安定した血中至適濃度を得るため頻回の測定を行った場合は，1回に限り，初回月加算（バンコマイシンを投与した場合）として「注7」に規定する加算を算定し，「注8」に規定する加算は別に算定できない。
セ　「注8」に規定する初回月加算は，投与中の薬剤の安定した血中至適濃度を得るため頻回の測定が行われる初回月に限り算定できるものであり，薬剤を変更した場合においては算定できない。
ソ　「注9」に規定する加算を算定する場合は，ミコフェノール酸モフェチルの血中濃度測定の必要性について**診療報酬明細書**の摘要欄に詳細を記載する。
タ　「注10」に規定する加算を算定する場合は，エベロリムスの初回投与から3月の間に限り，当該薬剤の血中濃度測定の必要性について**診療報酬明細書**の摘要欄に詳細を記載する。
チ　「注9」及び「注10」に規定する加算は同一月内に併せて算定できない。
ツ　特殊な薬物血中濃度の測定及び計画的な治療管理のうち，特に本項を準用する必要のあるものについては，その都度当局に内議し，最も近似する測定及び治療管理として準用が通知された算定方法により算定する。

(2)　**特定薬剤治療管理料2**
ア　特定薬剤治療管理料2は，胎児曝露を未然に防止するための安全管理手順を遵守した上でサリドマイド製剤及びその誘導体の処方及び調剤を実施した患者に対して，医師及び薬剤師が，当該薬剤の管理の状況について確認及び適正使用に係る必要な説明を行い，当該医薬品の製造販売を行う企業に対して確認票等を用いて定期的に患者の服薬に係る安全管理の遵守状況等を報告した場合において，月に1回につき算定する。
イ　サリドマイド製剤及びその誘導体とは，サリドマイド，レナリドミド及びポマリドミドをいう。
ウ　安全管理手順については「サリドマイド製剤安全管理手順（TERMS）」及び「レナリドミド・ポマリドミド適正管理手順（RevMate）」を遵守する。
エ　特定薬剤治療管理料2を算定する場合は，**診療録等**に指導内容の要点を記録する。

（令6保医発0305・4）

●告示4　特掲診療料の施設基準等

別表第2　1　特定薬剤治療管理料1の対象患者

　(1)　テオフィリン製剤を投与している患者
　(2)　不整脈用剤を投与している患者
　(3)　ハロペリドール製剤又はブロムペリドール製剤

参考 特定薬剤治療管理料の対象薬剤一覧（主なもの）

	対象薬剤	対象疾病	一般名	医薬品（製品）名
1	ジギタリス製剤	心疾患	ジゴキシン メチルジゴキシン	●ジゴシン錠，●ジゴシン散，●ジゴシンエリキシル，●ラニラピッド錠，●ジゴキシン錠，●ハーフジゴキシンKY錠，●メチルジゴキシン錠，●ジゴシン注，●ジゴキシン注射液
2	抗てんかん剤	てんかん	バルプロ酸ナトリウム	下記「8」と同じ
			カルバマゼピン	下記「8」と同じ
			ゾニサミド	●エクセグラン錠，●エクセグラン散，●ゾニサミド錠，●ゾニサミド散
			ラモトリギン	●ラミクタール錠，●ラモトリギン錠
			トピラマート	●トピナ錠，●トピナ細粒，●トピラマート錠
			フェニトイン	●アレビアチン錠，●アレビアチン散，●複合アレビアチン配合錠，●ヒダントール錠，●ヒダントールE・F・D配合ドライシロップ，●アレビアチン注
			レベチラセタム	●イーケプラ錠，●イーケプラドライシロップ，●イーケプラ点滴静注，●レベチラセタム錠，●レベチラセタムDS，●レベチラセタム点滴静注，●レベチラセタム粒状錠，●レベチラセタムドライシロップ
			ペランパネル	●フィコンパ錠，●フィコンパ細粒
			クロバザム	●マイスタン錠，●マイスタン細粒
			エトスクシミド	●エピレオプチマル散，●ザロンチンシロップ
			フェノバルビタール	●フェノバール錠，●フェノバール原末，●フェノバール散，●フェノバールエリキシル，●フェノバルビタール原末，●フェノバルビタール散，●フェノバール注射液，●ノーベルバール静注用，●ルピアール坐剤，●ワコビタール坐剤
			クロナゼパム	●ランドセン錠，●ランドセン細粒，●リボトリール錠，●リボトリール細粒
			スチリペントール	●ディアコミットカプセル，●ディアコミットドライシロップ
			ルフィナミド	●イノベロン錠
			エトトイン	●アクセノン末
			スルチアム	●オスポロット錠
			ガバペンチン	●ガバペン錠，●ガバペンシロップ
			アセチルフェネトライド	●クランポール錠，●クランポール末
			ジアゼパム	●ダイアップ坐剤
			ニトラゼパム	●ネルボン錠，●ネルボン散，●ベンザリン錠，●ベンザリン細粒，●ニトラゼパム錠，●ニトラゼパム細粒
			ラコサミド	●ビムパット錠，●ビムパットドライシロップ，●ビムパット点滴静注
			プリミドン	●プリミドン錠，●プリミドン細粒
			ホスフェニトインナトリウム水和物	●ホストイン静注
			ミダゾラム	●ミダフレッサ静注，●ブコラム口腔用液
			トリメタジオン	●ミノアレ散
3	免疫抑制剤	臓器移植後の免疫抑制	シクロスポリン	●ネオーラルカプセル，●ネオーラル内用液，●シクロスポリンカプセル，●シクロスポリン細粒，●サンディミュン内用液，●サンディミュン点滴静注用
			タクロリムス水和物	●プログラフカプセル，●プログラフ顆粒，●タクロリムス錠，●タクロリムスカプセル，●グラセプターカプセル，●プログラフ注射液
			エベロリムス	●サーティカン錠
			ミコフェノール酸モフェチル	●セルセプトカプセル，●セルセプト懸濁用散，●ミコフェノール酸モフェチルカプセル
4	テオフィリン製剤	気管支喘息等（※1）	テオフィリン	●テオドール錠，●テオドール顆粒，●ユニコン錠，●ユニフィルLA錠，●テオロング錠，●テオフィリン徐放錠，●テオフィリン徐放U錠，●テオフィリン徐放カプセル，●テオフィリンドライシロップ，●テオフィリン徐放ドライシロップ
5	不整脈用剤	不整脈	プロカインアミド	●アミサリン錠，●アミサリン注
			ジソピラミド	●リスモダンカプセル，●リスモダンR錠，●ジソピラミド徐放錠，●リスモダンP静注，●ジソピラミドリン酸塩徐放錠
			キニジン	●キニジン硫酸塩錠，●キニジン硫酸塩・原末，●キニジン硫酸塩水和物
			アプリンジン	●アスペノンカプセル，●アプリンジン塩酸塩カプセル
			リドカイン	●リドカイン静注液，●リドカイン点滴静注液，●リドカイン静注用2％シリンジ，●静注用キシロカイン2％
			ピルシカイニド塩酸塩	●サンリズムカプセル，●ピルシカイニド塩酸塩カプセル，●サンリズム注射液
			プロパフェノン	●プロノン錠，●プロパフェノン塩酸塩錠
			メキシレチン	●メキシチールカプセル，●メキシレチン塩酸塩カプセル，●メキシレチン塩酸塩錠，●メキシチール点滴静注
			フレカイニド	●タンボコール錠，●タンボコール細粒，●フレカイニド酢酸塩錠，●タンボコール静注
			シベンゾリンコハク酸塩	●シベノール錠，●シベンゾリンコハク酸塩錠，●シベノール静注
			ピルメノール	●ピメノールカプセル
			アミオダロン	●アンカロン錠，●アミオダロン塩酸塩錠，●アミオダロン塩酸塩速崩錠，●アンカロン注，●アミオダロン塩酸塩静注
			ソタロール塩酸塩	●ソタコール錠，●ソタロール塩酸塩錠
			ベプリジル塩酸塩	●ベプリコール錠，●ベプリジル塩酸塩錠

6	ハロペリドール製剤	統合失調症	ハロペリドール	●セレネース錠, ●セレネース細粒, ●セレネース内服液, ●ハロペリドール錠, ●ハロペリドール細粒, ●セレネース注, ●ハロペリドール注, ●ハロマンス注
	ブロムペリドール製剤	統合失調症	ブロムペリドール	●ブロムペリドール錠, ●ブロムペリドール細粒
7	リチウム製剤	躁うつ病	炭酸リチウム	●リーマス錠, ●炭酸リチウム錠
8	バルプロ酸ナトリウム	躁うつ病 躁病	バルプロ酸ナトリウム	●デパケン錠, ●デパケンR錠, ●デパケン細粒, ●デパケンシロップ, ●セレニカR錠, ●セレニカR顆粒, ●バルプロ酸Na錠, ●バルプロ酸ナトリウム徐放錠, ●バルプロ酸ナトリウムSR錠, ●バルプロ酸ナトリウム細粒, ●バルプロ酸Naシロップ, ●バルプロ酸ナトリウム徐放錠A, ●バルプロ酸Na徐放顆粒, ●バルプロ酸ナトリウム徐放錠A, ●バルプロ酸ナトリウムシロップ
	カルバマゼピン	躁うつ病 躁病	カルバマゼピン	●テグレトール錠, ●テグレトール細粒, ●カルバマゼピン錠, ●カルバマゼピン細粒
9	シクロスポリン	ベーチェット病等（※2）	シクロスポリン	●ネオーラルカプセル, ●ネオーラル内用液, ●シクロスポリンカプセル, ●シクロスポリン細粒, ●サンディミュン内用液
10	タクロリムス水和物	全身型重症筋無力症等（※3）	タクロリムス水和物	●プログラフカプセル, ●プログラフ顆粒, ●タクロリムス錠, ●タクロリムスカプセル
11	サリチル酸系製剤（アスピリン等）	若年性関節リウマチ, リウマチ熱, 慢性関節リウマチ	アスピリン	●アスピリン
			エテンザミド	●エテンザミド
			サリチル酸ナトリウム	●サリチル酸Na静注
12	メトトレキサート	悪性腫瘍	メトトレキサート	●メソトレキセート錠, ●メソトレキセート点滴静注液, ●注射用メソトレキセート, ●メトジェクト皮下注
13	エベロリムス	結節性硬化症	エベロリムス	●アフィニトール錠, ●アフィニトール分散錠
14	アミノ配糖体抗生物質	入院患者	トブラマイシン	●トブラシン注, ●トブラシン点眼液, ●トービイ吸入液
			ストレプトマイシン	●ストレプトマイシン硫酸塩注射用
			ゲンタマイシン	●ゲンタシン注, ●ゲンタマイシン硫酸塩注射液, ●ゲンタシン軟膏, ●ゲンタシンクリーム, ●ゲンタマイシン硫酸塩軟膏, ●ゲンタマイシン点眼液, ●ゲンタマイシン硫酸塩点眼液
			カナマイシン	●カナマイシンカプセル, ●カナマイシン硫酸塩注射液
			アルベカシン	●アルベカシン硫酸塩注射液, ●ハベカシン注射液
			アミカシン	●アミカシン硫酸塩注, ●アミカシン硫酸塩注射液, ●アリケイス吸入液
			ジベカシン	●パニマイシン注射液, ●パニマイシン点眼液
			フラジオマイシン	●ソフラチュール貼付剤, ●ネオメドロールEE軟膏, ●デンターグル含嗽用散
			イセパマイシン	●エクサシン注射液
			スペクチノマイシン	●トロビシン筋注用
			パロモマイシン	●アメパロモカプセル
	グリコペプチド系抗生物質	入院患者	バンコマイシン	●塩酸バンコマイシン散, ●バンコマイシン塩酸塩散, ●塩酸バンコマイシン点滴静注用, ●バンコマイシン点滴静注用, ●バンコマイシン塩酸塩点滴静注用, ●バンコマイシン眼軟膏
			テイコプラニン	●注射用タゴシッド, ●テイコプラニン点滴静注用
	トリアゾール系抗真菌剤	入院患者	ボリコナゾール	●ブイフェンド錠, ●ブイフェンドドライシロップ, ●ボリコナゾール錠, ●ブイフェンド200mg静注用
15	トリアゾール系抗真菌剤	真菌感染症等（※4）	ボリコナゾール	上記「14」と同じ
16	イマチニブ	薬剤の適応疾患（※5）	イマチニブメシル酸塩	●グリベック錠, ●イマチニブ錠
17	シロリムス製剤	リンパ脈管筋腫症	シロリムス	●ラパリムス錠
18	スニチニブ（抗悪性腫瘍剤）	腎細胞癌	スニチニブ	●スーテントカプセル
19	バルプロ酸ナトリウム	片頭痛	バルプロ酸ナトリウム	上記「8」と同じ
20	治療抵抗性統合失調症治療薬	統合失調症	クロザピン	●クロザリル錠
21	ブスルファン		ブスルファン	●マブリン散, ●ブスルフェクス点滴静注用
	サリドマイド製剤及びその誘導体	薬剤の適応疾患	サリドマイド	●サレドカプセル
			レナリドミド	●レブラミドカプセル
			ポマリドミド	●ポマリストカプセル

〔『薬価・効能早見表2025』（医学通信社刊）より作成〕

※1　気管支喘息, 喘息性（様）気管支炎, 慢性気管支炎, 肺気腫, 未熟児無呼吸発作
※2　ベーチェット病で活動性・難治性眼症状を有するもの, その他の非感染性ぶどう膜炎, 重度の再生不良性貧血, 赤芽球癆, 尋常性乾癬, 膿疱性乾癬, 乾癬性紅皮症, 関節症性乾癬, 全身型重症筋無力症, アトピー性皮膚炎, ネフローゼ症候群, 川崎病の急性期
※3　全身型重症筋無力症, 関節リウマチ, ループス腎炎, 潰瘍性大腸炎, 間質性肺炎（多発性筋炎又は皮膚筋炎に合併するもの）
※4　重症又は難治性真菌感染症, 造血幹細胞移植（深在性真菌症予防目的）
※5　慢性骨髄性白血病, KIT<CD117>陽性消化管間質腫瘍, フィラデルフィア染色体陽性急性リンパ性白血病, FIP1L1-PDGFRa陽性の好酸球増多症候群, FIP1L1-PDGFRa陽性の慢性好酸球性白血病

を投与している患者
- (4) リチウム製剤を投与している患者
- (5) 免疫抑制剤を投与している患者
- (6) サリチル酸系製剤を投与している若年性関節リウマチ，リウマチ熱又は関節リウマチの患者
- (7) メトトレキサートを投与している悪性腫瘍の患者
- (8) アミノ配糖体抗生物質，グリコペプチド系抗生物質又はトリアゾール系抗真菌剤を投与している入院中の患者
- (9) イマチニブを投与している患者
- (10) シロリムス製剤を投与している患者
- (11) スニチニブを投与している患者
- (12) 治療抵抗性統合失調症治療薬を投与している患者
- (13) ブスルファンを投与している患者
- (14) (1)から(13)までに掲げる患者に準ずるもの

事務連絡 問1 特定薬剤治療管理料の「注5」に「てんかん患者であって，2種類以上の抗てんかん剤を投与されているものについて…，2回に限り所定点数を算定する」とあるが，「配合剤」を投与した場合は，配合された成分が複数であることをもって2回算定するのではなく，1銘柄として取り扱い，1回算定するのか。
答 そのとおり。
(平25.8.6)

問2 てんかん患者に対し，「フェノバール錠」（一般名：フェノバルビタール，薬効分類：催眠鎮静剤，抗不安剤）を投与している場合，抗てんかん剤を投与しているものとして特定薬剤治療管理料の算定対象となるか。
答 対象となる。薬効分類が催眠鎮静剤，抗不安剤であっても適応にてんかん症状の記載がある薬剤については抗てんかん剤として判断して差し支えない。

問3 対象として「躁うつ病の患者であってリチウム製剤を投与しているもの」とあるが，躁病の患者であってリチウム製剤を投与しているものは対象とならないのか。
答 躁病はリチウム製剤の適応であり，特定薬剤治療管理料の対象となる。
(平27.6.30)

参考 問 同一日に抗てんかん剤を2種類投与し，1回の採血でそれぞれの血中濃度を測定した月は所定点数を1回しか算定できないか。
答 1回の採血，血中濃度測定であっても複数の抗てんかん剤を投与し，それぞれの濃度測定を行い，投与量を管理した場合は2回として算定できる。ただし，初回月に2種類の抗てんかん剤を投与した場合でも，初回月加算は1回の算定となる。
(平26.4.2 全国保険医団体連合会)

（B001　特定疾患治療管理料）
3　悪性腫瘍特異物質治療管理料 悪
- イ　尿中BTAに係るもの　　　　220点
- ロ　その他のもの
  - (1) 1項目の場合　　　　　　360点
  - (2) 2項目以上の場合　　　　400点

注1　イについては，悪性腫瘍の患者に対して，尿中BTAに係る検査を行い，その結果に基づいて計画的な治療管理を行った場合に，月1回に限り第1回の検査及び治療管理を行ったときに算定する。

2　ロについては，悪性腫瘍の患者に対して，D009腫瘍マーカーに係る検査（注1に規定する検査を除く）のうち1又は2以上の項目を行い，その結果に基づいて計画的な治療管理を行った場合に，月1回に限り第1回の検査及び治療管理を行ったときに算定する。

3　注2に規定する悪性腫瘍特異物質治療管理に係る腫瘍マーカーの検査を行った場合は，1回目の悪性腫瘍特異物質治療管理料を算定すべき月に限り，**150点**をロの所定点数に加算する。ただし，当該月の前月に腫瘍マーカーの所定点数を算定している場合は，この限りでない。

4　注1に規定する検査及び治療管理並びに注2に規定する検査及び治療管理を同一月に行った場合にあっては，ロの所定点数のみにより算定する。

5　腫瘍マーカーの検査に要する費用は所定点数に含まれるものとする。

6　注1及び注2に規定されていない腫瘍マーカーの検査及び計画的な治療管理であって特殊なものに要する費用は，注1又は注2に掲げられている腫瘍マーカーの検査及び治療管理のうち，最も近似するものの所定点数により算定する。

→**悪性腫瘍特異物質治療管理料** 摘要欄 p.1682
(1) 悪性腫瘍特異物質治療管理料は，悪性腫瘍であると既に確定診断がされた患者について，腫瘍マーカー検査を行い，当該検査の結果に基づいて計画的な治療管理を行った場合に，月1回に限り算定する。
(2) 悪性腫瘍特異物質治療管理料には，腫瘍マーカー検査，当該検査に係る採血及び当該検査の結果に基づく治療管理に係る費用が含まれるものであり，1月のうち2回以上腫瘍マーカー検査を行っても，それに係る費用は別に算定できない。
(3) 腫瘍マーカー検査の結果及び治療計画の要点を**診療録**に添付又は記載する。
(4) 「注3」に規定する初回月加算は，適切な治療管理を行うために多項目の腫瘍マーカー検査を行うことが予想される初回月に限って算定する。ただし，悪性腫瘍特異物質治療管理料を算定する当該初回月の前月において，D009腫瘍マーカーを算定している場合は，当該初回月加算は算定できない。
(5) D009腫瘍マーカーにおいて，併算定が制限されている項目を同一月に併せて実施した場合には，1項目とみなして，本管理料を算定する。
(6) 当該月に悪性腫瘍特異物質以外の検査（本通知の腫瘍マーカーの項に規定する例外規定を含む）を行った場合は，本管理料とは別に，検査に係る判断料を算定できる。
（例）肝癌の診断が確定している患者でα-フェトプロテインを算定し，別に，D008内分泌学的検査を行った場合の算定
悪性腫瘍特異物質治療管理料「ロ」の「(1)」
＋D008内分泌学的検査の実施料
＋D026の「5」生化学的検査（Ⅱ）判断料
(7) 特殊な腫瘍マーカー検査及び計画的な治療管理のうち，特に本項を準用する必要のあるものについては，その都度当局に内議し，最も近似する腫瘍マーカー検査及び治療管理として準用が通知された算定方法により算定する。
(令6保医発0305・4)

（B001　特定疾患治療管理料）
4　小児特定疾患カウンセリング料 小児特定
- イ　医師による場合
  - (1) 初回　　　　　　　　　　800点

医学管理等　B001「4」小児特定疾患カウンセリング料

　　(2)　初回のカウンセリングを行った日後1年以内の期間に行った場合
　　　　① 月の1回目　　　　　　　600点
　　　　② 月の2回目　　　　　　　500点
　　(3)　初回のカウンセリングを行った日から起算して2年以内の期間に行った場合〔(2)の場合を除く〕
　　　　① 月の1回目　　　　　　　500点
　　　　② 月の2回目　　　　　　　400点
　　(4)　初回のカウンセリングを行った日から起算して4年以内の期間に行った場合〔(2)及び(3)の場合を除く〕　400点
　ロ　公認心理師による場合　　　　　200点
注1　小児科又は心療内科を標榜する保険医療機関において，小児科若しくは心療内科を担当する医師又は医師の指示を受けた公認心理師が，別に厚生労働大臣が定める患者〔告示[4]別表第2・2, p.1496〕であって入院中以外のものに対して，療養上必要なカウンセリングを同一月内に1回以上行った場合に，初回のカウンセリングを行った日から起算して，2年以内の期間においては月2回に限り，2年を超える期間においては，4年を限度として，月1回に限り，算定する。ただし，B000特定疾患療養管理料，I002通院・在宅精神療法又はI004心身医学療法を算定している患者については算定しない。
　2　別に厚生労働大臣が定める施設基準〔告示[4]第3・2(2)の2の2, p.1327〕に適合しているものとして地方厚生局長等に届け出た保険医療機関において，小児特定疾患カウンセリング料イの(1)，(2)，(3)又は(4)を算定すべき医学管理を情報通信機器を用いて行った場合 情小児特定 は，イの(1)，(2)の①若しくは②，(3)の①若しくは②又は(4)の所定点数に代えて，それぞれ696点，522点若しくは435点，435点若しくは348点又は348点を算定する。

【2024年改定による主な変更点】
(1) 初回カウンセリングからの期間（初回・1年・2年・4年以内）に応じた区分が新設された。初回カウンセリングから4年を限度とし，2年以内は月2回，2年超4年以内は月1回に限り算定可。
(2) 届出医療機関において情報通信機器を用いて行った場合の点数が新設された（注2）。
情報通信機器を用いた場合の点数は以下のとおり。

　イ　医師による場合
　(1) 初回　　　　　　　　　　　　　696点
　(2) 1年以内　①月1回目　　　　　522点
　　　　　　　　②月2回目　　　　　435点
　(3) 2年以内　①月1回目　　　　　435点
　　　　　　　　②月2回目　　　　　348点
　(4) 4年以内　　　　　　　　　　　348点

→小児特定疾患カウンセリング料　　摘要欄 p.1682

(1)「イ」については，乳幼児期及び学童期における特定の疾患を有する患者及びその家族に対して日常生活の環境等を十分勘案した上で，小児科（小児外科を含む。以下この部において同じ）又は心療内科の医師が一定の治療計画に基づいて療養上必要なカウンセリングを行った場合に算定する。
(2)「ロ」については，乳幼児期及び学童期における特定の疾患を有する患者及びその家族等に対して，日常生活の環境等を十分勘案した上で，当該患者の診療を担当する小児科又は心療内科の医師の指示の下，公認心理師が当該医師による治療計画に基づいて療養上必要なカウンセリングを20分以上行った場合に算定する。なお，一連のカウンセリングの初回は当該医師が行うものとし，継続的にカウンセリングを行う必要があると認められる場合においても，3月に1回程度，医師がカウンセリングを行う。
(3) カウンセリングを患者の家族等に対して行った場合は，患者を伴った場合に限り算定する。
(4) 小児特定疾患カウンセリング料の対象となる患者は，次に掲げる患者である。
　ア　気分障害の患者
　イ　神経症性障害の患者
　ウ　ストレス関連障害の患者
　エ　身体表現性障害（小児心身症を含む。また，喘息や周期性嘔吐症等の状態が心身症と判断される場合は対象となる）の患者
　オ　生理的障害及び身体的要因に関連した行動症候群（摂食障害を含む）の患者
　カ　心理的発達の障害（自閉症を含む）の患者
　キ　小児期又は青年期に通常発症する行動及び情緒の障害（多動性障害を含む）の患者
(5) 小児特定疾患カウンセリング料の対象となる患者には，登校拒否の者及び家族又は同居者から虐待を受けている又はその疑いがある者を含む。
(6) イの(1)は，原則として同一患者に対して，初めてカウンセリングを行った場合に限り算定することができる。
(7) 小児特定疾患カウンセリング料は，同一暦月において，初回のカウンセリングを行った日から起算して2年以内は第1回目及び第2回目のカウンセリングを行った日，2年を超える期間においては4年を限度として第1回目のカウンセリングを行った日に算定する。
(8)「ロ」を算定する場合，公認心理師は，当該疾病の原因と考えられる要素，治療計画及び指導内容の要点等についてカウンセリングに係る概要を作成し，指示を行った医師に報告する。当該医師は，公認心理師が作成した概要の写しを診療録に添付する。
(9) 小児特定疾患カウンセリング料を算定する場合には，同一患者に対し初めてのカウンセリングを行った年月日を診療報酬明細書の摘要欄に記載する。
(10) 電話によるカウンセリングは，本カウンセリングの対象とはならない。
(11)「注2」に規定する情報通信機器を用いたカウンセリングについては，オンライン指針に沿って診療を行った場合に算定する。
（令6保医発0305・4）

事務連絡　問1　小児特定疾患カウンセリング料のイの(1)について，「原則として同一患者に対して，初めてカウンセリングを行った場合に限り算定することができる」とあるが，同一患者に対して，初めてカウンセリングを行った場合以外に，イの(1)を算定できるのはどのような場合か。
答　当該保険医療機関において過去にカウンセリングを受けたことがある場合であって，当該カウンセリングを受けた症状及び疾病等にかかる治療が終了した後，再度当該医療機関に治療が終了した症状及び疾病等と異なる症状及び疾病等により受診し，カウンセリングを受ける必要があると医師が判断する場合においてのみ算定できる。
問2　問1について，同一の保険医療機関においてある疾病

に係るカウンセリングを継続的に実施している患者について，他の疾病に係るカウンセリングを開始した場合は，小児特定疾患カウンセリング料のイの(1)を算定できるか。
答 不可。
問3 小児特定疾患カウンセリング料のイ(1)を算定した診療月において，2回目のカウンセリングを医師が実施した場合は，イの(2)の②を算定するのか。
答 そのとおり。 (令6.3.28)

参考 **問1** 同一月に「医師による場合」を2回，「公認心理師による場合」を2回行った場合，計4回算定できるか。
答 算定できない。併せて月2回までの算定となる。
問2 「公認心理師による場合」を算定した同一日に医師の診療が行われない場合，明細書の診療実日数はどうなるか。
答 実日数として数えない。 (令2.4.20 全国保険医団体連合会)

参考 喘息性気管支炎に対する小児特定疾患カウンセリング料の算定は，原則として認められない。 (令6.10.31 支払基金)

（B001　特定疾患治療管理料）
5　小児科療養指導料 小児療養　　　**270点**
注1　小児科を標榜する保険医療機関において，慢性疾患であって生活指導が特に必要なものを主病とする15歳未満の患者であって入院中以外のものに対して，必要な生活指導を継続して行った場合に，月1回に限り算定する。ただし，B000特定疾患療養管理料，B001の7難病外来指導管理料又はB001の18小児悪性腫瘍患者指導管理料を算定している患者については算定しない。
　2　A000初診料を算定する初診の日に行った指導又は当該初診の日の同月内に行った指導の費用は，初診料に含まれるものとする。
　3　入院中の患者に対して行った指導又は退院した患者に対して退院の日から起算して1月以内に行った指導の費用は，第1章第2部第1節に掲げる入院基本料に含まれるものとする。
　4　第2部第2節第1款在宅療養指導管理料の各区分に掲げる指導管理料又はB001の8皮膚科特定疾患指導管理料を算定すべき指導管理を受けている患者に対して行った指導の費用は，各区分に掲げるそれぞれの指導管理料に含まれるものとする。
　5　人工呼吸器管理の適応となる患者と病状，治療方針等について話し合い，当該患者に対し，その内容を文書により提供した場合は，**人工呼吸器導入時相談支援加算** 人呼支援 として，当該内容を文書により提供した日の属する月から起算して1月を限度として，1回に限り，**500点**を所定点数に加算する。
　6　別に厚生労働大臣が定める施設基準〔告示4第3・2(2)の3，p.1327〕に適合しているものとして地方厚生局長等に届け出た保険医療機関において，小児科療養指導料を算定すべき医学管理を**情報通信機器を用いて行った場合**は，所定点数に代えて，**235点**を算定する。 情小児療

→小児科療養指導料
(1)　小児科のみを専任する医師が作成する一定の治療計画に基づき療養上の指導を行った場合に限り算定する。治療計画を作成する医師が当該保険医療機関が標榜する他の診療科を併せ担当している場合にあっては算定できない。ただし，アレルギー科を併せ担当している場合はこの限りでない。
(2)　小児科療養指導料の対象となる疾患及び状態は，脳性麻痺，先天性心疾患，ネフローゼ症候群，ダウン症等の染色体異常，川崎病で冠動脈瘤のあるもの，脂質代謝障害，腎炎，溶血性貧血，再生不良性貧血，血友病，血小板減少性紫斑病，先天性股関節脱臼，内反足，二分脊椎，骨系統疾患，先天性四肢欠損，分娩麻痺，先天性多発関節拘縮症及び児童福祉法第6条の2第1項に規定する小児慢性特定疾病（同条第3項に規定する小児慢性特定疾病医療支援の対象に相当する状態のものに限る）並びに同法第56条の6第2項に規定する障害児に該当する状態であり，対象となる患者は，15歳未満の入院中の患者以外の患者である。また，出生時の体重が1,500g未満であった6歳未満の者についても，入院中の患者以外の患者はその対象となる。
（編注：関連する事務連絡をp.256に掲載）
(3)　小児科療養指導料は，当該疾病又は状態を主病とする患者又はその家族に対して，治療計画に基づき療養上の指導を行った場合に月1回に限り算定する。ただし，家族に対して指導を行った場合は，患者を伴った場合に限り算定する。
(4)　第1回目の小児科療養指導料は，A000初診料を算定した初診の日の属する月の翌月の1日又は当該保険医療機関から退院した日から起算して1か月を経過した日以降に算定する。
(5)　指導内容の要点を**診療録等**に記載する。
(6)　必要に応じ，患者の通学する学校との情報共有・連携を行う。
(7)　日常的に車椅子を使用する患者であって，車椅子上での姿勢保持が困難なため，食事摂取等の日常生活動作の能力の低下を来した患者については，医師の指示を受けた理学療法士又は作業療法士等が，車椅子や座位保持装置上の適切な姿勢保持や褥瘡予防のため，患者の体幹機能や座位保持機能を評価した上で体圧分散やサポートのためのクッションや附属品の選定や調整を行うことが望ましい。
(8)　「注5」に規定する加算は，長期的に人工呼吸器による呼吸管理が必要と見込まれる患者に対して，患者やその家族等の心理状態に十分配慮された環境で，医師及び看護師が必要に応じてその他の職種と共同して，人工呼吸器による管理が適応となる病状及び治療方法等について，患者やその家族等が十分に理解し，同意した上で治療方針を選択できるよう，説明及び相談を行った場合に算定する。説明及び相談に当たっては，患者及びその家族が理解できるよう，必要時に複数回に分けて説明や相談を行う。なお，説明等の内容の要点を**診療録等**に記載する。
(9)　「注6」に規定する情報通信機器を用いた医学管理については，オンライン指針に沿って診療を行った場合に算定する。 (令6 保医発0305・4)

（B001　特定疾患治療管理料）
6　てんかん指導料 てんかん　　　**250点**
注1　小児科，神経科，神経内科，精神科，脳神経外科又は心療内科を標榜する保険医療機関において，その標榜する診療科

を担当する医師が，てんかん（外傷性のものを含む）の患者であって入院中以外のものに対して，治療計画に基づき療養上必要な指導を行った場合に，月1回に限り算定する。
2　A000初診料を算定する初診の日に行った指導又は当該初診の日から1月以内に行った指導の費用は，初診料に含まれるものとする。
3　退院した患者に対して退院の日から起算して1月以内に指導を行った場合における当該指導の費用は，第1章第2部第1節に掲げる入院基本料に含まれるものとする。
4　B000特定疾患療養管理料，B001の5小児科療養指導料又はB001の18小児悪性腫瘍患者指導管理料を算定している患者については算定しない。
5　第2部第2節第1款在宅療養指導管理料の各区分に掲げる指導管理料を算定すべき指導管理を受けている患者に対して行った指導の費用は，各区分に掲げるそれぞれの指導管理料に含まれるものとする。
6　別に厚生労働大臣が定める施設基準〔告示4第3・2(2)の4, p.1327〕に適合しているものとして地方厚生局長等に届け出た保険医療機関において，てんかん指導料を算定すべき医学管理を**情報通信機器を用いて行った場合**は，所定点数に代えて，**218点**を算定する。　情てんかん

→てんかん指導料

(1)　てんかん指導料は，小児科（小児外科を含む），神経科，神経内科，精神科，脳神経外科又は心療内科を標榜する保険医療機関において，当該標榜診療科の専任の医師（編注：常勤・非常勤を問わない）が，てんかん（外傷性を含む）の患者であって入院中以外のもの又はその家族に対し，治療計画に基づき療養上必要な指導を行った場合に，月1回に限り算定する。
(2)　第1回目のてんかん指導料は，A000初診料を算定した初診の日又は当該保険医療機関から退院した日からそれぞれ起算して1か月を経過した日以降に算定できる。
(3)　診療計画及び診療内容の要点を**診療録**に記載する。
(4)　「注6」に規定する情報通信機器を用いた医学管理については，オンライン指針に沿って診療を行った場合に算定する。

（令6保医発0305・4）

（B001　特定疾患治療管理料）
7　難病外来指導管理料　難病　　　　**270点**
注1　入院中の患者以外の患者であって別に厚生労働大臣が定める疾患〔告示4第3・2(3), p.253〕を主病とするものに対して，計画的な医学管理を継続して行い，かつ，治療計画に基づき療養上必要な指導を行った場合に，月1回に限り算定する。
2　A000初診料を算定する初診の日に行った指導又は当該初診の日から1月以内に行った指導の費用は，初診料に含まれるものとする。
3　退院した患者に対して退院の日から起算して1月以内に指導を行った場合における当該指導の費用は，第1章第2部第1節に掲げる入院基本料に含まれるものとする。
4　B000特定疾患療養管理料又はB001の8皮膚科特定疾患指導管理料を算定している患者については算定しない。
5　人工呼吸器管理の適応となる患者と病状，治療方針等について話し合い，当該患者に対し，その内容を文書により提供した場合は，**人工呼吸器導入時相談支援加算**　人呼支援　として，当該内容を文書により提供した日の属する月から起算して1月を限度として，1回に限り，**500点**を所定点数に加算する。
6　別に厚生労働大臣が定める施設基準〔告示4第3・2(3)の2, p.1327〕に適合しているものとして地方厚生局長等に届け出た保険医療機関において，難病外来指導管理料を算定すべき医学管理を**情報通信機器を用いて行った場合**は，所定点数に代えて，**235点**を算定する。　情難病

→難病外来指導管理料

(1)　難病外来指導管理料は，別に厚生労働大臣が定める疾病を主病とする患者に対して，治療計画に基づき療養上の指導を行った場合に，月1回に限り算定する。
(2)　第1回目の難病外来指導管理料は，A000初診料を算定した初診の日又は当該保険医療機関から退院した日からそれぞれ起算して1か月を経過した日以降に算定できる。
(3)　別に厚生労働大臣が定める疾患を主病とする患者にあっても，実際に主病を中心とした療養上必要な指導が行われていない場合又は実態的に主病に対する治療が行われていない場合には算定できない。
(4)　診療計画及び診療内容の要点を**診療録**に記載する。
(5)　「注5」に規定する加算は，長期的に人工呼吸器による呼吸管理が必要と見込まれる患者に対して，患者やその家族等の心理状態に十分配慮された環境で，医師及び看護師が必要に応じてその他の職種と共同して，人工呼吸器による管理が適応となる病状及び治療方法等について，患者やその家族等が十分に理解し，同意した上で治療方針を選択できるよう，説明及び相談を行った場合に算定する。説明及び相談に当たっては，患者及びその家族が理解できるよう，必要時に複数回に分けて説明や相談を行う。なお，説明等の内容の要点を**診療録等**に記載する。
(6)　「注6」に規定する情報通信機器を用いた医学管理については，オンライン指針に沿って診療を行った場合に算定する。

（令6保医発0305・4）

●告示4　特掲診療料の施設基準等
第3　2(3)　難病外来指導管理料の対象疾患

難病の患者に対する医療等に関する法律（平成26年法律第50号）第5条第1項に規定する指定難病〔同法第7条第4項に規定する医療受給者証を交付されている患者（同条第1項各号に規定する特定医療費の支給認定に係る基準を満たすものとして診断を受けたものを含む）に係るものに限る〕そ

参考 「指定難病」（全348疾病）（五十音順）（2025年4月1日現在） ※ 括弧内の青数字は指定難病の告示番号。

※ 緑アミは2024年4月から新たに対象になったもの，緑下線は名称が変更されたものです。
※ ピンクアミは2025年4月から新たに対象になったもの，ピンク下線は名称が変更されたものです。

欧文・数字

- ATR-X症候群(180)
- α₁-アンチトリプシン欠乏症(231)
- β-ケトチオラーゼ欠損症(322)
- CFC症候群(103)
- HTLV-1関連脊髄症(26)
- HTRA1関連脳小血管症(123)
- IgA腎症(66)
- IgG₄関連疾患(300)
- LMNB1関連大脳白質脳症(342)
- MECP2重複症候群(339)
- PCDH19関連症候群(152)
- PURA関連神経発達異常症(343)
- TNF受容体関連周期性症候群(108)
- TRPV4異常症(341)
- VATER症候群(173)
- 1p36欠失症候群(197)
- 22q11.2欠失症候群(203)
- 4p欠失症候群(198)
- 5p欠失症候群(199)

あ

- アイカルディ症候群(135)
- アイザックス症候群(119)
- 亜急性硬化性全脳炎(24)
- 悪性関節リウマチ(46)
- アジソン病(83)
- アッシャー症候群(303)
- アトピー性脊髄炎(116)
- アペール症候群(182)
- アラジール症候群(297)
- アルポート症候群(218)
- アレキサンダー病(131)
- アンジェルマン症候群(201)
- アントレー・ビクスラー症候群(184)
- イソ吉草酸血症(247)
- 一次性ネフローゼ症候群(222)
- 一次性膜性増殖性糸球体腎炎(223)
- 遺伝性自己炎症疾患(325)
- 遺伝性ジストニア(120)
- 遺伝性周期性四肢麻痺(115)
- 遺伝性膵炎(298)
- 遺伝性鉄芽球性貧血(286)
- ウィーバー症候群(175)
- ウィリアムズ症候群(179)
- ウィルソン病(171)
- ウエスト症候群(145)
- ウェルナー症候群(191)
- ウォルフラム症候群(233)
- ウルリッヒ病(29)
- エーラス・ダンロス症候群(168)
- エプスタイン症候群(287)
- エプスタイン病(217)
- エマヌエル症候群(204)
- 遠位型ミオパチー(30)
- 黄色靱帯骨化症(68)
- 黄斑ジストロフィー(301)
- 大田原症候群(146)
- オクシピタル・ホーン症候群(170)
- オスラー病(227)
- オリーブ橋小脳萎縮症(17)

か

- カーニー複合(232)
- 海馬硬化を伴う内側側頭葉てんかん(141)
- 潰瘍性大腸炎(97)
- 下垂体性ADH分泌異常症(72)
- 下垂体性ゴナドトロピン分泌亢進症(76)
- 下垂体性成長ホルモン分泌亢進症(77)
- 下垂体性TSH分泌亢進症(73)
- 下垂体性PRL分泌亢進症(74)
- 下垂体前葉機能低下症(78)
- 家族性高コレステロール血症（ホモ接合体）(79)
- 家族性地中海熱(266)
- 家族性低βリポタンパク血症1（ホモ接合体）(336)
- 家族性良性慢性天疱瘡(161)
- カナバン病(307)
- 化膿性無菌性関節炎・壊疽性膿皮症・アクネ症候群(269)
- 歌舞伎症候群(187)
- ガラクトース-1-リン酸ウリジルトランスフェラーゼ欠損症(258)
- 肝型糖原病(257)
- 間質性膀胱炎（ハンナ型）(226)
- 環状20番染色体症候群(150)
- 完全大血管転位症(209)
- 眼皮膚白皮症(164)
- 偽性副甲状腺機能低下症(236)
- ギャロウェイ・モワト症候群(219)
- 球脊髄性筋萎縮症(1)
- 急速進行性糸球体腎炎(220)
- 強直性脊椎炎(271)
- 極長鎖アシル-CoA脱水素酵素欠損症(344)
- 巨細胞性動脈炎(41)
- 巨大静脈奇形（頚部口腔咽頭びまん性病変）(279)
- 巨大動静脈奇形（頚部顔面又は四肢病変）(280)
- 巨大膀胱短小結腸腸管蠕動不全症(100)
- 巨大リンパ管奇形（頚部顔面病変）(278)
- 筋萎縮性側索硬化症(2)
- 筋型糖原病(256)
- 筋ジストロフィー(113)
- クッシング病(75)
- クリオピリン関連周期熱症候群(106)
- クリッペル・トレノネー・ウェーバー症候群(281)
- クルーゾン症候群(181)
- グルコーストランスポーター1欠損症(248)
- グルタル酸血症1型(249)
- グルタル酸血症2型(250)
- クロイツフェルト・ヤコブ病(23)
- クロウ・深瀬症候群(16)
- クローン病(96)
- クロンカイト・カナダ症候群(289)
- 痙攣重積型（二相性）急性脳症(129)
- 結節性硬化症(158)
- 結節性多発動脈炎(42)
- 血栓性血小板減少性紫斑病(64)
- ゲルストマン・ストロイスラー・シャインカー病(23)
- 限局性皮質異形成(137)
- 原発性肝外門脈閉塞症(346)
- 原発性高カイロミクロン血症(262)
- 原発性硬化性胆管炎(94)
- 原発性抗リン脂質抗体症候群(48)

- 原発性側索硬化症(4)
- 原発性胆汁性胆管炎(93)
- 原発性免疫不全症候群(65)
- 顕微鏡的多発血管炎(43)
- 高IgD症候群(267)
- 好酸球性消化管疾患(98)
  ・新生児-乳児食物蛋白誘発胃腸炎
- 好酸球性多発血管炎性肉芽腫症(45)
- 好酸球性副鼻腔炎(306)
- 抗糸球体基底膜腎炎(221)
- 後縦靱帯骨化症(69)
- 甲状腺ホルモン不応症(80)
- 拘束型心筋症(59)
- 高チロシン血症1型(241)
- 高チロシン血症2型(242)
- 高チロシン血症3型(243)
- 後天性赤芽球癆(283)
- 広範脊柱管狭窄症(70)
- 膠様滴状角膜ジストロフィー(332)
- コケイン症候群(192)
- コステロ症候群(104)
- 骨形成不全症(274)
- コフィン・シリス症候群(185)
- コフィン・ローリー症候群(176)
- 混合性結合組織病(52)

さ

- 鰓耳腎症候群(190)
- 再生不良性貧血(60)
- 再発性多発軟骨炎(55)
- 左心低形成症候群(211)
- サルコイドーシス(84)
- 三尖弁閉鎖症(212)
- 三頭酵素欠損症(317)
- シェーグレン症候群(53)
- 色素性乾皮症(159)
- 自己貪食空胞性ミオパチー(32)
- 自己免疫性肝炎(95)
- 自己免疫性後天性凝固因子欠乏症(288)
- 自己免疫性溶血性貧血(61)
- シトステロール血症(260)
- シトリン欠損症(318)
- 紫斑病性腎炎(224)
- 脂肪萎縮症(265)
- シャイ・ドレーガー症候群(17)
- 若年性特発性関節炎(107)
- 若年発症型両側性感音難聴(304)
- シャルコー・マリー・トゥース病(10)
- 重症筋無力症(11)
- 修正大血管転位症(208)
- 出血性線溶異常症(347)
- ジュベール症候群関連疾患(177)
- シュワルツ・ヤンペル症候群(33)
- 神経細胞移動異常症(138)
- 神経軸索スフェロイド形成を伴う遺伝性びまん性白質脳症(125)
- 神経線維腫症Ⅰ型(34)
- 神経線維腫症Ⅱ型(34)
- 神経有棘赤血球症(9)
- 進行性核上性麻痺(5)
- 進行性家族性肝内胆汁うっ滞症(338)
- 進行性骨化性線維異形成症(272)
- 進行性多巣性白質脳症(25)

医学管理等　B001「7」難病外来指導管理料　255

進行性白質脳症(308)
進行性ミオクローヌスてんかん(309)
心室中隔欠損を伴う肺動脈閉鎖症(214)
心室中隔欠損を伴わない肺動脈閉鎖症(213)
睡眠時棘徐波活性化を示す発達性てんかん性脳症及びてんかん性脳症(154)
スタージ・ウェーバー症候群(157)
スティーヴンス・ジョンソン症候群(38)
スミス・マギニス症候群(202)
脆弱X症候群(206)
脆弱X症候群関連疾患(205)
成人発症スチル病(54)
脊髄空洞症(117)
脊髄小脳変性症（多系統萎縮症を除く）(18)
脊髄髄膜瘤(118)
脊髄性筋萎縮症(3)
セピアプテリン還元酵素(SR)欠損症(319)
前眼部形成異常(328)
線条体黒質変性症(17)
全身性アミロイドーシス(28)
全身性エリテマトーデス(49)
全身性強皮症(51)
先天異常症候群(310)
先天性横隔膜ヘルニア(294)
先天性核上性球麻痺(132)
先天性気管狭窄症／先天性声門下狭窄症(330)
先天性魚鱗癬(160)
先天性筋無力症候群(12)
先天性グリコシルホスファチジルイノシトール（GPI）欠損症(320)
先天性三尖弁狭窄症(331)
先天性腎性尿崩症(225)
先天性赤血球形成異常性貧血(282)
先天性僧帽弁狭窄症(312)
先天性大脳白質形成不全症(139)
先天性肺静脈狭窄症(313)
先天性副腎低形成症(82)
先天性副腎皮質酵素欠損症(81)
先天性ミオパチー(111)
先天性無痛無汗症(130)
先天性葉酸吸収不全(253)
前頭側頭葉変性症(127)
線毛機能不全症候群（カルタゲナー症候群を含む）(340)
早期ミオクロニー脳症(147)
総動脈幹遺残症(207)
総排泄腔遺残(293)
総排泄腔外反症(292)
ソトス症候群(194)

た
第14番染色体父親性ダイソミー症候群(200)
ダイアモンド・ブラックファン貧血(284)
大脳皮質基底核変性症(7)
大理石骨病(326)
高安動脈炎(40)
多系統萎縮症(17)
　(1)線条体黒質変性症(17)
　(2)オリーブ橋小脳萎縮症(17)
　(3)シャイ・ドレーガー症候群(17)
タナトフォリック骨異形成症(275)
多発血管炎性肉芽腫症(44)
多発性硬化症／視神経脊髄炎(13)
多発性嚢胞腎(67)
多脾症候群(188)
タンジール病(261)

単心室症(210)
弾性線維性仮性黄色腫(166)
胆道閉鎖症(296)
致死性家族性不眠症(23)
遅発性内リンパ水腫(305)
チャージ症候群(105)
中隔視神経形成異常症／ドモルシア症候群(134)
中毒性表皮壊死症(39)
腸管神経節細胞僅少症(101)
低ホスファターゼ症(172)
天疱瘡(35)
特発性拡張型心筋症(57)
特発性間質性肺炎(85)
特発性基底核石灰化症(27)
特発性血栓症（遺伝性血栓性素因によるものに限る）(327)
特発性大腿骨頭壊死症(71)
特発性多中心性キャッスルマン病(331)
特発性門脈圧亢進症(92)
特発性後天性全身性無汗症(163)
ドラベ症候群(140)

な
中條・西村症候群(268)
那須・ハコラ病(174)
軟骨無形成症(276)
難治頻回部分発作重積型急性脳炎(153)
乳児発症STING関連血管炎(345)
乳幼児肝巨大血管腫(295)
尿素サイクル異常症(251)
ヌーナン症候群(195)
ネイルパテラ症候群（爪膝蓋骨症候群）／LMX1B関連腎症(315)
ネフロン癆(335)
脳クレアチン欠乏症候群(334)
脳腱黄色腫症(263)
脳内鉄沈着神経変性症(121)
脳表ヘモジデリン沈着症(122)
膿疱性乾癬（汎発型）(37)
囊胞性線維症(299)

は
パーキンソン病(6)
バージャー病(47)
肺静脈閉塞症／肺毛細血管腫症(87)
肺動脈性肺高血圧症(86)
肺胞蛋白症（自己免疫性又は先天性）(229)
肺胞低換気症候群(230)
ハッチンソン・ギルフォード症候群(333)
バッド・キアリ症候群(91)
ハンチントン病(8)
非ケトーシス型高グリシン血症(321)
肥厚性皮膚骨膜症(146)
非ジストロフィー性ミオトニー症候群(114)
皮質下梗塞と白質脳症を伴う常染色体優性脳動脈症(124)
肥大型心筋症(58)
ビタミンD依存性くる病／骨軟化症(239)
ビタミンD抵抗性くる病／骨軟化症(238)
左肺動脈右肺動脈起始症(314)
ビッカースタッフ脳幹脳炎(128)
非典型溶血性尿毒症症候群(109)
非特異性多発性小腸潰瘍症(290)
皮膚筋炎／多発性筋炎(50)
表皮水疱症(36)
ヒルシュスプルング病（全結腸型又は小腸型）(291)

ファイファー症候群(183)
ファロー四徴症(215)
ファンコニ貧血(285)
封入体筋炎(15)
フェニルケトン尿症(240)
複合カルボキシラーゼ欠損症(255)
副甲状腺機能低下症(235)
副腎白質ジストロフィー(20)
副腎皮質刺激ホルモン不応症(237)
ブラウ症候群(110)
プラダー・ウィリ症候群(193)
プリオン病(23)
　(1)クロイツフェルト・ヤコブ病(23)
　(2)ゲルストマン・ストロイスラー・シャインカー病(23)
　(3)致死性家族性不眠症(23)
プロピオン酸血症(245)
閉塞性細気管支炎(228)
ベーチェット病(56)
ベスレムミオパチー(31)
ペリー病(126)
ペルオキシソーム病（副腎白質ジストロフィーを除く）(234)
片側巨脳症(136)
片側痙攣・片麻痺・てんかん症候群(149)
芳香族L-アミノ酸脱炭酸酵素欠損症(323)
発作性夜間ヘモグロビン尿症(62)
ホモシスチン尿症(337)
ポルフィリン症(337)

ま
マリネスコ・シェーグレン症候群(112)
マルファン症候群／ロイス・ディーツ症候群(167)
慢性炎症性脱髄性多発神経炎／多巣性運動ニューロパチー(14)
慢性血栓塞栓性肺高血圧症(88)
慢性再発性多発性骨髄炎(270)
慢性特発性偽性腸閉塞症(99)
ミオクロニー欠神てんかん(142)
ミオクロニー脱力発作を伴うてんかん(143)
ミトコンドリア病(21)
無虹彩症(329)
無脾症候群(189)
無βリポタンパク血症(264)
メープルシロップ尿症(244)
メチルグルタコン酸尿症(324)
メチルマロン酸血症(246)
メビウス症候群(133)
免疫性血小板減少症(63)
メンケス病(169)
網膜色素変性症(90)
もやもや病(22)
モワット・ウィルソン症候群(178)

や
ヤング・シンプソン症候群(196)
遊走性焦点発作を伴う乳児てんかん(148)

ら
ライソゾーム病(19)
ラスムッセン脳炎(151)
ランドウ・クレフナー症候群(155)
リジン尿性蛋白不耐症(252)
両大血管右室起始症(216)
リンパ脈管筋腫症(89)
リンパ管腫症／ゴーハム病(277)
類天疱瘡（後天性表皮水疱症を含む）(162)

ルビンシュタイン・テイビ症候群(102)	フェラーゼ（LCAT）欠損症(259)	ロウ症候群(348)
レーベル遺伝性視神経症(302)	レット症候群(156)	ロスムンド・トムソン症候群(186)
レシチンコレステロールアシルトランス	レノックス・ガストー症候群(144)	肋骨異常を伴う先天性側弯症(273)

の他これに準ずる疾患

（編注）上記「難病外来指導管理料の対象疾患」に定める「その他これに準ずる疾患」とは，①特定疾患治療研究事業，②先天性血液凝固因子障害等研究事業——の対象疾患（各受給者証の交付を受けている者，ただし①のスモンについては過去に公的認定を受けていれば対象となる）。

《特定疾患治療研究事業の対象疾患》
・スモン
・難治性肝炎のうち劇症肝炎（更新のみ。新規申請不可）
・重症急性膵炎（更新のみ。新規申請不可）
・プリオン病（ヒト由来乾燥硬膜移植によるクロイツフェルト・ヤコブ病に限る）
・重症多形滲出性紅斑（急性期）

《先天性血液凝固因子障害等研究事業の対象疾患》
・先天性血液凝固因子欠乏症
　　第Ⅰ因子（フィブリノゲン）欠乏症
　　第Ⅱ因子（プロトロンビン）欠乏症
　　第Ⅴ因子（不安定因子）欠乏症
　　第Ⅶ因子（安定因子）欠乏症
　　第Ⅷ因子欠乏症（血友病A）
　　第Ⅸ因子欠乏症（血友病B）
　　第Ⅹ因子（スチュアートプラウア）欠乏症
　　第Ⅺ因子（PTA）欠乏症
　　第Ⅻ因子（ヘイグマン因子）欠乏症
　　第ⅩⅢ因子（フィブリン安定化因子）欠乏症
　　フォン・ヴィルブランド病
・血液凝固因子製剤の投与に起因するHIV（ヒト免疫不全ウイルス）感染症

事務連絡 問　指定難病については，
○A101療養病棟入院基本料の「医療区分・ADL区分等に係る評価表　評価の手引き」20～24，B001「7」難病外来指導管理料，C109在宅寝たきり患者処置指導管理料等においては，「同法（難病の患者に対する医療等に関する法律）第7条第4項に規定する医療受給者証を交付されている患者（同条第一項各号に規定する特定医療費の支給認定に係る基準を満たすものとして診断を受けたものを含む）に係るものに限る」
○C002在宅時医学総合管理料に規定する「別に厚生労働大臣が定める状態」においては，「難病の患者に対する医療等に関する法律第五条第一項に規定する指定難病」
と規定されている。これらについて，いずれも病名及び重症度が「特定医療費の支給認定に係る基準」を満たすことを患者が受診する保険医療機関の医師が診断したが，受給者証の交付を受けていない場合も，対象に含まれるか。
また，小児慢性特定疾病については，B001「5」小児科療養指導料において，「児童福祉法第6条の2第1項に規定する小児慢性特定疾病（同条第3項に規定する小児慢性特定疾病医療支援の対象に相当する状態のものに限る）」とあるが，これについても同様か。
答　いずれも，医師が，病名及び重症度が基準を満たすことを客観的な根拠とともに医学的に明確に診断できる場合には含まれる。
(平28.6.14)

（B001　特定疾患治療管理料）
8　皮膚科特定疾患指導管理料
　イ　皮膚科特定疾患指導管理料（Ⅰ）
　　　皮膚(Ⅰ)　　　　　　　　　　　　　　　250点
　ロ　皮膚科特定疾患指導管理料（Ⅱ）
　　　皮膚(Ⅱ)　　　　　　　　　　　　　　　100点

注1　皮膚科又は皮膚泌尿器科を標榜する保険医療機関において，皮膚科又は皮膚泌尿器科を担当する医師が，別に厚生労働大臣が定める疾患〔告示4別表第2・4, 5, p.257〕に罹患している患者に対して，計画的な医学管理を継続して行い，かつ，療養上必要な指導を行った場合に，当該疾患の区分に従い，それぞれ月1回に限り算定する。
2　A000初診料を算定する初診の日に行った指導又は当該初診の日から1月以内に行った指導の費用は，初診料に含まれるものとする。
3　入院中の患者に対して指導を行った場合又は退院した患者に対して退院の日から1月以内に指導を行った場合における当該指導の費用は，第1章第2部第1節に掲げる入院基本料に含まれるものとする。
4　別に厚生労働大臣が定める施設基準〔告示4第3・2(5)の2, p.1327〕に適合しているものとして地方厚生局長等に届け出た保険医療機関において，皮膚科特定疾患指導管理料を算定すべき医学管理を**情報通信機器を用いて行った場合**は，イ又はロの所定点数に代えて，それぞれ218点又は87点を算定する。　情皮膚(Ⅰ)
情皮膚(Ⅱ)

→皮膚科特定疾患指導管理料
(1)　皮膚科を標榜する保険医療機関とは，皮膚科，皮膚泌尿器科又は皮膚科及び泌尿器科，形成外科若しくはアレルギー科を標榜するものをいい，他の診療科を併せ標榜するものにあっては，皮膚科又は皮膚泌尿器科を専任する医師が本指導管理を行った場合に限り算定するものであり，同一医師が当該保険医療機関が標榜する他の診療科を併せ担当している場合にあっては算定できない。
(2)　皮膚科特定疾患指導管理料（Ⅰ）の対象となる特定疾患は，天疱瘡，類天疱瘡，エリテマトーデス（紅斑性狼瘡），紅皮症，尋常性乾癬，掌蹠膿疱症，先天性魚鱗癬，類乾癬，扁平苔癬並びに結節性痒疹及びその他の痒疹（慢性型で経過が1年以上のものに限る）であり，皮膚科特定疾患指導管理料（Ⅱ）の対象となる特定疾患は，帯状疱疹，じんま疹，アトピー性皮膚炎（16歳以上の患者が罹患している場合に限る），尋常性白斑，円形脱毛症及び脂漏性皮膚炎である。ただし，アトピー性皮膚炎については，外用療法を必要とする場合に限り算定できる。
(3)　医師が一定の治療計画に基づいて療養上必要な指導管理を行った場合に，月1回に限り算定する。
(4)　第1回目の皮膚科特定疾患指導管理料は，A000初診料を算定した初診の日又は当該保険医療機関から退院した日からそれぞれ起算して1か月を経過した日以

(5) 「注4」に規定する情報通信機器を用いた医学管理については，オンライン指針に沿って診療を行った場合に算定する。
(6) 皮膚科特定疾患指導管理料（Ⅰ）及び（Ⅱ）は，同一暦月には算定できない。
(7) 診療計画及び指導内容の要点を**診療録**に記載する。

(令6保医発0305・4)

●告示 4 特掲診療料の施設基準等
別表第2 特定疾患治療管理料に規定する疾患等

4 皮膚科特定疾患指導管理料（Ⅰ）の対象疾患
- 天疱瘡
- 類天疱瘡
- エリテマトーデス（紅斑性狼瘡）
- 紅皮症
- 尋常性乾癬
- 掌蹠膿疱症
- 先天性魚鱗癬
- 類乾癬
- 扁平苔癬
- 結節性痒疹その他の痒疹（慢性型で経過が1年以上のものに限る）

5 皮膚科特定疾患指導管理料（Ⅱ）の対象疾患
- 帯状疱疹
- じんま疹
- アトピー性皮膚炎（16歳以上の患者が罹患している場合に限る）
- 尋常性白斑
- 円形脱毛症
- 脂漏性皮膚炎

（編注） 全身性エリテマトーデスは，皮膚科特定疾患指導管理料（Ⅰ）の対象疾患である「エリテマトーデス（紅斑性狼瘡）」には該当しない。

事務連絡 問1 皮膚科特定疾患指導管理料（Ⅱ）について，対象となる特定疾患に脂漏性皮膚炎が追加されたが，これに含まれる病名は何か。
答 脂漏性湿疹及び脂漏性乳児皮膚炎である。なお，乾性脂漏症，単純性顔面粃糠疹，頭部脂漏，乳痂，粃糠疹及び新生児脂漏は含まない。
(平20.5.9)

問2 留意事項に「皮膚科を標榜する保険医療機関とは，皮膚科，皮膚泌尿器科又は皮膚科及び泌尿器科，形成外科若しくはアレルギー科を標榜するものをいい，…」とあるが，これは，「皮膚科」「皮膚泌尿器科」「皮膚科と泌尿器科」「皮膚科と形成外科」「皮膚科とアレルギー科」のいずれかを標榜するものという理解でよろしいか。
答 そのとおり。
(平25.8.6)

(B001 特定疾患治療管理料)
9 外来栄養食事指導料

イ 外来栄養食事指導料1
　(1) 初回
　　① 対面で行った場合 [外栄初対1] 260点
　　② 情報通信機器等を用いた場合
　　　[外栄初情1] 235点
　(2) 2回目以降
　　① 対面で行った場合 [外栄2対1] 200点
　　② 情報通信機器等を用いた場合
　　　[外栄2情1] 180点
ロ 外来栄養食事指導料2
　(1) 初回
　　① 対面で行った場合 [外栄初対2] 250点
　　② 情報通信機器等を用いた場合
　　　[外栄初情2] 225点
　(2) 2回目以降
　　① 対面で行った場合 [外栄2対2] 190点
　　② 情報通信機器等を用いた場合
　　　[外栄2情2] 170点

注1 イの(1)の①及び(2)の①については，入院中の患者以外の患者であって，別に厚生労働大臣が定めるもの〔告示4第3・2(6)の2, p.1327。「特別食」は別表第3, p.259〕に対して，保険医療機関の医師の指示に基づき当該保険医療機関の管理栄養士が具体的な献立等によって指導を行った場合に，初回の指導を行った月にあっては月2回に限り，その他の月にあっては月1回に限り算定する。

2 別に厚生労働大臣が定める施設基準〔告示4第3・2(6), p.1327〕に適合しているものとして地方厚生局長等に届け出た保険医療機関において，外来化学療法を実施している悪性腫瘍の患者に対して，医師の指示に基づき当該保険医療機関の管理栄養士が具体的な献立等によって月2回以上の指導を行った場合に限り，月の2回目の指導時にイの(2)の①の点数を算定する。ただし，B001-2-12外来腫瘍化学療法診療料を算定した日と同日であること。

3 別に厚生労働大臣が定める施設基準〔告示4第3・2(6)の2の2, p.1327〕に適合しているものとして地方厚生局長等に届け出た保険医療機関において，外来化学療法を実施している悪性腫瘍の患者に対して，医師の指示に基づき当該保険医療機関の専門的な知識を有する管理栄養士が具体的な献立等によって指導を行った場合に限り，月1回に限り**260点**を算定する。[外栄専]

4 イの(1)の②及び(2)の②については，入院中の患者以外の患者であって，別に厚生労働大臣が定めるもの〔告示4第3・2(6)の2, p.1327〕に対して，保険医療機関の医師の指示に基づき当該保険医療機関の管理栄養士が電話又は情報通信機器によって必要な指導を行った場合に，初回の指導を行った月にあっては月2回に限り，その他の月にあっては月1回に限り算定する。

5 ロの(1)の①及び(2)の①については，入院中の患者以外の患者であって，別に厚生労働大臣が定めるもの〔告示4第3・2(6)の2, p.1327。「特別食」は別表第3, p.259〕に対して，保険医療機関（診療所に限る）の医師の指示に基づき当該保険医療機関以外の管理栄養士が具体的な献立等によって指導を行った場合に，初回の指導を行った月にあっては月2回に限り，その他の月にあっては月1回に限り算定する。

6　ロの(1)の②及び(2)の②については，入院中の患者以外の患者であって，別に厚生労働大臣が定めるもの〔告示④第3・2(6)の2，p.1327〕に対して，保険医療機関（診療所に限る）の医師の指示に基づき当該保険医療機関以外の管理栄養士が電話又は情報通信機器によって必要な指導を行った場合に，初回の指導を行った月にあっては月2回に限り，その他の月にあっては月1回に限り算定する。

→外来栄養食事指導料
摘要欄　p.1682

(1)　外来栄養食事指導料（「注2」及び「注3」を除く）は，入院中の患者以外の患者であって，別に厚生労働大臣が定める特別食を保険医療機関の医師が必要と認めた者又は次のいずれかに該当する者に対し，管理栄養士が医師の指示に基づき，患者ごとにその生活条件，しの好を勘案した食事計画案等を必要に応じて交付し，初回にあっては概ね30分以上，2回目以降にあっては概ね20分以上，療養のため必要な栄養の指導を行った場合に算定する。
　ア　がん患者
　イ　摂食機能又は嚥下機能が低下した患者
　ウ　低栄養状態にある患者
(2)　特別食には，心臓疾患及び妊娠高血圧症候群等の患者に対する減塩食，十二指腸潰瘍の患者に対する潰瘍食，侵襲の大きな消化管手術後の患者に対する潰瘍食，クローン病及び潰瘍性大腸炎等により腸管の機能が低下している患者に対する低残渣食，高度肥満症（肥満度が＋40％以上又はBMIが30以上）の患者に対する治療食並びにてんかん食〔難治性てんかん（外傷性のものを含む），グルコーストランスポーター1欠損症又はミトコンドリア脳筋症の患者に対する治療食であって，グルコースに代わりケトン体を熱量源として供給することを目的に炭水化物量の制限と脂質量の増加が厳格に行われたものに限る〕を含む。ただし，高血圧症の患者に対する減塩食（塩分の総量が6g未満のものに限る）及び小児食物アレルギー患者〔食物アレルギー検査の結果（他の保険医療機関から提供を受けた食物アレルギー検査の結果を含む），食物アレルギーを持つことが明らかな16歳未満の小児に限る〕に対する小児食物アレルギー食については，入院時食事療養（Ⅰ）又は入院時生活療養（Ⅰ）の特別食加算の場合と異なり，特別食に含まれる。なお，妊娠高血圧症候群の患者に対する減塩食は，日本高血圧学会，日本妊娠高血圧学会等の基準に準じていること。
(3)　管理栄養士への指示事項は，当該患者ごとに適切なものとし，熱量・熱量構成，蛋白質，脂質その他の栄養素の量，病態に応じた食事の形態等に係る情報のうち医師が必要と認めるものに関する具体的な指示を含まなければならない。
(4)　管理栄養士は常勤である必要はなく，要件に適合した指導が行われていれば算定できる。
(5)　摂食機能又は嚥下機能が低下した患者とは，医師が，硬さ，付着性，凝集性などに配慮した嚥下調整食（日本摂食嚥下リハビリテーション学会の分類に基づく）に相当する食事を要すると判断した患者をいう。
(6)　低栄養状態にある患者とは，次のいずれかを満たす患者をいう。
　ア　GLIM基準による栄養評価を行い，低栄養と判定された患者
　イ　医師が栄養管理により低栄養状態の改善を要すると判断した患者
(7)　外来栄養食事指導料1は，保険医療機関の管理栄養士が当該保険医療機関の医師の指示に基づき，指導を行った場合に算定する。
　また，外来栄養食事指導料2は，当該診療所以外（公益社団法人日本栄養士会若しくは都道府県栄養士会が設置し，運営する「栄養ケア・ステーション」又は他の保険医療機関に限る）の管理栄養士が当該診療所の医師の指示に基づき，指導を行った場合に算定する。
(8)　外来栄養食事指導料（「注2」及び「注3」を除く）は初回の指導を行った月にあっては1月に2回を限度として，その他の月にあっては1月に1回を限度として算定する。ただし，初回の指導を行った月の翌月に2回指導を行った場合であって，初回と2回目の指導の間隔が30日以内の場合は，初回の指導を行った翌月に2回算定することができる。
(9)　「注2」については，B001-2-12外来腫瘍化学療法診療料の「注8」に規定する連携充実加算の施設基準を満たす外来化学療法室を担当する管理栄養士が外来化学療法を実施している悪性腫瘍の患者に対して，具体的な献立等によって月2回以上の指導をした場合に限り，指導の2回目に外来栄養食事指導料の「イ」の「(2)」の「①」を算定する。ただし，当該指導料を算定する日は，B001-2-12外来腫瘍化学療法診療料を算定した日と同日であること。
　なお，外来栄養食事指導料の留意事項の(1)の初回の要件を満たしている場合は，外来栄養食事指導料の「イ」の「(1)」の所定点数を算定できる。
(10)　「注1」に規定する「イ」の「(2)」の「①」，「注2」に規定する「イ」の「(2)」の「①」及び「注3」に規定する指導料は，同一月に併せて算定できない。
(11)　「注3」については，専門的な知識を有した管理栄養士が医師の指示に基づき，外来化学療法を実施している悪性腫瘍の患者ごとにその生活条件，しの好を勘案した食事計画案等を必要に応じて交付し，療養のため必要な指導を行った場合に算定する。患者の症状等に応じ，対面又は電話若しくはビデオ通話が可能な情報通信機器等（以下この区分において「情報通信機器等」という）による指導のいずれを選択することも可能であるが，情報通信機器等を用いる場合は，(12)と同様の対応を行う。
(12)　「注4」及び「注6」については，以下の要件を満たすこと。
　ア　管理栄養士が(1)の患者に対し，情報通信機器等を活用して，指導を行う。
　イ　外来受診した場合は必ず対面にて指導を行う。
　ウ　情報通信機器等による指導の実施に当たっては，事前に対面による指導と情報通信機器等による指導を組み合わせた指導計画を作成し，当該計画に基づいて指導を実施する。また，外来受診時等に受診結果等を基に，必要に応じて指導計画を見直す。なお，当該保険医療機関を退院した患者に対して，初回から情報通信機器等による指導を実施する場合は，当該指導までの間に指導計画を作成する。
　エ　当該指導において，患者の個人情報を情報通信機器等の画面上で取り扱う場合には，患者の同意を得る。また，厚生労働省の定める「医療情報システムの安全管理に関するガイドライン」等に対応している。加えて，情報通信機器等による指導の実施に際しては，オンライン指針を参考に必要な対応を行う。
　オ　情報通信機器等による指導は，原則として当該保険医療機関内において行う。なお，当該保険医療機

関外で情報通信機器等による指導を実施する場合であっても上記「エ」に沿った対応を行うとともに、指導を実施した場所については、事後的に実施状況が確認可能な場所である。

(13) 「イ」の「(1)」の「①」については「イ」の「(1)」の「②」と、「イ」の「(2)」の「①」については「イ」の「(2)」の「②」と、「ロ」の「(1)」の「①」については「ロ」の「(1)」の「②」と、並びに「ロ」の「(2)」の「①」については「ロ」の「(2)」の「②」と同一月に併せて算定できない。

(14) 「注4」及び「注6」の指導を行う際の情報通信機器等の運用に要する費用については、療養の給付と直接関係ないサービス等の費用として別途徴収できる。

(15) 外来栄養食事指導料を算定するに当たって、管理栄養士は、患者ごとに栄養指導記録を作成するとともに、指導内容の要点、指導時間(「注2」及び「注3」を除く)及び指導した年月日(「注4」及び「注6」に限る)を記載する。

(16) 「注2」の場合、指導した年月日を全て**診療報酬明細書**の摘要欄に記載する。
(令6保医発0305・4)

●告示4 特掲診療料の施設基準等

別表第3 外来栄養食事指導料、入院栄養食事指導料、集団栄養食事指導料及び在宅患者訪問栄養食事指導料に規定する特別食

腎臓食
肝臓食
糖尿食
胃潰瘍食
貧血食
膵臓食
脂質異常症食
痛風食
てんかん食
フェニールケトン尿症食
楓糖尿症食
ホモシスチン尿症食
尿素サイクル異常症食
メチルマロン酸血症食
プロピオン酸血症食
極長鎖アシル-CoA脱水素酵素欠損症食
糖原病食
ガラクトース血症食
治療乳
無菌食
小児食物アレルギー食(外来栄養食事指導料及び入院栄養食事指導料に限る)
特別な場合の検査食(単なる流動食及び軟食を除く)

(編注) 外来栄養食事指導料、入院栄養食事指導料、集団栄養食事指導料の対象となる特別食は、入院時食事療養の特別食と一部異なることに留意する。

事務連絡 外来栄養食事指導料

問1 注2の外来腫瘍化学療法診療料を算定している患者に対する栄養食事指導につき、指導時間の決まりはあるのか。
答 注2については、月2回以上の指導を行った場合を評価するものであり、指導時間は定めていない。ただし、指導内容の要点及び指導時間を栄養指導記録に記載する。

問2 注2の外来腫瘍化学療法診療料について、患者の状態により、これまで通り、20分以上の指導ができた場合は、注1を算定できるのか。
答 注1の要件を満たしている場合は、算定可能である。ただし、同一月に注1と注2の両方を算定することはできない。

問3 情報通信機器等を使用した場合の栄養食事指導について、メールを使用した場合も算定が可能か。
答 メールのみの指導では算定できない。必要な資料等をメールで送付することは差し支えない。 (令2.3.31・一部修正)

問4 「注2」の外来腫瘍化学療法診療料を算定している患者に対しての栄養食事指導について、化学療法を入院で開始し、その後、化学療法を外来に変更した場合、外来栄養食事指導料の「初回」の指導料を算定することはできるか。
答 化学療法を入院で開始した患者であっても、外来栄養食事指導料の実施が初めてであり、30分以上、療養のため必要な栄養指導を実施した場合に算定できる。(令2.4.16、一部修正)

問5 同一の保険医療機関において、ある疾病に係る治療食の外来栄養食事指導を継続的に実施している患者に、医師の指示により、他の疾病の治療食に係る外来栄養食事指導を実施することとなった場合、「初回」の指導料を新たに算定できるか。
答 算定できない。同一の保険医療機関において診療を継続している患者については、他の疾病に係るものであるかにかかわらず、「初回」の外来栄養食事指導料を算定できるのは1回に限られる。なお、当該保険医療機関における診療(複数の疾病について診療を受けている場合はその全ての診療)が終了した後に、他の疾病の診療を開始し、当該疾病に係る外来栄養食事指導を実施した場合には、「初回」の指導料を新たに算定することができる。

問6 入院栄養食事指導を実施した患者が退院し、同一の保険医療機関において外来栄養食事指導を実施することとなった場合、その最初の外来指導時に「初回」の指導料を算定することはできるか。
答 外来栄養食事指導の実施が初めてであれば、「初回」の指導料を算定できる。(平28.3.31)

問7 平成28年3月31日付け事務連絡(上記「問5」)の答において「当該保険医療機関における診療(複数の疾病について診療を受けている場合はその全ての診療)が終了した後に、他の疾病の診療を開始し、当該疾病に係る外来栄養食事指導を実施した場合には、「初回」の指導料を新たに算定することができる」とあるが、外来患者が自ら診療を中止した後に数か月以上にわたり受診せず、新たに別の疾病で診療を開始し、当該疾病に係る外来栄養食事指導を実施した場合も、「初回」の指導料を新たに算定できるか。
答 このような事例についても、当該保険医療機関における診療(複数の疾病について診療を受けていた場合はその全ての診療)が終了したと医師が判断し、医師の指示により新たな疾病についてのみ外来栄養食事指導を行う場合は、「初回」の指導料を算定できる。(平28.6.14)

問8 食事計画案等を必要に応じて交付すればよいこととされているが、計画等を全く交付せずに同指導料を算定することはできるのか。
答 初回の食事指導や食事計画を変更する場合等においては、患者の食事指導に係る理解のために食事計画等を必ず交付する必要がある。 (平24.4.20)

問9 外来栄養食事指導料の「注3」について、指導時間及び指導回数の基準はないのか。
答 一律の基準はないが、専門的な知識を有する管理栄養士が、患者の状態に合わせ、必要な指導時間及び指導回数を個別に設定する。

問10 「注3」に規定する専門的な知識を有する管理栄養士が、同一月に初回の指導を30分以上、2回目の指導を20分以上実施した場合は、どのように考えればよいか。
答 「注3」の所定点数を算定する。

問11 「注3」を算定する場合、対面で実施する必要があるか。
答 情報通信機器等を用いて実施しても差し支えない。なお、留意事項通知の(12)と同様の対応を行うこと。

問12 外来栄養食事指導料について、入院中の患者が退院した後、初回外来時に外来栄養食事指導を実施する場合、情報通信機器等を用いて実施することは可能か。
答 可能。

問13 「初回から情報通信機器等による指導を実施する場合

は，当該指導までの間に指導計画を作成する」とされているが，患者の入院中に退院後の外来栄養食事指導に係る指導計画を作成している場合であっても，当該患者が退院した後に改めて指導計画を作成する必要があるか。

答　不要。

問14　B001「9」外来栄養食事指導料及びB001「10」入院栄養食事指導料について，栄養食事指導の実施に際し，患者本人が同席せず，患者の家族等に対して実施した場合であっても，当該指導料を算定できるか。

答　原則として患者本人に対して実施する必要があるが，治療に対する理解が困難な小児患者又は知的障害を有する患者等にあっては，患者の家族等にのみ指導を実施した場合でも算定できる。　　　　　　　　　　　　（令4.3.31）

参考　問1　「注2」の場合で，20分以上指導した場合は「注1」の2回目以降（対面で行った場合）で算定するが，初回に30分以上指導を行った場合はどうなるか。

答　「注1」の初回の場合を算定できる。

問2　情報通信機器を用いて栄養指導を行う場合，概ね20分以上の要件を満たす必要があるか。

答　対面で行う場合と同様，満たす必要がある。

問3　同一医療法人の病院に従事する管理栄養士に対して，診療所の医師が栄養指導を行うように指示した場合，外来栄養食事指導料1，2のどちらを算定するのか。

答　外来栄養食事指導料2を算定する。

問4　指導を行う管理栄養士は常勤である必要があるか。

答　非常勤であってもよい。

問5　栄養ケア・ステーションや他の医療機関の管理栄養士が指導した場合，費用はどのように取り扱うのか。

答　費用については，栄養ケア・ステーションや他の医療機関と合議精算を行う。　　　　　　（令2.4.20 全国保険医団体連合会）

（B001　特定疾患治療管理料）
10　入院栄養食事指導料（週1回）　入栄
　イ　入院栄養食事指導料1　入栄1
　　（1）初回　　　　　　　　　　　　　　　260点
　　（2）2回目　　　　　　　　　　　　　　200点
　ロ　入院栄養食事指導料2　入栄2
　　（1）初回　　　　　　　　　　　　　　　250点
　　（2）2回目　　　　　　　　　　　　　　190点
　注1　イについては，入院中の患者であって，別に厚生労働大臣が定めるもの〔告示4第3・2(6)の2，p.1327。「特別食」は別表第3，p.259〕に対して，保険医療機関の医師の指示に基づき当該保険医療機関の管理栄養士が具体的な献立等によって指導を行った場合に，入院中2回に限り算定する。
　　2　ロについては，診療所において，入院中の患者であって，別に厚生労働大臣が定めるもの〔告示4第3・2(6)の2，p.1327。「特別食」は別表第3，p.259〕に対して，保険医療機関の医師の指示に基づき当該保険医療機関以外の管理栄養士が具体的な献立等によって指導を行った場合に，入院中2回に限り算定する。

【2024年改定による主な変更点】　従前の栄養情報提供加算が削除され，B011-6栄養情報連携料が新設された。

→**入院栄養食事指導料**

(1)　入院栄養食事指導料は，入院中の患者であって，別に厚生労働大臣が定める特別食を保険医療機関の医師が必要と認めた者又は次のいずれかに該当する者に対し，管理栄養士が医師の指示に基づき，患者ごとにその生活条件，し好を勘案した食事計画案等を必要に応じて交付し，初回にあっては概ね30分以上，2回目にあっては概ね20分以上，療養のため必要な栄養の指導を行った場合に入院中2回に限り算定する。ただし，1週間に1回に限り算定する。
　ア　がん患者
　イ　摂食機能又は嚥下機能が低下した患者
　ウ　低栄養状態にある患者

(2)　入院栄養食事指導料1は，当該保険医療機関の管理栄養士が当該保険医療機関の医師の指示に基づき，指導を行った場合に算定する。
　また，入院栄養食事指導料2は，有床診療所において，当該診療所以外（公益社団法人日本栄養士会若しくは都道府県栄養士会が設置し，運営する「栄養ケア・ステーション」又は他の保険医療機関に限る）の管理栄養士が当該診療所の医師の指示に基づき，対面による指導を行った場合に算定する。

(3)　入院栄養食事指導料を算定するに当たって，上記以外の事項はB001の「9」外来栄養食事指導料における留意事項の(2)から(6)まで及び(15)の例による。
　　　　　　　　　　　　　　　　　　（令6 保医発0305・4）

事務連絡　入院栄養食事指導料

問1　栄養サポートチーム加算と入院栄養食事指導料は同一週に算定できるか。

答　算定できない。　　　　　　　　　　（平28.3.31）

問2　最初の入院時に栄養食事指導を行い，退院後数日で同一傷病により再入院した患者に対し栄養食事指導を行う場合，「初回」の入院栄養食事指導料を再度算定できるか。

答　「初回」の入院栄養食事指導料は，前回入院時と入院起算日が変わらない再入院の場合，算定できない。（平28.4.25）

問3　最初の入院時に入院栄養食事指導料を2回算定し，退院後数日で再入院した患者に対し栄養食事指導を行う場合，入院栄養食事指導料を再度算定できるか。

答　入院起算日が同じ入院の場合には再度算定できない。入院起算日が異なる入院の場合に限り，改めて入院栄養食事指導料を2回まで算定できる。　　　　　　　　　（平28.6.14）

問4　入院栄養食事指導料の算定にあたり，クリティカルパス等により入院栄養食事指導に関する医師の指示が明確に示されており，医師により特別食の食事せんが作成されている場合については，改めて医師の指示を確認する必要はないと考えてよいか。

答　その通り。　　　　　　　　　　　　（平22.12.6）

問5　入院時生活療養の支給対象患者について，B001の「10」入院栄養食事指導料は算定できないのか。

答　算定できる。　　　　　　　　　　　（平20.12.26）

（編注）関連する事務連絡をB001「9」に掲載

（B001　特定疾患治療管理料）
11　集団栄養食事指導料　集栄　　　　　　80点
　注　別に厚生労働大臣が定める特別食〔告示4別表第3，p.259〕を必要とする複数の患者に対して，保険医療機関の医師の指示に基づき当該保険医療機関の管理栄養士が栄養指導を行った場合に，患者1人につき月1回に限り算定する。

→**集団栄養食事指導料**

(1)　集団栄養食事指導料は，別に厚生労働大臣が定める特別食を保険医療機関の医師が必要と認めた者に対し，当該保険医療機関の管理栄養士が当該保険医療機関の医師の指示に基づき，複数の患者を対象に指導を行った場合に患者1人につき月1回に限り所定点数を算定する。

(2)　集団栄養食事指導料は，入院中の患者については，入院期間が2か月を超える場合であっても，入院期間中に2回を限度として算定する。

(3) 入院中の患者と入院中の患者以外の患者が混在して指導が行われた場合であっても算定できる。
(4) 1回の指導における患者の人数は15人以下を標準とする。
(5) 1回の指導時間は40分を超えるものとする。
(6) それぞれの算定要件を満たしていれば，B001の「11」集団栄養食事指導料とB001の「9」外来栄養食事指導料又はB001の「10」入院栄養食事指導料を同一日に併せて算定することができる。
(7) 集団栄養食事指導料を算定する医療機関にあっては，集団による指導を行うのに十分なスペースを持つ指導室を備えるものとする。ただし，指導室が専用であることを要しない。
(8) 管理栄養士は，患者ごとに栄養指導記録を作成するとともに，指導内容の要点及び指導時間を記載する。
(9) 集団栄養食事指導料を算定するに当たって，上記以外の事項はB001の「9」外来栄養食事指導料における留意事項の(2)から(4)までの例による。ただし，同留意事項の(2)の小児食物アレルギー患者（16歳未満の小児に限る）に対する特別食の取扱いを除く。

(令6保医発0305・4)

事務連絡 問 集団栄養食事指導料の算定にあたり，クリティカルパス等により集団栄養食事指導に関する医師の指示が明確に示されていれば，入院時に医師が作成した特別食の食事せんをもって，指示を受けたと考えてよいか。
答 その通り。 (平22.12.6)

参考 問 家族だけの参加のときはどうか。
答 不可，本人のみ算定可。 (平8.3.25 日本病院会ニュース)

（B001 特定疾患治療管理料）
12 **心臓ペースメーカー指導管理料** [ペ]
　イ 着用型自動除細動器による場合　　360点
　ロ ペースメーカーの場合　　　　　　300点
　ハ 植込型除細動器又は両室ペーシング機能付き植込型除細動器の場合　520点
注1 体内植込式心臓ペースメーカー等を使用している患者（ロについては入院中の患者以外のものに限る）に対して，療養上必要な指導を行った場合に，1月に1回に限り算定する。
2 K597ペースメーカー移植術，K598両心室ペースメーカー移植術，K599植込型除細動器移植術又はK599-3両室ペーシング機能付き植込型除細動器移植術を行った日から起算して3月以内の期間に行った場合には，**導入期加算** [導入期]として，**140点**を所定点数に加算する。
3 B000特定疾患療養管理料を算定している患者については算定しない。
4 別に厚生労働大臣が定める施設基準〔告示4第3・2(6)の4, p.1327〕を満たす保険医療機関において，当該患者（イを算定する場合に限る）に対して，植込型除細動器の適応の可否が確定するまでの期間等に使用する場合に限り，初回算定日の属する月から起算して3月を限度として，月1回に限り，**植込型除細動器移行期加算**として，**31,510点**を所定点数に加算する。
5 ロ又はハを算定する患者について，別に厚生労働大臣が定める施設基準〔告示4第3・2(6)の5, p.1327〕に適合しているものとして地方厚生局長等に届け出た保険医療機関において，前回受診月の翌月から今回受診月の前月までの期間，遠隔モニタリングを用いて療養上必要な指導を行った場合は，**遠隔モニタリング加算**として，それぞれ**260点**又は**480点**に当該期間の月数（当該指導を行った月に限り，11月を限度とする）を乗じて得た点数を，所定点数に加算する。

→**心臓ペースメーカー指導管理料** 摘要欄 p.1682
(1) 「注1」に規定する「体内植込式心臓ペースメーカー等」とは特定保険医療材料のペースメーカー，植込型除細動器，両室ペーシング機能付き植込型除細動器及び着用型自動除細動器を指す。
(2) 心臓ペースメーカー指導管理料は，電気除細動器，一時的ペーシング装置，ペースメーカー機能計測装置（ペーサーグラフィー，プログラマー等）等を有する保険医療機関において，体内植込式心臓ペースメーカー等を使用している患者であって入院中の患者以外のものについて，当該ペースメーカー等のパルス幅，スパイク間隔，マグネットレート，刺激閾値，感度等の機能指標を計測するとともに，療養上必要な指導を行った場合に算定する。この場合において，プログラム変更に要する費用は所定点数に含まれる。
(3) 計測した機能指標の値及び指導内容の要点を**診療録**に添付又は記載する。
(4) 心臓ペースメーカー患者等の指導管理については，関係学会より示された留意事項を参考とする。
(5) 「注4」の植込型除細動器移行期加算は，次のいずれかに該当する場合に算定する。当該加算を算定する場合は，着用型自動除細動器の使用開始日及び次のいずれに該当するかを**診療報酬明細書**の摘要欄に記載する。
　ア 心室頻拍又は心室細動による心臓突然死のリスクが高く，植込型除細動器（以下「ICD」という）の適応の可否が未確定の患者を対象として，除細動治療を目的に，ICDの適応の可否が確定するまでの期間に限り使用する場合
　イ ICDの適応であるが，患者の状態等により直ちにはICDが植え込めない患者を対象として，ICDの植え込みを行うまでの期間に限り使用する場合
(6) 「注5」の遠隔モニタリング加算は，遠隔モニタリングに対応した体内植込式心臓ペースメーカー，植込型除細動器又は両室ペーシング機能付き植込型除細動器を使用している患者であって，入院中の患者以外のものについて，適切な管理を行い，状況に応じて適宜患者に来院等を促す体制が整っている場合に算定する。この場合において，当該加算は，遠隔モニタリングによる来院時以外の期間における体内植込式心臓ペースメーカー等の機能指標の計測等を含めて評価したものであり，このような一連の管理及び指導を行った場合において，11か月を限度として来院時に算定することができる。なお，この場合において，プログラム変更に要する費用は所定点数に含まれる。また，患者の急変等により患者が受診し，療養上必要な指導を行った場合は，「ロ」又は「ハ」を算定することができる。

(令6保医発0305・4)

(編注) 他医療機関で移植を行った場合であっても算定可。

（B001 特定疾患治療管理料）

13　在宅療養指導料　在宅指導　　170点

注1　第2部第2節第1款在宅療養指導管理料の各区分に掲げる指導管理料を算定すべき指導管理を受けている患者，器具を装着しておりその管理に配慮を必要とする患者又は退院後1月以内の慢性心不全の患者に対して，医師の指示に基づき保健師，助産師又は看護師が在宅療養上必要な指導を個別に行った場合に，患者1人につき月1回（初回の指導を行った月にあっては，月2回）に限り算定する。

注2　1回の指導時間は30分を超えるものでなければならないものとする。

【2024年改定による主な変更点】在宅療養指導料の対象に，退院後1月以内の慢性心不全の患者が追加された。

→在宅療養指導料
(1) 次のいずれかの患者に対して指導を行った場合に，初回の指導を行った月にあっては月2回に限り，その他の月にあっては月1回に限り算定する。
　ア　在宅療養指導管理料を算定している患者
　イ　入院中の患者以外の患者であって，器具（人工肛門，人工膀胱，気管カニューレ，留置カテーテル，ドレーン等）を装着しており，その管理に配慮を要する患者
　ウ　退院後1月以内の患者であって，過去1年以内に心不全による入院が，当該退院に係る直近の入院を除き，1回以上ある慢性心不全の患者（治療抵抗性心不全の患者を除く）
(2) 保健師，助産師又は看護師が個別に30分以上療養上の指導を行った場合に算定できるものであり，同時に複数の患者に行った場合や指導の時間が30分未満の場合には算定できない。なお，指導は患者のプライバシーが配慮されている専用の場所で行うことが必要であり，保険医療機関を受診した際に算定できるものであって，患家において行った場合には算定できない。
(3) 療養の指導に当たる保健師，助産師又は看護師は，訪問看護や外来診療の診療補助を兼ねることができる。
(4) 保健師，助産師又は看護師は，患者ごとに療養指導記録を作成し，当該療養指導記録に指導の要点，指導実施時間を明記する。
(5) 当該療養上の指導を行う保健師，助産師又は看護師は，次に掲げる在宅療養支援能力向上のための適切な研修を修了していることが望ましい。
　ア　国，都道府県及び医療関係団体等が主催する研修である（5時間程度）
　イ　講義及び演習により，次の項目を行う研修である
　　(イ)　外来における在宅療養支援について
　　(ロ)　在宅療養を支える地域連携やネットワークについて
　　(ハ)　在宅療養患者（外来患者）の意思決定支援について
　　(ニ)　在宅療養患者（外来患者）を支える社会資源について
（令6保医発0305・4）

（編注）退院時に医師が在宅療養指導管理を行い（在宅療養指導管理料を算定し），看護師または保健師が在宅療養指導を行った場合は，在宅療養指導料の算定対象となる。

（B001　特定疾患治療管理料）
14　高度難聴指導管理料　高難

イ　K328人工内耳植込術を行った日から起算して3月以内の期間に行った場合　500点
ロ　イ以外の場合　420点

注1　別に厚生労働大臣が定める施設基準〔告示4第3・2(7)，p.1327〕を満たす保険医療機関において，高度難聴の患者に対して必要な療養上の指導を行った場合に算定する。

注2　K328人工内耳植込術を行った患者については月1回に限り，その他の患者については年1回に限り算定する。

注3　K328人工内耳植込術を行った患者に対して，人工内耳用音声信号処理装置の機器調整を行った場合は，**人工内耳機器調整加算**として6歳未満の乳幼児については3月に1回に限り，6歳以上の患者については6月に1回に限り**800点**を所定点数に加算する。

→高度難聴指導管理料　摘要欄 p.1683
(1) 高度難聴指導管理料は，K328人工内耳植込術を行った患者，伝音性難聴で両耳の聴力レベルが60dB以上の場合，混合性難聴又は感音性難聴の患者について，別に厚生労働大臣が定める施設基準を満たす保険医療機関において，耳鼻咽喉科の常勤医師が耳鼻咽喉科学的検査の結果に基づき療養上必要な指導を行った場合に算定する。
(2) 人工内耳植込術を行った患者については，1か月に1回を限度として，その他の患者については年1回に限って算定する。
(3) 指導内容の要点を**診療録**に記載する。
(4) 「注3」に規定する人工内耳機器調整加算は，耳鼻咽喉科の常勤医師又は耳鼻咽喉科の常勤医師の指示を受けた言語聴覚士が人工内耳用音声信号処理装置の機器調整を行った場合に算定する。なお，6歳の誕生日より前に当該加算を算定した場合にあっては，6歳の誕生日以後，最初に算定する日までは6歳未満の乳幼児の算定方法の例によるものとする。また，前回の算定年月日（初回の場合は初回である旨）を**診療報酬明細書**の摘要欄に記載する。
(5) 人工内耳用音声信号処理装置の機器調整とは，人工内耳用音声信号処理装置と機器調整専用のソフトウエアが搭載されたコンピューターを接続し，人工内耳インプラントの電気的な刺激方法及び大きさ等について装用者に適した調整を行うことをいう。
（令6保医発0305・4）

事務連絡　問　高度難聴指導管理料において，「その他の患者については年1回に限り算定する」とあるが，「年1回」とは暦年（1月1日から12月31日まで）に1回のことか。
答　そのとおり。
（令4.4.11）

（B001　特定疾患治療管理料）
15　慢性維持透析患者外来医学管理料　慢透　　2,211点

注1　入院中の患者以外の慢性維持透析患者に対して検査の結果に基づき計画的な医学管理を行った場合に，月1回に限り算定する。

注2　第3部検査及び第4部画像診断のうち次に掲げるものは所定点数に含まれるものとし，また，D026尿・糞便等検査判断料，血液学的検査判断料，生化学的検

査（Ⅰ）判断料，生化学的検査（Ⅱ）判断料又は免疫学的検査判断料は別に算定できないものとする。
- イ 尿中一般物質定性半定量検査
- ロ 尿沈渣（鏡検法）
- ハ 糞便検査
  糞便中ヘモグロビン定性
- ニ 血液形態・機能検査
  赤血球沈降速度（ESR），網赤血球数，末梢血液一般検査，末梢血液像（自動機械法），末梢血液像（鏡検法），ヘモグロビンA1c（HbA1c）
- ホ 出血・凝固検査
  出血時間
- ヘ 血液化学検査
  総ビリルビン，総蛋白，アルブミン（BCP改良法・BCG法），尿素窒素，クレアチニン，尿酸，グルコース，乳酸デヒドロゲナーゼ（LD），アルカリホスファターゼ（ALP），コリンエステラーゼ（ChE），アミラーゼ，γ-グルタミルトランスフェラーゼ（γ-GT），ロイシンアミノペプチダーゼ（LAP），クレアチンキナーゼ（CK），中性脂肪，ナトリウム及びクロール，カリウム，カルシウム，鉄（Fe），マグネシウム，無機リン及びリン酸，総コレステロール，アスパラギン酸アミノトランスフェラーゼ（AST），アラニンアミノトランスフェラーゼ（ALT），グリコアルブミン，1,5-アンヒドロ-D-グルシトール（1,5AG），1,25-ジヒドロキシビタミンD_3，HDL-コレステロール，LDL-コレステロール，不飽和鉄結合能（UIBC）（比色法），総鉄結合能（TIBC）（比色法），蛋白分画，血液ガス分析，アルミニウム（Al），フェリチン半定量，フェリチン定量，シスタチンC，ペントシジン
- ト 内分泌学的検査
  トリヨードサイロニン（T_3），サイロキシン（T_4），甲状腺刺激ホルモン（TSH），副甲状腺ホルモン（PTH），遊離トリヨードサイロニン（FT_3），C-ペプチド（CPR），遊離サイロキシン（FT_4），カルシトニン，心房性Na利尿ペプチド（ANP），脳性Na利尿ペプチド（BNP）
- チ 感染症免疫学的検査
  梅毒血清反応（STS）定性，梅毒血清反応（STS）半定量，梅毒血清反応（STS）定量
- リ 肝炎ウイルス関連検査
  HBs抗原，HBs抗体，HCV抗体定性・定量
- ヌ 血漿蛋白免疫学的検査
  C反応性蛋白（CRP），血清補体価（CH_{50}），免疫グロブリン，C_3，C_4，トランスフェリン（Tf），$β_2$-マイクログロブリン
- ル 心電図検査
- ヲ 写真診断
  単純撮影（胸部）
- ワ 撮影
  単純撮影（胸部）

3 腎代替療法に関して別に厚生労働大臣が定める施設基準〔告示4第3・2(7)の2，p.1327〕に適合しているものとして地方厚生局長等に届け出た保険医療機関においては，**腎代替療法実績加算** 腎代替 として，100点を所定点数に加算する。

→**慢性維持透析患者外来医学管理料** 摘要欄 p.1683

(1) 慢性維持透析患者外来医学管理料は，安定した状態にある慢性維持透析患者について，特定の検査結果に基づいて計画的な治療管理を行った場合に，月1回に限り算定し，本管理料に含まれる検査の点数は別途算定できない。なお，安定した状態にある慢性維持透析患者とは，透析導入後3か月以上が経過し，定期的に透析を必要とする入院中の患者以外の患者をいう〔ただし，結核病棟入院基本料，精神病棟入院基本料，特定機能病院入院基本料（結核病棟及び精神病棟に限る），有床診療所入院基本料，有床診療所療養病床入院基本料，精神科救急急性期医療入院料，精神科急性期治療病棟入院料，精神科救急・合併症入院料，児童・思春期入院医療管理料，精神療養病棟入院料，認知症治療病棟入院料，精神科地域包括ケア病棟及び地域移行機能強化病棟入院料を算定する場合における入院中の患者の他医療機関への受診時の透析を除く〕。なお，**診療録**に特定の検査結果及び計画的な治療管理の要点を添付又は記載する。

(2) 特定の検査とは「注2」に掲げるものをいい，実施される種類及び回数にかかわらず，所定点数のみを算定する。これらの検査料及びD026尿・糞便等検査判断料，血液学的検査判断料，生化学的検査（Ⅰ）判断料，生化学的検査（Ⅱ）判断料，免疫学的検査判断料は本管理料に含まれ，別に算定できない。また，これらの検査に係る検査の部の「通則」，「款」及び「注」に規定する加算は，別に算定できない。

(3) 同一検査名で，定性，半定量及び定量測定がある場合は，いずれの検査も本管理料に含まれ，別に算定できない。試験紙法等による血中の糖の検査についても同様である。

(4) 慢性維持透析患者外来医学管理料に包括される検査以外の検体検査を算定する場合には，その必要性を**診療報酬明細書**の摘要欄に記載する。

(5) 包括されている画像診断に係る画像診断の部の「通則」，「節」及び「注」に規定する加算は別に算定できる。なお，本管理料を算定した月において，本管理料に包括されていないE001の「1」単純撮影（胸部を除く）及びE002の「1」単純撮影（胸部を除く）を算定した場合は，**診療報酬明細書**の摘要欄に撮影部位を記載する。

(6) 透析導入後3か月目が月の途中である場合は，当該月の翌月より本管理料を算定する。

(7) 同一月内に2以上の保険医療機関で透析を定期的に行っている場合は，主たる保険医療機関において本管理料を請求し，その配分は相互の合議に委ねる。

(8) 同一の保険医療機関において同一月内に入院と入院外が混在する場合，又は人工腎臓と自己腹膜灌流療法

を併施している場合は，本管理料は算定できない。
(9) C102-2在宅血液透析指導管理料は，本管理料と別に算定できる。
(10) 下記のアからカまでに掲げる要件に該当するものとして，それぞれ算定を行った場合は，該当するものを**診療報酬明細書**の摘要欄に記載する。
　ア　出血性合併症を伴った患者が手術のため入院した後退院した場合，退院月の翌月における末梢血液一般検査は，月2回以上実施する場合においては，当該2回目以後の検査について，慢性維持透析患者外来医学管理料に加えて別に算定する。
　イ　副甲状腺機能亢進症に対するパルス療法施行時のカルシウム，無機リンの検査は，月2回以上実施する場合においては，当該2回目以後の検査について月2回に限り，慢性維持透析患者外来医学管理料に加えて別に算定する。また，副甲状腺機能亢進症に対するパルス療法施行時のPTH検査は，月2回以上実施する場合においては，当該2回目以後の検査について月1回に限り，慢性維持透析患者外来医学管理料に加えて別に算定する。
　ウ　副甲状腺機能亢進症により副甲状腺切除を行った患者に対するカルシウム，無機リンの検査は，退院月の翌月から5か月間は，月2回以上実施する場合においては，当該2回目以後の検査について慢性維持透析患者外来医学管理料に加えて別に算定する。また，副甲状腺機能亢進症により副甲状腺切除を行った患者に対するPTH検査は，月2回以上実施する場合においては，当該2回目以後の検査について月1回に限り，慢性維持透析患者外来医学管理料に加えて別に算定する。
　エ　シナカルセト塩酸塩，エテルカルセチド，エボカルセト又はウパシカルセトナトリウムの初回投与から3か月以内の患者に対するカルシウム，無機リンの検査は，月2回以上実施する場合においては，当該2回目以後の検査について月2回に限り，慢性維持透析患者外来医学管理料に加えて別に算定する。また，当該薬剤の初回投与から3か月以内の患者に対するPTH検査を月2回以上実施する場合においては，当該2回目以後の検査について月1回に限り，慢性維持透析患者外来医学管理料に加えて別に算定する。
　オ　透析導入後5年以上経過した透析アミロイド症に対して，ダイアライザーの選択に当たり$β_2$-マイクログロブリン除去効果の確認が必要な場合においては，その選択をした日の属する月を含めた3か月間に，$β_2$-マイクログロブリン検査を月2回以上実施する場合においては，当該2回目以後の検査について月1回に限り，慢性維持透析患者外来医学管理料に加えて別に算定する。
　カ　高アルミニウム血症とヘモクロマトージスを合併した透析患者に対して，デフェロキサミンメシル酸塩を投与している期間中におけるアルミニウム（Al）の検査は，慢性維持透析患者外来医学管理料に加えて別に算定する。
(11) 慢性維持透析患者の検査の実施に当たっては，関係学会より標準的な検査項目及びその頻度が示されており，それらを踏まえ患者管理を適切に行う。
（令6保医発0305・4）

事務連絡 問1　慢性維持透析患者外来医学管理料は，同一月内に入院と入院外が混在する場合の取扱い事項に「同一の保険医療機関において」という条件があるが，これに特別の関係にある保険医療機関は該当しないのか。
答　特別の関係にある保険医療機関は，同一の保険医療機関として扱う。
（平20.3.28．一部修正）

問2　慢性維持透析患者外来医学管理料について，結核病棟入院基本料，精神病棟入院基本料，特定機能病院入院基本料（結核病棟及び精神病棟に限る），有床診療所入院基本料，精神科救急急性期医療入院料，精神科急性期治療病棟入院料，精神科救急・合併症入院料，児童・思春期入院医療管理料，精神療養病棟入院料，認知症治療病棟入院料，有床診療所療養病床入院基本料及び地域移行機能強化病棟入院料を算定する場合において，入院中の患者が他の医療機関へ受診し透析を行い，当該他の医療機関において検査の結果に基づき計画的な医学管理を行った場合は算定可能か。
答　可能。
（令4.8.24）

参考 慢性維持透析患者外来医学管理料
(1) 透析導入後3カ月以降の外来患者が全て対象となる。
(2) CAPDを実施している患者は算定できない。
(3) 慢性維持透析患者外来医学管理料を算定した場合，実施した検査のレセプトへの記載は必要ない。
(4) 他医療機関からの一時的な紹介患者は算定できない。通常の（出来高）請求をする。
(5) 転居等により転医してきた場合，転医前の医療機関での透析期間も含めて3月以上の場合は対象となる。

参考 問1　胸部単純撮影が包括されているがフィルム代は別に算定できるか。
答　フィルム代は別に算定可。要件を満たせば，胸部単純撮影の場合にも時間外緊急院内画像診断加算，画像診断管理加算1，撮影料の新生児加算・乳幼児加算が算定できる。
問2　フィルムレスにして電子画像にした場合，電子画像管理加算を算定してよいと思うが，別に算定できるか。
答　「節」の通則加算のため，別に算定できる。
問3　肺炎などで胸部単純撮影を2回以上撮った場合でも，別途，算定できないのか。
答　算定できない。
（平20.4.5 全国保険医団体連合会）

（B001　特定疾患治療管理料）
16　喘息治療管理料
　イ　喘息治療管理料1　喘息1
　　(1)　1月目　　　　　　　　　　　75点
　　(2)　2月目以降　　　　　　　　　25点
　ロ　喘息治療管理料2　喘息2　　　280点
　注1　イについては，入院中の患者以外の喘息の患者に対して，ピークフローメーターを用いて計画的な治療管理を行った場合に，月1回に限り算定する。
　　2　イについては，別に厚生労働大臣が定める施設基準〔告示4第3・2(8)，p.1327〕に適合しているものとして地方厚生局長等に届け出た保険医療機関において，重度喘息である20歳以上の患者〔中等度以上の発作により当該保険医療機関に緊急受診（A000初診料の注7，A001再診料の注5又はA002外来診療料の注8に規定する加算を算定したものに限る）した回数が過去1年間に3回以上あるものに限る〕に対して，治療計画を策定する際に，日常の服薬方法，急性増悪時における対応方法について，その指導内容を文書により交付し，週1回以上ピークフローメーターに加え1秒量等計測器を用い，検査値等を報告させた上で管理した場合に，**重度喘息患者治療管理加算**として，次に掲げる点数を月1回に限り加算する。
　　　イ　1月目　　　　　　　　　2,525点
　　　ロ　2月目以降6月目まで　　1,975点

3 ロについては，入院中の患者以外の喘息の患者（6歳未満又は65歳以上のものに限る）であって，吸入ステロイド薬を服用する際に吸入補助器具を必要とするものに対して，吸入補助器具を用いた服薬指導等を行った場合に，初回に限り算定する。

→喘息治療管理料 　摘要欄 p.1683

(1) 喘息治療管理料1は，保険医療機関が，ピークフローメーター，ピークフロー測定日記等を患者に提供し，計画的な治療管理を行った場合に月1回に限り算定する。なお，当該ピークフローメーター，ピークフロー測定日記等に係る費用は所定点数に含まれる。なお，喘息治療管理料1において，「1月目」とは初回の治療管理を行った月のことをいう。

(2) 喘息治療管理料2は，6歳未満又は65歳以上の喘息の患者であって，吸入ステロイド薬を服用する際に吸入補助器具を必要とするものに対して，吸入補助器具を患者に提供し，服薬指導等を行った場合に，初回に限り算定する。指導に当たっては，吸入補助器具の使用方法等について文書を用いた上で患者等に説明し，指導内容の要点を**診療録**に記載する。なお，この場合において，吸入補助器具に係る費用は所定点数に含まれる。

(3) 喘息治療管理料を算定する場合，保険医療機関は，次の機械及び器具を備えていなければならない。ただし，これらの機械及び器具を備えた別の保険医療機関と常時連携体制をとっている場合には，その旨を患者に対して文書により説明する場合は，備えるべき機械及び器具はカ及びキで足りるものとする。
　ア　酸素吸入設備
　イ　気管内挿管又は気管切開の器具
　ウ　レスピレーター
　エ　気道内分泌物吸引装置
　オ　動脈血ガス分析装置（常時実施できる状態にあるもの）
　カ　スパイロメトリー用装置（常時実施できる状態にあるもの）
　キ　胸部エックス線撮影装置（常時実施できる状態にあるもの）

(4) ピークフローメーターによる治療管理の実施に当たっては，関係学会よりガイドラインが示されているので，治療管理が適切になされるよう十分留意されたい。

(5) 「注2」に規定する加算については，当該加算を算定する前1年間において，中等度以上の発作による当該保険医療機関への緊急外来受診回数が3回以上あり，在宅での療養中である20歳以上の重度喘息患者を対象とし，初回の所定点数を算定する月（暦月）から連続した6か月について，必要な治療管理を行った場合に月1回に限り算定する。

(6) 当該加算を算定する場合，ピークフローメーター，1秒量等計測器及びスパイロメーターを患者に提供するとともに，ピークフローメーター，1秒量等計測器及びスパイロメーターの適切な使用方法，日常の服薬方法及び増悪時の対応方法を含む治療計画を作成し，その指導内容を文書で交付する。

(7) 当該加算を算定する患者に対しては，ピークフロー値，1秒量等を毎日計測させ，その検査値について週に1度以上報告させるとともに，その検査値等に基づき，随時治療計画の見直しを行い，服薬方法及び増悪時の対応について指導する。

(8) 当該加算を算定する患者が重篤な喘息発作を起こすなど，緊急入院による治療が必要となった場合は，適切に対応する。 （令6保医発0305・4）

（編注）喘息治療管理料は，B000特定疾患療養管理料等との併算定は可能である。

事務連絡 喘息治療管理料

問1 「喘息治療管理料2」は，吸入補助器具を患者に提供し服薬指導を行った場合に，初回に限り算定するが，
①「初回に限り算定する」の初回とはどういう意味か。吸入は以前から行っていたが，新たに補助器具を用いて指導を行った際にも算定できるのか。
②薬剤の変更や，吸入補助器具の汚損等の理由により，再度算定することは可能か。

答 ①初回とは，吸入補助器具が初めて患者に提供され，併せて服薬指導が実施された時点をいう。従前から吸入を実施していた患者について，吸入補助器具を初めて交付し，併せて服薬指導を実施した際にも算定できる。
②吸入補助器具は，汎用性及び耐久性のあるものを交付すべきであり，薬剤の変更や，吸入補助器具の破損等により再交付する場合は，初回に算定する管理料に含まれる。但し，算定から年月が経過し，小児の成長に伴い，大きさの異なる補助器具を使用する必要が生じた場合に限り，1回（初回の交付が1歳未満の場合には2回）に限り，再度算定できる。この場合には，再度算定が必要な理由を診療報酬明細書の摘要欄に記載する。（平28.6.14）

問2 喘息治療管理料の重症者に対する加算は，ピークフローメーター以外に1秒量等を測定できる携帯型スパイロメーター等を貸与しなければならないのか。

答 1秒量の測定が必要なため，スパイロメーターの貸出は必要。（平18.3.28，一部修正）

参考 問1 喘息治療管理料2は，保険薬局から吸入補助器具を患者に提供した場合に算定できるか。
答 算定できない。吸入補助器具に係る費用は喘息治療管理料2の所定点数に含まれ，医療機関が提供した場合に算定する。

問2 それぞれの算定要件を満たせば，同月に喘息治療管理料1と2を併せて算定できるか。
答 算定できる。（平成28.4.22 全国保険医団体連合会）

問3 「ピークフローメーターを用いて計画的な治療管理」とあるが，患者が購入し，自宅で測定した数値をもとに計画的な治療管理を行う場合も算定は可能か。
答 不可（ピークフローメーターを給付しない場合は算定できない）。（全日本病院協会「平成10年診療報酬改定Q＆A」）

問4 患者の不注意でピークフローメーターを破損又は紛失した場合，新たに渡すピークフローメーターの費用を患者から実費徴収してよいか。
答 この場合は徴収できる。

問5 75点で算定する1月目とは，初診月のことか。
答 1月目とは，ピークフローメーター等を患者に給付し，計画的な治療管理を開始した月をいい，初診月に限定されているわけではない。（平20.4.5 全国保険医団体連合会）

参考 重度喘息患者治療管理加算（「注2」）

問 算定要件に「緊急外来受診回数が3回以上」とあるが，時間外又は休日受診がないと算定できないのか。
答 そのとおり。初・再診料の時間外，休日，深夜加算を過去1年間に3回以上算定した患者が対象になる。
（平18.4.6 全国保険医団体連合会）

（B001　特定疾患治療管理料）

17　慢性疼痛疾患管理料 疼痛 　　130点

注1　診療所である保険医療機関において，入院中の患者以外の慢性疼痛に係る疾患を主病とする患者に対して，療養上必要な指導を行った場合に，月1回に限り算定する。

　　2　J118介達牽引，J118-2矯正固定，J

118-3変形機械矯正術，J119消炎鎮痛等処置，J119-2腰部又は胸部固定帯固定，J119-3低出力レーザー照射及びJ119-4肛門処置の費用（薬剤の費用を除く）は，所定点数に含まれるものとする。

→慢性疼痛疾患管理料　　　　　　摘要欄 p.1683
(1) 慢性疼痛疾患管理料は，変形性膝関節症，筋筋膜性腰痛症等の疼痛を主病とし，疼痛による運動制限を改善する等の目的でマッサージ又は器具等による療法を行った場合に算定することができる。
(2) J118介達牽引，J118-2矯正固定，J118-3変形機械矯正術，J119消炎鎮痛等処置，J119-2腰部又は胸部固定帯固定，J119-3低出力レーザー照射及びJ119-4肛門処置の費用は所定点数に含まれるが，これらの処置に係る薬剤料は，別途算定できる。
(令6保医発0305・4)
(3) 保険医療機関は，患者ごとに慢性疼痛疾患管理料の算定を行うかどうかを判断することができるものであり，これに関し特段の届出は必要ない。このため，当該保険医療機関における変形性膝関節症，筋筋膜性腰痛症等の疼痛を主病とする全ての患者について，慢性疼痛疾患管理料を算定する必要はない。(平14保医発0325003)

事務連絡　1　慢性疼痛疾患管理料を算定する場合には，当該月内に消炎鎮痛等処置は算定できないこととなっているが，月の途中に慢性疼痛疾患管理料算定対象疾患が発症し，当該管理料を算定した場合には，当該管理料算定の初月に限り，その算定以前の消炎鎮痛等処置は算定できる。
2　慢性疼痛疾患管理料を算定する場合には，当該月内においては外来管理加算は算定できないこととなっているが，月の途中に慢性疼痛疾患管理料算定対象疾患が発症し，当該管理料を算定した場合には，当該管理料算定の初月に限り，その算定以前の外来管理加算は算定できる。(平14.10.17)

参考　① 原則として，単なる下肢痛に対し慢性疼痛疾患管理料の算定は認められない。
(平24.1.26 国保中央)
② 骨折，脱臼，捻挫に対する初診月のB001「17」慢性疼痛疾患管理料の算定は，原則として認められない。
③ 筋膜炎に対するB001「17」慢性疼痛疾患管理料の算定は，原則として認められる。
(令6.4.30 支払基金)
(編注) 慢性疼痛疾患管理料は，初診・再診時を問わず算定可。また，変形性膝関節症，筋筋膜性腰痛症以外の疾病による疼痛を主病とする患者についても，疼痛を主病とし運動制限の改善等の目的でマッサージまたは器具等による療法を行った場合は算定可。

(B001　特定疾患治療管理料)
18　小児悪性腫瘍患者指導管理料　小児悪腫
550点
注1　小児科を標榜する保険医療機関において，悪性腫瘍を主病とする15歳未満の患者であって入院中の患者以外のものに対して，計画的な治療管理を行った場合に，月1回に限り算定する。ただし，B000特定疾患療養管理料又はB001の5小児科療養指導料を算定している患者については算定しない。
2　A000初診料を算定する初診の日に行った指導又は当該初診の日の同月内に行った指導の費用は，初診料に含まれるものとする。
3　入院中の患者に対して行った指導又は退院した患者に対して退院の日から起算して1月以内に行った指導の費用は，第1章第2部第1節に掲げる入院基本料に含まれるものとする。
4　第2部第2節第1款在宅療養指導管理料の各区分に掲げる指導管理料又はB001の8皮膚科特定疾患指導管理料を算定すべき指導管理を受けている患者に対して行った指導の費用は，各区分に掲げるそれぞれの指導管理料に含まれるものとする。
5　別に厚生労働大臣が定める施設基準〔告示4第3・2(8)の2，p.1327〕に適合しているものとして地方厚生局長等に届け出た保険医療機関において，小児悪性腫瘍患者指導管理料を算定すべき医学管理を情報通信機器を用いて行った場合は，所定点数に代えて，479点を算定する。
情小児悪腫
19　削除

→小児悪性腫瘍患者指導管理料
(1) 小児悪性腫瘍患者指導管理料は，小児科（小児外科を含む）を標榜する保険医療機関において，小児悪性腫瘍，白血病又は悪性リンパ腫の患者であって入院中以外のもの又はその家族等に対し，治療計画に基づき療養上必要な指導管理を行った場合に，月1回に限り算定する。ただし，家族等に対して指導を行った場合は，患者を伴った場合に限り算定する。
(2) 第1回目の小児悪性腫瘍患者指導管理料は，A000初診料を算定した初診の日の属する月の翌月の1日以降又は当該保険医療機関から退院した日から起算して1か月を経過した日以降に算定する。
(3) 治療計画及び指導内容の要点を診療録に記載する。
(4) 必要に応じ，患者の通学する学校との情報共有・連携を行う。
(5) 「注5」に規定する情報通信機器を用いた医学管理については，オンライン指針に沿って診療を行った場合に算定する。
(令6保医発0305・4)
(編注) 小児科以外の診療科の患者も対象となる。

(B001　特定疾患治療管理料)
20　糖尿病合併症管理料　糖　　　　170点
注1　別に厚生労働大臣が定める施設基準〔告示4第3・2(9)，p.1327〕に適合しているものとして地方厚生局長等に届け出た保険医療機関において，糖尿病足病変ハイリスク要因を有し，医師が糖尿病足病変に関する指導の必要性があると認めた入院中の患者以外の患者に対して，医師又は医師の指示に基づき看護師が当該指導を行った場合に，月1回に限り算定する。
2　1回の指導時間は30分以上でなければならないものとする。

→糖尿病合併症管理料
(1) 糖尿病合併症管理料は，次に掲げるいずれかの糖尿病足病変ハイリスク要因を有する入院中の患者以外の患者（通院する患者のことをいい，在宅での療養を行うものを除く）に対し，医師が糖尿病足病変に関する指導の必要性があると認めた場合に，月1回に限り算定する。

ア　足潰瘍，足趾・下肢切断既往
　イ　閉塞性動脈硬化症
　ウ　糖尿病神経障害
(2)　当該管理料は，専任の常勤医師又は当該医師の指示を受けた専任の看護師が，(1)の患者に対し，爪甲切除（陥入爪，肥厚爪又は爪白癬等に対して麻酔を要しないで行うもの），角質除去，足浴等を必要に応じて実施するとともに，足の状態の観察方法，足の清潔・爪切り等の足のセルフケア方法，正しい靴の選択方法についての指導を行った場合に算定する。
(3)　当該管理料を算定すべき指導の実施に当たっては，専任の常勤医師又は当該医師の指示を受けた専任の看護師が，糖尿病足病変ハイリスク要因に関する評価を行い，その結果に基づいて，指導計画を作成する。
(4)　当該管理を実施する医師又は看護師は，糖尿病足病変ハイリスク要因に関する評価結果，指導計画及び実施した指導内容を**診療録又は療養指導記録に記載する**。
(5)　同一月又は同一日においても第2章第1部の各区分に規定する他の医学管理等及び第2部第2節第1款の各区分に規定する在宅療養指導管理料は併算定できる。
(6)　(2)及び(3)の常勤医師については，週3日以上常態として勤務しており，かつ，所定労働時間が週22時間以上の勤務を行っている専任の非常勤医師（糖尿病治療及び糖尿病足病変の診療に従事した経験を5年以上有する医師に限る）を2名以上組み合わせることにより，常勤医師の勤務時間帯と同じ時間帯に当該医師が配置されている場合には，当該2名以上の非常勤医師が連携して当該管理料に係る指導を実施した場合に限り，常勤医師の配置基準を満たしているものとして算定できる。

(令6保医発0305・4)

事務連絡　糖尿病合併症管理料
問1　糖尿病合併症管理料の要件である「適切な研修」として，特定行為に係る看護師の研修制度により厚生労働大臣が指定する指定研修機関において行われる研修は該当するか。
答　特定行為に係る看護師の研修制度により厚生労働大臣が指定する指定研修機関において行われる「創傷管理関連」及び「血糖コントロールに係る薬剤投与関連」の区分の研修が該当し，両区分とも修了した場合に該当する。(平30.3.30)
問2　算定対象者の要件について，糖尿病の疑い又はハイリスク要因のいずれかの疑いがある場合，算定できるか。
答　算定できない。糖尿病の診断名かつハイリスク要因のいずれかの診断がされている必要があり，疑いのみでは算定不可である。
問3　「在宅での療養を行う患者を除く」とあるが，月初に糖尿病合併症管理料を算定した患者が，月末に在宅療養の患者になった場合は算定可能か。
答　算定可。

(平20.5.9)

（B001　特定疾患治療管理料）
21　耳鼻咽喉科特定疾患指導管理料　耳鼻
150点
注1　耳鼻咽喉科を標榜する保険医療機関において，耳鼻咽喉科を担当する医師が，別に**厚生労働大臣が定める患者**〔告示4第3・2(10), p.1327〕であって入院中以外のものに対して，計画的な医学管理を継続して行い，かつ，療養上必要な指導を行った場合に，月1回に限り算定する。
　2　A000初診料を算定する初診の日に行った指導又は当該初診の日から1月以内に行った指導の費用は，初診料に含まれるものとする。
　3　退院した患者に対して退院の日から起算して1月以内に指導を行った場合における当該指導の費用は，第1章第2部第1節に掲げる入院基本料に含まれるものとする。

→耳鼻咽喉科特定疾患指導管理料
(1)　耳鼻咽喉科と他の診療科を併せ標榜する保険医療機関にあっては，耳鼻咽喉科を専任する医師が当該指導管理を行った場合に限り算定するものであり，同一医師が当該保険医療機関が標榜する他の診療科を併せて担当している場合にあっては算定できない。
(2)　耳鼻咽喉科特定疾患指導管理料の対象となる患者は，15歳未満の患者であって，発症から3か月以上遷延している若しくは当該管理料を算定する前の1年間において3回以上繰り返し発症している滲出性中耳炎の患者である。
(3)　医師が一定の治療計画に基づいて療養上必要な指導管理を行った場合に，月1回に限り算定する。
(4)　耳鼻咽喉科特定疾患指導管理料は，A000初診料を算定した初診の日又は当該保険医療機関から退院した日からそれぞれ起算して1か月を経過した日以降に算定する。
(5)　診療計画及び指導内容の要点を**診療録**に記載する。

(令6保医発0305・4)

事務連絡　問　「耳鼻咽喉科と他の診療科を併せ標榜する保険医療機関にあっては，耳鼻咽喉科を専任する医師が当該指導管理を行った場合に限り算定するものであり，同一医師が当該保険医療機関が標榜する他の診療科を併せて担当している場合にあっては算定できない」とあるが，耳鼻咽喉科とアレルギー科を併せて標榜している場合についても，これに従うのか。
答　耳鼻咽喉科に，アレルギー科，気管食道科及び小児耳鼻咽喉科を併せて標榜する場合については，これらを担当する医師が同一であっても，当該点数を算定できる。(平20.7.10)

（B001　特定疾患治療管理料）
22　がん性疼痛緩和指導管理料　がん　200点
注1　別に**厚生労働大臣が定める施設基準**〔告示4第3・2(11), p.1328〕に適合しているものとして地方厚生局長等に届け出た保険医療機関において，がん性疼痛の症状緩和を目的として麻薬を投与している患者に対して，WHO方式のがん性疼痛の治療法に基づき，当該保険医療機関の緩和ケアに係る研修を受けた保険医が計画的な治療管理及び療養上必要な指導を行い，麻薬を処方した場合に，月1回に限り算定する。
　2　別に**厚生労働大臣が定める施設基準**〔告示4第3・2(11)の2, p.1328〕に適合しているものとして地方厚生局長等に届け出た保険医療機関において，がん性疼痛緩和のための専門的な治療が必要な患者に対して，当該患者又はその家族等の同意を得て，当該保険医療機関の保険医が，その必要性及び診療方針等について文書により説明を行った場合に，**難治性がん性疼痛緩和指導管理加算**として，患者1人につき1回に限り所定点数に**100点**を加算する。
　3　当該患者が15歳未満の小児である場合には，**小児加算**　小児　として，所定点数

に50点を加算する。

　4　別に**厚生労働大臣が定める施設基準**〔告示4第3・2⑾の3, p.1328〕に適合しているものとして地方厚生局長等に届け出た保険医療機関において，がん性疼痛緩和指導管理料を算定すべき医学管理を**情報通信機器を用いて行った場合**は，所定点数に代えて，**174点**を算定する。
情がん

【2024年改定による主な変更点】
(1) 介護老人保健施設入所者に対するがん性疼痛緩和指導管理料が新たに算定可とされた。
(2) [新設]「注2」難治性がん性疼痛緩和指導管理加算：放射線治療と神経ブロックを行う体制・実績を有する届出医療機関において，がん性疼痛緩和のための専門的治療が必要な患者に対して，診療方針等について文書を用いて説明を行った場合に，患者1人につき1回に限り算定可。

→**がん性疼痛緩和指導管理料**
(1) がん性疼痛緩和指導管理料は，医師ががん性疼痛の症状緩和を目的として麻薬を投与しているがん患者に対して，WHO方式のがん性疼痛の治療法（World Guidelines for pharmacological and radiotherapeutic management of cancer pain in adults and adolescents 2018）に従って，副作用対策等を含めた計画的な治療管理を継続して行い，療養上必要な指導を行った場合に，月1回に限り，当該薬剤に関する指導を行い，当該薬剤を処方した日に算定する。なお，当該指導には，当該薬剤の効果及び副作用に関する説明，疼痛時に追加する臨時の薬剤の使用方法に関する説明を含める。
(2) がん性疼痛緩和指導管理料は，緩和ケアの経験を有する医師（緩和ケアに係る研修を受けた者に限る）が当該指導管理を行った場合に算定する。
(3) がん性疼痛緩和指導管理料を算定する場合は，麻薬の処方前の疼痛の程度（疼痛の強さ，部位，性状，頻度等），麻薬の処方後の効果判定，副作用の有無，治療計画及び指導内容の要点を**診療録**に記載する。
(4) 「注2」に規定する難治性がん性疼痛緩和指導管理加算は，がん疼痛の症状緩和を目的とした放射線治療及び神経ブロック等の療法について，患者又はその家族等が十分に理解し，納得した上で治療方針を選択できるように文書を用いて説明を行った場合に，患者1人につき1回に限り算定する。
(5) 「注2」に規定する難治性がん性疼痛緩和指導管理加算を算定する場合は，説明内容の要点を**診療録**に記載する。
(6) 同一月又は同一日においても第2章第1部の各区分に規定する他の医学管理等及び第2部第2節第1款の各区分に規定する在宅療養指導管理料は併算定できる。
(7) 「注4」に規定する情報通信機器を用いた医学管理については，オンライン指針に沿って診療を行った場合に算定する。
〔令6保医発0305・4〕
（編注）当管理料は，外来，入院を問わず算定可。

（B001　特定疾患治療管理料）
23　がん患者指導管理料
　イ　医師が看護師と共同して診療方針等について話し合い，その内容を文書等により提供した場合　が指イ　**500点**
　ロ　医師，看護師又は公認心理師が心理的不安を軽減するための面接を行った場合　が指ロ　**200点**
　ハ　医師又は薬剤師が抗悪性腫瘍剤の投薬又は注射の必要性等について文書により説明を行った場合　が指ハ　**200点**
　ニ　医師が遺伝子検査の必要性等について文書により説明を行った場合　が指ニ　**300点**

注1　イについては，別に**厚生労働大臣が定める施設基準**〔告示4第3・2⑿イ, p.1328〕に適合しているものとして地方厚生局長等に届け出た保険医療機関において，がんと診断された患者であって継続して治療を行うものに対して，当該患者の同意を得て，当該保険医療機関の保険医が看護師と共同して，診療方針等について十分に話し合い，その内容を文書等により提供した場合又は入院中の患者以外の末期の悪性腫瘍の患者に対して，当該患者の同意を得て，当該保険医療機関の保険医が看護師と共同して，診療方針等について十分に話し合った上で，当該診療方針等に関する当該患者の意思決定に対する支援を行い，その内容を文書等により提供した場合に，患者1人につき1回（当該患者についてB005-6がん治療連携計画策定料を算定した保険医療機関及びB005-6-2がん治療連携指導料を算定した保険医療機関が，それぞれ当該指導管理を実施した場合には，それぞれの保険医療機関において，患者1人につき1回）に限り算定する。
　2　ロについては，別に**厚生労働大臣が定める施設基準**〔告示4第3・2⑿ロ, p.1328〕に適合しているものとして地方厚生局長等に届け出た保険医療機関において，がんと診断された患者であって継続して治療を行うものに対して，当該患者の同意を得て，当該保険医療機関の保険医又は当該保険医の指示に基づき看護師若しくは公認心理師が，患者の心理的不安を軽減するための面接を行った場合に，患者1人につき6回に限り算定する。
　3　ハについては，別に**厚生労働大臣が定める施設基準**〔告示4第3・2⑿ロ, p.1328〕に適合しているものとして地方厚生局長等に届け出た保険医療機関において，がんと診断された患者であって継続して抗悪性腫瘍剤の投薬又は注射を受けているものに対して，当該患者の同意を得て，当該保険医療機関の保険医又は当該保険医の指示に基づき薬剤師が，投薬又は注射の前後にその必要性等について文書により説明を行った場合に，患者1人につき6回に限り算定する。
　4　ニについては，別に**厚生労働大臣が定める施設基準**〔告示4第3・2⑿ロ, p.1328〕に適合しているものとして地方厚生局長等に届け出た保険医療機関において，別に**厚生労働大臣が定める患者**〔告示4第3・2⑿ハ, p.1328〕に対して，当該患者の同

意を得て，当該保険医療機関の保険医が，D006-18BRCA1/2遺伝子検査の血液を検体とするものを実施する前にその必要性及び診療方針等について文書により説明を行った場合に，患者1人につき1回に限り算定する。

5　ロについて，A226-2緩和ケア診療加算，B001の18小児悪性腫瘍患者指導管理料，B001の22がん性疼痛緩和指導管理料又はB001の24外来緩和ケア管理料は，別に算定できない。

6　ハについて，B001の18小児悪性腫瘍患者指導管理料，B001-2-12外来腫瘍化学療法診療料，B008薬剤管理指導料，F100処方料の注6に規定する加算又はF400処方箋料の注5に規定する加算は，別に算定できない。

7　別に**厚生労働大臣が定める施設基準**〔告示4第3・2⑿ニ，p.1328〕に適合しているものとして地方厚生局長等に届け出た保険医療機関において，がん患者指導管理料を算定すべき医学管理を**情報通信機器を用いて行った場合**は，イ，ロ，ハ又はニの所定点数に代えて，それぞれ**435点**，**174点**，**174点**又は**261点**を算定する。

〔情が指イ〕〜〔情が指ニ〕

→がん患者指導管理料　　　　　　摘要欄 p.1683

(1) **がん患者指導管理料イ**

ア　悪性腫瘍と診断された患者に対して，患者の心理状態に十分配慮された環境で，がん診療の経験を有する医師及びがん患者の看護に従事した経験を有する専任の看護師が適宜必要に応じてその他の職種と共同して，診断結果及び治療方法等について患者が十分に理解し，納得した上で治療方針を選択できるように説明及び相談を行った場合又は入院中の患者以外の末期の悪性腫瘍の患者に対して，当該患者の同意を得て，患者の心理状態に十分配慮された環境で，がん診療の経験を有する医師及びがん患者の看護に従事した経験を有する専任の看護師が適宜必要に応じてその他の職種と共同して，診療方針等について十分に話し合った上で，当該診療方針等に関する当該患者の意思決定に対する支援を行い，その内容を文書等により提供した場合に算定する。なお，化学療法の対象となる患者に対しては，外来での化学療法の実施方法についても説明を行う。

イ　当該患者についてB005-6がん治療連携計画策定料を算定した保険医療機関及びB005-6-2がん治療連携指導料を算定した保険医療機関が，それぞれ当該指導管理を実施した場合には，それぞれの保険医療機関において，患者1人につき1回算定できる。ただし，当該悪性腫瘍の診断を確定した後に新たに診断された悪性腫瘍（転移性腫瘍及び再発性腫瘍を除く）に対して行った場合は別に算定できる。

ウ　指導内容等の要点を**診療録**又は看護記録に記載する。

エ　患者の十分な理解が得られない場合又は患者の意思が確認できない場合は，算定の対象とならない。また患者を除く家族等にのみ説明を行った場合は算定できない。

オ　「注7」に規定する情報通信機器を用いた医学管理については，オンライン指針に沿って診療を行った場合に算定する。

(2) **がん患者指導管理料ロ**

ア　悪性腫瘍と診断された患者に対して，患者の心理状態に十分配慮された環境で，がん診療の経験を有する医師，がん患者の看護に従事した経験を有する専任の看護師又はがん患者への心理支援に従事した経験を有する専任の公認心理師が適宜必要に応じてその他の職種と共同して，身体症状及び精神症状の評価及び対応，病状，診療方針，診療計画，外来での化学療法の実施方法，日常生活での注意点等の説明，患者の必要とする情報の提供，意思決定支援，他部門との連絡及び調整等，患者の心理的不安を軽減するための指導を実施した場合に算定する。なお，患者の理解に資するため，必要に応じて文書を交付するなど，分かりやすく説明するよう努める。

イ　がん患者指導管理料ロの算定対象となる患者は，がんと診断された患者であって継続して治療を行う者のうち，STAS-J（STAS日本語版）で2以上の項目が2項目以上該当する者，又はDCS（Decisional Conflict Scale）40点以上のものであること。なお，STAS-Jについては日本ホスピス・緩和ケア研究振興財団（以下「ホスピス財団」という）の「STAS-J（STAS日本語版）スコアリングマニュアル第3版」（ホスピス財団ホームページに掲載）に沿って評価を行う。

ウ　看護師又は公認心理師が実施した場合は，アに加えて，指導を行った看護師又は公認心理師が，当該患者の診療を担当する医師に対して，患者の状態，指導内容等について情報提供等を行わなければならない。

エ　指導内容等の要点を**診療録**又は看護記録に記載する。

オ　患者の十分な理解が得られない場合又は患者の意思が確認できない場合は，算定の対象とならない。また患者を除く家族等にのみ説明を行った場合は算定できない。

カ　「注7」に規定する情報通信機器を用いた医学管理については，オンライン指針に沿って診療を行った場合に算定する。

(3) **がん患者指導管理料ハ**

ア　悪性腫瘍と診断された患者のうち，抗悪性腫瘍剤を投薬又は注射されている者（予定を含む）に対して，患者の心理状態に十分配慮された環境で，がん診療の経験を有する医師又は抗悪性腫瘍剤に係る業務に従事した経験を有する専任の薬剤師が必要に応じてその他の職種と共同して，抗悪性腫瘍剤の投薬若しくは注射の開始日前30日以内，又は投薬若しくは注射をしている期間に限り，薬剤の効能・効果，服用方法，投与計画，副作用の種類とその対策，日常生活での注意点，副作用に対応する薬剤や医療用麻薬等の使い方，他の薬を服用している場合は薬物相互作用，外来での化学療法の実施方法等について文書により説明を行った場合に算定する。

イ　薬剤師が実施した場合は，アに加えて，指導を行った薬剤師が，当該患者の診療を担当する医師に対して，指導内容，過去の治療歴に関する患者情報（患者の投薬歴，副作用歴，アレルギー歴等），服薬状況，患者の不安の有無等について情報提供するとともに，必要に応じて，副作用に対応する薬剤，医療用麻薬等又は抗悪性腫瘍剤の処方に関する提案等を行わなければならない。

ウ　指導内容等の要点を**診療録**若しくは薬剤管理指導記録に記載又は説明に用いた文書の写しを**診療録等**に添付する。
エ　患者の十分な理解が得られない場合又は患者の意思が確認できない場合は，算定の対象とならない。また患者を除く家族等にのみ説明を行った場合は算定できない。
オ　「注7」に規定する情報通信機器を用いた医学管理については，オンライン指針に沿って診療を行った場合に算定する。

(4) がん患者指導管理料ニ
ア　乳癌，卵巣癌又は卵管癌と診断された患者のうち遺伝性乳癌卵巣癌症候群が疑われる患者に対して，臨床遺伝学に関する十分な知識を有する医師及びがん診療の経験を有する医師が共同で，診療方針，診療計画及び遺伝子検査の必要性等について患者が十分に理解し，納得した上で診療方針を選択できるように説明及び相談を行った場合に算定する。
イ　説明及び相談内容等の要点を**診療録**に記載する。
ウ　説明した結果，D006-18「2」BRCA1/2遺伝子検査の血液を検体とするものを実施し，D026検体検査判断料「注6」遺伝カウンセリング加算を算定する場合は，がん患者指導管理料ニの所定点数は算定できない。
エ　遺伝カウンセリング加算に係る施設基準の届出を行っている他保険医療機関の臨床遺伝学に関する十分な知識を有する医師と連携して指導を行った場合においても算定できる。なお，その場合の診療報酬の配分は相互の合議に委ねる。ただし，その場合であってもD026検体検査判断料「注6」遺伝カウンセリング加算を算定する場合は，がん患者指導管理料ニの所定点数は算定できない。
オ　「注7」に規定する情報通信機器を用いた医学管理については，オンライン指針に沿って診療を行った場合に算定する。
(令6保医発0305・4)

事務連絡 がん患者指導管理料
問1　がん患者指導管理料ニの算定にあたり，「説明した結果，D006-18「2」のBRCA1/2遺伝子検査の血液を検体とするものを実施し，D026検体検査判断料の注6の遺伝カウンセリング加算を算定する場合は，がん患者指導管理料ニの所定点数は算定できない」とは具体的にどのような場合か。
答　説明から検査の実施までが一連であった場合を指す。例えば，検査の必要性を説明した結果，患者が検査しないことを決めた後に改めて検査を希望し，その際に遺伝カウンセリングを行った場合は該当しない。
(令2.3.31)
問2　がん患者指導管理料ハの対象となる抗悪性腫瘍剤の範囲はどのような考え方か。
答　抗悪性腫瘍剤には，薬効分類上の腫瘍用薬のほか，インターフェロン，酢酸リュープロレリン等の悪性腫瘍に対する効能を有する薬剤が含まれる。
問3　がん患者指導管理料ハを算定した場合，薬剤管理指導料は別に算定できないとあるが，薬剤管理指導料を算定した次の週に算定することは可能か。
答　薬剤管理指導料とがん患者指導管理料ハを算定する日の間隔は6日以上とする。
問4　がん患者指導管理料イを算定した同一日に，がん患者指導管理料ロ又はハを算定することは可能か。また，がん患者指導管理料ロ及びハについては，同一日に複数回算定することは可能か。
答　がん患者指導管理料イには，がん患者指導管理料ロ及びハに係る指導が含まれることから，がん患者指導管理料イを算定した同一日にがん患者指導管理料ロ又はがん患者指導管理料ハを算定することはできない。一方，がん患者指導管理料ロを算定した同一日にがん患者指導管理料ハを算定することには，それぞれ患者の同意をとり，指導内容等の要点を診療録，看護記録又は薬剤管理指導記録に記載した上で可能である。また，がん患者指導管理料ロ及びハについて，それぞれ同一日に複数回算定することは不可。
問5　緩和ケアチームの専従看護師が，緩和ケアチームとして業務に従事する時間外で，がん患者指導管理料ロを算定することは可能か。
答　緩和ケアチームの専従看護師であっても，緩和ケア診療加算を算定すべき診療及び外来緩和ケア管理料を算定すべき診療に影響のない範囲において，がん患者指導管理料ロを算定することは可能であるが，1日当たりの算定患者数は，緩和ケア診療加算，外来緩和ケア管理料及びがん患者指導管理料ロを算定する患者数合わせて30人以内とする。なお，がん患者指導管理料ロについて，同一日の緩和ケア診療加算の算定及び同一月の外来緩和ケア管理料の算定はできない。
(平26.4.4, 一部修正)
問6　がん患者指導管理料について，「当該患者の同意を得て」となっているが，患者の同意を得ている旨をカルテ等に記録することで要件は満たされるか。
答　そのとおり。
(平26.4.23)
問7　がん患者指導管理料ハを6回算定した後も抗悪性腫瘍剤を投薬している期間であれば，引き続き処方料の「注7」抗悪性腫瘍剤処方管理加算を算定することは可能か。
答　がん患者指導管理料ハを6回算定後，算定できる。ただし6回目の算定時と同月には算定できない。(平26.6.2, 一部修正)
問8　がん患者指導管理料イについて，医師および看護師が共同して診断結果及び治療方法等について患者が十分に理解し，納得した上で治療方針を選択できるように説明及び相談を行うとあるが，説明及び相談の際に終始医師が同席していなければならないのか。
答　必ずしも同席の必要はないが，診断結果や治療方針等についての説明は医師が行うこと。(平24.3.30, 一部修正)
問9　がん患者指導管理料については，「患者の十分な理解が得られない場合又は患者の意思が確認できない場合は，算定の対象とならない」とされているが，患者の十分な理解が得られた場合又は患者の意思が確認できたことについて，患者の署名がある文書等を残す必要はあるのか。
答　必ずしも文書を残す必要はない。ただし，患者の十分な理解が得られたかを含め，話し合いの内容について診療録に記載するとともに，患者に対して文書を提供した場合には提供した文書の写しを診療録に添付されたい。
問10　「患者の十分な理解が得られない場合又は患者の意思が確認できない場合は算定の対象とならない」とあるが，患者の意思や理解が得られない状況とは具体的にどのような状況を指しているのか。
答　例えば，意識障害や重度の認知症等により十分な理解が得られない又は意思が確認できない場合などが考えられる。
(平22.3.29, 一部修正)

(編注) がん患者指導管理料は，外来，入院を問わず算定可。

（B001　特定疾患治療管理料）
24　外来緩和ケア管理料 外緩 　　290点
注1　別に**厚生労働大臣が定める施設基準**〔告示4第3・2⒀イ, p.1328〕に適合しているものとして地方厚生局長等に届け出た保険医療機関において，緩和ケアを要する入院中の患者以外の患者（症状緩和を目的として麻薬が投与されている患者に限る）に対して，当該保険医療機関の保険医，看護師，薬剤師等が共同して療養上必要な指導を行った場合に，月1回に限り算定する。
2　当該患者が15歳未満の小児である場合には，**小児加算** 小児 として，所定点数に**150点**を加算する。

3　B001の22がん性疼痛緩和指導管理料は，別に算定できない。
4　医療提供体制の確保の状況に鑑み別に厚生労働大臣が定める地域〔告示3別表第6の2，p.1309〕に所在する保険医療機関であって，別に厚生労働大臣が定める施設基準〔告示4第3・2(13)ハ，p.1328〕に適合しているものとして地方厚生局長等に届け出たものについては，注1に規定する届出の有無にかかわらず，所定点数に代えて，**外来緩和ケア管理料**（特定地域）緩ケ地域として，150点を算定する。
5　別に厚生労働大臣が定める施設基準〔告示4第3・2(13)ニ，p.1328〕に適合しているものとして地方厚生局長等に届け出た保険医療機関において，外来緩和ケア管理料を算定すべき医学管理を**情報通信機器を用いて行った場合**は，所定点数に代えて，252点〔注4に規定する外来緩和ケア管理料（特定地域）を算定すべき医学管理を情報通信機器を用いて行った場合にあっては，131点〕を算定する。情外緩

【2024年改定による主な変更点】
(1)　介護老人保健施設入所者に対する外来緩和ケア管理料（悪性腫瘍の患者に限る）が新たに算定可とされた。
(2)　介護保険施設等に対する助言に携わる時間（原則として月10時間以下）が，緩和ケアチームの構成員の専従業務に含まれることが明確化された。

→外来緩和ケア管理料
(1)　外来緩和ケア管理料については，医師ががん性疼痛の症状緩和を目的として麻薬を投与している入院中の患者以外の悪性腫瘍，後天性免疫不全症候群又は末期心不全の患者のうち，疼痛，倦怠感，呼吸困難等の身体的症状又は不安，抑うつなどの精神症状を持つ者に対して，当該患者の同意に基づき，症状緩和に係るチーム（以下「緩和ケアチーム」という）による診療が行われた場合に算定する。
(2)　末期心不全の患者とは，以下のアからウまでの基準及びエからカまでのいずれかの基準に該当するものをいう。
　ア　心不全に対して適切な治療が実施されている。
　イ　器質的な心機能障害により，適切な治療にもかかわらず，慢性的にNYHA重症度分類Ⅳ度の症状に該当し，頻回又は持続的に点滴薬物療法を必要とする状態である。
　ウ　過去1年以内に心不全による急変時の入院が2回以上ある。なお，「急変時の入院」とは，患者の病状の急変等による入院を指し，予定された入院を除く。
　エ　左室駆出率が20％以下である。
　オ　医学的に終末期であると判断される状態である。
　カ　エ又はオに掲げる状態に準ずる場合である。
(3)　緩和ケアチームは，身体症状及び精神症状の緩和を提供することが必要である。緩和ケアチームの医師は緩和ケアに関する研修を修了した上で診療に当たる。ただし，後天性免疫不全症候群の患者を診療する際には当該研修を修了していなくても本管理料は算定できる。
(4)　緩和ケアチームは初回の診療に当たり，当該患者の診療を担う保険医，看護師及び薬剤師などと共同の上，**別紙様式3**（p.132）又はこれに準じた緩和ケア実施計画書を作成し，その内容を患者に説明の上交付するとともに，その写しを**診療録等**に添付する。
(5)　1日当たりの算定患者数は，1チームにつき概ね30人以内とする。ただし，「注4」に規定する点数を算定する場合は，1日当たりの算定患者数は，1チームにつき概ね15人以内とする。
(6)　症状緩和に係るカンファレンスが週1回程度開催されており，緩和ケアチームの構成員及び必要に応じて，当該患者の診療を担当する保険医，看護師などが参加している。
(7)　当該保険医療機関に緩和ケアチームが組織上明確に位置づけられている。
(8)　院内の見やすい場所に緩和ケアチームによる診療が受けられる旨の掲示をするなど，患者に対して必要な情報提供がなされている。
(9)　当該緩和ケアチームは，緩和ケア診療加算の緩和ケアチームと兼任可能である。
(10)　「注4」に規定する点数は，「基本診療料の施設基準等」別表第6の2に掲げる地域に所在する保険医療機関（特定機能病院，許可病床数が400床以上の病院，DPC対象病院及び一般病棟入院基本料に係る届出において急性期一般入院料1のみを届け出ている病院を除く）において，算定可能である。
(11)　「注5」に規定する情報通信機器を用いた医学管理については，オンライン指針に沿って診療を行った場合に算定する。

〔令6保医発0305・4〕

（B001　特定疾患治療管理料）
25　移植後患者指導管理料
　イ　臓器移植後の場合　臓移　　300点
　ロ　造血幹細胞移植後の場合　造移　　300点
注1　別に厚生労働大臣が定める施設基準〔告示4第3・2(14)イ，p.1328〕に適合しているものとして地方厚生局長等に届け出た保険医療機関において，臓器移植後又は造血幹細胞移植後の患者であって，入院中の患者以外の患者に対して，当該保険医療機関の保険医，看護師，薬剤師等が共同して計画的な医学管理を継続して行った場合に，月1回に限り算定する。
2　B000特定疾患療養管理料を算定している患者については算定しない。
3　別に**厚生労働大臣が定める施設基準**〔告示4第3・2(14)ロ，p.1328〕に適合しているものとして地方厚生局長等に届け出た保険医療機関において，移植後患者指導管理料を算定すべき医学管理を**情報通信機器を用いて行った場合**は，イ又はロの所定点数に代えて，それぞれ261点を算定する。臓移　造移

→移植後患者指導管理料
(1)　移植後患者指導管理料は，臓器移植（角膜移植を除く）又は造血幹細胞移植を受けた患者（以下「臓器等移植後の患者」という）が，移植した臓器又は造血幹細胞を長期にわたって生着させるために，多職種が連携して，移植の特殊性に配慮した専門的な外来管理を行うことを評価するものである。臓器移植後の患者については「イ　臓器移植後の場合」を，造血幹細胞移植後の患者については「ロ　造血幹細胞移植後の場合」を算定する。
(2)　移植後患者指導管理料は，臓器等移植後の患者に対

して，移植に係る診療科に専任する医師と移植医療に係る適切な研修を受けた専任の看護師が，必要に応じて，薬剤師等と連携し，治療計画を作成し，臓器等移植後の患者に特有の拒絶反応や移植片対宿主病（GVHD），易感染性等の特性に鑑みて，療養上必要な指導管理を行った場合に，月1回に限り算定する。
(3) 移植医療に係る適切な研修を受けた看護師は，関係診療科及び関係職種と緊密に連携をとり，かつ適切な役割分担を考慮しつつ，医師の指示のもと臓器等移植後の患者に対して提供される医療について調整を行う。
(4) 臓器等移植後患者であっても，移植後の患者に特有な指導が必要ない状態となった場合は移植後患者指導管理料は算定できない。
(5) 「注3」に規定する情報通信機器を用いた医学管理については，オンライン指針に沿って診療を行った場合に算定する。 (令6保医発0305・4)

事務連絡 問 他の医療機関において臓器移植や造血幹細胞移植を受けた患者について，移植を行っていない医療機関であっても同管理料を算定可能か。
答 移植に係る診療の状況や移植後の医学管理の状況等が適切に把握されている場合には，移植を行っていない医療機関であっても要件を満たせば算定できる。 (平24.4.6)

（B001　特定疾患治療管理料）
26　植込型輸液ポンプ持続注入療法指導管理料 植ポ　810点

注1　植込型輸液ポンプ持続注入療法（髄腔内投与を含む）を行っている入院中の患者以外の患者に対して，当該療法に関する指導管理を行った場合に算定する。
　2　植込術を行った日から起算して3月以内の期間に行った場合には，**導入期加算** 導入期 として，140点を所定点数に加算する。

（編注）植込型輸液ポンプ持続注入療法は脳脊髄疾患が原因で起こる「痙性麻痺（痙縮）」の治療法。当該療法にあたり，K190-3，K190-4，K190-5等の手術が行われる。

→植込型輸液ポンプ持続注入療法指導管理料　摘要欄 p.1683
(1) 植込型輸液ポンプを使用している患者であって，入院中の患者以外の患者について，診察とともに投与量の確認や調節など，療養上必要な指導を行った場合に，1月に1回に限り算定する。この場合において，プログラム変更に要する費用は所定点数に含まれる。
(2) 指導内容の要点を**診療録**に記載する。 (令6保医発0305・4)

（B001　特定疾患治療管理料）
27　糖尿病透析予防指導管理料 透予　350点

注1　別に厚生労働大臣が定める施設基準〔告示4第3・2(15)イ，p.1328〕に適合しているものとして地方厚生局長等に届け出た保険医療機関において，糖尿病の患者〔別に厚生労働大臣が定める者〔告示4第3・2(15)ロ，p.1328〕に限る〕であって，医師が透析予防に関する指導の必要性があると認めた入院中の患者以外の患者に対して，当該保険医療機関の医師，看護師又は保健師及び管理栄養士等が共同して必要な指導を行った場合に，月1回に限り算定する。
　2　B001の9外来栄養食事指導料及びB001の11集団栄養食事指導料は，所定点数に含まれるものとする。
　3　医療提供体制の確保の状況に鑑み別に厚生労働大臣が定める地域〔告示3別表第6の2，p.1309〕に所在する保険医療機関であって，別に厚生労働大臣が定める施設基準〔告示4第3・2(15)ニ，p.1328〕に適合しているものとして地方厚生局長等に届け出たものについては，注1に規定する届出の有無にかかわらず，所定点数に代えて，**糖尿病透析予防指導管理料**（特定地域）透予地域 として，175点を算定する。
　4　別に厚生労働大臣が定める施設基準〔告示4第3・2(15)ホ，p.1328〕に適合しているものとして地方厚生局長等に届け出た保険医療機関において，高度腎機能障害の患者に対して医師が必要な指導を行った場合には，**高度腎機能障害患者指導加算** 腎機能 として，100点を所定点数に加算する。
　5　別に厚生労働大臣が定める施設基準〔告示4第3・2(15)ヘ，p.1328〕に適合しているものとして地方厚生局長等に届け出た保険医療機関において，糖尿病透析予防指導管理料を算定すべき医学管理を**情報通信機器を用いて行った場合**は，所定点数に代えて，305点〔注3に規定する糖尿病透析予防指導管理料（特定地域）を算定すべき医学管理を情報通信機器を用いて行った場合にあっては，152点〕を算定する。 情透予
情透予地域

→糖尿病透析予防指導管理料　摘要欄 p.1683
(1) 糖尿病透析予防指導管理料は，入院中の患者以外の糖尿病患者（通院する患者のことをいい，在宅での療養を行う患者を除く）のうち，ヘモグロビンA1c（HbA1c）がJDS値で6.1％以上（NGSP値で6.5％以上）又は内服薬やインスリン製剤を使用している者であって，糖尿病性腎症第2期以上の患者（現に透析療法を行っている者を除く）に対し，医師が糖尿病透析予防に関する指導の必要性があると認めた場合に，月1回に限り算定する。
(2) 当該指導管理料は，専任の医師，当該医師の指示を受けた専任の看護師（又は保健師）及び管理栄養士（以下「透析予防診療チーム」という）が，(1)の患者に対し，日本糖尿病学会の「糖尿病治療ガイド」等に基づき，患者の病期分類，食塩制限及び蛋白制限等の食事指導，運動指導，その他生活習慣に関する指導等を必要に応じて個別に実施した場合に算定する。
(3) 当該指導管理料を算定すべき指導の実施に当たっては，透析予防診療チームは，糖尿病性腎症のリスク要因に関する評価を行い，その結果に基づいて，指導計画を作成する。
(4) 当該管理を実施する透析予防診療チームは，糖尿病性腎症のリスク要因に関する評価結果，指導計画及び実施した指導内容を**診療録**，療養指導記録又は栄養指導記録に**添付**又は記載する。
(5) 「注3」に規定する点数は，「基本診療料の施設基準等」別表第6の2に掲げる地域に所在する保険医療機関（特定機能病院，許可病床数が400床以上の病院，DPC対象病院及び一般病棟入院基本料に係る届出にお

いて急性期一般入院料1のみを届け出ている病院を除く）において，算定可能である。
(6) 同一月又は同一日においても，「注2」に規定するものを除き，第2章第1部の各区分に規定する他の医学管理等及び第2部第2節第1款の各区分に規定する在宅療養指導管理料は併算定できる。
(7) 当該管理料を算定する場合は，特掲診療料施設基準通知の別添2の様式5の7（→Web版）に基づき，1年間に当該指導管理料を算定した患者の人数，状態の変化等について報告を行う。
(8) 「注4」に規定する高度腎機能障害患者指導加算は，eGFR（mL/分/1.73㎡）が45未満の患者に対し，専任の医師が，当該患者が腎機能を維持する観点から必要と考えられる運動について，その種類，頻度，強度，時間，留意すべき点等について指導し，また既に運動を開始している患者についてはその状況を確認し，必要に応じて更なる指導を行った場合に算定する。なお，指導については日本腎臓リハビリテーション学会から「保存期CKD患者に対する腎臓リハビリテーションの手引き」が示されているので，指導が適切になされるよう留意されたい。
(9) 本管理料を算定する患者について，保険者から保健指導を行う目的で情報提供等の協力の求めがある場合には，患者の同意を得て，必要な協力を行う。
(10) 「注5」に規定する情報通信機器を用いた医学管理については，オンライン指針に沿って診療を行った場合に算定する。
(11) 「注5」に規定する点数を算定する場合には，以下の要件を満たすこと。
　ア　透析予防診療チームが，情報通信機器を用いた診療による計画的な療養上の医学管理を行う月において，(1)の患者に対し，ビデオ通話が可能な情報通信機器を活用して，日本糖尿病学会の「糖尿病治療ガイド」等に基づき，患者の病期分類，食塩制限，蛋白制限等の食事指導，運動指導，その他生活習慣に関する指導等を必要に応じて個別に実施する。なお，情報通信機器を用いた診療による計画的な療養上の医学管理を行う月にあっては，医師又は医師の指示を受けた看護師若しくは管理栄養士による指導等について，各職種が当該月の別日に指導等を実施した場合においても算定できる。
　イ　当該指導等の実施に当たっては，透析予防診療チームは，事前に，対面による指導と情報通信機器を用いた診療による指導を組み合わせた指導計画を作成し，当該計画に基づいて指導を実施する。
　ウ　透析予防診療チームは，情報通信機器を用いた診療により実施した指導内容，指導実施時間等を**診療録**，療養指導記録又は栄養指導記録に記載する。
（令6保医発0305・4）

事務連絡　糖尿病透析予防指導管理料
問1　留意事項通知(9)について，保険者から保健指導を行う目的で情報提供等の協力の求めがあり，患者の同意を得て行う必要な協力には，日本糖尿病協会の「糖尿病連携手帳」を活用した情報提供も含まれるのか。
答　含まれる。
（平30.5.25）
問2　当該点数を算定する日において，透析予防診療チームである医師，看護師又は保健師及び管理栄養士それぞれによる指導の実施が必要か。
答　そのとおり。当該指導にあたり，必ずしも医師，看護師又は保健師及び管理栄養士が同席して指導を行う必要はないが，それぞれが同日に指導を行う必要がある。
問3　糖尿病教室に参加していない患者であっても，要件を満たす場合は，当該点数を算定可能か。
答　そのとおり。
問4　糖尿病教室等で複数の患者に同時に指導を行った場合でも算定可能か。
答　複数の患者に同時に指導を行った場合には算定出来ない。
問5　B001の「20」糖尿病合併症管理料との併算定は可能か。
答　可能である。
（平24.3.30）
問6　「ヘモグロビンA1cがJDS値で6.1％以上（NGSP値で6.5％以上）又は内服薬やインスリン製剤を使用している者であって，糖尿病性腎症第2期以上の患者…」とあるが，これは，「ヘモグロビンA1cがJDS値で6.1％以上（NGSP値で6.5％以上）であって，糖尿病性腎症第2期以上の患者」又は「内服薬やインスリン製剤を使用している者であって，糖尿病性腎症第2期以上の患者」という意味か。
答　そのとおり。
（平25.8.6）

（B001　特定疾患治療管理料）
28　小児運動器疾患指導管理料　小運動　**250点**
注　別に厚生労働大臣が定める施設基準〔告示④第3・2⒃, p.1328〕に適合しているものとして地方厚生局長等に届け出た保険医療機関において，入院中の患者以外の患者であって，運動器疾患を有する20歳未満のものに対し，小児の運動器疾患に関する専門の知識を有する医師が，計画的な医学管理を継続して行い，かつ，療養上必要な指導を行った場合に，6月に1回（初回算定日の属する月から起算して6月以内は月1回）に限り算定する。ただし，同一月にB001の5小児科療養指導料を算定している患者については，算定できない。

→小児運動器疾患指導管理料　　摘要欄　p.1683
(1) 小児運動器疾患指導管理料は，入院中の患者以外の患者であって，運動器疾患に対し継続的な管理を必要とするものに対し，専門的な管理を行った場合に算定するものであり，小児の運動器疾患に関する適切な研修を修了した医師が，治療計画に基づき療養上の指導を行った場合に算定できる。
(2) 対象患者は，以下のいずれかに該当する20歳未満の患者とする。
　ア　先天性股関節脱臼，斜頸，内反足，ペルテス病，脳性麻痺，脚長不等，四肢の先天奇形，良性骨軟部腫瘍による四肢変形，外傷後の四肢変形，二分脊椎，脊髄係留症候群又は側弯症を有する患者
　イ　装具を使用する患者
　ウ　医師が継続的なリハビリテーションが必要と判断する状態の患者
　エ　その他，手術適応の評価等，成長に応じた適切な治療法の選択のために，継続的な診療が必要な患者
(3) 初回算定時に治療計画を作成し，患者の家族等に説明して同意を得るとともに，毎回の指導の要点を**診療録**に記載する。
(4) 日常的に車椅子を使用する患者であって，車椅子上での姿勢保持が困難なため，食事摂取等の日常生活動作の能力の低下を来した患者については，医師の指示を受けた理学療法士又は作業療法士等が，車椅子や座位保持装置上の適切な姿勢保持や褥瘡予防のため，患者の体幹機能や座位保持機能を評価した上で体圧分散やサポートのためのクッションや附属品の選定や調整を行うことが望ましい。
（令6保医発0305・4）

事務連絡　問1　B001の「28」小児運動器疾患指導管理料について，20歳未満の患者が対象とされているが，当該患者が20歳に達する日の前日まで算定可能ということか。

答　そのとおり。　　　　　　　　　　　　　（令4.3.31）
問2　小児運動器疾患指導管理料の(2)のエに規定する「その他，手術適応の評価等，成長に応じた適切な治療法の選択のために，継続的な診療が必要な患者」について，外傷に伴う骨端線損傷等により，手術適応の評価等，成長に応じた適切な治療法の選択のために継続的な診療が必要であると医学的に判断される場合は当該指導管理料を算定可能か。
答　算定可能。　　　　　　　　　　　　　（令6.3.28）

（B001　特定疾患治療管理料）
29　乳腺炎重症化予防ケア・指導料　乳腺ケア
　イ　乳腺炎重症化予防ケア・指導料1
　　(1)　初回　　　　　　　　　　　　　500点
　　(2)　2回目から4回目まで　　　　　　150点
　ロ　乳腺炎重症化予防ケア・指導料2
　　(1)　初回　　　　　　　　　　　　　500点
　　(2)　2回目から8回目まで　　　　　　200点
注1　イについては，別に厚生労働大臣が定める施設基準〔告示4第3・2(17), p.1328〕に適合しているものとして地方厚生局長等に届け出た保険医療機関において，入院中の患者以外の患者であって，乳腺炎が原因となり母乳育児に困難を来しているものに対して，医師又は助産師が乳腺炎に係る包括的なケア及び指導を行った場合に，1回の分娩につき4回に限り算定する。
　2　ロについては，別に厚生労働大臣が定める施設基準〔告示4第3・2(17), p.1328〕に適合しているものとして地方厚生局長等に届け出た保険医療機関において，入院中の患者以外の患者であって，乳腺炎が悪化しK472乳腺膿瘍切開術を行ったことに伴い母乳育児に困難を来しているものに対し，医師又は助産師が乳腺膿瘍切開創の管理を含む乳腺炎に係る包括的なケア及び指導を行った場合に，1回の分娩につき8回に限り算定する。

→乳腺炎重症化予防ケア・指導料　摘要欄 p.1683
(1)　乳腺炎重症化予防ケア・指導料1は，入院中以外の乳腺炎の患者であって，乳腺炎が原因となり母乳育児に困難がある患者に対して，医師がケア及び指導の必要性があると認めた場合で，乳腺炎の重症化及び再発予防に係る指導並びに乳房に係る疾患を有する患者の診療について経験を有する医師又は乳腺炎及び母乳育児に関するケア・指導に係る経験を有する助産師が，当該患者に対して乳房のマッサージや搾乳等の乳腺炎に係るケア，授乳や生活に関する指導，心理的支援等の乳腺炎の早期回復，重症化及び再発予防に向けた包括的なケア及び指導を行った場合に，分娩1回につき4回に限り算定する。
(2)　乳腺炎重症化予防ケア・指導料2は，入院中以外の乳腺炎の患者であって，乳腺膿瘍切開術を行ったことに伴い母乳育児に困難がある患者に対して，医師がケア及び指導の必要性があると認めた場合で，乳腺炎の重症化及び再発予防に係る指導並びに乳房に係る疾患を有する患者の診療について経験を有する医師又は乳腺炎及び母乳育児に関するケア・指導に係る経験を有する助産師が，当該患者に対して乳腺膿瘍切開創の感染予防管理，排膿促進及び切開創を避けた授乳指導並びに(1)に規定するケア及び指導を行った場合に，分娩1回につき8回に限り算定する。
(3)　乳腺炎重症化予防ケア・指導料1を算定した後に乳腺膿瘍切開術を行った場合，引き続き乳腺炎重症化予防ケア・指導料2を分娩1回につき8回に限り算定できる。
(4)　当該ケア及び指導を実施する医師又は助産師は，包括的なケア及び指導に関する計画を作成し計画に基づき実施するとともに，実施した内容を診療録等に記載する。　　　　　　　　　　（令6保医発0305・4）

事務連絡　問　B001「29」乳腺炎重症化予防ケア・指導料について，「乳腺炎の重症化及び再発予防に係る指導並びに乳房に係る疾患を有する患者の診療について経験を有する医師又は乳腺炎及び母乳育児に関するケア・指導に係る経験を有する助産師」が実施した場合に算定するとあるが，この医師及び助産師は，施設基準で配置が求められている医師及び助産師を指すと考えてよいか。
答　施設基準で規定する医師又は助産師が実施した場合に算定できる。　　　　　　　　　　　　（平30.4.25）

（B001　特定疾患治療管理料）
30　婦人科特定疾患治療管理料　婦特　　250点
注1　別に厚生労働大臣が定める施設基準〔告示4第3・2(18), p.1328〕に適合しているものとして地方厚生局長等に届け出た保険医療機関において，入院中の患者以外の器質性月経困難症の患者であって，ホルモン剤（器質性月経困難症に対して投与されたものに限る）を投与している患者に対して，婦人科又は産婦人科を担当する医師が，患者の同意を得て，計画的な医学管理を継続して行い，かつ，療養上必要な指導を行った場合に，3月に1回に限り算定する。
　2　A000初診料を算定する初診の日に行った指導又は当該初診の日の同月内に行った指導の費用は，初診料に含まれるものとする。

→婦人科特定疾患治療管理料
(1)　婦人科又は産婦人科を標榜する保険医療機関において，入院中の患者以外の器質性月経困難症の患者であって，ホルモン剤（器質性月経困難症に対して投与されたものに限る）を投与しているものに対して，婦人科又は産婦人科を担当する医師が，患者の同意を得て，計画的な医学管理を継続して行い，かつ，療養上必要な指導を行った場合に，3月に1回に限り算定する。
(2)　治療計画を作成し，患者に説明して同意を得るとともに，毎回の指導内容の要点を診療録に記載する。なお，治療計画の策定に当たっては，患者の病態，社会的要因，薬物療法の副作用や合併症のリスク等を考慮する。
(3)　治療に当たっては，関連学会等から示されているガイドラインを踏まえ，薬物療法等の治療方針について適切に検討する。　　　　　　　　（令6保医発0305・4）

（B001　特定疾患治療管理料）
31　腎代替療法指導管理料　腎代指　　500点
注1　別に厚生労働大臣が定める施設基準〔告示4第3・2(19)イ, p.1328〕に適合しているものとして地方厚生局長等に届け出た保険医療機関において，別に厚生労働大臣が定める患者〔告示4第3・2(19)ロ, p.1329〕

であって入院中の患者以外のものに対して，当該患者の同意を得て，看護師と共同して，当該患者と診療方針等について十分に話し合い，その内容を文書等により提供した場合に，患者1人につき2回に限り算定する。
2 1回の指導時間は30分以上でなければならないものとする。
3 別に厚生労働大臣が定める施設基準
〔告示4第3・2(19)ハ，p.1329〕に適合しているものとして地方厚生局長等に届け出た保険医療機関において，腎代替療法指導管理料を算定すべき医学管理を**情報通信機器を用いて行った場合**は，所定点数に代えて，**435点**を算定する。 情腎代指

→腎代替療法指導管理料　　　　　　摘要欄 p.1683
(1) 腎代替療法指導管理料は，腎臓内科の経験を有する常勤医師及び腎臓病患者の看護に従事した経験を有する専任の看護師が，当該患者への腎代替療法の情報提供が必要と判断した場合に，腎代替療法について指導を行い，当該患者が十分に理解し，納得した上で治療方針を選択できるように説明及び相談を行った場合に，患者1人につき2回に限り算定する。なお，2回目の当該管理料の算定に当たっては，その医療上の必要性について診療報酬明細書の摘要欄に記載する。
(2) 当該管理料の対象となる患者は，次のいずれかの要件を満たすものとする。
　ア 慢性腎臓病の患者であって，3月前までの直近2回のeGFR（mL/分/1.73m^2）がいずれも30未満の場合
　イ 急速進行性糸球体腎炎等による腎障害により，急速な腎機能低下を呈し，不可逆的に慢性腎臓病に至ると判断される場合
(3) 当該管理料を算定すべき指導の実施に当たっては，(2)の要件を満たす慢性腎臓病患者の腎代替療法選択にとって，適切と判断される時期に行うこととし，血液透析，腹膜透析，腎移植等の腎代替療法のうち，いずれについても情報提供する。なお，当該情報提供は，腎臓病教室とは別に行う。
(4) 指導内容等の要点を診療録に記載する。なお，説明に用いた文書の写しの診療録への添付により診療録への記載に代えることができる。
(5) 説明に当たっては，関連学会の作成した腎代替療法選択に係る資料又はそれらを参考に作成した資料に基づき説明を行う。
(6) 当該管理料を算定する場合にあっては，(2)のア又はイのうち該当するものに応じて，以下の事項を診療報酬明細書の摘要欄に記載する。
　ア (2)のアに該当する場合は，直近の血液検査におけるeGFRの検査値について，以下の(イ)から(ハ)までのうちいずれかに該当するもの。
　　(イ) 25mL/min/1.73m^{2}以上 30mL/min/1.73m^{2}未満
　　(ロ) 15mL/min/1.73m^{2}以上 25mL/min/1.73m^{2}未満
　　(ハ) 15mL/min/1.73m^{2}未満
　イ (2)のイに該当する場合は，当該指導管理の実施について適切な時期と判断した理由。
(7) 「注3」に規定する情報通信機器を用いた医学管理については，オンライン指針に沿って診療を行った場合に算定する。
（令6保医発0305・4）

事務連絡 問1 移植に向けた手続きを行った患者の数に，他の医療機関に紹介して紹介先医療機関で腎臓移植ネットワークに登録された患者は対象に含めてよいか。
答 含めてよい。（令2.3.31）
問2 腎代替療法指導管理料の対象には，腎代替療法導入後の患者は含まれないのか。
答 その通り。
問3 腎代替療法指導管理料およびJ038人工腎臓導入期加算2について，「腎移植に向けた手続きを行った患者」の定義として，「臓器移植ネットワークに腎臓移植希望者として新規に登録された患者」と記載されているが，臓器移植ネットワークに腎臓移植希望者として登録後1年以上経過し，当該登録を更新した患者についても「腎移植に向けた手続きを行った患者」に含まれるか。
答 含まれる。（令2.4.16）

（B001　特定疾患治療管理料）
32　一般不妊治療管理料 一妊　　250点
注1 別に厚生労働大臣が定める施設基準
〔告示4第3・2(20)，p.1329〕に適合しているものとして地方厚生局長等に届け出た保険医療機関において，入院中の患者以外の不妊症の患者であって，一般不妊治療を実施しているものに対して，当該患者の同意を得て，計画的な医学管理を継続して行い，かつ，療養上必要な指導を行った場合に，3月に1回に限り算定する。ただし，B001の33生殖補助医療管理料を算定している患者については算定しない。
2 A000初診料を算定する初診の日に行った指導又は当該初診の日の同月内に行った指導の費用は，初診料に含まれるものとする。

【2024年改定による主な変更点】施設基準の「不妊症の患者に係る診療を年間20例以上実施していること」とする要件が，医療機関単位から医師単位の基準（20例以上実施した医師が1名以上）に変更された。また，不妊症に係る医療機関の情報提供に関する事業に協力することが要件とされた。

→一般不妊治療管理料　　　　　　摘要欄 p.1683
(1) 一般不妊治療管理料は，入院中の患者以外の不妊症の患者であって，一般不妊治療を実施しているものに対して，当該患者の同意を得て，計画的な医学管理を継続して行い，かつ，療養上必要な指導を行った場合に，3月に1回に限り算定する。
(2) 治療計画を作成し，当該患者及びそのパートナー（当該患者と共に不妊症と診断された者をいう。以下この区分において同じ）に文書を用いて説明の上交付し，文書による同意を得る。また，交付した文書の写し及び同意を得た文書を診療録に添付する。なお，治療計画の作成に当たっては，当該患者及びそのパートナーの病態，就労の状況を含む社会的要因，薬物療法の副作用や合併症のリスク等を考慮する。
(3) 少なくとも6月に1回以上，当該患者及びそのパートナーに対して治療内容等に係る同意について確認するとともに，必要に応じて治療計画の見直しを行う。なお，治療計画の見直しを行った場合には，当該患者及びそのパートナーに文書を用いて説明の上交付し，文書による同意を得る。また，交付した文書の写し及び同意を得た文書を診療録に添付する。
(4) 治療計画の作成に当たっては，関係学会から示されているガイドライン等を踏まえ，薬物療法等の治療方針について適切に検討する。また，治療が奏効しない場合には，治療計画の見直しを行う。なお，必要に応じて，連携する生殖補助医療を実施できる他の保険医

療機関への紹介を行う。
(5) 当該患者に対する毎回の指導内容の要点を**診療録**に記載する。
(6) 当該管理料の初回算定時に，当該患者及びそのパートナーを不妊症と診断した理由について，**診療録**に記載する。
(7) 当該管理料の初回算定時に，以下のいずれかに該当することを確認する。
　ア　当該患者及びそのパートナーが，婚姻関係にある。
　イ　当該患者及びそのパートナーが，治療の結果，出生した子について認知を行う意向がある。
(8) (7)の確認に当たっては，確認した方法について**診療録**に記載するとともに，提出された文書等がある場合には，当該文書等を**診療録**に添付する。　（令6保医発0305・4）

【事務連絡】**一般不妊治療管理料　基本的な算定要件**

問1　不妊症の原因検索の検査や不妊症の原因疾病に対する治療等を実施する場合，一般不妊治療管理料は算定可能か。
答　算定不可。一般不妊治療とは，いわゆるタイミング法及び人工授精をいい，一般不妊治療管理料は，不妊症と診断された患者に対して，当該患者の同意を得て，いわゆるタイミング法又は人工授精に係る計画的な医学管理を継続して行い，かつ，療養上必要な指導を行うなど，必要な要件を満たす場合に算定する。

問2　「生殖補助医療管理料を算定している患者については算定しない」こととされているが，例えば，生殖補助医療管理料を算定したが，翌月に治療計画を見直し，一般不妊治療管理料に切り替えた場合は，当該月において一般不妊治療管理料は算定可能か。
答　算定可。

問3　問2において，例えば，生殖補助医療を実施していたが，同一月に一般不妊治療に切り替えることとし，治療計画を作成し，一般不妊治療を開始した場合，当該月に生殖補助医療管理料と一般不妊治療管理料のいずれも算定可能か。
答　主たるもののみ算定可。

問4　タイミング法を実施するに当たり，勃起障害を伴う男性不妊症患者に対するホスホジエステラーゼ5阻害剤（以下「PDE5阻害剤」という）の使用を伴う場合，当該患者に対して一般不妊治療管理料は算定可能か。
答　算定可。　　　　　　　　　　　　　　　　（令4.3.31）

問5　初診日又は初診日の同月内（以下「初診時」という）に行った指導の費用は初診料に含まれ，一般不妊治療管理料及び生殖補助医療管理料は算定できないが，初診時に，
　①　治療計画を作成した場合
　②　①に加えて，採卵を実施した場合
においては，これらの管理料の算定はどうなるか。
答　①　初診時に治療計画を作成した場合であっても，初診時にこれらの管理料は算定できないが，当該治療計画については，翌月以降，これらの管理料の算定要件に係る治療計画として取り扱って差し支えない。
　②　K890-4採卵術を算定できるが，初診時には生殖補助医療管理料の算定は出来ない。　　　　　（令4.6.29）

【事務連絡】**治療計画の説明・同意／婚姻関係の確認等（B001「33」生殖補助医療管理料と共通）**

問1　治療計画の同意の取得は，文書で行う必要があるか。また，その保存は必要か。
答　文書により同意を取得し，当該文書を診療録に添付して保存する必要がある。

問2　治療計画の文書交付に係る費用は，別に徴収してよいか。
答　不可。

問3　一般不妊治療管理料の算定要件のうち，治療計画に係る患者及びそのパートナーへの説明・同意の取得について，両者が受診した上で行わなければならないか。6月に1回以上行うこととされている「治療内容等に係る同意について確認」についても両者の受診が必要か。
答　初回の治療計画の説明に当たっては，原則として当該患者及びそのパートナーの同席の下で実施する。ただし，同席が困難な場合には，その理由を診療録に記載するとともに，やむを得ない事情がある場合を除き同席ができなかった者に対しても以後の診療機会に説明を行い，同意を得る。
　後段の「治療内容等に係る同意について確認」については，同意について確認がとれればよい。

問4　一般不妊治療管理料の算定要件のうち，治療計画に係る患者又はパートナーへの説明・同意の取得について，同席が困難な場合には，リアルタイムでの画像を介したコミュニケーション（ビデオ通話）が可能な機器を用いて説明を行った上で，同意の確認を行ってもよいか。
答　よい。この場合，身分証明書の提示等により確実に本人確認を行うとともに，文書による同意を得る。この際，パートナーからの文書による同意の取得については，後日，同意を得た文書を診療録に添付することで差し支えない。なお，単にパートナーへの説明を行い，同意を取得することのみでは，当該パートナーに対する診療報酬は算定できない点に留意する。

問5　患者及びそのパートナーに対して一般不妊治療に関する治療計画の説明を行うに当たり，当該パートナーに対しては特段の診療を行わず，治療計画の説明及び同意の取得のみを行う場合には，当該パートナーに関して一般不妊治療管理料を算定することはできないということか。
答　そのとおり。一般不妊治療管理料は，当該一般不妊治療を実施する患者について算定するものとし，単に患者及びそのパートナーに対して治療計画の説明及び同意の取得を行ったのみでは，患者及びそのパートナーそれぞれについて算定することはできない。

問6　患者及びそのパートナーの両者に診療や必要な療養上の指導等を行った場合は，両者についてそれぞれ一般不妊治療管理料を算定することは可能か。
答　可能。この場合，それぞれの診療について診療録を作成し，実施した指導内容の要点を診療録に記載する。　（令4.3.31）

問7　一般不妊治療管理料の初回算定時における婚姻関係等の具体的な確認方法如何。
答　法律婚である場合はその事実関係を，法律婚以外の場合は患者及びそのパートナーが事実婚関係にある旨の申告を受けるとともに，以下アからウの内容について，それぞれ確認を行う。その際の具体的な確認方法は，個別の事情に応じた医療機関の判断に委ねるが，例えば，患者及びそのパートナーの申告書による確認を行うことなどが考えられる。その際，確認した内容を診療録に記載し，申告書により確認を行った場合は当該申告書を診療録に添付する。
　ア　当該患者及びそのパートナーが重婚でない（両者がそれぞれ他人と法律婚でない）。
　イ　当該患者及びそのパートナーが同一世帯である。なお，同一世帯でない場合には，その理由について確認する。
　ウ　当該患者及びそのパートナーが，治療の結果，出生した子について認知を行う意向がある。　（令4.3.31）

問8　不妊治療を保険診療で実施している患者が，当該治療計画に係る同意したパートナーAと離婚し，新たに婚姻したパートナーBと改めて一連の治療計画を作成して不妊治療を開始した場合，回数は通算しないという理解でよいか。
答　よい。

問9　問8の場合，新たな算定回数の上限に係る治療開始日の年齢についてはどのように考えるのか。
答　当該患者及びパートナーBについて，初めて胚移植術に係る治療計画を作成した日における年齢による。

問10　問8のパートナーBと再婚していた患者が離婚し，再びパートナーAと結婚した場合，胚移植に係る回数の上限についてはどのように考えるのか。
答　過去のパートナーAと実施した回数と通算する。

問11　問8の場合に，パートナーとの離婚及び結婚の具体的な確認方法如何。
答　パートナーBとの婚姻関係を確認するとともに，パートナーAとの重婚関係がないことを確認する。　（令6.3.28）

【事務連絡】**医薬品，その他**

問1　PDE5阻害剤の算定要件において，「本製剤を投与され

る患者又はそのパートナーのいずれかが，本製剤の投与日から遡って6か月以内に，B001「32」一般不妊治療管理料又はB001「33」生殖補助医療管理料に係る医学的管理を受けていること」とされるが，他の医療機関からの紹介を受けてPDE5阻害剤を処方する場合等であって，当該他の医療機関において当該患者について一般不妊治療管理料等を算定している場合にあっては，PDE5阻害剤を処方する医療機関において当該患者について一般不妊治療管理料等を算定していなくても，当該要件を満たすと考えてよいか。

答　よい。

問2　PDE5阻害剤の使用を伴う一般不妊治療又は生殖補助医療の治療計画を作成し，一般不妊治療管理料等を算定する保険医療機関が，PDE5阻害剤の処方を他の保険医療機関に依頼するため，患者の紹介を行う場合には，一般不妊治療管理料等を算定していることやその治療計画など，必要な診療情報の提供を行う必要があるか。

答　そのとおり。

問3　不妊治療での医薬品の使用に関して，「生殖医療ガイドライン」（日本生殖医学会編）で推奨されている以下の①から③までについては，「生殖医療ガイドライン」（日本生殖医学会編）における推奨度や，代替薬の有無等を考慮の上，「保険診療における医薬品の取扱い」（昭和55年9月3日保発第51号）を踏まえ，診療報酬明細書の摘要欄に記載されている投与の理由を参考に，個々の症例ごとの医学的判断により診療報酬の審査がなされると理解してよいか。

① modified natural cycle IVF，又は中等量までの卵胞刺激ホルモン（FSH）製剤とゴナドトロピン放出ホルモン（GnRH）アンタゴニストの投与に基づくmild IVFにおける，排卵抑制のためのジクロフェナク又はイブプロフェンの使用
② 卵巣過剰刺激症候群（OHSS）ハイリスク患者に対する，OHSS発症予防のためのレトロゾールの使用
③ 胚移植における黄体補充での，プロゲスチン製剤との併用におけるエストロゲン製剤の使用

答　よい。

問4　不妊症の患者とそのパートナーの属する保険者が異なる場合において，請求方法如何。

答　［一般不妊治療］個々の治療内容にもよるが，患者及びそのパートナーそれぞれに対して実施される診療の場合は，一般不妊治療管理料も含めそれぞれの保険者に対して請求することができる。この場合において，当該診療を実施する対象者が「患者」であり，男性及び女性のいずれにも診療を実施する場合には，双方が「患者」となる。
　また，人工授精については，主に女性に対して医行為を行うものであるため，当該治療を受ける女性の属する保険者に請求する。
（令4.3.31）

問5　不妊治療の保険適用に当たり，不妊治療に係る効能効果が追加された先発医薬品及び薬事・食品衛生審議会において公知申請の事前評価が終了し保険適用の対象とされた先発医薬品が存在する。それらの後発医薬品について，先発医薬品と効能効果に違いがある場合の取扱いについては，「先発医薬品と効能効果に違いがある後発医薬品の取扱い等について（依頼）」（平成28年6月1日付け厚生労働省保険局医療課事務連絡）を踏まえ，審査支払機関において，一律に査定が行われるのではなく，個々の症例に応じた医学的判断により診療報酬請求の審査が行われるのか。

答　貴見のとおり。
（令4.6.29）

（B001　特定疾患治療管理料）
33　生殖補助医療管理料　生補
　イ　生殖補助医療管理料1　　　　　300点
　ロ　生殖補助医療管理料2　　　　　250点
　注1　別に厚生労働大臣が定める施設基準〔告示4第3・2⑵,p.1329〕に適合しているものとして地方厚生局長等に届け出た保険医療機関において，入院中の患者以外の不妊症の患者であって，生殖補助医療を実施しているものに対して，当該患者の同意を得て，計画的な医学管理を継続して行い，かつ，療養上必要な指導を行った場合に，当該基準に係る区分に従い，月1回に限り算定する。
　2　A000初診料を算定する初診の日に行った指導又は当該初診の日の同月内に行った指導の費用は，初診料に含まれるものとする。

→生殖補助医療管理料　摘要欄 p.1683

(1) 生殖補助医療管理料は，入院中の患者以外の不妊症の患者であって，生殖補助医療を実施しているもの〔実施するための準備をしている者を含み，当該患者又はそのパートナー（当該患者と共に不妊症と診断された者をいう。以下この区分において同じ）のうち女性の年齢が当該生殖補助医療の開始日において43歳未満である場合に限る〕に対して，当該患者の同意を得て，計画的な医学管理を継続して行い，かつ，療養上必要な指導を行った場合に，月に1回に限り算定する。

(2) 治療計画を作成し，当該患者及びそのパートナーに文書を用いて説明の上交付し，文書による同意を得る。また，交付した文書の写し及び同意を得た文書を**診療録**に添付する。なお，治療計画の作成に当たっては，当該患者及びそのパートナーの病態，就労の状況を含む社会的要因，薬物療法の副作用や合併症のリスク等を考慮する。

(3) 治療計画は，胚移植術の実施に向けた一連の診療過程ごとに作成する。また，当該計画は，採卵術（実施するための準備を含む）から胚移植術（その結果の確認を含む）までの診療過程を含めて作成する。ただし，既に凍結保存されている胚を用いて凍結・融解胚移植術を実施する場合には，当該胚移植術の準備から結果の確認までを含めて作成すればよい。

(4) 治療計画の作成に当たっては，当該患者及びそのパートナーのこれまでの治療経過を把握する。特に，治療計画の作成時点における胚移植術の実施回数の合計について確認した上で，**診療録**に記載するとともに，当該時点における実施回数の合計及び確認した年月日を**診療報酬明細書**の摘要欄に記載する。なお，確認に当たっては，患者及びそのパートナーからの申告に基づき確認するとともに，必要に応じて，過去に治療を実施した他の保険医療機関に照会する。

(5) 少なくとも6月に1回以上，当該患者及びそのパートナーに対して治療内容等に係る同意について確認するとともに，必要に応じて治療計画の見直しを行う。なお，治療計画の見直しを行った場合には，当該患者及びそのパートナーに文書を用いて説明の上交付し，文書による同意を得る。また，交付した文書の写し及び同意を得た文書を**診療録**に添付する。

(6) 治療計画の作成に当たっては，関係学会から示されているガイドライン等を踏まえ，薬物療法等の治療方針について適切に検討する。また，治療が奏効しない場合には，治療計画の見直しを行う。

(7) 治療計画を作成し，又は見直した場合における当該患者及びそのパートナーに説明して同意を得た年月日を**診療報酬明細書**の摘要欄に記載する。また，2回目以降の胚移植術に向けた治療計画を作成した場合には，その内容について当該患者及びそのパートナーに説明して同意を得た年月日を**診療報酬明細書**の摘要欄に記載する。

(8) 当該患者に対する毎回の指導内容の要点を**診療録**に記載する。
(9) 治療に当たっては，当該患者の状態に応じて，必要な心理的ケアや社会的支援について検討し，適切なケア・支援の提供又は当該支援等を提供可能な他の施設への紹介等を行う。
(10) 当該管理料の初回算定時に，当該患者及びそのパートナーを不妊症と診断した理由について，**診療録**に記載する。
(11) 当該管理料の初回算定時に，以下のいずれかに該当することを確認する。ただし，同一保険医療機関において，当該患者又はそのパートナーに対してB001の「32」一般不妊治療管理料に係る医学管理を行っていた場合にあっては，この限りではない。
　ア　当該患者及びそのパートナーが，婚姻関係にある。
　イ　当該患者及びそのパートナーが，治療の結果，出生した子について認知を行う意向がある。
(12) (11)の確認に当たっては，確認した方法について，**診療録**に記載するとともに，提出された文書等がある場合には，当該文書等を**診療録**に添付する。

(令6保医発0305・4)

事務連絡　生殖補助医療管理料

問1　生殖補助医療管理料について，例えば遠方から病院に通院している患者について，当該病院と当該患者の自宅近くの診療所といった複数の保険医療機関が治療管理を行っている場合には，それぞれの医療機関において当該管理料を算定できるか。
答　当該患者に対して主として診療を行う保険医療機関においてのみ算定できる。
問2　一般不妊治療管理料については，「生殖補助医療管理料を算定している患者については算定しない」こととされているが，一般不妊治療管理料を算定したが，翌月に治療計画を見直し，生殖補助医療管理料に切り替えた場合は，当該月において生殖補助医療管理料は算定可能か。
答　算定可。
問3　問2において，例えば，一般不妊治療を実施していたが，同一月に生殖補助医療に切り替えることとし，治療計画を作成し，生殖補助医療を開始した場合，当該月に一般不妊治療管理料と生殖補助医療管理料のいずれも算定可能か。
答　主たるもののみ算定可。
問4　生殖補助医療と一連のものとして実施するカウンセリングに係る費用は，別に徴収してよいか。
答　不可。生殖補助医療管理料の算定要件では，「治療に当たっては，当該患者の状態に応じて，必要な心理的ケアや社会的支援について検討し，適切なケア・支援の提供又は当該支援等を提供可能な他の施設への紹介等を行う」とされており，生殖補助医療と一連のものとして実施するカウンセリングは生殖補助医療管理料において包括評価されていることから，別途費用を徴収することは認められない。
問5　患者又はそのパートナー以外の第三者からの精子・卵子・胚提供による不妊治療や代理懐胎は，保険診療で実施可能か。
答　不可〔不妊に悩む方への特定治療支援事業（以下「特定治療支援事業」という）と同様の取扱い〕。
問6　令和4年4月1日より前に治療を開始した診療が同日以降も継続している場合，保険診療として実施可能か。
答　年度をまたぐ「1回の治療」（※）に対して，特定治療支援事業の経過措置が設けられており，1回に限り助成金の活用が可能とされているため，当該事業をご活用いただきたい。なお，令和4年4月1日より前に凍結保存した胚については，一定の条件下で，保険診療において使用することを可能としている（編注：K884-3胚移植術に係る事務連絡「胚移植術／基本的な算定要件」問3参照）。
　※　特定治療支援事業における「1回の治療」とは，「採卵準備のための「薬品投与」の開始等から，「妊娠の確認」等に至るまでの特定不妊治療の実施の一連の過程」とされている。融解凍結胚移植を実施する場合については，「以前に行った体外受精又は顕微授精により作られた受精胚による凍結胚移植も1回とみなす」とされている。詳細は同事業の要領等をご参照いただきたい。

(令4.3.31)

事務連絡　年齢制限

問1　生殖補助医療管理料の年齢制限の基準日である「当該生殖補助医療の開始日」とは，当該生殖補助医療に係る治療計画を作成した日を指すのか。
答　そのとおり。
問2　初診料を算定した日に生殖補助医療に係る治療計画を作成した場合，生殖補助医療管理料は算定できないが，このときも年齢制限の基準日は治療計画を策定した日（この場合，初診料を算定した日）となるのか。
答　そのとおり。この場合，生殖補助医療管理料における治療計画の作成に係る算定要件は，当該治療計画を作成した日において満たしている必要があるため，初診料の算定日において，当該患者及びそのパートナーに交付した治療計画の文書や同意を得た文書を診療録に添付すること等を行うとともに，生殖補助医療管理料の請求に当たっては，診療報酬明細書の摘要欄に，治療計画を作成した日が初診料を算定した日である旨を記載する。
問3　治療計画を作成し，採卵より前に精巣内精子採取術等の男性不妊治療を行った場合であっても，生殖補助医療管理料における女性の年齢制限の基準日は，治療計画を作成した日となるのか。
答　そのとおり（特定治療支援事業と同様の取扱い）。
問4　年齢制限に係る年齢のカウントは，43歳の誕生日以降は保険診療での要件を満たさなくなるという理解でよいか。
答　よい。年齢のカウントについては，誕生日を基準とすることとし，年齢計算に関する法律や民法上の解釈による誕生日の前日ではないことに留意する（特定治療支援事業と同様の取扱い）。なお，こうした年齢のカウント方法は，胚移植術の回数制限においても同様である。
問5　年齢制限の基準日において女性の年齢が43歳であるが，胚移植術の回数の上限を超えていないときには，保険診療として生殖補助医療を開始することは可能か。
答　不可。特定治療支援事業と同様，胚移植術の回数の上限を超えていない場合であっても，生殖補助医療管理料の年齢制限の要件を満たさない場合には算定できない。　(令4.3.31)
問6　女性の年齢が生殖補助医療の開始日において43歳未満である場合に限るとされているが，42歳で治療を開始し，治療中に43歳となった場合，保険診療で実施可能か。
答　治療中に43歳に達した場合でも，43歳に達した日を含む1回の治療（胚移植を目的とした治療計画に基づく一連の治療をいう）については保険診療で実施可能。　(令5.1.12)

事務連絡　治療計画

問1　一般不妊治療管理料に係る問6から問12まで（編注：B001「32」一般不妊治療管理料に係る事務連絡「治療計画の説明・同意／婚姻関係の確認等」問1～問7）の取扱いは，生殖補助医療管理料における治療計画や婚姻関係の確認等に係る取扱いに関しても同様と考えてよいか。
答　よい。
問2　治療計画の作成に当たって把握することとされている患者及びそのパートナーのこれまでの治療経過等について，具体的な確認内容如何。
答　患者及びそのパートナーについて，過去の不妊治療等の産婦人科・泌尿器科領域における治療歴（出産，流産，死産等の経過を含む），保険診療/保険外の診療の別，保険診療における生殖補助医療の実施回数，過去に治療を実施した他の医療機関など，治療上又は算定要件上必要となる事項について申告を求め，可能な限り確認を行う。過去に治療を実施した他の医療機関がある場合には，当該医療機関に照会の上，治療歴の詳細や実施回数などを把握する。
　なお，確認した内容について診療録に記載（文書で確認した場合にあっては，当該文書を診療録に添付）する。また，これらの確認を怠っている場合は，生殖補助医療管理料及

び採卵術等の診療料の算定を行うことができない。
- **問3** 2回目以降の胚移植計画策定では，初回に確認した婚姻関係等の状況から変更がないことを確認すればよいか。
- **答** よい。この場合においても，確認した方法について，診療録に記載するとともに，文書等が提出された場合には，当該文書等を診療録に添付する。
- **問4** 治療計画に記載する一連の診療過程について，「採卵術（実施するための準備を含む）から胚移植術（その結果の確認を含む）までの診療過程を含めて作成すること」，「既に凍結保存されている胚を用いて凍結・融解胚移植術を実施する場合には，当該胚移植術の準備から結果の確認までを含めて作成」とあるが，診療過程の始期と終期についてどのように考えればよいか。
- **答** 始期は治療計画を作成した日，終期は医学的に当該生殖補助医療が終了した日をいう。なお，採卵術を「実施するための準備」とは，採卵のための投薬や投薬を実施する時期を判断するための検査等を想定している。また，「胚移植術の準備」とは，胚移植のための投薬等を想定している。
- **問5** 治療計画は，「採卵術（実施するための準備を含む）から胚移植術（その結果の確認を含む）までの診療過程を含めて作成する」とされている。治療開始日においては，胚移植までの診療過程全ての具体的な内容や診療日程を確定することが難しいことも想定されるが，具体的にはどの程度記載する必要があるか。
- **答** 具体的な記載内容は医師の判断による。採卵術から胚移植術までの診療過程を記載するなど，生殖補助医療管理料の算定要件における治療計画の記載事項を満たしていればよい。なお，治療計画の作成後，その見直しを行う場合にも，患者及びそのパートナーに文書を用いて説明の上交付し，文書による同意を得ること。また，交付した文書の写し及び同意を得た文書を診療録に添付する。
- **問6** 治療計画に基づき実施される一連の診療過程において，保険外の診療が含まれる場合には，算定要件を満たさないという理解でよいか。例えば，①治療計画に基づく保険診療の過程で保険適用外の検査（先進医療等の保険外併用療養に該当しないもの）を追加的に行う場合，②胚移植を保険外の診療で行うことを前提に採卵術を保険診療で実施する場合についてはどうか。
- **答** よい。①及び②の場合については，いずれも算定要件を満たさない。
- **問7** 当該一連の診療において，年齢制限等の生殖補助医療管理料の算定要件を満たさない場合又は回数制限等の胚移植術の要件を満たさない場合には，治療計画に従って実施することとされている採卵術等の一連の算定要件も満たさないという理解でよいか。
- **答** よい。生殖補助医療管理料の算定要件において作成することとされている治療計画に従って実施する必要があるため，年齢制限等の要件を満たしていない場合には，採卵術等も算定不可。また，回数制限を超えている場合は，治療計画の目的とする胚移植がその算定要件を満たさないため，同管理料及び以降の採卵術等も算定不可。
- **問8** 生殖補助医療管理料の治療計画については，当該管理料を算定する保険医療機関において治療を完結させる必要があるのか。例えば，治療計画の作成等をA病院で行い，採卵準備等のための外来診療（頻度の高い投薬等）については患者のかかりつけのBクリニックで実施する場合，A病院は当該管理料を算定できるか。
- **答** 算定可。この場合，Bクリニックにおける治療の内容を含めて，治療計画に記載した上で，患者及びそのパートナーの同意を得る。また，A病院においては，Bクリニックにおける診療内容について，患者から都度聴取し，必要に応じてBクリニックに照会する。
- **問9** 問8の場合において，A病院からBクリニックに対して，患者の同意を得て，診療状況を示す文書を添えて患者の紹介を行った場合，A病院は診療情報提供料（Ⅰ）を算定することは可能か。
- **答** 要件を満たす場合には算定可。

- **問10** 患者との間で2回目以降の胚移植も念頭に置いて治療方針を決定している場合，胚移植に向けた2回目以降の一連の診療についても，初回の治療において作成する治療計画に記載する必要があるか。
- **答** 胚移植に向けた初回の一連の診療過程のみを記載すればよい。なお，2回目以降の胚移植に向けた診療過程をあわせて記載しても差し支えない。
- **問11** 初回の胚移植に向けた治療結果を踏まえて治療方針を見直し，改めて2回目の胚移植に向けた治療計画（採卵から胚移植までの一連の診療）を作成した場合，2回目の治療は初回の治療とは別の診療過程として取り扱ってよいか。
- **答** 初回の治療と一連をなさない場合には，それぞれ別の診療過程として取り扱ってよい。　　　　　　　　　　　　　　　　（令4.3.31）

事務連絡　その他
- **問1** 不妊症の診断がされていない者に対して，①将来子どもを出産することができる可能性を温存するための妊孕性温存療法及び②妊孕性温存療法により凍結した検体を用いた不妊治療等（以下「温存後不妊治療」という）を実施する場合，保険診療として実施可能か。
- **答** 不可。保険診療として実施する生殖補助医療は，患者及びそのパートナーが不妊症と診断されていることが算定要件となっている。なお，「小児・AYA世代のがん患者等の妊孕性温存療法研究促進事業」では，小児・AYA世代のがん患者で，妊孕性が低下することが見込まれる等の者を対象にした支援メニューが用意されているため，対象となる場合には当該事業をご活用いただきたい。
- **問2** 不妊症の診断がされていない者が，妊孕性温存療法の後にパートナーと共に不妊症と診断された後に，温存後不妊治療を実施した場合には，診断後に実施した温存後不妊治療は保険診療として実施可能か。
- **答** 不可。今般，保険適用された生殖補助医療に係る算定項目のうち，「胚移植術」に用いる初期胚及び胚盤胞は，保険診療において採取した卵子及び精子を用いて作成されたものでなければならないこととされている。　（令4.3.31）
- **問3** 不妊症と診断された患者及びそのパートナーについて，がん等の他の疾患が発覚し，その治療を行うこととなった場合には，不妊治療を中断せざるを得ない場合がある。この場合において，以下を保険診療として実施してよいか。
  - ① がん等の治療のために不妊治療を中断するまでに実施した生殖補助医療（例えば，採卵，体外受精・顕微授精，受精卵・胚培養，胚凍結保存等の生殖補助医療を実施した場合）
  - ② がん等の治療の終了後，不妊治療を再開する場合における生殖補助医療
- **答** 要件を満たす場合は保険給付の対象となる。　（令6.3.28）

（編注）関連する事務連絡をB001「32」に掲載

（B001　特定疾患治療管理料）
34　二次性骨折予防継続管理料 骨継
イ	二次性骨折予防継続管理料1	1,000点
ロ	二次性骨折予防継続管理料2	750点
ハ	二次性骨折予防継続管理料3	500点

注1　イについては，別に厚生労働大臣が定める施設基準〔告示4第3・2⑵イ，p.1329〕に適合しているものとして保険医療機関が地方厚生局長等に届け出た病棟に入院している患者であって，大腿骨近位部骨折に対する手術を行ったものに対して，二次性骨折の予防を目的として，骨粗鬆症の計画的な評価及び治療等を行った場合に，当該入院中1回に限り算定する。

2　ロについては，別に厚生労働大臣が定める施設基準〔告示4第3・2⑵ロ，p.1329〕に適合しているものとして保険医療機関が地方厚生局長等に届け出た病棟に入院

している患者であって，他の保険医療機関においてイを算定したものに対して，継続して骨粗鬆症の計画的な評価及び治療等を行った場合に，当該入院中1回に限り算定する。
3　ハについては，別に厚生労働大臣が定める施設基準〔告示4第3・2⑵ハ，p.1329〕に適合しているものとして地方厚生局長等に届け出た保険医療機関において，入院中の患者以外の患者であって，イを算定したものに対して，継続して骨粗鬆症の計画的な評価及び治療等を行った場合に，初回算定日の属する月から起算して1年を限度として，月1回に限り算定する。

→二次性骨折予防継続管理料　　摘要欄　p.1684
(1)　二次性骨折予防継続管理料は，骨粗鬆症の治療による二次性骨折の予防を推進する観点から，骨粗鬆症を有する大腿骨近位部骨折患者に対して早期から必要な治療を実施した場合について評価を行うものである。大腿骨近位部骨折の患者に対して，関係学会のガイドラインに沿って継続的に骨粗鬆症の評価を行い，必要な治療等を実施した場合に，「イ」及び「ロ」については入院中に1回，「ハ」については初回算定日より1年を限度として月に1回に限り算定する。
(2)　「イ」を算定した患者が当該保険医療機関と特別の関係にある保険医療機関に転院した場合又は同一の保険医療機関のリハビリテーション医療等を担う病棟に転棟した場合において「ロ」は算定できない。
(3)　「イ」又は「ロ」を算定した患者が退院し，入院していた保険医療機関と同一の保険医療機関又は当該保険医療機関と特別の関係にある保険医療機関の外来を受診した場合について，「イ」又は「ロ」を算定した同一月において「ハ」は算定できない。
(4)　「イ」については，関係学会より示されている「骨折リエゾンサービス（FLS）クリニカルスタンダード」及び「骨粗鬆症の予防と治療ガイドライン」に沿った適切な評価及び治療等が実施された場合に算定する。
(5)　「ロ」及び「ハ」は，関係学会より示されている「骨折リエゾンサービス（FLS）クリニカルスタンダード」及び「骨粗鬆症の予防と治療ガイドライン」に沿った適切な評価及び治療効果の判定等，必要な治療を継続して実施した場合に算定する。
(6)　当該管理料を算定すべき医学管理の実施に当たっては，骨量測定，骨代謝マーカー，脊椎エックス線写真等による必要な評価を行う。
（令6保医発0305・4）

（B001　特定疾患治療管理料）
35　アレルギー性鼻炎免疫療法治療管理料
　アレ免
　イ　1月目　　　　　　　　　　　　280点
　ロ　2月目以降　　　　　　　　　　25点
　注　別に厚生労働大臣が定める施設基準〔告示4第3・2⑵，p.1329〕を満たす保険医療機関において，入院中の患者以外のアレルギー性鼻炎の患者に対して，アレルゲン免疫療法による治療の必要を認め，治療内容等に係る説明を文書を用いて行い，当該患者の同意を得た上で，アレルゲン免疫療法による計画的な治療管理を行った場合に，月1回に限り算定する。

→アレルギー性鼻炎免疫療法治療管理料　摘要欄　p.1684
(1)　アレルギー性鼻炎免疫療法治療管理料は，入院中の患者以外のアレルギー性鼻炎と診断された患者に対して，アレルゲン免疫療法による計画的な治療管理を行った場合に月1回に限り算定する。なお，アレルギー性鼻炎免疫療法治療管理料イにおいて「1月目」とは初回の治療管理を行った月のことをいう。
(2)　アレルゲン免疫療法を開始する前に，治療内容，期待される効果，副作用等について文書を用いた上で患者に説明し，同意を得る。また，説明内容の要点を診療録に記載する。
(3)　学会によるガイドライン等を参考にする。
（令6保医発0305・4）

事務連絡　問　アレルギー性鼻炎免疫療法治療管理料について，既にアレルギー性鼻炎免疫療法を開始していた患者が，転居等により，紹介を受けて他の保険医療機関において治療を開始する場合，「イ　1月目」の点数は算定可能か。
答　算定不可。当該患者については，「ロ　2月目以降」に限り算定可。
（令4.3.31）

（B001　特定疾患治療管理料）
36　下肢創傷処置管理料　下創　　　　500点
　注　別に厚生労働大臣が定める施設基準〔告示4第3・2⑷，p.1329〕に適合しているものとして地方厚生局長等に届け出た保険医療機関において，入院中の患者以外の患者であって，下肢の潰瘍を有するものに対して，下肢創傷処置に関する専門の知識を有する医師が，計画的な医学管理を継続して行い，かつ，療養上必要な指導を行った場合に，J000-2下肢創傷処置を算定した日の属する月において，月1回に限り算定する。ただし，B001の20糖尿病合併症管理料は，別に算定できない。

→下肢創傷処置管理料　　摘要欄　p.1684
(1)　下肢創傷処置管理料は，入院中の患者以外の患者であって，下肢の潰瘍に対し継続的な管理を必要とするものに対し，J000-2下肢創傷処置と併せて，専門的な管理を行った場合に算定するものであり，下肢創傷処置に関する適切な研修を修了した医師が，治療計画に基づき療養上の指導を行った場合に算定できる。
(2)　初回算定時に治療計画を作成し，患者及び家族等に説明して同意を得るとともに，毎回の指導の要点を診療録に記載する。
(3)　学会によるガイドライン等を参考にする。
（令6保医発0305・4）

（B001　特定疾患治療管理料）
37　慢性腎臓病透析予防指導管理料　慢腎透
　イ　初回の指導管理を行った日から起算して1年以内の期間に行った場合　　300点
　ロ　初回の指導管理を行った日から起算して1年を超えた期間に行った場合　250点
　注1　別に厚生労働大臣が定める施設基準〔告示4第3・2⑸イロ，p.1329〕に適合しているものとして地方厚生局長等に届け出た保険医療機関において，慢性腎臓病の患者（糖尿病患者又は現に透析療法を行っている患者を除き，別に厚生労働大臣が定める者に

限る）であって，医師が透析予防に関する指導の必要性があると認めた入院中の患者以外の患者に対して，当該保険医療機関の医師，看護師又は保健師及び管理栄養士等が共同して必要な指導を行った場合に，月1回に限り算定する。

2　B001の9外来栄養食事指導料及びB001の11集団栄養食事指導料は，所定点数に含まれるものとする。

3　別に厚生労働大臣が定める施設基準〔告示4第3・2(25)ハ，p.1329〕に適合しているものとして地方厚生局長等に届け出た保険医療機関において，慢性腎臓病透析予防指導管理料を算定すべき医学管理を**情報通信機器を用いて行った場合**　情慢腎透　は，イ又はロの所定点数に代えて，**261点又は218点**を算定する。

【2024年改定により新設】**慢性腎臓病透析予防診療チーム**を設置している届出医療機関において，**入院外の慢性腎臓病の患者**（透析状態になることを予防するための重点的指導管理を要する患者。糖尿病患者又は現に透析療法を行う患者を除く）に対して，医師，看護師又は保健師及び管理栄養士等が共同して，**患者の病期分類，食事指導，運動指導，その他生活習慣に関する指導等**を個別に行った場合に月1回算定可。

→**慢性腎臓病透析予防指導管理料**　摘要欄 p.1684

(1)　慢性腎臓病透析予防指導管理料は，入院中の患者以外の患者（通院する患者のことをいい，在宅での療養を行う患者を除く）であって慢性腎臓病の患者のうち慢性腎臓病の重症度分類で透析のリスクが高い患者（糖尿病患者又は現に透析療法を行っている患者を除く）に対し，医師が透析を要する状態となることを予防するために重点的な指導の必要性があると認めた場合に，月1回に限り算定する。

(2)　当該指導管理料は，専任の医師，当該医師の指示を受けた専任の看護師（又は保健師）及び管理栄養士（以下「透析予防診療チーム」という）が，(1)の患者に対し，日本腎臓学会の「エビデンスに基づくCKD診療ガイドライン」等に基づき，患者の病期分類，食塩制限及び蛋白制限等の食事指導，運動指導，その他生活習慣に関する指導等を必要に応じて個別に実施した場合に算定する。

(3)　当該指導管理料を算定すべき指導の実施に当たっては，透析予防診療チームは，慢性腎臓病のリスク要因に関する評価を行い，その結果に基づいて，指導計画を作成する。

(4)　当該管理を実施する透析予防診療チームは，慢性腎臓病のリスク要因に関する評価結果，指導計画及び実施した指導内容を**診療録**，療養指導記録又は栄養指導記録に添付又は記載する。

(5)　同一月又は同一日においても，「注2」に規定するものを除き，第2章第1部の各区分に規定する他の医学管理等及び第2部第2節第1款の各区分に規定する在宅療養指導管理料は併算定できる。

(6)　当該管理料を算定する場合は，特掲診療料施設基準通知の**別添2**の様式13の10に基づき，1年間に当該指導管理料を算定した患者の人数，状態の変化等について報告を行う。

(7)　本管理料を算定する患者について，保険者から保健指導を行う目的で情報提供等の協力の求めがある場合には，患者の同意を得て，必要な協力を行う。

(8)　「注3」に規定する情報通信機器を用いた医学管理については，オンライン指針に沿って診療を行った場合に算定する。

(9)　「注3」に規定する点数を算定する場合には，以下の要件を満たす。

ア　透析予防診療チームが，情報通信機器を用いた診療による計画的な療養上の医学管理を行う月において，(1)の患者に対し，ビデオ通話が可能な情報通信機器を活用して，日本腎臓学会の「エビデンスに基づくCKD診療ガイドライン」等に基づき，患者の病期分類，食塩制限及び蛋白制限等の食事指導，運動指導，その他生活習慣に関する指導等を必要に応じて個別に実施する。なお，情報通信機器を用いた診療による計画的な療養上の医学管理を行う月にあっては，医師又は当該医師の指示を受けた看護師（又は保健師）若しくは管理栄養士による指導等について，各職種が当該月の別日に指導等を実施した場合においても算定できる。

イ　当該指導等の実施に当たっては，透析予防診療チームは，事前に，対面による指導と情報通信機器を用いた診療による指導を組み合わせた指導計画を作成し，当該計画に基づいて指導を実施する。

ウ　透析予防診療チームは，情報通信機器を用いた診療により実施した指導内容，指導実施時間等を**診療録**，療養指導記録又は栄養指導記録に記載する。

(令6保医発0305・4)

事務連絡　問1　B001の「37」慢性腎臓病透析予防指導管理料について，当該点数を算定する日において，慢性腎臓病透析予防診療チームである医師，看護師又は保健師及び管理栄養士それぞれによる指導の実施が必要か。

答　そのとおり。当該指導に当たり，必ずしも医師，看護師又は保健師及び管理栄養士が同席して指導を行う必要はないが，それぞれが同日に指導を行う必要がある。

問2　慢性腎臓病透析予防指導管理料について，腎臓病教室に参加していない患者であっても，要件を満たす場合は，当該点数を算定可能か。

答　そのとおり。

問3　慢性腎臓病透析予防指導管理料について，腎臓病教室等で複数の患者に同時に指導を行った場合でも算定可能か。

答　複数の患者に同時に指導を行った場合には算定できない。
(令6.3.28)

問4　慢性腎臓病透析予防指導管理料について，「慢性腎臓病の重症度分類で透析のリスクが高い患者」が対象とされているが，具体的にはどのような患者が対象になるのか。

答　具体的には，日本腎臓学会の「エビデンスに基づくCKD診療ガイドライン」に記載されている尿蛋白及び糸球体濾過量で判断される慢性腎臓病の重症度分類において，CKDステージ　G3aA3，G3bA2-3，G4A1-3，G5A1-3と分類される患者が対象となる。
(令6.4.12)

問5　慢性腎臓病透析予防指導管理料の算定対象患者は，「慢性腎臓病の患者（糖尿病患者又は現に透析療法を行っている患者を除き，別に厚生労働大臣が定める者に限る）であって，医師が透析予防に関する指導の必要性があると認めた入院中の患者以外の患者」とされているが，ここでいう「糖尿病患者」とは具体的にどのような患者を指すのか。

答　ヘモグロビンA1cがJDS値で6.1％以上（NGSP値で6.5％以上）又は内服薬やインスリン製剤を使用している者であって，糖尿病性腎症第2期以上の患者を指す。
(令6.12.18)

B001-2　小児科外来診療料（1日につき）

1　保険薬局において調剤を受けるために処方箋を交付する場合

　イ　初診時　児外初　　　　　　　　　**604点**
　ロ　再診時　児外再　　　　　　　　　**410点**

2　1以外の場合

イ　初診時　児内初　　　　　　　　　721点
　　ロ　再診時　児内再　　　　　　　　　528点
　注1　小児科を標榜する保険医療機関において，入院中の患者以外の患者（6歳未満の乳幼児に限る）に対して診療を行った場合に，保険医療機関単位で算定する。
　　2　A001再診料の注9に規定する場合，B001-2-11小児かかりつけ診療料を算定する場合，第2部第2節第1款在宅療養指導管理料の各区分に掲げる指導管理料を算定している場合又は別に厚生労働大臣が定める薬剤〔告示4第3・3，p.283〕を投与している場合については，算定しない。
　　3　注4に規定する加算，A000初診料の注7，注8，注10，注15及び注16に規定する加算，A001再診料の注5，注6及び注19に規定する加算，A002外来診療料の注8から注10までに規定する加算，通則第3号から第6号までに規定する加算，B001-2-2地域連携小児夜間・休日診療料，B001-2-5院内トリアージ実施料，B001-2-6夜間休日救急搬送医学管理料，B010診療情報提供料（Ⅱ），B011連携強化診療情報提供料，C000往診料及び第14部その他を除き，診療に係る費用は，小児科外来診療料に含まれるものとする。ただし，A000初診料の注7及び注8に規定する加算を算定する場合については，それぞれの加算点数から115点を減じた点数を，A001再診料の注5及び注6に規定する加算並びにA002外来診療料の注8及び注9に規定する加算を算定する場合については，それぞれの加算点数から70点を減じた点数を算定するものとする。外 休 深 特 特夜 特休 特深
　　4　1のイ又は2のイについて，別に厚生労働大臣が定める施設基準〔告示4第3・3の2，p.1338〕を満たす保険医療機関において，急性気道感染症，急性中耳炎，急性副鼻腔炎又は急性下痢症により受診した患者であって，診察の結果，抗菌薬の投与の必要性が認められないため抗菌薬を使用しないものに対して，療養上必要な指導及び検査結果の説明を行い，文書により説明内容を提供した場合は，**小児抗菌薬適正使用支援加算** 小抗菌 として，月1回に限り**80点**を所定点数に加算する。

（編注）「通則」の「外来感染対策向上加算」等の対象。
【2024年改定による主な変更点】小児抗菌薬適正使用支援加算の対象疾患に，急性中耳炎，急性副鼻腔炎が追加された。

→小児科外来診療料　摘要欄　p.1684
(1)　小児科外来診療料は，入院中の患者以外の患者であって，6歳未満の全ての者を対象とする。また，対象患者に対する診療報酬の請求については，原則として小児科外来診療料により行うものとする。
(2)　小児科外来診療料は，小児科（小児外科を含む）を標榜する保険医療機関において算定する。ただし，B001-2-11小児かかりつけ診療料を算定している患者，第2部第2節第1款の各区分に掲げる在宅療養指導管理料を算定している患者（他の保険医療機関で算定している患者を含む）及びパリビズマブを投与している患者（投与当日に限る）については，小児科外来診療料の算定対象とはならない。
(3)　当該患者の診療に係る費用は，「注4」の小児抗菌薬適正使用支援加算，A000初診料，A001再診料及びA002外来診療料の時間外加算，休日加算，深夜加算，小児科特例加算及び医療情報取得加算，A000初診料の機能強化加算，医療DX推進体制整備加算，「通則」第3号の外来感染対策向上加算及び発熱患者等対応加算，「通則」第4号の連携強化加算，「通則」第5号のサーベイランス強化加算，「通則」第6号の抗菌薬適正使用体制加算，B001-2-2地域連携小児夜間・休日診療料，B001-2-5院内トリアージ実施料，B001-2-6夜間休日救急搬送医学管理料，B010診療情報提供料（Ⅱ），B011連携強化診療情報提供料並びにC000往診料（往診料の加算を含む）並びに第14部その他を除き，全て所定点数に含まれる。ただし，初診料の時間外加算，休日加算，深夜加算又は小児科特例加算を算定する場合は，それぞれ**85点**，**250点**，**580点**又は**230点**を，再診料及び外来診療料の時間外加算，休日加算，深夜加算又は小児科特例加算を算定する場合は，それぞれ**65点**，**190点**，**520点**又は**180点**を算定する。
(4)　同一日において，同一患者の再診が2回以上行われた場合であっても，1日につき所定の点数を算定する。
(5)　同一月において，院外処方箋を交付した日がある場合は，当該月においては，「1」の所定点数により算定する。ただし，この場合であっても，院外処方箋を交付している患者に対し，夜間緊急の受診の場合等やむを得ない場合において院内投薬を行う場合は，「2」の所定点数を算定できるが，その場合には，その理由を**診療報酬明細書**の摘要欄に記載する。
(6)　当該保険医療機関において，院内処方を行わない場合は，「1　処方箋を交付する場合」の所定点数を算定する。
(7)　小児科外来診療料を算定している保険医療機関において，6歳未満の小児が初診を行いそのまま入院となった場合の初診料は，小児科外来診療料ではなく，初診料を算定し，当該初診料の請求は入院の**診療報酬明細書**により行う。
(8)　6歳の誕生日が属する月において，6歳の誕生日前に当該保険医療機関を受診し，小児科外来診療料を算定した場合にあっては，6歳の誕生日後に当該保険医療機関を受診しても，当該月の診療に係る請求は小児科外来診療料により行う。
(9)　小児科外来診療料を算定している保険医療機関のうち，許可病床数が200床以上の病院においては，他の保険医療機関等からの紹介なしに受診した6歳未満の乳幼児の初診については，保険外併用療養費に係る選定療養の対象となる。したがって，小児科外来診療料の初診時の点数を算定した上に，患者からの特別の料金を徴収できる。
(10)　本診療料を算定する保険医療機関の保険医が「特別養護老人ホーム等における療養の給付の取扱いについて」（平成18年3月31日保医発第0331002号）に定める「配置医師」であり，それぞれの配置されている施設に赴き行った診療については，本診療料は算定できないが，それぞれの診療行為に係る所定点数により算定できる。
(11)　本診療料を算定する場合，抗菌薬の適正な使用を推進するため，「抗微生物薬適正使用の手引き」（厚生労働省健康局結核感染症課）を参考に，抗菌薬の適正な

医学管理等　B001-2-2 地域連携小児夜間・休日診療料

使用の普及啓発に資する取組を行っている。

事務連絡 問　手引きを参考にした抗菌薬の適正な使用の普及啓発に資する取組とはなにか。
答　普及啓発の取組としては，患者に説明するほか，院内にパンフレットを置くことやポスターを掲示する等の対応を行っていること。　　　　　　　　　　　　　　　(平30.3.30)

(12)「注4」に規定する小児抗菌薬適正使用支援加算は，急性気道感染症，急性中耳炎，急性副鼻腔炎又は急性下痢症により受診した基礎疾患のない患者であって，診察の結果，抗菌薬の投与の必要性が認められないため抗菌薬を使用しないものに対して，療養上必要な指導及び検査結果の説明を行い，文書により説明内容を提供した場合に，小児科を担当する専任の医師が診療を行った初診時に，月に1回に限り算定する。なお，インフルエンザウイルス感染の患者又はインフルエンザウイルス感染の疑われる患者及び新型コロナウイルス感染症の患者又は新型コロナウイルス感染症が疑われる患者については，算定できない。　　(令6保医発0305・4)

●告示4　特掲診療料の施設基準等

第3　3　小児科外来診療料の注2に規定する厚生労働大臣が定める薬剤

パリビズマブ

(編注)「パリビズマブ」の製品名は「シナジス筋注液」。

事務連絡 問1　B001-2小児科外来診療料について，常態として院外処方箋を交付する保険医療機関において，患者の症状又は症状が安定していること等のため，同一月内において投薬を行わなかった場合は，どのような算定となるか。
答　留意事項通知(6)のとおり，「1　処方箋を交付する場合」の所定点数を算定する。なお，B001-2-11小児かかりつけ診療料についても，同様の取扱いとする。

問2　B001-2小児科外来診療料について，同一患者に対して同一月内に院内処方を行わない日と行う日が混在する場合については，どのような算定となるか。
答　院内処方を行わない日は「1　処方箋を交付する場合」の所定点数を，院内処方を行う日は「2　1以外の場合」の所定点数を，それぞれ算定する。ただし，同一月において，院外処方箋を交付した日がある場合は，従前のとおり，留意事項通知(5)の取扱いとなる。なお，B001-2-11小児かかりつけ診療料についても，同様の取扱いとする。

問3　問2の場合について，その理由等について，診療報酬明細書の摘要欄への記載を要するか。
答　同一月において，院外処方箋を交付した日がない場合は，摘要欄への記載は要しない。なお，B001-2-11小児かかりつけ診療料についても，同様の取扱いとする。　(令2.7.20)

問4　小児科外来診療料を算定する医療機関において，「対象患者に対する診療報酬の請求については，原則として小児科外来診療料により行う」とされているが，情報通信機器を用いた診療を行った場合はどのように考えればよいか。
答　情報通信機器を用いた診療を行った場合は，小児科外来診療料は算定できず，A000初診料の「注1」のただし書に規定する253点又はA001再診料の75点若しくはA002外来診療料の「注1」のただし書に規定する75点を算定すること。なお，初・再診料以外の診療料については，算定要件を満たす場合は算定可。　　　　　　　　　　　　(令4.3.31)

問5　B001-2小児科外来診療料は，別に厚生労働大臣が定める薬剤を投与している場合については，算定しないと定められており，この厚生労働大臣が定める薬剤として，RSウイルス感染症に対する抗体製剤である「パリビズマブ」が告示されているが，令和6年5月22日に薬価収載されたRSウイルス感染症に対する抗体製剤である「ニルセビマブ」については，どのように取り扱うのか。
答　小児科外来診療料について，「ニルセビマブ」は「パリビズマブ」と同様に扱うこととする。　　(令6.8.29)

事務連絡 小児抗菌薬適正使用支援加算

問1　小児科外来診療料，小児かかりつけ診療料における小児抗菌薬適正使用支援加算は，解熱鎮痛消炎剤等の抗菌薬以外の処方を行った場合は算定できるか。
答　算定できる。

問2　「小児科を担当する専任の医師が診療を行った初診時に限り算定する」とあるが，小児科のみを専任する医師ではなく，当該保険医療機関が標榜する他の診療科を兼任している場合であっても，算定可能か。
答　小児科を担当する専任の医師であれば算定可能。(平30.3.30)

問3　小児抗菌薬適正使用支援加算について，急性上気道炎とその他の疾患で受診した患者に対して，軟膏や点眼の抗菌薬を処方した場合は当該加算の対象となるか。
答　軟膏や点眼薬などの外用の抗菌薬を処方した場合は，当該加算を算定できる。　　　　　　　　　(平30.4.25)

事務連絡　小児科外来診療料を算定した患者が当該小児科外来診療料を算定した日の属する月と同月中に当該保険医療機関に入院し，判断料を包括していない入院料を算定する場合においては，当該入院中に実施された検体検査に関する判断料を算定することはできない。　(平12.10.6)

参考　小児科外来診療料

問1　病院等において，小児科以外の診療科で診療した場合はどのように算定するのか。
答　医療機関単位で算定する。同一日に2以上の科で診療した場合も，当診療料を1回のみ算定。

問2　患者の急性増悪により，検査，投薬等，頻繁に実施した場合は出来高で算定できるか。
答　急性増悪の場合でも出来高で算定せず，当診療料で算定する。　　　　　　　　　　　　　　(平8.3.25 京都医報)

問3　初診(時間内)，第2診察(時間外)，第3診察(休日)を行った。どのように算定するか。
答　時間外加算1回，休日加算1回，当小児科外来診療料の初診時点数1回，再診時点数2回を算定。

問4　当日の診療が電話再診のみの場合はどう算定するか。
答　(電話)再診料と乳幼児加算など加算点数を算定する。
　　　　　　　　　　(平8.3.25 日本病院会ニュース)

問5　小児科外来診療料と再診料における時間外対応加算及び明細書発行体制等加算を併せて算定できるか。
答　小児科外来診療料に包括されているため，併せて算定はできない。　　　(平22.4.6 全国保険団体連合会・一部修正)

問6　他医療機関で在宅人工呼吸指導管理料等の在宅療養指導管理料を算定している6歳未満の患者については小児科外来診療料の算定対象とならないが，この場合でも，自院で要件を満たせば在宅患者訪問診療料(Ⅰ)や在宅時医学総合管理料を算定できるか。
答　算定できる。　　(平26.4.2 全国保険医団体連合会)

B 001-2-2　地域連携小児夜間・休日診療料
[地域小児]

1　地域連携小児夜間・休日診療料1　　450点
2　地域連携小児夜間・休日診療料2　　600点

注　別に厚生労働大臣が定める施設基準〔告示4第3・4(1), p.1339〕に適合しているものとして地方厚生局長等に届け出た小児科を標榜する保険医療機関において，夜間であって別に厚生労働大臣が定める時間〔告示4第3・4(2), p.1339〕，休日又は深夜において，入院中の患者以外の患者(6歳未満の小児に限る)に対して診療を行った場合に，当該基準に係る区分に従い，それぞれ算定する。

→地域連携小児夜間・休日診療料　　摘要欄 p.1684

(1) 地域連携小児夜間・休日診療料は，保険医療機関が地域の小児科(小児外科を含む)を専ら担当する診療所その他の保険医療機関の医師と連携をとりつつ，小

児の救急医療の確保のために，夜間，休日又は深夜に小児の診療が可能な体制を保つことを評価する。
(2) 地域連携小児夜間・休日診療料1については，夜間，休日又は深夜であって，保険医療機関があらかじめ地域に周知している時間に，地域連携小児夜間・休日診療料2については，保険医療機関が24時間診療することを周知した上で，夜間，休日又は深夜に，それぞれ6歳未満の小児を診療した場合に算定する。
(3) 地域連携小児夜間・休日診療料は，夜間，休日又は深夜に急性に発症し，又は増悪した6歳未満の患者であって，やむを得ず当該時間帯に保険医療機関を受診するものを対象としたものである。したがって，慢性疾患の継続的な治療等のための受診については算定できない。
(4) 夜間，休日又は深夜における担当医師名とその主たる勤務先について，予定表を作成し院内に掲示する。
(5) 地域連携小児夜間・休日診療料を算定する場合にあっては，診療内容の要点，診療医師名及びその主たる勤務先名を**診療録**に記載する。
(6) 一連の夜間及び深夜又は同一休日に，同一の患者に対しては，地域連携小児夜間・休日診療料は原則として1回のみ算定する。なお，病態の度重なる変化等による複数回の受診のため2回以上算定する場合は，**診療報酬明細書**の摘要欄にその理由を詳細に記載する。
(7) 入院中の患者については，地域連携小児夜間・休日診療料は算定できない。ただし，患者が地域連携小児夜間・休日診療料を算定すべき診療を経た上で入院した場合は，算定できる。
(8) 患者本人が受診せず，家族などに対して指導等を行った場合には，当該診療料は算定できない。
(9) 地域連携小児夜間・休日診療料は地域の夜間・急病センター，病院等において地域の医師が連携・協力して，診療に当たる体制を評価したものであり，在宅当番医制で行う夜間・休日診療においては算定できない。
(令6保医発0305・4)

事務連絡 問1 地域連携小児夜間・休日診療料を算定する体制はないが，地域連携夜間・休日診療料の体制がある場合，当該医療機関で夜間・休日に6歳未満の小児を診た場合は地域連携夜間・休日診療料を算定できるか。
答 そのとおり。 (平22.3.29)
問2 病院群輪番制，休日夜間急患センター，二次救急病院では算定できるのか。
答 要件を満たせば算定可能である。
問3 月・水・金はA医療機関が担当し，その他の曜日はB医療機関が診療を行うという輪番制のような形態で小児救急に対応している場合も算定可能か。
答 医療機関において，当該医療機関以外の医療機関を主な勤務先とする医師が診療を行う連携体制を評価しており，このような連携体制をとっていない場合は算定できない。
問4 「別の保険医療機関を主たる勤務先とする専ら小児科を担当する保険医」が勤務していない日も算定可能か。
答 地域住民に対し，あらかじめ周知した時間に行われた診療が算定の対象となる。
問5 地域連携小児夜間・休日診療料が算定できるのは，地域住民に周知されている夜間，休日又は深夜に限られるのか。
答 そのとおり。 (平16.3.30，一部修正)

参考 問 地域の他医療機関に勤務する医師として「近隣の診療所等の保険医療機関を主たる勤務先とするものに限る」とあるが，勤務先の範囲は限定されるのか。
答 緊急の診療に応じられる距離。 (平14.3.21 京都医報)

B001-2-3 乳幼児育児栄養指導料 乳栄 **130点**
注1 小児科を標榜する保険医療機関において，小児科を担当する医師が，3歳未満の乳幼児に対する初診時に，育児，栄養その他療養上必要な指導を行った場合に算定する。
2 別に**厚生労働大臣が定める施設基準**〔告示4第3・4の2，p.1339〕に適合しているものとして地方厚生局長等に届け出た保険医療機関において，乳幼児育児栄養指導料を算定すべき医学管理を**情報通信機器を用いて行った場合**は，所定点数に代えて，**113点を算定する。** 情乳栄

→乳幼児育児栄養指導料
(1) 乳幼児育児栄養指導料は，小児科（小児外科を含む）を標榜する保険医療機関において，小児科を担当する医師が3歳未満の乳幼児に対してA000初診料（「注5」のただし書に規定する初診を除く）を算定する初診を行った場合に，育児，栄養その他療養上必要な指導を行ったときに算定する。この場合，指導の要点を**診療録**に記載する。ただし，初診料を算定する初診を行った後，即入院となった場合には算定できない。
(2) 「注2」に規定する情報通信機器を用いた医学管理については，オンライン指針に沿って診療を行った場合に算定する。 (令6保医発0305・4)

(編注) 小児科を標榜していれば，「内科・小児科」や「産科・小児科」など複数標榜で医師1人の場合でも算定可。

事務連絡 問 乳幼児育児栄養指導料において，3歳の誕生日を含む月の受診については，誕生日前に受診がある場合のみ算定できるのか。
答 そのとおり。3歳未満の乳幼児が要件であり，3歳の誕生日以後の受診については，算定できない。 (平18.3.31)

B001-2-4 地域連携夜間・休日診療料 地域夜休 **200点**
注 別に厚生労働大臣が定める施設基準〔告示4第3・4の3(1)，p.1339〕に適合しているものとして地方厚生局長等に届け出た保険医療機関において，夜間であって別に**厚生労働大臣が定める時間**〔告示4第3・4の3(2)，p.1340〕，休日又は深夜において，入院中の患者以外の患者（B001-2-2地域連携小児夜間・休日診療料を算定する患者を除く）に対して診療を行った場合に算定する。

→地域連携夜間・休日診療料 摘要欄 p.1684
(1) 地域連携夜間・休日診療料は，保険医療機関が地域の他の保険医療機関の医師と連携をとりつつ，救急医療の確保のために，夜間，休日又は深夜に診療が可能な体制を保つことを評価するものである。
(2) 地域連携夜間・休日診療料については，夜間，休日又は深夜であって，保険医療機関があらかじめ地域に周知している時間に，患者を診療した場合に算定する。
(3) 地域連携夜間・休日診療料は，夜間，休日又は深夜に急性に発症し，又は増悪した患者であって，やむを得ず当該時間帯に保険医療機関を受診するものを対象としたものである。したがって，慢性疾患の継続的な治療等のための受診については算定できない。
(4) 夜間，休日又は深夜における担当医師名とその主たる勤務先について，予定表を作成し院内に掲示する。
(5) 地域連携夜間・休日診療料を算定する場合にあっては，診療内容の要点，診療医師名及びその主たる勤務先名を**診療録**に記載する。
(6) 一連の夜間及び深夜又は同一休日に，同一の患者に

対しては，地域連携夜間・休日診療料は原則として1回のみ算定する。なお，病態の度重なる変化等による複数回の受診のため2回以上算定する場合は，**診療報酬明細書**の摘要欄にその理由を詳細に記載する。

(7) 入院中の患者については，地域連携夜間・休日診療料は算定できない。ただし，患者が地域連携夜間・休日診療料を算定すべき診療を経た上で入院した場合は，算定できる。

(8) 患者本人が受診せず，家族などに対して指導等を行った場合には，当該診療料は算定できない。

(9) 地域連携夜間・休日診療料は地域の夜間・急病センター，病院等において地域の医師が連携・協力して，診療に当たる体制を評価したものであり，在宅当番医制で行う夜間・休日診療においては算定できない。

(令6保医発0305・4)

事務連絡 問 地域連携夜間・休日診療料は，当該診療料を算定できる時間帯に受診した全ての患者について算定できるのか。
答 そのとおり。 (平22.3.29)

B001-2-5 院内トリアージ実施料 トリ **300点**

注 別に厚生労働大臣が定める施設基準〔告示4第3・4の4(1)，p.1340〕に適合しているものとして地方厚生局長等に届け出た保険医療機関において，夜間であって別に厚生労働大臣が定める時間〔告示4第3・4の4(2)，p.1340〕，休日又は深夜において，入院中の患者以外の患者（救急用の自動車等により緊急に搬送された者を除く）であって，A000初診料を算定する患者に対し，当該患者の来院後速やかに院内トリアージが実施された場合に算定する。

→院内トリアージ実施料

(1) 院内トリアージ実施料については，院内トリアージ体制を整えている保険医療機関において，夜間，休日又は深夜に受診した患者であって初診のものに対して当該保険医療機関の院内トリアージ基準に基づいて専任の医師又は救急医療に関する3年以上の経験を有する専任の看護師により患者の来院後速やかに患者の状態を評価し，患者の緊急度区分に応じて診療の優先順位付けを行う院内トリアージが行われ，**診療録等**にその旨を記載した場合に算定できる。ただし，B001-2-6夜間休日救急搬送医学管理料を算定した患者については算定できない。

(2) 院内トリアージを行う際には患者又はその家族等に対して，十分にその趣旨を説明する。(令6保医発0305・4)

事務連絡 問1 夜間，休日又は深夜において，初診料を算定する患者に対して，来院後速やかに院内トリアージが実施された場合に算定できるとあるが，夜間，休日又は深夜に患者が1名のみ来院している場合など，待ち時間がなく実質上トリアージを行う必要性がない場合であっても，来院後速やかにトリアージが実施された場合は算定可能か。
答 算定できない。 (平24.7.3)
問2 「A000に掲げる初診料を算定する患者に対して算定する」と示されているが，A000初診料の「注5」ただし書に規定する点数を算定した患者に対して算定は認められるか。
答 要件を満たせば算定できる。 (平24.8.9，一部修正)

事務連絡 院内トリアージ実施料（旧「地域連携小児夜間・休日診療料の院内トリアージ加算」に係るもの）

問1 トリアージの結果，優先度が低く結果的に長時間待った患者にも院内トリアージ実施料を算定できるのか。
答 算定できる。ただし，院内トリアージを行う際には，十分にその趣旨を説明すること。

問2 要件にある「一定時間後に再評価」とは，具体的にい

つまでに何を評価すればよいのか。
答 軽症と判断された患者等でも病状の変化により緊急度が高くなる可能性があるため，一度トリアージを行った患者についても医療機関ごとに適切と定めた一定時間後に再度，患者の容態からその緊急度等を判断する。(平22.3.29，一部修正)

B001-2-6 夜間休日救急搬送医学管理料
救搬 **600点**

注1 別に厚生労働大臣が定める施設基準〔告示4第3・4の5(1)，p.1340〕を満たす保険医療機関において，当該保険医療機関が表示する診療時間以外の時間〔土曜日以外の日（休日を除く）にあっては，夜間に限る〕，休日又は深夜において，救急用の自動車等により緊急に搬送された患者に対して必要な医学管理を行った場合に，A000初診料を算定する初診の日に限り算定する。

2 急性薬毒物中毒（アルコール中毒を除く）と診断された患者又は過去6月以内に精神科受診の既往がある患者に対して必要な医学管理を行った場合には，**精神科疾患患者等受入加算** 精受 として，400点を所定点数に加算する。

3 別に厚生労働大臣が定める施設基準〔告示4第3・4の5(2)(3)，p.1340〕に適合しているものとして地方厚生局長等に届け出た保険医療機関において，必要な医学管理を行った場合は，当該基準に係る区分に従い，次に掲げる点数をそれぞれ所定点数に加算する。 救搬看1 救搬看2

イ 救急搬送看護体制加算1　　400点
ロ 救急搬送看護体制加算2　　200点

→夜間休日救急搬送医学管理料

(1) 夜間休日救急搬送医学管理料については，第二次救急医療機関（都道府県が作成する医療計画において，入院を要する救急医療を担う医療機関であって，第三次救急医療機関以外のものをいう）又は都道府県知事若しくは指定都市市長の指定する精神科救急医療施設において，深夜，時間外〔土曜日以外の日（休日を除く）にあっては，夜間に限る〕，休日に，救急用の自動車〔消防法及び消防法施行令に規定する市町村又は都道府県の救急業務を行うための救急隊の救急自動車，並びに道路交通法及び道路交通法施行令に規定する緊急自動車（傷病者の緊急搬送に用いるものに限る）をいう〕及び救急医療用ヘリコプターを用いた救急医療の確保に関する特別措置法第2条に規定する救急医療用ヘリコプターにより搬送された患者であって初診のものについて，必要な医学管理が行われた場合に算定する。
なお，夜間及び深夜の取扱いは，往診料の場合と同様である。

(2) 「注2」に規定する精神科疾患患者等受入加算の対象患者は，深夜，時間外又は休日に救急用の自動車及び救急医療用ヘリコプターで搬送された患者のうち，以下のいずれかのものとする。
イ 過去6月以内に精神科受診の既往がある患者
ロ アルコール中毒を除く急性薬毒物中毒が診断された患者

(3) B001-2-5院内トリアージ実施料を算定した患者には夜間休日救急搬送医学管理料は算定できない。

(令6保医発0305・4)

事務連絡 問1 「注3」の救急搬送看護体制加算1につい

て，対応が必要な救急患者が1名しかおらず，専任の看護師複数名による対応が必要でない場合にも，複数名の看護師により対応する必要があるか。

答 看護師複数名による対応が必要である場合にすぐに対応可能な体制がとられていればよく，複数名による対応が不要な場合には他の業務に従事していても差し支えない。なお，複数名による対応の必要性の有無については，救急患者の人数や状態等に応じ，必要な看護が提供できるよう，各医療機関において適切に判断いただきたい。　（令2.3.31）

問2　「注2」の精神疾患患者等受入加算について，過去6ヶ月の受診歴の確認は患者等の申告に基づくもので良いか。

答　患者等の申告のみならず，前医への確認等が必要である。　（平26.4.4）

問3　「注2」には「初診料を算定する初診の日に限り算定する」との記載はないが，初診であればよいのか。

答　初診料を算定する初診の日に限る。　（平26.4.10）

問4　精神科疾患患者等受入加算は，救命救急センター併設，若しくは第二次・第三次救急医療機関での算定は可能か。

答　第二次救急医療機関のみ算定が可能。　（平26.4.10）

問5　精神科疾患患者等受入加算の「イ　過去6月以内に精神科受診の既往がある患者」とあるが，6月とは暦月でよいか。また，精神科受診であれば病名は問わないか。

答　暦月でよい。また，精神疾患に限る。　（平26.4.23）

B001-2-7　外来リハビリテーション診療料

外リ1　外リ2
1　外来リハビリテーション診療料1　　73点
2　外来リハビリテーション診療料2　　110点

注1　別に厚生労働大臣が定める施設基準〔告示4第3・4の6，p.1341〕を満たす保険医療機関において，リハビリテーション（H000心大血管疾患リハビリテーション料，H001脳血管疾患等リハビリテーション料，H001-2廃用症候群リハビリテーション料，H002運動器リハビリテーション料又はH003呼吸器リハビリテーション料を算定するものに限る。以下この区分番号において同じ）を要する入院中の患者以外の患者に対して，リハビリテーションの実施に関し必要な診療を行った場合に，外来リハビリテーション診療料1については7日間に1回に限り，外来リハビリテーション診療料2については14日間に1回に限り算定する。

2　外来リハビリテーション診療料1を算定する日から起算して7日以内の期間においては，当該リハビリテーションの実施に係るA000初診料（注15及び注16に規定する加算を除く），A001再診料（注19に規定する加算を除く），A002外来診療料（注10に規定する加算を除く）及び外来リハビリテーション診療料2は，算定しない。

3　外来リハビリテーション診療料2を算定する日から起算して14日以内の期間においては，当該リハビリテーションの実施に係るA000初診料（注15及び注16に規定する加算を除く），A001再診料（注19に規定する加算を除く），A002外来診療料（注10に規定する加算を除く）及び外来リハビリテーション診療料1は，算定しない。

（編注）「通則」の「外来感染対策向上加算」等の対象。

→外来リハビリテーション診療料　摘要欄 p.1684

(1)　外来リハビリテーション診療料は，医師によるリハビリテーションに関する包括的な診察を評価するものである。

(2)　外来リハビリテーション診療料1の対象患者は，状態が比較的安定している患者であって，リハビリテーション実施計画書において心大血管疾患リハビリテーション料，脳血管疾患等リハビリテーション料，廃用症候群リハビリテーション料，運動器リハビリテーション料又は呼吸器リハビリテーション料に掲げるリハビリテーション（以下「疾患別リハビリテーション」という）を1週間に2日以上提供することとしている患者である。

(3)　外来リハビリテーション診療料1を算定した日から起算して7日間は，疾患別リハビリテーションの提供に係るA000初診料，A001再診料又はA002外来診療料は算定できないものとし，当該7日間は，初診料，再診料又は外来診療料を算定せずに，疾患別リハビリテーションの費用を算定できるものとする。

(4)　外来リハビリテーション診療料2の対象患者は，状態が比較的安定している患者であって，リハビリテーション実施計画書において疾患別リハビリテーションを2週間に2日以上提供することとしている患者である。

(5)　外来リハビリテーション診療料2を算定した日から起算して14日間は，疾患別リハビリテーションの提供に係るA000初診料，A001再診料又はA002外来診療料は算定できないものとし，当該14日間は初診料，再診料又は外来診療料を算定せずに，疾患別リハビリテーションの費用を算定できるものとする。

(6)　外来リハビリテーション診療料1及び2を算定している場合は，疾患別リハビリテーションを提供する日において，リハビリテーションスタッフ（疾患別リハビリテーションの実施に係る理学療法士，作業療法士及び言語聴覚士等をいう。以下同じ）がリハビリテーション提供前に患者の状態を十分に観察し，療養指導記録に記載する。また，患者の状態を観察した際に，前回と比べて状態の変化が認められた場合や患者の求めがあった場合等には，必要に応じて医師が診察を行う。

(7)　外来リハビリテーション診療料1及び2を算定している場合は，医師は疾患別リハビリテーション料の算定ごとに当該患者にリハビリテーションを提供したリハビリテーションスタッフからの報告を受け，当該患者のリハビリテーションの効果や進捗状況等を確認し，**診療録**等に記載する。なお，リハビリテーションスタッフからの報告は，カンファレンスの実施により代えることとしても差し支えない。

（令6保医発0305・4）

事務連絡　外来リハビリテーション診療料

問1　リハビリステーションスタッフからの報告については，口頭での報告でもよいか。

答　報告そのものは口頭でも差し支えないが，当該患者のリハビリテーションの効果や進捗状況等を確認し，診療録等に記載することが必要である。　（令2.3.31）

問2　外来リハビリテーション診療料又はB001-2-8外来放射線照射診療料を算定した日から規定されている日数の間で，疾患別リハビリテーション又は放射線治療を行う日において，2科目の診療を行った場合，2科目の初診料又は再診料（外来診療料）は算定できるのか。

答　初診料「注5」ただし書きに規定する点数又は再診料「注3」（外来診療料「注5」）に規定する点数を算定する。

問3　外来リハビリテーション診療料又は外来放射線照射診療料を算定した日から規定されている日数の間で，疾患別リハビリテーション又は放射線治療を行わない日において，他科の診療を行った場合，初診料又は再診料（外来診療料）は算定できるのか。

答　初診料又は再診料（外来診療料）を算定する。

問4　外来リハビリテーション診療料を算定した日から規定されている日数の間で，疾患別リハビリテーションを行わない日において，再度医師が診察を行った場合に，再診料又は外来診療料は算定できるのか。

答　リハビリに係る再診料又は外来診療料は算定できない。

問5　外来リハビリテーション診療料を算定した日から規定されている日数の間で，リハビリを実施した日に処置等を行った場合，当該診療に係る費用は算定できるか。

答　初診料，再診料，外来診療料以外の費用については，算定可能である。

問6　リハビリテーション実施計画で7日間又は14日間に2日以上リハビリを実施することになっているが，実際は1日しかリハビリを実施できなかった場合，どのように請求すればよいか。

答　診療録及びレセプトの摘要欄に，リハビリ実施予定日，リハビリが実施できなかった理由，その際に受けた患者からの連絡内容等が記載されており，事前に予想できなかったやむを得ない事情で7日間又は14日間に2日以上リハビリが実施できなかったことが明らかな場合は算定可能。

問7　同一患者について，外来リハビリテーション診療料を算定した日から規定されている日数が経過した後，当該診療料を算定せずに再診料等を算定してもよいのか。

答　そのとおり。

問8　外来リハビリテーション診療料を算定する患者と再診料等を算定する患者が混在してもよいのか。

答　そのとおり。　　　　　　　　　（平24.3.30，4.20，一部修正）

問9　外来リハビリテーション診療料又はB001-2-8外来放射線照射診療料を算定した日から規定されている日数の間で，疾患別リハビリテーション又は放射線治療を行わない日において，他科の診療を行った場合，初診料又は再診料（外来診療料）は算定できるのか。

答　初診料又は再診料（外来診療料）を算定する。ただし，当該他科の診療がリハビリテーション又は放射線治療に係る診療であった場合は算定できない。
（平24.4.20）

問10　外来リハビリテーション診療料又はB001-2-8外来放射線照射診療料を算定する場合，算定日から起算して7日間（14日間）は外来診療料の算定はできないが，当該診療料を算定することによって外来診療料を算定できない期間の外来診療料に包括される検査（血液化学検査等），処置（消炎鎮痛等処置）は算定できるか。

答　外来診療料に包括される診療行為については算定できない。
（平24.8.9，一部修正）

B001-2-8　外来放射線照射診療料　外放　**297点**

注1　別に厚生労働大臣が定める施設基準〔告示4第3・4の7, p.1341〕に適合しているものとして地方厚生局長等に届け出た保険医療機関において，放射線治療を要する入院中の患者以外の患者に対して，放射線治療の実施に関し必要な診療を行った場合に，7日間に1回に限り算定する。

2　外来放射線照射診療料を算定する日から起算して7日以内の期間に4日以上の放射線治療を予定していない場合には，所定点数の**100分の50**に相当する点数により算定する。　外放減

3　外来放射線照射診療料を算定する日から起算して7日以内の期間においては，当該放射線治療の実施に係るA000初診料（注15及び注16に規定する加算を除く），A001再診料（注19に規定する加算を除く）及びA002外来診療料（注10に規定する加算を除く）は，算定しない。

（編注）「通則」の「外来感染対策向上加算」等の対象。
【2024年改定による主な変更点】介護老人保健施設入所者に対する外来放射線照射診療料が新たに算定可とされた。

→外来放射線照射診療料　摘要欄 p.1684

(1)　放射線治療医（放射線治療の経験を5年以上有するものに限る）が診察を行った日に算定し，算定日から起算して7日間は放射線照射の実施に係るA000初診料，A001再診料又はA002外来診療料は算定できないものとし，当該7日間は，A000初診料，A001再診料又はA002外来診療料を算定せずに，放射線照射の費用は算定できるものとする。

(2)　外来放射線照射診療料を算定した場合にあっては，第2日目以降の看護師，診療放射線技師等による患者の観察については，照射ごとに記録し，医師に報告する。

(3)　放射線治療を行う前に，放射線治療により期待される治療効果や成績などとともに，合併症，副作用等についても必ず患者又はその家族に説明し，文書等による同意を得る。

(4)　関係学会による放射線精度管理等のガイドラインを遵守する。

(5)　算定した日を含め，3日間以内で放射線照射が終了する場合は，本点数の100分の50に相当する点数を算定する。
（令6保医発0305・4）

事務連絡　問1　外来放射線照射診療料の算定日から7日目の前日又は翌日に放射線治療の実施に関し必要な診療を行った上で外来放射線照射診療料を算定したものを，前回算定日から7日目に算定したものとみなすことができるか。

答　患者1人につき，年に1回（休日によるものを除く）までであれば差し支えない。　　（平26.3.31）

問2　外来放射線照射診療料を算定した後の7日間以内に，再度医師が診察を行った場合に，再診料又は外来診療料は算定できるのか。

答　放射線治療に係る再診料又は外来診療料は算定できない。放射線照射に伴い医学的に必要な場合に診察を行うことも含めて当該医学管理が評価されていることに留意する。

問3　放射線治療の予定が3日間以内であったため，当該診療料の所定点数の50／100を算定したが，例えば，医学的理由により2日目，3日目の照射を行わず，当該診療料の50／100を算定した日から4日目以降に再度放射線治療を継続した場合に，再診料等を算定してよいか。

答　算定して差し支えない。なお，その際，再診料，外来診療料又は外来放射線照射診療料のいずれかを医学的判断により算定する。また，診療録及びレセプトの摘要欄に医学的理由を記載する。

問4　放射線治療を5日間実施する予定で外来放射線照射診療料を算定したが，医学的な必要があって2日間で治療終了となった場合はどのように対応したらよいのか。

答　100分の100を算定できる。早期に治療終了となった医学的理由を診療録及びレセプト摘要欄に記載する。　（平24.3.30）

問5　放射線治療の実施に関し必要な診療を行ったが，放射線治療は行っていない日に算定できるのか。

答　算定可能

問6　外来放射線照射診療料の算定から7日後が休日の場合であって，当該休日の前日又は翌日に放射線治療の実施に関し必要な診療を行った場合はどのように取り扱うか。

答　放射線治療の実施に関し必要な診療を行った日（当該休日の前日又は翌日）に外来放射線照射診療料を算定し，当該休日に算定したものとみなす。この場合，当該休日から起算して7日間は，放射線照射の実施に係る初診料，再診料又は外来診療料は算定できず，当該7日間は初診料，再診料又は外来診療料を算定せずに，放射線照射の費用は算定できるものとする。なお，レセプト摘要欄に，当該休日の日付を記載する。この取扱いは当該外来放射線照射診療料の算定から7日後が休日の場合に限る。
（平24.4.20）

B001-2-9　地域包括診療料（月1回）

1	地域包括診療料1　地包1	1,660点
2	地域包括診療料2　地包2	1,600点

注1　別に厚生労働大臣が定める施設基準〔告示4第3・4の8(1)(2)，p.1341〕に適合しているものとして地方厚生局長等に届け出た保険医療機関（許可病床数が200床未満の病院又は診療所に限る）において，脂質異常症，高血圧症，糖尿病，慢性心不全，慢性腎臓病（慢性維持透析を行っていないものに限る）又は認知症のうち2以上の疾患を有する入院中の患者以外の患者に対して，当該患者の同意を得た上で，療養上必要な指導及び診療を行った場合（初診の日を除く）に，当該基準に係る区分に従い，それぞれ患者1人につき月1回に限り算定する。

2　地域包括診療を受けている患者に対して行った注3に規定する加算並びにA001再診料の注5から注7まで及び注19に規定する加算，通則第3号から第6号までに規定する加算，B001-2-2地域連携小児夜間・休日診療料，B010診療情報提供料（Ⅱ）及びB011連携強化診療情報提供料並びに第2章第2部在宅医療〔C001在宅患者訪問診療料（Ⅰ），C001-2在宅患者訪問診療料（Ⅱ），C002在宅時医学総合管理料及びC002-2施設入居時等医学総合管理料を除く〕，第5部投薬（F100処方料及びF400処方箋料を除く）及び第14部その他を除く費用は，地域包括診療料に含まれるものとする。ただし，患者の病状の急性増悪時に実施した検査，画像診断及び処置に係る費用は，所定点数が**550点**未満のものに限り，当該診療料に含まれるものとする。

3　他の保険医療機関に入院した患者又は介護老人保健施設に入所した患者について，当該他の保険医療機関又は介護老人保健施設と連携して薬剤の服用状況や薬剤服用歴に関する情報共有等を行うとともに，当該他の保険医療機関又は介護老人保健施設において処方した薬剤の種類数が減少した場合であって，退院後又は退所後1月以内に当該他の保険医療機関又は介護老人保健施設から入院中又は入所中の処方内容について情報提供を受けた場合には，**薬剤適正使用連携加算**　薬適連　として，退院日又は退所日の属する月から起算して2月目までに1回に限り，**30点**を所定点数に加算する。

（編注）「通則」の「外来感染対策向上加算」等の対象。

【2024年改定による主な変更点】
(1) 算定要件に，①患者・家族からの求めに応じ文書を交付して説明を行うことが望ましい，②介護支援専門員や相談支援専門員からの相談に対応する，③リフィル処方や長期処方に対応する——ことなどが追加された。
(2) 施設基準に，①担当医が認知症研修を修了していることが望ましい，②介護支援専門員や相談支援専門員からの相談・リフィル処方・長期処方に対応可能であることを掲示する，③上記②の掲示事項を原則としてウェブサイトに掲載する（【経過措置】2025年5月末まで猶予），④意思決定支援に係る指針を定めている——ことが追加された。また，「いずれかを満たすこと」とされる実績に，①担当医が市区町村の認知症施策に協力，②担当医がサービス担当者会議に参加，③担当医が地域ケア会議に参加，④介護支援専門員と相談の機会を構築——していることが追加された。

→地域包括診療料
(1) 地域包括診療料は，外来の機能分化の観点から，主治医機能を持った中小病院及び診療所の医師が，複数の慢性疾患を有する患者に対し，患者の同意を得た上で，継続的かつ全人的な医療を行うことについて評価したものであり，初診時や訪問診療時（往診を含む）は算定できない。なお，地域包括診療料とA001再診料の「注12」地域包括診療加算はどちらか一方に限り届出することができる。
(2) 地域包括診療料の対象患者は，高血圧症，糖尿病，脂質異常症，慢性心不全，慢性腎臓病（慢性維持透析を行っていないものに限る）及び認知症の6疾病のうち，2つ以上（疑いを除く）を有する者である。なお，当該医療機関で診療を行う対象疾病（上記6疾病のうち2つ）と重複しない疾病を対象とする場合に限り，他医療機関でも当該診療料，A001再診料の「注12」地域包括診療加算，同「注13」認知症地域包括診療加算又はB001-2-10認知症地域包括診療料を算定可能である。
(3) 当該患者を診療する担当医を決める。担当医は，慢性疾患の指導に係る適切な研修を修了した医師とし，担当医により指導及び診療を行った場合に当該診療料を算定する。なお，服薬，運動，休養，栄養，喫煙，家庭での体重や血圧の計測，飲酒，その他療養を行うに当たっての問題点等に係る生活面の指導については，必要に応じて，当該医師の指示を受けた看護師や管理栄養士，薬剤師が行っても差し支えない。
(4) 患者又はその家族からの求めに応じ，疾患名，治療計画等についての文書を交付し，適切な説明を行うことが望ましい。その際，文書の交付については電子カルテ情報共有サービスにおける患者サマリーに入力し，**診療録**にその記録及び患者の同意を得た旨を残している場合は，文書を交付しているものとみなすものとする。
(5) 当該患者に対し，以下の指導，服薬管理等を行う。
　ア　患者の同意を得て，計画的な医学管理の下に療養上必要な指導及び診療を行う。
　イ　他の保険医療機関と連携及びオンライン資格確認を活用して，患者が受診している医療機関を全て把握するとともに，当該患者に処方されている医薬品を全て管理し，**診療録等**に記載する。必要に応じ，担当医の指示を受けた看護師，准看護師等が情報の把握を行うことも可能。
　ウ　当該患者について，原則として院内処方を行う。ただし，エ及びオの場合に限り院外処方を可能とする。
　エ　病院において，患者の同意が得られた場合は，以下の全てを満たす薬局に対して院外処方を行うことを可能とする。
　　㈠　24時間開局している薬局である。なお，24時間開局している薬局のリストを患者に説明した上で患者が選定した薬局である。
　　㈡　当該患者がかかっている医療機関を全て把握した上で，薬剤服用歴を一元的かつ継続的に管理し，投薬期間中の服薬状況等を確認及び適切な指導を行い，当該患者の服薬に関する情報を医療機関に提供している薬局である。
　　㈢　病院において院外処方を行う場合は，以下の通りとする。

(別紙様式48)

「地域包括診療料」・「認知症地域包括診療料」に関する説明書

当院では，「地域包括診療料」等を算定する患者さんに，「かかりつけ医」として，次のような診療を行います。

- ○ 生活習慣病や認知症等に対する治療や管理を行います。
- ○ 他の医療機関で処方されるお薬を含め，服薬状況等を踏まえたお薬の管理を行います。
- ○ 予防接種や健康診断の結果に関する相談等，健康管理に関するご相談に応じます。必要に応じ，専門の医療機関をご紹介します。
- ○ 介護保険の利用に関するご相談に応じます。
- ○ 必要に応じ，訪問診療や往診に対応します。
- ○ 体調不良時等，患者さんからの電話等による問い合わせに対応しています。

連絡先 ▲▲医院　●●●-●●●-●●●●

患者さん・ご家族へのお願い

- ○ 他の医療機関を受診される場合，お急ぎの場合を除き，担当医にご相談ください。お急ぎの場合に，他の医療機関を受診した場合には，次に当院を受診した際にお知らせください（他の医療機関で受けた投薬なども，お知らせください）。
- ○ 受診時にはお薬手帳をご持参ください。
- ○ 処方を受けている薬局のお名前をお知らせください。
- ○ 健康診断の結果については，担当医にお知らせください。

(別紙様式48)

「地域包括診療料」・「認知症地域包括診療料」に関する同意書

「地域包括診療料」・「認知症地域包括診療料」について説明を受け，理解した上で，▲▲医院 医師 ○○○○を担当医として，生活習慣病等（●●，□□）に対する継続的な診療，お薬の管理，健康管理に関する相談・指導等を受けることに同意いたします。

※ 他の医療機関で「地域包括診療加算」「認知症地域包括診療加算」「地域包括診療料」「認知症地域包括診療料」を算定している方は，署名する前にお申し出ください。

（患者氏名）

① 当該患者が受診している医療機関のリスト及び当該患者が当該診療料を算定している旨を，処方箋に添付して患者に渡すことにより，当該薬局に対して情報提供を行う。
② 患者に対して，当該医療機関を受診時に，薬局若しくは当該医療機関が発行するお薬手帳を持参させる。また，当該患者の院外処方を担当する保険薬局から文書で情報提供を受けることでもよい。なお，保険薬局から文書で情報提供を受けた場合も，当該患者に対し，事後的にお薬手帳の提示に協力を求めることが望ましい。
③ また，**診療録**にお薬手帳のコピー若しくは保険薬局からの文書のコピーを添付する，又は，当該点数の算定時の投薬内容について**診療録**に記載する。

オ 診療所において，院外処方を行う場合は，以下のとおりとする。
　(イ) 調剤について24時間対応できる体制を整えている薬局（以下「連携薬局」という）と連携している。
　(ロ) 原則として，院外処方を行う場合は連携薬局にて処方を行うこととするが，患者の同意がある場合に限り，その他の薬局での処方も可能とする。その場合，当該患者に対して，時間外においても対応できる薬局のリストを文書により提供し，説明する。
　(ハ) 当該患者が受診している医療機関のリスト及び当該患者が当該診療料を算定している旨を，処方箋に添付して患者に渡すことにより，当該薬局に対して情報提供を行う。
　(ニ) 患者に対して，当該医療機関を受診時に，薬局若しくは当該医療機関が発行するお薬手帳を持参させる。また，当該患者の院外処方を担当する保険薬局から文書で情報提供を受けることでもよい。なお，保険薬局から文書で情報提供を受けた場合も，当該患者に対し，事後的にお薬手帳の提示に協力を求めることが望ましい。
　(ホ) また，**診療録**にお薬手帳のコピー若しくは保険薬局からの文書のコピーを添付する，又は，当該点数の算定時の投薬内容について**診療録等**に記載する。
カ 標榜診療時間外の電話等による問い合わせに対応可能な体制を有し，連絡先について情報提供するとともに，患者又は患者の家族等から連絡を受けた場合には，受診の指示等，速やかに必要な対応を行う。
キ 当該患者について，当該医療機関で検査（院外に委託した場合を含む）を行う。
ク 健康診断や検診の受診勧奨を行い，その結果等を**診療録**に添付又は記載するとともに，患者に提供し，評価結果をもとに患者の健康状態を管理する。
ケ 必要に応じ，要介護認定に係る主治医意見書を作成する。
コ 必要に応じ，患者の予防接種の実施状況を把握すること等により，当該患者からの予防接種に係る相談に対応する。
サ 患者の同意について，当該診療料の初回算定時に，**別紙様式48**を参考に，当該患者の署名付の同意書を作成し，**診療録等**に添付する。ただし，直近1年間に4回以上の受診歴を有する患者については，**別紙様式48**を参考に診療の要点を説明していれば，同意の手続きは省略して差し支えない。なお，当該医療機関自ら作成した文書を用いることでよい。
シ 当該診療料を算定する場合は，投薬の部に掲げる「7種類以上の内服薬の投薬を行う場合」の規定は適用しない。
ス 認知症の患者に対し当該診療料を算定する場合であって，当該患者の病状から，患者への説明及び患者の同意について，患者の家族等への説明及び当該患者の家族等による同意による方が適切と考えられる場合には，当該部分について「患者」を「患者の家族等」と読み替えるものとする。

(6) 当該医療機関において，院内掲示により以下の対応が可能なことを周知し，患者の求めがあった場合に適切に対応する。
ア 健康相談を行っている。
イ 介護保険に係る相談を行っている。
ウ 予防接種に係る相談を行っている。

(7) 当該保険医療機関に通院する患者について，介護保

険法第7条第5項に規定する介護支援専門員及び障害者の日常生活及び社会生活を総合的に支援するための法律に基づく指定計画相談支援の事業の人員及び運営に関する基準第3条第1項に規定する相談支援専門員からの相談に適切に対応するとともに，当該対応が可能であることを当該保険医療機関の見やすい場所に掲示する。

(8) 患者の状態に応じ，28日以上の長期の投薬を行うこと又はリフィル処方箋を交付することについて，当該対応が可能であることを当該保険医療機関の見やすい場所に掲示するとともに，患者から求められた場合に適切に対応する。

(9) (7)及び(8)の掲示事項について，原則として，ウェブサイトに掲載している。

(10) 地域包括診療料を算定する医療機関においては，往診又は訪問診療を提供可能である。往診又は訪問診療の対象の患者には，24時間対応可能な夜間の連絡先を提供し，患者又は患者の家族等から連絡を受けた場合には，往診，外来受診の指示等，速やかに必要な対応を行う。特掲診療料施設基準通知の**第9在宅療養支援診療所の施設基準の1の(1)** (p.1349) に規定する在宅療養支援診療所（機能強化型・単独型の在宅療養支援診療所）以外の在宅療養支援診療所においては，連絡を受けて行う往診又は外来診療の体制について，連携する他の保険医療機関とともに行うことも可能である。

(11) 抗菌薬の適正な使用を推進するため，「抗微生物薬適正使用の手引き」（厚生労働省健康局結核感染症課）を参考に，抗菌薬の適正な使用の普及啓発に資する取組を行っている。

(12) 「注3」の薬剤適正使用連携加算については，A001再診料の「注14」に規定する薬剤適正使用連携加算の例による。(令6保医発0305・4) (令6.5.1)

（編注）地域包括診療料に関する「事務連絡」は，A001再診料「注12」地域包括診療加算の箇所に掲載 (p.54)。

事務連絡 問1 月初めに地域包括診療料を算定後，急性増悪した場合等に，月初めに遡って地域包括診療料の算定を取り消し，出来高算定に戻すことは可能か。
答 可能である。 (平26.3.31)
問2 対象疾患を2つ以上有する患者が複数いる場合，地域包括診療料又は地域包括診療加算を算定する患者と算定しない患者を分けることは可能か。
答 可能である。なお，地域包括診療料と地域包括診療加算の届出は医療機関単位でどちらか一方しか出来ないことに留意されたい。 (平26.3.31)

B001-2-10 認知症地域包括診療料（月1回）
1 認知症地域包括診療料1 認地包1 1,681点
2 認知症地域包括診療料2 認地包2 1,613点

注1 別に**厚生労働大臣が定める施設基準**〔告示4第3・4の8の2(1)(2)，p.1342〕を満たす保険医療機関（許可病床数が200床未満の病院又は診療所に限る）において，認知症の患者〔認知症以外に1以上の疾患（疑いのものを除く）を有する入院中の患者以外のものであって，1処方につき5種類を超える内服薬の投薬を行った場合及び1処方につき抗うつ薬，抗精神病薬，抗不安薬又は睡眠薬を合わせて3種類を超えて投薬を行った場合のいずれにも該当しないものに限る〕に対して，当該患者又はその家族等の同意を得て，療養上必要な指導及び診療を行った場合（初診の日を除く）に，当該基準に係る区分に従い，それぞれ患者1人につき月1回に限り算定する。

2 認知症地域包括診療を受けている患者に対して行った注3に規定する加算並びにA001再診料の注5から注7まで及び注19に規定する加算，通則第3号から第6号までに規定する加算，B001-2-2地域連携小児夜間・休日診療料，B010診療情報提供料（Ⅱ）及びB011連携強化診療情報提供料並びに第2章第2部在宅医療（C001在宅患者訪問診療料（Ⅰ），C001-2在宅患者訪問診療料（Ⅱ），C002在宅時医学総合管理料及びC002-2施設入居時等医学総合管理料を除く），第5部投薬（F100処方料及びF400処方箋料を除く）及び第14部その他を除く費用は，認知症地域包括診療料に含まれるものとする。ただし，患者の病状の急性増悪時に実施した検査，画像診断及び処置に係る費用は，所定点数が550点未満のものに限り，当該診療料に含まれるものとする。

3 他の保険医療機関に入院した患者又は介護老人保健施設に入所した患者について，当該他の保険医療機関又は介護老人保健施設と連携して薬剤の服用状況や薬剤服用歴に関する情報共有等を行うとともに，当該他の保険医療機関又は介護老人保健施設において処方した薬剤の種類数が減少した場合であって，退院後又は退所後1月以内に当該他の保険医療機関又は介護老人保健施設から入院中又は入所中の処方内容について情報提供を受けた場合には，**薬剤適正使用連携加算** 薬適連 として，退院日又は退所日の属する月から起算して2月目までに1回に限り，**30点**を所定点数に加算する。

（編注）「通則」の「外来感染対策向上加算」等の対象。
【2024年改定による主な変更点】B001-2-9地域包括診療料と同様の変更が行われた (B001-2-9参照)。

→認知症地域包括診療料
(1) 認知症地域包括診療料は，外来の機能分化の観点から，主治医機能を持った中小病院及び診療所の医師が，認知症患者であって以下の全ての要件を満たす患者に対し，患者の同意を得た上で，継続的かつ全人的な医療を行うことについて評価したものであり，初診時や訪問診療時（往診を含む）は算定できない。
ア 認知症以外に1以上の疾病（疑いを除く）を有する者
イ 同月に，当該保険医療機関において以下のいずれの投薬も受けていない患者
(イ) 1処方につき5種類を超える内服薬があるもの
(ロ) 1処方につき抗うつ薬，抗精神病薬，抗不安薬及び睡眠薬をあわせて3種類を超えて含むもの
なお，イ(イ)の内服薬数の種類数は錠剤，カプセル剤，散剤，顆粒剤及び液剤については，1銘柄ごとに1種類として計算する。また，イ(ロ)の抗うつ薬，抗精神病薬，抗不安薬及び睡眠薬の種類数はF100処方料の「1」における向精神薬の種類と同様の取扱いとする。

(2) B001-2-9地域包括診療料の(3)から(11)まで〔(5)のシを除く〕を満たす。

(3) 「注3」の薬剤適正使用連携加算については，A001再診料の「注14」に規定する薬剤適正使用連携加算の

例による。
(4) 当該医療機関で診療を行う疾病（認知症を含む2つ以上）と重複しない疾病を対象とする場合に限り，他医療機関でも地域包括診療加算又は地域包括診療料を算定可能である。また，他医療機関で当該診療料又は認知症地域包括診療加算は算定できない。

(令6保医発0305・4)

(編注) 関連する「事務連絡」はp.54に掲載。

事務連絡 問1 認知症地域包括診療料の算定要件において，1処方につき5種類を超える内服薬の投薬を行った場合は算定の対象とならないこととされているが，内服薬の種類数には臨時の処方によるものを含むか。
答 臨時の投薬であって，投薬期間が2週間以内のものは除く。
(平28.3.31)

問2 屯服薬も内服薬の種類としてカウントするのか。
答 そのとおり。臨時に1回だけ処方した屯服薬であって，投薬期間が2週間以内のものは，カウントしない。同じ銘柄の屯服薬を2回目以降に処方した場合は，臨時の投薬とはいえず，内服薬の種類としてカウントする。
(平28.6.14)

B001-2-11 小児かかりつけ診療料（1日につき）
1 小児かかりつけ診療料1
 イ 処方箋を交付する場合
  (1) 初診時 児か外初1   652点
  (2) 再診時 児か外再1   458点
 ロ 処方箋を交付しない場合
  (1) 初診時 児か内初1   769点
  (2) 再診時 児か内再1   576点
2 小児かかりつけ診療料2
 イ 処方箋を交付する場合
  (1) 初診時 児か外初2   641点
  (2) 再診時 児か外再2   447点
 ロ 処方箋を交付しない場合
  (1) 初診時 児か内初2   758点
  (2) 再診時 児か内再2   565点

注1 別に厚生労働大臣が定める施設基準〔告示4第3・4の8の3(1)(2), p.1342〕に適合しているものとして地方厚生局長等に届け出た保険医療機関において，未就学児（6歳以上の患者にあっては，6歳未満から小児かかりつけ診療料を算定しているものに限る）の患者であって入院中の患者以外のものに対して診療を行った場合に，当該基準に係る区分に従い，それぞれ算定する。
2 A001再診料の注9に規定する場合については，算定しない。
3 注4に規定する加算，A000初診料の注7，注8，注10，注15及び注16に規定する加算，A001再診料の注5，注6及び注19に規定する加算，A002外来診療料の注8から注10までに規定する加算並びに通則第3号から第6号までに規定する加算，B001-2-2地域連携小児夜間・休日診療料，B001-2-5院内トリアージ実施料，B001-2-6夜間休日救急搬送医学管理料，B009診療情報提供料（Ⅰ），B009-2電子的診療情報評価料，B010診療情報提供料（Ⅱ），B011連携強化診療情報提供料，C000往診料及び第14部その他を除き，診療に係る費用は，小児かかりつけ診療料に含まれるものとする。

4 別に厚生労働大臣が定める施設基準〔告示4第3・4の8の3(3), p.1342〕を満たす保険医療機関において，急性気道感染症，急性中耳炎，急性副鼻腔炎又は急性下痢症により受診した患者であって，診察の結果，抗菌薬の投与の必要性が認められないため抗菌薬を使用しないものに対して，療養上必要な指導及び検査結果の説明を行い，文書により説明内容を提供した場合（初診時に限る）は，**小児抗菌薬適正使用支援加算** 小抗菌 として，月1回に限り**80点**を所定点数に加算する。

(編注)「通則」の「外来感染対策向上加算」等の対象。
【2024年改定による主な変更点】
(1) ①発達障害を疑う患者の診療，保護者への相談対応，専門医への紹介等，②不適切な養育にもつながる育児不安等への相談対応，③B001-2小児科外来診療料の算定，④医師は発達障害等・虐待に関する研修を修了していることが望ましいこと――が要件として追加された。
(2) 小児抗菌薬適正使用支援加算（注4）の対象疾患に，**急性中耳炎，急性副鼻腔炎**が追加された。

→小児かかりつけ診療料 摘要欄 p.1684
(1) 小児かかりつけ診療料は，かかりつけ医として，患者の同意を得た上で，緊急時や明らかに専門外の場合等を除き継続的かつ全人的な医療を行うことについて評価したものであり，原則として1人の患者につき1か所の保険医療機関が算定する。
(2) 小児かかりつけ診療料は，当該保険医療機関を4回以上受診（予防接種の実施等を目的とした保険外のものを含む）した未就学児（6歳以上の患者にあっては，6歳未満から小児かかりつけ診療料を算定しているものに限る）の患者を対象とする。なお，過去に当該診療料の算定を行っていた患者が，当該診療料の算定を行わなくなった場合，6歳以上の患者については，再度当該診療料を算定することはできない。
(3) 同一日において，同一患者の再診が2回以上行われた場合であっても，1日につき所定の点数を算定する。
(4) 同一月において，院外処方箋を交付した日がある場合は，当該月においては，「イ」の所定点数により算定する。ただし，この場合であっても，院外処方箋を交付している患者に対し，夜間緊急の受診の場合等やむを得ない場合において院内投薬を行う場合は，「ロ」の所定点数を算定できるが，その場合には，その理由を**診療報酬明細書**の摘要欄に記載する。
(5) 当該保険医療機関において院内処方を行わない場合は，「イ 処方箋を交付する場合」の所定点数を算定する。
(6) 小児かかりつけ診療料の算定に当たっては，以下の指導等を行う。
 ア 急性疾患を発症した際の対応の仕方や，アトピー性皮膚炎，喘息その他乳幼児期に頻繁にみられる慢性疾患の管理等について，かかりつけ医として療養上必要な指導及び診療を行う。
 イ 他の保険医療機関との連携及びオンライン資格確認を活用して，患者が受診している医療機関を全て把握するとともに，必要に応じて専門的な医療を要する際の紹介等を行う。
 ウ 患者について，健康診査の受診状況及び受診結果を把握するとともに，発達段階に応じた助言・指導を行い，保護者からの健康相談に応じる。
 エ 患者について，予防接種の実施状況を把握すると

（別紙様式10）

「小児かかりつけ診療料」に関する説明書

当院では，当院を継続して受診され，同意された患者さんに，小児科の「かかりつけ医」として，次のような診療を行います。

○ 急な病気の際の診療や，慢性疾患の指導管理を行います。
○ 発達段階に応じた助言・指導等を行い，健康相談に応じます。
○ 予防接種の接種状況を確認し，接種の時期についての指導を行います。また，予防接種の有効性・安全性に関する情報提供を行います。
○ 「小児かかりつけ診療料」に同意する患者さんからの電話等による問い合わせに常時対応しています。

当院がやむを得ず対応できない場合などには，下記の提携医療機関や，小児救急電話相談にご相談ください。

連絡先 ▲▲医院　　　●●●－●●●－●●●●
　　　提携医療機関 ◆◆医院
　　　小児救急電話相談　＃●●●●

患者さん・ご家族へのお願い

○ 緊急時など，都合により他の医療機関を受診した場合には，次に当院を受診した際にお知らせください（他の医療機関で受けた投薬なども，お知らせください）。
○ 健康診断の結果や，予防接種の受診状況を定期的に確認しますので，受診時にお持ちください（母子健康手帳に記載されています）。

「小児かかりつけ診療料」に関する同意書

「小児かかりつけ診療料」について説明を受け，理解した上で，▲▲医院　医師　○○○○を主治医として，病気の際の診療，継続的な医学管理，予防接種や健康に関する相談・指導等を受けることに同意いたします。

※ 「小児かかりつけ診療料」は1人の患者さんにつき1か所の医療機関が対象となっています。他の医療機関で同じ説明を受けた方は，署名する前にお申し出ください。

(患者氏名)

(保護者署名)

ともに，予防接種の有効性・安全性に関する指導やスケジュール管理等に関する指導を行う。
オ 発達障害の疑いがある患者について，診療及び保護者からの相談に対応するとともに，必要に応じて専門的な医療を要する際の紹介等を行う。
カ 不適切な養育にも繋がりうる育児不安等の相談に適切に対応する。
キ かかりつけ医として，上記アからカまでに掲げる指導等を行う旨を患者に対して書面〔別紙様式10（p.292）を参考とし，各医療機関において作成する〕を交付して説明し，同意を得る。また，小児かかりつけ医として上記アからカまでに掲げる指導等を行っている旨を，当該保険医療機関の外来受付等の見やすい場所及びホームページ等に掲示している。
ク キの掲示事項について，原則として，ウェブサイトに掲載している。自ら管理するホームページ等を有しない場合については，この限りではない。また，令和7年5月31日までの間に限り，クに該当するものとみなす。

(7) 小児かかりつけ診療料を算定した場合は，B001-2小児科外来診療料は算定できない。
(8) 小児かかりつけ診療料を算定する場合，抗菌薬の適正な使用を推進するため，「抗微生物薬適正使用の手引き」（厚生労働省健康局結核感染症課）を参考に，抗菌薬の適正な使用の普及啓発に資する取組を行っていること。
(9) 「注4」に規定する小児抗菌薬適正使用支援加算は，急性気道感染症，急性中耳炎，急性副鼻腔炎又は急性下痢症により受診した基礎疾患のない患者であって，診察の結果，抗菌薬の投与の必要性が認められないため抗菌薬を使用しないものに対して，療養上必要な指導及び検査結果の説明を行い，文書により説明内容を提供した場合に，小児科を担当する専任の医師が診察を行った初診時に，月に1回に限り算定する。なお，インフルエンザウイルス感染の患者又はインフルエンザウイルス感染の疑われる患者及び新型コロナウイルス感染症の患者又は新型コロナウイルス感染症が疑われる患者については，算定できない。　（令6保医発0305・4）

(編注) 関連する事務連絡をB001-2小児科外来診療料の項に掲載（p.283）。「小児抗菌薬適正使用支援加算」「抗菌薬の適正使用の普及啓発」に係る事務連絡はp.283，p.53に掲載。

事務連絡 問1 小児科外来診療料については，初診を行いそのまま入院となった場合，当該診療料ではなく初診料を算定することとされているが，小児かかりつけ診療料についても同様か。
答 同様の算定方法となる。　　　　　　　　（平28.4.25）
問2 小児抗菌薬適正使用支援加算について，急性上気道炎とその他の疾患で受診した患者に対して，軟膏や点眼の抗菌薬を処方した場合は当該加算の対象となるか。
答 軟膏や点眼薬などの外用の抗菌薬を処方した場合は，当該加算を算定できる。　　　　　　　　　　　　（平30.4.25）

参考 小児かかりつけ診療料
問 月の下旬に同意を取り付けた場合など，それ以前に算定していた小児科外来診療料と，小児かかりつけ診療料が同一月に混在してもよいか。
答 混在してもよい。　　　　（平成28.4.22 全国保険医団体連合会）

(編注) (1) B001-2小児科外来診療料の基準を満たして算定する場合はすべての対象患者（6歳未満）に算定する扱いだが，小児かかりつけ診療料は医療機関が説明し同意した対象患者（未就学児，6歳以上は6歳未満から継続算定する患者）のみの算定となる。
(2) 小児かかりつけ診療料は，小児科を含む複数診療科標榜医療機関において，小児科以外の診療科のみ受診した場合も算定できる。

B001-2-12 外来腫瘍化学療法診療料

1 外来腫瘍化学療法診療料1
　イ 抗悪性腫瘍剤を投与した場合
　　　外化投1
　　(1) 初回から3回目まで　　　　　　　　800点
　　(2) 4回目以降　　　　　　　　　　　　450点
　ロ イ以外の必要な治療管理を行った場合
　　　外化管1　　　　　　　　　　　　　　350点
2 外来腫瘍化学療法診療料2
　イ 抗悪性腫瘍剤を投与した場合
　　　外化投2
　　(1) 初回から3回目まで　　　　　　　　600点
　　(2) 4回目以降　　　　　　　　　　　　320点
　ロ イ以外の必要な治療管理を行った場合
　　　外化管2　　　　　　　　　　　　　　220点

医学管理等　B001-2-12 外来腫瘍化学療法診療料

3　外来腫瘍化学療法診療料3　[外化投3]
　イ　抗悪性腫瘍剤を投与した場合
　　(1)　初回から3回目まで　　　　　540点
　　(2)　4回目以降　　　　　　　　　280点
　ロ　イ以外の必要な治療管理を行った場合　[外化管3]　　　　　　　　　180点

注1　別に厚生労働大臣が定める施設基準〔告示④第3・4の8の4(1)(2)(3), p.1343〕に適合しているものとして地方厚生局長等に届け出た保険医療機関において，悪性腫瘍を主病とする患者であって入院中の患者以外のものに対して，外来化学療法（別に厚生労働大臣が定めるもの〔告示④第3・4の8の4(4), p.1343〕に限る）の実施その他の必要な治療管理を行った場合に，当該基準に係る区分に従い算定する。この場合において，A000初診料（注6から注8まで，注15及び注16に規定する加算を除く），A001再診料（注4から注6まで及び注19に規定する加算を除く），A002外来診療料（注7から注10までに規定する加算を除く），B001の23がん患者指導管理料のハ又はC101在宅自己注射指導管理料は，別に算定できない。

2　1のイの(1)，2のイの(1)及び3のイの(1)については，当該患者に対して，抗悪性腫瘍剤を投与した場合に，月3回に限り算定する。

3　1のイの(2)，2のイの(2)及び3のイの(2)については，1のイの(1)，2のイの(1)又は3のイの(1)を算定する日以外の日において，当該患者に対して，抗悪性腫瘍剤を投与した場合に，週1回に限り算定する。

4　1のロについては，次に掲げるいずれかの治療管理を行った場合に，週1回に限り算定する。
　イ　1のイの(1)又は(2)を算定する日以外の日において，当該患者に対して，抗悪性腫瘍剤の投与以外の必要な治療管理を行った場合
　ロ　連携する他の保険医療機関が外来化学療法を実施している患者に対し，緊急に抗悪性腫瘍剤の投与以外の必要な治療管理を行った場合

5　2のロ及び3のロについては，2のイの(1)若しくは(2)又は3のイの(1)若しくは(2)を算定する日以外の日において，当該患者に対して，抗悪性腫瘍剤の投与以外の必要な治療管理を行った場合に，週1回に限り算定する。

6　退院した患者に対して退院の日から起算して7日以内に行った治療管理の費用は，第1章第2部第1節に掲げる入院基本料に含まれるものとする。

7　当該患者が15歳未満の小児である場合には，**小児加算**として，所定点数に**200点**を加算する。

8　別に厚生労働大臣が定める施設基準〔告示④第3・4の8の4(5), p.1343〕に適合しているものとして地方厚生局長等に届け出た保険医療機関において，1のイの(1)を算定した患者に対して，当該保険医療機関の医師又は当該医師の指示に基づき薬剤師が，副作用の発現状況，治療計画等を文書により提供した上で，当該患者の状態を踏まえて必要な指導を行った場合は，**連携充実加算**　[連充]　として，月1回に限り**150点**を所定点数に加算する。

9　別に厚生労働大臣が定める施設基準〔告示④第3・4の8の4(6), p.1343〕に適合しているものとして地方厚生局長等に届け出た保険医療機関において，1のイの(1)を算定する患者に対して，当該保険医療機関の医師の指示に基づき薬剤師が，服薬状況，副作用の有無等の情報の収集及び評価を行い，医師の診察前に情報提供や処方の提案等を行った場合は，**がん薬物療法体制充実加算**として，月1回に限り**100点**を所定点数に加算する。

（編注）「通則」の「外来感染対策向上加算」等の対象。

【2024年改定による主な変更点】
(1)　**外来腫瘍化学療法診療料3**が新設され，①外来腫瘍化学療法診療料1の届出医療機関との連携体制，②緊急の相談等に24時間対応できる連携体制等が要件とされた。専任の医師の配置は求められてない。
(2)　外来腫瘍化学療法診療料1の施設基準において，B001「22」がん性疼痛緩和指導管理料の届出（必須），B001「23」がん患者指導管理料の届出（努力義務），医師の研修等が新たに要件に加えられた。
(3)　注射の部の「通則7」バイオ後続品導入初期加算の対象が従前の「外来化学療法を実施している患者」から「入院中の患者以外の患者」に拡大されたことに伴い，従前の「注7」バイオ後続品導入初期加算が廃止された。

→外来腫瘍化学療法診療料
(1)　外来腫瘍化学療法診療料は，入院中の患者以外の悪性腫瘍を主病とする患者に対して，患者の同意を得た上で，化学療法の経験を有する医師，化学療法に従事した経験を有する専任の看護師及び化学療法に係る調剤の経験を有する専任の薬剤師が必要に応じてその他の職種と共同して，注射による外来化学療法の実施その他の必要な治療管理を行った場合に算定する。

(2)　「1」の「イ」の(1)，「2」の「イ」の(1)又は「3」の「イ」の(1)に規定する点数は，月の初日から起算して，抗悪性腫瘍剤を1回目に投与した日から3回目に投与した日に算定し，「1」の「イ」の(2)，「2」の「イ」の(2)又「3」の「イ」の(2)に規定する点数は，月の初日から起算して，抗悪性腫瘍剤を4回目以降に投与した日に算定する。

(3)　「1」の「ロ」，「2」の「ロ」及び「3」の「ロ」に規定する点数は，注射による外来化学療法の実施その他必要な治療管理を実施中の期間に，当該外来化学療法を実施している保険医療機関において，当該外来化学療法又は治療に伴う副作用等で来院した患者に対し，診察（視診，聴診，打診及び触診等の身体診察を含む）の上，必要に応じて速やかに検査，投薬等を行う体制を評価したものである。

また，外来腫瘍化学療法診療料3の届出を行っている保険医療機関において外来化学療法を実施している患者が，外来腫瘍化学療法診療料1の届出を行っている他の連携する保険医療機関を緊急的な副作用等で受

診した場合には，「1」の「ロ」を算定できる。ただし，あらかじめ治療等に必要な情報を文書（電子媒体を含む）により当該外来腫瘍化学療法診療料3の届出を行っている医療機関から受理している場合に限る。この場合には外来腫瘍化学療法診療料1の届出を行っている保険医療機関は，連携する外来腫瘍化学療法診療料3の届出を行っている保険医療機関名及び情報提供に係る文書を受理した日付を**診療録**及び**診療報酬明細書**の摘要欄に記載する。

なお，「外来化学療法の実施その他必要な治療管理を実施中の期間」とは，当該化学療法のレジメンの期間内とする。

(4) 外来化学療法の実施及びその他必要な治療管理を行うに当たっては，患者の心理状態に十分配慮された環境で，以下の説明及び指導等を行う。

なお，患者の十分な理解が得られない場合又は患者を除く家族等にのみ説明を行った場合は算定できない。

ア 化学療法を初めて実施する場合，レジメンを変更した際，及び必要に応じて，患者に対して，抗悪性腫瘍剤の効能・効果，投与計画，副作用の種類とその対策，副作用に対する薬剤や医療用麻薬等の使い方，他の薬を服用している場合は薬物相互作用，日常生活での注意点，抗悪性腫瘍剤ばく露の予防方法等について文書により説明を行う。なお，抗悪性腫瘍剤ばく露の予防方法については，関係学会から示されている抗悪性腫瘍剤ばく露対策の指針に基づき，患者及びその家族等に対して指導を行う。

イ アについては，医師の指示を受けた，抗悪性腫瘍剤に係る業務に従事した経験を有する専任の薬剤師が実施しても差し支えない。ただし，その場合，アに加えて，指導を行った薬剤師が，当該患者の診療を担当する医師に対して，指導内容，過去の治療歴に関する患者情報（患者の投薬歴，副作用歴，アレルギー歴等），服薬状況，患者からの症状及び不安等の訴えの有無等について医師に報告するとともに，必要に応じて，副作用に対応する薬剤，医療用麻薬等又は抗悪性腫瘍剤の処方に関する提案等を行う。

ウ 指導内容等の要点を**診療録**若しくは薬剤管理指導記録に記載又は説明に用いた文書の写しを**診療録等**に添付する。

(5) 抗悪性腫瘍剤の注射による投与を行うに当たっては，外来化学療法に係る専用室において，投与を行う。

(6) 当該診療料を算定する患者からの電話等による緊急の相談等に対して24時間対応できる体制を確保し，連絡先電話番号及び緊急時の注意事項等について，文書により提供する。

(7) 外来腫瘍化学療法診療料1は，当該保険医療機関で実施される化学療法のレジメン（治療内容）の妥当性を評価し，承認する委員会（他の保険医療機関と連携し，共同で開催する場合を含む）において，承認され，登録されたレジメンを用いて治療を行ったときのみ算定できる。

(8) 外来腫瘍化学療法診療料3の届出を行う医療機関は，外来腫瘍化学療法診療料1の届出を行っている他の連携する保険医療機関に対して，緊急時に当該他の連携する保険医療機関に受診を希望する患者について，あらかじめ治療等に必要な情報を文書により，少なくとも治療開始時に1回は提供し，以降は適宜必要に応じて提供している。

(9) 「注8」に規定する連携充実加算については，外来腫瘍化学療法診療料1を届け出た保険医療機関において，外来腫瘍化学療法診療料1のイの(1)を算定する日に，次に掲げる全ての業務を実施した場合に月1回に限り算定する。

ア 化学療法の経験を有する専任の医師又は化学療法に係る調剤の経験を有する専任の薬剤師が必要に応じてその他の職種と共同して，患者に注射又は投薬されている抗悪性腫瘍剤等の副作用の発現状況を評価するとともに，副作用の発現状況を記載した治療計画等の治療の進捗に関する文書を患者に交付する。なお，当該文書に次に掲げる事項が記載されていること。

(イ) 患者に実施しているレジメン
(ロ) 当該レジメンの実施状況
(ハ) 患者に投与した抗悪性腫瘍剤等の投与量
(ニ) 主な副作用の発現状況（「有害事象共通用語規準v5.0日本語訳JCOG版」に基づく副作用の重篤度のスケール（Grade）及び関連する血液・生化学的検査の結果等）
(ホ) その他医学・薬学的管理上必要な事項

イ 治療の状況等を共有することを目的に，交付した治療計画等の治療の進捗に関する文書を他の保険医療機関の医師若しくは薬剤師又は保険薬局の薬剤師に提示するよう患者に指導を行う。

ウ 他の保険医療機関又は保険薬局から服薬状況，抗悪性腫瘍剤等の副作用等に関する情報が提供された場合には，必要な分析又は評価等を行う。

エ 悪性腫瘍の治療を担当する医師の診察に当たっては，あらかじめ薬剤師，看護師等と連携して服薬状況，抗悪性腫瘍剤等の副作用等に関する情報を収集し，診療に活用することが望ましい。

オ 療養のため必要な栄養の指導を実施する場合には，管理栄養士と連携を図る。

(10) 「注9」に規定するがん薬物療法体制充実加算については，外来腫瘍化学療法診療料1を届け出た保険医療機関において，外来腫瘍化学療法診療料1のイの(1)を算定する患者に対して(4)イ及びウに掲げる業務について，医師の指示を受けた薬剤師による業務のうち，医師の診察前に服薬状況，副作用の有無等の情報を患者から直接収集し，評価を行った上で，当該医師に当該患者に係る情報提供，処方提案等を行った場合は，月1回に限り**100点**を所定点数に加算する。なお，必要に応じて，医師の診察後においても，抗悪性腫瘍剤，副作用に対する薬剤等の使い方等について，適宜患者に対して説明を行う。 (令6保医発0305・4) (令6.3.29)

事務連絡 外来腫瘍化学療法診療料

問1 外来腫瘍化学療法診療料における「関係学会から示されている抗悪性腫瘍剤ばく露対策の指針」とは，具体的には何を指すのか。

答 日本がん看護学会・日本臨床腫瘍学会・日本臨床腫瘍薬学会の「がん薬物療法における職業性曝露対策ガイドライン」を指す。

問2 外来腫瘍化学療法診療料において，『「外来化学療法の実施その他必要な治療管理を実施中の期間」とは，当該化学療法のレジメンの期間内とする』とあるが，副作用により化学療法の投与間隔の延長がみられた場合は，レジメンの期間内として差し支えないか。

答 当該レジメンの継続が可能である場合に限り，レジメンの期間内として差し支えない。 (令4.3.31)

問3 外来腫瘍化学療法診療料の「初回から3回目まで」について，レジメンの開始日からの回数ではなく，各月の初回の抗悪性腫瘍剤投与日から3回目の投与日までに算定するということか。

答 そのとおり。 (令6.3.28)

問4 「1」の「ロ」及び「2」の「ロ」については，「1の

イ又は2のイを算定する日以外の日において，当該患者に対して，抗悪性腫瘍剤の投与その他の必要な治療管理を行った場合に，週1回に限り算定」できることとされているが，抗悪性腫瘍剤の投与が月3回を超える場合に，「1」の「ロ」又は「2」の「ロ」は算定可能か。

答　算定可。なお，「1」の「ロ」又は「2」の「ロ」の算定は週1回に限る。

問5　外来腫瘍化学療法診療料を算定する患者について，当該診療料を算定する日以外の日に当該保険医療機関を受診した場合は，初診料，再診料又は外来診療料は算定可能か。

答　外来腫瘍化学療法診療料を算定しない場合は，算定可。

問6　抗悪性腫瘍剤の初回投与を入院中に行い，退院後に2回目以降の投与を外来で行う場合，2回目以降の投与に係る診療において外来腫瘍化学療法診療料は算定可能か。

答　入院中に抗悪性腫瘍剤の初回投与を行っている場合は，当該初回投与のサイクル（クール，コースと同義。抗悪性腫瘍剤の投与と投与後の休薬期間を含む一連の期間を指す）の期間中は外来腫瘍化学療法診療料を算定することはできないが，2サイクル目以降に外来で抗悪性腫瘍剤の投与を開始する場合において，2サイクル目以降の外来化学療法に係る診療について算定可。　　　　　　　　　　　（令4.3.31）

問7　外来腫瘍化学療法診療料を算定している患者が，外来化学療法を実施している悪性腫瘍以外の傷病について，当該診療料の算定する保険医療機関を受診した場合，外来腫瘍化学療法診療料の「1」の「ロ」，「2」の「ロ」又は「3」の「ロ」は算定可能か。

答　外来化学療法を実施している悪性腫瘍又は外来化学療法に伴う副作用以外の傷病について受診した場合は算定不可。

問8　外来腫瘍化学療法診療料3の届出を行っている保険医療機関において外来化学療法を実施している患者であって，当該医療機関において「3」の「イ」の(1)又は(2)を算定している場合に，当該保険医療機関と連携する外来腫瘍化学療法診療料1の届出を行っている医療機関において，同日に緊急に抗悪性腫瘍剤の投与以外の必要な治療管理を行った場合に，「1」の「ロ」は算定可能か。

答　可能。

問9　外来腫瘍化学療法診療料の「1」の「ロ」，「2」の「ロ」及び「3」の「ロ」について，「診察（視診，聴診，打診及び触診等の身体診察を含む）の上，必要に応じて速やかに検査，投薬等を行う体制を評価したものである」とあるが，検査，投薬等を行わない場合であっても算定可能か。

答　算定可能。ただし，診察（視診，聴診，打診及び触診等の身体診察を含む）は必ず行う。　　　　　　　　　　　（令6.3.28）

問10　外来腫瘍化学療法診療料について，「がん患者指導管理料のハは別に算定できない」とされているが，外来腫瘍化学療法診療料を算定しない日であれば算定可能か。

答　外来腫瘍化学療法診療料の算定患者については算定不可。

問11　外来腫瘍化学療法診療料の算定患者が，外来化学療法を実施している悪性腫瘍以外の傷病について，当該診療料の算定日と同一日に，同一医療機関の別の診療科を受診した場合，初診料，再診料又は外来診療料は算定可能か。

答　当該外来化学療法又は治療に伴う副作用等と関連のない傷病に対する診療を行う場合であって，初診料「注5」のただし書，再診料「注3」又は外来診療料「注5」に該当する場合に限り，これらに規定する点数を算定できる。

問12　外来腫瘍化学療法診療料について，「C101在宅自己注射指導管理料は別に算定できない」とされているが，以下の場合において，在宅自己注射指導管理料は算定可能か。

① 外来腫瘍化学療法診療料に係る外来化学療法又は治療に伴う副作用等と関連のない傷病に対する診療において，自己注射に関する指導管理を行う場合

② ①に該当しない場合で，外来腫瘍化学療法診療料を算定しない日に自己注射に関する指導管理を行う場合

答　①算定可。②算定不可。　　　　　　　　　（令4.4.11）

問13　外来腫瘍化学療法診療料における「抗悪性腫瘍剤」とは，具体的には何を指すのか。

答　薬効分類上の腫瘍用薬を指す。　　　　　　（令4.6.22）

B001-3　生活習慣病管理料（Ⅰ）

1　脂質異常症を主病とする場合　生1脂　**610点**
2　高血圧症を主病とする場合　生1高　**660点**
3　糖尿病を主病とする場合　生1糖　**760点**

注1　別に厚生労働大臣が定める施設基準〔告示4第3・4の9(1), p.1345〕を満たす保険医療機関（許可病床数が200床未満の病院又は診療所に限る）において，脂質異常症，高血圧症又は糖尿病を主病とする患者（入院中の患者を除く）に対して，当該患者の同意を得て治療計画を策定し，当該治療計画に基づき，生活習慣に関する総合的な治療管理を行った場合に，月1回に限り算定する。ただし，糖尿病を主病とする場合にあっては，C101在宅自己注射指導管理料を算定しているときは，算定できない。

2　生活習慣病管理を受けている患者に対して行ったA001の注8に掲げる医学管理，第2章第1部医学管理等（B001の20糖尿病合併症管理料，B001の22がん性疼痛緩和指導管理料，B001の24外来緩和ケア管理料，B001の27糖尿病透析予防指導管理料及びB001の37慢性腎臓病透析予防指導管理料を除く），第3部検査，第6部注射及び第13部病理診断の費用は，生活習慣病管理料（Ⅰ）に含まれるものとする。

3　糖尿病を主病とする患者（2型糖尿病の患者であってインスリン製剤を使用していないものに限る）に対して，血糖自己測定値に基づく指導を行った場合は，**血糖自己測定指導加算**として，年1回に限り所定点数に500点を加算する。

4　別に厚生労働大臣が定める施設基準〔告示4第3・4の9(2), p.1345〕に適合しているものとして地方厚生局長等に届け出た保険医療機関において，当該保険医療機関における診療報酬の請求状況，生活習慣病の治療管理の状況等の診療の内容に関するデータを継続して厚生労働省に提出している場合は，**外来データ提出加算**　外デ　として，50点を所定点数に加算する。

【2024年改定による主な変更点】

(1) 名称を生活習慣病管理料（Ⅰ）とし，検査等を包括しないB001-3-3生活習慣病管理料（Ⅱ）が別に新設された。

(2) ①28日以上の長期投薬又はリフィル処方箋交付が可能であることを掲示する，②総合的な治療管理を多職種と連携して行うことが望ましい，③糖尿病患者に対して歯科受診を推奨する——ことなどが新たに要件とされた。

(3) 従前の「少なくとも1月に1回以上の総合的な治療管理が行われなければならない」，「患者の病状の悪化等の場合には，翌月に生活習慣病管理料を算定しないことができる」とする要件が廃止された。

(4) 従前の「学会等の診療ガイドライン等や診療データベース等の診療支援情報を必要に応じて参考にする」とした要件から，「必要に応じて」の文言が削除された。

(5) 療養計画書を簡素化し，2025年運用開始予定の電子カルテ情報共有サービスを活用する場合，血液検査項目の記載を不要とした。また，電子カルテ情報共有サービスの患者サマリーに療養計画書の記載事項を入力した場合，療養計画書を作成・交付しているものとみなすとした。

→生活習慣病管理料（Ⅰ）

(別紙様式9)

生活習慣病　療養計画書　初回用

（記入日：　　年　　月　　日）

患者氏名：　　　　　　　　　　　　　　（男・女）
生年月日：明・大・昭・平・令　　年　　月　　日生（　　才）

主病：
□糖尿病　□高血圧症　□脂質異常症

医学管理		

ねらい：検査結果を理解できること・自分の生活上の問題点を抽出し，目標を設定できること

【目標】
【目標】□体重：（　　　kg）　□BMI：（　　）　□収縮期／拡張期血圧（　　／　　mmHg）
　　　　□HbA1c：（　　　％）
【①達成目標】：患者と相談した目標
〔　　〕
【②行動目標】：患者と相談した目標
〔　　〕

【重点を置く領域と指導項目】

□食事
- □食事摂取量を適正にする　　　　　　　　　　□食塩・調味料を控える
- □野菜・きのこ・海藻など食物繊維の摂取を増やす　□外食の際の注意事項（　　　　　　　　　　）
- □油を使った料理（揚げ物や炒め物等）の摂取を減らす　□その他（　　　　　　　　　　　　　　）
- □節酒：〔減らす（種類・量：　　　　　　　　　を週　　回）〕
- □間食：〔減らす（種類・量：　　　　　　　　　を週　　回）〕
- □食べ方：〔ゆっくり食べる・その他（　　　　　　　　　　）〕
- □食事時間：朝食，昼食，夕食を規則正しくとる

□運動
- □運動処方：種類(ウォーキング・　　　　　　　　　　　　　　　　)
　時間(30分以上・　　　　　　　)，頻度(ほぼ毎日・週　　　日)
　強度（息がはずむが会話が可能な強さ or 脈拍　　　拍/分 or 　　　）
- □日常生活の活動量増加（例：1日1万歩・　　　　　　　　　　）
- □運動時の注意事項など（　　　　　　　　　　　　　　　　）

□たばこ
- □非喫煙者である
- □禁煙・節煙の有効性　　□禁煙の実施方法等

□その他
- □仕事　　□余暇　　□睡眠の確保（質・量）　　□減量
- □家庭での計測（歩数，体重，血圧，腹囲等）
- □その他　（　　　　　　　　　　　　　　　　　　　　　　　）

【検査】
【血液検査項目】（採血日　　月　　日）　□総コレステロール（　　　　　　mg/dL）
□血糖〔□空腹時　□随時　□食後（　　）時間〕　□中性脂肪（　　　　　　mg/dL）
　　　　　　　　　　　　（　　　　　mg/dl）　□HDLコレステロール（　　　　mg/dL）
□HbA1c：　　　（　　　　　％）　　　□LDLコレステロール（　　　　mg/dL）
※血液検査結果を手交している場合は記載不要　□その他（　　　　　　　　　　　　）

【その他】
□栄養状態　（低栄養状態の恐れ　　　良好　　　肥満）
□その他　（　　　　　　　　　　　　）

※実施項目は，□にチェック，（　）内には具体的に記入

患者署名	医師氏名

(1) 生活習慣病管理料（Ⅰ）は，脂質異常症，高血圧症又は糖尿病を主病とする患者の治療においては生活習慣に関する総合的な治療管理が重要であることから設定されたものであり，治療計画を策定し，当該治療計画に基づき，栄養，運動，休養，喫煙，家庭での体重や血圧の測定，飲酒，服薬及びその他療養を行うに当たっての問題点等の生活習慣に関する総合的な治療管理を行った場合に，許可病床数が200床未満の病院及び診療所である保険医療機関において算定する。この場合において，当該治療計画に基づく総合的な治療管理は，歯科医師，薬剤師，看護職員，管理栄養士等の多職種と連携して実施することが望ましい。なお，A000初診料を算定した日の属する月においては，本管理料は算定しない。

(2) 生活習慣病管理料（Ⅰ）は，栄養，運動，休養，喫煙，飲酒及び服薬等の生活習慣に関する総合的な治療管理を行う旨，患者に対して療養計画書〔療養計画書の様式は，別紙様式9 (p.296) 又はこれに準じた様式とする。以下同じ〕により丁寧に説明を行い，患者の同意を得るとともに，当該計画書に患者の署名を受けた場合に算定できるものである。また，交付した療養計画書の写しは診療録に添付しておくものとする。なお，療養計画書は，当該患者の治療管理において必要な項目のみを記載することで差し支えない。また，血液検査結果を療養計画書と別に交付している場合又は患者の求めに応じて，電子カルテ情報共有サービスを活用して共有している場合であって，その旨を診療録に記載している場合は，療養計画書の血液検査項目についての記載を省略して差し支えない。

(3) 当該患者の診療に際して行ったA001の「注8」に規定する外来管理加算，第1部医学管理等（B001の「20」糖尿病合併症管理料，同「22」がん性疼痛緩和指導管理料，同「24」外来緩和ケア管理料，同「27」糖尿病透析予防指導管理料及び同「37」慢性腎臓病透析予防指導管理料を除く），第3部検査，第6部注射及び第13部病理診断の費用は全て所定点数に含まれる。

(4) 生活習慣病管理料（Ⅰ）を継続して算定する月においては，栄養，運動，休養，喫煙，家庭での体重や血圧の測定，飲酒に係る情報提供及びその他療養を行うに当たっての問題点等の生活習慣に関する総合的な治療管理に係る療養計画書〔療養計画書の様式は，別紙様式9の2 (p.297) 又はこれに準じた様式とする〕を交付するものとするが，当該療養計画書の内容に変更がない場合はこの限りでない。ただし，その場合においても，患者又はその家族等から求めがあった場合に交付するものとするとともに，概ね4月に1回以上は

(別紙様式9の2)

生活習慣病　療養計画書　継続用

（記入日：　　年　　月　　日）（　）回目

患者氏名：	（男・女）
生年月日：明・大・昭・平・令　　年　　月　　日生（　　才）	

主病：
□糖尿病　□高血圧症　□脂質異常症

ねらい：重点目標の達成状況を理解できること・目標再設定と指導された生活習慣改善に取り組めること

【目標】
【目標】□体重：（　　　kg）　□BMI：（　　　）　□収縮期／拡張期血圧（　　／　　mmHg）
　　　　□HbA1c：（　　　％）
①目標達成状況：
〔　　　　　　　　　　　　　　　　　　　　　　　　　　　　　　　　　　　　　　〕
②達成目標：患者と相談した目標
〔　　　　　　　　　　　　　　　　　　　　　　　　　　　　　　　　　　　　　　〕
③行動目標：患者と相談した目標
〔　　　　　　　　　　　　　　　　　　　　　　　　　　　　　　　　　　　　　　〕

【重点を置く領域と指導項目】

□食事
- □今回は，指導の必要なし
- □食事摂取量を適正にする
- □野菜・きのこ・海藻など食物繊維の摂取を増やす
- □油を使った料理（揚げ物や炒め物等）の摂取を減らす
- □食塩・調味料を控える
- □外食の際の注意事項（　　　　　　）
- □その他（　　　　　　　　　　　　）
- □節酒：〔減らす（種類・量：　　　　　　　　を週　　回）〕
- □間食：〔減らす（種類・量：　　　　　　　　を週　　回）〕
- □食べ方：〔ゆっくり食べる・その他（　　　　　　　　）〕
- □食事時間：朝食，昼食，夕食を規則正しくとる

□運動
- □今回は，指導の必要なし
- □運動処方：種類（ウォーキング・　　　　　　　　　　）
- 時間（30分以上・　　　　　　），頻度（ほぼ毎日・週　　日）
- 強度（息がはずむが会話が可能な強さ or 脈拍　　拍/分 or　　）
- □日常生活の活動量増加（例：1日1万歩・　　　　　　　　　）
- □運動時の注意事項など（　　　　　　　　　　　　　　　　）

□たばこ
- □禁煙・節煙の有効性　□禁煙の実施方法等

□その他
- □仕事　□余暇　□睡眠の確保（質・量）　□減量
- □家庭での計測（歩数，体重，血圧，腹囲等）
- □その他（　　　　　　　　　　　　　　　　　　　　）

【検査】
【血液検査項目】（採血日　　月　　日）
- □血糖〔□空腹時　□随時　□食後（　）時間〕
  　　　（　　　　　　　mg/dl）
- □総コレステロール（　　　mg/dL）
- □中性脂肪（　　　mg/dL）
- □HDLコレステロール（　　　mg/dL）
- □HbA1c：（　　　％）
- □LDLコレステロール（　　　mg/dL）
- ※血液検査結果を手交している場合は記載不要
- □その他（　　　　　　　　　　　）

【その他】
- □栄養状態　（低栄養状態の恐れ　　良好　　肥満）
- □その他（　　　　　　　　　　　　　　　　）

※実施項目は，□にチェック，（　）内には具体的に記入

患者署名	医師氏名

□　患者が療養計画書の内容について説明を受けた上で十分に理解したことを確認した。
（なお，上記項目に担当医がチェックした場合については患者署名を省略して差し支えない）

交付する。なお，交付した当該療養計画書の写しは**診療録**に添付しておく。また，血液検査結果を療養計画書と別に交付している場合又は患者の求めに応じて，電子カルテ情報共有サービスを活用して共有している場合であって，その旨を**診療録**に記載している場合は，療養計画書の血液検査項目についての記載を省略して差し支えない。

(5)　(2)及び(4)について，患者の求めに応じて，電子カルテ情報共有サービスにおける患者サマリーに，療養計画書での記載事項を入力し，診療録にその記録及び患者の同意を得た旨を記録している場合は，療養計画書の作成及び交付をしているものとみなすものとする。ただし，この場合においても，(2)のとおり，栄養，運動，休養，喫煙，飲酒及び服薬等の生活習慣に関する総合的な治療管理を行う旨，丁寧に説明を行い，患者の同意を得ることとする。

(6)　同一保険医療機関において，脂質異常症，高血圧症又は糖尿病を主病とする患者について，当該管理料を算定するものと算定しないものが混在するような算定を行うことができる。

(7)　学会等の診療ガイドライン等や診療データベース等の診療支援情報を参考にする。

(8)　患者の状態に応じ，28日以上の長期の投薬を行うこと又はリフィル処方箋を交付することについて，当該対応が可能であることを当該保険医療機関の見やすい場所に掲示するとともに，患者から求められた場合に，患者の状態を踏まえて適切に対応を行う。

(9)　本管理料を算定する患者について，保険者から特定保健指導を行う目的で情報提供の求めがある場合には，患者の同意の有無を確認するとともに，患者の同意が得られている場合は必要な協力を行う。

(10)　糖尿病の患者については，患者の状態に応じて，年1回程度眼科の医師の診察を受けるよう指導を行う。また，糖尿病の患者について，歯周病の診断と治療のため，歯科を標榜する保険医療機関への受診を促す。

(11)　「注3」に規定する加算については，中等度以上の

糖尿病（2型糖尿病の患者であってインスリン製剤を使用していないものに限る）の患者を対象とし，必要な指導を行った場合に1年に1回に限り算定する。なお，中等度以上の糖尿病の患者とは，当該加算を算定する当月若しくは前月においてヘモグロビンA1c（HbA1c）がJDS値で8.0％以上（NGSP値で8.4％以上）の者をいう。

⑿　「注3」の加算を算定する患者に対しては，患者教育の観点から血糖自己測定器を用いて月20回以上血糖を自己測定させ，その検査値や生活状況等を報告させるとともに，その報告に基づき，必要な指導を行い療養計画に反映させる。

当該加算は，血糖試験紙（テスト・テープ）又は固定化酵素電極（バイオセンサー）を給付し，在宅で血糖の自己測定をさせ，その記録に基づき指導を行った場合に算定するものであり，血糖試験紙，固定化酵素電極，穿刺器，穿刺針及び測定機器を患者に給付又は貸与した場合における費用その他血糖自己測定に係る全ての費用は当該加算点数に含まれ，別に算定できない。

⒀　「注4」に規定する外来データ提出加算を算定する場合には，以下の要件を満たす。

ア　厚生労働省が毎年実施する「外来医療，在宅医療，リハビリテーション医療の影響評価に係る調査」（以下「外来医療等調査」という）に準拠したデータを正確に作成し，継続して提出されることを評価したものである。

イ　当該加算は，データ提出の実績が認められた保険医療機関において，生活習慣病管理料（Ⅰ）を現に算定している患者について，データを提出する外来診療に限り算定する。

ウ　データの提出を行っていない場合又はデータの提出（データの再照会に係る提出も含む）に遅延等が認められた場合，当該月の翌々月以降について，算定できない。なお，遅延等とは，厚生労働省が調査の一部事務を委託する調査事務局宛てに，調査実施説明資料に定められた期限までに，当該医療機関のデータが提出されていない場合（提出時刻が確認できない手段等，調査実施説明資料にて定められた提出方法以外の方法で提出された場合を含む），提出されたデータが調査実施説明資料に定められたデータと異なる内容であった場合（データが格納されていない空の媒体が提出された場合を含む）をいう。

また，算定ができなくなった月以降，再度，データ提出の実績が認められた場合は，翌々月以降について，算定ができる。

エ　データの作成は3月単位で行うものとし，作成されたデータには第1月の初日から第3月の末日までにおいて対象となる診療に係るデータが全て含まれていなければならない。

オ　イの「データ提出の実績が認められた保険医療機関」とは，データの提出が厚生労働省保険局医療課において確認され，その旨を通知された保険医療機関をいう。

（令6保医発0305・4）

◆事務連絡◆ 生活習慣病管理料（Ⅰ），（Ⅱ）

問1　B001-3生活習慣病管理料（Ⅰ）において，「当該治療計画に基づく総合的な治療管理は，看護師，薬剤師，管理栄養士等の多職種と連携して実施しても差し支えない」とあるが，「多職種」には以下の職種の者は含まれるか。
①理学療法士，②保健所の職員又は他の保険医療機関の職員

答　①含まれる。②含まれる。ただし，生活習慣に関する総合的な治療管理については，当該保険医療機関の医師が行う必要があり，保健所の職員又は他の保険医療機関の職員と連携する場合は，当該職員に対して指示した内容及び当該職員が実施した内容を，当該保険医療機関における療養計画書及び診療録に記録すること。

（令4.3.31）

問2　B001-3生活習慣病管理料（Ⅰ）及びB001-3-3生活習慣病管理料（Ⅱ）は，栄養，運動，休養，喫煙，飲酒及び服薬等の生活習慣に関する総合的な治療管理を行う旨，患者に対して療養計画書により丁寧な説明を行い，患者の同意を得るとともに，当該計画書に患者の署名を受けた場合に算定できるものとされているが，署名の取扱い如何。

答　初回については，療養計画書に患者の署名を受けることが必要。ただし，2回目以降については，療養計画書の内容を患者に対して説明した上で，患者が当該内容を十分に理解したことを医師が確認し，その旨を療養計画書に記載した場合については，患者署名を省略して差し支えない。

問3　問2について，療養計画書の内容について医師による丁寧な説明を実施した上で，薬剤師又は看護職員等の当該説明を行った医師以外のものが追加的な説明を行い，診察室外で患者の署名を受けた場合にも算定可能か。

答　可能。

問4　生活習慣病管理料（Ⅰ）及び（Ⅱ）に，外来管理加算の費用は含まれるものとされているが，生活習慣病管理料（Ⅰ）及び（Ⅱ）を算定した月において，当該算定日とは別日に，当該保険医療機関において，生活習慣病管理料（Ⅰ）及び（Ⅱ）を算定した患者に対して診療を行った場合に，外来管理加算を算定することは可能か。

答　外来管理加算の算定要件を満たせば可能。

問5　生活習慣病管理料（Ⅱ）について，「生活習慣病管理料（Ⅰ）を算定した日の属する月から起算して6月以内の期間においては，生活習慣病管理料（Ⅱ）は，算定できない」とされているが，同一の保険医療機関において，生活習慣病管理料（Ⅰ）を算定する患者と，生活習慣病管理料（Ⅱ）を算定する患者が同時期にそれぞれいる場合の取扱い如何。

答　同一の保険医療機関において，生活習慣病管理料（Ⅰ）を算定する患者と，生活習慣病管理料（Ⅱ）を算定する患者が同時期にそれぞれいても差し支えない。

問6　生活習慣病管理料（Ⅰ）と生活習慣病管理料（Ⅱ）は，それぞれどのような患者に対して算定するのか。

答　個々の患者の状態等に応じて医療機関において判断されるものである。

問7　生活習慣病管理料（Ⅰ）について，『第2章第1部第1節医学管理料等（B001「20」糖尿病合併症管理料等を除く），第3部検査，第6部注射及び第13部病理診断の費用は，生活習慣病管理料（Ⅰ）に含まれるものとする』とされているが，生活習慣病管理料（Ⅰ）を算定した月において，当該算定日とは別日に，当該保険医療機関において，生活習慣病のために診療を行った場合に，医学管理等，検査，注射及び病理診断の費用は算定可能か。

答　不可。

問8　生活習慣病管理料（Ⅱ）について，「B001-3生活習慣病管理料（Ⅰ）を算定した日の属する月から起算して6月以内の期間においては，生活習慣病管理料（Ⅱ）は，算定できない」こととされているが，令和6年度診療報酬改定前の生活習慣病管理料についての取扱い如何。

答　令和6年度診療報酬改定前の生活習慣病管理料を算定した時期にかかわらず，生活習慣病管理料（Ⅱ）が算定できる。

問9　生活習慣病管理料（Ⅰ）及び（Ⅱ）について，療養計画書を患者に交付することが算定要件とされているが，令和6年度診療報酬改定前の生活習慣病管理料において療養計画書を患者に交付していた場合，令和6年6月以降の療養計画書の取扱い如何。

答　この場合，別紙様式9の2又はこれに準じた様式の療養計画書を作成することとするが令和6年度診療報酬改定前の様式を引き続き用いて差し支えない。

問10　生活習慣病管理料（Ⅱ）の「注3」に規定する血糖自己測定指導加算を算定した後，1年以内に生活習慣病管理料（Ⅰ）を算定する場合，生活習慣病管理料（Ⅰ）の「注3」

に規定する血糖自己測定指導加算を算定することは可能か。
答　不可。血糖自己測定指導加算を生活習慣病管理料（Ⅰ）及び生活習慣病管理料（Ⅱ）のいずれかにおいて算定した場合，生活習慣病管理料（Ⅰ）及び生活習慣病管理料（Ⅱ）のいずれにおいても１年以内は算定できない。
　　　　　　　　　　　　　　　　　　　　　　　　（令6.3.28）
問11　生活習慣病管理料（Ⅰ）及び（Ⅱ）を算定した月において，当該算定日とは別日に，当該保険医療機関において，同一患者に対して特定疾患処方管理加算を算定できるか。
答　特定疾患処方管理加算は，特定疾患療養管理料における特定疾患と同じ特定疾患を対象に処方した際に算定できることから，特定疾患療養管理料と生活習慣病管理料は併算定できないことから，生活習慣病管理料を算定した月においては，特定疾患処方管理加算は算定できない。
　　　　　　　　　　　　　　　　　　　　　　　　（令6.8.29）
問12　生活習慣病管理料（Ⅰ）及び（Ⅱ）の血糖自己測定指導加算については，「血糖試験紙，固定化酵素電極，穿刺器，穿刺針及び測定機器を患者に給付又は貸与した場合における費用その他血糖自己測定に係る全ての費用は当該加算点数に含まれ，別に算定できない」とされているが，皮下グルコース用電極に係る費用は別に算定できるのか。
答　算定不可。　　　　　　　　　　　　　　　　（令6.11.5）
参考　原則として，境界型糖尿病，耐糖能異常に対し生活習慣病管理料の算定は認められない。
　　　　　　　　　　　　　　　　（平25.2.1 国保中央会）
参考　問１　「高血圧と脂質異常症」，「高血圧と糖尿病」などのように，対象疾患が複数ある場合は，それぞれの病名に対して生活習慣病管理料（Ⅰ）を算定できるか。
答　１人の患者に対しては主たる疾病の生活習慣病管理料しか算定できない。
問２　高コレステロール血症，高トリグリセライド血症は生活習慣病管理料（Ⅰ）（Ⅱ）の対象疾患となるか。
答　脂質異常症を主病とする点数で算定できる。
問３　B001-3，B001-3-3「注３」血糖自己測定指導加算を算定する患者に対し，血糖試験紙と固定化酵素電極の両方を給付しなければならないのか。
答　いずれか一方でよい。
問４　高血圧症又は脂質異常症が主病であって生活習慣病管理料（Ⅰ）（Ⅱ）を算定する患者に対して，糖尿病のインスリンの自己注射を指導する場合は，C101在宅自己注射指導管理料は算定できるか。
答　併算定できる。　（平20.4.5 全国保険医団体連合会，令6.4.15 一部修正）
問５　６月に生活習慣病管理料（Ⅰ）を算定した患者について，７月に検査を複数項目実施するため，生活習慣病管理料（Ⅱ）を算定することは可能か。
答　「生活習慣病管理料（Ⅰ）を算定した日の属する月から６月以内の期間においては，生活習慣病管理料（Ⅱ）を算定できない」との規定があるため，７月に生活習慣病管理料（Ⅱ）を算定することは不可。ただし，生活習慣病管理料（Ⅱ）から生活習慣病管理料（Ⅰ）への移行について，上記のような規定がないため，翌月に移行することは可能。
問６　在宅患者訪問診療料を算定する自宅で療養を行っている患者にも算定できるか。
答　生活習慣病管理料（Ⅰ）又は（Ⅱ）の算定要件を満たせば，算定できる。ただし，在医総管・施医総管とは併算定不可。
問７　次の施設に入所する患者に対して，生活習慣病管理料（Ⅰ）又は（Ⅱ）を算定できるか。
　　①認知症対応型グループホーム，②特別養護老人ホーム，③介護医療院
答　①算定可，②配置医師の場合は算定できないが，配置医師以外の場合は算定可，③生活習慣病管理料（Ⅰ）又は（Ⅱ）は算定できないが，血糖自己測定指導加算は算定可。
問８　１人の患者に対して，複数の医療機関で生活習慣病管理料を算定できるか。例えば，A医療機関で高血圧症に対して生活習慣病管理料（Ⅰ）又は（Ⅱ）を算定し，B医療機関で糖尿病に対して生活習慣病管理料（Ⅰ）又は（Ⅱ）を算定することは可能か。
答　可能。
問９　生活習慣病管理料（Ⅰ）には検査の費用が包括されているが，例えば医療機関に内科と皮膚科があり，内科で生活習慣病管理料（Ⅰ）を算定した患者が，同一月内に皮膚科も受診した場合，皮膚科で行った検査の費用も包括されて算定できないのか。
答　別に算定できない。
問10　療養計画書には血液検査の結果を記載するとされているが，患者に交付の都度，血液検査を行う必要があるか。
答　検査は必要に応じて実施することでよい。
　　　　　　　　　　　　　　（令6.6.1 全国保険医団体連合会）

B001-3-2　ニコチン依存症管理料

１　ニコチン依存症管理料１　ニコ１
　イ　初回　　　　　　　　　　　　　　　　　230点
　ロ　２回目から４回目まで
　　(1)　対面で行った場合　　　　　　　　　184点
　　(2)　情報通信機器を用いた場合　　　　　155点
　ハ　５回目　　　　　　　　　　　　　　　　180点
２　ニコチン依存症管理料２（一連につき）　ニコ２
　　　　　　　　　　　　　　　　　　　　　　800点
注１　別に厚生労働大臣が定める施設基準〔告示４第3・5(1), p.1346〕に適合しているものとして地方厚生局長等に届け出た保険医療機関において，禁煙を希望する患者であって，スクリーニングテスト（TDS）等によりニコチン依存症であると診断されたものに対し，治療の必要を認め，治療内容等に係る説明を行い，当該患者の同意を文書により得た上で，禁煙に関する総合的な指導及び治療管理を行うとともに，その内容を文書により情報提供した場合に，１の場合は５回に限り，２の場合は初回時に１回に限り算定する。ただし，別に厚生労働大臣が定める基準〔告示４第3・5(2), p.1346〕を満たさない場合には，それぞれの所定点数の100分の70に相当する点数により算定する。　ニコ減
２　D200スパイログラフィー等検査の４の呼気ガス分析の費用は，所定点数に含まれるものとする。
３　１のロの(2)を算定する場合は，A001再診料，A002外来診療料，C000往診料，C001在宅患者訪問診療料（Ⅰ）又はC001-2在宅患者訪問診療料（Ⅱ）は別に算定できない。

（編注）「禁煙治療補助システム」（ニコチン依存症治療アプリおよびCOチェッカー）を用いた場合は，B005-14プログラム医療機器等指導管理料及びB200特定保険医療材料（材料価格基準「226ニコチン依存症治療補助アプリ」）が算定可。

→ニコチン依存症管理料　　　摘要欄　p.1684

(1)　ニコチン依存症管理料は，入院中の患者以外の患者に対し，「禁煙治療のための標準手順書」（日本循環器学会，日本肺癌学会，日本癌学会及び日本呼吸器学会の承認を得たものに限る）に沿って，初回の当該管理料を算定した日から起算して12週間にわたり計５回の禁煙治療を行った場合に算定する。なお，加熱式たばこを喫煙している患者についても，「禁煙治療のための標準手順書」に沿って禁煙治療を行う。
(2)　ニコチン依存症管理料の算定対象となる患者は，次の全てに該当するものであって，医師がニコチン依存症の管理が必要であると認めたものである。
ア　「禁煙治療のための標準手順書」に記載されてい

るニコチン依存症に係るスクリーニングテスト（TDS）で，ニコチン依存症と診断されたもの。
　イ　35歳以上の者については，1日の喫煙本数に喫煙年数を乗じて得た数が200以上であるもの。
　ウ　直ちに禁煙することを希望している患者であって，「禁煙治療のための標準手順書」に則った禁煙治療について説明を受け，当該治療を受けることを文書により同意しているもの。
(3)　ニコチン依存症管理料は，初回算定日より起算して1年を超えた日からでなければ，再度算定することはできない。
(4)　治療管理の要点を**診療録**に記載する。
(5)　情報通信機器を用いて診察を行う医師は，初回に診察を行う医師と同一のものに限る。
(6)　情報通信機器を用いて診察を行う際には，オンライン指針に沿って診療を行う。
(7)　情報通信機器を用いた診察は，当該保険医療機関内において行う。
(8)　情報通信機器を用いた診察時に，投薬の必要性を認めた場合は，F100処方料又はF400処方箋料を別に算定できる。
(9)　情報通信機器を用いて診察を行う際には，予約に基づく診察による特別の料金の徴収を行うことはできない。
(10)　情報通信機器を用いた診察を行う際の情報通信機器の運用に要する費用については，療養の給付と直接関係ないサービス等の費用として別途徴収できる。
(11)　ニコチン依存症管理料2を算定する場合は，患者の同意を文書により得た上で初回の指導時に，診療計画書を作成し，患者に説明し，交付するとともに，その写しを**診療録**に添付する。
(12)　ニコチン依存症管理料2を算定した患者について，2回目以降の指導予定日に受診しなかった場合は，当該患者に対して電話等によって，受診を指示する。また，受診を中断する場合には，受診を中断する理由を聴取し，**診療録等**に記載する。
(13)　ニコチン依存症管理料2を算定する場合においても，2回目から4回目の指導について，情報通信機器を用いて実施することができる。なお，その場合の留意事項は，(5)から(10)まで及び(12)に示すものと同様である。
(14)　(2)に規定するニコチン依存症管理料の算定対象となる患者について，「注1」に規定する厚生労働大臣が定める基準を満たさない場合には，所定点数の**100分の70**に相当する点数を算定する。
（令6保医発0305・4）

事務連絡　ニコチン依存症管理料
問1　患者ごとに「1」を算定する患者と「2」を算定する患者とに分けることは可能か。
答　可能である。
問2　ニコチン依存症管理料2について，2回目以降の指導予定日に患者の都合により受診しなかった場合にどのような対応が必要か。
答　当該患者に対して電話等によって受診を指示する。また，当該患者が受診を中断する場合には，その理由を聴取し，診療録等に記載する。なお，医師以外が理由を聴取し，記載しても差し支えない。また，初回指導時に算定した費用については，特段の対応は不要である。
問3　ニコチン依存症管理料2について，患者が2回目以降の指導予定日に受診しなかった場合に，患者と連絡が取れなかったときは，診療録等に何を記載すべきか。
答　連絡が取れなかった旨を診療録等に記載する。（令2.3.31）
問4　ニコチン依存症管理料の算定患者が5回の禁煙治療を終了する前に中止した場合，それまでの期間は算定可能か。
答　患者の都合により，診療を中止した場合は算定可能。

問5　「禁煙治療のための標準手順書」はどのように入手すればよいか。
答　学会のウェブサイトに掲載されている。
問6　TDSではなくFTQやFTNDで代用できるか。
答　TDS以外のものの使用は治療上参考にはなるが，対象者の判定に用いることはできない。（平18.3.31）
問7　留意事項に「初回の当該管理料を算定した日から起算して12週にわたり計5回の禁煙治療を行った場合に算定する」「当該管理料は，初回算定日より起算して1年を超えた日からでなければ，再度算定することはできない」とあるが，禁煙治療中に薬剤を別のものに変更した場合であっても，引き続き当該管理料を算定することはできるか。
答　12週にわたる一連の禁煙治療の過程の中で，薬剤の変更を行った場合であっても，引き続き禁煙に関する総合的な指導及び治療管理を行っていれば，継続して当該管理料を算定することができる。なお，この場合において，新たな起算日として算定することはできない。（平25.8.6）

B001-3-3　生活習慣病管理料（Ⅱ）　生2　333点

注1　別に**厚生労働大臣が定める施設基準**〔告示4第3・4の9(1)，p.1345〕を満たす保険医療機関（許可病床数が200床未満の病院又は診療所に限る）において，脂質異常症，高血圧症又は糖尿病を主病とする患者（入院中の患者を除く）に対して，当該患者の同意を得て治療計画を策定し，当該治療計画に基づき，生活習慣に関する総合的な治療管理を行った場合に，月1回に限り算定する。ただし，糖尿病を主病とする場合にあっては，C101在宅自己注射指導管理料を算定しているときは，算定できない。

　2　生活習慣病管理を受けている患者に対して行ったA001の注8の医学管理，第2章第1部第1節医学管理料等（B001の9外来栄養食事指導料，B001の11集団栄養食事指導料，B001の20糖尿病合併症管理料，B001の22がん性疼痛緩和指導管理料，B001の24外来緩和ケア管理料，B001の27糖尿病透析予防指導管理料，B001の37慢性腎臓病透析予防指導管理料，B001-3-2ニコチン依存症管理料，B001-9療養・就労両立支援指導料，B005-14プログラム医療機器等指導管理料，B009診療情報提供料（Ⅰ），B009-2電子的診療情報評価料，B010診療情報提供料（Ⅱ），B010-2診療情報連携共有料，B011連携強化診療情報提供料及びB011-3薬剤情報提供料を除く）の費用は，生活習慣病管理料（Ⅱ）に含まれるものとする。

　3　糖尿病を主病とする患者（2型糖尿病の患者であってインスリン製剤を使用していないものに限る）に対して，血糖自己測定値に基づく指導を行った場合は，**血糖自己測定指導加算**　自指加　として，年1回に限り所定点数に**500点**を加算する。

　4　別に**厚生労働大臣が定める施設基準**〔告示4第3・4の9(2)，p.1345〕に適合しているものとして地方厚生局長等に届け出た保険医療機関において，当該保険医療機関における診療報酬の請求状況，生活習慣病の治療管理の状況等の診療の内容に関するデータを継続して厚生労働省に提出している場合は，**外来データ提出加算**　外デ　として，

50点を所定点数に加算する。
5　B001-3生活習慣病管理料（Ⅰ）を算定した日の属する月から起算して6月以内の期間においては、生活習慣病管理料（Ⅱ）は、算定できない。
6　別に厚生労働大臣が定める施設基準〔告示4第3・4の9(3), p.1345〕に適合しているものとして地方厚生局長等に届け出た保険医療機関において、生活習慣病管理料（Ⅱ）を算定すべき医学管理を**情報通信機器を用いて行った場合** 情生2 は、所定点数に代えて、**290点**を算定する。

【2024年改定により新設】
(1)　B000特定疾患療養管理料、処方料・処方箋料の特定疾患処方管理加算の対象疾患から**脂質異常症、高血圧症、糖尿病**が除外され、これらの生活習慣病に対する医学管理料が**生活習慣病管理料**に一本化された。上記**生活習慣病管理料**は、特定疾患療養管理料による上記3疾患に対する従前の評価に代替するものとして新設された。
(2)　生活習慣病管理料（Ⅰ）と同様、許可病床200床未満の病院又は診療所において、**脂質異常症、高血圧症、糖尿病**を主病とする入院外の患者を対象に月1回算定する。
(3)　生活習慣病管理料（Ⅰ）とは異なり、**検査・注射・病理診断の費用は包括されず別に算定可**となる。また、**情報通信機器を用いた場合の点数（290点）**が設定された。

→生活習慣病管理料（Ⅱ）
(1)　生活習慣病管理料（Ⅱ）は、脂質異常症、高血圧症又は糖尿病を主病とする患者の治療においては生活習慣に関する総合的な治療管理が重要であることから設定されたものであり、治療計画を策定し、当該治療計画に基づき、栄養、運動、休養、喫煙、家庭での体重や血圧の測定、飲酒、服薬及びその他療養を行うに当たっての問題点等の生活習慣に関する総合的な治療管理を行った場合に、許可病床数が200床未満の病院及び診療所である保険医療機関において算定する。この場合において、当該治療計画に基づく総合的な治療管理は、歯科医師、薬剤師、看護職員、管理栄養士等の多職種と連携して実施することが望ましい。なお、A000初診料を算定した日の属する月においては、本管理料は算定しない。
(2)　生活習慣病管理料（Ⅱ）は、栄養、運動、休養、喫煙、飲酒及び服薬等の生活習慣に関する総合的な治療管理を行う旨、患者に対して療養計画書（療養計画書の様式は、**別紙様式9**（p.296）又はこれに準じた様式とする。以下同じ）により丁寧に説明を行い、患者の同意を得るとともに、当該計画書に患者の署名を受けた場合に算定できるものである。また、交付した療養計画書の写しは**診療録**に添付しておくものとする。なお、療養計画書は、当該患者の治療管理において必要な項目のみを記載することで差し支えない。また、血液検査結果を療養計画書と別に交付している場合又は患者の求めに応じて、電子カルテ情報共有サービスを活用して共有している場合であって、その旨を**診療録**に記載している場合は、療養計画書の血液検査項目についての記載を省略して差し支えない。
(3)　当該患者の診療に際して行ったA001の「注8」に規定する外来管理加算、第2章第1部第1節医学管理料等（B001の「9」外来栄養食事指導料、同「11」集団栄養食事指導料、同「20」糖尿病合併症管理料、同「22」がん性疼痛緩和指導管理料、同「24」外来緩和ケア管理料、同「27」糖尿病透析予防指導管理料、同「37」慢性腎臓病透析予防指導管理料、B001-3-2ニコチン依存症管理料、B001-9療養・就労両立支援指導料、B005-14プログラム医療機器等指導管理料、B009診療情報提供料（Ⅰ）、B009-2電子的診療情報評価料、B010診療情報提供料（Ⅱ）、B010-2診療情報連携共有料、B011連携強化診療情報提供料及びB011-3薬剤情報提供料を除く）の費用は全て所定点数に含まれる。
(4)　生活習慣病管理料（Ⅱ）を継続して算定する月においては、栄養、運動、休養、喫煙、家庭での体重や血圧の測定、飲酒に係る情報提供及びその他療養を行うに当たっての問題点等の生活習慣に関する総合的な治療管理に係る療養計画書（療養計画書の様式は、**別紙様式9の2**（p.297）又はこれに準じた様式とする）を交付するものとするが、当該療養計画書の内容に変更がない場合はこの限りでない。ただし、その場合においても、患者又はその家族等から求めがあった場合に交付するものとするとともに、概ね4月に1回以上は交付するものとする。交付した当該療養計画書の写しは**診療録**に添付しておくものとする。なお、血液検査結果を療養計画書と別に交付している場合又は患者の求めに応じて、電子カルテ情報共有サービスを活用して共有している場合であって、その旨を**診療録**に記載している場合は、療養計画書の血液検査項目についての記載を省略して差し支えない。
(5)　(2)及び(4)について、患者の求めに応じて、電子カルテ情報共有サービスにおける患者サマリーに、療養計画書での記載事項を入力し、**診療録**にその記録及び患者の同意を得た旨を記録している場合は、療養計画書の作成及び交付をしているものとみなすものとする。ただし、この場合においても、(2)のとおり、栄養、運動、休養、喫煙、飲酒及び服薬等の生活習慣に関する総合的な治療管理を行う旨、丁寧に説明を行い、患者の同意を得ることとする。
(6)　同一保険医療機関において、脂質異常症、高血圧症又は糖尿病を主病とする患者について、当該管理料を算定するものと算定しないものが混在するような算定を行うことができるものとする。
(7)　学会等の診療ガイドライン等や診療データベース等の診療支援情報を参考にする。
(8)　患者の状態に応じ、28日以上の長期の投薬を行うこと又はリフィル処方箋を交付することについて、当該対応が可能であることを当該保険医療機関の見やすい場所に掲示するとともに、患者から求められた場合に、患者の状態を踏まえて適切に対応する。
(9)　本管理料を算定する患者について、保険者から特定保健指導を行う目的で情報提供の求めがある場合には、患者の同意の有無を確認するとともに、患者の同意が得られている場合は必要な協力を行う。
(10)　糖尿病の患者については、患者の状態に応じて、年1回程度眼科の医師の診察を受けるよう指導を行う。また、糖尿病の患者について、歯周病の診断と治療のため、歯科を標榜する保険医療機関への受診を促す。
(11)　「注3」及び「注4」に規定する加算の取扱いについては、生活習慣病管理料（Ⅰ）の(11)～(13)の例による。
(12)　「注6」に規定する情報通信機器を用いた医学管理については、オンライン指針に沿って診療を行った場合に算定する。

（令6保医発0305・1）

事務連絡 問1　生活習慣病管理料（Ⅱ）について、『医学管理等（B001「20」糖尿病合併症管理料、B001「22」がん性疼痛緩和指導管理料等を除く）の費用は、生活習慣病管理料（Ⅱ）に含まれるものする』とされているが、生活習慣病管理料（Ⅱ）を算定した月において、当該算定日とは別日に、当該保険医療機関において、生活習慣病のため

に診療を行った場合に、医学管理等の費用は算定可能か。
答　不可。
問2　情報通信機器を用いた指導管理により生活習慣病管理料（Ⅱ）を算定する場合において、療養計画書への署名についてどのように考えればよいか。
答　厚生労働省「医療情報システムの安全管理に関するガイドライン」に遵守した上で、例えば、電子署名を活用する方法や、患者が使用するタブレット等の画面に自署してもらう方法が想定される。なお、留意事項の通則(9) (p.19)を踏まえて対応する。また、情報通信機器を用いた指導管理を行う上での留意点を療養計画書に記載する。
問3　「オンライン診療の適切な実施に関する指針（p.58）において、最低限遵守する事項として「医師がいる空間において診療に関わっていないものが診察情報を知覚できない」とされているが、情報通信機器を用いた指導管理により生活習慣病管理料（Ⅱ）を算定する場合であって、看護職員、管理栄養士等の多職種が係わる場合の対応如何。
答　情報通信機器を用いた診療を実施する際に、当該診療に関わる看護職員、管理栄養士等が同席することは差し支えない。ただし、当該職員が同席する旨を診療開始前にその都度患者に説明し、患者の同意を得る。また、情報通信機器を用いた診療の終了後に、引き続き、看護職員、管理栄養士等による指導を実施する場合においても、情報通信機器を用いた診療の終了時間を記録していることが望ましい。
問4　生活習慣病管理料（Ⅱ）において、「総合的な治療管理は、歯科医師、看護師、薬剤師、管理栄養士等の多職種と連携して実施することが望ましい」とされたが、管理栄養士を雇用していない診療所において、外来栄養食事指導が必要となり、他の保険医療機関の管理栄養士と連携し、当該管理栄養士が所属する保険医療機関で対面により栄養食事指導を行った場合について、指示を出した医師の診療所がB001の「9」外来栄養食事指導料2を算定できるか。
答　算定可能。ただし、栄養食事指導を行う管理栄養士は、指示を出す医師の診療所と適宜連絡が取れる体制を整備するとともに、栄養指導記録を必ず共有する。
(令6.3.28)
（編注）関連する通知・事務連絡をp.298に掲載。
参考　問1　生活習慣病管理料（Ⅱ）の算定日とは別日に診療を行った場合、外来管理加算は算定できるか。
答　要件を満たせば算定できる。
問2　高血圧症を主病とする患者に特定保険医療材料の227高血圧症治療補助アプリが算定できるか。
答　生活習慣病管理料（Ⅰ）の「2」の高血圧症を主病とする場合を算定する患者をこれまでに治療している等の要件を満たしている場合、B005-14プログラム医療機器等指導管理料とともに算定できる。
問3　生活習慣病管理料（Ⅱ）はニコチン依存症管理料が併算定できるが、特定保険医療材料の226ニコチン依存症治療補助アプリが併算定できるか。
答　B005-14プログラム医療機器等指導管理料とともに算定できる。
(令6.4.8全国保険医団体連合会)

B001-4　手術前医学管理料　手前　1,192点

注1　手術前に行われる検査の結果に基づき計画的な医学管理を行う保険医療機関において、手術の実施に際してL002硬膜外麻酔、L004脊椎麻酔又はL008マスク又は気管内挿管による閉鎖循環式全身麻酔を行った場合に、当該手術に係る手術料を算定した日に算定する。

2　同一の患者につき1月以内に手術前医学管理料を算定すべき医学管理を2回以上行った場合は、第1回目の手術前医学管理に係る手術料を算定した日1回に限り、手術前医学管理料を算定する。

3　手術前医学管理料を算定した同一月にD208心電図検査を算定した場合には、算定の期日にかかわらず、所定点数の100分の90に相当する点数を算定する。

4　同一の部位につき当該管理料に含まれるE001写真診断及びE002撮影と同時に2枚以上のフィルムを使用して同一の方法により撮影を行った場合における第2枚目から第5枚目までの写真診断及び撮影の費用は、それぞれの所定点数の100分の50に相当する点数で別に算定できる。この場合において、第6枚目以後の写真診断及び撮影の費用については算定できない。

5　第3部検査及び第4部画像診断のうち次に掲げるもの（手術を行う前1週間以内に行ったものに限る）は、所定点数に含まれるものとする。ただし、当該期間において同一の検査又は画像診断を2回以上行った場合の第2回目以降のものについては、別に算定することができる。

イ　尿中一般物質定性半定量検査
ロ　血液形態・機能検査
　　末梢血液像（自動機械法）、末梢血液像（鏡検法）及び末梢血液一般検査
ハ　出血・凝固検査
　　出血時間、プロトロンビン時間（PT）及び活性化部分トロンボプラスチン時間（APTT）
ニ　血液化学検査
　　総ビリルビン、直接ビリルビン又は抱合型ビリルビン、総蛋白、アルブミン（BCP改良法・BCG法）、尿素窒素、クレアチニン、尿酸、アルカリホスファターゼ（ALP）、コリンエステラーゼ（ChE）、γ-グルタミルトランスフェラーゼ（γ-GT）、中性脂肪、ナトリウム及びクロール、カリウム、カルシウム、マグネシウム、クレアチン、グルコース、乳酸デヒドロゲナーゼ（LD）、アミラーゼ、ロイシンアミノペプチダーゼ（LAP）、クレアチンキナーゼ（CK）、アルドラーゼ、遊離コレステロール、鉄（Fe）、血中ケトン体・糖・クロール検査（試験紙法・アンプル法・固定化酵素電極によるもの）、不飽和鉄結合能（UIBC）（比色法）、総鉄結合能（TIBC）（比色法）、リン脂質、HDL-コレステロール、LDL-コレステロール、無機リン及びリン酸、総コレステロール、アスパラギン酸アミノトランスフェラーゼ（AST）、アラニンアミノトランスフェラーゼ（ALT）並びにイオン化カルシウム
ホ　感染症免疫学的検査
　　梅毒血清反応（STS）定性、抗ストレプトリジンO（ASO）定性、抗ストレプトリジンO（ASO）半定量、抗ストレプトリジンO（ASO）定量、抗ストレプトキナーゼ（ASK）定性、抗ストレプトキナーゼ（ASK）半定量、梅毒トレポネー

マ 抗体定性，HIV－1抗体，肺炎球菌抗原定性（尿・髄液），ヘモフィルス・インフルエンザb型（Hib）抗原定性（尿・髄液），単純ヘルペスウイルス抗原定性，RSウイルス抗原定性及び淋菌抗原定性
　　ヘ　肝炎ウイルス関連検査
　　　　HBs抗原定性・半定量及びHCV抗体定性・定量
　　ト　血漿蛋白免疫学的検査
　　　　C反応性蛋白（CRP）定性及びC反応性蛋白（CRP）
　　チ　心電図検査
　　　　D208の1に掲げるもの
　　リ　写真診断
　　　　E001の1のイに掲げるもの
　　ヌ　撮影
　　　　E002の1に掲げるもの
　6　D026血液学的検査判断料，生化学的検査（Ⅰ）判断料又は免疫学的検査判断料を算定している患者については算定しない。
　7　第1章第2部第3節に掲げる特定入院料又はD027基本的検体検査判断料を算定している患者については算定しない。

→**手術前医学管理料**

（1）手術前医学管理料は硬膜外麻酔，脊椎麻酔又は全身麻酔下で行われる手術の前に行われる定型的な検査・画像診断について，請求の簡素化等の観点から包括して評価したものであり，L002硬膜外麻酔，L004脊椎麻酔若しくはL008マスク又は気管内挿管による閉鎖循環式全身麻酔下に手術が行われた場合に，月1回に限り，疾病名を問わず全て本管理料を算定する。
（2）手術前1週間に本管理料に包括されている検査及び画像診断項目（以下この項において「検査項目等」という）のいずれも行わなかった場合は，本管理料は算定しない。なお，「手術を行う前1週間以内に行ったもの」とは，手術を行う日の前日を起算日として1週間前の日から当該手術を実施した当日の手術実施前までに行ったものをいう。
（3）手術前医学管理料には，包括されている検査項目等に係る判断料が含まれており，手術前医学管理料を算定した月にD026血液学的検査判断料，生化学的検査（Ⅰ）判断料及び免疫学的検査判断料は別に算定できない。
（4）手術前医学管理料を算定する際使用したフィルムの費用は，E400フィルムの所定点数により算定する。
（5）本管理料を算定する手術前1週間において，入院と入院外が混在する場合においても，本管理料に包括されている検査項目等の1回目の所定点数については別に算定できない。
（6）本管理料を月初めに算定し，手術前1週間が月をまたがる場合においても，本管理料の所定点数に包括されている検査項目等の1回目の所定点数については別に算定できない。
（7）同一の患者について，月をまたがって1週間以内に硬膜外麻酔，脊椎麻酔又は全身麻酔下の手術を2回以上行った場合には，最初に行った手術の際に手術前医学管理料を算定し，2回目の手術の際には手術前医学管理料を算定せず，それぞれの検査項目等の所定点数により算定する。
　（例）当該月の29日に硬膜外麻酔，脊椎麻酔，全身麻酔下の手術を行い，翌月の3日に再び硬膜外麻酔，脊椎麻酔，全身麻酔下の手術を行った場合の算定。
　　　当該月の29日に手術前医学管理料を算定し，翌月の手術の3日の際には手術前医学管理料を算定せず，それぞれの検査項目等の所定点数で算定する。
（8）本管理料に包括されている肝炎ウイルス関連検査を行った場合には，当該検査の結果が陰性であった場合も含め，当該検査の結果について患者に適切な説明を行い，文書により提供する。

（令6保医発0305・4）

B001-5　手術後医学管理料（1日につき）　手後
　1　病院の場合　　　　　　　　　　　　1,188点
　2　診療所の場合　　　　　　　　　　　1,056点
　注1　病院（療養病棟，結核病棟及び精神病棟を除く）又は診療所（療養病床に係るものを除く）に入院している患者について，入院の日から起算して10日以内に行われたL008マスク又は気管内挿管による閉鎖循環式全身麻酔を伴う手術後に必要な医学管理を行った場合に，当該手術に係る手術料を算定した日の翌日から起算して3日に限り算定する。
　　2　同一の手術について，同一月にB001-4手術前医学管理料を算定する場合は，本管理料を算定する3日間については，所定点数の100分の95に相当する点数を算定する。
　　3　第3部検査のうち次に掲げるもの（当該手術に係る手術料を算定した日の翌日から起算して3日以内に行ったものに限る）は，所定点数に含まれるものとする。
　　イ　尿中一般物質定性半定量検査
　　ロ　尿中特殊物質定性定量検査
　　　　尿蛋白及び尿グルコース
　　ハ　血液形態・機能検査
　　　　赤血球沈降速度（ESR），末梢血液像（自動機械法），末梢血液像（鏡検法）及び末梢血液一般検査
　　ニ　血液化学検査
　　　　総ビリルビン，直接ビリルビン又は抱合型ビリルビン，総蛋白，アルブミン（BCP改良法・BCG法），尿素窒素，クレアチニン，尿酸，アルカリホスファターゼ（ALP），コリンエステラーゼ（ChE），γ-グルタミルトランスフェラーゼ（γ-GT），中性脂肪，ナトリウム及びクロール，カリウム，カルシウム，マグネシウム，クレアチン，グルコース，乳酸デヒドロゲナーゼ（LD），アミラーゼ，ロイシンアミノペプチダーゼ（LAP），クレアチンキナーゼ（CK），アルドラーゼ，遊離コレステロール，鉄（Fe），血中ケトン体・糖・クロール検査（試験紙法・アンプル法・固定化酵素電極によるもの），不飽和鉄結合能（UIBC）（比色法），総鉄結合能（TIBC）（比色法），リン脂質，HDL-コレステロール，LDL-コレステロール，無機リン及びリン酸，総コレステロール，アスパラギン酸アミノトランスフェラーゼ（AST），アラニンアミノトランスフェラーゼ（ALT），イオン化カルシウム

並びに血液ガス分析
ホ　心電図検査
ヘ　呼吸心拍監視
ト　経皮的動脈血酸素飽和度測定
チ　終末呼気炭酸ガス濃度測定
リ　中心静脈圧測定
ヌ　動脈血採取
4　D026尿・糞便等検査判断料，血液学的検査判断料又は生化学的検査（Ⅰ）判断料を算定している患者については算定しない。
5　第1章第2部第3節に掲げる特定入院料又はD027基本的検体検査判断料を算定している患者については算定しない。
6　A300救命救急入院料又はA301特定集中治療室管理料に係る別に厚生労働大臣が定める施設基準〔告示3第9・2, 3, p.1219, p.1224〕に適合しているものとして地方厚生局長等に届け出た保険医療機関に入院している患者については算定しない。

→手術後医学管理料

(1)　手術後医学管理料は，L008マスク又は気管内挿管による閉鎖循環式全身麻酔を伴う手術後に必要な医学的管理を評価するとともに，手術後に行われる定型的な検査について，請求の簡素化等の観点から包括して評価したものであり，A300救命救急入院料又はA301特定集中治療室管理料に係る届出を行っていない保険医療機関の一般病棟に入院する患者について算定する。
(2)　手術後医学管理料には，包括されている検査項目に係る判断料が含まれており，手術後医学管理料を算定した月にD026尿・糞便等検査判断料，血液学的の検査判断料及び生化学的検査（Ⅰ）判断料は別に算定できない。ただし，本管理料を算定する3日間が月をまたがる場合は，本管理料を算定する最初の日が属する月に係るこれらの判断料は別に算定できないが，その翌月にこれらの判断料の対象となる検査を実施した場合には，別に算定できる。
(3)　同一保険医療機関において，同一月に本管理料を算定するものと算定しないものが混在するような算定はできない。
(4)　手術後医学管理料の算定開始日となる入院の日とは，第1章第2部「通則5」に定める起算日のことをいう。
（令6保医発0305・4）

事務連絡　問1　手術後医学管理料の算定要件については，「同一保険医療機関において，同一月に本管理料を算定するものと算定しないものが混在するような算定はできない」とされているが，同一月に入院の日から起算して10日以内に手術を受けた患者と10日を経過して手術を受けた患者が入院している場合には，前者のみ手術後医学管理料を算定することができるのか。
答　そのとおり。「混在するような算定はできない」とは，手術後医学管理料の算定要件を満たす患者については，すべて当該点数を算定する趣旨である。
（平15.6.12）
問2　「注5」に「特定入院料又はD027に掲げる基本的検体検査判断料を算定している患者については算定しない」と示されているが，当該管理料を算定した後，月の途中で特定入院料又は基本的検体検査判断料を算定する場合であっても，同一月に同時には当該管理料を算定できないのか。
答　そのとおり。
（平25.6.14）
参考　問1　手術後医学管理料は救命救急，特定集中治療施設に適合している病院は，病院単位で算定できないのか。病棟単位で算定できないのか。
答　当該施設基準に適合している場合は，（病院単位で）算定できない。
問2　手術後医学管理料は，届出が必要か。
答　届出は必要ない。
問3　手術後医学管理料は患者によっては適用せず，出来高計算をしてもよいか。
答　保険医療機関単位で採否を統一する。
問4　手術後医学管理料は手術前医学管理料算定が前提条件か。
答　手術前医学管理料算定が前提条件ではない。
問5　手術後医学管理料は再手術をした場合，又は異なる手術をした場合でも，所定点数×3の2回算定可か。
答　2回目の手術が算定できるものであれば算定可。ただし，10日以内の条件にかなえば。
問6　全身麻酔実施後3日間手術後医学管理料が算定できるが，かりに3日間の内，1日包括検査を実施しなかった場合はどうなるのか。
答　手術後医学管理料は術後の管理を目的としているのでトータルで所定点数×3が算定できるということであり，検査を実施しなくても算定できる。
（平9.3.25 日本病院会）
問7　手術後医学管理料が月をまたいだ算定になった場合の翌月の判断料算定について，管理料に含まれていない検査を実施した場合のみ判断料は算定できるのか。
答　月またぎで翌月の場合，含まれている検査，含まれていない検査，どちらを実施した場合でも判断料は別に算定可（含まれるのは手前の月のみ）。
（平9.4.7 京都保険医新聞）

B001-6　肺血栓塞栓症予防管理料　肺予　305点

注1　病院（療養病棟を除く）又は診療所（療養病床に係るものを除く）に入院中の患者であって肺血栓塞栓症を発症する危険性が高いもの（結核病棟に入院中の患者においては手術を伴うもの，精神病棟に入院中の患者においては治療上必要があって身体拘束が行われているものに限る）に対して，肺血栓塞栓症の予防を目的として，必要な機器又は材料を用いて計画的な医学管理を行った場合に，当該入院中1回に限り算定する。
2　肺血栓塞栓症の予防を目的として行った処置に用いた機器及び材料の費用は，所定点数に含まれるものとする。

→肺血栓塞栓症予防管理料

(1)　肺血栓塞栓症予防管理料は，肺血栓塞栓症を発症する危険性が高い患者に対して，肺血栓塞栓症の予防を目的として，必要な医学管理を行った場合を評価するものである。
(2)　肺血栓塞栓症予防管理料は，病院（療養病棟を除く）又は診療所（療養病床に係るものを除く）に入院中の患者であって，肺血栓塞栓症を発症する危険性の高いもの（結核病棟においては手術を伴う患者，精神病棟においては治療上の必要から身体拘束が行われている患者に限る）に対して，肺血栓塞栓症の予防を目的として，弾性ストッキング（患者の症状により弾性ストッキングが使用できないなどやむを得ない理由により使用する弾性包帯を含む）又は間歇的空気圧迫装置を用いて計画的な医学管理を行った場合に，入院中1回に限り算定する。なお，当該管理料は，肺血栓塞栓症の予防を目的として弾性ストッキング又は間歇的空気圧迫装置を用いた場合に算定できるものであり，薬剤のみで予防管理を行った場合には算定できない。また，第1章第2部「通則5」に規定する入院期間が通算される再入院の場合においても，各々の入院において入院中1回算定できる。
(3)　肺血栓塞栓症の予防を目的として使用される弾性ス

トッキング及び間歇的空気圧迫装置を用いた処置に要する費用は所定点数に含まれており，別にJ119消炎鎮痛等処置の点数は算定できない。肺血栓塞栓症の予防を目的として弾性ストッキングが複数回使用される場合であっても，当該費用は所定点数に含まれる。なお，肺血栓塞栓症の予防を目的としないJ119消炎鎮痛等処置は別に算定できる。また，同一の弾性ストッキングを複数の患者に使用しない。
(4) 肺血栓塞栓症の予防に係る計画的な医学管理を行うに当たっては，関係学会より標準的な管理方法が示されているので，患者管理が適切になされるよう十分留意されたい。　　　　　　　　　　　(令6保医発0305・4)

(編注) 肺血栓塞栓症とは，下部深部静脈等で形成された血栓が肺に運ばれ肺動脈が閉塞する病態をいう。原因としては，手術，分娩，長期臥床などによる血液のうっ滞がある。

事務連絡 問1 肺血栓塞栓症予防管理料に用いられる弾性ストッキング及び間歇的空気圧迫装置は保険適用の承認されたものを用いる必要があるか。
答 本点数は，「肺血栓塞栓症／深部静脈血栓症（静脈血栓塞栓症）予防ガイドライン」を踏まえた医学管理を評価したものであり，当該管理に用いる弾性ストッキング及び間歇的空気圧迫装置については必ずしも保険適用の承認を得たものを用いる必要はない。
問2 肺血栓塞栓症予防管理料は，特定入院料を算定している期間中にガイドラインに従い肺血栓塞栓予防のための医学管理を適切に行った場合にも算定することができるのか。
答 算定することができる。ただし，肺血栓塞栓症予防管理料は入院中に1回に限り算定する。
問3 肺血栓塞栓症予防管理料に係る通知における「関係学会が示す標準的な管理方法」とは具体的に何か。
答 肺血栓塞栓症／深部静脈血栓症（静脈血栓塞栓症）予防ガイドライン作成委員会が作成した「肺血栓塞栓症／深部静脈血栓症（静脈血栓塞栓症）予防ガイドライン」である。内容は関係学会のホームページ（日本血栓止血学会・肺塞栓症研究会）を参照していただきたい。 (平16.3.30，一部修正)

(編注) 弾性ストッキング又は間歇的空気圧迫装置を用いる予防措置（当予防管理料の算定要件）は，ガイドラインにより，リスクレベルが中以上の場合が対象とされている。なお，リスクレベルは，疾患や手術のリスクの強さに付加的な危険因子を加味して総合的に決定する。

参考 問1 弾性ストッキングによる予防法と，間歇的空気圧迫装置による予防法の両方を実施しなければ算定できないのか。
答 いずれか一方のみの実施でも算定できる。
問2 弾性ストッキングや間歇的空気圧迫装置を用いた予防法に加え，抗凝固療法を行った場合，抗凝固療法に用いた薬剤料は算定できるか。
答 算定できる。 (平16.4.4 全国保険医団体連合会)

B001-7　リンパ浮腫指導管理料 リ　　100点
注1 保険医療機関に入院中の患者であって，鼠径部，骨盤部若しくは腋窩部のリンパ節郭清を伴う悪性腫瘍に対する手術を行ったもの又は原発性リンパ浮腫と診断されたものに対して，当該手術を行った日の属する月又はその前月若しくは翌月のいずれか（原発性リンパ浮腫と診断されたものにあっては，当該診断がされた日の属する月又はその翌月のいずれか）に，医師又は医師の指示に基づき看護師，理学療法士若しくは作業療法士が，リンパ浮腫の重症化等を抑制するための指導を実施した場合に，入院中1回に限り算定する。
2 注1に基づき当該点数を算定した患者であって当該保険医療機関を退院したものに対して，当該保険医療機関又は当該患者の退院後においてB005-6の注1に規定する地域連携診療計画に基づいた治療を担う他の保険医療機関（当該患者についてB005-6-2がん治療連携指導料を算定した場合に限る）において，退院した日の属する月又はその翌月に注1に規定する指導を再度実施した場合に，当該指導を実施した，いずれかの保険医療機関において，1回に限り算定する。

→リンパ浮腫指導管理料　摘要欄 p.1684
(1) リンパ浮腫指導管理料は，手術前若しくは手術後又は診断時若しくは診断後において，以下に示す事項について，個別に説明及び指導管理を行った場合に算定できる。
　当該指導管理料は，当該指導管理料の算定対象となる手術を受けた保険医療機関に入院中に当該説明及び指導管理を行った場合に1回，当該保険医療機関を退院した後に，当該保険医療機関又は当該患者の退院後においてB005-6の「注1」に規定する地域連携診療計画に基づいた治療を担う他の保険医療機関（当該患者についてB005-6-2がん治療連携指導料を算定した場合に限る）において当該説明及び指導管理を行った場合にいずれか一方の保険医療機関において1回に限り，算定できる。
ア　リンパ浮腫の病因と病態
イ　リンパ浮腫の治療方法の概要
ウ　セルフケアの重要性と局所へのリンパ液の停滞を予防及び改善するための具体的実施方法
　(イ) リンパドレナージに関すること
　(ロ) 弾性着衣又は弾性包帯による圧迫に関すること
　(ハ) 弾性着衣又は弾性包帯を着用した状態での運動に関すること
　(ニ) 保湿及び清潔の維持等のスキンケアに関すること
エ　生活上の具体的注意事項
　リンパ浮腫を発症又は増悪させる感染症又は肥満の予防に関すること
オ　感染症の発症等増悪時の対処方法
　感染症の発症等による増悪時における診察及び投薬の必要性に関すること
(2) 指導内容の要点を**診療録等**に記載する。
(3) 手術前においてリンパ浮腫に関する指導を行った場合であって，結果的に手術が行われなかった場合にはリンパ浮腫指導管理料は算定できない。 (令6保医発0305・4)

→四肢のリンパ浮腫治療のための弾性着衣等に係る療養費の支給における留意事項について
1　**支給対象となる疾病**：鼠径部，骨盤部若しくは腋窩部のリンパ節郭清術を伴う悪性腫瘍の術後に発生する四肢のリンパ浮腫又は原発性の四肢のリンパ浮腫
2　**弾性着衣（弾性ストッキング，弾性スリーブ及び弾性グローブ）の支給**
　(1) **製品の着圧**：30mmHg以上の弾性着衣を支給の対象とする。ただし，関節炎や腱鞘炎により強い着圧では明らかに装着に支障をきたす場合など，医師の判断により特別の指示がある場合は20mmHg以上の着圧であっても支給して差し支えない。
　(2) **支給回数**：1度に購入する弾性着衣は，洗い替えを考慮し，装着部位毎に2着を限度とする（パンティストッキングタイプの弾性ストッキングについては，両下肢で1着となることから，両下肢に必要な

(別紙様式)

(悪性腫瘍の術後・原発性) 弾性着衣等　装着指示書

住　　所	
氏　　名	性別　男・女
生年月日	明・大・昭・平・令　　年　　月　　日
診断　名	
手術等年月日	昭・平・令　　　年　　月　　日
手術の区分	(鼠径部・骨盤部・腋窩部)のリンパ節郭清を伴う悪性腫瘍(種類　　　　　　　)
装着指示日	令和　　　　年　　　月　　　日
患　　肢	右上肢・左上肢・右下肢・左下肢
弾性着衣等の種類	ストッキング・スリーブ・グローブ・包帯(※5) (　着)(　着)(　着)(　着)
着圧指示	mmHg
特記事項	

※ 記載上の注意
1　各欄に記載又は該当項目に○を付すこと。
2　「手術等年月日」欄について、悪性腫瘍の術後の場合、手術年月日を記載する。なお、他院で術を行った等の理由により詳細な日付は判らない場合は、「何年何月頃」との記載でも良い。また、原発性の場合、診療開始日を記載すること。
3　「手術の区分」欄の「(種類　　)」について、悪性腫瘍の具体的な種類を記載すること。
4　「患肢」及び「弾性着衣等の種類」が複数ある場合は、その内訳を「特記事項」欄に記載すること。
5　「弾性着衣等の種類」が包帯の場合は、包帯の装着を指示する理由を「特記事項」欄に記載すること。
6　「着圧指示」が30mmHg未満の場合は、装着が必要な理由を「特記事項」欄に記載すること。

本患者は、上記疾患のため、患肢を常時圧迫する必要があり、弾性着衣等の装着を指示しました。

令和　　年　　月　　日

医療機関名
所 在 地
電話番号
医 師 名　　　　　　㊞

場合であっても2着を限度とする。また、例えば①乳がん、子宮がん等複数部位の手術を受けた者で、上肢及び下肢に必要な場合、②左右の乳がんの手術を受けた者で、左右の上肢に必要な場合及び③右上肢で弾性スリーブと弾性グローブの両方が必要な場合などは、医師による指示があればそれぞれ2着を限度として支給して差し支えない)。

また、弾性着衣の着圧は経年劣化することから、前回の購入後6ヶ月経過後において再度購入された場合は、療養費として支給して差し支えない。

(3) **支給申請費用**：療養費として支給する額は、1着あたり弾性ストッキングについては28,000円(片足用の場合は25,000円)、弾性スリーブについては16,000円、弾性グローブについては15,000円を上限とし、弾性着衣の購入に要した費用の範囲内とする。

3　弾性包帯の支給
(1) **支給対象**：弾性包帯については、医師の判断により弾性着衣を使用できないとの指示がある場合に限り療養費の支給対象とする。
(2) **支給回数**：1度に購入する弾性包帯は、洗い替えを考慮し、装着部位毎に2組を限度とする。
　　また、弾性包帯は経年劣化することから、前回の購入後6ヶ月経過後において再度購入された場合は、療養費として支給して差し支えない。
(3) **支給申請費用**：療養費として支給する額は、弾性包帯については装着に必要な製品(筒状包帯、パッティング包帯、ガーゼ指包帯、粘着テープ等を含む)

1組がそれぞれ上肢7,000円、下肢14,000円を上限とし、弾性包帯の購入に要した費用の範囲内とする。

4　療養費の支給申請書には、次の書類を添付させ、治療用として必要がある旨を確認した上で、適正な療養費の支給に努められたい。
(1) 療養担当に当たる医師の弾性着衣等の装着指示書(装着部位、手術日等が明記されていること。**別紙様式**を参照のこと)
(2) 弾性着衣等を購入した際の領収書又は費用の額を証する書類
(令2保発0327・4)

事務連絡 問1　入院中にリンパ浮腫指導管理料を算定した患者が、退院後に当該医療機関の外来においてリンパ浮腫に関する指導を行った場合にも再度算定できるか。
答　算定できる。ただし、外来において算定する場合は、退院した日の属する月又は翌月に限る。
(平22.3.29)

参考 問1　術後にリンパ浮腫が出なくても予測できる場合で、軽減目的で指導を行った場合、算定できるか。
答　算定できる。
問2　弾性着衣又は弾性包帯の費用は患者実費負担としてよいか。
答　治療に弾性着衣等の使用が必要だと判断される場合は、療養費払いで保険給付される。単に使い方の説明等で使用する場合などでは実費徴収は認められない。
(平20.4.5 全国保険医団体連合会)

B001-8　臍ヘルニア圧迫指導管理料 [臍ヘ] 100点

注　保険医療機関において、医師が1歳未満の乳児に対する臍ヘルニアについて療養上の必要な指導を行った場合に、患者1人につき1回に限り算定する。

→臍ヘルニア圧迫指導管理料
(1) 臍ヘルニア圧迫指導管理料は、臍ヘルニアの患者の保護者に対して以下に示す事項について、個別に説明及び指導管理を行った場合に算定できる。
　ア　臍ヘルニアの病態
　イ　臍ヘルニア圧迫療法の概要及び具体的実施方法
　ウ　臍ヘルニア圧迫療法の治癒率と治癒しなかった場合の治療法
　エ　想定される合併症及び緊急時の対処方法
(2) 指導内容の要点を**診療録**に記載する。　(令6保医発0305・4)

B001-9　療養・就労両立支援指導料 [就労]
1　初回　　　　　　　　　　　　　　　　800点
2　2回目以降　　　　　　　　　　　　　400点
注1　1については、別に**厚生労働大臣が定める疾患**〔告示[4]第3・5の1の2(1)、p.1346、→別表第3の1の2、p.308〕に罹患している患者に対して、当該患者と当該患者を使用する事業者が共同して作成した勤務情報を記載した文書の内容を踏まえ、就労の状況を考慮して療養上の指導を行うとともに、当該患者の同意を得て、当該患者が勤務する事業場において選任されている労働安全衛生法(昭和47年法律第57号)第13条第1項に規定する産業医、同法第10条第1項に規定する総括安全衛生管理者、同法第12条に規定する衛生管理者若しくは同法第12条の2に規定する安全衛生推進者若しくは衛生推進者又は同法第13条の2の規定により労働者の健康管理等を行う保健師(以下「産業医等」という)に対し、病状、治療計画、就労上の措置に関する意見等当該患者の就労と

療養の両立に必要な情報を提供した場合に，月1回に限り算定する。
2　2については，当該保険医療機関において1を算定した患者について，就労の状況を考慮して療養上の指導を行った場合に，1を算定した日の属する月又はその翌月から起算して3月を限度として，月1回に限り算定する。
3　別に厚生労働大臣が定める施設基準〔告示4第3・5の1の2(2)，p.1346〕に適合しているものとして地方厚生局長等に届け出た保険医療機関において，当該患者に対して，看護師，社会福祉士，精神保健福祉士又は公認心理師が相談支援を行った場合に，**相談支援加算** 就労相談 として，**50点**を所定点数に加算する。
4　注1の規定に基づく産業医等への文書の提供に係るB009診療情報提供料（Ⅰ）又はB010診療情報提供料（Ⅱ）の費用は，所定点数に含まれるものとする。
5　別に厚生労働大臣が定める施設基準〔告示4第3・5の1の2(3)，p.1347〕に適合しているものとして地方厚生局長等に届け出た保険医療機関において，療養・就労両立支援指導料を算定すべき医学管理を**情報通信機器を用いて行った場合**は，1又は2の所定点数に代えて，それぞれ**696点**又は**348点**を算定する。 情就労

（別紙様式49）

職場復帰の可否等についての主治医意見書

患者氏名		生年月日	年 月 日
住所			

復職に関する意見	□復職可　□条件付き可　□現時点で不可（休業：〜　年　月　日） 意見
業務の内容について職場で配慮したほうがよいこと（望ましい就業上の措置）	例：重いものを持たない，暑い場所での作業は避ける，車の運転は不可，残業を避ける，長期の出張や海外出張は避けるなど 注）提供された勤務情報を踏まえて，医学的見地から必要と考えられる配慮等の記載をお願いします。
その他配慮事項	例：通勤時間を確保する，休憩場所を確保する　など 注）治療のために必要と考えられる配慮等の記載をお願いします。
上記の措置期間	年　月　日〜　　年　月　日

上記内容を確認しました。
　　　　年　月　日　　　（本人署名）＿＿＿＿

上記のとおり，職場復帰の可否等に関する意見を提出します。
　　　　年　月　日　　　（主治医署名）＿＿＿＿

（注）この様式は，患者が病状を悪化させることなく治療と就労を両立できるよう，職場での対応を検討するために使用するものです。この書類は，患者本人から会社に提供され，プライバシーに十分配慮して管理されます。

→療養・就労両立支援指導料　　摘要欄 p.1684

(1) 療養・就労両立支援指導料は，就労中の患者の療養と就労の両立支援のため，患者と患者を雇用する事業者が共同して作成した勤務情報を記載した文書の内容を踏まえ，就労の状況を考慮して，療養上の指導を行うこと及び当該患者が勤務する事業場において選任されている労働安全衛生法（昭和47年法律第57号）第13条第1項に規定する産業医，同法第10条第1項に規定する総括安全衛生管理者，同法第12条に規定する衛生管理者若しくは同法12条の2に規定する安全衛生推進者若しくは衛生推進者又は同法第13条の2の規定により労働者の健康管理等を行う保健師（以下この区分において「産業医等」という）に就労と療養の両立に必必要な情報を提供すること並びに診療情報を提供した後の勤務環境の変化を踏まえ療養上必要な指導を行った場合を評価するものである。

(2) 療養・就労両立支援指導料は，入院中の患者以外の患者であって，別に厚生労働大臣が定める疾患に罹患しているものの求めを受けて，患者の同意を得て，以下の全ての医学管理を実施した場合に，月1回に限り算定する。
ア　治療を担当する医師が，患者から当該患者と当該患者を使用する事業者が共同して作成した勤務情報を記載した文書を当該患者から受け取る。
イ　治療を担当する医師が，アの文書の内容を踏まえ，療養上の指導を行うとともに，当該医師又は当該医師の指示を受けた看護師，社会福祉士，精神保健福祉士又は，公認心理師が，患者から就労の状況を聴取した上で，治療や疾患の経過に伴う状態変化に応じた就労上の留意点に係る指導を行う。
ウ　治療を担当する医師が，①又は②のいずれかにより，当該患者が勤務する事業場において選任されている産業医等に対し，病状，治療計画，就労上の措置に関する意見等当該患者の就労と療養の両立に必要な情報の提供を行う。
　① 病状，治療計画，治療に伴い予想される症状，就労上必要な配慮等について，**別紙様式49，別紙様式49の2**又はこれに準ずる様式を用いて，患者の勤務する事業場の産業医等に対して就労と療養の両立に必要な情報を記載した文書の提供を行い，当該文書の写しを**診療録**に添付する。患者の勤務する事業場の産業医等があらかじめ指定した様式を用いて就労上の留意点等を提供することも差し支えない。なお，当該患者が勤務する事業場において産業医が選任されている場合は，当該産業医に対して当該患者の就労と療養の両立に必要な情報の提供を行う。
　② 当該患者の診察に同席した産業医等に対して，就労と療養の両立に必要なことを説明し，説明の内容を**診療録等**に記載する。

(3) 「2」については，「1」を算定した患者について，情報提供を行った診療の次回以降の受診時に，就労の状況等を確認し，必要な療養上の指導を行った場合に，「1」を算定した日の属する月又はその翌月から起算して3月を限度として，月1回に限り算定する。なお，「1」を算定した日の属する月に「2」を算定しなかった場合に限り，その翌月から起算する。

(4) 「注3」に規定する相談支援加算については，専任の看護師，社会福祉士，精神保健福祉士又は公認心理師が，療養上の指導に同席し，相談支援を行った場合に算定できる。

(5) 「1」については，事業場の産業医等への就労と療養の両立に必要な情報を記載した文書の作成に係る評価を含むことから，当該指導料を算定する場合，当該文書の発行に係る費用を，療養の給付と直接関係ないサービス等の費用として別途徴収できない。

(6) 治療を担当する医師と産業医が同一の者である場合

(別紙様式49の2)

治療の状況や就業継続の可否等についての主治医意見書

患者氏名		生年月日	年　月　日
住所			

病名	
現在の症状	(通勤や業務遂行に影響を及ぼし得る症状や薬の副作用等)
治療の予定	〔入院治療・通院治療の必要性，今後のスケジュール（半年間，月1回の通院が必要，等）〕
退院後／治療中の就業継続の可否	□可　（職務の健康への悪影響は見込まれない） □条件付きで可（就業上の措置があれば可能） □現時点で不可（療養の継続が望ましい）
業務の内容について職場で配慮したほうがよいこと（望ましい就業上の措置）	例：重いものを持たない，暑い場所での作業は避ける，車の運転は不可，残業を避ける，長期の出張や海外出張は避けるなど 注）提供された勤務情報を踏まえて，医学的見地から必要と考えられる配慮等の記載をお願いします。
その他配慮事項	例：通院時間を確保する，休憩場所を確保する　など 注）治療のために必要と考えられる配慮等の記載をお願いします。
上記の措置期間	年　月　日～　年　月　日

上記内容を確認しました。
　　　　年　月　日　　（本人署名）＿＿＿＿＿

上記のとおり，診断し，就業継続の可否等に関する意見を提出します。
　　　　年　月　日　　（主治医署名）＿＿＿＿＿

（注）この様式は，患者が病状を悪化させることなく治療と就労を両立できるよう，職場での対応を検討するために使用するものです。この書類は，患者本人から会社に提供され，プライバシーに十分配慮して管理されます。

及び治療を担当する医師が患者の勤務する事業場と同一資本の施設で勤務している場合においては，当該指導料は算定できない。

(7)　「注5」に規定する情報通信機器を用いた医学管理については，オンライン指針に沿って診療を行った場合に算定する。
　　　　　　　　　　　　　　　　　(令6保医発0305・4)

●告示４　特掲診療料の施設基準等

別表第3の1の2　療養・就労両立支援指導料の注1に規定する疾患

- 悪性新生物
- 脳梗塞，脳出血，くも膜下出血その他の急性発症した脳血管疾患
- 肝疾患（経過が慢性なものに限る）
- 心疾患
- 糖尿病
- 若年性認知症
- 難病の患者に対する医療等に関する法律第5条第1項に規定する指定難病〔同法第7条第4項に規定する医療受給者証を交付されている患者（同条第1項各号に規定する特定医療費の支給認定に係る基準を満たすものとして診断を受けたものを含む）に係るものに限る〕その他これに準ずる疾患

事務連絡　療養・就労両立支援指導料
問　産業医等が選任されていない事業場で就労する患者について，地域産業保健センターの医師に対し病状に関する

情報提供を行った場合に算定することができるか。
答　不可。　　　　　　　　　　　　　（平30.3.30，一部修正）

B002　開放型病院共同指導料（Ⅰ） 開Ⅰ　**350点**

注1　診察に基づき紹介された患者が，別に厚生労働大臣が定める開放利用に係る施設基準〔告示４第3・5の2, p.1347〕に適合しているものとして地方厚生局長等に届け出た保険医療機関（以下この表において「開放型病院」という）に入院中である場合において，当該開放型病院に赴いて，当該患者に対して療養上必要な指導を共同して行った場合に，患者1人1日につき1回算定する。

2　A000初診料，A001再診料，A002外来診療料，C000往診料，C001在宅患者訪問診療料（Ⅰ）又はC001-2在宅患者訪問診療料（Ⅱ）は別に算定できない。

B003　開放型病院共同指導料（Ⅱ） 開Ⅱ　**220点**

注　診察に基づき紹介された患者が開放型病院に入院中である場合において，当該開放型病院において，当該患者を診察した保険医療機関の医師と共同して療養上必要な指導を行った場合に，患者1人1日につき1回算定する。

→開放型病院共同指導料（Ⅰ）

(1)　開放型病院共同指導料（Ⅰ）は，開放型病院に自己の診察した患者を入院させた保険医が，開放型病院に赴き，開放型病院の保険医と共同で診療，指導等を行った場合に1人の患者に1日につき1回算定できるものであり，その算定は当該患者を入院させた保険医が属する保険医療機関において行う。

(2)　開放型病院共同指導料（Ⅰ）を算定した場合は，A000初診料，A001再診料，A002外来診療料，C000往診料及びC001在宅患者訪問診療料（Ⅰ）の「1」等は算定できない。

(3)　診療所による紹介に基づき開放型病院に入院している患者に対して，当該診療所の保険医が開放型病院に赴き診療，指導等を行った場合において，その患者について，B009診療情報提供料（Ⅰ）が既に算定されている場合であっても，開放型病院共同指導料（Ⅰ）を算定できる。

(4)　開放型病院共同指導料（Ⅰ）を算定する場合，当該患者を入院させた保険医の**診療録**には，開放型病院において患者の指導等を行った事実を記載し，開放型病院の**診療録**には当該患者を入院させた保険医の指導等が行われた旨を記載する。
　　　　　　　　　　　　　　　　　　　　(令6保医発0305・4)

→開放型病院共同指導料（Ⅱ）

開放型病院共同指導料（Ⅱ）は，当該患者を入院させた保険医の属する保険医療機関が開放型病院共同指導料（Ⅰ）を算定した場合に，開放型病院において算定する。
　　　　　　　　　　　　　　　　　　　　(令6保医発0305・4)

事務連絡　問　開放型病院共同指導料は，共同指導を行った場合に1日につき算定可能であるのに対して，退院時共同指導料は入院中1回（別に定める疾患については2回）のみ算定可能であるが，当該入院中に退院時共同指導料を算定すべき指導と開放型病院共同指導料を算定すべき指導とを別の日に行った場合について，それぞれ算定が可能か。
答　同一の入院について，退院時共同指導料1及び開放型病院共同指導料（Ⅰ）又は退院時共同指導料2及び開放型病院共同指導料（Ⅱ）の算定はできない。いずれか一方のみを算定する。
　　　　　　　　　　　　　　　　　　　　　　　(平22.3.29)

（編注）地域医療支援病院にあっては，開放型病院共同指導料に関する施設基準を満たしているものとして取り扱う。

B004　退院時共同指導料1　退共1

1　在宅療養支援診療所〔地域における退院後の患者に対する在宅療養の提供に主たる責任を有する診療所であって，別に厚生労働大臣が定める施設基準〔告示4第3・6，p.1347〕に適合しているものとして地方厚生局長等に届け出たものをいう。以下この表において同じ〕の場合　　　　　　　　　　　　　　　1,500点
2　1以外の場合　　　　　　　　　　　　900点

注1　保険医療機関に入院中の患者について，地域において当該患者の退院後の在宅療養を担う保険医療機関（以下この区分番号，B005及びB015において「在宅療養担当医療機関」という）の保険医又は当該保険医の指示を受けた保健師，助産師，看護師，准看護師（以下この区分番号及びB005において「看護師等」という），薬剤師，管理栄養士，理学療法士，作業療法士，言語聴覚士若しくは社会福祉士が，当該患者の同意を得て，退院後の在宅での療養上必要な説明及び指導を，入院中の保険医療機関の保険医又は看護師等，薬剤師，管理栄養士，理学療法士，作業療法士，言語聴覚士若しくは社会福祉士と共同して行った上で，文書により情報提供した場合に，当該入院中1回に限り，在宅療養担当医療機関において算定する。ただし，別に厚生労働大臣が定める疾病等の患者〔告示4別表第3の1の3，p.311〕については，在宅療養担当医療機関の保険医又は当該保険医の指示を受けた看護師等が，当該患者が入院している保険医療機関の保険医又は看護師等と1回以上共同して行う場合は，当該入院中2回に限り算定できる。

2　注1の場合において，当該患者が別に厚生労働大臣が定める特別な管理を要する状態等〔告示4別表第8，p.311〕にあるときは，**特別管理指導加算** 特管 として，所定点数に200点を加算する。

3　A000初診料，A001再診料，A002外来診療料，B002開放型病院共同指導料（Ⅰ），C000往診料，C001在宅患者訪問診療料（Ⅰ）又はC001-2在宅患者訪問診療料（Ⅱ）は別に算定できない。

B005　退院時共同指導料2　退共2　　400点

注1　保険医療機関に入院中の患者について，当該保険医療機関の保険医又は看護師等，薬剤師，管理栄養士，理学療法士，作業療法士，言語聴覚士若しくは社会福祉士が，入院中の患者に対して，当該患者の同意を得て，退院後の在宅での療養上必要な説明及び指導を，在宅療養担当医療機関の保険医若しくは当該保険医の指示を受けた看護師等，薬剤師，管理栄養士，理学療法士，作業療法士，言語聴覚士若しくは社会福祉士又は在宅療養担当医療機関の保険医の指示を受けた訪問看護ステーションの看護師等（准看護師を除く），理学療法士，作業療法士若しくは言語聴覚士と共同して行った上で，文書により情報提供した場合に，当該患者が入院している保険医療機関において，当該入院中1回に限り算定する。ただし，別に厚生労働大臣が定める疾病等の患者〔告示4別表第3の1の3，p.311〕については，当該患者が入院している保険医療機関の保険医又は看護師等が，在宅療養担当医療機関の保険医若しくは当該保険医の指示を受けた看護師等又は在宅療養担当医療機関の保険医の指示を受けた訪問看護ステーションの看護師等（准看護師を除く）と1回以上，共同して行う場合は，当該入院中2回に限り算定できる。

2　注1の場合において，入院中の保険医療機関の保険医及び在宅療養担当医療機関の保険医が共同して指導を行った場合 2者共 に，**300点**を所定点数に加算する。ただし，注3に規定する加算を算定する場合は，算定できない。

3　注1の場合において，入院中の保険医療機関の保険医又は看護師等が，在宅療養担当医療機関の保険医若しくは看護師等，保険医である歯科医師若しくはその指示を受けた歯科衛生士，保険薬局の保険薬剤師，訪問看護ステーションの看護師等（准看護師を除く），理学療法士，作業療法士若しくは言語聴覚士，介護支援専門員（介護保険法第7条第5項に規定する介護支援専門員をいう。以下同じ）又は相談支援専門員〔障害者の日常生活及び社会生活を総合的に支援するための法律に基づく指定計画相談支援の事業の人員及び運営に関する基準（平成24年厚生労働省令第28号）第3条第1項又は児童福祉法に基づく指定障害児相談支援の事業の人員及び運営に関する基準（平成24年厚生労働省令第29号）第3条第1項に規定する相談支援専門員をいう。以下同じ〕のうちいずれか3者以上と共同して指導を行った場合に，**多機関共同指導加算** 多共 として，**2,000点**を所定点数に加算する。

4　注1の規定にかかわらず，A246入退院支援加算を算定する患者にあっては，当該保険医療機関において，疾患名，当該保険医療機関の退院基準，退院後に必要とされる診療等の療養に必要な事項を記載した退院支援計画を策定し，当該患者に説明し，文書により提供するとともに，これを在宅療養担当医療機関と共有した場合に限り算定する。

5　B003開放型病院共同指導料（Ⅱ）は別に算定できない。

【2024年改定による主な変更点】共同指導について，患者が退院後に介護保険のリハビリの利用を予定している場合，介護保険の訪問・通所リハビリ事業所の医師・理学療法士等の参加を求めることが望ましい旨が要件化された。
→退院時共同指導料1，退院時共同指導料2

摘要欄　p.1684

(1)　退院時共同指導料1又は退院時共同指導料2は，保険医療機関に入院中の患者について，地域において当該患者の退院後の在宅療養を担う保険医療機関（以下

この区分において「在宅療養担当医療機関」という）の保険医又は当該保険医の指示を受けた当該保険医療機関の保健師，助産師，看護師若しくは准看護師（以下この区分において「看護師等」という），薬剤師，管理栄養士，理学療法士，作業療法士，言語聴覚士若しくは社会福祉士が，患者の同意を得て，退院後の在宅での療養上必要な説明及び指導を，入院中の保険医療機関の保険医又は看護師等，薬剤師，管理栄養士，理学療法士，作業療法士，言語聴覚士若しくは社会福祉士と共同して行った上で，文書により情報提供した場合に，当該入院中1回に限り，それぞれの保険医療機関において算定する。ただし，特掲診療料の施設基準等の**別表第3の1の3**に掲げる「退院時共同指導料1及び退院時共同指導料2を2回算定できる疾病等の患者」であって，当該入院中に2回算定する場合は，当該2回中1回はそれぞれの保険医療機関の保険医，看護師又は准看護師が共同して指導する。なお，当該患者の在宅療養担当医療機関の准看護師と当該患者が入院中の保険医療機関の准看護師が共同して在宅での療養上必要な説明及び指導を行う場合には，それぞれの保険医療機関の医師又は看護師の指示を受けて行う。

(2) 退院時共同指導料は，患者の家族等退院後に患者の看護を担当する者に対して指導を行った場合にも算定できる。

(3) 行った指導の内容等について，要点を**診療録等**に記載し，又は患者若しくはその家族等に提供した文書の写しを**診療録等**に添付する。

(4) 退院時共同指導料1の「1」は，在宅療養支援診療所の医師が当該患者に対して，その退院後に往診及び訪問看護により24時間対応できる体制等を確保し，在宅療養支援診療所において，24時間連絡を受ける医師又は看護師等の氏名，連絡先電話番号等，担当日，緊急時の注意事項等並びに往診担当医及び訪問看護担当者の氏名等について，文書により提供した場合に限り算定できる。

(5) 退院時共同指導料は，退院後在宅での療養を行う患者が算定の対象となり，他の保険医療機関，社会福祉施設，介護老人保健施設，介護老人福祉施設に入院若しくは入所する患者又は死亡退院した患者については，対象とはならない。ただし，退院時共同指導料2の「注4」は，本文の規定にかかわらず，退院後在宅で療養を行う患者に加え，退院後に介護老人保健施設，介護医療院，介護老人福祉施設（地域密着型介護老人福祉施設を含む），特定施設（地域密着型特定施設を含む）又は障害者支援施設〔生活介護を行う施設又は自立訓練（機能訓練）を行う施設に限る〕，福祉型障害児入所施設若しくは医療型障害児入所施設（以下この区分において「介護施設等」という）に入所する患者も対象となる。なお，当該患者が当該保険医療機関に併設する介護施設等に入所する場合は算定することはできない。

(6) 退院時共同指導料1の「注2」に規定する加算は，当該患者が厚生労働大臣の定める特別な管理を必要とする者であった場合，1人の患者に対して入院中1回に限り算定できる。ただし，厚生労働大臣が定める疾病等の患者については当該入院中に2回に限り算定できる。

(7) 退院時共同指導料2の「注1」は，退院後の在宅での療養上必要な説明及び指導を，当該患者が入院している保険医療機関の保険医又は看護師等，薬剤師，管理栄養士，理学療法士，作業療法士，言語聴覚士若しくは社会福祉士と在宅療養担当医療機関の保険医若しくは当該保険医の指示を受けた看護師等，薬剤師，管理栄養士，理学療法士，作業療法士，言語聴覚士若しくは社会福祉士又は在宅療養担当医療機関の保険医の指示を受けた訪問看護ステーションの保健師，助産師，看護師，理学療法士，作業療法士若しくは言語聴覚士が共同して行った場合に算定する。なお，退院後に介護保険によるリハビリテーション（介護保険法第8条第5項に規定する訪問リハビリテーション，同法第8条第8項に規定する通所リハビリテーション，同法第8条の2第4項に規定する介護予防訪問リハビリテーション又は同法第8条の2第6項に規定する介護予防通所リハビリテーションをいう）を利用予定の場合，在宅での療養上必要な説明及び指導について，当該患者が入院している医療機関の医師等が，介護保険によるリハビリテーションを提供する事業所の医師，理学療法士，作業療法士又は言語聴覚士の参加を求めることが望ましい。

(8) 退院時共同指導料1の「注1」及び退院時共同指導料2の「注1」の共同指導は，ビデオ通話が可能な機器を用いて実施しても差し支えない。

(9) 退院時共同指導料2の「注3」に規定する加算は，退院後の在宅での療養上必要な説明及び指導を，当該患者が入院している保険医療機関の保険医又は看護師等が，在宅療養担当医療機関の保険医若しくは看護師等，保険医である歯科医師若しくはその指示を受けた歯科衛生士，保険薬局の保険薬剤師，訪問看護ステーションの保健師，助産師，看護師，理学療法士，作業療法士若しくは言語聴覚士，介護支援専門員又は相談支援専門員のいずれかのうち3者以上と共同して行った場合に算定する。

(10) (9)における共同指導は，ビデオ通話が可能な機器を用いて実施しても差し支えない。

(11) 退院時共同指導料2の「注3」に規定する指導と同一日に行う「注2」に規定する指導に係る費用及びB005-1-2介護支援等連携指導料は，「注3」に規定する加算に含まれ，別に算定できない。

(12) 退院時共同指導料2の「注4」は，地域連携診療計画と同等の事項（当該医療機関の退院基準，退院後に必要とされる診療等）に加えて退院後の在宅又は介護施設等での療養上必要な指導を行うために必要な看護及び栄養管理の状況等の情報を当該患者及び家族に**別紙様式50**（p.312）を参考に文書で説明し，退院後の治療等を担う他の保険医療機関のほか，訪問看護ステーション，介護施設等と共有する。

(13) (8)及び(10)において，患者の個人情報を当該ビデオ通話の画面上で共有する際は，患者の同意を得ている。また，保険医療機関の電子カルテなどを含む医療情報システムと共通のネットワーク上の端末において共同指導を実施する場合には，厚生労働省「医療情報システムの安全管理に関するガイドライン」に対応している。

(14) 退院時共同指導料2については，入院中の保険医療機関の理学療法士，作業療法士又は言語聴覚士が指導等を行った場合は，同一日にB006-3退院時リハビリテーション指導料は別に算定できない。また，入院中の保険医療機関の薬剤師が指導等を行った場合は，同一日にB014退院時薬剤情報管理指導料は別に算定できない。

(15) 同一日に退院時共同指導料2とB006-3退院時リハビリテーション指導料又はB014退院時薬剤情報管理指導料を算定した場合は，**診療報酬明細書**の摘要欄に，共同指導を行った者の職種及び年月日を記載する。

●告示4　特掲診療料の施設基準等　　　　　　　　（令6保医発0305・4）

別表第3の1の3　退院時共同指導料1及び退院時共同指導料2を2回算定できる疾病等の患者並びに頻回訪問加算に規定する状態等にある患者

1　末期の悪性腫瘍の患者（在宅がん医療総合診療料を算定している患者を除く）
2　(1)であって，(2)又は(3)の状態である患者
　(1)　在宅自己腹膜灌流指導管理，在宅血液透析指導管理，在宅酸素療法指導管理，在宅中心静脈栄養法指導管理，在宅成分栄養経管栄養法指導管理，在宅人工呼吸指導管理，在宅麻薬等注射指導管理，<u>在宅腫瘍化学療法注射指導管理，在宅強心剤持続投与指導管理，</u>在宅自己疼痛管理指導管理，在宅肺高血圧症患者指導管理又は在宅気管切開患者指導管理を受けている状態にある者
　(2)　ドレーンチューブ又は留置カテーテルを使用している状態
　(3)　人工肛門又は人工膀胱を設置している状態
3　在宅での療養を行っている患者であって，高度な指導管理を必要とするもの

別表第8　退院時共同指導料1の注2に規定する特別な管理を要する状態等にある患者並びに退院後訪問指導料，在宅患者訪問看護・指導料及び同一建物居住者訪問看護・指導料に規定する状態等にある患者

1　在宅麻薬等注射指導管理，<u>在宅腫瘍化学療法注射指導管理又は在宅強心剤持続投与指導管理</u>若しくは在宅気管切開患者指導管理を受けている状態にある者又は気管カニューレ若しくは留置カテーテルを使用している状態にある者
2　在宅自己腹膜灌流指導管理，在宅血液透析指導管理，在宅酸素療法指導管理，在宅中心静脈栄養法指導管理，在宅成分栄養経管栄養法指導管理，在宅自己導尿指導管理，在宅人工呼吸指導管理，在宅持続陽圧呼吸療法指導管理，在宅自己疼痛管理指導管理又は在宅肺高血圧症患者指導管理を受けている状態にある者
3　人工肛門又は人工膀胱を設置している状態にある者
4　真皮を越える褥瘡の状態にある者
5　在宅患者訪問点滴注射管理指導料を算定している者

事務連絡　問　退院時共同指導料2は複合型サービス事業所の看護師が訪問した場合にも算定できるのか。
答　複合型サービス事業所が，都道府県による訪問看護ステーションの指定を受けていれば算定できる。　（平24.3.30）

参考　問　退院時共同指導料2の多機関共同指導加算の「3者」とはどのようにカウントすればよいのか。
答　「3者」とは，算定する保険医療機関の関係者を除外したうえでの数。したがって，実際現場に集まるのは4者以上となる。ただし，在宅療養担当側で同一職種が2者以上の場合は1者と数える。　（平20.4.5 全国保険医団体連合会）

B005-1-2　介護支援等連携指導料 介連　400点
注　当該保険医療機関に入院中の患者に対して，当該患者の同意を得て，医師又は医師の指示を受けた看護師，社会福祉士等が介護支援専門員又は相談支援専門員と共同して，患者の心身の状態等を踏まえて導入が望ましい介護サービス又は障害福祉サービス等や退院

後に利用可能な介護サービス又は障害福祉サービス等について説明及び指導を行った場合に，当該入院中2回に限り算定する。この場合において，同一日に，B005の注3に掲げる加算（介護支援専門員又は相談支援専門員と共同して指導を行った場合に限る）は，別に算定できない。

→**介護支援等連携指導料**　摘要欄 p.1684
(1)　介護支援等連携指導料は，入院の原因となった疾患・障害や入院時に行った患者の心身の状況等の総合的な評価の結果を踏まえ，退院後に介護サービス又は障害福祉サービス，地域相談支援若しくは障害児通所支援（以下この区分において「介護等サービス」という）を導入することが適当であると考えられ，また，本人も導入を望んでいる患者が，退院後により適切な介護等サービスを受けられるよう，入院中から居宅介護支援事業者等の介護支援専門員（ケアマネジャー）又は指定特定相談支援事業者若しくは指定障害児相談支援事業者（以下この区分において「指定特定相談支援事業者等」という）の相談支援専門員と連携し退院後のケアプラン又はサービス等利用計画若しくは障害児支援利用計画（以下この区分において「ケアプラン等」という）の作成につなげることを評価するものである。
(2)　介護支援等連携指導料は，医師又は医師の指示を受けた看護師，社会福祉士，薬剤師，理学療法士，作業療法士，言語聴覚士，その他，退院後に導入が望ましい介護等サービスから考え適切な医療関係職種が，患者の入院前からケアマネジメントを担当していた介護支援専門員若しくは相談支援専門員又は退院後のケアプラン等の作成を行うため患者が選択した居宅介護支援事業者，介護予防支援事業者，介護保険施設等の介護支援専門員若しくは指定特定相談支援事業者等の相談支援専門員と共同して，患者に対し，患者の心身の状況等を踏まえ導入が望ましいと考えられる介護等サービスや，当該地域において提供可能な介護等サービス等の情報を提供した場合に入院中2回に限り算定できる。
(3)　ここでいう介護保険施設等とは，介護保険の給付が行われる保健医療サービス又は福祉サービスを提供する施設であって，次の施設をいう。
　ア　**介護老人福祉施設**（介護保険法第8条第22項に規定する地域密着型介護老人福祉施設及び同条第27項に規定する介護老人福祉施設のことをいう）
　イ　介護保険法第8条第28項に規定する**介護老人保健施設**
　ウ　介護保険法第8条第29項に規定する**介護医療院**
　エ　**特定施設**〔介護保険法第8条第11項に規定する特定施設，同条第21項に規定する地域密着型特定施設及び同法第8条の2第9項に規定する介護予防特定施設入居者生活介護を提供する施設のことをいい，指定居宅サービス等の事業の人員，設備及び運営に関する基準（平成11年厚生省令第37号）第192条の2に規定する外部サービス利用型指定特定施設入居者生活介護を受けている患者が入居する施設を含む〕
　オ　**認知症対応型グループホーム**（介護保険法第8条第20項に規定する認知症対応型共同生活介護及び同法第8条の2第15項に規定する介護予防認知症対応型共同生活介護を提供する施設のことをいう）
　カ　**小規模多機能居宅介護事業所**（介護保険法第8条第19項に規定する小規模多機能型居宅介護及び同法

(別紙様式50)

看護及び栄養管理等に関する情報（1）

年　月　日

患者氏名（ふりがな）		性別		生年月日	年　月　日
入退院日	入院日：　　　年　　月　　日		退院（予定）日：　　　年　　月　　日		
主たる傷病名					
主な既往歴	□診療情報提供書参照		アレルギー	□薬剤（　　　　　） □食物（　　　　　） □その他（　　　　　）	
入院中の経過	□診療情報提供書参照				
継続する看護上の問題等					
ケア時の具体的な方法や留意点					

医学管理

病状等の説明内容と受け止め	医師の説明	
	患者	
	家族	
患者・家族の今後の希望・目標や、大切にしていること	患者	
	家族	
家族構成 （同居者の有無、キーパーソン等）		緊急連絡先（氏名・続柄・連絡先） ① ②
介護者等の状況	介護者（　　　　　）協力者：（　　　　　） 対応可能な時間： □24時間　□日中のみ　□夜間のみ　□独居・介護者や協力者がいない	
日常生活自立度	J1・J2・A1・A2・B1・B2・C1・C2	
認知症自立度	正常・Ⅰ・Ⅱa・Ⅱb・Ⅲa・Ⅲb・Ⅳ・M	
社会資源	要介護認定　□申請中　要支援状態区分（□1　□2） 要介護状態区分（□1　□2　□3　□4　□5）	
	介護支援専門員／訪問看護ステーション／訪問診療医療機関	
	障害手帳　　　□有（　　　　　）	
生活等の状況	清潔　入浴：□自立　□一部介助（介助方法：　　　） 　　　　　　□全介助（□シャワー浴　□機械浴　□清拭　最終：　月　日） 　　　口腔ケア：□自立　□部分介助（介助方法：　　　） 　　　　　　　□全介助 　　　更衣：□自立　□部分介助（介助方法：　　　） 　　　　　　□全介助	
	活動　座位：□自立　□部分介助（介助方法：　　　） 　　　　　　□全介助 　　　移乗：□自立　□部分介助（介助方法：　　　） 　　　　　　□全介助 　　　移動：□自立　□部分介助（介助方法：　　　） 　　　　　　□全介助 　　　方法：□T杖・松葉杖　□歩行器　□車椅子　□車椅子自走　□ストレッチャー	
	排泄　□自立　□部分介助（介助方法：　　　） 　　　□全介助 　　　方法：□トイレ　□ポータブルトイレ　□尿器　□便器　□パッド　□オムツ 　　　　　　□自己導尿 　　　排泄機能障害：□尿意がない　□尿失禁　□便意がない　□便失禁 　　　排便回数：（　　　）日に（　　）回　最終排便：　月　日	
	食事　介助方法：	
	睡眠　□特記事項なし　□その他（　　　　　）	
	精神状態　□特記事項なし　□抑うつ　□せん妄　□その他（　　　　　） 　　　　　□認知症（症状、行動等）	
	運動機能障害　麻痺：（□右上肢　□左上肢　□右下肢　□左下肢） 　　　　　　　言語障害：（□構音障害　□失語症）　視力障害：（□右　□左） 　　　　　　　聴力障害：（□右　□左）補聴器使用（□有　□無）	
	安全対策　方法：	
医療処置・挿入物等の状況	□点滴投与経路	□PICC（末梢挿入型中心静脈カテーテル）　□CVC（中心静脈カテーテル） □末梢静脈ライン　□静注CVポート　挿入部位： サイズ：　　　　　　最終交換日：　月　日 最終ロック日：　　　交換頻度：
	□経管栄養	□経鼻　□胃瘻　□腸瘻　□その他（　　　　　） サイズ：　　Fr　　cm　　挿入日：　月　日 最終交換日：　月　日　　交換頻度：
	□膀胱留置カテーテル	種類：　　　　　　サイズ：　　Fr 固定水：　　mL　最終交換日：　月　日　　交換頻度：
	□透析	週　回　シャント：□有（部位　　　　）
	□呼吸管理	□吸引　回数： □酸素療法（□経鼻　□マスク　□その他　　　　　） 酸素設定： □気管切開：気管内チューブ　　mm 最終交換日：　月　日　　交換頻度： □人工呼吸器　設定、モード：
	□創傷処置	□褥瘡　部位・深度・大きさ等： ケア方法： □手術創　部位：　　　ケア方法：
	□ストーマ処置	種類：　　　サイズ： 最終交換日：　月　日　　交換頻度：
服薬管理	□自立　□要確認・見守り　□一部介助（方法：　　　　　） 他院処方薬：□有　□無	
その他		

看護及び栄養管理等に関する情報（2）

(記入者氏名)　　　　　　　　　　
(照会先)　　　　　　　　　　

患者氏名								
入退院日	入院日： 年 月 日				退院(予定)日： 年 月 日			

(太枠：必須記入)

栄養評価	栄養管理・栄養指導等の経過								
	栄養管理上の注意点と課題								
	評価日	年　月　日		過去(週間)の体重変化		増加・変化なし・減少：(kg ％)			
	身体計測	体重　kg 測定日(/)		BMI　kg/m²		下腿周囲長　cm・不明		握力　kgf・不明	
	身体所見	食欲低下	無・有・不明( )		消化器症状	無・有(嘔気・嘔吐・下痢・便秘)・不明			
		味覚障害	無・有・不明( )		褥瘡	無・有(部位等)・不明			
		浮腫	無・有(胸水・腹水・下肢)・不明		その他				
		嚥下障害	無・有	特記事項					
		咀嚼障害	無・有						
	検査・その他	過去1か月以内Alb値 ( )g/dL・測定なし			その他				
	1日栄養量		エネルギー		たんぱく質		食塩	水分	その他
	必要栄養量		( )kcal/標準体重kg ( )kcal/現体重kg		( )g/標準体重kg ( )g/現体重kg		g	mL	
	摂取栄養量		( )kcal/標準体重kg ( )kcal/現体重kg		( )g/標準体重kg ( )g/現体重kg		g	mL	
	栄養補給法	経口・経腸(経口・経鼻・胃瘻・腸瘻)・静脈			食事回数： 回/日　朝・昼・夕・その他( )				

栄養管理に関する情報	退院時食事内容	食種	一般食・特別食( )・その他( )					
		主食種類	朝	米飯・軟飯・全粥・パン・その他( )		量	g/食	
			昼	米飯・軟飯・全粥・パン・その他( )			g/食	
			夕	米飯・軟飯・全粥・パン・その他( )			g/食	
		副食形態	常菜・軟菜・その他( )＊)自由記載：例 ペースト					
		嚥下調整食	不要・必要	コード(嚥下調整食の場合は必須) 0j・0t・1j・2-1・2-2・3・4				
		とろみ調整食品の使用	無・有	種類(製品名)	使用量(gまたは包)		とろみの濃度 薄い/中間/濃い	
		その他影響する問題点	無・有( )					
		禁止食品	食物アレルギー	無・有	乳・乳製品・卵・小麦・そば・落花生・えび・かに・青魚・大豆 その他・詳細( )			
			禁止食品(治療,服薬,宗教上などによる事項)						

退院時栄養設定の詳細	栄養量	補給量	エネルギー	たんぱく質(アミノ酸)	脂質	炭水化物(糖質)	食塩	水分	その他
		経口(食事)	kcal	g	g	g	g	mL	
		経腸	kcal	g	g	g	g	mL	
		静脈	kcal	g	g	g	g	mL	
		経口飲水						mL	
		合計	kcal	g	g	g	g	mL	
		(現体重当たり)	kcal/kg	g/kg				mL	
	経腸栄養詳細	種類	朝：		昼：		夕：		
		量	朝： mL		昼： mL		夕： mL		
		投与経路	経口・経鼻・胃瘻・腸瘻・その他( )						
		投与速度	朝： mL/h		昼： mL/h		夕： mL/h		
		追加水分	朝： mL		昼： mL		夕： mL		
	静脈栄養詳細	種類・量							
		投与経路	末梢・中心静脈						

備考	

(記入者氏名)　　　　　　　　　　
(照会先)　　　　　　　　　　

【記入上の注意】
1. 必要が有る場合には、続紙に記載して添付すること。
2. 地域連携診療計画に添付すること。

第8条の2第14項に規定する介護予防小規模多機能型居宅介護を提供する施設のことをいう)

キ　**複合型サービス事業所**（介護保険法第8条第23項に規定する複合型サービスを提供する施設のことをいう）

(4) 初回の指導は、介護等サービスの利用の見込みがついた段階で、退院後の生活を見越し、当該地域で導入可能な介護等サービスや要介護認定の申請の手続き等の情報について、患者や医療関係者と情報共有することで、適切な療養場所の選択や手続きの円滑化に資するものであり、2回目の指導は、実際の退院を前に、退院後に想定されるケアプラン等の原案の作成に資するような情報の収集や退院後の外来診療の見込み等を念頭に置いた指導を行うこと等を想定したものである。

(5) 行った指導の内容等について、要点を**診療録等**に記載する。また、指導の内容を踏まえ作成されたケアプラン等については、患者の同意を得た上で、当該介護支援専門員又は相談支援専門員に情報提供を求めることとし、ケアプラン等の写しを**診療録等**に添付する。

(6) 介護支援等連携指導料を算定するに当たり共同指導を行う介護支援専門員又は相談支援専門員は、介護等サービスの導入を希望する患者の選択によるものであり、患者が選択した場合には、当該医療機関に併設する居宅介護事業所の介護支援専門員又は指定特定相談

支援事業者等の相談支援専門員であっても介護支援等連携指導料の算定を妨げるものではない。ただし，当該医療機関に併設する介護保険施設等の介護支援専門員と共同指導を行った場合については介護支援等連携指導料を算定することはできない。

(7) 同一日にB005退院時共同指導料2の「注3」に掲げる加算を算定すべき介護支援専門員又は相談支援専門員を含めた共同指導を行った場合には，介護支援等連携指導料あるいは退院時共同指導料2の「注3」に掲げる加算の両方を算定することはできない。

(8) 当該共同指導は，ビデオ通話が可能な機器を用いて実施しても差し支えない。この場合において，患者の個人情報を当該ビデオ通話の画面上で共有する際は，患者の同意を得ている。また，保険医療機関の電子カルテなどを含む医療情報システムと共通のネットワーク上の端末において共同指導を実施する場合には，厚生労働省「医療情報システムの安全管理に関するガイドライン」に対応している。
(令6保医発0305・4)

事務連絡 問1 介護支援等連携指導料について，医療機関に併設する介護保険施設の定義如何。
答 「併設保険医療機関の取扱いについて」(平成14年保医発第0308008号) (p.912)に準じる。具体的には，保険医療機関と同一敷地内にある介護保険施設等のことをいう。
問2 介護支援専門員との連携後に，病態の変化等で，転院又は死亡した場合などは，算定可能か。
答 退院後に介護サービスを導入する目的で入院中に共同指導を行った場合であって，結果的に病状変化等で転院又は死亡退院となった場合であっても，算定可能である。
問3 「介護保険施設等の介護支援専門員」とは，介護老人福祉施設の介護支援専門員業務や，特定施設の計画作成担当者業務を行っている者（届け出ている者）だけでなく，介護支援専門員の資格を有する者であればよいのか。
答 当該報酬において医療機関が連携すべきとされているのは，「退院後のケアプラン作成を行うため患者が選択した介護支援専門員」とされていることから，ケアプラン作成を担うことができる介護支援専門員に限られる。
問4 介護支援等連携指導料における介護支援専門員に，地域包括支援センターの介護支援専門員も含まれるか。
答 含まれる。
問5 診療録に添付するケアプランは，いわゆるケアプラン原案でもよいか。
答 よい。
(平22.3.29. 一部修正)
問6 特定機能病院等の在院日数が短い保険医療機関では，退院直前にのみ共同指導が行われる場合も想定されるが，留意事項通知上「2回目の指導内容」とされている指導内容について「初回指導」として行うことになっても算定は認められるのか。
答 指導の内容については，入院の経過に応じて適切に行われるべきものであり，退院直前の患者に対する初回の指導について，留意事項通知上「2回目の指導内容」とされている指導が行われることは差し支えない。
問7 「初回の指導内容」と「2回目の指導内容」を同一日に行った場合の算定方法如何。
答 入院の経過に応じて適切な指導が行われている場合であっても，同一日に行った指導については，1回分の指導料を算定する。
問8 「ケアプランの写しを診療録等に添付すること」とされているが，ケアプランは，その原案やケアプランに位置付ける予定のサービスを記載した文書でもよいか。
答 よい。
(平22.4.13)

参考 問 併設する居宅介護事業所が実施した場合でも本人の選択なら算定可能とあるが，同一法人内でも同様の取り扱いと解釈してよいか。
答 よい。
(平22.3.18 全日本病院協会)

B005-1-3 介護保険リハビリテーション移行支援料 介リ支 500点

注 入院中の患者以外の患者（H001の注5，H001-2の注5又はH002の注5の規定により所定点数を算定する者に限る）に対して，当該患者の同意を得て，医師又は医師の指示を受けた看護師，社会福祉士等が介護支援専門員等と連携し，当該患者を介護保険法第8条第5項に規定する訪問リハビリテーション，同条第8項に規定する通所リハビリテーション，同法第8条の2第4項に規定する介護予防訪問リハビリテーション又は同条第6項に規定する介護予防通所リハビリテーション（以下「介護リハビリテーション」という）に移行した場合に，患者1人につき1回に限り算定する。

→**介護保険リハビリテーション移行支援料** 摘要欄 p.1684

(1) 介護保険リハビリテーション移行支援料は，維持期のリハビリテーション（H001脳血管疾患等リハビリテーション料の「注5」，H001-2廃用症候群リハビリテーション料の「注5」及びH002運動器リハビリテーション料の「注5」に規定するものをいう）を受けている入院中の患者以外の者に対して，患者の同意を得て，介護保険によるリハビリテーション（介護保険法第8条第5項に規定する訪問リハビリテーション，同法第8条第8項に規定する通所リハビリテーション，同法第8条の2第4項に規定する介護予防訪問リハビリテーション又は同法第8条の2第6項に規定する介護予防通所リハビリテーションをいう）へ移行するため，居宅介護支援事業者等の介護支援専門員（ケアマネジャー）及び必要に応じて，介護保険によるリハビリテーションを当該患者に対して提供する事業所の従事者と連携し，介護サービス計画書（ケアプラン）作成を支援した上で，介護保険によるリハビリテーションを開始し，維持期のリハビリテーションを終了した場合に，患者1人につき1回に限り算定できる。なお，維持期のリハビリテーションと介護保険によるリハビリテーションを併用して行うことができる2月間〔「医療保険と介護保険の給付調整に関する留意事項及び医療保険と介護保険の相互に関連する事項等について」（平成28年保医発0325第8号）の第4の10に規定する2月間をいう〕は，当該支援料を算定できない。

(2) 患者の同意を得た上で，介護支援専門員より情報提供を受け，介護サービス計画書（ケアプラン）の写しを**診療録等**に添付するとともに，**診療報酬明細書**の摘要欄に当該患者が介護保険によるリハビリテーションを開始した日及び維持期のリハビリテーションを終了した日を記載する。

(3) 当該患者が，当該医療機関内で維持期のリハビリテーションから介護保険によるリハビリテーションに移行した場合は算定できない。
(令6保医発0305・4)

事務連絡 問1 介護保険リハビリテーション移行支援料を算定した後，手術，急性増悪等により医療保険における疾患別リハビリテーション料を算定し，再度，介護保険のリハビリテーションへ移行する場合に算定できるか。
答 算定できない。
問2 介護保険リハビリテーション移行支援料は，当該医療機関内で移行した場合は算定できないが，特別な関係の事業所に移行した場合は算定可能か。
答 可能。
問3 介護保険のリハビリテーションを開始した日から2月間は医療保険のリハビリテーションと併用が可能であることから，当該支援料を算定できないということでよいか。
答 そのとおり。
(平26.4.4)

B005-2～B005-3-2　削除

B005-4　ハイリスク妊産婦共同管理料（Ⅰ）
ハイⅠ　　　　　　　　　　　　　　　800点

注　別に厚生労働大臣が定める施設基準〔告示4第3・9(1), p.1353〕に適合しているものとして地方厚生局長等に届け出た保険医療機関において，診療に基づき紹介した患者（別に厚生労働大臣が定める状態等〔告示4別表第3の2, p.315〕であるものに限る）が病院である別の保険医療機関（A236-2ハイリスク妊娠管理加算の注又はA237ハイリスク分娩管理加算の注1に規定する施設基準に適合しているものとして届け出た保険医療機関に限る）に入院中である場合において，当該病院に赴いて，当該病院の保険医と共同してハイリスク妊娠又はハイリスク分娩に関する医学管理を共同して行った場合に，当該患者を紹介した保険医療機関において患者1人につき1回算定する。

B005-5　ハイリスク妊産婦共同管理料（Ⅱ）
ハイⅡ　　　　　　　　　　　　　　　500点

注　A236-2ハイリスク妊娠管理加算の注又はA237ハイリスク分娩管理加算の注1に規定する施設基準に適合するものとして届け出た病院である保険医療機関において，ハイリスク妊娠又はハイリスク分娩に関する医学管理が必要であるとして別に厚生労働大臣が定める施設基準〔告示4第3・9(1), p.1353〕に適合しているものとして地方厚生局長等に届け出た別の保険医療機関から紹介された患者〔B005-4ハイリスク妊産婦共同管理料（Ⅰ）の注に規定する別に厚生労働大臣が定める状態等〔告示4別表第3の2, p.315〕であるものに限る〕が当該病院に入院中である場合において，当該患者を紹介した別の保険医療機関の保険医と共同してハイリスク妊娠又はハイリスク分娩に関する医学管理を行った場合に，当該病院において，患者1人につき1回算定する。

→ハイリスク妊産婦共同管理料（Ⅰ）（Ⅱ）　摘要欄 p.1684

(1) ハイリスク妊産婦共同管理料（Ⅰ）は，診療に基づき患者を紹介した医師（以下この項において「紹介元医師」という）が，当該患者が入院中である紹介先の病院に赴き，紹介先の病院の医師と共同で，医学管理等を行った場合に患者1人につき1回に限り，算定できるものであり，その算定は紹介元医師が属する保険医療機関において行う。

(2) ハイリスク妊産婦共同管理料（Ⅰ）を算定した場合は，A001再診料，A002外来診療料，C000往診料及びC001在宅患者訪問診療料（Ⅰ）の「1」等は算定できない。

(3) 紹介元医師による紹介に基づき紹介先の病院に入院している患者に対して，当該紹介元医師が病院に赴き診療，指導等を行った場合において，その患者について，B009診療情報提供料（Ⅰ）が既に算定されている場合であっても，その算定された日を除き，ハイリスク妊産婦共同管理料（Ⅰ）を算定できる。

(4) ハイリスク妊産婦共同管理料（Ⅰ）を算定する場合，紹介元医師の**診療録**には，紹介先の病院において患者の医学管理等を行った事実を記載し，紹介先の病院の**診療録**には紹介元医師による医学管理等が行われた旨を記載する。

(5) ハイリスク妊産婦共同管理料（Ⅱ）は，紹介元医師の属する保険医療機関がハイリスク妊産婦共同管理料（Ⅰ）を算定した場合に，紹介先の病院において算定する。

(6) 自院にて診療していた妊産婦の状態に異常が認められたために，他院へ搬送する場合において，医師が搬送先医療機関まで付き添い，搬送先の病院の医師と共同で医学管理等を行った場合においても算定できる。

(7) ハイリスク妊産婦共同管理料（Ⅰ）は，C004救急搬送診療料と併せて算定することができる。

（令6保医発0305・4）

●告示4　特掲診療料の施設基準等

別表第3の2　ハイリスク妊産婦共同管理料（Ⅰ）に規定する状態等である患者

1　妊婦であって次に掲げる状態にあるもの
　分娩時の妊娠週数が22週から32週未満の早産である患者
　妊娠高血圧症候群重症の患者
　前置胎盤（妊娠28週以降で出血等の病状を伴うものに限る）の患者
　妊娠30週未満の切迫早産（子宮収縮，子宮出血，頸管の開大，短縮又は軟化のいずれかの兆候を示すもの等に限る）の患者
　多胎妊娠の患者
　子宮内胎児発育遅延の患者
　心疾患（治療中のものに限る）の患者
　糖尿病（治療中のものに限る）の患者
　甲状腺疾患（治療中のものに限る）の患者
　腎疾患（治療中のものに限る）の患者
　膠原病（治療中のものに限る）の患者
　特発性血小板減少性紫斑病（治療中のものに限る）の患者
　白血病（治療中のものに限る）の患者
　血友病（治療中のものに限る）の患者
　出血傾向のある状態（治療中のものに限る）の患者
　HIV陽性の患者
　Rh不適合の患者
　当該妊娠中に帝王切開術以外の開腹手術を行った患者又は行うことを予定している患者
　精神疾患の患者（精神療法が実施されているものに限る）

2　妊産婦であって次に掲げる状態にあるもの
　妊娠22週から32週未満の早産の患者
　40歳以上の初産婦の患者
　分娩前のBMIが35以上の初産婦の患者
　妊娠高血圧症候群重症の患者
　常位胎盤早期剥離の患者
　前置胎盤（妊娠28週以降で出血等の病状を伴うものに限る）の患者
　双胎間輸血症候群の患者
　多胎妊娠の患者
　子宮内胎児発育遅延の患者
　心疾患（治療中のものに限る）の患者
　糖尿病（治療中のものに限る）の患者
　特発性血小板減少性紫斑病（治療中のものに限る）の患者
　白血病（治療中のものに限る）の患者
　血友病（治療中のものに限る）の患者
　出血傾向のある状態（治療中のものに限る）の患者
　HIV陽性の患者
　当該妊娠中に帝王切開術以外の開腹手術を行った患

者又は行うことを予定している患者
精神疾患の患者（精神療法が実施されているものに限る）

B005-6　がん治療連携計画策定料
1　がん治療連携計画策定料1　がん策1　750点
2　がん治療連携計画策定料2　がん策2　300点
注1　がん治療連携計画策定料1については，入院中のがん患者の退院後の治療を総合的に管理するため，別に厚生労働大臣が定める施設基準〔告示4第3・9の2(1)，p.1354〕に適合しているものとして地方厚生局長等に届け出た病院である保険医療機関（以下この表において「計画策定病院」という）が，あらかじめがんの種類やステージを考慮した地域連携診療計画を作成し，がん治療を担う別の保険医療機関と共有し，かつ，当該患者の同意を得た上で，入院中又は当該保険医療機関を退院した日から起算して30日以内に，当該計画に基づき当該患者の治療計画を作成し，患者に説明し，文書により提供するとともに，退院時又は退院した日から起算して30日以内に当該別の保険医療機関に当該患者に係る診療情報を文書により提供した場合（がんと診断されてから最初の入院に係るものに限る）に，退院時又は退院した日から起算して30日以内に1回に限り所定点数を算定する。
2　がん治療連携計画策定料2については，当該保険医療機関において注1に規定するがん治療連携計画策定料1を算定した患者であって，他の保険医療機関においてB005-6-2がん治療連携指導料を算定しているものについて，状態の変化等に伴う当該他の保険医療機関からの紹介により，当該患者を診療し，当該患者の治療計画を変更した場合に，患者1人につき月1回に限り所定点数を算定する。
3　注1及び注2の規定に基づく当該別の保険医療機関への文書の提供に係るB009診療情報提供料（I）の費用は，所定点数に含まれるものとする。
4　B003開放型病院共同指導料（II）又はB005退院時共同指導料2は，別に算定できない。
5　がん治療連携計画策定料2については，別に厚生労働大臣が定める施設基準〔告示4第3・9の2(2)，p.1354〕に適合しているものとして地方厚生局長等に届け出た保険医療機関において，がん治療連携計画策定料2を算定すべき医学管理を情報通信機器を用いて行った場合は，所定点数に代えて，261点を算定する。　情がん策2

B005-6-2　がん治療連携指導料　がん指　300点
注1　別に厚生労働大臣が定める施設基準〔告示4第3・9の3，p.1354〕に適合しているものとして地方厚生局長等に届け出た保険医療機関（計画策定病院を除く）が，B005-6がん治療連携計画策定料1又はがん治療連携計画策定料2を算定した患者であって入院中の患者以外のものに対して，地域連携診療計画に基づいた治療を行うとともに，当該患者の同意を得た上で，計画策定病院に当該患者に係る診療情報を文書により提供した場合に，月1回に限り算定する。
2　注1の規定に基づく計画策定病院への文書の提供に係るB009診療情報提供料（I）及びB011連携強化診療情報提供料の費用は，所定点数に含まれるものとする。

→がん治療連携計画策定料，がん治療連携指導料
摘要欄 p.1685

(1) がん治療連携計画策定料，がん治療連携指導料は，がん診療連携拠点病院，地域がん診療病院又は小児がん拠点病院を中心に策定された地域連携診療計画に沿ったがん治療に関わる医療機関の連携により，がん患者に対して地域における切れ目のない医療が提供されることを評価したものである。

(2) 地域連携診療計画は，あらかじめがん診療連携拠点病院等において，がんの種類や治療方法等ごとに作成され，当該がん診療連携拠点病院等からの退院後の治療を共同して行う複数の連携保険医療機関との間で共有して活用されるものであり，病名，ステージ，入院中に提供される治療，退院後，計画策定病院で行う治療内容及び受診の頻度，連携医療機関で行う治療の内容及び受診の頻度，その他必要な項目が記載されたものである。

(3) がん治療連携計画策定料1は，がんと診断され，がんの治療目的に初回に入院した際に，地域連携診療計画に沿って治療を行うことについて患者の同意を得た上で，地域連携診療計画に基づく個別の患者ごとの治療計画を作成するとともに，説明し，それを文書にて患者又は家族に提供した場合に，退院時又は退院した日から起算して30日以内に計画策定病院において算定する。その際，患者に交付した治療計画書の写しを診療録に添付する。

(4) がん治療連携計画策定料1は，病理診断の結果が出ない又は退院後一定期間の外来診療を必要とする等の理由で，個別の患者の治療計画を入院中に策定できない場合であっても，退院した日から起算して30日以内に速やかに個別の治療計画を策定するとともに，文書にて患者又は家族に提供した場合にあっては，算定可能とする。その際，交付した治療計画書の写しを診療録に添付する。

(5) 計画策定病院は，治療計画に基づき，患者に対して治療を提供するとともに，患者の同意を得て，適切に連携医療機関と情報共有を図るとともに，必要に応じて適宜治療計画を見直す。なお，がん治療連携計画策定料2は，当該患者の状態の変化等により連携医療機関から紹介を受け，当該患者を診療した上で，当該患者の治療計画を変更し，患者又はその家族等に説明するとともに，文書にて提供した場合に計画策定病院において算定する（連携医療機関においてB005-6-2がん治療連携指導料を算定している患者に限る）。その際，交付した治療計画書の写しを診療録に添付する。

(6) がん治療連携指導料は，連携医療機関において，患者ごとに作成された治療計画に基づく診療を提供し，計画策定病院に対し患者の診療に関する情報提供をした際に算定する。計画策定病院に対する情報提供の頻度は，基本的には治療計画に記載された頻度に基づくものとするが，患者の状態の変化等により，計画策定

病院に対し治療方針等につき，相談・変更が必要となった際に情報提供を行った際にも算定できる。
(7) がん治療連携計画策定料又はがん治療連携指導料を算定した場合は，A246入退院支援加算の「注4」及びB009診療情報提供料（Ⅰ）の「注16」に規定する地域連携診療計画加算は算定できない。
(8) がん治療連携計画策定料の「注5」に規定する情報通信機器を用いた医学管理については，オンライン指針に沿って診療を行った場合に算定する。
(令6保医発0305・4)

事務連絡 問1　がん患者が退院後に数カ月間，退院した医療機関の外来に通院した後に地域連携診療計画を用いて，連携医療機関における治療を行う場合には，がん治療連携計画策定料を算定できるのか。
答　退院時に，退院後の外来通院も含めて治療計画を作成した場合には，算定できる。
問2　がん治療連携計画策定料を算定した患者が，退院後，予期せぬ病状の悪化等から，地域連携診療計画の適応でなくなった場合は，すでに算定したがん治療連携計画策定料の扱いはどうなるのか。
答　計画策定を行い，退院した後にやむを得ない理由により，計画した治療を継続できない場合であっても，がん治療連携計画策定料は算定できる。
問3　患者が計画策定病院を受診しない場合でも，連携医療機関が計画策定病院に患者の情報提供を行った場合はがん治療連携指導料を算定できるのか。
答　患者の紹介が伴わなくても算定できる。また，患者の状態の変化等で計画策定病院に対して，治療の方針等の相談・変更が必要になった際に情報提供を行った場合にも算定できる。
(平22.6.11，一部修正)
問4　退院時にがん治療連携計画策定料を算定した患者が，転移又は新たな部位のがんにより入院をした場合は，がん治療連携計画策定料を再度算定できるのか。
答　同一の種類のがんの転移又は再発による入院は「がんと診断されてから最初の入院」にあたらないため，再度の算定はできない。ただし，新たに別の種類のがんを発症し，それに対して，地域の医療機関と新たな地域連携診療計画を策定した場合には，再度算定することができる。(平22.6.11)
問5　がん治療連携計画策定料の「2」の「計画の変更」とは，どのような場合か。
答　がんの再発や転移等による状態の変化により，治療方法の変更（放射線療法から化学療法への変更や再手術の実施等）が行われた場合である。
(平24.3.30)

B005-6-3　がん治療連携管理料　[がん管1]～[がん管3]
1　がん診療連携拠点病院の場合　　500点
2　地域がん診療病院の場合　　　　300点
3　小児がん拠点病院の場合　　　　750点
注　別に厚生労働大臣が定める施設基準〔告示4第3・9の4，p.1354〕を満たす保険医療機関が，他の保険医療機関等から紹介された患者であってがんと診断された入院中の患者以外の患者に対して，化学療法又は放射線治療を行った場合に，当該基準に係る区分に従い，1人につき1回に限り所定点数を算定する。

→がん治療連携管理料
(1) がん治療連携管理料は，がんの集学的治療，緩和ケアの提供，地域医療との連携，専門医師その他の専門の医療従事者の配置，院内がん登録の適切な実施，相談支援センター等の体制を備えた，がん診療連携拠点病院，地域がん診療病院又は小児がん拠点病院として指定された病院を評価したものである。

(2) 別の保険医療機関又は健康診断を実施した医療機関の医師により，悪性腫瘍の疑いがあるとされた患者（最終的に悪性腫瘍と診断された患者に限る）又は悪性腫瘍と診断された患者に対し，がん治療連携管理料の「1」についてはこれらの保険医療機関等から紹介を受けたがん診療連携拠点病院が，がん治療連携管理料の「2」についてはこれらの保険医療機関等から紹介を受けた地域がん診療病院が，外来における化学療法又は放射線治療を行った場合に，患者1人につき1回に限り所定点数を算定する。
(3) がん治療連携管理料の「3」は，別の保険医療機関又は健康診断を実施した医療機関の医師により，悪性腫瘍の疑いがあるとされた小児の患者（最終的に悪性腫瘍と診断された患者に限る）又は悪性腫瘍と診断された小児の患者に対し，これらの保険医療機関等から紹介を受けた小児がん拠点病院が，外来における化学療法又は放射線治療を行った場合に，患者1人につき1回に限り所定点数を算定する。
(4) 当該管理料の対象患者は，(2)及び(3)に定める患者であり，悪性腫瘍以外の疾患で別の保険医療機関から紹介を受け，当該がん診療連携拠点病院において悪性腫瘍と診断された患者は含まれない。
(5) がん治療連携管理料を算定した場合は，A232がん拠点病院加算は算定できない。
(令6保医発0305・4)

B005-6-4　外来がん患者在宅連携指導料　[外がん連]　500点
注1　別に厚生労働大臣が定める施設基準〔告示4第3・9の4の2(1)，p.1354〕を満たす保険医療機関が，外来で化学療法又は緩和ケアを実施している進行がんの患者であって，在宅での緩和ケアに移行が見込まれるものについて，患者と診療の方針等について十分に話し合い，当該患者の同意を得た上で，在宅で緩和ケアを実施する他の保険医療機関に対して文書で紹介を行った場合に，1人につき1回に限り所定点数を算定する。
2　注1の規定に基づく他の保険医療機関への文書の提供に係るB009診療情報提供料（Ⅰ）の費用は，所定点数に含まれるものとする。
3　別に厚生労働大臣が定める施設基準〔告示4第3・9の4の2(2)，p.1354〕に適合しているものとして地方厚生局長等に届け出た保険医療機関において，外来がん患者在宅連携指導料を算定すべき医学管理を**情報通信機器を用いて行った場合**は，所定点数に代えて，435点を算定する。[情外がん連]

→外来がん患者在宅連携指導料
(1) 外来がん患者在宅連携指導料は，進行がん患者の緩和ケアに係る外来から在宅への切れ目のない移行を図り，在宅において質の高い緩和ケアを提供する体制を実現するため，進行がん患者に対して外来で化学療法又は緩和ケアを行う保険医療機関が，当該患者を在宅で緩和ケアを実施する別の保険医療機関に適切な時期に紹介することを評価したものである。
(2) 外来がん患者在宅連携指導料を算定する保険医療機関においては，在宅での緩和ケアを行う保険医療機関や訪問看護ステーションと連携関係を構築するとともに，そのリストを整備し，患者の特性や居住する地域

(3) 進行がん患者に対して外来で化学療法又は緩和ケアを提供する病院は，当該患者の病状が進行した際に在宅で緩和ケアを実施する体制を早期に整えることのできるよう，外来において化学療法等を実施している段階から，在宅で実施することが見込まれる緩和ケア及び見込まれる予後等について十分に患者に説明し，患者の同意を得た上で，在宅で緩和ケアを実施する保険医療機関を紹介する。

(4) 「注3」に規定する情報通信機器を用いた医学管理については，オンライン指針に沿って診療を行った場合に算定する。

（令6保医発0305・4）

B005-7　認知症専門診断管理料

1　認知症専門診断管理料1　認管1
　イ　基幹型又は地域型の場合　　　700点
　ロ　連携型の場合　　　　　　　　500点
2　認知症専門診断管理料2　認管2
　イ　基幹型又は地域型の場合　　　300点
　ロ　連携型の場合　　　　　　　　280点

注1　認知症専門診断管理料1については，別に厚生労働大臣が定める施設基準〔告示4第3・9の5，p.1355〕を満たす保険医療機関が，他の保険医療機関から紹介された認知症の疑いのある患者であって，入院中の患者以外のもの又は当該他の保険医療機関の療養病棟に入院している患者に対して，当該患者又はその家族等の同意を得て，認知症の鑑別診断を行った上で療養方針を決定するとともに，認知症と診断された患者については認知症療養計画を作成し，これらを患者に説明し，文書により提供するとともに，地域において療養を担う他の保険医療機関に当該患者に係る診療情報を文書により提供した場合に，1人につき1回に限り所定点数を算定する。

2　認知症専門診断管理料2については，別に厚生労働大臣が定める施設基準〔告示4第3・9の5，p.1355〕を満たす保険医療機関が，地域において診療を担う他の保険医療機関から紹介された患者であって認知症の症状が増悪したもの（入院中の患者以外の患者又は当該他の保険医療機関の療養病棟に入院している患者に限る）に対して，当該患者又はその家族等の同意を得て，診療を行った上で今後の療養計画等を患者に説明し，文書により提供するとともに，当該他の保険医療機関に当該患者に係る診療情報を文書により提供した場合に，3月に1回に限り所定点数を算定する。

3　注1及び注2の規定に基づく他の保険医療機関への文書の提供に係るB009診療情報提供料（Ⅰ）及びB011連携強化診療情報提供料の費用は，所定点数に含まれるものとする。

4　B000特定疾患療養管理料は，別に算定できない。

→認知症専門診断管理料　　　　摘要欄　p.1685

(1) 認知症専門診断管理料1は，基幹型，地域型又は連携型認知症疾患医療センターが他の保険医療機関から紹介された患者に対して，患者又は家族等の同意を得た上で，認知症の鑑別診断を行った上で療養方針を決定（認知症と診断された患者については認知症療養計画を作成）し，説明し，それを文書にて患者又は家族等に提供した場合であって，紹介を受けた他の保険医療機関に対して文書にて報告した場合に，1人につき1回に限り算定する。なお，患者に交付した文書の写しを診療録等に添付する。

(2) 「注1」に規定する認知症療養計画は，別紙様式32 (p.319) 及び別紙様式32の2 (p.319) 又はこれらに準じて作成された，病名，検査結果，症状の評価〔認知機能（MMSE，HDS-R等），生活機能（ADL，IADL等），行動・心理症状（NPI，DBD等）等〕，家族又は介護者等による介護の状況〔介護負担度の評価（NPI等）等〕，治療計画（受診頻度，内服薬の調整等），必要と考えられる医療連携や介護サービス，緊急時の対応，その他必要な項目が記載されたものであり，認知症に係る専門知識を有する多職種が連携していることが望ましい。認知症専門診断管理料1を算定するに当たり文書にて報告した他の保険医療機関と定期的に診療情報等の共有を図ることが望ましい。

(3) 認知症専門診断管理料2は，基幹型，地域型又は連携型認知症疾患医療センターが認知症の症状が増悪した患者に対して，患者又は家族等の同意を得た上で，今後の療養計画等を説明し，それを文書にて患者又は家族等に提供した場合であって，紹介を受けた他の保険医療機関に対して文書にて報告した場合に，患者1人につき3月に1回に限り算定する。なお，患者に交付した文書の写しを診療録に添付する。　　（令6保医発0305・4）

B005-7-2　認知症療養指導料

1　認知症療養指導料1　認指1　　　350点
2　認知症療養指導料2　認指2　　　300点
3　認知症療養指導料3　認指3　　　300点

注1　1については，当該保険医療機関の紹介により他の保険医療機関において認知症の鑑別診断を受け，B005-7認知症専門診断管理料1を算定した患者であって，入院中の患者以外の患者又は療養病棟に入院している患者に対して，当該保険医療機関において，認知症療養計画に基づいた治療を行うとともに，当該患者又はその家族等の同意を得た上で，当該他の保険医療機関に当該患者に係る診療情報を文書により提供した場合に，当該治療を行った日の属する月を含め6月を限度として，月1回に限り算定する。

2　2については，当該保険医療機関の紹介により他の保険医療機関においてB005-7-3認知症サポート指導料を算定した患者であって，入院中の患者以外のものに対して，当該他の保険医療機関から認知症の療養方針に係る助言を得て，当該保険医療機関において，認知症療養計画に基づいた治療を行うとともに，当該患者又はその家族等の同意を得た上で，当該他の保険医療機関に当該患者に係る診療情報を文書により提供した場合に，当該治療を行った日の属する月を含め6月を限度として，月1回に限り算定する。

(別紙様式32)

認知症療養計画書

説明日　　　年　　　月　　　日

患者氏名	性別	年齢	生年月日

病　名	
検査結果	
介護認定	申請予定・申請中　非該当・要支援（Ⅰ・Ⅱ）・要介護（Ⅰ・Ⅱ・Ⅲ・Ⅳ・Ⅴ）

Ⅰ．症状

認知障害（MMSE, HDS-R等）	
生活障害（IADL, ADL）	
行動・心理症状（DBD等）	
介護上特に問題となる症状	

Ⅱ．家族又は介護者による介護の状況

Ⅲ．治療計画

	短期計画	中期計画	長期計画
認知障害			
生活障害			
行動・心理症状			
総合			

Ⅳ．必要と考えられる医療連携や介護サービス

Ⅴ．緊急時の対応方法・連絡先

Ⅵ．特記事項

担当医
本人又は家族又は介護者の署名

(別紙様式32の2)

認知症療養計画書

ID番号　　　　　　患者氏名
生年月日　　　年　　　月　　　日（年齢　　　歳）
　　　　　　認知症疾患医療センター　説明医
説明年月日　　　年　　　月　　　日

[かかりつけ医へ伝達事項]（注：認知症療養指導料3を算定する場合には、今後の療養指導に必要な事項として記載のこと）
●症状（認知機能障害／行動・心理症状）経過等、生活状況等

●身体合併症・身体機能障害、血液検査、神経画像検査、診断等

●要介護認定の状況（※該当に○をつける）
　未申請・申請中・非該当・要支援1・要支援2・要介護1・要介護2・要介護3・要介護4・要介護5

●現在の医療、介護等の社会支援サービス、その他

●今後の医療、必要とされる介護等の社会支援サービス、その他

[本人・家族へ伝達事項]
●診察結果（病状、身体合併症等）

●今後の生活上の留意点、その他

説明を受けた方（本人または家族・介護者等）の署名　　　　　続柄（　　　）

3　3については、新たに認知症と診断された患者又は認知症の病状変化により認知症療養計画の再検討が必要な患者であって、入院中の患者以外のものに対して、認知症患者に対する支援体制の確保に協力している医師が、当該患者又はその家族等の同意を得て、療養方針を決定し、認知症療養計画を作成の上、これらを当該患者又はその家族等に説明し、文書により提供するとともに、当該保険医療機関において当該計画に基づく治療を行う場合に、当該治療を開始した日の属する月を含め6月を限度として、月1回に限り算定する。

4　注1及び注2の規定に基づく他の保険医療機関への文書の提供に係るB009診療情報提供料（Ⅰ）及びB011連携強化診療情報提供料の費用は、所定点数に含まれるものとする。

5　1から3までは同時に算定できず、B000特定疾患療養管理料及びI002通院・在宅精神療法は、別に算定できない。

→認知症療養指導料　　摘要欄 p.1685

(1) 認知症療養指導料は、保険医療機関が認知症の患者に対して、認知症療養計画に基づき、症状の定期的な評価〔認知機能（MMSE, HDS-R等）、生活機能（ADL, IADL等）、行動・心理症状（NPI, DBD等）等〕、家族又は介護者等による介護の状況〔介護負担度の評価（NPI等）〕の定期的な評価、抗認知症薬等の効果や副作用の有無等の定期的な評価等を行い、**診療録**にその要点を記載し、療養指導を行う。

(2) 「1」については、認知症疾患医療センターで認知症と診断された患者について、当該認知症疾患医療センターにおいて作成された認知症療養計画に基づき、(1)に規定する定期的な評価等を行った場合に算定する。

(3) 「2」については，認知症の患者であって，病状悪化や介護負担の増大等が生じたものについて，療養に係る助言を得ることを目的に，地域において認知症患者に対する支援体制の確保に協力している認知症サポート医に紹介した場合であって，当該認知症サポート医の助言を受けて，認知症に係る療養計画を作成した上で，(1)に規定する定期的な評価等を行った場合に算定する。ただし，当該認知症サポート医からの文書により，当該認知症サポート医がB005-7-3認知症サポート指導料を算定していることが明らかな場合に限る。また，認知症に係る療養計画については**診療録**に記載する。

(4) 「3」については，初めて認知症と診断された患者又は認知症の患者であって病状悪化や介護負担の増大等が生じたものに対し，地域において認知症患者に対する支援体制の確保に協力している認知症サポート医が，**別紙様式32及び別紙様式32の2**又はこれらに準じて認知症療養計画を作成した上で，(1)に規定する定期的な評価等を行った場合に算定する。

(5) 地域において認知症患者に対する支援体制の確保に協力している認知症サポート医とは，アに加え，イ又はウのいずれかを満たす医師をいう。
　ア　国立研究開発法人国立長寿医療研究センターが都道府県又は指定都市の委託を受けて実施する認知症サポート医養成研修を修了した医師である。
　イ　直近1年間に，「認知症初期集中支援チーム」等，市区町村が実施する認知症施策に協力している実績がある。
　ウ　直近1年間に，都道府県医師会又は指定都市医師会を単位とした，かかりつけ医等を対象とした認知症対応力の向上を図るための研修の講師を務めた実績がある。
（令6保医発0305・4）

参考 問1　初めて認知症と診断された患者又は認知症の患者であって状態が変化した者について，認知症サポート医に紹介した場合，診療情報提供料（Ⅰ）は算定できるか。
答　算定できる。診療情報提供料（Ⅰ）が算定できないのは，認知症サポート医から助言を受け治療を行い，さらに認知症サポート医に診療情報を文書提供するときである。
問2　すでに認知症療養指導料2を算定している患者の病状が悪化又は介護負担の増大等のため，再度認知症サポート医に助言を求め，療養指導を行った場合は，新たに6カ月間算定できるか。
答　算定できる。
（平31.3.14 全国保険医団体連合会）

B005-7-3　認知症サポート指導料 認サ　450点
注1　認知症患者に対する支援体制の確保に協力している医師が，他の保険医療機関からの求めに応じ，認知症を有する入院中の患者以外の患者に対し，当該患者又はその家族等の同意を得て療養上の指導を行うとともに，当該他の保険医療機関に対し，療養方針に係る助言を行った場合に，6月に1回に限り算定する。
　2　注1の規定に基づく他の保険医療機関への助言に係る**B009**診療情報提供料（Ⅰ）及び**B011**連携強化診療情報提供料の費用は，所定点数に含まれるものとする。

→認知症サポート指導料　　摘要欄 p.1685
(1) 認知症サポート指導料は，地域において認知症患者に対する支援体制の確保に協力している認知症サポート医が，他の保険医療機関から紹介された認知症の患者に対して，患者又は家族等の同意を得た上で，患者又は家族等に文書を用いて療養上の指導を行うとともに，今後の療養方針について，紹介を受けた他の保険医療機関に対して文書にて助言を行った場合に，1人につき6月に1回に限り算定する。なお，患者及び紹介を受けた他の医療機関に交付した文書の写しを**診療録**に添付する。
(2) 地域において認知症患者に対する支援体制の確保に協力している認知症サポート医については，B005-7-2認知症療養指導料の例による。
(3) 紹介を受けた他の保険医療機関に対して助言を行う文書において，認知症サポート指導料を算定した患者である旨を記載する。
（令6保医発0305・4）

事務連絡 問　認知症サポート指導料は，当該他の医療機関に対し，療養方針に係る助言を行った場合に，6月に1回に限り算定できるとなっているが，療養方針の変更があった場合，6月後に再度算定することが可能か。
答　かかりつけ医が認知症サポート医に対し助言を求めた場合には，再度算定できる。
（平30.3.30）

B005-8　肝炎インターフェロン治療計画料 肝計
700点
注1　別に**厚生労働大臣**が定める施設基準〔告示4第3・9の6(1)，p.1355〕に適合しているものとして地方厚生局長等に届け出た保険医療機関が，長期継続的にインターフェロン治療が必要な肝炎の患者に対して，当該患者の同意を得た上で，治療計画を作成し，副作用等を含めて患者に説明し，文書により提供するとともに，地域において治療を担う他の保険医療機関に当該患者に係る治療計画及び診療情報を文書により提供した場合に，1人につき1回に限り算定する。
　2　注1の規定に基づく他の保険医療機関への文書の提供に係る**B009**診療情報提供料（Ⅰ）の費用は，所定点数に含まれるものとする。
　3　別に**厚生労働大臣**が定める施設基準〔告示4第3・9の6(2)，p.1355〕に適合しているものとして地方厚生局長等に届け出た保険医療機関において，入院中の患者以外の患者に対して，肝炎インターフェロン治療計画料を算定すべき医学管理を**情報通信機器**を用いて行った場合は，所定点数に代えて，**609点**を算定する。 情肝計

→肝炎インターフェロン治療計画料
(1) 肝炎インターフェロン治療計画料は，インターフェロン治療を受ける肝炎患者に対して，治療計画に沿って治療を行うことについて患者の同意を得た上で，治療計画を作成し，副作用等を含めて患者に説明し，文書により提供するとともに，地域で連携して当該インターフェロン治療を行う保険医療機関に当該患者に係る治療計画及び診療情報を文書により提供した場合に，1人につき1回に限り算定する。患者に交付した治療計画書の写しを**診療録**に添付する。
(2) 治療計画の策定に当たっては，患者の求めに応じて夜間や休日に診療を行っている医療機関を紹介するなど，当該患者が長期の治療を継続できるよう配慮を行う。
(3) 入院中の患者については退院時に算定する。
(4) 「注3」に規定する情報通信機器を用いた医学管理については，オンライン指針に沿って診療を行った場

医学管理等　B005-9 外来排尿自立指導料〜B005-10 ハイリスク妊産婦連携指導料1

合に算定する。
(令6医発0305・4)

事務連絡 問　肝炎インターフェロン治療計画料の治療計画に用いる様式は，各医療機関で使用しているもので良いか。
答　各医療機関で使用しているもので良い。
(平22.3.29)

B005-9　外来排尿自立指導料　外排自　200点
注　別に厚生労働大臣が定める施設基準〔告示4第3・9の7(1)，p.1355〕に適合しているものとして地方厚生局長等に届け出た保険医療機関において，入院中の患者以外の患者であって，別に厚生労働大臣が定めるもの〔告示4第3・9の7(2)，p.1355〕に対して，包括的な排尿ケアを行った場合に，患者1人につき，週1回に限り，A251排尿自立支援加算を算定した期間と通算して12週を限度として算定する。ただし，C106在宅自己導尿指導管理料を算定する場合は，算定できない。

→外来排尿自立指導料　　　摘要欄　p.1685
(1)　外来排尿自立指導料は，当該保険医療機関に排尿に関するケアに係る専門的知識を有した多職種からなるチーム（以下「排尿ケアチーム」という）を設置し，入院中から当該患者の排尿自立の可能性及び下部尿路機能を評価し，排尿誘導等の保存療法，リハビリテーション，薬物療法等を組み合わせるなど，下部尿路機能の回復のための包括的なケア（以下「包括的排尿ケア」という）を実施していた患者に対して，入院中に退院後の包括的排尿ケアの必要性を認めた場合に，外来において，引き続き包括的排尿ケアを実施することを評価するものである。
(2)　当該指導料は，当該保険医療機関の入院中にA251排尿自立支援加算を算定し，かつ，退院後に継続的な包括的排尿ケアの必要があると認めたものであって，次のいずれかに該当する者について算定できる。なお，排尿自立支援加算に規定するとおり，退院後に継続的な包括的排尿ケアの必要があると認めた旨を**診療録等**に記載している。
　ア　尿道カテーテル抜去後に，尿失禁，尿閉等の下部尿路機能障害の症状を有するもの
　イ　尿道カテーテル留置中の患者であって，尿道カテーテル抜去後に下部尿路機能障害を生ずると見込まれるもの
(3)　排尿ケアチーム及び当該患者の診療を担う医師又は看護師等は，共同して，入院中に策定した包括的排尿ケアの計画に基づき包括的排尿ケアを実施し，定期的に評価を行う。必要に応じて排尿ケアチームが当該計画の見直しを行う。
(4)　(3)について，**診療録等**に記載する。なお，見直した計画については，計画書を**診療録等**に添付することとしても差し支えない。
(5)　当該指導料を算定するに当たっては，排尿ケアチームが当該患者の状況を評価する等の関与を行い，かつ，排尿ケアチーム，当該患者の診療を担う医師又は当該医師の指示を受けた看護師等が，包括的排尿ケアの計画に基づいて患者に対し直接的な指導又は援助を行う。当該指導料は，週1回に限り，排尿自立支援加算を算定した期間と通算して計12週を限度として算定できる。
(令6保医発0305・4)

事務連絡　外来排尿自立指導料
問1　尿道カテーテルを抜去後に，尿道カテーテルを再留置した場合であっても，排尿自立支援加算の初回の算定から12週間以内であれば算定可能か。
答　算定可能。

問2　「排尿ケアチーム」の医師が，「当該患者の診療を担う医師」と同一である場合でも算定可能か。
答　算定可能。ただし，算定に当たっては，排尿ケアチームとして，当該患者の状況を評価する等の関与を行う必要がある。
(令2.3.31)

B005-10　ハイリスク妊産婦連携指導料1　ハイ妊連1　1,000点
注1　別に厚生労働大臣が定める施設基準〔告示4第3・9の7の2，p.1356〕に適合しているものとして地方厚生局長等に届け出た産科又は産婦人科を標榜する保険医療機関において，入院中の患者以外の患者であって，精神疾患を有する又は精神疾患が疑われるものとして精神科若しくは心療内科を担当する医師への紹介が必要であると判断された妊婦又は出産後2月以内であるものに対して，当該患者の同意を得て，産科又は産婦人科を担当する医師及び保健師，助産師又は看護師が共同して精神科又は心療内科と連携し，診療及び療養上必要な指導を行った場合に，患者1人につき月1回に限り算定する。
2　同一の保険医療機関において，B005-10-2ハイリスク妊産婦連携指導料2を同一の患者について別に算定できない。

【2024年改定による主な変更点】多職種カンファレンスの参加者に，訪問看護ステーションの看護師等が加えられた。

→ハイリスク妊産婦連携指導料1　　摘要欄　p.1685
(1)　ハイリスク妊産婦連携指導料1の算定対象となる患者とは，当該保険医療機関で精神療法が実施されている患者若しくは他の保険医療機関で精神療法が実施されている患者であって当該保険医療機関に対して診療情報が文書により提供されている又はエジンバラ産後うつ病質問票（EPDS）等を参考にしてメンタルヘルスのスクリーニングを実施し，精神疾患が疑われるものとして精神科若しくは心療内科を標榜する保険医療機関に対して診療情報が文書により提供された妊婦又は出産後2ヶ月以内であるものに限る。
(2)　精神療法が他の保険医療機関で実施されている場合については，患者の同意を得て，当該他の保険医療機関との間で当該患者に係る診療情報が相互かつ定期的に提供されている。
(3)　必要に応じて小児科と適切に連携して診療する体制を有している。
(4)　産科又は産婦人科を担当する医師又は当該医師の指示を受けた保健師，助産師若しくは看護師が，概ね月に1回の頻度で，患者の心理的不安を軽減するための面接及び療養上の指導を行う。
(5)　当該患者の診療方針等に係るカンファレンスが概ね2ヶ月に1回の頻度で開催されている。また，当該カンファレンスには以下に掲げる者が参加している。
　ア　当該患者の診療を担当する産科又は産婦人科を担当する医師
　イ　当該患者の診療を担当する精神科又は心療内科を担当する医師
　ウ　当該患者の診療を担当する保健師，助産師又は看護師（ア及びイの診療科からそれぞれ参加している）
　エ　市町村又は都道府県の担当者
　オ　必要に応じて，精神保健福祉士，社会福祉士，公認心理師等

カ 必要に応じて，当該患者の訪問看護を担当する訪問看護ステーションの保健師，助産師又は看護師
(6) (5)のカンファレンスは，関係者全員が一堂に会し実施することが原則であるが，ビデオ通話が可能な機器を用いて実施した場合でも算定可能である。なお，(5)のカンファレンスにおいて，ビデオ通話が可能な機器を用いる場合，患者の個人情報を当該ビデオ通話の画面上で共有する際は，患者の同意を得ている。また，保険医療機関の電子カルテなどを含む医療情報システムと共通のネットワーク上の端末においてカンファレンスを実施する場合には，厚生労働省「医療情報システムの安全管理に関するガイドライン」に対応している。
(7) (5)の規定にかかわらず，カンファレンスに市町村等の担当者が参加しなかった場合は，その都度，患者の同意を得た上で，市町村等の担当者にその結果を文書により情報提供することに代えることとしても差し支えない。
(8) 当該患者について，出産後の養育について支援を行うことが必要と認められる場合，その旨を患者に説明し，当該患者の同意を得た上で，市町村等に相談し，情報提供を行う。
(9) 以上の実施に当たっては，日本産婦人科医会が作成した「妊産婦メンタルヘルスケアマニュアル～産後ケアへの切れ目のない支援に向けて～」を参考にする。
(10) 当該連携指導料を算定する場合は，B009診療情報提供料（Ⅰ）は別に算定できない。
（令6保医発0305・4）

事務連絡　ハイリスク妊産婦連携指導料

問1　「当該連携指導料を算定する場合は，診療情報提供料（Ⅰ）は別に算定できない」とあるが，当該連携指導料を算定した月は，診療情報提供料（Ⅰ）が算定できないのか。
答　そのとおり。
問2　精神療法が実施されている患者とは，第8部精神科専門療法のいずれかの項目が算定されている患者を指すのか。
答　そのとおり。
問3　患者が妊婦健康診査で受診した日であっても，ハイリスク妊産婦連携指導料1の算定要件となっている診療を行った場合は，当該指導料の算定が可能という理解でよいか。
答　そのとおり。ただし，この場合，初診料，再診料又は外来診療料は算定できない。
（平30.3.30）

B005-10-2　ハイリスク妊産婦連携指導料2
【ハイ妊連2】　750点

注1　別に厚生労働大臣が定める施設基準〔告示4第3・9の7の2，p.1356〕に適合しているものとして地方厚生局長等に届け出た精神科又は心療内科を標榜する保険医療機関において，入院中の患者以外の患者であって，精神疾患を有する又は精神疾患が疑われるものとして産科若しくは産婦人科を担当する医師から紹介された妊婦又は出産後6月以内であるものに対して，当該患者の同意を得て，精神科又は心療内科を担当する医師が産科又は産婦人科と連携し，診療及び療養上必要な指導を行った場合に，患者1人につき月1回に限り算定する。
2　同一の保険医療機関において，B005-10ハイリスク妊産婦連携指導料1を同一の患者について別に算定できない。

【2024年改定による主な変更点】多職種カンファレンスの参加者に，訪問看護ステーションの看護師等が加えられた。

→ハイリスク妊産婦連携指導料2　摘要欄 p.1685

(1) ハイリスク妊産婦連携指導料2の算定対象となる患者とは，当該保険医療機関で精神療法が実施されている又は精神疾患が疑われるものとして産科若しくは産婦人科を担当する医師から紹介された妊婦又は出産後6月以内であるものに限る。
(2) 産科又は産婦人科に係る診療が他の保険医療機関で実施されている場合については，患者の同意を得て，当該他の保険医療機関との間で当該患者に係る診療情報が相互かつ定期的に提供されている。特に，向精神薬が投与されている患者については，当該薬剤が妊娠，出産等に与える影響等の情報について，当該他の保険医療機関に対し適切に提供している。
(3) 必要に応じて小児科と適切に連携して診療する体制を有している。
(4) 精神科又は心療内科を担当する医師が，精神疾患及びその治療による妊娠，出産等への影響について患者に説明し，療養上の指導を行う。
(5) 当該患者の診療方針等に係るカンファレンスが概ね2か月に1回の頻度で開催されている。また，当該カンファレンスには以下に掲げる者が参加している。
ア　当該患者の診療を担当する精神科又は心療内科を担当する医師
イ　当該患者の診療を担当する産科又は産婦人科を担当する医師
ウ　当該患者の診療を担当する保健師，助産師又は看護師（ア及びイの診療科からそれぞれ参加している）
エ　市町村又は都道府県の担当者
オ　必要に応じて，精神保健福祉士，社会福祉士，公認心理師等
カ　必要に応じて，当該患者の訪問看護を担当する訪問看護ステーションの保健師，助産師又は看護師
　なお，出産後，産科又は産婦人科による医学的な管理が終了した場合については，当該カンファレンスへの産科又は産婦人科を担当する医師の参加は不要である。
(6) (5)のカンファレンスは，関係者全員が一堂に会し実施することが原則であるが，ビデオ通話が可能な機器を用いて実施した場合でも算定可能である。なお，(5)のカンファレンスにおいて，ビデオ通話が可能な機器を用いる場合，患者の個人情報を当該ビデオ通話の画面上で共有する際は，患者の同意を得ている。また，保険医療機関の電子カルテなどを含む医療情報システムと共通のネットワーク上の端末においてカンファレンスを実施する場合には，厚生労働省「医療情報システムの安全管理に関するガイドライン」に対応している。
(7) (5)の規定にかかわらず，カンファレンスに市町村等の担当者が参加しなかった場合は，その都度，患者の同意を得た上で，市町村等の担当者にその結果を文書により情報提供することに代えることとしても差し支えない。
(8) 当該患者について，出産後の養育について支援を行うことが必要と認められる場合，その旨を患者に説明し，当該患者の同意を得た上で，市町村等に相談し，情報提供を行う。
(9) 当該連携指導料を算定する場合は，B009診療情報提供料（Ⅰ）及びB011連携強化診療情報提供料は別に算定できない。
（令6保医発0305・4）

B005-11　遠隔連携診療料
1　診断を目的とする場合　【遠連診】　750点
2　その他の場合　【遠連他】　500点

医学管理等　B005-12 こころの連携指導料（Ⅰ）　323

注1　1については，別に厚生労働大臣が定める施設基準〔告示4第3・9の7の3(1)，p.1356〕を満たす保険医療機関において，対面診療を行っている入院中の患者以外の患者であって，別に厚生労働大臣が定めるもの〔告示4第3・9の7の3(2)，p.1356〕に対して，診断を目的として，患者の同意を得て，当該施設基準を満たす難病又はてんかんに関する専門的な診療を行っている他の保険医療機関の医師に事前に診療情報提供を行った上で，当該患者の来院時に，情報通信機器を用いて，当該他の保険医療機関の医師と連携して診療を行った場合に，当該診断の確定までの間に3月に1回に限り算定する。

　　2　2については，別に厚生労働大臣が定める施設基準〔告示4第3・9の7の3(1)，p.1356〕を満たす保険医療機関において，対面診療を行っている入院中の患者以外の患者であって，別に厚生労働大臣が定めるもの〔告示4第3・9の7の3(3)，p.1356〕に対して，治療を行うことを目的として，患者の同意を得て，当該施設基準を満たす難病又はてんかんに関する専門的な診療を行っている他の保険医療機関の医師に事前に診療情報提供を行った上で，当該患者の来院時に，情報通信機器を用いて，当該他の保険医療機関の医師と連携して診療を行った場合に，3月に1回に限り算定する。

【2024年改定による主な変更点】「2」の対象に指定難病の患者が追加され，1年を限度とする規定が削除された。

→遠隔連携診療料　　　　　　　　　摘要欄 p.1685
(1)　「注1」については，難病の患者に対する医療等に関する法律第5条第1項に規定する指定難病又はてんかん（外傷性のてんかん及び知的障害を有する者に係るものを含む）の診断を行うことを目的として，患者の同意を得て，難病又はてんかんに関する専門的な診療を行っている他の保険医療機関の医師に事前に診療情報提供を行った上で，当該患者の来院時に，ビデオ通話が可能な情報通信機器を用いて，当該他の保険医療機関の医師と連携して診療を行った場合に，患者の診断の確定までの間に3月に1回に限り算定する。
(2)　「注2」については，指定難病又はてんかん（知的障害を有する者に係るものに限る）の治療を行うことを目的として，患者の同意を得て，指定難病又はてんかんに関する専門的な診療を行っている他の保険医療機関の医師に事前に診療情報提供を行った上で，当該患者の来院時に，ビデオ通話が可能な情報通信機器を用いて，当該他の保険医療機関の医師と連携して診療を行った場合に，3月に1回に限り算定する。
(3)　遠隔連携診療料の算定に当たっては，患者に対面診療を行っている保険医療機関の医師が，他の保険医療機関の医師に診療情報の提供を行い，当該医師と連携して診療を行うことについて，あらかじめ患者に説明し同意を得る。
(4)　他の保険医療機関の医師と連携して診療を行った際には，患者に対面診療を行っている保険医療機関の医師は，当該診療の内容，診療を行った日，診療時間等の要点を診療録に記載する。
(5)　当該他の保険医療機関は，「都道府県における地域の実情に応じた難病の医療提供体制の構築について」（平成29年4月14日健難発0414第3号厚生労働省健康局難病対策課長通知）に規定する難病診療連携拠点病院，難病診療分野別拠点病院及び難病医療協力病院又は「てんかん地域診療連携体制整備事業の実施について」（平成27年5月28日障発0528第1号）に定めるてんかん診療拠点機関である。
(6)　連携して診療を行う他の保険医療機関の医師は，オンライン指針に沿って診療を行う。また，当該他の保険医療機関内において診療を行う。
(7)　事前の診療情報提供については，B009診療情報提供料（Ⅰ）は別に算定できない。
(8)　当該診療報酬の請求については，対面による診療を行っている保険医療機関が行うものとし，当該診療報酬の分配は相互の合議に委ねる。
(令6医発0305・4)

事務連絡　問　遠隔連携診療料の「注2」について，難病の患者に対する医療等に関する法律第5条第1項に規定する指定難病又はてんかん（知的障害を有する者に係るものに限る）の治療を行うことを目的とした場合に算定できるとされているが，指定難病の患者とは，同法第7条第4項に規定する医療受給者証を交付されている患者（同条第1項各号に規定する特定医療費の支給認定に係る基準を満たすものとして診断を受けたものを含む）を指すのか。
答　医療受給者証の交付の有無にかかわらず，指定難病と診断されていれば対象となる。
(令6.3.28)

B005-12　こころの連携指導料（Ⅰ）　こ連Ⅰ
350点

注　別に厚生労働大臣が定める施設基準〔告示4第3・9の7の4，p.1356〕に適合しているものとして地方厚生局長等に届け出た保険医療機関において，入院中の患者以外の患者であって，地域社会からの孤立の状況等により，精神疾患が増悪するおそれがあると認められるもの又は精神科若しくは心療内科を担当する医師による療養上の指導が必要であると判断されたものに対して，診療及び療養上必要な指導を行い，当該患者の同意を得て，精神科又は心療内科を標榜する保険医療機関に対して当該患者に係る診療情報の文書による提供等を行った場合に，初回算定日の属する月から起算して1年を限度として，患者1人につき月1回に限り算定する。

→こころの連携指導料（Ⅰ）　　　　摘要欄 p.1685
(1)　精神疾患が増悪するおそれがあると認められる患者又は精神科若しくは心療内科を担当する医師による療養上の指導が必要であると判断された患者とは，SAD Personsスケール，EPDS，PHQ-9又はK-6等によるスクリーニングにより，精神科又は心療内科への紹介が必要であると認められる患者をいう。
(2)　診療及び療養上必要な指導においては，患者の心身の不調に配慮するとともに，当該患者の生活上の課題等について聴取し，その内容及び指導の要点を診療録に記載する。
(3)　当該患者に対する2回目以降の診療等においては，連携する精神科又は心療内科を担当する医師から提供された当該患者に係る診療情報等を踏まえ，適切な診療及び療養上必要な指導に努める。また，2回目以降の診療等に関し，連携する精神科又は心療内科を担当する医師に対して文書による情報提供を行うことは必ずしも要しないが，あらかじめ定められた方法で，情報共有を行う。

(4) 初回の診療等における他の保険医療機関への文書の提供に係るB009診療情報提供料（Ⅰ）の費用は，別に算定できない。
(5) 必要に応じて，当該患者の同意を得た上で，当該患者に係る情報を市町村等に提供する。 （令6医発0305・4）

事務連絡 **問1** こころの連携指導料（Ⅰ）について，心療内科又は精神科を標榜する医療機関の心療内科又は精神科の担当医師が，患者の病態を踏まえ，他の心療内科又は精神科に当該患者を紹介した場合，当該指導料は算定可能か。
答 算定不可。
問2 こころの連携指導料（Ⅰ）において，心療内科又は精神科を標榜する医療機関の内科等を担当する医師が，患者の病態を踏まえ，他の心療内科又は精神科に当該患者を紹介した場合，当該指導料は算定可能か。
答 他の算定要件を満たせば算定可能。 （令4.3.31）

B005-13　こころの連携指導料（Ⅱ） こ連Ⅱ　500点

注　別に厚生労働大臣が定める施設基準〔告示4第3・9の7の5, p.1356〕に適合しているものとして地方厚生局長等に届け出た保険医療機関において，入院中の患者以外の患者であって，B005-12こころの連携指導料（Ⅰ）を算定し，当該保険医療機関に紹介されたものに対して，精神科又は心療内科を担当する医師が，診療及び療養上必要な指導を行い，当該患者の同意を得て，当該患者を紹介した医師に対して当該患者に係る診療情報の文書による提供等を行った場合に，初回算定日の属する月から起算して1年を限度として，患者1人につき月1回に限り算定する。

→**こころの連携指導料（Ⅱ）**　摘要欄 p.1685
(1) 当該指導料は，連携体制を構築しているかかりつけ医等からの診療情報等を活用し，患者の心身の不調に対し早期に専門的に対応することを評価したものである。
(2) 当該患者に対する2回目以降の診療等については，当該患者を紹介した医師に対して文書による情報提供を行うことは必ずしも要しないが，あらかじめ定められた方法で，情報共有を行う。
(3) 初回の診療等における他の保険医療機関への文書の提供に係るB009診療情報提供料（Ⅰ）及びB011連携強化診療情報提供料の費用は，別に算定できない。
(4) 必要に応じて，当該患者の同意を得た上で，当該患者に係る情報を市町村等に提供する。 （令6保医発0305・4）

B005-14　プログラム医療機器等指導管理料 プ管　90点

注1　別に厚生労働大臣が定める施設基準〔告示4第3・9の7の6, p.1357〕に適合しているものとして地方厚生局長等に届け出た保険医療機関において，主に患者自らが使用するプログラム医療機器等（特定保険医療材料に限る）に係る指導管理を行った場合は，プログラム医療機器等指導管理料として，月に1回に限り算定する。
2　プログラム医療機器等に係る初回の指導管理を行った場合は，当該初回の指導管理を行った月に限り，**導入期加算**として，**50点**を更に所定点数に加算する。

【2024年改定により新設】主に患者自ら使用するプログラム医療機器に係る指導管理を評価。当該管理料新設に伴い，従前のB100禁煙治療補助システム指導管理加算が廃止された。

→**プログラム医療機器等指導管理料**　摘要欄 p.1685
プログラム医療機器等指導管理料は，疾病の管理等のために主に患者自らが使用するプログラム医療機器等である特定保険医療材料の使用に係る指導及び医学管理を行った場合に月1回に限り算定する。具体的には，例えば以下のような場合を指す。
ア　ニコチン依存症治療補助アプリを用いる場合は，B001-3-2ニコチン依存症管理料の「1」の「イ」又は「2」を算定し，かつ，特定保険医療材料のニコチン依存症治療補助アプリを算定する場合
イ　高血圧症治療補助アプリを用いる場合は，高血圧症の医学管理において第2章第1部第1節医学管理料等（プログラム医療機器等指導管理料を除く）のうち要件を満たすものを算定し，かつ，特定保険医療材料の高血圧症治療補助アプリを算定する場合
また，導入期加算は，プログラム医療機器等に係る初回の指導管理の際に，当該プログラム医療機器等を使用する際の療養上の注意点及び当該プログラム医療機器等の使用方法等の指導を行った場合に算定する。 （令6保医発0305・4）（令6.3.29）

（編注）プログラム医療機器は，材料価格基準（p.987）に226ニコチン依存症治療補助アプリ，227高血圧症治療補助アプリが収載されている（B200特定保険医療材料料として算定）。

B006　救急救命管理料 救　500点

注1　患者の発生した現場に保険医療機関の救急救命士が赴いて必要な処置等を行った場合において，当該救急救命士に対して必要な指示を行った場合に算定する。
2　救急救命士が行った処置等の費用は，所定点数に含まれるものとする。

B006-2　削除

（編注）「通則」の「外来感染対策向上加算」等の対象。
→**救急救命管理料**
(1) 保険医療機関に所属する救急救命士に対して，必要な指示等を行った医師の所属する保険医療機関において算定する。
(2) 救急救命士の行った処置等の費用は，所定点数に含まれ別に算定できない。
(3) 救急救命士の所属する保険医療機関と指示等を行った医師の所属する保険医療機関が異なる場合においても，当該指示等を行った医師の所属する保険医療機関において算定する。
(4) 医師が救急救命士に指示を行ったのみで，診察をしていない場合には，救急救命管理料のみを算定し，A000初診料，A001再診料又はA002外来診療料は算定できない。 （令6保医発0305・4）

B006-3　退院時リハビリテーション指導料 退リハ　300点

注　患者の退院時に当該患者又はその家族等に対して，退院後の在宅での基本的動作能力若しくは応用的動作能力又は社会的適応能力の回復を図るための訓練等について必要な指導を行った場合に算定する。この場合において，同一日に，B005退院時共同指導料2（注1の規定により，入院中の保険医療機関の理学療法士，作業療法士又は言語聴覚士が指導等を行った場合に限る）は，別に算定できない。

→退院時リハビリテーション指導料

(1) 退院時リハビリテーション指導料は，入院していた患者の退院に際し，患者の病状，患家の家屋構造，介護力等を考慮しながら，患者又はその家族等退院後患者の看護に当たる者に対して，リハビリテーションの観点から退院後の療養上必要と考えられる指導を行った場合に算定する。

(2) 退院時リハビリテーション指導料は，指導を行った者及び指導を受けたものが患者又はその家族等であるかの如何を問わず，退院日に1回に限り算定する。

(3) 当該患者の入院中，主として医学的管理を行った医師又はリハビリテーションを担当した医師が，患者の退院に際し，指導を行った場合に算定する。なお，医師の指示を受けて，保険医療機関の理学療法士，作業療法士又は言語聴覚士が保健師，看護師，社会福祉士，精神保健福祉士とともに指導を行った場合にも算定できる。

(4) 指導の内容は，患者の運動機能及び日常生活動作能力の維持及び向上を目的として行う体位変換，起座又は離床訓練，起立訓練，食事訓練，排泄訓練，生活適応訓練，基本的対人関係訓練，家屋の適切な改造，患者の介助方法，患者の居住する地域において利用可能な在宅保健福祉サービスに関する情報提供等に関する指導とする。

(5) 指導（又は指示）内容の要点を**診療録等**に記載する。

(6) 死亡退院の場合は，算定できない。　　　　(令6保医発0305・4)

事務連絡 問 退院時リハビリテーション指導料の留意事項に「退院日に1回に限り算定する」とあるが，退院後，同一医療機関へ再入院した場合や，他医療機関へ転医した場合でも，算定要件を満たせば当該指導料を算定できるか。
答 第1章第2部「通則5」の規定により入院期間が通算される再入院をした場合には，当該指導料を算定することはできない。また，当該指導料の趣旨から，他医療機関への転医の場合には算定できない。　　　　(平25.8.6)

B007　退院前訪問指導料　退前　　580点
注1 入院期間が1月を超えると見込まれる患者の円滑な退院のため，患家を訪問し，当該患者又はその家族等に対して，退院後の在宅での療養上の指導を行った場合に，当該入院中1回（入院後早期に退院前訪問指導の必要があると認められる場合は，2回）に限り算定する。
2 注1に掲げる指導に要した交通費は，患家の負担とする。

→退院前訪問指導料　　摘要欄 p.1685

(1) 退院前訪問指導料は，継続して1月を超えて入院すると見込まれる入院患者の円滑な退院のため，入院中（外泊時を含む）又は退院日に患家を訪問し，患者の病状，患家の家屋構造，介護力等を考慮しながら，患者又はその家族等退院後に患者の看護に当たる者に対して，退院後の在宅での療養上必要と考えられる指導を行った場合に算定する。なお，入院期間は暦月で計算する。

(2) 退院前訪問指導料は，指導の対象が患者又はその家族等であるかの如何を問わず，1回の入院につき1回を限度として，指導の実施日にかかわらず，退院日に算定する。ただし，入院後早期（入院後14日以内とする）に退院に向けた訪問指導の必要性を認めて訪問指導を行い，かつ在宅療養に向けた最終調整を目的として再度訪問指導を行う場合に限り，指導の実施日にかかわらず退院日に2回分を算定する。

(3) 退院前訪問指導料は，退院して家庭に復帰する患者が算定の対象であり，特別養護老人ホーム等医師又は看護師等が配置されている施設に入所予定の患者は算定の対象としない。

(4) 医師の指示を受けて保険医療機関の保健師，看護師，理学療法士，作業療法士等が訪問し，指導を行った場合にも算定できる。

(5) 指導又は指示内容の要点を**診療録等**に記載する。

(6) 退院前訪問指導に当たっては，当該保険医療機関における看護業務等に支障をきたすことのないよう留意する。

(7) 保険医療機関は，退院前訪問指導の実施に当たっては，市町村の実施する訪問指導事業等関連事業との連携に十分配意する。　　　　(令6保医発0305・4)

参考 問 "1月を超えると見込まれる"とあるが，指導料算定をし，1月以内に退院した場合でも算定可能か。
答 結果的に1月を超えなくても算定可能。　　　　(全日本病院協会)

B007-2　退院後訪問指導料　退後　　580点
注1 当該保険医療機関が，保険医療機関を退院した別に厚生労働大臣が定める状態〔告示④第3・9の8，p.326〕の患者の地域における円滑な在宅療養への移行及び在宅療養の継続のため，患家等を訪問し，当該患者又はその家族等に対して，在宅での療養上の指導を行った場合に，当該患者が退院した日から起算して1月（退院日を除く）を限度として，5回に限り算定する。
2 在宅療養を担う訪問看護ステーション又は他の保険医療機関の保健師，助産師，看護師又は准看護師と同行し，必要な指導を行った場合には，**訪問看護同行加算**　退訪同　として，退院後1回に限り，**20点**を所定点数に加算する。
3 注1及び注2に掲げる指導に要した交通費は，患家の負担とする。

（編注）「通則」の「外来感染対策向上加算」等の対象。

→退院後訪問指導料　　摘要欄 p.1685

(1) 退院後訪問指導料は，医療ニーズが高い患者が安心・安全に在宅療養に移行し，在宅療養を継続できるようにするために，患者が入院していた保険医療機関（以下この区分において「入院保険医療機関」という）が退院直後において行う訪問指導を評価するものである。

(2) 退院後訪問指導料は，入院保険医療機関の医師又は当該医師の指示を受けた当該保険医療機関の保健師，助産師又は看護師が患家，介護保険施設又は指定障害者支援施設等において患者又はその家族等の患者の看護に当たる者に対して，在宅での療養上必要な指導を行った場合に算定する。ただし，介護老人保健施設に入所中又は医療機関に入院中の患者は算定の対象としない。

(3) 指導又は指示内容の要点を**診療録等**に記載する。

(4) 退院後訪問指導に当たっては，当該保険医療機関における看護業務等に支障をきたすことのないよう留意する。

(5) 「注2」に規定する訪問看護同行加算は，当該患者の在宅療養を担う訪問看護ステーション又は他の保険医療機関の看護師等と同行して患家等を訪問し，当該看護師等への技術移転又は療養上必要な指導を行った場合に算定する。

(6) 退院後訪問指導料を算定した場合は，同一の保険医

療機関において，I016精神科在宅患者支援管理料は算定できない。
(7) 退院後訪問指導料を算定した日においては，C013在宅患者訪問褥瘡管理指導料は算定できない。
(8) 退院後訪問指導料を算定した日においては，同一の保険医療機関及び特別の関係 (p.72) にある保険医療機関は，C000往診料，C001在宅患者訪問診療料（Ⅰ），C001-2在宅患者訪問診療料（Ⅱ），C005在宅患者訪問看護・指導料，C005-1-2同一建物居住者訪問看護・指導料，I012精神科訪問看護・指導料を算定できない。ただし，退院後訪問指導を行った後，患者の病状の急変等により，往診を行った場合の往診料の算定については，この限りではない。
(令6保医発0305・4)

●告示4　特掲診療料の施設基準等

第3　9の8　退院後訪問指導料に規定する別に厚生労働大臣が定める状態の患者

(1) 別表第8（p.326）に掲げる状態の患者
(2) 認知症又は認知症の症状を有し，日常生活を送る上で介助が必要な状態の患者

別表第8　退院時共同指導料1の注2に規定する特別な管理を要する状態等にある患者並びに退院後訪問指導料，在宅患者訪問看護・指導料及び同一建物居住者訪問看護・指導料に規定する状態等にある患者

1　在宅麻薬等注射指導管理，在宅腫瘍化学療法注射指導管理又は在宅強心剤持続投与指導管理若しくは在宅気管切開患者指導管理を受けている状態にある者又は気管カニューレ若しくは留置カテーテルを使用している状態にある者
2　在宅自己腹膜灌流指導管理，在宅血液透析指導管理，在宅酸素療法指導管理，在宅中心静脈栄養法指導管理，在宅成分栄養経管栄養法指導管理，在宅自己導尿指導管理，在宅人工呼吸指導管理，在宅持続陽圧呼吸療法指導管理，在宅自己疼痛管理指導管理又は在宅肺高血圧症患者指導管理を受けている状態にある者
3　人工肛門又は人工膀胱を設置している状態にある者
4　真皮を越える褥瘡の状態にある者
5　在宅患者訪問点滴注射管理指導料を算定している者

事務連絡　問1　病棟の看護師等が退院後訪問指導をした時間は，入院基本料の看護職員の数として算入してよいか。
答　算入できない。
問2　退院後訪問指導料の訪問看護同行加算を入院していた医療機関が算定した場合，同行訪問した訪問看護ステーション又は他の保険医療機関は訪問看護療養費又は在宅患者訪問看護・指導料を算定できるのか。
答　同行した訪問看護ステーション又は他の保険医療機関は，訪問看護療養費又は在宅患者訪問看護・指導料，同一建物居住者訪問看護・指導料若しくは精神科訪問看護・指導料を算定できる。
(平28.3.31)
問3　退院後訪問指導料を入院していた保険医療機関が算定した日において，当該保険医療機関と同一の保険医療機関及び特別の関係にある保険医療機関は，医療保険では，在宅患者訪問看護・指導料を算定できないこととされたが，介護保険の訪問看護費は算定できるのか。
答　算定できない。
(平28.4.25)
参考　問1　退院後訪問指導料について，患者が入院していた病棟以外の病棟又は外来等に従事する看護師等が訪問した場合でも算定できるか。
答　算定できる。

問2　医師が訪問した場合に往診料や訪問診療料は算定できないが，再診料は算定できるか。
答　算定できる。
(平28.4.22 全国保険医団体連合会)

B008　薬剤管理指導料

1　特に安全管理が必要な医薬品〔告示4別表第3の3, p.327〕が投薬又は注射されている患者の場合　薬管1　380点
2　1の患者以外の患者の場合　薬管2　325点
注1　別に厚生労働大臣が定める施設基準〔告示4第3・10(1), p.1357〕に適合しているものとして地方厚生局長等に届け出た保険医療機関に入院している患者のうち，1については別に厚生労働大臣が定める患者〔告示4第3・10(2), p.327〕に対して，2についてはそれ以外の患者に対して，それぞれ投薬又は注射及び薬学的管理指導を行った場合は，当該患者に係る区分に従い，患者1人につき週1回かつ月4回に限り算定する。
2　麻薬の投薬又は注射が行われている患者に対して，麻薬の使用に関し，必要な薬学的管理指導を行った場合は，**麻薬管理指導加算**　麻加　として，1回につき**50点**を所定点数に加算する。

→**薬剤管理指導料**　摘要欄 p.1685

(1) 薬剤管理指導料は，当該保険医療機関の薬剤師が医師の同意を得て薬剤管理指導記録に基づき，直接服薬指導，服薬支援その他の薬学的管理指導（処方された薬剤の投与量，投与方法，投与速度，相互作用，重複投薬，配合変化，配合禁忌等に関する確認並びに患者の状態を適宜確認することによる効果，副作用等に関する状況把握を含む）を行った場合に週1回に限り算定できる。
　また，薬剤管理指導料の算定対象となる小児及び精神障害者等については，必要に応じて，その家族等に対して服薬指導等を行った場合であっても算定できる。
　なお，施設基準を満たしていても，上記要件に該当しない場合にあっては，F500調剤技術基本料の「1」により算定する。
(2) 薬剤管理指導料の「1」は，抗悪性腫瘍剤，免疫抑制剤，不整脈用剤，抗てんかん剤，血液凝固阻止剤（内服薬に限る），ジギタリス製剤，テオフィリン製剤，カリウム製剤（注射薬に限る），精神神経用剤，糖尿病用剤，膵臓ホルモン剤又は抗HIV薬が投薬又は注射されている患者に対して，これらの薬剤に関し，薬学的管理指導を行った場合に算定する。なお，具体的な対象薬剤については，その一覧を厚生労働省のホームページに掲載している。
(3) 当該保険医療機関の薬剤師は，過去の投薬・注射及び副作用発現状況等を患者又はその家族等から聴取し，当該医療機関及び可能な限り他の医療機関における投薬及び注射に関する基礎的事項を把握する。
(4) 薬剤管理指導料の算定日を**診療報酬明細書**の摘要欄に記載する。
(5) 当該保険医療機関の薬剤師が患者ごとに作成する薬剤管理指導記録には，次の事項を記載し，最後の記入の日から最低3年間保存する。
　患者の氏名，生年月日，性別，入院年月日，退院年月日，診療録の番号，投薬・注射歴，副作用歴，アレルギー歴，薬学的管理指導の内容，患者への指導及び患者からの相談事項，薬剤管理指導等の実施日，記録

の作成日及びその他の事項

　なお、薬剤管理指導記録を**診療録等**とともに管理する場合にあっては、上記の記載事項のうち、重複する項目については、別途記録の作成を要しない。また、薬剤管理指導記録に添付が必要な文書等を別途保存することは差し支えないが、この場合にあっては、薬剤管理指導記録と当該文書等を速やかに突合できるような管理体制を整備する。

(6) 「注2」の麻薬管理指導加算は、当該指導料を算定している患者のうち、麻薬が投与されている患者に対して、投与される麻薬の服用に関する注意事項等に関し、必要な薬学的管理指導を行った場合に算定する。

(7) 薬剤管理指導料を算定している患者に投薬された医薬品について、当該保険医療機関の薬剤師が以下の情報を知ったときは、原則として当該薬剤師は、速やかに当該患者の診療を担う保険医に対し、当該情報を文書により提供するとともに、当該保険医に相談の上、必要に応じ、患者に対する薬学的管理指導を行う。
　ア　緊急安全性情報、安全性速報
　イ　医薬品・医療機器等安全性情報

(8) 「注2」の麻薬管理指導加算の算定に当たっては、前記の薬剤管理指導記録に少なくとも次の事項についての記載がされていなければならない。
　ア　麻薬に係る薬学的管理指導の内容（麻薬の服薬状況、疼痛緩和の状況等）
　イ　麻薬に係る患者への指導及び患者からの相談事項
　ウ　その他麻薬に係る事項

(9) 薬剤管理指導及び麻薬管理指導を行った場合は、必要に応じ、その要点を文書で医師に提供する。
（令6保医発0305・4）

（編注）「1週」（日〜土）につき1回の算定。算定日の間隔については規定されていない。

（編注）「1」の具体的な対象薬剤は、「診療報酬情報提供サービス」のHP、「特定薬剤管理指導加算等の算定対象となる薬剤一覧」等のキーワードで検索可能。

●告示4　特掲診療料の施設基準等

第3　10(2)　薬剤管理指導料の対象患者

別表第3の3 (p.327) に掲げる医薬品が投薬又は注射されている患者

別表第3の3　薬剤管理指導料の対象患者並びに服薬管理指導料及びかかりつけ薬剤師指導料に規定する医薬品

抗悪性腫瘍剤
免疫抑制剤
不整脈用剤
抗てんかん剤
血液凝固阻止剤（内服薬に限る）
ジギタリス製剤
テオフィリン製剤
カリウム製剤（注射薬に限る）
精神神経用剤
糖尿病用剤
膵臓ホルモン剤
抗HIV薬

事務連絡 問1　薬剤管理指導を行うに当たり必要な医師の同意の取得については、病院として、医師が、すべての入院患者を薬剤管理指導の対象とすることをあらかじめ承認しておくなど、病院全体での取り決めを行っていれば、患者ごとの医師の同意は省略して差し支えないか。
答　当該保険医療機関において、あらかじめ取り決めを行っているような場合であれば、患者ごとの医師の同意は省略して差し支えない。なお、これらの場合にあっては、すべての医師がその旨を理解しておくとともに、医師が薬剤管理指導を不要と判断した場合の取扱いを明確にしておくなど、医師の同意の下に適切な薬剤管理指導が実施できる体制を構築しておくことが必要である。

問2　薬剤管理指導料の「1」の対象となる医薬品の範囲については以下の考え方でよいか。
① 「抗悪性腫瘍剤」には、薬効分類上の腫瘍用薬のほか、インターフェロン、酢酸リュープロレリン等の悪性腫瘍に対する効能を有する薬剤が含まれる。
② 「免疫抑制剤」には、副腎皮質ステロイドの内服薬及び注射薬も含まれる。
③ 「血液凝固阻止剤」には、血液凝固阻止目的で長期間服用するアスピリンは含まれるが、イコサペント酸エチル、ベラプロストナトリウム、塩酸サルポグレラート及び鎮痛・解熱を目的として投与されるアスピリンは対象外。
答　その通り。

問3　「1」は、抗悪性腫瘍剤等の薬剤に関し、薬学的管理指導を行った場合に算定することとなっているが、その算定日は対象となる薬剤の投与開始後でなければならないか。また、投与開始前に当該薬剤に関する指導を行った場合は投与前であっても算定は可能か。
答　患者に対して当該抗悪性腫瘍剤等を使用することが決定された日以降であれば算定は可能。（平20.3.28、一部改正）

問4　薬剤管理指導料が2つの区分に分かれたが、どの区分で算定するかにかかわらず、患者1人につき週1回に限り、月4回を限度として算定するという理解でよいか。
答　そのとおり。

問5　「1」の対象となる「精神神経用剤」には薬効分類112に属する「催眠鎮静剤、抗不安剤」は含まれるか。
答　薬効分類117の「精神神経用剤」のみが対象であり、薬効分類112の「催眠鎮静剤、抗不安剤」は含まれない。

問6　「1」の対象となる「免疫抑制剤」には、抗リウマチ薬のうち、メトトレキサート、ミゾリビン及びレフルノミドは含まれるが、金チオリンゴ酸ナトリウム、オーラノフィン、D-ペニシラミン、サラゾスルファピリジン、ブシラミン、ロベンザリットニナトリウム及びアクタリットは含まれないという理解でよいか。また、インフリキシマブ及びエタネルセプトについては含まれるという理解でよいか。
答　そのとおり。（平20.5.9 事務連絡・一部修正）

問7　「1」の算定対象となる「免疫抑制剤」には、トシリズマブ及びアダリムマブが含まれるのか。
答　そのとおり。（平20.7.10 事務連絡・一部修正）

参考 問1　薬剤管理指導料について、注射投与がある場合は、薬剤管理指導記録に注射投与歴は必要になるか。
答　必要となる。
問2　注射のみの患者も薬剤管理指導料の対象となるか。
答　対象となる。（平10.3.25 日本病院会ニュース）

B008-2　薬剤総合評価調整管理料　薬総評管
250点

注1　入院中の患者以外の患者であって、6種類以上の内服薬（特に規定するものを除く）が処方されていたものについて、当該処方の内容を総合的に評価及び調整し、当該患者に処方する内服薬が2種類以上減少した場合に、月1回に限り所定点数を算定する。
　2　処方の内容の調整に当たって、別の保険医療機関又は保険薬局に対して、照会又は情報提供を行った場合、**連携管理加算**として、**50点**を所定点数に加算する。ただし、連携管理加算を算定した場合において、B009診療情報提供料（Ⅰ）（当該別の保険医療機関に対して患者の紹介を行った場合に限る）は

同一日には算定できない。
3　別に厚生労働大臣が定める施設基準〔告示④第3・10の2，p.1358〕に適合しているものとして地方厚生局長等に届け出た保険医療機関において，薬剤総合評価調整管理料を算定すべき医学管理を**情報通信機器を用いて行った場合**は，所定点数に代えて，**218点**を算定する。　情薬総管

（編注）入院患者はA250薬剤総合評価調整加算による。

→薬剤総合評価調整管理料　　　　摘要欄　p.1685

(1)　薬剤総合評価調整管理料は，内服を開始して4週間以上経過した内服薬が6種類以上処方されている入院中の患者以外の患者に対して，複数の薬剤の投与により期待される効果と副作用の可能性等について，当該患者の病状及び生活状況等に伴う服薬アドヒアランスの変動等について十分に考慮した上で，総合的に評価を行い，処方内容を検討した結果，処方される内服薬が減少した場合について評価したものである。
(2)　薬剤総合評価調整管理料は，当該保険医療機関で処方された内服薬の種類数が2種類以上減少し，その状態が4週間以上継続すると見込まれる場合に算定する。ただし，他の保険医療機関から投薬を受けていた患者については，当該保険医療機関及び当該他の保険医療機関で処方された内服薬を合計した種類数から2種類以上減少した場合については，**A250**薬剤総合評価調整加算と合わせて，1か所の保険医療機関に限り算定できる。この場合には当該他の保険医療機関名及び各保険医療機関における調整前後の薬剤の種類数を**診療報酬明細書**の摘要欄に記載する。また，保険薬局からの提案を踏まえて，処方内容の評価を行い，処方内容を調整した場合には，その結果について当該保険薬局に情報提供を行う。
(3)　連携管理加算は，処方内容の総合調整に当たって，薬効の類似した処方又は相互作用を有する処方等について，患者が受診する他の保険医療機関又は保険薬局に照会を行った場合及び当該他の保険医療機関等からの情報提供を受けて，処方内容の調整又は評価を行い，その結果について当該他の保険医療機関等に情報提供を行った場合に算定する。
(4)　受診時において当該患者が処方されている内服薬のうち，屯服薬については内服薬の種類数から除外する。また，服用を開始して4週間以内の薬剤については，調整前の内服薬の種類数から除外する。
(5)　当該管理料の算定における内服薬の種類数の計算に当たっては，錠剤，カプセル剤，散剤，顆粒剤及び液剤については，1銘柄ごとに1種類として計算する。
(6)　医師が内服薬を総合的に評価及び調整するに際しては，「高齢者の医薬品適正使用の指針（総論編）」（厚生労働省），「高齢者の医薬品適正使用の指針〔各論編（療養環境別）〕」（厚生労働省），日本老年医学会の関連ガイドライン（高齢者の安全な薬物療法ガイドライン）等を参考にする。
(7)　医師が内服薬を調整するに当たっては，評価した内容や調整の要点を**診療録**に記載する。
(8)　当該保険医療機関で**A250**の「注2」に掲げる薬剤調整加算又は薬剤総合評価調整管理料を1年以内に算定した場合においては，前回の算定に当たって減少した後の内服薬の種類数から更に2種類以上減少しているときに限り新たに算定することができる。
(9)　「注3」に規定する情報通信機器を用いた医学管理については，オンライン指針に沿って診療を行った場合に算定する。
（令6保医発0305・4）

（編注）薬剤総合評価調整管理料は，例えば10種類の内服薬を服用している患者について，急激な減薬の影響を踏まえて，1月目に2種類，2月目に2種類減らした場合においても，それぞれの月に算定可（算定から1年以内は算定時の種類数からさらに2種類以上減少している場合に限り算定可）。

参考　問　薬剤総合評価調整管理料は，配合剤に変更したために，内服薬が2種類減少した場合も算定できるか。
答　算定できる。　　　　　（平成28.4.22 全国保険団体連合会）

B009　診療情報提供料（Ⅰ）　情Ⅰ　　　**250点**

注1　保険医療機関が，診療に基づき，別の保険医療機関での診療の必要を認め，これに対して，患者の同意を得て，診療状況を示す文書を添えて患者の紹介を行った場合に，紹介先保険医療機関ごとに患者1人につき月1回に限り算定する。
2　保険医療機関が，診療に基づき患者の同意を得て，当該患者の居住地を管轄する市町村又は介護保険法第46条第1項に規定する指定居宅介護支援事業者，同法第58条第1項に規定する指定介護予防支援事業者，障害者の日常生活及び社会生活を総合的に支援するための法律第51条の17第1項第1号に規定する指定特定相談支援事業者，児童福祉法第24条の26第1項第1号に規定する指定障害児相談支援事業者等に対して，診療状況を示す文書を添えて，当該患者に係る保健福祉サービスに必要な情報を提供した場合に，患者1人につき月1回に限り算定する。
3　保険医療機関が，診療に基づき保険薬局による在宅患者訪問薬剤管理指導の必要を認め，在宅での療養を行っている患者であって通院が困難なものの同意を得て，当該保険薬局に対して，診療状況を示す文書を添えて，当該患者に係る在宅患者訪問薬剤管理指導に必要な情報を提供した場合に，患者1人につき月1回に限り算定する。
4　保険医療機関が，精神障害者である患者であって，障害者の日常生活及び社会生活を総合的に支援するための法律に規定する障害福祉サービスを行う施設又は福祉ホーム（以下「精神障害者施設」という）に入所若しくは通所しているもの又は介護老人保健施設に入所しているものの同意を得て，当該精神障害者施設又は介護老人保健施設に対して，診療状況を示す文書を添えて，当該患者の社会復帰の促進に必要な情報を提供した場合に，患者1人につき月1回に限り算定する。
5　保険医療機関が，診療に基づき患者の同意を得て，介護老人保健施設又は介護医療院に対して，診療状況を示す文書を添えて患者の紹介を行った場合に，患者1人につき月1回に限り算定する。
6　保険医療機関が，認知症の状態にある患者について，診断に基づき認知症に関する専門の保険医療機関等での鑑別診断等の必要を認め，当該患者又はその家族等の同意

を得て，認知症に関する専門の保険医療機関等に対して診療状況を示す文書を添えて患者の紹介を行った場合に，患者1人につき月1回に限り算定する。

7　保険医療機関が，児童福祉法第6条の2第3項に規定する小児慢性特定疾病医療支援の対象である患者，同法第56条の6第2項に規定する障害児である患者又はアナフィラキシーの既往歴のある患者若しくは食物アレルギー患者について，診療に基づき当該患者又はその家族等の同意を得て，当該患者が通園又は通学する同法第39条第1項に規定する保育所又は学校教育法（昭和22年法律第26号）第1条に規定する学校（大学を除く）等の学校医等に対して，診療状況を示す文書を添えて，当該患者が学校生活等を送るに当たり必要な情報を提供した場合に，患者1人につき月1回に限り算定する。

8　保険医療機関が，患者の退院日の属する月又はその翌月に，添付の必要を認め，当該患者の同意を得て，別の保険医療機関，精神障害者施設又は介護老人保健施設若しくは介護医療院に対して，退院後の治療計画，検査結果，画像診断に係る画像情報その他の必要な情報を添付して紹介を行った場合は，**200点**を所定点数に加算する。
情Ⅰ退

9　B005-4ハイリスク妊産婦共同管理料（Ⅰ）の施設基準に適合しているものとして地方厚生局長等に届け出た保険医療機関が，ハイリスク妊産婦共同管理料（Ⅰ）に規定する別に厚生労働大臣が定める状態等〔告示4別表第3の2，p.315〕の患者の同意を得て，検査結果，画像診断に係る画像情報その他の必要な情報を添付してハイリスク妊産婦共同管理料（Ⅰ）に規定する別の保険医療機関に対して紹介を行った場合は，**ハイリスク妊婦紹介加算** 情Ⅰ妊 として，当該患者の妊娠中1回に限り**200点**を所定点数に加算する。

10　保険医療機関が，認知症の疑いのある患者について専門医療機関での鑑別診断等の必要を認め，当該患者又はその家族等の同意を得て，当該専門医療機関に対して，診療状況を示す文書を添えて，患者の紹介を行った場合は，**認知症専門医療機関紹介加算** 情Ⅰ認紹 として，**100点**を所定点数に加算する。

11　保険医療機関が，認知症の専門医療機関において既に認知症と診断された患者であって入院中の患者以外のものについて症状が増悪した場合に，当該患者又はその家族等の同意を得て，当該専門医療機関に対して，診療状況を示す文書を添えて当該患者の紹介を行った場合は，**認知症専門医療機関連携加算** 情Ⅰ認連 として，**50点**を所定点数に加算する。

12　精神科以外の診療科を標榜する保険医療機関が，入院中の患者以外の患者について，うつ病等の精神障害の疑いによりその診断治療等の必要性を認め，当該患者の同意を得て，精神科を標榜する別の保険医療機関に当該患者が受診する日の予約を行った上で患者の紹介を行った場合は，**精神科医連携加算** 情Ⅰ精 として，**200点**を所定点数に加算する。

13　保険医療機関が，治療計画に基づいて長期継続的にインターフェロン治療が必要な肝炎の患者であって入院中の患者以外のものの同意を得て，当該保険医療機関と連携して治療を行う肝疾患に関する専門医療機関に対して，治療計画に基づく診療状況を示す文書を添えて当該患者の紹介を行った場合は，**肝炎インターフェロン治療連携加算** 情Ⅰ肝 として，**50点**を所定点数に加算する。

14　保険医療機関が，患者の口腔機能の管理の必要を認め，歯科診療を行う他の保険医療機関に対して，患者又はその家族等の同意を得て，診療情報を示す文書を添えて，当該患者の紹介を行った場合は，**歯科医療機関連携加算1** 情Ⅰ歯1 として，**100点**を所定点数に加算する。

15　保険医療機関が，周術期等における口腔機能管理の必要を認め，患者又はその家族等の同意を得て，歯科を標榜する他の保険医療機関に当該患者が受診する日の予約を行った上で当該患者の紹介を行った場合は，**歯科医療機関連携加算2** 情Ⅰ歯2 として**100点**を所定点数に加算する。

16　別に厚生労働大臣が定める施設基準〔告示4第3・10の2の2，p.1358〕に適合しているものとして地方厚生局長等に届け出た保険医療機関が，患者の退院日の属する月又はその翌月に，連携する保険医療機関においてA246の注4に掲げる地域連携診療計画加算を算定して当該連携保険医療機関を退院した患者（あらかじめ共有されている地域連携診療計画に係る入院中の患者以外の患者に限る）の同意を得て，当該連携保険医療機関に対して，診療状況を示す文書を添えて当該患者の地域連携診療計画に基づく療養に係る必要な情報を提供した場合に，**地域連携診療計画加算** 情地連診 として，**50点**を所定点数に加算する。

17　保険医療機関が，患者の同意を得て，当該患者が入院又は入所する保険医療機関又は介護老人保健施設若しくは介護医療院に対して文書で診療情報を提供する際，当該患者に対して定期的に訪問看護を行っている訪問看護ステーションから得た療養に係る情報を添付して紹介を行った場合は，**療養情報提供加算** 情療養 として，**50点**を所定点数に加算する。

18　別に厚生労働大臣が定める施設基準〔告

示④第3・10の2の3，p.1358〕に適合しているものとして地方厚生局長等に届け出た保険医療機関が，患者の紹介を行う際に，検査結果，画像情報，画像診断の所見，投薬内容，注射内容，退院時要約等の診療記録のうち主要なものについて，他の保険医療機関に対し，電子的方法により閲覧可能な形式で提供した場合又は電子的に送受される診療情報提供書に添付した場合に，**検査・画像情報提供加算** 検検画 として，次に掲げる点数をそれぞれ所定点数に加算する。ただし，イについては，注8に規定する加算を算定する場合は算定しない。
　イ　退院する患者について，当該患者の退院日の属する月又はその翌月に，必要な情報を提供した場合　　200点
　ロ　入院中の患者以外の患者について，必要な情報を提供した場合　　30点

【2024年改定による主な変更点】「注4」の情報提供先に障害者総合支援法に規定する就労選択支援事業所が追加された。

→診療情報提供料（Ⅰ）　　　　　　摘要欄 p.1685

(1)　診療情報提供料（Ⅰ）は，医療機関間の有機的連携の強化及び医療機関から保険薬局又は保健・福祉関係機関への診療情報提供機能の評価を目的として設定されたものであり，両者の患者の診療に関する情報を相互に提供することにより，継続的な医療の確保，適切な医療を受けられる機会の増大，医療・社会資源の有効利用を図ろうとするものである。

(2)　保険医療機関が，診療に基づき他の機関での診療の必要性等を認め，患者に説明し，その同意を得て当該機関に対して，診療状況を示す文書を添えて患者の紹介を行った場合に算定する。

(3)　紹介に当たっては，事前に紹介先の機関と調整の上，下記の紹介先機関ごとに定める様式又はこれに準じた様式の文書に必要事項を記載し，患者又は紹介先の機関に交付する。また，交付した文書の写しを**診療録**に添付するとともに，診療情報の提供先からの当該患者に係る問い合わせに対しては，懇切丁寧に対応する。
　ア　イ，ウ及びエ以外の場合　別紙様式11（p.333）又は別紙様式11の2（p.333）
　イ　市町村又は指定居宅介護支援事業者等　別紙様式12から別紙様式12の4まで（p.334〜337）
　ウ　介護老人保健施設又は介護医療院　別紙様式13（p.338）
　エ　保育所等又は幼稚園，小学校，中学校，義務教育学校，高等学校，中等教育学校，特別支援学校，高等専門学校若しくは専修学校　別紙様式14から別紙様式14の3まで（p.339〜p.341）

(4)　当該情報を提供する保険医療機関と特別の関係（p.72）にある機関に情報提供が行われた場合や，市町村等が開設主体である保険医療機関が当該市町村等に対して情報提供を行った場合は算定できない。

(5)　A保険医療機関には，検査又は画像診断の設備がないため，B保険医療機関（特別の関係にあるものを除く）に対して，診療状況を示す文書を添えてその実施を依頼した場合には，診療情報提供料（Ⅰ）は算定できる。

(6)　(5)の場合において，B保険医療機関が単に検査又は画像診断の設備の提供にとどまる場合には，B保険医療機関においては，診療情報提供料（Ⅰ），初診料，検査料，画像診断料等は算定できない。なお，この場合，検査料，画像診断料等を算定するA保険医療機関との間で合議の上，費用の精算を行う。

(7)　(5)の場合において，B保険医療機関が，検査又は画像診断の判読も含めて依頼を受け，その結果をA保険医療機関に文書により回答した場合には，診療情報提供料（Ⅰ）を算定できる。なお，この場合に，B保険医療機関においては，初診料，検査料，画像診断料等を算定でき，A保険医療機関においては検査料，画像診断料等は算定できない。

(8)　提供される情報の内容が，患者に対して交付された診断書等であって，当該患者より自費を徴収している場合，意見書等であって，意見書の交付について診療報酬又は公費で既に相応の評価が行われている場合には，診療情報提供料（Ⅰ）は算定できない。

(9)　下記のア，イの場合については，患者1人につき月1回に限り，所定点数を算定する。また，いずれの場合も診療情報の提供に当たって交付した文書の写しを**診療録**に添付する。
　ア　C001在宅患者訪問診療料（Ⅰ）又はC001-2在宅患者訪問診療料（Ⅱ）を算定すべき訪問診療を行っている保険医療機関が，患者の同意を得て，診療の日から2週間以内に，当該患者に対して継続してC005在宅患者訪問看護・指導料又はC005-1-2同一建物居住者訪問看護・指導料を算定すべき看護若しくは指導又はC006在宅患者訪問リハビリテーション指導管理料を算定すべき指導管理を行っている別の保険医療機関に対して，診療日，診療内容，患者の病状，日常生活動作能力等の診療情報を示す文書を添えて，当該患者に係る療養上必要な情報を提供した場合
　イ　C005在宅患者訪問看護・指導料又はC005-1-2同一建物居住者訪問看護・指導料を算定すべき看護若しくは指導又はC006在宅患者訪問リハビリテーション指導管理料を算定すべき指導管理を行っている保険医療機関が，患者の同意を得て，診療の日から2週間以内に，別の保険医療機関に対して，病歴，診療内容，患者の病状等の診療状況を示す文書を添えて，当該患者に係る療養上必要な情報を提供した場合

(10)　診療情報の提供に当たり，レントゲンフィルム等をコピーした場合には，当該レントゲンフィルム等及びコピーに係る費用は当該情報提供料に含まれ，別に算定できない。

(11)　「注2」に掲げる「市町村又は介護保険法第46条第1項に規定する指定居宅介護支援事業者，同法第58条第1項に規定する指定介護予防支援事業者，障害者総合支援法第51条の17第1項第1号に規定する指定特定相談支援事業者，児童福祉法第24条の26第1項第1号に規定する指定障害児相談支援事業者等」とは，当該患者の居住地を管轄する市町村（特別区を含む。以下同じ），保健所若しくは精神保健福祉センター，児童相談所，指定居宅介護支援事業者，指定介護予防支援事業者若しくは地域包括支援センター又は指定特定相談支援事業者若しくは指定障害児相談支援事業者をいう（以下「**指定居宅介護支援事業者等**」という）。また，「保健福祉サービスに必要な情報」とは，当該患者に係る健康教育，健康相談，機能訓練，訪問指導等の保健サービス又はホームヘルプサービス，ホームケア促進事業，ショートステイ，デイサービス，日常生活用具の給付等の介護保険の居宅サービス若しくは福祉サービスを有効かつ適切に実施するために必要な診療並びに家庭の状況に関する情報をいう。

(12)　「注2」に掲げる「**市町村**」又は「**指定居宅介支**

医学管理等　B009 診療情報提供料（Ⅰ）　331

参考　B009 診療情報提供料（Ⅰ）一覧

診療情報提供料（Ⅰ）：250点

【共通事項】　①患者の同意を得たうえで、診療状況を示す文書を添え、別の保険医療機関や市町村、施設等に患者を紹介（診療情報を提供）した場合に、紹介先・情報提供先ごとに患者1人につき月1回算定する。　②紹介先・情報提供先を特定せず文書のみを交付しただけの場合、紹介先・情報提供先が特別の関係等にある場合――は算定不可。

保険医療機関	矢印種別	紹介/情報提供先	加算	備考
	患者紹介 →	別の保険医療機関		注1　別の保険医療機関に患者を紹介した場合に算定
	退院患者を紹介 →	保険医療機関	注8　退院患者紹介加算：200点	
	紹介 →	認知症専門医療機関	注10　認知症専門医療機関紹介加算：100点	
	紹介 →	認知症専門医療機関（基幹型・地域型認知症疾患医療センター）	注11　認知症専門医療機関連携加算：50点	
	紹介 →	肝炎インターフェロン治療の専門医療機関	注13　肝炎インターフェロン治療連携加算：50点	
	情報提供 →	保険医療機関	注17　療養情報提供加算：50点	
●B005-4ハイリスク妊産婦共同管理料（Ⅰ）届出医療機関	紹介 →	ハイリスク妊産婦共同管理料（Ⅰ）届出医療機関	注9　ハイリスク妊婦紹介加算：200点（妊娠中1回のみ）	
●精神科を標榜していない医療機関	紹介 →	精神科標榜医療機関	注12　精神科医連携加算：200点	
●歯科を標榜していない医療機関	紹介 →	歯科標榜医療機関	注14・15　歯科医療機関連携加算1・2：100点	
●連携医療機関等と地域連携診療計画を共有する医療機関	情報提供 →	地域連携診療計画を共有する連携医療機関	注16　地域連携診療計画加算：50点	
●検査・画像情報提供加算の届出医療機関	紹介 →	保険医療機関	注18　検査・画像情報提供加算：退院患者 200点　入院外患者 30点	
	情報提供 →	市町村		注2　保健福祉サービスに必要な情報を提供した場合に算定 ※ 市町村等が開設主体である医療機関が当該市町村等に情報提供した場合は算定不可 ※ 入院患者については、自宅に復帰する患者について退院日の前後2週間以内に情報提供した場合に限る
	情報提供 →	保健所		
	情報提供 →	精神保健福祉センター		
	情報提供 →	指定居宅介護支援事業者		
	情報提供 →	指定介護予防支援事業者		
	情報提供 →	地域包括支援センター		
	情報提供 →	指定特定相談支援事業者		
	情報提供 →	指定障害児相談支援事業者		
	情報提供 →	保険薬局		注3　在宅患者訪問薬剤管理指導のために情報提供した場合に算定
	情報提供 →	精神障害者施設	注8　退院患者紹介加算：200点	注4　精神障害者施設の入所者・通所者の社会復帰促進のために当該施設に情報提供した場合に算定

※ 以下の①～③の場合も算定可

①検査・画像診断の設備のない医療機関が別の医療機関にその実施を依頼した場合（依頼され実施・判読した医療機関がその結果を依頼元の医療機関に文書で回答した場合）

②訪問診療を行う医療機関が（診療日から2週間以内に）在宅患者訪問看護・指導又は在宅患者訪問リハビリを行う別の医療機関に情報提供した場合

③在宅患者訪問看護・指導又は在宅患者訪問リハビリを行う医療機関が（診療日から2週間以内に）別の医療機関に情報提供した場合

注8　退院患者紹介加算：退院月又はその翌月に、診療情報と退院後の治療計画等を添付して、別の保険医療機関、精神障害者施設、介護老人保健施設、介護医療院に紹介した場合に算定

注9　ハイリスク妊婦紹介加算：B005-4 ハイリスク妊産婦共同管理料（Ⅰ）の届出医療機関が別の同管理料（Ⅰ）届出医療機関に紹介した場合に算定

注10　認知症専門医療機関紹介加算：認知症の疑いの鑑別診断等のために専門医療機関に紹介した場合に算定

注11　認知症専門医療機関連携加算：専門医療機関で認知症と診断された入院外患者の症状増悪により、当該専門医療機関に紹介した場合に算定

注12　精神科医連携加算：精神科を標榜していない医療機関が、うつ病等の精神障害の疑いがある入院外患者を、精神科標榜医療機関に紹介した場合に算定

注13　肝炎インターフェロン治療連携加算：B005-8 肝炎インターフェロン治療計画料を算定する専門医療機関で作成した治療計画に基づいて治療を行う入院外患者を、当該専門医療機関に紹介した場合に算定

注14　歯科医療機関連携加算1：患者の口腔機能管理（手術前の周術期口腔機能管理、または歯科訪問診療）の必要から、歯科標榜医療機関に紹介した場合に算定

注15　歯科医療機関連携加算2：患者の周術期口腔機能管理の必要から、歯科標榜医療機関に予約のうえ紹介した場合に算定

注16　地域連携診療計画加算：連携医療機関において A246 入退院支援加算「注4」地域連携診療計画加算を算定して退院した患者について、退院時や在宅復帰後の状況等を、退院月又はその翌日までに当該連携医療機関に情報提供した場合に算定

注17　療養情報提供加算：患者が入院・入所する別の保険医療機関、介護老人保健施設、介護医療院に対して、訪問看護ステーションから得た情報を添付して情報提供した場合に算定

注18　検査・画像情報提供加算：施設基準届出医療機関が、他の医療機関に患者を紹介する際に、検査結果や画像情報、画像診断の所見、その他主要な診療記録を電子的な方法で送付した場合に算定

332 医学管理等　B009 診療情報提供料（Ⅰ）

保険医療機関				
患者紹介・情報提供	介護老人保健施設	注8　退院患者紹介加算（算定後6月間算定不可）：200点 注17　療養情報提供加算：50点	注4　介護老人保健施設（併設除く）の入所者の社会復帰促進のために当該施設に情報提供した場合に算定	
患者紹介	介護医療院	注8　退院患者紹介加算（算定後6月間算定不可）：200点 注17　療養情報提供加算：50点	注5　介護老人保健施設（併設除く）又は介護医療院に患者紹介を行った場合に算定	
（認知症の鑑別診断等のために）患者紹介	認知症疾患医療センター	注10　認知症専門医療機関紹介加算：100点	注6　認知症の鑑別診断等のために，認知症疾患医療センターに患者紹介を行った場合に算定	
情報提供	学校医等（大学を除く）		注7　保育所又は学校（大学を除く）等の学校医等に情報提供した場合に算定	

援事業者等」に対する診療情報提供は，入院患者については，退院時に患者の同意を得て退院の日の前後2週間以内の期間に診療情報の提供を行った場合にのみ算定する。ただし，退院前に算定する場合，介護支援等連携指導料を算定した患者については算定できない。また，「市町村」又は「指定居宅介護支援事業者等」に対する診療情報提供においては，自宅に復帰する患者が対象であり，別の保険医療機関，社会福祉施設，介護老人保健施設等に入院若しくは入所する患者又は死亡退院した患者について，その診療情報を市町村又は指定居宅介護支援事業者等に提供しても，B009診療情報提供料（Ⅰ）の算定対象とはならない。

⒀　「注3」については，在宅での療養を行っている疾病，負傷のため通院困難な患者（以下「在宅患者」という）に対して，適切な在宅医療を確保するため，当該患者の選択する保険薬局の保険薬剤師が，訪問薬剤管理指導を行う場合であって，当該患者又はその看護等に当たる者の同意を得た上で，当該保険薬局に対して処方箋又はその写しに添付して，当該患者の訪問薬剤管理指導に必要な診療情報を提供した場合に算定する。この場合において，交付した文書の他，処方箋の写しを**診療録**に添付する。

なお，処方箋による訪問薬剤管理指導の依頼のみの場合は診療情報提供料（Ⅰ）は算定できない。

⒁　「注4」については，精神障害者である患者であって，次に掲げる施設に入所している患者又は介護老人保健施設（当該保険医療機関と同一の敷地内にある介護老人保健施設その他これに準ずる介護老人保健施設を除く。「注5」において同じ。）に入所している患者の診療を行っている保険医療機関が，診療の結果に基づき，患者の同意を得て，当該患者が入所しているこれらの施設に対して文書で診療情報を提供した場合に算定する。

ア　グループホーム（障害者総合支援法第5条第17項に規定する共同生活援助を行う事業所をいう）
イ　障害者支援施設（障害者総合支援法第5条第11項に規定する障害者支援施設をいい，日中活動として同条第7項に規定する生活介護を行うものを除く）
ウ　障害者の日常生活及び社会生活を総合的に支援するための法律施行規則（平成18年厚生労働省令第19号）第6条の7第2号に規定する自立訓練（生活訓練）を行う事業所
エ　障害者総合支援法第5条第13項に規定する就労移行支援を行う事業所
オ　障害者総合支援法第5条第14項に規定する就労継続支援を行う事業所
カ　障害者総合支援法第5条第28項に規定する福祉ホーム

なお，障害者の日常生活及び社会生活を総合的に支援するための法律等の一部を改正する法律が令和7年10月1日に施行され，新たに就労選択支援が創設される予定であることを踏まえ，エからカまでに掲げる施設については，同日以降，次のエからキまでに掲げる施設とする。
エ　障害者総合支援法第5条第13項に規定する就労選択支援を行う事業所
オ　障害者総合支援法第5条第14項に規定する就労移行支援を行う事業所
カ　障害者総合支援法第5条第15項に規定する就労継続支援を行う事業所
キ　障害者総合支援法第5条第29項に規定する福祉ホーム

⒂　「注6」に掲げる「認知症に関する専門の保険医療機関等」とは，「認知症施策等総合支援事業の実施について」〔平成26年7月9日老発0709第3号（一部改正，平成27年6月26日老発0626第3号）老健局長通知〕に規定されている認知症疾患医療センターである。

⒃　「注7」に掲げる児童福祉法第6条の2第3項に規定する小児慢性特定疾病医療支援の対象患者又は同法第56条の6第2項に規定する，人工呼吸器を装着している障害児その他の日常生活を営むために医療を要する状態にある障害児である患者については，当該患者が通園又は通学する学校等の学校医等に対して，当該学校等において当該患者（18歳に達する日以後最初の3月31日以前の患者をいう）が生活するに当たり看護職員が実施する診療の補助に係る行為について，学校医等が指導，助言等を行うに当たり必要な診療情報を提供した場合に算定する。なお，当該患者の診療情報に係る文書を交付する場合にあっては，患者又は家族等を介して当該学校等に交付できるものである。

⒄　「注7」に掲げるアナフィラキシーの既往歴のある患者若しくは食物アレルギー患者については，保険医療機関が交付する生活管理指導表のアナフィラキシーありに該当する患者若しくは食物アレルギーあり（除去根拠のうち，食物経口負荷試験陽性又は明らかな症状の既往及びIgE抗体等検査結果陽性に該当する者に限る）に該当する患者であって，当該患者が通園又は通学する学校等の学校医等に対して，当該学校等において当該患者（18歳に達する日以後最初の3月31日以前の患者をいう）が生活するに当たり必要な診療情報や学校生活上の留意点等を記載した生活管理指導表を交付した場合に算定する。なお，アナフィラキシーの既往歴のある患者若しくは食物アレルギー患者に生活管理指導表を交付する場合にあっては，患者又は家族

(別紙様式11) （編注：保険医療機関等への診療情報提供書／以下の別紙様式12～14以外の場合）

```
紹介先医療機関等名
        担当医          科           殿      年   月   日
            紹介元医療機関の所在地及び名称
                    電話番号
                            医師氏名              印
患者氏名                          性別  男・女
患者住所
電話番号
生年月日    明・大・昭・平・令  年  月  日（  歳） 職業
傷 病 名
紹 介 目 的
既往歴及び家族歴
症状経過及び検査結果
治 療 経 過
現在の処方
備   考
備 考 1．必要がある場合は続紙に記載して添付すること。
     2．必要がある場合は画像診断のフィルム，検査の記録を添付すること。
     3．紹介先が保険医療機関以外である場合は，紹介先医療機関等名の欄に紹介先保険薬局，市町村，保健
        所名等を記入すること。かつ，患者住所及び電話番号を必ず記入すること。
```

(別紙様式11の2) （編注：保険医療機関等への診療情報提供書／以下の別紙様式12～14以外の場合）

```
紹介先医療機関等名
        担当医          科           殿      年   月   日
            紹介元医療機関の所在地及び名称
                    電話番号
以下の診療報酬項目の届出状況
□ 地域包括診療加算  □ 地域包括診療料  □ 小児かかりつけ診療料  □ 在宅時医学総合管理料（□在宅
療養支援診療所又は在宅療養支援病院）  □ 施設入居時等医学総合管理料（□在宅療養支援診療所又は在
宅療養支援病院）
                            医師氏名              印
患者氏名                          性別  男・女
患者住所
電話番号
生年月日    明・大・昭・平・令  年  月  日（  歳） 職業
傷 病 名
紹 介 目 的
既往歴及び家族歴
症状経過及び検査結果
治 療 経 過
現在の処方
備   考
備 考 1．必要がある場合は続紙に記載して添付すること。
     2．必要がある場合は画像診断のフィルム，検査の記録を添付すること。
     3．紹介先が保険医療機関以外である場合は，紹介先医療機関等名の欄に紹介先保険薬局，市町村，保健
        所名等を記入すること。かつ，患者住所及び電話番号を必ず記入すること。
```

等を介して当該学校等に交付できるものである。ただし，食物アレルギー患者については，当該学校等からの求めに応じて交付するものである。

⒅ 「注7」に掲げる「学校等」とは，児童福祉法第39条第1項に規定する保育所，就学前の子どもに関する教育，保育等の総合的な提供の推進に関する法律（平成18年法律第77号）第2条第6項に規定する認定こども園，児童福祉法第6条の3第9項に規定する家庭的保育事業を行う者，同条第10項に規定する小規模保育事業を行う者及び同条第12項に規定する事業所内保育事業を行う者並びに学校教育法（昭和22年法律第26号）第1条に規定する幼稚園，小学校，中学校，義務教育学校，高等学校，中等教育学校，特別支援学校，高等専門学校及び同法第124条に規定する専修学校をいう。

⒆ 「注7」に掲げる「学校医等」とは，当該学校等の学校医，嘱託医又は当該学校等が医療的ケアについて助言や指導を得るために委嘱する医師をいう。

⒇ 「注7」については，当該保険医療機関の主治医と学校医等が同一の場合は算定できない。

㉑ 「注8」に掲げる退院患者の紹介に当たっては，心電図，脳波，画像診断の所見等診療上必要な検査結果，画像情報等及び退院後の治療計画等を添付する。また，添付した写し又はその内容を**診療録**に添付又は記載する。なお，算定対象が介護老人保健施設又は介護医療院である場合は，当該加算を算定した患者にあっては，その後6か月間，当該加算は算定できない。

㉒ 「注9」の加算は，B005-4ハイリスク妊産婦共同管理料（Ⅰ）が算定されない場合であっても算定できる。

㉓ 「注10」に掲げる「**専門医療機関**」とは，鑑別診断，専門医療相談，合併症対応，医療情報提供等を行うとともに，かかりつけの医師や介護サービス等との調整を行う保険医療機関である。

(別紙様式12) （編注：市町村への情報提供に用いる診療情報提供書）

情報提供先市町村		市町村長　殿	年　月　日
		紹介元医療機関の所在地及び名称 電話番号 医師氏名　　　　　　　　　　　印	

患者氏名
性別（男・女）　生年月日　明・大・昭　　年　　月　　日生（　　歳）　職業
住所
電話番号

診療形態	1．外来　2．往診　3．入院（　　年　　月　　日）	情報提供回数　　回
傷病名 （疑いを含む）	1．脳梗塞（ア．脳血栓　イ．脳塞栓　ウ．不明）　2．脳出血　3．クモ膜下出血 4．その他の脳血管障害	
	発症年月日　　　　年　　月　　日	
	受診年月日　　　　年　　月　　日	
	初発／再発　　1．初発　2．再発（　　年　　月　　日初発）	

その他の傷病名

寝たきり度（該当するものに○）
　J　　一部自立　　　何らかの障害等を有するが，日常生活はほぼ自立しており独力で外出する。
　A　　準寝たきり　　屋内での生活は概ね自立しているが，介助なしには外出しない。
　B　　寝たきり　1　屋内での生活は何らかの介助を要し，日中もベッドの上の生活が主体であるが座位を保つ。
　C　　寝たきり　2　1日中ベッド上で過ごし，排泄，食事，着替において介助を要する。

日常生活活動（ADL）の状況（該当するものに○）
　移動　自立・一部介助・全面介助　　　　食事　自立・一部介助・全面介助
　排泄　自立・一部介助・全面介助　　　　入浴　自立・一部介助・全面介助
　着替　自立・一部介助・全面介助　　　　整容　自立・一部介助・全面介助

認知症である老人の日常生活自立度（該当するものに○）
　Ⅰ　何らかの認知症を有するが，日常生活は家庭内及び社会的にはほぼ自立している。
　Ⅱ　日常生活に支障を来すような症状，行動や意思疎通の困難さが多少みられても，誰かが注意していれば自立可能。
　Ⅲ　日常生活に支障を来すような症状，行動や意思疎通の困難さが時々みられ，介護を必要とする。
　Ⅳ　日常生活に支障を来すような症状，行動や意思疎通の困難さが頻繁にみられ，常に介護を必要とする。
　M　著しい精神症状や問題行動あるいは，重篤な身体疾患がみられ，専門医療を必要とする。

病状・既往歴・治療状況・退院の年月日等
　　　訪問診療　有・無　　　　訪問看護　有・無

必要と考える保健福祉サービスの内容等提供する情報の内容

注意　1．必要がある場合には，続紙に記載して添付すること。
　　　2．わかりやすく記入すること。
　　　3．必要がある場合には，家庭環境等についても記載すること。

⑷　「注11」に規定する**認知症専門医療機関連携加算**は，B005-7認知症専門診断管理料2を算定する専門医療機関において既に認知症と診断された患者が，症状の増悪や療養方針の再検討を要する状態となった場合に，当該専門医療機関に対して，診療状況を示す文書を添えて当該患者の紹介を行った場合に算定する。

⑸　「注12」に規定する**精神科医連携加算**については，身体症状を訴えて精神科以外の診療科を受診した患者について，当該精神科以外の診療科の医師が，その原因となりうる身体疾患を除外診断した後に，うつ病等の精神疾患を疑い，精神医療の必要性を認め，患者に十分な説明を行い，同意を得，精神科を標榜する別の保険医療機関の精神科に当該患者が受診する日（紹介した日より1月間以内とし，当該受診日を**診療録**に記載する）について予約を行った上で，患者の紹介を行った場合に算定する。

⑹　「注13」に規定する**肝炎インターフェロン治療連携加算**は，B005-8肝炎インターフェロン治療計画料を算定する専門医療機関において作成された治療計画に基づいて行った診療の状況を示す文書を添えて，当該専門医療機関に対して当該患者の紹介を行った場合に算定する。

⑺　「注14」に規定する**歯科医療機関連携加算1**は，保険医療機関（歯科診療を行う保険医療機関を除く）が，歯科を標榜する保険医療機関に対して，当該歯科を標榜する保険医療機関において口腔内の管理が必要であると判断した患者に関する情報提供を，以下のア又はイにより行った場合に算定する。なお，**診療録**に情報提供を行った歯科医療機関名を記載する。

　ア　歯科を標榜していない病院が，医科点数表第2章第10部手術の第1節第6款，第7款及び第9款に掲げる悪性腫瘍手術（病理診断により悪性腫瘍であることが確認された場合に限る）又は第8款に掲げる心・脈管系（動脈・静脈を除く）の手術，人工関節置換術若しくは人工関節再置換術（股関節に対して行うものに限る）又は造血幹細胞移植の手術を行う患者について，手術前に歯科医師による周術期口腔機能管理の必要性を認め，歯科を標榜する保険医療機関に対して情報提供を行った場合

　イ　医科の保険医療機関又は医科歯科併設の保険医療機関の医師が，歯科訪問診療の必要性を認めた患者について，在宅歯科医療を行う，歯科を標榜する保険医療機関に対して情報提供を行った場合

⑻　「注15」に規定する**歯科医療機関連携加算2**については，⑺のアによる情報提供を行う際に，患者に十分な説明を行い，同意を得，歯科を標榜する他の保険医療機関に当該患者が受診する日（手術前に必要な歯科診療を行うことができる日とし，当該受診日を**診療録**に記載する）について予約を行った場合に算定する。なお，「注14」に規定する歯科医療機関連携加算1と併せて算定することができる。

⑼　「注16」に規定する**地域連携診療計画加算**は，あらかじめ地域連携診療計画を共有する連携保険医療機関において，A246の「注4」に掲げる地域連携診療計画加算を算定して退院した入院中の患者以外の患者について，地域連携診療計画に基づく療養を提供すると

(別紙様式12の2)（編注：市町村への情報提供に使用／患者が18歳以下の場合）

情報提供先市町村　　　　　　　　　　　　　　　　　　　　　　　　　　　　　　年　月　日

　　　　　　　　　　　　　　　　　　市町村長　殿
　　　　　　　　　　　　　　　　　　紹介元医療機関の所在地及び名称
　　　　　　　　　　　　　　　　　　電話番号
　　　　　　　　　　　　　　　　　　医師名　　　　　　　　　　　　　　印

患児の氏名	男・女　　年　月　日生	
傷病名	(疑いを含む)	その他の傷病名
病状，既往症，治療状況等		
父母の氏名	父：　　　　　　　　（　）歳　職業（　　　）	母：　　　　　　　　（　）歳　職業（　　　）
住所	電話番号	(自宅・実家・その他)
退院先の住所	様方　電話番号	(自宅・実家・その他)
入退院日	入院日：　　年　月　日	退院(予定)日：　　年　月　日
出生時の状況	出生場所：当院・他院（　　　　　） 在胎：（　）週　単胎・多胎（　）子中（　）子 体重：（　　g）　身長：（　　cm） 出生時の特記事項：無・有（　　） 妊娠中の異常の有無：無・有（　　） 妊婦健診の受診有無：無・有（　　回）	家族構成 育児への支援者：無・有（　）

※以下の項目は，該当するものに○，その他には具体的に記入してください

児の状況	発育・発達	・発育不良・発達のおくれ・その他（　　　）
	情緒	・表情が乏しい・極端におびえる・大人の顔色をうかがう・多動・乱暴 ・身体接触を極端にいやがる・多動・誰とでもべたべたする ・その他（　　　）
	日常的世話の状況	・健診，予防接種未受診・不潔・その他（　　　）
養育者の状況	健康状態等	・疾患（　　　）・障害（　　　） ・出産後の状況(マタニティ・ブルーズ，産後うつ等)・その他（　　　）
	こどもへの思い・態度	・拒否的・無関心・過干渉・権威的・その他（　　　）
養育環境	家族関係	・面会が極端に少ない・その他（　　　）
	同胞の状況	・同胞に疾患（　　　）・同胞に障害（　　　）
	養育者との分離歴	・出産後の長期入院・施設入所等・その他（　　　）
情報提供の目的とその理由		

*備考　1．必要がある場合は続紙に記載して添付すること。
　　　　2．本様式は，患者が18歳以下である場合について用いること。

ともに，患者の同意を得た上で，退院時の患者の状態や在宅復帰後の患者の状況等について，退院の属する月又はその翌月までに当該連携保険医療機関に対して情報提供を行った場合に算定する。

(30)　「**注17**」に規定する**療養情報提供加算**は，在宅で療養を行う患者の診療を担う保険医療機関が，当該患者が入院又は入所する他の保険医療機関，介護老人保健施設又は介護医療院（以下この区分において「保険医療機関等」という）に対し患者の紹介を行う際に，当該患者に訪問看護を行っている訪問看護ステーションから得た訪問看護に係る情報を診療情報提供書に添付し，当該患者の保険医療機関等への入院又は入所後速やかに情報提供を行った場合に算定する。なお，訪問看護ステーションからの情報を添付し保険医療機関等へ診療情報を提供した際は，その旨を当該訪問看護ステーションに共有する。

(31)　「**注18**」に規定する**検査・画像情報提供加算**は，保険医療機関が，患者の紹介を行う際に，検査結果，画像情報，画像診断の所見，投薬内容，注射内容及び退院時要約等の診療記録のうち主要なもの（少なくとも検査結果及び画像情報を含むものに限る。画像診断の所見を含むことが望ましい。また，「イ」については，平成30年4月以降は，退院時要約を含むものに限る）について，①医療機関間で電子的に医療情報を共有するネットワークを通じ他の保険医療機関に常時閲覧可能なよう提供した場合，又は②電子的に送受される診療情報提供書に添付した場合に加算する。なお，多数の検査結果及び画像情報等を提供する場合には，どの検査結果及び画像情報等が主要なものであるかを併せて情報提供することが望ましい。

（令6保医発0305・4）

事務連絡　診療情報提供料（Ⅰ）

問1　「注17」療養情報提供加算について，診療情報を提供する際に添付する，「訪問看護ステーションから得た療養に係る情報」とはどのようなものか。

答　訪問看護療養費の訪問看護情報提供療養費3において用いる様式（別紙様式4）で訪問看護ステーションから提供された文書。

問2　「注17」療養情報提供加算について，診療情報を提供する際に「訪問看護ステーションから得た療養に係る情報」として，訪問看護ステーションから提供された訪問看護報告書を添付した場合も算定可能か。

答　算定できない。訪問看護報告書で記載されている内容だけではなく，継続した看護の実施に向けて必要となる，「ケア時の具体的な方法や留意点」又は「継続すべき看護」等の指定訪問看護に係る情報が必要である。

問3　「注17」療養情報提供加算について，当該加算を算定する医療機関と訪問看護ステーションが特別の関係である場合においても算定可能か。

答　算定可能。
（平30.3.30，一部修正）

問4　「注8」に掲げる加算については，保険医療機関が別の保険医療機関等に対し，退院後の治療計画，検査結果，画

（別紙様式12の3）（編注：市町村への情報提供に使用／患者が子供の養育者の場合）

情報提供先市町村			年　月　日
		市町村長　殿	
		紹介元医療機関の所在地及び名称	
		電話番号	
		医師名	印

患者の氏名		男・女　職業（　　　　）　　年　月　日生（　　）歳
傷病名	（疑いを含む）	その他の傷病名
病状，既往症，治療状況等		
児の氏名		男・女　年　月　日生まれ
住所		電話番号　（自宅・実家・その他）
退院先の住所	様方	電話番号　（自宅・実家・その他）
入退院日	入院日：　　年　月　日	退院（予定）日：　　年　月　日
今回の出産時の状況	出産場所：当院・他院（　　　　　） 在　胎：（　）週　単胎・多胎（　）子中（　）子 体重：（　　g）身長：（　　cm） 出産時の特記事項：無・有（　　　　） 妊娠中の異常の有無：無・有（　　　　） 妊婦健診の受診有無：無・有（回：　　　）	家族構成 育児への支援者：無・有（　）

※以下の項目は，該当するものに○，その他には具体的に記入してください

児の状況	発育・発達	・発育不良・発達のおくれ・その他（　　　　）
	日常的世話の状況	・健診，予防接種未受診・不潔・その他（　　　　）
養育環境	家族関係	・面会が極端に少ない・その他（　　　　）
	他の児の状況	・疾患（　　　　）・障害（　　　　）
	こどもとの分離歴	・出産後の長期入院・施設入所等・その他（　　　　）
情報提供の目的とその理由		

＊備考　1．必要がある場合は続紙に記載して添付すること。
　　　　2．本様式は，患者が現に子供の養育に関わっている者である場合について用いること。
　　　　3．出産時の状況及び児の状況については，今回出産をした児のことについて記入すること。

像診断に係る画像情報その他の必要な情報を添付して紹介を行った場合に所定点数に加算することとされているが，別の保険医療機関への転院の目的で紹介した場合であっても当該加算を算定できるか。

答　算定できる。　　　　　　　　　　（平27.2.3，一部修正）

問5　「注11」の認知症専門医療機関連携加算について，かかりつけ医が診療上の必要性から，改めて専門医による評価が必要と認めて紹介を行った場合，算定は可能か。

答　認知症専門診断管理料を算定する専門医療機関に紹介した場合に限り，算定可能である。　　（平22.3.29，一部修正）

問6　保険医療機関が，児童福祉法第25条又は児童虐待防止法第6条に基づき通告を行う場合，診療情報提供料は算定できるか。

答　児童福祉法第25条又は児童虐待防止法第6条に基づく通告は，医療機関のみならず広く国民に課せられた義務であり，診療情報提供料は算定できない。

問7　患者の同意が得られないが，市町村への情報提供の必要があると保険医療機関が判断し，市町村へ情報提供した場合，本点数は算定できるか。

答　患者の同意は診療情報提供料の算定要件であり，算定できない。

問8　18歳以下の子どもが患者である場合，子どもの同意があれば，現に子どもの養育に当たっている者の同意がなくても本点数は算定できるか。

答　養育支援は現に子どもの養育に当たっている者に対して行われるものであり，現に子どもの養育に当たっている者の同意がない場合は，本点数は算定できない。

問9　市町村から保険医療機関が委託を受けて実施した健康診査等の際に，保険医療機関が子どもの養育支援が必要な状態であると判断し，市町村に情報提供を行った場合，診療情報提供料は算定できるか。

答　市町村から委託を受けて実施した健康診査等に伴う情報提供であることから算定できない。

問10　別紙様式12の3は患者が「現に子どもの養育に関わっている場合」に用いることとなっているが，実母，実父以外でも算定できるのか。

答　患者が保護者又は現に子どもの養育に関わっている同居人であって，養育支援を必要としていれば，実母，実父に限らず算定できる。

問11　別紙様式12の2又は別紙様式12の3は，具体的にはどんなケースが算定対象となると想定しているのか。

答　患者が子どもである場合には，別紙様式12の2により情報提供を行うこととなるが，例えば患者が未熟児である，あるいは発達の遅れが見られるなどの場合であって，育児や栄養に関する指導，あるいは家事等の援助などの養育支援が特に必要と考えられる場合が想定される。また患者が養育者である場合には，別紙様式12の3により情報提供を行うこととなるが，養育者が母親である場合には，例えばマタニティーブルーズや産後うつ等の精神疾患であり，育児に関する相談・指導等の養育支援が特に必要と考えられる場合が想定される。

患者が父親など母親以外の者である場合には，その者が統合失調症等の精神疾患やアルコール依存症等の疾患や疲れやすい慢性の病気を有している場合や，育児そのもの又はそれに加え経済的な問題や家庭不和などのストレスあるいはこれに起因する慢性的なだるさなどにより受診しており，育児指導，あるいは家事援助等の養育支援が特に必要と考えられる場合が想定される。

問12　養育支援とは何か。

答　清潔の保持，栄養摂取，生活環境整備など育児や栄養に

(別紙様式12の4)　(編注：指定居宅介護支援事業所等への情報提供に使用)

指定居宅介護支援事業所向け診療情報提供書（退院時）

情報提供先事業所　＿＿＿＿＿＿＿＿＿＿＿＿＿＿　　　　　　　　　　　　　　　　　　　　　年　月　日
担当　＿＿＿＿＿＿＿＿＿＿＿＿＿＿＿＿　殿　　　　←　　医療機関の所在地及び名称　＿＿＿＿＿＿＿＿
　　　　　　　　　　　　　　　　　　　　　　　　　　　　　電話番号　＿＿＿＿＿＿＿＿
　　　　　　　　　　　　　　　　　　　　　　　　　　　　　FAX番号　＿＿＿＿＿＿＿＿
　　　　　　　　　　　　　　　　　　　　　　　　　　　　　医師氏名　＿＿＿＿＿＿＿＿　印

| 患者氏名 | (ふりがな) | | 男・女 | 〒　－ |
| | 生年月日：西暦　　年　　月　　日（　　歳） | | | 連絡先　（　　） |

1．患者の病状，経過等

（1）診断名（生活機能低下の直接の原因となっている傷病名又は特定疾病については1.に記入）及び発症年月日
　1　　　　　　　　　　　　　　　　　　　　　　発症年月日（西暦　　　年　　　月　　　日頃）
　2　　　　　　　　　　　　　　　　　　　　　　発症年月日（西暦　　　年　　　月　　　日頃）
　3　　　　　　　　　　　　　　　　　　　　　　発症年月日（西暦　　　年　　　月　　　日頃）

（2）生活機能低下の直接の原因となっている傷病又は特定疾病の経過及び治療内容

（3）病状等の説明内容と患者の希望

（4）日常生活の自立度等について
　障害高齢者の日常生活自立度（寝たきり度）　□自立　□J1　□J2　□A1　□A2　□B1　□B2　□C1　□C2
　認知症高齢者の日常生活自立度　　　　　　　□自立　□Ⅰ　□Ⅱa　□Ⅱb　□Ⅲa　□Ⅲb　□Ⅳ　□M

（5）栄養・口腔に関する情報
　□下記参照　□別紙様式50等参照
　摂食方法：□経口　□経管栄養　□静脈栄養　　食物アレルギー：□なし　□あり（　　　　　　　　　　　）
　摂食嚥下機能障害：□なし　□あり　　　　　　水分とろみ　：□なし　□あり（□薄い・□中間・□濃い）
　食形態：主食　□米飯　□軟飯　□全粥　□その他（　　　）　副食　□普通　□軟菜　□その他（　　　　）
　義歯使用：□なし　□あり（□部分・□総）　　左右両方の奥歯でしっかりかみしめられる：□できる　□できない
　歯の汚れ：□なし　□あり　　　　　　　　　　歯肉の腫れ，出血：□なし　□あり
　在宅生活における留意点：

（6）服薬に関する情報
　内服薬：□なし　□あり（入院後の内服薬変更：□なし　□あり）　　一包化の必要性：□なし　□あり
　服薬介助：□自立　□一部介助（介助内容：　　　　　　　）　□全介助
　退院時処方：□なし　□あり（退院日含め　　日分）　　　　　服薬アレルギー：□なし　□あり（　　　　　）
　在宅生活における留意点：

（7）療養上の工夫点（医療上の留意点，安全の配慮等）
　□なし　□あり
　→工夫点（例：ご本人の見えない位置にカテーテルを固定した等）：

（8）入院期間
　入院日：　　年　　月　　日　　　　　　　　退院日：　　年　　月　　日

2．退院後のサービスの必要性

□訪問診療　　　　　　　　□訪問看護（特別指示書：□あり　□なし）　□訪問歯科診療　　□訪問薬剤管理指導
□訪問リハビリテーション　□訪問歯科衛生指導　　　　　　　　　　　　□訪問栄養食事指導
□通所リハビリテーション　□短期入所療養介護　　　　　　　　　　　　□その他の医療系サービス（　　　　）

3．介護サービスを利用する上での留意点，介護方法等

（1）ADLに関する入院中の変化
　□あり（同封の書類をご確認ください）　□なし

（2）自助具の使用
　□なし　□あり（　　　　　　　　　　　　　　　　　　　）

（3）現在あるかまたは今後発生の可能性の高い生活機能の低下とその対処方針
　□尿失禁　□転倒・骨折　□移動能力の低下　□褥瘡　□心肺機能の低下　□閉じこもり　□意欲低下　□徘徊
　□低栄養　□摂食・嚥下機能低下　□脱水　□易感染性　□がん等による疼痛　□その他（　　　　　　　　）
　→　対処方針（　　　）

（4）サービス提供時における医学的観点からの留意事項とその対処方針
　□起居動作　□移動　□運動　□排泄　□睡眠　□入浴
　□摂食　□嚥下　□血圧　□その他（　　　　　　　　　　　　　　　　　　　　　　　　　　　　　　　）
　→　対処方針（　　　）

4．患者の日常生活上の留意事項・社会生活面の課題と地域社会において必要な支援等

（1）利用者の日常生活上の留意事項

（2）社会生活面の課題と地域社会において必要な支援
　社会生活面の課題　□特になし　□あり
　（　　　）
　→　必要な支援（　　）

（3）特記事項

5．人生の最終段階における医療・ケアに関する情報
※本人の意思は変わりうるものであり，本記載が最新の意向を反映しているとは限らないため，常に最新の意向の確認が必要であることについて十分に留意すること

（1）意向の話し合い：□本人・家族等との話し合いを実施している（最終実施日：　　年　　月　　日）
　　　　　　　　　　□話し合いを実施していない（□本人からの話し合いの希望がない　□それ以外）

※（2）から（5）は，本人・家族等との話し合いを実施している場合のみ記載

（2）本人・家族の意向：□下記をご参照ください　　　　　□別紙参照（入院中に記載した書類等：　　　　　　　　　　）

（3）話し合いの参加者：□本人　□家族（氏名：　　　　　続柄：　　　）（氏名：　　　　　続柄：　　　）
　　　　　　　　　　　□医療・ケアチーム　　　　□その他（　　　　　　　　　　　　　　　　　　　　　　　）

（4）医療・ケアに関して本人または本人・家族等と医療・ケアチームで話し合った内容

（5）その他（上記のほか，人生の最終段階における医療・ケアに関する情報で介護支援専門員と共有したい内容）

（別紙様式13）（編注：**介護老人保健施設・介護医療院への情報提供に使用**）

介護老人保健施設・介護医療院　　　殿　　　　　　　　　　　　　　　　　　年　月　日
　　　　　　　　　　　　　　　　　　　医療機関名
　　　　　　　　　　　　　　　　　　　住　　　所
　　　　　　　　　　　　　　　　　　　電　　　話
　　　　　　　　　　　　　　　　　　　（ＦＡＸ．）
　　　　　　　　　　　　　　　　　　　医師氏名　　　　　　　　　　　　㊞

患者　氏　名　　　　　　　　　　　　　　　　　　　　　　　　　　　　男・女
　　　生年月日　明・大・昭　　　　　　　　　年　月　日生（　　歳）

病　　名
現　　症
所見及び診断
今後の診療に関する情報

関する相談・指導，子どもの身体的及び情緒的発達に関する相談・指導あるいは育児負担を軽減するための家事援助，地域の子育て支援サービスの利用に関する助言・斡旋などが考えられる。

問13　各市町村がどのような養育支援のメニューを持っているかについてどこに確認すれば良いか。

答　この様式による情報提供が円滑に行われるよう，市町村における情報の受理窓口を医療機関に周知するよう通知したところである。（通知名）「療育支援を必要とする家庭に関する医療機関から市町村に対する情報提供について」（平成16年雇児総発第0310001号）　　　　　　　　（平16.7.7．一部修正）

問14　「注8」の加算は「退院後の治療計画，検査，画像診断に係る画像情報その他必要な情報を添付した場合」とあるが，全ての項目を満たさなければ加算は算定できないのか。

答　検査や画像診断等を実施している場合には，主な検査や画像診断等の結果を添付する必要がある。（平18.3.31．一部修正）

問15　診療情報提供料（Ⅰ）の「注10」にある専門医療機関は，鑑別診断，専門医療相談，合併症対応，医療情報提供等を行うとともに，かかりつけの医師や介護サービス等との調整を行うとされているが，具体的な要件はあるのか。

答　具体的には「認知症疾患医療センター運営事業実施要綱について」（平成20年障発0331009号）における医療機関に準じた機能を有する医療機関であること。（平20.5.9．一部修正）

問16　診療情報提供料（Ⅰ）について，紹介先の医療機関を特定せずに，診療状況を示す文書を患者に交付しただけの場合には算定できるのか。

答　算定できない。　　　　　　　　　　　　　（平20.12.26）

問17　診療情報提供料（Ⅰ）は，紹介元医療機関への受診行動を伴わない患者紹介の返事について，照会先医療機関が算定できるか。

答　算定できない。　　　　　　　　　　　　　（平25.6.14）

問18　診療情報提供料（Ⅰ）の注7について，以下の者に対して，アナフィラキシーの既往歴のある患者又は食物アレルギー患者に関する診療情報等を提供する場合に，どの様式を用いる必要があるか。

①幼稚園の学校医，②認定こども園の嘱託医

答　①適切な情報提供がなされるよう，患者の状況に応じて，**別紙様式14の2**と**別紙様式14の3**のいずれかを用いる。
②**別紙様式14の2**を用いる。　　　　　　　　　（令4.3.31）

事務連絡　検査・画像情報提供加算（注18）

問1　他の保険医療機関に対し診療情報提供書及び検査結果等を別々の日に提供した場合は算定可能か。

答　診療情報提供書及び検査結果等は，原則同日に提供する必要がある。検査結果等を提供する側の保険医療機関が，電子的に医療情報を共有するネットワークを通じ電子的に常時閲覧可能なよう提供する場合は，他の保険医療機関が閲覧できるよう速やかに提供する必要がある。なお，当該保険医療機関が，当該検査結果等に関する情報を電子的な診療情報提供書に添付する場合には，必然的に診療情報提供書及び検査結果等を同日に提供することとなる。

問2　検査結果等をCD-ROMで提供した場合は算定可能か。

答　算定不可。

問3　以下の場合は，電子的に送受される診療情報提供書に添付した場合に該当するか。

①電子的に提供する診療情報提供書に，検査結果等の診療記録のうち主要なものを電子的方法により埋め込み（貼り付け）を行い，電子署名を付与し，安全な通信環境を確保した上で送付した場合。

②電子的に提供する診療情報提供書に，検査結果等の診療記録のうち主要なもののファイルを添付し，電子署名を付与し，安全な通信環境を確保した上で送付した場合。

答　いずれも該当する。

問4　以下の場合は，医療機関間で電子的に医療情報を共有するネットワークを通じ他の保険医療機関に常時閲覧可能なよう提供した場合に該当するか。

電子的に提供する診療情報提供書に電子署名を付与し，安全な通信環境を確保して送付した上で，検査結果等の診療記録のうち主要なもののデータについては，当該保険医療機関が参加している医療機関間で電子的に医療情報を共有するネットワークの有するシステムへアップロードし，

医学管理等　B009-2 電子的診療情報評価料～B010 診療情報提供料（Ⅱ）　339

当該診療情報提供書及び検査結果等の提供を受ける別の保険医療機関が常時閲覧できるようにした場合。
答　該当する。
問5　署名又は記名・押印を要する文書については電子的な署名を含む。その場合，厚生労働省の定める準拠性監査基準を満たす保健医療福祉分野の公開鍵基盤（HPKI）による電子署名を施すとされたが，当該基準を満たす電子署名が出来るものとして，どのようなものが該当するか。
答　平成28年3月時点において，一般社団法人医療情報システム開発センター（MEDIS）HPKI電子認証局の発行するHPKI署名用電子証明書及び日本医師会の発行する医師資格証が該当する。
（平28.3.31）

事務連絡「注18」検査・画像情報提供加算，B009-2電子的診療情報評価料
問　検査・画像情報提供加算及び電子的診療情報評価料について，電子カルテ情報共有サービスを通じて検査結果及び画像情報等を送受，活用した場合，算定可能か。可能な場合，検査・画像情報提供加算及び電子的診療情報評価料の施設基準に係る届出様式はどのように記載すべきか。
答　他の要件を満たしている場合には算定可能。
届出様式について，「2」は「イ」電子的な方法による送受を実施する」，「4」は「イ」電子的な診療情報提供書に添付して送受信」を選択し，「5」には「全国医療情報プラットフォーム」と，「7」には事務局名として「厚生労働省」，事務局所在地として「東京都千代田区霞が関1-2-2　中央合同庁舎第5号館」と，「8」にはチャネル・セキュリティとして「公衆網」，オブジェクト・セキュリティとして「SSL/TLS」と記載する。また，「6」には実際に診療情報を送受する医療機関名を記載する。「10」のストレージ機能については「無」として差し支えない。
（令7.3.18）

参考　診療情報提供料（Ⅰ）
問　外来医療機関において入院中の患者を診療し，その診療内容について入院先の医療機関に情報提供した場合，診療情報提供料（Ⅰ）は算定できるか。
答　算定できる。ただし，特別の関係にある場合は算定できない。
（平22.4.6 全国保険医団体連合会）

B009-2　**電子的診療情報評価料**　電診情評　30点
注　別に厚生労働大臣が定める施設基準〔告示④第3・10の2の3，p.1358〕に適合しているものとして地方厚生局長等に届け出た保険医療機関が，別の保険医療機関から診療情報提供書の提供を受けた患者に係る検査結果，画像情報，画像診断の所見，投薬内容，注射内容，退院時要約等の診療記録のうち主要なものについて，電子的方法により閲覧又は受信し，当該患者の診療に活用した場合に算定する。

→電子的診療情報評価料
(1) 電子的診療情報評価料は，別の保険医療機関から診療情報提供書の提供を受けた患者について，同時に電子的方法により提供された検査結果，画像情報，画像診断の所見，投薬内容，注射内容及び退院時要約等のうち主要なものを電子的方法により閲覧又は受信し，当該検査結果等を診療に活用することによって，質の高い診療が効率的に行われることを評価するものである。
(2) 保険医療機関が，他の保険医療機関から診療情報提供書の提供を受けた患者について，検査結果，画像情報，画像診断の所見，投薬内容，注射内容及び退院時要約等のうち主要なもの（少なくとも検査結果及び画像情報を含む場合に限る）を①医療機関間で電子的に医療情報を共有するネットワークを通じ閲覧，又は②電子的に送付された診療情報提供書と併せて受信し，当該検査結果や画像を評価して診療に活用した場合に

（別紙様式14）（編注：学校等への情報提供に使用）

情報提供先学校名＿＿＿＿＿＿＿＿＿　　　令和　年　月　日
　学校医等＿＿＿＿＿＿＿＿＿　殿

　　　　　　　　紹介元医療機関の所在地及び名称
　　　　　　　　電話番号
　　　　　　　　医師名　　　　　　　　　　　印

患児の氏名		男・女　平成・令和　年　月　日生
患児の住所		電話番号
傷病名		
	その他の傷病名	
病状，既往歴，治療状況等		
日常生活に必要な医療的ケアの状況（使用している医療機器等の状況を含む）		
学校生活上の留意事項		
その他		

備考　1．必要がある場合は続紙に記載して添付すること。
　　　2．わかりやすく記入すること。
　　　3．必要がある場合には，家庭環境等についても記載すること。

算定する。その際，検査結果や画像の評価の要点を**診療録**に記載する。
(3) 電子的診療情報評価料は，提供された情報が当該保険医療機関の依頼に基づくものであった場合は，算定できない。
(4) 検査結果や画像情報の電子的な方法による閲覧等の回数にかかわらず，B009診療情報提供料（Ⅰ）を算定する他の保険医療機関からの1回の診療情報提供に対し，1回に限り算定する。
（令6保医発0305・4）

事務連絡　問1　別の保険医療機関より，検査結果等をCD-ROMで提供された保険医療機関が，当該検査結果等を当該医療機関の診療情報を閲覧するシステムに取り込み，当該検査結果等を診療に活用した場合も算定可能か。
答　算定不可。
問2　保険医療機関が，同一月に同一患者について，同一の紹介先保険医療機関に診療情報提供書を複数回提供した場合には，月1回に限り診療情報提供料（Ⅰ）の算定が可能だが，例えば月2回目以降の情報提供など，当該医療機関において診療情報提供料（Ⅰ）が算定できない場合でも，診療情報提供書の提供を受ける際に検査結果等の診療情報のうち主要なものを電子的方法により提供された紹介先医療機関において，当該検査結果等を診療に活用した場合には，その都度，電子的診療情報評価料を算定できるか。
答　算定不可。検査結果等の電子的な方法による閲覧等の回数にかかわらず，B009診療情報提供料（Ⅰ）を算定する他の保険医療機関からの1回の診療情報提供に対し，1回限り算定する。
（平28.3.31）

B010　**診療情報提供料（Ⅱ）**　情Ⅱ　500点
注　保険医療機関が，治療法の選択等に関して当該保険医療機関以外の医師の意見を求める患者からの要望を受けて，治療計画，検査結果，画像診断に係る画像情報その他の別の医療機関において必要な情報を添付し，診療状況を示す文書を患者に提供することを通じて，患者が当該保険医療機関以外の医師の助言を得るための支援を行った場合に，患者1人につき月1回に限り算定する。

→診療情報提供料（Ⅱ）　摘要欄 p.1686
(1) 診療情報提供料（Ⅱ）は，診療を担う医師以外の医

（別紙様式14の2） （編注：保育所等への情報提供に使用）

情報提供先保育所等名＿＿＿＿＿＿＿＿＿＿＿＿＿＿＿
嘱託医＿＿＿＿＿＿＿＿＿＿＿＿＿＿＿殿

※「保育所におけるアレルギー対応ガイドライン」(2019年改訂版)

保育所におけるアレルギー疾患生活管理指導表（食物アレルギー・アナフィラキシー）

名前＿＿＿＿＿＿＿　男・女　＿＿年＿＿月＿＿日生（＿＿歳＿＿ヶ月）＿＿組　　提出日　　年　　月　　日

※この生活管理指導表は，保育所の生活において特別な配慮や管理が必要となった子どもに限って，医師が作成するものです。

緊急連絡先
★保護者　電話：
★連絡医療機関　医療機関名：　電話：

病型・治療	保育所での生活上の留意点	記載日
A. 食物アレルギー病型 　1. 食物アレルギーの関与する乳児アトピー性皮膚炎 　2. 即時型 　3. その他（新生児・乳児消化管アレルギー・口腔アレルギー症候群・食物依存性運動誘発アナフィラキシー・その他：　　　） B. アナフィラキシー病型 　1. 食物（原因：　　　　　　　　） 　2. その他（医薬品・食物依存性運動誘発アナフィラキシー・ラテックスアレルギー・昆虫・動物のフケや毛）	A. 給食・離乳食 　1. 管理不要 　2. 管理必要（管理内容については，病型・治療のC.欄及び下記C. E欄を参照） B. アレルギー用調整粉乳 　1. 不要 　2. 必要　下記該当ミルクに○，又は（　）内に記入 　　ミルフィーHP・ニューMA-1・MA-mi・ペプディエット・エレメンタルフォーミュラ 　　その他（　　　　）	年　　月　　日 医師名 医療機関名
アナフィラキシー（あり・なし）食物アレルギー（あり・なし） C. 原因食品・除去根拠　該当する食品の番号に○をし，かつ《　》内に除去根拠を記載 　1. 鶏卵　　　《　》 　2. 牛乳・乳製品　《　》 　3. 小麦　　　《　》 　4. ソバ　　　《　》 　5. ピーナッツ　《　》 　6. 大豆　　　《　》 　7. ゴマ　　　《　》 　8. ナッツ類＊　《　》 　　（すべて・クルミ・カシューナッツ・アーモンド・　　） 　9. 甲殻類＊　《　》 　　（すべて・エビ・カニ・　　） 　10. 軟体類・貝類＊《　》 　　（すべて・イカ・タコ・ホタテ・アサリ・　　） 　11. 魚卵＊　《　》 　　（すべて・イクラ・タラコ・　　） 　12. 魚類＊　《　》 　　（すべて・サバ・サケ・　　） 　13. 肉類＊　《　》 　　（鶏肉・牛肉・豚肉・　　） 　14. 果物類＊　《　》 　　（キウイ・バナナ・　　） 　15. その他（　　　　　　　　） 　　「＊は（　）の中の該当する項目に○をするか具体的に記載すること」 ［除去根拠］該当するもの全てを《　》内に番号を記載 　①明らかな症状の既往 　②食物負荷試験陽性 　③IgE抗体等検査結果陽性 　④未摂取 D. 緊急時に備えた処方薬 　1. 内服薬（抗ヒスタミン薬，ステロイド薬） 　2. アドレナリン自己注射薬「エピペン®」 　3. その他（　　　）	C. 除去食品においてより厳しい除去が必要なもの 病型・治療のC. 欄で除去の際に，より厳しい除去が必要となるもののみに○をつける ※本欄に○がついた場合，該当する食品を使用した料理については，給食対応が困難となる場合があります。 　1. 鶏卵：卵殻カルシウム 　2. 牛乳・乳製品：乳糖 　3. 小麦：醤油・酢・麦茶 　6. 大豆：大豆油・醤油・味噌 　7. ゴマ：ゴマ油 　12. 魚類：かつおだし・いりこだし 　13. 肉類：エキス D. 食物・食材を扱う活動 　1. 管理不要 　2. 原因食材を教材とする活動の制限（　　　） 　3. 調理活動時の制限（　　　） 　4. その他（　　　）	E. 特記事項 （その他に特別な配慮や管理が必要な事項がある場合には，医師が保護者と相談のうえ記載。対応内容は保育所が保護者と相談のうえ決定） 電話

●保育所における日常の取り組み及び緊急時の対応に活用するため，本表に記載された内容を保育所の職員及び消防機関・医療機関等と共有することに同意しますか。
・同意する
・同意しない　　保護者氏名＿＿＿＿＿＿＿＿＿＿＿＿＿＿＿

師による助言（セカンド・オピニオン）を得ることを推進するものとして，診療を担う医師がセカンド・オピニオンを求める患者又はその家族からの申し出に基づき，治療計画，検査結果，画像診断に係る画像情報等，他の医師が当該患者の診療方針について助言を行うために必要かつ適切な情報を添付した診療状況を示す文書を患者又はその家族に提供した場合に算定できる。なお，入院中の患者に対して当該情報を提供した場合であっても算定できる。

(2) 診療情報提供料（Ⅱ）は，患者又はその家族からの申し出に基づき，診療に関する情報を患者に交付し，当該患者又はその家族が診療を担う医師及び当該保険医療機関に所属する医師以外の医師による助言を求めるための支援を行うことを評価したものであり，医師が別の保険医療機関での診療の必要性を認め，患者の同意を得て行うB009診療情報提供料（Ⅰ）を算定すべき診療情報の提供とは明確に区別されるべきものである。

(3) 診療情報提供料（Ⅱ）を算定すべき診療情報の提供に当たっては，患者又はその家族からの希望があった旨を**診療録**に記載する。

(4) 助言を受けた患者又はその家族の希望については，その後の治療計画に十分に反映させる。（令6保医発0305・4）

（編注）セカンドオピニオンを担当する医療機関が保険診療，自費診療いずれであっても，診療情報提供料（Ⅱ）は算定可。

B010-2　診療情報連携共有料　情共　　**120点**

注1　歯科診療を担う別の保険医療機関からの求めに応じ，患者の同意を得て，検査結果，投薬内容等を文書により提供した場合に，提供する保険医療機関ごとに患者1人につき3月に1回に限り算定する。

2　B009診療情報提供料（Ⅰ）（同一の保険医療機関に対して紹介を行った場合に限る）を算定した同一月においては，別に算定できない。

(別紙様式14の3)　　（編注：学校等への情報提供に使用）

情報提供先学校名＿＿＿＿＿＿＿＿＿＿
学校医等＿＿＿＿＿＿＿＿＿＿殿

学校生活管理指導表（アレルギー疾患用）

名前＿＿＿＿（男・女）＿＿＿年＿＿月＿＿日生　＿＿年＿＿組　　　提出日　＿＿年＿＿月＿＿日

※この生活管理指導表は，学校の生活において特別な配慮や管理が必要となった場合に医師が作成するものです。

病型・治療	学校生活上の留意点	★保護者 電話：
A 食物アレルギー病型（食物アレルギーありの場合のみ記載） 1. 即時型 2. 口腔アレルギー症候群 3. 食物依存性運動誘発アナフィラキシー	A 給食 1. 管理不要　　2. 管理必要 B 食物・食材を扱う授業・活動 1. 管理不要　　2. 管理必要	★連絡医療機関 医療機関名：
B アナフィラキシー病型（アナフィラキシーの既往ありの場合のみ記載） 1. 食物（原因　　　　　　　　　　　） 2. 食物依存性運動誘発アナフィラキシー 3. 運動誘発アナフィラキシー 4. 昆虫 5. 医薬品（　　　　　　　　　　　　） 6. その他（　　　　　　　　　　　　）	C 運動（体育・部活動等） 1. 管理不要　　2. 管理必要 D 宿泊を伴う校外活動 1. 管理不要　　2. 管理必要 E 原因食物を除去する場合により厳しい除去が必要なもの ※本欄に○がついた場合，該当する食品を使用した料理については，給食対応が困難となる場合があります。	【緊急時連絡先】 電話：
C 原因食物・除去根拠　該当する食品の番号に○をし，かつ《 》内に除去根拠を記載 1. 鶏卵　　《　》 2. 牛乳・乳製品　《　》 3. 小麦　　《　》 4. ソバ　　《　》 5. ピーナッツ　《　》 6. 甲殻類　《　》（すべて・エビ・カニ） 7. 木の実類　《　》（すべて・クルミ・カシュー・アーモンド） 8. 果物類　《　》（　　　　　　　　　） 9. 魚類　　《　》（　　　　　　　　　） 10. 肉類　《　》（　　　　　　　　　） 11. その他1　《　》（　　　　　　　） 12. その他2　《　》（　　　　　　　） ［除去根拠］該当するものすべてを《 》内に記載 ①明らかな症状の既往　②食物経口負荷試験陽性 ③IgE抗体等検査結果陽性　④未摂取 （　）に具体的な食品名を記載	鶏卵：卵殻カルシウム 牛乳：乳糖・乳清焼成カルシウム 小麦：醤油・酢・味噌 大豆：大豆油・醤油・味噌 ゴマ：ゴマ油 魚類：かつおだし・いりこだし・魚醤 肉類：エキス	記載日　　年　　月　　日 医師名　　　　　　　㊞ 医療機関名
D 緊急時に備えた処方薬 1. 内服薬（抗ヒスタミン薬，ステロイド薬） 2. アドレナリン自己注射薬（「エピペン®」） 3. その他（　　　　　　　　　　）	F その他の配慮・管理事項（自由記述）	

学校における日常の取組及び緊急時の対応に活用するため，本票に記載された内容を学校の全教職員及び関係機関等で共有することに同意します。

保護者氏名＿＿＿＿＿＿＿＿＿＿

→診療情報連携共有料　　摘要欄 p.1686

(1) 診療情報連携共有料は，歯科診療を担う別の保険医療機関との間で情報共有することにより，質の高い診療が効率的に行われることを評価するものであり，歯科診療を担う別の保険医療機関からの求めに応じ，患者の同意を得て，当該患者に関する検査結果，投薬内容等の診療情報を提供した場合に，提供する保険医療機関ごとに3月に1回に限り算定する。

(2) 診療情報を提供するに当たっては，次の事項を記載した文書を作成し，患者又は提供する保険医療機関に交付する。また，交付した文書の写しを<u>診療録</u>に添付すること。
　ア　患者の氏名，生年月日，連絡先
　イ　診療情報の提供先保険医療機関名
　ウ　提供する診療情報の内容（検査結果，投薬内容等）
　エ　診療情報を提供する保険医療機関名及び担当医師名

(3) 診療情報連携共有料を算定するに当たっては，歯科診療を担う別の保険医療機関と連携を図り，必要に応じて問い合わせに対応できる体制（窓口の設置など）を確保している。

(4) 同一の患者について，同一の保険医療機関に対して紹介を行いB009診療情報提供料（Ⅰ）を算定した月においては，診療情報連携共有料は別に算定できない。

（令6保医発0305・4）

B011　連携強化診療情報提供料　連情　150点

注1　別に<u>厚生労働大臣が定める施設基準</u>〔告示4第3・10の2の4(1), p.1358〕を満たす保険医療機関において，別に<u>厚生労働大臣が</u>定める基準〔告示4第3・10の2の4(2), p.1358〕を満たす他の保険医療機関から紹介された患者について，当該患者を紹介した他の保険医療機関からの求めに応じ，患者の同意を得て，診療状況を示す文書を提供した場合（A000初診料を算定する日を除く。ただし，当該保険医療機関に次回受診する日の予約を行った場合はこの限りでない）に，提供する保険医療機関ごとに患者1人につき月1回に限り算定する。

2　注1に該当しない場合であって，注1に規定する別に<u>厚生労働大臣が定める施設基準</u>〔告示4第3・10の2の4(1), p.1358〕を満たす外来機能報告対象病院等（医療法第30条の18の<u>5</u>第1項第2号の規定に基づき，同法第30条の18の2第1項第1号の厚生労働省令で定める外来医療を提供する基幹的な病院又は診療所として都道府県が公表したものに限る）である保険医療機関において，他の保険医療機関（許可病床の数が200未満の病院又は診療所に限る）から紹介された患者について，当該患者を紹介した他の保険医療機関からの求めに応じ，患者の同意を得て，診療状況を示す文書を提供した場合（A000初診料を算定する日を除く。ただし，当該保険医療機関に次回受診する日の予約を行った場合はこの限りではない）に，提供する保険医療機関ごとに患者1人につき月1回に限り算定する。

3 注1又は注2に該当しない場合であって、別に厚生労働大臣が定める施設基準〔告示4第3・10の2の4(3)、p.1358〕を満たす保険医療機関において、他の保険医療機関から紹介された患者について、当該患者を紹介した他の保険医療機関からの求めに応じ、患者の同意を得て、診療状況を示す文書を提供した場合（A000初診料を算定する日を除く。ただし、当該保険医療機関に次回受診する日の予約を行った場合はこの限りではない）に、提供する保険医療機関ごとに患者1人につき月1回に限り算定する。

4 注1から注3までのいずれにも該当しない場合であって、別に厚生労働大臣が定める施設基準〔告示4第3・10の2の4(4)、p.1358〕を満たす保険医療機関において、他の保険医療機関から紹介された難病の患者に対する医療等に関する法律（平成26年法律第50号）第5条第1項に規定する指定難病の患者又はてんかんの患者（当該疾病が疑われる患者を含む）について、当該患者を紹介した他の保険医療機関からの求めに応じ、患者の同意を得て、診療状況を示す文書を提供した場合（A000初診料を算定する日を除く。ただし、当該保険医療機関に次回受診する日の予約を行った場合はこの限りではない）に、提供する保険医療機関ごとに患者1人につき月1回に限り算定する。

5 注1から注4までのいずれにも該当しない場合であって、注1に規定する別に厚生労働大臣が定める施設基準〔告示4第3・10の2の4(1)、p.1358〕を満たす保険医療機関において、他の保険医療機関から紹介された妊娠中の患者について、当該患者を紹介した他の保険医療機関からの求めに応じ、患者の同意を得て、診療状況を示す文書を提供した場合（A000初診料を算定する日を除く。ただし、当該保険医療機関に次回受診する日の予約を行った場合はこの限りでない）に、提供する保険医療機関ごとに患者1人につき3月に1回（別に厚生労働大臣が定める施設基準〔告示4第3・10の2の4(5)、p.1358〕を満たす保険医療機関において、産科若しくは産婦人科を標榜する保険医療機関から紹介された妊娠中の患者又は産科若しくは産婦人科を標榜する別に厚生労働大臣が定める施設基準〔告示4第3・10の2の4(5)、p.1358〕を満たす保険医療機関において、他の保険医療機関から紹介された妊娠中の患者について、診療に基づき、頻回の情報提供の必要を認め、当該患者を紹介した他の保険医療機関に情報提供を行った場合にあっては、月1回）に限り算定する。

6 B009診療情報提供料（Ⅰ）（同一の保険医療機関に対して紹介を行った場合に限る）を算定した月は、別に算定できない。

(編注) 以下の(1)〜(7)のケースで算定可。
(1) 敷地内禁煙の医療機関（A）で、かかりつけ医機能をもつ医療機関（B）からの紹介患者を診療し、紹介元（B）に診療情報提供した場合に、（A）が月1回算定
(2) 敷地内禁煙の紹介受診重点医療機関（C）で、他の医療機関（許可病床200床未満の病院又は診療所）（D）からの紹介患者を診療し、紹介元（D）に診療情報提供した場合に、（C）が月1回算定
(3) 敷地内禁煙でかかりつけ医機能をもつ医療機関（E）で、他の医療機関（F）からの紹介患者を診療し、紹介元（F）に診療情報提供した場合に、（E）が月1回算定
(4) 敷地内禁煙の難病診療連携拠点病院・難病診療分野別拠点病院・てんかん支援拠点病院（G）で、他の医療機関（H）から紹介された指定難病の患者又はてんかんの患者（疑われる患者を含む）を診療し、紹介元（H）に診療情報提供した場合に、（G）が月1回算定
(5) 敷地内禁煙の医療機関（I）で、他の医療機関（J）から紹介された妊娠患者を診療し、紹介元（J）に診療情報提供した場合に、（I）が3月に1回算定
(6) 妊娠患者の診療体制が整備された医療機関（K）で、産科・産婦人科標榜医療機関（L）から紹介された妊娠患者につき頻回の情報提供の必要を認め、紹介元（L）に情報提供した場合に、（K）が月1回算定
(7) 産科・産婦人科を標榜する妊娠患者の診療体制が整備された医療機関（M）で、他の医療機関（N）から紹介された妊娠患者につき頻回の情報提供の必要を認め、紹介元（N）に情報提供した場合に、（M）が月1回算定

→**連携強化診療情報提供料**　　摘要欄 p.1686

(1) 連携強化診療情報提供料は、かかりつけ医機能を有する保険医療機関、外来機能報告対象病院等（医療法第30条の18の4第1項第2号の規定に基づき、同法第30条の18の2第1項第1号の厚生労働省令で定める外来医療を提供する基幹的な病院として都道府県により公表されたものに限る）又は難病若しくはてんかんに係る専門的な外来医療を提供する保険医療機関又は産科若しくは産婦人科を標榜する保険医療機関等と他の保険医療機関が連携することで、質の高い診療が効率的に行われることを評価するものであり、他の保険医療機関から紹介された患者について、当該患者を紹介した他の保険医療機関等からの求めに応じ、患者の同意を得て、診療状況を示す文書を提供した場合に、患者1人につき提供する保険医療機関ごとに1月に1回又は3月に1回に限り算定する。

(2) 診療状況を示す文書については、次の事項を記載し、患者又は提供する保険医療機関に交付する。また、交付した文書の写しを**診療録**に添付する。
　ア　患者の氏名、生年月日、連絡先
　イ　診療情報の提供先保険医療機関名
　ウ　診療の方針、患者への指導内容、検査結果、投薬内容その他の診療状況の内容
　エ　診療情報を提供する保険医療機関名及び担当医師名

(3) 必要に応じて、紹介元の保険医療機関が「注1」に規定する別に厚生労働大臣が定める基準を満たす保険医療機関であるかを確認する。

(4) 「次回受診する日の予約を行った場合」については、次回受診する日を**診療録**に記載する。なお、予約診療を実施していない保険医療機関については、次回受診する日を決めた上で、次回受診する日を**診療録**に記載していればよい。

(5) 次回受診する日の予約を行った上で、初診時に連携強化診療情報提供料を算定した場合は、次回受診時に予約に基づく診察による特別の料金の徴収はできない。

(6) 「注5」については、3月に1回に限り算定する。ただし、診療に基づき、頻回の情報提供の必要性を認め、当該患者を紹介した他の保険医療機関に情報提供を行った場合に、月1回に限り算定する。

(7) 同一の患者について、同一の保険医療機関に対して

紹介を行い**B009診療情報提供料（Ⅰ）**を算定した保険医療機関においては，**B009診療情報提供料（Ⅰ）**を算定した月について，当該患者に対して連携強化診療情報提供料は別に算定できない。
(8) 当該情報を提供する保険医療機関と特別の関係にある保険医療機関に情報提供が行われた場合は算定できない。
(令6保医発0305・4)

事務連絡 連携強化診療情報提供料
問1 紹介元の医療機関に対して単に受診した旨を記載した文書を提供した場合には算定できないか。
答 単に受診した旨のみを記載した文書では算定不可。
問2 紹介された患者が，紹介元の医療機関への受診する予定が明らかにない場合についても，算定可能か。
答 算定不可。
問3 予約した次回受診日に患者が受診しなかった場合又は予約した次回受診日を変更した場合についても，算定可能か。
答 算定可能。 (令2.3.31)
問4 「当該患者を紹介した他の保険医療機関からの求めに応じ」とあるが，他の医療機関からの求めについては，必ず文書で得る必要があるか。
答 必ずしも文書で得る必要はないが，他の医療機関から求めがあったことを診療録に記載する（文書で得た場合は当該文書を診療録に添付することで差し支えない）。 (令4.3.31)

B011-2 削除
B011-3　薬剤情報提供料 薬情　　　　**4点**
　注1　入院中の患者以外の患者に対して，処方した薬剤の名称，用法，用量，効能，効果，副作用及び相互作用に関する主な情報を文書により提供した場合に，月1回に限り（処方の内容に変更があった場合は，その都度）算定する。
　2　注1の場合において，処方した薬剤の名称を当該患者の求めに応じて患者の薬剤服用歴等を経時的に記録する手帳（以下単に「手帳」という）に記載した場合には，**手帳記載加算** 手帳 として，**3点**を所定点数に加算する。
　3　保険薬局において調剤を受けるために処方箋を交付した患者については，算定しない。

→薬剤情報提供料
(1) 薬剤情報提供料は入院中の患者以外の患者に対して，処方した薬剤の名称（一般名又は商品名），用法，用量，効能，効果，副作用及び相互作用に関する主な情報を，当該処方に係る全ての薬剤について，文書（薬袋等に記載されている場合も含む）により提供した場合に月1回に限り所定点数を算定する。
(2) 「注1」に規定する場合において，さらに，当該患者の求めに応じて薬剤服用歴が経時的に管理できる手帳に，処方した薬剤の名称（一般名又は商品名），保険医療機関名及び処方年月日を記載した場合には，月1回に限り「注2」に規定する手帳記載加算を算定できる。なお，この場合の「手帳」とは，経時的に薬剤の記録が記入でき，かつ次のアからウまでに掲げる事項を記録する欄がある薬剤の記録用の手帳をいう。
　ア　患者の氏名，生年月日，連絡先等患者に関する記録
　イ　患者のアレルギー歴，副作用歴等薬物療法の基礎となる記録
　ウ　患者の主な既往歴等疾病に関する記録
　　また，所有している手帳を持参しなかった患者に対して薬剤の名称が記載された簡潔な文書（シール等）を交付した場合は，手帳記載加算を算定できない。
(3) やむを得ない理由により，薬剤の名称に関する情報を提供できない場合は，これに代えて薬剤の形状（色，剤形等）に関する情報を提供することにより算定できる。また，効能，効果，副作用及び相互作用に関する情報については患者が理解しやすい表現であることが必要である。
(4) 同一薬剤であっても，投与目的（効能又は効果）が異なる場合には，当該情報を提供すれば薬剤情報提供料を算定できる。また，類似する効能又は効果を有する薬剤への変更の場合にあっても薬剤情報提供料を算定できる。
(5) 処方の内容に変更があった場合については，その都度薬剤情報提供料を算定できる。ただし，薬剤の処方日数のみの変更の場合は，薬剤情報提供料は算定できない。
(6) 複数の診療科を標榜する保険医療機関において，同一日に2以上の診療科で処方された場合であっても，1回のみの算定とする。
(7) 薬剤情報提供料を算定した場合は，薬剤情報を提供した旨を**診療録等**に記載する。 (令6保医発0305・4)

（編注）処方日数の変更（5日分を7日分に）の場合は算定できないが，投与量の変更（3Tを6Tに），剤形の変更（錠をカプセルに）は算定できる。

事務連絡 **問** 薬剤情報提供料について，電子版の手帳であって，「お薬手帳（電子版）の運用上の留意事項について」（平成27年薬生総発第1127第4号）の「第三運営事業者等が留意すべき事項」を満たした手帳を保有する患者が医療機関を受診した際，当該手帳の内容を一元的に情報閲覧できる仕組みが利用できない医療機関では，
① どのように手帳の内容を確認することになるのか。
② 注2に規定する手帳記載加算は算定できるのか。
答 ① 患者からお薬手帳の情報が含まれる電子機器の画面を見せてもらう等の方法により，服薬状況を確認する。なお，患者の保有する電子機器を直接受け取って閲覧等を行おうとすることは，患者が当該電子機器を渡すことを望まない場合もあるので，慎重に対応する。
② 当面の間，この様な場合に限って，当該情報が記載されている文書（シール等）を交付することで手帳記載加算を算定できることとする。なお，電子版の手帳を提供した保険薬局等では，当該患者が来局した場合，当該医療機関が提供した文書の情報を電子的に手帳に入力するなど，電子版の手帳で一元的に管理できるよう対応する。 (平28.3.31)

参考 **問** 以下の処方内容の変更があった場合，薬剤情報提供料を算定できるか。
①何種類かの薬剤の内，1種類でも変えた場合。
②1回目に内服薬を投与し，2回目に同じ内服薬とそれに加えて屯服薬を出した場合。
③薬剤の効能が同じだが，カプセルから錠剤に変更した場合。
④効能が同じで商品名の異なる薬を処方した場合。
⑤同じ薬剤で投与目的（効能・効果）が異なる場合。
⑥同じ薬剤で1回当たりの服用量を変更した場合。
⑦外用薬の用法・用量を変更した場合。
⑧3種類の内服薬を2種類に減らした場合。
⑨3種類の外用薬を2種類に減らした場合。
答 ①〜⑨の事例はすべて算定できる。なお，同じ薬剤で投与日数を変更した場合は算定できない。
(平16.4.4 全国保険医団体連合会，平29.4.1・一部修正)

参考 **「注2」手帳記載加算**
問1 悪性腫瘍患者で薬剤名称が情報提供できない場合，手帳への記載も薬剤の形状に関する情報でよいか。
答 手帳に記載する場合は，（複数受診における投薬の重複の防止等を目的とするため）薬剤の形状でなく，名称は記載しなければならない。

問2 翌月の処方内容が同じである場合，手帳への記載はどのようになるのか。
答 改めてすべての薬剤名，医療機関名，処方年月日の記載が必要という見解が出されている。 (平9.4.7. 京都保険医新聞)

問3 手帳への記録について決まった様式はあるのか。市販の手帳を用いてよいか。
答 市販されているものでよく，形式は示されていないが，「薬剤情報提供料」に係る保医発通知(2)のア～ウを記録する欄が必要である。 (平22.4.6 全国保険医団体連合会)

B011-4 医療機器安全管理料　[医機安]

1 臨床工学技士が配置されている保険医療機関において，生命維持管理装置を用いて治療を行う場合（1月につき） 100点

2 放射線治療機器の保守管理，精度管理等の体制が整えられている保険医療機関において，放射線治療計画を策定する場合（一連につき） 1,100点

注1 1については，別に厚生労働大臣が定める施設基準〔告示4第3・10の2の5(1), p.1359〕に適合しているものとして地方厚生局長等に届け出た保険医療機関において，生命維持管理装置を用いて治療を行った場合に，患者1人につき月1回に限り算定する。

2 2については，別に厚生労働大臣が定める施設基準〔告示4第3・10の2の5(2), p.1359〕に適合しているものとして地方厚生局長等に届け出た保険医療機関において，放射線治療が必要な患者に対して，放射線治療計画に基づいて治療を行った場合に算定する。

→医療機器安全管理料

(1) 医療機器安全管理料を算定する保険医療機関においては，医療機器の安全使用のための職員研修を計画的に実施するとともに，医療機器の保守点検に関する計画の策定，保守点検の適切な実施及び医療機器の安全使用のための情報収集等が適切に行われている。

(2) 医療機器安全管理料1は，医師の指示の下に，生命維持管理装置の安全管理，保守点検及び安全使用を行う臨床工学技士を配置した保険医療機関を評価したものであり，当該保険医療機関において，生命維持管理装置を用いて治療を行った場合に1月に1回に限り算定する。

(3) 生命維持管理装置とは，人工心肺装置及び補助循環装置，人工呼吸器，血液浄化装置（人工腎臓を除く），除細動装置及び閉鎖式保育器をいう。

(4) 医療機器安全管理料2は，医師の指示の下に，放射線治療機器の安全管理，保守点検及び安全使用のための精度管理を行う体制を評価したものであり，当該保険医療機関において，照射計画に基づく放射線治療が行われた場合，一連の照射につき当該照射の初日に1回に限り算定する。

(5) 放射線治療機器とは，高エネルギー放射線治療装置（直線加速器），ガンマナイフ装置及び密封小線源治療機器をいう。 (令6保医発0305・4)

[事務連絡] 問1 医療機器安全管理料の生命維持管理装置として，血液浄化装置（人工腎臓を除く）が示されているが，自動腹膜灌流装置のほか，血液濾過装置，血液透析濾過装置も算定対象外となるのか。
答 そのとおり。 (平20.5.9)
（編）人工腎臓，腹膜灌流以外の血液浄化療法（血漿交換，持続緩徐式血液濾過等）に用いる血液浄化装置は算定対象となる。

問2 医療機器安全管理料「1」の算定対象となる生命維持管理装置に「人工呼吸器」とあるが，全身麻酔の際の麻酔器も「人工呼吸器」に含まれるのか。
答 含まれない。 (平20.12.26)

B011-5 がんゲノムプロファイリング評価提供料　[がんゲ評] 12,000点

注 別に厚生労働大臣が定める施設基準〔告示4第4・10の2の6, p.1360〕を満たす保険医療機関において，D006-19がんゲノムプロファイリング検査により得られた包括的なゲノムプロファイルの結果について，当該検査結果を医学的に解釈するためのがん薬物療法又は遺伝医学に関する専門的な知識及び技能を有する医師，遺伝カウンセリング技術を有する者等による検討会での検討を経た上で患者に提供し，かつ，治療方針等について文書を用いて当該患者に説明した場合に，患者1人につき1回に限り算定する。

→がんゲノムプロファイリング評価提供料

(1) がんゲノムプロファイリング評価提供料は，固形がん患者について，D006-19がんゲノムプロファイリング検査を行った場合であって，得られた包括的なゲノムプロファイルの結果を医学的に解釈するための多職種（がん薬物療法に関する専門的な知識及び技能を有する医師，遺伝医学に関する専門的な知識及び技能を有する医師，遺伝カウンセリング技術を有する者等。以下同じ）による検討会（エキスパートパネル。以下同じ）で検討を行った上で，治療方針等について文書を用いて患者に説明した場合に患者1人につき1回に限り算定する。また，造血器腫瘍又は類縁疾患患者について，造血器腫瘍又は類縁疾患のゲノムプロファイリング検査を行った場合であって，得られた包括的なゲノムプロファイルの結果を医学的に解釈するための多職種による検討会で検討を行った上で，治療方針等について文書を用いて患者に説明した場合に造血器腫瘍又は類縁疾患の同一疾患につき1回に限り算定する。

(2) 当該検査実施時に患者から得られた同意に基づき，当該患者のがんゲノムプロファイルの解析により得られた遺伝子のシークエンスデータ（FASTQ又はBAM），解析データ（VCF, XML又はYAML）及び臨床情報等を，保険医療機関又は検査会社等からがんゲノム情報管理センター（C-CAT）に提出した場合に算定する。ただし，患者から同意が得られなかった場合については，この限りではない。

(3) C-CATへのデータ提出に係る手続きに当たっては，個人情報の保護に係る諸法令を遵守する。

(令6保医発0305・4, 令7保医発0228・2)

B011-6 栄養情報連携料　[栄情] 70点

注1 B001の10入院栄養食事指導料を算定する患者に対して，退院後の栄養食事管理について指導を行った内容及び入院中の栄養管理に関する情報を示す文書を用いて説明し，これを他の保険医療機関，介護老人保健施設，介護医療院，特別養護老人ホーム又は障害者の日常生活及び社会生活を総合的に支援する法律第34条第1項に規定する指定障害者支援施設等若しくは児童福祉法第42条第1号に規定する福祉型障害児入所施設（以下この区分番号において「保険医療機関

(別紙様式12の5) 新

情報提供先医療機関・施設名
担当医師又は管理栄養士　　　　　　　　　　　殿

記入日　　　年　　月　　日
【注2の場合】
左記管理栄養士への説明日
　　　年　　月　　日

患者氏名		男・女	生年月日	年　月　日（　　）歳
身長	cm（測定日　年　月　日）□計測不能		BMI	kg/㎡ □算出不能
体重	kg（測定日　年　月　日）			
体重変化	変化なし・過去（　）週間・カ月／増加・減少		変化量	kg

栄養状態の評価と課題（傷病名を含む）
【GLIM基準による評価（□非対応）※1】　判定：□低栄養非該当　□低栄養（□中等度低栄養，□重度低栄養）
　該当項目：表現型（□体重減少，□低BMI，□筋肉量減少）　病因（□食事摂取量減少/消化吸収能低下，□疾病負荷/炎症）

栄養補給に関する事項

必要栄養量	エネルギー　　　kcal	たんぱく質　　　g	
摂取栄養量	エネルギー　　　kcal	たんぱく質　　　g	

経口摂取 □無	食事内容（治療食，補助食品等）			
	嚥下調整食の必要性	主食	□無 □有（学会分類コード※2　　）	
		副食	□無 □有（学会分類コード※2　　）	
		とろみ	□無 □有（学会分類コード※2　　）	
	留意事項（食物アレルギー，その他禁止食品等）：			

経管栄養 □無	□経鼻 □胃瘻 □その他	留意事項（製品名，投与速度等）：

静脈栄養 □無	□末梢 □中心	留意事項（製品名，投与速度等）：

入院中の栄養管理に係る経過，栄養指導の内容等

※1　GLIM基準による評価を行っている場合は，記載すること。行っていない場合は，非対応にチェックすること。
※2　日本摂食嚥下リハビリテーション学会の分類

問合せ先　　医療機関名：
　　　　　　担当管理栄養士名：
　　　　　　電話番号：　　　　　　　　　　　　（FAX）：

等」という）の医師又は管理栄養士に情報提供し，共有した場合に，入院中1回に限り算定する。
　2　注1に該当しない場合であって，当該保険医療機関を退院後に他の保険医療機関等に転院又は入所する患者であって栄養管理計画が策定されているものについて，患者又はその家族等の同意を得て，入院中の栄養管理に関する情報を示す文書を用いて当該他の保険医療機関等の管理栄養士に情報提供し，共有した場合に，入院中に1回に限り算定する。
　3　B005退院時共同指導料2は，別に算定できない。

【2024年改定により新設】他の医療機関・介護保険施設等に転院・入所する患者（B001「10」入院栄養食事指導料の算定患者）について，入院医療機関の管理栄養士と転院・入所先の医療機関・介護保険施設等の管理栄養士が連携して入院中の栄養管理に関する情報を共有した場合に，入院中1回に限り算定可。当該項目の新設に伴い，入院栄養食事指導料の従前の「注3」栄養情報提供加算は廃止された。

→栄養情報連携料

(1) 栄養情報連携料は，退院後の栄養食事指導に関する内容（「注1」の場合に限る）及び入院中の栄養管理に関する情報について，医療機関間の有機的連携の強化及び保健又は福祉関係機関等への栄養情報提供等の連携機能の評価を目的として設定されたものであり，両者が患者の栄養に関する情報〔必要栄養量，摂取栄養量，食事形態（嚥下食コードを含む），禁止食品，栄養管理に係る経過等〕を共有することにより，継続的な栄養管理の確保等を図るものである。

(2) 「注1」は，当該保険医療機関の管理栄養士が栄養指導に加え，当該指導内容及び入院中の栄養管理に関する情報を**別紙様式12の5** (p.345) 又はこれに準ずる様式を用いて患者に退院の見通しが立った際に説明するとともに，これを他の保険医療機関，介護老人保健施設，介護医療院，特別養護老人ホーム又は障害者の日常生活及び社会生活を総合的に支援する法律第34条第1項に規定する指定障害者支援施設等若しくは児童福祉法第42条第1号に規定する福祉型障害児入所施設（以下この区分において「保険医療機関等」という）の医師又は管理栄養士に情報提供し，共有した場合に，入院中1回に限り算定する。

(3) 「注2」は，患者又はその家族等の同意を得た上で，当該保険医療機関の管理栄養士が入院中の栄養管理に関する情報を**別紙様式12の5** (p.345) 又はこれに準ず

る様式を用いて，入院または入所する先の他の保険医療機関等の管理栄養士に，対面又は電話，ビデオ通話が可能な情報通信機器等により説明の上，情報提供し，共有した場合に，入院中に1回に限り算定する。
(4) 当該情報を提供する保険医療機関と特別の関係にある機関に情報提供が行われた場合は，算定できない。
(5) 栄養情報提供に当たっては，**別紙様式12の5** (p.345) 又はこれに準ずる様式を交付するとともに交付した文書の写しを**診療録等**に添付する。なお，診療情報を示す文書等が交付されている場合にあっては，当該文書等と併せて他の保険医療機関等に情報提供することが望ましい。
(令6保医発0305・4) (令6.3.29)

事務連絡 問1 栄養情報連携について，入院中の栄養管理に関する情報等を示す文書作成や他医療機関等の管理栄養士への説明を行ったが，病態変化等により，予定していた医療機関以外へ転院又は死亡した場合は算定できるか。
答 不可。
問2 栄養情報連携料は「入院中に1回に限り算定する」が，退院後，同一医療機関に再入院した場合も算定できるか。
答 入院期間が通算される再入院をした場合には算定できない。
(令6.4.12)

B012 傷病手当金意見書交付料 傷　100点

注 健康保険法第99条第1項の規定による傷病手当金に係る意見書を交付した場合に算定する。

参考 健康保険法第99条 [傷病手当金] 被保険者が療養のため労務に服することができないときは，その労務に服することができなくなった日から起算して3日を経過した日から労務に服することができない期間，傷病手当金として，1日につき，標準報酬日額の2／3に相当する金額を支給する。

→傷病手当金意見書交付料　摘要欄 p.1686
(1) 傷病手当金意見書交付料は，医師・歯科医師が労務不能と認め証明した期間ごとにそれぞれ算定できる。
(2) 傷病手当金意見書交付料は，意見書の交付時点において当該被保険者に対し療養の給付を行うべき者に対し請求する。
(3) 傷病手当金を受給できる被保険者が死亡した後に，その遺族等が当該傷病手当金を受給するために意見書の交付を求め，医師・歯科医師が意見書を交付した場合は，当該遺族等に対する療養の給付として請求する。
　なお，この場合において，**診療報酬明細書**の摘要欄に「相続」と表示し，また，傷病名欄には，遺族等が他に療養の給付を受けていない場合は意見書の対象となった傷病名を，他に療養の給付を受けている場合は遺族自身の傷病名と意見書の対象となった傷病名の両方を記載する。
(4) 医師・歯科医師が傷病手当金意見書を被保険者に交付した後に，被保険者が当該意見書を紛失し，再度医師・歯科医師が意見書を交付した場合は，最初の傷病手当金意見書交付料のみを算定する。この場合，2度目の意見書の交付に要する費用は，被保険者の負担とする。
(令6保医発0305・4)

→感染症法公費負担申請に関する費用　摘要欄 p.1686
感染症法第37条の2による医療を受けるべき患者に対して，公費負担申請のために必要な診断書の記載を行った場合は，傷病手当金意見書交付料の所定点数の100分の100を，更に被保険者である患者について，この申請手続に協力して保険医療機関が代行した場合は，同じく傷病手当金意見書交付料の所定点数の100分の100を算定できる。なお，感染症法第37条による結核患者の入院に係る感染症法関係の診断書についても所定点数の100分の100を算定できる。
(令6保医発0305・4)

→出産育児一時金若しくは出産手当金に係る証明書又は意見書の費用
健康保険法若しくは国民健康保険法に基づく出産育児一時金若しくは出産手当金に係る証明書又は意見書については算定しない。
(令6保医発0305・4)

参考 傷病手当金意見書交付料
(1) 傷病手当金意見書交付料は，患者に交付したときに算定し，所定の患者一部負担金を徴収する。なお，意見書交付料のみ請求の明細書は，実日数ゼロとして扱い，意見書の対象となった傷病名，診療開始日を記載する。
(2) 患者から数カ月分の求めがある場合，証明期間ごとに算定可能であり，意見書1枚につき100点算定できる。したがって2枚以上あればその枚数分だけ請求できる。
(3) 診療時間外・時間内に傷病手当金意見書のみを交付した場合，診療時間内・外にかかわらず再診料はとれない。交付料のみ算定することになる。
(4) 患者から同一月に2枚の交付を求められた場合，求められた枚数分を算定してよい。
(5) 傷病手当金意見書交付料は，意見書の交付時点において当該被保険者に対し療養の給付を行う保険者（交付時点において患者が加入している保険者，例えば退職後の国保）に請求する。従って，継続療養への請求は不可。
（編注）「継続療養」：健康保険の被保険者が資格を喪失し日雇特例被保険者となった場合に，（保険料納付要件を満たし）日雇特例被保険者としての給付を受けることができるまでの間，その資格喪失の際受けていた疾病・負傷及びこれにより発した疾病について，被用者保険の保険者から6月を限度として「特別療養給付」（継続療養）が受けられる。傷病手当金意見書交付料は，当該継続療養の保険者への請求はできない。

B013 療養費同意書交付料 療　100点

注 健康保険法第87条の規定による療養費（柔道整復以外の施術に係るものに限る）に係る同意書を交付した場合に算定する。

→療養費同意書交付料　摘要欄 p.1686
(1) 療養費同意書交付料は，当該疾病について現に診察している主治の医師（緊急その他やむを得ない場合は主治の医師に限らない）が，当該診察に基づき，(2)から(4)までの療養費の支給対象に該当すると認めた患者に対し，あん摩・マッサージ・指圧，はり，きゅうの施術に係る同意書又は診断書（以下「同意書等」という）を交付した場合に算定する。
(2) あん摩・マッサージ・指圧の施術に係る療養費の支給対象となる適応症は，一律にその診断名によることなく筋麻痺・関節拘縮等であって，医療上マッサージを必要とする症例について支給対象とされている。
(3) はり，きゅうの施術に係る療養費の支給対象となる疾病は，慢性病であって医師による適当な治療手段がないものとされており，主として神経痛・リウマチなどであって，類症疾患についてはこれらの疾病と同一範疇と認められる疾病（頸腕症候群・五十肩・腰痛症及び頸椎捻挫後遺症等の慢性的な疼痛を症状とする疾患）に限り支給対象とされている。具体的には，神経痛，リウマチ，頸腕症候群，五十肩，腰痛症，頸椎捻挫後遺症について，保険医より同意書の交付を受けて施術を受けた場合は，保険者は医師による適当な治療手段のないものとし療養費の支給対象として差し支えないものとされている。また，神経痛，リウマチ，頸腕症候群，五十肩，腰痛症及び頸椎捻挫後遺症以外の疾病による同意書又は慢性的な疼痛を主症とする6疾病以外の類症疾患について診断書が提出された場合は，記載内容等から医師による適当な治療手段のないもので

あるか支給要件を保険者が個別に判断し，支給の適否が決定される。なお，これらの疾病については，慢性期に至らないものであっても差し支えない。

(4) あん摩・マッサージ・指圧及びはり，きゅうについて，保険医療機関に入院中の患者の施術は，当該保険医療機関に往療した場合，患者が施術所に出向いてきた場合のいずれであっても療養費は支給されず，はり，きゅうについて，同一疾病に係る療養の給付（診察，検査及び療養費同意書交付を除く）との併用は認められていない。

(5) 患者が同意書等により療養費の支給可能な期間（初療又は同意の日から6月。変形徒手矯正術に係るものについては1月）を超えてさらにこれらの施術を受ける必要がある場合において，医師が当該患者に対し同意書等を再度交付する場合にも別に算定できる。ただし，同意書等によらず，医師の同意によった場合には算定できない。

(6) 同意書等を再度交付する場合，前回の交付年月日が月の15日以前の場合は当該月の4ヶ月後の月の末日，月の16日以降の場合は当該月の5ヶ月後の月の末日までの交付については算定できない。ただし，変形徒手矯正術については，前回の交付年月日から起算して1月以内の交付については1回に限り算定できる。

(7) 医師が同意書等を交付した後に，被保険者等が当該同意書等を紛失し，再度医師が同意書等を交付した場合は，最初に同意書等を交付した際にのみ算定できる。この場合において，2度目の同意書等の交付に要する費用は，被保険者の負担とする。
（令6保医発0305・4）

B014　退院時薬剤情報管理指導料 退薬 **90点**

注1　保険医療機関が，患者の入院時に当該患者が服薬中の医薬品等について確認するとともに，当該患者に対して入院中に使用した主な薬剤の名称（副作用が発現した場合については，当該副作用の概要，講じた措置等を含む）に関して当該患者の手帳に記載した上で，退院に際して当該患者又はその家族等に対して，退院後の薬剤の服用等に関する必要な指導を行った場合に，退院の日に1回に限り算定する。この場合において，同一日に，B005退院時共同指導料2（注1の規定により，入院中の保険医療機関の薬剤師が指導等を行った場合に限る）は，別に算定できない。

2　保険医療機関が，入院前の内服薬の変更をした患者又は服用を中止した患者について，保険薬局に対して，当該患者又はその家族等の同意を得て，その理由や変更又は中止後の当該患者の状況を文書により提供した場合に，**退院時薬剤情報連携加算** 退薬連 として，**60点**を所定点数に加算する。

→退院時薬剤情報管理指導料　摘要欄 p.1686

(1) 退院時薬剤情報管理指導料は，医薬品の副作用や相互作用，重複投薬を防止するため，患者の入院時に，必要に応じ保険薬局に照会するなどして薬剤服用歴や患者が持参した医薬品等（医薬部外品及びいわゆる健康食品等を含む）を確認するとともに，入院中に使用した主な薬剤の名称等について，患者の薬剤服用歴が経時的に管理できる手帳〔B011-3薬剤情報提供料の(2)に掲げる手帳をいう。以下同じ〕に記載した上で，患者の退院に際して当該患者又はその家族等に対して，退院後の薬剤の服用等に関する必要な指導を行った場合に，退院の日に1回に限り算定する。なお，ここでいう退院とは，第1章第2部「通則5」に規定する入院期間が通算される入院における退院のことをいい，入院期間が通算される再入院に係る退院日には算定できない。

(2) 入院時に，医薬品の服用状況及び薬剤服用歴を手帳等により確認するとともに，患者が，医薬品等を持参している場合には，当該医薬品等について実際に確認し，その名称等及び確認した結果の要点を**診療録等**に記載する。

(3) 入院中に使用した薬剤のうち，どの薬剤について手帳に記載するかは，患者の病態や使用する薬剤の種類によるが，少なくとも，退院直前（概ね退院前1週間以内）に使用した薬剤及び入院中に副作用が発現した薬剤については記載する。副作用が発現した薬剤については，投与量，当該副作用の概要，投与継続の有無を含む講じた措置，転帰等について記載する。

(4) 患者の退院に際して，当該患者又はその家族等に，退院後の薬剤の服用等に関する必要な指導（保険医療機関を受診する際や保険薬局に処方箋を提出する際に，手帳を提示する旨の指導を含む）を行うとともに，退院後の療養を担う保険医療機関での投薬又は保険薬局での調剤に必要な服薬の状況及び投薬上の工夫に関する情報について，手帳に記載する。なお，指導の要点についても，分かりやすく手帳に記載し，必要に応じて退院時の処方に係る薬剤の情報を文書で提供する。なお，退院後，在宅療養を必要とする患者であって，手帳にかかりつけ薬剤師の氏名が記載されている場合は，退院後の薬学的管理及び指導に関しかかりつけ薬剤師への相談を促すよう努める。

また，入院時に当該患者が持参した医薬品の服用状況等について保険薬局から提供を受けた場合には，患者の退院に際して，患者の同意を得たうえで，当該保険薬局に対して当該患者の入院中の使用薬剤や服薬の状況等について情報提供する。

(5) 手帳を所有している患者については，原則として，退院時までに家族等に持参してもらうこととするが，持参できない場合には，必要な情報が記載された簡潔な文書（シール等）を交付し，所有している手帳に添付するよう，患者に対して指導を行った場合又は新たに手帳を発行した場合でも算定できる。

(6) 退院時薬剤情報管理指導料を算定した場合は，薬剤情報を提供した旨及び提供した情報並びに指導した内容の要点を**診療録等**に記載する。なお，B008薬剤管理指導料を算定している患者の場合にあっては，薬剤管理指導記録に記載することで差し支えない。

(7) 「注2」に規定する退院時薬剤情報連携加算は，地域における継続的な薬学的管理指導を支援するため，保険医療機関から保険薬局に対して，患者の入院前の処方薬の変更又は中止に関する情報や変更又は中止後の患者の状態等に関する情報を提供することを評価するものである。

(8) 「注2」に規定する退院時薬剤情報連携加算は，退院時薬剤情報管理指導料の算定対象となる患者であって，入院前の処方の内容に変更又は中止の見直しがあったものに対して，患者又はその家族等の同意を得て，退院時に見直しの理由や見直し後の患者の状態等を，患者又はその家族等の選択する保険薬局に対して，文書で情報提供を行った場合に，退院の日に1回に限り算定する。なお，患者1人につき複数の保険薬局に対し情報提供を行った場合においても，1回のみの算定とする。

(9) 保険薬局への情報提供に当たっては，「薬剤管理サマリー」（日本病院薬剤師会）等の様式を参照して情報提供文書を作成し，当該文書を患者若しくはその家族等又は保険薬局に交付する。この場合において交付した文書の写しを診療録等に添付する。
(10) 死亡退院の場合は算定できない。　　　(令6保医発0305・4)

事務連絡 問1　情報提供文書の交付の方法として，当該文書を手帳に貼付する方法でも差し支えないか。
答　手帳への貼付ではなく，別途文書で患者に交付する又は保険薬局に直接送付する必要がある。　　(令2.4.16)
問2　退院時薬剤情報管理指導料を算定する際に，患者が当該患者の薬剤服用歴が経時的に管理できる手帳を所有していない場合は，保険医療機関において手帳を交付しなければならないのか。また，その場合，患者から実費を徴収することは可能か。
答　算定するに当たって，手帳を交付する必要がある。なお，手帳の形式については，要件を満たしているのであれば，保険医療機関で独自に作成した様式で差し支えない。また，その場合の費用は点数に含まれ，患者から実費を徴収することはできない。
問3　退院時薬剤情報管理指導料を算定する際には，退院直前まで手帳に記載するには多すぎる数の注射剤等を投与していた患者についても，退院前1週間以内の薬剤については，すべて手帳に記載しなければならないのか。
答　必ずしも1週間以内の薬剤をすべて記載するということではない。質問の事例においては，患者の病態や使用した薬剤の種類に応じ，また，退院後の薬物療法における情報共有の必要性を考慮した上で，記載する薬剤について適宜判断する。　　　　　　　　　　(平20.3.28. 一部修正)
問4　退院時薬剤情報管理指導料は退院日に算定するが，患者の薬剤服用歴が経時的に管理できる手帳への薬剤情報の記載は，必ず退院日に行わなければいけないのか。
答　入院中に副作用が発現した薬剤については，その都度手帳に記載して差し支えない。また，入院中に使用した主な薬剤の名称等の必要な情報を手帳に記載しているのであれば，必ずしも退院日に手帳へ記載する必要はない。なお，この場合，手帳に薬剤情報を記載した後に新たに薬剤による副作用が発現していないか十分注意するとともに，発現した場合には当該副作用に関する情報についても退院時までに手帳に追記すること。　　(平20.5.9. 一部修正)

参考 問1　B008薬剤管理指導料を算定していない患者に対しても，要件を満たせば算定できるか。
答　算定できる。
問2　他の医療機関への転院や介護老人保健施設へ入所する場合も算定できるか。
答　算定できる。　　　　　(平22.4.6 全国保険医団体連合会)

B015　精神科退院時共同指導料　　精退共1，2
1　精神科退院時共同指導料1（外来を担う保険医療機関又は在宅療養担当医療機関の場合）
　イ　精神科退院時共同指導料（Ⅰ）　　1,500点
　ロ　精神科退院時共同指導料（Ⅱ）　　900点
2　精神科退院時共同指導料2（入院医療を提供する保険医療機関の場合）　　700点
注1　1のイについては，精神保健福祉法第29条若しくは第29条の2に規定する入院措置に係る患者，心神喪失等の状態で重大な他害行為を行った者の医療及び観察等に関する法律（平成15年法律第110号）第42条第1項第1号若しくは第61条第1項第1号に規定する同法による入院若しくは同法第42条第1項第2号に規定する同法による通院をしたことがあるもの又は当該入院の期間が1年以上のものに対して，当該患者の外来を担う保険医療機関又は在宅療養担当医療機関であって，別に厚生労働大臣が定める施設基準〔告示4第3・10の3, p.1360〕に適合しているものとして地方厚生局長等に届け出た保険医療機関が，当該患者が入院している他の保険医療機関と共同して，当該患者の同意を得て，退院後の療養上必要な説明及び指導を行った上で，支援計画を作成し，文書により情報提供した場合に，入院中に1回に限り算定する。
2　1のロについては，療養生活環境の整備のため重点的な支援を要する患者に対して，当該患者の外来を担う保険医療機関又は在宅療養担当医療機関であって，別に厚生労働大臣が定める施設基準〔告示4第3・10の3, p.1360〕に適合しているものとして地方厚生局長等に届け出た保険医療機関が，当該患者が入院している他の保険医療機関と共同して，当該患者の同意を得て，退院後の療養上必要な説明及び指導を行った上で，支援計画を作成し，文書により情報提供した場合に，入院中に1回に限り算定する。
3　1について，A000初診料，A001再診料，A002外来診療料，B002開放型病院共同指導料（Ⅰ），B004退院時共同指導料1，C000往診料，C001在宅患者訪問診療料（Ⅰ）又はC001-2在宅患者訪問診療料（Ⅱ）は別に算定できない。
4　2については，精神病棟に入院している患者であって，他の保険医療機関において1を算定するものに対して，当該患者が入院している保険医療機関であって，別に厚生労働大臣が定める施設基準〔告示4第3・10の3, p.1360〕に適合しているものとして地方厚生局長等に届け出た保険医療機関が，当該患者の外来を担う保険医療機関又は在宅療養担当医療機関と共同して，当該患者の同意を得て，退院後の療養上必要な説明及び指導を行った上で，支援計画を作成し，文書により情報提供した場合に，入院中に1回に限り算定する。ただし，B003開放型病院共同指導料（Ⅱ），B005退院時共同指導料2又はI011精神科退院指導料は，別に算定できない。

B016～B018　削除

→精神科退院時共同指導料　　摘要欄　p.1686
(1) 精神科退院時共同指導料1については，他の保険医療機関の精神病棟に入院中の患者であって，(2)又は(3)に定める患者に対して，当該患者の外来又は在宅療養を担う保険医療機関の多職種チームが，入院中の保険医療機関の多職種チームとともに，当該患者の同意を得て，退院後の療養上必要な説明及び指導を共同で行った上で，支援計画を作成し，文書により情報提供した場合に外来又は在宅療養を担う精神科又は心療内科を標榜する保険医療機関において，入院中に1回に限り算定する。
(2) 「1」の「イ」については，精神病棟に入院中の患者であって，精神保健福祉法第29条又は第29条の2に

(別紙様式51)

包括的支援マネジメント　導入基準

評価日　年　月　日	患者氏名	評価者（職種）（氏名）

過去1年間において，基準を満たすもの全てについて，□に✓を記入すること。

1	6ヶ月間継続して社会的役割（就労・就学・通所，家事労働を中心的に担う）を遂行することに重大な問題がある。	□
2	自分1人で地域生活に必要な課題（栄養・衛生・金銭・安全・人間関係・書類等の管理・移動等）を遂行することに重大な問題がある（家族が過剰に負担している場合を含む）。	□
3	家族以外への暴力行為，器物破損，迷惑行為，近隣とのトラブル等がある。	□
4	行方不明，住居を失う，立ち退きを迫られる，ホームレスになったことがある。	□
5	自傷や自殺を企てたことがある。	□
6	家族への暴力，暴言，拒絶がある。	□
7	警察・保健所介入履歴がある。	□
8	定期的な服薬ができていなかったことが2か月以上あった。	□
9	外来受診をしないことが2か月以上あった。	□
10	自分の病気についての知識や理解に乏しい，治療の必要性を理解していない。	□
11	直近の入院は措置入院である。	□
12	日常必需品の購入，光熱費／医療費等の支払いに関して，経済的な問題がある。	□
13	家賃の支払いに経済的な問題を抱えている。	□
14	支援をする家族がいない（家族が拒否的・非協力的，天涯孤独）。	□
15	同居家族が支援を要する困難な問題を抱えている（介護・教育・障害等）。	□

規定する入院措置に係る患者，心神喪失等の状態で重大な他害行為を行った者の医療及び観察等に関する法律第42条第1項第1号又は第61条第1項第1号に規定する同法による入院又は同法第42条第1項第2号に規定する同法による通院をしたことがある患者又は当該入院の期間が1年以上の患者（この区分において「措置入院患者等」という）に対して，当該保険医療機関の多職種チームが，当該患者が入院中の保険医療機関の多職種チームとともに，共同指導を行った場合に算定する。なお，共同指導を行う当該保険医療機関の多職種チームには，以下のアからウまでの職種がそれぞれ1名以上参加している。また，必要に応じてエからコまでの職種が参加している。ただし，アからカまでについては，当該保険医療機関の者に限る。

- ア　精神科の担当医
- イ　保健師又は看護師（この区分において「看護師等」という）
- ウ　精神保健福祉士
- エ　薬剤師
- オ　作業療法士
- カ　公認心理師
- キ　在宅療養担当医療機関の保険医の指示を受けた訪問看護ステーションの看護師等
- ク　在宅療養担当医療機関の保険医の指示を受けた訪問看護ステーションの作業療法士
- ケ　市町村若しくは都道府県，保健所を設置する市又は特別区等（この区分において「市町村等」という）の担当者
- コ　その他の関係職種

(3)　「1」の「ロ」については，「1」の「イ」以外の患者であって，平成28〜30年度厚生労働行政調査推進補助金障害者対策総合研究事業において「多職種連携による包括的支援マネジメントに関する研究」の研究班が作成した，別紙様式51に掲げる「包括的支援マネジメント　実践ガイド」における「包括的支援マネジメント　導入基準」を1つ以上満たした療養生活環境の整備のため重点的な支援を要する患者（この区分において「重点的な支援を要する患者」という）に対して，当該保険医療機関の多職種チームが，当該患者が入院中の保険医療機関の多職種チームとともに，共同指導を行った場合に算定する。なお，共同指導を行う当該保険医療機関の多職種チームには，(2)のア又はイ及びウの職種がそれぞれ1名以上参加している。また，必要に応じてエからコまでの職種が参加している。ただし，アからカまでについては，当該保険医療機関の者に限る。

(4)　精神科退院時共同指導料2については，精神病棟に入院中の患者であって，措置入院患者等又は重点的な支援を要する患者に対して，入院中の保険医療機関の多職種チームが，当該患者の外来又は在宅療養を担う他の保険医療機関の多職種チームとともに，当該患者の同意を得て，退院後の療養上必要な説明及び指導を共同で行った上で，支援計画を作成し，文書により情報提供した場合に入院医療を担う保険医療機関において，入院中に1回に限り算定する。

(5)　「2」については，(4)に規定する患者に対して，当該保険医療機関の精神科の医師，看護師等及び精神保健福祉士並びに必要に応じて薬剤師，作業療法士，公認心理師，在宅療養担当医療機関の保険医の指示を受けた訪問看護ステーションの看護師等若しくは作業療法士又は市町村等の担当者等が共同指導を行った場合に算定する。

(6)　重点的な支援を要する患者に対して共同指導を実施する場合，「包括的支援マネジメント　導入基準」のうち該当するものを**診療録等**に添付又は記載する。

(7)　共同指導の実施及び支援計画の作成に当たっては，平成28〜30年度厚生労働行政調査推進補助金障害者対策総合研究事業において「多職種連携による包括的支援マネジメントに関する研究」の研究班が作成した，「包括的支援マネジメント　実践ガイド」を参考にする。なお，患者又はその家族等に対して提供する文書については，**別紙様式51の2**「療養生活の支援に関する計画書」を用いる。また，当該文書の写しを**診療録等**に添付する。

(8)　共同指導は，ビデオ通話が可能な機器を用いて実施しても差し支えない。なお，ビデオ通話が可能な機器を用いる場合，患者の個人情報を当該ビデオ通話の画面上で共有する際は，患者の同意を得ている。また，保険医療機関の電子カルテなどを含む医療情報システムと共通のネットワーク上の端末においてカンファレンスを実施する場合には，厚生労働省「医療情報システムの安全管理に関するガイドライン」に対応している。

(9)　精神科退院時共同指導料は，退院後在宅での療養を行う患者が算定の対象となり，他の保険医療機関，社会福祉施設，介護老人保健施設，介護老人福祉施設に入院若しくは入所する患者又は死亡退院した患者については，対象とはならない。

(10)　精神科退院時共同指導料を算定する場合は，**診療報酬明細書**の摘要欄に，当該指導料の対象となる患者の状態について記載する。

（令6保医発0305・4）

事務連絡　精神科退院時共同指導料

問　精神科退院時共同指導料を算定するにあたり，共同指導に参加する必要があるのはどの職種か。

答　①「1」の「イ」は，以下のアからウの3職種が必要。

(別紙様式51の2)

療養生活の支援に関する計画書

計画作成日： 年 月 日
計画見直し予定日： 年 月 日

氏名： 様　　性別：男・女　　生年月日： 年 月 日（ 歳）
主治医：　　　　　　看護師・保健師：　　　　　　精神保健福祉士：
参加者
□本人　□家族　□主治医　□看護師・保健師　□精神保健福祉士　□薬剤師　□作業療法士　□公認心理師
□訪問看護ステーション　□行政機関　□指定特定相談支援事業所　□障害福祉サービス事業所
□その他（　　　　　　　　　　　　　　　　　）
本人の目標（したい又はできるようになりたい生活の希望）　　今回の支援計画における目標

評価項目	支援の必要性	課題内容本人の希望	本人の実施事項（※1）	支援者の実施事項（※1）	支援者（機関名・担当者名・連絡先）
環境要因	□				
生活機能（活動）	□				
社会参加	□				
心身の状態	□				
支援継続に関する課題（※2）	□				
行動に関する課題（※3）	□				

（※1）課題内容，本人の希望に対する実施事項を記載すること
（※2）病状の理解の程度や自己管理等　　（※3）アルコールや薬物，自他の安全確保に関する課題，こだわり等

調子が悪くなってきたときのサイン	
自分でわかるサイン	周りの人が気づくサイン
サインに気づいたときにすること	
自分がすること	周りの人がすること

緊急連絡先：氏名　　　　　所属　　　　　連絡先
緊急連絡先：氏名　　　　　所属　　　　　連絡先
緊急連絡先：氏名　　　　　所属　　　　　連絡先
　　署名　本人：　　　　　主治医：　　　　　担当者：

　　ア　退院後の外来又は在宅療養を担う保険医療機関の精神科の担当医
　　イ　退院後の外来又は在宅療養を担う保険医療機関の保健師又は看護師（以下，「看護師等」という）
　　ウ　退院後の外来又は在宅療養を担う保険医療機関の精神保健福祉士
②「1」の「ロ」は，以下のア及びイの2職種が必要。
　　ア　退院の外来又は在宅療養を担う保険医療機関の精神科の担当医又は看護師等
　　イ　退院後の外来又は在宅療養を担う保険医療機関の精神保健福祉士
③「2」は，以下のアからウの3職種が必要。
　　ア　入院中の保険医療機関の精神科の担当医
　　イ　入院中の保険医療機関の看護師等
　　ウ　入院中の保険医療機関の精神保健福祉士
　したがって，「1」の「イ」の対象患者に共同指導を行う場合は，①の3職種及び③の3職種の少なくとも6職種が参加している必要がある。また，「1」「ロ」の対象患者に共同指導を行う場合は，②の2職種及び③の3職種の少なくとも5職種が参加している必要がある。

(令2.3.31)

第2節　削除

【2024年改定により削除】「第2節　プログラム医療機器等医学管理加算」及びB100禁煙治療補助システム指導管理加算が削除され，それに代わるものとして，B005-14プログラム医療機器等指導管理料が新設された。

第3節　特定保険医療材料料

B200　特定保険医療材料　材料価格を10円で除して得た点数
　注　使用した特定保険医療材料の材料価格は，別に厚生労働大臣が定める。

第2章　特掲診療料

第2部　在宅医療

第1節	在宅患者診療・指導料	353
C000	往診料	354
C001	在宅患者訪問診療料（Ⅰ）	362
C001-2	在宅患者訪問診療料（Ⅱ）	367
C002	在宅時医学総合管理料	369
C002-2	施設入居時等医学総合管理料	372
C003	在宅がん医療総合診療料	381
C004	救急搬送診療料	383
<u>C004-2</u>	<u>救急患者連携搬送料</u>	384
C005	在宅患者訪問看護・指導料	385
C005-1-2	同一建物居住者訪問看護・指導料	388
C005-2	在宅患者訪問点滴注射管理指導料	396
C006	在宅患者訪問リハビリテーション指導管理料	397
C007	訪問看護指示料	399
C007-2	介護職員等喀痰吸引等指示料	401
C008	在宅患者訪問薬剤管理指導料	402
C009	在宅患者訪問栄養食事指導料	403
C010	在宅患者連携指導料	404
C011	在宅患者緊急時等カンファレンス料	405
C012	在宅患者共同診療料	406
C013	在宅患者訪問褥瘡管理指導料	407
C014	外来在宅共同指導料	409
<u>C015</u>	<u>在宅がん患者緊急時医療情報連携指導料</u>	410
第2節	在宅療養指導管理料	410
《第1款　在宅療養指導管理料》		
C100	退院前在宅療養指導管理料	412
C101	在宅自己注射指導管理料	413
C101-2	在宅小児低血糖症患者指導管理料	415
C101-3	在宅妊娠糖尿病患者指導管理料	416
C102	在宅自己腹膜灌流指導管理料	417
C102-2	在宅血液透析指導管理料	417
C103	在宅酸素療法指導管理料	418
C104	在宅中心静脈栄養法指導管理料	419
C105	在宅成分栄養経管栄養法指導管理料	419
C105-2	在宅小児経管栄養法指導管理料	420
C105-3	在宅半固形栄養経管栄養法指導管理料	420
C106	在宅自己導尿指導管理料	420
C107	在宅人工呼吸指導管理料	420
C107-2	在宅持続陽圧呼吸療法指導管理料	421
C107-3	在宅ハイフローセラピー指導管理料	422
C108	在宅麻薬等注射指導管理料	423
<u>C108-2</u>	<u>在宅腫瘍化学療法注射指導管理料</u>	424
<u>C108-3</u>	<u>在宅強心剤持続投与指導管理料</u>	425
<u>C108-4</u>	<u>在宅悪性腫瘍患者共同指導管理料</u>	425
C109	在宅寝たきり患者処置指導管理料	426
C110	在宅自己疼痛管理指導管理料	426
C110-2	在宅振戦等刺激装置治療指導管理料	426
C110-3	在宅迷走神経電気刺激治療指導管理料	427
C110-4	在宅仙骨神経刺激療法指導管理料	427
C110-5	在宅舌下神経電気刺激療法指導管理料	427
C111	在宅肺高血圧症患者指導管理料	427
C112	在宅気管切開患者指導管理料	427
C112-2	在宅喉頭摘出患者指導管理料	427
C114	在宅難治性皮膚疾患処置指導管理料	428
C116	在宅植込型補助人工心臓（非拍動流型）指導管理料	428
C117	在宅経腸投薬指導管理料	428
C118	在宅腫瘍治療電場療法指導管理料	428
C119	在宅経肛門的自己洗腸指導管理料	429
C120	在宅中耳加圧療法指導管理料	429
C121	在宅抗菌薬吸入療法指導管理料	429
《第2款　在宅療養指導管理材料加算》		
C150	血糖自己測定器加算	430
C151	注入器加算	431
C152	間歇注入シリンジポンプ加算	431
C152-2	持続血糖測定器加算	432
C152-3	経腸投薬用ポンプ加算	433
<u>C152-4</u>	<u>持続皮下注入シリンジポンプ加算</u>	433
C153	注入器用注射針加算	433
C154	紫外線殺菌器加算	433
C155	自動腹膜灌流装置加算	433
C156	透析液供給装置加算	434
C157	酸素ボンベ加算	434
C158	酸素濃縮装置加算	434
C159	液化酸素装置加算	434
C159-2	呼吸同調式デマンドバルブ加算	434
C160	在宅中心静脈栄養法用輸液セット加算	434
C161	注入ポンプ加算	435
C162	在宅経管栄養法用栄養管セット加算	435
C163	特殊カテーテル加算	435
C164	人工呼吸器加算	436
C165	在宅持続陽圧呼吸療法用治療器加算	436
C166	携帯型ディスポーザブル注入ポンプ加算	436
C167	疼痛等管理用送信器加算	436
C168	携帯型精密輸液ポンプ加算	437
C168-2	携帯型精密ネブライザ加算	437
C169	気管切開患者用人工鼻加算	437
C170	排痰補助装置加算	437
C171	在宅酸素療法材料加算	437
C171-2	在宅持続陽圧呼吸療法材料加算	437
C171-3	在宅ハイフローセラピー材料加算	437
C172	在宅経肛門的自己洗腸用材料加算	437
C173	横隔神経電気刺激装置加算	438
C174	在宅ハイフローセラピー装置加算	438
C175	在宅抗菌薬吸入療法用ネブライザ加算	438
第3節	薬剤料	438
第4節	特定保険医療材料料	441

外来管理加算（再診料）　併算定可
DPC　在宅医療はＤＰＣ包括対象外（退院時の在宅療養指導管理料は出来高算定可）

第2部　在宅医療

→特掲診療料に関する通則

1　第1部に規定するB000特定疾患療養管理料，B001特定疾患治療管理料の「1」ウイルス疾患指導料，B001「4」小児特定疾患カウンセリング料，B001「5」小児科療養指導料，B001「6」てんかん指導料，B001「7」難病外来指導管理料，B001「8」皮膚科特定疾患指導管理料，B001「17」慢性疼痛疾患管理料，B001「18」小児悪性腫瘍患者指導管理料及びB001「21」耳鼻咽喉科特定疾患指導管理料並びに第2部第2節第1款の各区分に規定する在宅療養指導管理料（C100～C121）及び第8部精神科専門療法に掲げるI004心身医学療法は特に規定する場合を除き同一月に算定できない。

参考　「特に規定する場合」とは，B001「7」難病外来指導管理料とC101在宅自己注射指導管理料「2」1以外の場合のことをいう（両者は併算定可）。

2　算定回数が「週」単位又は「月」単位とされているものについては，特に定めのない限り，それぞれ日曜日から土曜日までの1週間又は月の初日から月の末日までの1か月を単位として算定する。〔令6保医発0305・4〕

通　則
1　在宅医療の費用は，第1節又は第2節の各区分の所定点数により算定する。
2　在宅療養指導管理に当たって患者に対して薬剤を使用した場合は，前号により算定した点数及び第3節の所定点数を合算した点数により算定する。
3　在宅療養指導管理に当たって，別に厚生労働大臣が定める保険医療材料（以下この部において「特定保険医療材料」という）〔告示1，p.984〕を支給した場合は，前2号により算定した点数及び第4節の所定点数を合算した点数により算定する。
4　第1節又は第2節に掲げられていない在宅医療であって特殊なものの費用は，第1節又は第2節に掲げられている在宅医療のうちで最も近似する在宅医療の各区分の所定点数により算定する。
5　組織的な感染防止対策につきA000初診料の注11及びA001再診料の注15に規定する別に厚生労働大臣が定める施設基準〔告示3第3・3の3，p.1071〕に適合しているものとして地方厚生局長等に届け出た保険医療機関（診療所に限る）において，第1節の各区分に掲げる在宅患者診療・指導料のうち次に掲げるものを算定した場合は，**外来感染対策向上加算** 在感 として，月1回に限り**6点**を所定点数に加算する。ただし，発熱その他感染症を疑わせるような症状を呈する患者に対して適切な感染防止対策を講じた上で，第1節の各区分に掲げる在宅患者診療・指導料のうち次に掲げるものを算定した場合については，**発熱患者等対応加算** 在熱対 として，月1回に限り**20点**を更に所定点数に加算する。この場合において，A000初診料の注11，A001再診料の注15，第1部の通則第3号又はI012精神科訪問看護・指導料の注13にそれぞれ規定する外来感染対策向上加算を算定した月は，別に算定できない。

イ　在宅患者訪問診療料（Ⅰ）
ロ　在宅患者訪問診療料（Ⅱ）
ハ　在宅患者訪問看護・指導料
ニ　同一建物居住者訪問看護・指導料
ホ　在宅患者訪問点滴注射管理指導料
ヘ　在宅患者訪問リハビリテーション指導管理料
ト　在宅患者訪問薬剤管理指導料
チ　在宅患者訪問栄養食事指導料
リ　在宅患者緊急時等カンファレンス料

6　感染症対策に関する医療機関間の連携体制につきA000初診料の注12及びA001再診料の注16に規定する別に厚生労働大臣が定める施設基準〔告示3第3・3の4，p.1074〕に適合しているものとして地方厚生局長等に届け出た保険医療機関において，前号に規定する外来感染対策向上加算を算定した場合は，**連携強化加算** 在連 として，月1回に限り**3点**を更に所定点数に加算する。

7　感染防止対策に資する情報を提供する体制につきA000初診料の注13及びA001再診料の注17に規定する別に厚生労働大臣が定める施設基準〔告示3第3・3の5，p.1074〕に適合しているものとして地方厚生局長等に届け出た保険医療機関において，第5号に規定する外来感染対策向上加算を算定した場合は，**サーベイランス強化加算** 在サ として，月1回に限り**1点**を更に所定点数に加算する。

8　抗菌薬の使用状況につきA000初診料の注14及びA001再診料の注18に規定する別に厚生労働大臣が定める施設基準〔告示3第3・3の6，p.1074〕に適合しているものとして地方厚生局長等に届け出た保険医療機関において，第5号に規定する外来感染対策向上加算を算定した場合は，**抗菌薬適正使用体制加算** 在抗菌適 として，月1回に限り**5点**を更に所定点数に加算する。

【2024年改定による主な変更点】
(1)　在宅療養支援診療所・病院の施設基準に，①**各年度5月〜7月の訪問診療の回数が2100回以上の場合は在宅データ提出加算の届出医療機関であること**（【経過措置】2024年3月末時点の機能強化型の在宅療養支援診療所・病院は，2025年5月末まで在宅データ提出加算の基準を満たすものとする），②**訪問栄養食事指導が可能な体制をとっていること**（【経過措置】2024年3月末時点の在宅療養支援病院は2025年5月末まで当該基準を猶予）──とする要件が新設された。
(2)　在宅療養支援診療所・病院の24時間往診体制の施設基準について，医療資源の少ない地域では，**看護師等といる患者に対して情報通信機器を用いた診療が24時間可能な体制を確保した場合**，同基準を満たすものとされた。
(3)　在宅療養支援診療所・病院，在宅療養後方支援病院について，介護保険施設等の求めに応じて，その**協力医療機関**として定められることが望ましいとされた。

→通則
(1)　在宅医療の費用は，第1節在宅患者診療・指導料，第2節在宅療養指導管理料第1款在宅療養指導管理料，第2節在宅療養指導管理料第2款在宅療養指導管理材料加算，第3節薬剤料及び第4節特定保険医療材料料に掲げる所定点数を合算した点数により算定する。

(2) 在宅医療において，患者の診療を担う保険医の指示に基づき，当該保険医の診療日以外の日に訪問看護ステーション等の看護師等が，当該患者に対し点滴又は処置等を実施した場合は，使用した薬剤の費用については第3節薬剤料により，特定保険医療材料の費用については第4節特定保険医療材料料により，当該保険医療機関において算定する。

(3) 「通則5」の外来感染対策向上加算は，診療所における，平時からの感染防止対策の実施や，地域の医療機関等が連携して実施する感染症対策への参画，空間的・時間的分離を含む適切な感染対策の下で発熱患者等の外来診療等を実施する体制の確保を更に推進する観点から，診療時の感染防止対策に係る体制を評価するものであり，別に厚生労働大臣が定める施設基準に適合しているものとして地方厚生（支）局長に届け出た診療所において次に掲げるものを算定する場合に，患者1人につき月1回に限り加算することができる。ただし，同一月にA000「注11」，A001「注15」，第2章第1部の通則第3号又はI012「注13」に規定する外来感染対策向上加算を算定した場合にあっては算定できない。
(1) 在宅患者訪問診療料（Ⅰ）
(2) 在宅患者訪問診療料（Ⅱ）
(3) 在宅患者訪問看護・指導料
(4) 同一建物居住者訪問看護・指導料
(5) 在宅患者訪問点滴注射管理指導料
(6) 在宅患者訪問リハビリテーション指導管理料
(7) 在宅患者訪問薬剤管理指導料
(8) 在宅患者訪問栄養食事指導料
(9) 在宅患者緊急時等カンファレンス料

[4] 「通則5」の発熱患者等対応加算は，外来感染対策向上加算を算定している場合であって，発熱，呼吸器症状，発しん，消化器症状又は神経症状その他感染症を疑わせるような症状を有する患者に適切な感染対策の下で「通則5」に掲げるイからリまでのいずれかを算定する場合に算定する。

(5) 「通則6」の連携強化加算は，(3)の外来感染対策向上加算を算定する場合であって，外来感染対策向上加算を算定する保険医療機関が，A234-2感染対策向上加算1を算定する保険医療機関に対し，感染症の発生状況，抗菌薬の使用状況等について報告を行っている場合に算定する。

(6) 「通則7」のサーベイランス強化加算は，(3)の外来感染対策向上加算を算定する場合であって，外来感染対策向上加算を算定する保険医療機関が，院内感染対策サーベイランス（JANIS），感染対策連携共通プラットフォーム（J-SIPHE）等，地域や全国のサーベイランスに参加している場合に算定する。

[7] 「通則8」の抗菌薬適正使用体制加算は，「通則5」の外来感染対策向上加算を算定する場合であって，外来感染対策向上加算を算定する保険医療機関が抗菌薬の使用状況のモニタリングが可能なサーベイランスに参加し，使用する抗菌薬のうちAccess抗菌薬に分類されるものの使用比率が60％以上又は当該サーベイランスに参加する診療所全体の上位30％以内である場合に算定する。
（令6保医発0305・4）

参考　在宅医療と介護保険
(1) 要介護者・要支援者に対する訪問看護，訪問リハビリ，訪問薬剤管理指導，訪問栄養食事指導については，介護保険が優先し医療保険では算定できない。ただし，訪問看護，訪問リハビリについては，別に厚生労働大臣が定める場合（告示[7]「別表第2」p.1539）は，医療保険により算定する。
(2) 要介護者・要支援者以外の患者に対する訪問看護，訪問リハビリテーション，訪問薬剤管理指導，訪問栄養食事指導については，医療保険により算定する。
(3) 医師が行う診療に係る点数（往診料，訪問診療料等）は，すべて医療保険により算定する。なお，介護保険の居宅療養管理指導費（医師による）も別に算定できる。
（平14.4.5 全国保険医団体連合会）

→在宅医療のみを実施する医療機関に係る保険医療機関の指定の取扱いについて
（平28保医発0304・16）

1　健康保険法第63条第3項の取扱い
健康保険法（大正11年法律第70号）第63条第3項において，療養の給付を受けようとする者は自己の選定する保険医療機関等から受けることとされていることから，保険医療機関は全ての被保険者に対して療養の給付を行う開放性を有することが必要である。

2　在宅医療のみを実施する医療機関の指定の取扱い
保険医療機関の指定に当たっては，全ての被保険者に対して療養の給付を行う開放性を有する観点から，外来応需の体制を有することが必要であるが，在宅医療のみを実施する医療機関であっても，以下の要件を全て満たすことが確認できる場合にあっては，保険医療機関としての指定が認められる。
(1) 無床診療所である。
(2) 当該保険医療機関において，在宅医療を提供する地域をあらかじめ規定し，その範囲（対象とする行政区域，住所等）を被保険者に周知する。
(3) (2)の地域の患者から，往診又は訪問診療を求められた場合，医学的に正当な理由等なく断ることがない。
(4) 外来診療が必要な患者が訪れた場合に対応できるよう，(2)の地域内に協力医療機関を2か所以上確保している〔地域医師会（歯科医療機関にあっては地域歯科医師会）から協力の同意を得ている場合にはこの限りではない〕。
(5) (2)の地域内において在宅医療を提供し，在宅医療導入に係る相談に随時応じること及び当該医療機関の連絡先等を広く周知する。
(6) 診療所の名称・診療科目等を公道等から容易に確認できるよう明示したうえ，通常診療に応需する時間にわたり，診療所において，患者，家族等からの相談に応じる設備，人員等の体制を備えている。
(7) 通常診療に応需する時間以外の緊急時を含め，随時連絡に応じる体制を整えている。

事務連絡　問　これまで外来応需の体制を有していた医療機関が在宅医療のみを実施することとした場合，地方厚生（支）局長に対して所定の要件を満たしている旨を報告する必要はあるか。

答　在宅医療のみを実施する医療機関については，所定の要件を満たすことが確認できる場合に限って保険医療機関としての指定が認められるものであり，要件を満たしていることを地方厚生（支）局長が確認できるよう報告することが求められる。
（平28.3.31）

第1節　在宅患者診療・指導料

→在宅患者診療・指導料
(1) 保険医療機関は，同一の患者について，C000往診料，C001在宅患者訪問診療料（Ⅰ），C001-2在宅患者訪問診療料（Ⅱ），C005在宅患者訪問看護・指導料，C005-1-2同一建物居住者訪問看護・指導料，C006在宅患者訪問リハビリテーション指導管理料，C008在宅患者訪問薬剤管理指導料，C009在宅患者訪問栄養食事指導料又はI012精神科訪問看護・指導料（以下この部において「訪問診療料等」という）のうち，いず

れか1つを算定した日においては，他のものを算定できない。

ただし，在宅患者訪問診療等を行った後，患者の病状の急変等により，往診を行った場合の往診料の算定については，この限りではない。

(2) 一の保険医療機関が訪問診療料等のいずれか1つを算定した日については，当該保険医療機関と特別の関係(p.72)にある他の保険医療機関は訪問診療料等を算定できない。

ただし，訪問診療等を行った後，患者の病状の急変等により，往診を行った場合の往診料の算定については，この限りではない。

(編注)「特別の関係にある保険医療機関等」はp.72参照。

(3) 保険医療機関と特別の関係にある訪問看護ステーションが，当該保険医療機関の医師から訪問看護指示書の交付を受けた患者について，訪問看護療養費を算定した日においては，当該保険医療機関は訪問診療料等を算定できない。

ただし，当該訪問看護を行った後，患者の病状の急変等により，往診を行った場合の往診料の算定については，この限りではない。また，I 016精神科在宅患者支援管理料の「1」を算定する保険医療機関と連携する訪問看護ステーションのそれぞれが，同一日に訪問看護を実施した場合における精神科訪問看護・指導料(作業療法士又は精神保健福祉士による場合に限る)及び精神科訪問看護基本療養費の算定については，この限りでない。

(令6保医発0305・4)

→在宅療養支援診療所　摘要欄 p.1687

(1) 在宅療養支援診療所とは，地域における患者の在宅療養の提供に主たる責任を有するものであり，患者からの連絡を一元的に当該診療所で受けるとともに，患者の診療情報を集約する等の機能を果たす必要がある。このため，緊急時の連絡体制及び24時間往診できる体制(基本診療料の施設基準等の**別表第6の2**に掲げる地域に所在し，看護師等といる患者に対して情報通信機器を用いた診療を行うことが24時間可能な体制を有する保険医療機関を除く)等を確保しなければならない。なお，当該診療所が他の保険医療機関(特別の関係にあるものを含む)又は訪問看護ステーション(特別の関係にあるものを含む)(以下この部において「連携保険医療機関等」という)と連携する場合には，連携保険医療機関等の保険医又は看護師等との診療情報の共有に際し，当該患者の診療情報の提供を行った場合，これに係る費用は各所定点数に含まれ別に算定できない。

(2) 連携保険医療機関等の保険医又は看護師等であって，在宅療養支援診療所の保険医の指示により，緊急の往診又は訪問看護を行うものは，患者の診療情報について，あらかじめ在宅療養支援診療所の保険医から提供を受け，緊急時に十分活用できる体制にて保管する必要がある。また，当該緊急の往診又は訪問看護の後には，診療内容等の要点を**診療録等**に記載するとともに，在宅療養支援診療所の保険医が患者の診療情報を集約して管理できるよう，速やかに在宅療養支援診療所の保険医に対し，診療情報の提供を行う。なお，在宅療養支援診療所の保険医に対し，連携保険医療機関等から当該患者の診療情報の提供を行った場合の費用は，各所定点数に含まれ別に算定できない。

(3) 当該患者の病状急変時等に，連携保険医療機関等の保険医又は看護師等が往診又は訪問看護を行った場合には，A 000初診料，A 001再診料，C 000往診料又はC 005在宅患者訪問看護・指導料は往診等を行った保険医又は看護師等の属する保険医療機関において算定する。

(4) 連携保険医療機関等が，在宅療養支援診療所の保険医の指示により往診又は訪問看護を行った場合は，**診療報酬明細書の摘要欄に連携する在宅療養支援診療所の名称及び**[支援]**と記載する**。

(令6保医発0305・4)

(編注) 在宅療養支援診療所の施設基準はp.1347，在宅療養支援病院の施設基準はp.1360。

事務連絡 在宅療養支援診療所・病院

問1　連携型の機能強化型在支診・在支病について，それぞれの医療機関が在宅における看取り等の実績要件を満たすことが必要になったが，連携に参加していた医療機関の中で実績を満たせない医療機関が出た場合，当該連携に参加している全ての医療機関において，機能強化型に応じた点数が算定できないこととなるのか。

答　一部に実績を満たさない医療機関が出た場合においても，連携内の全ての医療機関が各々引き続き実績以外の要件を満たすとともに，実績を満たさなくなる医療機関以外の連携医療機関において，3名以上の常勤医師の配置，入院できる病床の確保，過去1年間に合計10件以上の緊急往診，4件以上の在宅看取り実績等の要件を満たしている場合は，実績を満たしている医療機関は機能強化型に応じた点数を算定できる。なお，この場合，実績を満たさなくなった医療機関は引き続き連携内に留まることになるが，機能強化型に応じた点数を算定することはできない。

問2　連携型の機能強化型在支診・在支病について，一部の医療機関が実績を満たせなくなった場合，連携に参加する全ての医療機関が改めて届出を行わなければならないのか。

また，一時的に実績を満たせなくなった医療機関が，後日，実績を満たした場合にはどのような取扱いになるか。

答　連携に参加する医療機関それぞれが改めて届出を行う必要はないが，実績を満たさなくなった医療機関はその旨を速やかに届け出ること。また，実績を満たさなくなった医療機関が，後日，実績を満たした場合には，当該医療機関がその旨届出を行うことで，再び強化型に応じた点数を算定することができるようになる。

(平26.9.5)

参考 機能を強化した在支診・在支病

問　機能強化型の在宅療養支援診療所・病院(連携型)において，自院は無床診療所であるが，在宅支援連携体制を組んでいる医療機関内に在宅療養支援病院又は有床診療所がある場合，「病床を有する場合」の点数が算定できるか。

答　算定できる。

(平24.4.2 全国保険医団体連合会)

参考 在宅療養支援診療所

問1　「24時間連絡を受ける医師又は看護職員をあらかじめ指定する」とあるが，連絡担当者は在宅療養支援診療所の職員以外でもよいか。

答　在宅療養支援診療所に担当者をおかなければならない。24時間連絡を受ける体制を在宅療養支援診療所に確保する必要がある。なお，連絡先は携帯電話でもよい。

問2　患者ごとに連携医療機関等が異なる場合は，すべて届け出る必要があるのか。

答　そのとおり。届け出る必要がある。変更があった場合も届け出る必要がある。

問3　患者または患家に渡す文書の様式は定められているか。

答　特に定められていない。

問4　「当該地域において，他の保健医療・福祉サービスとの連携調整を担当する者との連携」とあるが，連携調整を担当する者とはどういう職権なのか。

答　連携調整を担当する者であれば，職種(資格)は問わない。

(平18.4.6 全国保険医団体連合会)

C000　往診料 [在支] [在支病] [支援]　　720点

注1　別に厚生労働大臣が定める時間〔告示[4]第4・1の3，p.360〕において入院中の患者以外の患者に対して診療に従事している場合に緊急に行う往診，夜間(深夜を除く)又

在宅医療〔在宅患者診療・指導料〕C000

参考 在宅患者診療・指導料（C000〜C015）一覧表

医師に係るもの

C000 往診料　(p.354)	◆患者・家族等の求めに応じて患家に赴き診療を行った場合に，1回につき算定（定期的・計画的に訪問する場合は対象外）
C001 在宅患者訪問診療料（Ⅰ）1　(p.362)	◆計画的に訪問診療を行った場合に，（原則）週3回を限度に1日1回算定
C001 在宅患者訪問診療料（Ⅰ）2	◆C002，C002-2，C003の要件を満たす他の医療機関の依頼により訪問診療を行った場合に，（原則）6月以内に限り月1回算定
C001-2 在宅患者訪問診療料（Ⅱ）　(p.367)	併設する有料老人ホーム等へ，「イ」「ロ」いずれかの訪問診療を行った場合に算定
C001-2 イ	◆C002，C002-2の要件を満たす医療機関が併設有料老人ホーム等へ訪問診療を行った場合（原則，週3回を限度に1日1回算定）
C001-2 ロ	◆C002，C002-2，C003の要件を満たす他の医療機関の依頼により併設有料老人ホーム等へ訪問診療を行った場合（原則，6月以内に限り月1回算定）
C004 救急搬送診療料　(p.383)	◆救急自動車等での患者搬送の際，医師が同乗して診療を行った場合に算定
C004-2 救急患者連携搬送料　(p.384)	◆医師・看護師・救急救命士が同乗して連携医療機関に転院搬送した場合に算定
C005-2 在宅患者訪問点滴注射管理指導料　(p.396)	◆医師が，看護師又は准看護師に週3日以上の訪問点滴注射を指示し，それを実施した場合に，1週につき算定
C007 訪問看護指示料　(p.399)	◆医師が，訪問看護ステーション等に訪問看護指示書を交付した場合に月1回算定
C007-2 介護職員等喀痰吸引等指示料　(p.401)	◆医師が，居宅サービス事業者・地域密着介護型サービス事業者等に介護職員等喀痰吸引等指示書を交付した場合に，3月に1回算定
C010 在宅患者連携指導料　(p.404)	◆訪問診療を行う医療機関の医師が，歯科訪問診療を行う医療機関，訪問薬剤管理指導を行う薬局，訪問看護ステーションと情報共有して療養指導を行った場合に月1回算定
C011 在宅患者緊急時等カンファレンス料　(p.405)	◆訪問診療を行う医師が，歯科訪問診療を行う歯科医師等，訪問薬剤管理指導を行う薬局薬剤師，訪問看護ステーションの看護師等，介護支援専門員等と共同で患家に赴き，カンファレンスを実施（参加）し，共同で療養指導を行った場合に，月2回に限り算定
C012 在宅患者共同診療料　(p.406)	◆400床未満の在宅療養後方支援病院が，連携医療機関の医師と共同で往診・訪問診療を行った場合に，（原則）1年以内に2回に限り算定
C013 在宅患者訪問褥瘡管理指導料　(p.407)	◆在宅褥瘡対策チーム（医師・看護師等・管理栄養士が各1名）を設置し，在宅褥瘡ハイリスク患者を共同管理する場合に，初回カンファレンスから6月以内に3回に限り算定
C014 外来在宅共同指導料　(p.409)	◆外来担当医と在宅担当医が連携して指導等を行った場合に算定
C015 在宅がん患者緊急時医療情報連携指導料　(p.410)	◆末期悪性腫瘍の在宅患者の急変時に，ICTにより関係職種間で共有されている人生の最終段階における医療・ケアに関する情報を踏まえ，医師が指導を行った場合に算定

《医師の計画的な医学管理・総合的な医療を評価》

項目	内容	備考
C002 在宅時医学総合管理料　(p.369)	◆届出医療機関で，在宅療養計画の下，定期的な訪問診療を行い，総合的な医学管理を行う場合に月1回算定	◆投薬の費用，C003在宅がん医療総合診療料，厚生労働大臣が定める診療に係る費用（B000，J000等。p.1368）は包括
C002-2 施設入居時等医学総合管理料　(p.372)		
C003 在宅がん医療総合診療料　(p.381)	◆届出医療機関で，末期悪性腫瘍患者に対して計画的な医学管理の下，総合的な医療を提供した場合に1週を単位に1日につき算定	◆診療に係る費用は併算定不可（①緊急の往診，②訪問診療料の在宅ターミナルケア加算等のみ別に算定可）

看護師等に係るもの　（C004-2は救急救命士にも関連）

C004-2 救急患者連携搬送料　(p.384)	◆医師・看護師・救急救命士が同乗して連携医療機関に転院搬送した場合に算定
C005 在宅患者訪問看護・指導料　(p.385)	◆訪問看護計画により，保健師，助産師，看護師，准看護師を訪問させて看護又は療養指導を行った場合に，（原則）週3日を限度に1日1回算定（緩和ケア，褥瘡ケア，人工肛門ケア，人工膀胱ケアの専門研修を受けた看護師による場合の点数は月1回算定）
C005-1-2 同一建物居住者訪問看護・指導料　(p.388)	◆C005-2は同一建物居住者に対して算定
C005-2 在宅患者訪問点滴注射管理指導料　(p.396)	◆医師が，看護師又は准看護師に週3日以上の訪問点滴注射を指示し，それを実施した場合に1週につき算定
C007 訪問看護指示料　(p.399)	◆医師が，訪問看護ステーション等に訪問看護指示書を交付した場合に月1回算定
C013 在宅患者訪問褥瘡管理指導料　(p.407)	◆在宅褥瘡対策チーム（医師・看護師等・管理栄養士が各1名）を設置し，在宅褥瘡ハイリスク患者を共同管理する場合に，初回カンファレンスから6月以内に3回に限り算定

理学療法士・作業療法士・言語聴覚士に係るもの

C006 在宅患者訪問リハビリテーション指導管理料　(p.397)	◆理学療法士・作業療法士・言語聴覚士を訪問させてリハビリテーションの観点から療養指導（20分以上＝1単位）を行った場合に，（原則）週6単位を限度に算定

薬剤師に係るもの

C008 在宅患者訪問薬剤管理指導料　(p.402)	◆薬剤師が訪問して服薬指導，服薬支援その他の薬学的管理指導を行った場合に，月4回（末期悪性腫瘍患者・中心静脈栄養法の対象患者は週2回かつ月8回）に限り算定

管理栄養士に係るもの

C009 在宅患者訪問栄養食事指導料　(p.403)	◆①特別食が必要な患者，②がん患者，③摂食機能・嚥下機能が低下した患者，④低栄養状態の患者に，管理栄養士が訪問して栄養管理指導を行った場合に，月2回に限り算定
C013 在宅患者訪問褥瘡管理指導料　(p.407)	◆在宅褥瘡対策チーム（医師・看護師等・管理栄養士が各1名）を設置し，在宅褥瘡ハイリスク患者を共同管理する場合に，初回カンファレンスから6月以内に3回に限り算定

は休日の往診，深夜の往診を行った場合には，在宅療養支援診療所，在宅療養支援病院（地域において在宅療養を提供する診療所がないことにより，当該地域における退院後の患者に対する在宅療養の提供に主たる責任を有する病院であって，別に厚生労働大臣が定める施設基準〔告示4第4・1, p.1360〕に適合しているものとして地方厚生局長等に届け出たものをいう。以下この表において同じ）等の区分に従い，次に掲げる点数を，それぞれ所定点数に加算する。
　イ　別に厚生労働大臣が定める患者〔告示4第4・1の3の2, p.1365〕に対し，在宅療養支援診療所又は在宅療養支援病院であって別に厚生労働大臣が定めるもの〔告示4第4・1の2, p.360〕の保険医が行う場合
　　(1)　病床を有する場合
　　　①　緊急往診加算　　　　　　　　850点
　　　②　夜間・休日往診加算　　　　1,700点
　　　③　深夜往診加算　　　　　　　2,700点
　　(2)　病床を有しない場合
　　　①　緊急往診加算　　　　　　　　750点
　　　②　夜間・休日往診加算　　　　1,500点
　　　③　深夜往診加算　　　　　　　2,500点
　ロ　別に厚生労働大臣が定める患者〔告示4第4・1の3の2, p.1365〕に対し，在宅療養支援診療所又は在宅療養支援病院（イに規定するものを除く）の保険医が行う場合
　　(1)　緊急往診加算　　　　　　　　650点
　　(2)　夜間・休日往診加算　　　　1,300点
　　(3)　深夜往診加算　　　　　　　2,300点
　ハ　別に厚生労働大臣が定める患者〔告示4第4・1の3の2, p.1365〕に対し，イからロまでに掲げるもの以外の保険医療機関の保険医が行う場合
　　(1)　緊急往診加算　　　　　　　　325点
　　(2)　夜間・休日往診加算　　　　　650点
　　(3)　深夜往診加算　　　　　　　1,300点
　ニ　別に厚生労働大臣が定める患者〔告示4第4・1の3の2, p.1365〕以外の患者に対して行う場合
　　(1)　緊急往診加算　　　　　　　　325点
　　(2)　夜間・休日往診加算　　　　　405点
　　(3)　深夜往診加算　　　　　　　　485点
2　患家における診療時間が1時間を超えた場合は，**患家診療時間加算**として，30分又はその端数を増すごとに，**100点**を所定点数に加算する。
3　在宅で死亡した患者（往診を行った後，24時間以内に在宅以外で死亡した患者を含む）に対して，その死亡日及び死亡日前14日以内に，B004退院時共同指導料1を算定し，かつ，往診を実施した場合には，当該患者に係る区分等に従い，**在宅ターミナルケア加算**として，次に掲げる点数をそれぞれ所定点数に加算する。この場合において，C001の注6に規定する在宅ターミナルケア加算及びC001-2の注5に規定する在宅ターミナルケア加算は算定できない。ただし，別に厚生労働大臣が定める施設基準〔告示4第4・1の4, p.1366〕に適合するものとして地方厚生局長等に届け出た保険医療機関が行った場合は，当該基準に掲げる区分に従い，**在宅緩和ケア充実診療所・病院加算**，**在宅療養実績加算1**又は**在宅療養実績加算2**として，それぞれ**1,000点**，**750点**又は**500点**を，がん患者に対して酸素療法を行っていた場合は酸素療法加算として**2,000点**を更に所定点数に加算する。
　イ　有料老人ホームその他これに準ずる施設（以下この区分番号，C001及びC001-2において「有料老人ホーム等」という）に入居する患者以外の患者
　　(1)　在宅療養支援診療所又は在宅療養支援病院であって別に厚生労働大臣が定めるもの〔告示4第4・1の2, p.1364〕の場合
　　　①　病床を有する場合　　　　6,500点
　　　②　病床を有しない場合　　　5,500点
　　(2)　在宅療養支援診療所又は在宅療養支援病院〔(1)に規定するものを除く〕の場合　　　　　　　　　4,500点
　　(3)　(1)及び(2)に掲げるもの以外の場合　　　　　　　　　　　　　　　3,500点
　ロ　有料老人ホーム等に入居する患者
　　(1)　在宅療養支援診療所又は在宅療養支援病院であって別に厚生労働大臣が定めるもの〔告示4第4・1の2, p.1364〕の場合
　　　①　病床を有する場合　　　　6,500点
　　　②　病床を有しない場合　　　5,500点
　　(2)　在宅療養支援診療所又は在宅療養支援病院〔(1)に規定するものを除く〕の場合　　　　　　　　　4,500点
　　(3)　(1)及び(2)に掲げるもの以外の場合　　　　　　　　　　　　　　　3,500点
4　往診を行い，在宅で患者を看取った場合（注3に規定する在宅ターミナルケア加算を算定する場合に限る）には，**看取り加算**として，**3,000点**を所定点数に加算する。この場合において，C001の注7（C001-2の注6の規定により準用する場合を含む）に規定する看取り加算は算定できない。
5　患家において死亡診断を行った場合は，**死亡診断加算**として，**200点**を所定点数に加算する。ただし，注4に規定する加算を算定する場合は，算定できない。
6　保険医療機関の所在地と患家の所在地との距離が16kmを超えた場合又は海路による往診を行った場合で，特殊の事情があったときの往診料は，別に厚生労働大臣が定めるところにより算定する。 特
7　往診に要した交通費は，患家の負担とする。
8　注1のイからハまでについては，別に厚

生労働大臣が定める施設基準〔告示④第4・1の4, p.1366〕に適合するものとして地方厚生局長等に届け出た保険医療機関の保険医が行った場合は，当該基準に掲げる区分に従い，**在宅緩和ケア充実診療所・病院加算，在宅療養実績加算1又は在宅療養実績加算2**として，100点，75点又は50点を，それぞれ更に所定点数に加算する。

9 在宅療養支援診療所又は在宅療養支援病院が，当該保険医療機関と連携する他の保険医療機関（在宅療養支援診療所又は在宅療養支援病院以外の保険医療機関に限る）によって計画的な医学管理の下に主治医として定期的に訪問診療を行っている患者に対して，往診を行った場合，**往診時医療情報連携加算**として200点を所定点数に加算する。

10 別に厚生労働大臣が定める施設基準〔告示④第4・1の3の3, p.1366〕に適合しているものとして地方厚生局長等に届け出た保険医療機関が，介護老人保健施設，介護医療院及び特別養護老人ホーム（以下この注において「介護保険施設等」という）の協力医療機関であって，当該介護保険施設等に入所している患者の病状の急変等に伴い，往診を行った場合に，**介護保険施設等連携往診加算**として，200点を所定点数に加算する。

【2024年改定による主な変更点】

(1) 厚生労働大臣が定める患者（①往診医療機関で訪問診療等を行う患者，②往診医療機関と連携体制を構築する他医療機関で訪問診療等を行う患者，③往診医療機関の外来で継続的に診療を受ける患者，④往診医療機関と平時から連携体制を構築する介護保険施設等の入所患者——のいずれか）以外の患者に対する緊急・夜間・休日・深夜の往診に係る点数が新設された（「注1」「ニ」）。

(2) 【新設】「注3」在宅ターミナルケア加算：死亡日及び死亡日前14日以内にB004退院時共同指導料1を算定して往診を実施した場合に算定可。

(3) 【新設】「注4」看取り加算：「注3」在宅ターミナルケア加算を算定して，在宅で患者を看取った場合に算定可。

(4) 【新設】「注9」往診時医療情報連携加算：在宅療養支援診療所・病院以外の他医療機関が訪問診療を行う患者に対し，在宅療養支援診療所・病院が当該他医療機関と平時から連携体制を構築したうえで往診を行った場合に算定可。

(5) 【新設】「注10」介護保険施設等連携往診加算：介護保険施設等の入所者の病状急変時に，定期的なカンファレンスを実施するなど平時から当該施設等と連携体制を構築している協力医療機関の医師が往診を行った場合に算定可。

→往診料
摘要欄 p.1687

(1) 往診料は，患者又は家族等の患者の看護等に当たる者が，保険医療機関に対し電話等で直接往診を求め，当該保険医療機関の医師が往診の必要性を認めた場合に，可及的速やかに患家に赴き診療を行った場合に算定できるものであり，定期的ないし計画的に患家又は他の保険医療機関に赴いて診療を行った場合には算定できない。

(2) 往診又は訪問診療を行った後に，患者又はその家族等が単に薬剤を取りに医療機関に来た場合は，再診料又は外来診療料は算定できない。

(3) 往診を求められて患家へ赴いたが，既に他医に受診していたため，診察を行わないで帰った場合の往診料は，療養の給付の対象としない扱いとする。したがって患者負担とする。

(4) 特定の被保険者の求めに応ずるのではなく，保険診療を行う目的をもって定期又は不定期に事業所へ赴き，被保険者（患者）を診療する場合は，往診料として取り扱うことは認められない。

(5) 複数事業所の衛生管理医をしている保険医が，衛生管理医として毎日又は定期的に事業所に赴いた（巡回）際，当該事業所において常態として診療を行う場合は，(4)と同様である。

(6) 同一保険医が2か所の保険医療機関を開設している場合の往診料は，往診の依頼を受けた医療機関を起点とするのではなく，当該保険医が患家に赴くために出発した保険医療機関から患家までの距離により算定する。

(7) 定期的又は計画的に行われる対診の場合は往診料を算定できない。
（令6保医発0305・4）

→緊急往診加算，夜間・休日・深夜加算（「注1」）

(1) 緊急往診加算は，保険医療機関において，標榜時間内であって，入院中の患者以外の患者に対して診療に従事している時に，患者又は現にその看護に当たっている者から緊急に求められて往診を行った場合に算定する。

(2) 「注1」に規定する「別に厚生労働大臣が定める時間」とは，保険医療機関において専ら診療に従事している時間であって，概ね午前8時から午後1時までの間とする。

(3) 「注1」における**緊急に行う往診**とは，患者又は現にその看護に当たっている者からの訴えにより，速やかに往診しなければならないと判断した場合をいい，具体的には，往診の結果，急性心筋梗塞，脳血管障害，急性腹症等が予想される場合〔15歳未満の小児（児童福祉法第6条の2第3項に規定する小児慢性特定疾病医療支援の対象である場合は，20歳未満の者）については，これに加えて，低体温，けいれん，意識障害，急性呼吸不全等が予想される場合〕をいう。また，医学的に終末期であると考えられる患者（当該保険医療機関又は当該保険医療機関と連携する保険医療機関が訪問診療を提供している患者に限る）に対して往診した場合にも緊急往診加算を算定できる。

(4) 「注1」における**所定点数**とは，往診料に「注2」及び「注6」における加算点数を合算した点数をいう。

(5) 夜間（深夜を除く）とは午後6時から午前8時までとし，深夜の取扱いについては，午後10時から午前6時までとする。ただし，これらの時間帯が標榜時間に含まれる場合，夜間・休日往診加算及び深夜往診加算は算定できない。

(6) 休日とは，日曜日及び国民の祝日に関する法律第3条に規定する休日をいう。なお，1月2日及び3日並びに12月29日，30日及び31日は，休日として取り扱う。

(7) 「注1のイ」，「注3のイの(1)」及び「注3のロの(1)」に規定する「**在宅療養支援診療所又は在宅療養支援病院であって別に厚生労働大臣が定めるもの**」とは，特掲診療料施設基準通知の第9在宅療養支援診療所の施設基準の1の(1)及び(2)（p.1349）に規定する**在宅療養支援診療所**，第14の2在宅療養支援病院の施設基準の1の(1)及び(2)（p.1361）に規定する**在宅療養支援病院**である。

「注1のイの(1)」，「注3のイの(1)の①」及び「注3のロの(1)の①」に規定する「**病床を有する場合**」，「注1のイの(2)」，「注3のイの(1)の②」及び「注3のロの(1)の②」に規定する「**病床を有しない場合**」とは，同通知の第9在宅療養支援診療所の施設基準の2の(1)及

参考　在宅療養支援診療所（支援診）・在宅療養支援病院（支援病）の施設基準一覧　（施設基準の告示・通知は p.1347, p.1360 に掲載）

施設基準	従来型（機能強化型以外）の支援診・支援病	機能強化型の支援診・支援病	
		【単独型】	【連携型】（※1）
施設要件	【支援診】診療所であること 【支援病】①200床未満（「医療資源の少ない地域の医療機関」では280床未満）の病院，②半径4km以内に診療所が存在しない病院――のいずれかであること			
常勤医師	―	在宅医療を担当する常勤医師3名以上	連携医療機関との合算で，在宅医療を担当する常勤医師3名以上
24時間連絡体制	【支援診】24時間連絡を受ける保険医又は看護職員を予め指定し，その連絡先（【連携型】では連絡先を一元化）を文書で患家に提供 【支援病】24時間連絡を受ける担当者を予め指定し，その連絡先（【連携型】では連絡先を一元化）を文書で患家に提供			
24時間往診体制	（自院において，又は別の医療機関との連携により）	（自院において）	（連携医療機関との連携により）
	24時間往診が可能な体制を確保し，往診担当医の氏名，担当日等を文書により患家に提供している（※2）			
24時間訪問看護体制	（自院において，又は別の医療機関・訪問看護ステーションとの連携により）	（自院において，又は別の医療機関・訪問看護ステーションとの連携により）	（自院において，又は連携医療機関・訪問看護ステーションとの連携により）
	24時間訪問看護の提供が可能な体制を確保し，訪問看護の担当者氏名，担当日等を文書により患家に提供			
緊急入院受入体制	【支援診】（自院において，又は別の医療機関との連携により）	【支援診】（有床診療所は自院において，無床診療所は別の医療機関との連携により）	【支援診】（自院又は連携医療機関において，いずれも無床の場合は別の医療機関との連携により）
	【支援診】緊急時に在宅療養患者が入院できる病床を常に確保し，受入医療機関の名称等を予め届け出ている 【支援病】緊急時に在宅療養患者が入院できる病床を常に確保している			
連携先への情報提供	他の医療機関又は訪問看護ステーションと連携する場合，予め患家の同意を得て，緊急対応に必要な診療情報を文書（電子媒体含む）により随時提供している			
診療記録管理体制	患者に関する診療記録管理を行うにつき必要な体制が整備されている			
保健医療・福祉サービスとの連携	当該地域において，他の保健医療サービス及び福祉サービスとの連携調整を担当する者と連携している			
	在宅療養移行加算の算定診療所との往診・連絡体制の構築協力等が望ましい			
看取り数等の報告	年1回，在宅看取り数・地域ケア会議等への出席状況等を地方厚生（支）局長に報告している（様式11の3）		
		―	年1回，連携医療機関全体の在宅看取り数等を地方厚生（支）局長に報告（様式11の4）
緊急往診の実績	―	【支援診】過去1年間の緊急往診実績：10件以上	【支援診】過去1年間の緊急往診実績：連携医療機関と合算で10件以上，自院で4件以上
		【支援病】単独型・連携型それぞれに，①上記の往診実績，②後方ベッド確保と緊急入院患者受入実績：年間31件以上，③地域包括ケア病棟入院料（入院医療管理料）1又は3の届出――のいずれかを満たすこと	
看取りの実績	―	過去1年間の①在宅看取り実績（※3），②15歳未満の超・準超重症児への在宅医療実績（※4）――のいずれかが4件以上	(1) 連携医療機関との合算による過去1年間の在宅看取り実績（※3）：4件以上 (2) 自院の①過去1年間の在宅看取り実績，②15歳未満の超・準超重症児への在宅医療実績（※4）――のいずれかが2件以上 〔(1)と(2)の両方を満たすこと〕
在宅患者の割合が95％以上（※5）の医療機関における要件	上記基準に加え，以下の要件(1)〜(4)のいずれも満たすこと (1) 直近1年間に，5以上の病院又は診療所から文書による紹介を受けて訪問診療を開始した実績がある (2) 過去1年間の，①在宅看取り実績20件以上，②15歳未満の超・準超重症児への在宅医療実績（※3）10件以上――のいずれかを満たす (3) 直近1カ月の，〔C002 在宅時医学総合管理料又はC002-2 施設入居時等医学総合管理料の算定患者〕のうち，〔C002-2 の算定患者〕の割合が7割以下 (4) 直近1カ月の〔C002 在宅時医学総合管理料又はC002-2 施設入居時等医学総合管理料の算定患者〕のうち，〔要介護3以上又は別表第8の2（p.379）の状態の患者〕の割合が5割以上			
意思決定支援	自院において，適切な意思決定支援に関する指針を作成していること			
訪問栄養食事指導	【支援病】自院の管理栄養士による訪問栄養食事指導の体制を有していること（支援診では努力目標）			
訪問診療の回数	―	各年度5〜7月の訪問診療の回数が2100回以上の場合，在宅データ提出加算の届出が必要	

※1　連携型：他の医療機関と地域における在宅療養の支援に係る連携体制――診療所又は許可病床200床未満（「医療資源の少ない地域の医療機関」では280床未満）の病院により構成されたものに限る――を構築している医療機関。連携する医療機関数は，自院を含めて10未満とする。連携医療機関間において月1回以上の定期的なカンファレンスを実施する。
※2　医療資源の少ない地域では，看護師等といる患者に対するオンライン診療が24時間可能な体制でも可。
※3　在宅看取り実績：自院又は緊急入院受入医療機関で7日以内の入院を経て死亡した患者に対して，当該入院日を含む直近6ヵ月間に訪問診療を実施していた場合――C001 在宅患者訪問診療料（Ⅰ）の「1」，C001-2 在宅患者訪問診療料（Ⅱ）「注1」の「イ」，C003 在宅がん医療総合診療料を算定している場合に限る――も含めることができる。
※4　在宅医療実績：3回以上の訪問診療を行い，C002 在宅時医学総合管理料又はC002-2 施設入居時等医学総合管理料を算定する場合。
※5　直近1カ月に〔初診・再診・往診・訪問診療を実施した患者〕のうち，〔往診・訪問診療を実施した患者〕の割合が95％以上。

び(2) (p.1351)，第14の2在宅療養支援病院の施設基準の2の(1) (p.1364) の規定による。
（令6保医発0305・4）

→診療時間加算（「注2」） 摘要欄 p.1687

(1) 「注2」における**診療時間**とは，実際に診療に当たっている時間をいう。交通機関の都合その他診療の必要以外の事由によって患家に滞在又は宿泊した場合においては，その患家滞在の時間については，診療時間に算入しない。

(2) 同一の患家又は有料老人ホーム等であって，その形態から当該ホーム全体を同一の患家とみなすことが適当であるものにおいて，2人以上の患者を診療した場合は，2人目以降の患者については往診料を算定せず，A 000初診料又はA 001再診料若しくはA 002外来診療料及び第2章特掲診療料のみを算定する。この場合において，2人目以降のそれぞれの患者の診療に要した時間が1時間を超えた場合は，その旨を**診療報酬明細書**の摘要欄に記載し，往診料の「注2」に規定する加算を算定する。
（令6保医発0305・4）

→在宅ターミナルケア加算（「注3」） 摘要欄 p.1687

(1) 「注3」に規定する在宅ターミナルケア加算は，死亡日及び死亡日前14日以内の計15日間にB 004退院時共同指導料1を算定した上で往診を行った患者が，在宅で死亡した場合（往診を行った後，24時間以内に在宅以外で死亡した場合を含む）に算定する。この場合，診療内容の要点等を**診療録**に記載する。また，ターミナルケアの実施については，厚生労働省「人生の最終段階における医療・ケアの決定プロセスに関するガイドライン」等の内容を踏まえ，患者本人及びその家族等と話し合いを行い，患者本人の意思決定を基本に，他の関係者と連携の上対応する。なお，死亡日及び死亡日前14日以内の計15日間にC 001在宅患者訪問診療料（Ⅰ）又はC 001-2在宅患者訪問診療料（Ⅱ）を算定している場合は，C 001在宅患者訪問診療料（Ⅰ）の「注6」に規定する在宅ターミナルケア加算又はC 001-2在宅患者訪問診療料（Ⅱ）の「注5」に規定する在宅ターミナルケア加算を算定する。

(2) 「注3のイ」及び「注3のロ」に規定する**有料老人ホーム等に入居する患者**とは，以下のいずれかに該当する患者をいう。
　ア　C 002-2施設入居時等医学総合管理料の(3)において施設入居時等医学総合管理料の算定患者とされている患者
　イ　障害者総合支援法に規定する障害福祉サービスを行う施設及び事業所又は福祉ホームに入居する患者
　ウ　介護保険法第8条第19項に規定する小規模多機能型居宅介護又は同法第8条第23項に規定する複合型サービスにおける宿泊サービスを利用中の患者

(3) 「注3」に規定する酸素療法加算は，悪性腫瘍と診断されている患者に対し，死亡した月において，在宅酸素療法を行った場合に算定する。在宅酸素療法を指示した医師は，在宅酸素療法のための酸素投与方法（使用機器，ガス流量，吸入時間等），緊急時連絡方法等を装置に掲示すると同時に，夜間も含めた緊急時の対処法について，患者本人及びその家族等に説明を行う。酸素療法加算を算定した月については，C 103在宅酸素療法指導管理料，C 107在宅人工呼吸指導管理料，C 157酸素ボンベ加算，C 158酸素濃縮装置加算，C 159液化酸素装置加算，C 164人工呼吸器加算，J 018喀痰吸引，J 018-3干渉低周波去痰器による喀痰排出，J 024酸素吸入，J 024-2突発性難聴に対する酸素療法，J 025酸素テント，J 026間歇的陽圧吸入法，J 026-2鼻マスク式補助換気法，J 026-3体外式陰圧人工呼吸器治療及びJ 045人工呼吸は算定できない。
（令6保医発0305・4）

→看取り加算（「注4」）

「注4」に規定する看取り加算は，事前に当該患者又はその家族等に対して，療養上の不安等を解消するために十分な説明と同意を行った上で，死亡日及び死亡日前14日以内の計15日間に退院時共同指導を行った上で死亡日に往診を行い，当該患者を患家で看取った場合に算定する。この場合，診療内容の要点等を当該患者の**診療録**に記載する。
（令6保医発0305・4）

→死亡診断加算（「注5」）

「注5」に規定する死亡診断加算は，患者が在宅で死亡した場合であって，死亡日に往診を行い，死亡診断を行った場合に算定する。ただし，「注4」に規定する看取り加算には，死亡診断に係る費用が含まれており，「注5」に規定する死亡診断加算は別に算定できない。
（令6保医発0305・4）

→16km超の場合の扱い（「注6」） 摘要欄 p.1687

(1) 「注6」に規定する保険医療機関の所在地と患家の所在地との距離が16kmを超える往診については，当該保険医療機関からの往診を必要とする絶対的な理由がある場合に認められるものであって，この場合の往診料の算定については，16km以内の場合と同様，本区分及び「注1」から「注5」まで及び「注8」から「注10」までにより算定する。この絶対的に必要であるという根拠がなく，特に患家の希望により16kmを超える往診をした場合の往診料は保険診療としては算定が認められないことから，患者負担とする。この場合において，「保険医療機関の所在地と患家の所在地との距離が16kmを超えた場合」とは，当該保険医療機関を中心とする半径16kmの圏域の外側に患家が所在する場合をいう。

(2) (1)にかかわらず，往診距離が片道16kmを超えて又は海路によりアの適用地域に往診した場合であって，イの各号の一に該当する特殊の事情があったときの往診料は，ウの算定方法によって算定する。

　ア　**適用地域**
　　次の各号の一に該当する地域であって，イに掲げる特殊の事情のいずれかが一般的に存するものについて，地方厚生（支）局長が厚生労働大臣の承認を得て指定した地域とする。
　　なお，指定地域が指定要件を欠くに至ったときは，当局に内議のうえ，速やかに地域の指定を取り消す。
　　i　医療機関のない島の地域又は通例路程の大部分を海路による以外に往診することが困難な事情にある地域であって医療機関のないもの（以下「1号地域」という）。地域の単位は，原則として，島，部落又は小字とする）。
　　ii　1号地域以外の地域であって，最寄りの医療機関からの往診距離が片道16kmを超えるもの（以下「2号地域」という）。地域の単位は，原則として，部落又は小字とする）。

　イ　**特殊の事情**
　　i　定期に航行する船舶がないか，又は定期に航行する船舶があっても航行回数がきわめて少ないか，若しくは航行に長時間を要する。
　　ii　海上の状態や気象条件がきわめて悪いため，又は航路に暗礁が散在するため，若しくは流氷等のため航行に危険が伴う。
　　iii　冬期積雪の期間通常の車両の運行が不能のため往診に相当長時間を要する事情にあること，又は道路事情がきわめて悪く，相当の路程を徒歩によ

らなければならないため，往診に相当長時間を要する事情にある。
ウ　算定方法
往診料の項に定める算定方法に準じて算定した点数（720点に「注1」から「注5」まで及び「注8」から「注10」までによる点数を加算した点数）に，次の点数〔1号地域については次のiの(イ)及び(ロ)により算出した点数，2号地域については，次のiiにより算出した点数〕を加算する。
i　1号地域に対する往診の場合
　(イ)　波浪時（波浪注意報の出ていたとき又は波浪により通常の航海時間の概ね1.5倍以上を要したときとする）であった海路につき海路距離が片道1km又はその端数を増すごとに所定点数に「注2」に規定する点数の**100分の150**を加算した点数（往復の場合は**100分の200**，片道の場合は**100分の100**とする）。
　(ロ)　適用地域における往診に必要とした滞在時間（島に上陸したときから離島するまでの時間）については30分又はその端数を増すごとに**100点**を加算する方法で算出した点数の**100分の200**に相当する点数。
ii　2号地域に対する往診の場合
往診のため保険医が当該保険医療機関を出発してから帰院するまでの往診時間について，30分又はその端数を増すごとに**100点**を加算する方法で算出した点数の**100分の300**に相当する点数。
(3)　保険医療機関の所在地と患家の所在地との距離が16km以上の地域に居住する保険医に対して在宅での療養を行う患者の診療を担う保険医が往診による対診を求めることができるのは，患家の所在地から半径16km以内に患家の求める診療に専門的に対応できる保険医療機関が存在しない場合や，患家の求める診療に専門的に対応できる保険医療機関が存在していても当該保険医療機関が往診等を行っていない場合などのやむを得ない絶対的理由のある場合に限られる。
（令6保医発0305・4）

→交通費の扱い（「注7」）
(1)　「注7」に規定する交通費は実費とする。
(2)　交通費には自家用車による費用を含む。
(3)　自転車，スクーター等の費用は往診料に含まれているので前項は適用されず，したがって「注7」に規定する患家の負担となる交通費には該当しない。
（令6保医発0305・4）

→往診時医療情報連携加算（「注9」）
(1)　「注9」に規定する往診時医療情報連携加算は，他の保険医療機関（在宅療養支援診療所又は在宅療養支援病院以外の保険医療機関に限る）と月1回程度の定期的なカンファレンス又はICTの活用により当該他の保険医療機関が定期的に訪問診療を行っている患者の診療情報及び当該患者の病状の急変時の対応方針等の情報（以下「診療情報等」という）の共有を行っている保険医療機関（在宅療養支援診療所又は在宅療養支援病院に限る）が，当該患者（当該他の保険医療機関が往診を行うことが困難な時間帯等に対応を行う予定の在宅療養支援診療所又は在宅療養支援病院の医療機関名，電話番号及び担当医師の氏名等を提供されている患者に限る）に対して，当該他の保険医療機関が往診を行うことが困難な時間帯に，共有された診療情報等を参考にして，往診を行った場合において算定できる。この場合，当該他の保険医療機関名，参考にした診療情報等及び診療の要点を**診療録**に記録する。

(2)　往診時医療情報連携加算を算定するに当たって，ICTを用いて連携機関と患者の個人情報を取り扱う場合には，厚生労働省の定める「医療情報システムの安全管理に関するガイドライン」に対応していること。
（令6保医発0305・4）

→介護保険施設等連携往診加算（「注10」）
「注10」に規定する介護保険施設等連携往診加算は，介護老人保健施設，介護医療院及び特別養護老人ホーム（当該保険医療機関と特別の関係にあるものを除く。以下この項において「介護保険施設等」という）において療養を行っている患者の病状の急変等に伴い，当該介護保険施設等の従事者等の求めに応じて事前に共有されている当該患者に関する診療情報及び病状の急変時の対応方針等を踏まえて往診を行った際に，提供する医療の内容について患者又は当該介護保険施設等の従事者に十分に説明した場合に限り算定できる。この場合，介護保険施設等の名称，活用した当該患者の診療情報，急変時の対応方針及び診療の要点を**診療録**に記録する。なお，この項において「特別の関係」とは，当該保険医療機関と介護保険施設等の関係が以下のいずれかに該当する場合は特別の関係にあると認められる。
ア　当該保険医療機関の開設者が，当該介護保険施設等の開設者と同一の場合
イ　当該保険医療機関の代表者が，当該介護保険施設等の代表者と同一の場合
ウ　当該保険医療機関の代表者が，当該介護保険施設等の代表者の親族等の場合
エ　当該保険医療機関の理事・監事・評議員その他の役員等のうち，当該介護保険施設等の役員等の親族等の占める割合が10分の3を超える場合
オ　アからエまでに掲げる場合に準ずる場合（人事，資金等の関係を通じて，当該保険医療機関が，当該介護保険施設等の経営方針に対して重要な影響を与えることができると認められる場合に限る）
（令6保医発0305・4）

●告示4　特掲診療料の施設基準等

第4　1の2　往診料の注1及び往診料の在宅ターミナルケア加算，在宅患者訪問診療料（Ⅰ）及び在宅患者訪問診療料（Ⅱ）の在宅ターミナルケア加算，在宅時医学総合管理料，施設入居時等医学総合管理料並びに在宅がん医療総合診療料に規定する在宅療養支援診療所又は在宅療養支援病院であって別に厚生労働大臣が定めるもの

第3の6（p.1347）(1)及び(2)に該当する在宅療養支援診療所及び第4の1（p.1360）(1)及び(2)に該当する在宅療養支援病院

（編注）C000「注1」の緊急，夜間・休日，深夜加算の「イ」等が算定可能な医療機関を示したもの。機能強化型の在宅療養支援診療所・病院の単独型と連携型の両方が対象。

第4　1の3　往診料に規定する時間

保険医療機関において専ら診療に従事している一部の時間

事務連絡　往診料
問1　往診料は，患者又は家族等患者の看護・介護に当たる者が，保険医療機関に対し電話等で直接往診を求め，当該保険医療機関の医師が往診の必要性を認めた場合に，可及的速やかに患家に赴き診療を行った場合に算定できるとあるが，可及的速やかにとはどのくらいの期間をいうのか。
答　往診は，患家等からの依頼に応じて，医師が往診の必要性を認めた場合に行うものであり，往診の日時についても，依頼の詳細に応じて，医師の医学的判断による。
（平30.5.25）

問2 「注5」死亡診断加算について、「死亡日に往診を行い、死亡診断を行った場合に算定する」と規定されているが、夜間に死亡した場合であって、死亡診断の結果、前日に死亡していると判断された場合に、当該加算を算定できるか。
答 算定できる。　　　　　　　　　　　　　（平28.3.31）

問3 患者が在宅で死亡した場合であって、患者の死亡日に患家の求めに応じて医師が患家に赴き、死亡診断を行った際は、C000往診料の「注5」死亡診断加算又はC001在宅患者訪問診療料（Ⅰ）の「注6」在宅ターミナルケア加算若しくは、同区分の「注7」看取り加算等も含めて算定することができるが、医師が死亡を確認した後、当該患者の死亡の原因が生前に診療していた疾病に関連したものかどうかを判断するために行う視診、触診等の行為（いわゆる、「既に死亡が確認された後の身体の『診察』」）に係る費用は、診療報酬の対象となるのか。
答 診療報酬の対象とならない。　　　（平24.9.21、一部修正）

問4 保険医療機関の所在地と患家の所在地との距離が16kmを超える往診又は訪問診療（以下、「往診等」という）については、当該保険医療機関からの往診等を必要とする絶対的な理由がある場合には認められることとされており、具体的には、①患家の所在地から半径16km以内に患家の求める診療に専門的に対応できる保険医療機関が存在しない場合、②患者の求める診療に専門的に対応できる保険医療機関が存在していても当該保険医療機関が往診等を行っていない場合などが考えられるとされている。
　例えば、重症児の在宅医学管理時や、訪問型病児保育中に必要となった場合の小児科の診療など、往診等に対応できる保険医療機関の確保が特に難しい専門的な診療を要する場合で、近隣に対応できる保険医療機関を患者が自ら見つけられず、往診等を依頼された保険医療機関側も、患者の近隣に対応できる保険医療機関を実態上知らない場合は、「16kmを超える往診等を必要とする絶対的な理由」に含まれるか。
答 ご指摘の事例は「絶対的な理由」に含まれる。なお、患者が特定施設や高齢者向け住宅等（以下、「施設等」という）に居住する場合は、施設等が予め、往診等を行う協力医療機関を得るよう努めるべきであり、単に患者や保険医療機関が往診等を行う他の保険医療機関を知らないことをもって絶対的な理由に該当するということはできないことに留意が必要である。このような場合には、施設等又は往診等を行う保険医療機関が、施設等から16km以内の保険医療機関に個別に、又は当該地域の医師会に、往診等を行う保険医療機関があるかを予め確認する必要がある。　　　　（平27.6.30）

問5 保険医療機関の所在地と患家の所在地との距離が半径16kmを超えた場合に、C000往診料若しくはC001在宅患者訪問診療料（Ⅰ）又は歯科点数表のC000歯科訪問診療料の算定が認められる絶対的理由とはどのようなものか。
答 具体的には、①患家の所在地から半径16km以内に、患家の求める診療に専門的に対応できる保険医療機関が存在しない場合、②患者の求める診療に専門的に対応できる保険医療機関が存在していても当該保険医療機関が往診等を行っていない場合などが考えられる。なお、療養費の「往診料」についてもこれに準じた取扱いである。
　　　　　　　　　　　　　　　　（平19.4.20、一部修正）

問6 保険医療機関の所在地と患家の所在地との距離が16kmを超える往診又は訪問診療（以下、「往診等」という）については、当該保険医療機関からの往診等を必要とする絶対的な理由がある場合には認められることとされており（令和6年保医発0305・1）、具体的には、①患家の所在地から半径16km以内に患家の求める診療に専門的に対応できる保険医療機関が存在しない場合、②患者の求める診療に専門的に対応できる保険医療機関が存在していても当該保険医療機関が往診等を行っていない場合などが考えられる〔「疑義解釈資料（その7）」（平成19年4月20日事務連絡）〕（編注：前出の「問4」）とされている。
　半径16km以内に患者の求める診療に専門的に対応でき、往診等を行っている保険医療機関が存在しているものの、やむを得ない事情で当該保険医療機関の医師が往診できないといった、患者が往診等を受けることが困難な場合の取扱いはどのようになるか。
答 ご指摘の事例は、次の確認等を行った場合は、「絶対的な理由」に含まれる。
　具体的には、往診や訪問診療（以下、「往診等」という）の依頼を受けた、半径16kmの外の保険医療機関が、当該保険医療機関の医師が往診の必要性を認めた場合等に、当該患者又は家族に対し、普段、当該患者が受診や相談等を行っている保険医療機関や医師がいるかを確認し、
　①　患者から「いない」と回答を得た場合
　②　患者から「いる」と回答を得た場合については、半径16km以内にある、普段、受診や相談等をしている保険医療機関等に確認を行い、対応不可との返答があった場合又は往診等の依頼の場合には連絡がつかないまたは、半径16kmの外の保険医療機関による往診等が可能である。ただし、②の場合においては、患者に適切な医療を提供する観点から、事後に、半径16km以内にある、普段、受診や相談等をしている保険医療機関等に対して、当該患者の診療情報を共有する。　　　　（令5.12.28）

（編注）「注10」介護保険施設等連携往診加算に関する事務連絡はA253の項（p.169）に掲載。

事務連絡 医師が自家用車を使用して往診し、ガソリン代を患者から徴収した場合は道路運送法の適用にはならない。しかし、医師が自家用車等に患者を乗車させ運送した場合は有償運送の適用を受けるのであり、運輸大臣の許可を必要とする。（運輸省自動車局旅客課法規係）

参考 移送に伴う医師、看護師等の付添いについて
　往診としては扱われない。緊急のため医療機関に移送する必要がある場合は、その移送に要した費用は、「移送費」の支給対象となる。その場合、医師、看護師等付添人については、原則として1人までの交通費は移送費として認められる。
　移送費の支給が認められる医師、看護師等の付添人による医学的管理等について患者がその医学的管理に要する費用を支払った場合にあっては、移送費とは別に、「療養費」として支払われる。　　　　　　（健康保険法第97条参照）

→対診等の場合における診療報酬の請求
　立会診療を行った保険医につき診察料、往診料等は各々請求できるが治療は主たる保険医1人が請求するものとする。手術を共同で行う場合の手術料の請求は主治医となるべき保険医が行い手術に協力した保険医に対する報酬の分配は相互の合議に委ねる。　　（昭24.11.15 保険発334）

→再診の条件を具備している往診料
　往診であって、再診料請求の要件を具備している場合、往診料及び再診料はともに算定できる。　　（昭26.2.9 保険発24）

事務連絡 対診・他医療機関の受診
問1 麻酔科で開業した医師が別の医療機関に赴き、手術前日、当日、翌日の3回往診料を算定するのは妥当か。
答 定期的、計画的な訪問を行っての麻酔では、往診料は算定できない。
問2 従来からの、対診の場合の診療報酬請求の取扱いに関する以下の規定について、変更はないと考えてよいか。
　(1)　診療上必要があると認める場合は、他の保険医療機関の保険医の立会診療を求めることができる。
　(2)　対診を求められて診療を行った保険医の属する保険医療機関からは、当該基本診療料、往診料等は請求できるが、他の治療行為にかかる特掲診療料は主治医の属する保険医療機関において請求するものとし、治療を共同で行った場合の診療報酬の分配は相互の合議に委ねる。
答 取扱いに変更はない。ただし、定期的又は計画的に行われる対診の場合は往診料を算定できないことを明確化したものである。　　　　　　　　　　　　　　　　（平22.3.29）

参考 **問** 他の医療機関の医師が定期的に訪問診療を行っている患者に対して、他の医療機関の医師の訪問診療に同行して訪問した場合、往診料は算定できるか。
答 算定できる。他の医療機関の医師の求めに応じて、訪

診療に同行し，他院の医師と共に診察した場合は，立合診察として，往診料が算定できる。　〔平31.3.14 全国保険医団体連合会〕

（編注）対診を求められて診察を行った保険医においても基本診療料，往診料等は請求可。治療に係る特掲診療料は主治医の属する医療機関で請求し，治療を共同で行った場合の診療報酬の分配は相互の合議に委ねるものとする。

C001　在宅患者訪問診療料（Ⅰ）（1日につき）
1　在宅患者訪問診療料1
　〔(Ⅰ)1在宅〕　〔(Ⅰ)1同一〕
　イ　同一建物居住者以外の場合　　888点
　ロ　同一建物居住者の場合　　　　213点
2　在宅患者訪問診療料2
　〔(Ⅰ)2在宅〕　〔(Ⅰ)2同一〕
　イ　同一建物居住者以外の場合　　884点
　ロ　同一建物居住者の場合　　　　187点

注1　1については，在宅で療養を行っている患者であって通院が困難なものに対して，当該患者の同意を得て，計画的な医学管理の下に定期的に訪問して診療を行った場合（A000初診料を算定する初診の日に訪問して診療を行った場合及び有料老人ホームに併設される保険医療機関が，当該有料老人ホーム等に入居している患者に対して行った場合を除く）に，当該患者が同一建物居住者（当該患者と同一の建物に居住する他の患者に対して当該保険医療機関が同一日に訪問診療を行う場合の当該患者をいう。以下この区分番号において同じ）以外である場合はイを，当該患者が同一建物居住者である場合はロを，それぞれ，当該患者1人につき週3回（同一の患者について，イ及びロを併せて算定する場合において同じ）に限り〔別に**厚生労働大臣が定める疾病等**〔告示4別表第7，p.366〕〔難病〕の患者に対する場合を除く〕算定する。この場合において，A001再診料，A002外来診療料又はC000往診料は，算定しない。

2　2については，C002在宅時医学総合管理料，C002-2施設入居時等医学総合管理料又はC003在宅がん医療総合診療料の算定要件を満たす他の保険医療機関の求めに応じ，当該他の保険医療機関から紹介された患者に対して，当該患者の同意を得て，計画的な医学管理の下に訪問して診療を行った場合（有料老人ホーム等に併設される保険医療機関が，当該有料老人ホーム等に入居している患者に対して行った場合を除く）に，当該患者が同一建物居住者以外である場合はイを，当該患者が同一建物居住者である場合はロを，当該患者1人につき，訪問診療を開始した日の属する月から起算して6月（別に**厚生労働大臣が定める疾病等の患者**〔告示4別表第7，p.366〕〔難病〕に対する場合を除く）を限度として，月1回に限り算定する。この場合において，A000初診料，A001再診料，A002外来診療料又はC000往診料は，算定しない。

3　1について，保険医療機関が，診療に基づき，患者の急性増悪等により一時的に頻回の訪問診療を行う必要性を認め，計画的な医学的管理の下に，在宅での療養を行っている患者であって通院が困難なものに対して訪問診療を行った場合は，注1の規定にかかわらず，1月に1回に限り，当該診療の日から14日以内に行った訪問診療については14日を限度として算定する。〔急性〕

4　6歳未満の乳幼児に対して訪問診療を行った場合には，**乳幼児加算**〔乳〕として，400点を所定点数に加算する。

5　患家における診療時間が1時間を超えた場合は，**患家診療時間加算**として，30分又はその端数を増すごとに，100点を所定点数に加算する。

6　在宅で死亡した患者（往診又は訪問診療を行った後, 24時間以内に在宅以外で死亡した患者を含む）に対してその死亡日及び死亡日前14日以内に，2回以上の往診若しくは訪問診療を実施した場合（1を算定する場合に限る）又はB004退院時共同指導料1を算定し，かつ，訪問診療を実施した場合（1を算定する場合に限る）には，当該患者に係る区分等に従い，**在宅ターミナルケア加算**〔(Ⅰ)夕在〕〔(Ⅰ)夕施〕として，次に掲げる点数を，それぞれ所定点数に加算する。この場合において，C000の注3に規定する在宅ターミナルケア加算は算定できない。ただし，別に**厚生労働大臣が定める施設基準**〔告示4第4・1の4，p.1366〕に適合するものとして地方厚生局長等に届け出た保険医療機関が行った場合は，当該基準に掲げる区分に従い，**在宅緩和ケア充実診療所・病院加算**，**在宅療養実績加算1**又は**在宅療養実績加算2**として，それぞれ**1,000点**，**750点**又は**500点**を，がん患者に対して酸素療法を行っていた場合は**酸素療法加算**〔夕酸〕として**2,000点**を更に所定点数に加算する。

イ　有料老人ホーム等に入居する患者以外の患者
　(1)　在宅療養支援診療所又は在宅療養支援病院であって別に**厚生労働大臣が定めるもの**〔告示4第4・1の2，p.360〕
　　①　病床を有する場合　　　　6,500点
　　②　病床を有しない場合　　　5,500点
　(2)　在宅療養支援診療所又は在宅療養支援病院〔(1)に規定するものを除く〕
　　　　　　　　　　　　　　　　4,500点
　(3)　(1)及び(2)に掲げるもの以外　3,500点

ロ　有料老人ホーム等に入居する患者
　(1)　在宅療養支援診療所又は在宅療養支援病院であって別に**厚生労働大臣が定めるもの**〔告示4第4・1の2，p.360〕
　　①　病床を有する場合　　　　6,500点
　　②　病床を有しない場合　　　5,500点
　(2)　在宅療養支援診療所又は在宅療養支援病院〔(1)に規定するものを除く〕
　　　　　　　　　　　　　　　　4,500点
　(3)　(1)及び(2)に掲げるもの以外　3,500点

7　往診又は訪問診療を行い，在宅で患者を

看取った場合（1を算定する場合に限る）には，**看取り加算** [看取] として，3,000点を所定点数に加算する。

8　死亡診断を行った場合（1を算定する場合に限る）には，**死亡診断加算**として，200点を所定点数に加算する。ただし，注7に規定する加算を算定する場合は，算定できない。

9　保険医療機関の所在地と患家の所在地との距離が16kmを超えた場合又は海路による訪問診療を行った場合で，特殊の事情があったときの在宅患者訪問診療料（Ⅰ）は，別に厚生労働大臣が定めるところによって算定する。[特]

10　往診料を算定する往診の日の翌日までに行った訪問診療（在宅療養支援診療所又は在宅療養支援病院の保険医が行ったものを除く）の費用は算定しない。

11　訪問診療に要した交通費は，患家の負担とする。

12　1について，在宅療養支援診療所又は在宅療養支援病院であって別に**厚生労働大臣が定める基準**〔告示4第4・1の5の2, p.1367〕に適合しなくなった場合には，当該基準に適合しなくなった後の直近1月に限り，同一患者につき同一月において訪問診療を5回以上実施した場合における5回目以降の当該訪問診療については，所定点数の**100分の50**に相当する点数により算定する。

13　別に**厚生労働大臣が定める施設基準**〔告示4第4・1の5の3, p.1367〕に適合しているものとして地方厚生局長等に届け出た保険医療機関において，健康保険法第3条第13項に規定する電子資格確認等により得られる情報を踏まえて計画的な医学管理の下に，訪問して診療を行った場合は，**在宅医療DX情報活用加算** [在DX1, 2] として，月1回に限り，当該基準に係る区分に従い，次に掲げる点数をそれぞれ所定点数に加算する。ただし，A000初診料の注15，A001再診料の注19若しくはA002外来診療料の注10にそれぞれ規定する医療情報取得加算，A000初診料の注16に規定する医療DX推進体制整備加算，C003在宅がん医療総合診療料の注8に規定する在宅医療DX情報活用加算又はC005在宅患者訪問看護・指導料の注17（C005-1-2の注6の規定により準用する場合を含む）若しくはI012精神科訪問看護・指導料の注17にそれぞれ規定する訪問看護医療DX情報活用加算を算定した月は，在宅医療DX情報活用加算は算定できない。
　イ　在宅医療DX情報活用加算1　　　11点
　ロ　在宅医療DX情報活用加算2　　　9点

（編注）「通則」の「外来感染対策向上加算」等の対象。

【2024年改定による主な変更点】
(1)　在宅ターミナルケア加算（注6）について，**死亡日及び死亡日前14日以内にB004退院時共同指導料1を算定して訪問診療を行った場合**，「1」在宅患者訪問診療料1を算定する場合に限り算定可とされた。

(2)　厚生労働大臣が定める基準（患者1人当たりの直近3月の訪問診療回数の平均が12回未満であること）に適合しなくなった直近1カ月は，同一患者の5回目以降の訪問診療料を100分の50にするとされた。

(3)　【新設】「注13」在宅医療DX情報活用加算：①電子請求，②電子資格確認，③電子処方箋（【経過措置】2025年3月末まで猶予），④電子カルテ情報共有サービス活用（【経過措置】2025年9月末まで猶予），⑤医療DX推進体制の掲示，⑥掲示事項のウェブサイト掲載（【経過措置】2025年5月末まで猶予）──等に適合した届出医療機関で月1回算定可。

(4)　指定障害者施設（生活介護施設）の悪性腫瘍の末期患者に対する在宅患者訪問診療料が算定可とされた（「特別養護老人ホーム等における療養の給付の取扱い」p.1559）。

【2025年4月の一部改定】
　在宅医療DX情報活用加算（注13）：電子処方箋の発行・登録体制の有無により，加算1と加算2に分割された。

→ **在宅患者訪問診療料（Ⅰ）**　　　　　摘要欄 p.1687

(1)　在宅患者訪問診療料（Ⅰ）は，在宅での療養を行っている患者であって，疾病，傷病のために通院による療養が困難な者に対して，患者の入居する有料老人ホーム等に併設される保険医療機関以外の保険医療機関が定期的に訪問して診療を行った場合の評価であり，継続的な診療の必要のない者や通院が可能な者に対して安易に算定してはならない。例えば，少なくとも独歩で家族・介助者等の助けを借りずに通院ができる者などは，通院は容易であると考えられるため，在宅患者訪問診療料（Ⅰ）は算定できない。なお，訪問診療を行っておらず外来受診が可能な患者には，外来においてA001再診料の「注12」地域包括診療加算又はB001-2-9地域包括診療料が算定可能である。

(2)　在宅での療養を行っている患者とは，保険医療機関，介護老人保健施設又は介護医療院で療養を行っている患者以外の患者をいう。
　　ただし，「要介護被保険者等である患者について療養に要する費用の額を算定できる場合」（平成20年厚生労働省告示第128号），「特別養護老人ホーム等における療養の給付の取扱いについて」（平成18年3月31日保医発第0331002号）等（以下「給付調整告示等」という）に規定する場合を除き，医師の配置が義務づけられている施設に入所している患者については算定の対象としない。

(3)　「在宅患者訪問診療料（Ⅰ）」の「**同一建物居住者の場合**」は，同一建物居住者に対して保険医療機関の保険医が同一日に訪問診療を行う場合に，患者1人につき所定点数を算定する。**同一建物居住者**とは，基本的には，建築基準法（昭和25年法律第201号）第2条第1号に掲げる建築物に居住する複数の者（往診を実施した患者，末期の悪性腫瘍と診断した後に訪問診療を行い始めた日から60日以内の患者，又は死亡日からさかのぼって30日以内の患者を除く）のことをいう。

(4)　保険医療機関の保険医が，同一建物に居住する当該患者1人のみに対し訪問診療を行う場合は，「同一建物居住者以外の場合」の所定点数を算定する。

(5)　同居する同一世帯の複数の患者に対して診察をした場合など，同一の患家において2人以上の患者を診療した場合には，(3)の規定にかかわらず，1人目は，「同一建物居住者以外の場合」を算定し，2人目以降の患者については，A000初診料又はA001再診料若しくはA002外来診療料及び第2章特掲診療料のみを算定する。この場合において，2人目の患者の診療に要した時間が1時間を超えた場合は，その旨を**診療報酬明細書**の摘要欄に記載し，在宅患者訪問診療料（Ⅰ）の「注5」に規定する加算を算定する。

(6) 「1」は，1人の患者に対して1つの保険医療機関の保険医の指導管理の下に継続的に行われる訪問診療について，1日につき1回に限り算定するが，A000初診料を算定した初診の日には算定できない。
　ただし，C108-4在宅悪性腫瘍患者共同指導管理料を算定する場合に限り，1人の患者に対して2つの保険医療機関の保険医が，1日につきそれぞれ1回に限り算定できる。なお，この場合においても，A000初診料を算定した初診の日には算定できない。

(7) 「2」は，当該患者の同意を得て，計画的な医学管理のもと，主治医として定期的に訪問診療を行っている保険医が属する他の保険医療機関（以下この区分で単に「他の保険医療機関」という）の求めを受けて，他の保険医療機関が診療を求めた傷病に対し訪問診療を行った場合に，求めがあった日を含む月から6月を限度として算定できる。ただし，他の保険医療機関の求めに応じ，既に訪問診療を行った患者と同一の患者について，他の保険医療機関との間で情報共有し，主治医である保険医がその診療状況を把握した上で，医学的に必要と判断し，以下に該当する診療の求めが新たにあった場合には，6月を超えて算定できる。また，この場合において，診療報酬明細書の摘要欄に，継続的な訪問診療の必要性について記載する。
　ア　その診療科の医師でなければ困難な診療
　イ　既に診療した傷病やその関連疾患とは明らかに異なる傷病に対する診療

(8) (7)の前段の規定にかかわらず，別に厚生労働大臣が定める疾病等の患者については，6月を超えて算定することも差し支えない。この場合において，診療を求めた他の保険医療機関に対し，概ね6月ごとに診療の状況を情報提供するとともに，診療報酬明細書の摘要欄に，別に厚生労働大臣が定める疾病等の患者のいずれに該当するかを記載すること。
【厚生労働大臣が定める疾病等の患者】
末期の悪性腫瘍，多発性硬化症，重症筋無力症，スモン，筋萎縮性側索硬化症，脊髄小脳変性症，ハンチントン病，進行性筋ジストロフィー症，パーキンソン病関連疾患〔進行性核上性麻痺，大脳皮質基底核変性症，パーキンソン病（ホーエン・ヤールの重症度分類がステージ3以上かつ生活機能障害度がⅡ度又はⅢ度のものに限る）〕，多系統萎縮症（線条体黒質変性症，オリーブ橋小脳萎縮症，シャイ・ドレーガー症候群），プリオン病，亜急性硬化性全脳炎，ライソゾーム病，副腎白質ジストロフィー，脊髄性筋萎縮症，球脊髄性筋萎縮症，慢性炎症性脱髄性多発神経炎，後天性免疫不全症候群若しくは頸髄損傷の患者又は人工呼吸器を使用している状態の患者

(9) 「1」の算定については週3回を限度とするが，(8)に規定する厚生労働大臣が定める疾病等の患者についてはこの限りでない。

(10) 「1」について，診療に基づき患者の病状の急性増悪，終末期等により一時的に週4回以上の頻回な訪問診療の必要を認め，当該患者の病状に基づいた訪問診療の計画を定め，当該計画に基づいて患家を定期的に訪問し，診療を行った場合には，
　ア　当該訪問診療が必要な旨
　イ　当該訪問診療の必要を認めた日
　ウ　当該訪問診療を行った日
を診療報酬明細書に付記することにより，1月に1回に限り，当該診療を行った日から14日以内について14日を限度として算定することができる。

(11) 定期的・計画的な訪問診療を行っている期間における緊急の場合の往診の費用の算定については，在宅患者訪問診療料（Ⅰ）は算定せず，往診料及び再診料又は外来診療料を算定する。ただし，当該緊急往診を必要とした症状が治まったことを在宅での療養を行っている患者の療養を担う保険医が判断した以降の定期的訪問診療については，在宅患者訪問診療料（Ⅰ）の算定対象とする。

(12) 訪問診療を実施する場合には，以下の要件を満たす。
　① 当該患者又はその家族等の署名付の訪問診療に係る同意書を作成した上で診療録に添付する。
　② 訪問診療の計画及び診療内容の要点を診療録に記載する。「2」を算定する場合には，他の保険医療機関が診療を求めた傷病も記載する。
　③ 訪問診療を行った日における当該医師の当該在宅患者に対する診療時間（開始時刻及び終了時刻）及び診療場所について，診療録に記載する。

(13) 「注4」に規定する乳幼児加算は，6歳未満の乳幼児に対して訪問診療を実施した場合に，1日につき1回に限り算定できる。

(14) 「注6」に規定する在宅ターミナルケア加算は，死亡日及び死亡日前14日以内の計15日間に2回以上往診若しくは訪問診療を行った患者又は退院時共同指導料1を算定し，かつ，訪問診療を行った患者が，在宅で死亡した場合（往診又は訪問診療を行った後，24時間以内に在宅以外で死亡した場合を含む）に算定する。この場合，診療内容の要点等を診療録に記載する。また，ターミナルケアの実施については，厚生労働省「人生の最終段階における医療・ケアの決定プロセスに関するガイドライン」等の内容を踏まえ，患者本人及びその家族等と話し合いを行い，患者本人の意思決定を基本に，他の関係者との連携の上対応すること。

(15) 「注6のイの⑴」に規定する「在宅療養支援診療所又は在宅療養支援病院であって別に厚生労働大臣が定めるもの」とは，特掲診療料施設基準通知の第9在宅療養支援診療所の施設基準の1の⑴及び⑵（p.1349）に規定する在宅療養支援診療所，第14の2在宅療養支援病院の施設基準の1の⑴及び⑵（p.1361）に規定する在宅療養支援病院である。
　「注6のイの⑴の①」に規定する「病床を有する場合」，「注6のイの⑴の②」に規定する「病床を有しない場合」とは，同通知の第9在宅療養支援診療所の施設基準の2の⑴及び⑵（p.1351），第14の2在宅療養支援病院の施設基準の2の⑴（p.1364）の規定による。「注6のロ」についても，この例による。

(16) 「注6のイ」及び「注6のロ」に規定する有料老人ホーム等に入居する患者とは，以下のいずれかに該当する患者をいう。
　ア　C002-2施設入居時等医学総合管理料の(3)において施設入居時等医学総合管理料の算定患者とされている患者
　イ　障害者総合支援法に規定する障害福祉サービスを行う施設及び事業所又は福祉ホームに入居する患者
　ウ　介護保険法第8条第19項に規定する小規模多機能型居宅介護又は同法第8条第23項に規定する複合型サービスにおける宿泊サービスを利用中の患者

(17) 「注6」に規定する酸素療法加算は，悪性腫瘍と診断されている患者に対し，死亡した月において，在宅酸素療法を行った場合に算定する。在宅酸素療法を指示した医師は，在宅酸素療法のための酸素投与方法（使用機器，ガス流量，吸入時間等），緊急時連絡方法等を装置に掲示すると同時に，夜間も含めた緊急時の対

在宅医療〔在宅患者診療・指導料〕 C001

参考 C001在宅患者訪問診療料（Ⅰ）「在宅患者訪問診療料1」の算定事例

(1) 週3回を限度に1日につき算定する〔末期悪性腫瘍や難病等の患者（別表第7）は制限なし〕。
(2) 急性増悪等で頻回の訪問診療が必要な場合，月1回，当該診療日から14日以内につき14日を限度に算定可。

診療報酬区分	訪問診療事例（同一日）		在宅患者訪問診療料（Ⅰ）「1」	その他の算定
イ 同一建物居住者以外の場合	❶在宅患者1人		「イ」888点×1	
	❷同一患家の2人以上の在宅患者		「イ」888点×1	2人目以降は，初・再診料＋特掲診療料（＋患家診療時間加算）を算定
ロ 同一建物居住者の場合（※1）	❸入居者1人		「イ」888点×1	
	❹入居者1人への訪問診療，別の入居者への往診（※2）		「イ」888点×1	往診料×1
	❺入居者2人	A 末期悪性腫瘍患者（※2）	「イ」888点×1	
		B （※2）以外の患者	「イ」888点×1	
	❻入居者3人	A 末期悪性腫瘍患者（※2）	「イ」888点×1	
		B （※2）以外の患者	「ロ」213点×1	
		C （※2）以外の患者	「ロ」213点×1	
	❼入居者2人〔（※2）以外の患者〕		「ロ」213点×2	
	❽入居者2人に同一医療機関の医師2人が1人ずつ訪問診療		「ロ」213点×2	
	❾同一建物内・同一世帯の複数の患者（1室に限る）		「イ」888点×1	2人目以降は，初・再診料＋特掲診療料（＋患家診療時間加算）を算定
	❿単身入居者1人と同一世帯入居者2人		「ロ」213点×3	

※1 マンションなどの集合住宅や軽費老人ホーム，有料老人ホーム，サービス付き高齢者向け住宅，認知症対応型グループホーム，特別養護老人ホーム（末期悪性腫瘍の患者，死亡日から遡って30日以内の患者に限る）などが対象となる（介護老人保健施設や医師の配置が義務づけられている施設の入所者は原則として対象外）。
※2 ①往診をした患者，②末期悪性腫瘍で訪問診療開始60日以内の患者，③死亡日から遡って30日以内の患者——は，同一建物居住者の患者数に数えない（①については往診料，②③については「イ」888点を算定する）。

処法について，患者に説明を行うこと。酸素療法加算を算定した月については，C103在宅酸素療法指導管理料，C107在宅人工呼吸指導管理料，C157酸素ボンベ加算，C158酸素濃縮装置加算，C159液化酸素装置加算，C164人工呼吸器加算，J018喀痰吸引，J018-3干渉低周波去痰器による喀痰排出，J024酸素吸入，J024-2突発性難聴に対する酸素療法，J025酸素テント，J026間歇的陽圧吸入法，J026-2鼻マスク式補助換気法，J026-3体外式陰圧人工呼吸器治療及びJ045人工呼吸は算定できない。

(18) 「注7」に規定する看取り加算は，事前に当該患者又はその家族等に対して，療養上の不安等を解消するために十分な説明と同意を行った上で，死亡日に往診又は訪問診療を行い，当該患者を患家で看取った場合に算定する。この場合，診療内容の要点等を当該患者の診療録に記載する。

(19) 「注8」に規定する死亡診断加算は，在宅での療養を行っている患者が在宅で死亡した場合であって，死亡日に往診又は訪問診療を行い，死亡診断を行った場合に算定する。ただし，「注7」に規定する加算には，死亡診断に係る費用が含まれており，「注8」に規定する加算は別に算定できない。以下の要件を満たしている場合であって，「情報通信機器（ICT）を利用した死亡診断等ガイドライン（平成29年9月厚生労働省）」に基づき，ICTを利用した看護師との連携による死亡診断を行う場合には，往診又は訪問診療の際に死亡診断を行っていない場合でも，死亡診断加算のみを算定可能である。この場合，診療報酬明細書の摘要欄に，ICTを利用した看護師との連携による死亡診断を行った旨を記載すること。
　ア 当該患者に対して定期的・計画的な訪問診療を行っていたこと。
　イ 正当な理由のために，医師が直接対面での死亡診断等を行うまでに12時間以上を要することが見込まれる状況であること。
　ウ 特掲診療料の施設基準等の第4の4の3の3に規定する地域に居住している患者であって，連携する他の保険医療機関においてC005在宅患者訪問看護・指導料の在宅ターミナルケア加算若しくはC005-1-2同一建物居住者訪問看護・指導料の同一建物居住者ターミナルケア加算又は連携する訪問看護ステーションにおいて訪問看護ターミナルケア療養費若しくは指定居宅サービスに要する費用の額の算定に関する基準（平成12年厚生省告示第19号）別表の指定居宅サービス介護給付費単位数表の3のイ，ロ及びハの「注15」に掲げるターミナルケア加算を算定していること。

(20) 患家における診療時間が1時間を超える場合の加算の算定方法，保険医療機関の所在地と患家の所在地との距離が16kmを超えた場合又は海路による訪問診療を行った場合であって特殊な事情があった場合の在宅患者訪問診療料（Ⅰ）の算定方法及び訪問診療に要した交通費の取扱いは，C000往診料における取扱いの例による。

(21) 往診の日又はその翌日に行う訪問診療の費用については，算定できない。ただし，在宅療養支援診療所若しくは在宅療養支援診療所と連携する保険医療機関〔特別の関係 (p.72) にある保険医療機関を含む〕又は在宅療養支援病院の保険医が，往診及び訪問看護により24時間対応できる体制を確保し，在宅療養支援診療所又は在宅療養支援病院の連絡担当者の氏名，連絡先電話番号等，担当日，緊急時の注意事項等並びに往診担当医及び訪問看護担当者の氏名等について，文書により提供している患者に対して，往診を行った場合はこの限りではない。

(22) 「注11」に規定する交通費は実費とする。

(23) 「注12」に規定する点数は，算定月の直近3月の実績において施設基準通知第9の3 (p.1352) 又は第14

の2の3（p.1364）の基準に適合しなくなった場合において，当該算定月の5回目以降の訪問診療を行った際に算定するものであり，各月の4回目の訪問診療までは，「注12」の規定にかかわらず，「1」に掲げる所定点数により算定する。

㉔　「注13」に規定する**在宅医療ＤＸ情報活用加算**は，在宅医療における診療計画の作成において居宅同意取得型のオンライン資格確認等システム等，電子処方箋及び電子カルテ情報共有サービス等により取得された患者の診療情報や薬剤情報等（以下この項において「診療情報等」という）を活用することで質の高い医療を実施することを評価するものであり，別に厚生労働大臣が定める施設基準を満たす保険医療機関において当該診療情報等を踏まえて，計画的な医学管理の下に，訪問して診療を行った場合は，在宅医療ＤＸ情報活用加算として，月1回に限り，当該基準に係る区分に従い，次に掲げる点数をそれぞれ所定点数に10点を加算する。

　イ　在宅医療ＤＸ情報活用加算1　　　　　　11点
　ロ　在宅医療ＤＸ情報活用加算2　　　　　　 9点

㉕　在宅医療ＤＸ情報活用加算の算定に当たっては，初回の訪問診療の場合には，訪問診療に係る計画の作成において，あらかじめ，診療情報等を活用していない場合には算定できない。ただし，あらかじめ診療情報等を取得している場合であって，初回の訪問診療の際に患者の診療情報等を活用可能な場合には，初回の訪問診療から算定できる。

㉖　A000初診料の「注15」，A001再診料の「注19」若しくはA002外来診療料の「注10」に規定する医療情報取得加算，A000初診料の「注16」に規定する医療ＤＸ推進体制整備加算，C003在宅がん医療総合診療料の「注8」に規定する在宅医療ＤＸ情報活用加算又はC005在宅患者訪問看護・指導料の「注17」（C005-1-2の「注6」の規定により準用する場合を含む）若しくはI012精神科訪問看護・指導料の「注17」に規定する訪問看護医療ＤＸ情報活用加算を算定した月は，在宅医療ＤＸ情報活用加算は算定できない。

（令6保医発0305・4，令7保医発0220・8）（令6.3.29）

●告示④　**特掲診療料の施設基準等**

別表第7　**在宅患者訪問診療料（Ⅰ）及び在宅患者訪問診療料（Ⅱ）並びに在宅患者訪問看護・指導料及び同一建物居住者訪問看護・指導料に規定する疾病等**

末期の悪性腫瘍
多発性硬化症
重症筋無力症
スモン
筋萎縮性側索硬化症
脊髄小脳変性症
ハンチントン病
進行性筋ジストロフィー症
パーキンソン病関連疾患〔進行性核上性麻痺，大脳皮質基底核変性症及びパーキンソン病（ホーエン・ヤールの重症度分類がステージ3以上であって生活機能障害度がⅡ度又はⅢ度のものに限る）〕
多系統萎縮症（線条体黒質変性症，オリーブ橋小脳萎縮症及びシャイ・ドレーガー症候群）
プリオン病
亜急性硬化性全脳炎
ライソゾーム病
副腎白質ジストロフィー
脊髄性筋萎縮症
球脊髄性筋萎縮症
慢性炎症性脱髄性多発神経炎
後天性免疫不全症候群
頸髄損傷
人工呼吸器を使用している状態

事務連絡　**在宅患者訪問診療料**

問1　在宅患者訪問診療料（Ⅰ）の「2」等を算定する患者に対し，往診料を算定することは可能か。
答　可能。

問2　在宅患者訪問診療料（Ⅰ）の「2」について，「当該患者の同意を得て，計画的な医学管理のもと，主治医として定期的に訪問診療を行っている保険医が属する保険医療機関」とは具体的にどのような医療機関をいうのか。
答　患者の同意を得て在宅時医学総合管理料，在宅患者総合診療料等を算定している保険医療機関は在宅総管等を算定していなくとも療養計画に基づき主治医として定期的に訪問診療を行っている医療機関であって当該患者の同意を得ている保険医療機関をいう。

問3　「2」について，他の保険医療機関による求めには，電話等，文書以外のものを含むか。
答　含む。

問4　「2」について，同一診療科を標榜する保険医療機関の求めを受けて訪問診療を行った場合でも算定可能か。
答　主治医として定期的に訪問診療を行っている医師の求めに応じて行った場合は，算定可能。

問5　「2」について，当該患者に対し「当該患者の同意を得て，計画的な医学管理のもと，主治医として定期的に訪問診療を行っている保険医が属する保険医療機関」が行う訪問診療に同行し，主治医の求めに応じた異なる保険医療機関の医師が訪問診療を行った場合に，算定可能か。
答　算定不可。立合診察となるため，往診料を算定できる。
（平30.3.30）

問6　医療保険と介護保険の給付調整に関する通知において，小規模多機能型居宅介護又は複合型サービスを受けている患者（宿泊サービス利用中の患者に限る）について，在宅患者訪問診療料，在宅時医学総合管理料又は在宅がん医療総合診療料を算定できるとあるが，宿泊サービスの利用日の日中に訪問診療を行った場合でも当該診療料等を算定できるか。
答　訪問診療については，宿泊サービス利用中の患者に対して，サービス利用日の日中に行った場合も，当該診療料等を算定できる。
（平30.4.25）

問7　患者が在宅で死亡した場合であって，患者の死亡日に患家の求めに応じて医師が患家に赴き，死亡診断を行った際は，C000往診料の「注5」死亡診断加算又はC001在宅患者訪問診療料の「注6」在宅ターミナルケア加算若しくは，同区分の「注7」看取り加算等も含めて算定することができるが，医師が死亡を確認した後，当該患者の死亡の原因が生前に診療していた疾病に関連したものかどうかを判断するために行う視診，触診等の行為（いわゆる，「既に死亡が確認された後の身体の『診察』」）に係る費用は，診療報酬の対象となるのか。
答　診療報酬の対象とならない。
（平24.9.21）

問8　SASに対するASVやCPAPは，別表第7の「人工呼吸器」には含まれないと整理されたが，慢性心不全の患者の場合は，「人工呼吸器」に含まれるのか。
答　「在宅人工呼吸指導管理料」，「人工呼吸器加算の2」を算定している場合は，別表第7に掲げる疾病等の者の「人工呼吸器」に含まれることとする。なお，この取り扱いにより，保険種別が変更となる場合は，次回の介護保険のケアプラン見直し（1ヶ月間）までの間に変更する。
（平26.7.10）

問9　署名付きの同意書については，各医療機関で作成し同意を得ることでよいか。
答　そのとおり。

【**同一建物，同一患家の考え方**】
問10　同一建物において，同一の患家で2人の診療を行い，

さらに別の患家にて訪問診療を行った場合は，在宅患者訪問診療料はどのように算定するのか。

答　同一建物で2以上の患家を訪問診療した場合は，同一の患家の規定にかかわらず，訪問診療を行った患者全員に対して「2」の「同一建物居住者の場合」を算定する。

問11　同一日に同一建物居住者に対して訪問診療を行う場合に213点の算定となるが，患者の都合等により，同一建物居住者であっても，午前と午後の2回に分けて訪問診療を行わなければならない場合，いずれの患者に対しても213点の算定となるのか。

答　そのとおり。

問12　在宅患者訪問診療料等について，同一敷地内又は隣接地に棟が異なる建物が集まったマンション群や公団住宅等はそれぞれの建物を別の建物と扱ってよいか。

答　そのとおり。

問13　外観上明らかに別建物であるが渡り廊下のみで繋がっている場合は別建物として扱ってよいか。

答　よい。

問14　在宅患者訪問診療料等について，同一建物内に要支援・要介護者である患者とそうでない患者がおり，例えば医療保険の訪問看護を受けた者と，介護保険の訪問看護を受けた者がいる場合は，同一建物居住者となるのか。

答　介護保険の訪問看護，訪問リハ等は考慮せず，医療保険の対象者のみで考える。　　　　　　　（平22.3.29，一部修正）

【死亡のタイミングの立ち合い】

問15　在宅患者訪問診療料（Ⅰ）及び（Ⅱ）に係る看取り加算については，死亡日に往診又は訪問診療を行い，死亡のタイミングには立ち会わなかったが，死亡後に死亡診断を行った場合には算定できないという理解でよいか。

答　そのとおり。在宅患者訪問診療料（Ⅰ）（Ⅱ）においては，
① 在宅ターミナルケア加算（死亡日及び死亡日前14日以内に2回以上の往診又は訪問診療を実施した場合を評価）
② 看取り加算〔死亡日に往診又は訪問診療を行い，患者を患家で看取った場合を評価（死亡診断に係る評価も含む）〕
③ 死亡診断加算（死亡日に往診又は訪問診療を行い，死亡診断を行った場合を評価）

が設定されている。これらは，在宅医療におけるターミナルケアを評価したものであり，①は死亡前までに実施された診療，②は死亡のタイミングへの立ち合いを含めた死亡前後に実施された診療，③は死亡後の死亡診断をそれぞれ評価したものである。このため，例えば，
・死亡日に往診又は訪問診療を行い，かつ，死亡のタイミングに立ち会い，死亡後に死亡診断及び家族等へのケアを行った場合は，②（在宅ターミナルケア加算の要件を満たす場合は①と②の両方）を算定，
・死亡日に往診又は訪問診療を行い，死亡のタイミングには立ち会わなかったが，死亡後に死亡診断を行った場合は，③（在宅ターミナルケア加算の要件を満たす場合は①と③の両方）を算定することとなる。　（平30.7.30）

(編注) 上記事務連絡「問15」の「死亡のタイミングに立ち合い」とは，患者の家族等の療養上の不安を解消するために事前に実施した説明等を踏まえ，死亡日に患者の診療を行うことを指す（必ずしも患者が息を引き取る瞬間に医師が立ち合うことを求めるものではない）。

事務連絡　問　在宅患者訪問診療料（Ⅰ）の「注12」において，直近3月の訪問診療を行っている患者（一部の患者を除く）1人あたりの平均の訪問診療回数（以下「平均訪問診療回数」という）が一定以上の場合の取扱いが示されているが，当該実績の計算はどのように行えばよいか。また，平均訪問診療回数が一定以上であった場合の取扱い如何。

答　訪問診療の実績については，各月の1日時点の直近3ヶ月の訪問診療の算定回数を算出し，確認出来る様に記録しておく。また，平均訪問診療回数が一定以上であることを確認した場合は，同一患者について当該月の4回目までの訪問診療については100分の100の点数を算定するが，5回目以降の訪問診療については，当該月の間は100分の50に相当する点数により算定する。　　　　　　　　　　（令6.3.28）

参考　在宅患者訪問診療料

問1　月またぎでターミナルケアを行い，当該月に在宅患者訪問診療料の算定がなく往診料のみの場合でも，要件を満たせば在宅ターミナルケア加算は算定できるか。

答　算定できる。　　　　　　　　（平20.4.5 全国保険医団体連合会）

問2　特別養護老人ホームに入所中の患者に対して，在宅患者訪問診療料は算定できるか。

答　死亡日から遡って30日間以内の患者（看取り介護加算の施設基準を満たしている特別養護老人ホームにおいて，在宅療養支援診療所・在宅療養支援病院又は協力医療機関の医師が看取ったものに限る）及び末期の悪性腫瘍の患者に限り算定できる。　　　　　（平24.4.2 全国保険医団体連合会）

問3　認知症グループホームにおいて，同一日に2つのユニットの患者をそれぞれ1人ずつ診療した場合，それぞれ「同一建物居住者以外の場合（888点）」が算定できるのか。

答　算定不可。施設入居時等医学総合管理料では，ユニット数が3以下の認知症グループホームにおいてユニットごとに人数をカウントする取扱いがあるが，在宅患者訪問診療料にはその取扱いがないため，それぞれ「同一建物居住者の場合（213点）」を算定する。　（平成28.4.22全国保険医団体連合会）

問4　他の医療機関が訪問診療を行っている患者で，その医療機関からの紹介ではなく，ケアマネジャーを通じて当院へ訪問診療の依頼があった場合，在宅患者訪問診療料（Ⅰ）の「2」を算定できるか。

答　算定できない。定期的に訪問診療を行っている他の医療機関からの依頼でないと，算定できない。

問5　一人の患者に対し，複数の医療機関において在宅患者訪問診療料（Ⅰ）の「2」を算定できるのか。

答　算定できる。一人の患者に対し「2」を算定する医療機関の数に制限はない。　　　（平31.3.14 全国保険医団体連合会）

参考　介護保険と医療保険の訪問診療等の関係

問1　介護保険の要支援・要介護認定者に対し訪問診療と訪問看護を行っている場合，医療保険への請求が可能か。

答　訪問診療は医療保険に，訪問看護は介護保険に請求する。ただし，末期の悪性腫瘍，厚生労働大臣の定める疾患（多発性硬化症等の疾病，状態），急性増悪時の患者の訪問看護は医療保険に請求する。また，要件を満たしていれば医師による介護保険の居宅療養管理指導費は別に算定できる。

問2　介護保険の要支援・要介護認定を受けない患者への訪問診療や訪問看護等の請求先はどうなるのか。

答　要介護者・要支援者以外の患者に対する訪問診療，訪問看護，訪問リハ，訪問薬剤管理指導，訪問栄養食事指導については，医療保険により算定する。　　（平12.4.5 東京保険医新聞）

C001-2　在宅患者訪問診療料（Ⅱ）（1日につき）**[Ⅱ]**　　　　　　　　　　　　　　　150点

注1　有料老人ホーム等に併設される保険医療機関が，当該施設に入居している患者に対して，次のいずれかに該当する訪問診療を行った場合に算定する。この場合において，A000初診料，A001再診料，A002外来診療料又はC000往診料は，算定しない。

イ　当該保険医療機関が，C002在宅時医学総合管理料又はC002-2施設入居時等医学総合管理料の算定要件を満たす保険医療機関として，当該患者の同意を得て，計画的な医学管理の下に定期的に訪問して診療を行った場合（A000初診料を算定する初診の日に訪問して診療を行った場合を除く）

ロ　C002在宅時医学総合管理料，C002-2施設入居時等医学総合管理料又はC003在宅がん医療総合診療料の算定要件を満

たす他の保険医療機関の求めに応じ，当該他の保険医療機関から紹介された患者に対して，当該患者の同意を得て，計画的な医学管理の下に訪問して診療を行った場合

2　注1のイの場合については，当該患者1人につき週3回（別に厚生労働大臣が定める疾病等の患者〔告示4別表第7，p.366〕 難病 に対する場合を除く）に限り算定する。

3　注1のロの場合については，当該患者1人につき訪問診療を開始した日の属する月から起算して6月（別に厚生労働大臣が定める疾病等の患者〔告示4別表第7，p.366〕 難病 に対する場合を除く）を限度として，月1回に限り算定する。

4　注1のイの場合について，保険医療機関が，診療に基づき，患者の急性増悪等により一時的に頻回の訪問診療を行う必要性を認め，計画的な医学管理の下に，訪問診療を行った場合は，注2の規定にかかわらず，1月に1回に限り，当該診療の日から14日以内に行った訪問診療については14日を限度として算定する。 急性

5　患者の居住する有料老人ホーム等で死亡した患者（往診又は訪問診療を行った後，24時間以内に当該有料老人ホーム等以外で死亡した患者を含む）に対してその死亡日及び死亡日前14日以内に，2回以上の往診若しくは訪問診療を実施した場合（注1のイの場合に限る）又はB004退院時共同指導料1を算定し，かつ，訪問診療を実施した場合（注1のイの場合に限る）には，在宅ターミナルケア加算 (Ⅱ)タ として，次に掲げる点数を，それぞれ所定点数に加算する。この場合において，C000の注3に規定する在宅ターミナルケア加算は算定できない。ただし，別に厚生労働大臣が定める施設基準〔告示4第4・1の4，p.1366〕に適合するものとして地方厚生局長等に届け出た保険医療機関が行った場合は，当該基準に掲げる区分に従い，在宅緩和ケア充実診療所・病院加算，在宅療養実績加算1又は在宅療養実績加算2として，それぞれ1,000点，750点又は500点を，がん患者に対して酸素療法を行っていた場合は酸素療法加算 夕酸 として2,000点を，更に所定点数に加算する。

イ　在宅療養支援診療所又は在宅療養支援病院であって別に厚生労働大臣が定めるもの〔告示4第4・1の2，p.360〕の場合
　(1)　病床を有する場合　　　　　　6,200点
　(2)　病床を有しない場合　　　　　5,200点
ロ　在宅療養支援診療所又は在宅療養支援病院（イに規定するものを除く）の場合　　　　　　　　　　　　　　　　4,200点
ハ　イ及びロに掲げるもの以外の場合
　　　　　　　　　　　　　　　　3,200点

6　C001の注4，注5，注7，注8，注10，注12及び注13の規定は，在宅患者診療料（Ⅱ）について準用する 乳 看取 。この場合において，同注7中「在宅」とあるのは「患者の入居する有料老人ホーム等」と，「1を算定する場合」とあるのは「注1のイの場合」と，同注8中「1を算定する場合」とあるのは「注1のイの場合」と，「注7に規定する加算」とあるのは「注6において準用するC001の注7に規定する加算」，同注12中「1について」とあるのは「注1のイについて」と読み替えるものとする。

（編注）「通則」の「外来感染対策向上加算」等の対象。
【2024年改定による主な変更点】
(1)　在宅ターミナルケア加算（注5）について，死亡日及び死亡日前14日以内にB004退院時共同指導料1を算定して訪問診療を行った場合，「注1」「イ」を算定する場合に限り算定可とされた。
(2)　厚生労働大臣が定める基準（患者1人当たりの直近3月の訪問診療回数の平均が12回未満であること）に適合しなくなった直近1カ月は，同一患者の5回目以降の訪問診療料を100分の50にするとされた（C001準用）。
(3)　【新設】在宅医療DX情報活用加算：C001準用。
(4)　指定障害者施設（生活介護施設）の悪性腫瘍の末期患者に対する在宅患者訪問診療料が算定可とされた（「特別養護老人ホーム等における療養の給付の取扱い」p.1559）。

→在宅患者訪問診療料（Ⅱ）　　　　　摘要欄 p.1688
(1)　在宅患者訪問診療料（Ⅱ）は，在宅での療養を行っている患者であって，疾病，傷病のために通院による療養が困難な者に対して，患者の入居する有料老人ホーム等に併設される保険医療機関が定期的に訪問して診療を行った場合の評価であり，継続的な診療の必要のない者や通院が可能な者に対して安易に算定してはならない。例えば，少なくとも独歩で家族又は介助者等の助けを借りずに通院ができる者などは，通院は容易であると考えられるため，在宅患者訪問診療料（Ⅱ）は算定できない。なお，訪問診療を行っておらず外来受診が可能な患者には，外来においてA001再診料の「注12」地域包括診療加算又はB001-2-9地域包括診療料が算定可能である。
(2)　有料老人ホーム等に入居している患者とは，以下のいずれかに該当する患者をいう。
　ア　C002-2施設入居時等医学総合管理料の(3)において施設入居時等医学総合管理料の算定患者とされている患者
　イ　障害者総合支援法に規定する障害福祉サービスを行う施設及び事業所又は福祉ホームに入居する患者
　ウ　介護保険法第8条第19項に規定する小規模多機能型居宅介護又は同法第8条第23項に規定する複合型サービスにおける宿泊サービスを利用中の患者
(3)　有料老人ホーム等に併設される保険医療機関とは，有料老人ホーム等と同一敷地内又は隣接する敷地内に位置する保険医療機関をいう。
(4)　「注2」から「注5」の取扱いについては，C001在宅患者訪問診療料（Ⅰ）の例によること。この場合において，「1」及び「2」については，それぞれ「注1のイ」及び「注1のロ」と読み替えるものとする。

（令6保医発0305・4）

■事務連絡　在宅患者訪問診療料（Ⅱ）
問1　どのようなケースが有料老人ホーム等と同一敷地内又は隣接する敷地内に位置する保険医療機関に該当するか。
答　有料老人ホーム等に併設する保険医療機関の医師が当該施設に入所している患者に訪問診療を行う場合は，時間的・

空間的に近接していることから，通常の訪問診療と異なる評価として在宅患者訪問診療料（Ⅱ）を設定したものである。このため，医師の所属する医療機関から患者が入所する施設等に短時間で直接訪問できる状況にあるものが，在宅患者訪問診療料（Ⅱ）の算定対象となる。

例えば，医療機関と同一建物内に当該施設がある場合やわたり廊下等で連結されている場合が該当する。なお，当該医療機関の所有する敷地内であっても，幹線道路や河川などのため迂回しなければならないものは該当しない。

問2 併設される医療機関とは「有料老人ホーム等と同一敷地内又は隣接する敷地内に位置する保険医療機関」とされているが，同一敷地内であるが，医療機関と有料老人ホーム等が別法人である場合は併設される医療機関に該当するか。

答 該当する。

(平30.3.30)

C002 在宅時医学総合管理料（月1回）〔院外処方：在医総管外／情在医総管外，院内処方：在医総管内／情在医総管内〕

1 在宅療養支援診療所又は在宅療養支援病院であって別に厚生労働大臣が定めるもの〔告示４第４・１の２, p.360〕の場合

イ 病床を有する場合

(1) 別に厚生労働大臣が定める状態〔告示４別表第８の２, p.379〕の患者に対し，月２回以上訪問診療を行っている場合
① 単一建物診療患者が１人　5,385点
② 単一建物診療患者が２人以上９人以下　4,485点
③ 単一建物診療患者が10人以上19人以下　2,865点
④ 単一建物診療患者が20人以上49人以下　2,400点
⑤ ①から④まで以外　2,110点

(2) 月２回以上訪問診療を行っている場合〔(1)の場合を除く〕
① 単一建物診療患者が１人　4,485点
② 単一建物診療患者が２人以上９人以下　2,385点
③ 単一建物診療患者が10人以上19人以下　1,185点
④ 単一建物診療患者が20人以上49人以下　1,065点
⑤ ①から④まで以外　905点

(3) 月２回以上訪問診療等を行っている場合であって，うち１回以上情報通信機器を用いた診療を行っている場合〔(1)及び(2)の場合を除く〕
① 単一建物診療患者が１人　3,014点
② 単一建物診療患者が２人以上９人以下　1,670点
③ 単一建物診療患者が10人以上19人以下　865点
④ 単一建物診療患者が20人以上49人以下　780点
⑤ ①から④まで以外　660点

(4) 月１回訪問診療を行っている場合
① 単一建物診療患者が１人　2,745点
② 単一建物診療患者が２人以上９人以下　1,485点
③ 単一建物診療患者が10人以上19人以下　765点
④ 単一建物診療患者が20人以上49人以下　670点
⑤ ①から④まで以外　575点

(5) 月１回訪問診療等を行っている場合であって，２月に１回に限り情報通信機器を用いた診療を行っている場合
① 単一建物診療患者が１人　1,500点
② 単一建物診療患者が２人以上９人以下　828点
③ 単一建物診療患者が10人以上19人以下　425点
④ 単一建物診療患者が20人以上49人以下　373点
⑤ ①から④まで以外　317点

ロ 病床を有しない場合

(1) 別に厚生労働大臣が定める状態〔告示４別表第８の２, p.379〕の患者に対し，月２回以上訪問診療を行っている場合
① 単一建物診療患者が１人　4,985点
② 単一建物診療患者が２人以上９人以下　4,125点
③ 単一建物診療患者が10人以上19人以下　2,625点
④ 単一建物診療患者が20人以上49人以下　2,205点
⑤ ①から④まで以外　1,935点

(2) 月２回以上訪問診療を行っている場合〔(1)の場合を除く〕
① 単一建物診療患者が１人　4,085点
② 単一建物診療患者が２人以上９人以下　2,185点
③ 単一建物診療患者が10人以上19人以下　1,085点
④ 単一建物診療患者が20人以上49人以下　970点
⑤ ①から④まで以外　825点

(3) 月２回以上訪問診療等を行っている場合であって，うち１回以上情報通信機器を用いた診療を行っている場合〔(1)及び(2)の場合を除く〕
① 単一建物診療患者が１人　2,774点
② 単一建物診療患者が２人以上９人以下　1,550点
③ 単一建物診療患者が10人以上19人以下　805点
④ 単一建物診療患者が20人以上49人以下　720点
⑤ ①から④まで以外　611点

(4) 月１回訪問診療を行っている場合
① 単一建物診療患者が１人　2,505点
② 単一建物診療患者が２人以上９人以下　1,365点
③ 単一建物診療患者が10人以上19人以下　705点
④ 単一建物診療患者が20人以上49人以下　615点
⑤ ①から④まで以外　525点

(5) 月1回訪問診療等を行っている場合であって，2月に1回に限り情報通信機器を用いた診療を行っている場合
　　　① 単一建物診療患者が1人　　1,380点
　　　② 単一建物診療患者が2人以上9人以下　　768点
　　　③ 単一建物診療患者が10人以上19人以下　　395点
　　　④ 単一建物診療患者が20人以上49人以下　　344点
　　　⑤ ①から④まで以外　　292点
　2　在宅療養支援診療所又は在宅療養支援病院（1に規定するものを除く）の場合
　　イ　別に厚生労働大臣が定める状態〔告示4別表第8の2，p.379〕の患者に対し，月2回以上訪問診療を行っている場合
　　　(1) 単一建物診療患者が1人　　4,585点
　　　(2) 単一建物診療患者が2人以上9人以下　　3,765点
　　　(3) 単一建物診療患者が10人以上19人以下　　2,385点
　　　(4) 単一建物診療患者が20人以上49人以下　　2,010点
　　　(5) (1)から(4)まで以外　　1,765点
　　ロ　月2回以上訪問診療を行っている場合（イの場合を除く）
　　　(1) 単一建物診療患者が1人　　3,685点
　　　(2) 単一建物診療患者が2人以上9人以下　　1,985点
　　　(3) 単一建物診療患者が10人以上19人以下　　985点
　　　(4) 単一建物診療患者が20人以上49人以下　　875点
　　　(5) (1)から(4)まで以外　　745点
　　ハ　月2回以上訪問診療等を行っている場合であって，うち1回以上情報通信機器を用いた診療を行っている場合（イ及びロの場合を除く）
　　　(1) 単一建物診療患者が1人　　2,554点
　　　(2) 単一建物診療患者が2人以上9人以下　　1,450点
　　　(3) 単一建物診療患者が10人以上19人以下　　765点
　　　(4) 単一建物診療患者が20人以上49人以下　　679点
　　　(5) (1)から(4)まで以外　　578点
　　ニ　月1回訪問診療を行っている場合
　　　(1) 単一建物診療患者が1人　　2,285点
　　　(2) 単一建物診療患者が2人以上9人以下　　1,265点
　　　(3) 単一建物診療患者が10人以上19人以下　　665点
　　　(4) 単一建物診療患者が20人以上49人以下　　570点
　　　(5) (1)から(4)まで以外　　490点
　　ホ　月1回訪問診療等を行っている場合であって，2月に1回に限り情報通信機器を用いた診療を行っている場合
　　　(1) 単一建物診療患者が1人　　1,270点
　　　(2) 単一建物診療患者が2人以上9人以下　　718点
　　　(3) 単一建物診療患者が10人以上19人以下　　375点
　　　(4) 単一建物診療患者が20人以上49人以下　　321点
　　　(5) (1)から(4)まで以外　　275点
　3　1及び2に掲げるもの以外の場合
　　イ　別に厚生労働大臣が定める状態〔告示4別表第8の2，p.379〕の患者に対し，月に2回以上訪問診療を行っている場合
　　　(1) 単一建物診療患者が1人　　3,435点
　　　(2) 単一建物診療患者が2人以上9人以下　　2,820点
　　　(3) 単一建物診療患者が10人以上19人以下　　1,785点
　　　(4) 単一建物診療患者が20人以上49人以下　　1,500点
　　　(5) (1)から(4)まで以外　　1,315点
　　ロ　月2回以上訪問診療を行っている場合（イの場合を除く）
　　　(1) 単一建物診療患者が1人　　2,735点
　　　(2) 単一建物診療患者が2人以上9人以下　　1,460点
　　　(3) 単一建物診療患者が10人以上19人以下　　735点
　　　(4) 単一建物診療患者が20人以上49人以下　　655点
　　　(5) (1)から(4)まで以外　　555点
　　ハ　月2回以上訪問診療等を行っている場合であって，うち1回以上情報通信機器を用いた診療を行っている場合（イ及びロの場合を除く）
　　　(1) 単一建物診療患者が1人　　2,014点
　　　(2) 単一建物診療患者が2人以上9人以下　　1,165点
　　　(3) 単一建物診療患者が10人以上19人以下　　645点
　　　(4) 単一建物診療患者が20人以上49人以下　　573点
　　　(5) (1)から(4)まで以外　　487点
　　ニ　月1回訪問診療を行っている場合
　　　(1) 単一建物診療患者が1人　　1,745点
　　　(2) 単一建物診療患者が2人以上9人以下　　980点
　　　(3) 単一建物診療患者が10人以上19人以下　　545点
　　　(4) 単一建物診療患者が20人以上49人以下　　455点
　　　(5) (1)から(4)まで以外　　395点
　　ホ　月1回訪問診療等を行っている場合であって，2月に1回に限り情報通信機器を用いた診療を行っている場合
　　　(1) 単一建物診療患者が1人　　1,000点
　　　(2) 単一建物診療患者が2人以上9人以下　　575点
　　　(3) 単一建物診療患者が10人以上19人

(4) 単一建物診療患者が20人以上49人以下　　　　　　　　　　　　264点
(5) (1)から(4)まで以外　　　225点

注1　別に厚生労働大臣が定める施設基準〔告示4第4・1の6(1), p.1368〕に適合しているものとして地方厚生局長等に届け出た保険医療機関〔診療所，在宅療養支援病院及び許可病床数が200床未満の病院（在宅療養支援病院を除く）に限る〕において，在宅での療養を行っている患者〔特別養護老人ホーム，軽費老人ホーム又は有料老人ホームその他入居している施設において療養を行っている患者（以下「施設入居者等」という）を除く〕であって通院が困難なものに対して，当該患者の同意を得て，計画的な医学管理の下に定期的な訪問診療を行っている場合に，訪問回数及び単一建物診療患者（当該患者が居住する建物に居住する者のうち，当該保険医療機関が訪問診療を実施し，医学管理を行っているものをいう。以下この表において同じ）の人数に従い，所定点数を月1回に限り算定する。

2　注1において，処方箋を交付しない場合は，**300点**を所定点数に加算する。

3　在宅時医学総合管理料を算定すべき医学管理を行った場合においては，別に厚生労働大臣が定める診療に係る費用〔告示4第4・1の6(3), p.1368〕及び投薬の費用は，所定点数に含まれるものとする。

4　在宅医療に移行後，当該点数を算定した日の属する月から起算して3月以内の期間，月1回に限り，**在宅移行早期加算** 在宅移行 として，**100点**を所定点数に加算する。ただし，在宅医療に移行後，1年を経過した患者については算定しない。

5　在宅時医学総合管理料を算定すべき医学管理に関し特別な管理を必要とする患者〔別に厚生労働大臣が定める状態等にあるもの〔告示4別表第3の1の3, p.379〕に限る〕に対して，1月に4回以上の往診又は訪問診療を行った場合には，患者1人につき1回に限り，**頻回訪問加算** 頻訪加算 として，次に掲げる点数を所定点数に加算する。

イ　初回の場合　　　　　　　800点
ロ　2回目以降の場合　　　　　300点

6　C002-2施設入居時等医学総合管理料を算定している患者については算定しない。

7　別に厚生労働大臣が定める施設基準〔告示4第4・1の4, p.1366〕に適合するものとして地方厚生局長等に届け出た保険医療機関が行った場合は，当該基準に掲げる区分に従い，次に掲げる点数を，それぞれ更に所定点数に加算する。

イ　在宅緩和ケア充実診療所・病院加算
(1) 単一建物診療患者が1人　　400点
(2) 単一建物診療患者が2人以上9人以下　　　　　　　　　　　　200点
(3) 単一建物診療患者が10人以上19人以下　　　　　　　　　　　　100点
(4) 単一建物診療患者が20人以上49人以下　　　　　　　　　　　　85点
(5) (1)から(4)まで以外　　　75点

ロ　在宅療養実績加算1
(1) 単一建物診療患者が1人　　300点
(2) 単一建物診療患者が2人以上9人以下　　　　　　　　　　　　150点
(3) 単一建物診療患者が10人以上19人以下　　　　　　　　　　　　75点
(4) 単一建物診療患者が20人以上49人以下　　　　　　　　　　　　63点
(5) (1)から(4)まで以外　　　56点

ハ　在宅療養実績加算2
(1) 単一建物診療患者が1人　　200点
(2) 単一建物診療患者が2人以上9人以下　　　　　　　　　　　　100点
(3) 単一建物診療患者が10人以上19人以下　　　　　　　　　　　　50点
(4) 単一建物診療患者が20人以上49人以下　　　　　　　　　　　　43点
(5) (1)から(4)まで以外　　　38点

8　3について，別に厚生労働大臣が定める基準〔告示4 4・1の6(5), p.1368〕を満たさない場合には，それぞれ所定点数の**100分の80**に相当する点数を算定する。〔院外処方： 在医総管外減 ，院内処方： 在医総管内減 〕

9　3を算定する患者であって継続的に診療を行っているものに対して，保険医療機関が，当該患者の同意を得て，当該保険医療機関において又は他の保険医療機関等との連携により，常時往診を行う体制等を確保した上で訪問診療を行った場合に，当該体制等に応じて，次に掲げる点数を所定点数に加算する。

イ　在宅療養移行加算1　 在療移1 　316点
ロ　在宅療養移行加算2　 在療移2 　216点
ハ　在宅療養移行加算3　 在療移3 　216点
ニ　在宅療養移行加算4　 在療移4 　116点

10　1のイの(2)から(5)まで，1のロの(2)から(5)まで，2のロからホまで及び3のロからホまでについて，別に厚生労働大臣が定める状態の患者〔告示4別表第8の3, p.379〕については，**包括的支援加算** 包括支援 として，**150点**を所定点数に加算する。

11　I002通院・在宅精神療法を算定している患者であって，C001在宅患者訪問診療料（Ⅰ）の1を算定しているものについては，別に厚生労働大臣が定める状態の患者〔告示4別表第8の4, p.379〕に限り，算定できるものとする。

12　1のイの(3)及び(5)，1のロの(3)及び(5)，2のハ及びホ並びに3のハ及びホについては，別に厚生労働大臣が定める施設基準〔告示4第4・1の6(8), p.1368〕に適合しているものとして地方厚生局長等に届け出た保険医療機関において行われる場合に限り算定する。

13 別に厚生労働大臣が定める施設基準〔告示④第4・1の6⑼, p.1368〕に適合しているものとして地方厚生局長等に届け出た保険医療機関において，当該保険医療機関における診療報酬の請求状況，診療の内容に関するデータを継続して厚生労働省に提出している場合は，**在宅データ提出加算** 在デ として，**50点**を所定点数に加算する。

14 1のイの(1)の③から⑤まで，1のイの(2)の③から⑤まで，1のイの(3)の③から⑤まで，1のイの(4)の③から⑤まで，1のイの(5)の③から⑤まで，1のロの(1)の③から⑤まで，1のロの(2)の③から⑤まで，1のロの(3)の③から⑤まで，1のロの(4)の③から⑤まで，1のロの(5)の③から⑤まで，2のイの(3)から(5)まで，2のロの(3)から(5)まで，2のハの(3)から(5)まで，2のニの(3)から(5)まで，2のホの(3)から(5)まで，3のイの(3)から(5)まで，3のロの(3)から(5)まで，3のハの(3)から(5)まで，3のニの(3)から(5)まで及び3のホの(3)から(5)までについて，別に厚生労働大臣が定める基準〔告示④第4・1の6 ⑽, p.1368〕を満たさない場合には，それぞれ所定点数の**100分の60**に相当する点数を算定する。

15 別に厚生労働大臣が定める施設基準〔告示④第4・1の6の2, p.1370〕に適合しているものとして地方厚生局長等に届け出た訪問診療を実施している保険医療機関の保険医が，在宅での療養を行っている患者であって通院が困難なものの同意を得て，当該保険医療機関と連携する他の保険医療機関の保険医，歯科訪問診療を実施している保険医療機関の保険医である歯科医師等，訪問薬剤管理指導を実施している保険薬局の保険薬剤師，訪問看護ステーションの保健師，助産師，看護師，理学療法士，作業療法士若しくは言語聴覚士，管理栄養士，介護支援専門員又は相談支援専門員等であって当該患者に関わる者が，電子情報処理組織を使用する方法その他の情報通信の技術を利用する方法を用いて記録した当該患者に係る診療情報等を活用した上で，計画的な医学管理を行った場合に，**在宅医療情報連携加算** 在療連 として，月1回に限り，**100点**を所定点数に加算する。

② 単一建物診療患者が2人以上9人以下 <u>3,225点</u>
③ 単一建物診療患者が10人以上19人以下 <u>2,865点</u>
④ 単一建物診療患者が20人以上49人以下 <u>2,400点</u>
⑤ ①から④まで以外 <u>2,110点</u>

(2) 月2回以上訪問診療を行っている場合〔(1)の場合を除く〕
① 単一建物診療患者が1人 <u>3,185点</u>
② 単一建物診療患者が2人以上9人以下 <u>1,685点</u>
③ 単一建物診療患者が10人以上19人以下 <u>1,185点</u>
④ 単一建物診療患者が20人以上49人以下 <u>1,065点</u>
⑤ ①から④まで以外 <u>905点</u>

(3) 月2回以上訪問診療等を行っている場合であって，うち1回以上情報通信機器を用いた診療を行っている場合〔(1)及び(2)の場合を除く〕
① 単一建物診療患者が1人 <u>2,234点</u>
② 単一建物診療患者が2人以上9人以下 <u>1,250点</u>
③ 単一建物診療患者が10人以上19人以下 <u>865点</u>
④ 単一建物診療患者が20人以上49人以下 <u>780点</u>
⑤ ①から④まで以外 <u>660点</u>

(4) 月1回訪問診療を行っている場合
① 単一建物診療患者が1人 <u>1,965点</u>
② 単一建物診療患者が2人以上9人以下 <u>1,065点</u>
③ 単一建物診療患者が10人以上19人以下 <u>765点</u>
④ 単一建物診療患者が20人以上49人以下 <u>670点</u>
⑤ ①から④まで以外 <u>575点</u>

(5) 月1回訪問診療等を行っている場合であって，2月に1回に限り情報通信機器を用いた診療を行っている場合
① 単一建物診療患者が1人 <u>1,110点</u>
② 単一建物診療患者が2人以上9人以下 <u>618点</u>
③ 単一建物診療患者が10人以上19人以下 425点
④ 単一建物診療患者が20人以上49人以下 373点
⑤ ①から④まで以外 <u>317点</u>

ロ 病床を有しない場合
(1) 別に厚生労働大臣が定める状態〔告示④別表第8の2, p.379〕の患者に対し，月2回以上訪問診療を行っている場合
① 単一建物診療患者が1人 <u>3,585点</u>
② 単一建物ديapy者が2人以上9人以下 <u>2,955点</u>
③ 単一建物診療患者が10人以上19人以下 2,625点

C002-2 施設入居時等医学総合管理料(月1回)〔院外処方：施医総管外 ／ 院内処方：施医総管内〕

1 在宅療養支援診療所又は在宅療養支援病院であって別に厚生労働大臣が定めるもの〔告示④第4・1の2, p.360〕の場合
イ 病床を有する場合
(1) 別に厚生労働大臣が定める状態〔告示④別表第8の2, p.379〕の患者に対し，月2回以上訪問診療を行っている場合
① 単一建物診療患者が1人 <u>3,885点</u>

④ 単一建物診療患者が20人以上49人以下　　　2,205点
⑤ ①から④まで以外　　　1,935点
(2) 月2回以上訪問診療を行っている場合〔(1)の場合を除く〕
① 単一建物診療患者が1人　　　2,885点
② 単一建物診療患者が2人以上9人以下　　　1,535点
③ 単一建物診療患者が10人以上19人以下　　　1,085点
④ 単一建物診療患者が20人以上49人以下　　　970点
⑤ ①から④まで以外　　　825点
(3) 月2回以上訪問診療等を行っている場合であって，うち1回以上情報通信機器を用いた診療を行っている場合〔(1)及び(2)の場合を除く〕
① 単一建物診療患者が1人　　　2,054点
② 単一建物診療患者が2人以上9人以下　　　1,160点
③ 単一建物診療患者が10人以上19人以下　　　805点
④ 単一建物診療患者が20人以上49人以下　　　720点
⑤ ①から④まで以外　　　611点
(4) 月1回訪問診療を行っている場合
① 単一建物診療患者が1人　　　1,785点
② 単一建物診療患者が2人以上9人以下　　　975点
③ 単一建物診療患者が10人以上19人以下　　　705点
④ 単一建物診療患者が20人以上49人以下　　　615点
⑤ ①から④まで以外　　　525点
(5) 月1回訪問診療等を行っている場合であって，2月に1回に限り情報通信機器を用いた診療を行っている場合
① 単一建物診療患者が1人　　　1,020点
② 単一建物診療患者が2人以上9人以下　　　573点
③ 単一建物診療患者が10人以上19人以下　　　395点
④ 単一建物診療患者が20人以上49人以下　　　344点
⑤ ①から④まで以外　　　292点

2　在宅療養支援診療所又は在宅療養支援病院（1に規定するものを除く）の場合

イ　別に厚生労働大臣が定める状態〔告示4別表第8の2, p.379〕の患者に対し，月2回以上訪問診療を行っている場合
(1) 単一建物診療患者が1人　　　3,285点
(2) 単一建物診療患者が2人以上9人以下　　　2,685点
(3) 単一建物診療患者が10人以上19人以下　　　2,385点
(4) 単一建物診療患者が20人以上49人以下　　　2,010点
(5) (1)から(4)まで以外　　　1,765点

ロ　月2回以上訪問診療を行っている場合（イの場合を除く）
(1) 単一建物診療患者が1人　　　2,585点
(2) 単一建物診療患者が2人以上9人以下　　　1,385点
(3) 単一建物診療患者が10人以上19人以下　　　985点
(4) 単一建物診療患者が20人以上49人以下　　　875点
(5) (1)から(4)まで以外　　　745点

ハ　月2回以上訪問診療等を行っている場合であって，うち1回以上情報通信機器を用いた診療を行っている場合（イ及びロの場合を除く）
(1) 単一建物診療患者が1人　　　1,894点
(2) 単一建物診療患者が2人以上9人以下　　　1,090点
(3) 単一建物診療患者が10人以上19人以下　　　765点
(4) 単一建物診療患者が20人以上49人以下　　　679点
(5) (1)から(4)まで以外　　　578点

ニ　月1回訪問診療を行っている場合
(1) 単一建物診療患者が1人　　　1,625点
(2) 単一建物診療患者が2人以上9人以下　　　905点
(3) 単一建物診療患者が10人以上19人以下　　　665点
(4) 単一建物診療患者が20人以上49人以下　　　570点
(5) (1)から(4)まで以外　　　490点

ホ　月1回訪問診療等を行っている場合であって，2月に1回に限り情報通信機器を用いた診療を行っている場合
(1) 単一建物診療患者が1人　　　940点
(2) 単一建物診療患者が2人以上9人以下　　　538点
(3) 単一建物診療患者が10人以上19人以下　　　375点
(4) 単一建物診療患者が20人以上49人以下　　　321点
(5) (1)から(4)まで以外　　　275点

3　1及び2に掲げるもの以外の場合

イ　別に厚生労働大臣が定める状態〔告示4別表第8の2, p.379〕の患者に対し，月2回以上訪問診療を行っている場合
(1) 単一建物診療患者が1人　　　2,435点
(2) 単一建物診療患者が2人以上9人以下　　　2,010点
(3) 単一建物診療患者が10人以上19人以下　　　1,785点
(4) 単一建物診療患者が20人以上49人以下　　　1,500点
(5) (1)から(4)まで以外　　　1,315点

ロ　月2回以上訪問診療を行っている場合（イの場合を除く）
(1) 単一建物診療患者が1人　　　1,935点
(2) 単一建物診療患者が2人以上9人以下

　　　　　　　　　　以下　　　　　　　1,010点
　　　(3)　単一建物診療患者が10人以上19人
　　　　　以下　　　　　　　　　　735点
　　　(4)　単一建物診療患者が20人以上49人
　　　　　以下　　　　　　　　　　655点
　　　(5)　(1)から(4)まで以外　　　555点
　　ハ　月2回以上訪問診療等を行っている場合
　　　であって，うち1回以上情報通信機器を用
　　　いた診療を行っている場合（イ及びロの場合
　　　を除く）
　　　(1)　単一建物診療患者が1人　　1,534点
　　　(2)　単一建物診療患者が2人以上9人
　　　　　以下　　　　　　　　　　895点
　　　(3)　単一建物診療患者が10人以上19人
　　　　　以下　　　　　　　　　　645点
　　　(4)　単一建物診療患者が20人以上49人
　　　　　以下　　　　　　　　　　573点
　　　(5)　(1)から(4)まで以外　　　487点
　　ニ　月1回訪問診療を行っている場合
　　　(1)　単一建物診療患者が1人　　1,265点
　　　(2)　単一建物診療患者が2人以上9人
　　　　　以下　　　　　　　　　　710点
　　　(3)　単一建物診療患者が10人以上19人
　　　　　以下　　　　　　　　　　545点
　　　(4)　単一建物診療患者が20人以上49人
　　　　　以下　　　　　　　　　　455点
　　　(5)　(1)から(4)まで以外　　　395点
　　ホ　月1回訪問診療等を行っている場合であっ
　　　て，2月に1回に限り情報通信機器を用
　　　いた診療を行っている場合
　　　(1)　単一建物診療患者が1人　　760点
　　　(2)　単一建物診療患者が2人以上9人
　　　　　以下　　　　　　　　　　440点
　　　(3)　単一建物診療患者が10人以上19人
　　　　　以下　　　　　　　　　　315点
　　　(4)　単一建物診療患者が20人以上49人
　　　　　以下　　　　　　　　　　264点
　　　(5)　(1)から(4)まで以外　　　225点
注1　別に厚生労働大臣が定める施設基準〔告示4第4・1の6(1)，p.1368〕に適合しているものとして地方厚生局長等に届け出た保険医療機関〔診療所，在宅療養支援病院及び許可病床数が200床未満の病院（在宅療養支援病院を除く）に限る〕において，施設入居者等であって通院が困難なものに対して，当該患者の同意を得て，計画的な医学管理の下に定期的な訪問診療を行っている場合，訪問回数及び単一建物診療患者の人数に従い，所定点数を月1回に限り算定する。
2　C002在宅時医学総合管理料を算定している患者については算定しない。
3　別に厚生労働大臣が定める施設基準〔告示4第4・1の4，p.1366〕に適合するものとして地方厚生局長等に届け出た保険医療機関が行った場合は，当該基準に掲げる区分に従い，次に掲げる点数を，それぞれ更に所定点数に加算する。
　　イ　在宅緩和ケア充実診療所・病院加算
　　　(1)　単一建物診療患者が1人　　300点
　　　(2)　単一建物診療患者が2人以上9人以下　　　　　　　　　　150点
　　　(3)　単一建物診療患者が10人以上19人以下　　　　　　　　　　75点
　　　(4)　単一建物診療患者が20人以上49人以下　　　　　　　　　　63点
　　　(5)　(1)から(4)まで以外　　　56点
　　ロ　在宅療養実績加算1
　　　(1)　単一建物診療患者が1人　　225点
　　　(2)　単一建物診療患者が2人以上9人以下　　　　　　　　　　110点
　　　(3)　単一建物診療患者が10人以上19人以下　　　　　　　　　　56点
　　　(4)　単一建物診療患者が20人以上49人以下　　　　　　　　　　47点
　　　(5)　(1)から(4)まで以外　　　42点
　　ハ　在宅療養実績加算2
　　　(1)　単一建物診療患者が1人　　150点
　　　(2)　単一建物診療患者が2人以上9人以下　　　　　　　　　　75点
　　　(3)　単一建物診療患者が10人以上19人以下　　　　　　　　　　40点
　　　(4)　単一建物診療患者が20人以上49人以下　　　　　　　　　　33点
　　　(5)　(1)から(4)まで以外　　　30点
4　I002通院・在宅精神療法を算定している患者であって，C001在宅患者訪問診療料（I）の1又はC001-2在宅患者訪問診療料（II）（注1のイの場合に限る）を算定しているものについては，別に厚生労働大臣が定める状態の患者〔告示4別表第8の4，p.379〕に限り，算定できるものとする。
5　C002の注2から注5 在宅移行 頻訪加算 まで，注8〔院外処方：施設総管減算，院内処方：施医総管内減〕から注10 在療移1 在療移2 在療移3 在療移4 包括支援 まで，注14及び注15 在療連 までの規定は，施設入居時等医学総合管理料について準用する。この場合において，同注3及び同注5中「在宅時医学総合管理料」とあるのは，「施設入居時等医学総合管理料」と読み替えるものとする。
6　1のイの(3)及び(5)，1のロの(3)及び(5)，2のハ及びホ並びに3のハ及びホについては，別に厚生労働大臣が定める施設基準〔告示4第4・1の6(8)，p.1368〕に適合しているものとして地方厚生局長等に届け出た保険医療機関において行われる場合に限り算定する。
7　別に厚生労働大臣が定める施設基準〔告示4第4・1の6(9)，p.1368〕に適合しているものとして地方厚生局長等に届け出た保険医療機関において，当該保険医療機関における診療報酬の請求状況，診療の内容に関するデータを継続して厚生労働省に提出している場合は，在宅データ提出加算 在デ として，50点を所定点数に加算する。

【2024年改定による主な変更点】（C002，C002-2共通）
(1) 単一建物診療患者の数が10人以上19人以下，20人以上49人以下，50人以上の場合の点数が新設された。
(2) 在宅時（施設入居時等）医学総合管理料「1」「2」の単一建物診療患者が①10人以上19人以下，②20人以上49人以下，③50人以上の場合において，施設基準を満たさない場合（直近3月の訪問診療の算定回数等が2100回以上の場合），所定点数の100分の60で算定する。
(3) **在宅療養移行加算**（注9）が病院でも算定可となった（同加算は在宅療養支援診療所・病院以外の医療機関で算定可）。また，以下の4区分となった。
　加算1：①単独型，②診療情報等を定期的カンファレンス又はICT等によって連携医療機関に提供
　加算2：①単独型（上記②の要件を満たしていない）
　加算3：①連携型，②診療情報等を定期的カンファレンス又はICT等によって連携医療機関に提供
　加算4：①連携型（上記②の要件を満たしていない）
(4) **包括的支援加算**（注10）について，対象患者の範囲が，要介護度3以上と認知症高齢者の日常生活自立度のランクⅢ以上に改められ（障害者支援区分の変更はない），対象患者に「麻薬の投薬を受けている状態」が追加された。
(5) 【新設】「注15」**在宅医療情報連携加算**：届出医療機関の医師が，当該医療機関と連携する他医療機関等の関係職種がICTを用いて記録した診療情報等を活用したうえで医学管理を行った場合に，月1回算定可。

【2024年改定による主な変更点】（C002-2）：指定障害者施設（生活介護施設）の悪性腫瘍の末期患者に対する施設入居時等医学総合管理料が算定可とされた（「特別養護老人ホーム等における療養の給付の取扱い」）。

→**在宅時医学総合管理料，施設入居時等医学総合管理料**
摘要欄 p.1689

(1) 在宅時医学総合管理料又は施設入居時等医学総合管理料は，在宅での療養を行っている患者に対するかかりつけ医機能の確立及び在宅での療養の推進を図る。
(2) **在宅時医学総合管理料**は，在宅での療養を行っている患者であって，通院困難な者〔(3)で規定する施設入居時等医学総合管理料の対象患者を除く〕に対して，個別の患者ごとに総合的な在宅療養計画を作成し，定期的に訪問して診療を行い，総合的な医学管理を行った場合の評価であることから，継続的な診療の必要のない者や通院が可能な者に対して安易に算定してはならない。例えば，少なくとも独歩で家族・介助者等の助けを借りずに通院ができる者などは，通院は容易であると考えられるため，在宅時医学総合管理料は算定できない。なお，訪問診療を行っておらず外来受診が可能な患者には，外来においてA001再診料の「注12」地域包括診療加算又はB001-2-9地域包括診療料が算定可能である。
(3) **施設入居時等医学総合管理料**は，施設において療養を行っている次に掲げる患者であって，通院困難な者に対して個別の患者ごとに総合的な在宅療養計画を作成し，定期的に訪問して診療を行い，総合的な医学管理を行った場合の評価であることから，継続的な診療の必要のない者や通院が可能な者に対して安易に算定してはならない。例えば，少なくとも独歩で家族・介助者等の助けを借りずに通院ができる者などは，通院は容易であると考えられるため，施設入居時等医学総合管理料は算定できない。なお，訪問診療を行っておらず外来受診が可能な患者には，外来においてA001再診料の「注12」地域包括診療加算又はB001-2-9地域包括診療料が算定可能である。なお，施設入居時等医学総合管理料の算定の対象となる患者は，給付調整告示等の規定による。
　ア　次に掲げるいずれかの施設において療養を行っている患者
　　(イ)　養護老人ホーム
　　(ロ)　軽費老人ホーム〔「軽費老人ホームの設備及び運営に関する基準」（平成20年厚生労働省令第107号）附則第2条第1号に規定する軽費老人ホームA型に限る〕
　　(ハ)　特別養護老人ホーム
　　(ニ)　有料老人ホーム
　　(ホ)　高齢者の居住の安定確保に関する法律（平成13年法律第26号）第5条第1項に規定するサービス付き高齢者向け住宅
　　(ヘ)　認知症対応型共同生活介護事業所
　　(ト)　指定障害者支援施設（生活介護を行う施設に限る）
　イ　次に掲げるいずれかのサービスを受けている患者
　　(イ)　短期入所生活介護
　　(ロ)　介護予防短期入所生活介護
(4) 在宅時医学総合管理料又は施設入居時等医学総合管理料は，別に厚生労働大臣の定める施設基準に適合しているものとして地方厚生（支）局長に届け出た保険医療機関の保険医が，在宅療養計画に基づき診療を行った場合に月1回に限り算定する。特掲診療料の施設基準等**別表第8の2**（p.379）に掲げる「別に厚生労働大臣が定める状態の患者」に対して，C001在宅患者訪問診療料（Ⅰ）の「1」又はC001-2在宅患者訪問診療料（Ⅱ）（「注1」の「イ」の場合に限る）を月2回以上算定した場合には「別に厚生労働大臣が定める状態の患者に対し，月2回以上訪問診療を行っている場合」を単一建物診療患者の人数に従い算定する。同様に，C001在宅患者訪問診療料（Ⅰ）の「1」又はC001-2在宅患者訪問診療料（Ⅱ）（「注1」の「イ」の場合に限る）を月2回以上算定した場合には「月2回以上訪問診療を行っている場合」を，C001在宅患者訪問診療料（Ⅰ）の「1」又はC001-2在宅患者訪問診療料（Ⅱ）（「注1」の「イ」の場合に限る）を月1回算定した場合には「月1回訪問診療を行っている場合」を単一建物診療患者の人数に従い算定する。ここでいう単一建物診療患者の人数とは，当該患者が居住する建築物に居住する者のうち，当該保険医療機関がC002在宅時医学総合管理料又はC002-2施設入居時等医学総合管理料を算定する者〔当該保険医療機関と**特別の関係**（p.72）にある保険医療機関において算定するものを含む〕の人数をいう。なお，ユニット数が3以下の認知症対応型共同生活介護事業所については，それぞれのユニットにおいて，施設入居時等医学総合管理料を算定する人数を，単一建物診療患者の人数とみなすことができる。また，同居する同一世帯の複数の患者に対して診察をした場合など，同一の患家において2人以上の患者を診療した場合に，2人目以降の患者について，A000初診料又はA001再診料若しくはA002外来診療料及び第2章特掲診療料のみを算定した場合においては，その旨を**診療報酬明細書**の摘要欄に記載し，C001在宅患者訪問診療料（Ⅰ）の「1」又はC001-2在宅患者訪問診療料（Ⅱ）（「注1」の「イ」の場合に限る）を算定したものとみなすことができる。
　「1」及び「2」については，在宅療養支援診療所又は在宅療養支援病院の保険医が，往診及び訪問看護により24時間対応できる体制を確保し，在宅療養支援診療所又は在宅療養支援病院の連絡担当者の氏名，連絡先電話番号等，担当日，緊急時の注意事項等並びに往診担当医及び訪問看護担当者の氏名等について，文書により提供している患者に限り，在宅療養支援診療

所又は在宅療養支援病院において算定し，在宅療養支援診療所又は在宅療養支援病院の保険医が，当該患者以外の患者に対し，継続して訪問した場合には，「3」を算定する。

なお，「1」に規定する**在宅療養支援診療所又は在宅療養支援病院であって別に厚生労働大臣が定めるもの**とは，特掲診療料施設基準等通知の第9在宅療養支援診療所の施設基準の1の(1)及び(2)(p.1349)に規定する**在宅療養支援診療所**，第14の2在宅療養支援病院の施設基準の1の(1)及び(2)(p.1361)に規定する**在宅療養支援病院**である。

また，「1」の「イ」に規定する「病床を有する場合」，「1」の「ロ」に規定する「病床を有しない場合」とは，同通知の第9在宅療養支援診療所の施設基準の2の(1)及び(2)(p.1351)，第14の2在宅療養支援病院の施設基準の2の(1)(p.1364)の規定による。

(5) 個別の患者ごとに総合的な在宅療養計画を作成し，その内容を患者，家族及びその看護に当たる者等に対して説明し，在宅療養計画及び説明の要点等を**診療録**に記載する。

(6) 他の保健医療サービス又は福祉サービスとの連携に努める。

(7) 当該患者が診療科の異なる他の保険医療機関を受診する場合には，診療の状況を示す文書を当該保険医療機関に交付する等十分な連携を図るよう努める。

(8) 当該保険医療機関以外の保険医療機関が，当該患者に対して診療を行おうとする場合には，当該患者等に対し照会等を行うことにより，他の保険医療機関における在宅時医学総合管理料又は施設入居時等医学総合管理料の算定の有無を確認する。

(9) 当該患者について在宅時医学総合管理料又は施設入居時等医学総合管理料が算定されている月において，B000特定疾患療養管理料，B001の「4」小児特定疾患カウンセリング料，「5」小児科療養指導料，「6」てんかん指導料，「7」難病外来指導管理料，「8」皮膚科特定疾患指導管理料，「18」小児悪性腫瘍患者指導管理料，「27」糖尿病透析予防指導管理料，「37」慢性腎臓病透析予防指導管理料，B001-3生活習慣病管理料（Ⅰ），B001-3-3生活習慣病管理料（Ⅱ），C007の「注4」に規定する衛生材料等提供加算，C109在宅寝たきり患者処置指導管理料，I012-2の「注4」に規定する衛生材料等提供加算，J000創傷処置，J001-7爪甲除去，J001-8穿刺排膿後薬液注入，J018喀痰吸引，J018-3干渉低周波去痰器による喀痰排出，J043-3ストーマ処置，J053皮膚科軟膏処置，J060膀胱洗浄，J060-2後部尿道洗浄，J063留置カテーテル設置，J064導尿，J118介達牽引，J118-2矯正固定，J118-3変形機械矯正術，J119消炎鎮痛等処置，J119-2腰部又は胸部固定帯固定，J119-3低出力レーザー照射，J119-4肛門処置及びJ120鼻腔栄養は所定点数に含まれ，別に算定できない。

なお，在宅での総合的な医学管理に当たって必要な薬剤（投薬に係るものを除く）及び特定保険医療材料については，第3節薬剤料及び第4節特定保険医療材料料において算定することができる。

（編注）在宅時医学総合管理料・施設入居時等医学総合管理料にB001-3生活習慣病管理料（Ⅰ）が包括されているが，生活習慣病管理料（Ⅰ）に包括されている項目（医学管理等，検査，投薬，注射，病理診断）まで包括するものではない。

(10) 当該点数を算定した月において，当該点数を算定する保険医療機関の外来を受診した場合においても第5部投薬の費用は算定できない。

(11) 1つの患家に在宅時医学総合管理料又は施設入居時等医学総合管理料の対象となる同居する同一世帯の患者が2人以上いる場合の在宅時医学総合管理料又は施設入居時等医学総合管理料は，患者ごとに「単一建物診療患者が1人の場合」を算定する。また，在宅時医学総合管理料について，当該建築物において当該保険医療機関が在宅医学管理を行う患者数が，当該建築物の戸数の10%以下の場合又は当該建築物の戸数が20戸未満であって，当該保険医療機関が在宅医学管理を行う患者が2人以下の場合には，それぞれ「単一建物診療患者が1人の場合」を算定すること。

(12) 同一月内において院外処方箋を交付した訪問診療と院外処方箋を交付しない訪問診療とが行われた場合は，在宅時医学総合管理料の「注2」又は施設入居時等医学総合管理料の「注5」の規定により準用する在宅時医学総合管理料の「注2」に係る加算は算定できない。

(13) 投与期間が30日を超える薬剤を含む院外処方箋を交付した場合は，その投与期間に係る在宅時医学総合管理料の「注2」又は施設入居時等医学総合管理料の「注5」の規定により準用する在宅時医学総合管理料の「注2」に係る加算は算定できない。

(14) 在宅時医学総合管理料又は施設入居時等医学総合管理料は，当該患者に対して主として診療を行っている保険医が属する1つの保険医療機関において算定する。

(15) C003在宅がん医療総合診療料を算定した日の属する月にあっては，在宅時医学総合管理料又は施設入居時等医学総合管理料は算定できない。

(16) 在宅時医学総合管理料の「注4」又は施設入居時等医学総合管理料の「注5」の規定により準用する在宅時医学総合管理料の「注4」に規定する**在宅移行早期加算**は，退院後に在宅において療養を始めた患者であって，訪問診療を行うものに対し，在宅時医学総合管理料又は施設入居時等医学総合管理料の算定開始月から3月を限度として，1月1回に限り所定点数に加算する。

(17) 在宅移行早期加算は，退院から1年を経過した患者に対しては算定できない。ただし，在宅移行早期加算を既に算定した患者が再度入院し，その後退院した場合にあっては，新たに3月を限度として，月1回に限り所定点数に加算できる。

(18) 在宅時医学総合管理料の「注5」又は施設入居時等医学総合管理料の「注5」の規定により準用する在宅時医学総合管理料の「注5」に係る加算は，特掲診療料の施設基準等別表第3の1の3(p.379)に掲げる患者に対し，月4回以上の往診又は訪問診療を行い，必要な医学管理を行っている場合に**頻回訪問加算**として算定する。

(19) 別に厚生労働大臣が定める状態等のうち，特掲診療料の施設基準等**別表第3の1の3**第3号に掲げる「高度な指導管理を必要とするもの」とは，**別表第3の1の3**第2号の(1)に掲げる指導管理を2つ以上行っているものをいう。

(20) 在宅時医学総合管理料の「注9」又は施設入居時等医学総合管理料の「注5」の規定により準用する在宅時医学総合管理料の「注9」に規定する**在宅療養移行加算1，2，3及び4**は，保険医療機関（在宅療養支援診療所及び在宅療養支援病院を除く）の外来を4回以上受診した後に，訪問診療に移行した患者に対して，当該保険医療機関が訪問診療を実施した場合に，以下により算定する。

　ア　在宅療養移行加算1については，以下の全ての要件を，在宅療養移行加算2については，以下の(イ)か

ら(ハ)を満たして訪問診療を実施した場合に算定する。なお，在宅療養移行加算1又は2を算定して訪問診療及び医学管理を行う月のみ以下の体制を確保すればよく，地域医師会等の協力を得て(イ)又は(ロ)に規定する体制を確保することでも差し支えない。
  (イ) 当該医療機関単独又は連携する他の医療機関の協力により，24時間の往診体制及び24時間の連絡体制を有している。
  (ロ) 訪問看護が必要な患者に対し，当該保険医療機関，連携する他の医療機関又は連携する訪問看護ステーションが訪問看護を提供する体制を確保している。
  (ハ) 当該医療機関又は連携する医療機関の連絡担当者の氏名，診療時間内及び診療時間外の連絡先電話番号等，緊急時の注意事項等並びに往診担当医の氏名等について，患者又は患者の家族に文書により提供し，説明している。
  (ニ) 当該医療機関が保有する当該患者の診療情報及び患者の病状の急変時の対応方針について，当該医療機関と連携する医療機関との月に1回程度の定期的なカンファレンスにより当該連携医療機関に適切に提供している。ただし，当該情報についてICT等を活用して連携する医療機関が常に確認できる体制を確保している場合はこの限りでない。

在宅療養移行加算3については，以下の全ての要件を，在宅療養移行加算4については以下の(イ)から(ニ)を満たして訪問診療を実施した場合に算定する。なお，在宅療養移行加算3又は4を算定して訪問診療及び医学管理を行う月のみ以下の体制を確保すればよく，市町村や地域医師会との協力により(イ)又は(ロ)に規定する体制を確保することでも差し支えない。
  (イ) 往診が必要な患者に対し，当該医療機関又は連携する他の医療機関が往診を提供する体制を有している。
  (ロ) 当該医療機関単独又は連携する他の医療機関の協力により，24時間の連絡体制を有している。
  (ハ) 訪問看護が必要な患者に対し，当該医療機関，連携する他の医療機関，連携する訪問看護ステーションが訪問看護を提供する体制を確保している。
  (ニ) 当該医療機関又は連携する他の医療機関の診療時間内及び診療時間外の連絡先電話番号等，緊急時の注意事項等について，患者又は患者の家族に文書により提供し，説明している。
  (ホ) 当該医療機関が保有する当該患者の診療情報及び患者の病状の急変時の対応方針について，当該医療機関と連携する他の医療機関との月1回程度の定期的なカンファレンスにより連携する他の医療機関に適切に提供していること。ただし，当該情報についてICT等を活用して連携する他の医療機関が常に確認できる体制を確保している場合はこの限りでない。

(21) (20)のアの(イ)及びイの(イ)に掲げる連携する他の医療機関が訪問診療を行った場合には，当該他の医療機関では，在宅時医学総合管理料は算定できない。また，当該他の医療機関が，患家を訪問して診療を行った場合には，C001在宅患者訪問診療料（Ⅰ）及びC001-2在宅患者訪問診療料（Ⅱ）は算定できず，C000往診料を算定すること。また，訪問看護が必要な患者については，当該患者の訪問看護を提供する訪問看護ステーション等に対し，当該他の医療機関の医師による指示についても適切に対応するよう，連携を図る。

(22) 在宅療養移行加算を算定するに当たって，ICTを用いて連携機関と患者の個人情報を取り扱う場合には，厚生労働省の定める「医療情報システムの安全管理に関するガイドライン」に対応していること。

(23) 在宅時医学総合管理料の「注10」又は施設入居時等医学総合管理料の「注5」の規定により準用する在宅時医学総合管理料の「注10」に規定する包括的支援加算は，特掲診療料の施設基準等別表8の3（p.379）に規定する状態の患者に対し，訪問診療を行っている場合に算定する。当該状態については，以下のとおりとし，いずれの状態に該当するかを診療報酬明細書の摘要欄に記載する。
  ア 「要介護3以上の状態又はこれに準ずる状態」とは，介護保険法第7条に規定する要介護状態区分における要介護3，要介護4若しくは要介護5である状態又は障害者総合支援法における障害支援区分において障害支援区分2以上と認定されている状態をいう。
  イ 「日常生活に支障を来たすような症状・行動や意思疎通の困難さが見られ，介護を必要とする認知症の状態」とは，医師が「認知症高齢者の日常生活自立度」におけるランクⅢ以上と診断した状態をいう。
  ウ 「頻回の訪問看護を受けている状態」とは，週1回以上訪問看護を受けている状態をいう。
  エ 「訪問診療又は訪問看護において処置を受けている状態」とは，訪問診療又は訪問看護において，注射又は喀痰吸引，経管栄養等の処置〔特掲診療料の施設基準等第4の1の6(3)（p.1368）に掲げる処置のうち，ヨからレまで及びツからフまでに規定する処置を除く〕を受けている状態をいう。
  オ 「介護保険法第8条第11項に規定する特定施設等看護職員が配置された施設に入居し，医師の指示を受けた看護職員による処置を受けている状態」とは，特定施設，認知症対応型共同生活介護事業所，特別養護老人ホーム，障害者総合支援法第5条第11項に規定する障害者支援施設等に入居又は入所する患者であって，医師による文書での指示を受け，当該施設に配置された看護職員による注射又は処置を受けている状態をいう。処置の範囲はエの例による。
  カ 「麻薬の投薬を受けている状態」とは，医師から麻薬の投薬を受けている状態をいう。
  キ 「その他関係機関との調整等のために訪問診療を行う医師による特別な医学管理を必要とする状態」とは，以下のいずれかに該当する患者の状態をいう。
    (イ) 脳性麻痺，先天性心疾患，ネフローゼ症候群，ダウン症等の染色体異常，川崎病で冠動脈瘤のあるもの，脂質代謝障害，腎炎，溶血性貧血，再生不良性貧血，血友病，血小板減少性紫斑病，先天性股関節脱臼，内反足，二分脊椎，骨系統疾患，先天性四肢欠損，分娩麻痺，先天性多発関節拘縮症，児童福祉法第6条の2第1項に規定する小児慢性特定疾病（同条第3項に規定する小児慢性特定疾病医療支援の対象に相当する状態のものに限る）及び同法第56条の6第2項に規定する障害児に該当する状態である15歳未満の患者
    (ロ) 出生時の体重が1,500g未満であった1歳未満の患者
    (ハ) 「超重症児（者）・準超重症児（者）の判定基準」による判定スコアが10以上である患者
    (ニ) 訪問診療を行う医師又は当該医師の指示を受けた看護職員の指導管理に基づき，家族等患者の看護に当たる者が注射又は喀痰吸引，経管栄養等の処置〔特掲診療料の施設基準等第4の1の6(3)に

掲げる処置のうち，ヨからコまでに規定する処置（p.1368）をいう〕を行っている患者

⑷ 算定対象となる患者が入居又は入所する施設と特別の関係にある保険医療機関においても，算定できる。

⑸ 「3」について，主として往診又は訪問診療を実施する診療所で算定する場合は，それぞれ所定点数の**100分の80**に相当する点数を算定する。

⑹ 悪性腫瘍と診断された患者については，医学的に末期であると判断した段階で，当該患者のケアマネジメントを担当する居宅介護支援専門員に対し，予後及び今後想定される病状の変化，病状の変化に合わせて必要となるサービス等について，適時情報提供すること。

⑺ 在宅時医学総合管理料の「**注11**」について，当該医療機関において，Ⅰ002通院・在宅精神療法及びC001在宅患者訪問診療料（Ⅰ）の「1」を算定している場合には，在宅時医学総合管理料は算定できない。また，施設入居時等医学総合管理料の「**注4**」について，当該医療機関において，Ⅰ002通院・在宅精神療法及びC001在宅患者訪問診療料（Ⅰ）の「1」又はC001-2在宅患者訪問診療料（Ⅱ）（「注1」の「イ」の場合に限る）を算定している場合には，施設入居時等医学総合管理料は算定できない。

ただし，特掲診療料の施設基準等**別表第8の4**（p.379）に規定する状態の患者に対し，訪問診療を行っている場合にはこの限りでない。当該**別表第8の4**に規定する状態のうち，**別表第8の2**に掲げる状態以外の状態については，以下のとおりとする。

ア 「要介護2以上の状態又はこれに準ずる状態」とは，介護保険法第7条に規定する要介護状態区分における要介護2，要介護3，要介護4若しくは要介護5である状態又は身体障害者福祉法（昭和24年法律第283号）第4条に規定する身体障害者であって，障害者総合支援法第4条第4項に規定する障害支援区分において障害支援区分2，障害支援区分3，障害支援区分4若しくは障害支援区分5である状態をいう。

イ 「訪問診療又は訪問看護において処置を受けている状態」及び「介護保険法第8条第11項に規定する特定施設等看護職員が配置された施設に入居し，医師の指示を受けた看護職員による処置を受けている状態」については，それぞれ㉓のエ及びオの例による。

ウ 「がんに対し治療を受けている状態」及び「精神疾患以外の疾患の治療のために訪問診療を行う医師による特別な医学管理を必要とする状態」は，それぞれ悪性腫瘍と診断された患者であって，悪性腫瘍に対する治療（緩和ケアを含む）を行っている状態及び㉓のキに該当する状態をいう。

⑻ 情報通信機器を用いた診療を行っている場合については，次の点に留意する。

ア 情報通信機器を用いた診療は，訪問診療と情報通信機器を用いた診療を組み合わせた在宅診療計画を作成し，当該計画に基づいて，計画的な療養上の医学管理を行うことを評価したものである。

イ 患者の同意を得た上で，訪問診療と情報通信機器を用いた診療を組み合わせた在宅診療計画を作成する。当該計画の中には，患者の急変時における対応等も記載する。

ウ 当該計画に沿って，情報通信機器を用いた診療による計画的な療養上の医学管理を行った際には，当該管理の内容，当該管理に係る情報通信機器を用いた診療を行った日，診察時間等の要点を**診療録**に記載する。

エ 情報通信機器を用いた診療による計画的な療養上の医学管理を行う医師は，在宅時医学総合管理料又は施設入居時等医学総合管理料を算定する際に診療を行う医師と同一のものに限る。ただし，在宅診療を行う医師が，同一の保険医療機関に所属するチームで診療を行っている場合であって，あらかじめ診療を行う医師について在宅診療計画に記載し，複数医師が診療を行うことについて患者の同意を得ている場合に限り，事前の対面診療を行っていない医師が情報通信機器を用いた診療による医学管理を行っても差し支えない。

オ 情報通信機器を用いた診療を行う際には，オンライン指針に沿って診察を行う。

カ 情報通信機器を用いた診療による計画的な療養上の医学管理は，原則として，保険医療機関に所属する保険医が保険医療機関内で実施する。なお，保険医療機関外で情報通信機器を用いた診療を実施する場合であっても，オンライン指針に沿った適切な診療が行われるものであり，情報通信機器を用いた診療を実施した場所については，事後的に確認可能な場所であること。

キ 当該管理料を算定する場合，情報通信機器を用いた診療を受ける患者は，当該患者の自宅において情報通信機器を用いた診療を受ける必要がある。また，複数の患者に対して同時に情報通信機器を用いた診療を行った場合，当該管理料は算定できない。

ク 当該診察を行う際の情報通信機器の運用に要する費用については，療養の給付と直接関係ないサービス等の費用として別途徴収できる。

⑼ 在宅時医学総合管理料の「**注13**」又は施設入居時等医学総合管理料の「**注7**」に規定する在宅データ提出加算を算定する場合には，次の点に留意する。

ア 厚生労働省が毎年実施する外来医療等調査に準拠したデータを正確に作成し，継続して提出されることを評価したものである。

提出されたデータについては，特定の患者個人を特定できないように集計し，厚生労働省保険局において外来医療等に係る実態の把握・分析等のために適宜活用されるものである。

イ 当該加算は，データ提出の実績が認められた保険医療機関において，在宅時医学総合管理料又は施設入居時等医学総合管理料を現に算定している患者について，データを提出する診療に限り算定する。

ウ データの提出を行っていない場合又はデータの提出（データの再照会に係る提出も含む）に遅延等が認められた場合，当該月の翌々月以降について，算定できない。なお，遅延等とは，厚生労働省が調査の一部事務を委託する調査事務局宛てに，調査実施説明資料に定められた期限までに，当該医療機関のデータが提出されていない場合（提出時刻が確認できない手段等，調査実施説明資料にて定められた提出方法以外の方法で提出された場合を含む），提出されたデータが調査実施説明資料に定められたデータと異なる内容であった場合（データが格納されていない空の媒体が提出された場合を含む）をいう。

また，算定ができなくなった月以降，再度，データ提出の実績が認められた場合は，翌々月以降について，算定ができる。

エ データの作成は3月単位で行うものとし，作成されたデータには第1月の初日から第3月の末日までにおいて対象となる診療に係るデータが全て含まれていなければならない。

オ イの「データ提出の実績が認められた保険医療機関」とは、データの提出が厚生労働省保険局医療課において確認され、その旨を通知された保険医療機関をいう。

(30) 在宅時医学総合管理料の「注15」及び施設入居時等医学総合管理料の「注5」の規定により準用する在宅時医学総合管理料の「注15」に規定する**在宅医療情報連携加算**は、在宅での療養を行っている患者に対し、訪問診療を行っている保険医療機関の医師が、連携する他の保険医療機関等に所属する患者の医療・ケアに関わる医療関係職種及び介護関係職種等（以下「医療関係職種等」という）によりICTを用いて記録された情報を取得及び活用し、計画的な医学管理を行った場合に算定できる。なお、算定に当たっては以下の要件をいずれも満たす必要がある。

ア　以下について、患者からの同意を得ている。
　(イ)　当該保険医療機関の医師が、医療関係職種等によりICTを用いて記録された患者の医療・ケアに関わる情報を取得及び活用した上で、計画的な医学管理を行う。
　(ロ)　医師が診療を行った際の診療情報等についてICTを用いて記録し、医療関係職種等に共有する。

イ　訪問診療を行った日に当該保険医療機関の職員が、次回の訪問診療の予定日及び当該患者の治療方針の変更の有無について、ICTを用いて医療関係職種等に共有できるように記録する。また、当該患者の治療方針に変更があった場合には、医師がその変更の概要について同様に記録する。

ウ　訪問診療を行った日に医師が、患者の医療・ケアを行う際の留意点を医療関係職種等に共有することが必要と判断した場合において、当該留意点をICTを用いて医療関係職種等に共有できるように記録する。

エ　当該保険医療機関の患者の医療・ケアに関わる者が、患者の人生の最終段階における医療・ケア及び病状の急変時の治療方針等についての希望を患者又はその家族等から取得した場合に、患者又はその家族等の同意を得た上でICTを用いて医療関係職種等に共有できるように記録する。なお、医療関係職種等が当該情報を取得した場合も同様に記録することを促すよう努める。

オ　訪問診療を行う場合に、過去90日以内に記録された患者の医療・ケアに関する情報（当該保険医療機関及び当該保険医療機関と特別の関係にある保険医療機関等が記録した情報を除く）をICTを用いて取得した数が1つ以上である。なお、当該情報は当該保険医療機関において常に確認できる状態である。

カ　医療関係職種等から患者の医療・ケアを行うに当たっての助言の求めがあった場合は、適切に対応する。
（令6保医発0305・4）（令6.5.1）

●告示[4]　特掲診療料の施設基準等

第4　1の6　在宅時医学総合管理料及び施設入居時等医学総合管理料の施設基準等

(6)　在宅時医学総合管理料の注10（包括的支援加算）（施設入居時等医学総合管理料の注5の規定により準用する場合を含む）に規定する別に厚生労働大臣が定める状態の患者
　　別表第8の3　(p.379) に掲げる患者

(7)　在宅時医学総合管理料の注11及び施設入居時等医学総合管理料の注4に規定する別に厚生労働大臣が定める状態の患者
　　別表第8の4　(p.379) に掲げる患者

別表第8の2　在宅時医学総合管理料及び施設入居時等医学総合管理料に規定する別に厚生労働大臣が定める状態の患者

1　次に掲げる疾患に罹患している患者
　末期の悪性腫瘍
　スモン
　難病の患者に対する医療等に関する法律第5条第1項に規定する指定難病
　後天性免疫不全症候群
　脊髄損傷
　真皮を越える褥瘡

2　次に掲げる状態の患者
　在宅自己連続携行式腹膜灌流を行っている状態
　在宅血液透析を行っている状態
　在宅酸素療法を行っている状態
　在宅中心静脈栄養法を行っている状態
　在宅成分栄養経管栄養法を行っている状態
　在宅自己導尿を行っている状態
　在宅人工呼吸を行っている状態
　植込型脳・脊髄刺激装置による疼痛管理を行っている状態
　肺高血圧症であって、プロスタグランジンI_2製剤を投与されている状態
　気管切開を行っている状態
　気管カニューレを使用している状態
　ドレーンチューブ又は留置カテーテルを使用している状態
　人工肛門又は人工膀胱を設置している状態

（編注：「指定難病」に関連する事務連絡をp.256に掲載）

別表第8の3　在宅時医学総合管理料の注10（施設入居時等医学総合管理料の注5の規定により準用する場合を含む）に規定する別に厚生労働大臣が定める状態の患者

要介護3以上の状態又はこれに準ずる状態
日常生活に支障を来たすような症状・行動や意思疎通の困難さが見られ、介護を必要とする認知症の状態
頻回の訪問看護を受けている状態
訪問診療又は訪問看護において処置を受けている状態
介護保険法第8条第11項に規定する特定施設等看護職員が配置された施設に入居し、医師の指示を受けた看護職員による処置を受けている状態
麻薬の投薬を受けている状態
その他関係機関との調整等のために訪問診療を行う医師による特別な医学管理を必要とする状態

別表第8の4　在宅時医学総合管理料の注11及び施設入居時等医学総合管理料の注4に規定する別に厚生労働大臣が定める状態の患者

別表第8の2　(p.379) に掲げる状態
要介護2以上の状態又はこれに準ずる状態
訪問診療又は訪問看護において処置を受けている状態
介護保険法第8条第11項に規定する特定施設等看護職員が配置された施設に入居し、医師の指示を受けた看護職員による処置を受けている状態
がんの治療を受けている状態
精神疾患以外の疾患の治療のために訪問診療を行う医師による特別な医学管理を必要とする状態

別表第3の1の3　退院時共同指導料1及び退院時共同指導料2を2回算定できる疾病等の患者並びに頻回訪

問加算に規定する状態等にある患者

> 1　末期の悪性腫瘍の患者（在宅がん医療総合診療料を算定している患者を除く）
> 2　(1)であって，(2)又は(3)の状態である患者
> 　(1)　在宅自己腹膜灌流指導管理，在宅血液透析指導管理，在宅酸素療法指導管理，在宅中心静脈栄養法指導管理，在宅成分栄養経管栄養法指導管理，在宅人工呼吸指導管理，在宅麻薬等注射指導管理，<u>在宅腫瘍化学療法注射指導管理，在宅強心剤持続投与指導管理，</u>在宅自己疼痛管理指導管理，在宅肺高血圧症患者指導管理又は在宅気管切開患者指導管理を受けている状態にある者
> 　(2)　ドレーンチューブ又は留置カテーテルを使用している状態
> 　(3)　人工肛門又は人工膀胱を設置している状態
> 3　在宅での療養を行っている患者であって，高度な指導管理を必要とするもの

【事務連絡】 在宅時医学総合管理料，施設入居時等医学総合管理料

問1　処方箋を交付しない場合の加算が創設されたが，当該月に処方を行わない場合にも算定できるか。
答　算定できない。　　　　　　　　　　　　　　　　（平28.4.25）

問2　特掲診療料の施設基準等の，「在宅時医学総合管理料及び施設入居時等医学総合管理料に規定する別に厚生労働大臣が定める状態の患者」（別表第8の2）や，「頻回訪問加算に規定する状態等にある患者」（別表第3の1の3）の一つに，「ドレーンチューブ又は留置カテーテルを使用している状態」があるが，胃瘻カテーテルを使用している患者は，この状態に該当するか。
答　該当しない。　　　　　　　　　　　　　（平28.6.30，一部修正）

問3　「特別養護老人ホーム等における療養の給付の取扱いについて」（p.1559）において，特別養護老人ホーム入居中の患者に対して，看取り介護加算の算定要件を満たしている場合，当該特別養護老人ホームにおいて看取った場合は死亡日から遡って30日間に限り施設入居時等医学総合管理料を算定可能とされているが，例えば，5月2日から5月中に2回以上訪問診療していて，6月1日に亡くなった場合は，6月1日から遡って30日間の間で算定要件を満たしていれば，5月診療分，6月診療分いずれも施設入居時等医学総合管理料を算定できるのか。
答　5月診療分は算定できるが，6月診療分は算定できない。
　　　　　　　　　　　　　　　　　　　　　　　（平24.8.9，一部修正）

問4　C002「注4」に定める在宅移行早期加算については，在宅医療に移行後，在宅時医学総合管理料又は施設入居時等医学総合管理料の算定開始から3月を限度として月1回算定できるとされているが，在宅医療に移行後，1年を経過した患者については算定できないとされている。
　①　退院後から1年以内に，A医療機関が在宅移行早期加算を3カ月間算定した後，在宅時医学総合管理料を算定する医療機関が，B医療機関に変更となった場合，A医療機関に加え，B医療機関も本加算を3カ月間算定することは可能か。
　②　在宅医療に移行後1年を経過した患者であっても，再度入院の上，在宅医療に移行した場合であれば，当該加算を改めて算定することはできるのか。
　③　同一の患者が入退院を繰り返した場合，退院毎に改めて本加算を算定することは可能か。
答　①算定不可。②算定可。③算定可。　　　（平22.3.29，一部修正）

問5　在宅移行早期加算については，在宅医療に移行後，3月以内の期間に限り算定できることとなっているが，検査入院や1日入院の場合でも算定できるのか。
答　入院治療後，在宅において療養を継続する場合に算定するものであり，検査入院や1日入院の場合には算定できない。
　　　　　　　　　　　　　　　　　　　　　　　（平22.6.11，一部修正）

問6　C002「注5」に規定する頻回訪問加算について，過去に当該加算を算定していた患者であって，病状が安定したこと等により当該加算を算定しなくなったものについて，再び病状が悪化した等の理由で頻回の訪問が必要となった場合，アの「初回の場合」とイの「2回目以降の場合」のどちらの点数を算定すれば良いか。
答　イの「2回目以降の場合」を算定する。ただし，過去に頻回の訪問を必要としていた疾患と異なる疾患により，頻回の訪問が必要となる場合については，初回に限りアの「初回の場合」を算定して差し支えない。　（令6.3.28）

問7　包括的支援加算について，「訪問診療又は訪問看護において，注射又は喀痰吸引，経管栄養等の処置を受けている状態」とあるが，胃瘻又は腸瘻からの栄養投与についても該当するのか。
答　そのとおり。　　　　　　　　　　　　　　　　（平30.5.25）

問8　月1回訪問診療を実施し，翌月に複数回の情報通信機器を用いた診療を行う在宅診療計画を策定した上で当該診療を実施した場合，在宅時医学総合管理料又は施設入居時等医学総合管理料の算定はどのようになるか。
答　「月1回訪問診療等を行っている場合であって，2月に1回に限り情報通信機器を用いた診療を行っている場合」の所定点数を算定する。

問9　情報通信機器を用いた診療を行う在宅診療計画を策定し，当該診療を実施した場合，情報通信機器を用いた診療に係る基本診療料は別に算定できるか。
答　当該診療に係る基本診療料については，在宅時医学総合管理料又は施設入居時等医学総合管理料に包括されており，別に算定できない。

問10　在宅医療のみを実施する保険医療機関においても，情報通信機器を用いた診療に係る施設基準の届出を行うことは可能か。
答　可能。ただし，オンライン指針に沿って診療を行う体制を有していること。

問11　訪問診療と情報通信機器を用いた診療を組み合わせた在宅診療計画を作成し，当該計画に基づき，隔月で訪問診療と情報通信機器を用いた診療を実施した場合の算定について，どのように考えればよいか。
答　訪問診療を実施した月及び情報通信機器を用いた診療を実施した月のいずれにおいても，「月1回訪問診療等を行っている場合であって，2月に1回に限り情報通信機器を用いた診療を行っている場合」の所定点数を算定する。

問12　在宅時医学総合管理料又は施設入居時等医学総合管理料を算定する患者に対して，定期的に情報通信機器を用いた診療を行う場合は，それを踏まえた在宅診療計画を作成し，在宅時医学総合管理料又は施設入居時等医学総合管理料の情報通信機器を用いた診療を行った場合の該当する区分の点数により算定するのか。
答　そのとおり。

問13　訪問診療（月1回以上）を実施する在宅診療計画を作成し，当該計画に基づき，訪問診療等を実施する予定であったが，患者の都合等により，訪問診療を実施せず，情報通信機器を用いた診療のみを実施した月が生じた場合，当月分における算定はどのように考えればよいか。
答　「月1回訪問診療等を行っている場合であって，2月に1回に限り情報通信機器を用いた診療を行っている場合」を算定してよい。ただし，このような状況が2回以上連続して生じるような場合には，在宅診療計画を変更する。

問14　「訪問診療と情報通信機器を用いた診療を組み合わせた在宅診療計画を作成する」場合は，診療の組合せについてどのように考えればよいか。
答　在宅医療を開始する場合は，初回の診療は訪問診療により実施するよう在宅診療計画の作成を行う。なお，原則として，2月連続で訪問診療を行わず，情報通信機器を用いた診療のみを実施することはできない。　　（令4.3.31）

【参考】 在宅時医学総合管理料，施設入居時等医学総合管理料

問1　頻回訪問加算は毎月算定できるか。
答　要件を満たせば毎月算定可。　　（平28.4.4 全国保険医団体連合会）

問2 月2回の訪問診療を計画していたが，結果的に月1回しか訪問診療が実施できなかった場合に，「月1回訪問診療を行っている場合」の点数を算定できるか。
① 1回目の訪問診療を実施した後，入院したため2回目の訪問診療を実施できなかった場合
② 結果として訪問診療1回，往診1回となった場合

答 いずれの場合も「月1回訪問診療を行っている場合」の点数を算定できる。

問3 同一の建物にケアハウス（在医総管を算定）と有料老人ホーム（施設総管を算定）があり，それぞれに1人ずつ算定対象患者がいる場合，単一建物診療患者はそれぞれ「1人の場合」を算定できるか。

答 算定できない。同一の建物で在医総管又は施設総管を算定する人数の合計で判断するため，在医総管が1人，施設総管が1人の場合も，単一建物診療患者は2人となる。

問4 有料老人ホームの10人の患者に月2回訪問診療を行い施設総管を算定している。そのうち1人が末期の悪性腫瘍の患者で，在宅患者訪問診療料は888点を算定している。この場合の施設総管は末期の悪性腫瘍の患者のみ単一建物診療患者が「1人の場合」を算定できるか。

答 算定できない。末期の悪性腫瘍の患者を含め，10人全員に対して「10人以上の場合」を算定する。

問5 同一の建物に訪問診療を行っている患者が10人いて，うち2人は在宅がん医療総合診療料を算定し，8人は在医総管又は施設総管を算定している。この場合，在医総管・施設総管の単一建物診療患者はどの区分で算定するか。

答 単一建物診療患者は在医総管・施設総管を算定する人数であり，この場合は8人のため「2～9人の場合」を算定する。

問6 同一の建物に，定期的に訪問診療を行い在医総管・施設総管を算定している患者が10人いたが，ある月の途中でそのうちの1人が死亡した場合，当月の在医総管・施設総管の単一建物診療患者は9人となるか。

答 死亡前の在医総管・施設総管の算定の有無により，以下のいずれかとなる。
① 月途中で死亡した患者についても当月に在医総管又は施設総管を算定していた場合は，単一建物診療患者は10人となる。
② 当月の訪問診療を行う前に往診で看取った場合など，月途中で死亡した患者に在医総管又は施設総管を算定しなかった場合は，単一建物診療患者は9人となる。

問7 同一の建物にサービス付き高齢者向け住宅，特定施設，認知症グループホームが入っており，それぞれの施設に施設総管を算定する患者がいる場合，単一建物診療患者の人数はどのようにカウントするか。
① サービス付き高齢者向け住宅に3人
② 特定施設に5人
③ 認知症グループホーム（1ユニット）に8人

答 それぞれ以下のようにカウントする。
①16人，②16人，③8人　　（平成28.4.22 全国保険医団体連合会）

問8 以下の場合は処方箋未交付加算を算定できるか。
① 当月の投薬がすべて院内処方の場合
② 状態が安定しており投薬が必要ない場合
③ 同一月に処方箋を交付した訪問診療と院内処方の訪問診療が混在した場合
④ 前月に2か月分の院外処方をしてあるため，今月には投薬がない場合

答 ①算定できる。②算定できない。③算定できない。④算定できない。
（平成28.4.22 全国保険医団体連合会，一部訂正）

問9 退院後，在宅時医学総合管理料を算定したが，同一月に再入院した場合，在宅移行早期加算は算定できるか。

答 算定できる。

問10 入院起算日がリセットされない3カ月以内の再入院の場合でも算定できるのか。

答 算定できる。　　（平22.4.5 全国保険医団体連合会）

C003　在宅がん医療総合診療料（1日につき）

【在医総】
1 **在宅療養支援診療所又は在宅療養支援病院であって別に厚生労働大臣が定めるもの**〔告示4第4・1の2，p.360〕**の場合**
　イ　病床を有する場合
　　(1) 保険薬局において調剤を受けるために処方箋を交付する場合　　**1,798点**
　　(2) 処方箋を交付しない場合　　**2,000点**
　ロ　病床を有しない場合
　　(1) 保険薬局において調剤を受けるために処方箋を交付する場合　　**1,648点**
　　(2) 処方箋を交付しない場合　　**1,850点**
2 **在宅療養支援診療所又は在宅療養支援病院**（1に規定するものを除く）**の場合**
　イ　保険薬局において調剤を受けるために処方箋を交付する場合　　**1,493点**
　ロ　処方箋を交付しない場合　　**1,685点**

注1 別に厚生労働大臣が定める施設基準〔告示4第4・2(1)，p.1370〕に適合しているものとして地方厚生局長等に届け出た保険医療機関（在宅療養支援診療所又は在宅療養支援病院に限る）において，在宅での療養を行っている末期の悪性腫瘍の患者であって通院が困難なものに対して，当該患者の同意を得て，計画的な医学管理の下に総合的な医療を提供した場合に1週を単位として算定する。

2 死亡診断を行った場合は，**死亡診断加算**として，**200点**を所定点数に加算する。

3 注2に規定する加算及び特に規定するものを除き，診療に係る費用は，在宅がん医療総合診療料に含まれるものとする。

4 在宅がん医療総合診療に要した交通費は，患家の負担とする。

5 別に厚生労働大臣が定める施設基準〔告示4第4・1の4，p.1366〕に適合するものとして地方厚生局長等に届け出た保険医療機関が行った場合は，当該基準に掲げる区分に従い，**在宅緩和ケア充実診療所・病院加算**，**在宅療養実績加算1**又は**在宅療養実績加算2**として，**150点**，**110点**又は**75点**を，それぞれ更に所定点数に加算する。

6 15歳未満の小児（児童福祉法第6条の2第3項に規定する小児慢性特定疾病医療支援の対象である場合は，20歳未満の者）に対して総合的な医療を提供した場合は，**小児加算**【在総小】として，週1回に限り，**1,000点**を所定点数に加算する。

7 別に厚生労働大臣が定める施設基準〔告示4第4・2(2)，p.1370〕に適合しているものとして地方厚生局長等に届け出た保険医療機関において，当該保険医療機関における診療報酬の請求状況，診療の内容に関するデータを継続して厚生労働省に提出している場合は，**在宅データ提出加算**【在デ】として，月1回に限り，**50点**を所定点数に加算する。

8 別に厚生労働大臣が定める施設基準〔告示4第4・1の5の3，p.1367〕に適合してい

るものとして地方厚生局長等に届け出た保険医療機関において，健康保険法第3条第13項に規定する電子資格確認等により得られる情報を踏まえて計画的な医学管理の下に，訪問して診療を行った場合は，**在宅医療DX情報活用加算**［在DX1,2］として，月1回に限り，当該基準に係る区分に従い，次に掲げる点数をそれぞれ所定点数に加算する。ただし，A000初診料の注15，A001再診料の注19若しくはA002外来診療料の注10にそれぞれ規定する医療情報取得加算，A000初診料の注16に規定する医療DX推進体制整備加算，C001在宅患者訪問診療料（Ⅰ）の注13（C001-2の注6の規定により準用する場合を含む）に規定する在宅医療DX情報活用加算又はC005在宅患者訪問看護・指導料の注17（C005-1-2の注6の規定により準用する場合を含む）若しくはI012精神科訪問看護・指導料の注17にそれぞれ規定する訪問看護医療DX情報活用加算を算定した月は，在宅医療DX情報活用加算は算定できない。

　　イ　在宅医療DX情報活用加算1　　11点
　　ロ　在宅医療DX情報活用加算2　　 9点

9　別に厚生労働大臣が定める施設基準〔告示4第4・1の6の2，p.1370〕に適合しているものとして地方厚生局長等に届け出た訪問診療を実施している保険医療機関の保険医が，在宅での療養を行っている末期の悪性腫瘍の患者であって通院が困難なものの同意を得て，当該保険医療機関と連携する他の保険医療機関の保険医，歯科訪問診療を実施している保険医療機関の保険医である歯科医師等，訪問薬剤管理指導を実施している保険薬局の保険薬剤師，訪問看護ステーションの保健師，助産師，看護師，理学療法士，作業療法士若しくは言語聴覚士，管理栄養士，介護支援専門員又は相談支援専門員等であって当該患者に関わる者が，電子情報処理組織を使用する方法その他の情報通信の技術を利用する方法を用いて記録した当該患者に係る診療情報等を活用した上で，計画的な医学管理を行った場合に，**在宅医療情報連携加算**［在総連］として，月1回に限り，**100点**を所定点数に加算する。

【2024年改定による主な変更点】
(1)　【新設】「注9」在宅医療情報連携加算：届出医療機関の医師が，当該医療機関と連携する他医療機関等の関係職種がICTを用いて記録した診療情報等を活用したうえで医学管理を行った場合に，月1回算定可。
(2)　【新設】「注8」在宅医療DX情報活用加算：①電子請求，②電子資格確認，③電子処方箋【経過措置】2025年3月末まで猶予，④電子カルテ情報共有サービス活用【経過措置】2025年9月末まで猶予，⑤医療DX推進体制の掲示，⑥掲示事項のウェブサイト掲載【経過措置】2025年5月末まで猶予──等に適合した届出医療機関で月1回算定可。
(3)　指定障害者施設（生活介護施設）の悪性腫瘍の末期患者に対する在宅がん医療総合診療料が算定可とされた（「特別養護老人ホーム等における療養の給付の取扱い」）。

【2025年4月の一部改定】

在宅医療DX情報活用加算（注8）：電子処方箋の発行・登録体制の有無により，加算1と加算2に分割された。

→在宅がん医療総合診療料　　摘要欄 p.1689

(1)　在宅がん医療総合診療料は，別に厚生労働大臣の定める施設基準に適合しているものとして地方厚生（支）局長に届け出た保険医療機関である在宅療養支援診療所又は在宅療養支援病院が，在宅での療養を行っている通院が困難な末期の悪性腫瘍の患者〔医師又は看護師等の配置が義務付けられている施設に入居又は入所している患者（給付調整告示等に規定する場合を除く）の場合を除く〕であって，往診及び訪問看護により24時間対応できる体制を確保し，在宅療養支援診療所又は在宅療養支援病院の連絡担当者の氏名，連絡先電話番号等，担当日，緊急時の注意事項等並びに往診担当医及び訪問看護担当者の氏名等について，文書により提供しているものに対して，計画的な医学管理の下に，次に掲げる基準のいずれにも該当する総合的な医療を提供した場合に，1週間（日曜日から土曜日までの暦週をいう。本項において同じ）を単位として当該基準を全て満たした日に算定する。
　ア　当該患者に対し，訪問診療又は訪問看護を行う日が合わせて週4日以上である（同一日において訪問診療及び訪問看護を行った場合であっても1日とする）。
　イ　訪問診療の回数が週1回以上である。
　ウ　訪問看護の回数が週1回以上である。
(2)　在宅がん医療総合診療料は，1週間のうちに全ての要件を満たさなかった場合，1週間のうちに在宅医療と入院医療が混在した場合には算定できない。ただし，現に在宅がん医療総合診療料を算定している患者が，当該在宅療養支援診療所又は当該在宅療養支援病院に一時的に入院する場合は，引き続き計画的な医学管理の下に在宅における療養を継続しているものとみなし，当該入院の日も含めた1週間について，(1)のアからウまでの要件を満たす場合には，在宅がん医療総合診療料を算定できる。ただし，この場合には，入院医療に係る費用は別に算定できない。
(3)　在宅療養支援診療所において，連携により必要な体制を確保する場合にあっては，緊急時の往診又は訪問看護を連携保険医療機関等の医師又は看護師等が行うことが有り得ることを予め患者等に説明するとともに，当該患者の病状，治療計画，直近の診療内容や緊急時の対応に必要な診療情報を連携保険医療機関等に文書（電子媒体を含む）により随時提供し，当該提供した診療情報は当該患者の**診療録**に添付する。なお，連携保険医療機関等の保険医又は看護師等との診療情報の共有に際し，当該患者の診療情報の提供を行った場合，これに係る費用は各所定点数に含まれ別に算定できない。
(4)　在宅療養支援診療所と連携保険医療機関等，又は在宅療養支援病院と訪問看護ステーションが共同で訪問看護を行い，又は緊急時の往診体制をとっている場合は，当該患者の訪問看護，往診に係る費用は，在宅がん医療総合診療料を算定する在宅療養支援診療所又は在宅療養支援病院の保険医の属する保険医療機関において一括して算定する。
(5)　連携保険医療機関等又は在宅療養支援病院と連携する訪問看護ステーションが当該患者に訪問看護を行った場合又は当該患者の病状急変時等に連携保険医療機関の保険医が往診を行った場合は，当該連携保険医療機関等又は在宅療養支援病院と連携する訪問看護ステーションは，診療内容等を在宅がん医療総合診療料を算定する在宅療養支援診療所又は在宅療養支援病院の

保険医に速やかに報告し，当該保険医は診療内容等の要点を当該患者の**診療録**に記載する必要がある。ただし，これに係る診療情報提供の費用は所定点数に含まれ別に算定できない。

(6) 在宅療養支援診療所又は在宅療養支援病院は，算定の対象となる患者について，総合的な在宅医療計画を策定し，これに基づいて訪問診療及び訪問看護を積極的に行うとともに，他の保健医療サービス又は福祉サービスとの連携に努める。なお，在宅がん医療総合診療は，同一の患者に対して継続的に行うことが望ましい。

(7) 在宅療養支援診療所又は在宅療養支援病院が，当該患者に対して診療を行おうとする場合には，当該患者等に対し照会等を行うことにより，他の保険医療機関における在宅がん医療総合診療料の算定の有無を確認する。

(8) 「1」に規定する「**在宅療養支援診療所又は在宅療養支援病院であって別に厚生労働大臣が定めるもの**」とは，特掲診療料施設基準通知の第9在宅療養支援診療所の施設基準の1の(1)及び(2)（p.1349）に規定する**在宅療養支援診療所**，第14の2在宅療養支援病院の施設基準の1の(1)及び(2)（p.1361）に規定する**在宅療養支援病院**である。

「1」の「イ」に規定する「病床を有する場合」，「1」の「ロ」に規定する「病床を有しない場合」とは，同通知の第9在宅療養支援診療所の施設基準の2の(1)及び(2)（p.1351），第14の2在宅療養支援病院の施設基準の2の(1)（p.1364）の規定による。

(9) 1週間のうち院外処方箋を交付した日がある場合は，当該1週間分を「院外処方箋を交付する場合」で算定し，それ以外の場合は「院外処方箋を交付しない場合」で算定する。

なお，当該診療を開始又は終了（死亡による場合を含む）した週にあって，当該1週間のうちに(1)に掲げる基準を満たした場合には，当該診療の対象となった日数分について算定する。

(10) 「**注2**」に規定する加算は，在宅での療養を行っている患者が在宅で死亡した場合であって，死亡日に往診又は訪問診療を行い，死亡診断を行った場合に算定する。ただし，(12)のイに基づき，C001在宅患者訪問診療料（Ⅰ）の「注7」又はC001-2在宅患者訪問診療料（Ⅱ）の「注6」の規定により準用するC001在宅患者訪問診療料（Ⅰ）の「注7」に規定する加算を算定する場合には，算定できない。

(11) 当該患者の診療に係る費用は，(12)に掲げる費用及び「**注2**」の加算を除き，全て所定点数に含まれる。ただし，同一月において在宅がん医療総合診療料が算定された日の前日までに算定された検体検査判断料等については，別に算定できる。

(12) 「**注3**」の特に規定するものとは次の費用であり，当該費用は，要件を満たせば在宅がん医療総合診療料と別に算定できる。

 ア 週3回以上の訪問診療を行った場合であって，訪問診療を行わない日に患家の求めに応じて緊急に往診を行った場合の往診料（C000往診料の「注1」及び「注2」の加算を含む）（ただし，週2回を限度とする）

 イ C001在宅患者訪問診療料（Ⅰ）の「注6」に規定する加算及び「注7」に規定する加算並びにC001-2在宅患者訪問診療料（Ⅱ）の「注5」に規定する加算及び「注6」の規定により準用するC001在宅患者訪問診療料（Ⅰ）の「注7」に規定する加算〔ただし，C001在宅患者訪問診療料（Ⅰ）の「注6」に規定する加算又はC001-2在宅患者訪問診療料（Ⅱ）の「注5」の加算を算定する場合には，C005在宅患者訪問看護・指導料の「注10」の加算及びC005-1-2同一建物居住者訪問看護・指導料の「注4」の規定により準用するC005在宅患者訪問看護・指導料の「注10」の加算，C001在宅患者訪問診療料（Ⅰ）の「注7」の加算又はC001-2在宅患者訪問診療料（Ⅱ）の「注6」の規定により準用するC001在宅患者訪問診療料（Ⅰ）の「注7」の加算を算定する場合には，在宅がん医療総合診療料の「注2」の加算，C005在宅患者訪問看護・指導料の「注10」の加算及びC005-1-2同一建物居住者訪問看護・指導料の「注4」の規定により準用するC005在宅患者訪問看護・指導料の「注10」の加算は別に算定できない。なお，在宅療養支援診療所及びその連携保険医療機関が連携してC001在宅患者訪問診療料（Ⅰ）の「注6」の加算又はC001-2在宅患者訪問診療料（Ⅱ）の「注5」に規定する加算の要件を満たした場合には在宅療養支援診療所が，当該C001在宅患者訪問診療料（Ⅰ）の「注7」の加算又はC001-2在宅患者訪問診療料（Ⅱ）の「注6」の規定により準用するC001在宅患者訪問診療料（Ⅰ）の「注7」の加算の要件を満たした場合については，看取った保険医療機関が診療報酬請求を行い，それぞれの費用の分配は相互の合議に委ねることとする〕

 ウ 第14部に規定するその他の費用（ただし，訪問診療を行った場合に限る）

(13) 当該患者を担当する居宅介護支援事業者に対し，予後及び今後想定される病状の変化，病状の変化に合わせて必要となるサービス等について，適時情報提供すること。

(14) 「**注4**」に規定する交通費は実費とする。

(15) 「**注6**」に掲げる小児加算については，15歳未満（児童福祉法第6条の2第3項に規定する小児慢性特定疾病医療支援の対象である場合は，20歳未満）の患者に対して診療が行われた場合に週に1回を限度として算定する。

(16) 「**注7**」に規定する在宅データ提出加算の取扱いは，C002在宅時医学総合管理料及びC002-2施設入居時等医学総合管理料の(29)と同様である。

(17) 「**注8**」に規定する在宅医療DX情報活用加算の取扱いは，C001在宅患者訪問診療料（Ⅰ）の(24)から(26)と同様である。

(18) 「**注9**」に規定する在宅医療情報連携加算の取扱いは，C002在宅時医学総合管理料，C002-2施設入居時等医学総合管理料の(30)と同様である。　　　〈令6保医発0305・4〉

参考 問　在宅がん医療総合診療料とC001在宅患者訪問診療料（Ⅰ）の「注6」在宅ターミナルケア加算，「注7」看取り加算は併せて算定できるか。

答　算定できる。ただし，在宅患者訪問診療料（Ⅰ）の看取り加算を算定した場合，在宅がん医療総合診療料の死亡診断加算は算定できない。

C004　救急搬送診療料 搬送診療 　　　　1,300点

注1　患者を救急用の自動車等で保険医療機関に搬送する際，診療上の必要から，当該自動車等に同乗して診療を行った場合に算定する。

　2　新生児又は6歳未満の乳幼児（新生児を除く）に対して当該診療を行った場合には，**新生児加算**又は**乳幼児加算**として，それぞれ**1,500点**又は**700点**を所定点数に加算す

る。
　3　注1に規定する場合であって，当該診療に要した時間が30分を超えた場合には，長時間加算 搬送診療長 として，**700点**を所定点数に加算する。
　4　注1に規定する場合であって，別に厚生労働大臣が定める施設基準〔告示4第4・2の2, p.1371〕に適合しているものとして地方厚生局長等に届け出た保険医療機関が，重篤な患者に対して当該診療を行った場合には，重症患者搬送加算 搬送重 として，**1,800点**を所定点数に加算する。

→救急搬送診療料　　　　　　　　　摘要欄 p.1689
(1) 救急用の自動車とは，消防法及び消防法施行令に規定する市町村又は都道府県の救急業務を行うための救急隊の救急自動車並びに道路交通法及び道路交通法施行令に規定する緊急自動車であって当該保険医療機関に属するものをいう。
(2) 救急医療用ヘリコプターを用いた救急医療の確保に関する特別措置法第2条に規定する「救急医療用ヘリコプター」により搬送される患者に対して，救急医療用ヘリコプター内において診療を行った場合についても救急搬送診療料を算定することができる。
(3) 診療を継続して提供した場合，A000初診料，A001再診料又はA002外来診療料は，救急搬送の同一日に1回に限り算定する。
(4) 搬送先の保険医療機関の保険医に立会診療を求められた場合は，A000初診料，A001再診料又はA002外来診療料は1回に限り算定し，C000往診料は併せて算定できない。ただし，患者の発生した現場に赴き，診療を行った後，救急用の自動車等に同乗して診療を行った場合は，往診料を併せて算定できる。
(5) 救急搬送診療料は，救急用の自動車等に同乗して診療を行った医師の所属する保険医療機関において算定する。
(6) 入院患者を他の保険医療機関に搬送した場合，救急搬送診療料は算定できない。ただし，以下のいずれかに該当する場合においては，入院患者についても救急搬送診療料を算定することができる。
　ア　搬送元保険医療機関以外の保険医療機関の医師が，救急用の自動車等に同乗して診療を行った場合
　イ　救急搬送中に人工心肺補助装置，補助循環装置又は人工呼吸器を装着し医師による集中治療を要する状態の患者について，日本集中治療医学会の定める指針等に基づき，患者の搬送を行う場合
(7) 「注2」の加算は，新生児又は6歳未満の乳幼児（新生児を除く）に対して救急搬送診療料を算定する場合に加算する。
(8) 「注3」の加算は，患者の発生した現場に赴き，診療を開始してから，医療機関に到着し，医療機関内で診療を開始するまでの時間が30分を超えた場合に加算する。
(9) 「注4」の加算は，救急搬送中に人工心肺補助装置，補助循環装置又は人工呼吸器を装着し医師による集中治療を要する状態の患者について，日本集中治療医学会の定める指針等に基づき，重症患者搬送チームが搬送を行った場合に加算する。
(10) 同一の搬送において，複数の保険医療機関の医師が診療を行った場合，主に診療を行った医師の所属する保険医療機関が診療報酬請求を行い，それぞれの費用の分配は相互の合議に委ねる。
（令6保医発0305・4）

事務連絡 問1　救急搬送診療料の長時間加算30分以上の診療の時間について，迎えに行く際の時間や搬送先医療機関での診療時間は含まれるか。
答　含まれない。当該時間については，医療機関に搬送されるまでに実際に医師が診療した時間のみを含める。（平24.3.30）
問2　重症患者搬送加算における「日本集中治療医学会の定める指針等」とは，具体的には何を指すのか。
答　現時点では，日本集中治療医学会が策定する「集中治療を要する重症患者の搬送に係る指針」を指す。（令4.3.31）
参考 道路交通法等に基づくものとは，「国，都道府県，市町村，関西国際空港株式会社，成田国際空港株式会社又は医療機関が傷病者の緊急輸送のために使用する緊急用自動車」で，「必要な特別の構造又は装置を有するもの」であり，サイレン及び赤色灯を備えたものをいう。

C004-2　救急患者連携搬送料 搬送連

1	入院中の患者以外の患者の場合	1,800点
2	入院初日の患者の場合	1,200点
3	入院2日目の患者の場合	800点
4	入院3日目の患者の場合	600点

注　別に厚生労働大臣が定める施設基準〔告示4第4・2の3, p.1371〕に適合しているものとして地方厚生局長等に届け出た保険医療機関において，救急外来を受診した患者に対する初期診療を実施し，連携する他の保険医療機関において入院医療を提供することが適当と判断した上で，当該他の保険医療機関において入院医療を提供する目的で医師，看護師又は救急救命士が同乗の上，搬送を行った場合に算定する。この場合において，C004救急搬送診療料は別に算定できない。

【2024年改定により新設】
(1) 第3次救急医療機関など救急搬送受入れの実績を有する届出医療機関において，**救急外来を受診した患者又は入院3日目までの患者**について，医師，看護師又は救急救命士が同乗して**連携医療機関に転院搬送**する場合に算定可。
(2) 救急患者連携搬送料を算定し他の医療機関に転院した患者については，急性期一般入院料1，7対1入院基本料（特定機能病院・一般病棟，専門病院入院基本料）の施設基準における**在宅復帰率の計算から除外**される。

→救急患者連携搬送料　　　　　　　摘要欄 p.1689
(1) 救急患者連携搬送料は，厚生労働大臣が定める施設基準に適合しているものとして地方厚生（支）局長に届け出た保険医療機関において，救急外来を受診した患者に対する初期診療を実施した場合に，連携する他の保険医療機関〔特定機能病院，「救急医療対策事業実施要綱」（昭和52年7月6日医発第692号）に定める第3「救命救急センター」又は第4「高度救命救急センター」を設置している保険医療機関，A200総合入院体制加算又はA200-2急性期充実体制加算の届出を行っている保険医療機関及び特別の関係にある保険医療機関を除く〕において入院医療を提供することが適当と判断した上で，当該他の保険医療機関に入院医療を提供する目的で搬送を行った場合に算定する。ただし，搬送された後に当該患者が搬送先の保険医療機関に入院しなかった場合には算定できない。
(2) 救急患者連携搬送料は，地域における医療資源の効率的な活用の観点から，第三次救急医療機関等が高度で専門的な知識や技術を要する患者に十分対応できるように他の保険医療機関と連携し，当該他の医療機関で対応可能な患者を初期診療後に搬送することを評価したものであり，より高度で専門的な体制を有する医療機関に搬送する場合や，初期診療を行った医療機関

において入院医療の提供を行っていない診療科に係る入院医療を提供するために他の医療機関に搬送する場合等は，算定できない．

(3) 他の保険医療機関への搬送は，救急患者連携搬送料を算定する保険医療機関に所属する医師，看護師又は救急救命士が同乗の上で，道路交通法及び道路交通法施行令に規定する緊急自動車であって当該保険医療機関又は搬送先の保険医療機関に属するものにより行われること．

(4) 救急患者連携搬送料を算定する保険医療機関は，搬送する患者の初期診療における診断名，診療経過及び初期診療後に入院が必要な理由等の情報について，搬送先の他の保険医療機関に対して搬送を行う際に文書等により提供するとともに，提供した情報の内容について**診療録**に添付又は記載する．また，搬送先の保険医療機関名について**診療録**及び**診療報酬明細書**の摘要欄に記載する．

(令6保医発0305・1)

事務連絡 救急患者連携搬送料

問1　C004-2救急患者連携搬送料について，搬送先の保険医療機関に属する緊急自動車が患者の初期診療を行った保険医療機関まで赴き，初期診療を行った保険医療機関の医師，看護師又は救急救命士が同乗の上で当該患者を搬送した場合は算定可能か．

答　要件を満たせば算定可能．

問2　救急患者連携搬送料について，市町村又は都道府県の救急業務を行うための救急隊の救急自動車により搬送が行われた場合でも，算定できるのか．

答　算定できない．

(令6.3.28)

C005　在宅患者訪問看護・指導料（1日につき）

[訪問看護] [支援]

1　保健師，助産師又は看護師（3の場合を除く）による場合
　イ　週3日目まで　　　　　　　　　　　580点
　ロ　週4日目以降　　　　　　　　　　　680点
2　准看護師による場合
　イ　週3日目まで　　　　　　　　　　　530点
　ロ　週4日目以降　　　　　　　　　　　630点
3　悪性腫瘍の患者に対する緩和ケア，褥瘡ケア又は人工肛門ケア及び人工膀胱ケアに係る専門の研修を受けた看護師による場合　　　　　　　　　　　　　　1,285点

注1　1及び2については，保険医療機関が，在宅で療養を行っている患者〔当該患者と同一の建物に居住する他の患者に対して当該保険医療機関が同一日に訪問看護・指導を行う場合の当該患者（以下この区分番号及びC005-1-2において「同一建物居住者」という）を除く．注8及び注9において同じ〕であって通院が困難なものに対して，診療に基づく訪問看護計画により，保健師，助産師，看護師又は准看護師（以下この部において「看護師等」という）を訪問させて看護又は療養上必要な指導を行った場合に，当該患者1人について日単位で算定する．ただし，別に**厚生労働大臣**が定める疾病等〔告示4別表第7，第8，p.394〕の患者以外の患者については，C005-1-2同一建物居住者訪問看護・指導料（3を除く）又はI012精神科訪問看護・指導料を算定する日と合わせて週3日〔保険医療機関が，診療に基づき患者の急性増悪等により一時的に頻回の訪問看護・指導を行う必要を認めて，訪問看護・指導を行う場合にあっては，1月に1回（別に**厚生労働大臣が定めるもの**〔告示4第4・4の3，p.395〕については，月2回）に限り，週7日（当該診療の日から起算して14日以内の期間に行われる場合に限る）〕を限度とする．[訪問看護難病]

[訪問看護急性]

2　3については，別に**厚生労働大臣**が定める施設基準〔告示4第4・4(2)，p.1372〕に適合しているものとして地方厚生局長等に届け出た保険医療機関が，在宅で療養を行っている悪性腫瘍の鎮痛療法若しくは化学療法を行っている患者，真皮を越える褥瘡の状態にある患者（C013在宅患者訪問褥瘡管理指導料を算定する場合にあっては真皮までの状態の患者）又は人工肛門若しくは人工膀胱を造設している者で管理が困難な患者（いずれも同一建物居住者を除く）であって通院が困難なものに対して，診療に基づく訪問看護計画により，緩和ケア，褥瘡ケア又は人工肛門ケア及び人工膀胱ケアに係る専門の研修を受けた看護師を訪問させて，他の保険医療機関の看護師若しくは准看護師又は訪問看護ステーションの看護師若しくは准看護師と共同して同一日に看護又は療養上必要な指導を行った場合に，当該患者1人について，それぞれ月1回に限り算定する．

[訪問看護専門]

3　1及び2については，注1ただし書に規定する別に**厚生労働大臣**が定める疾病等〔告示4別表第7，第8，p.394〕の患者又は同注ただし書の規定に基づき週7日を限度として所定点数を算定する患者に対して，当該患者に対する診療を担う保険医療機関の保険医が必要と認めて，1日に2回又は3回以上訪問看護・指導を実施した場合は，**難病等複数回訪問加算**[複]として，それぞれ450点又は800点を所定点数に加算する．

4　1及び2については，患者又はその看護に当たっている者の求めを受けた診療所又は在宅療養支援病院の保険医の指示により，保険医療機関の看護師等が緊急に訪問看護・指導を実施した場合には，**緊急訪問看護加算**[訪問看護緊急]として，**次に掲げる区分に従い，**1日につき，**いずれかを**所定点数に加算する．
　イ　月14日目まで　　　　　　　　　　　265点
　ロ　月15日目以降　　　　　　　　　　　200点

5　1及び2については，別に**厚生労働大臣**が定める長時間の訪問を要する者〔告示4第4・4(3)イ，p.395〕に対し，保険医療機関の看護師等が，長時間にわたる訪問看護・指導を実施した場合には，**長時間訪問看護・指導加算**[訪問看護長時] [訪問看護別定長時]として，週1日（別に**厚生労働大臣が定める者**〔告示4第4・4(3)ロ，p.395〕の場合にあっては週3日）に限り，520点を所定点数に加算する．

6　1及び2については，6歳未満の乳幼児に対し，保険医療機関の看護師等が訪問看

護・指導を実施した場合には，**乳幼児加算** 〔訪問看護乳〕として，1日につき**130点**（別に厚生労働大臣が定める者〔告示④第4・4(6)，p.1372〕に該当する場合にあっては，**180点**）を所定点数に加算する。

7　1及び2については，同時に複数の看護師等又は看護補助者による訪問看護・指導が必要な者として別に厚生労働大臣が定める者〔告示④第4・4の2(1)，p.395〕に対して，保険医療機関の看護師等が，当該保険医療機関の他の看護師等又は看護補助者（以下この部において「その他職員」という）と同時に訪問看護・指導を行うことについて，当該患者又はその家族等の同意を得て，訪問看護・指導を実施した場合には，**複数名訪問看護・指導加算**として，次に掲げる区分に従い，1日につき，いずれかを所定点数に加算する。ただし，イ又はロの場合にあっては週1日を，ハの場合にあっては週3日を限度として算定する。

イ　所定点数を算定する訪問看護・指導を行う看護師等が他の保健師，助産師又は看護師と同時に訪問看護・指導を行う場合 〔複訪看〕　　**450点**

ロ　所定点数を算定する訪問看護・指導を行う看護師等が他の准看護師と同時に訪問看護・指導を行う場合 〔複訪看准〕　　**380点**

ハ　所定点数を算定する訪問看護・指導を行う看護師等がその他職員と同時に訪問看護・指導を行う場合（別に厚生労働大臣が定める場合〔告示④第4・4の2(2)，p.395〕を除く）〔複訪看補ハ〕　　**300点**

ニ　所定点数を算定する訪問看護・指導を行う看護師等がその他職員と同時に訪問看護・指導を行う場合（別に厚生労働大臣が定める場合〔告示④第4・4の2(2)，p.395〕に限る）〔複訪看補ニ〕
(1)　1日に1回の場合　　**300点**
(2)　1日に2回の場合　　**600点**
(3)　1日に3回以上の場合　　**1,000点**

8　1及び2については，訪問診療を実施している保険医療機関の保健師，助産師又は看護師が，在宅で療養を行っている患者であって通院が困難なものに対して，当該患者の同意を得て，訪問診療を実施している保険医療機関を含め，歯科訪問診療を実施している保険医療機関又は訪問薬剤管理指導を実施している保険薬局と文書等により情報共有を行うとともに，共有された情報を踏まえて療養上必要な指導を行った場合に，**在宅患者連携指導加算** 〔訪問看護連携〕として，月1回に限り**300点**を所定点数に加算する。

9　1及び2については，保険医療機関の保健師，助産師又は看護師が，在宅で療養を行っている患者であって通院が困難なものの状態の急変等に伴い，当該患者の在宅療養を担う他の保険医療機関の保険医の求めにより，当該他の保険医療機関の保険医等，歯科訪問診療を実施している保険医療機関の保険医である歯科医師等，訪問薬剤管理指導を実施している保険薬局の保険薬剤師，介護支援専門員又は相談支援専門員と共同で，カンファレンスに参加し，それらの者と共同で療養上必要な指導を行った場合には，**在宅患者緊急時等カンファレンス加算** 〔訪問看護カン〕として，月2回に限り**200点**を所定点数に加算する。

10　1及び2については，在宅で死亡した患者又は特別養護老人ホームその他これに準ずる施設（以下この注において「特別養護老人ホーム等」という）で死亡した患者に対して，保険医療機関の保険医の指示により，その死亡日及び死亡日前14日以内に，2回以上訪問看護・指導を実施し，かつ，訪問看護におけるターミナルケアに係る支援体制について患者及び家族等に対して説明した上でターミナルケアを行った場合は，**在宅ターミナルケア加算**として，次に掲げる区分に従い，いずれかを所定点数に加算する。

イ　在宅で死亡した患者（ターミナルケアを行った後，24時間以内に在宅以外で死亡した患者を含む）又は特別養護老人ホーム等で死亡した患者〔ターミナルケアを行った後，24時間以内に当該特別養護老人ホーム等以外で死亡した患者を含み，指定施設サービス等に要する費用の額の算定に関する基準（平成12年厚生省告示第21号）別表の1に規定する看取り介護加算その他これに相当する加算（以下この注において「看取り介護加算等」という）を算定しているものを除く〕〔タ在〕　　**2,500点**

ロ　特別養護老人ホーム等で死亡した患者（ターミナルケアを行った後，24時間以内に当該特別養護老人ホーム等以外で死亡した患者を含む）であって，看取り介護加算等を算定しているもの 〔タ施〕　　**1,000点**

11　1及び2については，訪問看護・指導に関して特別な管理を必要とする患者〔別に厚生労働大臣が定める状態等にある者〔告示④別表第8，p.395〕に限る。以下この注において同じ〕に対して，当該患者に係る訪問看護・指導に関する計画的な管理を行った場合は，患者1人につき1回に限り，**在宅移行管理加算** 〔移〕として，**250点**を所定点数に加算する。ただし，特別な管理を必要とする患者のうち重症度等の高いものとして別に厚生労働大臣が定める状態等〔告示④別表第8・1，p.395〕にあるものについては，患者1人につき1回に限り，**500点**を所定点数に加算する。〔移重症〕

12　1及び2については，夜間（午後6時から午後10時までの時間をいう）又は早朝（午前6時から午前8時までの時間をいう）に訪問看護・

指導を行った場合は、**夜間・早朝訪問看護加算**〔夜早〕として210点を所定点数に加算し、深夜に訪問看護・指導を行った場合は、**深夜訪問看護加算**〔深〕として420点を所定点数に加算する。

13　1及び2については、別に厚生労働大臣が定める者〔告示④第4・4の3の2, p.1373〕について、保険医療機関の看護師又は准看護師が、登録喀痰吸引等事業者（社会福祉士及び介護福祉士法（昭和62年法律第30号）第48条の3第1項の登録を受けた登録喀痰吸引等事業者をいう。以下同じ）又は登録特定行為事業者（同法附則第27条第1項の登録を受けた登録特定行為事業者をいう。以下同じ）と連携し、社会福祉士及び介護福祉士法施行規則（昭和62年厚生省令第49号）第1条各号に掲げる医師の指示の下に行われる行為（以下「喀痰吸引等」という）が円滑に行われるよう、喀痰吸引等に関してこれらの事業者の介護の業務に従事する者に対して必要な支援を行った場合には、**看護・介護職員連携強化加算**〔訪問看護介〕として、月1回に限り250点を所定点数に加算する。

14　保険医療機関の看護師等が、最も合理的な経路及び方法による当該保険医療機関の所在地から患家までの移動にかかる時間が1時間以上である者に対して訪問看護・指導を行い、次のいずれかに該当する場合、**特別地域訪問看護加算**〔訪問看護特地〕として、所定点数の100分の50に相当する点数を加算する。
　イ　別に厚生労働大臣が定める地域〔告示④第4・4の3の3, p.1373〕に所在する保険医療機関の看護師等が訪問看護・指導を行う場合
　ロ　別に厚生労働大臣が定める地域〔告示④第4・4の3の3, p.1373〕外に所在する保険医療機関の看護師等が別に厚生労働大臣が定める地域〔告示④第4・4の3の3, p.1373〕に居住する患者に対して訪問看護・指導を行う場合

15　別に厚生労働大臣が定める施設基準〔告示④第4・4の3の4, p.1373〕に適合しているものとして地方厚生局長等に届け出た保険医療機関の看護師等が訪問看護・指導を実施した場合には、**訪問看護・指導体制充実加算**として、月1回に限り150点を所定点数に加算する。

16　1については、別に厚生労働大臣が定める施設基準〔告示④第4・4の3の5, p.1373〕に適合しているものとして地方厚生局長等に届け出た保険医療機関の緩和ケア、褥瘡ケア若しくは人工肛門ケア及び人工膀胱ケアに係る専門の研修を受けた看護師又は保健師助産師看護師法（昭和23年法律第203号）第37条の2第2項第5号に規定する指定研修機関において行われる研修（以下「特定行為研修」という）を修了した看護師が、訪問

看護・指導の実施に関する計画的な管理を行った場合には、**専門管理加算**として、月1回に限り、次に掲げる区分に従い、いずれかを所定点数に加算する。
　イ　緩和ケア、褥瘡ケア又は人工肛門ケア及び人工膀胱ケアに係る専門の研修を受けた看護師が計画的な管理を行った場合（悪性腫瘍の鎮痛療法若しくは化学療法を行っている患者、真皮を越える褥瘡の状態にある患者（C013在宅患者訪問褥瘡管理指導料を算定する場合にあっては真皮までの状態の患者）又は人工肛門若しくは人工膀胱を造設している者で管理が困難な患者に対して行った場合に限る）〔訪問特研イ〕　　　　　　　　250点
　ロ　特定行為研修を修了した看護師が計画的な管理を行った場合（保健師助産師看護師法第37条の2第2項第1号に規定する特定行為（訪問看護において専門の管理を必要とするものに限る。以下この部において同じ）に係る管理の対象となる患者に対して行った場合に限る）〔訪問特研ロ〕　　　　　　　　250点

17　別に厚生労働大臣が定める施設基準〔告示④第4・4の3の6, p.1373〕に適合しているものとして地方厚生局長等に届け出た保険医療機関の看護師等（准看護師を除く）が、健康保険法第3条第13項の規定による電子資格確認により、患者の診療情報を取得等した上で訪問看護・指導の実施に関する計画的な管理を行った場合には、**訪問看護医療DX情報活用加算**〔在訪DX〕として、月1回に限り5点を所定点数に加算する。ただし、A000初診料の注15、A001再診料の注19若しくはA002外来診療料の注10にそれぞれ規定する医療情報取得加算、A000初診料の注16に規定する医療DX推進体制整備加算、C001在宅患者訪問診療料（Ⅰ）の注13（C001-2の注6の規定により準用する場合を含む）若しくはC003在宅がん医療総合診療料の注8にそれぞれ規定する在宅医療DX情報活用加算又はI012精神科訪問看護・指導料の注17に規定する訪問看護医療DX情報活用加算を算定した月は、訪問看護医療DX情報活用加算は算定できない。

18　別に厚生労働大臣が定める施設基準〔告示④第4・4の3の7, p.1373〕に適合しているものとして地方厚生局長等に届け出た保険医療機関において、C001の注8（C001-2の注6の規定により準用する場合を含む）に規定する死亡診断加算及びC005の注10（C005-1-2の注6の規定により準用する場合を含む）に規定する在宅ターミナルケア加算を算定する患者（別に厚生労働大臣が定める地域〔告示④第4・4の3の3, p.1373〕に居住する患者に限る）に対して、医師の指示の下、情報通信機器を用いた在宅での看取りに係る研修を受けた看護師が、情報通信機器を用いて医師

の死亡診断の補助を行った場合は，**遠隔死亡診断補助加算** 遠診 として，150点を所定点数に加算する。
19 在宅患者訪問看護・指導料を算定した場合には，C005-1-2同一建物居住者訪問看護・指導料又はI012精神科訪問看護・指導料は，算定しない。
20 訪問看護・指導に要した交通費は，患家の負担とする。

（編注）「通則」の「外来感染対策向上加算」等の対象。

C005-1-2　同一建物居住者訪問看護・指導料（1日につき） 訪問看護（同一） 支援

1 保健師，助産師又は看護師（3の場合を除く）による場合
　イ　同一日に2人
　　(1)　週3日目まで　　　　　　　　　　580点
　　(2)　週4日目以降　　　　　　　　　　680点
　ロ　同一日に3人以上
　　(1)　週3日目まで　　　　　　　　　　293点
　　(2)　週4日目以降　　　　　　　　　　343点
2 准看護師による場合
　イ　同一日に2人
　　(1)　週3日目まで　　　　　　　　　　530点
　　(2)　週4日目以降　　　　　　　　　　630点
　ロ　同一日に3人以上
　　(1)　週3日目まで　　　　　　　　　　268点
　　(2)　週4日目以降　　　　　　　　　　318点
3 悪性腫瘍の患者に対する緩和ケア，褥瘡ケア又は人工肛門ケア及び人工膀胱ケアに係る専門の研修を受けた看護師による場合　　　　　　　　　　　　　　1,285点

注1　1及び2については，保険医療機関が，在宅で療養を行っている患者（同一建物居住者に限る）であって通院が困難なものに対して，診療に基づく訪問看護計画により，看護師等を訪問させて看護又は療養上必要な指導を行った場合に，患者1人について日単位で算定する。ただし，別に厚生労働大臣が定める疾病等の患者〔告示4別表第7，第8，p.394〕以外の患者については，C005在宅患者訪問看護・指導料（3を除く）又はI012精神科訪問看護・指導料を算定する日と合わせて週3日〔保険医療機関が，診療に基づく患者の急性増悪等により一時的に頻回の訪問看護・指導を行う必要を認めて，訪問看護・指導を行う場合にあっては，1月に1回（別に厚生労働大臣が定めるもの〔告示4第4・4の3，p.395〕については，月2回）に限り，週7日（当該診療の日から起算して14日以内の期間に行われる場合に限る）〕を限度とする。 訪問看護難病（同一）
 訪問看護急性（同一）
　2　3については，別に厚生労働大臣が定める施設基準〔告示4第4・4(2)，p.1372〕に適合しているものとして地方厚生局長等に届け出た保険医療機関が，在宅で療養を行っている悪性腫瘍の鎮痛療法若しくは化学療法を行っている患者，真皮を越える褥瘡の状態にある患者（C013在宅患者訪問褥瘡管理指導料を算定する場合にあっては真皮までの状態の患者）又は人工肛門若しくは人工膀胱を造設している者で管理が困難な患者（いずれも同一建物居住者に限る）であって通院が困難なものに対して，診療に基づく訪問看護計画により，緩和ケア，褥瘡ケア又は人工肛門ケア及び人工膀胱ケアに係る専門の研修を受けた看護師を訪問させて，他の保険医療機関の看護師若しくは准看護師又は訪問看護ステーションの看護師若しくは准看護師と共同して同一日に看護又は療養上必要な指導を行った場合に，当該患者1人について，それぞれ月1回に限り算定する。 訪問看護専門（同一）

3　1及び2については，注1ただし書に規定する別に厚生労働大臣が定める疾病等〔告示4別表第7，第8，p.394〕の患者又は同注ただし書の規定に基づき週7日を限度として所定点数を算定する患者に対して，当該患者に対する診療を担う保険医療機関の保険医が必要と認めて，1日に2回又は3回以上訪問看護・指導を実施した場合は，**難病等複数回訪問加算** 複 として，次に掲げる区分に従い，1日につき，いずれかを所定点数に加算する。
　イ　1日に2回の場合
　　(1)　同一建物内1人又は2人　　　450点
　　(2)　同一建物内3人以上　　　　　400点
　ロ　1日に3回以上の場合
　　(1)　同一建物内1人又は2人　　　800点
　　(2)　同一建物内3人以上　　　　　720点
4　1及び2については，同時に複数の看護師等又は看護補助者による訪問看護・指導が必要な者として別に厚生労働大臣が定める者〔告示4第4・4の2(1)，p.1372〕に対して，保険医療機関の看護師等が，当該保険医療機関のその他職員と同時に訪問看護・指導を行うことについて，当該患者又はその家族等の同意を得て，訪問看護・指導を実施した場合には，**複数名訪問看護・指導加算**として，次に掲げる区分に従い，1日につき，いずれかを所定点数に加算する。ただし，イ又はロの場合にあっては週1日を，ハの場合にあっては週3日を限度として算定する。
　イ　所定点数を算定する訪問看護・指導を行う看護師等が他の保健師，助産師又は看護師と同時に訪問看護・指導を行う場合 複訪看看
　　(1)　同一建物内1人又は2人　　　450点
　　(2)　同一建物内3人以上　　　　　400点
　ロ　所定点数を算定する訪問看護・指導を行う看護師等が他の准看護師と同時に訪問看護・指導を行う場合 複訪看准
　　(1)　同一建物内1人又は2人　　　380点
　　(2)　同一建物内3人以上　　　　　340点

ハ 所定点数を算定する訪問看護・指導を行う看護師等がその他職員と同時に訪問看護・指導を行う場合（別に厚生労働大臣が定める場合〔告示4第4・4の2(2), p.1372〕を除く）複訪看補ハ
  (1) 同一建物内1人又は2人　　　300点
  (2) 同一建物内3人以上　　　　　270点
ニ 所定点数を算定する訪問看護・指導を行う看護師等がその他職員と同時に訪問看護・指導を行う場合（別に厚生労働大臣が定める場合〔告示4第4・4の2(2), p.1372〕に限る）複訪看補ニ
  (1) 1日に1回の場合
    ① 同一建物内1人又は2人　　　300点
    ② 同一建物内3人以上　　　　　270点
  (2) 1日に2回の場合
    ① 同一建物内1人又は2人　　　600点
    ② 同一建物内3人以上　　　　　540点
  (3) 1日に3回以上の場合
    ① 同一建物内1人又は2人　　1,000点
    ② 同一建物内3人以上　　　　　900点

5　同一建物居住者訪問看護・指導料を算定した場合には，C005在宅患者訪問看護・指導料又はI012精神科訪問看護・指導料は，算定しない。

6　C005の注4から注6まで，注8から注18まで及び注20の規定は，同一建物居住者訪問看護・指導料について準用する。この場合において，同注8中「在宅で療養を行っている患者」とあるのは「在宅で療養を行っている患者（同一建物居住者に限る）」と，「在宅患者連携指導加算」とあるのは「同一建物居住者連携指導加算」と，同注9中「在宅で療養を行っている患者」とあるのは「在宅で療養を行っている患者（同一建物居住者に限る）」と，「在宅患者緊急時等カンファレンス加算」とあるのは「同一建物居住者緊急時等カンファレンス加算」と，同注10及び同注18中「在宅ターミナルケア加算」とあるのは「同一建物居住者ターミナルケア加算」と読み替えるものとする。

[訪問看護緊急(同一)] [訪問看護長時(同一)]
[訪問看護別長時(同一)] [訪問看乳(同一)]
[訪問看護連携(同一)] [訪問看護カン(同一)] [同夕在]
[同夕施] [移] [移重症] [夜早] [深]
[訪問看看介(同一)] [訪問看護特地(同一)] [在訪DX]
[遠診]

（編注）「通則」の「外来感染対策向上加算」等の対象。
【2024年改定による主な変更点】（C005，C005-1-2共通）
(1)【新設】「注17」訪問看護医療DX情報活用加算：①電子請求，②電子資格確認，③医療DX推進体制の掲示，④掲示事項のウェブサイト掲載【経過措置】2025年5月末まで猶予）──等に適合した届出医療機関で月1回算定可。
(2)【新設】「注18」遠隔死亡診断補助加算：届出医療機関において，C001・C001-2の死亡診断加算及びC005・C005-1-2の在宅ターミナルケア加算を算定する患者（離島等に居住する患者に限る）に対して，情報通信機器を用いた在宅での看取りに係る研修を受けた看護師が，情報通信機器を用いて医師の死亡診断の補助を行った場合に算定可。

→在宅患者訪問看護・指導料，同一建物居住者訪問看護・指導料
摘要欄 p.1690

(1) 在宅患者訪問看護・指導料及び同一建物居住者訪問看護・指導料は，在宅での療養を行っている通院困難な患者の病状に基づいて訪問看護・指導計画を作成し，かつ，当該計画に基づき実際に患家を定期的に訪問し，看護及び指導を行った場合に，1日に1回を限度として算定する。ただし，医師又は看護師の配置が義務付けられている施設に入所している患者（給付調整告示等により規定する場合を除く）については，算定の対象としない。
　　在宅患者訪問看護・指導料は，在宅での療養を行っている患者（同一建物居住者であるものを除く）に対して，同一建物居住者訪問看護・指導料は，同一建物居住者であるものに対して算定する。

(2) 在宅患者訪問看護・指導料又は同一建物居住者訪問看護・指導料（以下「**在宅患者訪問看護・指導料等**」という）は，訪問看護・指導を実施する保険医療機関において医師による診療のあった日から1月以内に行われた場合に算定する。
　　ただし，当該患者（患者の病状に特に変化がないものに限る）に関し，C001在宅患者訪問診療料（I）等を算定すべき訪問診療を行っている保険医療機関が，患者の同意を得て，診療の日から2週間以内に，当該患者に対して継続して訪問看護・指導を行っている別の保険医療機関に対して，診療状況を示す文書を添えて，当該患者に係る療養上必要な情報を提供した場合には，当該診療情報の提供〔B009診療情報提供料（I）の場合に限る〕を行った保険医療機関において，当該診療情報提供料の基礎となる診療があった日から1月以内に行われた場合に算定する。

(3) 同一建物居住者訪問看護・指導料については，以下のア又はイにより算定する。なお，同一建物居住者に係る人数については，同一日に同一建物居住者訪問看護・指導料を算定する患者数とI012の「3」精神科訪問看護・指導料（Ⅲ）を算定する患者数とを合算した人数とする。
ア　同一建物居住者が2人の場合は，当該患者全員に対して，「1」の「イ」又は「2」の「イ」により算定
イ　同一建物居住者が3人以上の場合は，当該患者全員に対して，「1」の「ロ」又は「2」の「ロ」により算定

(4) 在宅患者訪問看護・指導料等の算定は週3日を限度とするが，厚生労働大臣が定める疾病等の患者については週4日以上算定できる。

【厚生労働大臣が定める疾病等の患者】
○特掲診療料の施設基準等「別表第7」に掲げる疾病等の患者
　末期の悪性腫瘍，多発性硬化症，重症筋無力症，スモン，筋萎縮性側索硬化症，脊髄小脳変性症，ハンチントン病，進行性筋ジストロフィー症，パーキンソン病関連疾患〔進行性核上性麻痺，大脳皮質基底核変性症，パーキンソン病（ホーエン・ヤールの重症度分類がステージ3以上かつ生活機能障害度がⅡ度又はⅢ度のものに限る）〕，多系統萎縮症（線条体黒質変性症，オリーブ橋小脳萎縮症，シャイ・ドレーガー症候群），プリオン病，亜急性硬化性全脳炎，ライソゾーム病，副腎白質ジストロフィー，脊髄性筋萎縮症，球脊髄性筋萎縮症，慢性炎症性脱髄性多発神経炎，後天性免疫不全症候群若しくは頸髄損傷の患者又は人工呼吸器を使用している状態

○特掲診療料の施設基準等「別表第8」に掲げる状態等の患者
　在宅麻薬等注射指導管理，在宅腫瘍化学療法注射指導管理又は在宅強心剤持続投与指導管理若しくは在宅気管切開患者指導管理を受けている状態にある者又は気管カニューレ若しくは留置カテーテルを使用している状態にある者，在宅自己腹膜灌流指導管理，在宅血液透析指導管理，在宅酸素療法指導管理，在宅中心静脈栄養法指導管理，在宅成分栄養経管栄養法指導管理，在宅自己導尿指導管理，在宅人工呼吸指導管理，在宅持続陽圧呼吸療法指導管理，在宅自己疼痛管理指導管理又は在宅肺高血圧症患者指導管理を受けている状態にある者，人工肛門又は人工膀胱を設置している状態にある者，真皮を越える褥瘡の状態にある者，在宅患者訪問点滴注射管理指導料を算定している者

(5) 診療に基づき，患者の病状の急性増悪，終末期，退院直後等により一時的に週4日以上の頻回の訪問看護・指導が必要であると認められた患者（厚生労働大臣が定める疾病等の患者を除く）については，月1回（気管カニューレを使用している状態にある者又は真皮を越える褥瘡の状態にある者については，月2回）に限り，当該診療を行った日から14日以内の期間において，14日を限度として算定できる。また，当該患者に対する訪問看護・指導については，当該患者の病状等を十分把握し，一時的に頻回に訪問看護・指導が必要な理由を訪問看護計画書及び訪問看護報告書等に記載し，訪問看護・指導の実施等において，医師と連携を密にする。また，例えば，毎月，恒常的に週4日以上の訪問看護・指導が頻回に必要な場合については，その理由を訪問看護計画書及び報告書に記載する。
　当該患者が介護保険法第62条に規定する要介護被保険者等である場合には，看護記録に頻回の訪問看護・指導が必要であると認めた理由及び頻回の訪問看護・指導が必要な期間（ただし14日間以内に限る）を記載する。

(6) (4)又は(5)により，週4回以上在宅患者訪問看護・指導料等を算定する場合は，在宅患者訪問看護・指導料の「1」の「ロ」又は「2」の「ロ」，同一建物居住者訪問看護・指導料の「1」の「イ」の(2)，「1」の「ロ」の(2)，「2」の「イ」の(2)又は「2」の「ロ」の(2)により算定する。

(7) 在宅患者訪問看護・指導料等の「3」については，在宅で療養を行っている悪性腫瘍の鎮痛療法若しくは化学療法を行っている患者，真皮を越える褥瘡の状態にある患者（C013在宅患者訪問褥瘡管理指導料を算定する場合にあっては真皮までの状態の患者）又は人工肛門若しくは人工膀胱周囲の皮膚にびらん等の皮膚障害が継続若しくは反復して生じている状態にある患者若しくは人工肛門若しくは人工膀胱のその他の合併症を有する患者に対し，別に定める施設基準に適合しているものとして届け出た保険医療機関が専門の研修を受けた看護師を訪問させて，他の保険医療機関の看護師若しくは准看護師又は訪問看護ステーションの看護師若しくは准看護師と共同して同一日に看護又は療養上必要な指導を行った場合に，在宅患者訪問看護・指導料等の「3」により当該患者につきそれぞれ月1回を限度として，当該専門の看護師が所属する保険医療機関において算定する。この場合，当該医療機関で別に定める専従要件となっている場合であっても，別に定める専従業務に支障が生じなければ訪問しても差し支えない。

(8) 「1」の助産師による在宅患者訪問看護・指導等の算定の対象となる患者は，在宅での療養を行っている通院困難な妊産婦及び乳幼児であって，疾病等に係る療養上の指導等が必要な患者であり，療養上必要と認められない一般的保健指導を専ら行う場合は算定しない。

(9) 訪問看護・指導計画は，医師又は保健師，助産師若しくは看護師が患家を訪問し，患者の家庭における療養状況を踏まえて作成し，当該計画は少なくとも1月に1回は見直しを行うほか，患者の病状に変化があった場合には適宜見直す。
　訪問看護・指導計画には，看護及び指導の目標，実施すべき看護及び指導の内容並びに訪問頻度等を記載する。

(10) 医師は，保健師，助産師，看護師又は准看護師（以下この区分において「看護師等」という）に対して行った指示内容の要点を診療録に記載する。また，保健師，助産師又は看護師が准看護師に対して指示を行ったときは，その内容の要点を記録する。また，保険医療機関における日々の訪問看護・指導を実施した患者氏名，訪問場所，訪問時間（開始時刻及び終了時刻）及び訪問人数等について記録し，保管しておく。

(11) 看護師等は，患者の体温，血圧等基本的な病態を含む患者の状態並びに行った指導及び看護の内容の要点を記録する。

(12) 他の保険医療機関において在宅患者訪問看護・指導料等を算定している患者については，在宅患者訪問看護・指導料等を算定できない。ただし，保険医療機関を退院後1月以内の患者に対して当該保険医療機関が行った訪問看護・指導及び緩和ケア，褥瘡ケア又は人工肛門ケア及び人工膀胱ケアに係る専門の研修を受けた看護師が，当該患者の在宅療養を担う他の保険医療機関の看護師若しくは准看護師又は訪問看護ステーションの看護師若しくは准看護師と共同して行った訪問看護・指導については，この限りではない。

(13) 同一の患者について，訪問看護ステーションにおいて訪問看護療養費を算定した月については，在宅患者訪問看護・指導料等を算定できない。ただし，次に掲げる場合はこの限りではない。
　ア　(4)の厚生労働大臣が定める疾病等の患者について，訪問看護療養費を算定した場合
　イ　急性増悪等により一時的に週4日以上の頻回の訪問看護・指導を行う必要を認めた患者
　ウ　当該保険医療機関を退院後1月以内の患者
　エ　緩和ケア，褥瘡ケア又は人工肛門ケア及び人工膀胱ケアに係る専門の研修を受けた看護師が，当該患者の在宅療養を担う他の保険医療機関の看護師若しくは准看護師又は訪問看護ステーションの看護師若しくは准看護師と共同して訪問看護・指導を行った場合

(14) (13)において，同一の患者について，在宅患者訪問看護・指導料等及び訪問看護療養費を算定できる場合であっても，訪問看護療養費を算定した日については，在宅患者訪問看護・指導料等を算定できない。ただし，(13)のウ及びエの場合は，この限りではない。

(15) 同一の患者について，複数の保険医療機関や訪問看護ステーションにおいて訪問看護・指導を行う場合は，保険医療機関間及び保険医療機関と訪問看護ステーションとの間において十分に連携を図る。具体的には，訪問看護・指導の実施による患者の目標の設定，訪問看護・指導計画の立案，訪問看護・指導の実施状況及び評価を共有する。

(16) 介護保険法第8条第20項に規定する認知症対応型共同生活介護を行う施設，高齢者の居住の安定確保に関する法律第5条第1項に規定するサービス付き高齢者向け住宅，障害者総合支援法第5条第1項に規定する障害福祉サービスを行う施設，その他の高齢者向け施設等に入所している患者に訪問看護・指導を行う場合においては，介護保険又は障害福祉サービスによる医療及び看護サービスの提供に係る加算の算定等を含む当該施設における利用者の医療ニーズへの対応について確認し，当該施設で行われているサービスと十分に連携する。また，当該施設において当該保険医療機関等が日常的な健康管理等（医療保険制度の給付によるものを除く）を行っている場合は，健康管理等と医療保険制度の給付による訪問看護・指導を区別して実施する。

(17) 在宅患者訪問看護・指導料の「注3」又は同一建物居住者訪問看護・指導料の「注3」に規定する難病等複数回訪問加算は，(4)の厚生労働大臣が定める疾病等の患者又は一時的に頻回の訪問看護・指導を行う必要が認められた患者に対して，1日に2回又は3回以上訪問看護・指導を実施した場合に算定する。

また，同一建物居住者訪問看護・指導料の「注3」に規定する難病等複数回訪問加算を算定する場合にあっては，同一建物内において，当該加算又はI 012精神科訪問看護・指導料の「注10」に規定する精神科複数回訪問加算（1日当たりの回数の区分が同じ場合に限る）を同一日に算定する患者の人数に応じて，以下のア又はイにより算定する。
　ア　同一建物内に1人又は2人の場合は，当該加算を算定する患者全員に対して，「注3」の「イ」の(1)又は「ロ」の(1)により算定
　イ　同一建物内に3人以上の場合は，当該加算を算定する患者全員に対して，「注3」の「イ」の(2)又は「ロ」の(2)により算定

(18) 在宅患者訪問看護・指導料の「注4」又は同一建物居住者訪問看護・指導料の「注6」の規定により準用する在宅患者訪問看護・指導料の「注4」に規定する緊急訪問看護加算は，訪問看護・指導計画に基づき定期的に行う訪問看護・指導以外であって，緊急の患家の求めに応じて，診療所又は在宅療養支援病院の保険医の指示により，当該保険医の属する保険医療機関又は連携する保険医療機関の看護師等が訪問看護・指導した場合に1日につき1回に限り算定する。その際，当該保険医はその指示内容を診療録に記載する。また，当該看護師等は，患者又はその家族等の緊急の求めの内容の要点，医師の指示及び当該指示に基づき行った訪問看護・指導の日時，内容の要点及び対応状況を看護記録等に記録する。なお，当該加算は，診療所又は在宅療養支援病院が24時間往診及び訪問看護により対応できる体制を確保し，診療所又は在宅療養支援病院の連絡担当者の氏名，連絡先電話番号等，担当日，緊急時の注意事項等並びに往診担当医及び訪問看護担当者の氏名等について，文書により提供している患者に限り算定できる。
　　当該加算を算定する場合には，診療報酬明細書の摘要欄にその理由を詳細に記載する。

(19) 在宅患者訪問看護・指導料の「注5」又は同一建物居住者訪問看護・指導料の「注6」の規定により準用する在宅患者訪問看護・指導料の「注5」に規定する長時間訪問看護・指導加算は，特掲診療料の施設基準等第4の4の(3)のイ (p.1372) に規定する長時間の訪問を要する者に対して，1回の訪問看護・指導の時間が90分を超えた場合について算定するものであり，週1回〔特掲診療料の施設基準等第4の4の(3)のロ (p.1372) に規定する者にあっては週3回〕に限り算定できる。なお，特掲診療料の施設基準等第4の4の(3)のロに規定する者のうち，超重症児・準超重症児については，基本診療料施設基準通知の別添6の別紙14 (p.1168) の超重症児（者）・準超重症児（者）の判定基準による判定スコアが10以上のものをいう（以下この項において同じ）。

(20) 在宅患者訪問看護・指導料の「注6」又は同一建物居住者訪問看護・指導料の「注6」の規定により準用する在宅患者訪問看護・指導料の「注6」に規定する乳幼児加算は，6歳未満の乳幼児に対して，訪問看護・指導を実施した場合に1日につき1回に限り算定できる。「厚生労働大臣が定める者」とは，特掲診療料の施設基準等第4の4の(6)に規定する者をいう。
【厚生労働大臣が定める者】
　ア　超重症児・準超重症児
　イ　特掲診療料の施設基準等別表第7に掲げる疾病等の者
　ウ　特掲診療料の施設基準等別表第8に掲げる者

(21) 在宅患者訪問看護・指導料の「注7」又は同一建物居住者訪問看護・指導料の「注4」に規定する複数名訪問看護・指導加算は，特掲診療料の施設基準等第4の4の2の(1) (p.395) に規定する複数名訪問看護・指導加算に係る厚生労働大臣が定める者に該当する1人の患者に対して，患者又はその家族等の同意を得て，看護師等と他の看護師等又は看護補助者（以下「その他職員」という）の複数名が同時に訪問看護・指導を実施した場合に，1日につき在宅患者訪問看護・指導料の「注7」の「イ」から「ニ」まで又は同一建物居住者訪問看護・指導料の「注4」の「イ」から「ニ」までのいずれかを，以下のアからエまでにより算定する。なお，単に2人の看護師等又は看護補助者が同時に訪問看護・指導を行ったことのみをもって算定することはできない。
　ア　看護師等が他の保健師，助産師又は看護師と同時に訪問看護・指導を行う場合は，週1日に限り，在宅患者訪問看護・指導料の「注7」の「イ」又は同一建物居住者訪問看護・指導料の「注4」の「イ」を算定する。
　イ　看護師等が他の准看護師と同時に訪問看護・指導を行う場合は，週1日に限り，在宅患者訪問看護・指導料の「注7」の「ロ」又は同一建物居住者訪問看護・指導料の「注4」の「ロ」を算定する。
　ウ　看護師等がその他職員と同時に，特掲診療料の施設基準等第4の4の2の(1) (p.395) に規定する複数名訪問看護・指導加算に係る厚生労働大臣が定める者のうち，同(2)に規定する厚生労働大臣が定める場合に該当しない患者に訪問看護・指導を行う場合は，週3日に限り，在宅患者訪問看護・指導料の「注7」の「ハ」又は同一建物居住者訪問看護・指導料の「注4」の「ハ」を算定する。
　エ　看護師等がその他職員と同時に，特掲診療料の施設基準等第4の4の2の(1) (p.395) に規定する複数名訪問看護・指導加算に係る厚生労働大臣が定める者のうち，同(2)に規定する厚生労働大臣が定める場合に該当する患者に訪問看護・指導を行う場合は在宅患者訪問看護・指導料の「注7」の「ニ」又は同一建物居住者訪問看護・指導料の「注4」の「ニ」を，1日当たりの回数に応じて算定する。

また，同一建物居住者訪問看護・指導料の「注4」

に規定する複数名訪問看護・指導加算を算定する場合にあっては，同一建物内において，当該加算又はI012精神科訪問看護・指導料の「注4」に規定する**複数名精神科訪問看護・指導加算**（同時に訪問看護・指導を実施する職種及び1日当たりの回数の区分が同じ場合に限る）を同一日に算定する患者の人数に応じて，以下のオ又はカにより算定する。
　オ　同一建物内に1人又は2人の場合は，当該加算を算定する患者全員に対して，「**注4**」の「イ」の(1)，「ロ」の(1)，「ハ」の(1)，「ニ」の(1)の①，「ニ」の(2)の①又は「ニ」の(3)の①により算定
　カ　同一建物内に3人以上の場合は，当該加算を算定する患者全員に対して，「**注4**」の「イ」の(2)，「ロ」の(2)，「ハ」の(2)，「ニ」の(1)の②，「ニ」の(2)の②又は「ニ」の(3)の②により算定

(22)　在宅患者訪問看護・指導料の「**注8**」又は同一建物居住者訪問看護・指導料の「**注6**」の規定により準用する在宅患者訪問看護・指導料の「**注8**」に規定する**在宅患者連携指導加算**又は**同一建物居住者連携指導加算**は，以下の要件を満たす場合に算定する。
　ア　当該加算は，在宅での療養を行っている患者の診療情報等を，当該患者の診療等を担う保険医療機関等の医療関係職種間で文書等により共有し，それぞれの職種が当該診療情報等を踏まえ診療等を行う取組を評価するものである。
　イ　在宅での療養を行っている患者であって通院が困難な者に対して，患者の同意を得て，月2回以上医療関係職種間で文書等（電子メール，ファクシミリでも可）により共有された診療情報を基に，患者に対して指導等を行った場合に，月1回に限り算定できる。
　ウ　単に医療関係職種間で当該患者に関する診療情報等を交換したのみの場合は算定できない。
　エ　他職種から情報提供を受けた場合，できる限り速やかに患者への指導等に反映させるよう留意しなければならない。また，当該患者の療養上の指導に関する留意点がある場合には，速やかに他職種に情報提供するよう努めなければならない。
　オ　当該患者の診療を担う保険医療機関の保険医との間のみで診療情報等を共有し，訪問看護・指導を行った場合は，所定点数を算定できない。
　カ　他職種から受けた診療情報等の内容及びその情報提供日並びにその診療情報等を基に行った指導等の内容の要点及び指導日を看護記録に記載する。

(23)　在宅患者訪問看護・指導料の「**注9**」又は同一建物居住者訪問看護・指導料の「**注6**」の規定により準用する在宅患者訪問看護・指導料の「**注9**」に規定する**在宅患者緊急時等カンファレンス加算**又は**同一建物居住者緊急時等カンファレンス加算**は，以下の要件を満たす場合に算定する。
　ア　当該加算は，在宅で療養を行っている患者の状態の急変や診療方針の変更等の際，当該患者に対する診療等を行う医療関係職種等が一堂に会しカンファレンスを行うことにより，より適切な診療方針を立てること及び当該カンファレンスの参加者の間で診療方針の変更等の的確な情報共有を可能とすることは，患者及びその家族が安心して療養生活を行う上で重要であることから，そのような取組に対して評価するものである。
　イ　関係する医療関係職種等が共同でカンファレンスを行い，当該カンファレンスで共有した当該患者の診療情報等を踏まえ，それぞれの職種が患者に対して療養上必要な指導を行った場合に月2回に限り算定する。なお，当該カンファレンスは，原則として患家で行うこととするが，患者又は家族が患家以外の場所でのカンファレンスを希望する場合はこの限りではない。
　ウ　当該カンファレンスは，1者以上が患家に赴きカンファレンスを行う場合には，その他の関係者はビデオ通話が可能な機器を用いて参加することができる。
　エ　ウにおいて，患者の個人情報を当該ビデオ通話の画面上で共有する際は，患者の同意を得ていること。また，保険医療機関の電子カルテなどを含む医療情報システムと共通のネットワーク上の端末においてカンファレンスを実施する場合には，厚生労働省「医療情報システムの安全管理に関するガイドライン」に対応していること。
　オ　カンファレンスに参加した医療関係職種等の氏名，カンファレンスの要点，患者に行った指導の要点及びカンファレンスを行った日を看護記録に記載する。
　カ　当該患者の診療を担う保険医療機関の保険医と当該患者の訪問看護を担う看護師等（当該保険医療機関の保険医とは異なる保険医療機関の看護師等に限る）と2者でカンファレンスを行った場合であっても算定できる。
　キ　在宅患者緊急時等カンファレンス加算及び同一建物居住者緊急時等カンファレンス加算は，カンファレンスを行い，当該カンファレンスで共有した当該患者の診療情報を踏まえた療養上必要な指導を行った場合に，当該指導日以降最初の在宅患者訪問看護・指導料等を算定する日に合わせて算定する。また，必要に応じ，カンファレンスを行った日以降に当該指導を行う必要がある場合には，カンファレンスを行った日以降できる限り速やかに指導を行う。
　　なお，当該指導とは，在宅患者訪問看護・指導料等を算定する訪問看護・指導とは異なるものであるが，例えば，当該指導とは別に継続的に実施している訪問看護・指導を当該指導を行った日と同一日に行う場合には，当該指導を行った日において在宅患者訪問看護・指導料又は同一建物居住者訪問看護・指導料を合わせて算定することは可能である。

(24)　在宅患者訪問看護・指導料の「**注10**」又は同一建物居住者訪問看護・指導料の「**注6**」の規定により準用する在宅患者訪問看護・指導料の「**注10**」に規定する**在宅ターミナルケア加算**又は**同一建物居住者ターミナルケア加算**について
　ア　在宅ターミナルケア加算又は同一建物居住者ターミナルケア加算は，在宅患者訪問看護・指導料等を死亡日及び死亡日前14日以内の計15日間に2回以上算定し，かつ，訪問看護におけるターミナルケアの支援体制（訪問看護に係る連絡担当者の氏名，連絡先電話番号，緊急時の注意事項等）について患者及びその家族に対して説明した上でターミナルケアを行った場合（ターミナルケアを行った後，24時間以内に在宅以外で死亡した場合を含む）に算定する。ターミナルケアにおいては，厚生労働省「人生の最終段階における医療・ケアの決定プロセスに関するガイドライン」等の内容を踏まえ，患者本人及びその家族等と話し合いを行い，患者本人の意思決定を基本に，他の関係者と連携の上対応する。当該加算を算定した場合は，死亡した場所，死亡時刻等を看護記録に記録する。1つの保険医療機関において，

死亡日及び死亡日前14日以内の計15日間に介護保険制度又は医療保険制度の給付の対象となる訪問看護をそれぞれ1日以上実施した場合は、最後に実施した訪問看護が医療保険制度の給付による場合に、当該加算を算定する。また、同一の患者に、他の保険医療機関において在宅患者訪問看護・指導料の在宅ターミナルケア加算若しくは同一建物居住者訪問看護・指導料の同一建物居住者ターミナルケア加算を算定している場合又は訪問看護ステーションにおいて訪問看護ターミナルケア療養費を算定している場合においては算定できない。

イ　在宅ターミナルケア加算の「イ」又は同一建物居住者ターミナルケア加算の「イ」は、在宅で死亡した患者（ターミナルケアを行った後、24時間以内に在宅以外で死亡した者を含む）又は指定居宅サービス基準第174条第1項に規定する指定特定施設、指定地域密着型サービス基準第90条第1項に規定する指定認知症対応型共同生活介護事業所若しくは介護保険法第48条第1項第1号に規定する指定介護老人福祉施設（以下「特別養護老人ホーム等」という）で死亡した患者〔指定施設サービス等に要する費用の額の算定に関する基準（平成12年厚生省告示第21号）別表の1に規定する看取り介護加算その他これに相当する加算（以下「看取り介護加算等」という）を算定している者を除く、ターミナルケアを行った後、24時間以内に特別養護老人ホーム等以外で死亡した者を含む〕に対して、ターミナルケアを行った場合に算定する。

ウ　在宅ターミナルケア加算の「ロ」又は同一建物居住者ターミナルケア加算の「ロ」については、特別養護老人ホーム等で死亡した患者（看取り介護加算等を算定している者に限り、ターミナルケアを行った後、24時間以内に特別養護老人ホーム等以外で死亡した者を含む）に対して、ターミナルケアを行った場合に算定する。

(25)　在宅患者訪問看護・指導料の「注11」又は同一建物居住者訪問看護・指導料の「注6」の規定により準用する在宅患者訪問看護・指導料の「注11」に規定する**在宅移行管理加算**は、当該保険医療機関を退院した日から起算して1月以内の期間に次のいずれかに該当する患者又はその家族からの相談等に対して、24時間対応できる体制が整備されている保険医療機関において、患者1人につき1回に限り算定する。

この場合において、特別な管理を必要とする患者は**ア**から**オ**までに掲げるものとし、そのうち重症度等の高い患者は、**ア**に掲げるものとする。なお、**エ**において当該加算を算定する場合は、定期的（1週間に1回以上）に褥瘡の状態の観察・アセスメント・評価（褥瘡の深さ、滲出液、大きさ、炎症・感染、肉芽組織、壊死組織、ポケット）を行い、褥瘡の発生部位及び実施したケアについて看護記録に記録する。なお、実施したケアには必要に応じて患者の家族等への指導も含むものである。

ア　C108在宅麻薬等注射指導管理料を算定している患者、C108-2在宅腫瘍化学療法注射指導管理料を算定している患者、C108-3在宅強心剤持続投与指導管理料を算定している者、C112在宅気管切開患者指導管理料を算定している患者、気管カニューレを使用している患者及び留置カテーテルを使用している患者

イ　C102在宅自己腹膜灌流指導管理料、C102-2在宅血液透析指導管理料、C103在宅酸素療法指導管理料、C104在宅中心静脈栄養法指導管理料、C105在宅成分栄養経管栄養法指導管理料、C106在宅自己導尿指導管理料、C107在宅人工呼吸指導管理料、C107-2在宅持続陽圧呼吸療法指導管理料、C110在宅自己疼痛管理指導管理料又はC111在宅肺高血圧症患者指導管理料のうちいずれかを算定している患者

ウ　人工肛門又は人工膀胱を設置している患者であってその管理に配慮を必要とする患者

エ　以下の(イ)又は(ロ)のいずれかの真皮を越える褥瘡の状態にある者
　(イ)　NPUAP（The National Pressure Ulcer Advisory Panel）分類Ⅲ度又はⅣ度
　(ロ)　DESIGN-R2020分類（日本褥瘡学会によるもの）D3、D4又はD5

オ　C005-2在宅患者訪問点滴注射管理指導料を算定している患者

(26)　在宅患者訪問看護・指導料の「注12」又は同一建物居住者訪問看護・指導料の「注6」の規定により準用する在宅患者訪問看護・指導料の「注12」に規定する**夜間・早朝訪問看護加算**及び**深夜訪問看護加算**については、夜間（午後6時から午後10時までをいう）又は早朝（午前6時から午前8時までの時間をいう）、深夜（午後10時から午前6時までをいう）に患家の求めに応じて訪問看護・指導を行った場合に算定する。またこれは、緊急訪問看護加算との併算定を可とする。

(27)　在宅患者訪問看護・指導料の「注13」又は同一建物居住者訪問看護・指導料の「注6」の規定により準用する在宅患者訪問看護・指導料の「注13」に規定する**看護・介護職員連携強化加算**については、保険医療機関の看護師又は准看護師が、口腔内の喀痰吸引、鼻腔内の喀痰吸引、気管カニューレ内部の喀痰吸引、胃瘻若しくは腸瘻による経管栄養又は経鼻経管栄養を必要とする患者に対して、社会福祉士及び介護福祉士法（昭和62年法律第30号）第48条の3第1項の登録を受けた登録喀痰吸引等事業者又は同法附則第27条第1項の登録を受けた登録特定行為事業者（以下「登録喀痰吸引等事業者等」という）の介護職員等（以下「介護職員等」という）が実施する社会福祉士及び介護福祉士法施行規則（昭和62年厚生省令第49号）第1条各号に掲げる医師の指示の下に行われる行為（以下「喀痰吸引等」という）の業務が円滑に行われるよう支援を行う取組を評価するものである。

ア　当該加算は、患者の病状やその変化に合わせて、医師の指示により、(イ)及び(ロ)の対応を行っている場合に算定する。
　(イ)　喀痰吸引等に係る計画書や報告書の作成及び緊急時等の対応についての助言
　(ロ)　介護職員等に同行し、患者の居宅において喀痰吸引等の業務の実施状況についての確認

イ　当該加算は、次の場合には算定できない。
　(イ)　介護職員等の喀痰吸引等に係る基礎的な技術取得や研修目的での同行訪問
　(ロ)　同一の患者に、他の保険医療機関又は訪問看護ステーションにおいて看護・介護職員連携強化加算を算定している場合

ウ　当該加算は、介護職員等と同行訪問を実施した日の属する月の初日の訪問看護・指導の実施日に算定する。また、その内容を訪問看護記録書に記録する。

エ　登録喀痰吸引等事業者等が、患者に対する安全なサービス提供体制整備や連携体制確保のために会議を行う場合は、当該会議に出席し連携する。また、

その場合は，会議の内容を訪問看護記録書に記録する。

オ　患者又はその家族等から電話等により看護に関する意見を求められた場合に対応できるよう，患者又はその家族等に対して，保険医療機関の名称，所在地，電話番号並びに時間外及び緊急時の連絡方法を記載した文書を交付する。

(28)　在宅患者訪問看護・指導料の「注14」又は同一建物居住者訪問看護・指導料の「注6」の規定により準用する在宅患者訪問看護・指導料の「注14」に規定する**特別地域訪問看護加算**は，当該保険医療機関の所在地から患家までの訪問につき，最も合理的な通常の経路及び方法で片道1時間以上要する患者に対して，特掲診療料の施設基準等第4の4の3の3（p.1373）に規定する地域（以下「特別地域」という）に所在する保険医療機関の看護師等が訪問看護・指導を行った場合又は特別地域以外に所在する保険医療機関の看護師等が特別地域に居住する患者に対して訪問看護・指導を行った場合に，在宅患者訪問看護・指導料又は同一建物訪問看護・指導料の所定点数（「注」に規定する加算は含まない）の100分の50に相当する点数を加算する。なお，当該加算は，交通事情等の特別の事情により訪問に要した時間が片道1時間以上となった場合は算定できない。特別地域訪問看護加算を算定する保険医療機関は，その所在地又は患家の所在地が特別地域に該当するか否かについては，地方厚生（支）局に確認する。

(29)　在宅患者訪問看護・指導料の「注15」又は同一建物居住者訪問看護・指導料の「注6」の規定により準用する在宅患者訪問看護・指導料の「注15」に規定する**訪問看護・指導体制充実加算**は，訪問看護・指導に係る十分な体制を整備し，訪問看護・指導等に係る相当の実績を有する保険医療機関における訪問看護・指導を評価するものであり，別に定める施設基準に適合しているものとして届け出た保険医療機関の看護師等が訪問看護・指導を実施した場合に，月1回に限り算定する。

(30)　在宅患者訪問看護・指導料の「注16」又は同一建物居住者訪問看護・指導料の「注6」の規定により準用する在宅患者訪問看護・指導料の「注16」に規定する**専門管理加算**について

ア　専門管理加算の「イ」は，在宅で療養を行っている悪性腫瘍の鎮痛療法若しくは化学療法を行っている患者，真皮を越える褥瘡の状態にある患者（C013在宅患者訪問褥瘡管理指導料を算定する場合にあっては真皮までの状態の患者）又は人工肛門若しくは人工膀胱周囲の皮膚にびらん等の皮膚障害が継続若しくは反復して生じている状態にある患者若しくは人工肛門若しくは人工膀胱のその他の合併症を有する患者に対して，別に定める施設基準に適合しているものとして届け出た保険医療機関の緩和ケア，褥瘡ケア又は人工肛門ケア及び人工膀胱ケアに係る専門の研修を受けた看護師が，定期的（1月に1回以上）に訪問看護・指導を行うとともに，当該患者に係る訪問看護・指導の実施に関する計画的な管理を行った場合に，月1回に限り所定点数に加算する。

イ　専門管理加算の「ロ」は，保健師助産師看護師法（昭和23年法律第203号）第37条の2第2項第1号に規定する特定行為（訪問看護において専門の管理を必要とするものに限る）に係る管理の対象となる患者に対して，別に定める施設基準に適合しているものとして届け出た保険医療機関の同項第5号に規定する指定研修機関において行われる研修を修了した看護師が，同項第2号に規定する手順書に基づき，定期的（1月に1回以上）に訪問看護・指導を行うとともに，当該患者に係る訪問看護・指導の実施に関する計画的な管理を行った場合に，月1回に限り所定点数に加算する。また，手順書について，医師と共に，利用者の状態に応じて手順書の妥当性を検討すること。なお，特定行為のうち訪問看護において専門の管理を必要とするものとは，以下の(イ)から(ト)までに掲げるものをいう。

(イ)　気管カニューレの交換
(ロ)　胃ろうカテーテル若しくは腸ろうカテーテル又は胃ろうボタンの交換
(ハ)　膀胱ろうカテーテルの交換
(ニ)　褥瘡又は慢性創傷の治療における血流のない壊死組織の除去
(ホ)　創傷に対する陰圧閉鎖療法
(ヘ)　持続点滴中の高カロリー輸液の投与量の調整
(ト)　脱水症状に対する輸液による補正

(31)　(30)において，当該医療機関で別に定める専従要件となっている場合であっても，別に定める専従業務に支障が生じなければ訪問しても差し支えない。

(32)　在宅患者訪問看護・指導料の「注17」又は同一建物居住者訪問看護・指導料の「注6」の規定により準用する在宅患者訪問看護・指導料の「注17」に規定する**訪問看護医療DX情報活用加算**は，健康保険法第3条第13項に規定する電子資格確認を行う体制を有し，患者の同意を得て，居宅同意取得型のオンライン資格確認等システムにより得られる患者の診療情報，薬剤情報や特定健診等情報を取得した上で計画的な管理を行うことを評価するものであり，単に健康保険法第3条第13項に規定する電子資格確認を行う体制を有していることのみをもって算定することはできない。

(33)　在宅患者訪問看護・指導料の「注18」又は同一建物居住者訪問看護・指導料の「注6」の規定により準用する在宅患者訪問看護・指導料の「注18」に規定する**遠隔死亡診断補助加算**は，当該保険医療機関及び連携する保険医療機関においてC001の「注8」（C001-2の「注6」の規定により準用する場合を含む）に規定する死亡診断加算を算定する患者（特別地域に居住する患者に限る）について，医師の指示により，情報通信機器を用いた在宅での看取りに係る研修を受けた看護師が，厚生労働省「情報通信機器（ICT）を利用した死亡診断等ガイドライン」に基づき，医師による情報通信機器を用いた死亡診断の補助を行った場合に算定する。

(34)　訪問看護・指導の実施に当たっては，保険医療機関における看護業務に支障を来すことのないよう留意するとともに，市町村の実施する訪問指導事業等関連事業との連携に十分留意する。

(35)　在宅患者訪問看護・指導料の「注20」又は同一建物居住者訪問看護・指導料の「注6」の規定により準用する在宅患者訪問看護・指導料の「注20」に規定する交通費は実費とする。

（令6保医発0305・4）（令6.3.29）

●告示4　特掲診療料の施設基準等

別表第7　在宅患者訪問診療料（Ⅰ）及び在宅患者訪問診療料（Ⅱ）並びに在宅患者訪問看護・指導料及び同一建物居住者訪問看護・指導料に規定する疾病等

末期の悪性腫瘍
多発性硬化症

重症筋無力症
スモン
筋萎縮性側索硬化症
脊髄小脳変性症
ハンチントン病
進行性筋ジストロフィー症
パーキンソン病関連疾患〔進行性核上性麻痺，大脳皮質基底核変性症及びパーキンソン病（ホーエン・ヤールの重症度分類がステージ3以上であって生活機能障害度がⅡ度又はⅢ度のものに限る）〕
多系統萎縮症（線条体黒質変性症，オリーブ橋小脳萎縮症及びシャイ・ドレーガー症候群）
プリオン病
亜急性硬化性全脳炎
ライソゾーム病
副腎白質ジストロフィー
脊髄性筋萎縮症
球脊髄性筋萎縮症
慢性炎症性脱髄性多発神経炎
後天性免疫不全症候群
頸髄損傷
人工呼吸器を使用している状態

別表第8 退院時共同指導料1の注2に規定する特別な管理を要する状態等にある患者並びに退院後訪問指導料，在宅患者訪問看護・指導料及び同一建物居住者訪問看護・指導料に規定する状態等にある患者

1 在宅麻薬等注射指導管理，在宅腫瘍化学療法注射指導管理又は在宅強心剤持続投与指導管理若しくは在宅気管切開患者指導管理を受けている状態にある者又は気管カニューレ若しくは留置カテーテルを使用している状態にある者
2 在宅自己腹膜灌流指導管理，在宅血液透析指導管理，在宅酸素療法指導管理，在宅中心静脈栄養法指導管理，在宅成分栄養経管栄養法指導管理，在宅自己導尿指導管理，在宅人工呼吸指導管理，在宅持続陽圧呼吸療法指導管理，在宅自己疼痛管理指導管理又は在宅肺高血圧症患者指導管理を受けている状態にある者
3 人工肛門又は人工膀胱を設置している状態にある者
4 真皮を越える褥瘡の状態にある者
5 在宅患者訪問点滴注射管理指導料を算定している者

第4 4(3) 在宅患者訪問看護・指導料の注5（同一建物居住者訪問看護・指導料の注6の規定により準用する場合を含む）に規定する長時間の訪問を要する者及び厚生労働大臣が定める者

イ 長時間の訪問を要する者
① 15歳未満の小児であって，超重症児（者）入院診療加算・準超重症児（者）入院診療加算の注1に規定する超重症の状態又は超重症児（者）入院診療加算・準超重症児（者）入院診療加算の注2に規定する準超重症の状態にあるもの
② 別表第8 (p.395) に掲げる者
③ 医師が，診療に基づき，患者の急性増悪等により一時的に頻回の訪問看護・指導を行う必要を認めた者
ロ 厚生労働大臣が定める者
① 15歳未満の小児であって，超重症児（者）入院診療加算・準超重症児（者）入院診療加算の注1に規定する超重症の状態又は超重症児（者）入院診療加算・準超重症児（者）入院診療加算の注2に規定する準超重症の状態にあるもの
② 15歳未満の小児であって，別表第8 (p.395) に掲げる者

第4 4の2 在宅患者訪問看護・指導料の注7及び同一建物居住者訪問看護・指導料の注4に規定する複数名訪問看護・指導加算に係る厚生労働大臣が定める者及び厚生労働大臣が定める場合

(1) 厚生労働大臣が定める者
1人の保健師，助産師，看護師又は准看護師（以下「看護師等」という）による訪問看護・指導が困難な者であって，次のいずれかに該当するもの
イ 別表第7 (p.394) に掲げる疾病等の患者
ロ 別表第8 (p.395) に掲げる者
ハ 医師が，診療に基づき，患者の急性増悪等により一時的に頻回の訪問看護・指導を行う必要を認めた患者
ニ 暴力行為，著しい迷惑行為，器物破損行為等が認められる患者
ホ 患者の身体的理由により1人の看護師等による訪問看護・指導が困難と認められる者（在宅患者訪問看護・指導料の注7のハ及び同一建物居住者訪問看護・指導料の注4のハに規定する場合に限る）
ヘ その他患者の状況等から判断して，イからホまでのいずれかに準ずると認められる者（在宅患者訪問看護・指導料の注7のハ及び同一建物居住者訪問看護・指導料の注4のハに規定する場合に限る）

(2) 厚生労働大臣が定める場合
イ 別表第7 (p.394) に掲げる疾病等の患者に対して訪問看護・指導を行う場合
ロ 別表第8 (p.395) に掲げる者に対して訪問看護・指導を行う場合
ハ 医師が，診療に基づき，患者の急性増悪等により一時的に頻回の訪問看護・指導を行う必要を認めた患者に対して訪問看護・指導を行う場合

参考 ASVを使用した場合，持続陽圧呼吸療法用治療器加算を算定できるが，当該患者については，特掲診療料の施設基準等「別表7」に掲げる疾病等の者の「人工呼吸器を使用している状態」には含まれない。

第4 4の3 在宅患者訪問看護・指導料の注1，同一建物居住者訪問看護・指導料の注1及び訪問看護指示料の注2に規定する者

気管カニューレを使用している状態にある者又は真皮を越える褥瘡の状態にある者

事務連絡 C005在宅患者訪問看護・指導料，C005-1-2同一建物居住者訪問看護・指導料
問1 在宅患者訪問看護・指導料3及び同一建物居住者訪問看護・指導料3（専門性の高い看護師による訪問看護・指導）について，「人工肛門若しくは人工膀胱のその他の合併症」にはどのようなものが含まれるか。
答 ストーマ装具の工夫によって排泄物の漏出を解消することが可能な，ストーマ陥凹，ストーマ脱出，傍ストーマヘルニア，ストーマ粘膜皮膚離開等が含まれる。
問2 在宅患者訪問看護・指導料3及び同一建物居住者訪問看護・指導料3（専門性の高い看護師による訪問看護・指導）について，「それぞれ月1回に限り算定」とは，1人の患者に対して，緩和ケア，褥瘡ケア，人工肛門・人工膀胱ケアをそれぞれ月1回ずつ，最大計3回算定できるということか。
答 そのとおり。ただし，専門性の高い看護師が同一の場合は，当該看護師による算定は月1回までとする。

問3 在宅患者訪問看護・指導料及び同一建物居住者訪問看護・指導料の難病等複数回訪問加算又はI012精神科訪問看護・指導料の精神科複数回訪問加算の算定対象である患者に対して，90分を超えて連続して訪問看護・指導を行った場合は，当該加算を算定することができるか。

答 1回の訪問であるため，当該加算の算定はできない。ただし，要件を満たせば，長時間訪問看護・指導加算又は長時間精神科訪問看護・指導加算は算定可能である。

問4 同一建物居住者訪問看護・指導料の難病等複数回訪問加算及びI012精神科訪問看護・指導料の精神科複数回訪問加算について，同一建物に居住するA，B，C3人の患者に，同一の保険医療機関が，以下の①から③の例のような訪問を行った場合には，同一建物居住者に係るいずれの区分を算定することとなるか。
① A：1日に2回の訪問看護・指導
　　B：1日に2回の訪問看護・指導
　　C：1日に2回の訪問看護・指導
② A：1日に2回の訪問看護・指導
　　B：1日に2回の訪問看護・指導
　　C：1日に3回の訪問看護・指導
③ A：1日に2回の訪問看護・指導
　　B：1日に2回の訪問看護・指導
　　C：1日に2回の精神科訪問看護・指導

答 ① A，B，Cいずれも，難病等複数回訪問加算の「1日に2回の場合」「同一建物内3人以上」を算定。
② A及びBは難病等複数回訪問加算の「1日に2回の場合」「同一建物内2人」を算定。Cは難病等複数回訪問加算の「1日に3回以上の場合」「同一建物内1人」を算定。
③ A及びBは難病等複数回訪問加算の「1日に2回の場合」「同一建物内3人以上」を算定。Cは精神科複数回訪問加算の「1日に2回の場合」「同一建物内3人以上」を算定。

問5 同一建物居住者訪問看護・指導料の複数名訪問看護・指導加算及びI012精神科訪問看護・指導料の複数名精神科訪問看護・指導加算について，同一建物に居住するA，B，C3人の患者に，同一の保険医療機関が，以下のような訪問を行った場合には，同一建物居住者に係るいずれの区分を算定することとなるか。
① A：他の看護師との訪問看護・指導
　　B：他の看護師との訪問看護・指導
　　C：他の助産師との訪問看護・指導
② A：他の看護師との訪問看護・指導
　　B：他の看護師との訪問看護・指導
　　C：他の看護補助者との訪問看護・指導（「ニ」の1日に1回）
③ A：他の看護補助者との訪問看護・指導（「ニ」の1日に1回）
　　B：他の看護補助者との訪問看護・指導（「ニ」の1日に1回）
　　C：他の看護補助者との精神科訪問看護・指導
④ A：他の看護補助者との訪問看護・指導（「ニ」の1日に2回）
　　B：他の看護補助者との訪問看護・指導（「ニ」の1日に2回）
　　C：他の看護補助者との精神科訪問看護・指導

答 ① A，B，Cいずれも，複数名訪問看護・指導加算の「看護師等」「同一建物内3人以上」を算定。
② A及びBは複数名訪問看護・指導加算の「看護師等」「同一建物内2人」を算定。Cは複数名訪問看護・指導加算の「看護補助者（ニ）」「1日に1回の場合」「同一建物内1人」を算定。
③ A及びBは複数名訪問看護・指導加算の「看護補助者（ニ）」「1日に1回の場合」「同一建物内3人以上」を算定。Cは複数名精神科訪問看護・指導加算の「看護補助者」「同一建物内3人以上」を算定。
④ A及びBは複数名訪問看護・指導加算の「看護補助者（ニ）」「1日に2回の場合」「同一建物内2人」を算定。Cは複数名精神科訪問看護・指導加算の「看護補助者」「同一建物内1人」を算定。
(令2.3.31)

問6 在宅患者訪問看護・指導料の3及び同一建物居住者訪問看護・指導料の3の算定対象となる患者における，人工肛門又は人工膀胱周囲の皮膚にびらん等の皮膚障害が継続又は反復して生じている状態とはどのようなものか。

答 ABCD-Stoma（ストーマ周囲皮膚障害の重症度評価スケール）において，A（近接部），B（皮膚保護剤部），C（皮膚保護剤外部）の3つの部位のうち1部位でも びらん，水疱・膿疱又は潰瘍・組織増大の状態が1週間以上継続している，もしくは1か月以内に反復して生じている状態をいう。
(平30.3.30)

問7 医療保険と介護保険の給付調整に関する通知において，小規模多機能型居宅介護又は複合型サービスを受けている患者（末期の悪性腫瘍等の患者及び急性増悪等により一時的に頻回の訪問看護が必要な患者で宿泊サービス利用中に限る）について，在宅患者訪問看護・指導料，同一建物居住者訪問看護・指導料，精神科訪問看護・指導料又は訪問看護療養費を算定できるとあるが，宿泊サービスの利用日の日中に訪問看護を行った場合でも当該指導料等を算定できるか。

答 訪問看護については，宿泊サービス利用中の患者に対して，サービス利用日の日中に行った場合は，当該指導料等は算定できない。
(平30.4.25)

事務連絡 緩和ケア研修を受けた医療機関の看護師
問 緩和ケア診療加算等の専従要件となっている緩和ケアの専門の研修をうけた医療機関の看護師は，訪問看護ステーション等の看護師等と同行して訪問看護を行ってもよいか。
答 専従業務に支障がない範囲なら差し支えない。
(平24.3.30)

参考 緊急訪問看護加算
問1 緊急訪問看護加算の在宅療養支援診療所の主治医の指示は口頭による指示でもよいか。
答 口頭による指示でもよい。ただし，指示内容について診療録に記録する。
(平18.4.6 全国保険団体連合会)
問2 C005在宅患者訪問看護・指導料と下記の関連
(1) 再診料の算定は不可と思料するが。
(2) 実日数の算定は「0日」とするのか。
答 (1), (2)とも貴見の通り〔「診療報酬請求書等の記載要領」II・第3「2」(18)ク (p.1651)〕。
(日本病院会ニュース)
問3 点数が「月14日目まで」と「月15日以降」に区分されたが，どちらの点数を算定するかは，どのように判断すればよいか。
答 同一月の緊急訪問看護加算の算定回数により判断する。
問4 「月15日以降」の点数を算定中に月が変わった場合には，「月14日目まで」と「月15日以降」のどちらで算定するのか。
答 「月14日目まで」で算定する。月が変わった場合は，前月の算定回数は除いて，当月の緊急訪問看護加算の算定回数で判断する。
(令6.6.1 全国保険医団体連合会)

C005-2 在宅患者訪問点滴注射管理指導料
（1週につき）[訪問点滴] [訪点] 　　100点

注 C005在宅患者訪問看護・指導料又はC005-1-2同一建物居住者訪問看護・指導料を算定すべき訪問看護・指導を受けている患者又は指定訪問看護事業者〔健康保険法第88条第1項に規定する指定訪問看護事業者，介護保険法第41条第1項の規定による指定居宅サービス事業者（訪問看護事業を行う者に限る）の指定，同法第42条の2第1項の規定による指定地域密着型サービス事業者（訪問看護事業を行う者に限る）の指定又は同法第53条第1項の規定による指定介護予防サービス事業者（訪問看護事業を行う者に限る）をいう〕から訪問看護を受けている患者であって，当該患者に対する診療を担う保険医療機関の保険医の診療に基づき，週3日以上の点滴注射を行

う必要を認めたものについて，訪問を行う看護師又は准看護師に対して，点滴注射に際し留意すべき事項等を記載した文書を交付して，必要な管理指導を行った場合に，患者1人につき週1回に限り算定する。

（編注）「通則」の「外来感染対策向上加算」等の対象。

→在宅患者訪問点滴注射管理指導料 摘要欄 p.1690

(1) 在宅患者訪問点滴注射管理指導料は，在宅での療養を行っている患者であって，通院困難な者について，当該患者の在宅での療養を担う保険医の診療に基づき，週3日以上の点滴注射を行う必要を認め，当該保険医療機関の看護師又は准看護師（以下この項において「看護師等」という）に対して指示を行い，その内容を診療録に記載した場合又は指定訪問看護事業者に別紙様式16（p.398），別紙様式17の2（p.700）又は別紙様式18（p.399）を参考に作成した在宅患者訪問点滴注射指示書に有効期間（7日以内に限る）及び指示内容を記載して指示を行った場合において，併せて使用する薬剤，回路等，必要十分な保険医療材料，衛生材料を供与し，1週間（指示を行った日から7日間）のうち3日以上看護師等が患家を訪問して点滴注射を実施した場合に3日目に算定する。なお，算定要件となる点滴注射は，看護師等が実施した場合であり，医師が行った点滴注射は含まれない。

(2) 点滴注射指示に当たっては，その必要性，注意点等を点滴注射を実施する看護師等に十分な説明を行う。

(3) 点滴注射を実施する看護師等は，患者の病状の把握に努めるとともに，当該指示による点滴注射の終了日及び必要を認めた場合には在宅での療養を担う保険医への連絡を速やかに行う。なお，その連絡は電話等でも差し支えない。

(4) 在宅での療養を担う保険医は，患者，患者の家族又は看護師等から容態の変化等についての連絡を受けた場合は，速やかに対応する。

(5) 在宅患者訪問点滴注射管理指導料には，必要な回路等の費用が含まれており，別に算定できない。

(6) C104在宅中心静脈栄養法指導管理料，C108在宅麻薬等注射指導管理料，C108-2在宅腫瘍化学療法注射指導管理料又はC108-3在宅強心剤持続投与指導管理料を算定した場合には，当該管理指導料は算定できない。

(7) 在宅患者訪問点滴注射管理指導料に係る薬剤料は別に算定できる。

(8) 週3日以上実施できなかった場合においても，使用した分の薬剤料は算定できる。 （令6保医発0305・4）

事務連絡　在宅患者訪問点滴注射管理指導料

問1　当該指導料の対象に中心静脈注射は含まれるか。
答　含まれない。
問2　在宅での点滴において，訪問した看護師等は点滴の実施時間中患家にいる必要はあるのか。
答　医学的に適切に行われていればよい（医学的判断による医師の指示に基づき対応されたい）。
問3　在宅患者訪問点滴注射管理指導料に係る薬剤は，在宅の部に規定されている薬剤のみが対象か。
答　在宅の部に規定されている薬剤は，在宅自己注射等の在宅療養指導管理に係る薬剤など患者に投与できるものを規定したものであるが，在宅患者訪問点滴注射管理指導料に係る薬剤は医師が必要と認め，訪問する看護師等に渡し在宅で点滴されるものであれば，特に制限はない。
問4　訪問看護ステーションの看護師等に指示を出した場合，使用する薬剤，回路等については，医療機関から訪問看護ステーションの看護師等が受け取り，患家を訪問することとなるのか。

答　そのとおり。使用する薬剤については指示を出した医療機関において算定する。回路等の費用は在宅患者訪問点滴注射管理指導料の所定点数に含まれる。
問5　3日間以上の点滴注射指示を行ったが，結果として2日間以下の実施となった場合の取扱いはどうなるか。
答　患者の状態の変化等により，2日間以下の実施となった場合は，在宅患者訪問点滴注射管理指導料は算定できないが，使用した薬剤料については算定できる。その場合は診療報酬明細書にその旨記載する。
問6　在宅患者訪問点滴注射管理指導料は，看護師等が3日間以上点滴注射を実施した場合に算定となっているが，たとえば，3日間の点滴注射を行う場合に，医師が1日行い，2日間を看護師等が実施した場合には算定できるのか。
答　在宅患者訪問点滴注射管理指導料は，看護師等に3日間以上の点滴注射指示を出し，看護師等がその指示を実施した場合に算定できるので，質問の場合は算定できない。ただし，薬剤料は算定できる。
問7　在宅患者訪問点滴注射管理指導料は1週間のうち3日以上点滴注射を実施した場合に算定するのか。指示を出しただけでは算定できないのか。
答　そのとおり。1週間に3日以上点滴注射を実施した場合に算定するため，3日目の点滴注射が終了した旨，点滴注射を実施した看護師等から速やかに報告を行わせる必要がある。
問8　週のはじめに3日間の点滴で在宅患者訪問点滴注射管理指導料を算定し，同じ週のうちに3日間の追加の指示を行い点滴を実施した場合，在宅患者訪問点滴注射管理指導料及び薬剤料は算定できるか。
答　すでに在宅患者訪問点滴注射管理指導料を算定した暦週においては指示の変更又は追加があっても在宅患者訪問点滴注射管理指導料を別に算定することはできないが，この場合でも薬剤料は算定できる。
問9　点滴注射を3日間する予定で指示を出したが，状態をみて5日間に延長することは可能か。
答　変更を行う場合には，主治医の診療の上，在宅患者訪問点滴注射指示の変更を行うことが必要である。
問10　在宅患者訪問点滴注射管理指導料の算定における（1週につき）は暦週で考えるとのことであるが，「1週間のうち3日以上点滴注射を実施した場合」の1週についても，1つの暦週のうちに3日以上行わないと算定できないということか。
答　算定の1週の考え方は，暦週であるが，「1週間のうち3日間以上実施」の1週及び指示の有効期間の1週は指示日より7日間である。
問11　訪問看護指示書は最長6か月間有効だが，在宅患者訪問点滴注射指示書は7日間ごとに交付する必要があるのか。
答　 （平16.3.30，一部修正）
問12　1回の点滴注射指示に基づく点滴注射が終了した後に継続して同じ内容の点滴注射指示を出す場合でも，主治医はあらためて診療する必要があるのか。
答　そのとおり。
問13　①注射手技料は別に算定できるか。②薬剤料の請求は，「在宅」欄でするのか，それとも「注射」欄でするのか。③薬剤の制限はないのか。
答　①算定できない。②「注射」欄で請求する。③医師の判断によるものであり，特に制限はない。 （平16.7.7，一部修正）

C006　在宅患者訪問リハビリテーション指導管理料（1単位）

1　同一建物居住者以外の場合 [訪問リ在宅]　　　300点
2　同一建物居住者の場合 [訪問リ同一]　　　255点

注1　1については，在宅で療養を行っている患者〔当該患者と同一の建物に居住する他の患者に対して当該保険医療機関が同一日に訪問リハビリテーション指導管理を行う場合の当該患者（以

(別紙様式16)

訪問看護指示書
在宅患者訪問点滴注射指示書

※該当する指示書を○で囲むこと

訪問看護指示期間　（　　年　月　日～　年　月　日）
点滴注射指示期間　（　　年　月　日～　年　月　日）

患者氏名			生年月日　　年　月　日（　歳）
患者住所			電話（　　）－
主たる傷病名	(1)	(2)	(3)
傷病名コード			

現在の状況（該当項目に○等）

- 病状・治療状態：
- 投与中の薬剤の用量・用法：1.　　2.　　3.　　4.　　5.　　6.
- 日常生活自立度：
  - 寝たきり度　J1　J2　A1　A2　B1　B2　C1　C2
  - 認知症の状況　I　Ⅱa　Ⅱb　Ⅲa　Ⅲb　Ⅳ　M
- 要介護認定の状況　要支援（1　2）　要介護（1　2　3　4　5）
- 褥瘡の深さ　DESIGN-R2020分類　D3　D4　D5　NPUAP分類　Ⅲ度　Ⅳ度
- 装着・使用医療機器等：
  1. 自動腹膜灌流装置
  2. 透析液供給装置
  3. 酸素療法（　　L/min）
  4. 吸引器
  5. 中心静脈栄養
  6. 輸液ポンプ
  7. 経管栄養（経鼻・胃瘻：サイズ　　，　　日に1回交換）
  8. 留置カテーテル（部位：サイズ　　，　　日に1回交換）
  9. 人工呼吸器（陽圧式・陰圧式：設定　　）
  10. 気管カニューレ（サイズ　　）
  11. 人工肛門
  12. 人工膀胱
  13. その他（　　）

留意事項及び指示事項

Ⅰ　療養生活指導上の留意事項

Ⅱ　1. 理学療法士・作業療法士・言語聴覚士が行う訪問看護
　　〔1日あたり（　　）分を週（　　）回〕
　2. 褥瘡の処置等
　3. 装着・使用医療機器等の操作援助・管理
　4. その他

在宅患者訪問点滴注射に関する指示（投与薬剤・投与量・投与方法等）

緊急時の連絡先
不在時の対応

特記すべき留意事項（注：薬の相互作用・副作用についての留意点、薬物アレルギーの既往、定期巡回・随時対応型訪問介護看護及び複合型サービス利用時の留意事項等があれば記載して下さい）

他の訪問看護ステーションへの指示
　（無　有：指定訪問看護ステーション名　　　　　　　　　　）
たんの吸引等実施のための訪問介護事業所への指示
　（無　有：訪問介護事業所名　　　　　　　　　　）

上記のとおり、指示いたします。　　　　　　　　　　　　年　月　日

医療機関名
住　　所
電　　話
（FAX.）
医師氏名　　　　　　　印

事業所　　　　　　殿

下この区分番号において「同一建物居住者」という）を除く〕であって通院が困難なものに対して，2については，在宅で療養を行っている患者（同一建物居住者に限る）であって通院が困難なものに対して，診療に基づき計画的な医学管理を継続して行い，かつ，当該診療を行った保険医療機関の理学療法士，作業療法士又は言語聴覚士を訪問させて基本的動作能力若しくは応用的動作能力又は社会的適応能力の回復を図るための訓練等について必要な指導を行わせた場合に，患者1人につき，1と2を合わせて**週6単位**（退院の日から起算して3月以内の患者にあっては，**週12単位**）に限り算定する。

2　保険医療機関が，診療に基づき，患者の急性増悪等により一時的に頻回の訪問リハビリテーション指導管理を行う必要性を認め，計画的な医学管理の下に，在宅で療養を行っている患者であって通院が困難なものに対して訪問リハビリテーション指導管理を行った場合は，注1の規定にかかわらず，1と2を合わせて，6月に1回に限り，当該診療の日から14日以内に行った訪問リハビリテーション指導管理については，14日を限度として**1日4単位**に限り，算定する。　急性

（別紙様式18）

特別訪問看護指示書
在宅患者訪問点滴注射指示書

※該当する指示書を○で囲むこと

特別看護指示期間（　　年　月　日～　年　月　日）
点滴注射指示期間（　　年　月　日～　年　月　日）

患者氏名	生年月日　年　月　日（　歳）

病状・主訴：

一時的に訪問看護が頻回に必要な理由：

留意事項及び指示事項（注：点滴注射薬の相互作用・副作用についての留意点があれば記載して下さい）

点滴注射指示内容（投与薬剤・投与量・投与方法等）

緊急時の連絡先等

上記のとおり、指示いたします。

　　　　　　　　　　　　　　　　　　　　　　　年　月　日
　　　　　　　　　　　　　　　　　　医療機関名
　　　　　　　　　　　　　　　　　　電　話
　　　　　　　　　　　　　　　　　　（FAX.）
　　　　　　　　　　　　　　　　　　医師氏名　　　　印

事業所　　　　　　　　　　　　殿

3　在宅患者訪問リハビリテーション指導管理に要した交通費は、患家の負担とする。

（編注）「通則」の「外来感染対策向上加算」等の対象。

→**在宅患者訪問リハビリテーション指導管理料**
　　　　　　　　　　　　　　　　　摘要欄 p.1690

(1) 在宅患者訪問リハビリテーション指導管理料は、在宅での療養を行っている患者であって、疾病、傷病のために通院してリハビリテーションを受けることが困難な者又はその家族等患者の看護に当たる者に対して、医師の診療に基づき、理学療法士、作業療法士又は言語聴覚士を訪問させて、患者の病状及び療養環境等を踏まえ療養上必要な指導を20分以上行った場合（以下この区分において「1単位」という）に算定する。

(2) 在宅患者訪問リハビリテーション指導管理料の「1」は、在宅での療養を行っている患者（同一建物居住者であるものを除く）に対して、在宅患者訪問リハビリテーション指導管理料の「2」は、同一建物居住者であるものに対して、必要な指導を行わせた場合に算定する。

(3) 在宅患者訪問リハビリテーション指導管理料の算定は週6単位を限度（末期の悪性腫瘍の患者の場合を除く）とする。ただし、退院の日から起算して3月以内の患者に対し、入院先の医療機関の医師の指示に基づき継続してリハビリテーションを行う場合は、週12単位まで算定できる。

(4) 在宅患者訪問リハビリテーション指導管理料は、訪問診療を実施する保険医療機関において医師の診療のあった日から1月以内に行われた場合に算定する。
　ただし、当該患者（患者の病状に特に変化がないものに限る）に関し、在宅患者訪問診療料（Ⅰ）の「1」又は在宅患者訪問診療料（Ⅱ）の「注1」の「イ」を算定すべき訪問診療を行っている保険医療機関が、患者の同意を得て、診療の日から2週間以内に、当該患者に対して継続して在宅患者訪問リハビリテーション指導管理を行っている別の保険医療機関に対して、診療状況を示す文書を添えて、当該患者に係る療養上必要な情報を提供した場合には、当該診療情報の提供〔B009診療情報提供料（Ⅰ）の場合に限る〕を行った保険医療機関において、当該診療情報提供料の基礎となる診療があった日から1月以内に行われた場合に算定する。

(5) 指導の内容は、患者の運動機能及び日常生活動作能力の維持及び向上を目的として行う体位変換、起座又は離床訓練、起立訓練、食事訓練、排泄訓練、生活適応訓練、基本的対人関係訓練、言語機能又は聴覚機能等に関する指導とする。

(6) 医師は、理学療法士、作業療法士又は言語聴覚士に対して行った指示内容の要点を**診療録**に記載する。

(7) 理学療法士、作業療法士又は言語聴覚士は、医師の指示に基づき行った指導の内容の要点及び指導に要した時間を記録する。

(8) 他の保険医療機関において在宅患者訪問リハビリテーション指導管理料を算定している患者については、在宅患者訪問リハビリテーション指導管理料を算定できない。

(9) 「注3」に規定する交通費は実費とする。

(10) 保険医療機関が診療に基づき、1月にバーセル指数又はFIMが5点以上悪化し、一時的に頻回の訪問リハビリテーションが必要であると認められた患者については、6月に1回に限り、当該診療を行った日から14日以内の期間において、14日を限度として1日に4単位まで算定できる。
　当該患者が介護保険法第62条に規定する要介護被保険者等である場合には、**診療録**に頻回の訪問リハビリテーションが必要であると認めた理由及び頻回の訪問リハビリテーションが必要な期間（ただし14日間以内に限る）を記載する。
　　　　　　　　　　　　　　　　　　　（令6保医発0305・4）

参考 在宅患者訪問リハビリテーション指導管理料
(1) 医師が患家を訪問し自ら行ったリハビリテーションは、C001在宅患者訪問診療料に含まれるため在宅患者訪問リハビリテーション指導管理料は算定できない。
(2) 理学療法士等が患家を訪問し、リハビリテーションを行った場合は、リハビリテーション料は別に算定できず、当該指導管理料のみで算定する。

C007　訪問看護指示料 [訪問指示]　　　**300点**
注1　当該患者に対する診療を担う保険医療機関の保険医が、診療に基づき指定訪問看護事業者〔介護保険法第41条第1項に規定する指定居宅サービス事業者若しくは同法第53条第1項に規定する指定介護予防サービス事業者（いずれも訪問看護事業を行う者に限る）又は健康保険法第88条第1項に規定する指定訪問看護事業者をいう〕

からの指定訪問看護の必要を認め，又は，介護保険法第42条の２第１項に規定する指定地域密着型サービス事業者（定期巡回・随時対応型訪問介護看護又は複合型サービスを行う者に限る）からの指定定期巡回・随時対応型訪問介護看護又は指定複合型サービス（いずれも訪問看護を行うものに限る）の必要を認め，患者の同意を得て当該患者の選定する訪問看護ステーション等に対して，訪問看護指示書を交付した場合に，患者１人につき月１回に限り算定する。

2　当該患者に対する診療を担う保険医療機関の保険医が，診療に基づき，当該患者の急性増悪等により一時的に頻回の指定訪問看護を行う必要を認め，当該患者の同意を得て当該患者の選定する訪問看護ステーション等に対して，その旨を記載した訪問看護指示書を交付した場合は，**特別訪問看護指示加算** [特別指示]として，患者１人につき月１回（別に厚生労働大臣が定める者〔告示４第４・４の３, p.395〕については，月２回）に限り，**100点**を所定点数に加算する。

3　当該患者に対する診療を担う保険医療機関の保険医が，診療に基づき，保健師助産師看護師法第37条の２第２項第１号に規定する特定行為に係る管理の必要を認め，当該患者の同意を得て当該患者の選定する訪問看護ステーション等の看護師（同項第５号に規定する指定研修機関において行われる研修を修了した者に限る）に対して，同項第２号に規定する手順書を交付した場合は，**手順書加算** [訪看手]として，患者１人につき６月に１回に限り，**150点**を所定点数に加算する。

4　注１の場合において，必要な衛生材料及び保険医療材料を提供した場合に，**衛生材料等提供加算** [衛材提供]として，患者１人につき月１回に限り，**80点**を所定点数に加算する。

5　訪問看護指示料を算定した場合には，Ｉ012-2精神科訪問看護指示料は算定しない。

→訪問看護指示料　　　　　　　　摘要欄 p.1690

(1) 訪問看護指示料は，在宅での療養を行っている患者であって，疾病，負傷のために通院による療養が困難な者に対する適切な在宅医療を確保するため，指定訪問看護に関する指示を行うことを評価するものであり，在宅での療養を行っている患者の診療を担う保険医（患者が選定する保険医療機関の保険医に限る。以下この項において「主治医」という）が，診療に基づき指定訪問看護の必要性を認め，当該患者の同意を得て，**別紙様式16** (p.398)を参考に作成した訪問看護指示書に有効期間（６月以内に限る）を記載して，当該患者が選定する訪問看護ステーション等に対して交付した場合に算定する。なお，１か月の指示を行う場合には，訪問看護指示書に有効期間を記載することを要しない。

(2) 主治医は，在宅療養に必要な衛生材料及び保険医療材料（以下この項において「衛生材料等」という）の量の把握に努め，十分な量の衛生材料等を患者に支給する。

(3) 指定訪問看護の指示は，当該患者に対して主として診療を行う保険医療機関が行うことを原則とし，訪問看護指示料は，退院時に１回算定できるほか，在宅での療養を行っている患者について１月に１回を限度として算定できる。なお，同一月において，１人の患者について複数の訪問看護ステーション等に対して訪問看護指示書を交付した場合であっても，当該指示料は，１月に１回を限度に算定する。

ただし，A保険医療機関と特別の関係 (p.72)にあるB保険医療機関においてＣ005在宅患者訪問看護・指導料又はＣ005-1-2同一建物居住者訪問看護・指導料及びＩ012精神科訪問看護・指導料を算定している月においては，A保険医療機関は当該患者について訪問看護指示料は算定できない。

(4) 「注２」に規定する特別訪問看護指示加算は，患者の主治医が，診療に基づき，急性増悪，終末期，退院直後等の事由により，週４回以上の頻回の指定訪問看護を一時的に当該患者に対して行う必要性を認めた場合であって，当該患者の同意を得て，**別紙様式18** (p.399)を参考に作成した特別訪問看護指示書を，当該患者が選定する訪問看護ステーション等に対して交付した場合に，１月に１回（別に厚生労働大臣が定める者については２回）を限度として算定する。ここでいう頻回の訪問看護を一時的に行う必要性とは，恒常的な頻回の訪問看護の必要性ではなく，状態の変化等で日常行っている訪問看護の回数では対応できない場合である。また，その理由等については，特別訪問看護指示書に記載する。

なお，当該頻回の指定訪問看護は，当該特別の指示に係る診療の日から14日以内に限り実施する。

【厚生労働大臣が定める者】
ア　気管カニューレを使用している状態にある者
イ　以下の(イ)又は(ロ)のいずれかの真皮を越える褥瘡の状態にある者
　(イ)　NPUAP（The National Pressure Ulcer Advisory Panel）分類Ⅲ度又はⅣ度
　(ロ)　DESIGN-R2020分類（日本褥瘡学会によるもの）D３，D４又はD５

(5) 患者の主治医は，指定訪問看護の必要性を認めた場合には，診療に基づき速やかに訪問看護指示書及び特別訪問看護指示書（以下この項において「訪問看護指示書等」という）を作成する。当該訪問看護指示書等には，緊急時の連絡先として，診療を行った保険医療機関の電話番号等を必ず記載した上で，訪問看護ステーション等に交付する。また，当該訪問看護指示書等には，原則として主たる傷病名の傷病名コードを記載する。

なお，訪問看護指示書等は，特に患者の求めに応じて，患者又はその家族等を介して訪問看護ステーション等に交付できる。

(6) 主治医は，交付した訪問看護指示書等の写しを**診療録**に添付する。

(7) 患者の主治医は，当該訪問看護指示書交付後であっても，患者の病状等に応じてその期間を変更することができる。なお，指定訪問看護の指示を行った保険医療機関は，訪問看護ステーション等からの対象患者について相談等があった場合には，懇切丁寧に対応する。

(8) Ｃ005在宅患者訪問看護・指導料又はＣ005-1-2同一建物居住者訪問看護・指導料の(4)に掲げる疾病等の患者について，２つの訪問看護ステーション等に対して訪問看護指示書を交付する場合には，それぞれの訪問

看護指示書に，他の訪問看護ステーション等に対して訪問看護指示書を交付している旨及び当該他の訪問看護ステーション等の名称を記載する。

(9) 「注3」に規定する手順書加算は，患者の主治医が，診療に基づき，訪問看護において保健師助産師看護師法第37条の2第2項第1号に規定する特定行為（訪問看護において専門の管理を必要とするものに限る）に係る管理の必要を認め，同項第2号に規定する手順書を当該患者が選定する訪問看護ステーション等の看護師（同項第5号に規定する指定研修機関において行われる研修を修了した者に限る）に対して交付した場合に，患者1人につき6月に1回を限度として算定する。手順書を交付した主治医は当該訪問看護ステーション等の当該看護師と共に，患者の状態に応じて手順書の妥当性を検討する。なお，特定行為のうち訪問看護において専門の管理を必要とするものとは，以下のアからキまでに掲げるものをいう。
　ア　気管カニューレの交換
　イ　胃ろうカテーテル若しくは腸ろうカテーテル又は胃ろうボタンの交換
　ウ　膀胱ろうカテーテルの交換
　エ　褥瘡又は慢性創傷の治療における血流のない壊死組織の除去
　オ　創傷に対する陰圧閉鎖療法
　カ　持続点滴中の高カロリー輸液の投与量の調整
　キ　脱水症状に対する輸液による補正

(10) 「注4」に規定する衛生材料等提供加算は，在宅療養において衛生材料等が必要な患者に対し，当該患者へ訪問看護を実施している訪問看護ステーション等から提出された訪問看護計画書及び訪問看護報告書を基に，療養上必要な量について判断の上，必要かつ十分な量の衛生材料等を患者に支給した場合に算定する。

(11) C002在宅時医学総合管理料，C002-2施設入居時等医学総合管理料，C003在宅がん医療総合診療料，C005-2在宅患者訪問点滴注射管理指導料，第2節第1款の各区分に規定する在宅療養指導管理料を算定した場合は，「注4」の加算は当該管理料等に含まれ別に算定できない。
（令6保医発0305・4）

事務連絡　訪問看護指示料

問1　訪問看護指示料又は精神科訪問看護指示料を算定していない月においても，必要かつ十分な量の衛生材料又は保険医療材料を提供した場合は衛生材料等提供加算の算定が可能か。

答　衛生材料等提供加算は，訪問看護指示料又は精神科訪問看護指示料を算定した月にのみ算定可能である。（平28.3.31）

問2　電子署名が行われていないメールやSNSを利用した，訪問看護指示書の交付や訪問看護計画書等の提出は認められないということか。

答　そのとおり。（平28.3.31）

問3　訪問看護指示料について，訪問看護指示書の様式は，訪問看護ステーションが準備するものか。

答　訪問看護指示書は，医師の診察に基づき，医師の責任において交付するものであるため，医師の所属する医療機関が準備し，その交付についても医療機関の責任において行うものである。

問4　医療保険の訪問看護の対象患者について，主治医が訪問看護ステーションに訪問看護指示書を交付し，当該月にその患者が介護保険の複合型サービス事業所を利用する場合，主治医は再度当該月に訪問看護指示料を算定できるか。

答　訪問看護指示料は患者1人につき月1回算定するものであり，当該月の訪問看護指示料は1回しか算定できない。

問5　真皮を超える褥瘡の状態又は，気管カニューレを使用している状態にある要介護被保険者等に対する特別訪問看護指示書は，月2回特別訪問看護指示書が交付できるのか。

答　そのとおり。（平24.3.30）

問6　訪問看護指示を行う場合，利用者が超重症児又は準超重症児であるか否かの判断は，主治医が訪問看護指示書に明記することになるのか。

答　そのとおり。訪問看護指示書の現在状況の「病状・治療状態」欄等に分かるよう明記する必要がある。ただし，訪問看護ステーションの看護師等（准看護師は除く）が，「基本診療料の施設基準等及びその届出に関する手続きの取扱いについて」別添6の別紙14（p.1168）にある基準に基づく判定を行い，その結果を訪問看護報告書に記載して主治医に報告及び確認を行う形でも差し支えない。なお，超重症児又は準超重症児である旨は訪問看護療養費を算定する場合であれば訪問看護療養費明細書の備考欄に，在宅患者訪問看護・指導料を算定する場合であれば診療報酬明細書（在宅欄のその他の項）に必ず明記する。（平24.4.20，一部修正）

問7　外泊期間中に入院患者が訪問看護ステーションから訪問看護を受ける場合，入院医療機関の主治医が訪問看護ステーションに対して訪問看護指示書を交付することになるが，入院中の患者に対して訪問看護指示料は算定できるのか。

答　退院時に1回算定可能。なお，退院後の在宅医療における訪問看護の指示を外泊後（入院中）に改めて出したとしても，入院中の患者については外泊時に出した指示も含め，算定可能なのは退院時の1回のみである。（平24.7.3）

問8　平成24年3月30日付「疑義解釈資料」の訪問看護療養費関係の問3で，「すでに要介護認定を受けている患者が医療機関に入院していた場合，退院前の外泊時に医療保険による訪問看護を受けられる」と示されたが，この場合，入院患者が外泊する際には，訪問看護ステーションなどに対して訪問看護指示書を発行することになる。訪問看護指示書の算定要件に「退院時に1回算定できるほか，在宅での療養を行っている患者については1月に1回を限度として算定できる」とあるが，入院中に訪問看護指示書を出した上で患者を外泊させることは「在宅療養を行っている場合」に該当するものとして入院中の算定ができるか。

答　外泊時の訪問看護に対する当該患者の入院医療機関の主治医の指示は必須であるが，その費用は留意事項通知「訪問看護指示料は，退院時に1回算定できる」の記載の通り，入院中の患者については入院中の指示も含めて，退院時に1回のみ算定できる。（平24.8.9）

問9　「退院時に1回算定できる」とあるが，訪問看護指示書を患者の退院日に交付する場合だけでなく，例えば，退院日に主治医が不在である等の理由により退院日前に訪問看護指示書を交付する場合においても，退院日に算定可能か。

答　算定可。（令4.3.31）

参考　問　複数月の有効期間の指示書を発行した後，有効期間内に患者の病態の変化に伴い指示内容の変更の必要が生じた場合，改めて指示書を発行することは可能か。

答　有効期間内であっても必要があれば改めて指示書を発行できる。また，月が変わっていれば指示料は改めて算定できる。（平14.4.5 全国保険医団体連合会）

C007-2　介護職員等喀痰吸引等指示料

喀痰指示　　　　　　　　　　　　　　　　240点

注　当該患者に対する診療を担う保険医療機関の保険医が，診療に基づき介護保険法第41条第1項に規定する指定居宅サービス事業者（同法第8条第2項に規定する訪問介護，同条第3項に規定する訪問入浴介護，同条第7項に規定する通所介護又は同条第11項に規定する特定施設入居者生活介護に係る指定を受けている者に限る），同法第42条の2第1項に規定する指定地域密着型サービス事業者（同法第8条第22項に規定する地域密着型介護老人福祉施設を除く）その他別に厚生労働大臣が定める者〔告示4第4・4の4，p.1375〕による喀痰吸引等の必要を認め，患者の同意

(別紙様式34)

介護職員等喀痰吸引等指示書

標記の件について，下記の通り指示いたします。　　　　　指示期間（　年　月　日～　年　月　日）

事業者	事業者種別	
	事業者名称	

対象者	氏名		生年月日 明・大・昭・平・令　年　月　日（　　歳）
	住所		電話（　　）　－
	要介護認定区分	要支援（１　２）　要介護（１　２　３　４　５）	
	障害程度区分	区分１　区分２　区分３　区分４　区分５　区分６	
	主たる疾患(障害)名		
	実施行為種別	口腔内の喀痰吸引・鼻腔内の喀痰吸引・気管カニューレ内部の喀痰吸引 胃ろうによる経管栄養・腸ろうによる経管栄養・経鼻経管栄養	

具体的な提供内容

指示内容	喀痰吸引（吸引圧，吸引時間，注意事項等を含む）
	経管栄養（栄養剤の内容，投与時間，投与量，注意事項等を含む）
	その他留意事項（介護職員等）
	その他留意事項（看護職員）

（参考）使用医療機器等	1. 経鼻胃管	サイズ：＿＿＿Fr, 種類：
	2. 胃ろう・腸ろうカテーテル	種類：ボタン型・チューブ型, サイズ：＿Fr,＿cm
	3. 吸引器	
	4. 人工呼吸器	機種：
	5. 気管カニューレ	サイズ：外径＿＿＿mm, 長さ＿＿＿mm
	6. その他	

緊急時の連絡先
不在時の対応法

※1.「事業者種別」欄には，介護保険法，障害者総合支援法等による事業の種別を記載すること。
　2.「要介護認定区分」または「障害程度区分」欄，「実施行為種別」欄，「使用医療機器等」欄については，該当項目に○を付し，空欄に必要事項を記入すること。

上記のとおり，指示いたします。　　　　　　　年　　月　　日
　　　　　　　　　　　　　　　　　機関名
　　　　　　　　　　　　　　　　　住所
　　　　　　　　　　　　　　　　　電話
　　　　　　　　　　　　　　　　　（FAX）
　　　　　　　　　　　　　　　　　医師氏名　　　　　　　　　　印

〔登録喀痰吸引等（特定行為）事業者の長〕　　殿

を得て当該患者の選定する事業者に対して介護職員等喀痰吸引等指示書を交付した場合に，患者１人につき３月に１回に限り算定する。

→介護職員等喀痰吸引等指示料　摘要欄 p.1691

　介護職員等喀痰吸引等指示料は，当該患者に対する診療を担う保険医療機関の保険医が，診療に基づき訪問介護，訪問入浴介護，通所介護，特定施設入居者生活介護等の指定居宅サービス事業者その他別に厚生労働大臣が定めるものによる社会福祉士及び介護福祉士法施行規則第１条各号に掲げる医師の指示の下に行われる行為の必要を認め，患者の同意を得て当該患者の選定する事業者に対して，別紙様式34 (p.402)を参考に作成した介護職員等喀痰吸引等指示書に有効期限（６月以内に限る）を記載して交付した場合に，患者１人につき３月に１回に限り算定する。

(令6保医発0305・4)

C008　在宅患者訪問薬剤管理指導料　訪問薬剤
　1　単一建物診療患者が１人の場合　　　650点
　2　単一建物診療患者が２人以上９人以下
　　の場合　　　　　　　　　　　　　　320点
　3　1及び2以外の場合　　　　　　　　290点
　注1　在宅で療養を行っている患者であって通院が困難なものに対して，診療に基づき計画的な医学管理を継続して行い，かつ，薬剤師が訪問して薬学的管理指導を行った場合に，単一建物診療患者（当該患者が居住する建物に居住する者のうち，当該保険医療機関の薬剤師が訪問し薬学的管理指導を行っているものをいう）の人数に従い，患者１人につき月４回（末期の悪性腫瘍の患者及び中心静脈栄養法の対象患者については，週２回かつ月８回）に限り算定する。この場合において，1から3までを合わせて薬剤師１人につき週40回に限り算定できる。
　2　麻薬の投薬が行われている患者に対して，麻薬の使用に関し，その服用及び保管の状況，副作用の有無等について患者に確認し，必要な薬学的管理指導を行った場合は，1回につき**100点**を所定点数に加算する。　麻加
　3　在宅患者訪問薬剤管理指導に要した交通費は，患家の負担とする。
　4　6歳未満の乳幼児に対して，薬剤師が訪問して薬学的管理指導を行った場合には，**乳幼児加算**　乳幼　として，100点を所定点

数に加算する。

(編注)「通則」の「外来感染対策向上加算」等の対象。

→**在宅患者訪問薬剤管理指導料**　摘要欄 p.1691

(1) 在宅患者訪問薬剤管理指導料は，在宅での療養を行っている患者であって，疾病，負傷のために通院による療養が困難な者について，保険医療機関の薬剤師が当該保険医療機関の医師及び当該患者の同意を得て，患家を訪問して薬剤管理指導記録に基づいて直接患者又はその家族等に服薬指導，服薬支援その他の薬学的管理指導を行った場合に算定する。

　　ただし，薬学的管理指導の対象となる患者が他の保険医療機関に入院している場合，医師若しくは薬剤師の配置が義務付けられている施設に入居若しくは入所している場合（給付調整告示等に規定する場合を除く）又は現に他の保険医療機関若しくは保険薬局の薬剤師が在宅患者訪問薬剤管理指導を行っている場合には，在宅患者訪問薬剤管理指導料は算定できない。

(2) 在宅患者訪問薬剤管理指導料は，単一建物診療患者の人数に従い算定する。ここでいう単一建物診療患者の人数とは，当該患者が居住する建築物に居住する者のうち，当該保険医療機関が在宅患者訪問薬剤管理指導料を算定する者〔当該保険医療機関と特別の関係 (p.72) にある保険医療機関において算定するものを含む。以下この区分において同じ〕の人数をいう。なお，ユニット数が3以下の認知症対応型共同生活介護事業所については，それぞれのユニットにおいて，在宅患者訪問薬剤管理指導料を算定する人数を，単一建物診療患者の人数とみなすことができる。

(3) 1つの患家に当該指導料の対象となる同居する同一世帯の患者が2人以上いる場合は，患者ごとに「単一建物診療患者が1人の場合」を算定する。また，当該建築物において，当該保険医療機関が在宅患者訪問薬剤管理指導料を算定する者の数が，当該建築物の戸数の10％以下の場合又は当該建築物の戸数が20戸未満であって，当該保険医療機関が在宅患者訪問薬剤管理指導料を算定する者が2人以下の場合には，それぞれ「単一建物診療患者が1人の場合」を算定する。

(4) 在宅患者訪問薬剤管理指導料は，「1」，「2」及び「3」を合わせて1月に4回（末期の悪性腫瘍の患者及び中心静脈栄養法の対象患者については，週2回かつ月8回）を限度として算定できるが，その場合であっても薬剤師1人につき週40回に限るものとする。ただし，月2回以上算定する場合にあっては，本指導料を算定する日の間隔は6日以上とする。なお，この場合には**診療報酬明細書**の摘要欄に当該算定日を記載する。

(5) 当該保険医療機関の薬剤師は，指導に当たって，過去の投薬及び副作用発現状況等の基礎的事項を把握するとともに，指導の対象となる患者ごとに薬剤管理指導記録を作成する。なお，当該薬剤管理指導記録には，次の事項を記載し，最後の記入の日から最低3年間保存する。

　ア　患者の氏名，生年月日，性別，住所，診療録の番号
　イ　患者の投薬歴，副作用歴，アレルギー歴
　ウ　薬学的管理指導の内容（医薬品の保管状況，服薬状況，残薬の状況，重複投薬，配合禁忌等に関する確認及び実施した服薬支援措置を含む）
　エ　患者への指導及び患者からの相談の要点
　オ　訪問指導等の実施日，訪問指導を行った薬剤師の氏名
　カ　その他の事項

(6) 「注2」の麻薬管理指導加算は，本指導料を算定している患者のうち，麻薬が投与されている患者に対して，定期的に，投与される麻薬の服用状況，残薬の状況及び保管状況について確認し，残薬の適切な取扱方法も含めた保管取扱上の注意事項等に関し，必要な指導を行うとともに，麻薬による鎮痛効果や副作用の有無の確認を行い，必要な薬学的管理指導を行った場合に算定する。

(7) 麻薬管理指導加算の算定に当たっては，(5)の薬剤管理指導記録に，少なくとも次の事項について記載しなければならない。

　ア　麻薬に係る薬学的管理指導の内容（麻薬の保管管理状況，服薬状況，残薬の状況，疼痛緩和の状況，副作用の有無の確認等）
　イ　麻薬に係る患者・家族への指導・相談事項（麻薬に係る服薬指導，残薬の適切な取扱方法も含めた保管管理の指導等）
　ウ　患者又は家族から返納された麻薬の廃棄に関する事項
　エ　その他麻薬に係る事項

(8) 乳幼児加算は，乳幼児に係る薬学的管理指導の際に，患者の体重，適切な剤形その他必要な事項等の確認を行った上で，患者の家族等に対して適切な服薬方法，誤飲防止等の必要な服薬指導を行った場合に算定する。

(9) 「注3」に規定する交通費は実費とする。

(10) 在宅患者訪問薬剤管理指導料を算定している患者に投薬された医薬品について，当該保険医療機関の薬剤師が以下の情報を知ったときは，原則として当該薬剤師は，速やかに在宅での療養を行っている患者の診療を担う保険医に対し，当該情報を文書により提供するとともに，当該保険医に相談の上，必要に応じ，患者に対する薬学的管理指導を行う。

　ア　緊急安全性情報，安全性速報
　イ　医薬品・医療機器等安全性情報

（令6保医発0305・4）

C009 在宅患者訪問栄養食事指導料

1 在宅患者訪問栄養食事指導料1 [訪問栄養1]
　イ　単一建物診療患者が1人の場合　　530点
　ロ　単一建物診療患者が2人以上9人以下の場合　　480点
　ハ　イ及びロ以外の場合　　440点

2 在宅患者訪問栄養食事指導料2 [訪問栄養2]
　イ　単一建物診療患者が1人の場合　　510点
　ロ　単一建物診療患者が2人以上9人以下の場合　　460点
　ハ　イ及びロ以外の場合　　420点

注1　1については，在宅で療養を行っており通院が困難な患者であって，別に厚生労働大臣が定めるもの〔告示4第4・5，p.404〕に対して，診療に基づき計画的な医学管理を継続して行い，かつ，保険医療機関の医師の指示に基づき当該保険医療機関の管理栄養士が訪問して具体的な献立等によって栄養管理に係る指導を行った場合に，単一建物診療患者（当該患者が居住する建物に居住する者のうち，管理栄養士が訪問し栄養食事指導を行っているものをいう。注2において同じ）の人数に従い，患者1人につき月2回に限り所定点数を算定する。

2　2については，在宅で療養を行っており通院が困難な患者であって，別に厚生労働大臣が定めるもの〔告示4第4・5，p.404〕

に対して，診療に基づき計画的な医学管理を継続して行い，かつ，保険医療機関の医師の指示に基づき当該保険医療機関以外の管理栄養士が訪問して具体的な献立等によって栄養管理に係る指導を行った場合に，単一建物診療患者の人数に従い，患者1人につき月2回に限り所定点数を算定する。

3 在宅患者訪問栄養食事指導に要した交通費は，患家の負担とする。

(編注)「通則」の「外来感染対策向上加算」等の対象。

→在宅患者訪問栄養食事指導料　摘要欄 p.1691

(1) 在宅患者訪問栄養食事指導料は，在宅での療養を行っている患者であって，疾病，負傷のために通院による療養が困難な者について，保険医療機関の医師が当該患者に特掲診療料の施設基準等に規定する特別食を提供する必要性を認めた場合又は次のいずれかに該当するものとして医師が栄養管理の必要性を認めた場合であって，当該医師の指示に基づき，管理栄養士が患家を訪問し，患者の生活条件，し好等を勘案した食品構成に基づく食事計画案又は具体的な献立等を示した栄養食事指導箋を患者又はその家族等に対して交付するとともに，当該指導箋に従い，食事の用意や摂取等に関する具体的な指導を30分以上行った場合に算定する。

ア　がん患者
イ　摂食機能又は嚥下機能が低下した患者
ウ　低栄養状態にある患者

(2) 在宅患者訪問栄養食事指導料1は，保険医療機関の管理栄養士が当該保険医療機関の医師の指示に基づき，指導を行った場合に算定する。

また，在宅患者訪問栄養食事指導料2は，診療所において，当該診療所以外（公益社団法人日本栄養士会若しくは都道府県栄養士会が設置し，運営する「栄養ケア・ステーション」又は他の保険医療機関に限る）の管理栄養士が当該診療所の医師の指示に基づき，対面による指導を行った場合に算定する。

(3) 在宅患者訪問栄養食事指導料は，単一建物診療患者の人数に従い算定する。ここでいう単一建物診療患者の人数とは，当該患者が居住する建築物に居住する者のうち，当該保険医療機関が在宅患者訪問栄養食事指導料を算定する者〔当該保険医療機関と特別の関係(p.72)にある保険医療機関において算定するものを含む。以下この区分において同じ〕の人数をいう。なお，ユニット数が3以下の認知症対応型共同生活介護事業所については，それぞれのユニットにおいて，在宅患者訪問栄養食事指導料を算定する人数を，単一建物診療患者の人数とみなすことができる。

(4) 1つの患家に当該指導料の対象となる同居する同一世帯の患者が2人以上いる場合は，患者ごとに「単一建物診療患者が1人の場合」を算定する。また，当該建築物において，当該保険医療機関が在宅患者訪問栄養食事指導料を算定する者の数が，当該建築物の戸数の10％以下の場合又は当該建築物の戸数が20戸未満であって，当該保険医療機関が在宅患者訪問栄養食事指導料を算定する者が2人以下の場合には，それぞれ「単一建物診療患者が1人の場合」を算定する。

(5)「注3」に規定する交通費は実費とする。

(6) 上記以外の点に関しては，B001「9」外来栄養食事指導料における留意事項の例による。（令6保医発0305・4）

●告示④ 特掲診療料の施設基準等

第4　5　在宅患者訪問栄養食事指導料に規定する別に厚生労働大臣が定める患者

疾病治療の直接手段として，医師の発行する食事箋に基づき提供された適切な栄養量及び内容を有する**別表第3**(p.404)に掲げる特別食を必要とする患者，がん患者，摂食機能若しくは嚥下機能が低下した患者又は低栄養状態にある患者

別表第3 外来栄養食事指導料，入院栄養食事指導料，集団栄養食事指導料及び在宅患者訪問栄養食事指導料に規定する特別食

腎臓食
肝臓食
糖尿食
胃潰瘍食
貧血食
膵臓食
脂質異常症食
痛風食
てんかん食
フェニールケトン尿症食
楓糖尿症食
ホモシスチン尿症食
尿素サイクル異常症食
メチルマロン酸血症食
プロピオン酸血症食
極長鎖アシル－CoA脱水素酵素欠損症食
糖原病食
ガラクトース血症食
治療乳
無菌食
小児食物アレルギー食（外来栄養食事指導料及び入院栄養食事指導料に限る）
特別な場合の検査食（単なる流動食及び軟食を除く）

C010　在宅患者連携指導料　在宅連携　**900点**

注1　訪問診療を実施している保険医療機関〔診療所，在宅療養支援病院及び許可病床数が200床未満の病院（在宅療養支援病院を除く）に限る〕の保険医が，在宅での療養を行っている患者であって通院が困難なものに対して，当該患者の同意を得て，歯科訪問診療を実施している保険医療機関，訪問薬剤管理指導を実施している保険薬局又は訪問看護ステーションと文書等により情報共有を行うとともに，共有された情報を踏まえて療養上必要な指導を行った場合に，月1回に限り算定する。

2　A000初診料を算定する初診の日に行った指導又は当該初診の日から1月以内に行った指導の費用は，初診料に含まれるものとする。

3　当該保険医療機関を退院した患者に対して退院の日から起算して1月以内に行った指導の費用は，第1章第2部第1節に掲げる入院基本料に含まれるものとする。

4　B001の1ウイルス疾患指導料，B001の6てんかん指導料，B001の7難病外来指導管理料又はB001の12心臓ペースメーカー指導管理料を算定している患者について

は算定しない。
5 在宅患者連携指導料を算定すべき指導を行った場合においては，B000特定疾患療養管理料及びB001の8皮膚科特定疾患指導管理料を算定すべき指導管理の費用は，所定点数に含まれるものとする。
6 B009診療情報提供料（Ⅰ），C002在宅時医学総合管理料，C002-2施設入居時等医学総合管理料又はC003在宅がん医療総合診療料を算定している患者については算定しない。

→在宅患者連携指導料　　　摘要欄 p.1691
(1) 在宅患者連携指導料は，在宅での療養を行っている患者の診療情報等を，当該患者の診療等を担う保険医療機関等の医療関係職種間で文書等により共有し，それぞれの職種が当該診療情報等を踏まえ診療等を行う取組を評価するものである。
　例えば，在宅での療養を行っている1人の患者に対して，保険医療機関の保険医と保険医である歯科医師がそれぞれ訪問診療により当該患者の診療を担っている場合において，保険医である歯科医師が訪問診療を行った際に得た当該患者の口腔内の状態に関する診療情報を保険医に対して文書等で提供し，保険医が当該患者に訪問診療を行った際に，その情報を踏まえた指導を行った場合に算定できる。
(2) 在宅での療養を行っている患者であって通院が困難な者に対して，患者の同意を得て，月2回以上医療関係職種間で文書等（電子メール，ファクシミリでも可）により共有された診療情報を基に，患者又はその家族等に対して指導等を行った場合に，月1回に限り算定する。
(3) 単に医療関係職種間で当該患者に関する診療情報を交換したのみの場合や訪問看護や訪問薬剤指導を行うよう指示を行ったのみでは算定できない。
(4) 他職種から情報提供を受けた場合，できる限り速やかに患者への指導等に反映させるよう留意しなければならない。また，当該患者の療養上の指導に関する留意点がある場合には，速やかに他職種に情報提供するよう努めなければならない。
(5) 他職種から受けた診療情報の内容及びその情報提供日並びにその診療情報を基に行った診療の内容又は指導等の内容の要点及び診療日を診療録に記載する。
(令6保医発0305・4)

事務連絡 問1 保険医療機関が，自ら訪問看護の指示書を出している訪問看護ステーションと情報共有を行った場合でも，在宅患者連携指導料は算定できるのか。
答 診療情報の共有を行っていることは当然のことであるから，算定できない。
問2 在宅患者連携指導料について，医療関係職種間での情報共有は月2回以上行うこととされているが，当該情報に基づき行う患者又はその家族等に対する指導等は月1回でもよいのか。
答 よい。
(平20.3.28)

参考 問1 在宅患者連携指導料は，要介護被保険者には算定できないが，要支援の患者には算定できるか。
答 算定できない。
問2 文書は医療関係職種でそれぞれ渡すのではなく，共通のもの1枚を渡せばよいか。
答 共通の文書であれば1枚渡せばよい。
(平20.4.5 全国保険医団体連合会)

C011　在宅患者緊急時等カンファレンス料

在宅緊急　　　　　　　　　　　　　200点
注 訪問診療を実施している保険医療機関の保険医が，在宅での療養を行っている患者であって通院が困難なものの状態の急変等に伴い，当該保険医の求め又は当該患者の在宅療養を担う保険医療機関の保険医の求めにより，歯科訪問診療を実施している保険医療機関の保険医である歯科医師等，訪問薬剤管理指導を実施している保険薬局の保険薬剤師，訪問看護ステーションの保健師，助産師，看護師，理学療法士，作業療法士若しくは言語聴覚士，介護支援専門員又は相談支援専門員と共同でカンファレンスを行い又はカンファレンスに参加し，それらの者と共同で療養上必要な指導を行った場合に，月2回に限り算定する。

（編注）「通則」の「外来感染対策向上加算」等の対象。

→在宅患者緊急時等カンファレンス料　摘要欄 p.1691
(1) 在宅患者緊急時等カンファレンス料は，在宅での療養を行っている患者の状態の急変や診療方針の変更等の際，当該患者に対する診療等を行う医療関係職種等が一堂に会する等，カンファレンスを行うことにより，より適切な治療方針を立てること及び当該カンファレンスの参加者の間で診療方針の変更等の的確な情報共有を可能とすることは，患者及びその家族等が安心して療養生活を行う上で重要であることから，そのような取組に対して評価するものである。
(2) 在宅患者緊急時等カンファレンス料は，在宅での療養を行っている患者の病状が急変した場合や，診療方針の大幅な変更等の必要が生じた場合に，患家を訪問し，関係する医療関係職種等が共同でカンファレンスを行い，当該カンファレンスで共有した当該患者の診療情報等を踏まえ，それぞれの職種が患者に対して療養上必要な指導を行った場合に月2回に限り算定する。
(3) 当該カンファレンスは，1者以上が患家に赴きカンファレンスを行う場合には，その他の関係者はビデオ通話が可能な機器を用いて参加することができる。
(4) (3)において，患者の個人情報を当該ビデオ通話の画面上で共有する際は，患者の同意を得ている。また，保険医療機関の電子カルテなどを含む医療情報システムと共通のネットワーク上の端末においてカンファレンスを実施する場合には，厚生労働省「医療情報システムの安全管理に関するガイドライン」に対応している。
(5) 在宅患者緊急時等カンファレンス料は，カンファレンスを行い，当該カンファレンスで共有した当該患者の診療情報を踏まえた療養上必要な指導を行った場合に，当該指導を行った日に算定することとし，A000初診料，A001再診料，C001在宅患者訪問診療料（Ⅰ）又はC001-2在宅患者訪問診療料（Ⅱ）は併せて算定できない。また，必要に応じ，カンファレンスを行った日以降に当該指導を行う必要がある場合には，カンファレンスを行った日以降できる限り速やかに指導を行う。
なお，当該指導とは，C001在宅患者訪問診療料（Ⅰ）又はC001-2在宅患者訪問診療料（Ⅱ）を算定する訪問診療とは異なるものであるが，例えば，当該指導とは別に継続的に実施している訪問診療を当該指導を行った日と同一日に行う場合には，当該指導を行った日においてC001在宅患者訪問診療料（Ⅰ）又はC001-2在宅患者訪問診療料（Ⅱ）を併せて算定することは可

能である。
(6) 当該在宅患者緊急時等カンファレンス料を算定する場合には，カンファレンスの実施日及び当該指導日を診療報酬明細書に記載する。
(7) 当該カンファレンスは，原則として患家で行うこととするが，患者又は家族が患家以外の場所でのカンファレンスを希望する場合はこの限りでない。
(8) 在宅での療養を行っている患者の診療を担う保険医は，当該カンファレンスに参加した医療関係職種等の氏名，カンファレンスの要点，患者に行った指導の要点及びカンファレンスを行った日を診療録に記載する。

(令6保医発0305・4)

事務連絡 問1 在宅患者緊急時等カンファレンス料を算定する際に，カンファレンスを行う場所は患家でなければならないのか。
答 患者又はその家族が患家以外の場所でのカンファレンスを希望する場合には他の場所でもよい。

問2 在宅患者緊急時等カンファレンス料について，カンファレンスを主催する保険医療機関の保険医と当該保険医療機関自ら訪問看護指示書を出した訪問看護ステーションの看護師の二者でカンファレンスを行った場合であっても，在宅患者緊急時等カンファレンス料を算定できるのか。
答 算定できる。
(平20.3.28)

参考 問 「歯科医師等」に歯科衛生士，歯科技工士は含まれるか。
答 歯科衛生士は含まれ，歯科技工士は含まれない。
(平20.4.5 全国保険医団体連合会)

C012 在宅患者共同診療料 在共

1 往診の場合	1,500点
2 訪問診療の場合（同一建物居住者以外）	1,000点
3 訪問診療の場合（同一建物居住者）	240点

注1 1については，在宅療養後方支援病院（在宅において療養を行っている患者を緊急時に受け入れる病院であって，別に厚生労働大臣が定める施設基準〔告示4第4・5の2，p.1376〕に適合しているものとして地方厚生局長等に届け出たものをいう。以下この表において同じ）（許可病床数が400床未満の病院に限る）が，在宅で療養を行っている別に厚生労働大臣が定める疾病等〔告示3別表第13，p.1313〕を有する患者以外の患者であって通院が困難なもの（当該在宅療養後方支援病院を緊急時の搬送先として希望するものに限る。以下この区分番号において同じ）に対して，当該患者に対する在宅医療を担う他の保険医療機関からの求めに応じて共同で往診を行った場合に，1から3までのいずれかを最初に算定した日から起算して1年以内に，患者1人につき1から3までを合わせて2回に限り算定する。
2 2については，在宅療養後方支援病院（許可病床数が400床未満の病院に限る）が，在宅で療養を行っている別に厚生労働大臣が定める疾病等〔告示3別表第13，p.1313〕を有する患者以外の患者〔当該患者と同一の建物に居住する他の患者に対して当該保険医療機関が同一日に訪問診療を行う場合の当該患者（以下この区分番号において「同一建物居住者」という）を除く〕であって通院が困難なものに対して，当該患者に対する在宅医療を担う他の保険医療機関からの求めに応じて計画的な医学管理の下に定期的に訪問して共同で診療を行った場合に，1から3までのいずれかを最初に算定した日から起算して1年以内に，患者1人につき1から3までを合わせて2回に限り算定する。
3 3については，在宅療養後方支援病院（許可病床数が400床未満の病院に限る）が，在宅で療養を行っている別に厚生労働大臣が定める疾病等〔告示3別表第13，p.1313〕を有する患者以外の患者（同一建物居住者に限る）であって通院が困難なものに対して，当該患者に対する在宅医療を担う他の保険医療機関からの求めに応じて計画的な医学管理の下に定期的に訪問して共同で診療を行った場合に，1から3までのいずれかを最初に算定した日から起算して1年以内に，患者1人につき1から3までを合わせて2回に限り算定する。
4 注1から注3までの規定にかかわらず，在宅療養後方支援病院が，別に厚生労働大臣が定める疾病等〔告示3別表第13，p.1313〕を有する患者に対して行った場合については，1から3までのいずれかを最初に算定した日から起算して1年以内に，患者1人につき1から3までを合わせて12回に限り算定する。
5 往診又は訪問診療に要した交通費は，患家の負担とする。

→在宅患者共同診療料　摘要欄 p.1691

(1) 在宅患者共同診療料は，在宅での療養を行っている患者であって，疾病，負傷のために通院による療養が困難かつ在宅療養後方支援病院を緊急時の搬送先として希望する患者に対して，在宅療養後方支援病院が，在宅医療を提供する医療機関（以下「連携医療機関」という）からの求めに応じて共同で往診又は訪問診療を行った場合に算定する。
(2) 在宅療養後方支援病院は，訪問診療を行った後に，連携医療機関と十分情報交換を行った上で計画を策定することとする。
(3) 15歳未満の人工呼吸器装着患者，15歳未満から引き続き人工呼吸を実施しており体重が20kg未満の患者又は神経難病等の患者を対象とする場合については，当該診療料を1年に12回算定することができる。

(令6保医発0305・4)

事務連絡 在宅患者共同診療料
問1 在宅療養後方支援病院の届出については，在宅療養支援病院であっても届出が可能か。
答 在宅療養支援病院は届出することができない。
問2 在宅療養後方支援病院又は在宅医療を担う保険医療機関を変更した場合に1年間の起算日はどう考えるか。
答 医療機関が変更されたかどうかにかかわらず，当該患者に対して最初に算定された日を起算日とする。
問3 在宅を担当している医療機関と共同で往診又は訪問診療を行った場合に，最初に算定を行なった日から起算して1年間に2回までに限り算定することとされているが，最初に診療を行った日から起算して1年間が経過すれば更に年2回算定できるのか。
答 その通り。
問4 患者が入院した場合に算定の起算日はどう考えるか。
答 入院の有無にかかわらず，当該患者に対して最初に算定

された日を起算日とする。 (平26.3.31)

C013 在宅患者訪問褥瘡管理指導料

在褥 750点

注1 別に厚生労働大臣が定める施設基準〔告示4第4・5の3, p.1376〕に適合しているものとして地方厚生局長等に届け出た保険医療機関において，重点的な褥瘡管理を行う必要が認められる患者（在宅での療養を行っているものに限る）に対して，当該患者の同意を得て，当該保険医療機関の保険医，管理栄養士又は当該保険医療機関以外の管理栄養士及び看護師又は連携する他の保険医療機関等の看護師が共同して，褥瘡管理に関する計画的な指導管理を行った場合には，初回のカンファレンスから起算して6月以内に限り，当該患者1人につき3回に限り所定点数を算定する。

2 C001在宅患者訪問診療料（Ⅰ），C001-2在宅患者訪問診療料（Ⅱ），C005在宅患者訪問看護・指導料又はC009在宅患者訪問栄養食事指導料は別に算定できない。ただし，カンファレンスを行う場合にあっては，この限りでない。

→在宅患者訪問褥瘡管理指導料　摘要欄 p.1691

(1) 在宅患者訪問褥瘡管理指導料は，在宅褥瘡管理に係る専門的な知識・技術を有する在宅褥瘡管理者を含む多職種からなる在宅褥瘡対策チームが，褥瘡予防や管理が難しく重点的な褥瘡管理が必要な者に対し，褥瘡の改善等を目的として，共同して指導管理を行うことを評価したものであり，褥瘡の改善等を目的とした指導管理のための初回訪問から起算して，当該患者1人について6月以内に限り，カンファレンスを実施した場合に3回を限度に所定点数を算定することができる。なお，当該指導料を算定した場合，初回訪問から1年以内は当該指導料を算定することはできない。

(2) 重点的な褥瘡管理が必要な者とは，ベッド上安静であって，既にDESIGN-R2020による深さの評価がd2以上の褥瘡を有する者であって，かつ，次に掲げるアからオまでのいずれかを有する者をいう。
　ア 重度の末梢循環不全のもの
　イ 麻薬等の鎮痛・鎮静剤の持続的な使用が必要であるもの
　ウ 強度の下痢が続く状態であるもの
　エ 極度の皮膚脆弱であるもの
　オ 皮膚に密着させる医療関連機器の長期かつ持続的な使用が必要であるもの

(3) 在宅褥瘡対策チームは，褥瘡の改善，重症化予防，発生予防のための以下の計画的な指導管理を行う。
　ア 初回訪問時に，在宅褥瘡管理者を含む在宅褥瘡対策チームの構成員の他，必要に応じて当該患者の診療を行う医療関係職種が患家に一堂に会し，褥瘡の重症度やリスク因子についてのアセスメントを行い，褥瘡の指導管理方針について，カンファレンス（以下「初回カンファレンス」という）を実施し，在宅褥瘡診療計画を立案する。
　イ 初回カンファレンス実施後，評価のためのカンファレンスの実施までの間，在宅褥瘡対策チームの各構成員は，月1回以上，計画に基づき，適切な指導管理を行い，その結果について情報共有する。
　ウ 初回訪問後3月以内に，褥瘡の改善状況，在宅褥瘡診療計画に基づく指導管理の評価及び必要に応じて見直し（以下「評価等」という）のためのカンファレンスを行う。2回目のカンファレンスにおいて評価等の結果，更に継続して指導管理が必要な場合に限り，初回カンファレンスの後4月以上6月以内の期間に3回目のカンファレンスにおいて評価等を実施することができる。なお，3回目のカンファレンスでの評価等は，2回目のカンファレンスの評価等の実施日から起算して3月以内に実施しなければならない。

(4) 初回カンファレンス及び2回目以降のカンファレンスは，関係者全員が患家に赴き実施することが原則であるが，以下のいずれも満たす場合は，ビデオ通話が可能な機器を用いて参加することができる。
　ア 当該カンファレンスに，当該保険医療機関から在宅褥瘡対策チームの構成員として複数名参加する
　イ 当該保険医療機関の在宅褥瘡対策チームの構成員のうち，1名以上は患家に赴きカンファレンスを行っている

(5) (4)において，患者の個人情報を当該ビデオ通話の画面上で共有する際は，患者の同意を得ている。また，保険医療機関の電子カルテなどを含む医療情報システムと共通のネットワーク上の端末においてカンファレンスを実施する場合には，厚生労働省「医療情報システムの安全管理に関するガイドライン」に対応している。

(6) カンファレンス及び月1回以上の指導管理の結果を踏まえ，在宅褥瘡対策チームにおいて別紙様式43（p.408）又はこれに準じた在宅褥瘡診療計画を作成し，その内容を患者等に説明するとともに，診療録に添付する。

(7) 「注1」について，当該保険医療機関以外（公益社団法人日本栄養士会若しくは都道府県栄養士会が設置し，運営する「栄養ケア・ステーション」又は他の保険医療機関に限る）の管理栄養士は，当該保険医療機関の保険医の指示に基づき，管理指導を実施する。

(8) 「注1」については，初回カンファレンスを実施した場合に算定する。
　なお，初回カンファレンス以降に在宅褥瘡対策チームの各構成員が月1回以上，計画に基づき行う適切な指導管理については，C001在宅患者訪問診療料（Ⅰ），C001-2在宅患者訪問診療料（Ⅱ），C005在宅患者訪問看護・指導料又はC005-1-2同一建物居住者訪問看護・指導料，I012精神科訪問看護・指導料（Ⅰ）（Ⅲ），C009在宅患者訪問栄養食事指導料，訪問看護基本療養費（Ⅰ）（Ⅱ），精神科訪問看護基本療養費（Ⅰ）（Ⅲ）を算定することができる。

(9) 「注2」については，褥瘡の指導管理のために患家に訪問して行われる初回カンファレンスのほか，2回目以降のカンファレンスを患家で行った日に，当該カンファレンスとは別に継続的に実施する必要のある訪問診療，訪問看護，訪問栄養指導を併せて行う場合には，C001在宅患者訪問診療料（Ⅰ），C001-2在宅患者訪問診療料（Ⅱ），C005在宅患者訪問看護・指導料又はC005-1-2同一建物居住者訪問看護・指導料，C009在宅患者訪問栄養食事指導料，I012精神科訪問看護・指導料（Ⅰ），（Ⅲ），訪問看護基本療養費（Ⅰ），（Ⅱ），精神科訪問看護基本療養費（Ⅰ），（Ⅲ）を算定することができる。また，当該保険医療機関と特別の関係（p.72）にある訪問看護ステーションによる場合においても，算定することができる。ただし，当該保険医療機関が訪問看護を実施している訪問看護ステーション

(別紙様式43)

褥瘡対策に関する診療計画書

氏名　　　　　　　殿　男・女　　　　　　　　　　　　　計画作成日　　　．　．

年　月　日　生　（　歳）

褥瘡の有無
1. 現在　なし・あり〔仙骨部，坐骨部，尾骨部，腸骨部，大転子部，踵部，その他（　　）〕
2. 過去　なし・あり〔仙骨部，坐骨部，尾骨部，腸骨部，大転子部，踵部，その他（　　）〕

褥瘡発生日　　　　　　　

危険因子の評価

日常生活自立度　　J (1, 2)　A (1, 2)　B (1, 2)　C (1, 2)

項目	評価		対処
・基本的動作能力（ベッド上　自力体位変換）	できる	できない	「あり」もしくは「できない」が1つ以上の場合，看護計画を立案し実施する
（イス上　坐位姿勢の保持，除圧）	できる	できない	
・病的骨突出	なし	あり	
・関節拘縮	なし	あり	
・栄養状態低下	なし	あり	
・皮膚湿潤（多汗，尿失禁，便失禁）	なし	あり	
・皮膚の脆弱性（浮腫）	なし	あり	
・皮膚の脆弱性（スキン-テアの保有，既往）	なし	あり	

両括弧内は点数（※1）

褥瘡の状態の評価（DESIGN-R2020）

項目							合計点
深さ	(0)皮膚損傷・発赤なし	(1)持続する発赤	(2)真皮までの損傷	(3)皮下組織までの損傷	(4)皮下組織をこえる損傷	(5)関節腔,体腔に至る損傷	(DTI)深部損傷褥瘡(DTI)疑い（※2）
滲出液	(0)なし	(1)少量:毎日の交換を要しない		(3)中等量:1日1回の交換		(6)多量:1日2回以上の交換	
大きさ（cm²）長径×長径に直交する最大径（持続する発赤の範囲も含む）	(0)皮膚損傷なし	(3)4未満	(6)4以上16未満	(8)16以上36未満	(9)36以上64未満	(12)64以上100未満	(15)100以上
炎症・感染	(0)局所の炎症徴候なし	(1)局所の炎症徴候あり（創周辺の発赤,腫脹,熱感,疼痛）		(3C)(※3)臨界的定着疑い（創面にぬめりがあり,滲出液が多い。肉芽があれば,浮腫性で脆弱など）	(3)(※3)局所の明らかな感染徴候あり（炎症徴候,膿,悪臭）	(9)全身的影響あり（発熱など）	
肉芽形成　良性肉芽が占める割合	(0)創が治癒した場合,創が浅い場合,深部損傷褥瘡(DTI)疑い（※2）	(1)創面の90%以上を占める		(3)創面の50%以上90%未満を占める	(4)創面の10%以上50%未満を占める	(5)創面の10%未満を占める	(6)全く形成されていない
壊死組織	(0)なし	(3)柔らかい壊死組織あり		(6)硬く厚い密着した壊死組織あり			
ポケット（cm²）潰瘍面も含めたポケット全周（ポケットの長径×長径に直交する最大径）-潰瘍面積	(0)なし	(6)4未満	(9)4以上16未満	(12)16以上36未満	(24)36以上		

※1　該当する状態について，両括弧内の点数を合計し，「合計点」に記載すること。ただし，深さの点数は加えないこと。
※2　深部損傷褥瘡（DTI）疑いは，視診・触診，補助データ（発生経緯，血液検査，画像診断等）から判断する。
※3　「3C」あるいは「3」のいずれかを記載する。いずれの場合も点数は3点とする。

継続的な管理が必要な理由

計画

実施した内容（初回及び評価カンファレンスの記録及び月1回以上の構成員の訪問結果の情報共有の結果について記載）

カンファレンス実施日	開催場所	参加した構成員の署名	議事概要
初回　　月　日			
2回目　月　日			
3回目　月　日			

評価

説明日　　　年　　月　　日

本人又は家族（続柄）の署名　　　　　　　
在宅褥瘡対策チーム構成員の署名
医師　　　　　　　
看護師　　　　　　　
管理栄養士　　　　　　　
在宅褥瘡管理者　　　　　　　

［記載上の注意］
1　日常生活自立度の判定に当たっては『「障害老人の日常生活自立度（寝たきり度）判定基準」の活用について』（平成3年11月18日　厚生省大臣官房老人保健福祉部長通知　老健第102-2号）を参照のこと。
2　日常生活自立度がJ1～A2である患者については，当該評価票の作成を要しないものであること。

(別紙様式52)

在宅療養計画書

(患者氏名)＿＿＿＿＿＿殿

最終の外来受診日：　年　月　日
初回の往診又は訪問診療日：　年　月　日
計画作成日：　年　月　日

在宅での療養を担う医療機関名及び医師氏名	
病名・状態等 (他に考え得る病名等)	
在宅での療養に関する患者以外の相談者	家族・その他関係者（　　　）
在宅での療養を担当する者の氏名（下記担当者及び上記医師を除く）	
通院困難な要因	
在宅での療養上の問題点，課題等	
在宅での療養について，必要な支援（概要等）	
在宅において必要となることが予想される医療の内容等	
利用が予想される介護サービス等	
利用が予想される介護サービスの担当者	

注）上記内容は，現時点で考えられるものであり，今後の状態の変化等に応じて変わり得るものである。

説明・交付日：　年　月　日
（外来において診療を担当する医師）
（在宅における療養を担う医師）
（本人）

と連携する場合は，当該保険医療機関において，訪問看護に係る費用を算定できないものとする。なお，当該保険医療機関及び継続的に訪問看護を実施している訪問看護ステーションに適切な在宅褥瘡管理者がいない場合において，褥瘡ケアに係る専門的な研修を受けた看護師が所属する保険医療機関等と共同して行った場合は，C005在宅患者訪問看護・指導料の「3」，C005-1-2同一建物居住者訪問看護・指導料の「3」，訪問看護基本療養費（Ⅰ）の「ハ」又は訪問看護基本療養費（Ⅱ）の「ハ」のいずれかを算定することができる。

(10) (8)，(9)の算定に当たっては，カンファレンスの実施日，DESIGN-R2020による深さの評価及び(2)のいずれに該当するかを**診療報酬明細書**の摘要欄に記載する。

(令6保医発0305・4)

事務連絡　在宅患者訪問褥瘡管理指導料

問1　「真皮までの褥瘡の状態」とは何を指すのか。
答　DESIGN-R分類d2以上の褥瘡を有する状態を指す。
(平26.3.31)

問2　他の医療機関等の褥瘡ケアに係る専門的な研修を受けた看護師が，当該指導料を算定する保険医療機関等と共同して，在宅褥瘡対策チームの構成員として在宅褥瘡管理者となった場合についても，カンファレンスの参加及び月1回以上の管理指導を実施する必要があるのか。
答　他の医療機関等の看護師が在宅褥瘡対策チームの構成員として在宅褥瘡管理者となった場合も，カンファレンスの参加及び月1回以上の管理指導を行うこと。

問3　在宅患者訪問栄養食事指導料の対象患者でない場合，在宅褥瘡管理指導に係るカンファレンスの参加及び月1回以上の指導管理のための管理栄養士の訪問に係る費用はどのように取り扱うのか。

答　在宅患者訪問栄養食事指導料の要件を満たす場合には算定できるが，対象外の場合は算定できない。

問4　算定要件「(3)イ　月1回以上チーム構成員のそれぞれが患家を訪問し，その結果を情報共有する」とあるが，医師の訪問も必要か。また，外来受診が可能の際は，外来受診でも算定可能か。

答　「月1回以上チーム構成員のそれぞれが患家を訪問」としており，医師の訪問は必要である。また，当該指導料の対象者は訪問診療等の対象者であるため，外来受診可能な者は，算定対象外である。
(平26.4.4)

問5　対象患者に「皮膚に密着させる医療関連機器の長期かつ持続的な使用」が追加されたが，「長期かつ持続的」とは具体的にどれくらいの期間を指すのか。

答　医療関連機器を1週間以上持続して使用する者が対象となる。なお，医療関連機器を1週間以上持続して使用することが見込まれる者及び当該入院期間中に医療関連機器を1週間以上持続して使用していた者も含まれる。
(平30.3.30)

C014　外来在宅共同指導料

1　外来在宅共同指導料1　外在共1　400点
2　外来在宅共同指導料2　外在共2　600点

注1　1については，保険医療機関の外来において継続的に診療を受けている患者について，当該患者の在宅療養を担う保険医療機関の保険医が，当該患者の同意を得て，患家等を訪問して，在宅での療養上必要な説明及び指導を，外来において当該患者に対して継続的に診療を行っている保険医療機関の保険医と共同して行った上で，文書により情報提供した場合に，患者1人につき1回に限り，当該患者の在宅療養を担う保険医療機関において算定する。

2　2については，注1に規定する場合において，外来において当該患者に対して継続的に診療を行っている保険医療機関において，患者1人につき1回に限り算定する。この場合において，A000初診料，A001再診料，A002外来診療料，C000往診料，C001在宅患者訪問診療料（Ⅰ）又はC001-2在宅患者訪問診療料（Ⅱ）は別に算定できない。

→外来在宅共同指導料　摘要欄 p.1692

(1)　外来在宅共同指導料1又は外来在宅共同指導料2は，保険医療機関の外来において継続して4回以上受診している患者について，当該患者の在宅療養を担う保険医療機関の保険医が，当該患者の同意を得て，患家等を訪問して，在宅での療養上必要な説明及び指導を，外来において当該患者に対して継続的に診療を行っている保険医療機関の保険医と共同して行った上で，文書により情報提供した場合に，患者1人につき1回に限り，それぞれの保険医療機関において算定する。

(2)　外来在宅共同指導料は，患者の家族等在宅での患者の看護を担当する者に対して指導を行った場合にも算定できる。

(3)　外来から在宅への移行に当たって，在宅での療養上必要な指導を行うために必要な看護及び栄養管理の状況等の情報を当該患者及び家族等に**別紙様式52** (p.409)を参考に文書で説明し，必要に応じて，治療等を担う他の保険医療機関のほか，訪問看護ステーション，介護施設，市町村等と共有する。

(4)　行った指導の内容等について，要点を**診療録等**に記

載し，又は患者若しくはその家族等に提供した文書の写しを診療録等に添付する。
(5) 外来在宅共同指導料は，在宅での療養を行う患者が算定の対象となり，他の保険医療機関，社会福祉施設，介護老人保健施設，介護医療院，特別養護老人ホーム，軽費老人ホーム，有料老人ホーム又は高齢者の居住の安定確保に関する法律第5条第1項に規定するサービス付き高齢者向け住宅その他施設等に入院若しくは入所する患者については，対象とはならない。
(6) 外来在宅共同指導料は，外来において当該患者に対して継続的に診療を行っている保険医療機関と在宅療養を担う保険医療機関が特別の関係にある場合は算定できない。
(7) 診療報酬明細書の摘要欄に，共同指導を行った者の属する保険医療機関の名称及び年月日を記載する。
(8) 外来在宅共同指導料の共同指導は，外来において当該患者に対して継続的に診療を行っている保険医療機関と当該患者の在宅療養を担う保険医療機関等の関係者全員が，患家において実施することが原則であるが，ビデオ通話が可能な機器を用いて共同指導した場合でも算定可能である。ただし，この場合であっても，当該患者の在宅療養を担う保険医療機関の保険医は，患家に赴き共同指導していること。
(9) 当該指導において，患者の個人情報を情報通信機器等の画面上で取り扱う場合には，患者の同意を得る。また，厚生労働省の定める「医療情報システムの安全管理に関するガイドライン」等に対応している。
(10) 情報通信機器等の運用に要する費用については，療養の給付と直接関係ないサービス等の費用として別途徴収できる。
(11) 外来在宅共同指導料2を算定する場合には，A000初診料，A001再診料，A002外来診療料，C000往診料，C001在宅患者訪問診療料（Ⅰ）又はC001-2在宅患者訪問診療料等（Ⅱ）は別に算定できない。

(令6保医発0305・4)

事務連絡 問 C014外来在宅共同指導料について，患者の在宅療養を担う医師の初回の訪問時に，外来において当該患者に対して継続的に診療を行っている保険医療機関の医師との共同指導を実施する必要があるか。
答 必ずしも初回に実施する必要はない。

(令4.3.31)

C015 在宅がん患者緊急時医療情報連携指導料 在緊連 200点

注 訪問診療を実施している保険医療機関の保険医が，在宅での療養を行う患者であって通院が困難なもの〔C002在宅時医学総合管理料の注15（C002-2の注5の規定により準用する場合を含む）又はC003在宅がん医療総合診療料の注9に規定する在宅医療情報連携加算を算定しているものに限る〕の同意を得て，末期の悪性腫瘍の患者の病状の急変等に伴い，当該保険医療機関と連携する他の保険医療機関の保険医，歯科訪問診療を実施している保険医療機関の保険医である歯科医師，訪問薬剤管理指導を実施している保険薬局の保険薬剤師，訪問看護ステーションの保健師，助産師，看護師，理学療法士，作業療法士若しくは言語聴覚士，管理栄養士，介護支援専門員又は相談支援専門員等であって当該患者に関わる者が電子情報処理組織を使用する方法その他の情報通信の技術を利用する方法を用いて記録した当該患者に係る人生の最終段階における医療・ケアに関する情報を取得した上で，療養上必要な指導を行った場合に，月1回に限り算定する。

【2024年改定により新設】在宅療養を行う悪性腫瘍の末期患者の病状急変時に，ICT活用によって医療従事者等の間で共有されている人生の最終段階における医療・ケアに関する情報を踏まえ医師が指導を行った場合に，月1回算定可。

→**在宅がん患者緊急時医療情報連携指導料** 摘要欄 p.1692
(1) 在宅がん患者緊急時医療情報連携指導料は，在宅で療養を行っている末期の悪性腫瘍の患者について，当該患者の計画的な医学管理を行っている医師が，当該患者の病状の急変時等に，当該患者に関わる医療関係職種及び介護関係職種等（以下単に「関係職種」という）によりICTを用いて記録されている当該患者の人生の最終段階における医療・ケアに関する情報（以下単に「当該患者の情報」という）を踏まえ，療養上必要な指導を行うことが，患者及びその家族等が安心して療養生活を行う上で重要であることから，そのような取組を評価するものである。
(2) 在宅がん患者緊急時医療情報連携指導料は，過去30日以内にC002の「注15」（C002-2の「注5」の規定により準用する場合を含む）又はC003の「注9」に規定する在宅医療情報連携加算を算定している末期の悪性腫瘍の患者に対し，関係職種が，当該患者の情報について，当該患者の計画的な医学管理を行う医師が常に確認できるように記録している場合であって，当該患者の病状の急変時等に，当該医師が当該患者の情報を活用して患家において，当該患者又はその家族等に療養上必要な指導を行った場合に，月1回に限り算定する。
(3) 在宅で療養を行っている末期の悪性腫瘍の患者に対して診療等を行う医師は，療養上の必要な指導を行うにあたり，活用された当該患者の情報について，当該情報を記録した者の氏名，記録された日，取得した情報の要点及び患者に行った指導の要点を診療録に記載する。
(4) 在宅がん患者緊急時医療情報連携指導料を算定するに当たって，ICTを用いて連携機関と患者の個人情報を取り扱う場合には，厚生労働省の定める「医療情報システムの安全管理に関するガイドライン」に対応していること。

(令6保医発0305・4)

事務連絡 在宅がん患者緊急時医療情報連携指導料
問1 C015在宅がん患者緊急時医療情報連携指導料について，患者が当該指導を行った上で入院となった場合において，当該指導料を算定することは可能か。
答 可能。
問2 在宅がん患者緊急時医療情報連携指導料について，「当該患者の計画的な医学管理を行う医師」が療養上必要な指導を行うことを求めているが，患者の主治医と同一の医療機関に所属する医師であって，当該患者の治療方針等を検討するカンファレンスに定期的に参加し，主治医が対応困難な時間帯に対応する者として主治医から患者に説明し，同意が得られている医師が当該指導を実施した場合であっても当該加算を算定することは可能か。
答 可能。

(令6.3.28)

第2節 在宅療養指導管理料

通 則
　在宅療養指導管理料の費用は，第1款及び第2款の各区分の所定点数を合算した費用により算定する。

第1款　在宅療養指導管理料

通則
1　本款各区分に掲げる在宅療養指導管理料は，特に規定する場合を除き，月1回に限り算定し，同一の患者に対して1月以内に指導管理を2回以上行った場合においては，第1回の指導管理を行ったときに算定する。
2　同一の患者に対して，本款各区分に掲げる在宅療養指導管理料に規定する在宅療養指導管理のうち2以上の指導管理を行っている場合は，主たる指導管理の所定点数のみにより算定する。
3　在宅療養支援診療所又は在宅療養支援病院から患者の紹介を受けた保険医療機関が，在宅療養支援診療所又は在宅療養支援病院が行う在宅療養指導管理と異なる在宅療養指導管理を行った場合（紹介が行われた月に限る）及び在宅療養後方支援病院が，別に厚生労働大臣の定める患者〔告示4第4・5の4，p.1377〕に対して当該保険医療機関と連携する他の保険医療機関と異なる在宅療養指導管理を行った場合（C102に規定する指導管理とC102-2に規定する指導管理，C103に規定する指導管理とC107に規定する指導管理，C107-2に規定する指導管理又はC107-3に規定する指導管理，C104に規定する指導管理とC105に規定する指導管理，C104に規定する指導管理とC105-2に規定する指導管理，C105に規定する指導管理とC105-2に規定する指導管理，C105-2に規定する指導管理とC109に規定する指導管理，C105-2に規定する指導管理とC105-3に規定する指導管理，C105-3に規定する指導管理とC109に規定する指導管理，C107に規定する指導管理とC107-2に規定する指導管理又はC107-3に規定する指導管理，C107-2に規定する指導管理とC107-3に規定する指導管理，C108（3を除く）に規定する指導管理とC110に規定する指導管理，C108-4に規定する指導管理とC110に規定する指導管理及びC109に規定する指導管理とC114に規定する指導管理の組合せを除く）には，それぞれの保険医療機関において，本款各区分に掲げる在宅療養指導管理料を算定できるものとする。

（編注）在宅療養支援診療所・病院から紹介を受けた医療機関が，それまでと異なる在宅療養指導管理を行った場合，紹介月に限り，それぞれの医療機関で在宅療養指導管理料が算定可。ただし関連性の高い組合せを除く（p.412「参考」）。

4　入院中の患者に対して退院時に本款各区分に掲げる在宅療養指導管理料を算定すべき指導管理を行った場合においては，各区分の規定にかかわらず，当該退院の日に所定点数を算定できる。この場合において，当該退院した患者に対して行った指導管理（当該退院した日の属する月に行ったものに限る）の費用は算定しない。

→在宅療養指導管理料の一般的事項　摘要欄 p.1695

(1)　在宅療養指導管理料は，当該指導管理が必要かつ適切であると医師が判断した患者について，患者又は患者の看護に当たる者に対して，当該医師が療養上必要な事項について適正な注意及び指導を行った上で，当該患者の医学管理を十分に行い，かつ，各在宅療養の方法，注意点，緊急時の措置に関する指導等を行い，併せて必要かつ十分な量の衛生材料及び保険医療材料（以下この項において「衛生材料等」という）を支給した場合に算定する。
ただし，当該保険医療機関に来院した患者の看護者に対してのみ当該指導を行った場合には算定できない。
なお，衛生材料等の支給に当たっては，以下の(2)又は(3)の方法によることも可能である。
(2)　衛生材料又は保険医療材料の支給に当たっては，当該患者へ訪問看護を実施している訪問看護事業者から，訪問看護計画書（「訪問看護計画書等の記載要領等について」別紙様式1）により必要とされる衛生材料等の量について報告があった場合，医師は，その報告を基に療養上必要な量について判断の上，患者へ衛生材料等を支給する。
また，当該訪問看護事業者から，訪問看護報告書（「訪問看護計画書等の記載要領等について」別紙様式2）により衛生材料等の使用実績について報告があった場合は，医師は，その内容を確認した上で，衛生材料等の量の調整，種類の変更等の指導管理を行う。
(3)　また，医師は，(2)の訪問看護計画書等を基に衛生材料等を支給する際，保険薬局（当該患者に対して在宅患者訪問薬剤管理指導を行っており，地域支援体制加算又は在宅薬学総合体制加算の届出を行っているものに限る）に対して，必要な衛生材料等の提供を指示することができる。
(4)　在宅療養指導管理料は1月1回を限度として算定し，特に規定する場合を除き，同一の患者に対して同一月に指導管理を2回以上行った場合は，第1回の指導管理を行ったときに算定する。
(5)　2以上の保険医療機関が同一の患者について同一の在宅療養指導管理料を算定すべき指導管理を行っている場合には，特に規定する場合を除き，主たる指導管理を行っている保険医療機関において当該在宅療養指導管理料を算定する。
(6)　同一の保険医療機関において，2以上の指導管理を行っている場合は，主たる指導管理の所定点数を算定する。
(7)　「通則6」〔上記(6)〕について，15歳未満の人工呼吸器を装着している患者又は15歳未満から引き続き人工呼吸器を装着しており体重が20kg未満の患者に対して，A206在宅患者緊急入院診療加算に規定する在宅療養後方支援病院と連携している保険医療機関が，在宅療養後方支援病院と異なる在宅療養指導管理を行った場合には，それぞれの保険医療機関において在宅療養指導管理料を算定できる。なお，この場合は，それぞれの保険医療機関において算定している在宅療養指導管理料について，適切な情報交換を行い，重複した算定がないよう留意する。
(8)　入院中の患者に対して，退院時に退院後の在宅療養指導管理料を算定すべき指導管理を行った場合には，退院の日1回に限り，在宅療養指導管理料の所定点数を算定できる。この場合において，当該保険医療機関において当該退院月に外来，往診又は訪問診療にて行った指導管理の費用は算定できない。また，死亡退院の場合又は他の病院若しくは診療所へ入院するため転院した場合には算定できない。
(9)　退院した患者に対して，当該退院月に外来，往診又は訪問診療において在宅療養指導管理料を算定すべき指導管理を行った場合は，当該患者について当該保険医療機関において退院日に在宅療養指導管理料を算定していない場合に限り，在宅療養指導管理料を算定す

参考 在支診・在支病から紹介を受けた医療機関で紹介月に，紹介元の在支診・在支病と併算定できない組合せ（通則３）

C102	在宅自己腹膜灌流指導管理料	← →	C102-2	在宅血液透析指導管理料
C103	在宅酸素療法指導管理料	← →	C107	在宅人工呼吸指導管理料
			C107-2	在宅持続陽圧呼吸療法指導管理料
			C107-3	在宅ハイフローセラピー指導管理料
C104	在宅中心静脈栄養法指導管理料	← →	C105	在宅成分栄養経管栄養法指導管理料
			C105-2	在宅小児経管栄養法指導管理料
C105	在宅成分栄養経管栄養法指導管理料	← →	C105-2	在宅小児経管栄養法指導管理料
C105-2	在宅小児経管栄養法指導管理料	← →	C105-3	在宅半固形栄養経管栄養法指導管理料
			C109	在宅寝たきり患者処置指導管理料
C105-3	在宅半固形栄養経管栄養法指導管理料	← →	C109	在宅寝たきり患者処置指導管理料
C107	在宅人工呼吸指導管理料	← →	C107-2	在宅持続陽圧呼吸療法指導管理料
			C107-3	在宅ハイフローセラピー指導管理料
C107-2	在宅持続陽圧呼吸療法指導管理料	← →	C107-3	在宅ハイフローセラピー指導管理料
C108	在宅麻薬等注射指導管理料１・２	← →	C110	在宅自己疼痛管理指導管理料
C108-4	在宅悪性腫瘍患者共同指導管理料	← →	C110	在宅自己疼痛管理指導管理料
C109	在宅寝たきり患者処置指導管理料	← →	C114	在宅難治性皮膚疾患処置指導管理料

ることができる。ただし，退院日に在宅療養指導管理料を算定した保険医療機関以外の保険医療機関において在宅療養指導管理料を算定する場合においては，<u>診療報酬明細書</u>の摘要欄に当該算定理由を記載する。このため，在宅療養指導管理料を算定する場合は，患者に対し当該月の入院の有無を確認する。

(10) 在宅療養を実施する保険医療機関においては，緊急事態に対処できるよう施設の体制，患者の選定等に十分留意する。特に，入院施設を有しない診療所が在宅療養指導管理料を算定するに当たっては，緊急時に必要かつ密接な連携を取り得る入院施設を有する他の保険医療機関において，緊急入院ができる病床が常に確保されていることが必要である。

(11) 当該在宅療養を指示した根拠，指示事項（方法，注意点，緊急時の措置を含む），指導内容の要点を<u>診療録</u>に記載する。

(12) 保険医療機関が在宅療養指導管理料を算定する場合には，当該指導管理に要するアルコール等の消毒薬，衛生材料（脱脂綿，ガーゼ，絆創膏等），酸素，注射器，注射針，翼状針，カテーテル，膀胱洗浄用注射器，クレンメ等は，当該保険医療機関が提供する。なお，当該医療材料の費用は，別に診療報酬上の加算等として評価されている場合を除き所定点数に含まれ，別に算定できない。

(13) 関連学会より留意事項が示されている在宅療養については，指示，管理に当たってはこれらの事項を十分参考とする〔例：「がん緩和ケアに関するマニュアル」（厚生労働省・日本医師会監修）〕。　　　（令6保医発0305・4）（令6.7.11）

事務連絡 問１　第１款在宅療養指導管理料の通則２に「同一の患者に対して，（中略）在宅療養指導管理のうち２以上の指導管理を行っている場合は，主たる指導管理の所定点数のみにより算定する」とあるが，入院中に行う退院前在宅療養指導管理料も同月に算定できないのか。
答　退院前在宅療養指導管理料は入院中の患者に対して行うものであり，在宅における在宅療養指導管理料と同月に算定できる。　　　　　　　　　　　　　　　（平22.3.29）
問２　介護老人保健施設への入所が決まっている患者の退院時に酸素療法の指導を行った場合，C103在宅酸素療法指導管理料は算定できるか。
答　算定できない。介護老人保健施設の入所者に対してはそもそもC103在宅酸素療法指導管理料を算定できないため，退院時にC103在宅酸素療法指導管理料を算定すべき指導を行っても算定できない。在宅酸素療法指導管理料を含め，第２節第１款に掲げる在宅療養指導管理料が算定できない施設への入所が決まっている患者については，退院時に在宅療養指導管理料は算定できない。　　　　（平20.12.26）

参考 退院時の在宅療養指導管理
問１　退院時に在宅療養指導管理料を算定した場合，退院の日から１月以内であっても，翌月になれば在宅療養指導管理料を算定できるのか。
答　算定できる。
問２　退院時に入院医療機関が在宅療養指導管理料を算定し，退院月に当該入院医療機関以外のかかりつけ医師が在宅療養指導管理を行った場合，その費用は算定できるか。
答　算定できる。退院時に入院医療機関が在宅療養指導管理料を算定している場合でも，診療報酬明細書の摘要欄に算定理由を記載すれば，退院月に２つの医療機関で算定可。
問３　転院先医療機関で診療報酬明細書の摘要欄に算定理由を記載する際，どのような理由が想定されているのか。
答　特に定められていないが，入院医療機関と患者の自宅が離れている場合等が考えられる。　（平14.4.5 全国保険医団体連合会）

事務連絡 問１　主治医が，在宅医療に必要な衛生材料の提供を指示できる薬局は，当該患者に「在宅患者訪問薬剤管理指導」を行っている薬局とされているが，介護保険法に基づく「居宅療養管理指導」又は「居宅予防療養管理指導」を行っている場合についても同様と理解してよいか。
答　貴見のとおり。　　　　　　　　　　　（平26.3.31）
問２　在宅訪問薬剤管理指導を行っている患者については，医療機関からの指示に基づき薬局から当該患者に衛生材料を供給した場合，指示をした医療機関に当該材料に係る費用を請求でき，その価格については，薬局における購入価格を踏まえ，医療機関と薬局との相互の合議に委ねているが，特定保険医療材料ではない医療材料（例えば注射針）についても衛生材料と同様の取扱いと考えてよいか。
答　貴見のとおり。　　　　　　　　　　　（平26.7.10）

C100　退院前在宅療養指導管理料 前　120点
注１　入院中の患者が在宅療養に備えて一時的に外泊するに当たり，当該在宅療養に関する指導管理を行った場合に算定する。
　２　6歳未満の乳幼児に対して在宅療養に関する指導管理を行った場合には，乳幼児加算 乳幼 として，200点を所定点数に加算する。

→退院前在宅療養指導管理料　摘要欄 p.1692

(1) 入院中の患者に対して外泊時に退院後の在宅療養指導管理料を算定すべき指導管理を行った場合には，外泊の初日1回に限り退院前在宅療養指導管理料を算定する。
(2) 退院前在宅療養指導管理料を算定した同一月に他の在宅療養指導管理料を算定することができるが，退院前在宅療養指導管理料を算定した日には他の在宅療養指導管理料及び在宅療養指導管理材料加算は算定できない。
(3) 入院料の取扱い上は外泊とならない1泊2日の場合であっても，退院前在宅療養指導管理料の算定要件を満たせば当該指導管理料を算定することができる。
(4) 退院前在宅療養指導管理料を算定できるのは，あくまでも退院した場合であり，病状の悪化等により退院できなかった場合には算定できない。また，外泊後，帰院することなく転院した場合には算定できない。
(5) 「注2」に規定する乳幼児加算は，6歳未満の乳幼児に対して退院前在宅療養指導管理料を算定する場合に加算する。

（令6保医発0305・4）

C101　在宅自己注射指導管理料 注

1	複雑な場合	1,230点
2	1以外の場合	
イ	月27回以下の場合	650点
ロ	月28回以上の場合	750点

注1　別に厚生労働大臣が定める注射薬〔告示4別表第9，p.414〕の自己注射を行っている入院中の患者以外の患者に対して，自己注射に関する指導管理を行った場合に算定する。ただし，同一月にB001-2-12外来腫瘍化学療法診療料又は第6部の通則第6号に規定する外来化学療法加算を算定している患者については，当該管理料を算定できない。
2　初回の指導を行った日の属する月から起算して3月以内の期間に当該指導管理を行った場合には，**導入初期加算**として，3月を限度として，**580点**を所定点数に加算する。
3　処方の内容に変更があった場合には，注2の規定にかかわらず，当該指導を行った日の属する月から起算して1月を限度として，1回に限り**導入初期加算**を算定できる。
4　患者に対し，バイオ後続品に係る説明を行い，バイオ後続品を処方した場合には，**バイオ後続品導入初期加算** 在バイオ として，当該バイオ後続品の初回の処方日の属する月から起算して3月を限度として，**150点**を所定点数に加算する。
5　別に厚生労働大臣が定める施設基準〔告示4第4・6の2，p.1377〕に適合しているものとして地方厚生局長等に届け出た保険医療機関において，在宅自己注射指導管理料を算定すべき医学管理を情報通信機器を用いて行った場合 情注 は，1又は2のイ若しくはロの所定点数に代えて，それぞれ**1,070点**又は**566点**若しくは**653点**を算定する。

→在宅自己注射指導管理料　摘要欄 p.1692

(1) インターフェロンベータ製剤については，多発性硬化症に対して用いた場合に限り算定する。
(2) インターフェロンアルファ製剤については，C型慢性肝炎におけるウイルス血症の改善（血中HCV RNA量が高い場合を除く）を目的として単独投与に用いた場合，C型代償性肝硬変におけるウイルス血症の改善（セログループ1の血中HCV RNA量が高い場合を除く）を目的として単独投与に用いた場合，HBe抗原陽性でかつDNAポリメラーゼ陽性のB型慢性活動性肝炎のウイルス血症の改善を目的として単独投与に用いた場合及びHTLV-1関連脊髄症（HAM）に対して用いた場合に限り算定する。なお，ペグインターフェロンアルファ製剤（ロペグインターフェロンアルファ製剤について，真性多血症の治療を目的として皮下注射により用いた場合を除く）については算定できない。
（編注）インターフェロンアルファ製剤をB型・C型慢性肝炎等の患者に投与（自己注射）する場合は当区分によるが，多発性骨髄腫，慢性骨髄性白血病，ヘアリー細胞白血病，腎癌の患者に投与（自己注射）する場合は，C108-2在宅腫瘍化学療法注射指導管理料の対象となる。
(3) グリチルリチン酸モノアンモニウム・グリシン・L-システイン塩酸塩配合剤については，慢性肝疾患における肝機能異常の改善に対して用い，在宅自己注射での静脈内投与について十分な経験を有する患者であって，医師により必要な指導を受けた場合に限り算定する。
(4) 顆粒球コロニー形成刺激因子製剤については，再生不良性貧血及び先天性好中球減少症の患者に対して用いた場合に限り算定する。
(5) アドレナリン製剤については，蜂毒，食物及び毒物等に起因するアナフィラキシーの既往のある患者又はアナフィラキシーを発現する危険性の高い患者に対して，定量自動注射器を緊急補助的治療として用いた場合に限り算定する。
(6) 「1」複雑な場合については，間歇注入シリンジポンプを用いて在宅自己注射を行っている患者について，診察を行った上で，ポンプの状態，投与量等について確認・調整等を行った場合に算定する。この場合，プログラムの変更に係る費用は所定点数に含まれる。
(7) 在宅自己注射の導入前に，入院又は2回以上の外来，往診若しくは訪問診療により，医師による十分な教育期間をとり，十分な指導を行った場合に限り算定する。ただし，アドレナリン製剤については，この限りではない。また，指導内容を詳細に記載した文書を作成し患者に交付する。なお，第2節第1款の在宅療養指導管理料の「通則」の留意事項 (p.411) に従い，衛生材料等については，必要かつ十分な量を支給する。
(8) 「2」については，医師が当該月に在宅で実施するよう指示した注射の総回数に応じて所定点数を算定する。なお，この場合において，例えば月の途中にて予期せぬ入院等があり，やむを得ずあらかじめ指示した回数が在宅で実施されなかった場合であっても，当該指示回数に応じて算定することができる。ただし，予定入院等あらかじめ在宅で実施されないことが明らかな場合は，当該期間中の指示回数から実施回数を除して算定する。また，「2」はB001「7」難病外来指導管理料との併算定は可とする。
(9) 「注2」に規定する導入初期加算については，新たに在宅自己注射を導入した患者に対し，3月に限り，月1回に限り算定する。ただし，処方の内容に変更があった場合は，さらに1回に限り算定することができる。

⑽　「注3」に規定する「処方の内容に変更があった場合」とは，処方された特掲診療料の施設基準等の**別表第9**に掲げる注射薬に変更があった場合をいう。また，先発バイオ医薬品とバイオ後続品の変更を行った場合及びバイオ後続品から先発バイオ医薬品が同一であるバイオ後続品に変更した場合には算定できない。なお，過去1年以内に処方されたことがある特掲診療料の施設基準等の**別表第9**に掲げる注射薬に変更した場合は，算定できない。

⑾　「注4」に規定するバイオ後続品導入初期加算については，当該患者に対して，バイオ後続品の有効性や安全性等について説明した上で，バイオ後続品を処方した場合に，当該バイオ後続品の初回の処方日の属する月から起算して，3月に限り，月1回に限り算定する。「バイオ後続品を処方した場合」とは，バイオ後続品の一般的名称で処方した場合（例えば，「○○○○○○（遺伝子組換え）［●●●●●後続1］」と処方した場合をいう）又はバイオ後続品の販売名で処方した場合（例えば，「●●●●● BS注射液 含量 会社名」と処方した場合をいう）をいう。

⑿　「注2」及び「注3」に規定する導入初期加算並びに「注4」に規定するバイオ後続品導入初期加算は，対面診療を行った場合に限り，算定できる。

⒀　在宅自己注射指導管理料を算定している患者の外来受診時（緊急時に受診した場合を除く）に，当該在宅自己注射指導管理に係るG000皮内，皮下及び筋肉内注射，G001静脈内注射を行った場合の費用及び当該注射に使用した当該患者が在宅自己注射を行うに当たり医師が投与を行っている特掲診療料の施設基準等の**別表第9**（p.414）に掲げる注射薬の費用は算定できない。なお，緊急時に受診した場合の注射に係る費用を算定する場合は，診療報酬明細書の摘要欄に緊急時の受診である旨を記載する。

⒁　在宅自己注射指導管理料を算定している患者については，当該保険医療機関においてC001在宅患者訪問診療料（Ⅰ）又はC001-2在宅患者訪問診療料（Ⅱ）を算定する日に行ったG000皮内，皮下及び筋肉内注射，G001静脈内注射及びG004点滴注射の費用（薬剤及び特定保険医療材料に係る費用を含む）は算定できない。

（編注）在宅自己注射指導管理料と関係のない薬剤を注射した場合は，当該注射の手技料，薬剤料等は別に算定可。

⒂　同一月にB001-2-12外来腫瘍化学療法診療料又は第2章第6部の「通則6」に規定する外来化学療法加算を算定している患者の外来受診時に，当該加算に係る注射薬を用いて当該患者に対して自己注射に関する指導管理を行った場合については，当該管理料を算定できない。

⒃　トシリズマブ製剤については，皮下注射により用いた場合に限り算定する。

⒄　アバタセプト製剤については，皮下注射により用いた場合に限り算定する。

⒅　2以上の保険医療機関が同一の患者について，異なった疾患に対する当該指導管理を行っている場合には，いずれの保険医療機関においても，当該在宅療養指導管理料を算定できる。なお，この場合にあっては，相互の保険医療機関において処方されている注射薬等を把握する。

⒆　ヒドロコルチゾンコハク酸エステルナトリウム製剤については，急性副腎皮質機能不全（副腎クリーゼ）の既往のある患者又は急性副腎皮質機能不全（副腎クリーゼ）を発症する危険性の高い患者に対して，筋肉内注射により用いた場合に限り算定する。

⒇　「注5」に規定する情報通信機器を用いた医学指導管理については，オンライン指針に沿って診療を行った場合に算定する。

㉑　ベドリズマブ製剤については，皮下注射により用いた場合に限り算定する。

㉒　ミリキズマブ製剤については，皮下注射により用いた場合に限り算定する。

㉓　ベンラリズマブ製剤については，好酸球性多発血管炎性肉芽腫症の患者に対して用いた場合に限り算定する。

（令6保医発0305・4，0531・1，令7保医発0318・4）

●告示4　特掲診療料の施設基準等

別表第9　在宅自己注射指導管理料，間歇注入シリンジポンプ加算，持続血糖測定器加算及び注入器用注射針加算に規定する注射薬

インスリン製剤
性腺刺激ホルモン製剤
ヒト成長ホルモン剤
遺伝子組換え活性型血液凝固第Ⅶ因子製剤
遺伝子組換え型血液凝固第Ⅷ因子製剤
遺伝子組換え型血液凝固第Ⅸ因子製剤
乾燥濃縮人血液凝固第Ⅹ因子加活性化第Ⅶ因子製剤
乾燥人血液凝固第Ⅷ因子製剤
乾燥人血液凝固第Ⅸ因子製剤
顆粒球コロニー形成刺激因子製剤
性腺刺激ホルモン放出ホルモン剤
ソマトスタチンアナログ
ゴナドトロピン放出ホルモン誘導体
グルカゴン製剤
グルカゴン様ペプチド-1受容体アゴニスト
ヒトソマトメジンC製剤
インターフェロンアルファ製剤
インターフェロンベータ製剤
エタネルセプト製剤
ペグビソマント製剤
スマトリプタン製剤
グリチルリチン酸モノアンモニウム・グリシン・L-システイン塩酸塩配合剤
アダリムマブ製剤
テリパラチド製剤
アドレナリン製剤
ヘパリンカルシウム製剤
アポモルヒネ塩酸塩製剤
セルトリズマブペゴル製剤
トシリズマブ製剤
メトレレプチン製剤
アバタセプト製剤
pH4処理酸性人免疫グロブリン（皮下注射）製剤
アスホターゼ アルファ製剤
グラチラマー酢酸塩製剤
セクキヌマブ製剤
エボロクマブ製剤
ブロダルマブ製剤
アリロクマブ製剤
ベリムマブ製剤
イキセキズマブ製剤
ゴリムマブ製剤
エミシズマブ製剤
イカチバント製剤
サリルマブ製剤
デュピルマブ製剤
インスリン・グルカゴン様ペプチド-1受容体アゴニス

ト配合剤
ヒドロコルチゾンコハク酸エステルナトリウム製剤
遺伝子組換えヒトvon Willebrand因子製剤
ブロスマブ製剤
メポリズマブ製剤
オマリズマブ製剤
テデュグルチド製剤
サトラリズマブ製剤
ガルカネズマブ製剤
オファツムマブ製剤
ボソリチド製剤
エレヌマブ製剤
アバロパラチド酢酸塩製剤
カプラシズマブ製剤
乾燥濃縮人C1-インアクチベーター製剤
フレマネズマブ製剤
メトトレキサート製剤
チルゼパチド製剤
ビメキズマブ製剤
ホスレボドパ・ホスカルビドパ水和物配合剤
ペグバリアーゼ製剤
ラナデルマブ製剤
ネモリズマブ製剤
ペグセタコプラン製剤
ジルコプランナトリウム製剤
コンシズマブ製剤
テゼペルマブ製剤
オゾラリズマブ製剤
トラロキヌマブ製剤
エフガルチギモド アルファ・ボルヒアルロニダーゼ アルファ配合剤
ベドリズマブ製剤
ミリキズマブ製剤
乾燥濃縮人プロテインC製剤
メコバラミン製剤
ベンラリズマブ製剤
マルスタシマブ製剤
ロザノリキシズマブ製剤

事務連絡 在宅自己注射指導管理料

問1 在宅において緊急補助的治療として使用するためにアドレナリン製剤を処方された患者について，毎月，自己注射に関する指導管理を行った場合に，その都度，在宅自己注射指導管理料を算定することができるのか。
答 アドレナリン製剤を処方した際の在宅自己注射指導管理料については，医学的な必要性からアドレナリン製剤を処方し，処方と同時に自己注射に関する指導管理を行った場合に限り，算定することができる。　　　　　(平24.3.30)
問2 C101在宅自己注射指導管理料の導入初期加算を算定している3か月の間に，薬剤の種類を変更した場合は，導入初期加算を合計4か月間算定することができるのか。
答 3か月の間に限り算定する。　　　　　(平26.4.4)
問3 導入初期加算を行っている患者が保険医療機関を変更した場合はどのように取り扱うのか。
答 変更前の保険医療機関から通算して取り扱う。
問4 導入初期加算については，「新たに在宅自己注射を導入した患者に対し，3月の間月1回に限り算定する。ただし，処方の内容に変更があった場合は，さらに1回に限り算定することができる」となっているが，①さらに1回に限りとは，導入後3月の間に月2回算定する月があってもよいか。②あるいは，導入後4月目以降においても1回に限り算定可能ということか。
答 ①導入後3月の間に月2回は算定できない。
②導入後4月目以降でも1回に限り算定できる。(平26.4.10)

問5 数週間に1回の自己注射が必要な患者であっても，2回以上の外来等による教育期間が必要なのか。自己注射の間隔に応じた適切な教育期間では要件を満たさないのか。
答 注射の回数に関わらず，2回以上の外来等による教育期間をとり，指導を行う必要がある。　　　　　(平26.4.23，一部修正)
問6 在宅自己注射指導管理料を算定する患者が，緊急時に受診し，在宅自己注射指導管理に係る注射薬を投与した場合，G000皮内，皮下及び筋肉内注射，G001静脈内注射を行った場合の費用及び当該注射に使用した当該患者の在宅自己注射に当たり医師が投与した特掲診療料の施設基準等の**別表第9**に掲げる注射薬の費用は算定可能か。
答 算定可能。
問7 バイオ後続品導入初期加算について，バイオ後続品から先行バイオ医薬品が同一である別のバイオ後続品に変更した場合，再度算定可能か。
答 算定不可。　　　　　(令2.3.31)
（編注）関連する事務連絡をB001-2-12に掲載

参考 **問1** 在宅自己注射指導管理料は，指示した自己注射の回数で算定するのか。実施した回数で算定するのか。
答 指示回数により算定する。
問2 在宅自己注射指導管理と異なる在宅療養指導管理を2つ行い，在宅自己注射指導管理料を算定しなかった場合，導入初期加算は算定できるか。
答 算定できない。導入初期加算は在宅療養指導管理材料加算と異なり，在宅自己注射指導管理料の加算であり，在宅自己注射指導管理料を算定していない場合は算定不可。
問3 処方内容に変更があった場合，導入初期加算が再度算定できるが，どの様な場合が該当するか。
答 別表第9に掲げる注射薬に変更があった場合が該当する。
問4 処方内容の変更の度に，導入初期加算が算定できるか。
答 算定できる。処方内容の変更の都度，導入初期加算を算定できる。ただし，1年以内に使用した別表第9に掲げる注射薬に変更した場合には，算定できない。
問5 在宅自己注射指導管理料の材料加算である「間歇注入シリンジポンプ加算」は，2月に2回に限り算定できるが，
①1月に2回分の加算を算定する場合，前月分と合わせて2月とするのか，又は翌月分と合わせて2月とするのか。
②毎月診察している患者が入院のため当月に診察できず，翌月に患者が退院し診察を行った場合，間歇注入シリンジポンプ加算は前月分と合わせて2回分算定できるか。
③1月に2回分の加算を算定する場合，前月分又は翌月分いずれの月の分を算定したのかがわかるように，レセプトにその旨を記載する必要はあるのか。
答 ①患者が受診していない月の医学管理が適切に行われている場合には，いずれについても算定できる。
②算定できる。
③当月分に加え，前月分，翌月分のいずれかを算定したのか，レセプトの摘要欄に記載する。　　　(平27.4.1 全国保険医団体連合会)
問6 バイオ後続品導入初期加算と導入初期加算は同一月に併算定できるか。
答 併算定できる。　　　　　(令2.4.20 全国保険医団体連合会)
問7 不妊治療薬を使用する在宅自己注射指導管理料は，B001「33」生殖補助医療管理料と同月に併算定できるか。
答 算定できる。
問8 B001「33」生殖補助医療管理料を算定する医療機関が作成した治療計画に基づき，自院にて不妊治療で使用する注射薬剤を支給や自己注射の指導を行った場合，在宅自己注射指導管理料は算定できるか。
答 算定できる。B001「33」生殖補助医療管理料を算定する他院から情報提供により依頼を受け，自己注射の管理を自院が行う場合は算定できる。　(令5.4.16 全国保険医団体連合会)

C101-2　在宅小児低血糖症患者指導管理料
在小血糖　　　　　　　　　　　　　　　820点
注 12歳未満の小児低血糖症であって入院中の患者以外の患者に対して，重篤な低血糖の予

参考 在宅療養指導管理料と注射, 処置の併算定の可否

在宅療養指導管理料		算定できない項目
在宅 注射療法	C101 在宅自己注射指導管理料	①外来受診時（緊急時に受診した場合を除く）：当該指導管理に係る皮筋注, 静注の費用（当該注射薬剤の費用を含む） ②在宅患者訪問診療料算定日：皮筋注, 静注, 点滴注射（薬剤・材料の費用を含む） ③同一月：B001-2-12外来腫瘍化学療法診療料, 注射の部の外来化学療法加算
	C108 在宅麻薬等注射指導管理料 C108-2 在宅腫瘍化学療法注射指導管理料 C108-3 在宅強心剤持続投与指導管理料	①在宅患者訪問診療料算定日：皮筋注（C108-3は算定可）, 静注, 点滴注射, 中心静脈注射, 植込型カテーテルによる中心静脈注射の手技料, 注射薬, 特定保険医療材料の費用 ②外来受診時：当該指導管理に係る皮筋注（C108-3は算定可）, 静注, 点滴注射, 中心静脈注射, 植込型カテーテルによる中心静脈注射の手技料, 注射薬, 特定保険医療材料の費用 ③同一月（C108, C108-2のみ）：B001-2-12外来腫瘍化学療法診療料, 注射の部の外来化学療法加算, G003抗悪性腫瘍剤局所持続注入（薬剤の費用は算定可, 入院で行った場合は算定可）
	C104 在宅中心静脈栄養法指導管理料	①在宅患者訪問診療料算定日：静注, 点滴注射, 植込型カテーテルによる中心静脈注射（薬剤・材料の費用を含む） ②当管理料を算定する外来患者：中心静脈注射, 植込型カテーテルによる中心静脈注射
在宅 療養指導 泌尿器系	C106 在宅自己導尿指導管理料	当該指導管理料を算定する外来患者	導尿（尿道拡張を要するもの）, 膀胱洗浄, 後部尿道洗浄（ウルツマン）, 留置カテーテル設置（薬剤・材料の費用を含む）
	C102 在宅自己腹膜灌流指導管理料		①週2回目以降の人工腎臓（J038）又は腹膜灌流（J042）の「1 連続携行式腹膜灌流」（週1回はJ038又はJ042いずれか一方を算定可） ②他の医療機関における連続携行式腹膜灌流の所定点数
	C102-2 在宅血液透析指導管理料		週2回目以降の人工腎臓（J038）（週1回は算定可）
呼吸器系	C103 在宅酸素療法指導管理料		酸素吸入, 突発性難聴に対する酸素療法, 酸素テント, 間歇的陽圧吸入法, 体外式陰圧人工呼吸器治療, 喀痰吸引, 干渉低周波去痰器による喀痰排出, 鼻マスク式補助換気法（酸素代, 薬剤・材料の費用を含む）
	C107 在宅人工呼吸指導管理料		酸素吸入, 突発性難聴に対する酸素療法, 酸素テント, 間歇的陽圧吸入法, 体外式陰圧人工呼吸器治療, 喀痰吸引, 干渉低周波去痰器による喀痰排出, 鼻マスク式補助換気法, 人工呼吸（酸素代を除く）（薬剤・材料の費用を含む）
	C107-3 在宅ハイフローセラピー指導管理料		酸素吸入, 突発性難聴に対する酸素療法, 酸素テント, 間歇的陽圧吸入法, 体外式陰圧人工呼吸器治療, 喀痰吸引, 干渉低周波去痰器による喀痰排出, 鼻マスク式補助換気法, ハイフローセラピー（酸素代, 薬剤・材料の費用を含む）
	C112 在宅気管切開患者指導管理料		創傷処置（気管内ディスポーザブルカテーテル交換を含む）, 爪甲除去（麻酔を要しないもの）, 穿刺排膿後薬液注入, 喀痰吸引, 干渉低周波去痰器による喀痰排出
	C112-2 在宅喉頭摘出患者指導管理料		創傷処置（気管内ディスポーザブルカテーテル交換を含む）, 爪甲除去（麻酔を要しないもの）, 穿刺排膿後薬液注入, 喀痰吸引, 干渉低周波去痰器による喀痰排出
その他	C109 在宅寝たきり患者処置指導管理料		創傷処置, 爪甲除去（麻酔を要しないもの）, 穿刺排膿後薬液注入, 皮膚科軟膏処置, 留置カテーテル設置, 膀胱洗浄, 後部尿道洗浄（ウルツマン）, 導尿（尿道拡張を要するもの）, 鼻腔栄養, ストーマ処置, 喀痰吸引, 干渉低周波去痰器による喀痰排出, 介達牽引, 矯正固定, 変形機械矯正術, 消炎鎮痛等処置, 腰部又は胸部固定帯固定, 低出力レーザー照射, 肛門処置（薬剤・材料の費用を含む）
	C105 在宅成分栄養経管栄養法指導管理料 C105-2 在宅小児経管栄養法指導管理料 C105-3 在宅半固形栄養経管栄養法指導管理料		鼻腔栄養（当該指導管理料を算定する外来患者）

防のために適切な指導管理を行った場合に算定する。

→在宅小児低血糖症患者指導管理料

在宅小児低血糖症患者指導管理料は, 12歳未満の小児低血糖症の患者であって, 薬物療法, 経管栄養法若しくは手術療法を現に行っているもの又はそれらの終了後6月以内のものに対して, 患者及びその家族等に対して適切な療養指導を行った場合に算定する。〔令6保医発0305・4〕

C101-3 在宅妊娠糖尿病患者指導管理料
1 在宅妊娠糖尿病患者指導管理料1 [在妊糖1] 150点
2 在宅妊娠糖尿病患者指導管理料2 [在妊糖2] 150点

注1 1については, 妊娠中の糖尿病患者又は妊娠糖尿病の患者（別に厚生労働大臣が定める者〔告示4第4・6の2の2, p.1377〕に限る）であって入院中の患者以外の患者に対して, 周産期における合併症の軽減のために適切な指導管理を行った場合に算定する。

2 2については, 1を算定した入院中の患者以外の患者に対して, 分娩後も継続して血糖管理のために適切な指導管理を行った場合に, 当該分娩後12週の間, 1回に限り算定する。

→在宅妊娠糖尿病患者指導管理料　摘要欄 p.1692

(1) 在宅妊娠糖尿病患者指導管理料1は, 妊娠中の糖尿病患者又は妊娠糖尿病の患者であって, 下記の者のうち, 血糖自己測定値に基づく指導を行うため血糖測定器を現に使用している者に対して, 適切な療養指導を行った場合に算定する。

妊娠中の糖尿病患者又は妊娠糖尿病患者のうち, 以下のア又はイに該当する者

ア 以下のいずれかを満たす糖尿病である者（妊娠時に診断された明らかな糖尿病）
　(イ) 空腹時血糖値が126mg/dL以上
　(ロ) HbA1cがJDS値で6.1%以上（NGSP値で6.5%以上）
　(ハ) 随時血糖値が200mg/dL以上
　　(注) (ハ)の場合は, 空腹時血糖値又はHbA1cで確認する。
　(ニ) 糖尿病網膜症が存在する場合

イ　ハイリスクな妊娠糖尿病である者
　(イ)　HbA1cがJDS値で6.1％未満（NGSP値で6.5％未満）で75gOGTT２時間値が200mg/dL以上
　(ロ)　75gOGTTを行い，次に掲げる項目に２項目以上該当する場合又は非妊娠時のBMIが25以上であって，次に掲げる項目に１項目以上該当する場合
　　①　空腹時血糖値が92mg/dL以上
　　②　１時間値が180mg/dL以上
　　③　２時間値が153mg/dL以上
(2)　在宅妊娠糖尿病患者指導管理料２は，(1)に該当し，妊娠中に在宅妊娠糖尿病患者指導管理料１を算定した患者であって，引き続き分娩後における血糖管理を必要とするものについて，当該分娩後12週間以内に適切な療養指導を行った場合に，１回に限り算定する。

(令6保医発0305・4)

事務連絡 問１　在宅妊娠糖尿病患者指導管理料２について，「分娩後における血糖管理」とは，血糖測定器を使用して血糖自己測定を行う必要がある場合に限定されるか。
答　血糖自己測定の必要の有無は問わない。　(令2.3.31)
問２　在宅妊娠糖尿病患者指導管理料１及び２は，具体的にどのような場合に算定が可能か。
答　それぞれ以下の場合に算定可能。
○　在宅妊娠糖尿病患者指導管理料１については，妊娠中の糖尿病患者又は妊娠糖尿病の患者（別に厚生労働大臣が定める者に限る）であって入院中の患者以外の患者に対して，周産期における合併症の軽減のために適切な指導管理を行った場合に算定する。
○　在宅妊娠糖尿病患者指導管理料２については，１を算定した入院中の患者以外の患者に対して，分娩後も継続して血糖管理のために適切な指導管理を行った場合に，当該分娩後12週の間，１回に限り算定する。　(令5.8.30)

C102　在宅自己腹膜灌流指導管理料 [灌] 4,000点

注１　在宅自己連続携行式腹膜灌流を行っている入院中の患者以外の患者に対して，在宅自己連続携行式腹膜灌流に関する指導管理を行った場合に算定するものとし，頻回に指導管理を行う必要がある場合は，同一月内の２回目以降１回につき**2,000点**を月２回に限り算定する。
　２　当該指導管理を算定する同一月内にJ038人工腎臓又はJ042腹膜灌流の１を算定する場合は，注１に規定する２回目以降の費用は，算定しない。
　３　注１に規定する患者であって継続的に遠隔モニタリングを実施したものに対して当該指導管理を行った場合は，**遠隔モニタリング加算** [遠モニ] として，月１回に限り**115点**を所定点数に加算する。

→在宅自己腹膜灌流指導管理料　摘要欄 p.1692
(1)　「注１」の「頻回に指導管理を行う必要がある場合」とは，次のような患者について指導管理を行う場合をいう。
　ア　在宅自己連続携行式腹膜灌流の導入期にあるもの
　イ　糖尿病で血糖コントロールが困難であるもの
　ウ　腹膜炎の疑い，トンネル感染及び出口感染のあるもの
　エ　腹膜の透析効率及び除水効率が著しく低下しているもの
　オ　その他医師が特に必要と認めるもの
(2)　１か月に２回以上在宅自己腹膜灌流指導管理料を算定した場合は，**診療報酬明細書**の摘要欄に(1)のアからオまでの中から該当するものを明記する。
(3)　在宅自己腹膜灌流指導管理料を算定している患者（入院中の患者を除く）は週１回を限度として，J038人工腎臓又はJ042腹膜灌流の「１」の連続携行式腹膜灌流のいずれか一方を算定できる。なお，当該管理料を算定している患者に対して，他の医療機関において連続携行式腹膜灌流を行っても，当該所定点数は算定できない。また，当該管理料を算定している患者に対して，他の保険医療機関において人工腎臓を行った場合は，**診療報酬明細書**の摘要欄にJ038人工腎臓を算定している他の保険医療機関名及び他の保険医療機関での実施の必要性を記載する。
(4)　遠隔モニタリング加算は，以下の全てを実施する場合に算定する。
　ア　注液量，排液量，除水量，体重，血圧，体温等の状態について継続的なモニタリングを行う。
　イ　モニタリングの状況に応じて，適宜患者に来院を促す等の対応を行う。
　ウ　当該加算を算定する月にあっては，モニタリングにより得られた所見等及び行った指導管理の内容を**診療録**に記載する。
　エ　モニタリングの実施に当たっては，厚生労働省の定める「医療情報システムの安全管理に関するガイドライン」等に対応する。

(令6保医発0305・4)

事務連絡 問　在宅自己腹膜灌流指導管理料を算定している患者が週２回人工腎臓を行った場合，２回の手技は算定できないが，包括薬剤（エリスロポエチン・ダルベポエチン製剤等）は別に算定してよいか。
答　薬剤費は別途算定できる。ただし，週2回人工腎臓を行った場合については，１回目の「手技料」を「4」の「その他の場合」で算定する。なお，この場合，在宅自己腹膜灌流指導管理料の「注１」に規定する２回目以降の費用は算定しない。　(平22.3.29，一部修正)

C102-2　在宅血液透析指導管理料 [在透]
10,000点

注１　別に厚生労働大臣が定める施設基準〔告示4第4・6の3，p.1377〕に適合しているものとして地方厚生局長等に届け出た保険医療機関において，在宅血液透析を行っている入院中の患者以外の患者に対して在宅血液透析に関する指導管理を行った場合に算定するものとし，頻回に指導管理を行う必要がある場合には，当該指導管理料を最初に算定した日から起算して２月までの間は，同一月内の２回目以降１回につき**2,000点**を月２回に限り算定する。
　２　当該指導管理を算定する同一月内にJ038人工腎臓を算定する場合は，注１に規定する２回目以降の費用は，算定しない。
　３　注１に規定する患者であって継続的に遠隔モニタリングを実施したものに対して当該指導管理を行った場合は，**遠隔モニタリング加算**として，月１回に限り**115点**を所定点数に加算する。

→在宅血液透析指導管理料　摘要欄 p.1692
(1)　在宅血液透析とは，維持血液透析を必要とし，かつ，安定した病状にあるものについて，在宅において実施する血液透析療法をいう。
(2)　導入時に頻回の指導を行う必要がある場合とは，当該患者が初めて在宅血液透析を行う場合であり，保険

医療機関の変更によるものは含まれない。
(3) 「注1」の「頻回に指導管理を行う必要がある場合」とは，次のような患者について指導管理を行う場合をいう。
　ア　在宅血液透析の導入期にあるもの
　イ　合併症の管理が必要なもの
　ウ　その他医師が特に必要と認めるもの
(4) 在宅血液透析指導管理料を算定している患者は，週1回を限度として，J038人工腎臓を算定できる。
(5) 日本透析医会が作成した「在宅血液透析管理マニュアル」に基づいて患者及び介助者が医療機関において十分な教育を受け，文書において在宅血液透析に係る説明及び同意を受けた上で，在宅血液透析が実施されている。また，当該マニュアルに基づいて在宅血液透析に関する指導管理を行う。
(6) 遠隔モニタリング加算は，以下の全てを実施する場合に算定する。
　ア　注液量，排液量，除水量，体重，血圧，体温等の状態について継続的なモニタリングを行う。
　イ　モニタリングの状況に応じて，適宜患者に来院を促す等の対応を行う。
　ウ　当該加算を算定する月にあっては，モニタリングにより得られた所見等及び行った指導管理の内容を**診療録**に記載する。
　エ　モニタリングの実施に当たっては，厚生労働省の定める「医療情報システムの安全管理に関するガイドライン」等に対応する。
　　　　　　　　　　　　　　　　　　　（令6保医発0305・4）

C103　在宅酸素療法指導管理料　[酸]
　1　チアノーゼ型先天性心疾患の場合　　520点
　2　その他の場合　　　　　　　　　　2,400点
注1　在宅酸素療法を行っている入院中の患者以外の患者に対して，在宅酸素療法に関する指導管理を行った場合に算定する。
　2　別に**厚生労働大臣が定める施設基準**〔告示4第4・6の3の2，p.1378〕に適合しているものとして地方厚生局長等に届け出た保険医療機関において，2を算定する患者について，前回受診月の翌月から今回受診月の前月までの期間，遠隔モニタリングを用いて療養上必要な指導を行った場合は，**遠隔モニタリング加算** [遠モ二] として，150点に当該期間の月数(当該指導を行った月に限り，2月を限度とする)を乗じて得た点数を，所定点数に加算する。

→在宅酸素療法指導管理料　　　摘要欄 p.1693

(1) チアノーゼ型先天性心疾患に対する在宅酸素療法とは，ファロー四徴症，大血管転位症，三尖弁閉鎖症，総動脈幹症，単心室症などのチアノーゼ型先天性心疾患患者のうち，発作的に低酸素又は無酸素状態になる患者について，発作時に在宅で行われる救命的な酸素吸入療法をいう。
　この場合において使用される酸素は，小型酸素ボンベ(500L以下)又はクロレート・キャンドル型酸素発生器によって供給される。
(2) 保険医療機関が，チアノーゼ型先天性心疾患の患者について在宅酸素療法指導管理料を算定する場合には，これに使用する小型酸素ボンベ又はクロレート・キャンドル型酸素発生器は当該保険医療機関が患者に提供する。
(3) 「その他の場合」に該当する在宅酸素療法とは，諸種の原因による高度慢性呼吸不全例，肺高血圧症の患者，慢性心不全の患者のうち，安定した病態にある退院患者及び手術待機の患者又は重度の群発頭痛の患者について，在宅で患者自らが酸素吸入を実施するものをいう。
(4) 「その他の場合」の対象となる患者は，高度慢性呼吸不全例のうち，在宅酸素療法導入時に動脈血酸素分圧55mmHg以下の者及び動脈血酸素分圧60mmHg以下で睡眠時又は運動負荷時に著しい低酸素血症を来す者であって，医師が在宅酸素療法を必要であると認めたもの，慢性心不全患者のうち，医師の診断により，NYHAⅢ度以上であると認められ，睡眠時のチェーンストークス呼吸がみられ，無呼吸低呼吸指数(1時間当たりの無呼吸数及び低呼吸数をいう)が20以上であることが睡眠ポリグラフィー上確認されている症例及び関連学会の診断基準により群発頭痛と診断されている患者のうち，群発期間中の患者であって，1日平均1回以上の頭痛発作を認めるものとする。この場合，適応患者の判定に経皮的動脈血酸素飽和度測定器による酸素飽和度を用いることができる。
　ただし，経皮的動脈血酸素飽和度測定器，D223経皮的動脈血酸素飽和度測定及びD223-2終夜経皮的動脈血酸素飽和度測定の費用は所定点数に含まれており別に算定できない。
(5) 在宅酸素療法指導管理料の算定に当たっては，動脈血酸素分圧の測定を月1回程度実施し，その結果について**診療報酬明細書**に記載する。この場合，適応患者の判定に経皮的動脈血酸素飽和度測定器による酸素飽和度を用いることができる。ただし，経皮的動脈血酸素飽和度測定器，経皮的動脈血酸素飽和度測定及び終夜経皮的動脈血酸素飽和度測定の費用は所定点数に含まれており別に算定できない。
(6) 在宅酸素療法を指示した医師は，在宅酸素療法のための酸素投与方法(使用機器，ガス流量，吸入時間等)，緊急時連絡方法等を装置に掲示すると同時に，夜間も含めた緊急時の対処法について，患者に説明を行う。
(7) 在宅酸素療法を実施する保険医療機関又は緊急時に入院するための施設は，次の機械及び器具を備えなければならない。
　ア　酸素吸入設備
　イ　気管内挿管又は気管切開の器具
　ウ　レスピレーター
　エ　気道内分泌物吸引装置
　オ　動脈血ガス分析装置(常時実施できる状態であるもの)
　カ　スパイロメトリー用装置(常時実施できる状態であるもの)
　キ　胸部エックス線撮影装置(常時実施できる状態であるもの)
(8) 在宅酸素療法指導管理料を算定している患者(入院中の患者を除く)については，J024酸素吸入，J024-2突発性難聴に対する酸素療法，J025酸素テント，J026間歇的陽圧吸入法，J026-3体外式陰圧人工呼吸器治療，J018喀痰吸引，J018-3干渉低周波去痰器による喀痰排出及びJ026-2鼻マスク式補助換気法(これらに係る酸素代も含む)の費用(薬剤及び特定保険医療材料に係る費用を含む)は算定できない。
(9) 遠隔モニタリング加算は，以下の全てを実施する場合に算定する。
　ア　「その他の場合」の対象で，かつ，日本呼吸器学会「COPD(慢性閉塞性肺疾患)診断と治療のためのガイドライン」の病期分類でⅢ期以上の状態とな

る入院中の患者以外の患者について，前回受診月の翌月から今回受診月の前月までの期間，情報通信機器を活用して，脈拍，酸素飽和度，機器の使用時間及び酸素流量等の状態について定期的にモニタリングを行った上で，状況に応じ，療養上必要な指導を行った場合に，2月を限度として来院時に算定することができる。

イ　患者の同意を得た上で，対面による診療とモニタリングを組み合わせた診療計画を作成する。当該計画の中には，患者の急変時における対応等も記載し，当該計画に沿ってモニタリングを行った上で，状況に応じて適宜患者に来院を促す等の対応を行う。なお，当該モニタリングの開始に当たっては，患者やその家族等に対し，情報通信機器の基本的な操作や緊急時の対応について十分に説明する。

ウ　当該加算を算定する月にあっては，モニタリングにより得られた臨床所見等及び行った指導内容を<u>診療録</u>に記載する。

エ　療養上必要な指導はビデオ通話が可能な情報通信機器を用いて，オンライン指針に沿って行う。なお，当該診療に関する費用は当該加算の所定点数に含まれる。
（令6保医発0305・4）

事務連絡　在宅酸素療法指導管理料

問1　慢性心不全の患者に，夜間の呼吸状態の悪化を経皮的動脈血酸素飽和度測定で確認した場合は算定できるか。

答　算定要件を満たすことを終夜睡眠ポリグラフィー上確認することが必要である。
（平16.3.30，一部修正）

問2　介護老人保健施設への入所が決まっている患者の退院時に酸素療法の指導を行った場合，C103在宅酸素療法指導管理料は算定できるか。

答　算定できない。介護老人保健施設の入所者に対してはそもそもC103在宅酸素療法指導管理料を算定できないため，退院時にC103在宅酸素療法指導管理料を算定すべき指導を行っても算定できない。なお，在宅酸素療法指導管理料を含め，第2節第1款に掲げる在宅療養指導管理料が算定できない施設への入所が決まっている患者については，退院時に在宅療養指導管理料は算定できない。
（平20.12.26）

問3　遠隔モニタリング加算について，モニタリングを行った結果，その時点で急を要する指導事項がなく，療養上の指導を行わなかった場合にも算定できるか。

答　遠隔モニタリング加算は，予め作成した診療計画に沿って，モニタリングにより得られた臨床所見に応じて，療養上の指導等を行った場合の評価であり，モニタリングを行っても，療養上の指導を行わなかった場合は，算定できない。

問4　C103在宅酸素療法指導管理料及びC107-2在宅持続陽圧呼吸療法指導管理料の遠隔モニタリング加算について，モニタリング及び指導に用いたシステムの利用料は別途徴収できるか。

答　別途徴収できない。
（平30.7.10，一部修正）

問5　遠隔モニタリング加算について，「療養上必要な指導を行った場合」とあるが，ビデオ等のリアルタイムの視覚情報を含まない，電話等の情報通信機器を用いて指導が完結した場合も含まれるか。

答　遠隔モニタリング加算については，予め作成した診療計画に沿って，モニタリングにより得られた臨床所見に応じて，療養上の指導等を行った場合の評価であり，この場合の療養上の指導は，厚生労働省の定める情報通信機器を用いた診療に係る指針に沿って，原則として，リアルタイムでの画像を介したコミュニケーションが可能な情報通信機器を用いたものであること。ただし，このような診療計画に沿ったモニタリング及び指導を行う場合であって，患者から事前に合意を得ている場合に限り，当該指導をリアルタイムの視覚情報を含まない電話等の情報通信機器を用いて行っても差し支えないものとする。
（平30.10.9，一部修正）

問6　遠隔モニタリング加算について，遠隔モニタリングを用いて療養上必要な指導を行った場合，情報通信機器を用いた診療に係る基本診療料は別に算定できるか。

答　当該診療に係る基本診療料については，遠隔モニタリング加算に包括されており，別に算定できない。
（令4.3.31）

参考　問1　在宅酸素療法指導管理料を算定している患者に対して行ったD223経皮的動脈血酸素飽和度測定，D223-2終夜経皮的動脈血酸素飽和度測定の費用は算定できないが，D007「36」血液ガス分析は算定できるか。

答　算定できる。

問2　「動脈血酸素分圧の測定を月1回程度実施し，その結果について診療報酬明細書に記載する」とされているが，測定する際に酸素吸入器を外すと危険となる患者の場合，酸素吸入を行ったままの測定結果の記載でよいか。

答　酸素吸入を行ったままの測定結果の記載でよい。
（平16.4.4　全国保険医団体連合会）

C104　在宅中心静脈栄養法指導管理料　中
3,000点

注　在宅中心静脈栄養法を行っている入院中の患者以外の患者に対して，在宅中心静脈栄養法に関する指導管理を行った場合に算定する。

→在宅中心静脈栄養法指導管理料　摘要欄 p.1693

(1)　在宅中心静脈栄養法とは，諸種の原因による腸管大量切除例又は腸管機能不全例等のうち，安定した病態にある患者について，在宅での療養を行っている患者自らが実施する栄養法をいう。

(2)　対象となる患者は，原因疾患の如何にかかわらず，中心静脈栄養以外に栄養維持が困難な者で，当該療法を行うことが必要であると医師が認めた者とする。

(3)　在宅中心静脈栄養法指導管理料を算定している患者（入院中の患者を除く）については，G005中心静脈注射及びG006植込型カテーテルによる中心静脈注射の費用は算定できない。

(4)　在宅中心静脈栄養法指導管理料を算定している患者については，当該保険医療機関においてC001在宅患者訪問診療料（I）又はC001-2在宅患者訪問診療料（II）を算定する日に行ったG001静脈内注射，G004点滴注射及びG006植込型カテーテルによる中心静脈注射の費用（薬剤及び特定保険医療材料に係る費用を含む）は算定できない。
（令6保医発0305・4）

参考　当該指導管理に係る薬剤以外の薬剤については算定できる。
（平20.4.5　全国保険医団体連合会）

（編注）中心静脈注射用植込型カテーテル設置は，K618の所定点数による。

C105　在宅成分栄養経管栄養法指導管理料　経
2,500点

注　在宅成分栄養経管栄養法を行っている入院中の患者以外の患者に対して，在宅成分栄養経管栄養法に関する指導管理を行った場合に算定する。

→在宅成分栄養経管栄養法指導管理料　摘要欄 p.1693

(1)　在宅成分栄養経管栄養法とは，諸種の原因によって経口摂取ができない患者又は経口摂取が著しく困難な患者について，在宅での療養を行っている患者自らが実施する栄養法をいう。このうち在宅成分栄養経管栄養法指導管理料算定の対象となるのは，栄養維持のために主として栄養素の成分の明らかなもの（アミノ酸，ジペプチド又はトリペプチドを主なタンパク源とし，未消化態タンパクを含まないもの。以下同じ）を用いた場合のみであり，栄養維持のために主として単なる流動食（栄養素の成分の明らかなもの以外のもの）を

用いており，栄養素の成分の明らかなものを一部用いているだけの場合や単なる流動食について鼻腔栄養を行った場合等は該当しない。
(2) 対象となる患者は，原因疾患の如何にかかわらず，在宅成分栄養経管栄養法以外に栄養の維持が困難な者で，当該療法を行うことが必要であると医師が認めた者とする。
(3) 在宅成分栄養経管栄養法指導管理料を算定している患者（入院中の患者を除く）については，J 120鼻腔栄養の費用は算定できない。 （令6保医発0305・4）
(編注) 要件を満たす人工栄養剤（商品）は，エレンタール，エレンタールP，ツインラインNF等。

C 105-2 在宅小児経管栄養法指導管理料
小経 1,050点
注 在宅小児経管栄養法を行っている入院中の患者以外の患者（別に厚生労働大臣が定める者〔告示④第4・6の4，p.1378〕に限る）に対して，在宅小児経管栄養法に関する指導管理を行った場合に算定する。

(編注)「成分栄養経管栄養法」（年齢制限なし）はC 105で算定し，C 105の要件を満たさない経管栄養法を行う15歳未満の小児患者等の場合に本管理料を算定する。

→在宅小児経管栄養法指導管理料　摘要欄 p.1693
(1) 在宅小児経管栄養法とは，諸種の原因によって経口摂取が著しく困難な15歳未満の患者又は15歳以上の患者であって経口摂取が著しく困難である状態が15歳未満から継続しているもの（体重が20kg未満である場合に限る）について，在宅での療養を行っている患者自らが実施する栄養法をいう。
(2) 対象となる患者は，原因疾患の如何にかかわらず，在宅小児経管栄養法以外に栄養の維持が困難な者で，当該療法を行うことが必要であると医師が認めた者とする。
(3) 在宅小児経管栄養法指導管理料を算定している患者（入院中の患者を除く）については，J 120鼻腔栄養の費用は算定できない。 （令6保医発0305・4）

C 105-3 在宅半固形栄養経管栄養法指導管理料
半固形 2,500点
注 在宅半固形栄養経管栄養法を行っている入院中の患者以外の患者（別に厚生労働大臣が定める者〔告示④第4・6の4の2，p.1378〕に限る）に対して，在宅半固形栄養経管栄養法に関する指導管理を行った場合に，最初に算定した日から起算して1年を限度として算定する。

→在宅半固形栄養経管栄養法指導管理料　摘要欄 p.1693
(1) 在宅半固形栄養経管栄養法とは，諸種の原因によって経口摂取が著しく困難な患者であって栄養管理を目的として胃瘻を造設しているものについて，在宅での療養を行っている患者自らが実施する栄養法をいう。このうち在宅半固形栄養経管栄養法指導管理料算定の対象となるのは，栄養維持のために，主として，使用薬剤の薬価（薬価基準）（平成20年厚生労働省告示第60号。以下「薬価基準」という）に収載されている高カロリー薬又は薬価基準に収載されていない流動食（市販されているものに限る。以下この区分において同じ）であって，投与時間の短縮が可能な形状にあらかじめ調整された半固形状のもの（以下「半固形栄養剤等」という）を用いた場合のみであり，主として，単なる液体状の栄養剤，半固形栄養剤等以外のものを用いた場合は該当しない。ただし，半固形栄養剤等のうち，薬価基準に収載されていない流動食を使用する場合にあっては，入院中の患者に対して退院時に当該指導管理を行っている必要がある。
(2) 対象となる患者は，原因疾患の如何にかかわらず，在宅半固形栄養経管栄養法により，単なる液体状の栄養剤等を用いた場合に比べて投与時間の短縮が可能な者で，経口摂取の回復に向けて当該療法を行うことが必要であると医師が認めた者とする。
(3) 在宅半固形栄養経管栄養法指導管理料を算定している患者については，経口摂取の回復に向けた指導管理（口腔衛生管理に係るものを含む）を併せて行う。なお，経口摂取の回復に向けた指導管理は，胃瘻造設術を実施した保険医療機関から提供された情報（嚥下機能評価の結果，嚥下機能訓練等の必要性や実施すべき内容，嚥下機能の観点から適切と考えられる食事形態や量の情報等を含む嚥下調整食の内容等）も利用して行う。
(4) 在宅半固形栄養経管栄養法指導管理料を算定している患者（入院中の患者を除く）については，J 120鼻腔栄養の費用は算定できない。 （令6保医発0305・4）

(編注) 栄養管セットを使用した場合は，C 162在宅経管栄養法用栄養管セット加算の対象となる。なお，「半固形栄養」は通常の食塊に近い形状のため，胃が本来有する貯留能や排泄能が発揮され，短時間の注入が可能とされる。

事務連絡 問 C 105-3在宅半固形栄養経管栄養法指導管理料について，「胃瘻により体内に投与後，胃液等により液体状から半固形状に変化する栄養剤等」及び「市販時に液体状の栄養剤等を半固形化させるものを加え，半固形状に調整した栄養剤等」は，算定の対象となる薬価基準に収載されていない流動食に該当するか。
答 半固形栄養剤等を在宅での療養を行っている患者自らが安全に使用する観点から，いずれも該当しない。 （平30.7.10）

C 106 在宅自己導尿指導管理料 **尿** 1,400点
注1 在宅自己導尿を行っている入院中の患者以外の患者に対して，在宅自己導尿に関する指導管理を行った場合に算定する。
2 カテーテルの費用は，第2款（編注：在宅療養指導管理材料加算）に定める所定点数により算定する。

→在宅自己導尿指導管理料　摘要欄 p.1693
(1) 在宅自己導尿とは，諸種の原因により自然排尿が困難な患者について，在宅での療養を行っている患者自らが実施する排尿法をいう。
(2) 対象となる患者は，下記の患者のうち，残尿を伴う排尿困難を有する者であって在宅自己導尿を行うことが必要と医師が認めた者とする。
ア 諸種の原因による神経因性膀胱
イ 下部尿路通過障害（前立腺肥大症，前立腺癌，膀胱頸部硬化症，尿道狭窄等）
ウ 腸管を利用した尿リザーバー造設術の術後
(3) 在宅自己導尿指導管理料を算定している患者（入院中の患者を除く）については，J 064導尿（尿道拡張を要するもの），J 060膀胱洗浄，J 060-2後部尿道洗浄（ウルツマン）及びJ 063留置カテーテル設置の費用（薬剤及び特定保険医療材料に係る費用を含む）は算定できない。 （令6保医発0305・4）

C 107 在宅人工呼吸指導管理料 **人** 2,800点
注 在宅人工呼吸を行っている入院中の患者以外の患者に対して，在宅人工呼吸に関する指導管理を行った場合に算定する。

→在宅人工呼吸指導管理料
(1) 在宅人工呼吸とは，長期にわたり持続的に人工呼吸に依存せざるを得ず，かつ，安定した病状にあるものについて，在宅において実施する人工呼吸療法をいう。
(2) 次のいずれも満たす場合に，当該指導管理料を算定する。
　ア　患者が使用する装置の保守・管理を十分に行う（委託の場合を含む）。
　イ　装置に必要な保守・管理の内容を患者に説明する。
　ウ　夜間・緊急時の対応等を患者に説明する。
　エ　その他，療養上必要な指導管理を行う。
(3) 対象となる患者は，病状が安定し，在宅での人工呼吸療法を行うことが適当と医師が認めた者とする。なお，睡眠時無呼吸症候群の患者〔Adaptive Servo Ventilation（ASV）を使用する者を含む〕は対象とならない。
(4) 在宅人工呼吸療法を実施する保険医療機関又は緊急時に入院するための施設は，次の機械及び器具を備えなければならない。
　ア　酸素吸入設備
　イ　気管内挿管又は気管切開の器具
　ウ　レスピレーター
　エ　気道内分泌物吸引装置
　オ　動脈血ガス分析装置（常時実施できる状態であるもの）
　カ　胸部エックス線撮影装置（常時実施できる状態であるもの）
(5) 人工呼吸装置は患者に貸与し，装置に必要な回路部品その他の附属品等に係る費用は所定点数に含まれ，別に算定できない。
(6) 在宅人工呼吸指導管理料を算定している患者（入院中の患者を除く）については，J 024酸素吸入，J 024-2突発性難聴に対する酸素療法，J 025酸素テント，J 026間歇的陽圧吸入法，J 026-3体外式陰圧人工呼吸器治療，J 018喀痰吸引，J 018-3干渉低周波去痰器による喀痰排出，J 026-2鼻マスク式補助換気法及びJ 045人工呼吸の費用（これらに係る酸素代を除き，薬剤及び特定保険医療材料に係る費用を含む）は算定できない。
(7) 指導管理の内容について，**診療録**に記載する。
(8) 脊髄損傷又は中枢性低換気症候群の患者に対して，呼吸補助を行うことを目的として横隔神経電気刺激装置を使用する場合には，関連学会の定める適正使用指針を遵守して指導管理を行う。
　　　　　　　　　　　　　　　　　　（令6保医発0305・4）
（編注）在宅人工呼吸を行っている神経筋疾患等の患者に対し，排痰補助装置を使用させた場合は，C 170排痰補助装置加算が算定できる。

C 107-2　在宅持続陽圧呼吸療法指導管理料
1　在宅持続陽圧呼吸療法指導管理料1
　[持呼1]　　　　　　　　　　　　　　　　2,250点
2　在宅持続陽圧呼吸療法指導管理料2
　[持呼2]　　　　　　　　　　　　　　　　250点
注1　在宅持続陽圧呼吸療法を行っている入院中の患者以外の患者に対して，在宅持続陽圧呼吸療法に関する指導管理を行った場合に算定する。
　2　別に**厚生労働大臣が定める施設基準**〔告示４第4・6の4の3(1)，p.1378〕に適合しているものとして地方厚生局長等に届け出た保険医療機関において，2を算定し，CPAPを用いている患者について，前回受診月の翌月から今回受診月の前月までの期間，遠隔モニタリングを用いて療養上必要な管理を行った場合は，**遠隔モニタリング加算**[遠モニ]として，150点に当該期間の月数（当該管理を行った月に限り，2月を限度とする）を乗じて得た点数を，所定点数に加算する。
　3　別に厚生労働大臣が定める施設基準〔告示４第4・6の4の3(2)，p.1378〕に適合しているものとして地方厚生局長等に届け出た保険医療機関において，**在宅持続陽圧呼吸療法指導管理料2を算定すべき指導管理を情報通信機器を用いて行った場合**[持呼情]は，2の所定点数に代えて，218点を算定する。

【2024年改定による主な変更点】在宅持続陽圧呼吸療法指導管理料2に，情報通信機器を用いた場合の点数が新設された。

→在宅持続陽圧呼吸療法指導管理料　　[摘要欄] p.1693
(1) 在宅持続陽圧呼吸療法とは，睡眠時無呼吸症候群又は慢性心不全である患者について，在宅において実施する呼吸療法をいう。
(2) 在宅持続陽圧呼吸療法指導管理料1の対象となる患者は，以下の全ての基準に該当する患者とする。
　ア　慢性心不全患者のうち，医師の診断により，NYHAⅢ度以上であると認められ，睡眠時にチェーンストークス呼吸がみられ，無呼吸低呼吸指数が20以上であることが睡眠ポリグラフィー上確認されているもの
　イ　持続陽圧呼吸（CPAP）療法を実施したにもかかわらず，無呼吸低呼吸指数が15以下にならない者に対してASV療法を実施したもの
(3) 在宅持続陽圧呼吸療法指導管理料2の対象となる患者は，以下のアからウまでのいずれかの基準に該当する患者とする。
　ア　慢性心不全患者のうち，医師の診断により，NYHAⅢ度以上であると認められ，睡眠時にチェーンストークス呼吸がみられ，無呼吸低呼吸指数が20以上であることが睡眠ポリグラフィー上確認されているもので，在宅持続陽圧呼吸療法指導管理料1の対象患者以外にASV療法を実施した場合
　イ　心不全である者のうち，日本循環器学会・日本心不全学会によるASV適正使用に関するステートメントに留意した上で，ASV療法を継続せざるを得ない場合
　ウ　以下の(イ)から(ハ)までの全ての基準に該当する患者。ただし，無呼吸低呼吸指数が40以上である患者については，(ロ)の要件を満たせば対象患者となる。
　　(イ)　無呼吸低呼吸指数（1時間当たりの無呼吸数及び低呼吸数をいう）が20以上
　　(ロ)　日中の傾眠，起床時の頭痛などの自覚症状が強く，日常生活に支障を来している症例
　　(ハ)　睡眠ポリグラフィー上，頻回の睡眠時無呼吸が原因で，睡眠の分断化，深睡眠が著しく減少又は欠如し，持続陽圧呼吸療法により睡眠ポリグラフィー上，睡眠の分断が消失，深睡眠が出現し，睡眠段階が正常化する症例
(4) 在宅持続陽圧呼吸療法指導管理料については，当該治療の開始後最長2か月間の治療状況を評価し，当該療法の継続が可能であると認められる症例についてのみ，引き続き算定の対象とする。
(5) 保険医療機関が在宅持続陽圧呼吸療法指導管理料を

算定する場合には，持続陽圧呼吸療法装置は当該保険医療機関が患者に貸与する。
(6) 遠隔モニタリング加算は，以下の全てを実施する場合に算定する。
　ア　在宅持続陽圧呼吸療法指導管理料2の対象で，かつ，CPAP療法を実施している入院中の患者以外の患者について，前回受診月の翌月から今回受診月の前月までの期間，使用時間等の着用状況，無呼吸低呼吸指数等がモニタリング可能な情報通信機器を活用して，定期的なモニタリングを行った上で，状況に応じ，療養上必要な指導を行った場合又は患者の状態を踏まえた療養方針について診療録に記載した場合に，2月を限度として来院時に算定することができる。
　イ　患者の同意を得た上で，対面による診療とモニタリングを組み合わせた診療計画を作成する。当該計画の中には，患者の急変時における対応等も記載し，当該計画に沿ってモニタリングを行った上で，状況に応じて適宜患者に来院を促す等の対応を行う。
　ウ　当該加算を算定する月にあっては，モニタリングにより得られた臨床所見等を診療録に記載しており，また，必要な指導を行った際には，当該指導内容を診療録に記載している。
　エ　療養上必要な指導は電話又はビデオ通話が可能な情報通信機器を用いて行う。情報通信機器を用いて行う場合は，オンライン指針に沿って行う。なお，当該診療に関する費用は当該加算の所定点数に含まれる。
(7)　「注3」に規定する情報通信機器を用いた指導管理については，在宅持続陽圧呼吸療法指導管理料2の対象となる患者のうち(3)のウの要件に該当する患者，かつ，CPAP療法を実施している閉塞性無呼吸症候群の診断が得られている入院中の患者以外の患者について，オンライン指針に沿って診療を行った場合に算定する。
(8)　「注3」に規定する情報通信機器を用いた指導管理については，CPAP療法を開始したことにより睡眠時無呼吸症候群の症状である眠気やいびきなどの症状が改善していることを対面診療で確認した場合に実施する。また，通常の対面診療で確認するCPAP管理に係るデータについて，情報通信機器を用いた診療において確認する。さらに，睡眠時無呼吸症候群に合併する身体疾患管理の必要性に応じて対面診療を適切に組み合わせること及び情報通信機器を用いた診療を開始した後にも症状の悪化等の不調等が生じた場合には，速やかに対面診療に切り替えることが求められる。その他，関係学会が提示する情報通信機器を用いた場合のCPAP療法に係る指針に沿った診療を実施する。
(9)　「注3」に規定する情報通信機器を用いた指導管理を実施する際は，当該診療に係る初診日及びCPAP療法を開始したことにより睡眠時無呼吸症候群の症状である眠気やいびきなどの症状が改善していることを対面診療で確認した日を診療録及び診療報酬明細書の摘要欄に記載する。　　　　　　　　　　　　（令6保医発0305・4）

事務連絡　**問1**　C107-2在宅持続陽圧呼吸療法指導管理料の遠隔モニタリング加算について，「療養上必要な指導」を医師以外が行った場合であっても，加算が算定できるか。
　答　医師以外が指導を行った場合は算定できない。　　　　　　　　　　　　　　　　　　　　（平30.10.9）
問2　在宅持続陽圧呼吸療法指導管理料「2」について，通知の(3)のイの「心不全である者のうち，日本循環器学会・日本心不全学会によるASV適正使用に関するステートメントに留意した上で，ASV療法を継続せざるを得ない場合」に該当し，当該管理料を算定する場合，診療報酬明細書の「摘要」欄に直近の無呼吸低呼吸指数及び睡眠ポリグラフィー上の所見並びに実施年月日の記載は必要か。
　答　現時点では，不要である。なお，初回の指導管理を行った月日，当該管理料を算定する日の自覚症状等の所見及び2月を超えて当該療法の継続が可能であると認める場合はその理由を記載する必要があることに留意する。　（平28.6.30）
問3　C107-2在宅持続陽圧呼吸療法指導管理料の「注3」について，「情報通信機器を用いた指導管理については，CPAP療法を開始したことにより睡眠時無呼吸症候群の症状である眠気やいびきなどの症状が改善していることを対面診療で確認した場合に実施すること」とされているが，他の保険医療機関でCPAP療法を開始した患者が紹介された場合の取扱い如何。
　答　当該指導管理を実施する保険医療機関において，CPAP療法を開始したことにより睡眠時無呼吸症候群の症状である眠気やいびきなどの症状が改善していることを対面診療で確認した場合に算定可能。なお，当該診療に係る初診日及びCPAP療法を開始したことにより，睡眠時無呼吸症候群の症状である眠気やいびきなどの症状が改善していることを，当該指導管理を実施する保険医療機関において対面診療で確認した日を診療録及び診療報酬明細書の摘要欄に記載する。
　　　　　　　　　　　　　　　　　（令6.4.26）
（編注）関連する事務連絡をC103に掲載。

C107-3　在宅ハイフローセラピー指導管理料　ハイセ　2,400点

注　在宅ハイフローセラピーを行っている入院中の患者以外の患者に対して，在宅ハイフローセラピーに関する指導管理を行った場合に算定する。

→在宅ハイフローセラピー指導管理料

(1)　在宅ハイフローセラピーとは，慢性閉塞性肺疾患（COPD）の患者のうち，安定した病態にある退院患者について，在宅において実施するハイフローセラピーをいう。
(2)　次のいずれも満たす場合に，当該指導管理料を算定する。
　ア　患者が使用する装置の保守・管理を十分に行う（委託の場合を含む）。
　イ　装置に必要な保守・管理の内容を患者に説明する。
　ウ　夜間・緊急時の対応等を患者に説明する。
　エ　その他，療養上必要な指導管理を行う。
(3)　対象となる患者は，在宅ハイフローセラピー導入時に以下のいずれも満たす慢性閉塞性肺疾患（COPD）の患者であって，病状が安定し，在宅でのハイフローセラピーを行うことが適当と医師が認めた者とする。
　ア　呼吸困難，去痰困難，起床時頭痛・頭重感等の自覚症状を有する。
　イ　在宅酸素療法を実施している患者であって，次のいずれかを満たす。
　　(イ)　在宅酸素療法導入時又は導入後に動脈血二酸化炭素分圧45mmHg以上55mgHg未満の高炭酸ガス血症を認める。
　　(ロ)　在宅酸素療法導入時又は導入後に動脈血二酸化炭素分圧55mmHg以上の高炭酸ガス血症を認める患者であって，在宅人工呼吸療法が不適である。
　　(ハ)　在宅酸素療法導入後に夜間の低換気による低酸素血症を認める（終夜睡眠ポリグラフィー又は経皮的動脈血酸素飽和度測定を実施し，経皮的動脈血酸素飽和度が90%以下となる時間が5分間以上持続する場合又は全体の10%以上である場合に限る）。

(4) 在宅ハイフローセラピーを実施する保険医療機関又は緊急時に入院するための施設は，次の機械及び器具を備えなければならない。
　ア　酸素吸入設備
　イ　気管内挿管又は気管切開の器具
　ウ　レスピレーター
　エ　気道内分泌物吸引装置
　オ　動脈血ガス分析装置（常時実施できる状態であるもの）
　カ　スパイロメトリー用装置（常時実施できる状態であるもの）
　キ　胸部エックス線撮影装置（常時実施できる状態であるもの）
(5) 在宅ハイフローセラピー指導管理料を算定している患者（入院中の患者を除く）については，J024酸素吸入，J024-2突発性難聴に対する酸素療法，J025酸素テント，J026間歇的陽圧吸入法，J026-3体外式陰圧人工呼吸器治療，J018喀痰吸引，J018-3干渉低周波去痰器による喀痰排出，J026-2鼻マスク式補助換気法及びJ026-4ハイフローセラピー（これらに係る酸素代も含む）の費用（薬剤及び特定保険医療材料に係る費用を含む）は算定できない。
(6) 指導管理の内容について，**診療録**に記載する。

（令6保医発0305・4）

参考　ハイフローセラピー：鼻カニューラを介して高流量の酸素ガスを流すことにより，通常の酸素療法よりも，初期段階での呼吸不全状態に対し治療効果が期待できる。

C108　在宅麻薬等注射指導管理料

1　悪性腫瘍の場合	1,500点
2　筋萎縮性側索硬化症又は筋ジストロフィーの場合	1,500点
3　心不全又は呼吸器疾患の場合	1,500点

注1　1については，悪性腫瘍の患者であって，入院中の患者以外の末期の患者に対して，在宅における麻薬等の注射に関する指導管理を行った場合に算定する。
　2　2については，筋萎縮性側索硬化症又は筋ジストロフィーの患者であって，入院中の患者以外の患者に対して，在宅における麻薬等の注射に関する指導管理を行った場合に算定する。
　3　3については，1又は2に該当しない場合であって，緩和ケアを要する心不全又は呼吸器疾患の患者であって，入院中の患者以外の末期の患者に対して，在宅における麻薬の注射に関する指導管理を行った場合に算定する。

【2024年改定による主な変更点】 従前のC108在宅悪性腫瘍等患者指導管理料が，C108在宅麻薬等注射指導管理料（麻薬等の注射に関する指導管理）とC108-2在宅腫瘍化学療法注射指導管理料（抗悪性腫瘍剤等の注射に関する指導管理）に分けられ，C108在宅麻薬等注射指導管理料の対象に**心不全又は呼吸器疾患の末期患者**が追加された。

→在宅麻薬等注射指導管理料　　摘要欄 p.1693

(1) 在宅麻薬等注射指導管理料の「注1」及び「注2」に規定する在宅における麻薬等の注射とは，末期の悪性腫瘍又は筋萎縮性側索硬化症若しくは筋ジストロフィーの患者であって，持続性の疼痛があり鎮痛剤の経口投与では疼痛が改善しない場合に，在宅において実施する注射による麻薬等の投与をいう。なお，患者が末期であるかどうかは在宅での療養を行っている患者の診療を担う保険医の判断によるものとする。
(2) 在宅麻薬等注射指導管理料の「注3」に規定する緩和ケアを要する心不全又は呼吸器疾患の患者とは，次のいずれかに該当する患者をいう。
　ア　以下の(イ)及び(ロ)の基準並びに(ハ)又は(ニ)のいずれかの基準に該当するもの
　　(イ)　心不全に対して適切な治療が実施されている。
　　(ロ)　器質的な心機能障害により，適切な治療にかかわらず，慢性的にNYHA重症度分類Ⅳ度の症状に該当し，頻回又は持続的に点滴薬物療法を必要とする状態である。
　　(ハ)　左室駆出率が20％以下である。
　　(ニ)　医学的に終末期であると判断される状態である。
　イ　以下の(イ)，(ロ)及び(ハ)のすべての基準に該当するもの
　　(イ)　呼吸器疾患に対して適切な治療が実施されている。
　　(ロ)　在宅酸素療法やNPPV（非侵襲的陽圧換気）を継続的に実施している。
　　(ハ)　過去半年以内に10％以上の体重減少を認める。
(3) 在宅麻薬等注射指導管理料の「注3」に規定する在宅における麻薬の注射とは，緩和ケアを要する心不全または呼吸器疾患の患者であって，咳嗽発作等の症状を有しており麻薬の経口投与ができないものに対して，在宅において実施する注射による麻薬の投与をいう。なお，実施に当たっては，関係学会の定める診療に関する指針を遵守する。
(4) (1)の麻薬等の投与とは，ブプレノルフィン製剤，モルヒネ塩酸塩製剤，フェンタニルクエン酸塩製剤，複方オキシコドン製剤，オキシコドン塩酸塩製剤，フルビプロフェンアキセチル製剤又はヒドロモルフォン塩酸塩製剤を注射又は携帯型ディスポーザブル注入ポンプ若しくは輸液ポンプを用いて注入する療法をいう。また，(3)の麻薬の投与とは，モルヒネ塩酸塩製剤を注射又は携帯型ディスポーザブル注入ポンプ若しくは輸液ポンプを用いて注入する療法をいう。
　なお，モルヒネ塩酸塩製剤，フェンタニルクエン酸塩製剤，複方オキシコドン製剤，オキシコドン塩酸塩製剤又はヒドロモルフォン塩酸塩製剤を使用できるのは，以下の条件を満たす連続注入器等に必要に応じて生理食塩水等で希釈の上充填して交付した場合に限る。
　ア　薬液が取り出せない構造である。
　イ　患者等が注入速度を変えることができないものである。
(5) 在宅において同一月に抗悪性腫瘍剤の注射を行うものについては，在宅麻薬等注射指導管理料は算定せず，C108-2在宅腫瘍化学療法注射指導管理料を算定する。
(6) 在宅麻薬等注射指導管理料を算定する月は，G003抗悪性腫瘍剤局所持続注入の費用は算定できない。ただし，抗悪性腫瘍剤局所持続注入に用いる薬剤に係る費用は算定できる。
(7) 在宅麻薬等注射指導管理料を算定する月はB001-2-12外来腫瘍化学療法診療料等及び第6部「通則6」に規定する外来化学療法加算は算定できない。
(8) 在宅麻薬等注射指導管理料を算定している患者の外来受診時に，当該在宅麻薬等注射指導管理料に係るG000皮内，皮下及び筋肉内注射，G001静脈内注射，G004点滴注射，G005中心静脈注射及びG006植込型カテーテルによる中心静脈注射を行った場合の手技料，注射薬（在宅で使用していない抗悪性腫瘍剤も含む）及び特定保険医療材料の費用は算定できない。ただし，

当該在宅麻薬等注射指導管理料に係らないG000皮内，皮下及び筋肉内注射，G001静脈内注射，G004点滴注射，G005中心静脈注射及びG006植込型カテーテルによる中心静脈注射を行った場合の手技料，注射薬及び特定保険医療材料の費用は算定できる。

(9) 在宅麻薬等注射指導管理料を算定している患者については，当該保険医療機関においてC001在宅患者訪問診療料(Ⅰ)又はC001-2在宅患者訪問診療料(Ⅱ)を算定する日に行ったG000皮内，皮下及び筋肉内注射，G001静脈内注射，G004点滴注射，G005中心静脈注射及びG006植込型カテーテルによる中心静脈注射の手技料，注射薬及び特定保険医療材料の費用は算定できない。
(令6保医発0305・4)

C108-2 在宅腫瘍化学療法注射指導管理料　1,500点

注　悪性腫瘍の患者であって，入院中の患者以外の患者に対して，在宅における抗悪性腫瘍剤等の注射に関する指導管理を行った場合に算定する。

→在宅腫瘍化学療法注射指導管理料　摘要欄 p.1694

(1) 在宅腫瘍化学療法注射指導管理料の「注」に規定する在宅における抗悪性腫瘍剤等の注射とは，悪性腫瘍の患者に対して，在宅において実施する注射による抗悪性腫瘍剤等の投与をいう。

(2) (1)の抗悪性腫瘍剤等の投与とは，携帯型ディスポーザブル注入ポンプ若しくは輸液ポンプを用いて中心静脈注射若しくは植込型カテーテルアクセスにより抗悪性腫瘍剤を注入する療法又はインターフェロンアルファ製剤を多発性骨髄腫，慢性骨髄性白血病，ヘアリー細胞白血病若しくは腎癌の患者に注射する療法をいう。

(3) 外来と在宅において抗悪性腫瘍剤の投与を行うものについては，主に在宅において抗悪性腫瘍剤の投与を行う場合は，在宅腫瘍化学療法注射指導管理料を算定し，主に外来で行う場合には在宅腫瘍化学療法注射指導管理料は算定せず，B001-2-12外来腫瘍化学療法診療料等を算定する。なお，外来で抗悪性腫瘍剤の注射を行い，注入ポンプなどを用いてその後も連続して自宅で抗悪性腫瘍剤の注入を行う等の治療法のみを行う場合は当該指導管理料の対象には該当しない。

(4) 在宅腫瘍化学療法注射指導管理料を算定する月は，G003抗悪性腫瘍剤局所持続注入の費用は算定できない。ただし，抗悪性腫瘍剤局所持続注入に用いる薬剤に係る費用は算定できる。

(5) 在宅腫瘍化学療法注射指導管理料を算定する月はB001-2-12外来腫瘍化学療法診療料等及び第6部「通則6」に規定する外来化学療法加算は算定できない。

(6) 在宅腫瘍化学療法注射指導管理料を算定している患者の外来受診時に，当該在宅腫瘍化学療法注射指導管理料に係るG000皮内，皮下及び筋肉内注射，G001静脈内注射，G004点滴注射，G005中心静脈注射及びG006植込型カテーテルによる中心静脈注射を行った場合の手技料，注射薬（在宅で使用していない抗悪性腫瘍剤も含む）及び特定保険医療材料の費用は算定できない。ただし，当該在宅腫瘍化学療法注射指導管理料に係らないG000皮内，皮下及び筋肉内注射，G001静脈内注射，G004点滴注射，G005中心静脈注射及びG006植込型カテーテルによる中心静脈注射を行った場合の手技料，注射薬及び特定保険医療材料の費用は算定できる。

(7) 在宅腫瘍化学療法注射指導管理料を算定している患者については，当該保険医療機関においてC001在宅患者訪問診療料(Ⅰ)又はC001-2在宅患者訪問診療料(Ⅱ)を算定する日に行ったG000皮内，皮下及び筋肉内注射，G001静脈内注射，G004点滴注射，G005中心静脈注射及びG006植込型カテーテルによる中心静脈注射の手技料，注射薬及び特定保険医療材料の費用は算定できない。
(令6保医発0305・4)

事務連絡 問1　留意事項通知の在宅腫瘍化学療法注射指導管理料の(3)に規定する「外来で抗悪性腫瘍剤の注射を行い，注入ポンプなどを用いてその後も連続して自宅で抗悪性腫瘍剤の注入を行う等の治療法」とはどのような治療法か。

答　例えば，FOLFOX療法，FOLFIRI療法等が該当する。

問2　C108在宅麻薬等注射指導管理料，C108-2在宅腫瘍化学療法注射指導管理料を算定する月に入院をして，G003抗悪性腫瘍剤局所持続注入を行った場合は算定できるのか。

答　当該月において，外来で行った抗悪性腫瘍剤局所持続注入は算定できないが，入院で行った抗悪性腫瘍剤局所持続注入については算定できる。
(平22.3.29，一部改正)

問3　外来化学療法に引き続き，在宅で化学療法を行う場合は，在宅で使用する，019携帯型ディスポーザブル注入ポンプ「一般型」（編注：「化学療法用」）の特定保険医療材料，注入ポンプに詰めて患者に支給する注射の薬剤料（数日分）は，診療報酬明細書の注射(30)の項に記載するのか。注射の項に記載する場合は，注射薬剤料の単位は，1日量でなく，1回に投与（支給）した総量とするのか。

答　外来化学療法加算（注射の部）を算定する場合に，外来から連続して自宅で用いる携帯型ディスポーザブル注入ポンプ及び薬剤料については注射の項で算定する。なお，当該薬剤料については，外来化学療法及び在宅にて使用するもの全てを1回の薬剤料として算定のうえ，「摘要欄」に所要単位当たりの使用薬剤の薬名，使用量及び回数等に加え，「在宅使用薬剤○日分含む」と記載すること。
(平22.7.28)

問4　C108-2在宅腫瘍化学療法注射指導管理料の「注」に規定する「在宅における抗悪性腫瘍剤の注射」について，例えば，末期ではない急性白血病の患者等に対し，携帯型ディスポーザブル注入ポンプ若しくは輸液ポンプを用いて中心静脈注射若しくは植込型カテーテルアクセスにより抗悪性腫瘍剤を注入する場合は該当するのか。

答　該当する。
(令6.3.28)

問5　C108在宅麻薬等注射指導管理料において，「実施に当たっては，関係学会の定める診療に関する指針を遵守すること」とあるが，具体的にはどのようなものがあるか。

答　現時点では，以下のものを指す。
・日本循環器学会及び日本心不全学会の「急性・慢性心不全診療ガイドライン」
・日本呼吸器学会及び日本呼吸ケア・リハビリテーション学会の「非がん性呼吸器疾患緩和ケア指針2021」
・日本緩和医療学会の「進行性疾患患者の呼吸困難の緩和に関する診療ガイドライン」

問6　C108在宅麻薬等注射指導管理料又はC108-2在宅腫瘍化学療法注射指導管理料を算定する月に入院をして，G003抗悪性腫瘍剤局所持続注入を行った場合は算定できるのか。

答　当該月において，外来で行ったG003抗悪性腫瘍剤局所持続注入は算定できないが，入院で行ったG003抗悪性腫瘍剤局所持続注入については算定できる。
(令6.5.10)

（編注）抗悪性腫瘍剤局所持続注入用植込型カテーテル設置は，K611の所定点数による。

→在宅医療のために処方されるバルーン式ディスポーザブルタイプの連続注入器に入った麻薬注射薬の取扱い

1　交付又は譲り渡し

(1) 麻薬施用者が設定した注入速度（麻薬施用者が設定した量及び頻度の範囲内で患者が痛みの程度に応じた追加投与を選択できる「レスキュー・ドーズ」の設定を含む）について，患者を含む他の者によって変更できなく，また薬液を取り出せない構造になっている連続注入器に，必要に応じて生理食塩水などで希釈の上充填してから，患者等に交付又は譲り

渡しを行う。
　　　アンプルに入ったままの麻薬注射薬について，患者等に交付（処方せんの交付を含む）又は譲り渡しを行わない。
　(2)　麻薬の適正な管理及び患者の病状の変化への適切な対応のため，患者等への連続注入器に入った麻薬注射薬の交付（処方せんの交付を含む）は，必要を満たす最小量とする。
2　連続注入器の交換及び保管
　(1)　連続注入器の交換等の操作は，麻薬施用者又はその指示を受けた患者等が行う。
　(2)　連続注入器に入った麻薬注射薬の交付又は譲り渡しに当たっては，患者等に対して，患者の居宅での保管方法，保管場所等について適切な指導を行う。
3　返却及び廃棄
　(1)　使用済み又は未使用で不要となった連続注入器は，麻薬注射薬の残液の有無にかかわらず，原則として交付を受けた麻薬診療施設又は譲り渡しを受けた麻薬小売業者に返却するよう，交付又は譲り渡しに当たって患者等に指導する。
　(2)　使用済み又は未使用で不要となり返却された連続注入器内の麻薬注射薬の残液については，入院患者の場合と同様に，施用に伴う残液の処理として，適切に廃棄する。

(平10.12.22　医薬麻1854)

C108-3　在宅強心剤持続投与指導管理料　1,500点

注　別に厚生労働大臣が定める注射薬〔告示4 別表9の1の1の2，p.1499〕の持続投与を行っている入院中の患者以外の患者に対して，在宅心不全管理に関する指導管理を行った場合に算定する。

→在宅強心剤持続投与指導管理料　　摘要欄 p.1694

(1)　在宅強心剤持続投与指導管理料は，循環血液量の補正のみでは心原性ショック（Killip分類 class Ⅳ）からの離脱が困難な心不全の患者であって，安定した病状にある患者に対して，輸液ポンプを用いて強心剤の持続投与を行い，当該治療に関する指導管理を行った場合に算定する。なお，実施に当たっては，関係学会の定める診療に関する指針を遵守する。
(2)　(1)の持続投与に用いる輸液ポンプは，以下のいずれも満たす場合に限られる。
　ア　薬液が取り出せない構造である。
　イ　患者等が注入速度を変えることができないものである。
(3)　在宅強心剤持続投与指導管理料を算定している患者の外来受診時に，当該在宅強心剤持続投与指導管理料に係るG001静脈内注射，G004点滴注射，G005中心静脈注射及びG006植込型カテーテルによる中心静脈注射を行った場合の手技料，注射薬及び特定保険医療材料の費用は算定できない。ただし，在宅強心剤持続投与指導管理料に係らないG001静脈内注射，G004点滴注射，G005中心静脈注射及びG006植込型カテーテルによる中心静脈注射を行った場合の手技料，注射薬及び特定保険医療材料の費用は算定できる。
(4)　在宅強心剤持続投与指導管理料を算定している患者については，当該保険医療機関においてC001在宅患者訪問診療料（Ⅰ）又はC001-2在宅患者訪問診療料（Ⅱ）を算定する日に行ったG001静脈内注射，G004点滴注射，G005中心静脈注射及びG006植込型カテーテルによる中心静脈注射の手技料，注射薬及び特定保険医療材料の費用は算定できない。

(5)　在宅強心剤持続投与指導管理料を算定する医師は，心不全の治療に関し，専門の知識並びに5年以上の経験を有する常勤の医師である必要がある。

(令6保医発0305・4)(令6.3.29)

事務連絡　在宅強心剤持続投与指導管理料

問1　C108-3在宅強心剤持続投与指導管理料における「関係学会の定める診療に関する指針」とは，具体的には何を指すのか。
答　現時点では，日本心不全学会及び日本在宅医療連合学会の「重症心不全患者への在宅静注強心薬投与指針」を指す。
問2　在宅強心剤持続投与指導管理料について，心不全の原因となった疾患に関わらず，循環血液量の補正のみではKillip分類classⅣ相当の心原性ショックからの離脱が困難な心不全の患者であれば，当該加算を算定可能か。
答　要件を満たせば可能。

(令6.3.28)

C108-4　在宅悪性腫瘍患者共同指導管理料
〔在悪共〕　　　　　　　　　　　　　1,500点

注　別に厚生労働大臣が定める保険医療機関の保険医〔告示4 第4・6の5，p.1378〕が，他の保険医療機関においてC108在宅麻薬等注射指導管理料の1又はC108-2在宅腫瘍化学療法注射指導管理料を算定する指導管理を受けている患者に対し，当該他の保険医療機関と連携して，同一日に当該患者に対する麻薬等又は抗悪性腫瘍剤等の注射に関する指導管理を行った場合に算定する。

（編注）在宅で鎮痛療法・化学療法を行う末期悪性腫瘍患者に対して，在宅医療を担う医療機関の医師と，他医療機関の緩和ケアの研修を受けた医師が共同で同一日に指導管理を行った場合に，前者はC108又はC108-2の所定点数を，後者はC108-4在宅悪性腫瘍患者共同指導管理料を算定する。

→在宅悪性腫瘍患者共同指導管理料　　摘要欄 p.1694

(1)　在宅悪性腫瘍患者共同指導管理料の「注」に規定する麻薬等又は抗悪性腫瘍剤等の注射とは，末期の悪性腫瘍の患者であって，持続性の疼痛があり鎮痛剤の経口投与では疼痛が改善しない場合に，在宅において実施する注射による麻薬等の投与，又は悪性腫瘍の患者に対して，在宅において実施する注射による抗悪性腫瘍剤等の投与をいう。
(2)　(1)の麻薬等の投与とは，ブプレノルフィン製剤，モルヒネ塩酸塩製剤，フェンタニルクエン酸塩製剤，複方オキシコドン製剤，オキシコドン塩酸塩製剤，フルルビプロフェンアキセチル製剤又はヒドロモルフォン塩酸塩製剤を注射又は携帯型ディスポーザブル注入ポンプ若しくは輸液ポンプを用いて注入する療法をいう。
　なお，モルヒネ塩酸塩製剤，フェンタニルクエン酸塩製剤，複方オキシコドン製剤，オキシコドン塩酸塩製剤又はヒドロモルフォン塩酸塩製剤を使用できるのは，以下の条件を満たす連続注入器等に必要に応じて生理食塩水等で希釈の上充填して交付した場合に限る。
　ア　薬液が取り出せない構造である
　イ　患者等が注入速度を変えることができないものである
　また，(1)の抗悪性腫瘍剤等の投与とは，携帯型ディスポーザブル注入ポンプ若しくは輸液ポンプを用いて中心静脈注射若しくは植込型カテーテルアクセスにより抗悪性腫瘍剤を注入する療法又はインターフェロンアルファ製剤を多発性骨髄腫，慢性骨髄性白血病，ヘアリー細胞白血病又は腎癌の患者に注射する療法をいう。
(3)　在宅悪性腫瘍患者共同指導管理料は，C108在宅麻薬等注射指導管理料の「1」又はC108-2在宅腫瘍化学療

法注射指導管理料を算定する指導管理を受けている患者に対し，当該保険医療機関の保険医と，C108在宅麻薬等注射指導管理料の「1」又はC108-2在宅腫瘍化学療法注射指導管理料を算定する保険医療機関の保険医とが連携して，同一日に当該患者に対する麻薬等又は抗悪性腫瘍剤の注射に関する指導管理を行った場合に算定する。
(4) 在宅悪性腫瘍患者共同指導管理料を算定する医師は，以下のいずれかの緩和ケアに関する研修を修了している者である。
　ア　「がん等の診療に携わる医師等に対する緩和ケア研修会の開催指針」に準拠した緩和ケア研修会
　イ　緩和ケアの基本教育のための都道府県指導者研修会（国立研究開発法人国立がん研究センター主催）等
（令6保医発0305・4）

C 109　在宅寝たきり患者処置指導管理料

寝　　1,050点

注1　在宅における創傷処置等の処置を行っている入院中の患者以外の患者であって，現に寝たきりの状態にあるもの又はこれに準ずる状態にあるものに対して，当該処置に関する指導管理を行った場合に算定する。
　2　B001の8皮膚科特定疾患指導管理料を算定している患者については，算定しない。

→在宅寝たきり患者処置指導管理料　　摘要欄 p.1694
(1) 在宅における創傷処置等の処置とは，家庭において療養を行っている患者であって，現に寝たきりの状態にあるもの又はこれに準ずる状態にあるものが，在宅において自ら又はその家族等患者の看護に当たる者が実施する創傷処置（気管内ディスポーザブルカテーテル交換を含む），皮膚科軟膏処置，留置カテーテル設置，膀胱洗浄，導尿（尿道拡張を要するもの），鼻腔栄養，ストーマ処置，喀痰吸引，介達牽引又は消炎鎮痛等処置をいう。
(2) 「これに準ずる状態にあるもの」とは，以下に掲げる疾患に罹患しているものとして，常時介護を要する状態にあるものを含む。
　ア　難病の患者に対する医療等に関する法律第5条に規定する指定難病〔同法第7条第4項に規定する医療受給者証を交付されている患者（同条第1項各号に規定する特定医療費の支給認定に係る基準を満たすものとして診断を受けたものを含む）に係るものに限る〕
　イ　「特定疾患治療研究事業について」（昭和48年4月17日衛発第242号）に掲げる疾患（当該疾患に罹患しているものとして都道府県知事から受給者証の交付を受けているものに限る。ただし，スモンについては過去に公的な認定を受けたことが確認できる場合等を含む）
(3) 在宅寝たきり患者処置指導管理料は，原則として，当該医師が患家に訪問して指導管理を行った場合に算定する。ただし，寝たきりの状態にあるもの又はこれに準ずる状態にあるものが，家族等に付き添われて来院した場合については，例外的に算定することができる。
(4) 在宅寝たきり患者処置指導管理料を算定している患者（入院中の患者を除く）については，J 000創傷処置，J 001-7爪甲除去（麻酔を要しないもの），J 001-8穿刺排膿後薬液注入，J 053皮膚科軟膏処置，J 063留置カテーテル設置，J 060膀胱洗浄，J 060-2後部尿道洗浄（ウルツマン），J 064導尿（尿道拡張を要するもの），J 120鼻腔栄養，J 043-3ストーマ処置，J 018喀痰吸引，J 018-3干渉低周波去痰器による喀痰排出，J 118介達牽引，J 118-2矯正固定，J 118-3変形機械矯正術，J 119消炎鎮痛等処置，J 119-2腰部又は胸部固定帯固定，J 119-3低出力レーザー照射及びJ 119-4肛門処置の費用（薬剤及び特定保険医療材料に係る費用を含む）は算定できない。
（令6保医発0305・4）

参考　問1　在宅寝たきり患者処置指導管理に係る薬剤及び特定保険医療材料（在宅医療の部で規定する材料に限る）を支給した場合，レセプト「⑭在宅」欄で算定するのか。
答　その通り。
問2　医師が重度褥瘡処置を行った場合，手技料，薬剤料，皮膚欠損用創傷被覆材は「㊵処置」欄で算定できるか。
答　在宅寝たきり患者処置指導管理料に包括されない処置なので，手技料，薬剤料，皮膚欠損用創傷被覆材は「㊵処置」欄で算定できる。
（平20.4.5 全国保険医団体連合会）

C 110　在宅自己疼痛管理指導管理料　疼　1,300点

注　疼痛除去のため植え込み型脳・脊髄刺激装置を植え込んだ後に，在宅において自己疼痛管理を行っている入院中の患者以外の難治性慢性疼痛の患者に対して，在宅自己疼痛管理に関する指導管理を行った場合に算定する。

→在宅自己疼痛管理指導管理料
(1) 在宅自己疼痛管理指導管理料は，疼痛除去のために植込型脳・脊髄電気刺激装置を植え込んだ後に，在宅において，患者自らが送信器を用いて疼痛管理を実施する場合に算定する。
(2) 対象となる患者は難治性慢性疼痛を有するもののうち，植込型脳・脊髄電気刺激装置を植え込み，疼痛管理を行っている患者のうち，在宅自己疼痛管理を行うことが必要と医師が認めたものである。（令6保医発0305・4）
（編注）植込型脳・脊髄刺激装置を植え込んだ医療機関と当該指導管理を行う医療機関が異なる場合でも算定可。脳・脊髄刺激装置植込術は，K 181，K 190の所定点数による。

C 110-2　在宅振戦等刺激装置治療指導管理料　振　810点

注1　振戦等除去のため植込型脳・脊髄刺激装置を植え込んだ後に，在宅において振戦等管理を行っている入院中の患者以外の患者に対して，在宅振戦等管理に関する指導管理を行った場合に算定する。
　2　植込術を行った日から起算して3月以内の期間に行った場合には，導入期加算　導入期　として，140点を所定点数に加算する。

→在宅振戦等刺激装置治療指導管理料　摘要欄 p.1694
(1) 在宅振戦等刺激装置治療指導管理料は，植込型脳・脊髄電気刺激装置を植え込んだ後に，在宅において，患者自らが送信器等を用いて治療を実施する場合に，診察とともに治療効果を踏まえ，装置の状態について確認・調節等を行った上で，当該治療に係る指導管理を行った場合に算定する。
(2) プログラムの変更に係る費用は所定点数に含まれる。
(3) 計測した指標と指導内容を診療録に添付又は記載する。
（令6保医発0305・4）
（編注）パーキンソン病や本態性振戦に伴う振戦等の軽減を目的とした脳・脊髄電気刺激装置植込み（K 181，K 190等の手術施行），てんかん治療のための脳刺激装置植込み（K 181）後に指導管理が行われた場合に算定する。

C110-3 在宅迷走神経電気刺激治療指導管理料 [迷] 810点

注1 てんかん治療のため植込型迷走神経電気刺激装置を植え込んだ後に，在宅においててんかん管理を行っている入院中の患者以外の患者に対して，在宅てんかん管理に関する指導管理を行った場合に算定する。

2 植込術を行った日から起算して3月以内の期間に行った場合には，導入期加算[導入期]として，140点を所定点数に加算する。

→在宅迷走神経電気刺激治療指導管理料　摘要欄 p.1694
(1) 在宅迷走神経電気刺激治療指導管理料は，植込型迷走神経電気刺激装置を植え込んだ後に，在宅において，患者自らがマグネット等を用いて治療を実施する場合に，診察とともに治療効果を踏まえ，装置の状態について確認・調整等を行った上で，当該治療に係る指導管理を行った場合に算定する。
(2) プログラムの変更に係る費用は所定点数に含まれる。
(3) 計測した指標と指導内容を診療録に添付又は記載する。
(令6保医発0305・4)
(編注) 材料価格基準・別表Ⅱ「160植込型迷走神経電気刺激装置」「161迷走神経刺激装置用リードセット」を植え込んだ後に在宅でのてんかんの指導管理を行った場合に算定する。

C110-4 在宅仙骨神経刺激療法指導管理料 [仙] 810点

注 便失禁又は過活動膀胱に対するコントロールのため植込型仙骨神経刺激装置を植え込んだ後に，患者の同意を得て，在宅において，自己による便失禁管理又は過活動膀胱管理を行っている入院中の患者以外の患者に対して，在宅便失禁管理又は在宅過活動膀胱管理に関する指導管理を行った場合に算定する。

→在宅仙骨神経刺激療法指導管理料
(1) 在宅仙骨神経刺激療法指導管理料は，植込型仙骨神経刺激装置を植え込んだ後に，在宅において，患者自らが送信器等を用いて治療を実施する場合に，診察とともに治療効果を踏まえ，装置の状態について確認・調節等を行った上で，当該治療に係る指導管理を行った場合に算定する。
(2) プログラムの変更に係る費用は所定点数に含まれる。
(3) 計測した指標と指導内容を診療録に添付又は記載する。
(令6保医発0305・4)
(編注) 便失禁又は過活動膀胱のコントロールのために，材料価格基準・別表Ⅱ「184仙骨神経刺激装置」を植え込んだ後に（K190-6，K190-7等の手術施行），指導管理を行った場合に算定する。

C110-5 在宅舌下神経電気刺激療法指導管理料 [舌電] 810点

注 別に厚生労働大臣が定める施設基準〔告示4第4・6の5の2，p.1378〕を満たす保険医療機関において，在宅において舌下神経電気刺激療法を行っている入院中の患者以外の患者に対して，在宅舌下神経電気刺激療法に関する指導管理を行った場合に算定する。

→在宅舌下神経電気刺激療法指導管理料
(1) 在宅舌下神経電気刺激療法指導管理料は，舌下神経電気刺激装置を植え込んだ閉塞性睡眠時無呼吸症候群の患者に対し，診察とともに使用状況・治療効果を踏まえ，装置の状態について確認・調整等を行った上で，当該治療に係る指導管理を行った場合に算定する。
(2) プログラムの変更に係る費用は所定点数に含まれる。
(3) 計測した指標と指導内容を診療録に添付又は記載する。
(令6保医発0305・4)
(編注) 舌下神経刺激療法は，CPAP療法による有効な治療効果が得られない閉塞性睡眠時無呼吸症候群の患者を対象として行われる。材料価格基準・別表Ⅱ「210植込型舌下神経電気刺激装置」を植え込む手術（K190-8舌下神経電気刺激装置植込術）が行われる。

C111 在宅肺高血圧症患者指導管理料 [肺] 1,500点

注 肺高血圧症の患者であって入院中の患者以外の患者に対して，プロスタグランジンI₂製剤の投与等に関する医学管理等を行った場合に算定する。

→在宅肺高血圧症患者指導管理料
「プロスタグランジンI₂製剤の投与等に関する医学管理等」とは，在宅において，肺高血圧症患者自らが携帯型精密輸液ポンプ又は携帯型精密ネブライザを用いてプロスタグランジンI₂製剤を投与する場合に，医師が患者又は患者の看護に当たる者に対して，当該療法の方法，注意点及び緊急時の措置等に関する指導を行い，当該患者の医学管理を行うことをいう。
(令6保医発0305・4)
(編注) 肺高血圧症は，肺の血管が細くなって血液が通りにくくなり，呼吸困難や心不全を引き起こすもの。プロスタグランジンI₂製剤の自己注射により血管の拡張を図る。

C112 在宅気管切開患者指導管理料 [気] 900点

注 気管切開を行っている患者であって入院中の患者以外のものに対して，在宅における気管切開に関する指導管理を行った場合に算定する。

→在宅気管切開患者指導管理料
(1) 「在宅における気管切開に関する指導管理」とは，諸種の原因により気管切開を行った患者のうち，安定した病態にある退院患者について，在宅において実施する気管切開に関する指導管理のことをいう。
(2) 在宅気管切開患者指導管理を実施する保険医療機関又は緊急時に入院するための施設は，次の機械及び器具を備えなければならない。
ア 酸素吸入設備
イ レスピレーター
ウ 気道内分泌物吸引装置
エ 動脈血ガス分析装置（常時実施できる状態であるもの）
オ 胸部エックス線撮影装置（常時実施できる状態であるもの）
(3) 在宅気管切開患者指導管理料を算定している患者（入院中の患者を除く）については，J000創傷処置（気管内ディスポーザブルカテーテル交換を含む），J001-7爪甲除去（麻酔を要しないもの），J001-8穿刺排膿後薬液注入，J018喀痰吸引及びJ018-3干渉低周波去痰器による喀痰排出の費用は算定できない。
(令6保医発0305・4)

C112-2 在宅喉頭摘出患者指導管理料 [喉摘] 900点

注 喉頭摘出を行っている患者であって入院中の患者以外のものに対して，在宅における人

工鼻材料の使用に関する指導管理を行った場合に算定する。

→在宅喉頭摘出者指導管理料
(1) 「在宅における人工鼻材料の使用に関する指導管理」とは，喉頭摘出患者について，在宅において実施する人工鼻材料に関する指導管理のことをいう。
(2) 在宅喉頭摘出者指導管理料を算定している患者（入院中の患者を除く）については，J 000創傷処置（気管内ディスポーザブルカテーテル交換を含む），J 001-7爪甲除去（麻酔を要しないもの），J 001-8穿刺排膿後薬液注入，J 018喀痰吸引及びJ 018-3干渉低周波去痰器による喀痰排出の費用は算定できない。
(令6保医発0305・4)

(編注) 材料価格基準・別表Ⅰ「015人工鼻材料」を支給した場合は，特定保険医療材料料として算定できる。

C 113 削除

C 114 在宅難治性皮膚疾患処置指導管理料 難皮 1,000点
注1 皮膚科又は形成外科を担当する医師が，別に厚生労働大臣が定める疾患〔告示4別表第9の1の2, p.1499〕の患者であって，在宅において皮膚処置を行っている入院中の患者以外のものに対して，当該処置に関する指導管理を行った場合に算定する。
2 B 001の7難病外来指導管理料又はB 001の8皮膚科特定疾患指導管理料を算定している患者については，算定しない。

→在宅難治性皮膚疾患処置指導管理料 摘要欄 p.1694
(1) 在宅難治性皮膚疾患処置指導管理料は，表皮水疱症患者又は水疱型先天性魚鱗癬様紅皮症患者であって，難治性の皮膚病変に対する特殊な処置が必要なものに対して，水疱，びらん又は潰瘍等の皮膚の状態に応じた薬剤の選択及び被覆材の選択等について療養上の指導を行った場合に，月1回に限り算定する。
(2) 特定保険医療材料以外のガーゼ等の衛生材料や，在宅における水疱の穿刺等の処置に必要な医療材料に係る費用は当該指導管理料に含まれる。
(3) 当該指導管理料を算定している患者に対して行う処置の費用（薬剤及び特定保険医療材料に係る費用を含む）は別に算定できる。
(令6保医発0305・4)

事務連絡 問 在宅療養指導管理料の通則（通知）には，「保険医療機関が在宅療養指導管理料を算定する場合には，当該指導管理に要するアルコール等の消毒液，衛生材料（脱脂綿，ガーゼ，絆創膏等），酸素，注射器，注射針，翼状針，カテーテル，膀胱洗浄用注射器，クレンメ等は，当該保険医療機関が提供する」とある。また，在宅難治性皮膚疾患処置指導管理料には，「特定保険医療材料以外のガーゼ等の衛生材料は当該指導管理料に含まれる」とされている。これらのことから，在宅難治性皮膚疾患処置指導管理料を算定する患者について，患者自らが水疱の処置を行うための針やメス刃を，医療機関が提供することは可能か。
答 針やメス刃については，患者もしくは患者の家族が，自ら水疱の処置を目的として使用することは，薬事上問題ないことから，医学的に必要があれば，患者に提供して差し支えない。
(平23.12.12)

(編注) 材料価格基準・別表Ⅰ「008皮膚欠損用創傷被覆材」，「009非固着性シリコンガーゼ」を支給した場合は，特定保険医療材料料として算定できる。

C 115 削除

C 116 在宅植込型補助人工心臓（非拍動流型）指導管理料 植心非拍 45,000点
注 別に厚生労働大臣が定める施設基準〔告示4第4・6の7, p.1378〕に適合しているものとして地方厚生局長等に届け出た保険医療機関において，体内植込型補助人工心臓（非拍動流型）を使用している患者であって入院中の患者以外のものに対して，療養上必要な指導を行った場合に算定する。

【2024年改定による主な変更点】介護老人保健施設入所者，介護医療院入所者に対する在宅植込型補助人工心臓（非拍動流型）指導管理料が新たに算定可とされた。

→在宅植込型補助人工心臓（非拍動流型）指導管理料 摘要欄 p.1694
(1) 在宅植込型補助人工心臓（非拍動流型）指導管理料は，植込型補助人工心臓（非拍動流型）を使用している患者であって入院中の患者以外のものについて，当該月にK 604-2植込型補助人工心臓（非拍動流型）を算定したか否かにかかわらず，月に1回に限り算定できる。
(2) 当該指導管理料は，駆動状況の確認と調整，抗凝固療法の管理等の診察を行った上で，緊急時の対応を含む療養上の指導管理を行った場合に算定する。
(3) 当該指導管理に要する療養上必要なモニター，バッテリー，充電器等の回路部品その他附属品等に係る費用及び衛生材料等は，第4節に定めるものを除き，当該指導管理料に含まれ，別に算定できない。
(4) 機器の設定内容と，指導管理の内容を診療録に添付又は記載する。
(令6保医発0305・4)

(編注) 当該指導管理にあたり，材料価格基準・別表Ⅰ「010水循環回路セット」を支給した場合は，特定保険医療材料料として算定できる。

事務連絡 問 電話により，出向いている看護師等と必要な点検，確認を行い指導した場合には，C 116在宅植込型補助人工心臓（非拍動流型）指導管理料は算定できるか。
答 算定できない。
(平24.8.9，一部修正)

C 117 在宅経腸投薬指導管理料 経腸投 1,500点
注 入院中の患者以外の患者であって，レボドパ・カルビドパ水和物製剤の経腸投薬を行っているものに対して，投薬等に関する医学管理等を行った場合に算定する。

→在宅経腸投薬指導管理料
パーキンソン病の患者に対し，レボドパ・カルビドパ水和物製剤を経胃瘻空腸投与する場合に，医師が患者又は患者の看護に当たる者に対して，当該療法の方法，注意点及び緊急時の措置等に関する指導を行い，当該患者の医学管理を行った場合に算定する。
(令6保医発0305・4)

(編注) C 152-3経腸投薬用ポンプ加算の対象となる。パーキンソン病の症状の日内変動の改善を目的として，レボドパ・カルビドパ水和物製剤の経胃瘻空腸投与が行われる。

C 118 在宅腫瘍治療電場療法指導管理料 電場 2,800点
注 別に厚生労働大臣が定める施設基準〔告示4第4・6の7の2, p.1378〕に適合しているものとして地方厚生局長等に届け出た保険医療機関において，入院中の患者以外の患者であって，在宅腫瘍治療電場療法を行っているものに対して，療養上必要な指導を行った場合に算定する。

→在宅腫瘍治療電場療法指導管理料 摘要欄 p.1694

(1) 在宅腫瘍治療電場療法とは，テント上膠芽腫の治療を目的として交流電場を形成する治療法を在宅で患者自らが行うことをいい，当該指導管理料は，初発膠芽腫の治療を目的とした場合に算定する。
(2) 次のいずれも満たす場合に，当該指導管理料を算定する。
　ア　患者が使用する装置の保守・管理を十分に行う（委託の場合を含む）。
　イ　装置に必要な保守・管理の内容を患者に説明する。
　ウ　夜間・緊急時の対応等を患者に説明する。
　エ　その他，療養上必要な指導管理を行う。
(3) 交流電場腫瘍治療システム（ジェネレーター）は患者に貸与し，電極以外の装置に必要な回路部品その他の附属品等に係る費用は所定点数に含まれ，別に算定できない。
(4) 指導管理の内容について，**診療録**に記載する。
(令6保医発0305・4)

(編注) 材料価格基準・別表Ⅱ「195体表面用電場電極」を使用した場合は，在宅医療の部で特定保険医療材料料として算定できる（平30.7.10事務連絡）。

C 119　在宅経肛門的自己洗腸指導管理料
洗腸
800点

注1　別に厚生労働大臣が定める施設基準〔告示④第4・6の7の3，p.1379〕に適合しているものとして地方厚生局長等に届け出た保険医療機関において，在宅で経肛門的に自己洗腸を行っている入院中の患者以外の患者に対して，経肛門的自己洗腸療法に関する指導管理を行った場合に算定する。
　2　経肛門的自己洗腸を初めて実施する患者について，初回の指導を行った場合は，当該初回の指導を行った月に限り，**導入初期加算**として，500点を所定点数に加算する。

→在宅経肛門的自己洗腸指導管理料
(1) 在宅経肛門的自己洗腸指導管理料は，3月以上の保存的治療によっても十分な改善を得られない，脊髄障害を原因とする排便障害を有する患者（直腸手術後の患者を除く）に対し，在宅で療養を行っている患者自ら経肛門的自己洗腸用の器具を用いて実施する洗腸について，指導管理を行った場合に算定する。
(2) 指導に当たっては，経肛門的自己洗腸の適応の可否についての評価を行い，特掲診療料施設基準**通知**の別添1の第16の10に掲げる医師及び看護師が指導計画を作成する。指導計画及び実施した指導内容は**診療録等**に記載する。
(3) 「注2」に規定する導入初期加算については，新たに経肛門的自己洗腸を導入する患者に対し，(2)の医師又は看護師が十分な指導を行った場合，当該初回の指導を行った月に1回に限り算定する。
(4) 実施に当たっては，関係学会の定める経肛門的自己洗腸の適応及び指導管理に関する指針を遵守する。
(令6保医発0305・4)

事務連絡　在宅経肛門的自己洗腸指導管理料
問　C119在宅経肛門的自己洗腸指導管理料における「関係学会による指針」とは何を指すのか。
答　現時点では，日本大腸肛門病学会による「経肛門的自己洗腸の適応及び指導管理に関する指針」及び日本脊髄障害医学会，日本大腸肛門病学会並びに日本ストーマ・排泄リハビリテーション学会による「脊髄障害による難治性排便障害に対する経肛門的洗腸療法（transanal irrigation：TAI）の適応及び指導管理に関する指針」を指す。
(令2.4.16)

(編注) 経肛門的自己洗腸用材料を使用する場合は，C172在宅経肛門的自己洗腸用材料加算が算定できる。

C 120　在宅中耳加圧療法指導管理料
中加
1,800点

注　在宅中耳加圧療法を行っている入院中の患者以外の患者に対して，在宅中耳加圧療法に関する指導管理を行った場合に算定する。

→在宅中耳加圧療法指導管理料
(1) メニエール病又は遅発性内リンパ水腫の患者に対し，在宅中耳加圧装置を用いた療養を実施する場合に，医師が患者又は患者の看護に当たる者に対して，当該療法の方法，注意点及び緊急時の措置等について療養上の指導を行った場合に算定する。
(2) 関連学会の定める適正使用指針を遵守して実施した場合に限り算定する。なお，療養上必要な機器等に係る費用は，所定点数に含まれ別に算定できない。
(令6保医発0305・4)

C 121　在宅抗菌薬吸入療法指導管理料
抗吸
800点

注1　在宅抗菌薬吸入療法を行っている入院中の患者以外の患者に対して，在宅抗菌薬吸入療法に関する指導管理を行った場合に算定する。
　2　在宅抗菌薬吸入療法を初めて実施する患者について，初回の指導を行った場合は，当該初回の指導を行った月に限り，**導入初期加算**として，500点を所定点数に加算する。

→在宅抗菌薬吸入療法指導管理料
(1) マイコバクテリウム・アビウムコンプレックス（MAC）による肺非結核性抗酸菌症患者であって，多剤併用療法による前治療において効果不十分な患者自らが，在宅において，超音波ネブライザを用いてアミカシン硫酸塩吸入用製剤を投与する場合において，医師が患者又は患者の看護に当たる者に対して，当該療法の方法及び注意点等に関する指導管理を行った場合に算定する。
(2) 「注2」に規定する導入初期加算については，新たに在宅抗菌薬吸入療法を導入する患者に対し，十分な指導を行った場合，当該初回の指導を行った月に1回に限り算定する。
(令6保医発0305・4)

第2款　在宅療養指導管理材料加算

通則
1　本款各区分に掲げる在宅療養指導管理材料加算は，第1款各区分に掲げる在宅療養指導管理料のいずれかの所定点数を算定する場合に，特に規定する場合を除き，月1回に限り算定する。
2　前号の規定にかかわらず，本款各区分に掲げる在宅療養指導管理材料加算のうち，保険医療材料の使用を算定要件とするものについては，当該保険医療材料が別表第3調剤報酬点数表第4節の規定により調剤報酬として算定された場合には算定しない。
3　6歳未満の乳幼児に対してC103在宅酸素療法指導管理料，C107在宅人工呼吸指導管理料

又はC107-2在宅持続陽圧呼吸療法指導管理料を算定する場合は，**乳幼児呼吸管理材料加算**として，3月に3回に限り**1,500点**を所定点数に加算する。

（編注）「通則2」中「別表第3調剤報酬点数表第4節」に規定する特定保険医療材料は，第3節薬剤料の項を参照。

→在宅療養指導管理材料加算　摘要欄 p.1687

(1) 在宅療養指導管理材料加算は，要件を満たせば，第1款在宅療養指導管理料を算定するか否かにかかわらず，別に算定できる。
(2) 同一の保険医療機関において，2以上の指導管理を行っている場合は，主たる指導管理の所定点数を算定する。この場合にあって，在宅療養指導管理材料加算及び当該2以上の指導管理に使用した薬剤，特定保険医療材料の費用は，それぞれ算定できる。
(3) 在宅療養指導管理材料加算は，例えば「酸素ボンベを使用した場合」とは当該保険医療機関の酸素ボンベを在宅で使用させた場合をいう等，保険医療機関が提供すること及び在宅における状態であることを前提にしている。

　なお，保険医療機関が所有する装置（酸素濃縮装置等）を患者に貸与する場合，保険医療機関は，当該装置の保守・管理を十分に行う。また，これらの装置の保守・管理を販売業者に委託する場合には，保険医療機関は，当該販売業者との間で，これらの装置の保守・管理に関する契約を締結し，保守・管理の内容を患者に説明した上で，定期的な確認と指導を行い，当該装置の保守・管理が当該販売業者により十分に行われている状況を維持する。
(4) 「2」の「保険医療材料の使用を算定要件とするもの」とは，C160在宅中心静脈栄養法用輸液セット加算等をいう。
(5) 「3」の加算については，6歳未満の乳幼児に対する在宅呼吸管理を行い，専用の経皮的動脈血酸素飽和度測定器その他附属品を貸与又は支給したときに算定する。なお，**診療報酬明細書**の摘要欄に貸与又は支給した機器等の名称及びその数量を記載する。

（令6保医発0305・4）

（編注）C151注入器加算，C153注入器用注射針加算は，処方した場合に限り算定する。その他の材料加算は，当該材料を医療機関が給付（または貸与）し，使用させている場合は，新たに材料を給付しない月についても算定できるが，このうち，C163特殊カテーテル加算はカテーテルを支給した場合に（使用する翌月以降の分も含めて）算定する。

C150　血糖自己測定器加算　注糖

1	月20回以上測定する場合	350点
2	月30回以上測定する場合	465点
3	月40回以上測定する場合	580点
4	月60回以上測定する場合	830点
5	月90回以上測定する場合	1,170点
6	月120回以上測定する場合	1,490点
7	間歇スキャン式持続血糖測定器によるもの	1,250点

注1　1から4までについては，入院中の患者以外の患者であって次に掲げるものに対して，血糖自己測定値に基づく指導を行うため血糖自己測定器を使用した場合に，3月に3回に限り，第1款の所定点数に加算する。
　イ　インスリン製剤又はヒトソマトメジンC製剤の自己注射を1日に1回以上行っている患者（1型糖尿病の患者及び膵全摘後の患者を除く）
　ロ　インスリン製剤の自己注射を1日に1回以上行っている患者（1型糖尿病の患者又は膵全摘後の患者に限る）
　ハ　12歳未満の小児低血糖症の患者
　ニ　妊娠中の糖尿病患者又は妊娠糖尿病の患者（別に**厚生労働大臣**が定める者〔告示4〕第4・6の2の2, p.1377〕に限る）
2　5及び6については，入院中の患者以外の患者であって次に掲げるものに対して，血糖自己測定値に基づく指導を行うため，血糖自己測定器を使用した場合に，3月に3回に限り，第1款の所定点数に加算する。
　イ　インスリン製剤の自己注射を1日に1回以上行っている患者（1型糖尿病の患者又は膵全摘後の患者に限る）
　ロ　12歳未満の小児低血糖症の患者
　ハ　妊娠中の糖尿病患者又は妊娠糖尿病の患者（別に**厚生労働大臣**が定める者〔告示4〕第4・6の2の2, p.1377〕に限る）
3　7については，インスリン製剤の自己注射を1日に1回以上行っている入院中の患者以外の患者に対して，血糖自己測定値に基づく指導を行うため，間歇スキャン式持続血糖測定器を使用した場合に，3月に3回に限り，第1款の所定点数に加算する。
4　SGLT2阻害薬を服用している1型糖尿病の患者に対して，血中ケトン体自己測定器を使用した場合は，**血中ケトン体自己測定器加算** ケト として，3月に3回に限り，**40点**を更に第1款の所定点数に加算する。

→血糖自己測定器加算　摘要欄 p.1694

(1) 血糖自己測定器加算は，インスリン製剤又はヒトソマトメジンC製剤の在宅自己注射を毎日行っている患者のうち血糖値の変動が大きい者又は12歳未満の小児低血糖症患者に対して，医師が，血糖のコントロールを目的として当該患者に血糖試験紙（テスト・テープ），固定化酵素電極（バイオセンサー）又は皮下グルコース用電極を給付し，在宅で血糖又は間質液中のグルコース濃度の自己測定をさせ，その記録に基づき指導を行った場合に，C101在宅自己注射指導管理料，C101-2在宅小児低血糖症患者指導管理料又はC101-3在宅妊娠糖尿病患者指導管理料に加算する。

　なお，血糖試験紙，固定化酵素電極，穿刺器，穿刺針，皮下グルコース用電極及び測定機器を患者に給付又は貸与した場合における費用その他血糖自己測定に係る全ての費用は所定点数に含まれ，別に算定できない。
(2) 入院中の患者に対して，退院時にC101在宅自己注射指導管理料，C101-2在宅小児低血糖症患者指導管理料又はC101-3在宅妊娠糖尿病患者指導管理料を算定すべき指導管理を行った場合は，退院の日に限り，在宅自己注射指導管理料，在宅小児低血糖症患者指導管理料又は在宅妊娠糖尿病患者指導管理料の所定点数及び血糖自己測定器加算の点数を算定できる。この場合において，当該保険医療機関において当該退院月に外来，往診又は訪問診療において在宅自己注射指導管理料，在宅小児低血糖症患者指導管理料又は在宅妊娠糖尿病患者指導管理料を算定すべき指導管理を行った

場合であっても，指導管理の所定点数及び血糖自己測定器加算は算定できない。
(3) 当該加算は，1月に2回又は3回算定することもできるが，このような算定ができる患者は，C101在宅自己注射指導管理料を算定している患者のうちインスリン製剤を2月分又は3月分以上処方している患者又はC101-2在宅小児低血糖症患者指導管理料を算定している患者に限る。
(4) グルカゴン様ペプチド-1受容体アゴニストの自己注射を承認された用法及び用量に従い1週間に1回以上行っている者に対して，血糖自己測定値に基づく指導を行うために血糖自己測定器を使用した場合には，インスリン製剤の自己注射を行っている者に準じて，所定点数を算定する。
(5) 「7」においては，糖尿病の治療に関し，専門の知識及び5年以上の経験を有する常勤の医師又は当該専門の医師の指導の下で糖尿病の治療を実施する医師が，間歇スキャン式持続血糖測定器を使用して血糖管理を行った場合に算定する。
(6) 「7」においては，間歇スキャン式持続血糖測定器以外の血糖自己測定については所定点数に含まれ，別に算定できない。
(7) 「注3」の場合を除き，間歇スキャン式持続血糖測定器を使用する場合には，間歇スキャン式持続血糖測定器以外の血糖自己測定をした回数を基準に算定する。
(8) 「注4」の血中ケトン体自己測定器加算は，SGLT2阻害薬を服用している1型糖尿病の患者に対し，糖尿病性ケトアシドーシスのリスクを踏まえ，在宅で血中のケトン体濃度の自己測定を行うために血中ケトン体自己測定器を給付した場合に算定する。なお，血中ケトン体測定用電極及び測定機器を患者に給付又は貸与した場合における費用その他血中ケトン体自己測定に係る全ての費用は所定点数に含まれ，別に算定できない。
⑼ インスリン イコデクの自己注射を承認された用法及び用量に従い1週間に1回行っている患者は，インスリン製剤の自己注射を1日1回以上行っている患者に準じて，所定点数を算定できる。（令6保医発0305・4，1119・11）

●告示[4] 特掲診療料の施設基準等
第4 6の2の2 在宅妊娠糖尿病患者指導管理料1及び血糖自己測定器加算に規定する厚生労働大臣が定める者

妊娠中の糖尿病患者又は妊娠糖尿病の患者であって周産期における合併症の危険性が高い者（血糖の自己測定を必要としたものに限る）

事務連絡 問1 C150「7」間歇スキャン式持続血糖測定器によるものについて，専門の知識及び5年以上の経験を有する常勤の医師がいない保険医療機関で，他の保険医療機関の当該条件を満たす医師の指導の下で，糖尿病の治療を行う常勤の医師が間歇スキャン式持続血糖測定器を使用して血糖管理を行った場合には算定可能か。
答 算定できる。（令2.7.20）
問2 血糖自己測定器加算は3か月に3回に限り加算できるとあるが，1月に当該加算を複数回算定できる場合とはどのような場合か。
答 インスリン製剤又はヒトソマトメジンC製剤を複数月分処方していることが必要であり，当該患者が1月に使用するインスリン製剤又はヒトソマトメジンC製剤を複数回に分けて処方した場合には算定できない。（平20.3.28）
問3 C150「7」間歇スキャン式持続血糖測定器によるものについて，グルカゴン様ペプチド-1受容体アゴニストの自己注射を承認された用法及び用量に従い1週間に1回以上行っている者に対して，血糖自己測定値に基づく指導を行うために間歇スキャン式持続血糖測定器を使用した場合は，算定可能か。
答 算定不可。
問4 血中ケトン体自己測定器加算について，「SGLT2阻害薬を服用している1型糖尿病の患者に対し，糖尿病性ケトアシドーシスのリスクを踏まえ，在宅で血中のケトン体濃度の自己測定を行うために血中ケトン体自己測定器を給付した場合に算定する。なお，血中ケトン体測定用電極及び測定機器を患者に給付又は貸与した場合における…」とあるが，実際の使用状況を踏まえ，血中ケトン体測定用電極を追加的に給付しなかった場合であっても，算定可能か。
答 追加の給付の有無にかかわらず，血中ケトン体自己測定器を使用している患者であれば，算定可。（令4.3.31）

C151 注入器加算 [入]　　300点
注 別に厚生労働大臣が定める注入薬〔告示[4]別表第9の1の3，p.1499〕の自己注射を行っている入院中の患者以外の患者に対して，注入器を処方した場合に，第1款の所定点数に加算する。

→注入器加算
(1) 「注入器」とは，自己注射適応患者（性腺刺激ホルモン放出ホルモン剤の自己注射を除く）に対するディスポーザブル注射器（注射針一体型に限る），自動注入ポンプ，携帯用注入器又は針無圧力注射器のことをいい，加算の算定はこれらを処方した月に限って可能であり，単に注入器の使用を行っているのみでは算定できない。注入器加算は，針付一体型の製剤を処方した場合には算定できない。
(2) 入院中の患者に対して，退院時にC101在宅自己注射指導管理料を算定すべき指導管理を行った場合は，退院の日に限り，在宅自己注射指導管理料の所定点数及び注入器加算の点数を算定できる。この場合において，当該保険医療機関において当該退院月に外来，往診又は訪問診療において在宅自己注射指導管理料を算定すべき指導管理を行った場合であっても，指導管理の所定点数及び注入器加算は算定できない。
（令6保医発0305・4）

C152 間歇注入シリンジポンプ加算 [間]
1 プログラム付きシリンジポンプ　　2,500点
2 1以外のシリンジポンプ　　1,500点
注 別に厚生労働大臣が定める注入薬〔告示[4]別表第9，p.414〕の自己注射を行っている入院中の患者以外の患者に対して，間歇注入シリンジポンプを使用した場合に，2月に2回に限り第1款の所定点数に加算する。

→間歇注入シリンジポンプ加算
(1) 「間歇注入シリンジポンプ」とは，インスリン，性腺刺激ホルモン放出ホルモン剤又はソマトスタチンアナログを間歇的かつ自動的に注入するシリンジポンプをいう。
(2) 「プログラム付きシリンジポンプ」とは，間歇注入シリンジポンプのうち，基礎注入と独立して追加注入がプログラム可能であり，また基礎注入の流量について，1日につき24プログラム以上の設定が可能なものをいう。
(3) 入院中の患者に対して，退院時にC101在宅自己注射指導管理料を算定すべき指導管理を行った場合は，退院の日に限り，在宅自己注射指導管理料の所定点数

及び間歇注入シリンジポンプ加算の点数を算定できる。この場合において，当該保険医療機関において当該退院月に外来，往診又は訪問診療において在宅自己注射指導管理料を算定すべき指導管理を行った場合であっても，指導管理の所定点数及び間歇注入シリンジポンプ加算は算定できない。
(4) 間歇注入シリンジポンプを使用する際に必要な輸液回路，リザーバーその他療養上必要な医療材料の費用については，所定点数に含まれる。
〔令6保医発0305・4〕

C152-2 持続血糖測定器加算 [持血]

1 間歇注入シリンジポンプと連動する持続血糖測定器を用いる場合
　イ 2個以下の場合　　　　　　　　1,320点
　ロ 3個又は4個の場合　　　　　　2,640点
　ハ 5個以上の場合　　　　　　　　3,300点
2 間歇注入シリンジポンプと連動しない持続血糖測定器を用いる場合
　イ 2個以下の場合　　　　　　　　1,320点
　ロ 3個又は4個の場合　　　　　　2,640点
　ハ 5個以上の場合　　　　　　　　3,300点

注1 別に**厚生労働大臣**が定める施設基準〔告示4第4・6の8, p.1379〕に適合しているものとして地方厚生局長等に届け出た保険医療機関において，別に**厚生労働大臣**が定める注射薬〔告示4別表第9, p.414〕の自己注射を行っている入院中の患者以外の患者に対して，持続血糖測定器を使用した場合に，2月に2回に限り，第1款の所定点数に加算する。
2 当該患者に対して，プログラム付きシリンジポンプ又はプログラム付きシリンジポンプ以外のシリンジポンプを用いて，トランスミッターを使用した場合は，2月に2回に限り，第1款の所定点数にそれぞれ**3,230点**又は**2,230点**を加算する。ただし，この場合において，C152間歇注入シリンジポンプ加算は算定できない。

→**持続血糖測定器加算**　　摘要欄 p.1694

(1) 入院中の患者以外の患者であって次に掲げる者に対して，持続的に測定した血糖値に基づく指導を行うために持続血糖測定器を使用した場合に算定する。
　ア 間歇注入シリンジポンプと連動する持続血糖測定器を用いる場合
　　(イ) 血糖コントロールが不安定な1型糖尿病患者又は膵全摘後の患者であって，持続皮下インスリン注入療法を行っている者。
　　(ロ) 低血糖発作を繰り返す等重篤な有害事象がおきている血糖コントロールが不安定な2型糖尿病患者であって，医師の指示に従い血糖コントロールを行う意志のある，持続皮下インスリン注入療法を行っている者。
　イ 間歇注入シリンジポンプと連動しない持続血糖測定器を用いる場合
　　(イ) 急性発症若しくは劇症1型糖尿病患者又は膵全摘後の患者であって，皮下インスリン注入療法を行っている者。
　　(ロ) 内因性インスリン分泌の欠乏（空腹時血清Cペプチドが0.5ng/mL未満を示すものに限る）を認め，低血糖発作を繰り返す等重篤な有害事象がおきている血糖コントロールが不安定な2型糖尿病患者であって，医師の指示に従い血糖コントロールを行う意志のある，皮下インスリン注入療法を行っている者。

(2) 持続血糖測定器加算を算定する場合は，(1)のいずれに該当するかを**診療報酬明細書**の摘要欄に記載する。また，(1)のイの(ロ)に該当する場合，直近の空腹時血清Cペプチドの測定値を併せて記載する。

(3) 間歇注入シリンジポンプと連動する持続血糖測定器を用いる場合，同一月において，C152間歇注入シリンジポンプ加算と当該加算は，併せて算定できない。ただし，間歇注入インスリンポンプと連動していない持続血糖測定器については「注2」の加算を算定できず，間歇注入インスリンポンプを併用した場合にはC152間歇注入シリンジポンプ加算を併せて算定できる。

(4) 間歇注入シリンジポンプと連動しない持続血糖測定器と間歇注入インスリンポンプを併用した場合には，「注2」に規定する加算は算定できず，C152間歇注入シリンジポンプ加算を併せて算定できる。

(5) 入院中の患者に対して，退院時にC101在宅自己注射指導管理料を算定すべき指導管理を行った場合は，退院の日に限り，在宅自己注射指導管理料の所定点数及び持続血糖測定器加算の点数を算定できる。この場合において，当該保険医療機関において当該退院月に外来，往診又は訪問診療において在宅自己注射指導管理料を算定すべき指導管理を行った場合であっても，指導管理の所定点数及び持続血糖測定器加算は算定できない。

(6) 「注2」に規定するシリンジポンプを使用する際に必要な輸液回路，リザーバーその他療養上必要な医療材料の費用については，所定点数に含まれる。

(7) 間歇注入シリンジポンプと連動しない持続血糖測定器を用いる場合には，次のいずれも満たす場合に算定できる。
　ア 関連学会が定める適正使用指針を遵守する。
　イ 1日当たり少なくとも2回の自己血糖測定を行っている。
　ウ 次のいずれかに掲げる者が，患者又は患者家族等に対し，持続血糖測定器の使用方法の十分な説明や持続血糖測定器の結果に基づく低血糖及び高血糖への対応等，必要な指導を行っている。
　　(イ) 糖尿病の治療に関し，専門の知識及び5年以上の経験を有し，持続血糖測定器に係る適切な研修を修了した常勤の医師
　　(ロ) 糖尿病の治療に関し，治療持続皮下インスリン注入療法に従事した経験を2年以上有し，持続血糖測定器に係る適切な研修を修了した常勤の看護師又は薬剤師
　エ ウの(イ)及び(ロ)に掲げる適切な研修とは，次のいずれにも該当する研修のことをいう。
　　(イ) 医療関係団体が主催する研修である。
　　(ロ) 糖尿病患者への生活習慣改善の意義・基礎知識，評価方法，セルフケア支援，持続血糖測定器に関する理解・活用及び事例分析・評価等の内容が含まれているものである。

(8) 間歇注入シリンジポンプと連動しない持続血糖測定器を用いる場合は，患者ごとに指導者名が記載されている指導記録を作成し，患者に提供する。また，指導記録の写しを**診療録**に添付する。
〔令6保医発0305・4〕

●事務連絡● **持続血糖測定器加算**

問1 「2」間歇注入シリンジポンプと連動しない持続血糖測定器を用いる場合における「関連学会が定める適正使用指針」とは，具体的には何を指すのか。

答　日本糖尿病学会のリアルタイムCGM適正使用指針を指す。
問2　「2」間歇注入シリンジポンプと連動しない持続血糖測定器を用いる場合における「持続血糖測定器に係る適切な研修」とは何を指すのか。
答　現時点では，日本糖尿病学会が主催するリアルタイムCGM適正使用のためのeラーニングを指す。　(令2.3.31)

C152-3　経腸投薬用ポンプ加算 [経腸ポ] 2,500点

注　別に厚生労働大臣が定める内服薬〔告示[4]別表第9の1の4, p.433〕の経腸投薬を行っている入院中の患者以外の患者に対して，経腸投薬用ポンプを使用した場合に，2月に2回に限り第1款の所定点数に加算する。

→経腸投薬用ポンプ加算
　経腸投薬用ポンプ加算は，レボドパ・カルビドパ水和物製剤を経胃瘻空腸投与することを目的とした場合に限り算定できる。　(令6保医発0305・4)

●告示[4]　特掲診療料の施設基準等
別表第9の1の4　経腸投薬用ポンプ加算に規定する内服薬

レボドパ・カルビドパ水和物製剤

C152-4　持続皮下注入シリンジポンプ加算

1　月5個以上10個未満の場合　　2,330点
2　月10個以上15個未満の場合　　3,160点
3　月15個以上20個未満の場合　　3,990点
4　月20個以上の場合　　　　　　4,820点

注　別に厚生労働大臣が定める注射薬〔告示[4]別表第9の1の4の2, p.1500〕の自己注射を行っている入院中の患者以外の患者に対して，持続皮下注入シリンジポンプを使用した場合に，2月に2回に限り第1款の所定点数に加算する。

→持続皮下注入シリンジポンプ加算
　使用したシリンジ，輸液セット等の材料の費用は，これらの点数に含まれるものとする。　(令6保医発0305・4)
（編注）パーキンソン病治療薬「ホスホレボドパ・ホスカルビドパ水和物配合剤」の在宅自己注射に当たって「持続皮下注入シリンジポンプ」を使用した場合は，C152-4持続皮下注入シリンジポンプ加算を算定する。

C153　注入器用注射針加算 [針]

1　治療上の必要があって，1型糖尿病若しくは血友病の患者又はこれらの患者に準ずる状態にある患者に対して処方した場合　　　　　　　　　　　　　　　　200点
2　1以外の場合　　　　　　　　　　130点

注　別に厚生労働大臣が定める注射薬〔告示[4]別表第9, p.414〕の自己注射を行っている入院中の患者以外の患者に対して，注入器用の注射針を処方した場合に，第1款の所定点数に加算する。

→注入器用注射針加算　[摘要欄 p.1695]
（1）C151注入器加算に規定する「注入器」を処方せず，注射針一体型でないディスポーザブル注射器を処方した場合は，注入器用注射針加算のみ算定する。
（2）注入器用注射針加算は，注入器用注射針を処方した場合に算定できる。この場合において，「1」の加算は，以下のいずれかの場合に算定できるものであり，算定する場合は，診療報酬明細書の摘要欄に次のいずれに該当するかを記載する。
　ア　糖尿病等で1日概ね4回以上自己注射が必要な場合
　イ　血友病で自己注射が必要な場合
（3）注入器用注射針加算は，針付一体型の製剤又は針無圧力注射器を処方した場合には算定できない。
（4）入院中の患者に対して，退院時にC101在宅自己注射指導管理料を算定すべき指導管理を行った場合は，退院の日に限り，在宅自己注射指導管理料の所定点数及び注入器用注射針加算の点数を算定できる。この場合において，当該保険医療機関において当該退院月に外来，往診又は訪問診療において在宅自己注射指導管理料を算定すべき指導管理を行った場合であっても，指導管理の所定点数及び注入器用注射針加算は算定できない。　(令6保医発0305・4)
（編注）（1）「注入器一体型キット」（イノレット30R，ヒューマリンR注ミリオペン等，○○キットの製剤）については「注入器加算」は算定できないが，注射針を支給した場合は「注射針加算」を算定できる。なお，院外処方により注射針を処方した場合は算定できない。
（2）「万年筆型注入器」（ノボペン，ヒューマペン等）を支給し注射針を支給した場合は，「注入器加算」と「注射針加算」（それぞれ支給した月のみ）を算定する。

事務連絡　問1　注入器一体型の製剤（シリンジに薬剤が充填されている製剤を含む）を自己注射する患者に対し，使用する針が特定保険医療材料として設定されていない場合には，保険医療機関において注入器用注射針加算を算定し，針を支給することでよいか。
答　そのとおり。　(平24.3.30)
問2　外来患者については，疑義解釈資料（平成24年3月30日事務連絡）（上記「問1」）において，自己注射に用いる針が特定保険医療材料として設定されていない場合には，医療機関において針を支給することとされており，衛生材料や特定保険医療材料以外の保険医療材料を用いる場合も，原則として医療機関から必要な量の当該材料が提供されるものと考えられるが，自己注射に用いる針等を在宅自己注射に用いる薬剤と一緒に交付するよう処方せんに記載されていた場合においては，自己注射に用いる針等の費用の取扱いは，在宅患者における取扱いと同様と考えてよいか。
答　貴見のとおり。　(平26.7.10)

事務連絡　問　注入器を処方する場合とは，具体的にどのような場合か。処方せんが必要なのか。
答　注入器加算の算定要件における注入器を処方する場合，とは，医療機関が患者に注入器を供与する場合のことであり，処方せんの有無は問わないが，診療録記載や指示書等への記載が行われているものと考えている（万年筆型の注入器に関する注入器加算については，供与した月のみの算定となる）。　(平16.3.30，一部修正)

C154　紫外線殺菌器加算 [紫] 360点

注　在宅自己連続携行式腹膜灌流を行っている入院中の患者以外の患者に対して，紫外線殺菌器を使用した場合に，第1款の所定点数に加算する。

→紫外線殺菌器加算
　在宅自己連続携行式腹膜灌流液交換用熱殺菌器を使用した場合には，紫外線殺菌器加算の点数を算定する。　(令6保医発0305・4)

C155　自動腹膜灌流装置加算 [自腹] 2,500点

注　在宅自己連続携行式腹膜灌流を行っている入院中の患者以外の患者に対して，自動腹膜

灌流装置を使用した場合に，第1款の所定点数に加算する。

C156　透析液供給装置加算 透液　　10,000点

注　在宅血液透析を行っている入院中の患者以外の患者に対して，透析液供給装置を使用した場合に，第1款の所定点数に加算する。

→透析液供給装置加算

　透析液供給装置は患者1人に対して1台を貸与し，透析液供給装置加算には，逆浸透を用いた水処理装置・前処理のためのフィルターの費用を含む。（令6保医発0305・4）

C157　酸素ボンベ加算 ボ
　1　携帯用酸素ボンベ　携　　880点
　2　1以外の酸素ボンベ　　3,950点

注　在宅酸素療法を行っている入院中の患者以外の患者(チアノーゼ型先天性心疾患の患者を除く)に対して，酸素ボンベを使用した場合に，3月に3回に限り，第1款の所定点数に加算する。

→酸素ボンベ加算　　　　　　　摘要欄　p.1694

(1)　チアノーゼ型先天性心疾患の患者に対して指導管理を行った場合は，酸素ボンベ加算は別に算定できない。

(2)　「1」の加算は，医療機関への通院等に実際に携帯用小型ボンベを使用した場合に算定できる。なお，用いられるボンベのうち概ね1,500L以下の詰め替え可能なものについて算定の対象とし，使い捨てのものについては算定の対象としない。

(3)　同一患者に対して酸素ボンベ（携帯用酸素ボンベを除く），酸素濃縮装置及び設置型液化酸素装置を併用して在宅酸素療法を行った場合は，合わせて3月に3回に限り算定する。

(4)　同一患者に対して，携帯用酸素ボンベ及び携帯型液化酸素装置を併用して在宅酸素療法を行った場合は，合わせて3月に3回に限り算定する。（令6保医発0305・4）

事務連絡　問　酸素ボンベ加算等について，3月に3回に限り算定するとあるが，次月・次々月と合わせて3月とするのか，又は前月・前々月と合わせて3月とするのか。

答　患者が受診していない月の医学管理が適切に行われている場合には，いずれについても可。（平24.3.30，一部修正）

C158　酸素濃縮装置加算 濃　　4,000点

注　在宅酸素療法を行っている入院中の患者以外の患者(チアノーゼ型先天性心疾患の患者を除く)に対して，酸素濃縮装置を使用した場合に，3月に3回に限り，第1款の所定点数に加算する。ただし，この場合において，C157酸素ボンベ加算の2は算定できない。

→酸素濃縮装置加算　　　　　　摘要欄　p.1694

(1)　チアノーゼ型先天性心疾患の患者に対して指導管理を行った場合は，酸素濃縮装置加算は別に算定できない。

(2)　同一患者に対して酸素ボンベ（携帯用酸素ボンベを除く），酸素濃縮装置及び設置型液化酸素装置を併用して在宅酸素療法を行った場合は，合わせて3月に3回に限り算定する。

(3)　同一患者に対して携帯用酸素ボンベ及び携帯型液化酸素装置を併用して在宅酸素療法を行った場合は，合わせて3月に3回に限り算定する。（令6保医発0305・4）

事務連絡　問　酸素濃縮装置加算の算定要件に「ただし，この場合においてC157に掲げる酸素ボンベ加算の2は算定で

きない」とあるが，次の場合，酸素濃縮装置加算及び酸素ボンベ加算は算定できるか。
① 4月：酸素ボンベ加算（携帯用酸素ボンベ以外）×1（当月分），酸素濃縮装置加算×1（翌月分）
　5月：酸素濃縮装置加算×1（翌月分）
② 4月：酸素濃縮装置加算×2（今月分及び翌月分）
　5月：酸素ボンベ加算（携帯用酸素ボンベ以外）×1（翌月分）

答　①及び②とも算定できる。（平24.8.9）

C159　液化酸素装置加算 液
　1　設置型液化酸素装置　　3,970点
　2　携帯型液化酸素装置　携　　880点

注　在宅酸素療法を行っている入院中の患者以外の患者(チアノーゼ型先天性心疾患の患者を除く)に対して，液化酸素装置を使用した場合に，3月に3回に限り，第1款の所定点数に加算する。

→液化酸素装置加算　　　　　　摘要欄　p.1694

(1)　チアノーゼ型先天性心疾患の患者に対して指導管理を行った場合は，液化酸素装置加算は別に算定できない。

(2)　液化酸素装置加算を算定する場合，設置型液化酸素装置から携帯型液化酸素装置へ液化酸素の移充填を行う場合の方法，注意点，緊急時の措置等に関する患者への指導が必要である。この場合，「設置型液化酸素装置」とは，20〜50Lの内容積の設置型液化酸素装置のことをいい，「携帯型液化酸素装置」とは，1L前後の内容積の携帯型液化酸素装置のことをいう。なお，使用した酸素の費用及び流量計，加湿器等の費用は加算点数に含まれ，別に算定できない。

(3)　設置型液化酸素装置に係る加算と携帯型液化酸素装置に係る加算とは併せて算定できるが，それぞれ3月に3回に限り算定する。

(4)　同一患者に対して酸素ボンベ（携帯用酸素ボンベを除く），酸素濃縮装置及び設置型液化酸素装置を併用して在宅酸素療法を行った場合は，合わせて3月に3回に限り算定する。

(5)　同一患者に対して携帯用酸素ボンベ及び携帯型液化酸素装置を併用して在宅酸素療法を行った場合は，合わせて3月に3回に限り算定する。（令6保医発0305・4）

C159-2　呼吸同調式デマンドバルブ加算
　呼　　291点

注　在宅酸素療法を行っている入院中の患者以外の患者(チアノーゼ型先天性心疾患の患者を除く)に対して，呼吸同調式デマンドバルブを使用した場合に，3月に3回に限り，第1款の所定点数に加算する。

→呼吸同調式デマンドバルブ加算　　摘要欄　p.1694

　呼吸同調式デマンドバルブ加算は，呼吸同調式デマンドバルブを携帯用酸素供給装置と鼻カニューレとの間に装着して使用した場合に算定できる。（令6保医発0305・4）

（編注）呼吸同調式デマンドバルブは，携帯用酸素供給装置（携帯用酸素ボンベ，携帯型液化酸素装置）と接続し，吸気時のみ酸素を供給して使用時間の延長を図るものである。

参考　呼吸同調式デマンドバルブの一般的名称は「呼吸同調式レギュレータ」又は「呼吸同調式レギュレータセット」である。（平20.4.5 全国保険医団体連合会）

C160　在宅中心静脈栄養法用輸液セット加算 輸　　2,000点

注　在宅中心静脈栄養法を行っている入院中の患者以外の患者に対して，輸液セットを使用した場合に，第1款の所定点数に加算する。

→在宅中心静脈栄養法用輸液セット加算
「輸液セット」とは，在宅で中心静脈栄養法を行うに当たって用いる輸液用器具（輸液バッグ），注射器及び採血用輸血用器具（輸液ライン）をいう。（令6保医発0305・4）
（編注）中心静脈栄養用輸液セットを1月に7組以上用いる場合は，7組目以降の輸液セットについては，「特定保険医療材料」として算定できる。

C161　注入ポンプ加算　[注ポ] [悪ポ]　1,250点
注　次のいずれかに該当する入院中の患者以外の患者に対して，注入ポンプを使用した場合に，2月に2回に限り，第1款の所定点数に加算する。
イ　在宅中心静脈栄養法，在宅成分栄養経管栄養法又は在宅小児経管栄養法を行っている患者
ロ　次のいずれかに該当する患者
　(1)　悪性腫瘍の患者であって，在宅において麻薬等の注射を行っている末期の患者
　(2)　筋萎縮性側索硬化症又は筋ジストロフィーの患者であって，在宅において麻薬等の注射を行っている患者
　(3)　(1)又は(2)に該当しない場合であって，緩和ケアを要する心不全又は呼吸器疾患の患者に対して，在宅において麻薬の注射を行っている末期の患者
ハ　悪性腫瘍の患者であって，在宅において抗悪性腫瘍剤等の注射を行っている患者
ニ　在宅強心剤持続投与を行っている患者
ホ　別に厚生労働大臣が定める注射薬〔告示4別表第9の1の5，p.435〕の自己注射を行っている患者

【2024年改定による主な変更点】
(1)　心不全又は呼吸器疾患の末期患者に対する麻薬の注射が対象として追加された。
(2)　別に厚生労働大臣が定める注射薬に「ペグセタコプラン製剤」が追加された。

→注入ポンプ加算
(1)　「注入ポンプ」とは，在宅で次のいずれかを行うに当たって用いる注入ポンプをいう。
ア　中心静脈栄養法，成分栄養経管栄養法又は小児経管栄養法
イ　麻薬等の注射
ウ　抗悪性腫瘍剤の注射
エ　強心剤の持続投与
オ　注射薬の精密自己注射
(2)　「麻薬等の注射」とは，末期の悪性腫瘍又は筋萎縮性側索硬化症若しくは筋ジストロフィーの患者であって，持続性の疼痛があり鎮痛剤の経口投与では疼痛が改善しない場合に，在宅において実施する注射による麻薬等の投与，又は緩和ケアを要する心不全または呼吸器疾患の患者であって，咳嗽発作等の症状を有しており麻薬の経口投与ができないものに対して，在宅において実施する注射による麻薬の投与をいう。
(3)　「抗悪性腫瘍剤の注射」とは，悪性腫瘍の患者に対して，在宅において実施する注射による抗悪性腫瘍剤の投与をいう。
（令6保医発0305・4）

●告示4　特掲診療料の施設基準等
別表第9の1の5　注入ポンプ加算に規定する注射薬

pH4処理酸性人免疫グロブリン（皮下注射）製剤
ペグセタコプラン製剤
ロザノリキシズマブ製剤

C162　在宅経管栄養法用栄養管セット加算
　　　[管]　2,000点
注　在宅成分栄養経管栄養法，在宅小児経管栄養法又は在宅半固形栄養経管栄養法を行っている入院中の患者以外の患者（在宅半固形栄養経管栄養法を行っている患者については，C105-3在宅半固形栄養経管栄養法指導管理料を算定しているものに限る）に対して，栄養管セットを使用した場合に，第1款の所定点数に加算する。

→在宅経管栄養法用栄養管セット加算
在宅経管栄養法用栄養管セット加算とC161注入ポンプ加算とは，併せて算定することができるが，それぞれ月1回に限り算定する。（令6保医発0305・4）
[事務連絡]　問　C162在宅経管栄養法用栄養管セット加算において，特定保険医療材料である交換用胃瘻カテーテルを使用した場合は，特定保険医療材料の費用を別に算定することができるのか。
答　算定可。（令4.12.21）

C163　特殊カテーテル加算
1　再利用型カテーテル　[サ]　400点
2　間歇導尿用ディスポーザブルカテーテル
　　[カ]
　イ　親水性コーティングを有するもの
　　(1)　60本以上90本未満の場合　1,700点
　　(2)　90本以上120本未満の場合　1,900点
　　(3)　120本以上の場合　2,100点
　ロ　イ以外のもの　1,000点
3　間歇バルーンカテーテル　[バ]　1,000点
注　在宅自己導尿を行っている入院中の患者以外の患者に対して，再利用型カテーテル，間歇導尿用ディスポーザブルカテーテル又は間歇バルーンカテーテルを使用した場合に，3月に3回に限り，第1款の所定点数に加算する。

→特殊カテーテル加算　摘要欄 p.1695
(1)　在宅療養において在宅自己導尿が必要な患者に対し，療養上必要なカテーテルについて判断の上，必要かつ十分な量のカテーテルを患者に支給した場合に算定する。
(2)　「2」の「イ」親水性コーティングを有するものについては，間歇導尿用ディスポーザブルカテーテルとして，親水性コーティングが施されたカテーテルであって，包装内に潤滑剤が封入されており，開封後すぐに挿入可能なもののみを使用した場合に算定する。
(3)　「2」の「イ」親水性コーティングを有するものについては，排尿障害が長期間かつ不可逆的に持続し，代替となる排尿方法が存在せず，適切な消毒操作が困難な場所において導尿が必要となる場合等，当該カテーテルを使用する医学的な妥当性が認められる場合に使用することとし，原則として次のいずれかに該当する患者に使用した場合に算定する。なお，診療報酬明

細書の摘要欄にアからエまでのいずれかの要件を満たす医学的根拠を記載する。
　　ア　脊髄障害
　　イ　二分脊椎
　　ウ　他の中枢神経を原因とする神経因性膀胱
　　エ　その他
(4)　「2」の「イ」親水性コーティングを有するものについては、1月あたり60本以上使用した場合（他のカテーテルを合わせて用いた場合を含む）に算定することとし、これに満たない場合は「2」の「イ」以外の主たるものの所定点数を算定する。
(5)　「3」の「間歇バルーンカテーテル」とは、患者自身が間歇導尿を行うことが可能なカテーテルであって、当該カテーテルに接続してバルーンを膨らませるためのリザーバーを有し、患者自身が消毒下で携帯することが可能であるものをいう。
(6)　間歇導尿用ディスポーザブルカテーテル、間歇バルーンカテーテル又は再利用型カテーテルのいずれかを併せて使用した場合は、主たるもののみを算定する。
(令6保医発0305・4)

事務連絡　問1　特殊カテーテル加算の「2」の「イ」親水性コーティングを有するものについて、親水性コーティングを有するもの以外のカテーテルを合わせて用いた場合にも算定できるのか。
答　親水性コーティングを有するものを1月あたり60本以上使用した場合は、主たるものの所定点数を算定できる。
(令2.3.31)

問2　C163特殊カテーテル加算について、在宅自己導尿を行っている入院中の患者以外の患者に対して、再利用型カテーテル、間歇導尿用ディスポーザブルカテーテル又は間歇バルーンカテーテルを使用した場合に、3月に3回に限り、第1款の所定点数に加算するとされたが、患者の受診状況等に応じて2月に2回としても算定可能か。
答　可能である。ただし、同一月に使用する分としては、1回分を超える算定はできない。例えば、1月目に当月分と翌月分の2回分算定し、3月目に当月分と翌月分の2回分算定することは可能であるが、1月目に当月分と翌月分の2回分算定し、2月目に当月分と翌月分の2回分算定することは不可。
(令2.6.2)

C164　人工呼吸器加算
　1　陽圧式人工呼吸器　**陽呼**　　　7,480点
　　注　気管切開口を介した陽圧式人工呼吸器を使用した場合に算定する。
　2　人工呼吸器　**鼻呼**　　　6,480点
　　注　鼻マスク又は顔マスクを介した人工呼吸器を使用した場合に算定する。
　3　陰圧式人工呼吸器　**陰呼**　　　7,480点
　　注　陰圧式人工呼吸器を使用した場合に算定する。
　注　在宅人工呼吸を行っている入院中の患者以外の患者に対して、人工呼吸器を使用した場合に、いずれかを第1款の所定点数に加算する。

→人工呼吸器加算
療養上必要な回路部品その他附属品（療養上必要なバッテリー及び手動式肺人工蘇生器等を含む）の費用は当該所定点数に含まれ、別に算定できない。
(令6保医発0305・4)

C165　在宅持続陽圧呼吸療法用治療器加算
　1　ASVを使用した場合　**持呼加1**　　3,750点
　2　CPAPを使用した場合　**持呼加2**　　**960点**
　注　在宅持続陽圧呼吸療法を行っている入院中の患者以外の患者に対して、持続陽圧呼吸療法用治療器を使用した場合に、3月に3回に限り、第1款の所定点数に加算する。

→在宅持続陽圧呼吸療法用治療器加算
(1)　在宅持続陽圧呼吸療法用治療器加算1については、C107-2在宅持続陽圧呼吸療法指導管理料1並びにC107-2在宅持続陽圧呼吸療法指導管理料2のア及びイの要件に該当する患者に対して保険医療機関が患者に貸与する持続陽圧呼吸療法装置のうち、ASVを使用して治療を行った場合に、3月に3回に限り算定できる。なお、在宅持続陽圧呼吸療法指導管理料2のア及びイの要件に該当する患者については、診療報酬請求に当たって、**診療報酬明細書の摘要欄に**、算定の根拠となった要件（在宅持続陽圧呼吸療法指導管理料2のア又はイ）を記載する。なお、イの要件を根拠に算定をする場合は、当該患者に対するASV療法の実施開始日も併せて記載する。
(2)　在宅持続陽圧呼吸療法用治療器加算2については、在宅持続陽圧呼吸療法指導管理料2のウの要件に該当する患者に対して保険医療機関が患者に貸与する持続陽圧呼吸療法装置のうち、CPAPを使用して治療を行った場合に、3月に3回に限り算定できる。なお、在宅持続陽圧呼吸療法用治療器加算2は、C107-2在宅持続陽圧呼吸療法指導管理料の「注3」に規定する情報通信機器を用いた指導管理を算定した場合についても算定できる。
(令6保医発0305・4)

C166　携帯型ディスポーザブル注入ポンプ加算　**携ポ**　　　2,500点
　注　次のいずれかに該当する入院中の患者以外の患者に対して、携帯型ディスポーザブル注入ポンプを使用した場合に、第1款の所定点数に加算する。
　　イ　悪性腫瘍の患者であって、在宅において麻薬等の注射を行っている末期の患者
　　ロ　悪性腫瘍の患者であって、在宅において抗悪性腫瘍剤等の注射を行っている患者
　　ハ　イ又はロに該当しない場合であって、緩和ケアを要する心不全又は呼吸器疾患の患者に対して、在宅において麻薬の注射を行っている末期の患者

【2024年改定による主な変更点】心不全又は呼吸器疾患の末期患者に対する麻薬の注射が対象として追加された。

→携帯型ディスポーザブル注入ポンプ加算
外来で抗悪性腫瘍剤の注射を行い、携帯型ディスポーザブル注入ポンプなどを用いてその後も連続して自宅で抗悪性腫瘍剤の注入を行う場合においては、本加算を算定できない。
(令6保医発0305・4)

(編注)　携帯型ディスポーザブル注入ポンプを1月に7個以上支給した場合は、7個目以降の携帯型ディスポーザブル注入ポンプは、材料価格基準「別表Ⅰ」の「007携帯型ディスポーザブル注入ポンプ」の費用を算定できる。

C167　疼痛等管理用送信器加算　**疼信**　　　600点
　注　疼痛除去等のため植込型脳・脊髄刺激装置又は植込型迷走神経刺激装置を植え込んだ後に、在宅疼痛管理、在宅振戦管理又は在宅てんかん管理を行っている入院中の患者以外の患者に対して、疼痛等管理用送信器（患者用

プログラマを含む）を使用した場合に，第1款の所定点数に加算する。

C168 携帯型精密輸液ポンプ加算 肺ポ 10,000点

注 肺高血圧症の患者であって入院中の患者以外のものに対して，携帯型精密輸液ポンプを使用した場合に，第1款の所定点数に加算する。

→携帯型精密輸液ポンプ加算
　携帯型精密輸液ポンプ加算には，カセット，延長チューブその他携帯型精密輸液ポンプに必要な全ての機器等の費用が含まれ，別に算定できない。（令6保医発0305・4）

C168-2 携帯型精密ネブライザ加算 精ネ 3,200点

注 肺高血圧症の患者であって入院中の患者以外のものに対して，携帯型精密ネブライザを使用した場合に，第1款の所定点数に加算する。

→携帯型精密ネブライザ加算
(1) 本加算は，吸入用のプロスタグランジンI₂製剤を使用するに当たり，一定量の薬液を効率的に吸入させるため，患者の呼吸に同調して薬液を噴霧する機構を備えた携帯型精密ネブライザを使用した場合に算定する。
(2) 携帯型精密ネブライザ加算には，携帯型精密ネブライザを使用するに当たって必要な全ての費用が含まれ，別に算定できない。（令6保医発0305・4）

C169 気管切開患者用人工鼻加算 気鼻 1,500点

注 気管切開を行っている患者であって入院中の患者以外のものに対して，人工鼻を使用した場合に，第1款の所定点数に加算する。

→気管切開患者用人工鼻加算
　喉頭摘出患者において，人工鼻材料を使用する場合は算定できない。（令6保医発0305・4）

C170 排痰補助装置加算 排痰 1,829点

注 在宅人工呼吸を行っている入院中の患者以外の神経筋疾患等の患者に対して，排痰補助装置を使用した場合に，第1款の所定点数に加算する。

→排痰補助装置加算
(1) 排痰補助装置加算は，在宅人工呼吸を行っている患者であって，換気能力が低下し，自力での排痰が困難と医師が認めるものに対して，排痰補助装置を使用した場合に算定できる。
(2) 「注」に規定する神経筋疾患等の患者とは，筋ジストロフィー，筋萎縮性側索硬化症，脳性麻痺，脊髄損傷等の患者をさす。（令6保医発0305・4）

C171 在宅酸素療法材料加算 酸材
　1 チアノーゼ型先天性心疾患の場合　780点
　2 その他の場合　100点

注 在宅酸素療法を行っている入院中の患者以外の患者に対して，当該療法に係る機器を使用した場合に，3月に3回に限り，第1款の所定点数に加算する。

→在宅酸素療法材料加算　摘要欄 p.1694
(1) 在宅酸素療法材料加算1は，C103在宅酸素療法指導管理料の「1」を算定すべき指導管理を行った患者に対し，保険医療機関からチアノーゼ型先天性心疾患の患者に小型酸素ボンベ又はクロレート・キャンドル型酸素発生器が提供される場合に，3月に3回に限り算定できる。なお，本加算には当該装置に係る費用のうち，装置に必要な回路部品その他の附属品等に係る費用が含まれる。
(2) 在宅酸素療法材料加算2は，C103在宅酸素療法指導管理料の「2」を算定すべき指導管理を行った患者に対し，保険医療機関から在宅酸素療法装置が提供される場合に，3月に3回に限り算定できる。なお，本加算には当該装置に係る費用のうち，装置に必要な回路部品その他の附属品等に係る費用が含まれる。（令6保医発0305・4）

C171-2 在宅持続陽圧呼吸療法材料加算 持材 100点

注 在宅持続陽圧呼吸療法を行っている入院中の患者以外の患者に対して，当該療法に係る機器を使用した場合に，3月に3回に限り，第1款の所定点数に加算する。

→在宅持続陽圧呼吸療法材料加算　摘要欄 p.1694
　在宅持続陽圧呼吸療法材料加算には，C107-2在宅持続陽圧呼吸療法指導管理料を算定する患者に対し，保険医療機関が貸与する持続陽圧呼吸療法装置に係る費用のうち，装置に必要な回路部品その他の附属品等に係る費用が含まれ，3月に3回に限り算定できる。（令6保医発0305・4）

事務連絡 問　在宅持続陽圧呼吸療法材料加算について，在宅持続陽圧呼吸療法用治療器加算「1」又は「2」と併せて算定することは出来るのか。また，在宅酸素療法材料加算については，酸素ボンベ加算，酸素濃縮装置加算，液化酸素装置加算，呼吸同調式デマンドバルブ加算又は人工呼吸器加算と併せて算定することは出来るのか。
答　算定可能である。（平28.3.31）

C171-3 在宅ハイフローセラピー材料加算 ハイ材 100点

注 在宅ハイフローセラピーを行っている入院中の患者以外の患者に対して，当該療法に係る機器を使用した場合に，3月に3回に限り，第1款の所定点数に加算する。

→在宅ハイフローセラピー材料加算　摘要欄 p.1694
　在宅ハイフローセラピー材料加算は，C107-3在宅ハイフローセラピー指導管理料を算定すべき指導管理を行った患者に対し，保険医療機関から在宅ハイフローセラピー装置が提供される場合に，3月に3回に限り算定できる。なお，本加算には当該装置に係る費用のうち，装置に必要な回路部品その他の附属品等に係る費用が含まれる。（令6保医発0305・4）

C172 在宅経肛門的自己洗腸用材料加算 肛洗 2,400点

注 在宅で経肛門的に自己洗腸を行っている入院中の患者以外の患者に対して，自己洗腸用材料を使用した場合に，3月に3回に限り，第1款の所定点数に加算する。

→在宅経肛門的自己洗腸用材料加算　摘要欄 p.1694
　在宅経肛門的自己洗腸用材料加算は，在宅療養において経肛門的自己洗腸が必要な患者に対して，自己洗腸用材料を使用した場合に，3月に3回に限り算定できる。

（令6保医発0305・4）

事務連絡　問　経肛門的自己洗腸が必要な患者とはどういった患者を指すのか。
答　C119在宅経肛門的自己洗腸指導管理料の対象となる患者を指す。
（令2.3.31）

C173　横隔神経電気刺激装置加算　横電　600点
注　別に厚生労働大臣が定める施設基準〔告示④第4・6の11, p.1379〕を満たす保険医療機関において，在宅人工呼吸を行っている入院中の患者以外の患者に対して，横隔神経電気刺激装置を使用した場合に，第1款の所定点数に加算する。

→横隔神経電気刺激装置加算
(1) 横隔神経電気刺激装置加算は，在宅人工呼吸を行っている脊髄損傷又は中枢性低換気症候群の患者に対して，呼吸補助を行うことを目的として横隔神経電気刺激装置を使用した場合に算定する。
(2) 関連学会の定める適正使用指針を遵守して使用した場合に限り算定する。なお，横隔神経電気刺激装置を使用するに当たり必要なバックアップ用体表面不関電極セット，コネクタホルダ，ストレインリリーフブートキット，その他療養上必要な医療材料の費用は，所定点数に含まれる。
（令6保医発0305・4）

（編注）K534-4腹腔鏡下横隔膜電極植込術に伴い「横隔神経電気刺激装置」を使用（植込）した場合は，材料価格基準／別表Ⅱ「203横隔神経電気刺激装置」が算定できる。

C174　在宅ハイフローセラピー装置加算　ハイ装
1　自動給水加湿チャンバーを用いる場合　3,500点
2　1以外の場合　2,500点
注　在宅ハイフローセラピーを行っている入院中の患者以外の患者に対して，在宅ハイフローセラピー装置を使用した場合に，3月に3回に限り，第1款の所定点数に加算する。

C175　在宅抗菌薬吸入療法用ネブライザ加算
吸ネブ
1　1月目　7,480点
2　2月目以降　1,800点
注　在宅抗菌薬吸入療法を行っている入院中の患者以外の患者に対して，超音波ネブライザを使用した場合に，第1款の所定点数に加算する。

→在宅抗菌薬吸入療法用ネブライザ加算　摘要欄 p.1695
(1) 在宅抗菌薬吸入療法用ネブライザ加算は，マイコバクテリウム・アビウムコンプレックス（MAC）による肺非結核性抗酸菌症患者であって，多剤併用療法による前治療において効果不十分な患者（入院中の患者以外のものに限る）に対して，アミカシン硫酸塩吸入用製剤を投与するに当たり，超音波ネブライザを使用した場合に算定する。なお，在宅抗菌薬吸入療法用ネブライザ加算において，「1月目」とは初回の投与を行った月のことをいう。
(2) 入院中の患者又はその看護に当たる者に対して，退院時にC121在宅抗菌薬吸入療法指導管理料を算定すべき指導管理を行った場合は，退院の日に限り，在宅抗菌薬吸入療法指導管理料の所定点数及び在宅抗菌薬吸入療法用ネブライザ加算の点数を算定できる。この場合において，当該保険医療機関において当該退院月に外来，往診又は訪問診療において在宅抗菌薬吸入療法指導管理料を算定すべき指導管理を行った場合であっても，指導管理の所定点数及び在宅抗菌薬吸入療法用ネブライザ加算は算定できない。
（令6保医発0305・4）

第3節　薬剤料

C200　薬剤　薬価が15円を超える場合は，薬価から15円を控除した額を10円で除して得た点数につき1点未満の端数を切り上げて得た点数に1点を加算して得た点数とする。
注1　薬価が15円以下である場合は，算定しない。
2　使用薬剤の薬価は，別に厚生労働大臣が定める。

→薬剤　摘要欄 p.1695
(1) 次の厚生労働大臣の定める注射薬に限り投与することができる。

【厚生労働大臣の定める注射薬】
インスリン製剤，ヒト成長ホルモン剤，遺伝子組換え活性型血液凝固第Ⅶ因子製剤，乾燥濃縮人血液凝固第Ⅹ因子加活性化第Ⅶ因子製剤，遺伝子組換え型血液凝固第Ⅷ因子製剤，乾燥人血液凝固第Ⅷ因子製剤，遺伝子組換え型血液凝固第Ⅸ因子製剤，乾燥人血液凝固第Ⅸ因子製剤，活性化プロトロンビン複合体，乾燥人血液凝固因子抗体迂回活性複合体，性腺刺激ホルモン放出ホルモン剤，性腺刺激ホルモン製剤，ゴナドトロピン放出ホルモン誘導体，ソマトスタチンアナログ，顆粒球コロニー形成刺激因子製剤，自己連続携行式腹膜灌流用灌流液，在宅中心静脈栄養法用輸液，インターフェロンアルファ製剤，インターフェロンベータ製剤，ブプレノルフィン製剤，モルヒネ塩酸塩製剤，抗悪性腫瘍剤，グルカゴン製剤，グルカゴン様ペプチド-1受容体アゴニスト，ヒトソマトメジンC製剤，人工腎臓用透析液，血液凝固阻止剤，生理食塩液，プロスタグランジンI_2製剤，エタネルセプト製剤，注射用水，ペグビソマント製剤，スマトリプタン製剤，フェンタニルクエン酸塩製剤，複方オキシコドン製剤，オキシコドン塩酸塩製剤，ベタメタゾンリン酸エステルナトリウム製剤，デキサメタゾンリン酸エステルナトリウム製剤，デキサメタゾンメタスルホ安息香酸エステルナトリウム製剤，プロトンポンプ阻害剤，H_2遮断剤，カルバゾクロムスルホン酸ナトリウム製剤，トラネキサム酸製剤，フルルビプロフェンアキセチル製剤，メトクロプラミド製剤，プロクロルペラジン製剤，ブチルスコポラミン臭化物製剤，グリチルリチン酸モノアンモニウム・グリシン・L-システイン塩酸塩配合剤，アダリムマブ製剤，エリスロポエチン，ダルベポエチン，テリパラチド製剤，アドレナリン製剤，ヘパリンカルシウム製剤，アポモルヒネ塩酸塩製剤，セルトリズマブペゴル製剤，トシリズマブ製剤，メトレレプチン製剤，アバタセプト製剤，pH4処理酸性人免疫グロブリン（皮下注射）製剤，電解質製剤，注射用抗菌薬，エダラボン製剤，アスホターゼ アルファ製剤，グラチラマー酢酸塩製剤，脂肪乳剤，セクキヌマブ製剤，エボロクマブ製剤，ブロダルマブ製剤，アリロクマブ製剤，ベリムマブ製剤，イキセキズマブ製剤，ゴリムマブ製剤，エミシズマブ製剤，イカチバント製剤，サリルマブ製剤，デュピルマブ製剤，ヒドロモルフォン塩酸塩製剤，インスリン・グルカゴン様ペプチド-1受容体アゴニスト配合剤，ヒドロコルチゾンコハク酸エステルナトリウム製剤，遺伝子組換えヒトvon Wille-

参考 在宅療養指導管理に伴う「材料加算」「特定保険医療材料」等一覧表

在宅療養指導管理の種別	A　第2款　在宅療養指導管理材料加算	B　C300特定保険医療材料料	C　院外処方で支給できる特定保険医療材料
C101 在宅自己注射指導管理料	C150 血糖自己測定器 C151 注入器(*1) C152 間歇注入シリンジポンプ C152-2 持続血糖測定器 C152-4 持続皮下注入シリンジポンプ C153 注入器用注射針(*2) C161 注入ポンプ		インスリン，ホルモン製剤等注射用ディスポ注射器(*1) 万年筆型注入器用注射針(*2)
C101-2 在宅小児低血糖症患者指導管理料 C101-3 在宅妊娠糖尿病患者指導管理料	C150 血糖自己測定器		
C102 在宅自己腹膜灌流指導管理料	C154 紫外線殺菌器 C155 自動腹膜灌流装置	腹膜透析液交換セット	
C102-2 在宅血液透析指導管理料	C156 透析液供給装置	ダイアライザー 吸着型血液浄化器	
C103 在宅酸素療法指導管理料	C157 酸素ボンベ C158 酸素濃縮装置 C159 液化酸素装置 C159-2 呼吸同調式デマンドバルブ C171 在宅酸素療法材料		
C104 在宅中心静脈栄養法指導管理料	C160 輸液セット(*4) C161 注入ポンプ	在宅中心静脈栄養用輸液セット（1月7組目より算定）	在宅中心静脈栄養用輸液セット(*4)
C105 在宅成分栄養経管栄養法指導管理料 C105-2 在宅小児経管栄養法指導管理料	C161 注入ポンプ C162 栄養管セット		
C105-3 在宅半固形栄養経管栄養法指導管理料	C162 栄養管セット		
C106 在宅自己導尿指導管理料	C163 特殊カテーテル		
C107 在宅人工呼吸指導管理料	C164 人工呼吸器 C170 排痰補助装置 C173 横隔神経電気刺激装置加算		
C107-2 在宅持続陽圧呼吸療法指導管理料	C165 在宅持続陽圧呼吸療法用治療器 C171-2 在宅持続陽圧呼吸療法材料		
C107-3 在宅ハイフローセラピー指導管理料	C171-3 在宅ハイフローセラピー材料 C174 在宅ハイフローセラピー装置		
C108 在宅麻薬等注射指導管理料 C108-2 在宅腫瘍化学療法注射指導管理料 C108-3 在宅強心剤持続投与指導管理料 C108-4 在宅悪性腫瘍患者共同指導管理料	C161 注入ポンプ C166 携帯型ディスポ注入ポンプ(*3) 注　C108「2」，C108-3はC166の対象外	携帯型ディスポ注入ポンプ（1月7個目より算定）	インスリン，ホルモン製剤等注射用ディスポ注射器 携帯型ディスポ注入ポンプ(*3)
C109 在宅寝たきり患者処置指導管理料		気管切開後留置用チューブ 膀胱留置用ディスポカテーテル 栄養用ディスポカテーテル	
C110 在宅自己疼痛管理指導管理料 C110-2 在宅振戦等刺激装置治療指導管理料 C110-3 在宅迷走神経電気刺激治療指導管理料	C167 疼痛等管理用送信器		
C111 在宅肺高血圧症患者指導管理料	C168 携帯型精密輸液ポンプ C168-2 携帯型精密ネブライザ		
C112 在宅気管切開患者指導管理料	C169 気管切開患者用人工鼻		
C112-2 在宅喉頭摘出患者指導管理料		人工鼻材料	
C116　在宅植込型補助人工心臓（非拍動流型）指導管理料		水循環回路セット	
C117 在宅経腸投薬指導管理料	C152-3 経腸投薬用ポンプ		
C118 在宅腫瘍治療電場療法指導管理料		体表面用電場電極	
C119 在宅経肛門的自己洗腸指導管理料	C172 在宅経肛門的自己洗腸用材料加算		
C121 在宅抗菌薬吸入療法指導管理料	C175 在宅抗菌薬吸入療法用ネブライザ		

備考　1．A欄*1〜*4の材料加算は，C欄の院外処方でそれぞれ対応する*1〜*4の材料を支給した場合は算定できない。
　　　2．A欄の在宅自己注射の「注入器」，「注入器用注射針」は処方した場合に限り算定できる。
　　　3．C300特定保険医療材料の「皮膚欠損用創傷被覆材」「非固着性シリコンガーゼ」は，C114在宅難治性皮膚疾患処置指導管理料の算定患者に使用した場合に算定・院外処方可。あるいは，いずれかの在宅療養指導管理を行っている場合で，皮下組織に至る褥瘡に使用した場合に算定・院外処方可（C114の算定患者以外では原則として3週間まで）。
　　　4．C300特定保険医療材料料には，上記のほか，「**膀胱瘻用カテーテル**」「**交換用胃瘻カテーテル**」「**局所陰圧閉鎖処置用材料**」「**陰圧創傷治療用カートリッジ**」がある。

brand因子製剤，ブロスマブ製剤，アガルシダーゼアルファ製剤，アガルシダーゼ ベータ製剤，アルグルコシダーゼ アルファ製剤，イデュルスルファーゼ製剤，イミグルセラーゼ製剤，エロスルファーゼ アルファ製剤，ガルスルファーゼ製剤，セベリパーゼ アルファ製剤，ベラグルセラーゼアルファ製剤，ラロニダーゼ製剤，メポリズマブ製剤，オマリズマブ製剤，テデュグルチド製剤，サトラリズマブ製剤，ビルトラルセン製剤，レムデシビル製剤，ガルカネズマブ製剤，オファツムマブ製剤，ボソリチド製剤，エレヌマブ製剤，アバロパラチド酢酸塩製剤，カプラシズマブ製剤，乾燥濃縮人C1－インアクチベーター製剤，フレマネズマブ製剤，メトトレキサート製剤，チルゼパチド製剤，ビメキズマブ製剤，ホスレボドパ・ホスカルビドパ水和物配合剤，ペグバリアーゼ製剤，パビナフスプ アルファ製剤，アバルグルコシダーゼ アルファ製剤，ラナデルマブ製剤，ネモリズマブ製剤，ペグセタコプラン製剤，ジルコプランナトリウム製剤，コンシズマブ製剤，テゼペルマブ製剤，オゾラリズマブ製剤，トラロキヌマブ製剤，エフガルチギモド アルファ・ボルヒアルロニダーゼ アルファ配合剤，ドブタミン塩酸塩製剤，ドパミン塩酸塩製剤，ノルアドレナリン製剤，ベドリズマブ製剤，ミリキズマブ製剤，乾燥濃縮人プロテインC製剤，メコバラミン製剤，ベンラリズマブ製剤，マルスタシマブ製剤及びロザノリキシズマブ製剤

（編注） 「厚生労働大臣が定める注射薬等」p.1608参照。

(2) 上記の注射薬の投与日数は，以下のとおりである。
　ア　投与日数に制限のないもの
　　　　イ及びウに該当しない注射薬
　イ　14日分を限度に投与することができるもの
　　(イ)　新医薬品〔医薬品，医療機器等の品質，有効性及び安全性の確保等に関する法律（昭和35年法律第145号。以下「医薬品医療機器等法」という〕第14条の4第1項第1号に規定する新医薬品をいう〕であって，薬価基準への収載の日の属する月の翌月の初日から起算して1年を経過していない注射薬（次に掲げるものを除く）
　　　　　ガニレスト皮下注0.25mgシリンジ，セトロタイド注射用0.25mg
　　(ロ)　複方オキシコドン製剤，ヒドロモルフォン塩酸塩製剤
　ウ　30日分を限度に投与することができるもの
　　　　ブプレノルフィン製剤，モルヒネ塩酸塩製剤，フェンタニルクエン酸塩製剤
(3) 厚生労働大臣の定める注射薬のうち，「在宅中心静脈栄養法用輸液」とは，高カロリー輸液をいう。なお，高カロリー輸液を投与する場合には，これ以外にビタミン剤，高カロリー輸液用微量元素製剤及び血液凝固阻止剤を投与することができる。
(4) 厚生労働大臣の定める注射薬のうち，「電解質製剤」とは，経口摂取不能又は不十分な場合の水分・電解質の補給・維持を目的とした注射薬（高カロリー輸液を除く）をいい，電解質製剤以外に電解質補正製剤（電解質製剤に添加して投与する注射薬に限る），ビタミン剤，高カロリー輸液用微量元素製剤及び血液凝固阻止剤を投与することができる。
(5) 厚生労働大臣の定める注射薬のうち，「注射用抗菌薬」とは，病原体に殺菌的又は静菌的に作用する注射薬をいう。
(6) 初診，再診又は在宅医療において，患者の診療を担う保険医の指示に基づき，当該保険医の診療日以外の日に訪問看護ステーション等の看護師等が，当該患者に対し点滴又は処置等を実施した場合は，当該保険医療機関において，本区分により点滴又は処置等に用いた薬剤（当該患者に対し使用した分に限る）の費用を算定する。なお，この場合にあっては，当該薬剤が使用された日を診療報酬明細書の摘要欄に記載する。ただし，A000初診料の算定のみの場合にあっては，当該薬剤料の費用は算定できない。

（令6保医発0305・4，0416・21，0531・1，1119・11，令7保医発0318・4）

事務連絡 問1　C200薬剤において，「厚生労働大臣の定める注射薬のうち，「注射用抗菌薬」とは，病原体に殺菌的又は静菌的に作用する注射薬をいう」とあるが，抗真菌薬と抗インフルエンザ薬についても該当するか。
答　該当する。　　　　　　　　　　　　　　（平26.4.10）
問2　「厚生労働大臣が定める注射薬」に注射用抗菌薬等があるが，往診料又は在宅患者訪問診療料と併せて当該薬剤料を算定することは可能か。
答　可能。　　　　　　　　　　　（平26.9.5，一部修正）

●告示① 材料価格基準　　　　　　　　（告示④：令6.3.5）

Ⅷ　別表第3　調剤報酬点数表に規定する特定保険医療材料及びその材料価格

001 インスリン製剤等注射用ディスポーザブル注射器	
(1)　標準型	17円
(2)　針刺し事故防止機能付加型	17円
002 削除	
003 ホルモン製剤等注射用ディスポーザブル注射器	11円
004 腹膜透析液交換セット	
(1)　交換キット	554円
(2)　回路　①Yセット	884円
②APDセット	5,470円
③IPDセット	1,040円
005 在宅中心静脈栄養用輸液セット	
(1)　本体	1,400円
(2)　付属品　①フーバー針	419円
②輸液バッグ	414円
006 在宅寝たきり患者処置用栄養用ディスポーザブルカテーテル	
(1)　経鼻用　①一般用	183円
②乳幼児用	
ア　一般型	94円
イ　非DEHP型	147円
③経腸栄養用	1,600円
④特殊型	2,110円
(2)　腸瘻用	3,870円
007 万年筆型注入器用注射針	
(1)　標準型	17円
(2)　超微細型	18円
008 携帯型ディスポーザブル注入ポンプ	
(1)　化学療法用	3,180円
(2)　標準型	3,080円
(3)　PCA型	4,270円
(4)　特殊型	3,240円
009 在宅寝たきり患者処置用気管切開後留置用チューブ	
(1)　一般型	
①カフ付き気管切開チューブ	
ア　カフ上部吸引機能あり	
ⅰ　一重管	4,020円
ⅱ　二重管	5,690円
イ　カフ上部吸引機能なし	

ⅰ	一重管	3,800円
ⅱ	二重管	6,080円

　　　②カフなし気管切開チューブ……………4,080円
　(2) 輪状甲状膜切開チューブ………………2,030円
　(3) 保持用気管切開チューブ………………6,140円
010 在宅寝たきり患者処置用膀胱留置用ディスポーザブルカテーテル
　(1) 2管一般（Ⅰ）……………………………233円
　(2) 2管一般（Ⅱ）
　　　①標準型………………………………561円
　　　②閉鎖式導尿システム ………………862円
　(3) 2管一般（Ⅲ）
　　　①標準型………………………………1,650円
　　　②閉鎖式導尿システム ………………2,030円
　(4) 特定（Ⅰ）………………………………741円
　(5) 特定（Ⅱ）………………………………2,060円
011 在宅血液透析用特定保険医療材料（回路を含む）
　(1) ダイアライザー　①Ⅰa型 …………1,440円
　　　　　　　　　　　②Ⅰb型 …………1,500円
　　　　　　　　　　　③Ⅱa型 …………1,450円
　　　　　　　　　　　④Ⅱb型 …………1,520円
　　　　　　　　　　　⑤Ｓ型 ……………2,220円
　　　　　　　　　　　⑥特定積層型 ……5,590円
　(2) 吸着型血液浄化器（β₂ーミクログロブリン除去用）………………………………21,700円
012 皮膚欠損用創傷被覆材
　(1) 真皮に至る創傷用　1cm²当たり………6円
　(2) 皮下組織に至る創傷用
　　　①標準型　1cm²当たり ………………10円
　　　②異形型　1g当たり …………………35円
　(3) 筋・骨に至る創傷用　1cm²当たり……25円
013 非固着性シリコンガーゼ
　(1) 広範囲熱傷用……………………………1,080円
　(2) 平坦部位用………………………………142円
　(3) 凹凸部位用………………………………309円
014 水循環回路セット…………………………1,100,000円
015 人工鼻材料
　(1) 人工鼻　①標準型 ………………………492円
　　　　　　　②特殊型 ………………………1,000円
　(2) 接続用材料
　　　①シール型　ア　標準型 ……………675円
　　　　　　　　　イ　特殊型 ……………1,150円
　　　②チューブ型 ………………………16,800円
　　　③ボタン型 …………………………22,100円
　(3) 呼気弁…………………………………51,100円

→インスリン製剤等注射用ディスポーザブル注射器の定義
(1) 薬事承認又は認証上，類別が「機械器具(48)注射筒」であって，一般的名称が「インスリン皮下投与用針付注射筒」である。
(2) インスリン製剤の注射を目的として使用される器具である。

→ホルモン製剤等注射用ディスポーザブル注射器の定義
次のいずれにも該当すること。
(1) 薬事承認又は認証上，類別が「機械器具(48)注射筒」，又は薬事承認又は認証上，類別が「機械器具(48)注射筒」であって，一般的名称が「汎用針付注射筒」，「精密投与皮下注射用注射筒」，「ツベルクリン検査向け皮下注射用注射筒」，又は薬事承認又は認証上，類別が「機械器具(74)医薬品注入器」であって，一般的名称が「単回使用注射用針」，又は薬事承認又は認証上，類別が「機械器具(47)注射針及び穿刺針」であって，一般的名称が「単回使用皮下注射用針」である。
(2) 注射を目的として使用される器具である。

→万年筆型注入器用注射針の定義
【定義】：薬事承認又は認証上，類別が「機械器具(47)注射針及び穿刺針」であって，一般的名称が「医薬品・ワクチン注入用針」である。

【機能区分の定義】
①標準型：②に該当しない万年筆型注入器専用の注射針である。
②超微細型：針の先端部の外径が33G又は33Gより細いものであって，針の根元から先端に向かって細くなる形状又はその他の方法により薬液注入時の負荷を軽減する構造を有する万年筆型注入器専用の注射針である。

●事務連絡　問　調剤報酬点数表の特定保険医療材料として携帯型ディスポーザブル注入ポンプを算定する場合も7組目以降の算定となるのか。
答　7組目以降の算定となるのは，C166携帯型ディスポーザブル注入ポンプ加算を算定した場合に限られる。1組目から特定保険医療材料として算定した場合はC166携帯型ディスポーザブル注入ポンプ加算は算定できない。（平22.3.29）
（編注）在宅自己注射指導管理に伴う血液凝固因子製剤，エタネルセプト製剤，インターフェロンアルファ製剤等や在宅悪性腫瘍患者指導管理に伴うブプレノルフィン製剤等の院外処方に併せて注射器を処方した場合は，001インスリン製剤等注射用ディスポーザブル注射器，003ホルモン製剤等注射用ディスポーザブル注射器として取り扱う。

第4節　特定保険医療材料料

C300　特定保険医療材料　材料価格を10円で除して得た点数
　注　使用した特定保険医療材料の材料価格は，別に厚生労働大臣が定める〔告示1〕。

→特定保険医療材料　　　　　　　　摘要欄 p.1695
初診，再診又は在宅医療において，患者の診療を担う保険医の指示に基づき，当該保険医の診療日以外の日に訪問看護ステーション等の看護師等が，当該患者に対し点滴又は処置等を実施した場合は，当該保険医療機関において，本区分により点滴又は処置等に用いた特定保険医療材料（当該患者に対し使用した分に限る）の費用を算定する。なお，この場合にあっては，当該特定保険医療材料が使用された日を診療報酬明細書の摘要欄に記載する。
（令6保医発0305・4）

●告示1　材料価格基準　　　　　　（告示4,令6.3.5）

別表　Ⅰ　第2章第2部（在宅医療）に規定する特定保険医療材料及びその材料価格　摘要欄 p.1726

001　腹膜透析液交換セット
　(1) 交換キット……………………………554円
　(2) 回路　①Yセット ……………………884円
　　　　　　②APDセット …………………5,470円
　　　　　　③IPDセット …………………1,040円

→腹膜透析液交換セットの算定
ア　交換キットは，キャップ又はクラムシェルの場合は1個を，ウエハーの場合は2枚を1キットとし，1交換当たり1キットを限度として算定する。
イ　交換キットは，自動腹膜透析装置を使用する場合は，APDセット1個当たり4キット分を限度として算定する。
ウ　交換キットは，バッグ再利用式（排液バッグ付き腹膜透析液又は回路を使用しない方法）により腹膜透析液を交換した場合は，1交換当たり2キット分を限度として算定する。
（令6保医発0305・8）
→腹膜透析液交換セットの定義　次のいずれにも該当すること。
① 薬事承認又は認証上，類別が「機械器具(7)内臓機能代用器」であって，一般的名称が「腹膜灌流用チューブセット」，「腹膜灌流用カテーテルアダプタ」，「連続ポータブル腹膜灌流用運搬セット」，「自動腹膜灌流装置用回路及び関連用具セット」，「腹膜灌流液注排用チューブ及び関連用具セット」又は「腹膜灌流用回路及び関連用具セット」である。
② 腹膜透析療法を実施する際に使用する交換キット又は回路で

ある。

【機能区分の定義】
① 交換キット：腹膜透析用接続チューブ，腹膜透析液容器若しくは回路のいずれか又は全部を接続又は切り離しすることを目的に使用するセット〔キャップ又は銅板（ウエハー）を含む〕である。
② 回路・Yセット：次のいずれにも該当。
　ア　次のいずれかに該当すること。
　　i　腹膜透析を行う際に，腹膜透析用接続チューブと腹膜透析液容器又は排液用容器を接続することを目的に使用するチューブである。
　　ii　腹膜透析液を追加することを目的にAPDセットと併用するチューブである。
　　iii　連続携行式腹膜透析（CAPD）を実施している患者が，自動腹膜透析装置により腹膜透析液を交換する際に使用する延長用チューブである。
　　iv　APDセットに接続して，検体を採取することを目的に使用するチューブである。
　　v　熱殺菌器を使用することにより短くなった接続チューブを延長するために使用するチューブである。
　　vi　紫外線殺菌器又は熱殺菌器を使用している患者が，一時的に機器を用いず腹膜透析液の交換を行う際に，接続チューブに接続するチューブである。
　イ　③及び④に該当しない。
③ 回路・APDセット：落差又はポンプ圧を利用した自動腹膜灌流装置を用いて腹膜透析を行う際に，腹膜透析用接続チューブと腹膜透析液容器又は排液用容器を接続することを目的に使用するチューブである。
④ 回路・IPDセット：緊急時に自動腹膜灌流装置を用いず腹膜透析を行う際に，腹膜透析用カテーテルと腹膜透析液容器又は排液用容器を接続することを目的に使用するチューブである。
(令6保医発0305・12)

002　在宅中心静脈栄養用輸液セット
　(1)本体　　　　　　　　　　　　　　　1,400円
　(2)付属品　①フーバー針　　　　　　　　419円
　　　　　　②輸液バッグ　　　　　　　　414円

→在宅中心静脈栄養用輸液セットの算定　夜間の中心静脈栄養等で，在宅中心静脈栄養用輸液セットを1月につき7組以上用いる場合において，7組目以降の中心静脈栄養用輸液セットについて算定する。
(令6保医発0305・8)

→在宅中心静脈栄養用輸液セットの定義　次のいずれにも該当すること。
① 薬事承認又は認証上，類別が「機械器具(47)注射針及び穿刺針」であって，一般的な名称が「単回使用皮下注射ポート用針」，類別が「機械器具(48)注射筒」であって，一般的な名称が「汎用注射筒」，類別が「機械器具(51)医療用嘴管及び体液誘導管」であって，一般的な名称が「輸液ポンプ用延長チューブ」，「活栓」，「輸液ポンプ用ストップコックバルブ」，「輸液ポンプ用ストップコックバルブ」，「輸液・カテーテル用アクセサリーセット」若しくは「延長チューブ」，又は類別が「機械器具(74)医薬品注入器」であって，一般的な名称が「静脈ライン用コネクタ」，「ノンコアリングニードル付静脈内投与セット」，「輸液用ラインクランプ」，「単回使用インライン逆流防止バルブ」，「静脈ライン用フィルタ」，「単回使用輸液容器」，「輸液ポンプ用輸液セット」，「ダイヤル目盛付輸液用ラインクランプ」，「輸液セット用コントローラ」，「熱交換機能付静脈内投与セット」，「自然落下式針なし輸液セット」，「自然落下式・ポンプ接続兼用輸液セット」，「輸液用連結管」若しくは「植込みポート用医薬品注入器具」である。
② 中心静脈栄養法を実施する際に，体外式カテーテル又は植込式カテーテルに接続して使用するチューブセット〔輸液バッグ，輸液ライン（フィルター，プラグ，延長チューブ，フーバー針を含む），注射器及び穿刺針を含む〕である。

【機能区分の定義】
① 本体：中心静脈栄養法を実施する際に，体外式カテーテル又は植込式カテーテルに接続して使用するチューブセット〔輸液ライン（フィルター，プラグ，延長チューブを含む），注射器及び穿刺針を構成品として含む〕である。
② 付属品：①と組み合わせて使用する付属品であり，次のいずれかに該当するものである。
　ア　フーバー針

植込式カテーテル法に使用されるものであり，皮下に植え込んだポートに穿刺し，輸液ラインとポートの接続を介するものである。
　イ　輸液バッグ
　　在宅中心静脈栄養に用いる輸液を封入するものである。
(令6保医発0305・12)

003　在宅寝たきり患者処置用気管切開後留置用チューブ
　(1)一般型
　　①カフ付き気管切開チューブ
　　　ア　カフ上部吸引機能あり
　　　　i　一重管　　　　　　　　　　　4,020円
　　　　ii　二重管　　　　　　　　　　 5,690円
　　　イ　カフ上部吸引機能なし
　　　　i　一重管　　　　　　　　　　　3,800円
　　　　ii　二重管　　　　　　　　　　 6,080円
　　②カフなし気管切開チューブ　　　　　4,080円
　(2)輪状甲状膜切開チューブ　　　　　　 2,030円
　(3)保持用気管切開チューブ　　　　　　 6,140円

→在宅寝たきり患者処置用気管切開後留置用チューブの定義　次のいずれにも該当すること。
① 薬事承認又は認証上，類別が「機械器具(51)医療用嘴管及び体液誘導管」であって，一般的名称が「喉頭切除術用チューブ」，「上気道用気管切開キット」，「輪状甲状膜切開キット」，「単回使用気管切開チューブ」，「成人用気管切開チューブ」，「小児用気管切開チューブ」又は「換気用補強型気管切開チューブ」である。
② 気管切開後の気道確保，緊急時の気管切開による気道確保，気管内分泌物の吸引，気管及び気管切開孔の狭窄防止や保持，発声又は呼吸訓練のいずれかを目的に経皮的又は気管切開孔から気管内に挿管して使用するチューブである。

【機能区分の定義】
① 一般型・カフ付き気管切開チューブ・カフ上部吸引機能あり・一重管：次のいずれにも該当。
　ア　下部気道から上部気道への呼気又は吸気の漏れを防止する可膨張性バルーン（以下この項において「カフ」という）を有する。
　イ　カフ上部に貯留する分泌物や誤嚥による異物を吸引するためのルーメンを有する。
　ウ　交換可能な内筒を有しない。
　エ　⑥及び⑦に該当しない。
② 一般型・カフ付き気管切開チューブ・カフ上部吸引機能あり・二重管：次のいずれにも該当。
　ア　カフを有する。
　イ　カフ上部に貯留する分泌物や誤嚥による異物を吸引するためのルーメンを有する。
　ウ　交換可能な内筒を有する。
　エ　⑥及び⑦に該当しない。
③ 一般型・カフ付き気管切開チューブ・カフ上部吸引機能なし・一重管：次のいずれにも該当。
　ア　カフを有する。
　イ　カフ上部に貯留する分泌物や誤嚥による異物を吸引するためのルーメンを有しない。
　ウ　交換可能な内筒を有しない。
　エ　⑥及び⑦に該当しない。
④ 一般型・カフ付き気管切開チューブ・カフ上部吸引機能なし・二重管：次のいずれにも該当。
　ア　カフを有する。
　イ　カフ上部に貯留する分泌物や誤嚥による異物を吸引するためのルーメンを有しない。
　ウ　交換可能な内筒を有する。
　エ　⑥及び⑦に該当しない。
⑤ 一般型・カフなし気管切開チューブ：次のいずれにも該当。
　ア　カフを有しない。
　イ　⑥及び⑦に該当しない。
⑥ 輪状甲状膜切開チューブ：経皮的に輪状甲状膜に留置することを目的としたチューブである。
⑦ 保持用気管切開チューブ：次のいずれにも該当。
　ア　気管又は気管切開孔の狭窄防止及び保持を目的として気

切開孔より気管内に挿管するものである。
　イ　形状が，T型，Y型，カフスボタン型又は気管ボタン型のものである。
　　　　　　　　　　　　　　　　　　　　（令6保医発0305・12）

004　在宅寝たきり患者処置用膀胱留置用ディスポーザブルカテーテル
(1) 2管一般（Ⅰ）　　　　　　　　　　　　　　233円
(2) 2管一般（Ⅱ）　①標準型　　　　　　　　　561円
　　　　　　　　　②閉鎖式導尿システム　　　862円
(3) 2管一般（Ⅲ）　①標準型　　　　　　　　1,650円
　　　　　　　　　②閉鎖式導尿システム　　2,030円
(4) 特定（Ⅰ）　　　　　　　　　　　　　　　741円
(5) 特定（Ⅱ）　　　　　　　　　　　　　　2,060円

→在宅寝たきり患者処置用膀胱留置用ディスポーザブルカテーテルの定義　次のいずれにも該当すること。
① 薬事承認又は認証上，類別が「機械器具(16)体温計」であって，一般的名称が「アルコール毛細管体温計」，「色調表示式体温計」，「りん光・光ファイバ体温計」，「再使用可能な体温計プローブ」若しくは「再使用可能な能動型機器接続体温計プローブ」，類別が「機械器具(21)内臓機能検査用器具」であって，一般的名称が「人体開口部単回使用体温計プローブ」，又は類別が「機械器具(51)医療用嘴管及び体液誘導管」であって，一般的名称が「先端オリーブ型カテーテル」，「泌尿器用カテーテル挿入・採尿キット」，「泌尿器用洗浄キット」，「クデー泌尿器用カテーテル」，「連続洗浄向け泌尿器用カテーテル」，「抗菌泌尿器用カテーテル」，「短期的使用泌尿器用フォーリーカテーテル」，「長期的使用泌尿器用フォーリーカテーテル」，「洗浄向け泌尿器用カテーテル」若しくは「経皮洗浄向け泌尿器用カテーテル」である。
② 導尿，膀胱洗浄を目的に，膀胱に留置して使用するディスポーザブルカテーテル（温度センサー機能付きを含む）である。

【機能区分の定義】
①2管一般（Ⅰ）：次のいずれにも該当。
　ア　ダブルルーメン（カテーテルの構造が2管であるもの。以下同じ）である。
　イ　材質又は表面コーティングが，ラテックス（材質），熱可塑性エラストマー（材質）又はシリコーンエラストマーコーティングラテックス（材質・表面コーティング）である。
　ウ　②から⑦までに該当しない。
②2管一般（Ⅱ）・標準型：次のいずれにも該当。
　ア　ダブルルーメンである。
　イ　材質又は表面コーティングが，シリコーン（材質），親水性コーティング（表面コーティング）又はシリコーンエラストマーコーティングポリ塩化ビニール（材質・表面コーティング）である。
　ウ　③から⑦までに該当しない。
③2管一般（Ⅱ）・閉鎖式導尿システム：次のいずれにも該当する。
　ア　ダブルルーメンである。
　イ　材質又は表面コーティングが，シリコーン（材質），親水性コーティング（表面コーティング）又はシリコーンエラストマーコーティングポリ塩化ビニール（材質・表面コーティング）である。
　ウ　膀胱留置型カテーテルと採尿バックがあらかじめ接続されシールされており，一連の操作を無菌的に行うために消毒剤等とともにキット化されたものである。
　エ　④から⑦までに該当しない。
④2管一般（Ⅲ）・標準型：次のいずれにも該当。
　ア　ダブルルーメンである。
　イ　材質又は表面コーティングが，抗菌剤混合ラテックス（材質），抗菌剤混合シリコーン（材質）又は抗菌剤コーティング（表面コーティング）である。
　ウ　⑤から⑦までに該当しない。
⑤2管一般（Ⅲ）・閉鎖式導尿システム：次のいずれにも該当する。
　ア　ダブルルーメンである。
　イ　材質又は表面コーティングが，抗菌剤混合ラテックス（材質），抗菌剤混合シリコーン（材質）又は抗菌剤コーティング（表面コーティング）である。
　ウ　膀胱留置用カテーテルと採尿バックがあらかじめ接続されシールされており，一連の操作を無菌的に行うために消毒剤等とともにキット化されたものである。
　エ　⑥及び⑦に該当しない。
⑥特定（Ⅰ）：次のいずれにも該当。
　ア　小児用，尿道狭窄用又はトリプルルーメン（カテーテルの構造が3管であるもの。以下同じ）である。
　イ　材質又は表面コーティングが，ラテックス（材質），熱可塑性エラストマー（材質）又はシリコーンエラストマーコーティングラテックス（材質・表面コーティング）である。
　ウ　⑦に該当しない。
⑦特定（Ⅱ）：次のいずれにも該当。
　ア　小児用，尿道狭窄用又はトリプルルーメンである。
　イ　材質又は表面コーティングが，シリコーン（材質），親水性コーティング（表面コーティング），シリコーンエラストマーコーティングポリ塩化ビニール（材質・表面コーティング），抗菌剤混合ラテックス（材質），抗菌剤混合シリコーン（材質）又は抗菌剤コーティング（表面コーティング）である。
　　　　　　　　　　　　　　　　　　（令6保医発0305・12）

005　在宅寝たきり患者処置用栄養用ディスポーザブルカテーテル
(1) 経鼻用
　①一般用　　　　　　　　　　　　　　　　　183円
　②乳幼児用　ア　一般型　　　　　　　　　　 94円
　　　　　　　イ　非DEHP型　　　　　　　　 147円
　③経腸栄養用　　　　　　　　　　　　　　1,600円
　④特殊型　　　　　　　　　　　　　　　　2,110円
(2) 腸瘻用　　　　　　　　　　　　　　　　3,870円

→在宅寝たきり患者処置用栄養用ディスポーザブルカテーテルの定義　次のいずれにも該当すること。
① 薬事承認又は認証上，類別が「機械器具(51)医療用嘴管及び体液誘導管」であって，一般的名称が「短期的使用経腸栄養キット」，「長期的使用経腸栄養キット」，「消化管用チューブ」，「長期的使用経鼻胃チューブ」，「短期的使用経鼻チューブ」，「短期的使用経鼻・経口胃チューブ」，「食道経由経腸栄養用チューブ」，「短期的使用腸瘻栄養用チューブ」，「長期的使用腸瘻栄養用チューブ」，「短期的使用乳児用経腸栄養キット」又は「長期的使用乳児用経腸栄養キット」である。
② 経口摂取による栄養摂取が困難な患者に対して，経管栄養法を行う場合に使用するカテーテルである。

【機能区分の定義】
①経鼻用・一般用：次のいずれにも該当。
　ア　経鼻的に挿入するものである。
　イ　体内に留置し，カテーテルの先端部から胃に直接栄養投与するものである。
　ウ　②から⑤までに該当しない。
②経鼻用・乳幼児用・一般型：次のいずれにも該当。
　ア　経鼻的に挿入するものである。
　イ　体内に留置し，カテーテルの先端部から胃に直接栄養投与するものである。
　ウ　径が8Fr以下及び長さが80cm以下である。
　エ　③に該当しない。
③経鼻用・乳幼児用・非DEHP型：次のいずれにも該当。
　ア　経鼻的に挿入するものである。
　イ　体内に留置し，カテーテルの先端部から胃に直接栄養投与するものである。
　ウ　径が8Fr以下及び長さが80cm以下である。
　エ　材質中にDEHP（フタル酸ジ-2-エチルヘキシル）が含まれないものである。
④経鼻用・経腸栄養用：次のいずれにも該当。
　ア　経鼻的に挿入するものである。
　イ　十二指腸又は空腸に栄養投与する目的で，カテーテル先端におもり又はオリーブを有している。
⑤経鼻用・特殊型：次のいずれにも該当。
　ア　経鼻的に挿入するものである。
　イ　胃内ドレナージ用の腔及び経腸栄養用の腔を有している。
⑥腸瘻用：腸瘻を介して挿入するものである。　（令6保医発0305・12）

006　在宅血液透析用特定保険医療材料（回路を含む）
(1) ダイアライザー　①Ⅰa型　　　　　　　　1,440円
　　　　　　　　　②Ⅰb型　　　　　　　　1,500円
　　　　　　　　　③Ⅱa型　　　　　　　　1,450円

　　　　　　　④Ⅱb型　　　　　1,520円
　　　　　　　⑤S型　　　　　　2,220円
　　　　　　　⑥特定積層型　　　5,590円
　(2)吸着型血液浄化器（β₂-ミクログロブリン除
　　去用）　　　　　　　　　　　21,700円

→在宅血液透析用特定保険医療材料の算定
ア　吸着型血液浄化器（β₂-ミクログロブリン除去用）は，関節痛を伴う透析アミロイド症であって，以下のaからcまでのいずれの要件も満たしている患者に対して，人工腎臓（血液透析に限る）を行う際に用いた場合に，初回の使用日から1年を限度として算定する。また，透析アミロイド症の治癒又は軽快により，一旦使用を終了した後再び疼痛等の症状の出現を認めた場合は，以下のb及びcの要件を満たすことを確認した場合に限り，更に1年を限度として算定できる。3度目以降の使用にあっても同様の取扱いとする。
　a　手術又は生検により，β₂-ミクログロブリンによるアミロイド沈着が確認されている。
　b　透析歴が10年以上であり，以前に手根管開放手術を受けている。
　c　画像診断により骨嚢胞像が認められる。
　なお，吸着型血液浄化器（β₂-ミクログロブリン除去用）を使用した場合は，診療報酬明細書の摘要欄に当該材料の使用開始日を記載する。
イ　人工腎臓用特定保険医療材料の材料価格には，回路の費用が含まれ別に算定できない。
　　　　　　　　　　　　　　　　（令6保発0305・8）

→在宅血液透析用特定保険医療材料（回路を含む）の定義
(1)定義：在宅で血液透析を目的に使用するダイアライザー又は吸着型血液浄化器である。
(2)ダイアライザー
　【定義】次のいずれにも該当すること。
　　ア　薬事承認又は認証上，類別が「機械器具(7)内臓機能代用器」であって，一般的名称が「中空糸型透析器」又は「積層型透析器」である。
　　イ　血液が透析膜を介して灌流液と接することにより血液浄化を行うもの（回路を含む）である。
　【機能区分の定義】
　　ア　Ⅰa型：次のいずれにも該当。
　　　i　中空糸型（ホローファイバー型）又は特定積層型以外の積層型（キール型）である。
　　　ii　β₂-ミクログロブリンクリアランスが70mL/min未満，かつ，アルブミンふるい係数が0.03未満である。
　　　iii　オに該当しない。
　　イ　Ⅰb型：次のいずれにも該当。
　　　i　中空糸型（ホローファイバー型）又は特定積層型以外の積層型（キール型）である。
　　　ii　β₂-ミクログロブリンクリアランスが70mL/min未満，かつ，アルブミンふるい係数が0.03以上である。
　　　iii　オに該当しない。
　　ウ　Ⅱa型：次のいずれにも該当。
　　　i　中空糸型（ホローファイバー型）又は特定積層型以外の積層型（キール型）である。
　　　ii　β₂-ミクログロブリンクリアランスが70mL/min以上，かつ，アルブミンふるい係数が0.03未満である。
　　　iii　オに該当しない。
　　エ　Ⅱb型：次のいずれにも該当。
　　　i　中空糸型（ホローファイバー型）又は特定積層型以外の積層型（キール型）である。
　　　ii　β₂-ミクログロブリンクリアランスが70mL/min以上，かつ，アルブミンふるい係数が0.03以上である。
　　　iii　オに該当しない。
　　オ　S型：次のいずれにも該当。
　　　i　中空糸型（ホローファイバー型）又は特定積層型以外の積層型（キール型）である。
　　　ii　次のいずれかに該当する。
　　　　a　膜素材がエチレンビニルアルコール又はポリメチルメタクリレートである。
　　　　b　一般社団法人日本透析医学会により特別な機能を有するダイアライザーであることが認められたものであって，その根拠となるデータ等が薬事承認又は認証上明記されている。
　　カ　特定積層型：次のいずれにも該当。
　　　i　積層型（キール型）である。
　　　ii　膜の材質がアクリロニトリル・メタリルスルホン酸ナトリウム共重合体の積層型である。
(3)吸着型血液浄化器（β₂-ミクログロブリン除去用）の定義：次のいずれにも該当。
　①　薬事承認又は認証上，類別が「機械器具(7)内臓機能代用器」であって，一般的名称が「吸着型血液浄化器」である。
　②　血液から直接β₂-ミクログロブリンを吸着除去することを目的として，体外循環時に使用する浄化器（回路を含む）である。
　　　　　　　　　　　　　　　　（令6保医発0305・12）

007　携帯型ディスポーザブル注入ポンプ	
(1)化学療法用	3,180円
(2)標準型	3,080円
(3)PCA型	4,270円
(4)特殊型	3,240円

→携帯型ディスポーザブル注入ポンプの算定
ア　携帯型ディスポーザブル注入ポンプは，疼痛管理又は化学療法を目的として使用した場合に限り算定できる。
イ　携帯型ディスポーザブル注入ポンプは，1月につき6個以下の使用の場合はC166携帯型ディスポーザブル注入ポンプ加算を算定し，7個目以降の携帯型ディスポーザブル注入ポンプについて，本区分において算定する。
　　　　　　　　　　　　　　　　（令6保医発0305・8）

→携帯型ディスポーザブル注入ポンプの定義　次のいずれにも該当すること。
①　薬事承認又は認証上，類別が「機械器具(74)医薬品注入器」であって，一般的名称が「加圧式医薬品注入器」又は「患者管理無痛法用輸液ポンプ」である。
②　疼痛管理又は化学療法を目的として使用される携帯型ディスポーザブル注入ポンプである。
【機能区分の定義】
①化学療法用：次のいずれにも該当。
　ア　薬液充填部分がバルーン型又は大気圧型であって，ディスポーザブルタイプである。
　イ　抗悪性腫瘍剤等，揮発性の高い医薬品を使用するための気密性を保持し，簡単に溶液が取り出せない構造の工夫がなされている。
　ウ　PCA装置との接続部分が存在しない。
②標準型：次のいずれにも該当する。
　ア　薬液充填部分がバルーン型又は大気圧型であって，ディスポーザブルタイプである。
　イ　PCA機能を有さず，PCA装置との接続部分も存在しない。
③PCA型：次のいずれにも該当する。
　ア　薬液充填部分がバルーン型又は大気圧型であって，ディスポーザブルタイプである。
　イ　PCA装置及び注入ポンプが含まれている。
④特殊型：次のいずれにも該当する。
　ア　マイクロポンプを駆動源とし，あらかじめ設定された投与速度又は投与量に従って連続（持続）注入，非連続（間欠）注入又はボーラスを制御するポンプである。
　イ　抗悪性腫瘍剤等，揮発性の高い医薬品を使用するための気密性を保持し，簡単に溶液が取り出せない構造の工夫がなされている。
　ウ　PCA機能が使用可能である。
　　　　　　　　　　　　　　　　（令6保医発0305・12）

008　皮膚欠損用創傷被覆材		
(1)真皮に至る創傷用	1cm²当たり	6円
(2)皮下組織に至る創傷用		
①標準型	1cm²当たり	10円
②異形型	1g当たり	35円
(3)筋・骨に至る創傷用	1cm²当たり	25円

009　非固着性シリコンガーゼ	
(1)広範囲熱傷用	1,080円
(2)平坦部位用	142円
(3)凹凸部位用	309円

→皮膚欠損用創傷被覆材，非固着性シリコンガーゼの算定

在宅医療〔特定保険医療材料料〕 C300

摘要欄 p.1695

ア 皮膚欠損用創傷被覆材及び非固着性シリコンガーゼは、いずれかの在宅療養指導管理料を算定している場合であって、在宅での療養を行っている通院困難な患者のうち、皮下組織に至る褥瘡（筋肉、骨等に至る褥瘡を含む）（DESIGN-R分類D3、D4及びD5）を有する患者の当該褥瘡に対して使用した場合又はC114在宅難治性皮膚疾患処置指導管理料を算定している患者に対して使用した場合に限り算定できる。

イ 皮膚欠損用創傷被覆材について、同一の部位に対し複数の創傷被覆材を用いた場合は、主たるもののみ算定する。

ウ C114在宅難治性皮膚疾患処置指導管理料を算定している患者以外に対して使用する場合は、いずれも原則として3週間を限度として算定する。それ以上の期間において算定が必要な場合には、診療報酬明細書の摘要欄に詳細な理由を記載する。

→皮膚欠損用創傷被覆材の定義　次のいずれにも該当すること。

① 薬事承認又は認証上、類別が「医療用品(4)整形用品」であって、一般的名称が「局所管理フォーム状創傷被覆・保護材」、「二次治癒フォーム状創傷被覆・保護材」、「局所管理ハイドロゲル創傷被覆・保護材」、「二次治癒ハイドロゲル創傷被覆・保護材」、「相互作用性創傷被覆・保護材」、「深部体腔創傷被覆・保護材」、「局所管理生理食塩液含有創傷被覆・保護材」、「二次治癒生理食塩液含有創傷被覆・保護材」、「局所管理親水性ゲル化創傷被覆・保護材」、「二次治癒親水性ゲル化創傷被覆・保護材」又は「抗菌性創傷被覆・保護材」である。

② 真皮以上の深度を有する皮膚欠損部位に対して創傷治癒の促進、創傷面保護及び疼痛軽減を目的として使用するものである。

【機能区分の定義】

①真皮に至る創傷用：真皮に至る創傷に使用されるものである。

②皮下組織に至る創傷用・標準型：次のいずれにも該当。
　ア　皮下組織に至る創傷に使用されるものである。
　イ　シート、ロープ、リボン状等の標準形状である。

③皮下組織に至る創傷用・異形型：次のいずれにも該当。
　ア　皮下組織に至る創傷に使用されるものである。
　イ　顆粒状、ペースト状、ジェル状等の標準形状以外の形状である。

④筋・骨に至る創傷用：筋・骨に至る創傷に使用されるものである。

（令6保医発0305・12）

→非固着性シリコンガーゼの定義　次のいずれにも該当すること。

① 薬事承認又は認証上、類別が「医療用品(4)整形用品」であって、一般的名称が「非固着性創傷被覆・保護材」である。

② 創傷面とガーゼの固着を防ぐことを目的にシリコン又はワセリンエマルジョンをコーティングしたガーゼである。

【機能区分の定義】

①広範囲熱傷用：次のいずれにも該当。
　ア　広範囲に及ぶ創傷に使用するものである。
　イ　上半身片面に相当する範囲を1材で覆うことが可能なものである。
　ウ　非固着性ガーゼ自体の大きさが1,000cm²以上である。

②平坦部位用：次のいずれにも該当。
　ア　平坦な部位での創傷面に使用するものである。
　イ　非固着性ガーゼ自体の大きさが1,000cm²未満である。

③凹凸部位用：指趾先端、陰茎又は鼻腔内の凹凸部位での創傷に使用するものである。

（令6保医発0305・12）

010　水循環回路セット　　　1,100,000円

→水循環回路セットの算定　水循環回路セットを、前回算定日を起算日として3か月以内に算定する場合には、その詳細な理由を診療報酬明細書の摘要欄に記載する。

（令6保医発0305・8）

→水循環回路セットの定義　次のいずれにも該当すること。

(1) 薬事承認又は認証上、類別が「機械器具(7)内蔵機能代用器」であって、一般的名称が「植込み型補助人工心臓システム」、「植込み型補助人工心臓ポンプ」、「補助循環装置用スパイラルポンプ」、「植込み型補助人工心臓用電源供給ユニット」、「体外設置式補助人工心臓ポンプ」又は「単回使用体外設置式補助人工心臓ポンプ」である。

(2) 液体を血液ポンプ内に循環させることにより、軸受の潤滑及び血液ポンプ内部の冷却等を行うものである。

(3) 補助人工心臓セットの植込型（非拍動流型）の水循環型と組み合わせて使用するものである。

（令6保医発0305・12）

011　膀胱瘻用カテーテル　　　3,770円

→膀胱瘻用カテーテルの算定

ア　膀胱瘻用カテーテルは、24時間以上体内留置した場合に算定できる。

イ　原則として1個を限度として算定する。2個以上算定する場合は、その詳細な理由を診療報酬明細書の摘要欄に記載する。

（令6保医発0305・8）

→膀胱瘻用カテーテルの定義　次のいずれにも該当すること。

(1) 薬事承認又は認証上、類別が「機械器具(51)医療用嘴管及び体液誘導管」であって、一般的名称が、「短期的使用瘻排尿向け泌尿器用カテーテル」、「瘻排液向け泌尿器用カテーテル」、「短期的使用恥骨上泌尿器用カテーテル」又は「恥骨上泌尿器用カテーテル」である。

(2) 経皮的に膀胱瘻を造設して膀胱に留置し、導尿、造影、薬剤注入等に使用するカテーテルである。

（令6保医発0305・12）

012　交換用胃瘻カテーテル

(1)胃留置型		
①バンパー型		
ア　ガイドワイヤーあり		21,700円
イ　ガイドワイヤーなし		15,500円
②バルーン型		7,420円
(2)小腸留置型　①バンパー型		26,500円
②一般型		15,800円

→交換用胃瘻カテーテルの算定

ア　交換用胃瘻カテーテルは、24時間以上体内留置した場合に算定できる。

イ　バンパー型の交換用胃瘻カテーテルは、4か月に1回を限度として算定できる。

（令6保医発0305・8）

→交換用胃瘻カテーテルの定義　次のいずれにも該当すること。

① 薬事承認又は認証上、類別が「機械器具(51)医療用嘴管及び体液誘導管」であって、一般的名称が「短期的使用空腸瘻用カテーテル」、「長期的使用空腸瘻用カテーテル」、「短期的使用胃瘻栄養用チューブ」、「長期的使用胃瘻栄養用チューブ」、「空腸瘻栄養用チューブ」、「短期的使用胃瘻用ボタン」、「長期的使用胃瘻用ボタン」、「短期的使用経腸栄養キット」、「長期的使用経腸栄養キット」又は「医薬品投与用長期的使用胃瘻チューブ」である。

② 経口で栄養摂取ができない患者に対する栄養液若しくは医薬品の経管的な補給、胃内の減圧又は経口での栄養摂取の可否に関わらず薬事承認上認められた用法として胃瘻を通じて投薬を行うことが認められた医薬品の投与を目的に、胃瘻を通じて留置して使用するカテーテルである。

【機能区分の定義】

①胃留置型・バンパー型・ガイドワイヤーあり：次のいずれにも該当。
　ア　体内に留置し、カテーテルの先端部から胃に直接栄養投与又は胃内の減圧をするものである。
　イ　逸脱防止のためのバンパー構造を有する。
　ウ　交換の際にガイドワイヤーを用いるものである。
　エ　④に該当しない。

②胃留置型・バンパー型・ガイドワイヤーなし：次のいずれにも該当。
　ア　体内に留置し、カテーテルの先端部から胃に直接栄養投与若しくは投薬又は胃内の減圧をするものである。
　イ　逸脱防止のためのバンパー構造を有する。
　ウ　①及び④に該当しない。

③胃留置型・バルーン型：次のいずれにも該当。
　ア　体内に留置し、カテーテルの先端部から胃に直接栄養投与又は胃内の減圧をするものである。
　イ　逸脱防止のためのバルーンを有する。
　ウ　⑤に該当しない。

④小腸留置型・バンパー型：次のいずれにも該当。
　ア　カテーテル最終先端が小腸内に留置されるものである。
　イ　逸脱防止のためのバンパー構造を有する。

⑤小腸留置型・一般型：次のいずれにも該当。

ア　カテーテル最終先端が小腸内に留置されるものである。
イ　④に該当しない。
（令6保医発0305・12）

013　局所陰圧閉鎖処置用材料　　1cm²当たり　18円

→局所陰圧閉鎖処置用材料の算定
ア　局所陰圧閉鎖処置用材料は以下の場合にのみ算定できる。
　a　外傷性裂開創（一次閉鎖が不可能なもの）
　b　外科手術後離開創・開放創
　c　四肢切断端開放創
　d　デブリードマン後皮膚欠損創
イ　主として創面保護を目的とする被覆材の費用は，当該材料を使用する手技料の所定点数に含まれ，別に算定できない。
ウ　局所陰圧閉鎖処置用材料は局所陰圧閉鎖処置開始日より3週間を標準として算定できる。特に必要と認められる場合については4週間を限度として算定できる。3週間を超えて算定した場合は，診療報酬明細書の摘要欄にその理由及び医学的な根拠を詳細に記載する。ただし，感染等により当該処置を中断した場合にあっては，当該期間は治療期間に含めない。
エ　局所陰圧閉鎖処置用材料を使用した場合は，処置開始日を診療報酬明細書の摘要欄に記載する。
オ　訪問看護ステーション等の看護師等が局所陰圧閉鎖処置用材料を使用して処置を実施する場合には，十分な経験のある医師の指示の下で実施し，当該医師と十分な連携を図る。
カ　局所陰圧閉鎖処置用材料は，陰圧創傷治療用カートリッジと併用し，関連学会等の定める適正使用に係る指針を遵守して使用した場合に限り算定する。
（令6保医発0305・8）

→局所陰圧閉鎖処置用材料の定義　次のいずれにも該当すること。
(1)　薬事承認又は認証上，類別が「医療用品(4)整形用品」であって，一般的名称が「陰圧創傷治療システム」又は「単回使用陰圧創傷治療システム」である。
(2)　創傷を密封し，陰圧を付加することにより，肉芽形成の促進及び滲出液と感染性老廃物の除去等，創傷治癒が促進されるものである。
（令6保医発0305・12）

014　陰圧創傷治療用カートリッジ　　19,800円

→陰圧創傷治療用カートリッジの算定
ア　訪問看護ステーション等の看護師等が局所陰圧閉鎖処置用材料を使用して処置を実施する場合には，十分な経験のある医師の指示の下で実施し，当該医師と十分な連携を図る。
イ　陰圧創傷治療用カートリッジは，関連学会等の定める適正使用に係る指針を遵守して使用した場合に限り算定する。
（令6保医発0305・8）

→陰圧創傷治療用カートリッジの定義　次のいずれにも該当すること。
(1)　薬事承認又は認証上，類別が「医療用品(4)整形用品」であって，一般的名称が「単回使用陰圧創傷治療システム」である。
(2)　管理された陰圧を付加することで，創傷の保護，肉芽形成の促進，滲出液と感染性老廃物の除去を図り，創傷治療を促進することを目的とするものである。
（令6保医発0305・12）

015　人工鼻材料

(1)人工鼻	①標準型			492円
	②特殊型			1,000円
(2)接続用材料	①シール型	ア	標準型	675円
		イ	特殊型	1,150円
	②チューブ型			16,800円
	③ボタン型			22,100円
(3)呼気弁				51,100円

→人工鼻材料の算定
(1)　人工鼻は，1月あたり60個を限度として算定できる。ただし，1月あたり60個を超えて算定が必要な場合は，診療報酬明細書の摘要欄にその医学的必要性について記載する。
(2)　接続用材料・シール型・標準型及び接続用材料・シール型・特殊型は，合わせて1月当たり30枚を限度として算定できる。ただし，合わせて1月当たり30枚を超えて算定が必要な場合は，診療報酬明細書の摘要欄にその医学的必要性について記載する。
（令6保医発0305・8）

→人工鼻材料の定義　次のいずれにも該当すること。
①　薬事承認又は認証上，類別が「医療用品(4)整形用品」，「機械器具(6)呼吸補助器」又は「機械器具(51)医療用嘴管及び体液誘導管」であって，一般的名称が「人工鼻」，「整形外科用テープ」，「再使用可能な気管切開チューブ」又は「気管食道用スピーチバルブ」である。
②　喉頭摘出患者に対して使用する材料である。

【機能区分の定義】
①人工鼻・標準型：次のいずれにも該当。
　ア　喉頭摘出患者の気管内を加温加湿する機能を有するものである。
　イ　②に該当しない。
②人工鼻・特殊型：次のいずれにも該当。
　ア　喉頭摘出患者の気管内を加温加湿する機能を有するものである。
　イ　細菌及びウイルス除去フィルター機能を有する。
③接続用材料・シール型・標準型：次のいずれにも該当。
　ア　人工鼻を固定するために使用するものである。
　イ　シート状の構造であり，貼付して使用するものである。
　ウ　④に該当しない。
④接続用材料・シール型・特殊型：次のいずれにも該当。
　ア　人工鼻を固定するために使用するものである。
　イ　シート状の構造であり，貼付して使用するものである。
　ウ　永久気管孔に対して垂直に安定性を担保するための円錐型の構造を有する。
⑤接続用材料・チューブ型：次のいずれにも該当。
　ア　喉頭摘出患者の気管孔の開存性を確保するために使用するものである。
　イ　気管孔に留置するチューブ構造を有する。
⑥接続用材料・ボタン型：次のいずれにも該当。
　ア　喉頭摘出患者の気管孔の開存性を確保するために使用するものである。
　イ　気管孔に留置するものであって，⑤に該当しないもの。
⑦呼気弁：次のいずれにも該当。
　ア　喉頭摘出術後に音声を回復するためシャント形成を行った患者に対して，発声することを目的に使用する音声回復補助装置である。
　イ　喉頭摘出患者の食道発声等を促すための前段階に使用されるものである。
　ウ　手指を用いずに発声することを目的に留置する弁である。
（令6保医発0305・12）

第2章　特掲診療料

第3部　検査

第1節　検体検査料 (※1) ………… 456
第1款　検体検査実施料 ………… 456
- 尿・糞便等検査 ………… 458
- 血液学的検査 ………… 463
- 生化学的検査（Ⅰ）………… 475
- 生化学的検査（Ⅱ）………… 481
- 免疫学的検査 ………… 488
- 微生物学的検査 ………… 504
- 基本的検体検査実施料 ………… 513
第2款　検体検査判断料 ………… 514
第3節　生体検査料 (※2) ………… 516
- 呼吸循環機能検査等 ………… 517
- 超音波検査等 ………… 522
- 監視装置による諸検査 ………… 526
- 脳波検査等 ………… 529
- 神経・筋検査 ………… 533
- 耳鼻咽喉科学的検査 ………… 538
- 眼科学的検査 ………… 541
- 皮膚科学的検査 ………… 546
- 臨床心理・神経心理検査 ………… 547
- 負荷試験等 ………… 548
- ラジオアイソトープを用いた諸検査 ………… 550
- 内視鏡検査 ………… 551
第4節　診断穿刺・検体採取料 ………… 557
- D400　血液採取
- D401～D419-2
第5節　薬剤料 (※1) ………… 560
第6節　特定保険医療材料料 (※1) ………… 560

外来管理加算（再診料） ＝併算定不可
※　そのほかの項目については併算定可
DPC 〔＝DPC包括〕
※1　第1節・第5節・第6節については，すべてDPCに包括される。（D026「注4」検体検査管理加算，「注5」国際標準検査管理加算は別に機能評価係数Ⅰで評価）
※2　第3節については，D206 心臓カテーテル法による諸検査と D295～D325 内視鏡検査が包括対象外となり，それ以外は DPC に包括される。

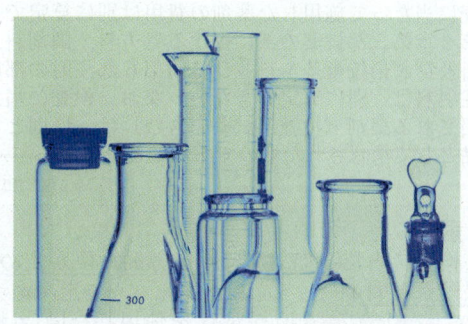

第3部　検　査

(編注) 検査の部で使用する記号

判	検査判断料と合算して算定する検査〔「遺伝子関連・染色体検査判断料」には（遺伝）と付記〕
迅	外来迅速検体検査加算の対象検査（検体検査料・検体検査実施料「通則3」）
乳	新生児又は3歳未満の乳幼児に対して行った場合に所定点数の100分の100又は100分の70を加算する検査（生体検査）
幼	3歳以上6歳未満の幼児に対して行った場合に所定点数の100分の40を加算する検査（生体検査）
90	同一月の同一検査2回目以降を100分の90で算定する検査（生体検査）
短1	A400短期滞在手術等基本料1（日帰り）の対象検査
短3	A400短期滞在手術等基本料3（4泊5日まで）の対象検査

参考　**検査の方針**（療養担当規則　第20条第1号）
ニ　各種の検査は診療上必要があると認められる場合に行う。
ホ　ニによるほか、各種の検査は、研究の目的をもって行ってはならない。ただし、治験に係る検査については、この限りでない。

通　則

1　検査の費用は、第1節又は第3節の各区分の所定点数により算定する。ただし、検査に当たって患者から検体を穿刺し又は採取した場合は、第1節又は第3節の各区分の所定点数及び第4節の各区分の所定点数を合算した点数により算定する。

→検査の費用
　検査の費用には、検査を行う医師、看護師及び技術者等の人件費、試薬、デックグラス、試験管等の材料費、機器の減価償却費、管理費及び患者の衣類等の費用が含まれる。なお、患者に施用する薬剤及び特定保険医療材料の費用は検査料とは別に算定する。
（令6保医発0305・4）

通　則
2　検査に当たって患者に対し薬剤を施用した場合は、特に規定する場合を除き、前号により算定した点数及び第5節の所定点数を合算した点数により算定する。

→検査に用いた薬剤の費用
　検査に当たって施用した薬剤の費用は別に算定できるが、第2章第5部投薬の部に掲げる処方料、調剤料、処方箋料及び調剤技術基本料並びに同第6部注射の部に掲げる注射料は、別に算定できない。なお、検査に当たって施用される薬剤（検査用試薬を含む）は、原則として医薬品として承認されたものであることを要する。
（令6保医発0305・4）

通　則
3　検査に当たって、別に厚生労働大臣が定める保険医療材料（以下この部において「特定保険医療材料」という）〔告示1, p.984〕を使用した場合は、前2号により算定した点数及び第6節の所定点数を合算した点数により算定する。
4　第1節又は第3節に掲げられていない検査であって特殊なものの費用は、第1節又は第3節に掲げられている検査のうちで最も近似する検査の各区分の所定点数により算定する。

→検査料の項に掲げられていない検査
　第1節又は第3節に掲げる検査料の項に掲げられていない検査のうち、特殊なものの費用については、その都度当局に内議し、最も近似する検査として通知されたものの算定方法及び「注」（特に定めるものを除く）を準用して、準用された検査に係る判断料と併せて算定する。
（令6保医発0305・4）

通　則
5　対称器官に係る検査の各区分の所定点数は、特に規定する場合を除き、両側の器官の検査料に係る点数とする。

(編注)「特に規定する場合」とは、検査料の末尾に（片側）と記したものを指す。
例　D255精密眼底検査（片側）56点→両側は112点
　　D261屈折検査→片側・両側共69点

→電子媒体の費用
　撮影した画像を電子媒体に保存した場合、保存に要した電子媒体の費用は検査にかかる所定点数に含まれる。
（令6保医発0305・4）

→基本診療料に含まれる検査
　第1節及び第3節に掲げられていない検査で簡単な検査は、基本診療料に含まれ、別に算定できない。なお、基本診療料に含まれる検査の主なものは、次のとおりである。
(1)　血圧測定
(2)　視野眼底検査のうち簡単なもの
(3)　眼科検査のうち斜照法、徹照法、細隙灯検査（ルーペ式）、機器を使用しない眼圧測定検査
(4)　D244自覚的聴力検査の「3」の簡易聴力検査に該当しない簡単な聴力検査
(5)　精液pH測定
(6)　デビス癌反応検査
(7)　鼓膜運動検査
(8)　イクテロメーター黄疸反応検査
(9)　簡易循環機能検査
　　ア　スラッジテスト
　　イ　指尖部皮膚毛細血管像検査
　　ウ　皮膚粘膜撮影検査
　　エ　寒冷血圧検査
　　オ　ビッケンバッハ起立試験
　　カ　ヒスタミンテスト
　　キ　レジチンテスト
　　ク　末梢の静脈圧測定
　　ケ　ビュルゲル病及び脱疽等の場合における電気的皮膚温度測定
　　　a　単純な場合
　　　b　負荷を行った場合
　　コ　ギボン−ランディステスト
　　サ　基礎代謝率簡易測定法
　注　簡易循環機能検査とは、生体に対して物理的又は化学的の負荷をかけ、血圧、脈拍等の理学所見の観察を行うことにより循環機能を検査することを目的とする簡易な検査であり、負荷の種類としては起立、寒冷、運動及び薬物等がある。

(10) 自律神経機能検査
(11) アルコール中毒に対する飲酒試験における症状監視
(12) 皮膚のインピーダンス検査（皮電図記録作成）
(13) 6誘導未満の心電図検査
(14) 尿中ブロムワレリル尿素検出検査
(15) 尿脚気反応（沢田氏反応）
(16) シュミット氏昇汞試験
(17) 糞便のストール氏虫卵数計算法
(18) 髄膜透過性検査
(19) 横田氏反応
(20) ユーグロブリン全プラスミン測定法（ユーグロブリン分屑SK活性化プラスミン値測定）
(21) 緒方法等の補体結合反応による梅毒脂質抗原使用検査
(22) 卵白アルブミン感作血球凝集反応検査
(23) ラクトアルブミン感作血球凝集反応検査
(24) Miller Kurzrok検査
(25) Schick反応
(26) Dick反応
(27) Frei反応
(28) 光田反応
(29) 松原反応
(30) 伊藤反応
(31) トキソプラズマ症、ジストマ症及び猩紅熱の皮内テスト
(32) 膨疹吸収時間測定
(33) ジアゾ反応
(34) インジカン
(35) 血液比重測定
(36) 末梢血液像及び骨髄像における特殊染色のBRACH-ET試験
(37) 赤血球抵抗試験のリビエール法
(38) ナイアシンテスト
(39) RPHA法によるα-フェトプロテイン（AFP）
(40) リウマチ因子スクリーニング
(41) α_1-酸性糖蛋白測定
(42) β-リポ蛋白
(43) モノアミンオキシダーゼ（MAO）
(44) ヴィダール反応
(45) ヒト絨毛性ゴナドトロピンβ（HCGβ）分画定性
(46) 凝集法及び免疫染色法による抗DNA抗体
(47) 全血凝固溶解時間測定
(48) 血清全プラスミン測定
（令6保医発0305・4）

→検査料の一般的事項　摘要欄 p.1705

(1) 点数表において2つの項目を「及び」で結んで規定している検査については、特に定めるものを除き、当該両項目の検査を併せて行った場合にのみ算定する。
(2) 検査に当たって、麻酔を行った場合は、第2章第11部麻酔に規定する所定点数を別に算定する。ただし、麻酔手技料を別に算定できない麻酔を行った場合の薬剤料は、第5節薬剤料の規定に基づき算定できる。
(3) 同一検体について、定性検査、半定量検査及び定量検査のうち2項目以上を併せて行った場合又はスクリーニング検査とその他の検査とを一連として行った場合は、それぞれ主たる検査の所定点数のみ算定する。ただし、併せて行う検査の区分が異なる場合は、それぞれについて算定する。
(4) 「分画」と記されている検査について、同一検体の各分画に対して定量検査を行った場合は、所定点数を1回のみ算定する。
(5) 定性、半定量又は定量の明示がない検査については、定量検査を行った場合にのみ当該検査の所定点数を算定する。
(6) 測定方法又は検査方法が明示されていない検査については、測定又は検査の方法の如何にかかわらず、その検査料の項に掲げる所定点数を算定する。
(7) 同時又は一連として行った2以上の検査の結果から計算して求めた内容が、検査料に掲げられた項目に該当する場合であっても、当該内容についての点数は算定できない。
(8) 2回目以降について所定点数の100分の90に相当する点数により算定することとされている場合において「所定点数」とは、当該項目に掲げられている点数及び当該「注」に掲げられている加算点数を合算した点数である。
(9) 同一項目について検査方法を変えて測定した場合には、測定回数にかかわらず、主たる測定方法の所定点数のみを算定する。
(10) 算定回数が複数月に1回又は年1回のみとされている検査を実施した場合は、診療報酬明細書の摘要欄に前回の実施日（初回の場合は初回である旨）を記載する。
(11) 「定性」とは分析物の有無を判定するもの、「半定量」とは段階希釈などを用いて得られる最高希釈倍率や一定濃度の標準品との対比によって得られる濃度段階区分など、相対的な多寡を判定・分類するもの、「定量」とは分析物の量を標準品との対比によって精密に測定するものをいう。
(12) 初診、再診又は在宅医療において、患者の診療を担う保険医の指示に基づき、当該保険医の診療日以外の日に訪問看護ステーション等の看護師等が、当該患者に対し検査のための検体採取等を実施した場合は、当該保険医療機関において、第1節第1款検体検査実施料を算定するとともに、検体採取に当たって必要な試験管等の材料を患者に対して支給する。なお、この場合にあっては、当該検体採取が実施された日を診療報酬明細書の摘要欄に記載する。（令6保医発0305・4）

【事務連絡】問1　「核酸同定検査」と名のつく検査については、第3部検査の通則10〔編注：上記の保医発通知(5)〕に照らし合わせ、定量検査でないと算定できないのか。
答　「同定検査」は定性検査のことを指し示すものとして取り扱って差し支えない。
問2　定量検査とは、連続値で検査結果を返すことか。
答　そのとおり。なおここでいう連続値とは、重量値、国際単位（IU）又はカットオフインデックス等の連続的な値であって、1＋、2＋、3＋、2倍、4倍、8倍というような不連続な値ではないものをいう。　　　　（平22.3.29）

【参考】一般検査（初診時、入院時）の算定
① 初診時の一般検査として次の検査の算定は、原則として認められる。
　　D000尿中一般物質定性半定量検査
　　D005「5」末梢血液一般検査
② 初診時の一般検査として次の検査の算定は、原則として認められない。
　　D002尿沈渣（鏡検法）、D002-2尿沈渣（フローサイトメトリー法）
　　D005「2」網赤血球数（レチクロ）
　　D006「1」出血時間、「2」プロトロンビン時間（PT）、「7」活性化部分トロンボプラスチン時間（APTT）
　　D006「4」フィブリノゲン半定量、フィブリノゲン定量
　　D001「7」フィブリン・フィブリノゲン分解産物（FDP）（尿）、D006「11」フィブリン・フィブリノゲン分解産物（FDP）定性・半定量・定量
　　D006「14」Dダイマー定性、「15」Dダイマー半定量、「17」Dダイマー
　　D011「1」ABO血液型、Rh（D）血液型
　　D208　心電図検査「1」四肢単極誘導及び胸部誘導を含

む最低12誘導
③ 入院時一般検査として次の検査の算定は，原則として認められる。
　D000 尿中一般物質定性半定量検査
　D005「3」末梢血液像（自動機械法），「6」末梢血液像（鏡検法）
　D005「5」末梢血液一般検査
　D015「1」C反応性蛋白（CRP）定性，C反応性蛋白（CRP）
　D208 心電図検査「1」
④ 入院時一般検査として次の検査の算定は，原則として認められない。
　D003「5」糞便中ヘモグロビン定性，「7」糞便中ヘモグロビン
　D005「2」網赤血球数（レチクロ） （令6.12.27 支払基金）

参考 一般検査（内視鏡・心臓カテーテル検査前）の算定
① 内視鏡検査前の一般検査としてD005「5」末梢血液一般検査の算定は，原則として認められる。
② 内視鏡検査前の一般検査として次の検査の算定は，原則として認められない。
　D006「4」フィブリノゲン半定量，フィブリノゲン定量
　D011「1」ABO血液型，Rh（D）血液型
　D015「1」C反応性蛋白（CRP）定性，C反応性蛋白（CRP）
　D208 心電図検査「1」四肢単極誘導及び胸部誘導を含む最低12誘導
③ 心臓カテーテル検査前の一般検査として次の検査の算定は，原則として認められる。
　D005「5」末梢血液一般検査
　D208 心電図検査「1」
④ 心臓カテーテル検査前の一般検査として次の検査の算定は，原則として認められない。
　D006「4」フィブリノゲン半定量，フィブリノゲン定量
　D007「36」血液ガス分析 （令6.12.27 支払基金）

参考 支払基金における審査の一般的な取扱い【検査】：p.1735にも掲載

参考 週1回・月1回・複数月1回のみ算定の検査（右欄の期間に1回に限り算定）等

区分番号	項目名	期間
D001「8」	トランスフェリン（尿）	3月
D001「9」	アルブミン定量（尿）	3月
D001「13」	ミオイノシトール（尿）	1年
D001「15」	Ⅳ型コラーゲン（尿）	3月
D001「17」	プロスタグランジンE主要代謝物（尿）（※2）	3月
D001「18」	シュウ酸（尿）	1年
D001「19」	L型脂肪酸結合蛋白（L-FABP）（尿）（※1）	3月
D003「9」	カルプロテクチン（糞便）（※2）	3月
D004「7」	IgE定性（涙液）	1月
D004「9」	マイクロバブルテスト	1週
D005「9」	ヘモグロビンA1c（HbA1c）（※3）（※4）	1月
D006-2	造血器腫瘍遺伝子検査	1月
D006-6	免疫関連遺伝子再構成	6月
D006-9	WT1mRNA	1月
D007「8」	マンガン（Mn）	3月
D007「17」	グリコアルブミン（※4）	1月
D007「21」	1,5-アンヒドロ-D-グルシトール（1,5AG）（※4）	1月
D007「23」	総カルニチン，遊離カルニチン（※5）	6月
D007「27」	リポ蛋白（a）	3月
D007「28」	ヘパリン	1月
D007「30」	シスタチンC	3月
D007「31」	25-ヒドロキシビタミン（※6）	3月
D007「32」	ペントシジン	3月
D007「33」	イヌリン	6月
D007「44」	レムナント様リポ蛋白コレステロール（RLP-C）	3月
D007「47」	アセトアミノフェン	1月
D007「50」	マロンジアルデヒド修飾LDL（MDA-LDL）（※7）	3月
D007「50」	ELFスコア	6月
D007「57」	ロイシンリッチα₂グリコプロテイン（※2）	3月
D007「63」	1,25-ジヒドロキシビタミンD_3（※8）	3月
D007「64」	血管内皮増殖因子（VEGF）	1月
D008「18」	脳性Na利尿ペプチド（BNP）	1月
D008「20」	脳性Na利尿ペプチド前駆体N端フラグメント（NT-proBNP）	1月
D008「24」	低カルボキシル化オステオカルシン（ucOC）（※9）	6月
D008「25」	Ⅰ型コラーゲン架橋N-テロペプチド（NTX）（骨粗鬆症の場合）	6月
D008「25」	酒石酸抵抗性酸ホスファターゼ（TRACP-5b）	6月
D008「34」	Ⅰ型コラーゲン架橋C-テロペプチド-β異性体（β-CTX）（尿）（※9）	6月
D008「35」	Ⅰ型コラーゲン架橋C-テロペプチド-β異性体（β-CTX）（※9）	6月
D008「39」	デオキシピリジノリン（DPD）（尿）（骨粗鬆症の場合）	6月
D008「52」	抗ミュラー管ホルモン（AMH）	6月
D009「2」	α-フェトプロテイン（AFP）	1月
D009「9」	前立腺特異抗原（PSA）（※10）	3月
D009「10」	PIVKA-Ⅱ半定量又は定量	1月
D009「22」	抗p53抗体	1月
D009「31」	S2, 3SPA%（※11）	3月
D009「32」	プロステートヘルスインデックス（phi）（※11）	3月
D013「12」	HBVコア関連抗原（HBcrAg）	1月
D014「19」	抗RNAポリメラーゼⅢ抗体（腎クリーゼの治療方針決定，病勢の指標として測定）	3月
D014「24」	抗シトルリン化ペプチド抗体定性又は同定量（陰性の場合）（※12）	3月
D014「46」	抗グルタミン酸レセプター抗体	1月
D014「48」	抗HLA抗体（スクリーニング検査）	1年
D015「18」	TARC	1月
D015「26」	SCCA2	1月
D023「4」	HBV核酸定量（※13）	1月
D023「8」	EBウイルス核酸定量（※14）	1月
D023「26」	HIVジェノタイプ薬剤耐性	3月
D026	検体検査判断料	1月
D026「注4」	検体検査管理加算	1月
D026「注6」	遺伝カウンセリング加算	1月
D026「注7」	遺伝性腫瘍カウンセリング加算	1月
D026「注8」	骨髄像診断加算	1月
D027	基本的検体検査判断料	1月
D205	呼吸機能検査等判断料	1月
D206「注3」〜「注6」	血管内超音波検査加算，血管内光断層撮影加算，冠動脈血流予備能測定検査加算，冠動脈血流予備能測定検査加算，血管内視鏡検査加算	1月
D207「4」	血管内皮機能検査	1月
D215	超音波検査「2」断層撮影法「イ」訪問診療時に行った場合	1月
D215	超音波検査「3」心臓超音波検査「ニ」胎児心エコー法	1月
D215-2	肝硬度測定（※15）	3月

検査〔通則〕 451

D215-3	超音波エラストグラフィー（※15）	3月
D215-4	超音波減衰法検査	3月
D217	骨塩定量検査	4月
D219	ノンストレステスト（入院外患者）（※16）	1週
D222-2	経皮的酸素ガス分圧測定	3月
D225-3	24時間自由行動下血圧測定	1月
D233	直腸肛門機能検査	1月
D237	終夜睡眠ポリグラフィー「1」「2」（C107-2算定患者又は当該医療機関の依頼で睡眠時無呼吸症候群に対する口腔内装置を製作した歯科医療機関からの検査依頼の場合）	6月
D237	終夜睡眠ポリグラフィー「3」（C107-2算定患者は初回月2回）	1月
D237-2	反復睡眠潜時試験（MSLT）	1月
D237-3	覚醒維持検査	1月
D238	脳波検査判断料	1月
D241	神経・筋検査判断料	1月
D255-2	汎網膜硝子体検査	1月
D256-2	眼底三次元画像解析	1月
D256-3	光干渉断層血管撮影	1月
D258-2	網膜機能精密電気生理検査（※17）	3月
D258-3	黄斑局所網膜電図，全視野精密網膜電図（※18）	1年
D261「注」	小児矯正視力検査加算	3月
D265-2	角膜形状解析検査	1月
D265-2	角膜形状解析検査（角膜移植後の患者）	2月
D270-2	ロービジョン検査判断料	1月
D274-2	前眼部三次元画像解析	1月
D282-4	ダーモスコピー（※19）	4月
D285	認知機能検査その他の心理検査「1」操作が容易なもの「イ」簡易なもの（※15）	3月
D286-2	イヌリンクリアランス測定	6月
D287	内分泌負荷試験（※20）	1月
D290-2	尿失禁定量テスト（パッドテスト）	1月
D291-3	内服・点滴誘発試験	2月
D294	ラジオアイソトープ検査判断料	1月
D324	血管内視鏡検査	1月

D211-3	時間内歩行試験：1年に4回限度
D211-4	シャトルウォーキングテスト：1年に4回限度
D216-2	残尿測定検査：1月に2回限度
D244-2	補聴器適合検査：1月に2回限度
D291-2	小児食物アレルギー負荷検査：12月に3回限度

※1 医学的必要性からそれ以上算定する場合は，詳細な理由をレセプト摘要欄に記載する。
※2 医学的必要性から1月に1回行う場合は，詳細な理由と検査結果を診療録およびレセプト摘要欄に記載する。
※3 クロザピンを投与中の患者については，月2回算定可。
※4 妊娠中の患者，1型糖尿病患者，経口血糖降下薬の投与開始から6月以内の患者，インスリン治療開始から6月以内の患者等については，月2回算定可。
※5 先天性代謝異常症の診断補助または経過観察のために実施する場合は，月1回。
※6 診断時には1回とし，その後は3月に1回とする。
※7 糖尿病患者の経皮的冠動脈形成術治療時に，治療後の再狭窄に関する予後予測の目的で測定する場合，別に術前1回に限り算定可。
※8 活性型ビタミン D_3 剤による治療開始後1月以内は2回を限度とし，その後は3月に1回とする。
※9 治療開始前に1回に限り算定可。その後は6月以内に1回。
※10 施行間隔の詳細は通知を参照のこと。
※11 前立腺針生検法等により前立腺癌の確定診断がつかない場合においては，3月に1回に限り，3回を限度として算定。
※12 関節リウマチの治療薬選択のために行う場合は患者1人につき原則1回とする。
※13 免疫抑制剤投与や化学療法を行う悪性リンパ腫等の患者にB型肝炎の再活性化を考慮して行った場合。治療中及び治療後1年以内に限り月1回算定可。
※14 病名ごとの施行間隔の詳細は通知を参照のこと。
※15 医学的必要性から3月に2回以上算定する場合は，レセプト摘要欄に理由と医学的根拠を詳細に記載する。
※16 入院患者の場合は1週間に3回算定可。
※17 初回診断時1回，以降3月に1回（網膜手術前後は各1回）
※18 年2回実施の場合，レセプト摘要欄に医学的必要性を記載
※19 医学的必要性から4月に2回算定の場合，レセプト摘要欄にその理由を記載し，この場合でも1月1回を限度。
※20 「1 下垂体前葉負荷試験」の「イ 成長ホルモン」については月2回まで算定可。

参考 同時に算定できない主な検査一覧（詳細は通知参照）

いずれか一方のみ又は主たる項目のみ算定	
定性検査，半定量検査及び定量検査	主たる検査
スクリーニング検査とその他の検査	主たる検査
D001「8」トランスフェリン（尿） D001「9」アルブミン定量（尿） D001「15」Ⅳ型コラーゲン D001「10」トリプシノーゲン2（尿）（下記を併施） D007「1」アミラーゼ D007「6」リパーゼ D007「14」アミラーゼアイソザイム D007「49」トリプシン D009「8」エラスターゼ1	主たるもの
（潰瘍性大腸炎の病態把握を目的に，同一月に併施） D001「17」プロスタグランジンE主要代謝物（尿） D003「9」カルプロテクチン（糞便） D007「57」ロイシンリッチ $α_2$ グリコプロテイン D313 大腸内視鏡検査	主たるもの
D001「19」好中球ゼラチナーゼ結合性リポカリン（NGAL） D001「19」L型脂肪酸結合蛋白（L-FABP）（尿）	主たるもの
D002 尿沈渣（鏡検法） D002-2 尿沈渣（フローサイトメトリー法）	主たるもの
D002 尿沈渣（鏡検法） D017 排泄物，滲出物又は分泌物の細菌顕微鏡検査	主たるもの
D002-2 尿沈渣（フローサイトメトリー法） D017 排泄物，滲出物又は分泌物の細菌顕微鏡検査	主たるもの
（潰瘍性大腸炎又はクローン病の病態把握を目的に，同一月に併施） D003「9」カルプロテクチン（糞便） D007「57」ロイシンリッチ $α_2$ グリコプロテイン D313 大腸内視鏡検査	主たるもの
D004「2」関節液検査 D017 排泄物，滲出物又は分泌物の細菌顕微鏡検査	主たるもの
D004「14」リン酸化タウ蛋白（髄液） D004「15」アミロイドβ42/40比（髄液）	主たるもの
D004-2「1」悪性腫瘍遺伝子検査 D006-2 造血器腫瘍遺伝子検査 D006-6 免疫関連遺伝子再構成 D006-14 FLT3遺伝子検査 D006-16 JAK2遺伝子検査	同一月内は主たるもの
D004-2「1」悪性腫瘍遺伝子検査「イ」(1)「肺癌におけるEGFR遺伝子検査」 D006-12 EGFR遺伝子検査（血漿） D006-24 肺癌関連遺伝子多項目同時検査	同一月内は主たるもの
D004-2「1」悪性腫瘍遺伝子検査「イ」(1)「肺癌におけるALK融合遺伝子検査」 D006-24 肺癌関連遺伝子多項目同時検査 N002「6」ALK融合タンパク N005-2 ALK融合遺伝子標本作製	主たるもの
D004-2「1」悪性腫瘍遺伝子検査「イ」(1)「乳癌におけるHER2遺伝子検査」 N005 HER2遺伝子標本作製	主たるもの
D004-2「1」悪性腫瘍遺伝子検査「イ」(1)「固形癌におけるマイクロサテライト不安定性検査」 D004-2「1」悪性腫瘍遺伝子検査「ロ」「固形癌におけるNTRK融合遺伝子検査」 D006-18 BRCA1／2遺伝子検査「1」腫瘍細胞を検体とするもの	主たるもの
D005「3」末梢血液像（自動機械法） D005「4」好酸球数	主たるもの

項目	備考
D005「6」末梢血液像（鏡検法）	
D005「5」末梢血液一般検査 D006「34」血小板凝集能	D006「34」のみ
D005「9」ヘモグロビンA1c（HbA1c） D007「17」グリコアルブミン D007「21」1,5-アンヒドロ-D-グルシトール（1,5AG）	いずれか1項目（月1回限り）(※1)
D006「24」トロンビン・アンチトロンビン複合体（TAT） D006「26」プロトロンビンフラグメントF1＋2 D006「28」フィブリンモノマー複合体	主たるもの
D006-10 CCR4タンパク（フローサイトメトリー法） N002「5」CCR4タンパク ※医学的な必要性があれば併算定可	いずれか一方
D006-15 膀胱がん関連遺伝子検査 N004 細胞診「2」穿刺吸引細胞診，体腔洗浄等	主たるもの
D006-27「2」ALK融合遺伝子検査 N002「6」ALK融合タンパク N005-2 ALK融合遺伝子標本作製	
（卵巣癌，乳癌，膵癌又は前立腺癌において併施） D006-27「4」NTRK融合遺伝子検査 D006-18 BRCA1/2遺伝子検査	主たるもの
（卵巣癌，乳癌，膵癌又は前立腺癌に対する抗悪性腫瘍剤による治療法の選択を目的として併施） D006-27「9」マイクロサテライト不安定性検査 D006-18「1」腫瘍細胞を検体とするもの	主たるもの
D007「1」総蛋白 D007「1」アルブミン（BCP改良法・BCG法） D007「4」蛋白分画	主たる2項目
D007「1」カルシウム D007「7」イオン化カルシウム	いずれか一方
D007「1」総鉄結合能（TIBC）（比色法），「1」不飽和鉄結合能（UIBC）（比色法）	いずれか一方
D007「1」クレアチニン（腎クリアランス測定目的で行い，血清及び尿を同時に測定） D007「33」イヌリン	主たるもの
D007「3」総コレステロール D007「3」HDL-コレステロール D007「4」LDL-コレステロール	主たる2項目
D007「9」ケトン体 D007「19」ケトン体分画	「19」のみ
D007「13」胆汁酸 尿中硫酸抱合型胆汁酸測定（酵素法）（→「18」コレステロール分画に準じて算定）	いずれか一方
D007「14」重炭酸塩 D007「36」血液ガス分析	「36」のみ
D007「23」総カルニチン，遊離カルニチン D010「8」先天性代謝異常症検査	主たるもの
D007「24」ALPアイソザイム及び骨型アルカリフォスファターゼ（BAP） D007「47」ALPアイソザイム（PAG電気泳動法） D008「26」骨型アルカリホスファターゼ（BAP）	主たるもの
D007「28」KL-6 D007「35」肺サーファクタント蛋白-A（SP-A） D007「39」肺サーファクタント蛋白-D（SP-D）	主たるもの
D007「29」心筋トロポニンI D007「29」心筋トロポニンT（TnT）定性・定量	同一月内は主たるもの
D007「30」シスタチンC D007「32」ペントシジン	主たるもの
D007「36」Ⅳ型コラーゲン又は「42」Ⅳ型コラーゲン・7S D007「39」プロコラーゲン-Ⅲ-ペプチド（P-Ⅲ-P）又は「50」Mac-2結合蛋白糖鎖修飾異性体	主たるもの
D007「36」心臓由来脂肪酸結合蛋白定性又は定量 D007「36」ミオグロビン定性又は定量	主たるもの
D007「45」膣分泌液中インスリン様成長因子結合蛋白1型（IGFBP-1）定性 D015「23」癌胎児性フィブロネクチン定性（頸管腟分泌液）	主たるもの
D007「50」オートタキシン（下記を併施） 　D007「36」Ⅳ型コラーゲン 　D007「39」プロコラーゲン-Ⅲ-ペプチド 　D007「42」Ⅳ型コラーゲン・7S 　D007「46」ヒアルロン酸 　D007「50」Mac-2結合蛋白糖鎖修飾異性体	主たるもの
D007「50」Mac-2結合蛋白糖鎖修飾異性体（下記を併施） 　D007「36」Ⅳ型コラーゲン 　D007「39」プロコラーゲン-Ⅲ-ペプチド 　D007「42」Ⅳ型コラーゲン・7S 　D007「46」ヒアルロン酸	主たるもの
D007「50」サイトケラチン18フラグメント（CK-18F）（下記を併施） 　D007「36」Ⅳ型コラーゲン 　D007「39」プロコラーゲン-Ⅲ-ペプチド（P-Ⅲ-P） 　D007「42」Ⅳ型コラーゲン・7S 　D007「46」ヒアルロン酸 　D007「50」Mac-2結合蛋白糖鎖修飾異性体 　D007「50」オートタキシン	主たるもの
D007「50」ELFスコア（下記を併施） 　D007「36」Ⅳ型コラーゲン 　D007「42」Ⅳ型コラーゲン・7S 　D007「50」Mac-2結合蛋白糖鎖修飾異性体 　D007「50」オートタキシン 　D007「50」サイトケラチン18フラグメント（CK-18F）	主たるもの
D007「57」ロイシンリッチα₂グリコプロテイン D003「9」カルプロテクチン（糞便） D313 大腸内視鏡検査	同一月内は主たるもの
D007「59」プロカルシトニン（PCT）定量 D007「59」プロカルシトニン（PCT）半定量 D007「61」プレセプシン定量 D012「52」エンドトキシン	主たるもの
D008「1」ヒト絨毛性ゴナドトロピン（HCG）定性 D008「17」ヒト絨毛性ゴナドトロピン-βサブユニット（HCG-β） D008「18」ヒト絨毛性ゴナドトロピン（HCG）定量 D008「18」ヒト絨毛性ゴナドトロピン（HCG）半定量	主たるもの
D008「8」レニン活性 D008「10」レニン定量	いずれか一方
D008「18」脳性Na利尿ペプチド（BNP） D008「20」脳性Na利尿ペプチド前駆体N端フラグメント（NT-proBNP） D008「46」心房性Na利尿ペプチド（ANP）	主たるもの（1週間以内に2項目以上併施）
D008「25」Ⅰ型コラーゲン架橋N-テロペプチド（NTX） D008「26」オステオカルシン（OC） D008「39」デオキシピリジノリン（DPD）（尿）	主たるもの
D008「25」酒石酸抵抗性酸ホスファターゼ（下記を併施） 　D008「25」Ⅰ型コラーゲン架橋N-テロペプチド 　D008「26」オステオカルシン（OC） 　D008「39」デオキシピリジノリン（DPD）（尿）	
D008「26」骨型アルカリホスファターゼ（BAP） D008「28」Ⅰ型プロコラーゲン-N-プロペプチド（PINP） D008「30」インタクトⅠ型プロコラーゲン-N-プロペプチド（Intact PINP） D007「47」ALPアイソザイム（PAG電気泳動法）	主たるもの
D008「34」Ⅰ型コラーゲン架橋C-テロペプチド-β異性体（β-CTX） D008「35」Ⅰ型コラーゲン架橋C-テロペプチド-β異性体（β-CTX）（尿）	主たるもの
D008「36」エストロゲン半定量又は定量 D008「36」エストリオール（E₃）	エストリオールのみ
D008「36」エストロゲン半定量又は定量 D008「33」エストラジオール（E₂）	「33」のみ
D008「44」メタネフリン D008「49」ノルメタネフリン	主たるもの
D008「42」ソマトメジンC D008「50」インスリン様成長因子結合蛋白3型	主たるもの
D008「44」メタネフリン D008「45」メタネフリン・ノルメタネフリン分画 D008「49」ノルメタネフリン D008「51」遊離メタネフリン・遊離ノルメタネフリン分画	主たるもの
D009「3」癌胎児性抗原（CEA） D009「7」DUPAN-2	
D009「6」CA15-3 D009「19」シアリルLeˣ抗原（CSLEX）	主たるもの
D009「9」前立腺特異抗原（PSA） D009「32」プロステートヘルスインデックス（phi）	主たるもの
D009「14」神経特異エノラーゼ（NSE）	主たるもの

項目	備考
D009「24」ガストリン放出ペプチド前駆体（ProGRP）	
D009「11」CA125 D009「27」CA602	主たるもの
D009「12」核マトリックスプロテイン22定量（尿） D009「12」核マトリックスプロテイン22定性（尿） D009「21」サイトケラチン8・18（尿）	
D009「17」遊離型PSA比（PSA F/T比） D009「32」プロステートヘルスインデックス（phi）	主たるもの
D009「31」S2, 3PSA%（下記を併施） 　D009「9」前立腺特異抗原（PSA） 　D009「17」遊離型PSA比（PSA F/T比） 　D009「32」プロステートヘルスインデックス（phi）	
D009「35」アポリポ蛋白A2（APOA2）アイソフォーム（下記を併施） 　D009「3」癌胎児性抗原（CEA） 　D009「7」DUPAN-2 　D009「15」SPan-1	主たるもの
D011「9」血小板第4因子-ヘパリン複合体抗体（IgG抗体），「10」血小板第4因子-ヘパリン複合体抗体（IgG, IgM及びIgA抗体）及び「11」血小板第4因子-ヘパリン複合体抗体定性	主たるもの
D012「4」マイコプラズマ抗体定性，マイコプラズマ抗体半定量 D012「27」マイコプラズマ抗原定性（免疫クロマト法） D012「36」マイコプラズマ抗原定性（FA法）	主たるもの
D012「7」アデノウイルス抗原定性（糞便） D012「8」ロタウイルス抗原定性又は定量（糞便）	主たるもの
D012「9」クラミドフィラ・ニューモニエIgG抗体 D012「29」クラミドフィラ・ニューモニエIgM抗体	
D012「10」クラミドフィラ・ニューモニエIgA抗体 D012「29」クラミドフィラ・ニューモニエIgM抗体	
D012「11」ウイルス抗体価（定性・半定量・定量） D012「44」グロブリンクラス別ウイルス抗体価におけるサイトメガロウイルスを対象とした検査 D023「20」サイトメガロウイルス核酸検出	
D012「19」A群β溶連菌迅速試験定性 D018 細菌培養同定検査	D012「19」のみ
D012「22」インフルエンザウイルス抗原定性 D012「11」ウイルス抗体価（定性・半定量・定量）インフルエンザウイルスA・B型	主たるもの
D012「25」ヒトメタニューモウイルス抗原定性（下記を併施） D012「11」ウイルス抗体価（定性・半定量・定量）（インフルエンザウイルスA型・B型） D012「22」インフルエンザウイルス抗原定性 D012「24」RSウイルス抗原定性	3項目実施は2つ。ただし，「11」「22」の併施は1項目と数える
D012「31」大腸菌O157抗体定性 D012「33」大腸菌O157抗原定性 D018 細菌培養同定検査「2」消化管からの検体	主たるもの
D012「37」大腸菌血清型別 D018 細菌培養同定検査	D012「37」のみ
D012「38」肺炎球菌細胞壁抗原定性 D012「41」肺炎球菌莢膜抗原定性（尿・髄液）	主たるもの
D012「39」淋菌抗原定性 D018 細菌培養同定検査	いずれか一方
D012「43」グロブリンクラス別クラミジア・トラコマチス抗体 　IgG抗体価，IgA抗体価，IgM抗体価	主たるもの
D012「42」(1→3)-β-D-グルカン（下記を併施） 　D012「23」カンジダ抗原定性，同半定量又は同定量 　D012「30」アスペルギルス抗原 　D012「34」D-アラビニトール 　D012「34」クリプトコックス抗原半定量 　D012「35」クリプトコックス抗原定性	主たるもの
D012「44」グロブリンクラス別ウイルス抗体価（同一ウイルスにつき） 　IgG型ウイルス抗体価 　IgM型ウイルス抗体価	いずれか一方
D012「44」グロブリンクラス別ウイルス抗体価 D012「11」ウイルス抗体価（定性・半定量・定量）	いずれか一方
D012「48」百日咳菌抗原定性 D023「13」百日咳菌核酸検出 D023「22」ウイルス・細菌核酸多項目同時検出（SARS-CoV-2核酸検出を含まないもの）	主たるもの
D023「23」ウイルス・細菌核酸多項目同時検出（SARS-CoV-2核酸検出を含む）	
D012「53」デングウイルス抗原定性 D012「53」デングウイルス抗原・抗体同時測定定性	主たるもの
D013「6」HBc抗体半定量・定量 D013「8」HBc-IgM抗体	いずれか一方
D013「8」HA抗体 D013「8」HA-IgM抗体	いずれか一方
D013「12」HBVコア関連抗原（HBcrAg） D023「4」HBV核酸定量	主たるもの
D014「2」リウマトイド因子（RF）定量 D014「8」抗ガラクトース欠損IgG抗体定性，同定量 D014「9」マトリックスメタロプロテイナーゼ-3 D014「15」C1q結合免疫複合体 D014「25」モノクローナルRF結合免疫複合体 D014「26」IgG型リウマトイド因子	3項目以上併施の場合，主たるもの2つ
D014「2」リウマトイド因子（RF）定量 D014「8」抗ガラクトース欠損IgG抗体定性又は定量	主たるもの
D014「3」抗甲状腺マイクロゾーム抗体半定量 D014「11」抗甲状腺ペルオキシダーゼ抗体	主たるもの
D014「12」抗Jo-1抗体定性，同半定量又は同定量 D014「23」抗ARS抗体	主たるもの
D014「8」抗ガラクトース欠損IgG抗体定性，同定量 D014「9」マトリックスメタロプロテイナーゼ-3 D014「15」C1q結合免疫複合体 D014「24」抗シトルリン化ペプチド抗体定性，同定量 D014「25」モノクローナルRF結合免疫複合体 D014「26」IgG型リウマトイド因子	
D014「27」抗TSHレセプター抗体（TRAb） D014「40」甲状腺刺激抗体（TSAb）	いずれか一方
D014「29」抗カルジオリピンβ2グリコプロテインI複合体抗体 D014「30」抗カルジオリピンIgG抗体 D014「30」抗カルジオリピンIgM抗体 D014「30」抗β2グリコプロテインI IgG抗体 D014「30」抗β2グリコプロテインI IgM抗体	主たるもの
D014「30」抗カルジオリピンIgG抗体 D014「30」抗カルジオリピンIgM抗体 D014「30」抗β2グリコプロテインI IgG抗体 D014「30」抗β2グリコプロテインI IgM抗体	主たるもの3つ
D014「31」IgG2（TIA法） D014「42」IgG2（ネフェロメトリー法）	「31」のみ
（尋常性天疱瘡の治療効果判定目的で併施） D014「36」抗デスモグレイン3抗体 D014「39」抗デスモグレイン1抗体	主たるもの
（天疱瘡又は水疱性類天疱瘡の鑑別診断の目的で併施） D014「44」抗デスモグレイン1抗体，抗デスモグレイン3抗体及び抗BP180-NC16a抗体同時測定 D014「36」抗デスモグレイン3抗体 D014「36」抗BP180-NC16a抗体 D014「39」抗デスモグレイン1抗体	主たるもの
D014「45」抗アセチルコリンレセプター抗体（抗AChR抗体） D014「47」抗筋特異的チロシンキナーゼ抗体	主たるもの
D015「1」C反応性蛋白（CRP）定性 D015「1」C反応性蛋白（CRP） D015「6」血清アミロイドA蛋白（SAA）	
D015「17」免疫電気泳動法（抗ヒト全血清） D015「24」免疫電気泳動法（特異抗血清） D015「27」免疫グロブリンL鎖κ/λ比	主たるもの
D015「26」SCCA2（同一月中に下記を併施） D015「19」TARC	主たるもの
D017 排泄物，滲出物又は分泌物の細菌顕微鏡検査（下記を併施） 　D002 尿沈渣（鏡検法） 　D002-2 尿沈渣（フローサイトメトリー法）	主たるもの
D012「39」淋菌抗原定性 D018 細菌培養同定検査（淋菌感染を疑って実施） D023「2」淋菌核酸検出	主たるもの
D023「1」クラミジア・トラコマチス核酸検出 D012「29」クラミジア・トラコマチス抗原定性	
D023「3」A群β溶血連鎖球菌核酸検出 D012「19」A群β溶連菌迅速試験定性	主たるもの

検査項目	算定
D018 細菌培養同定検査 D023「5」淋菌及びクラミジア・トラコマチス同時核酸検出 D012「39」淋菌抗原定性	主たるもの
D023「5」淋菌及びクラミジア・トラコマチス同時核酸検出 D012「29」クラミジア・トラコマチス抗原定性	主たるもの
D023「5」淋菌及びクラミジア・トラコマチス同時核酸検出 D018 細菌培養同定検査（淋菌及びクラミジアによる感染を疑って実施するもの）	主たるもの
D023「5」淋菌及びクラミジア・トラコマチス同時核酸検出 D023「2」淋菌核酸検出	主たるもの
D023「5」淋菌及びクラミジア・トラコマチス同時核酸検出 D023「1」クラミジア・トラコマチス核酸検出	主たるもの
（EBウイルスを対象とした場合） D023「8」A群β溶血連鎖球菌核酸検出 D012「11」ウイルス抗体価（定性・半定量・定量） D012「44」グロブリンクラス別ウイルス抗体価	主たるもの
（治療経過観察の場合） D023「9」HCV核酸検出 D023「15」HCV核酸定量	いずれか一方
D023「10」HPV核酸検出 D023「11」HPV核酸検出（簡易ジェノタイプ判定）	主たるもの
D023「13」肺炎クラミジア核酸検出 D012「9」クラミドフィラ・ニューモニエIgG抗体 D012「10」クラミドフィラ・ニューモニエIgA抗体 D012「29」クラミドフィラ・ニューモニエIgM抗体 D023「22」ウイルス・細菌核酸多項目同時検出（SARS-CoV-2核酸検出を含まないもの） D023「23」ウイルス・細菌核酸多項目同時検出（SARS-CoV-2核酸検出を含む）	主たるもの
D023「16」マイコバクテリウム・アビウム及びイントラセルラー（MAC）核酸検出 D021 抗酸菌同定	主たるもの
D023「21」結核菌群リファンピシン耐性遺伝子検出，結核菌群ピラジナミド耐性遺伝子検出，結核菌群イソニアジド耐性遺伝子検出 D023「14」結核菌群核酸検出	主たるもの
D023「22」結核菌群リファンピシン耐性遺伝子及びイソニアジド耐性遺伝子同時検出 D023「21」結核菌群リファンピシン耐性遺伝子検出及び結核菌群イソニアジド耐性遺伝子検出	主たるもの
D023-2「1」黄色ブドウ球菌ペニシリン結合蛋白2' D023-2「4」黄色ブドウ球菌ペニシリン結合蛋白2'定性（イムノクロマト法によるもの） D023「17」ブドウ球菌メチシリン耐性遺伝子検出 D023「24」細菌核酸・薬剤耐性遺伝子同時検出	主たるもの
D208 心電図検査 D209 負荷心電図検査	同一日はD209のみ
D210-4 T波オルタナンス検査（下記を併施） 　D208 心電図検査 　D209 負荷心電図検査 　D210 ホルター型心電図検査 　D211 トレッドミルによる負荷心肺機能検査，サイクルエルゴメーターによる心肺機能検査	D210-4のみ
D211 トレッドミルによる負荷心肺機能検査，サイクルエルゴメーターによる心肺機能検査（同一日に下記を実施） 　D200 スパイログラフィー等検査 　D208 心電図検査	D211のみ
D211-2 喘息運動負荷試験（一連で下記を実施） 　D200 スパイログラフィー等検査 　D208 心電図検査	D211-2のみ
D211-3 時間内歩行試験（同一日に下記を実施） 　D200 スパイログラフィー等検査 　D220 呼吸心拍監視，新生児心拍・呼吸監視，カルジオスコープ，カルジオタコスコープ 　D221-2 筋肉コンパートメント内圧測定 　D222 経皮的血液ガス分圧測定，血液ガス連続測定 　D222-2 経皮的酸素ガス分圧測定 　D223 経皮的動脈血酸素飽和度測定 　D223-2 終夜経皮的動脈血酸素飽和度測定	D211-3のみ
D211-4 シャトルウォーキングテスト（同一日に下記を実施） 　D200 スパイログラフィー等検査 　D220 呼吸心拍監視，新生児心拍・呼吸監視，カルジオスコープ，カルジオタコスコープ 　D221-2 筋肉コンパートメント内圧測定 　D222 経皮的血液ガス分圧測定，血液ガス連続測定 　D222-2 経皮的酸素ガス分圧測定 　D223 経皮的動脈血酸素飽和度測定 　D223-2 終夜経皮的動脈血酸素飽和度測定	D211-4のみ
D215「3」「ホ」負荷心エコー法 D211 トレッドミルによる負荷心肺機能検査，サイクルエルゴメーターによる心肺機能検査	D215「3」「ホ」のみ
D215「5」血管内超音波法 D007「36」血液ガス分析 D207「3」心拍出量測定 D220 呼吸心拍監視，新生児心拍・呼吸監視，カルジオスコープ，カルジオタコスコープ等	D215「5」のみ
D215「5」血管内超音波法 D206 心臓カテーテル法による諸検査	D206のみ
D215「5」血管内超音波法 D324 血管内視鏡検査	同一月内はD215「5」のみ
D215-2 肝硬度測定 D215-3 超音波エラストグラフィー	D215-2のみ
D216-2「1」超音波検査によるもの D216-2「2」導尿によるもの	同一日は主たるもの
D220 呼吸心拍監視，新生児心拍，呼吸監視，カルジオスコープ，カルジオタコスコープ J045 人工呼吸	同一日はJ045のみ
D223 経皮的動脈血酸素飽和度測定 C103 在宅酸素療法指導管理料（医療型短期入所サービス費又は医療型特定短期入所サービス費を算定している短期入所中の者を除く）	C103のみ
D223-2 終夜経皮的動脈血酸素飽和度測定 C103 在宅酸素療法指導管理料（医療型短期入所サービス費又は医療型特定短期入所サービス費を算定している短期入所中の者を除く）	C103のみ
D225 観血的動脈圧測定 D225-2 非観血的連続血圧測定	同一日は主たるもの
D228 深部体温計による深部体温測定 D229 前額部，胸部，手掌部又は足底部体表面体温測定による末梢循環不全状態観察	同一日は主たるもの
D230 観血的肺動脈圧測定 D206「1」右心カテーテル	同一日は主たるもの
D230 観血的肺動脈圧測定 D226 中心静脈圧測定	同一日は主たるもの
D231 人工膵臓検査 D007「1」グルコース	同一日はD231のみ
D231 人工膵臓検査 D231-2 皮下連続式グルコース測定	同一日は主たるもの
D231-2 皮下連続式グルコース測定 D007「1」グルコース	同一日はD231-2のみ
D231-2 皮下連続式グルコース測定 J043-6 人工膵臓療法	同一日は主たるもの
D236「3」聴性誘発反応検査，脳波聴力検査，脳幹反応聴力検査，中間潜時反応聴力検査 D236「4」聴性定常反応	主たるもの
D237 終夜睡眠ポリグラフィー D237-2 反復睡眠潜時試験	主たるもの
D237 終夜睡眠ポリグラフィー「1」 D214 脈波図，心機図，ポリグラフ検査 D223 経皮的動脈血酸素飽和度測定 D223-2 終夜経皮的動脈血酸素飽和度測定	D237「1」のみ
D237 終夜睡眠ポリグラフィー「2」 D223 経皮的動脈血酸素飽和度測定 D223-2 終夜経皮的動脈血酸素飽和度測定	D237「2」のみ
D237 終夜睡眠ポリグラフィー「3」（下記を併施） 　D200～D237「2」 　D239 筋電図検査	D237「3」
D239-3 神経学的検査 D250 平衡機能検査	D239-3のみ

D239-3 神経学的検査 D255 精密眼底検査	D239-3の み
D247「5」「イ」自発耳音響放射 D247「5」「ロ」その他の場合	同一月中は 「ロ」のみ
D250「4」電気眼振図 D278 眼球電位図（EOG）	主たるもの
D255-2 汎網膜硝子体検査 D255 精密眼底検査（片側）	D255-2の み
D255-2 汎網膜硝子体検査 D257 細隙灯顕微鏡検査（前眼部及び後眼部）	D255-2の み
D255-2 汎網膜硝子体検査 D273 細隙灯顕微鏡検査（前眼部）	D255-2の み
D256 眼底カメラ撮影 D256-3 光干渉断層血管撮影	D256-3の み
D256「1」眼底カメラ撮影（通常の方法） D256「2」眼底カメラ撮影（蛍光眼底法） D256「3」眼底カメラ撮影（自発蛍光撮影法）	主たるもの
D256-2 眼底三次元画像解析 D256「1」眼底カメラ撮影（通常の方法）	D256-2の み
D258 網膜電位図（ERG） D258-2 網膜機能精密電気生理検査（多局所網膜電位図） D258-3 黄斑局所網膜電図，全視野精密網膜電図	主たるもの
D265-2 角膜形状解析検査 D265 角膜曲率半径計測	同一月内は D265-2の み
D265-2 角膜形状解析検査 D274 前房隅角検査 D274-2 前眼部三次元画像解析	D274-2の み
D273 細隙灯顕微鏡検査（前眼部） D257 細隙灯顕微鏡検査（前眼部及び後眼部）	いずれか一 方
D277-2 涙道内視鏡検査 K202 涙管チューブ挿入術	K202のみ
D278 眼球電位図（EOG） D250「4」電気眼振図	主たるもの
D282-2「1」PL法 D282-2「2」乳幼児視力測定	主たるもの
D286 腎のクリアランステスト D286-2 イヌリンクリアランス測定	主たるもの
D296-2 鼻咽腔直達鏡検査 D298 嗅裂部・鼻咽腔・副鼻腔入口部ファイバースコピー	D298のみ
D296-3 内視鏡用テレスコープを用いた咽頭画像等解析（インフルエンザの診断の補助に用いるもの） D012「22」インフルエンザウイルス抗原定性	一連の治療 期間はどち らか一方
D298-2 内視鏡下嚥下機能検査 D298 嗅裂部・鼻咽腔・副鼻腔入口部ファイバースコピー D299 喉頭ファイバースコピー	主たるもの
D302「注」気管支肺胞洗浄法検査同時加算 D302-2 気管支カテーテル気管支肺胞洗浄法検査	主たるもの
D311 直腸鏡検査 D311-2 肛門鏡検査	主たるもの
D314 腹腔鏡検査 D315 腹腔ファイバースコピー	主たるもの
D317 膀胱尿道ファイバースコピー D317-2 膀胱尿道鏡検査 D318 尿管カテーテル法	D318のみ
D324 血管内視鏡検査 D220 呼吸心拍監視，新生児心拍・呼吸監視，カルジオスコープ，カルジオタコスコープ	D324のみ
D415 経気管肺生検法 D302 気管支ファイバースコピー	D415のみ
D415-3 経気管肺生検法 D302 気管支ファイバースコピー	D415-3の み
D415-4 経気管肺生検法 D302 気管支ファイバースコピー	D415-4の み
D415-5 経気管支凍結生検法 D302 気管支ファイバースコピー	D415-5の み

※1 妊娠中の患者，1型糖尿病患者，経口血糖降下薬の投与開始又はインスリン治療開始から6月以内の患者等については，いずれか1項目を月1回に限り別に算定可。クロザピンを投与中の患者については，「9」ヘモグロビンA1c（HbA1c）を月1回に限り別に算定。

→検査法の略号
第3部検査の部において用いられる検査法の略号については下記のとおりである。

PHA：Passive hemagglutination 受身赤血球凝集反応
RPHA：Reversed passive hemagglutination 逆受身赤血球凝集反応
LA：Latex agglutination ラテックス凝集法
　（LPIA：Latex photometric immuno assay）
PCIA：Particle counting immuno assay 微粒子計数免疫凝集測定法
PAMIA：Particle mediated immuno assay 粒度分布解析ラテックス免疫測定法
IAHA：Immuno adherence hemagglutination 免疫粘着赤血球凝集反応
RIA：Radio immuno assay 放射性免疫測定法
RIST：Radio immuno sorbent test
RAST：Radio allergo sorbent test
RA：Radioassay ラジオアッセイ
RRA：Radioreceptorassay ラジオレセプターアッセイ
CPBA：Competitive protein binding analysis 競合性蛋白結合分析法
EIA：Enzyme immuno assay 酵素免疫測定法
　（ELISA：Enzyme linked immuno sorbent assay）
FA：Fluorescent antibody method 蛍光抗体法
FPA：Fluorescence polarization assay 蛍光偏光法
FPIA：Fluorescence polarization immuno assay 蛍光偏光免疫測定法
TR-FIA：Time resolved fluoro immuno assay 時間分解蛍光免疫測定法
IRMA：Immuno radiometric assay 免疫放射定量法
SRID：Single radial immuno diffusion method 一元拡散法
ES：Electrosyneresis method 向流電気泳動法
TIA：Turbidimetric immuno assay 免疫比濁法
HPLC：High performance liquid chromatography 高性能液体クロマトグラフィー
GLC：Gas-liquid chromatography 気液クロマトグラフィー
GC：Gas chromatography ガスクロマトグラフィー
CLIA：Chemiluminescent immuno assay 化学発光免疫測定法
CLEIA：Chemiluminescent enzyme immuno assay 化学発光酵素免疫測定法
ECLIA：Electrochemiluminescence immuno assay 電気化学発光免疫測定法
SIA：Split immuno assay
PCR：Polymerase chain reaction
PCR-rSSO：Polymerase chain reaction-reverse sequence specific oligonucleotide
EV-FIA：Evanescent wave fluoro immuno assay エバネセント波蛍光免疫測定法
FIA：Fluoro immuno assay 蛍光免疫測定法
LBA：Liquid-phase binding assay 液相結合法
FISH：Fluorescence in situ hybridization
SISH：silver in situ hybridization
LAMP：Loop-mediated isothermal amplification
TMA：Transcription-mediated amplification
SDA：Strand displacement amplification
SSCP：Single strand conformation polymorphism
RFLP：Restriction fragment length polymorphism
LCR：Ligase chain reaction

HDRA：Histoculture drug response assay
CD-DST：Collagen gel droplet embedded culture drug sensitivity test
TRC：Transcription Reverse-transcription Concerted reaction

注　LA（測定機器を用いるもの）とは，抗原抗体反応によりラテックス粒子が形成する凝集塊を光学的な分析機器を用いて定量的に測定する方法をいう。

(令6保医発0305・4)

通　則

6　保険医療機関が，患者の人体から排出され，又は採取された検体について，当該保険医療機関以外の施設に臨床検査技師等に関する法律（昭和33年法律第76号）第2条に規定する検査を委託する場合における検査に要する費用については，別に厚生労働大臣が定めるところ（※下記告示）により算定する。

参考　臨床検査技師等に関する法律第2条に規定する検査
①微生物学的検査，②血清学的検査，③血液学的検査，④病理学的検査，⑤寄生虫学的検査，⑥生化学的検査，⑦厚生労働省令で定める生理学的検査

●告示　**委託検体検査の検査料等の算定方法**

(告示22：昭60.2.18, 最終改定・告示101：平20.3.19)

保険医療機関が，患者の人体から排出され，又は採取された検体について，当該保険医療機関以外の施設に臨床検査技師等に関する法律（昭和33年法律第76号）第2条に規定する検査を委託する場合における検査又は病理診断に要する費用は，次に掲げる施設において行われる検査について，当該検査又は病理診断が当該保険医療機関において行われる場合における診療報酬の算定方法の例により算定する。
(1) 医療法（昭和23年法律第205号）第1条の5第1項に規定する病院又は同条第2項に規定する診療所
(2) 臨床検査技師等に関する法律第20条の3第1項に規定する衛生検査所
(3) 保健所
(4) 検疫所
(5) 犯罪鑑識施設

第1節　検体検査料

通　則
検体検査の費用は，第1款及び第2款の各区分の所定点数を合算した点数により算定する。

(編注)　本書では，D026検体検査判断料と合算して算定する検査（D001～D023-2）に 判 と付し，該頁を示している。

第1款　検体検査実施料

(編注)「検体検査実施料」で使用する記号
迅……「通則3」の外来迅速検体検査加算の対象検査

通　則

1　入院中の患者以外の患者について，緊急のために，保険医療機関が表示する診療時間以外の時間，休日又は深夜において，当該保険医療機関内において検体検査を行った場合は，**時間外緊急院内検査加算** 緊検 として，第1款の各区分の所定点数に1日につき**200点**を所定点数に加算する。ただし，この場合において，同一日に第3号の加算は別に算定できない。

2　特定機能病院である保険医療機関においては，入院中の患者に係る検体検査実施料は，基本的検体検査実施料に掲げる所定点数及び当該所定点数に含まれない各項目の所定点数により算定する。

3　入院中の患者以外の患者に対して実施した検体検査であって，別に厚生労働大臣が定めるもの〔告示4〕別表第9の2, p.457〕の結果について，検査実施日のうちに説明した上で文書により情報を提供し，当該検査の結果に基づく診療が行われた場合に，5項目を限度として，**外来迅速検体検査加算** 外迅検 として，第1節第1款の各区分に掲げる検体検査実施料の各項目の所定点数にそれぞれ**10点**を加算する。

(編注)　本書では，「通則3」の「外来迅速検体検査加算」の対象検査に 迅 と付記した。

→時間外緊急院内検査加算　　　　　　摘要欄 p.1695

(1) 時間外緊急院内検査加算については，保険医療機関において，当該保険医療機関が表示する診療時間以外の時間，休日又は深夜に入院中の患者以外の患者に対して診療を行った際，医師が緊急に検体検査の必要性を認め，当該保険医療機関において，当該保険医療機関の従事者が当該保険医療機関内に具備されている検査機器等を用いて当該検体検査を実施した場合に限り算定できる。
　なお，当該加算の算定に当たっては，当該加算の対象たる検査の開始時間をもって算定する。
(2) 検査の開始時間が診療時間以外の時間，休日又は深夜に該当する場合に当該加算を算定する。なお，時間外等の定義については，A000初診料の「注7」に規定する時間外加算等における定義と同様である。
(3) 同一患者に対して，同一日に2回以上，時間外，休日又は深夜の診療を行い，その都度緊急の検体検査を行った場合（複数の区分にまたがる場合を含む）も，1日につき1回のみ算定する。
(4) 現に入院中の患者については算定できない。ただし，時間外，休日又は深夜に外来を受診した患者に対し，検体検査の結果，入院の必要性を認めて，引き続き入院となった場合は，この限りでない。
(5) 時間外緊急院内検査加算を算定する場合においては，A000初診料の「注9」及びA001再診料の「注7」に規定する夜間・早朝等加算は算定できない。
(6) 緊急の場合とは，直ちに何らかの処置・手術等が必要である重篤な患者について，通常の診察のみでは的確な診断が困難であり，かつ，通常の検査体制が整うまで検査の実施を見合わせることができないような場合をいう。

(令6保医発0305・4)

参考　① 処置・手術の算定がない患者における，次の傷病名等に対するD000尿中一般物質定性半定量検査時の時間外緊急院内検査加算の算定は，原則として認められる。
　(1)急性腹症，(2)血尿
② 処置・手術の算定がない患者における，D012「22」インフルエンザウイルス抗原定性時の時間外緊急院内検査加算の算定は，原則として認められる。

(令6.9.30 支払基金)

(編注)　初診料，再診料，外来診療料の時間外特例加算算定時にも時間外緊急院内検査加算が算定できる。

→外来迅速検体検査加算　　　　　　摘要欄 p.1695

(1) 外来迅速検体検査加算については，当日当該保険医

療機関で行われた検体検査について，当日中に結果を説明した上で文書により情報を提供し，結果に基づく診療が行われた場合に，5項目を限度として，検体検査実施料の各項目の所定点数にそれぞれ**10点**を加算する。
(2) 以下の多項目包括規定に掲げる点数を算定する場合には，その規定にかかわらず，実施した検査項目数に相当する点数を加算する。
　　D006出血・凝固検査の「注」の場合
　　D007血液化学検査の「注」の場合
　　D008内分泌学的検査の「注」の場合
　　D009腫瘍マーカーの「注2」の場合
　例　患者から1回に採取した血液等を用いてD009腫瘍マーカーの「3」の癌胎児性抗原（CEA）と「9」のCA19-9を行った場合，検体検査実施料の請求はD009腫瘍マーカーの「注2」の「イ」2項目となるが，外来迅速検体検査加算は，行った検査項目数が2項目であることから，**20点**を加算する。
(3) 同一患者に対して，同一日に2回以上，その都度迅速に検体検査を行った場合も，1日につき5項目を限度に算定する。
(4) A002外来診療料に含まれる検体検査とそれ以外の検体検査の双方について加算する場合も，併せて5項目を限度とする。
(5) 現に入院中の患者については算定できない。ただし，外来を受診した患者に対し，迅速に実施した検体検査の結果，入院の必要性を認めて，引き続き入院となった場合は，この限りでない。 (令6保医発0305・4)

事務連絡 問1　厚生労働大臣が定める検体検査について，同日内に結果を報告するとあるが，同日内に結果が出るものと出ないものが混在する場合は，すべての検査項目について加算は不可となるのか。
答　当該加算は，厚生労働大臣が定める検査のすべてについて，同日内に結果を報告した場合に算定できる。
(平18.3.28，一部修正)
問2　別表の検査の中で一つでも検査実施日に情報提供を行わないものがあった場合には算定はできないのか。
答　その通り。 (平20.3.28)
問3　当日中に結果を説明し文書により情報を提供する場合の文書については，様式等の定めがあるのか。
答　患者に対して説明を行うために十分なものであれば，様式は任意。
問4　院内処理する検査と外注検査が混在する場合，院内処理する検査のみ要件を満たせば算定できるか。
答　当日，当該医療機関で実施を指示した厚生労働大臣が定める検体検査について，要件を満たすことが必要。ただし，要件を満たせば外注検査に対しても加算できる。
問5　午前に検査を実施し一旦帰宅し，午後に結果説明及び治療を行った場合，当該加算を算定できるか。
答　要件を満たせば算定できる。なお，午前の初診又は再診に付随する一連の行為とみなされる場合には，午後，別に再診料又は外来診療料は算定できない。
問6　深夜の救急医療において，午前0時前に救急受診した患者に，直ちに検体検査を実施し，引き続き当該検体検査の結果に基づき診療を行ったが，この時既に午前0時を過ぎていた場合にも算定できるか。
答　一連の診療の範囲内であれば，算定できる。ただし，時間外緊急院内検査加算を算定した場合には，外来迅速検体検査加算は算定できない。
問7　外来迅速検査は1項目につき10点とあるが，1日につき5項目までか，1月につき5項目までなのか。
答　1日につき5項目まで。
問8　同一日に同じ検査を2回以上行った場合，それぞれ算定可能か。
答　医学的必要があり，検体検査実施料がそれぞれ算定できる場合には，併せて1日5項目を限度として，それぞれ加算できる。
問9　同日に複数科受診しそれぞれ検査を行った場合は別々に算定できるか。
答　複数科で行われる厚生労働大臣が定めるすべての検体検査について要件を満たす場合には，併せて1日5項目を限度として算定できる。
問10　外来診療料以外の，検体検査の包括された項目を算定しており，検体検査実施料を算定できない場合にも，外来迅速検体検査加算を算定できるか。
答　算定できない。
問11　当該加算は「試験紙法・アンプル法・固定化酵素電極による血中ケトン体・糖・クロール検査」に対しては算定できないが，グルコースには算定できるのか。
答　算定できる。
問12　D007血液化学検査等の「注」の場合等，項目数で包括点数になるものや，「主たる点数のみ算定」等の規定のあるものは，請求点数がなくても各々1項目として点数が加算できるのか。
答　項目数で包括点数になるものについてはそれぞれ1項目ごとに加算できる。主たる点数のみ算定するものについては，主たる点数についてのみ加算できる。
(平18.3.31，一部修正)

参考 外来迅速検体検査加算
問1　1日2回採血・検査を行い，それぞれ検査結果に基づく診療を行った場合，それぞれ5項目合計10項目の加算ができるか。
答　1日単位で5項目（50点）を限度に算定するので，10項目（100点）は算定できない。
問2　末梢血液一般検査のようにいくつかの検査（赤血球，白血球，Hb，Ht，血小板）を包括している場合，包括項目数（この場合は5項目）に対して加算できるのか。
答　包括項目数ではなく，算定点数の項目ごとに算定する。この場合は1項目10点の加算となる。
問3　血液化学検査を5項目以上行った場合は点数は多項目包括規定による点数（この場合は5項目で93点）を1回算定するが，この場合は1項目10点の加算しかできないのか。
答　多項目包括規定の点数を算定する場合は，算定点数ごとではなく，実際に行った検査項目数に加算をする。
問4　即入院の場合も算定できるか。
答　入院中の患者については算定できないが，「外来を受診した患者に対し，迅速に実施した検体検査の結果，入院の必要性を認めて引き続き入院となった場合は，この限りではない」との通知により，これに該当した場合は算定できる。
問5　算定要件に「検査結果を患者に書面で交付する」とあるが，書面の様式は定められているのか。
答　特に定められてない。検査結果のコピーでもよい。ただし，必要な事項が記載されていて，当日行った検査の全ての結果が明らかでなければならない。
問6　算定要件に「検査結果を患者に書面で交付する」とあるが，糖尿病患者等は手帳を所持しているが，それに検査データを記載した場合は，算定要件を満たすか。
答　全ての検査結果を手帳に記載した場合はよいが，一部のみの記入では算定不可。 (平18.4.6 全国保険医団体連合会・一部修正)

●告示4　特掲診療料の施設基準等

別表第9の2　検体検査実施料に規定する検体検査
（「検体検査実施料」の「通則3」外来迅速検体検査加算の対象検査）

1	D000尿中一般物質定性半定量検査
2	D002尿沈渣（鏡検法）
3	D003糞便検査のうち次のもの 糞便中ヘモグロビン
4	D005血液形態・機能検査のうち次のもの 赤血球沈降速度（ESR） 末梢血液一般検査

ヘモグロビンA1c（HbA1c）
5　D006出血・凝固検査のうち次のもの
　　プロトロンビン時間（PT）
　　フィブリン・フィブリノゲン分解産物（FDP）
　　　定性
　　フィブリン・フィブリノゲン分解産物（FDP）
　　　半定量
　　フィブリン・フィブリノゲン分解産物（FDP）
　　　定量
　　Dダイマー
6　D007血液化学検査のうち次のもの
　　総ビリルビン
　　総蛋白
　　アルブミン（BCP改良法・BCG法）
　　尿素窒素
　　クレアチニン
　　尿酸
　　アルカリホスファターゼ（ALP）
　　コリンエステラーゼ（ChE）
　　γ-グルタミルトランスフェラーゼ（γ-GT）
　　中性脂肪
　　ナトリウム及びクロール
　　カリウム
　　カルシウム
　　グルコース
　　乳酸デヒドロゲナーゼ（LD）
　　クレアチンキナーゼ（CK）
　　HDL-コレステロール
　　総コレステロール
　　アスパラギン酸アミノトランスフェラーゼ
　　　（AST）
　　アラニンアミノトランスフェラーゼ（ALT）
　　LDL-コレステロール
　　グリコアルブミン
7　D008内分泌学的検査のうち次のもの
　　甲状腺刺激ホルモン（TSH）
　　遊離サイロキシン（FT₄）
　　遊離トリヨードサイロニン（FT₃）
8　D009腫瘍マーカーのうち次のもの
　　癌胎児性抗原（CEA）
　　α-フェトプロテイン（AFP）
　　前立腺特異抗原（PSA）
　　CA19-9
9　D015血漿蛋白免疫学的検査のうち次のもの
　　C反応性蛋白（CRP）
10　D017排泄物，滲出物又は分泌物の細菌顕微鏡検
　　査のうち次のもの
　　　その他のもの

尿・糞便等検査

D000　尿中一般物質定性半定量検査　**迅**　26点
注　当該保険医療機関内で検査を行った場合に算定する。

（編注）当該検査は A002外来診療料に包括。

→尿中一般物質定性半定量検査に係る判断料
　検体検査を行った場合は所定の判断料を算定できるものであるが，尿中一般物質定性半定量検査を実施した場合は，当該検査に係る判断料は算定できない。
　　　　　　　　　　　　　　　　（令6保医発0305・4）

→尿中一般物質定性半定量検査

ア　尿中一般物質定性半定量検査とは，試験紙，アンプル若しくは錠剤を用いて検査する場合又は試験紙等を比色計等の機器を用いて判定する場合をいい，検査項目，方法にかかわらず，1回につき所定点数により算定する。
イ　尿中一般物質定性半定量検査に含まれる定性半定量の検査項目は，次のとおりである。
　（イ）　比重
　（ロ）　pH
　（ハ）　蛋白定性
　（ニ）　グルコース
　（ホ）　ウロビリノゲン
　（ヘ）　ウロビリン定性
　（ト）　ビリルビン
　（チ）　ケトン体
　（リ）　潜血反応
　（ヌ）　試験紙法による尿細菌検査（亜硝酸塩）
　（ル）　食塩
　（ヲ）　試験紙法による白血球検査（白血球エステラーゼ）
　（ワ）　アルブミン
　　　　　　　　　　　　　　　　　（令6保医発0305・4）

→尿中一般物質定性半定量検査の外部委託
　尿中一般物質定性半定量検査は当該検査の対象患者の診療を行っている保険医療機関内で実施した場合にのみ算定できるものであり，委託契約等に基づき当該保険医療機関外で実施された検査の結果報告を受けるのみの場合は算定できない。ただし，委託契約等に基づき当該保険医療機関内で実施された検査について，その結果が当該保険医療機関に対して速やかに報告されるような場合は，所定点数を算定できる。
　　　　　　　　　　　　　　　　（令6保医発0305・4）

D001　尿中特殊物質定性定量検査　**判**　(p.514)
　1　尿蛋白　　　　　　　　　　　　　　　　7点
　2　VMA定性（尿），尿グルコース　　　　　9点
　3　ウロビリノゲン（尿），先天性代謝異常
　　　症スクリーニングテスト（尿），尿浸透圧
　　　　　　　　　　　　　　　　　　　　　16点
　4　ポルフィリン症スクリーニングテスト
　　　（尿）　　　　　　　　　　　　　　　17点
　5　N-アセチルグルコサミニダーゼ
　　　（NAG）（尿）　　　　　　　　　　　41点
　6　アルブミン定性（尿）　　　　　　　　49点
　7　黄体形成ホルモン（LH）定性（尿），
　　　フィブリン・フィブリノゲン分解産物
　　　（FDP）（尿）　　　　　　　　　　　72点
　8　トランスフェリン（尿）　　　　　　　98点
　9　アルブミン定量（尿）　　　　　　　　99点
　10　ウロポルフィリン（尿），トリプシノー
　　　ゲン2（尿）　　　　　　　　　　　105点
　11　δアミノレブリン酸（δ-ALA）（尿）
　　　　　　　　　　　　　　　　　　　106点
　12　ポリアミン（尿）　　　　　　　　　115点
　13　ミオイノシトール（尿）　　　　　　120点
　14　コプロポルフィリン（尿）　　　　　131点
　15　Ⅳ型コラーゲン（尿）　　　　　　　184点
　16　総ヨウ素（尿），ポルフォビリノゲン
　　　（尿）*　　　　　　　　　　　　　186点
　17　プロスタグランジンE主要代謝物（尿）
　　　　　　　　　　　　　　　　　　　187点
　18　シュウ酸（尿）　　　　　　　　　　200点
　19　L型脂肪酸結合蛋白（L-FABP）（尿），
　　　好中球ゼラチナーゼ結合性リポカリン

（NGAL）（尿）　　　　　　　210点
　20　尿の蛋白免疫学的検査　D015血漿蛋白免疫学的検査の例により算定した点数
　21　その他　検査の種類の別によりD007血液化学検査，D008内分泌学的検査，D009腫瘍マーカー又はD010特殊分析の例により算定した点数
　　注　D007血液化学検査，D008内分泌学的検査，D009腫瘍マーカー又はD010特殊分析の所定点数を準用した場合は，当該区分の注についても同様に準用するものとする。

（編注）当該検査はA002外来診療料に包括。
〔＊＝本項目のみ点数変更〕

→「3」の先天性代謝異常症スクリーニングテスト（尿）
「3」の先天性代謝異常症スクリーニングテスト（尿）とは，次に掲げる物質の定性半定量検査及び反応検査をいう。
　ア　塩化鉄（Ⅲ）反応（フェニールケトン体及びアルカプトン体の検出を含む）
　イ　酸性ムコ多糖類
　ウ　システイン，シスチン等のSH化合物
　エ　ヒスチジン定性
　オ　メチルマロン酸
　カ　Millon反応
　キ　イサチン反応
　ク　Benedict反応
（令6保医発0305・4）

→「4」のポルフィリン症スクリーニングテスト（尿）
「4」のポルフィリン症スクリーニングテスト（尿）として，Watson-Schwartz反応，Rimington反応又はDean and Barnes反応を行った場合は，それぞれ所定点数を算定する。
（令6保医発0305・4）

→「8」のトランスフェリン（尿），「9」のアルブミン定量（尿）及び「15」のⅣ型コラーゲン（尿）
糖尿病又は糖尿病性早期腎症患者であって微量アルブミン尿を疑うもの（糖尿病性腎症第1期又は第2期のものに限る）に対して行った場合に，3月に1回に限り算定できる。なお，これらを同時に行った場合は，主たるもののみ算定する。
（令6保医発0305・4）

→「10」のトリプシノーゲン2（尿）　摘要欄 p.1695
　ア　「10」のトリプシノーゲン2（尿）は，免疫クロマト法により測定した場合に算定する。この場合，急性膵炎を疑う医学的根拠について，診療報酬明細書の摘要欄に記載する。
　イ　「10」のトリプシノーゲン2（尿）と，D007血液化学検査の「1」アミラーゼ，「6」リパーゼ，「14」アミラーゼアイソザイム，「49」トリプシン又はD009腫瘍マーカーの「8」エラスターゼ1を併せて実施した場合には，いずれか主たるもののみ算定する。
（令6保医発0305・4）

→「13」のミオイノシトール（尿）
空腹時血糖が110mg/dL以上126mg/dL未満の患者に対し，耐糖能診断の補助として，尿中のミオイノシトールを測定した場合に1年に1回に限り算定できる。ただし，既に糖尿病と診断されている場合は，算定できない。
（令6保医発0305・4）

→「17」のプロスタグランジンE主要代謝物（尿）　摘要欄 p.1696
　ア　「17」のプロスタグランジンE主要代謝物（尿）は，潰瘍性大腸炎の患者の病態把握の補助を目的として，尿を検体とし，CLEIA法により測定した場合に，3月に1回を限度として算定できる。ただし，医学的な必

要性から，本検査を1月に1回行う場合には，その詳細な理由及び検査結果を診療録及び診療報酬明細書の摘要欄に記載する。
　イ　潰瘍性大腸炎の病態把握を目的として，D003糞便検査の「9」カルプロテクチン（糞便），D007血液化学検査の「57」ロイシンリッチα₂グリコプロテイン又はD313大腸内視鏡検査を同一月中に併せて行った場合は，主たるもののみ算定する。
（令6保医発0305・4）

→「18」のシュウ酸（尿）
再発性尿路結石症の患者に対して，キャピラリー電気泳動法により行った場合に，原則として1年に1回に限り算定する。
（令6保医発0305・4）

→「19」のL型脂肪酸結合蛋白（L-FABP）（尿）　摘要欄 p.1696
原則として3月に1回に限り算定する。ただし，医学的な必要性からそれ以上算定する場合においては，その詳細な理由を診療報酬明細書の摘要欄に記載する。
（令6保医発0305・4）

→「19」の好中球ゼラチナーゼ結合性リポカリン（NGAL）（尿）　摘要欄 p.1696
　ア　「19」の好中球ゼラチナーゼ結合性リポカリン（NGAL）（尿）は，急性腎障害の診断時又はその治療中に，CLIA法により測定した場合に算定できる。ただし，診断時においては1回，その後は急性腎障害に対する一連の治療につき3回を限度として算定する。なお，医学的な必要性からそれ以上算定する場合においては，その詳細な理由を診療報酬明細書の摘要欄に記載する。
　イ　「19」のL型脂肪酸結合蛋白（L-FABP）（尿）と好中球ゼラチナーゼ結合性リポカリン（NGAL）（尿）を併せて実施した場合には，主たるもののみ算定する。
（令6保医発0305・4）

→「21」のその他によるクレアチニン（尿）
蛋白質とクレアチニンの比を測定する目的で試験紙により実施した場合は，「21」のその他によるクレアチニン（尿）として算定し，その判断料は，D026検体検査判断料の「1」尿・糞便等検査判断料を算定する。
（令6保医発0305・4）

→同一日に尿，穿刺液・採取液及び血液を検体として生化学的検査（Ⅰ）又は生化学的検査（Ⅱ）の検査項目を測定する場合
同一日に尿，穿刺液・採取液及び血液を検体として生化学的検査（Ⅰ）又は生化学的検査（Ⅱ）に掲げる検査項目につきそれぞれを実施した場合の，多項目包括規定の適用については，尿，穿刺液・採取液及び血液のそれぞれについて算出した項目数により所定点数を算定するのではなく，血液，尿，穿刺液・採取液それぞれに係る項目数を合算した項目数により，所定点数を算定する。ただし，同一日に行う2回目以降の血液採取による検体を用いた検査項目については，当該項目数に合算せず，所定点数を別途算定する。
（令6保医発0305・4）
（編注）算定例
〔尿〕クレアチニン，ナトリウム及びクロール，カリウム
〔血液〕クレアチニン，ナトリウム及びクロール，カリウム
6項目としての包括算定となる。
判断料は，生化学的検査（Ⅰ）の判断料となる。

　事務連絡　問　尿又は穿刺液・採取液を検体として成長ホルモン（GH）の検査を行った場合，血液化学検査に準じて算定可能か。
　答　D001尿中特殊物質定性定量検査「21　その他」又はD004穿刺液・採取液検査「18　その他」により算定可。
（平18.3.31，一部修正）

参考　1　D001「6」アルブミン定性（尿）

① 次の傷病名に対するアルブミン定性（尿）の算定は，原則として認められる。
　(1)糖尿病，(2)糖尿病性腎症
② 次の傷病名等に対するアルブミン定性（尿）の算定は，原則として認められない。
　(1)重症腎不全，(2)慢性透析患者
③ 糖尿病性腎症に対するアルブミン定性（尿）とD000尿中一般物質定性半定量検査の併算定は，原則として認められる。

2　D001「9」アルブミン定量（尿）

① 糖尿病性早期腎症（第1期又は第2期の記載がないもの）に対してのアルブミン定量（尿）の算定を認める。
② 糖尿病に対するアルブミン定量（尿）の算定は，原則として認められる。
③ 次の傷病名等に対するアルブミン定量（尿）の算定は，原則として認められない。
　(1)高血圧症，(2)糖尿病疑い，(3)糖尿病性腎症（第3期・4期・5期），(4)腎炎（急性・慢性を含む），(5)ネフローゼ症候群，(6)腎不全
（平23.2.28，令6.6.28 支払基金）

D002　尿沈渣（鏡検法）迅 判 (p.514)　　27点

注1　同一検体について当該検査とD017排泄物，滲出物又は分泌物の細菌顕微鏡検査を併せて行った場合は，主たる検査の所定点数のみ算定する。
　2　当該保険医療機関内で検査を行った場合に算定する。
　3　染色標本による検査を行った場合は，**染色標本加算**として，**9点**を所定点数に加算する。

（編注）当該検査はA002外来診療料に包括。

→尿沈渣（鏡検法）
(1) 尿沈渣（鏡検法）の所定点数は，赤血球，白血球，上皮細胞，各種円柱，類円柱，粘液系，リポイド，寄生虫等の無染色標本検査の全ての費用を含む。
(2) 尿沈渣（鏡検法）は，D000尿中一般物質定性半定量検査若しくはD001尿中特殊物質定性定量検査において何らかの所見が認められ，又は診察の結果からその実施が必要と認められて実施した場合に算定する。
(3) 尿沈渣（鏡検法）は当該検査の対象患者の診療を行っている保険医療機関内で実施した場合にのみ算定できるものであり，委託契約等に基づき当該保険医療機関外で実施された検査の結果報告を受けるのみの場合は算定できない。ただし，委託契約等に基づき当該保険医療機関内で実施された検査について，その結果が当該保険医療機関に速やかに報告されるような場合は，所定点数により算定する。
(4) 尿路系疾患が強く疑われる患者について，診療所が尿沈渣（鏡検法）を衛生検査所等に委託する場合であって，当該衛生検査所等が採取後4時間以内に検査を行い，検査結果が速やかに当該診療所に報告された場合は，所定点数を算定できる。
(5) 当該検査とD002-2尿沈渣（フローサイトメトリー法）を併せて実施した場合は，主たるもののみ算定する。
（令6 保医発0305・4）

事務連絡　問　D002尿沈渣（鏡検法）の鏡検法とはどのような検査を指すのか。
答　顕微鏡を用いて実際に医療従事者の目視によって，検体を直接観察することを指す。
（平24.3.30）

参考　① 次の傷病名に対する尿沈渣（鏡検法）の「注3」に規定する染色標本加算の算定は，原則として認められる。
　(1)尿路感染症（疑い含む），(2)腎炎（疑い含む），(3)腎盂腎炎，(4)腎（機能）障害（疑い含む），(5)腎不全（疑い含む），(6)慢性腎臓病，(7)特発性腎出血，(8)前立腺炎

② 次の傷病名に対する尿沈渣（鏡検法）の「注3」に規定する染色標本加算の算定は，原則として認められない。
　(1)急性上気道炎，(2)高血圧症，(3)腹痛
③ 次の傷病名に対する尿沈渣（鏡検法）又は尿沈渣（フローサイトメトリー法）の算定は，原則として認められる。
　(1)糖尿病性腎症，(2)溶連菌感染症
④ 次の傷病名に対する尿沈渣（鏡検法）及び尿沈渣（フローサイトメトリー法）の算定は，原則として認められない。
　(1)高脂血症，(2)脳血管障害，(3)腎臓疾患・尿路系疾患以外（再診時）
（令6.6.28 支払基金）

D002-2　尿沈渣（フローサイトメトリー法）判
(p.514)　　24点

注1　同一検体について当該検査とD017排泄物，滲出物又は分泌物の細菌顕微鏡検査を併せて行った場合は，主たる検査の所定点数のみ算定する。
　2　当該保険医療機関内で検査を行った場合に算定する。

（編注）当該検査はA002外来診療料に包括。

→尿沈渣（フローサイトメトリー法）
(1) 本測定はD000尿中一般物質定性半定量検査若しくはD001尿中特殊物質定性定量検査において何らかの所見が認められ，又は診察の結果からその実施が必要と認められ，赤血球，白血球，上皮細胞，円柱及び細菌を同時に測定した場合に算定する。
(2) 本検査とD002尿沈渣（鏡検法）を併せて実施した場合は，主たるもののみ算定する。
（令6 保医発0305・4）

D003　糞便検査 判 (p.514)

1　虫卵検出（集卵法）（糞便），ウロビリン（糞便）	15点
2　糞便塗抹顕微鏡検査（虫卵，脂肪及び消化状況観察を含む）	20点
3　虫体検出（糞便）	23点
4　糞便中脂質	25点
5　糞便中ヘモグロビン定性	37点
6　虫卵培養（糞便）	40点
7　糞便中ヘモグロビン 迅	41点
8　糞便中ヘモグロビン及びトランスフェリン定性・定量	56点
9　カルプロテクチン（糞便）	<u>268点</u>

（編注）当該検査はA002外来診療料に包括。

→糞便中の細菌，原虫検査
D017排泄物，滲出物又は分泌物の細菌顕微鏡検査により算定する。
（令6 保医発0305・4）

→ヘモグロビン検査
(1) ヘモグロビン検査を免疫クロマト法にて行った場合は，「5」の糞便中ヘモグロビン定性により算定する。
(2) ヘモグロビン検査を金コロイド凝集法による定量法にて行った場合は，「7」の糞便中ヘモグロビンにより算定する。
（令6 保医発0305・4）

参考　① 同一日における2検体でのD003「5」糞便中ヘモグロビン定性，D003「7」糞便中ヘモグロビン又はD003「8」糞便中ヘモグロビン及びトランスフェリン定性・定量の2回の算定は，原則として認められる。
（令6.4.30 支払基金）
② 貧血のみに対するD003「7」糞便中ヘモグロビンの算定は，原則として認められない。
（令6.10.31 支払基金）

→「9」のカルプロテクチン（糞便）　摘要欄 p.1696
ア　「9」のカルプロテクチン（糞便）を慢性的な炎症

性腸疾患（潰瘍性大腸炎やクローン病等）の診断補助を目的として測定する場合は，ELISA法，FEIA法，イムノクロマト法，LA法又は金コロイド凝集法により測定した場合に算定できる。ただし，腸管感染症が否定され，下痢，腹痛や体重減少などの症状が3月以上持続する患者であって，肉眼的血便が認められない患者において，慢性的な炎症性腸疾患が疑われる場合の内視鏡前の補助検査として実施する。また，その要旨を診療録及び診療報酬明細書の摘要欄に記載する。

イ 本検査を潰瘍性大腸炎又はクローン病の病態把握を目的として測定する場合，潰瘍性大腸炎についてはELISA法，FEIA法，金コロイド凝集法，イムノクロマト法又はLA法により，クローン病についてはELISA法，FEIA法，イムノクロマト法，LA法又は金コロイド凝集法により測定した場合に，それぞれ3月に1回を限度として算定できる。ただし，医学的な必要性から，本検査を1月に1回行う場合には，その詳細な理由及び検査結果を診療録及び診療報酬明細書の摘要欄に記載する。

ウ 慢性的な炎症性腸疾患（潰瘍性大腸炎やクローン病等）の診断補助又は病態把握を目的として，本検査及びD313大腸内視鏡検査を同一月中に併せて行った場合は，主たるもののみ算定する。

（令6保医発0305・4）

D004 穿刺液・採取液検査 判 (p.514)

1	ヒューナー検査	20点
2	関節液検査	50点
3	胃液又は十二指腸液一般検査	55点
4	髄液一般検査	62点
5	精液一般検査	70点
6	頸管粘液一般検査	75点
7	顆粒球エラスターゼ定性（子宮頸管粘液），IgE定性（涙液）	100点
8	顆粒球エラスターゼ（子宮頸管粘液）	116点
9	マイクロバブルテスト	200点
10	IgGインデックス	390点
11	オリゴクローナルバンド	522点
12	ミエリン塩基性蛋白（MBP）（髄液）	570点
13	タウ蛋白（髄液）	622点
14	リン酸化タウ蛋白（髄液）	641点
15	アミロイドβ42/40比（髄液） 摘要欄 p.1696	1,282点
16	髄液蛋白免疫学的検査　D015血漿蛋白免疫学的検査の例により算定した点数	
17	髄液塗抹染色標本検査　D017排泄物，滲出物又は分泌物の細菌顕微鏡検査の例により算定した点数	
18	その他　検査の種類の別によりD007血液化学検査，D008内分泌学的検査，D009腫瘍マーカー又はD010特殊分析の例により算定した点数	

注　D007血液化学検査，D008内分泌学的検査，D009腫瘍マーカー又はD010特殊分析の所定点数を準用した場合は，当該区分の注についても同様に準用するものとする。

→穿刺液・採取液検査

(1)「2」の関節液検査については，関節水腫を有する患者であって，結晶性関節炎が疑われる者に対して実施した場合，一連につき1回に限り算定する。なお，当該検査とD017排泄物，滲出物又は分泌物の細菌顕微鏡検査を併せて実施した場合は，主たるもののみ算定する。

(2)「3」の胃液又は十二指腸液一般検査の所定点数には，量，色調，混濁，粘液量，臭気，酸度測定，ペプシン及び乳酸定量，ラブ酵素の証明，蛋白質の呈色反応（ニンヒドリン反応，ビウレット反応等），毒物，潜血，虫卵，ウロビリン体の定性定量，コレステリン体の定量，液に含まれる物質の定性半定量の検査等の費用が含まれる。

(3)「4」の髄液一般検査の所定点数には，外見，比重，ノンネアペルト，パンディ，ワイヒブロート等のグロブリン反応，トリプトファン反応，細胞数，細胞の種類判定及び蛋白，グルコース，ビリルビン，ケトン体等の定性半定量の検査等が含まれる。

(4)「5」の精液一般検査の所定点数には，精液の量，顕微鏡による精子の数，奇形の有無，運動能等の検査の全ての費用が含まれる。

(5)「6」の頸管粘液一般検査の所定点数には，量，粘稠度，色調，塗抹乾燥標本による顕微鏡検査（結晶，細菌，血球，腟上皮細胞等）等の費用が含まれる。

(6)「7」の顆粒球エラスターゼ定性（子宮頸管粘液）は，フロースルー免疫測定法（赤色ラテックス着色法）により，絨毛羊膜炎の診断のために妊娠満22週以上満37週未満の妊婦で切迫早産の疑いがある者に対して測定した場合に算定する。

(7)「7」のIgE定性（涙液）は，アレルギー性結膜炎の診断の補助を目的として判定した場合に月1回に限り算定できる。

(8)「8」の顆粒球エラスターゼ（子宮頸管粘液）は，絨毛羊膜炎の診断のために妊娠満22週以上満37週未満の妊婦で切迫早産の疑いがある者に対して行った場合に算定する。

(9)「9」のマイクロバブルテストは妊娠中の患者又は新生児の患者に対して週に1回に限り算定できる。

(10)「10」のIgGインデックス，「11」のオリゴクローナルバンド及び「12」のミエリン塩基性蛋白（MBP）（髄液）は，多発性硬化症の診断の目的で行った場合に算定する。

(11)「13」のタウ蛋白（髄液）は，クロイツフェルト・ヤコブ病の診断を目的に，患者1人につき1回に限り算定する。

(12)「14」のリン酸化タウ蛋白（髄液）は，認知症の診断を目的に，患者1人につき1回に限り算定する。

(13) アミロイドβ42/40比（髄液）
　ア「15」のアミロイドβ42/40比（髄液）は，効能又は効果としてアルツハイマー病による軽度認知障害及び軽度の認知症の進行抑制を有する医薬品に係る厚生労働省の定める最適使用推進ガイドラインに沿って，アルツハイマー病による軽度認知障害又は軽度の認知症が疑われる患者等に対し，効能又は効果としてアルツハイマー病による軽度認知障害及び軽度の認知症の進行抑制を有する医薬品の投与の要否を判断する目的でアミロイドβ病理を示唆する所見を確認するため，CLEIA法により，脳脊髄液中のβ-アミロイド1-42及びβ-アミロイド1-40を同時に測定した場合，患者1人につき1回に限り算定する。ただし，効能又は効果としてアルツハイマー病による軽度認知障害及び軽度の認知症の進行抑制を有する医薬品の投与中止後に初回投与から18か月を超えて再開する場合は，さらに1回に限り算定できる。なお，この場合においては，本検査が必要と判断した医学的根拠を診療報酬明細書の摘要欄に記載する。

イ 本区分「14」のリン酸化タウ蛋白（髄液）と併せて行った場合は主たるもののみ算定する。

⒁ 同一日に尿，穿刺液・採取液及び血液を検体として生化学的検査（Ⅰ）又は生化学的検査（Ⅱ）に掲げる検査項目につきそれぞれを実施した場合の，多項目包括規定の適用については，尿，穿刺液・採取液及び血液のそれぞれについて算出した項目数により所定点数を算定するのではなく，血液，尿，穿刺液・採取液それぞれに係る項目数を合算した項目数により，所定点数を算定する。ただし，同一日に行う2回目以降の血液採取による検体を用いた検査項目については，当該項目数に合算せず，所定点数を別途算定する。

（令6保医発0305・4, 1119・13）

事務連絡 問1 尿又は穿刺液・採取液を検体として成長ホルモン（GH）の検査を行った場合，血液化学検査に準じて算定可能か。

答 D001尿中特殊物質定性定量検査「21 その他」又はD004穿刺液・採取液検査「18 その他」により算定可。

問2 IgGインデックス，ミエリン塩基性蛋白（MBP）（髄液）及びオリゴクローナルバンドは，1回に採取した検体を用いて同時に算定可能か。

答 医学的に必要があれば，算定可。 （平18.3.31，一部修正）

D004-2 悪性腫瘍組織検査 判 (p.514)

1	悪性腫瘍遺伝子検査 判（遺伝）(p.514)	
	イ 処理が容易なもの	
	（1）医薬品の適応判定の補助等に用いるもの	2,500点
	（2）その他のもの	2,100点
	ロ 処理が複雑なもの	5,000点

注1 患者から1回に採取した組織等を用いて同一がん種に対してイに掲げる検査を実施した場合は，所定点数にかかわらず，検査の項目数に応じて次に掲げる点数により算定する。

	イ 2項目	4,000点
	ロ 3項目	6,000点
	ハ 4項目以上	8,000点

2 患者から1回に採取した組織等を用いて同一がん種に対してロに掲げる検査を実施した場合は，所定点数にかかわらず，検査の項目数に応じて次に掲げる点数により算定する。

	イ 2項目	8,000点
	ロ 3項目以上	12,000点
2	抗悪性腫瘍剤感受性検査	2,500点

→悪性腫瘍組織検査　　摘要欄 p.1696

⑴「1」の**悪性腫瘍遺伝子検査**は，固形腫瘍又は悪性リンパ腫の腫瘍細胞を検体とし，悪性腫瘍の詳細な診断及び治療法の選択を目的として悪性腫瘍患者本人に対して行った，⑵から⑷までに掲げる遺伝子検査について，患者1人につき1回に限り算定する。ただし，肺癌におけるEGFR遺伝子検査については，再発や増悪により，2次的遺伝子変異等が疑われ，再度治療法を選択する必要がある場合にも算定できることとし，マイクロサテライト不安定性検査については，リンチ症候群の診断の補助を目的とする場合又は固形癌の抗悪性腫瘍剤による治療法の選択を目的とする場合に，当該検査を実施した後に，もう一方の目的で当該検査を実施した場合にあっても，別に1回に限り算定できる。

早期大腸癌におけるリンチ症候群の除外を目的としてBRAF遺伝子検査を実施した場合にあっては，KRAS遺伝子検査又はRAS遺伝子検査を併せて算定できないこととし，マイクロサテライト不安定性検査又はN005-4ミスマッチ修復タンパク免疫染色（免疫抗体法）病理組織標本作製を実施した年月日を，診療報酬明細書の摘要欄に記載する。

⑵「1」の「イ」の「⑴」医薬品の適応判定の補助等に用いるものとは，次に掲げる遺伝子検査のことをいい，使用目的又は効果として，医薬品の適応を判定するための補助等に用いるものとして薬事承認又は認証を得ている体外診断用医薬品又は医療機器を用いて，リアルタイムPCR法，PCR-rSSO法，マルチプレックスPCRフラグメント解析法又は次世代シーケンシングにより行う場合に算定できる。

ア 肺癌におけるEGFR遺伝子検査，ROS1融合遺伝子検査，ALK融合遺伝子検査，BRAF遺伝子検査（次世代シーケンシングを除く），METex14遺伝子検査（次世代シーケンシングを除く），KRAS遺伝子変異（G12C）検査

イ 大腸癌におけるRAS遺伝子検査，BRAF遺伝子検査

ウ 乳癌におけるHER2遺伝子検査

エ 固形癌におけるマイクロサテライト不安定性検査

オ 濾胞性リンパ腫におけるEZH2遺伝子検査

⑶「1」の「イ」の「⑵」その他のものとは，次に掲げる遺伝子検査のことをいい，PCR法，SSCP法，RFLP法等により行う場合に算定できる。

ア 肺癌におけるKRAS遺伝子検査

イ 膵癌におけるKRAS遺伝子検査

ウ 悪性骨軟部組織腫瘍におけるEWS-Fli1遺伝子検査，TLS-CHOP遺伝子検査，SYT-SSX遺伝子検査

エ 消化管間葉系腫瘍におけるc-kit遺伝子検査

オ 悪性黒色腫におけるセンチネルリンパ節生検に係る遺伝子検査

カ 大腸癌におけるEGFR遺伝子検査，KRAS遺伝子検査

キ リンチ症候群におけるマイクロサテライト不安定性検査（使用目的又は効果として，医薬品の適応を判定するための補助等に用いるものとして薬事承認又は認証を得ている体外診断用医薬品を使用した場合を除く）

⑷「1」の「ロ」処理が複雑なものとは，次に掲げる遺伝子検査のことをいい，使用目的又は効果として，医薬品の適応を判定するための補助等に用いるものとして薬事承認又は認証を得ている体外診断用医薬品又は医療機器を用いて，次世代シーケンシング等により行う場合に算定できる。

ア 肺癌におけるBRAF遺伝子検査（次世代シーケンシング），METex14遺伝子検査（次世代シーケンシング），RET融合遺伝子検査，HER2遺伝子検査（次世代シーケンシング）

イ 悪性黒色腫におけるBRAF遺伝子検査（リアルタイムPCR法，PCR-rSSO法）

ウ 固形癌におけるNTRK融合遺伝子検査，腫瘍遺伝子変異量検査，RET融合遺伝子検査

エ 胆道癌におけるFGFR2融合遺伝子検査

オ 甲状腺癌におけるRET融合遺伝子検査，BRAF遺伝子検査

カ 甲状腺髄様癌におけるRET遺伝子変異検査

キ 固形腫瘍（肺癌及び大腸癌を除く）におけるBRAF遺伝子検査（PCR-rSSO法）

ク　悪性リンパ腫におけるBRAF遺伝子検査（PCR-rSSO法）
　ケ　乳癌におけるAKT1遺伝子変異検査，PIK3CA遺伝子変異検査，PTEN遺伝子変異検査
(5)　患者から1回に採取した組織等を用いて同一がん種に対して「1」の「イ」処理が容易なものと「1」の「ロ」処理が複雑なものを実施した場合は，「注1」及び「注2」の規定に基づき，それぞれの検査の項目数に応じた点数を合算した点数により算定する。
(6)　「1」の悪性腫瘍遺伝子検査を算定するに当たっては，(2)から(4)までに掲げる遺伝子検査の中から該当するものを**診療報酬明細書**の摘要欄に記載する。
(7)　「1」の悪性腫瘍遺伝子検査，D006-2造血器腫瘍遺伝子検査，D006-6免疫関連遺伝子再構成，D006-14FLT3遺伝子検査又はD006-16JAK2遺伝子検査のうちいずれかを同一月中に併せて行った場合には，主たるもののみ算定する。
(8)　肺癌において，「1」の「イ」の「(1)」医薬品の適応判定の補助等に用いるもののうち，(2)のアに規定する肺癌におけるEGFR遺伝子検査とD006-12EGFR遺伝子検査（血漿）又はD006-24肺癌関連遺伝子多項目同時検査を同一月中に併せて行った場合には，主たるもののみ算定する。
(9)　肺癌において，「1」の「イ」の「(1)」医薬品の適応判定の補助等に用いるもののうち，(2)のアに規定する肺癌におけるALK融合遺伝子検査とD006-24肺癌関連遺伝子多項目同時検査，N002免疫染色（免疫抗体法）病理組織標本作製の「6」ALK融合タンパク又はN005-2ALK融合遺伝子標本作製を併せて行った場合には，主たるもののみ算定する。
(10)　乳癌において，「1」の「イ」の「(1)」医薬品の適応判定の補助等に用いるもののうち，(2)のウに規定する乳癌におけるHER2遺伝子検査とN005HER2遺伝子標本作製を併せて行った場合には，主たるもののみ算定する。
(11)　卵巣癌又は前立腺癌において，「1」の「イ」の「(1)」医薬品の適応判定の補助等に用いるもののうち，(2)のエに規定する固形癌におけるマイクロサテライト不安定性検査又は「1」の「ロ」処理が複雑なもののうち，(4)のウに規定する固形癌におけるNTRK融合遺伝子検査若しくは腫瘍遺伝子変異量検査D006-18BRCA1／2遺伝子検査の「1」腫瘍細胞を検体とするものを併せて行った場合には，主たるもののみ算定する。
(12)　次世代シーケンシングを用いて，抗悪性腫瘍剤による治療法の選択を目的として特定の遺伝子の変異の評価を行う際に，包括的なゲノムプロファイルを併せて取得している場合には，包括的なゲノムプロファイルの結果ではなく，目的とする遺伝子変異の結果についてのみ患者に提供すること。また，その場合においては，目的以外の遺伝子の変異に係る検査結果については患者の治療方針の決定等には用いない。
(13)　「2」の**抗悪性腫瘍剤感受性検査**は，手術等によって採取された消化器癌，頭頸部癌，乳癌，肺癌，癌性胸膜・腹膜炎，子宮頸癌，子宮体癌又は卵巣癌の組織を検体とし，HDRA法又はCD-DST法を用いて，抗悪性腫瘍剤による治療法の選択を目的として行った場合に限り，患者1人につき1回に限り算定する。
(14)　当該検査の対象となる抗悪性腫瘍剤は，細胞毒性を有する薬剤に限る。また，当該検査に係る薬剤の費用は，所定点数に含まれる。
(15)　リンチ症候群の診断の補助を目的としてマイクロサテライト不安定性検査を行う場合でも，使用目的又は

効果として，医薬品の適応を判定するための補助等に用いるものとして薬事承認又は認証を得ている体外診断用医薬品を用いる場合には「1」の「イ」の「(1)」医薬品の適応判定の補助等に用いるものの所定点数を算定する。
〔令6保医発0305・4，0430・1〕

事務連絡 悪性腫瘍組織検査
問1　同一がん種ではなく別のがんに対して複数の検査を行った場合は，それぞれ検査の所定点数を算定してよいか。
答　差し支えない。
問2　同日に複数項目行うのではなく，検査を1項目行った後，後日同一組織を用いて，別の遺伝子検査を行った場合も注1（2項目〜4項目以上），注2（2項目，3項目）の点数で算定することになるのか。
答　同一組織を用いて後日別の遺伝子検査を行った場合にあっても，前回検査に基づく一連の治療の間は注1（2項目〜4項目以上），注2（2項目，3項目）に該当する。
〔平30.3.30，一部修正〕
問3　「2」抗悪性腫瘍剤感受性検査は，「手術等によって採取された消化器癌，頭頸部癌，乳癌，肺癌，癌性胸膜・腹膜炎，子宮頸癌，子宮体癌又は卵巣癌の組織を検体」として示されているが，頭頸部癌は，悪性の脳腫瘍（例：多発性神経膠芽腫）が含まれるか。
答　含まれない。
〔平24.8.9〕

血液学的検査

D005　血液形態・機能検査 判 (p.514)
　1　赤血球沈降速度（ESR）迅　　　　9点
　注　当該保険医療機関内で検査を行った場合に算定する。
　2　網赤血球数　　　　　　　　　　12点
　3　血液浸透圧，好酸球（鼻汁・喀痰），末梢血液像（自動機械法）　　　　　15点
　4　好酸球数　　　　　　　　　　　17点
　5　末梢血液一般検査 迅　　　　　　21点
　6　末梢血液像（鏡検法）　　　　　25点
　注　特殊染色を併せて行った場合は，**特殊染色加算** 特染 として，特殊染色ごとにそれぞれ**37点**を所定点数に加算する。
　7　血中微生物検査，DNA含有赤血球計数検査　　　　　　　　　　　　　　40点
　8　赤血球抵抗試験　　　　　　　　45点
　9　ヘモグロビンA1c（HbA1c）迅　49点
　10　自己溶血試験，血液粘稠度　　　50点
　11　ヘモグロビンF（HbF）　　　　60点
　12　デオキシチミジンキナーゼ（TK）活性　　　　　　　　　　　　　　　233点
　13　ターミナルデオキシヌクレオチジルトランスフェラーゼ（TdT）　　250点
　14　骨髄像　　　　　　　　　　　788点
　注　特殊染色を併せて行った場合は，**特殊染色加算** 特染 として，特殊染色ごとにそれぞれ**60点**を所定点数に加算する。
　15　造血器腫瘍細胞抗原検査（一連につき）　　　　　　　　　　　　1,940点

（編注）当該検査の「1」〜「8」，「10」，「11」はA002外来診療料に包括。

→「1」の赤血球沈降速度（ESR）の外部委託
　「1」の赤血球沈降速度（ESR）は当該検査の対象患者の診療を行っている保険医療機関内で実施した場合にのみ算定できるものであり，委託契約等に基づき当該保

険医療機関外で実施された検査の結果報告を受けるのみの場合は算定できない。ただし，委託契約等に基づき当該保険医療機関内で実施された検査について，その結果が当該保険医療機関に速やかに報告されるような場合は，所定点数により算定する。
(令6保医発0305・4)

参考 ① 原則，同一検体での赤血球沈降速度とC反応性蛋白の併施算定は認められる。(平17.4.25 支払基金，更新：平26.9.22)
② 初診時以外で，「高血圧症」のみの病名に対する赤血球沈降速度の算定は認められない。(平17.4.25 支払基金)

→「3」の末梢血液像（自動機械法），「6」の末梢血液像（鏡検法）及び「14」の骨髄像の検査

「3」の末梢血液像（自動機械法），「6」の末梢血液像（鏡検法）及び「14」の骨髄像の検査については，少なくともリンパ球，単球，好中球，好酸球，好塩基球の5分類以上の同定・比率計算を行った場合に算定する。
(令6保医発0305・4)

→同一検体による「4」好酸球数，「3」又は「6」の末梢血液像

同一検体について，「4」の好酸球数及び「3」の末梢血液像（自動機械法）又は「6」の末梢血液像（鏡検法）を行った場合は，主たる検査の所定点数のみを算定する。
(令6保医発0305・4)

→「5」の末梢血液一般検査 摘要欄 p.1730

赤血球数，白血球数，血色素測定（Hb），ヘマトクリット値（Ht），血小板数の全部又は一部を行った場合に算定する。
(令6保医発0305・4)

→「6」の末梢血液像（鏡検法）及び「14」の骨髄像の検査

(1) 「6」の末梢血液像（鏡検法）及び「14」の骨髄像の検査に当たって，位相差顕微鏡又は蛍光顕微鏡を用いた場合であっても所定点数により算定する。また，末梢血液像（鏡検法）の検査の際に赤血球直径の測定を併せて行った場合であっても，所定点数により算定する。

(2) 「6」の「注」及び「14」の「注」にいう特殊染色は，次のとおりである。
　ア　オキシダーゼ染色
　イ　ペルオキシダーゼ染色
　ウ　アルカリホスファターゼ染色
　エ　パス染色
　オ　鉄染色（ジデロブラスト検索を含む）
　カ　超生体染色
　キ　脂肪染色
　ク　エステラーゼ染色
(令6保医発0305・4)

参考 ① 初診時の高血圧症に対するD005「6」末梢血液像（鏡検法）の算定は，原則として認められる。
② 再診時の高血圧症に対するD005「6」末梢血液像（鏡検法）の算定は，原則として認められない。(令6.10.31 支払基金)

→「7」のDNA含有赤血球計数検査

マラリアが疑われた患者に対して，マラリアの診断を目的として，多項目自動血球分析装置を用いてDNA含有感染赤血球の計数に基づく定性判定を実施した場合に算定する。ただし，マラリアの診断を目的として，血中微生物検査を併せて実施した場合は，主たるもののみ算定する。
(令6保医発0305・4)

参考 次の傷病名に対するD005「7」血中微生物検査の算定は，原則として認められる。
(1)フィラリア症，(2)トリパノソーマ症，(3)マラリア
(令6.7.31 支払基金)

→「8」の赤血球抵抗試験

赤血球抵抗試験は，次のとおりである。
　ア　シュガーウォーターテスト
　イ　ハムテスト
　ウ　クロスビーテスト
　エ　パルパート法
　オ　サンフォード法
(令6保医発0305・4)

→「9」のヘモグロビンA1c（HbA1c），D007血液化学検査の「17」グリコアルブミン又は同「21」の1,5-アンヒドロ-D-グルシトール（1,5AG）のうちいずれかを同一月中に併せて2回以上実施した場合

月1回に限り主たるもののみ算定する。ただし，妊娠中の患者，1型糖尿病患者，経口血糖降下薬の投与を開始して6月以内の患者，インスリン治療を開始して6月以内の患者等については，いずれか1項目を月1回に限り別に算定できる。また，クロザピンを投与中の患者については，「9」のヘモグロビンA1c（HbA1c）を月1回に限り別に算定できる。
(令6保医発0305・4)

参考 D005「9」HbA1c検査
① 原則，糖尿病若しくは糖尿病疑いの明示がなく，膵臓疾患または肝臓疾患のみの場合のHbA1c検査は認められない。
【留意事項】慢性膵炎または肝硬変等では糖尿病の合併が多く見られ，血糖値の平均を評価することには臨床的有用性がある。こうした場合は「糖尿病」または「糖尿病疑い」等の病名を明細書に記載する。これらの病名がない場合には，詳記等により検査をする医学的な必要性が認められる場合に限られる。(平17.4.25 支払基金，更新：平26.9.22)
② 糖尿病の傷病名のない場合の，次の傷病名に対するHbA1cの算定は，原則として認められない。
(1)成長ホルモン分泌不全性低身長症，(2)ターナー症候群，(3)腎臓疾患，(4)下垂体疾患，(5)低血糖（疑い含む）
(令6.4.30 支払基金)

→「12」のデオキシチミジンキナーゼ（TK）活性

造血器腫瘍の診断又は治療効果判定のために行った場合に算定する。
(令6保医発0305・4)

→「13」のターミナルデオキシヌクレオチジルトランスフェラーゼ（TdT）

白血病又は悪性リンパ腫の診断又は治療効果判定のために行った場合に算定する。
(令6保医発0305・4)

→「15」の造血器腫瘍細胞抗原検査

ア　モノクローナル抗体を用いて蛍光抗体法，酵素抗体法，免疫ロゼット法等により白血病細胞又は悪性リンパ腫細胞の表面抗原又は細胞内抗原の検索を実施して病型分類を行った場合に算定できる。
イ　対象疾病は白血病，悪性リンパ腫等である。
ウ　検査に用いられるモノクローナル抗体は，医薬品として承認されたものであり，検査に当たって用いたモノクローナル抗体の種類，回数にかかわらず，一連として所定点数を算定する。
(令6保医発0305・4)

参考 次の傷病名に対するD005「15」造血器腫瘍細胞抗原検査の算定は，原則として認められる。
(1)骨髄異形成症候群，(2)多発性骨髄腫。(令6.3.29 支払基金)

事務連絡 問1　D005「6」末梢血液像（鏡検法）の鏡検法とはどのような検査を指すのか。
答　顕微鏡を用いて実際に医療従事者の目視によって，検体を直接観察することを指す。

問2　どのような場合に，鏡検法を行うのか。
答　例えば造血器疾患や感染症や自己免疫疾患を疑う場合など，医学的に妥当適切な場合に実施すること。

問3　尿沈渣又は末梢血液像について，鏡検法とフローサイトメトリー法，又は鏡検法と自動機械法を併せて算定できるか。
答　尿沈渣又は末梢血液像について，それぞれいずれか主たるもののみ算定する。(平24.3.30)

問4　D005血液形態・機能検査「9」ヘモグロビンA1c（HbA1c）及びD288糖負荷試験について，妊娠糖尿病と診断された患者に対して産後12週以降に実施した場合，算定可能か。
答　血糖測定等により医学的に糖尿病が疑われる場合，算定可。(令5.8.30)

D006	出血・凝固検査 判 (p.514)	
1	出血時間	15点
2	プロトロンビン時間（PT） 迅	18点
3	血餅収縮能，毛細血管抵抗試験	19点
4	フィブリノゲン半定量，フィブリノゲン定量，クリオフィブリノゲン	23点
5	トロンビン時間	25点
6	蛇毒試験，トロンボエラストグラフ，ヘパリン抵抗試験	28点
7	活性化部分トロンボプラスチン時間（APTT）	29点
8	血小板粘着能	64点
9	アンチトロンビン活性，アンチトロンビン抗原	70点
10	フィブリン・フィブリノゲン分解産物（FDP）定性 迅，フィブリン・フィブリノゲン分解産物（FDP）半定量 迅，フィブリン・フィブリノゲン分解産物（FDP）定量 迅，プラスミン，プラスミン活性，α_1-アンチトリプシン	80点
11	フィブリンモノマー複合体定性	93点
12	プラスミノゲン活性，プラスミノゲン抗原，凝固因子インヒビター定性（クロスミキシング試験）	100点
13	Dダイマー定性	121点
14	von Willebrand因子（VWF）活性	126点
15	Dダイマー 迅 摘要欄 p.1730	127点
16	プラスミンインヒビター（アンチプラスミン），Dダイマー半定量	128点
17	α_2-マクログロブリン	138点
18	PIVKA-Ⅱ	143点
19	凝固因子インヒビター	144点
20	von Willebrand因子（VWF）抗原	147点
21	プラスミン・プラスミンインヒビター複合体（PIC）	150点
22	プロテインS抗原	154点
23	プロテインS活性	163点
24	β-トロンボグロブリン（β-TG），トロンビン・アンチトロンビン複合体（TAT）	171点
25	血小板第4因子（PF$_4$）	173点
26	プロトロンビンフラグメントF1+2	192点
27	トロンボモジュリン	204点
28	フィブリンモノマー複合体	215点
29	凝固因子（第Ⅱ因子，第Ⅴ因子，第Ⅶ因子，第Ⅷ因子，第Ⅸ因子，第Ⅹ因子，第Ⅺ因子，第Ⅻ因子，第ⅩⅢ因子）	223点
30	プロテインC抗原	226点
31	プロテインC活性	227点
32	tPA・PAI-1複合体	240点
33	ADAMTS13活性	400点
34	血小板凝集能	
	イ　鑑別診断の補助に用いるもの	450点
	ロ　その他のもの	50点
35	ADAMTS13インヒビター	1,000点

注　患者から1回に採取した血液を用いて本区分の13から32までに掲げる検査を3項目以上行った場合は，所定点数にかかわらず，検査の項目数に応じて次に掲げる点数により算定する。（編注：上記の青色文字の項目）
　イ　3項目又は4項目　　　　　　　530点
　ロ　5項目以上　　　　　　　　　　722点

→「1」の出血時間測定時の耳朶採血料
「1」の出血時間の所定点数に含まれる。
参考　心臓カテーテル法による諸検査施行前の出血時間，プロトロンビン時間（PT），活性化部分トロンボプラスチン時間（APTT）は認められる。 （平17.4.25 支払基金，更新：平26.9.22）
参考　原則，消化管内視鏡検査（ポリープ切除を実施しない場合）の術前検査として，プロトロンビン時間（PT）は認められる。 （平22.6.21 支払基金，更新：平26.9.22）
参考　次の傷病名に対するD006「4」フィブリノゲン半定量又はフィブリノゲン定量の算定は，原則として認められる。
　（1）肺血栓塞栓症（疑い含む）又は肺塞栓症（疑い含む），（2）深部静脈血栓症 （令6.11.29 支払基金）

→「12」の凝固因子インヒビター定性（クロスミキシング試験）
原因不明のプロトロンビン時間延長又は活性化部分トロンボプラスチン時間延長がみられる患者に対して行った場合に限り算定できる。 （令6保医発0305・4）
参考　手術前においてスクリーニングを目的として実施したD006「13」Dダイマー定性，D006「16」Dダイマー半定量およびD006「15」Dダイマーの算定：血栓症の発症リスクの高い症例を除き，原則として認められない。 （平30.3.22 支払基金）

→「18」のPIVKA-Ⅱ
出血・凝固検査として行った場合に算定する。 （令6保医発0305・4）

→「19」の凝固因子インヒビター
第Ⅷ因子又は第Ⅸ因子の定量測定を行った場合に，それぞれの測定1回につきこの項で算定する。 （令6保医発0305・4）

→「20」のvon Willebrand因子（VWF）抗原
SRID法，ロケット免疫電気泳動法等による。 （令6保医発0305・4）

→「27」のトロンボモジュリン
膠原病の診断若しくは経過観察又はDIC若しくはそれに引き続いて起こるMOF観察のために測定した場合に限り算定できる。 （令6保医発0305・4）

→「28」のフィブリンモノマー複合体
ア　「28」のフィブリンモノマー複合体は，DIC，静脈血栓症又は肺動脈血栓塞栓症の診断及び治療経過の観察のために実施した場合に算定する。
イ　「24」のトロンビン・アンチトロンビン複合体（TAT），「26」のプロトロンビンフラグメントF1+2及び「28」のフィブリンモノマー複合体のうちいずれか複数を同時に測定した場合は，主たるもののみ算定する。 （令6保医発0305・4）

→「33」のADAMTS13活性　摘要欄 p.1697
ア　「33」のADAMTS13活性は，他に原因を認めない血小板減少を示す患者に対して，血栓性血小板減少性紫斑病の診断補助を目的として測定した場合又はその再発を疑い測定した場合に算定できる。
イ　血栓性血小板減少性紫斑病と診断された患者又はその再発が認められた患者に対して，診断した日又は再発を確認した日から起算して1月以内の場合には，1週間に1回に限り別に算定できる。なお，血栓性血小板減少性紫斑病と診断した日付又はその再発を確認した日付を，診療報酬明細書の摘要欄に記載する。
ウ　血栓性血小板減少性紫斑病に対し，血漿交換療法，免疫抑制療法及びカプラシズマブ製剤による治療を行

った際に治療の継続の要否を判定することを目的として測定を行った場合，30日間を超えた場合でも，1週間に1回に限り別に算定できる。なお，その医学的な必要性を診療報酬明細書の摘要欄に記載する。

(令6保医発0305・4)

→「34」の血小板凝集能　摘要欄 p.1697

ア　「34」の「イ」鑑別診断の補助に用いるものについては，先天性血小板機能低下症が疑われる患者に対し，当該疾患の鑑別診断の補助を目的として，3種類以上の試薬を用いて血小板凝集能を測定した場合に，原則として患者1人につき1回に限り算定する。ただし，2回以上算定する場合は，その医学的必要性について診療報酬明細書の摘要欄に記載する。

イ　血小板凝集能を測定するに際しては，その過程で血小板数を測定することから，D005血液形態・機能検査の「5」末梢血液一般検査の所定点数を別に算定することはできない。

(令6保医発0305・4)

→「35」のADAMTS13インヒビター　摘要欄 p.1697

ア　「35」のADAMTS13インヒビターは，ADAMTS13活性の著減を示す患者に対して，血栓性血小板減少性紫斑病の診断補助を目的として測定した場合又はその再発を疑い測定した場合に算定できる。

イ　後天性血栓性血小板減少性紫斑病と診断された患者又はその再発が認められた患者に対して，診断した日又は再発を確認した日から起算して1月以内の場合には，1週間に1回に限り別に算定できる。なお，後天性血栓性血小板減少性紫斑病と診断した日付又はその再発を確認した日付を，診療報酬明細書の摘要欄に記載する。

(令6保医発0305・4)

D006-2　造血器腫瘍遺伝子検査（判）（遺伝）
（p.514）　2,100点

注　別に厚生労働大臣が定める施設基準〔告示4第5・3, p.1379〕を満たす保険医療機関において行われる場合に算定する。

→造血器腫瘍遺伝子検査

(1) 造血器腫瘍遺伝子検査は，PCR法，LCR法又はサザンブロット法により行い，月1回を限度として算定できる。

(2) D004-2悪性腫瘍組織検査の「1」悪性腫瘍遺伝子検査，D006-2造血器腫瘍遺伝子検査，D006-6免疫関連遺伝子再構成，D006-14FLT3遺伝子検査又はD006-16JAK2遺伝子検査のうちいずれかを同一月中に併せて行った場合には，主たるもののみ算定する。

(令6保医発0305・4)

D006-3　BCR-ABL1（判）（遺伝）（p.514）
1　Major BCR-ABL1〔mRNA定量（国際標準値）〕
　イ　診断の補助に用いるもの　2,520点
　ロ　モニタリングに用いるもの　2,520点
2　Major BCR-ABL1（mRNA定量）
　イ　診断の補助に用いるもの　2,520点
　ロ　モニタリングに用いるもの　2,520点
3　minor BCR-ABL mRNA
　イ　診断の補助に用いるもの　2,520点
　ロ　モニタリングに用いるもの　2,520点

→BCR-ABL1

(1) 「1」のMajor BCR-ABL1〔mRNA定量（国際標準値）〕は，慢性骨髄性白血病の診断補助及び治療効果のモニタリングを目的として，リアルタイムRT-PCR法により測定した場合に限り算定できる。

(2) 「2」のMajor BCR-ABL1（mRNA定量）は，フィラデルフィア染色体陽性急性リンパ性白血病の診断補助及び治療効果のモニタリングを目的として，リアルタイムRT-PCR法により測定した場合に限り算定できる。

(3) 「3」のminor BCR-ABL mRNAは，フィラデルフィア染色体陽性急性リンパ性白血病の診断補助及び治療効果のモニタリングを目的として，リアルタイムRT-PCR法により測定した場合に限り算定できる。

(令6保医発0305・4)

事務連絡　問　「Major BCR-ABL1 mRNA IS」について，当該項目を測定する体外診断用医薬品には，承認上の使用目的に「診断補助」が含まれるものと含まれないものがあるが，使用目的に「診断補助」が含まれない体外診断用医薬品を用いて，診断補助を目的に検査を実施した場合においても当該項目は算定できるか。

答　算定できない。

(平27.3.30)

D006-4　遺伝学的検査（判）（遺伝）（p.514）
1　処理が容易なもの　3,880点
2　処理が複雑なもの　5,000点
3　処理が極めて複雑なもの　8,000点

注1　別に厚生労働大臣が定める疾患〔告示4第5・3の1の2(2), p.1380〕の患者については，別に厚生労働大臣が定める施設基準〔告示4第5・3の1の2(1), p.1380〕に適合しているものとして地方厚生局長等に届け出た保険医療機関において行われる場合に限り算定する。

2　別に厚生労働大臣が定める施設基準〔告示4第5・3の1の2(3), p.1380〕に適合しているものとして地方厚生局長等に届け出た保険医療機関において，患者から1回に採取した検体を用いて複数の遺伝子疾患に対する検査を実施した場合は，主たる検査の所定点数及び当該主たる検査の所定点数の100分の50に相当する点数を合算した点数により算定する。

【2024年改定による主な変更点】届出医療機関において，患者から1回に採取した検体を用いて複数の遺伝子疾患の検査を行った場合，①主たる検査の所定点数，②当該点数の100分の50の点数を合算して算定するとされた（注2）。

→遺伝学的検査　摘要欄 p.1697

(1) 遺伝学的検査は以下の遺伝子疾患が疑われる場合に行うものとし，原則として患者1人につき1回に限り算定できる。ただし，2回以上実施する場合は，その医療上の必要性について診療報酬明細書の摘要欄に記載する。

ア　PCR法，DNAシーケンス法，FISH法又はサザンブロット法による場合に算定できるもの
① デュシェンヌ型筋ジストロフィー，ベッカー型筋ジストロフィー及び家族性アミロイドーシス
② 福山型先天性筋ジストロフィー及び脊髄性筋萎縮症
③ 栄養障害型表皮水疱症及び先天性QT延長症候群

イ　PCR法による場合に算定できるもの
① 球脊髄性筋萎縮症
② ハンチントン病，網膜芽細胞腫，甲状腺髄様癌及び多発性内分泌腫瘍症1型

ウ　ア，イ，エ及びオ以外のもの

① 筋強直性ジストロフィー及び先天性難聴
　② フェニルケトン尿症，ホモシスチン尿症，シトルリン血症（1型），アルギノコハク酸血症，イソ吉草酸血症，HMG血症，複合カルボキシラーゼ欠損症，グルタル酸血症1型，MCAD欠損症，VLCAD欠損症，CPT1欠損症，隆起性皮膚線維肉腫及び先天性銅代謝異常症
　③ メープルシロップ尿症，メチルマロン酸血症，プロピオン酸血症，メチルクロトニルグリシン尿症，MTP（LCHAD）欠損症，色素性乾皮症，ロイスディーツ症候群及び家族性大動脈瘤・解離
エ　別に厚生労働大臣が定める施設基準に適合しているものとして地方厚生（支）局長に届け出た保険医療機関において検査が行われる場合に算定できるもの
　① ライソゾーム病（ムコ多糖症Ⅰ型，ムコ多糖症Ⅱ型，ゴーシェ病，ファブリ病及びポンペ病を含む）及び脆弱X症候群
　② プリオン病，クリオピリン関連周期熱症候群，脳内鉄沈着神経変性症，先天性大脳白質形成不全症（中枢神経白質形成異常症を含む），環状20番染色体症候群，PCDH19関連症候群，低ホスファターゼ症，ウィリアムズ症候群，アペール症候群，ロスムンド・トムソン症候群，プラダー・ウィリ症候群，1p36欠失症候群，4p欠失症候群，5p欠失症候群，第14番染色体父親性ダイソミー症候群，アンジェルマン症候群，スミス・マギニス症候群，22q11.2欠失症候群，エマヌエル症候群，脆弱X症候群関連疾患，ウォルフラム症候群，高IgD症候群，化膿性無菌性関節炎・壊疽性膿皮症・アクネ症候群，先天異常症候群，副腎皮質刺激ホルモン不応症，根性点状軟骨異形成症1型及び家族性部分性脂肪萎縮症
　③ 神経有棘赤血球症，先天性筋無力症候群，原発性免疫不全症候群，ペリー症候群，クルーゾン症候群，ファイファー症候群，アントレー・ビクスラー症候群，タンジール病，先天性赤血球形成異常性貧血，若年発症型両側性感音難聴，尿素サイクル異常症，マルファン症候群，血管型エーラスダンロス症候群，遺伝性自己炎症疾患，エプスタイン症候群及び遺伝性ジストニア
オ　臨床症状や他の検査等では診断がつかない場合に，別に厚生労働大臣が定める施設基準に適合しているものとして地方厚生（支）局長に届け出た保険医療機関において検査が行われる場合に算定できるもの
　① TNF受容体関連周期性症候群，中條－西村症候群，家族性地中海熱，ベスレムミオパチー，過剰自己貪食を伴うX連鎖性ミオパチー，非ジストロフィー性ミオトニー症候群，遺伝性周期性四肢麻痺，禿頭と変形性脊椎症を伴う常染色体劣性白質脳症，結節性硬化症，肥厚性皮膚骨膜症，神経線維腫症，アレキサンダー病，非特異性多発性小腸潰瘍症及びTRPV4異常症
　② ソトス症候群，CPT2欠損症，CACT欠損症，OCTN-2異常症，シトリン欠損症，非ケトーシス型高グリシン血症，β-ケトチオラーゼ欠損症，メチルグルタコン酸尿症，グルタル酸血症2型，先天性副腎低形成症，ATR-X症候群，ハッチンソン・ギルフォード症候群，軟骨無形成症，ウンフェルリヒト・ルンドボルグ病，ラフォラ病，セピアプテリン還元酵素欠損症，芳香族L-アミノ酸脱炭酸酵素欠損症，オスラー病，CFC症候群，コステロ症候群，チャージ症候群，リジン尿性蛋白不耐症，副腎白質ジストロフィー，ブラウ症候群，鰓耳腎症候群，ヤング・シンプソン症候群，先天性腎性尿崩症，ビタミンD依存性くる病／骨軟化症，ネイルパテラ症候群（爪膝蓋症候群）／LMX1B関連腎症，グルコーストランスポーター1欠損症，甲状腺ホルモン不応症，ウィーバー症候群，コフィン・ローリー症候群，モワット・ウィルソン症候群，肝型糖原病（糖原病Ⅰ型，Ⅲ型，Ⅵ型，Ⅸa型，Ⅸb型，Ⅸc型，Ⅳ型），筋型糖原病（糖原病Ⅲ型，Ⅳ型，Ⅸd型），先天性プロテインC欠乏症，先天性プロテインS欠乏症，先天性アンチトロンビン欠乏症，筋萎縮性側索硬化症，家族性特発性基底核石灰化症，縁取り空胞を伴う遠位型ミオパチー，シュワルツ・ヤンペル症候群，肥大型心筋症，家族性高コレステロール血症，先天性ミオパチー，皮質下梗塞と白質脳症を伴う常染色体優性脳動脈症，神経軸索スフェロイド形成を伴う遺伝性びまん性白質脳症，先天性無痛無汗症，家族性良性慢性天疱瘡，那須・ハコラ病，カーニー複合，ペルオキシソーム形成異常症，ペルオキシソームβ酸化系酵素欠損症，プラスマローゲン合成酵素欠損症，アカタラセミア，原発性高シュウ酸尿症Ⅰ型，レフサム病，先天性葉酸吸収不全症，異型ポルフィリン症，先天性骨髄性ポルフィリン症，急性間欠性ポルフィリン症，赤芽球性プロトポルフィリン症，X連鎖優性プロトポルフィリン症，遺伝性コプロポルフィリン症，晩発性皮膚ポルフィリン症，肝性骨髄性ポルフィリン症，原発性高カイロミクロン血症，無βリポタンパク血症，タナトフォリック骨異形成症，遺伝性膵炎，嚢胞性線維症，アッシャー症候群（タイプ1，タイプ2，タイプ3），カナバン病，先天性グリコシルホスファチジルイノシトール欠損症，大理石骨病，脳クレアチン欠乏症候群，ネフロン癆，家族性低βリポタンパク血症1（ホモ接合体）及び進行性家族性肝内胆汁うっ滞症
　③ ドラベ症候群，コフィン・シリス症候群，歌舞伎症候群，肺胞蛋白症（自己免疫性又は先天性），ヌーナン症候群，骨形成不全症，脊髄小脳変性症（多系統萎縮症を除く），古典型エーラスダンロス症候群，非典型溶血性尿毒症症候群，アルポート症候群，ファンコニ貧血，遺伝性鉄芽球性貧血，アラジール症候群，ルビンシュタイン・テイビ症候群，ミトコンドリア病及び線毛機能不全症候群（カルタゲナー症候群を含む）
(2)　検査の実施に当たっては，個人情報保護委員会・厚生労働省「医療・介護関係事業者における個人情報の適切な取扱いのためのガイダンス」及び関係学会による「医療における遺伝学的検査・診断に関するガイドライン」を遵守する。
(3)　(1)のエ及びオに掲げる遺伝子疾患に対する検査については，(2)に掲げるガイダンス及びガイドラインに加え，別に厚生労働大臣が定める施設基準に適合しているものとして地方厚生（支）局長に届け出た保険医療機関において行われる場合に限り算定する。
(4)　(1)のオに掲げる遺伝子疾患に対する検査を実施する場合には，臨床症状や他の検査等では当該疾患の診断がつかないこと及びその医学的な必要性を**診療報酬明細書**の摘要欄に記載する。
(5)　「1」の「処理が容易なもの」とは，(1)のアからオ

までの①に掲げる遺伝子疾患の検査のことをいう。
(6) 「2」の「処理が複雑なもの」とは，(1)のアからオまでの②に掲げる遺伝子疾患の検査のことをいう。
(7) 「3」の「処理が極めて複雑なもの」とは，(1)のア及びウからオまでの③に掲げる遺伝子疾患の検査のことをいう。
(8) 別に厚生労働大臣が定める施設基準に適合しているものとして地方厚生（支）局長に届け出た保険医療機関において，関係学会の定めるガイドラインに基づき，複数の遺伝子疾患に対する遺伝学的検査を実施する医学的必要性が認められる患者に対し，患者から1回に採取した検体を用いて(1)のアからオに掲げる遺伝子疾患のうち複数の疾患に対する検査を実施した場合については，疾患数にかかわらず「注2」に規定する点数を算定する。ただし，検査の対象となった全ての遺伝子疾患の名称及び検査の実施の必要性について，**診療報酬明細書の摘要欄に記載する**。　　(令6保医発0305・4)

事務連絡　問1　遺伝学的検査の「注2」における「関係学会の定めるガイドライン」とは，具体的には何を指すのか。
答　現時点では，日本人類遺伝学会，日本遺伝カウンセリング学会及び日本遺伝子診療学会の「指定難病の遺伝学的検査に関するガイドライン」を指す。　　(令6.3.28)

問2　「指定難病に係る診断基準及び重症度分類等」（平成26年健発1112第1号）が改正され，筋萎縮性側索硬化症（ALS）に対する核酸医薬品であるトフェルセンの投与に当たっては，「遺伝子検査において，SOD1遺伝子変異を確認することが必須である」とされたが，同薬の処方に際し，治療方針の決定を目的として遺伝子検査を行った場合，D006-4遺伝学的検査の「2 処理が複雑なもの」が算定できるか。
答　算定できる。　　(令7.3.18)

D006-5　染色体検査（全ての費用を含む）　判（遺伝）
　(p.514)
　1　FISH法を用いた場合　　　　　　　　2,477点
　2　流産検体を用いた絨毛染色体検査を行った場合　　　　　　　　　　　　　　4,603点
　3　その他の場合　　　　　　　　　　　2,477点
　注1　分染法を行った場合は，**分染法加算**として，**397点**を所定点数に加算する。
　　2　2については，別に厚生労働大臣が定める施設基準〔告示4第5・3の1の2の2, p.1380〕に適合しているものとして地方厚生局長等に届け出た保険医療機関において行う場合に限り算定する。

→**染色体検査**　　　　　　　　　　　摘要欄 p.1697
(1) 染色体検査の所定点数には，フィルム代，現像代，引伸印画作製代を含む。
(2) 染色体検査の「注1」の分染法加算については，その種類，方法にかかわらず，1回の算定とする。
(3) 「1」のFISH法を用いた場合については，患者1人につき1回に限り算定できる。ただし，びまん性大細胞型B細胞リンパ腫又は多発性骨髄腫の診断の目的で検査を行った場合に，患者の診断の確定までの間に3回に限り算定する。
(4) 「2」の流産検体を用いた絨毛染色体検査については，自然流産の既往のある患者であって，流産手術を行った者に対して，流産検体を用いたギムザ分染法による絨毛染色体検査を実施した場合に算定できる。
　　　　　　　　　　　　　　　(令6保医発0305・4)

事務連絡　問　染色体検査における「すべての費用」には，検体採取の費用は含まれるのか。
答　含まない。なお，検体採取以降，結果判明までの費用はすべて含まれる。　　(平22.4.13)

参考　次の傷病名に対するD006-5染色体検査の算定は，原則として認められる。
　(1)白血病の疑い，(2)悪性リンパ腫の疑い，(3)骨髄異形成症候群の疑い，(4)多発性骨髄腫の疑い，(5)骨髄増殖性疾患（骨髄線維症，本態性血小板血症，真性多血症等を含む）の疑い。
　　　　　　　　　　　　　　　(令6.3.29 支払基金)

D006-6　免疫関連遺伝子再構成　判（遺伝）
　(p.514)　　　　　　　　　　　　　　2,373点

→**免疫関連遺伝子再構成**
(1) 免疫関連遺伝子再構成は，PCR法，LCR法又はサザンブロット法により，悪性リンパ腫，急性リンパ性白血病又は慢性リンパ性白血病の診断の目的で検査を行った場合に，6月に1回を限度として算定できる。
(2) D004-2悪性腫瘍組織検査の「1」悪性腫瘍遺伝子検査，D006-2造血器腫瘍遺伝子検査，D006-6免疫関連遺伝子再構成，D006-14FLT3遺伝子検査又はD006-16JAK2遺伝子検査のうちいずれかを同一月中に併せて行った場合には，主たるもののみ算定する。　　(令6保医発0305・4)

D006-7　UDPグルクロン酸転移酵素遺伝子多型　判（遺伝）(p.514)　　2,004点

→**UDPグルクロン酸転移酵素遺伝子多型**
　UDPグルクロン酸転移酵素遺伝子多型は，塩酸イリノテカンの投与対象となる患者に対して，その投与量等を判断することを目的として，インベーダー法又はPCR法により測定を行った場合，当該抗悪性腫瘍剤の投与方針の決定までの間に1回を限度として算定する。
　　　　　　　　　　　　　　　(令6保医発0305・4)

D006-8　サイトケラチン19（KRT19）mRNA検出　判（遺伝）(p.514)　2,400点

→**サイトケラチン19（KRT19）mRNA検出**
　サイトケラチン19（KRT19）mRNA検出は，視触診等による診断又は術前の画像診断でリンパ節転移陽性が明らかでない乳癌，胃癌，大腸癌又は非小細胞肺癌に対して，摘出された乳癌，胃癌，大腸癌又は非小細胞肺癌所属リンパ節中のサイトケラチン19（KRT19）mRNAの検出によるリンパ節転移診断及び術式の選択等の治療方針の決定の補助を目的として，OSNA（One-Step Nucleic Acid Amplification）法により測定を行った場合に，一連につき1回に限り算定する。　　(令6保医発0305・4)

D006-9　WT1 mRNA　判（遺伝）(p.514)　2,520点

→**WT1 mRNA**
　WT1 mRNAは，リアルタイムRT-PCR法により，急性骨髄性白血病，急性リンパ性白血病又は骨髄異形成症候群の診断の補助又は経過観察時に行った場合に月1回を限度として算定できる。　　(令6保医発0305・4)

参考　次の傷病名に対するWT1 mRNAの算定は，原則として認められない。
　(1)慢性白血病，(2)悪性リンパ腫，(3)多発性骨髄腫
　　　　　　　　　　　　　　　(令6.2.29 支払基金)

D006-10　CCR4タンパク（フローサイトメトリー法）　判（p.514）　10,000点

→**CCR4タンパク（フローサイトメトリー法）**
　　　　　　　　　　　　　　　　摘要欄 p.1697
　CCR4タンパク（フローサイトメトリー法）及びN

002 免疫染色（免疫抗体法）病理組織標本作製の「5」CCR4タンパクを同一の目的で行った場合には，原則としていずれか一方のみを算定する。ただし，医学的な必要性がある場合には，併せて実施した場合であっても，いずれの点数も算定できる。なお，この場合においては，診療報酬明細書の摘要欄にその理由及び医学的な必要性を記載する。
(令6保医発0305・4)

D006-11　FIP1L1-PDGFRα融合遺伝子検査　判（遺伝）(p.514)　3,105点

→FIP1L1-PDGFRα融合遺伝子検査　摘要欄 p.1697

(1) FIP1L1-PDGFRα融合遺伝子検査は，二次性好酸球増加症を除外した上で，慢性好酸球性白血病又は好酸球増多症候群と診断した患者において，治療方針の決定を目的としてFISH法により行った場合に，原則として1回に限り算定できる。ただし，臨床症状・検査所見等の変化を踏まえ，治療法を選択する必要があり，本検査を再度実施した場合にも算定できる。

(2) FIP1L1-PDGFRα融合遺伝子検査を算定するに当たっては，本検査を必要と判断した理由又は本検査を再度実施した場合にはその理由を診療録及び診療報酬明細書の摘要欄に記載する。
(令6保医発0305・4)

事務連絡 問　FIP1L1-PDGFRα融合遺伝子検査は，どのような場合に算定できるか。
答　FISH法によるFIP1L1-PDGFRα融合遺伝子検査が可能な体外診断用医薬品として薬事承認を得ているものを用いて，測定した場合に限り算定できる。
(平29.3.31，一部修正)

D006-12　EGFR遺伝子検査（血漿）判（遺伝）(p.514)　2,100点

注　同一の患者につき同一月において検査を2回以上実施した場合における2回目以降の当該検査の費用は，所定点数の**100分の90**に相当する点数により算定する。

→EGFR遺伝子検査（血漿）　摘要欄 p.1697

(1) EGFR遺伝子検査（血漿）は，血漿を用いてリアルタイムPCR法又は次世代シーケンシングにより行った場合に算定できる。

(2) 肺癌の詳細な診断及び治療法を選択する場合，又は肺癌の再発や増悪により，EGFR遺伝子変異の2次的遺伝子変異等が疑われ，再度治療法を選択する場合に，患者1人につき，診断及び治療法を選択する場合には1回，再度治療法を選択する場合には2回に限り算定できる。ただし，本検査の実施は，医学的な理由により，肺癌の組織を検体として，D004-2悪性腫瘍組織検査の「1」悪性腫瘍遺伝子検査の「イ」処理が容易なものの「(1)」医薬品の適応判定の補助等に用いるもののうち，肺癌におけるEGFR遺伝子検査を行うことが困難な場合に限る。

(3) EGFR遺伝子検査（血漿）を実施した場合には，肺癌の組織を検体とした検査が実施困難である医学的な理由を診療録及び診療報酬明細書の摘要欄に記載する。

(4) EGFR遺伝子検査（血漿），肺癌の組織を検体としたD004-2悪性腫瘍組織検査の「1」悪性腫瘍遺伝子検査の「イ」処理が容易なものの「(1)」医薬品の適応判定の補助等に用いるもののうち，肺癌におけるEGFR遺伝子検査又はD006-24肺癌関連遺伝子多項目同時検査を同一月中に併せて行った場合には，主たるもののみ算定する。
(令6保医発0305・4)

D006-13　骨髄微小残存病変量測定　判（遺伝）(p.514)

1　遺伝子再構成の同定に用いるもの　3,395点
2　モニタリングに用いるもの　2,100点
注　別に厚生労働大臣が定める施設基準〔告示4第5・3の1の3，p.1380〕に適合しているものとして地方厚生局長等に届け出た保険医療機関において実施した場合に限り算定する。

→骨髄微小残存病変量測定

(1) 骨髄微小残存病変量測定は，PCR法により，急性リンパ性白血病の診断補助又は経過観察を目的に行った場合に算定できる。

(2) 「1」の遺伝子再構成の同定に用いるものについては，急性リンパ性白血病と診断された患者又は再発が認められた患者に対して，遺伝子再構成の同定及び当該遺伝子のプライマー作成を行った場合に，それぞれ1回に限り算定できる。

(3) 「2」のモニタリングに用いるものについては，「1」の遺伝子再構成の同定に用いるものを行った患者に対して，PCR法により急性リンパ性白血病の経過観察を目的として行った場合に，初発時と再発時にそれぞれ2回を限度として算定できる。
(令6保医発0305・4)(令6.5.1)

D006-14　FLT3遺伝子検査　判（遺伝）(p.514)　4,200点

→FLT3遺伝子検査

(1) FLT3遺伝子検査は，**急性骨髄性白血病**（急性前骨髄性白血病を除く）の骨髄液又は末梢血を検体とし，PCR法及びキャピラリー電気泳動法により，抗悪性腫瘍剤による治療法の選択を目的として，FLT3遺伝子の縦列重複（ITD）変異及びチロシンキナーゼ（TKD）変異の評価を行った場合に，患者1人につき1回に限り算定する。

(2) D004-2悪性腫瘍組織検査の「1」悪性腫瘍遺伝子検査，D006-2造血器腫瘍遺伝子検査，D006-6免疫関連遺伝子再構成又はD006-16JAK2遺伝子検査のうちいずれかを同一月中に併せて行った場合には，主たるもののみ算定する。
(令6保医発0305・4)

D006-15　膀胱がん関連遺伝子検査　判（遺伝）(p.514)　1,597点

→膀胱がん関連遺伝子検査　摘要欄 p.1698

(1) 膀胱がん関連遺伝子検査は，膀胱がんの患者であって，上皮内癌（CIS）と診断され，過去にK803膀胱悪性腫瘍手術の「6」経尿道的手術を行った者に対して，FISH法により，再発の診断の補助を目的として実施した場合に，経尿道的手術後2年以内に限り，2回を限度として算定する。ただし，同時に膀胱鏡により，膀胱がん再発の所見が認められないことを確認した患者に対して実施した場合に限る。

(2) 本検査を実施した場合には，上皮内癌（CIS）と診断された病理所見，K803膀胱悪性腫瘍手術の「6」経尿道的手術の実施日及び本検査を過去に算定している場合にはその算定日を診療報酬明細書の摘要欄に記載する。

(3) 本検査と同時にN004細胞診（1部位につき）の「2」穿刺吸引細胞診，体腔洗浄等によるものを実施した場合は，主たるもののみ算定する。
(令6保医発0305・4)

D006-16　JAK2遺伝子検査　判（遺伝）(p.514)　2,504点

→JAK2遺伝子検査

(1) JAK2遺伝子検査は，骨髄液又は末梢血を検体とし，アレル特異的定量PCR法により，真性赤血球増加症，本態性血小板血症及び原発性骨髄線維症の診断補助を目的として，JAK2 V617F遺伝子変異割合を測定した場合に，患者1人につき1回に限り算定する。

(2) D004-2悪性腫瘍組織検査の「1」悪性腫瘍遺伝子検査，D006-2造血器腫瘍遺伝子検査，D006-6免疫関連遺伝子再構成又はD006-14FLT3遺伝子検査のうちいずれかを同一月中に併せて行った場合には，主たるもののみ算定する。

(令6保医発0305・4)

D006-17　Nudix hydrolase 15（NUDT15）遺伝子多型　判（遺伝）（p.514）　2,100点

→Nudix hydrolase 15（NUDT15）遺伝子多型

NUDT15遺伝子多型は，難治性の炎症性腸疾患，急性リンパ性白血病及び治療抵抗性のリウマチ性疾患〔全身性血管炎（顕微鏡的多発血管炎，多発血管炎性肉芽腫症，結節性多発動脈炎，好酸球性多発血管炎性肉芽腫症，高安動脈炎等），全身性エリテマトーデス（SLE），多発性筋炎，皮膚筋炎，強皮症，混合性結合組織病及び難治性リウマチ性疾患〕，自己免疫性肝炎の患者であって，チオプリン製剤の投与対象となる患者に対して，その投与の可否，投与量等を判断することを目的として，リアルタイムPCR法により測定を行った場合に，当該薬剤の投与を開始するまでの間に1回を限度として算定する。

(令6保医発0305・4)

事務連絡 Nudix hydrolase15（NUDT15）遺伝子多型

問1　「医薬品の適応外使用に係る保険診療上の取扱い」において，『原則として，「アザチオプリン」を「視神経脊髄炎」に対して処方した場合，当該使用事例を審査上認める』とあるが，視神経脊髄炎の患者であって，チオプリン製剤の投与対象となる患者に対して，その投与の可否，投与量等の判断を目的として，リアルタイムPCR法によりNUDT15遺伝子多型の測定を行った場合，D006-17Nudix hydrolase 15（NUDT15）遺伝子多型は算定できるか。

答　算定できる。ただし，当該薬剤の投与を開始するまでの間に1回を限度とする。

(令3.2.22)

問2　「医薬品の適応外使用に係る保険診療上の取扱い」において，『原則として，「アザチオプリン」を「全身型重症筋無力症」に対して処方した場合，当該使用事例を審査上認める』とあるが，全身型重症筋無力症の患者であって，チオプリン製剤の投与対象となる患者に対して，その投与の可否，投与量等の判断を目的として，リアルタイムPCR法によりNUDT15遺伝子多型の測定を行った場合，Nudix hydrolase15（NUDT15）遺伝子多型は算定できるか。

答　算定できる。ただし，当該薬剤の投与を開始するまでの間に1回を限度とする。

(令4.2.28)

D006-18　BRCA1/2遺伝子検査　判（遺伝）（p.514）
1　腫瘍細胞を検体とするもの　　20,200点
2　血液を検体とするもの　　　　20,200点

注　別に厚生労働大臣が定める施設基準〔告示4第5・3の1の3の2, p.1381〕に適合しているものとして地方厚生局長等に届け出た保険医療機関において実施した場合に限り算定する。

→BRCA1/2遺伝子検査　摘要欄 p.1698

(1)「1」腫瘍細胞を検体とするものについては，初発の進行卵巣癌患者，転移性去勢抵抗性前立腺癌患者又は転移性，再発若しくはHER2陰性の術後薬物療法の適応となる乳癌患者の腫瘍細胞を検体とし，次世代シーケンシングにより，抗悪性腫瘍剤による治療法の選択を目的として，BRCA1遺伝子及びBRCA2遺伝子の変異の評価を行った場合に限り算定する。

(2)「2」血液を検体とするものについては，転移性，再発若しくはHER2陰性の術後薬物療法の適応となる乳癌患者，初発の進行卵巣癌患者，治癒切除不能な膵癌患者，転移性去勢抵抗性前立腺癌患者又は遺伝性乳癌卵巣癌症候群が疑われる乳癌若しくは卵巣癌患者の血液を検体とし，PCR法等により，抗悪性腫瘍剤による治療法の選択又は遺伝性乳癌卵巣癌症候群の診断を目的として，BRCA1遺伝子及びBRCA2遺伝子の変異の評価を行った場合に限り算定する。

(3)「2」血液を検体とするものについて，遺伝性乳癌卵巣癌症候群の診断を目的として当該検査を実施するに当たっては，関係学会による「遺伝性乳癌卵巣癌症候群（HBOC）診療の手引き2021年版」を参照する。なお，その医療上の必要性について**診療報酬明細書**の摘要欄に記載する。

(令6保医発0305・4, 1227・2)

事務連絡　問　以前に，オラパリブ投与に関した治験（OlympiA試験やOlympiAD試験）等に参加し，その際にBRCA1/2遺伝子検査と同等の検査によりBRCA遺伝子変異を確認されていた患者が，今回，手術不能・再発乳癌に対してオラパリブの投与を検討する場合，以前に行った検査をもって投与の判断をすることは可能か。

答　可能である。

(平30.10.9，一部改正)

D006-19　がんゲノムプロファイリング検査
判（遺伝）（p.514）　　　　　　　　　44,000点

注1　別に厚生労働大臣が定める施設基準〔告示4第5・3の1の3の3, p.1381〕に適合しているものとして地方厚生局長等に届け出た保険医療機関において実施した場合に限り算定する。

2　抗悪性腫瘍剤による治療法の選択を目的として他の検査を実施した場合であって，当該他の検査の結果によりB011-5がんゲノムプロファイリング評価提供料を算定する場合は，所定点数から当該他の検査の点数を減算する。

→がんゲノムプロファイリング検査　摘要欄 p.1698

(1) 固形腫瘍の腫瘍細胞又は血液を検体とし，100以上のがん関連遺伝子の変異等を検出するがんゲノムプロファイリング検査に用いる医療機器等として薬事承認又は認証を得ている次世代シーケンシングを用いて，包括的なゲノムプロファイルの取得を行う場合に，検体提出時に患者1人につき1回（以下のイの場合については，血液を検体とする検査を含めて2回）に限り算定できる。ただし，血液を検体とする場合については，以下に掲げる場合にのみ算定できる。

ア　医学的な理由により，固形腫瘍の腫瘍細胞を検体としてがんゲノムプロファイリング検査を行うことが困難な場合。この際，固形腫瘍の腫瘍細胞を検体とした検査が実施困難である医学的な理由を**診療録**及び**診療報酬明細書**の摘要欄に記載する。

イ　固形腫瘍の腫瘍細胞を検体として実施したがんゲノムプロファイリング検査において，包括的なゲノムプロファイルの結果を得られなかった場合。この際，その旨を**診療録**及び**診療報酬明細書**の摘要欄に記載する。

(2) 標準治療がない固形がん患者又は局所進行若しくは転移が認められ標準治療が終了となった固形がん患者（終了が見込まれる者を含む）であって，関連学会の化学療法に関するガイドライン等に基づき，全身状態

及び臓器機能等から，当該検査施行後に化学療法の適応となる可能性が高いと主治医が判断した者に対して実施する場合に限り算定できる。
(3) がんゲノムプロファイルの解析により得られる遺伝子のシークエンスデータ（FASTQ又はBAM），解析データ（VCF，XML又はYAML）及び臨床情報等を，患者の同意に基づき，保険医療機関又は検査会社等からがんゲノム情報管理センター（C-CAT）に提出する。この際，当該データの提出及び二次利用について，患者に対して書面を用いて説明し，同意の有無について診療録及び管理簿等に記載する。なお，これらの手続きに当たっては，個人情報の保護に係る諸法令を遵守する。
(4) C-CATへのデータ提出又はデータの二次利用に係る同意が得られない場合であっても，当該検査を実施し，算定することができる。その際には同意が得られなかった旨を診療録及び管理簿に記載する。
(5) 医療関係団体が定める「インフォームド・コンセント手順書」を遵守し，患者からの同意取得について適切な手続きを確保する。
(6) 「注2」に係る規定は，固形腫瘍の腫瘍細胞又は血液を検体とし，100以上のがん関連遺伝子の変異等を検出するがんゲノムプロファイリング検査に用いる医療機器等として薬事承認又は認証を得ている次世代シーケンシングを用いて，次に掲げる抗悪性腫瘍剤による治療法の選択を目的とした検査を実施した際に併せて取得している包括的なゲノムプロファイルの結果を，標準治療後（終了が見込まれる場合も含む）にエキスパートパネルで検討を行った上で，治療方針等について文書を用いて患者に説明することにより，B011-5がんゲノムプロファイリング評価提供料を算定する場合に適用する。なお，この場合には(2)から(5)までを満たすこと。この際，診療報酬明細書の摘要欄に，包括的なゲノムプロファイルの結果を併せて取得した検査の実施日を記載する。
　ア　肺癌におけるEGFR遺伝子検査，ROS1融合遺伝子検査，ALK融合遺伝子検査，RAS遺伝子検査，HER2遺伝子検査
　イ　大腸癌におけるRAS遺伝子検査，HER2遺伝子検査，BRAF遺伝子検査
　ウ　乳癌におけるHER2遺伝子検査
　エ　固形癌におけるマイクロサテライト不安定性検査
　オ　肺癌におけるMETex14遺伝子検査
　カ　悪性黒色腫におけるBRAF遺伝子検査
　キ　固形癌におけるNTRK融合遺伝子検査，腫瘍遺伝子変異量検査，RET融合遺伝子検査
　ク　胆道癌におけるFGFR2融合遺伝子検査
　ケ　卵巣癌又は前立腺癌におけるBRCA1遺伝子及びBRCA2遺伝子検査
　コ　乳癌におけるAKT1遺伝子変異検査，PIK3CA遺伝子変異検査，PTEN遺伝子変異検査
(7) 造血器腫瘍又は類縁疾患ゲノムプロファイリング検査は，造血器腫瘍の腫瘍細胞，血液，骨髄液又は体腔液を検体とし，100以上のがん関連遺伝子の変異等を検出するゲノムプロファイリング検査に用いる医療機器等として薬事承認又は認証を得ている次世代シーケンシングを用いて，包括的なゲノムプロファイルの取得を行う場合に，本区分のがんゲノムプロファイリング検査を準用して算定する。なお，この場合には(3)から(5)までを満たす。また，本検査は下記のいずれかに該当する場合，検体提出時に造血器腫瘍又は類縁疾患の同一疾患につき1回のみ算定できる。下記のうち，イ，

エ，オに該当するものについては，その医療上の必要性について診療報酬明細書の摘要欄に記載する。
　ア　初発時に算定できるもの
　　①　急性骨髄性白血病
　　②　急性リンパ性白血病
　　③　骨髄異形成症候群
　　④　骨髄増殖性腫瘍及びその類縁腫瘍
　　⑤　組織球及び樹状細胞腫瘍
　イ　従来の方法による検索が行えない又は他の造血器腫瘍又は類縁疾患と鑑別が困難な場合において，初発時に算定できるもの
　　①　アグレッシブB細胞非ホジキンリンパ腫
　　②　インドレントB細胞非ホジキンリンパ腫
　　③　T細胞非ホジキンリンパ腫
　　④　NK細胞非ホジキンリンパ腫
　　⑤　多発性骨髄腫
　ウ　再発又は難治時に算定できるもの
　　①　急性骨髄性白血病
　エ　従来の方法による検索が行えない又は他の造血器腫瘍又は類縁疾患と鑑別が困難な場合において，再発又は難治時に算定できるもの
　　①　フィラデルフィア染色体陽性急性リンパ性白血病
　　②　インドレントB細胞非ホジキンリンパ腫
　　③　T細胞非ホジキンリンパ腫
　　④　NK細胞非ホジキンリンパ腫
　　⑤　慢性リンパ性白血病
　オ　病期を問わず算定できるもの（既存の検査及び病理診断等で確定診断に至らず，治療方針の決定が困難な場合に限る）
　　①　原因不明の著しい血球減少

（令6保医発0305・4，0430・1，令7保医発0228・2）

事務連絡 **がんゲノムプロファイリング検査**

問1　がんゲノムプロファイリング検査「注2」の減算について，「他の検査」として，腫瘍細胞を検体とし，医薬品の適応を判定するための補助等に用いるものとして，胆道癌におけるFGFR2融合遺伝子検査，マイクロサテライト不安定性検査，NTRK融合遺伝子検査及び腫瘍遺伝子変異量検査をいずれも算定した場合であって，標準治療終了後に，がんゲノムプロファイリング検査を算定する場合は，D004-2悪性腫瘍組織検査「1」「イ」の「(1) 医薬品の適応判定の補助等に用いるもの」2,500点（マイクロサテライト不安定性検査）と「1」「注2」の「ロ　3項目以上」12,000点（FGFR2融合遺伝子検査，NTRK融合遺伝子検査及び腫瘍遺伝子変異量検査）を所定点数から減算するのか。
答　そのとおり。
問2　がんゲノムプロファイリング検査「注2」の減算について，診断時に，「がんゲノムプロファイリング検査に用いる医療機器等として薬事承認又は認証を得ている次世代シーケンシング」以外の方法により，D004-2悪性腫瘍組織検査「1」「イ」の「(1) 医薬品の適応判定の補助等に用いるもの」等を算定した場合であって，標準治療終了後に，がんゲノムプロファイリング検査を算定する場合は，所定点数から診断時に算定した検査の点数を減算するのか。
答　減算しない。
問3　D006-19「注2」の減算について，他の保険医療機関において，「がんゲノムプロファイリング検査に用いる医療機器等として薬事承認又は認証を得ている次世代シーケンシング」を用いて，抗悪性腫瘍剤による治療法の選択を目的とした検査を算定していた場合であっても，所定点数から当該検査の点数を減算するのか。
答　そのとおり。
（令4.3.31）
問4　「Guardant360 CDxがん遺伝子パネル」について，関連学会の見解において，既収載のがんゲノムプロファイリング検査と同様の臨床的位置づけで使用されるものとされて

おり，本検査を用いて検査を行った場合であってもがんゲノムプロファイリング検査を算定してよいか。
答　差し支えない。
(令5.7.24)
問5　造血器腫瘍又は類縁疾患を対象とした遺伝子パネル検査の対象となる患者であって，コンパニオン検査が存在する遺伝子の異常について，当該遺伝子パネル検査を用いて確認された場合，当該遺伝子異常に係る医薬品投与に際して，改めてコンパニオン検査を用いた遺伝子異常の確認を行う必要があるか。
答　遺伝子パネル検査後に開催されるエキスパートパネルが，添付文書・ガイドライン・文献等を踏まえ，当該遺伝子異常に係る医薬品投与が適切であると推奨した場合であって，主治医が当該医薬品投与について適切であると判断した場合は，改めてコンパニオン検査を行うことなく当該医薬品を投与しても差し支えない。
(令7.3.6)

D006-20　角膜ジストロフィー遺伝子検査　判
（遺伝）(p.514)　　　　　　　　　　　　　　　1,200点

注　別に厚生労働大臣が定める施設基準〔告示４第５・３の１の３の４, p.1382〕に適合しているものとして地方厚生局長等に届け出た保険医療機関において行われる場合に，患者1人につき1回に限り算定する。

→角膜ジストロフィー遺伝子検査　摘要欄 p.1698
(1)　角膜ジストロフィー遺伝子検査は，角膜混濁等の前眼部病変を有する患者であって，臨床症状，検査所見，家族歴等から角膜ジストロフィーと診断又は疑われる者に対して，治療方針の決定を目的として行った場合に算定する。本検査を実施した場合には，その医学的な必要性を診療報酬明細書の摘要欄に記載する。
(2)　検査の実施に当たっては，個人情報保護委員会・厚生労働省「医療・介護関係事業者における個人情報の適切な取扱いのためのガイダンス」及び関係学会による「医療における遺伝学的検査・診断に関するガイドライン」を遵守する。
(令6保医発0305・4)

D006-21　血液粘弾性検査（一連につき）判
(p.514)　　　　　　　　　　　　　　　　　　　600点

→血液粘弾性検査（一連につき）
(1)　血液粘弾性検査は，心臓血管手術（人工心肺を用いたものに限る）を行う患者に対して，血液製剤等の投与の必要性の判断又は血液製剤等の投与後の評価を目的として行った場合に算定できる。
(2)　術前，術中又は術後に実施した場合に，それぞれ1回ずつ算定できる。なお，所期の目的を達するために複数回実施した場合であっても，一連として算定する。
(3)　検査の実施に当たっては，日本心臓血管麻酔学会の定める指針を遵守し，適切な輸血管理を行う。
(令6保医発0305・4)

D006-22　RAS遺伝子検査（血漿）判（遺伝）
(p.514)　　　　　　　　　　　　　　　　　　7,500点

→RAS遺伝子検査（血漿）　摘要欄 p.1698
(1)　RAS遺伝子検査（血漿）は，大腸癌患者の血漿を検体とし，抗悪性腫瘍剤による治療法の選択を目的として，高感度デジタルPCR法とフローサイトメトリー法を組み合わせた方法により行った場合に，患者1人につき1回に限り算定できる。ただし，再度治療法を選択する必要がある場合にも算定できる。なお，本検査の実施は，医学的な理由により，大腸癌の組織を検体として，D004-2悪性腫瘍組織検査の「1」の「イ」処理が容易なものの「(1)」医薬品の適応判定の補助等に用いるもののうち，大腸癌におけるRAS遺伝子検査又はD004-2悪性腫瘍組織検査の「1」の「イ」処理が容易なものの「(2)」その他のもののうち，大腸癌におけるKRAS遺伝子検査を行うことが困難な場合に限る。
(2)　本検査を実施した場合は，大腸癌の組織を検体とした検査が実施困難である医学的な理由を診療録及び診療報酬明細書に記載する。
(3)　本検査と，大腸癌の組織を検体として，D004-2悪性腫瘍組織検査の「1」の「イ」処理が容易なものの「(1)」医薬品の適応判定の補助等に用いるもののうち，大腸癌におけるRAS遺伝子検査又はD004-2悪性腫瘍組織検査の「1」の「イ」処理が容易なものの「(2)」その他のもののうち，大腸癌におけるKRAS遺伝子検査を同一月中に併せて行った場合には，主たるもののみ算定する。
(令6保医発0305・4)

D006-23　遺伝子相同組換え修復欠損検査　判
（遺伝）(p.514)　　　　　　　　　　　　　32,200点

注　別に厚生労働大臣が定める施設基準〔告示４第５・３の１の３の５, p.1382〕を満たす保険医療機関において行われる場合に算定する。

→遺伝子相同組換え修復欠損検査
遺伝子相同組換え修復欠損検査は，卵巣癌患者の腫瘍組織を検体とし，抗悪性腫瘍剤による治療法の選択を目的として，次世代シーケンシングにより，相同組換え修復欠損の評価を行った場合に，患者1人につき1回に限り算定する。
(令6保医発0305・4)

D006-24　肺癌関連遺伝子多項目同時検査　判
（遺伝）(p.514)　　　　　　　　　　　　　12,500点

→肺癌関連遺伝子多項目同時検査
(1)　肺癌関連遺伝子多項目同時検査は，肺癌患者の腫瘍組織を検体とし，EGFR遺伝子検査，ROS1融合遺伝子検査，ALK融合遺伝子検査，BRAF遺伝子検査，METex14遺伝子検査，KRAS遺伝子検査及びRET融合遺伝子検査をリアルタイムPCR法により同時に実施した場合に，患者1人につき1回に限り算定する。
(2)　肺癌関連遺伝子多項目同時検査とD004-2悪性腫瘍組織検査の「1」の「イ」の「(1)」医薬品の適応判定の補助等に用いるもの〔肺癌におけるEGFR遺伝子検査，ROS1融合遺伝子検査，ALK融合遺伝子検査，BRAF遺伝子検査（次世代シーケンシングを除く），METex14遺伝子検査（次世代シーケンシングを除く）又はKRAS遺伝子変異（G12C）検査に限る〕，D004-2悪性腫瘍組織検査の「1」の「ロ」処理が複雑なもの〔肺癌におけるBRAF遺伝子検査（次世代シーケンシング），METex14遺伝子検査（次世代シーケンシング）又はRET融合遺伝子検査に限る〕，D006-12EGFR遺伝子検査（血漿），D006-27悪性腫瘍遺伝子検査（血液・血漿）の「1」ROS1融合遺伝子検査，「2」ALK融合遺伝子検査若しくは「3」METex14遺伝子検査，N002免疫染色（免疫抗体法）病理組織標本作製の「4」EGFRタンパク若しくは「6」ALK融合タンパク又はN005-2ALK融合遺伝子標本作製を併せて実施した場合は，主たるもののみ算定する。
(令6保医発0305・4)

D006-25　CYP2C9遺伝子多型　判（遺伝）
(p.514)　　　　　　　　　　　　　　　　　　2,037点

→CYP2C9遺伝子多型　摘要欄 p.1698
二次性進行型多発性硬化症患者に対するシポニモドフ

マル酸の投与の可否の判定又は投与量の判定を目的として，リアルタイムPCR法により，全血又は口腔粘膜から抽出されたゲノムDNA中の薬物代謝酵素CYP2C9遺伝子多型を測定した場合に，患者1人につき1回に限り算定する。なお，本検査が必要と判断した医学的根拠を**診療報酬明細書**の摘要欄に記載する。 （令6保医発0305・4）

D006-26 染色体構造変異解析 判（遺伝）
（p.514） **8,000点**

注 別に厚生労働大臣が定める施設基準〔告示4第5・3の1の3の6, p.1382〕を満たす保険医療機関において行われる場合に算定する。

→染色体構造変異解析 摘要欄 p.1698

(1) 染色体構造変異解析は，薬事承認を得ている体外診断用医薬品を用いて，アレイCGH法により染色体ゲノムDNAのコピー数変化及びヘテロ接合性の喪失を測定した場合に，患者1人につき1回に限り算定する。

(2) 本検査は，12q14欠失症候群，15q13.3欠失症候群，15q24反復性微細欠失症候群，15q26過成長症候群，16p11.2重複症候群，16p11.2-p12.2欠失症候群，16p11.2-p12.2重複症候群，16p13.11反復性微細欠失症候群，16p13.11反復性微細重複症候群，17q21.31反復性微細欠失症候群，1p36欠失症候群，1q21.1反復性微細欠失症候群，1q21.1反復性微細重複症候群，1q21.1領域血小板減少-橈骨欠損症候群，22q11.2欠失症候群，22q11重複症候群，22q11.2遠位欠失症候群，22q13欠失症候群（フェラン・マクダーミド症候群），2p15-16.1欠失症候群，2p21欠失症候群，2q33.1欠失症候群，2q37モノソミー，3q29欠失症候群，3q29重複症候群，7q11.23重複症候群，8p23.1微細欠失症候群，8p23.1重複症候群，8q21.11欠失症候群，9q34欠失症候群，アンジェルマン症候群，ATR-16症候群，22qテトラソミー症候群（キャットアイ症候群），シャルコー・マリー・トゥース病，5p-症候群，遺伝圧脆弱性ニューロパチー，レリー・ワイル症候群，ミラー・ディカー症候群，NF1欠失症候群，ペリツェウス・メルツバッハ病（先天性大脳白質形成不全症），ポトキ・ルプスキ症候群，ポトキ・シェイファー症候群，プラダー・ウィリ症候群，腎嚢胞-糖尿病症候群，16p12.1反復性微細欠失症候群，ルビンシュタイン・テイビ症候群，スミス・マギニス症候群，ソトス症候群，裂手／裂足奇形1，ステロイドスルファターゼ欠損症，WAGR症候群，ウィリアムズ症候群，ウォルフ・ヒルシュホーン症候群，Xp11.22連鎖性知的障害，Xp11.22-p11.23重複症候群，MECP2重複症候群，ベックウィズ・ヴィーデマン症候群，シルバー・ラッセル症候群，第14染色体父親性ダイソミー症候群（鏡-緒方症候群）又は14番染色体母親性ダイソミーおよび類縁疾患のいずれかを疑う患者に対して実施する。

(3) 本検査を実施する場合は，関連学会が定める指針を遵守し，本検査を実施する医学的理由を**診療報酬明細書**の摘要欄に記載する。 （令6保医発0305・4）

事務連絡 問 D006-26染色体構造変異解析における「関連学会が定める指針」とは，具体的には何を指すのか。
答 現時点では，日本小児遺伝学会，日本先天異常学会，日本人類遺伝学会及び厚生労働省難治性疾患政策研究事業「先天異常症候群領域の指定難病等のQOLの向上を目指す包括的研究」研究班並びに「染色体微細欠失重複症候群の包括的診療体制の構築」研究班の「診療において実施するマイクロアレイ染色体検査のガイダンス」を指す。 （令4.3.31）

D006-27 悪性腫瘍遺伝子検査（血液・血漿）

判（遺伝）（p.514）

1	ROS1融合遺伝子検査	2,500点
2	ALK融合遺伝子検査	2,500点
3	METex14遺伝子検査	5,000点
4	NTRK融合遺伝子検査	5,000点
5	RAS遺伝子検査	2,500点
6	BRAF遺伝子検査	2,500点
7	HER2遺伝子検査（大腸癌に係るもの）	2,500点
8	HER2遺伝子検査（肺癌に係るもの）	5,000点
9	マイクロサテライト不安定性検査	2,500点

注1 患者から1回に採取した血液又は血漿を用いて本区分の1，2，5，6，7若しくは9に掲げる検査又はD006-12EGFR遺伝子検査（血漿）を2項目，3項目又は4項目以上行った場合は，所定点数にかかわらず，それぞれ4,000点，6,000点又は8,000点を算定する。

2 患者から1回に採取した血液又は血漿を用いて本区分の3，4又は8に掲げる検査を2項目又は3項目以上行った場合は，所定点数にかかわらず，それぞれ8,000点又は12,000点を算定する。

→悪性腫瘍遺伝子検査（血液・血漿） 摘要欄 p.1698

(1) 悪性腫瘍遺伝子検査（血液・血漿）は，固形癌患者の血液又は血漿を検体とし，悪性腫瘍の詳細な診断及び治療法の選択を目的として悪性腫瘍患者本人に対して行った場合に，それぞれ患者1人につき1回に限り算定する。

(2) ROS1融合遺伝子検査
ア 「1」のROS1融合遺伝子検査は，肺癌患者の血液を検体とし，抗悪性腫瘍剤による治療法の選択を目的として，次世代シーケンシングにより行った場合に，患者1人につき1回に限り算定する。
イ 本検査は，医学的な理由により，肺癌の組織を検体として，D004-2悪性腫瘍組織検査の「1」の「イ」処理が容易なものの「(1)」医薬品の適応判定の補助等に用いるもののうち，肺癌におけるROS1融合遺伝子検査を行うことが困難な場合に算定でき，本検査を併せて実施した場合には，本検査は算定できない。
ウ 本検査の実施に当たっては，肺癌の組織を検体とした検査が実施困難である医学的な理由を**診療録**及び**診療報酬明細書**の摘要欄に記載する。

(3) ALK融合遺伝子検査
ア 「2」のALK融合遺伝子検査は，肺癌患者の血液を検体とし，抗悪性腫瘍剤による治療法の選択を目的として，次世代シーケンシングにより行った場合に，患者1人につき1回に限り算定する。
イ 本検査は，医学的な理由により，肺癌の組織を検体として，D004-2の「1」の「イ」処理が容易なものの「(1)」医薬品の適応判定の補助等に用いるもののうち，肺癌におけるALK融合遺伝子検査を行うことが困難な場合に算定でき，当該検査と本検査を併せて実施した場合には，本検査は算定できない。
ウ 本検査の実施に当たっては，肺癌の組織を検体とした検査が実施困難である医学的な理由を**診療録**及び**診療報酬明細書**の摘要欄に記載する。
エ 本検査とN002免疫染色（免疫抗体法）病理組織標本作製の「6」ALK融合タンパク又はN005-

2 ALK融合遺伝子標本作製を併せて行った場合には，主たるもののみ算定する。
(4) METex14遺伝子検査
　ア　「3」のMETex14遺伝子検査は，肺癌患者の血漿を検体とし，抗悪性腫瘍剤による治療法の選択を目的として，次世代シーケンシングにより行った場合に，患者1人につき1回に限り算定する。
　イ　本検査は，医学的な理由により，肺癌の組織を検体として，D004-2悪性腫瘍組織検査の「1」の「ロ」処理が複雑なもののうち，肺癌におけるMETex14遺伝子検査を行うことが困難な場合に算定でき，本検査を併せて実施した場合には，本検査は算定できない。
　ウ　本検査の実施に当たっては，肺癌の組織を検体とした検査が実施困難である医学的な理由を診療録及び診療報酬明細書に記載する。
(5) NTRK融合遺伝子検査
　ア　「4」のNTRK融合遺伝子検査は，固形癌患者の血液を検体とし，抗悪性腫瘍剤による治療法の選択を目的として，次世代シーケンシングにより行った場合に，患者1人につき1回に限り算定する。
　イ　本検査は，医学的な理由により，固形癌の組織を検体として，D004-2悪性腫瘍組織検査の「1」の「ロ」処理が複雑なもののうち，固形癌におけるNTRK融合遺伝子検査を行うことが困難な場合に算定でき，本検査を併せて実施した場合には，本検査は算定できない。
　ウ　本検査の実施に当たっては，固形癌の組織を検体とした検査が実施困難である医学的な理由を診療録及び診療報酬明細書の摘要欄に記載する。
　エ　卵巣癌，乳癌，膵癌又は前立腺癌において，本検査とD006-18BRCA1/2遺伝子検査を併せて行った場合には，主たるもののみ算定する。
(6) RAS遺伝子検査
　ア　「5」のRAS遺伝子検査は，大腸癌又は肺癌患者の血液を検体とし，抗悪性腫瘍剤による治療法の選択を目的として，次世代シーケンシングにより行った場合に，患者1人につき1回に限り算定する。
　イ　本検査は，医学的な理由があって以下のいずれかに該当する場合に限り算定できる。
　　(イ)　大腸癌の組織を検体として，D004-2悪性腫瘍組織検査の「1」悪性腫瘍遺伝子検査の「イ」処理が容易なものの「(1)」医薬品の適応判定の補助等に用いるもののうち，大腸癌におけるRAS遺伝子検査，又は「1」悪性腫瘍遺伝子検査の「イ」処理が容易なものの「(2)」その他のもののうち，大腸癌におけるKRAS遺伝子検査を行うことが困難な場合。なお，いずれかの検査と本検査を，それぞれ大腸癌に対する抗悪性腫瘍剤による治療法の選択を目的として実施した場合には，本検査は算定できない。
　　(ロ)　肺癌の組織を検体として，D004-2悪性腫瘍組織検査の「1」悪性腫瘍遺伝子検査の「イ」処理が容易なものの「(1)」医薬品の適応判定の補助等に用いるもののうち，肺癌におけるKRAS遺伝子変異（G12C）検査，又は「1」悪性腫瘍遺伝子検査の「イ」処理が容易なものの「(2)」その他のもののうち，肺癌におけるKRAS遺伝子検査を実施することが困難な場合。なお，いずれかの検査と本検査を，それぞれ肺癌に対する抗悪性腫瘍剤による治療法の選択を目的として実施した場合には，本検査は算定できない。
　　(ハ)　肺癌の組織を検体として，D006-24肺癌関連遺伝子多項目同時検査を行うことが困難な場合。なお，本検査を，それぞれ肺癌に対する抗悪性腫瘍剤による治療法の選択を目的として併せて実施した場合には，本検査は算定できない。
　ウ　本検査の実施に当たっては，イに該当する医学的な理由を診療録及び診療報酬明細書の摘要欄に記載する。
　エ　大腸癌患者の血漿を検体として，大腸癌に対する抗悪性腫瘍剤による治療法の選択を目的として実施した場合に，D006-22RAS遺伝子検査（血漿）は併せて算定できない。
(7) BRAF遺伝子検査
　ア　「6」のBRAF遺伝子検査は，大腸癌患者の血液を検体とし，抗悪性腫瘍剤による治療法の選択を目的として，次世代シーケンシングにより行った場合に，患者1人につき1回に限り算定する。
　イ　本検査は，医学的な理由により，大腸癌の組織を検体として，D004-2悪性腫瘍組織検査の「1」悪性腫瘍遺伝子検査の「イ」処理が容易なものの「(1)」医薬品の適応判定の補助等に用いるもののうち，大腸癌におけるBRAF遺伝子検査を行うことが困難な場合に算定でき，本検査を併せて実施した場合には，本検査は算定できない。
　ウ　本検査の実施に当たっては，大腸癌の組織を検体とした検査が実施困難である医学的な理由を診療録及び診療報酬明細書の摘要欄に記載する。
(8) HER2遺伝子検査（大腸癌に係るもの）
　「7」のHER2遺伝子検査（大腸癌に係るもの）は，大腸癌患者の血液を検体とし，抗悪性腫瘍剤による治療法の選択を目的として，次世代シーケンシングにより行った場合に，患者1人につき1回に限り算定する。
(9) HER2遺伝子検査（肺癌に係るもの）
　ア　「8」のHER2遺伝子検査（肺癌に係るもの）は，肺癌患者の血液を検体とし，抗悪性腫瘍剤による治療法の選択を目的として，次世代シーケンシングにより行った場合に，患者1人につき1回に限り算定する。
　イ　本検査は，医学的な理由により，肺癌の組織を検体として，D004-2悪性腫瘍組織検査の「1」悪性腫瘍遺伝子検査の「ロ」処理が複雑なもののうち，肺癌におけるHER2遺伝子検査を行うことが困難な場合に算定でき，本検査を併せて実施した場合には，本検査は算定できない。
　ウ　本検査の実施に当たっては，肺癌の組織を検体とした検査が実施困難である医学的な理由を診療録及び診療報酬明細書の摘要欄に記載する。
(10) マイクロサテライト不安定性検査
　ア　「9」のマイクロサテライト不安定性検査は，固形癌患者の血液を検体とし，抗悪性腫瘍剤による治療法の選択を目的として，次世代シーケンシングにより行った場合に，患者1人につき1回に限り算定する。
　イ　本検査は，医学的な理由により，固形癌の組織を検体として，D004-2悪性腫瘍組織検査の「1」悪性腫瘍遺伝子検査の「イ」処理が容易なものの「(1)」医薬品の適応判定の補助等に用いるもののうち，固形癌におけるマイクロサテライト不安定性検査を行うことが困難な場合に算定でき，本検査を併せて実施した場合には，本検査は算定できない。
　ウ　卵巣癌，乳癌，膵癌又は前立腺癌に対する抗悪性腫瘍剤による治療法の選択を目的として，本検査と

D006-18BRCA1/2遺伝子検査の「1」腫瘍細胞を検体とするものを併せて行った場合には，いずれか主たるもののみ算定する。
エ　本検査の実施に当たっては，固形癌の組織を検体とした検査が実施困難である医学的な理由を**診療録**及び**診療報酬明細書**の摘要欄に記載する。

(11) 次世代シーケンシングを用いて，抗悪性腫瘍剤による治療法の選択を目的として特定の遺伝子の変異の評価を行う際に，包括的なゲノムプロファイルを併せて取得している場合には，包括的なゲノムプロファイルの結果ではなく，目的とする遺伝子変異の結果についてのみ患者に提供する。また，その場合においては，目的以外の遺伝子の変異に係る検査結果については患者の治療方針の決定等には用いない。

（令6保医発0305・4）

D006-28　Y染色体微小欠失検査　判（遺伝）
(p.514)　　　　　　　　　　　　　3,770点

注　別に**厚生労働大臣が定める施設基準**〔告示4第5・3の1の3の7，p.1382〕を満たす保険医療機関において行われる場合に算定する。

→Y染色体微小欠失検査
　Y染色体微小欠失検査は，不妊症の患者であって，生殖補助医療を実施しているものに対して，PCR-rSSO法により，精巣内精子採取術の適応の判断を目的として実施した場合に，患者1人につき1回に限り算定する。なお，本検査を実施する医学的な理由を**診療録**に記載する。

（令6保医発0305・4）

D006-29　乳癌悪性度判定検査　判（遺伝）
(p.514)　　　　　　　　　　　　　43,500点

→乳癌悪性度判定検査　　　　　摘要欄 p.1699
(1) ホルモン受容体陽性かつHER2陰性であって，リンパ節転移陰性，微小転移又はリンパ節転移1～3個の早期浸潤性乳癌患者を対象として，遠隔再発リスクの提示及び化学療法の要否の決定を目的として，腫瘍組織から抽出した21遺伝子のRNA発現の定量値に基づき乳癌悪性度判定検査を実施した場合に，原則として患者1人につき1回に限り算定できる。ただし，医学的な必要性から患者1人につき2回以上実施した場合には，その理由を**診療報酬明細書**の摘要欄に記載する。
(2) 本検査の実施に当たっては，ホルモン受容体，HER2の検査結果及びリンパ節転移の状況について**診療報酬明細書**の摘要欄に記載する。

（令6保医発0305・4）

D006-30　遺伝性網膜ジストロフィ遺伝子検査　判（遺伝）(p.514)
　　　　　　　　　　　　　　　　20,500点

→遺伝性網膜ジストロフィ遺伝子検査
(1) 遺伝性網膜ジストロフィ遺伝子検査は，臨床症状，検査所見，家族歴等からRPE65遺伝子変異による遺伝性網膜ジストロフィと疑われる者であって，十分な生存網膜細胞を有することが確認された者に対して，血液を検体とし，次世代シーケンシングを用いてボレチゲン ネパルボベクの適応の判定の補助を目的として実施した場合にのみ，患者1人につき1回に限り算定できる。
(2) 本検査の実施に当たっては，以下のいずれにも該当する医療機器を用いる。
ア　遺伝性網膜ジストロフィの疾患原因遺伝子の情報を取得するものとして薬事承認又は認証を得ている。
イ　厚生労働省難治性疾患政策研究事業において，「遺伝性網膜ジストロフィの原因となりうる主な遺伝子」（網膜脈絡膜・視神経萎縮症に関する調査研究班　網膜ジストロフィにおける遺伝学的検査のガイドライン作成ワーキンググループ作成）リストに記載されている遺伝遺伝子の変異の評価が可能である。
(3) 本検査は，厚生労働省難治性疾患政策研究事業において「網膜脈絡膜・視神経萎縮症に関する調査研究班　IRDパネル検査における遺伝学的検査運用ガイドライン作成ワーキンググループ」が作成した検査運用指針に従って実施された場合に限り算定する。

（令6保医発0305・4）

生化学的検査（Ⅰ）

D007　血液化学検査　判 (p.514)

1　総ビリルビン迅，直接ビリルビン又は抱合型ビリルビン，総蛋白迅，アルブミン（BCP改良法・BCG法）迅，尿素窒素迅，クレアチニン迅，尿酸迅，アルカリホスファターゼ（ALP）迅，コリンエステラーゼ（ChE）迅，γ-グルタミルトランスフェラーゼ（γ-GT）迅，中性脂肪迅，ナトリウム及びクロール迅，カリウム迅，カルシウム迅，マグネシウム，クレアチン，グルコース迅，乳酸デヒドロゲナーゼ（LD）迅，アミラーゼ，ロイシンアミノペプチダーゼ（LAP），クレアチンキナーゼ（CK）迅，アルドラーゼ，遊離コレステロール，鉄（Fe），血中ケトン体・糖・クロール検査（試験紙法・アンプル法・固定化酵素電極によるもの），不飽和鉄結合能（UIBC）（比色法），総鉄結合能（TIBC）（比色法）	11点
2　リン脂質	15点
3　HDL-コレステロール迅，無機リン及びリン酸，総コレステロール迅，アスパラギン酸アミノトランスフェラーゼ（AST）迅，アラニンアミノトランスフェラーゼ（ALT）迅	17点
4　LDL-コレステロール迅，蛋白分画	18点
5　銅（Cu）	23点
6　リパーゼ	24点
7　イオン化カルシウム	26点
8　マンガン（Mn）	27点
9　ケトン体	30点
10　アポリポ蛋白	
イ　1項目の場合	31点
ロ　2項目の場合	62点
ハ　3項目以上の場合	94点
11　アデノシンデアミナーゼ（ADA）	32点
12　グアナーゼ	35点
13　有機モノカルボン酸，胆汁酸	47点
14　ALPアイソザイム，アミラーゼアイソザイム，γ-GTアイソザイム，LDアイソザイム，重炭酸塩	48点
15　ASTアイソザイム，リポ蛋白分画	49点
16　アンモニア	50点
17　CKアイソザイム，グリコアルブミン迅	55点
18　コレステロール分画	57点
19　ケトン体分画，遊離脂肪酸	59点

20	レシチン・コレステロール・アシルトランスフェラーゼ（L-CAT）	70点
21	グルコース-6-リン酸デヒドロゲナーゼ（G-6-PD），リポ蛋白分画（PAGディスク電気泳動法），1,5-アンヒドロ-D-グルシトール（1,5AG），グリココール酸	80点
22	CK-MB（蛋白量測定）	90点
23	LDアイソザイム1型，総カルニチン，遊離カルニチン	95点
24	ALPアイソザイム及び骨型アルカリホスファターゼ（BAP）	96点
25	フェリチン半定量，フェリチン定量	102点
26	エタノール	105点
27	リポ蛋白（a）	107点
28	ヘパリン，KL-6*	108点
29	心筋トロポニンI，心筋トロポニンT（TnT）定性・定量，アルミニウム（Al）	109点
30	シスタチンC	112点
31	25-ヒドロキシビタミン	117点
32	ペントシジン	118点
33	イヌリン	120点
34	リポ蛋白分画（HPLC法）	129点
35	肺サーファクタント蛋白-A（SP-A），ガラクトース	130点
36	血液ガス分析，IV型コラーゲン，ミオグロビン定性，ミオグロビン定量，心臓由来脂肪酸結合蛋白（H-FABP）定性，心臓由来脂肪酸結合蛋白（H-FABP）定量	131点
	注 血液ガス分析については，当該保険医療機関内で行った場合に算定する。	
37	亜鉛（Zn）	132点
38	アルブミン非結合型ビリルビン	135点
39	肺サーファクタント蛋白-D（SP-D），プロコラーゲン-III-ペプチド（P-III-P），アンギオテンシンI転換酵素（ACE）*，ビタミンB12*	136点
40	セレン	144点
41	葉酸	146点
42	IV型コラーゲン・7S	148点
43	ピルビン酸キナーゼ（PK）	150点
44	レムナント様リポ蛋白コレステロール（RLP-C）	174点
45	腟分泌液中インスリン様成長因子結合蛋白1型（IGFBP-1）定性	175点
46	ヒアルロン酸	179点
47	ALPアイソザイム（PAG電気泳動法），アセトアミノフェン*	180点
48	心室筋ミオシン軽鎖I	184点
49	トリプシン	189点
50	Mac-2結合蛋白糖鎖修飾異性体，マロンジアルデヒド修飾LDL（MDA-LDL），オートタキシン，サイトケラチン18フラグメント（CK-18F），ELFスコア	194点
51	ホスフォリパーゼA2（PLA2）	204点
52	赤血球コプロポルフィリン	210点
53	リポ蛋白リパーゼ（LPL）	219点
54	肝細胞増殖因子（HGF）	227点
55	ビタミンB2	235点
56	ビタミンB1	239点
57	ロイシンリッチα2グリコプロテイン	268点
58	赤血球プロトポルフィリン	272点
59	プロカルシトニン（PCT）定量，プロカルシトニン（PCT）半定量	276点
60	ビタミンC	296点
61	プレセプシン定量	301点
62	インフリキシマブ定性	310点
63	1,25-ジヒドロキシビタミンD3	388点
64	血管内皮増殖因子（VEGF），コクリントモプロテイン（CTP）	460点
65	FGF23	788点
	注 患者から1回に採取した血液を用いて本区分の1から8までに掲げる検査を5項目以上行った場合は，所定点数にかかわらず，検査の項目数に応じて次に掲げる点数により算定する。（編注：上記の青色文字の項目）	
イ	5項目以上7項目以下	93点
ロ	8項目又は9項目	99点
ハ	10項目以上	103点
	注 入院中の患者について算定した場合は，**入院時初回加算**として，初回に限り20点を所定点数に加算する。	

〔＊＝本項目のみ点数変更〕

【2024年改定による主な変更点】 アルブミン（BCG法）について，算定可能な期間を2026年5月末まで延長した。

→「1」のナトリウム及びクロールについて
　両方を測定した場合も，いずれか一方のみを測定した場合も，同一の所定点数により算定する。（令6保医発0305・4）

→「1」のカルシウム及び「7」のイオン化カルシウムを同時に測定した場合
　いずれか一方についてのみ所定点数を算定する。
（令6保医発0305・4）

→「1」の総鉄結合能（TIBC）（比色法）と「1」の不飽和鉄結合能（UIBC）（比色法）
　「1」の総鉄結合能（TIBC）（比色法）と不飽和鉄結合能（UIBC）（比色法）を同時に実施した場合は，「1」の不飽和鉄結合能（UIBC）（比色法）又は総鉄結合能（TIBC）（比色法）の所定点数を算定する。（令6保医発0305・4）

→「1」のクレアチニンについて
　ヤッフェ法を用いて実施した場合は算定できない。
（令6保医発0305・4）

→「3」のHDL-コレステロール，「3」の総コレステロール及び「4」のLDL-コレステロールを併せて測定した場合
　主たるもの2つの所定点数を算定する。（令6保医発0305・4）

→「3」の無機リン及びリン酸の測定
　「3」の無機リン及びリン酸については，両方を測定した場合も，いずれか一方のみを測定した場合も，同一の所定点数により算定する。（令6保医発0305・4）

→「4」の蛋白分画，「1」の総蛋白及びアルブミン（BCP改良法・BCG法）の併施
　「4」の蛋白分画，「1」の総蛋白及びアルブミン（BCP改良法・BCG法）を併せて測定した場合は，主たるもの2つの所定点数を算定する。（令6保医発0305・4）

参考 再診時の高血圧症に対するD007「4」蛋白分画の算定は，原則として認められない。（令6.6.28 支払基金）

→「8」のマンガン（Mn）

1月以上（胆汁排泄能の低下している患者については2週間以上）高カロリー静脈栄養法が行われている患者に対して、3月に1回に限り算定することができる。
(令6保医発0305・4)

→「9」のケトン体及び「19」のケトン体分画の併施
「9」のケトン体及び「19」のケトン体分画の検査を併せて実施した場合は、ケトン体分画の所定点数のみ算定する。
(令6保医発0305・4)

→「10」のアポリポ蛋白
AⅠ、AⅡ、B、CⅡ、CⅢ及びEのうち、測定した項目数に応じて、所定点数を算定する。
(令6保医発0305・4)

参考 ① 高脂血症又は脂質異常症に対する次の検査の算定は、原則として認められる。
D007「10」アポリポ蛋白
D007「15」リポ蛋白分画
D007「21」リポ蛋白分画（PAGディスク電気泳動法）
D007「34」リポ蛋白分画（HPLC法）
② 高脂血症疑い又は脂質異常症疑いに対する次の検査の算定は、原則として認められない。
D007「10」アポリポ蛋白
D007「15」リポ蛋白分画
D007「21」リポ蛋白分画（PAGディスク電気泳動法）
D007「34」リポ蛋白分画（HPLC法）
D007「26」リポ蛋白(a)
D007「43」レムナント様リポ蛋白コレステロール（RLP-C）
(令6.4.30 支払基金)

→「13」の有機モノカルボン酸
グルタチオン、乳酸、ピルビン酸及びα-ケトグルタール酸の各物質の測定を行った場合に、それぞれの測定ごとに所定点数を算定する。
(令6保医発0305・4)

参考 ① 次の傷病名のみに対するD007「13」有機モノカルボン酸（乳酸）又は有機モノカルボン酸（乳酸）(尿) の算定は、原則として認められる。
(1)乳酸アシドーシス（疑い含む）(2)代謝性アシドーシス
② 糖尿病のみに対する有機モノカルボン酸（乳酸）又は有機モノカルボン酸（乳酸）(尿) の算定は、原則として認められない。
(令6.6.28 支払基金)

参考 次の傷病名に対するD007「13」胆汁酸の算定は、原則として認められない。
(1)高血圧症、(2)高脂血症
(令6.4.30 支払基金)

→同一検体について、「14」の重炭酸塩及び「36」の血液ガス分析の検査を併せて行った場合
血液ガス分析の所定点数のみ算定する。 (令6保医発0305・4)

→「17」のグリコアルブミン
HPLC（2カラム）、HPLC（1カラム）-発色法、アフィニティークロマトグラフィー・免疫比濁法によるグリコアルブミン測定装置を用いて測定した場合、EIA法又は酵素法により測定した場合に所定点数を算定する。
(令6保医発0305・4)

参考 糖尿病の病名がない場合、次の傷病名に対するD007「17」グリコアルブミンの算定は、原則として認められない。
(1)下垂体疾患、(2)ターナー症候群、(3)低身長 (令6.4.30 支払基金)

参考 原則、D007「15」リポ蛋白分画と「18」コレステロール分画の併施は認められない。【留意事項】治療上必要となる場合は、当該理由を詳記することにより認められる場合もある。
(平18.3.27 支払基金、更新：平26.9.22)

参考 1　ECG12がある場合の心筋マーカー検査
① ECG12がある場合の急性心筋梗塞疑いに対するD007「17」CKアイソザイムの算定は、原則として認められる。
② ECG12がある場合の不安定狭心症（疑い含む）に対する次の心筋マーカー検査の算定は、原則として認められる。
(1) D007「17」CKアイソザイム
(2) D007「22」CK-MB（蛋白量測定）
(3) D007「29」心筋トロポニンI
(4) D007「29」心筋トロポニンT（TnT）定性・定量
(5) D007「36」心臓由来脂肪酸結合蛋白（H-FABP）定性
(6) D007「36」心臓由来脂肪酸結合蛋白（H-FABP）定量
③ ECG12がある場合の狭心症（疑い含む）に対する次の心筋マーカー検査の算定は、原則として認められない。
(1) D007「17」CKアイソザイム
(2) D007「22」CK-MB（蛋白量測定）
(3) D007「29」心筋トロポニンI
(4) D007「29」心筋トロポニンT（TnT）定性・定量
(5) D007「36」心臓由来脂肪酸結合蛋白（H-FABP）定性
(6) D007「36」心臓由来脂肪酸結合蛋白（H-FABP）定量

2　ECG12がない場合の心筋マーカー検査
① ECG12がない場合の急性心筋梗塞疑いに対する次の心筋マーカー検査の算定は、原則として認められない。
(1) D007「17」CKアイソザイム
(2) D007「36」心臓由来脂肪酸結合蛋白（H-FABP）定性
(3) D007「36」心臓由来脂肪酸結合蛋白（H-FABP）定量
② ECG12がない場合の急性心筋梗塞に対する次の心筋マーカー検査の算定は、原則として認められない。
(1) D007「17」CKアイソザイム
(2) D007「22」CK-MB（蛋白量測定）
(3) D007「29」心筋トロポニンI
(4) D007「29」心筋トロポニンT（TnT）定性・定量
(5) D007「36」心臓由来脂肪酸結合蛋白（H-FABP）定性
(6) D007「36」心臓由来脂肪酸結合蛋白（H-FABP）定量
(令7.2.28 支払基金)

→D005血液形態・機能検査の「9」のヘモグロビンA1c（HbA1c）、D007血液化学検査「17」のグリコアルブミン又は「21」の1,5-アンヒドロ-D-グルシトール（1,5AG）の併施
いずれかを同一月中に合わせて2回以上実施した場合は、月1回に限り主たるもののみ算定する。ただし、妊娠中の患者、1型糖尿病患者、経口血糖降下薬の投与を開始して6月以内の患者、インスリン治療を開始して6月以内の患者等については、いずれか1項目を月1回に限り別に算定できる。
(令6保医発0305・4)

→肝胆道疾患の診断の目的で尿中硫酸抱合型胆汁酸測定を酵素法により実施した場合
「18」のコレステロール分画に準じて算定する。ただし、「13」の胆汁酸を同時に測定した場合には、いずれか一方の所定点数のみを算定する。
(令6保医発0305・4)

→「23」のLDアイソザイム1型
酵素学的阻害法による。
(令6保医発0305・4)

→「23」の総カルニチン及び遊離カルニチン
ア　「23」の総カルニチン及び遊離カルニチンは、関係学会の定める診療に関する指針を遵守し、酵素サイクリング法により測定した場合に算定する。
イ　本検査を先天性代謝異常症の診断補助又は経過観察のために実施する場合は、月に1回を限度として算定する。
ウ　静脈栄養管理若しくは経腸栄養管理を長期に受けている筋ジストロフィー、筋萎縮性側索硬化症若しくは小児の患者、人工乳若しくは特殊治療用ミルクを使用している小児患者、バルプロ酸ナトリウム製剤投与中の患者、Fanconi症候群の患者又は慢性維持透析の患者におけるカルニチン欠乏症の診断補助若しくは経過観察のために、本検査を実施する場合は、6月に1回を限度として算定する。
エ　同一検体について、本検査とD010特殊分析の「8」先天性代謝異常症検査を併せて行った場合は、主たるもののみ算定する。
(令6保医発0305・4)

→「24」のALPアイソザイム及び骨型アルカリホスファターゼ（BAP）
アガロース電気泳動法によって、一連の検査によって同時に行った場合に算定する。また、D008内分泌学

検査の「26」の骨型アルカリホスファターゼ（BAP）と併せて実施した場合には，いずれか主たるもののみ算定する。　　　　　　　　　　　　　　　　（令6保医発0305・4）

事務連絡 問　D007血液化学検査の「25」フェリチン半定量，フェリチン定量について，成人Still病の診断又は経過観察を目的として実施した場合にも算定できるか。
答　算定できる。　　　　　　　　　（令2.3.31・一部修正）

参考 D007「25」フェリチン半定量・定量　摘要欄 p.1730
① 原則として，各種貧血の疑い病名に対するフェリチンの算定は認められる。　　　（平24.1.26 国保中央会　令3.2.26一部修正）
② 成人スチル病（疑い含む）に対するフェリチン定量・半定量の算定は，原則として認められる。
③ 若年性特発性関節炎に対するフェリチン半定量の算定は，原則として認められる。　　　　　　（令6.10.31 支払基金）
④ 鉄欠乏性貧血に対するフェリチンの月1回の算定は，原則として認められる。　　　　　　　（令6.11.29 支払基金）
⑤ 血球貪食症候群に対するD007「25」フェリチン定量の算定は，原則として認められる。　　　（令7.2.28 支払基金）

→「27」のリポ蛋白（a）
　3月に1回を限度として算定できる。　（令6保医発0305・4）

参考 高脂血症又は脂質異常症と次の傷病名が併記されている場合におけるD007「27」リポ蛋白(a)又は「44」レムナント様リポ蛋白コレステロール（RLP-C）の算定は，原則として認められる。
　(1)虚血性心疾患，(2)動脈硬化性疾患，(3)脳梗塞，(4)糖尿病，腎疾患　　　　　　　　　　　　（令6.6.28 支払基金）

→「28」のヘパリンの血中濃度測定
　同一の患者につき1月以内に当該検査を2回以上行った場合においては，算定は1回とし，1回目の測定を行ったときに算定する。　　　　　　（令6保医発0305・4）

→「28」のKL-6，「35」の肺サーファクタント蛋白-A（SP-A）及び「39」の肺サーファクタント蛋白-D（SP-D）のうちいずれかを併せて実施した場合
　主たるもののみ算定する。KL-6は，EIA法，ECLIA法又はラテックス凝集比濁法により，肺サーファクタント蛋白-A（SP-A）はEIA法により，肺サーファクタント蛋白-D（SP-D）は，EIA法又はラテックス免疫比濁法による。　　　　　　　　　　　　（令6保医発0305・4）

参考 D007「28」KL-6
過敏性肺炎に対するKL-6の算定は，原則として認められる。　　　　　　　　　　　　（令7.2.28 支払基金）

→「29」の心筋トロポニンIと「29」の心筋トロポニンT（TnT）定性・定量を同一月に併せて実施した場合
　主たるもののみ算定する。　　　　　（令6保医発0305・4）

事務連絡 問　血液化学検査の心筋トロポニンIについて，心筋炎の診断目的で行った場合は算定できるか。
答　算定して差し支えない。　　　　　　（平24.3.30）

→「30」のシスタチンC
ア　EIA法，ラテックス凝集比濁法，金コロイド凝集法又はネフェロメトリー法により実施した場合に限り算定できる。
イ　「1」の尿素窒素又は「1」のクレアチニンにより腎機能低下が疑われた場合に，3月に1回に限り算定できる。ただし，「32」のペントシジンを併せて実施した場合は，主たるもののみ算定する。　（令6保医発0305・4）

参考 ① 次の傷病名に対するD007「30」シスタチンCの算定は，原則として認められる。
　(1)腎機能低下（疑い含む），(2)慢性腎炎，(3)腎不全の疑い，
② 次の傷病名に対するD007「30」シスタチンCの算定は，原則として認められない。
　(1)末期腎不全，(2)腎不全（透析施行中）　　（令6.4.30 支払基金）

→「31」の25-ヒドロキシビタミン
ア　原発性骨粗鬆症の患者に対して，ECLIA法，CLIA法又はCLEIA法により測定した場合は，骨粗鬆症の薬剤治療方針の選択時に1回に限り算定できる。なお，本検査を実施する場合は関連学会が定める実施方針を遵守すること。
イ　ビタミンD欠乏性くる病若しくはビタミンD欠乏性骨軟化症の診断時又はそれらの疾患に対する治療中にECLIA法，CLIA法又はCLEIA法により測定した場合は，診断時においては1回を限度とし，その後は3月に1回を限度として算定できる。　（令6保医発0305・4）

参考 問　「25-ヒドロキシビタミン」は，原発性骨粗鬆症が疑われる患者に対して算定ができるか。
答　算定できない。　　　　　（令2.4.20 全国保険医団体連合会）

→「32」のペントシジン
　「1」の尿素窒素又は「1」のクレアチニンにより腎機能低下（糖尿病性腎症によるものを除く）が疑われた場合に，3月に1回に限り算定できる。ただし，「30」のシスタチンCを併せて実施した場合は，主たるもののみ算定する。

→「33」のイヌリン
　「1」の尿素窒素又は「1」のクレアチニンにより腎機能低下が疑われた場合に，6月に1回に限り算定できる。ただし，「1」のクレアチニン（腎クリアランス測定の目的で行い，血清及び尿を同時に測定する場合に限る）を併せて実施した場合は，主たるもののみ算定する。
（令6保医発0305・4）

→「36」の血液ガス分析
(1) 所定点数には，ナトリウム，カリウム，クロール，pH，PO_2，PCO_2及びHCO_3^-の各測定を含むものであり，測定項目数にかかわらず，所定点数により算定する。なお，同時に行ったヘモグロビンについては算定しない。
(2) 当該検査の対象患者の診療を行っている保険医療機関内で実施した場合にのみ算定できるものであり，委託契約等に基づき当該保険医療機関外で実施された検査の結果報告を受けるのみの場合は算定できない。ただし，委託契約等に基づき当該保険医療機関内で実施された検査について，その結果が当該保険医療機関に速やかに報告されるような場合は，所定点数により算定する。
　なお，在宅酸素療法を実施している入院施設を有しない診療所が，緊急時に必要，かつ，密接な連携を取り得る入院施設を有する他の保険医療機関において血液ガス分析を行う場合であって，採血後，速やかに検査を実施し，検査結果が速やかに当該診療所に報告された場合にあっては算定できる。　（令6保医発0305・4）

参考 ① 急性期の呼吸不全の場合，毎日複数回の血液ガス分析の算定は認められる。【留意事項】1日の必要回数については，個々の病状により異なる。急性期とは，通常，1～2週間程度である。　（平17.4.25 支払基金，更新：平26.9.22）
② 原則，症状の安定している慢性期の呼吸不全においては，毎日複数回の血液ガス分析の実施は認められない。【留意事項】慢性呼吸不全の急性増悪期にあっては，連日あるいは1日に複数回の動脈血ガス分析が必要となる場合もあり，このような症例に対しては認められる。
（平18.3.27 支払基金，更新：平26.9.22）
③ 代謝性アシドーシス（糖尿病性ケトーシス，糖尿病性ケトアシドーシス等）に対する血液採取（静脈）での血液ガス分析の算定は，原則として認められる。　（令6.3.29 支払基金）

→「36」のⅣ型コラーゲン又は「42」のⅣ型コラーゲン・7S
　「39」のプロコラーゲン-Ⅲ-ペプチド（P-Ⅲ-P）又は「50」のMac-2結合蛋白糖鎖修飾異性体と併せて行った場合には，主たるもののみ算定する。　（令6保医発0305・4）

参考 ① 次の傷病名に対するD007「36」Ⅳ型コラーゲン，「39」プロコラーゲン-Ⅲ-ペプチド（P-Ⅲ-P）又は「42」Ⅳ型コラーゲン・7Sの算定は，原則として認められる。

（1）アルコール性肝炎，（2）非アルコール性脂肪性肝炎，（3）原発性胆汁性胆管炎，（4）自己免疫性肝炎，（5）肝硬変
② 次の傷病名に対するD 007「36」Ⅳ型コラーゲン，「39」プロコラーゲン-Ⅲ-ペプチド（P-Ⅲ-P）又は「42」Ⅳ型コラーゲン・7Sの算定は，原則として認められない。
　（1）慢性肝炎疑い，（2）肝機能障害・肝障害（疑い含む），（3）脂肪肝（疑い含む），（4）アルコール性肝炎疑い，（5）非アルコール性脂肪性肝炎疑い，（6）原発性胆汁性胆管炎疑い，（7）自己免疫性肝炎疑い，（8）肝細胞癌（疑い含む）　（令6.7.31 支払基金）

参考 次の検査の算定は，原則として3月に1回認められる。
　D 007「36」Ⅳ型コラーゲン
　D 007「39」プロコラーゲン-Ⅲ-ペプチド（P-Ⅲ-P）
　D 007「42」Ⅳ型コラーゲン・7S
　D 007「46」ヒアルロン酸
　D 007「50」Mac-2結合蛋白糖鎖修飾異性体　（令6.5.31 支払基金）

→「36」の心臓由来脂肪酸結合蛋白（H-FABP）定性及び定量
　ELISA法，免疫クロマト法，ラテックス免疫比濁法又はラテックス凝集法により，急性心筋梗塞の診断を目的に用いた場合に限り算定する。
　ただし，心臓由来脂肪酸結合蛋白（H-FABP）定性又は定量と「36」のミオグロビン定性又は定量を併せて実施した場合は，主たるもののみ算定する。　（令6保医発0305・4）

→「38」のアルブミン非結合型ビリルビン　摘要欄 p.1699
　診察及び他の検査の結果から，核黄疸に進展するおそれがある新生児である患者に対して，生後2週間以内に経過観察を行う場合に算定する。ただし，早産児にあっては，生後2週間を超えて，修正週数として正期産に相当する期間まで経過観察を行う場合にも算定できる。なお，その場合には，検査を実施した日に相当する修正週数を診療報酬明細書の摘要欄に記載する。　（令6保医発0305・4）

→「40」のセレン
　長期静脈栄養管理若しくは長期成分栄養剤を用いた経腸栄養管理を受けている患者，人工乳若しくは特殊治療用ミルクを使用している小児患者又は重症心身障害児（者）に対して，診察及び他の検査の結果からセレン欠乏症が疑われる場合の診断及び診断後の経過観察を目的として実施した場合に限り算定する。　（令6保医発0305・4）

参考 D 007「41」葉酸
① 次の傷病名に対する葉酸の算定は，原則として認められる。
　（1）大球性貧血，（2）巨赤芽球性貧血（疑い含む），（3）葉酸欠乏症
② 次の傷病名に対する葉酸の算定は，原則として認められない。
　（1）甲状腺機能亢進症（疑い含む），（2）溶血性貧血（疑い含む），（3）汎血球減少症（疑い含む）　（令6.4.30 支払基金）

→「44」のレムナント様リポ蛋白コレステロール（RLP-C）
　免疫吸着法-酵素法又は酵素法により実施し，3月に1回を限度として算定できる。　（令6保医発0305・4）

→「45」腟分泌液中インスリン様成長因子結合蛋白1型（IGFBP-1）定性
ア　免疫クロマト法により，破水の診断のために妊娠満22週以上満37週未満の者を対象として測定した場合に限り算定する。
イ　「45」の腟分泌液中インスリン様成長因子結合蛋白1型（IGFBP-1）定性及びD 015血漿蛋白免疫学的検査の「23」癌胎児性フィブロネクチン定性（頸管腟分泌液）を併せて実施した場合は，主たるもののみ算定する。　（令6保医発0305・4）

→「46」のヒアルロン酸
　サンドイッチ バインディング プロテイン アッセイ法，^{125}Iによる競合法を用いたバインディング プロテイン アッセイ法，LA法（測定機器を用いるもの）又はLBA法による。ただし，本検査は慢性肝炎の患者に対して，慢性肝炎の経過観察及び肝生検の適応の確認を行う場合に算定できる。　（令6保医発0305・4）

事務連絡 問　悪性中皮腫の診断を目的に，胸水を検体としてD 007血液化学検査の「46」ヒアルロン酸を実施した場合は，所定点数を算定することができるか。
答　不可。　（平25.9.11．一部修正）

参考 ① 「慢性肝炎」の病名がない場合，「肝機能障害」又は「肝細胞癌疑い」に対するヒアルロン酸は認められない。
② 原則，肝硬変に対するヒアルロン酸は認められない。
③ 原則，「慢性肝炎」の病名がない場合，肝細胞癌に対するヒアルロン酸は認められない。
④ 原則，「慢性肝炎」の病名がない場合であっても，原発性胆汁性肝硬変に対するヒアルロン酸は認められる。　（平22.6.21 支払基金，更新：平26.9.22）
⑤ 慢性肝炎疑いに対するヒアルロン酸の算定は，原則として認められない。　（令6.7.31 支払基金）
⑥ 脂肪肝に対するヒアルロン酸の算定は，原則として認められない。　（令7.2.28 支払基金）

→「47」のALPアイソザイム（PAG電気泳動法），「24」のALPアイソザイム及び骨型アルカリホスファターゼ（BAP）及びD 008内分泌学的検査の「26」の骨型アルカリホスファターゼ（BAP）
　併せて実施した場合は，主たるもののみ算定する。　（令6保医発0305・4）

→「47」のアセトアミノフェン
　同一の患者につき1月以内に2回以上行った場合は，第1回目の測定を行ったときに1回に限り算定する。　（令6保医発0305・4）

→「48」の心室筋ミオシン軽鎖Ⅰ
　同一の患者につき同一日に当該検査を2回以上行った場合は，1回のみ算定する。　（令6保医発0305・4）

→「50」のマロンジアルデヒド修飾LDL（MDA-LDL）
　冠動脈疾患既往歴のある糖尿病患者で，冠動脈疾患発症に関する予後予測の補助の目的で測定する場合に3月に1回に限り算定できる。ただし，糖尿病患者の経皮的冠動脈形成術治療時に，治療後の再狭窄に関する予後予測の目的で測定する場合，上記と別に術前1回に限り算定できる。　（令6保医発0305・4）

→「50」のMac-2結合蛋白糖鎖修飾異性体
ア　「50」のMac-2結合蛋白糖鎖修飾異性体は，2ステップサンドイッチ法を用いた化学発光酵素免疫測定法により，慢性肝炎又は肝硬変の患者（疑われる患者を含む）に対して，肝臓の線維化進展の診断補助を目的に実施した場合に算定する。
イ　本検査と「36」のⅣ型コラーゲン，「39」のプロコラーゲン-Ⅲ-ペプチド（P-Ⅲ-P），「42」のⅣ型コラーゲン・7S又は「46」のヒアルロン酸を併せて実施した場合は，主たるもののみ算定する。　（令6保医発0305・4）

参考 ① 次の傷病名に対するD 007「50」Mac-2結合蛋白糖鎖修飾異性体の算定は，原則として認められる。
　（1）慢性肝炎，（2）アルコール性肝炎，（3）非アルコール性脂肪性肝炎，（4）原発性胆汁性胆管炎，（5）自己免疫性肝炎，（6）ヘモクロマトーシス，（7）ウイルソン病，（8）特発性門脈圧亢進症，（9）肝硬変
② 次の傷病名に対するD 007「50」Mac-2結合蛋白糖鎖修飾異性体の算定は，原則として認められない。
　（1）肝機能障害・肝障害（疑い含む），（2）脂肪肝（疑い含む），（3）急性肝炎（疑い含む），（4）肝癌疑い，（5）ヘモクロマトーシス疑い，（6）ウイルソン病疑い，（7）特発性門脈圧亢進症疑い　（令6.4.30 支払基金）

→「50」のオートタキシン
ア　「50」のオートタキシンは，サンドイッチ法を用いた蛍光酵素免疫測定法，化学発光酵素免疫測定法又は酵素法により，慢性肝炎又は肝硬変の患者（疑われる

患者を含む）に対して，肝臓の線維化進展の診断補助を目的に実施した場合に算定する。

イ　本検査と「36」のⅣ型コラーゲン，「39」のプロコラーゲン-Ⅲ-ペプチド（P-Ⅲ-P），「42」のⅣ型コラーゲン・7S，「46」のヒアルロン酸又は「50」のMac-2結合蛋白糖鎖修飾異性体を併せて実施した場合は，主たるもののみ算定する。
（令6医医発0305・4）

→「50」のサイトケラチン18フラグメント（CK-18F）

ア　「50」のサイトケラチン18フラグメント（CK-18F）は，1ステップサンドイッチ法を用いた酵素免疫測定法により，非アルコール性脂肪肝疾患の患者（疑われる患者を含む）に対して，非アルコール性脂肪性肝炎の診断補助を目的として，実施した場合に算定する。

イ　本検査と「36」のⅣ型コラーゲン，「39」のプロコラーゲン-Ⅲ-ペプチド（P-Ⅲ-P），「42」のⅣ型コラーゲン・7S，「46」のヒアルロン酸，「50」のMac-2結合蛋白糖鎖修飾異性体又は「50」のオートタキシンを併せて実施した場合は，主たるもののみ算定する。
（令6保医発0305・4）

→「50」のELFスコア

ア　「50」のELFスコアは，化学発光免疫測定法により，慢性肝疾患患者（疑われる患者を含む）に対して，肝臓の線維化進展の診断補助又は経過観察を目的として，組織メタロプロテアーゼ阻害物質1（TIMP-1），プロコラーゲン-Ⅲ-ペプチド（P-Ⅲ-P）及びヒアルロン酸を測定し，ELFスコアを算出した場合に，半年に1回に限り算定する。

イ　本区分「39」のプロコラーゲン-Ⅲ-ペプチド（P-Ⅲ-P）及び「46」のヒアルロン酸の費用は，所定点数に含まれ別に算定できない。

ウ　本検査と「36」のⅣ型コラーゲン，「42」のⅣ型コラーゲン・7S，「50」のMac-2結合蛋白糖鎖修飾異性体，「50」のオートタキシン又は「50」のサイトケラチン18フラグメント（CK-18F）を併せて実施した場合は，主たるもののみ算定する。
（令6保医発0305・4）

→「53」のリポ蛋白リパーゼ（LPL）

高トリグリセライド血症及びLPL欠損症が疑われる場合の鑑別のために測定した場合に限り算定できる。また，ヘパリン負荷が行われた場合，投与したヘパリンはD500の薬剤として算定できるが，注射料は算定できない。
（令6保医発0305・4）

→「54」の肝細胞増殖因子（HGF）

ELISA法により，肝炎にて劇症化が疑われる場合又は劇症肝炎の経過観察に用いた場合に限り算定する。
（令6保医発0305・4）

→「57」のロイシンリッチα2グリコプロテイン

摘要欄　p.1699

ア　「57」のロイシンリッチα2グリコプロテインは，潰瘍性大腸炎又はクローン病の病態把握を目的として測定した場合に3月に1回を限度として算定できる。ただし，医学的な必要性から，本検査を1月に1回行う場合には，その詳細な理由及び検査結果を診療録及び診療報酬明細書の摘要欄に記載する。

イ　「57」のロイシンリッチα2グリコプロテインと，D003糞便検査の「9」のカルプロテクチン（糞便）又はD313大腸内視鏡検査を同一月中に併せて行った場合は，主たるもののみ算定する。
（令6保医発0305・4）

→「59」のプロカルシトニン（PCT）定量又は同半定量

敗血症（細菌性）を疑う患者を対象として測定した場合に算定できる。ただし，D012感染症免疫学的検査の「52」のエンドトキシンを併せて実施した場合は，主たるもののみ算定する。
（令6保医発0305・4）

参考 ①　敗血症疑いでのD007血液化学検査「59」プロカルシトニン（PCT）半定量又はプロカルシトニン（PCT）定量の算定は，細菌培養同定検査（血液）がない場合でも原則として認められる。
（令6.4.30 支払基金）

②　敗血症疑いに対するD007「59」プロカルシトニン（PCT）定量とD018「3」細菌培養同定検査（血液）の併算定は，原則として認められる。
（令7.2.28 支払基金）

→「61」のプレセプシン定量

ア　敗血症（細菌性）を疑う患者を対象として測定した場合に算定できる。

イ　「61」のプレセプシン定量と「59」のプロカルシトニン（PCT）定量，同半定量又はD012感染症免疫学的検査の「52」エンドトキシンを併せて実施した場合は，主たるもののみ算定する。
（令6保医発0305・4）

→「62」のインフリキシマブ定性

「62」のインフリキシマブ定性は，関節リウマチの患者に対して，インフリキシマブ投与量の増量等の判断のために，イムノクロマト法により測定した場合に，患者1人につき3回を限度として算定できる。
（令6保医発0305・4）

→「63」の1,25-ジヒドロキシビタミンD_3

ラジオレセプターアッセイ法，RIA法又はELISA法により，慢性腎不全，特発性副甲状腺機能低下症，偽性副甲状腺機能低下症，ビタミンD依存症Ⅰ型若しくは低リン血症性ビタミンD抵抗性くる病の診断時又はそれらの疾患に対する活性型ビタミンD_3剤による治療中に測定した場合に限り算定できる。ただし，活性型ビタミンD_3剤による治療開始後1月以内においては2回を限度とし，その後は3月に1回を限度として算定する。
（令6保医発0305・4）

→「64」の血管内皮増殖因子（VEGF）

クロウ・深瀬症候群（POEMS症候群）の診断又は診断後の経過観察の目的として，ELISA法により測定した場合に，月1回を限度として算定できる。
（令6保医発0305・4）

→「64」のコクリントモプロテイン（CTP）

ア　「64」コクリントモプロテイン（CTP）は，ELISA法により，外リンパ瘻を疑う患者に対して，診断のために中耳洗浄液中のコクリントモプロテイン（CTP）を測定した場合に算定する。なお，本検査を実施する場合は関連学会が定める適正使用指針を遵守する。

イ　本検査を実施した場合，D026検体検査判断料については，「1」尿・糞便等検査判断料を算定する。
（令6保医発0305・4）

事務連絡　問　D007遺伝学的検査の「64」コクリントモプロテイン（CTP）における「関連学会が定める適正使用指針」とは，具体的には何を指すのか。

答　現時点では，日本耳科学会の「外リンパ瘻の診断におけるCochlin-tomoprotein（CTP）検査の運用指針」を指す。
（令6.3.28）

→「65」のFGF23

「65」のFGF23は，CLEIA法により，FGF23関連低リン血症性くる病・骨軟化症の診断時又は治療効果判定時に測定した場合に限り算定できる。ただし，診断時においては1回を限度とし，その後は腫瘍性骨軟化症の場合には腫瘍摘出後に1回，薬剤性の場合には被疑薬中止後に1回を限度として算定する。
（令6保発0305・4）

→血液化学検査の「注」に掲げる検査と併せて，血液化学検査の「注」に掲げる検査を準用することが認められている検査を行った場合

当該検査も「注」に掲げる項目数の算定に含める。
（令6保医発0305・4）

→10項目以上の検査における入院時初回加算

血液化学検査の「注」の「ハ」の「注」に規定する10項目以上の包括点数を算定する場合の入院時初回加算

は，入院時に初めて行われる検査は項目数が多くなることに鑑み，血液化学検査の「注」に掲げる検査を10項目以上行った場合に，入院時初回検査に限り**20点**を加算するものであり，入院後初回の検査以外の検査において10項目以上となった場合にあっては，当該加算は算定できない。また，基本的検体検査実施料を算定している場合にあっても，当該加算は算定できない。（令6保医発0305・4）

生化学的検査（Ⅱ）

D008 内分泌学的検査 判 (p.514)

項目	名称	点数
1	ヒト絨毛性ゴナドトロピン（HCG）定性	55点
2	11-ハイドロキシコルチコステロイド（11-OHCS）	60点
3	ホモバニリン酸（HVA）	69点
4	バニールマンデル酸（VMA）	90点
5	5-ハイドロキシインドール酢酸（5-HIAA）	95点
6	プロラクチン（PRL），甲状腺刺激ホルモン（TSH）* 迅	98点
7	トリヨードサイロニン（T_3）	99点
8	レニン活性，インスリン（IRI）*	100点
9	ガストリン	101点
10	レニン定量	102点
11	サイロキシン（T_4）	105点
12	成長ホルモン（GH），卵胞刺激ホルモン（FSH），C-ペプチド（CPR），黄体形成ホルモン（LH）	105点
13	テストステロン	119点
14	遊離サイロキシン（FT_4）迅，遊離トリヨードサイロニン（FT_3）迅，コルチゾール	121点
15	アルドステロン	122点
16	サイログロブリン	128点
17	ヒト絨毛性ゴナドトロピン-βサブユニット（HCG-β）	129点
18	サイロキシン結合グロブリン（TBG），脳性Na利尿ペプチド（BNP）*，カルシトニン*，ヒト絨毛性ゴナドトロピン（HCG）定量*，ヒト絨毛性ゴナドトロピン（HCG）半定量*	130点
19	抗グルタミン酸デカルボキシラーゼ抗体（抗GAD抗体）	134点
20	脳性Na利尿ペプチド前駆体N端フラグメント（NT-proBNP），ヒト胎盤性ラクトーゲン（HPL）	136点
21	サイロキシン結合能（TBC）	137点
22	プロゲステロン	143点
23	グルカゴン	150点
24	低カルボキシル化オステオカルシン（ucOC）	154点
25	Ⅰ型コラーゲン架橋N-テロペプチド（NTX），酒石酸抵抗性酸ホスファターゼ（TRACP-5b）	156点
26	オステオカルシン（OC），骨型アルカリホスファターゼ（BAP）*	157点
27	遊離テストステロン	159点
28	Ⅰ型プロコラーゲン-N-プロペプチド（PINP）	160点
29	副甲状腺ホルモン（PTH），カテコールアミン分画	161点
30	インタクトⅠ型プロコラーゲン-N-プロペプチド（Intact PINP）	163点
31	デヒドロエピアンドロステロン硫酸抱合体（DHEA-S）	164点
32	低単位ヒト絨毛性ゴナドトロピン（HCG）半定量，サイクリックAMP（cAMP）*	165点
33	エストラジオール（E_2）	167点
34	Ⅰ型コラーゲン架橋C-テロペプチド-β異性体（β-CTX）（尿）	169点
35	Ⅰ型コラーゲン架橋C-テロペプチド-β異性体（β-CTX）	170点
36	エストリオール（E_3），エストロゲン半定量，エストロゲン定量，副甲状腺ホルモン関連蛋白C端フラグメント（C-PTHrP）	180点
37	副腎皮質刺激ホルモン（ACTH），カテコールアミン	184点
38	副甲状腺ホルモン関連蛋白（PTHrP）	186点
39	デオキシピリジノリン（DPD）（尿）	191点
40	17-ケトジェニックステロイド（17-KGS）	200点
41	エリスロポエチン	209点
42	ソマトメジンC	212点
43	17-ケトステロイド分画（17-KS分画），17α-ヒドロキシプロゲステロン（17α-OHP），抗IA-2抗体，プレグナンジオール	213点
44	メタネフリン	217点
45	17-ケトジェニックステロイド分画（17-KGS分画），メタネフリン・ノルメタネフリン分画	220点
46	心房性Na利尿ペプチド（ANP）	221点
47	抗利尿ホルモン（ADH）	224点
48	プレグナントリオール	232点
49	ノルメタネフリン	250点
50	インスリン様成長因子結合蛋白3型（IGFBP-3）	280点
51	遊離メタネフリン・遊離ノルメタネフリン分画	450点
52	抗ミュラー管ホルモン（AMH）	597点
53	レプチン	1,000点

注　患者から1回に採取した血液を用いて本区分の12から51までに掲げる検査を3項目以上行った場合は，所定点数にかかわらず，検査の項目数に応じて次に掲げる点数により算定する。（編注：上記の青色文字の項目）

イ	3項目以上5項目以下	410点
ロ	6項目又は7項目	623点
ハ	8項目以上	900点

〔*＝本項目のみ点数変更〕

→**各種ホルモンの日内変動検査**
　内分泌学的検査の該当する項目の測定回数により算定するが，その回数については妥当適切な範囲であること。

→「1」のヒト絨毛性ゴナドトロピン（HCG）定性及び「17」のヒト絨毛性ゴナドトロピン-βサブユニット（HCG-β）
　免疫学的妊娠試験に該当する。　　　　（令6 保医発0305・4）
　事務連絡　問1　サリドマイド製剤又はレナリドミド製剤を投与する場合であって、添付文書上の記載に基づき、妊娠の有無を確認する検査について、算定できるか。
　答　算定して差し支えない。　　　　　　　（平24.3.30）
　問2　一般不妊治療又は生殖補助医療を実施している患者に対して、不妊治療に係る妊娠判定のため、妊娠反応検査（尿中・血中HCG検査）を実施した場合、当該検査に係る費用は、保険診療として請求可能か。
　答　一般不妊治療又は生殖補助医療を実施している患者に対して、医師の医学的判断により、通常の妊娠経過を確認するために、当該検査を実施した場合、一連の診療過程につき、1回に限り算定可能。　　　　　　　　（令4.8.24）
　参考　D008「6」甲状腺刺激ホルモン（TSH）
　① 甲状腺機能低下症疑いに対するTSHの算定は、原則として認められる。　　　　　　　　　　（令6.11.29 支払基金）
　② 甲状腺機能亢進症疑いに対するTSHの算定は、原則として認められる。　　　　　　　　　　（令6.11.29 支払基金）

→「8」のレニン活性と「10」のレニン定量の併施
　「8」のレニン活性と「10」のレニン定量を併せて行った場合は、一方の所定点数のみ算定する。
　　　　　　　　　　　　　　　　　　　　（令6 保医発0305・4）
　参考　経過観察時における二次性高血圧症等がない高血圧症のみに対する次の検査の算定は、原則として認められない。
　(1) D008「8」レニン活性、(2) D008「10」レニン定量、(3) D008「14」コルチゾール、(4) D008「15」アルドステロン、(5) D008「15」アルドステロン（尿）、(6) D008「29」カテコールアミン分画、(7) D008「37」カテコールアミン、(8) D008「45」メタネフリン・ノルメタネフリン分画　　（令6.7.31 支払基金）
　参考　D008「8」インスリン（IRI）
　① インスリノーマの疑いに対するD008「8」インスリン（IRI）の算定は、原則として認められる。　（令6.6.28 支払基金）
　② 次の傷病名に対するD008「8」インスリン（IRI）の算定は、原則として認められない。
　　(1)糖尿病疑い、(2)耐糖能異常疑い　　（令6.7.31 支払基金）
　③ 原則、糖尿病確定後の患者に対して、インスリン（IRI）は認められる。【留意事項】C-ペプチド（CPR）との併施は、インスリン異常症等の場合を除き原則として認められない。インスリン治療中は認められない。
　④ 糖尿病確定診断後の患者に対するインスリン（IRI）の連月の算定は、原則として認めない。ただし、症状詳記等から薬剤変更時、コントロール不良例、治療方針の評価及び決定等、連月の算定の必要性が医学的に判断できる場合は認める。　　　　　　　　　　　　　（平30.2.26 支払基金）
　参考　トリヨードサイロニン（T₃）、遊離トリヨードサイロニン（FT₃）、サイロキシン（T₄）、遊離サイロキシン（FT₄）
　原則、T₃とFT₃、T₄とFT₄の併施は認められない。T₃およびT₄、あるいはFT₃およびFT₄の組み合わせによる併施は認められる。【留意事項】まれに、TBG異常症等でT₃・T₄とFT₃・FT₄との間に乖離（かいり）が見られることがあり、臨床的にそのようなことが想定されT₃とFT₃、T₄とFT₄の併施測定の医学的必要性が認められる場合に限り認められる。
　　　　　　　　　　　（平17.4.25 支払基金、更新：平26.9.22）

→「12」のC-ペプチド（CPR）の検体
　「12」のC-ペプチド（CPR）を同時に血液及び尿の両方の検体について測定した場合は、血液の場合の所定点数のみを算定する。　　　　　　　　　（令6 保医発0305・4）
　参考　① 原則、糖尿病確定後の患者に対して、C-ペプタイド（CPR）は認められる。【留意事項】インスリン（IRI）との併施は、インスリン異常症等の場合を除き原則として認められない。
　　　　（平18.3.27 支払基金、更新：平30.2.26）
　② 糖尿病確定診断後の患者の外来受診時におけるD008「12」C-ペプチド（CPR）の算定間隔は、原則として3か月とする。　　　　　　　　　　　　　（令6.7.31 支払基金）

→「12」の黄体形成ホルモン（LH）
　LA法等による。　　　　　　　　　　（令6 保医発0305・4）
　参考　初診時における二次性高血圧症等がない高血圧症のみに対する次の検査の算定は、原則として認められない。
　(1) D008「14」コルチゾール、(2) D008「15」アルドステロン（尿）、(3) D008「29」カテコールアミン分画、(4) D008「37」カテコールアミン、(5) D008「45」メタネフリン・ノルメタネフリン分画
　　　　　　　　　　　　　　　　　（令6.6.28 支払基金）

→「17」のヒト絨毛性ゴナドトロピン-βサブユニット（HCG-β）
　ア　HCG産生腫瘍患者に対して測定した場合に限り算定できる。
　イ　「17」のヒト絨毛性ゴナドトロピン-βサブユニット（HCG-β）、「1」のヒト絨毛性ゴナドトロピン（HCG）定性、「18」のヒト絨毛性ゴナドトロピン（HCG）定量又は同半定量を併せて実施した場合は、主たるもの1つに限り算定する。　　　　　　（令6 保医発0305・4）

→「18」の脳性Na利尿ペプチド（BNP）　摘要欄 p.1699
　ア　心不全の診断又は病態把握のために実施した場合に月1回に限り算定する。
　イ　「18」の脳性Na利尿ペプチド（BNP）、「20」の脳性Na利尿ペプチド前駆体N端フラグメント（NT-proBNP）及び「46」の心房性Na利尿ペプチド（ANP）のうち2項目以上をいずれかの検査を行った日から起算して1週間以内に併せて実施した場合は、主たるもの1つに限り算定する。
　ウ　「18」の脳性Na利尿ペプチド（BNP）、「20」の脳性Na利尿ペプチド前駆体N端フラグメント（NT-proBNP）及び「46」の心房性Na利尿ペプチド（ANP）のうち2項目以上を実施した場合は、各々の検査の実施日を診療報酬明細書の摘要欄に記載する。
　　　　　　　　　　　　　　　　　　（令6 保医発0305・4）
　参考　① 心不全又は心不全の疑い以外の傷病名に対するBNPの算定は、原則として認められない。　（令6.3.29 支払基金）
　② 心不全の確定病名に対するBNPの連月の算定は、原則として認められる。　　　　　　　　（令6.4.30 支払基金）
　③ 初回受診時の基礎疾患のない心不全に対するBNPの算定は、原則として認められる。　　　（令6.5.31 支払基金）
　④ 初回受診時の胸部レントゲン撮影や心臓超音波検査の算定がない心不全に対するBNPの算定は、原則として認められる。　　　　　　　　　　　（令6.5.31 支払基金）
　⑤ 特発性拡張型心筋症に対するBNPの算定は、原則として認められる。　　　　　　　　　（令6.6.28 支払基金）
　⑥ D008「18」脳性Na利尿ペプチド（BNP）とD008「20」脳性Na利尿ペプチド前駆体N端フラグメント（NT-proBNP）は、原則として同等として取り扱う。
　　　　　　　　　　　　　　　　　（令6.9.30 支払基金）
　⑦ 心不全の疑いに対する連月のBNP、NT-proBNPの算定は、原則として認められない。　　　（令6.10.31 支払基金）

→「18」のヒト絨毛性ゴナドトロピン（HCG）定量及び同半定量
　HCG・LH検査（試験管法）を含む。　　（令6 保医発0305・4）

→「19」の抗グルタミン酸デカルボキシラーゼ抗体（抗GAD抗体）
　すでに糖尿病の診断が確定した患者に対して1型糖尿病の診断に用いた場合又は自己免疫介在性脳炎・脳症の診断に用いた場合に算定できる。
　　　　　　　　　　　　　　　　　　（令6 保医発0305・4）
　事務連絡　問　サリドマイド製剤またはレナリドミド製剤を投与する場合、添付文書の記載に基づき、D008の「18」ヒト絨毛性ゴナドトロピン（HCG）半定量、「18」ヒト絨毛性ゴナドトロピン（HCG）定量又は「17」ヒト絨毛性ゴナドトロピン-βサブユニット（HCG-β）を算定できるか。
　答　D008の「18」ヒト絨毛性ゴナドトロピン（HCG）半定量

又は「18」ヒト絨毛性ゴナドトロピン（HCG）定量に限り算定できる。
(平25.6.14，一部修正)

参考 ① 留意事項通知の要件を満たさないD008「19」抗グルタミン酸デカルボキシラーゼ抗体（抗GAD抗体）の算定は，オプジーボ点滴静注投与時であったとしても，原則として認められない。
(令6.2.29 支払基金)
② 糖尿病で1型糖尿病（当月確定又は疑い）がない場合のD008「19」抗グルタミン酸デカルボキシラーゼ抗体（抗GAD抗体）の算定は，原則として認められない。
(令6.3.29 支払基金)

→「20」の脳性Na利尿ペプチド前駆体N端フラグメント（NT-proBNP） 摘要欄 p.1699

ア 心不全の診断又は病態把握のために実施した場合に月1回に限り算定する。

イ 「20」の脳性Na利尿ペプチド前駆体N端フラグメント（NT-proBNP），「18」の脳性Na利尿ペプチド（BNP）及び「46」の心房性Na利尿ペプチド（ANP）のうち2項目以上をいずれかの検査を行った日から起算して1週間以内に併せて実施した場合は，主たるもの1つに限り算定する。

ウ 「18」の脳性Na利尿ペプチド（BNP），「20」の脳性Na利尿ペプチド前駆体N端フラグメント（NT-proBNP）又は「46」の心房性Na利尿ペプチド（ANP）のうち2項目以上を実施した場合は，各々の検査の実施日を**診療報酬明細書の摘要欄に記載する**。
(令6保医発0305・4)

参考 ① 次の傷病名に対する脳性Na利尿ペプチド前駆体N端フラグメント（NT-proBNP）の算定は，原則として認められない。
（1）心房細動，（2）高血圧症
(令6.9.30 支払基金)
② 心臓性浮腫に対するNT-proBNPの連月の算定は，原則として認められる。
(令6.10.31 支払基金)

→「24」の低カルボキシル化オステオカルシン（ucOC） 摘要欄 p.1699

骨粗鬆症におけるビタミンK₂剤の治療選択目的で行った場合又は治療経過観察を行った場合に算定できる。ただし，治療開始前においては1回，その後は6月以内に1回に限り算定できる。
(令6保医発0305・4)

→「25」のⅠ型コラーゲン架橋N-テロペプチド（NTX）及び「39」のデオキシピリジノリン（DPD）（尿）

原発性副甲状腺機能亢進症の手術適応の決定，副甲状腺機能亢進症手術後の治療効果判定又は骨粗鬆症の薬剤治療方針の選択に際して実施された場合に算定する。
なお，骨粗鬆症の薬剤治療方針の選択時に1回，その後6月以内の薬剤効果判定時に1回に限り，また薬剤治療方針を変更したときは変更後6月以内に1回に限り算定できる。
(令6保医発0305・4)

→「25」のⅠ型コラーゲン架橋N-テロペプチド（NTX），「26」のオステオカルシン（OC）又は「39」のデオキシピリジノリン（DPD）（尿）を併せて実施した場合
いずれか1つのみ算定する。
(令6保医発0305・4)

参考 骨粗鬆症疑いに対するD008「25」Ⅰ型コラーゲン架橋N-テロペプチド（NTX）の算定は，原則として認められない。
(令6.7.31 支払基金)

→「25」の酒石酸抵抗性酸ホスファターゼ（TRACP-5b） 摘要欄 p.1699

代謝性骨疾患及び骨転移（代謝性骨疾患や骨折の併発がない肺癌，乳癌，前立腺癌に限る）の診断補助として実施した場合に1回，その後6月以内の治療経過観察時の補助的指標として実施した場合に1回に限り算定できる。また治療方針を変更した際には変更後6月以内に1回に限り算定できる。

本検査と「25」のⅠ型コラーゲン架橋N-テロペプチド（NTX），「26」のオステオカルシン（OC）又は「39」のデオキシピリジノリン（DPD）（尿）を併せて実施した場合は，いずれか1つのみ算定する。

なお，乳癌，肺癌又は前立腺癌であると既に確定診断された患者について骨転移の診断のために当該検査を行い，当該検査に基づいて計画的な治療管理を行った場合は，B001特定疾患治療管理料の「3」悪性腫瘍特異物質治療管理料の「ロ」を算定する。
(令6保医発0305・4)

→「26」のオステオカルシン（OC）

続発性副甲状腺機能亢進症の手術適応の決定及び原発性又は続発性の副甲状腺機能亢進症による副甲状腺（上皮小体）腺腫摘出形成手術後の治療効果判定に際して実施した場合に限り算定できる。
(令6保医発0305・4)

→「26」の骨型アルカリホスファターゼ（BAP），「28」のⅠ型プロコラーゲン-N-プロペプチド（PINP），「30」のインタクトⅠ型プロコラーゲン-N-プロペプチド（Intact PINP）及びD007血液化学検査の「47」ALPアイソザイム（PAG電気泳動法）のうち2項目以上を併せて実施した場合

主たるもののみ算定する。
(令6保医発0305・4)

参考 D008「29」副甲状腺ホルモン（PTH）
① 次の傷病名に対する副甲状腺ホルモン（PTH）の算定は，原則として認められる。
（1）続発性副甲状腺機能亢進症，（2）特発性副甲状腺機能低下症，（3）偽性副甲状腺機能低下症，（4）自己免疫性多腺性内分泌不全症
② 次の傷病名に対する副甲状腺ホルモン（PTH）の算定は，原則として認められない。
（1）甲状腺機能低下症，（2）低マグネシウム血症，（3）サルコイドーシス，（4）尿管結石症，（5）甲状腺機能亢進症，（6）骨粗鬆症，（7）腎不全
(令6.6.28 支払基金)

→「34」のⅠ型コラーゲン架橋C-テロペプチド-β異性体（β-CTX）（尿）

骨粗鬆症におけるホルモン補充療法及びビスフォスフォネート療法等，骨吸収抑制能を有する薬物療法の治療効果判定又は治療経過観察を行った場合に算定できる。ただし，治療開始前においては1回，その後は6月以内に1回に限り算定できる。
(令6保医発0305・4)

→「35」のⅠ型コラーゲン架橋C-テロペプチド-β異性体（β-CTX）

骨粗鬆症におけるホルモン補充療法及びビスフォスフォネート療法等，骨吸収抑制能を有する薬物療法の治療効果判定又は治療経過観察を行った場合に算定できる。ただし，治療開始前においては1回，その後は6月以内に1回に限り算定できる。

また，「34」のⅠ型コラーゲン架橋C-テロペプチド-β異性体（β-CTX）（尿）と併せて実施した場合は，主たるもののみ算定する。
(令6保医発0305・4)

→「36」のエストロゲン半定量又は定量

「36」のエストリオール（E₃）又は「33」のエストラジオール（E₂）と同時に実施した場合は算定できない。
(令6保医発0305・4)

→「36」の副甲状腺ホルモン関連蛋白C端フラグメント（C-PTHrP）又は「38」の副甲状腺ホルモン関連蛋白（PTHrP）

高カルシウム血症の鑑別並びに悪性腫瘍に伴う高カルシウム血症に対する治療効果の判定のために測定した場合に限り算定する。
(令6保医発0305・4)

→「41」のエリスロポエチン

以下のいずれかの目的で行った場合に算定する。
ア 赤血球増加症の鑑別診断
イ 重度の慢性腎不全患者又はエリスロポエチン，ダルベポエチン，エポエチンベータペゴル若しくはHIF-PH阻害薬投与前の透析患者における腎性貧血の診断

ウ　骨髄異形成症候群に伴う貧血の治療方針の決定
(令6医発0305・4)

参考 ①　次の傷病名等に対するD008「41」エリスロポエチンの算定は，原則として認められない。
(1)腎不全疑い，(2)慢性腎不全疑い，(3)慢性腎臓病，(4)慢性貧血
②　慢性腎不全のない腎性貧血（疑い含む）に対するエリスロポエチンの算定は，原則として認められない。
③　慢性腎不全のある腎性貧血（疑い含む）に対するエリスロポエチンの算定は，原則として認められる。
(令6.2.29 支払基金)

→「43」の抗IA-2抗体　　　　　　　　　摘要欄 p.1699
すでに糖尿病の診断が確定し，かつ，「19」の抗グルタミン酸デカルボキシラーゼ抗体（抗GAD抗体）の結果，陰性が確認された患者に対し，1型糖尿病の診断に用いた場合に算定する。
なお，当該検査を算定するに当たっては，抗グルタミン酸デカルボキシラーゼ抗体（抗GAD抗体）の結果，陰性が確認された年月日を診療報酬明細書の摘要欄に記載する。
(令6保医発0305・4)

→「43」の17α-ヒドロキシプロゲステロン（17α-OHP）
先天性副腎皮質過形成症の診断又は治療効果判定のために行った場合に算定する。
(令6保医発0305・4)

→「46」の心房性Na利尿ペプチド（ANP）　摘要欄 p.1699
「46」の心房性Na利尿ペプチド（ANP），「18」の脳性Na利尿ペプチド（BNP）及び「20」の脳性Na利尿ペプチド前駆体N端フラグメント（NT-proBNP）のうち2項目以上をいずれかの検査を行った日から起算して1週間以内に併せて実施した場合は，主たるもの1つに限り算定する。
(令6保医発0305・4)

→「49」のノルメタネフリン
褐色細胞腫の診断又は術後の効果判定のため行った場合に算定し，「44」のメタネフリンを併せて行った場合は，主たるもののみ算定する。
(令6保医発0305・4)

→「50」のインスリン様成長因子結合蛋白3型（IGFBP-3）
ア　成長ホルモン分泌不全症の診断と治療開始時の適応判定のために実施した場合に算定できる。なお，成長ホルモン分泌不全症の診断については，厚生労働省間脳下垂体機能障害に関する調査研究班「成長ホルモン分泌不全性低身長症診断の手引き」を，治療開始時の適応判定については（財）成長科学協会「ヒト成長ホルモン治療開始時の適応基準」を参照する。
イ　「50」のインスリン様成長因子結合蛋白3型（IGFBP-3）を「42」のソマトメジンCと併せて実施した場合は，主たるもののみ算定する。
(令6保医発0305・4)

→「51」の遊離メタネフリン・遊離ノルメタネフリン分画
ア　「51」の遊離メタネフリン・遊離ノルメタネフリン分画は，褐色細胞腫の鑑別診断を行った場合に1回に限り算定する。本検査を実施するに当たっては，関連学会が定める指針を遵守し，褐色細胞腫を疑う医学的な理由を診療録に記載すること。
イ　「44」メタネフリン，「45」メタネフリン・ノルメタネフリン分画，「49」ノルメタネフリン又は「51」遊離メタネフリン・遊離ノルメタネフリン分画のうちいずれかを併せて実施した場合は，主たるもののみ算定する。
(令6保医発0305・4)

事務連絡 問　D008内分泌学的検査の「51」遊離メタネフリン・遊離ノルメタネフリン分画における「関連学会が定める指針」とは，具体的には何を指すのか。
答　日本内分泌学会の褐色細胞腫・パラガングリオーマ診療ガイドラインを指す。
(令2.3.31)

→「52」の抗ミュラー管ホルモン（AMH）　摘要欄 p.1699
不妊症の患者に対して，卵巣の機能の評価及び治療方針の決定を目的として，血清又は血漿を検体としてEIA法，CLEIA法，ECLIA法又はCLIA法により測定した場合に，6月に1回に限り算定できる。
(令6保医発0305・4, 0930・9)

事務連絡 問1　卵巣の機能の評価及び治療方針の決定には，調節卵巣刺激療法における治療方針の決定も含まれるのか。
答　含まれる。
問2　D008内分泌学的検査の「52」抗ミュラー管ホルモン（AMH）の対象患者について，「不妊症の患者」とあるが，具体的にはどのような者が該当するのか。
答　個別の医学的判断によるが，例えば，タイミング法を含む一般不妊治療や生殖補助医療といった不妊治療を実施している患者が想定される。
(令6.3.28)

→「53」のレプチン　　　　　　　　　　摘要欄 p.1699
ア　「53」のレプチンは，脂肪萎縮，食欲亢進，インスリン抵抗性，糖尿病及び脂質異常症のいずれも有する患者に対して，全身性脂肪萎縮症の診断の補助を目的として，ELISA法により測定した場合に，患者1人につき1回に限り算定する。
イ　本検査の実施に当たっては，関連学会が定める指針を遵守し，脂肪萎縮の発症時期及び全身性脂肪萎縮症を疑う医学的な理由を診療報酬明細書の摘要欄に記載する。
(令6保医発0305・4)

事務連絡 問　「53」レプチンにおける「関連学会が定める指針」とは，具体的には何を指すのか。
答　現時点では，日本内分泌学会の「全身性脂肪萎縮症診断における血中レプチン検査の運用指針」を指す。
(令4.3.31)

D009	腫瘍マーカー 判 (p.514)	
1	尿中BTA	80点
2	α-フェトプロテイン（AFP）迅	98点
3	癌胎児性抗原（CEA）迅	99点
4	扁平上皮癌関連抗原（SCC抗原）	101点
5	組織ポリペプタイド抗原（TPA）	110点
6	NCC-ST-439，CA15-3	112点
7	DUPAN-2	115点
8	エラスターゼ1	120点
9	前立腺特異抗原（PSA）迅，CA19-9 迅	121点
10	PIVKA-Ⅱ半定量，PIVKA-Ⅱ定量	131点
11	CA125	136点
12	核マトリックスプロテイン22（NMP22）定量（尿），核マトリックスプロテイン22（NMP22）定性（尿）	139点
13	シアリルLe^x-i抗原（SLX）	140点
14	神経特異エノラーゼ（NSE）	142点
15	SPan-1	144点
16	CA72-4，シアリルTn抗原（STN）	146点
17	塩基性フェトプロテイン（BFP），遊離型PSA比（PSA F/T比）	150点
18	サイトケラチン19フラグメント（シフラ）	154点
19	シアリルLe^{x}抗原（CSLEX）*	156点
20	BCA225	158点
21	サイトケラチン8・18（尿）	160点
22	抗p53抗体	163点
23	Ⅰ型コラーゲン-C-テロペプチド（ICTP）	170点

24	ガストリン放出ペプチド前駆体（ProGRP）	175点
25	CA54／61	184点
26	α-フェトプロテインレクチン分画（AFP-L3％）	185点
27	CA602，組織因子経路インヒビター2（TFPI2）	190点
28	γ-セミノプロテイン（γ-Sm）	192点
29	ヒト精巣上体蛋白4（HE4）	200点
30	可溶性メソテリン関連ペプチド	220点
31	S2, 3PSA％	248点
32	プロステートヘルスインデックス（phi）	281点
33	癌胎児性抗原（CEA）定性（乳頭分泌液），癌胎児性抗原（CEA）半定量（乳頭分泌液）	305点
34	HER2蛋白	320点
35	アポリポ蛋白A2（APOA2）アイソフォーム	335点
36	可溶性インターロイキン-2レセプター（sIL-2R）	438点

注1　診療及び腫瘍マーカー以外の検査の結果から悪性腫瘍の患者であることが強く疑われる者に対して，腫瘍マーカーの検査を行った場合に，1回に限り算定する。ただし，B001の3悪性腫瘍特異物質治療管理料を算定している患者については算定しない。

2　患者から1回に採取した血液等を用いて本区分の2から36までに掲げる検査を2項目以上行った場合は，所定点数にかかわらず，検査の項目数に応じて次に掲げる点数により算定する。

イ	2項目	230点
ロ	3項目	290点
ハ	4項目以上	385点

〔＊＝本項目のみ点数変更〕

→腫瘍マーカー検査の一般的事項

(1) 腫瘍マーカーは，悪性腫瘍の患者であることが強く疑われる者に対して検査を行った場合に，悪性腫瘍の診断の確定又は転帰の決定までの間に1回を限度として算定する。

　悪性腫瘍の診断が確定し，計画的な治療管理を開始した場合，当該治療管理中に行った腫瘍マーカーの検査の費用はB001特定疾患治療管理料の「3」悪性腫瘍特異物質治療管理料に含まれ，腫瘍マーカーは，原則として，B001特定疾患治療管理料の「3」悪性腫瘍特異物質治療管理料と同一月に併せて算定できない。ただし，悪性腫瘍の診断が確定した場合であっても，次に掲げる場合においては，B001特定疾患治療管理料の「3」悪性腫瘍特異物質治療管理料とは別に腫瘍マーカーの検査料を算定できる。

ア　急性及び慢性膵炎の診断及び経過観察のために「8」のエラスターゼ1を行った場合

イ　肝硬変，HBs抗原陽性の慢性肝炎又はHCV抗体陽性の慢性肝炎の患者について，「2」のα-フェトプロテイン（AFP），「10」のPIVKA-Ⅱ半定量又は定量を行った場合（月1回に限る）

ウ　子宮内膜症の診断又は治療効果判定を目的として「11」のCA125又は「27」のCA602を行った場合（診断又は治療前及び治療後の各1回に限る）

エ　家族性大腸腺腫症の患者に対して「3」の癌胎児性抗原（CEA）を行った場合

(2) 「11」のCA125及び「27」のCA602を併せて測定した場合は，主たるもののみ算定する。

(3) 上記(1)にかかわらず，(2)に掲げる項目について，1つをB001特定疾患治療管理料の「3」悪性腫瘍特異物質治療管理料の項目とし，他の1つの検査を腫瘍マーカーの項目として算定することはできず，いずれか一方のみ算定する。　　　　　　　　　　（令6保医発0305・4）

→「1」の尿中BTA

膀胱癌であると既に確定診断がされた患者に対して，膀胱癌再発の診断のために行い，当該検査の結果に基づいて計画的な治療管理を行った場合に限り，B001特定疾患治療管理料の「3」悪性腫瘍特異物質治療管理料の「イ」を算定する。　　　　　　　　　　　　　　　（令6保医発0305・4）

参考 D009「2」α-フェトプロテイン（AFP）
① 精巣腫瘍の疑いに対するAFPの算定は，原則として認められる。　　　　　　　　　　　　　　　　（令6.10.31 支払基金）
② 原発性胆汁性胆管炎（原発性胆汁性肝硬変）に対するAFPの算定は，原則として認められる。　（令6.4.30 支払基金）

→「3」の癌胎児性抗原（CEA）と「7」のDUPAN-2を併せて測定した場合

主たるもののみ算定する。　　　　　　　　　（令6保医発0305・4）

参考 ① 腎癌の疑いに対するD009「3」癌胎児性抗原（CEA）の算定は，原則として認められない。（令6.2.29 支払基金）
② CEA高値に対するD009「3」癌胎児性抗原（CEA）の算定は，原則として認められない。　　（令7.2.28 支払基金）

→「9」の前立腺特異抗原（PSA）　摘要欄 p.1699, p.1730

診察，腫瘍マーカー以外の検査，画像診断等の結果から，前立腺癌の患者であることを強く疑われる者に対して検査を行った場合に，前立腺癌の診断の確定又は転帰の決定までの間に原則として，1回を限度として算定する。ただし，前立腺特異抗原（PSA）の検査結果が4.0ng/mL以上であって前立腺癌の確定診断がつかない場合においては，3月に1回に限り，3回を限度として算定できる。

なお，当該検査を2回以上算定するに当たっては，検査値を診療報酬明細書の摘要欄に記載する。　未確
　　　　　　　　　　　　　　　　　　　　　（令6保医発0305・4）

事務連絡　問1　PSAは，初回を含めて何回測定できるか。
答　初回を含めて3回までである。　　　　　　（平16.3.30）

問2　算定回数が複数月に1回のみとされている検査を実施した場合は，診療報酬明細書の「摘要」欄に前回の実施日（初回の場合は初回である旨）を記載するが，PSAについても，初回の場合は初回である旨を記載する必要があるか。

答　記載する必要はない。ただし，前立腺癌の確定診断がつかずPSAを2回以上算定する場合は，摘要欄に　未確　と表示し，当該検査の実施月日及び検査値をすべて記載する。

問3　PSAを2回以上算定する場合は，診療報酬明細書に当該検査の実施月日及び検査値をすべて記載することとされているが，当該検査を外注している場合，翌月の請求日までに直近の検査値が判明していないことがあり得る。このような場合，どのように取り扱えばよいのか。

答　検査値が判明していないため，やむを得ず記載することができない場合には，その旨を診療報酬明細書に記載することで差し支えない。　　　　　　　　　　　　（平16.7.7）

参考　前立腺肥大症又は前立腺炎に対する前立腺特異抗原（PSA）の算定は，原則として認められない。　（令6.2.29 支払基金）

参考　D009「9」CA19-9
① 次の傷病名に対するCA19-9の算定は，原則として認められる。
　(1)卵巣癌疑い，(2)肝内胆管癌疑い，(3)原発性肝内胆管癌疑い，(4)転移性肝癌疑い
② 次の傷病名等に対するCA19-9の算定は，原則として認め

られない。
(1)乳癌疑い，(2)前立腺癌疑い，(3)原発性胆汁性胆管炎疑い，(4)CA19-9高値，(5)肝細胞癌疑い，(6)原発性肝細胞癌疑い
（令6.11.29 支払基金）

参考 次の傷病名に対するD009「10」PIVKA-Ⅱ半定量又はPIVKA-Ⅱ定量の算定は，原則として認められない。
(1)B型又はC型の記載のない慢性肝炎，(2)胆管癌疑い，(3)非アルコール性脂肪性肝炎
（令7.2.28 支払基金）

→「12」の核マトリックスプロテイン22（NMP22）定量（尿）及び「12」の核マトリックスプロテイン22（NMP22）定性（尿）

ア　D002尿沈渣（鏡検法）により赤血球が認められ，尿路上皮癌の患者であることが強く疑われる者に対して行った場合に限り算定する。

イ　尿路上皮癌の診断が確定した後に行った場合であっても，B001特定疾患治療管理料の「3」悪性腫瘍特異物質治療管理料は算定できない。（令6 保医発0305・4）

→「12」の核マトリックスプロテイン22（NMP22）定量（尿）又は「12」の核マトリックスプロテイン22（NMP22）定性（尿）及び「21」のサイトケラチン8・18（尿）を同時に実施した場合

いずれか一方の所定点数を算定する。（令6 保医発0305・4）

→「17」の遊離型PSA比（PSA F/T比）

診療及び他の検査〔前立腺特異抗原（PSA）等〕の結果から前立腺癌の患者であることが強く疑われる者に対して行った場合に限り算定する。（令6 保医発0305・4）

→「18」のサイトケラチン19フラグメント（シフラ）

悪性腫瘍であることが既に確定診断された患者については，小細胞癌を除く肺癌の場合に限り，B001特定疾患治療管理料の「3」悪性腫瘍特異物質治療管理料を算定できる。（令6 保医発0305・4）

→「19」のシアリルLe*抗原（CSLEX）

ア　診療及び他の検査の結果から乳癌の患者であることが強く疑われる者に対して検査を行った場合に算定する。

イ　「19」のシアリルLe^{x}抗原（CSLEX）と「6」のCA15-3を併せて測定した場合は，主たるもののみ算定する。（令6 保医発0305・4）

→「21」のサイトケラチン8・18（尿）

ア　D002尿沈渣（鏡検法）により赤血球が認められ，尿路上皮癌の患者であることが強く疑われる者に対して行った場合に限り算定する。

イ　尿路上皮癌の診断が確定した後に行った場合であっても，B001特定疾患治療管理料の「3」悪性腫瘍特異物質治療管理料は算定できない。（令6 保医発0305・4）

→「22」の抗p53抗体

食道癌，大腸癌又は乳癌が強く疑われる患者に対して行った場合に月1回に限り算定できる。（令6 保医発0305・4）

→「23」のⅠ型コラーゲン-C-テロペプチド（ICTP），D008内分泌学的検査の「25」のⅠ型コラーゲン架橋N-テロペプチド（NTX）又は「39」のデオキシピリジノリン（DPD）（尿）

乳癌，肺癌又は前立腺癌であると既に確定診断された患者について骨転移の診断のために当該検査を行い，当該検査の結果に基づいて計画的な治療管理を行った場合に限り，B001特定疾患治療管理料の「3」悪性腫瘍特異物質治療管理料の「ロ」を算定する。（令6 保医発0305・4）

事務連絡 問　Ⅰ型コラーゲンCテロペプチドが，D009腫瘍マーカーの区分で算定されるのはどのような場合か。

答　腫瘍マーカーの区分では算定されない。（平18.3.31）

→「24」のガストリン放出ペプチド前駆体（ProGRP）

「14」の神経特異エノラーゼ（NSE）と併せて実施した場合には，主たるもののみ算定する。（令6 保医発0305・4）

→「26」のα-フェトプロテインレクチン分画（AFP-L3％）

電気泳動法及び抗体親和性転写法又はLBA法による。（令6 保医発0305・4）

参考 ① 原則，初診月又は再診月に傷病名が「慢性肝炎」のみの場合，α-フェトプロテインレクチン分画（AFP-L3％）は認められない。（平22.6.21 支払基金，更新：平26.9.22）

② 次の傷病名に対するα-フェトプロテインレクチン分画（AFP-L3％）の算定は，原則として認められる。
(1)肝癌の疑い，(2)肝癌（当月診療開始日）

③ 次の傷病名に対するα-フェトプロテインレクチン分画（AFP-L3％）の算定は，原則として認められない。
(1)肝硬変，(2)B型肝炎，(3)C型肝炎（令6.2.29 支払基金）

→「27」の組織因子経路インヒビター2（TFPI2）

EIA法により測定した場合に算定できる。（令6 保医発0305・4）

→「29」のヒト精巣上体蛋白4（HE4）

CLIA法又はECLIA法により測定した場合に算定できる。（令6 保医発0305・4）

→「30」の可溶性メソテリン関連ペプチド　摘要欄 p.1700

ア　「30」の可溶性メソテリン関連ペプチドは，悪性中皮腫の診断の補助又は悪性中皮腫であると既に確定診断された患者に対して治療効果の判定若しくは経過観察を目的として実施した場合に算定する。

イ　本検査を悪性中皮腫の診断の補助を目的として実施する場合は，以下のいずれかに該当する患者に対して使用した場合に限り算定する。この場合，本検査が必要である理由を**診療報酬明細書**の摘要欄に記載する。

(イ)　石綿曝露歴があり，胸水，腹水等の貯留が認められる患者

(ロ)　体腔液細胞診で悪性中皮腫が疑われる患者

(ハ)　画像診断で胸膜腫瘍，腹膜腫瘍等の漿膜腫瘍が認められる患者

ウ　本検査を悪性中皮腫の治療効果の判定又は経過観察を目的として実施する場合は，悪性中皮腫であると既に確定診断された患者に対して，本検査の結果に基づいて計画的な治療管理を行った場合に限り，B001特定疾患治療管理料の「3」悪性腫瘍特異物質治療管理料の「ロ」を算定する。（令6 保医発0305・4）

→「31」のS2，3PSA％　摘要欄 p.1700

ア　「31」のS2，3PSA％は，前立腺癌であることが強く疑われる者であって，前立腺特異抗原（PSA）の結果が4.0ng/mL以上10.0ng/mL以下である者に対して，LBA法（定量）により，S2，3PSA％を測定した場合に限り算定できる。

イ　本検査は，前立腺癌の診断に当たって実施した場合に，原則として1回を限度として算定する。ただし，前立腺針生検法等により前立腺癌の確定診断がつかない場合においては，3月に1回に限り，3回を限度として算定できる。

ウ　S2，3PSA％と，「9」前立腺特異抗原（PSA），「17」遊離型PSA比（PSA F/T比）又は「32」プロステートヘルスインデックス（phi）を併せて実施した場合には，いずれか主たるもののみ算定する。

エ　**診療報酬明細書**の摘要欄に，前立腺特異抗原（PSA）の測定年月日及び測定結果を記載する。また，本検査を2回以上算定する場合は，本検査の2回以上の実施が必要と判断した医学的根拠を**診療報酬明細書**の摘要欄に記載する。（令6 保医発0305・4）

→「32」のプロステートヘルスインデックス（phi）　摘要欄 p.1700

ア　診療及び他の検査〔前立腺特異抗原（PSA）等〕の結果から前立腺癌の患者であることが強く疑われる者であって，以下の(イ)から(ハ)までのいずれかに該当する

者に対して，CLEIA法により，前立腺特異抗原（PSA），遊離型PSA及び［-2］proPSAを測定し，プロステートヘルスインデックス（phi）を算出した場合に限り算定する。
　(イ)　前立腺特異抗原（PSA）値が4.0ng/mL以上かつ10.0ng/mL以下
　(ロ)　50歳以上65歳未満であって，前立腺特異抗原（PSA）値が3.0ng/mL以上かつ10.0ng/mL以下
　(ハ)　65歳以上70歳未満であって，前立腺特異抗原（PSA）値が3.5ng/mL以上かつ10.0ng/mL以下
イ　アに該当する患者に対して，前立腺癌の診断の確定又は転帰の決定までの間に，原則として1回を限度として算定する。ただし，前立腺針生検法等により前立腺癌の確定診断がつかない場合においては，3月に1回に限り，3回を限度として算定できる。
ウ　「9」の前立腺特異抗原（PSA）を併せて実施した場合には，主たるもののみ算定する。
エ　「17」遊離型PSA比（PSA　F/T比）を併せて実施した場合には，主たるもののみ算定する。
オ　本検査を算定する場合は，**診療報酬明細書**の摘要欄に，前立腺特異抗原（PSA）の測定年月日及び測定結果を記載する。また，本検査を2回以上算定する場合は，**診療報酬明細書**の摘要欄にその必要性を記載する。
(令6保医発0305・4)

→　「33」の癌胎児性抗原（CEA）定性（乳頭分泌液）又は同半定量（乳頭分泌液）
乳頭異常分泌患者に対して非腫瘍性乳癌を強く疑って，乳頭分泌液中の癌胎児性抗原（CEA）を測定した場合に算定する。
(令6保医発0305・4)

→　「34」のHER2蛋白
悪性腫瘍が既に確定診断され，かつ，HER2蛋白過剰発現が認められている患者又は他の測定法により，HER2蛋白過剰発現の有無が確認されていない再発癌患者に対して，当該検査の結果に基づいて計画的な治療管理を行った場合に限り，B001特定疾患治療管理料の「3」悪性腫瘍特異物質治療管理料の「ロ」を算定する。
(令6保医発0305・4)

→　「35」のアポリポ蛋白A2（APOA2）アイソフォーム
摘要欄 p.1700
ア　「35」のアポリポ蛋白A2（APOA2）アイソフォームは，以下の(イ)から(ハ)までのいずれかに該当する患者に対して膵癌の診断の補助を目的として，血液を検体としてELISA法により測定した場合に，膵癌の診断の確定までの間に原則として1回を限度として算定できる。本検査を実施するに当たっては，関連学会が定める指針を遵守するとともに，**本検査が必要と判断した医学的根拠**を**診療報酬明細書**の摘要欄に記載する。
　(イ)　関連学会が定める指針に基づき膵癌の高度リスクに該当する患者。ただし，本検査を実施する患者が3月以内にCA19-9検査を行われており，CA19-9の値が37.0U/mL以上である場合には，本検査は算定できない。
　(ロ)　関連学会が定める指針に基づき膵癌の中等度リスクに該当する患者であって，癌胎児性抗原（CEA）検査の結果が陰性であり，CA19-9値が37.0U/mL以上かつ100U/mL以下の患者。
　(ハ)　関連学会が定める指針に基づき膵癌のリスク因子が3項目以上該当する患者であって，癌胎児性抗原（CEA）及びCA19-9検査の結果が陰性である患者。
イ　アポリポ蛋白A2（APOA2）アイソフォームと，「3」の癌胎児性抗原（CEA），「7」DUPAN-2又は「15」のSPan-1を併せて測定した場合は主たるもののみ算定する。

ウ　本検査をアの(イ)に対して実施する場合はCA19-9の測定年月日及び測定結果を，アの(ロ)及び(ハ)に対して実施する場合は癌胎児性抗原（CEA）及びCA19-9の測定年月日並びに測定結果を，**診療報酬明細書**の摘要欄に記載する。
(令6保医発0305・4)

事務連絡　問　D009腫瘍マーカーの「35」アポリポ蛋白A2（APOA2）アイソフォームにおける「関連学会が定める指針」とは，具体的には何を指すのか。
答　現時点では，日本膵臓学会の『体外診断用医薬品「東レAPOA2-iTQ」の適正使用指針』を指す。
(令6.3.28)

→　「36」の可溶性インターロイキン-2レセプター（sIL-2R）
非ホジキンリンパ腫，ATL又はメトトレキサート使用中のリンパ増殖性疾患の診断の目的で測定した場合に算定できる。
また，非ホジキンリンパ腫又はATLであることが既に確定診断された患者に対して，経過観察のために測定した場合は，B001特定疾患治療管理料の「3」悪性腫瘍特異物質治療管理料の「ロ」により算定する。
(令6保医発0305・4)

→　D009の「注2」に係る規定
本区分に掲げる血液を検体とする検査と「33」の癌胎児性抗原（CEA）定性（乳頭分泌液）又は同半定量（乳頭分泌液）を同一日に行った場合にも，適用する。
(令6保医発0305・4)

参考　PSAの検査値等の記載方法
問　D009「9」PSAを初回として算定する場合及び2回目以降として算定する場合における検査値等の記載方法は，どのように記載するのか。
答　PSAの算定が初回の場合は，「摘要」欄に初回である旨（「初回」又は実施日）及び当該検査値の記載は不要である。また，前立腺癌の確定診断がつかずPSAを2回目以降として算定する場合は，「未確」と表示し，初回から今回まで行った検査の実施月日及び検査値を全て記載する。
〈記載例〉　PSAを令和7年4月5日，7月14日，10月20日に3回実施した場合
【4月診療分レセプト】

| ⑥ | PSA | 121×1 |

【7月診療分レセプト】

⑥	PSA	121×1
	（未確）	
	令和7年4月5日実施	検査値：4.1ng/mL
	令和7年7月14日実施	検査値：4.2ng/mL

【10月診療分レセプト】

⑥	PSA	121×1
	（未確）	
	令和7年4月5日実施	検査値：4.1ng/mL
	令和7年7月14日実施	検査値：4.2ng/mL
	令和7年10月20日	検査値：4.2ng/mL

D010　特殊分析 判 (p.514)

1	糖分析（尿）	38点
2	結石分析	117点
3	チロシン	200点
4	アミノ酸	
イ	1種類につき	279点
ロ	5種類以上	1,107点
5	総分岐鎖アミノ酸／チロシンモル比（BTR）	283点
6	アミノ酸定性	350点

7	脂肪酸分画	**393点**
8	先天性代謝異常症検査	
	イ 尿中有機酸分析	1,141点
	ロ 血中極長鎖脂肪酸	1,141点
	ハ タンデムマス分析	**1,107点**
	ニ その他	**1,107点**

注1 イ，ロ及びハについては，別に厚生労働大臣が定める施設基準〔告示④第5・3の1の3の8, p.1382〕に適合しているものとして地方厚生局長等に届け出た保険医療機関において行われる場合に，患者1人につき月1回に限り算定する。

2 ニについては，別に厚生労働大臣が定める施設基準〔告示④第5・3の1の3の8, p.1382〕に適合しているものとして地方厚生局長等に届け出た保険医療機関において，当該保険医療機関内で検査を行った場合に，患者1人につき月1回に限り算定する。

→フェニール・アラニン又はヒスチジンの定量検査

フェニール・アラニン又はヒスチジンを服用させ血清又は尿中のフェニール・アラニン又はヒスチジンの定量検査を行った場合は，それぞれ1回の測定につき「4」により算定し，使用した薬剤は，D500薬剤により算定する。
（令6保医発0305・4）

→「3」のチロシン

酵素法による。
（令6保医発0305・4）

→「5」の総分岐鎖アミノ酸／チロシンモル比（BTR）

酵素法による。
（令6保医発0305・4）

参考 D010「7」脂肪酸分画

① 脂質異常症と次の併存病名のみに対する脂肪酸分画の算定は，原則として認められる。
　(1)心筋梗塞，(2)狭心症，(3)脳梗塞，(4)慢性動脈閉塞症〔閉塞性血栓血管炎（バージャー病）又は閉塞性動脈硬化症〕
② 脂質異常症疑いと動脈硬化症の併存病名のみに対する脂肪酸分画の算定は，原則として認められない。
③ 高血圧症と次の併存病名のみに対する脂肪酸分画の算定は，原則として認められない。
　(1)慢性動脈閉塞症〔閉塞性血栓血管炎（バージャー病）又は閉塞性動脈硬化症〕，(2)動脈硬化症
④ 高血圧症疑いと次の併存病名のみに対する脂肪酸分画の算定は，原則として認められない。
　(1)心筋梗塞，(2)狭心症，(3)脳梗塞，(4)慢性動脈閉塞症〔閉塞性血栓血管炎（バージャー病）又は閉塞性動脈硬化症〕，(5)動脈硬化症
（令6.9.30 支払基金）

→「8」の先天性代謝異常症検査

臨床症状・検査所見・家族歴等から先天性代謝異常症等が強く疑われた患者に対し，疾患の診断又は経過観察を目的に行った場合に算定する。

ア 「イ」の尿中有機酸分析は，有機酸代謝異常症が疑われる患者に対して，ガスクロマトグラフ質量分析装置を用いて尿中有機酸の分析を行った場合に算定する。

イ 「ロ」の血中極長鎖脂肪酸は，副腎白質ジストロフィーやペルオキシソーム形成異常症，ペルオキシソームβ酸化系酵素欠損症が疑われる患者に対して，ガスクロマトグラフ質量分析装置を用いて血中極長鎖脂肪酸の測定を行った場合に算定する。

ウ 「ハ」のタンデムマス分析は，有機酸代謝異常症，脂肪酸代謝異常症が疑われる患者に対して，タンデム質量分析装置を用いて遊離カルニチン及びアシルカルニチンの分析を行った場合に算定する。

エ 「ニ」のその他は，ムコ多糖症，ムコリピドーシスが疑われる患者に対して，セルロースアセテート膜電気泳動を用いてムコ多糖体分画の定量検査等を行った場合に算定する。
（令6保医発0305・4）

免疫学的検査

→ヘリコバクター・ピロリ感染の診断及び治療に関する取扱い
摘要欄 p.1729

1 対象患者

ヘリコバクター・ピロリ感染症に係る検査については，以下に掲げる患者のうち，ヘリコバクター・ピロリ感染が疑われる患者に限り算定できる。

① 内視鏡検査又は造影検査において胃潰瘍又は十二指腸潰瘍の確定診断がなされた患者
② 胃MALTリンパ腫の患者
③ 特発性血小板減少性紫斑病の患者
④ 早期胃癌に対する内視鏡的治療後の患者
⑤ 内視鏡検査において胃炎の確定診断がなされた患者

2 除菌前の感染診断

(1) 除菌前の感染診断については，次の7項目の検査法のうちいずれかの方法を実施した場合に1項目のみ算定できる。ただし，①から⑥までの検査の結果，ヘリコバクター・ピロリ陰性となった患者に対して，異なる検査法により再度検査を実施した場合に限り，さらに1項目に限り算定できる。また，⑦の検査の結果，ヘリコバクター・ピロリ陰性となった患者について，胃粘膜に同感染症特有の所見が認められているなど，同感染症を強く疑う特有の所見がある場合に限り，さらに1項目に限り算定できる。なお，この場合において，医療上の必要性について**診療報酬明細書**の摘要欄に記載する。

① 迅速ウレアーゼ試験
② 鏡検法
③ 培養法
④ 抗体測定
⑤ 尿素呼気試験
⑥ 糞便中抗原測定
⑦ 核酸増幅法

(2) (1)に掲げる①及び②の検査を同時に実施した場合又は④，⑤及び⑥のうちいずれか2つの検査を同時に実施した場合にあっては，(1)の規定にかかわらずそれぞれの所定点数（①＋②，④＋⑤，④＋⑥，⑤＋⑥）を初回実施に限り算定することができる。

3 除菌の実施

2の感染診断により，ヘリコバクター・ピロリ陽性であることが確認された対象患者に対しては，ヘリコバクター・ピロリ除菌及び除菌の補助が薬事上効能として承認されている薬剤を薬事承認事項に従い，3剤併用・7日間投与し除菌治療を行う。

4 除菌後の潰瘍治療

除菌終了後の抗潰瘍剤投与については，薬事承認事項に従い適切に行う。

5 除菌後の感染診断（除菌判定）

(1) 除菌後の感染診断については，3の除菌終了後4週間以上経過した患者に対し，ヘリコバクター・ピロリの除菌判定のために2に掲げる検査法のうちいずれかの方法を実施した場合に1項目のみ算定できる。ただし，検査の結果，ヘリコバクター・ピロリ陰性となった患者に対して，異なる検査法により再度検査を実施した場合に限り，さらに1項目に限り

参考 ヘリコバクター・ピロリ感染の診断および治療の手順 〔(平12.10.31 保険発180) の通知の参考資料を修正〕

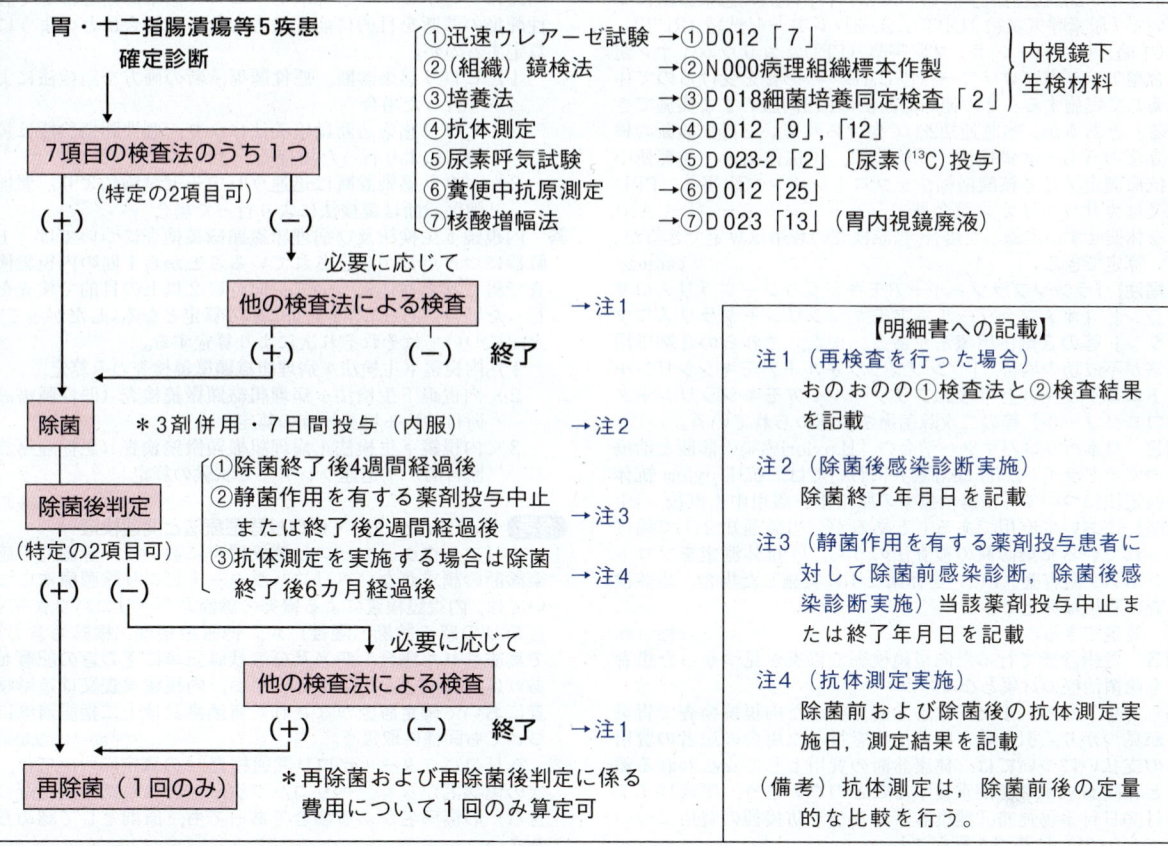

<備考>「静菌作用を有する薬剤」とは，一般に，ランソプラゾール，オメプラゾール，ラベプラゾールナトリウム，エソプラゾールマグネシウムなどのプロトンポンプ阻害薬（PPI）をいう。

算定できる。
(2) 2に掲げる④から⑥の検査を同時に実施した場合は，(1)の規定にかかわらず主たる2つの所定点数を初回実施に限り算定することができる。
(3) 除菌後の感染診断の結果，ヘリコバクター・ピロリ陽性の患者に対し再度除菌を実施した場合は，1回に限り再除菌に係る費用及び再除菌後の感染診断に係る費用を算定することができる。

6 感染診断実施上の留意事項
(1) 静菌作用を有する薬剤について
　ランソプラゾール等，ヘリコバクター・ピロリに対する静菌作用を有するとされる薬剤が投与されている場合については感染診断の結果が偽陰性となるおそれがあるので，除菌前及び除菌後の感染診断の実施に当たっては，当該静菌作用を有する薬剤投与中止又は終了後2週間以上経過していることが必要である。
(2) 抗体測定について
　除菌後の感染診断を目的として抗体測定を実施する場合については，3の除菌終了後6カ月以上経過した患者に対し実施し，かつ，除菌前の抗体測定結果との定量的な比較が可能である場合に限り算定できる。

7 診療報酬明細書への記載
(1) 1の対象患者①及び⑤において，内視鏡検査等で確定診断した際の所見・結果を**診療報酬明細書**の摘要欄に記載する〔編注：以下の事務連絡「ヘリコバクター・ピロリ感染の除菌治療」の問3参照〕。

(2) 1の対象患者①及び⑤において，健康診断として内視鏡検査を行った場合には，**診療報酬明細書**の摘要欄にその旨を記載する。
(3) 2の除菌前感染診断及び5の除菌後感染診断において，検査の結果ヘリコバクター・ピロリ陰性となった患者に対し再度検査を実施した場合は，**診療報酬明細書**の摘要欄に各々の検査法及び検査結果について記載する。
(4) 5の除菌後感染診断を算定する場合には，**診療報酬明細書**の摘要欄に除菌終了年月日を記載する。
(5) 6(1)の静菌作用を有する薬剤を投与していた患者に対し，2の除菌前感染診断及び5の除菌後感染診断を実施する場合は，**診療報酬明細書**の摘要欄に当該静菌作用を有する薬剤投与中止又は終了年月日を記載する。
(6) 6(2)により抗体測定を実施した場合は，除菌前並びに除菌後の抗体測定実施年月日及び測定結果を**診療報酬明細書**の摘要欄に記載する。

8 その他
　ヘリコバクター・ピロリ感染の診断及び治療については，関係学会よりガイドラインが示されているので参考とする。

(平12.10.31 保険発180，最終改定：令4保医発1031・5，一部修正)

事務連絡 ヘリコバクター・ピロリ感染の診断及び治療
問1 「ヘリコバクター・ピロリ感染の診断及び治療に関する取扱い」の「8　その他」において，「ヘリコバクター・ピロリ感染の診断及び治療については，関係学会よりガイドラインが示されているので参考とする」とされている。日

本ヘリコバクター学会の「H.pylori感染の診断と治療のガイドライン2024改訂版」においては，H.pyloriの感染診断について「尿素呼気試験（UBT），迅速ウレアーゼ試験（RUT），（中略）はプロトンポンプ阻害薬（PPI），カリウムイオン競合型アシッドブロッカー（P-CAB）の影響を受けるので休薬して実施する。その他の診断法はPPI内服のまま実施できる」とあるが，当該通知2(1)で掲げられている感染診断の検査法のうち，②鏡検法，③培養法，④抗体測定，⑥糞便中抗原測定又は⑦核酸増幅法をプロトンポンプ阻害薬（PPI）又はカリウムイオン競合型アシッドブロッカー（P-CAB）を休薬せずに実施した場合，当該検査の費用は算定できるか。

答　算定できる。
(令6.10.28)

（編注）「ランソプラゾール＋アモキシシリン＋クラリスロマイシン」，「オメプラゾール＋アモキシシリン＋クラリスロマイシン」等の3剤併用療法がある。また，これらの3剤併用療法が不成功の場合，「ランソプラゾール＋アモキシシリン＋メトロニダゾール」，「オメプラゾール＋アモキシシリン＋メトロニダゾール」等の二次除菌療法が認められている。

問2　日本ヘリコバクター学会の「H.pylori感染の診断と治療のガイドライン2009改訂版」においては，抗H. pylori抗体測定法について「潰瘍治療薬の服用中，服用中止直後，（中略）において有用である」とあるが，当該通知2(1)で掲げられている感染診断の検査法のうち，④抗体測定をプロトンポンプ阻害薬（PPI）を休薬せずに実施した場合，当該検査の費用は算定できるか。

答　算定できる。
(平27.3.30)

問3　健康診断で行った内視鏡検査で胃炎が見つかった患者も除菌治療の対象となるのか。

答　対象となる。また，健康診断で行った内視鏡検査で胃炎が見つかり，引き続き除菌治療を行った場合の患者の費用の支払いについては，健康診断の費用として支払われる額と保険請求する額が重複することのないよう，平成15年7月30日付事務連絡「健康診断時及び予防接種の費用について」（p.21）に基づき行うこと。
(平25.3.28)

問4　通知の「7. 診療報酬明細書への記載」の(1)において，「内視鏡検査等で確定診断した際の所見・結果を診療報酬明細書の摘要欄に記載する」とされているが，「傷病名」欄から胃潰瘍，十二指腸潰瘍又は胃炎と判断できる場合には，胃潰瘍，十二指腸潰瘍又は胃炎と確定診断した内視鏡検査又は造影検査（胃潰瘍又は十二指腸潰瘍に限る）の実施日を記載することでもよいか。

答　差し支えない。
(平25.6.14)

問5　除菌治療後，潰瘍治療を続けることは可能か。

答　除菌終了後は，通常どおり潰瘍治療を行って差し支えない。例えば，ランソプラゾールは，胃潰瘍治療の場合は8週間，十二指腸潰瘍治療の場合は6週間の投与が可能であるが，除菌治療期間（7日間）はこの投与期間とは別に投与できる。

問6　現在，胃潰瘍などで治療中の患者に対して感染診断検査は適用可能か。

答　適用可能である。ただし，ランソプラゾールなどに静菌作用を持つ薬剤を投与している患者については，当該薬剤中止又は終了後2週間以上経過した後に感染診断を行う。

問7　静菌作用を有する薬剤について「ランソプラゾール等」とあるが，「等」とされているのは何故か。

答　静菌作用を有する薬剤については，現在，抗潰瘍剤を中心に調査が進められているところであり，今後，新たに承認される医療品がそのような作用を有することも考えられることから「等」としたもの。

問8　尿素呼気試験に使用される薬剤について薬剤料が算定可能か。

答　算定可能。現在，承認されている薬剤は尿素（^{13}C）〔「ユービット」，「ピロニック」等〕である。

問9　除菌療法終了日又は中止日とはいつを指すのか（投与日か，服用日か）。

答　当該薬剤を服用した最終日を指す。

問10　ヘリコバクター・ピロリ感染診断を目的に内視鏡下生検を行った際，悪性腫瘍が疑われるポリープが見つかり，同時にそのポリープも採取し，ピロリ感染診断と併せて悪性腫瘍の診断を目的に病理検査を行った場合はどのように算定するのか。
1) ピロリ感染診断，悪性腫瘍診断の両方を鏡検法により行った場合
2) ピロリ感染診断は培養法により，悪性腫瘍診断は鏡検法により行った場合
3) ピロリ感染診断は迅速ウレアーゼ試験により，悪性腫瘍診断は鏡検法により行った場合

答　内視鏡下生検法及び病理組織顕微鏡検査については，1臓器につき点数が設定されていることから1回の内視鏡検査で得られた検体について，同時に2以上の目的で検査を行った場合であっても，1回のみの算定となる。したがって，上記についてはそれぞれ次により算定する。
1) 内視鏡下生検法＋病理組織顕微鏡検査のみ算定
2) 内視鏡下生検法＋病理組織顕微鏡検査（悪性腫瘍診断目的）＋培養検査の算定
3) 内視鏡下生検法＋病理組織顕微鏡検査（悪性腫瘍診断目的）＋迅速ウレアーゼ試験の算定
(平12.11.30，一部修正)

参考　ヘリコバクター・ピロリ除菌療法と関連検査

① ヘリコバクター・ピロリ感染胃炎において，除菌前の感染診断の請求がないヘリコバクター・ピロリ除菌療法については，内視鏡検査による胃炎の診断及びヘリコバクター・ピロリの感染診断（陽性）が，他医療機関（検診も含む）で実施された場合，病名及び症状詳記等にその旨の記載があれば，原則として認める。なお，内視鏡検査又は造影検査において確定診断がなされた胃潰瘍又は十二指腸潰瘍についても同様に取扱う。
(平29.9.25 支払基金)

② ヘリコバクター・ピロリ関連検査[※1]の算定については，次の傷病名がなく，ヘリコバクター・ピロリ感染症（疑い含む）の傷病名がある場合であっても，原則として認められない。
(1)胃潰瘍（瘢痕含む），(2)十二指腸潰瘍（瘢痕含む），(3)胃MALTリンパ腫，(4)特発性血小板減少性紫斑病，(5)早期胃癌（内視鏡的治療後），(6)胃炎

[※1] 「ヘリコバクター・ピロリ感染の診断及び治療に関する取扱い」において，除菌前の感染診断の検査法として掲げられている次の検査
①迅速ウレアーゼ試験，②鏡検法，③培養法，④抗体測定，⑤尿素呼気試験，⑥糞便中抗原測定，⑦核酸増幅法
(令6.12.27 支払基金)

D011　免疫血液学的検査　判　(p.514)

1	ABO血液型，Rh（D）血液型	24点
2	Coombs試験	
イ	直接	34点
ロ	間接	47点
3	Rh（その他の因子）血液型	148点
4	不規則抗体	159点

注　第10部手術第7款の各区分に掲げる胸部手術，同部第8款の各区分に掲げる心・脈管手術，同部第9款の各区分に掲げる腹部手術又は同部第11款の各区分に掲げる性器手術のうちK898帝王切開術等を行った場合に算定する。

5	ABO血液型関連糖転移酵素活性	181点
6	血小板関連IgG（PA-IgG）	190点
7	ABO血液型亜型	260点
8	抗血小板抗体	261点
9	血小板第4因子－ヘパリン複合体抗体（IgG抗体）	376点
10	血小板第4因子－ヘパリン複合体抗体（IgG，IgM及びIgA抗体）	390点
11	血小板第4因子－ヘパリン複合体抗体	

定性　　　　　　　　　　　　　420点

参考 ① 輸血前検査におけるD011「1」ABO血液型及びRh（D）血液型の算定は，原則として一連の輸血につき1回認められる。
② 血液型加算（ABO式及びRh式）の算定は，原則として一連の輸血につき1回認められる。
（令7.2.28 支払基金）

→「3」のRh（その他の因子）血液型
同一検体による検査の場合は因子の種類及び数にかかわらず，所定点数を算定する。
（令6保医発0305・4）

→「4」の不規則抗体　　　　　　　　摘要欄 p.1700
輸血歴又は妊娠歴のある患者に対し，第2章第10部手術第7款の各区分に掲げる胸部手術，同部第8款の各区分に掲げる心・脈管手術，同部第9款の各区分に掲げる腹部手術又はK877子宮全摘術，K879子宮悪性腫瘍手術，K889子宮附属器悪性腫瘍手術（両側），K898帝王切開術若しくはK912異所性妊娠手術が行われた場合に，手術の当日に算定する。
また，手術に際して輸血が行われた場合は，本検査又はK920輸血の「注6」に定める不規則抗体検査加算のいずれかを算定する。
この場合，診療報酬明細書の摘要欄に輸血歴がある患者又は妊娠歴がある患者のいずれに該当するかを記載する。
（令6保医発0305・4）

→「6」の血小板関連IgG（PA-IgG）
特発性血小板減少性紫斑病の診断又は経過判定の目的で行った場合に算定する。
（令6保医発0305・4）

→「9」の血小板第4因子－ヘパリン複合体抗体（IgG抗体），「10」の血小板第4因子－ヘパリン複合体抗体（IgG，IgM及びIgA抗体）及び「11」の血小板第4因子－ヘパリン複合体抗体定性
ア　「9」の血小板第4因子－ヘパリン複合体抗体（IgG抗体），「10」の血小板第4因子－ヘパリン複合体抗体（IgG，IgM及びIgA抗体）及び「11」の血小板第4因子－ヘパリン複合体抗体定性は，ヘパリン起因性血小板減少症の診断を目的として行った場合に算定する。
イ　「11」の血小板第4因子-ヘパリン複合体抗体定性は，イムノクロマト法により測定した場合に算定する。
ウ　一連の検査で，「9」の血小板第4因子－ヘパリン複合体抗体（IgG抗体），「10」の血小板第4因子－ヘパリン複合体抗体（IgG，IgM及びIgA抗体）及び「11」の血小板第4因子－ヘパリン複合体抗体定性を測定した場合は，主たるもののみ算定する。
（令6保医発0305・4）

D012 感染症免疫学的検査 判 (p.514)
1　梅毒血清反応（STS）定性，抗ストレプトリジンO（ASO）定性，抗ストレプトリジンO（ASO）半定量，抗ストレプトリジンO（ASO）定量　　　　15点
2　トキソプラズマ抗体定性，トキソプラズマ抗体半定量　　　　　　　26点
3　抗ストレプトキナーゼ（ASK）定性，抗ストレプトキナーゼ（ASK）半定量　29点
4　梅毒トレポネーマ抗体定性，マイコプラズマ抗体定性，マイコプラズマ抗体半定量　　　　　　　　　　　　32点
5　梅毒血清反応（STS）半定量，梅毒血清反応（STS）定量　　　　　34点
6　梅毒トレポネーマ抗体半定量，梅毒トレポネーマ抗体定量　　　　　53点
7　アデノウイルス抗原定性（糞便），迅速ウレアーゼ試験定性　　　　　60点
8　ロタウイルス抗原定性（糞便），ロタウイルス抗原定量（糞便）　　　65点
9　ヘリコバクター・ピロリ抗体定性・半定量，クラミドフィラ・ニューモニエIgG抗体　　　　　　　　　　　　　　　　70点
10　クラミドフィラ・ニューモニエIgA抗体　　　　　　　　　　　　　75点
11　ウイルス抗体価（定性・半定量・定量）（1項目当たり）　　　　　79点
注　同一検体についてウイルス抗体価（定性・半定量・定量）の測定を行った場合は，8項目を限度として算定する。
12　クロストリジオイデス・ディフィシル抗原定性，ヘリコバクター・ピロリ抗体，百日咳菌抗体定性，百日咳菌抗体半定量　　　　　　　　　　　　　80点
13　HTLV-Ⅰ抗体定性，HTLV-Ⅰ抗体半定量　　　　　　　　　　　　　85点
14　トキソプラズマ抗体　　　　　　93点
15　トキソプラズマIgM抗体　　　　95点
16　HIV-1,2抗体定性，HIV-1,2抗体半定量，HIV-1,2抗原・抗体同時測定定性　109点
17　HIV-1抗体　　　　　　　　　113点
18　抗酸菌抗体定量，抗酸菌抗体定性　116点
19　A群β溶連菌迅速試験定性　　121点
20　HIV-1,2抗体定量，HIV-1,2抗原・抗体同時測定定量　　　　　　127点
21　ヘモフィルス・インフルエンザb型（Hib）抗原定性（尿・髄液）　129点
22　インフルエンザウイルス抗原定性　132点
23　カンジダ抗原定性，カンジダ抗原半定量，カンジダ抗原定量，梅毒トレポネーマ抗体（FTA-ABS試験）定性，梅毒トレポネーマ抗体（FTA-ABS試験）半定量　134点
24　RSウイルス抗原定性　　　　　138点
25　ヘリコバクター・ピロリ抗原定性，ヒトメタニューモウイルス抗原定性　142点
26　肺炎球菌抗原定性（尿・髄液）　146点
27　マイコプラズマ抗原定性（免疫クロマト法）　　　　　　　　　　　148点
28　ノロウイルス抗原定性，インフルエンザ菌（無莢膜型）抗原定性，SARS-CoV-2抗原定性　　　　　　　　　　150点
29　クラミドフィラ・ニューモニエIgM抗体，クラミジア・トラコマチス抗原定性＊　　　　　　　　　　　　152点
30　アスペルギルス抗原　　　　　157点
31　大腸菌O157抗体定性，HTLV-Ⅰ抗体　　　　　　　　　　　　　159点
32　D-アラビニトール　　　　　　160点
33　大腸菌O157抗原定性　　　　　161点
34　クリプトコックス抗原半定量　166点
35　クリプトコックス抗原定性　　169点
36　マイコプラズマ抗原定性（FA法）　170点
37　大腸菌血清型別　　　　　　　175点
38　アデノウイルス抗原定性（糞便を除く），肺炎球菌細胞壁抗原定性　179点
39　淋菌抗原定性，単純ヘルペスウイルス

抗原定性，単純ヘルペスウイルス抗原定性（皮膚） 180点
40 カンピロバクター抗原定性（糞便） 184点
41 肺炎球菌莢膜抗原定性（尿・髄液） 188点
42 （1→3）-β-D-グルカン 195点
43 ブルセラ抗体定性，ブルセラ抗体半定量，グロブリンクラス別クラミジア・トラコマチス抗体 200点
44 グロブリンクラス別ウイルス抗体価（1項目当たり） 200点
注 同一検体についてグロブリンクラス別ウイルス抗体価の測定を行った場合は，2項目を限度として算定する。
45 ツツガムシ抗体定性，ツツガムシ抗体半定量 203点
46 レジオネラ抗原定性（尿） 205点
47 単純ヘルペスウイルス抗原定性（角膜），単純ヘルペスウイルス抗原定性（性器），アニサキスIgG・IgA抗体 210点
48 百日咳菌抗原定性 217点
49 赤痢アメーバ抗体半定量，赤痢アメーバ抗原定性 223点
50 SARS-CoV-2・インフルエンザウイルス抗原同時検出定性 225点
51 水痘ウイルス抗原定性（上皮細胞） 227点
52 エンドトキシン 229点
53 デングウイルス抗原定性，デングウイルス抗原・抗体同時測定定性，白癬菌抗原定性 233点
注 デングウイルス抗原定性及びデングウイルス抗原・抗体同時測定定性については，別に厚生労働大臣が定める施設基準〔告示4第5・3の1の4, p.1382〕を満たす保険医療機関において実施した場合に算定する。
54 百日咳菌抗体 257点
55 HIV-1抗体（ウエスタンブロット法） 280点
56 結核菌群抗原定性 291点
57 サイトメガロウイルスpp65抗原定性 356点
58 HIV-2抗体（ウエスタンブロット法） 380点
59 SARS-CoV-2・RSウイルス抗原同時検出定性，SARS-CoV-2・インフルエンザウイルス・RSウイルス抗原同時検出定性 420点
60 HTLV-Ⅰ抗体（ウエスタンブロット法及びラインブロット法） 425点
61 SARS-CoV-2抗原定量 560点
62 HIV抗原 600点
63 HIV-1特異抗体・HIV-2特異抗体 660点
64 抗トリコスポロン・アサヒ抗体 822点
65 鳥特異的IgG抗体 873点
66 抗アデノ随伴ウイルス9型（AAV9）抗体 12,850点
注 別に厚生労働大臣が定める施設基準〔告示4第5・3の1の4の2, p.1383〕に適合しているものとして地方厚生局長等に届け出た保険医療機関において実施した場合に限り算定する。

〔＊＝本項目のみ点数変更〕

→「1」及び「5」における梅毒血清反応（STS）定性，梅毒血清反応（STS）半定量及び梅毒血清反応（STS）定量

従来の梅毒沈降反応（ガラス板法，VDRL法，RPR法，凝集法等）をいい，梅毒血清反応（STS）定性，梅毒血清反応（STS）半定量及び梅毒血清反応（STS）定量ごとに梅毒沈降反応を併せて2種類以上ずつ行った場合でも，それぞれ主たるもののみ算定する。 〈令6保医発0305・4〉

参考 ASO定性等
① 次の傷病名に対するD012「1」抗ストレプトリジンO（ASO）定性又はD012「3」抗ストレプトキナーゼ（ASK）定性等※の算定は，原則として認められる。
(1)溶連菌感染症（疑い含む），(2)リウマチ熱（疑い含む），(3)急性糸球体腎炎（疑い含む）。
② 次の傷病名に対するD012「1」抗ストレプトリジンO（ASO）定性又はD012「3」抗ストレプトキナーゼ（ASK）定性等※の算定は，原則として認められない。
(1)関節リウマチ，(2)上気道炎（急性・慢性）。
（※）D012「1」抗ストレプトリジンO（ASO）定性，抗ストレプトリジンO（ASO）半定量又は抗ストレプトリジンO（ASO）定量，D012「3」抗ストレプトキナーゼ（ASK）定性又は抗ストレプトキナーゼ（ASK）半定量 〈令6.3.29 支払基金〉

→「4」のマイコプラズマ抗体定性，マイコプラズマ抗体半定量

「27」のマイコプラズマ抗原定性（免疫クロマト法）又は「36」のマイコプラズマ抗原定性（FA法）を併せて実施した場合は，主たるもののみ算定する。 〈令6保医発0305・4〉

参考 マイコプラズマ感染症（疑い含む）のない次の傷病名に対するD012「4」マイコプラズマ抗体定性又はマイコプラズマ抗体半定量の算定は，原則として認められない。
(1)肺炎（成人），(2)気管支炎，(3)慢性呼吸不全，(4)肺結核，(5)肺気腫，(6)気管支喘息 〈令6.12.27 支払基金〉

参考 梅毒血清反応（STS）定性
(1) 心臓カテーテル法による諸検査など観血的検査やPTCA施行前の梅毒血清反応（STS）定性は認められる。【留意事項】梅毒血清反応（STS）半定量，梅毒血清反応（STS）定量の算定は認められない。
(2) 人工腎臓実施時（初回）に梅毒血清反応（STS）定性の算定は認められる。【留意事項】梅毒血清反応（STS）半定量，梅毒血清反応（STS）定量の算定は認められない。 〈平17.4.25 支払基金，更新：平26.9.22〉
(3) 原則，内視鏡検査時における梅毒血清反応（STS）定性は認められる。 〈平18.3.27 支払基金，更新：平26.9.22〉

→「7」の迅速ウレアーゼ試験定性を含むヘリコバクター・ピロリ感染診断の保険診療上の取扱い

「ヘリコバクター・ピロリ感染の診断及び治療に関する取扱いについて」（平成12年10月31日保険発第180号）（【免疫学的検査】冒頭の通知, p.488）に即して行う。 〈令6保医発0305・4〉

→「7」のアデノウイルス抗原定性（糞便）と「8」のロタウイルス抗原定性（糞便）又は定量（糞便）

同時に行った場合は，主たる検査のみ算定する。 〈令6保医発0305・4〉

参考 D012「8」ロタウイルス抗原定性・定量（糞便）
① ロタウイルス感染症疑いがない急性胃腸炎に対するロタウイルス抗原定性（糞便），ロタウイルス抗原定量（糞便）の算定は，原則として認められない。 〈令6.3.29 支払基金〉
② ロタウイルス感染に対するロタウイルス抗原定性（糞便）又はロタウイルス抗原定量（糞便）の算定は，原則として年齢にかかわらず認められる。 〈令6.4.30 支払基金〉

→「9」のヘリコバクター・ピロリ抗体定性・半定量
ア LA法，免疫クロマト法，金コロイド免疫測定法又はEIA法（簡易法）により実施した場合に算定する。
イ 当該検査を含むヘリコバクター・ピロリ感染診断の

保険診療上の取扱いについては「ヘリコバクター・ピロリ感染の診断及び治療に関する取扱いについて」（平成12年10月31日保険発第180号）**【免疫学的検査】冒頭の通知，p.488**）に即して行う。
（令6保医発0305・4）

参考 クラミジア感染症の記載がない次の傷病名に対するD012「9」クラミドフィラ・ニューモニエIgG抗体，D012「10」クラミドフィラ・ニューモニエIgA抗体又はD012「27」クラミドフィラ・ニューモニエIgM抗体の算定は，原則として認められない。

(1)肺炎（疑い含む），(2)肺結核，(3)慢性閉塞性肺疾患，(4)急性上気道炎，(5)急性気管支炎，(6)急性副鼻腔炎，(7)気管支喘息
（令6.5.31 支払基金）

→「11」のウイルス抗体価（定性・半定量・定量）
ア 治療上必要な場合に行うものとし，次に掲げるものを当該検査の対象とする。
(イ) アデノウイルス
(ロ) コクサッキーウイルス
(ハ) サイトメガロウイルス
(ニ) EBウイルス
(ホ) エコーウイルス
(ヘ) ヘルペスウイルス
(ト) インフルエンザウイルスA型
(チ) インフルエンザウイルスB型
(リ) ムンプスウイルス
(ヌ) パラインフルエンザウイルスⅠ型
(ル) パラインフルエンザウイルスⅡ型
(ヲ) パラインフルエンザウイルスⅢ型
(ワ) ポリオウイルスⅠ型
(カ) ポリオウイルスⅡ型
(ヨ) ポリオウイルスⅢ型
(タ) RSウイルス
(レ) 風疹ウイルス
(ソ) 麻疹ウイルス
(ツ) 日本脳炎ウイルス
(ネ) オーム病クラミジア
(ナ) 水痘・帯状疱疹ウイルス

イ ウイルス抗体価（定性・半定量・定量）に当たって，同一検体について同一ウイルスに対する複数の測定方法を行った場合であっても，所定点数のみを算定する。
（令6保医発0305・4）

→「12」のヘリコバクター・ピロリ抗体
「12」のヘリコバクター・ピロリ抗体を含むヘリコバクター・ピロリ感染診断の保険診療上の取扱いについては「ヘリコバクター・ピロリ感染の診断及び治療に関する取扱いについて」（平成12年10月31日保険発第180号）**【免疫学的検査】冒頭の通知，p.488**）に即して行う。
（令6保医発0305・4）

→「13」のHTLV-Ⅰ抗体定性又は半定量
粒子凝集法により実施した場合に算定する。
（令6保医発0305・4）

参考 HIV-1抗体又はHIV-1,2抗体等の同時測定定量
入院時の検査または内視鏡検査時の検査として，HIV-1抗体，HIV-1,2抗体定性，HIV-1,2抗体半定量，HIV-1,2抗体定量，HIV-1,2抗原・抗体同時測定定性又はHIV-1,2抗原・抗体同時測定定量は認められない。（平20.8.25 支払基金，更新：平26.9.22）

参考 次の傷病名等に対するD012「14」トキソプラズマ抗体と「15」トキソプラズマIgM抗体の併算定は，原則として認められる。
(1) 先天性トキソプラズマ症疑い
(2) 胎児のトキソプラズマ症が疑われた妊婦
(3) トキソプラズマ感染妊婦からの出生児
（令6.5.31 支払基金）

→血液製剤投与に伴うHIV抗体価測定の実施について
診療録等から非加熱血液凝固因子製剤の投与歴が明らかな者及び**診療録等**が確認できないため血液凝固因子製剤の投与歴は不明であるが，昭和53年から昭和63年の間に入院し，かつ，次のいずれかに該当する者に対して，「17」のHIV-1抗体，「16」のHIV-1,2抗体定性，同半定量，「20」のHIV-1,2抗体定量，「16」のHIV-1,2抗原・抗体同時測定定性又は「20」のHIV-1,2抗原・抗体同時測定定量を実施した場合は，HIV感染症を疑わせる自他覚症状の有無に関わらず所定点数を算定する。

ただし，保険医療機関において採血した検体の検査を保健所に委託した場合は，算定しない。
ア 新生児出血症（新生児メレナ，ビタミンK欠乏症等）等の病気で「血が止まりにくい」との指摘を受けた者
イ 肝硬変や劇症肝炎で入院し，出血の著しかった者
ウ 食道静脈瘤の破裂，消化器系疾患により大量の吐下血があった者
エ 大量に出血するような手術を受けた者（出産時の大量出血も含む）

なお，間質性肺炎等後天性免疫不全症候群の疾病と鑑別が難しい疾病が認められる場合やHIVの感染に関連しやすい性感染症が認められる場合，既往がある場合又は疑われる場合でHIV感染症を疑う場合は，本検査を算定できる。
（令6保医発0305・4）

→「16」のHIV-1,2抗体定性，同半定量，及び「20」のHIV-1,2抗体定量　摘要欄 p.1700
LA法，EIA法，PA法又は免疫クロマト法による。
（令6保医発0305・4）

→「17」のHIV-1抗体及び「16」のHIV-1,2抗体定性，同半定量又は「20」の同定量，「16」のHIV-1,2抗原・抗体同時測定定性又は「20」同定量　摘要欄 p.1700

ア K920輸血（「4」の自己血輸血を除く。以下この項において同じ）を算定した患者又は血漿成分製剤（新鮮液状血漿，新鮮凍結人血漿等）の輸注を行った患者に対して，一連として行われた当該輸血又は輸注の最終日から起算して，概ね2か月後に「17」のHIV-1抗体，「16」のHIV-1,2抗体定性，同半定量，「20」のHIV-1,2抗体定量，「16」のHIV-1,2抗原・抗体同時測定定性又は「20」のHIV-1,2抗原・抗体同時測定定量の測定が行われた場合は，HIV感染症を疑わせる自他覚症状の有無に関わらず，当該輸血又は輸注につき1回に限り，所定点数を算定できる。
イ 他の保険医療機関において輸血料の算定又は血漿成分製剤の輸注を行った場合であってもアと同様とする。
ウ ア又はイの場合においては，**診療報酬明細書**の摘要欄に当該輸血又は輸注が行われた最終日を記載する。
（令6保医発0305・4）

（編注） 日本輸血・細胞治療学会の「輸血後感染症検査実施症例の選択について」（2020年7月）において，下記の見解（抜粋）が示されている。
(1) HBV，HCV，HIV輸血後感染症検査は，感染が疑われる場合に実施する検査であり，輸血された患者全例に実施すべき検査ではない。
(2) ①基礎疾患や治療（免疫抑制剤など）で免疫抑制状態の患者，②患者の病態の重篤度・緊急度から輸血後感染症が成立した場合に取り得る治療方法が限定あるいは変更される可能性がある患者——など，病原体の感染が患者に大きな影響をもたらす場合（患者の考えも含む）に，担当医の判断で輸血後感染症検査を実施してもよい。

→「18」の抗酸菌抗体定量又は同定性
金コロイド免疫測定法又はEIA法により実施した場合に算定する。
（令6保医発0305・4）

→「19」のA群β溶連菌迅速試験定性とD018細菌培養同定検査を同時に実施した場合
A群β溶連菌迅速試験定性の所定点数のみを算定する。この場合において，A群β溶連菌迅速試験定性の結果が

陰性のため，引き続いて細菌培養同定検査を実施した場合であっても，A群β溶連菌迅速試験定性の所定点数のみ算定する。
（令6医発0305・4）

参考 溶連菌感染症に対するA群β溶連菌迅速試験定性の算定は，原則として，1エピソード（1発症）につき1回まで認められる。なお，溶連菌感染症の治癒判定目的での当該検査の算定は，原則として認められない。
（令6.9.30 支払基金）

→「22」のインフルエンザウイルス抗原定性
ア　発症後48時間以内に実施した場合に限り算定することができる。
イ　本検査と「11」のウイルス抗体価（定性・半定量・定量）のインフルエンザウイルスA型若しくはインフルエンザウイルスB型を併せて実施した場合は，主たるもののみ算定する。
ウ　本検査は光学的抗原抗体反応（OIA法）により実施した場合にも算定できる。
（令6保医発0305・4）

参考 原則，「インフルエンザ」又は「インフルエンザ疑い」以外でインフルエンザ関連検査の算定は認められない。
（平25.2.1 国保中央会）

参考 インフルエンザの診断確定後に対するD012「22」インフルエンザウイルス抗原定性の算定は，原則として認められない。
（令6.5.31 支払基金）

→「23」のカンジダ抗原定性，半定量又は定量
カンジダ血症又はカンジダ肺炎の診断の目的で行った場合に算定する。
（令6保医発0305・4）

→「24」のRSウイルス抗原定性
以下のいずれかに該当する患者について，当該ウイルス感染症が疑われる場合に適用する。
ア　入院中の患者
イ　1歳未満の乳児
ウ　パリビズマブ製剤の適応となる患者　（令6保医発0305・4）

事務連絡 問　D012「24 RSウイルス抗原定性」は，「パリビズマブ製剤の適応となる患者」等について，当該ウイルス感染症が疑われる場合に適用するとされているが，令和6年5月22日に薬価収載されたRSウイルス感染症に対する抗体製剤である「ニルセビマブ製剤」の適応となる患者についても同様の取扱いと考えてよいか。
答　よい。
（令6.8.29）

→「25」のヘリコバクター・ピロリ抗原定性
ア　EIA法又は免疫クロマト法により測定した場合に限り算定できる。
イ　当該検査を含むヘリコバクター・ピロリ感染診断の保険診療上の取扱いについては「ヘリコバクター・ピロリ感染の診断及び治療に関する取扱いについて」（平成12年10月31日保険発第180号）（【免疫学的検査】冒頭の通知，p.488）に即して行う。
（令6保医発0305・4）

参考 ヘリコバクター・ピロリ感染診断において，プロトンポンプ・インヒビター（PPI）投与中止又は終了後2週間以上経過せず実施したヘリコバクター・ピロリ抗原定性の算定：原則として認められない。
（令4.1.31 支払基金）

→「25」のヒトメタニューモウイルス抗原定性
ア　「25」のヒトメタニューモウイルス抗原定性と「11」のウイルス抗体価（定性・半定量・定量）のインフルエンザウイルスA型若しくはインフルエンザウイルスB型，「22」のインフルエンザウイルス抗原定性又は「24」のRSウイルス抗原定性のうち3項目を併せて実施した場合には，主たるもの2つに限り算定する。ただし，「11」のウイルス抗体価（定性・半定量・定量）のインフルエンザウイルスA型若しくはインフルエンザウイルスB型又は「22」のインフルエンザウイルス抗原定性を併せて実施した場合は1項目として数える。
イ　本検査は，当該ウイルス感染症が疑われる6歳未満の患者であって，画像診断又は胸部聴診所見により肺炎が強く疑われる患者を対象として測定した場合に

定する。
（令6保医発0305・4）

→「27」のマイコプラズマ抗原定性（免疫クロマト法）
「4」のマイコプラズマ抗体定性若しくは同半定量又は「36」のマイコプラズマ抗原定性（FA法）を併せて実施した場合は，主たるもののみ算定する。
（令6保医発0305・4）

参考 マイコプラズマ感染症（疑い含む）のない次の傷病名に対するD012「27」マイコプラズマ抗原定性（免疫クロマト法），「36」マイコプラズマ抗原定性（FA法）又はD023「6」マイコプラズマ核酸検出の算定は，原則として認められない。
(1)肺炎，(2)気管支炎，(3)慢性呼吸不全，(4)肺結核，(5)肺気腫，(6)気管支喘息
（令6.12.27 支払基金）

→「28」のインフルエンザ菌（無莢膜型）抗原定性
ELISA法により，インフルエンザ菌感染が疑われる中耳炎又は副鼻腔炎患者に対して，インフルエンザ菌（無莢膜型）感染の診断の目的で実施した場合に算定する。
（令6保医発0305・4）

→「28」のノロウイルス抗原定性
以下のいずれかに該当する患者について，当該ウイルス感染症が疑われる場合に算定する。
ア　3歳未満の患者
イ　65歳以上の患者
ウ　悪性腫瘍の診断が確定している患者
エ　臓器移植後の患者
オ　抗悪性腫瘍剤，免疫抑制剤，又は免疫抑制効果のある薬剤を投与中の患者
（令6保医発0305・4）

→「28」のSARS-CoV-2抗原定性　摘要欄 p.1700
ア　「28」のSARS-CoV-2抗原定性は，COVID-19（新型コロナウイルス感染症をいう。以下同じ）が疑われる患者に対して，COVID-19の診断を目的として実施した場合に1回に限り算定する。ただし，本検査の結果が陰性であったものの，COVID-19以外の診断がつかない場合は，さらに1回に限り算定できる。この場合において，本検査が必要と判断した医学的根拠を診療報酬明細書の摘要欄に記載する。
イ　本検査を実施した場合，本区分の「50」SARS-CoV-2・インフルエンザウイルス抗原同時検出定性，「59」SARS-CoV-2・RSウイルス抗原同時検出定性，SARS-CoV-2・インフルエンザウイルス・RSウイルス抗原同時検出定性及び「61」SARS-CoV-2抗原定量については，別に算定できない。
（令6保医発0305・4）

→「29」のクラミドフィラ・ニューモニエIgM抗体
「9」のクラミドフィラ・ニューモニエIgG抗体又は「10」のクラミドフィラ・ニューモニエIgA抗体と併せて実施した場合は，主たるもの1つに限り算定する。
（令6保医発0305・4）

→「29」のクラミジア・トラコマチス抗原定性
泌尿器，生殖器，結膜又は鼻咽腔内からの検体によるものであり，本検査に係る検体採取料は所定点数に含まれる。
（令6保医発0305・4）

事務連絡 問　クラミジア・トラコマチス抗原定性は，泌尿器，生殖器，結膜又は鼻咽腔からの検体によるものとあるが，複数の部位からの検体により検査した場合は，その部位ごとに算定できるのか。
答　主たるもののみ1つを算定する。
（平20.3.28，一部修正）

→「29」のクラミジア・トラコマチス抗原定性
結膜又は鼻咽腔内からの検体による場合は，封入体結膜炎若しくはトラコーマ又は乳児クラミジア・トラコマチス肺炎の診断のために実施した場合に算定できる。
（令6保医発0305・4）

→「30」のアスペルギルス抗原
LA法又はELISA法により，侵襲性肺アスペルギルス症の診断のために実施した場合にのみ算定できる。

→「31」の大腸菌O157抗体定性，「33」の大腸菌O157抗原定性
　「31」の大腸菌O157抗体定性，「33」の大腸菌O157抗原定性及びD018細菌培養同定検査の「2」消化管からの検体によるもののうちいずれかを複数測定した場合は，主たるもののみ算定する。なお，「33」の大腸菌O157抗体定性はLA法による。
（令6保医発0305・4）

→「32」のD-アラビニトール
　カンジダ血症又はカンジダ肺炎の診断の目的で行った場合に算定する。
（令6保医発0305・4）

→「36」のマイコプラズマ抗原定性（FA法）
　「4」のマイコプラズマ抗体定性，同半定量又は「27」のマイコプラズマ抗原定性（免疫クロマト法）を併せて実施した場合は，主たるもののみ算定する。
（令6保医発0305・4）

→「37」の大腸菌血清型別
　D018細菌培養同定検査により大腸菌が確認され，及びD023-2その他の微生物学的検査の「3」大腸菌ベロトキシン定性により毒素が確認又は腸管出血性大腸菌用の選択培地に菌の発育が確認され，並びに血清抗体法により大腸菌のO抗原又はH抗原の同定を行った場合に，使用した血清の数，菌種等に関わらず算定する。この場合においてD018細菌培養同定検査の費用は別に算定できない。
（令6保医発0305・4）

→「38」の肺炎球菌細胞壁抗原定性
ア　次のいずれかの場合に算定する。
　（イ）喀痰又は上咽頭ぬぐいを検体として，イムノクロマト法により，肺炎又は下気道感染症の診断に用いた場合
　（ロ）イムノクロマト法により，中耳炎及び副鼻腔炎の診断に用いた場合
イ　本検査と「41」の肺炎球菌莢膜抗原定性（尿・髄液）を併せて実施した場合には，主たるもののみ算定する。
（令6保医発0305・4）

→「39」の淋菌抗原定性
　D018細菌培養同定検査を同時に実施した場合は，別に算定できない。
（令6保医発0305・4）

→「39」の単純ヘルペスウイルス抗原定性
　ヘルペスウイルスの型別確認を行った場合に算定できる。
（令6保医発0305・4）

→「39」の単純ヘルペスウイルス抗原定性（皮膚）
摘要欄 p.1700
　単純ヘルペスウイルス感染症が疑われる皮膚病変を認めた初発の患者を対象として，イムノクロマト法により測定した場合に算定する。なお，医学的な必要性から，本検査を2回以上算定する場合は，その理由を診療報酬明細書の摘要欄に記載する。ただし，本検査と，本区分の「39」単純ヘルペスウイルス抗原定性，「47」単純ヘルペスウイルス抗原定性（角膜）及び「47」単純ヘルペスウイルス抗原定性（性器）は併せて算定できない。
（令6保医発0305・4）

→「40」のカンピロバクター抗原定性（糞便）
　カンピロバクター感染を疑う患者を対象として，イムノクロマト法により測定した場合に算定できる。
（令6保医発0305・4）

→「41」の肺炎球菌莢膜抗原定性（尿・髄液）
　免疫クロマト法により実施した場合に限り算定できる。
（令6保医発0305・4）

→「42」の（1→3）-β-D-グルカン
　発色合成基質法，比濁時間分析法又はELISA法により，深在性真菌症が疑われる患者に対する治療法の選択又は深在性真菌感染症に対する治療効果の判定に使用した場合に算定する。
　なお，本検査を「23」のカンジダ抗原定性，同半定量，同定量，「30」のアスペルギルス抗原，「32」のD-アラビニトール，「34」のクリプトコックス抗原半定量又は「35」のクリプトコックス抗原定性と併せて実施した場合は，主たるもののみ算定する。
（令6保医発0305・4）

→「43」のグロブリンクラス別クラミジア・トラコマチス抗体
ア　クラミジア・トラコマチス抗原検出不能又は検体採取の困難な疾患（骨盤内感染症，卵管炎，副睾丸炎，新生児・乳児肺炎等）の診断に際し，IgG抗体価又はIgA抗体価を測定した場合又は新生児・乳幼児肺炎の診断に際し，IgM抗体価を測定した場合に算定する。
イ　IgG抗体価，IgA抗体価及びIgM抗体価のうち2項目以上を同時に測定した場合は，主たるもののみ算定する。
（令6保医発0305・4）

→「44」のグロブリンクラス別ウイルス抗体価
ア　下記の項目のウイルスのIgG型ウイルス抗体価又はIgM型ウイルス抗体価を測定した場合に算定する。ただし，「(ト)」のヒトパルボウイルスB19は，紅斑が出現している15歳以上の成人について，このウイルスによる感染症が強く疑われ，IgM型ウイルス抗体価を測定した場合に算定する。
　（イ）ヘルペスウイルス
　（ロ）風疹ウイルス
　（ハ）サイトメガロウイルス
　（ニ）EBウイルス
　（ホ）麻疹ウイルス
　（ヘ）ムンプスウイルス
　（ト）ヒトパルボウイルスB19
　（チ）水痘・帯状疱疹ウイルス
イ　同一ウイルスについてIgG型ウイルス抗体価及びIgM型ウイルス抗体価を測定した場合にあっては，いずれか一方の点数を算定する。
ウ　「11」のウイルス抗体価（定性・半定量・定量）と併せて測定した場合にあっては，いずれか一方の点数を算定する。
（令6保医発0305・4）

事務連絡　問　グロブリンクラス別ウイルス抗体価の対象となるウイルスのうち，ヘルペスウイルスにはどのようなウイルスが含まれるのか。
答　単純ヘルペスウイルス1型，単純ヘルペスウイルス2型が含まれる。
（平20.5.9，一部修正）

→「45」のツツガムシ抗体半定量又は同定性
　各株ごとに算定する。
（令6保医発0305・4）

→「46」のレジオネラ抗原定性（尿）
　症状や所見からレジオネラ症が疑われる患者に対して，ELISA法又は免疫クロマト法により実施した場合に限り1回を限度として算定する。
（令6保医発0305・4）

→「47」のアニサキスIgG・IgA抗体
　腸アニサキス症，肉芽腫を伴う慢性胃アニサキス症又はアニサキス異所迷入例（肺アニサキス症等）における診断のために実施した場合に限り算定できる。
（令6保医発0305・4）

→「47」の単純ヘルペスウイルス抗原定性（角膜）
　角膜ヘルペスが疑われる角膜上皮病変を認めた患者に対し，イムノクロマト法により行った場合に算定する。
（令6保医発0305・4）

→「48」の百日咳菌抗原定性
ア　関連学会が定めるガイドラインの百日咳診断基準における臨床判断例の定義を満たす患者に対して，イムノクロマト法により百日咳菌抗原を測定した場合に算定する。

イ　本検査とD023微生物核酸同定・定量検査の「13」百日咳菌核酸検出若しくは百日咳菌・パラ百日咳菌核酸同時検出，同区分「22」ウイルス・細菌核酸多項目同時検出（SARS-CoV-2核酸検出を含まないもの）又は「23」ウイルス・細菌核酸多項目同時検出（SARS-CoV-2核酸検出を含む）を併せて実施した場合は，主たるもののみ算定する。
（令6保医発0305・4）（令6.3.29）

事務連絡　問「48」百日咳菌抗原定性における「関連学会が定める指針」とは，具体的には何を指すのか。
答　現時点では，日本小児呼吸器学会及び日本小児感染症学会の「小児呼吸器感染症診療ガイドライン」を指す。
（令4.3.31）

→「49」の赤痢アメーバ抗原定性

腸管アメーバ症の症状を呈する患者に対して，アメーバ赤痢の診断を目的として，酵素免疫測定法（定性）により糞便中の赤痢アメーバ抗原を測定した場合に算定する。
（令6保医発0305・4）

→「50」のSARS-CoV-2・インフルエンザウイルス抗原同時検出定性　　　　　摘要欄　p.1700

ア　「50」のSARS-CoV-2・インフルエンザウイルス抗原同時検出定性は，COVID-19が疑われる患者に対して，COVID-19の診断を目的として実施した場合に1回に限り算定する。ただし，本検査の結果が陰性であったものの，COVID-19以外の診断がつかない場合は，さらに1回に限り算定できる。この場合において，本検査が必要と判断した医学的根拠を診療報酬明細書の摘要欄に記載する。

イ　本検査を実施した場合，本区分の「22」インフルエンザウイルス抗原定性，「28」SARS-CoV-2抗原定性，「59」SARS-CoV-2・RSウイルス抗原同時検出定性，SARS-CoV-2・インフルエンザウイルス・RSウイルス抗原同時検出定性及び「61」SARS-CoV-2抗原定量については，別に算定できない。
（令6保医発0305・4）

事務連絡　問　発熱等によりインフルエンザが疑われる患者に検査を行う場合であって，インフルエンザウイルス単独の検査キットが入手できないため，新型コロナウイルスとインフルエンザウイルスの同時検出の検査キットを使用した場合，SARSCoV-2（新型コロナウイルス）・インフルエンザ抗原同時検出（定性）を算定してよいか。
答　差し支えない。
（令5.1.27）

→「53」のデングウイルス抗原定性又は同抗原・抗体同時測定定性

ア　「53」のデングウイルス抗原・抗体同時測定定性は，デングウイルスNS1抗原，IgG抗体及びIgM抗体を，イムノクロマト法を用いて同時に測定した場合に算定できる。

イ　「53」のデングウイルス抗原定性及び同抗原・抗体同時測定定性は，国立感染症研究所が作成した「蚊媒介感染症の診療ガイドライン」に基づきデング熱を疑う患者が，入院を要する場合に限り算定できる。

ウ　「53」のデングウイルス抗原定性及び同抗原・抗体同時測定定性は，感染症の発生の状況，動向及び原因を明らかにするための積極的疫学調査を目的として実施された場合は算定できない。

エ　「53」のデングウイルス抗原定性及び同抗原・抗体同時測定定性を併せて実施した場合は，主たるもののみ算定する。
（令6保医発0305・4）

→「53」の白癬菌抗原定性　　　摘要欄　p.1700

ア　爪白癬が疑われる患者に対して，イムノクロマト法により爪中の白癬菌抗原を測定した場合に算定する。

イ　本検査は，以下のいずれかに該当する場合に算定できる。

　(イ)　KOH直接鏡検が陰性であったものの，臨床所見等から爪白癬が疑われる場合。なお，この場合においては，本検査を実施した医学的な必要性を診療報酬明細書の摘要欄に記載する。

　(ロ)　KOH直接鏡検が実施できない場合。なお，この場合においては，KOH直接鏡検を実施できない理由を診療報酬明細書の摘要欄に記載する。

ウ　本検査は，関連学会の定める指針に従って実施する。
（令6保医発0305・4）

事務連絡　問「53」白癬菌抗原定性における「関連学会の定める指針」とは，具体的には何を指すのか。
答　現時点では，日本皮膚科学会の「白癬菌抗原キット（販売名：デルマクイック爪白癬）の臨床活用に関して」を指す。
（令4.3.31）

→「55」のHIV-1抗体（ウエスタンブロット法）及び「58」のHIV-2抗体（ウエスタンブロット法）

スクリーニング検査としての「16」のHIV-1,2抗体定性若しくは同半定量，「16」のHIV-1,2抗原・抗体同時測定定性，「17」のHIV-1抗体，「20」のHIV-1,2抗体定量又は「20」のHIV-1,2抗原・抗体同時測定定量によって陽性が確認された症例について，確定診断を目的としてウエスタンブロット法により行った場合に，それぞれ算定する。
（令6保医発0305・4）

→「57」のサイトメガロウイルスpp65抗原定性　　　摘要欄　p.1700

免疫染色法により，臓器移植後若しくは造血幹細胞移植後の患者又はHIV感染者又は高度細胞性免疫不全の患者に対して行った場合に限り算定できる。ただし，高度細胞性免疫不全の患者については，当該検査が必要であった理由について，診療報酬明細書の摘要欄に記載する。
（令6保医発0305・4）

→「59」のSARS-CoV-2・RSウイルス抗原同時検出定性　　　摘要欄　p.1701

ア　「59」のSARS-CoV-2・RSウイルス抗原同時検出定性は，COVID-19が疑われる患者に対して，COVID-19の診断を目的として実施した場合に1回に限り算定する。ただし，本検査の結果が陰性であったものの，COVID-19又はRSウイルス感染以外の診断がつかない場合は，さらに1回に限り算定できる。この場合において，本検査が必要と判断した医学的根拠を診療報酬明細書の摘要欄に記載する。

イ　本検査を実施した場合，本区分の「24」RSウイルス抗原定性，「28」SARS-CoV-2抗原定性，「50」SARS-CoV-2・インフルエンザウイルス抗原同時検出定性，「59」SARS-CoV-2・インフルエンザウイルス・RSウイルス抗原同時検出定性及び「61」SARS-CoV-2抗原定量については，別に算定できない。
（令6保医発0305・4）

→「59」のSARS-CoV-2・インフルエンザウイルス・RSウイルス抗原同時検出定性　摘要欄　p.1701

ア　「59」のSARS-CoV-2・インフルエンザウイルス・RSウイルス抗原同時検出定性は，COVID-19が疑われる患者に対して，COVID-19の診断を目的として実施した場合に1回に限り算定する。ただし，本検査の結果が陰性であったものの，COVID-19以外の診断がつかない場合は，さらに1回に限り算定できる。この場合において，本検査が必要と判断した医学的根拠を診療報酬明細書の摘要欄に記載する。

イ　本検査を実施した場合，本区分の「22」インフルエンザウイルス抗原定性，「24」RSウイルス抗原定性，「28」SARS-CoV-2抗原定性，「50」SARS-CoV-2・インフルエンザウイルス抗原同時検出定性，「59」SARS-CoV-2・RSウイルス抗原同時検出定性及び「61」SARS-CoV-2抗原定量については，別に算定できない。

→「60」のHTLV-Ⅰ抗体（ウエスタンブロット法及びラインブロット法）
「13」のHTLV-Ⅰ抗体定性，半定量又は「31」のHTLV-Ⅰ抗体によって陽性が確認された症例について，確定診断を目的としてウエスタンブロット法又はラインブロット法により行った場合に算定する。（令6保医発0305・4）

→「61」のSARS-CoV-2抗原定量　摘要欄 p.1701
ア　「61」のSARS-CoV-2抗原定量は，COVID-19が疑われる患者に対して，COVID-19の診断を目的として，化学発光酵素免疫測定法（定量），電気化学発光免疫測定法（定量），化学発光免疫測定法（定量）又は免疫光導波検出法により実施した場合に1回に限り算定する。ただし，本検査の結果が陰性であったものの，COVID-19以外の診断がつかない場合は，さらに1回に限り算定できる。この場合において，本検査が必要と判断した医学的根拠を診療報酬明細書の摘要欄に記載する。
イ　本検査を実施した場合，本区分の「28」SARS-CoV-2抗原定性，「50」SARS-CoV-2・インフルエンザウイルス抗原同時検出定性，「59」SARS-CoV-2・RSウイルス抗原同時検出定性及びSARS-CoV-2・インフルエンザウイルス・RSウイルス抗原同時検出定性については，別に算定できない。（令6保医発0305・4）

→「62」のHIV抗原
HIV感染者の経過観察又はHIV感染ハイリスク群が急性感染症状を呈した場合の確定診断に際して測定した場合に算定する。（令6保医発0305・4）

→「63」のHIV-1特異抗体・HIV-2特異抗体
スクリーニング検査としての「16」のHIV-1,2抗体定性若しくは同半定量，「16」のHIV-1,2抗原・抗体同時測定定性，「17」のHIV-1抗体，「20」のHIV-1,2抗体定量又は「20」のHIV-1,2抗原・抗体同時測定定量によって陽性が確認された症例について，確定診断を目的として，全血，血清又は血漿を検体とし，イムノクロマト法により測定した場合に算定する。なお，本検査を実施した場合，「55」HIV-1抗体（ウエスタンブロット法）及び「58」HIV-2抗体（ウエスタンブロット法）は，別に算定できない。（令6保医発0305・4）

→「64」の抗トリコスポロン・アサヒ抗体
ELISA法により，夏型過敏性肺炎の鑑別診断を目的として測定した場合に算定できる。なお，鑑別診断目的の対象患者は，厚生省特定疾患びまん性肺疾患調査研究班による「過敏性肺炎の診断の手引と診断基準」により，夏型過敏性肺炎が疑われる患者とする。（令6保医発0305・4）

→「65」の鳥特異的IgG抗体　摘要欄 p.1701
診察又は画像診断等により鳥関連過敏性肺炎が強く疑われる患者を対象として，EIA法により測定した場合に算定する。なお，本検査が必要と判断した医学的根拠を診療報酬明細書の摘要欄に記載する。（令6保医発0305・4）

→「66」の抗アデノ随伴ウイルス9型（AAV9）抗体　摘要欄 p.1701
2歳未満の脊髄性筋萎縮症患者に対して，オナセムノゲンアベパルボベクの適応の判定の補助を目的として実施する場合に，原則として患者1人につき1回に限り算定できる。ただし，2回以上算定する場合は，その医療上の必要性について診療報酬明細書の摘要欄に記載する。（令6保医発0305・4）

事務連絡　問　「66」抗アデノ随伴ウイルス9型（AAV9）抗体の施設基準における「関連学会の定める適正使用指針」とは，具体的には何を指すのか。
答　現時点では，日本小児神経学会の「ゾルゲンスマ適正使用指針」を指す。（令4.3.31）

D013　肝炎ウイルス関連検査　判 (p.514)

1	HBs抗原定性・半定量	29点
2	HBs抗体定性，HBs抗体半定量	32点
3	HBs抗原，HBs抗体	88点
4	HBe抗原，HBe抗体	98点
5	HCV抗体定性・定量，HCVコア蛋白	102点
6	HBc抗体半定量・定量	130点
7	HCVコア抗体	143点
8	HA-IgM抗体，HA抗体，HBc-IgM抗体	146点
9	HCV構造蛋白及び非構造蛋白抗体定性，HCV構造蛋白及び非構造蛋白抗体半定量	160点
10	HE-IgA抗体定性	210点
11	HCV血清群別判定	215点
12	HBVコア関連抗原（HBcrAg）	252点
13	デルタ肝炎ウイルス抗体	330点
14	HCV特異抗体価，HBVジェノタイプ判定	340点

注　患者から1回に採取した血液を用いて本区分の3から14までに掲げる検査を3項目以上行った場合は，所定点数にかかわらず，検査の項目数に応じて次に掲げる点数により算定する。（編注：上記の青色文字の項目）
イ　3項目　290点
ロ　4項目　360点
ハ　5項目以上　425点

→「1」のHBs抗原定性・半定量
免疫クロマト法，赤血球凝集法，粒子凝集法，EIA法（簡易法），金コロイド凝集法による。（令6保医発0305・4）

→「2」のHBs抗体半定量
赤血球凝集法，粒子凝集法，EIA法（簡易法），金コロイド凝集法による。（令6保医発0305・4）

→「3」のHBs抗原，HBs抗体及び「6」のHBc抗体半定量・定量
免疫抑制剤の投与や化学療法を行う患者に対して，B型肝炎の再活性化を考慮し，当該治療開始前に「3」のHBs抗原，HBs抗体及び「6」のHBc抗体半定量・定量を同時に測定した場合は，患者1人につきそれぞれ1回に限り算定できる。（令6保医発0305・4）

参考　B型肝炎ウイルス関連病名がなく，免疫抑制剤，生物学的製剤の投与や化学療法を行うことがレセプト上判断できる場合のD013「3」HBs抗原，HBs抗体，「6」HBc抗体半定量・定量の算定は，原則として認められる。（令7.2.28 支払基金）

→「5」のHCVコア蛋白
EIA法又はIRMA法による。（令6保医発0305・4）

→「6」のHBc抗体半定量・定量と「8」のHBc-IgM抗体を同時に測定
一方の所定点数を算定する。（令6保医発0305・4）

→「8」のHA抗体とHA-IgM抗体を同時に測定
一方の所定点数のみを算定する。（令6保医発0305・4）

→「11」のHCV血清群別判定
EIA法により，C型肝炎の診断が確定した患者に対して，C型肝炎の治療法の選択の目的で実施した場合に，患者1人につき1回に限り算定できる。（令6保医発0305・4）

→「12」のHBVコア関連抗原（HBcrAg）
HBV感染の診断の補助及び治療効果の判定の目的で，血清又は血漿中のHBVコア関連抗原（HBcrAg）を測定した場合に1月に1回に限り算定する。なお，D023微

生物核酸同定・定量検査の「4」のHBV核酸定量を同時に測定した場合は，主たるもののみ算定する。
（令6保医発0305・4）

→「14」のHBVジェノタイプ判定
　B型肝炎の診断が確定した患者に対して，B型肝炎の治療法の選択の目的で実施した場合に，患者1人につき1回に限り算定できる。
（令6保医発0305・4）

→HCV抗体・HCVコア蛋白同時検出定性
　ECLIA法により測定した場合に，D013肝炎ウイルス関連検査の「5」HCV抗体定性・定量の所定点数を準用して算定する。
（令6保医発0930・9）

事務連絡 問　C型慢性肝疾患の患者に対して抗C型肝炎ウイルス治療を行う場合においても，B型肝炎の再活性化が考慮されるが，この場合についてもHBs抗原を測定し，これを算定することは可能か。
　答　医学的に妥当かつ適切であれば差し支えない。（平28.11.17）

参考　**1　HBs抗原定性・半定量**
① 心臓カテーテル法による諸検査など観血的検査やPTCA施行前のHBs抗原定性・半定量は認められる。
② 人工腎臓実施時（初回）にHBs抗原定性・半定量の算定は認められる。
（平17.4.25 支払基金，更新：平26.9.22）
③ 原則，内視鏡検査時におけるHBs抗原定性・半定量は認められる。
（平18.3.27 支払基金，更新：平26.9.22）

2　HBs抗原
① 原則，健診等の結果，血液検査の結果及び症状等から，「B型肝炎の疑い」病名がある場合において，スクリーニングを目的として実施したHBs抗原の算定は認められる。
② 原則，手術前及び観血的検査前において，スクリーニングを目的として実施したHBs抗原の算定は認められる。
③ 原則，「B型肝炎」の抗ウイルス療法，肝庇護療法及び免疫療法の治療をしている経過観察において，HBs抗原を測定し算定することは認められる。
（平28.2.29 支払基金）

3　HCV抗体定性・定量
① 心臓カテーテル法による諸検査など観血的検査やPTCA施行前のHCV抗体定性・定量は認められる。
② 人工腎臓実施時（初回）にHCV抗体定性・定量の算定は認められる。
（平17.4.25 支払基金，更新：平26.9.22）
③ 原則，内視鏡検査時におけるHCV抗体定性・定量は認められる。
（平18.3.27 支払基金，更新：平26.9.22）

（編注） 日本輸血・細胞治療学会の「輸血後感染症検査実施症例の選択について」（2020年7月）において，下記の見解（抜粋）が示されている。
(1) HBV，HCV，HIV輸血後感染症検査は，感染が疑われる場合に実施する検査であり，輸血された患者全例に実施すべき検査ではない。
(2) ①基礎疾患や治療（免疫抑制剤など）で免疫抑制状態の患者，②患者の病態の重篤度・緊急度から輸血後感染症が成立した場合に取り得る治療方法が限定あるいは変更される可能性がある患者――など，病原体の感染が患者に大きな影響をもたらす場合（患者の考えも含む）に，担当医の判断で輸血後感染症検査を実施してもよい。

	D014　自己抗体検査 判 (p.514)	
1	寒冷凝集反応	11点
2	リウマトイド因子（RF）定量	30点
3	抗サイログロブリン抗体半定量，抗甲状腺マイクロゾーム抗体半定量	37点
4	Donath-Landsteiner試験	55点
5	抗核抗体(蛍光抗体法)定性，抗核抗体(蛍光抗体法)半定量，抗核抗体(蛍光抗体法)定量	99点
6	抗インスリン抗体	107点
7	抗核抗体（蛍光抗体法を除く）	110点
8	抗ガラクトース欠損IgG抗体定性，抗ガラクトース欠損IgG抗体定量	111点
9	マトリックスメタロプロテイナーゼ-3（MMP-3）	116点
10	抗サイログロブリン抗体	136点
11	抗甲状腺ペルオキシダーゼ抗体	138点
12	抗Jo-1抗体定性，抗Jo-1抗体半定量，抗Jo-1抗体定量	140点
13	抗RNP抗体定性，抗RNP抗体半定量，抗RNP抗体定量	144点
14	抗Sm抗体定性，抗Sm抗体半定量，抗Sm抗体定量	147点
15	C1q結合免疫複合体	153点
16	抗Scl-70抗体定性，抗Scl-70抗体半定量，抗Scl-70抗体定量，抗SS-B/La抗体定性*，抗SS-B/La抗体半定量*，抗SS-B/La抗体定量*	157点
17	抗DNA抗体定量，抗DNA抗体定性	159点
18	抗SS-A/Ro抗体定性，抗SS-A/Ro抗体半定量，抗SS-A/Ro抗体定量	161点
19	抗RNAポリメラーゼⅢ抗体	170点
20	抗セントロメア抗体定量，抗セントロメア抗体定性	174点
21	抗ミトコンドリア抗体定性，抗ミトコンドリア抗体半定量	181点
22	抗ミトコンドリア抗体定量	189点
23	抗ARS抗体	190点
24	抗シトルリン化ペプチド抗体定性，抗シトルリン化ペプチド抗体定量	193点
25	モノクローナルRF結合免疫複合体	194点
26	IgG型リウマトイド因子	198点
27	抗TSHレセプター抗体（TRAb）	214点
28	抗LKM-1抗体	215点
29	抗カルジオリピンβ2グリコプロテインⅠ複合体抗体	223点
30	抗カルジオリピンIgG抗体，抗カルジオリピンIgM抗体，抗β2グリコプロテインⅠIgG抗体，抗β2グリコプロテインⅠIgM抗体	226点
31	IgG2（TIA法によるもの）	239点
32	抗好中球細胞質ミエロペルオキシダーゼ抗体（MPO-ANCA）	251点
33	抗好中球細胞質プロテイナーゼ3抗体（PR3-ANCA）	252点
34	抗糸球体基底膜抗体（抗GBM抗体）	262点
35	ループスアンチコアグラント定量，ループスアンチコアグラント定性	265点
36	抗デスモグレイン3抗体，抗BP180-NC16a抗体	270点
37	抗MDA5抗体，抗TIF1-γ抗体，抗Mi-2抗体	270点
38	抗好中球細胞質抗体（ANCA）定性	290点
39	抗デスモグレイン1抗体	300点
40	甲状腺刺激抗体（TSAb）	330点
41	IgG4	377点
42	IgG2（ネフェロメトリー法によるもの）	388点
43	抗GM1IgG抗体，抗GQ1bIgG抗体	460点
44	抗デスモグレイン1抗体，抗デスモグレイン3抗体及び抗BP180-NC16a抗体同時測定	490点

<u>45</u>	抗アセチルコリンレセプター抗体（抗AChR抗体）	775点
<u>46</u>	抗グルタミン酸レセプター抗体	970点
<u>47</u>	抗アクアポリン4抗体，抗筋特異的チロシンキナーゼ抗体，抗P／Q型電位依存性カルシウムチャネル抗体（抗P／Q型VGCC抗体）	1,000点
<u>48</u>	抗HLA抗体（スクリーニング検査）	1,000点
<u>49</u>	抗HLA抗体（抗体特異性同定検査）	4,850点

注1　本区分の<u>10</u>から16まで，18，<u>19</u>，<u>23</u>及び<u>37</u>に掲げる検査を2項目又は3項目以上行った場合は，所定点数にかかわらず，それぞれ**320点**又は**490点**を算定する。（編注：上記の青色文字の項目）

2　本区分の<u>48</u>及び<u>49</u>に掲げる検査については，別に厚生労働大臣が定める施設基準〔告示4第5・3の1の5，p.1383〕に適合しているものとして地方厚生局長等に届け出た保険医療機関において実施した場合に限り算定する。

〔＊＝本項目のみ点数変更〕

参考 問　抗サイログロブリン抗体半定量と抗甲状腺マイクロゾーム抗体半定量を両方行った場合，37点×2で算定できるのか。
答　両方算定できる。　　　(平22.4.5 全国保険医団体連合会)

→「2」のリウマトイド因子（RF）定量，「8」の抗ガラクトース欠損IgG抗体定性，同定量，「9」のマトリックスメタロプロテイナーゼ-3（MMP-3），「15」のC₁q結合免疫複合体，「25」のモノクローナルRF結合免疫複合体及び「26」のIgG型リウマトイド因子のうち3項目以上を併せて実施した場合
主たるもの2つに限り算定する。　　(令6保医発0305・4)

参考 D014「2」リウマトイド因子（RF）半定量，定量
①　原則，初診時に「膠原病の疑い」の病名に対するリウマトイド因子（RF）定量は認められる。
(平19.3.16 支払基金，更新：平26.9.22)
②　若年性特発性関節炎に対するRF定量の算定は，原則として認められる。　(令6.10.31 支払基金)

参考 D014「5」「7」抗核抗体，「17」抗DNA抗体
①　原則，「疑い病名」あるいは「注記」がない場合，抗てんかん剤に対する抗核抗体，抗DNA抗体定性，抗DNA抗体定量は認められない。【留意事項】「疑い病名」又は「注記」の記載がある場合は認める。(平22.6.21 支払基金，更新：平26.9.22)
②　全身性エリテマトーデス疑いに対する「17」抗DNA抗体定性又は抗DNA抗体定量と「5」抗核抗体（蛍光抗体法）定性，抗核抗体（蛍光抗体法）半定量，抗核抗体（蛍光抗体法）定量，「7」抗核抗体（蛍光抗体法を除く）の併算定は，原則として認められる。(令6.3.29 支払基金)
③　次の場合の関節リウマチに対する「5」抗核抗体（蛍光抗体法）定性，抗核抗体（蛍光抗体法）半定量，抗核抗体（蛍光抗体法）定量又は「7」抗核抗体（蛍光抗体法を除く）の算定は，原則として認められる。
（1）疑い，（2）診断時
④　膠原病の疑いに対する「5」抗核抗体（蛍光抗体法）定性・半定量・定量の算定は，原則として認められる。
(令6.6.28 支払基金)
⑤　混合性結合組織病（疑い含む）に対する「5」抗核抗体（蛍光抗体法）定量の算定は，原則として認められる。
⑥　全身性エリテマトーデスに対する「5」抗核抗体（蛍光抗体法）定量の算定は，原則として認められる。
⑦　全身性エリテマトーデス疑いに対する「5」抗核抗体（蛍光抗体法）定性の算定は，原則として認められる。
⑧　全身性エリテマトーデス（疑い含む）に対する「17」抗DNA抗体定性又は抗DNA抗体定量と「5」抗核抗体等（※）の併算定は，原則として認められる。
⑨　次の傷病名に対する「17」抗DNA抗体定性又は抗DNA抗体定量と「5」抗核抗体（蛍光抗体法）定性，抗核抗体（蛍光抗体法）半定量，抗核抗体（蛍光抗体法）定量，「7」抗核抗体（蛍光抗体法を除く）の併算定は，原則として認められない。
（1）膠原病（疑い含む），（2）関節リウマチ
⑩　混合性結合組織病（疑い含む）に対する「17」抗DNA抗体定性の算定は，原則として認められる。
⑪　全身性エリテマトーデス（疑い含む）に対する「17」抗DNA抗体定性の算定は，原則として認められる。
(令6.11.29 支払基金)

参考 D014「6」糖尿病疑いに対する抗インスリン抗体
糖尿病疑いに対する抗インスリン抗体の算定は，原則として認められない。　　(令6.6.28 支払基金)

→「8」の抗ガラクトース欠損IgG抗体定性，同定量
ECLIA法又はレクチン酵素免疫測定法による。なお，「2」のリウマトイド因子（RF）定量を併せて実施した場合は，主たるもののみ算定する。
(令6保医発0305・4)

参考 D014「9」MMP-3
①　若年性特発性関節炎に対するD014「9」MMP-3の算定は，原則として認められる。(令6.10.31 支払基金)
②　関節リウマチに対するMMP-3とD014「2」RF定量の併算定は，原則として認められる。(令6.10.31 支払基金)

→「11」の抗甲状腺ペルオキシダーゼ抗体
「3」の抗甲状腺マイクロゾーム抗体半定量と併せて実施した場合は，主たるもののみ算定する。
(令6保医発0305・4)

参考 D014「12」抗Sm抗体定性・半定量・定量
①　全身性エリテマトーデス（疑い含む）に対する抗Sm抗体定性，抗Sm抗体半定量又は抗Sm抗体定量の算定は，原則として認められる。
②　関節リウマチの疑いに対する抗Sm抗体定性，抗Sm抗体半定量又は抗Sm抗体定量の算定は，原則として認められない。
(令6.5.31 支払基金)

参考 D014「16」抗SS-B／La抗体定性・半定量・定量，D014「18」抗SS-A／Ro抗体定性等の算定
①　シェーグレン症候群（疑い含む）に対する抗SS-B／La抗体定性・半定量・定量及び抗SS-A／Ro抗体定性・半定量・定量の算定は，原則として認められる。
②　次の傷病名に対する抗SS-B／La抗体定性・半定量・定量の算定は，原則として認められない。
（1）膠原病，（2）強皮症，（3）全身性エリテマトーデス疑い
③　次の傷病名に対する抗SS-A／Ro抗体定性・半定量・定量の算定は，原則として認められない。
（1）膠原病，（2）強皮症
(令6.4.30 支払基金)

→「19」の抗RNAポリメラーゼⅢ抗体
びまん性型強皮症の確定診断を目的として行った場合に，1回を限度として算定できる。また，その際陽性と認められた患者に関し，腎クリーゼのリスクが高い者については治療方針の決定を目的として行った場合に，また，腎クリーゼ発症後の者については病勢の指標として測定した場合に，それぞれ3月に1回を限度として算定できる。
(令6保医発0305・4)

→「20」の抗セントロメア抗体定量又は同定性
原発性胆汁性胆管炎又は強皮症の診断又は治療方針の決定を目的に用いた場合に限り算定できる。
(令6保医発0305・4)

→「23」の抗ARS抗体と「12」の抗Jo-1抗体定性，同半定量又は同定量を併せて実施した場合
主たるもののみ算定する。
(令6保医発0305・4)

→「24」の抗シトルリン化ペプチド抗体定性又は同定量
摘要欄 p.1701

ア　以下のいずれかの場合に算定できる。

(イ) 関節リウマチと確定診断できない者に対して診断の補助として検査を行った場合に，原則として1回を限度として算定できる。ただし，当該検査結果が陰性の場合においては，3月に1回に限り算定できる。なお，当該検査を2回以上算定するに当たっては，検査値を診療報酬明細書の摘要欄に記載する。

未確

(ロ) (イ)とは別に，関節リウマチに対する治療薬の選択のために行う場合においては，患者1人につき原則として1回に限り算定する。ただし，臨床症状・検査所見等の変化を踏まえ，再度治療薬を選択する必要がある場合においては，6月に1回に限り算定できる。なお，当該検査を2回以上算定するに当たっては，その医学的な必要性を診療報酬明細書の摘要欄に記載する。

イ 「24」の抗シトルリン化ペプチド抗体定性，同定量，「8」の抗ガラクトース欠損IgG抗体定性，同定量，「9」のマトリックスメタロプロテイナーゼ-3（MMP-3），「15」のC_1q結合免疫複合体，「25」のモノクローナルRF結合免疫複合体及び「26」のIgG型リウマトイド因子のうち2項目以上を併せて実施した場合には，主たるもの1つに限り算定する。

（令6保医発0305・4）

参考 D014「26」IgG型リウマトイド因子
① 関節リウマチ（疑い含む）に対するIgG型リウマトイド因子の算定は，原則として認められる。
② 全身性エリテマトーデス（疑い含む）に対するIgG型リウマトイド因子の算定は，原則として認められない。

（令6.6.28 支払基金）

→「27」の抗TSHレセプター抗体（TRAb）及び「40」の甲状腺刺激抗体（TSAb）を同時に行った場合
いずれか一方のみ算定する。　（令6保医発0305・4）

→「29」の抗カルジオリピンβ_2グリコプロテインⅠ複合体抗体と「30」の抗カルジオリピンIgG抗体，抗カルジオリピンIgM抗体，抗β_2グリコプロテインⅠIgG抗体又は抗β_2グリコプロテインⅠIgM抗体を併せて実施した場合
主たるもののみ算定する。　（令6保医発0305・4）

→「28」の抗LKM-1抗体　　摘要欄 p.1701
ア ウイルス肝炎，アルコール性肝障害及び薬剤性肝障害のいずれでもないことが確認され，かつ，抗核抗体陰性の自己免疫性肝炎が強く疑われる患者を対象として測定した場合に限り算定できる。
イ 本検査を実施した場合は，診療報酬明細書の摘要欄に抗核抗体陰性を確認した年月日を記載する。

（令6保医発0305・4）

→「30」の抗カルジオリピンIgG抗体，抗カルジオリピンIgM抗体，抗β_2グリコプロテインⅠIgG抗体，抗β_2グリコプロテインⅠIgM抗体
ア 「30」の抗カルジオリピンIgM抗体は，抗リン脂質抗体症候群の診断を目的として，ELISA法，CLIA法又はFIA法により実施した場合に，一連の治療につき2回に限り算定する。
イ 「30」の抗β_2グリコプロテインⅠIgG抗体は，抗リン脂質抗体症候群の診断を目的として，CLEIA法，CLIA法又はFIA法により実施した場合に，一連の治療につき2回に限り算定する。
ウ 「30」の抗β_2グリコプロテインⅠIgM抗体は，抗リン脂質抗体症候群の診断を目的として，CLEIA法，CLIA法又はFIA法により実施した場合に，一連の治療につき2回に限り算定する。
エ 「30」の抗カルジオリピンIgG抗体，抗カルジオリピンIgM抗体，抗β_2グリコプロテインⅠIgG抗体及び抗β_2グリコプロテインⅠIgM抗体を併せて実施した場合は，主たるもの3つに限り算定する。

（令6保医発0305・4）（令6.6.28）

→「31」のIgG_2（TIA法によるもの）及び「42」のIgG_2（ネフェロメトリー法によるもの）
原発性免疫不全等を疑う場合に算定する。これらを併せて実施した場合は，「31」のIgG_2（TIA法によるもの）により算定する。

（令6保医発0305・4）

→「32」の抗好中球細胞質ミエロペルオキシダーゼ抗体（MPO-ANCA）
ELISA法，CLEIA法，ラテックス免疫比濁法又はFIA法により，急速進行性糸球体腎炎の診断又は経過観察のために測定した場合に算定する。　（令6保医発0305・4）

事務連絡 問 D014自己抗体検査の「32」抗好中球細胞質ミエロペルオキシダーゼ抗体（MPO-ANCA）については，「急速進行性糸球体腎炎の診断又は経過観察のために測定した場合に算定する」とあるが，「ANCA関連血管炎」，「顕微鏡的多発血管炎」，「アレルギー性肉芽腫性血管炎」又は「ウェジナー肉芽腫症」の診断又は経過観察のために測定した場合であっても算定できるか。
答 傷病名等から急速進行性糸球体腎炎であることが医学的に判断できる場合には算定して差し支えない。　（平26.3.31）

参考 原則，ANCA関連血管炎（疑いを含む）に対して，抗好中球細胞質ミエロペルオキシダーゼ抗体（MPO-ANCA）は認められる。【留意事項】「ANCA関連血管炎の疑い」に対して，MPO-ANCAを連月算定する場合は，ANCA関連血管炎を疑う所見等のコメントが必要であり，単に「ANCA関連血管炎の疑い」の病名が記載されているだけでは，MPO-ANCAの算定は認められない。　（平26.2.24 支払基金，更新：平26.9.22）

参考 ANCA関連血管炎に対するD014「33」PR3-ANCAの算定は，原則として認められる。　（令6.11.29 支払基金）

→「34」の抗糸球体基底膜抗体（抗GBM抗体）
抗糸球体基底膜抗体腎炎及びグッドパスチャー症候群の診断又は治療方針の決定を目的として行った場合に限り算定する。　（令6保医発0305・4）

→「35」のループスアンチコアグラント定量及び同定性
希釈ラッセル蛇毒試験法又はリン脂質中和法により，抗リン脂質抗体症候群の診断を目的として行った場合に限り算定する。　（令6保医発0305・4）

参考 ループスアンチコアグラント定性，定量
① 「抗リン脂質抗体症候群」の病名がない場合，「膠原病疑い」に対するループスアンチコアグラント定性，ループスアンチコアグラント定量は認められない。
② 原則，「抗リン脂質抗体症候群」の病名がない場合であっても，「習慣流産」に対するループスアンチコアグラント定性，ループスアンチコアグラント定量は認められる。

（平22.6.21 支払基金，更新：平26.9.22）

→「36」の抗デスモグレイン3抗体
ア ELISA法又はCLEIA法により，天疱瘡の鑑別診断又は経過観察中の治療効果判定を目的として測定した場合に算定できる。なお，鑑別診断目的の対象患者は，厚生労働省 難治性疾患政策研究事業研究班による「天疱瘡診断基準」により，天疱瘡が強く疑われる患者とする。
イ 尋常性天疱瘡の患者に対し，経過観察中の治療効果判定の目的で，本検査と「39」の抗デスモグレイン1抗体を併せて測定した場合は，主たるもののみ算定する。

（令6保医発0305・4）

→「36」の抗BP180-NC16a抗体
ELISA法又はCLEIA法により，水疱性類天疱瘡の鑑別診断又は経過観察中の治療効果判定を目的として測定した場合に算定できる。　（令6保医発0305・4）

→「37」の抗MDA5抗体，抗TIF1-γ抗体，抗Mi-2抗体
「37」の抗MDA5抗体，抗TIF1-γ抗体及び抗Mi-2抗体は，厚生労働省難治性疾患克服事業自己免疫疾患

に関する調査研究班による「皮膚筋炎診断基準」を満たす患者において，ELISA法により測定した場合に算定できる。
（令6保医発0305・4）

→「39」の抗デスモグレイン1抗体

ア　ELISA法又はCLEIA法により，天疱瘡の鑑別診断又は経過観察中の治療効果判定を目的として測定した場合に算定できる。なお，鑑別診断目的の対象患者は，厚生労働省 難治性疾患政策研究事業研究班による「天疱瘡診断基準」（p.502）により，天疱瘡が強く疑われる患者とする。

イ　落葉状天疱瘡の患者に対し，経過観察中の治療効果判定の目的で，本検査と「36」の抗デスモグレイン3抗体を併せて測定した場合は，主たるもののみ算定する。
（令6保医発0305・4）

参考　D014「40」TSAbの連月の算定は，原則として認められない。
（令6.7.31 支払基金）

→「41」のIgG$_4$
ネフェロメトリー法又はTIA法による。（令6保医発0305・4）

参考　① 次の傷病名に対するIgG4の算定は，原則として認められる。
(1)ミクリッツ病，(2)自己免疫性膵炎，(3)後腹膜線維症，(4)リーデル甲状腺炎，(5)キュットネル腫瘍，(6)IgG4関連疾患のみ
② 治療中（ステロイド投与初期）のIgG4の連月の算定は原則として認められる。
③ 経過観察時のIgG4の算定は，原則として3か月に1回認められる。
④ 次の傷病名に対するIgG4の算定は，原則として認められない。
(1)胆嚢炎，(2)腎臓病，(3)肺炎，(4)肝疾患，(5)後腹膜炎，(6)硬膜炎
（令6.7.31 支払基金）

→「43」の抗GM1IgG抗体
ELISA法により，進行性筋力低下又は深部腱反射低下等のギラン・バレー症候群が疑われる所見が見られる場合において，診断時に1回に限り算定でき，経過観察時は算定できない。
（令6保医発0305・4）

→「43」の抗GQ1bIgG抗体
ELISA法により，眼筋麻痺又は小脳性運動失調等のフィッシャー症候群が疑われる場合において，診断時に1回に限り算定でき，経過観察時は算定できない。
（令6保医発0305・4）

→「44」の抗デスモグレイン1抗体，抗デスモグレイン3抗体及び抗BP180-NC16a抗体同時測定

ア　「44」の抗デスモグレイン1抗体，抗デスモグレイン3抗体及び抗BP180-NC16a抗体同時測定は，天疱瘡又は水疱性類天疱瘡が疑われる患者に対して，間接蛍光抗体法（IF法）により，鑑別診断を目的として測定した場合に算定できる。なお，天疱瘡についての鑑別診断目的の対象患者は，厚生労働省 難治性疾患政策研究事業研究班による「天疱瘡診断基準」により，天疱瘡が強く疑われる患者とする。

イ　天疱瘡又は水疱性類天疱瘡の鑑別診断の目的で，本検査と「36」の抗デスモグレイン3抗体若しくは抗BP180-NC16a抗体又は「39」の抗デスモグレイン1抗体を併せて測定した場合は，主たるもののみ算定する。
（令6保医発0305・4）

→「45」の抗アセチルコリンレセプター抗体（抗AChR抗体）

ア　重症筋無力症の診断又は診断後の経過観察の目的で行った場合に算定できる。

イ　本検査と「47」の抗筋特異的チロシンキナーゼ抗体を併せて測定した場合は，主たるもののみ算定する。
（令6保医発0305・4）

→「46」の抗グルタミン酸レセプター抗体
ラスムッセン脳炎，小児の慢性進行性持続性部分てんかん又はオプソクローヌス・ミオクローヌス症候群の診断の補助として行った場合に，月1回を限度として算定できる。
（令6保医発0305・4）

→「47」の抗アクアポリン4抗体　摘要欄 p.1701
ELISA法により視神経脊髄炎の診断（治療効果判定を除く）を目的として測定した場合に算定できる。なお，当該検査の結果は陰性であったが，臨床症状・検査所見等の変化を踏まえ，視神経脊髄炎が強く疑われる患者に対して，疾患の診断を行う必要があり，当該検査を再度実施した場合においても算定できる。ただし，この場合，前回の検査実施日及び検査を再度実施する医学的な必要性について**診療報酬明細書**の摘要欄に記載する。
（令6保医発0305・4）

→「47」の抗筋特異的チロシンキナーゼ抗体

ア　RIA法により重症筋無力症の診断又は診断後の経過観察を目的として測定した場合に算定できる。

イ　本検査と「45」抗アセチルコリンレセプター抗体（抗AChR抗体）を併せて測定した場合は，主たるもののみ算定する。
（令6保医発0305・4）

→「47」の抗P/Q型電位依存性カルシウムチャネル抗体（抗P/Q型VGCC抗体）　摘要欄 p.1701

ア　ランバート・イートン筋無力症候群の診断を目的として，RIA法により測定した場合に算定する。

イ　本検査は，臨床症状によりランバート・イートン筋無力症候群が疑われる患者であって，反復刺激誘発筋電図検査において異常所見を認める患者を対象として実施した場合に限り算定できる。ただし，医学的な必要性から反復刺激誘発筋電図検査において異常所見を認めない患者を対象として実施する場合には，**診療報酬明細書**の摘要欄にその詳細な理由を記載する。
（令6保医発0305・4）

→「48」の抗HLA抗体（スクリーニング検査）　摘要欄 p.1701

肺移植，心移植，肝移植，膵移植，小腸移植若しくは腎移植後の患者又は日本臓器移植ネットワークに移植希望者として登録された患者であって，輸血歴や妊娠歴等から医学的に既存抗体陽性が疑われるものに対して実施した場合に，原則として1年に1回に限り算定する。ただし，抗体関連拒絶反応を強く疑う場合等，医学的必要性がある場合には，1年に1回に限り更に算定できる。なお，この場合においては，その理由及び医学的な必要性を**診療録**及び**診療報酬明細書**の摘要欄に記載する。
（令6保医発0305・4）

→「49」の抗HLA抗体（抗体特異性同定検査）　摘要欄 p.1701

「48」の抗HLA抗体（スクリーニング検査）によって陽性が確認された症例について，抗体関連拒絶反応の確定診断を目的に行われた場合，又は抗HLA抗体獲得の確定を目的に行われた場合に算定する。ただし，抗体関連拒絶反応と診断された患者の経過観察時に行った場合又は日本臓器移植ネットワークに移植希望者として登録された患者であって，「49」の抗HLA抗体検査（抗体特異性同定検査）の結果が陽性であったものに対して脱感作療法を行った場合には，1年に2回に限り更に算定できる。なお，この場合においては，その理由及び医学的な必要性を**診療録**及び**診療報酬明細書**の摘要欄に記載する。
（令6保医発0305・4）

事務連絡 問　D014自己抗体検査の「49」抗HLA抗体（抗体特異性同定検査）について，留意事項通知において示されている「脱感作療法」とは具体的に何を指すのか。

答　現時点では，日本移植学会の「臓器移植抗体陽性診療ガ

イドライン2023」に示されているもののうち，抗CD20モノクローナル抗体投与によるもの，又は人免疫グロブリン製剤投与によるものを指す。
(令6.3.28)

→**抗GM-CSF抗体**

抗GM-CSF抗体は，自己免疫性肺胞蛋白症が疑われる患者に対して，イムノクロマト法により測定した場合に，D014自己抗体検査の「43」抗GM1IgG抗体，抗GQ1bIgG抗体の所定点数2回分を合算した点数を準用し，「希少疾病等の検査に用いるものとして配慮が必要な体外診断用医薬品に係る技術料の設定方法」に基づく係数150/100を乗じ算定する。なお，診断時に1回に限り算定でき，経過観察時は算定できない。
(令6保医発1129・8)

参考 天疱瘡の診断基準

(1) 臨床的診断項目
 ①皮膚に多発する，破れやすい弛緩性水疱
 ②水疱に続発する進行性，難治性のびらんないし鱗屑痂皮性局面
 ③口腔粘膜を含む可視粘膜部の非感染性水疱・びらんないしアフタ性病変
 ④Nikolsky現象陽性
(2) 病理組織学的診断項目
 ①表皮細胞間橋の離開（棘融解 acantholysis）による表皮内水疱
(3) 免疫組織学的診断項目
 ①病変部ないしは外見上正常な皮膚・粘膜部の細胞膜（間）部にIgG（ときに補体）の沈着が認められる。
 ②流血中より抗表皮細胞膜（間）抗体（天疱瘡抗体）（IgGクラス）を同定する。

[判定及び診断]
 1．(1)項目のうち少なくとも1項目と(2)項目を満たし，かつ(3)項目のうち少なくとも1項目を満たす症例を天疱瘡とする。
 2．(1)項目のうち2項目以上を満たし，(3)項目の①，②を満たす症例を天疱瘡と診断する。

出典：厚生省特定疾患調査研究事業稀少難治性疾患に関する調査研究班による「天疱瘡診断基準」(1990年)

D015 血漿蛋白免疫学的検査 判 (p.514)

1	C反応性蛋白（CRP）定性，C反応性蛋白（CRP）迅	16点
2	赤血球コプロポルフィリン定性，グルコース-6-ホスファターゼ（G-6-Pase）	30点
3	グルコース-6-リン酸デヒドロゲナーゼ（G-6-PD）定性，赤血球プロトポルフィリン定性	34点
4	血清補体価（CH_{50}），免疫グロブリン	38点
5	クリオグロブリン定性，クリオグロブリン定量	42点
6	血清アミロイドA蛋白（SAA）	47点
7	トランスフェリン（Tf）	60点
8	C_3，C_4	70点
9	セルロプラスミン	90点
10	$β_2$-マイクログロブリン 摘要欄 p.1730	98点
11	非特異的IgE半定量，非特異的IgE定量	100点
12	トランスサイレチン（プレアルブミン）	101点
13	特異的IgE半定量・定量	110点

注　特異的IgE半定量・定量検査は，特異抗原の種類ごとに所定点数を算定する。ただし，患者から1回に採取した血液を用いて検査を行った場合は，1,430点を限度として算定する。

14	$α_1$-マイクログロブリン，ハプトグロビン（型補正を含む）	129点
15	レチノール結合蛋白（RBP）	132点
16	C_3プロアクチベータ	160点
17	免疫電気泳動法（抗ヒト全血清），インターロイキン-6（IL-6）	170点
18	TARC	179点
19	ヘモペキシン	180点
20	APRスコア定性	191点
21	アトピー鑑別試験定性	194点
22	Bence Jones蛋白同定（尿）	201点
23	癌胎児性フィブロネクチン定性（頸管腟分泌液）	204点
24	免疫電気泳動法（特異抗血清）	218点
25	C_1インアクチベータ	253点
26	SCCA2	300点
27	免疫グロブリンL鎖κ/λ比	330点
28	インターフェロン-λ3（IFN-λ3），sFlt-1/PlGF比	340点
29	免疫グロブリン遊離L鎖κ/λ比	388点
30	結核菌特異的インターフェロン-γ産生能	593点

参考 血清補体価（CH_{50}）：原則，初診時に「膠原病の疑い」の病名に対する血清補体価（CH_{50}）は認められる。
(平19.3.16 支払基金，更新：平26.9.22)

→**「4」の免疫グロブリン**

IgG，IgA，IgM及びIgDを測定した場合に，それぞれ所定点数を算定する。
(令6保医発0305・4)

参考 関節リウマチ疑い及び関節リウマチの経過観察に対するD015「4」免疫グロブリン（IgG，IgA，IgM）の算定は，原則として認められる。また，算定間隔は，原則として3か月に1回とする。
(令6.7.31 支払基金)

→**「6」の血清アミロイドA蛋白（SAA）**

「1」のC反応性蛋白（CRP）定性又は「1」のC反応性蛋白（CRP）と併せて測定した場合は，主たるもののみ算定する。
(令6保医発0305・4)

→**「7」のトランスフェリン（Tf），「8」のC_3及びC_4**

SRID法等による。
(令6保医発0305・4)

参考 D015「11」非特異的IgE半定量，非特異的IgE定量，「13」特異的IgE半定量・定量

① アレルギー性鼻炎の疑いに対するD015「11」非特異的IgE半定量および非特異的IgE定量の算定は，原則として認められる。
(平30.3.22 支払基金)
② 気管支喘息疑いに対して，非特異的IgE（定量又は半定量）の算定がない場合の特異的IgE半定量・定量の算定は，原則として認められる。
③ アレルギー性気管支炎に対する特異的IgE半定量・定量の算定は，原則として認められる。
④ 次の傷病名に対する特異的IgE半定量・定量の算定は，原則として認められない。
　(1)アレルギー性接触皮膚炎（疑い含む），(2)アレルギー疑い
(令7.2.28 支払基金)

参考 トランスサイレチン（プレアルブミン）

① 次の傷病名に対するトランスサイレチン（プレアルブミン）の算定は，原則として認められる。
　(1)栄養障害（低栄養及び栄養失調症含む），(2)劇症肝炎
② 栄養障害（低栄養及び栄養失調症含む）に対するトランスサイレチン（プレアルブミン）の算定回数は，原則として月1回まで認められる。
(令6.6.28 支払基金)

◆参考 食物アレルギーの疑いに対するD015「13」特異的IgE半定量・定量の算定は，原則として認められる。
(令6.10.31 支払基金)

◆参考 D015「8」C_3，C_4，D015「4」CH_{50}（混合性結合組織病）の算定
① 混合性結合組織病に対するC_3，C_4及びCH_{50}の算定は，原則として認められる。
② 全身性エリテマトーデスに対するC_3，C_4及びCH_{50}の算定は，原則として認められる。
(令6.11.29 支払基金)
③ 慢性糸球体腎炎に対するD015「8」C_3，C_4の算定は，原則として認められる。
(令7.1.31 支払基金)

→「17」の免疫電気泳動法（抗ヒト全血清），「24」の免疫電気泳動法（特異抗血清）及び免疫固定法（モノクローナル抗体を用いた場合）
ア 「17」の免疫電気泳動法（抗ヒト全血清），「24」の免疫電気泳動法（特異抗血清）及び免疫固定法（モノクローナル抗体を用いた場合）については，同一検体につき1回に限り算定する。
イ 同一検体について「17」の免疫電気泳動法（抗ヒト全血清），「24」の免疫電気泳動法（特異抗血清）又は免疫固定法（モノクローナル抗体を用いた場合）のうちいずれかを併せて行った場合は，主たる検査の所定点数のみを算定する。
ウ 「24」の免疫電気泳動法（特異抗血清）は，免疫固定法により実施した場合にも算定できる。
エ 免疫固定法（モノクローナル抗体を用いた場合）は，ダラツムマブ由来のIgG-κの影響を回避することができるものとして薬事承認又は認証を得ている体外診断用医薬品を用いて，免疫固定法により，ダラツムマブが投与された患者における多発性骨髄腫又は全身性ALアミロイドーシスの治療効果判定を目的として行った場合に，D015血漿蛋白免疫学的検査の「29」免疫グロブリン遊離L鎖κ／λ比の所定点数2回分を合算した点数を準用して算定する。
(令6保医発0305・4，1031・3)

→「17」のインターロイキン-6（IL-6）　摘要欄 p.1701
全身性炎症反応症候群の患者（疑われる患者を含む）の重症度判定の補助を目的として，血清又は血漿を検体とし，ECLIA法，CLIA法又はCLEIA法により測定した場合に，一連の治療につき2回に限り算定する。なお，本検査を実施した年月日を診療報酬明細書に記載する。また，医学的な必要性から一連の治療につき3回以上算定する場合においては，その詳細な理由を診療報酬明細書の摘要欄に記載する。
(令6保医発0305・4)

→「18」のTARC
以下のいずれかの場合に算定できる。
ア アトピー性皮膚炎の重症度評価の補助を目的として，血清中のTARC量を測定する場合に，月1回を限度として算定できる。
イ 薬剤性過敏症症候群が疑われる患者に対し，当該疾患の鑑別診断の補助を目的として，血清中のTARC量を測定する場合に，一連の治療につき1回を限度として算定できる。ただし，医学的な必要性から一連の治療につき2回以上算定する場合においては，その詳細な理由を診療報酬明細書の摘要欄に記載する。
ウ COVID-19と診断された患者（呼吸不全管理を要する中等症以上の患者を除く）の重症化リスクの判定補助を目的として，血清中のTARC量を測定する場合は，一連の治療につき1回を限度として算定できる。
(令6保医発0305・4，1129・8)

◆参考 「18」TARCと「11」非特異的IgE半定量又は非特異的IgE定量の併算定は，原則として認められる。
(令6.5.31 支払基金)

→「20」のAPRスコア定性
$α_1$-酸性糖蛋白，ハプトグロビン及びC反応性蛋白（CRP）定性の3つを測定した場合に算定する。
(令6保医発0305・4)

→「21」のアトピー鑑別試験定性
12種類の吸入性アレルゲン〔ヤケヒョウヒダニ，コナヒョウヒダニ，ネコ皮屑，イヌ皮屑，ギョウギシバ，カモガヤ，ブタクサ，ヨモギ，シラカンバ（属），スギ，カンジダ，アルテルナリア〕に対する特異的IgEを測定した場合に算定する。
(令6保医発0305・4)

→「23」の癌胎児性フィブロネクチン定性（頸管腟分泌液）
破水の診断のために妊娠満22週以上満37週未満の者を対象として測定した場合又は切迫早産の診断のために妊娠満22週以上満33週未満の者を対象として測定した場合のみ算定する。
(令6保医発0305・4)

→「23」の癌胎児性フィブロネクチン定性（頸管腟分泌液）及びD007血液化学検査の「45」腟分泌液中インスリン様成長因子結合蛋白1型（IGFBP-1）定性を併せて実施した場合
主たるもののみ算定する。
(令6保医発0305・4)

→「26」のSCCA2
ア 15歳以下の小児におけるアトピー性皮膚炎の重症度評価を行うことを目的として，ELISA法により測定した場合に，月1回を限度として算定する。
イ アトピー性皮膚炎の重症度評価を行うことを目的として本検査及び「18」TARCを同一月中に併せて行った場合は，主たるもののみ算定する。
(令6保医発0305・4)

→「27」の免疫グロブリンL鎖κ／λ比
ア ネフェロメトリー法により，高免疫グロブリン血症の鑑別のために測定した場合に算定できる。
イ 「27」の免疫グロブリンL鎖κ／λ比と「17」の免疫電気泳動法（抗ヒト全血清）又は「24」の免疫電気泳動法（特異抗血清）を同時に実施した場合は，主たるもののみ算定する。
(令6保医発0305・4)

→「28」のインターフェロン-λ3（IFN-λ3）
ア COVID-19と診断された患者（呼吸不全管理を要する中等症以上の患者を除く）の重症化リスクの判定補助を目的として，2ステップサンドイッチ法を用いた化学発光酵素免疫測定法により測定した場合に算定する。
イ 本検査を2回以上算定する場合は，前回の検査結果が基準値未満であることを確認する。
(令6保医発0305・4)

→「28」のsFlt-1／PlGF比　摘要欄 p.1701
ア 血清を検体とし，ECLIA法により可溶性fms様チロシンキナーゼ1（sFlt-1）及び胎盤増殖因子（PlGF）を測定し，sFlt-1／PlGF比を算出した場合に算定する。
イ 本検査は，妊娠18週から36週未満の妊娠高血圧腎症が疑われる妊婦であって，以下のリスク因子のうちいずれか1つを有するものに対して実施した場合に，原則として一連の妊娠につき1回に限り算定できる。なお，リスク因子を2つ以上有する場合は，原則として当該点数は算定できない。
（イ）収縮期血圧が130mmHg以上又は拡張期血圧80mmHg以上
（ロ）蛋白尿
（ハ）妊娠高血圧腎症を疑う臨床症状又は検査所見
（ニ）子宮内胎児発育遅延
（ホ）子宮内胎児発育遅延を疑う検査所見
ウ 本検査を算定する場合は，イのリスク因子のいずれに該当するかを診療報酬明細書の摘要欄に記載する。また，イの（ハ）又は（ホ）に該当する場合は，その医学的根拠を併せて記載する。なお，医学的な必要性から，リスク因子を2つ以上有する妊婦において算定する場合，又は一連の妊娠につき2回以上算定する場合は，

その詳細な理由を診療報酬明細書の摘要欄に記載する。
(令6保医発0305・4)

→「30」の結核菌特異的インターフェロン-γ産生能
　診察又は画像診断等により結核感染が強く疑われる患者を対象として測定した場合のみ算定できる。
(令6保医発0305・4)

D016　細胞機能検査 判 (p.514)
1　B細胞表面免疫グロブリン　　　　　　155点
2　T細胞サブセット検査（一連につき）　185点
3　T細胞・B細胞百分率　　　　　　　　193点
4　顆粒球機能検査（種目数にかかわらず一連につき）　　　　　　　　　　　　　　　200点
5　顆粒球スクリーニング検査（種目数にかかわらず一連につき）　　　　　　　　　　220点
6　赤血球・好中球表面抗原検査　　　　　320点
7　リンパ球刺激試験（LST）
　イ　1薬剤　　　　　　　　　　　　　 345点
　ロ　2薬剤　　　　　　　　　　　　　 425点
　ハ　3薬剤以上　　　　　　　　　　　 515点
8　顆粒球表面抗原検査 摘要欄 p.1701　　640点

→細胞機能検査
(1)「5」の顆粒球スクリーニング検査は，白血球墨粒貪食試験，NBT還元能検査を，「4」の顆粒球機能検査は，化学遊走物質，細菌，光化学反応を用いた検査を，「2」のT細胞サブセット検査は，免疫不全の診断目的に行う検査をいい，いずれも検査方法にかかわらず，一連として算定する。
(2)「6」の赤血球・好中球表面抗原検査は，発作性夜間血色素尿症（PNH）の鑑別診断のため，2種類のモノクローナル抗体を用いて赤血球及び好中球の表面抗原の検索を行った場合に算定できる。
(3)「7」のリンパ球刺激試験（LST）は，Con-A，PHA又は薬疹の被疑医薬品によるものである。
(4)「8」の顆粒球表面抗原検査は，「指定難病に係る診断基準及び重症度分類等について」（平成26年11月12日付け健発1112第1号厚生労働省健康局長通知）において示されている診断基準に基づき，臨床症状・検査所見等から先天性グリコシルホスファチジルイノシトール（GPI）欠損症が強く疑われた患者に対し，当該疾患の診断を目的として，モノクローナル抗体を用いて顆粒球の表面抗原の解析を行った場合に算定できる。なお本検査を実施した場合には，当該診断基準に基づいて，当該疾患を疑う根拠を診療報酬明細書の摘要欄に記載する。
(令6保医発0305・4)

事務連絡　問1　「1」B細胞表面免疫グロブリンは，（Sm-Ig），（Sm-Ig）Sm-IgG，（Sm-Ig）Sm-IgA等の検査法又は測定回数に関わらず，1回分として算定するのか。
答　そのとおり。
(平24.8.9)

問2　「7」リンパ球刺激試験（LST）について，薬疹について実施する場合とはいかなる場合か。
答　リンパ球刺激試験（LST）を薬疹の原因と考えられる被疑医薬品を用いて実施した場合のことをいう。
(平20.5.9)

参考　問「6　赤血球・好中球表面抗原検査」は，赤血球，もしくは好中球のどちらか一方のみに対して表面抗原の検索を行った場合も算定できるか。
答　算定できない。赤血球及び好中球の表面抗原の検索を行う必要がある。
(令2.4.20 全国保険医団体連合会)

微生物学的検査

D017　排泄物，滲出物又は分泌物の細菌顕微鏡検査 判 (p.514)
1　蛍光顕微鏡，位相差顕微鏡，暗視野装置等を使用するもの　　　　　　　　　　　50点
　注　集菌塗抹法を行った場合には，**集菌塗抹法加算**として，35点を所定点数に加算する。
2　保温装置使用アメーバ検査　　　　　　45点
3　その他のもの 迅　　　　　　　　　　67点
　注　同一検体について当該検査とD002尿沈渣（鏡検法）又はD002-2尿沈渣（フローサイトメトリー法）を併せて行った場合は，主たる検査の所定点数のみ算定する。

→排泄物，滲出物又は分泌物の細菌顕微鏡検査
摘要欄　p.1701
(1) 尿，糞便，喀痰，穿刺液，胃液，十二指腸液，胆汁，膿，眼分泌液，鼻腔液，咽喉液，口腔液，その他の滲出物等について細菌，原虫等の検査を行った場合に該当する。
(2) 染色の有無及び方法の如何にかかわらず，また，これら各種の方法を2以上用いた場合であっても，1回として算定する。
(3) 当該検査とD002の尿沈渣（鏡検法）又はD002-2の尿沈渣（フローサイトメトリー法）を同一日に併せて算定する場合は，当該検査に用いた検体の種類を診療報酬明細書の摘要欄に記載する。
(4) 症状等から同一起因菌によると判断される場合であって，当該起因菌を検索する目的で異なる複数の部位又は同一部位の複数の箇所から検体を採取した場合は，主たる部位又は1箇所のみの所定点数を算定する。
(令6保医発0305・4)

参考　原則，血液培養の際の検体での細菌顕微鏡検査は認められない。【留意事項】マラリア，アメーバ赤痢等顕微鏡検査による形態学的診断が極めて重要な役割を演じる疾患であって，当該疾病を疑う医学的必要性が認められる場合は，D005「7」血中微生物検査により算定する。
(平17.4.25 支払基金，更新：平26.9.22)

参考　① 爪白癬の診断確定時の次の微生物学的検査の算定は，原則として認められる。
　(1) D017排泄物，滲出物又は分泌物の細菌顕微鏡検査「3」その他のもの
　(2) D018細菌培養同定検査「5」その他の部位からの検体
　(3) D018細菌培養同定検査「6」簡易培養
② 次の傷病名に対する便検体によるD017排泄物，滲出物又は分泌物の細菌顕微鏡検査「3」その他のものの算定は，原則として認められる
　(1)トリコモナス，(2)アメーバ赤痢，(3)胃結核，(4)カンピロバクター腸炎，(5)腸管スピロヘータ症，(6)腸結核，結核性下痢
(令6.7.31 支払基金)

D018　細菌培養同定検査 判 (p.514)
1　口腔，気道又は呼吸器からの検体　　　180点
2　消化管からの検体　　　　　　　　　　200点
3　血液又は穿刺液　　　　　　　　　　　225点
4　泌尿器又は生殖器からの検体　　　　　190点
5　その他の部位からの検体　　　　　　　180点
6　簡易培養　　　　　　　　　　　　　　 60点
　注1　1から6までについては，同一検体について一般培養と併せて嫌気性培養を行った場合は，**嫌気性培養加算** 嫌培 として，122点を所定点数に加算する。
　2　入院中の患者に対して，質量分析装置を用いて細菌の同定を行った場合は，**質量分析装置加算**として，40点を所定点数に加算

する。

→細菌培養同定検査
ア 細菌培養同定検査は，抗酸菌を除く一般細菌，真菌，原虫等を対象として培養を行い，同定検査を行うことを原則とする。
イ 同定検査を予定して培養したものであれば，菌が陰性の場合であっても「1」から「5」までの項により算定するが，あらかじめ培養により菌の有無のみを検索する場合は，検体の種類にかかわらず，「6」の簡易培養により算定する。
ウ 細菌培養同定検査は，検体ごとに「1」から「5」までの所定点数を算定できるが，同一検体を用いて簡易培養を併せて行った場合は，「6」の簡易培養は算定できない。
エ 症状等から同一起因菌によると判断される場合であって，当該起因菌を検索する目的で異なった部位から，又は同一部位の数か所から検体を採取した場合は，主たる部位又は1か所のみの所定点数を算定する。ただし，血液を2か所以上から採取した場合に限り，「3」の血液又は穿刺液を2回算定できる。この場合，「注1」及び「注2」の加算は2回算定できる。
オ 各検体別の所定点数には，定量培養を行った場合を含む。
(令6保医発0305・4)

→「3」の穿刺液と「5」のその他の部位からの検体
「3」における穿刺液とは，胸水，腹水，髄液及び関節液をいい，「5」の「その他の部位からの検体」とは，「1」から「4」までに掲げる部位に含まれない全ての部位からの検体をいい，例えば，皮下からの検体をいう。
(令6保医発0305・4)

→「6」の簡易培養
ア Dip-Slide法，簡易培地等を用いて簡単な培養を行う。
イ ウロトレース，ウリグロックスペーパー等の尿中細菌検査用試験紙による検査は，D000尿中一般物質定性半定量検査に含まれるものであり，別に算定できない。
(令6保医発0305・4)

→嫌気性培養のみを行った場合
「1」から「6」までの所定点数のみ算定し，「注1」の加算は算定できない。
(令6保医発0305・4)

→質量分析装置加算
「注2」に規定する質量分析装置加算については，入院中の患者に対して細菌培養同定検査を当該保険医療機関内で実施する際に，質量分析装置を用いて細菌の同定を行った場合に，所定点数に加算する。
(令6保医発0305・4)

参考 原則，入院時検査の鼻腔内MRSA検査（細菌培養同定検査）の算定は認められない。 (平25.2.1 国保中央会)

参考 気管支喘息に対するD018細菌培養同定検査及びD019細菌薬剤感受性検査「1」1菌種，「2」2菌種又は「3」3菌種以上の算定は，原則として認められない。(令6.7.31 支払基金)

参考 D018「注1」嫌気性培養加算
① 次の傷病名に対する嫌気性培養加算の算定は，原則として認められる。
(1)肺膿瘍，肺化膿症（疑い含む），(2)誤嚥性肺炎，嚥下性肺炎，(3)咽頭周囲膿瘍，(4)扁桃周囲膿瘍，(5)偽膜性腸炎，クロストリジウム・ディフィシル腸炎（CD腸炎），(6)肛門周囲膿瘍，(7)腹腔内膿瘍，(8)子宮付属器炎，(9)子宮内膜炎，(10)子宮内感染症，(11)子宮頸管炎，(12)ダグラス窩膿瘍，骨盤腹膜炎，(13)外陰部膿瘍，バルトリン腺膿瘍，(14)産褥熱，(15)眼内感染症，(16)深在性皮膚感染症，(17)深在性膿瘍，(18)蜂窩織炎
② 次の傷病名に対する嫌気性培養加算の算定は，原則として認められない。
(1)肺結核（疑い含む），(2)急性腸炎，急性胃腸炎，(3)薬剤性腸炎〔偽膜性腸炎，クロストリジウム・ディフィシル腸炎（CD腸炎）を除く〕，(4)細菌性腟炎，腟炎，外陰炎，(5)滲出性中耳炎，(6)表在性皮膚感染症
③ 次の検体に対する嫌気性培養加算の算定は，原則として認められる。
(1)経皮的経気管吸引物，経皮的肺穿刺液，(2)気管支鏡下採取材料（Protected Brush付着物），(3)胸水，(4)腹水，(5)子宮頸管分泌物，(6)子宮分泌物，(7)ダグラス窩からの検体，(8)中耳穿刺液，(9)血液，(10)髄液，(11)閉鎖性の膿，(12)CAPDカテーテルからの排液
④ 次の検体に対する嫌気性培養加算の算定は，原則として認められない。
(1)喀痰，(2)咽頭液，(3)鼻腔液，(4)口腔採取物，(5)胃液，(6)排泄尿，(7)カテーテル尿，(8)尿道分泌物，(9)腟分泌物，(10)皮膚（開放的分泌物）
(令6.11.29 支払基金)
⑤ ヘリコバクター・ピロリ感染症に対する嫌気性培養加算の算定は，原則として認められない。
(令6.12.27 支払基金)

D019 細菌薬剤感受性検査 判 (p.514)
1	1菌種	185点
2	2菌種	240点
3	3菌種以上	310点
4	薬剤耐性菌検出	50点
5	抗菌薬併用効果スクリーニング	150点

→細菌薬剤感受性検査
(1) 結果として菌が検出できず実施できなかった場合においては算定しない。
(2) 「4」の薬剤耐性菌検出は，基質特異性拡張型 β-ラクタマーゼ産生，メタロ β-ラクタマーゼ産生，AmpC産生等の薬剤耐性因子の有無の確認を行った場合に算定する。
(3) 「5」の抗菌薬併用効果スクリーニングは，多剤耐性グラム陰性桿菌が検出された際に，チェッカーボード法により，抗菌薬の併用効果の確認を行った場合に算定する。
(令6保医発0305・4)

参考 疑い傷病名に対するD019細菌薬剤感受性検査「1」1菌種，「2」2菌種又は「3」3菌種以上の算定は，原則として認められない。 (令6.9.30 支払基金)

D019-2 酵母様真菌薬剤感受性検査 判 (p.514) 150点

→酵母様真菌薬剤感受性検査
深在性真菌症（カンジダ，クリプトコックスに限る）であり，原因菌が分離できた患者に対して行った場合に限り算定する。
(令6保医発0305・4)

事務連絡 問 D019-2酵母様真菌薬剤感受性検査は，D019の細菌薬剤感受性検査と別に算定可能か。
答 医学的に必要があれば，算定可。 (平18.3.31)

D020 抗酸菌分離培養検査 判 (p.514)
1	抗酸菌分離培養（液体培地法）	300点
2	抗酸菌分離培養（それ以外のもの）	209点

→抗酸菌分離培養検査
(1) 検体の採取部位が異なる場合であっても，同時に又は一連として検体を採取した場合は，1回のみ所定点数を算定する。
(2) 「1」の抗酸菌分離培養（液体培地法）は，液体培地を用いて培養を行い，酸素感受性蛍光センサー，二酸化炭素センサー又は酸化還元呈色色素を用いて検出を行った場合に算定する。
(3) 「2」の抗酸菌分離培養（それ以外のもの）は，(2)に掲げるもの以外について算定する。
(4) 抗酸菌分離培養検査は，結核患者の退院の可否を判

断する目的で，患者の病状を踏まえ頻回に行われる場合においても算定できる。
（令6保医発0305・4）

参考 結核に対する同日に採取した検体によるD 020「1」抗酸菌分離培養（液体培地法）又は「2」抗酸菌分離培養（それ以外のもの）の算定は，原則として1回のみ認められる。
（令6.12.27支払基金）

D 021 抗酸菌同定（種目数にかかわらず一連につき）判 (p.514) 361点

→抗酸菌同定
　検査方法，培地数にかかわらず，1回のみ所定点数を算定する。
（令6保医発0305・4）

D 022 抗酸菌薬剤感受性検査（培地数に関係なく）判 (p.514) 400点
　注　4薬剤以上使用した場合に限り算定する。

→抗酸菌薬剤感受性検査
(1) 直接法，間接法等の方法及び培地数にかかわらず，感受性検査を行った薬剤が4種類以上の場合に限り算定する。
(2) 混合薬剤耐性検査においても，使われた薬剤が4種類以上の場合に限り算定する。
（令6保医発0305・4）

D 023 微生物核酸同定・定量検査 判 (p.514)
1　クラミジア・トラコマチス核酸検出　188点
2　淋菌核酸検出　198点
3　A群β溶血連鎖球菌核酸検出　204点
4　HBV核酸定量　256点
5　淋菌及びクラミジア・トラコマチス同時核酸検出　262点
6　マイコプラズマ核酸検出，インフルエンザ核酸検出＊　291点
7　レジオネラ核酸検出　292点
8　EBウイルス核酸定量　310点
9　HCV核酸検出　330点
10　HPV核酸検出　347点
　注　HPV核酸検出については，別に厚生労働大臣が定める施設基準〔告示4第5・3の2, p.1383〕に適合しているものとして地方厚生局長等に届け出た保険医療機関において，細胞診によりベセスダ分類がASC-USと判定された患者又は過去にK 867子宮頸部（腟部）切除術，K 867-3子宮頸部摘出術（腟部切断術を含む）若しくはK 867-4子宮頸部異形成上皮又は上皮内癌レーザー照射治療を行った患者に対して行った場合に限り算定する。
11　HPV核酸検出（簡易ジェノタイプ判定）　347点
　注　HPV核酸検出（簡易ジェノタイプ判定）については，別に厚生労働大臣が定める施設基準〔告示4第5・3の2, p.1383〕に適合しているものとして地方厚生局長等に届け出た保険医療機関において，細胞診によりベセスダ分類がASC-USと判定された患者又は過去にK 867子宮頸部（腟部）切除術，K 867-3子宮頸部摘出術（腟部切断術を含む）若しくはK 867-4子宮頸部異形成上皮又は上皮内癌レーザー照射治療を行った患者に対して行った場合に限り算定する。
12　腟トリコモナス及びマイコプラズマ・ジェニタリウム核酸同時検出　350点
13　百日咳菌核酸検出，肺炎クラミジア核酸検出，百日咳菌・パラ百日咳菌核酸同時検出，ヘリコバクター・ピロリ核酸及びクラリスロマイシン耐性遺伝子検出　360点
14　抗酸菌核酸同定，結核菌群核酸検出　410点
15　HCV核酸定量　412点
16　マイコバクテリウム・アビウム及びイントラセルラー（MAC）核酸検出　421点
17　HBV核酸プレコア変異及びコアプロモーター変異検出，ブドウ球菌メチシリン耐性遺伝子検出，SARSコロナウイルス核酸検出，HTLV-1核酸検出，単純疱疹ウイルス・水痘帯状疱疹ウイルス核酸定量，サイトメガロウイルス核酸定量　450点
18　HIV-1核酸定量　520点
　注　検体の超遠心による濃縮前処理を加えて行った場合は，**濃縮前処理加算**として，130点を所定点数に加算する。
19　SARS-CoV-2核酸検出，SARS-CoV-2・インフルエンザ核酸同時検出，SARS-CoV-2・RSウイルス核酸同時検出，SARS-CoV-2・インフルエンザ・RSウイルス核酸同時検出　700点
20　サイトメガロウイルス核酸検出　801点
21　結核菌群リファンピシン耐性遺伝子検出，結核菌群ピラジナミド耐性遺伝子検出，結核菌群イソニアジド耐性遺伝子検出　850点
22　ウイルス・細菌核酸多項目同時検出（SARS-CoV-2核酸検出を含まないもの），結核菌群リファンピシン耐性遺伝子及びイソニアジド耐性遺伝子同時検出　963点
　注　ウイルス・細菌核酸多項目同時検出（SARS-CoV-2核酸検出を含まないもの）については，別に厚生労働大臣が定める施設基準〔告示4第5・3の2の2(1), p.1383〕に適合しているものとして地方厚生局長等に届け出た保険医療機関において，別に厚生労働大臣が定める患者〔告示4第5・3の2の2(2), p.1383〕に対して実施した場合に限り算定する。
23　ウイルス・細菌核酸多項目同時検出（SARS-CoV-2核酸検出を含む）　1,350点
24　細菌核酸・薬剤耐性遺伝子同時検出，ウイルス・細菌核酸多項目同時検出（髄液）　1,700点
　注1　細菌核酸・薬剤耐性遺伝子同時検出については，別に厚生労働大臣が定める施設基準〔告示4第5・3の2の3, p.1383〕を満たす保険医療機関において実施した場合に算定する。
　2　ウイルス・細菌核酸多項目同時検出（髄液）については，別に厚生労働大臣が定める施設基準〔告示4第5・3の2の3の2, p.1384〕に適合しているものとして地方

厚生局長等に届け出た保険医療機関において実施した場合に限り算定する。
25　HPVジェノタイプ判定　　　　　2,000点
26　HIVジェノタイプ薬剤耐性　　　　6,000点
注　6（マイコプラズマ核酸検出に限る），7，13（百日咳菌核酸検出及び百日咳・パラ百日咳菌核酸同時検出に限る）又は14（結核菌群核酸検出に限る）に掲げる検査の結果について，検査実施日のうちに説明した上で文書により情報を提供した場合は，**迅速微生物核酸同定・定量検査加算**として，**100点**を所定点数に加算する。

〔＊＝本項目のみ点数変更〕

→「1」のクラミジア・トラコマチス核酸検出
ア　「1」のクラミジア・トラコマチス核酸検出とD012感染症免疫学的検査の「29」クラミジア・トラコマチス抗原定性を併用した場合は，主なもののみ算定する。
イ　クラミジア・トラコマチス核酸検出は，PCR法，LCR法，ハイブリッドキャプチャー法若しくはTMA法による同時増幅法並びにHPA法及びDKA法若しくは核酸ハイブリダイゼーション法による同時検出法，SDA法又はTRC法により，泌尿器，生殖器又は咽頭からの検体により実施した場合に限り算定できる。
（令6 保医発0305・4）

事務連絡　クラミジア・トラコマチス核酸検出
問　クラミジア・トラコマチス核酸検出は，泌尿器，生殖器又は咽頭からの検体によるとあるが，複数の部位からの検体により検査した場合は，その部位ごとに算定できるのか。
答　主たるもののみ1つを算定する。
（平20.3.28，一部修正）

→「2」の淋菌核酸検出
ア　「2」の淋菌核酸検出，D012感染症免疫学的検査の「39」淋菌抗原定性又はD018細菌培養同定検査（淋菌感染を疑って実施するもの）を併せて実施した場合は，主なもののみ算定する。
イ　淋菌核酸検出は，DNAプローブ法，LCR法による増幅とEIA法による検出を組み合わせた方法，PCR法による増幅と核酸ハイブリダイゼーション法による検出を組み合わせた方法，SDA法，TMA法による同時増幅法並びにHPA法及びDKA法による同時検出法又はTRC法による。淋菌核酸検出は，泌尿器，生殖器又は咽頭からの検体（尿検体を含む）によるものである。なお，SDA法，PCR法による増幅と核酸ハイブリダイゼーション法による検出を組み合わせた方法，TMA法による同時増幅法並びにHPA法及びDKA法による同時検出法又はTRC法においては咽頭からの検体も算定できる。
（令6 保医発0305・4）

→「3」のA群β溶血連鎖球菌核酸検出
「3」のA群β溶血連鎖球菌核酸検出は，A群β溶血連鎖球菌感染が疑われる15歳未満の患者を対象として，等温核酸増幅法により測定し，当日中に結果を説明した場合に算定できる。なお，本検査とD012感染症免疫学的検査「19」のA群β溶連菌迅速試験定性又はD018細菌培養同定検査を同時に実施した場合は，主たるもののみ算定する。
（令6 保医発0305・4）

→「4」のHBV核酸定量　　　　　　摘要欄　p.1702
分岐DNAプローブ法，TMA法又はPCR法による。また，B型肝炎ウイルス既感染者であって，免疫抑制剤の投与や化学療法を行っている悪性リンパ腫等の患者に対して，B型肝炎の再活性化を考慮し，「4」のHBV核酸定量を行った場合は，当該治療中及び治療終了後1年以内に限り，月1回を限度として算定できる。
（令6 保医発0305・4）

事務連絡　問　HBV核酸定量検査により，現在，B型肝炎ウイルスに感染していることが確認された患者に対して，免疫抑制剤の投与や化学療法を行う際に，肝機能異常が認められない場合でも，核酸アナログ製剤を投与し，これを算定することは認められるか。
答　免疫抑制剤の投与や化学療法を行っている患者については，HBV再活性化に起因した肝炎が劇症化する頻度が高率であると報告されていることから，肝機能の異常が確認されていない場合であっても投与対象と解されるため，医学的に妥当かつ適切であれば算定して差し支えない。（平23.9.22）

参考　B型慢性肝炎又はB型代償性肝硬変に対する抗ウイルス薬治療中のD023「4」HBV核酸定量の連月の算定は，原則として認められる。
（令6.11.29 支払基金）

→「5」の淋菌及びクラミジア・トラコマチス同時核酸検出
ア　クラミジア・トラコマチス感染症若しくは淋菌感染症が疑われる患者又はクラミジア・トラコマチスと淋菌による重複感染が疑われる患者であって，臨床所見，問診又はその他の検査による病原微生物鑑別が困難なものに対して治療法選択のために実施した場合及びクラミジア・トラコマチスと淋菌の重複感染者に対して治療効果判定に実施した場合に算定できる。
　ただし，D012感染症免疫学的検査の，「29」のクラミジア・トラコマチス抗原定性，同区分「39」淋菌抗原定性，D018細菌培養同定検査（淋菌及びクラミジアによる感染を疑って実施するもの），本区分「1」のクラミジア・トラコマチス核酸検出又は「2」の淋菌核酸検出を併せて実施した場合は，主たるもののみ算定する。
イ　「5」の淋菌及びクラミジア・トラコマチス同時核酸検出は，TMA法による同時増幅法並びにHPA法及びDKA法による同時検出法，PCR法による同時増幅法及び核酸ハイブリダイゼーション法による同時検出法，SDA法又はTRC法による。淋菌及びクラミジア・トラコマチス同時核酸検出は，泌尿器，生殖器又は咽頭からの検体（尿検体を含む）によるものである。なお，TMA法による同時増幅法並びにHPA法及びDKA法による同時検出法，SDA法，PCR法による同時増幅法及び核酸ハイブリダイゼーション法による同時検出法又はTRC法においては咽頭からの検体も算定できる。
（令6 保医発0305・4）

→「6」のインフルエンザ核酸検出　　摘要欄　p.1702
以下のいずれかに該当する患者について，発症12時間以内に実施し，当日中に結果を説明した場合に限り算定する。なお，当該検査が必要である理由を**診療報酬明細書**の摘要欄に記載する。
ア　5歳未満の幼児
イ　65歳以上の高齢者
ウ　妊婦
エ　その他重症化リスクのある患者
（令6 保医発0305・4）

事務連絡　問1　D023微生物核酸同定・定量検査のインフルエンザ核酸検出の対象となる重症患者とは，具体的にどのような患者を指すのか。
答　たとえばインフルエンザ抗原が陰性であるが，インフルエンザウイルス感染が強く疑われる，人工呼吸器管理や入院による集学的治療が必要な患者等である。
（平24.3.30）

問2　D023微生物核酸同定・定量検査の「6」インフルエンザ核酸検出における「その他重症化リスクのある患者」とは，具体的には何を指すのか。
答　現時点では，日本感染症学会・日本臨床微生物学会の「インフルエンザ核酸検出検査の有効活用に向けた提言」における「インフルエンザ合併症のリスクの高い患者」を指す。
（令6.3.28）

→「8」のEBウイルス核酸定量 摘要欄 p.1702

以下のいずれかに該当する患者に対して，リアルタイムPCR法により実施した場合に算定する。

ア　臓器移植後の患者については，移植後3月以内の場合は1週に1回，移植後1年以内の場合は1月に1回に限り算定する。ただし，移植後1年以内にEBウイルス核酸定量の測定を行い，核酸量の高値が認められた患者については，移植後1年以上経過した場合も，3月に1回に限り算定できる。

イ　造血幹細胞移植後の患者であって，HLA型不一致の移植が行われた患者又は移植に伴い抗胸腺細胞グロブリンが投与された患者については，移植後3月以内の場合は1週に1回，移植後1年以内の場合は1月に1回に限り算定する。

ウ　臓器移植後の急性拒絶反応又は造血幹細胞移植後の急性移植片対宿主病に対して抗胸腺細胞グロブリンが投与された患者については，抗胸腺細胞グロブリンの投与開始日から起算して2月以内の場合は1週に1回，6月以内の場合は1月に1回に限り算定する。

エ　移植後リンパ増殖性疾患を疑う患者に対して，当該疾患の診断の補助又は診断された後の経過観察を目的として実施する場合に算定する。ただし，経過観察を目的とする場合は，当該疾患と診断された日から起算して1月以内の場合は1週に1回，6月以内の場合は1月に1回に限り算定する。

オ　悪性リンパ腫又は白血病の患者に対して，EBウイルス陽性の確認又は確認された後の経過観察を目的として実施する場合に算定する。ただし，経過観察を目的とする場合は，悪性リンパ腫又は白血病と診断された日から1年以内に限り，1月に1回に限り算定する。

カ　再生不良性貧血の患者であって，抗胸腺細胞グロブリンが投与された患者については，抗胸腺細胞グロブリンの投与開始日から起算して2月以内の場合は1週に1回，6月以内の場合は1月に1回に限り算定する。

キ　慢性活動性EBウイルス感染症を疑う患者に対して，当該疾患の診断の補助又は診断された後の経過観察を目的に実施された場合は，1月に1回に限り算定する。

ク　上咽頭癌を疑う患者に対して，当該疾患の診断の補助又は診断された後の治療効果判定を目的として実施した場合に，それぞれ1回に限り算定できる。ただし，D012感染症免疫学的検査の「11」ウイルス抗体価（定性・半定量・定量）又は「44」のグロブリンクラス別ウイルス抗体価におけるEBウイルスを対象とした検査を併せて実施した場合には，主たるもののみ算定する。
(令6保医発0305・4)

→「9」のHCV核酸検出

ア　PCR法又はTMA法により，C型肝炎の治療方法の選択及び治療経過の観察に用いた場合にのみ算定できる。

イ　治療方法の選択の場合においては，抗体陽性であり，かつ，「15」のHCV核酸定量で検出限界を下回る者について実施した場合に算定できるものとし，治療経過の観察の場合においては，本検査と「15」のHCV核酸定量を併せて実施した場合には，いずれか一方に限り算定する。
(令6保医発0305・4)

参考　① C型肝炎に対するD023「9」HCV核酸検出とD013「5」HCVコア蛋白又はD013「7」HCVコア抗体の併算定は，原則として認められない。

② C型肝炎に対するD023「15」HCV核酸定量とD013「5」HCVコア蛋白又はD013「7」HCVコア抗体の併算定は原則として認められない。
(令6.3.29 支払基金)

→「10」のHPV核酸検出，「11」のHPV核酸検出（簡易ジェノタイプ判定）

ア　予め行われた細胞診の結果，ベセスダ分類上ASC-US（意義不明異型扁平上皮）と判定された患者又は過去に子宮頸部円錐切除若しくはレーザー照射治療を行った患者に対して行った場合に限り算定できる。なお，過去に子宮頸部円錐切除又はレーザー照射治療を行った患者以外の患者については，細胞診と同時に実施した場合は算定できない。

イ　「10」のHPV核酸検出と「11」のHPV核酸検出（簡易ジェノタイプ判定）を併せて実施した場合は，主たるもの1つに限り算定する。
(令6保医発0305・4)

事務連絡　問1　HPV核酸検出について，当該保険医療機関が，産婦人科ではなく婦人科標榜でも算定してよいか。
答　算定できる。

問2　HPV核酸検出は，HPVが検出できれば算定できるか。
答　単にHPVを検出するだけでは算定できない。ハイリスク型HPV（16，18，31，33，35，39，45，51，52，56，58，59，68型を指す）が検出できる検査を行った場合に限り算定できる。
(平22.3.29, 一部修正)

問3　HPV核酸検出は施設基準を満たしていれば外注検査であっても算定できるか。
答　算定できる。
(平22.4.30, 一部修正)

→「12」の腟トリコモナス及びマイコプラズマ・ジェニタリウム核酸同時検出

以下のいずれかに該当する場合であって，リアルタイムPCR法により測定した場合に算定する。

ア　腟トリコモナス感染症を疑う患者であって，鏡検が陰性又は実施できないもの若しくはマイコプラズマ・ジェニタリウム感染症を疑う患者に対して，治療法の選択を目的として行った場合。

イ　腟トリコモナス感染症又はマイコプラズマ・ジェニタリウム感染症の患者に対して，治療効果判定を目的として実施した場合。
(令6保医発0305・4)

→「13」の百日咳菌核酸検出

「13」の百日咳菌核酸検出は，関連学会が定めるガイドラインの百日咳診断基準における臨床判断例の定義を満たす患者に対して，LAMP法又はPCR法により測定した場合に算定できる。
(令6保医発0305・4)(令6.5.31)

→「13」の百日咳菌・パラ百日咳菌核酸同時検出

関連学会が定めるガイドラインの百日咳診断基準における臨床判断例の定義を満たす患者に対して，PCR法により測定した場合に算定できる。
(令6保医発0305・4)

事務連絡　問　D023微生物核酸同定・定量検査の「13」百日咳菌・パラ百日咳菌核酸同時検出における「関連学会が定めるガイドライン」とは，具体的には何を指すのか。
答　現時点では，日本呼吸器学会の「咳嗽・喀痰の診療ガイドライン2019」を指す。
(令6.3.28)

→「13」の肺炎クラミジア核酸検出

ア　肺炎クラミジア感染の診断を目的として，LAMP法により実施した場合に算定する。

イ　本検査とD012感染症免疫学的検査の「9」クラミドフィラ・ニューモニエIgG抗体，「10」クラミドフィラ・ニューモニエIgA抗体若しくは「29」クラミドフィラ・ニューモニエIgM抗体，「22」ウイルス・細菌核酸多項目同時検出（SARS-CoV-2核酸検出を含まないもの）又は「23」ウイルス・細菌核酸多項目同時検出（SARS-CoV-2核酸検出を含む）を併せて実施した場合は，主たるもののみを算定する。
(令6保医発0305・4)

→「13」のヘリコバクター・ピロリ核酸及びクラリスロマイシン耐性遺伝子検出

ア　「13」のヘリコバクター・ピロリ核酸及びクラリスロマイシン耐性遺伝子検出は，ヘリコバクター・ピロリ感染が強く疑われる患者に対し，PCR法により測定した場合に算定できる。

イ　当該検査を含むヘリコバクター・ピロリ感染診断の

保険診療上の取扱いについては「ヘリコバクター・ピロリ感染の診断及び治療に関する取扱いについて」(平成12年10月31日保険発第180号)に即して行う。
ウ　上部消化管内視鏡検査の廃液を検体として本検査を実施した場合は，D419その他の検体採取の「1」胃液・十二指腸液採取（一連につき）は算定できない。
(令6保医発0305・4)　(令6.5.30)

→「14」の結核菌群核酸検出
核酸増幅と液相ハイブリダイゼーション法による検出を組み合わせた方法，LCR法による核酸増幅とEIA法による検出を組み合わせた方法，LAMP法又は核酸増幅とキャピラリ電気泳動分離による検出を組み合わせた方法による。
なお，結核患者の退院の可否を判断する目的で，患者の病状を踏まえ頻回に行われる場合においても算定できる。
(令6保医発0305・4)

参考　肺結核の疑いに対するD023「14」結核菌群核酸検出の算定は，原則として認められる。
(令6.6.28 支払基金)

参考　D023「14」結核菌群核酸検出，「16」マイコバクテリウム・アビウム及びイントラセルラー（MAC）核酸検出
① 結核疑いかつ非結核性抗酸菌症（疑い含む）に対する結核菌群核酸検出とマイコバクテリウム・アビウム及びイントラセルラー（MAC）核酸検出の併算定は，原則として認められる。なお，結核菌が陰性であることがレセプトから判断できる場合の結核菌群核酸検出とマイコバクテリウム・アビウム及びイントラセルラー（MAC）核酸検出の併算定は，同日であっても原則として認められる。
② 次の傷病名に対する結核菌群核酸検出とマイコバクテリウム・アビウム及びイントラセルラー（MAC）核酸検出の併算定は，原則として認められない。
(1)結核，(2)非結核性抗酸菌症
(令6.8.30 支払基金)

→「14」の抗酸菌核酸同定
ア　マイクロプレート・ハイブリダイゼーション法によるものをいう。
イ　当該検査は，結核患者の退院の可否を判断する目的で，患者の病状を踏まえ頻回に行われる場合においても算定できる。
(令6保医発0305・4)

→「15」のHCV核酸定量
ア　分岐DNAプローブ法，PCR法又はTMA法と核酸ハイブリダイゼーション法を組み合わせた方法により，急性C型肝炎の診断，C型肝炎の治療法の選択及び治療経過の観察に用いた場合にのみ算定できる。
イ　治療経過の観察の場合において，「9」のHCV核酸検出及び「15」のHCV核酸定量を併せて実施した場合は，主たるもののみ算定する。
(令6保医発0305・4)

参考　① 次の傷病名に対するD023「15」HCV核酸定量の算定は，原則として認められる。
(1)C型急性肝炎（疑い含む），(2)C型慢性肝炎（疑い除く），(3)C型肝硬変
② 次の傷病名に対するD023「15」HCV核酸定量は，原則として認められない。
(1)急性肝炎（疑い含む），(2)ウイルス性肝炎疑い，(3)肝硬変（疑い含む），(4)肝癌（疑い含む），(5)C型慢性肝炎疑い
(令6.2.29 支払基金)
③ C型慢性肝炎又はC型代償性肝硬変に対する抗ウイルス薬治療中のD023「15」HCV核酸定量の連月の算定は，原則として認められる。
(令6.10.31 支払基金)

→「16」のマイコバクテリウム・アビウム及びイントラセルラー（MAC）核酸検出
ア　他の検査により結核菌が陰性であることが確認された場合のみに算定できる。
イ　D021抗酸菌同定と併せて実施された場合にあっては，主なもののみ算定する。
(令6保医発0305・4)

→「17」のHBV核酸プレコア変異及びコアプロモーター変異検出
ア　下記イ又はウに掲げる患者に対し，PCR法により測定した場合に限り算定できる。
イ　B型急性肝炎患者に対しては，劇症肝炎が疑われる場合に限り，患者1人につき1回算定できる。
ウ　B型慢性肝炎患者に対しては，経過観察中にALT異常値などにより肝炎増悪が疑われ，かつ，抗ウイルス薬等のB型肝炎治療薬の投与対象患者の選択のために行われた場合に限り算定できる。なお，本検査実施以降は，D013肝炎ウイルス関連検査のうちB型肝炎に関する検査（ただし，抗ウイルス薬等のB型肝炎治療薬の治療効果判定に用いる検査を除く）は，算定できない。
(令6保医発0305・4)

→「17」のブドウ球菌メチシリン耐性遺伝子検出
ED-PCR法又はPCR法により，血液培養により黄色ブドウ球菌が検出された患者又は免疫不全状態であって，MRSA感染症が強く疑われる患者を対象として測定した場合のみ算定できる。
(令6保医発0305・4)

→「17」のSARSコロナウイルス核酸検出
ア　LAMP法により測定した場合に限り算定できる。
イ　本検査は，糞便又は鼻腔咽頭拭い液からの検体により行う。
ウ　本検査は，「感染症の予防及び感染症の患者に対する医療に関する法律第12条第1項及び第14条第2項に基づく届出の基準等について」（平成18年3月8日健感発第0308001号）による臨床的特徴，届出基準によりSARS感染症の患者であることが強く疑われる者に対して行った場合に，診断の確定までの間に1回を限度として算定する。ただし，発症後10日以内に他疾患であるとの診断がつかない場合は，さらに1回に限り算定できる。
(令6保医発0305・4)

→「17」のHTLV-1核酸検出　摘要欄 p.1702
D012感染症免疫学的検査の「60」のHTLV-Ⅰ抗体（ウエスタンブロット法及びラインブロット法）によって判定保留となった妊婦，移植者（生体部分肺移植，生体部分肝移植，生体腎移植又は生体部分小腸移植の場合に限る）又は臓器等提供者（生体部分肺移植，生体部分肝移植，生体腎移植又は生体部分小腸移植の場合に限る）を対象として測定した場合にのみ算定する。本検査を実施した場合は，HTLV-Ⅰ抗体（ウエスタンブロット法及びラインブロット法）の判定保留を確認した年月日を診療報酬明細書の摘要欄に記載する。
(令6保医発0305・4)

→「17」の単純疱疹ウイルス・水痘帯状疱疹ウイルス核酸定量
免疫不全状態であって，単純疱疹ウイルス感染症又は水痘帯状疱疹ウイルス感染症が強く疑われる患者を対象としてリアルタイムPCR法により測定した場合に，一連として1回のみ算定できる。
(令6保医発0305・4)

→「17」のサイトメガロウイルス核酸定量　摘要欄 p.1702
以下のいずれかに該当する場合であって，血液を検体としてリアルタイムPCR法によりサイトメガロウイルスDNAを測定した場合に算定する。
ア　臓器移植後若しくは造血幹細胞移植後の患者，HIV感染者又は高度細胞性免疫不全の患者に対して，サイトメガロウイルス感染症の診断又は治療効果判定を目的として行った場合。ただし，高度細胞性免疫不全の患者については，本検査が必要であった理由について，診療報酬明細書の摘要欄に記載する。
イ　症候性先天性サイトメガロウイルス感染症患者に対して，治療効果判定を目的として行った場合。
(令6保医発0305・4)

→「18」のHIV-1核酸定量

ア　PCR法と核酸ハイブリダイゼーション法を組み合わせた方法又はTMA法と核酸ハイブリダイゼーション法を組み合わせた方法により，HIV感染者の経過観察に用いた場合又はD012感染症免疫学的検査の「16」のHIV-1,2抗体定性，同半定量，HIV-1,2抗原・抗体同時測定定性，「17」HIV-1抗体，「20」のHIV-1,2抗原・抗体同時測定定量，又は「20」のHIV-1,2抗体定量が陽性の場合の確認診断に用いた場合にのみ算定する。

イ　当該検査とD012感染症免疫学的検査の「55」HIV-1抗体（ウエスタンブロット法）を併せて実施した場合は，それぞれを算定することができる。
(令6保医発0305・4)

→「19」のSARS-CoV-2核酸検出　　　　　摘要欄　p.1702

ア　「19」のSARS-CoV-2核酸検出は，COVID-19が疑われる患者に対して，COVID-19の診断を目的として実施した場合に1回に限り算定する。ただし，本検査の結果が陰性であったものの，COVID-19以外の診断がつかない場合は，さらに1回に限り算定できる。この場合において，本検査が必要と判断した医学的根拠を診療報酬明細書の摘要欄に記載する。なお，採取した検体を，検体採取を行った保険医療機関以外の施設へ輸送し検査を委託により実施する場合は，国立感染症研究所が作成した「感染性物質の輸送規則に関するガイダンス2013－2014版」に記載されたカテゴリーBの感染性物質の規定に従う。

イ　本検査を実施した場合，本区分の「19」SARS-CoV-2・インフルエンザウイルス核酸同時検出，SARS-CoV-2・RSウイルス核酸同時検出，SARS-CoV-2・インフルエンザ・RSウイルス核酸同時検出及び「23」ウイルス・細菌核酸多項目同時検出（SARS-CoV-2核酸検出を含む）については，別に算定できない。
(令6保医発0305・4)

事務連絡　問1　SARS-CoV-2核酸検出を，無症状の患者に対して，医師が必要と判断し，実施した場合は算定できるか。

答　無症状の患者であっても，医師が必要と判断し，実施した場合は算定できる。
(令2.5.15)

問2　「19」SARS-CoV-2核酸検出について，検査に当たっては，使用目的又は効果として，SARS-CoV-2核酸の検出を目的として薬事承認又は認証を得ている体外診断用医薬品を用いる必要があるのか。

答　そのとおり。
(令6.4.26)

→「19」のSARS-CoV-2・インフルエンザ核酸同時検出　　　摘要欄　p.1702

ア　「19」のSARS-CoV-2・インフルエンザ核酸同時検出は，COVID-19が疑われる患者に対して，COVID-19の診断を目的として実施した場合に1回に限り算定する。ただし，本検査の結果が陰性であったものの，COVID-19以外の診断がつかない場合は，さらに1回に限り算定できる。この場合において，本検査が必要と判断した医学的根拠を診療報酬明細書の摘要欄に記載する。なお，採取した検体を，検体採取を行った保険医療機関以外の施設へ輸送し検査を委託により実施する場合は，国立感染症研究所が作成した「感染性物質の輸送規則に関するガイダンス2013－2014版」に記載されたカテゴリーBの感染性物質の規定に従う。

イ　本検査を実施した場合，D012感染症免疫学的検査の「22」インフルエンザウイルス抗原定性，本区分の「6」インフルエンザ核酸検出，「19」SARS-CoV-2核酸検出，SARS-CoV-2・RSウイルス核酸同時検出，SARS-CoV-2・インフルエンザ・RSウイルス核酸同時検出及び「23」ウイルス・細菌核酸多項目同時検出（SARS-CoV-2核酸検出を含む）については，別に算定できない。
(令6保医発0305・4)

→「19」のSARS-CoV-2・RSウイルス核酸同時検出　　　摘要欄　p.1702

ア　「19」のSARS-CoV-2・RSウイルス核酸同時検出は，COVID-19が疑われる患者に対して，COVID-19の診断を目的として実施した場合に1回に限り算定する。ただし，本検査の結果が陰性であったものの，COVID-19以外の診断がつかない場合は，さらに1回に限り算定できる。この場合において，本検査が必要と判断した医学的根拠を診療報酬明細書の摘要欄に記載する。なお，採取した検体を，検体採取を行った保険医療機関以外の施設へ輸送し検査を委託により実施する場合は，国立感染症研究所が作成した「感染性物質の輸送規則に関するガイダンス2013－2014版」に記載されたカテゴリーBの感染性物質の規定に従う。

イ　本検査を実施した場合，D012感染症免疫学的検査の「24」RSウイルス抗原定性，本区分の「19」SARS-CoV-2核酸検出，SARS-CoV-2・インフルエンザ核酸同時検出，SARS-CoV-2・インフルエンザ・RSウイルス核酸同時検出及び「23」ウイルス・細菌核酸多項目同時検出（SARS-CoV-2核酸検出を含む）については，別に算定できない。
(令6保医発0305・4)

→「19」のSARS-CoV-2・インフルエンザ・RSウイルス核酸同時検出　　　摘要欄　p.1702

ア　「19」のSARS-CoV-2・インフルエンザ・RSウイルス核酸同時検出は，COVID-19が疑われる患者に対して，COVID-19の診断を目的として実施した場合に1回に限り算定する。ただし，本検査の結果が陰性であったものの，COVID-19以外の診断がつかない場合は，さらに1回に限り算定できる。この場合において，本検査が必要と判断した医学的根拠を診療報酬明細書の摘要欄に記載する。なお，採取した検体を，検体採取を行った保険医療機関以外の施設へ輸送し検査を委託により実施する場合は，国立感染症研究所が作成した「感染性物質の輸送規則に関するガイダンス2013－2014版」に記載されたカテゴリーBの感染性物質の規定に従う。

イ　本検査を実施した場合，D012感染症免疫学的検査の「22」インフルエンザウイルス抗原定性，「24」RSウイルス抗原定性，本区分の「6」インフルエンザ核酸検出，「19」SARS-CoV-2核酸検出，SARS-CoV-2・インフルエンザ核酸同時検出，SARS-CoV-2・RSウイルス核酸同時検出及び「23」ウイルス・細菌核酸多項目同時検出（SARS-CoV-2核酸検出を含む）については，別に算定できない。
(令6保医発0305・4)　(令6.3.29)

→「20」のサイトメガロウイルス核酸検出

ア　「20」のサイトメガロウイルス核酸検出は，先天性サイトメガロウイルス感染の診断を目的として，尿を検体として等温核酸増幅法により測定した場合に，1回に限り算定できる。

イ　先天性サイトメガロウイルス感染の診断を目的として，「20」のサイトメガロウイルス核酸検出とD012感染症免疫学的検査の「11」ウイルス抗体価（定性・半定量・定量）又は「44」グロブリンクラス別ウイルス抗体価におけるサイトメガロウイルスを対象とした検査を併せて実施した場合には，主たるもののみ算定する。
(令6保医発0305・4)

→「21」の結核菌群リファンピシン耐性遺伝子検出，結核菌群ピラジナミド耐性遺伝子検出，結核菌群イソニアジド耐性遺伝子検出

ア　同時に結核菌を検出した場合に限り算定する。

イ　「14」の結核菌群核酸検出を併用した場合は，主た

るもののみ算定する。

ウ 当該検査は，薬剤耐性結核菌感染が疑われる患者を対象として測定した場合のみ算定できる。

(令6保医発0305・4)

→「22」のウイルス・細菌核酸多項目同時検出（SARS-CoV-2核酸検出を含まないもの） 摘要欄 p.1702

ア 「22」のウイルス・細菌核酸多項目同時検出（SARS-CoV-2核酸検出を含まないもの）は，重症呼吸器感染症と診断された又は疑われる場合に，病原微生物の検索を目的として，マイクロアレイ法（定性）により，鼻腔咽頭拭い液中のインフルエンザウイルス，コロナウイルス，パラインフルエンザウイルス，ヒトメタニューモウイルス，アデノウイルス，RSウイルス，ヒトライノウイルス，エンテロウイルス，マイコプラズマ・ニューモニエ，クラミジア・ニューモニエ及び百日咳菌の核酸検出を同時に行った場合に，一連の治療につき1回に限り算定する。なお，検査を実施した年月日を診療報酬明細書の摘要欄に記載する。

イ 本検査は，以下のいずれかに該当する場合に算定できる。
　(イ) A300救命救急入院料，A301特定集中治療室管理料，A301-4小児特定集中治療室管理料，A302新生児特定集中治療室管理料，A302-2新生児特定集中治療室重症児対応体制強化管理料又はA303総合周産期特定集中治療室管理料の「2」新生児集中治療室管理料を算定する病床で集中治療が行われた場合。
　(ロ) (イ)に掲げる病床以外の病床で，(イ)に掲げる病床で行われる集中治療に準じた治療が行われた場合。なお，この場合においては，治療内容を診療報酬明細書の摘要欄に記載する。

ウ 一連の治療期間において別に実施した以下の検査については別に算定できない。
　(イ) D012「4」マイコプラズマ抗体定性
　(ロ) D012「4」マイコプラズマ抗体半定量
　(ハ) D012「9」クラミドフィラ・ニューモニエIgG抗体
　(ニ) D012「10」クラミドフィラ・ニューモニエIgA抗体
　(ホ) D012「11」ウイルス抗体価（定性・半定量・定量）（1項目当たり）において算定対象として掲げられているもののうち，インフルエンザウイルスA型，インフルエンザウイルスB型，パラインフルエンザウイルスⅠ型，パラインフルエンザウイルスⅡ型，パラインフルエンザウイルスⅢ型又はRSウイルスに関する検査
　(ヘ) D012「12」百日咳菌抗体定性
　(ト) D012「12」百日咳菌抗体半定量
　(チ) D012「22」インフルエンザウイルス抗原定性
　(リ) D012「24」RSウイルス抗原定性
　(ヌ) D012「25」ヒトメタニューモウイルス抗原定性
　(ル) D012「27」マイコプラズマ抗原定性（免疫クロマト法）
　(ヲ) D012「29」クラミドフィラ・ニューモニエIgM抗体
　(ワ) D012「36」マイコプラズマ抗原定性（FA法）
　(カ) D012「38」アデノウイルス抗原定性（糞便を除く）
　(ヨ) D012「48」百日咳菌抗原定性
　(タ) D012「54」百日咳菌抗体
　(レ) D023「6」マイコプラズマ核酸検出
　(ソ) D023「6」インフルエンザ核酸検出
　(ツ) D023「13」百日咳菌核酸検出
　(ネ) D023「13」肺炎クラミジア核酸検出
　(ナ) D023「13」百日咳菌・パラ百日咳菌核酸同時検出

(令6保医発0305・4)(令6.5.1)

事務連絡 問 ウイルス・細菌核酸多項目同時検出の対象患者について，「重症呼吸器感染症と診断された又は疑われる場合」とあるが，どのような患者を指すのか。

答 小児は，日本小児呼吸器学会及び日本小児感染症学会の小児呼吸器感染症診療ガイドラインにおける，上気道炎の重症度分類であるWestleyのクループスコア又は気道狭窄の程度の評価で重症以上，若しくは小児市中肺炎の重症度分類で重症と判定される呼吸器感染症患者をいう。成人は，一般社団法人日本呼吸器学会の成人肺炎診療ガイドラインにおける，市中肺炎又は医療・介護関連肺炎の重症度分類で重症以上，若しくは院内肺炎の重症度分類で中等症以上と判定される呼吸器感染症患者をいう。

(令1.12.2)

→「22」の結核菌群リファンピシン耐性遺伝子及びイソニアジド耐性遺伝子同時検出

ア 「22」の結核菌群リファンピシン耐性遺伝子及びイソニアジド耐性遺伝子同時検出は，塗抹検査又はその他の検査所見で結核菌感染の診断が確定した患者を対象として，薬剤耐性結核菌感染を疑う場合に算定する。

イ 本検査と本区分「21」の結核菌群リファンピシン耐性遺伝子検出及び結核菌群イソニアジド耐性遺伝子検出を併せて実施した場合は，主たるもののみ算定する。

(令6保医発0305・4)

→「23」のウイルス・細菌核酸多項目同時検出（SARS-CoV-2核酸検出を含む） 摘要欄 p.1702

ア 「23」のウイルス・細菌核酸多項目同時検出（SARS-CoV-2核酸検出を含む）は，COVID-19が疑われる患者であって，医学的に多項目の病原微生物の検索の必要性が高いと考えられる患者に対し，マイクロアレイ法（定性）により，鼻咽頭拭い液中のインフルエンザウイルス，コロナウイルス，パラインフルエンザウイルス，ヒトメタニューモウイルス，アデノウイルス，RSウイルス，ヒトライノウイルス/エンテロウイルス，マイコプラズマ・ニューモニエ，クラミジア・ニューモニエ，百日咳菌，パラ百日咳菌及びSARS-CoV-2の核酸検出を同時に行った場合，一連の治療につき1回に限り算定する。この場合において，本検査が必要と判断した医学的根拠を診療報酬明細書の摘要欄に記載する。

イ 採取した検体を，検体採取を行った保険医療機関以外の施設へ輸送し検査を委託により実施する場合は，国立感染症研究所が作成した「感染性物質の輸送規則に関するガイダンス2013-2014版」に記載されたカテゴリーBの感染性物質の規定に従う。

ウ 本検査を実施した場合，D012感染症免疫学的検査の「28」SARS-CoV-2抗原定性，「50」SARS-CoV-2・インフルエンザウイルス抗原同時検出定性，「59」SARS-CoV-2・RSウイルス抗原同時検出定性，「59」SARS-CoV-2・インフルエンザウイルス・RSウイルス抗原同時検出定性，「61」SARS-CoV-2抗原定量，本区分の「19」SARS-CoV-2核酸検出，SARS-CoV-2・インフルエンザ核酸同時検出，SARS-CoV-2・RSウイルス核酸同時検出，SARS-CoV-2・インフルエンザ・RSウイルス核酸同時検出，「22」ウイルス・細菌核酸多項目同時検出（SARS-CoV-2核酸検出を含まないもの）及び(32)のウに規定する検査については，別に算定できない。

(令6保医発0305・4)

→「24」の細菌核酸・薬剤耐性遺伝子同時検出 摘要欄 p.1702

ア 「24」の細菌核酸・薬剤耐性遺伝子同時検出は，敗血症が疑われる患者に対して，細菌核酸及び関連する

薬剤耐性遺伝子（計15項目以上）をマイクロアレイ法により同時測定した場合に，当該疾患に対する一連の治療につき1回に限り算定できる。なお，本検査を行う場合には，関連学会が定める実施指針を遵守する。

イ　本検査と「17」のブドウ球菌メチシリン耐性遺伝子検出，D023-2その他の微生物学的検査の「1」黄色ブドウ球菌ペニシリン結合蛋白2'（PBP2'）定性又は「4」黄色ブドウ球菌ペニシリン結合蛋白2'（PBP2'）定性（イムノクロマト法によるもの）を併せて実施した場合には，主たるもののみ算定する。

ウ　本検査を実施した場合には，関連学会が定める敗血症診断基準に基づいて，敗血症を疑う根拠を診療録及び診療報酬明細書の摘要欄に記載する。（令6保医発0305・4）

→「24」のウイルス・細菌核酸多項目同時検出（髄液）　摘要欄 p.1702

ア　「24」のウイルス・細菌核酸多項目同時検出（髄液）は，関連学会が定めるガイドラインに基づき，問診，身体所見又は他の検査所見から髄膜炎又は脳炎が強く疑われる患者に対して，脳脊髄液中の病原体の核酸検出を目的として，マイクロアレイ法（定性）により，大腸菌，インフルエンザ菌，リステリア菌，髄膜炎菌，B群溶連菌，肺炎球菌，サイトメガロウイルス，ヒトヘルペスウイルス，ヒトパレコウイルス，エンテロウイルス，単純疱疹ウイルス・水痘帯状疱疹ウイルス及びクリプトコックスの核酸検出を同時に行った場合に，一連の治療につき1回に限り算定する。なお，髄膜炎又は脳炎を疑う臨床症状又は検査所見及び医学的な必要性を診療報酬明細書の摘要欄に詳細に記載する。

イ　一連の治療期間において別に実施した以下の検査については別に算定できない。
　(イ)　D012感染症免疫学的検査「11」のウイルス抗体価（定性・半定量・定量）（1項目当たり）において算定対象として掲げられているもののうち，サイトメガロウイルス，ヘルペスウイルス及び水痘・帯状疱疹ウイルスに関する検査
　(ロ)　D012「26」肺炎球菌抗原定性（尿・髄液）
　(ハ)　D012「28」インフルエンザ菌（無莢膜型）抗原定性
　(ニ)　D012「34」クリプトコックス抗原半定量
　(ホ)　D012「35」クリプトコックス抗原定性
　(ヘ)　D012「39」単純ヘルペスウイルス抗原定性，単純ヘルペスウイルス抗原定性（皮膚）
　(ト)　D012「41」肺炎球菌莢膜抗原定性（尿・髄液）
　(チ)　D012「47」単純ヘルペスウイルス抗原定性（角膜），単純ヘルペスウイルス抗原定性（性器）
　(リ)　D012「57」サイトメガロウイルスpp65抗原定性
　(ヌ)　D023「17」単純疱疹ウイルス・水痘帯状疱疹ウイルス核酸定量，サイトメガロウイルス核酸定量
　(ル)　D023「20」サイトメガロウイルス核酸検出
（令6保医発0305・4）

事務連絡　問　D023微生物核酸同定・定量検査の「24」ウイルス・細菌核酸多項目同時検出（髄液）における「関連学会が定めるガイドライン」とは，具体的には何を指すのか。
　答　現時点では，日本神経学会，日本神経治療学会及び日本神経感染症学会の「細菌性髄膜炎診療ガイドライン2014」を指す。（令6.3.28）

→「25」のHPVジェノタイプ判定　摘要欄 p.1703

ア　あらかじめ行われた組織診断の結果，CIN1又はCIN2と判定された患者に対し，治療方針の決定を目的として，ハイリスク型HPVのそれぞれの有無を確認した場合に算定する。

イ　当該検査は，「10」のHPV核酸検出及び「11」のHPV核酸検出（簡易ジェノタイプ判定）の施設基準を

届け出ている保険医療機関のみ算定できる。

ウ　当該検査を算定するに当たっては，あらかじめ行われた組織診断の実施日及び組織診断の結果，CIN1又はCIN2のいずれに該当するかを診療報酬明細書の摘要欄に記載する。

エ　同一の患者について，当該検査を2回目以降行う場合は，当該検査の前回実施日を上記に併せて記載する。（令6保医発0305・4）

→「26」のHIVジェノタイプ薬剤耐性

抗HIV治療の選択及び再選択の目的で行った場合に，3月に1回を限度として算定できる。（令6保医発0305・4）

→マイコプラズマ・ジェニタリウム核酸及びマクロライド耐性変異同時検出

マイコプラズマ・ジェニタリウム核酸及びマクロライド耐性変異同時検出は，以下のいずれかに該当する場合であって，リアルタイムPCR法により測定した場合に，本区分の「12」の腟トリコモナス及びマイコプラズマ・ジェニタリウム核酸同時検出の所定点数を準用して算定する。

ア　マイコプラズマ・ジェニタリウム感染症を疑う患者に対して，治療法の選択を目的として行った場合。

イ　マイコプラズマ・ジェニタリウム感染症の患者に対して，治療効果判定を目的として行った場合。（令6保医発1227・4）

D023-2　その他の微生物学的検査 判 (p.514)

1　黄色ブドウ球菌ペニシリン結合蛋白2'（PBP2'）定性	55点
2　尿素呼気試験（UBT）	70点
3　大腸菌ベロトキシン定性	184点
4　黄色ブドウ球菌ペニシリン結合蛋白2'（PBP2'）定性（イムノクロマト法によるもの）	291点
5　クロストリジオイデス・ディフィシルのトキシンB遺伝子検出	450点

注　別に厚生労働大臣が定める施設基準〔告示4第5・3の2の4, p.1384〕を満たす保険医療機関において実施した場合に算定する。

D024　削除

→その他の微生物学的検査

(1) 黄色ブドウ球菌ペニシリン結合蛋白2'（PBP2'）定性
　ア　「1」の黄色ブドウ球菌ペニシリン結合蛋白2'（PBP2'）定性は，血液培養により黄色ブドウ球菌が検出された患者又は免疫不全状態であって，MRSA感染症が強く疑われる患者を対象として測定した場合のみ算定できる。
　イ　本検査とD023微生物核酸同定・定量検査の「17」ブドウ球菌メチシリン耐性遺伝子検出を併せて実施した場合は，主たるもののみ算定する。

(2) 「2」の尿素呼気試験（UBT）を含むヘリコバクター・ピロリ感染診断の保険診療上の取扱いについては「ヘリコバクター・ピロリ感染の診断及び治療に関する取扱いについて」（平成12年10月31日保険発第180号）（【免疫学的検査】冒頭の通知, p.488）に即して行う。

(3) 大腸菌ベロトキシン定性
　ア　「3」の大腸菌ベロトキシン定性は，D018細菌培養同定検査により大腸菌が確認され，病原性大腸菌が疑われる患者に対して行った場合に算定する。
　イ　「3」の大腸菌ベロトキシン定性のうち，細菌培養を行うことなく糞便から直接検出する方法であっ

てELISA法によるものについては，臨床症状や流行状況から腸管出血性大腸菌感染症が強く疑われる場合に限り，D018細菌培養同定検査を踏まえることなく行った場合にも算定できる。

(4) 黄色ブドウ球菌ペニシリン結合蛋白2'（PBP2'）定性（イムノクロマト法によるもの）
ア 「4」の黄色ブドウ球菌ペニシリン結合蛋白2'（PBP2'）定性（イムノクロマト法によるもの）は，血液培養により黄色ブドウ球菌が検出された患者又は免疫不全状態であって，MRSA感染症が強く疑われる患者を対象とし，血液培養で陽性となった培養液を検体として，イムノクロマト法により測定した場合のみ算定できる。
イ 本検査は，D023微生物核酸同定・定量検査の「17」ブドウ球菌メチシリン耐性遺伝子検出が実施できない場合に限り算定できることとし，本区分の「1」黄色ブドウ球菌ペニシリン結合蛋白2'（PBP2'）定性と併せて算定できない。

(5) クロストリジオイデス・ディフィシルのトキシンB遺伝子検出
ア 「5」のクロストリジオイデス・ディフィシルのトキシンB遺伝子検出は，以下の(イ)から(ハ)をいずれも満たす入院中の患者に対して実施した場合に限り算定する。
(イ) クロストリジオイデス・ディフィシル感染症を疑う場合であって，D012感染症免疫学的検査の「12」クロストリジオイデス・ディフィシル抗原定性において，クロストリジオイデス・ディフィシル抗原陽性かつクロストリジオイデス・ディフィシルトキシン陰性である。
(ロ) 2歳以上でBristol Stool Scale 5以上の下痢症状がある。
(ハ) 24時間以内に3回以上，又は平常時より多い便回数がある。
イ 本検査は，関連学会の定める指針に沿って実施した場合に限り算定できる。なお，下痢症状並びに本検査を行う前のクロストリジオイデス・ディフィシル抗原及びクロストリジオイデス・ディフィシルトキシンの検査結果について診療録に記載する。

（令6保医発0305・4）

参考 ヘリコバクター・ピロリ感染診断において，プロトンポンプ・インヒビター（PPI）投与中止又は終了後2週間以上経過せず実施したD023-2の2尿素呼気試験（UBT）の算定：検査結果が陽性の場合であっても，原則として認められない。

（令4.1.31 支払基金）

基本的検体検査実施料

D025 基本的検体検査実施料（1日につき） 基検
1 入院の日から起算して4週間以内の期間 140点
2 入院の日から起算して4週間を超えた期間 110点
注1 特定機能病院である保険医療機関において，入院中の患者に対して行った検体検査について算定する。
2 次に掲げる検体検査の費用は所定点数に含まれるものとする。
イ 尿中一般物質定性半定量検査
ロ 尿中特殊物質定性定量検査
ハ 尿沈渣（鏡検法）
ニ 糞便検査〔カルプロテクチン（糞便）を除く〕
ホ 穿刺液・採取液検査
ヘ 血液形態・機能検査
ト 出血・凝固検査
チ 造血器腫瘍遺伝子検査
リ 血液化学検査
ヌ 免疫血液学的検査
 ABO血液型及びRh（D）血液型
ル 感染症免疫学的検査
 梅毒血清反応（STS）定性，抗ストレプトリジンO（ASO）定性，抗ストレプトリジンO（ASO）半定量，抗ストレプトリジンO（ASO）定量，トキソプラズマ抗体定性，トキソプラズマ抗体半定量，梅毒トレポネーマ抗体定性，梅毒血清反応（STS）半定量，梅毒血清反応（STS）定量，梅毒トレポネーマ抗体半定量，梅毒トレポネーマ抗体定量及びHIV-1抗体
ヲ 肝炎ウイルス関連検査
 HBs抗原定性・半定量，HBs抗体定性，HBs抗体半定量，HBs抗原，HBs抗体，HCV抗体定性・定量，HCV構造蛋白及び非構造蛋白抗体定性及びHCV構造蛋白及び非構造蛋白抗体半定量
ワ 自己抗体検査
 寒冷凝集反応及びリウマトイド因子（RF）定量
カ 血漿蛋白免疫学的検査
 C反応性蛋白（CRP）定性，C反応性蛋白（CRP），血清補体価（CH$_{50}$）及び免疫グロブリン
ヨ 微生物学的検査
3 療養病棟，結核病棟又は精神病棟に入院している患者及び第1章第2部第2節に規定するHIV感染者療養環境特別加算，特定感染症患者療養環境特別加算若しくは重症者等療養環境特別加算又は同部第3節に規定する特定入院料を算定している患者については適用しない。

→基本的検体検査実施料
(1) 基本的検体検査実施料は，特定機能病院である保険医療機関の入院医療において通常行われる基本的な検査について，請求の簡素化の観点から包括化して入院日数に応じた請求方法を導入したものである。
(2) 基本的検体検査実施料に含まれない検査を行った場合は，別途当該検査に係る所定点数を算定でき，当該検査が基本的検体検査判断料の対象に含まれないものであるときは，当該検査に係る検体検査判断料も併せて別途算定できる。
(3) 入院日数については，入院の都度当該入院の初日から起算し，また，退院日も算定対象とする。
(4) 外泊期間中は，入院日数に含まれない。
(5) 療養病棟，結核病棟若しくは精神病棟に入院している患者及び第1章第2部第2節に規定するA220HIV感染者療養環境特別加算，A220-2特定感染症患者療養環境特別加算若しくはA221重症者等療養環境特別加算又は同部第3節に規定する特定入院料を算定している患者については，基本的検体検査実施料は別に算定しないが，入院日数は入院の初日から数える。
(6) 1月を通じて，基本的検体検査実施料に包括されて

いる検査項目のいずれも行われなかった場合は，当該月は本実施料は算定できない。
〈令6保医発0305・4〉

(編注)(1) 例えば，4月に基本的検体検査実施料に包括されている検査項目のいずれかを行い，5月に行わなかった場合は，5月に基本的検体検査実施料は算定できない。
(2) 基本的検体検査実施料に含まれる検査名の明細書への記載は必要ない。
(3) 同一月内には，基本的検体検査判断料とそれに包括化される尿・糞便等検査，血液学的検査，生化学的検査（Ⅰ），免疫学的検査，微生物学的検査判断料は併せて算定できない。月初め外来で各項目の検体検査判断料を算定後，月半ばに入院した場合の基本的検体検査判断料は，入院レセプトで基本的検体検査判断料を算定し，外来レセプトでは本判断料に含まれない判断料を請求する。なお，一部負担金は調整することとなる。
(4) 退院した同月に再入院した場合は，再入院の日から新たに起算し，1日につき140点を算定できる。ただし，基本的検体検査判断料は，月1回とする。

第2款　検体検査判断料

D026　検体検査判断料
1　尿・糞便等検査判断料　判尿　　　　　34点
2　遺伝子関連・染色体検査判断料　判遺　　100点
3　血液学的検査判断料　判血　　　　　125点
4　生化学的検査（Ⅰ）判断料　判生Ⅰ　　144点
5　生化学的検査（Ⅱ）判断料　判生Ⅱ　　144点
6　免疫学的検査判断料　判免　　　　　144点
7　微生物学的検査判断料　判微　　　　150点

注1　検体検査判断料は該当する検体検査の種類又は回数にかかわらずそれぞれ月1回に限り算定できるものとする。ただし，D027基本的検体検査判断料を算定する患者については，尿・糞便等検査判断料，遺伝子関連・染色体検査判断料，血液学的検査判断料，生化学的検査（Ⅰ）判断料，免疫学的検査判断料及び微生物学的検査判断料は別に算定しない。
2　注1の規定にかかわらず，D000尿中一般物質定性半定量検査の所定点数を算定した場合にあっては，当該検査については尿・糞便等検査判断料は算定しない。
3　D004-2の1，D006-2からD006-9まで，D006-11からD006-20まで及びD006-22からD006-30までに掲げる検査は，遺伝子関連・染色体検査判断料により算定するものとし，尿・糞便等検査判断料又は血液学的検査判断料は算定しない。
4　検体検査管理に関する別に厚生労働大臣が定める施設基準〔告示4第5・4，p.1384〕に適合しているものとして地方厚生局長等に届け出た保険医療機関において検体検査を行った場合には，当該基準に係る区分に従い，患者〔検体検査管理加算（Ⅱ），検体検査管理加算（Ⅲ）及び検体検査管理加算（Ⅳ）については入院中の患者に限る〕1人につき月1回に限り，次に掲げる点数を所定点数に加算する。ただし，いずれかの検体検査管理加算を算定した場合には，同一月において他の検体検査管理加算は，算定しない。

検管Ⅰ～検管Ⅳ
イ　検体検査管理加算（Ⅰ）　　　40点
ロ　検体検査管理加算（Ⅱ）　　　100点
ハ　検体検査管理加算（Ⅲ）　　　300点
ニ　検体検査管理加算（Ⅳ）　　　500点

5　別に厚生労働大臣が定める施設基準〔告示4第5・4の2，p.1385〕に適合しているものとして地方厚生局長等に届け出た保険医療機関において，検体検査管理加算（Ⅱ），検体検査管理加算（Ⅲ）又は検体検査管理加算（Ⅳ）を算定した場合は，**国際標準検査管理加算** 国標 として，40点を所定点数に加算する。

6　別に厚生労働大臣が定める施設基準〔告示4第5・5(1)，p.1385〕に適合しているものとして地方厚生局長等に届け出た保険医療機関において，難病に関する検査（D006-4遺伝学的検査，D006-20角膜ジストロフィー遺伝子検査，D006-26染色体構造変異解析及びD006-30遺伝性網膜ジストロフィ遺伝子検査をいう。以下同じ）又は遺伝性腫瘍に関する検査（D006-19がんゲノムプロファイリング検査を除く）を実施し，その結果について患者又はその家族等に対し遺伝カウンセリングを行った場合には，**遺伝カウンセリング加算** 遺伝 として，患者1人につき月1回に限り，**1,000点**を所定点数に加算する。ただし，遠隔連携遺伝カウンセリング〔情報通信機器を用いて，他の保険医療機関と連携して行う遺伝カウンセリング（難病に関する検査に係るものに限る）をいう〕を行う場合は，別に厚生労働大臣が定める施設基準〔告示4第5・5(2)，p.1385〕を満たす保険医療機関において行う場合に限り算定する。

7　別に厚生労働大臣が定める施設基準〔告示4第5・5の2，p.1386〕に適合しているものとして地方厚生局長等に届け出た保険医療機関において，D006-19がんゲノムプロファイリング検査を実施し，その結果について患者又はその家族等に対し遺伝カウンセリングを行った場合には，**遺伝性腫瘍カウンセリング加算** 遺伝腫 として，患者1人につき月1回に限り，**1,000点**を所定点数に加算する。

8　D005の14に掲げる骨髄像を行った場合に，血液疾患に関する専門の知識を有する医師が，その結果を文書により報告した場合は，**骨髄像診断加算** 骨診 として，240点を所定点数に加算する。

9　D015の17に掲げる免疫電気泳動法（抗ヒト全血清）又は24に掲げる免疫電気泳動法（特異抗血清）を行った場合に，当該検査に関する専門の知識を有する医師が，その結果を文書により報告した場合は，**免疫電気泳動法診断加算**として，50点を所定点数に加算する。

→検体検査判断料
(1) 検体検査については，実施した検査に係る検体検査実施料及び当該検査が属する区分（尿・糞便等検査判断料から微生物学的検査判断料までの7区分）に係る検体検査判断料を合算した点数を算定する。
(2) 各区分の検体検査判断料については，その区分に属する検体検査の種類及び回数にかかわらず，月1回に限り，初回検査の実施日に算定する。
(3) 実施した検査が属する区分が2以上にわたる場合は，該当する区分の判断料を合算した点数を算定できる。
(4) 同一月内において，同一患者に対して，入院及び外来の両方又は入院中に複数の診療科において検体検査を実施した場合においても，同一区分の判断料は，入院・外来又は診療科の別にかかわらず，月1回に限る。
(5) 上記の規定にかかわらず，D000尿中一般物質定性半定量検査を実施した場合は，当該検査に係る検体検査判断料は算定しない。
　　B001特定疾患治療管理料の「15」の慢性維持透析患者外来医学管理料又はD025基本的検体検査実施料を算定した月と同一月に検体検査を行った場合は，それぞれの区分に包括されている検体検査に係る判断料は別に算定できない。
(6) D004-2悪性腫瘍組織検査の「1」悪性腫瘍遺伝子検査，D006-2造血器腫瘍遺伝子検査からD006-9WT1 mRNAまで，D006-11FIP1L1-PDGFRα融合遺伝子検査からD006-20角膜ジストロフィー遺伝子検査まで及びD006-22RAS遺伝子検査（血漿）からD006-30遺伝性網膜ジストロフィ遺伝子検査までに掲げる検査に係る判断料は，遺伝子関連・染色体検査判断料により算定するものとし，尿・糞便等検査判断料又は血液学的検査判断料は算定しない。
〔令6保医発0305・4〕

事務連絡　検体検査判断料
(1) D026検体検査判断料又はN007病理判断料（以下「判断料」という）を包括していない入院料に係る病棟に入院中の患者について，当該判断料を算定した場合については，当該患者が当該判断料を算定した日の属する月と同月中に当該判断料が包括されている入院料に係る病棟に転棟した場合であっても，当該判断料を請求することができる。
(2) 小児科外来診療料を算定した患者が当該小児科外来診療料を算定した日の属する月と同月中に当該保険医療機関に入院し，判断料を包括していない入院料を算定する場合においては，当該入院中に実施された検体検査に関する判断料を算定することはできない。
〔平12.10.6，一部修正〕

→「注4」の検体検査管理加算
(1) 「注4」に規定する検体検査管理加算（Ⅰ）は入院中の患者及び入院中の患者以外の患者に対し，検体検査管理加算（Ⅱ），検体検査管理加算（Ⅲ）及び検体検査管理加算（Ⅳ）は入院中の患者に対して，検体検査を実施し検体検査判断料のいずれかを算定した場合に，患者1人につき月1回に限り加算するものであり，検体検査判断料を算定しない場合に本加算は算定できない。
　　また，D027基本的検体検査判断料の「注2」に掲げる加算を算定した場合には，本加算は算定できない。
(2) 入院中の患者について「注4」に規定する検体検査管理加算（Ⅱ），検体検査管理加算（Ⅲ）又は検体検査管理加算（Ⅳ）を算定している保険医療機関であっても，入院中の患者以外の患者について検体検査管理加算（Ⅰ）を算定することができる。
〔令6保医発0305・4〕

→「注6」の遺伝カウンセリング加算　摘要欄 p.1703
(1) D004-2悪性腫瘍組織検査の「1」のうち，マイクロサテライト不安定性検査（リンチ症候群の診断の補助に用いる場合に限る），D006-4遺伝学的検査，D006-18BRCA1/2遺伝子検査，D006-20角膜ジストロフィー遺伝子検査，D006-26染色体構造変異解析又はD006-30遺伝性網膜ジストロフィ遺伝子検査を実施する際，以下のいずれも満たす場合に算定できる。
ア　当該検査の実施前に，臨床遺伝学に関する十分な知識を有する医師が，患者又はその家族等に対し，当該検査の目的並びに当該検査の実施によって生じうる利益及び不利益についての説明等を含めたカウンセリングを行うとともに，その内容を文書により交付する。
イ　臨床遺伝学に関する十分な知識を有する医師が，患者又はその家族等に対し，当該検査の結果に基づいて療養上の指導を行うとともに，その内容を文書により交付する。
　　なお，遺伝カウンセリングの実施に当たっては，厚生労働省「医療・介護関係事業者における個人情報の適切な取り扱いのためのガイダンス」及び関係学会による「医療における遺伝学的検査・診断に関するガイドライン」を遵守する。
　　D006-18BRCA1/2遺伝子検査を実施する際，BRCA1/2遺伝子検査を行った保険医療機関と遺伝カウンセリングを行った保険医療機関とが異なる場合の当該区分に係る診療報酬の請求は，BRCA1/2遺伝子検査を行った保険医療機関で行い，診療報酬の分配は相互の合議に委ねる。その際，遺伝カウンセリングを行った保険医療機関名と当該医療機関を受診した日付を診療報酬明細書の摘要欄に記載する。また，遺伝カウンセリング加算を算定する患者については，B001特定疾患治療管理料の「23」がん患者指導管理料の「ニ」の所定点数は算定できない。
(2) 難病に関する検査（D006-4遺伝学的検査，D006-20角膜ジストロフィー遺伝子検査，D006-26染色体構造変異解析及びD006-30遺伝性網膜ジストロフィ遺伝子検査をいう）に係る遺伝カウンセリングについては，ビデオ通話が可能な情報通信機器を用いた他の保険医療機関の医師と連携した遺伝カウンセリング（以下「遠隔連携遺伝カウンセリング」という）を行っても差し支えない。なお，遠隔連携遺伝カウンセリングを行う場合の遺伝カウンセリング加算は，以下のいずれも満たす場合に算定できる。
ア　患者に対面診療を行っている保険医療機関の医師は，疑われる疾患に関する十分な知識等を有する他の保険医療機関の医師と連携し，遠隔連携遺伝カウンセリングの実施前に，当該他の保険医療機関の医師に診療情報の提供を行う。
イ　患者に対面診療を行っている保険医療機関の医師は，他の保険医療機関の医師に診療情報の提供を行い，当該医師と連携して診療を行うことについて，あらかじめ患者に説明し同意を得る。
ウ　患者に対面診療を行っている保険医療機関の医師は，当該診療の内容，診療を行った日，診療時間等の要点を診療録に記載する。
エ　当該他の保険医療機関は本区分の「注6」遺伝カウンセリング加算の施設基準に適合しているものとして地方厚生局長等に届け出た保険医療機関である。
オ　当該他の保険医療機関の医師は，オンライン指針に沿って診療を行う。また，個人の遺伝情報を適切に扱う観点から，当該他の保険医療機関内において診療を行う。
カ　事前の診療情報提供については，B009診療情報提供料（Ⅰ）は別に算定できない。

キ 当該診療報酬の請求については，対面による診療を行っている保険医療機関が行うものとし，当該診療報酬の分配は相互の合議に委ねる。（令6保医発0305・4）

→「注7」の遺伝性腫瘍カウンセリング加算

D006-19がんゲノムプロファイリング検査を実施する際，(9)〔編注：「注6」の遺伝カウンセリング加算の通知(1)〕のア及びイのいずれも満たした場合に算定できる。

なお，遺伝カウンセリングの実施に当たっては，厚生労働省「医療・介護関係事業者における個人情報の適切な取り扱いのためのガイダンス」及び関係学会による「医療における遺伝学的検査・診断に関するガイドライン」を遵守する。
（令6保医発0305・4）

→「注8」の骨髄像診断加算

血液疾患に関する専門の知識及び少なくとも5年以上の経験を有する医師が，当該保険医療機関内で採取された骨髄液に係る検査結果の報告書を作成した場合に，月1回に限り算定する。
（令6保医発0305・4）

→「注9」の免疫電気泳動法診断加算

免疫電気泳動法の判定について少なくとも5年以上の経験を有する医師が，免疫電気泳動像を判定し，M蛋白血症等の診断に係る検査結果の報告書を作成した場合に算定する。
（令6保医発0305・4）

事務連絡 「注4」検体検査管理加算

問1 検体検査管理加算について，微生物学的検査が常時実施できることとあるが，どのような検査ができればよいか。

答 「排泄物，滲出物又は分泌物の細菌顕微鏡検査」の「その他のもの」が常時実施できることが必要であり，具体的にはグラム染色等である。
（平20.3.28）

問2 検体検査管理加算（Ⅱ）（Ⅲ）（Ⅳ）を届け出ている医療機関が，外来にて検体検査管理加算（Ⅰ）を算定する場合，検体検査管理加算（Ⅰ）を届け出る必要があるのか。

答 必要ない。
（平20.5.9，一部修正）

事務連絡 「注5」国際標準検査管理加算

問1 国際標準検査管理加算は，当該保険医療機関が取得している認定の対象となっている検査項目（例えば，ISO15189の「基幹項目」，「非基幹項目」に該当する検査項目）以外の検査については，加算できないのか。

答 認定の対象となっている検査かどうかに関わらず，検体検査管理加算（Ⅱ）検体検査管理加算（Ⅲ）又は検体検査管理加算（Ⅳ）の算定と併せて，国際標準検査管理加算を算定できる。

問2 ISO15189に基づく臨床検査室の認定を取得してない保険医療機関が，当該認定を取得している衛生検査所に検査の実施を委託した場合，国際標準検査管理加算は算定できないのか。

答 当該保険医療機関が認定を受けていない場合は算定できない。
（平28.4.25）

事務連絡 「注8」骨髄像診断加算

問1 検体検査判断料の骨髄像診断加算について，専門の知識を有する医師とは，具体的にどのような診療科の医師を指すのか。

答 たとえば，血液内科医，小児科のうち血液系疾患を専門とする医師，臨床検査に従事する医師，病理に従事する医師等である。

問2 検体検査判断料の骨髄像診断加算について，1月あたりの算定回数制限はあるか。

答 月に1回に限り加算する。

問3 検体検査判断料の骨髄像診断加算について，当該医療機関の医師以外が判断した場合に算定できるのか。

答 算定できない。
（平24.3.30）

D027 基本的検体検査判断料 判基 **604点**

注1 特定機能病院である保険医療機関において，尿・糞便等検査，血液学的検査，生化学的検査（Ⅰ），免疫学的検査又は微生物学的検査の各項に掲げる検体検査を入院中の患者に対して行った場合に，当該検体検査の種類又は回数にかかわらず月1回に限り算定できるものとする。

2 D026検体検査判断料の注4本文及び注5に規定する施設基準に適合しているものとして届出を行った保険医療機関（特定機能病院に限る）において，検体検査を行った場合には，当該基準に係る区分に従い，患者1人につき月1回に限り，同注に掲げる点数を所定点数に加算する。ただし，同注に掲げる点数のうちいずれかの点数を算定した場合には，同一月において同注に掲げる他の点数は，算定しない。

→基本的検体検査判断料

(1) 基本的検体検査判断料は，特定機能病院である保険医療機関の入院医療において通常行われる基本的な検査について，請求の簡素化の観点から，月1回の包括的な判断料を設定したものである。

(2) 基本的検体検査実施料に含まれない検査を行った場合は，当該検査が基本的検体検査判断料の対象に含まれないものであるときは，当該検査に係る検体検査判断料も併せて別途算定できる。

(3) 療養病棟，結核病棟若しくは精神病棟に入院している患者及び第1章第2部第2節に規定するA220HIV感染者療養環境特別加算，A220-2特定感染症患者療養環境特別加算若しくはA221重症者等療養環境特別加算を算定している患者については，基本的検体検査判断料は，別に算定しない。

(4) 1月を通じて，基本的検体検査実施料に包括されている検査項目のいずれも行われなかった場合は，当該月は本判断料は算定できない。

(5) 特定機能病院において，(3)に掲げる場合以外で基本的検体検査判断料を算定すべき場合は，D026尿・糞便等検査判断料，遺伝子関連・染色体検査判断料，血液学的検査判断料，生化学的検査（Ⅰ）判断料，免疫学的検査判断料及び微生物学的検査判断料を算定することはできず，本判断料を算定する。
（令6保医発0305・4）

（第2節　削除）

第3節　生体検査料

通則

1 新生児又は3歳未満の乳幼児（新生児を除く）に対して本節に掲げる検査（次に掲げるものを除く）を行った場合は，**新生児加算又は乳幼児加算**として，各区分に掲げる所定点数にそれぞれ所定点数の**100分の100又は100分の70**に相当する点数を加算する。（編注）本書では対象となる検査に乳と付記。以下の項目は対象外となる検査。

イ 呼吸機能検査等判断料
ロ 心臓カテーテル法による諸検査
ハ 心電図検査の注に掲げるもの
ニ 負荷心電図検査の注1に掲げるもの
ホ 呼吸心拍監視，新生児心拍・呼吸監視，カルジオスコープ（ハートスコープ），カルジオタコスコープ
ヘ 経皮的血液ガス分圧測定，血液ガス連続測

定
ト　経皮的酸素ガス分圧測定
チ　深部体温計による深部体温測定
リ　前額部，胸部，手掌部又は足底部体表面体温測定による末梢循環不全状態観察
ヌ　脳波検査の注２に掲げるもの
ル　脳波検査判断料
ヲ　神経・筋検査判断料
ワ　ラジオアイソトープ検査判断料
カ　内視鏡検査の通則第３号に掲げるもの
ヨ　超音波内視鏡検査を実施した場合の加算
タ　内視鏡用テレスコープを用いた咽頭画像等解析（インフルエンザの診断の補助に用いるもの）
レ　肺臓カテーテル法，肝臓カテーテル法，膵臓カテーテル法
２　３歳以上６歳未満の幼児に対してＤ200からＤ242までに掲げる検査（次に掲げるものを除く），Ｄ306食道ファイバースコピー，Ｄ308胃・十二指腸ファイバースコピー，Ｄ310小腸内視鏡検査，Ｄ312直腸ファイバースコピー，Ｄ313大腸内視鏡検査，Ｄ317膀胱尿道ファイバースコピー又はＤ325肺臓カテーテル法，肝臓カテーテル法，膵臓カテーテル法を行った場合は，**幼児加算**として，各区分に掲げる所定点数に所定点数の100分の40に相当する点数を加算する。（編注）本書では対象となる検査に 幼 と付記。以下は対象外となる検査。
イ　呼吸機能検査等判断料
ロ　心臓カテーテル法による諸検査
ハ　心電図検査の注に掲げるもの
ニ　負荷心電図検査の注１に掲げるもの
ホ　呼吸心拍監視，新生児心拍・呼吸監視，カルジオスコープ（ハートスコープ），カルジオタコスコープ
ヘ　経皮的血液ガス分圧測定，血液ガス連続測定
ト　経皮的酸素ガス分圧測定
チ　深部体温計による深部体温測定
リ　前額部，胸部，手掌部又は足底部体表面体温測定による末梢循環不全状態観察
ヌ　脳波検査の注２に掲げるもの
ル　脳波検査判断料
ヲ　神経・筋検査判断料

→生体検査料の一般的事項
(1)　同一月内において，同一患者に対して，入院及び外来の両方又は入院中に複数の診療科において生体検査が実施された場合であっても，同一の生体検査判断料は，月１回を限度として算定する。
(2)　２回目以降について所定点数の100分の90に相当する点数により算定することとされている場合において「所定点数」とは，当該項目に掲げられている点数及び当該「注」に掲げられている加算点数を合算した点数である。
(3)　同一月内に２回以上実施した場合，所定点数の100分の90に相当する点数により算定することとされている生体検査は，外来及び入院にまたがって行われた場合においても，これらを通算して２回目以降は100分の90で算定する。
(4)　２回目以降100分の90に相当する点数により算定す

ることとされている場合に，新生児加算，乳幼児加算若しくは幼児加算を算定する場合又は内視鏡検査の「通則５」に掲げる休日加算，時間外加算若しくは深夜加算を算定する場合は，所定点数にそれぞれの割合を乗じた上で，端数が生じた場合には，これを四捨五入した点数により算定する。　　　　（令6保医発0305・4）
（編注）検査料に「注」加算がある場合の「通則１」乳幼児加算の算定例
① Ｄ312直腸ファイバースコピー，粘膜点墨法施行，１歳の場合　（550＋60）×1.7＝1037点
② 上記検査を同一月に２回以上行った場合の２回目以降の場合　（550＋60）×0.9×1.7＝933.3→933点
（最後に小数点以下第１位を四捨五入）

呼吸循環機能検査等

通　則
１　Ｄ200からＤ204までに掲げる呼吸機能検査等については，各所定点数及びＤ205呼吸機能検査等判断料の所定点数を合算した点数により算定し，Ｄ206からＤ214-2までに掲げる呼吸循環機能検査等については，特に規定する場合を除き，同一の患者につき同一月において同一検査を２回以上実施した場合における２回目以降の当該検査の費用は，所定点数の100分の90に相当する点数により算定する。 減
２　使用したガスの費用として，購入価格を10円で除して得た点数を所定点数に加算する。

（編注）判断料と合算する検査に 判 （Ｄ205）と付記。
（編注）同一月の同一検査２回目以降を100分の90で算定する検査に，90と付記。

→２回目以降100分の90で算定する場合の「同一の検査」
　Ｄ208心電図検査の「１」から「５」まで，Ｄ209負荷心電図検査の「１」及び「２」，Ｄ210ホルター型心電図検査の「１」及び「２」については，それぞれ同一の検査として扱う。また，準用が通知されている検査については，当該検査が準ずることとされている検査と同一の検査として扱う。　　　　　　　　　　（令6保医発0305・4）

→呼吸循環機能検査等に係る一般事項
ア　「通則」の「特に規定する場合」とは，Ｄ208心電図検査の「注」又はＤ209負荷心電図検査の「注１」に掲げる場合をさす。
イ　Ｄ200スパイログラフィー等検査からＤ203肺胞機能検査までの各検査については，特に定めのない限り，次に掲げるところによる。
　ａ　実測値から算出される検査値については算定できない。
　ｂ　測定方法及び測定機器は限定しない。
　ｃ　負荷を行った場合は，負荷の種類及び回数にかかわらず，その前後の検査について，それぞれ１回のみ所定点数を算定する。
　ｄ　使用したガス（CO，CO_2，He等）は，購入価格を10円で除して得た点数を別に算定できる。
　ｅ　喘息に対する吸入誘発試験は，負荷試験に準ずる。
　　　　　　　　　　　　　　　　　（令6保医発0305・4）

→肺活量計による肺活量の測定
　別に算定できない。　　　　　　　（令6保医発0305・4）

事務連絡 呼吸循環機能検査等
問　「使用したガスの費用として，購入価格を10円で除して得た点数を加算する」とあるが，これはＤ204基礎代謝測定にも適用されるのか。
答　適用されない。
　　　　　　　　　　　　　　　　　　　（平18.3.31）

D200 スパイログラフィー等検査 乳 幼 判 （D205）

1	肺気量分画測定（安静換気量測定及び最大換気量測定を含む）	90点
2	フローボリュームカーブ（強制呼出曲線を含む）	100点
3	機能的残気量測定	140点
4	呼気ガス分析	100点
5	左右別肺機能検査	1,010点

→スパイログラフィー等検査

(1) 「1」の肺気量分画測定には，予備吸気量，1回換気量及び予備呼気量の全ての実測及び実測値から算出される最大呼吸量の測定のほか，安静換気量及び最大換気量の測定が含まれる。

(2) 「1」の肺気量分画測定及びD202肺内ガス分布の「1」の指標ガス洗い出し検査を同時に実施した場合には，機能的残気量測定は算定できない。

(3) 「2」のフローボリュームカーブは，曲線を描写し記録した場合にのみ算定し，強制呼出曲線の描出に係る費用を含む。また，フローボリュームカーブから計算によって求められる努力肺活量，1秒量，1秒率，MMF，PFR等は，別に算定できない。

(4) 「5」の左右別肺機能検査の所定点数には，カテーテル挿入並びに他の「1」から「4」までのスパイログラフィー等検査及び換気力学的検査，<u>又は側副換気の有無を検出する検査を実施する際に，カテーテル挿入及び側副換気の有無を検出する検査</u>の費用を含む。

(令6保医発0305・4)

参考 ① 次の傷病名に対するD200「1」肺気量分画測定，「2」フローボリュームカーブの算定は，原則として認められる。
(1)気管支喘息（疑い含む），(2)咳喘息（疑い含む），(3)慢性閉塞性肺疾患（疑い含む）

② 薬剤負荷検査日における肺気量分画測定，フローボリュームカーブの算定は，負荷前後にそれぞれ1回ずつ，原則として1日2回まで認められる。

③ 気管支喘息に対する肺気量分画測定とフローボリュームカーブの併算定は，原則として認められる。

④ 次の傷病名に対するD200「4」呼気ガス分析の算定は，原則として認められる。
(1)気管支喘息（疑い含む），(2)咳喘息（疑い含む）

(令6.11.29 支払基金)

→体プレスチモグラフを用いる諸検査
別に定めのない限り，「3」により算定する。
(令6保医発0305・4)

D201 換気力学的検査 乳 幼 判 （D205）

1	呼吸抵抗測定		
	イ	広域周波オシレーション法を用いた場合	150点
	ロ	その他の場合	60点
2	コンプライアンス測定，気道抵抗測定，肺粘性抵抗測定，1回呼吸法による吸気分布検査		135点

→換気力学的検査
「2」中のコンプライアンス測定の所定点数には，動肺コンプライアンス測定及び静肺コンプライアンス測定の双方を含む。
(令6保医発0305・4)

D202 肺内ガス分布 乳 幼 判 （D205）

1	指標ガス洗い出し検査	135点
2	クロージングボリューム測定	135点

D203 肺胞機能検査 乳 幼 判 （D205）

1	肺拡散能力検査	180点
2	死腔量測定，肺内シャント検査	135点

D204 基礎代謝測定 乳 幼 判 （D205） 85点

→基礎代謝測定
基礎代謝測定の所定点数には，患者に施用する窒素ガス又は酸素ガスの費用を含む。
(令6保医発0305・4)

D205 呼吸機能検査等判断料 判呼 140点

注 呼吸機能検査等の種類又は回数にかかわらず，月1回に限り算定するものとする。

(編注) 当該判断料は新生児・乳幼児・幼児加算の対象外。

D206 心臓カテーテル法による諸検査（一連の検査について） 90

1	右心カテーテル	3,600点
2	左心カテーテル	4,000点

注1 新生児又は3歳未満の乳幼児（新生児を除く）に対して当該検査を行った場合は，**新生児加算又は乳幼児加算**として，1については10,800点又は3,600点を，2については12,000点又は4,000点を，それぞれ所定点数に加算する。

2 当該検査に当たって，❶卵円孔又は欠損孔を通しての左心カテーテル検査，❷経中隔左心カテーテル検査（ブロッケンブロー），❸伝導機能検査，❹ヒス束心電図，❺診断ペーシング，❻期外（早期）刺激法による測定・誘発試験，❼冠攣縮誘発薬物負荷試験又は❽冠動脈造影を行った場合は，**卵円孔・欠損孔加算，ブロッケンブロー加算，伝導機能検査加算，ヒス束心電図加算，診断ペーシング加算，期外刺激法加算，冠攣縮誘発薬物負荷試験加算又は冠動脈造影加算**として，それぞれ❶800点，❷2,000点，❸400点，❹400点，❺400点，❻800点，❼800点又は❽1,400点を加算する。

3 血管内超音波検査又は血管内光断層撮影を実施した場合は，**血管内超音波検査加算** 血超 又は**血管内光断層撮影加算** 血光断 として，400点を所定点数に加算する。

4 冠動脈血流予備能測定検査を実施した場合は，**冠動脈血流予備能測定検査加算** 冠血予 として，600点を所定点数に加算する。

5 循環動態解析装置を用いて冠動脈血流予備能測定検査を実施した場合は，**冠動脈血流予備能測定検査加算**（循環動態解析装置）として，7,200点を所定点数に加算する。

6 別に厚生労働大臣が定める施設基準〔告示4第5・6，p.1386〕に適合しているものとして地方厚生局長等に届け出た保険医療機関において，血管内視鏡検査を実施した場合は，**血管内視鏡検査加算** 血内 として，400点を所定点数に加算する。

7 同一月中に血管内超音波検査，血管内光断層撮影，冠動脈血流予備能測定検査及び

血管内視鏡検査のうち，2以上の検査を行った場合には，主たる検査の点数を算定する。

8 カテーテルの種類，挿入回数によらず一連として算定し，諸監視，血液ガス分析，心拍出量測定，脈圧測定，肺血流量測定，透視，造影剤注入手技，造影剤使用撮影及びエックス線診断の費用は，全て所定点数に含まれるものとする。

9 エックス線撮影に用いられたフィルムの費用は，E400フィルムの所定点数により算定する。

10 心腔内超音波検査を実施した場合は，**心腔内超音波検査加算** 心超 として，**400点**を所定点数に加算する。

（編注）当該検査は，生体検査料「通則」新生児・乳幼児・幼児加算の対象外（「注1」に新生児・乳幼児加算あり）。

→心臓カテーテル法による諸検査

(1) 心臓カテーテル検査により大動脈造影，肺動脈造影及び肺動脈閉塞試験を行った場合においても，心臓カテーテル法による諸検査により算定するものとし，血管造影等のエックス線診断の費用は，別に算定しない。

(2) 心臓カテーテル法による諸検査のようなカテーテルを用いた検査を実施した後の縫合に要する費用は，所定点数に含まれる。

(3) 「注5」の循環動態解析装置を用いる冠動脈血流予備能測定検査は，関連学会の定める指針に沿って行われた場合に限り算定する。ただし，本加算とE200-2血流予備量比コンピューター断層撮影は併せて算定できない。

(4) 「注5」の循環動態解析装置を用いる冠動脈血流予備能測定検査を実施した場合，「注4」の冠動脈血流予備能測定検査に係る特定保険医療材料は算定できない。

(5) 「1」の右心カテーテル及び「2」の左心カテーテルを同時に行った場合であっても，「注1」，「注2」，「注3」，「注4」及び「注5」の加算は1回のみに限られる。

(6) 「注3」，「注4」，「注5」及び「注6」に掲げる加算は主たる加算を患者1人につき月1回に限り算定する。

(7) 心筋生検を行った場合は，D417組織試験採取，切採法の所定点数を併せて算定する。 (令6保医発0305･4)

(8) 血管内近赤外線分光法検査加算は，急性冠症候群であって罹患枝を2つ以上有する患者または慢性冠症候群であって罹患枝を2つ以上有し，かつ糖尿病，慢性腎臓病，高コレステロール血症のうちいずれか2つ以上を満たす患者に対し，関連学会の定める適正使用指針を遵守し，血管内近赤外線分光法検査を行った場合に，本区分「注3」の所定点数を準用して算定する。なお，血管内超音波装置，血管内光断層撮影または血管内近赤外線分光法検査を併せて実施した場合には，主たるもののみ算定できる。

(中医協資料，2025年6月1日収載予定)

事務連絡 問1 心臓カテーテル法による諸検査において，右心カテーテル，左心カテーテルを同時に行い，その際心筋生検を行った場合は，心筋生検法を右心，左心を別部位としてそれぞれに算定できるか。

答 ディスポーザブルの鉗子を用いた場合に限り，1回を限度として算定する。左右別には算定できない。 (平22.4.30)

問2 「注5」に規定する冠動脈血流予備能測定検査加算（循環動態解析装置）における「関連学会の定める指針」とは，具体的には何を指すのか。

答 現時点では，日本循環器学会，日本医学放射線学会，日本核医学会，日本画像医学会，日本冠疾患学会，日本小児循環器学会，日本心エコー図学会，日本心血管インターベンション治療学会，日本心血管画像動態学会，日本心臓核医学会，日本心臓病学会，日本超音波医学会，日本動脈硬化学会，日本不整脈心電学会及び日本脈管学会の「慢性冠動脈疾患診断ガイドライン」を指す。 (令4.3.31)

参考 原則，ペースメーカー移植術と同日に行った心臓カテーテル法による諸検査（右心カテーテル）は認められる。【留意事項】左心カテーテルについては，傷病名より，必要性を判断する。 (平22.6.21 支払基金，更新：平26.9.22)

（編注）血管内超音波検査，血管内光断層撮影，冠動脈血流予備能測定検査，血管内視鏡検査，心腔内超音波検査に，材料価格基準「別表Ⅱ」の「007 血管内超音波プローブ」「149 血管内光断層撮影用カテーテル」「169 血管造影用圧センサー付材料」「008 血管内視鏡カテーテル」「168 心腔内超音波プローブ」を使用した場合は，特定保険医療材料料として算定可。

（編注）シネフィルムの費用は所定点数に含まれる。

D207 体液量等測定 乳 幼 90

1 体液量測定，細胞外液量測定	60点
2 血流量測定，皮膚灌流圧測定，皮弁血流検査，循環血流量測定（色素希釈法によるもの），電子授受式発消色性インジケーター使用皮膚表面温度測定	100点
3 心拍出量測定，循環時間測定，循環血液量測定（色素希釈法以外によるもの），脳循環測定（色素希釈法によるもの）	150点

注1 心拍出量測定に際してカテーテルを挿入した場合は，**心拍出量測定加算**として，開始日に限り**1,300点**を所定点数に加算する。この場合において，挿入に伴う画像診断及び検査の費用は算定しない。

2 カテーテルの交換の有無にかかわらず一連として算定する。

4 血管内皮機能検査（一連につき）	200点
5 脳循環測定（笑気法によるもの）	1,350点

→体液量等測定

(1) 体液量等測定の所定点数には，注射又は採血を伴うものについては第6部第1節第1款の注射実施料及びD400血液採取を含む。

(2) 「2」の皮弁血流検査は，1有茎弁につき2回までを限度として算定するものとし，使用薬剤及び注入手技料は，所定点数に含まれ，別に算定しない。

(3) 「2」の血流量測定は，電磁式によるものを含む。

(4) 「2」の電子授受式発消色性インジケーター使用皮膚表面温度測定は，皮弁形成術及び四肢の血行再建術後に，術後の血行状態を調べるために行った場合に算定する。

ただし，術後1回を限度とする。

なお，使用した電子授受式発消色性インジケーターの費用は，所定点数に含まれ，別に算定できない。

(5) 「2」の皮膚灌流圧測定は，2箇所以上の測定を行う場合は，一連につき2回を限度として算定する。

(6) 「4」の血管内皮機能検査を行った場合は，局所ボディプレティスモグラフ又は超音波検査等，血管内皮反応の検査方法及び部位数にかかわらず，1月に1回に限り，一連として当該区分において算定する。この際，超音波検査を用いて行った場合であっても，超音波検査の費用は算定しない。 (令6保医発0305･4)

（編注）心拍出量測定にあたって，材料価格基準「別表Ⅱ」

の「006体外式連続心拍出量測定用センサー」を使用した場合は特定保険医療材料料が算定できる。

> D208　心電図検査 乳幼90
> 1　四肢単極誘導及び胸部誘導を含む最低
>   12誘導　　　　　　　　　　　　130点
> 2　ベクトル心電図，体表ヒス束心電図　150点
> 3　携帯型発作時心電図記憶伝達装置使用
>   心電図検査　　　　　　　　　　150点
> 4　加算平均心電図による心室遅延電位測
>   定　　　　　　　　　　　　　　200点
> 5　その他（6誘導以上）　　　　　　90点
> 注　当該保険医療機関以外の医療機関で描写した心電図について診断を行った場合は，1回につき70点とする。

（編注）「注」加算は新生児・乳幼児・幼児加算の対象外。

→心電図検査
(1) 「1」の四肢単極誘導及び胸部誘導を含む最低12誘導は，普通，標準肢誘導（Ⅰ，Ⅱ，Ⅲ），単極肢誘導（aV_R, aV_L, aV_F），胸部誘導（V_1, V_2, V_3, V_4, V_5, V_6）の12誘導で，その他特別の場合にV_7, V_8, 食道誘導等を行う場合もこれに含まれる。
(2) 当該保険医療機関以外の医療機関で描写したものについて診断のみを行った場合は，診断料として1回につき所定点数を算定できるが，患者が当該傷病につき当該医療機関で受診していない場合は算定できない。
(3) 当該保険医療機関以外の医療機関で描写した検査について診断を行った場合の算定については，2回目以降においても100分の90の算定としない。
(4) 「3」の携帯型発作時心電図記憶伝達装置使用心電図検査は，入院中の患者以外の患者に対して，携帯型発作時心電図記憶伝達装置を用いて発作時等の心電図を記録させた場合に，一連につき1回算定する。
(5) 「4」加算平均心電図による心室遅延電位測定
　ア　心筋梗塞，心筋症，Brugada症候群等により，致死性の心室性不整脈が誘発される可能性がある患者に対し行われた場合に算定する。
　イ　当該検査の実施に当たり行った他の心電図検査は，別に算定できない。
（令6保医発0305・4）

事務連絡　問　D208心電図検査の「4」加算平均心電図による心室遅延電位測定の通知に，「当該検査の実施に当たり行った他の心電図検査は，別に算定できない」とあるが，「他の心電図検査」とは具体的に何が該当するのか。
　答　D208心電図検査からD211トレッドミルによる負荷心肺機能検査，サイクルエルゴメーターによる心肺機能検査までが該当する。
（平25.1.24，一部修正）

> D209　負荷心電図検査 乳幼90
> 1　四肢単極誘導及び胸部誘導を含む最低
>   12誘導　　　　　　　　　　　　380点
> 2　その他（6誘導以上）　　　　　　190点
> 注1　当該保険医療機関以外の医療機関で描写した負荷心電図について診断を行った場合は，1回につき70点とする。
> 2　D208心電図検査であって，同一の患者につき，負荷心電図検査と同一日に行われたものの費用は，所定点数に含まれるものとする。

（編注）「注1」は新生児・乳幼児・幼児加算の対象外。

→負荷心電図検査
(1) 負荷心電図検査の「負荷」は，運動負荷，薬剤負荷をいい，負荷の種類及び回数によらない。
(2) 当該保険医療機関以外の医療機関で描写したものについて診断のみを行った場合は，診断料として1回につき所定点数を算定できるが，患者が当該傷病につき当該医療機関で受診していない場合は算定できない。
(3) 当該保険医療機関以外の医療機関で描写した検査について診断を行った場合の算定については，2回目以降においても100分の90の算定としない。
(4) 負荷心電図検査には，この検査を行うために一連として実施された心電図検査を含むものであり，同一日に行われた心電図検査は，別に算定できない。
（令6保医発0305・4）

> D210　ホルター型心電図検査 乳幼90
> 1　30分又はその端数を増すごとに　　90点
> 2　8時間を超えた場合　　　　　　1,750点
> 注　解析に係る費用は，所定点数に含まれるものとする。

→ホルター型心電図検査
(1) ホルター型心電図検査は，患者携帯用の記録装置を使って長時間連続して心電図記録を行った場合に算定するものであり，所定点数には，単に記録を行うだけではなく，再生及びコンピューターによる解析を行った場合の費用を含む。
(2) やむを得ず不連続に記録した場合においては，記録した時間を合算した時間により算定する。また，24時間を超えて連続して記録した場合であっても，「2」により算定する。
（令6保医発0305・4）

> D210-2　体表面心電図，心外膜興奮伝播図
>   乳幼90　　　　　　　　　　1,500点
> D210-3　植込型心電図検査 乳幼90　　90点
> 注1　別に厚生労働大臣が定める施設基準〔告示4第5・6の2，p.1386〕を満たす保険医療機関において行われる場合に限り算定する。
> 2　30分又はその端数を増すごとに算定する。
> 3　解析に係る費用は，所定点数に含まれるものとする。

→植込型心電図検査　　　　　　　　　摘要欄 p.1703
(1) 短期間に失神発作を繰り返し，その原因として不整脈が強く疑われる患者であって，心臓超音波検査及び心臓電気生理学的検査（心電図検査及びホルター型心電図検査を含む）等によりその原因が特定できない者又は関連する学会の定める診断基準に従い，心房細動検出を目的とする植込型心電図記録計検査の適応となり得る潜因性脳梗塞と判断された者に対して，原因究明を目的として使用した場合に限り算定できる。
(2) 植込型心電図検査は，患者の皮下に植込まれた記録装置を使って長時間連続して心電図記録を行った場合に算定するものであり，所定点数には，単に記録を行うだけではなく，再生及びコンピューターによる解析を行った場合の費用を含む。
(3) 植込型心電図記録計を使用し診断を行った場合は，当該機器が植込まれた時間ではなく，心電図が記録された時間に応じて算定する。
（令6保医発0305・4）

（編注）植込型心電図の植込術は，K597-3植込型心電図記録計移植術による。

> D210-4　T波オルタナンス検査 乳幼90　1,100点

→T波オルタナンス検査
(1) 心筋梗塞，心筋症，Brugada症候群等により，致死

性の心室性不整脈が誘発される可能性がある患者に対し行われた場合に算定する。
(2) 当該検査の実施に当たり行ったD208心電図検査，D209負荷心電図検査，D210ホルター型心電図検査及びD211トレッドミルによる負荷心肺機能検査，サイクルエルゴメーターによる心肺機能検査は別に算定できない。
(令6保医発0305・4)

D211 トレッドミルによる負荷心肺機能検査，サイクルエルゴメーターによる心肺機能検査 乳 幼 90　1,600点

注1　負荷の回数又は種類にかかわらず所定点数により算定する。
　2　D200スパイログラフィー等検査又はD208心電図検査であって，同一の患者につき当該検査と同一日に行われたものの費用は，所定点数に含まれるものとする。
　3　運動療法における運動処方の作成，心・肺疾患の病態や重症度の判定，治療方針の決定又は治療効果の判定を目的として連続呼気ガス分析を行った場合には，**連続呼気ガス分析加算**として，520点を所定点数に加算する。

→トレッドミルによる負荷心肺機能検査，サイクルエルゴメーターによる心肺機能検査
(1) この検査を行うために一連として実施されたD208心電図検査，D200スパイログラフィー等検査を含むものであり，負荷の種類及び回数にかかわらず，所定点数により算定する。
(2) 呼吸器疾患に対して施行された場合にも，所定点数を算定できる。
(令6保医発0305・4)

D211-2 喘息運動負荷試験 乳 幼 90　800点

注　喘息の気道反応性の評価，治療方針の決定等を目的として行った場合に算定する。

→喘息運動負荷試験
(1) 喘息運動負荷試験は，運動負荷前後での換気機能の変化を観察した場合に算定できる。
(2) 喘息運動負荷試験には，この検査を行うために一連として実施されたD208心電図検査，D200スパイログラフィー等検査を含むものであり，負荷の種類及び回数にかかわらず，所定点数により算定する。
(令6保医発0305・4)

D211-3 時間内歩行試験 乳 幼 90　200点

注1　別に**厚生労働大臣が定める施設基準**〔告示4第5・6の3，p.1386〕に適合しているものとして地方厚生局長等に届け出た保険医療機関において行われる場合に限り算定する。
　2　D200スパイログラフィー等検査及びD220からD223-2までに掲げる諸監視であって，時間内歩行試験と同一日に行われたものの費用は，所定点数に含まれるものとする。

→時間内歩行試験　　　摘要欄 p.1703
(1) 時間内歩行試験は，在宅酸素療法を施行している患者又はC103在宅酸素療法指導管理料の算定要件を満たす患者若しくは本試験により算定要件を満たすことが可能となる患者で在宅酸素療法の導入を検討している患者に対し，医師又は医師の指導管理の下に看護職員，臨床検査技師若しくは理学療法士がパルスオキシメーター等を用いて動脈血酸素飽和度を測定しながら6分間の歩行を行わせ，到達した距離，動脈血酸素飽和度及び呼吸・循環機能検査等の結果を記録し，医師が患者の運動耐容能等の評価及び治療方針の決定を行った場合に，年4回を限度として算定する。なお，当該検査の実施に係る時間（準備や説明に要した時間を含む）については，第7部に掲げるリハビリテーションを実施した時間に含めることはできない。
(2) 医師の指導管理の下に看護職員，臨床検査技師又は理学療法士が6分間の歩行を行わせる場合は，医師が同一建物内において当該看護職員，臨床検査技師又は理学療法士と常時連絡が取れる状態かつ緊急事態に即時的に対応できる体制である。
(3) 以下の事項を**診療録**に記載する。
　ア　当該検査結果の評価
　イ　到達した距離，施行前後の動脈血酸素飽和度，呼吸・循環機能検査等の結果
(4) 当該検査を算定する場合にあっては，過去の実施日を**診療報酬明細書**の摘要欄に記載する。(令6保医発0305・4)

事務連絡　問1　①D211-3時間内歩行試験は，年に4回を限度として算定できるが，初回の実施から1年間に4回か。それとも1/1～12/31までの間に4回か。②過去の実施日の記載は，上記①回答の1年間に行ったもののみでよいか。
答　①1/1～12/31までの間に4回である。②よい。(平24.8.9)
問2　D211-3時間内歩行試験の実施に当たり，前後の血液ガス分析（編注；動脈血酸素飽和度測定）は必須なのか。
答　時間内歩行試験の実施に当たっては，患者の状態等を勘案の上，医学的に必要かつ妥当な検査を実施し，結果を診療録に記載すること。(平24.3.30)

D211-4 シャトルウォーキングテスト 乳 幼 90　200点

注1　別に**厚生労働大臣が定める施設基準**〔告示4第5・6の3の2，p.1386〕に適合しているものとして地方厚生局長等に届け出た保険医療機関において行われる場合に限り算定する。
　2　D200スパイログラフィー等検査及びD220からD223-2までに掲げる諸監視であって，シャトルウォーキングテストと同一日に行われたものの費用は，所定点数に含まれるものとする。

→シャトルウォーキングテスト　　摘要欄 p.1703
(1) シャトルウォーキングテストは，在宅酸素療法を施行している患者又はC103在宅酸素療法指導管理料の算定要件を満たす患者若しくは本試験により算定要件を満たすことが可能となる患者であって在宅酸素療法の導入を検討しているものに対し，医師又は医師の指導管理の下に看護職員若しくは臨床検査技師がパルスオキシメーター等を用いて動脈血酸素飽和度を測定しながら一定の距離を往復で歩行させ，歩行可能距離又は歩行持続時間，動脈血酸素飽和度及び呼吸・循環機能検査等の結果を記録し，医師が患者の運動耐容能等の評価及び治療方針の決定を行った場合に，年に4回を限度として算定する。なお，D211-3時間内歩行試験を併せて実施した場合には，時間内歩行試験又はシャトルウォーキングテストを合わせて年に4回を限度として算定する。
(2) 医師の指導管理の下に看護職員又は臨床検査技師が

シャトルウォーキングテストを行う場合は，医師が同一建物内において当該看護職員又は臨床検査技師と常時連絡が取れる状態かつ緊急事態に即時的に対応できる体制である。
(3) 以下の事項を**診療録**に記載する。
　ア　当該検査結果の評価
　イ　歩行可能距離又は歩行持続時間，施行前後の動脈血酸素飽和度，呼吸・循環機能検査等の結果
(4) 当該検査を算定する場合にあっては，以下の事項を**診療報酬明細書**の摘要欄に記載する。
　ア　過去の実施日
　イ　在宅酸素療法の実施の有無又は流量の変更を含む患者の治療方針
〔令6保医発0305・4〕

D212　リアルタイム解析型心電図　乳幼90　600点

→リアルタイム解析型心電図
(1) 入院中の患者以外の患者に対して8時間以上心電図をモニターしながら同時に波形を解析し，異常波形発現時にのみ記録を行い得るものをいう。
(2) リアルタイム解析型心電図記録計を用いて8時間以上心電図をモニターした場合は，解析の費用を含め，一連の使用について1回として算定する。
〔令6保医発0305・4〕

D212-2　携帯型発作時心電図記録計使用心電図検査　乳幼90　500点

→携帯型発作時心電図記録計使用心電図検査
心電図を2日間以上連続して記録することができる携帯型発作時心電図記録計を用いて，記録スイッチ入力前を含む心電図を記録した場合に，解析の費用を含め，一連の使用について1回として算定する。
〔令6保医発0305・4〕

D213　心音図検査　乳幼90　150点

→亜硝酸アミル吸入心音図検査
点数算定は，薬剤負荷の前後の検査をそれぞれ1回として心音図検査により算定し，亜硝酸アミルについては，D500薬剤により算定する。
〔令6保医発0305・4〕

D214　脈波図，心機図，ポリグラフ検査　乳幼90

1　1検査	60点
2　2検査	80点
3　3又は4検査	130点
4　5又は6検査	180点
5　7検査以上	220点
6　血管伸展性検査	100点

注1　数種目を行った場合でも同時に記録を行った最高検査数により算定する。
　2　脈波図，心機図又はポリグラフ検査の一部として記録した心電図は，検査数に数えない。
　3　検査の実施ごとに1から6までに掲げる所定点数を算定する。

→脈波図，心機図，ポリグラフ検査
(1) 脈波図については，次に掲げる検査を2以上行った場合であり，脈波曲線を描写し記録した場合に算定する。
　ア　心及び肝拍動図
　イ　動脈波
　ウ　静脈波
　エ　容積脈波
　オ　指尖脈波
　カ　心尖（窩）拍動図
また，心機図とは各種脈波図と心電図，心音図検査等の2以上を同時に記録し，循環機能の解析を行う検査である。
(2) 「1」から「5」までの検査数については，種目又は部位を順次変えて検査した場合であっても，一連の検査のうちの最高検査数による。
(3) 運動又は薬剤の負荷による検査を行った場合には，負荷前後の検査をそれぞれ1回の検査として算定し，複数の負荷を行った場合であっても，負荷の種類及び回数にかかわらず，所定点数の100分の200を限度として算定する。
(4) 「6」の血管伸展性検査は，描写し記録した脈波図により脈波伝達速度を求めて行うものであり，このために行った脈波図検査と併せて算定できない。
(5) 閉塞性動脈硬化症は，「6」の血管伸展性検査により算定する。
〔令6保医発0305・4〕

参考　次の傷病名に対するD214脈波図，心機図，ポリグラフ検査「1」〜「5」の算定は，原則として認められない。
(1)腎臓病，(2)腎疾患，(3)糖尿病，(4)高脂血症，(5)高血圧症，(6)膠原病，(7)不整脈，(8)静脈疾患
〔令6.11.29 支払基金〕

D214-2　エレクトロキモグラフ　乳幼90　260点

超音波検査等

通則
D215（3の二の場合を除く）及びD216に掲げる超音波検査等について，同一患者につき同一月において同一検査を2回以上実施した場合における2回目以降の当該検査の費用は，所定点数の100分の90に相当する点数により算定する。

（編注）同一月の同一検査2回目以降を100分の90で算定する検査に，90と付記。

D215　超音波検査（記録に要する費用を含む）　乳幼90

1　Aモード法	150点
2　断層撮影法（心臓超音波検査を除く）	
イ　訪問診療時に行った場合	400点

注　訪問診療時に行った場合は，月1回に限り算定する。

ロ　その他の場合	
(1)　胸腹部	530点
(2)　下肢血管	450点
(3)　その他（頭頸部，四肢，体表，末梢血管等）	350点
3　心臓超音波検査	
イ　経胸壁心エコー法	880点
ロ　Mモード法	500点
ハ　経食道心エコー法	1,500点
ニ　胎児心エコー法	300点

注1　別に厚生労働大臣が定める施設基準〔告示4第5・6の4，p.1386〕に適合しているものとして地方厚生局長等に届け出た保険医療機関において行われる場合に，月1回に限り算定する。
　2　当該検査に伴って診断を行った場合

は，**胎児心エコー法診断加算**として，
　　　1,000点を所定点数に加算する。
　　ホ　負荷心エコー法　　　　　　　2,010点
　4　ドプラ法（1日につき）
　　イ　胎児心音観察，末梢血管血行動態検
　　　査　　　　　　　　　　　　　　 20点
　　ロ　脳動脈血流速度連続測定　　　 150点
　　ハ　脳動脈血流速度マッピング法　 400点
　5　血管内超音波法　　　　　　　　4,290点
注1　2又は3について，造影剤を使用した場合は，**造影剤使用加算**として，**180点**を所定点数に加算する。この場合において，造影剤注入手技料及び麻酔料（L008マスク又は気管内挿管による閉鎖循環式全身麻酔に係るものを除く）は，加算点数に含まれるものとする。
　2　2について，パルスドプラ法を行った場合は，**パルスドプラ法加算**として，**150点**を所定点数に加算する。
　3　心臓超音波検査に伴って同時に記録した心電図，心音図，脈波図及び心機図の検査の費用は，所定点数に含まれるものとする。
　4　ドプラ法について，ロ及びハを併せて行った場合は，主たるものの所定点数のみにより算定する。
　5　血管内超音波法について，呼吸心拍監視，新生児心拍・呼吸監視，カルジオスコープ（ハートスコープ），カルジオタコスコープ，血液ガス分析，心拍出量測定，脈圧測定，透視，造影剤注入手技，造影剤使用撮影及びエックス線診断の費用は，所定点数に含まれるものとする。
　6　血管内超音波法と同一月中に行った血管内視鏡検査は所定点数に含まれるものとする。
　7　4のロについて，微小栓子シグナル（HITS／MES）の検出を行った場合は，**微小栓子シグナル加算**として，**150点**を所定点数に加算する。

（編注）「3」の「ニ」は100分の90減算の対象外。
（編注）血管内超音波法にあたって，材料価格基準「別表Ⅱ」の「007血管内超音波プローブ」を使用した場合は，特定保険医療材料料として算定できる。

→超音波検査　　　　　　　　　　　　摘要欄 p.1703
(1)　「1」から「5」までに掲げる検査のうち2以上のものを同一月内に同一の部位について行った場合，同一月内に2回以上行った場合の算定方法の適用においては，同一の検査として扱う。
(2)　超音波検査を同一の部位に同時に2以上の方法を併用する場合は，主たる検査方法により1回として算定する。また，同一の方法による場合は，部位数にかかわらず，1回のみの算定とする。
(3)　超音波検査（「3」の「ニ」の胎児心エコー法を除く）を算定するに当たっては，当該検査で得られた主な所見を**診療録**に記載する又は検査実施者が測定値や性状等について文書に記載する。なお，医師以外が検査を実施した場合は，その文書について医師が確認した旨を**診療録**に記載する。
(4)　検査で得られた画像を**診療録**に添付する。また，測定値や性状等について文書に記載した場合は，その文書を**診療録**に添付する。
(5)　超音波検査の記録に要した費用（フィルム代，印画紙代，記録紙代，テープ代等）は，所定点数に含まれる。
(6)　体表には肛門，甲状腺，乳腺，表在リンパ節等を含む。
(7)　C001在宅患者訪問診療料（Ⅰ）又はC001-2在宅患者訪問診療料（Ⅱ）を算定した日と同一日に，患家等で断層撮影法（心臓超音波検査を除く）を行った場合は，部位にかかわらず，「2」の「イ」の訪問診療時に行った場合を月1回に限り算定する。
(8)　「2」の「ロ」の「(1)」の胸腹部を算定する場合は，検査を行った領域について**診療報酬明細書**の摘要欄に該当項目を記載する。複数領域の検査を行った場合は，その全てを記載する。また，カに該当する場合は，具体的な臓器又は領域を**診療報酬明細書**の摘要欄に記載する。
　ア　消化器領域
　イ　腎・泌尿器領域
　ウ　女性生殖器領域
　エ　血管領域（大動脈・大静脈等）
　オ　腹腔内・胸腔内の貯留物等
　カ　その他
(9)　「2」の断層撮影法（心臓超音波検査を除く）において血管の血流診断を目的としてパルスドプラ法を併せて行った場合には，「注2」に掲げる加算を算定できる。
(10)　「3」の心臓超音波検査の所定点数には，同時に記録した心音図，脈波図，心電図及び心機図の検査の費用を含む。
(11)　「3」の心臓超音波検査の所定点数にはパルスドプラ法の費用が含まれており，別に算定できない。
(12)　「3」の心臓超音波検査以外で，断層撮影法とMモード法を併用した場合の点数算定は，「2」の「ロ」の「(1)」により算定する。
(13)　「3」の「ロ」のMモード法はMモード法のみで検査を行った場合に算定する。「3」の心臓超音波検査以外で，Mモード法のみの検査を行った場合は，「3」の「ロ」により算定する。
(14)　「3」の「ニ」の胎児心エコー法は，胎児の心疾患が強く疑われた症例に対して，循環器内科，小児科又は産婦人科の経験を5年以上有する医師（胎児心エコー法を20症例以上経験している者に限る）が診断又は経過観察を行う場合に算定し，「注2」の胎児心エコー法診断加算は，当該検査に伴って診断を行った場合に限り算定する。その際，当該検査で得られた主な所見を**診療録**に記載する。また，「4」の「イ」の胎児心音観察に係る費用は所定点数に含まれており，別に算定できない。
(15)　「3」の「ホ」の負荷心エコー法には，負荷に係る費用が含まれており，また併せて行ったD211トレッドミルによる負荷心肺機能検査，サイクルエルゴメーターによる心肺機能検査は別に算定できない。
(16)　「4」の「イ」の末梢血管血行動態検査は，慢性動脈閉塞症の診断及び病態把握のために行った場合に算定する。
(17)　「4」の「ロ」の脳動脈血流速度連続測定とは，経頭蓋骨的に連続波又はパルスドプラを用いて，ソノグラムを記録して血流の分析を行う場合をいう。
(18)　「4」の「ハ」の脳動脈血流速度マッピング法とは，パルスドプラにより脳内動脈の描出を行う場合をいう。
(19)　「5」の血管内超音波法の算定は次の方法による。
　ア　検査を実施した後の縫合に要する費用は所定点数に含まれる。

イ　本検査を，左心カテーテル検査及び右心カテーテル検査と併せて行った場合は，左心カテーテル検査及び右心カテーテル検査の所定点数に含まれる。
ウ　エックス線撮影に用いられたフィルムの費用は，E400フィルムの所定点数により算定する。
エ　D220呼吸心拍監視，新生児心拍・呼吸監視，カルジオスコープ（ハートスコープ），カルジオタコスコープの費用は，所定点数に含まれる。

⒇　「注1」における「造影剤を使用した場合」とは，静脈内注射，動脈注射又は点滴注射により造影剤を使用し検査を行った場合をいう。また，「3」の心臓超音波検査においては，心筋虚血の診断を目的とした場合に算定できる。この場合，心筋シンチグラフィーを同一月に実施した場合には主たるもののみ算定する。
(令6保医発0305・4)

事務連絡　超音波検査

問1　往診時に患家等で超音波検査の断層撮影法を行った場合は「イ　訪問診療時に行った場合」と「ロ　その他の場合」はどちらを算定するのか。
答　往診時には「ロ　その他の場合」を算定する。　(令2.3.31)

問2　胎児心エコー法について，当該保険医療機関が，産婦人科ではなく産科を標榜している場合であっても算定してよいか。
答　算定できる。　(平22.3.29)

問3　16週以降の切迫流産又は35週未満の切迫早産の患者に対し，診断や症状の改善や悪化等の経時的変化判定のため，経腟超音波断層法を用いて頸管長計測や頸管開大等の形態異常，血腫形成等の胎盤異常を観察し，また，破水時には胎児，臍帯と胎盤の位置関係等を観察した場合，超音波検査「2」断層撮影法「イ」胸腹部を算定できるのか。
答　切迫流早産の臨床症状である粘液性血性帯下，子宮出血，不規則または規則的子宮収縮の出現と増加，また子宮口開大や頸管展退，あるいは頸管熟化の所見，若しくは前期破水が認められた患者に対し施行した場合に限り算定する。
なお，切迫流早産に伴う症状及び所見について診療録に記載しておくこと。　(平20.7.10)

問4　不妊治療において，卵胞の発育状況の確認や子宮内膜の観察を目的として超音波検査を実施した場合，当該検査に係る費用は，保険診療として請求可能か。
答　医師の医学的判断により超音波検査を実施した場合については，保険診療として請求可能。　(令4.6.29)

参考　超音波検査

①　原則，腎悪性腫瘍に対して超音波検査（断層撮影法）を施行する場合にパルスドプラ法加算は認められる。【留意事項】原則として良性腫瘍では有用性は低いが，腎血管筋脂肪腫などの血管の豊富な腫瘍では，パルスドプラ法が必要である場合がある。

②　原則，尿管腫瘍に対して超音波検査（断層撮影法）を施行する場合にパルスドプラ法加算は認められない。【留意事項】原則として良性腫瘍では有用性は低いが，進行病変では診断的価値が高いことから，悪性腫瘍，血管病変では必要である場合がある。

③　原則，精索静脈瘤に対して超音波検査（断層撮影法）を施行する場合にパルスドプラ法加算は認められる。

④　精索及び精巣捻転症に対して超音波検査（断層撮影法）を施行する場合にパルスドプラ法加算は認められる。
(平19.3.16 支払基金，更新：平26.9.22)

⑤　原則，乳癌が疑われる患者に対するスクリーニング検査として，超音波検査の断層撮影法におけるパルスドプラ法加算は認められない。
(平22.6.21 支払基金，更新：平26.9.22)

⑥　原則，肝癌（疑い含む）に対する超音波検査（断層撮影法）を施行する場合，パルスドプラ法加算の算定は認められる。
(平24.1.26 国保中央会，令1.8.29一部修正)

⑦　原則，単なる挫傷に対する局所診断を目的とした超音波検査は認められない。　(平27.2.5 国保中央会，令3.2.26一部修正)

⑧　原則，「関節リウマチ」に対する診断及び経過観察を目的として実施した「超音波検査（断層撮影法）（その他）」の算定は認められる。【留意事項】経過観察として認める場合の期間（算定間隔）については，個々の症例により適正なものとすること。　(平29.2.27 支払基金)

⑨　狭心症（確定後）の傷病名のみに対する「3」心臓超音波検査「イ」経胸壁心エコー法の算定は，原則として認められる。　(令4.1.31 支払基金)

⑩　頸動脈又は内頸動脈狭窄症（疑いを含む）に対する超音波検査（断層撮影法）（その他）のパルスドプラ法加算の算定は，原則として認められる。

⑪　頸動脈又は内頸動脈狭窄症（疑いを含む）のない，次の基礎疾患に対するスクリーニング検査としての超音波検査（断層撮影法）（その他）のパルスドプラ加算の算定は，原則として認められない。
基礎疾患：高血圧症，脂質異常症，糖尿病，虚血性脳疾患
(令6.4.30 支払基金)

⑫　次の傷病名等に対する「3」心臓超音波検査「イ」経胸壁心エコー法の算定は，原則として認められる。
(1)心筋梗塞（疑い含む），(2)心筋症（疑い含む），(3)心筋炎（疑い含む），(4)心膜炎（疑い含む），(5)心膜液貯留（疑い含む），(6)心臓弁膜症（疑い含む），(7)先天性心疾患（疑い含む），(8)川崎病（疑い含む），(9)心不全（疑い含む），(10)心サルコイドーシス（疑い含む），(11)心肥大の疑い，(12)高血圧性心疾患（疑い含む），(13)肺高血圧症（疑い含む），(14)慢性肺血栓塞栓症（疑い含む），(15)アミロイドーシス，(16)心雑音，胸痛，(17)心臓腫瘍，(18)大動脈解離，(19)心電図異常（右脚ブロック時）

⑬　次の傷病名等に対する「3」心臓超音波検査「イ」経胸壁心エコー法の算定は，原則として認められない。
(1)不整脈疑い，(2)混合性結合組織病，(3)全身性エリテマトーデス，(4)高血圧症（再診時）　(令6.10.31 支払基金)

⑭　稽留流産確定後の進行流産（不全流産・完全流産）の診断時の超音波検査（断層撮影法）（胸腹部）の算定は，原則として認められる。　(令6.12.27 支払基金)

⑮　白内障の術前検査における「1」超音波検査（Aモード法）の算定は，原則として認められる。　(令7.2.28 支払基金)

参考　**問1**　乳癌の患者に同一日に胸部（乳腺）と腹部に超音波断層撮影法を行った場合は，胸腹部とその他体表（乳腺）の両方を算定してよいか。
答　同一の方法では部位数にかかわらず1回のみ算定する。
(平10.3.25 日本病院会ニュース)

問2　断層撮影法の「ロ」において，次の部位は「胸腹部」に該当するのか，「その他」に該当するのか。
①前立腺，腹部大動脈，胸部大動脈
②乳房
③睾丸，腋窩
答　①「胸腹部」に該当する。
②，③「その他」の体表に該当する。

問3　「胸腹部」「下肢血管」「その他」に区分されているが，同一日において，胸部の断層撮影を行い，後日，腹部の断層撮影を行った場合，腹部の点数は90/100で算定するのか。
答　同一の撮影方法の場合は，部位が異なっても90/100で算定する。　(平14.4.5 全国保険団体連合会，一部修正)

問4　「2　断層撮影法」の「イ　訪問診療時に行った場合」は，看護師や検査技師が単独で患家を訪問して実施した場合も算定できるか。
答　算定できない。訪問診療時に医師又は医師と同行した看護師等が実施した場合に算定する。

問5　患家にて訪問診療を行った際に，医師がその場で超音波検査の断層撮影法を行い，精査目的に同日または同月の後日，外来で再度同一部位に断層撮影法を行った場合，
①「イ　訪問診療時に行った場合」と「ロ　その他の場合」はそれぞれ算定できるか。
②「ロ　その他の場合」の点数は100分の90となるのか。
答　①算定できる。
②100分の90で算定する。　(令2.4.20 全国保険医団体連合会)

D215-2　肝硬度測定 乳幼　200点

→肝硬度測定　　　　　　　　　　　摘要欄 p.1703

　肝硬度測定は，汎用超音波画像診断装置のうち，使用目的，効能又は効果として，肝臓の硬さについて，非侵襲的に計測するものとして薬事承認又は認証を得ているものを使用し，肝硬変の患者（肝硬変が疑われる患者を含む）に対し，肝臓の硬さを非侵襲的に測定した場合に，原則として3月に1回に限り算定する。ただし，医学的な必要性から3月に2回以上算定する場合には，**診療報酬明細書**の摘要欄にその理由及び医学的根拠を詳細に記載する。[複肝]

参考　脂肪肝に対する(1)D215-2肝硬度測定，(2)D215-3超音波エラストグラフィーの算定は，原則として認められない。
（令6.8.30 支払基金）

D215-3　超音波エラストグラフィー 乳幼　200点

　注　D215-2肝硬度測定を算定する患者については，当該検査の費用は別に算定しない。

→超音波エラストグラフィー　　　摘要欄 p.1703

(1)　超音波エラストグラフィーは，汎用超音波画像診断装置のうち，使用目的又は効果として，肝臓の硬さについて，非侵襲的に計測するものとして薬事承認又は認証を得ているものを使用し，肝硬変の患者（肝硬変が疑われる患者を含む）に対し，肝臓の線維化の程度を非侵襲的に評価した場合に，原則として3月に1回に限り算定する。ただし，医学的な必要性から3月に2回以上算定する場合には，**診療報酬明細書**の摘要欄にその理由及び医学的根拠を詳細に記載する。[複エ]

(2)　D215-2肝硬度測定について，同一の患者につき，当該検査実施日より3月以内に行われたものの費用は，原則として所定点数に含まれるものとする。ただし，医学的な必要性から別途肝硬度測定を算定する必要がある場合には，**診療報酬明細書**の摘要欄にその理由及び医学的根拠を詳細に記載する。（令6 保医発0305・4）

D215-4　超音波減衰法検査 乳幼　200点

　注　D215-2肝硬度測定又はD215-3超音波エラストグラフィーを算定する患者については，当該検査の費用は別に算定しない。

→超音波減衰法検査　　　　　　　　摘要欄 p.1703

(1)　超音波減衰法検査は，汎用超音波画像診断装置のうち，使用目的又は効果として，超音波の減衰量を非侵襲的に計測し，肝臓の脂肪量を評価するための情報を提供するものとして薬事承認又は認証を得ているものを使用し，脂肪性肝疾患の患者であって慢性肝炎又は肝硬変の疑いがある者に対し，肝臓の脂肪量を評価した場合に，3月に1回に限り算定する。

(2)　当該検査の実施に当たっては，関係学会が定めるガイドラインを踏まえ適切に行う。

(3)　D215-2肝硬度測定又はD215-3超音波エラストグラフィーについて，同一の患者につき，当該検査実施日より3月以内に行われたものの費用は，原則として所定点数に含まれる。ただし，医学的な必要性から別途肝硬度測定又は超音波エラストグラフィーを算定する必要がある場合には，**診療報酬明細書**の摘要欄にその理由及び医学的根拠を詳細に記載する。（令6 保医発0305・4）

事務連絡　問　D215-4超音波減衰法検査における「関係学会が定めるガイドライン」とは，具体的には何を指すのか。
答　現時点では，日本消化器病学会・日本肝臓学会の「NAFLD／NASH診療ガイドライン」を指す。
（令4.3.31）

D216　サーモグラフィー検査（記録に要する費用を含む）乳幼90　200点

　注　負荷検査を行った場合は，**負荷検査加算**として，負荷の種類又は回数にかかわらず100点を所定点数に加算する。

D216-2　残尿測定検査 乳幼

1　超音波検査によるもの　　　　　　　　55点
2　導尿によるもの　　　　　　　　　　　45点
　注　残尿測定検査は，患者1人につき月2回に限り算定する。

→残尿測定検査

(1)　残尿測定検査は，前立腺肥大症，神経因性膀胱又は過活動膀胱の患者に対し，超音波若しくはカテーテルを用いて残尿を測定した場合に算定する。

(2)　「1」の超音波検査によるものと「2」の導尿によるものを同一日に行った場合は，主たるもののみ算定する。（令6 保医発0305・4）

事務連絡　問　残尿測定検査において，2回目については，100分の90の算定となるのか。
答　残尿測定検査については，月2回を上限とし，2回目も100分の100で算定する。（平22.4.30）

参考　① 次の傷病名に対するD216-2残尿測定検査の算定は，原則として認められる。
　(1)前立腺肥大症疑い，(2)神経因性膀胱疑い，(3)過活動膀胱疑い
② 次の傷病名に対するD216-2残尿測定検査の算定は，原則として認められない。
　(1)神経性頻尿症疑い，(2)前立腺癌，(3)膀胱結石症，(4)尿道結石症，(5)膀胱尿管逆流，(6)遺尿症，(7)夜尿症，(8)膀胱結核
（令6.10.31 支払基金）

D217　骨塩定量検査 乳幼

1　DEXA法による腰椎撮影　　　　　　360点
　注　同一日にDEXA法により大腿骨撮影を行った場合には，**大腿骨同時撮影加算**[腿撮]として，90点を所定点数に加算する。
2　REMS法（腰椎）　　　　　　　　　140点
　注　同一日にREMS法により大腿骨の骨塩定量検査を行った場合には，**大腿骨同時検査加算**として，55点を所定点数に加算する。
3　MD法，SEXA法等　　　　　　　　140点
4　超音波法　　　　　　　　　　　　　80点
　注　検査の種類にかかわらず，患者1人につき4月に1回に限り算定する。

→骨塩定量検査

(1)　骨塩定量検査は，骨粗鬆症の診断及びその経過観察の際のみ算定できる。ただし，4月に1回を限度とする。

(2)　「1」の「注」はDEXA法による腰椎撮影及び大腿骨撮影を同一日に行った場合にのみ算定できる。

(3)　「2」のREMS法（腰椎）は，REMS法（Radiofrequency Echographic Multi-spectrometry）による腰椎の骨塩定量検査を実施した場合に算定する。

(4)　「2」の「注」は，REMS法により腰椎及び大腿骨の骨塩定量検査を同一日に行った場合にのみ算定できる。

(5)　「3」の「MD法，SEXA法等」の方法には，DEXA法（dual Energy x-Ray Absorptiometry），単一光子吸収法（SPA：Single Photon Absorptiometry），二重光子吸収法（DPA：Dual Photon Absorptiometry），MD法（Microdensitometryによる骨塩定量法），DIP法（Digital Image Processing），SEXA法（single Energy

x-Ray Absorptiometry），単色X線光子を利用した骨塩定量装置による測定及びpQCT（peripheral Quantitative Computed Tomography）による測定がある。
(6) MD法による骨塩定量検査を行うことを目的として撮影したフィルムを用いて画像診断を併施する場合は，「3」の「MD法，SEXA法等」の所定点数又は画像診断の手技料（E001写真診断及びE002撮影）の所定点数のいずれか一方により算定する。ただし，E400フィルムの費用は，いずれの場合でも，手技料とは別に算定できる。　　　　　　　（令6医発0305・4）

参考　ステロイド長期服用中の骨粗鬆症がない場合の腰痛症に対するD217骨塩定量検査の算定は，原則として認められない。　　　　　　　　　　　　　（令6.2.29 支払基金）

監視装置による諸検査

D218　分娩監視装置による諸検査　乳　幼
1　1時間以内の場合　　　　　　　　　　510点
2　1時間を超え1時間30分以内の場合　　700点
3　1時間30分を超えた場合　　　　　　　890点

→分娩監視装置による諸検査
胎児仮死，潜在胎児仮死及び異常分娩の経過改善の目的で陣痛促進を行う場合にのみ算定できるものであり，陣痛曲線，胎児心電図及び胎児心音図を記録した場合も，所定点数に含まれる。　　　　　　　　　　　（令6保医発0305・4）

D219　ノンストレステスト（一連につき）　乳　幼　210点

→ノンストレステスト
(1) ノンストレステストは，以下に掲げる患者に対し行われた場合に算定する。
　ア　40歳以上の初産婦である患者
　イ　BMIが35以上の初産婦である患者
　ウ　多胎妊娠の患者
　エ　子宮内胎児発育不全の認められる患者
　オ　子宮収縮抑制剤を使用中の患者
　カ　妊娠高血圧症候群重症の患者
　キ　常位胎盤早期剥離の患者
　ク　前置胎盤（妊娠22週以降で出血等の症状を伴う場合に限る）の患者
　ケ　胎盤機能不全の患者
　コ　羊水異常症の患者
　サ　妊娠30週未満の切迫早産の患者で，子宮収縮，子宮出血，頸管の開大，短縮又は軟化のいずれかの切迫早産の兆候を示し，かつ，以下のいずれかを満すもの
　　(イ)　前期破水を合併したもの
　　(ロ)　経腟超音波検査で子宮頸管長が20mm未満のもの
　　(ハ)　切迫早産の診断で他の医療機関から搬送されたもの
　　(ニ)　早産指数（tocolysis index）が3点以上のもの
　シ　心疾患（治療中のものに限る）の患者
　ス　糖尿病（治療中のものに限る）又は妊娠糖尿病（治療中のものに限る）の患者
　セ　甲状腺疾患（治療中のものに限る）の患者
　ソ　腎疾患（治療中のものに限る）の患者
　タ　膠原病（治療中のものに限る）の患者
　チ　特発性血小板減少性紫斑病（治療中のものに限る）の患者
　ツ　白血病（治療中のものに限る）の患者
　テ　血友病（治療中のものに限る）の患者
　ト　出血傾向（治療中のものに限る）のある患者
　ナ　HIV陽性の患者
　ニ　Rh不適合の患者
　ヌ　当該妊娠中に帝王切開術以外の開腹手術を行った患者又は行う予定のある患者
　　ただし，治療中のものとは，対象疾患について専門的治療が行われているものを指し，単なる経過観察のために年に数回程度通院しているのみでは算定できない。
(2) ノンストレステストは入院中の患者に対して行った場合には1週間につき3回，入院中の患者以外の患者に対して行った場合には1週間につき1回に限り算定できる。なお，1週間の計算は暦週による。
　　　　　　　　　　　　　　　（令6保医発0305・4）

D220　呼吸心拍監視，新生児心拍・呼吸監視，カルジオスコープ（ハートスコープ），カルジオタコスコープ
1　1時間以内又は1時間につき　　　　　50点
2　3時間を超えた場合（1日につき）
　イ　7日以内の場合　　　　　　　　　150点
　ロ　7日を超え14日以内の場合　　　　130点
　ハ　14日を超えた場合　　　　　　　　50点

注1　心電曲線及び心拍数のいずれも観察した場合に算定する。
　2　呼吸曲線を同時に観察した場合の費用は，所定点数に含まれるものとする。
　3　人工呼吸と同時に行った呼吸心拍監視の費用は，人工呼吸の所定点数に含まれるものとする。
　4　同一の患者につき，L008マスク又は気管内挿管による閉鎖循環式全身麻酔と同一日に行われた場合における当該検査の費用は，当該麻酔の費用に含まれる。

D221　削除

（編注）当該検査は新生児・乳幼児・幼児加算の対象外。

→呼吸心拍監視，新生児心拍・呼吸監視，カルジオスコープ（ハートスコープ），カルジオタコスコープ
　　　　　　　　　　　　　　　　摘要欄　p.1703
(1) 呼吸心拍監視は，重篤な心機能障害若しくは呼吸機能障害を有する患者又はそのおそれのある患者に対して，常時監視を行っている場合に算定されるものである。この際，呼吸曲線の観察の有無に関わらず，心電曲線，心拍数の観察を行った場合は，所定点数を算定する。
(2) 呼吸心拍監視，新生児心拍・呼吸監視，カルジオスコープ（ハートスコープ）又はカルジオタコスコープは，観察した呼吸曲線，心電曲線，心拍数のそれぞれの観察結果の要点を診療録に記載した場合に算定できる。
(3) 新生児心拍・呼吸監視，カルジオスコープ（ハートスコープ）又はカルジオタコスコープは，重篤な心機能障害若しくは呼吸機能障害を有する患者又はそのおそれのある患者に対し，心電曲線及び心拍数の観察を行っている場合に算定する。この際，呼吸曲線を同時に観察した場合の費用は所定点数に含まれる。
(4) 呼吸心拍監視，新生児心拍・呼吸監視，カルジオスコープ（ハートスコープ）又はカルジオタコスコープを同一日に行った場合は，主たるもののみ算定する。
(5) 診療報酬明細書の摘要欄に呼吸心拍監視，新生児心拍・呼吸監視，カルジオスコープ（ハートスコープ）

又はカルジオタコスコープの算定開始日を記載する。
(6) 呼吸心拍監視装置等の装着を中止した後30日以内に再装着が必要となった場合の日数の起算日は，最初に呼吸心拍監視，新生児心拍・呼吸監視，カルジオスコープ（ハートスコープ）又はカルジオタコスコープを算定した日とする。特定入院料を算定した患者が引き続き呼吸心拍監視，新生児心拍・呼吸監視，カルジオスコープ（ハートスコープ）又はカルジオタコスコープを行う場合の日数の起算日についても同様とする。なお，当該検査を中止している期間についても実施日数の計算に含める。
(7) 7日を超えた場合は，検査に要した時間にかかわらず「2」の「ロ」又は「ハ」を上限として算定する。
(8) 人工呼吸を同一日に行った場合は，呼吸心拍監視，新生児心拍・呼吸監視，カルジオスコープ（ハートスコープ），カルジオタコスコープに係る費用はＪ045人工呼吸の所定点数に含まれる。　(令6保医発0305・4)

参考　硬膜外麻酔，脊椎麻酔，静脈麻酔による手術に伴う呼吸心拍監視は認められる。【留意事項】手術を伴わない硬膜外麻酔として，硬膜外ブロックでは，偶発事故の発生は少ないことから，呼吸心拍監視の算定については，「心機能の低下があり，神経ブロックによる血圧降下の及ぼす影響が著しく，合併症の危険性が増す」等の医学的に必要な理由がある場合に限られる。　(平20.8.25 支払基金，更新：平26.9.22)

D221-2　筋肉コンパートメント内圧測定　乳幼　620点
注　筋肉コンパートメント内圧測定は骨折，外傷性の筋肉内出血，長時間の圧迫又は動脈損傷等により，臨床的に疼痛，皮膚蒼白，脈拍消失，感覚異常及び麻痺を認める等，急性のコンパートメント症候群が疑われる患者に対して，同一部位の診断を行う場合に，測定の回数にかかわらず1回のみ算定する。

D222　経皮的血液ガス分圧測定，血液ガス連続測定
1　1時間以内又は1時間につき　100点
2　5時間を超えた場合（1日につき）　630点

（編注）D222は新生児・乳幼児・幼児加算の対象外。

→経皮的血液ガス分圧測定，血液ガス連続測定
(1) 経皮的血液ガス分圧測定は，以下のいずれかに該当する場合に算定する。
　ア　循環不全及び呼吸不全があり，酸素療法を行う必要のある新生児に対して測定を行った場合。その際には，測定するガス分圧の種類にかかわらず，所定点数により算定する。ただし，出生時体重が1,000g未満又は1,000g以上1,500g未満の新生児の場合は，それぞれ90日又は60日を限度として算定する。
　イ　神経筋疾患，肺胞低換気症候群〔難病の患者に対する医療等に関する法律第5条第1項に規定する指定難病の患者であって，同法第7条第4項に規定する医療受給者証を交付されているもの（同条第1項各号に規定する特定医療費の支給認定に係る基準を満たすものとして診断を受けたものを含む）に限る〕又は慢性呼吸器疾患の患者に対し，NPPVの適応判定及び機器の調整を目的として経皮的に血中のPCO_2を測定した場合。その際には，1入院につき2日を限度として算定できる。
(2) 血液ガス連続測定は，閉鎖循環式全身麻酔において分離肺換気を行う際に血中のPO_2，PCO_2及びpHの観血的連続測定を行った場合に算定できる。　(令6保医発0305・4)

D222-2　経皮的酸素ガス分圧測定（1日につき）　100点

（編注）当該検査は新生児・乳幼児・幼児加算の対象外。

→経皮的酸素ガス分圧測定
重症下肢血流障害が疑われる患者に対し，虚血肢の切断若しくは血行再建に係る治療方針の決定又は治療効果の判定のために経皮的に血中のPO_2を測定した場合に，3月に1回に限り算定する。　(令6保医発0305・4)

D223　経皮的動脈血酸素飽和度測定（1日につき）乳幼　35点
注　人工呼吸と同時に行った経皮的動脈血酸素飽和度測定の費用は，人工呼吸の所定点数に含まれるものとする。

→経皮的動脈血酸素飽和度測定
(1) 経皮的動脈血酸素飽和度測定は，次のいずれかに該当する患者に対して行った場合に算定する。
　ア　呼吸不全若しくは循環不全又は術後の患者であって，酸素吸入若しくは突発性難聴に対する酸素療法を現に行っているもの又は酸素吸入若しくは突発性難聴に対する酸素療法を行う必要があるもの
　イ　静脈麻酔，硬膜外麻酔又は脊椎麻酔を実施中の患者に行った場合
　なお，閉鎖式全身麻酔を実施した際にＬ008マスク又は気管内挿管による閉鎖循環式全身麻酔を算定した日と同一日には算定できない。
(2) Ｃ103在宅酸素療法指導管理料を算定している患者（これに係る在宅療養指導管理材料加算のみを算定している者を含み，医療型短期入所サービス費又は医療型特定短期入所サービス費を算定している短期入所中の者を除く）については，経皮的動脈血酸素飽和度測定の費用は算定できない。　(令6保医発0305・4)

D223-2　終夜経皮的動脈血酸素飽和度測定（一連につき）乳幼　100点

→終夜経皮的動脈血酸素飽和度測定
(1) 終夜経皮的動脈血酸素飽和度測定は，睡眠時呼吸障害の疑われる患者に対して行った場合に算定し，数日間連続して測定した場合でも，一連のものとして算定する。
(2) Ｃ103在宅酸素療法指導管理料を算定している患者（これに係る在宅療養指導管理材料加算のみを算定している者を含み，医療型短期入所サービス費又は医療型特定短期入所サービス費を算定している短期入所中の者を除く）については，終夜経皮的動脈血酸素飽和度測定（一連につき）の費用は算定できない。　(令6保医発0305・4)

事務連絡　問　終夜経皮的動脈血酸素飽和度測定の（一連につき）とは具体的にいつまでの期間を指すのか。
答　診断が確定するまでの間。　(平18.3.28)

D224　終末呼気炭酸ガス濃度測定（1日につき）乳幼　100点

→終末呼気炭酸ガス濃度測定
(1) 終末呼気炭酸ガス濃度測定は，気管内挿管又は気管切開している患者であって，次のいずれかに該当する患者に対して行った場合に算定する。
　ア　人工呼吸器を装着している患者
　イ　自発呼吸が不十分な患者
　ウ　脳外傷等換気不全が生じる可能性が非常に高いと

判断される患者
(2) 閉鎖式全身麻酔を実施した際にL008マスク又は気管内挿管による閉鎖循環式全身麻酔を算定した日と同一日には算定できない。
(令6保医発0305・4)

> **D225 観血的動脈圧測定**（カテーテルの挿入に要する費用及びエックス線透視の費用を含む）乳幼
> 1　1時間以内の場合　　　　　　　　　130点
> 2　1時間を超えた場合（1日につき）　260点
> 注　カテーテルの交換の有無にかかわらず一連として算定する。

→観血的動脈圧測定
(1) 観血的動脈圧測定は，動脈圧測定用カテーテルを挿入して測定するもの又はエラスター針等を動脈に挿入してトランスデューサーを用いて測定するものをいう。
(2) 穿刺部位のガーゼ交換等の処置料及び材料料は別に算定できない。
(令6保医発0305・4)
（編注）観血的動脈圧測定に当たり，材料価格基準「別表Ⅱ」の「003(2)末梢動脈圧測定用カテーテル」を使用した場合は特定保険医療材料料として算定できる。

> **D225-2 非観血的連続血圧測定**（1日につき）
> 乳幼　　　　　　　　　　　　　　　　100点
> 注　人工呼吸と同時に行った非観血的連続血圧測定の費用は，人工呼吸の所定点数に含まれるものとする。

→非観血的連続血圧測定
　非観血的連続血圧測定は，トノメトリー法により麻酔に伴って実施した場合に限り算定できるものとし，また，観血的動脈圧測定と同一日に実施した場合は，主たるもののみ算定する。
(令6保医発0305・4)

> **D225-3 24時間自由行動下血圧測定** 乳幼　200点

→24時間自由行動下血圧測定
　24時間自由行動下血圧測定は，日本循環器学会，日本心臓病学会及び日本高血圧学会の承認を得た「24時間血圧計の使用（ABPM）基準に関するガイドライン」に沿って行われた場合に，1月に1回に限り算定する。
(令6保医発0305・4)

> **D225-4 ヘッドアップティルト試験** 乳幼
> 　　　　　　　　　　　　　　　　　1,030点
> 注　別に厚生労働大臣が定める施設基準〔告示4第5・6の5，p.1387〕に適合しているものとして地方厚生局長等に届け出た保険医療機関において行われる場合に限り算定する。

→ヘッドアップティルト試験
(1) ヘッドアップティルト試験は，患者を臥位から傾斜位の状態に起こし，傾斜位の状態に保ちながら，連続的に血圧，脈拍及び症状の推移等を測定及び観察する検査をいう。なお，単に臥位及び立位又は座位時の血圧等を測定するだけのものは当該検査に該当しない。
(2) 失神発作があり，他の原因が特定されずに神経調節性失神が疑われる患者に対して，医師が行った場合に限り算定する。
(3) 使用する薬剤の費用は所定点数に含まれる。
(4) 検査に伴い施行した心電図に係る費用は別に算定できない。
(5) 診療録に，当該検査中に測定された指標等について記載する。
(令6保医発0305・4)

事務連絡 問　ヘッドアップティルト試験の際に行った血液検査は，別に算定できるか。
答　算定して差し支えない。
(平24.3.30)

> **D226 中心静脈圧測定**（1日につき）乳幼
> 1　4回以下の場合　　　　　　　　　120点
> 2　5回以上の場合　　　　　　　　　240点
> 注　カテーテルの交換の有無にかかわらず一連として算定する。

→中心静脈圧測定
(1) 穿刺部位のガーゼ交換等の処置料及び材料料は別に算定できない。
(2) 中心静脈圧測定を算定中にカテーテルの挿入手技を行った場合（手術に関連して行う場合を除く）は，G005-2中心静脈注射用カテーテル挿入により算定する。この場合において，カテーテルの挿入に伴う画像診断及び検査の費用は算定しない。
(令6保医発0305・4)

> **D227 頭蓋内圧持続測定** 乳幼
> 1　1時間以内又は1時間につき　　　200点
> 2　3時間を超えた場合（1日につき）　800点

→頭蓋内圧持続測定
　穿刺部位のガーゼ交換等の処置料及び材料料は別に算定できない。
(令6保医発0305・4)

> **D228 深部体温計による深部体温測定**（1日につき）　　　　　　　　　　　　　　　　100点

（編注）当該検査は新生児・乳幼児・幼児加算の対象外。

→深部体温計による深部体温測定
　直腸温又は膀胱温の測定は，深部体温測定と異なるものであり，深部体温計による深部体温の測定には該当しない。
(令6保医発0305・4)

> **D229 前額部，胸部，手掌部又は足底部体表面体温測定による末梢循環不全状態観察**（1日につき）　　　　　　　　　　　　　　　　100点

（編注）当該検査は新生児・乳幼児・幼児加算の対象外。

→前額部，胸部，手掌部又は足底部体表面体温測定による末梢循環不全状態観察
　前額部，胸部，手掌部又は足底部体表面体温測定による末梢循環不全状態観察とD228深部体温計による深部体温測定を同一日に行った場合は，主たるもののみ算定する。
(令6保医発0305・4)

> **D230 観血的肺動脈圧測定** 乳幼
> 1　1時間以内又は1時間につき　　　180点
> 2　2時間を超えた場合（1日につき）　570点
> 注1　バルーン付肺動脈カテーテルを挿入した場合は，**バルーン付肺動脈カテーテル挿入加算**として，開始日に限り**1,300点**を所定点数に加算する。この場合において，挿入に伴う画像診断及び検査の費用は算定しない。
> 　2　カテーテルの交換の有無にかかわらず一連として算定する。

→観血的肺動脈圧測定
(1) 肺動脈楔入圧を持続的に測定する場合に所定点数を算定する。
(2) 測定のために右心カテーテル法により，バルーン付

肺動脈カテーテルを挿入した場合には挿入日にカテーテル挿入加算を算定できる。この場合，使用したカテーテルの本数にかかわらず，一連として算定する。
(3) 観血的肺動脈圧測定と右心カテーテル法による諸検査又はD226中心静脈圧測定を同一日に実施した場合は，主たるもののみ算定する。
(4) 左心カテーテル法による諸検査を同一日に実施した場合は別に算定できる。
(5) 穿刺部位のガーゼ交換等の処置料及び材料料は別に算定できない。
(令6保医発0305・4)

D231 人工膵臓検査（一連につき）乳 幼　5,000点
注　別に厚生労働大臣が定める施設基準〔告示4第5・6の7, p.1387〕に適合しているものとして地方厚生局長等に届け出た保険医療機関において行われる場合に限り算定する。

→人工膵臓検査
(1) 人工膵臓検査は，糖尿病患者の治療に際してインスリン抵抗性の評価，至適インスリン用量の決定等を目的として，血管内に留置した二重腔カテーテルから吸引した血中のグルコース値を連続して測定した場合に算定できる。
(2) 算定の対象となる患者は，次の療養が必要な糖尿病等の患者であって，医師が人工膵臓検査以外による血糖調整が困難であると認めたものである。
　ア　糖尿病性腎症に対する透析時の血糖管理
　イ　難治性低血糖症の治療のための血糖消費量決定
　ウ　インスリン抵抗性がみられる難治性糖尿病に対するインスリン感受性テスト及び血糖管理
(3) 2日以上にわたり連続して実施した場合においても，一連として1回の算定とする。
(4) 人工膵臓検査と同一日に行った血中グルコース測定は別に算定できない。
(5) 穿刺部位のガーゼ交換等の処置料及び材料料は別に算定できない。
(令6保医発0305・4)

D231-2 皮下連続式グルコース測定（一連につき）乳 幼　700点
注1　別に厚生労働大臣が定める施設基準〔告示4第5・6の6, p.1386〕に適合しているものとして地方厚生局長等に届け出た保険医療機関において行われる場合に限り算定する。
2　注1に規定する届出を行った診療所において行われる場合は，6月に2回に限り算定する。

→皮下連続式グルコース測定　　摘要欄 p.1703
(1) 糖尿病患者の治療に際してインスリン抵抗性の評価，至適インスリン用量の決定等を目的として，皮下に留置した電極から皮下組織中のグルコース値を連続して測定した場合に算定できる。
(2) 皮下連続式グルコース測定は以下に掲げる患者に対し行われた場合に算定する。また，算定した場合は，以下のいずれに該当するかを**診療報酬明細書**の摘要欄に明記する。
　ア　治療方針策定のために血糖プロファイルを必要とする1型糖尿病患者
　イ　低血糖発作を繰り返す等重篤な有害事象がおきている血糖コントロールが不安定な2型糖尿病患者であって，医師の指示に従い血糖コントロールを行う意志のある者

(3) 2日以上にわたり連続して実施した場合においても，一連として1回の算定とする。
(4) 皮下連続式グルコース測定と同一日に行った血中グルコース測定に係る費用は所定点数に含まれる。
(5) 人工膵臓検査又は人工膵臓療法を同一日に行った場合は，主たるもののみ算定する。
(6) 穿刺部位のガーゼ交換等の処置料及び材料料は別に算定できない。
(令6保医発0305・4)
（編注）皮下連続式グルコース測定にあたって，材料価格基準・別表Ⅱ「158 皮下グルコース測定用電極」を使用した場合は，特定保険医療材料料として算定できる。

D232 食道内圧測定検査 乳 幼　780点
D233 直腸肛門機能検査 乳 幼
　1　1項目行った場合　　　　　　　800点
　2　2項目以上行った場合　　　　1,200点
　注　直腸肛門機能検査は，患者1人につき月1回に限り算定する。

→直腸肛門機能検査
(1) 直腸肛門機能検査とは，次のアからオまでに掲げる検査をいう。
　ア　直腸肛門内圧測定
　イ　直腸感覚検査
　ウ　直腸コンプライアンス検査
　エ　直腸肛門反射検査
　オ　排出能力検査
(2) 直腸肛門機能検査は，ヒルシュスプルング病，鎖肛，肛門括約不全，直腸肛門由来の排便障害等の直腸肛門疾患に対して行う検査をいう。
(3) 直腸肛門機能検査は，直腸肛門内圧検査用バルーン，マイクロチップ，インフューズドオープンチップ又はマイクロバルーン等を用いて実施されるものである。
(令6保医発0305・4)

D234 胃・食道内24時間pH測定 乳 幼　3,000点

→胃・食道内24時間pH測定
(1) 胃・食道逆流症の診断及び治療方法の選択のために実施された場合に算定する。
(2) 胃・食道内24時間pH測定に用いる測定器，基準電極，pHカテーテル，ガラス電極，保護チューブ，電解液，電極用ゼリー，pH緩衝液等の費用は，所定点数に含まれる。
(3) 胃・食道内24時間pH測定は，概ね24時間以上連続して行われるものであり，これを1回として算定する。
(4) 食道内多チャンネルインピーダンス・pH測定検査を行った場合は所定点数を算定する。
(令6保医発0305・4)

脳波検査等

通則
D235からD237-3までに掲げる脳波検査等については，各所定点数及びD238脳波検査判断料の所定点数を合算した点数により算定する。

（編注）判断料と合算する検査に 判 （D238）と付記。

D235 脳波検査（過呼吸，光及び音刺激による負荷検査を含む）乳 幼 判 （D238）　720点
注1　検査に当たって睡眠賦活検査又は薬物賦活検査を行った場合は，**賦活検査加算**として，これらの検査の別にかかわらず**250点**を所定点数に加算する。

2 当該保険医療機関以外の医療機関で描写した脳波について診断を行った場合は，1回につき70点とする。

（編注）「注2」は新生児・乳幼児・幼児加算の対象外。

→脳波検査
(1) 脳波検査を算定するものは，同時に8誘導以上の記録を行った場合である。
(2) 8誘導未満の誘導数により脳波を測定した場合は，誘導数をD214脈波図，心機図，ポリグラフ検査の検査数と読み替えて算定するものとし，種々の賦活検査（睡眠，薬物を含む）を行った場合も，同区分の所定点数のみにより算定する。
(3) 心臓及び脳手術中における脳波検査は，8誘導以上の場合は脳波検査により，それ以外の場合は誘導数をD214脈波図，心機図，ポリグラフ検査の検査数と読み替えて算定する。
（令6保医発0305・4）

D235-2 長期継続頭蓋内脳波検査（1日につき）乳幼判（D238） 500点

注 別に厚生労働大臣が定める施設基準〔告示4第5・6，p.1386〕に適合しているものとして地方厚生局長等に届け出た保険医療機関において行われる場合に限り算定する。

→長期継続頭蓋内脳波検査
　長期継続頭蓋内脳波検査は，難治性てんかんの患者に対し，硬膜下電極若しくは深部電極を用いて脳波測定を行った場合，患者1人につき14日間を限度として算定する。
（令6保医発0305・4）

（編注）材料価格基準・別表Ⅱ「088 脳波測定用頭蓋内電極」を併せて算定できる。

D235-3 長期脳波ビデオ同時記録検査（1日につき）乳幼判（D238）

1 長期脳波ビデオ同時記録検査1　3,500点
2 長期脳波ビデオ同時記録検査2　　900点

注 1については，別に厚生労働大臣が定める施設基準〔告示4第5・6の8，p.1387〕に適合しているものとして地方厚生局長等に届け出た保険医療機関において行われる場合に限り算定する。

→長期脳波ビデオ同時記録検査
　長期脳波ビデオ同時記録検査は，難治性てんかんの患者に対し，てんかん発作型診断，局在診断（硬膜下電極又は深部電極を用いて脳波測定を行っている患者に対するものに限る）又は手術前後に行った場合，患者1人につきそれぞれ5日間を限度として算定する。
（令6保医発0305・4）

D236 脳誘発電位検査（脳波検査を含む）乳幼判
（D238）

1 体性感覚誘発電位　　　　　　　　850点
2 視覚誘発電位　　　　　　　　　　850点
3 聴性誘発反応検査，脳波聴力検査，脳幹反応聴力検査，中間潜時反応聴力検査
　　　　　　　　　　　　　　　　　850点

注 2種類以上行った場合は，主たるもののみ算定する。

4 聴性定常反応　　　　　　　　　1,010点

→脳誘発電位検査

(1) 脳誘発電位検査は，刺激又は負荷を加えながら脳活動電位を記録し，コンピューター等により解析を行うものであり，同時に記録した脳波検査については，別に算定できない。
(2) 「3」と「4」を両方行った場合は，主たるもののみ算定する。
（令6保医発0305・4）

D236-2 光トポグラフィー 乳幼判（D238）

1 脳外科手術の術前検査に使用するもの
　　　　　　　　　　　　　　　　　670点
2 抑うつ症状の鑑別診断の補助に使用するもの
　イ 地域の精神科救急医療体制を確保するために必要な協力等を行っている精神保健指定医による場合　　　400点
　ロ イ以外の場合　　　　　　　　200点

注 1 2について，別に厚生労働大臣が定める施設基準〔告示4第5・7(1)，p.1387〕に適合しているものとして地方厚生局長等に届け出た保険医療機関において行われる場合に限り算定する。
　2 別に厚生労働大臣が定める施設基準〔告示4第5・7(2)，p.1388〕に適合しているものとして地方厚生局長等に届け出た保険医療機関以外の保険医療機関において行われる場合には，所定点数の100分の80に相当する点数により算定する。

→光トポグラフィー「1」脳外科手術の術前検査に使用するもの　摘要欄 p.1703
ア 近赤外光等により，血液中のヘモグロビンの相対的な濃度，濃度変化等を計測するものとして薬事承認又は認証を得ている医療機器を使用した場合であって，下記の(イ)又は(ロ)の場合に限り，各手術前に1回のみ算定できる。
　(イ) 言語野関連病変（側頭葉腫瘍等）又は正中病変における脳外科手術に当たり言語優位半球を同定する必要がある場合
　(ロ) 難治性てんかんの外科的手術に当たりてんかん焦点計測を目的に行われた場合
イ 当該検査を算定するに当たっては，手術実施日又は手術実施予定日を診療報酬明細書の摘要欄に記載する。また，手術が行われなかった場合はその理由を診療報酬明細書の摘要欄に記載する。
（令6保医発0305・4）

→光トポグラフィー「2」抑うつ症状の鑑別診断の補助に使用するもの　摘要欄 p.1703
(1) 「2」抑うつ症状の鑑別診断の補助に使用するもの
　ア 抑うつ症状を有している場合であって，下記の(イ)から(ハ)までを全て満たす患者に実施し，当該保険医療機関内に配置されている精神保健指定医が鑑別診断の補助に使用した場合に，1回に限り算定できる。また，下記の(イ)から(ハ)までを全て満たしており，かつ，症状の変化等により，再度鑑別が必要である場合であって，前回の当該検査から1年以上経過している場合は，1回に限り算定できる。
　(イ) 当該保険医療機関内に配置されている神経内科医又は脳神経外科医により器質的疾患が除外されている。
　(ロ) うつ病として治療を行っている患者であって，治療抵抗性であること，統合失調症・双極性障害が疑われる症状を呈すること等により，うつ病と統合失調症又は双極性障害との鑑別が必要な患者

である。
　　(ハ)　近赤外光等により，血液中のヘモグロビンの相対的な濃度，濃度変化等を測定するものとして薬事承認又は認証を得ている医療機器であって，10チャンネル以上の多チャンネルにより脳血液量変化を計測可能な機器を使用する。
　イ　当該検査が必要な理由及び前回の実施日（該当する患者に限る）を**診療報酬明細書**の摘要欄に記載する。
(2)　「2」抑うつ症状の鑑別診断の補助に使用するものの「イ」地域の精神科救急医療体制を確保するために必要な協力等を行っている精神保健指定医による場合　以下のアからウまでのいずれかの要件を満たした場合に算定できる。
　ア　精神科救急医療体制整備事業の常時対応型精神科救急医療施設，身体合併症対応施設，地域搬送受入対応施設又は身体合併症後方搬送対応施設である。
　イ　精神科救急医療体制整備事業の輪番対応型精神科救急医療施設又は協力施設であって，次の①又は②のいずれかに該当する。
　　①　時間外，休日又は深夜における入院件数が年4件以上である。そのうち1件以上は，精神科救急情報センター（精神科救急医療体制整備事業），救急医療情報センター，救命救急センター，一般医療機関，都道府県（政令市の地域を含むものとする。以下，本区分に同じ），市町村，保健所，警察，消防（救急車）等からの依頼である。
　　②　時間外，休日又は深夜における外来対応件数が年10件以上である。なお，精神科救急情報センター（精神科救急医療体制整備事業），救急医療情報センター，救命救急センター，一般医療機関，都道府県，市町村，保健所，警察，消防（救急車）等からの依頼の場合は，日中の対応であっても件数に含む。
　ウ　当該保険医療機関の精神保健指定医が，精神科救急医療体制の確保への協力を行っており，次の①又は②のいずれかに該当する。
　　①　時間外，休日又は深夜における外来対応施設（自治体等の夜間・休日急患センター等や精神科救急医療体制整備事業の常時対応型又は輪番型の外来対応施設等）での外来診療又は救急医療機関への診療協力（外来，当直又は対診）を年6回以上行う（いずれも精神科医療を必要とする患者の診療を行う）。
　　②　精神保健福祉法上の精神保健指定医の公務員としての業務（措置診察等）について，都道府県に積極的に協力し，診察業務等を年1回以上行う。具体的には，都道府県に連絡先等を登録し，都道府県の依頼による公務員としての業務等に参画し，次のイからホまでのいずれかの診察あるいは業務を年1回以上行う。
　　　イ　措置入院及び緊急措置入院時の診察
　　　ロ　医療保護入院及び応急入院のための移送時の診察
　　　ハ　精神医療審査会における業務
　　　ニ　精神科病院への立入検査での診察
　　　ホ　その他都道府県の依頼による公務員としての業務
（令6保医発0305・4）

参考　**光トポグラフィー**：大脳皮質の血流（ヘモグロビン濃度）は脳の活動状況に応じて変化する。頭蓋骨を介して脳表面（大脳皮質）に赤外線を照射し，反射した赤外線を測定することで，血流等を把握し，脳活動の状態を知るもの。

D236-3　脳磁図　乳 幼 判（D238）

1　自発活動を測定するもの　　　　　　17,100点
2　その他のもの　　　　　　　　　　　　5,100点

注1　1については，別に**厚生労働大臣**が定める施設基準〔告示4第5・8(1), p.1388〕に適合しているものとして地方厚生局長等に届け出た保険医療機関において，てんかんの診断を目的として行われる場合に限り算定する。
　2　2については，別に**厚生労働大臣**が定める施設基準〔告示4第5・8(2), p.1388〕に適合しているものとして地方厚生局長等に届け出た保険医療機関において行われる場合に限り算定する。

→脳磁図「1」自発活動を測定するもの　摘要欄 p.1704
ア　てんかんの患者に対する手術部位の診断や手術方法の選択を含めた治療方針の決定のために，自発脳磁図の測定及びてんかん性異常活動の解析を行った場合に，患者1人につき1回に限り算定できる。
イ　当該検査を算定するに当たっては，手術実施日又は手術実施予定日を**診療報酬明細書**の摘要欄に記載する。また，手術が行われなかった場合はその理由を**診療報酬明細書**の摘要欄に記載する。
ウ　当該検査の実施に当たっては，関連学会の定める実施指針に沿って検査を行う。
（令6保医発0305・4）

→脳磁図「2」その他のもの　摘要欄 p.1704
ア　中枢神経疾患に伴う感覚障害若しくは運動障害，原発性てんかん又は続発性てんかんの鑑別診断のために行った場合に，患者1人につき1回に限り算定できる。
イ　当該検査を算定するに当たっては，当該検査の医学的な必要性及び結果の概要を**診療報酬明細書**の摘要欄に記載する。
（令6保医発0305・4）

事務連絡　問　脳磁図の施設要件のうち，「他の医療機関からの依頼による診断」とは，具体的にはどの程度の割合で依頼を受けておけばよいのか。
答　特に割合は定めない。
（平16.3.30，一部修正）

D237　終夜睡眠ポリグラフィー　乳 幼 判（D238）

1　携帯用装置を使用した場合　　　　　　720点
2　多点感圧センサーを有する睡眠評価装置を使用した場合　　　　　　　　　　250点
3　1及び2以外の場合　短3
　イ　安全精度管理下で行うもの　　　　4,760点
　ロ　その他のもの　　　　　　　　　　3,570点

注　3のイについては，別に**厚生労働大臣**が定める施設基準〔告示4第5・8の2, p.1388〕に適合しているものとして地方厚生局長等に届け出た保険医療機関において行われる場合に限り算定する。

→終夜睡眠ポリグラフィー「1」の「携帯用装置を使用した場合」
ア　問診，身体所見又は他の検査所見から睡眠時呼吸障害が強く疑われる患者に対し，睡眠時無呼吸症候群の診断を目的として使用した場合に算定する。なお，C107-2在宅持続陽圧呼吸療法指導管理料を算定している患者又は当該保険医療機関からの依頼により睡眠時無呼吸症候群に対する口腔内装置を製作した歯科医療機関から検査の依頼を受けた患者については，治療の効果を判定するため，6月に1回を限度として算定できる。

イ　鼻呼吸センサー又は末梢動脈波センサー，気道音センサーによる呼吸状態及び経皮的センサーによる動脈血酸素飽和状態を終夜連続して測定した場合に算定する。この場合のD214脈波図，心機図，ポリグラフ検査，D223経皮的動脈血酸素飽和度測定及びD223-2終夜経皮的動脈血酸素飽和度測定の費用は所定点数に含まれる。
ウ　数日間連続して測定した場合でも，一連のものとして算定する。
エ　**診療録**に検査結果の要点を記載する。　（令6保医発0305・4）

→終夜睡眠ポリグラフィー「2」の「多点感圧センサーを有する睡眠評価装置を使用した場合」
ア　多点感圧センサーを有する睡眠評価装置を使用する場合は，パルスオキシメーターモジュールを組み合わせて行い，問診，身体所見又は他の検査所見から睡眠時呼吸障害が強く疑われる患者に対し，睡眠時無呼吸症候群の診断を目的として使用し，解析を行った場合に算定する。
イ　C107-2在宅持続陽圧呼吸療法指導管理料を算定している患者又は当該保険医療機関からの依頼により睡眠時無呼吸症候群に対する口腔内装置を製作した歯科医療機関から検査の依頼を受けた患者については，治療の効果を判定するため，6月に1回を限度として算定できる。
ウ　D223経皮的動脈血酸素飽和度測定及びD223-2終夜経皮的動脈血酸素飽和度測定の費用は所定点数に含まれる。
エ　数日間連続して測定した場合でも，一連のものとして算定する。
オ　**診療録**に検査結果の要点を記載する。　（令6保医発0305・4）

→終夜睡眠ポリグラフィー「3」の「1及び2以外の場合」の「イ　安全精度管理下で行うもの」　摘要欄 p.1704
ア　次のいずれかに該当する患者等であって，安全精度管理下に当該検査を実施する医学的必要性が認められるものに該当する場合に，1月に1回を限度として算定する。なお，C107-2在宅持続陽圧呼吸療法指導管理料を算定している患者については，治療の効果を判定するため，初回月に限り2回，翌月以後は1月に1回を限度として算定する。
　　なお，**診療報酬明細書**の摘要欄に下記(イ)から(ホ)までのいずれかの要件を満たす医学的根拠を記載する。
(イ)　以下のいずれかの合併症を有する睡眠関連呼吸障害の患者
　①　心疾患，神経筋疾患（脳血管障害を含む）又は呼吸器疾患（継続的に治療を行っている場合に限る）
　②　BMI35以上の肥満
　③　生活に常時介護を要する認知機能障害
(ロ)　以下のいずれかの睡眠障害の患者
　①　中枢性過眠症
　②　パラソムニア
　③　睡眠関連運動障害
　④　睡眠中多発するてんかん発作
(ハ)　13歳未満の小児の患者
(ニ)　C107-2在宅持続陽圧呼吸療法指導管理料を算定している患者であって，(イ)～(ハ)で治療の効果を判定するため，安全精度管理下にCPAPを用いて当該検査を実施する医学的必要性が認められる患者
(ホ)　その他，安全精度管理が医学的に必要と主治医が認める患者
イ　当該検査を実施するに当たっては，下記(イ)から(ニ)までに掲げる検査の全て〔睡眠時呼吸障害の疑われない患者については(イ)のみ〕を，当該患者の睡眠中8時間以上連続して当該保険医療機関内で測定し，記録する。また，当該検査は，専ら当該検査の安全及び精度の確保を担当する医師，看護師又は臨床検査技師の下で実施することとし，原則として当該検査の実施中に他の業務を兼任しない。
(イ)　8極以上の脳波，眼球運動及びおとがい筋筋電図
(ロ)　鼻又は口における気流の検知
(ハ)　胸壁及び腹壁の換気運動記録
(ニ)　パルスオキシメーターによる動脈血酸素飽和度連続測定
ウ　脳波等の記録速度は，毎秒1.5cm以上のものを標準とする。
エ　同時に行った検査のうち，D200スパイログラフィー等検査から本区分「2」までに掲げるもの及びD239筋電図検査については，併せて算定できない。
オ　測定を開始した後，患者の覚醒等やむを得ない事情により，当該検査を途中で中絶した場合には，当該中絶までに施行した検査に類似する検査項目によって算定する。
カ　**診療録**に，検査結果の要点を記載し，検査中の安全精度管理に係る記録を添付するとともに，**診療報酬明細書**の摘要欄に，安全精度管理を要した患者の診断名（疑い病名を含む），検査中の安全精度管理を担当した従事者の氏名，検査中の安全精度管理に係る記録及び検査結果の要点を記載する。また，合併症を有する睡眠関連呼吸障害の患者に対して実施した場合は，当該患者の継続的な治療の内容，BMI又は日常生活の状況等の当該検査を実施する医学的な必要性についても**診療報酬明細書**の摘要欄に記載する。　（令6保医発0305・4）

→終夜睡眠ポリグラフィー「3」の「1及び2以外の場合」の「ロ　その他のもの」
ア　他の検査により睡眠中無呼吸発作の明らかな患者に対して睡眠時無呼吸症候群の診断を目的として行った場合及び睡眠中多発するてんかん発作の患者又はうつ病若しくはナルコレプシーであって，重篤な睡眠，覚醒リズムの障害を伴うものの患者に対して行った場合に，1月に1回を限度として算定する。なお，C107-2在宅持続陽圧呼吸療法指導管理料を算定している患者については，治療の効果を判定するため，初回月に限り2回，翌月以後は1月に1回を限度として算定できる。
　　当該検査を実施するに当たっては，下記(イ)から(ニ)までに掲げる検査の全て〔睡眠時呼吸障害の疑われない患者については(イ)のみ〕を当該患者の睡眠中8時間以上連続して測定し，記録する。
(イ)　脳波，眼球運動及びおとがい筋筋電図
(ロ)　鼻又は口における気流の検知
(ハ)　胸壁及び腹壁の換気運動記録
(ニ)　パルスオキシメーターによる動脈血酸素飽和度連続測定
イ　脳波等の記録速度は，毎秒1.5cm以上のものを標準とする。
ウ　同時に行った検査のうち，D200スパイログラフィー等検査から本区分「2」までに掲げるもの及びD239筋電図検査については，併せて算定できない。
エ　測定を開始した後，患者の覚醒等やむを得ない事情により，当該検査を途中で中絶した場合には，当該中絶までに施行した検査に類似する検査項目によって算定する。
オ　**診療録**に検査結果の要点を記載する。　（令6保医発0305・4）

▶事務連絡　終夜睡眠ポリグラフィー
問1　「心疾患，神経筋疾患（脳血管障害を含む）又は呼吸器

疾患（継続的に治療を行っている場合に限る）」とは具体的にどのような患者を指すか。

答　例えば，複数の治療薬や酸素療法を行っている患者，冠動脈治療後の冠動脈疾患の患者，確定診断されている神経筋疾患の患者であって何らかの症状を有する者（この場合は，必ずしも内服治療や呼吸管理を行っている必要はなく，継続的な通院及び管理がなされていればよいものとする）等，安全精度管理下に当該検査を実施する医学的必要性が認められるものが該当する。

なお，高血圧のみの患者や，内服治療を受けているが無症状の脳血管障害の患者等，当該検査の医学的必要性が認められない場合は該当しない。
(令2.3.31)

問2　終夜睡眠ポリグラフィー（多点感圧センサーを有する睡眠評価装置を使用した場合）の算定要件に，「多点感圧センサーを有する睡眠評価装置を使用する場合は……睡眠時無呼吸症候群の診断を目的として使用し，解析を行った場合に算定する」とあり，「C107-2在宅持続陽圧呼吸療法指導管理料を算定している患者については，治療の効果を判定するため，6月に1回を限度として算定できる」と示されている。C107-2在宅持続陽圧呼吸療法指導管理料を算定していない患者で，既に睡眠時無呼吸症候群と確定診断されている患者は算定できるか。

答　算定できない。

問3　終夜睡眠ポリグラフィー（多点感圧センサーを有する睡眠評価装置を使用した場合）の算定要件に，「D223経皮的動脈血酸素飽和度及びD223-2終夜経皮的動脈血酸素飽和度測定の費用は所定点数に含まれる」とあり，「数日間連続して測定した場合でも，一連のものとして算定する」と示されているが，検査の包括規定は次のいずれになるか。
①同日
②同月（入院・外来問わず）
③同月において終夜睡眠ポリグラフィー（多点感圧センサーを有する睡眠評価装置を使用した場合）が算定されているレセプトにおいては算定できない。

答　診断が確定するまでの間が「一連のもの」の期間である。
(平24.8.9)

参考　終夜睡眠ポリグラフィー

原則として，C103在宅酸素療法指導管理料「2」のその他の場合について，在宅酸素療法指導管理料を慢性心不全で算定する場合で，睡眠時無呼吸症候群の病名がない場合，終夜睡眠ポリグラフィー「1」～「3」は認められない。【留意事項】慢性心不全患者にはSAS（とりわけ中枢性SAS）の合併が高頻度に見られること。また，その治療には在宅酸素療法（HOT）と並んで在宅持続陽圧呼吸療法（C-PAP）が有効であることが知られている。PSGを施行した慢性心不全患者でSASの病名が付いていないレセプトでは，PSGを必要とした理由や無呼吸低呼吸指数（AHI）の値に関してコメントすることが適当である。
(平22.6.21 支払基金，更新：平26.9.22)

D237-2　反復睡眠潜時試験（MSLT）乳 幼 判
(D238)　短3　　　　　　　　　　　　　　5,000点

→反復睡眠潜時試験（MSLT）
(1) 反復睡眠潜時試験（MSLT）は，ナルコレプシー又は特発性過眠症が強く疑われる患者に対し，診断の補助として，概ね2時間間隔で4回以上の睡眠検査を行った場合に1月に1回を限度として算定する。
(2) 関連学会より示されている指針を遵守し，適切な手順で行われた場合に限り算定できる。
(3) 本検査とD237終夜睡眠ポリグラフィーを併せて行った場合には，主たるもののみ算定する。
(令6保医発0305・4)

D237-3　覚醒維持検査 乳 幼 判 (D238)　5,000点

→覚醒維持検査
(1) 覚醒維持検査は，過眠症状を伴う睡眠障害の重症度又は治療効果の判定を目的として，概ね2時間間隔で4回以上の覚醒維持検査を行った場合に1月に1回を限度として算定する。
(2) 関連学会より示されている指針を遵守し，適切な手順で行われた場合に限り算定できる。
(令6保医発0305・4)

D238　脳波検査判断料
1　脳波検査判断料1　判脳1　　　　350点
2　脳波検査判断料2　判脳2　　　　180点

注1　脳波検査等の種類又は回数にかかわらず月1回に限り算定するものとする。
2　1については，別に厚生労働大臣が定める施設基準〔告示4第5・8の3，p.1388〕に適合しているものとして地方厚生局長等に届け出た保険医療機関において行われる場合に限り算定する。
3　遠隔脳波診断を行った場合については，別に厚生労働大臣が定める施設基準〔告示4第5・8の4，p.1389〕に適合しているものとして地方厚生局長等に届け出た保険医療機関間で行われた場合に限り算定する。この場合において，受信側の保険医療機関が脳波検査判断料1の届出を行った保険医療機関であり，当該保険医療機関において常勤の医師が脳波診断を行い，その結果を送信側の保険医療機関に文書等により報告した場合は，脳波検査判断料1を算定することができる。

（編注）当該判断料は新生児・乳幼児・幼児加算の対象外。

→脳波検査判断料
(1) 脳波検査判断料1は，脳波診断を担当した経験を5年以上有する医師が脳波診断を行い，その結果を文書により当該患者の診療を担当する医師に報告した場合に，月の最初の診断の日に算定する。なお，当該保険医療機関以外の施設に脳波診断を委託した場合は算定できない（「注3」の遠隔脳波診断により算定する場合を除く）。
(2) 遠隔脳波診断を行った場合，脳波検査判断料1は，受信側の保険医療機関において，脳波診断を担当した経験を5年以上有する医師が脳波診断を行い，その結果を文書により送信側の保険医療機関における当該患者の診療を担当する医師に報告した場合に，月の最初の診断の日に算定する。この場合，当該患者の診療を担当する医師は，報告された文書又はその写しを診療録に添付する。
(3) 遠隔脳波診断を行った場合は，送信側の保険医療機関においてD235脳波検査及び本区分の脳波検査判断料1を算定できる。受信側の保険医療機関における診断等に係る費用については受信側，送信側の医療機関間における相互の合議に委ねる。
(令6保医発0305・4)

神経・筋検査

通則
D239からD240までに掲げる神経・筋検査については，各所定点数及びD241神経・筋検査判断料の所定点数を合算した点数により算定する。

（編注）判断料と合算する検査に 判 (D241) と付記。

D239　筋電図検査 乳 幼 判 (D241)

1　筋電図〔1肢につき（針電極にあっては1筋につき）〕　　　　　　　　　　320点
2　誘発筋電図（神経伝導速度測定を含む）（1神経につき）　　　　　　　　200点
3　中枢神経磁気刺激による誘発筋電図（一連につき）　　　　　　　　　　800点
4　単線維筋電図（一連につき）　1,500点

注1　2については，2神経以上に対して行う場合には，**複数神経加算**として，1神経を増すごとに150点を所定点数に加算する。ただし，加算点数は**1,050点**を超えないものとする。

2　3については，別に**厚生労働大臣が定める施設基準**〔告示4第5・9, p.1389〕に適合しているものとして地方厚生局長等に届け出た保険医療機関以外の保険医療機関において行われる場合には，所定点数の**100分の80**に相当する点数により算定する。

3　4については，別に**厚生労働大臣が定める施設基準**〔告示4第5・9の2, p.1389〕に適合しているものとして地方厚生局長等に届け出た保険医療機関において行われる場合に限り算定する。

→筋電図検査　　　　　　　　摘要欄　p.1704
(1)　「1」において，顔面及び躯幹は，左右，腹背を問わずそれぞれ1肢として扱う。
(2)　「2」については，混合神経について，感覚神経及び運動神経をそれぞれ測定した場合には，それぞれを1神経として数える。また，左右の神経は，それぞれを1神経として数える。なお，横隔神経電気刺激装置の適応の判定を目的として実施する場合は，当該検査を横隔膜電極植込術前に1回に限り算定できる。
(3)　「3」については，多発性硬化症，運動ニューロン疾患等の神経系の運動障害の診断を目的として，単発若しくは二連発磁気刺激法による。検査する筋肉の種類及び部位にかかわらず，一連として所定点数により算定する。
(4)　「4」については，重症筋無力症の診断を目的として，単線維筋電図に関する所定の研修を修了した十分な経験を有する医師により，単一の運動単位の機能の評価を行った場合に，一連として所定点数により算定する。診療報酬請求に当たっては，**診療報酬明細書**に当該医師が所定の研修を修了していること及び当該検査に係る十分な経験を有することを証する文書を添付し，検査実施日，実施医療機関の名称，診断名（疑いを含む）及び当該検査を行う医学的必要性の症状詳記を記載する。
(令6保医発0305・4)

事務連絡　問1　筋電図検査の誘発筋電図について，たとえば，片側の正中神経について，運動神経と感覚神経の神経伝導速度をそれぞれ測定した場合には，どのように算定するのか。
答　運動神経と感覚神経をそれぞれ1神経として数え，合わせて2神経として算定する。　　　(平24.3.30)

事務連絡　問　誘発筋電図における神経の数え方について，1神経とは，従前の1神と同じ考えか。
答　否。感覚神経と運動神経は別として計上する。　(平22.3.29)

問2　「1」筋電図を左右の上肢に行った場合は320点×2で算定するのか。
答　左上肢，右上肢をそれぞれ「1肢」として，320点×2で算定する。
(平19.4.20，一部修正)

参考　問　筋電図1肢につき（針電極にあっては1筋につき）

とあるが，1筋とは何か。また，算定に上限はあるか。
答　解剖学的に筋とされる単位をいう。算定に上限はない。
(平10.3.25 日本病院会ニュース)

D239-2　電流知覚閾値測定（一連につき）　乳　幼　判（D241）　200点

→電流知覚閾値測定
電流知覚閾値測定は，末梢神経障害の重症度及び治療効果の判定を目的として，神経線維を刺激することによりその電流知覚閾値を測定した場合に，検査する筋肉の種類及び部位にかかわらず，一連につき所定点数により算定する。
(令6保医発0305・4)

D239-3　神経学的検査　乳　幼　判（D241）　500点

注　別に**厚生労働大臣が定める施設基準**〔告示4第5・10, p.1389〕に適合しているものとして地方厚生局長等に届け出た保険医療機関において行われる場合に限り算定する。

→神経学的検査
(1)　神経学的検査は，意識状態，言語，脳神経，運動系，感覚系，反射，協調運動，髄膜刺激症状，起立歩行等に関する総合的な検査及び診断を，成人においては**別紙様式19**（p.535）の神経学的検査チャートを，小児においては**別紙様式19の2**（p.537）の小児神経学的検査チャートを用いて行った場合に一連につき1回に限り算定する。
(2)　神経学的検査は，専ら神経系疾患（小児を対象とする場合も含む）の診療を担当する医師（専ら神経系疾患の診療を担当した経験を10年以上有するものに限る）として，地方厚生（支）局長に届け出ている医師が当該検査を行った上で，その結果を患者及びその家族等に説明した場合に限り算定する。
(3)　神経学的検査と一連のものとして実施された検査（眼振を検査した場合のD250平衡機能検査，眼底を検査した場合のD255精密眼底検査等を指す）については，所定点数に含まれ，別に算定できない。
(令6保医発0305・4)

事務連絡　問1　D239-3神経学的検査において，「一連のものとして実施された検査（眼振を検査した場合のD250平衡機能検査，眼底を検査した場合のD255精密眼底検査等を指す）については，所定点数に含まれ，別に算定できない」とあるが，例えば，D239-3とD250の「1」から「6」までとは併算定ができないということか。
答　神経学的検査としてD250平衡機能検査に該当する眼振検査をした場合には算定できないが，神経学的検査の結果特に必要と認め，神経学的検査に含まれない専門的な検査を行うなど，医学的見地から一連ではないと判断可能な場合においてはその限りではない。
(平27.6.30・一部修正)

問2　神経学的検査について，例えば，意識障害のため検査不能な項目があった場合，検査が出来なかった理由（「意識障害のため測定不能」など）を記載すればよいか。
答　その通り。　(平20.3.28)

問3　神経学的検査において，神経学的検査チャートの検査項目を満たすために，眼振や眼底等を検査した場合，別にD250平衡機能検査やD255精密眼底検査を算定できるか。
答　神経学的検査と一連のものとして実施された検査については，別に算定できない。

問4　神経学的検査の所定の研修とはどのような研修か。
答　日本神経学会又は日本脳神経外科学会が主催する研修であって，神経学的検査を実施する上で必要な内容を含む研修。なお，日本神経学会および日本脳神経外科学会の専門医試験における研修についても含むものとする。　(平20.5.9)

（別紙様式19）

神経学的検査チャート

年　　月　　日　　時　　分

患者氏名 ＿＿＿＿＿＿＿＿＿＿
患者ID ＿＿＿＿＿＿＿＿＿＿
患者性別　男　女　　年齢 ＿＿＿

1）意識・精神状態　
　a）意識：清明，異常（　　　　　　　　　）
　　　＊Japan Coma Scale（1, 2, 3, 10, 20, 30, 100, 200, 300）
　　　＊Glasgow Coma Scale（E1, 2, 3, 4, V1, 2, 3, 4, 5, M1, 2, 3, 4, 5, 6　total　　　）
　b）検査への協力：協力的，非協力的
　c）けいれん：なし，あり（　　　　　　　　　）
　d）見当識：正常，障害（時間，場所，人）
　e）記憶：正常，障害（　　　　　　　）
　f）数字の逆唱：286，3529
　g）計算：100－7＝　　　93－7＝　　　86－7＝
　h）失行（　　　　　　　　　），失認（　　　　　　　　　　　）

2）言語　正常，失語（　　　　），構音障害（　　　　），嗄声，開鼻声
3）利き手　右，左
4）脳神経

	右	左
視力	正，低下	正，低下
視野	正，⊕	正，⊕
眼底	正常，動脈硬化（　）度，出血，白斑，うっ血乳頭，視神経萎縮	
眼裂	＞　　＝　　＜	
眼瞼下垂	（－）　（＋）	（－）　（＋）
眼球位置	正，斜視（　），偏視（　），突出（　）	
眼球運動	外直筋―上直筋―下斜筋―内直筋／下直筋―上斜筋	内直筋―下斜筋―上直筋―外直筋／上斜筋―下直筋
眼振		
複視	（－）　（＋）：方向（　　　　　　）	
瞳孔　大きさ	（正，縮，散）mm　＞　＝　＜　mm（正，縮，散）	
形	正円，不正	正円，不正
対光反射	速，鈍，消失	速，鈍，消失
輻湊反射	正常，障害	
角膜反射	正常，障害	正常，障害
顔面感覚	正常，障害	正常，障害
上部顔面筋	正常，麻痺	正常，麻痺
下部顔面筋	正常，麻痺	正常，麻痺
聴力	正常，低下	正常，低下
めまい	（－）　（＋）：回転性・非回転性（　　）	
耳鳴り	（－）　（＋）	（－）　（＋）
軟口蓋	正常，麻痺	正常，麻痺
咽頭反射	（＋）　（－）	（＋）　（－）
嚥下	正常，障害（　　　　　）	
胸鎖乳突筋	正常，麻痺	正常，麻痺
上部僧帽筋	正常，麻痺	正常，麻痺
舌偏倚	（－）　（＋）：偏倚（右　左）	
舌萎縮	（－）　（＋）	（－）　（＋）
舌線維束性収縮	（－）　（＋）	

5）運動系　
　a）筋トーヌス　上肢（右・左，正常　痙縮　強剛　低下）その他（　　　　）
　　　　　　　　下肢（右・左，正常　痙縮　強剛　低下）
　b）筋萎縮　（－）（＋）　：部位（　　　　　　　　　）
　c）線維束性収縮　（－）（＋）　：部位（　　　　　　　　　）
　d）関節　変形，拘縮　：部位（　　　　　　　　　）
　e）不随意運動　（－）（＋）　：部位（　　　　　　　），性質（　　　　　　）
　f）無動・運動緩慢　（－）（＋）
　g）筋力　正常，麻痺　：部位（　　　　　　　），程度（　　　　　　）

		右	左		右	左
頸部屈曲	C1～6	5 4 3 2 1 0	5 4 3 2 1 0	上肢バレー	（－）（＋）	（－）（＋）
伸展	C1～T1	5 4 3 2 1 0	5 4 3 2 1 0	（下肢バレー）	（－）（＋）	（－）（＋）
三角筋	C5,6	5 4 3 2 1 0	5 4 3 2 1 0	Mingazzini	（－）（＋）	（－）（＋）
上腕二頭筋	C5,6	5 4 3 2 1 0	5 4 3 2 1 0	握力	kg	kg
上腕三頭筋	C6～8	5 4 3 2 1 0	5 4 3 2 1 0			
手関節背屈	C6～8	5 4 3 2 1 0	5 4 3 2 1 0			
掌屈	C6～8,T1	5 4 3 2 1 0	5 4 3 2 1 0			

母指対立筋	C8,T1	5 4 3 2 1 0	5 4 3 2 1 0
腸腰筋	L1〜4	5 4 3 2 1 0	5 4 3 2 1 0
大腿四頭筋	L2〜4	5 4 3 2 1 0	5 4 3 2 1 0
大腿屈筋群	L4,5,S1,2	5 4 3 2 1 0	5 4 3 2 1 0
前脛骨筋	L4,5	5 4 3 2 1 0	5 4 3 2 1 0
下腿三頭筋	S1,2	5 4 3 2 1 0	5 4 3 2 1 0

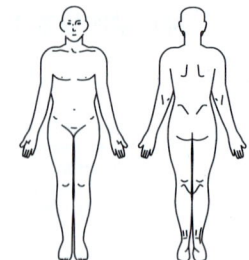
筋萎縮・感覚

6) 感覚系　a) 触覚　　　　　正常，障害：部位（　　　　　）
　　　　　　b) 痛覚　　　　　正常，障害：部位（　　　　　）
　　　　　　c) 温度覚　　　　正常，障害：部位（　　　　　）
　　　　　　d) 振動覚　　　　正常，障害：部位（　　　　　）
　　　　　　e) 位置覚　　　　正常，障害：部位（　　　　　）
　　　　　　f) 異常感覚・神経痛　（−）（＋）：部位（　　　　　）

7) 反射

	右	左		右	左		右	左
ホフマン	(−)(＋)	(−)(＋)	バビンスキー	(−)(＋)	(−)(＋)		(−)(＋)	(−)(＋)
トレムナー	(−)(＋)	(−)(＋)	チャドック	(−)(＋)	(−)(＋)		(−)(＋)	(−)(＋)
(腹壁)上			(膝クローヌス)	(−)(＋)	(−)(＋)		(−)(＋)	(−)(＋)
下			足クローヌス	(−)(＋)	(−)(＋)		(−)(＋)	(−)(＋)

8) 協調運動

	右	左
指—鼻—指	正常，拙劣	正常，拙劣
かかと—膝	正常，拙劣	正常，拙劣
反復拮抗運動	正常，拙劣	正常，拙劣

9) 髄膜刺激徴候　　項部硬直（−）（＋），　ケルニッヒ徴候（−）（＋）
10) 脊柱　　　　　　正常，異常（　　　），ラゼーグ徴候（−）（＋）
11) 姿勢　　　　　　正常，異常（　　　）
12) 自律神経　　　　排尿機能　正常，異常（　　　）
　　　　　　　　　　排便機能　正常，異常（　　　）
　　　　　　　　　　起立性低血圧（−）（＋）
13) 起立，歩行　　　ロンベルク試験　正常，異常，マン試験　正常，異常
　　　　　　　　　　歩行　正常，異常（　　　）
　　　　　　　　　　つぎ足歩行（可能・不可能），しゃがみ立ち（可能・不可能）

神経学的所見のまとめ

神経学的検査担当医師　　署名

D239-4　全身温熱発汗試験 乳 幼 判 (D241) 600点

→全身温熱発汗試験
(1) 本検査は，多系統萎縮症，パーキンソン病，ポリニューロパチー，特発性無汗症，ホルネル症候群及びロス症候群等の患者に対し，ヨウ素デンプン反応又は換気カプセル法を利用して患者の全身の発汗の有無及び発汗部位を確認した場合に，診断時に1回，治療効果判定時に1回に限り算定できる。
(2) 医師が直接監視を行うか，又は医師が同一建物内において直接監視をしている他の従事者と常時連絡が取れる状態かつ緊急事態に即時的に対応できる体制であること。
（令6保医発0305・4）

(事務連絡) 問　D239-4全身温熱発汗試験に「本検査は，多系統萎縮症，パーキンソン病，ポリニューロパチー，特発性無汗症，ホルネル症候群及びロス症候群等の患者」とあるが，この「等」にはどのような疾患が含まれるのか。
答　パーキンソン病関連疾患が含まれる。
（平26.3.31）

D239-5　精密知覚機能検査 乳 幼 判 (D241) 280点

→精密知覚機能検査
末梢神経断裂，縫合術後又は絞扼性神経障害の患者に対して，当該検査に関する研修を受講した者が，Semmes-Weinstein monofilament setを用いて知覚機能を定量的に測定した場合に算定できる。なお，検査の実施に当たっては，関係学会の定める診療に関する評価マニュアルを遵守する。
（令6保医発0305・4）

(事務連絡) 問　D239-5精密知覚機能検査の算定留意事項に

ある「当該検査に関する研修」及び「関係学会の定める診療に関する評価マニュアル」とは何を指すのか。
答　前者は日本ハンドセラピィ学会が行うSW-test講習を指し，後者は日本手外科学会及び日本ハンドセラピィ学会が定める「SWTによる静的触覚の評価マニュアル」を指す。
（平28.3.31）

D240　神経・筋負荷テスト 乳 幼 判 (D241)
　1　テンシロンテスト（ワゴスチグミン眼筋力テストを含む）　　　　　　　　130点
　2　瞳孔薬物負荷テスト　　　　　　　130点
　3　乏血運動負荷テスト（乳酸測定等を含む）
　　　　　　　　　　　　　　　　　　200点

→神経・筋負荷テスト
(1) 「1」のテンシロンテストについては，Edrophonium Chlorideを負荷して行う検査に伴う全ての検査（前後の観察及び精密眼圧測定を含む）を含む。
(2) 「2」の瞳孔薬物負荷テストは，ホルネル症候群又はアディー症候群について行った場合に，負荷する薬剤の種類にかかわらず，一連として所定点数により算定する。
　　なお，使用した薬剤については，D500薬剤により算定する。
(3) 「3」の乏血運動負荷テストについては，血中乳酸，焦性ブドウ酸，カリウム，無機リン等の測定検査の費用及び採血料を含む。
（令6保医発0305・4）

D241　神経・筋検査判断料 判神　　180点

(別紙様式19の2)

小児神経学的検査チャート

　　　　　　　　　　　　　　　　　　　　　月　　日　　時　　分
患者氏名_____(男, 女)
患者ID_____
生年月日____年___月___日
年齢___歳___ヶ月(修正___歳___ヶ月)

1 身体発育：身長____cm (____SD), 体重____kg (____SD), 頭囲____cm (____SD)
2 発達指数 (DQ　　) 遠城寺式乳幼児分析の発達検査表またはデンバー式発達スクリーニング検査で発達レベルを評価。
　□遠城寺　移動____, 手運動____, 基本習慣____, 対人関係____, 発語____, 言語理解____
　□デンバー　粗大運動____, 言語____, 微細運動・適応____, 個人・社会____
3 精神状態
　a) 意識：清明, 意識不鮮明, 傾眠, 混迷, 半昏睡, 昏睡, せん妄
　b) Japan coma scale (1, 2, 3, 10, 20, 30, 100, 200, 300)
4 行動　多動, 無関心, マイペース, 視線を合わせない, こだわり, 過敏, (　　　　)
5 肢位・姿勢・不随意運動 (寝たきり, 寝返り可, 座位可, つかまり立ち可, 立位可)
　　　　除脳硬直, 除皮質硬直, 蛙肢位, (　　　　　　　　　)
　　　　不随意運動 (− ／ + 　種類　　　　部位：　　　　　　　　　)
6 移動, 起立, 歩行
　背這い, 寝返り, 座位移動, ずり這い, 高這い, 伝い歩き, 独歩
　片足立ち (右　　秒／左　　秒, 不能) つぎ足歩行 (可能　不能) かかと歩き (可能　不能) つま先歩き (可能　不能)
　ガワーズ徴候 (− ／ +)
7 脳神経
　II　視力 (右：正常, 低下　左：正常, 低下)
　　　視野 (右：正常, 低下　左：正常, 低下)
　　　眼底：乳頭 (正常, 浮腫, 充血, 萎縮), 網膜 (正常, 　　　　　　　　)
　III, IV, VI (固視, 追視, 　　　　　　　　　　　　　　　　　　　　　　　　)
　　　眼瞼下垂 (右：− ／ +　左：− ／ +) 眼球位置 (正常, 斜視, 共同偏視)
　　　眼球運動〔正常, 異常 (　　　　　)〕　　　眼振 (− ／ +)
　　　瞳孔；(正円, 不正, 縮瞳, 散瞳, 瞳孔不同)　対光反射 (右：− ／ +　左：− ／ +)
　V　咀嚼について問診〔正常・異常 (　　　　　)〕
　　　下顎の運動 (正常, 異常)　咬筋　側頭筋 (正常, 異常)
　VII　口角 (対称, 非対称)　　閉眼 (正常, 異常)
　VIII　聴力 (正常, 異常)　　視運動性眼振 (− ／ +)　回転誘発眼振 (− ／ +)
　IX, X　嚥下障害 (− ／ +)　咽頭反射 (− ／ +)　軟口蓋 (対称, 非対称)　嗄声 (− ／ +)　鼻声 (− ／ +)
　XI　胸鎖乳突筋 (右：　左：　)　僧帽筋 (右：　左：　)
　XII　舌運動 (正常, 異常)　舌萎縮 (− ／ +)　線維束性攣縮 (− ／ +)
8 感覚　痛覚　　　　　正常, 障害 (部位　　　　　　　　)
9 筋力　年長児はMMT (0〜5), 乳幼児はADLでの評価で代替可

	右	左
上肢バレー	− ／ +	− ／ +
上腕二頭筋	0 1 2 3 4 5	0 1 2 3 4 5
上腕三頭筋	0 1 2 3 4 5	0 1 2 3 4 5
握力	kg	kg
大腿四頭筋	0 1 2 3 4 5	0 1 2 3 4 5
大腿屈筋群	0 1 2 3 4 5	0 1 2 3 4 5
前脛骨筋	0 1 2 3 4 5	0 1 2 3 4 5
腓腹筋	0 1 2 3 4 5	0 1 2 3 4 5

10 筋肉量
　筋萎縮　　　　　　(− ／ +)　(部位：　　　　　　　　)
　肥大／仮性肥大　　(− ／ +)　(部位：　　　　　　　　)
11 筋緊張
　硬さ　　正常　亢進　低下 (部位　　　　　　)
　被動性　正常　亢進　低下 (部位　　　　　　)
　伸展性　Double folding (− ／ +)　逆U姿勢 (− ／ +)
　Slip through sign (− ／ +)　スカーフ徴候 (− ／ +)　踵耳徴候 (− ／ +)

関節可動域	右	左
股関節外転	正常, 亢進, 低下	正常, 亢進, 低下
膝窩角度	正常, 亢進, 低下	正常, 亢進, 低下
足関節背屈角度	正常, 亢進, 低下	正常, 亢進, 低下
手関節掌屈 (背屈) 角度	正常, 亢進, 低下	正常, 亢進, 低下

　　関節拘縮　− ／ +　(部位　　　　　　　　)
　　関節変形　− ／ +　(部位　　　　　　　　)
12 深部腱反射

	右	左
下顎	− 　+ 　2+	− 　+ 　2+
上腕二頭筋	− 　± 　+ 　2+ 　3+	− 　± 　+ 　2+ 　3+
上腕三頭筋	− 　± 　+ 　2+ 　3+	− 　± 　+ 　2+ 　3+

腕とう骨筋	−	±	+	2+	3+	−	±	+	2+	3+
膝蓋腱	−	±	+	2+	3+	−	±	+	2+	3+
アキレス腱	−	±	+	2+	3+	−	±	+	2+	3+

13 病的反射，クローヌス

	右	左
バビンスキー	− +	− +
チャドック	− +	− +
手掌頤	− +	− +
ワルテンベルグ	− +	− +
足クローヌス	− +	− +

14 原始反射
　乳探し反応（−／+）　吸啜反応（−／+）　モロー反射（−／+）　手掌把握（−／+）　足底把握（−／+）
　逃避反射（−／+）　交差伸展反射（−／+）　足踏み反射（−／+）　踏み直り反射（−／+）　ギャラン反射（−／+）

15 姿勢反射
　非対称性緊張性頸反射（−／+）　引き起こし反応（−／+）　陽性支持反応（−／+）　パラシュート反応　前方（−／+）
　ランドー反応（−／+）　ホッピング反応（−／+）

16 髄膜刺激症状
　大泉門（　×　cm，陥凹，平坦，膨隆）　項部硬直（−／+）
　ケルニッヒ徴候（−／+）　ブルジンスキー徴候（−／+）

17 神経学的所見のまとめ

神経学的検査担当医師　　　署名

注　神経・筋検査等の種類又は回数にかかわらず月1回に限り算定するものとする。

（編注）当該判断料は新生児・乳幼児・幼児加算の対象外。

D242　尿水力学的検査 乳 幼
　1　膀胱内圧測定　　　　　　　　　260点
　2　尿道圧測定図　　　　　　　　　260点
　3　尿流測定　　　　　　　　　　　205点
　4　括約筋筋電図　　　　　　　　　310点

→尿水力学的検査
　排尿筋圧測定の目的で，膀胱内圧測定と併せて直腸内圧を測定した場合には，「1」の膀胱内圧測定とD233直腸肛門機能検査の「1」1項目行った場合の所定点数を併せて算定する。
　また，内圧流量検査の目的で，D242に掲げる検査を複数行った場合には，それぞれの所定点数を算定する。
〔令6保医発0305・4〕

耳鼻咽喉科学的検査

（編注）耳鼻咽喉科学的検査（D244～D254）は生体検査料の「通則2」幼児加算の対象外。

D243　削除
D244　自覚的聴力検査 乳
　1　標準純音聴力検査，自記オージオメーターによる聴力検査　　　　　　　350点
　2　標準語音聴力検査，ことばのききとり検査　　　　　　　　　　　　　　350点
　3　簡易聴力検査
　　イ　気導純音聴力検査　　　　　　110点
　　ロ　その他（種目数にかかわらず一連につき）　　　　　　　　　　　　　40点
　4　後迷路機能検査（種目数にかかわらず一連につき）　　　　　　　　　　400点
　5　内耳機能検査（種目数にかかわらず一連につき），耳鳴検査（種目数にかかわらず一連につき）　　　　　　　　　　　　　　400点
　6　中耳機能検査（種目数にかかわらず一連につき）　　　　　　　　　　　150点

→自覚的聴力検査
(1) 「1」の標準純音聴力検査は，日本工業規格の診断用オージオメーターを使用し，日本聴覚医学会制定の測定方法により，気導聴力（測定周波数250, 500, 1,000, 2,000, 4,000, 8,000Hz）及び骨導聴力（測定周波数250, 500, 1,000, 2,000, 4,000Hz）を両耳について測定する方法をいう。
(2) 「2」のことばのききとり検査は，難聴者の語音了解度を測定し，補聴器及び聴能訓練の効果の評価を行った場合に算定する。
(3) 「3」の簡易聴力検査とは，室内騒音が30ホーン以下の防音室で行う検査である。
(4) 「3」の簡易聴力検査のうち「イ」は，日本工業規格の診断用オージオメーターを使用して標準純音聴力検査時と同じ測定周波数について気導聴力検査のみを行った場合に算定する。
(5) 「3」の簡易聴力検査のうち「ロ」は，次に掲げるア及びイを一連として行った場合に算定する。
　ア　音叉を用いる検査（ウェーバー法，リンネ法，ジュレ法を含む）
　イ　オージオメーターを用いる検査〔閉鎖骨導試験（耳栓骨導試験），日本工業規格選別用オージオメーターによる気導検査を含む〕
(6) 「4」の後迷路機能検査とは，短音による検査，方向感機能検査，ひずみ語音明瞭度検査及び一過性閾値上昇検査（TTD）のうち，1種又は2種以上のものを組み合わせて行うものをいい，2種以上行った場合においても，所定点数により算定する。
(7) 「5」の内耳機能検査の所定点数は，レクルートメント検査（ABLB法），音の強さ及び周波数の弁別域検査，SISIテスト等の内耳障害の鑑別に係る全ての検査の費用を含むものであり，検査の数にかかわらず，所定点数により算定する。
(8) 「5」の耳鳴検査は，診断用オージオメーター，自記オージオメーター又は耳鳴検査装置を用いて耳鳴同調音の検索やラウドネスの判定及び耳鳴り遮蔽検査等

を行った場合に算定する。
(9) 「6」の中耳機能検査は，骨導ノイズ法，鼓膜穿孔閉鎖検査（パッチテスト），気導聴力検査等のうち2種以上を組み合わせて行った場合にのみ算定する。

（令6保医発0305・4）

参考 1　D244「1」標準純音聴力検査
① 次の傷病名に対する標準純音聴力検査の算定は，原則として認められる。
　(1)難聴（疑い含む），(2)感音性難聴（疑い含む），(3)突発性難聴，(4)中耳炎，(5)めまい，(6)耳管狭窄症，(7)メニエール病，(8)内リンパ水腫，(9)顔面神経麻痺
② 3歳未満の患者に対する「1」標準純音聴力検査の算定は，原則として認められない。

2　D244「1」自記オージオメーターによる聴力検査
① 次の傷病名に対する自記オージオメーターによる聴力検査の算定は，原則として認められる。
　(1)難聴，(2)突発性難聴，(3)メニエール病
② 3歳未満の患者に対する自記オージオメーターによる聴力検査の算定は，原則として認められない

3　D244「2」標準語音聴力検査
① 次の傷病名に対する標準語音聴力検査の算定は，原則として認められる。
　(1)難聴，(2)突発性難聴
② 顔面神経麻痺に対する標準語音聴力検査の算定は，原則として認められない。

4　D244「2」ことばのききとり検査
① 次の傷病名に対することばのききとり検査の算定は，原則として認められる。
　(1)難聴，(2)突発性難聴
② 次の傷病名に対することばのききとり検査の算定は，原則として認められない。
　(1)顔面神経麻痺，(2)めまい，(3)耳管狭窄症

5　D244「3」簡易聴力検査
① 次の傷病名に対する簡易聴力検査「イ」気導純音聴力検査の算定は，原則として認められる。
　(1)難聴，(2)突発性難聴，(3)中耳炎，(4)めまい，(5)耳管狭窄症，(6)メニエール病，(7)顔面神経麻痺
② 次の傷病名に対する簡易聴力検査「ロ」その他（種目数にかかわらず一連につき）の算定は，原則として認められる。
　(1)難聴，(2)突発性難聴，(3)中耳炎，(4)めまい，(5)耳管狭窄症，(6)メニエール病，(7)顔面神経麻痺

6　D244「4」後迷路機能検査の算定
① 次の傷病名に対する後迷路機能検査（種目数にかかわらず一連につき）の算定は，原則として認められる。
　(1)難聴，(2)突発性難聴，(3)メニエール病
② 次の傷病名に対する後迷路機能検査（種目数にかかわらず一連につき）の算定は，原則として認められない。
　(1)中耳炎，(2)耳管狭窄症，(3)顔面神経麻痺

7　D244「5」内耳機能検査
① 次の傷病名に対する内耳機能検査（種目数にかかわらず一連につき）の算定は，原則として認められる。
　(1)難聴，(2)突発性難聴，(3)メニエール病
② 次の傷病名に対する内耳機能検査（種目数にかかわらず一連につき）の算定は，原則として認められない。
　(1)中耳炎，(2)耳管狭窄症，(3)顔面神経麻痺

8　D244「5」耳鳴検査
① メニエール病に対する耳鳴検査（種目数にかかわらず一連につき）の算定は，原則として認められる。
② 次の傷病名に対する耳鳴検査（種目数にかかわらず一連につき）の算定は，原則として認められない。
　(1)中耳炎，(2)耳管狭窄症，(3)顔面神経麻痺

9　D244「6」中耳機能検査
① 中耳炎に対する中耳機能検査（種目数にかかわらず一連につき）の算定は，原則として認められる。
② 次の傷病名に対する中耳機能検査（種目数にかかわらず一連につき）の算定は，原則として認められない。
　(1)めまい，(2)メニエール病，(3)顔面神経麻痺，(4)突発性

難聴

（令6.4.30，令6.7.31 支払基金）

D244-2　補聴器適合検査 乳
　1　1回目　　　　　　　　　　　　　　1,300点
　2　2回目以降　　　　　　　　　　　　　700点
　注　別に厚生労働大臣が定める施設基準〔告示4第5・10の2，p.1389〕に適合しているものとして地方厚生局長等に届け出た保険医療機関において行われる場合に，患者1人につき月2回に限り算定する。

→補聴器適合検査
(1)　補聴器適合検査は，聴力像に対し電気音響的に適応と思われる補聴器を選択の上，音場での補聴器装着実耳検査を実施した場合に算定する。
(2)　植込型骨導補聴器の植え込み及び接合子付骨導端子又は骨導端子を交換した後，補聴器適合検査を実施した場合は，「2」の2回目以降により算定する。

（令6保医発0305・4）

D245　鼻腔通気度検査 乳　　　　　　　300点

→鼻腔通気度検査　　　　　　摘要欄 p.1704
　鼻腔通気度検査は，当該検査に関連する手術日の前後3月以内に行った場合に算定する。その場合は，**診療報酬明細書**の摘要欄に当該検査に関連する手術名及び手術日（手術前に当該検査を実施した場合においては手術実施予定日）を記載する。
　なお，手術に関係なく，睡眠時無呼吸症候群又は神経性（心因性）鼻閉症の診断の目的で行った場合にも，所定点数を算定できる。

（令6保医発0305・4）

D246　アコースティックオトスコープを用いた鼓膜音響反射率検査 乳　100点

→アコースティックオトスコープを用いた鼓膜音響反射率検査
　アコースティックオトスコープを用いて鼓膜音響反射率検査と耳鏡検査及び鼓膜可動性検査を併せて行い，リコーダーで記録を**診療録**に残した場合のみ算定できる。
　なお，この場合の耳鏡検査及び鼓膜可動性検査の手技料は，当該所定点数に含まれ，別に算定できない。

（令6保医発0305・4）

D247　他覚的聴力検査又は行動観察による聴力検査 乳
　1　鼓膜音響インピーダンス検査　　　　290点
　2　チンパノメトリー　　　　　　　　　340点
　3　耳小骨筋反射検査　　　　　　　　　450点
　4　遊戯聴力検査　　　　　　　　　　　500点
　5　耳音響放射（OAE）検査
　　イ　自発耳音響放射（SOAE）　　　　100点
　　ロ　その他の場合　　　　　　　　　　300点

→他覚的聴力検査又は行動観察による聴力検査
　「5」の耳音響放射（OAE）検査の「ロ」の「その他の場合」とは，誘発耳音響放射（EOAE）及び結合音耳音響放射（DPOAE）をいう。
　なお，「イ」及び「ロ」の両方を同一月中に行った場合は，「イ」の所定点数は算定できない。

（令6保医発0305・4）

D248　耳管機能測定装置を用いた耳管機能測定 乳　　　　　　　　　　　　450点

→耳管機能測定装置を用いた耳管機能測定
　耳管機能測定装置を用いた耳管機能測定において音響耳管法，耳管鼓室気流動体法又は加圧減圧法のいずれか又は複数により測定した場合に算定する。　(令6保医発0305・4)

D249	蝸電図 乳	750点
D250	平衡機能検査 乳	
1	標準検査（一連につき）	20点
2	刺激又は負荷を加える特殊検査（1種目につき）	120点
3	頭位及び頭位変換眼振検査	
イ	赤外線CCDカメラ等による場合	300点
ロ	その他の場合	140点
4	電気眼振図（誘導数にかかわらず一連につき）	
イ	皿電極により4誘導以上の記録を行った場合	400点
ロ	その他の場合	260点
5	重心動揺計，下肢加重検査，フォースプレート分析，動作分析検査	250点
6	ビデオヘッドインパルス検査	300点

注　5について，パワー・ベクトル分析を行った場合には，**パワー・ベクトル分析加算**として200点を，刺激又は負荷を加えた場合には，**刺激又は負荷加算**として，1種目につき120点を所定点数に加算する。

→平衡機能検査
(1)　「1」の標準検査とは，上肢偏倚検査（遮眼書字検査，指示検査，上肢偏倚反応検査，上肢緊張検査等），下肢偏倚検査（歩行検査，足ぶみ検査等），立ちなおり検査（ゴニオメーター検査，単脚起立検査，両脚起立検査等），自発眼振検査（正面，右，左，上，下の注視眼振検査，異常眼球運動検査，眼球運動の制限の有無及び眼位検査を含む検査）をいい，その数にかかわらず，一連として所定点数により算定する。
(2)　「2」の刺激又は負荷を加える特殊検査とは，次に掲げるものをいい，それぞれ検査1回につき所定点数により算定する。
　ア　温度眼振検査（温度による眼振検査）
　イ　視運動眼振検査（電動式装置又はそれに準じた定量的方法により刺激を行う検査）
　ウ　回転眼振検査（電動式装置又はそれに準じた定量的方法により刺激を行う検査）
　エ　視標追跡検査
　オ　迷路瘻孔症状検査
(3)　「3」の「イ」は，赤外線カメラを用い，暗視野において眼振及び眼球運動等の観察を行った場合に算定する。
(4)　「3」の「ロ」その他の場合とは，フレンツェル眼鏡下における頭位眼振及び変換眼振検査をいい，その数にかかわらず，一連として所定点数により算定する。
(5)　頭位及び頭位変換眼振検査と併せて行った浮遊耳石置換法は，当該検査料に含まれる。
(6)　「4」の電気眼振図をD278眼球電位図（EOG）と併せて行った場合は，主たる検査の所定点数のみを算定する。
(7)　「5」の重心動揺計
　ア　重心動揺計は，荷重変動を測定する検出器とこの荷重信号を記録・分析するデータ処理装置から成る装置を用いて，めまい・平衡障害の病巣診断のために行う。
　　本検査は，当該装置を用いて，重心動揺軌跡を記録し，その面積（外周・矩形・実効値面積），軌跡長（総軌跡長・単位軌跡長・単位面積軌跡長），動揺中心変位，ロンベルグ率を全て計測した場合に算定する。
　　なお，本検査は，「1」の標準検査を行った上，実施の必要が認められたものに限り算定する。
　イ　「注」のパワー・ベクトル分析加算は，記録された重心動揺軌跡のコンピューター分析を行い，パワー・スペクトル，位置ベクトル，速度ベクトル，振幅確率密度分布を全て算出した場合に算定する。
　ウ　「注」の刺激又は負荷加算は，電気刺激，視運動刺激，傾斜刺激，水平運動刺激，振動刺激等姿勢反射誘発を加えて本検査を行った場合に1種目ごとに算定する。
(8)　「5」に掲げる別の検査を行った場合には，それぞれ算定できる。
(9)　「6」のビデオヘッドインパルス検査は，眼球運動記録用のCCDカメラと頭部運動を検出するセンサーが内蔵されたゴーグルを用いて，定量的に平衡機能の評価を行った場合に算定する。　(令6保医発0305・4)

事務連絡　問1　「5」に掲げる別の検査を行った場合にはそれぞれ算定できるとされているが，1つの検査について複数の方法で行った場合にはそれぞれ算定できるか。
答　1つの検査を複数の方法で行った場合には，1回のみ算定する。　(平24.3.30)
問2　「5」の重心動揺計は，「1」の標準検査を行った上，実施の必要が認められたものに限り算定する，とされているが，その他の「5」の下肢加重検査，フォースプレート分析，動作分析検査についても，あらかじめ「1」の標準検査を行う必要があるのか。
答　その必要はない。
問3　「5」の下肢加重検査は，靴式足圧計測装置やシート式足圧接地足跡計測装置，プレート式足圧計測装置等を用いて行うが，一連の検査として，複数の装置を用いて計測した場合においても，1回しか算定できないのか。
答　そのとおり。一連の検査につき1回である。
問4　「5」の下肢加重検査，フォースプレート分析，動作分析検査は，耳鼻科領域に限定されているのか。
答　耳鼻科領域に限定するものではない。　(平20.7.10)

D251	音声言語医学的検査 乳	
1	喉頭ストロボスコピー	450点
2	音響分析	450点
3	音声機能検査	450点

→音声言語医学的検査
(1)　「2」の音響分析は，種々の原因による音声障害及び発音，構音，話しことば等の障害がある患者に対して，音声パターン検査又は音声スペクトル定量検査のうちの一方又は両方を行った場合に算定する。
(2)　「3」の音声機能検査とは，嗄声等の音声障害について，発声状態の総合的分析を行う検査であり，音域検査，声の強さ測定，発声時呼吸流の測定，発声持続時間の測定を組み合わせて，それぞれ又は同時に測定するものをいい，種類及び回数にかかわらず，一連として1回算定する。　(令6保医発0305・4)

D252	扁桃マッサージ法 乳	40点

→扁桃マッサージ法
　扁桃マッサージ法は，慢性扁桃炎に対する病巣誘発試験として行われた場合に算定する。　(令6保医発0305・4)

D253	嗅覚検査 乳	
1	基準嗅覚検査	450点

| 2 静脈性嗅覚検査 45点

→嗅覚検査
(1) 「1」の基準嗅覚検査は，5種の基準臭（T&Tオルファクトメーター）による嗅力検査である。
(2) 「2」の静脈性嗅覚検査は，有嗅医薬品静注後の嗅感発現までの時間と嗅感の持続時間を測定するものであり，第6部第1節第1款の注射実施料は，所定点数に含まれる。
(令6保医発0305・4)

| D254 電気味覚検査（一連につき）乳 300点

→電気味覚検査
電気味覚検査については，検査の対象とする支配神経領域に関係なく所定点数を一連につき1回算定する。
(令6保医発0305・4)

→濾紙ディスク法による味覚定量検査
電気味覚検査により算定する。
(令6保医発0305・4)

事務連絡 問 D254電気味覚検査について，「(2)濾紙ディスク法による味覚定量検査は，電気味覚検査により算定する」こととされているが，薬事承認されている味覚検査用試薬を用いる場合に加えて，「濾紙ディスク法による味覚定量検査における試薬調製について」（令和4年12月8日事務連絡）に示される「濾紙ディスク法による味覚定量検査における味質液の標準的な調製方法」に基づき調製した味質液を用いた場合も算定できるか。
答 算定可。ただし，濾紙ディスク法による味覚定量検査に用いるものとして薬事承認を得た味覚検査用試薬が安定的に供給されるまでの時限的・特例的な取扱いとする。
(令4.12.9)

眼科学的検査

(編注) 眼科学的検査（D255〜D282-3）は生体検査料の「通則2」幼児加算の対象外。

通 則
コンタクトレンズの装用を目的に受診した患者に対して眼科学的検査を行った場合は，D282-3コンタクトレンズ検査料のみ算定する。

事務連絡 問 精密眼底検査，眼底カメラ撮影，細隙燈顕微鏡検査，汎網膜硝子体検査を医師が行う際に，検査の実施と同時に画像情報を送信し，受信側の他の保険医療機関の医師が診断を行った場合でも，当該検査は算定できるか。
答 算定できる。なお，この場合の診療報酬は送信側の保険医療機関が請求することとなるが，診断等に係る費用については送信側，受信側の保険医療機関間における相互の合議に委ねることとなる。
(平18.3.28)

| D255 精密眼底検査（片側）乳 56点

→精密眼底検査
精密眼底検査は，手持式，額帯式，固定式等の電気検眼鏡による眼底検査をいい，眼底カメラ撮影のみでは算定できない。
(令6保医発0305・4)

参考 他の診療科からの依頼に眼疾患がない次の傷病名等に対するD255精密眼底検査の算定は，原則として認められる。
(1)糖尿病，(2)高血圧症，(3)脳血管疾患，(4)脳血管疾患手術後
(令7.1.31 支払基金)

| D255-2 汎網膜硝子体検査（片側）乳 150点
注 患者1人につき月1回に限り算定する。ただし，汎網膜硝子体検査と併せて行った，D255精密眼底検査（片側），D257細隙灯顕微鏡検査（前眼部及び後眼部）又はD273細隙灯顕微鏡検査（前眼部）に係る費用は所定点数に含まれるものとする。

→汎網膜硝子体検査
増殖性網膜症，網膜硝子体界面症候群又は硝子体混濁を伴うぶどう膜炎の患者に対して，散瞳剤を使用し，細隙燈顕微鏡及び特殊レンズを用いて網膜，網膜硝子体界面及び硝子体の検査を行った場合に限り算定する。
(令6保医発0305・4)

| D256 眼底カメラ撮影 乳
  1 通常の方法の場合
    イ アナログ撮影 54点
    ロ デジタル撮影 58点
  2 蛍光眼底法の場合 400点
  3 自発蛍光撮影法の場合 510点
注1 使用したフィルムの費用として，購入価格を10円で除して得た点数を所定点数に加算する（1のロの場合を除く）。
 2 広角眼底撮影を行った場合は，広角眼底撮影加算 広眼 として，100点を所定点数に加算する。

→眼底カメラ撮影
(1) 眼底カメラ撮影は片側，両側の区別なく所定点数により算定する。
(2) 「1」の通常の方法の場合，「2」の蛍光眼底法の場合又は「3」の自発蛍光撮影法の場合のいずれか複数の検査を行った場合においては，主たる検査の所定点数により算定する。
(3) デジタル撮影とは，画像情報をデジタル処理して管理及び保存が可能な撮影方法をいう。
(4) デジタル撮影したものをフィルムへプリントアウトした場合，「ロ」のデジタル撮影を算定できるが，当該フィルムの費用は別に算定できない。
(5) 使用したフィルム及び現像の費用は，10円で除して得た点数を加算する。
(6) インスタントフィルムを使用した場合は，フィルムの費用として10円で除した点数を加算する。なお，1回当たり16点を限度とする。
(7) アナログ撮影を行ったものをデジタルに変換した場合は，「イ」のアナログ撮影を算定する。
(8) 広角眼底撮影加算は，次のいずれかに該当する場合に限り加算する。
  ア 3歳未満の乳幼児であって，未熟児網膜症，網膜芽細胞腫又は網膜変性疾患が疑われる患者に対して広角眼底撮影を行った場合
  イ 糖尿病網膜症，網膜静脈閉塞症又はコーツ病の患者に対して蛍光眼底法による観察のために広角眼底撮影を行った場合
(令6保医発0305・4)

参考 ① 糖尿病網膜症に対するD256眼底カメラ撮影（「1」通常の方法の場合）又は（「2」蛍光眼底法の場合）の算定は，原則として認められる。
② 網膜前膜に対するD256眼底カメラ撮影（「1」通常の方法の場合）の算定は，原則として認められる。
(令7.1.31 支払基金)

| D256-2 眼底三次元画像解析 乳 190点
注 患者1人につき月1回に限り算定する。ただし，眼底三次元画像解析と併せて行った，D256の1に掲げる眼底カメラ撮影の通常の方法の場合に係る費用は，所定点数に含まれるものとする。

（編注）D256-2眼底三次元画像解析の所定点数に含まれるとされるD256眼底カメラ撮影「1」にかかる費用には，その際に使用したフィルムの費用も含まれる（別に算定不可）。

参考 ① 次の傷病名に対するD256-2眼底三次元画像解析の算定は，原則として認められる。
(1)うっ血乳頭，(2)視神経萎縮，(3)緑内障疑い（初診時）
② 次の傷病名に対するD256-2眼底三次元画像解析の算定は，原則として認められない。
(1)網膜動脈硬化症，(2)白内障　　　（令7.1.31 支払基金）
③ 次の傷病名に対するD256-2眼底三次元画像解析の連月の算定は，原則として認められる。
(1)中心性網脈絡膜炎，(2)糖尿病網膜症，(3)黄斑変性，(4)黄斑部浮腫
④ 緑内障に対するD256-2眼底三次元画像解析の算定は，原則として3か月に1回認められる。
（令7.2.28 支払基金）

D256-3　光干渉断層血管撮影 乳　　400点
注　光干渉断層血管撮影は，患者1人につき月1回に限り算定する。ただし，当該検査と併せて行った，D256眼底カメラ撮影に係る費用は，所定点数に含まれるものとする。

→光干渉断層血管撮影
光干渉断層血管撮影は片側，両側の区別なく所定点数により算定する。　　　　　　　（令6 保医発0305・4）

D257　細隙灯顕微鏡検査（前眼部及び後眼部）乳　110点
注　使用したフィルムの費用として，購入価格を10円で除して得た点数を所定点数に加算する。

→細隙灯顕微鏡検査（前眼部及び後眼部）
(1) 散瞳剤を使用し，前眼部，透光体及び網膜に対して細隙灯顕微鏡検査を行った場合には，検査の回数にかかわらず，1回に限り所定点数を算定する。
(2) 細隙灯を用いた場合であって写真診断を必要として撮影を行った場合は，使用したフィルム代等については，眼底カメラ撮影の例により算定する。
(3) 細隙灯顕微鏡検査（前眼部及び後眼部）を行った後，更に必要があって生体染色を施して再検査を行った場合は，再検査1回に限りD273細隙灯顕微鏡検査（前眼部）により算定する。
（令6 保医発0305・4）

D258　網膜電位図（ERG）乳　　230点

→網膜電位図（ERG）
網膜電位図（ERG）は，前眼部又は中間透光体に混濁があって，眼底検査が不能の場合又は眼底疾患の場合に限り，誘導数にかかわらず，所定点数により算定する。
（令6 保医発0305・4）

D258-2　網膜機能精密電気生理検査（多局所網膜電位図）乳　　500点

→網膜機能精密電気生理検査（多局所網膜電位図）
摘要欄 p.1704
網膜機能精密電気生理検査（多局所網膜電位図）はD258網膜電位図（ERG）では十分な情報が得られないと医師が認めるものであって，以下に掲げる場合において算定できる。
(1) 前眼部又は中間透光体に混濁があって，眼底検査が不能な黄斑疾患が疑われる患者に対して診断を目的として行う場合（初回診断時1回，以降3月に1回に限る）

(2) 黄斑ジストロフィーの診断を目的とした場合（初回診断時1回，以降3月に1回に限る）
(3) 網膜手術の前後（それぞれ1回ずつに限る）
（令6 保医発0305・4）

D258-3　黄斑局所網膜電図，全視野精密網膜電図 乳　　800点
注　別に厚生労働大臣が定める施設基準〔告示④第5・10の3, p.1389〕に適合しているものとして地方厚生局長等に届け出た保険医療機関において行われる場合に限り算定する。

→黄斑局所網膜電図，全視野精密網膜電図 摘要欄 p.1704
黄斑局所網膜電図及び全視野精密網膜電図は，D258網膜電位図（ERG）では十分な情報が得られないと医師が認めるものであって，以下に掲げる場合において算定できる。
(1) 黄斑局所網膜電図は，黄斑ジストロフィーの診断を目的に，網膜の層別機能解析を行った場合に，患者1人につき年1回に限り算定できる。ただし，当該検査を年2回以上算定する場合は，**診療報酬明細書**の摘要欄にその医学的必要性を記載する。
(2) 全視野精密網膜電図は，網膜色素変性疾患の鑑別と視機能の評価又は黄斑ジストロフィーの診断を目的に行った場合に，原則として患者1人につき年1回に限り算定できる。ただし，当該検査を年2回以上算定する場合は，**診療報酬明細書**の摘要欄にその医学的必要性を記載する。
(3) D258網膜電位図（ERG）又はD258-2網膜機能精密電気生理検査（多局所網膜電位図）を併せて実施した場合は，主たるものの所定点数を算定する。
（令6 保医発0305・4）

D259　精密視野検査（片側）乳　　38点

→精密視野検査
(1) 精密視野検査は，中心視野計又は周辺視野計を用いて視野の測定を行った場合に，それぞれ所定点数により算定する。
(2) 河本氏暗点計による検査及び機器を使用しない検査は，基本診療料に含まれる。
（令6 保医発0305・4）

D260　量的視野検査（片側）乳
1　動的量的視野検査　　195点
2　静的量的視野検査　　290点

→量的視野検査
量的視野検査には，全視野にわたって検査する場合のほか，例えば，中心視野を特に重点的に検査する量的中心視野検査等，視野の一定部位を限定して検査する場合があるが，2つ以上の部位にわたって当該検査を同時に実施した場合においても，本区分の所定点数のみを算定する。
（令6 保医発0305・4）

D261　屈折検査 乳
1　6歳未満の場合　　69点
2　1以外の場合　　69点
注　1について，弱視又は不同視と診断された患者に対して，眼鏡処方箋の交付を行わずに矯正視力検査を実施した場合には，**小児矯正視力検査加算**として，35点を所定点数に加算する。この場合において，D263矯正視力検査は算定しない。

→屈折検査
(1) 屈折検査は，検眼レンズ等による自覚的屈折検定法又は検影法，レフラクトメーターによる他覚的屈折検定法をいい，両眼若しくは片眼又は検査方法の種類にかかわらず，所定点数により算定し，裸眼視力検査のみでは算定できない。
(2) 散瞳剤又は調節麻痺剤を使用してその前後の屈折の変化を検査した場合には，前後各1回を限度として所定点数を算定する。
(3) 屈折検査とD263矯正視力検査を併施した場合は，屈折異常の疑いがあるとして初めて検査を行った場合又は眼鏡処方箋を交付した場合に限り併せて算定できる。ただし，本区分「1」については，弱視又は不同視が疑われる場合に限り，3月に1回（散瞳剤又は調節麻痺剤を使用してその前後の屈折の変化を検査した場合には，前後各1回）に限り，D263矯正視力検査を併せて算定できる。
(4) 「注」に規定する加算は，「1」について，弱視又は不同視と診断された患者に対して，眼鏡処方箋の交付を行わずに矯正視力検査を実施した場合に，3月に1回（散瞳剤又は調節麻痺剤を使用してその前後の屈折の変化を検査した場合には，前後各1回）に限り，所定点数に加算する。 (令6保医発0305・4)

事務連絡 問　弱視又は不同視等が疑われる6歳未満の小児に対して，D261屈折検査とD263矯正視力検査を併施した場合は，3月に1回に限り併せて算定できるが，散瞳剤又は調節麻痺剤を使用してその前後の屈折の変化を検査した場合には，前後各1回の合計2回算定できるか。
答　算定できる。 (平28.3.31)

D262　調節検査 乳　　70点

→調節検査
(1) 調節検査は，近点計等による調節力の測定をいうものであり，両眼若しくは片眼又は検査方法（調節力検査及び調節時間検査等を含む）の種類にかかわらず，所定点数により算定する。
(2) 負荷調節検査を行った場合であって，負荷の前後に調節検査を行った場合には，所定点数の100分の200の点数を限度として算定する。 (令6保医発0305・4)

D263　矯正視力検査 乳
1　眼鏡処方箋の交付を行う場合　　69点
2　1以外の場合　　69点

→矯正視力検査
眼鏡を処方する前後のレンズメーターによる眼鏡検査は，矯正視力検査に含む。 (令6保医発0305・4)

参考 問　矯正視力検査は，処方箋の交付を行う場合と行われない場合に分かれているが，点数は同じ69点である。何に差があるのか。
答　D261屈折検査と併施し，眼鏡処方箋を交付する場合は「1」で算定する。 (平20.4.5 全国保険医団体連合会)

D263-2　コントラスト感度検査 乳　　207点
注　コントラスト感度検査は，患者1人につき手術の前後においてそれぞれ1回に限り算定する。

→コントラスト感度検査
コントラスト感度検査は，空間周波数特性（MTF）を用いた視機能検査をいい，水晶体混濁があるにも関わらず矯正視力が良好な白内障患者であって，K282水晶体再建術の手術適応の判断に必要な場合に，当該手術の前後においてそれぞれ1回に限り算定する。 (令6保医発0305・4)

D264　精密眼圧測定 乳　　82点
注　水分の多量摂取，薬剤の注射，点眼，暗室試験等の負荷により測定を行った場合は，**負荷測定加算**として，**55点**を所定点数に加算する。

→精密眼圧測定
(1) 精密眼圧測定は，ノンコンタクトトノメーター若しくはアプラネーショントノメーターを使用する場合又はディファレンシャル・トノメトリーにより眼内圧を測定する場合（眼球壁の硬性測定検査を行った場合を含む）をいい，検査の種類にかかわらず，所定点数により算定する。
(2) 「注」の加算は，水分を多量に摂取させた場合，薬剤の注射，点眼若しくは暗室試験等の負荷により眼圧の変化をみた場合又は眼圧計等を使用して前房水の流出率，産出量を測定した場合に，検査の種類，負荷回数にかかわらず，1回のみ所定点数により算定する。 (令6保医発0305・4)

参考 ① 20歳以上の屈折異常（近視・遠視・混合乱視・近視性乱視・遠視性乱視）に対して，初診時のD264精密眼圧測定の算定は原則として認められる。 (令6.4.30 支払基金)
② 次の場合のD264精密眼圧測定の算定は，原則として認められる。
(1)調節緊張症に対する散瞳点眼剤投与時
(2)副腎皮質ホルモン製剤投与時 (令6.9.30 支払基金)
③ 次の傷病名に対するD264精密眼圧測定の算定は，原則として認められる。
(1)眼精疲労（再診時），(2)白内障 (令6.12.27 支払基金)

D265　角膜曲率半径計測 乳　　84点

参考 ① 次の傷病名等に対するD265角膜曲率半径計測の算定は，原則として認められる。
(1)初診時の屈折異常（近視・遠視・近視性乱視・遠視性乱視・混合性乱視），(2)白内障手術前
② 次の傷病名等に対するD265角膜曲率半径計測の算定は，原則として認められない。
(1)結膜炎（屈折異常なし），(2)眼底疾患（屈折異常なし），(3)眼精疲労（屈折異常なし） (令6.9.30 支払基金)

D265-2　角膜形状解析検査 乳　　105点
注　角膜形状解析検査は，患者1人につき月1回に限り算定する。ただし，当該検査と同一月内に行ったD265角膜曲率半径計測は所定点数に含まれるものとする。

→角膜形状解析検査
(1) 角膜形状解析検査は，初期円錐角膜などの角膜変形患者，角膜移植後の患者又は高度角膜乱視（2ジオプトリー以上）を伴う白内障患者の手術前後に行われた場合に限り算定する。
(2) 角膜移植後の患者については2か月に1回を限度として算定し，高度角膜乱視を伴う白内障患者については手術の前後各1回に限り算定する。
(3) 角膜変形患者に対して行われる場合は，コンタクトレンズ処方に伴う場合を除く。 (令6保医発0305・4)

D266　光覚検査 乳　　42点

→光覚検査
光覚検査とは，アダプトメーター等による光覚検査をいう。 (令6保医発0305・4)

D267　色覚検査 乳

```
  1  アノマロスコープ又は色相配列検査を
     行った場合                          70点
  2  1以外の場合                        48点
```

→色覚検査

「2」の場合には，ランターンテスト及び定量的色盲表検査が含まれるが，色覚検査表による単なるスクリーニング検査は算定しない。　　　　　　　　　　(令6保医発0305・4)

```
D268  眼筋機能精密検査及び輻輳検査 乳  48点
```

→眼筋機能精密検査及び輻輳検査

眼筋機能精密検査及び輻輳検査とは，マドックスによる複像検査，正切スカラによる眼位の検査，プリズムを用いた遮閉試験（交代遮閉試験），HESS赤緑試験，輻輳近点検査及び視診での眼球運動検査（遮閉-遮閉除去試験，9方向眼位検査，固視検査，Bielschowsky頭部傾斜試験及びParksの3ステップテスト）等をいう。(令6保医発0305・4)

```
D269    眼球突出度測定 乳              38点
D269-2  光学的眼軸長測定 乳           150点
D270    削除
```

→光学的眼軸長測定

光学的眼軸長測定は非接触型機器を用いて眼軸長を測定した場合に算定する。接触型Ａモード法による場合は，D215超音波検査の「1」のＡモード法により算定する。
　　　　　　　　　　　　　　　　　　(令6保医発0305・4)

```
D270-2  ロービジョン検査判断料 乳    250点
   注  別に厚生労働大臣が定める施設基準〔告示
       4第5・11の2, p.1390〕に適合しているものと
       して地方厚生局長等に届け出た保険医療機関
       において行われる場合に1月に1回に限り算
       定する。
```

→ロービジョン検査判断料

(1) 身体障害者福祉法別表に定める障害程度の視覚障害を有するもの（ただし身体障害者手帳の所持の有無を問わない）に対して，眼科学的検査（D282-3を除く）を行い，その結果を踏まえ，患者の保有視機能を評価し，それに応じた適切な視覚の補助具（補装具を含む）の選定と，生活訓練・職業訓練を行っている施設等との連携を含め，療養上の指導管理を行った場合に限り算定する。

(2) 当該判断料は，厚生労働省主催視覚障害者用補装具適合判定医師研修会（眼鏡等適合判定医師研修会）を修了した医師が，眼科学的検査（D282-3を除く）を行い，その結果を判断した際に，月に1回に限り算定する。　　　　　　　　　　(令6保医発0305・4)

参考　「身体障害者福祉法別表に定める障害」
次に掲げる視覚障害で永続するものをいう。
(1) 両眼の視力（万国式試視力表によって測ったもの。屈折異常がある者については，矯正視力について測ったもの）がそれぞれ0.1以下のもの
(2) 一眼の視力が0.02以下，他眼の視力が0.6以下のもの
(3) 両眼の視野がそれぞれ10度以内のもの
(4) 両眼による視野の2分の1以上が欠けているもの

```
D271  角膜知覚計検査 乳               38点
D272  両眼視機能精密検査，立体視検査（三
      杆法又はステレオテスト法による），網膜対応
      検査（残像法又はバゴリニ線条試験による）乳
                                      48点
```

→両眼視機能精密検査

両眼視機能精密検査とは，Worth4灯法，赤フィルター法等による両眼単視検査をいう。　　(令6保医発0305・4)

```
D273  細隙灯顕微鏡検査（前眼部）乳    48点
   注  使用したフィルムの費用として，購入価格
       を10円で除して得た点数を所定点数に加算す
       る。
```

→細隙燈顕微鏡検査（前眼部）

(1) 細隙燈顕微鏡検査（前眼部）とは，細隙灯顕微鏡を用いて行う前眼部及び透光体の検査をいうものであり，D257細隙灯顕微鏡検査（前眼部及び後眼部）と併せて算定できない。

(2) 細隙燈を用いた場合であって，写真診断を必要として撮影を行った場合は，使用したフィルム代等については，眼底カメラ撮影の例により算定する。

(3) 細隙燈顕微鏡検査（前眼部）を行った後，更に必要があって生体染色を施して再検査を行った場合は，再検査1回に限り算定する。　　　　　(令6保医発0305・4)

```
D274  前房隅角検査 乳                  38点
```

→前房隅角検査

前房隅角検査とは，隅角鏡を用いて行う前房隅角検査であり，緑内障等の場合に行う。　　(令6保医発0305・4)

```
D274-2  前眼部三次元画像解析 乳      265点
   注  前眼部三次元画像解析は，患者1人につき
       月1回に限り算定する。ただし，当該検査と
       併せて行ったD265-2角膜形状解析検査及び
       D274前房隅角検査に係る費用は，所定点数
       に含まれるものとする。
```

→前眼部三次元画像解析

前眼部三次元画像解析は，急性緑内障発作を疑う狭隅角眼，角膜移植術後又は外傷後毛様体剥離の患者に対して，月1回に限り算定する。　　　　　(令6保医発0305・4)

```
D275    圧迫隅角検査 乳                76点
D275-2  前房水漏出検査 乳             149点
   注  緑内障濾過手術後の患者であって，術後か
       ら1年を経過していないものについて，前房
       水漏出が強く疑われる症例に対して当該検査
       を行った場合に限り算定する。
```

→前房水漏出検査

前房水漏出検査は，当該検査について十分な経験を有する医師により実施された場合に算定する。
　　　　　　　　　　　　　　　　　　(令6保医発0305・4)

```
D276    削除
D277    涙液分泌機能検査，涙管通水・通色
        素検査 乳                       38点
```

→涙液分泌機能検査，涙管通水・通色素検査

涙液分泌機能検査とは，シルメル法等による涙液分泌機能検査をいう。　　　　　　　　　(令6保医発0305・4)

```
D277-2  涙道内視鏡検査 乳             640点
   注  同一日にK202涙管チューブ挿入術を実施
       した場合には，涙道内視鏡検査は算定できな
       い。
```

D278 眼球電位図（EOG）乳　　280点

→眼球電位図（EOG）
　D250平衡機能検査の「4」電気眼振図と併せて行った場合は，主たる検査の所定点数のみを算定する。
（令6保医発0305・4）

D279 角膜内皮細胞顕微鏡検査 乳　　160点

→角膜内皮細胞顕微鏡検査
　眼内手術，角膜手術における手術の適応の決定及び術後の経過観察若しくは円錐角膜又は水疱性角膜症の患者に対する角膜状態の評価の際に算定する。（令6保医発0305・4）

D280 レーザー前房蛋白細胞数検査 乳　　160点

→レーザー前房蛋白細胞数検査
　レーザー前房蛋白細胞測定装置を用いて，前眼部炎症の程度を診断するために，前房内の蛋白濃度及び細胞数を測定する。
（令6保医発0305・4）

D281 瞳孔機能検査（電子瞳孔計使用）乳　　160点

→瞳孔機能検査（電子瞳孔計使用）
　視神経炎，視神経症等の求心性疾患や動眼神経麻痺，ホルネル症候群，アディー症候群，糖尿病による自律神経障害等の遠心性疾患又は変性疾患及び中毒による疾患の診断を目的として行った場合に算定できる。
（令6保医発0305・4）

D282 中心フリッカー試験 乳　　38点

→中心フリッカー試験
　視神経疾患の診断のために行った場合に算定する。
（令6保医発0305・4）

D282-2 行動観察による視力検査 乳

| 1 | PL（Preferential Looking）法 | 100点 |
| 2 | 乳幼児視力測定（テラーカード等によるもの） | 60点 |

→行動観察による視力検査
(1) PL（Preferential Looking）法
　ア　PL法は4歳未満の乳幼児又は通常の視力検査で視力測定ができない患者に対し，粟屋-Mohindra方式等の測定装置を用いて視力測定を行った場合に算定する。
　イ　テラーカード等による簡易測定は本検査には含まれない。
　ウ　診療録に検査結果の要点を記載する。
(2) 乳幼児視力測定（テラーカード等によるもの）
　乳幼児視力測定は，4歳未満の乳幼児又は通常の視力検査で視力測定できない患者に対し，テラーカード等による簡易視力測定を行った場合に算定し，診療録に検査結果の要点を記載する。
　また，D282-2行動観察による視力検査の「1」のPL（Preferential Looking）法と併せて行った場合には，主たるもののみ算定する。
（令6保医発0305・4）

D282-3 コンタクトレンズ検査料 乳

1	コンタクトレンズ検査料1	200点
2	コンタクトレンズ検査料2	180点
3	コンタクトレンズ検査料3	56点
4	コンタクトレンズ検査料4	50点

注1　別に厚生労働大臣が定める施設基準〔告示4第5・11, p.1390〕に適合しているものとして地方厚生局長等に届け出た保険医療機関において，コンタクトレンズの装用を目的に受診した患者に対して眼科学的検査を行った場合は，コンタクトレンズ検査料1，2又は3を算定し，当該保険医療機関以外の保険医療機関であって，別に厚生労働大臣が定める施設基準〔告示4第5・11(1), p.1390〕に適合しているものにおいて，コンタクトレンズの装用を目的に受診した患者に対して眼科学的検査を行った場合は，コンタクトレンズ検査料4を算定する。
　2　注1により当該検査料を算定する場合は，A000初診料の注9及びA001再診料の注7に規定する夜間・早朝等加算は算定できない。
　3　当該保険医療機関又は当該保険医療機関と特別の関係にある保険医療機関において過去にコンタクトレンズの装用を目的に受診したことのある患者について，当該検査料を算定した場合は，A000初診料は算定せず，A001再診料又はA002外来診療料を算定する。

→コンタクトレンズ検査料
(1) コンタクトレンズの装用を目的に受診した患者（既装用者の場合を含む。以下同じ）に対して眼科学的検査を行った場合は，コンタクトレンズ検査料「1」，「2」，「3」又は「4」により算定する。
(2) 別に厚生労働大臣が定める施設基準を満たさない保険医療機関において，コンタクトレンズの装用を目的に受診した患者に対して眼科学的検査を行った場合は，コンタクトレンズ検査料「1」，「2」，「3」又は「4」の他，D255精密眼底検査（片側）からD282-2行動観察による視力検査までに掲げる眼科学的検査についても算定できない。
(3) コンタクトレンズ検査料を算定する場合においては，A000初診料の「注9」及びA001再診料の「注7」に規定する夜間・早朝等加算は算定できない。
(4) 当該保険医療機関又は当該保険医療機関と特別の関係（p.72）にある保険医療機関において過去にコンタクトレンズ検査料を算定した患者に対してコンタクトレンズ検査料を算定する場合は，A000初診料は算定せず，A001再診料又はA002外来診療料を算定する。
(5) コンタクトレンズの装用を目的に受診した患者に対して眼科学的検査を行った場合は，コンタクトレンズ検査料「1」，「2」，「3」又は「4」の所定点数を算定し，別にD255精密眼底検査（片側）からD282-2行動観察による視力検査までに掲げる眼科学的検査は別に算定できない。ただし，新たな疾患の発生（屈折異常以外の疾患の急性増悪を含む）によりコンタクトレンズの装用を中止しコンタクトレンズの処方を行わない場合，円錐角膜，角膜変形若しくは高度不正乱視の治療を目的としてハードコンタクトレンズの処方を行った場合，9歳未満の小児に対して弱視，斜視若しくは不同視の治療を目的としてコンタクトレンズの処方を行った場合，緑内障又は高眼圧症の患者（治療計画を作成し診療録に記載するとともに，アプラネーショントノメーターによる精密眼圧測定及び精密眼底検査を実施し，視神経乳頭の所見を詳細に診療録に記載した場合に限る），網膜硝子体疾患若しくは視神経疾患

の患者〔治療計画を作成し**診療録**に記載するとともに，散瞳剤を使用し，汎網膜硝子体検査又は精密眼底検査，細隙燈顕微鏡検査（前眼部及び後眼部）並びに眼底カメラ撮影を実施し，網膜硝子体又は視神経乳頭の所見を図示して詳細に**診療録**に記載した場合に限る〕，度数のない治療用コンタクトレンズを装用する患者，眼内の手術（角膜移植術を含む）前後の患者，スティーヴンス・ジョンソン症候群又は中毒性表皮壊死症の眼後遺症に対する治療用コンタクトレンズを装用する患者等にあっては，当該点数を算定せず，D 255 精密眼底検査（片側）からD 282-2 行動観察による視力検査までに掲げる眼科学的検査により算定する。なお，この場合においても，A 000 初診料は算定せず，A 001 再診料又はA 002 外来診療料を算定する。

(6) コンタクトレンズ検査料「3」又は「4」を算定する医療機関のうち，コンタクトレンズに係る診療の割合が，7.5割を超える医療機関においては，病態により個別の検査を実施する必要がある場合には，適切な治療が提供されるよう，速やかにより専門的な医療機関へ転医させるよう努める。

(令6保医発0305・4)

→**保険医療機関におけるコンタクトレンズ等の医療機器やサプリメント等の食品の販売**

1．コンタクトレンズ等を交付する保険医療機関に対しては，以下の点を求める。
　(1) 当該保険医療機関においてコンタクトレンズ等の交付を受けることについて，患者の選択に資するよう，当該保険医療機関外の販売店から購入もできること等について説明し，同意を確認の上行う。ただし，この同意の確認は必ずしも同意書により行う必要はなく，口頭説明により確認する方法で差し支えない。
　(2) 患者から徴収するコンタクトレンズ等の費用は社会通念上適当なものとする。その際，保険診療の費用と区別した内容の分かる領収証を発行する。

2．以前，一部の保険医療機関（特にコンタクトレンズ販売店に併設された診療所等）において，コンタクトレンズ検査料1の施設基準の不適切な届出や，不適切な診療報酬請求を行っている事例があったところなので，今後も同様の事例が生じないよう，本通知に示す保険医療機関においてコンタクトレンズ等を交付するにあたっての取扱いを周知する際，コンタクトレンズ検査料を算定する保険医療機関に対しては，適正な診療報酬請求を行うよう改めて周知するとともに，引き続き適切な指導等を行う。

(平27保医発0616・7,平28保医発0921・2)

事務連絡 コンタクトレンズ検査料

問1　コンタクトレンズ検査料を算定した患者が，「医師法」及び「保険医療機関及び保険医療養担当規則」の規定に基づく診療録の保存期間である5年を超える間隔を置いて当該保険医療機関に来院した場合に，初診料を算定できるか。
答　当該保険医療機関において過去の受診が確認できない場合は算定できる。
(平26.10.10)

問2　コンタクトレンズ処方箋について，別途，患者から実費を徴収することはできるか。
答　コンタクトレンズ処方箋の交付については，矯正視力検査（眼鏡処方箋の交付を含む）に含まれていることから，別途，患者からの実費徴収はできない。
(平18.3.28)

問3　コンタクトレンズを処方し眼科学的管理を行っている患者に屈折異常以外の他の疾病が新たに発生した場合，初診料を算定してよいか。
答　屈折異常に対する継続的な診療中であると考えられることから，再診料を算定する。

問4　コンタクトレンズ装用中の患者が，他の保険医療機関の眼科を受診した場合に，初診料は算定できるか。
答　特別の関係の医療機関でなければ，初診料を算定できる。

問5　コンタクトレンズの取扱いがない場合でもコンタクトレンズ検査料1～3の届出ができるか。
答　できる。

問6　眼内の手術前後の患者等については，コンタクトレンズ検査料を算定しないとされているが，コンタクトレンズ検査料1～3の届出に当たり，当該患者は「コンタクトレンズに係る検査を実施した患者」に含まれるのか。
答　含まれない。

問7　新たな疾病の発生によりコンタクトレンズ装用を中止しコンタクトレンズの処方を行わない場合，当該患者は，コンタクトレンズ検査料1～3の届出に当たり，「コンタクトレンズに係る検査を実施した患者」に含まれるのか。
答　含まれない。ただし，同一月に，複数回の受診があり，コンタクトレンズに係る検査が実施されている場合は，「コンタクトレンズに係る検査を実施した患者」に含まれる。
(平18.3.31，一部修正)

問8　コンタクトレンズの処方について，自由診療として取り扱ってよい場合があるのか。
答　一般的に想定されない。

問9　初診時の診療は保険適用とし，その後の再診については保険診療とせず自由診療とすることは認められるか。
答　原則認められない。

問10　屈折異常以外の疾病を有する患者について，屈折異常以外の疾病に対する診療については保険診療とし，コンタクトレンズ診療については保険外診療とすることは認められるか。それぞれの診療を異なる日に行う場合であれば認められるか。
答　保険医療機関におけるコンタクトレンズ装用者に対する診療には保険が適用されることから，屈折異常以外の療養について保険診療とし，コンタクトレンズに係る診療について保険外診療とすることは，原則認められない。

問11　コンタクトレンズ検査料を算定した場合，眼科学的検査の実施に伴い使用する薬剤，フィルムについては別途算定できるか。
答　算定できる。
(平18.4.28，一部修正)

参考 問　コンタクトレンズ検査料に含まれる検査は何か。他の眼科疾患がある場合，包括される検査でも算定可能か。
答　眼科学的検査がすべて含まれる。新たな眼科疾患があり，コンタクトの装用を中止し，コンタクトレンズの処方を行わない場合は，別に眼科学的検査の費用を算定する。
(平18.4.6 全国保険医団体連合会)

皮膚科学的検査

（編注）皮膚科学的検査（D 282-4）は生体検査料の「通則2」幼児加算の対象外。

D 282-4　ダーモスコピー 乳　　72点
注　検査の回数又は部位数にかかわらず，4月に1回に限り算定する。

→**ダーモスコピー**　　摘要欄 p.1704

ダーモスコピーは，悪性黒色腫，基底細胞癌，ボーエン病，色素性母斑，老人性色素斑，脂漏性角化症，エクリン汗孔腫，血管腫等の色素性皮膚病変，円形脱毛症若しくは日光角化症の診断又は経過観察の目的で行った場合に，検査の回数又は部位数にかかわらず4月に1回に限り算定する。なお，新たに他の病変で検査を行う場合であって，医学的な必要性から4月に2回以上算定するときは，**診療報酬明細書**の摘要欄にその理由を記載することとし，この場合であっても1月に1回を限度とする。

(令6保医発0305・4)

事務連絡 問　ダーモスコピーについて，検査を行ってから4月以内に，新たに他の疾患に対して検査を行った場合，4月を経過していなくても算定できるか。
答　前回算定した月の翌月以降であれば算定できる。(平30.3.30)

参考 問　ダーモスコピー（拡大鏡を用いた皮膚疾患の診断）

は，再診時に行っても外来管理加算が算定できるか。
答　皮膚科学的検査は，再診時に行うと外来管理加算が算定できない「厚生労働大臣の定める検査」に含まれていないので，再診時でも初回診断であって要件を満たせば，外来管理加算が算定できる。
　　　　　　　　　　　　　　　（平18.4.6 全国保険医団体連合会）

臨床心理・神経心理検査

（編注）臨床心理・神経心理検査（D283～D285）は生体検査料の「通則2」幼児加算の対象外。

→D283発達及び知能検査，D284人格検査，D285認知機能検査その他の心理検査

(1)　検査を行うに当たっては，個人検査用として標準化され，かつ，確立された検査方法により行う。
(2)　各区分のうち「1」の「操作が容易なもの」とは，検査及び結果処理に概ね40分以上を要するもの，「2」の「操作が複雑なもの」とは，検査及び結果処理に概ね1時間以上を要するもの，「3」の「操作と処理が極めて複雑なもの」とは，検査及び結果処理に1時間30分以上要するものをいう。また，D285認知機能検査その他の心理検査「1」の「イ」の「簡易なもの」とは，主に疾患（疑いを含む）の早期発見を目的とするものをいう。
　なお，臨床心理・神経心理検査は，医師が自ら，又は医師の指示により他の従事者が自施設において検査及び結果処理を行い，かつ，その結果に基づき医師が自ら結果を分析した場合にのみ算定する。
(3)　医師は診療録に分析結果を記載する。　（令6保医発0305・4）

D283　発達及び知能検査 乳

1　操作が容易なもの	80点
2　操作が複雑なもの	280点
3　操作と処理が極めて複雑なもの	450点

注　同一日に複数の検査を行った場合であっても，主たるもの1種類のみの所定点数により算定する。

→発達及び知能検査の「1」とは
　津守式乳幼児精神発達検査，牛島乳幼児簡易検査，日本版ミラー幼児発達スクリーニング検査，遠城寺式乳幼児分析的発達検査，デンバー式発達スクリーニング，DAMグッドイナフ人物画知能検査，フロスティッグ視知覚発達検査，脳研式知能検査，コース立方体組み合わせテスト，レーヴン色彩マトリックス及びJARTのことをいう。　（令6保医発0305・4）

→発達及び知能検査の「2」とは
　MCCベビーテスト，PBTピクチュア・ブロック知能検査，新版K式発達検査，WPPSI知能診断検査，WPPSI-III知能診断検査，田中ビネー知能検査V，鈴木ビネー式知能検査，WAIS-R成人知能検査（WAISを含む），大脇式盲人用知能検査，ベイリー発達検査及びVineland-II日本版のことをいう。　（令6保医発0305・4）

→発達及び知能検査の「3」とは
　WISC-III知能検査，WISC-IV知能検査，WISC-V知能検査，WAIS-III成人知能検査又はWAIS-IV成人知能検査のことをいう。　（令6保医発0305・4）

D284　人格検査 乳

1　操作が容易なもの	80点
2　操作が複雑なもの	280点
3　操作と処理が極めて複雑なもの	450点

注　同一日に複数の検査を行った場合であっても，主たるもの1種類のみの所定点数により算定する。

→人格検査の「1」とは
　パーソナリティイベントリー，モーズレイ性格検査，Y-G矢田部ギルフォード性格検査，TEG-II東大式エゴグラム，新版TEG，新版TEGII及びTEG3のことをいう。　（令6保医発0305・4）

→人格検査の「2」とは
　バウムテスト，SCT，P-Fスタディ，MMPI，MMPI-3，TPI，EPPS性格検査，16P-F人格検査，描画テスト，ゾンディーテスト及びPILテストのことをいう。
　　　　　　　　　　　　　　　（令6保医発0305・4）

→人格検査の「3」とは
　ロールシャッハテスト，CAPS，TAT絵画統覚検査及びCAT幼児児童用絵画統覚検査のことをいう。
　　　　　　　　　　　　　　　（令6保医発0305・4）

D285　認知機能検査その他の心理検査 乳

1　操作が容易なもの		
イ　簡易なもの		80点
ロ　その他のもの		80点
2　操作が複雑なもの		280点
3　操作と処理が極めて複雑なもの		450点

注　同一日に複数の検査を行った場合であっても，主たるもの1種類のみの所定点数により算定する。

→認知機能検査その他の心理検査の「1」
　「イ」の簡易なものとは，MAS不安尺度，MEDE多面的初期認知症判定検査，AQ日本語版，日本語版LSAS-J，M-CHAT，長谷川式知能評価スケール，MMSE及び神経心理検査用プログラム（視線の情報を連続的に収集し神経心理検査を行うもの）を用いる検査のことをいい，「ロ」のその他のものとは，CAS不安測定検査，SDSうつ性自己評価尺度，CES-Dうつ病（抑うつ状態）自己評価尺度，HDRSハミルトンうつ病症状評価尺度，STAI状態・特性不安検査，POMS，POMS2，IES-R，PDS，TK式診断的新親子関係検査，CMI健康調査票，GHQ精神健康評価票，ブルドン抹消検査，WHO QOL26，COGNISTAT，SIB，Coghealth（医師，看護師又は公認心理師が検査に立ち会った場合に限る），NPI，BEHAVE-AD，音読検査（特異的読字障害を対象にしたものに限る），WURS，MCMI-II，MOCI邦訳版，DES-II，EAT-26，STAI-C状態・特性不安検査（児童用），DSRS-C，前頭葉評価バッテリー，ストループテスト，MoCA-J及びClinical Dementia Rating（CDR）のことをいう。
　　　　　　　　　　　　（令6保医発0305・4，1227・2）

→認知機能検査その他の心理検査の「1」の「イ」
　　　　　　　　　　　　　　　摘要欄 p.1705
　原則として3月に1回に限り算定する。ただし，医学的な必要性から3月以内に2回以上算定する場合には，診療報酬明細書の摘要欄にその理由及び医学的根拠を詳細に記載する。　（令6保医発0305・4）

→認知機能検査その他の心理検査の「2」とは
　ベントン視覚記銘検査，内田クレペリン精神検査，三宅式記銘力検査，標準言語性対連合学習検査（S-PA），ベンダーゲシュタルトテスト，WCSTウイスコンシン・カード分類検査，SCID構造化面接法，遂行機能障害症候群の行動評価（BADS），リバーミード行動記憶検査及びRay-Osterrieth Complex Figure Test（ROCFT）のことをいう。　（令6保医発0305・4）

→認知機能検査その他の心理検査の「3」とは
　ITPA，標準失語症検査，標準失語症検査補助テスト，標準高次動作性検査，標準高次視知覚検査，標準注意検

査法・標準意欲評価法，WAB失語症検査，老研版失語症検査，K-ABC，K-ABCⅡ，WMS-R，ADAS，DN-CAS認知評価システム，小児自閉症評定尺度，発達障害の要支援度評価尺度（MSPA），親面接式自閉スペクトラム症評定尺度改訂版（PARS-TR）及び子ども版解離評価表のことをいう。
（令6保医発0305・4）

→国立精研式認知症スクリーニングテストの費用
　基本診療料に含まれているものであり，別に算定できない。
（令6保医発0305・4）

→公認心理師
　平成31年4月1日から当分の間，以下のいずれかの要件に該当する者は，公認心理師とみなす。
ア　平成31年3月31日時点で，臨床心理技術者として保険医療機関に従事していた者
イ　公認心理師に係る国家試験の受験資格を有する者
（令6保医発0305・4）

負荷試験等

（編注）負荷試験等（D286～D291-3）は生体検査料の「通則2」幼児加算の対象外。

D286　肝及び腎のクリアランステスト 乳　150点
注1　検査に当たって，尿管カテーテル法，膀胱尿道ファイバースコピー又は膀胱尿道鏡検査を行った場合は，D318尿管カテーテル法，D317膀胱尿道ファイバースコピー又はD317-2膀胱尿道鏡検査の所定点数を併せて算定する。
　2　検査に伴って行った注射，採血及び検体測定の費用は，所定点数に含まれるものとする。

→肝及び腎のクリアランステスト
(1)　肝及び腎のクリアランステストとは，負荷後に検体採取及び検体分析を経時的若しくは連続的に行う検査である。
(2)　肝クリアランステストに該当するものは，ICG等を用いた検査であり，腎クリアランステストに該当するものは，PSP，チオ硫酸等を負荷して行うクリアランステスト，腎血漿流量測定，糸球体濾過値測定である。
(3)　肝及び腎のクリアランステストは，肝クリアランステスト又は腎クリアランステストのいずれかを実施した場合に算定できる。
(4)　「注2」の注射とは，第6部第1節第1款の注射実施料をいい，施用した薬剤の費用は，別途算定する。
（令6保医発0305・4）

事務連絡　問　内因性クレアチニンクリアランステストは，本区分（D286）で算定可能か。
答　算定不可。
（平18.3.31）
（編注）血中クレアチニン，尿中クレアチニンを測定し，クレアチニンクリアランステストを行った場合は，D007血液化学検査に掲げる所定点数により算定する。

D286-2　イヌリンクリアランス測定 乳　1,280点

→イヌリンクリアランス測定
(1)　検査に伴って行った注射，採血及び検体測定の費用は，所定点数に含まれるが，使用した薬剤は別途算定できる。
(2)　6月に1回に限り算定する。
(3)　D286肝及び腎のクリアランステストのうち，腎のクリアランステストと，本検査を併せて行った場合には，いずれか主たるもののみ算定する。（令6保医発0305・4）

（編注）イヌリンクリアランス測定：腎機能の基本である糸球体濾過量（率）の国際標準測定法。イヌリン静脈注射用製剤（商品名「イヌリード注」）を投与して行われる。

D287　内分泌負荷試験 乳
1　下垂体前葉負荷試験
　イ　成長ホルモン（GH）（一連として）
　　短1　短3　　　　　　　　　　　　　1,200点
　　注　患者1人につき月2回に限り算定する。
　ロ　ゴナドトロピン（LH及びFSH）（一連として月1回）　　　　　　　　　1,600点
　ハ　甲状腺刺激ホルモン（TSH）（一連として月1回）　　　　　　　　　　1,200点
　ニ　プロラクチン（PRL）（一連として月1回）　　　　　　　　　　　　　1,200点
　ホ　副腎皮質刺激ホルモン（ACTH）（一連として月1回）　　　　　　　　1,200点
2　下垂体後葉負荷試験（一連として月1回）
　　　　　　　　　　　　　　　　　　1,200点
3　甲状腺負荷試験（一連として月1回）1,200点
4　副甲状腺負荷試験（一連として月1回）
　　　　　　　　　　　　　　　　　　1,200点
5　副腎皮質負荷試験
　イ　鉱質コルチコイド（一連として月1回）
　　　　　　　　　　　　　　　　　　1,200点
　ロ　糖質コルチコイド（一連として月1回）
　　　　　　　　　　　　　　　　　　1,200点
6　性腺負荷試験（一連として月1回）　1,200点
注1　1月に3,600点を限度として算定する。
　2　負荷試験に伴って行った注射，採血及び検体測定の費用は，採血回数及び測定回数にかかわらず，所定点数に含まれるものとする。ただし，D419の5に掲げる副腎静脈サンプリングを行った場合は，当該検査の費用は別に算定できる。

→内分泌負荷試験
(1)　各負荷試験については，測定回数及び負荷する薬剤の種類にかかわらず，一連のものとして月1回に限り所定点数を算定する。ただし，「1」の「イ」の成長ホルモンに限り，月2回まで所定点数を算定できる。
　なお，「1」の下垂体前葉負荷試験及び「5」の副腎皮質負荷試験以外のものについては，測定するホルモンの種類にかかわらず，一連のものとして算定する。
(2)　内分泌負荷試験において，負荷の前後に係る血中又は尿中のホルモン等測定に際しては，測定回数，測定間隔等にかかわらず，一連のものとして扱い，当該負荷試験の項により算定するものであり，検体検査実施料における生化学的検査（Ⅰ）又は生化学的検査（Ⅱ）の項では算定できない。
(3)　「1」の下垂体前葉負荷試験に含まれるものとしては，下記のものがある。
　ア　成長ホルモン（GH）については，インスリン負荷，アルギニン負荷，L-DOPA負荷，クロニジン負荷，グルカゴン負荷，プロプラノロール負荷，ブロモクリプチン負荷，睡眠負荷等
　イ　ゴナドトロピン（LH及びFSH）については，LH-RH負荷，クロミフェン負荷等
　ウ　甲状腺刺激ホルモン（TSH）については，TRH負荷等
　エ　プロラクチン（PRL）については，TRH負荷，ブロモクリプチン負荷等

オ 副腎皮質刺激ホルモン（ACTH）については，インスリン負荷，メトピロン負荷，デキサメサゾン負荷，CRH負荷等
(4)「2」の下垂体後葉負荷試験の抗利尿ホルモン（ADH）については，水制限，高張食塩水負荷（カーター・ロビンステスト）等が含まれる。
(5)「3」の甲状腺負荷試験の甲状腺ホルモンについては，T_3抑制等が含まれる。
(6)「4」の副甲状腺負荷試験の副甲状腺ホルモン（PTH）については，カルシウム負荷，PTH負荷（エルスワースハワードテスト），EDTA負荷等が含まれる。
(7)「5」の副腎皮質負荷試験に含まれるものとしては，下記のものがある。
　ア 鉱質コルチコイド（レニン，アルドステロン）については，フロセマイド負荷，アンギオテンシン負荷等
　イ 糖質コルチコイド（コルチゾール，DHEA及びDHEAS）については，ACTH負荷，デキサメサゾン負荷，メトピロン負荷等
(8)「6」の性腺負荷試験に含まれるものとしては，下記のものがある。
　ア テストステロンについては，HCG負荷等
　イ エストラジオールについては，HMG負荷等
(9)「注2」の注射とは，第6部第1節第1款の注射実施料をいい，施用した薬剤の費用は，別途算定する。
(10) 本試験に伴ってD419その他の検体採取の「5」副腎静脈サンプリングにより採血を行った場合，その費用は別に算定できる。
（令6保医発0305・4）

参考 問　内分泌負荷試験「注1」で1月に3,600点を限度に算定するとありますが，算定方法を教えて下さい。
　　例　1月内に下記を施行した場合
　　　　ゴナドトロピン　　　　（1,600点）
　　　　副甲状腺負荷試験　　　（1,200点）
　　　　下垂体後葉負荷試験　　（1,200点）
　答　3者以上で合計点数は最大限3,600点。最後に行った下垂体後葉負荷試験の点数を800点（3,600点－1,600点－1,200点）で請求する。
（平6.4.10 日本病院会ニュース）

D288 糖負荷試験 乳
　1　常用負荷試験（血糖及び尿糖検査を含む）
　　　　　　　　　　　　　　　　　　　　200点
　2　耐糖能精密検査（常用負荷試験及び血中インスリン測定又は常用負荷試験及び血中C-ペプチド測定を行った場合），グルカゴン負荷試験
　　　　　　　　　　　　　　　　　　　　900点
　注　注射，採血及び検体測定の費用は，採血回数及び測定回数にかかわらず所定点数に含まれるものとする。

→糖負荷試験
(1) 負荷の前後に係る血中又は尿中のホルモン等測定に際しては，測定回数，測定間隔等にかかわらず，一連のものとして扱い，当該負荷試験の項により算定するものであり，検体検査実施料における生化学的検査（I）又は生化学的検査（II）の項では算定できない。
(2)「2」の耐糖能精密検査（常用負荷試験及び血中インスリン測定又は常用負荷試験及び血中C-ペプチド測定を行った場合）は，常用負荷試験及び負荷前後の血中インスリン測定又は血中C-ペプチド測定を行った場合に算定する。
(3) 乳糖を服用させて行う耐糖試験は，糖負荷試験により算定する。また，使用した薬剤は，D500薬剤により算定する。

(4) ブドウ糖等を1回負荷し，負荷前後の血糖値等の変動を把握する検査は，糖負荷試験の所定点数により算定する。
(5)「注」の注射とは，第6部第1節第1款の注射実施料をいい，施用した薬剤の費用は，別途算定する。
（令6保医発0305・4）

事務連絡 問　D288の「2 耐糖能精密検査」において，負荷後のインスリンのみの測定の場合又はC-ペプチド測定のみを行った場合はどのように算定するのか。
　答　それぞれ，内分泌学的検査により算定する。
（平18.3.31，一部修正）

参考 ① 次の傷病名に対するD288 糖負荷試験「1」常用負荷試験の算定は，原則として認められる。
　（1）糖尿病疑い，（2）境界型糖尿病，（3）耐糖能異常（糖代謝障害を含む），（4）妊娠糖尿病（疑い含む）。（令6.3.29 支払基金）
② 原則として，「糖尿病疑い」の初診月に耐糖能精密検査（糖負荷試験）は認められる。（平19.3.16 支払基金，更新：平26.9.22）
③ 次の傷病名に対するD288糖負荷試験「2」耐糖能精密検査の算定は，原則として認められる。
　（1）耐糖能異常（糖代謝障害を含む），（2）糖尿病疑い，（3）境界型糖尿病，（4）糖尿病。（令6.6.28 支払基金）

D289 その他の機能テスト 乳
　1　膵機能テスト（PFDテスト）　　　100点
　2　肝機能テスト（ICG1回又は2回法，BSP2回法），ビリルビン負荷試験，馬尿酸合成試験，フィッシュバーグ，水利尿試験，アジスカウント（Addis尿沈渣定量検査），モーゼンタール法，ヨードカリ試験　100点
　3　胆道機能テスト，胃液分泌刺激テスト
　　　　　　　　　　　　　　　　　　　　700点
　4　セクレチン試験　　　　　　　　3,000点
　注　検査に伴って行った注射，検体採取，検体測定及びエックス線透視の費用は，全て所定点数に含まれるものとする。

→「3」の胃液分泌刺激テスト
ア 「3」の胃液分泌刺激テストは，生体に分泌刺激物質を投与し，胃液若しくは血液を採取，分析することにより胃液分泌機能を検査するものであり，胃液分泌刺激テストに該当するものは，ガストリン刺激テスト，ヒスタログ刺激試験，Katsch-Kalk法，ヒスタミン法等である。
イ 検査に伴って行った注射，検体採取，検体測定及びエックス線透視の費用は，別に算定できない。
（令6保医発0305・4）

→「3」の胆道機能テスト
　十二指腸ゾンデを十二指腸乳頭部まで挿入し，胆道刺激物を投与して十二指腸液を分画採取した場合に算定する。
（令6保医発0305・4）

→「4」のセクレチン試験
　十二指腸液採取用二重管を十二指腸まで挿入し，膵外分泌刺激ホルモンであるセクレチンを静脈注射し，刺激後の膵液量，重炭酸濃度及びアミラーゼ排出量を測定した場合に算定する。ただし，セクレチン注射の手技料，測定に要する費用，血清酵素逸脱誘発試験の費用等は所定点数に含まれる。
（令6保医発0305・4）

→「注」の注射とは
　第6部第1節第1款の注射実施料をいい，施用した薬剤の費用は，別途算定する。
（令6保医発0305・4）

D290 卵管通気・通水・通色素検査，ルビンテスト 乳　　　　　　　　　　　　100点

→卵管通気・通水・通色素検査，ルビンテスト
　卵管通気・通水・通色素検査，ルビンテストの所定点数は，それぞれ両側についての点数であり，検査の種類及び回数にかかわらず，所定点数のみを算定する。
（令6保医発0305・4）

D290-2　尿失禁定量テスト（パッドテスト）乳　　100点

→尿失禁定量テスト（パッドテスト）
　尿失禁定量テスト（パッドテスト）は，尿失禁患者において，体動時の失禁尿をパッドにより採取し，定量的な尿失禁の評価を行うものであり，1月につき1回に限り算定できる。ただし，使用されるパッドの費用は，所定点数に含まれる。
（令6保医発0305・4）

D291　皮内反応検査，ヒナルゴンテスト，鼻アレルギー誘発試験，過敏性転嫁検査，薬物光線貼布試験，最小紅斑量（MED）測定 乳
　1　21箇所以内の場合（1箇所につき）　　16点
　2　22箇所以上の場合（1箇所につき）　　12点

→皮内反応検査，ヒナルゴンテスト，鼻アレルギー誘発試験，過敏性転嫁検査，薬物光線貼布試験，最小紅斑量（MED）測定
(1)　1箇所目から21箇所目までについては，1箇所につき「1」の所定点数により算定する。
(2)　22箇所目以降については，1箇所につき「2」の所定点数により算定する。
(3)　皮内反応検査とは，ツベルクリン反応，各種アレルゲンの皮膚貼布試験（皮内テスト，スクラッチテストを含む）等であり，ツベルクリン，アレルゲン等検査に使用した薬剤に係る費用は，D500薬剤により算定する。
(4)　数種のアレルゲン又は濃度の異なったアレルゲンを用いて皮内反応検査を行った場合は，それぞれにつき1箇所として所定点数を算定する。
(5)　薬物投与に当たり，あらかじめ皮内反応，注射等による過敏性検査を行った場合にあっては，皮内反応検査の所定点数は算定できない。
（令6保医発0305・4）

→薬物光線貼布試験，最小紅斑量（MED）測定
　薬物光線貼布試験，最小紅斑量（MED）測定は，1照射につき1箇所として算定する。
（令6保医発0305・4）

事務連絡　問　D291皮内反応検査，ヒナルゴンテスト，鼻アレルギー誘発試験，過敏性転嫁検査，薬物光線貼布試験，最小紅斑量（MED）測定について，『1箇所目から21箇所目までについては，1箇所につき「1」の所定点数により算定する』及び『22箇所目以降については，1箇所につき「2」の所定点数により算定する』こととされているが，具体的な算定方法如何。
答　例えば，当該検査を25箇所実施した場合，以下の方法により算出する。
　・1箇所目から21箇所目について，16点×21箇所（336点）
　・22箇所目以降については，12点×4箇所（48点）
　・25箇所の合算336点＋48点（384点）
（令6.3.28）

D291-2　小児食物アレルギー負荷検査 乳
短1　短3　　　　　　　　　　　　　1,000点
　注1　別に厚生労働大臣が定める施設基準〔告示4第5・12, p.1391〕に適合しているものとして地方厚生局長等に届け出た保険医療機関において，16歳未満の患者に対して食物アレルギー負荷検査を行った場合に，年3回に限り算定する。
　2　小児食物アレルギー負荷検査に係る投薬，注射及び処置の費用は，所定点数に含まれるものとする。

→小児食物アレルギー負荷検査
(1)　問診及び血液検査等から，食物アレルギーが強く疑われる16歳未満の小児に対し，原因抗原の特定，耐性獲得の確認のために，食物負荷検査を実施した場合に，12月に3回を限度として算定する。
(2)　検査を行うに当たっては，食物アレルギー負荷検査の危険性，必要性，検査方法及びその他の留意事項について，患者又はその家族等に対して文書により説明の上交付するとともに，その文書の写しを**診療録**に添付する。
(3)　負荷試験食の費用は所定点数に含まれる。
(4)　小児食物アレルギーの診療に当たっては，「AMED研究班による食物アレルギーの診療の手引き2017」を参考とする。
(5)　「注2」の注射とは，第6部第1節第1款の注射実施料をいい，施用した薬剤の費用は，別途算定する。
（令6保医発0305・4）

事務連絡　問1　小児アレルギー検査を行い，重篤なアレルギー反応を起こした場合に，治療に要する点数は所定点数に含まれるのか。
答　所定点数には含まれない。
問2　12月に3回を限度として算定する，とあるが，
　①　最初に検査した日から起算するのか。
　②　再度算定できるのか。
　③　小児食物アレルギー負荷検査とIgE検査は併算定できるのか。
答　①　初回検査日にかかわらず，12月に3回算定できる。例えば，30年4月14日に当該検査を算定する場合には，29年4月15日から30年4月13日までの間の当該検査の算定回数が1回以下である必要がある。
　②③　そのとおり。
（平18.3.31，一部修正）

D291-3　内服・点滴誘発試験 乳　　1,000点
　注　別に**厚生労働大臣が定める施設基準**〔告示4第5・13, p.1391〕に適合しているものとして地方厚生局長等に届け出た保険医療機関において行われる場合に，2月に1回に限り算定する。

→内服・点滴誘発試験
(1)　貼付試験，皮内反応，リンパ球幼若化検査等で診断がつかない薬疹の診断を目的とした場合であって，入院中の患者に対して被疑薬を内服若しくは点滴・静注した場合に限り算定できる。
(2)　検査を行うに当たっては，内服・点滴誘発試験の危険性，必要性，検査方法及びその他の留意事項について，患者又はその家族等に対して文書により説明の上交付するとともに，その文書の写しを**診療録**に添付する。
（令6保医発0305・4）

ラジオアイソトープを用いた諸検査

（編注）ラジオアイソトープを用いた諸検査（D292～D294）は生体検査料の「通則2」幼児加算の対象外。

通　則
　D292及びD293に掲げるラジオアイソトープを用いた諸検査については，各区分の所定点数及びD294ラジオアイソトープ検査判断料の所定点数を合算した点数により算定する。〔編注：該当検査に**判**（D294）と付記〕

D292 体外からの計測によらない諸検査 乳 判
（D294）
1 循環血液量測定，血漿量測定　480点
2 血球量測定　800点
3 吸収機能検査，赤血球寿命測定　1,550点
4 造血機能検査，血小板寿命測定　2,600点

注1　同一のラジオアイソトープを用いてD292若しくはD293に掲げる検査又はE100からE101-4までに掲げる核医学診断のうちいずれか2以上を行った場合の検査料又は核医学診断料は，主たる検査又は核医学診断に係るいずれかの所定点数のみにより算定する。
2　検査に数日を要した場合であっても同一のラジオアイソトープを用いた検査は，一連として1回の算定とする。
3　核種が異なる場合であっても同一の検査とみなすものとする。

D293 シンチグラム（画像を伴わないもの） 乳 判 （D294）
1 甲状腺ラジオアイソトープ摂取率（一連につき）　365点
2 レノグラム，肝血流量（ヘパトグラム）　575点
注　核種が異なる場合であっても同一の検査とみなすものとする。

参考 シンチグラム：γ線を放出するラジオアイソトープを患者に投与した後に，シンチスキャナまたはシンチカメラにより，人体の一部または全部の放射能分布を測定して得られた放射能分布図のこと。シンチグラムの目的は，1）体内臓器の形，大きさ，位置および他臓器に対する放射能濃度の比較，2）目的臓器内の病巣の存在の有無，位置，範囲およびその放射能濃度，3）体内または臓器のラジオアイソトープの時間的推移などを知ることにある。

D294 ラジオアイソトープ検査判断料 判ラ
110点
注　ラジオアイソトープを用いた諸検査の種類又は回数にかかわらず月1回に限り算定するものとする。

（編注）当該判断料は新生児・乳幼児・幼児加算の対象外。

内視鏡検査

通則
1　超音波内視鏡検査を実施した場合は，**超音波内視鏡検査加算** 超内 として，**300点**を所定点数に加算する。
2　D295からD323まで及びD325内視鏡検査について，同一の患者につき同一月において同一検査を2回以上実施した場合における2回目以降の当該検査の費用は，所定点数の**100分の90**に相当する点数により算定する。（編注）同一月の同一検査2回目以降を100分の90で算定する検査に，90と付記。
3　当該保険医療機関以外の医療機関で撮影した内視鏡写真について診断を行った場合は，1回につき**70点**とする。
4　写真診断を行った場合は，使用したフィルムの費用として，購入価格を10円で除して得た点数を所定点数に加算する。
5　緊急のために休日に内視鏡検査を行った場合又はその開始時間が保険医療機関の表示する診療時間以外の時間若しくは深夜である内視鏡検査（D296-3，D324及びD325に掲げるものを除く）を行った場合において，当該内視鏡検査の費用は，次に掲げる点数を，それぞれ所定点数に加算した点数により算定する。
　イ　休日加算
　　　所定点数の100分の80に相当する点数
　ロ　時間外加算（入院中の患者以外の患者に対して行われる場合に限る）
　　　所定点数の100分の40に相当する点数
　ハ　深夜加算
　　　所定点数の100分の80に相当する点数
　ニ　イからハまでにかかわらず，A000初診料の注7のただし書に規定する保険医療機関において，入院中の患者以外の患者に対して，その開始時間が同注のただし書に規定する時間である内視鏡検査を行った場合
　　　所定点数の100分の40に相当する点数

（編注）上記「通則1」「通則3」の加算は，生体検査料の「通則1」新生児・乳幼児加算の対象外となる。

→内視鏡検査に係る共通事項（D295からD325まで）
(1)　本節の「通則」による新生児加算又は乳幼児加算を行う場合には，超音波内視鏡検査加算は，所定点数に含まない。
(2)　内視鏡検査の「通則2」による算定において，D313大腸内視鏡検査の「1」の「イ」，「ロ」及び「ハ」については，同一の検査として扱う。また，準用が通知されている検査については，当該検査が準ずることとされている検査と同一の検査として扱う。
(3)　「通則3」の当該保険医療機関以外の医療機関で撮影した内視鏡写真について診断を行った場合の点数は，A000初診料（「注5」に規定する2つ目の診療科に係る初診料を含む）を算定した日に限り，算定できる。
(4)　「通則5」の入院中の患者以外の患者に対する内視鏡検査（D296-3，D324及びD325を除く。以下，「通則5」に係る留意事項において，「内視鏡検査」という）の休日加算，時間外加算又は深夜加算は，次の場合に算定できる。ただし，内視鏡検査が保険医療機関又は保険医の都合により休日，時間外又は深夜に行われた場合には算定できない。
　(ア)　休日加算，時間外加算又は深夜加算が算定できる初診又は再診に引き続き行われた緊急内視鏡検査の場合
　(イ)　初診又は再診に引き続いて，内視鏡検査に必要不可欠な検査等を行った後速やかに内視鏡検査〔休日に行うもの又はその開始時間（患者に対し直接施療した時をいう）が診療時間以外の時間若しくは深夜であるものに限る〕を開始した場合であって，当該初診又は再診から内視鏡検査の開始時間までの間が8時間以内である場合（当該内視鏡検査の開始時間が入院手続きの後の場合を含む）
(5)　「通則5」の入院中の患者に対する内視鏡検査の休日加算又は深夜加算は，病状の急変により，休日に緊急内視鏡検査を行った場合又は開始時間が深夜である緊急内視鏡検査を行った場合に算定できる。
ただし，内視鏡検査が保険医療機関又は保険医の都合により休日又は深夜に行われた場合には算定できな

(6) 「通則5」の休日加算，時間外加算又は深夜加算の対象となる時間の取扱いは初診料と同様であり，A000初診料の「注9」又はA001再診料の「注7」に規定する夜間・早朝等加算を算定する場合にあっては，「通則5」の休日加算，時間外加算又は深夜加算は算定しない。

(7) 「通則5」の休日加算，時間外加算又は深夜加算に係る「所定点数」とは，D295関節鏡検査（片側）からD323乳管鏡検査までに掲げられた点数及び各「注」による加算を合計した点数であり，内視鏡検査の「通則」における費用は含まない。ただし，同一の患者につき同一月において同一検査を2回以上実施した場合における2回目以降の検査である場合「所定点数」は，D295関節鏡検査（片側）からD323乳管鏡検査までに掲げられた点数及び各「注」による加算を合計した点数の100分の90に相当する点数とする。

(8) 内視鏡検査に際して第2章第11部に掲げる麻酔を行った場合は，麻酔の費用を別に算定する。

(9) 内視鏡検査で麻酔手技料を別に算定できない麻酔を行った場合の薬剤料は，D500薬剤により算定する。

(10) 処置又は手術と同時に行った内視鏡検査は，別に算定できない。

(11) 内視鏡検査当日に，検査に関連して行う第6部第1節第1款の注射実施料は別に算定できない。

(12) D295関節鏡検査からD325肺臓カテーテル法，肝臓カテーテル法，膵臓カテーテル法までに掲げる内視鏡検査は，次により算定する。
　ア　生検用ファイバースコピーを使用して組織の採取を行った場合は，採取した組織の個数にかかわらず，1回の内視鏡検査についてD414内視鏡下生検法に掲げる所定点数を別に算定する。
　イ　互いに近接する部位の2以上のファイバースコピー検査を連続的に行った場合には，主たる検査の所定点数のみにより算定する。
　ウ　内視鏡検査をエックス線透視下において行った場合にあっても，E000透視診断は算定しない。
　エ　写真診断を行った場合は，使用フィルム代（現像料及び郵送料を含むが，書留代等は除く）を10円で除して得た点数を加算して算定するが，E002撮影及びE001写真診断は算定しない。
　オ　当該保険医療機関以外の医療機関で撮影した内視鏡写真について診断のみを行った場合は，診断料として1回につき所定点数を算定できるが，患者が当該傷病につき当該医療機関で受診していない場合は算定できない。

(13) D306食道ファイバースコピー，D308胃・十二指腸ファイバースコピー，D310小腸内視鏡検査，D312直腸ファイバースコピー又はD313大腸内視鏡検査を行う際に，インジゴカルミン，メチレンブルー，トルイジンブルー，コンゴーレッド等による色素内視鏡法を行った場合は，粘膜点墨法に準じて算定する。ただし，使用される色素の費用は所定点数に含まれる。

(14) 内視鏡検査を行うに当たっては，関係学会のガイドライン等に基づき，必要な消毒及び洗浄を適切に行う。

(15) 鎮静下に内視鏡検査を実施する場合には，モニター等で患者の全身状態の把握を行う。　　　（令6保医発0305・4）

事務連絡　問　鎮静下に内視鏡検査を実施する際のモニターとして，心電図，呼吸心拍監視，経皮的動脈血酸素飽和度測定の算定は認められるか。
答　当該項目の算定要件を満たしている場合には，それぞれの所定点数を算定できる。　　　（平28.3.31）

参考　健康診断時及び予防接種の費用について

健康診断時の内視鏡検査により病変を発見し，引き続き，その内視鏡を使用して治療を開始した場合においては，その治療は療養の給付として行われるものであるため，保険医療機関は内視鏡下生検法，病理組織顕微鏡検査，内視鏡を使用した手術など治療の費用を保険請求することができる。

なお，内視鏡を使用した手術の所定点数には内視鏡検査の費用が含まれていることから，内視鏡を使用した手術の費用を保険請求する場合には，健康診断としての内視鏡検査の費用の支払を受けることはできない。　　　（平15.7.30）

参考　問　当該保険医療機関以外の医療機関で撮影した内視鏡写真について，同一患者で胃ファイバー写真及び大腸ファイバー写真の診断を行った場合は診断料はどうなるか。
答　それぞれ算定できる。　　　（平10.3.25 日本病院会ニュース）

D295	関節鏡検査（片側）乳90	760点
D296	喉頭直達鏡検査　乳90	190点
D296-2	鼻咽腔直達鏡検査　乳90	220点

→鼻咽腔直達鏡検査
鼻咽腔直達鏡検査は，D298嗅裂部・鼻咽腔・副鼻腔入口部ファイバースコピーと同時に行った場合は算定できない。　　　（令6保医発0305・4）

D296-3　内視鏡用テレスコープを用いた咽頭画像等解析（インフルエンザの診断の補助に用いるもの）90　　　305点
　注　入院中の患者以外の患者について，緊急のために，保険医療機関が表示する診療時間以外の時間，休日又は深夜において行った場合は，時間外加算として，200点を所定点数に加算する。ただし，この場合において，同一日に第1節第1款の通則第1号又は第3号の加算は別に算定できない。

（編注）本検査は，内視鏡検査の「通則5」休日・時間外・深夜等加算の対象外。

→内視鏡用テレスコープを用いた咽頭画像等解析（インフルエンザの診断の補助に用いるもの）

(1) 内視鏡用テレスコープを用いた咽頭画像等解析（インフルエンザの診断の補助に用いるもの）は，6歳以上の患者に対し，インフルエンザの診断の補助を目的として薬事承認された内視鏡用テレスコープを用いて咽頭画像等の取得及び解析を行い，インフルエンザウイルス感染症の診断を行った場合に算定する。

(2) 本検査は，発症後48時間以内に実施した場合に限り算定することができる。

(3) 「注」に規定する時間外加算は，入院中の患者以外の患者に対して診療を行った際，医師が緊急に本検査を行う必要性を認め実施した場合であって，本検査の開始時間が当該保険医療機関が表示する診療時間以外の時間，休日又は深夜に該当する場合に算定する。なお，時間外等の定義については，A000初診料の「注7」に規定する時間外加算等における定義と同様である。

(4) 「注」に規定する時間外加算を算定する場合においては，A000初診料の「注9」及びA001再診料の「注7」に規定する夜間・早朝等加算，並びに検体検査実施料に係る時間外緊急院内検査加算及び外来迅速検体検査加算は算定できない。

(5) 本検査と，一連の治療期間において別に実施したD012感染症免疫学的検査の「22」インフルエンザウイルス抗原定性は併せて算定できない。　　　（令6保医発0305・4）

D297　削除
D298　嗅裂部・鼻咽腔・副鼻腔入口部ファ

イバースコピー（部位を問わず一連につき）
乳 90　　　　　　　　　　　　　　600点

→嗅裂部・鼻咽腔・副鼻腔入口部ファイバースコピー
　嗅裂部・鼻咽腔・副鼻腔入口部の全域にわたっての一連の検査として算定する。
（令6保医発0305・4）

D298-2　内視鏡下嚥下機能検査 乳 90　　720点

→内視鏡下嚥下機能検査
(1)　内視鏡下嚥下機能検査は，嚥下機能が低下した患者に対して，喉頭内視鏡等を用いて直接観察下に着色水を嚥下させ，嚥下反射惹起のタイミング，着色水の咽頭残留及び誤嚥の程度を指標に嚥下機能を評価した場合に算定する。
(2)　内視鏡下嚥下機能検査，D298嗅裂部・鼻咽腔・副鼻腔入口部ファイバースコピー及びD299喉頭ファイバースコピーを2つ以上行った場合は，主たるもののみ算定する。
（令6保医発0305・4）

D299　喉頭ファイバースコピー 乳 90　　600点

参考　① 次の傷病名等に対するD299喉頭ファイバースコピーの算定は，原則として認められる。
　　　(1)咽頭異物，(2)声帯結節症
② 扁桃炎に対するD299喉頭ファイバースコピーの算定は，原則として認められない。
（令6.6.28 支払基金）

D300　中耳ファイバースコピー 乳 90　　240点

参考　① 次の傷病名に対するD300中耳ファイバースコピーの算定は，原則として認められる。
　　　(1)急性中耳炎（鼓膜穿孔あり），(2)滲出性中耳炎（鼓膜穿孔あり）
② 次の傷病名に対するD300中耳ファイバースコピーの算定は，原則として認められない。
　　　(1)急性中耳炎（鼓膜穿孔なし），(2)滲出性中耳炎（鼓膜穿孔なし），(3)外耳炎
（令6.6.28 支払基金）

D300-2　顎関節鏡検査（片側）乳 90　　1,000点
D301　削除
D302　気管支ファイバースコピー 乳 90　　2,500点
注　気管支肺胞洗浄法検査を同時に行った場合は，**気管支肺胞洗浄法検査同時加算**として，200点を所定点数に加算する。

→気管支ファイバースコピー
　「注」の気管支肺胞洗浄法検査同時加算は，肺胞蛋白症，サルコイドーシス等の診断のために気管支肺胞洗浄を行い，洗浄液を採取した場合に算定する。
（令6保医発0305・4）

D302-2　気管支カテーテル気管支肺胞洗浄法検査 乳 90　　320点

→気管支カテーテル気管支肺胞洗浄法検査
(1)　気管支ファイバースコピーを使用せずに気管支肺胞洗浄用カテーテルを用いて気管支肺胞洗浄を実施した場合に算定する。
(2)　人工呼吸器使用中の患者であって，浸潤影が肺の両側において，びまん性を示すことを胸部X線画像等で確認した患者に対して，肺炎の診断に関連した培養検体採取のために実施した場合に限り算定できる。
(3)　本検査とD302気管支ファイバースコピーの「注」の気管支肺胞洗浄法検査を同一入院期間中にそれぞれ行った場合は，主たるものの所定点数のみにより算定する。
（令6保医発0305・4）

D303　胸腔鏡検査 乳 90　　7,200点
D304　縦隔鏡検査 乳 90　　7,000点

→縦隔鏡検査
　縦隔鏡検査は，主に胸部（肺及び縦隔）の疾病の鑑別，肺癌の転移の有無，手術適応の決定のために用いられるものをいう。
（令6保医発0305・4）

D305　削除
D306　食道ファイバースコピー 乳 幼 90　　800点
注1　粘膜点墨法を行った場合は，粘膜点墨法加算[墨]として，60点を所定点数に加算する。
　2　拡大内視鏡を用いて，狭帯域光による観察を行った場合には，**狭帯域光強調加算**[狭光]として，200点を所定点数に加算する。

→食道ファイバースコピー
(1)　「注」の粘膜点墨法とは，治療範囲の決定，治療後の部位の追跡等を目的として，内視鏡直視下に無菌の墨汁を消化管壁に極少量注射して点状の目印を入れるものである。
(2)　表在性食道がんの診断のための食道ヨード染色法は，粘膜点墨法に準ずる。ただし，染色に使用されるヨードの費用は，所定点数に含まれる。
(3)　「注2」の狭帯域光強調加算は，拡大内視鏡を用いた場合であって，狭い波長帯による画像を利用した観察を行った場合に算定できる。
(4)　関連する学会の消化器内視鏡に関するガイドラインを参考に消化器内視鏡の洗浄消毒を実施していることが望ましい。
（令6保医発0305・4）

参考　B型肝炎〔食道静脈瘤（疑い含む）がない場合〕に対するD306食道ファイバースコピーの算定は，原則として認められない。
（令6.4.30 支払基金）

D307　削除
D308　胃・十二指腸ファイバースコピー 乳 幼 90　　1,140点
注1　胆管・膵管造影法を行った場合は，胆管・膵管造影法加算として，600点を所定点数に加算する。ただし，諸監視，造影剤注入手技及びエックス線診断の費用（フィルムの費用は除く）は所定点数に含まれるものとする。
　2　粘膜点墨法を行った場合は，**粘膜点墨法加算**[墨]として，60点を所定点数に加算する。
　3　胆管・膵管鏡を用いて行った場合は，胆管・膵管鏡加算として，2,800点を所定点数に加算する。
　4　拡大内視鏡を用いて，狭帯域光による観察を行った場合には，**狭帯域光強調加算**[狭光]として，200点を所定点数に加算する。

→胃・十二指腸ファイバースコピー
　関連する学会の消化器内視鏡に関するガイドラインを参考に消化器内視鏡の洗浄消毒を実施していることが望ましい。
（令6保医発0305・4）

事務連絡　問　健康診断において，胃・十二指腸ファイバースコピー又は大腸ファイバースコピーを実施し，病変を認めた場合，引き続いて実施される狭帯域光による観察又は粘膜点墨法について，狭帯域光強調加算又は粘膜点墨法に係る加算の項目のみを算定できるか。

答　算定できない。　　　　　　　　　　　　　（平28.3.31）
　参考　① 次の傷病名に対する狭帯域光強調加算の算定は，原則として認められない。
　　　(1)胃静脈瘤，食道静脈瘤，(2)逆流性食道炎，(3)慢性胃炎，(4)胃炎，(5)十二指腸潰瘍
　② 悪性腫瘍（疑い含む）に対する胃・十二指腸ファイバーにおける狭帯域光強調加算と粘膜点墨法加算の併算定は，原則として認められる。
　③ 逆流性食道炎に対するD306食道ファイバースコピー時の粘膜点墨法加算又は色素内視鏡法加算の算定は，原則として認められない。
　④ 急性胃炎に対するD308胃・十二指腸ファイバースコピー時の粘膜点墨法加算又は色素内視鏡法加算の算定は，原則として認められない。
　　　　　　　　　　　　　　　　　　（令6.12.27 支払基金）

D309　胆道ファイバースコピー 乳90　4,000点

→胆道ファイバースコピー
　関連する学会の消化器内視鏡に関するガイドラインを参考に消化器内視鏡の洗浄消毒を実施していることが望ましい。
　　　　　　　　　　　　　　　　　　（令6 保医発0305・4）

D310　小腸内視鏡検査 乳幼90
　1　バルーン内視鏡によるもの　　　　　6,800点
　2　スパイラル内視鏡によるもの　　　　6,800点
　3　カプセル型内視鏡によるもの　　　　1,700点
　4　その他のもの　　　　　　　　　　　1,700点
　注1　2種類以上行った場合は，主たるもののみ算定する。
　　2　3について，15歳未満の患者に対して，内視鏡的挿入補助具を用いて行った場合は，**内視鏡的留置術加算**として，260点を所定点数に加算する。
　　3　4について，粘膜点墨法を行った場合は，**粘膜点墨法加算**〔墨〕として，60点を所定点数に加算する。

→小腸内視鏡検査　　　　　　　　　摘要欄 p.1705
(1)　「2」のスパイラル内視鏡によるものは，電動回転可能なスパイラル形状のフィンを装着した内視鏡を用いて小腸内視鏡検査を行った場合に算定する。
(2)　「3」のカプセル型内視鏡によるものは，次の場合に算定する。
　ア　カプセル型内視鏡によるものは，消化器系の内科又は外科の経験を5年以上有する常勤の医師が1人以上配置されている場合に限り算定する。なお，カプセル型内視鏡の滞留に適切に対処できる体制が整っている保険医療機関において実施する。
　イ　カプセル型内視鏡の適用対象（患者）については，薬事承認の内容に従う。
　ウ　カプセル型内視鏡を使用した患者については，診療報酬請求に当たって，**診療報酬明細書**に症状詳記を記載する。
(3)　小腸内視鏡検査は，2種類以上行った場合は，主たるもののみ算定する。ただし，「3」のカプセル型内視鏡によるものを行った後に，診断の確定又は治療を目的として「1」のバルーン内視鏡によるもの又は「2」のスパイラル内視鏡によるものを行った場合においては，いずれの点数も算定する。
(4)　関連する学会の消化器内視鏡に関するガイドラインを参考に消化器内視鏡の洗浄消毒を実施していることが望ましい。
(5)　「注2」に規定する内視鏡的留置術加算については，小児の麻酔及び鎮静に十分な経験を有する常勤医師が1人以上配置されている保険医療機関において，消化器内視鏡を経口的に挿入し，カプセル内視鏡の挿入及び配置に用いるものとして薬事承認又は認証を得ている内視鏡的挿入補助具を用いてカプセル型内視鏡を十二指腸に誘導し，「3」のカプセル型内視鏡によるものを実施した場合に算定する。また，この適応の判断及び実施に当たっては，関連学会が定めるガイドラインを遵守する。ただし，内視鏡的挿入補助具を使用した患者については，診療報酬請求に当たって，**診療報酬明細書**に症状詳記を記載する。なお，D308胃・十二指腸ファイバースコピーの点数は別に算定できない。
　　　　　　　　　　　　　　　　　　（令6 保医発0305・4）
　事務連絡
問1　小腸内視鏡検査「3」のカプセル型内視鏡によるものについて，クローン病が疑われる原因不明の消化管出血を伴う小腸疾患の診断のために行う場合も算定してよいか。
答　算定して差し支えない。　　　　　（平24.3.30，一部変更）
問2　D310小腸内視鏡検査「注2」及びD313大腸内視鏡検査「注4」に規定する内視鏡的留置術加算における「関連学会が定めるガイドライン」とは，具体的には何を指すか。
答　現時点では，日本小児栄養消化器肝臓学会の「小児消化器内視鏡ガイドライン」を指す。　　（令4.3.31）
　参考　次の手術又は検査における胃内粘液溶解除去剤（プロナーゼMS）の算定は，原則として認められる。
　(1)　K653内視鏡的胃，十二指腸ポリープ・粘膜切除術「5」その他のポリープ・粘膜切除術
　(2)　D310小腸内視鏡検査「3」カプセル型内視鏡によるもの
　　　　　　　　　　　　　　　　　　（令6.10.31 支払基金）
（編注）カプセル型内視鏡による小腸内視鏡検査を行った場合は，特定保険医療材料（材料価格基準「別表Ⅱ」の「148 カプセル型内視鏡(1)」）が算定できる。

D310-2　消化管通過性検査 乳90　600点

→消化管通過性検査
　消化管通過性検査は，消化管の狭窄又は狭小化を有する又は疑われる患者に対して，D310小腸内視鏡検査の「3」のカプセル型内視鏡によるものを実施する前に，カプセル型内視鏡と形・大きさが同一の造影剤入りカプセルを患者に内服させ，消化管の狭窄や狭小化を評価した場合に，一連の検査につき1回に限り算定する。また，E001の写真診断及びE002の撮影は別に算定できる。
　　　　　　　　　　　　　　　　　　（令6 保医発0305・4）

D311　直腸鏡検査 乳90　300点

→直腸鏡検査
(1)　直腸鏡検査を，D311-2肛門鏡検査と同時に行った場合は主たるもののみ算定する。
(2)　肛門部の観察のみを行った場合は，直腸鏡検査ではなく，D311-2肛門鏡検査を算定する。
(3)　コロンブラッシュ法は，直腸鏡検査の所定点数に，検鏡診断料として沈渣塗抹染色による細胞診断の場合は，N004細胞診（1部位につき）の所定点数を，また，包埋し組織切片標本を作製し検鏡する場合は，N000病理組織標本作製（1臓器につき）の所定点数を併せて算定する。
　　　　　　　　　　　　　　　　　　（令6 保医発0305・4）

D311-2　肛門鏡検査 乳90　200点

→肛門鏡検査
　肛門鏡検査を，D311直腸鏡検査と同時に行った場合は主たるもののみ算定する。
　　　　　　　　　　　　　　　　　　（令6 保医発0305・4）

D312　直腸ファイバースコピー 乳幼90　550点
　注　粘膜点墨法を行った場合は，**粘膜点墨法加**

算 墨 として，60点を所定点数に加算する。

→直腸ファイバースコピー
関連する学会の消化器内視鏡に関するガイドラインを参考に消化器内視鏡の洗浄消毒を実施していることが望ましい。
（令6保医発0305・4）

参考 次の傷病名に対するD312直腸ファイバースコピーの算定は，原則として認められない。
(1)痔核，(2)裂肛
（令6.10.31 支払基金）

D312-2　回腸嚢ファイバースコピー 乳90　550点

→回腸嚢ファイバースコピー
関連する学会の消化器内視鏡に関するガイドラインを参考に消化器内視鏡の洗浄消毒を実施していることが望ましい。
（令6保医発0305・4）

D313　大腸内視鏡検査 乳幼90
1　ファイバースコピーによるもの
　イ　S状結腸　　　　　　　　　　　900点
　ロ　下行結腸及び横行結腸　　　　1,350点
　ハ　上行結腸及び盲腸　　　　　　1,550点
2　カプセル型内視鏡によるもの　　1,550点
注1　粘膜点墨法を行った場合は，**粘膜点墨法加算** 墨 として，60点を所定点数に加算する。
　2　拡大内視鏡を用いて，狭帯域光による観察を行った場合には，**狭帯域光強調加算** 狭光 として，200点を所定点数に加算する。
　3　1のハについて，バルーン内視鏡を用いて行った場合は，**バルーン内視鏡加算**として，450点を所定点数に加算する。
　4　2について，15歳未満の患者に対して，内視鏡的挿入補助具を用いて行った場合は，**内視鏡的留置術加算**として，260点を所定点数に加算する。

→大腸内視鏡検査　摘要欄 p.1705
(1)　「1」のファイバースコピーによるものについては，関連する学会の消化器内視鏡に関するガイドラインを参考に消化器内視鏡の洗浄消毒を実施していることが望ましい。
(2)　「2」のカプセル型内視鏡によるものは以下のいずれかに該当する場合に限り算定する。
　ア　大腸内視鏡検査が必要であり，大腸ファイバースコピーを実施したが，腹腔内の癒着等により回盲部まで到達できなかった患者に用いた場合
　イ　大腸内視鏡検査が必要であるが，腹部手術歴があり癒着が想定される場合等，器質的異常により大腸ファイバースコピーが実施困難であると判断された患者に用いた場合
　ウ　大腸内視鏡検査が必要であるが，以下のいずれかに該当し，身体的負担により大腸ファイバースコピーが実施困難であると判断された患者に用いた場合
　　①　以下の(イ)から(ニ)のいずれかに該当する場合
　　　(イ)　3剤の異なる降圧剤を用いても血圧コントロールが不良の高血圧症（収縮期血圧160mmHg以上）
　　　(ロ)　慢性閉塞性肺疾患（1秒率　70％未満）
　　　(ハ)　6か月以上の内科的治療によっても十分な効果が得られないBMIが35以上の高度肥満症の患者であって，糖尿病，高血圧症，脂質異常症又は閉塞性睡眠時無呼吸症候群のうち1つ以上を

合併している患者
　　　(ニ)　左室駆出率低下（LVEF 40％未満）
　　②　放射線医学的に大腸過長症と診断されており，かつ慢性便秘症で，大腸内視鏡検査が実施困難であると判断された場合。大腸過長症はS状結腸ループが腸骨稜を超えて頭側に存在，横行結腸が腸骨稜より尾側の骨盤内に存在又は肝弯曲や脾弯曲がループを描いている場合とし，慢性便秘症はRome Ⅳ基準とする。また診断根拠となった画像を**診療録**に添付する。
(3)　同一の患者につき，「1」のファイバースコピーによるものと「2」のカプセル型内視鏡によるものを併せて2回以上行った場合には，主たるもののみ算定する。ただし，(2)のアに掲げる場合は，併せて2回に限り算定する。
(4)　「2」のカプセル型内視鏡によるものは，消化器系の内科又は外科の経験を5年以上有する常勤の医師が1人以上配置されている場合に限り算定する。なお，カプセル型内視鏡の滞留に適切に対処できる体制が整っている保険医療機関において実施する。
(5)　「2」のカプセル型内視鏡により大腸内視鏡検査を実施した場合は，診療報酬請求に当たって，**診療報酬明細書**に症状詳記を記載する。さらに，(2)のアの場合は大腸ファイバースコピーを実施した日付を明記し，(2)のイ又はウの場合は大腸ファイバースコピーが実施困難な理由を明記する。
(6)　「注3」に規定するバルーン内視鏡加算は，大腸内視鏡検査が必要であり，大腸ファイバースコピーを実施したが，腹腔内の癒着等により回盲部まで到達できなかった患者に大腸ファイバースコピーを用いた場合に限り算定できる。ただし，バルーン内視鏡を使用した患者については，診療報酬請求に当たって，**診療報酬明細書**に症状詳記を記載する。
(7)　「注4」に規定する内視鏡的留置術加算については，小児の麻酔及び鎮静に十分な経験を有する常勤の医師が1人以上配置されている保険医療機関において，消化器内視鏡を経口的に挿入し，カプセル内視鏡の挿入及び配置に用いるものとして薬事承認又は認証を得ている内視鏡的挿入補助具を用いてカプセル型内視鏡を十二指腸に誘導し，「2」のカプセル型内視鏡によるものを実施した場合に算定する。また，この適応の判断及び実施に当たっては，関連学会が定めるガイドラインを遵守する。ただし，内視鏡的挿入補助具を使用した患者については，診療報酬請求に当たって，**診療報酬明細書**に症状詳記を添付する。なお，D308胃・十二指腸ファイバースコピーの点数は別に算定できない。
（令6保医発0305・4）

（編注）カプセル型内視鏡による大腸内視鏡検査では，材料価格基準・別表Ⅱ「148カプセル型内視鏡(2)」が算定できる。

事務連絡 問1　健康診断において，胃・十二指腸ファイバースコピー又は大腸ファイバースコピーを実施し，病変を認めた場合，引き続いて実施される狭帯域光による観察又は粘膜点墨法について，狭帯域光強調加算又は粘膜点墨法に係る加算の項目のみを算定できるか。
答　算定できない。
（平28.3.31）

問2　D310小腸内視鏡検査「注2」及びD313大腸内視鏡検査「注4」に規定する内視鏡的留置術加算における「関連学会が定めるガイドライン」とは，具体的には何を指すか。
答　現時点では，日本小児栄養消化器肝臓学会の「小児消化器内視鏡ガイドライン」を指す。
（令4.3.31）

参考 次の肛門疾患のみに対するD313大腸内視鏡検査「1」ファイバースコピーによるものの算定は，原則として認められない。
(1)痔核，(2)痔瘻，(3)裂肛
（令6.2.29 支払基金）

D314 腹腔鏡検査 乳90　2,270点

→腹腔鏡検査
(1) 人工気腹術は，腹腔鏡検査に伴って行われる場合にあっては，別に算定できない。
(2) 腹腔鏡検査を，D315腹腔ファイバースコピーと同時に行った場合は主たるものの所定点数を算定する。
(令6保医発0305・4)

D315 腹腔ファイバースコピー 乳90　2,160点
D316 クルドスコピー 乳90　400点
D317 膀胱尿道ファイバースコピー 乳幼90　950点
注　狭帯域光による観察を行った場合には，**狭帯域光強調加算** 狭光 として，200点を所定点数に加算する。

→膀胱尿道ファイバースコピー
(1) 膀胱尿道ファイバースコピーは軟性膀胱鏡を用いた場合に算定する。
(2) 膀胱尿道ファイバースコピーを必要とする場合において，膀胱結石等により疼痛が甚しいとき，あるいは著しく患者の知覚過敏なとき等にキシロカインゼリーを使用した場合における薬剤料は，D500薬剤により算定する。
(3) 膀胱尿道ファイバースコピーにインジゴカルミンを使用した場合は，D289その他の機能テストの「2」の所定点数を併せて算定する。
(4) 膀胱尿道ファイバースコピーについては，前部尿道から膀胱までの一連の検査を含む。
(5) 「注」の狭帯域光強調加算は，上皮内癌（CIS）と診断された患者に対し，治療方針の決定を目的に実施した場合に限り算定する。
(令6保医発0305・4)

D317-2 膀胱尿道鏡検査 乳90　890点
注　狭帯域光による観察を行った場合には，**狭帯域光強調加算** 狭光 として，200点を所定点数に加算する。

→膀胱尿道鏡検査
(1) 膀胱尿道鏡検査は硬性膀胱鏡を用いた場合に算定する。
(2) 膀胱尿道鏡検査を必要とする場合において，膀胱結石等により疼痛が甚しいとき，あるいは著しく患者の知覚過敏なとき等にキシロカインゼリーを使用した場合における薬剤料は，D500薬剤により算定する。
(3) 膀胱尿道鏡検査にインジゴカルミンを使用した場合は，D289その他の機能テストの「2」の所定点数を併せて算定する。
(4) 膀胱尿道鏡検査については，前部尿道から膀胱までの一連の検査を含むものとする。
なお，膀胱のみ又は尿道のみの観察では所定点数は算定できない。
(5) 「注」の狭帯域光強調加算は，上皮内癌（CIS）と診断された患者に対し，治療方針の決定を目的に実施した場合に限り算定する。
(令6保医発0305・4)

D318 尿管カテーテル法（ファイバースコープによるもの）（両側）乳90　1,200点
注　膀胱尿道ファイバースコピー及び膀胱尿道鏡検査の費用は，所定点数に含まれるものとする。

→尿管カテーテル法（両側）

尿管カテーテル法は，ファイバースコープを用いて尿管の通過障害，結石，腫瘍等の検索を行った場合に算定できるもので，同時に行うD317膀胱尿道ファイバースコピー及びD317-2膀胱尿道鏡検査を含む。
なお，ファイバースコープ以外の膀胱鏡による場合には算定できない。
(令6保医発0305・4)

D319 腎盂尿管ファイバースコピー（片側）
乳90　1,800点

→腎盂尿管ファイバースコピー（片側）
腎盂尿管ファイバースコピーの所定点数には，ファイバースコープを用いた前部尿道から腎盂までの一連の検査を含む。
(令6保医発0305・4)

D320 ヒステロスコピー 乳90　620点

→ヒステロスコピー
ヒステロスコピーに際して，子宮腔内の出血により子宮鏡検査が困難なため，子宮鏡検査時の腔内灌流液を使用した場合における薬剤料は，D500薬剤により算定する。ただし，注入手技料は算定しない。
(令6保医発0305・4)

D321 コルポスコピー 乳90　210点

参考　子宮腟部びらんに対するD321コルポスコピーとJ072腟洗浄（熱性洗浄を含む）の併算定は，原則として認められない。
(令6.3.29 支払基金)

D322 子宮ファイバースコピー 乳90　800点
D323 乳管鏡検査 乳90　960点
D324 血管内視鏡検査 乳　2,040点
注1　血管内視鏡検査は，患者1人につき月1回に限り算定する。
　2　呼吸心拍監視，血液ガス分析，心拍出量測定，脈圧測定，造影剤注入手技及びエックス線診断の費用（フィルムの費用は除く）は，所定点数に含まれるものとする。

（編注）D324は，内視鏡検査の「通則5」休日・時間外・深夜等加算の対象外。

→血管内視鏡検査
D220呼吸心拍監視，新生児心拍・呼吸監視，カルジオスコープ（ハートスコープ），カルジオタコスコープの費用は，所定点数に含まれる。
(令6保医発0305・4)
（編注）血管内視鏡検査にあたって，材料価格基準・別表Ⅱ「008血管内視鏡カテーテル」を使用した場合は，特定保険医療材料料として算定できる。
D206心臓カテーテル法による諸検査にあたって血管内視鏡検査を行った場合は，D206「注6」により算定する。

D325 肺臓カテーテル法，肝臓カテーテル法，膵臓カテーテル法 幼90　3,600点
注1　新生児又は3歳未満の乳幼児（新生児を除く）に対して当該検査を行った場合は，**新生児加算又は乳幼児加算**として，それぞれ10,800点又は3,600点を所定点数に加算する。
　2　カテーテルの種類，挿入回数によらず一連として算定し，諸監視，血液ガス分析，心拍出量測定，脈圧測定，肺血流量測定，透視，造影剤注入手技，造影剤使用撮影及びエックス線診断の費用は，全て所定点数に含まれるものとする。

3　エックス線撮影に用いられたフィルムの費用は，E400フィルムの所定点数により算定する。

（編注）本検査は，生体検査料「通則2」幼児加算の対象となるが，「通則1」新生児・乳幼児加算の対象外となる。
（編注）本検査は，内視鏡検査の「通則5」休日・時間外・深夜等加算の対象外。

→肺臓カテーテル法，肝臓カテーテル法，膵臓カテーテル法
(1) 造影剤を使用した場合においても，血管造影等のエックス線診断の費用は，別に算定しない。
(2) 検査を実施した後の縫合に要する費用は，所定点数に含まれる。
（令6保医発0305・4）

第4節　診断穿刺・検体採取料

通　則
1　手術に当たって診断穿刺又は検体採取を行った場合は算定しない。
2　処置の部と共通の項目は，同一日に算定できない。

→診断穿刺・検体採取料
(1) 各部位の穿刺・針生検においては，同一部位において2か所以上行った場合にも，所定点数のみの算定とする。
(2) 診断穿刺・検体採取後の創傷処置については，J000創傷処置における手術後の患者に対するものとして翌日より算定できる。
(3) 同一日に実施された下記に掲げる穿刺と同一の処置としての穿刺については，いずれか一方のみ算定する。
　(1) 脳室穿刺
　(2) 後頭下穿刺
　(3) 腰椎穿刺，胸椎穿刺又は頸椎穿刺
　(4) 骨髄穿刺
　(5) 関節穿刺
　(6) 上顎洞穿刺並びに扁桃周囲炎又は扁桃周囲膿瘍における試験穿刺
　(7) 腎嚢胞又は水腎症穿刺
　(8) ダグラス窩穿刺
　(9) リンパ節等穿刺
　(10) 乳腺穿刺
　(11) 甲状腺穿刺
(4) D409リンパ節等穿刺又は針生検からD413前立腺針生検法までに掲げるものをCT透視下に行った場合は，E200コンピューター断層撮影（CT撮影）の所定点数を別途算定する。ただし，第2章第4部第3節コンピューター断層撮影診断料の「通則2」に規定する場合にあっては，「通則2」に掲げる点数を算定する。
（令6保医発0305・4）

D400　血液採取（1日につき）
　1　静脈　　　　　　　　　　　　　　40点
　2　その他　　　　　　　　　　　　　6点
　注1　入院中の患者以外の患者についてのみ算定する。
　　2　6歳未満の乳幼児に対して行った場合は，**乳幼児加算**として，35点を所定点数に加算する。
　　3　血液回路から採血した場合は算定しない。

→血液採取

血液採取に係る乳幼児加算は，「1」の静脈及び「2」のその他のそれぞれについて加算する。
（令6保医発0305・4）

D401　脳室穿刺　　　　　　　　　　500点
　注　6歳未満の乳幼児の場合は，**乳幼児加算**として，100点を所定点数に加算する。

D402　後頭下穿刺　　　　　　　　　300点
　注　6歳未満の乳幼児の場合は，**乳幼児加算**として，100点を所定点数に加算する。

D403　腰椎穿刺，胸椎穿刺，頸椎穿刺（脳脊髄圧測定を含む）　　　　　　　260点
　注　6歳未満の乳幼児の場合は，**乳幼児加算**として，100点を所定点数に加算する。

D404　骨髄穿刺
　1　胸骨　　　　　　　　　　　　260点
　2　その他　　　　　　　　　　　300点
　注　6歳未満の乳幼児の場合は，**乳幼児加算**として，100点を所定点数に加算する。

D404-2　骨髄生検　　　　　　　　　730点
　注　6歳未満の乳幼児の場合は，**乳幼児加算**として，100点を所定点数に加算する。

→骨髄生検
骨髄生検は，骨髄生検針を用いて採取した場合にのみ算定できる。骨髄穿刺針を用いた場合はD404骨髄穿刺の所定点数により算定する。
（令6保医発0305・4）

D405　関節穿刺（片側）　　　　　　100点
　注　3歳未満の乳幼児の場合は，**乳幼児加算**として，100点を所定点数に加算する。

D406　上顎洞穿刺（片側）　　　　　60点

D406-2　扁桃周囲炎又は扁桃周囲膿瘍における試験穿刺（片側）　　　　　180点

D407　腎嚢胞又は水腎症穿刺　　　　240点
　注　6歳未満の乳幼児の場合は，**乳幼児加算**として，100点を所定点数に加算する。

D408　ダグラス窩穿刺　　　　　　　240点

D409　リンパ節等穿刺又は針生検　　200点

D409-2　センチネルリンパ節生検（片側）
　1　併用法　　　　　　　　　　5,000点
　2　単独法　　　　　　　　　　3,000点
　注　別に厚生労働大臣が定める施設基準〔告示4第5・14, p.1391〕に適合しているものとして地方厚生局長等に届け出た保険医療機関において，乳癌の患者に対して，1については放射性同位元素及び色素を用いて行った場合に，2については放射性同位元素又は色素を用いて行った場合に算定する。ただし，当該検査に用いた色素の費用は，算定しない。

→センチネルリンパ節生検
(1) 触診及び画像診断の結果，腋窩リンパ節への転移が認められない乳がんに係る手術を予定している場合のみ算定する。
(2) センチネルリンパ節生検を乳房悪性腫瘍手術と同一日に行う場合は，K476乳腺悪性腫瘍手術の「注1」又は「注2」で算定する。
(3) センチネルリンパ節生検に伴う放射性同位元素の薬剤料は，D500薬剤として算定する。
(4) 放射性同位元素の検出に要する費用は，E100シンチグラム（画像を伴うもの）の「1」部分（静態）（一

(5) 摘出したセンチネルリンパ節の病理診断に係る費用は，第13部病理診断の所定点数を算定する。

(令6保医発0305・4)

事務連絡 問　センチネルリンパ節生検及びK476乳腺悪性腫瘍手術のセンチネルリンパ節加算について，採取したセンチネルリンパ節について，D006-8サイトケラチン19（KRT19）mRNA検出で，転移の有無を判定した場合にも，センチネルリンパ節生検として算定できるか。
答　算定して差し支えない。

(平24.3.30)

D410　乳腺穿刺又は針生検（片側）
　1　生検針によるもの　　　　　　　　690点
　2　その他　　　　　　　　　　　　　200点

事務連絡 問　「1．生検針によるもの」と「2．その他」の違いは何か。また，コアニードルバイオプシーは「生検針」，ファインニードルバイオプシーは「その他」になるのか。
答　1．は生検用の針を用いて実施した場合，2．はそれ以外の針（細い針など）を用いた場合である。また，コアニードルバイオプシーは「生検針」，ファインニードルバイオプシーは「その他」となる。

(平24.8.9)

D411　甲状腺穿刺又は針生検　　　　150点
D412　経皮的針生検法（透視，心電図検査及び超音波検査を含む）　　　　　　1,600点

→経皮的針生検法

経皮的針生検法とはD404-2骨髄生検，D409リンパ節等穿刺又は針生検，D410乳腺穿刺又は針生検（片側），D411甲状腺穿刺又は針生検，D412-2経皮的腎生検法及びD413前立腺針生検法に掲げる針生検以外の臓器に係る経皮的針生検をいう。なお，所定点数には透視（CT透視を除く），心電図検査及び超音波検査が含まれており，別途算定できない。

(令6保医発0305・4)

D412-2　経皮的腎生検法　　　　　2,000点

→経皮的腎生検法

所定点数には心電図検査及び超音波検査が含まれており，別途算定できない。

(令6保医発0305・4)

D412-3　経頸静脈的肝生検　　　　13,000点
　注　別に厚生労働大臣が定める施設基準〔告示4第5・14の1の2，p.1391〕に適合しているものとして地方厚生局長等に届け出た保険医療機関において行われる場合に限り算定する。

→経頸静脈的肝生検

(1) 経頸静脈的肝生検は，経皮又は開腹による肝生検が禁忌となる出血傾向等を呈する患者に対して，経頸静脈的に肝組織の採取を行った場合に算定できる。
(2) 経頸静脈的肝生検と同時に行われる透視及び造影剤注入手技に係る費用は，当該検査料に含まれる。また，写真診断を行った場合は，フィルム代のみ算定できるが，撮影料及び診断料は算定できない。
(3) 経頸静脈的肝生検は，採取部位の数にかかわらず，所定点数のみ算定する。

(令6保医発0305・4)

D413　前立腺針生検法
　1　MRI撮影及び超音波検査融合画像によるもの　　　　　　　　　　　　　8,210点
　2　その他のもの　短3　　　　　　　1,540点
　注　1については，別に厚生労働大臣が定める施設基準〔告示4第6・14の2，p.1391〕に適合

しているものとして地方厚生局長等に届け出た保険医療機関において，別に厚生労働大臣が定める患者に対して実施した場合に限り算定する。

→前立腺針生検法

(1) 「1」のMRI撮影及び超音波検査融合画像によるものは，MRI撮影及び超音波検査融合画像ガイド下で，前立腺に対する針生検を実施した場合に限り算定する。なお，組織の採取に用いる保険医療材料の費用は，所定点数に含まれ別に算定できない。
(2) 「1」は，超音波検査では検出できず，MRI撮影によってのみ検出できる病変が認められる患者に対して，当該病変が含まれる前立腺を生検する目的で実施した場合に限り算定できる。

(令6保医発0305・4)

D414　内視鏡下生検法（1臓器につき）　310点

→内視鏡下生検法

「1臓器」の取扱いについては，N000病理組織標本作製（1臓器につき）に準ずる。

(令6保医発0305・4)

D414-2　超音波内視鏡下穿刺吸引生検法（EUS-FNA）　　　　　　　　　4,800点

→超音波内視鏡下穿刺吸引生検法（EUS-FNA）

(1) 超音波内視鏡下穿刺吸引生検法（EUS-FNA）はコンベックス走査型超音波内視鏡を用いて，経消化管的に生検を行った場合に算定できる。
(2) 採取部位に応じて，内視鏡検査のうち主たるものの所定点数を併せて算定する。ただし，内視鏡検査「通則1」に掲げる超音波内視鏡検査加算は所定点数に含まれ，算定できない。

(令6保医発0305・4)

D415　経気管肺生検法　　　　　4,800点
　注1　ガイドシースを用いた超音波断層法を併せて行った場合は，ガイドシース加算として，500点を所定点数に加算する。
　2　別に厚生労働大臣が定める施設基準〔告示4第5・15, p.1392〕に適合しているものとして地方厚生局長等に届け出た保険医療機関において，CT透視下に当該検査を行った場合は，CT透視下気管支鏡検査加算として，1,000点を所定点数に加算する。
　3　プローブ型顕微内視鏡を用いて行った場合は，顕微内視鏡加算として，1,500点を所定点数に加算する。ただし，注1に規定するガイドシース加算は別に算定できない。

→経気管肺生検法

(1) 経気管肺生検法と同時に行われるエックス線透視に係る費用は，当該検査料に含まれる。また，写真診断を行った場合は，フィルム代のみ算定できるが，撮影料，診断料は算定できない。
(2) 経気管肺生検法は，採取部位の数にかかわらず，所定点数のみ算定する。
(3) D302気管支ファイバースコピーの点数は別に算定できない。
(4) CT透視下とは，気管支鏡を用いた肺生検を行う場合に，CTを連続的に撮影することをいう。またこの場合，CTに係る費用は別に算定できる。

(令6保医発0305・4)

D415-2　超音波気管支鏡下穿刺吸引生検法

| | (EBUS-TBNA) | 5,500点 |

→超音波気管支鏡下穿刺吸引生検法（EBUS-TBNA）
(1) 超音波気管支鏡（コンベックス走査方式に限る）を用いて行う検査をいい，気管支鏡検査及び超音波に係る費用は別に算定できない。
(2) 採取部位の数にかかわらず，所定点数のみ算定する。
(3) 当該検査と同時に行われるエックス線透視に係る費用は，当該検査料に含まれる。また，写真診断を行った場合は，フィルム代のみ算定できるが，撮影料，診断料は算定できない。
（令6保医発0305・4）

| D415-3 | 経気管肺生検法（ナビゲーションによるもの） | 5,500点 |

→経気管肺生検法（ナビゲーションによるもの）
(1) 経気管肺生検法の実施にあたり，胸部X線検査において2cm以下の陰影として描出される肺末梢型小型病変が認められる患者又は到達困難な肺末梢型病変が認められる患者に対して，患者のCT画像データを基に電磁場を利用したナビゲーションを行った場合に算定できる。なお，この場合，CTに係る費用は別に算定できる。
(2) 経気管肺生検法（ナビゲーションによるもの）は，採取部位の数にかかわらず，所定点数のみ算定する。
(3) D302気管支ファイバースコピーの点数は別に算定できない。
（令6保医発0305・4）

| D415-4 | 経気管肺生検法（仮想気管支鏡を用いた場合） | 5,000点 |

注　ガイドシースを用いた超音波断層法を併せて行った場合は，**ガイドシース加算**として，500点を所定点数に加算する。

→経気管肺生検法（仮想気管支鏡を用いた場合）
(1) 経気管肺生検法の実施にあたり，胸部X線検査において2cm以下の陰影として描出される肺末梢型小型病変が認められる患者又は到達困難な肺末梢型病変が認められる患者に対して，患者のCT画像データから構築した仮想気管支鏡の画像を利用して行った場合に算定できる。なお，この場合，CTに係る費用は別に算定できる。
(2) 経気管肺生検法（仮想気管支鏡を用いた場合）は，採取部位の数にかかわらず，所定点数のみ算定する。
(3) D302気管支ファイバースコピーの点数は別に算定できない。
（令6保医発0305・4）

| D415-5 | 経気管支凍結生検法 | 5,500点 |

注　別に厚生労働大臣が定める施設基準〔告示4 第5・15の2，p.1392〕に適合しているものとして地方厚生局長等に届け出た保険医療機関において行われる場合に限り算定する。

→経気管支凍結生検法
(1) 経気管支凍結生検法の実施に当たり，肺組織を凍結させて採取した場合に算定できる。
(2) 経気管支凍結生検法と同時に行われるエックス線透視に係る費用は，当該検査料に含まれる。また，写真診断を行った場合は，フィルム代のみ算定できるが，撮影料及び診断料は算定できない。
(3) 経気管支凍結生検法は，採取部位の数にかかわらず，所定点数のみ算定する。
(4) D302気管支ファイバースコピーの点数は別に算定できない。
（令6保医発0305・4）

D416	臓器穿刺，組織採取	
1	開胸によるもの	9,070点
2	開腹によるもの（腎を含む）	5,550点

注　6歳未満の乳幼児の場合は，**乳幼児加算**として，2,000点を所定点数に加算する。

→臓器穿刺，組織採取
「2」の開腹による臓器穿刺，組織採取については，穿刺回数，採取臓器数又は採取した組織の数にかかわらず，1回として算定する。
（令6保医発0305・4）

D417	組織試験採取，切採法	
1	皮膚（皮下，筋膜，腱及び腱鞘を含む）	500点
2	筋肉（心筋を除く）	1,500点
3	骨，骨盤，脊椎	4,600点
4	眼	
イ	後眼部	650点
ロ	その他（前眼部を含む）	350点
5	耳	400点
6	鼻，副鼻腔	400点
7	口腔	400点
8	咽頭，喉頭	650点
9	甲状腺	650点
10	乳腺	650点
11	直腸	650点
12	精巣（睾丸），精巣上体（副睾丸）	400点
13	末梢神経	1,620点
14	心筋	6,000点

注　6歳未満の乳幼児に対して行った場合は，**乳幼児加算**として，100点を所定点数に加算する。

D418	子宮腟部等からの検体採取	
1	子宮頸管粘液採取	40点
2	子宮腟部組織採取	200点
3	子宮内膜組織採取	370点

→子宮腟部等からの検体採取
子宮全摘術後の腟端細胞診を目的とした検体採取は，「1」の所定点数を算定する。
（令6保医発0305・4）

参考　D418「1」子宮頸管粘液採取時におけるゼラチン（ゼルフォーム等）の算定は，原則として認められない。
（令6.9.30 支払基金）

D419	その他の検体採取	
1	胃液・十二指腸液採取（一連につき）	210点
2	胸水・腹水採取（簡単な液検査を含む）	220点

注　6歳未満の乳幼児に対して行った場合は，**乳幼児加算**として，60点を所定点数に加算する。

| 3 | 動脈血採取（1日につき） | 60点 |

注1　血液回路から採血した場合は算定しない。
　2　6歳未満の乳幼児に対して行った場合は，**乳幼児加算**として，35点を所定点数に加算する。

| 4 | 前房水採取 | 420点 |

注　6歳未満の乳幼児に対して行った場合は，**乳幼児加算**として，90点を所定点数に加算する。

| 5 | 副腎静脈サンプリング（一連につき） | 4,800点 |

注1　カテーテルの種類，挿入回数によらず

一連として算定し，透視，造影剤注入手技，造影剤使用撮影及びエックス線診断の費用は，全て所定点数に含まれるものとする。
2　エックス線撮影に用いられたフィルムの費用は，E400フィルムの所定点数により算定する。
3　6歳未満の乳幼児に対して行った場合は，**乳幼児加算**として，1,000点を所定点数に加算する。
6　鼻腔・咽頭拭い液採取　　　　　　25点

参考　胃・十二指腸ゾンデ法は，D419の「1」胃液・十二指腸液採取（210点）で算定する。　（平14.4.5 全国保険医団体連合会）

→その他の検体採取
(1)　「1」の胃液・十二指腸液採取については，1回採取，分割採取にかかわらず，この項の所定点数により算定するものとし，ゾンデ挿入に伴いエックス線透視を行った場合においても，エックス線透視料は，別に算定しない。
(2)　「2」の胸水・腹水採取の所定点数には，採取及び簡単な液検査（肉眼的性状観察，リバルタ反応，顕微鏡による細胞の数及び種類の検査）の費用が含まれる。
　　なお，塗抹染色顕微鏡検査を行った場合は，D017排泄物，滲出物又は分泌物の細菌顕微鏡検査により，血液化学検査を行った場合は，D004穿刺液・採取液検査の「18」その他により，細胞診検査を行った場合は，N004細胞診により算定する。
(3)　「4」の前房水採取については，内眼炎等の診断を目的に前房水を採取した場合に算定する。
(4)　人工腎臓，人工心肺等の回路から動脈血採取を行った場合の採血料は算定できない。
(5)　「5」副腎静脈サンプリング（一連につき）
　ア　原発性アルドステロン症及び原発性アルドステロン症合併クッシング症候群の患者に対して，副腎静脈までカテーテルを進め，左右副腎静脈から採血を行った場合に算定する。
　イ　副腎静脈サンプリング実施時に副腎静脈造影を行った場合においては，血管造影等のエックス線診断の費用は，別に算定しない。
　ウ　副腎静脈サンプリングで実施する血液採取以外の血液採取は，別に算定できない。　（令6保医発0305・4）
事務連絡　問　その他の検体採取の「6」鼻腔・咽頭拭い液採取について，同日に複数検体の検査を行った場合，検査の検体ごとに算定は認められるか。
答　1日につき1回の算定となる。　（平28.4.25）

D419-2　眼内液（前房水・硝子体液）検査
　　　　　　　　　　　　　　　　　1,000点

→眼内液（前房水・硝子体液）検査
　眼内液（前房水・硝子体液）検査は，眼内リンパ腫の診断目的に眼内液（前房水・硝子体液）を採取し，ELISA法によるIL-10濃度と，CLEIA法によるIL-6濃度を測定した場合に算定する。なお，眼内液採取に係る費用は別に算定できない。　（令6保医発0305・4）

第5節　薬剤料

D500　薬剤　薬価が15円を超える場合は，薬価から15円を控除した額を10円で除して得た点数につき1点未満の端数を切り上げて得た点数に1点を加算して得た点数とする。

注1　薬価が15円以下である場合は，算定しない。
　2　使用薬剤の薬価は，別に厚生労働大臣が定める。

第6節　特定保険医療材料料

D600　特定保険医療材料　材料価格を10円で除して得た点数
注　使用した特定保険医療材料の材料価格は，別に**厚生労働大臣が定める**〔告示1，p.984〕。

第2章 特掲診療料

第4部 画像診断

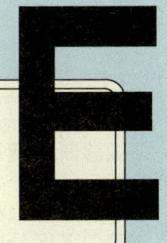

第1節 エックス線診断料 …………………… 564	E200 コンピューター断層撮影（CT撮影）……… 575
E000 透視診断 …………………………… 565	E200-2 血流予備量比コンピューター断層撮影 … 577
E001 写真診断 …………………………… 565	E201 非放射性キセノン脳血流動態検査 ……… 577
E002 撮影 ………………………………… 566	E202 磁気共鳴コンピューター断層撮影（MRI撮影）…… 577
E003 造影剤注入手技 …………………… 567	E203 コンピューター断層診断 ………………… 579
E004 基本的エックス線診断料 ………… 567	**第4節 薬剤料** ……………………………… 580
第2節 核医学診断料 …………………… 568	**第5節 特定保険医療材料料** ……………… 580
E100 シンチグラム ……………………… 568	E400 フィルム ………………………………… 580
E101 シングルホトンエミッションコンピューター断層撮影 ………………………… 569	E401 特定保険医療材料 ……………………… 581
E101-2 ポジトロン断層撮影 …………… 569	●エックス線・CT点数早見表 ……………… 582
E101-3 ポジトロン断層・コンピューター断層複合撮影 …………………………… 571	
E101-4 ポジトロン断層・磁気共鳴コンピューター断層複合撮影 ……………… 572	
E101-5 乳房用ポジトロン断層撮影 …… 574	
E102 核医学診断 ………………………… 574	
第3節 コンピューター断層撮影診断料 …… 574	

外来管理加算（再診料） 併算定可

DPC 〔■＝DPC包括〕

※ 画像診断は，以下に掲げるものを除くすべての点数項目がDPC包括対象となる。
・「通則4～7」画像診断管理加算1～3
・E003「3」「イ」選択的動脈造影カテーテル法および同「注1」血流予備能測定検査加算，「注2」頸動脈閉塞試験加算

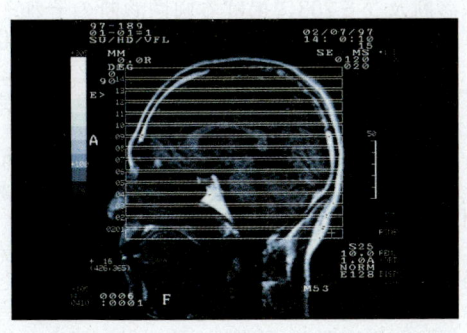

第4部　画像診断

通則

1. 画像診断の費用は，第1節，第2節若しくは第3節の各区分の所定点数により，又は第1節，第2節若しくは第3節の各区分の所定点数及び第4節の各区分の所定点数を合算した点数により算定する。
2. 画像診断に当たって，別に厚生労働大臣が定める保険医療材料（以下この部において「特定保険医療材料」という）〔告示①，p.984〕を使用した場合は，前号により算定した点数及び第5節の所定点数を合算した点数により算定する。
3. 入院中の患者以外の患者について，緊急のために，保険医療機関が表示する診療時間以外の時間，休日又は深夜において，当該保険医療機関内において撮影及び画像診断を行った場合は，**時間外緊急院内画像診断加算**として，1日につき110点を所定点数に加算する。　緊画
4. E001（写真診断），E004（基本的エックス線診断料），E102（核医学診断）及びE203（コンピューター断層診断）に掲げる画像診断については，別に厚生労働大臣が定める施設基準〔告示④第6・1(1)，p.1392〕に適合しているものとして地方厚生局長等に届け出た保険医療機関において画像診断を専ら担当する常勤の医師が，画像診断を行い，その結果を文書により報告した場合は，**画像診断管理加算1**として，E001又はE004に掲げる画像診断，E102に掲げる画像診断及びE203に掲げる画像診断のそれぞれについて月1回に限り70点を所定点数に加算する。ただし，画像診断管理加算2，画像診断管理加算3又は画像診断管理加算4を算定する場合はこの限りでない。　写画1　基画1　核画1　コ画1
5. E102（核医学診断）及びE203（コンピューター断層診断）に掲げる画像診断については，別に厚生労働大臣が定める施設基準〔告示④第6・1(2)(3)(4)，p.1392〕に適合しているものとして地方厚生局長等に届け出た保険医療機関において画像診断を専ら担当する常勤の医師が，画像診断を行い，その結果を文書により報告した場合は，**画像診断管理加算2，画像診断管理加算3又は画像診断管理加算4**として，E102に掲げる画像診断及びE203に掲げる画像診断のそれぞれについて月1回に限り**175点，235点又は340点**を所定点数に加算する。（編注：加算2は病院，加算3は救命救急センターを有する病院，加算4は特定機能病院が対象）　核画2　コ画2　核画3　コ画3
6. 遠隔画像診断による画像診断（E001，E004，E102又はE203に限る）を行った場合については，別に厚生労働大臣が定める施設基準〔告示④第6・2，p.1394〕に適合しているものとして地方厚生局長等に届け出た保険医療機関間で行われた場合に限り算定する。この場合において，受信側の保険医療機関が通則第4号本文の届出を行った保険医療機関であり，当該保険医療機関において画像診断を専ら担当する常勤の医師が，画像診断を行い，その結果を送信側の保険医療機関に文書等により報告した場合は，E001又はE004に掲げる画像診断，E102に掲げる画像診断及びE203に掲げる画像診断のそれぞれについて月1回に限り，**画像診断管理加算1**を算定することができる。ただし，画像診断管理加算2，画像診断管理加算3又は画像診断管理加算4を算定する場合はこの限りでない。
7. 遠隔画像診断による画像診断（E102及びE203に限る）を通則第6号本文に規定する保険医療機関間で行った場合であって，受信側の保険医療機関が通則第5号の届出を行った保険医療機関であり，当該保険医療機関において画像診断を専ら担当する常勤の医師が，画像診断を行い，その結果を送信側の保険医療機関に文書等により報告した場合は，E102に掲げる画像診断及びE203に掲げる画像診断のそれぞれについて月1回に限り，**画像診断管理加算2，画像診断管理加算3又は画像診断管理加算4**を算定することができる。

【2024年改定による主な変更点】
(1) 画像診断管理加算1〜3が，1〜4に組み換えられた。従前の加算3（特定機能病院対象）が加算4となり，加算3（救命救急センターを有する病院が対象）が新設された。
(2) 画像診断を専ら担当する常勤医師数が，加算1・2は1名以上，加算3は3名以上，加算4は6名以上と規定された。
摘要欄　p.1706

（編注）画像診断管理加算1〜4の基準は以下のとおり。

【画像診断管理加算1】（E001写真診断，E004基本的エックス線診断料，E102核医学診断，E203コンピューター断層診断）：①放射線科標榜の医療機関，②画像診断を専ら担当する常勤医師1名以上配置，③画像診断管理の体制整備

【画像診断管理加算2】（E102核医学診断，E203コンピューター断層診断）：①放射線科標榜の病院，②画像診断を専ら担当する常勤医師1名以上配置，③画像診断管理の体制整備，④すべての核医学診断・CT・MRIの画像情報等の管理を②の医師の指示のもとに実施，⑤核医学診断・コンピューター断層診断の8割以上の読影結果を②の医師が遅くとも撮影日の翌診療日までに主治医に報告

【画像診断管理加算3】（E102核医学診断，E203コンピューター断層診断）：以下の①〜④を除き，加算2と同じ。①救命救急センターを有する病院，②画像診断を専ら担当する医師3名以上配置，③夜間・休日に読影を行う体制，④AIが活用された画像診断補助ソフトウェアの安全管理

【画像診断管理加算4】（E102核医学診断，E203コンピューター断層診断）：以下の①〜③を除き，「加算3」と同じ。①特定機能病院，②核医学診断・CT・MRIの検査前の画像診断管理（夜間・休日を除く），③適切な被ばく線量管理

→薬剤料
(1) 画像診断のために使用した薬剤料は別に算定できるが，投薬に係る処方料，処方箋料，調剤料及び調剤技術基本料並びに注射に係る注射料は別に算定できない。
(2) 画像診断のために使用した造影剤又は造影剤以外の薬剤は，E300薬剤料により算定する。　（令6保医発0305・4）

→画像診断に当たって，麻酔を行った場合
第2章第11部麻酔に規定する所定点数を別に算定する。ただし，麻酔手技料を別に算定できない麻酔を行った場合の薬剤料は，第4節薬剤料の規定に基づき算定できる。　（令6保医発0305・4）

画像診断〔通則〕 563

→時間外緊急院内画像診断加算　　摘要欄 p.1706
(1) 保険医療機関において，当該保険医療機関が表示する診療時間以外の時間，休日又は深夜に入院中の患者以外の患者に対して診療を行った際，医師が緊急に画像診断を行う必要性を認め，当該保険医療機関において，当該保険医療機関の従事者が当該保険医療機関に具備されている画像診断機器を用いて当該画像撮影及び診断を実施した場合に限り算定できる。
(2) 画像診断の開始時間が診療時間以外の時間，休日又は深夜に該当する場合に当該加算を算定する。なお時間外等の定義については，A000初診料の「注7」に規定する時間外加算等における定義と同様である。
(3) 同一患者に同一日に2回以上，時間外，休日又は深夜の診療を行い，その都度緊急の画像診断を行った場合（複数の区分にまたがる場合を含む）においても1回のみの算定とする。
(4) 入院中の患者には当該加算は算定できない。ただし，時間外，休日又は深夜に外来を受診した患者に対し，画像診断の結果入院の必要性を認めて，引き続き入院となった場合はこの限りではない。
(5) 時間外緊急院内画像診断加算を算定する場合においては，A000初診料の「注9」及びA001再診料の「注7」に規定する夜間・早朝等加算は算定できない。
(6) 時間外緊急院内画像診断加算は他の医療機関で撮影されたフィルムを診断した場合は算定できない。
(7) 緊急に画像診断を要する場合とは，直ちに何らかの処置・手術等が必要な患者であって，通常の診察のみでは的確な診断が下せず，なおかつ通常の画像診断が整う時間まで画像診断の実施を見合わせることができないような重篤な場合をいう。
(令6保医発0305・4)

参考 処置・手術の算定がない患者における，緊急に画像診断の必要性を認めた場合の時間外緊急院内画像診断加算の算定は，原則として認められる。(令6.9.30 支払基金)

→画像診断に当たって通常使用される患者の衣類の費用
画像診断の所定点数に含まれる。　(令6保医発0305・4)

→画像診断管理加算
(1) 画像診断管理加算1は，専ら画像診断を担当する医師〔地方厚生（支）局長に届け出た，専ら画像診断を担当した経験を10年以上有するもの又は当該療養について，関係学会から示されている2年以上の所定の研修を修了し，その旨が登録されているものに限る。以下同じ〕が読影及び診断を行い，その結果を文書により当該専ら画像診断を担当する医師の属する保険医療機関において当該患者の診療を担当する医師に報告した場合に，月の最初の診断の日に算定する。画像診断管理加算2，画像診断管理加算3又は画像診断管理加算4は，当該保険医療機関において実施される核医学診断，CT撮影及びMRI撮影について，専ら画像診断を担当する医師が読影及び診断を行い，その結果を文書により当該専ら画像診断を担当する医師の属する保険医療機関において当該患者の診療を担当する医師に報告した場合に，月の最初の診断の日に算定する。なお，夜間又は休日に撮影された画像については，当該専ら画像診断を担当する医師が，自宅等の当該保険医療機関以外の場所で，画像の読影及び送受信を行うにつき十分な装置・機器を用いた上で読影及び診断を行い，その結果を文書により当該患者の診療を担当する医師に報告した場合も算定できる。その際には，患者の個人情報を含む医療情報の送受信に当たり，安全管理を確実に行った上で実施する。また，当該保険医療機関以外の施設に読影又は診断を委託した場合は，これらの加算は算定できない（「6」又は「7」により算定する場合を除く）。また，これらの加算を算定する場合は，報告された文書又はその写しを**診療録**に添付する。
(2) 画像診断管理加算1，画像診断管理加算2，画像診断管理加算3又は画像診断管理加算4は，それぞれの届出を行った保険医療機関において，専ら画像診断を担当する常勤の医師のうち当該保険医療機関において勤務する1名（画像診断管理加算3を算定する場合にあっては3名，画像診断管理加算4を算定する場合にあっては6名）を除いた専ら画像診断を担当する医師については，当該保険医療機関において常態として週3日以上かつ週22時間以上の勤務を行っている場合に，当該勤務時間以外の所定労働時間については，自宅等の当該保険医療機関以外の場所で，画像の読影及び送受信を行うにつき十分な装置・機器を用いた上で読影を行い，その結果を文書により当該患者の診療を担当する医師に報告した場合も算定できる。その際，患者の個人情報を含む医療情報の送受信に当たり，安全管理を確実に行った上で実施する。また，病院の管理者が当該医師の勤務状況を適切に把握していること。
(令6保医発0305・4)

（編注） 画像診断管理加算は，第1節エックス線診断料（E001写真診断，E004基本的エックス線診断料），第2節核医学診断料（E102核医学診断），第3節コンピューター断層撮影診断料（E203コンピューター断層診断）ごとに算定できる。
画像診断管理加算2～4の届出医療機関については，第1節（E001，E004）については画像診断管理加算1を算定し，第2節（E102），第3節（E203）については画像診断管理加算2～4をおのおの算定する。

→遠隔画像診断による画像診断管理加算
(1) 遠隔画像診断を行った場合は，送信側の保険医療機関において撮影料，診断料及び画像診断管理加算（当該加算の算定要件を満たす場合に限る）を算定できる。受信側の保険医療機関における診断等に係る費用については受信側，送信側の医療機関間における相互の合議に委ねる。
(2) 遠隔画像診断を行った場合，画像診断管理加算1は，受信側の保険医療機関において専ら画像診断を担当する医師が読影及び診断を行い，その結果を文書により送信側の保険医療機関において当該患者の診療を担当する医師に報告した場合に，月の最初の診断の日に算定する。遠隔画像診断を行った場合，画像診断管理加算2，画像診断管理加算3又は画像診断管理加算4は，送信側の保険医療機関において実施される核医学診断，CT撮影及びMRI撮影について，受信側の保険医療機関において専ら画像診断を担当する医師が読影を行い，その結果を文書により送信側の保険医療機関において当該患者の診療を担当する医師に報告した場合に，月の最初の診断の日に算定する。なお，夜間又は休日に撮影された画像については，受信側の保険医療機関において専ら画像診断を担当する医師が，自宅等の当該保険医療機関以外の場所で，画像の読影及び送受信を行うにつき十分な装置・機器を用いた上で読影及び診断を行い，その結果を文書により当該患者の診療を担当する医師に報告した場合も算定できる。その際には，患者の個人情報を含む医療情報の送受信に当たり，安全管理を確実に行った上で実施する。また，受信側又は送信側の保険医療機関が受信側及び送信側の保険医療機関以外の施設に読影又は診断を委託した場合は，当該加算は算定できない。また，これらの加算を算定する場合は，報告された文書又はその写しを**診療録**に添付する。
(3) 遠隔画像診断を行った場合，画像診断管理加算1，画像診断管理加算2，画像診断管理加算3又は画像診

断管理加算4は，それぞれの届出を行った保険医療機関において，専ら画像診断を担当する常勤の医師のうち当該保険医療機関において勤務する1名（画像診断管理加算3を算定する場合にあっては3名，画像診断管理加算4を算定する場合にあっては6名）を除いた専ら画像診断を担当する医師については，当該保険医療機関において常態として週3日以上かつ週22時間以上の勤務を行っている場合に，当該勤務時間以外の所定労働時間については，自宅等の当該保険医療機関以外の場所で，画像の読影及び送受信を行うにつき十分な装置・機器を用いた上で読影を行い，その結果を文書により当該患者の診療を担当する医師に報告した場合も算定できる。その際，患者の個人情報を含む医療情報の送受信に当たり，安全管理を確実に行った上で実施する。また，病院の管理者が当該医師の勤務状況を適切に把握していること。
（令6保医発0305・4）

事務連絡 画像診断

問　画像診断管理加算の要件にある関係学会から示されている2年以上の所定の研修とはなにか。
答　現時点では，放射線科に関して3年間の研修を修了した後に行う，日本医学放射線学会が定める放射線診断専門医制度規定に則った2年以上の研修をいう。
（平26.4.4）

第1節　エックス線診断料

通　則
1　エックス線診断の費用は，E000透視診断若しくはE001写真診断の各区分の所定点数，E001写真診断及びE002撮影の各区分の所定点数を合算した点数若しくはE001写真診断，E002撮影及びE003造影剤注入手技の各区分の所定点数を合算した点数又はこれらの点数を合算した点数により算定する。
2　同一の部位につき，同時に2以上のエックス線撮影を行った場合における写真診断の費用は，第1の診断についてはE001写真診断の各所定点数により，第2の診断以後の診断については同区分番号の各所定点数の**100分の50**に相当する点数により算定する。
3　同一の部位につき，同時に2枚以上のフィルムを使用して同一の方法により，撮影を行った場合における写真診断及び撮影の費用は，E001写真診断の2（特殊撮影）及び4（乳房撮影）並びにE002撮影の2（特殊撮影）及び4（乳房撮影）並びに注4及び注5に掲げる場合を除き，第1枚目の写真診断及び撮影の費用についてはE001写真診断及びE002撮影の各所定点数により，第2枚目から第5枚目までの写真診断及び撮影の費用についてはE001写真診断及びE002撮影の各所定点数の**100分の50**に相当する点数により算定し，第6枚目以後の写真診断及び撮影については算定しない。

→再撮影に要する費用
　エックス線写真撮影の際に失敗等により，再撮影をした場合については再撮影に要した費用は算定できない。再撮影に要した費用は，その理由が患者の故意又は重大な過失による場合を除き，当該保険医療機関の負担とする。
（令6保医発0305・4）

→「同一の部位」とは
　「2」又は「3」の「同一の部位」とは，部位的な一致に加え，腎と尿管，胸椎下部と腰椎上部のように通常同一フィルム面に撮影し得る範囲をいう。
　ただし，食道・胃・十二指腸，血管系（血管及び心臓），リンパ管系及び脳脊髄腔については，それぞれ全体を「同一の部位」として取り扱うものである。
（令6保医発0305・4）

参考 画像診断

(1)　画像診断における腎と尿管，仙骨と尾骨は，それぞれ同一の部位の取扱いとする。（平20.8.25 支払基金，最終更新：平26.9.22）
(2)　原則として，慢性関節リウマチの病名で膝関節，足関節，手関節など左右の関節にそれぞれレントゲン撮影を実施した場合，左右患側であれば別々に算定することは認められる。
（平26.1.30 国保中央会，令1.8.29一部修正）

→「同時に」とは
　「2」又は「3」の「同時に」とは，診断するため予定される一連の経過の間に行われたものをいう。例えば，消化管の造影剤使用写真診断（食道・胃・十二指腸等）において，造影剤を嚥下させて写真撮影し，その後2～3時間経過して再びレリーフ像を撮影した場合は，その診断料は**100分の50**とする。
　ただし，胸部単純写真を撮影して診断した結果，断層像の撮影の必要性を認めて，当該断層像の撮影を行った場合等，第1の写真診断を行った後に別種の第2の撮影，診断の必要性を認めて第2の撮影診断を行った場合は，「同時に」には該当せず，第2の診断についても**100分の50**とはしない。
（令6保医発0305・4）

→「2以上のエックス線撮影」とは
　「2」の「2以上のエックス線撮影」とは，単純撮影，特殊撮影，造影剤使用撮影又は乳房撮影のうち2種以上の撮影を行った場合をいう。この場合，デジタル撮影及びアナログ撮影については区別せず，1種の撮影として扱う。
（令6保医発0305・4）

→一連の撮影とは
　特殊撮影，乳房撮影，心臓及び冠動脈の造影剤使用撮影の診断料及び撮影料は，フィルム枚数にかかわらず，一連のものについて1回として算定する。ただし，別個に撮影した両側の肺野の断層写真等，撮影部位の異なる場合（乳房撮影を除く）は，部位ごとに1回とする。
（令6保医発0305・4）

→「同一の方法」による撮影とは
(1)　「3」の「同一の方法」による撮影とは，単純撮影，特殊撮影，造影剤使用撮影又は乳房撮影のそれぞれの撮影方法をいい，デジタル撮影及びアナログ撮影については「同一の方法」として扱う。
(2)　次の場合は，「同一の方法」の繰り返しと考えられるので，「3」の算定方法が適用される。ただし，ウについては，いずれか一方の写真診断の結果，他法による撮影の必要性を認め，診断を行った場合は「同時に」には該当しないので，胸部単純撮影及び胸椎撮影のそれぞれについて「3」の適用となるか否かを判断する。なお，仮にそれぞれについて同時に2枚以上のフィルムが使用されれば「3」の適用となる。
　ア　脊椎の単純撮影において，頸椎及び胸椎上部を正面・側面等曝射の角度を変えて数回にわたって撮影した場合
　イ　胸部単純撮影と肺尖撮影を併施した場合
　ウ　胸部単純撮影と胸椎撮影を併施した場合
　エ　消化管造影において，食道・胃・十二指腸を背腹・腹背等体位を変換させて数回にわたって撮影した場合
　オ　耳鼻科領域におけるシュラー法，ステンバー法及びマイヤー法のうち，2方法以上の撮影を併せて実施した場合
（令6保医発0305・4）

→対称部位の撮影

耳・肘・膝等の対称器官又は対称部位の健側を患側の対照として撮影する場合における撮影料，診断料については，同一部位の同時撮影を行った場合と同じ取扱いとする。
(令6保医発0305・4)

→100分の50で算定する場合の端数処理
　2枚目以降100分の50で算定する場合及び間接撮影を行った場合に端数が生じる場合の端数処理は，点数計算の最後に行うものとする。
　例　2枚の頭部単純デジタルエックス線撮影を行った場合
　　　[診断料] 85点＋85点×0.5＝127.5点
　　　　　　　　　　→（四捨五入）→128点
　　　[撮影料] 68点＋68点×0.5＝102点
　　3枚の頭部単純デジタルエックス線撮影を行った場合
　　　[診断料] 85点＋85点×0.5×2＝170点
　　　[撮影料] 68点＋68点×0.5×2＝136点
　　2枚の胸部アナログエックス線間接撮影を行った場合
　　　[診断料] 85点×0.5＋85点×0.5×0.5＝63.75点
　　　　　　　　　　→（四捨五入）→64点
　　　[撮影料] 60点×0.5＋60点×0.5×0.5＝45点
(令6保医発0305・4)

（編注）(1)「通則3」における第6枚目以降の撮影については，診断料及び撮影料は算定できない。フィルムを使用しているときはフィルム代のみ算定する。
(2) 撮影料と写真診断料は，それぞれ別々に合計点数の小数点以下を四捨五入する。

→デジタル撮影
　デジタル撮影とは，エックス線撮影後，画像情報のデジタル処理を行うことが可能なものをいい，デジタル・サブトラクション・アンギオグラフィー法，コンピューテッド・ラジオグラフィー法又はデジタル透視撮影法による。
　なお，デジタル透視撮影法とは，超細密イメージング・インテンシファイアー及び超細密ビデオカメラを用いてデジタル映像化処理を行うものをいう。
(令6保医発0305・4)

通　則
4　撮影した画像を電子化して管理及び保存した場合においては，**電子画像管理加算** 電画 として，前3号までにより算定した点数に，一連の撮影について次の点数を加算する。ただし，この場合において，フィルムの費用は，算定できない。

イ　単純撮影の場合	57点
ロ　特殊撮影の場合	58点
ハ　造影剤使用撮影の場合	66点
ニ　乳房撮影の場合	54点

→電子画像管理加算
(1)「4」に規定する画像を電子化して管理及び保存した場合とは，デジタル撮影した画像を電子媒体に保存して管理した場合をいい，フィルムへのプリントアウトを行った場合にも当該加算を算定することができるが，本加算を算定した場合には当該フィルムの費用は算定できない。
(2) 電子画像管理加算は，同一の部位につき，同時に2種類以上の撮影方法を使用した場合は一連の撮影とみなし，主たる撮影の点数のみ算定する。
(3) 電子画像管理加算は，他の医療機関で撮影したフィルム等についての診断のみを行った場合には算定しない。
(令6保医発0305・4)

通　則
5　特定機能病院である保険医療機関における入院中の患者に係るエックス線診断料は，E004基本的エックス線診断料の所定点数及び当該所定点数に含まれない各項目の所定点数により算定する。

E000　透視診断　　110点

→透視診断
(1) 本項の透視診断とは，透視による疾病，病巣の診断を評価するものであり，特に別途疑義解釈通知等により取扱いを示した場合を除き，消化管の造影剤使用撮影に際し腸管の所要の位置に造影剤が到達しているか否かを透視により検査する場合等，撮影の時期決定や準備手段又は他の検査，注射，処置及び手術の補助手段として行う透視については算定できない。
(2) 造影剤を使用する透視診断は一連の診断目的のために行うものについては，時間を隔てて行う場合であっても1回として算定する。ただし，腸管の透視を時間を隔てて数回行いその時間が数時間にわたる場合には，2回以上として算定できる。その基準は概ね2時間に1回とする。
(令6保医発0305・4)

→心臓形態X線検査
　心臓の形態を診断するために，胸部普通撮影とともに食道の造影剤使用による透視を行って，食道の形状から心臓の形態を診断する方法は，診断治療上必要なものであり，かつ，時には同一患者に対し月に1回の透視（又は写真）を必要とすることもある。疾病の経過，治療内容よりみて必要と思われる場合には認めて差し支えない。
(昭38.8.27 保険発92)

参考　透視診断
(1) 腎盂造影撮影時の透視診断，尿管造影撮影時の透視診断，膀胱造影撮影時の透視診断，血管造影撮影時の透視診断，子宮卵管造影撮影時の透視診断，膵胆管造影撮影時の透視診断については認められない。
(2) 原則として，関節造影撮影時の透視診断，胆のう造影撮影時の透視診断は認められない。
(平20.8.25 支払基金，最終更新：平26.9.22)

参考　透視診断の算定
① 注腸造影時のE000透視診断の算定は，原則として認められる。
② 骨折診断時のE000透視診断の算定は，原則として認められない。
(令6.11.29 支払基金)

E001　写真診断
1　単純撮影
　　イ　頭部，胸部，腹部又は脊椎　　85点
　　ロ　その他　　　　　　　　　　　43点
2　特殊撮影（一連につき）　　　　　96点
3　造影剤使用撮影　　　　　　　　　72点
4　乳房撮影（一連につき）　　　　　306点
注　間接撮影を行った場合は，所定点数の100分の50に相当する点数により算定する。

（編注）第4部「通則4」：放射線科標榜の届出医療機関において画像診断を専ら担当する常勤医が実施し，結果を文書で報告した場合，**画像診断管理加算1**を月1回算定可。

（編注）第4部「通則6」：遠隔画像診断の届出医療機関では，遠隔画像診断でも**画像診断管理加算1**が算定可。

（編注）第1節「通則2」：同一部位に同時に2以上の撮影を行った場合，第2の診断以降は100分の50により算定。

（編注）第1節「通則3」：同一部位に同時に同一方法で2枚以上のフィルムを使用して撮影を行った場合，2～5枚目ま

では100分の50で算定し，6枚目以降は算定不可（一連につき算定する「2」特殊撮影，「4」乳房撮影を除く）。

→**写真診断**　　　　　　　　　　　　　　　摘要欄 p.1707
(1) 他の医療機関で撮影したフィルム等についての診断料は撮影部位及び撮影方法（単純撮影，特殊撮影，造影剤使用撮影又は乳房撮影を指し，アナログ撮影又はデジタル撮影の別は問わない）別に1回の算定とする。例えば，胸部単純写真と断層像についてであれば2回として算定できる。
　ただし，1つの撮影方法については撮影回数，写真枚数にかかわらず1回として算定する。
(2) 写真診断においては，耳，副鼻腔は頭部として，骨盤，腎，尿管，膀胱は腹部として，それぞれ「1」の「イ」により算定する。また，頸部，腋窩，股関節部，肩関節部，肩胛骨又は鎖骨にあっても，「1」の「イ」により算定する。
(3) 写真診断に掲げる所定点数は，フィルムへのプリントアウトを行わずに画像を電子媒体に保存した場合にも算定できる。
(4) イメージ・インテンシファイアー間接撮影装置によるエックス線撮影については，診断料及び撮影料は間接撮影の場合の所定点数により算定できる。また，同一部位に対し直接撮影を併せて行った場合は，イメージ・インテンシファイアー間接撮影装置による一連の撮影として間接撮影の場合の所定点数のみを算定する。
（令6保医発0305・4）

事務連絡　乳房撮影
問　一連とは曝射（撮影）回数にかかわらず一連という意味なのか。
答　その通り。（平18.3.31）

参考　家族性高コレステロール血症でのアキレス腱に対するE001写真診断「1」単純撮影及びE002撮影「1」単純撮影の算定は，原則として認められる。（令6.2.29 支払基金）

参考　単純撮影（胸部）の算定
① 初診時（診断時）の次の傷病名に対するE001写真診断「1」単純撮影の胸部の算定は，原則として認められる。
　(1)高血圧症，(2)睡眠時無呼吸症候群
② 再診時（経過観察時）の次の傷病名に対するE001写真診断「1」単純撮影の胸部の算定は，原則として認められない。
　(1)糖尿病，(2)高脂血症，(3)睡眠時無呼吸症候群
（令6.6.28 支払基金）

```
E002　撮影
　1　単純撮影
　　イ　アナログ撮影　　　　　　　　　60点
　　ロ　デジタル撮影　　　　　　　　　68点
　2　特殊撮影（一連につき）
　　イ　アナログ撮影　　　　　　　　 260点
　　ロ　デジタル撮影　　　　　　　　 270点
　3　造影剤使用撮影
　　イ　アナログ撮影　　　　　　　　 144点
　　ロ　デジタル撮影　　　　　　　　 154点
　4　乳房撮影（一連につき）
　　イ　アナログ撮影　　　　　　　　 192点
　　ロ　デジタル撮影　　　　　　　　 202点
　注1　間接撮影を行った場合は，所定点数の100分の50に相当する点数により算定する。
　　2　新生児，3歳未満の乳幼児（新生児を除く）又は3歳以上6歳未満の幼児に対して撮影を行った場合は，**新生児加算**，**乳幼児加算**又は**幼児加算**として，当該撮影の所定点数にそれぞれ所定点数の100分の80，100分
```

の50又は100分の30に相当する点数を加算する。
　3　造影剤使用撮影について，脳脊髄腔造影剤使用撮影を行った場合は，**脳脊髄腔造影剤使用撮影加算**として，148点を所定点数に加算する。
　4　造影剤使用撮影について，心臓及び冠動脈造影を行った場合は，一連につきD206心臓カテーテル法による諸検査の所定点数により算定するものとし，造影剤使用撮影に係る費用及び造影剤注入手技に係る費用は含まれるものとする。
　5　造影剤使用撮影について，胆管・膵管造影法を行った場合は，画像診断に係る費用も含め，一連につきD308胃・十二指腸ファイバースコピーの所定点数（加算を含む）により算定する。
　6　乳房撮影（一連につき）について，乳房トモシンセシス撮影を行った場合は，**乳房トモシンセシス加算**として，100点を所定点数に加算する。

（編注）第1節「通則3」：同一部位に同時に同一方法で2枚以上のフィルムを使用して撮影を行った場合，2～5枚目までは100分の50で算定し，6枚目以降は算定不可（一連につき算定する「2」特殊撮影，「4」乳房撮影，「注4」心臓及び冠動脈造影，「注5」胆管・膵管造影を除く）。
（編注）第1節「通則4」：撮影画像を電子管理した場合，電子画像管理加算として，①単純撮影57点，②特殊撮影58点，③造影剤使用撮影66点，④乳房撮影54点——を加算。

→**撮影**
(1) 高圧撮影，拡大撮影及び軟部組織撮影は，「1」の単純撮影として算定する。
(2) エックス線フィルムサブトラクションについては，反転フィルムの作製の費用として，一連につき，「1」及びE400フィルムによって算定し，診断料は別に算定できない。なお，診療継続中の患者であって診療上の必要性を認め以前撮影した脳血管造影フィルムを用いてサブトラクションを実施した場合であっても，反転フィルムの作製の費用及びフィルム料は算定できるが，診断料は別に算定できない。
(3) 特殊撮影とは，パントモグラフィー，断層撮影（同時多層撮影，回転横断撮影を含む），スポット撮影（胃，胆嚢及び腸），側頭骨・上顎骨・副鼻腔曲面断層撮影及び児頭骨盤不均衡特殊撮影〔側面撮影及び骨盤入口撮影後，側面，骨盤入口撮影のフィルムに対し特殊ルーラー（計測板）の重複撮影を行う方法をいう〕をいう。なお，胃のスポット撮影，胆嚢スポット撮影及び腸スポット撮影については，消化管撮影の一連の診断行為の1つとみなされる場合であっても，第1節エックス線診断料の「2」の適用の対象とする。
(4) 撮影に掲げる所定点数は，フィルムへのプリントアウトを行わずに画像を電子媒体に保存した場合にも算定できる。（令6保医発0305・4）

→**造影剤使用撮影時の算定方法**
ア　造影剤使用撮影とは，血管造影，瘻孔造影及び気造影等の造影剤を使用して行った撮影をいう。
イ　二重造影は，消化管診断に含まれ，別に算定できないが，その際に使用される発泡錠は薬剤料として別に算定できる。
ウ　椎間板の変性を見るため，エックス線透視下に造影剤を使用し，椎間板を求めて1～3か所注入し，四ツ

切フィルム2枚のエックス線写真診断を行った場合は，「3」により算定する。
エ　高速心大血管連続撮影装置による撮影は，「3」により算定する。
オ　子宮卵管造影法による検査は，E001写真診断の「3」，E002撮影の「3」，E003造影剤注入手技の「6」の「ロ」，E300薬剤及びE400フィルムにより算定する。

(令6保医発0305・4)

→乳房撮影
乳房撮影とは，当該撮影専用の機器を用いて，原則として両側の乳房に対し，それぞれ2方向以上の撮影を行うものをいい，両側について一連として算定する。

(令6保医発0305・4)

→新生児加算，乳幼児加算又は幼児加算
「注2」により新生児加算，乳幼児加算又は幼児加算を行う場合の所定点数とは，「1」，「2」，「3」（「注3」による加算を含む）又は「4」の点数（間接撮影の場合は100分の50に相当する点数）をいう。
なお，新生児加算，乳幼児加算又は幼児加算を行う場合に端数が生じる場合の端数処理は，当該撮影の最後に行う。

　例　単純撮影（デジタル撮影）における新生児加算，乳幼児加算又は幼児加算を行う場合の端数処理の例
　1枚撮影の場合
　　［新生児加算］68点×1.8＝122.4点→（四捨五入）→　　　　　　　　　　　　　　122点
　3枚撮影の場合
　　［新生児加算］68点×1.8＋68点×1.8×0.5×2
　　　　＝244.8点→（四捨五入）→　　245点

(令6保医発0305・4)

E003　造影剤注入手技
1　点滴注射　　　　　G004点滴注射の所定点数
2　動脈注射　　　　　G002動脈注射の所定点数
3　動脈造影カテーテル法
　イ　主要血管の分枝血管を選択的に造影
　　撮影した場合　　　　　　　　3,600点
　　注1　血流予備能測定検査を実施した場合
　　　　は，**血流予備能測定検査加算**として，
　　　　400点を所定点数に加算する。
　　　2　頸動脈閉塞試験（マタス試験）を実施
　　　　した場合は，**頸動脈閉塞試験加算**とし
　　　　て，1,000点を所定点数に加算する。
　ロ　イ以外の場合　　　　　　　1,180点
　　注　血流予備能測定検査を実施した場合
　　　　は，**血流予備能測定検査加算**として，
　　　　400点を所定点数に加算する。
4　静脈造影カテーテル法　　　　3,600点
5　内視鏡下の造影剤注入
　イ　気管支ファイバースコピー挿入
　　　D302気管支ファイバースコピーの所定
　　　点数
　ロ　尿管カテーテル法（両側）
　　　D318尿管カテーテル法の所定点数
6　腔内注入及び穿刺注入
　イ　注腸　　　　　　　　　　　　300点
　ロ　その他のもの　　　　　　　　120点
7　嚥下造影　　　　　　　　　　　240点

（編注）逆行性膵胆管造影（ERCP，EPCG）については，D308胃・十二指腸ファイバースコピー「注1」による。

→造影剤注入手技
(1)　造影剤注入手技料は，造影剤使用撮影を行うに当たって造影剤を注入した場合に算定する。ただし，同一日にG001静脈内注射又はG004点滴注射を算定した場合は造影剤注入手技の「1」点滴注射の所定点数は重複して算定できない。
(2)　「3」の動脈造影カテーテル法及び「4」の静脈造影カテーテル法とは，血管造影用カテーテルを用いて行った造影剤注入手技をいう。
(3)　「3」の「イ」は，主要血管である総頸動脈，椎骨動脈，鎖骨下動脈，気管支動脈，腎動脈，腹部動脈（腹腔動脈，上及び下腸間膜動脈をも含む），骨盤動脈又は各四肢の動脈の分枝血管を選択的に造影撮影した場合，分枝血管の数にかかわらず1回に限り算定できる。
　　総頸動脈，椎骨動脈，鎖骨下動脈，気管支動脈及び腎動脈の左右両側をあわせて造影した場合であっても一連の主要血管として所定点数は1回に限り算定する。
(4)　静脈造影カテーテル法は，副腎静脈，奇静脈又は脊椎静脈に対して実施した場合に算定できる。
(5)　「6」の「イ」注腸を実施する際の前処置として行った高位浣腸の処置料は所定点数に含まれ，別途算定できない。
(6)　「6」の「ロ」その他のものとは，腰椎穿刺注入，胸椎穿刺注入，頸椎穿刺注入，関節腔内注入，上顎洞穿刺注入，気管内注入（内視鏡下の造影剤注入によらないもの），子宮卵管内注入，胃・十二指腸ゾンデ挿入による注入，膀胱内注入，腎盂内注入及び唾液腺注入をいう。
(7)　経皮経肝胆管造影における造影剤注入手技はD314腹腔鏡検査により算定し，胆管に留置したドレーンチューブ等からの造影剤注入手技はE003の「6」の「ロ」により算定する。
(8)　精嚢撮影を行うための精管切開は，K829精管切断，切除術により算定する。
(9)　造影剤を注入するために観血手術を行った場合は，当該観血手術の所定点数をあわせて算定する。
(10)　リンパ管造影を行うときの造影剤注入のための観血手術及び注入の手技料は，あわせて，K626リンパ節摘出術の「1」により算定する。

(令6保医発0305・4)

事務連絡　問　E003造影剤注入手技の「3」動脈造影カテーテル法について，「注2　頸動脈閉塞試験（マタス試験）を実施した場合は，頸動脈閉塞試験加算として，1,000点が加算される」とあるが，閉塞方法を問わず算定できるのか。
答　用手的な圧迫のみの場合は算定できず，バルーンカテーテルを用いて頸動脈閉塞試験を実施した場合のみ算定できる。

(平28.4.25)

参考　D302等の所定点数（E003の「5」）
D302　気管支ファイバースコピー　　　　2,500点
D318　尿管カテーテル法（ファイバースコープによるもの）（両側）　　　　　　　　　　　1,200点

参考　造影剤注入手技で準用する点数
D314　腹腔鏡検査　　　　　　　　　　2,270点
K829　精管切断，切除術（両側）　　　　2,550点
K626　リンパ節摘出術
　1　長径3cm未満　　　　　　　　　　1,200点

参考　血流予備能測定検査（E003「3」「注」）：血管内圧及び血液相対温度を測定することにより，狭窄の程度を評価することができる（材料価格基準／別表Ⅱ「169　血管造影用圧センサー付ガイドワイヤー」等使用）。

E004　基本的エックス線診断料（1日につき）
[基Ⅰ]
1　入院の日から起算して4週間以内の期間　　　　　　　　　　　　　　　　　55点

2　入院の日から起算して4週間を超えた期間　　40点
注1　特定機能病院である保険医療機関において，入院中の患者に対して行ったエックス線診断について算定する。
　2　次に掲げるエックス線診断の費用は所定点数に含まれるものとする。
　　イ　E001写真診断の1に掲げるもの（間接撮影の場合を含む）
　　ロ　E002撮影の1に掲げるもの（間接撮影の場合を含む）
　3　療養病棟，結核病棟又は精神病棟に入院している患者及び第1章第2部第2節に規定するHIV感染者療養環境特別加算，特定感染症患者療養環境特別加算若しくは重症者等療養環境特別加算又は同部第3節に規定する特定入院料を算定している患者については適用しない。

（編注）第4部「通則4」：放射線科標榜の届出医療機関において画像診断を専ら担当する常勤医が実施し，結果を文書で報告した場合，画像診断管理加算1を月1回算定可。
（編注）第4部「通則6」：遠隔画像診断の届出医療機関では，遠隔画像診断でも画像診断管理加算1が算定可。

→基本的エックス線診断料
(1)　基本的エックス線診断料は，特定機能病院の入院医療において通常行われる基本的な画像診断について，その適正化及び請求事務の簡素化の観点から包括化して入院日数に応じた算定を行うものである。
(2)　1月を通じて，基本的エックス線診断料に包括されている画像診断項目のいずれも行われなかった場合は，当該月は本診断料は算定できない。
(3)　写真診断及び撮影を行い，これに伴って使用されるフィルムは，別に算定できる。
(4)　基本的エックス線診断料を算定している患者に対して，撮影した画像を電子化して管理及び保存した場合は，一連の撮影ごとに第1節のエックス線診断料「通則」の「4」に規定する電子画像管理加算を別に算定できる。
(5)　基本的エックス線診断料を算定している患者に対して，エックス線フィルムサブトラクションを行った場合は，基本的エックス線診断料の他，手技料としてE002の「1」の所定点数を算定できる。
(6)　基本的エックス線診断料に含まれない画像診断を行った場合は，別途当該画像診断に係る所定点数を算定できる。
(7)　単純撮影を2枚以上撮影した場合又は間接撮影を行った場合にあっても，手技料は基本的エックス線診断料に含まれ，別に算定できない。
(8)　入院日数については，入院基本料とは異なり，入院の都度当該入院の初日から数え，また，退院日も算定対象となる。なお，外泊期間中は，入院日数に含まれない。
(9)　療養病棟，結核病棟又は精神病棟に入院している患者及び第1章第2部第2節に規定するA220HIV感染者療養環境特別加算，A220-2特定感染症患者療養環境特別加算若しくはA221重症者等療養環境特別加算又は同部第3節に規定する特定入院料を算定している患者については，基本的エックス線診断料は別に算定しないが，入院日数は入院初日から数える。

（令6保医発0305・4）

第2節　核医学診断料

通則
1　同一のラジオアイソトープを用いて，D292体外からの計測によらない諸検査若しくはD293シンチグラム（画像を伴わないもの）の項に掲げる検査又はE100からE101-4までに掲げる核医学診断のうちいずれか2以上を行った場合は，主たる検査又は核医学診断に係るいずれかの所定点数のみにより算定する。
2　核医学診断の費用は，E100からE101-5までに掲げる各区分の所定点数及びE102核医学診断の所定点数を合算した点数により算定する。
3　撮影した画像を電子化して管理及び保存した場合においては，**電子画像管理加算** 電画 として，前2号により算定した点数に，一連の撮影について1回に限り，**120点**を所定点数に加算する。ただし，この場合において，フィルムの費用は算定できない。

→核医学診断に係る一般的事項
「1」に規定する核医学診断に係る所定点数とは，E100からE101-5までに掲げる所定点数及びE102に掲げる所定点数を合算した点数をいう。
（令6保医発0305・4）

→電子画像管理加算
「3」に規定する画像を電子化して管理及び保存した場合とは，デジタル撮影した画像を電子媒体に保存して管理した場合をいい，フィルムへのプリントアウトを行った場合にも当該加算を算定することができるが，本加算を算定した場合には当該フィルムの費用は算定できない。
（令6保医発0305・4）

→ラジオアイソトープの費用
ラジオアイソトープの費用を算定する場合は，「使用薬剤の薬価（薬価基準）」の定めるところによる。
（令6保医発0305・4）

事務連絡　問　電子画像管理加算は，患者により算定するかしないかを決めて良いか。また，加算を算定しなければフィルムの材料料を請求して良いか。
答　その通り。
（平18.3.31，一部修正）

E100　シンチグラム（画像を伴うもの）
1　部分（静態）（一連につき）　　1,300点
2　部分（動態）（一連につき）　　1,800点
3　全身（一連につき）　　　　　　2,200点
注1　同一のラジオアイソトープを使用して数部位又は数回にわたってシンチグラム検査を行った場合においても，一連として扱い，主たる点数をもって算定する。
　2　甲状腺シンチグラム検査に当たって，甲状腺ラジオアイソトープ摂取率を測定した場合は，**甲状腺ラジオアイソトープ摂取率測定加算**として，**100点**を所定点数に加算する。
　3　新生児，3歳未満の乳幼児（新生児を除く）又は3歳以上6歳未満の幼児に対してシンチグラムを行った場合は，**新生児加算，乳幼児加算又は幼児加算**として，当該シンチグラムの所定点数にそれぞれ所定点数の**100分の80，100分の50又は100分の30**に相当する点数を加算する。

4 ラジオアイソトープの注入手技料は，所定点数に含まれるものとする。

→シンチグラム（画像を伴うもの）
(1)「注3」の加算における所定点数には「注2」による加算は含まれない。
(2) 当該撮影に用いる放射性医薬品については，専門の知識及び経験を有する放射性医薬品管理者の下で管理されていることが望ましい。
(令6保医発0305・4)

E 101　シングルホトンエミッションコンピューター断層撮影（同一のラジオアイソトープを用いた一連の検査につき）　1,800点

注1 甲状腺シンチグラム検査に当たって，甲状腺ラジオアイソトープ摂取率を測定した場合は，**甲状腺ラジオアイソトープ摂取率測定加算**として，100点を所定点数に加算する。

2 新生児，3歳未満の乳幼児（新生児を除く）又は3歳以上6歳未満の幼児に対して断層撮影を行った場合は，**新生児加算，乳幼児加算又は幼児加算**として，所定点数にそれぞれ所定点数の100分の80，100分の50又は**100分の30**に相当する点数を加算する。

3 負荷試験を行った場合は，負荷の種類又は測定回数にかかわらず，**断層撮影負荷試験加算**として，所定点数の100分の50に相当する点数を加算する。

4 ラジオアイソトープの注入手技料は，所定点数に含まれるものとする。

→シングルホトンエミッションコンピューター断層撮影
(1) シングルホトンエミッションコンピューター断層撮影は，同一のラジオアイソトープを使用した一連の検査につき，撮影の方向，スライスの数，撮影の部位数及び疾病の種類等にかかわらず所定点数のみにより算定する。
(2)「注2」の加算における所定点数とは，「注1」及び「注3」の加算を含まない点数である。
(3)「注3」の加算における所定点数とは，「注1」及び「注2」の加算を含まない点数である。
(4) 当該撮影に用いる放射性医薬品については，専門の知識及び経験を有する放射性医薬品管理者の下で管理されていることが望ましい。
(令6保医発0305・4)

参考　原則として，アルツハイマー病の確定診断を目的として実施したシングルホトンエミッションコンピューター断層撮影（同一のラジオアイソトープを用いた一連の検査につき）の算定は認められる。
(令1.9.30 支払基金)

E 101-2　ポジトロン断層撮影

1 ^{15}O標識ガス剤を用いた場合（一連の検査につき）　7,000点
2 ^{18}FDGを用いた場合（一連の検査につき）　7,500点
3 ^{13}N標識アンモニア剤を用いた場合（一連の検査につき）　9,000点
4 ^{18}F標識フルシクロビンを用いた場合（一連の検査につき）　2,500点
5 アミロイドPETイメージング剤を用いた場合（一連の検査につき）
  イ 放射性医薬品合成設備を用いた場合　12,500点
  ロ イ以外の場合　2,600点

注1 ^{15}O標識ガス剤の合成及び吸入，^{18}FDGの合成及び注入，^{13}N標識アンモニア剤の合成及び注入，^{18}F標識フルシクロビンの注入並びにアミロイドPETイメージング剤の合成（放射性医薬品合成設備を用いた場合に限る）及び注入に要する費用は，所定点数に含まれる。

2 別に厚生労働大臣が定める施設基準〔告示4第6・3(1)(2), p.1394〕に適合しているものとして地方厚生局長等に届け出た保険医療機関において行われる場合に限り算定する。

3 別に厚生労働大臣が定める施設基準〔告示4第6・3(3), p.1394〕に適合しているものとして地方厚生局長等に届け出た保険医療機関以外の保険医療機関において行われる場合は，所定点数の100分の80に相当する点数により算定する。

4 1から4までについては，新生児，3歳未満の乳幼児（新生児を除く）又は3歳以上6歳未満の幼児に対して断層撮影を行った場合は，**新生児加算，乳幼児加算又は幼児加算**として，1,600点，1,000点又は600点を所定点数に加算する。ただし，注3の規定により所定点数を算定する場合においては，1,280点，800点又は480点を所定点数に加算する。

→ポジトロン断層撮影
摘要欄 p.1707
(1) ポジトロン断層撮影（PET）は，撮影の方向，スライスの数，撮影の部位数及び疾患の種類等にかかわらず所定点数のみにより算定する。
(2) ^{15}O標識ガス剤を用いた場合
  ア「1」の^{15}O標識ガス剤を用いた場合（一連の検査につき）について，当該画像診断に伴って行われる血液ガス分析の費用は所定点数に含まれ，別に算定できない。
  イ ターゲットガス（窒素，酸素，二酸化炭素）等の^{15}O標識ガス剤の合成及び吸入に係る費用は所定点数に含まれ，別に算定できない。
(3) ^{18}FDGを用いた場合
  ア「2」の^{18}FDGを用いた場合（一連の検査につき）については，てんかん，心疾患若しくは血管炎の診断又は悪性腫瘍（早期胃癌を除き，悪性リンパ腫を含む）の病期診断若しくは転移・再発の診断を目的とし，次の表に定める要件を満たす場合に限り算定する。

1. てんかん	難治性部分てんかんで外科切除が必要とされる患者に使用する。
2. 心疾患	虚血性心疾患による心不全患者における心筋組織のバイアビリティ診断（他の検査で判断のつかない場合に限る），心サルコイドーシスの診断（心臓以外で類上皮細胞肉芽腫が陽性でサルコイドーシスと診断され，かつ心臓病変を疑う心電図又は心エコー所見を認める場合に限る）又は心サルコイドーシスにおける炎症部位の診断が必要とされる患者に使用する。

3. 悪性腫瘍（早期胃癌を除き，悪性リンパ腫を含む）	他の検査又は画像診断により病期診断又は転移若しくは再発の診断が確定できない患者に使用する。
4. 血管炎	高安動脈炎等の大型血管炎において，他の検査で病変の局在又は活動性の判断のつかない患者に使用する。

イ ^{18}FDG製剤を医療機関内で製造する場合は，^{18}FDG製剤の製造に係る衛生管理，品質管理等については，関係学会の定める基準を参考として，十分安全な体制を整備した上で実施する。なお，高安動脈炎等の大型血管炎の診断に用いる^{18}FDG製剤については，当該診断のために用いるものとして薬事承認を得ている^{18}FDG製剤を使用した場合に限り算定する。

ウ 当該画像診断を実施した同一月内に悪性腫瘍の診断の目的でE100シンチグラム（画像を伴うもの）（ガリウムにより標識された放射性医薬品を用いるものに限る）を実施した場合には，主たるもののみを算定する。

エ ^{18}FDGの合成及び注入に係る費用は所定点数に含まれ，別に算定できない。

(4) ^{13}N標識アンモニア剤を用いた場合

ア 「3」の^{13}N標識アンモニア剤を用いた場合（一連の検査につき）については，他の検査で判断のつかない虚血性心疾患の診断を目的として行った場合に算定する。なお，負荷に用いる薬剤料は所定点数に含まれ，別に算定できない。

イ ^{13}N標識アンモニア剤の合成及び注入に係る費用は所定点数に含まれ，別に算定できない。

(5) ^{18}F標識フルシクロビンを用いた場合

ア 「4」の^{18}F標識フルシクロビンを用いた場合（一連の検査につき）については，初発の悪性神経膠腫が疑われる患者に対して，腫瘍摘出範囲の決定の補助を目的として，腫瘍の可視化に用いるものとして薬事承認を得ている放射性医薬品を用いて行った場合に限り算定する。

イ ^{18}F標識フルシクロビンの注入に係る費用は所定点数に含まれ，別に算定できない。

(6) アミロイドPETイメージング剤を用いた場合

ア 「5」のアミロイドPETイメージング剤を用いた場合（一連の検査につき）については，効能又は効果としてアルツハイマー病による軽度認知障害及び軽度の認知症の進行抑制を有する医薬品に係る厚生労働省の定める最適使用推進ガイドラインに沿って，アルツハイマー病による軽度認知障害又は軽度の認知症が疑われる患者等に対し，効能又は効果としてアルツハイマー病による軽度認知障害及び軽度の認知症の進行抑制を有する医薬品の投与の要否を判断する目的でアミロイドβ病理を示唆する所見を確認する場合に，患者1人につき1回に限り算定する。ただし，効能又は効果としてアルツハイマー病による軽度認知障害及び軽度の認知症の進行抑制を有する医薬品の投与中止後に初回投与から18か月を超えて再開する場合は，さらに1回に限り算定できる。なお，この場合においては，本撮影が必要と判断した医学的根拠を診療報酬明細書の摘要欄に記載する。

イ 「5」の「イ」放射性医薬品合成設備を用いた場合のうち，上記アの場合については，使用目的又は効果として，アルツハイマー病による軽度認知障害又は認知症が疑われる患者の脳内アミロイドベータプラークの可視化に用いる放射性標識化合物の注射液を製造するために用いるものとして薬事承認又は認証を得ている放射性医薬品合成設備を用いて，アミロイドPETイメージング剤を医療機関内で製造した場合に限り算定する。ただし，アミロイドPETイメージング剤の製造に係る衛生管理，品質管理等については，関係学会の定める基準を参考として，十分安全な体制を整備した上で実施する。なお，アミロイドPETイメージング剤の合成及び注入に係る費用は所定点数に含まれ，別に算定できない。

ウ 「5」の「ロ」イ以外の場合のうち，上記アの場合については，効能又は効果として，アルツハイマー病による軽度認知障害又は認知症が疑われる患者の脳内アミロイドベータプラークの可視化に用いるものとして薬事承認を得ているアミロイドPETイメージング剤を使用した場合に限り算定する。なお，アミロイドPETイメージング剤の注入に係る費用は所定点数に含まれ，別に算定できない。

エ 「5」のアミロイドPETイメージング剤を用いた場合（一連の検査につき）については，効能又は効果としてアルツハイマー病による軽度認知障害及び軽度の認知症の進行抑制を有する医薬品に係る厚生労働省の定める最適使用推進ガイドラインに沿って，効能又は効果としてアルツハイマー病による軽度認知障害及び軽度の認知症の進行抑制を有する医薬品の投与終了の可否を検討する場合及び18か月を超える投与継続の可否を検討する場合は，それぞれの場合につき，さらに1回に限り算定できる。

オ 「5」の「イ」放射性医薬品合成設備を用いた場合のうち，上記エの場合については，使用目的又は効果として，抗アミロイドベータ抗体薬投与後の脳内アミロイドベータプラークの可視化に用いる放射性標識化合物の注射液を製造するために用いるものとして薬事承認又は認証を得ている放射性医薬品合成設備を用いて，アミロイドPETイメージング剤を医療機関内で製造した場合に限り算定する。ただし，アミロイドPETイメージング剤の製造に係る衛生管理，品質管理等については，関係学会の定める基準を参考として，十分安全な体制を整備した上で実施する。なお，アミロイドPETイメージング剤の合成及び注入に係る費用は所定点数に含まれ，別に算定できない。

カ 「5」の「ロ」イ以外の場合のうち，上記エの場合については，効能又は効果として，抗アミロイドベータ抗体薬投与後の脳内アミロイドベータプラークの可視化に用いるものとして薬事承認を得ているアミロイドPETイメージング剤を使用した場合に限り算定する。なお，アミロイドPETイメージング剤の注入に係る費用は所定点数に含まれ，別に算定できない。

キ E101-3ポジトロン断層・コンピューター断層複合撮影（一連の検査につき）の「4」アミロイドPETイメージング剤を用いた場合（一連の検査につき）又はE101-4ポジトロン断層・磁気共鳴コンピューター断層複合撮影（一連の検査につき）の「3」アミロイドPETイメージング剤を用いた場合（一連の検査につき）を併せて実施した場合には，主たるもののみ算定する。

(7) ポジトロン断層撮影と同時に同一の機器を用いて行ったコンピューター断層撮影の費用はポジトロン断層撮影の所定点数に含まれ，別に算定できない。

(8) 当該撮影に用いる放射性医薬品については，専門の知識及び経験を有する放射性医薬品管理者の下で管理されていることが望ましい。

（令6保医発0305・4，1119・13，令7保医発0331・2）

事務連絡　ポジトロン断層撮影

問1　E 101-2ポジトロン断層撮影及びE 101-3ポジトロン断層・コンピュータ断層複合撮影について，悪性リンパ腫の治療効果判定のために行った場合については，転移・再発の診断の目的に該当すると考えてよいか。

答　そのとおり。　　　　　　　　　　　　　　（平24.3.30）

問2　病理診断がなければPET撮影の算定はできないのか。

答　病理診断による確定診断が得られなかった場合については，臨床上高い蓋然性をもって悪性腫瘍と診断されれば，算定できる。
（平22.3.29，一部修正）

問3　PETについて，80/100の点数は，施設基準の届出がなくとも算定可能か。

答　80/100の点数を算定する場合も，届出が必要。（平18.3.28）

問4　FDG製剤を医療機関内で製造せず，市販の医薬品を購入して使用する場合の費用は，当該点数に含まれるのか。

答　その通り。

問5　FDG製剤を医療機関内で製造せず，市販の医薬品を購入して使用する場合の，衛生管理，品質管理に関する基準等はあるか。

答　特段規定していないが，医療機関内で製造する場合の基準に準じて取り扱うことが望ましい。なお，医療法に規定する安全管理基準は，FDG製剤を医療機関内で製造するか否かを問わず，当然に満たしている必要がある。　（平18.3.31）

問6　E 101-2ポジトロン断層撮影における「放射性医薬品管理者」とは，どのような者をいうのか。

答　日本核医学会，日本核医学技術学会，日本診療放射線技師会及び日本病院薬剤師会の「放射性医薬品取り扱いガイドライン」においては，『放射性医薬品管理者は，各医療機関の「医薬品の安全使用のための業務手順書」に従い放射性医薬品の安全確保に関する業務を総括するものとし，定期的に「医薬品安全管理責任者」に保管・使用状況，放射性医薬品の安全使用のための研修の実施及び放射性医薬品の品質について年1回以上報告し，放射性医薬品が廃棄されるまでの管理を行う』こととされている。
（令4.3.31）

E 101-3　ポジトロン断層・コンピューター断層複合撮影（一連の検査につき）
　1　^{15}O標識ガス剤を用いた場合（一連の検査につき）　　　　　　　　　　　　7,625点
　2　^{18}FDGを用いた場合（一連の検査につき）　　　　　　　　　　　　　　　　8,625点
　3　^{18}F標識フルシクロビンを用いた場合（一連の検査につき）　　　　　　　3,625点
　4　アミロイドPETイメージング剤を用いた場合（一連の検査につき）
　　イ　放射性医薬品合成設備を用いた場合　　　　　　　　　　　　　　13,625点
　　ロ　イ以外の場合　　　　　　　3,725点
注1　^{15}O標識ガス剤の合成及び吸入，^{18}FDGの合成及び注入，^{18}F標識フルシクロビンの注入並びにアミロイドPETイメージング剤の合成（放射性医薬品合成設備を用いた場合に限る）及び注入に要する費用は，所定点数に含まれる。
　2　別に厚生労働大臣が定める施設基準〔告示④第6・3(1)(2)，p.1394〕に適合しているものとして地方厚生局長等に届け出た保険医療機関において行われる場合に限り算定する。
　3　別に厚生労働大臣が定める施設基準〔告示④第6・3(3)，p.1394〕に適合しているものとして地方厚生局長等に届け出た保険医療機関以外の保険医療機関において行われる場合は，所定点数の**100分の80**に相当する点数により算定する。
　4　**1**から**3**までについては，**新生児**，3歳未満の乳幼児（新生児を除く）又は3歳以上6歳未満の幼児に対して断層撮影を行った場合は，**新生児加算**，**乳幼児加算**又は**幼児加算**として，**1,600点**，**1,000点**又は**600点**を所定点数に加算する。ただし，注3の規定により所定点数を算定する場合においては，**1,280点**，**800点**又は**480点**を所定点数に加算する。

→ポジトロン断層・コンピューター断層複合撮影（一連の検査につき）
摘要欄　p.1708

(1)　ポジトロン断層・コンピューター断層複合撮影は，X線CT組合せ型ポジトロンCT装置を用いて，診断用の画像としてポジトロン断層撮影画像，コンピューター断層撮影画像及び両者の融合画像を取得するものをいい，ポジトロン断層撮影画像の吸収補正用としてのみコンピューター断層撮影を行った場合は該当しない。また，撮影の方向，スライスの数，撮影の部位数及び疾患の種類等にかかわらず所定点数により算定する。

(2)　同一月に，E 200コンピューター断層撮影（CT撮影）を行った後にポジトロン断層・コンピューター断層複合撮影を行う場合は，本区分は算定せず，E 101-2ポジトロン断層撮影により算定する。この場合においては，E 101-2の別に厚生労働大臣が定める施設基準に適合しているものとして地方厚生（支）局長に届け出ていなくても差し支えない。

(3)　^{15}O標識ガス剤を用いた場合
　ア　「1」の^{15}O標識ガス剤を用いた場合（一連の検査につき）について，当該画像診断に伴って行われる血液ガス分析の費用は所定点数に含まれ，別に算定できない。
　イ　ターゲットガス（窒素，酸素，二酸化炭素）等の^{15}O標識ガス剤の合成及び吸入に係る費用は所定点数に含まれ，別に算定できない。

(4)　^{18}FDGを用いた場合
　ア　「2」の^{18}FDGを用いた場合（一連の検査につき）については，てんかん若しくは血管炎の診断又は悪性腫瘍（早期胃癌を除き，悪性リンパ腫を含む）の病期診断若しくは転移・再発の診断を目的とし，次の表に定める要件を満たす場合に限り算定する。ただし，表中の「画像診断」からは，コンピューター断層撮影を除く。次の表に定める要件は満たさないが，E 101-2ポジトロン断層撮影に定める要件を満たす場合は，E 101-2により算定する。

1. てんかん	難治性部分てんかんで外科切除が必要とされる患者に使用する。
2. 悪性腫瘍（早期胃癌を除き，悪性リンパ腫を含む）	他の検査又は画像診断により病期診断又は転移若しくは再発の診断が確定できない患者に使用する。
3. 血管炎	高安動脈炎等の大型血管炎において，他の検査で病変の局在又は活動性の判断のつかない患者に使用する。

　イ　^{18}FDG製剤を医療機関内で製造する場合は，^{18}FDG製剤の製造に係る衛生管理，品質管理等については，関係学会の定める基準を参考として，十分安全な体制を整備した上で実施する。なお，高安動脈炎等の

大型血管炎の診断に用いる^{18}FDG製剤については，当該診断のために用いるものとして薬事承認を得ている^{18}FDG製剤を使用した場合に限り算定する。

ウ　当該画像診断を実施した同一月内に悪性腫瘍の診断の目的でE100シンチグラム（画像を伴うもの）（ガリウムにより標識された放射性医薬品を用いるものに限る）又はE101-4ポジトロン断層・磁気共鳴コンピューター断層複合撮影（一連の検査につき）を実施した場合には，主たるもののみを算定する。

エ　^{18}FDGの合成及び注入に係る費用は所定点数に含まれ，別に算定できない。

(5) ^{18}F標識フルシクロビンを用いた場合

ア・「3」の^{18}F標識フルシクロビンを用いた場合（一連の検査につき）については，初発の悪性神経膠腫が疑われる患者に対して，腫瘍摘出範囲の決定の補助を目的として，腫瘍の可視化に用いるものとして薬事承認を得ている放射性医薬品を用いて行った場合に限り算定する。

イ　^{18}F標識フルシクロビンの注入に係る費用は所定点数に含まれ，別に算定できない。

(6) アミロイドPETイメージング剤を用いた場合

ア　「4」のアミロイドPETイメージング剤を用いた場合（一連の検査につき）については，効能又は効果としてアルツハイマー病による軽度認知障害及び軽度の認知症の進行抑制を有する医薬品に係る厚生労働省の定める最適使用推進ガイドラインに沿って，アルツハイマー病による軽度認知障害又は軽度の認知症が疑われる患者等に対し，効能又は効果としてアルツハイマー病による軽度認知障害及び軽度の認知症の進行抑制を有する医薬品の投与の要否を判断する目的でアミロイドβ病理を示唆する所見を確認する場合に，患者1人につき1回に限り算定する。ただし，効能又は効果としてアルツハイマー病による軽度認知障害及び軽度の認知症の進行抑制を有する医薬品の投与中止後に初回投与から18か月を超えて再開する場合は，さらに1回に限り算定できる。なお，この場合においては，本撮影が必要と判断した医学的根拠を診療報酬明細書の摘要欄に記載する。

イ　「4」の「イ」放射性医薬品合成設備を用いた場合のうち，上記アの場合については，使用目的又は効果として，アルツハイマー病による軽度認知障害又は認知症が疑われる患者の脳内アミロイドベータプラークの可視化に用いる放射性標識化合物の注射液を製造するために用いるものとして薬事承認又は認証を得ている放射性医薬品合成設備を用いて，アミロイドPETイメージング剤を医療機関内で製造した場合に限り算定する。ただし，アミロイドPETイメージング剤の製造に係る衛生管理，品質管理等については，関係学会の定める基準を参考として，十分安全な体制を整備した上で実施する。なお，アミロイドPETイメージング剤の合成及び注入に係る費用は所定点数に含まれ，別に算定できない。

ウ　「4」の「ロ」イ以外の場合のうち，上記アの場合については，効能又は効果として，アルツハイマー病による軽度認知障害又は認知症が疑われる患者の脳内アミロイドベータプラークの可視化に用いるものとして薬事承認を得ているアミロイドPETイメージング剤を使用した場合に限り算定する。なお，アミロイドPETイメージング剤の注入に係る費用は所定点数に含まれ，別に算定できない。

エ　「4」のアミロイドPETイメージング剤を用いた場合（一連の検査につき）については，効能又は効果としてアルツハイマー病による軽度認知障害及び軽度の認知症の進行抑制を有する医薬品に係る厚生労働省の定める最適使用推進ガイドラインに沿って，効能又は効果としてアルツハイマー病による軽度認知障害及び軽度の認知症の進行抑制を有する医薬品の投与終了の可否を検討する場合及び18か月を超える投与継続の可否を検討する場合は，それぞれの場合につき，さらに1回に限り算定できる。

オ　「4」の「イ」放射性医薬品合成設備を用いた場合のうち，上記エの場合については，使用目的又は効果として，抗アミロイドベータ抗体薬投与後の脳内アミロイドベータプラークの可視化に用いる放射性標識化合物の注射液を製造するために用いるものとして薬事承認又は認証を得ている放射性医薬品合成設備を用いて，アミロイドPETイメージング剤を医療機関内で製造した場合に限り算定する。ただし，アミロイドPETイメージング剤の製造に係る衛生管理，品質管理等については，関係学会の定める基準を参考として，十分安全な体制を整備した上で実施する。なお，アミロイドPETイメージング剤の合成及び注入に係る費用は所定点数に含まれ，別に算定できない。

カ　「4」の「ロ」イ以外の場合のうち，上記エの場合については，効能又は効果として，抗アミロイドベータ抗体薬投与後の脳内アミロイドベータプラークの可視化に用いるものとして薬事承認を得ているアミロイドPETイメージング剤を使用した場合に限り算定する。なお，アミロイドPETイメージング剤の注入に係る費用は所定点数に含まれ，別に算定できない。

キ　E101-2ポジトロン断層撮影の「5」アミロイドPETイメージング剤を用いた場合（一連の検査につき）又はE101-4ポジトロン断層・磁気共鳴コンピューター断層複合撮影（一連の検査につき）の「3」アミロイドPETイメージング剤を用いた場合（一連の検査につき）を併せて実施した場合には，主たるもののみ算定する。

(7) 撮影に当たって造影剤を使用した場合は，E200コンピューター断層撮影（CT撮影）の「注3」の加算を本区分に対する加算として併せて算定する。

(8) 当該撮影に用いる放射性医薬品については，専門の知識及び経験を有する放射性医薬品管理者の下で管理されていることが望ましい。

（令6保医発0305・4，1119・13，令7保医発0331・2）

事務連絡　問　E101-3ポジトロン断層・コンピューター断層複合撮影について，悪性腫瘍に対して使用する場合に，必ずしも事前にコンピューター断層撮影を実施する必要はないと考えてよいか。

答　よい。

（平30.3.30）

E101-4　ポジトロン断層・磁気共鳴コンピューター断層複合撮影（一連の検査につき）

1　^{18}FDGを用いた場合（一連の検査につき）
　　9,160点

2　^{18}F標識フルシクロビンを用いた場合（一連の検査につき）
　　4,160点

3　アミロイドPETイメージング剤を用いた場合（一連の検査につき）
　イ　放射性医薬品合成設備を用いた場合
　　14,160点
　ロ　イ以外の場合
　　4,260点

注1 ^{18}FDGの合成及び注入，^{18}F標識フルシクロビンの注入並びにアミロイドPETイメージング剤の合成（放射性医薬品合成設備を用いた場合に限る）及び注入に要する費用は，所定点数に含まれる。
2 別に厚生労働大臣が定める施設基準〔告示4第6・3⑴⑵，p.1394〕に適合しているものとして地方厚生局長等に届け出た保険医療機関において行われる場合に限り算定する。
3 別に厚生労働大臣が定める施設基準〔告示4第6・3⑶，p.1394〕に適合しているものとして地方厚生局長等に届け出た保険医療機関以外の保険医療機関において行われる場合は，所定点数の100分の80に相当する点数により算定する。
4 1及び2については，新生児，3歳未満の乳幼児（新生児を除く）又は3歳以上6歳未満の幼児に対して断層撮影を行った場合は，新生児加算，乳幼児加算又は幼児加算として，1,600点，1,000点又は600点を所定点数に加算する。ただし，注3の規定により所定点数を算定する場合においては，1,280点，800点又は480点を所定点数に加算する。

→ポジトロン断層・磁気共鳴コンピューター断層複合撮影（一連の検査につき） 摘要欄 p.1708

⑴ ポジトロン断層・磁気共鳴コンピューター断層複合撮影は，PET装置とMRI装置を組み合わせた装置を用いて，診断用の画像としてポジトロン断層撮影画像，磁気共鳴コンピューター断層撮影画像及び両者の融合画像を取得するものをいう。また，画像のとり方，画像処理法の種類，スライスの数，撮影の部位数，疾病の種類等にかかわらず，所定点数により算定する。
⑵ 同一月に，E202磁気共鳴コンピューター断層撮影（MRI撮影）を行った後にポジトロン断層・磁気共鳴コンピューター断層複合撮影を行う場合は，本区分は算定せず，E101-2ポジトロン断層撮影により算定する。この場合において，E101-2の別に厚生労働大臣が定める施設基準に適合しているものとして地方厚生（支）局長に届け出ていなくても差し支えない。
⑶ ^{18}FDGを用いた場合
ア 「1」の^{18}FDGを用いた場合（一連の検査につき）については，心疾患の診断又は悪性腫瘍（脳，頭頸部，縦隔，胸膜，乳腺，直腸，泌尿器，卵巣，子宮，骨軟部組織，造血器，悪性黒色腫）の病期診断及び転移・再発の診断を目的とし，次の表に定める要件を満たす場合に限り算定する。ただし，表中の「画像診断」からは，磁気共鳴コンピューター断層撮影を除く。

1. 心疾患	心サルコイドーシスにおける炎症部位の診断が必要とされる患者に使用する。
2. 悪性腫瘍（脳，頭頸部，縦隔，胸膜，乳腺，直腸，泌尿器，卵巣，子宮，骨軟部組織，造血器，悪性黒色腫）	他の検査又は画像診断により病期診断又は転移若しくは再発の診断が確定できない患者に使用する。

イ ^{18}FDG製剤を医療機関内で製造する場合は，^{18}FDG製剤の製造に係る衛生管理，品質管理等については，関係学会の定める基準を参考として，十分安全な体制を整備した上で実施する。
ウ 当該画像診断を実施した同一月内に悪性腫瘍の診断の目的でE100シンチグラム（画像を伴うもの）（ガリウムにより標識された放射性医薬品を用いるものに限る）又はE101-3ポジトロン断層・コンピューター断層複合撮影（一連の検査につき）を実施した場合には，主たるもののみを算定する。
エ ^{18}FDGの合成及び注入に係る費用は所定点数に含まれ，別に算定できない。
⑷ ^{18}F標識フルシクロビンを用いた場合
ア 「2」の^{18}F標識フルシクロビンを用いた場合（一連の検査につき）については，初発の悪性神経膠腫が疑われる患者に対して，腫瘍摘出範囲の決定の補助を目的として，腫瘍の可視化に用いるものとして薬事承認を得ている放射性医薬品を用いて行った場合に限り算定する。
イ ^{18}F標識フルシクロビンの注入に係る費用は所定点数に含まれ，別に算定できない。
⑸ アミロイドPETイメージング剤を用いた場合
ア 「3」のアミロイドPETイメージング剤を用いた場合（一連の検査につき）については，効能又は効果としてアルツハイマー病による軽度認知障害及び軽度の認知症の進行抑制を有する医薬品に係る厚生労働省の定める最適使用推進ガイドラインに沿って，アルツハイマー病による軽度認知障害又は軽度の認知症が疑われる患者等に対し，効能又は効果としてアルツハイマー病による軽度認知障害及び軽度の認知症の進行抑制を有する医薬品の投与の要否を判断する目的でアミロイドβ病理を示唆する所見を確認する場合に，患者1人につき1回に限り算定する。ただし，効能又は効果としてアルツハイマー病による軽度認知障害及び軽度の認知症の進行抑制を有する医薬品の投与中止後に初回投与から18か月を超えて再開する場合は，さらに1回に限り算定できる。なお，この場合においては，本撮影が必要と判断した医学的根拠を診療報酬明細書の摘要欄に記載する。
イ 「3」の「イ」放射性医薬品合成設備を用いた場合のうち，上記アの場合については，使用目的又は効果として，アルツハイマー病による軽度認知障害又は認知症が疑われる患者の脳内アミロイドベータプラークの可視化に用いる放射性標識化合物の注射液を製造するために用いるものとして薬事承認又は認証を得ている放射性医薬品合成設備を用いて，アミロイドPETイメージング剤を医療機関内で製造した場合に限り算定する。ただし，アミロイドPETイメージング剤の製造に係る衛生管理，品質管理等については，関係学会の定める基準を参考として，十分安全な体制を整備した上で実施する。なお，アミロイドPETイメージング剤の合成及び注入に係る費用は所定点数に含まれ，別に算定できない。
ウ 「3」の「ロ」イ以外の場合のうち，上記アの場合については，効能又は効果として，アルツハイマー病による軽度認知障害又は認知症が疑われる患者の脳内アミロイドベータプラークの可視化に用いるものとして薬事承認を得ているアミロイドPETイメージング剤を使用した場合に限り算定する。なお，アミロイドPETイメージング剤の注入に係る費用は所定点数に含まれ，別に算定できない。
エ 「3」のアミロイドPETイメージング剤を用いた場合（一連の検査につき）については，効能又は効果としてアルツハイマー病による軽度認知障害及び軽度の認知症の進行抑制を有する医薬品に係る厚生

労働省の定める最適使用推進ガイドラインに沿って，効能又は効果としてアルツハイマー病による軽度認知障害及び軽度の認知症の進行抑制を有する医薬品の投与終了の可否を検討する場合及び18か月を超える投与継続の可否を検討する場合は，それぞれの場合につき，さらに1回に限り算定できる。

オ 「3」の「イ」放射性医薬品合成設備を用いた場合のうち，上記エの場合については，使用目的又は効果として，抗アミロイドベータ抗体薬投与後の脳内アミロイドベータプラークの可視化に用いる放射性標識化合物の注射液を製造するために用いるものとして薬事承認又は認証を得ている放射性医薬品合成設備を用いて，アミロイドPETイメージング剤を医療機関内で製造した場合に限り算定する。ただし，アミロイドPETイメージング剤の製造に係る衛生管理，品質管理等については，関係学会の定める基準を参考として，十分安全な体制を整備した上で実施する。なお，アミロイドPETイメージング剤の合成及び注入に係る費用は所定点数に含まれ，別に算定できない。

カ 「3」の「ロ」イ以外の場合のうち，上記エの場合については，効能又は効果として，抗アミロイドベータ抗体薬投与後の脳内アミロイドベータプラークの可視化に用いるものとして薬事承認を得ているアミロイドPETイメージング剤を使用した場合に限り算定する。なお，アミロイドPETイメージング剤の注入に係る費用は所定点数に含まれ，別に算定できない。

キ E101-2ポジトロン断層撮影の「5」アミロイドPETイメージング剤を用いた場合（一連の検査につき）又はE101-3ポジトロン断層・コンピューター断層複合撮影（一連の検査につき）の「4」アミロイドPETイメージング剤を用いた場合（一連の検査につき）を併せて実施した場合には，主たるもののみ算定する。

(6) 撮影に当たって造影剤を使用した場合は，E202磁気共鳴コンピューター断層撮影（MRI撮影）の「注3」の加算を本区分に対する加算として併せて算定する。

(7) 当該撮影に用いる放射性医薬品については，専門の知識及び経験を有する放射性医薬品管理者の下で管理されていることが望ましい。

(令6保医発0305・4，1119・13，令7保医発0331・2)

E 101-5 乳房用ポジトロン断層撮影　4,000点

注1 ¹⁸FDGの合成及び注入に要する費用は，所定点数に含まれる。

2 別に厚生労働大臣が定める施設基準〔告示④第6・3(1)(2), p.1394〕に適合しているものとして地方厚生局長等に届け出た保険医療機関において行われる場合に限り算定する。

3 別に厚生労働大臣が定める施設基準〔告示④第6・3(3), p.1394〕に適合しているものとして地方厚生局長等に届け出た保険医療機関以外の保険医療機関において行われる場合は，所定点数の100分の80に相当する点数により算定する。

→乳房用ポジトロン断層撮影

(1) 乳房用ポジトロン断層撮影とは，乳房専用のPET装置を用いて，診断用の画像としてポジトロン断層画像を撮影するものをいう。また，画像の方向，スライスの数，撮影の部位数，疾病の種類等にかかわらず，所定点数により算定する。

(2) ¹⁸FDGを用いて，乳がんの病期診断及び転移又は再発の診断を目的とし，他の検査又は画像診断により病期診断又は転移若しくは再発の診断が確定できない患者に使用した場合に限り算定する。

(3) E101-2ポジトロン断層撮影の「2」¹⁸FDGを用いた場合（一連の検査につき），E101-3ポジトロン断層・コンピューター断層複合撮影（一連の検査につき）の「2」¹⁸FDGを用いた場合（一連の検査につき）又はE101-4のポジトロン断層・磁気共鳴コンピューター断層複合撮影の「1」¹⁸FDGを用いた場合（一連の検査につき）と併せて同日に行った場合に限り算定する。

(4) ¹⁸FDG製剤を医療機関内で製造する場合は，¹⁸FDG製剤の製造に係る衛生管理，品質管理等については，関係学会の定める基準を参考として，十分安全な体制を整備した上で実施する。¹⁸FDGの合成及び注入に係る費用は所定点数に含まれ，別に算定できない。

(5) 当該撮影に用いる放射性医薬品については，専門の知識及び経験を有する放射性医薬品管理者の下で管理されていることが望ましい。

(令6保医発0305・4)

E 102　核医学診断

1 E101-2ポジトロン断層撮影，E101-3ポジトロン断層・コンピューター断層複合撮影（一連の検査につき），E101-4ポジトロン断層・磁気共鳴コンピューター断層複合撮影（一連の検査につき）及びE101-5乳房用ポジトロン断層撮影の場合　450点

2 1以外の場合　370点

注 行った核医学診断の種類又は回数にかかわらず，月1回に限り算定できるものとする。

（編注）第4部「通則4，5」：届出医療機関において画像診断を専ら担当する常勤医が実施し，結果を文書で報告した場合，画像診断管理加算1～4のいずれかを月1回算定可。

（編注）第4部「通則6，7」：遠隔画像診断の届出医療機関では，遠隔画像診断でも画像診断管理加算1～4を算定可。

→核医学診断

(1) 核医学診断料は，実施したE100からE101-5までに掲げる各区分の種類又は回数にかかわらず，月1回の算定とし，初回のシンチグラム（画像を伴うもの），シングルホトンエミッションコンピューター断層撮影，ポジトロン断層撮影，ポジトロン断層・コンピューター断層複合撮影，ポジトロン断層・磁気共鳴コンピューター断層複合撮影又は乳房用ポジトロン断層撮影を実施する日に算定する。

(2) 同一月内において入院及び外来の両方又は入院中に複数の診療科においてシンチグラム（画像を伴うもの），シングルホトンエミッションコンピューター断層撮影，ポジトロン断層撮影，ポジトロン断層・コンピューター断層複合撮影，ポジトロン断層・磁気共鳴コンピューター断層複合撮影又は乳房用ポジトロン断層撮影を実施した場合においては，入院若しくは外来又は診療科の別にかかわらず，月1回に限り算定する。

(令6保医発0305・4)

第3節　コンピューター断層撮影診断料

通則

1 コンピューター断層撮影診断の費用は，E200コンピューター断層撮影（CT撮影），E200-2血流予備量比コンピューター断層撮影，E201非放射性キセノン脳血流動態検査又はE202磁気共鳴コンピューター断層撮影（MRI撮影）の各区分の所定点数及びE203コンピューター断層診断の所定点数を合算した点数により算定する。

2 E200コンピューター断層撮影（CT撮影）及びE202磁気共鳴コンピューター断層撮影（MRI撮影）を同一月に2回以上行った場合は，当該月の2回目以降の断層撮影については，所定点数にかかわらず，一連につき所定点数の100分の80に相当する点数により算定する。

3 撮影した画像を電子化して管理及び保存した場合においては，**電子画像管理加算** [電画] として，前2号により算定した点数に，一連の撮影について1回に限り，**120点**を所定点数に加算する。ただし，この場合において，フィルムの費用は算定できない。

4 新生児，3歳未満の乳幼児（新生児を除く）又は3歳以上6歳未満の幼児に対してE200，E201又はE202に掲げるコンピューター断層撮影を行った場合（頭部外傷に対してコンピューター断層撮影を行った場合を除く）にあっては，**新生児加算，乳幼児加算又は幼児加算**として，それぞれ所定点数の**100分の80，100分の50又は100分の30**に相当する点数を，頭部外傷に対してコンピューター断層撮影を行った場合にあっては，**新生児頭部外傷撮影加算，乳幼児頭部外傷撮影加算又は幼児頭部外傷撮影加算**として，それぞれ所定点数の**100分の85，100分の55又は100分の35**に相当する点数を加算する。

→コンピューター断層撮影と磁気共鳴コンピューター断層撮影を行う際の取扱い

(1) 同一月にE101-3ポジトロン断層・コンピューター断層複合撮影又はE101-4ポジトロン断層・磁気共鳴コンピューター断層複合撮影を行った後にE200コンピューター断層撮影（CT撮影）又はE202磁気共鳴コンピューター断層撮影（MRI撮影）を行った場合には，当該コンピューター断層撮影又は磁気共鳴コンピューター断層撮影については，2回目以降として「2」の例により算定する。

(2) 開設者が同一である複数の保険医療機関又は検査施設提供の契約を結んだ複数の医療機関において，同一の患者につき，コンピューター断層撮影及び磁気共鳴コンピューター断層撮影を同一月に2回以上行った場合は，当該月の2回目以降の断層撮影について，「2」により算定する。

（令6保医発0305・4）

→電子画像管理加算

「3」に規定する画像を電子化して管理及び保存した場合とは，デジタル撮影した画像を電子媒体に保存して管理した場合をいい，フィルムへのプリントアウトを行った場合にも当該加算を算定することができるが，本加算を算定した場合には当該フィルムの費用は算定できない。

（令6保医発0305・4）

→「通則2」「通則4」における「所定点数」とは

「4」の加算における所定点数には，E200の「注3」及びE202の「注3」による加算が含まれる。「2」における所定点数には，「注」に掲げる加算は含まれない。

→新生児頭部外傷撮影加算等　摘要欄 p.1707

「4」の新生児頭部外傷撮影加算，乳幼児頭部外傷撮影加算及び幼児頭部外傷撮影加算は，6歳未満の小児の頭部外傷に対して，関連学会が定めるガイドラインに沿って撮影を行った場合に限り算定する。この場合において，その医学的な理由について**診療報酬明細書**の摘要欄に該当項目を記載する。また，カに該当する場合は，その詳細な理由及び医学的な必要性を**診療報酬明細書**の摘要欄に記載する。
ア GCS≦14
イ 頭蓋骨骨折の触知又は徴候
ウ 意識変容（興奮，傾眠，会話の反応が鈍い等）
エ 受診後の症状所見の悪化
オ 家族等の希望
カ その他

（令6保医発0305・4）

事務連絡 問1 通則4の新生児頭部外傷撮影加算，乳幼児頭部外傷撮影加算，幼児頭部外傷撮影加算について関連学会が定めるガイドラインとは，何を指すのか。
答 日本医学放射線学会の画像診断ガイドラインを指す。

（令2.3.31）

問2 通則4の「新生児頭部外傷撮影加算，乳幼児頭部外傷撮影加算又は幼児頭部外傷撮影加算」は，新生児，3歳未満の乳幼児又は3歳以上6歳未満の幼児の頭部外傷に対してコンピューター断層撮影を行った場合に算定するが，そのコンピューター断層撮影とは具体的には何を指すのか。
答 E200コンピューター断層撮影（CT撮影）（一連につき）を指す。

（令2.8.25）

（編注）「通則2」により，2回目以降を所定点数の80/100により算定する場合も，E200，E202の「注」加算は，80/100に低減しない点数が算定できる。また，「通則4」の新生児・乳幼児・幼児加算は，E200，E202の各「注3」の造影剤使用加算を含む点数を「所定点数」とする（「注3」の造影剤使用加算以外の加算は含まない）。

E200 コンピューター断層撮影（CT撮影）（一連につき）

1 CT撮影
  イ 64列以上のマルチスライス型の機器による場合
    (1) 共同利用施設において行われる場合 [画診共同] 1,020点
    (2) その他の場合 1,000点
  ロ 16列以上64列未満のマルチスライス型の機器による場合 900点
  ハ 4列以上16列未満のマルチスライス型の機器による場合 750点
  ニ イ，ロ又はハ以外の場合 560点
2 脳槽CT撮影（造影を含む） 2,300点

注1 CT撮影のイ，ロ及びハについては，別に厚生労働大臣が定める施設基準〔告示4 第6・4(1)(2)，p.1395〕に適合しているものとして地方厚生局長等に届け出た保険医療機関において行われる場合に限り算定する。

2 CT撮影及び脳槽CT撮影（造影を含む）に掲げる撮影のうち2以上のものを同時に行った場合にあっては，主たる撮影の所定点数のみにより算定する。

3 CT撮影について造影剤を使用した場合は，造影剤使用加算として，500点を所定点数に加算する。この場合において，造影剤注入手技料及び麻酔料（区分番号L008に掲

げるマスク又は気管内挿管による閉鎖循環式全身麻酔を除く）は，加算点数に含まれるものとする。

　4　CT撮影について，別に**厚生労働大臣が定める施設基準**〔告示④第6・5，p.1395〕に適合しているものとして地方厚生局長等に届け出た保険医療機関において，冠動脈のCT撮影を行った場合は，**冠動脈CT撮影加算**として，**600点**を所定点数に加算する。

　5　脳槽CT撮影（造影を含む）に係る造影剤注入手技料及び麻酔料（L008マスク又は気管内挿管による閉鎖循環式全身麻酔を除く）は，所定点数に含まれるものとする。

　6　CT撮影について，別に**厚生労働大臣が定める施設基準**〔告示④第6・5の2，p.1397〕に適合しているものとして地方厚生局長等に届け出た保険医療機関において，全身外傷に対して行った場合には，**外傷全身CT加算**として，**800点**を所定点数に加算する。

　7　CT撮影のイ又はロについて，別に**厚生労働大臣が定める施設基準**〔告示④第6・5の3，p.1397〕を満たす保険医療機関において，大腸のCT撮影（炭酸ガス等の注入を含む）を行った場合は，**大腸CT撮影加算**として，それぞれ**620点**又は**500点**を所定点数に加算する。この場合において，造影剤注入手技料及び麻酔料（L008マスク又は気管内挿管による閉鎖循環式全身麻酔を除く）は，所定点数に含まれるものとする。

　8　CT撮影のイの(1)については，別に**厚生労働大臣が定める施設基準**〔告示④第6・4(3)，p.1395〕に適合しているものとして地方厚生局長等に届け出た保険医療機関において行われる場合又は診断撮影機器での撮影を目的として別の保険医療機関に依頼し行われる場合に限り算定する。

→**コンピューター断層撮影（CT撮影）**　摘要欄 p.1708

(1)　コンピューター断層撮影は，スライスの数，疾患の種類等にかかわらず，所定点数のみにより算定する。

(2)　「1」の「イ」から「ニ」まで及び「2」に掲げる撮影のうち2以上のものを同時に行った場合は主たる撮影の所定点数のみにより算定する。

(3)　「1」のCT撮影の「イ」から「ハ」までについては，別に厚生労働大臣が定める施設基準に適合しているものとして地方厚生（支）局長に届け出た保険医療機関において，64列以上のマルチスライス型，16列以上64列未満のマルチスライス型又は4列以上16列未満のマルチスライス型のCT装置を使用して撮影を行った場合に限りそれぞれ算定する。

(4)　「1」の「イ」について，64列以上のマルチスライス型の機器であって，別に厚生労働大臣が定める施設基準に適合しない場合には，「ロ」として届け出たうえで，「ロ」を算定する。

(5)　「注3」に規定する「1」のCT撮影における「造影剤を使用した場合」とは，静脈内注射，点滴注射，腔内注入及び穿刺注入等により造影剤使用撮影を行った場合をいう。ただし，経口造影剤を使用した場合を除く。

(6)　造影剤を使用しないCT撮影を行い，引き続き造影剤を使用して撮影を行った場合は，所定点数及び造影剤の使用による加算点数のみにより算定する。

(7)　造影剤を使用してコンピューター断層撮影を行った場合，閉鎖循環式全身麻酔に限り麻酔手技料を別に算定できる。

(8)　「注4」に規定する冠動脈CT撮影加算は，別に厚生労働大臣が定める施設基準に適合しているものとして地方厚生（支）局長に届け出た保険医療機関において，以下のアからオまでの場合に，64列以上のマルチスライス型のCT装置を使用し，冠動脈を撮影した上で三次元画像処理を行った場合に限り算定する。なお，その医学的根拠について**診療報酬明細書**の摘要欄に該当項目を記載する。また，オに該当する場合は，その詳細な理由を**診療報酬明細書**の摘要欄に記載する。

　ア　諸種の原因による冠動脈の構造的・解剖学的異常（超音波検査等の所見から疑われた場合に限る）
　イ　急性冠症候群（血液検査や心電図検査等により治療の緊急性が高いと判断された場合に限る）
　ウ　狭心症（定量的負荷心電図又は負荷心エコー法により機能的虚血が確認された場合又はその確認が困難な場合に限る）
　エ　狭心症等が疑われ，冠動脈疾患のリスク因子（糖尿病，高血圧，脂質異常症，喫煙等）が認められる場合
　オ　その他，冠動脈CT撮影が医学的に必要と認められる場合

(9)　「注6」の外傷全身CTとは，全身打撲症例における初期診断のため行う，頭蓋骨から少なくとも骨盤骨までの連続したCT撮影をいう。

(10)　「注7」に規定する大腸CT撮影加算

　ア　他の検査で大腸悪性腫瘍が疑われる患者に対して，「1」の「イ」又は「ロ」として届出を行っている機器を使用し，大腸のCT撮影を行った場合に算定する。
　　なお，当該撮影は，直腸用チューブを用いて，二酸化炭素を注入し下部消化管をCT撮影した上で三次元画像処理を行うものであり，大腸CT撮影に係る「注3」の加算，造影剤注入手技料及び麻酔料（L008マスク又は気管内挿管による閉鎖循環式全身麻酔を除く）は，所定点数に含まれる。
　イ　アとは別に，転移巣の検索や他の部位の検査等の目的で，静脈内注射，点滴注射等により造影剤使用撮影を同時に行った場合には，「注3」の加算を別に算定できる。

(11)　「1」の「イ」の「(1)」については，別に厚生労働大臣が定める施設基準に適合しているものとして地方厚生（支）局長に届け出た保険医療機関において64列以上のマルチスライス型のCT装置を使用して撮影が行われる場合，又は診断撮影機器での撮影を目的として別の保険医療機関に依頼し64列以上のマルチスライス型のCT装置を使用して撮影が行われる場合に限り算定する。

（令6保医発0305・4）

事務連絡　コンピューター断層撮影

問1　G001静脈内注射又はG004点滴注射は，E200コンピューター断層撮影（CT撮影）又はE202磁気共鳴コンピューター断層撮影（MRI撮影）の「注3」造影剤使用加算に規定する加算とそれぞれ同時に算定できるか。

答　同一日に静脈内注射又は点滴注射により造影剤使用撮影を実施した場合においては，注射実施料（G001静脈内注射又はG004点滴注射）又は造影剤使用加算のうち，主たるもののみを算定する。

（平27.6.30）

問2　遠隔画像診断による画像診断を第4部画像診断の通則6号本文に規定する保険医療機関間で行う際に，受信側の保険医療機関が画像診断管理加算2の施設基準の届出を行

っているが，送信側の保険医療機関が画像診断管理加算2の施設基準の届出を行っていない場合であって，送信側の保険医療機関が64列以上のマルチスライスCT装置を用いて撮影を行った場合，「E200コンピューター断層撮影（CT撮影）」の「1 CT撮影」の「イ 64列以上のマルチスライス型の機器による場合」は算定できるか。

答 算定できない。　　　　　　　　　　　　（平24.4.27）

問3 「注7」大腸CT撮影加算の算定要件の「ア」で，「他の検査で大腸悪性腫瘍が疑われる患者」とあるが，大腸癌が確定した患者には算定できないのか。

答 算定できない。

問4 「注7」大腸CT撮影加算の算定要件の「イ」で，「『ア』とは別に，転移巣の検索や他の部位の検査等の目的」とあるが，大腸癌以外の悪性腫瘍があり，大腸悪性腫瘍の疑い並びに他の部位の悪性腫瘍の疑いがあれば，同一日のCT撮影に「注3」造影剤使用加算と「注7」大腸CT撮影加算が併算定できると解してよいか。

答 そのとおり。　　　　　　　　　　　　　（平24.8.9）

問5 マルチスライスCTの届出のない保険医療機関においてマルチスライスCT撮影を行った場合は何で算定するのか。

答 「ニ」の「イ，ロ又はハ以外の場合」にて算定する。
　　　　　　　　　　　　　　　　（平18.3.28，一部修正）

問6 他院のCT・MRI機器を共同利用している場合，他院が届け出ている基準で保険請求して良いか。

答 その通り。

問7 医療機関内の複数のCTのうち1台でもマルチスライス型のものがあれば，マルチスライス型以外の機器で撮影した場合にも「1」の「イ」から「ハ」で算定できるか。

答 できない。　　　　　　　　　　（平18.3.31，一部修正）

問8 「64列以上のマルチスライス型CT」の「64列以上」とはX線管球1回転当たりに64スライス以上の断面を撮影できる「64スライス以上」と同義と考えてよいか。

答 その通り。　　　　　　　　　　（平20.3.28，一部修正）

参考 **MSCT（マルチスライスCT）**
原則として，心房細動などの頻脈性不整脈を合併していない場合の虚血性心疾患に対して造影剤を使用する場合のMSCT（マルチスライスCT）は認められる。
　　　　　　　　　（平22.6.21 支払基金，最終更新：平26.9.22）

参考 **冠動脈CT造影時のニトログリセリンの使用量**
原則として2噴霧（0.02缶）までとする。　（令6.2.29 支払基金）

参考 CT撮影時にイオトロクス酸（ビリスコピン点滴静注50）を用いて造影した場合の造影剤使用加算（CT）の算定は，原則として認められる。
　　　　　　　　　　　　　　　　　　（令6.4.30 支払基金）

参考 脳梗塞の診断時におけるE200コンピューター断層撮影（CT撮影）「1」CT撮影とE202磁気共鳴コンピューター断層撮影（MRI撮影）の併算定は，原則として認められる。
　　　　　　　　　　　　　　　　　　（令6.4.30 支払基金）

参考 次の傷病名に対する冠動脈CT撮影又は磁気共鳴コンピューター断層撮影（MRI撮影）の算定は，原則として認められる。
　(1)狭心症，(2)心筋梗塞　　　　　　　（令6.5.31 支払基金）

参考 心筋梗塞に対する冠動脈のE200CT撮影と心臓のE202MRI撮影の併算定は，原則として認められる。
　　　　　　　　　　　　　　　　　　（令6.6.28 支払基金）

参考 **コンピューター断層撮影（CT撮影）の算定**
① 次の傷病名等に対するE200コンピューター断層撮影（CT撮影）の算定は，原則として認められる。
　(1)乳癌，(2)乳癌の術前，(3)化学療法後，(4)四肢悪性腫瘍疑い，(5)単純撮影のない虫垂炎（初診時），(6)単純撮影のない肺炎疑い（初診時），(7)内視鏡検査のない大腸癌疑い，(8)内視鏡検査のない胃癌疑い
② 次の傷病名に対するE200コンピューター断層撮影（CT撮影）の算定は，原則として認められない。
　(1)気管支炎，(2)単純撮影のない急性胃炎（初診時）
　　　　　　　　　　　　　　　　　　（令6.7.31 支払基金）

参考 蘇生に成功した心肺停止に対するE200コンピューター断層撮影（CT撮影）の算定は，原則として認められない。

（令6.9.30 支払基金）

E200-2　血流予備量比コンピューター断層撮影　　　　　　　　　　　　　9,400点

注1 血流予備量比コンピューター断層撮影の種類又は回数にかかわらず，月1回に限り算定できるものとする。

2 別に厚生労働大臣が定める施設基準〔告示4第6・5，p.1395〕に適合しているものとして地方厚生局長等に届け出た保険医療機関において行われる場合に限り算定する。

→**血流予備量比コンピューター断層撮影**　摘要欄 p.1708

(1) 血流予備量比コンピューター断層撮影は，血流予備量比コンピューター断層撮影の解析を行うものとして薬事承認を取得したプログラムを用いた解析結果を参照して，コンピューター断層撮影による診断を行った場合に限り算定する。

(2) 血流予備量比コンピューター断層撮影の結果により，血流予備量比が陰性にもかかわらず，本検査実施後90日以内にD206心臓カテーテル法による諸検査を行った場合は，主たるものの所定点数のみ算定する。

(3) 血流予備量比コンピューター断層撮影とD206の「注4」冠動脈血流予備能測定検査加算，D215の「3」の「ホ」負荷心エコー法，E101シングルホトンエミッションコンピューター断層撮影（同一のラジオアイソトープを用いた一連の検査につき），E101-2ポジトロン断層撮影，E101-3ポジトロン断層・コンピューター断層複合撮影（一連の検査につき），E101-4ポジトロン断層・磁気共鳴コンピューター断層複合撮影（一連の検査につき），E102核医学診断，E200コンピューター断層撮影（CT撮影）（一連につき）及びE202磁気共鳴コンピューター断層撮影（MRI撮影）（一連につき）は併せて算定できない。

(4) 血流予備量比コンピューター断層撮影の検査結果及び検査結果に基づき患者に説明した内容を**診療録**に記載する。

(5) 血流予備量比コンピューター断層撮影が必要な医学的理由及び冠動脈CT撮影による診断のみでは治療方針の決定が困難である理由を患者に説明した書面又はその写しを**診療録**に添付する。

(6) 血流予備量比コンピューター断層撮影による血流予備量比の値を**診療報酬明細書**の摘要欄に記載する。

(7) 関連学会が定める適正使用指針に沿って実施する。
　　　　　　　　　　　　　　　　　（令6 保医発0305・4）

E201　非放射性キセノン脳血流動態検査　　　　　　　　　　　　　　　2,000点

注 非放射性キセノン吸入手技料及び同時に行うコンピューター断層撮影に係る費用は，所定点数に含まれるものとする。

E202　磁気共鳴コンピューター断層撮影（MRI撮影）（一連につき）

1 3テスラ以上の機器による場合
　イ 共同利用施設において行われる場合
　　　画診共同　　　　　　　　　　　1,620点
　ロ その他の場合　　　　　　　　　　1,600点
2 1.5テスラ以上3テスラ未満の機器による場合　　　　　　　　　　　　　　　1,330点
3 1又は2以外の場合　　　　　　　　　900点

注1 1及び2については，別に厚生労働大臣が定める施設基準〔告示4第6・4(1)(2)，p.1395〕

に適合しているものとして地方厚生局長等に届け出た保険医療機関において行われる場合に限り算定する。
2　1，2及び3を同時に行った場合にあっては，主たる撮影の所定点数のみにより算定する。
3　MRI撮影（脳血管に対する造影の場合は除く）について造影剤を使用した場合は，**造影剤使用加算**として，**250点**を所定点数に加算する。この場合において，造影剤注入手技料及び麻酔料（L008マスク又は気管内挿管による閉鎖循環式全身麻酔を除く）は，加算点数に含まれるものとする。
4　MRI撮影について，別に厚生労働大臣が定める施設基準〔告示4第6・5，p.1395〕に適合しているものとして地方厚生局長等に届け出た保険医療機関において，心臓のMRI撮影を行った場合は，**心臓MRI撮影加算**として，**400点**を所定点数に加算する。
5　MRI撮影について，別に厚生労働大臣が定める施設基準〔告示4第6・5，p.1395〕に適合しているものとして地方厚生局長等に届け出た保険医療機関において，乳房のMRI撮影を行った場合は，**乳房MRI撮影加算**として，**100点**を所定点数に加算する。
6　1のイについては，別に厚生労働大臣が定める施設基準〔告示4第6・4(3)，p.1395〕に適合しているものとして地方厚生局長等に届け出た保険医療機関において行われる場合又は診断撮影機器での撮影を目的として別の保険医療機関に依頼し行われる場合に限り算定する。
7　MRI撮影について，別に厚生労働大臣の定める施設基準〔告示4第6・5，p.1395〕に適合しているものとして地方厚生局長等に届け出た保険医療機関において，15歳未満の小児に対して，麻酔を用いて鎮静を行い，1回で複数の領域を一連で撮影した場合は，**小児鎮静下MRI撮影加算**として，当該撮影の所定点数に**100分の80**に相当する点数を加算する。
8　1について，別に厚生労働大臣の定める施設基準〔告示4第6・5，p.1395〕に適合しているものとして地方厚生局長等に届け出た保険医療機関において，頭部のMRI撮影を行った場合は，**頭部MRI撮影加算**として，**100点**を所定点数に加算する。
9　MRI撮影について，別に厚生労働大臣が定める施設基準〔告示4第6・5，p.1395〕に適合しているものとして地方厚生局長等に届け出た保険医療機関において，全身のMRI撮影を行った場合は，**全身MRI撮影加算**として，**600点**を所定点数に加算する。
10　MRI撮影について，別に厚生労働大臣が定める施設基準〔告示4第6・5，p.1395〕に適合しているものとして地方厚生局長等に届け出た保険医療機関において，肝エラストグラフィを行った場合は，**肝エラストグラフィ加算**として，**600点**を所定点数に加算する。

→磁気共鳴コンピューター断層撮影（MRI撮影）
摘要欄　p.1709

(1)　磁気共鳴コンピューター断層撮影は，画像のとり方，画像処理法の種類，スライスの数，撮影の部位数，疾病の種類等にかかわらず，所定点数のみにより算定する。
(2)　「1」から「3」までに掲げる撮影を同時に行った場合は，主たる撮影の所定点数のみにより算定する。
(3)　「1」及び「2」については，別に厚生労働大臣が定める施設基準に適合しているものとして地方厚生（支）局長に届け出た保険医療機関において，3テスラ以上又は1.5テスラ以上3テスラ未満のMRI装置を使用して撮影を行った場合に限り算定する。
(4)　「1」の3テスラ以上の機器であって，別に厚生労働大臣が定める施設基準に該当しない場合には，「2」として届け出た上で，「2」を算定する。
(5)　「注3」に規定する「造影剤を使用した場合」とは，静脈内注射等により造影剤使用撮影を行った場合をいう。ただし，経口造影剤を使用した場合は除く。
(6)　造影剤を使用しない磁気共鳴コンピューター断層撮影を行い，引き続き造影剤を使用して撮影を行った場合は，所定点数及び造影剤の使用による加算点数のみにより算定する。
(7)　造影剤を使用して磁気共鳴コンピューター断層撮影を行った場合，閉鎖循環式全身麻酔に限り麻酔手技料を別に算定できる。
(8)　「注4」に規定する心臓MRI撮影加算は，別に厚生労働大臣が定める施設基準に適合しているものとして地方厚生（支）局長に届け出た保険医療機関において，1.5テスラ以上のMRI装置を使用して心臓又は冠動脈を描出した場合に限り算定する。
(9)　MRI対応型ペースメーカー，MRI対応型植込型除細動器又はMRI対応型両室ペーシング機能付き植込型除細動器を植え込んだ患者に対してMRI撮影を行う場合，別に厚生労働大臣が定める施設基準に加えて，日本医学放射線学会，日本磁気共鳴医学会，日本不整脈学会が定める「MRI対応植込み型デバイス患者のMRI検査の施設基準」を満たす保険医療機関で行う。
(10)　MRI対応型ペースメーカー，MRI対応型植込型除細動器又はMRI対応型両室ペーシング機能付き植込型除細動器を植え込んだ患者に対してMRI撮影を行う場合は，患者が携帯している当該機器を植え込んでいることを示すカード（製造販売業者が発行する「条件付きMRI対応ペースメーカーカード」，「条件付きMRI対応ICDカード」又は「条件付きMRI対応CRT-Dカード」）を確認し，そのカードの写しを**診療録等**に添付する。
(11)　「1」の「イ」については，別に厚生労働大臣が定める施設基準に適合しているものとして地方厚生（支）局長に届け出た保険医療機関において3テスラ以上のMRI装置を使用して撮影が行われる場合，又は診断撮影機器での撮影を目的として別の保険医療機関に依頼し3テスラ以上のMRI装置を使用して撮影が行われる場合に限り算定する。
(12)　「注5」に規定する乳房MRI撮影加算は，別に厚生労働大臣が定める施設基準に適合しているものとして地方厚生（支）局長に届け出た保険医療機関において，触診，エックス線撮影，超音波検査等の検査で乳腺の悪性腫瘍が疑われる患者に対して，手術適応及び術式を決定するために，1.5テスラ以上のMRI装置及び乳房

専用撮像コイルを使用して乳房を描出した場合又は遺伝性乳癌卵巣癌症候群患者に対して，乳癌の精査を目的として1.5テスラ以上のMRI装置及び乳房専用撮像コイルを使用して乳房を描出した場合に限り算定する。

⒀ 「注7」に規定する小児鎮静下MRI撮影加算は，別に厚生労働大臣が定める施設基準に適合しているものとして地方厚生（支）局長に届け出た保険医療機関において，15歳未満の小児に対して，複数の医師の管理の下，麻酔薬を投与して鎮静を行い，1.5テスラ以上のMRI装置を使用して1回で頭部，頸部，胸部，腹部，脊椎又は四肢軟部のうち複数の領域を一連で撮影した場合に限り算定する。なお，所定点数とは，「注3」から「注5」まで，「注8」から「注10」までの加算を含まない点数とする。

⒁ 「注8」に規定する頭部MRI撮影加算は，別に厚生労働大臣が定める施設基準に適合しているものとして地方厚生（支）局長に届け出た保険医療機関において，3テスラ以上のMRI装置を使用して頭部の画像を撮影した場合に限り算定する。

⒂ 「注9」に規定する全身MRI撮影加算は，別に厚生労働大臣が定める施設基準に適合しているものとして地方厚生（支）局長に届け出た保険医療機関において，関連学会の定める指針に従って，前立腺癌の骨転移の診断を目的とし，1.5テスラ以上のMRI装置を使用して複数の躯幹部用コイルと脊椎用コイルを組み合わせ，頭部から骨盤部を少なくとも3部位に分けて撮像した場合に限り算定する。なお，当該画像診断を実施した同一月内に骨転移の診断の目的でE100シンチグラム（画像を伴うもの）又はE101シングルホトンエミッションコンピューター断層撮影（同一のラジオアイソトープを用いた一連の検査につき）を実施した場合には，主たるもののみ算定する。

⒃ 「注10」に規定する肝エラストグラフィ加算は，別に厚生労働大臣が定める施設基準に適合しているものとして地方厚生（支）局長に届け出た保険医療機関において，関連学会の定める指針に従って，非アルコール性脂肪肝炎の患者（疑われる患者を含む）に対して，肝臓の線維化の診断を目的とし，1.5テスラ以上のMRI装置及び薬事承認を得た専用装置を使用して肝臓を描出した場合に年1回に限り算定する。

⒄ 「注10」に規定する肝エラストグラフィ加算と肝臓の線維化の診断を目的としてD412経皮的針生検法（透視，心電図検査及び超音波検査を含む）を併せて実施した場合には，主たるもののみ算定する。また，当該画像診断を実施したと同一月内に肝臓の線維化の診断を目的としてD215-2肝硬度測定，D215-3超音波エラストグラフィ又はD215-4超音波減衰法検査を実施した場合には，主たるもののみを算定する。

（令6保医発0305・4）

事務連絡 問1 小児鎮静下MRI撮影加算について，必ずしも複数医師の管理を要さない，催眠鎮静薬等を用いて撮影した場合も算定できるか。

答 小児鎮静下MRI撮影加算は，画像診断を担当する放射線科医及び鎮静を担当する小児科医又は麻酔科医等の複数の医師により，検査の有用性と危険性に配慮した検査適応の検討を行った上で，検査中に適切なモニタリングや監視を行う必要がある鎮静下に実施された場合に算定する。

（平30.3.30）

問2 E202の「注7」の小児鎮静下MRI撮影加算について，上肢と下肢をそれぞれ撮影した場合は，1回で複数の領域を一連で撮影したものとして加算を算定できるか。

答 四肢軟部については，上肢と下肢をそれぞれ撮影した場合は，1回で複数の領域を一連で撮影したものとして加算を算定できる。ただし，上肢・下肢ともに，両側で1部位とする。

（平30.7.10）

問3 G001静脈内注射又はG004点滴注射は，E200コンピューター断層撮影（CT撮影）又はE202磁気共鳴コンピューター断層撮影（MRI撮影）の「注3」造影剤使用加算に規定する加算とそれぞれ同時に算定できるか。

答 同一日に静脈内注射又は点滴注射により造影剤使用撮影を実施した場合においては，注射実施料（G001静脈内注射又はG004点滴注射）又は造影剤使用加算のうち，主たるもののみを算定する。

（平27.6.30）

問4 遠隔画像診断による画像診断を第4部画像診断の通則6号本文に規定する保険医療機関間で行う際に，受信側の保険医療機関が画像診断管理加算2の施設基準の届出を行っているが，送信側の保険医療機関が画像診断管理加算2の施設基準の届出を行っていない場合であって，送信側の保険医療機関が3テスラ以上の機器を用いて撮影を行った場合，E202磁気共鳴コンピューター断層撮影（MRI撮影）の「1 3テスラ以上の機器による場合」は算定できるか。

答 算定できない。

（平24.4.27）

参考 脳梗塞の診断時におけるE200コンピューター断層撮影（CT撮影）「1」CT撮影とE202磁気共鳴コンピューター断層撮影（MRI撮影）の併算定は，原則として認められる。

（令6.4.30 支払基金）

参考 次の傷病名（各種癌）に対するE202磁気共鳴コンピューター断層撮影（MRI撮影）の算定は，原則として認められる。

⑴乳癌（疑い含む），⑵悪性腫瘍確定患者，⑶前立腺癌疑い

（令6.5.31 支払基金）

参考 次の傷病名に対する冠動脈CT撮影又は磁気共鳴コンピューター断層撮影（MRI撮影）の算定は，原則として認められる。

⑴狭心症，⑵心筋梗塞

（令6.5.31 支払基金）

参考 関節リウマチ（初診時・経過観察時）に対するE202磁気共鳴コンピューター断層撮影（MRI撮影）（四肢）の算定は，原則として認められる。

（令6.5.31 支払基金）

参考 心筋梗塞に対する冠動脈のE200CT撮影と心臓のE202MRI撮影の併算定は，原則として認められる。

（令6.6.28 支払基金）

参考 次の頭部の疾患に対する造影剤使用加算（MRI）の算定は，原則として認められない。

⑴脳出血，⑵脳動脈瘤

（令6.10.31 支払基金）

参考 磁気共鳴コンピューター断層撮影時における，次の傷病名に対するガドキセト酸ナトリウム（EOB・プリモビスト注シリンジ）の算定は，原則として認められない。

⑴慢性肝炎，⑵原発性硬化性胆管炎，⑶膵癌，⑷直腸癌，⑸イレウス，⑹肝外胆管癌

（令7.3.31 支払基金）

E203 コンピューター断層診断 450点

注 コンピューター断層撮影の種類又は回数にかかわらず，月1回に限り算定できるものとする。

（編注）第4部「通則4，5」：届出医療機関において画像診断を専ら担当する常勤医が実施し，結果を文書で報告した場合，画像診断管理加算1～4を月1回算定可。

（編注）第4部「通則6，7」：遠隔画像診断の届出医療機関では，遠隔画像診断でも画像診断管理加算1～4が算定可。

→コンピューター断層診断

⑴ コンピューター断層診断は，実施したコンピューター断層撮影（磁気共鳴コンピューター断層撮影，血流予備量比コンピューター断層撮影及び非放射性キセノン脳血流動態検査を含み，E101-3ポジトロン断層・コンピューター断層複合撮影及びE101-4ポジトロン断層・磁気共鳴コンピューター断層複合撮影は含まない。以下同じ）の種類又は回数にかかわらず，月1回の算定とし，初回のコンピューター断層撮影を実施す

る日に算定する。
(2) 同一月内において，入院及び外来の両方又は入院中に複数の診療科において，コンピューター断層撮影を実施した場合においては，入院若しくは外来又は診療科の別にかかわらず，月1回に限り算定する。
(3) 当該保険医療機関以外の医療機関で撮影したフィルムについて診断を行った場合には，A 000初診料（「注5」のただし書に規定する2つ目の診療科に係る初診料を含む）を算定した日に限り，コンピューター断層診断料を算定できる。
（令6保医発0305・4）

第4節 薬剤料

> E 300 **薬剤** 薬価が15円を超える場合は，薬価から15円を控除した額を10円で除して得た点数につき1点未満の端数を切り上げて得た点数に1点を加算して得た点数とする。
> 注1 薬価が15円以下である場合は算定しない。
> 　2 使用薬剤の薬価は，別に厚生労働大臣が定める。

参考 大腸造影撮影（逆行性）時のガスコンドロップ内用液の注腸注入は，原則として認められない。（令4.1.31支払基金）

第5節 特定保険医療材料料

> E 400 **フィルム** 材料価格を10円で除して得た点数
> 注1 6歳未満の乳幼児に対して胸部単純撮影又は腹部単純撮影を行った場合は，材料価格に1.1を乗じて得た額を10円で除して得た点数とする。
> 　2 使用したフィルムの材料価格は，別に厚生労働大臣が定める〔告示[1], p.580〕。

→フィルムに係る取扱いについて

(1) 1枚のフィルムを半分ずつ使用して2回撮影した場合のフィルム料は，当該フィルムの材料価格によって算定する。即ち実際に使用したフィルムの価格による。
(2) 6歳未満の乳幼児の胸部単純撮影又は腹部単純撮影を行った場合には，損耗量が多いことを考慮して材料価格に1.1を乗じて算定する。
(3) マンモグラフィー用フィルム以外の軟部組織撮影用フィルムについては，一般の直接撮影用フィルムとして算定する。
(4) マンモグラフィー用フィルムの撮影対象部位は乳房のみである。
(5) 画像記録用フィルムとは，コンピューター断層撮影，コンピューテッド・ラジオグラフィー法撮影，シンチグラム（画像を伴うもの），シングルホトンエミッションコンピューター断層撮影，磁気共鳴コンピューター断層撮影又はデジタル・サブトラクション・アンギオグラフィー法に用いるフィルムをいう。
(6) コンピューター断層撮影又はコンピューテッド・ラジオグラフィー用の乾式イメージャーを用いる非銀塩感熱記録式フィルム，非銀塩高安定ラミネート方式フィルムは，画像記録用フィルムとして算定して差し支えない。
(7) ロールフィルムのうち，フィルムの幅が告示に定められている規格と同様であるか又は類似している場合（35.6cm，30.5cm及び10.5cm等）にあっては，告示に定められている規格の枚数に換算し，算出した額を限度とする。
(8) 心臓又は血管の動態を把握するために使用したロールフィルム（シネフィルム）については，所定点数に含まれ別に算定できない。

（編注） シネフィルムの費用はD 206（心臓カテーテル法による諸検査），K 546（経皮的冠動脈形成術）等の検査，手術の所定点数に含まれる。

(9) 画像診断に係る手技料を別に算定できない検査，処置又は手術を行った場合においても，使用したフィルムに要する費用については，E 400に掲げるフィルム料を算定できる。また，特定保険医療材料及び造影剤を使用した場合は，各部に掲げる特定保険医療材料料及び薬剤料を算定できる。
(10) フィルムの規格が定められていないフィルムにあっては，定められている規格のうちで最も近似するフィルムの規格の材料価格により算定する。（令6保医発0305・8）

●告示[1] 材料価格基準　（最終改定：告示61：令6.3.5）

Ⅲ　医科点数表の第2章第4部に規定するフィルム及びその材料価格

規格	1枚当たり材料価格
001 半切	120円
002 大角	115円
003 大四ツ切	76円
004 四ツ切	62円
005 六ツ切	48円
006 八ツ切	46円
007 カビネ	38円
008 30cm×35cm	87円
009 24cm×30cm	68円
010 18cm×24cm	46円
011 標準型（3cm×4cm）	29円
012 咬合型（5.7cm×7.6cm，5.5cm×7.5cm又は5.4cm×7cm）	27円
013 咬翼型（4.1cm×3cm又は2.1cm×3.5cm）	40円
014 オルソパントモ型　20.3cm×30.5cm	103円
15cm×30cm	120円
015 小児型　2.2cm×3.5cm	31円
2.4cm×3cm	23円
016 間接撮影用フィルム　10cm×10cm	29円
7cm×7cm	22円
6cm×6cm	15円
017 オデルカ用フィルム　10cm×10cm	33円
7cm×7cm	22円
018 マンモグラフィー用フィルム	
24cm×30cm	135円
20.3cm×25.4cm	135円
18cm×24cm	121円
019 画像記録用フィルム　(1) 半切	226円
(2) 大角	188円
(3) 大四ツ切	186円
(4) B4	149円
(5) 四ツ切	135円
(6) 六ツ切	115円
(7) 24cm×30cm	145円

事務連絡 問1　心臓又は血管の動態を把握するためにロールフィルムを使用した場合，算定できないのか。

答 従来から，心臓又は血管の動態を把握するために使用したシネフィルム（ロールフィルムと称される場合もある）

については，所定点数に含まれ別に算定できない。
問2 ロールフィルムと称される特定保険医療材料のうちシネフィルム以外についてはどのように算定できるのか。
答 特定保険医療材料「016間接撮影用フィルム」に換算して算定できる。その際，100mm幅，70mm幅，60mm幅のフィルムについては，それぞれ「016間接撮影用フィルム」の10cm×10cm，7cm×7cm，6cm×6cmの枚数に換算して算定できる。なお，上記以外の幅であって告示に定められている規格と同様であるか又は類似している場合は告示に定められている規格の枚数に換算し，算出した額を限度とするが，35.6cm幅，30.5cm幅，10.5cm幅のフィルムについては「016間接撮影用フィルム」の10cm×10cmの枚数に換算することとする。
（平16.3.30，一部修正）

（編注）端数整理の要領
エックス線診断における端数整理の要領は次の通り。
① 撮影料，診断料は部位ごと，撮影方法ごとに一括して計算し端数整理する。
② フィルム代は，使用枚数の合計点数をもって端数整理を行う。ただし，撮影部位，撮影方法が異なるときは，別々に計算のうえ，端数整理を行う。
③ 薬剤は，薬剤のみで端数整理を行う。
④ フィルム料，特定保険医療材料等，1点未満の端数整理の方法が特に定められていない場合は，購入価格を10円で除して得た点数の，小数点以下第1位を四捨五入して得た点数とする。

参考 **問1** 画像診断の薬剤料について，造影剤，造影補助剤，注射薬（ブスコパン）は合算計算か。注射手技料は算定できるか。緩下剤は屯服薬として扱ってよいか。
答 造影剤，補助剤，注射薬（ブスコパン），緩下剤，いずれも"画像診断に当たって使用した薬剤"に該当し，合算算定となる。注射手技料は別に算定できない。
問2 血管造影に伴い使用した生食ヘパリンはE300薬剤として算定してよいか。
答 造影剤と合算となる。

E 401 特定保険医療材料（フィルムを除く） 材料価格を10円で除して得た点数
注 使用した特定保険医療材料（フィルムを除く）の材料価格は，別に厚生労働大臣が定める〔告示[1]，p.984〕。

エックス線・CT点数早見表（2025年4月現在）

■エックス線診断料
〔※ 表中の青文字はアナログ撮影の点数，緑文字はデジタル撮影の点数〕

所定点数 枚数(写数)	単純（頭・躯幹）頭部，胸部，腹部，脊椎，腎，尿管，膀胱，骨盤，腋窩，胸関節部，頸関節部，肩関節部，肩胛骨，鎖骨		単純（その他）四肢		造影（脳脊髄腔）脳脊髄腔の全体を同一部位とする		造影（その他）・血管系（全体を同一部位とする）・リンパ系（全体を同一部位とする）・消化管含む		特　殊 パントモグラフィー，断層（トモ），スポット（胃，胆嚢，腸），側頭骨・上顎骨・副鼻腔曲面断層撮影及び児頭骨盤不均衡特殊撮影		乳房撮影・診断 乳房（片側2方向以上，両側について一連）◆乳房トモシンセシス加算：100点		電子画像管理加算（一連につき）
	診断	撮影	診断	撮影	診断	撮影	診断	撮影	診断	撮影	診断	撮影	単純　57
	85	60/68	43	60/68	72	144+148 154+148	72	144/154	96	260/270	306	192/202	特殊　58 造影　66 乳房　54
1		145/153		103/111		364/374		216/226	（一連につき）【単独】 96+260=356 96+270=366 【他の撮影と同時】 48+260=308 48+270=318		（一連につき）【単独】 306+192=498 306+202=508 【他の撮影と同時】 153+192=345 153+202=355		注　同一部位への2以上の撮影併施は主たるもののみ算定
2		218/230		155/167		546/561		324/339					
3		290/306		206/222		728/748		432/452					
4		363/383		258/278		910/935		540/565					
5		435/459		309/333		1,092/1,122		648/678					

※　心・冠動脈造影は，検査の部のD206心臓カテーテル法による諸検査の所定点数により算定する。
※　逆行性膵胆管造影（ERCP，EPCG）については，検査の部のD308「注1」により算定する。

透視	110点

■フィルム価格（円）
（フィルム料は小数点以下四捨五入。6歳未満の胸部単純又は腹部単純はフィルムの価格を1.1倍する。）

規格	枚数	半枚	1	2	3	4	5	6	7	8	9	10
半	切	60	120	240	360	480	600	720	840	960	1,080	1,200
大	角	57.5	115	230	345	460	575	690	805	920	1,035	1,150
大四ツ切		38	76	152	228	304	380	456	532	608	684	760
四ツ切		31	62	124	186	248	310	372	434	496	558	620
六ツ切		24	48	96	144	192	240	288	336	384	432	480
八ツ切		23	46	92	138	184	230	276	322	368	414	460
カビネ		19	38	76	114	152	190	228	266	304	342	380
画像記録用	半切		226	452	678	904	1,130	1,356	1,582	1,808	2,034	2,260
	大角		188	376	564	752	940	1,128	1,316	1,504	1,692	1,880
	大四ツ切		186	372	558	744	930	1,116	1,302	1,488	1,674	1,860
	B4		149	298	447	596	745	894	1,043	1,192	1,341	1,490
	四ツ切		135	270	405	540	675	810	945	1,080	1,215	1,350
	六ツ切		115	230	345	460	575	690	805	920	1,035	1,150
	24cm×30cm		145	290	435	580	725	870	1,015	1,160	1,305	1,450

※　特定機能病院の入院患者に対して行った単純エックス線診断の費用は，「基本的エックス線診断料」の所定点数による。

■単純エックス線撮影（頭・躯幹）早見表
（診断料＋撮影料＋フィルム料）

	フィルム数	半切	大角	大四ツ切	四ツ切	六ツ切	B4
一般（アナログ撮影）F	1	157	157	153	151	150	—
	2	242	241	233	230	228	—
	3	326	325	313	309	304	—
	4	411	409	393	388	382	—
	5	495	493	473	466	459	—
	6	507	504	481	472	464	—
画像記録用（デジタル撮影）F	1	176	172	172	167	165	168
	2	275	268	267	257	253	260
	3	374	362	362	347	341	351
	4	473	458	457	437	429	443
	5	572	553	552	527	517	534
	6	595	572	571	540	528	548

■コンピューター断層撮影診断料

CT撮影	イ　64列以上マルチスライス型	共同利用	1,020点
		その他	1,000点
	ロ　16列以上64列未満マルチスライス型		900点
	ハ　4列以上16列未満マルチスライス型		750点
	ニ　イ，ロ又はハ以外		560点
脳槽CT撮影（造影を含む）			2,300点

◆造影剤使用加算：500点　（CT撮影に限る）
◆冠動脈CT加算：600点　◆外傷全身CT加算：800点
◆大腸CT撮影加算：「イ」620点，「ロ」500点

MRI撮影	1　3テスラ以上の機器	共同利用	1,620点
		その他	1,600点
	2　1.5テスラ以上3テスラ未満の機器		1,330点
	3　1又は2以外		900点

◆造影剤使用加算：250点　◆心臓MRI撮影加算：400点
◆乳房MRI撮影加算：100点　◆頭部MRI撮影加算（「1」のみ）：100点
◆小児鎮静下MRI撮影加算：80/100　◆全身MRI撮影加算：600点
◆肝エラストグラフィ加算：600点

※CT・MRI（部位は問わない）の同一月2回目以降の点数：所定点数の100分の80で算定
※電子画像管理加算（一連につき1回）：120点
※新生児加算（頭部外傷）：所定点数の100分の80（100分の85）を加算
　3歳未満乳幼児（頭部外傷）：所定点数の100分の50（100分の55）を加算
　3歳以上6歳未満（頭部外傷）：所定点数の100分の30（100分の35）を加算
　（※青文字は頭部外傷の場合。E200のCT撮影に限る）
※コンピューター断層診断（月1回）：450点

第2章　特掲診療料

第5部　投　薬

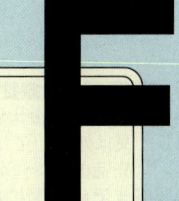

第1節　調剤料	585
第2節　処方料	585
第3節　薬剤料	591
第4節　特定保険医療材料料	594
第5節　処方箋料	594
第6節　調剤技術基本料	602
●内用薬，外用薬の保険適用上の取扱い	603

外来管理加算（再診料） 併算定可

DPC 〔▨＝DPC包括〕

※　投薬は，すべての点数項目がDPC包括対象となる。ただし，抗HIV薬など一部の薬剤は出来高となる。

※　また，一部の高額薬剤を投与される患者については，DPCの包括評価の対象外となる。

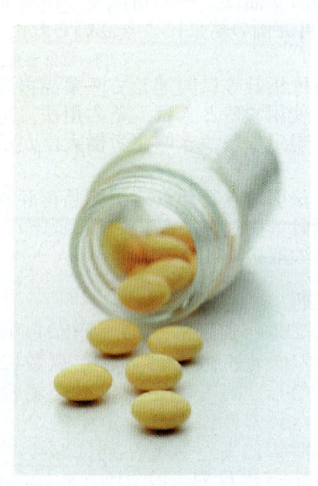

第5部 投　薬

参考　使用医薬品（療養担当規則第19条）
保険医は，厚生労働大臣の定める医薬品以外の薬物を患者に施用し，又は処方してはならない（後略）。
（編注）①先進医療，②治験に係る診療，③薬事承認後薬価基準収載までの期間における当該医薬品の投与──等については，この限りでない。（告示⑧p.1579, p.1582）

参考　投薬の方針（療養担当規則第20条第2号）
イ　投薬は，必要があると認められる場合に行う。
ロ　治療上1剤で足りる場合には1剤を投与し，必要があると認められる場合に2剤以上を投与する。
ハ　同一の投薬は，みだりに反覆せず，症状の経過に応じて投薬の内容を変更する等の考慮をしなければならない。
ニ　投薬を行うに当たっては，後発医薬品の使用を考慮するとともに，患者に後発医薬品を選択する機会を提供すること等患者が後発医薬品を選択しやすくするための対応に努めなければならない。
ホ　栄養，安静，運動，職場転換その他療養上の注意を行うことにより，治療の効果を挙げることができると認められる場合は，これらに関し指導を行い，みだりに投薬をしてはならない。
ヘ　投薬量は，予見することができる必要期間に従ったものでなければならない。この場合において，厚生労働大臣が定める内服薬及び外用薬については当該厚生労働大臣が定める内服薬及び外用薬ごとに1回14日分，30日分又は90日分を限度とする。
ト　注射薬は，患者に療養上必要な事項について適切な注意及び指導を行い，厚生労働大臣の定める注射薬に限り投与することができることとし，その投与量は，症状の経過に応じたものでなければならず，厚生労働大臣が定めるものについては当該厚生労働大臣が定めるものごとに1回14日分，30日分又は90日分を限度とする。
（編注）「投薬期間の上限」は告示⑧（p.1609）参照。

参考　薬剤の投与期間
問　薬剤の投与期間は医師の判断でよいのか。
答　療養担当規則では投与期間について「予見することができる必要期間」と規定している。したがって投与期間は，医薬品医療機器等法上の用法を考慮した上で患者の症状に応じて医師が決定する。
（平28.4.4 全国保険医団体連合会）

→医薬品再評価の終了した医薬品の取扱い
(1)　医薬品の再評価を終了した医薬品については，再評価の結果有用性を示す根拠のないものと判定された以外の医薬品は，その用法及び用量並びに効能又は効果は，再評価の結果により認められた効能効果等による。
（昭48.11.21 薬発1141，昭和52.10.28 薬発1226）
(2)　治療指針等に関連して医薬品再評価が終了した医薬品を使用するときは，その用法，用量等は薬事法第14条の規定に基づき厚生労働大臣が承認したところによる。
(3)　今後引続き行われる医薬品再評価の結果に基づく治療指針等関連医薬品の取扱いについては，当然前述と同様の取扱いとなる。
（昭49.1.31 保険発16）

通　則
1　投薬の費用は，第1節から第3節までの各区分の所定点数を合算した点数により算定する。ただし，処方箋を交付した場合は，第5節の所定点数のみにより算定する。
2　投薬に当たって，別に**厚生労働大臣が定める保険医療材料**（以下この部において「特定保険医療材料」という）〔告示①, p.984〕を支給した場合は，前号により算定した点数及び第4節の所定点数により算定する。
3　薬剤師が常時勤務する保険医療機関において投薬を行った場合（処方箋を交付した場合を除く）は，前2号により算定した点数及び第6節の所定点数を合算した点数により算定する。
4　入院中の患者以外の患者に対して，うがい薬のみを投薬した場合には，F000調剤料，F100処方料，F200薬剤，F400処方箋料及びF500調剤技術基本料は，算定しない。
5　入院中の患者以外の患者に対して，1処方につき63枚を超えて**貼付剤**を投薬した場合は，F000調剤料，F100処方料，F200薬剤（当該超過分に係る薬剤料に限る），F400処方箋料及びF500調剤技術基本料は，算定しない。ただし，医師が疾患の特性等により必要性があると判断し，やむを得ず63枚を超えて投薬する場合には，その理由を処方箋及び**診療報酬明細書**に記載することで算定可能とする。

【2024年改定による主な変更点】
(1)「通則3」の投薬時における薬剤の容器の取扱いについて，患者が医療機関又は薬局に当該容器を返還した場合の実費の返還の取扱いが廃止された。
(2)「通則5」の「湿布薬」が「貼付剤」に変更された。

→通則
1　**投薬の費用**は，第1節調剤料，第2節処方料，第3節薬剤料，第4節特定保険医療材料料及び第6節調剤技術基本料に掲げる所定点数を合算した点数で算定する。ただし，処方箋を交付した場合は第5節処方箋料に掲げる所定点数のみを算定する。
　　なお，使用薬剤の薬価（薬価基準）に収載されている臨床試用医薬品を使用した場合は，薬剤料は算定せず，調剤料，処方料，特定保険医療材料料，調剤技術基本料のみを算定する。
2　別に規定する場合を除き，**入院実日数を超えて投薬**を算定することができる。**退院時の投薬**については，服用の日の如何にかかわらず入院患者に対する投薬として扱う。
3　**投薬時**において薬剤の容器を交付する場合は，その実費を徴収できる。
4　患者に直接投薬する目的で製品化されている薬剤入りチューブ及び薬剤入り使い捨て容器のように**再使用できない薬剤の容器**については，患者に容器代金を負担させることは認められない。
5　保険医療機関が患者に喘息治療剤の施用のため小型吸入器及び鼻腔・口腔内治療剤の施用のため**噴霧・吸入用器具（散粉器）**を交付した場合は，患者にその実費負担を求めることができるが，患者が当該吸入器を返還した場合には当該実費を返還しなければならない。
6　入院中の患者に月を**またがって投与**した薬剤は，投薬の日の属する月により区分する。
7　外来において数日分投与しその薬剤を入院後も服用する場合，この入院後服用の分の請求区分は服用の日の如何にかかわらず，外来投与として扱う。
8　被保険者が保険医より薬品の授与を受け，持ち帰りの途中又は自宅において**薬品を紛失**したために（天災地変の他やむを得ない場合を除く）保険医が再交付した場合は，その薬剤の費用は，被保険者の負担とする。
9　「通則4」については，うがい薬のみの投薬が治療を目的としないものである場合には算定しないことを

明らかにしたものであり，治療を目的とする場合にあっては，この限りでない。なお，うがい薬とは，薬効分類上の含嗽剤をいう。
10 「通則5」の貼付剤とは，鎮痛・消炎に係る効能・効果を有する貼付剤（麻薬若しくは向精神薬であるもの又は専ら皮膚疾患に用いるものを除く）をいう。ただし，各種がんにおける鎮痛の目的で用いる場合はこの限りでない。
11 入院中の患者以外の患者に対して，血行促進・皮膚保湿剤（ヘパリンナトリウム又はヘパリン類似物質に限る）を処方された場合で，疾病の治療を目的としたものであり，かつ，医師が当該保湿剤の使用が有効であると判断した場合を除き，これを算定しない。

（編注）外来患者に貼付剤を院内処方にて投与した場合は，明細書の摘要欄に薬剤名，投与量（枚数），1日用量（枚数），投与日数を記載する。1処方で63枚超を投与した場合は，さらに「必要であると判断した趣旨」を記載する。

事務連絡 問1 貼付剤については，1処方当たりの枚数が制限されているが，これは貼付剤の種類ごとの上限枚数ではなく，1処方における全ての種類の貼付剤の合計に係る上限枚数という理解でよいか。
答 よい。 （令4.4.21，一部修正）
問2 貼付剤については，1処方につき63枚の上限枚数となっているが，ジクトルテープ75mgを「腰痛症，肩関節周囲炎，頸肩腕症候群及び腱鞘炎における鎮痛・消炎」の目的で使用する場合も同取扱いの対象となるか。また，ジクトルテープ75mgを含め，処方された貼付剤全体の合計上限枚数が63枚ということか。
答 そのとおり。本剤は，当該取扱いに該当している既存の製剤とは異なり，製剤上の工夫により全身作用を有する経皮吸収型製剤であり，薬効分類が解熱鎮痛消炎剤である。ただし，本剤は当該取扱いに該当する医薬品と同様の「効能又は効果」も有している貼付剤であることから，「腰痛症，肩関節周囲炎，頸肩腕症候群及び腱鞘炎における鎮痛・消炎」の目的で使用する場合は対象となる。また，医師が疾患の特性等により必要性があると判断し，やむを得ず63枚を超えて投与する場合には，その理由を処方箋及び診療報酬明細書に記載することで算定可能とする。
また，「各種がんにおける鎮痛」の目的で使用する場合は，当該取扱いの対象とならない。 （令5.4.5，一部修正）

→**屯服薬とは**
屯服薬は1日2回程度を限度として臨時的に投与するものをいい，1日の服用回数が2回以上で，かつ，服用に時間的，量的に一定の方針ある場合は，内服薬とする。屯服薬は，症状に応じて臨時的服用を目的として投与するものをいう。 （昭24.10.26 保発第310）

→**医薬品サンプル** 〔注射「通則」通知（p.614）参照〕
→**臨床試用医薬品を使用した場合**
薬剤料の摘要欄に，処方ごとに区分して，使用した内服薬の種類の数だけ サ と記載する。なお，当該処方において内服薬の投薬が行われなかった場合においては，サ を一つのみ記載する。 （平4.5.14 保険発71）

第1節 調剤料

F 000 調剤料
1 入院中の患者以外の患者に対して投薬を行った場合
  イ 内服薬，浸煎薬及び屯服薬（1回の処方に係る調剤につき） **11点**
  ロ 外用薬（1回の処方に係る調剤につき） **8点**
2 入院中の患者に対して投薬を行った場合（1日につき） **7点**

注 麻薬，向精神薬，覚醒剤原料又は毒薬を調剤した場合は，**麻薬等加算**として，1に係る場合には1処方につき**1点**を，2に係る場合には1日につき**1点**を，それぞれ所定点数に加算する。

→**調剤料**
(1) 入院中の患者以外の患者に係る調剤料の所定単位については，1回の処方に係る調剤料として，その剤数・日数又は調剤した量にかかわらず「1」の所定点数を処方料算定時にまとめて算定する。ただし，2以上の診療科で異なる医師が処方した場合は，それぞれの処方につき，調剤料を算定できる。
(2) トローチ剤又は亜硝酸アミル等の嗅薬，噴霧吸入剤については外用薬として，投薬に係る費用を算定する。例えば，トローチ剤の1日量6錠3日分は，18錠分を1調剤の薬剤料として算定する。
(3) 外泊期間中及び入院実日数を超えた部分について，調剤料は算定できない。
(4) 「注」の加算については，内服薬，浸煎薬及び屯服薬，外用薬等の区分，剤数，用法用量等の如何にかかわらず，入院中の患者以外の患者に対して投薬を行う場合は1処方につき**1点**を，また，入院中の患者に対して投薬を行う場合は1日につき**1点**を所定点数に加算する。なお，コデインリン酸塩散1%のように，当該薬剤の基剤が麻薬等に属していても，稀釈度により麻薬等の取扱いを受けていないものを調剤又は処方した場合には対象とならない。

（編注）「注」の加算は，麻薬数種あるいは麻薬と毒薬とを1剤中に調剤する場合にも，1処方につき1回に限る。

(5) 「注」にいう**麻薬，向精神薬，覚醒剤原料及び毒薬**は次のとおりである。
  ア 毒薬とは医薬品医療機器等法第44条第1項の規定（同施行規則第204条，別表第3）による毒薬をいう。
  イ 向精神薬とは，麻薬及び向精神薬取締法第2条第6号の規定（同別表第3）による向精神薬をいう。
 （令6 保医発0305・4）

（編注）覚せい剤原料とは，塩酸エフェドリン，dl-塩酸メチルエフェドリン，l-塩酸メチルエフェドリンの10%を超える濃度のもの（塩酸エフェドリン散10%は該当しない）。

参考 「別表第3」に掲げる向精神薬（例示）
フェノバルビタール，ペントバルビタール，ジアゼパム，オキサゾラム，クロチアゼパム，クロルジアゼポキシド，バルビタール，ニトラゼパム，メチルフェニデート，ペンタゾシン，その他政令で定めるもの

第2節 処方料

F 100 処方料
1 3種類以上の抗不安薬，3種類以上の睡眠薬，3種類以上の抗うつ薬，3種類以上の抗精神病薬又は4種類以上の抗不安薬及び睡眠薬の投薬（臨時の投薬等のもの及び3種類の抗うつ薬又は3種類の抗精神病薬を患者の病状等によりやむを得ず投与するものを除く）を行った場合 **18点**
2 1以外の場合であって，7種類以上の内服薬の投薬（臨時の投薬であって，投薬期間が2週間以内のもの及びA001再診料の注12に掲げる地域包括診療加算を算定するものを除く）を行った場合又は不安若しくは不眠の症状を有する患者に対して1年以上継続し

て別に厚生労働大臣が定める薬剤〔告示4第7・1，p.589〕の投薬（当該症状を有する患者に対する診療を行うにつき十分な経験を有する医師が行う場合又は精神科の医師の助言を得ている場合その他これに準ずる場合を除く）を行った場合　　　　　　　　　　　　**29点**
　3　1及び2以外の場合　　　　　　　**42点**
注1　入院中の患者以外の患者に対する1回の処方について算定する。
　2　麻薬，向精神薬，覚醒剤原料又は毒薬を処方した場合は，**麻薬等加算**として，1処方につき**1点**を所定点数に加算する。
　3　入院中の患者に対する処方を行った場合は，当該処方の費用は，第1章第2部第1節に掲げる入院基本料に含まれるものとする。
　4　3歳未満の乳幼児に対して処方を行った場合は，**乳幼児加算**として，1処方につき**3点**を所定点数に加算する。
　5　診療所又は許可病床数が200床未満の病院である保険医療機関において，入院中の患者以外の患者〔別に厚生労働大臣が定める疾患〔告示4別表第1，p.244〕を主病とするものに限る〕に対して薬剤の処方期間が28日以上の処方を行った場合は，**特定疾患処方管理加算**［特処］として，月1回に限り，1処方につき**56点**を所定点数に加算する。
　6　別に厚生労働大臣が定める施設基準〔告示4第7・2，p.1398〕に適合しているものとして地方厚生局長等に届け出た保険医療機関（許可病床数が200床以上の病院に限る）において，治療の開始に当たり投薬の必要性，危険性等について文書により説明を行った上で抗悪性腫瘍剤を処方した場合には，**抗悪性腫瘍剤処方管理加算**［抗悪］として，月1回に限り，1処方につき**70点**を所定点数に加算する。
　7　A000初診料の注2又は注3，A002外来診療料の注2又は注3を算定する保険医療機関において，別に厚生労働大臣が定める薬剤〔告示4第7・3，p.589〕を除き，1処方につき投与期間が30日以上の投薬を行った場合には，所定点数の**100分の40**に相当する点数により算定する。
　8　別に厚生労働大臣が定める施設基準〔告示4第7・4，p.1398〕に適合しているものとして地方厚生局長等に届け出た保険医療機関において投薬を行った場合には，外来後発医薬品使用体制加算として，当該基準に係る区分に従い，1処方につき次に掲げる点数をそれぞれ所定点数に加算する。
　　［外後使1］～［外後使3］
　　イ　**外来後発医薬品使用体制加算1**　**8点**
　　ロ　**外来後発医薬品使用体制加算2**　**7点**
　　ハ　**外来後発医薬品使用体制加算3**　**5点**
　9　抗不安薬，睡眠薬，抗うつ薬又は抗精神病薬（以下この区分番号及びF400において「抗不安薬等」という）が処方されていた患者であって，当該処方の内容を総合的に評価及び調整し，当該患者に処方する抗不安薬等の種類数又は投薬量が減少したものについて，薬剤師，看護師又は准看護師に対し，薬剤の種類数又は投薬量が減少したことによる症状の変化等の確認を指示した場合に，**向精神薬調整連携加算**［向調連］として，月1回に限り，1処方につき**12点**を所定点数に加算する。ただし，同一月において，A250薬剤総合評価調整加算及びB008-2薬剤総合評価調整管理料は別に算定できない。

【2024年改定による主な変更点】
(1) 従前の「注5」特定疾患処方管理加算1（処方期間28日未満）が廃止され，特定疾患処方管理加算は**処方期間28日以上の場合**（従前の加算2）のみ算定可となった。
(2) 特定疾患処方管理加算の対象疾患から**高血圧症，糖尿病，**（遺伝性のものではない）**脂質異常症**が削除され，新たにアナフィラキシー，ギラン・バレー症候群が追加された。
(3) 外来後発医薬品使用体制加算（注8）の施設基準において，医薬品の供給不足等の場合における治療計画の見直し等に対応できる体制の整備，患者への説明，院内掲示，ウェブサイト掲載に係る要件が新設された。

→処方料　　　　　　　　　　　摘要欄 p.1709
(1) **医師が処方する投薬量**については，予見することができる必要期間に従ったものでなければならず，30日を超える長期の投薬を行うに当たっては，長期の投薬が可能な程度に病状が安定し，服薬管理が可能である旨を医師が確認するとともに，病状が変化した際の対応方法及び当該保険医療機関の連絡先を患者に周知する。なお，上記の要件を満たさない場合は，原則として次に掲げるいずれかの対応を行う。
　ア　30日以内に再診を行う。
　イ　許可病床数が200床以上の保険医療機関にあっては，患者に対して他の保険医療機関（許可病床数が200床未満の病院又は診療所に限る）に文書による紹介を行う旨の申出を行う。
　ウ　患者の病状は安定しているものの服薬管理が難しい場合には，分割指示に係る処方箋を交付する。
(2) 複数の診療科を標榜する保険医療機関において，**2以上の診療科で異なる医師が処方**した場合は，それぞれの処方につき処方料を算定する。
(3) **「1」について**（向精神薬多剤投与）
　ア　当該保険医療機関が，1回の処方において，抗不安薬を3種類以上，睡眠薬を3種類以上，抗うつ薬を3種類以上，抗精神病薬を3種類以上又は抗不安薬と睡眠薬を合わせて4種類以上投与（以下この部において**「向精神薬多剤投与」**という）した場合に算定する。ただし，以下の(イ)から(ハ)までのいずれかに該当する場合，又は抗うつ薬を3種類若しくは抗精神病薬を3種類投与する場合であって(ニ)に該当する場合には，「1」の所定点数は算定せず，「2」又は「3」により算定する。なお，この場合においては，**診療報酬明細書**の摘要欄に向精神薬多剤投与に該当するが「1」の所定点数を算定しない理由を記載する。
　　なお，**「臨時の投薬等のもの」**とは(イ)から(ハ)までのいずれかを満たすことをいい，「患者の病状等によりやむを得ず投与するもの」とは，(ニ)を満たすことをいう。
　(イ)　精神疾患を有する患者が，当該疾患の治療のため，当該保険医療機関を初めて受診した日において，他の保険医療機関で既に向精神薬多剤投与されている場合の連続した6か月間。この場合，**診**

療報酬明細書の摘要欄に，当該保険医療機関の初診日を記載する。
　(ロ)　向精神薬多剤投与に該当しない期間が１か月以上継続しており，向精神薬が投与されている患者について，当該患者の症状の改善が不十分又はみられず，薬剤の切り替えが必要であり，既に投与されている薬剤と新しく導入する薬剤を一時的に併用する場合の連続した３か月間（年２回までとする）。この場合，診療報酬明細書の摘要欄に，薬剤の切り替えの開始日，切り替え対象となる薬剤名及び新しく導入する薬剤名を記載する。
　(ハ)　臨時に投与した場合（臨時に投与した場合とは，連続する投与期間が２週間以内又は14回以内のものをいう。１回投与量については，１日量の上限を超えないよう留意する。なお，投与中止期間が１週間以内の場合は，連続する投与とみなして投与期間を計算する）。なお，抗不安薬及び睡眠薬については，臨時に投与する場合についても種類数に含める。この場合，診療報酬明細書の摘要欄に，臨時の投与の開始日を記載する。
　(ニ)　抗うつ薬又は抗精神病薬に限り，精神科の診療に係る経験を十分に有する医師として別紙様式39を用いて地方厚生（支）局長に届け出たものが，患者の病状等によりやむを得ず投与を行う必要があると認めた場合。なお，ここでいう精神科の診療に係る経験を十分に有する医師とは以下のいずれにも該当するものであること。
　　①　臨床経験を５年以上有する医師である。
　　②　適切な保険医療機関において３年以上の精神科の診療経験を有する医師である。なお，ここでいう適切な保険医療機関とは，医師に対する適切な研修を実施するため，常勤の指導責任者を配置した上で，研修プログラムの策定，医師に対する精神科医療に係る講義の提供，症例検討会の実施等を満たす保険医療機関を指す。
　　③　精神疾患に関する専門的な知識と，ICD-10〔平成21年総務省告示第176号（統計法第28条及び附則第３条の規定に基づき，疾病，傷害及び死因に関する分類の名称及び分類表を定める件）の「３」の「(1) 疾病，傷害及び死因の統計分類基本分類表」に規定する分類をいう〕においてＦ０からＦ９までの全てについて主治医として治療した経験を有する。
　　④　精神科薬物療法に関する適切な研修を修了している。
　イ　抗不安薬，睡眠薬，抗うつ薬及び抗精神病薬の種類数は一般名で計算する。また，抗不安薬，睡眠薬，抗うつ薬及び抗精神病薬の種類については，別紙様式36を参考にする。
　ウ　向精神薬多剤投与を行った保険医療機関は，毎年度４月，７月，10月，１月に，前月までの３か月間の向精神薬多剤投与の状況を別紙様式40を用いて地方厚生（支）局長に報告する。
(4)　「２」において，処方料における内服薬の種類については，Ｆ200薬剤の「注３」における内服薬の種類と同様の取扱いとする。なお，当該処方に係る内服薬の投薬が６種類以下の場合又は外用薬，屯服薬のみの投薬の場合は「３」で算定する。
(5)　「２」において，臨時的に内服薬の追加投与等を行った場合の取扱いについては，Ｆ200薬剤の(6)（「注３」の多剤投与の場合の算定に係る通知）に準じる。
(6)　「２」において，「不安若しくは不眠の症状を有する

（別紙様式39）

精神科の診療に係る経験を十分に有する医師に係る届出書添付書類（区分番号「F100」処方料，「F200」薬剤料，「F400」処方箋料，「I002」通院・在宅精神療法，「I002-2」精神科継続外来支援・指導料の向精神薬多剤投与に係る部分）

区　分	氏　名
精神科の診療に係る経験を十分に有する医師	

〔記載上の注意〕
１　以下の要件を満たす医師の氏名を記載すること。
　　①臨床経験を５年以上有する医師であること。
　　②適切な保険医療機関において３年以上の精神科の診療経験を有する医師であること。
　　③精神疾患に関する専門的な知識と，ICD-10〔平成21年総務省告示第176号（統計法第28条及び附則第３条の規定に基づき，疾病，傷害及び死因に関する分類の名称及び分類表を定める件）の「３」の「(1) 疾病，傷害及び死因の統計分類基本分類表」に規定する分類をいう〕においてＦ０からＦ９の全てについて主治医として治療した経験を有すること。
　　④精神科薬物療法に関する適切な研修を修了していること。
２　「１」について確認できる文書を添付すること。

患者に対して１年以上継続して別に厚生労働大臣が定める薬剤の投薬を行った場合（以下「向精神薬長期処方」という）」とは，薬効分類上の抗不安剤，催眠鎮静剤，精神神経用剤又はその他の中枢神経系用薬のいずれかに該当する医薬品のうち，ベンゾジアゼピン受容体作動薬を１年以上にわたって，同一の成分を同一の１日当たり用量で連続して処方している場合をいう。なお，定期処方と屯服間の変更については，同一の１日当たり用量には該当しない。また，以下のいずれかに該当する医師が行った処方又は当該処方の直近１年以内に精神科の医師からの助言を得て行っている処方については，向精神薬長期処方に該当せず，「３」を算定する。
　ア　不安又は不眠に係る適切な研修を修了した医師である。
　イ　精神科薬物療法に係る適切な研修を修了した医師である。
(7)　「注２」の加算は，内服薬，浸煎薬及び屯服薬，外用薬等の区分，剤数，用法用量等の如何にかかわらず，１処方につき１点を所定点数に加算する。
(8)　複数の診療科を標榜する保険医療機関において，２以上の診療科で，異なる医師が３歳未満の乳幼児に対して処方を行った場合は，それぞれの処方について「注４」による乳幼児加算を算定することができる。
(9)　「注５」特定疾患処方管理加算
　ア　特定疾患処方管理加算は，別に厚生労働大臣が定める疾患（以下，この項において「特定疾患」という）を主病とする患者について，プライマリ機能を担う地域のかかりつけ医師が総合的に病態分析を行い，それに基づく処方管理を行うことを評価したものであり，診療所又は許可病床数が200床未満の病院においてのみ算定する。
　イ　同一暦月にＦ100処方料とＦ400処方箋料を算定する場合にあっては，Ｆ100処方料又はＦ400処方箋料のいずれか一方の加算として月１回に限り算定する。
　ウ　当該加算は，長期投薬の際の病態分析及び処方管理の評価の充実を図るものであり，特定疾患に対す

(別紙36)

抗不安薬		
オキサゾラム	ペントバルビタールカルシウム	ペルフェナジン
クロキサゾラム	トリクロホスナトリウム	ペルフェナジンマレイン酸塩
クロラゼプ酸二カリウム	リルマザホン塩酸塩水和物	プロペリシアジン
ジアゼパム	ゾピクロン	フルフェナジンマレイン酸塩
フルジアゼパム	ゾルピデム酒石酸塩	プロクロルペラジンマレイン酸塩
ブロマゼパム	エスゾピクロン	レボメプロマジンマレイン酸塩
メダゼパム	ラメルテオン	ピパンペロン塩酸塩
ロラゼパム	スボレキサント	オキシペルチン
アルプラゾラム	レンボレキサント	スピペロン
フルタゾラム	メラトニン	スルピリド
メキサゾラム	**抗うつ薬**	ハロペリドール
トフィソパム	クロミプラミン塩酸塩	ピモジド
フルトプラゼパム	ロフェプラミン塩酸塩	ゾテピン
クロルジアゼポキシド	トリミプラミンマレイン酸塩	チミペロン
ロフラゼプ酸エチル	イミプラミン塩酸塩	ブロムペリドール
タンドスピロンクエン酸塩	アモキサピン	クロカプラミン塩酸塩水和物
ヒドロキシジン塩酸塩	アミトリプチリン塩酸塩	スルトプリド塩酸塩
クロチアゼパム	ノルトリプチリン塩酸塩	モサプラミン塩酸塩
ヒドロキシジンパモ酸塩	マプロチリン塩酸塩	ネモナプリド
エチゾラム	ペモリン	レセルピン
ガンマオリザノール	ドスレピン塩酸塩	△ ハロペリドールデカン酸エステル
睡眠薬	ミアンセリン塩酸塩	△ フルフェナジンデカン酸エステル
ブロモバレリル尿素	セチプチリンマレイン酸塩	＜非定型薬＞
抱水クロラール	トラゾドン塩酸塩	○△ リスペリドン
エスタゾラム	フルボキサミンマレイン酸塩	○ クエチアピンフマル酸塩
フルラゼパム塩酸塩	ミルナシプラン塩酸塩	○ ペロスピロン塩酸塩水和物（ペロスピロン塩酸塩）
ニトラゼパム	パロキセチン塩酸塩水和物	○ オランザピン
ニメタゼパム	塩酸セルトラリン	○△ アリピプラゾール（アリピプラゾール水和物）
ハロキサゾラム	ミルタザピン	○ ブロナンセリン
トリアゾラム	デュロキセチン塩酸塩	○ クロザピン
フルニトラゼパム	エスシタロプラムシュウ酸塩	○ パリペリドン
ブロチゾラム	ベンラファキシン塩酸塩	○△ パリペリドンパルミチン酸エステル
ロルメタゼパム	ボルチオキセチン臭化水素酸塩	○ アセナピンマレイン酸塩
クアゼパム	**抗精神病薬**（○印は非定型抗精神病薬，△は持続性抗精神病注射薬剤）	○ ブレクスピプラゾール
アモバルビタール	＜定型薬＞	○ ルラシドン塩酸塩
バルビタール	クロルプロマジン塩酸塩	
フェノバルビタール	クロルプロマジンフェノールフタリン酸塩	
フェノバルビタールナトリウム	ペルフェナジンフェンジゾ酸塩	

る薬剤の処方期間が28日以上の場合に算定する。ただし，当該患者に処方された薬剤の処方期間が全て28日以上である必要はない。

エ 主病とは，当該患者の全身的な医学管理の中心となっている特定疾患をいうものであり，2以上の診療科にわたり受診している場合においては，主病と認められる特定疾患の治療に当たっている診療科においてのみ算定する。

オ 特定疾患処方管理加算は初診料を算定した初診の日においても算定できる。

カ 投薬は本来直接本人を診察した上で適切な薬剤を投与すべきであるが，やむを得ない事情で看護等に当たっている者から症状を聞いて薬剤を投与した場合においても算定できる。

（編注） 厚生労働大臣が定める疾患は，B 000特定疾患療養管理料の対象疾患と同一である。(p.1496参照)

（編注） 主病が複数ある場合で，例えば，心不全で特定疾患処方管理加算を，ベーチェット病でB 001「7」難病外来指導管理料を，同一月に併せて算定することはできない〔事務連絡「診療報酬請求書等の記載要領等の一部改正に関する問答集」(p.1650) 問3より〕。

⑽ 「注6」抗悪性腫瘍剤処方管理加算

ア 「注6」に規定する抗悪性腫瘍剤処方管理加算については，入院中の患者以外の悪性腫瘍の患者に対して，抗悪性腫瘍剤による投薬の必要性，副作用，用法・用量，その他の留意点等について文書で説明し同意を得た上で，抗悪性腫瘍剤の適正使用及び副作用管理に基づく処方管理のもとに悪性腫瘍の治療を目的として抗悪性腫瘍剤が処方された場合に算定する。

イ 同一暦月にF 100処方料とF 400処方箋料を算定する場合にあっては，F 100処方料又はF 400処方箋料のいずれか一方の加算として月1回に限り算定する。

ウ 加算対象となる抗悪性腫瘍剤は，薬効分類上の腫瘍用薬とする。

⑾ 「注7」（投与期間が30日以上の投薬）については，A 000初診料の「注2」又は「注3」，A 002外来診療料の「注2」又は「注3」を算定する保険医療機関において，以下のアからコまでに定める薬剤を除き，1処方につき投与期間が30日以上の投薬を行った場合には，所定点数の**100分の40**に相当する点数により算定する。

ア 薬効分類が抗てんかん剤のもので，てんかんに対して用いた場合

イ 薬効分類の小分類が甲状腺ホルモン製剤のもので，甲状腺の障害に対して用いた場合

ウ 薬効分類が副腎ホルモン剤のもので，副腎性器障害又は副腎皮質機能不全に対して用いた場合

エ 薬効分類が卵胞ホルモン及び黄体ホルモン剤のもので，卵巣除去後機能不全その他の卵巣機能不全に対して用いた場合

オ 薬効分類の小分類が合成ビタミンD製剤のもので，副甲状腺機能低下症又は偽性副甲状腺機能低下症に対して用いた場合

カ 薬効分類が乳幼児用剤のもので，フェニルケトン尿症，楓糖尿症，ホモシスチン尿症又はガラクトー

(別紙様式40)

向精神薬多剤投与に係る報告書

直近3月に受診した外来患者に対して，向精神薬多剤投与を行った保険医療機関のみ提出すること。

保険医療機関名	
郵便番号	
住所	
標榜科	精神科・心療内科・どちらもない
対象期間	年　月　日から　年　月　日の3月間
「精神科の診療に係る経験を十分に有する医師」の数（届出時点）	名

1　向精神薬の投与を受けている患者数，その内訳（対象となる患者は直近3か月間に受診した外来患者）
※ここでいう向精神薬とは，抗不安薬，睡眠薬，抗うつ薬，抗精神病薬をさす。

向精神薬の投与を受けている患者数①			
うち，抗うつ薬又は抗精神病薬の投与を受けている患者数②			
	うち，抗うつ薬の投与を受けている患者数③	うち，抗精神病薬の投与を受けている患者数④	
名	名	名	名

2　向精神薬多剤投与を受けている患者数とその内訳（対象となる患者は直近3か月間に受診した外来患者）
※ここでいう向精神薬多剤投与とは，抗不安薬3種類以上，睡眠薬3種類以上，抗うつ薬3種類以上，抗精神病薬3種類以上又は抗不安薬及び睡眠薬4種類以上に該当することをさす。

向精神薬の投与を受けている患者数①					
向精神薬多剤投与を受けている患者数⑤					
うち，抗不安薬3種類以上の投与を受けている患者数⑥	うち，睡眠薬3種類以上の投与を受けている患者数⑦	うち，抗うつ薬3種類以上又は抗精神病薬3種類以上の投与を受けている患者数⑧		うち，抗うつ薬3種類以上の投与を受けている患者数⑨	うち，抗精神病薬3種類以上の投与を受けている患者数⑩
名	名	名	名	名	名

⑧／② ＝ 　　　　％

※⑧／②が10％未満であるか，又は⑧が20名未満である場合，「Ｉ００２」通院・在宅精神療法（17）のアに掲げる要件を満たす。

[記載上の注意]
1．直近3か月とは，届出を行う日の前月から起算して3か月をいう。
2．患者数は，条件に該当するものを，「ＦＩＯＯ」処方料（3）（イ）から（ニ）への該当の有無にかかわらず全て，それぞれ実人数で計上すること。例えば，期間中に抗うつ薬及び抗精神病薬の療法の投与を受けた患者がいる場合には，③と④に重複して計上され，③と④の和が②より大きくなる。同様に，期間中に抗うつ薬3種類以上及び抗精神病薬3種類以上の投与を受けた患者がいる場合には，⑨と⑩に重複して計上され，⑨と⑩の和が⑧より大きくなる。
3．「1」と「2」の①にはそれぞれ同じ数字を記入すること。
4．平成30年7月以降の報告において，⑤の患者数に，4種類の抗不安薬及び睡眠薬の投与を受けている患者数を含めること。

ス血症に対して用いた場合
キ　薬効分類が抗ウイルス剤のもので，後天性免疫不全症候群の病原体に感染している者に対して用いた場合
ク　薬効分類が血液製剤類のもので，血友病の者に対して用いた場合
ケ　薬効分類がその他の腫瘍用薬のもので，慢性骨髄性白血病に対して用いた場合
コ　アからケまでの内服薬と併用する薬効分類が健胃消化剤のもので，アからケまでに該当する疾患に対して用いた場合

事務連絡　問　F100処方料の「注8」又はF400処方箋料の「注2」（紹介率・逆紹介率の低い大病院の投与期間が30日以上の投薬に係る減算規定）の「所定点数」には，F100又はF400の他の「注」に掲げる加算を含むか。
答　含まない。　　　　　　　　　　　　　　（平27.3.30）

(12)　「注8」に規定する**外来後発医薬品使用体制加算**は，後発医薬品の品質，安全性，安定供給体制等の情報を収集・評価し，その結果を踏まえ後発医薬品の採用を決定する体制が整備されている保険医療機関を評価したものであり，診療所においてのみ算定する。

(13)　「注9」に規定する**向精神薬調整連携加算**については，直近の処方が向精神薬多剤投与又は向精神薬長期処方に該当する患者であって，当該処方において直近の処方から抗不安薬等の種類数又は1日当たり用量が減少したものについて，薬剤師又は看護職員に処方内容の変更に伴う心身の状態の変化について確認を指示した場合に算定する。指示に当たっては，処方の変更点を説明するとともに，独立行政法人医薬品医療機器総合機構（PMDA）による「PMDAからの医薬品適正使用のお願い（No.11　2017年3月）」又は睡眠薬の適正使用及び減量・中止のための診療ガイドラインに関する研究班（平成24年度厚生労働科学研究・障害者対策総合研究事業）が作成した「睡眠薬の適正な使用と休薬のための診療ガイドライン」等を参考に特に留意すべき症状等について具体的に指示をする。

(14)　(13)における「抗不安薬等の種類数の減少」については，一般名で種類数を計算した場合に抗不安薬等の種類数が減少している場合をいう。また，「抗不安薬等の1日当たり用量の減少」には，一般名で用量を計算した場合に抗不安薬等の用量が減少している場合をいい，定期処方を屯服に変更した場合が含まれる。

(15)　**外来後発医薬品使用体制加算**は，当該保険医療機関において調剤した後発医薬品のある先発医薬品及び後発医薬品を合算した規格単位数量に占める後発医薬品の規格単位数量の割合が75％以上，85％以上又は90％以上であるとともに，外来において後発医薬品（ジェネリック医薬品）の使用を積極的に行っている旨を当該保険医療機関の見やすい場所に掲示している保険医療機関において，1処方につき<u>5点</u>，<u>7点</u>又は<u>8点</u>を所定点数に加算する。
（令6保医発0305・4）

●告示4　特掲診療料の施設基準等

第7　1　処方料及び処方箋料に規定する別に厚生労働大臣が定める薬剤

抗不安剤，催眠鎮静剤，精神神経用剤又はその他の中枢神経系用薬のいずれかに該当する医薬品のうち，不安又は不眠症の効能又は効果を有し，医師による特別な医学管理を必要とするものであること。

第7　3　処方料の注7，薬剤の注4及び処方箋料の注2に規定する別に厚生労働大臣が定める薬剤

投与期間が30日以上必要なものであること。

事務連絡　向精神薬多剤投与（F100「1」，F400「1」）
問1　処方料等について，「精神科の診療に係る経験を十分に有する医師」を別紙様式39を用いて地方厚生（支）局長に届け出ることになっているが，届け出た医師が退職した場合，要件を満たさなくなった場合等は，その都度，改めて届け出ることが必要か。
答　そのとおり。　　　　　　　　　　　　　（平28.3.31）
問2　向精神薬多剤投与を行った場合の減算の除外規定について，「抗うつ薬又は抗精神病薬に限り，精神科の診療に係る経験を十分に有する医師として別紙様式39を用いて地方

厚生（支）局長に届け出たものが，患者の病状等によりやむを得ず投与を行う必要があると認めた場合」とあり，**別紙様式39**で，このことを確認できる文書を添付することとされているが，何を指すのか。
答　日本精神神経学会が認定する精神科専門医であることを証する文書及び日本精神神経学会が認定する研修を修了したことを証する文書を添付すること。
　　　　　　　　　　　　　　　　　　　　　　　（平26.3.31）
問3　（上記「問2」において）精神科の診療に係る経験を十分に有する医師については，日本精神神経学会が認定する精神科専門医であることを証する文書及び日本精神神経学会が認定する研修を修了したことを証する文書を「別紙様式39」に添付して地方厚生（支）局長に届け出ることとされているが，他にどのような医師が精神科の診療に係る経験を十分に有する医師に該当するのか。
答　当該要件への該当の可否については，個別に各地方厚生（支）局に確認されたい。　　　　　　　　　　（平28.11.17）
問4　院外処方では，処方箋を発行した保険医療機関の減算となるのか，調剤を行った保険薬局の減算となるのか。
答　院外処方の場合は，処方箋料の減算の対象となるが，薬剤料は減算とならない。　　　　　　　　　　　　（平26.3.31）
問5　「向精神薬多剤投与を行った保険医療機関は，向精神薬多剤投与の状況を**別紙様式40**を用いて地方厚生（支）局長に報告する」こととされているが，**別紙様式40**の書き方について，例えば，
　　①1人の患者が抗不安薬3種類以上かつ睡眠薬3種類以上というように複数該当する場合
　　②1人の患者に対し同月中に複数回の向精神薬多剤投与を行った場合
　　患者数はどのように記載すればよいか。
答　①当該患者の主病（又は症状が重いほうの精神疾患）に対する向精神薬多剤投与について，人数にカウントする。
　　②実人数でカウントする。6月中に複数回の向精神薬多剤投与があっても1名としてカウントする。ただし，複数回の多剤投与を行ったが，その都度，向精神薬の分類が異なる場合は，当該患者の主病（又は症状が重いほうの精神疾患）に対する向精神薬多剤投与について，1名とカウントする。　　　　　　　　　　　　　　　　　　（平26.9.5）
問6　**別紙36**で抗精神病薬に分類されているレセルピンを降圧剤として投薬した場合等，向精神薬を別の目的で投薬した場合も向精神薬多剤投与に係る種類数に含まれるのか。
答　含まれる。別の効果を期待して投薬した場合であっても，**別紙36**の分類に基づき向精神薬として種類数にカウントする。なお，種類数に含まれるのは**別紙36**に示した成分の医薬品を内服・頓服・外用として投薬した場合であり，注射薬は種類数に含まれない。
問7　抗うつ薬又は抗精神病薬を処方する場合において，臨時で処方した場合や精神科の診療に係る経験を十分に有する医師が，やむを得ず投与を行った場合は，向精神薬多剤投与に係る種類数のカウントには含めないが，同時に抗不安薬又は睡眠薬を3種類以上処方した場合，抗うつ薬又は抗精神病薬を含む全ての薬剤料（**F200「注2」**）が100分の80に減算となるのか。
答　減算となるのは向精神薬の薬剤料のみ。なお，処方料や薬剤料を減算した点数で算定する場合は，診療報酬明細書へ除外規定に該当する内容等を記載する必要は無い。
　　　　　　　　　　　　　　　　　　　（平26.10.10，一部修正）

参考　問1　向精神薬多剤投与の種類数のカウントにおいて，内服薬について，所定単位当たりの薬価が205円以下の場合は1種類と数えるルールは適用されるのか。
答　適用されない。
問2　向精神薬は多剤投与にならないが，同時に別の内服薬を投与し，合計7種類以上となった場合は，内服薬多剤投与の減算規定が適用されるのか。
答　その通り。
問3　向精神薬多剤投与の減算規定は地域包括診療料，地域包括診療加算算定時は除外されるのか。
答　除外されない。地域包括診療料，地域包括診療加算算定時も向精神薬多剤投与の減算規定は適用される。
問4　すでに他の医療機関で向精神薬多剤投与されている患者が初めて受診した日から6月間は，向精神薬多剤投与の減算規定から除外されるが，「初めて受診した日」とはいつを指すのか。
答　当該医療機関で精神科を初めて受診した日を指す。レセプトには当該医療機関の初診日を記載する（他の疾患で継続していた場合も含む）。
問5　1カ月以上，向精神薬多剤投与に該当せず，薬剤の切り替えで一時的に併用され向精神薬多剤投与になる場合の3カ月間は，年2回まで，向精神薬多剤投与の減算規定から除外されるが，「3カ月」とは暦月で考えるのか。
答　暦月ではない。薬剤切り替え開始日から3カ月である。
問6　2種類の睡眠薬を内服として処方していて，1種類の睡眠薬を頓服として追加して同時に処方し，睡眠薬が3種類以上になった場合，減算になるのか。
答　減算になる。抗不安薬，睡眠薬は臨時の投与の場合でも種類数に含まれる。
　　　　　　　　　　　　　　　　（平27.4.1 全国保険医団体連合会）

事務連絡　**向精神薬長期処方（F100「2」，F400「2」）**
問1　不安若しくは不眠の症状を有する患者に対して1年以上継続してベンゾジアゼピン受容体作動薬の投薬を行った場合については，当該症状を有する患者に対する診療を行うにつき十分な経験を有する医師が行う場合又は精神科の医師の助言を得ている場合等を除き，処方料，処方箋料が減算されることになったが，ベンゾジアゼピン受容体作動薬とは何を指すのか
答　エチゾラム，ジアゼパム，ゾピクロン，ゾルピデム酒石酸塩などが該当するが，PMDAのホームページ「ベンゾジアゼピン受容体作動薬の依存性について」なども参照されたい。
問2　不安若しくは不眠の症状を有する患者に対して1年以上継続してベンゾジアゼピン受容体作動薬の投薬を行った場合の処方料・処方箋料における「精神科医の助言」について，具体的に求められる要件などはあるのか。
答　「精神科医の助言」は，精神科のみを担当する医師又は精神科と心療内科の両方を担当する医師による助言をいう。
問3　不安若しくは不眠の症状を有する患者に対して1年以上継続してベンゾジアゼピン受容体作動薬の投薬を行った場合に算定する処方料・処方箋料について，てんかんの治療のために，ベンゾジアゼピン受容体作動薬を1年以上にわたって，同一の成分を同一の1日当たり用量で連続して処方している場合は該当するか。
答　該当しない。
問4　不安若しくは不眠の症状を有する患者に対して1年以上継続してベンゾジアゼピン受容体作動薬の投薬を行った場合に算定する処方料・処方箋料について，「不安又は不眠に係る適切な研修」及び「精神科薬物療法に係る適切な研修」とはそれぞれ何を指すのか。
答　「不安又は不眠に係る適切な研修」については，現時点で日本医師会の生涯教育制度における研修（「日医eラーニング」を含む）において，カリキュラムコード69「不安」又はカリキュラムコード20「不眠」を満たす研修であって，プライマリケアの提供に必要な内容を含むものを2単位以上取得した場合をいう。
　「精神科薬物療法に係る適切な研修」は，現時点で日本精神神経学会又は日本精神科病院協会が主催する精神科薬物療法に関する研修をいう。ただし，精神科の臨床経験5年以上を有する状態で受講した場合のみ該当する。　　（平30.3.30）
問5　不安若しくは不眠の症状を有する患者に対して1年以上継続してベンゾジアゼピン受容体作動薬の投薬を行った場合に算定する処方料，処方箋料について，（上記「問4」で）「不安又は不眠に係る適切な研修」として示したもの以外に，以下の研修を修了した医師は，「不安又は不眠に係る適切な研修」を修了した医師と考えてよいか。
・公益社団法人全日本病院協会による「向精神薬の適正使用に係る研修」
答　よい。　　　　　　　　　　　　　　　　（平31.1.30）

事務連絡 特定疾患処方管理加算（F100処方料「注5」，F400処方箋料「注4」）

問1 例えば4月1日に28日分投与して，4月29日に28日分投与しても加算は算定不可なのか。
答 月1回に限り算定できる。
問2 28日分投与する薬剤と同時に処方した薬剤がたとえば14日分であった場合，加算は算定できるのか。
答 特定疾患に対する薬剤の投与日数が28日以上であれば算定できる。
問3 外用薬も対象となるのか。
答 特定疾患に対する投薬であれば外用薬でも算定できる。
(平16.3.30，一部修正)
問4 隔日投与で28日以上であっても算定できるか。
答 隔日投与でも処方期間が28日以上であれば算定できる。
問5 特定疾患処方管理加算は，特定疾患に直接適応のある薬剤の処方の場合のみ算定できるのか。
答 そのとおり。
(平16.7.7，一部修正)
問6 「診療報酬請求書等の記載要領」において，特定疾患処方管理加算を算定した場合の記載方法について，「隔日及び漸増・減等で投与する場合はその旨を『摘要欄』に記載すること」とされているが，特定疾患処方管理加算を算定する全ての場合で記載が必要か。
答 加算を算定する場合のみでよい。
(平20.4.30，一部修正)

参考 モサプリドクエン酸塩（商品名：ガスモチン錠等）の効能・効果である慢性胃炎に伴う症状の改善に対する特定疾患処方管理加算の算定は認められる。
(令2.7.27 支払基金)

事務連絡 抗悪性腫瘍剤処方管理加算（F100「注6」，F400「注5」）

問 抗悪性腫瘍剤処方管理加算を算定するに当たり，
① 文書の提供は必要か。
② 治療開始時に説明等を行っていれば，翌月以降同様の説明を実施する必要はないか。
答 ① 文書による説明が行われていれば良い。
② 患者が当該治療を十分に理解していればその必要はない。ただし治療内容に変更があった場合は改めて説明が必要。
(平22.3.29)

事務連絡 外来後発医薬品使用体制加算（F100「注8」）

問1 「注8」に掲げる外来後発医薬品使用体制加算は，薬剤師がいない診療所であっても算定できるか。
答 薬剤師がいない場合であっても，薬剤部門に医師等が配置され（兼務も可能），後発医薬品の品質，安全性，安定供給体制等の情報を収集・評価し，その結果を踏まえて後発医薬品の採用を決定する体制が整備されていれば算定できる。
(平28.3.31)
問2 A243後発医薬品使用体制加算及びF100の「注8」の外来後発医薬品使用体制加算において，当該保険医療機関で調剤した医薬品に，注射や在宅の部で算定され，直接患者に交付される薬剤は含まれるか。
答 含まれる。
(平28.6.14)

第3節 薬剤料

F200 薬剤

薬剤料は，次の各区分ごとに所定単位につき，薬価が15円以下である場合は1点とし，15円を超える場合は10円又はその端数を増すごとに1点を所定点数に加算する。

使用薬剤	単位
内服薬及び浸煎薬	1剤1日分
屯服薬	1回分
外用薬	1調剤

注1 特別入院基本料等を算定している病棟を有する病院に入院している患者であって入院期間が1年を超えるものに対する同一月の投薬に係る薬剤料と注射に係る薬剤料とを合算して得た点数（以下この表において「合算薬剤料」という）が，220点にその月における当該患者の入院日数を乗じて得た点数を超える場合（悪性新生物その他の特定の疾患に罹患している患者に対して投薬又は注射を行った場合を除く）には，当該合算薬剤料は，所定点数にかかわらず，220点にその月における当該患者の入院日数を乗じて得た点数により算定する。
2 1処方につき3種類以上の抗不安薬，3

参考 ベンゾジアゼピン受容体作動薬一覧

① 催眠鎮静剤，抗不安剤（薬効分類番号112），② 精神神経用剤（同117），③ その他の中枢神経系用剤（同119）のいずれかに該当するベンゾジアゼピン受容体作動薬（内服薬）

一般名	医薬品（製品）名
アルプラゾラム	コンスタン錠，ソラナックス錠，アルプラゾラム錠
エスゾピクロン	ルネスタ錠，エスゾピクロン錠
エスタゾラム	ユーロジン錠，エスタゾラム錠
エチゾラム	デパス錠，デパス細粒，エチゾラム錠
オキサゾラム	セレナール錠，セレナール散
クアゼパム	ドラール錠，クアゼパム錠
クロキサゾラム	セパゾン錠，セパゾン散
クロチアゼパム	リーゼ錠，リーゼ顆粒，クロチアゼパム錠
クロラゼプ酸ニカリウム	メンドンカプセル
クロルジアゼポキシド	コントール錠，コントール散，バランス錠，バランス散，クロルジアゼポキシド錠，クロルジアゼポキシド散
ジアゼパム	セルシン錠，セルシン散，セルシンシロップ，ホリゾン錠，ホリゾン散，ジアゼパム錠，ジアゼパム散
ゾピクロン	アモバン錠，ゾピクロン錠
ゾルピデム酒石酸塩	マイスリー錠，ゾルピデム酒石酸塩錠，ゾルピデム酒石酸塩OD錠，ゾルピデム酒石酸塩ODフィルム，ゾルピデム酒石酸塩内用液
トリアゾラム	ハルシオン錠，トリアゾラム錠
ニトラゼパム	ネルボン錠，ネルボン散，ベンザリン錠，ベンザリン細粒，ニトラゼパム錠，ニトラゼパム細粒
ハロキサゾラム	ソメリン錠，ソメリン細粒
フルタゾラム	コレミナール錠，コレミナール細粒
フルニトラゼパム	サイレース錠，フルニトラゼパム錠
フルラゼパム塩酸塩	ダルメートカプセル
ブロチゾラム	レンドルミン錠，ブロチゾラム錠，ブロチゾラムOD錠
ブロマゼパム	レキソタン錠，レキソタン細粒，ブロマゼパム錠，ブロマゼパム細粒
メキサゾラム	メレックス錠，メレックス細粒
メダゼパム	レスミット錠，メダゼパム錠
リルマザホン塩酸塩水和物	リスミー錠
ロフラゼプ酸エチル	メイラックス錠，メイラックス細粒，ロフラゼプ酸エチル錠
ロラゼパム	ワイパックス錠，ロラゼパム錠
ロルメタゼパム	エバミール錠，ロラメット錠

(PMDAホームページ，『薬価・効能早見表2025』より作成)

※ 上記薬剤を不安・不眠症状の患者に1年以上継続して処方（向精神薬長期処方）した場合，F100処方料の「2」（29点），F400処方箋料の「2」（32点）で算定する

種類以上の睡眠薬，3種類以上の抗うつ薬，3種類以上の抗精神病薬又は4種類以上の抗不安薬及び睡眠薬の投薬（臨時の投薬等のもの及び3種類の抗うつ薬又は3種類の抗精神病薬を患者の病状等によりやむを得ず投与するものを除く）を行った場合には，抗不安薬，睡眠薬，抗うつ薬及び抗精神病薬に係る薬剤料に限り，所定点数の100分の80に相当する点数により算定する。 精減

3　注2以外の場合であって，1処方につき7種類以上の内服薬の投薬（臨時の投薬であって，投薬期間が2週間以内のもの及びA001再診料の注12に掲げる地域包括診療加算又はB001-2-9地域包括診療料を算定するものを除く）を行った場合には，所定点数の100分の90に相当する点数により算定する。 減

4　A000初診料の注2又は注3，A002外来診療料の注2又は注3を算定する保険医療機関において，別に厚生労働大臣が定める薬剤〔告示4第7・3, p.1398〕を除き，1処方につき投与期間が30日以上の投薬を行った場合には，所定点数の100分の40に相当する点数により算定する。 減

5　健康保険法第85条第1項及び高齢者医療確保法第74条第1項に規定する入院時食事療養費に係る食事療養又は健康保険法第85条の2第1項及び高齢者医療確保法第75条第1項に規定する入院時生活療養費に係る生活療養の食事の提供たる療養を受けている患者又は入院中の患者以外の患者に対して投与されたビタミン剤については，当該患者の疾患又は症状の原因がビタミンの欠乏又は代謝異常であることが明らかであり，かつ，必要なビタミンを食事により摂取することが困難である場合その他これに準ずる場合であって，医師が当該ビタミン剤の投与が有効であると判断したときを除き，これを算定しない。

6　使用薬剤の薬価は，別に厚生労働大臣が定める。

参考　**薬剤料速算法**
使用薬価が15円を超える場合
① 使用薬価を10円で除し，
② 小数点以下が
　0.5以下→小数点以下を切り捨てて得た点数
　0.5超える→小数点以下を切り上げて得た点数
　例　使用薬価　25円　→2.5→2点
　　　　　　　25.1円→2.51→3点

→**薬剤**　　　　　　　　　　　　　摘要欄 p.1709

(1)「注2」については，F100処方料の(3)（「1 向精神薬多剤投与」に係る通知, p.586）に準じる。
(2)「注2」の算定は，外来の場合に限る。なお，1処方とは処方料の算定単位となる処方をいう。
(3) 1回の処方において，**2種類以上の内服薬を調剤**する場合には，それぞれの薬剤を個別の薬包等に調剤しても，服用時点及び服用回数が同じであるものについては，次の場合を除き1剤として算定する。
　ア　配合不適等調剤技術上の必要性から個別に調剤した場合
　イ　固形剤と内用液剤の場合
　ウ　内服錠とチュアブル錠等のように服用方法が異なる場合

(4)「注1」における**「その他の特定の疾患」**とは，難病の患者に対する医療等に関する法律第5条第1項に規定する指定難病〔同法第7条第4項に規定する医療受給者証を交付されている患者（同条第1項各号に規定する特定医療費の支給認定に係る基準を満たすものとして診断を受けたものを含む）に係るものに限る〕又は「特定疾患治療研究事業について」に掲げる疾患（当該疾患に罹患しているものとして都道府県知事から受給者証の交付を受けているものに限る。ただし，スモンについては過去に公的な認定を受けたことが確認できる場合等を含む）をいう。

(5) **特別入院基本料等を算定する病棟を有する病院の長期入院患者に係る入院期間**の算定は，当該特別入院基本料等を算定する病棟を有する病院となる以前からの入院期間を通算する。
　また，入院期間の算定は第1章第2部入院料等の「通則」の例に準じる。
（編注）特別入院基本料等を算定する病棟を有する病院に1年を超えて入院している患者に対する薬剤料の上限設定のなかで，悪性新生物その他の特定の疾患に罹患している患者は除外されるとなっているが，この場合，当該患者に係る全ての薬剤料が除外される（当該患者の当該疾患に係る薬剤料のみが除外されるものではない）。

(6)「注3」の多剤投与の場合の算定
　ア　「注3」の算定は，外来の場合に限り，1処方のうち，内服薬についてのみ対象とする。この場合の「種類」については，次のように計算する。なお，1処方とは処方料の算定単位となる処方をいう。
　　(イ) 錠剤，カプセル剤については，1銘柄ごとに1種類と計算する。
　　(ロ) 散剤，顆粒剤及び液剤については，1銘柄ごとに1種類と計算する。
　　(ハ) (ロ)の薬剤を混合して服薬できるよう調剤を行ったものについては，1種類とする。
　　(ニ) 薬剤料に掲げる所定単位当たり（1剤1日分）の薬価が205円以下の場合には，1種類とする。
　イ　「注3」の「所定点数」とは，1処方のうちの全ての内服薬の薬剤料をいう。
　ウ　「注3」の算定は，常態として投与する内服薬が7種類以上の場合に行い，臨時に投与する薬剤については対象としない。
　エ　ウの臨時に投与する薬剤とは連続する投与期間が2週間以内のものをいい，2週間を超える投与期間の薬剤にあっては常態として投与する薬剤として扱う。なお，投与中止期間が1週間以内の場合は，連続する投与とみなして投与期間を計算する。
　オ　臨時的に内服薬の追加投与等を行った結果，1方につき内服薬が7種類以上となる場合において，傷病名欄からその必要性が明らかでない場合には，**診療報酬明細書**の摘要欄にその必要性を記載する。
（編注）（臨時投与の薬剤を除いて）7種類以上の内服薬を投与した場合は，（臨時投与の薬剤も含めて）内服薬のすべての薬剤料を低減の対象とする。

参考　「1処方のうちすべての内服薬の薬剤料」とは，1処方のうちのすべての内服薬にかかる総薬剤点数のこと。100分の90は総薬剤点数に乗じる。総薬剤点数の100分の90に端数が生じる場合には，端数は四捨五入する。
以下に具体例を示すので参考にされたい。
〔常態として投与する薬剤が7種類以上の例〕

```
( A   1 mg 3 T
( B       3 T                      21点×7日＝147点

( C   5 mg 2 T
( D       3 g   ┐→（混合）1種類
( E       2 g   ┘                  22点×7日＝154点

( F       1 T
( G     1.5 T                      23点×7日＝161点

( H   1 mg 2 T
( I       2 T
( J       2 T
  ＊（購入価格が205円以下の薬剤は1種類）
                                    6点×7日＝42点
                         総薬剤点数    504点
```

したがって，この場合は7種類となるため，請求点数は，504点×90/100＝453.6点なので454点となる。

(7) 「注4」については，F100処方料の(11)〔「注7」（投与期間が30日以上の投薬）に係る通知〕に準じる。

(8) ビタミン剤
 ア 「注5」に規定するビタミン剤とは，内服薬及び注射薬をいうものであり，また，ビタミンを含有する配合剤を含む。
 イ ビタミン剤に係る薬剤料が算定できるのは，医師が当該ビタミン剤の投与が有効であると判断し，適正に投与された場合に限られるものであり，医師が疾患の特性により投与の必要性を認める場合のほか，具体的には，次のような場合をいう。ただし，薬事承認の内容に従って投与された場合に限る。
  (イ) 患者の疾患又は症状の原因がビタミンの欠乏又は代謝障害であることが明らかであり，かつ，必要なビタミンを食事により摂取することが困難である場合（例えば，悪性貧血のビタミンB₁₂の欠乏等，診察及び検査の結果から当該疾患又は症状が明らかな場合）
  (ロ) 患者が妊産婦，乳幼児等（手術後の患者及び高カロリー輸液療法実施中の患者を含む）であり，診察及び検査の結果から食事からのビタミンの摂取が不十分であると診断された場合
  (ハ) 患者の疾患又は症状の原因がビタミンの欠乏又は代謝障害であると推定され，かつ，必要なビタミンを食事により摂取することが困難である場合
  (ニ) 重湯等の流動食及び軟食のうち，一分がゆ，三分がゆ又は五分がゆを食している場合
  (ホ) 無菌食，フェニールケトン尿症食，楓糖尿症食，ホモシスチン尿症食又はガラクトース血症食を食している場合
 ウ ビタミン剤に係る薬剤料を算定する場合には，当該ビタミン剤の投与が必要かつ有効と判断した趣旨を具体的に**診療録**及び**診療報酬明細書**に記載しなければならない。ただし，病名によりビタミン剤の投与が必要，かつ，有効と判断できる場合は趣旨を**診療報酬明細書**に記載することは要しない。

(令6保医発0305・4)

→トローチ剤又は嗅薬及び噴霧吸入剤
〔F000調剤料・通知(2)（p.585）参照〕

参考 投薬料の算定例（調剤技術基本料を除く）
① 内服薬2剤3日分を処方した場合
 ア 外来患者
  処方料＋調剤料＋　薬　剤　料
  42点＋11点＋（第1剤1日分薬剤料）×3
  ＋（第2剤1日分薬剤料）×3
 イ 入院患者
  ｛（第1剤1日分薬剤料）×3＋（第2剤1日分薬

剤料）×3｝＋調剤料（7点）×使用日数
② 内服薬1剤3日分と屯服薬2包を処方した場合
 ア 外来患者
  　　　処方料＋調剤料＋　　内服薬の薬剤料
  （内服薬）42点＋11点＋（1日分薬剤料）×3＋
  　　　　屯服薬の薬剤料
  （屯服薬）｛（1回分薬剤料）×2｝
 イ 入院患者
  （内服薬）（1日分薬剤料）×3＋
  （屯服薬）（1回分薬剤料）×2＋調剤料（7点）×使用日数
③ 屯服薬2包と外用薬2種類（点眼薬5ccと眼軟膏7g）を処方した場合
 ア 外来患者
  　　　処方料＋調剤料＋　薬剤料
  （屯服薬）42点＋11点＋｛（1回分薬剤料）×2｝＋
  　　　調剤料＋　薬剤料
  （外用薬）｛8点＋（点眼薬5ccの薬剤料）×1
  　＋（眼軟膏7gの薬剤料）×1｝
 イ 入院患者
  （屯服薬）（1回分薬剤料）×2＋
  （外用薬）（点眼薬剤料）×1＋（軟膏薬剤料）×1
  　＋調剤料（7点）×使用日数

事務連絡 向精神薬多剤投与
問1 例えば，抗不安薬3種類，抗精神病薬1種類，睡眠薬1種類を1回に処方されていた場合，抗不安薬だけでなく，抗精神病薬，睡眠薬についても，薬剤料が所定点数の100分の80に相当する点数で算定するのか。
答 そのとおり。
問2 F200薬剤料の「注2」（向精神薬多剤投与の場合の100分の80減算）について，1剤（服用時点，服用回数が同じもの）に向精神薬とそれ以外が混在する場合，どのように計算するか。
答 以下の例のとおり。

＊向精神薬A　　79.3円 　向精神薬B　184.4円 　向精神薬C　　20.4円 　向精神薬以外　5.6円	・調剤単位に求める点数 　79.3＋184.4＋20.4＋5.6＝289.7円→29点 ・向精神薬の点数 　79.3＋184.4＋20.4＝284.1円→28点 ・向精神薬以外の点数 　29－28＝1点 ・薬剤料の逓減 　28×0.8＝22.4→22点 ・逓減後の剤の合計点数 　22＋1＝**23点**
＊向精神薬D　164.4円 　向精神薬E　　61.0円	・調剤単位に求める点数 　164.4＋61.0＝225.4円→23点 ・向精神薬の点数 　164.4＋61.0＝225.4円→23点 ・薬剤料の逓減 　23×0.8＝18.4→18点 ・逓減後の剤の合計点数　**18点**
＊向精神薬以外 　　　　　252.8円	・調剤単位に求める点数 　252.8円→**25点**
＊向精神薬F　365.9円	・調剤単位に求める点数 　365.9円→37点 ・向精神薬の点数 　365.9円→37点 ・薬剤料の逓減 　37×0.8＝29.6→30点 ・逓減後の合計点数　**30点**
薬剤料合計23＋18＋25＋30＝**96点**	

(平28.3.31)

問3 F200薬剤料について，「注2」（例えば，3種類以上の抗不安薬）と「注3」（7種類以上の内服薬）の両方に該当する場合については，薬剤費をどのように算定するのか。
①3種類の抗不安薬と，4種類の「向精神薬（抗不安薬，睡眠薬，抗うつ薬又は抗精神病薬）以外の薬剤」を投薬

する場合
　②3種類の抗不安薬と，7種類の「向精神薬以外の薬剤」を投薬する場合
答　①の場合については，抗不安薬について所定点数の100分の80で，「向精神薬以外の薬剤」については所定点数の100分の100で算定する。②の場合については，抗不安薬について所定点数の100分の80で算定した上で，抗不安薬を除いても「注3」の要件に該当することから，「向精神薬以外の薬剤」について，所定点数の100分の90で算定する。　(平28.4.25)

事務連絡　認知症治療薬
問　認知症治療薬について，患者の症状等により添付文書の増量規定(※)によらず当該規定の用量未満で投与した場合，当該用量未満の認知症治療薬の取扱いはどのようになるか。
※例えば，ドネペジル塩酸塩錠については，添付文書の「用法・用量」欄において，「通常，成人にはドネペジル塩酸塩として1日1回3mgから開始し，1〜2週間後に5mgに増量し，経口投与する」と記載されている。
答　添付文書の増量規定によらず当該規定の用量未満で投与された認知症治療薬については，平成28年6月1日付け厚生労働省保険局医療課事務連絡により審査支払機関に対して，一律に査定を行うのではなく，診療報酬明細書の摘要欄に記載されている投与の理由等も参考に，個々の症例に応じて医学的に判断するよう連絡している。
　(平29.5.26)

事務連絡　投与期間30日以上の減算規定
問1　F200薬剤料の「注4」（紹介率・逆紹介率の低い大病院の投与期間が30日以上の投薬に係る減算規定）の「所定点数」について，
①1処方において，投与期間が30日以上の投薬と30日未満の投薬がある場合，「所定点数」とは，1処方全ての医薬品の総点数〔1日（回）あたりの点数に1処方の日（回）数を乗じて得た点数〕となるか，30日以上の投薬に係る医薬品の総点数か。
②投与期間が30日以上の投薬を行った1剤（服用時点，服用回数が同じもの）に，減算規定除外対象の医薬品と減算規定除外対象以外の医薬品が混在する場合，「所定点数」とは，1剤の総点数となるか，減算規定除外対象以外の医薬品の総点数となるか。
③「注2」（向精神薬多剤投与100分の80）又は「注3」（7種以上の内服薬100分の90）と「注4」（紹介率・逆紹介率の低い大病院の30日以上の投薬100分の40）の減算規定が同時に適用となる場合，「注4」の「所定点数」の扱いはどのようになるか。
答　①内服・頓服・外用に係る薬剤料について，投与期間が30日以上の投薬に係る医薬品の総点数を「所定点数」とする。
②投与期間が30日以上の投薬を行った1剤（服用時点，服用回数が同じもの）に，減算規定除外対象の医薬品と減算規定除外対象以外の医薬品が混在する場合は減算規定除外対象以外の医薬品の総点数を「所定点数」とする。
③減算規定は「注2」又は「注3」を先に適用し，その上で注4の規定の対象となる医薬品についてのみ「注4」の規定を適用（100分の40を乗じ端数がある場合には四捨五入）することとなる。
　　この場合の「注4」の「所定点数」は，注4の減算規定の対象となる医薬品について総点数を算出し，「注2」（100分の80）又は「注3」（100分の90）の規定に係る乗数を乗じ，端数がある場合には四捨五入した点数である。
　　なお，「注2」から「注4」の規定による控除点数（算定点数から所定点数の合計を控除して得た点数）は，次のように算出する。

《内服薬1処方分（「注2」の向精神薬多剤投与100分の80減算該当）》
　A薬剤（向精神薬）（薬価98円30日）　10×30（注4の減算規定除外対象）
　B薬剤（向精神薬）（薬価220円42日）　22×42
　C薬剤（向精神薬）（薬価302円30日）　30×30
　D薬剤（向精神薬）（薬価400円14日）　40×14

の場合，すべて向精神薬であることから，処方全体について，「注2」の減算を先に適用する。
「注2」による控除対象の総点数は，
　10×30＋22×42＋30×30＋40×14＝2,684〔点〕
　・「注2」の減算を適用した場合，
　　2,684×（80/100）＝2,147.2（四捨五入→2,147点）
　・「注2」による控除点数は，2,147−2,684＝△537点
「注4」による控除対象はB薬剤とC薬剤であることから，
　・B薬剤とC薬剤のみに注2による減算を適用した場合の所定点数は，
　　(22×42＋30×30)×(80/100)＝1,459.2（四捨五入して1,459点）
　・B薬剤とC薬剤に注4を適用した場合，
　　1,459×(40/100)＝583.6（四捨五入して584点）
　・「注4」による控除点数は，584−1,459＝△875点
よって，処方全体の薬剤の算定点数（合計点数）は，
　2,684−537−875＝1,272点となる。
　(平27.3.30，一部修正)

第4節　特定保険医療材料料

F300　**特定保険医療材料**　材料価格を10円で除して得た点数
注　支給した特定保険医療材料の材料価格は，別に厚生労働大臣が定める〔告示①，p.984〕。

第5節　処方箋料

F400　**処方箋料**
1　3種類以上の抗不安薬，3種類以上の睡眠薬，3種類以上の抗うつ薬，3種類以上の抗精神病薬又は4種類以上の抗不安薬及び睡眠薬の投薬（臨時の投薬等のもの及び3種類の抗うつ薬又は3種類の抗精神病薬を患者の病状等によりやむを得ず投与するものを除く）を行った場合　**20点**
2　1以外の場合であって，7種類以上の内服薬の投薬（臨時の投薬であって，投薬期間が2週間以内のもの及びA001再診料の注12に掲げる地域包括診療加算を算定するものを除く）を行った場合又は不安若しくは不眠の症状を有する患者に対して1年以上継続して別に厚生労働大臣が定める薬剤〔告示④第7・1，p.1397〕の投薬（当該症状を有する患者に対する診療を行うにつき十分な経験を有する医師が行う場合又は精神科の医師の助言を得ている場合その他これに準ずる場合を除く）を行った場合　**32点**
3　1及び2以外の場合　**60点**
注1　保険薬局において調剤を受けるために処方箋を交付した場合に，交付1回につき算定する。
　2　A000初診料の注2又は注3，A002外来診療料の注2又は注3を算定する保険医療機関において，別に厚生労働大臣が定める薬剤〔告示④第7・3，p.1398〕を除き，1処方につき投与期間が30日以上の投薬を行った場合〔保険医療機関及び保険医療養担当規則（昭和32年厚生省令第15号）第20条第3号ロ及び高齢者の医療の確保に関する法律の規定による療養の

給付等の取扱い及び担当に関する基準（昭和58年厚生省告示第14号）第20条第4号ロに規定するリフィル処方箋を交付する場合であって，当該リフィル処方箋の1回の使用による投与期間が29日以内の投薬を行った場合を除く〕には，所定点数の**100分の40**に相当する点数により算定する。

3　3歳未満の乳幼児に対して処方箋を交付した場合は，**乳幼児加算**として，処方箋の交付1回につき**3点**を所定点数に加算する。

4　診療所又は許可病床数が200床未満の病院である保険医療機関において，入院中の患者以外の患者〔別に**厚生労働大臣が定める疾患**〔告示4〕別表第1，p.1496〕を主病とするものに限る）に対して薬剤の処方期間が28日以上の処方（リフィル処方箋の複数回の使用による合計の処方期間が28日以上の処方を含む）を行った場合は，**特定疾患処方管理加算** 特処 として，月1回に限り，1処方につき**56点**を所定点数に加算する。

5　別に厚生労働大臣が定める施設基準〔告示4第7・2，p.1398〕に適合しているものとして地方厚生局長等に届け出た保険医療機関（許可病床数が200床以上の病院に限る）において，治療の開始に当たり投薬の必要性，危険性等について文書により説明を行った上で抗悪性腫瘍剤に係る処方箋を交付した場合には，**抗悪性腫瘍剤処方管理加算** 抗悪 として，月1回に限り，処方箋の交付1回につき**70点**を所定点数に加算する。

6　別に厚生労働大臣が定める施設基準〔告示4第7・5，p.1399〕を満たす保険医療機関において，薬剤の一般的名称を記載する処方箋を交付した場合は，当該処方箋の内容に応じ，次に掲げる点数を処方箋の交付1回につきそれぞれ所定点数に加算する。

　イ　一般名処方加算1　一般1　　　**10点**
　ロ　一般名処方加算2　一般2　　　**8点**

7　抗不安薬等が処方されていた患者であって，当該処方の内容を総合的に評価及び調整し，当該患者に処方する抗不安薬等の種類数又は投薬量が減少したものについて，薬剤師に対し，薬剤の種類数又は投薬量が減少したことによる症状の変化等の確認を指示した場合，**向精神薬調整連携加算** 向調連 として，月1回に限り，1処方につき**12点**を所定点数に加算する。ただし，同一月において，A250薬剤総合評価調整加算及び区分番号B008-2薬剤総合評価調整管理料は別に算定できない。

8　1，2及び3について，直近3月に処方箋を交付した回数が一定以上である保険医療機関が，別表第3調剤報酬点数表区分番号00調剤基本料に掲げる特別調剤基本料Aを算定する薬局であって，当該保険医療機関から集中的に処方箋を受け付けているものと不動産取引等その他の特別な関係を有する場合は，1，2又は3の所定点数に代えて，それぞれ**18点**，**29点**又は**42点**を算定する。

【2024年改定による主な変更点】
(1) **介護老人保健施設・介護医療院入所者**に対する処方箋料（抗悪性腫瘍剤，HIF-PH阻害剤，疼痛コントロールのための医療用麻薬，抗ウイルス薬を処方した場合に限る）が算定可とされた。
(2) 従前の「注4」特定疾患処方管理加算1（処方期間28日未満）が廃止された。特定疾患処方管理加算は**処方期間28日以上の場合**（従前の加算2）のみ算定可となり，「**リフィル処方箋の複数回の使用による合計の処方期間が28日以上**」の場合も算定可とされた。
(3) 特定疾患処方管理加算の対象疾患から**高血圧症，糖尿病，（遺伝性のものではない）脂質異常症**が削除され，新たに**アナフィラキシー，ギラン・バレー症候群**が追加された。
(4) **一般名処方加算**（注6）について，医薬品の供給不足等の場合における治療計画の見直し等に対応できる体制の整備，患者への説明，院内掲示，ウェブサイト掲載に係る施設基準が新設された（届出は不要）。
(5) 以下の①〜③のいずれにも該当する場合，処方箋料の「1」「2」「3」の所定点数に代えて，それぞれ18点・29点・42点で算定するとされた（注8）。
　① 直近3月の処方箋交付回数が12,000回超の医療機関
　② 保険薬局（調剤点数表「00」「4」特別調剤基本料Aを算定）と不動産取引等その他の特別な関係がある
　③ 保険薬局において当該医療機関に係る処方箋集中率（特定の医療機関に係る処方箋受付回数を全ての処方箋受付回数で除して得た値）が9割を超えている

→処方箋料　　　　　　　　　　摘要欄 p.1709

(1) **医師が処方する投薬量**については，予見することができる必要期間に従ったものでなければならず，30日を超える長期の投薬を行うに当たっては，長期の投薬が可能な程度に病状が安定し，服薬管理が可能である旨を医師が確認するとともに，病状が変化した際の対応方法及び当該保険医療機関の連絡先を患者に周知する。なお，上記の要件を満たさない場合は，原則として次に掲げるいずれかの対応を行う。
　ア　30日以内に再診を行う。
　イ　許可病床数が200床以上の保険医療機関にあっては，患者に対して他の保険医療機関（許可病床数が200床未満の病院又は診療所に限る）に文書による紹介を行う旨の申出を行う。
　ウ　患者の病状は安定しているものの服薬管理が難しい場合には，分割指示に係る処方箋を交付する。
(2) 保険薬局で保険調剤を受けさせるために，患者に保険医療機関及び保険医療養担当規則（昭和32年厚生省令第15号）に定められている様式の完備した**処方箋（院外処方箋）**を交付した場合に限り算定し，その処方箋に処方した剤数，投与量（日分数）等の如何にかかわらず，1回として算定する。なお，分割指示に係る処方箋を発行する場合は，保険医療機関及び保険医療養担当規則に定められている**様式第2号の2**を用いることとし，分割の回数は3回までとする。また，患者に対し，調剤を受ける度に別紙を含む分割指示に係る処方箋の全てを保険薬局に提出するよう指導する。
(3) 同一の保険医療機関が一連の診療に基づいて，**同時に，同一の患者に2枚以上の処方箋を交付**した場合は，1回として算定する。
(編注) C101在宅自己注射指導管理料を算定している患者へインスリン等の注射薬のみを処方箋で交付した場合は，（「在宅医療」の薬剤であるため）処方箋料と「注4」の特定疾患処方管理加算は算定できない。また，院内投与の場合も，処方料と同様に算定できない。
(4) 複数の診療科を標榜する保険医療機関において，2以上の診療科で，異なる医師が処方した場合は，それ

(5) 「1」については，F100処方料の(3)（「向精神薬多剤投与」に係る通知, p.586）に準じる。

(6) 「2」において，処方箋料における内服薬の種類については，F200薬剤の「注3」における内服薬の種類と同様の取扱いとする。なお，当該処方に係る内服薬の投薬が6種類以下の場合又は外用薬, 屯服薬のみの投薬の場合は「3」（編注：7種類以上でない場合の処方箋料）で算定する。

(7) 「2」において，臨時的に内服薬の追加投与等を行った結果，1処方につき内服薬が7種類以上となる場合には，処方箋の備考欄にその必要性を記載する。
　その他，臨時的に内服薬の追加投与を行った場合の取扱いについてはF200薬剤の(6)（→「注3」多剤投与の場合の薬剤算定, p.592）に準じる。

(8) 「2」において，「不安若しくは不眠の症状を有する患者に対して1年以上継続して別に厚生労働大臣が定める薬剤の投薬を行った場合」については，F100処方料の(6)に準じる。

(9) 同一の患者に対して，同一診療日に，一部の薬剤を院内において投薬し，他の薬剤を院外処方箋により投薬することは，原則として認められない。
　また，注射器, 注射針又はその両者のみを処方箋により投与することは認められない。
（編注）院外処方箋料を算定した月は，（院内投薬を行った場合でも）調剤技術基本料の算定は認められない。

(10) 「注2」については，F100処方料の(11)〔「注7」（投与期間が30日以上の投薬）に係る通知〕に準じる。

(11) 乳幼児加算，特定疾患処方管理加算及び抗悪性腫瘍剤処方管理加算はF100処方料の(8)，(9)又は(10)に準じる。ただし，(9)のウに規定する「特定疾患に対する薬剤の処方期間が28日以上」については，「特定疾患に対する薬剤の処方期間が28日以上（リフィル処方箋の複数回の使用による合計の処方期間が28日以上の場合を含む）」と読み替えるものとする。

(12) 「注6」に規定する一般名処方加算は，別に厚生労働大臣が定める施設基準を満たす保険医療機関が，後発医薬品のある医薬品について，薬価基準に収載されている品名に代えて，一般的名称に剤形及び含量を付加した記載（以下「一般名処方」という）による処方箋を交付した場合に限り算定できるものである。交付した処方箋に含まれる医薬品のうち，後発医薬品のある全ての医薬品（2品目以上の場合に限る）が一般名処方されている場合には一般名処方加算1を，1品目でも一般名処方されたものが含まれている場合には一般名処方加算2を，処方箋の交付1回につきそれぞれ加算する。品目数については，一般的名称で計算する。ただし，投与経路が異なる場合は，一般的名称が同一であっても，別品目として計算する。
　なお，一般名処方とは，単に医師が先発医薬品か後発医薬品かといった個別の銘柄にこだわらずに処方を行っているものである。
　また，一般名処方を行った場合の(6)〔編注：多剤投与の場合の処方箋料の(1)〕の取扱いにおいて，「種類」の計算に当たっては，該当する医薬品の薬価のうち最も低いものの薬価とみなす。

(13) 「注7」（向精神調整連携加算）については，F100処方料の(13)及び(14)（→F100「注9」の関連通知）に準じる。

(14) 訪問薬剤管理指導との関係
　保険薬局に訪問薬剤管理指導を依頼している場合は，当該保険医療機関はC008在宅患者訪問薬剤管理指導料を算定できない。保険薬局から情報提供があった場合は，当該保険医療機関は文書を診療録等に添付する。なお，地方厚生（支）局長に届出を行った保険薬局が在宅患者訪問薬剤管理指導料を算定できるのは月に4回（末期の悪性腫瘍の患者, 注射による麻薬の投与が必要な患者及び中心静脈栄養法の対象患者については，週2回かつ月8回）に限られる。

(15) 保険医療機関及び保険医療養担当規則において，投与量に限度が定められている医薬品及び貼付剤については，リフィル処方箋による処方を行うことはできない。

(16) 「注8」において，「直近3月に処方箋を交付した回数が一定以上である保険医療機関が，調剤報酬点数表00調剤基本料の4に規定する特別調剤基本料Aを算定する薬局であって，当該保険医療機関から集中的に処方箋を受け付けているものと不動産取引等その他の特別の関係を有する場合」とは，以下のいずれにも該当する医療機関が処方箋を交付する場合をいう。
ア　直近3月の処方箋を交付した回数が12,000回を超える。
イ　保険薬局（調剤点数表00の4に規定する特別調剤基本料Aを算定しているものに限る）と不動産取引等その他の特別な関係を有している保険医療機関である。
ウ　当該特別な関係を有する保険薬局の当該保険医療機関に係る処方箋による調剤の割合が9割を超えている。なお，当該保険医療機関に係る処方箋による調剤の割合については，特掲診療料施設基準通知の第88の2の(3)の取扱いに準じる。
（令6保医発0305・4）

参考　後発医薬品にかかる処方箋記載
問1　保険医署名欄はゴム印・印字でもよいか。
答　ゴム印・印字の場合は，捺印が必要である。
問2　後発医薬品への変更を不可とした場合でも，薬局からの疑義照会にて医師が承諾すれば変更可能か。
答　その通り。また，承諾しないこともできる。
（平20.4.5 全国保険医団体連合会）

事務連絡　一般名処方加算
問1　一般名処方加算1について，「後発医薬品のある全ての医薬品（2品目以上の場合に限る）が一般名処方されている場合」とあるが，先発医薬品のない後発医薬品も一般名で処方される必要があるのか。
答　そのとおり（ただし，先発医薬品と薬価が同額又は高いものは除く）。また，一般名処方加算2の対象については従前の通り，先発医薬品のない後発医薬品は含まれない。
（平28.6.14，一部修正）
問2　数種類の処方薬のうち，1種類だけでも一般名で処方されていれば他の処方薬が銘柄名で処方されていても「ロ」を算定できるという理解で良いか。
答　そのとおり。ただし，後発医薬品のある先発医薬品及び先発医薬品に準じたものについて一般名処方した場合に限り算定できる。従って，後発医薬品の存在しない漢方，後発医薬品のみ存在する薬剤等について一般名処方した場合は算定できない。
問3　一の処方薬について，一般名とカッコ書等で銘柄名が併記されている場合，一般名処方加算は算定可能か。
答　算定できない。
問4　一般名処方において，配合剤等の記載方法はどのようにすればよいのか。
答　処方箋への一般名処方による記載については，一般的名称に剤形及び含量を付加することを原則としているところであるが，配合剤も含め，一般名処方の加算対象となる成分・規格についての標準的な記載方法を全て網羅した一般名処方マスタを整備・公表している。一般名処方を行うに当たっては，標準的な記載方法である別添の一般名処方マスタを用いることが望ましい。
問5　一般名処方の処方箋を受け付けた保険薬局において先発医薬品を調剤した場合，処方元の保険医療機関に情報提

供は必要であるのか。
答　処方した薬剤が先発医薬品であるか，後発医薬品であるかにかかわらず，一般名処方に係る処方薬について調剤を行ったときは，実際に調剤した薬剤の銘柄等について，当該調剤に係る処方せんを発行した保険医療機関に情報提供することになっている。ただし，当該保険医療機関との間で，調剤した薬剤の銘柄等に係る情報提供の要否，方法，頻度等に関してあらかじめ合意が得られている場合は，当該合意に基づいた方法等により情報提供を行うことで差し支えない。
　　　　　　　　　　　　　　　（平24.3.30，6.7，7.3，一部修正）
問6　処方箋料「注6」に規定する薬剤の一般的名称を記載する処方箋を交付した場合の加算を算定する場合には，診療録に一般的名称で処方内容を記載する必要があるか。
答　必ずしも診療録に一般的名称で処方内容を記載する必要はなく，一般的名称で処方が行われたことの何らかの記録が残ればよい。
問7　カルテには，できるだけ詳しい情報を記載しておくことが望ましいとは思うが，一般名を記載した処方箋を発行した場合に，実際に調剤された薬剤の銘柄等について保険薬局から情報提供があった際に，薬剤の銘柄等を改めてカルテに記載しなければならないのか。
答　改めてカルテに記載する必要はない。発行した処方箋の内容がカルテに記載されていればよい。
問8　一般名を記載した処方箋を発行した場合に，カルテにはどのような記載が必要か。
答　医療機関内で一般名又は一般名が把握可能な製品名のいずれかが記載されていればよい。
問9　厚生労働省のホームページに掲載されている一般名処方マスタ以外の品目でも一般名処方加算の対象となるのか。
答　厚生労働省のホームページに掲載されている一般名処方マスタは，一般名処方の加算対象となる成分・規格を全て網羅した形で整備・公表されている。
問10　厚生労働省のホームページでは，一般名処方の記載例として「【般】＋一般的名称＋剤形＋含量」と示されているが，一般名処方に係る処方せんの記載において，この中の【般】という記載は必須であるのか。
答　「【般】」は必須ではない。（平24.4.20，7.3）
問11　一般名処方加算については，後発医薬品のある先発医薬品について一般名処方した場合に算定できるとあるが，後発医薬品が存在するすべての医薬品を先発医薬品として，一般名処方加算の対象としてよいか。
答　一般名処方加算については，後発医薬品のある先発医薬品について一般名処方した場合に算定できるとしており，この場合の「先発医薬品」とは，昭和42年以後に新薬として承認・薬価収載されたものを基本としているところであるが，昭和42年以前に承認・薬価収載された医薬品のうち，価格差のある後発医薬品があるものについては，「先発医薬品に準じたもの」とみなせることから，これらについても一般名処方加算を算定できる。
　なお，一般名処方マスタの対象範囲の拡充にあたり，保険医療機関・保険薬局では準備・対応に一般的に数ヶ月程度を要するものと承知しているが，円滑な実施のため，「先発医薬品に準じたもの」も含め，一般名処方の加算対象となる成分・規格を全て網羅した一般名処方マスタが整備・公表されている。　　　　　　　　　　　　　　　（平24.6.7，7.3）
問12　一般名処方加算について，一般的名称で処方薬が記載された処方せんに，医療安全の観点から類似性等による薬の取り違えを防ぐ目的の参考情報として，一般的名称に先発品又は後発品の銘柄名を併記する場合は，当該加算は算定可能か。
答　算定可能である。一般名処方加算は，一般的名称による処方箋を交付した場合に限り算定できるものであり，医師が個別の銘柄にこだわらずに処方を行っていることを評価した点数である。したがって，この場合に併記される銘柄名は，処方薬に係る参考情報であることから，個別銘柄の指定と誤解されることのないよう，備考欄などに記載することが望ましい。（平29.5.26）

事務連絡　リフィル処方
問1　リフィル処方を行う医薬品と行わない医薬品を処方する場合には，処方箋を分ける必要があるか。
答　処方箋を分ける必要がある。
問2　リフィル処方により2種類以上の医薬品を投薬する場合であって，それぞれの医薬品に係るリフィル処方箋の1回の使用による投薬期間が異なる場合又はリフィル処方箋の使用回数の上限が異なる場合は，医薬品ごとに処方箋を分ける必要があるか。
答　処方箋を分ける必要がある。（令4.3.31）

参考　問1　リフィル処方は，患者から求められた場合には応じなければならないのか。
答　リフィル処方は義務ではなく，患者から求められても，医師が医学的にリフィル処方が可能と認められない場合は，リフィル処方を行わない。患者の希望に沿わなかった場合も，処方箋料の減算やペナルティはない。
問2　リフィル処方の対象とならない医薬品はどのような医薬品か。
答　以下の医薬品が対象外となる。
　①　睡眠薬や向精神薬，薬価収載から一年以内の新医薬品などの投与期間に上限が設けられている医薬品（14日限度・30日限度・90日限度）
　②　湿布薬〔貼付剤のうち，薬効分類上の鎮痛，鎮痒，収斂，消炎剤（専ら皮膚疾患に用いる場合を除く）〕
問3　頓服はリフィル処方できるのか。
答　繰り返し服用する薬剤は頓服とならないので，リフィルの対象とはならない。
問4　リフィル処方とリフィル処方以外の処方箋を2枚に分けて交付する場合，処方箋料は×2回で算定できるか。
答　処方箋を同時に2枚交付しても処方箋料は1回のみの算定となる。
問5　リフィル処方箋の処方期間中に，他の急性疾患発症や慢性疾患の急性増悪などで患者が受診し，医師がリフィル処方の変更が必要と判断した場合は，どうするか。
答　リフィル処方期間中に医師が処方の変更が必要と判断した場合は，患者にリフィル処方箋を医療機関に持参してもらい回収し，新たな処方箋を交付する。保険薬局がリフィル処方では難しいと判断した場合は，処方箋を薬局で回収して医療機関に連絡する。（令5.4.16 全国保険医団体連合会）

→調剤報酬についての審査要領
1　審査の申出の方法と審査支払機関における審査等
(1)　保険者は，保険医療機関の診療報酬明細書（以下「レセプトA」という）と保険薬局の調剤報酬明細書（以下「レセプトB」という）とを突合点検した結果，不適切な投薬と考えられる場合は，社会保険診療報酬支払基金又は国民健康保険団体連合会（以下「審査支払機関」という）に対して理由を付して，レセプトAにレセプトBを添付した上，審査を申し出ることができる。
(2)　保険者から申出のあったレセプトについて，審査支払機関は申出の範囲内で従来の院内投薬についての審査と同様の方針に基づき審査を行った上，不適切な診療又は調剤が行われていると認められる場合には，所要の査定を行うものとする。
(3)　査定分の請求について審査支払機関は，以下のケースに応じて行うものとする。なお，この請求に当たって，審査支払機関が保険薬局又は保険医療機関に対する調剤報酬債務又は診療報酬債務を負っている場合には，これと審査支払機関の査定分請求権とを相殺することを妨げない。
　①　調剤又は診療の内容が不適切な場合
　　イ　調剤が不適切な場合は，保険薬局に対し，査定分を請求する。
　　ロ　診療が不適切な場合は，保険医療機関に対し，調剤の査定分を請求する。

② 審査上特に疑義が生じ，審査支払機関が保険者から申出のあったレセプトに係る処方せんを保険薬局から取り寄せた場合
　イ　処方せんの内容と異なる調剤を保険薬局が行っている場合は，保険薬局に対し，査定分を請求する。
　ロ　処方せんの内容が不適切な場合は，保険医療機関に対し，調剤の査定分を請求する。
(4) 審査支払機関は査定分の請求に当たっては，保険医療機関が当該査定に係る処方せん及び調剤を行った保険薬局を，特定できるよう対応する。
(5) 審査支払機関による審査の内容に不服がある場合には，保険者，保険薬局及び保険医療機関は，審査支払機関に再審査を申し出ることができ，審査に当たっては，申出の範囲内で通常の審査と同様の方針に基づき審査を行う。
(平24.2.1 保発0201・6)

→**処方せん受入れ準備体制の整備のためのファクシミリの利用（抜粋）**

1　調剤は，患者等が持参する処方せんを受け取って内容を確認することにより完結するものであり，ファクシミリで電送された処方内容に基づいて行う薬剤の調製等は，患者等が持参する処方せんの受領，確認により，遡って調剤とみなされるものである。
2　ファクシミリにより処方内容をあらかじめ電送することは，患者の調剤待ち時間の短縮及び患者の住居地近くの薬局における薬歴管理，薬物の相互作用の防止等の観点からの処方内容の十分なチェックの実施，在庫医薬品の有無の事前チェック等，専らいわゆる地域分業による患者サービスの向上に資することを目的として行うものである。
3　当該病院等の関係者が，直接又は患者若しくはその看護に当たる者を誘導して，処方内容を特定の薬局に電送することは，昭和50年1月24日薬発第37号薬務局長通知及び昭和57年5月27日薬発第506号・保発第34号厚生労働省薬務局長・保険局長通知に示した薬局の医療機関からの構造的，機能的，経済的な独立に反するものである。
　したがって，次のような条件を完備し，患者又はその看護に当たる者がファクシミリを利用して処方内容を電送する薬局を自由に選択できる体制が，客観的に認められなければならない。
(1) 病院のロビー，待合室等，外来患者又はその看護に当たる者が自由に自分の意志で利用しうる場所にファクシミリが設置されていること（病院の診察室，薬局，事務室等，外来患者が通常自由に出入りできない場所は適当でない）。
(2) 患者又はその看護に当たる者が住居地近くの薬局を自分の意志で容易に選択することができるよう，ファクシミリの設置してある場所の近くに，その地域の処方せん応需薬局の一覧表，ファクシミリ番号，地図等が見やすく掲示されていること。ただし，掲示されていない薬局であっても，電送可能であることを明示する必要がある（特定の薬局のみを掲示したり，多くの応需薬局が考えられるのに極めて限定的に薬局を掲示することは適当でない）。
4　ファクシミリの利用に当たって，患者が自由に薬局を選択できることを確保するため，予め地域の処方せん応需薬局のリストアップ及び掲示方法，ファクシミリの利用に関する責任体制及び費用負担の在り方について明確にするなど，医療機関側と薬局側が十分協議し，運用に遺憾なきを期するようにする。
(平1.11.15 薬企発46・保険発105，薬企発48・保険発107)

→**電子メール等による処方内容の電送等**
　処方内容の電送方法としては，患者等が，医療機関や居宅等から薬局に対して，処方内容をファクシミリにより電送する方法のほか，処方箋をスキャナ等により画像情報として電子化したものを電子メール等により電送することも可能である。ただし，処方内容とは異なった薬剤が患者等に誤って交付されることを防止するため，その方法は，電送されたものから処方内容を容易に確認できる方法であって，電送されたものと処方箋の原本とが同一の内容であるかの確認が容易なものに限られるものである。
　電子メール等で電送する場合も，ファクシミリによる電送の場合と同様，患者等が薬局を自由に選択できる体制等，連名通知で示している点に留意する。
(平26薬食総発0205・1)

→**入院患者への処方せんに関する取扱い等**
(1) 今後，薬局の整備充実が促進され，処方せんの受入れ体制も一層推進されるものと考えられるが，保険医等に対しては地域の保険薬局の整備状況，被保険者等の利便等を十分勘案の上，処方せんの発行を行うよう適切な指導を行われたい。
(2) 入院している被保険者等に対する院外処方せんの交付については，昭和31年3月13日医発第94号医務局長・薬務局長連名通知「新医薬制度の実施について」の記の1の3（別添）に示されているとおり，通常診断治療全般について入院した保険医療機関で行われることを承諾し，薬剤の調剤もその保険医療機関で行ってもらう意思を有するものと推定されるので，特別の事由のない限り処方せんを交付する必要はないものであり，したがって，入院している被保険者等に関する処方せん料の請求は原則としてあり得ないものである。
(昭50.1.24 保険発2)

→**処方箋の記載上の注意事項**（「診療報酬請求書等の記載要領等」の「別紙2」「第5」）（処方箋様式はp.1572）

1　「患者」欄
(1) 氏名：投薬を受ける者の姓名を記載する。
(2) 生年月日：投薬を受ける者の生年月日を記載する。
(3) 男・女：投薬を受ける者の性別について該当するものを○で囲む。
(4) 区分：該当するものを○で囲む。
2　「保険医療機関の所在地及び名称」欄
　保険医療機関指定申請の際等に地方厚生（支）局長に届け出た所在地及び名称を記載する。
3　「電話番号」欄
　保険医療機関の電話番号を記載することを原則とするが，必要のない場合は記載を省略しても差し支えない。
4　「保険医氏名 印 」欄
　処方箋を発行した保険医（以下「処方医」という）が署名するか，又は処方医の姓名を記載し，押印する。
4の2　「都道府県番号」，「点数表番号」及び「医療機関コード」欄
　「都道府県番号」欄には，保険医療機関の所在する都道府県番号2桁（診療報酬明細書に記載する都道府県番号と同様の番号）を記載する。「点数表番号」欄には，医科は1を，歯科は3を記載する。「医療機関コード」欄には，それぞれの医療機関について定められた医療機関コード7桁（診療報酬明細書に記載する医療機関コードと同様の番号）を記載する。また，健康保険法第63条第3項第2号及び第3号に規定する医療機関（編注：①特定の保険者が管掌する被保険者に対して診療等を行う医療機関等であって，当該保険者が指定し

たもの，②健康保険組合が開設する医療機関等）については，「医療機関コード」欄に「9999999」の7桁を記載する。

5 「交付年月日」欄
　　患者に処方箋を交付した年月日を記載する。
6 「処方箋の使用期間」欄
　(1) 交付の日を含めて4日以内の場合は，記載する必要がない。
　(2) 患者の長期の旅行等特殊の事情があると認められる場合に，交付の日を含めて3日以内又は交付の日を含めて4日を超えた日より調剤を受ける必要がある場合には，年月日を記載する。この場合において，当該処方箋は当該年月日の当日まで有効である。
　(3) 様式第2号の2に基づく処方箋（以下「分割指示に係る処方箋」という）の場合は，分割の1回目に係る使用期限を記載することとし，当該使用期限が交付の日を含めて4日以内の場合は，記載する必要がない。
7 「処方」欄
　　投薬すべき医薬品名，分量，用法及び用量を記載し，余白がある場合には，斜線等により余白である旨を表示する。
　(1) 医薬品名は，一般的名称に剤形及び含量を付加した記載（以下「一般名処方」という）又は薬価基準に記載されている名称による記載とする。なお，可能な限り一般名処方を考慮することとし，一般名処方の場合には，会社名（屋号）を付加しない。
　　　なお，薬価基準に記載されている名称を用いる場合，当該医薬品が，薬価基準上，2以上の規格単位がある場合には，当該規格単位を併せて記載する。
　　　また，保険医療機関と保険薬局との間で約束されたいわゆる約束処方による医薬品名の省略，記号等による記載は認められない。
　(2) 分量は，内服薬については1日分量，内服用滴剤，注射薬及び外用薬については投与総量，屯服薬については1回分量を記載する。
　(3) 用法及び用量は，1回当たりの服用（使用）量，1日当たり服用（使用）回数及び服用（使用）時点（毎食後，毎食前，就寝前，疼痛時，○○時間毎等），投与日数（回数）並びに服用（使用）に際しての留意事項等を記載する。特に鎮痛・消炎に係る効能・効果を有する貼付剤（麻薬若しくは向精神薬であるもの又は専ら皮膚疾患に用いるものを除く）については，1回当たりの使用量及び1日当たりの使用回数又は投与日数を必ず記載すること。
　　　なお，分割指示に係る処方箋を交付する場合は，分割した回数ごとにそれぞれ調剤すべき投与日数（回数）を記載し，当該分割指示に係る処方箋における総投与日数（回数）を付記する。
　(4) 特定保険医療材料〔自己注射に用いる自己注射用ディスポーザブル注射器（針を含む），万年筆型注入器用注射針又は「特定保険医療材料及びその材料価格（材料価格基準）」（平成20年3月厚生労働省告示第61号）の別表のⅠに規定されている特定保険医療材料〕を保険薬局より支給させる場合は名称及びセット数等を記載する。
　(5) 処方医が処方箋に記載した医薬品の一部又はすべてについて，医療上の必要性があるため，後発医薬品への変更に差し支えがあると判断したときには，「備考」欄中の「保険医署名」欄に署名等を行うとともに，差し支えがあると判断した医薬品ごとに「変更不可（医療上必要）」欄に「✓」又は「×」を記

載し，患者及び処方箋に基づき調剤を行う保険薬局の保険薬剤師のいずれに対しても変更不可であることが明確に分かるように記載する。この場合において，「患者希望」欄には「✓」又は「×」は記載しない。なお，一般名処方の趣旨からして，一般名処方に対して「変更不可（医療上必要）」欄に「✓」又は「×」が記載されることはあり得ない。
　(6) 処方医が処方せんに記載した医薬品のうち(5)に基づいて「変更不可（医療上必要）」欄に「✓」又は「×」を記載していないもののうち，当該医薬品と含量規格が異なる後発医薬品又は類似する別剤形（※）の後発医薬品への変更に差し支えがあると判断したときには，「備考」欄中の「保険医署名」欄に署名等を行うとともに，当該医薬品の銘柄名の近傍に「含量規格変更不可」又は「剤形変更不可」と記載するなど，患者及び処方箋に基づき調剤を行う保険薬局の保険薬剤師のいずれに対しても含量規格変更不可又は剤形変更不可であることが明確に分かるように記載する。
　　※　類似する別剤形の医薬品とは，内服薬であって，次の各号に掲げる分類の範囲内の他の医薬品をいう。
　　　ア　錠剤（普通錠），錠剤（口腔内崩壊錠），カプセル剤，丸剤
　　　イ　散剤，顆粒剤，細粒剤，末剤，ドライシロップ剤（内服用固形剤として調剤する場合に限る）
　　　ウ　液剤，シロップ剤，ドライシロップ剤（内服用液剤として調剤する場合に限る）
　(7) 患者の希望を踏まえ，長期収載品を銘柄名処方する場合には，「患者希望」欄に「✓」又は「×」を記載する。
　(8) リフィル処方を行う場合には，「処方」欄の「リフィル可」欄に「✓」を記載するとともに，総使用回数（上限3回）を記載する。なお，「処方」欄には，リフィル処方箋1回の使用による投与日数（回数）等を記載する。
　(9) 外用薬をリフィル処方する場合について，1回当たりの使用量及び1日当たりの使用回数を記載した場合であっても，必ず投与日数を記入する。
　(10) なお，内服薬の処方箋への記載に当たっては，「内服薬処方せんの記載方法の在り方に関する検討会報告書の公表について」（平成22年1月29日付医政発0129第3号・薬食発0129第5号）も参考にされたい。
　（編注）上記(10)中「内服薬処方箋の記載方法の在り方に関する検討会報告書」の主旨は，「1日量でなく，最小基本単位の1回量を明確に記載することを標準とする」もの。また，散剤や液剤の量も（g記載は製剤量，mg記載は原薬量などという慣例ではなく）製剤量を基本とするもの。

8 「備考」欄
　(1) 保険薬局が調剤を行うに当たって留意すべき事項等を記載する。
　(2) 麻薬を処方する場合には，麻薬及び向精神薬取締法（昭和28年法律第14号）第27条に規定する事項のうち，患者の住所及び麻薬施用者の免許証の番号を記載する。
　(3) 長期の旅行等特殊の事情がある場合において，必要があると認め，必要最小限の範囲において，投薬量が1回14日分を限度とされる内服薬及び外用薬であって14日を超えて投与した場合は，その理由を記載する。
　(4) 未就学者である患者の場合は「6歳」と，高齢受給者又は後期高齢者医療受給対象者であって一般・低所得者の患者の場合は「高一」と，高齢受給者又は後期高齢者医療受給対象者であって7割給付の患

者の場合は「高7」と記載する。なお，後期高齢者医療受給対象者であって一般・低所得者の患者については，令和4年10月1日以降，8割給付の患者の場合は「高8」，9割給付の患者の場合は「高9」と記載する。
(5) 処方医が，処方箋に記載した医薬品について，医療上の必要性があるため，後発医薬品に変更することに差し支えがあると判断した場合は，差し支えがあると判断した医薬品ごとに，「処方」欄中の「変更不可」欄に「✓」又は「×」を記載するとともに，「保険医署名」欄に署名又は記名・押印する。
なお，後発医薬品を処方する際に，「変更不可」欄に「✓」又は「×」を記載する場合においては，その理由を記載する。また，電子処方箋を発行する際は，「薬品補足レコード」内の「薬品補足情報」欄に，後発品変更不可の理由を記載した場合は，「備考」欄の記載は省略しても差し支えない。
(6) 入院中の患者以外の患者に対する処方について，患者の服薬管理が困難である等の理由により，保険薬局に分割調剤を指示する場合には，分割の回数及び当該分割ごとの調剤日数を記載する。
なお，この場合において，保険薬局に指示しておくべき事項等があれば具体的に記載する。
(7) 1処方につき63枚を超えて鎮痛・消炎に係る効能・効果を有する貼付剤（麻薬若しくは向精神薬であるもの又は専ら皮膚疾患に用いるものを除く）を投与する場合は，当該貼付剤の投与が必要であると判断した趣旨を記載する。
(8) 保険薬局が調剤時に患者の残薬を確認した際に，当該保険薬局に対して，「保険医療機関へ疑義照会をした上で調剤」すること又は「保険医療機関へ情報提供」することを指示する場合には，該当するチェック欄に「✓」又は「×」を記載する。
(9) 地域包括診療加算若しくは認知症地域包括診療加算又は地域包括診療料若しくは認知症地域包括診療料を算定している患者について，保険薬局に対してその旨を情報提供するに当たって，処方箋への書面の添付によらない場合には，当該加算を算定している旨を本欄に記載する。
(10) 情報通信機器を用いた診療の実施に伴い処方箋を発行する場合については，「情報通信」と記載する。

9 「分割指示に係る処方箋」

(1) 分割指示に係る処方箋を発行する場合は，分割の回数及び何回目に相当するかを右上の所要欄に記載する。
(2) 別紙の発行保険医療機関情報には，保険医療機関の保険薬局からの連絡先を記載する。その他の連絡先として，必要に応じ，担当部署の電子メールのアドレスなどを記載する。

10 その他

薬剤師は，調剤したときは，その処方箋に以下の事項を記載する。
(1) 「調剤済年月日」欄について
処方箋が調剤済となった場合の年月日を記載する。その調剤によって，当該処方箋が調剤済とならなかった場合は，調剤年月日及び調剤量を処方箋に記載する。
(2) 「保険薬局の所在地及び名称」欄について
保険薬局指定申請の際等に地方厚生（支）局長に届け出た所在地及び名称を記載する。
(3) 「保険薬剤師氏名㊞」欄について
調剤を行った保険薬剤師が署名するか又は保険薬剤師の姓名を記載し，押印する。
(4) その他次の事項を「備考」欄又は「処方」欄に記入する。
　ア 処方箋を交付した医師又は歯科医師の同意を得て処方箋に記載された医薬品を変更して調剤した場合には，その変更内容
　イ 医師又は歯科医師に照会を行った場合は，その回答の内容
(5) 分割指示に係る処方箋に基づき調剤した場合は，別紙の「受付保険薬局情報」欄に保険薬局の所在地，名称，保険薬剤氏名及び調剤年月日を記入する。別紙の余白を用いて調剤量等の必要な情報を記載するのは差し支えない。
(6) 「処方」欄の「リフィル可」欄に「✓」が記載されている処方箋（以下「リフィル処方箋」という）に基づき調剤した場合は，「調剤実施回数」欄に調剤回数に応じて，該当するチェック欄に「✓」又は「×」を記載するとともに，調剤日及び次回調剤予定日を記載する。
(7) 保険薬局においてリフィル処方箋による調剤を行い，当該薬局において調剤済みとならない場合は，リフィル処方箋に薬剤師法（昭和35年法律第146号）第26条に規定する事項及び次回調剤予定日等の必要な事項を記入し，当該リフィル処方箋の写しを調剤録と共に保管する。

（令6保医発0327・5）

→処方せん様式に関する事項（療担規則様式第2号関係）

(1) 処方せんの様式を変更し，処方を行う保険医（以下「処方医」という）が，処方せんに記載した医薬品について後発医薬品に変更することに差し支えがあると判断した場合に，「変更不可」欄に「✓」又は「×」を医薬品ごとに記載し，かつ，「保険医署名」欄に署名又は記名・押印する。
(2) 「保険医署名」欄に処方医の署名又は記名・押印がない処方せんを受け付けた保険薬局における調剤は従来どおりとする。また，「保険医署名」欄に処方医の署名又は記名・押印がある処方せんを受け付けた場合でも，「変更不可」欄に「✓」又は「×」が記載されていない医薬品（銘柄名で記載されたものに限る）について，患者の選択に基づき，従来と同様に，後発医薬品を調剤することができる。
(3) （略）

（平24保医発0305・11）

事務連絡 処方箋様式

問1 診療報酬改定等により処方箋様式が改正された場合，改定後に従前の様式を使用することはできないのか。
答 改正後の処方箋様式に係る必要事項が記載されていれば，従前の様式を取り繕って使用しても差し支えない。
なお，従前の処方箋様式の在庫が残っている保険医療機関において，既にある従前の様式をそのまま使用することも差し支えない。
（平28.3.31）
問2 「診療報酬請求書等の記載要領等」において，処方箋に医療機関コードを記載することとされているが，保険医療機関が遡及指定を受ける場合，指定を受け通知されるまでの間は新しい医療機関コードを処方箋に記載できないが，どのように取り扱ったらよいか。
答 医療機関コードが決定するまでの間に限り，保険医療機関は処方せんの備考欄に「現在遡及指定申請中のため医療機関コード未記入」等を分かるように記載し，処方箋の医療機関コード欄は空欄とする。
問3 保険薬局が受け取った処方箋に，保険医療機関が遡及指定申請中や記載漏れ等により，医療機関コードの記載がない場合に，どのように取り扱ったらよいか。
答 保険薬局は，調剤報酬明細書を審査支払機関へ提出するまでの間に，医療機関コードを処方箋を発行した保険医療機関に確認するか，又は各地方厚生（支）局の都道府県事

務所のホームページにより確認するなどして調剤報酬明細書に記載する。また，確認した医療機関コードについては，保険薬局で保存する処方箋にも記載をしておく。
(平22.12.6)

→処方せんにおける医師の記名押印
医師法施行規則第21条に係る疑義（照会）

昨今，管下の一病院において，医師が診察室の端末機を操作することにより，外来受付窓口に設置された端末機において，処方せん，診療予約票などが印刷され，当該窓口において患者に交付することができるシステムが導入され，患者の利便の向上に資するところとなっている。この場合，医師は，端末機の画面において，処方せんの内容を確認することができるが，処方せんそのものは別の端末機のある診察室以外の場所（外来受付窓口）で印刷されることになり，したがって，それに医師が押印又は署名することはできない。そのかわりに，当該医師の印の印影が印刷されている。また，当該処方せん発行システムは，以下の機能を有している。

○ 処方せんの内容に誤りがないことについて，医師本人が確実に確認できる。
○ 端末操作者の識別及び認証が行われることにより，処方せんを交付する医師以外の者の操作による不正な処方せん作成を排除できる。
○ 特殊な用紙を使用することにより，処方せんを複写した場合，その複写したものが原本でないことが，外観から容易に識別できる。

以上のようなシステムを既に導入している病院に対し直ちに当該システムの改良を求めることは困難であるが，こうした場合，医師法上，どのような指導を行うべきか御教示いただきたい。

医師法施行規則第21条に係る疑義（回答）

医師法施行規則第21条において，医師は，患者に交付する処方せんに記名押印又は署名をしなければならないこととされており，照会に係る事例についても，本来，医師本人が処方せんに押印すべきことである。
しかしながら，照会に係る医療機関に勤務する医師が患者に交付する処方せんについては，当該処方せん発行システムが照会文書に掲げられた機能を有することを前提に，次に掲げる措置を講ずることとすれば，次回システム整備までの間の特例として，医師法施行規則第21条上に規定する要件を満たすものとして取り扱って差し支えない。なお，麻薬及び向精神薬取締法（昭和28年法律第14号）第27条第6項に規定する処方せんについては，麻薬施用者が記名押印又は署名をしなければならないことに留意されたい。

記

「当該処方せんに印刷された医師の印の印影は，当該医師自らが当該医療機関におけるシステムを操作したことにより，印刷されたものである」旨を当該処方せんに記載し，かつ，当該医療機関又はその管理者名の押印をすること。
(平12.4.10 医事41)

参考　問1 院外処方箋を患者自身の過失により紛失して，処方箋の再交付を行った場合の費用はどうなるのか。
答　再交付に係る費用については患者の負担となる。

問2 後期高齢者の保険者番号と被保険者番号は処方箋のどこに記載するのか。
答　後期高齢者の「39」で始まる8ケタの保険者番号を保険者番号欄に記載。なお，後期高齢者の「被保険者番号」は「記号・番号欄」に記載する。

問3 後期高齢者医療受給対象者や未就学者について，処方せん備考欄に患者負担割合等を記載する必要はあるか。
答　次の場合は略称を記載する必要がある。
未就学者：「6歳」
2割負担の高齢受給者又は1割負担の後期高齢者医療受給対象者：「高一」
3割負担の高齢受給者又は後期高齢者医療受給対象者：「高7」
(平26.4.2 全国保険医団体連合会)

→処方せんに記載された医薬品の後発医薬品への変更について
(平24保医発0305・12)

第1 銘柄名処方に係る処方薬の保険薬局における調剤の方法

1 処方薬（銘柄名処方に係るものに限る）の「変更不可」欄に「✓」又は「×」が記載されていない場合
処方薬に代えて，後発医薬品（含量規格が異なるもの又は類似する別剤形のものを含む）を調剤することができる。
ただし，処方薬の近傍に「含量規格変更不可」又は「剤形変更不可」の記載等がある場合には，患者に対して説明し同意を得ることを条件に，従来からの取扱いどおり，その指示に従い調剤することができる。

2 処方薬（銘柄名処方に係るものに限る）の「変更不可」欄に「✓」又は「×」の記載があり，かつ，「保険医署名」欄に処方医の署名又は記名・押印がある場合
処方薬を後発医薬品（含量規格が異なるもの及び類似する別剤形のものを含む）には変更できない。

第2 一般名処方に係る処方薬の保険薬局における調剤の方法

処方薬と一般的名称が同一である成分を含有する医薬品（含量規格が異なる後発医薬品又は類似する別剤形の後発医薬品を含む）を調剤することができる。
ただし，処方薬の近傍に「含量規格変更不可」又は「剤形変更不可」の記載等がある場合には，患者に対して説明し同意を得ることを条件に，従来からの取扱いどおり，その指示に従い調剤することができる。

第3 変更調剤を行う際の留意点

1 一般名処方とは，単に医師が先発医薬品か後発医薬品かといった個別の銘柄にこだわらずに処方を行っているものである。

2 先発医薬品から後発医薬品への変更調剤が可能な処方せん又は一般名処方に係る処方せんを受け付けた保険薬局の保険薬剤師は，1も踏まえつつ，患者に対して後発医薬品に関する説明を適切に行うとともに，後発医薬品を調剤するよう努めなければならない。

3 処方薬から後発医薬品（含量規格が異なるものを含む）への変更調剤（類似する別剤形の後発医薬品への変更調剤を除く）は，処方薬と同一の剤形の後発医薬品が対象となる。

4 含量規格が異なる後発医薬品又は類似する別剤形の後発医薬品への変更調剤は，変更調剤後の薬剤料が変更前のものと比較して同額以下であるものに限り，対象となるものである。また，含量規格が異なる後発医薬品又は類似する別剤形の後発医薬品への変更調剤は，規格又は剤形の違いにより効能・効果や用法・用量が異なる場合には対象外とする。

5 類似する別剤形の医薬品とは，内服薬であって，次の各号に掲げる分類の範囲内の他の医薬品をいう。
ア　錠剤（普通錠），錠剤（口腔内崩壊錠），カプセル剤，丸剤
イ　散剤，顆粒剤，細粒剤，末剤，ドライシロップ剤（内服用固形剤として調剤する場合に限る）
ウ　液剤，シロップ剤，ドライシロップ剤（内服用液剤として調剤する場合に限る）

6 後発医薬品への変更調剤を行うに当たり，保険薬局の保険薬剤師は，当該保険薬局において当該後発医薬品を選択した基準（例えば，当該後発医薬品に係る薬価，製造販売業者における製造，供給，情報提供に係

る体制及び品質に関する情報開示の状況等）を患者に対して説明する。
7　保険薬局において，銘柄名処方に係る処方薬について後発医薬品（含量規格が異なるもの及び類似する別剤形のものを含む）への変更調剤を行ったとき又は一般名処方に係る処方薬について調剤を行ったときは，調剤した薬剤の銘柄（含量規格が異なる後発医薬品を調剤した場合にあっては含量規格を，類似する別剤形の後発医薬品を調剤した場合にあっては剤形を含む）等について，当該調剤に係る処方せんを発行した保険医療機関に情報提供する。ただし，当該保険医療機関との間で，調剤した薬剤の銘柄等に係る情報提供の要否，方法，頻度等に関してあらかじめ合意が得られている場合は，当該合意に基づいた方法等により情報提供を行うことで差し支えない。

第4　その他
処方せんにおける変更調剤に関する記載方法については，「診療報酬請求書等の記載要領等について」（昭和51年8月7日保険発第82号）別紙2の第5「処方せんの記載上の注意事項」による。

参考　先発医薬品の適応症がない後発医薬品の投与
問　医師が一般名で処方箋を発行し，保険薬局が効能の違う後発医薬品を投薬した場合において，そのことを理由に保険医療機関が査定・減点されることはないか。
答　厚労省保険局長から社会保険診療報酬支払基金あての保発通知（下記の通知）により，「一律に審査を行うことは，後発医薬品への変更調剤が進まなくなる」と通達されている。
（平24.4.2 全国保険医団体連合会）

→先発医薬品と効能効果に違いがある後発医薬品
先発医薬品と効能効果に違いがある後発医薬品について，一律に審査を行うことは，後発医薬品への変更調剤が進まなくなること，また，それに伴い，医療費が増える可能性があること等を保険者に説明し，影響を理解してもらうよう努めていただきたい。
（平24.1.17 保発0117・1）
今般，改めて，一律に査定を行うのではなく，個々の症例に応じて医学的に判断して審査していただくようお願いいたします。なお，認知症治療薬についても，患者の症状等により，添付文書の規定によらず当該規定の用量未満で投与される場合がありますが，一律に査定を行うのではなく，診療報酬明細書の摘要欄に記載されている投与の理由等も参考に，個々の症例に応じて医学的に判断していただくようお願いいたします。
（平28.6.1 事務連絡）

事務連絡　「情報通信機器を用いた診療について」（平成9年12月24日付健政発第1075号）に則り遠隔診療を行い，患者に処方箋原本を郵便等により送付するときは，その他の算定要件を満たした上で，処方箋料を算定することが可能である。
（平26.5.13）

事務連絡　現下の医療用医薬品の供給状況における変更調剤
（前略）やむを得ない場合における変更調剤について，当面の間の取扱いを下記のとおり示す（中略）。
1　後発医薬品の銘柄処方において，「変更不可」欄に「✓」又は「×」が記載されていない場合にあっては，患者に対して調剤する薬剤を変更することを説明の上，同意を得ることで，当該処方箋に代えて，先発医薬品（含量規格が異なるもの又は類似する別剤形のものを含む）を調剤することができる。
2　処方薬の変更調剤を行うに当たって，以下に掲げるものについては，変更調剤後の薬剤料が変更前のものを超える場合であっても，患者に対してその旨を説明の上，同意を得ることで，当該変更調剤を行うことができる（ただし，規格又は剤形の違いにより効能・効果や用法・用量が異なるものを除く）。
① 含量規格が異なる後発医薬品又は類似する別剤形の後発医薬品への変更調剤
② 内服薬のうち，類似する別剤形の後発医薬品への変更調剤がやむを得ずできない場合であって，次に掲げる分類間の別剤形（含量規格が異なる場合を含む）の医薬品への変更調剤
ア　錠剤（普通錠），錠剤（口腔内崩壊錠），カプセル剤，丸剤
イ　散剤，顆粒剤，細粒剤，末剤，ドライシロップ剤（内服用固形剤として調剤する場合に限る）
（例：アに該当する錠剤をイに該当する散剤への変更調剤）
3　保険薬局において，上記1又は2の対応を行った場合には，調剤した薬剤の銘柄（含量規格が異なる後発医薬品を調剤した場合にあっては含量規格を，処方薬とは別の剤形の後発医薬品を調剤した場合にあっては剤形を含む）等について，当該調剤に係る処方箋を発行した保険医療機関に情報提供すること。ただし，当該保険医療機関との間で，調剤した薬剤の銘柄等に係る情報提供の要否，方法，頻度等に関してあらかじめ合意が得られている場合は，当該合意に基づいた方法等により情報提供を行うことで差し支えない。
（令6.3.15）

事務連絡　後発医薬品の出荷停止等を踏まえた診療報酬上の臨時的な取扱い
1．供給停止となっている後発医薬品等の診療報酬上の臨時的な取扱い
(1) 後発医薬品使用体制加算等における後発医薬品の使用割合等に係る要件の取扱い
① 医政局医薬産業振興・医療情報企画課と連携して日本製薬団体連合会が行っている「医薬品供給状況にかかる調査」を踏まえ，別添2に示す医薬品と同一成分・同一剤形の医薬品については，「後発医薬品使用体制加算」，「外来後発医薬品使用体制加算」，「後発医薬品調剤体制加算」及び「調剤基本料」注8に規定する減算（後発医薬品減算）（以下「加算等」という）における実績要件である後発医薬品の使用（調剤）割合を算出する際に，算出対象から除外しても差し支えないものとする。当該取扱いについては，令和6年10月診療・調剤分から適用することとし，令和7年3月31日を終期とする。（以下，略）
（令6.9.24）

第6節　調剤技術基本料

F500　調剤技術基本料
1　入院中の患者に投薬を行った場合　　42点
2　その他の患者に投薬を行った場合　　14点
注1　薬剤師が常時勤務する保険医療機関において投薬を行った場合（処方箋を交付した場合を除く）に算定する。
　2　同一の患者につき同一月内に調剤技術基本料を算定すべき投薬を2回以上行った場合においては，調剤技術基本料は月1回に限り算定する。
　3　1において，調剤を院内製剤の上行った場合は，**院内製剤加算**[院]として**10点**を所定点数に加算する。
　4　B008薬剤管理指導料又はC008在宅患者訪問薬剤管理指導料を算定している患者については，算定しない。

→調剤技術基本料
(1) 調剤技術基本料は，重複投薬の防止等保険医療機関内における調剤の管理の充実を図るとともに投薬の適正を確保することを目的としており，薬剤師が常態として勤務する保険医療機関において，薬剤師の管理のもとに調剤が行われた場合に，患者1人につき，月1回に限り算定する。
(2) 同一医療機関において**同一月内に処方箋の交付がある場合**は，調剤技術基本料は算定できない。

(3) 同一月にB008薬剤管理指導料又はC008在宅患者訪問薬剤管理指導料を算定している場合には，調剤技術基本料は算定しない。

(4) **院内製剤加算**

ア 「注3」の院内製剤加算は，薬価基準に収載されている医薬品に溶媒，基剤等の賦形剤を加え，当該医薬品とは異なる剤形の医薬品を院内製剤の上調剤した場合に，次の場合を除き算定できる。
　(イ) 調剤した医薬品と同一規格を有する医薬品が薬価基準に収載されている場合
　(ロ) 散剤を調剤した場合
　(ハ) 液剤を調剤する場合であって，薬事承認の内容が用時溶解して使用することとなっている医薬品を交付時に溶解した場合
　(ニ) 1種類のみの医薬品を水に溶解して液剤とする場合（安定剤，溶解補助剤，懸濁剤等製剤技術上必要と認められる添加剤を使用した場合及び調剤技術上，ろ過，加温，滅菌行為をなす必要があって，これらの行為を行った場合を除く）

イ 上記アにかかわらず，剤形が変わらない場合であっても，次に該当する場合には，院内製剤加算が算定できる。ただし，調剤した医薬品と同一規格を有する医薬品が薬価基準に収載されている場合を除く。
　(イ) 同一剤形の2種類以上の既製剤（賦形剤，矯味矯臭剤等を除く）を混合した場合（散剤及び顆粒剤を除く）
　(ロ) 安定剤，溶解補助剤，懸濁剤等製剤技術上必要と認められる添加剤を加えて調剤した場合
　(ハ) 調剤技術上，ろ過，加温，滅菌行為をなす必要があって，これらの行為を行った場合

ウ ア，イにかかわらず調剤した医薬品を，原料とした医薬品の承認内容と異なる用法・用量あるいは効能・効果で用いる場合は院内製剤加算は算定できない。

(令6保医発0305・4)

事務連絡 院内製剤加算

問1 新型コロナウイルスや季節性インフルエンザの感染拡大の状況において，解熱鎮痛薬，咽頭痛治療薬，鎮咳薬等（以下「解熱鎮痛薬等」という）の需要が増加する一方，供給が限定されているため，保険医療機関において，小児に対する解熱鎮痛薬等の処方に対応するに当たり，細粒，ドライシロップ等の製剤の不足している場合において，入院中の患者に対して，錠剤を粉砕し，賦形剤を加えて調剤した上で，用法・用量に従って投薬を行った場合，院内製剤加算を算定できるのか。

答 「医療用解熱鎮痛薬等の在庫逼迫に伴う協力依頼」（令和5年1月13日事務連絡）の記の3において，細粒，ドライシロップ等の小児への投与に適した解熱鎮痛薬等の製剤が不足し，やむを得ない場合には，必要に応じて処方医と薬剤師が相談の上，錠剤を粉砕し乳糖などで賦形して散剤にするなどの取組についても考慮することとされていることから，当該事例において院内製剤加算を算定して差し支えない。なお，このような場合には，レセプトの摘要欄に「小児用の○○（注：当該薬剤の一般名）の不足のため」等のやむを得ない事情を記載する。
また，この場合の薬剤料については，当該薬剤の実際の投与量に相当する分を請求するようにされたい。　(令5.1.13)

問2 インフルエンザが流行している状況下で，オセルタミビルリン酸塩のドライシロップ製剤の供給が限定されているため，保険医療機関において同製剤が不足し，処方が困難な際に，入院中の患者に対して，カプセル剤を脱カプセルし，賦形剤を加えるなどして調剤した上で投薬を行った場合，F500調剤技術基本料の「注3」院内製剤加算を算定できるのか。

答 「オセルタミビルリン酸塩製剤の適正な使用と発注について（協力依頼）」（令和7年1月8日付け厚生労働省医政局医薬産業振興・医療情報企画課事務連絡）の記の4において，「医療機関及び薬局におかれては，オセルタミビルリン酸塩ドライシロップが不足している状況にあっても，当該品目を処方又は調剤する必要がある場合には，オセルタミビルリン酸塩カプセルを脱カプセルし，賦形剤を加えるなどの調剤上の工夫を行った上での調剤を検討いただきたいこと」とされているなか，やむをえず当該対応を実施した場合には，院内製剤加算を算定して差し支えない。なお，このような場合には，レセプトの摘要欄に「オセルタミビルリン酸塩ドライシロップ製剤の不足のため」等のやむを得ない事情を記載する。
また，この場合の薬剤料については，オセルタミビルリン酸塩カプセルの実際の投与量に相当する分（例えば，5日間でオセルタミビルとして合計262.5mg投与する場合は，オセルタミビルリン酸塩カプセル75mgの3.5カプセル分）を請求するものとする。

問3 問2における「オセルタミビルリン酸塩ドライシロップが不足している状況」に該当するか否かは，出荷停止，出荷調整等の安定供給に支障が生じている品目かどうかで判断するのではなく，あくまで，現に，当該保険医療機関において，オセルタミビルリン酸塩ドライシロップを提供することが困難かどうかで判断するのか。

答 そのとおり。なお，長期収載品の処方等又は調剤において，当該薬剤を提供することが困難な場合に該当するか否かについても，令和6年7月12日付け厚生労働省保険局医療課事務連絡「長期収載品の処方等又は調剤の取扱いに関する疑義解釈資料の送付について（その1）」問10に示す解釈と同様であることに留意されたい。　(令7.1.16)

【内用薬，外用薬の保険適用上の取扱い】

(編注) 内用薬，外用薬の「保険適用上の取扱い」は，『薬価・薬効早見表2025』（医学通信社刊）等をご参照ください。

→ケイツーカプセル5mg

(1) 本剤については，分娩の準備状態が開始された以降の時期（おおむね分娩前1週間以内）におけるヘパプラスチンテスト値が110％以下での妊婦に限り保険給付の対象となる。

(2) 本剤の投与に関連して妊婦に対しスクリーニング的に実施されるヘパプラスチンテストについては保険給付対象外として取り扱う。

(昭62.9.4 保険発61)

→ゲメプロスト製剤（プレグランディン腟坐剤）

(1) 本製剤は，優生保護法（現行「母体保護法」）第14条の規定により優生保護法指定医が，妊娠中期の治療的流産を行う場合に投薬するものであり，手術料の算定はできない。

(2) 本製剤の投与により子宮内容物の排出が認められた場合は，子宮腟部薬物焼灼法を算定することができる
　ただし，本製剤投与により子宮内容物の排出が認められた後，器械的子宮内容清掃術を必要としてこれを行った場合には，子宮内容清掃術の点数を算定して差し支えない。

(3) 本製剤の使用に当たっては，あらかじめ頸管拡張を行った場合であっても，これを別個に算定することはできない。

(4) （略）　(昭59.5.30 保険52，一部修正)

参考 支払基金における審査の一般的な取扱い

(平29.9.25〜令7.3.31 支払基金)

●該当する傷病名の記載のない外皮用薬・眼科用薬：入院患者に対して，薬効・薬理から有効性があると判断される傷病名又は症状詳記等の記載のない外皮用薬・眼科用薬は原則として認めない。

●アリセプト内服薬（錠・ドライシロップ・ゼリー等）：アルツハイマー型認知症の病名と脳血管障害（脳梗塞後遺症，多発性脳梗塞等）の病名とが併存している場合におけるアリセプト内服薬の投与は，原則として認める。

●ペンタサ錠とペンタサ注腸：潰瘍性大腸炎に対するペンタサ錠とペンタサ注腸の併用投与は，原則として認める。

●ペリシット錠：単なる動脈硬化症に対するペリシット錠の

投与は，原則として認めない。
- ●インタール点眼液：単なるアレルギー性鼻炎に対するインタール点眼液の投与は，原則として認めない。
- ●セルテクト錠：慢性気管支炎に対するセルテクト錠の投与は，原則として認めない。
- ●ノイキノン錠：基礎疾患を伴わない心室性期外収縮に対するノイキノン錠の投与は，原則として認めない。
- ●H2ブロッカー（ガスター錠等）とプロトンポンプ・インヒビター（PPI）（オメプラール錠等）の併用：原則として認めない。
- ●チャンピックス錠：一連の禁煙治療中（12週間）におけるチャンピックス錠の算定については，B001-3-2の「3」ニコチン依存症管理料（5回目）を算定済であっても，用法・用量のとおり12週間まで認める。
- ●塩酸バンコマイシン散（バンコマイシン塩酸塩散）：メチシリン耐性黄色ブドウ球菌（MRSA）腸炎，偽膜性大腸炎及び造血幹細胞移植（骨髄移植，末梢血幹細胞移植，臍帯血移植）時の消化管内殺菌以外に対する塩酸バンコマイシン散（バンコマイシン塩酸塩散）の投与は，原則として認めない。 (平29.11.27 支払基金)
- ●トリプタン系片頭痛治療薬の算定
  ① 次の傷病名に対するトリプタン系片頭痛治療薬〔スマトリプタンコハク酸塩（イミグラン錠等），ゾルミトリプタン（ゾーミッグ錠等），エレトリプタン臭化水素酸塩（レルパックス錠等），リザトリプタン安息香酸塩（マクサルト錠等），ナラトリプタン塩酸塩（アマージ錠等）〕の算定は，原則として認められない。
    (1)緊張型頭痛・緊張性頭痛，(2)頭痛，(3)起立性低血圧症，(4)人格行動障害
  ② トリプタン系片頭痛治療薬〔スマトリプタンコハク酸塩（イミグラン錠等），ゾルミトリプタン（ゾーミッグ錠等），エレトリプタン臭化水素酸塩（レルパックス錠等），リザトリプタン安息香酸塩（マクサルト錠等），ナラトリプタン塩酸塩（アマージ錠等）〕の内服薬（定期処方）としての算定は，原則として認められない。
- ●ドロスピレノン・エチニルエストラジオール等の算定
  ① 子宮内膜症に対するドロスピレノン・エチニルエストラジオール（ヤーズ配合錠）の算定は，原則として認められない。
  ② 次の傷病名に対するノルエチステロン・エチニルエストラジオール（ルナベル配合錠）の算定は，原則として認められない。
    (1)子宮内膜症，(2)子宮腺筋症，(3)機能性子宮出血
- ●抗インフルエンザウイルス薬の併用投与
  ① 抗インフルエンザウイルス薬の併用投与（内服薬2種，内服薬と吸入薬，内服薬と注射薬，吸入薬と注射薬）は，原則として認められない。
  ② インフルエンザウイルス感染症のみの場合，抗インフルエンザウイルス薬（内服薬，吸入薬，注射薬）と抗菌薬の併用投与は，原則として認められない。
- ●インフルエンザウイルス感染症疑いに対する抗インフルエンザウイルス薬：原則として認められない。
- ●境界型糖尿病（耐糖能異常を含む）に対する経口血糖降下薬（α-グルコシダーゼ阻害薬を除く）の算定：原則として認められない。
- ●ヘパリン類似物質①：次の傷病名に対するヘパリン類似物質（ヒルドイド）の算定は，原則として認められない。
    (1)湿疹（急性・慢性），(2)湿疹（小児），(3)皮膚炎，(4)脂漏性皮膚炎，(5)アレルギー性皮膚炎，(6)痒疹，(7)ざ瘡，(8)（感染性）粉瘤，(9)皮膚そう痒症，(10)間擦疹，(11)蜂巣炎，(12)アテローム化膿，(13)化膿性皮膚疾患，(14)せつ，(15)蕁麻疹，(16)中毒疹，(17)皮膚色素沈着，(18)胼胝，(19)外耳炎，(20)外傷を伴わない肩関節症，(21)乳児湿疹，(22)放射線皮膚炎
- ●ヘパリン類似物質②：次の傷病名に対するヘパリン類似物質（ヒルドイド）の算定は，原則として認められる。
    (1)皮膚炎（乾燥性）・湿疹（乾燥性），(2)皮脂欠乏性湿疹，(3)乾皮症，(4)皮脂欠乏性皮膚炎
- ●扁桃炎に対する外用鎮痛消炎剤（パップ剤，テープ剤）：原則として認められない。 (令6.2.29 支払基金)
- ●α1遮断薬の併用：前立腺肥大症に対する複数のα1遮断薬（タムスロシン・ナフトピジル・シロドシン等）の併用投与は，原則として認められない。
- ●トピラマート：他の抗てんかん薬との併用投与がレセプトで確認できない場合のトピラマート（トピナ錠等）の単独投与は，原則として認められない。
- ●タダラフィル：不安定狭心症に対するタダラフィル（ザルティア錠）の算定は，原則として認められない。
- ●脳梗塞のみに対する経皮鎮痛消炎剤：疼痛部位に関する傷病名がない脳梗塞のみに対する経皮鎮痛消炎剤の算定は，原則として認められない。
- ●過活動膀胱治療剤（抗コリン薬2種類並びに抗コリン薬及びβ3受容体作動薬）の併用
  ① 過活動膀胱治療剤について，抗コリン薬2種類の併用は，原則として認められない。
  ② 過活動膀胱治療剤について，抗コリン薬とβ3受容体作動薬の併用は，原則として認められる。
- ●前立腺肥大症に対するα1遮断薬と排尿改善薬と抗男性ホルモン薬の併用：前立腺肥大症に対するα1遮断薬と排尿改善薬（ホスホジエステラーゼ5阻害剤・植物エキス配合剤・アミノ酸配合剤）と抗男性ホルモン薬（抗アンドロゲン薬・5α還元酵素阻害薬）の併用投与は，原則として認められる。
- ●精製ヒアルロン酸ナトリウム点眼液：結膜炎（アレルギー性含む）に対する精製ヒアルロン酸ナトリウム点眼液（ヒアレイン点眼液）の算定は，原則として認められない。
- ●ジクアホソルナトリウム及びレバミピド点眼液：次の傷病名に対するジクアホソルナトリウム（ジクアス点眼液3％）及びレバミピド点眼液（ムコスタ点眼液UD2％）の算定は，原則として認められない。
    (1)角膜炎，(2)兎眼症
- ●アズレンスルホン酸ナトリウム水和物：次の傷病名に対するアズレンスルホン酸ナトリウム水和物（口腔用に限る）の算定は，原則として認められない。
    (1)急性気管支炎，(2)慢性気管支炎
- ●リトドリン塩酸塩：次の傷病名に対するリトドリン塩酸塩【内服薬・注射薬】（ウテメリン等）の算定は，原則として認められない。
    (1)骨盤位，(2)前期破水（子宮内感染症を伴う場合を含む）
- ●ベタメタゾン吉草酸エステル：次の傷病名に対するベタメタゾン吉草酸エステル（リンデロン-V軟膏0.12％）の算定は，原則として認められない。
    (1)じんま疹，(2)慢性じんま疹，(3)乾皮症，皮脂欠乏症
- ●ジフロラゾン酢酸エステル又はフルオシノニド：次の傷病名に対するジフロラゾン酢酸エステル（ダイアコート軟膏0.05％）又はフルオシノニド（トプシム軟膏 0.05％）の算定は，原則として認められない。
    (1)じんま疹，(2)慢性じんま疹
- ●オキシテトラサイクリン塩酸塩・ヒドロコルチゾン等：次の傷病名に対するオキシテトラサイクリン塩酸塩・ヒドロコルチゾン（テラ・コートリル軟膏）又はベタメタゾン吉草酸エステル・フラジオマイシン硫酸塩（ベトネベートN軟膏）の算定は，原則として認められない。
    (1)じんま疹，(2)慢性じんま疹
- ●ベタメタゾン吉草酸エステル・ゲンタマイシン硫酸塩：次の傷病名に対するベタメタゾン吉草酸エステル・ゲンタマイシン硫酸塩（リンデロン-VG軟膏0.12％）の算定は，原則として認められない。
    (1)じんま疹，(2)慢性じんま疹，(3)せつ，(4)乾皮症，皮脂欠乏症
- ●フラジオマイシン硫酸塩・ヒドロコルチゾン酢酸エステル・ジフェンヒドラミン塩酸塩配合軟膏：次の傷病名に対するフラジオマイシン硫酸塩・ヒドロコルチゾン酢酸エステル・ジフェンヒドラミン塩酸塩配合軟膏（強力レスタミンコーチゾンコーワ軟膏）の算定は，原則として認められない。
    (1)じんま疹，(2)慢性じんま疹

- ●ポビドンヨード含嗽剤及びデカリニウム塩化物：次の傷病名に対する含嗽剤及びデカリニウム塩化物（SPトローチ）の算定は，原則として認められない。
   (1)気管支炎，(2)肺炎，(3)副鼻腔炎，(4)アレルギー性鼻炎，花粉症
- ●ジフルコルトロン吉草酸エステル・リドカイン配合：他の痔疾患のない裂肛に対するジフルコルトロン吉草酸エステル・リドカイン配合（ネリザ軟膏等）の算定は，原則として認められない。
- ●トスフロキサシントシル酸塩水和物：次の傷病名に対するトスフロキサシントシル酸塩水和物【小児用】（オゼックス錠小児用等）の算定は，小児・成人ともに原則として認められない。
   (1)急性上気道炎，(2)術後感染症
- ●ベタメタゾン・d－クロルフェニラミンマレイン酸塩配合：次の傷病名に対するベタメタゾン・d－クロルフェニラミンマレイン酸塩配合（セレスタミン配合錠等）の算定は，原則として認められない。
   (1)急性気管支炎，(2)急性上気道炎，扁桃炎，鼻咽頭炎，感冒，(3)慢性上気道炎，(4)副鼻腔炎，(5)鼻炎，(6)化膿性中耳炎，(7)滲出性中耳炎，(8)アレルギー性結膜炎
- ●モンテルカストナトリウム及びプランルカスト水和物
   ① 次の傷病名に対するモンテルカストナトリウム（シングレア錠等）の算定は，原則として認められない。
      (1)急性気管支炎，(2)慢性気管支炎
   ② 次の傷病名に対するプランルカスト水和物（オノンカプセル等）の算定は，原則として認められない。
      (1)急性気管支炎，(2)慢性気管支炎
- ●去痰剤：扁桃炎に対する，効能・効果に上気道炎のない去痰剤【内服薬】（アンブロキソール塩酸塩，ブロムヘキシン塩酸塩等）の算定は，原則として認められない。
- ●抗NSAID潰瘍剤：次の場合の抗NSAID潰瘍剤（サイトテック錠等）の算定は，原則として認められない。
   (1) 胃潰瘍又は十二指腸潰瘍の傷病名がなく，非ステロイド性消炎鎮痛剤を投与している場合
   (2) 胃潰瘍又は十二指腸潰瘍の傷病名があり，非ステロイド性消炎鎮痛剤を投与していない場合
- ●ツロブテロール：次の傷病名に対するツロブテロール【外用薬】（ホクナリンテープ等）の算定は，原則として認められない。
   (1)かぜ症候群・感冒，(2)インフルエンザ，(3)上気道炎（急性・慢性），(4)咽頭炎（急性・慢性），(5)慢性咽喉頭炎，(6)間質性肺炎，(7)慢性呼吸不全，(8)溶連菌感染症
- ●トラフェルミン
   ① 皮膚潰瘍に対するトラフェルミン（フィブラストスプレー）の算定は，特に部位を問わず，原則として認められる。
   ② トラフェルミン（フィブラストスプレー）の1日使用量は，原則として1,000μgまで認められる。
   ③ トラフェルミン（フィブラストスプレー）の1月使用量は，原則として1日使用量1,000μgに月の日数を乗じた量まで認められる。
- ●アコチアミド塩酸塩水和物錠：次の傷病名が併存する場合の機能性ディスペプシアに対するアコチアミド塩酸塩水和物錠（アコファイド錠）の算定は，原則として認められない。
   (1)胃・十二指腸潰瘍，(2)胃癌，(3)胃癌術後（全摘）
- ●ラパチニブトシル酸塩水和物：ラパチニブトシル酸塩水和物（タイケルブ錠）の単独投与（カペシタビン又はアロマターゼ阻害剤との併用が確認できない場合）は，原則として認められない。
- ●ユビデカレノン：次の傷病名に対するユビデカレノン（ノイキノン錠等）の算定は，原則として認められない。
   (1)狭心症，(2)虚血性心疾患，(3)高血圧性心疾患，(4)心臓弁膜症
- ●ベラプロストナトリウム：静脈血栓症に対するベラプロストナトリウム（プロサイリン錠等）の算定は，原則として認められない。
- ●ラクツロース又はラクチトール水和物散：肝硬変に対するラクツロース（ラクツロース・シロップ60％等）又はラクチトール水和物散（ポルトラック原末）の算定は，原則として認められない。
- ●糖尿病治療剤（DPP-4阻害薬，SGLT2阻害薬，SU薬，GLP-1作動薬）：1型糖尿病（インスリン抵抗性の記載がある場合を含む）に対する次の糖尿病治療剤の算定は，原則として認められない。
   (1)DPP-4阻害薬，(2)SGLT2阻害薬（1型糖尿病に適応のある薬剤を除く），(3)スルホニル尿素（SU）薬，(4)GLP-1作動薬
- ●メトロニダゾール：ヘリコバクター・ピロリ感染症に対して二次除菌としてレセプト上確認ができない場合のメトロニダゾール（フラジール内服錠）の算定は，原則として認められない。
- ●プロトンポンプ・インヒビター（PPI）：胃癌に対するプロトンポンプ・インヒビター（PPI）【内服薬】の算定は，原則として認められない。
- ●ラベプラゾールナトリウム：内視鏡検査等がレセプトで確認ができない場合の，逆流性食道炎に対するラベプラゾールナトリウム（パリエット錠）1日40mgの算定は，原則として認められない。
- ●アミノレバンEN配合散又はヘパンED配合内用剤：肝性脳症がない，次の傷病名に対するアミノレバンEN配合散又はヘパンED配合内用剤の算定は，原則として認められない。
   (1)肝硬変，(2)アルコール性肝硬変，(3)慢性肝炎，(4)C型慢性肝炎
- ●マジンドール錠：高度肥満症（病的肥満を含む）の診断がない場合のマジンドール錠（サノレックス錠）の算定は，原則として認められない。
- ●ゾルピデム酒石酸塩：不眠症の傷病名がない，躁病に対するゾルピデム酒石酸塩（マイスリー錠等）の算定は，原則として認められない。
- ●カベルゴリン：パーキンソン症候群に対するカベルゴリン（カバサール等）の算定は，原則として認められない。
- ●メトロニダゾール：がん性皮膚潰瘍に対するメトロニダゾール（フラジール内服錠）の算定は，原則として認められない。
- ●プロピベリン塩酸塩
   ① 次の傷病名に対するプロピベリン塩酸塩（バップフォー錠）の算定は，原則として認められない。
      (1)前立腺肥大症，(2)尿閉，(3)急性膀胱炎，膀胱炎，(4)急性前立腺炎，前立腺炎，(5)夜尿症
   ② 神経因性膀胱に対するプロピベリン塩酸塩（バップフォー錠）の算定は，頻尿，尿失禁の傷病名の記載がない場合であっても，原則として認められる。
- ●抗アレルギー薬の併用投与
   次の抗アレルギー薬の併用投与は，原則として認められる。
   (1) 抗ヒスタミン作用を持つ第1世代1種類と第2世代1種類
   (2) 抗ヒスタミン作用を持つもの1種類と抗ヒスタミン作用を持たないもの1種類
   (3) 抗ヒスタミン作用を持たないもの（作用機序の異なる）2種類
   (4) 皮膚科領域における抗ヒスタミン作用を持つ抗アレルギー薬1種類と抗ヒスタミン作用を持たない抗アレルギー薬（作用機序の異なる）2種類の3種類
- ●ウベニメクス
   ① 維持強化化学療法剤を併用投与している場合の急性骨髄性白血病に対するウベニメクス（ベスタチンカプセル）の算定は，原則として認められる。
   ② 維持強化化学療法剤を併用投与している場合の次の傷病名に対するウベニメクス（ベスタチンカプセル）の算定は，原則として認められない。
      (1)急性リンパ性白血病，(2)骨髄異形成症候群
- ●プロカテロール塩酸塩水和物：次の傷病名に対するプロカテロール塩酸塩水和物（メプチン吸入液等）（外用薬）の算定は，原則として認められない。

(1)喉頭炎，(2)急性気管支炎（成人），(3)肺炎
- ●チオトロピウム臭化物水和物：次の傷病名に対するチオトロピウム臭化物水和物（スピリーバ吸入用カプセル18μg）の算定は，原則として認められない。
  (1)急性気管支炎，(2)喘息性気管支炎，(3)気管支喘息，(4)気管支拡張症
- ●広範囲抗菌点眼剤：ステロイド点眼剤の投与がある場合のアレルギー性結膜炎に対する広範囲抗菌点眼剤（クラビット点眼液等）の算定は，原則として認められない。
- ●H₂ブロッカー
  ① 次の傷病名に対するH₂ブロッカー【内服薬】の算定は，原則として認められる。
    (1)胃炎，(2)急性胃炎，(3)慢性胃炎
  ② 胃癌に対するH₂ブロッカー【内服薬】の算定は，原則として認められない。
- ●シロスタゾール
  ① 心房細動に対するシロスタゾール（プレタールOD錠等）の算定は，原則として認められない。
  ② K555弁置換術後におけるシロスタゾール（プレタールOD錠等）の算定は，原則として認められない。
- ●リマプロスト アルファデクス錠：末梢神経障害に対するリマプロスト アルファデクス錠（オパルモン錠等）の算定は，原則として認められない。
- ●ドネペジル塩酸塩
  ① 次の傷病名に対するドネペジル塩酸塩（アリセプト錠）の算定は，原則として認められない。
    (1)脳血管性型認知症，(2)老年性認知症，(3)若年性認知症，(4)認知症，(5)統合失調症，(6)パーキンソン病，パーキンソン症
  ② 投与開始時からのドネペジル塩酸塩【5mg】（アリセプト錠 5mg等）の算定は，原則として認められない。
- ●リバスチグミン，ガランタミン臭化水素酸塩及びメマンチン塩酸塩
  ① 次の傷病名に対するリバスチグミン（リバスタッチパッチ），ガランタミン臭化水素酸塩（レミニール錠）及びメマンチン塩酸塩（メマリー錠）の算定は，原則として認められない。
    (1)レビー小体型認知症，(2)脳血管性型認知症，(3)老年性認知症，(4)若年性認知症，(5)認知症，(6)統合失調症，(7)パーキンソン病，パーキンソン症候群
  ② リバスチグミン（リバスタッチパッチ），ガランタミン臭化水素酸塩（レミニール錠）及びメマンチン塩酸塩（メマリー錠）の維持量（有効用量）まで増量しない継続投与は，原則として認められる。
- ●イソロイシン・ロイシン・バリン
  ① 肝硬変かつ低アルブミン血症に対するイソロイシン・ロイシン・バリン（リーバクト配合顆粒等）の算定は，原則として認められる。
  ② 次の傷病名のみに対するイソロイシン・ロイシン・バリン（リーバクト配合顆粒等）の算定は，原則として認められない。
    (1)低アルブミン血症，(2)C型慢性肝炎，(3)慢性肝炎，(4)劇症肝炎，(5)高アンモニア血症，(6)肝硬変，(7)肝性脳症，(8)肝不全，(9)慢性肝炎かつ低アルブミン血症，(10)肝硬変かつ食道静脈瘤
- ●HMG-CoA還元酵素阻害薬（スタチン製剤）：HMG-CoA還元酵素阻害薬（スタチン製剤）2剤の併用投与は，原則として認められない。
- ●5-HT₃受容体拮抗型制吐剤等の屯服薬としての算定
  ① 5-HT₃受容体拮抗型制吐剤（ナゼア錠等）の屯服薬としての算定は，原則として認められる。
  ② 次の薬剤の屯服薬としての算定は，原則として認められない。
    (1)経口抗菌薬
    (2)選択的直接作用型第Xa因子阻害剤（イグザレルト錠等）
    (3)神経障害性疼痛又は線維筋痛症に対する疼痛治療剤（リリカカプセル錠等）

- ●リマプロスト アルファデクス錠：慢性動脈閉塞症〔閉塞性血栓血管炎（バージャー病）又は閉塞性動脈硬化症〕に対するリマプロスト アルファデクス錠（オパルモン錠等）の算定は，原則として認められる。
- ●シロスタゾール：次の傷病名に対するシロスタゾール（プレタールOD錠等）の算定は，原則として認められる。
  (1)内頸動脈狭窄症，脳動脈狭窄症
  (2)慢性動脈閉塞症〔閉塞性血栓血管炎（バージャー病）又は閉塞性動脈硬化症〕
  (3)心原性及び出血性のない脳血管障害（脳血流障害，一過性脳虚血発作）
- ●デュロキセチン塩酸塩：次の傷病名に対するデュロキセチン塩酸塩（サインバルタカプセル等）の算定は，原則として認められない。
  (1)慢性疼痛，(2)癌性疼痛
- ●ウベニメクス：悪性黒色腫に対するウベニメクス（ベスタチンカプセル）の算定は，原則として認められない。
- ●ドンペリドン坐剤
  ① 小児における次の傷病名に対するドンペリドン坐剤【10，30mg】（ナウゼリン坐剤10，30等）の算定は，原則として認められない。
    (1)めまい症，(2)蕁麻疹，(3)痔核
  ② 成人における次の傷病名に対するドンペリドン坐剤【60mg】（ナウゼリン坐剤60等）の算定は，原則として認められない。
    (1)下痢症，(2)蕁麻疹，(3)痔核，(4)感冒，急性咽頭炎，(5)めまい症
  ③ 成人における次の傷病名に対するドンペリドン坐剤【10，30mg】（ナウゼリン坐剤10，30等）の算定は，原則として認められない。
    (1)蕁麻疹，(2)痔核，(3)感冒，急性咽頭炎
- ●サルメテロールキシナホ酸塩：気管支喘息に対する吸入ステロイド剤等の算定がないサルメテロールキシナホ酸塩（セレベント50ディスカス）の算定は，原則として認められない。
- ●爪白癬に対するルリコナゾール外用液等複数の爪白癬治療剤又は抗真菌剤の併用投与：原則として認められない。
  (1) ルリコナゾール外用液（ルコナック爪外用液）とイトラコナゾール（イトラコナゾール錠等）
  (2) ルリコナゾール外用液（ルコナック爪外用液）とホスラブコナゾールL-リシンエタノール付加物カプセル（ネイリンカプセル
  (3) ルリコナゾール外用液（ルコナック爪外用液）とエフィナコナゾール外用液（クレナフィン爪外用液）
  (4) イトラコナゾール（イトラコナゾール錠等）とエフィナコナゾール外用液（クレナフィン爪外用液）
- ●爪白癬治療剤：一側の手又は足に対する次の爪白癬治療剤の一処方3月分の投与量は，原則として6本まで認められる。
  (1) ルリコナゾール外用液（ルコナック爪外用液）3.5g（4mL）
  (2) エフィナコナゾール外用液（クレナフィン爪外用液）3.56g（4mL）
- ●爪白癬治療剤又は抗真菌剤：爪白癬の診断確定時における顕微鏡検査又は培養検査のない次の爪白癬治療剤又は抗真菌剤の算定は，原則として認められない。
  (1) エフィナコナゾール外用液（クレナフィン爪外用液）
  (2) ホスラブコナゾールL-リシンエタノール付加物カプセル（ネイリンカプセル）
  (3) ルリコナゾール外用液（ルコナック爪外用液）
- ●アムロジピンベシル酸塩・アトルバスタチンカルシウム水和物配合剤：次の傷病名に対するアムロジピンベシル酸塩・アトルバスタチンカルシウム水和物配合剤（カデュエット配合錠等）の算定は，原則として認められない。
  (1) 高血圧症又は狭心症あり，高コレステロール血症又は家族性高コレステロール血症なし
  (2) 高血圧症又は狭心症なし，高コレステロール血症又は家族性高コレステロール血症あり
- ●エナラプリルマレイン酸塩：高血圧症で慢性腎不全がある場合に対するエナラプリルマレイン酸塩（レニベース錠2.5

等）の算定は，原則として認められる。
- ●**高血圧症に対する配合剤**：高血圧症に対する配合剤※の初回投薬（第一選択）の算定は，原則として認められない。
  ※ バルサルタン・ヒドロクロロチアジド，カンデサルタンシレキセチル・ヒドロクロロチアジド，テルミサルタン・ヒドロクロロチアジド，ロサルタンカリウム・ヒドロクロロチアジド，イルベサルタン・トリクロルメチアジド，アジルサルタン・アムロジピンベシル酸塩，バルサルタン・シルニジピン，イルベサルタン・アムロジピンベシル酸塩，バルサルタン・アムロジピンベシル酸塩，テルミサルタン・アムロジピンベシル酸塩，カンデサルタンシレキセチル・アムロジピンベシル酸塩又はオルメサルタンメドキソミル・アゼルニジピン
- ●**イミダプリル塩酸塩錠**：2型糖尿病性腎症に対するイミダプリル塩酸塩錠（タナトリル錠2.5, 5mg）の算定は，原則として認められない。
- ●**フェノフィブラート錠**：適応傷病名と次の傷病名等がある患者に対するフェノフィブラート錠（リピディル錠等）の算定は，原則として認められる。
  (1)腎障害，(2)肝疾患に対する肝庇護薬【内服薬・注射薬】投与中
- ●**モサプリドクエン酸塩水和物**：次の傷病名に対するモサプリドクエン酸塩水和物（ガスモチン錠等）の算定は，原則として認められない。
  (1)下痢症，(2)胃癌，(3)十二指腸潰瘍，(4)逆流性食道炎
- ●**リバスチグミン，ガランタミン臭化水素酸塩及びメマンチン塩酸塩**
  ① アルツハイマー病（家族性含む）に対するリバスチグミン（リバスタッチパッチ），ガランタミン臭化水素酸塩（レミニール錠）及びメマンチン塩酸塩（メマリー錠）の算定は，原則として認められる。
  ② メマンチン塩酸塩（メマリー錠）とコリンエステラーゼ阻害薬（ChEI）（ドネペジル塩酸塩，ガランタミン臭化水素酸塩，リバスチグミン）の併用投与の算定は，原則として認められる。
- ●**スルピリド**：次の傷病名に対するスルピリド【内服薬】（ドグマチール錠等）の算定は，原則として認められない。
  (1)脳疾患術後，(2)逆流性食道炎，(3)胃炎
- ●**ナルフラフィン塩酸塩**
  ① そう痒症がない，透析患者又は慢性肝疾患患者に対するナルフラフィン塩酸塩（レミッチカプセル等）の算定は，原則として認められない。
  ② 血液透析又は腹膜透析中のそう痒症に対するナルフラフィン塩酸塩（レミッチカプセル等）と抗ヒスタミン剤・抗アレルギー剤の併用投与の算定は，原則として認められる。
- ●**シクロホスファミド水和物**：皮膚そう痒症に対するシクロホスファミド水和物（エンドキサン錠等）の算定は，原則として認められない。
- ●**リスペリドン等**：広汎性発達障害に対する次の非定型抗精神病薬の算定は，原則として認められる。
  (1)リスペリドン【内服薬】〔リスパダール錠等（3mg錠を除く）〕，(2)アリピプラゾール（エビリファイ錠等）
- ●**糖尿病治療剤（チアゾリジン薬）**：1型糖尿病に対する糖尿病治療剤（チアゾリジン薬）の算定は，原則として認められない。
- ●**クロナゼパム**：次の傷病名に対するクロナゼパム（リボトリール錠）の算定は，原則として認められない。
  (1)うつ病，(2)パーキンソン病
- ●**耐性乳酸菌製剤**：腸疾患（腸炎等）がなく，抗生物質又は化学療法剤の投与がない場合の耐性乳酸菌製剤（ビオフェルミンR散等）の算定は，原則として認められない。
- ●**ロキソプロフェンナトリウム水和物**：次の傷病名に対するロキソプロフェンナトリウム水和物（ロキソニン錠等）の算定は，原則として認められる。
  (1)感冒，(2)インフルエンザ，(3)肋間神経痛，(4)坐骨神経痛，(5)神経痛，(6)帯状疱疹，(7)頭痛
- ●**チアラミド塩酸塩**：急性気管支炎に対するチアラミド塩酸塩（ソランタール錠）の算定は，原則として認められる。
- ●**トコフェロールニコチン酸エステル製剤**：末梢神経炎に対するトコフェロールニコチン酸エステル製剤（ユベラNカ

プセル等）の算定は，原則として認められない。
- ●**イコサペント酸エチルカプセル**
  ① 潰瘍を伴わない閉塞性動脈硬化症に対するイコサペント酸エチルカプセル（エパデールカプセル等）の算定は，原則として認められる。
  ② 次の傷病名に対するイコサペント酸エチルカプセル（エパデールカプセル等）の算定は，原則として認められない。
    (1)腰部脊柱管狭窄症術後，(2)高血圧症，(3)狭心症，(4)動脈硬化症
- ●**ベラプロストナトリウム錠**：潰瘍を伴わない慢性動脈閉塞症〔閉塞性血栓血管炎（バージャー病）又は閉塞性動脈硬化症〕に対するベラプロストナトリウム錠（ドルナー錠等）の算定は，原則として認められる。
- ●**シロスタゾール**：適応傷病名と次の傷病名がある患者に対するシロスタゾール（プレタールOD錠等）の算定は，原則として認められる。
  (1)心筋梗塞（安定期），(2)狭心症（安定期），(3)心室頻拍（安定期）
- ●**イトプリド塩酸塩錠**：逆流性食道炎に対するイトプリド塩酸塩錠（ガナトン錠等）の算定は，原則として認められない。
- ●**シクロスポリン【内服薬】**
  ① 次の傷病名に対するシクロスポリン（ネオーラルカプセル等）の算定は，原則として認められない。
    (1)仙腸関節炎，(2)巨赤芽球性貧血，(3)関節リウマチ
  ② 再生不良性貧血に対する次の場合のシクロスポリン（ネオーラルカプセル等）の算定は，原則として認められる。
    (1)罹病期間が6か月を超える場合，(2)投与期間が16週を超える場合
- ●**シクロスポリン【内服薬】とミコフェノール酸モフェチル製剤の併用投与**：骨髄移植における移植片対宿主病（GVHD）の発症抑制に対するシクロスポリン（ネオーラルカプセル等）とミコフェノール酸モフェチル製剤（セルセプトカプセル等）の併用投与は，原則として認められる。
- ●**ブロムヘキシン塩酸塩【吸入液】**：次の傷病名に対するブロムヘキシン塩酸塩（ビソルボン液吸入液等）の算定は，原則として認められない。
  (1)上気道炎（急性・慢性），(2)咽頭炎（急性・慢性），(3)感冒
- ●**硝酸イソソルビド【内服薬・外用薬】**：次の傷病名に対する硝酸イソソルビド【内服薬・外用薬】（フランドル錠，フランドルテープ等）の算定は，原則として認められない。
  (1)不整脈，(2)心房細動，(3)上室性期外収縮
- ●**ニコランジル錠**：狭心症のない次の傷病名に対するニコランジル錠（シグマート錠2.5mg等）の算定は，原則として認められない。
  (1)心筋症，(2)特発性拡張型心筋症，(3)心不全
- ●**プロピオン酸系抗炎症薬**：適応傷病名と潰瘍治療薬投与中の胃潰瘍又は十二指腸潰瘍の傷病名がある患者に対するプロピオン酸系抗炎症薬〔ロキソプロフェンナトリウム錠（ロキソニン錠等）又はプラノプロフェン（プラノプロフェンカプセル等）〕の算定は，原則として認められる。
- ●**抗ウイルス薬の併用投与**：ヘルペス角膜炎に対する次の抗ウイルス薬の併用投与は，原則として認められる。
  (1) アシクロビル【眼軟膏】（ゾビラックス眼軟膏等）とアシクロビル【内服薬】（ゾビラックス錠等）
  (2) アシクロビル【眼軟膏】（ゾビラックス眼軟膏等）とアシクロビル【注射薬】（ゾビラックス点滴静注用等）
- ●**アプレピタントカプセル**：成人に対するアプレピタントカプセル（イメンドカプセル80mg, 125mg）1処方あたりの投与期間は，原則として5日間まで認められる。
- ●**アシクロビルとビダラビンの併用投与**：口唇ヘルペス又は外陰部ヘルペスに対するアシクロビル【内服薬】（ゾビラックス錠等）とビダラビン【外用薬】（アラセナ-A軟膏等）の併用投与は，原則として認められる。
- ●**イトラコナゾール**：爪白癬に対するイトラコナゾール（イトリゾールカプセル）のパルス療法1日400mg未満の算定は，原則として認められる。

●チクロピジン塩酸塩製剤
① 適応傷病名と出血を伴う胃潰瘍又は十二指腸潰瘍がある患者に対するチクロピジン塩酸塩製剤（パナルジン錠等）の算定は，原則として認められない。
② 適応傷病名と出血を伴わない胃潰瘍又は十二指腸潰瘍がある患者に対するチクロピジン塩酸塩製剤（パナルジン錠等）の算定は，原則として認められる。

●カルベジロール：単なる不整脈の傷病名に対するカルベジロール（アーチスト錠等）の算定は，原則として認められない。

●ランソプラゾール及びエソメプラゾールマグネシウム水和物：低用量アスピリン投与時における，胃潰瘍又は十二指腸潰瘍の既往がレセプトで確認できない場合の次の薬剤の算定は，原則として認められない。
　(1) ランソプラゾール【内服薬】（タケプロンカプセル等）
　(2) エソメプラゾールマグネシウム水和物【内服薬】（ネキシウムカプセル等）

●チクロピジン塩酸塩
① 次の傷病名に対するチクロピジン塩酸塩（パナルジン錠等）の算定は，原則として認められる。
　(1)冠動脈疾患（不安定狭心症，安定狭心症，狭心症，虚血性心疾患），(2)内頸動脈狭窄症，脳動脈狭窄症，(3)慢性動脈閉塞症〔閉塞性血栓血管炎（バージャー病）又は閉塞性動脈硬化症〕，(4)冠動脈瘤のある川崎病
② K546経皮的冠動脈形成術後におけるチクロピジン塩酸塩（パナルジン錠等）の算定は，原則として認められる。
③ 次の傷病名等に対するチクロピジン塩酸塩（パナルジン錠等）の算定は，原則として認められない。
　(1)心房細動，(2)不整脈，(3)心筋症，心不全，(4)心臓弁膜症（僧帽弁膜症），(5)心肥大，(6)血栓性静脈炎，(7)ペースメーカー装着患者，(8)ネフローゼ症候群，(9)肺血栓塞栓症
④ K555弁置換術後におけるチクロピジン塩酸塩（パナルジン錠等）の算定は，原則として認められない。

●アスピリン
① 次の傷病名に対するアスピリン（バイアスピリン錠等）の算定は，原則として認められる。
　(1)虚血性心疾患，(2)内頸動脈狭窄症，脳動脈狭窄症，(3)慢性動脈閉塞症〔閉塞性血栓血管炎（バージャー病）又は閉塞性動脈硬化症〕
② 次の傷病名に対するアスピリン（バイアスピリン錠等）の算定は，原則として認められない。
　(1)心房細動，(2)不整脈，(3)心筋症，心不全，(4)心臓弁膜症（僧帽弁膜症），(5)心肥大，(6)血栓性静脈炎，(7)ペースメーカー装着患者，(8)ネフローゼ症候群，(9)肺血栓塞栓症

●イコサペント酸エチルカプセル，ベラプロストナトリウム錠及びアルプロスタジル注射液の併用投与：閉塞性動脈硬化症に対するイコサペント酸エチルカプセル（エパデールカプセル等），ベラプロストナトリウム錠（ドルナー錠等）及びアルプロスタジル注射液（パルクス注，リプル注等）の3剤の併用投与は，原則として認められる。

●ヘリコバクター・ピロリ菌除菌薬とH₂ブロッカー【内服薬】の併用投与：ヘリコバクター・ピロリ胃炎に対するヘリコバクター・ピロリ菌除菌薬とH₂ブロッカーの併用投与は，原則として認められない。

●抗ウイルス薬
① 診療開始日から一定期間経過後，再発の記載がない次の傷病名（免疫機能の低下を来す基礎疾患のない患者）に対する抗ウイルス薬(ヘルペスウイルス感染症治療薬※に限る)の算定は，原則として認められない。
　(1)帯状疱疹，(2)カポジ水痘様発疹症
　※　アシクロビル（アシクロビル錠等），ビダラビン（アラセナ-A軟膏等），バラシクロビル塩酸塩（バルトレックス錠等），ファムシクロビル（ファムビル錠等）等
② 単純疱疹に対する次の抗ウイルス薬の併用投与は，原則として認められない。
　(1) ビダラビン（アラセナ-A軟膏等）【外用薬】とアシクロビル（ゾビラックス錠等）【内服薬】
　(2) ビダラビン（アラセナ-A軟膏等）【外用薬】とアシクロビル（ゾビラックス点滴静注用）【注射薬】
③ 単純疱疹に対する次の抗ウイルス薬の併用投与は，原則として認められない。
　(1) アシクロビル（ゾビラックス錠等）【内服薬】とアシクロビル（ゾビラックス点滴静注用等）【注射薬】
　(2) アシクロビル（ゾビラックス錠等）【内服薬】とビダラビン（アラセナ-A点滴静注用）【注射薬】
④ 帯状疱疹に対する次の抗ウイルス薬の併用投与は，原則として認められない。
　(1) ビダラビン（アラセナ-A軟膏等）【外用薬】とアシクロビル（ゾビラックス錠等）【内服薬】
　(2) ビダラビン（アラセナ-A軟膏等）【外用薬】とバラシクロビル塩酸塩（バルトレックス錠等）【内服薬】
　(3) ビダラビン（アラセナ-A軟膏等）【外用薬】とアシクロビル（ゾビラックス点滴静注用）【注射薬】
　(4) ビダラビン（アラセナ-A軟膏等）【外用薬】とビダラビン（アラセナ-A点滴静注用）【注射薬】

●タクロリムス水和物：慢性腎不全に対するタクロリムス水和物【内服薬】（プログラフカプセル等）の算定は，原則として認められない。

●成分栄養剤：食欲不振（寝たきり及び高齢者以外の患者）に対する成分栄養剤(エレンタール配合内用剤等)の算定は，原則として認められない。

●半消化態栄養剤：摂食嚥下機能障害に対する半消化態栄養剤（エンシュア・リキッド等）の算定は，原則として認められる。

●胃腸機能整腸薬：下部消化管における内視鏡検査又は内視鏡手術時の前処置として次の薬剤の算定は，原則として認められない。
　(1)イトプリド塩酸塩（ガナトン錠等），(2)ドンペリドン（ナウゼリン錠等），(3)トリメブチンマレイン酸塩（セレキノン錠等），(4)メトクロプラミド（プリンペラン錠等）

●プロピオン酸系抗炎症薬：適応傷病名と当月発症以外の胃潰瘍又は十二指腸潰瘍の傷病名がある患者に対するプロピオン酸系抗炎症薬〔ロキソプロフェンナトリウム錠（ロキソニン錠等）又はプラノプロフェン（プラノプロフェンカプセル）〕の算定は，原則として認められる。

●抗NSAID潰瘍剤とPPI等：経口，経皮鎮痛消炎剤使用中の胃潰瘍又は十二指腸潰瘍に対する抗NSAID潰瘍剤（サイテック錠）と次の薬剤の併算定は原則として認められる。
　(1)プロトンポンプ・インヒビター（PPI），(2)H₂ブロッカー

●インターフェロン製剤とリバビリンの併用投与
① C型慢性肝炎かつ肝癌（治療後）に対するインターフェロン製剤とリバビリン（レベトールカプセル200mg）の併用投与は，原則として認められる。
② 次の傷病名に対するインターフェロン製剤とリバビリン（レベトールカプセル200mg）の併用投与は，原則として認められない。
　(1)アルコール性肝炎のみ，(2)自己免疫性肝炎のみ，(3)C型非代償性肝硬変，(4)C型慢性肝炎かつ非代償性アルコール性肝硬変

●プレガバリン
① 次の傷病名に対するプレガバリン（リリカカプセル・OD錠）の算定は，原則として認められる。
　(1)手根管症候群，(2)頸椎症性神経根症，(3)肋間神経痛，(4)糖尿病性末梢神経障害，(5)帯状疱疹後神経痛，(6)坐骨神経痛，(7)三叉神経痛，(8)脊髄損傷後疼痛，(9)帯状疱疹
② 次の傷病名に対するプレガバリン（リリカカプセル・OD錠）の算定は，原則として認められない。
　(1)腰痛症，(2)関節炎，(3)変形性膝関節症，(4)外傷，打撲傷，(5)糖尿病，(6)術後疼痛，(7)疼痛，(8)難治性疼痛，(9)頸肩腕症候群，(10)侵害受容性疼痛

●カモスタットメシル酸塩錠：慢性膵炎に対するカモスタットメシル酸塩錠（フオイパン錠等）の長期投与は，原則として認められない。

●パンクレリパーゼ：膵外分泌機能不全がない単なる膵疾患

に対するパンクレリパーゼ（リパクレオンカプセル等）の算定は、原則として認められない。
- ●ＰＰＩ製剤：内視鏡検査のない逆流性食道炎における次の場合のＰＰＩ製剤の算定は、原則として認められる。
    (1)初回投与時、(2)維持療法中
- ●降圧剤（配合剤）：降圧剤（配合剤）の１日１錠を超える投与については、添付文書に基づき個々の含有医薬品の用法・用量の範囲内（２倍）である場合は、原則として認められる。
- ●全身性エリテマトーデスに対するタクロリムス水和物：ループス腎炎がない全身性エリテマトーデスに対するタクロリムス水和物【内服薬】（プログラフカプセル等）の算定は、原則として認められる。
- ●グルタチオン製剤：肝機能障害に対するグルタチオン製剤【内服薬】（タチオン錠等）の算定は、原則として認められない。
- ●高リン血症治療薬：次の傷病名のみに対する高リン血症治療薬※の算定は、原則として認められない。
    (1)慢性腎臓病、(2)急性腎不全、(3)慢性腎不全、(4)腎障害、(5)腎機能低下、(6)続発性副甲状腺機能亢進症
    ※ 炭酸ランタン水和物、クエン酸第二鉄水和物、ビキサロマー、セベラマー塩酸塩、沈降炭酸カルシウム、スクロオキシ水酸化鉄
- ●ホスホマイシンカルシウム水和物：次の傷病名に対するホスホマイシンカルシウム水和物【内服薬】（ホスミシン錠等）の算定は、原則として認められない。
    (1)感冒、(2)感冒性胃腸炎、感冒性腸炎
- ●レボフロキサシン水和物：次の傷病名に対するレボフロキサシン水和物【内服薬】（クラビット錠等）の算定は、原則として認められない。
    (1)感冒性胃腸炎、(2)急性胃腸炎
- ●スルファメトキサゾール・トリメトプリム：次の場合のニューモシスチス肺炎の発症抑制に対するスルファメトキサゾール・トリメトプリム【内服薬】（バクタ配合錠等）の算定は、原則として認められる。
    (1)免疫抑制剤又は生物学的製剤を投与している場合、(2)癌化学療法を実施している場合
- ●メサラジンとサラゾスルファピリジンの併算定：次の内服薬と外用薬の併用投与は、原則として認められる。
    (1) メサラジン【内服薬】（ペンタサ錠等）とメサラジン【外用薬】（ペンタサ注腸等）
    (2) メサラジン【内服薬】（ペンタサ錠等）とサラゾスルファピリジン【外用薬】（サラゾピリン坐剤）
    (3) サラゾスルファピリジン【内服薬】（サラゾピリン錠等）とメサラジン【外用薬】（ペンタサ注腸等）
- ●生薬：漢方処方の調剤に用いる生薬の単独投与は、原則として認められる。

参考 医薬品（内服薬・外用薬）の適応外使用に係る保険診療上の取扱い
（平19.9.21～令7.2.26 支払基金）

- ●アザチオプリン【内服薬】〔主な製品名(以下同)：イムラン錠50mg、アザニン錠50mg〕：原則、「視神経脊髄炎」「全身型重症筋無力症」に対して処方した場合、審査上認める。
- ●アシクロビル〔ゾビラックス錠〕
(1) 原則、内服用「アシクロビル」を「水痘」「ヘルペス性歯肉口内炎」「ボルテゾミブ使用時の管理」「造血幹細胞移植時の管理」に対して処方した場合、審査上認める。
(2) 原則、内服用又は注射用の「アシクロビル」を単純ヘルペスウイルス又は水痘・帯状疱疹ウイルス感染症である「角膜ヘルペス、角膜内皮炎、桐沢型ぶどう膜炎」に対し処方した場合、審査上認める。
(3) 原則、「カルフィルゾミブ、もしくはイキサゾミブクエン酸エステル使用時の帯状疱疹の発症抑制」「ベンダムスチン塩酸塩使用時の帯状疱疹の発症抑制」に対して処方した場合、審査上認める。
- ●アジスロマイシン水和物【内服薬】〔ジスロマック錠250mg〕：「肺非結核性抗酸菌症」に対して処方した場合、審査上認める。
(1) 当該使用例においては、アジスロマイシン単剤使用ではなく、他の抗菌薬と併用する。
(2) 当該使用例を第一選択薬とする場合は、原則としてクラリスロマイシンを検討した後に投与する。
(3) 当該使用例の用法・用量：成人にはアジスロマイシンとして250mg（力価）を１日１回経口投与する。なお、結節・気管支拡張型の場合には、１日１回500mg（力価）を、１週間に３回原則として隔日経口投与することもできる。
(4) 投与開始後、経過を観察し、原則として喀痰検査を行う。喀痰検査にて培養陰性後、概ね１年以上投与を継続する。
(5) 添付文書に記載されている使用上の注意等に従い、適正使用に努める。また、国内外の各種学会ガイドライン等、最新の情報を参考にした上で投与する。
- ●アジスロマイシン水和物【内服薬・注射薬】〔ジスロマック錠(250)、ジスロマック点滴静注用(500)、ジスロマック細粒小児用10％、ジスロマックカプセル小児用100mg〕：原則、「小児副鼻腔炎」「百日咳」「現行の適応症について小児」に対して処方・使用した場合、審査上認める。
- ●アスピリン【内服薬】〔バイアスピリン錠、バファリン配合錠〕：原則、「網状皮斑に対して血栓・塞栓形成の抑制量程度」として処方した場合、審査上認める。
- ●アセタゾラミド【内服薬】（ダイアモックス末、ダイアモックス錠250mg）：原則、「周期性四肢麻痺」「発作性失調症」に対して処方した場合、審査上認める。
- ●アセメタシン【内服薬】〔ランツジールコーワ錠〕：原則、「好酸球性膿疱性毛包炎」に対して処方した場合、審査上認める。
- ●アデノシン三リン酸二ナトリウム【内服薬】〔アデホスコーワ顆粒、アデホスコーワ腸溶錠〕：原則、「内耳障害に基づく耳鳴症」「感音難聴」に対して処方した場合、審査上認める。
- ●アテノロール【内服薬】〔テノーミン錠〕：原則、「小児の頻脈性不整脈（洞性頻脈、期外収縮）」に対して0.5～2mg/kgを１日１回処方した場合、「20歳未満で体重が成人と同等の者の頻脈性不整脈（洞性頻脈、期外収縮）」に対して25～100mgを１日１回処方した場合、審査上認める。
- ●アドレナリン【外用薬】〔ボスミン液〕：原則、「クループ症候群」に対し処方した場合、審査上認める。
- ●アミトリプチリン塩酸塩【内服薬】〔トリプタノール錠〕：原則、「慢性疼痛におけるうつ病・うつ状態」「片頭痛」「緊張型頭痛」に対して処方した場合、審査上認める。
- ●アメジニウムメチル硫酸塩〔リズミック錠〕：原則、「起立性調節障害」「小児の起立性調節障害」に対し処方した場合、審査上認める。
- ●アモキサピン【内服薬】〔アモキサンカプセル、アモキサン細粒〕：原則、「逆行性射精症」に対して処方した場合、審査上認める。
- ●アモキシシリン水和物【内服薬】〔アモキシシリン細粒、アモリン細粒、サワシリン細粒、パセトシン細粒、ワイドシリン細粒、サワシリン錠、パセトシン錠、アモキシシリンカプセル、アモペニキシンカプセル、アモリンカプセル、サワシリンカプセル、パセトシンカプセル〕：原則、「急性副鼻腔炎」に対して処方した場合、審査上認める。
- ●アリピプラゾール【内服薬】〔エビリファイ錠、エビリファイOD錠、エビリファイ散、エビリファイ内用液〕：原則、「ジル・ドゥ・ラ・トゥーレット症候群」に対して処方した場合、審査上認める。
- ●イソソルビド【内服薬】〔イソバイド、メニレットゼリー〕：原則、「急性低音障害型感音難聴」「内リンパ水腫」に対して処方した場合、審査上認める。
- ●イソソルビド硝酸エステル【外用薬】〔フランドルテープ〕：原則、「心不全」に対し処方した場合、審査上認める。
- ●イミプラミン塩酸塩【内服薬】〔トフラニール錠〕：原則、「慢性疼痛におけるうつ病・うつ状態」「末梢性神経障害性疼痛」に対して処方した場合、審査上認める。
- ●インドメタシン〔インドメタシン坐剤、インテダール、インテバン坐剤、インデラニック坐剤、インデラボロン坐剤、インメシン坐剤、ミカメタン坐剤〕
(1) 原則、「インドメタシン【坐剤】」を「癌性疼痛」に対し処方した場合、審査上認める。
(2) 原則、「インドメタシン【内服薬】」を「好酸球性膿疱性毛包炎」「片頭痛」「筋収縮性頭痛」に対して処方した場合、審査上認める。

- ●インドメタシン　ファルネシル【内服薬】〔インフリーカプセル，インフリーSカプセル〕：原則，「片頭痛」「筋収縮性頭痛」「好酸球性膿疱性毛包炎」に対して処方した場合，審査上認める。
- ●エタンブトール塩酸塩〔エブトール〕：原則，「非結核性抗酸菌症」に対し処方した場合，審査上認める。
- ●エトポシド〔ベプシドS，ラステットS，ベプシド注，ラステット注，ラステットSカプセル，ベプシドカプセル〕：原則，「卵巣癌」「急性白血病」「慢性骨髄単球性白血病」に対して処方した場合，審査上認める。
- ●エナラプリルマレイン酸塩〔レニベース錠〕：原則，「小児の高血圧，小児の心不全」に対し処方した場合，審査上認める。
- ●L-アルギニン塩酸塩【内服薬】（アルギU配合顆粒）：原則，「ミトコンドリア病」に対して使用した場合，審査上認める。
- ●塩酸シプロフロキサシン【内服薬】〔シプロキサン錠〕：原則，「日本紅斑熱」「結核」「非結核性抗酸菌症」「サルモネラ（感染）症」「髄膜炎菌感染症」に対して処方した場合，審査上認める。
- ●カナマイシン一硫酸塩【内服薬】〔カナマイシンカプセル，カナマイシンシロップ，カナマイシンドライシロップ〕：原則，「肝性昏睡時の腸管内殺菌」に対して処方した場合，審査上認める。
- ●ガバペンチン【内服薬】〔ガバペン錠，ガバペンシロップ〕：原則，「神経障害性疼痛」に対して「通常，成人には，ガバペンチンとして300mg〜900mgを1日3回分割経口投与」として処方した場合，審査上認める。
- ●カプトプリル【内服薬】〔カプトリル錠，カプトリル細粒〕：原則，「現行の適応症について小児」に処方した場合，審査上認める。
- ●カルバマゼピン〔テグレトール細粒，テグレトール錠〕：原則，「抗痙攣薬の神経因性疼痛，各種神経原性疼痛，がん性疼痛」「多発性硬化症に伴う異常感覚・疼痛」「頭部神経痛」「頚部神経痛」「発作性運動誘発舞踏アテトーシス」に対して処方した場合，審査上認める。
- ●カルベジロール【内服薬】〔アーチスト錠〕：原則，「アンジオテンシン変換酵素阻害薬，利尿薬，ジギタリス製剤等の基礎治療を受けている小児の虚血性心疾患又は拡張型心筋症に基づく慢性心不全」に対して0.05mg/kg/日（最大6.25mg/日）を1日2回に分けて処方開始し，2週間ごとに徐々に増量し，0.35〜0.4mg/kg/日を1日2回に分けて維持。本剤に対する反応性により維持量を増減し処方した場合，審査上認める。
- ●クエチアピンフマル酸塩【内服薬】〔セロクエル錠，セロクエル細粒〕：原則，「パーキンソン病に伴う幻覚，妄想，せん妄等の精神病症状」に対して処方した場合，審査上認める。
- ●クラリスロマイシン【内服薬】〔クラリス錠，クラリシッド錠〕：原則，「好中球性炎症性気道疾患」に対して処方した場合，審査上認める。
- ●クラリスロマイシン（小児用）【内服薬】〔クラリシッド・ドライシロップ10%小児用100mg，クラリスドライシロップ10%小児用，クラリシッド錠50mg小児用，クラリス錠50小児用50mg〕：原則，「歯周組織炎，顎炎」に対して処方した場合，審査上認める。
- ●クリンダマイシン塩酸塩【内服薬】（ダラシンカプセル75mg，ダラシンカプセル150mg）：原則，ペニシリンアレルギー等の患者の「歯周組織炎，歯冠周囲炎，抜歯創の二次感染」に対して処方した場合，審査上認める。
- ●クロタミトン〔オイラックス，クロタミトン軟膏〕：原則，「疥癬」に対し処方した場合，審査上認める。
- ●クロナゼパム【内服薬】〔リボトリール錠，リボトリール細粒〕：原則，「レム（REM）睡眠行動異常症」に対して処方した場合，審査上認める。
- ●クロピドグレル硫酸塩【内服薬】〔プラビックス錠，クロピドグレル錠〕：原則，「非心原性脳梗塞急性期」「一過性脳虚血発作急性期」の再発抑制に対して「通常，成人には，投与開始日にクロピドグレルとして300mgを1日1回経口投与し，その後，維持量として1日1回75mgを経口投与」した場合，審査上認める。
- ●クロファジミン【内服薬】（ランプレンカプセル50mg）：原則，「Mycobacterium abscessus症」「多剤耐性結核」に対して処方した場合，審査上認める。
- ●クロミフェンクエン酸塩【内服薬】（クロミッド錠50mg）：「生殖補助医療における調節卵巣刺激」に対して1日50mgから100mgを月経周期3日目から投与開始し卵胞が十分発育するまで継続した場合，審査上認める。
- ●クロモグリク酸ナトリウム〔インタールエアロゾル〕
- (1) 原則，「クロモグリク酸ナトリウム【外用薬】」を「現行の適応症について，3歳以下の小児」の症例でスペーサーを用いての使用に対して処方した場合，審査上認める。
- (2) 原則，「クロモグリク酸ナトリウム【内服薬】」を「現行の適応症について6か月未満の乳児」に対して処方した場合，審査上認める。
- ●コルヒチン【内服薬】〔コルヒチン錠〕：原則，「ベーチェット病」「掌蹠膿疱症」に対し処方した場合，審査上認める。
- ●酢酸メテノロン【内服薬】〔プリモボラン錠〕：原則，「骨髄異形成症候群及び骨髄線維症における貧血改善」に対して処方した場合，審査上認める。
- ●サプロプテリン塩酸塩〔ビオプテン顆粒〕：原則，「BH4反応性フェニルアラニン水酸化酵素異常症」に対して処方した場合，審査上認める。
- ●ジアゼパム〔ホリゾン錠，ホリゾン散，ホリゾン注射液，セルシン錠，セルシン散，セルシン注射液〕：原則，「新生児痙攣，鎮静」「てんかん」に対し処方した場合，審査上認める。
- ●ジアフェニルスルホン【内服薬】〔レクチゾール〕：原則，「シェーンライン・ヘノッホ紫斑病」に対し小児に0.5〜1.5mg/kg/日，成人に50〜150mg/日を処方した場合，審査上認める。
- ●シクロスポリン【内服薬】〔ネオーラル内用液，ネオーラルカプセル〕：原則，「慢性炎症性脱髄性多発神経炎」に対して処方した場合，審査上認める。
- ●ジクロフェナクナトリウム〔ボルタレンSRカプセル，ボルタレン錠，ボルタレンサポ〕
- (1) 原則，「ジクロフェナクナトリウム【内服薬】」を「片頭痛」「筋収縮性頭痛」「顎関節症の関節痛」「尿管結石」に対し処方した場合，審査上認める。
- (2) 原則，「ジクロフェナクナトリウム【外用薬】」を「尿管結石」に対し処方した場合，審査上認める。
- ●シクロホスファミド【内服薬】〔エンドキサン錠〕：原則，「関節リウマチ」「慢性炎症性多発ニューロパチー」「免疫介在性ニューロパチー」「多発性硬化症」「重症筋無力症」「ベーチェット病」「ステロイド抵抗性膠原病」「慢性炎症性脱髄性多発神経炎（CIDP）」に対して処方した場合，審査上認める。
- ●シクロホスファミド水和物【内服薬・注射薬】（経口用エンドキサン原末，エンドキサン50mg，注射用エンドキサン100mg，同500mg）：原則，「後天性血友病A」に対して処方・使用した場合，審査上認める。
- ●ジゴキシン【内服薬・注射薬】（ジゴシン注0.25mg，ジゴキシン錠0.125mg，同0.25mg）：原則，「胎児頻脈性不整脈（持続して胎児心拍数180bpm以上となる上室頻拍又は心房粗動）」に対して処方・使用した場合，審査上認める。
- ●ジソピラミド〔リスモダンカプセル，リスモダンR錠，リスモダンP静注〕：原則，「小児の頻脈性不整脈」に対し処方した場合，審査上認める。
- ●ジピリダモール【内服薬】〔ペルサンチン-Lカプセル，ペルサンチン錠，アンギナール錠，アンギナール散〕：原則，「川崎病冠動脈後遺症合併症の管理」に対して処方した場合，審査上認める。
- ●シメチジン【内服薬】（タガメット錠，タガメット細粒20%，カイロック細粒40%）：原則，「PFAPA症候群」に対して処方した場合，審査上認める。
- ●臭化ジスチグミン【外用薬】〔ウブレチド点眼液〕：原則，「片眼弱視」に対して処方した場合，審査上認める。
- ●スピロノラクトン【内服薬】〔アルダクトンA細粒，アルダクトンA錠〕：原則，「腎性尿崩症」「現行の適応症について小児」「低カリウム性周期性四肢麻痺」に対して処方した場合，審査上認める。
- ●スルタミシリントシル酸塩水和物〔ユナシン錠，ユナシン細粒小児用〕：原則，「手術創などの二次感染，顎炎，顎骨周囲蜂巣炎」に対し処方した場合，審査上認める。
- ●スルファメトキサゾール・トリメトプリム【内服薬】〔バクタ顆粒，バクトラミン顆粒，バクタ錠，バクトラミン錠〕：原則，「ニューモ

シスチス肺炎」「ノカルジア症」に対して処方した場合，審査上認める。
- ●セレギリン塩酸塩【内用薬】〔エフピーOD錠〕：原則，「L-dopa製剤の併用がないパーキンソン病」に対して処方した場合，審査上認める。
- ●ソタロール塩酸塩【内服薬】（ソタコール錠40mg，同80mg，他後発品あり）：原則，「胎児頻脈性不整脈（持続して胎児心拍数180bpm以上となる上室頻拍又は心房粗動）」に対して処方した場合，審査上認める。
- ●タクロリムス水和物【内服薬】〔プログラフカプセル，プログラフ顆粒〕：原則，「ラスムッセン脳炎」，「若年性特発性関節炎」に対して処方した場合，審査上認める。
- ●チアミン塩化物塩酸塩〔塩酸チアミン散，塩酸チアミン注射液〕，**チアミン硝化物**〔硝酸チアミン〕：原則，「ビタミンB₁依存性楓糖尿症，ピルビン酸脱水素酵素異常症」に対し処方した場合，審査上認める。
- ●チクロピジン塩酸塩【内服薬】〔パナルジン細粒，パナルジン錠〕：原則，「冠動脈ステント留置後の血栓予防」「心筋梗塞」に対して処方した場合，審査上認める。
- ●チザニジン塩酸塩【内服薬】〔テルネリン錠，テルネリン顆粒〕：原則，「緊張型頭痛」に対して処方した場合，審査上認める。
- ●テガフール・ギメラシル・オテラシルカリウム【内服薬】〔ティーエスワン配合カプセル，ティーエスワン配合顆粒，ティーエスワン配合OD錠〕：原則，「食道癌」に対し処方した場合，サイトカインおよび分子標的薬治療が困難な場合に限り「腎細胞癌」に対し処方した場合，審査上認める。
- ●デキサメタゾン【内服薬】〔デカドロン錠〕：原則，「急性閉塞性喉頭炎（クループ症候群）」に対して処方した場合，審査上認める。
- ●デスモプレシン酢酸塩【内服薬】（ミニリンメルトOD錠60μg）：原則，「尿浸透圧あるいは尿比重低下に伴う夜尿症」に対して1日1回60μg製剤を経口投与した場合，審査上認める。
- ●デノパミン【内服薬】〔カルグート錠，カルグート細粒〕：原則，「現行の適応症について小児」に対して1〜1.5（最大3）mg/kg/日を1日3回に分けて（成人量を超えない）処方した場合，審査上認める。
- ●デュロキセチン塩酸塩【内服薬】（サインバルタカプセル20mg，同30mg）：原則，「神経障害性疼痛」に対して処方した場合，審査上認める。
- ●ドキシサイクリン塩酸塩水和物【内服薬】〔ビブラマイシン錠50．₀₀₀〕：原則，「熱帯熱マラリア」「レプトスピラ症」「リケッチア感染症」「ライム病等のボレリア属感染症」「日本紅斑熱」「つつが虫病」「ざ瘡（化膿性炎症を伴うもの）」「小児のリケッチア感染症」に対して処方した場合，審査上認める。
- ●トレミフェンクエン酸塩〔フェアストン錠〕：原則，「閉経前乳癌」に対して処方した場合，審査上認める。
- ●トロンビン〔経口用トロンビン〕経口用トロンビン細粒，（外用液）トロンビン液モチダソフトボトル，（外用末）トロンビン，（経口・外用液）献血トロンビン経口・外用剤〕：原則，「内視鏡生検時出血」に対し処方した場合，審査上認める。
- ●ナプロキセン【内服薬】〔ナイキサン錠〕：原則，「顎関節症の関節痛」に対して処方した場合，審査上認める。
- ●ニフェジピン【内服薬】〔セパミット-Rカプセル，セパミット-R細粒，セパミット細粒，アダラートカプセル〕：原則，「小児の高血圧」に対して処方した場合，審査上認める。
- ●バラシクロビル塩酸塩【内服薬】〔バルトレックス錠，バルトレックス顆粒〕：原則，「急性網膜壊死」「ヘルペスウイルス性虹彩炎」「特発性末梢性顔面神経麻痺（ベル麻痺）」に対して処方した場合，審査上認める。
- ●ハロペリドール【内服薬】【注射薬】〔セレネース錠，セレネース細粒，セレネース注〕：原則，「器質的疾患に伴うせん妄・精神運動興奮状態・易怒性」に対して処方した場合，審査上認める。
- ●ビオチン〔ビオチン散，ビオチン注射液〕：原則，「ビオチン依存性マルチプルカルボキシラーゼ欠損症」に対し処方した場合，審査上認める。
- ●ビカルタミド【内服薬】（カソデックス錠 80mg，同OD錠80mg，他後発品あり）：原則，「アンドロゲン受容体陽性唾液腺癌」に対して使用した場合，当該使用事例を審査上認める。
- ●ビソプロロールフマル酸塩【内服薬】〔メインテート錠〕：原則，「肥大型心筋症」に対して処方した場合，審査上認める。
- ●ヒドロキシカルバミド【内服薬】〔ハイドレアカプセル〕：原則，「真性赤血球増多症，本態性血小板血症，慢性骨髄単球性白血病」「急性骨髄性白血病」に対して処方した場合，審査上認める。
- ●ヒドロクロロチアジド〔ダイクロトライド錠〕：原則，「腎性尿崩症」に対し処方した場合，審査上認める。
- ●ピルシカイニド塩酸塩水和物【内服薬】〔サンリズムカプセル〕：原則，「現行の適応症について小児」に対して2mg/kg/日を1日3回に分けて処方した場合，審査上認める。
- ●ファモチジン〔ガスター散，ガスター錠，ガスターD錠，ガスター注射液〕：原則，「胃食道逆流現象」に対し処方した場合，審査上認める。
- ●ブスルファン〔マブリン散〕：原則，「造血幹細胞移植前処置」を目的に処方した場合，審査上認める。
- ●フマル酸クエチアピン【内服薬】〔セロクエル錠，セロクエル細粒〕：原則，「器質的疾患に伴うせん妄・精神運動興奮状態・易怒性」に対して処方した場合，審査上認める。
- ●プランルカスト水和物【内服薬】〔オノンカプセル〕：原則，「現行の適応症について小児」に対して処方した場合，審査上認める。
- ●フルダラビンリン酸エステル【内服薬】〔フルダラ錠〕：原則，「慢性リンパ性白血病」に対して処方した場合，審査上認める。
- ●フレカイニド酢酸塩【内服薬】（タンボコール錠50mg，同100mg，他後発品あり）：原則，「胎児頻脈性不整脈（持続して胎児心拍数180bpm以上となる上室頻拍又は心房粗動）」に対して処方した場合，審査上認める。
- ●プレドニゾロン【内服薬】〔プレドニゾロン散，プレドニゾロン錠，プレドニン錠〕：原則，「進行性筋ジストロフィー（デュシェンヌ型・ベッカー型）」「難治性てんかん」「点頭てんかん」「非けいれん性てんかん重積状態」「群発性頭痛」に対して処方した場合，審査上認める。
- ●プロカテロール塩酸塩水和物【外用薬】〔メプチン吸入液〕：原則，「乳児の喘鳴症状」に対して処方した場合，審査上認める。
- ●フロセミド【内服薬】（ラシックス錠）：原則，「高カリウム性周期性四肢麻痺」に対して処方した場合，審査上認める。
- ●ヘパリン類似物質【外用薬】〔ヒルドイドクリーム，ヒルドイドソフト軟膏，ヒルドイドローション〕：原則，「アトピー性皮膚炎に伴う乾皮症」に対し処方した場合，審査上認める。
- ●ベラパミル塩酸塩【内服薬】〔ワソラン錠〕：原則，「ベラパミル感受性心室頻拍」「片頭痛」「群発性頭痛」「肥大型心筋症」に対して処方した場合，審査上認める。
- ●ペロスピロン塩酸塩水和物【内服薬】〔ルーラン錠〕：原則，「器質的疾患に伴うせん妄・精神運動興奮状態・易怒性」に対して処方した場合，審査上認める。
- ●ポラプレジンク【内服薬】〔プロマックD錠，プロマック顆粒〕：原則，「味覚障害」に対して処方した場合，審査上認める。
- ●ミコフェノール酸 モフェチル【内服薬】〔セルセプトカプセル250，セルセプト懸濁用散31.8％，他後発品あり〕
  - (1) 原則，「同種造血幹細胞移植時の移植片対宿主病の抑制」「ステロイド依存性ネフローゼ症候群」「頻回再発型ネフローゼ症候群」に対して処方した場合，審査上認める。
  - (2) 原則，「ANCA関連血管炎（顕微鏡的多発血管炎，多発血管炎性肉芽腫症，好酸球性多発血管炎性肉芽腫症）」に対して処方した場合，審査上認める。
  - (3) 原則，「皮膚筋炎」「若年性皮膚筋炎」に対して処方した場合，審査上認める。
- ●ミゾリビン【内服薬】〔ブレディニン錠〕：原則，「副腎皮質ホルモン剤のみでは治療困難な場合の，腎炎における尿蛋白抑制効果又は腎組織障害の軽減」に対し処方した場合，審査上認める。
- ●ミドドリン塩酸塩【内服薬】〔メトリジン錠2mg，メトリジンD錠2mg〕：原則，「起立性調節障害」に対して処方した場合，審査上認める。
- ●ミノサイクリン塩酸塩【内服薬】【注射薬】〔ミノマイシン錠，ミノマイシンカプセル，ミノマイシン点滴静注用〕：原則，「日本紅斑熱

に対して処方した場合，審査上認める。
- ●メキタジン【内服薬】〔ゼスラン錠〕：原則，「年長児の気管支喘息・アレルギー性鼻炎患者」に対して処方した場合，審査上認める。
- ●メコバラミン〔メチコバール注射液，バンコミンS注〕：原則，「ベル麻痺，突発性難聴，反回神経麻痺」「帯状疱疹」「帯状疱疹後神経痛」に対して処方した場合，審査上認める。
- ●メシル酸ペルゴリド【内服薬】〔ペルマックス錠〕：原則，「L-dopa製剤の併用がないパーキンソン病」に対して処方した場合，審査上認める。
- ●メキシレチン塩酸塩【内服薬】〔メキシチールカプセル〕：原則，「小児の頻脈性不整脈（心室性）」に対して5〜10mg/kg/日を1日3回に分けて処方した場合，審査上認める。
- ●メトキサレン〔オクソラレン軟膏，オクソラレンローション〕
(1) 原則，「メトキサレン【外用薬】」を「乾癬」に対し処方した場合，審査上認める。【留意事項】外用PUVA（光化学）療法として用いる。
(2) 原則，「メトキサレン【内服薬】」を「乾癬」に対し処方した場合，審査上認める。【留意事項】内服PUVA（光化学）療法として用いる。
- ●メトトレキサート【内服薬】〔リウマトレックスカプセル2mg，他後発品ありメソトレキセート錠2.5mg〕：原則，「多発性筋炎・皮膚筋炎」「若年性皮膚筋炎」「高安動脈炎」「ANCA関連血管炎（顕微鏡的多発血管炎，多発血管炎性肉芽腫症）」に対して処方した場合，審査上認める。
- ●メドロキシプロゲステロン酢酸エステル【内服薬】〔ヒスロンH錠，他後発品あり（現在，承認されている効能・効果及び用法・用量から，プロベラ錠2.5mg，ヒスロン錠5は除外）〕
(1) 原則，「子宮内膜異型増殖症」に対して処方した場合，審査上認める。
① 子宮内膜異型増殖症の標準的治療は子宮全摘出術であり，当該使用例は妊孕性温存を希望する症例に限る。
② 当該使用例の用法・用量：メドロキシプロゲステロン酢酸エステルとして通常成人1日400〜600mgを2〜3回に分けて経口投与する。なお，症状により適宜増減する。
(2) 原則，「子宮内膜間質肉腫（ただし，低異型度子宮内膜間質肉腫に限る）」に対して処方した場合，審査上認める。
- ●メトロニダゾール【内服薬】〔フラジール内服錠〕：原則，「プロピオン酸血症，メチルマロン酸血症」の改善とコントロールに対して処方した場合，審査上認める。
- ●モルヒネ塩酸塩【内服薬】【注射薬】【外用薬】〔オプソ内服液，塩酸モルヒネ注射液，アンペック坐剤〕：原則，「筋萎縮性側索硬化症（ALS）」「筋ジストロフィーの呼吸困難時の除痛」に対して処方した場合，審査上認める。
- ●モルヒネ硫酸塩【内服薬】〔MSコンチン錠，カディアンカプセル，カディアンスティック粒，モルペス細粒〕：原則，「筋萎縮性側索硬化症（ALS）」「筋ジストロフィーの呼吸困難時の除痛」に対して処方した場合，審査上認める。
- ●ランソプラゾール／アモキシシリン／クラリスロマイシン【内服薬】〔ランサップ〕：原則，「ヘリコバクター・ピロリ菌陽性の特発性血小板減少症」に対して処方した場合，審査上認める。
- ●リスペリドン【内服薬】〔リスパダール錠，リスパダール細粒〕：原則，「器質的疾患に伴うせん妄・精神運動興奮状態・易怒性」「パーキンソン病に伴う幻覚」に対して処方した場合，審査上認める。
- ●リネゾリド【内服薬】〔ザイボックス錠600mg，他後発品あり〕：原則，「多剤耐性結核」に対して処方した場合，審査上認める。
- ●リファンピシン〔リマクタンカプセル，リファジンカプセル〕：原則，「非結核性抗酸菌症」に対し処方した場合，審査上認める。
- ●リボフラビン〔リボフラビン散〕，リボフラビンリン酸エステルナトリウム〔リン酸リボフラビンナトリウム注射液〕：原則，「ビタミンB₂依存性マルチプルアシルCoA脱水素酵素異常症」に対し処方した場合，審査上認める。
- ●レトロゾール【内服薬】〔フェマーラ錠2.5mg〕
(1) 原則，「子宮内膜間質肉腫（ただし，低異型度子宮内膜間質肉腫に限る）」に対して処方した場合，審査上認める。

(2) 原則，「マクキューン・オルブライト症候群を伴うゴナドトロピン非依存性思春期早発症」に対して処方した場合，審査上認める。
- ●ロキソプロフェンナトリウム水和物【内服薬】〔ロキソニン錠，ロキソニン細粒〕：原則，「片頭痛」「緊張型頭痛」「顎関節症の関節痛」「尿管結石」に対し処方した場合，審査上認める。
- ●ワルファリンカリウム【内服薬】〔ワーファリン錠〕：原則，「心房細動」「冠動脈バイパス術」に対して処方した場合，審査上認める。
- ●d-クロルフェニラミンマレイン酸塩・ベタメタゾン配合【内服薬】〔セレスタミン配合錠，セレスタミン配合シロップ〕：原則，「好酸球性副鼻腔炎」に対して処方した場合，審査上認める。

参考 副腎皮質ホルモン剤と免疫抑制剤の併用
　原則，副腎皮質ホルモン剤が使われている疾患のうち，副腎皮質ホルモンに抵抗性のある症例に対して免疫抑制剤の併用は認められる。
(平23.1.25 国保中央会，令1.8.29 一部修正)

参考 1．糖尿病に対するグリニド薬とSU剤（スルホニル尿素系製剤）の併用投与：原則として認められない。
2．同一成分の持続性Ca拮抗薬〔配合錠と配合錠以外（単剤）〕の併用投与：添付文書に基づき，含有成分の用法・用量の範囲内において，原則として認められる。 (令3.8.31 支払基金)

参考 肺動脈性肺高血圧症の傷病名がない場合の混合性結合組織病，強皮症，慢性動脈閉塞症に対するベラサスLA60μg錠の投与は，原則として認められない。 (令4.1.31 支払基金)

参考 1型糖尿病に対するグルファスト錠（一般名：ミチグリニドカルシウム水和物）の投与は，原則として認められない。
(令4.1.31 支払基金)

事務連絡 新型コロナウイルス感染症に係るワクチンの副反応等の治療に際しての医薬品の適応外使用に係る保険診療上の取扱い（依頼）
　新型コロナウイルス感染症に係るワクチンの接種に伴い生じる副反応の一部について，治療法は確立していないものの，既存の薬剤の適応外使用による治療が検討されています。
　診療報酬請求に関する審査に当たり，新型コロナウイルス感染症に係るワクチンの副反応等の治療における薬剤の適応外使用については，診療報酬明細書の摘要欄に記載されている投与の理由〔診療の手引き，ガイドライン等における現時点での知見や治療上の有益性と危険性を考慮した上で慎重に使用の適否が判断されたことなど〕等も参考に，個々の症例に応じて医学的に判断していただくようお願いいたしますので，都道府県国民健康保険団体連合会及び支払基金の都道府県支部に対し周知方よろしくお願いいたします。
(令3.6.2)

第2章　特掲診療料

第6部　注　射

第1節　注射料 …………………………… 616	G011　気管内注入 ……………………… 620
第1款　注射実施料 ………………… 616	G012　結膜下注射 ……………………… 620
G000　皮内, 皮下及び筋肉内注射 ……… 616	G012-2　自家血清の眼球注射 …………… 620
G001　静脈内注射 …………………… 616	G013　角膜内注射 ……………………… 620
G002　動脈注射 ……………………… 617	G014　球後注射 ………………………… 620
G003　抗悪性腫瘍剤局所持続注入 …… 617	G015　テノン氏嚢内注射 ……………… 620
G003-3　肝動脈塞栓を伴う抗悪性腫瘍剤肝動脈内注入 …………………………… 617	G016　硝子体内注射 …………………… 620
G004　点滴注射 ……………………… 617	G017　腋窩多汗症注射 ………………… 620
G005　中心静脈注射 ………………… 618	G018　外眼筋注射 ……………………… 620
G005-2　中心静脈注射用カテーテル挿入 ……… 618	第2款　無菌製剤処理料 ……………… 620
G005-3　末梢留置型中心静脈注射用カテーテル挿入 ……………………………… 619	G020　無菌製剤処理料 ……………… 620
G005-4　カフ型緊急時ブラッドアクセス用留置カテーテル挿入 …………………… 619	第2節　薬剤料 …………………………… 621
G006　植込型カテーテルによる中心静脈注射 … 619	第3節　特定保険医療材料料 …………… 622
G007　腱鞘内注射 …………………… 620	●注射薬の保険適用上の取扱い …………… 622
G008　骨髄内注射 …………………… 620	
G009　脳脊髄腔注射 ………………… 620	
G010　関節腔内注射 ………………… 620	
G010-2　滑液嚢穿刺後の注入 ………… 620	

外来管理加算（再診料）　併算定可
DPC　〔■＝DPC包括〕
※　注射は，G020無菌製剤処理料のみが包括対象外で，それ以外のすべての項目がDPC包括対象となる。ただし，抗HIV薬など一部の薬剤は出来高となる。
※　また，一部の高額薬剤を投与される患者については，DPCの包括評価の対象外となる。

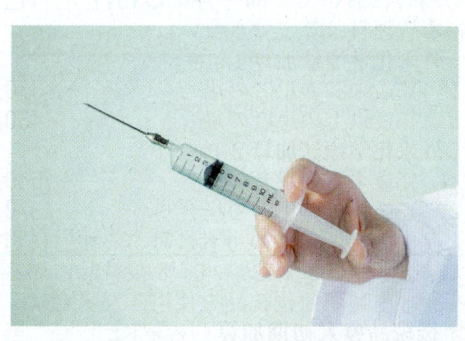

第6部 注 射

参考 注射の方針（療養担当規則第20条第4号）（抜粋）
イ 注射は次に掲げる場合に行う。
　(1) 経口投与によって胃腸障害を起すおそれがあるとき，経口投与をすることができないとき，又は経口投与によって治療の効果を期待することができないとき。
　(2) 特に迅速な治療を期待する必要があるとき。
　(3) その他注射によらなければ治療の効果を期待することが困難であるとき。
ロ 注射を行うに当たっては，後発医薬品の使用を考慮するよう努めなければならない。
ハ 内服薬との併用は，これによって著しく治療の効果を挙げることが明らかな場合又は内服薬の投与だけでは治療の効果を期待することが困難である場合に限って行う。

通 則

1　注射の費用は，第1節及び第2節の各区分の所定点数を合算した点数により算定する。
2　注射に当たって，別に厚生労働大臣が定める保険医療材料（以下この部において「特定保険医療材料」という）〔告示1, p.984〕を使用した場合は，前号により算定した点数及び第3節の所定点数を合算した点数により算定する。
3　生物学的製剤注射を行った場合は，**生物学的製剤注射加算**として，前2号により算定した点数に**15点**を加算する。
4　精密持続点滴注射を行った場合は，**精密持続点滴注射加算**として，前3号により算定した点数に1日につき**80点**を加算する。
5　注射に当たって，麻薬を使用した場合は，**麻薬注射加算**として，前各号により算定した点数に**5点**を加算する。
6　G001静脈内注射，G002動脈注射，G004点滴注射，G005中心静脈注射又はG006植込型カテーテルによる中心静脈注射について，別に厚生労働大臣が定める施設基準〔告示4第8・1, p.1399〕に適合しているものとして地方厚生局長等に届け出た保険医療機関において，入院中の患者以外の患者（悪性腫瘍を主病とする患者を除く）に対して，治療の開始に当たり注射の必要性，危険性等について文書により説明を行った上で化学療法を行った場合は，当該基準に係る区分に従い，次に掲げる点数を，それぞれ1日につき前各号により算定した点数に加算する。この場合において，同一月にC101在宅自己注射指導管理料は算定できない。
　イ　**外来化学療法加算1** 化1
　　(1) 15歳未満の患者の場合　　　670点
　　(2) 15歳以上の患者の場合　　　450点
　ロ　**外来化学療法加算2** 化2
　　(1) 15歳未満の患者の場合　　　640点
　　(2) 15歳以上の患者の場合　　　370点
7　入院中の患者以外の患者に対する注射に当たって，当該患者に対し，バイオ後続品に係る説明を行い，バイオ後続品を使用した場合は，**バイオ後続品導入初期加算** バイオ として，当該バイオ後続品の初回の使用日の属する月から起算して3月を限度として，月1回に限り**150点**を所定点数に加算する。
8　第1節に掲げられていない注射であって簡単なものの費用は，第2節の各区分の所定点数のみにより算定し，特殊なものの費用は，第1節に掲げられている注射のうちで最も近似する注射の各区分の所定点数により算定する。
9　注射に伴って行った反応試験の費用は，第1節の各区分の所定点数に含まれるものとする。

【2024年改定による主な変更点】バイオ後続品導入初期加算（通則7）は，従前は「外来化学療法を実施している患者」のみを対象としていたが，「入院中の患者以外の患者」に対象が拡大された。なお，入院患者に対してはA243-2バイオ後続品使用体制加算が新設された。

（編注）「外来化学療法加算1」は，①化学療法の経験を5年以上有する専任の常勤医師・専任の看護師・専任の常勤薬剤師の配置，②化学療法のレジメンの妥当性を評価・承認する委員会の開催——等が要件。「外来化学療法加算2」は，①専任の看護師・専任の常勤薬剤師の配置——等が要件。

→「通則」　　　　　　　　　　　　　　　摘要欄 p.1710

1　**注射に係る費用**は，第1節注射料，第2節薬剤料及び第3節特定保険医療材料料（別に厚生労働大臣が定める保険医療材料のうち注射に当たり使用したものの費用に限る）に掲げる所定点数を合算した点数によって算定する。

2　**生物学的製剤注射加算**
(1)　「通則3」の生物学的製剤注射加算を算定できる注射薬は，トキソイド，ワクチン及び抗毒素であり，注射の方法にかかわらず，次に掲げる薬剤を注射した場合に算定できる。
　ア　局 乾燥組織培養不活化狂犬病ワクチン
　イ　組換え沈降B型肝炎ワクチン（酵母由来）
　ウ　組換え沈降B型肝炎ワクチン（チャイニーズ・ハムスター卵巣細胞由来）
　エ　肺炎球菌ワクチン
　オ　髄膜炎菌ワクチン
　カ　乾燥ヘモフィルスb型ワクチン
　キ　沈降破傷風トキソイド
　ク　局 ガスえそウマ抗毒素
　ケ　乾燥ガスえそウマ抗毒素
　コ　局 乾燥ジフテリアウマ抗毒素
　サ　局 乾燥破傷風ウマ抗毒素
　シ　局 乾燥はぶウマ抗毒素
　ス　局 乾燥ボツリヌスウマ抗毒素
　セ　局 乾燥まむしウマ抗毒素
(2)　G005中心静脈注射又はG006植込型カテーテルによる中心静脈注射の回路より生物学的製剤を注入した場合は，「通則3」の加算を算定できる。

3　**精密持続点滴注射加算**
(1)　「通則4」の精密持続点滴注射は，自動輸液ポンプを用いて1時間に30mL以下の速度で体内（皮下を含む）又は注射回路に薬剤を注入することをいう。
(2)　1歳未満の乳児に対して精密持続点滴注射を行う場合は，注入する薬剤の種類にかかわらず算定できるが，それ以外の者に対して行う場合は，緩徐に注入する必要のあるカテコールアミン，βブロッカー等の薬剤を医学的必要性があって注入した場合に限り算定する。
(3)　G003抗悪性腫瘍剤局所持続注入の実施時に精密持続点滴を行った場合は，「通則4」の加算を算定できる。

(4) G005中心静脈注射又はG006植込型カテーテルによる中心静脈注射の回路より精密持続点滴注射を行った場合は,「通則4」の加算を算定できる。
(編注) 緩徐に注入する用法が承認されている医薬品について対象となる。

4 外来化学療法加算
(1) 「通則6」に規定する外来化学療法加算については,入院中の患者以外の関節リウマチ等の患者に対して,注射による化学療法の必要性,副作用,用法・用量,その他の留意点等について文書で説明し同意を得た上で,外来化学療法に係る専用室において,注射により薬剤等が投与された場合に加算する。
(2) 外来化学療法加算1を届け出た保険医療機関において外来化学療法加算1を算定するに当たり,当該保険医療機関で実施される化学療法のレジメン(治療内容)の妥当性を評価し,承認する委員会(他の保険医療機関と連携し,共同で開催する場合を含む)において,承認され,登録されたレジメンを用いて治療を行ったときのみ算定でき,それ以外の場合には,外来化学療法加算1及び2は算定できない。
(3) 外来化学療法加算は,次に掲げるいずれかの投与を行った場合に限り算定する。なお,この場合において,引き続き次に掲げる製剤を用いて,入院中の患者以外の患者に対して在宅自己注射指導管理に係る自己注射に関する指導管理を行った場合であっても,同一月にC101在宅自己注射指導管理料は算定できない。
　ア 関節リウマチ,クローン病,ベーチェット病,強直性脊椎炎,潰瘍性大腸炎,尋常性乾癬,関節症性乾癬,膿疱性乾癬又は乾癬性紅皮症の患者に対してインフリキシマブ製剤を投与した場合
　イ 関節リウマチ,多関節に活動性を有する若年性特発性関節炎,全身型若年性特発性関節炎,キャッスルマン病又は成人スチル病の患者に対してトシリズマブ製剤を投与した場合
　ウ 関節リウマチ又は多関節に活動性を有する若年性特発性関節炎の患者に対してアバタセプト製剤を投与した場合
　エ 多発性硬化症の患者に対してナタリズマブ製剤を投与した場合
　オ 全身性エリテマトーデスの患者に対してベリムマブ製剤を投与した場合
　カ 視神経脊髄炎スペクトラム障害の患者に対してイネビリズマブ製剤を投与した場合

5 バイオ後続品導入初期加算
「通則7」に規定するバイオ後続品導入初期加算については,入院中の患者以外の患者に対する注射に当たって,バイオ後続品の有効性や安全性等について説明した上で,バイオ後続品を使用した場合に,当該バイオ後続品の初回の使用日の属する月から起算して,3月を限度として,月1回に限り算定する。

6 特定入院料等注射の手技料を含む点数を算定した場合は,「通則3」から「通則5」までの加算は算定できない。なお,薬価基準に収載されている臨床試用医薬品を使用した場合は,第2節薬剤料は算定せず,第1節注射料及び第3節特定保険医療材料料のみ算定する。

7 心臓内注射及び痔核注射等の第1節に掲げられていない注射のうち簡単なものに係る費用については,第2節薬剤料に掲げる所定点数のみ算定する。ただし,胸腔注入,前房注射,副鼻腔注入及び気管支カテーテル薬液注入法については,第2章第9部処置に掲げる所定点数をそれぞれ算定し,これらに係る薬剤料の算定に関しては第2章第5部投薬のF200薬剤の(4),(5)及び(8)(編注:「特別入院基本料等を算定する病棟を有する病院の薬剤料」および「ビタミン剤の算定」)の例による。

8 第1節に掲げられていない注射のうち,特殊なもの(点数表にあっても,手技が従来の注射と著しく異なる場合等を含む)の費用は,その都度当局に内議し,最も近似する注射として準用が通知された算定方法により算定する。

参考　胸腔注入　　　　　　　　　→ J008
　　　前房注射　　　　　　　　　→ J087
　　　副鼻腔注入　　　　　　　　→ J105
　　　気管支カテーテル薬液注入法　→ J023

9 G001静脈内注射,G004点滴注射,G005中心静脈注射又はG006植込型カテーテルによる中心静脈注射のうち2以上を同一日に併せて行った場合は,主たるものの所定点数のみ算定する。

10 G004点滴注射,G005中心静脈注射及びG006植込型カテーテルによる中心静脈注射の回路に係る費用並びに穿刺部位のガーゼ交換等の処置料及び材料料については,それぞれの所定点数に含まれ,別に算定できない。

11 人工腎臓の回路より注射を行った場合は,当該注射に係る費用は別に算定できない。　(令6保医発0305・4)

事務連絡　問1 E200「注3」又はE202「注3」を算定した場合,同一日にG004点滴注射は算定できないが,当該点滴注射により生物学的製剤等の投与を実施した場合に,注射の部「通則3」から「6」までの加算は算定可能か。
答　注射の部「通則3」から「6」までに規定する加算について,それぞれの算定要件を満たす場合であれば算定を行っても差し支えない。　(平28.3.31,平28.6.14一部修正)
問2 インターフェロン製剤の使用に当たっては,医学的妥当性があった場合に,72週連続投与の算定が可能か。
答　算定可能。　(平20.10.15)
問3 外来腫瘍化学療法に引き続き,在宅で化学療法を行う場合は,在宅で使用する,019携帯型ディスポーザブル注入ポンプ「一般型」の特定保険医療材料料,注入ポンプに詰めて患者に支給する注射の薬剤料(数日分)は,診療報酬明細書の注射㉚の項に記載するのか。注射の項に記載する場合は,注射薬剤料の単位は,1日量でなく,1回に投与(支給)した総量とするのか。
答　外来から連続して自宅で用いる携帯型ディスポーザブル注入ポンプ及び薬剤料については注射の項で算定する。当該薬剤料については,外来化学療法及び在宅にて使用するもの全てを1回の薬剤料として算定のうえ,「摘要欄」に所要単位当たりの使用薬剤の薬名,使用量及び回数等に加え,「在宅使用薬剤○日分含む」と記載する。　(平22.7.28・一部修正)

参考　問 関節リウマチの患者に対し,レミケードを投与して外来化学療法加算を算定した場合,同患者に対し,インスリンで自己注射指導管理をした場合,在宅自己注射指導管理料を算定できるか。
答　算定できる。　(平27.4.1 全国保険医団体連合会)

事務連絡　バイオ後続品導入初期加算
問1 C101在宅自己注射指導管理料の「注4」及び第2章第6部注射の「通則7」に規定するバイオ後続品導入初期加算について,従前からバイオ後続品を使用している患者について,先行バイオ医薬品が同一である別のバイオ後続品に変更した場合,当該加算は算定可能か。
答　算定不可。
問2 バイオ後続品導入初期加算について,「バイオ後続品の初回の処方日の属する月から起算して3月を限度として加算すること」とされているが,初回処方日から3月以内に転医し,転医先で同一のバイオ後続品を処方した場合に,当該加算は算定可能か。
答　算定不可。

問3 第2章第6部注射の「通則7」に規定するバイオ後続品導入初期加算について，「初回の使用日の属する月から起算して3月を限度として，月1回に限り」加算することとされているが，入院中にバイオ後続品を初めて使用した患者であって，退院後においてもバイオ後続品を使用したものについて，入院中の使用から2月目以降に当該加算の要件を満たす場合は，当該加算を算定することは可能か。

答 初回の使用日の属する月にバイオ後続品導入初期加算を算定していない者についても，2月目以降に要件を満たす場合は算定可。ただし，その場合も，初回の使用日の属する月から起算して3月を限度として算定する。 (令4.3.31)

問4 C101在宅自己注射指導管理料の「注4」及び注射の「通則7」に規定するバイオ後続品導入初期加算について，従前からバイオ後続品を使用している患者について，先行バイオ医薬品が異なるバイオ後続品を新たに使用した場合，当該加算は算定可能か。

答 算定可。 (令4.4.11，一部修正)

→医薬品サンプルについて

臨床試用医薬品は，医療保険上の給付対象となる「薬剤」には該当しないものであり，したがって，臨床試用医薬品に係る薬剤料については，保険請求は認められない。

臨床試用医薬品が「使用薬剤の薬価（薬価基準）」に収載されている医薬品である限り，当該臨床試用医薬品に係る注射料等の技術料については，保険請求が認められる。 (平4.5.14 保発50，最終改定：平6.3.29 保発27)

→臨床試用医薬品を使用した場合

薬剤料の摘要欄に，処方ごとに区分して，使用した内服薬の種類の数だけ サ と記載する。なお，当該処方において内服薬の投薬が行われなかった場合においては，サ を一つのみ記載する。 (平4.5.14 保険発71)

参考 バイオ後続品：バイオ医薬品は細胞の遺伝子組換えや培養等により製造されるため，先行品と完全な同一品を製造することが困難とされる。先行バイオ医薬品との同等性／同一性が証明・承認された医薬品は「**バイオ後続品（バイオシミラー）**」（販売名にBSと付記）と呼ばれる。

第1節　注射料

通　則

注射料は，第1款（注射実施料，G000〜G018）及び第2款（G020無菌製剤処理料，p.620）の各区分の所定点数を合算した点数により算定する。

→「通則」

注射料は，第1款注射実施料及び第2款無菌製剤処理料に掲げる点数を合算した所定点数により算定する。なお，6歳未満の乳幼児である入院患者に対する1日分の注射量が100mL未満の点滴注射等，注射実施料が算定できないこととされる場合であっても，無菌製剤処理料を算定できる。 (令6保医発0305・4)

第1款　注射実施料

G000　皮内，皮下及び筋肉内注射（1回につき）　**25点**

注1　入院中の患者以外の患者に対して行った場合に算定する。

注2　C101在宅自己注射指導管理料，C108在宅麻薬等注射指導管理料，C108-2在宅腫瘍化学療法注射指導管理料又はC108-4在宅悪性腫瘍患者共同指導管理料を算定している患者について，C001在宅患者訪問診療料（Ⅰ）又はC001-2在宅患者訪問診療料（Ⅱ）を算定する日に併せて行った皮内，皮下及び筋肉内注射の費用は算定しない。

→皮内，皮下及び筋肉内注射

(1) 入院中の患者以外の患者に対して行った場合にのみ算定し，入院中の患者に行った場合は，1日の薬剤料を合算し，第2節薬剤料のみ算定できる。

(2) 涙のう内薬液注入，鼓室内薬液注入，局所・病巣内薬剤注入，子宮腟部注射，咽頭注射（軟口蓋注射，口蓋ヒヤリー氏点の注射を含む），腱鞘周囲注射及び血液注射については，皮内，皮下及び筋肉内注射に準じて算定する。ただし，涙のう内薬液注入については，両眼にそれぞれ異なる薬剤を使用した場合は，片眼ごとに所定点数を算定する。

(3) C101在宅自己注射指導管理料，C108在宅麻薬等注射指導管理料，C108-2在宅腫瘍化学療法注射指導管理料又はC108-4在宅悪性腫瘍患者共同指導管理料を算定している患者（これらに係る在宅療養指導管理材料加算又は薬剤料若しくは特定保険医療材料料のみを算定している者を含む）に対して，C001在宅患者訪問診療料（Ⅰ）又はC001-2在宅患者訪問診療料（Ⅱ）を算定する日に，患家において当該訪問診療と併せて皮内，皮下及び筋肉内注射を行った場合は，当該注射に係る費用は算定しない。 (令6保医発0305・4)

G001　静脈内注射（1回につき）　**37点**

注1　入院中の患者以外の患者に対して行った場合に算定する。

注2　6歳未満の乳幼児に対して行った場合は，**乳幼児加算**として，**52点**を所定点数に加算する。

注3　C101在宅自己注射指導管理料，C104在宅中心静脈栄養法指導管理料，C108在宅麻薬等注射指導管理料，C108-2在宅腫瘍化学療法注射指導管理料，C108-3在宅強心剤持続投与指導管理料又はC108-4在宅悪性腫瘍患者共同指導管理料を算定している患者について，C001在宅患者訪問診療料（Ⅰ）又はC001-2在宅患者訪問診療料（Ⅱ）を算定する日に併せて行った静脈内注射の費用は算定しない。

→静脈内注射

(1) 入院中の患者以外の患者に対して行った場合にのみ算定し，入院中の患者に行った場合は，1日の薬剤料を合算し，第2節薬剤料のみ算定する。

(2) C101在宅自己注射指導管理料，C104在宅中心静脈栄養法指導管理料，C108在宅麻薬等注射指導管理料，C108-2在宅腫瘍化学療法注射指導管理料，C108-3在宅強心剤持続投与指導管理料又はC108-4在宅悪性腫瘍患者共同指導管理料を算定している患者（これらに係る在宅療養指導管理材料加算又は薬剤料若しくは特定保険医療材料料のみを算定している者を含む）に対して，C001在宅患者訪問診療料（Ⅰ）又はC001-2在宅患者訪問診療料（Ⅱ）を算定する日に，患家において当該訪問診療と併せて静脈内注射を行った場合は，当該注射に係る費用は算定しない。 (令6保医発0305・4)

事務連絡 **問1** G001静脈内注射又はG004点滴注射は，E200コンピューター断層撮影（CT撮影）又はE202磁気共鳴コンピューター断層撮影（MRI撮影）の「注3」造影剤使用加算に規定する加算とそれぞれ同時に算定できるか。

答　同一日に静脈内注射又は点滴注射により造影剤使用撮影を実施した場合においては，注射実施料（G001静脈内注射又はG004点滴注射）又は造影剤使用加算のうち，主たるもののみを算定する。
（平27.6.30）

G002　動脈注射（1日につき）
1　内臓の場合　　155点
2　その他の場合　　45点

→動脈注射
「内臓の場合」とは，肺動脈起始部，大動脈弓及び腹部大動脈等深部動脈に対して行う場合であり，「その他の場合」とは，頸動脈，鎖骨下動脈，股動脈，上腕動脈等に対して行う場合をいう。
（令6保医発0305・4）

G003　抗悪性腫瘍剤局所持続注入（1日につき）　165点
注　皮下植込型カテーテルアクセス等を用いて抗悪性腫瘍剤を動脈内，静脈内又は腹腔内に局所持続注入した場合に算定する。

G003-2　削除

→抗悪性腫瘍剤局所持続注入
(1)　ポンプを利用して注入する場合におけるポンプの費用及び当該注入に必要なカテーテル等の材料の費用は，所定点数に含まれ，別に算定できない。
(2)　C108在宅麻薬等注射指導管理料又はC108-2在宅腫瘍化学療法注射指導管理料を算定している月においては，当該抗悪性腫瘍剤局所持続注入に係る費用（薬剤料を除く）は算定できない。
（令6保医発0305・4）
（編注）抗悪性腫瘍剤動脈，静脈又は腹腔内持続注入用植込型カテーテル設置は，K611の所定点数による。

G003-3　肝動脈塞栓を伴う抗悪性腫瘍剤肝動脈内注入（1日につき）　165点

→肝動脈塞栓を伴う抗悪性腫瘍剤肝動脈内注入
(1)　抗悪性腫瘍剤注入用肝動脈塞栓材と抗悪性腫瘍剤を混和して肝動脈内に注入する場合に算定できる。なお，当該注入に必要なカテーテル等の材料の費用は所定点数に含まれ，別に算定できない。
(2)　抗悪性腫瘍剤注入用肝動脈塞栓材の使用量を決定する目的で当該塞栓材のみを注入する場合は，その必要性が高い場合に限り，月1回に限り算定できる。
（令6保医発0305・4）

G004　点滴注射（1日につき）
1　6歳未満の乳幼児に対するもの（1日分の注射量が100mL以上の場合）　105点
2　1に掲げる者以外の者に対するもの（1日分の注射量が500mL以上の場合）　102点
3　その他の場合（入院中の患者以外の患者に限る）　53点
注1　点滴に係る管理に要する費用を含む。
　2　6歳未満の乳幼児に対して行った場合は，乳幼児加算として，48点を所定点数に加算する。
　3　血漿成分製剤の注射を行う場合であって，1回目の注射に当たって，患者に対して注射の必要性，危険性等について文書による説明を行ったときは，血漿成分製剤加算［血漿］として，当該注射を行った日に限り，50点を所定点数に加算する。
　4　C101在宅自己注射指導管理料，C104在宅中心静脈栄養法指導管理料，C108在宅麻薬等注射指導管理料，C108-2在宅腫瘍化学療法注射指導管理料，C108-3在宅強心剤持続投与指導管理料又はC108-4在宅悪性腫瘍患者共同指導管理料を算定している患者について，C001在宅患者訪問診療料（Ⅰ）又はC001-2在宅患者訪問診療料（Ⅱ）を算定する日に併せて行った点滴注射の費用は算定しない。

→点滴注射　　摘要欄 p.1710
(1)　6歳未満の乳幼児に対する1日分の注射量が100mL未満の場合及び6歳以上の者に対する1日分の注射量が500mL未満の場合は，入院中の患者以外の患者に限り，「3」に掲げる所定点数で算定する。
(2)　「注射量」は，次のように計算する。
ア　点滴回路より薬物を注入するいわゆる「管注」を行った場合には，「管注」に用いた薬剤及び補液に用いた薬剤の総量
イ　同一の者に対して，点滴注射を1日に2回以上行った場合には，それぞれの注射に用いた薬剤の総量
(3)　血漿成分製剤加算
ア　「注3」に規定する「文書による説明」とは，1回目の輸注を行う際（当該患者に対して複数回の輸注を行う場合は概ね1週間毎）に，別紙様式20（p.618）又はこれに準ずる様式により，患者（医師の説明に対して理解が困難と認められる小児又は意識障害者等にあっては，その家族等）に対して，輸注の必要性，副作用，輸注方法及びその他の留意点等について説明することをいう。
イ　説明に用いた文書については，患者（医師の説明に対して理解が困難と認められる小児又は意識障害者等にあっては，その家族等）から署名又は押印を得た上で，当該患者に交付するとともに，その文書の写しを診療録に添付する。
ウ　緊急その他やむを得ない場合は，輸注後に説明を行った場合も算定できるが，この場合輸注後速やかに行う。
エ　「注3」に規定する血漿成分製剤とは，新鮮液状血漿及び新鮮凍結人血漿等をいい，血漿分画製剤（アルブミン製剤，グロブリン製剤等）は含まれないが，血漿成分製剤に準じ，患者に対して輸注の必要性等の説明を行うよう努める。なお，血漿成分製剤及び血漿分画製剤の輸注に当たっては，『「輸血療法の実施に関する指針」及び「血液製剤の使用指針」の一部改正について』（平成26年11月12日薬食発1112第12号）及び『「血液製剤の使用指針」の改定について』（平成31年3月25日薬生発0325第1号）を遵守するよう努める。
(4)　C101在宅自己注射指導管理料，C104在宅中心静脈栄養法指導管理料，C108在宅麻薬等注射指導管理料，C108-2在宅腫瘍化学療法注射指導管理料，C108-3在宅強心剤持続投与指導管理料又はC108-4在宅悪性腫瘍患者共同指導管理料を算定している患者（これらに係る在宅療養指導管理材料加算又は薬剤料若しくは特定保険医療材料料のみを算定している者を含む）に対して，C001在宅患者訪問診療料（Ⅰ）又はC001-2在宅患者訪問診療料（Ⅱ）を算定する日に，患家において当該訪問診療と併せて点滴注射を行った場合は，当該注射に係る費用は算定しない。
（令6保医発0305・4）

→静脈内注射，点滴注射，中心静脈注射又は植込型カテ

(別紙様式20)

　　　　　　　　　　　　年　月　日

主治医氏名	
1．血漿成分製剤の種類及び輸注量等	
2．血漿成分製剤輸注の必要性及び輸注を行わない場合の危険性等	
3．血漿成分製剤の輸注により起こりうる副作用等	
4．血漿成分製剤の輸注に当たり必要とされる感染症検査及び患者血液の保管	
5．その他留意点（副作用・感染症救済制度等）	

私は、現在の疾病の診療に関して、上記の説明を受け、質問する機会があり、十分に理解した上で血漿成分製剤輸注を受けることに同意しました。

　　　　　　　（患者氏名）　　　　　　　印
　　　　　　　（家族等氏名）　　　　　　印
　　　　　　　（患者との続柄：　　　　　）
　　　※患者の署名がある場合には家族等の署名は不要

ーテルによる中心静脈注射の併施
　G001静脈内注射，G004点滴注射，G005中心静脈注射又はG006植込型カテーテルによる中心静脈注射のうち2以上を同一日に併せて行った場合は，主たるものの所定点数のみ算定する。
（令6保医発0305・4）

→点滴注射，中心静脈注射及び植込型カテーテルによる中心静脈注射の回路
　G004点滴注射，G005中心静脈注射及びG006植込型カテーテルによる中心静脈注射の回路に係る費用並びに穿刺部位のガーゼ交換等の処置料及び材料料については，それぞれの所定点数に含まれ，別に算定できない。
（令6保医発0305・4）

事務連絡 問1　G001静脈内注射又はG004点滴注射は，E200コンピューター断層撮影（CT撮影）又はE202磁気共鳴コンピューター断層撮影（MRI撮影）の「注3」造影剤使用加算に規定する加算とそれぞれ同時に算定できるか。
答　同一日に静脈内注射又は点滴注射により造影剤使用撮影を実施した場合においては，注射実施料（G001静脈内注射又はG004点滴注射）又は造影剤使用加算のうち，主たるもののみを算定する。
（平27.6.30）

参考 血漿成分製剤加算
問1　本加算の説明文書は必要項目が輸血の同意書に含まれていれば，一つにまとめてよいか。
答　それぞれの要件を満たしており，輸血と血漿成分製剤輸注の使用基準等の区分が明らかにわかるものであれば，1枚の同意書でも差し支えない。
問2　血漿成分製剤を輸注する場合，必ず情報提供をしなければならないのか。
答　一連の輸注の1回目に患者に情報提供すべきである。ただし，やむを得ない事情により情報提供がどうしても不可能ならば加算を算定しない。
問3　血漿成分製剤加算は文書により説明すれば，輸注のつど算定できるか。
答　一連の輸注の1回目に情報提供すれば，1回目に限り算定できる。
問4　上記の場合，「一連とは」具体的に何を指すか。
答　一連とは輸血の場合と同様に反復の必要性が明らかな場合を除き，概ね1週間をいう。
問5　点滴注射における血漿成分製剤とは何を指すのか。
答　血漿製剤のうち，新鮮凍結人血漿等をいう。
（平14.4.5 全国保険医団体連合会）

G005　中心静脈注射（1日につき）　　140点
注1　血漿成分製剤の注射を行う場合であって，1回目の注射に当たって，患者に対して注射の必要性，危険性等について文書による説明を行ったときは，**血漿成分製剤加算**[血漿]として，当該注射を行った日に限り，50点を所定点数に加算する。
　2　中心静脈注射の費用を算定した患者については，同一日に行われたG004点滴注射の費用は算定しない。
　3　C104在宅中心静脈栄養法指導管理料を算定している患者に対して行った中心静脈注射の費用は算定しない。
　4　C108在宅麻薬等注射指導管理料，C108-2在宅腫瘍化学療法注射指導管理料，C108-3在宅強心剤持続投与指導管理料又はC108-4在宅悪性腫瘍患者共同指導管理料を算定している患者について，C001在宅患者訪問診療料（Ⅰ）又はC001-2在宅患者訪問診療料（Ⅱ）を算定する日に併せて行った中心静脈注射の費用は算定しない。
　5　6歳未満の乳幼児に対して行った場合は，**乳幼児加算**として，50点を所定点数に加算する。

→中心静脈注射　　　　　　　　摘要欄 p.1710
(1)　中心静脈注射により高カロリー輸液を行っている場合であっても，必要に応じ食事療養又は生活療養を行った場合は，入院時食事療養（Ⅰ）若しくは入院時食事療養（Ⅱ）又は入院時生活療養（Ⅰ）の食事の提供たる療養に係る費用若しくは入院時生活療養（Ⅱ）の食事の提供たる療養に係る費用を別に算定できる。
(2)　「注1」に掲げられる血漿成分製剤加算については，G004点滴注射の(3)に規定する血漿成分製剤加算の例による。
(3)　C104在宅中心静脈栄養法指導管理料を算定している患者（これに係る在宅療養指導管理材料加算又は薬剤料若しくは特定保険医療材料料のみを算定している者を含み，入院中の患者及び医療型短期入所サービス費又は医療型特定短期入所サービス費を算定している短期入所中の患者を除く）については，中心静脈注射の費用は算定できない。
(4)　C108在宅麻薬等注射指導管理料，C108-2在宅腫瘍化学療法注射指導管理料，C108-3在宅強心剤持続投与指導管理料又はC108-4在宅悪性腫瘍患者共同指導管理料を算定している患者（これに係る在宅療養指導管理材料加算又は薬剤料若しくは特定保険医療材料料のみを算定している者を含む）について，C001在宅患者訪問診療料（Ⅰ）又はC001-2在宅患者訪問診療料（Ⅱ）を算定する日に，患家において当該訪問診療と併せて中心静脈注射を行った場合は当該注射の費用は算定しない。
（令6保医発0305・4）

G005-2　中心静脈注射用カテーテル挿入 1,400点
注1　カテーテルの挿入に伴う検査及び画像診断の費用は，所定点数に含まれるものとする。

2　6歳未満の乳幼児に対して行った場合は，**乳幼児加算**として，**500点**を所定点数に加算する。
3　別に厚生労働大臣が定める患者〔告示④別表第9の2の2, p.619〕に対して静脈切開法を用いて行った場合は，**静脈切開法加算**として，**2,000点**を所定点数に加算する。

→中心静脈注射用カテーテル挿入
(1)　長期の栄養管理を目的として，中心静脈注射用カテーテル挿入を行う際には，中心静脈注射用カテーテルによる療養の必要性，管理の方法及び終了の際に要される身体の状態等，療養上必要な事項について患者又はその家族等への説明を行う。
(2)　長期の栄養管理を目的として，中心静脈注射用カテーテル挿入を実施した後，他の保険医療機関等に患者を紹介する場合は，中心静脈注射用カテーテルによる療養の必要性，管理の方法及び終了の際に要される身体の状態等，療養上必要な事項並びに患者又はその家族等への説明内容等を情報提供する。
(3)　中心静脈圧測定の目的でカテーテルを挿入した場合は，中心静脈注射用カテーテル挿入に準じて算定する。中心静脈注射及び中心静脈圧測定を同一の回路より同時に行った場合は，どちらか一方のみを算定する。
　　ただし，中心静脈注射及び中心静脈圧測定を別の回路から別のカテーテルを用いて同時に行った場合は，それぞれ材料料及び手技料を算定できる。
(4)　カテーテルの詰まり等によりカテーテルを交換する場合は，カテーテルの材料料及び手技料はその都度算定できる。
(5)　カテーテル挿入時の局所麻酔の手技料は別に算定できず，使用薬剤の薬剤料は別に算定できる。
(6)　C104在宅中心静脈栄養法指導管理料，C108在宅麻薬等注射指導管理料，C108-2在宅腫瘍化学療法注射指導管理料，C108-3在宅強心剤持続投与指導管理料又はC108-4在宅悪性腫瘍患者共同指導管理料を算定している患者（これらに係る在宅療養指導管理材料加算又は薬剤料若しくは特定保険医療材料料のみを算定している者を含む）について，C001在宅患者訪問診療料（Ⅰ）又はC001-2在宅患者訪問診療料（Ⅱ）を算定する日に，患家において当該訪問診療と併せて中心静脈注射用カテーテル挿入を行った場合は，カテーテルの材料料及び手技料は別に算定できる。
(7)　緊急時ブラッドアクセス用留置カテーテル（カフ型緊急時ブラッドアクセス用留置カテーテルを除く）を挿入した場合は，中心静脈注射用カテーテル挿入に準じて算定する。
(8)　中心静脈注射用カテーテル挿入に係る抜去の費用は，所定点数に含まれ別に算定できない。

（令6保医発0305・4）

●告示④　特掲診療料の施設基準等
別表第9の2の2　中心静脈注射用カテーテル挿入の注3に規定する患者

3歳未満の乳幼児であって次の疾患である者
　先天性小腸閉鎖症
　鎖肛
　ヒルシュスプルング病
　短腸症候群

G005-3　末梢留置型中心静脈注射用カテー

テル挿入　　　　　　　　　　　　700点
注1　カテーテルの挿入に伴う検査及び画像診断の費用は，所定点数に含まれるものとする。
2　6歳未満の乳幼児に対して行った場合には，**乳幼児加算**として，**500点**を所定点数に加算する。

→末梢留置型中心静脈注射用カテーテル挿入
(1)　長期の栄養管理を目的として，末梢留置型中心静脈注射用カテーテル挿入を行う際には，末梢留置型中心静脈注射用カテーテルによる療養の必要性，管理の方法及び終了の際に要される身体の状態等，療養上必要な事項について患者又はその家族等への説明を行う。
(2)　長期の栄養管理を目的として，末梢留置型中心静脈注射用カテーテル挿入を実施した後，他の保険医療機関等に患者を紹介する場合は，末梢留置型中心静脈注射用カテーテルによる療養の必要性，管理の方法及び終了の際に要される身体の状態等，療養上必要な事項並びに患者又はその家族等への説明内容等を情報提供する。
(3)　カテーテルの詰まり等によりカテーテルを交換する場合は，カテーテルの材料料及び手技料はその都度算定できる。
(4)　カテーテル挿入時の局所麻酔の手技料は別に算定できず，使用薬剤の薬剤料は別に算定できる。
(5)　C104在宅中心静脈栄養法指導管理料，C108在宅麻薬等注射指導管理料，C108-2在宅腫瘍化学療法注射指導管理料，C108-3在宅強心剤持続投与指導管理料又はC108-4在宅悪性腫瘍患者共同指導管理料を算定している患者（これらに係る在宅療養指導管理材料加算又は薬剤料若しくは特定保険医療材料料のみを算定している者を含む）に対して，C001在宅患者訪問診療料（Ⅰ）又はC001-2在宅患者訪問診療料（Ⅱ）を算定する日に，患家において当該訪問診療と併せて末梢留置型中心静脈注射用カテーテル挿入を行った場合は，カテーテルの材料料及び手技料は別に算定できる。

（令6保医発0305・4）

G005-4　カフ型緊急時ブラッドアクセス用留置カテーテル挿入　　　2,500点
注1　カテーテルの挿入に伴う検査及び画像診断の費用は，所定点数に含まれるものとする。
2　6歳未満の乳幼児に対して行った場合には，**乳幼児加算**として，**500点**を所定点数に加算する。

→カフ型緊急時ブラッドアクセス用留置カテーテル挿入
(1)　本カテーテルの材料料及び手技料は1週間に1回を限度として算定できる。
(2)　カテーテル挿入時の局所麻酔の手技料は別に算定できず，使用薬剤の薬剤料は別に算定できる。

（令6保医発0305・4）

G006　植込型カテーテルによる中心静脈注射（1日につき）　　　125点
注1　C104在宅中心静脈栄養法指導管理料を算定している患者に対して行った植込型カテーテルによる中心静脈注射の費用は算定しない。
2　C108在宅麻薬等注射指導管理料，C

108-2在宅腫瘍化学療法注射指導管理料，C108-3在宅強心剤持続投与指導管理料又はC108-4在宅悪性腫瘍患者共同指導管理料を算定している患者について，C001在宅患者訪問診療料（Ⅰ）又はC001-2在宅患者訪問診療料（Ⅱ）を算定する日に併せて行った植込型カテーテルによる中心静脈注射の費用は算定しない。
　3　6歳未満の乳幼児に対して行った場合には，**乳幼児加算**として，50点を所定点数に加算する。

→植込型カテーテルによる中心静脈注射
(1)　植込型カテーテルにより中心静脈栄養を行った場合は，本区分により算定する。
(2)　植込型カテーテルによる中心静脈注射により高カロリー輸液を行っている場合であっても，必要に応じ食事療養又は生活療養を行った場合は，入院時食事療養（Ⅰ）若しくは入院時食事療養（Ⅱ）又は入院時生活療養（Ⅰ）の食事の提供たる療養に係る費用若しくは入院時生活療養（Ⅱ）の食事の提供たる療養に係る費用を別に算定できる。
(3)　C104在宅中心静脈栄養法指導管理料を算定している患者（これに係る在宅療養指導管理材料加算又は薬剤料若しくは特定保険医療材料料のみを算定している者を含み，入院中の患者及び医療型短期入所サービス費又は医療型特定短期入所サービス費を算定している短期入所中の者を除く）については，植込型カテーテルによる中心静脈注射の費用は算定できない。
(4)　C108在宅麻薬等注射指導管理料，C108-2在宅腫瘍化学療法注射指導管理料，C108-3在宅強心剤持続投与指導管理料又はC108-4在宅悪性腫瘍患者共同指導管理料を算定している患者（これに係る在宅療養指導管理材料加算又は薬剤料若しくは特定保険医療材料料のみを算定している者を含む）について，C001在宅患者訪問診療料（Ⅰ）又はC001-2在宅患者訪問診療料（Ⅱ）を算定する日に，患家において当該訪問診療と併せて植込型カテーテルによる中心静脈注射を行った場合は当該注射の費用は算定しない。（令6保医発0305・4）

G007	腱鞘内注射	42点
G008	骨髄内注射	
1	胸骨	80点
2	その他	90点
G009	脳脊髄腔注射	
1	脳室	300点
2	後頭下	220点
3	腰椎	160点

　注　6歳未満の乳幼児に対して行った場合は，**乳幼児加算**として，60点を所定点数に加算する。

→脳脊髄腔注射
検査，処置を目的とする穿刺と同時に実施した場合は，当該検査若しくは処置又は脳脊髄腔注射のいずれかの所定点数を算定する。（令6保医発0305・4）

G010	関節腔内注射	80点

→関節腔内注射
検査，処置を目的とする穿刺と同時に実施した場合は，当該検査若しくは処置又は関節腔内注射のいずれかの所定点数を算定する。（令6保医発0305・4）

G010-2	滑液嚢穿刺後の注入	100点
G011	気管内注入	100点
G012	結膜下注射	42点

→結膜下注射
(1)　両眼に行った場合は，それぞれに片眼ごとの所定点数を算定する。
(2)　結膜下注射又は眼球注射の実施時に使用された麻薬については，「通則5」の加算は算定できない。
（令6保医発0305・4）

G012-2	自家血清の眼球注射	27点

→自家血清の眼球注射
眼球注射に際し，患者の血液を採取する場合は所定点数に採血料を加算して算定する。（令6保医発0305・4）

G013	角膜内注射	35点
G014	球後注射	80点
G015	テノン氏嚢内注射	80点

（編注）糖尿病黄斑浮腫に対してテノン氏嚢下にマキュエイド眼注用40mgを注射した場合は，G015テノン氏嚢内注射で算定する。

G016	硝子体内注射	600点

　注　未熟児に対して行った場合には，**未熟児加算**として，600点を所定点数に加算する。

→硝子体内注射
(1)　両眼に行った場合は，それぞれに片眼ごとの所定点数を算定する。
(2)　未熟児加算は，出生時体重が2,500g未満の新生児に対し，出生後90日以内に硝子体内注射が行われた場合に限り算定できる。（令6保医発0305・4）

（編注）マキュエイド眼注用40mg，ルセンティス硝子体内注射液等の硝子体内投与の手技料は，硝子体内注射で算定する。

G017	腋窩多汗症注射（片側につき）	200点

→腋窩多汗症注射
同一側の2箇所以上に注射を行った場合においても，1回のみの算定とする。（令6保医発0305・4）

G018	外眼筋注射（ボツリヌス毒素によるもの）	1,500点

→外眼筋注射（ボツリヌス毒素によるもの）
当該注射の実施に当たっては，関連学会の定める手引きを遵守する。（令6保医発0305・4）

第2款　無菌製剤処理料

G020	無菌製剤処理料	
1	無菌製剤処理料1（悪性腫瘍に対して用いる薬剤が注射される一部の患者）菌1	
イ	閉鎖式接続器具を使用した場合 菌1器具	180点
ロ	イ以外の場合	45点
2	無菌製剤処理料2（1以外のもの）菌2	40点

　注　別に厚生労働大臣が定める施設基準〔告示4第8・3(1)，p.1399〕に適合しているものとして地方厚生局長等に届け出た保険医療機関に

おいて，皮内注射，皮下注射，筋肉内注射，動脈注射，抗悪性腫瘍剤局所持続注入，肝動脈塞栓を伴う抗悪性腫瘍剤肝動脈内注入，点滴注射，中心静脈注射，植込型カテーテルによる中心静脈注射又は脳脊髄腔注射を行う際に，別に厚生労働大臣が定める患者〔告示4第8・3(2)，p.621〕に対して使用する薬剤について，必要があって無菌製剤処理が行われた場合は，当該患者に係る区分に従い1日につき所定点数を算定する。

→無菌製剤処理料
(1) 無菌製剤処理とは，無菌室，クリーンベンチ，安全キャビネット等の無菌環境において，無菌化した器具を用いて，製剤処理を行うことをいう。
　　無菌製剤処理は，常勤の薬剤師が行うとともに，その都度，当該処理に関する記録を整備し，保管しておく。
(2) 無菌製剤処理料1の対象患者は，悪性腫瘍に対して用いる薬剤であって細胞毒性を有するものに関し，皮内注射，皮下注射，筋肉内注射，動脈注射，抗悪性腫瘍剤局所持続注入，肝動脈塞栓を伴う抗悪性腫瘍剤肝動脈内注入，脳脊髄腔注射又は点滴注射が行われる患者であり，この場合において，「悪性腫瘍に対して用いる薬剤であって細胞毒性を有するもの」とは，独立行政法人医薬品医療機器総合機構法（平成14年法律第192号）第4条第6項第1号の規定に基づき厚生労働大臣が指定した医薬品〔医薬品等副作用被害救済制度の対象とならない医薬品等（平成16年厚生労働省告示第185号）に掲げる医薬品等〕のうち，悪性腫瘍に対して用いる注射剤をいう。
　　なお，この場合の無菌製剤処理は，常勤の薬剤師が無菌製剤処理を行う薬剤を用いる患者ごとに，投与経路，投与速度，投与間隔等の確認を行った上で行う。また，安全キャビネットを用いた無菌環境下で無菌製剤処理を行う。
(3) 無菌製剤処理料1のうち，「イ」については，バイアル内外の差圧を調節する機構を有することにより，薬剤の飛散等を防止する閉鎖式接続器具を用いて無菌製剤処理を行った場合に算定する。
　　閉鎖式接続器具を使用した場合は，当該器具の製品名及び数量を(1)に基づき記録する。
(4) 閉鎖式接続器具については，薬剤の漏出防止性能を有するものとして薬事承認された医療機器を用いることが望ましい。
(5) 無菌製剤処理料2の対象患者は，以下のア又はイに該当する患者である。
　ア　動脈注射又は点滴注射が行われる入院中の患者のうち，白血病，再生不良性貧血，骨髄異形成症候群，重症複合型免疫不全症等の患者及び後天性免疫不全症候群の病原体に感染し抗体の陽性反応がある患者であって，無菌治療室管理加算若しくはHIV感染者療養環境特別加算を算定するもの又はこれらの患者と同等の状態にあるもの
　イ　中心静脈注射又は植込型カテーテルによる中心静脈注射が行われる患者
(令6保医発0305・4)

事務連絡　問　無菌製剤処理料については，注射実施料が算定できないこととされる場合であっても算定できるとされているが，入院料に包括される注射手技料についても無菌製剤処理料が算定できるということか。
答　従来の無菌製剤処理加算と同様に，無菌製剤処理料は算定できない。薬剤の量によって，点滴注射の手技料が算定できない場合等においても，無菌製剤処理料が算定できる

ように変更したものであり，入院料に包括される注射手技料について無菌製剤処理料が算定できるようにしたものではない。
(平20.5.9)

●告示4　特掲診療料の施設基準等
第8　3(2)　無菌製剤処理料の対象患者
イ　無菌製剤処理料1の対象患者
　　悪性腫瘍に対して用いる薬剤であって細胞毒性を有するものに関し，皮内注射，皮下注射，筋肉内注射，動脈注射，抗悪性腫瘍剤局所持続注入，肝動脈塞栓を伴う抗悪性腫瘍剤肝動脈内注入，点滴注射又は脳脊髄腔注射が行われる患者
ロ　無菌製剤処理料2の対象患者
　　動脈注射若しくは点滴注射が行われる入院中の患者であって次の①から③までに掲げるもの又は中心静脈注射若しくは植込型カテーテルによる中心静脈注射が行われる患者
　①　無菌治療室管理加算を算定する患者
　②　HIV感染者療養環境特別加算を算定する患者
　③　①又は②に準ずる患者

第2節　薬剤料

G100　薬剤
1　薬価が1回分使用量につき15円以下である場合　　　　　　　　　　　　　1点
2　薬価が1回分使用量につき15円を超える場合　薬価から15円を控除した額を10円で除して得た点数につき1点未満の端数を切り上げて得た点数に1点を加算して得た点数
注1　特別入院基本料等を算定している病棟を有する病院に入院している患者であって入院期間が1年を超えるものに対する合算薬剤料が，220点にその月における当該患者の入院日数を乗じて得た点数を超える場合　その他薬剤（悪性新生物その他の特定の疾患に罹患している患者に対して投薬又は注射を行った場合を除く）には，当該合算薬剤料は，所定点数にかかわらず，220点にその月における当該患者の入院日数を乗じて得た点数により算定する。
2　健康保険法第85条第1項及び高齢者医療確保法第74条第1項に規定する入院時食事療養費に係る食事療養又は健康保険法第85条の2第1項及び高齢者医療確保法第75条第1項に規定する入院時生活療養費に係る生活療養の食事の提供たる療養を受けている患者又は入院中の患者以外の患者に対して投与されたビタミン剤については，当該患者の疾患又は症状の原因がビタミンの欠乏又は代謝異常であることが明らかであり，かつ，必要なビタミンを食事により摂取することが困難である場合その他これに準ずる場合であって，医師が当該ビタミン剤の注射が有効であると判断した場合を除き，これを算定しない。
摘要欄　p.1710
3　使用薬剤の薬価は，別に厚生労働大臣が定める。

参考　薬剤料速算法
使用薬価が15円を超える場合
① 使用薬価を10円で除し，
② 小数点以下が
　　0.5以下→小数点以下を切り捨てて得た点数
　　0.5超える→小数点以下を切り上げて得た点数
　例　使用薬価　25円　→2.5　→2点
　　　　　　　　25.1円→2.51→3点

（編注）「注1」特別入院基本料等を算定する病棟を有する病院の薬剤料，「注2」ビタミン剤の算定については，投薬のF200薬剤料の項を参照（p.591）。

→アレルギー疾患減感作療法の薬剤料
　アレルゲン治療エキス及びアレルゲンハウスダストエキス等によるアレルギー疾患減感作療法において使用した薬剤料については，使用量（やむを得ず廃棄した場合の薬液量を含む）に応じて薬価により算定する。
（令6保医発0305・4）

→溶解剤
　溶解剤の添付のない薬品で溶解剤を要する場合は，当該薬品の価格に使用溶解剤の価格を加算して点数を算出する。ただし，溶解剤は特に必要がある場合を除き，注射用蒸留水を用いるものとする。
（昭32.1.18 保険発7）

事務連絡　問1　注射剤の中には，体重換算等に基づく用量が設定されているものがあり，一つのバイアルを2名の患者に同時に調剤して使用する場合があるが，どのように保険請求すべきか。
答　それぞれの患者に対する使用量に応じて請求し，2バイアル分は請求できない。
（平29.7.28）

問2　「フォルテオ皮下注キット600μg」は，内容量が600μg，1回の使用量が20μgであるが，28日用の製剤として薬価収載されている。入院時における薬剤量の算定は1回分使用量であるが，フォルテオ皮下注キット600μgの算定方法はどのようになるか。
答　フォルテオ皮下注キット600μgは28日用製剤であるため，フォルテオ皮下注キット600μgの薬価を28（日分）で除したものを1日分（1回分）の薬剤料とする。
（平23.4.1）

問3　ロイコボリン注3mgの出荷停止に伴い，関係学会から，他剤で代替ができない患者に対しては，レボホリナートカルシウムを使用するよう周知されているが，これに従った場合において，代替薬の有無等を考慮の上，診療報酬明細書の摘要欄に投与の理由を記載することにより，個々の症例ごとの医学的判断に基づき算定の可否が判断されるのか。
答　そのとおり。
（令5.3.30）

問4　「ゾレア皮下注用150mg，同皮下注75mgシリンジ及び同皮下注150mgシリンジ」について，「季節性アレルギー鼻炎（既存治療で効果不十分な重症又は最重症患者に限る）」に用いる場合は，「本製剤の投与前に，既存治療を行ってもコントロール不十分な鼻症状が1週間以上持続することを同一の医療機関で確認する」〔「ヒト化抗ヒトIgEモノクローナル抗体製剤に係る最適使用推進ガイドラインの策定に伴う留意事項について」（令和元年保発1211第2号）〕とされているが，本規定は，シーズンごとの投与前に確認を求めるものではなく，当該医療機関において本製剤による治療歴のない患者に初めて投与する際の規定と解してよいか。
答　差し支えない。
（令5.4.5）

問5　レパーサ皮下注420mgオートミニドーザーが供給停止となる予定だが，420mgの1回投与を行う場合はレパーサ皮下注140mgペン3本としてよいか。
答　差し支えない。
（令6.9.27）

第3節　特定保険医療材料料

G200　特定保険医療材料　材料価格を10円で除して得た点数
　注　使用した特定保険医療材料の材料価格は，別に厚生労働大臣が定める〔告示1，p.984〕。

【注射薬の保険適用上の取扱い】

（編注）注射薬に係る「保険適用上の取扱い」は，『薬価・効能早見表2025』（医学通信社刊）等をご参照ください。

→アセリオ静注液1000mg
　本製剤は，開封後は速やかに使用して残薬を破棄する製剤であることから，薬剤料は瓶単位で算定する。
（平25保医発0827・2）

→麻疹の予防注射
　麻疹に対する血液注射は単に予防的に行うことは給付外であるが，家庭内に麻疹患者発生せる場合他の小児に対して医学的に特に発病を防止する必要がある場合は給付として認められる。点数は皮下筋肉内注射による。
（昭26.9.15 保険発227）

→破傷風の予防注射
　破傷風血清については，特に感染の危険があると認められる場合は，発病前と雖も注射を行って差し支えない。
（昭24.7.7 保険発223，昭28.8.18 保険発180）

→肺炎球菌ワクチン
　本製剤は，2歳以上の脾臓患者における肺炎球菌による感染症の発症予防に限り保険給付の対象とする。
（平4.8.28 保険発123）

→B型肝炎母子感染防止に係る保険診療上の取扱い
(1) 以下の診療については，健康保険の給付の対象とする。
　ア　HBs抗原検査陽性妊婦に対するHBe抗原検査
　イ　HBs抗原陽性妊婦から生まれた乳児に対するHBs人免疫グロブリン注射，沈降B型肝炎ワクチン注射及びHBs抗原抗体検査
　ウ　ア及びイに係る再診料，採血料等〔「新診療報酬点数表の制定（昭和33年告示の全部改正）等に伴う実施上の留意事項について」（平成6年3月16日保険発第25号）〕等関係通知に定めるところによる（後略）
(2) 診療報酬明細書の記載に当たっては，傷病名欄には「B型肝炎の疑い」等と記載し，さらに，乳児診療分の摘要欄には「HBs抗原陽性妊婦からの出生」と記載する。
　また，新生児に対する抗HBs人免疫グロブリン注射の請求に当たっては，他に保険診療がない場合には，入院外の診療報酬明細書を使用する。
（平7.3.31 保険発53）

（編注）B型ワクチンの0歳児に対する注射は，上記と併せて予防接種法に基づく定期接種に位置づけて（全0歳児を対象として）実施される（生後2カ月，3カ月，7～8カ月のときに1回ずつ接種）。

参考　支払基金における審査の一般的な取扱い
（平29.9.25～令7.3.31 支払基金）

● セフトリアキソンナトリウム（ロセフィン），スペクチノマイシン塩酸塩水和物（トロビシン）：淋菌感染症の治療における第一選択薬としての投与は，原則として認める。
● プロスタンディン点滴静注用500μg：外科手術時ではない，「急性肝炎重症型」又は「肺高血圧症」に対する投与は，原則として認めない。
● 脂肪乳剤のイントラリポス輸液：播種性血管内凝固症候群（DIC）の患者に対する投与は，原則として認めない。
● 急性肝炎，慢性肝炎，肝硬変に対するグルカゴンGノボ注射用1mg（溶解液付）とヒューマリンR注カート300単位の併用投与（GI療法）：原則として認めない。
● DPCレセプトにおけるアナペイン注2mg/mL：第11部の麻酔，第3節の薬剤料として，その算定を原則として認める。
● 膀胱洗浄時のアミカシン硫酸塩注射液又はゲンタマイシン硫酸塩注射液の使用：原則として認められない。
● ヘパリンナトリウム（ロック製剤）
　① 中心静脈注射に対するヘパリン（ヘパリンNaロック用10U/mLシリンジ10mL等のロック製剤）の算定は，原則として認められる。
　② ヘパリン（ヘパリンNaロック用10U/mLシリンジ10mL等のロック製剤）10単位製剤の1日の使用量は，原則と

して4筒まで認められる。
　　③　ヘパリン（ヘパリンNaロック用100U／mLシリンジ10mL等のロック製剤）100単位製剤の1日の使用量は，原則として2筒まで認められる。
●筋肉内注射用パリビズマブ：筋肉内注射用パリビズマブ（遺伝子組換え）製剤（シナジス筋注液）については，RSウイルス感染症の発症抑制に対する投与で認められる。ただし，RSウイルス感染症（確定）の治療としての投与は，原則として認められない。また，乳幼児以外への投与についても原則として認められない。
●骨粗鬆症等に対するエルカトニン注射液40単位製剤：エルカトニン注射液40単位について，適応は高カルシウム血症と骨ページェット病であり，骨粗鬆症を含め，これら以外の傷病名に対する算定は，原則として認められない。
●グリチルリチン酸－アンモニウム・グリシン・L－システイン：次の傷病名に対するグリチルリチン酸－アンモニウム・グリシン・L－システイン（強力ネオミノファーゲンシー静注）の算定は，原則として認められない。
　　(1)慢性肝疾患のない肝癌，(2)脂肪肝。
●濃グリセリン・果糖注射液：次の傷病名等に対する濃グリセリン・果糖注射液（グリセオール注等）の算定は，原則として認められない。
　　(1)めまい症，(2)感音難聴，(3)突発性難聴，(4)慢性透析施行時（透析不均衡症候群なし）
●アセトアミノフェン静注液又はトラマドール塩酸塩注射液とフルルビプロフェン アキセチルの併用投与：次の薬剤に対するフルルビプロフェン アキセチル（ロピオン静注）の併用投与は，原則として認められない。
　　(1)アセトアミノフェン静注液（アセリオ静注液），(2)トラマドール塩酸塩注射液（トラマール注）
●エダラボン注射液とオザグレルナトリウム注射液等の併用投与：脳梗塞に対する次の薬剤の併用投与は，原則として認められる。
　　(1)エダラボン注射液（ラジカット注等）とオザグレルナトリウム注射液（カタクロット注射液等）
　　(2)エダラボン注射液（ラジカット注等）とアルガトロバン水和物注射液（ノバスタンHI注等）
●グリチルリチン酸－アンモニウム・グリシン・L－システイン：次の傷病名に対するグリチルリチン酸－アンモニウム・グリシン・L－システイン塩酸塩水和物配合（強力ネオミノファーゲンシー静注）の使用量は，原則として40mLまで認められる。
　　(1)湿疹，皮膚炎，(2)じんま疹，(3)薬疹，(4)中毒疹
●フィルグラスチム又はレノグラスチム
　　①　好中球減少症の傷病名等の記載がないインターフェロン投与時のフィルグラスチム（グランシリンジ等）又はレノグラスチム（ノイトロジン注）の算定は，原則として認められない。
　　②　原疾患の記載がない好中球減少症の傷病名のみに対するフィルグラスチム（グランシリンジ等）又はレノグラスチム（ノイトロジン注）の算定は，原則として認められない。
●ベバシズマブの単独投与：悪性神経膠腫以外の傷病名に対するベバシズマブ（遺伝子組換え）（アバスチン点滴静注用等）の単独投与※は，原則として認められない。
　　※　他の抗悪性腫瘍剤との併用が確認できない場合
●プロトンポンプ・インヒビター（PPI）の内服薬及び注射薬の併用投与：原則として認められない。
●肝性脳症改善アミノ酸注射液（アミノレバン点滴静注等）
　　①　肝硬変かつ高アンモニア血症に対する肝性脳症改善アミノ酸注射液の算定は，原則として認められる。
　　②　次の傷病名に対する肝性脳症改善アミノ酸注射液の算定は，原則として認められない。
　　　　(1)肝硬変，(2)アルコール性肝硬変，(3)慢性肝炎，(4)C型慢性肝炎
●プロトンポンプ・インヒビター（PPI）：次の傷病名に対するプロトンポンプ・インヒビター（PPI）【注射薬】の算定は，原則として認められない。
　　(1)逆流性食道炎，(2)出血のない胃潰瘍，(3)胃癌
●含糖酸化鉄注射液：次の傷病名等に対する含糖酸化鉄注射液（フェジン静注）の算定は，原則として認められない。
　　(1)腎性貧血，(2)慢性透析患者，(3)貧血
●グルカゴン・インスリン療法：肝癌に対するグルカゴン・インスリン療法の算定は，原則として認められない。
●オクトレオチド酢酸塩注射液：次の傷病名に対するオクトレオチド酢酸塩注射液（サンドスタチン皮下注等）の算定は，原則として認められない。
　　(1)重症急性膵炎，(2)膵液瘻
●ハロペリドール：次の傷病名等に対するハロペリドール【注射薬】（セレネース注等）の算定は，原則として認められない。
　　(1)癌性疼痛に伴う鎮痛，(2)認知症に伴う不眠症
●アルプロスタジル
　　①　次の傷病名に対するアルプロスタジル（パルクス注，リプル注等）の算定は，原則として認められる。
　　　(1) 人工透析中の閉塞性動脈硬化症
　　　(2) 潰瘍を伴わない慢性動脈閉塞症〔閉塞性血栓血管炎（バージャー病）又は閉塞性動脈硬化症〕
　　②　人工透析に対するアルプロスタジル（パルクス注，リプル注等）の算定は，原則として認められない。
●ナファモスタットメシル酸塩製剤：膵炎（急性期又は急性増悪期）に対するナファモスタットメシル酸塩製剤（注射用フサン等）の投与量は，原則として1日40mgまで認められる。
●精製ヒアルロン酸ナトリウム注射液，リドカイン注射液：関節腔内注射時の精製ヒアルロン酸ナトリウム注射液（アルツディスポ関節注）とリドカイン注射液（キシロカイン注等）の併用投与は，原則として認められる。
●デキストラン40：メニエール病に対するデキストラン40（低分子デキストランL注，低分子デキストラン糖注）の算定は，原則として認められない。
●ブチルスコポラミン臭化物製剤：次の場合のブチルスコポラミン臭化物製剤（ブスコパン注等）及びグルカゴン（遺伝子組換え）（グルカゴンGノボ注射用）の併算定は，原則として認められない。
　　(1)消化管内視鏡検査時，(2)消化管X線検査の前処置時
●塩酸メトクロプラミド：内視鏡検査等により消化管出血を確認した外来患者に対する塩酸メトクロプラミド【注射液】（プリンペラン注射液等）の算定は，原則として認められない。
●ブロムヘキシン塩酸塩：次の傷病名で経口投与が可能な場合に対するブロムヘキシン塩酸塩【注射液】（ビソルボン注等）の算定は，原則として認められない。
　　(1)上気道炎（急性・慢性），(2)咽頭炎（急性・慢性），(3)喉頭炎（急性・慢性）
●注射用ガベキサートメシル酸塩，ナファモスタットメシル酸塩製剤：注射用ガベキサートメシル酸塩（注射用エフオーワイ等）とナファモスタットメシル酸塩製剤（注射用フサン等）の併用投与は，原則として認められない。
●注射用ガベキサートメシル酸塩又はナファモスタットメシル酸塩製剤とウリナスタチン：膵炎かつ播種性血管内凝固症候群に対して注射用ガベキサートメシル酸塩（注射用エフオーワイ等）又はナファモスタットメシル酸塩製剤（注射用フサン等）とウリナスタチン（ミラクリッド注射液）の2剤の併用投与は，原則として認められる。
●注射用ランジオロール塩酸塩：手術時に不整脈等の傷病名がない場合の注射用ランジオロール塩酸塩（オノアクト点滴静注用）の算定は，原則として認められない。
●炭酸水素ナトリウム（メトトレキサート・フルオロウラシル交代療法時）：メトトレキサート・フルオロウラシル交代療法時の炭酸水素ナトリウム【注射液】（メイロン静注等）の算定は，原則として認められる。
●シクロスポリン：角膜移植術後の患者に対するシクロスポリン【注射薬】（サンディミュン点滴静注用）の算定は，原

則として認められる。
- ●インターフェロン製剤：次の傷病名に対するインターフェロン製剤（スミフェロン注DS300万IU・フエロン注射用100万・ペガシス皮下注90μg等）の算定は、原則として認められない。
  - (1)アルコール性肝炎、(2)自己免疫性肝炎、(3)C型非代償性肝硬変、(4)C型慢性肝炎に肝不全を伴う場合
- ●キシリトール注射液：糖尿病又は糖尿病状態時の記載がないキシリトール注射液（キシリトール注等）の算定は、原則として認められない。
- ●イセパマイシン硫酸塩：次の傷病名に対するイセパマイシン硫酸塩【注射薬】（エクサシン注射液等）の算定は、原則として認められない。
  - (1)感染性胃腸炎、感染性腸炎、(2)感冒、(3)慢性上気道炎、(4)急性上気道炎
- ●ホスホマイシンナトリウム：次の傷病名に対するホスホマイシンナトリウム【注射薬】（ホスミシンS静注用等）の算定は、原則として認められない。
  - (1)感冒性胃腸炎、感冒性腸炎、(2)急性胃腸炎、胃腸炎、急性胃炎、腸炎、(3)感染性胃腸炎、感染性腸炎（嘔吐症がある場合、食事摂取できない場合、を除く）、(4)細菌性赤痢、(5)サルモネラ腸炎（腸チフス含む）、(6)慢性咽頭炎、(7)慢性喉頭炎、(8)慢性扁桃炎

参考 医薬品（注射薬）の適応外使用に係る保険診療上の取扱い
（平19.9.21～令7.2.26 支払基金）

- ●アシクロビル【注射薬】〔主な製品名（以下同）：ゾビラックス点滴静注用〕：原則、単純ヘルペスウイルス感染症である「ヘルペス性歯肉口内炎」「急性網膜壊死」に対し処方した場合、審査上認める。
- ●アセタゾラミドナトリウム【注射薬】〔ダイアモックス注射用〕：原則、「脳梗塞、もやもや病等の閉塞性脳血管障害」における「脳循環予備能（安静時及び負荷時の脳血流量の増加）の検査（SPECT 又は非放射性キセノン脳血流動態検査）」を目的に、静脈内に「500～1,000mg 又は15～17mg/kg」を処方した場合、審査上認める。
- ●アセチルコリン塩化物〔オビソート注射用、ノイコリンエー〕：原則、「術中の迅速な縮瞳」を目的に処方した場合、審査上認める。
- ●アダリムマブ（遺伝子組換え）【注射薬】〔ヒュミラ皮下注20mgシリンジ0.2mL、同40mg、同80mg、ヒュミラ皮下注40mgペン0.4mL、同80mg、他後発品あり〕：原則、「小児の非感染性の中間部、後部又は汎ぶどう膜炎（既存治療で効果不十分な場合に限る）」に対して使用した場合、審査上認める。
- ●アデノシン三リン酸二ナトリウム【注射薬】〔アデホス-Lコーワ注、トリノシンS注射液、ATP協和注、ATP注〕：原則、「心房性（上室性）頻脈」「発作性上室頻拍」に対して処方した場合、審査上認める。
- ●アドレナリン【注射薬】〔ボスミン注〕：原則、心停止時の心拍再開のため1回1mg静注（反復投与）した場合、「現行の適応症について小児」に対し処方した場合、審査上認める。
- ●アトロピン硫酸塩水和物【注射薬】〔硫酸アトロピン注射液〕：原則、「現行の適応症について小児」に対し処方した場合、審査上認める。
- ●アミオダロン塩酸塩【注射薬】〔アンカロン注〕：原則、「難治性かつ緊急を要する場合の、心房細動又は心房粗動」に対し処方した場合、審査上認める。
- ●アミカシン硫酸塩【注射薬】〔アミカシン硫酸塩注射液、アミカマイシン注射液〕：原則、「結核」に対して処方した場合、「現行の適応症」に対し1回で1日量を静脈内に投与した場合、「非結核性抗酸菌症（アミカシン感受性の場合に限る）」に対して投与した場合、審査上認める。
- ●アルプロスタジル【注射薬】〔リプル注〕：原則、「突発性難聴」「血行再建後の血流維持」に対して処方した場合、審査上認める。
- ●アルプロスタジルアルファデクス【注射薬】〔注射用プロスタンディン〕：原則、「突発性難聴」に対して処方した場合、審査上認める。
- ●アンピシリンナトリウム【注射薬】〔ビクシリン注射用〕：原則、「現行の適応症について小児」に対して点滴静注した場合、「リステリア症」に対して処方した場合、「細菌性髄膜炎」に対して「1回2gを4時間毎、静脈内に投与」した場合、審査上認める。
- ●アンピシリンナトリウム／クロキサシリンナトリウム【注射薬】〔注射用ビクシリンS〕：原則、「現行の適応症について小児」に対して点滴静注した場合、審査上認める。
- ●アンピシリンナトリウム・クロキサシリンナトリウム水和物【注射薬】〔注射用ビクシリン〕：原則、「骨髄炎」に対して処方した場合、「感染性心内膜炎」に対し1回2gを4～6 時間ごとに静脈内に投与（1日8～12g）、「細菌性髄膜炎」に対し1回2gを4時間ごとに静脈内に投与（1日12g）した場合、審査上認める。
- ●アンピシリンナトリウム・スルバクタムナトリウム〔ユナシンS静注用〕：原則、「皮膚軟部組織感染症、髄膜炎」に対し処方した場合、審査上認める。
- ●イオジキサノール【注射薬】〔ビジパーク270注20mL、同50mL、同100mL、ビジパーク320注50mL、同100mL〕：原則、以下の場合における消化管造影：狭窄の疑いのあるとき、穿孔の恐れのあるとき（消化器潰瘍、憩室）、その他外科手術を要する急性症状時、胃及び腸切除後（穿孔の危険、縫合不全）、胃・腸瘻孔の造影に対して使用した場合、審査上認める。
- ●イオヘキソール【注射薬】〔オムニパーク240注10mL、オムニパーク300注10mL、同20mL、同50mL、同100mL、オムニパーク350注20mL、同50mL、同100mL オムニパーク240注シリンジ100mL、オムニパーク300注シリンジ50mL、同70mL、同100mL、同110mL、同125mL、同150mL、オムニパーク350注シリンジ45mL、同70mL、同100mL〕：原則、以下の場合における消化管造影：狭窄の疑いのあるとき、穿孔の恐れのあるとき（消化器潰瘍、憩室）、その他外科手術を要する急性症状時、胃及び腸切除後（穿孔の危険、縫合不全）、胃・腸瘻孔の造影に対して使用した場合、審査上認める。
- ●イダルビシン塩酸塩〔イダマイシン注〕：原則、「骨髄異形成症候群（高リスク群）、難治性の造血器悪性腫瘍」に対し処方した場合、審査上認める。
- ●イホスファミド【注射薬】〔注射用イホマイド〕：原則、「悪性リンパ腫」に対し処方した場合、審査上認める。
- ●イミペネム水和物・シラスタチンナトリウム【注射薬】（チエナム点滴静注用0.5g、チエナム点滴静注用キット0.5g）：原則、「肺非結核性抗酸菌症（対象菌種はMycobacterium abscessus症に限る）」に対して投与した場合、審査上認める。
- ●イリノテカン塩酸塩水和物（臨床腫瘍）〔カンプト点滴静注、トポテシン点滴静注〕：原則、「神経内分泌細胞癌」に対して投与した場合、審査上認める。
- ●インジゴカルミン注射液【注射薬】〔インジゴカルミン注20mg「第一三共」〕：原則、尿路損傷部位の検索又は尿管口の位置確認を目的に、静注又は尿路内注入薬として使用した場合、審査上認める。
- ●インスリンアスパルト（遺伝子組換え）【注射薬】〔ノボラピッド注、ノボラピッド注フレックスペン、ノボラピッド注イノレット、ノボラピッド注ペンフィル〕：原則、「高血糖」「グルコース・インスリン・カリウム療法（GIK療法）」「妊娠糖尿病」に対して処方した場合、審査上認める。
- ●インスリンデテミル（遺伝子組換え）【注射薬】〔レベミル注フレックスペン、レベミル注イノレット、レベミル注ペンフィル〕：原則、「妊娠糖尿病」に対して投与した場合、審査上認める。
- ●インスリンヒト（遺伝子組換え）【注射薬】〔ヒューマリンR注カート、ヒューマリンR注ミリオペン、ノボリンR注フレックスペン、ヒューマリンR注100単位/mL、ノボリンR注100単位/mL〕：原則、「妊娠糖尿病」に対して投与した場合、審査上認める。
- ●インスリンリスプロ（遺伝子組換え）【注射薬】〔ヒューマログ注カート、ヒューマログ注ミリオペン、ヒューマログ注ミリオペンHD、ヒューマログ注100単位/mL〕：原則、「妊娠糖尿病」に対して投与した場合、審査上認める。
- ●インドシアニングリーン【注射薬】〔ジアグノグリーン注射用、オフサグリーン静注用〕：原則、「リンパ管静脈吻合術時のリンパ管検

索」に対し、手足の皮内・皮下注射として使用した場合、審査上認める。
- ●エトポシド【注射薬】〔ラステット注、ベプシド注〕：原則、「造血幹細胞移植の前治療」に対して投与した場合、審査上認める。
- ●エトポシド（臨床腫瘍）〔ラステット注、ベプシド注〕：原則、「神経内分泌細胞癌」に対して投与した場合、審査上認める。
- ●エノシタビン〔注射用サンラビン〕：原則、「骨髄異形成症候群（高リスク群）、難治性の造血器悪性腫瘍」に対し処方した場合、審査上認める。
- ●L-アルギニン塩酸塩【注射薬】（アルギU点滴静注20g10％200mL）：原則、「ミトコンドリア病」に対して使用した場合、審査上認める。
- ●オキサリプラチン【注射薬】〔エルプラット点滴静注液〕
  (1) 原則、「症状詳記等により医学的妥当性があると判断」された場合、「胃癌に対するFOLFOX療法」の投与を審査上認める。
  (2) 原則、FOLFOX療法として「食道癌」に対して投与した場合、審査上認める。
- ●オルプリノン塩酸塩水和物〔コアテック注〕：原則、「現行の適応症について小児」に対して処方した場合、審査上認める。
- ●ガニレリクス酢酸塩【注射薬】（ガニレスト皮下注0.25mgシリンジ）：原則、「卵巣過剰刺激症候群の発症リスクが高い症例」に対して使用した場合、審査上認める。
- ●カルボプラチン〔パラプラチン注射液、注射用パラプラチン〕
  (1) 原則、「子宮体癌」「神経内分泌細胞癌」「胸腺癌」に対し処方した場合、審査上認める。
  (2) 原則、「カルボプラチン」を現行の適応症に対し動脈注射として使用した場合、「腎機能障害がある尿路上皮癌」に対し点滴静注した場合、審査上認める。
- ●カンレノ酸カリウム【注射薬】〔ソルダクトン静注用〕：原則、「現行の適応症について小児」に対して処方した場合、審査上認める。
- ●クリンダマイシンリン酸エステル【注射薬】〔ダラシンS注射液〕：原則、「壊死性筋膜炎」「毒素ショック症候群」に対して静脈内に投与した場合、審査上認める。
- ●ケトプロフェン【注射薬】〔カピステン筋注〕：原則、「局所麻酔剤と併用して疼痛部位（トリガーポイント）への局所注入」に対して処方した場合、審査上認める。
- ●ゲムシタビン塩酸塩【注射薬】〔ジェムザール注射用200mg、同1g〕
  (1) 原則、「転移を有する胚細胞腫・精巣がん」に対し二次化学療法として静脈内にオキサリプラチン又はパクリタキセルと併用投与した場合、審査上認める。
  (2) 原則、「進行軟部肉腫」に対して使用した場合、審査上認める。
- ●ゲンタマイシン硫酸塩【注射薬】〔ゲンタシン注〕：原則、「黄色ブドウ球菌等による感染性心内膜炎」に対して他の抗菌剤と併用して処方した場合、審査上認める。
- ●コハク酸プレドニゾロンナトリウム【注射薬】〔水溶性プレドニン〕：原則、「自己免疫性視神経炎」に対して処方した場合、審査上認める。
- ●コハク酸メチルプレドニゾロンナトリウム〔ソル・メドロール静注用、注射用プリドール、ソル・メドロール、デカコート注射用、注射用ソル・メルコート〕：原則、「多発ニューロパチー」「慢性炎症性脱髄性多発神経根ニューロパチー（CIDP）」「フィッシャー症候群」「好酸球性肉芽腫」「チャグストラウス症候群」「皮膚筋炎・多発性筋炎・封入体筋炎」「免疫介在性ニューロパチー」「進行性全身性硬化症（PSS）」「パルス療法としての使用」「急性散在性脳脊髄炎（ADEM）」「間質性肺炎」「特発性肺ヘモジデローシス」に対して処方した場合、審査上認める。
- ●ジアゼパム【内服薬・注射薬】〔ホリゾン錠、ホリゾン散、ホリゾン注射液、セルシン錠、セルシン散、セルシンシロップ、セルシン注射液〕：原則、「てんかん」に対し処方した場合、審査上認める。
- ●シアノコバラミン〔シアノコバラミン注射液〕：原則、「ビタミンB₁₂依存性メチルマロン酸血症」に対し処方した場合、審査上認める。
- ●シクロスポリン【注射薬】〔サンディミュン点滴静注〕：原則、「二次性血球貪食性リンパ組織球症」に対して投与した場合、審査上認める。
- ●シクロホスファミド【注射薬】〔注射用エンドキサン〕：原則、「ステロイド抵抗性膠原病」「多発性硬化症」「慢性炎症性脱髄性多発神経炎（CIDP）」「血縁者間同種造血細胞移植（HLA半合致移植）における移植片対宿主病の抑制」に対して投与した場合、審査上認める。
- ●シクロホスファミド水和物【注射薬】（注射用エンドキサン100mg、同500mg）：原則、「臍帯血移植を除く造血幹細胞移植（HLA半合致移植以外）における移植片対宿主病の抑制」に対して使用した場合、審査上認める。
- ●シスプラチン【注射薬】〔ランダ注、ブリプラチン注〕：原則、「悪性黒色腫」「扁平上皮癌」「神経内分泌細胞癌」に対し処方した場合、現行の適応症に対し動脈注射として使用した場合、審査上認める。
- ●シタラビン【注射薬】〔キロサイドN注、キロサイド注〕：原則、「造血幹細胞移植前処置」として処方した場合、審査上認める。
- ●シプロフロキサシン【注射薬】〔シプロキサン注〕：原則、「膿胸・肺膿瘍・肺化膿症・慢性呼吸器疾患の二次感染」「好中球減少時の不明熱」「子宮内感染症」に対して処方した場合、審査上認める。
- ●スルバクタムナトリウム／アンピシリンナトリウム【注射薬】〔ユナシン-S静注用、ピシリバクタ静注用〕
  (1) 原則、「脳膿瘍」に対して1回3g～4.5gを6時間毎、静脈内に投与した場合、審査上認める。
  (2) 原則、「肩桃周囲膿瘍」「顎骨周囲の蜂巣炎」「喉頭膿瘍」「咽頭膿瘍」「虫垂炎」に対して処方した場合、審査上認める。
  (3) 原則、「皮膚・軟部組織感染症」に対して1回3gを6時間毎、静脈内に投与した場合、審査上認める。
- ●セツキシマブ（遺伝子組換え）【注射薬】〔アービタックス注射液〕：原則、「EGFR陽性の治癒切除不能な進行・再発の結腸・直腸癌」「頭頸部癌」に対して隔週で投与した場合、審査上認める。
- ●セトロレリクス酢酸塩【注射薬】（セトロタイド注射用0.25mg）：原則、「卵巣過剰刺激症候群の発症リスクが高い症例」に対して使用した場合、審査上認める。
- ●セファゾリンナトリウム水和物【注射薬】〔セファメジンα注射用〕：原則、「現行の適応症の重症例」に対し1回2gを8時間毎、静脈内に投与した場合、審査上認める。
- ●セフォタキシムナトリウム【注射薬】〔クラフォラン注射用、セフォタックス注射用〕：原則、「細菌性髄膜炎」に対し1回2gを4～6時間毎、静脈内に投与した場合、審査上認める。
- ●セフタジジム水和物【注射薬】〔モダシン静注用〕：原則、「発熱性好中球減少症」に対し1回2gを8時間毎、静脈内に投与した場合、審査上認める。
- ●ダウノルビシン塩酸塩〔ダウノマイシン〕：原則、「骨髄異形成症候群（高リスク群）、難治性の造血器悪性腫瘍」に対し処方した場合、審査上認める。
- ●ダントロレンナトリウム水和物【注射薬】〔ダントリウム静注用〕：原則、「悪性高熱症の抑制」に対し処方した場合、審査上認める。
- ●チオペンタールナトリウム【注射薬】〔ラボナール注射用〕：原則、「低酸素性脳症」「外傷性脳挫傷」「脳炎」「脳浮腫」「開頭手術後」「けいれん重積発作」に対して処方した場合、審査上認める。
- ●チオ硫酸ナトリウム水和物【注射薬】〔デトキソール静注液〕：原則、「シスプラチン動脈注射時における副作用軽減目的」で処方した場合、審査上認める。
- ●デキサメタゾンパルミチン酸エステル【注射薬】〔リメタゾン静注〕：原則、「二次性血球貪食性リンパ組織球症」に対して投与した場合、審査上認める。
- ●ドキソルビシン塩酸塩〔アドリアシン注〕：原則、「卵巣癌」に対し処方した場合、審査上認める。
- ●ドセタキセル水和物【注射薬】〔タキソテール点滴静注用20mg・80mg〕：原則、「尿路上皮癌（腎機能障害がある場合又は二次化学療法として使用される場合に限る）」に対し静脈内に投与した場合、審査上認める。
- ●ドセタキセル水和物・ドセタキセル【注射薬】〔タキソテール点滴静注用20mg、同80mg〕：原則、「進行軟部肉腫」に対して使用し

た場合，当該用事例を審査上認める。
- ●ドパミン塩酸塩【注射薬】〔イノバン注〕：原則，「麻酔時の昇圧，乏尿等の急性循環不全の前状態」「現行の適応症について小児」に対し処方した場合，審査上認める。
- ●トリアムシノロンアセトニド【注射薬】〔ケナコルトA筋注用，関節腔内用水懸注〕：原則，「黄斑浮腫」に対し処方した場合，審査上認める。
- ●ドロペリドール【注射薬】〔ドロレプタン注射液〕：原則，「中枢性鎮痛薬（麻薬を含む）投与に伴う悪心・嘔吐」に対し処方した場合，審査上認める。
- ●ニトログリセリン【注射薬】〔ミリスロール注，〔ニトログリセリン注射液／ニトログリセリン〕〔ミリスロール注1mg／2mL，バソレーター注1mg，ニトログリセリン注1mg／2mL「HK」，ミオコール静注1mg〕：原則，「異常高血圧」「開心術後心不全」「冠動脈虚血」「肺動脈性肺高血圧症」に対して処方した場合，「分娩時の緊急子宮弛緩」を目的とする治療として，1回60～90μg，最大100μgを緩徐に静脈内に投与した場合，審査上認める。
- ●ニムスチン塩酸塩【注射薬】〔ニドラン注射用〕：原則，「悪性黒色腫」に対し処方した場合，審査上認める。
- ●乳酸リンゲル（デキストラン加）【注射薬】〔サヴィオゾール輸液〕：原則，「区域麻酔に伴う血圧低下の管理」に対して処方した場合，審査上認める。
- ●パクリタキセル【注射薬】〔タキソール注射液30mg，100mg〕
 (1) 原則，「尿路上皮癌（腎機能障害がある場合又は二次化学療法として使用される場合に限る）」に対し，A法（通常，成人にはパクリタキセルとして，1日1回210mg/㎡（体表面積）を3時間かけて点滴静注し，少なくとも3週間休薬する。これを1クールとして投与を繰り返す）又はC法（通常，成人にはパクリタキセルとして1日1回80mg/㎡（体表面積）を1時間かけて点滴静注し，週1回投与を3週間連続する。これを1クールとして，投与を繰り返す）により点滴静注した場合，審査上認める。
 (2) 原則，「胸腺癌」に対して併用投与した場合，審査上認める。
- ●パパベリン塩酸塩【注射薬】〔パパベリン塩酸塩注 40mg〕：原則，開頭術時の「脳血管攣縮」に対して局所に使用した場合，審査上認める。
- ●バソプレシン【注射薬】〔ピトレシン注射液〕：原則，「急性低血圧」「ショック時の補助治療」に対して処方した場合，審査上認める。
- ●ビアペネム【注射薬】〔オメガシン点滴用〕：原則，「発熱性好中球減少症（FN）」に対して処方した場合，審査上認める。
- ●人免疫グロブリン〔ガンマグロブリン〕：原則，麻疹，A型肝炎，ポリオの予防及び症状の軽減のため「低出生体重児，新生児」に対し処方した場合，審査上認める。
- ●ヒドロキシエチルデンプン【注射薬】〔ヘスパンダー輸液〕：原則，「区域麻酔に伴う血圧低下の管理」に対して処方した場合，審査上認める。
- ●ヒドロコルチゾンコハク酸エステルナトリウム〔ソル・コーテフ〕：原則，「循環系ショック状態」に対し処方した場合，審査上認める。
- ●ヒドロコルチゾンリン酸エステルナトリウム〔水溶性ハイドロコートン注射液〕：原則，「循環系ショック状態」に対し処方した場合，審査上認める。
- ●ピペラシリンナトリウム【注射薬】〔ペントシリン注射用，ペントシリン筋注用，ペントシリン静注用〕
 (1) 原則，「外傷・熱傷・手術創等の二次感染」に対し処方した場合，審査上認める。
 (2) 原則，「現行の適応症」に対し1回3gを6時間毎，静脈内に投与した場合，審査上認める。
- ●ピルシカイニド塩酸塩水和物【注射薬】〔サンリズム注射液〕：原則，「現行の適応症について小児」に対して1～1.5mg/kgを10分かけて静脈内に投与した場合，審査上認める。
- ●ブドウ糖【注射薬】〔大塚糖液50%（200mL，500mL），大塚糖液70%（35mL）〕：原則，「栄養障害」又は「経口摂取困難」に対して，血液透析，血液濾過，血液透析濾過又は持続緩徐式血液濾過等の治療中に透析回路の静脈側から投与した場合，審査上認める。
- ●フルオロウラシル【注射薬】〔5-FU注〕
 (1) 原則，症状詳記等により医学的妥当性があると判断された場合，胃癌に対するFOLFOX療法の投与を審査上認める。
 (2) 原則，FOLFOX療法として「食道癌」に対して投与した場合，審査上認める。
- ●フルコナゾール〔ジフルカン静注液〕：原則，「真菌性角膜炎，アカントアメーバ角膜炎又は真菌による重篤な眼感染症に対する注射液の局所使用（点眼，結膜下注射，硝子体内注射，眼内灌流）又は全身使用」を目的に処方した場合，審査上認める。
- ●フロセミド【注射薬】〔ラシックス注〕：原則，「急性・慢性腎不全による乏尿」に対して処方した場合，審査上認める。
- ●ベクロニウム臭化物【注射薬】〔マスキュラックス静注用〕：原則，「人工呼吸時の筋弛緩」に対して処方した場合，審査上認める。
- ●ヘパリンカルシウム【注射薬】〔カプロシン注，ヘパリンカルシウム注，ヘパリンカルシウム皮下注〕：原則，「抗リン脂質抗体症候群合併妊娠」に対して処方した場合，審査上認める。
- ●ヘパリンナトリウム〔ヘパリンナトリウム注〕：原則，「抗リン脂質抗体症候群合併妊娠」に対して処方した場合，審査上認める。
- ●ペメトレキセドナトリウム水和物，ペメトレキセドナトリウムヘミペンタ水和物【注射薬】〔アリムタ注射用100mg，同500mg〕：原則，「非扁平上皮非小細胞肺癌（病理病期Ⅱ－Ⅲ期）における術後補助療法」に対して使用した場合，審査上認める。
- ●ベンジルペニシリンカリウム【注射薬】〔注射用ペニシリンGカリウム〕：原則，「脳膿瘍」に対して1回400万単位を4時間毎，静脈内に投与した場合，「壊死性筋膜炎」に対して1回200～400万単位を4～6時間毎，静脈内に投与した場合，審査上認める。
- ●放射性医薬品基準人血清アルブミンジエチレントリアミン五酢酸テクネチウム（99mTc）注射液〔プールシンチ注〕：原則，「リンパ浮腫」に対して投与した場合，審査上認める。
- ●放射性医薬品基準ヒドロキシメチレンジホスホン酸テクネチウム（99mTc）【注射薬】〔クリアボーンキット，クリアボーン注〕：原則，「心シンチグラムによる心アミロイドーシスの診断」に対して使用した場合，審査上認める。
- ●放射性医薬品基準ピロリン酸テクネチウム（99mTc）注射液調製用【注射薬】〔テクネピロリン酸キット〕：原則，「心シンチグラムによる心疾患の診断」目的で骨シンチグラムと同様の用法により使用した場合，審査上認める。
- ●ポリドカノール【注射薬】〔エトキシスクレロール，ポリドカスクレロール〕：原則，「ストーマ静脈瘤出血」「消化管出血」に対して投与した場合，審査上認める。
- ●ホスホマイシンナトリウム【注射薬】〔ホスミシンS静注用，ホスミシンSバッグ点滴静注用〕：原則，「緑膿菌を含むバイオフィルム等による多剤耐性菌による感染症（他抗菌薬との併用療法）」に対して処方した場合，審査上認める。
- ●ミコナゾール【注射薬】〔フロリードF注，フロリードF点滴静注用〕：原則，「真菌性角膜炎」「アカントアメーバ角膜炎」に対し処方した場合，審査上認める。
- ●ミダゾラム【注射薬】〔ドルミカム注射液10mg〕
 (1) 原則，「けいれん重積状態を含むてんかん重積状態」「区域麻酔時の鎮静」に対して使用した場合，審査上認める。
 (2) 原則，「消化器内視鏡検査及び消化器内視鏡を用いた手術時の鎮静」に対して使用した場合，審査上認める。
 (3) 原則，全身麻酔を伴わない「気管支鏡検査もしくは気管支鏡を用いた手術時の鎮静」に対して使用した場合，審査上認める。
- ●ミトキサントロン塩酸塩〔ノバントロン注〕：原則，「骨髄異形成症候群（高リスク群），難治性の造血器悪性腫瘍」に対し処方した場合，審査上認める。
- ●ミノサイクリン塩酸塩【内服薬】【注射薬】〔ミノマイシン錠，ミノマイシンカプセル，ミノマイシン点滴静注用〕：原則，「日本紅斑熱」に対して処方した場合，審査上認める。
- ●ミリモスチム〔ロイコプロール〕：原則，「骨髄不全症候群に伴う好中球減少」に対し処方した場合，審査上認める。
- ●ミルリノン【注射薬】〔ミルリーラ注射液，ミルリーラK注射液〕：原則，

「現行の適応症について小児」に対して処方した場合，審査上認める。

●メチルプレドニゾロンコハク酸エステルナトリウム【注射薬】〔ソル・メドロール〕
(1) 原則，「脳炎・脳症」「髄膜炎」「肥厚性硬膜炎」「脊髄炎」「視神経炎」「重症筋無力症」「多発性硬化症」「慢性炎症性脱髄性多発神経炎」「ギラン・バレー症候群」「膠原病・免疫性疾患」「ベーチェット病」「Bell麻痺」「トローサ・ハント症候群」に対し処方した場合，審査上認める。
(2) 原則，「広汎性円形脱毛症（脱毛が急速に進行している，脱毛巣が25％以上の成人症例）」に対し500mg/日もしくは8mg/kg/日を3日連続で点滴静注した場合，審査上認める。

●メトトレキサート【注射用メソトレキセート】：原則，「造血幹細胞移植における移植片対宿主病（GVHD）の管理」「悪性リンパ腫」に対して使用した場合，審査上認める。

●メロペネム水和物【注射薬】〔メロペン点滴用バイアル，メロペン点滴用キット〕：原則，「細菌性髄膜炎」に対して1回2gを8時間毎，静脈内に投与した場合，審査上認める。

●溶連菌抽出物【注射薬】〔ピシバニール注射用〕：原則，「がま腫」に対して処方した場合，審査上認める。

●ラニムスチン【注射薬】〔注射用サイメリン〕：原則，「造血幹細胞移植前処置」として処方した場合，審査上認める。

●ランジオロール塩酸塩【注射薬】〔注射用オノアクト，コアベータ静注用〕：原則，「現行の適応症について小児」に対して2.5mg/kg/分で開始し，数分ごとに倍々にして最大80mg/kg/分処方した場合，審査上認める。

●リドカイン【注射薬】〔静注用キシロカイン，オリベス静注用〕：原則，「けいれん重積状態を含むてんかん重積状態」「頻脈性不整脈及び現行の適応症について小児」「難治性疼痛治療」に対して処方した場合，審査上認める。

●リドカイン塩酸塩【注射薬】（静注・点滴用製剤）〔静注用キシロカイン，オリベス静注用，オリベス点滴用〕：原則，「静脈内区域麻酔」に対して処方した場合，審査上認める。

●硫酸マグネシウム水和物【注射薬】〔コンクライトMg液，静注用マグネゾール〕：原則，「心室頻拍症」「子癇」「心室頻拍」に対して処方した場合，審査上認める。

●リュープロレリン酢酸塩【注射薬】（キット製剤）〔リュープリン注射用3.75mg，リュープリン注射用キット3.75mg，リュープリンSR注射用キット11.25mg，リュープリンPRO注射用キット22.5mg，他後発品あり〕
(1) 原則，「中枢性思春期早発症」に対して4週毎に1回，1.88mg又は3.75mgを皮下注射した場合，審査上認める。
(2) 原則，「アンドロゲン受容体陽性唾液腺癌」に対して使用した場合，審査上認める。

●リン酸デキサメタゾンナトリウム【注射薬】〔デカドロン注射液〕：原則，「細菌性髄膜炎」「急性閉塞性喉頭炎（クループ症候群）」に対して処方した場合，審査上認める。

●リン酸フルダラビン【注射薬】〔フルダラ静注用〕：原則，「造血幹細胞移植の前治療」として処方した場合，審査上認める。

●レボドパ【注射薬】〔ドパストン静注〕：原則，「レボドパ製剤の経口投与ができないパーキンソン病，パーキンソン症候群」に対して投与した場合，審査上認める。当該使用例の用法・用量：レボドパ製剤の経口投与ができない場合，レボドパ／ドパ脱炭酸酵素阻害薬配合薬100mgに対してレボドパ静注薬を通常50～100mgをそのままゆっくり静注又は生理食塩液もしくはブドウ糖注射液などに希釈して点滴静注する。なお，症状により適宜増減するが，レボドパ量として1日1,500mgを超えないこととする。

●レボブピバカイン塩酸塩【注射薬】〔ポプスカイン〕：原則，「浸潤麻酔」「硬膜外麻酔」を目的に使用した場合，審査上認める。

●レボホリナートカルシウム【注射薬】〔アイソボリン点滴静注用〕
(1) 原則，症状詳記等により医学的妥当性があると判断された場合，「胃癌に対するFOLFOX療法」の投与を審査上認める。
(2) 原則，FOLFOX療法として「食道癌」に対して投与した場合，審査上認める。

●ロピバカイン塩酸塩水和物【注射薬】〔アナペイン注2mg/mL，アナペイン注7.5mg/mL〕
(1) 原則，2mg/mL製剤・7.5mg/mL製剤を「浸潤麻酔」に対して処方した場合，審査上認める。
(2) 原則，2mg/mL製剤を「伝達麻酔」に対して処方した場合，審査上認める。

●l-イソプレナリン塩酸塩【注射薬】〔プロタノールL注0.2mg，プロタノールL注1mg〕
(1) 原則，「現行の適応症について小児」に処方した場合，審査上認める。
(2) 原則，「気管支喘息の重症発作時」に対して使用した場合，審査上認める。

●3-ヨードベンジルグアニジン（^{123}I）【注射薬】〔ミオMIBG-I123注射液〕：原則，パーキンソン病又はレビー小体型認知症の診断のため心筋シンチグラムに用いた場合，審査上認める。

第2章 特掲診療料

第7部 リハビリテーション

第1節 リハビリテーション料 …………… 636	H007 障害児（者）リハビリテーション料 ……… 660
H000 心大血管疾患リハビリテーション料 …… 636	H007-2 がん患者リハビリテーション料 ………… 661
H001 脳血管疾患等リハビリテーション料 …… 640	H007-3 認知症患者リハビリテーション料 ……… 662
H001-2 廃用症候群リハビリテーション料 …… 643	H007-4 リンパ浮腫複合的治療料 ……………… 662
H002 運動器リハビリテーション料 …………… 645	H008 集団コミュニケーション療法料 ………… 663
H003 呼吸器リハビリテーション料 …………… 651	第2節 薬剤料 ………………………………… 663
H003-2 リハビリテーション総合計画評価料 … 653	
H003-4 目標設定等支援・管理料 ……………… 656	**外来管理加算（再診料）** リハビリテーションはすべて併算定不可
H004 摂食機能療法 ……………………………… 658	**DPC** ＝DPC包括
H005 視能訓練 …………………………………… 659	※ 手技料は出来高算定となる。
H006 難病患者リハビリテーション料 ………… 659	

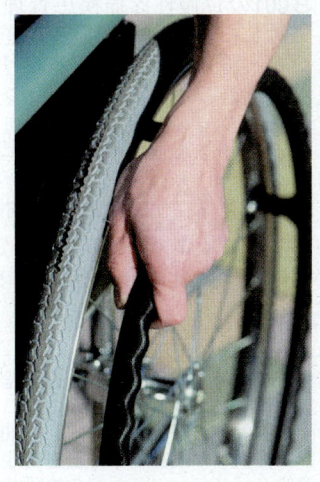

第7部　リハビリテーション

通則

1. リハビリテーションの費用は，特に規定する場合を除き，第1節の各区分の所定点数により算定する。
2. リハビリテーションに当たって薬剤を使用した場合は，前号により算定した点数及び第2節の所定点数を合算した点数により算定する。
3. 第1節に掲げられていないリハビリテーションであって特殊なものの費用は，同節に掲げられているリハビリテーションのうちで最も近似するリハビリテーションの各区分の所定点数により算定する。
4. 心大血管疾患リハビリテーション料，脳血管疾患等リハビリテーション料，廃用症候群リハビリテーション料，運動器リハビリテーション料又は呼吸器リハビリテーション料については，患者の疾患等を勘案し，最も適当な区分1つに限り算定できる。この場合，患者の疾患，状態等を総合的に勘案し，治療上有効であると医学的に判断される場合であって，患者1人につき1日6単位〔別に厚生労働大臣が定める患者〔告示[4]別表第9の3，p.632〕については1日9単位〕に限り算定できるものとする。
5. J117鋼線等による直達牽引（2日目以降。観血的に行った場合の手技料を含む），J118介達牽引，J118-2矯正固定，J118-3変形機械矯正術，J119消炎鎮痛等処置，J119-2腰部又は胸部固定帯固定，J119-3低出力レーザー照射又はJ119-4肛門処置を併せて行った場合は，心大血管疾患リハビリテーション料，脳血管疾患等リハビリテーション料，廃用症候群リハビリテーション料，運動器リハビリテーション料，呼吸器リハビリテーション料，がん患者リハビリテーション料，集団コミュニケーション療法料又は認知症患者リハビリテーション料の所定点数に含まれるものとする。
6. B001の17慢性疼痛疾患管理料を算定する患者に対して行った心大血管疾患リハビリテーション料，脳血管疾患等リハビリテーション料，廃用症候群リハビリテーション料，運動器リハビリテーション料又は呼吸器リハビリテーション料を算定すべきリハビリテーションに係る費用は，算定しない。
7. リハビリテーションは，適切な計画の下に行われるものであり，その効果を定期的に評価し，それに基づき計画を見直しつつ実施されるものである。

【2024年改定による主な変更点】
(1) 脳血管疾患等・廃用症候群・運動器リハビリテーション料の算定患者について介護保険のリハビリ事業所へリハビリ計画を提供した場合に算定できたH003-3リハビリテーション計画提供料が廃止され，脳血管疾患等・廃用症候群・運動器リハビリテーション料の施設基準において，**介護保険の通所・訪問リハビリ事業所等との連携**が要件化された。
(2) 心大血管疾患・脳血管疾患等・廃用症候群・運動器・呼吸器リハビリテーション料において，他の医療機関への転医・転院に伴い，**移行先の医療機関にリハビリ実施計画書を提供すること**が要件とされた。
(3) 「通則4」において規定される疾患別リハビリテーション料（H000～H003）に係る**算定単位数上限緩和（1日9単位算定可）**の対象となる「別に厚生労働大臣が定める患者」（別表第9の3，p.1500）において，A308回復期リハビリテーション病棟入院料及びA319特定機能病院リハビリテーション病棟入院料を算定する患者から，H002運動器リハビリテーション料を算定する患者が除外された。
(4) 【新設】**急性期リハビリテーション加算（疾患別リハビリテーション料：H000～H003）**：入院中の患者に対して，発症・手術・急性増悪から7日目又は治療開始日のいずれか早い日から14日を限度に算定可。①相当程度以上の日常生活能力低下を来している患者，②重度認知症で日常生活に介助が必要な患者，③特別な管理を要する処置等を実施している患者，④感染対策が特に必要な感染症・疑似症患者──のいずれかに該当する患者が対象。

→**リハビリテーションの一般的事項**　摘要欄 p.1714

1. リハビリテーション医療は，基本的動作能力の回復等を目的とする理学療法や，応用的動作能力，社会的適応能力の回復等を目的とした作業療法，言語聴覚能力の回復等を目的とした言語聴覚療法等の治療法より構成され，いずれも実用的な日常生活における諸活動の実現を目的として行われる。
2. 第1節リハビリテーション料に掲げられていないリハビリテーションのうち，簡単なものの費用は，算定できない。
3. 各区分におけるリハビリテーションの実施に当たっては，全ての患者の機能訓練の内容の要点及び実施時刻（開始時刻と終了時刻）の記録を**診療録等**に記載する。
4. H000心大血管疾患リハビリテーション料，H001脳血管疾患等リハビリテーション料，H001-2廃用症候群リハビリテーション料，H002運動器リハビリテーション料及びH003呼吸器リハビリテーション料（以下この部において「**疾患別リハビリテーション料**」という）に掲げるリハビリテーション（以下この部において「**疾患別リハビリテーション**」という）の実施に当たっては，医師は定期的な機能検査等をもとに，その効果判定を行い，**別紙様式21**（p.664）を参考にしたリハビリテーション実施計画書をリハビリテーション開始後原則として7日以内，遅くとも14日以内に作成する必要がある。また，リハビリテーション実施計画書の作成時及びその後（疾患別リハビリテーション料の各規定の「注5」並びにH001脳血管疾患等リハビリテーション料，H001-2廃用症候群リハビリテーション料及びH002運動器リハビリテーション料の「注6」にそれぞれ規定する場合を含む）3か月に1回以上（特段の定めのある場合を除く），患者又はその家族等に対して当該リハビリテーション実施計画書の内容を説明の上交付するとともに，その写しを**診療録**に添付する。なお，リハビリテーション実施計画書の作成前に疾患別リハビリテーションを実施する場合には，医師が自ら実施する場合又は実施するリハビリテーションについて医師の具体的指示があった場合に限り，該当する疾患別リハビリテーション料を算定できる。

また，疾患別リハビリテーションを実施している患者であって，急性期又は回復期におけるリハビリテーション料を算定する日数として，**疾患別リハビリテーション料**の各規定の「注1」本文に規定する日数（以

下「標準的算定日数」という）を超えて継続して疾患別リハビリテーションを行う患者（疾患別リハビリテーション料の各規定の「注5」並びにH001脳血管疾患等リハビリテーション料，H001-2廃用症候群リハビリテーション料及びH002運動器リハビリテーション料の「注6」にそれぞれ規定する場合を除く）のうち，治療を継続することにより状態の改善が期待できると医学的に判断される場合〔特掲診療料の施設基準等別表第9の8（p.639）第1号に掲げる患者であって，別表第9の9（p.639）第1号に掲げる場合〕は，継続することとなった日を診療録に記載することと併せ，継続することとなった日及びその後1か月に1回以上，FIMの測定により当該患者のリハビリテーションの必要性を判断するとともに，リハビリテーション実施計画書を作成し，患者又はその家族等に説明の上交付するとともに，その写しを診療録に添付することとし，かつ，特掲診療料の施設基準通知の「別添2」の「様式42の2」に基づき，当該疾患別リハビリテーション料を算定した患者の人数，FIM等について報告を行うこととする。なお，当該リハビリテーション実施計画書は，①これまでのリハビリテーションの実施状況（期間及び内容），②前月の状態と比較した当月の患者の状態，③将来的な状態の到達目標を示した今後のリハビリテーション計画と改善に要する見込み期間，④FIM又は基本的日常生活活動度（Barthel Index）（以下この部において「BI」という）及びその他の指標を用いた具体的な改善の状態等を示した継続の理由等を記載したものである。

4の2　疾患別リハビリテーションを実施している患者であって，標準的算定日数を超えて継続して疾患別リハビリテーションを行う患者（疾患別リハビリテーション料の各規定の「注5」並びにH001脳血管疾患等リハビリテーション料，H001-2廃用症候群リハビリテーション料及びH002運動器リハビリテーション料の「注6」にそれぞれ規定する場合を除く）のうち，患者の疾患，状態等を総合的に勘案し，治療上有効であると医学的に判断される場合〔特掲診療料の施設基準等別表第9の8（p.639）第2号に掲げる患者であって，別表第9の9（p.639）第2号に掲げる場合〕は，継続することとなった日を診療録に記載することと併せ，継続することとなった日及びその後3か月に1回以上，リハビリテーション実施計画書を作成し，患者又はその家族等に説明の上交付するとともに，その写しを診療録に添付する。なお，当該リハビリテーション実施計画書は，①これまでのリハビリテーションの実施状況（期間及び内容），②前3か月の状態と比較した当月の患者の状態，③今後のリハビリテーション計画等について記載したものである。なお，入院中の患者以外の患者に対して，標準的算定日数を超えて継続して疾患別リハビリテーションを提供する場合にあっては，介護保険による訪問リハビリテーション，通所リハビリテーション，介護予防訪問リハビリテーション又は介護予防通所リハビリテーション（以下「介護保険によるリハビリテーション」という）の適用について適切に評価し，適用があると判断された場合にあっては，患者に説明の上，患者の希望に基づき，介護保険によるリハビリテーションを受けるために必要な手続き等について指導する。

4の3　同一の疾患等に係る疾患別リハビリテーションについては，1つの保険医療機関が責任をもって実施するべきであるが，言語聴覚療法に係る疾患別リハビリテーションについては，言語聴覚療法を実施できる保険医療機関が少ないことを考慮し，当分の間，別の保険医療機関において実施した場合であっても算定することができる。また，H007障害児（者）リハビリテーション料については，その特殊性を勘案し，疾患別リハビリテーション料，H007-2がん患者リハビリテーション料又はH007-3認知症患者リハビリテーション料を算定している保険医療機関とは別の保険医療機関で算定することができる。

4の4　リハビリテーション実施計画書及びリハビリテーション実施総合計画書（以下この項において「計画書」という）については，計画書に患者自ら署名することが困難であり，かつ，遠方に居住している等の理由により患者の家族等が署名することが困難である場合には，疾患別リハビリテーションを当該患者に対して初めて実施する場合（新たな疾患が発症し，新たに他の疾患別リハビリテーションを要する状態となった場合であって，新たな疾患の発症日等をもって他の疾患別リハビリテーションの起算日として当該他の疾患別リハビリテーションを実施する場合を含む）を除き，家族等に情報通信機器等を用いて計画書の内容等を説明した上で，説明内容及びリハビリテーションの継続について同意を得た旨を診療録に記載することにより，患者又はその家族等の署名を求めなくても差し支えない。ただし，その場合であっても，患者又はその家族等への計画書の交付が必要であること等に留意すること。

5　疾患別リハビリテーション料の点数は，患者に対して20分以上個別療法として訓練を行った場合（以下この部において「1単位」という）にのみ算定するものであり，訓練時間が1単位に満たない場合は，基本診療料に含まれる。

6　届出施設である保険医療機関内において，治療又は訓練の専門施設外で訓練を実施した場合においても，疾患別リハビリテーションとみなすことができる。
　　また，当該保険医療機関外であっても，以下の(1)から(4)までを全て満たす場合は，1日に3単位に限り疾患別リハビリテーションとみなすことができる。なお，訓練の前後において，訓練場所との往復に要した時間は，当該リハビリテーションの実施時間に含まない。また，保険医療機関外でリハビリテーションを実施する際には，訓練場所との往復を含め，常時従事者が付き添い，必要に応じて速やかに当該保険医療機関に連絡，搬送できる体制を確保する等，安全性に十分配慮する。
(1)　当該保険医療機関に入院中の患者に対する訓練である。
(2)　疾患別リハビリテーション料のいずれかを算定するものである。
(3)　以下の訓練のいずれかである。
　ア　移動の手段の獲得を目的として，道路の横断，エレベーター，エスカレーターの利用，券売機，改札機の利用，バス，電車等への乗降，自動車の運転等，患者が実際に利用する移動手段を用いた訓練を行うもの
　イ　特殊な器具，設備を用いた作業（旋盤作業等）を行う職業への復職の準備が必要な患者に対し，当該器具，設備等を用いた訓練であって当該保険医療機関内で実施できないものを行うもの
　ウ　家事能力の獲得が必要である患者に対し，店舗における日用品の買い物，居宅における掃除，調理，洗濯等，実際の場面で家事を実施する訓練（訓練室の設備ではなく居宅の設備を用いた訓練を必

要とする特段の理由がある場合に限る）を行うもの
  (4) 専ら当該保険医療機関の従事者が訓練を行うものであり，訓練の実施について保険外の患者負担（公共交通機関の運賃を除く）が発生しないものである。
 7 疾患別リハビリテーション料は，患者1人につき1日合計6単位（別に厚生労働大臣が定める患者については1日合計9単位）に限り算定できる。
  当該別に厚生労働大臣が定める患者のうち「入院中の患者であって，その入院する病棟等において早期歩行，ADLの自立等を目的としてH000心大血管疾患リハビリテーション料（Ⅰ），H001脳血管疾患等リハビリテーション料（Ⅰ），H001-2廃用症候群リハビリテーション料（Ⅰ），H002運動器リハビリテーション料（Ⅰ）又はH003呼吸器リハビリテーション料（Ⅰ）を算定するもの」とは，訓練室以外の病棟等（屋外を含む）において，早期歩行自立及び実用的な日常生活における諸活動の自立を目的として，実用歩行訓練・日常生活活動訓練が行われた患者である。ただし，平行棒内歩行，基本的動作訓練としての歩行訓練，座位保持訓練等のみを行っている患者については含まれない。
 8 疾患別リハビリテーション料は，患者の疾患等を総合的に勘案して最も適切な区分に該当する疾患別リハビリテーション料を算定する。ただし，当該患者が**病態の異なる複数の疾患を持つ場合**には，必要に応じ，それぞれを対象とする疾患別リハビリテーション料を算定できる。例えば，疾患別リハビリテーション料のいずれかを算定中に，新たな疾患が発症し，新たに他の疾患別リハビリテーションを要する状態となった場合には，新たな疾患の発症日等をもって他の疾患別リハビリテーションの起算日として，それぞれの疾患別リハビリテーション料を算定することができる。この場合においても，1日の算定単位数は前項の規定による。
 9 疾患別リハビリテーションを実施する場合は，**診療報酬明細書の摘要欄**に，疾患名及び当該疾患の治療開始日又は発症日，手術日又は急性増悪〔当該疾患別リハビリテーションの対象となる疾患の増悪等により，1週間以内にFIM又はBIが10以上（「難病の患者に対する医療等に関する法律」第5条第1項に規定する指定難病については5以上とする）低下するような状態等に該当する場合をいう。以下この部において同じ〕の日（以下この部において「発症日等」という）を記載する。また，標準的算定日数を超えて継続して疾患別リハビリテーションを行う患者（疾患別リハビリテーション料の各規定の「注5」並びにH001脳血管疾患等リハビリテーション料，H001-2廃用症候群リハビリテーション料及びH002運動器リハビリテーション料の「注6」にそれぞれ規定する場合を除く）のうち，治療を継続することにより状態の改善が期待できると医学的に判断される場合〔特掲診療料の施設基準等**別表第9の8**（p.639）第1号に掲げる患者であって，**別表第9の9**（p.639）第1号に掲げる場合〕は，①これまでのリハビリテーションの実施状況（期間及び内容），②前月の状態との比較をした当月の患者の状態，③将来的な状態の到達目標を示した今後のリハビリテーション計画と改善に要する見込み期間，④FIM又はBI及びその他の指標を用いた具体的な改善の状態等を示した継続の理由を摘要欄に記載する。ただし，リハビリテーション実施計画書を作成した月にあっては，改善に要する見込み期間とリハビリテーション継続の理由を摘要欄に記載した上で，当該計画書の写しを添付することでも差し支えない。なお，継続の理由については，具体的には次の例を参考にして記載する。

　　本患者は，<u>2023年9月21日に脳出血を発症</u>し，同日開頭血腫除去術を施行した。右片麻痺を認めたが，術後に<u>水頭症及び敗血症を合併</u>したため，積極的なリハビリテーションが実施できるようになったのは術後40日目からであった。<u>2024年2月中旬</u>まで1日5単位週4日程度のリハビリテーションを実施し，BIは45点から65点に改善を認めた。3月末に標準的算定日数を超えるが，BIの改善を引き続き認めており，リハビリテーションの開始が合併症のために遅れたことを考えると，1か月程度のリハビリテーション継続により，更なる改善が見込めると判断される。

　　　　　　　　　　　　　　　　　　　　　（令6保医発0305・4）

● 告示 ④　特掲診療料の施設基準等
別表第9の3　医科点数表第2章第7部リハビリテーション通則第4号に規定する患者

> 回復期リハビリテーション病棟入院料又は特定機能病院リハビリテーション病棟入院料を算定する患者
> <u>（運動器リハビリテーション料を算定するものを除く）</u>
> 脳血管疾患等の患者のうち発症後60日以内のもの
> 入院中の患者であって，その入院する病棟等において早期歩行，ADLの自立等を目的として心大血管疾患リハビリテーション料（Ⅰ），脳血管疾患等リハビリテーション料（Ⅰ），廃用症候群リハビリテーション料（Ⅰ），運動器リハビリテーション料（Ⅰ）又は呼吸器リハビリテーション料（Ⅰ）を算定するもの

事務連絡　リハビリテーション「通則」
問1　留意事項通知の通則において，「署名又は記名・押印を要する文書については，自筆の署名（電子的な署名を含む）がある場合には印は不要である」とされているが，リハビリテーション実施計画書も当該取扱いの対象となるか。
答　そのとおり。
問2　留意事項通知において，リハビリテーション実施計画書の作成は，疾患別リハビリテーションの算定開始後，原則として7日以内，遅くとも14日以内に行うことになったが，例えば，入院期間が5日の場合は，この入院期間中にリハビリテーション実施計画書を作成することでよいか。
答　そのとおり。
問3　リハビリテーション実施計画書の作成について，術前にリハビリテーションを実施する場合は，術後，手術日を起算日として新たにリハビリテーション実施計画書を作成する必要があるか。
答　手術日を起算日として新たに疾患別リハビリテーション料を算定する場合は，新たにリハビリテーション実施計画書を作成する必要がある。「疑義解釈資料（その15）」（平成25年8月6日）の問6（後掲「問16」）を参照のこと。
問4　リハビリテーション総合実施計画書を作成した場合は，リハビリテーション実施計画書として取り扱えるか。
答　従前のとおり，作成したリハビリテーション総合実施計画書については，リハビリテーション実施計画書として取り扱うこととして差し支えない。
問5　多職種協働で作成しリハビリテーション実施計画書の説明に関して，理学療法士等のリハスタッフが患者や家族に説明を行い，同意を得ることでよいか。
答　医師による説明が必要である。
問6　留意事項通知において，実施計画書の作成は，現時点では，開始時とその後3か月に1回以上の実施となっているが，例えば，1月1日に疾患別リハビリテーションを開始した場合，4月1日までの作成となるのか，1月，2月，3月の3か月で，3月中に作成となるのか。
答　暦月で，3ヶ月に1回以上の作成及び説明等が必要であ

るため，当該事例においては，4月末日までに作成する必要がある。

問7 例えば，1月31日にリハビリ開始となり，2月7日にリハビリテーション実施計画書を作成した場合，リハビリテーション実施計画書の作成は，いつまでに必要となるのか。

答 疾患別リハビリテーションを開始した日を起算日とするため，2回目のリハビリテーション実施計画書の作成及び説明等は，4月末日までに実施する必要がある。

問8 留意事項通知において，「医師の具体的な指示があった場合に限り，該当する疾患別リハビリテーション料を算定できる」となったが，具体的な指示の内容として想定しているものはなにか。

答 具体的な指示は，医学的判断によるが，例えば，リハビリテーションの必要量及び内容，リハビリテーションを実施するに当たっての禁忌事項等が含まれうる。

問9 リハビリテーション総合実施計画書を作成した際に，患者の状況に大きな変更がない場合に限り，リハビリテーション実施計画書に該当する1枚目の新規作成は省略しても差し支えないか。

答 差し支えない。なお，その場合においても，3ヶ月に1回以上，計画書の作成及び説明等が必要である。

問10 A301の注4の早期離床リハビリテーション加算を算定していない日に，疾患別リハビリテーションを実施する場合，H003-2リハビリテーション総合計画評価料を算定することは可能か。

答 リハビリテーション総合計画評価料の算定要件を満たしていれば，算定可能。

問11 H002運動器リハビリテーション料を算定する患者が，入院中に誤嚥性肺炎を生じた場合，運動器リハビリテーション料とは別に言語聴覚士がH003呼吸器リハビリテーション料を別に算定してよいか。

答 算定可能。留意事項通知・通則8を参照のこと。

問12 要介護被保険者の場合であっても，標準的算定日数の期間内の場合，介護保険におけるリハビリテーションではなく，医療保険におけるリハビリテーションとして通院による疾患別リハビリテーションを実施してよいか。

答 そのとおり。

問13 要介護被保険者が，標準的算定日数を超えて疾患別リハビリテーションを算定する場合，その患者が別表9の9に該当する場合は，標準的算定日数の期間内と同様に疾患別リハビリテーションを算定してよいか。

答 そのとおり。　　　　　　　　　　　　　　（令2.3.31）

問14 通知「4の3」で，同一疾患等に係る疾患別リハビリテーションであっても，言語聴覚療法に係る疾患別リハビリテーションや障害児（者）リハビリテーションについては，別の保険医療機関でも算定できるとあるが，その場合，初・再診料等もそれぞれの医療機関で算定してよいか。

答 よい。　　　　　　　　　　　　　　　　（平22.3.29）

問15 疾患別リハビリテーション料の施設基準に基づいて専従配置された理学療法士等が，回復期リハビリテーション病棟入院料，又はADL維持向上等体制加算の施設基準に基づいての理学療法士等が専従配置された病棟でリハビリを提供した場合，疾患別リハビリテーション料は算定できるか。また，回復期リハビリテーション病棟入院料，又はADL維持向上等体制加算の施設基準に基づいて病棟に専従配置された理学療法士等が，当該病棟の入院患者に対し当該病棟以外の場所でリハビリを提供した場合，疾患別リハビリテーション料は算定できるか。

答 いずれも算定できる。　　　　　　　　　（平28.4.25）

問16 疾患別リハビリテーションの実施に当たっては，「リハビリテーション実施計画書の作成時及びその後3月に1回以上，患者又はその家族等に対して当該リハビリテーション実施計画書の内容を説明の上交付するとともに，その写しを診療録に添付する」とされている。

一方，手術，急性増悪，再発又は新たな疾患の発症等により，患者の病態像・障害像が変化した際には，疾患別リハビリテーションの起算日をリセットした上で，当該リハ

ビリテーションを新たに開始することとなるが，その際は，新たなリハビリテーション実施計画書の内容を患者又はその家族等に説明の上交付するとともに，改めてその写しを診療録に添付するのか。

答 そのとおり。　　　　　　　　　（平25.8.6，一部修正）

問17 疾患別リハビリテーション料の「標準的算定日数」を超えた後の患者は，一律で月13単位までとなるのか。

答 ならない。これまでと同様に標準的算定日数の除外対象患者として厚生労働大臣が定める患者に該当するものは月13単位を超えて実施できる。

問18 疾患別リハビリテーション料の標準的算定日数を超え，月13単位まで算定する場合，月13単位を超えるリハビリテーションについては選定療養ということでよいのか。

答 よい。　　　　　　　　　　　　　　　　（平20.3.28）

問19 疾患別リハビリテーションを一の保険医療機関で実施している場合には，他の保険医療機関で，同一の疾患等に係る疾患別リハビリテーション料は算定できないか。

答 従来通り算定不可。当該患者に対し照会等を行うことにより，他の保険医療機関における疾患別リハビリテーション料の算定の有無を確認する。　　　　　　　　　（平20.10.15）

問20 介護保険における通所リハビリテーション，訪問リハビリテーション，介護予防訪問リハビリテーション又は介護予防通所リハビリテーション以外の介護サービスを受けている者であれば，疾患別リハビリテーション料を算定できると考えてよいか。

（例）通所介護の「個別機能訓練加算」，訪問看護ステーションにおいて看護職員に代わり理学療法士又は作業療法士が行う訪問看護等

答 そのとおり。　　　　　　　　　　　　　（平19.6.1）

問21 脳性麻痺に関するリハビリテーション料の算定はどうなるのか。

答 脳性麻痺は脳血管疾患等リハビリテーション，障害児（者）リハビリテーション及び集団コミュニケーション療法の対象疾患である。脳血管疾患等リハビリテーション料（Ⅰ）の施設基準を算定する場合，脳性麻痺は算定日数上限の除外対象となっている。

問22 1日当たり実施単位数の上限が緩和される疾患のうち，「脳血管疾患等のうちで発症後60日以内のもの」とはいかなる患者を指すのか。

答 特掲診療料の施設基準等告示別表9の4から9の7までに掲げる，各疾患別リハビリテーションの対象疾患のうち，急性発症したもの。

問23 リハビリテーションの算定日数制限の除外対象となる別表第9の8の患者の診断基準等はあるのか。

答 高次脳機能障害については，「高次脳機能障害診断基準」によること。その他については，関係学会等の診断基準に基づく医学的判断による。

問24 除外対象疾患として「重度の頸髄損傷」の「重度」の基準があるのか。身体障害者手帳の等級で何級程度か。

答 医師が，算定日数上限を超え，継続的にリハビリテーションを行うことにより症状の改善が見込まれると診断したもの。特段の規定はないが，定期的に評価を行い，症状の改善が認められている必要がある。

問25 算定日数上限の適用除外疾患のうち，「頭部外傷及び多部位外傷」とは，頭部外傷がある場合のみが該当するのか。また，多部位外傷とはどの程度のものが該当するのか。

答 頭部外傷がなくても多部位外傷に該当し，治療の継続により状態の改善が期待できると医学的に判断される場合には，算定日数上限の適用除外となる。また，多部位外傷とは，体幹・四肢における2部位以上の骨・関節・神経・腱・靱帯の損傷であって回復に長時間を要するもの。

問26 算定日数上限の適用除外対象に「回復期リハビリテーション病棟入院料を算定する患者」とあるが，回復期リハビリテーション病棟入院料の算定対象となる患者であって回復期リハビリテーション病棟にいる者であれば，当該入院料を算定していなくても，除外されるのか。

答 除外対象とはならない。現に，回復期リハビリテーショ

参考 疾患別リハビリテーション料（H000～H003）一覧表

(1) 医師の指導監督の下，個別療法又は集団療法（H000に限る）を20分（1単位）以上行った場合に，最も適当な区分1つに限り算定する。ただし，病態の異なる複数の疾患をもつ場合は，複数の疾患別リハビリテーション料が算定できる。
(2) 患者1人につき，1日6単位〔厚生労働大臣が定める患者（※1）は9単位〕に限り算定できる。複数の疾患別リハビリテーション料を算定する場合であっても，患者1人1日当たりの単位数上限は変わらない。
(3) 1日・1週・1月の上限単位数を超えてリハビリを行った場合，保険外併用療養費の選定療養の対象となる（p.1595）。

H000 心大血管疾患リハビリテーション料　【実施者】医師・理学療法士・作業療法士・看護師

【標準的算定日数】（リハビリ開始日から）150日
【標準的算定日数超】①1月13単位を限度に算定，②厚生労働大臣が定める患者（※2）は標準的算定日数内と同様に算定可
【標準的な実施時間】①入院：1回1時間（3単位），②入院外：1日当たり1時間（3単位）以上，1週3時間（9単位）
【実施単位数】従業者（医師を除く）1人につき1日18単位を標準とし，週108単位までとする（※3）

(1) **急性発症した心大血管疾患又は心大血管疾患の手術後の患者**：急性心筋梗塞，狭心症，開心術後，経カテーテル大動脈弁置換術後，大血管疾患（大動脈解離，解離性大動脈瘤，大血管術後）
(2) **慢性心不全，末梢動脈閉塞性疾患その他の慢性の心大血管疾患により，一定程度以上の呼吸循環機能の低下及び日常生活能力の低下を来している患者**：①慢性心不全で，左室駆出率40％以下，最高酸素摂取量が基準値80％以下，脳性Na利尿ペプチド（BNP）80pg/mL以上の状態，②慢性心不全で，脳性Na利尿ペプチド前駆体N端フラグメント（NT-proBNP）400pg/mL以上の状態，③末梢動脈閉塞性疾患であって間欠性跛行を呈する状態，④肺動脈性肺高血圧症又は慢性血栓塞栓性肺高血圧症であってWHO肺高血圧症機能分類がⅠ～Ⅲ度の状態

H001 脳血管疾患等リハビリテーション料　【実施者】医師・理学療法士・作業療法士・言語聴覚士（※4）

【標準的算定日数】（発症・手術・急性増悪・最初の診断の日から）180日
【標準的算定日数超】①1月13単位を限度に算定（入院外の要介護被保険者等は算定不可），②厚生労働大臣が定める患者（※2）は標準的算定日数内と同様に算定可
【実施単位数】従業者（医師を除く）1人につき1日18単位を標準（24単位を上限）とし，週108単位までとする（※3）

(1) **急性発症した脳血管疾患又はその手術後の患者**：脳梗塞，脳出血，くも膜下出血，脳外傷，脳炎，急性脳症（低酸素脳症等），髄膜炎，等
(2) **急性発症した中枢神経疾患又はその手術後の患者**：脳膿瘍，脊髄損傷，脊髄腫瘍，脳腫瘍摘出術などの開頭術後，てんかん重積発作，等
(3) **神経疾患**：多発性神経炎（ギランバレー症候群等），多発性硬化症，末梢神経障害（顔面神経麻痺等），等
(4) **慢性の神経筋疾患**：パーキンソン病，脊髄小脳変性症，運動ニューロン疾患（筋萎縮性側索硬化症），遺伝性運動感覚ニューロパチー，末梢神経障害，皮膚筋炎，多発性筋炎，等
(5) **失語症，失認及び失行症，高次脳機能障害の患者**
(6) **難聴や人工内耳植込手術等に伴う聴覚・言語機能の障害を有する患者**：音声障害，構音障害，言語発達障害，難聴に伴う聴覚・言語機能の障害又は人工内耳植込手術等に伴う聴覚・言語機能の障害を持つ患者
(7) **顎・口腔の先天異常に伴う構音障害を有する患者**
(8) **舌悪性腫瘍等の手術による構音障害を有する患者**
(9) **リハビリテーションを要する状態であって，一定程度以上の基本動作能力，応用動作能力，言語聴覚能力及び日常生活能力の低下を来しているもの**：脳性麻痺等に伴う先天性の発達障害等の患者であって，治療開始時のFIM115以下，BI85以下の状態等のもの

H001-2 廃用症候群リハビリテーション料　【実施者】医師・理学療法士・作業療法士・言語聴覚士（※4）

【標準的算定日数】（廃用症候群の診断・急性増悪の日から）120日
【標準的算定日数超】①1月13単位を限度に算定（入院外の要介護被保険者等は算定不可），②厚生労働大臣が定める患者（※2）は標準的算定日数内と同様に算定可
【実施単位数】従業者（医師を除く）1人につき1日18単位を標準（24単位を上限）とし，週108単位までとする（※3）

急性疾患等に伴う安静（治療の有無を問わない）による廃用症候群であって，一定程度以上の基本動作・応用動作・言語聴覚・日常生活能力の低下を来しているもの（治療開始時において，FIM115以下，BI85以下の状態等のもの）

H002 運動器リハビリテーション料　【実施者】医師・理学療法士・作業療法士（※4）

【標準的算定日数】（発症・手術・急性増悪・最初の診断の日から）150日
【標準的算定日数超】①1月13単位を限度に算定（入院外の要介護被保険者等は算定不可），②厚生労働大臣が定める患者（※2）は標準的算定日数内と同様に算定可
【実施単位数】従業者（医師を除く）1人につき1日18単位を標準（24単位を上限）とし，週108単位までとする（※3）

(1) **急性発症した運動器疾患又はその手術後の患者**：①上・下肢の複合損傷（骨，筋・腱・靱帯，神経，血管のうち3種類以上の複合損傷），②脊椎損傷による四肢麻痺（1肢以上），③体幹・上・下肢の外傷・骨折，切断・離断（義肢），④運動器の悪性腫瘍，等
(2) **慢性の運動器疾患により，一定程度以上の運動機能及び日常生活能力の低下を来している患者**：①関節の変性疾患，②関節の炎症性疾患，③熱傷瘢痕による関節拘縮，④運動器不安定症，⑤糖尿病足病変，等

H003 呼吸器リハビリテーション料　【実施者】医師・理学療法士・作業療法士・言語聴覚士

【標準的算定日数】（リハビリ開始日から）90日
【標準的算定日数超】①1月13単位を限度に算定，②厚生労働大臣が定める患者（※2）は標準的算定日数内と同様に算定可
【実施単位数】従業者（医師を除く）1人につき1日18単位を標準（24単位を上限）とし，週108単位までとする（※3）

(1) 急性発症した呼吸器疾患の患者：肺炎，無気肺，等
(2) 肺腫瘍，胸部外傷その他の呼吸器疾患又はその手術後の患者：肺腫瘍，胸部外傷，肺塞栓，肺移植手術，慢性閉塞性肺疾患（COPD）に対するLVRS（Lung volume reduction surgery）等の呼吸器疾患又はその手術後の患者
(3) 慢性の呼吸器疾患により，一定程度以上の重症の呼吸困難や日常生活能力の低下を来している患者：慢性閉塞性肺疾患（COPD），気管支喘息，気管支拡張症，間質性肺炎，塵肺，びまん性汎気管支炎（DPB），神経筋疾患で呼吸不全を伴う患者，気管切開下の患者，人工呼吸管理下の患者，肺結核後遺症等のものであって，次の(イ)～(ハ)までのいずれかに該当する状態であるもの
　(イ) 息切れスケール（Medical Research Council Scale）で2以上の呼吸困難を有する状態
　(ロ) 慢性閉塞性肺疾患（COPD）で日本呼吸器学会の重症度分類のⅡ以上の状態
　(ハ) 呼吸障害による歩行機能低下や日常生活活動度の低下により日常生活に支障を来す状態
(4) 食道癌，胃癌，肝臓癌，咽・喉頭癌，大腸癌，卵巣癌，膵癌等の手術前後の呼吸機能訓練を要する患者：食道癌，胃癌，肝臓癌，咽・喉頭癌，大腸癌，卵巣癌，膵癌等で，これらの疾患に係る手術日から概ね1週間前の患者及び手術後の患者で，呼吸機能訓練を行うことで術後経過が良好になることが医学的に期待できる患者

※1　1日の算定単位数の上限6単位を9単位までとできる厚生労働大臣が定める患者
①回復期リハビリテーション病棟入院料を算定する患者
②脳血管疾患等の患者のうちで発症後60日以内の患者
③入院患者で，病棟等で早期歩行，ADLの自立等を目的に疾患別リハビリテーション料の各（Ⅰ）を算定するもの

※2　標準的算定日数上限の除外対象となる厚生労働大臣が定める患者
(1) 治療継続により状態の改善が期待できると医学的に判断される場合に除外対象となる患者
①失語症，失認及び失行症の患者
②高次脳機能障害の患者
③重度の頸髄損傷の患者
④頭部外傷及び多部位外傷の患者
⑤慢性閉塞性肺疾患（COPD）の患者
⑥心筋梗塞の患者
⑦狭心症の患者
⑧軸索断裂の状態にある末梢神経損傷（発症後1年以内）の患者
⑨外傷性の肩関節腱板損傷（受傷後180日以内）の患者
⑩回復期リハビリテーション病棟入院料又は特定機能病院リハビリテーション病棟入院料を算定する患者
⑪回復期リハビリテーション病棟入院料又は特定機能病院リハビリテーション病棟入院料の算定患者であって退棟から3カ月以内の患者（医療機関・介護老人保健施設・介護医療院に入院・入所する者を除く）
⑫難病患者リハビリテーション料に規定する患者（先天性又は進行性の神経・筋疾患の者を除く）
⑬障害児（者）リハビリテーション料に規定する患者（加齢に伴って生ずる心身の変化に起因する疾病の者に限る）
⑭その他疾患別リハビリテーション料の対象患者であって，リハビリ継続の必要性が医学的に認められる者
(2) 治療上有効と医学的に判断される場合に除外対象となる患者
①先天性又は進行性の神経・筋疾患の患者
②障害児（者）リハビリテーション料に規定する患者（加齢に伴って生ずる心身の変化に起因する疾病の者を除く）

※3　実施単位数
他の疾患別リハビリテーション料，H008集団コミュニケーション療法の実施単位数を合わせた単位数

※4　実施者に関する例外規定（H001，H001-2，H002）
運動療法機能訓練技能講習会を受講し，定期的に適切な研修を修了したあん摩マッサージ指圧師等（看護師・准看護師・柔道整復師を含む）が実施した場合，（要件を満たす場合に限り）当該リハビリテーション料の（Ⅲ）が算定可

ン病棟入院料を算定中の患者であることが必要である。

問27　算定日数上限の適用除外対象に「障害児（者）リハビリテーション料に規定する患者」とあるが，例えば，聴覚障害や言語障害を伴う発達障害を有する小児について，脳血管疾患等リハビリテーション料を算定する場合は算定日数上限の除外対象となるか。
答　障害児（者）リハビリテーション料に規定する「言語障害，聴覚障害，認知障害を伴う自閉症等の発達障害」に含まれるため適用除外に該当し，算定日数上限を超えて脳血管疾患等リハビリテーション料を算定できる。　（平18.3.31，一部修正）

問28　脳血管疾患等リハビリテーション等に係る専従の理学療法士が，同じ病院の介護療養病床に入院する介護保険適用の患者にリハビリを実施することは認められるのか。
答　認められる。ただし，1人の療法士が1日に実施可能な単位数については，医療保険の単位数の合計が1日24単位以内である必要がある。

問29　脳卒中により神経障害を来たし麻痺や後遺症のある患者については，障害児（者）リハビリテーション料に規定する「神経障害による麻痺及び後遺症」に含まれるため，算定日数上限の適用除外となるのか。
答　脳卒中等の脳血管疾患により麻痺や後遺症を呈している患者であって，治療を継続することにより状態の改善が期待できると医学的に判断される場合であれば対象となる。なお，治療の継続により状態の改善が期待できるか否かについては，定期的に客観的な評価を行った上で医師が適切に判断すること。

問30　心大血管疾患リハビリテーション料又は呼吸器リハビリテーション料の起算日となる治療開始日とは，リハビリを開始した日なのか。
答　リハビリを開始した日である。　（平18.4.28，一部修正）

問31　入院中の患者以外の患者であって，要介護被保険者等ではない患者に対して，標準的算定日数を超えて疾患別リハビリテーション料を算定することは可能か。
答　従前のとおり算定することは可能。

問32　疾患別リハビリテーション料を算定していない患者に対し，選定療養としてリハビリを実施することは可能か。
答　不可。　（平31.4.17）

問33　リハビリテーション実施計画書及びリハビリテーショ

ン実施総合計画書について，「計画書に患者自ら署名することが困難であり，かつ，遠方に居住している等の理由により患者の家族等が署名することが困難である場合には，（中略）家族等に情報通信機器等を用いて計画書の内容等を説明した上で，説明内容及びリハビリテーションの継続について同意を得た旨を診療録に記載することにより，患者又はその家族等の署名を求めなくても差し支えない。ただし，その場合であっても，患者又はその家族等への計画書の交付が必要であること等に留意する」とあるが，
① この場合，医師が計画書の内容等の説明等を行う必要があるか。
② 診療録に計画書を添付することをもって，「説明内容及びリハビリテーションの継続について同意を得た旨を診療録に記載する」に代えることはできるか。
③ 交付する計画書の署名欄はどのようにすればよいか。
答 ① そのとおり。
② 不可。家族等への説明を行った医師による診療録への記載が必要である。
③ 当該計画書を作成した医師が，計画書の署名欄に，同意を取得した旨，同意を取得した家族等の氏名及びその日時を記載する。

問34 前問のリハビリテーション実施計画書及びリハビリテーション実施総合計画書の署名の取扱いに関し，「疾患別リハビリテーションを当該患者に対して初めて実施する場合（新たな疾患が発症し，新たに他の疾患別リハビリテーションを要する状態となった場合であって，新たな疾患の発症日等をもって他の疾患別リハビリテーションの起算日として当該他の疾患別リハビリテーションを実施する場合を含む）を除き」とあるが，他の保険医療機関から転院した患者であって，転院前から継続して疾患別リハビリテーションを実施するものについては，どのように考えればよいか。
答 署名の取扱いについては，「疾患別リハビリテーションを初めて実施する場合」に該当するものとして取り扱う。

問35 標準的算定日数を超えて，1月に13単位以内の疾患別リハビリテーションを行っている患者について，1月に1回以上FIMの測定を行う必要があるか。
答 原則として測定を行う必要がある。　　　　　　（令4.3.31）

参考 問 標準的算定日数の除外対象でない患者が，月途中で標準的算定日数に達した場合，その日以降は13単位まで算定できるか。
答 算定できる。月途中で算定日数に達しても，残りの日数で13単位まで算定できる。　（平20.4.5 全国保険医団体連合会，一部修正）

参考 介護保険の通所リハビリテーション費の算定
問 介護保険の通所リハビリテーション費を算定する場合の留意点は何か。
答 算定する場合は以下の点に留意する。
(1) 患者の介護保険証等で要介護・要支援の認定を受けていることを確認する。
(2) 介護サービス計画（ケアプラン）が必要である。
(3) 介護保険の通所リハビリテーションを実施する場合は，実施事業者として指定を受ける必要があるが，保険医療機関は通所リハビリテーション事業所の指定を受けたものとみなされる。しかし，みなし指定事業者であっても，通所リハビリテーション費を算定するには，人員・設備の基準を満たし，かつ「介護給付費算定に係る体制等に関する届出書」を都道府県知事に提出する必要がある。
(4) 医療保険の疾患別リハビリテーションと1時間以上2時間未満の通所リハビリテーション，介護予防リハビリテーションを同時に行う場合，介護保険の機能訓練室と疾患別リハビリテーションの機能訓練室は分ける必要はない。疾患別リハビリテーションの機能訓練室の一部で通所リハビリテーションを行うことは差し支えない。
(5) 機械・器具の共有はサービス提供時間の区分にかかわらず可能。
(6) 上記の事務的な管理等を行ったうえで通所リハビリテーション費を介護報酬レセプトで請求する。レセプトの提出先は各都道府県の国保連合会である。

事務連絡 血友病の患者に対するリハビリテーションに係る保険診療上の取扱い（依頼）
「疾患別リハビリテーション料」の対象となる患者のうち，特掲診療料の施設基準等別表第9の8第1号に掲げる患者について，治療を継続することにより状態の改善が期待できると医学的に判断される場合（別表第9の9第1号）は，疾患別リハビリテーション料に規定する標準的算定日数を超えて所定点数を算定することができるとされています。
血友病の患者については，重篤な臓器出血や運動器出血が生じる可能性があることから，しばしばベッド上での安静が必要となり，出血がコントロールされた後には，多くの場合，リハビリテーションが必要となります。また，血友病の患者に対するリハビリテーションは，当該患者の身体機能及びADLの維持，向上等に極めて重要とされているところです。
疾患別リハビリテーション料に係る診療報酬明細書の審査に当たっては，これらの知見を踏まえ，関係学会のガイドライン等も参考に，個々の症例に応じて，医学的に適切な判断をしていただくようお願いいたします。
　　　　　　　　　　　　　　　　　　　　　（令3.6.11）

第1節　リハビリテーション料

H000　心大血管疾患リハビリテーション料

1　心大血管疾患リハビリテーション料（Ⅰ）
（1単位）
　イ　理学療法士による場合　　　205点
　ロ　作業療法士による場合　　　205点
　ハ　医師による場合　　　　　　205点
　ニ　看護師による場合　　　　　205点
　ホ　集団療法による場合　　　　205点
2　心大血管疾患リハビリテーション料（Ⅱ）
（1単位）
　イ　理学療法士による場合　　　125点
　ロ　作業療法士による場合　　　125点
　ハ　医師による場合　　　　　　125点
　ニ　看護師による場合　　　　　125点
　ホ　集団療法による場合　　　　125点

注1　別に厚生労働大臣が定める施設基準〔告示4第9・1(2)，p.1401〕に適合しているものとして地方厚生局長等に届け出た保険医療機関において，別に厚生労働大臣が定める患者〔告示4別表第9の4，p.639〕に対して個別療法又は集団療法であるリハビリテーションを行った場合に，当該基準に係る区分に従って，治療開始日から150日を限度として所定点数を算定する。ただし，別に厚生労働大臣が定める患者〔告示4別表第9の8，p.639〕について，治療を継続することにより状態の改善が期待できると医学的に判断される場合その他の別に厚生労働大臣が定める場合〔告示4別表第9の9，p.639〕には，150日を超えて所定点数を算定することができる。
2　注1本文に規定する別に厚生労働大臣が定める患者〔告示4別表第9の4，p.639〕であって入院中のものに対してリハビリテーションを行った場合は，発症，手術若しくは急性増悪から7日目又は治療開始日のいずれか早いものから起算して30日を限度として，**早期リハビリテーション加算**　早リ加　として，1単位につき**25点**を所定点数に加算する。

3 別に厚生労働大臣が定める施設基準〔告示④第9・1⑼, p.1401〕に適合しているものとして地方厚生局長等に届け出た保険医療機関において, 注1本文に規定する別に**厚生労働大臣が定める患者**〔告示④別表第9の4, p.639〕であって入院中のものに対してリハビリテーションを行った場合は, 発症, 手術若しくは急性増悪から7日目又は治療開始日のいずれか早いものから起算して14日を限度として, **初期加算**［初期］として, 1単位につき**45点**を更に所定点数に加算する。

4 別に厚生労働大臣が定める施設基準〔告示④第9・1⑼, p.1401〕に適合しているものとして地方厚生局長等に届け出た保険医療機関において, 注1本文に規定する別に厚生労働大臣が定める患者〔告示④別表第9の4, p.639〕（入院中のものに限る）であって, リハビリテーションを実施する日に別に厚生労働大臣が定める患者〔告示④別表第9の10, p.639〕であるものに対してリハビリテーションを行った場合は, 発症, 手術若しくは急性増悪から7日目又は治療開始日のいずれか早いものから起算して14日を限度として, **急性期リハビリテーション加算**［急リ加］として, 1単位につき**50点**を更に所定点数に加算する。

5 注1本文の規定にかかわらず, 注1本文に規定する別に厚生労働大臣が定める患者〔告示④別表第9の4, p.639〕に対して, 必要があって治療開始日から150日を超えてリハビリテーションを行った場合は, 1月**13単位**に限り算定できるものとする。

6 別に厚生労働大臣が定める施設基準〔告示④第9・1⑾, p.1401〕に適合しているものとして地方厚生局長等に届け出た保険医療機関において, 当該保険医療機関における診療報酬の請求状況, 診療の内容に関するデータを継続して厚生労働省に提出している場合であって, 注1本文に規定する別に厚生労働大臣が定める患者〔告示④別表第9の4, p.639〕であって入院中の患者以外のものに対してリハビリテーションを行った場合は, **リハビリテーションデータ提出加算**として, 月1回に限り**50点**を所定点数に加算する。

【2024年改定による主な変更点】
⑴ NDB・DPCデータでリハビリの実態を把握できるよう, リハビリを実施した**職種ごとの区分**が新設された。
⑵ 「集団療法による場合」が新たに認められた。
⑶ 他の医療機関への転医・転院に伴い, **移行先の医療機関にリハビリ実施計画書を提供すること**が要件とされた。
⑷ 【新設】「注4」急性期リハビリテーション加算：入院中の患者に対して, 発症・手術・急性増悪から7日目又は治療開始日のいずれか早い日から14日を限度に算定可。

→**心大血管疾患リハビリテーション料**　摘要欄 p.1710
⑴ 心大血管疾患リハビリテーション料は, 別に厚生労働大臣が定める施設基準に適合しているものとして地方厚生（支）局長に届出を行った保険医療機関において算定するものであり, 心機能の回復, 当該疾患の再発予防等を図るために, 心肺機能の評価による適切な運動処方に基づき運動療法等を個々の症例に応じて行った場合に算定する。なお, 関係学会により周知されている「心血管疾患におけるリハビリテーションに関するガイドライン（日本循環器学会, 日本心臓リハビリテーション学会合同ガイドライン）」に基づいて実施する。

⑵ **心大血管疾患リハビリテーション料の対象となる患者**は, 特掲診療料の施設基準等**別表第9の4**（p.639）に掲げる対象患者であって, 以下のいずれかに該当するものをいい, 医師が個別に心大血管疾患リハビリテーションが必要であると認めるものである。

ア **急性発症した心大血管疾患又は心大血管疾患の手術後の患者**とは, 急性心筋梗塞, 狭心症, 開心術後, 経カテーテル大動脈弁置換術後, 大血管疾患（大動脈解離, 解離性大動脈瘤, 大血管術後）のものをいう。なお, 心大血管疾患リハビリテーション料（Ⅱ）を算定する場合, 急性心筋梗塞及び大血管疾患は発症後（手術を実施した場合は手術後）1月以上経過したものに限る。

イ **慢性心不全, 末梢動脈閉塞性疾患その他の慢性の心大血管の疾患により, 一定程度以上の呼吸循環機能の低下及び日常生活能力の低下を来している患者**とは, 以下のいずれかに該当するものをいう。

　㈱ 慢性心不全であって, 左室駆出率40％以下, 最高酸素摂取量が基準値80％以下, 脳性Na利尿ペプチド（BNP）が80pg/mL以上の状態のもの又は脳性Na利尿ペプチド前駆体N端フラグメント（NT－proBNP）が400pg/mL以上の状態のもの

　㈺ 末梢動脈閉塞性疾患であって, 間欠性跛行を呈する状態のもの

　㈻ 肺高血圧症のうち肺動脈性肺高血圧症又は慢性血栓塞栓性肺高血圧症であって, WHO肺高血圧症機能分類がⅠ～Ⅲ度の状態のもの

⑶ 心大血管疾患リハビリテーション料の**標準的な実施時間**は, 1回1時間（3単位）程度とするが, 入院中の患者以外の患者については, 1日当たり1時間（3単位）以上, 1週3時間（9単位）を標準とする。

⑷ 心大血管疾患リハビリテーションは, 専任の医師の指導管理の下に実施する。この場合, 医師が直接監視を行うか, 又は医師が同一建物内において直接監視をしている他の従事者と常時連絡が取れる状態かつ緊急事態に即時的に対応できる態勢であること。また, 専任の医師は定期的な心機能チェックの下に, 運動処方を含むリハビリテーションの実施計画書を作成し, **診療録**に記載又は添付する。この場合, 入院中の患者については, 当該療法を担当する医師又は理学療法士, 作業療法士及び看護師の1人当たりの患者数は, それぞれ1回15人程度, 1回5人程度とし, 入院中の患者以外の患者については, それぞれ, 1回20人程度, 1回8人程度とする。

⑸ 当該リハビリテーションと他の疾患別リハビリテーション及び集団コミュニケーション療法を同一の従事者が行う場合, 心大血管疾患リハビリテーションに実際に従事した時間20分を1単位としてみなした上で, 他の疾患別リハビリテーション等の実施単位数を足した値が, 従事者1人につき1日18単位を標準とし, 週108単位までとする。

⑹ 心大血管疾患リハビリテーション料の所定点数には, 同一日に行われるD208心電図検査, D209負荷心電図検査及びD220呼吸心拍監視, 新生児心拍・呼吸監視, カルジオスコープ（ハートスコープ）, カルジ

(7) **標準的算定日数を超えた患者**については，「注5」に規定するとおり，1月に13単位に限り心大血管疾患リハビリテーション料の所定点数を算定できる。なお，その際，入院中の患者以外の患者にあっては，介護保険によるリハビリテーションの適用があるかについて，適切に評価し，患者の希望に基づき，介護保険によるリハビリテーションサービスを受けるために必要な支援を行う。ただし，特掲診療料の施設基準等**別表第9の8**（p.639）に掲げる患者であって，**別表第9の9**（p.639）に掲げる場合については，標準的算定日数を超えた場合であっても，標準的算定日数内の期間と同様に算定できる。なお，その留意事項は以下のとおりである。
　ア　特掲診療料の施設基準等**別表第9の8第1号**に規定する「その他**別表第9の4**（p.639）から**別表第9の7**（p.652）までに規定する患者であって，リハビリテーションを継続して行うことが必要であると医学的に認められるもの」とは，**別表第9の4**から**別表第9の7**までに規定する患者であって，リハビリテーションを継続することにより状態の改善が期待できると医学的に認められる者をいう。
　イ　特掲診療料の施設基準等**別表第9の8**に規定する「加齢に伴って生ずる心身の変化に起因する疾病の者」とは，要介護状態又は要支援状態にある40歳以上の者であって，その要介護状態又は要支援状態の原因である身体上又は精神上の障害が，介護保険法第7条第3項第2号に規定する特定疾病によって生じたものである。

(8) 「注2」に規定する**早期リハビリテーション加算**は，当該施設における心大血管疾患に対する治療開始後早期からのリハビリテーションの実施について評価したものであり，入院中の患者に対して1単位以上の個別療法を行った場合に算定できる。また，訓練室以外の病棟等（ベッドサイドを含む）で実施した場合においても算定することができる。特掲診療料の施設基準等**別表第9の4第2号**に掲げる患者については，手術を実施したもの及び急性増悪したものを除き，「注2」に規定する加算は算定できない。

(9) 「注3」に規定する**初期加算**は，当該施設における心大血管疾患に対する治療開始後，より早期からのリハビリテーションの実施について評価したものであり，入院中の患者に対して「注2」に規定する加算と別に算定することができる。特掲診療料の施設基準等**別表第9の4第2号**に掲げる患者については，手術を実施したもの及び急性増悪したものを除き，「注3」に規定する加算は算定できない。

(10) 「注4」に規定する**急性期リハビリテーション加算**は，当該施設における心大血管疾患に対する治療開始後，重症患者に対するより早期からの急性期リハビリテーションの実施について評価したものであり，入院中の患者に対して「注2」及び「注3」に規定する加算と別に算定することができる。特掲診療料の施設基準等**別表第9の4第2号**に掲げる患者については，手術を実施したもの及び急性増悪したものを除き，「注4」に規定する加算は算定できない。

(11) 「注4」に規定する急性期リハビリテーション加算の対象となる患者は，特掲診療料の施設基準等**別表第9の10**に掲げる対象患者であって，以下のいずれかに該当するものをいう。
　ア　相当程度以上の日常生活能力の低下を来している患者とは，ADLの評価であるBIが10点以下のもの
　イ　重度認知症の状態にあり，日常生活を送る上で介助が必要な患者とは，『「認知症高齢者の日常生活自立度判定基準」の活用について』におけるランクM以上に該当するもの
　ウ　特別な管理を要する処置等を実施している患者とは，以下に示す処置等が実施されているもの
　　①　動脈圧測定（動脈ライン）
　　②　シリンジポンプの管理
　　③　中心静脈圧測定（中心静脈ライン）
　　④　人工呼吸器の管理
　　⑤　輸血や血液製剤の管理
　　⑥　特殊な治療法等（CHDF, IABP, PCPS, 補助人工心臓, ICP測定, ECMO）
　エ　リハビリテーションを実施する上で感染対策が特に必要な感染症並びにそれらの疑似症患者とは，A209特定感染症入院医療管理加算の対象となる感染症，感染症法第6条第3項に規定する二類感染症及び同法同条第7項に規定する新型インフルエンザ等感染症の患者及び当該感染症を疑うもの。ただし，疑似症患者については初日に限り算定する。なお，「注4」に規定する加算を算定するに当たって，当該患者に対してA209特定感染症入院医療管理加算を算定している必要はない。

(12) 「注4」に規定する急性期リハビリテーション加算を算定する場合は，**診療報酬明細書**の摘要欄に，算定の根拠となった要件（前項に掲げるアからエまでのいずれか）を日毎に記載する。

(13) 「注5」に掲げる**標準的算定日数を超えてリハビリテーションを継続する患者**について，月の途中で標準的算定日数を超える場合においては，当該月における標準的算定日数を超えた日以降に実施された疾患別リハビリテーションが13単位以下である。

(14) 訓練を実施する場合，患者1人につき概ね3㎡以上の面積を確保する。

(15) 「注6」に規定する**リハビリテーションデータ提出加算**を算定する場合には，次の点に留意する。
　ア　厚生労働省が毎年実施する外来医療等調査に準拠したデータを正確に作成し，継続して提出されることを評価したものである。
　　　提出されたデータについては，特定の患者個人を特定できないように集計し，厚生労働省保険局において外来医療等に係る実態の把握・分析等のために適宜活用されるものである。
　イ　当該加算は，データ提出の実績が認められた保険医療機関において，心大血管疾患リハビリテーション料を現に算定している患者について，データを提出する外来診療に限り算定する。
　ウ　データの提出を行っていない場合又はデータの提出（データの再照会に係る提出も含む）に遅延等が認められた場合，当該月の翌々月以降について，算定できない。なお，遅延等とは，厚生労働省が調査の一部事務を委託する調査事務局宛てに，調査実施説明資料に定められた期限までに，当該医療機関のデータが提出されていない場合（提出時刻が確認できない手段等，調査実施説明資料にて定められた提出方法以外の方法で提出された場合を含む），提出されたデータが調査実施説明資料に定められたデータと異なる内容であった場合（データが格納されていない空の媒体が提出された場合を含む）をいう。
　　　また，算定ができなくなった月以降，再度，データ提出の実績が認められた場合は，翌々月以降について，算定ができる。

エ　データの作成は3月単位で行うものとし，作成されたデータには第1月の初日から第3月の末日までにおいて対象となる診療に係るデータが全て含まれていなければならない。

オ　イの「データ提出の実績が認められた保険医療機関」とは，データの提出が厚生労働省保険局医療課において確認され，その旨を通知された保険医療機関をいう。

(16) 心大血管疾患リハビリテーションを実施した患者であって，転医や転院に伴い他の保険医療機関でリハビリテーションが継続される予定であるものについて，当該患者の同意が得られた場合，3月以内に作成したリハビリテーション実施計画書又はリハビリテーション総合実施計画書等を当該他の保険医療機関に対して，文書により提供すること。なお，この場合において，当該患者が，直近3月以内に目標設定等支援・管理料を算定している場合には，目標設定等支援・管理シートも併せて提供する。
(令6保医発0305・4)

●告示4　特掲診療料の施設基準等

別表第9の4　心大血管疾患リハビリテーション料の対象患者

1　急性心筋梗塞，狭心症発作その他の急性発症した心大血管疾患又はその手術後の患者
2　慢性心不全，末梢動脈閉塞性疾患その他の慢性の心大血管疾患により，一定程度以上の呼吸循環機能の低下及び日常生活能力の低下を来している患者

別表第9の8　心大血管疾患リハビリテーション料，脳血管疾患等リハビリテーション料，廃用症候群リハビリテーション料，運動器リハビリテーション料及び呼吸器リハビリテーション料に規定する算定日数の上限の除外対象患者

1　失語症，失認及び失行症の患者
　高次脳機能障害の患者
　重度の頸髄損傷の患者
　頭部外傷及び多部位外傷の患者
　慢性閉塞性肺疾患（COPD）の患者
　心筋梗塞の患者
　狭心症の患者
　軸索断裂の状態にある末梢神経損傷（発症後1年以内のものに限る）の患者
　外傷性の肩関節腱板損傷（受傷後180日以内のものに限る）の患者
　回復期リハビリテーション病棟入院料又は特定機能病院リハビリテーション病棟入院料を算定する患者
　回復期リハビリテーション病棟又は特定機能病院リハビリテーション病棟において在棟中に回復期リハビリテーション病棟入院料又は特定機能病院リハビリテーション病棟入院料を算定した患者であって，当該病棟を退棟した日から起算して3月以内の患者（保険医療機関に入院中の患者，介護老人保健施設又は介護医療院に入所する患者を除く）
　難病患者リハビリテーション料に規定する患者（先天性又は進行性の神経・筋疾患の者を除く）
　障害児（者）リハビリテーション料に規定する患者（加齢に伴って生ずる心身の変化に起因する疾病の者に限る）
　その他**別表第9の4**（p.1500）から**別表第9の7**（p.1501）までに規定する患者又は廃用症候群リハビリテーション料に規定する患者であって，リハビリテーションを継続して行うことが必要であると医学的に認められるもの
2　先天性又は進行性の神経・筋疾患の患者
　障害児（者）リハビリテーション料に規定する患者（加齢に伴って生ずる心身の変化に起因する疾病の者を除く）

別表第9の9　心大血管疾患リハビリテーション料，脳血管疾患等リハビリテーション料，廃用症候群リハビリテーション料，運動器リハビリテーション料及び呼吸器リハビリテーション料に規定する別に厚生労働大臣が定める場合

1　別表第9の8第1号に規定する患者については，治療を継続することにより状態の改善が期待できると医学的に判断される場合
2　別表第9の8第2号に規定する患者については，患者の疾患，状態等を総合的に勘案し，治療上有効であると医学的に判断される場合

別表第9の10　心大血管疾患リハビリテーション料，脳血管疾患等リハビリテーション料，廃用症候群リハビリテーション料，運動器リハビリテーション料及び呼吸器リハビリテーション料に規定する急性期リハビリテーション加算の対象となる患者　新

1　相当程度以上の日常生活能力の低下を来している患者
2　重度認知症の状態にあり，日常生活を送る上で介助が必要な患者
3　特別な管理を要する処置等を実施している患者
4　リハビリテーションを実施する上で感染対策が特に必要な感染症並びにそれらの疑似症患者

事務連絡　心大血管疾患リハビリテーション料

問1　心大血管疾患リハビリテーション料（Ⅱ）の対象となる急性心筋梗塞及び大血管疾患は発症後又は手術後1月以上経過したものとされているが，例えば5月25日に手術を行った例は，6月1日からではなく，6月26日から心大血管疾患リハビリテーション料（Ⅱ）の対象となるのか。

答　そのとおり。発症又は手術の日の翌日から起算して1月を経過した日から対象となる。
(平28.4.25)

問2　心大血管疾患リハビリテーションについては，従事者1人当たり1日当たりの単位数上限は適用されるのか。

答　医師の直接監視下に行われる心大血管疾患リハビリテーションについては適用されない。
(平18.3.28)

問3　リハビリテーションデータ提出加算について，疾患別リハビリテーション料を現に算定している患者であって，標準的算定日数を超えて疾患別リハビリテーションを実施しているものについても，当該加算の算定に当たってはデータの提出が必要か。

答　そのとおり。
(令4.3.31)

事務連絡　急性期リハビリテーション加算

問1　急性期リハビリテーション加算の対象となる患者は，特掲診療料の施設基準等の**別表第9の10**に規定する患者であって，算定留意事項通知のH000(11)で示したアからエのいずれかに該当するものとされているが，日毎に評価を行い，対象とならなくなった場合は算定できないのか。

答　そのとおり。

問2　算定留意事項通知のH000(11)エにおいて「リハビリテーションを実施する上で感染対策が特に必要な感染症並びにそれらの疑似症患者とは，A209特定感染症入院医療管理加算の対象となる感染症，感染症法第6条第3項に規定する二類感染症及び同法同条第7項に規定する新型インフルエンザ等感染症の患者及び当該感染症を疑うもの。ただし，疑似症患者については初日に限り算定する」とされている

が，この初日とは，疑似症を疑った上で急性期リハビリテーション加算を算定した初日のことか。
答 そのとおり。　　　　　　　　　　　　　　　(令6.4.12)

H001　脳血管疾患等リハビリテーション料

1　脳血管疾患等リハビリテーション料（Ⅰ）（1単位）
イ　理学療法士による場合　　　　　　　245点
ロ　作業療法士による場合　　　　　　　245点
ハ　言語聴覚士による場合　　　　　　　245点
ニ　医師による場合　　　　　　　　　　245点

2　脳血管疾患等リハビリテーション料（Ⅱ）（1単位）
イ　理学療法士による場合　　　　　　　200点
ロ　作業療法士による場合　　　　　　　200点
ハ　言語聴覚士による場合　　　　　　　200点
ニ　医師による場合　　　　　　　　　　200点

3　脳血管疾患等リハビリテーション料（Ⅲ）（1単位）
イ　理学療法士による場合　　　　　　　100点
ロ　作業療法士による場合　　　　　　　100点
ハ　言語聴覚士による場合　　　　　　　100点
ニ　医師による場合　　　　　　　　　　100点
ホ　イからニまで以外の場合　　　　　　100点

注1　別に厚生労働大臣が定める施設基準〔告示4第9・1(2), p.1401〕に適合しているものとして地方厚生局長等に届け出た保険医療機関において，別に厚生労働大臣が定める患者〔告示4別表第9の5, p.642〕に対して個別療法であるリハビリテーションを行った場合に，当該基準に係る区分に従って，それぞれ発症，手術若しくは急性増悪又は最初に診断された日から180日を限度として所定点数を算定する。ただし，別に厚生労働大臣が定める患者〔告示4別表第9の8, p.639〕について，治療を継続することにより状態の改善が期待できると医学的に判断される場合その他の別に厚生労働大臣が定める場合〔告示4別表第9の9, p.639〕には，180日を超えて所定点数を算定することができる。

2　注1本文に規定する別に厚生労働大臣が定める患者〔告示4別表第9の5, p.642〕であって入院中のもの又は入院中の患者以外の患者〔脳卒中の患者であって，当該保険医療機関を退院したもの又は他の保険医療機関を退院したもの（A246の注4に掲げる地域連携診療計画加算を算定した患者に限る）に限る〕に対してリハビリテーションを行った場合は，それぞれ発症，手術又は急性増悪から30日を限度として，**早期リハビリテーション加算** 早リ加 として，1単位につき**25点**を所定点数に加算する。

3　別に厚生労働大臣が定める施設基準〔告示4第9・1(9), p.1401〕に適合しているものとして地方厚生局長等に届け出た保険医療機関において，注1本文に規定する別に厚生労働大臣が定める患者〔告示4別表第9の5, p.642〕であって入院中のもの又は入院中の患者以外の患者〔脳卒中の患者であって，当該保険医療機関を退院したもの又は他の保険医療機関を退院したもの（A246の注4に掲げる地域連携診療計画加算を算定した患者に限る）に限る〕に対してリハビリテーションを行った場合は，それぞれ発症，手術又は急性増悪から14日を限度として，**初期加算** 初期 として，1単位につき**45点**を更に所定点数に加算する。

4　別に厚生労働大臣が定める施設基準〔告示4第9・1(9), p.1401〕に適合しているものとして地方厚生局長等に届け出た保険医療機関において，注1本文に規定する別に厚生労働大臣が定める患者〔告示4別表第9の5, p.642〕（入院中のものに限る）であって，リハビリテーションを実施する日において別に厚生労働大臣が定める患者〔告示4別表第9の10, p.639〕であるものに対してリハビリテーションを行った場合は，発症，手術又は急性増悪から14日を限度として，**急性期リハビリテーション加算** 急リ加 として，1単位につき**50点**を更に所定点数に加算する。

5　注1本文の規定にかかわらず，注1本文に規定する別に厚生労働大臣が定める患者〔告示4別表第9の5, p.642〕であって，要介護被保険者等以外のものに対して，必要があってそれぞれ発症，手術若しくは急性増悪又は最初に診断された日から180日を超えてリハビリテーションを行った場合は，1月**13単位**に限り，算定できるものとする。

6　注1本文の規定にかかわらず，注1本文に規定する別に厚生労働大臣が定める患者〔告示4別表第9の5, p.642〕であって，入院中の要介護被保険者等に対して，必要があってそれぞれ発症，手術若しくは急性増悪又は最初に診断された日から180日を超えてリハビリテーションを行った場合は，1月**13単位**に限り，注1に規定する施設基準に係る区分に従い，次に掲げる点数を算定できるものとする。

イ　脳血管疾患等リハビリテーション料（Ⅰ）（1単位）
(1)　理学療法士による場合　　　　　　147点
(2)　作業療法士による場合　　　　　　147点
(3)　言語聴覚士による場合　　　　　　147点
(4)　医師による場合　　　　　　　　　147点

ロ　脳血管疾患等リハビリテーション料（Ⅱ）（1単位）
(1)　理学療法士による場合　　　　　　120点
(2)　作業療法士による場合　　　　　　120点
(3)　言語聴覚士による場合　　　　　　120点
(4)　医師による場合　　　　　　　　　120点

ハ　脳血管疾患等リハビリテーション料（Ⅲ）（1単位）
(1)　理学療法士による場合　　　　　　 60点
(2)　作業療法士による場合　　　　　　 60点
(3)　言語聴覚士による場合　　　　　　 60点

(4) 医師による場合　　　　　　　　60点
(5) (1)から(4)まで以外の場合　　　60点

7　注1本文に規定する別に厚生労働大臣が定める患者〔告示4別表第9の5，p.642〕（要介護被保険者等に限る）に対し，それぞれ発症，手術若しくは急性増悪又は最初に診断された日から60日を経過した後に，引き続きリハビリテーションを実施する場合において，過去3月以内にH003-4目標設定等支援・管理料を算定していない場合には，所定点数の100分の90に相当する点数により算定する。リ減

8　別に厚生労働大臣が定める施設基準〔告示4第9・1(11)，p.1401〕に適合しているものとして地方厚生局長等に届け出た保険医療機関において，当該保険医療機関における診療報酬の請求状況，診療の内容に関するデータを継続して厚生労働省に提出している場合であって，注1本文に規定する別に厚生労働大臣が定める患者〔告示4別表第9の5，p.642〕であって入院中の患者以外のものに対してリハビリテーションを行った場合は，**リハビリテーションデータ提出加算**として，月1回に限り50点を所定点数に加算する。

【2024年改定による主な変更点】
(1) NDB・DPCデータでリハビリの実態を把握できるよう，リハビリを実施した**職種ごとの区分**が新設された。
(2) 介護リハビリ事業所へリハビリ計画を提供した場合に算定できたH003-3リハビリテーション計画提供料が廃止され，脳血管疾患等リハビリテーション料において**介護保険の通所・訪問リハビリ事業所等との連携**が要件とされた。
(3) 他の医療機関への転医・転院に伴い，**移行先の医療機関にリハビリ実施計画書を提供する**ことが要件とされた。
(4) 専従の従事者が，リハビリ提供患者がいない時間帯に，**障害者総合支援法に規定する自立訓練（機能訓練）**に従事しても差し支えないとされた。
(5) 【新設】「注4」**急性期リハビリテーション加算**：入院患者に対し，発症・手術・急性増悪から14日を限度に算定可。

→**脳血管疾患等リハビリテーション料**　摘要欄 p.1711
(1) 脳血管疾患等リハビリテーション料は，別に厚生労働大臣が定める施設基準に適合しているものとして地方厚生（支）局長に届出を行った保険医療機関において算定するものであり，基本的動作能力の回復等を通して，実用的な日常生活における諸活動の自立を図るために，種々の運動療法，実用歩行訓練，日常生活活動訓練，物理療法，応用的動作能力，社会的適応能力の回復等を目的とした作業療法等を組み合わせて個々の症例に応じて行った場合又は言語聴覚機能に障害を持つ患者に対して言語機能若しくは聴覚機能に係る訓練を行った場合に算定する。なお，マッサージや温熱療法などの物理療法のみを行った場合には第2章特掲診療料第9部処置の項により算定する。
(2) 脳血管疾患等リハビリテーション料の対象となる患者は，特掲診療料の施設基準等**別表第9の5** (p.642)に掲げる患者であって，以下のいずれかに該当するものをいい，医師が脳血管疾患等リハビリテーションが必要であると認めるものである。
　ア　**急性発症した脳血管疾患又はその手術後の患者**とは，脳梗塞，脳出血，くも膜下出血，脳外傷，脳炎，急性脳症（低酸素脳症等），髄膜炎等のものをいう。
　イ　**急性発症した中枢神経疾患又はその手術後の患者**とは，脳膿瘍，脊髄損傷，脊髄腫瘍，脳腫瘍摘出術などの開頭術後，てんかん重積発作等のものをいう。
　ウ　**神経疾患**とは，多発性神経炎（ギランバレー症候群等），多発性硬化症，末梢神経障害（顔面神経麻痺等）等をいう。
　エ　**慢性の神経筋疾患**とは，パーキンソン病，脊髄小脳変性症，運動ニューロン疾患（筋萎縮性側索硬化症），遺伝性運動感覚ニューロパチー，末梢神経障害，皮膚筋炎，多発性筋炎等をいう。
　オ　失語症，失認及び失行症，高次脳機能障害の患者
　カ　**難聴や人工内耳植込手術等に伴う聴覚・言語機能の障害を有する患者**とは，音声障害，構音障害，言語発達障害，難聴に伴う聴覚・言語機能の障害又は人工内耳植込手術等に伴う聴覚・言語機能の障害を持つ患者をいう。
　キ　顎・口腔の先天異常に伴う構音障害を有する患者
　ク　舌悪性腫瘍等の手術による構音障害を有する患者
　ケ　**リハビリテーションを要する状態であって，一定程度以上の基本動作能力，応用動作能力，言語聴覚能力及び日常生活能力の低下を来しているものと**は，脳性麻痺等に伴う先天性の発達障害等の患者であって，治療開始時のFIM 115以下，BI 85以下の状態等のものをいう。
(3) 脳血管疾患等リハビリテーション料の所定点数には，徒手筋力検査及びその他のリハビリテーションに付随する諸検査が含まれる。
(4) 脳血管疾患等リハビリテーション料は，医師の指導監督の下，理学療法士，作業療法士又は言語聴覚士の監視下に行われたものについて算定する。また専任の医師が，直接訓練を実施した場合にあっても，理学療法士，作業療法士又は言語聴覚士が実施した場合と同様に算定できる。
(5) 脳血管疾患等リハビリテーション料を算定すべきリハビリテーションは，1人の従事者が1人の患者に対して重点的に個別的訓練を行う必要があると認められる場合であって，理学療法士，作業療法士又は言語聴覚士と患者が1対1で行う。
　　なお，当該リハビリテーションの実施単位数は，従事者1人につき1日18単位を標準とし，週108単位までとする。ただし，1日24単位を上限とする。また，当該実施単位数は，他の疾患別リハビリテーション及び集団コミュニケーション療法の実施単位数を合わせた単位数である。この場合にあって，当該従事者が心大血管疾患リハビリテーションを実施する場合には，実際に心大血管疾患リハビリテーションに従事した時間20分を1単位とみなした上で計算する。
(6) 脳血管疾患等リハビリテーション料（Ⅱ）の届出を行った保険医療機関（専従する常勤の理学療法士が2人以上勤務しているものに限る）又は**脳血管疾患等リハビリテーション料（Ⅲ）**の届出を行った保険医療機関（専従する常勤の理学療法士が勤務している場合に限る）において，理学療法士，作業療法士又は言語聴覚士以外に，運動療法機能訓練技能講習会を受講するとともに，定期的に適切な研修を修了しているあん摩マッサージ指圧師等の従事者が訓練を行った場合については，当該療法を実施するに当たり，医師又は理学療法士が事前に指示を行い，かつ事後に当該療法に係る報告を受ける場合であって，(1)から(5)までのいずれにも該当する場合に限り，脳血管疾患等リハビリテーション料（Ⅲ）の所定点数を算定できる。
(7) 脳血管疾患等リハビリテーション料（Ⅱ）又は（Ⅲ）

を届け出ている施設で，看護師，あん摩マッサージ指圧師等，理学療法士以外の従事者が理学療法を行う場合については，理学療法士は医師の指導監督の下に訓練を受ける患者の運動機能訓練の内容等を的確に把握する。

(8) 理学療法士又は作業療法士等が，車椅子上での姿勢保持が困難なために食事摂取等の日常生活動作の能力の低下を来した患者に対し，いわゆるシーティングとして，車椅子や座位保持装置上の適切な姿勢保持や褥瘡予防のため，患者の体幹機能や座位保持機能を評価した上で体圧分散やサポートのためのクッションや付属品の選定や調整を行った場合にも算定できる。ただし，単なる離床目的で車椅子上での座位をとらせる場合は算定できない。

(9) 「注1」に規定する**標準的算定日数**は，発症，手術又は急性増悪の日が明確な場合はその日から180日以内，それ以外の場合は最初に当該疾患の診断がされた日から180日以内とする。

(10) **標準的算定日数を超えた患者の取扱い**については，H000心大血管疾患リハビリテーション料の(7)の例による。

(11) 「注2」に規定する**早期リハビリテーション加算**は，当該施設における脳血管疾患等に対する発症，手術又は急性増悪後早期からのリハビリテーションの実施について評価したものであり，入院中の患者又は入院中の患者以外の患者〔脳卒中の患者であって，当該保険医療機関を退院したもの又は他の保険医療機関を退院したもの（A246「注4」の地域連携診療計画加算を算定した患者に限る）に限る〕に対して1単位以上の個別療法を行った場合に算定できる。また，入院中の患者については，訓練室以外の病棟（ベッドサイドを含む）で実施した場合においても算定することができる。なお，特掲診療料の施設基準等**別表第9の5**第3，4，6及び7号に掲げる患者については，手術を実施したもの及び急性増悪したものを除き，「注2」に規定する加算は算定できない。

(12) 「注3」に規定する**初期加算**は，当該施設における脳血管疾患等に対する発症，手術又は急性増悪後，より早期からのリハビリテーションの実施について評価したものであり，「注2」に規定する加算とは別に算定することができる。また，当該加算の対象患者は，入院中の患者又は入院中の患者以外の患者〔脳卒中の患者であって，当該保険医療機関を退院したもの又は他の保険医療機関を退院したもの（A246「注4」の地域連携診療計画加算を算定した患者に限る）に限る〕である。なお，特掲診療料の施設基準等**別表第9の5**第3，4，6及び7号に掲げる患者については，手術を実施したもの及び急性増悪したものを除き，「注3」に規定する加算は算定できない。

(13) 入院中の患者以外の患者（脳卒中の患者であって他の保険医療機関を退院したものに限る）が「注2」又は「注3」に規定する加算を算定する場合にあっては，A246「注4」の地域連携診療計画加算の算定患者である旨を，**診療報酬明細書**の摘要欄に記載する。

(14) 「注4」に規定する**急性期リハビリテーション加算**は，当該施設における脳血管疾患等に対する発症，手術又は急性増悪後，重症患者に対するより早期からの急性期リハビリテーションの実施について評価したものであり，入院中の患者に対して「注2」及び「注3」に規定する加算とは別に算定することができる。なお，特掲診療料の施設基準等**別表第9の5**第3，4，6及び7号に掲げる患者については，手術を実施したもの及び急性増悪したものを除き，「注4」に規定する加算は算定できない。

(15) 「注4」に規定する急性期リハビリテーション加算の対象患者と**診療報酬明細書**の摘要欄への記載については，H000心大血管疾患リハビリテーション料の(11)及び(12)の例による。

(16) 「注5」及び「注6」に掲げる**標準的算定日数を超えてリハビリテーションを継続する患者**について，月の途中で標準的算定日数を超える場合においては，当該月における標準的算定日数を超えた日以降に実施された疾患別リハビリテーションが13単位以下である。

(17) 「注7」における「所定点数」とは，「注1」から「注6」までを適用して算出した点数である。

(18) 「注8」に規定するリハビリテーションデータ提出加算の取扱いは，H000心大血管疾患リハビリテーション料の(15)と同様である。

(19) 要介護認定を申請中の者又は介護保険法第62条に規定する要介護被保険者等であって，介護保険によるリハビリテーションへの移行を予定しているものについて，当該患者の同意が得られた場合に，利用を予定している指定通所リハビリテーション事業所等に対して，3月以内に作成したリハビリテーション実施計画書又はリハビリテーション総合実施計画書等を文書により提供する。利用を予定している指定通所リハビリテーション事業所等とは，当該患者，患者の家族等又は当該患者のケアマネジメントを担当する介護支援専門員を通じ，当該患者の利用の意向が確認できた指定通所リハビリテーション事業所等をいう。なお，この場合において，当該患者が，直近3月以内に目標設定等支援・管理料を算定している場合には，目標設定等支援・管理シートも併せて提供する。

(20) 脳血管疾患等リハビリテーションを実施した患者であって，転医や転院に伴い他の保険医療機関でリハビリテーションが継続される予定であるものについて，当該患者の同意が得られた場合，当該他の保険医療機関に対して，3月以内に作成したリハビリテーション実施計画書又はリハビリテーション総合実施計画書等を文書により提供すること。なお，この場合において，当該患者が，直近3月以内に目標設定等支援・管理料を算定している場合には，目標設定等支援・管理シートも併せて提供する。

(令6保医発0305・4)

●告示4　特掲診療料の施設基準等
別表第9の5　脳血管疾患等リハビリテーション料の対象患者

1　脳梗塞，脳出血，くも膜下出血その他の急性発症した脳血管疾患又はその手術後の患者
2　脳腫瘍，脳膿瘍，脊髄損傷，脊髄腫瘍その他の急性発症した中枢神経疾患又はその手術後の患者
3　多発性神経炎，多発性硬化症，末梢神経障害その他の神経疾患の患者
4　パーキンソン病，脊髄小脳変性症その他の慢性の神経筋疾患の患者
5　失語症，失認及び失行症並びに高次脳機能障害の患者
6　難聴や人工内耳植込手術等に伴う聴覚・言語機能の障害を有する患者
7　顎・口腔の先天異常に伴う構音障害を有する患者
8　舌悪性腫瘍等の手術による構音障害を有する患者
9　リハビリテーションを要する状態の患者であって，一定程度以上の基本動作能力，応用動作能力，言語聴覚能力及び日常生活能力の低下を来している

もの〔心大血管疾患リハビリテーション料，廃用症候群リハビリテーション料，運動器リハビリテーション料，呼吸器リハビリテーション料，障害児（者）リハビリテーション料又はがん患者リハビリテーション料の対象患者に該当するものを除く〕

事務連絡 脳血管疾患等リハビリテーション料等

問1 脳血管疾患等リハビリテーション料・運動器リハビリテーション料の注7にて「所定点数の100分の90に相当する点数により算定する」とあるが，この所定点数の計算方法の取扱いについては，次のとおりでよいか。
　例）　運動器リハビリテーション料（Ⅲ）85点を2単位実施した場合85点×90/100＝77点（小数点以下は四捨五入）
　77点×2単位＝154点　　算定点数：154点

答　そのとおり。
(平26.4.23，一部修正)

問2　広汎性発達障害，注意欠陥多動性障害，学習障害等に対する言語療法を行った場合，脳血管疾患等リハビリテーション料を算定できるか。

答　脳血管疾患等リハビリテーションの対象疾患である「言語発達障害」に該当するため，算定できる。
(平18.3.28，一部修正)

問3　失語症の診断があれば，言語聴覚士のみならず，理学療法士，作業療法士も180日を超えて算定できるか。

答　算定日数上限の適用除外に規定されている疾患は「失語症」である。したがって，失語症の治療に係る言語聴覚療法のみ，算定日数の上限を超えて算定できる。

問4　言語聴覚療法の基準を満たすものとして脳血管疾患等リハビリテーション料（Ⅰ）を届け出ている施設に於いて，理学療法を行った場合，脳血管疾患等リハビリテーション料（Ⅰ）を算定できるか。

答　算定できない。言語聴覚療法のみを実施する場合に適用される施設基準により，脳血管疾患等リハビリテーション料（Ⅰ）を届け出ている医療機関では，理学療法，作業療法を行っても，脳血管疾患等リハビリテーション料（Ⅰ）は算定できない。
(平18.3.31，一部修正)

問5　H000心大血管疾患リハビリテーション料，H001脳血管疾患等リハビリテーション料，H001-2廃用症候群リハビリテーション料，H002運動器リハビリテーション料又はH003呼吸器リハビリテーション料において，「要介護認定を申請中の者又は介護保険法第62条に規定する要介護被保険者等であって，介護保険によるリハビリテーションへの移行を予定しているものについて，当該患者の同意が得られた場合に，利用を予定している指定通所リハビリテーション事業所等に対して，3月以内に作成したリハビリテーション実施計画又はリハビリテーション総合実施計画書等を文書により提供すること」とされているが，リハビリテーション実施計画又はリハビリテーション総合実施計画書以外にどのような文書が該当するのか。

答　別紙様式21の6に示すリハビリテーション実施計画書の内容のうち，以下のものが含まれている文書が該当する。
　①本人家族等の希望，②健康状態・経過，③心身機能・構造，④活動，⑤リハビリテーションの短期目標，⑥リハビリテーションの長期目標，⑦リハビリテーションの方針，⑧本人・家族への生活指導の内容（自主トレ指導含む），⑨リハビリテーション実施上の留意点，⑩リハビリテーションの見直し・継続理由，⑪リハビリテーションの終了目安

問6　問5における「利用を予定している指定通所リハビリテーション事業所等」とは，「当該患者，患者の家族等又は当該患者のケアマネジメントを担当する居宅介護支援専門員を通じ，当該患者の利用の意向が確認できた指定通所リハビリテーション事業所等をいう」とされているが，当該患者，患者の家族等又は当該患者のケアマネジメントを担当する居宅介護支援専門員を通じ，指定通所リハビリテーション事業所等の利用を確認できなかった場合，リハビリテーション実施計画又はリハビリテーション総合実施計画書等の提供は不要か。

答　そのとおり。
(令6.3.28)

(編注)「急性期リハビリテーション加算」「リハビリテーションデータ提出加算」に関する事務連絡をH000に掲載。

H001-2　廃用症候群リハビリテーション料

1　廃用症候群リハビリテーション料（Ⅰ）（1単位）
　イ　理学療法士による場合　　　　　　　　180点
　ロ　作業療法士による場合　　　　　　　　180点
　ハ　言語聴覚士による場合　　　　　　　　180点
　ニ　医師による場合　　　　　　　　　　　180点
2　廃用症候群リハビリテーション料（Ⅱ）（1単位）
　イ　理学療法士による場合　　　　　　　　146点
　ロ　作業療法士による場合　　　　　　　　146点
　ハ　言語聴覚士による場合　　　　　　　　146点
　ニ　医師による場合　　　　　　　　　　　146点
3　廃用症候群リハビリテーション料（Ⅲ）（1単位）
　イ　理学療法士による場合　　　　　　　　77点
　ロ　作業療法士による場合　　　　　　　　77点
　ハ　言語聴覚士による場合　　　　　　　　77点
　ニ　医師による場合　　　　　　　　　　　77点
　ホ　イからニまで以外の場合　　　　　　　77点

注1　別に厚生労働大臣が定める基準〔告示4第9・1(2)，p.1401〕に適合している保険医療機関において，急性疾患等に伴う安静による廃用症候群の患者であって，一定程度以上の基本動作能力，応用動作能力，言語聴覚能力及び日常生活能力の低下を来しているものに対して個別療法であるリハビリテーションを行った場合に，当該基準に係る区分に従って，それぞれ廃用症候群の診断又は急性増悪から120日を限度として所定点数を算定する。ただし，別に厚生労働大臣が定める患者〔告示4別表第9の8，p.639〕について，治療を継続することにより状態の改善が期待できると医学的に判断される場合その他の別に厚生労働大臣が定める場合〔告示4別表第9の9，p.639〕には，120日を超えて所定点数を算定することができる。

2　注1本文に規定する患者であって入院中のものに対してリハビリテーションを行った場合は，当該患者の廃用症候群に係る急性疾患等の発症，手術若しくは急性増悪又は当該患者の廃用症候群の急性増悪から30日を限度として，**早期リハビリテーション加算** 早リ加 として，1単位につき**25点**を所定点数に加算する。

3　別に厚生労働大臣が定める施設基準〔告示4第9・1(9)，p.1401〕を満たす保険医療機関において，注1本文に規定する患者であって入院中のものに対してリハビリテーションを行った場合は，当該患者の廃用症候群に係る急性疾患等の発症，手術若しくは急性増悪又は当該患者の廃用症候群の急性増悪から14日を限度として，**初期加算** 初期 として，1単位につき**45点**を更に所定点数に加算する。

4　別に厚生労働大臣が定める施設基準〔告

示④第9・1(9), p.1401〕に適合しているものとして地方厚生局長等に届け出た保険医療機関において，注1本文に規定する患者（入院中のものに限る）であって，リハビリテーションを実施する日において別に厚生労働大臣が定める患者〔告示④別表第9の10, p.639〕であるものに対してリハビリテーションを行った場合は，当該患者の廃用症候群に係る急性疾患等の発症，手術若しくは急性増悪又は当該患者の廃用症候群の急性増悪から14日を限度として，**急性期リハビリテーション加算** 急リ加 として，1単位につき50点を更に所定点数に加算する。

5　注1本文の規定にかかわらず，注1本文に規定する患者であって，要介護被保険者等以外のものに対して，必要があってそれぞれ廃用症候群の診断又は急性増悪から120日を超えてリハビリテーションを行った場合は，1月13単位に限り算定できるものとする。

6　注1本文の規定にかかわらず，注1本文に規定する患者であって，入院中の要介護被保険者等に対して，必要があってそれぞれ廃用症候群の診断又は急性増悪から120日を超えてリハビリテーションを行った場合は，1月13単位に限り，注1に規定する施設基準に係る区分に従い，次に掲げる点数を算定できるものとする。

　イ　廃用症候群リハビリテーション料（Ⅰ）
　　（1単位）
　　⑴　理学療法士による場合　　　108点
　　⑵　作業療法士による場合　　　108点
　　⑶　言語聴覚士による場合　　　108点
　　⑷　医師による場合　　　　　　108点
　ロ　廃用症候群リハビリテーション料（Ⅱ）
　　（1単位）
　　⑴　理学療法士による場合　　　88点
　　⑵　作業療法士による場合　　　88点
　　⑶　言語聴覚士による場合　　　88点
　　⑷　医師による場合　　　　　　88点
　ハ　廃用症候群リハビリテーション料（Ⅲ）
　　（1単位）
　　⑴　理学療法士による場合　　　46点
　　⑵　作業療法士による場合　　　46点
　　⑶　言語聴覚士による場合　　　46点
　　⑷　医師による場合　　　　　　46点
　　⑸　⑴から⑷まで以外の場合　　46点

7　注1本文に規定する患者（要介護被保険者等に限る）に対し，それぞれ廃用症候群の診断又は急性増悪から40日を経過した後に，引き続きリハビリテーションを実施する場合において，過去3月以内にH003-4目標設定等支援・管理料を算定していない場合には，所定点数の**100分の90**に相当する点数により算定する。 リ減

8　別に厚生労働大臣が定める施設基準〔告示④第9・1(11), p.1401〕に適合しているものとして地方厚生局長等に届け出た保険医療機関において，当該保険医療機関における診療報酬の請求状況，診療の内容に関するデータを継続して厚生労働省に提出している場合であって，注1本文に規定する患者であって入院中の患者以外のものに対してリハビリテーションを行った場合は，**リハビリテーションデータ提出加算**として，月1回に限り**50点**を所定点数に加算する。

【2024年改定による主な変更点】
⑴　NDB・DPCデータでリハビリの実態を把握できるよう，リハビリを実施した**職種ごとの区分**が新設された。
⑵　介護リハビリ事業所へリハビリ計画を提供した場合に算定できたH003-3リハビリテーション計画提供料が廃止され，廃用症候群リハビリテーション料において**介護保険の通所・訪問リハビリ事業所等との連携**が要件とされた。
⑶　他の医療機関への転医・転院に伴い，**移行先の医療機関にリハビリ実施計画書を提供する**ことが要件とされた。
⑷　専従の従事者が，リハビリ提供患者がいない時間帯に，**障害者総合支援法に規定する自立訓練（機能訓練）**に従事しても差し支えないとされた。
⑸　【新設】「注4」急性期リハビリテーション加算：入院患者に対し，発症・手術・急性増悪から14日を限度に算定可。

→廃用症候群リハビリテーション料　　摘要欄 p.1711
⑴　廃用症候群リハビリテーション料は，別に厚生労働大臣が定める基準に適合している保険医療機関において算定するものであり，基本的動作能力の回復等を通して，実用的な日常生活における諸活動の自立を図るために，種々の運動療法，実用歩行訓練，日常生活活動訓練，物理療法，応用的動作能力，社会的適応能力の回復等を目的とした作業療法等を組み合わせて個々の症例に応じて行った場合に算定する。なお，マッサージや温熱療法などの物理療法のみを行った場合には第2章特掲診療料第9部処置の項により算定する。
⑵　**廃用症候群リハビリテーション料の対象となる患者**は，急性疾患等に伴う安静（治療の有無を問わない）による廃用症候群であって，一定程度以上の基本動作能力，応用動作能力，言語聴覚能力及び日常生活能力の低下を来しているものである。「一定程度以上の基本動作能力，応用動作能力，言語聴覚能力及び日常生活能力の低下を来しているもの」とは，治療開始時において，FIM 115以下，BI 85以下の状態等のものをいう。H000心大血管疾患リハビリテーション料，H002運動器リハビリテーション料，H003呼吸器リハビリテーション料，H007障害児（者）リハビリテーション料又はH007-2がん患者リハビリテーション料の対象となる患者が廃用症候群を合併している場合，廃用症候群に関連する症状に対してリハビリテーションを行った場合は，廃用症候群リハビリテーション料により算定する。
⑶　廃用症候群リハビリテーション料の所定点数には，徒手筋力検査及びその他のリハビリテーションに付随する諸検査が含まれる。
⑷　廃用症候群リハビリテーション料は，医師の指導監督の下，理学療法士，作業療法士又は言語聴覚士の監視下に行われたものについて算定する。また，専任の医師が，直接訓練を実施した場合にあっても，理学療法士，作業療法士又は言語聴覚士が実施した場合と同様に算定できる。
⑸　**廃用症候群リハビリテーション料を算定すべきリハビリテーション**は，1人の従事者が1人の患者に対して重点的に個別的訓練を行う必要があると認められる場合であって，理学療法士，作業療法士又は言語聴覚

士と患者が1対1で行うものとする。

なお，当該リハビリテーションの実施単位数は，従事者1人につき1日18単位を標準とし，週108単位までとする。ただし，1日24単位を上限とする。また，当該実施単位数は，他の疾患別リハビリテーション及び集団コミュニケーション療法の実施単位数を合わせた単位数である。この場合にあって，当該従事者が心大血管疾患リハビリテーションを実施する場合には，実際に心大血管疾患リハビリテーションに従事した時間20分を1単位とみなした上で計算する。

(6) **廃用症候群リハビリテーション料（Ⅱ）**の届出を行った保険医療機関（専従する常勤の理学療法士が2人以上勤務しているものに限る）又は**廃用症候群リハビリテーション料（Ⅲ）**の届出を行った保険医療機関（専従する常勤の理学療法士が勤務している場合に限る）において，理学療法士，作業療法士又は言語聴覚士以外に，運動療法機能訓練技能講習会を受講するとともに，定期的に適切な研修を修了しているあん摩マッサージ指圧師等の従事者が訓練を行った場合については，当該療法を実施するに当たり，医師又は理学療法士が事前に指示を行い，かつ事後に当該療法に係る報告を受ける場合であって，(1)から(5)までのいずれにも該当する場合に限り，廃用症候群リハビリテーション料（Ⅲ）の所定点数を算定できる。

(7) 廃用症候群リハビリテーション料（Ⅱ）又は（Ⅲ）を届け出ている施設で，看護師，あん摩マッサージ指圧師等，理学療法士以外の従事者が理学療法を行う場合については，理学療法士は医師の指導監督の下に訓練を受ける患者の運動機能訓練の内容等を的確に把握する。

(8) 理学療法士又は作業療法士等が，車椅子上での姿勢保持が困難なために食事摂取等の日常生活動作の能力の低下を来した患者に対し，いわゆるシーティングとして，車椅子や座位保持装置上の適切な姿勢保持や褥瘡予防のため，患者の体幹機能や座位保持機能を評価した上で体圧分散やサポートのためのクッションや付属品の選定や調整を行った場合にも算定できる。ただし，単なる離床目的で車椅子上での座位をとらせる場合は算定できない。

(9) **標準的算定日数を超えた患者の取扱い**については，**H000心大血管疾患リハビリテーション料の(7)の例による**。

(10) 廃用症候群リハビリテーション料を算定する場合は，廃用症候群に係る**評価表（別紙様式22）**(p.646)を用いて，月ごとに評価し，**診療報酬明細書**に添付する又は同様の情報を摘要欄に記載するとともに，その写しを**診療録**に添付する。

(11) 「注2」に規定する**早期リハビリテーション加算**は，当該施設における急性疾患等の発症，手術若しくは急性増悪又は廃用症候群に係る急性増悪後早期からのリハビリテーションの実施について評価したものであり，入院中の患者に対して1単位以上の個別療法を行った場合に算定できる。また，訓練室以外の病棟（ベッドサイドを含む）で実施した場合においても算定することができる。

(12) 「注3」に規定する**初期加算**は，当該施設における急性疾患等の発症，手術若しくは急性増悪又は廃用症候群に係る急性増悪後，より早期からのリハビリテーションの実施について評価したものであり，入院中の患者に対して「注2」に規定する加算とは別に算定することができる。

(13) 「注4」に規定する**急性期リハビリテーション加算**は，当該施設における急性疾患等の発症，手術若しくは急性増悪又は廃用症候群に係る急性増悪後，重症患者に対するより早期からの急性期リハビリテーションの実施について評価したものであり，入院中の患者に対して「注2」及び「注3」に規定する加算とは別に算定することができる。

(14) 「注4」に規定する急性期リハビリテーション加算の対象患者と**診療報酬明細書**の摘要欄への記載については，H000心大血管疾患リハビリテーション料の(11)及び(12)の例による。

(15) 「注5」及び「注6」に掲げる**標準的算定日数を超えてリハビリテーションを継続する患者**について，月の途中で標準的算定日数を超える場合においては，当該月における標準的算定日数を超えた日以降に実施された疾患別リハビリテーションが13単位以下である。

(16) 「注7」における「所定点数」とは，「注1」から「注6」までを適用して算出した点数である。

(17) 「注8」に規定するリハビリテーションデータ提出加算の取扱いは，H000心大血管疾患リハビリテーション料の(15)と同様である。

(18) 要介護認定を申請中の者又は介護保険法第62条に規定する要介護被保険者等であって，介護保険によるリハビリテーションへの移行を予定しているものについて，当該患者の同意が得られた場合に，利用を予定している指定通所リハビリテーション事業所等に対して，3月以内に作成したリハビリテーション実施計画書又はリハビリテーション総合実施計画書等を文書により提供する。利用を予定している指定通所リハビリテーション事業所等とは，当該患者，患者の家族等又は当該患者のケアマネジメントを担当する介護支援専門員を通じ，当該患者の利用の意向が確認できた指定通所リハビリテーション事業所等をいう。なお，この場合において，当該患者が，直近3月以内に目標設定等支援・管理料を算定している場合には，目標設定等支援・管理シートも併せて提供する。

(19) 廃用症候群リハビリテーションを実施した患者であって，転医や転院に伴い他の保険医療機関でリハビリテーションが継続される予定であるものについて，当該患者の同意が得られた場合，当該他の保険医療機関に対して，3月以内に作成したリハビリテーション実施計画書又はリハビリテーション総合実施計画書等を文書により提供する。なお，この場合において，当該患者が，直近3月以内に目標設定等支援・管理料を算定している場合には，目標設定等支援・管理シートも併せて提供する。

(令6保医発0305・4)

事務連絡 問 留意事項に「H000心大血管疾患リハビリテーション料，H002運動器リハビリテーション料，H003呼吸器リハビリテーション料，H007障害児（者）リハビリテーション料，H007-2がん患者リハビリテーション料の対象となる患者が廃用症候群を合併している場合，廃用症候群に関連する症状に対してリハビリテーションを行った場合は，廃用症候群リハビリテーション料により算定する」とあるが，H001脳血管疾患等リハビリテーション料の対象患者が廃用症候群を合併している場合も同様に，廃用症候群に関連する症状に対してリハビリテーションを行った場合は，廃用症候群リハビリテーション料により算定するのか。

答 そのとおり。
(平28.3.31)

（編注）「**急性期リハビリテーション加算**」「**リハビリテーションデータ提出加算**」に関する事務連絡をH000に掲載。

H002　運動器リハビリテーション料
1　運動器リハビリテーション料（Ⅰ）（1単位）
イ　理学療法士による場合　　　　　185点

(別紙様式22)

廃用症候群に係る評価表

患者氏名				男・女		入院・外来	
生年月日	年　月　日（　歳）			入院日		年　月　日	
主傷病				廃用症候群の診断日		年　月　日	
要介護度	要介護・要支援			リハビリテーション起算日		年　月　日	

	算定しているリハビリテーション料 （該当するものに○）	廃用症候群リハビリテーション料 Ⅰ・Ⅱ・Ⅲ				
1	廃用を生じる契機となった疾患等					
2	廃用に至った経緯等					
3	手術	手術の有無	有・無			
		手術名				
		手術年月日			年　月　日	
4	治療開始時のADL		BI	点	FIM	点
	月毎の評価点数 （BI又はFIMどちらかを記入）	月	BI	点	FIM	点
		月	BI	点	FIM	点
		月	BI	点	FIM	点
		月	BI	点	FIM	点
		月	BI	点	FIM	点
		月	BI	点	FIM	点
5	1月当たりのリハビリテーション	実施日数			日	
		提供単位数			単位	
6	リハビリテーションの内容	具体的に記載すること				
7	改善に要する見込み期間	☐ 2週間以内　　　☐ 2週間から1ヶ月 ☐ 1ヶ月から3ヶ月　☐ 3ヶ月から6ヶ月 ☐ 6ヶ月以上				
8	前回の評価からの改善や変化	-1　　0　　1　　2　　3 悪化　維持　　　　　　改善大	BI・FIMで （　）点程度の改善			

[記載上の注意]
1 「1」の要因については，別紙疾病分類表より疾病コードを記載するとともに，発症時期や治療の有無，治療内容等について記載すること。
2 「2」の廃用に至った経緯等については，「1」の疾患によって安静を余儀なくされた理由，安静の程度，安静期間の長さ等を含めて記載すること。
3 「4」の月毎の評価点数については，直近月からさかのぼり6ヶ月間記載すること。
4 「6」については，筋力，心肺機能，関節拘縮防止，作業療法等の具体的なリハビリテーションの内容について記載すること。

　　ロ　作業療法士による場合　　　　185点
　　ハ　医師による場合　　　　　　　185点
　2　運動器リハビリテーション料（Ⅱ）（1単位）
　　イ　理学療法士による場合　　　　170点
　　ロ　作業療法士による場合　　　　170点
　　ハ　医師による場合　　　　　　　170点
　3　運動器リハビリテーション料（Ⅲ）（1単位）
　　イ　理学療法士による場合　　　　 85点
　　ロ　作業療法士による場合　　　　 85点
　　ハ　医師による場合　　　　　　　 85点
　　ニ　イからハまで以外の場合　　　 85点
注1　別に厚生労働大臣が定める施設基準〔告示4第9・1(2)，p.1401〕に適合しているものとして地方厚生局長等に届け出た保険医療機関において，別に厚生労働大臣が定める患者〔告示4別表第9の6，p.649〕に対して個別療法であるリハビリテーションを行った場合に，当該基準に係る区分に従って，それぞれ発症，手術若しくは急性増悪又は最初に診断された日から150日を限度として所定点数を算定する。ただし，別に厚生労働大臣が定める患者〔告示4別表第9の8，p.639〕について，治療を継続することにより状態の改善が期待できると医学的に判断される場合その他の別に厚生労働大臣が定める場合〔告示4別表第9の9，p.639〕には，150日を超えて所定点数を算定することができる。
　2　注1本文に規定する別に厚生労働大臣が定める患者〔告示4別表第9の6，p.649〕であって入院中のもの又は入院中の患者以外の患者〔大腿骨頸部骨折の患者であって，当該保険医療機関を退院したもの又は他の保険医療機関を退院したもの（A246の注4に掲げる地域連携診療計画加算を算定した患者に限る）に限る〕に対してリハビリテーションを行った場合は，それぞれ発症，手術又は急性増悪から30日を限度として，**早期リハビリテーション加算**　早リ加　として，1単位につき**25点**を所定点数に加算する。
　3　別に厚生労働大臣が定める施設基準〔告示4第9・1(9)，p.1401〕に適合しているものとして地方厚生局長等に届け出た保険医療機関において，注1本文に規定する別に厚生労働大臣が定める患者〔告示4別表第9の6，p.649〕であって入院中のもの又は入院中の患者以外の患者〔大腿骨頸部骨折の患者であって，当該保険医療機関を退院したもの又は他の保険医療機関を退院したもの（A246の注4に掲げる地域連携診療計画加算を算定した患者に限る）に限る〕に対してリハビリテーションを行った場合は，それぞれ発症，手術又は急性

(別紙：疾病分類表)〔「別紙様式22」(p.646)に係る「別紙」〕

疾病コード(001～119)　　　　　　　　　　　　　　　疾病分類（ICD-10 第10版 2003年 に準拠）

疾病コードと疾病分類の対応表

感染症及び寄生虫症		040	白内障	082	胆石症及び胆のう炎
001	腸管感染症	041	屈折及び調節の障害	083	膵疾患
002	結核	042	その他の眼及び付属器の疾患	084	その他の消化器系の疾患
003	主として性的伝播様式をとる感染症	耳及び乳様突起の疾患		皮膚及び皮下組織の疾患	
004	皮膚及び粘膜の病変を伴うウイルス疾患	043	外耳炎	085	皮膚及び皮下組織の感染症
005	ウイルス肝炎	044	その他の外耳疾患	086	皮膚炎及び湿疹
006	その他のウイルス疾患	045	中耳炎	087	その他の皮膚及び皮下組織の疾患
007	真菌症	046	その他の中耳及び乳様突起の疾患	筋骨格系及び結合組織の疾患	
008	感染症及び寄生虫症の続発・後遺症	047	メニエール病	088	炎症性多発性関節障害
009	その他の感染症及び寄生虫症	048	その他の内耳疾患	089	関節症
新生物		049	その他の耳疾患	090	脊椎障害（脊椎症を含む）
010	胃の悪性新生物	循環器系の疾患		091	椎間板障害
011	結腸の悪性新生物	050	高血圧性疾患	092	頸腕症候群
012	直腸S状結腸移行部及び直腸の悪性新生物	051	虚血性心疾患	093	腰痛症及び坐骨神経痛
013	肝及び肝内胆管の悪性新生物	052	その他の心疾患	094	その他の脊柱障害
014	気管，気管支及び肺の悪性新生物	053	くも膜下出血	095	肩の傷病〈損傷〉
015	乳房の悪性新生物	054	脳内出血	096	骨の密度及び構造の障害
016	子宮の悪性新生物	055	脳梗塞	097	その他の筋骨格系及び結合組織の疾患
017	悪性リンパ腫	056	脳動脈硬化（症）	腎尿路生殖器系の疾患	
018	白血病	057	その他の脳血管疾患	098	糸球体疾患及び腎尿細管間質性疾患
019	その他の悪性新生物	058	動脈硬化（症）	099	腎不全
020	良性新生物及びその他の新生物	059	痔核	100	尿路結石症
血液及び造血器の疾患並びに免疫機構の障害		060	低血圧（症）	101	その他の腎尿路系の疾患
021	貧血	061	その他の循環器系の疾患	102	前立腺肥大（症）
022	その他の血液及び造血器の疾患並びに免疫機構の障害	呼吸器系の疾患		103	その他の男性生殖器の疾患
内分泌，栄養及び代謝疾患		062	急性鼻咽頭炎〔かぜ〕〈感冒〉	104	月経障害及び閉経周辺期障害
023	甲状腺障害	063	急性咽頭炎及び急性扁桃炎	105	乳房及びその他の女性生殖器の疾患
024	糖尿病	064	その他の急性上気道感染症	妊娠，分娩及び産じょく	
025	その他の内分泌，栄養及び代謝疾患	065	肺炎	106	流産
精神及び行動の障害		066	急性気管支炎及び急性細気管支炎	107	妊娠高血圧症候群
026	血管性及び詳細不明の認知症	067	アレルギー性鼻炎	108	単胎自然分娩
027	精神作用物質使用による精神及び行動の障害	068	慢性副鼻腔炎	109	その他の妊娠，分娩及び産じょく
028	統合失調症，統合失調症型障害及び妄想性障害	069	急性又は慢性と明示されない気管支炎	周産期に発生した病態	
029	気分〔感情〕障害（躁うつ病を含む）	070	慢性閉塞性肺疾患	110	妊娠及び胎児発育に関連する障害
030	神経症性障害，ストレス関連障害及び身体表現性障害	071	喘息	111	その他の周産期に発生した病態
031	知的障害〈精神遅滞〉	072	その他の呼吸器系の疾患	先天奇形，変形及び染色体異常	
032	その他の精神及び行動の障害	消化器系の疾患		112	心臓の先天奇形
神経系の疾患		073	う蝕	113	その他の先天奇形，変形及び染色体異常
033	パーキンソン病	074	歯肉炎及び歯周疾患	症状，徴候及び異常所見等で他に分類されないもの	
034	アルツハイマー病	075	その他の歯及び歯の支持組織の障害	114	症状，徴候及び異常所見等で他に分類されないもの
035	てんかん	076	胃潰瘍及び十二指腸潰瘍	損傷，中毒及びその他の外因の影響	
036	脳性麻痺及びその他の麻痺性症候群	077	胃炎及び十二指腸炎	115	骨折
037	自律神経系の障害	078	アルコール性肝疾患	116	頭蓋内損傷及び内臓の損傷
038	その他の神経系の疾患	079	慢性肝炎（アルコール性のものを除く）	117	熱傷及び腐食
眼及び付属器の疾患		080	肝硬変（アルコール性のものを除く）	118	中毒
039	結膜炎	081	その他の肝疾患	119	その他の損傷及びその他の外因の影響

増悪から14日を限度として，**初期加算**〔初期〕として，1単位につき**45点**を更に所定点数に加算する。

4 別に厚生労働大臣が定める施設基準〔告示4 9・1(9)，p.1401〕に適合しているものとして地方厚生局長等に届け出た保険医療機関において，注1本文に規定する別に厚生労働大臣が定める患者〔告示4別表第9の6，p.649〕（入院中のものに限る）であって，リハビリテーションを実施する日において別に厚生労働大臣が定める患者〔告示4別表第9の10，p.639〕であるものに対してリハビリテーションを行った場合は，発症，手術又は急性増悪から14日を限度として，**急性期リハビリテーション加算**〔急リ加〕として，1単位につき**50点**を更に所定点数に加算する。

5 注1本文の規定にかかわらず，注1本文に規定する別に厚生労働大臣が定める患者〔告示4別表第9の6，p.649〕であって，要介護被保険者等以外のものに対して，必要があってそれぞれ発症，手術若しくは急性増悪又は最初に診断された日から150日を超えてリハビリテーションを行った場合は，1月**13単位**に限り，算定できるものとする。

6 注1本文の規定にかかわらず，注1本文

に規定する別に**厚生労働大臣が定める患者**〔告示4別表第9の6,p.649〕であって,入院中の要介護被保険者等に対して,必要があってそれぞれ発症,手術若しくは急性増悪又は最初に診断された日から150日を超えてリハビリテーションを行った場合は,1月**13単位**に限り,注1に規定する施設基準に係る区分に従い,次に掲げる点数を算定できるものとする。

イ 運動器リハビリテーション料（Ⅰ）（1単位）
- (1) 理学療法士による場合　　111点
- (2) 作業療法士による場合　　111点
- (3) 医師による場合　　　　　111点

ロ 運動器リハビリテーション料（Ⅱ）（1単位）
- (1) 理学療法士による場合　　102点
- (2) 作業療法士による場合　　102点
- (3) 医師による場合　　　　　102点

ハ 運動器リハビリテーション料（Ⅲ）（1単位）
- (1) 理学療法士による場合　　51点
- (2) 作業療法士による場合　　51点
- (3) 医師による場合　　　　　51点
- (4) (1)から(3)まで以外の場合　51点

7 注1本文に規定する別に**厚生労働大臣が定める患者**〔告示4別表第9の6,p.649〕（要介護被保険者等に限る）に対し,それぞれ発症,手術若しくは急性増悪又は最初に診断された日から,50日を経過した後に,引き続きリハビリテーションを実施する場合において,過去3月以内に**H003-4目標設定等支援・管理料**を算定していない場合には,所定点数の**100分の90**に相当する点数により算定する。 リ減

8 別に**厚生労働大臣が定める施設基準**〔告示4第9・1(11),p.1401〕に適合しているものとして地方厚生局長等に届け出た保険医療機関において,当該保険医療機関における診療報酬の請求状況,診療の内容に関するデータを継続して厚生労働省に提出している場合であって,注1本文に規定する別に**厚生労働大臣が定める患者**〔告示4別表第9の6,p.649〕であって入院中の患者以外のものに対してリハビリテーションを行った場合は,**リハビリテーションデータ提出加算**として,月1回に限り**50点**を所定点数に加算する。

【2024年改定による主な変更点】
(1) NDB・DPCデータでリハビリの実態を把握できるよう,リハビリを実施した**職種ごとの区分**が新設された。
(2) 介護リハビリ事業所へリハビリ計画を提供した場合に算定できたH003-3リハビリテーション計画提供料が廃止され,運動器リハビリテーション料において**介護保険の通所・訪問リハビリ事業所等との連携**が要件とされた。
(3) 他の医療機関への転医・転院に伴い,**移行先の医療機関にリハビリ実施計画書を提供する**ことが要件とされた。
(4) 専従の従事者が,リハビリ提供患者がいない時間帯に,**障害者総合支援法に規定する自立訓練（機能訓練）に従事**

しても差し支えないとされた。

(5) 【**新設**】「注4」**急性期リハビリテーション加算**：入院患者に対し,発症・手術・急性増悪から14日を限度に算定可。

→**運動器リハビリテーション料**　　摘要欄 p.1712

(1) 運動器リハビリテーション料は,別に厚生労働大臣が定める施設基準に適合しているものとして地方厚生（支）局長に届出を行った保険医療機関において算定するものであり,基本的動作能力の回復等を通して,実用的な日常生活における諸活動の自立を図るために,種々の運動療法,実用歩行訓練,日常生活活動訓練,物理療法,応用的動作能力,社会的適応能力の回復等を目的とした作業療法等を組み合わせて個々の症例に応じて行った場合に算定する。なお,マッサージや温熱療法などの物理療法のみを行った場合には第2章特掲診療料第9部処置の項により算定する。

(2) 運動器リハビリテーション料の対象となる患者は,特掲診療料の施設基準等別表第9の6（p.649）に掲げる患者であって,以下のいずれかに該当するものをいい,医師が個別に運動器リハビリテーションが必要であると認めるものである。

　ア **急性発症した運動器疾患又はその手術後の患者**とは,上・下肢の複合損傷（骨・筋・腱・靱帯,神経,血管のうち3種類以上の複合損傷）,脊椎損傷による四肢麻痺（1肢以上）,体幹・上・下肢の外傷・骨折,切断・離断（義肢）,運動器の悪性腫瘍等のものをいう。

　イ **慢性の運動器疾患により,一定程度以上の運動機能及び日常生活能力の低下を来している患者**とは,関節の変性疾患,関節の炎症性疾患,熱傷瘢痕による関節拘縮,運動器不安定症,糖尿病足病変等のものをいう。

(3) 運動器リハビリテーション料の所定点数には,徒手筋力検査及びその他のリハビリテーションに付随する諸検査が含まれる。

(4) 運動器リハビリテーション料は,医師の指導監督の下,理学療法士又は作業療法士の監視下により行われたものについて算定する。また専任の医師が,直接訓練を実施した場合にあっても,理学療法士又は作業療法士が実施した場合と同様に算定できる。

(5) 運動器リハビリテーション料を算定すべきリハビリテーションは,1人の従事者が1人の患者に対して重点的に個別的訓練を行う必要があると認められる場合であって,理学療法士又は作業療法士と患者が1対1で行うものとする。

　なお,当該リハビリテーションの実施単位数は,従事者1人につき1日18単位を標準とし,週108単位までとする。ただし,1日24単位を上限とする。また,当該実施単位数は,他の疾患別リハビリテーション及び集団コミュニケーション療法の実施単位数を合わせた単位数である。この場合にあって,当該従事者が心大血管疾患リハビリテーションを実施する場合には,実際に心大血管疾患リハビリテーションに従事した時間20分を1単位とみなした上で計算する。

(6) 運動器リハビリテーション料（Ⅲ）の届出を行った保険医療機関（専従する常勤の理学療法士が勤務している場合に限る）において,理学療法士及び作業療法士以外に,運動療法機能訓練技能講習会を受講するとともに,定期的に適切な研修を修了しているあん摩マッサージ指圧師等の従事者が訓練を行った場合については,当該療法を実施するに当たり,医師又は理学療法士が事前に指示を行い,かつ事後に当該療法に係る報告を受ける場合であって(1)から(5)までのいずれにも該当する場合に限り,運動器リハビリテーション料

(Ⅲ)の所定点数を算定できる。

(7) 運動器リハビリテーション料(Ⅱ)の届出を行った保険医療機関において，理学療法士及び作業療法士以外に，適切な運動器リハビリテーションに係る研修を修了したあん摩マッサージ指圧師等の従事者が訓練を行った場合については，当該療法を実施するに当たり，医師又は理学療法士が事前に指示を行い，かつ事後に当該療法に係る報告を受ける場合であって(1)から(5)までのいずれにも該当する場合に限り，運動器リハビリテーション料(Ⅲ)の所定点数を算定できる。

(8) 理学療法士又は作業療法士等が，車椅子上での姿勢保持が困難なために食事摂取等の日常生活動作の能力の低下を来した患者に対し，いわゆるシーティングとして，車椅子や座位保持装置上の適切な姿勢保持や褥瘡予防のため，患者の体幹機能や座位保持機能を評価した上で体圧分散やサポートのためのクッションや付属品の選定や調整を行った場合にも算定できる。ただし，単なる離床目的で車椅子上での座位をとらせる場合は算定できない。

(9) 運動器リハビリテーション料(Ⅰ)の届出を行った保険医療機関において，理学療法士及び作業療法士以外に，適切な運動器リハビリテーションに係る研修を修了したあん摩マッサージ指圧師等の従事者が訓練を行った場合については，当該療法を実施するに当たり，医師又は理学療法士が事前に指示を行い，かつ事後に当該療法に係る報告を受ける場合であって(1)から(5)までのいずれにも該当する場合に限り，運動器リハビリテーション料(Ⅲ)の所定点数を算定できる。

(10) 「注1」に規定する標準的算定日数は，発症，手術又は急性増悪の日が明確な場合はその日から150日以内，それ以外の場合は最初に当該疾患の診断がされた日から150日以内とする。

(11) 標準的算定日数を超えた患者の取扱いについては，H000心大血管疾患リハビリテーション料の(7)の例による。

(12) 「注2」に規定する早期リハビリテーション加算は，当該施設における運動器疾患に対する発症，手術又は急性増悪後早期からのリハビリテーションの実施について評価したものであり，入院中の患者又は入院中の患者以外の患者〔大腿骨頸部骨折の患者であって，当該保険医療機関を退院したもの又は他の保険医療機関を退院したもの（A246「注4」の地域連携診療計画加算を算定した患者に限る）に限る〕に対して1単位以上の個別療法を行った場合に算定できる。また，入院中の患者については，訓練室以外の病棟（ベッドサイドを含む）で実施した場合においても算定することができる。なお，特掲診療料の施設基準等別表第9の6第2号に掲げる患者については，手術を実施したもの及び急性増悪したものを除き，「注2」に規定する加算は算定できない。

(13) 「注3」に規定する初期加算は，当該施設における運動器疾患に対する発症，手術又は急性増悪後，より早期からのリハビリテーションの実施について評価したものであり，「注2」に規定する加算とは別に算定することができる。また，当該加算の対象患者は，入院中の患者又は入院中の患者以外の患者〔大腿骨頸部骨折の患者であって，当該保険医療機関を退院したもの又は他の保険医療機関を退院したもの（A246「注4」の地域連携診療計画加算を算定した患者に限る）に限る〕である。なお，特掲診療料の施設基準等別表第9の6第2号に掲げる患者については，手術を実施したもの及び急性増悪したものを除き，「注3」に規定する加算は算定できない。

(14) 入院中の患者以外の患者（大腿骨頸部骨折の患者であって他の保険医療機関を退院したもの）が「注2」又は「注3」に規定する加算を算定する場合にあっては，A246「注4」の地域連携診療計画加算の算定患者である旨を，診療報酬明細書の摘要欄に記載する。

(15) 「注4」に規定する急性期リハビリテーション加算は，当該施設における運動器疾患に対する発症，手術又は急性増悪後，重症患者に対するより早期からの急性期リハビリテーションの実施について評価したものであり，入院中の患者に対して「注2」及び「注3」に規定する加算とは別に算定することができる。なお，特掲診療料の施設基準等別表第9の6第2号に掲げる患者については，手術を実施したもの及び急性増悪したものを除き，「注4」に規定する加算は算定できない。

(16) 「注4」に規定する急性期リハビリテーション加算の対象患者と診療報酬明細書の摘要欄への記載については，H000心大血管疾患リハビリテーション料の(11)及び(12)の例による。

(17) 「注5」及び「注6」に掲げる標準的算定日数を超えてリハビリテーションを継続する患者について，月の途中で標準的算定日数を超えた場合においては，当該月における標準的算定日数を超えた日以降に実施された疾患別リハビリテーションが13単位以下である。

(18) 「注7」における「所定点数」とは，「注1」から「注6」までを適用して算出した点数である。

(19) 「注8」に規定するリハビリテーションデータ提出加算の取扱いは，H000心大血管疾患リハビリテーション料の(15)と同様である。

(20) 要介護認定を申請中の者又は介護保険法第62条に規定する要介護被保険者等であって，介護保険によるリハビリテーションへの移行を予定しているものについて，当該患者の同意が得られた場合に，利用を予定している指定通所リハビリテーション事業所等に対して，3月以内に作成したリハビリテーション実施計画書又はリハビリテーション総合実施計画書等を文書により提供する。利用を予定している指定通所リハビリテーション事業所等とは，当該患者，患者の家族等又は当該患者のケアマネジメントを担当する介護支援専門員を通じ，当該患者の利用の意向が確認できた指定通所リハビリテーション事業所等をいう。なお，この場合において，当該患者が，直近3月以内に目標設定等支援・管理料を算定している場合には，目標設定等支援・管理シートも併せて提供する。

(21) 運動器リハビリテーションを実施した患者であって，転医や転院に伴い他の保険医療機関でリハビリテーションが継続される予定であるものについて，当該患者の同意が得られた場合，当該他の保険医療機関に対して，3月以内に作成したリハビリテーション実施計画書又はリハビリテーション総合実施計画書等を文書により提供する。なお，この場合において，当該患者が，直近3月以内に目標設定等支援・管理料を算定している場合には，目標設定等支援・管理シートも併せて提供する。

（令6保医発0305・4）

●告示4 特掲診療料の施設基準等
別表第9の6 運動器リハビリテーション料の対象患者

1	上・下肢の複合損傷，脊椎損傷による四肢麻痺その他の急性発症した運動器疾患又はその手術後の患者
2	関節の変性疾患，関節の炎症性疾患その他の慢性の運動器疾患により，一定程度以上の運動機能及び

日常生活能力の低下を来している患者

事務連絡　運動器リハビリテーション料

問1　運動器不安定症の定義は何か。また，その診断は何を基準として行うか。

答　日本整形外科学会，日本運動器リハビリテーション学会及び日本臨床整形外科学会が示した「運動器不安定症の定義と診断基準」による定義及び診断基準を用いる。

問2　運動器不安定症に対して疾患別リハビリテーションを実施する場合，標準的算定日数の起算日はいつとすべきか。

答　運動器不安定症の急性増悪があった場合はその日とする。それ以外の場合は，運動器不安定症の診断が最初になされた時点を起算日とする。なお，最初に運動器不安定症と診断した際とは別の要件で新たに診断基準を満たした場合でも，新たに標準的算定日数を起算することはできない。

問3　運動器不安定症に対して疾患別リハビリテーションを実施する場合，運動器リハビリテーション料を算定すると考えてよいか。

答　原則として運動器リハビリテーション料を算定する。ただし，運動器不安定症と診断する際，診断基準のうち「運動機能低下を来す疾患」が「長期臥床後の運動器廃用」の既往又は罹患のみであった場合は，廃用症候群リハビリテーション料を算定する。また，運動器不安定症に対して廃用症候群リハビリテーション料を算定した患者について，その後，同一の保険医療機関において再び運動器不安定症を原因疾患としてリハビリテーションを開始する場合は，「運動機能低下を来す疾患」の該当状況にかかわらず廃用症候群リハビリテーション料を算定する。
(平28.3.31)

問4　脳血管疾患等リハビリテーション料・運動器リハビリテーション料の「注7」にて「所定点数の100分の90に相当する点数により算定する」とあるが，この所定点数の計算方法の取扱いについては，次のとおりでよいか。
例）　運動器リハビリテーション料（Ⅲ）85点を2単位実施した場合85点×90/100=77点（小数点以下は四捨五入）
　　　77点×2単位=154点　　算定点数：154点

答　そのとおり。

問5　運動器リハビリテーション料（Ⅰ）に係る届出を行っている保険医療機関において，関節の変性疾患，関節の炎症性疾患その他の慢性の運動器疾患により，一定程度以上の運動機能及び日常生活能力の低下を来している患者のうち，当該疾患の手術を行っていない患者に対して，運動器リハビリテーションを提供する場合は運動器リハビリテーション（Ⅰ）を算定できるか。

答　算定できる。
(平26.4.23，一部修正)

問6　あん摩マッサージ指圧師等が勤務しているが，理学療法士が勤務しているものとして運動器リハビリテーション料（Ⅱ）を届け出ている施設において，非常勤の理学療法士，作業療法士がリハビリテーションを行う場合，170点を算定できるか。また，専従の常勤従事者として届け出たものを含め，あん摩マッサージ指圧師等が算定できるのは運動器リハビリテーション料（Ⅲ）の点数（85点）になるのか。

答　理学療法士，作業療法士が行う場合は，運動器リハビリテーション料（Ⅱ）の点数を算定できる。あん摩マッサージ指圧師等が行う場合は，運動器リハビリテーション料（Ⅲ）の点数を算定する。

問7　「あん摩マッサージ指圧師等の従事者が訓練を行った場合については，当該療法を実施するに当たり，医師又は理学療法士が事前に指示を行い，かつ事後に当該療法に係る報告を受ける場合にあっては，所定点数の85点を算定できる」となっているが，毎回の訓練において指示が必要なのか，また事後報告については，実施記録への理学療法士のサイン等が必要なのか。

答　毎回の訓練に於いて，リハビリテーション実施計画及び患者の状態等に基づく指示が必要である。ただし，症状が安定しており，同じ療法を一定期間継続する場合などにおいては数日分まとめて指示をすることも可能である。
　また，事後報告に関し実施記録を利用する場合には，報告を受ける者による確認後のサインが必要である。

問8　運動器リハビリテーションに係る研修を修了し，理学療法士が勤務しているものとして運動器リハビリテーション料（Ⅱ）の届出が行われているあん摩マッサージ指圧師等の従事者が訓練を行う場合にも，毎回の訓練において医師又は理学療法士の事前の指示かつ事後の報告が必要か。

答　その通り。
(平18.3.31，一部修正)

問9　運動器リハビリテーション料については，発症，手術又は急性増悪から150日以内に限り算定できることとなっているが，「前腕骨骨折」でのリハビリテーションが終了し，「手関節不全拘縮」として治療を開始した場合は，当該日を新たな発症日として，新たな運動器リハビリテーション料を算定できるのか。

答　一般的には，「前腕骨骨折」のリハビリテーションは，手関節拘縮等の廃用性の疾患が発症しないように実施されるべきものであり，新たな疾患が発症したものとして取り扱うことは想定していない。

問10　運動器リハビリテーションを行っている傷病等について，患者が任意に診療を中止し，1月以上経過した後診療を再開する場合などは，初診として取扱い，新たな発症日となるのか。

答　患者の都合により診療を中止し，1月を経過した後診療を再開した場合でも，慢性疾患等明らかに同一の疾病又は負傷であると推測される場合には，再開日が初診日とはならない。また，同一の疾患等について運動器リハビリテーションを再開するのであれば，当該リハビリテーションの起算日は患者が診療を中止する前の当初の発症日等となる。
(平19.4.20)

問11　「膝の変形性関節症」での運動器リハビリテーションが終了した日以降，「脊椎疾患」や「隣接関節疾患」などで，新たな運動器リハビリテーション料を算定できるのか。

答　脊椎疾患等の傷病が新たに発症したものであれば算定できる。なお，脊椎疾患等の慢性的な疾患については，膝変形性関節症に対するリハビリテーションを実施中に既に発症していた可能性が高いことから，発症日を十分に確認する必要がある。

問12　運動器リハビリテーションについて，ある病変に対して手術を行い，後日抜釘等の手術を行った場合に，2度目以降の手術について新たに標準的算定日数の算定開始日とすることは可能か。

答　ある疾患に対する治療の一連の手術としてみなせる場合については不可。
(平20.3.28)

（編注）「急性期リハビリテーション加算」「リハビリテーションデータ提出加算」に関する事務連絡をH000に掲載。

参考　運動器リハビリテーション料の算定

① 関節拘縮がある場合のK476乳腺悪性腫瘍手術後の運動器リハビリテーション料の算定は，原則として認められる。
② 腋窩部郭清等を伴う次のK476乳腺悪性腫瘍手術後の運動器リハビリテーション料の算定は，原則として関節拘縮の傷病名がない場合であっても認められる。
　（1）「4」乳房部分切除術〔腋窩部郭清を伴うもの（内視鏡下によるものを含む）
　（2）「5」乳房切除術（腋窩鎖骨下部郭清を伴うもの）・胸筋切除を併施しないもの
　（3）「6」乳房切除術（腋窩鎖骨下部郭清を伴うもの）・胸筋切除を併施するもの
　（4）「7」拡大乳房切除術（胸骨旁，鎖骨上，下窩など郭清を併施するもの）
　（5）「9」乳輪温存乳房切除術（腋窩部郭清を伴うもの）
③ 腋窩部郭清等を伴わない次のK476乳腺悪性腫瘍手術後の運動器リハビリテーション料の算定は，原則として関節拘縮の傷病名がない場合は認められない。
　（1）「1」単純乳房切除術（乳腺全摘術）
　（2）「2」乳房部分切除術（腋窩部郭清を伴わないもの）
　（3）「3」乳房切除術（腋窩部郭清を伴わないもの）
　（4）「8」乳輪温存乳房切除術（腋窩部郭清を伴わないもの）
(令6.5.31 支払基金)

参考　運動器リハビリテーション料の対象疾患

問 運動器不安定症とはどのような状態か。
答 高齢化に伴って運動機能低下をきたす運動器疾患により，バランス能力及び移動歩行能力の低下が生じ，閉じこもり，転倒リスクが高まった状態とされている。診断基準は，下記の高齢化に伴って運動機能低下をきたす11の運動器疾患又は状態の既往があるか，又は罹患している者で，日常生活自立度ならびに運動機能が以下に示す機能評価基準(1)ならびに(2)に該当する者とされている（平18.4.12 日本整形外科学会，日本運動器リハビリテーション学会，日本臨床整形外科医会の見解。平28.3.1 日本整形外科学会ホームページより修正）。

【運動器機能低下をきたす11の運動器疾患又は状態】
①脊椎圧迫骨折及び各種脊柱変形（亀背，高度腰椎後弯・側弯など）
②下肢の骨折（大腿骨頸部骨折など）
③骨粗鬆症
④変形性関節症（股関節，膝関節など）
⑤腰部脊柱管狭窄症
⑥脊髄障害（頸部脊髄症，脊髄損傷など）
⑦神経・筋疾患
⑧関節リウマチ及び各種関節炎
⑨下肢切断後
⑩長期臥床後の運動器廃用
⑪高頻度転倒者

【機能評価基準】
(1) 日常生活自立度判定基準：ランクJ又はランクA
(2) 運動機能評価：下記の①又は②に該当する者
　①開眼片脚起立時間が15秒未満
　②3m Timed up-and-go（TUG）testが11秒以上
　　　　　　　（平28.4.4 全国保険医団体連合会）

H003　呼吸器リハビリテーション料

1　呼吸器リハビリテーション料（Ⅰ）（1単位）
　イ　理学療法士による場合　　　175点
　ロ　作業療法士による場合　　　175点
　ハ　言語聴覚士による場合　　　175点
　ニ　医師による場合　　　　　　175点
2　呼吸器リハビリテーション料（Ⅱ）（1単位）
　イ　理学療法士による場合　　　　85点
　ロ　作業療法士による場合　　　　85点
　ハ　言語聴覚士による場合　　　　85点
　ニ　医師による場合　　　　　　　85点

注1　別に厚生労働大臣が定める施設基準〔告示4第9・1(2)，p.1401〕に適合しているものとして地方厚生局長等に届け出た保険医療機関において，別に厚生労働大臣が定める患者〔告示4別表第9の7，p.652〕に対して個別療法であるリハビリテーションを行った場合に，当該基準に係る区分に従って，治療開始日から起算して90日を限度として所定点数を算定する。ただし，別に厚生労働大臣が定める患者〔告示4別表第9の8，p.639〕について，治療を継続することにより状態の改善が期待できると医学的に判断される場合その他の別に厚生労働大臣が定める場合〔告示4別表第9の9，p.639〕には，90日を超えて所定点数を算定することができる。

2　注1本文に規定する別に厚生労働大臣が定める患者〔告示4別表第9の7，p.652〕であって入院中のものに対してリハビリテーションを行った場合は，発症，手術若しくは急性増悪から7日目又は治療開始日のいずれか早いものから30日を限度として，早期リハビリテーション加算　早リ加　として，1単位につき25点を所定点数に加算する。

3　別に厚生労働大臣が定める施設基準〔告示4第9・1(9)，p.1401〕に適合しているものとして地方厚生局長等に届け出た保険医療機関において，注1本文に規定する別に厚生労働大臣が定める患者〔告示4別表第9の7，p.652〕であって入院中のものに対してリハビリテーションを行った場合は，発症，手術若しくは急性増悪から7日目又は治療開始日のいずれか早いものから起算して14日を限度として，初期加算　初期　として，1単位につき45点を更に所定点数に加算する。

4　別に厚生労働大臣が定める施設基準〔告示4第9・1(9)，p.1401〕に適合しているものとして地方厚生局長等に届け出た保険医療機関において，注1本文に規定する別に厚生労働大臣が定める患者〔告示4別表第9の7，p.652〕（入院中のものに限る）であって，リハビリテーションを実施する日において別に厚生労働大臣が定める患者〔告示4別表第9の10，p.639〕であるものに対してリハビリテーションを行った場合は，発症，手術又は急性増悪から7日目又は治療開始日のいずれか早いものから起算して14日を限度として，急性期リハビリテーション加算　急リ加　として，1単位につき50点を更に所定点数に加算する。

5　注1本文の規定にかかわらず，注1本文に規定する別に厚生労働大臣が定める患者〔告示4別表第9の7，p.652〕に対して，必要があって治療開始日から90日を超えてリハビリテーションを行った場合は，1月13単位に限り算定できるものとする。

6　別に厚生労働大臣が定める施設基準〔告示4第9・1(11)，p.1401〕に適合しているものとして地方厚生局長等に届け出た保険医療機関において，当該保険医療機関における診療報酬の請求状況，診療の内容に関するデータを継続して厚生労働省に提出している場合であって，注1本文に規定する別に厚生労働大臣が定める患者〔告示4別表第9の7，p.652〕であって入院中の患者以外のものに対してリハビリテーションを行った場合は，リハビリテーションデータ提出加算として，月1回に限り50点を所定点数に加算する。

【2024年改定による主な変更点】
(1) NDB・DPCデータでリハビリの実態を把握できるよう，リハビリを実施した職種ごとの区分が新設された。
(2) 対象患者に，大腸癌，卵巣癌，膵癌の手術前後の患者が含まれていることが明確化された。
(3) 他の医療機関への転医・転院に伴い，移行先の医療機関にリハビリ実施計画書を提供することが要件とされた。
(4) 【新設】「注4」急性期リハビリテーション加算：入院中の患者に対して，発症・手術・急性増悪から7日目又は治療開始日のいずれか早い日から14日を限度に算定可。

→呼吸器リハビリテーション料　　摘要欄　p.1712

(1) 呼吸器リハビリテーション料は，別に厚生労働大臣が定める施設基準に適合しているものとして地方厚生（支）局長に届出を行った保険医療機関において算定するものであり，呼吸訓練や種々の運動療法等を組み合わせて個々の症例に応じて行った場合に算定する。

(2) **呼吸器リハビリテーション料の対象となる患者**は，特掲診療料の施設基準等別表第9の7（p.652）に掲げる患者であって，以下のいずれかに該当するものをいい，医師が個別に呼吸器リハビリテーションが必要であると認めるものである。

　ア　**急性発症した呼吸器疾患の患者**とは，肺炎，無気肺等のものをいう。

　イ　**肺腫瘍，胸部外傷その他の呼吸器疾患又はその手術後の患者**とは，肺腫瘍，胸部外傷，肺塞栓，肺移植手術，慢性閉塞性肺疾患（COPD）に対するLVRS（Lung volume reduction surgery）等の呼吸器疾患又はその手術後の患者をいう。

　ウ　**慢性の呼吸器疾患により，一定程度以上の重症の呼吸困難や日常生活能力の低下を来している患者**とは，慢性閉塞性肺疾患（COPD），気管支喘息，気管支拡張症，間質性肺炎，塵肺，びまん性汎気管支炎（DPB），神経筋疾患で呼吸不全を伴う患者，気管切開下の患者，人工呼吸管理下の患者，肺結核後遺症等のものであって，次の(イ)から(ハ)までのいずれかの状態に該当するものをいう。

　　(イ)　息切れスケール（Medical Research Council Scale）で2以上の呼吸困難を有する状態

　　(ロ)　慢性閉塞性肺疾患（COPD）で日本呼吸器学会の重症度分類のⅡ以上の状態

　　(ハ)　呼吸障害による歩行機能低下や日常生活活動度の低下により日常生活に支障を来す状態

　エ　**食道癌，胃癌，肝臓癌，咽・喉頭癌，大腸癌，卵巣癌，膵癌等の手術前後の呼吸機能訓練を要する患者**とは，食道癌，胃癌，肝臓癌，咽・喉頭癌，大腸癌，卵巣癌，膵癌等の患者であって，これらの疾患に係る手術日から概ね1週間前の患者及び手術後の患者で呼吸機能訓練を行うことで術後の経過が良好になることが医学的に期待できる患者のことをいう。

(3) 呼吸器リハビリテーション料の所定点数には，D200からD204までに掲げる呼吸機能検査等，D223経皮的動脈血酸素飽和度測定及びその他のリハビリテーションに付随する諸検査及び呼吸機能訓練と同時に行ったJ024酸素吸入の費用が含まれる。

(4) 呼吸器リハビリテーション料は，医師の指導監督の下で行われるものであり，理学療法士，作業療法士又は言語聴覚士の監視下に行われたものについて算定する。また，専任の医師が，直接訓練を実施した場合にあっても，理学療法士，作業療法士又は言語聴覚士が実施した場合と同様に算定できる。

(5) 呼吸器リハビリテーション料を算定すべきリハビリテーションは，1人の従事者が1人の患者に対して重点的に個別的訓練を行う必要があると認められる場合であって，理学療法士，作業療法士又は言語聴覚士と患者が1対1で行うものとする。

なお，当該リハビリテーションの実施単位数は，従事者1人につき1日18単位を標準とし，週108単位までとする。ただし，1日24単位を上限とする。また，当該実施単位数は，他の疾患別リハビリテーション及び集団コミュニケーション療法の実施単位数を合わせた単位数である。この場合にあって，当該従事者が心大血管疾患リハビリテーションを実施する場合には，実際に心大血管疾患リハビリテーションに従事した時間20分を1単位とみなした上で計算する。

(6) **標準的算定日数を超えた患者の取扱い**については，H000心大血管疾患リハビリテーション料の(7)の例による。

(7) 「注2」に規定する**早期リハビリテーション加算**は，当該施設における呼吸器疾患の発症，手術若しくは急性増悪又は当該疾患に対する治療開始後早期からのリハビリテーションの実施について評価したものであり，入院中の患者に対して1単位以上の個別療法を行った場合に算定できる。また，訓練室以外の病棟（ベッドサイドを含む）で実施した場合においても算定することができる。なお，特掲診療料の施設基準等**別表第9の7第3号**に掲げる患者については，急性増悪したものを除き，「注2」に規定する加算は算定できない。

(8) 「注3」に規定する**初期加算**は，当該施設における呼吸器疾患の発症，手術若しくは急性増悪又は当該疾患に対する治療開始後，より早期からのリハビリテーションの実施について評価したものであり，入院中の患者に対して「注2」に規定する加算とは別に算定することができる。なお，特掲診療料の施設基準等**別表第9の7第3号**に掲げる患者については，急性増悪したものを除き，「注3」に規定する加算は算定できない。

(9) 「注4」に規定する**急性期リハビリテーション加算**は，当該施設における呼吸器疾患の発症，手術若しくは急性増悪又は当該疾患に対する治療開始後，重症患者に対するより早期からの急性期リハビリテーションの実施について評価したものであり，入院中の患者に対して「注2」及び「注3」に規定する加算とは別に算定することができる。なお，特掲診療料の施設基準等**別表第9の7第3号**に掲げる患者については，急性増悪したものを除き，「注4」に規定する加算は算定できない。

(10) 「注4」に規定する急性期リハビリテーション加算の対象患者と**診療報酬明細書**の摘要欄への記載については，H000心大血管疾患リハビリテーション料の(11)及び(12)の例による。

(11) 「注5」に掲げる**標準的算定日数を超えてリハビリテーションを継続する患者**について，月の途中で標準的算定日数を超えた場合においては，当該月における標準的算定日数を超えた日以降に実施された疾患別リハビリテーションが13単位以下である。

(12) 「注6」に規定するリハビリテーションデータ提出加算の取扱いは，H000心大血管疾患リハビリテーション料の(15)と同様である。

(13) 呼吸器リハビリテーションを実施した患者であって，転医や転院に伴い他の保険医療機関でリハビリテーションが継続される予定であるものについて，当該患者の同意が得られた場合，当該他の保険医療機関に対して，3月以内に作成したリハビリテーション実施計画書又はリハビリテーション総合実施計画書等を文書により提供する。なお，この場合において，当該患者が，直近3月以内に目標設定等支援・管理料を算定している場合には，目標設定等支援・管理シートも併せて提供する。

（令6保医発0305・4）

●告示4　特掲診療料の施設基準等

別表第9の7　呼吸器リハビリテーション料の対象患者

1　肺炎，無気肺，その他の急性発症した呼吸器疾患の患者

2　肺腫瘍，胸部外傷その他の呼吸器疾患又はその手術後の患者

3　慢性閉塞性肺疾患（COPD），気管支喘息その他

の慢性の呼吸器疾患により，一定程度以上の重症の呼吸困難や日常生活能力の低下を来している患者
4 食道癌，胃癌，肝臓癌，咽・喉頭癌，大腸癌，卵巣癌，膵癌等の手術前後の呼吸機能訓練を要する患者

事務連絡 呼吸器リハビリテーション料

問1 誤嚥性肺炎等，呼吸器疾患で言語聴覚士による呼吸訓練とともに摂食嚥下訓練（嚥下評価・食形態，姿勢，量等の記載）を併せて行った場合，呼吸器リハビリテーション料を算定してよいか。

答 呼吸器リハビリテーション料の算定要件を満たす場合において，算定可能。
(令2.3.31)

問2 呼吸器リハビリテーション料を算定するリハビリの前後に，D223経皮的動脈血酸素飽和度測定を行った場合，リハビリの前であるか後であるかを問わず経皮的動脈血酸素飽和度測定は算定できないのか。

答 そのとおり。呼吸器リハビリテーション料の所定点数には，D223経皮的動脈血酸素飽和度測定の費用が含まれるが，これは当該測定の実施がリハビリの前か後かを問わない。

問3 呼吸器リハビリテーション料を算定するリハビリを実施した日の，リハビリとは別の時間帯に行った酸素吸入の費用は，別に算定できるか。

答 できる。呼吸器リハビリテーション料の所定点数には，呼吸機能訓練と同時に行ったJ024酸素吸入の費用は含まれるが，呼吸機能訓練と別に行った酸素吸入の費用は同日であっても別に算定できる。
(平28.3.31)

問4 術前に呼吸器リハビリテーションを開始した場合，手術後の治療開始日を改めて標準的算定日数の算定開始日とできるのか。

答 可能である。
(平20.3.28)

問5 「疑義解釈資料」（上記「問4」）で「術前に呼吸器リハビリテーションを開始した場合，手術後の治療開始日を改めて標準的算定日数の算定開始日とできるのか」という問に対し「可能である」とある。これは平成28年4月以降も適用されるか。また，初期加算，早期リハビリテーション加算についても同様の取扱いとなるか。

答 標準的算定期間についての取扱いは変わらない。早期リハビリテーション加算及び初期加算について，術前のリハビリについては治療開始日から算定できる。術後のリハビリに係る早期リハビリテーション加算及び初期加算については，手術から7日又は治療開始日のいずれか早いものから30日及び14日に限り算定できる。
(平28.3.31)

問6 呼吸器リハビリテーション料の早期リハビリテーション加算を算定する場合，その期限について「発症，手術若しくは急性増悪から7日目又は治療開始日のいずれか早いものから30日に限り」とされているが，「発症，手術若しくは急性増悪から7日目又は治療開始日のいずれか早いもの」は当該30日の期間に含まれるか。

答 含まれる。
(平28.4.25)

参考 上腹部悪性腫瘍の開腹手術前後における呼吸器リハビリテーション料の算定は，原則として認められる。
(令6.2.29 支払基金)

（編注）「急性期リハビリテーション加算」「リハビリテーションデータ提出加算」に関する事務連絡をH000に掲載。

H003-2 リハビリテーション総合計画評価料

1 リハビリテーション総合計画評価料1
【リハ総評1】 300点
2 リハビリテーション総合計画評価料2
【リハ総評2】 240点

注1 1について，心大血管疾患リハビリテーション料（Ⅰ），脳血管疾患等リハビリテーション料（Ⅰ），脳血管疾患等リハビリテーション料（Ⅱ），廃用症候群リハビリテーション料（Ⅰ），廃用症候群リハビリテーション料（Ⅱ），運動器リハビリテーション料（Ⅰ），運動器リハビリテーション料（Ⅱ），呼吸器リハビリテーション料（Ⅰ），がん患者リハビリテーション料又は認知症患者リハビリテーション料に係る別に厚生労働大臣が定める施設基準〔告示4第9・1(2)，p.1401，第9・3の2(1)，p.1411，第9・3の3，p.1413〕に適合しているものとして地方厚生局長等に届出を行った保険医療機関において，医師，看護師，理学療法士，作業療法士，言語聴覚士等の多職種が共同してリハビリテーション計画を策定し，当該計画に基づき心大血管疾患リハビリテーション料，呼吸器リハビリテーション料，がん患者リハビリテーション料若しくは認知症患者リハビリテーション料を算定すべきリハビリテーションを行った場合又は介護リハビリテーションの利用を予定している患者以外の患者に対し，脳血管疾患等リハビリテーション料，廃用症候群リハビリテーション料又は運動器リハビリテーション料を算定すべきリハビリテーションを行った場合に，患者1人につき1月に1回に限り算定する。

2 2について，脳血管疾患等リハビリテーション料（Ⅰ），脳血管疾患等リハビリテーション料（Ⅱ），廃用症候群リハビリテーション料（Ⅰ），廃用症候群リハビリテーション料（Ⅱ），運動器リハビリテーション料（Ⅰ）又は運動器リハビリテーション料（Ⅱ）に係る別に厚生労働大臣が定める施設基準〔告示4第9・1(2)，p.1401〕に適合しているものとして地方厚生局長等に届出を行った保険医療機関において，医師，看護師，理学療法士，作業療法士，言語聴覚士等の多職種が共同してリハビリテーション計画を策定し，当該計画に基づき，介護リハビリテーションの利用を予定している患者に対し，脳血管疾患等リハビリテーション料，廃用症候群リハビリテーション料又は運動器リハビリテーション料を算定すべきリハビリテーションを行った場合に，患者1人につき1月に1回に限り算定する。

3 当該保険医療機関の医師，看護師，理学療法士，作業療法士又は言語聴覚士が，患家等を訪問し，当該患者（A308回復期リハビリテーション病棟入院料を算定する患者に限る）の退院後の住環境等を評価した上で，当該計画を策定した場合に，**入院時訪問指導加算**として，入院中1回に限り，**150点**を所定点数に加算する。

4 脳血管疾患等リハビリテーション料（Ⅰ）又は脳血管疾患等リハビリテーション料（Ⅱ）に係る別に厚生労働大臣が定める施設基準〔告示4第9・1(2)，p.1401〕に適合しているものとして地方厚生局長等に届出を行った保険医療機関において，別に厚生労

働大臣が定める患者〔告示4第9・1⑿，p.654〕に対して，当該保険医療機関の医師，理学療法士又は作業療法士が運動量増加機器を用いたリハビリテーション計画を策定し，当該機器を用いて，脳血管疾患等リハビリテーション料を算定すべきリハビリテーションを行った場合に，**運動量増加機器加算**として，月1回に限り**150点**を所定点数に加算する。

→リハビリテーション総合計画評価料　摘要欄 p.1713

(1) リハビリテーション総合計画評価料は，定期的な医師の診察及び運動機能検査又は作業能力検査等の結果に基づき医師，看護師，理学療法士，作業療法士，言語聴覚士，社会福祉士等の多職種が共同してリハビリテーション総合実施計画書を作成し，これに基づいて行ったリハビリテーションの効果，実施方法等について共同して評価を行った場合に算定する。

(2) 医師及びその他の従事者は，共同してリハビリテーション総合実施計画書を作成し，その内容を患者に説明の上交付するとともに，その写しを**診療録等**に添付する。

(3) 「注1」及び「注2」における介護リハビリテーションの利用を予定している患者とは，介護保険法第62条に規定する要介護被保険者等であって，各疾患別リハビリテーション料に規定する標準的算定日数の3分の1を経過した期間にリハビリテーションを実施している患者をいう。

(4) リハビリテーション総合実施計画書の様式については，以下のいずれかを患者の状態等に応じ選択する。患者の理解に資する記載となるよう，十分配慮する。
　ア　**別紙様式23**又はこれに準じた様式
　イ　**別紙様式21の6**又はこれに準じた様式に，(イ)から(ヘ)までの全ての項目及び(ト)から(ヲ)までのうちいずれか1項目以上を組み合わせて記載する様式〔回復期リハビリテーション病棟入院料1を算定する患者については，必ず(ヌ)を含める〕
　　(イ) 疾患別リハビリテーション開始前の日常生活動作の状況
　　(ロ) FIMを用いた評価
　　(ハ) 前回計画書作成時からの改善・変化
　　(ニ) 今後1ヶ月のリハビリテーションの目標，リハビリテーションの頻度，方針及び留意点
　　(ホ) 疾患別リハビリテーションの実施に当たり，医師，看護職員，理学療法士，作業療法士，言語聴覚士，その他の従事者が担う具体的内容に係るもの
　　(ヘ) 今後十分なリハビリテーションを実施しない場合に予想される状態の変化
　　(ト) 疾患別リハビリテーション終了後のリハビリテーションの提供の必要性及び必要な場合の具体的なリハビリテーションの内容
　　(チ) 病棟における日常生活動作の状況（入院患者に対し，リハビリテーション総合計画評価料を算定する場合のみ記載することができる）
　　(リ) 関節可動域，筋力，持久力，変形，関節不安定性，運動機能発達に係る障害，麻痺等，個々の運動機能障害における重症度の評価
　　(ヌ) 身長，体重，BMI（Body Mass Index），栄養補給方法（経口，経管栄養，静脈栄養）等に基づく患者の栄養状態の評価に係るもの（栄養障害等の状態にある患者については，必要栄養量，総摂取栄養量等も踏まえた評価を行う。なお，嚥下調整食を必要とする患者については，栄養障害等の有無にかかわらず，当該嚥下調整食の形態に係る情報として，日本摂食嚥下リハビリテーション学会の分類コードも必ず記載する）
　　(ル) リハビリテーションの観点から，家庭や病棟において，患者自ら行うことが望ましい訓練
　　(ヲ) FAI（Frenchay Activities Index），LSA（Life-Space Assessment），日本作業療法士協会が作成する生活行為向上アセスメント，ロコモ25〔平成22年厚生労働科学研究費補助金疾病・障害対策研究分野長寿科学総合研究「運動器機能不全（ロコモティブシンドローム）の早期発見ツールの開発」において作成されたもの〕又は老研式活動能力指標のいずれかを用いた患者の心身機能又は活動の評価に係るもの

(5) 「注3」に掲げる入院時訪問指導加算は，**A308**回復期リハビリテーション病棟入院料を算定する患者について，当該病棟への入院日前7日以内又は入院後7日以内に当該患者の同意を得て，医師，看護師，理学療法士，作業療法士又は言語聴覚士のうち1名以上が，必要に応じて社会福祉士，介護支援専門員又は介護福祉士等と協力して，退院後生活する患家等を訪問し，患者の病状，退院後生活する住環境（家屋構造，室内の段差，手すりの場所，近隣の店までの距離等），家族の状況，患者及び家族の住環境に関する希望等の情報収集及び評価を行った上で，リハビリテーション総合実施計画を作成した場合に，入院中に1回に限り算定する。

(6) 当該加算を算定する場合には，入院前に訪問した場合は入院した日の属する月に算定し，入院後に訪問した場合は訪問日の属する月に算定する。

(7) なお，ここでいう退院後生活する患家等には，他の保険医療機関，介護老人保健施設又は当該加算を算定する保険医療機関に併設されている介護保険施設等は含まれない。

(8) 当該加算を算定する場合には，**別紙様式42**（p.655）又はこれに準ずる様式を用いて評価書を作成するとともに，その写しを**診療録**に添付する。

(9) 「注4」に掲げる運動量増加機器加算は，脳卒中又は脊髄障害の急性発症に伴う上肢又は下肢の運動機能障害を有する患者（脳卒中又は脊髄障害の再発によるものを含む）に対して，医師，理学療法士又は作業療法士のうち1名以上が，患者の運動機能障害の状態を評価した上で，脳血管疾患等リハビリテーションに運動量増加機器を用いることが適当と判断した場合であって，当該機器を用いたリハビリテーション総合実施計画を作成した場合に，1回に限り算定する。ただし，当該機器の使用に有効性が認められ，継続すべき医学的必要性が認められる場合に限り，発症日から起算して2月を限度として月1回に限り算定できる。なお，この場合においては，医学的な必要性について**診療報酬明細書**の摘要欄に記載する。

(10) 当該加算を算定する場合には，適応疾患，発症年月日，運動障害に係る所見，使用する運動量増加機器の名称及び実施期間の予定をリハビリテーション総合実施計画書に記載し，その写しを**診療録等**に添付する。

（令6保医発0305・4）

●告示4　特掲診療料の施設基準等

第9　1⑿　リハビリテーション総合計画評価料の注4に規定する患者

(別紙様式42)

入院時訪問指導に係る評価書

1．基本情報　　作成日　年　月　日

患者氏名		男・女	生年月日	年　月　日（　歳）
訪問日	年　月　日		入院日	年　月　日
訪問先種別			訪問先住所	
訪問者職種			訪問者氏名	
同行者職種・氏名	職種：　　　氏名：			
	職種：　　　氏名：			
	職種：　　　氏名：			

3．住環境の状況の分かる作図や写真を添付
（作成，添付することが望ましい）

■作図の場合，全体間取りと段差・手すりを記入した上で，解決課題箇所を丸で囲むこと

[記入上の注意]
1．訪問先種別は自宅，特別養護老人ホーム，有料老人ホーム等を記入すること。
2．退院後生活する住環境は，家屋構造，室内の段差，手すりの場所，近隣の店までの距離等を含めて，リハビリテーション総合実施計画立案に必要な情報を記入すること。

（参考）作図の場合

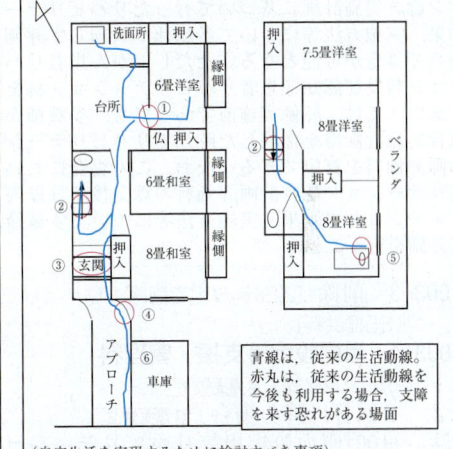

2．情報収集及び評価

患者の病状や障害像	■退院時ADL予後：主な移動方法（　　　　）→自立・要介助・全介助 ■認知症の有・無
家族の状況	
退院後生活する住環境の状況	■主な居室（　　　　）と主たる移動場所（　　　　） ■室内の段差：無・有り（場所　　　　）　■手すり：無・あり（場所　　　　） ■近隣の店までの距離（　　　m）
患者，家族の住環境に関する希望等	
その他（食事，整容，入浴，排泄，介護状況，移動手段等の特記事項）	
コメント・評価（解決すべき住環境課題について記入）	

青線は，従来の生活動線。赤丸は，従来の生活動線を今後も利用する場合，支障を来す恐れがある場面

（自宅生活を実現するために検討すべき事項）
①幅80cm，車いすは困難。歩行移動が必要
②階段10段。手すり右にしかない。
③1段差20cm。改修は困難な見込。上がる能力が必要。
④ここだけ，手すりが付けられない空白部分。避ける動線にすべき。
⑤ベッドの向きを反対にし突っ張り棒を導入すると，自力で起居できる可能性が高まる。
⑥アプローチは石畳。車いす移動は困難。デイケアの送迎車に乗るため，介助歩行の獲得が必要。

脳卒中又は脊髄障害の急性発症に伴う上肢又は下肢の運動機能障害を有する患者であって，発症日から起算して60日以内のもの

事務連絡　リハビリテーション総合計画評価料

問1　運動量増加機器加算について，H003-2リハビリテーション総合計画評価料の中に「運動量増加機器」が示されたが，これは具体的にどのような機器が含まれるのか。
答　保医発通知「特定診療報酬算定医療機器の定義等について」の定義に適合する医療機器が該当する。（令2.3.31）

問2　H003-2「注3」入院時訪問指導加算は，入院起算日が変わらない再入院の場合でも算定可能か。
答　当該病棟への入院日前7日以内又は入院後7日であれば算定可能。入院起算日が変わらない再入院の場合は算定できない。（平26.3.31）

問3　入院時訪問指導加算における訪問は，回復期リハビリテーション病棟に配置されている専従者が行うのか。
答　当該保険医療機関に勤務する者が行う。なお，病棟専従配置のものが行うことは不可。

問4　「注4」において，リハビリテーション計画提供料の「2」を算定した患者であっても，外来における早期リハビリテーション加算，初期加算の算定終了後であれば，患者の紹介を受けた保険医療機関はリハビリテーション総合計画評価料を算定できるのか。
答　算定できる。（平26.4.4，一部修正）

問5　入院時訪問指導加算は，4月1日～7日までの入院患者に対して3月25日～31日に訪問した場合にも，算定要件を満たすのか。
答　満たす。（平26.4.23）

問6　運動器リハビリテーション料（Ⅱ）を届け出た医療機関において，脳血管疾患等リハビリテーション料（Ⅲ）を算定する患者に対してリハビリテーション総合計画評価料は算定できるか。
答　算定できない。（平18.4.28，一部修正）

問7　リハビリテーション総合計画評価料は「適切な研修を修了しているあん摩マッサージ指圧師等の従事者」が医師の監督の下でリハビリテーション総合実施計画書を作成した場合には算定できるのか。
答　医師とあん摩マッサージ指圧師等の従事者が共同して作成している場合については，その他の算定条件も満たしていれば算定できる。

問8　リハビリテーション総合計画評価料は算定できる期間に上限はないのか。
答　上限はない。算定要件を満たすリハビリテーション総合実施計画書を作成して，患者に交付した場合にはリハビリテーションの開始時期や実施期間にかかわらず算定できる。従って，標準的算定日数の上限を超えても（1月に13単位に限り算定できる場合を含む）引き続き算定できる。

問9　月の途中で転院した場合，リハビリテーション総合計画評価料の算定はどのようになるか。
答　算定要件を満たせば，転院前及び転院先の保険医療機関において，それぞれ算定できる。
(平20.3.28，一部改正)

問10　リハビリテーション総合計画評価料は，多職種が共同してリハビリテーション総合実施計画を作成し，これに基づいて行ったリハビリテーションの効果，実施方法等について共同して評価を行った場合に算定するとされており，また，がん患者リハビリテーション・認知症患者リハビリテーションを行う際にリハビリテーション総合計画評価料を算定するとされているが，がん患者リハビリテーション及び認知症患者リハビリテーションの開始時であって，リハビリテーションの効果や実施方法について共同して評価を行っていない段階であっても算定できるのか。
答　リハビリテーション総合計画評価料は，リハビリテーション総合実施計画に基づいて行ったリハビリテーションの効果，実施方法等について多職種が共同して評価を行った時点で算定が可能となる。ただし，がん患者リハビリテーション料及び認知症患者リハビリテーション料を算定するにあたっては，評価実施前であっても，多職種が共同して総合実施計画書を作成した時点でリハビリテーション総合計画評価料を算定できる。なお，この場合において，リハビリテーション総合計画評価料の算定後7日以内にリハビリテーションの効果，実施方法等について多職種が共同して評価を行うこと。
(令6.3.28)

H003-3　削除〔2024年改定で削除：リハビリテーション計画提供料〕

H003-4　**目標設定等支援・管理料**
1　初回の場合　[目標支管1]　250点
2　2回目以降の場合　[目標支管2]　100点
注　H001脳血管疾患等リハビリテーション料，H001-2廃用症候群リハビリテーション料又はH002運動器リハビリテーション料を算定すべきリハビリテーションを実施している要介護被保険者等である患者に対し，必要な指導等を行った場合に，3月に1回に限り算定する。

→目標設定等支援・管理料
(1) 目標設定等支援・管理料は，要介護被保険者等に対するリハビリテーションの実施において，定期的な医師の診察，運動機能検査又は作業能力検査等の結果，患者との面接等に基づき，医師，看護師，理学療法士，作業療法士，言語聴覚士，社会福祉士等の多職種が患者と共同して，個々の患者の特性に応じたリハビリテーションの目標設定と方向付けを行い，またその進捗を管理した場合に算定する。
(2) 医師及びその他の従事者は，共同して目標設定等支援・管理シート（**別紙様式23の5**又はこれに準じた様式）を作成し，患者に交付し，その写しを**診療録等**に添付する。
(3) 医師は，作成した目標設定等支援・管理シートに基づき，少なくとも次に掲げる内容について，医師が患者又は患者の看護に当たる家族等（以下この区分番号において「患者等」という）に対して説明する。また，説明を受けた患者等の反応を踏まえ，必要に応じて適宜，リハビリテーションの内容を見直す。
　ア　説明時点までの経過
　イ　当該保険医療機関における治療開始時及び説明時点のADL評価（BI又はFIMによる評価の得点及びその内訳を含む）
　ウ　説明時点における患者の機能予後の見通し
　エ　当該患者の生きがい，価値観等に対する医師及びその他の従事者の理解や認識及び**ウ**の機能予後の見通し等を踏まえ，どのような活動，社会参加の実現を目指してリハビリテーションを行っているか又は行う予定か。
　オ　現在実施している，又は今後実施する予定のリハビリテーションが，それぞれ**エ**の目標にどのように関係するか。
(4) 医師は，(3)の説明について，その内容，当該説明を患者等がどのように受け止め，どのように反応したかについて**診療録**に記載する。
(5) 当該患者が，以後，介護保険によるリハビリテーション等のサービスの利用が必要と思われる場合には，必要に応じて介護支援専門員と協力して，患者等に介護保険による訪問リハビリテーション，通所リハビリテーション等を提供する事業所（当該保険医療機関を含む）を紹介し，見学，体験（入院中の患者以外の患者に限る）を提案する。
(令6保医発0305・4)

事務連絡　目標設定支援・管理料
問1　目標設定等支援・管理料を算定した患者に対して介護保険のリハビリテーションを紹介した場合，体験等の目的で介護保険のリハビリテーションを1月に5日を超えない範囲で受けても，引き続き医療保険のリハビリテーションを算定することが可能とされているが，介護予防通所リハビリテーションのように月額で算定されるリハビリテーションはどのように解釈するべきか。
答　支払いの方式にかかわらず，当該患者が介護保険のリハビリテーションを受けた日数が1月に5回を超えないことが要件である。なお，目標設定等支援・管理料を算定した患者に介護保険のリハビリテーションを紹介した医療機関は，紹介先の事業所への照会等によって，当該患者による介護保険のリハビリテーションの利用が暦月で5日を超えたことがあるかを把握し，当該患者を他の保険医療機関に紹介する場合等にも当該情報が引き継がれるよう留意する。
問2　目標設定等・支援管理料とリハビリテーション総合計画評価料は同一月に併算定できるか。
答　できる。
(平28.3.31)
問3　「医療保険と介護保険の給付調整に関する留意事項及び医療保険と介護保険の相互に関連する事項等について」によると，「目標設定等支援・管理料を算定してから3月以内に，当該支援によって紹介された事業所において介護保険におけるリハビリテーションを体験する目的で，同一の疾患について医療保険におけるリハビリテーションを行った日以外に1月に5日を超えない範囲で介護保険におけるリハビリテーションを行った場合は，医療保険における疾患別リハビリテーションから介護保険におけるリハビリテーションへ移行したものとはみなさない」とされているが，こうした取扱いとできるのはどの程度の期間か。
答　当該取扱いは，介護保険におけるリハビリテーションを体験する目的であることから，一か所の通所リハビリテーション事業所につき3月を超えることができない。
(平28.4.25)
問4　H001脳血管疾患等リハビリテーション料「注7」等においては，要介護被保険者等である患者に対し，標準的算定日数の3分の1を経過した後に要介護被保険者等に対し引き続きリハビリテーションを実施する場合において，過去3月以内に目標設定等・支援管理料を算定していない場合に100分の90に相当する点数により算定することとされている。ここでいう「過去3月以内に算定していない場合」とは，具体的にどのような場合をいうのか。
答　リハビリテーション料を算定する月の前月を1月目と数えた上で，3月目の初日以降に目標設定等支援・管理料を算定していない場合が該当し，例えば，以下の期間に算定していない場合をいう。
例1）10月1日に脳血管疾患等リハビリテーションを算定する場合：7月1日～10月1日
例2）10月25日に脳血管疾患等リハビリテーションを算定する場合：7月1日～10月25日
(平28.9.15)

(別紙様式23の5)

目標設定等支援・管理シート

作成日　　年　　月　　日
説明・交付日　　年　　月　　日

患者氏名：　　　　　　　　生年月日：　　年　　月　　日

1. 発症からの経過（リハビリテーション開始日：　　年　　月　　日）

2. ADL評価（Barthel Index またはFIMによる評価）（リハビリ開始時及び現時点）

（Barthel Index の場合）

	リハビリテーション開始時点			現時点		
	自立	一部介助	全介助	自立	一部介助	全介助
食事	10	5	0	10	5	0
移乗	15	10　5	0	15	10　5	0
整容	5	0	0	5	0	0
トイレ動作	10	5	0	10	5	0
入浴	5	0	0	5	0	0
平地歩行	15	10　5	0	15	10　5	0
階段	10	5	0	10	5	0
更衣	10	5	0	10	5	0
排便管理	10	5	0	10	5	0
排尿管理	10	5	0	10	5	0
	合計（0-100点）		点	合計（0-100点）		点

FIMによる評価の場合

大項目	中項目	小項目	リハビリテーション開始時点 得点	現時点 得点
運動	セルフケア	食事		
		整容		
		清拭・入浴		
		更衣（上半身）		
		更衣（下半身）		
		トイレ		
	排泄	排尿コントロール		
		排便コントロール		
	移乗	ベッド，椅子，車椅子		
		トイレ		
		浴槽・シャワー		
	移動	歩行・車椅子		
		階段		
		小計		
認知	コミュニケーション	理解		
		表出		
	社会認識	社会交流		
		問題解決		
		記憶		
		小計		
		合計		

3. 現在リハビリテーションの目標としているもの，及び現在のリハビリテーションの内容との関連

	目標としているもの	関連する現在のリハビリテーションの内容
心身機能		
活動		
社会参加		

4. 今後の心身機能，活動及び社会参加に関する見通し

・医師の説明の内容

・患者の受け止め

5. 介護保険のリハビリテーションの利用の見通し（あり・なし）
　介護保険のリハビリテーションサービス等の紹介の必要性（あり・なし）
　紹介した事業所名

事業所名	連絡方法	備考（事業所の特徴等）

説明医師署名：　　　　　　　　　患者又は家族等署名：

［記載上の注意］
1. 本シートの交付，説明は，リハビリテーション実施計画書又はリハビリテーション総合実施計画書の交付，説明と一体として行って差し支えない。
2. 「今後の見通し」について，必要な場合は，「今後のリハビリテーションが順調に進んだ場合」等の前提をおき，場合分けごとに記載してもよい。
3. 「現在のリハビリテーションの目標」は，医師及びその他の従事者が記載した後，本シートの説明を通じて患者又は家族等と面談し，患者の価値観等を踏まえてよりよい目標設定ができると考えた場合は，赤字で追加，修正する等してよい。

問5 目標設定等支援・管理料は，3月に1回に限り算定可能とされているが，継続して算定が必要な場合に，いつから算定可能となるのか。

答 目標設定等支援・管理料を継続して算定する必要がある場合には，直近の算定日が属する月を1月目と数えた上で，4月目の初日以降に算定可能であり，例えば，以下のとおり算定可能である。
例1) 7月1日に目標設定等・支援管理料を算定した場合
　　　10月1日以降に再度算定可能
例2) 7月25日に目標設定等・支援管理料を算定した場合
　　　10月1日以降に再度算定可能

問6 目標設定等支援・管理料を算定した上で，脳血管疾患等リハビリテーションを実施している患者に，骨折等別の疾患別リハビリテーションを必要とする疾患が生じた場合に，目標設定等支援・管理料「初回の場合」を再算定することが可能か。

答 可能である。ただし，リハビリテーションを必要とする疾患が2つ以上にわたる患者であっても，患者の状態を総合的に勘案した目標設定等支援・管理料が行われることが適切であり，「初回の場合」を再算定した後に，継続して目標設定等支援・管理料（2回目以降の場合）の算定が必要な場合は，3月に1回の算定に限られる。　　(平28.9.15)

問7 目標設定等支援・管理料を算定している患者が，他の保険医療機関へ転院する場合，転院先の保険医療機関で目標設定等支援・管理料の「初回の場合」を算定可能か。

答 算定要件を満たしている場合には算定可能。目標設定等支援・管理料は，脳血管疾患等リハビリテーションを実施している要介護被保険者等である患者に対し，必要な指導等を行った場合に，3月に1回に限り算定可能となっているが，転院の場合に限り，転院元の保険医療機関での算定から3月を経過していなくとも差し支えない。

問8 以下の①，②の場合，それぞれいつから目標設定等支援・管理料を算定可能か。
①介護保険を申請後，患者の元へ認定通知が届くまでに，リハビリテーションの標準的算定日数の3分の1を経過し，その間に当該患者へリハビリテーションの実施が必要となった場合
②リハビリテーションの標準的算定日数の3分の1を経過後に介護保険の申請を行い，患者の元へ認定通知が届くまでに，当該患者へリハビリテーションの実施が必要となった場合

答 目標設定等支援・管理料は，要介護被保険者等に対し，脳血管疾患等リハビリテーション等を実施する場合の目標設定等の取り組みについて評価したものであり，患者が要介護被保険者等である旨の通知を受け取るなどして，その事実を知り得た日から，この取り組みが行われることを想定している。したがって，①，②のいずれの場合においても，市区町村による要介護認定・要支援認定等結果通知書の通知日から速やかに目標設定等支援・管理料を算定することが可能である。なお，標準的算定日数の3分の1を経過後に，疾患別リハビリテーションを実施する際の，過去3月以内に目標設定等支援・管理料を算定していないことによる減算については，要介護認定・要支援認定等結果通知書の通知日が属する月及びその翌月に行った疾患別リハビリテーションについては，適用されない。　　(平29.3.31)

H004　摂食機能療法（1日につき）
1　30分以上の場合　　　　　　　185点
2　30分未満の場合　　　　　　　130点
注1　1については，摂食機能障害を有する患者に対して，1月に4回に限り算定する。ただし，治療開始日から起算して3月以内の患者については，1日につき算定できる。
　2　2については，脳卒中の患者であって，摂食機能障害を有するものに対して，脳卒中の発症から14日以内に限り，1日につき算定できる。
　3　別に厚生労働大臣が定める施設基準〔告示4第9・1の2, p.1408〕に適合しているものとして地方厚生局長等に届け出た保険医療機関において，摂食機能又は嚥下機能の回復に必要な指導管理を行った場合は，**摂食嚥下機能回復体制加算**として，当該基準に係る区分に従い，患者（ハについては，療養病棟入院料1又は療養病棟入院料2を現に算定しているものに限る）1人につき週1回に限り次に掲げる点数を所定点数に加算する。
　　イ　摂食嚥下機能回復体制加算1　　210点
　　ロ　摂食嚥下機能回復体制加算2　　190点
　　ハ　摂食嚥下機能回復体制加算3　　120点

→**摂食機能療法**　　　　　　　摘要欄 p.1713
(1) 摂食機能療法は，摂食機能障害を有する患者に対して，個々の患者の症状に対応した診療計画書に基づき，医師，歯科医師又は医師若しくは歯科医師の指示の下に言語聴覚士，看護師，准看護師，歯科衛生士，理学療法士若しくは作業療法士が1回につき30分以上訓練指導を行った場合に限り算定する。なお，摂食機能障害者とは，以下のいずれかに該当する患者をいう。
　ア　発達遅滞，顎切除及び舌切除の手術又は脳卒中等による後遺症により摂食機能に障害があるもの
　イ　内視鏡下嚥下機能検査又は嚥下造影によって他覚的に嚥下機能の低下が確認できるものであって，医学的に摂食機能療法の有効性が期待できるもの

(2) 摂食機能療法の実施に当たっては，摂食機能療法に係る計画を作成し，医師は定期的な摂食機能検査をもとに，その効果判定を行う必要がある。なお，治療開始日並びに毎回の訓練内容，訓練の開始時間及び終了時間を**診療録等**に記載する。

(3) 摂食機能療法を算定する場合は，**診療報酬明細書**の摘要欄に疾患名及び当該疾患に係る摂食機能療法の治療開始日を記載する。

(4) 医師又は歯科医師の指示の下に言語聴覚士，看護師，准看護師又は歯科衛生士が行う嚥下訓練は，摂食機能療法として算定できる。

(5) 「2」については，脳卒中の発症後14日以内の患者に対し，15分以上の摂食機能療法を行った場合に算定できる。なお，脳卒中の発症後14日以内の患者であっても，30分以上の摂食機能療法を行った場合には「1」を算定できる。

(6) 当該患者の転院時又は退院時には，患者又はその家族等に対して，嚥下機能の状態の説明並びに誤嚥予防のための食事内容及び摂食方法の指導を行うとともに，転院後又は退院後の摂食機能療法を担う他の保険医療機関等の医師及びその他の職種に対して，患者の嚥下機能の状態並びに患者又はその家族等への説明及び指導の内容について情報提供を行う。

(7) 「注3」に掲げる摂食嚥下機能回復体制加算は，摂食機能及び嚥下機能の回復の支援に係る専門知識を有した多職種により構成されたチーム（以下「摂食嚥下支援チーム」という）等による対応によって摂食機能又は嚥下機能の回復が見込まれる患者に対して，多職種が共同して必要な指導管理を行った場合に算定できる。

(8) 「注3」に掲げる摂食嚥下機能回復体制加算は，以下のアからウまでの要件をいずれも満たす場合に算定する。
　ア　摂食嚥下支援チーム等による対応を開始する際に

は，当該患者の診療を担う医師，看護師等と共同の上，当該チーム等により，内視鏡下嚥下機能検査又は嚥下造影の結果に基づいて摂食嚥下支援計画書を作成する。なお，すでに摂食機能療法を実施中であり，当該計画書が作成されている場合には，当該チーム等により見直しを行うこととしても差し支えない。当該計画書について，その内容を患者又はその家族等に説明の上交付するとともに，その写しを**診療録等**に添付する。

イ アを実施した患者について，月に1回以上，内視鏡下嚥下機能検査又は嚥下造影を実施する。当該検査結果等を踏まえて，摂食嚥下支援チーム等により，摂食嚥下支援計画書等の見直しに係るカンファレンスを週に1回以上行う。

ウ 摂食嚥下支援チームは，カンファレンスの結果に基づき，摂食嚥下支援計画書の見直し，嚥下調整食の見直し（嚥下機能の観点から適切と考えられる食事形態に見直すことや量の調整を行うことを含む）及び摂食方法の調整や口腔管理等の見直しを行い，患者又はその家族等への指導管理を行う。カンファレンスの結果を踏まえて計画書等の見直しを行った際には，見直しの要点を**診療録等**に記載する又は計画書の写しを**診療録等**に添付する。

(9) 「注3」に掲げる摂食嚥下機能回復体制加算を算定する場合は，当該患者の摂食機能療法の効果や進捗状況，内視鏡下嚥下機能検査又は嚥下造影の結果及びカンファレンスの概要を**診療録等**に記載又は添付する。また，内視鏡下嚥下機能検査又は嚥下造影を実施した日付及びカンファレンスを実施した日付を**診療報酬明細書**の摘要欄に記載する。

(10) 「注3」に掲げる摂食嚥下機能回復体制加算を算定するに当たっては，FIM及びFOIS(function Oral Intake Scale)を測定する。 〔令6保医発0305・4〕

事務連絡 摂食機能療法

問1 「注3」摂食嚥下機能回復体制加算の算定に当たり，摂食嚥下支援チームにより，内視鏡下嚥下機能検査又は嚥下造影の結果に基づいて「摂食嚥下支援計画書」を作成する必要があるが，「摂食嚥下支援計画書」は別に指定する様式があるか。リハビリテーション総合実施計画書でもよいか。

答 摂食嚥下支援チームにおいて作成する「摂食嚥下支援計画書」については，様式を定めていない。必要な事項が記載されていれば，リハビリテーション総合実施計画書を用いても差し支えない。なお，摂食嚥下機能回復体制加算の算定に当たっては，算定対象となる患者の，入院時及び退院時におけるFOISを含む事項について報告する必要があるため，留意されたい。 〔令2.3.31，一部修正〕

問2 「注3」摂食嚥下機能回復体制加算について，月に1回以上，内視鏡下嚥下機能検査又は嚥下造影を実施するとあるが，当該加算を算定する保険医療機関Aとは別の保険医療機関Bにおいて検査を実施した場合であっても，保険医療機関Aにおいて当該加算を算定することは可能か。

答 算定可能。この場合，保険医療機関Aは，保険医療機関Bにおける検査結果を診療録等に記載又は添付するとともに，保険医療機関Bの名称及び検査実施日を診療報酬明細書の摘要欄に記載すること。 〔令2.6.30，一部修正〕

問3 摂食機能療法の1については，治療開始日から起算して3月以内の患者については，1日につき算定できることとされているが，月の途中で3月を超えた場合は，その日までの月内算定回数にかかわらず，3月を超えた日以降，当該月の月末日までに4回を限度として算定できるのか。

答 そのとおり。 〔平27.6.30，一部修正〕

問4 医療保険と介護保険における「摂食機能療法」は，誰が実施する場合に算定できるのか。

答 (1) 摂食機能療法は，①医師又は歯科医師が直接行う場合，②医師又は歯科医師の指示の下に言語聴覚士，看護師，准看護師，歯科衛生士，理学療法士又は作業療法士が行う場合に算定できる。

〔短期入所療養介護事業所の特定診療費における摂食機能療法は，「介護報酬に係るQ&A」（平成15年5月30日）において，「理学療法士，作業療法士を含まない」とされているが，摂食の際の体位の設定等については理学療法士又は作業療法士も行うことができることから，これらを摂食機能療法として算定できるものとする〕

(2) なお，摂食機能療法に含まれる嚥下訓練については，①医師又は歯科医師，②医師又は歯科医師の指示の下に言語聴覚士，看護師，准看護師又は歯科衛生士に限り行うことが可能である。 〔平成19.7.3〕

問5 摂食機能療法治療開始とはどのような場合か。ある疾患で入院中に摂食機能療法を実施した後に退院し，1月後，同じ疾患が悪化したために再び摂食・嚥下機能が低下し，再び摂食機能療法を開始した場合にはどうか。

答 ある疾患により摂食・嚥下機能に障害を来して，摂食機能療法を新たに開始した日を治療開始日とする。また，摂食機能療法により，経口摂取が可能となり摂食機能療法を終了した後，病状の悪化等により再び摂食機能療法を開始した場合は，その開始日を治療開始日として再び算定できる。その際，摘要欄に治療開始日等を記載する。 〔平18.3.31〕

問6 「注3」摂食嚥下機能回復体制加算について，内視鏡下機能検査又は嚥下造影の実施については，当該保険医療機関における実施だけでなく，連携する他の保険医療機関における実施も含まれるか。

答 含まれる。 〔令4.3.31〕

H005 視能訓練（1日につき）
1 斜視視能訓練　135点
2 弱視視能訓練　135点

→視能訓練

(1) 視能訓練は，両眼視機能に障害のある患者に対して，その両眼視機能回復のため矯正訓練（斜視視能訓練，弱視視能訓練）を行った場合に算定できるものであり，1日につき1回のみ算定する。

(2) 斜視視能訓練と弱視視能訓練を同時に施行した場合は，主たるもののみで算定する。

(3) 実施に当たって，医師は個々の患者の症状に対応した診療計画を作成し**診療録**に記載又は添付する。 〔令6保医発0305・4〕

H006 難病患者リハビリテーション料
（1日につき） 640点

注1 別に厚生労働大臣が定める施設基準〔告示4第9・2(1), p.1410〕に適合しているものとして地方厚生局長等に届け出た保険医療機関において，入院中の患者以外の患者であって別に**厚生労働大臣が定める疾患**〔告示4別表第10, p.660〕を主病とするもの（別に厚生労働大臣が定める状態〔告示4第9・2(2)ロ, p.660〕にあるものに限る）に対して，社会生活機能の回復を目的としてリハビリテーションを行った場合に算定する。

2 医療機関を退院した患者に対して集中的にリハビリテーションを行った場合は，退院日から起算して3月を限度として，**短期集中リハビリテーション実施加算** 短リ加 として，退院日から起算した日数に応じ，次に掲げる点数をそれぞれ1日につき所定点数に加算する。

イ 退院日から起算して1月以内の期間に行われた場合 280点

ロ　退院日から起算して1月を超え3月以内の期間に行われた場合　　140点

→難病患者リハビリテーション料　摘要欄 p.1713

(1) 難病患者リハビリテーション料は，別に厚生労働大臣が定める施設基準に適合しているものとして地方厚生（支）局長に届出を行った保険医療機関において，難病患者の社会生活機能の回復を目的として難病患者リハビリテーションを行った場合に，実施される内容の種類にかかわらず1日につき1回のみ算定する。

(2) 難病患者リハビリテーション料の算定対象は，入院中の患者以外の難病患者であって，要介護者（食事又はトイレに介助が必要な者をいう）及び準要介護者（移動又は入浴に介助が必要な者をいう）であり，医師がリハビリテーションが必要であると認めるもの。

(3) 難病患者リハビリテーションは，個々の患者に応じたプログラムに従ってグループごとに治療するものであるが，この実施に当たっては，患者の症状等に応じたプログラムの作成，効果の判定等に万全を期する。なお，実施時間は患者1人当たり1日につき6時間を標準とする。

(4) 難病患者リハビリテーション料を算定している患者に対して，同一日に行う他のリハビリテーションは所定点数に含まれる。

(5) 「注2」に規定する短期集中リハビリテーション実施加算は，退院後早期の個々の患者の状態に対応した集中的なリハビリテーションの評価を行うものであり，退院日から起算して1月以内に行われる場合は，1週につき概ね2回以上，1回当たり40分以上，退院日から起算して1月を超え3月以内の期間に行われる場合は，1週につき概ね2回以上，1回当たり20分以上の個別リハビリテーションを含む難病患者リハビリテーションを行った場合に算定する。なお，個別リハビリテーション実施の際には，他の患者に対して提供するリハビリテーションに支障のないよう配慮する。

(6) 治療の一環として治療上の目的を達するために食事を提供する場合にあっては，その費用は所定点数に含まれる。

（令6保医発0305・4）

●告示4　特掲診療料の施設基準等

別表第10　難病患者リハビリテーション料に規定する疾患

- ベーチェット病
- 多発性硬化症
- 重症筋無力症
- 全身性エリテマトーデス
- スモン
- 筋萎縮性側索硬化症
- 強皮症，皮膚筋炎及び多発性筋炎
- 結節性動脈周囲炎
- ビュルガー病
- 脊髄小脳変性症
- 悪性関節リウマチ
- パーキンソン病関連疾患（進行性核上性麻痺，大脳皮質基底核変性症及びパーキンソン病）
- アミロイドーシス
- 後縦靱帯骨化症
- ハンチントン病
- モヤモヤ病（ウィリス動脈輪閉塞症）
- ウェゲナー肉芽腫症
- 多系統萎縮症（線条体黒質変性症，オリーブ橋小脳萎縮症，シャイ・ドレーガー症候群）
- 広範脊柱管狭窄症
- 特発性大腿骨頭壊死症
- 混合性結合組織病
- プリオン病
- ギラン・バレー症候群
- 黄色靱帯骨化症
- シェーグレン症候群
- 成人発症スチル病
- 関節リウマチ
- 亜急性硬化性全脳炎
- ライソゾーム病
- 副腎白質ジストロフィー
- 脊髄性筋萎縮症
- 球脊髄性筋萎縮症
- 慢性炎症性脱髄性多発神経炎

第9　2(2)　難病患者リハビリテーション料に規定する疾患及び状態

イ　難病患者リハビリテーション料に規定する疾患
　　別表第10（p.660）に掲げる疾患
ロ　難病患者リハビリテーション料に規定する状態
　　別表第10に掲げる疾患を原因として日常生活動作に著しい支障を来している状態〔身体障害者福祉法（昭和24年法律第283号）第15条に規定する身体障害者手帳の交付を受けている場合を除く〕

H007　障害児（者）リハビリテーション料　（1単位）

1　6歳未満の患者の場合　　225点
2　6歳以上18歳未満の患者の場合　　195点
3　18歳以上の患者の場合　　155点

注　別に厚生労働大臣が定める施設基準〔告示4第9・3(1)，p.1410〕に適合しているものとして地方厚生局長等に届け出た保険医療機関において，別に厚生労働大臣が定める患者〔告示4別表第10の2，p.661〕に対して，個別療法であるリハビリテーションを行った場合に，患者1人につき1日6単位まで算定する。

【2024年改定による主な変更点】専従の従事者が，リハビリ提供患者がいない時間帯に，障害者総合支援法に規定する自立訓練（機能訓練）に従事しても差し支えないとされた。

→障害児（者）リハビリテーション料　摘要欄 p.1713

(1) 障害児（者）リハビリテーション料は，別に厚生労働大臣が定める障害児（者）リハビリテーション料の施設基準に適合しているものとして地方厚生（支）局長に届出を行った保険医療機関である次に掲げるいずれかの施設で行った場合に算定する。

ア　児童福祉法第42条第2号に規定する医療型障害児入所施設〔主として肢体不自由のある児童又は重症心身障害児（同法第7条第2項に規定する重症心身障害児をいう）を入所させるものに限る〕
イ　児童福祉法第6条の2の2に規定する指定発達支援医療機関
ウ　当該保険医療機関においてリハビリテーションを実施している外来患者のうち，概ね8割以上が特掲診療料の施設基準等**別表第10の2**に該当する患者（ただし加齢に伴って生ずる心身の変化に起因する疾病の者を除く）である保険医療機関

(2) 障害児（者）リハビリテーション料は，(1)に掲げる施設の入所者，入院患者，通園者又は通院患者のうち，以下の患者（医師がリハビリテーションが必要と認め

た患者に限る）に対して，個々の症例に応じてリハビリテーションを行った場合に算定する．

ア　脳性麻痺の患者
イ　胎生期若しくは乳幼児期に生じた脳又は脊髄の奇形及び障害の患者（脳形成不全，小頭症，水頭症，奇形症候群，二分脊椎等の患者を含む）
ウ　顎・口腔の先天異常の患者
エ　先天性の体幹四肢の奇形又は変形の患者（先天性切断，先天性多発性関節拘縮症等の患者を含む）
オ　先天性神経代謝異常症，大脳白質変性症の患者
カ　先天性又は進行性の神経筋疾患の患者（脊髄小脳変性症，シャルコーマリートゥース病，進行性筋ジストロフィー症等の患者を含む）
キ　神経障害による麻痺及び後遺症の患者（低酸素性脳症，頭部外傷，溺水，脳炎・脳症・髄膜炎，脊髄損傷，脳脊髄腫瘍，腕神経叢損傷・坐骨神経損傷等回復に長期間を要する神経疾患等の患者を含む）
ク　言語障害，聴覚障害，認知障害を伴う自閉症等の発達障害の患者（広汎性発達障害，注意欠陥多動性障害，学習障害等の患者を含む）

(3)　障害児（者）リハビリテーションの実施に当たっては，医師は定期的な運動機能検査等をもとに，その効果判定を行い，リハビリテーション実施計画を作成する必要がある．なお，障害児（者）リハビリテーションを実施するに当たっては，開始時及びその後3か月に1回以上，患者又はその家族に対して実施計画の内容を説明し，その要点を**診療録**に記載又は添付する．

(4)　障害児（者）リハビリテーション料を算定する場合は，同一の保険医療機関において，疾患別リハビリテーション料及びH007-2がん患者リハビリテーション料は別に算定できない．ただし，障害児（者）リハビリテーションについては，その特殊性を勘案し，疾患別リハビリテーション料又はH007-2がん患者リハビリテーション料を算定している保険医療機関とは別の保険医療機関で算定することは可能である．

（令6保医発0305・4）

●告示4　特掲診療料の施設基準等
別表第10の2　障害児（者）リハビリテーション料の対象患者

脳性麻痺の患者
胎生期若しくは乳幼児期に生じた脳又は脊髄の奇形及び障害の患者
顎・口腔の先天異常の患者
先天性の体幹四肢の奇形又は変形の患者
先天性神経代謝異常症，大脳白質変性症の患者
先天性又は進行性の神経筋疾患の患者
神経障害による麻痺及び後遺症の患者
言語障害，聴覚障害又は認知障害を伴う自閉症等の発達障害の患者

事務連絡　問　障害児（者）リハビリテーション料の施設基準において，該当する外来患者の数え方は実施単位数にかかわらず，延べ人数でよいのか．
答　そのとおり．例えば1月に同一の患者が4回受診して4回ともリハビリテーションを実施した場合は，当該患者だけで4人とカウントする．
（平20.3.28）

参考　問1　障害児（者）リハビリテーション料にかかる1単位とは，何分間実施することにあたるか．
答　リハビリテーションの通則にあるように，20分以上個別療法として訓練を行った場合があたる．
問2　障害児（者）リハビリテーション料は，一般の病院・診療所でも算定できるか．

答　算定できる．ただし，通院しているリハビリテーションの患者のうち，概ね8割以上が障害児（者）リハビリテーション料の対象患者であり，各都道府県の地方厚生（支）局に届出をする必要がある．
（平20.4.5 全国保険医団体連合会）

H007-2　がん患者リハビリテーション料（1単位）　205点

注　別に厚生労働大臣が定める施設基準〔告示4第9・3の2(1)，p.1411〕に適合しているものとして地方厚生局長等に届け出た保険医療機関において，別に厚生労働大臣が定める患者〔告示4別表第10の2の2，p.662〕であって，がんの治療のために入院しているものに対して，個別療法であるリハビリテーションを行った場合に，患者1人につき1日**6単位**まで算定する．

→がん患者リハビリテーション料　摘要欄 p.1714

(1)　がん患者リハビリテーション料は，別に厚生労働大臣が定める施設基準に適合しているものとして地方厚生（支）局長に届出を行った保険医療機関において算定するものであり，がんの種類や進行，がんに対して行う治療及びそれに伴って発生する副作用又は障害等について十分な配慮を行った上で，がんやがんの治療により生じた疼痛，筋力低下，障害等に対して，二次的障害を予防し，運動器の低下や生活機能の低下予防・改善することを目的として種々の運動療法，実用歩行訓練，日常生活活動訓練，物理療法，応用的動作能力，社会的適応能力の回復等を組み合わせて個々の症例に応じて行った場合について算定する．なお，マッサージや温熱療法などの物理療法のみを行った場合には第2章特掲診療料第9部処置の項により算定する．

(2)　がん患者リハビリテーション料は，対象となる患者に対して，医師の指導監督の下，がん患者リハビリテーションに関する適切な研修を修了した理学療法士，作業療法士又は言語聴覚士が個別に20分以上のリハビリテーションを行った場合を1単位として，1日につき6単位に限り算定する．また，専任の医師が，直接訓練を実施した場合にあっても，理学療法士，作業療法士又は言語聴覚士が実施した場合と同様に算定できる．

(3)　がん患者リハビリテーション料の対象となる患者は，入院中のがん患者であって，以下のいずれかに該当する者をいい，医師が個別にがん患者リハビリテーションが必要であると認める者である．
ア　当該入院中にがんの治療のための手術，骨髄抑制を来しうる化学療法，放射線治療若しくは造血幹細胞移植が行われる予定の患者又は行われた患者
イ　在宅において緩和ケア主体で治療を行っている進行がん又は末期がんの患者であって，症状増悪のため一時的に入院加療を行っており，在宅復帰を目的としたリハビリテーションが必要なもの

(4)　がん患者リハビリテーションを行う際には，定期的な医師の診察結果に基づき，医師，看護師，理学療法士，作業療法士，言語聴覚士，社会福祉士等の多職種が共同してリハビリテーション計画を作成し，H003-2リハビリテーション総合計画評価料1を算定していること．なお，がん患者リハビリテーションの開始時及びその後3か月に1回以上，患者又はその家族等に対して当該がん患者リハビリテーションの実施計画の内容を説明し，その要点を**診療録等**に記載する．なお，がんのリハビリテーションに従事する者は，積極的にキャンサーボードに参加することが望ましい．

(5) がん患者リハビリテーション料を算定している患者に対して，疾患別リハビリテーション料及びH007障害児（者）リハビリテーション料は別に算定できない。

(令6保医発0305・4)

●告示4　特掲診療料の施設基準等
別表第10の2の2　がん患者リハビリテーション料の対象患者

1　がん患者であって，がんの治療のために入院している間に手術，化学療法（骨髄抑制が見込まれるものに限る），放射線治療若しくは造血幹細胞移植が行われる予定のもの又は行われたもの
2　緩和ケアを目的とした治療を行っている進行がん又は末期がんの患者であって，症状の増悪により入院している間に在宅復帰を目的としたリハビリテーションが必要なもの

事務連絡　がん患者リハビリテーション料
問1　がん患者リハビリテーション料の対象患者は廃用症候群から外れ，入院中はがん患者リハビリテーション料を算定するが，退院後の外来では廃用症候群でのリハビリテーションを行えばよいのか。
答　がん患者リハビリテーション料は外来で算定できない。退院後は患者の状態に応じて，適切なリハビリテーション料を算定いただきたい。
(平26.4.23)
問2　同一の医療機関でがん患者リハビリテーション料と疾患別リハビリテーションの届出を行っている場合，がん患者については全てがん患者リハビリテーション料を算定しなければならないのか。
答　がん患者リハビリテーションと各疾患別リハビリテーションのいずれを算定するかについては，当該患者の状態等を勘案して，最も適切な項目を選択する。従って，がん患者に対しては一律にがん患者リハビリテーションを算定するものではない。
(平22.3.29)
問3　がん患者リハビリテーション料の対象患者について，手術等が行われる予定の患者又は行われた患者とされているが，結果的に手術等が行われなかった場合には算定できないのか。
答　結果的に手術等が行われなかったことについて医学的に正当な理由があり，手術等が行われなくともがん患者リハビリテーションを行うことが医学的に適切であった場合には認められる。
(平22.4.13，一部修正)

H007-3　認知症患者リハビリテーション料
（1日につき）　　　　　　　　240点
注　別に厚生労働大臣が定める施設基準〔告示4第9・3の3, p.1413〕に適合しているものとして地方厚生局長等に届け出た保険医療機関において，重度認知症の状態にある患者（A314認知症治療病棟入院料を算定するもの又は認知症に関する専門の保険医療機関に入院しているものに限る）に対して，個別療法であるリハビリテーションを20分以上行った場合に，入院した日から起算して1年を限度として，週3回に限り算定する。

→認知症患者リハビリテーション料　摘要欄　p.1714
(1)　認知症患者リハビリテーション料は，別に厚生労働大臣が定める施設基準に適合しているものとして地方厚生（支）局長に届出を行った保険医療機関において算定するものであり，重度認知症の患者（A314認知症治療病棟入院料を算定する患者又は認知症疾患医療センターに入院している患者に限る）に対して，認知症の行動・心理症状の改善及び認知機能や社会生活機能の回復を目的として，作業療法，学習訓練療法，運動療法等を組み合わせて個々の症例に応じて行った場合について算定する。ここでいう重度認知症の患者とは，『「認知症高齢者の日常生活自立度判定基準」の活用について』（平成18年4月3日老発第0403003号。基本診療料施設基準通知の別添6の別紙12及び別紙13参照）におけるランクMに該当するものをいう。ただし，重度の意識障害のある者〔JCS（Japan Coma Scale）でⅡ-3（又は30）以上又はGCS（Glasgow Coma Scale）で8点以下の状態にある者〕を除く。また，ここでいう認知症疾患医療センターとは，「認知症施策等総合支援事業の実施について」（平成26年7月9日老発0709第3号老健局長通知）に基づき，都道府県知事又は指定都市市長が指定した保険医療機関である。
(2)　認知症患者リハビリテーション料は，対象となる患者に対して，認知症リハビリテーションに関して，十分な経験を有する医師の指導監督の下，理学療法士，作業療法士又は言語聴覚士が個別に20分以上のリハビリテーションを行った場合に算定する。また，専任の医師が，直接訓練を実施した場合にあっても，理学療法士，作業療法士又は言語聴覚士が実施した場合と同様に算定できる。
(3)　認知症患者リハビリテーション料を算定すべきリハビリテーションは，1人の従事者が1人の患者に対して重点的に個別的訓練を行う必要があると認められる場合であって，理学療法士，作業療法士又は言語聴覚士と患者が1対1で行うものとする。
　なお，当該リハビリテーションを実施する患者数は，従事者1人につき1日18人を上限とする。ただし，理学療法士，作業療法士又は言語聴覚士の労働時間が適切なものになるよう配慮する。
(4)　認知症患者リハビリテーションを行う際には，定期的な医師の診察結果に基づき，医師，看護師，理学療法士，作業療法士，言語聴覚士，社会福祉士等の多職種が共同してリハビリテーション計画を作成し，H003-2リハビリテーション総合計画評価料1を算定していること。
(5)　認知症患者リハビリテーションを算定している患者について，疾患別リハビリテーション料，H007障害児（者）リハビリテーション料及びH007-2がん患者リハビリテーション料は別に算定できない。

(令6保医発0305・4)

H007-4　リンパ浮腫複合的治療料
1　重症の場合　リ複治1　　　　200点
2　1以外の場合　リ複治2　　　100点
注1　別に厚生労働大臣が定める施設基準〔告示4第9・3の3の2, p.1413〕に適合しているものとして地方厚生局長等に届け出た保険医療機関において，リンパ浮腫の患者に複合的治療を実施した場合に，患者1人1日につき1回算定する。
2　1の場合は月1回（当該治療を開始した日の属する月から起算して2月以内は計11回）に限り，2の場合は6月に1回に限り，それぞれ所定点数を算定する。

→リンパ浮腫複合的治療料
(1)　リンパ浮腫複合的治療料は，鼠径部，骨盤部若しくは腋窩部のリンパ節郭清を伴う悪性腫瘍に対する手術を行った患者又は原発性リンパ浮腫と診断された患者であって，国際リンパ学会による病期分類Ⅰ期以降の

ものに対し，複合的治療を実施した場合に算定する。なお，この場合において，病期分類Ⅱ期以降の患者が「1」の「重症の場合」の対象患者となる。
(2) リンパ浮腫複合的治療料は，専任の医師が直接行うもの又は専任の医師の指導監督の下，専任の看護師，理学療法士若しくは作業療法士が行うものについて算定する。あん摩マッサージ指圧師〔当該保険医療機関に勤務する者であって，あん摩マッサージ指圧師の資格を取得後，2年以上業務に従事（うち6月以上は当該保険医療機関において従事）し，施設基準に定める適切な研修を修了したものに限る〕が行う場合は，専任の医師，看護師，理学療法士又は作業療法士が事前に指示し，かつ事後に報告を受ける場合に限り算定できる。いずれの場合も，患者1名に対し従事者1名以上の割合で実施する。
(3) リンパ浮腫複合的治療料は，弾性着衣又は弾性包帯による圧迫，圧迫下の運動，用手的リンパドレナージ，患肢のスキンケア及び体重管理等のセルフケア指導等を適切に組み合わせ，「1」の「重症の場合」は1回40分以上，「2」の「1以外の場合」は1回20分以上行った場合に算定する。なお，一連の治療において，患肢のスキンケア，体重管理等のセルフケア指導は必ず行う。また，重症の場合は，毎回の治療において弾性着衣又は弾性包帯による圧迫を行う（圧迫を行わない医学的理由がある場合を除く）。
(4) 当該保険医療機関において，直近1年間にリンパ浮腫指導管理料を50回以上算定していない場合は，リンパ浮腫の診断等に係る連携先として届け出た保険医療機関（直近1年間にリンパ浮腫指導管理料を50回以上算定しているものに限る）においてリンパ浮腫と診断され，リンパ浮腫の複合的治療を依頼する旨とともに紹介されたもの〔B009診療情報提供料（Ⅰ）を算定するものに限る〕についてのみ算定できる。

（令6保医発0305・4）

事務連絡 問 あん摩マッサージ指圧師がリンパ浮腫複合的治療を実施する場合，「専任の医師，看護師，理学療法士又は作業療法士が事前に指示し，かつ事後に報告を受ける場合に限り算定できる」とあるが，毎回の治療において指示及び報告が必要なのか。
答 毎回の治療において，指示及び報告が必要である。また，様式は問わないが，指示の内容及びその指示者並びに報告の内容及びその報告を受けた者を記録として残す。（平28.3.31）

H008 集団コミュニケーション療法料
（1単位） 50点

注 別に厚生労働大臣が定める施設基準〔告示4第9・4(1), p.1415〕に適合しているものとして地方厚生局長等に届け出た保険医療機関において，別に厚生労働大臣が定める患者〔告示4別表第10の2の3, p.663〕に対して，集団コミュニケーション療法である言語聴覚療法を行った場合に，患者1人につき1日3単位まで算定する。

→集団コミュニケーション療法料
(1) 集団コミュニケーション療法料は，別に厚生労働大臣が定めるH001脳血管疾患等リハビリテーション料又はH007障害児（者）リハビリテーション料の施設基準に適合しているものとして地方厚生（支）局長に届出を行った保険医療機関であって，当該施設において医師又は医師の指導監督の下で言語聴覚士が複数の患者に対して訓練を行った場合に算定できる。
(2) 集団コミュニケーション療法料の算定対象となるのは，H001脳血管疾患等リハビリテーション料，H001-2廃用症候群リハビリテーション料又はH007障害児（者）リハビリテーション料を算定する患者のうち，1人の言語聴覚士が複数の患者に対して訓練を行うことができる程度の症状の患者であって，特に集団で行う言語聴覚療法である集団コミュニケーション療法が有効であると期待できる患者である。
(3) 集団コミュニケーション療法の実施単位数は言語聴覚士1人当たり1日のべ54単位を限度とする。また，集団コミュニケーション療法と脳血管疾患等リハビリテーション，廃用症候群リハビリテーション又は障害児（者）リハビリテーションを併せて行っている従事者については，実施するリハビリテーションの単位数が，集団コミュニケーション療法3単位を疾患別リハビリテーション1単位とみなした上で，1日に概ね18単位，週に108単位を超えないものとする。
(4) 集団コミュニケーション療法の実施に当たっては，医師は定期的な言語聴覚機能能力に係る検査をもとに効果判定を行い，集団コミュニケーション療法の実施計画を作成する必要がある。なお，集団コミュニケーション療法を実施する場合は開始時及びその後3か月に1回以上，患者又はその家族に対して当該集団コミュニケーション療法の実施計画の内容を説明し，その要点を**診療録**に記載又は添付する。（令6保医発0305・4）

事務連絡 問 集団コミュニケーション療法料について，届出を行った集団コミュニケーション療法室以外の場所で行った場合でも算定できるか。
答 算定できる。必ずしも，集団コミュニケーション療法室で行う必要はない。（平20.5.9）

●告示4 特掲診療料の施設基準等
別表第10の2の3 集団コミュニケーション療法料の対象患者

別表第9の5（p.642）若しくは別表第10の2（p.661）に掲げる患者又は廃用症候群リハビリテーション料に規定する患者であって，言語・聴覚機能の障害を有するもの

第2節 薬剤料

H100 薬剤 薬価が15円を超える場合は，薬価から15円を控除した額を10円で除して得た点数につき1点未満の端数を切り上げて得た点数に1点を加算して得た点数とする。
注1 薬価が15円以下である場合は算定しない。
 2 使用薬剤の薬価は，別に厚生労働大臣が定める。

(別紙様式21)

リハビリテーション実施計画書

患者氏名		性別（ 男・女 ） 年齢（　　歳）	計画評価実施日（　　年　月　日）
算定病名		治療内容 □ 理学療法　□ 作業療法　□ 言語療法	発症日・手術日（　年　月　日） リハ開始日（　年　月　日）
併存疾患・合併症		安静度・リスク	禁忌・特記事項

心身機能・構造　※関連する項目のみ記載

- □ 意識障害（JCS・GCS　　　　）
- □ 呼吸機能障害
  - □ 酸素療法（　　）L/min　□ 気切　□ 人工呼吸器
- □ 循環障害
  - □ EF（　　）％　□ 不整脈（有・無）
- □ 危険因子
  - □ 高血圧症　□ 脂質異常症　□ 糖尿病　□ 喫煙
  - □ 肥満　□ 高尿酸血症　□ 慢性腎臓病　□ 家族歴
  - □ 狭心症　□ 陳旧性心筋梗塞　□ その他
- □ 摂食嚥下障害（　　　　　　　　　　）
- □ 栄養障害（　　　　　　　　　　）
- □ 排泄機能障害（　　　　　　　　　　）
- □ 褥瘡（　　　　　　　　　　）
- □ 疼痛（　　　　　　　　　　）
- □ その他（　　　　　　　　　　）

- □ 関節可動域制限（　　　　　　　　）
- □ 拘縮・変形（　　　　　　　　）
- □ 筋力低下（　　　　　　　　）
- □ 運動機能障害
  - （□ 麻痺　□ 不随意運動　□ 運動失調　□ パーキンソニズム）
- □ 筋緊張異常（　　　　　　　　）
- □ 感覚機能障害（□ 聴覚　□ 視覚　□ 表在覚　□ 深部覚）
- □ 音声・発話障害
  - （□ 構音　□ 失語　□ 吃音　□ その他（　　　　））
- □ 高次脳機能障害（□ 記憶　□ 注意　□ 失行　□ 失認　□ 遂行）
- □ 精神行動障害（　　　　　　　　）
- □ 見当識障害（　　　　　　　　）
- □ 記憶障害（　　　　　　　　）
- □ 発達障害
  - （□ 自閉スペクトラム症　□ 学習障害　□ 注意欠陥多動性障害）

基本動作

- □ 寝返り　（□自立　□一部介助　□介助　□非実施）　座位保持（□自立　□一部介助　□介助　□非実施）
- □ 起き上がり（□自立　□一部介助　□介助　□非実施）　立位保持（□自立　□一部介助　□介助　□非実施）
- □ 立ち上がり（□自立　□一部介助　□介助　□非実施）　□その他（　　　　　　　　　　　　　　）

日常生活活動（動作）（実行状況）　※BIまたはFIMのいずれかを必ず記載

	項目	得点 FIM	開始時→現在 BI	使用用具及び介助内容等
運動／セルフケア	食事	→	10・5・0　→　10・5・0	
	整容	→	5・0　→　5・0	
	清拭・入浴	→	5・0　→　5・0	
	更衣（上半身）	→	10・5・0　→　10・5・0	
	更衣（下半身）	→		
	トイレ	→	10・5・0　→　10・5・0	
排泄	排尿コントロール	→	10・5・0　→　10・5・0	
	排便コントロール	→	10・5・0　→　10・5・0	
移乗	ベッド，椅子，車椅子	→	15・10・5・0　→　15・10・5・0	
	トイレ	→		
	浴槽・シャワー	→		
移動	歩行（杖・装具：　　）	→	15・10・5・0　→　15・10・5・0	
	車椅子	→		
	階段	→	10・5・0　→　10・5・0	
	小計（FIM 13-91, BI 0-100）	→	→	
認知／コミュニケーション	理解	→		
	表出	→		
社会認識	社会的交流	→		
	問題解決	→		
	記憶	→		
	小計（FIM 5-35）	→		
	合計（FIM 18-126）	→		

栄養（※回復期リハビリテーション病棟入院料1を算定する場合は必ず記入）

基礎情報　□ 身長（*1）：（　　）cm　□ 体重：（　　）kg　□ BMI（*1）：（　　）kg/m²
栄養補給方法（複数選択可）　□ 経口：（□食事　□補助食品），□経管（□経鼻胃管　□胃瘻　□その他），□静脈（□末梢　□中心）
嚥下調整食の必要性：〔□ 無　□ 有：（学会分類コード　　　）〕
栄養状態の評価：① GLIM基準による評価（成人のみ）：判定　□ 低栄養非該当　□ 低栄養（□ 中等度低栄養，□ 重度低栄養）
　　　　　　　該当項目　表現型（□ 体重減少，□ 低BMI，□ 筋肉量減少）　病因（□ 食事摂取量減少/消化吸収能低下，
　　　　　　　□ 疾病負荷/炎症）
② GLIM基準以外の評価：□ 問題なし　□ 過栄養　□ その他（　　　　　　　　　　　　）
【上記で①「低栄養非該当」かつ②「問題なし」以外に該当した場合に記載】
必要栄養量　　　　　　　　　　　熱量：（　　　）kcal　たんぱく質量（　　　）g
総摂取栄養量〔経口・経腸・経静脈栄養の合計（*2）〕熱量：（　　　）kcal　たんぱく質量（　　　）g

*1：身長測定が困難な場合は省略可　　*2：入院直後等で不明な場合は総提供栄養量でも可

口腔　（※回復期リハビリテーション病棟入院料1・2を算定する場合は必ず記入）

義歯の使用：□あり　□なし　　　　歯肉の腫れ，出血：□あり　□なし
歯の汚れ（□あり，□なし）　　左右両方の奥歯でしっかりかみしめられる（□できない，□できる）　その他　（　　　　　　　　　　）

社会保障サービスの申請状況　※該当あるもののみ

□要介護状態区分等　　　　　　　　　　　　　　　□身体障害者手帳　　□精神障害者　　　□療育手帳・愛護手帳　　□その他
　□申請中　　□要支援状態区分（□1　□2）　　　　　　　　　　　　保健福祉手帳　　　　　　　　　　　　　　　　　　（難病等）
　□要介護状態区分（□1　□2　□3　□4　□5）　　種　　　級　　　　　　級　　　　　　障害程度

目標（1ヶ月）　　　　　　　　　　　　　　　　目標（終了時）　　　　　　□予定入院期間（　　　　　　　　　　）
　　　　　　　　　　　　　　　　　　　　　　　　　　　　　　　　　　　　□退院先（　　　　　　　　　　　　　　）
　　　　　　　　　　　　　　　　　　　　　　　　　　　　　　　　　　　　□長期的・継続的にケアが必要

治療方針（リハビリテーション実施方針）　　　　治療内容（リハビリテーション実施内容）

リハ担当医＿＿＿＿＿＿＿　　　主治医＿＿＿＿＿＿＿　　　説明を受けた人：本人，家族（　　）　説明日：　　年　　月　　日
理学療法士＿＿＿＿＿＿＿　　　作業療法士＿＿＿＿＿＿　　署名
言語聴覚士＿＿＿＿＿＿＿　　　看護師＿＿＿＿＿＿＿
管理栄養士＿＿＿＿＿＿＿　　　社会福祉士＿＿＿＿＿＿
説明者署名

（別紙様式21の6）

リハビリテーション実施計画書

□入院　□外来／□訪問　□通所／□入所　　　評価：西暦　　年　　月　　日

氏名：　　　　　　様　　性別：男・女　　生年月日：　年　月　日（　歳）　□要支援　□要介護

リハビリテーション担当医　　　　　担当：　　　　　□PT　□OT　□ST　□看護職員　□その他従事者（　　　）

■本人・家族等の希望（本人のしたい又はできるようになりたい生活の希望，家族が支援できること等）

■健康状態，経過

原因疾病：　　　　　発症日・受傷日：　年　月　日　　直近の入院日：　年　月　日　　直近の退院日：　年　月　日

治療経過（手術がある場合は手術日・術式等）：

合併症：
□脳血管疾患　□骨折　□誤嚥性肺炎　□うっ血性心不全　□尿路感染症　□糖尿病　□高血圧症　□骨粗しょう症　□関節リウマチ　□がん
□うつ病　□認知症　□褥瘡
※上記以外の疾患⇒　□神経疾患　□運動器疾患　□呼吸器疾患　□循環器疾患　□消化器疾患　□腎疾患　□内分泌疾患　□皮膚疾患
□精神疾患　□その他（　　　　）
コントロール状態：

これまでのリハビリテーションの実施状況（プログラムの実施内容，頻度，量等）：

目標設定等支援・管理シート：□あり　□なし　　障害高齢者の日常生活自立度：自立，J1，J2，A1，A2，B1，B2，C1，C2
認知症高齢者の日常生活自立度判定基準：自立，Ⅰ，Ⅱa，Ⅱb，Ⅲa，Ⅲb，Ⅳ，M

■心身機能・構造

項目	現在の状況	活動への支障	特記事項（改善の見込み含む）
筋力低下	あり	あり	
麻痺	あり	あり	
感覚機能障害	あり	あり	
関節可動域制限	あり	あり	
摂食嚥下障害	あり	あり	
失語症・構音障害	あり	あり	
見当識障害	あり	あり	
記憶障害	あり	あり	
高次脳機能障害（　　）	あり	あり	
栄養障害	あり	あり	
疼痛	あり	あり	
精神行動障害（BPSD）	あり	あり	
□6分間歩行試験　□TUG Test			
服薬管理	自立		
□MMSE　□HDS-R			
コミュニケーションの状況			

■活動（基本動作）

項目	リハビリ開始時点	現在の状況	特記事項（改善の見込み含む）
寝返り	自立	自立	
起き上がり	自立	自立	
座位の保持	自立	自立	
立ち上がり	自立	自立	
立位の保持	自立	自立	

■活動（ADL）　（※「している」状況について記載する）

項目	リハビリ開始時点	現在の状況	特記事項（改善の見込み含む）
食事	10（自立）	10（自立）	
イスとベッド間の移乗	15（自立）	15（自立）	
整容	5（自立）	5（自立）	
トイレ動作	10（自立）	10（自立）	
入浴	5（自立）	5（自立）	
平地歩行	15（自立）	15（自立）	
階段昇降	10（自立）	10（自立）	
更衣	10（自立）	10（自立）	
排便コントロール	10（自立）	10（自立）	
排尿コントロール	10（自立）	10（自立）	
合計点			

■リハビリテーションの短期目標（今後3ヶ月）
（心身機能）
（活動）
（参加）

■リハビリテーションの長期目標
（心身機能）
（活動）
（参加）

■リハビリテーションの方針（今後3ヶ月間）

■本人・家族への生活指導の内容（自主トレ指導含む）

■リハビリテーション実施上の留意点
（開始前・訓練中の留意事項，運動強度・負荷量等）

■リハビリテーションの見通し・継続理由

■リハビリテーションの終了目安
（終了の目安となる時期：　　　ヶ月後）

利用者・ご家族への説明：西暦　　年　　月　　日　　　　　　

特記事項：

(別紙様式23)

リハビリテーション実施計画書

患者氏名		性別（男・女）	年齢（　　歳）	計画評価実施日（　　年　月　日）
算定病名		治療内容 □ 理学療法　□ 作業療法　□ 言語療法		発症日・手術日　　年　月　日 リハ開始日（　　年　月　日）
併存疾患・合併症		安静度・リスク		禁忌・特記事項

心身機能・構造　※関連する項目のみ記載

- □ 意識障害（JCS・GCS　　　）
- □ 呼吸機能障害
  - □ 酸素療法（　　）L/min　□ 気切　□ 人工呼吸器
- □ 循環障害
  - □ EF（　　）%　□ 不整脈（有・無）
- □ 危険因子
  - □ 高血圧症　□ 脂質異常症　□ 糖尿病　□ 喫煙
  - □ 肥満　□ 高尿酸血症　□ 慢性腎臓病　□ 家族歴
  - □ 狭心症　□ 陳旧性心筋梗塞　□ その他
- □ 摂食嚥下障害（　　）
- □ 栄養障害（　　）
- □ 排泄機能障害（　　）
- □ 褥瘡（　　）
- □ 疼痛（　　）
- □ その他（　　）

- □ 関節可動域制限（　　）
- □ 拘縮・変形（　　）
- □ 筋力低下（　　）
- □ 運動機能障害
  - （□ 麻痺　□ 不随意運動　□ 運動失調　□ パーキンソニズム）
- □ 筋緊張異常
- □ 感覚機能障害（□ 聴覚　□ 視覚　□ 表在覚　□ 深部覚）
- □ 音声・発話障害
  - 〔□ 構音　□ 失語　□ 吃音　□ その他（　　）〕
- □ 高次脳機能障害（□ 記憶　□ 注意　□ 失行　□ 失認　□ 遂行）
- □ 精神行動障害（　　）
- □ 見当識障害（　　）
- □ 記憶障害（　　）
- □ 発達障害
  - （□ 自閉スペクトラム症　□ 学習障害　□ 注意欠陥多動性障害）

基本動作

- 寝返り　　（□ 自立　□ 一部介助　□ 介助　□ 非実施）　座位保持（□ 自立　□ 一部介助　□ 介助　□ 非実施）
- 起き上がり（□ 自立　□ 一部介助　□ 介助　□ 非実施）　立位保持（□ 自立　□ 一部介助　□ 介助　□ 非実施）
- 立ち上がり（□ 自立　□ 一部介助　□ 介助　□ 非実施）　その他（　　）

日常生活活動（動作）（実行状況）※BIまたはFIMのいずれかを必ず記載

項目		得点 FIM	開始時→現在 BI	使用用具及び介助内容等
運動 / セルフケア	食事	→	10・5・0 → 10・5・0	
	整容	→	5・0 → 5・0	
	清拭・入浴	→	5・0 → 5・0	
	更衣（上半身）	→	10・5・0 → 10・5・0	
	更衣（下半身）	→		
	トイレ	→	10・5・0 → 10・5・0	
排泄	排尿コントロール	→	10・5・0 → 10・5・0	
	排便コントロール	→	10・5・0 → 10・5・0	
移乗	ベッド,椅子,車椅子	→	15・10・5・0 → 15・10・5・0	
	トイレ	→		
	浴槽・シャワー	→		
移動	歩行（杖・装具：　　）	→	15・10・5・0 → 15・10・5・0	
	車椅子	→		
	階段	→	10・5・0 → 10・5・0	
小計（FIM 13-91, BI 0-100）		→	→	
認知 / コミュニケーション	理解	→		
	表出	→		
社会認識	社会的交流	→		
	問題解決	→		
	記憶	→		
小計（FIM 5-35）		→		
合計（FIM 18-126）		→		

栄養（※回復期リハビリテーション病棟入院料1を算定する場合は必ず記入）

基礎情報　□ 身長（*1）：（　　）cm　□ 体重：（　　）kg　□ BMI（*1）：（　　）kg/㎡
栄養補給方法（複数選択可）　□ 経口（□ 食事　□ 補助食品），□ 経管（□ 経鼻胃管　□ 胃瘻　□ その他），□ 静脈（□ 末梢　□ 中心）
嚥下調整食の必要性：〔□ 無　□ 有〕（学会分類コード　　）
栄養状態の評価：① GLIM基準による評価（成人のみ）：判定　□ 低栄養非該当　□ 低栄養　□ 中等度低栄養，□ 重度低栄養）
　該当項目　表現型（□ 体重減少，□ 低BMI，□ 筋肉量減少）　病因（□ 食事摂取量減少/消化吸収能低下，□ 疾病負荷/炎症）
　② GLIM基準以外の評価：□ 問題なし　□ 過栄養　□ その他（　　）

【上記で①「低栄養非該当」かつ②「問題なし」以外に該当した場合に記載】
必要栄養量　熱量：（　　）kcal　たんぱく質量（　　）g
総摂取栄養量〔経口・経腸・経静脈栄養の合計（*2）〕　（　　）kcal　たんぱく質量（　　）g

*1：身長測定が困難な場合は省略可　*2：入院直後等で不明な場合は総提供栄養量でも可

口腔（※回復期リハビリテーション病棟入院料1・2を算定する場合は必ず記入）

義歯の使用：□ あり　□ なし　　歯肉の腫れ, 出血：□ あり　□ なし
歯の汚れ（□ あり, □ なし）　左右両方の奥歯でしっかりかみしめられる（□ できない, □ できる）　その他（　　）

社会保障サービスの申請状況　※該当あるもののみ

要介護状態区分等 □ 申請中　□ 要支援状態区分（□ 1　□ 2） □ 要介護状態区分（□ 1　□ 2　□ 3　□ 4　□ 5）	□ 身体障害者手帳 種　　級	□ 精神障害者 保健福祉手帳 級	□ 療育手帳・愛護手帳 障害程度	□ その他 （難病等）

目標（1ヶ月）	目標（終了時）	□ 予定入院期間（　　） □ 退院先（　　） □ 長期的・継続的にケアが必要

リハビリテーション〔別紙様式〕

治療方針（リハビリテーション実施方針）	治療内容（リハビリテーション実施内容）
リハ担当医＿＿＿＿＿＿　主治医＿＿＿＿＿＿ 理学療法士＿＿＿＿＿＿　作業療法士＿＿＿＿＿＿ 言語聴覚士＿＿＿＿＿＿　看護師＿＿＿＿＿＿ 管理栄養士＿＿＿＿＿＿　社会福祉士＿＿＿＿＿＿ 説明者署名	説明を受けた人：本人，家族（　　）　説明日：　　年　　月　　日 署名

	目標　※該当する項目のみ記載する	具体的な対応方針　※必要な場合記載する
参加	□居住場所 　-　□自宅（□戸建　□マンション）　□施設　□その他（　　　） □復職 　-　□現職復帰　□配置転換　□転職　□不可　□その他（　　　） 　-　□通勤方法の変更 □就学・復学・進学 　-　□可能　□就学に要配慮　□不可　□その他（　　　） 　-　□療育・通学先（　　　）　□通学方法の変更（　　　） □家庭内役割（　　　　　　　　　　　　　　　　　） □社会活動（　　　　　　　　　　　　　　　　　　） □趣味（　　　　　　　　　　　　　　　　　　　　）	
活動	□床上移動（寝返り，ずり這い移動，四つ這い移動など） 　-　□自立　□介助　□非実施 　-　□装具・杖等　□環境設定 □屋内移動 　-　□自立　□介助　□非実施 　-　□装具・杖・車椅子等（　　　） □屋外移動 　-　□自立　□介助　□非実施 　-　□装具・杖・車椅子等（　　　） □自動車運転 　-　□自立　□介助　□非実施 　-　□改造（　　　） □公共交通機関利用 　-　□自立　□介助　□非実施 　-　□種類（　　　） □排泄（移乗以外） 　-　□自立　□介助（□下衣操作　□拭き動作　□カテーテル） 　-　□種類〔□洋式　□和式　□その他（　　　）〕 □食事 　-　□自立　□介助　□非実施 　-　□箸　□フォーク等　□胃ろうまたは経管 　-　□食形態（　　　） □整容　□自立　□介助 □更衣　□自立　□介助 □入浴　□自立　□介助 　-　□浴槽　□シャワー 　-　□洗体介助　□移乗介助 □家事 　-　□全て実施　□非実施　□一部実施：（　　　） □書字 　-　□自立　□利き手交換後自立　□その他：（　　　） □PC・スマートフォン・ICT 　-　□自立　□介助 □コミュニケーション 　-　□自立　□介助 　-　□コミュニケーション機器　□文字盤　□他者からの協力	

	対応を要する項目	具体的な対応方針
心理	□精神的支援（　　　　　　　　　　　　　　　　　） □障害の受容（　　　　　　　　　　　　　　　　　） □その他（　　　　　　　　　　　　　　　　　　　）	
環境	□自宅の改築等（　　　　　　　　　　　　　　　　） □福祉機器の導入（　　　　　　　　　　　　　　　） □社会保障サービス 　-　□身障手帳　□障害年金　□難病・小慢受給者証　□その他（　　） □介護保険サービス 　-　□通所リハ　□訪問リハ　□通所介護　□訪問看護　□訪問介護 　　□老健　□特養　□介護医療院　□その他（　　　） □障害福祉サービス等 　-　□放課後デイ　□児童発達支援（医療・福祉）　□生活介護　□その他 □その他（　　　　　　　　　　　　　　　　　　　）	
第三者の不利	□退院後の主介護者（　　　　　　　　　　　　　　） □家族構成の変化（　　　　　　　　　　　　　　　） □家庭内役割の変化（　　　　　　　　　　　　　　） □家族の社会活動変化（　　　　　　　　　　　　　）	

第2章 特掲診療料

第8部 精神科専門療法

第1節 精神科専門療法料 ………………… 670	I009 精神科デイ・ケア ………………………… 688
I000 精神科電気痙攣療法 ………………… 670	I010 精神科ナイト・ケア ……………………… 690
I000-2 経頭蓋磁気刺激療法 …………………… 670	I010-2 精神科デイ・ナイト・ケア …………… 690
I001 入院精神療法 ……………………………… 671	I011 精神科退院指導料 ………………………… 691
I002 通院・在宅精神療法 ……………………… 672	I011-2 精神科退院前訪問指導料 ……………… 691
I002-2 精神科継続外来支援・指導料 ………… 681	I012 精神科訪問看護・指導料 ………………… 692
I002-3 救急患者精神科継続支援料 …………… 682	I012-2 精神科訪問看護指示料 ………………… 698
I003 標準型精神分析療法 ……………………… 682	I013 抗精神病特定薬剤治療指導管理料 …… 701
I003-2 認知療法・認知行動療法 ……………… 682	I014 医療保護入院等診療料 …………………… 701
I004 心身医学療法 ……………………………… 683	I015 重度認知症患者デイ・ケア料 ………… 702
I005 入院集団精神療法 ………………………… 684	I016 精神科在宅患者支援管理料 ……………… 702
I006 通院集団精神療法 ………………………… 684	第2節 薬剤料 ………………………………… 707
I006-2 依存症集団療法 ………………………… 685	
I007 精神科作業療法 …………………………… 685	外来管理加算（再診料） 精神科専門療法はすべて併算定不可
I008 入院生活技能訓練療法 …………………… 686	DPC ＝DPC 包括
I008-2 精神科ショート・ケア ………………… 686	※ 手技料は出来高算定となる。

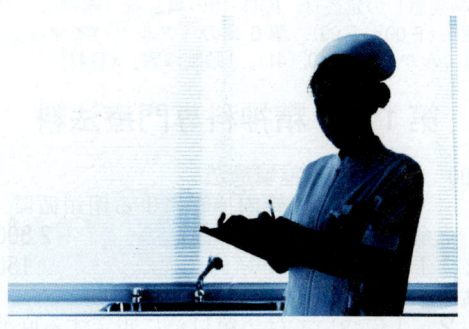

第8部　精神科専門療法

→特掲診療料に関する通則

1　第1部に規定するB000特定疾患療養管理料，B001特定疾患治療管理料の「1」ウイルス疾患指導料，B001「4」小児特定疾患カウンセリング料，B001「5」小児科療養指導料，B001「6」てんかん指導料，B001「7」難病外来指導管理料，B001「8」皮膚科特定疾患指導管理料，B001「17」慢性疼痛疾患管理料，B001「18」小児悪性腫瘍患者指導管理料及びB001「21」耳鼻咽喉科特定疾患指導管理料並びに第2部第2節第1款の各区分に規定する在宅療養指導管理料（C100～C121）及び第8部精神科専門療法に掲げるI004心身医学療法は特に規定する場合を除き同一月に算定できない。

参考　「特に規定する場合」とは，B001「7」難病外来指導管理料とC101在宅自己注射指導管理料「2」1以外の場合のことをいう（両者は併算定可）。

2　算定回数が「週」単位又は「月」単位とされているものについては，特に定めのない限り，それぞれ日曜日から土曜日までの1週間又は月の初日から月の末日までの1か月を単位として算定する。　　　（令6保医発0305・4）

通　則
1　精神科専門療法の費用は，第1節の各区分の所定点数により算定する。ただし，精神科専門療法に当たって薬剤を使用したときは，第1節及び第2節の各区分の所定点数を合算した点数により算定する。
2　精神科専門療法料は，特に規定する場合を除き，精神科を標榜する保険医療機関において算定する。

→通則

精神科専門療法においては，薬剤を使用した場合は，第1節の精神科専門療法料と第2節の薬剤料を合算した点数により，薬剤を使用しない場合は，第1節の精神科専門療法料に掲げる所定点数のみによって算定する。この部において，精神疾患とは，ICD-10（国際疾病分類）の第5章「精神および行動の障害」に該当する疾病並びに第6章に規定する「アルツハイマー＜Alzheimer＞病」，「てんかん」及び「睡眠障害」に該当する疾病をいう。
（令6保医発0305・4）

（編注）I001入院精神療法，I002通院・在宅精神療法の対象疾患は「精神疾患又は精神症状を伴う脳器質性障害」，I002-2精神科継続外来支援・指導料，I005入院集団精神療法，I006通院集団精神療法の対象疾患は「精神疾患」と規定されている。

「精神疾患」の定義は，ICD-10の第5章「精神および行動の障害」（F00～F99），第6章の「アルツハイマー病」（G30），「てんかん」（G40, 41），「睡眠障害」（G47）。

第1節　精神科専門療法料

I000　精神科電気痙攣療法
1　マスク又は気管内挿管による閉鎖循環式全身麻酔を行った場合　　　2,800点
2　1以外の場合　　　150点
注1　1日に1回に限り算定する。
2　1については，第11部に規定する麻酔に要する費用（薬剤料及び特定保険医療材料料を除く）は所定点数に含まれるものとする。
3　1については，麻酔に従事する医師（麻酔科につき医療法第6条の6第1項に規定する厚生労働大臣の許可を受けた者に限る）が麻酔を行った場合は，900点を所定点数に加算する。

→精神科電気痙攣療法

(1) 精神科電気痙攣療法とは，100ボルト前後の電流を頭部に短時間通電することを反復し，各種の精神症状の改善を図る療法をいい，精神科を標榜する保険医療機関において，精神科を担当する医師が行った場合に限り，1日1回に限り算定する。

(2) 精神科電気痙攣療法は，当該療法について十分な知識を有する医師が実施すべきものであり，当該医師以外の介助者の立ち会いの下に，何らかの副作用が生じた際に適切な処置が取り得る準備の下に行われなければならない。

(3) マスク又は気管内挿管による閉鎖循環式全身麻酔を伴った精神科電気痙攣療法を実施する場合は，当該麻酔に要する費用は所定点数に含まれ，別に算定できない。ただし，当該麻酔に伴う薬剤料及び特定保険医療材料料は別途算定できる。

(4) 「注3」に規定する加算は，麻酔科標榜医により，質の高い麻酔が提供されることを評価するものである。当該加算を算定する場合には，当該麻酔科標榜医の氏名，麻酔前後の診察及び麻酔の内容を診療録に記載する。なお，麻酔前後の診察について記載された麻酔記録又は麻酔中の麻酔記録の診療録への添付により診療録への記載に代えることができる。　（令6保医発0305・4）

事務連絡　精神科電気痙攣療法「注3」
問　精神科電気痙攣療法の「注3」に規定する加算について，当該保険医療機関が麻酔科を標榜している必要があるのか。
答　麻酔に従事する医師であればよく，当該保険医療機関は麻酔科を標榜している必要はない。
（平30.3.30）

I000-2　経頭蓋磁気刺激療法　　　2,000点
注　別に厚生労働大臣が定める施設基準〔告示4第10・1, p.1415〕に適合しているものとして地方厚生局長等に届け出た保険医療機関において，薬物治療で十分な効果が認められない成人のうつ病患者に対して，経頭蓋治療用磁気刺激装置による治療を行った場合に限り算定する。

→経頭蓋磁気刺激療法　　　摘要欄 p.1714

(1) 当該治療を実施する場合は関連学会の定める適正使用指針を遵守する。

(2) 経頭蓋磁気刺激療法は，抗うつ剤を使用した経験があって，十分な効果が認められない成人のうつ病患者に用いた場合に限り算定できる。ただし，双極性感情障害，軽症うつ病エピソード，持続気分障害などの軽症例や，精神病症状を伴う重症うつ病エピソード，切迫した希死念慮，緊張病症状，速やかに改善が求められる身体的・精神医学的状態を認めるなどの電気痙攣療法が推奨される重症例を除く。

(3) 経頭蓋磁気刺激療法は，関連学会の定める適正使用指針に基づき，適正時間の刺激により治療が行われた場合に算定できる。時間については，治療装置による治療の前後の医師又は看護師によって行われる面接の時間及び治療装置の着脱に係る時間は含まない。なお，当該治療に用いた医療機器，治療を行った日時及び刺

激した時間について，**診療録**に記載する。
(4) 初回の治療を行った日から起算して8週を限度として，計30回に限り算定できる。また，治療開始日と終了日の年月日を**診療報酬明細書**の摘要欄に記載する。
(5) 治療開始前にHAMD17又はHAMD24（ハミルトンうつ病症状評価尺度）による評価を行い，その分析結果及び患者に対する本治療の説明内容の要点を**診療録**に記載する。
(6) 治療開始から第3週目及び第6週目にHAMD17又はHAMD24による再評価を行い，その分析結果を**診療録**に記載する。なお，第3週目の評価において，その合計スコアがHAMD17で7以下，HAMD24で9以下である場合は寛解と判断し当該治療は中止又は漸減する。漸減する場合，第4週目は最大週3回，第5週目は最大週2回，第6週目は最大週1回まで算定できる。また，第3週目の評価において，HAMD17又はHAMD24の合計スコアで寛解と判断されず，かつ治療開始前の評価より改善が20％未満の場合には中止する。
(令6保医発0305・4)

I001　**入院精神療法**（1回につき）
　1　入院精神療法（Ⅰ）　　　　　　　　400点
　2　入院精神療法（Ⅱ）
　　イ　入院の日から起算して6月以内の期間に行った場合　　　　　　　　150点
　　ロ　入院の日から起算して6月を超えた期間に行った場合　　　　　　　80点
注1　1については，入院中の患者について，精神保健指定医が30分以上入院精神療法を行った場合に，入院の日から起算して3月を限度として週3回に限り算定する。
　2　2については，入院中の患者について，入院の日から起算して4週間以内の期間に行われる場合は週2回を，入院の日から起算して4週間を超える期間に行われる場合は週1回をそれぞれ限度として算定する。ただし，重度の精神障害者である患者に対して精神保健指定医が必要と認めて行われる場合は，入院期間にかかわらず週2回に限り算定する。

→**入院精神療法**
(1) 入院精神療法とは，入院中の患者であって精神疾患又は精神症状を伴う脳器質性障害があるものに対して，一定の治療計画に基づいて精神面から効果のある心理的影響を与えることにより，対象精神疾患に起因する不安や葛藤を除去し，情緒の改善を図り洞察へと導く治療方法をいう。
(2) 入院精神療法は，精神科を標榜する保険医療機関の精神保健指定医又はその他の精神科を担当する医師が，当該保険医療機関内の精神療法を行うにふさわしい場所において，対象精神疾患の患者に対して必要な時間行った場合に限り算定する。ただし，A230-4精神科リエゾンチーム加算の届出を行っている保険医療機関については，精神科を標榜していない場合にも，入院精神療法を算定できる。
(3) 入院精神療法として算定できる回数は，医学的に妥当と認められる回数を限度とする。なお，入院精神療法は，同時に複数の患者又は複数の家族を対象として集団的に行われた場合には，算定できない。
(4) 患者の家族に対する入院精神療法は，統合失調症の患者であって，家族関係が当該疾患の原因又は増悪の原因と推定される場合に限り，当該保険医療機関における初回の入院の時に，入院中2回に限り算定できる。ただし，患者の病状説明，服薬指導等一般的な療養指導である場合は，算定できない。なお，家族に対して入院精神療法を行った場合は，**診療報酬明細書**の摘要欄に　家族　と記載する。
(5) 入院精神療法を行った場合（家族に対して行った場合を含む）は，その要点を**診療録**に記載する。入院精神療法（Ⅰ）にあっては，更に当該療法に要した時間及びその要点を**診療録**に記載する。
(6) 患者に対して入院精神療法を行った日と同一の日に家族に対して入院精神療法を行った場合における費用は，患者に対する入院精神療法の費用に含まれ，別に算定できない。
(7) 入院の日及び入院の期間の取扱いについては，入院基本料の取扱いの例による。
(8) 重度の精神障害者とは，措置入院患者，医療保護入院患者及び任意入院であるが何らかの行動制限を受けている患者等をいう。
(9) 入院精神療法（Ⅰ）を行った週と同一週に行われた入院精神療法（Ⅱ）は別に算定できない。
(10) 入院中の対象精神疾患の患者に対して，入院精神療法に併せてI004心身医学療法が算定できる自律訓練法，森田療法等の療法を行った場合であっても，入院精神療法のみにより算定する。
(11) 当該患者に対して，同じ日に入院精神療法とI003標準型精神分析療法を行った場合は標準型精神分析療法により算定する。
(令6保医発0305・4)

事務連絡　問1　入院精神療法には，週1回〜週3回の算定回数制限があるが，家族に対して入院精神療法を行った場合も，この制限の対象になるのか。
答　家族に対して入院精神療法を行った場合も，算定回数制限に含まれる。
問2　家族に対する入院精神療法の算定対象となる「初回の入院」とは，診療報酬上の新規入院ということか。
答　否。当該医療機関において，統合失調症による初回の入院をさす。したがって，統合失調症により入院し，一度退院した後，再入院した場合には算定できない。
(平18.3.31)

参考　**入院精神療法等の算定**
① 次の傷病名に対するI001入院精神療法，I002通院・在宅精神療法及びI006通院集団精神療法の算定は，原則として認められる。
　(1)てんかん性精神病，(2)症状精神病，(3)アルコール依存症，アルコール性精神病，覚醒剤精神病，(4)統合失調症，(5)幻覚妄想状態，(6)心因性妄想精神病，急性一過性精神病性障害，(7)非定型精神病，(8)躁状態，躁うつ病，(9)うつ状態，(10)気分循環症，(11)社会恐怖症，対人恐怖症，恐怖性不安障害，(12)不安神経症，(13)強迫性障害，(14)心的外傷ストレス障害（PTSD），適応障害，(15)解離性健忘，解離性運動障害，解離性障害，(16)心気症，(17)神経衰弱，(18)拒食症，異食症，摂食障害，(19)神経症性不眠症，(20)パーソナリティ障害，(21)性同一性障害，性的倒錯，(22)学習障害，(23)自閉症，小児自閉症，(24)注意欠陥多動障害，多動性障害，行為障害，(25)小児期反応性愛着障害，チック，(26)児童・思春期精神疾患，(27)心因反応，(28)錯乱状態，情緒障害，登校拒否，(29)過食症，(30)老人性（老年期）精神病，(31)認知症，(32)神経症性うつ状態，(33)知的障害，(34)発達障害，(35)レビー小体型認知症，(36)てんかん，(37)不眠症，(38)ナルコレプシー，
② 次の傷病名に対するI001入院精神療法，I002通院・在宅精神療法及びI006通院集団精神療法の算定は，原則として認められない。
　(1)不随意運動，(2)失語症，(3)自律神経失調症，(4)脳出血後遺症，脳梗塞後遺症，(5)更年期症候群，(6)頭痛，心身過労状態
(令6.8.30 支払基金)

I002 通院・在宅精神療法（1回につき）

1 通院精神療法
イ 精神保健福祉法第29条又は第29条の2の規定による入院措置を経て退院した患者であって，都道府県等が作成する退院後に必要な支援内容等を記載した計画に基づく支援期間にあるものに対して，当該計画において療養を担当することとされている保険医療機関の精神科の医師が行った場合　　　660点

ロ A000初診料を算定する初診の日において，60分以上行った場合
- (1) 精神保健指定医による場合　　600点
- (2) (1)以外の場合　　　　　　　550点

ハ イ及びロ以外の場合
- (1) 30分以上の場合
  - ① 精神保健指定医による場合　410点
  - ② ①以外の場合　　　　　　　390点
- (2) 30分未満の場合
  - ① 精神保健指定医による場合　315点
  - ② ①以外の場合　　　　　　　290点

2 在宅精神療法
イ 精神保健福祉法第29条又は第29条の2の規定による入院措置を経て退院した患者であって，都道府県等が作成する退院後に必要な支援内容等を記載した計画に基づく支援期間にあるものに対して，当該計画において療養を担当することとされている保険医療機関の精神科の医師が行った場合　　　660点

ロ A000初診料を算定する初診の日において，60分以上行った場合
- (1) 精神保健指定医による場合　　640点
- (2) (1)以外の場合　　　　　　　600点

ハ イ及びロ以外の場合
- (1) 60分以上の場合
  - ① 精神保健指定医による場合　590点
  - ② ①以外の場合　　　　　　　540点
- (2) 30分以上60分未満の場合
  - ① 精神保健指定医による場合　410点
  - ② ①以外の場合　　　　　　　390点
- (3) 30分未満の場合
  - ① 精神保健指定医による場合　315点
  - ② ①以外の場合　　　　　　　290点

注1　入院中の患者以外の患者について，退院後4週間以内の期間に行われる場合にあっては1と2を合わせて週2回，その他の場合にあっては1と2を合わせて週1回に限り算定する。ただし，B000特定疾患療養管理料及びB001-3-3生活習慣病管理料（Ⅱ）を算定している患者については算定しない。

2　通院・在宅精神療法は，診療に要した時間が5分を超えたときに限り算定する。ただし，A000初診料を算定する初診の日において通院・在宅精神療法を行った場合は，診療に要した時間が30分を超えたときに限り算定する。

3　20歳未満の患者に対して通院・在宅精神療法を行った場合（当該保険医療機関の精神科を最初に受診した日から1年以内の期間に行った場合に限る）は，320点を所定点数に加算する。ただし，注4又は注10に規定する加算を算定した場合は，算定しない。

4　特定機能病院若しくはA311-4児童・思春期精神科入院医療管理料に係る届出を行った保険医療機関又は当該保険医療機関以外の保険医療機関であって別に厚生労働大臣が定める施設基準〔告示④第10・1の1の2，p.1415〕に適合しているものとして地方厚生局長等に届け出た保険医療機関において，通院・在宅精神療法を行った場合は，**児童思春期精神科専門管理加算**として，次に掲げる区分に従い，いずれかを所定点数に加算する。ただし，ロについては，1回に限り算定する。また，注3又は注10に規定する加算を算定した場合は，算定しない。

イ　16歳未満の患者に通院・在宅精神療法を行った場合
- (1) 当該保険医療機関の精神科を最初に受診した日から2年以内の期間に行った場合　　　500点
- (2) (1)以外の場合　　　　　　　300点

ロ　20歳未満の患者に60分以上の通院・在宅精神療法を行った場合（当該保険医療機関の精神科を最初に受診した日から3月以内の期間に行った場合に限る）　　　1,200点

5　1のハの(1)並びに2のハの(1)及び(2)については，抗精神病薬を服用している患者について，客観的な指標による当該薬剤の副作用の評価を行った場合は，**特定薬剤副作用評価加算**［副評］として，月1回に限り25点を所定点数に加算する。ただし，I002-2精神科継続外来支援・指導料の注4に規定する加算を算定する月は，算定しない。

6　当該患者に対して，1回の処方において，3種類以上の抗うつ薬又は3種類以上の抗精神病薬を投与した場合であって，別に厚生労働大臣が定める要件〔告示④別表第10の2の4，p.679〕を満たさない場合，所定点数の100分の50に相当する点数により算定する。

7　1のイを算定する患者に対し，医師の指示を受けた看護師，准看護師又は精神保健福祉士が，月に1回以上，療養の状況等を踏まえ，治療及び社会生活等に係る助言又は指導を継続して行った場合に，**措置入院後継続支援加算**として，3月に1回に限り275点を所定点数に加算する。

8　別に厚生労働大臣が定める施設基準〔告示④第10・1の1の5，p.1417〕に適合しているものとして地方厚生局長等に届け出た保険医療機関において，重点的な支援を要する患者に対して，精神科を担当する医師の

指示の下，保健師，看護師又は精神保健福祉士が，当該患者が地域生活を継続するための面接及び関係機関との連絡調整を行った場合に，**療養生活継続支援加算**として，次に掲げる区分に従い，初回算定日の属する月から起算して1年を限度として，月1回に限り，いずれかを所定点数に加算する。

　イ　直近の入院において，B015精神科退院時共同指導料1を算定した患者の場合　　　　　　　　　500点
　ロ　イ以外の患者の場合　　　　　　350点

9　心理に関する支援を要する患者として別に厚生労働大臣が定める患者〔告示4第10・1の1の6，p.1417〕に対して，精神科を担当する医師の指示を受けた公認心理師が必要な支援を行った場合に，**心理支援加算**として，初回算定日の属する月から起算して2年を限度として，月2回に限り250点を所定点数に加算する。

10　別に厚生労働大臣が定める施設基準〔告示4第10・1の1の7，p.1417〕に適合しているものとして地方厚生局長等に届け出た保険医療機関において，1を算定する患者であって，20歳未満のものに対して，精神科を担当する医師の指示の下，保健師，看護師，作業療法士，精神保健福祉士又は公認心理師等が共同して必要な支援を行った場合は，**児童思春期支援指導加算**として，次に掲げる区分に従い，いずれかを所定点数に加算する。ただし，イについては，1回に限り算定する。また，注3又は注4に規定する加算を算定した場合は，算定しない。

　イ　60分以上の通院・在宅精神療法を行った場合（当該保険医療機関の精神科を最初に受診した日から3月以内の期間に行った場合に限る）　　1,000点
　ロ　イ以外の場合
　　(1)　当該保険医療機関の精神科を最初に受診した日から2年以内の期間に行った場合　　　　　　450点
　　(2)　(1)以外の場合　　　　　　250点

11　別に厚生労働大臣が定める施設基準〔告示4第10・1の1の8，p.1418〕に適合しているものとして地方厚生局長等に届け出た保険医療機関において，通院・在宅精神療法を行った場合は，**早期診療体制充実加算**として，次に掲げる区分に従い，いずれかを所定点数に加算する。
　イ　病院の場合
　　(1)　当該保険医療機関の精神科を最初に受診した日から3年以内の期間に行った場合　　　　　　20点
　　(2)　(1)以外の場合　　　　　　15点
　ロ　診療所の場合
　　(1)　当該保険医療機関の精神科を最初に受診した日から3年以内の期間に行った場合　　　　　　50点
　　(2)　(1)以外の場合　　　　　　15点

12　1のハの(1)の①又は(2)の①については，別に厚生労働大臣が定める施設基準〔告示4第10・1の1の9，p.1418〕に適合しているものとして地方厚生局長等に届け出た保険医療機関において，情報通信機器を用いた精神療法を行うことが適当と認められる患者に対し，情報通信機器を用いて行った場合は，所定点数に代えて，それぞれ**357点**又は**274点**を算定する。ただし，当該患者に対して，1回の処方において，3種類以上の抗うつ薬又は3種類以上の抗精神病薬を投与した場合には，算定できない。また，注3から注5まで及び注7から注11までに規定する加算は別に算定できない。

【2024年改定による主な変更点】

(1) 届出医療機関において情報通信機器を用いて行った場合の点数が新設された（注12）。「1」通院精神療法「ハ」（イ及びロ以外の場合）(1)(2)の「①精神保健指定医による場合」について，情報通信機器を用いて行った場合は，所定点数に代えて，(1)①357点，(2)①274点を算定する。1処方につき3種類以上の抗うつ薬又は3種類以上の抗精神病薬を投与した場合は算定不可。

(2) 従前の「注8」療養生活環境整備指導加算が廃止され，**療養生活継続支援加算**（注9→注8）に統合され，実施者に「**保健師**」が追加されるとともに，新たに「イ」（B015精神科退院時共同指導料1の算定患者の場合：500点）の区分が新設された。また，従前は両加算ともに「1」通院精神療法の算定患者のみが対象であったが，「2」在宅精神療法を算定する患者に対しても算定可とされた。

(3) 【新設】「注9」心理支援加算：心的外傷に起因する症状を有する患者に対して公認心理師が支援を行った場合に，初回算定月から2年を限度に月2回に限り算定可。

(4) 【新設】「注10」児童思春期支援指導加算：20歳未満の精神疾患患者の支援体制と実績を有している届出医療機関において，20歳未満の患者に対して多職種が共同して支援を行った場合に算定可。

(5) 【新設】「注11」早期診療体制充実加算：精神疾患の早期発見及び症状の評価等の診療体制が確保されている届出医療機関において算定可。

→通院・在宅精神療法　　　　　　　摘要欄 p.1714

(1) 通院・在宅精神療法とは，入院中の患者以外の患者であって，精神疾患又は精神症状を伴う脳器質性障害があるもの（患者の著しい病状改善に資すると考えられる場合にあっては当該患者の家族）に対して，精神科を担当する医師（研修医を除く。以下この区分において同じ）が一定の治療計画のもとに危機介入，対人関係の改善，社会適応能力の向上を図るための指示，助言等の働きかけを継続的に行う治療方法をいう。

(2) 通院・在宅精神療法は，精神科を標榜する保険医療機関の精神科を担当する医師が行った場合に限り算定する。

(3) 通院・在宅精神療法は，同時に複数の患者又は複数の家族を対象に集団的に行われた場合には算定できない。

(4) 通院・在宅精神療法の「1」のイ及び「1」のハの(2)並びに「2」のイ及び「2」のハの(3)は，診療に要した時間が5分を超えたときに限り算定する。

(5) 通院・在宅精神療法の「1」のロ及び「2」のロは，A000初診料を算定する初診の日（A000初診料の「注5」のただし書に規定する初診を含む）は，診療に要した時間が60分以上の場合に限り算定することとし，「1」のハの(1)及び「2」のハの(2)は，診療に要した

時間が30分以上の場合に，「2」のハの(1)は，診療に要した時間が60分以上の場合に限り算定する。この場合において，診療に要した時間とは，医師が自ら患者に対して行う問診，身体診察（視診，聴診，打診及び触診をいう）及び当該通院・在宅精神療法に要する時間をいい，これら以外の診療及び医師以外の職員による相談等に要する時間は含まない。

(6) 通院・在宅精神療法の「1」のイ及び「2」のイについては，当該患者の退院後支援についての総合調整を担う都道府県，保健所を設置する市又は特別区（以下「都道府県等」という）が，精神障害者の退院後支援に関する指針を踏まえて作成する退院後支援に関する計画に基づく支援期間にある患者に対し，当該計画において外来又は在宅医療を担うこととされている保険医療機関の精神科の医師が実施した場合に限り算定できる。

(7) 通院・在宅精神療法の「1」のイ又は「1」のロ及び「2」のイ又は「2」のロを算定する保険医療機関においては，以下のいずれかの要件に該当していること等，標榜時間外において，所属する保険医療機関を継続的に受診している患者に関する電話等の問合せに応じる体制を整備するとともに，必要に応じてあらかじめ連携している保険医療機関に紹介できる体制を有していることが望ましい。
　ア　A001再診料の時間外対応加算1の届出を行っている。
　イ　精神科救急情報センター，都道府県，市町村，保健所，警察，消防（救急車），救命救急センター，一般医療機関等からの患者に関する問合せ等に対し，原則として当該保険医療機関において，常時対応できる体制がとられている。また，やむを得ない事由により，電話等による問合せに応じることができなかった場合であっても，速やかに折り返して電話することができる体制がとられている。

(8) 通院・在宅精神療法を算定するに当たっては，診療録及び診療報酬明細書の摘要欄に当該診療に要した時間を10分単位で記載する。ただし，30分又は60分を超える診療を行った場合であって，当該診療に要した時間が明確でない場合には，当該診療に要した時間が30分又は60分を超えたことが明らかであると判断される精神療法を行った場合に限り，「○分超」などの記載でも差し支えない。また，5分を超えて10分未満の診療を行った場合は，「5分を超え10分未満」と記載する。

(9) 当該患者の家族に対する通院・在宅精神療法は，家族関係が当該疾患の原因又は増悪の原因と推定される場合に限り算定する。ただし，患者の病状説明，服薬指導等一般的な療養指導である場合は，算定できない。家族に対して通院・在宅精神療法を行った場合は，診療報酬明細書の摘要欄に 家族 と記載する。

(10) 通院・在宅精神療法を行った場合（家族に対して行った場合を含む）は，その要点を診療録に記載する。

(11) 患者に対して通院・在宅精神療法を行った日と同一の日に家族に対して通院・在宅精神療法を行った場合における費用は，患者に対する通院・在宅精神療法の費用に含まれ，別に算定できない。

(12) 入院中の患者以外の精神疾患を有する患者に対して，通院・在宅精神療法に併せてI004心身医学療法が算定できる自律訓練法，森田療法等の療法を行った場合であっても，通院・在宅精神療法のみにより算定する。

(13) 当該患者に対する通院・在宅精神療法を算定した場合は，同じ日にI003標準型精神分析療法は算定できない。

(14) 通院・在宅精神療法は，精神科を標榜する保険医療機関の精神科を担当する医師が，訪問診療又は往診による診療を行った際にも算定できる。

(15) 通院・在宅精神療法を行った患者に対して，1回の処方において2種類以上の抗うつ薬又は2種類以上の抗精神病薬を投与した場合は，投与した抗うつ薬又は抗精神病薬の種類数及びその医療上の必要性並びに副作用等について患者に説明し，説明した内容を診療録に記載するとともに，説明を行った旨を診療報酬明細書の摘要欄に記載する。

(16) 「注3」に規定する加算は，必要に応じて児童相談所等と連携し，保護者等へ適切な指導を行った上で，20歳未満の患者に対して，通院・在宅精神療法を行った場合（当該保険医療機関の精神科を初めて受診した日から起算して1年以内の期間に行った場合に限る）に，所定点数に加算する。

(17) 「注4」に規定する児童思春期精神科専門管理加算は，児童思春期精神科の専門の医師（精神保健指定医に指定されてから5年以上にわたって主に20歳未満の患者に対する精神医療に従事した医師であって，現に精神保健指定医である医師をいう）又は当該専門の医師の指導の下，精神療法を実施する医師が，20歳未満の患者（「イ」については16歳未満の患者に限る）に対し，専門的な精神療法を実施した場合に算定する。

(18) 「注4」の「ロ」については，発達障害や虐待の有無等を含む精神状態の総合的な評価，鑑別診断及び療育方針の検討等が必要な者に対し，発達歴や日常生活の状況の聴取・行動観察等に基づく，60分以上の専門的な精神療法を実施する。なお，実施に当たっては，以下の要件をいずれも満たす。
　ア　発達障害の評価に当たっては，ADI-R（Autism Diagnostic Interview-Revised）やDISCO（The Diagnostic Interview for Social and Communication Disorders）等で採用されている診断項目を考慮する。
　イ　患者及び患者の家族に，今後の診療計画について文書及び口頭で説明する。説明に用いた診療計画の写しを診療録に添付する。

(19) 「注5」に定める特定薬剤副作用評価加算は，抗精神病薬を服用中の患者について，精神保健指定医又はこれに準ずる者が，通常行うべき薬剤の副作用の有無等の確認に加え，更に薬原性錐体外路症状評価尺度を用いて定量的かつ客観的に薬原性錐体外路症状の評価を行った上で，薬物療法の治療方針を決定した場合に，月1回に限り算定する。この際，別紙様式33（p.675）に準じて評価を行い，その結果と決定した治療方針について，診療録に記載する。なお，同一月にI002-2精神科継続外来支援・指導料の「注4」に規定する特定薬剤副作用評価加算を算定している患者については，当該加算は算定できない。

(20) 「注6」に定める所定点数には，「注3」から「注5」まで及び「注7」から「注11」までの加算を含まない。また，別に厚生労働大臣が定める要件は，特掲診療料の施設基準等別表第10の2の4（p.679）に掲げるものを全て満たすものをいう。なお，その留意事項は以下のとおりである。
　ア　「当該保険医療機関において，3種類以上の抗うつ薬及び3種類以上の抗精神病薬の投与の頻度が一定以下であること」とは，当該保険医療機関において抗うつ薬又は抗精神病薬のいずれかを処方された患者のうち，3種類以上の抗うつ薬又は3種類以上の抗精神病薬を処方された患者の割合が1割未満で

(別紙様式33)

DIEPSS（薬原性錐体外路症状評価尺度）全項目評価用紙

患　者：
評価者：
評価日：　　　年　　　月　　　日
評価時間：　　　～

コード
0 ＝ なし，正常
1 ＝ ごく軽度，不確実
2 ＝ 軽度
3 ＝ 中等度
4 ＝ 重度

適当なもの1つに丸をつける。

1　歩行　Gait 　小刻みな遅い歩き方。速度の低下，歩幅の減少，上肢の振れの減少，前屈姿勢や前方突進現象の程度を評価する。	0　1　2　3　4
2　動作緩慢　Bradykinesia 　動作がのろく乏しいこと。動作の開始または終了の遅延または困難。顔面の表情変化の乏しさ（仮面様顔貌）や単調で緩徐な話し方の程度も評価する。	0　1　2　3　4
3　流涎　Sialorrhea 　唾液分泌過多。	0　1　2　3　4
4　筋強剛　Muscle rigidity 　上肢の屈伸に対する抵抗。歯車現象，ろう屈現象，鉛管様強剛や手首の曲がり具合の程度も評価する。	0　1　2　3　4
5　振戦　Tremor 　口部，手指，四肢，躯幹に認められる反復的，規則的（4～8Hz）で，リズミカルな運動。	0　1　2　3　4
6　アカシジア　Akathisia 　静座不能に対する自覚；下肢のムズムズ感，ソワソワ感，絶えず動いていたいという衝動などの内的不穏症状とそれに関連した苦痛。運動亢進症状（身体の揺り動かし，下肢の振り回し，足踏み，足の組み換え，ウロウロ歩きなど）についても評価する。	0　1　2　3　4
7　ジストニア　Dystonia 　筋緊張の異常な亢進によって引き起こされる症状。舌，頸部，四肢，躯幹などにみられる筋肉の捻転やつっぱり，持続的な異常ポジション，舌の突出捻転，斜頸，後頸，牙関緊急，眼球上転，ピサ症候群などを評価する。	0　1　2　3　4
8　ジスキネジア　Dyskinesia 　運動の異常に亢進した状態。顔面，口部，舌，顎，四肢，躯幹にみられる他覚的に無目的で不規則な不随意運動。舞踏病様運動，アテトーゼ様運動は含むが，振戦は評価しない。	0　1　2　3　4
9　概括重症度　Overall severity 　錐体外路症状全体の重症度。	0　1　2　3　4

あるか，その数が20名未満であることをいう。なお，抗うつ薬及び抗精神病薬の種類数はF100処方料における計算方法に準じる。抗うつ薬又は抗精神病薬を処方された患者のうち，3種類以上の抗うつ薬又は3種類以上の抗精神病薬を処方された患者の割合は，F100処方料(3)ウにより報告したもののうち，直近のものを用いることとする。また，抗不安薬を3種類以上，睡眠薬を3種類以上，抗うつ薬を3種類以上又は抗精神病薬を3種類以上投与（以下この部において「向精神薬多剤投与」という）していないために当該報告を行わなかった保険医療機関については，当該要件を満たすものとして扱う。

イ　「当該患者に対し，適切な説明や医学管理が行われていること」とは，当該月を含む過去3か月以内に以下の全てを行っていることをいう。
　㈶　患者又はその家族等の患者の看護や相談に当たる者（以下イにおいて「患者等」という）に対して，当該投与により見込む効果及び特に留意する副作用等について説明し，**診療録**に説明内容及び患者等の受け止めを記載している。ただし，説明を行うことが診療上適切でないと考える場合は，**診療録**にその理由を記載することで代替して差し支えない。
　㈼　服薬状況（残薬の状況を含む）を患者等から聴取し，**診療録**に記載している。
　㈽　3種類以上の抗精神病薬を投与している場合は，「注5」に掲げる客観的な指標による抗精神病薬の副作用評価を行っている。
　㈿　減薬の可能性について検討し，今後の減薬計画又は減薬計画が立てられない理由を患者等に説明し，**診療録**に説明内容及び患者等の受け止めを記載している。

ウ　「当該処方が臨時の投薬等のもの又は患者の病状等によりやむを得ないものであること」とは，F100処方料(3)のアの㈶から㈿までのいずれかに該当するものであることをいう。

⑳　「注7」に規定する措置入院後継続支援加算は，通院・在宅精神療法の「1」の「イ」を算定する患者に対し，医師の指示を受けた看護職員又は精神保健福祉士が，対面又は電話で，月1回以上の指導を行った上で，3月に1回以上の頻度で当該患者の退院後支援について総合調整を担う都道府県等に対し，当該患者の治療や生活の状況及びより一層の支援が必要と考えられる課題について，文書で情報提供している場合に，3月に1回に限り算定できる。**診療録等**において，毎回の指導内容を記載するとともに，都道府県等への情報提供の写しを記録する。なお，指導等を実施した月の翌月以降に通院・在宅精神療法を行った場合に算定しても差し支えないこととし，指導等を行った月と算定する月が異なる場合には，**診療報酬明細書**の摘要欄に指導等を行った月を記載する。

㉒　「注8」に規定する療養生活継続支援加算は，重点的な支援を要する患者に対して，精神科を担当する医師の指示の下，保健師，看護師又は精神保健福祉士が，

当該患者又はその家族等に対し，医療機関等における対面による20分以上の面接を含む支援を行うとともに，当該月内に保健所，市町村，指定特定相談支援事業者，障害福祉サービス事業者その他の関係機関と連絡調整を行った場合に，初回算定日の属する月から起算して1年を限度として，月1回に限り算定できる。なお，実施に当たっては，以下の要件をいずれも満たす。

　ア　対象となる「重点的な支援を要する患者」は，精神病棟における直近の入院において，B015精神科退院時共同指導料の「1」精神科退院時共同指導料1を算定した患者であって，退院した日の属する月の翌月末日までに当該保険医療機関を受診したもの又は平成28～30年度厚生労働行政調査推進補助金障害者対策総合研究事業において「多職種連携による包括的支援マネジメントに関する研究」の研究班が作成した，別紙様式51に掲げる「包括的支援マネジメント　実践ガイド」における「包括的支援マネジメント　導入基準」を1つ以上満たす者である。

　イ　当該患者の支援方針等について，多職種が共同して，3月に1回の頻度でカンファレンスを実施する。また，カンファレンスには，以下の(イ)から(ハ)までの職種がそれぞれ1名以上参加している。なお，必要に応じて，(ニ)から(ヌ)までの職種が参加する。ただし，(イ)から(ヘ)までについては，当該保険医療機関の者に限る。

　　(イ)　当該患者の診療を担当する精神科の医師
　　(ロ)　保健師又は看護師（以下この項において「看護師等」という）
　　(ハ)　精神保健福祉士
　　(ニ)　薬剤師
　　(ホ)　作業療法士
　　(ヘ)　公認心理師
　　(ト)　在宅療養担当医療機関の保険医の指示を受けた訪問看護ステーションの看護師等
　　(チ)　在宅療養担当医療機関の保険医の指示を受けた訪問看護ステーションの作業療法士
　　(リ)　市町村若しくは都道府県等の担当者
　　(ヌ)　その他の関係職種

　ウ　イのカンファレンスにおいて，患者の状態を把握した上で，初回の支援から2週間以内に，多職種が共同して別紙様式51の2に掲げる「療養生活の支援に関する計画書」（以下この区分において「支援計画書」という）を作成し，その写しを診療録等に添付する。なお，支援計画書の作成に当たっては，平成28～30年度厚生労働行政推進調査事業において「精神障害者の地域生活支援を推進する政策研究」の研究班が作成した，「包括的支援マネジメント実践ガイド」を参考にする。ただし，「注8」の「イ」を算定する患者の場合，初回のカンファレンスについては，B015精神科退院時共同指導料に規定する指導を実施した日から当該患者の状態に著しい変化を認めない場合に限り，当該指導時に作成した支援計画書（直近の入院中に作成した支援計画書に限る）を用いても差し支えない。

　エ　当該患者を担当する看護師等又は精神保健福祉士は，患者等に対し，ウにおいて作成した支援計画書の内容を説明し，かつ，当該支援計画書の写しを交付した上で，療養生活継続のための支援を行う。また，保健所，市町村，指定特定相談支援事業者，障害福祉サービス事業者その他の関係機関との連絡調整に当たっては，関係機関からの求めがあった場合又はその他必要な場合に，患者又はその家族等の同意を得て，支援計画に係る情報提供を行う。

　オ　担当する患者ごとに療養生活継続支援記録を作成し，当該指導記録に支援の要点，面接実施時間を明記する。

(23)　「注8」に規定する療養生活継続支援加算の「ロ」は，対象となる状態の急性増悪又は著しい環境の変化により新たに重点的な支援を要する場合について，要件を満たす場合に，再度の算定日の属する月から起算して1年を限度として，月1回に限り350点を所定点数に加算する。なお，この場合においては，診療報酬明細書の摘要欄に，急性増悪等における具体的な状態について記載する。また，新たに重点的な支援を行うこととなった日を記載した支援計画書を，患者又はその家族等に説明の上交付するとともに，その写しを診療録に添付する。

(24)　「注9」に規定する心理支援加算は，心理に関する支援を要する患者に対して，精神科を担当する医師の指示を受けた公認心理師が，対面による心理支援を30分以上実施した場合に，初回算定日の属する月から起算して2年を限度として，月2回に限り算定できる。なお，精神科を担当する医師が通院・在宅精神療法を実施した月の別日に当該支援を実施した場合においても算定できる。実施に当たっては，以下の要件をいずれも満たす。

　ア　対象となる患者は，外傷体験（身体的暴行，性的暴力，災害，重大な事故，虐待若しくは犯罪被害等をいう。以下この項において同じ）を有し，心的外傷に起因する症状（侵入症状，刺激の持続的回避，認知と気分の陰性の変化，覚醒度と反応性の著しい変化又は解離症状をいう。以下この項において同じ）を有する者として，精神科を担当する医師が心理支援を必要と判断したものに限る。

　イ　医師は当該患者等に外傷体験の有無及び内容を確認した上で，当該外傷体験及び受診時の心的外傷に起因する症状の詳細並びに心理支援が必要とされる理由等について診療録に記載する。

(25)　「注10」に規定する児童思春期支援指導加算は，児童思春期の精神疾患患者に対する外来診療の充実を図る観点から，通院・在宅精神療法の「1」を算定する患者であって，20歳未満のものに対して，児童思春期の患者に対する精神医療に係る適切な研修を修了した精神科を担当する医師の指示の下，児童思春期の患者に対する当該支援に専任の保健師，看護師，理学療法士，作業療法士，言語聴覚士，精神保健福祉士又は公認心理師（以下この項において「看護師等」という）が共同して，対面による必要な支援を行った場合に算定する。なお，精神科を担当する医師が通院・在宅精神療法を実施した月の別日に当該支援を実施した場合においても算定できる。実施に当たっては，以下の要件をいずれも満たす。

　ア　児童思春期の患者に対する当該支援に専任の看護師等が，当該患者に対して，療養上必要な指導管理を30分以上実施した場合に算定する。なお，当該患者に対し複数の専任の看護師等がそれぞれ療養上必要な指導管理を実施することは差し支えないが，この場合にあっては，当該指導管理を実施した職員のうち少なくとも1名以上が，当該指導管理を30分以上行っている。

　イ　当該指導管理を実施した者は，指導管理の内容及び実施時間について診療録又は看護記録等に記載する。また，医師は，当該指導管理の必要性について診療録等に記載する。

(別紙様式51の3) 新

児童思春期支援指導加算　支援計画書

患者氏名		生年月日	

初診日	
診断名（状態像名）	
症状および問題行動 本人の得意なこと 本人の苦手なこと	
発達・社会的環境	家族構成： 発達・生育歴： 社会的環境（就学状況や対人関係など）：
方針・支援計画	
本人・家族との面接	□本人との面接：回／週・月 □家族面接：回／週・月 　〔□父親　□母親　□その他（　　　　　）〕
他の機関との連携	□あり（□本人の同意　□保護者の同意）・□なし ＜連携先＞ □担任　□養護教諭　□生徒指導担当 □スクールカウンセラー　□スクールソーシャルワーカー □児童相談所職員　□市町村担当者 □その他（　　　　　　　　　　　　　　　　　　）
予想される支援の期間	本人の希望： 家族の希望： 目標の設定：（週間・月）
備考	

　　　　　　　　　　　　　　計画作成日
　　　　　　　　　　　　　　　（見直し予定日）
　　　　　　　　　　　　　　担当医
　　　　　　　　　　　　　　担当者（職種）
　　　　　　　　　　　　　　本人・家族

ウ　児童思春期の患者に対する精神医療に係る適切な研修を修了した精神科を担当する医師、看護師等が、他の職種と共同して、**別紙様式51の3**又はこれに準じた支援計画を作成し、その写しを**診療録等**に添付する。支援計画の作成に当たっては、児童相談所、児童発達支援センター、障害児支援事業所、基幹相談支援センター又は発達障害者支援センター等による支援の必要性についても検討する。

エ　当該患者の指導管理及び支援計画の内容に関して、患者等の同意を得た上で、学校等、児童相談所、児童発達支援センター、障害児支援事業所、基幹相談支援センター又は発達障害者支援センター等の関係機関に対して、文書等による情報提供や面接相談を適宜行う。

オ　当該患者の支援方針等について、ウに掲げる職種が共同して、概ね3月に1回以上の頻度でカンファレンスを実施し、必要に応じて支援計画の見直しを行う。

カ　1週間当たりの担当患者数は30人以内とする。

26　「注11」に規定する早期診療体制充実加算は、地域において、精神疾患の早期発見及び早期に重点的な診療等を実施するとともに、精神疾患を有する患者に対し、質の高い診療を継続的に行う体制を評価するものであり、別に厚生労働大臣が定める施設基準に適合しているものとして地方厚生（支）局長に届け出た保険医療機関において通院・在宅精神療法を実施する場合に、当該加算を算定することができる。

27　「注11」の算定に当たっては、当該患者を診療する担当医を決める。担当医により通院・在宅精神療法を行った場合に当該加算を算定する。なお、初回の診療であって、担当医が決まっていない場合に限り、担当医以外の医師が診療した上で、当該加算を算定することは差し支えない。ただし、初回の診療を行った医師が当該患者を診療する担当医にならない場合は、初回の診療を行った医師は、当該患者に対して、2回目以降は別の担当医が診療する旨及び当該担当医について説明する。

28　「注11」の算定に当たっては、担当医は、当該患者に対して、以下の指導、服薬管理等を行う。また、必要に応じて、患者の家族等に対して、指導等について説明を行う。

ア　原則として、患者の同意を得て、計画的な医学管理の下に療養上必要な指導及び診療を行う。ただし、病状等により、患者本人から同意を得ることが困難である場合や、やむを得ず家族等から同意を得る場合等においては、その理由を**診療報酬明細書**の摘要欄に記載する。なお、同意が困難であった患者について、診療の都度、同意が得られる状態にあるかを確認し、可能な限り患者本人から同意が得られるよう懇切丁寧に説明する。

イ　診療に当たっては、患者の状態に応じて適切な問診及び身体診察等を行う。特に、精神疾患の診断及び治療計画の作成並びに治療計画の見直しを行う場合は、詳細な問診並びに身体診察及び神経学的診察

(別紙様式51の4) 新

「早期診療体制充実加算」に関する説明書

当院では，早期診療体制充実加算を算定する患者さんに，こころの不調・病気に対する診療とともに，次のような診療を行います。

- ○ 他の医療機関で処方されるお薬を含め，服薬状況等を踏まえたお薬の管理を行います。
- ○ こころ以外にも，おからだの不調やお薬の副作用などのご相談に応じます。必要に応じ，検査等を行う場合があります。
- ○ 健康相談や，予防接種に関するご相談に応じます。
- ○ 障害福祉サービス等の利用に関するご相談に応じます。
- ○ 必要に応じ，障害支援区分認定や要介護認定の意見書を作成いたします。
- ○ 体調不良時等，患者さんからの電話等による問い合わせに対応しています。

連絡先 ▲▲医院　　　　●●●-●●●-●●●●

患者さん・ご家族へのお願い

- ○ 他の医療機関を受診される場合，お急ぎの場合を除き，担当医にご相談ください。お急ぎの場合に，他の医療機関を受診した場合には，次に当院を受診した際にお知らせください。（他の医療機関で受けた投薬なども，お知らせください）
- ○ 受診時にはマイナ保険証やお薬手帳をご持参ください。
- ○ 処方を受けている薬局のお名前をお知らせください。
- ○ 健康診断やおからだの診療を受けたときは，その結果について，担当医にお知らせください。

(別紙様式51の4) 新

早期診療体制充実加算に関する同意書

早期診療体制充実加算について説明を受け，理解した上で，▲▲医院 医師 ○○○○を担当医として，こころの不調・病気に対する継続的な診療，お薬の管理等を受けることに同意いたします。

※ 他の医療機関で早期診療体制充実加算を算定している方は，署名する前にお申し出ください。

(患者氏名) _____

を実施し，その結果を**診療録**に記載する。なお，症状性を含む器質性精神障害等の鑑別に当たっては，採血，画像診断，認知機能検査その他の心理検査等を実施することが望ましい。また，向精神薬を服用している患者については，日本精神神経学会が作成した「向精神薬の副作用モニタリング・対応マニュアル」等を参考に，定期的な採血等を実施することが望ましい。

ウ 他の保険医療機関と連携及びオンライン資格確認等システムを活用して，患者が受診している医療機関を全て把握するとともに，当該患者に処方されている医薬品を全て管理し，**診療録**に記載する。なお，必要に応じ，担当医の指示を受けた看護職員等が情報の把握を行うことも可能である。

エ 標榜時間外の電話等による問い合わせに対応可能な体制を有し，当該患者に連絡先について情報提供するとともに，患者又は患者の家族等から連絡を受けた場合には，受診の指示等，速やかに必要な対応を行う。

オ 当該患者に対し，必要に応じて障害支援区分認定に係る医師意見書又は要介護認定に係る主治医意見書等を作成する。

カ 当該患者に対し，必要に応じ，健康診断や検診の受診勧奨や，予防接種に係る相談への対応を行う。

キ 患者又は家族等の同意について，当該加算の初回算定時に，**別紙様式51の4**を参考に，当該患者等の署名付の同意書を作成し，**診療録**に添付する。ただし，直近1年間に4回以上の受診歴を有する患者等については，**別紙様式51の4**を参考に診療の要点を説明していれば，同意の手続きは省略して差し支えない。なお，同意書については，当該保険医療機関自ら作成した文書を用いることでよい。また，初回算定時に，病状等の理由によってやむを得ず同意を得られなかった場合は，同意を得られた時点で同意書を作成し，**診療録**に添付することとしてよい。

ク 当該保険医療機関において，院内掲示やホームページ等により以下の対応が可能なことを周知し，患者の求めがあった場合に適切に対応する。なお，連携する機関の名前を一覧にして掲載することが望ましい。

(イ) 患者ごとの相談内容に応じたケースマネジメントを行っている。
(ロ) 障害福祉サービス等の利用に係る相談を行っている。
(ハ) 介護保険に係る相談を行っている。
(ニ) 当該保険医療機関に通院する患者について，障害者の日常生活及び社会生活を総合的に支援するための法律に基づく指定計画相談支援の事業の人員及び運営に関する基準（平成24年厚生労働省令第28号）第3条第1項に規定する相談支援専門員及び介護保険法第7条第5項に規定する介護支援専門員からの相談に適切に対応する。
(ホ) 市町村，保健所等の行政機関，地域生活支援拠点等との連携を行っている。
(ヘ) 精神科病院等に入院していた患者の退院後支援を行っている。
(ト) 身体疾患に関する診療又は他の診療科との連携を行っている。
(チ) 健康相談，予防接種に係る相談を行っている。
(リ) 可能な限り向精神薬の多剤投与，大量投与，長期処方を控えている。

ケ 精神疾患の早期発見，早期介入を実施するに当たっては，国立研究開発法人日本医療研究開発機構（AMED）の障害者対策総合研究開発事業（精神障害分野）「早期精神病の診療プランと実践例」等を参考とする。

㉙ 「注12」に規定する情報通信機器を用いた場合の精神療法については，以下のアからキまでの取扱いとする。
ア 情報通信機器を用いた精神療法を行うことが適当と認められる患者とは，情報通信機器を用いた精神療法を実施する当該保険医療機関の精神科を担当する医師が，同一の疾病に対して，過去1年以内の期間に対面診療を行ったことがあるものである。
イ 情報通信機器を用いた精神療法を行う際には，オンライン指針に沿った診療及び処方を行う。
ウ 情報通信機器を用いた精神療法を行う際には，厚生労働省令和4年度障害者総合福祉推進事業「情報通信機器を用いた精神療法を安全・適切に実施するための指針の策定に関する検討」において作成された，「情報通信機器を用いた精神療法に係る指針」（以下「オンライン精神療法指針」という）に沿って診療を行い，診療内容，診療日，診療時間等の要点を**診療録**に記載する。また，当該診療がオンライン精神療法指針に沿った適切な診療であることを**診療録**及び**診療報酬明細書**の摘要欄に記載する。
エ 処方を行う際には，オンライン精神療法指針に沿って処方を行い，当該処方がオンライン精神療法指針に沿った適切な処方であることを**診療録**及び**診療報酬明細書**の摘要欄に記載する。なお，向精神薬等の処方に当たっては，日本精神神経学会が作成した「向精神薬の副作用モニタリング・対応マニュアル」，日本神経精神薬理学会が作成した「統合失調症治療ガイドライン2022」，日本うつ病学会が作成した「日本うつ病学会治療ガイドライン II．うつ病（DSM-5）／大うつ病性障害 2016」等の関係学会が定めるガイドラインを参考にする。
オ 情報通信機器を用いた精神療法を行った患者に対して，1回の処方において，3種類以上の抗うつ薬又は3種類以上の抗精神病薬を投与した場合は，当該点数を算定できない。
カ 情報通信機器を用いた精神療法を行う保険医療機関について，患者の急変や自殺未遂等の緊急時又は向精神薬等の乱用や依存の傾向が認められる場合等には，原則として，当該保険医療機関が必要な対応を行う。ただし，夜間や休日など，当該保険医療機関がやむを得ず対応できない場合については，患者が速やかに受診できる医療機関において対面診療を行えるよう，事前に受診可能な医療機関を患者又はその家族等に説明する。なお，安全性を確保する観点から，情報通信機器を用いた精神療法を実施する医師自らが速やかに対面診療を行える体制を整えていることが望ましい。また，オンライン指針において，「急病急変時の対応方針（自らが対応できない疾患等の場合は，対応できる医療機関の明示）」を含む診療計画の作成が求められていることに留意する。
キ 精神科救急医療体制整備事業における対応や時間外の対応，緊急時の入院受け入れ等を行っている医療機関等と連携する等，入院や身体合併症の対応が必要となった場合（精神病床に限るものではなく，身体疾患等で入院医療が必要となり一般病床に入院する場合も含む）に適切に対応できる体制を確保しておくことが望ましい。 (令6保医発0305・4) (令6.3.29) (令6.5.1)

●告示④ 特掲診療料の施設基準等

別表第10の2の4 通院・在宅精神療法の注6及び精神科継続外来支援・指導料の注5に規定する別に厚生労働大臣が定める要件

次に掲げる要件をいずれも満たすこと。
1 当該保険医療機関における3種類以上の抗うつ薬及び3種類以上の抗精神病薬の投与の頻度が低いこと。
2 当該患者に対し，適切な説明及び医学管理が行われていること。
3 当該処方が臨時の投薬等のもの又は患者の病状等によりやむを得ないものであること。

事務連絡 通院・在宅精神療法

問1 I 002通院・在宅精神療法については，「注6」により，1回の処方において3種類以上の抗うつ薬又は3種類以上の抗精神病薬を投与した場合であって以下の1つでも満たさない場合は，所定点数の100分の50に相当する点数により算定するとされている。
 1．当該保険医療機関における3種類以上の抗うつ薬及び3種類以上の抗精神病薬の投与の頻度が低いこと。
 2．当該患者に対し，適切な説明及び医学管理が行われていること。
 3．当該処方が臨時の投薬等のもの又は患者の病状等によりやむを得ないものであること。
　また，上記要件の「3」については，F100処方料の留意事項通知(3)（「向精神薬多剤投与」p.586）のアの(イ)から(ニ)までのいずれかに該当するものであるとされている。
　上記要件「1」「2」を満たしている医療機関において，F100処方料の通知(3)のアの(ニ)に該当し，患者の病状等によりやむを得ず4種類以上の抗うつ薬又は4種類以上の抗精神病薬を投与した場合，通院・在宅精神療法について，所定点数の100分の100に相当する点数を算定できるか。
答 算定できない。F100処方料の留意事項通知(3)のアの(ニ)は，アの前段にあるとおり，3種類の抗うつ薬又は3種類の抗精神病薬を投与する場合に限り適用されるものである。したがって，4種類以上の抗うつ薬又は4種類以上の抗精神病薬を投与した場合は，当該(3)のアの(ニ)には該当せず，上記要件の「3」を満たさないこととなるため，通院・在宅精神療法は，所定点数の100分の50に相当する点数により算定することとなる。 (平29.5.26，一部修正)
問2 児童思春期精神科専門管理加算のうち，「ロ」に規定する加算を算定する際には，「発達障害の評価に当たっては，ADI-R（Autism Diagnostic Interview-Revised）やDISCO（The Diagnostic Interview for Social and Communication Disorders）等で採用されている診断項目を考慮すること」とされているが，ADI-R及びDISCO以外に，どの診断用アセスメント・ツールを考慮すればよいのか。
答 患者の状態に応じ，ADI-R及びDISCOの他，ADOS（Autism Diagnostic Observation Schedule）及びCAADID（Conners' Adult ADHD Diagnostic Interview for DSM-Ⅳ）日本版で採用されている診断項目を考慮する。 (平28.6.14)
問3 精神科と神経内科を標榜する病院で，精神科担当医が，神経内科として診療する時間は算定できるか。
答 算定できない。 (平26.4.23)
問4 通院・在宅精神療法等の対象となる精神疾患にICD-10のF63.0「病的賭博」は含まれるか。
答 含まれる。 (平27.6.30，一部修正)
問5 精神科を再診で受診し，同一医療機関内の精神科以外の診療科を初診で受診し146点の初診料を算定した場合，精神科で行った通院・在宅精神療法又は心身医学療法について初診時の点数を算定できるか。
答 初診時の点数は算定できない。 (平18.3.31，一部修正)
問6 通院・在宅精神療法について，訪問診療又は往診の際にも算定できるようになったが，他医療機関に入院している患者に対する対診の場合についても算定できるのか。
答 算定できない。
問7 通院・在宅精神療法の「注1」にある，退院後4週間以内の期間に行われる場合は，入院していた病院や，診療所が行った場合でも週2回算定可能か。
答 算定可能である。 (平20.3.28)

問8 通院・在宅精神療法「注8」療養生活継続支援加算について，患者1名に対し，複数の看護師又は精神保健福祉士が担当として支援等を行うことは可能か。
答 不可。なお，複数の看護師又は精神保健福祉士がチームで対応することは可能であるが，その場合であっても，主たる担当者を定める必要があり，主たる担当者が交代する場合は，当該患者に対してその旨を説明する。
　また，20分以上の面接等については，当該主たる担当者が実施することとし，他の看護師又は精神保健福祉士が同席することは差し支えないが，複数の者がそれぞれ実施して時間を合算することはできない。なお，支援計画書の作成や関係機関との連絡調整について，主たる担当者以外の者が補助することは可能である。(令4.3.31)

問9 通院・在宅精神療法「注8」療養生活継続支援加算について，『「注8」に規定する療養生活継続支援加算の「ロ」は，対象となる状態の急性増悪又は著しい環境の変化により新たに重点的な支援を要する場合について，要件を満たす場合に，再度の算定日の属する月から起算して1年を限度として，月1回に限り350点を所定点数に加算する』こととされているが，過去に「注8」の「イ」を算定していた患者についても，新たに重点的な支援を要する状態になったときは350点を算定するということでよいか。
答 そのとおり。

問10 「注9」心理支援加算について，精神科を担当する医師の診察において，患者本人の説明から，明らかな外傷体験が確認できない場合について，どう考えれば良いか。
答 明らかな外傷体験が確認できない場合，当該加算は算定不可。ただし，例えば，家族等から得られた情報に基づき，患者が外傷体験を有する可能性が高いと判断されるが，外傷体験の直後であるために患者が詳細に説明することが難しい等，特段の事情がある場合は，この限りではない。
　なお，その場合は，外傷体験を有する可能性が高いと判断した理由を診療録に記載する。
　また，後日，外傷体験を有することを確認した場合も，その旨を診療録に記載する。

問11 心理支援加算について，心理支援を終了した患者において，同一の心的外傷に起因する症状が再発し，新たに心理に関する支援を要する状態になった場合の取扱い如何。
答 症状再発により心理に関する支援を要する状態になったと医師が判断した場合は，同一の心的外傷に起因する症状であっても，再度の算定日の属する月から起算して2年を限度として，月2回に限り算定可。この場合においては，再発した症状の詳細や，再び心理に関する支援を要する状態になったと判断した理由等を診療録に記載する。

問12 心理支援加算について，通院・在宅精神療法を実施する医師が公認心理師の資格を有している場合に，通院・在宅精神療法を実施する医師と心理支援を実施する公認心理師が同一の者であっても，心理支援加算を算定可能か。
答 不可。通院・在宅精神療法を実施する精神科を担当する医師と，医師の指示を受けて必要な支援を実施する公認心理師は，別の者である必要がある。(令6.3.28)

問13 心理支援加算について，外傷体験を有し，心的外傷に起因する症状を有する患者として，精神科を担当する医師が判断したものが対象とされているが，医師が判断するに当たっての基準をどのように考えればよいか。
答 「DSM-5精神疾患の分類と診断の手引」等のガイドラインに基づき，心的外傷に起因する症状を有する患者として，医師が，心理支援を必要と判断した患者が対象となる。なお，この場合において，心的外傷に起因する症状を有する患者であって，心的外傷後ストレス障害の診断基準を全て満たさない場合も，要件を満たせば対象となる。ただし，心的外傷に起因する症状を認めず，適応障害の診断基準を満たす患者については算定できない。

問14 心理支援加算について，例えば，学校でのいじめや職場内のハラスメントを原因として，侵入症状を認めている患者は対象となるか。
答 精神科を担当する医師が，「DSM-5精神疾患の分類と診断の手引」等のガイドラインに基づき，外傷体験を有し，心的外傷に起因する症状を有する患者として，心理支援を必要と判断した場合は対象となる。

問15 心理支援加算について，次の①から③のいずれかによる外傷体験を有している患者であって，心的外傷に起因する症状を有するものに対して，精神科を担当する医師が心理支援を必要と判断し，医師の指示の下，公認心理師が心理支援を実施した場合についても算定可能か。
　①他人に起こった心的外傷的出来事を直に目撃する。②近親者又は親しい友人に起こった心的外傷的出来事を耳にする。③心的外傷的出来事の強い不快感をいだく細部に繰り返し又は極端に曝露される経験をする。
答 算定可能。

問16 心理支援加算について，「心的外傷に起因する症状を有する者」が対象とされているが，症状が1ヶ月以上持続している必要があるか。
答 1ヶ月未満であっても対象となる。(令6.4.12)

問17 I002通院・在宅精神療法について，「通院・在宅精神療法を算定するに当たっては，診療録及び診療報酬明細書の摘要欄に当該診療に要した時間を10分単位で記載する」とされているが，具体的にはどのように記載すればよいか。
答 当該診療に要した時間に応じて，それぞれ以下のものから選択して記載する。
・5分を超え10分未満
・10分以上20分未満
・20分以上30分未満
・30分以上40分未満
・40分以上50分未満
・50分以上60分未満
・60分超
　ただし，30分又は60分を超える診療を行った場合であって，当該診療に要した時間が明確でない場合には，当該診療に要した時間が30分又は60分を超えたことが明らかであると判断される精神療法を行った場合に限り，「30分超」又は「60分超」と記載しても差し支えない。(令6.4.26)

問18 I002通院・在宅精神療法の「注11」に定める早期診療体制充実加算及び「注12」に定める情報通信機器を用いた精神療法の施設基準において，「精神科救急情報センター，都道府県，市町村，保健所，警察，消防（救急車），救命救急センター，一般医療機関等からの患者に関する問合せ等に対し，原則として当該保険医療機関において，常時対応できる体制がとられている」とあるが，具体的にどのような体制を取る必要があるのか。
答 地域の実情に応じて，精神科救急情報センター，都道府県，市町村，保健所，警察，消防（救急車），救命救急センター，一般医療機関等に当該保険医療機関の電話番号等を登録することによって，当該保険医療機関の受診歴のある患者に関する電話等による問合せ及び診療情報の提供依頼等に対し，常時速やかに対応できる体制を確保する。

問19 I002通院・在宅精神療法の「注11」に定める早期診療体制充実加算及び「注12」に定める情報通信機器を用いた精神療法の施設基準において，「精神保健福祉法上の精神保健指定医として業務等を年1回以上行っている」とあるが，当該保険医療機関以外で行った精神保健指定医の業務等も実績に含めることができるのか。
答 不可。精神保健指定医として当該保険医療機関に勤務している期間において，精神保健指定医としての業務等を年1回以上実施している必要がある。

問20 I002通院・在宅精神療法の「注11」に定める早期診療体制充実加算の算定留意事項通知において，「当該患者を診療する担当医を決める。担当医により，通院・在宅精神療法を行った場合に当該加算を算定する」とされているが，担当医を複数定めることは可能か。
答 不可。担当医は1人とする。担当医を変更する場合は，変更前の担当医が，当該患者に対して，次回以降は別の担当医が診療する旨及び変更後の担当医について説明する。なお，当該加算は精神疾患を有する患者に対し，質の高い診

療を継続的に行う体制を評価するものであることから，当該患者について1年以内に3回以上担当医を変更した場合は，3回目以降の医師は算定留意事項通知上の担当医とはみなさない。
(令6.11.26)

参考 問 通院・在宅精神療法と在宅患者訪問診療料（Ⅰ）の「1」又は（Ⅱ）の「注1」「イ」を併せて算定した場合に，併せて在宅時医学総合管理料，施設入居時等医学総合管理料を算定できるか。
答 「特掲診療料の施設基準等」の「別表第8の4」の状態にある患者を除き，算定できない。 (平30.4.2 全国保険医団体連合会)

参考 Ⅰ002通院・在宅精神療法の週2回の算定について，レセプトに「退院日」の記載がない場合は，退院後4週間を超える期間に行われたものとして，週1回のみの算定とする。
(平29.4.24 支払基金)

参考 入院精神療法等の算定
① 次の傷病名に対するⅠ001入院精神療法，Ⅰ002通院・在宅精神療法及びⅠ006通院集団精神療法の算定は，原則として認められる。
  (1)てんかん性精神病，(2)症状精神病，(3)アルコール依存症，アルコール性精神病，覚醒剤精神病，(4)統合失調症，(5)幻覚妄想状態，(6)心因性妄想精神病，急性一過性精神病性障害，(7)非定型精神病，(8)躁状態，躁うつ病，(9)うつ状態，(10)気分循環症，(11)社会恐怖症，対人恐怖症，恐怖症性不安障害，(12)不安神経症，(13)強迫性障害，(14)心的外傷ストレス障害（PTSD），適応障害，(15)解離性健忘，解離性運動障害，解離性障害，(16)心気症，(17)神経衰弱，(18)拒食症，異食症，摂食障害，(19)神経症性不眠症，(20)パーソナリティ障害，(21)性同一性障害，性的倒錯，(22)学習障害，(23)自閉症，小児自閉症，(24)注意欠陥多動障害，多動性障害，行為障害，(25)小児期反応性愛着障害，チック，(26)児童・思春期精神疾患，(27)心因反応，(28)錯乱状態，情緒障害，登校拒否，(29)過食症，(30)老人性（老年期）精神病，(31)認知症，(32)神経症性うつ状態，(33)知的障害，(34)発達障害，(35)レビー小体型認知症，(36)てんかん，(37)不眠症，(38)ナルコレプシー，
② 次の傷病名に対するⅠ001入院精神療法，Ⅰ002通院・在宅精神療法及びⅠ006通院集団精神療法の算定は，原則として認められない。
  (1)不随意運動，(2)失語症，(3)自律神経失調症，(4)脳出血後遺症，脳梗塞後遺症，(5)更年期症候群，(6)頭痛，心身過労状態
(令6.8.30 支払基金)

Ⅰ002-2 精神科継続外来支援・指導料 （1日につき） **55点**

注1 入院中の患者以外の患者について，精神科を担当する医師が，患者又はその家族等に対して，病状，服薬状況及び副作用の有無等の確認を主とした支援を行った場合に，患者1人につき1日に1回に限り算定する。

2 当該患者に対して，1回の処方において，3種類以上の抗不安薬，3種類以上の睡眠薬，3種類以上の抗うつ薬又は3種類以上の抗精神病薬を投与した場合（臨時の投薬等のもの及び3種類の抗うつ薬又は3種類の抗精神病薬を患者の病状等によりやむを得ず投与するものを除く）には，算定しない。

3 医師による支援と併せて，精神科を担当する医師の指示の下，保健師，看護師，作業療法士又は精神保健福祉士が，患者又はその家族等に対して，療養生活環境を整備するための支援を行った場合は，**40点**を所定点数に加算する。 精外療加

4 抗精神病薬を服用している患者について，客観的な指標による当該薬剤の副作用の評価を行った場合は，**特定薬剤副作用評価加算** 副評 として，月1回に限り**25点**を所定点数に加算する。ただし，Ⅰ002通院・在宅精神療法の注5に規定する加算を算定する月は，算定しない。

5 当該患者に対して，1回の処方において，3種類以上の抗うつ薬又は3種類以上の抗精神病薬を投与した場合（注2に規定する場合を除く）であって，別に厚生労働大臣が定める要件〔告示[4]別表10の2の4，p.679〕を満たさない場合，所定点数の**100分の50**に相当する点数により算定する。

6 他の精神科専門療法と同一日に行う精神科継続外来支援・指導に係る費用は，他の精神科専門療法の所定点数に含まれるものとする。

→精神科継続外来支援・指導料　摘要欄 p.1715

(1) 精神科継続外来支援・指導料とは，入院中の患者以外の患者であって，精神疾患を有するものに対して，精神科を標榜する保険医療機関の精神科を担当する医師が，精神障害者の地域生活の維持や社会復帰に向けた支援のため，患者又はその家族等の患者の看護や相談に当たる者に対して，病状，服薬状況及び副作用の有無等の確認を主とした支援を継続して行う場合を評価したものである。

(2) 「注2」については，当該保険医療機関が，1回の処方において，向精神薬多剤投与を行った場合には，算定しない。ただし，F100処方料(3)(→「向精神薬多剤投与」に係る通知，p.586）のアの(イ)から(ハ)までのいずれかに該当する場合，及び3種類の抗うつ薬又は3種類の抗精神病薬を投与する場合で(ニ)に該当する場合は算定することができる。なお，この場合においては，**診療報酬明細書**の摘要欄に向精神薬多剤投与に該当するが，精神科継続外来支援・指導料を算定する理由を記載する。

(3) 抗不安薬，睡眠薬，抗うつ薬及び抗精神病薬の種類数は一般名で計算する。また，抗不安薬，睡眠薬，抗うつ薬及び抗精神病薬の種類については，**別紙36**（p.588）を参考にする。

(4) 「注3」に規定する加算は，「注1」に規定する医師による支援と併せて，精神科を担当する医師の指示の下，保健師，看護師，作業療法士又は精神保健福祉士（以下「保健師等」という）が，患者又はその家族等の患者の看護や相談に当たる者に対して，療養生活環境を整備するための支援を行った場合を評価したものである。

(5) 「注4」に定める特定薬剤副作用評価加算は，抗精神病薬を服用中の患者について，精神保健指定医又はこれに準ずる者が，通常行うべき薬剤の副作用の有無等の確認に加え，更に薬原性錐体外路症状評価尺度を用いて定量的かつ客観的に薬原性錐体外路症状の評価を行った上で，薬物療法の治療方針を決定した場合に，月1回に限り算定する。この際，**別紙様式33**（p.675）に準じて評価を行い，その結果と決定した治療方針について，**診療録**に記載する。なお，同一月にⅠ002通院・在宅精神療法の「注5」に規定する特定薬剤副作用評価加算を算定している患者については，当該加算は算定できない。

(6) 他の精神科専門療法と同一日に行う精神科継続外来支援・指導に係る費用は，他の精神科専門療法の所定点数に含まれる。

(7) 精神科継続外来支援・指導料は，初診時（A000初診料の「注5」のただし書に規定する初診を含む）は算定できない。
(8) 精神科継続外来支援・指導を行った場合は，その要点を**診療録**に記載する。
(9) 「注5」に定める別に厚生労働大臣が定める要件は，特掲診療料の施設基準等別表10の2の4 (p.679)に掲げるものを全て満たすものをいう。なお，その留意事項は，I002通院・在宅精神療法の20に示すものと同様である。
(令6保医発0305・4)

参考 問 精神科継続外来支援・指導料は，電話による再診の場合も算定できるのか。
答 算定できない。　(平20.4.5 全国保険医団体連合会)

I002-3　救急患者精神科継続支援料
1　入院中の患者　　　　　　　　　　900点
2　入院中の患者以外の患者　　　　　300点

注1　別に厚生労働大臣が定める施設基準〔告示4第10・1の3, p.1418〕に適合しているものとして地方厚生局長等に届け出た保険医療機関において，精神疾患を有する患者であって，自殺企図等により入院したものに対し，生活上の課題又は精神疾患の治療継続上の課題を確認し，助言又は指導を行った場合に算定する。
2　入院中の患者については，入院した日から起算して6月以内の期間に週1回に限り算定する。
3　入院中の患者以外の患者については，退院後，電話等で継続的な指導等を行った場合に，退院後24週を限度として，週1回に限り算定する。

→救急患者精神科継続支援料　　摘要欄 p.1715
(1) 救急患者精神科継続支援料は，精神科医又は精神科医の指示を受けた看護師，作業療法士，精神保健福祉士，公認心理師又は社会福祉士が，自殺企図若しくは自傷又はそれらが疑われる行為によって生じた外傷や身体症状のために医師が入院の必要を認めた患者であって，精神疾患の状態にあるものに対し，自殺企図や精神状態悪化の背景にある生活上の課題の状況を確認した上で，解決に資する社会資源について情報提供する等の援助を行う他，かかりつけ医への受診や定期的な服薬等，継続して精神疾患の治療を受けるための指導や助言を行った場合に算定する。なお，指導等を行う精神科医又は精神科医の指示を受けた看護師等は，適切な研修を受講している必要がある。
(2) 「1」については，精神科医の指示を受けた看護師等が指導等を行う場合には，あらかじめ，当該精神科医が週に1回以上診察している必要がある。
(3) 「2」については，精神科医又は当該精神科医の指示を受けた看護師等（いずれも入院中に当該患者の指導等を担当した者に限る）が，電話等で指導等を行った場合に算定することとし，退院後24週を限度として，週1回に限り算定する。なお，指導等を実施した月の翌月以降に外来を受診した際に算定しても差し支えないこととし，指導等を行った月と算定する月が異なる場合には，**診療報酬明細書**の摘要欄に指導等を行った月を記載する。
(4) 指導等の内容の要点を**診療録等**に記載する。
(令6保医発0305・4)

事務連絡　問1 自殺企図等によって生じた外傷又は身体症状については入院の必要はないものの，自傷他害の恐れがあるため入院が必要と診断した患者について算定可能か。
答 算定できない。自殺企図等によって生じた外傷又は身体症状に対し，入院治療が必要な患者についてのみ算定可能である。
問2 電話による指導等を試みたが，患者が電話に応答しなかった場合，救急患者精神科継続支援料2を算定できるか。
答 算定できない。　(平28.3.31)

I003　標準型精神分析療法（1回につき）　390点
注　診療に要した時間が45分を超えたときに限り算定する。

→標準型精神分析療法　　摘要欄 p.1715
(1) 標準型精神分析療法とは，口述による自由連想法を用いて，抵抗，転移，幼児体験等の分析を行い解釈を与えることによって洞察へと導く治療法をいい，当該療法に習熟した医師により行われた場合に，概ね月6回を標準として算定する。また，精神科を標榜する保険医療機関以外の保険医療機関において，標準型精神分析療法に習熟した心身医学を専門とする医師が当該療法を行った場合においても算定できる。
(2) 口述でなく筆記による自由連想法的手法で行う精神分析療法は，1時間以上にわたるような場合であっても，入院中の患者にあってはI001入院精神療法により，入院中の患者以外の患者にあってはI002通院・在宅精神療法により算定する。
(3) 標準型精神分析療法を行った場合は，その要点及び診療時間を**診療録**に記載する。
(令6保医発0305・4)

I003-2　認知療法・認知行動療法（1日につき）
1　医師による場合　　　　　　　　　　480点
2　医師及び看護師が共同して行う場合　350点

注1　別に厚生労働大臣が定める施設基準〔告示4第10・1の4, p.1419〕に適合しているものとして地方厚生局長等に届け出た保険医療機関において，入院中の患者以外の患者について，認知療法・認知行動療法に習熟した医師が，一連の治療に関する計画を作成し，患者に説明を行った上で，認知療法・認知行動療法を行った場合に，一連の治療について16回に限り算定する。
2　精神科を標榜する保険医療機関以外の保険医療機関においても算定できるものとする。
3　診療に要した時間が30分を超えたときに限り算定する。
4　認知療法・認知行動療法と同一日に行う他の精神科専門療法は，所定点数に含まれるものとする。

→認知療法・認知行動療法　　摘要欄 p.1715
(1) 認知療法・認知行動療法とは，入院中の患者以外のうつ病等の気分障害，強迫性障害，社交不安障害，パニック障害，心的外傷後ストレス障害又は神経性過食症の患者に対して，認知の偏りを修正し，問題解決を手助けすることによって治療することを目的とした精神療法をいう。
(2) 認知療法・認知行動療法は，一連の治療計画を策定し，患者に対して詳細な説明を行った上で，当該療法に関する研修を受講するなど当該療法に習熟した医師によって30分を超えて治療が行われた場合（「2」において，看護師により30分を超える面接が行われ，そ

の後当該療法に習熟した医師により5分以上の面接が行われた場合を含む）に算定する。
(3) 一連の治療につき16回に限り算定する。
(4) 認知療法・認知行動療法と同一日に行う他の精神科専門療法は，別に算定できない。
(5) うつ病等の気分障害の患者に対する認知療法・認知行動療法の実施に当たっては，厚生労働科学研究班作成の「うつ病の認知療法・認知行動療法治療者用マニュアル」（平成21年度厚生労働省こころの健康科学研究事業「精神療法の実施方法と有効性に関する研究」）に従って行った場合に限り，算定できる。
(6) 強迫性障害の患者に対する認知療法・認知行動療法の実施に当たっては，厚生労働科学研究班作成の「強迫性障害（強迫症）の認知行動療法マニュアル（治療者用）」（平成27年度厚生労働省障害者対策総合研究事業「認知行動療法等の精神療法の科学的エビデンスに基づいた標準治療の開発と普及に関する研究」）に従って行った場合に限り，算定できる。
(7) 社交不安障害の患者に対する認知療法・認知行動療法の実施に当たっては，厚生労働科学研究班作成の「社交不安障害（社交不安症）の認知行動療法マニュアル（治療者用）」（平成27年度厚生労働省障害者対策総合研究事業「認知行動療法等の精神療法の科学的エビデンスに基づいた標準治療の開発と普及に関する研究」）に従って行った場合に限り，算定できる。
(8) パニック障害の患者に対する認知療法・認知行動療法の実施に当たっては，厚生労働科学研究班作成の「パニック障害（パニック症）の認知行動療法マニュアル（治療者用）」（平成27年度厚生労働省障害者対策総合研究事業「認知行動療法等の精神療法の科学的エビデンスに基づいた標準治療の開発と普及に関する研究」）に従って行った場合に限り，算定できる。
(9) 心的外傷後ストレス障害に対する認知療法・認知行動療法の実施に当たっては，厚生労働科学研究班作成の「PTSD（心的外傷後ストレス障害）の認知行動療法マニュアル〔持続エクスポージャー療法／PE療法〕」（平成27年度厚生労働省障害者対策総合研究事業「認知行動療法等の精神療法の科学的エビデンスに基づいた標準治療の開発と普及に関する研究」）に従って行った場合に限り，算定できる。
(10) 神経性過食症に対する認知療法・認知行動療法の実施に当たっては，国立研究開発法人国立精神・神経医療研究センター研究班作成の「摂食障害に対する認知行動療法CBT-E簡易マニュアル」（平成29年度国立研究開発法人国立精神・神経医療研究センター精神・神経疾患研究開発費研究事業「心身症・摂食障害の治療プログラムと臨床マーカーの検証」）に従って行った場合に限り，算定できる。
(11) 認知療法・認知行動療法を行った場合は，その要点及び診療時間を**診療録**に記載する。
(12) 認知療法・認知行動療法の「2」は，別に厚生労働大臣が定める施設基準に適合するものとして地方厚生（支）局長に届け出た保険医療機関において，入院中の患者以外のうつ病等の気分障害の患者に対して，医師が治療を行うに当たり，治療に係る面接の一部を専任の看護師が実施した場合に算定する。ただし，この場合にあっては，次の全てを満たす。
　ア　初回時又は治療終了時を予定する回の治療に係る面接は専任の医師が実施し，専任の看護師が同席する。
　イ　初回から治療を終了するまでの間の治療は，初回時に同席した看護師が実施し，当該看護師による面接後に，専任の医師が患者と5分以上面接する。
　ウ　看護師が面接を実施する場合は，患者の同意を得た上で当該面接の内容を録音し，専任の医師はその内容を，指示又は指導の参考とする。
(13) 認知療法・認知行動療法の「1」及び「2」は，一連の治療において同一の点数を算定する。ただし，「2」の要件を満たす場合のうち，医師と看護師が同席して30分以上の面接を行った日に限り，「1」の点数を算定できる。
(令6保医発0305・4)

事務連絡 問　認知療法・認知行動療法について，医師の指示の下に，臨床心理技術者が行った場合に算定できるのか。
答　算定できない。
(平22.3.29，一部修正)

参考 問　1人の医師が，認知療法・認知行動療法を同時に複数の患者に対して行った場合，算定できるか。
答　算定できない。
(平22.4.6 全国保険医団体連合会)

I 004　**心身医学療法**（1回につき）
1　入院中の患者　　　　　　　　　　　　150点
2　入院中の患者以外の患者
　イ　初診時　　　　　　　　　　　　　110点
　ロ　再診時　　　　　　　　　　　　　 80点
注1　精神科を標榜する保険医療機関以外の保険医療機関においても算定できるものとする。
　2　A 000初診料を算定する初診の日において心身医学療法を行った場合は，診療に要した時間が30分を超えたときに限り算定する。
　3　入院中の患者については，入院の日から起算して4週間以内の期間に行われる場合にあっては週2回，入院の日から起算して4週間を超える期間に行われる場合にあっては週1回に限り算定する。
　4　入院中の患者以外の患者については，初診日から起算して4週間以内の期間に行われる場合にあっては週2回，初診日から起算して4週間を超える期間に行われる場合にあっては週1回に限り算定する。
　5　20歳未満の患者に対して心身医学療法を行った場合は，所定点数に所定点数の100分の200に相当する点数を加算する。

→**心身医学療法**　　　　　　　　　摘要欄 p.1715
(1) 心身医学療法とは，心身症の患者について，一定の治療計画に基づいて，身体的傷病と心理・社会的要因との関連を明らかにするとともに，当該患者に対して心理的影響を与えることにより，症状の改善又は傷病からの回復を図る治療方法をいう。この心身医学療法には，自律訓練法，カウンセリング，行動療法，催眠療法，バイオフィードバック療法，交流分析，ゲシュタルト療法，生体エネルギー療法，森田療法，絶食療法，一般心理療法及び簡便型精神分析療法が含まれる。
(2) 心身医学療法は，当該療法に習熟した医師によって行われた場合に算定する。
(3) 心身医学療法は，初診時（A 000初診料の「注5」のただし書に規定する初診を含む。以下この項において同じ。）には診療時間が30分を超えた場合に限り算定できる。この場合において診療時間とは，医師自らが患者に対して行う問診，理学的所見（視診，聴診，打診及び触診）及び当該心身医学療法に要する時間をいい，これら以外の診療に要する時間は含まない。なお，初診時に心身医学療法を算定する場合にあっては，診

療報酬明細書の摘要欄に当該診療に要した時間を記載する。
(4) 心身医学療法を算定する場合にあっては，診療報酬明細書の傷病名欄において，心身症による当該身体的傷病の傷病名の次に「(心身症)」と記載する。
　例 「胃潰瘍（心身症）」
(5) 心身医学療法を行った場合は，その要点を診療録に記載する。
(6) 入院の日及び入院の期間の取扱いについては，入院基本料の取扱いの例による。
(7) 「注5」に規定する加算は，必要に応じて児童相談所等と連携し，保護者等へ適切な指導を行った上で，20歳未満の患者に対して，心身医学療法を行った場合に，所定点数を加算する。
(8) I001入院精神療法，I002通院・在宅精神療法又はI003標準型精神分析療法を算定している患者については，心身医学療法は算定できない。
(令6保医発0305・4)

事務連絡 問1　20歳未満の患者に通院・在宅精神療法を行った場合の加算は，当該医療機関の精神科を最初に受診した日から1年以内に限るとされているが，心身医学療法には算定日数についての制限はないのか。
答 ない。
(平18.3.28，一部修正)
問2　精神科を再診で受診し，同一日に同一医療機関内の精神科以外の診療科を初診で受診し146点の初診料を算定した場合，精神科で行った通院・在宅精神療法又は心身医学療法について初診時の点数を算定できるか。
答 初診時の点数は算定できない。
(平18.3.31，一部修正)

参考 片頭痛（心身症）等
① 次の傷病名に対するI004心身医学療法の算定は，原則として認められる。
　(1)片頭痛（心身症），(2)自律神経失調症（心身症），(3)胃潰瘍（心身症），(4)肩こり（心身症），(5)男性更年期障害（心身症），(6)月経痛（心身症），(7)更年期症候群（心身症），(8)動悸（心身症），(9)嘔吐症（心身症），(10)めまい（心身症），(11)頭痛（心身症）
② 次の傷病名に対するI004心身医学療法の算定は，原則として認められない。
　(1)うつ病（心身症），(2)パニック障害（心身症），(3)不安神経症（心身症），(4)不安障害（心身症），(5)適応障害（心身症），(6)神経症（心身症），(7)自閉症（心身症），(8)発達障害（心身症），(9)不眠症（心身症），(10)心身症のみ
(令6.10.31 支払基金)

I005　入院集団精神療法（1日につき）　　　**100点**
注1　入院中の患者について，入院の日から起算して6月を限度として週2回に限り算定する。
　2　入院集団精神療法と同一日に行う他の精神科専門療法は，所定点数に含まれるものとする。

→入院集団精神療法
(1) 入院集団精神療法とは，入院中の患者であって，精神疾患を有するものに対して，一定の治療計画に基づき，言葉によるやりとり，劇の形態を用いた自己表現等の手法により，集団内の対人関係の相互作用を用いて，対人場面での不安や葛藤の除去，患者自身の精神症状・問題行動に関する自己洞察の深化，対人関係技術の習得等をもたらすことにより，病状の改善を図る治療法をいう。
(2) 入院集団精神療法は，精神科を標榜している保険医療機関において，精神科を担当する医師及び1人以上の精神保健福祉士又は公認心理師等により構成される2人以上の者が行った場合に限り算定する。
(3) 1回に15人に限り，1日につき1時間以上実施した場合に，入院の日から起算して6月を限度として週2回に限り算定する。この場合，個々の患者について，精神科を担当する医師による治療計画が作成されていることが必要である。なお，入院の日及び入院の期間の取扱いについては，入院基本料の取扱いの例による。
(4) 入院集団精神療法に使用する十分な広さを有する当該医療機関内の一定の場所及びその場所を使用する時間帯を予め定めておく。
(5) 入院集団精神療法を実施した場合はその要点を個々の患者の診療録等に記載する。
(6) 入院集団精神療法と同一日に行う他の精神科専門療法は，別に算定できない。
(令6保医発0305・4)

I006　通院集団精神療法（1日につき）　　　**270点**
注1　入院中の患者以外の患者について，6月を限度として週2回に限り算定する。
　2　通院集団精神療法と同一日に行う他の精神科専門療法は，所定点数に含まれるものとする。

→通院集団精神療法
(1) 通院集団精神療法とは，入院中の患者以外の患者であって，精神疾患を有するものに対して，一定の治療計画に基づき，集団内の対人関係の相互作用を用いて，自己洞察の深化，社会適応技術の習得，対人関係の学習等をもたらすことにより病状の改善を図る治療法をいう。
(2) 通院集団精神療法は，精神科を標榜している保険医療機関において，精神科を担当する医師及び1人以上の精神保健福祉士又は公認心理師等により構成される2人以上の者が行った場合に限り算定する。
(3) 1回に10人に限り，1日につき1時間以上実施した場合に，開始日から6月を限度として週2回に限り算定する。
(4) 通院集団精神療法を実施した場合はその要点を個々の患者の診療録等に記載する。
(5) 通院集団精神療法と同一日に行う他の精神科専門療法は，別に算定できない。
(令6保医発0305・4)

参考 入院精神療法等の算定
① 次の傷病名に対するI001入院精神療法，I002通院・在宅精神療法及びI006通院集団精神療法の算定は，原則として認められる。
　(1)てんかん性精神病，(2)症状精神病，(3)アルコール依存症，アルコール性精神病，覚醒剤精神病，(4)統合失調症，(5)幻覚妄想状態，(6)心因性妄想精神病，急性一過性精神病性障害，(7)非定型精神病，(8)躁状態，躁うつ病，(9)うつ状態，(10)気分循環症，(11)社会恐怖症，対人恐怖症，恐怖症性不安障害，(12)不安神経症，(13)強迫性障害，(14)心的外傷ストレス障害（PTSD），適応障害，(15)解離性健忘，解離性運動障害，解離性障害，(16)心気症，(17)神経衰弱，(18)拒食症，異食症，摂食障害，(19)神経症性不眠症，(20)パーソナリティ障害，(21)性同一性障害，性的倒錯，(22)学習障害，(23)自閉症，小児自閉症，(24)注意欠陥多動障害，多動性障害，行為障害，(25)小児反応性愛着障害，チック，(26)児童・思春期精神疾患，(27)心因反応，(28)錯乱状態，情緒障害，登校拒否，(29)過食症，(30)老人性（老年期）精神病，(31)認知症，(32)神経症性うつ状態，(33)知的障害，(34)発達障害，(35)レビー小体型認知症，(36)てんかん，(37)不眠症，(38)ナルコレプシー，
② 次の傷病名に対するI001入院精神療法，I002通院・在宅精神療法及びI006通院集団精神療法の算定は，原則として認められない。
　(1)不随意運動，(2)失語症，(3)自律神経失調症，(4)脳出血後遺症，脳梗塞後遺症，(5)更年期症候群，(6)頭痛，心身過

I006-2 依存症集団療法（1回につき）

1 薬物依存症の場合　340点
2 ギャンブル依存症の場合　300点
3 アルコール依存症の場合　300点

注1　1については、別に厚生労働大臣が定める施設基準［告示④第10・1の5(1), p.1419］に適合しているものとして地方厚生局長等に届け出た保険医療機関において、薬物依存症の患者であって、入院中の患者以外のものに対して、集団療法を実施した場合に、治療開始日から起算して6月を限度として、週1回に限り算定する。ただし、精神科の医師が特に必要性を認め、週1回以上の実施を行う場合にあっては、治療開始日から起算して2年を限度として、更に週1回かつ計24回に限り算定できる。

2　2については、別に厚生労働大臣が定める施設基準［告示④第10・1の5(2), p.1419］に適合しているものとして地方厚生局長等に届け出た保険医療機関において、ギャンブル依存症の患者であって、入院中の患者以外のものに対して、集団療法を実施した場合に、治療開始日から起算して3月を限度として、2週間に1回に限り算定する。

3　3については、別に厚生労働大臣が定める施設基準［告示④第10・1の5(3), p.1419］に適合しているものとして地方厚生局長等に届け出た保険医療機関において、アルコール依存症の患者であって、入院中の患者以外のものに対して、集団療法を実施した場合に、週1回かつ計10回に限り、集団療法を実施した日に限り算定する。

4　依存症集団療法は、所定点数に含まれるものとする。

◆依存症集団療法

(1) 依存症集団療法の「1」については、次のアからウまでのいずれにも適合する場合に算定できる。
ア 入院中の患者以外の患者であって、麻薬及び向精神薬取締法（昭和28年法律第14号）に規定する麻薬（麻薬（麻薬をいう））、大麻取締法（昭和23年法律第124号）に規定する大麻（大麻をいう）、覚醒剤取締法（昭和26年法律第252号）第2条第1項に規定する覚醒剤（覚醒剤をいう）又は麻薬及び向精神薬取締法第2条第15号に規定する向精神薬（医薬品医療機器等法第2条第1項に規定する向精神薬に該当する薬物、シンナー等の有機溶剤や危険ドラッグ、バスソルト等を含むコントロール依存の状態にある者について、バスソルト等を含むコントロール依存の状態にある者について、集団療法を実施した場合に、1回に20人に限り、90分以上実施する。
イ 平成22～24年度厚生労働科学研究費補助金障害者対策総合研究事業において「薬物依存症に対する認知行動療法プログラムの開発と効果に関する研究」の研究班が作成した、物質使用障害治療プログラムに沿って行う。
ウ 依存症集団療法の「2」に該当する場合にあっては、ギャンブル依存症の患者以外の患者であって（平成30年法律第74号）に規定するギャンブル等依存症（平成30年法律第74号）に規定するギャンブル等依存症（以下「ギャンブル等依存症」という。）に対する依存症対策基本法（平成30年法律第74号）に規定するギャンブル等依存症の患者であって、入院中の患者以外のものについて、集団療法の実施時間において、当該療法を実施する精神科医、看護師及び作業療法士（このうち1人以上は公認心理師である）、看護師又は作業療法士（いずれも専従する2人以上の者で構成される。）が、当該療法に係る適切な研修を修了した者である。ギャンブル依存症の患者であって、入院中の患者以外のものに対し、1回に10人に限り、60分以上実施する。
イ 平成28～30年度日本医療研究開発機構において「ギャンブル障害の疫学調査、生物学的評価、医療・福祉・社会的支援のありかたについての研究」の研究班が作成した認知行動療法プログラムである。

(3) 依存症集団療法の「3」については、次のアからエまでのいずれにも適合する場合に算定できる。
ア 入院中の患者以外の患者であって、アルコール依存症の患者であって、入院中の患者以外のものに対し、当該療法を実施する精神科医、看護師又は作業療法士、精神保健福祉士（このうち1人以上は公認心理師である）、看護師又は作業療法士、精神保健福祉士（いずれも専従する2人以上の者で構成される）が、当該療法に係る適切な研修を修了した者である。アルコール依存症の患者に対して、1回に10人に限り、60分以上実施する治療プログラムである。
イ 「ギャンブル障害の標準的治療プログラム」に沿って行う。

(4) 依存症集団療法の実施後には、精神科医、看護師又は作業療法士、精神保健福祉士が、当該療法の実施内容について評価を行い、個別の患者の理解度等について評価を行い、その要点を診療録等に記載する。

(ロ) 研修内容には以下の内容を含むものである。
① アルコール依存症の概念と治療
② アルコール依存症のインテーク面接
③ アルコール依存症の内科学
④ アルコール依存症のケースフォーミュレーション・事例検討
⑤ アルコール依存症のグループワーク
⑥ ロールプレイ
(ハ) 研修にはデモセッションの見学や、実際のプログラム実施後にグループワーク従事者による、グループ実施に関するグループ評価を含む。

I007 精神科作業療法（1日につき）　220点

注　別に厚生労働大臣が定める施設基準（告示

→精神科作業療法

(1) 精神科作業療法は、精神疾患を有する者の社会生活機能の回復を目的として行うものであり、実施時間は患者1人当たり1日につき2時間を標準とする。なお、治療上の必要がある場合には、病棟や屋外等、専用の施設以外において当該療法を実施することも可能である。

(2) 1人の作業療法士が、当該療法を実施した患者数は、概ね25人を1単位として、1人の作業療法士が1日に取扱い患者数は、概ね25人を1単位として、1日に2単位を標準とする。

(3) 精神科作業療法を実施した場合はその要点を個々の患者の診療録等に記載する。

(4) 当該療法に要する消耗材料及び作業衣等については、当該保険医療機関の負担とする。（令6保発0305-4）

I008 入院生活技能訓練療法

1 入院の日から起算して6月以内の期間に行った場合　100点
2 入院の日から起算して6月を超えた期間に行った場合　75点

注1 入院中の患者について、週1回に限り算定する。
2 入院生活技能訓練療法と同一日に行う他の精神科専門療法の費用は、所定点数に含まれるものとする。

→入院生活技能訓練療法

(1) 入院生活技能訓練療法とは、入院中の精神疾患を有する者に対して、行動療法の理論に裏付けられた一定の治療計画に基づき、観察学習、ロールプレイ等の手法により、服薬習慣、再発徴候への対処法や金銭管理等の内容の獲得を目標とした生活能力回復を図る治療法をいう。

(2) 精神科医師の指示を受けた1人の看護師、准看護師、作業療法士、精神保健福祉士又は公認心理師と、看護師、准看護師、看護補助者又は公認心理師のいずれか1人の計2人以上の従事者が行った場合に算定できる。

(3) 1人又は複数の患者を対象として行った場合に、1回に15人に限り、週1回、1日当たり1時間以上実施した場合に限り算定できる。ただし、精神症状の安定しない急性期の精神疾患患者は、対象としない。

(4) 当該療法に従事する作業療法士は、精神科作業療法の施設基準において、精神科作業療法に専ら従事する作業療法士の数には算入できない。また、当該療法に従事する看護師、准看護師、看護補助者及び看護補助者が従事する時間については、入院基本料等の施設基準における看護要員の数には算入できない。

(5) 入院生活技能訓練療法を実施した場合はその要点を個々の患者の診療録に記載する。

(6) 入院生活技能訓練療法を実施した場合は、その要点を個々の患者の診療録に記載する。

(7) 入院生活技能訓練療法と同一日に行う他の精神科専門療法は、別に算定できない。

(8) 当該療法に要する消耗材料等については、当該保険医療機関の負担とする。

I008-2 精神科ショート・ケア（1日につき）

1 小規模なもの　275点
2 大規模なもの　330点

注1 1については、別に厚生労働大臣が定める施設基準〔告示4第10・1の6、p.1420〕に適合しているものとして地方厚生局長等に届け出た保険医療機関において行われる場合に算定する。

2 2については、別に厚生労働大臣が定める施設基準〔告示4第10・1の6、p.1420〕に適合しているものとして地方厚生局長等に届け出た保険医療機関において、疾患等に応じた診療計画を作成して行われる場合に限り算定する。

3 精神科ショート・ケア、精神科デイ・ケア、精神科ナイト・ケア又は精神科デイ・ナイト・ケアのいずれかを最初に算定した日から起算して1年以内の期間に行われる場合にあっては、早期加算として、20点を所定点数に加算する。

ただし、週3日を限度として算定する場合にあっては、週3日を超えて算定する場合にあっては、患者の意向を踏まえ、必要性が特に認められる場合に限る。

4 精神科ショート・ケア、精神科デイ・ケア、精神科ナイト・ケア又は精神科デイ・ナイト・ケアのいずれかを最初に算定した日から起算して1年を超える期間に行われる場合にあっては、週5日を限度として算定する。ただし、週3日を超えて算定する場合にあっては、患者の意向を踏まえ、必要性が特に認められる場合に限る。

5 当該保険医療機関において、入院中の患者であって、退院を予定しているもの（I011精神科退院指導料を算定したものに限る。）に対して、入院中1回に限り、所定点数の100分の50に相当する点数を算定する。

6 精神科ショート・ケアを算定した場合は、I009精神科デイ・ケア、I010精神科ナイト・ケア、I010-2精神科デイ・ナイト・ケア及びI015重度認知症患者デイ・ケア料は算定しない。

7 1については、40歳未満の精神症状を有する複数の患者に対し、当該患者と共通の計画に作成し、当該患者に文書により提供し、当該患者の同意を得た上で、当該計画に係る複数の患者を同時に精神科ショート・ケアを実施した場合に、治療開始日から起算して5月を限度として、週1回に限り、疾患別等専門プログラム加算として、200点を所定点数に加算する。ただし、精神科の医師が特に必要性を認めた場合は、治療開始日から起算して2年を限度として、更に週1回かつ計20回に限り算定できる。

摘要欄　p.1715

→精神科ショート・ケア

(1) 精神科ショート・ケアは，精神疾患を有する者の地域への復帰を支援するため，社会生活機能の回復を目的として個々の患者に応じたプログラムに従ってグループごとに治療するものであり，実施される内容の種類にかかわらず，その実施時間は患者1人当たり1日につき3時間を標準とする。なお，治療上の必要がある場合には，病棟や屋外など，専用の施設以外において当該療法を実施することも可能である。
(2) 「大規模なもの」については，多職種が共同して疾患等に応じた診療計画を作成した場合に算定する。なお，診療終了後に当該計画に基づいて行った診療方法や診療結果について評価を行い，その要点を**診療録等**に記載している場合には，参加者個別のプログラムを実施することができる。
(3) 精神科ショート・ケアは入院中の患者以外の患者に限り算定する。精神科ショート・ケアを算定している患者に対しては，同一日に行う他の精神科専門療法（他の保険医療機関において実施するものも含む）は，別に算定できない。ただし，他の医療機関に入院中の患者であって，退院を予定しているもの（I011精神科退院指導料を算定したもの又はA318地域移行機能強化病棟入院料を算定している患者であって，指定特定相談支援事業者等において，退院後の生活を念頭に置いたサービス等利用計画が作成されているものに限る）に対しては，退院支援の一環として，当該他の医療機関の入院中1回に限り算定できる。この場合，当該他の医療機関に照会を行い，退院を予定しているものであること，入院料等について他医療機関を受診する場合の取扱いがなされていること，他の医療機関を含め，入院中に精神科ショート・ケアの算定のないことを確認する。また，精神科ショート・ケアに引き続き，同一日に，患家又は社会復帰施設等において精神科訪問看護・指導を行う場合は，退院後3か月以内に限り，精神科訪問看護・指導料を算定できる。
(4) 同一の保険医療機関で精神科ショート・ケア，精神科デイ・ケア，精神科ナイト・ケア又は精神科デイ・ナイト・ケア（以下「精神科デイ・ケア等」という）を開始した日から起算して1年を超える場合には，精神科ショート・ケアの実施回数にかかわらず，算定は1週間に5日を限度とする。ただし，週4日以上算定できるのは，以下のいずれも満たす場合に限られる。
　ア　少なくとも6月に1回以上医師が精神科デイ・ケア等の必要性について精神医学的な評価を行っている。継続が必要と判断した場合には，その理由を**診療録**に記載する。
　イ　少なくとも6月に1回以上，精神保健福祉士又は公認心理師が患者の意向を聴取している。
　ウ　精神保健福祉士等が聴取した患者の意向を踏まえ，医師を含む多職種が協同して，患者の意向及び疾患等に応じた診療計画を作成している。診療計画には，短期目標及び長期目標，必要なプログラム内容と実施頻度，精神科デイ・ケア等を必要とする期間等を記載する。医師は，作成した診療計画を患者又は家族等に説明し，精神科デイ・ケア等の実施について同意を得る。
　エ　当該保険医療機関が以下のいずれかの要件を満たしている。
　　(イ)　直近6月の各月について，次の(a)に掲げる数を(b)に掲げる数で除して算出した数値の平均が0.8未満である。
　　　(a)　当該月において，14回以上精神科デイ・ケア等を実施した患者の数

(別紙様式31)

精神科デイ・ケア等の実施状況に係る報告書

報告年月日：　　年　　月　　日

1　月14回以上精神科デイ・ケア等を実施する患者の割合

(1) 精神科デイ・ケア等を月1回以上実施した患者の数の平均	人
(2) 精神科デイ・ケア等を月14回以上実施した患者の数の平均	人
(3)　　(2) ÷ (1)	

2　精神科デイ・ケア等の平均実施期間

精神科デイ・ケア等を最初に算定した月から報告年の9月末までの月数の平均	月

［記載上の注意点］
1　精神科デイ・ケア等とは，精神科ショート・ケア，精神科デイ・ケア，精神科デイ・ナイト・ケア及び精神科ナイト・ケアをいうこと。
2　「1」の (1) について，報告年度の4月から9月の各月について，当該保険医療機関において精神科デイ・ケア等を1回以上実施した患者数を算出した上で，一月あたりの平均患者数を記入すること。
3　「1」の (2) について，報告年度の4月から9月の各月について，当該保険医療機関において精神科デイ・ケア等を14回以上実施した患者の数を求めた上で，一月あたりの平均患者数を記入すること。
4　「2」について，「1」の (3) が0.8未満である場合には，記載する必要はないこと。記載する場合には，報告年度の9月1日から9月30日に1回以上精神科デイ・ケア等を実施した患者について，当該保険医療機関の精神科デイ・ケア等を最初に算定した月から9月末までの月数を算出した上で，平均の月数を記入すること。

　　　(b)　当該月において，1回以上精神科デイ・ケア等を実施した患者の数
　　(ロ)　直近1か月に1回以上精神科デイ・ケア等を実施した患者について，当該保険医療機関の精神科デイ・ケア等を最初に算定した月から当該月末までの月数の平均が，12か月未満である。
(5) 月14回以上精神科デイ・ケア等を実施した患者の数等について，毎年10月に「**別紙様式31**」を用いて地方厚生（支）局長に報告する。
(6) 精神科ショート・ケアと精神科デイ・ケア又は精神科ナイト・ケアの届出を併せて行っている保険医療機関にあっては，精神科ショート・ケアと精神科デイ・ケア又は精神科ナイト・ケアを各々の患者に対して同時に同一施設で実施することができる。この場合，精神科デイ・ケア又は精神科ナイト・ケアを算定する患者は，各々に規定する治療がそれぞれ実施されている場合に限り，それぞれ算定できる。なお，同一日に実施される精神科ショート・ケアの対象患者数と精神科デイ・ケア又は精神科ナイト・ケアの対象患者数の合計は，精神科デイ・ケア又は精神科ナイト・ケアの届出に係る患者数の限度を超えることはできない。この場合において，精神科ショート・ケアの対象患者数の計算に当たっては，精神科デイ・ケアの対象患者数の2分の1として計算する。
(7) 当該療法に要する消耗材料等については，当該保険医療機関の負担とする。
(8) 「注4」に規定する早期加算の対象となる患者は，当該療法の算定を開始してから1年以内又は精神病床を退院して1年以内の患者である。
(9) 「注5」については，入院中の患者であって，退院を予定しているもの（I011精神科退院指導料を算定したもの又はA318地域移行機能強化病棟入院料を算

定している患者であって，指定特定相談支援事業者等において，退院後の生活を念頭に置いたサービス等利用計画が作成されているものに限る）に対して，精神科ショート・ケアを行う場合に，入院中1回に限り算定できる。

(10) 「注7」については，概ね40歳未満の患者で構成される10人以下の患者グループに対し，あらかじめ治療内容や到達目標を示した治療計画を作成し，個々の患者に説明し，治療の目的について患者本人が理解できるよう文書で説明し同意を得た上で，治療計画に従って，2名の従事者が当該患者グループに対し精神科ショート・ケアを実施した場合に，40歳未満の患者についてそれぞれ算定する。当該加算は，あらかじめ治療計画に記載された治療期間のみ算定できる。一連の治療計画に従って精神科ショート・ケアを実施している間は，患者グループを構成する患者は固定されることが望ましいが，患者グループの人数が10人に満たない場合であって，既に患者グループを構成する患者の治療に支障のない場合には，治療計画の途中で新たな患者を患者グループに加えることも差し支えない。なお，自閉症スペクトラム及びその近縁の発達障害の患者に対する精神科ショート・ケアの実施に当たっては，「発達障害専門プログラム」（日本医療研究開発機構「発達障害者の特性をふまえた精神科ショートケア・プログラムの開発と臨床応用に関する研究」において作成）を参考に行うことが望ましい。

(11) 「注7」の対象患者は，自閉症スペクトラム及びその近縁の発達障害，薬物依存症若しくは病的賭博のいずれかの疾患を有する患者又はこれらの複数の疾患を併せ持つ患者とする。一連の治療計画において治療の対象となる疾患はいずれか1つであり，例えば自閉症スペクトラムの治療のために精神科ショート・ケアを実施する患者と薬物依存症のために精神科ショート・ケアを実施する患者が，治療計画を共有する同一の患者グループを構成することはできない。また，入院中の患者についても「注7」に規定する加算を算定することができるが，この場合「注5」の規定における「所定点数」には「注7」に規定する加算を含まない。

(12) 入院中の患者が精神科ショート・ケアを行う場合は，対象患者数に含める。

(13) 精神科ショート・ケアを行った場合は，その要点及び診療時間を**診療録等**に記載する。

（令6保医発0305・4）

事務連絡　疾患別等専門プログラム加算

問　精神科ショート・ケアの疾患別等専門プログラム加算について，精神科ショート・ケア（大規模）の届出を行っている保険医療機関であっても，精神科ショート・ケア（小規模）の届出をあわせて行っていれば，精神科ショート・ケア（小規模）において当該加算を算定することは可能か。

答　算定可能。

（平30.7.10）

事務連絡　精神科ショート・ケア，精神科デイ・ケア

問1　精神科ショート・ケア，精神科デイ・ケアの「大規模なもの」を算定する際の「疾患等に応じた診療計画」にはどの程度の頻度で見直しを行えばよいのか。

答　短期目標として，概ね3ヶ月以内の目標を設定していることから，概ね3ヶ月以内に1度，短期目標の達成状況の評価を行い，必要に応じ，目標の修正を行うこと。

問2　精神科ショート・ケア，精神科デイ・ケアのうち「大規模なもの」は，多職種が共同して疾患等に応じた診療計画を作成した場合に算定するが，診療計画に基づいてショート・ケア，デイ・ケアを提供するごとに，その内容や結果について，従事する者すべてで評価を行い，その要点を診療録に記載している場合は，参加者を少人数に分けて，それぞれに個別のプログラムを実施することは可能か。

答　可能。

問3　入院中の患者であって，退院を予定しているもの（I011精神科退院指導料を算定したものに限る）に対して，精神科ショート・ケア又は精神科デイ・ケアを行った場合には，入院中1回に限り，所定点数の100分の50に相当する点数を算定することができるが，当該所定点数には注4に規定する早期加算を含むのか。

答　含む。

（平24.3.30，一部修正）

問4　I008-2精神科ショート・ケア「注5」及びI009精神科デイ・ケア「注6」の規定について，精神科退院指導料を算定した患者について，入院中に精神科ショート・ケア，精神科デイ・ケアをそれぞれ1回算定可能なのか。

答　いずれか1回のみ算定可。

（平24.8.9）

問5　精神科ショート・ケアは，精神科デイ・ケアと同一時間帯に同一場所で行えるのか。また，精神科ショート・ケアの専従の従事者は，精神科デイ・ケアを兼務できるのか。

答　同時実施は可能である。また，要件を満たす範囲で，デイ・ケアとの兼務も可能である。

問6　精神科デイ・ケアと精神科ショート・ケアを同時に届け出し同一施設で実施している保険医療機関において，デイ・ケアの予定で来院した患者がショート・ケアの時間帯のみ実施した場合に，ショート・ケアの算定は可能か。

答　算定可。

（平18.3.28）

I009　精神科デイ・ケア（1日につき）　他精デ

1　小規模なもの　　　　　590点
2　大規模なもの　　　　　700点

注1　1については，別に**厚生労働大臣が定める施設基準**〔告示4第10・1の6，p.1420〕に適合しているものとして地方厚生局長等に届け出た保険医療機関において行われる場合に算定する。

2　2については，別に**厚生労働大臣が定める施設基準**〔告示4第10・1の6，p.1420〕に適合しているものとして地方厚生局長等に届け出た保険医療機関において，疾患等に応じた診療計画を作成して行われる場合に算定する。

3　精神科ショート・ケア，精神科デイ・ケア，精神科ナイト・ケア又は精神科デイ・ナイト・ケアのいずれかを最初に算定した日から起算して1年を超える期間に行われる場合には，週5日を限度として算定する。ただし，週3日を超えて算定する場合にあっては，患者の意向を踏まえ，必要性が特に認められる場合に限る。

4　精神科ショート・ケア，精神科デイ・ケア，精神科ナイト・ケア又は精神科デイ・ナイト・ケアのいずれかを最初に算定した日から起算して3年を超える期間に行われる場合であって，週3日を超えて算定する場合には，長期の入院歴を有する患者を除き，当該日における点数は，所定点数の**100分の90**に相当する点数により算定する。　精長減

5　精神科ショート・ケア，精神科デイ・ケア，精神科ナイト・ケア又は精神科デイ・ナイト・ケアのいずれかを最初に算定した日から起算して1年以内の期間に行われる場合にあっては，**早期加算**　早　として，50点を所定点数に加算する。

6　当該保険医療機関において，入院中の患者であって，退院を予定しているもの（I

I011精神科退院指導料を算定したものに限る）に対して，精神科デイ・ケアを行った場合には，入院中1回に限り，所定点数の**100分の50**に相当する点数を算定する。
7　精神科デイ・ケアを算定した場合は，I008-2精神科ショート・ケア，I010精神科ナイト・ケア，I010-2精神科デイ・ナイト・ケア及びI015重度認知症患者デイ・ケア料は算定しない。

→精神科デイ・ケア　　　　　　　摘要欄 p.1715

(1)　精神科デイ・ケアは，精神疾患を有するものの社会生活機能の回復を目的として個々の患者に応じたプログラムに従ってグループごとに治療するものであり，実施される内容の種類にかかわらず，その実施時間は患者1人当たり1日につき6時間を標準とする。なお，治療上の必要がある場合には，病棟や屋外など，専用の施設以外において当該療法を実施することも可能である。また，この実施に当たっては，患者の症状等に応じたプログラムの作成，効果の判定等に万全を期する。

(2)　「大規模なもの」については，多職種が共同して疾患等に応じた診療計画を作成した場合に算定する。なお，診療終了後に当該計画に基づいて行った診療方法や診療結果について評価を行い，その要点を**診療録等**に記載している場合には，参加者個別のプログラムを実施することができる。

(3)　精神科デイ・ケアは入院中の患者以外の患者に限り算定する。ただし，他の保険医療機関に入院中の患者であって，退院を予定しているもの（I011精神科退院指導料を算定したもの又はA318地域移行機能強化病棟入院料を算定している患者であって，指定特定相談支援事業者等において，退院後の生活を念頭に置いたサービス等利用計画が作成されているものに限る）に対しては，退院支援の一環として，当該他の医療機関の入院中1回（A318地域移行機能強化病棟入院料を算定しているものについては入院中4回）に限り算定できる。この場合，当該他の医療機関に照会を行い，退院を予定しているものであること，入院料等について他の保険医療機関を受診する場合の取扱いがなされていること，他の保険医療機関を含め，入院中に精神科デイ・ケアの算定のないことを確認する。また，精神科デイ・ケアを算定している患者に対しては，同一日に行う他の精神科専門療法（他の保険医療機関で実施するものも含む）は，別に算定できない。

(4)　同一の保険医療機関で精神科デイ・ケア等を開始した日から起算して1年を超える場合には，精神科デイ・ケア等の実施回数にかかわらず，算定は1週間に5日を限度とする。ただし，週4日以上算定できるのは，I008-2精神科ショート・ケアの(4)のアからエまでのいずれも満たす場合に限られる。

(5)　月14回以上精神科デイ・ケア等を実施した患者の数等について，毎年10月に「**別紙様式31**」（p.687）を用いて地方厚生（支）局長に報告する。

(6)　治療の一環として治療上の目的を達するために食事を提供する場合にあっては，その費用は所定点数に含まれる。

(7)　同一の患者に対して同一日に精神科デイ・ケアと精神科ナイト・ケアを併せて実施した場合は，精神科デイ・ナイト・ケアとして算定する。

(8)　当該療法に要する消耗材料等については，当該保険医療機関の負担とする。

(9)　「注5」に規定する早期加算の対象となる患者は，当該療法の算定を開始してから1年以内又は精神病床を退院して1年以内の患者である。

(10)　「注6」については，入院中の患者であって，退院を予定しているもの（I011精神科退院指導料を算定したもの又はA318地域移行機能強化病棟入院料を算定している患者であって，指定特定相談支援事業者等において，退院後の生活を念頭に置いたサービス等利用計画が作成されているものに限る）に対して，精神科デイ・ケアを行う場合に，入院中1回に限り算定できる。

(11)　「注4」に掲げる長期の入院歴を有する患者とは，精神疾患により，通算して1年以上の入院歴を有する患者である。

(12)　当該保険医療機関又は他の保険医療機関に入院中の患者に対して精神科デイ・ケアを行う場合，当該患者は精神科デイ・ケアを提供する対象患者数に含める。

(13)　精神科デイ・ケアを行った場合は，その要点及び診療時間を**診療録等**に記載する。
（令6保医発0305・4）

事務連絡　精神科デイ・ケア

問1　週4日以上精神科デイ・ケア等を実施する患者に対し作成する診療計画の様式は，「特掲診療料の施設基準等及びその届出に関する手続きの取扱いについて」の別添2の様式46の2を用いてもよいのか。

答　用いることができる。なお，短期目標及び長期目標，必要なプログラム内容と実施頻度，精神科デイ・ケア等を必要とする期間等が記載されていれば，様式は問わない。

問2　「大規模なもの」では，多職種が共同して疾患等に応じた診療計画を作成することとされているが，1年以上精神科デイ・ケア等を継続して実施している患者に対し，診療計画を作成の上，週4日以上の精神科デイ・ケア等を実施する場合，別に診療計画を作成する必要があるのか。

答　単一の診療計画で差し支えない。ただし，1年以上継続している患者に週4日以上の精神科デイ・ケア等を実施する場合には，精神保健福祉士等による意向の聴取を踏まえて診療計画を作成する必要がある。

問3　1年以上精神科デイ・ケア等を継続している患者であって，診療計画を作成の上，週4日以上の精神科デイ・ケア等を実施するものに対し，I010-2精神科デイ・ナイト・ケアを実施した場合に，疾患別等診療計画加算を算定することができるのか。

答　疾患別等診療計画加算の算定要件を満たしている場合には，別に算定可能である。なお，疾患別等診療計画加算を算定する場合に作成する診療計画は，1年以上継続している患者に週4日以上の精神科デイ・ケア等を実施する場合に，精神保健福祉士等による意向の聴取を踏まえて作成する診療計画と同一で差し支えない。

問4　精神科デイ・ケアの「注4」に規定する，精神疾患により，通算して1年以上の長期の入院歴を有する患者について，他の保険医療機関での入院期間を合算して1年以上の入院歴を有する患者も該当するのか。

答　該当する。　　　　　　　　　　　（平28.3.31，一部修正）

問5　I008-2精神科ショート・ケア「注5」及び精神科デイ・ケア「注6」の規定について，精神科退院指導料を算定した患者について，入院中に精神科ショート・ケア，精神科デイ・ケアをそれぞれ1回算定可能なのか。

答　いずれか1回のみ算定可。　　　　（平24.8.9，一部修正）

問6　検査目的等で短期入院して，退院した場合も退院後1年以内の期間は，精神科デイ・ケア等の早期加算を算定できるか。

答　算定できない。　　　　　　　　　　　　　（平22.3.29）

問7　同一の医療機関でデイ・ケア等を開始した日から起算して1年を超える場合に算定制限が設定されているが，別の医療機関から紹介された患者で，デイ・ケア等を継続して実施している場合も，当該医療機関での開始日から起算すればよいか。

答　当該保険医療機関における開始日を起算日とする。
問8　デイ・ケア等を開始したが，3か月後に通院できなくなり，1年後に再びデイ・ケア等を施行し始めた場合，当該医療機関での開始日から起算することになるのか。
答　当該保険医療機関における開始日を起算日とする。
問9　一旦治癒した患者に再度デイ・ケア等が必要となった場合も，最初に当該デイ・ケア等を算定した日から1年を超えている場合は1週間に5回を限度として算定すると考えてよいか。
答　よい。当該保険医療機関における開始日を起算日とする。
問10　1年以上実施している患者について，週5日までとされているが，週5日以上実施してはいけないということか。
答　算定は週5日を限度とするが，実施することは差し支えない。　　　　　　　　　　　　（平16.3.30，一部修正）
（編注） 関連する事務連絡をⅠ008-2に掲載。

Ⅰ010　精神科ナイト・ケア（1日につき）　540点

注1　別に**厚生労働大臣が定める施設基準**〔告示④第10・1の6，p.1420〕に適合しているものとして地方厚生局長等に届け出た保険医療機関において行われる場合に算定する。

2　精神科ショート・ケア，精神科デイ・ケア，精神科ナイト・ケア又は精神科デイ・ナイト・ケアのいずれかを最初に算定した日から起算して1年を超える期間に行われる場合には，週5日を限度として算定する。ただし，週3日を超えて算定する場合にあっては，患者の意向を踏まえ，必要性が特に認められる場合に限る。

3　精神科ショート・ケア，精神科デイ・ケア，精神科ナイト・ケア又は精神科デイ・ナイト・ケアのいずれかを最初に算定した日から起算して3年を超える期間に行われる場合であって，週3日を超えて算定する場合には，長期の入院歴を有する患者を除き，当該日における点数は，所定点数の**100分の90**に相当する点数により算定する。 精長減

4　精神科ショート・ケア，精神科デイ・ケア，精神科ナイト・ケア又は精神科デイ・ナイト・ケアのいずれかを最初に算定した日から起算して1年以内の期間に行われる場合にあっては，**早期加算** 早 として，**50点**を所定点数に加算する。

5　精神科ナイト・ケアを算定した場合は，Ⅰ008-2精神科ショート・ケア，Ⅰ009精神科デイ・ケア，Ⅰ010-2精神科デイ・ナイト・ケア及びⅠ015重度認知症患者デイ・ケア料は算定しない。

→精神科ナイト・ケア　　　　　　摘要欄 p.1715

(1) 精神科ナイト・ケアは，精神疾患を有する者の社会生活機能の回復を目的として行うものであり，その開始時間は午後4時以降とし，実施される内容の種類にかかわらず，その実施時間は患者1人当たり1日につき4時間を標準とする。なお，治療上の必要がある場合には，病棟や屋外など，専用の施設以外において当該療法を実施することも可能である。

(2) その他精神科ナイト・ケアの取扱いについては，精神科デイ・ケアの取扱いに準じて行う。

(3) 精神科ナイト・ケアを算定する場合においては，A000初診料の「注9」及びA001再診料の「注7」に規定する夜間・早朝等加算は算定できない。

(4) 精神科ナイト・ケアを行った場合は，その要点及び診療時間を**診療録等**に記載する。　　（令6保医発0305・4）

Ⅰ010-2　精神科デイ・ナイト・ケア（1日につき）　1,000点

注1　別に**厚生労働大臣が定める施設基準**〔告示④第10・1の6，p.1420〕に適合しているものとして地方厚生局長等に届け出た保険医療機関において行われる場合に算定する。

2　精神科ショート・ケア，精神科デイ・ケア，精神科ナイト・ケア又は精神科デイ・ナイト・ケアのいずれかを最初に算定した日から起算して1年を超える期間に行われる場合には，週5日を限度として算定する。ただし，週3日を超えて算定する場合にあっては，患者の意向を踏まえ，必要性が特に認められる場合に限る。

3　精神科ショート・ケア，精神科デイ・ケア，精神科ナイト・ケア又は精神科デイ・ナイト・ケアのいずれかを最初に算定した日から起算して3年を超える期間に行われる場合であって，週3日を超えて算定する場合には，長期の入院歴を有する患者を除き，当該日における点数は，所定点数の**100分の90**に相当する点数により算定する。 精長減

4　精神科ショート・ケア，精神科デイ・ケア，精神科ナイト・ケア又は精神科デイ・ナイト・ケアのいずれかを最初に算定した日から起算して1年以内の期間に行われる場合にあっては，**早期加算** 早 として，**50点**を所定点数に加算する。

5　当該療法について，疾患等に応じた診療計画を作成して行った場合は，**疾患別等診療計画加算** 疾計 として，**40点**を所定点数に加算する。

6　精神科デイ・ナイト・ケアを算定した場合は，Ⅰ008-2精神科ショート・ケア，Ⅰ009精神科デイ・ケア，Ⅰ010精神科ナイト・ケア及びⅠ015重度認知症患者デイ・ケア料は算定しない。

→精神科デイ・ナイト・ケア　　摘要欄 p.1715

(1) 精神科デイ・ナイト・ケアは，精神疾患を有する者の社会生活機能の回復を目的として行うものであり，実施される内容の種類にかかわらず，その実施時間は患者1人当たり1日につき10時間を標準とする。なお，治療上の必要がある場合には，病棟や屋外など，専用の施設以外において当該療法を実施することも可能である。

(2) 精神科デイ・ナイト・ケアと精神科ショート・ケア，精神科デイ・ケア又は精神科ナイト・ケアの届出を併せて行っている保険医療機関にあっては，精神科デイ・ナイト・ケアと精神科ショート・ケア，精神科デイ・ケア又は精神科ナイト・ケアを各々の患者に対して同時に同一施設で実施することができる。この場合，精神科ショート・ケア，精神科デイ・ケア又は精神科ナイト・ケアを算定する患者は，各々に規定する治療がそれぞれ実施されている場合に限り，それぞれ算定できる。なお，同一日に実施される精神科デイ・ケア等

の対象患者数の合計は，精神科デイ・ケア又は精神科デイ・ナイト・ケアの届出に係る患者数の限度を超えることはできない。この場合において，精神科ショート・ケアの対象患者数の計算に当たっては，精神科デイ・ケアの対象患者数の2分の1として計算する。
(3) 「注5」に規定する加算の対象となる患者は，多職種が共同して特掲診療料施設基準等**通知**の**別添2**の**様式46の2**又はこれに準じる様式により疾患等に応じた診療計画を作成して行った場合に，加算する。なお，診療終了後に，当該計画に基づいて行った診療方法や診療結果について評価を行い，その要点を**診療録等**に記載している場合には，参加者個別のプログラムを実施することができる。
(4) その他精神科デイ・ナイト・ケアの取扱いについては，精神科デイ・ケアの取扱いに準じて行う。
(5) 精神科デイ・ナイト・ケアを行った場合は，その要点及び診療時間を**診療録等**に記載する。(令6保医発0305・4)

I 011　精神科退院指導料　320点

注1　入院期間が1月を超える精神障害者である患者又はその家族等に対して，精神科の医師，看護師，作業療法士及び精神保健福祉士が共同して，退院後に必要となる保健医療サービス又は福祉サービス等に関する計画を策定し，当該計画に基づき必要な指導を行った場合に，当該入院中1回に限り算定する。
　　2　入院期間が1年を超える精神障害者である患者又はその家族等に対して，精神科の医師，看護師，作業療法士及び精神保健福祉士が共同して，退院後に必要となる保健医療サービス又は福祉サービス等に関する計画を策定し，当該計画に基づき必要な指導を行った場合であって，当該患者が退院したときに，**精神科地域移行支援加算**として，退院時に1回に限り**200点**を所定点数に加算する。

→精神科退院指導料
(1) 精神科退院指導料は，精神科を標榜する保険医療機関において，1月を超えて入院している精神疾患を有する者又はその家族等退院後の患者の看護に当たる者に対して，精神科を担当する医師，看護師，作業療法士及び精神保健福祉士が共同して，必要に応じて障害福祉サービス事業所及び相談支援事業所等と連携しつつ，保健医療サービス又は福祉サービス等に関する計画を策定し，**別紙様式24**(p.691)を参考として作成した文書により，退院後の治療計画，退院後の療養上の留意点，退院後に必要となる保健医療サービス又は福祉サービス等について医師が説明を行った場合に算定する。また，入院期間が1年を超える精神疾患を有する者又はその家族等退院後の患者の看護に当たる者に対して，当該計画に基づき必要な指導を行った場合であって，当該患者が退院したときには，精神科地域移行支援加算として，退院時に1回に限り算定する。なお，説明に用いた文書は，患者又はその家族等に交付するとともに，その写しを**診療録**に添付する。家族
(2) 精神科退院指導料は，指導を行ったもの及び指導の対象が患者又はその家族等であるか等の如何を問わず，算定の基礎となる退院につき，1回に限り当該患者の入院中に算定する。
(3) 入院の日及び入院期間の取扱いについては，入院基

(別紙様式24)

（精神科）退院療養計画書

(患者氏名)　　　　　　　殿

　　　　　　　　　　　年　　月　　日

病　　　棟（病室）	
主治医以外の担当者名	
予想される退院日	
退院後の治療計画	
退院後の療養上の留意点	
退院後必要となる保健医療サービス又は福祉サービス	
そ　　の　　他	

　　　注）退院日等は，現時点で予想されるものである。

　　(主治医氏名)　　　　　　　　　　印

本料における取扱いと同様である。
(4) 死亡退院の場合又は他の病院若しくは診療所に入院するため転院した場合については，算定できない。
(令6保医発0305・4)

I 011-2　精神科退院前訪問指導料　380点

注1　入院中の患者の円滑な退院のため，患家等を訪問し，当該患者又はその家族等に対して，退院後の療養上の指導を行った場合に，当該入院中3回（入院期間が6月を超えると見込まれる患者にあっては，当該入院中6回）に限り算定する。
　　2　保健師，看護師，作業療法士又は精神保健福祉士が共同して訪問指導を行った場合は，**320点**を所定点数に加算する。複職
　　3　注1に掲げる指導に要した交通費は，患家の負担とする。

→精神科退院前訪問指導料
(1) 精神科退院前訪問指導料は，精神科を標榜する保険医療機関に入院している精神疾患を有する者の円滑な退院のため，患家又は精神障害者施設，小規模作業所等を訪問し，患者の病状，生活環境及び家族関係等を考慮しながら，患者又は家族等の退院後患者の看護や相談に当たる者に対して，必要に応じて障害福祉サービス事業所及び相談支援事業所等と連携しつつ，退院後の療養上必要な指導や，在宅療養に向けた調整を行った場合に算定する。なお，医師の指示を受けて保険医療機関の保健師，看護師，作業療法士又は精神保健福祉士が訪問し，指導を行った場合にも算定できる。
(2) 精神科退院前訪問指導料は，指導を行ったもの及び指導の対象が患者又はその家族等であるか等の如何を問わず，1回の入院につき3回（当該入院期間が6月を超えると見込まれる患者にあっては，6回）に限り指導の実施日にかかわらず退院日に算定する。
(3) 「注2」の加算は，患者の社会復帰に向けた調整等を行うに当たり，必要があって複数の職種が共同して指導を行った場合に算定するものであり，単一の職種の複数名による訪問の場合は対象としない。
(4) 精神科退院前訪問指導料は，退院して患家に復帰又は精神障害者施設に入所する患者が算定の対象であり，医師又は看護師，作業療法士若しくは精神保健福祉士が配置されている施設に入所予定の患者は算定の対象としない。

(5) 精神科退院前訪問指導を行った場合は，指導内容の要点を**診療録等**に記載する。
(6) 精神科退院前訪問指導に当たっては，当該保険医療機関における看護業務等に支障を来すことのないよう留意する。
(7) 保険医療機関は，精神科退院前訪問指導の実施に当たっては，保健所等の実施する訪問指導事業等関連事業との連携に十分配慮する。
(8) B007退院前訪問指導料を算定した場合は，精神科退院前訪問指導料は算定できない。
(令6保医発0305・4)

事務連絡 問1 必要があって複数の職種が共同して指導を行った場合の加算について，准看護師は含まれるか。
答 含まれない。
問2 複数の職種が共同して指導を行う場合とは，保健師と看護師の組み合わせも算定できるか。
答 算定できる。(平16.3.30，一部修正)
問3 「6月を超えると見込まれる患者にあっては，当該入院中6回まで算定可」とされているが，入院期間が5月で6回訪問をした場合，算定は3回までか。
答 そのとおり。(平18.3.31)

I012 精神科訪問看護・指導料
1 精神科訪問看護・指導料（I） **精訪看I**
 イ 保健師又は看護師による場合
  (1) 週3日目まで　30分以上の場合　**580点**
  (2) 週3日目まで　30分未満の場合　**445点**
  (3) 週4日目以降　30分以上の場合　**680点**
  (4) 週4日目以降　30分未満の場合　**530点**
 ロ 准看護師による場合
  (1) 週3日目まで　30分以上の場合　**530点**
  (2) 週3日目まで　30分未満の場合　**405点**
  (3) 週4日目以降　30分以上の場合　**630点**
  (4) 週4日目以降　30分未満の場合　**490点**
 ハ 作業療法士による場合
  (1) 週3日目まで　30分以上の場合　**580点**
  (2) 週3日目まで　30分未満の場合　**445点**
  (3) 週4日目以降　30分以上の場合　**680点**
  (4) 週4日目以降　30分未満の場合　**530点**
 ニ 精神保健福祉士による場合
  (1) 週3日目まで　30分以上の場合　**580点**
  (2) 週3日目まで　30分未満の場合　**445点**
  (3) 週4日目以降　30分以上の場合　**680点**
  (4) 週4日目以降　30分未満の場合　**530点**
2 削除
3 精神科訪問看護・指導料（Ⅲ） **精訪看Ⅲ**
 イ 保健師又は看護師による場合
  (1) 同一日に2人
   ①週3日目まで　30分以上の場合　**580点**
   ②週3日目まで　30分未満の場合　**445点**
   ③週4日目以降　30分以上の場合　**680点**
   ④週4日目以降　30分未満の場合　**530点**
  (2) 同一日に3人以上
   ①週3日目まで　30分以上の場合　**293点**
   ②週3日目まで　30分未満の場合　**225点**
   ③週4日目以降　30分以上の場合　**343点**
   ④週4日目以降　30分未満の場合　**268点**
 ロ 准看護師による場合
  (1) 同一日に2人
   ①週3日目まで　30分以上の場合　**530点**
   ②週3日目まで　30分未満の場合　**405点**
   ③週4日目以降　30分以上の場合　**630点**
   ④週4日目以降　30分未満の場合　**490点**
  (2) 同一日に3人以上
   ①週3日目まで　30分以上の場合　**268点**
   ②週3日目まで　30分未満の場合　**205点**
   ③週4日目以降　30分以上の場合　**318点**
   ④週4日目以降　30分未満の場合　**248点**
 ハ 作業療法士による場合
  (1) 同一日に2人
   ①週3日目まで　30分以上の場合　**580点**
   ②週3日目まで　30分未満の場合　**445点**
   ③週4日目以降　30分以上の場合　**680点**
   ④週4日目以降　30分未満の場合　**530点**
  (2) 同一日に3人以上
   ①週3日目まで　30分以上の場合　**293点**
   ②週3日目まで　30分未満の場合　**225点**
   ③週4日目以降　30分以上の場合　**343点**
   ④週4日目以降　30分未満の場合　**268点**
 ニ 精神保健福祉士による場合
  (1) 同一日に2人
   ①週3日目まで　30分以上の場合　**580点**
   ②週3日目まで　30分未満の場合　**445点**
   ③週4日目以降　30分以上の場合　**680点**
   ④週4日目以降　30分未満の場合　**530点**
  (2) 同一日に3人以上
   ①週3日目まで　30分以上の場合　**293点**
   ②週3日目まで　30分未満の場合　**225点**
   ③週4日目以降　30分以上の場合　**343点**
   ④週4日目以降　30分未満の場合　**268点**

注1　1については，入院中の患者以外の精神障害者である患者又はその家族等〔当該患者と同一の建物に居住する他の患者に対して当該保険医療機関が同一日に精神科訪問看護・指導を行う場合の当該患者（以下この区分番号において「同一建物居住者」という）を除く〕に対して，当該患者を診察した精神科を標榜する保険医療機関の保健師，看護師，准看護師，作業療法士又は精神保健福祉士（以下この区分番号において「看護師等」という）を訪問させて，看護又は療養上必要な指導を行わせた場合に，精神科訪問看護・指導料（Ⅲ），C005在宅患者訪問看護・指導料（3を除く）及びC005-1-2同一建物居住者訪問看護・指導料（3を除く）を算定する日と合わせて週3回（当該患者の退院後3月以内の期間において行われる場合にあっては，週5回）に限り算定する。ただし，当該患者が服薬中断等により急性増悪した場合であって，医師が必要と認め指示した場合には，1月に1回に限り，当該急性増悪した日から7日以内の期間については，1日につき1回に限り算定することができる。
2　3については，入院中の患者以外の精神障害者である患者又はその家族等であって，同一建物居住者であるものに対して，当該患者を診察した精神科を標榜する保険医療機関の看護師等を訪問させて，看護又は療養上必要な指導を行わせた場合に，精神科訪問看護・指導料（I），C005在宅患

者訪問看護・指導料（3を除く）及びC005-1-2同一建物居住者訪問看護・指導料（3を除く）を算定する日と合わせて週3回（当該患者の退院後3月以内の期間において行われる場合にあっては，週5回）に限り，患者1人につきそれぞれ所定点数を算定する。ただし，当該患者が服薬中断等により急性増悪した場合であって，医師が必要と認め指示した場合には，1月に1回に限り，当該急性増悪した日から7日以内の期間について，1日につき1回に限り算定することができる。 精訪看I急性 精訪看III急性

3 注1ただし書及び注2ただし書の患者について，更に継続した訪問看護が必要と医師が判断した場合には，急性増悪した日から1月以内の医師が指示した連続した7日間（注1ただし書及び注2ただし書に規定する期間を除く）については，1日につき1回に限り算定することができる。

4 注1及び注2に規定する場合（いずれも30分未満の場合を除く）であって，複数の看護師等又は看護補助者を訪問させて，看護又は療養上必要な指導を行わせた場合は，**複数名精神科訪問看護・指導加算**として，次に掲げる区分に従い，1日につき，いずれかを所定点数に加算する。ただし，ハの場合にあっては週1日を限度とする。
  イ 所定点数を算定する精神科訪問看護・指導を行う保健師又は看護師が他の保健師，看護師，作業療法士又は精神保健福祉士と同時に精神科訪問看護・指導を行う場合 精訪看I複訪看看 精訪看III複訪看看
   (1) 1日に1回の場合
     ① 同一建物内1人又は2人　450点
     ② 同一建物内3人以上　　　400点
   (2) 1日に2回の場合
     ① 同一建物内1人又は2人　900点
     ② 同一建物内3人以上　　　810点
   (3) 1日に3回以上の場合
     ① 同一建物内1人又は2人　1,450点
     ② 同一建物内3人以上　　　1,300点
  ロ 所定点数を算定する精神科訪問看護・指導を行う保健師又は看護師が准看護師と同時に精神科訪問看護・指導を行う場合 精訪看I複訪看准 精訪看III複訪看准
   (1) 1日に1回の場合
     ① 同一建物内1人又は2人　380点
     ② 同一建物内3人以上　　　340点
   (2) 1日に2回の場合
     ① 同一建物内1人又は2人　760点
     ② 同一建物内3人以上　　　680点
   (3) 1日に3回以上の場合
     ① 同一建物内1人又は2人　1,240点
     ② 同一建物内3人以上　　　1,120点
  ハ 所定点数を算定する精神科訪問看護・指導を行う保健師又は看護師が看護補助者と同時に精神科訪問看護・指導を行う場合 精訪看I複訪看補 精訪看III複訪看補
   (1) 同一建物内1人又は2人　300点
   (2) 同一建物内3人以上　　　270点

5 注1及び注2に規定する場合であって，別に厚生労働大臣が定める長時間の訪問を要する者〔告示4第10・1の7(1)，p.697〕に対し，保険医療機関の看護師等が，長時間にわたる精神科訪問看護・指導を実施した場合には，**長時間精神科訪問看護・指導加算** 精訪看I長時 精訪看III長時 として週1日（別に厚生労働大臣が定める者〔告示4第10・1の7(2)，p.697〕の場合にあっては週3日）に限り，520点を所定点数に加算する。

6 注1及び注2に規定する場合であって，夜間（午後6時から午後10時までの時間をいう）又は早朝（午前6時から午前8時までの時間をいう）に精神科訪問看護・指導を行った場合は，**夜間・早朝訪問看護加算** 精訪看I夜早 精訪看III夜早 として210点を所定点数に加算し，深夜に精神科訪問看護・指導を行った場合は，**深夜訪問看護加算** 精訪看I深 精訪看III深 として420点を所定点数に加算する。

7 注1及び注2に規定する場合であって，患者又はその家族等の求めを受けた診療所又は在宅療養支援病院の保険医（精神科の医師に限る）の指示により，保険医療機関の看護師等が緊急に精神科訪問看護・指導を実施した場合には，**精神科緊急訪問看護加算** 精訪看I緊急 精訪看III緊急 として，次に掲げる区分に従い，1日につき，いずれかを所定点数に加算する。
  イ 月14日目まで　　　265点
  ロ 月15日目以降　　　200点

8 精神科訪問看護・指導料を算定した場合には，C005在宅患者訪問看護・指導料又はC005-1-2同一建物居住者訪問看護・指導料は，算定しない。

9 精神科訪問看護・指導に要した交通費は，患家の負担とする。

10 I016精神科在宅患者支援管理料を算定する患者に対して，当該患者に対する診療を担う保険医療機関（訪問看護を行うものに限る）の保険医が必要と認めて，1日に2回又は3回以上の精神科訪問看護・指導を行った場合には，**精神科複数回訪問加算** 精訪看I複 精訪看III複 として，次に掲げる区分に従い，1日につき，いずれかを所定点数に加算する。
  イ 1日に2回の場合
   (1) 同一建物内1人又は2人　450点
   (2) 同一建物内3人以上　　　400点
  ロ 1日に3回以上の場合
   (1) 同一建物内1人又は2人　800点
   (2) 同一建物内3人以上　　　720点

11 別に厚生労働大臣が定める者〔告示4第10・1の8，p.1423〕について，保険医療機関の看護師又は准看護師が，登録喀痰吸引等事業者又は登録特定行為事業者と連携

し，喀痰吸引等が円滑に行われるよう，喀痰吸引等に関してこれらの事業者の介護の業務に従事する者に対して必要な支援を行った場合には，**看護・介護職員連携強化加算** [精訪看Ⅰ看介] [精訪看Ⅲ看介] として，月1回に限り**250点**を所定点数に加算する。

12　保険医療機関の看護師等が，最も合理的な経路及び方法による当該保険医療機関の所在地から患家までの移動にかかる時間が1時間以上である者に対して精神科訪問看護・指導を行い，次のいずれかに該当する場合，**特別地域訪問看護加算** [精訪看Ⅰ特地] [精訪看Ⅲ特地] として，所定点数の**100分の50**に相当する点数を加算する。
　イ　別に厚生労働大臣が定める地域〔告示４第10・１の9, p.1423〕に所在する保険医療機関の看護師等が精神科訪問看護・指導を行う場合
　ロ　別に厚生労働大臣が定める地域〔告示４第10・１の9, p.1423〕外に所在する保険医療機関の看護師等が別に厚生労働大臣が定める地域〔告示４第10・１の9, p.1423〕の患家に対して精神科訪問看護・指導を行う場合

13　組織的な感染防止対策につきA 000初診料の注11及びA 001再診料の注15に規定する別に厚生労働大臣が定める施設基準〔告示３第３・３の3, p.1071〕に適合しているものとして地方厚生局長等に届け出た保険医療機関（診療所に限る）においては，**外来感染対策向上加算** [精外感] として，月1回に限り**6点**を所定点数に加算する。ただし，発熱その他感染症を疑わせるような症状を呈する患者に対して適切な感染防止対策を講じた上で，精神科訪問看護・指導を行った場合については，**発熱患者等対応加算** [精熱対] として，月1回に限り**20点**を更に所定点数に加算する。この場合において，A 000初診料の注11，A 001再診料の注15，第1部の通則第3号又は第2部の通則第5号にそれぞれ規定する外来感染対策向上加算を算定した月は，別に算定できない。

14　感染症対策に関する医療機関間の連携体制につきA 000初診料の注12及びA 001再診料の注16に規定する別に厚生労働大臣が定める施設基準〔告示３第３・３の4, p.1074〕に適合しているものとして地方厚生局長等に届け出た保険医療機関において，注13に規定する外来感染対策向上加算を算定した場合は，**連携強化加算**として，月1回に限り**3点**を更に所定点数に加算する。

15　感染防止対策に資する情報を提供する体制につきA 000初診料の注13及びA 001再診料の注17に規定する別に厚生労働大臣が定める施設基準〔告示３第３・３の5, p.1074〕に適合しているものとして地方厚生局長等に届け出た保険医療機関において，注13に規定する外来感染対策向上加算を算定した場合は，**サーベイランス強化加算** [精サ] として，月1回に限り**1点**を更に所定点数に加算する。

16　抗菌薬の使用状況につきA 000初診料の注14及びA 001再診料の注18に規定する別に厚生労働大臣が定める施設基準〔告示３第３・３の6, p.1074〕に適合しているものとして地方厚生局長等に届け出た保険医療機関において，注13に規定する外来感染対策向上加算を算定した場合は，**抗菌薬適正使用体制加算** [精抗菌適] として，月1回に限り**5点**を更に所定点数に加算する。

17　別に厚生労働大臣が定める施設基準〔告示４第10・１の9の2, p.1424〕に適合しているものとして地方厚生局長等に届け出た保険医療機関の看護師等（准看護師を除く）が，健康保険法第3条第13項の規定による電子資格確認により，患者の診療情報を取得等した上で精神科訪問看護・指導の実施に関する計画的な管理を行った場合には，**訪問看護医療DX情報活用加算** [精訪DX] として，月1回に限り**5点**を所定点数に加算する。ただし，A 000初診料の注15，A 001再診料の注19若しくはA 002外来診療料の注10にそれぞれ規定する医療情報取得加算，A 000初診料の注16に規定する医療DX推進体制整備加算又はC 001在宅患者訪問診療料（Ⅰ）の注13（C 001-2の注6の規定により準用する場合を含む）若しくはC 003在宅がん医療総合診療料の注8にそれぞれ規定する在宅医療DX情報活用加算又はC 005在宅患者訪問看護・指導料の注17（C 005-1-2の注6の規定により準用する場合を含む）に規定する訪問看護医療DX情報活用加算を算定した月は，訪問看護医療DX情報活用加算は算定できない。

【2024年改定による主な変更点】【新設】「注17」訪問看護医療DX情報活用加算：①電子請求，②電子資格確認，③医療DX推進体制の掲示，④掲示事項のウェブサイト掲載【経過措置】2025年5月末まで猶予）――等に適合した届出医療機関で月1回算定可。

→精神科訪問看護・指導料　摘要欄 p.1715

(1)　精神科訪問看護・指導料（Ⅰ）又は（Ⅲ）は，精神科を標榜している保険医療機関において精神科を担当している医師の指示を受けた当該保険医療機関の保健師，看護師，准看護師，作業療法士又は精神保健福祉士（以下「**保健師等**」という）が，精神疾患を有する入院中以外の患者又はその家族等の了解を得て患家を訪問し，個別に患者又はその家族等に対して看護及び社会復帰指導等を行った場合に算定する。

(2)　「注1」及び「注2」に規定する**精神科訪問看護・指導料（Ⅰ）及び（Ⅲ）の算定回数**は，週（日曜日から土曜日までの連続した7日間をいう）について計算する。また，「注1」ただし書及び「注2」ただし書の患者に対する算定回数は，急性増悪した日から連続した7日間について計算する。また，同一日に複数回精神科訪問看護・指導を行った場合であっても，1日につき1回に限り算定する。

(3)　「注1」のただし書及び「注2」のただし書に規定する場合とは，患者が急性増悪した状態であって，精

神科を担当している医師が患者を直接診察した上で，精神科訪問看護・指導の必要性を認め，指示した場合である。また，「注3」に規定する場合には，医師が患者を直接診察していない場合であっても，当該患者に対して精神科訪問看護・指導を行った保健師等からの情報により，精神科を担当している医師が患者の病状を十分に把握し，必要と判断して，指示した場合を含む。

(4) 「注1」ただし書及び「注2」ただし書に規定する場合並びに「注3」に規定する場合においては，それぞれの指示は月に1回ずつに限り，その必要性について，急性増悪の状態及び指示内容の要点と併せて<u>診療録</u>に記載し，<u>診療報酬明細書</u>にもその必要性について記載する。

(5) **精神科訪問看護・指導料（Ⅲ）**は，精神科訪問看護・指導を受けようとする同一建物居住者に対して，当該患者を診察した精神科を標榜する保険医療機関の保健師等を訪問させて，看護又は療養上必要な指導を行った場合に，以下のア又はイにより算定する。なお，同一建物居住者に係る人数については，同一日にC005-1-2同一建物居住者訪問看護・指導料を算定する患者数と精神科訪問看護・指導料（Ⅲ）を算定する患者数とを合算した人数とする。
　ア　同一建物居住者が2人の場合は，当該患者全員に対して，イの(1)，ロの(1)，ハの(1)又はニの(1)により算定
　イ　同一建物居住者が3人以上の場合は，当該患者全員に対して，イの(2)，ロの(2)，ハの(2)又はニの(2)により算定

(6) 同一建物居住者とは，基本的には，建築基準法第2条第1号に掲げる建築物に居住する複数の患者のことをいうが，具体的には，例えば以下のような患者のことをいう。
　ア　老人福祉法（昭和38年法律第133号）第20条の4に規定する養護老人ホーム，老人福祉法第20条の6に規定する軽費老人ホーム，老人福祉法第29条第1項に規定する有料老人ホーム，老人福祉法第20条の5に規定する特別養護老人ホーム，マンションなどの集合住宅等に入居又は入所している複数の患者
　イ　介護保険法第8条第9項に規定する短期入所生活介護，介護保険法第8条第18項に規定する小規模多機能型居宅介護（指定地域密着型サービスの事業の人員，設備及び運営に関する基準第63条第5項に規定する宿泊サービスに限る），介護保険法第8条第19項に規定する認知症対応型共同生活介護，介護保険法第8条の2第9項に規定する介護予防短期入所生活介護，介護保険法第8条の2第16項に規定する介護予防小規模多機能型居宅介護〔指定地域密着型介護予防サービスの事業の人員，設備及び運営並びに指定地域密着型介護予防サービスに係る介護予防のための効果的な支援の方法に関する基準（平成18年厚生労働省令第36号）第44条第5項に規定する宿泊サービスに限る〕，介護保険法第8条の2第17項に規定する介護予防認知症対応型共同生活介護などのサービスを受けている複数の患者

(7) 精神科訪問看護・指導料（Ⅰ）及び（Ⅲ）は，1回の訪問の実施時間に基づき，30分未満，30分以上90分程度の時間区分のいずれか一方の所定点数を算定する。30分未満の訪問については，当該患者に短時間訪問の必要性があると医師が認めた場合にのみ算定する。

(8) 同一の患者について，**訪問看護ステーションにおいて訪問看護療養費を算定した月**については，精神科訪問看護・指導料を算定できない。ただし，次に掲げる場合はこの限りではない。なお，オの場合にあっては，精神科訪問看護・指導料及び訪問看護基本療養費を算定する日と合わせて週3日（退院後3月以内の期間において行われる場合にあっては，週5日）を限度とする。
　ア　特掲診療料の施設基準等**別表第7**（p.1498）に掲げる疾病等の患者及び特掲診療料の施設基準等**別表第8**（p.698）に掲げる状態等の患者について，訪問看護療養費を算定した場合
　イ　服薬中断等により急性増悪した場合であって，一時的に週4日以上の頻回の精神科訪問看護・指導を行う必要を認めた患者
　ウ　当該保険医療機関を退院後3月以内の患者
　エ　I016精神科在宅患者支援管理料を算定する患者
　オ　精神科在宅患者支援管理料の施設基準に適合しているものとして地方厚生（支）局長へ届け出ている保険医療機関において，精神保健福祉士による精神科訪問看護・指導を行う場合

(9) (8)のただし書の場合において，同一の患者について，精神科訪問看護・指導料及び訪問看護療養費を算定できる場合であっても，訪問看護療養費を算定した日については，精神科訪問看護・指導料を算定できない。ただし，精神科在宅患者支援管理料1又は3を算定する保険医療機関及び当該保険医療機関と連携する特別の関係（p.72）にある訪問看護ステーションのそれぞれが同一日に訪問看護を実施した場合における精神科訪問看護・指導料（作業療法士又は精神保健福祉士による場合に限る）の算定，並びに精神科在宅患者支援管理料2を算定する保険医療機関及び当該保険医療機関と連携する訪問看護ステーションのそれぞれが同一日に訪問看護を実施した場合における精神科訪問看護・指導料の算定は，この限りでない。

(10) 同一の患者について，**複数の保険医療機関や訪問看護ステーションにおいて精神科訪問看護・指導を行う場合**は，当該保険医療機関及び訪問看護ステーション間において十分に連携を図る。具体的には，精神科訪問看護・指導の実施による患者の目標の設定，計画の立案，精神科訪問看護・指導の実施状況及び評価を共有する。

(11) 介護保険法第8条第20項に規定する**認知症対応型共同生活介護を行う施設**，高齢者の居住の安定確保に関する法律第5条第1項に規定する**サービス付き高齢者向け住宅**，障害者総合支援法第5条第1項に規定する**障害福祉サービスを行う施設**又は**その他の高齢者向け施設等**に入所している患者に精神科訪問看護・指導を行う場合においては，介護保険等による医療及び看護サービスの提供に係る加算の算定等を含む当該施設における利用者の医療ニーズへの対応について確認し，当該施設で行われているサービスと十分に連携する。また，当該施設において当該保険医療機関が日常的な健康管理等（医療保険制度の給付によるものを除く）を行っている場合は，健康管理等と医療保険制度の給付による精神科訪問看護・指導を区別して実施する。

(12) 「注4」に規定する**複数名精神科訪問看護・指導加算**は，精神科を担当する医師が，複数の保健師等又は看護補助者による患家への訪問が必要と判断し，患者又はその家族等に同意を得て，当該医師の指示を受けた当該保険医療機関の保健師又は看護師と保健師等又は看護補助者が，患者又はその家族等に対して看護及び社会復帰指導等を行った場合（30分未満の場合を除く）は，1日につき「注4」のイからハまでのいずれかを算定する。精神科訪問看護・指導を行う保健師又

は看護師に保健師，看護師，作業療法士又は精神保健福祉士が同行する場合はイを，准看護師が同行する場合はロを，1日当たりの回数に応じて算定する。また，看護補助者が同行する場合はハを所定点数に加算する。ただし，看護補助者が同行する場合には，週1日を限度として所定点数に加算する。単に2人の保健師等又は看護補助者が同時に精神科訪問看護・指導を行ったことのみをもって算定することはできない。

また，精神科訪問看護・指導料（Ⅲ）を算定する場合にあっては，同一建物内において，当該加算又はC005-1-2同一建物居住者訪問看護・指導料の「注4」に規定する複数名訪問看護・指導加算（同時に訪問看護・指導を実施する職種及び1日当たりの回数の区分が同じ場合に限る）を同一日に算定する患者の人数に応じて，以下のア又はイにより算定する。

　ア　同一建物内に1人又は2人の場合は，当該加算を算定する患者全員に対して，「注4」の「イ」の(1)の①，「イ」の(2)の①，「イ」の(3)の①，「ロ」の(1)の①，「ロ」の(2)の①，「ロ」の(3)の①又は「ハ」の(1)により算定

　イ　同一建物内に3人以上の場合は，当該加算を算定する患者全員に対して，「注4」の「イ」の(1)の②，「イ」の(2)の②，「イ」の(3)の②，「ロ」の(1)の②，「ロ」の(2)の②，「ロ」の(3)の②又は「ハ」の(2)により算定

(13)　保健師又は看護師と同行する看護補助者は，常に同行の必要はないが，必ず患家において両者が同時に滞在する一定の時間を確保する。

(14)　「注5」に規定する**長時間精神科訪問看護・指導加算**は，特掲診療料の施設基準等**第10の1の7**の(1)(p.697)に規定する長時間の訪問を要する者に対して，1回の精神科訪問看護・指導の時間が90分を超えた場合について算定するものであり，週1回〔特掲診療料の施設基準等**第10の1の7**の(2)(p.697)に規定する者にあっては週3回〕に限り算定できる。なお，特掲診療料の施設基準等**第10の1の7**の(1)のイ及び(2)のイに規定する者のうち，超重症児・準超重症児については，基本診療料施設基準通知の**別添6の別紙14**(p.1168)の超重症児（者）・準超重症児（者）の判定基準による判定スコアが10以上のものをいう。

(15)　「注6」に規定する**夜間・早朝訪問看護加算**は，夜間（午後6時から午後10時までの時間をいう）又は早朝（午前6時から午前8時までの時間をいう）に精神科訪問看護・指導を行った場合に，深夜訪問看護加算は深夜（午後10時から午前6時までの時間をいう）に精神科訪問看護・指導を行った場合に，所定点数を加算する。当該加算は，精神科緊急訪問看護加算との併算定を可とする。

(16)　(15)は患者の求めに応じて，当該時間に精神科訪問看護・指導を行った場合に算定できるものであり，保険医療機関の都合により，当該時間に保健師等を訪問させて精神科訪問看護・指導を行った場合には算定できない。

(17)　「注7」に規定する**精神科緊急訪問看護加算**は，精神科訪問看護計画に基づき定期的に行う精神科訪問看護・指導以外であって，患者又はその家族等の緊急の求めに応じて，精神科を担当する医師の指示により，保健師等が精神科訪問看護・指導を行った場合に1日につき1回に限り加算する。また，当該加算を算定する場合には，診療報酬明細書の摘要欄にその理由を詳細に記載する。

(18)　精神科緊急訪問看護加算に係る精神科緊急訪問看護を行った場合は，速やかに指示を行った精神科を担当する医師に患者の病状等を報告するとともに，必要な場合は精神科特別訪問看護指示書の交付を受け，精神科訪問指導計画について見直しを行う。

(19)　医師は，保健師等に対して行った指示内容の要点を**診療録**に記載する。

(20)　保健師等は，患者又はその家族等の緊急の求めの内容の要点，医師の指示及び当該指示に基づき行った指導の内容の要点，月の初日の訪問看護・指導時におけるGAF尺度により判定した値並びに精神科訪問看護・指導を実施した際の開始時刻及び終了時刻を記録する。また，保険医療機関における日々の精神科訪問看護・指導を実施した患者氏名，訪問場所，訪問時間（開始時刻及び終了時刻）及び訪問人数等について記録し，保管しておく。

(21)　保険医療機関は，精神科訪問看護・指導の実施に当たっては，保健所の実施する訪問指導事業との連携に十分配慮する。

(22)　「注9」に規定する交通費は実費とする。

(23)　精神科在宅患者支援管理料1又は3を算定する保険医療機関と連携する訪問看護ステーションのそれぞれが，同一日において訪問看護を行った場合は，それぞれが精神科訪問看護・指導料（作業療法士又は精神保健福祉士による場合に限る）及び精神科訪問看護基本療養費を算定することができる。

(24)　「注10」に規定する**精神科複数回訪問加算**は，精神科在宅患者支援管理料を算定する保険医療機関が，精神科在宅患者支援管理料を算定し，医師が複数回の精神科訪問看護・指導が必要であると認めた患者に対して，1日に2回又は3回以上の訪問看護を行った場合に，患者1人につき，それぞれの点数を加算する。

また，精神科訪問看護・指導料（Ⅲ）を算定する場合にあっては，同一建物内において，当該加算又はC005-1-2同一建物居住者訪問看護・指導料の「注3」に規定する難病等複数回訪問加算（1日当たりの回数の区分が同じ場合に限る）を同一日に算定する患者の人数に応じて，以下のア又はイにより算定する。

　ア　同一建物内に1人又は2人の場合は，当該加算を算定する患者全員に対して，「注10」の「イ」の(1)又は「ロ」の(1)により算定

　イ　同一建物内に3人以上の場合は，当該加算を算定する患者全員に対して，「注10」の「イ」の(2)又は「ロ」の(2)により算定

(25)　精神科在宅患者支援管理料1又は3を算定する保険医療機関と連携する訪問看護ステーションのそれぞれが，同一日に2回又は3回以上の訪問看護を行った場合は，当該訪問看護ステーションは訪問看護療養費に係る精神科複数回訪問加算を算定せず，当該保険医療機関が「注10」に規定する精神科複数回訪問加算を算定する。

(26)　**精神科在宅患者支援管理料1又は3**を算定する保険医療機関と連携する訪問看護ステーションのそれぞれが，同一時間帯に訪問看護を実施した場合は，当該訪問看護ステーションは精神科訪問看護基本療養費を算定せず，当該保険医療機関が精神科訪問看護・指導料（Ⅰ）又は（Ⅲ）を算定する。

(27)　**精神科在宅患者支援管理料2**を算定する保険医療機関と連携する訪問看護ステーションのそれぞれが，同一日に2回又は3回以上の訪問看護を行った場合，当該訪問看護ステーションが訪問看護療養費に係る精神科複数回訪問加算を算定し，当該保険医療機関は「注10」に規定する精神科複数回訪問加算を算定できない。

(28) **精神科在宅患者支援管理料2**を算定する保険医療機関と連携する訪問看護ステーションのそれぞれが，同一時間帯に訪問看護を実施した場合は，当該訪問看護ステーションが精神科訪問看護基本療養費を算定し，当該保険医療機関は精神科訪問看護・指導料（Ⅰ）又は（Ⅲ）を算定できない。

(29) 「注11」に規定する**看護・介護職員連携強化加算**については，保険医療機関の看護師又は准看護師が，口腔内の喀痰吸引，鼻腔内の喀痰吸引，気管カニューレ内部の喀痰吸引，胃瘻若しくは腸瘻による経管栄養又は経鼻経管栄養を必要とする患者に対して，社会福祉士及び介護福祉士法第48条の3第1項の登録を受けた登録喀痰吸引等事業者又は同法附則第27条第1項の登録を受けた登録特定行為事業者（以下「登録喀痰吸引等事業者等」という）の介護職員等（以下「介護職員等」という）が実施する社会福祉士及び介護福祉士法施行規則第1条各号に掲げる医師の指示の下に行われる行為（以下「喀痰吸引等」という）の業務が円滑に行われるよう支援を行う取組を評価するものである。
　ア　当該加算は，患者の病状やその変化に合わせて，主治医の指示により，(イ)及び(ロ)の対応を行っている場合に算定する。
　　(イ)　喀痰吸引等に係る計画書や報告書の作成及び緊急時等の対応についての助言
　　(ロ)　介護職員等に同行し，患者の居宅において喀痰吸引等の業務の実施状況についての確認
　イ　当該加算は，次の場合には算定できない。
　　(イ)　介護職員等の喀痰吸引等に係る基礎的な技術取得や研修目的での同行訪問
　　(ロ)　同一の患者に，他の保険医療機関又は訪問看護ステーションにおいて看護・介護職員連携強化加算を算定している場合
　ウ　当該加算は，介護職員等と同行訪問を実施した日の属する月の初日の訪問看護・指導の実施日に算定する。また，その内容を訪問看護記録書に記録する。
　エ　登録喀痰吸引等事業者等が，患者に対する安全なサービス提供体制整備や連携体制確保のために会議を行う場合は，当該会議に出席し連携する。また，その場合は，会議の内容を訪問看護記録書に記録する。
　オ　患者又はその家族等から電話等により看護に関する意見を求められた場合に対応できるよう，患者又はその家族等に対して，保険医療機関の名称，所在地，電話番号並びに時間外及び緊急時の連絡方法を記載した文書を交付する。

(30) 「注12」に規定する**特別地域訪問看護加算**は，当該保険医療機関の所在地から患家までの訪問につき，最も合理的な通常の経路及び方法で片道1時間以上要する患者に対して，特別地域に所在する保険医療機関の保健師等が精神科訪問看護・指導を行った場合又は特別地域外に所在する保険医療機関の保健師等が，特別地域に居住する患者に対して精神科訪問看護・指導を行った場合に，精神科訪問看護・指導料の所定点数（注に規定する加算は含まない）の**100分の50**に相当する点数を加算する。なお，当該加算は，交通事情等の特別の事情により訪問に要した時間が片道1時間以上となった場合は算定できない。特別地域訪問看護加算を算定する保険医療機関は，その所在地又は患家の所在地が特別地域に該当するか否かについては，地方厚生（支）局に確認する。

(31) 「注13」に規定する**外来感染対策向上加算**は，診療所における，平時からの感染防止対策の実施や，地域の医療機関等が連携して実施する感染症対策への参画，新興感染症の発生時等に都道府県等の要請を受けて発熱患者等の外来診療等を実施する体制の確保を更に推進する観点から，診療時の感染防止対策に係る体制を評価するものであり，別に厚生労働大臣が定める施設基準に適合しているものとして地方厚生（支）局長に届け出た診療所において精神科訪問看護・指導料を算定する場合に，患者1人につき月1回に限り加算することができる。ただし，同一月にA 000の「注11」，A 001の「注15」，第2章第1部の「通則」第3号又は第2部の「通則」第5号に規定する外来感染対策向上加算を算定した場合にあっては算定できない。発熱患者等対応加算は，外来感染対策向上加算を算定している場合であって，発熱，呼吸器症状，発しん，消化器症状又は神経症状その他感染症を疑わせるような症状を有する患者に適切な感染対策の下で精神科訪問看護・指導料を算定する場合に算定する。

(32) 「注14」に規定する**連携強化加算**は，(31)の外来感染対策向上加算を算定する場合であって，外来感染対策向上加算を算定する保険医療機関が，A 234-2感染対策向上加算1を算定する保険医療機関に対し，感染症の発生状況，抗菌薬の使用状況等について報告を行っている場合に算定する。

(33) 「注15」に規定する**サーベイランス強化加算**は，(31)の外来感染対策向上加算を算定する場合であって，外来感染対策向上加算を算定する保険医療機関が，院内感染対策サーベイランス（JANIS），感染対策連携共通プラットフォーム（J-SIPHE）等，地域や全国のサーベイランスに参加している場合に算定する。

(34) 「注16」に規定する**抗菌薬適正使用体制加算**は，「注13」の外来感染対策向上加算を算定する場合であって，外来感染対策向上加算を算定する保険医療機関が抗菌薬の使用状況のモニタリングが可能なサーベイランスに参加し，使用する抗菌薬のうちAccess抗菌薬に分類されるものの使用比率が60%以上又は当該サーベイランスに参加する診療所全体の上位30%以内である場合に算定する。

(35) 「注17」に規定する**訪問看護医療DX情報活用加算**は，健康保険法第3条第13項に規定する電子資格確認を行う体制を有し，患者の同意を得て，居宅同意取得型のオンライン資格確認等システムにより得られる患者の診療情報，薬剤情報や特定健診等情報を取得した上で計画的な管理を行うことを評価するものであり，単に健康保険法第3条第13項に規定する電子資格確認を行う体制を有していることのみをもって算定することはできない。
〔令6保医発0305・4〕

●告示[4]　特掲診療料の施設基準等

第10　1の7　精神科訪問看護・指導料の注5に規定する長時間の訪問を要する者及び厚生労働大臣が定める者

(1) **長時間の訪問を要する者**
　イ　15歳未満の小児であって，超重症児（者）入院診療加算・準超重症児（者）入院診療加算の注1に規定する超重症の状態又は超重症児（者）入院診療加算・準超重症児（者）入院診療加算の注2に規定する準超重症の状態にあるもの
　ロ　別表第8（p.698）に掲げる者
　ハ　医師が，診療に基づき，患者の急性増悪等により一時的に頻回の訪問看護・指導を行う必要を認めた者

(2) **厚生労働大臣が定める者**

イ 15歳未満の小児であって，超重症児（者）入院診療加算・準超重症児（者）入院診療加算の注1に規定する超重症の状態又は超重症児（者）入院診療加算・準超重症児（者）入院診療加算の注2に規定する準超重症の状態にあるもの
ロ 15歳未満の小児であって，**別表第8** (p.698) に掲げる者

別表第8 退院時共同指導料1の注2に規定する特別な管理を要する状態等にある患者並びに退院後訪問指導料，在宅患者訪問看護・指導料及び同一建物居住者訪問看護・指導料に規定する状態等にある患者

1 在宅麻薬等注射指導管理，在宅腫瘍化学療法注射指導管理又は在宅強心剤持続投与指導管理若しくは在宅気管切開患者指導管理を受けている状態にある者又は気管カニューレ若しくは留置カテーテルを使用している状態にある者
2 在宅自己腹膜灌流指導管理，在宅血液透析指導管理，在宅酸素療法指導管理，在宅中心静脈栄養法指導管理，在宅成分栄養経管栄養法指導管理，在宅自己導尿指導管理，在宅人工呼吸指導管理，在宅持続陽圧呼吸療法指導管理，在宅自己疼痛管理指導管理又は在宅肺高血圧症患者指導管理を受けている状態にある者
3 人工肛門又は人工膀胱を設置している状態にある者
4 真皮を越える褥瘡の状態にある者
5 在宅患者訪問点滴注射管理指導料を算定している者

事務連絡 精神科訪問看護・指導料
問1 （Ⅰ）及び（Ⅲ）におけるGAF尺度による判定について，月の初日の訪問看護・指導が家族に対するものであり，当該月に患者本人への訪問看護・指導を行わなかった場合には，判定の必要はあるか。
答 GAF尺度による判定は必要ない。ただし，家族への訪問看護・指導でありGAF尺度による判定が行えなかった旨を訪問看護記録書，訪問看護報告書及び訪問看護療養費明細書に記録する。
問2 （Ⅰ）及び（Ⅲ）におけるGAF尺度による判定について，月の初日の訪問看護・指導が家族に対するものであり，患者本人には月の2回目以降に訪問看護・指導を行った場合には，いつの時点でGAF尺度による判定を行えばよいか。
答 当該月において，患者本人に訪問看護・指導を行った初日に判定することで差し支えない。 (令2.3.31)
問3 精神科訪問看護・指導料（Ⅱ）が廃止されたが，今後は，例えば共同生活援助事業所に入所している複数の患者に対して，看護師等が訪問看護・指導を行う場合はどのようにすればよいか。
答 それぞれの者に対して個別に訪問看護・指導を行い，精神科訪問看護・指導料（Ⅰ）又は（Ⅲ）を算定する。 (平30.3.30)
問4 精神科訪問看護・指導料，精神科訪問看護基本療養費について，介護保険の適用のある患者で主たる傷病名の中に認知症と統合失調症の両者の診断名がある場合には，医療保険給付となるのか。
答 統合失調症による症状に対して精神科訪問看護が発生している場合は医療保険給付となる。 (平26.6.2)
問5 『「医療保険と介護保険の給付調整に関する留意事項及び医療保険と介護保険の相互に関連する事項等について」の一部改正について』第5の7では，「精神疾患を有する患者であり，精神科訪問看護指示書が交付された場合は，要介護被保険者等の患者であっても算定できる。ただし，認知症が主傷病であって精神科訪問看護指示書が交付された患者〔編注；認知症が主傷病である患者（精神科在宅患者支援管理料を算定する者を除く）〕については算定できない」とされたが，精神科訪問看護・指導料の算定にあたっては，自院の訪問看護を担当する看護師等に精神科訪問看護指示書を交付しなければならないと解することになるか。
答 当該医療機関の診療録等に，精神科訪問看護指示書に含まれる以下の内容の記載があればよい。
・主たる傷病名，現在の状況，精神科訪問看護に関する留意事項及び指示事項。 (平26.7.10，一部修正)
参考 問1 急性増悪時の頻回の精神科訪問看護・指導料について，「連続した7日間」に急性増悪した日は含むのか。
答 急性増悪した日を含む7日間である。
問2 頻回の精神科訪問看護を行った後，定期の精神科訪問看護を同一暦週において行った場合は，別に算定できるか。
答 同一日でなければ算定可能。 (平20.4.5 全国保険医団体連合会)

I012-2 精神科訪問看護指示料 精訪指示 **300点**
注1 当該患者に対する診療を担う保険医療機関の保険医（精神科の医師に限る）が，診療に基づき指定訪問看護事業者〔介護保険法第41条第1項に規定する指定居宅サービス事業者若しくは同法第53条第1項に規定する指定介護予防サービス事業者（いずれも訪問看護事業を行う者に限る）又は健康保険法第88条第1項に規定する指定訪問看護事業者をいう〕からの指定訪問看護の必要を認め，患者又はその家族等の同意を得て当該患者等の選定する訪問看護ステーションに対して，精神科訪問看護指示書を交付した場合に，患者1人につき月1回に限り算定する。
2 当該患者が服薬中断等により急性増悪した場合であって，当該患者に対する診療を担う保険医療機関の保険医（精神科の医師に限る）が，一時的に頻回の指定訪問看護を行う必要を認め，患者又はその家族等の同意を得て当該患者等の選定する訪問看護ステーションに対して，その旨を記載した精神科訪問看護指示書を交付した場合は，**精神科特別訪問看護指示加算** 精特指示 として，患者1人につき月1回に限り，**100点**を所定点数に加算する。
3 当該患者に対する診療を担う保険医療機関の保険医（精神科の医師に限る）が，診療に基づき，保健師助産師看護師法第37条の2第2項第1号に規定する特定行為（訪問看護において専門の管理を必要とするものに限る）に係る管理の必要を認め，当該患者の同意を得て当該患者の選定する訪問看護ステーション等の看護師（同項第5号に規定する指定研修機関において行われる研修を修了した者に限る）に対して，同項第2号に規定する手順書を交付した場合は，**手順書加算** 精訪看手 として，患者1人につき6月に1回に限り，**150点**を所定点数に加算する。
4 注1の場合において，必要な衛生材料及び保険医療材料を提供した場合に，**衛生材料等提供加算** 衛材提供 として，患者1人につき月1回に限り，**80点**を所定点数に加算する。
5 精神科訪問看護指示料を算定した場合には，C007訪問看護指示料は算定しない。

(別紙様式17)

精神科訪問看護指示書

指示期間（　年　月　日〜　年　月　日）

患者氏名		生年月日　　年　月　日（　歳）	
患者住所		電話（　）　−	施設名

主たる傷病名	(1)	(2)	(3)
傷病名コード			

現在の状況（該当項目に○等）	病状・治療状況	
	投与中の薬剤の用量・用法	
	病名告知	あり　・　なし
	治療の受け入れ	あり　・　なし
	複数名訪問の必要性	理由： 　1．暴力行為，著しい迷惑行為，器物破損行為等が認められる者 　2．利用者の身体的理由により1人の看護師等による訪問看護が困難と認められる者 　3．利用者及びその家族それぞれへの支援が必要な者 　4．その他（　　　　　　　　　　　　　　　　　　　　　　　　　　）
	短時間訪問の必要性	あり　・　なし
	複数回訪問の必要性	あり　・　なし
	日常生活自立度	認知症の状況（　Ⅰ　Ⅱa　Ⅱb　Ⅲa　Ⅲb　Ⅳ　M　）

精神訪問看護に関する留意事項及び指示事項
1　生活リズムの確立
2　家事能力，社会技能等の獲得
3　対人関係の改善（家族含む）
4　社会資源活用の支援
5　薬物療法継続への援助
6　身体合併症の発症・悪化の防止
7　その他

緊急時の連絡先
不在時の対応法

主治医との情報交換の手段

特記すべき留意事項

上記のとおり，指定訪問看護の実施を指示いたします。

　　　　　　　　　　　　　　　　　　　　　　　　　　年　月　日
医療機関名
住　　所
電　　話
（FAX.）
医師氏名　　　　　　　　　印

指定訪問看護ステーション　　　　　殿

→精神科訪問看護指示料　　　　　摘要欄 p.1716

(1) 精神科訪問看護指示料は，入院中以外の精神疾患を有する患者であって，適切な在宅医療を確保するため，指定訪問看護に関する指示を行うことを評価するものであり，患者の診療を担う保険医（精神科の医師に限る）が診療に基づき指定訪問看護の必要性を認め，当該患者又はその家族等の同意を得て，**別紙様式17**(p.699)を参考に作成した精神科訪問看護指示書に有効期間（6月以内に限る）を記載して，当該患者又はその家族等が選定する訪問看護ステーションに対して交付した場合に算定する。なお，1か月の指示を行う場合には，精神科訪問看護指示書に有効期間を記載することを要しない。

(2) 精神科訪問看護指示書を交付した保険医（精神科の医師に限る）は，在宅療養に必要な衛生材料及び保険医療材料（以下「衛生材料等」という）の量の把握に努め，十分な量の衛生材料等を患者に支給する。

(3) 精神科訪問看護の指示は，当該患者に対して主として診療を行う保険医療機関が行うことを原則とし，退院時に1回算定できるほか，在宅で療養を行っている患者について月1回に限り算定できる。なお，同一月において，1人の患者について複数の訪問看護ステーションに対して訪問看護指示書を交付した場合であっても，当該指示料は，1月に1回を限度に算定する。

ただし，A保険医療機関と特別の関係(p.72)にあるB保険医療機関においてC005在宅患者訪問看護・指導料又はC005-1-2同一建物居住者訪問看護・指導料及び精神科訪問看護・指導料を算定している月においては，A保険医療機関は当該患者についてC007訪問看護指示料は算定できない。

(4) 「注2」に規定する精神科特別訪問看護指示加算は，当該患者が服薬中断等により急性増悪した場合であって，当該患者の診療を担う保険医（精神科の医師に限る）が，一時的に頻回の指定訪問看護を当該患者に対して行う必要性を認め，当該患者又はその家族等の同意を得て，**別紙様式17の2**(p.700)を参考に作成した精神科特別訪問看護指示書を，当該患者等が選定する訪問看護ステーションに対して交付した場合に，月1回に限り算定する。

ここでいう一時的に頻回の指定訪問看護を行う必要性とは，恒常的な頻回の指定訪問看護の必要性ではなく，状態の変化等で日常行っている指定訪問看護の回数では対応できない場合である。また，その理由等については，精神科特別訪問看護指示書に記載する。

なお，当該頻回の指定訪問看護は，当該特別の指示に係る診療の日から14日以内に限り実施する。

(5) 患者の診療を行った精神科の医師は，指定訪問看護の必要性を認めた場合には，診療に基づき速やかに精

(別紙様式17の2)

精神科特別訪問看護指示書
在宅患者訪問点滴注射指示書

※該当する指示書を○で囲むこと

特別看護指示期間（　　年　　月　　日～　　年　　月　　日）
点滴注射指示期間（　　年　　月　　日～　　年　　月　　日）

患者氏名	生年月日　　年　　月　　日　（　　歳）

病状・主訴：
一時的に訪問看護が頻回に必要な理由：

留意事項及び指示事項（注：点滴注射薬の相互作用・副作用についての留意点があれば記載して下さい）
　（該当する項目に○をつけてください）
　　　複数名訪問の必要性　　あり・なし
　　　　理由：1．暴力行為，著しい迷惑行為，器物破損行為等が認められる者
　　　　　　　2．利用者の身体的理由により1人の看護師等による訪問看護が困難と認められる者
　　　　　　　3．利用者及びその家族それぞれへの支援が必要な者
　　　　　　　4．その他（　　　　　　　　　　　　　　　　　　　　　　　　　）
　　　短時間訪問の必要性　　あり・なし
　　　　理由：（　　　　　　　　　　　　　　　　　　　　　　　　　　　　　　）

特に観察を要する項目（該当する項目に○をつけてください）
　1　服薬確認
　2　水分及び食物摂取の状況
　3　精神症状（観察が必要な事項：　　　　　　　　　　　　　　　　　　）
　4　身体症状（観察が必要な事項：　　　　　　　　　　　　　　　　　　）
　5　その他（　　　　　　　　　　　　　　　　　　　　　　　　　　　　）

点滴注射指示内容（投与薬剤・投与量・投与方法等）
緊急時の連絡先等

　　上記のとおり，指示いたします。　　　　　　　　　　　　年　　月　　日
　　　　　　　　　　　　　　　医療機関名
　　　　　　　　　　　　　　　電　　話
　　　　　　　　　　　　　　　（FAX.　）
　　　　　　　　　　　　　　　医師氏名　　　　　　　　　　　　　　印
　　事業所　　　　　殿

神科訪問看護指示書及び精神科特別訪問看護指示書（以下この項において「精神科訪問看護指示書等」という）を作成する。当該精神科訪問看護指示書等には，緊急時の連絡先として，診療を行った保険医療機関の電話番号等を必ず記載した上で，訪問看護ステーションに交付する。また，当該精神科訪問看護指示書等には，原則として主たる傷病名の傷病名コードを記載すること。
　なお，精神科訪問看護指示書等は，特に患者の求めに応じて，患者又はその家族等を介して訪問看護ステーションに交付できる。

(6)　主治医は，交付した精神科訪問看護指示書等の写しを**診療録**に添付する。

(7)　患者の診療を担う保険医（精神科の医師に限る）は，当該精神科訪問看護指示書交付後であっても，患者の病状等に応じてその期間を変更することができる。なお，指定訪問看護の指示を行った保険医療機関は，訪問看護ステーションからの対象患者について相談等があった場合には，懇切丁寧に対応する。

(8)　「注3」に規定する手順書加算は，当該患者の診療を担う保険医（精神科の医師に限る）が，診療に基づき，訪問看護において保健師助産師看護師法第37条の2第2項第1号に規定する特定行為（訪問看護において専門の管理を必要とするものに限る）に係る管理の必要を認め，同項第2号に規定する手順書を当該患者が選定する訪問看護ステーション等の看護師（同項第5号に規定する指定研修機関において行われる研修を修了した者に限る）に対して交付した場合に，患者1人につき6月に1回を限度として算定する。手順書を交付した保険医（精神科の医師に限る）は当該訪問看護ステーション等の当該看護師と共に，患者の状態に応じて手順書の妥当性を検討する。なお，特定行為のうち訪問看護において専門の管理を必要とするものとは，以下のアからキまでに掲げるものをいう。
　ア　気管カニューレの交換
　イ　胃ろうカテーテル若しくは腸ろうカテーテル又は胃ろうボタンの交換
　ウ　膀胱ろうカテーテルの交換
　エ　褥瘡又は慢性創傷の治療における血流のない壊死組織の除去
　オ　創傷に対する陰圧閉鎖療法
　カ　持続点滴中の高カロリー輸液の投与量の調整
　キ　脱水症状に対する輸液による補正

(9)　「注4」に規定する衛生材料等提供加算は，在宅療養において衛生材料等が必要な患者に対し，当該患者へ精神科訪問看護を実施している訪問看護ステーションから提出された精神科訪問看護計画書及び精神科訪問看護報告書を基に，療養上必要な量について判断の上，必要かつ十分な量の衛生材料等を患者に支給した場合に算定する。

(10)　C002在宅時医学総合管理料，C002-2施設入居時等医学総合管理料，C003在宅がん医療総合診療料，C005-2在宅患者訪問点滴注射管理指導料，第2部第2節第1款の各区分に規定する在宅療養指導管理料を算定した場合は，「注4」に規定する加算は当該管理料等に含まれ別に算定できない。

(令6保医発0305・4)

事務連絡　精神科訪問看護指示料

問1　訪問看護指示料又は精神科訪問看護指示料を算定していない月においても，必要かつ十分な量の衛生材料又は保険医療材料を提供した場合は衛生材料等提供加算の算定が

可能か。
答　衛生材料等提供加算は，訪問看護指示料又は精神科訪問看護指示料を算定した月にのみ算定可能である。　(平28.3.31)
問2　精神科訪問看護指示書の交付により，精神科以外の診療所に外来通院中の精神疾患を有する患者に対して訪問を行うことは出来るのか。
答　精神科以外の疾患については，その担当科の医師から診療情報の提供を受け，それを踏まえて精神科医が，訪問看護の必要性があると判断し，精神科訪問看護指示書を交付した場合は，可能である。　(平24.3.30)

I013　抗精神病特定薬剤治療指導管理料

1　持続性抗精神病注射薬剤治療指導管理料
　[持精]
　イ　入院中の患者　　　　　　　　　　　250点
　ロ　入院中の患者以外の患者　　　　　　250点
2　治療抵抗性統合失調症治療指導管理料
　[治続]　　　　　　　　　　　　　　　　500点

注1　1のイについては，持続性抗精神病注射薬剤を投与している入院中の統合失調症患者に対して，計画的な医学管理を継続して行い，かつ，療養上必要な指導を行った場合に，当該薬剤の投与開始日の属する月及びその翌月にそれぞれ1回に限り，当該薬剤を投与したときに算定する。
　2　1のロについては，持続性抗精神病注射薬剤を投与している入院中の患者以外の統合失調症患者に対して，計画的な医学管理を継続して行い，かつ，療養上必要な指導を行った場合に，月1回に限り，当該薬剤を投与したときに算定する。
　3　2については，別に厚生労働大臣が定める施設基準〔告示4第10・1の10，p.1424〕に適合しているものとして地方厚生局長等に届け出た保険医療機関において，治療抵抗性統合失調症治療薬を投与している治療抵抗性統合失調症患者に対して，計画的な医学管理を継続して行い，かつ，当該薬剤の効果及び副作用等について患者に説明し，療養上必要な指導を行った場合に，月1回に限り，当該薬剤を投与したときに算定する。

→抗精神病特定薬剤治療指導管理料
(1) 抗精神病特定薬剤治療指導管理料の「1」のイは，精神科を標榜する保険医療機関において，精神科を担当する医師が，持続性抗精神病注射薬剤を投与している入院中の統合失調症患者に対して，計画的な治療管理を継続して行い，かつ，当該薬剤の効果及び副作用に関する説明を含め，療養上必要な指導を行った場合に，当該入院における当該薬剤の投与開始日の属する月及びその翌月にそれぞれ1回に限り，当該薬剤を投与したときに算定する。
(2) 抗精神病特定薬剤治療指導管理料の「1」のロは，精神科を標榜する保険医療機関において，精神科を担当する医師が，持続性抗精神病注射薬剤を投与している入院中の患者以外の統合失調症患者に対して，計画的な治療管理を継続して行い，かつ，当該薬剤の効果及び副作用に関する説明を含め，療養上必要な指導を行った場合に，月1回に限り，当該薬剤を投与した日に算定する。
(3) 持続性抗精神病注射薬剤の種類については，別紙36 (p.588)を参考にする。
(4) 抗精神病特定薬剤治療指導管理料の「2」治療抵抗性統合失調症治療指導管理料は，精神科を標榜する保険医療機関において，精神科を担当する医師が，治療抵抗性統合失調症治療薬を投与している治療抵抗性統合失調症患者に対して，計画的な治療管理を継続して行い，かつ，当該薬剤の効果及び副作用に関する説明を含め，療養上必要な指導を行った場合に，月1回に限り算定する。
(5) 治療抵抗性統合失調症治療薬とは，クロザピンをいう。
(6) 抗精神病特定薬剤治療指導管理料を算定する場合は，治療計画及び治療内容の要点を**診療録**に記載する。
(令6保医発0305・4)

I014　医療保護入院等診療料　　　　　300点

注　別に厚生労働大臣が定める施設基準〔告示4第10・2，p.1424〕に適合しているものとして地方厚生局長等に届け出た保険医療機関において，精神保健福祉法第29条第1項，第29条の2第1項，第33条第1項又は第33条の6第1項の規定による入院に係る患者に対して，精神保健指定医が治療計画を策定し，当該治療計画に基づき，治療管理を行った場合は，患者1人につき1回に限り算定する。

→医療保護入院等診療料　　　　　摘要欄 p.1716
(1) 医療保護入院等診療料は，措置入院，緊急措置入院，医療保護入院，応急入院に係る患者について，当該入院期間中1回に限り算定する。
(2) 医療保護入院等診療料を算定する場合にあっては，患者の入院形態について，措置入院，緊急措置入院，医療保護入院，応急入院の中から該当するものを**診療報酬明細書**に記載する。
(3) 医療保護入院等診療料を算定する病院は，隔離等の行動制限を最小化するための委員会において，入院医療について定期的（少なくとも月1回）な評価を行う。
(4) 入院患者の隔離及び身体拘束その他の行動制限が病状等に応じて必要最小限の範囲内で適正に行われていることを常に確認できるよう，一覧性のある台帳が整備されている（平成10年3月3日障精第16号「精神科病院に対する指導監督等の徹底について」）。また，その内容について他の医療機関と相互評価できるような体制を有していることが望ましい。
(5) 患者に対する治療計画，説明の要点について**診療録**に記載する。
(令6保医発0305・4)

事務連絡　問1　行動制限最小化委員会で取り扱う「行動制限」は，隔離・拘束だけか。
答　ここでいう「行動制限」は，精神保健及び精神障害者福祉に関する法律36条に示されている行動の制限であり，隔離，身体拘束の他，通信，面会の制限も含まれる。
問2　任意入院で入院した患者が，途中から医療保護入院等診療料の対象患者となった場合は算定できるのか。
答　算定できる。
問3　医療保護入院等診療料において，医療保護入院から任意入院に変更になり，また医療保護入院に変更になった場合，医療保護入院等診療料は2回算定可能か（精神保健福祉法33条の2において，退院扱いになるため）。
答　医療保護入院等診療料は「入院中1回」の算定であり，問いの場合は，2回は算定できない。
問4　患者行動制限最小化委員会を設置することとされているが，その委員会に必要な人員と最低人員数（医師・看護師・精神保健福祉士など）は何人か。
答　医師，看護師，精神保健福祉士が含まれることが必要。

人数については特に定めていない。（平16.3.30）
（編注）A227精神科措置入院診療加算，A228精神科応急入院施設管理加算と併算定可能である。

I015　重度認知症患者デイ・ケア料（1日につき）認デイ　　　　　　　　　　　　1,040点

注1　精神症状及び行動異常が著しい認知症患者の心身機能の回復又は維持を図るため，別に厚生労働大臣が定める施設基準〔告示4第10・1の6，p.1420〕に適合しているものとして地方厚生局長等に届け出た保険医療機関において，1日につき6時間以上行った場合に算定する。

2　当該療法を最初に算定した日から起算して1年以内の期間に行われる場合にあっては，早期加算　早　として，50点を所定点数に加算する。

3　別に厚生労働大臣が定める施設基準〔告示4第10・3，p.1424〕に適合しているものとして地方厚生局長等に届け出た保険医療機関において，夜間の精神症状及び行動異常が著しい認知症患者に対して，当該療法に引き続き2時間以上の夜間ケアを行った場合には，当該療法を最初に算定した日から起算して1年以内の期間に限り，夜間ケア加算　夜ケ　として，100点を所定点数に加算する。

4　重度認知症患者デイ・ケア料を算定した場合は，I008-2精神科ショート・ケア，I009精神科デイ・ケア，I010精神科ナイト・ケア及びI010-2精神科デイ・ナイト・ケアは算定しない。

→重度認知症患者デイ・ケア料　　　摘要欄 p.1716

(1) 精神症状及び行動異常が著しい認知症患者（「認知症高齢者の日常生活度判定基準」がランクMに該当するもの）(p.1136)の精神症状等の軽快及び生活機能の回復を目的とし，別に厚生労働大臣が定める施設基準に適合しているものとして届け出た保険医療機関において，患者1人当たり1日につき6時間以上行った場合に算定する。

(2) 医師の診療に基づき，対象となる患者ごとにプログラムを作成し，当該プログラムに従って行うものであって，定期的にその評価を行う等計画的な医学的管理に基づいて行う。

(3) 治療の一環として治療上の目的を達するために食事を提供する場合にあっては，その費用は所定点数に含まれる。

(4) 「注2」に規定する早期加算の対象となる患者は，当該療法の算定を開始してから1年以内又は精神病床を退院して1年以内の患者である。

(5) 「注3」に規定する夜間ケア加算の対象となる患者は，夜間の精神状態及び行動異常が著しい認知症患者で，別に厚生労働大臣が定める施設基準に適合しているものとして届け出た保険医療機関において，当該療法に引き続き2時間以上の夜間ケアを行った場合には，当該療法を最初に算定した日から起算して1年以内の期間に限り算定できる。

(6) 重度認知症患者デイ・ケアを行った場合は，その要点及び診療時間を診療録等に記載する。

(7) 重度認知症患者デイ・ケア料は入院中の患者以外の患者に限り算定する。ただし，重度認知症患者デイ・ケア料を算定している患者に対しては，同一日に行う他の精神科専門療法は，別に算定できない。

（令6保医発0305・4）

I016　精神科在宅患者支援管理料（月1回）
精在支

1　精神科在宅患者支援管理料1
　イ　別に厚生労働大臣が定める患者〔告示4第10・4(2)，p.1425〕のうち，集中的な支援を必要とする者の場合
　　(1) 単一建物診療患者1人　　　　3,000点
　　(2) 単一建物診療患者2人以上　　2,250点
　ロ　別に厚生労働大臣が定める患者〔告示4第10・4(2)，p.1425〕の場合
　　(1) 単一建物診療患者1人　　　　2,500点
　　(2) 単一建物診療患者2人以上　　1,875点

2　精神科在宅患者支援管理料2
　イ　別に厚生労働大臣が定める患者〔告示4第10・4(2)，p.1425〕のうち，集中的な支援を必要とする者の場合
　　(1) 単一建物診療患者1人　　　　2,467点
　　(2) 単一建物診療患者2人以上　　1,850点
　ロ　別に厚生労働大臣が定める患者〔告示4第10・4(2)，p.1425〕の場合
　　(1) 単一建物診療患者1人　　　　2,056点
　　(2) 単一建物診療患者2人以上　　1,542点

3　精神科在宅患者支援管理料3
　イ　単一建物診療患者1人　　　　　2,030点
　ロ　単一建物診療患者2人以上　　　1,248点

注1　1については，在宅で療養を行っている通院が困難な患者に対して，当該保険医療機関（別に厚生労働大臣が定める施設基準〔告示4第10・4(1)，p.1424〕に適合しているものとして地方厚生局長等に届け出たものに限る）の精神科の医師等が，当該患者又はその家族等の同意を得て，計画的な医学管理の下に，定期的な訪問診療又は訪問診療及び訪問看護を行っている場合（イについては週2回以上，ロについては月2回以上行っている場合に限る）に，単一建物診療患者の人数に従い，初回算定日の属する月を含めて6月を限度として，月1回に限り算定する。

2　2については，在宅で療養を行っている通院が困難な患者に対して，当該保険医療機関（別に厚生労働大臣が定める施設基準〔告示4第10・4(1)，p.1424〕に適合しているものとして地方厚生局長等に届け出たものに限る）の精神科の医師等が当該保険医療機関とは別の訪問看護ステーションの保健師，看護師，准看護師又は作業療法士と連携し，当該患者又はその家族等の同意を得て，計画的な医学管理の下に，定期的な訪問診療を行っている場合（イについては当該別の訪問看護ステーションが週2回以上，ロについては当該別の訪問看護ステーションが月2回以上の訪問看護を行っている場合に限る）に，単一建物診療患者の人数に従い，初回算定日の属する月を含めて6月を限度として，月1回に限り算定

する。
3　3については，1又は2を算定した患者であって，引き続き訪問診療が必要な患者に対して，当該保険医療機関（別に厚生労働大臣が定める施設基準〔告示4第10・4(1), p.1424〕に適合しているものとして地方厚生局長等に届け出たものに限る）の精神科の医師等が，当該患者又はその家族等の同意を得て，計画的な医学管理の下に，月1回以上の定期的な訪問診療を行っている場合に，単一建物診療患者の人数に従い，精神科在宅患者支援管理料1又は2の初回算定日の属する月を含めて2年を限度として，月1回に限り算定する。ただし，1又は2を算定した月には，3を算定することはできない。
4　精神科在宅患者支援管理料を算定した場合は，B000特定疾患療養管理料，B001の5小児科療養指導料，B001の6てんかん指導料，B001の7難病外来指導管理料，B001の8皮膚科特定疾患指導管理料，B001の18小児悪性腫瘍患者指導管理料，B007-2退院後訪問指導料，C002在宅時医学総合管理料，C002-2施設入居時等医学総合管理料，C003在宅がん医療総合診療料，C007訪問看護指示料，C010在宅患者連携指導料，C109在宅寝たきり患者処置指導管理料及びI012-2精神科訪問看護指示料は算定しない。
5　別に厚生労働大臣が定める施設基準〔告示4第10・5, p.1425〕に適合しているものとして地方厚生局長等に届け出た保険医療機関において，情報通信機器を用いた診察（訪問診療と同時に行う場合を除く）による医学管理を行っている場合に，**精神科オンライン在宅管理料**として，**100点**を所定点数に加えて算定できる。
6　精神科在宅患者支援管理に要した交通費は，患家の負担とする。

【2024年改定による主な変更点】管理料1・2の「イ」の算定患者に，在宅医療提供に係る一定基準を満たす患者（「在宅医療における包括的支援マネジメント導入基準」のコア項目を1つ以上満たす者又は5点以上の者）が追加され，管理料1・2の「ロ」の算定患者に，過去6月以内にA315精神科地域包括ケア病棟入院料の算定病棟から退院した患者が追加された。

→精神科在宅患者支援管理料　　摘要欄　p.1716

(1)　精神科在宅患者支援管理料「1」及び「2」は，精神科を標榜する保険医療機関への通院が困難な者（精神症状により単独での通院が困難な者を含む）に対し，精神科医，看護師又は保健師，作業療法士，精神保健福祉士等の多職種が，計画的な医学管理の下に月1回以上の訪問診療及び定期的な精神科訪問看護を実施するとともに，必要に応じ，急変時等に常時対応できる体制を整備し，多職種が参加する定期的な会議等により行政機関等の多機関との連絡調整を行うことを評価するものであり，月1回に限り算定する。なお，「1」及び「2」の算定に当たっては，診療報酬明細書の摘要欄に，直近の入院についての入院日，入院形態並びに退院日（入退院を繰り返す者の場合は，直近の入院に加え，前々回の入院についての入院日，入院形態並びに退院日），直近の退院時におけるGAF，当該月の最初の訪問診療時におけるGAF，『「認知症高齢者の日常生活自立度判定基準」の活用について』（平成18年4月3日老発第0403003号）におけるランク，平成31〜令和3年度厚生労働行政調査推進補助金障害者対策総合研究事業において「地域精神保健医療福祉体制の機能強化を推進する政策研究」の研究班が作成した，別紙様式41の2に掲げる「在宅医療における包括的支援マネジメント導入基準」（以下この項において「在宅医療における包括的支援マネジメント導入基準」という）において，当該患者に該当するコア項目並びに当該導入基準の点数，初回の算定日及び算定する月に行った訪問の日時，診療時間並びに訪問した者の職種を記載する。

(2)　「1」のイ及び「2」のイについては，以下のア及びイに該当する患者又はウに該当する患者に対して，初回の算定日から起算して6月以内に限り，月1回に限り算定する。
　ア　1年以上の入院歴を有する者，措置入院又は緊急措置入院を経て退院した患者であって，都道府県等が精神障害者の退院後支援に関する指針を踏まえて作成する退院後支援計画に関する計画に基づく支援期間にある患者又は入退院を繰り返す者（入退院を繰り返す者については，直近の入院が，措置入院，緊急措置入院又は医療保護入院であり，かつ当該直近の入院の入院日より起算して過去3月以内に措置入院，緊急措置入院又は医療保護入院をしたことのある者に限る）
　イ　統合失調症，統合失調症型障害若しくは妄想性障害，気分（感情）障害又は重度認知症の状態で，退院時又は算定時におけるGAF尺度による判定が40以下の者〔重度認知症の状態とは，『「認知症高齢者の日常生活自立度判定基準」の活用について』（平成18年4月3日老発第0403003号）〔基本診療料施設基準通知の別添6の別紙12 (p.1136)及び別紙13 (p.1136)参照〕におけるランクMに該当する。ただし，重度の意識障害のある者〔JCS (Japan Coma Scale)でⅡ-3（又は30）以上又はGCS (Glasgow Coma Scale)で8点以下の状態にある者〕を除く〕
　ウ　「在宅医療における包括的支援マネジメント導入基準」において，コア項目を1つ以上満たす者又は5点以上である者

(3)　「1」のロ及び「2」のロについては，(2)のア若しくはイに該当する患者又は以下のアからウまでの全て若しくはエに該当する患者に対して，初回の算定日から起算して6月以内に限り，月1回に限り算定する。
　ア　ひきこもり状態又は精神科の未受診若しくは受診中断等を理由とする行政機関等の保健師その他の職員による家庭訪問の対象者
　イ　行政機関等の要請を受け，精神科を標榜する保険医療機関の精神科医が訪問し診療を行った結果，計画的な医学管理が必要と判断された者
　ウ　当該管理料を算定する日においてGAF尺度による判定が40以下の者
　エ　過去6月以内に精神科地域包括ケア病棟入院料を算定する病棟から退院した患者

(4)　「3」は，精神科を標榜する保険医療機関への通院が困難な者（精神症状により単独での通院が困難な者を含む）のうち，以下のいずれかに該当する患者に対して，計画的な医学管理の下に月1回以上の訪問診療を実施するとともに，必要に応じ，急変時等に常時対応できる体制を整備することを評価するものであり，「1」又は「2」の初回の算定日から起算して2年

(別紙様式41の2) 新

在宅医療における包括的支援マネジメント導入基準

評価日 年 月 日	患者氏名	評価者 (職種) (氏名)

過去1年間において、基準を満たすもの全てについて、□に✓を記入すること。

1	家族以外への暴力行為，器物破損，迷惑行為，近隣とのトラブル等がある	コア項目	□
2	家族への暴力，暴言，拒絶がある	コア項目	□
3	警察・保健所介入歴がある	コア項目	□
4	自分1人で地域生活に必要な課題（栄養・衛生・金銭・安全・人間関係・書類等の管理・移動等）を遂行することに重大な問題がある（家族が過剰に負担している場合を含む）	3点	□
5	行方不明，住居を失う，立ち退きを迫られる，ホームレスになったことがある	3点	□
6	日常必需品の購入，光熱費/医療費等の支払いに関して，経済的な問題がある	3点	□
7	自傷や自殺を企てたことがある	2点	□
8	定期的な服薬ができていなかったことが2か月以上あった（初発の場合は「無」）	2点	□
9	支援をする家族がいない（家族が拒否的・非協力的，天涯孤独）	2点	□
10	6か月間継続して社会的役割（就労・就学・通所，家事労働を中心的に担う）を遂行することに重大な問題がある	1点	□
11	外来受診をしないことが2か月以上あった（初発の場合は「無」）	1点	□
12	自分の病気についての知識や理解に乏しい，治療の必要性を理解していない	1点	□
13	家賃の支払いに経済的な問題を抱えている	1点	□
14	同居家族が支援を要する困難な問題を抱えている（介護・貧困・教育・障害等）	1点	□
	合計	点	□

※精神科在宅患者支援管理料の「1」のイ及び「2」のイの対象患者：コア項目を1つ以上満たす者又は5点以上である者

限り，月1回に限り算定する。なお，「3」の算定に当たっては，**診療報酬明細書**の摘要欄に，「1」又は「2」の初回の算定日，「3」の初回の算定日及び算定する月に行った訪問の日時，診療時間並びに訪問した者の職種を記載する。
　ア　「1」のイ又は「2」のイを算定した患者であって，当該管理料の算定を開始した月から，6月を経過した患者
　イ　「1」のロ又は「2」のロを前月に算定した患者であって，引き続き訪問診療が必要な患者
(5)　「3」を前月に算定した患者であって，(2)のイを満たし，対象となる状態の著しい急性増悪を認めるものについては，要件を満たす場合に限り，「1」の「ロ」及び「2」の「ロ」を算定して差し支えない。なお，この場合においては，**診療報酬明細書**の摘要欄に，急性増悪における状態像について記載する。
(6)　計画的な医学管理については，別紙様式41又はこれに準じた様式を用いて総合支援計画書を月1回以上作成し，総合支援計画書の写しを**診療録**に添付する。
(7)　「1」のイ及び「2」のイは，以下の全てを実施する場合に算定する。
　ア　算定患者ごとに，当該患者の診療等を担当する精神科医，看護師又は保健師，精神保健福祉士及び作業療法士の各1名以上からなる専任のチームを設置する。
　イ　当該患者に対して月1回以上の訪問診療と週2回以上の精神科訪問看護及び精神科訪問看護・指導（うち月2回以上は精神保健福祉士又は作業療法士による訪問であること）を行う。原則として，(7)のアに規定する専任のチームに所属する精神科医等が訪問することとし，異なる従事者が行う場合には，あらかじめ患者又は患者家族等に説明を行い，同意を得る。
　ウ　(7)のアに規定する専任のチームが週1回以上カンファレンス（以下「チームカンファレンス」という）を行う。うち，2月に1回以上は保健所若しくは精神保健福祉センター等と共同して会議（以下「共同カンファレンス」という）を開催する又は患者の同意を得た上で保健所若しくは精神保健福祉センター等にチームカンファレンスの結果を文書により情報提供の上報告する。なお，共同カンファレンスについては，ビデオ通話が可能な機器を用いて実施した場合でも算定可能である。
(8)　「1」のロ及び「2」のロは，(7)のアに加え，以下の全てを実施する場合に算定する。
　ア　当該患者に対して月1回以上の訪問診療と月2回以上の精神科訪問看護及び精神科訪問看護・指導（うち月1回以上は精神保健福祉士又は作業療法士による訪問であること）を行う。原則として，(7)のアに規定する専任のチームに所属する精神科医等が訪問することとし，異なる従事者が行う場合には，あらかじめ患者又は患者家族等に説明を行い，同意を得る。
　イ　(7)のアに規定する専任のチームが月1回以上チームカンファレンスを行い，患者の同意を得た上で，2月に1回以上保健所又は精神保健センター等にチームカンファレンスの結果を文書により情報提供する。必要に応じて共同カンファレンスを行う。なお，ビデオ通話が可能な機器を用いて実施した場合でも算定可能である。
(9)　連携する訪問看護ステーションが精神科訪問看護を行う場合には，精神科在宅患者支援管理料2を算定する。この場合，(7)のアに規定する専任のチームに，連携する訪問看護ステーションの看護師若しくは保健師，作業療法士又は精神保健福祉士のいずれか1名以上が参加している必要がある。また，連携する訪問看

(別紙様式41)

総合支援計画書

1ヶ月目・2ヶ月目・3ヶ月目・4ヶ月目・5ヶ月目・6ヶ月目 (該当する項目を○で囲んでください)

フリガナ		生年月日	明治・大正昭和・平成令和	年　月　日（　歳）	性別	男・女
氏　名						

(1) 病名
　　主たる精神障害：＿＿＿＿＿＿＿＿＿＿＿＿＿＿　従たる精神障害：＿＿＿＿＿＿＿＿＿＿＿＿＿＿
　　身体合併症　：＿＿＿＿＿＿＿＿＿＿＿＿＿＿

(2) 直近の入院状況
　　・直近の入院日：　　年　　月　　日　・退院日：　　年　　月　　日　・入院期間：　　年　　ヶ月
　　・入院形態：□任意　□医療保護　□措置（緊急措置含）　□応急　□医療観察法　・退院時GAF（　　　）
　　・通院困難な理由（　　　　　　　　　　　　　　　　　　　　　　　　　　　　　　　　　　　　　）

(3) 現在の病状，状態像等（本人の訴え，及び医療者の評価をともに記載）
　本人：
　医療者：

(4) 処方内容

(5) 生活能力の状態
　1. 現在の生活環境
　　　□独居　□家族等と同居　□入所（施設名：　　　　　　　）　□その他（　　　　　　　　）
　　　◎家族の協力体制　【あり・困難】
　2. 日常生活動作（ADL）

	自立	準備のみ	観察	部分的な援助	広範な援助	最大の援助	全面依存
・ベッド上の可動性	□自立	□準備のみ	□観察	□部分的な援助	□広範な援助	□最大の援助	□全面依存
・移乗	□自立	□準備のみ	□観察	□部分的な援助	□広範な援助	□最大の援助	□全面依存
・食事	□自立	□準備のみ	□観察	□部分的な援助	□広範な援助	□最大の援助	□全面依存
・トイレの使用	□自立	□準備のみ	□観察	□部分的な援助	□広範な援助	□最大の援助	□全面依存
・入浴	□自立	□準備のみ	□観察	□部分的な援助	□広範な援助	□最大の援助	□全面依存
・衣服の着脱	□自立	□準備のみ	□観察	□部分的な援助	□広範な援助	□最大の援助	□全面依存

　　　◎先月と比較して，【改善・不変・悪化】
　3. 日常生活能力の判定

	自発的にできる	部分的な援助	最大の援助
・適切な食事摂取	□自発的にできる	□部分的な援助	□最大の援助
・身辺の清潔保持・規則正しい生活	□自発的にできる	□部分的な援助	□最大の援助
・金銭管理	□自発的にできる	□部分的な援助	□最大の援助
・買物	□自発的にできる	□部分的な援助	□最大の援助
・服薬管理	□自発的にできる	□部分的な援助	□最大の援助
・対人関係	□自発的にできる	□部分的な援助	□最大の援助
・身辺の安全保持・危機対応	□自発的にできる	□部分的な援助	□最大の援助
・社会的手続きや公共施設の利用	□自発的にできる	□部分的な援助	□最大の援助
・趣味・娯楽への関心	□自発的にできる	□部分的な援助	□最大の援助
・交通手段の利用	□自発的にできる	□部分的な援助	□最大の援助

　　　◎先月と比較して，【改善・不変・悪化】
　4. 在宅医療における包括的支援マネジメント導入基準
　　　・該当するコア項目：＿＿＿＿＿＿＿＿＿＿＿＿＿
　　　・導入基準の点数：＿＿＿＿点（該当する項目：＿＿＿＿＿＿＿＿＿＿＿＿）

(6) 各種サービス利用状況（支援計画策定時点）
　・精神障害者保健福祉手帳（□1級，□2級，□3級，□申請中，□非該当，□申請なし）
　・障害年金（□1級，□2級，□3級，□申請中，□非該当，□申請なし）
　・障害程度／支援区分（□区分1，□区分2，□区分3，□区分4，□区分5，□区分6，□申請中，□非該当，□申請なし）
　・要介護認定（□要支援1，□要支援2，□要介護1，□要介護2，□要介護3，□要介護4，□要介護5，□申請中，
　　　　　　　　□非該当，□申請なし）
　・障害者総合支援法等に規定する各種サービスの利用の有無　□有　□無

(7) 再発予防・健康維持のための目標（1ヶ月後）
　　□病気への理解　□体力向上　□食事管理　□内服管理　□日常生活の管理　□趣味・娯楽への関心
　　□就労・就学　□その他（　　　　　　　　　　　　　　　　　　　　　　　　）

(8) 今後必要とされる収入源
　　□不要　□就労　□家族からの援助　□障害年金　□老齢基礎年金　□生活保護　□その他（　　　　　　　）

(9) 今後必要とされる各種のサービス
　1. 精神科医療
　　　□精神科通院（当院，他院）　□精神科デイケア　□精神科デイナイトケア　□精神科ナイトケア
　2. 障害者総合支援法等に規定するサービス
　　　□重度訪問介護【　回／週】　□行動援護【　回／週】　□グループホーム【　回／週】
　　　□生活介護【　回／週】　□居宅介護（ホームヘルプ）【　回／週】　□地域活動支援センター【　回／週】
　　　□保健所による訪問【　回／週】　□その他サービス（　　　　　　　　）【　回／週】
　3. その他（　　　）

```
┌─────────────────────────────────────────────────────────────────────────┐
│ (10) 連携すべき関係機関                                                  │
│   □保健所  □精神保健福祉センター  □市町村  □相談支援事業所  □居宅介護支援事業所 │
│   □その他（                              ）                              │
├─────────────────────────────────────────────────────────────────────────┤
│ (11) この１ヶ月間での本人・家族の希望，回復への目標                       │
├─────────────────────────────────────────────────────────────────────────┤
│ (12) 訪問予定日                                                          │
│   □「訪問診療」  ［担当            ］                                    │
│   訪問予定日：  月  日（ ），  月  日（ ），  月  日（ ），  月  日（ ），  月  日（ ）│
│   □「精神科訪問看護，精神科訪問看護・指導」                              │
│   訪問予定日：  月  日（ ）［担当    ］， 月  日（ ）［担当    ］， 月  日（ ）［担当    ］ │
│                月  日（ ）［担当    ］， 月  日（ ）［担当    ］， 月  日（ ）［担当    ］ │
│                月  日（ ）［担当    ］， 月  日（ ）［担当    ］， 月  日（ ）［担当    ］ │
│                月  日（ ）［担当    ］， 月  日（ ）［担当    ］， 月  日（ ）［担当    ］ │
│                月  日（ ）［担当    ］， 月  日（ ）［担当    ］， 月  日（ ）［担当    ］ │
├─────────────────────────────────────────────────────────────────────────┤
│ (13) (7)～(11)を達成するための，具体的な支援計画                         │
│   □「病気の症状・お薬について」    担当者／職種 _____         │
│     支援計画（                                                        ）│
│   □「看護・介護について」          担当者／職種 _____         │
│     支援計画（                                                        ）│
│   □「社会生活機能の回復について」  担当者／職種 _____         │
│     支援計画（                                                        ）│
│   □「社会資源について」            担当者／職種 _____         │
│     支援計画（                                                        ）│
│   □「その他行うべき支援」          担当者／職種 _____         │
│     支援計画（                                                        ）│
├─────────────────────────────────────────────────────────────────────────┤
│ 本人・家族氏名：                                                         │
│ 医師：                              看護師：                             │
│ 作業療法士：                        精神保健福祉士：                     │
│ その他関係職種：                                                         │
└─────────────────────────────────────────────────────────────────────────┘

┌─────────────────────────────────────────────────────────────────────────┐
│ 医療機関所在地：_____   診療担当科名：_____          │
│ 名    称：_____         医師氏名（自署又は記名押印）           │
│ 電話番号：_____                _____ ㊞     │
│ 緊急時電話番号：_____                                         │
└─────────────────────────────────────────────────────────────────────────┘
```

護ステーションにおいて緊急時に円滑な対応ができるよう，定期的な多職種会議の他，あらかじめ患家の同意を得て，当該患者の病状，治療計画，直近の診療内容等緊急の対応に必要な診療情報を随時提供している。なお，この場合，ビデオ通話が可能な機器を用いて実施した場合でも算定可能である。

(10) (7)から(9)までにおいて，患者の個人情報を当該ビデオ通話の画面上で共有する際は，患者の同意を得ている。また，保険医療機関の電子カルテなどを含む医療情報システムと共通のネットワーク上の端末においてカンファレンスを実施する場合には，厚生労働省「医療情報システムの安全管理に関するガイドライン」に対応している。

(11) チームカンファレンス及び共同カンファレンスの開催に当たっては，以下の点に留意する。
　ア　チームカンファレンス及び共同カンファレンスにおいて，患者についての診療情報の共有，支援計画書の作成と見直し，具体的な支援内容，訪問日程の計画及び支援の終了時期等について協議を行う。また，**診療録等**に会議の要点，参加者の職種と氏名を記載する。
　イ　可能な限り，患者又はその家族等が同席することが望ましい。
　ウ　支援計画書の内容については，患者又はその家族等へ文書による説明を行い，説明に用いた文書を交付する。また，説明に用いた文書の写しを**診療録等**に添付する。

(12) 特別の関係（p.72）にある訪問看護ステーションと連携して行う場合は，精神科在宅患者支援管理料１を算定する。

(13) 連携する訪問看護ステーションが当該患者について訪問看護基本療養費又は精神科訪問看護基本療養費を算定した場合，訪問看護ステーションが訪問を行った同一時間帯に行うC000往診料，C001在宅患者訪問診療料（Ⅰ），C001-2在宅患者訪問診療料（Ⅱ），C005在宅患者訪問看護・指導料，C005-1-2同一建物居住者訪問看護・指導料，C006在宅患者訪問リハビリテーション指導管理料，C008在宅患者訪問薬剤管理指導料，C009在宅患者訪問栄養食事指導料又はI012精神科訪問看護・指導料は算定できない。

(14) ２以上の保険医療機関が同一の患者について同一の精神科在宅患者支援管理料を算定すべき医学管理を行っている場合には，主たる医学管理を行っている保険医療機関において当該精神科在宅患者支援管理料を算定する。

(15) **精神科オンライン在宅管理料**は，以下の全てを実施する場合に算定する。
　ア　精神科オンライン在宅管理料は，訪問診療と情報通信機器を用いた診療を組み合わせた在宅診療計画を作成し，当該計画に基づいて，情報通信機器を用いた診療による計画的な療養上の医学管理を行うことを評価したものであり，訪問診療を実施した時間帯以外の時間帯に情報通信機器を用いた診療による医学管理を実施した場合に算定できる。

イ 情報通信機器を用いた診療は，アの計画に基づき，訪問診療と情報通信機器を用いた診療を組み合わせた医学管理のもとで実施する。
ウ 患者の同意を得た上で，訪問診療と情報通信機器を用いた診療を組み合わせた在宅診療計画を作成する。当該計画の中には，患者の急変時における対応等も記載する。
エ 当該計画に沿って，情報通信機器を用いた診療による計画的な療養上の医学管理を行った際には，当該管理の内容，当該管理に係る情報通信機器を用いた診療を行った日，診察時間等の要点を<u>診療録</u>に記載する。
オ 情報通信機器を用いた診療による計画的な療養上の医学管理を行う医師は，精神科在宅患者支援管理料を算定する際に診療を行う医師と同一のものに限る。ただし，在宅診療を行う医師が同一の保険医療機関に所属するチームで診療を行っている場合であって，あらかじめ診療を行う医師について在宅診療計画に記載し，複数医師が診療を行うことについて患者の同意を得ている場合に限り，事前の対面診療を行っていない医師が情報通信機器を用いた診療による医学管理を行っても差し支えない。
カ 情報通信機器を用いた診療を行う際には，オンライン指針<u>及びオンライン精神療法指針</u>に沿って診察を行う。
キ 情報通信機器を用いた診療による計画的な療養上の医学管理は，原則として，保険医療機関に所属する保険医が保険医療機関内で実施する。なお，保険医療機関外で情報通信機器を用いた診療を実施する場合であっても，オンライン指針に沿った適切な診療が行われるものであり，情報通信機器を用いた診療を実施した場所については，事後的に確認可能な場所であること。
ク 同一の患者について，情報通信機器を用いた診療による医学管理を実施した同一時間帯に連携する訪問看護ステーションが訪問看護基本療養費又は精神科訪問看護基本療養費を算定した場合，精神科オンライン在宅管理料は算定できない。
ケ 同一の患者について，情報通信機器を用いた診療による医学管理を実施した日に，C000往診料，C001在宅患者訪問診療料（Ⅰ），C001-2在宅患者訪問診療料（Ⅱ），C005在宅患者訪問看護・指導料，C005-1-2同一建物居住者訪問看護・指導料，C006在宅患者訪問リハビリテーション指導管理料，C008在宅患者訪問薬剤管理指導料，C009在宅患者訪問栄養食事指導料又はI012精神科訪問看護・指導料を算定した場合，精神科オンライン在宅管理料は算定できない。
コ 当該管理料を算定する場合，情報通信機器を用いた診療を受ける患者は，当該患者の自宅において情報通信機器を用いた診療を受ける必要がある。また，複数の患者に対して同時に情報通信機器を用いた診療を行った場合は，当該管理料は算定できない。
サ 当該診察を行う際の情報通信機器の運用に要する費用については，療養の給付と直接関係ないサービス等の費用として別途徴収できる。

（令6保医発0305・4）（令6.5.1）

事務連絡 精神科在宅患者支援管理料（「イ」「ロ」）
問1 当該管理料を算定中又は算定後の患者が入院し，再度，対象患者の要件に該当した場合に，当該管理料を再算定することができるか。
答 算定可能。当該管理料を算定中の者が再算定する場合には，再算定を開始した日を初回算定日として算定する。

（平28.6.14）
問2 多職種会議について，「1」「2」の「イ」については2月に1回以上保健所又は精神保健福祉センター等と合同で会議を開催することとなっているが，この「等」には何が含まれるのか。
答 この「等」とは，市町村，福祉事務所，障害福祉サービス事業所，介護サービス事業所を指す。
問3 複数の訪問看護ステーションと連携して24時間体制を構築することは可能か。
答 連携する訪問看護ステーションは1カ所とするため，複数の訪問看護ステーションと連携することはできない。
問4 同一保険医療機関において患者ごとに「1」と「2」を選択して算定する事は可能か。
答 算定することはできない。 （平26.3.31，一部修正）

参考 精神科在宅患者支援管理料1
問 精神科在宅患者支援管理料は在宅精神療法と併算定できるか。
答 併算定できる。 （平30.4.2 全国保険医団体連合会）

第2節　薬剤料

I100 薬剤　薬価が15円を超える場合は，薬価から15円を控除した額を10円で除して得た点数につき1点未満の端数を切り上げて得た点数に1点を加算して得た点数とする。
注1 薬価が15円以下である場合は，算定しない。
2 使用薬剤の薬価は，別に厚生労働大臣が定める。

→精神病特殊薬物療法
第2章第5部投薬として算定する。 （令6保医発0305・4）

参考 「心神喪失者等医療観察法による医療」の扱い
「医療観察診療報酬点数表」により算定し，公費負担医療（法別番号30）を単独適用する（明細書は社会保険診療報酬支払基金に提出）。

＊　＊　＊

→経過措置
　平成31年4月1日から当分の間，以下のいずれかの要件に該当する者を公認心理師とみなす。
ア 平成31年3月31日時点で，臨床心理技術者として保険医療機関に従事していた者
イ 公認心理師に係る国家試験の受験資格を有する者
（令6保医発0305・4）

第2章　特掲診療料

第9部　処置

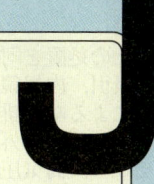

第1節　処置料 …………………………… 712	J026-3　体外式陰圧人工呼吸器治療 ……… 719
一般処置 ………………………………… 712	J026-4　ハイフローセラピー ……………… 720
J000　創傷処置 …………………………… 712	J027　高気圧酸素治療 ……………………… 720
J000-2　下肢創傷処置 …………………… 712	J028　インキュベーター …………………… 720
J001　熱傷処置 …………………………… 713	J029　鉄の肺 ………………………………… 720
J001-2　絆創膏固定術 …………………… 713	J029-2　減圧タンク療法 …………………… 720
J001-3　鎖骨又は肋骨骨折固定術 ……… 713	J030　食道ブジー法 ………………………… 720
J001-4　重度褥瘡処置 …………………… 713	J031　直腸ブジー法 ………………………… 720
J001-5　長期療養患者褥瘡等処置 ……… 713	J032　肛門拡張法 …………………………… 720
J001-6　精神病棟等長期療養患者褥瘡等処置 … 713	J034　イレウス用ロングチューブ挿入法 … 721
J001-7　爪甲除去 ………………………… 714	J034-2　経鼻栄養・薬剤投与用チューブ挿入術 … 721
J001-8　穿刺排膿後薬液注入 …………… 714	J034-3　内視鏡的結腸軸捻転解除術 ……… 721
J001-9　空洞切開術後ヨードホルムガーゼ処置 … 714	J036　非還納性ヘルニア徒手整復法 ……… 721
J001-10　静脈圧迫処置（慢性静脈不全に対するもの）	J037　痔核嵌頓整復法 ……………………… 721
………………………………………… 714	J038　人工腎臓 ……………………………… 721
J002　ドレーン法（ドレナージ） ……… 715	J038-2　持続緩徐式血液濾過 ……………… 725
J003　局所陰圧閉鎖処置（入院） ……… 715	J039　血漿交換療法 ………………………… 725
J003-2　局所陰圧閉鎖処置（入院外） … 715	J040　局所灌流 ……………………………… 728
J003-3　局所陰圧閉鎖処置（腹部開放創） … 716	J041　吸着式血液浄化法 …………………… 728
J003-4　多血小板血漿処置 ……………… 716	J041-2　血球成分除去療法 ………………… 729
J004　流注膿瘍穿刺 ……………………… 716	J042　腹膜灌流 ……………………………… 729
J005　脳室穿刺 …………………………… 716	J043　新生児高ビリルビン血症に対する光線療法 … 730
J006　後頭下穿刺 ………………………… 716	J043-2　瀉血療法 …………………………… 730
J007　頸椎、胸椎又は腰椎穿刺 ………… 716	J043-3　ストーマ処置 ……………………… 730
J007-2　硬膜外自家血注入 ……………… 716	J043-4　経管栄養・薬剤投与用カテーテル交換法 … 730
J008　胸腔穿刺 …………………………… 717	J043-5　尿路ストーマカテーテル交換法 … 730
J010　腹腔穿刺 …………………………… 717	J043-6　人工膵臓療法 ……………………… 731
J010-2　経皮的肝膿瘍等穿刺術 ………… 717	J043-7　経会陰的放射線治療用材料局所注入 … 731
J011　骨髄穿刺 …………………………… 717	救急処置 ………………………………… 731
J012　腎嚢胞又は水腎症穿刺 …………… 717	皮膚科処置 ……………………………… 734
J013　ダグラス窩穿刺 …………………… 717	泌尿器科処置 …………………………… 735
J014　乳腺穿刺 …………………………… 717	産婦人科処置 …………………………… 737
J015　甲状腺穿刺 ………………………… 717	眼科処置 ………………………………… 738
J016　リンパ節等穿刺 …………………… 717	耳鼻咽喉科処置 ………………………… 738
J017　エタノールの局所注入 …………… 717	整形外科的処置 ………………………… 740
J017-2　リンパ管腫局所注入 …………… 717	栄養処置 ………………………………… 742
J018　喀痰吸引 …………………………… 717	ギプス …………………………………… 743
J018-2　内視鏡下気管支分泌物吸引 …… 718	各種装具の「治療費」の取扱い ……… 744
J018-3　干渉低周波去痰器による喀痰排出 … 718	第2節　処置医療機器等加算 ……………… 745
J019　持続的胸腔ドレナージ …………… 718	第3節　薬剤 ………………………………… 748
J020　胃持続ドレナージ ………………… 718	第4節　特定保険医療材料料 ……………… 748
J021　持続的腹腔ドレナージ …………… 718	
J022　高位浣腸、高圧浣腸、洗腸 ……… 718	**外来管理加算（再診料）**　処置はすべて併算定不可
J022-2　摘便 ……………………………… 718	**DPC**　〔　　＝DPC包括〕
J022-3　腰椎麻酔下直腸内異物除去 …… 718	※　基本点数1000点未満の処置：DPC包括
J022-4　腸内ガス排気処置（開腹手術後） … 718	1000点以上の処置及びJ042「1」：DPC包括対象外
J022-5　持続的難治性下痢便ドレナージ … 718	※　J038人工腎臓「1」〜「3」で使用した保険医療材
J023　気管支カテーテル薬液注入法 …… 719	料〔040(1)および(5)〕、J042腹膜灌流「1」で使用し
J024　酸素吸入 …………………………… 719	た腹膜灌流液および保険医療材料051〜053は包括対
J024-2　突発性難聴に対する酸素療法 … 719	象外。
J025　酸素テント ………………………… 719	
J026　間歇的陽圧吸入法 ………………… 719	
J026-2　鼻マスク式補助換気法 ………… 719	

第9部 処　置

→ **2種以上の処置を同一日に行った場合**
(1) 喀痰吸引，内視鏡下気管支分泌物吸引，干渉低周波去痰器による喀痰排出，間歇的陽圧吸入法，鼻マスク式補助換気法，体外式陰圧人工呼吸器治療，ハイフローセラピー，高気圧酸素治療，インキュベーター，人工呼吸，持続陽圧呼吸法，間歇的強制呼吸法，気管内洗浄（気管支ファイバースコピーを使用した場合を含む），ネブライザ又は超音波ネブライザを同一日に行った場合は，主たるものの所定点数のみにより算定する。
(2) 間歇的陽圧吸入法，鼻マスク式補助換気法，体外式陰圧人工呼吸器治療，ハイフローセラピー，インキュベーター，人工呼吸，持続陽圧呼吸法，間歇的強制呼吸法又は気管内洗浄（気管支ファイバースコピーを使用した場合を含む）と同一日に行った酸素吸入，突発性難聴に対する酸素療法又は酸素テントの費用は，それぞれの所定点数に含まれており，別に算定できない。
（令6保医発0305・4）

通　則
1　処置の費用は，第1節の各区分の所定点数により算定する。この場合において，処置に当たって通常使用される保険医療材料の費用は，第1節の各区分の所定点数に含まれるものとする。

→ **「通則1」について**
処置の費用は，第1節処置料及び第2節処置医療機器等加算，第3節薬剤料又は第4節特定保険医療材料料に掲げる所定点数を合算した点数によって算定する。この場合において，処置に当たって通常使用される包帯（頭部・頸部・躯幹等固定用伸縮性包帯を含む），ガーゼ等衛生材料，患者の衣類及び保険医療材料の費用は，所定点数に含まれており，別に算定できない。
なお，処置に用いる衛生材料を患者に持参させ，又は処方箋により投与するなど患者の自己負担とすることは認められない。
（令6保医発0305・4）

通　則
2　処置に当たって，第2節に掲げる医療機器等，薬剤又は別に厚生労働大臣が定める保険医療材料〔告示①，p.984〕（以下この部において「特定保険医療材料」という）を使用した場合は，前号により算定した点数及び第2節，第3節又は第4節の各区分の所定点数を合算した点数により算定する。

→ **「通則2」について**
特に規定する場合を除き，患者に対して特定保険医療材料又は薬剤を支給したときは，これに要する費用として，特定保険医療材料については「特定保険医療材料及びその材料価格（材料価格基準）」の定めるところにより，薬剤については「使用薬剤の薬価（薬価基準）」の定めるところにより算定する。なお，この場合，薬剤費の算定の単位は1回に使用した総量の価格であり，患者に対して施用した場合に限り，特に規定する場合を除き算定できるものであるが，投薬の部に掲げる処方料，調剤料，処方箋料及び調剤技術基本料並びに注射の部に掲げる注射料は，別に算定できない。
（令6保医発0305・4）

通　則
3　第1節に掲げられていない処置であって簡単なものの費用は，薬剤又は特定保険医療材料を使用したときに限り，第3節又は第4節の各区分の所定点数のみにより算定する。

→ **「通則3」について**
浣腸，注腸，吸入，100cm^{2}未満の第1度熱傷の熱傷処置，100cm^{2}未満の皮膚科軟膏処置，洗眼，点眼，点耳，簡単な耳垢栓除去，鼻洗浄，狭い範囲の湿布処置その他第1節処置料に掲げられていない処置であって簡単なもの（簡単な物理療法を含む）の費用は，基本診療料に含まれるものとし，別に算定することはできない。
なお，処置に対する費用が別に算定できない場合（処置後の薬剤病巣撒布を含む）であっても，処置に際して薬剤を使用した場合には，第3節薬剤料に定めるところにより薬剤料を算定することはできる。
（令6保医発0305・4）

参考 単なる浣腸又は坐薬挿入時のキシロカインゼリー使用：原則として認めない。（平29.9.25 支払基金）
参考 問1　基本診療料に含まれるとされている処置を行った場合，使用した薬剤は算定できるか。
答　算定できる。15円超の薬剤料を「⑭処置」欄で算定する。
問2　基本診療料に含まれるとされた処置を行った場合，外来管理加算は算定できるか。
答　要件を満たせば算定できる。（平20.4.5 全国保険医団体連合会）

→ **血腫，膿腫その他における穿刺**
新生児頭血腫又はこれに準ずる程度のものに対して行う場合は，J 059-2血腫，膿腫穿刺により算定できるが，小範囲のものや試験穿刺については，算定できない。
（令6保医発0305・4）

通　則
4　第1節に掲げられていない処置であって特殊なものの費用は，同節に掲げられている処置のうちで最も近似する処置の各区分の所定点数により算定する。

→ **特殊な処置の処置料**
第1節に掲げられていない特殊なものの費用は，その都度当局に内議し，最も近似する処置として準用が通知された算定方法により算定する。
（令6保医発0305・4）

通　則
5　緊急のために休日に処置を行った場合又はその開始時間が保険医療機関の表示する診療時間以外の時間若しくは深夜である処置を行った場合において，当該処置の費用は，次に掲げる点数を，それぞれ所定点数に加算した点数により算定する。
イ　処置の所定点数が**1,000点**以上の場合であって，別に厚生労働大臣が定める施設基準〔告示④第11・1，p.1425〕に適合しているものとして地方厚生局長等に届け出た保険医療機関において行われる場合
(1)　休日加算1　休
所定点数の**100分の160**に相当する点数
(2)　時間外加算1　（入院中の患者以外の患者に対して行われる場合に限る）外
所定点数の**100分の80**に相当する点数
(3)　深夜加算1　深

所定点数の100分の160に相当する点数
　(4)　(1)から(3)までにかかわらず，A000初診料の注7のただし書に規定する保険医療機関において，入院中の患者以外の患者に対して，その開始時間が同注のただし書に規定する時間である処置を行った場合 特外
所定点数の100分の80に相当する点数
　ロ　処置の所定点数が150点以上の場合であって，入院中の患者以外の患者に対して行われる場合（イに該当する場合を除く）
　(1)　休日加算2 休
所定点数の100分の80に相当する点数
　(2)　時間外加算2 外
所定点数の100分の40に相当する点数
　(3)　深夜加算2 深
所定点数の100分の80に相当する点数
　(4)　(1)から(3)までにかかわらず，A000初診料の注7のただし書に規定する保険医療機関において，その開始時間が同注のただし書に規定する時間である処置を行った場合 特外
所定点数の100分の40に相当する点数

【2024年改定による主な変更点】時間外・休日・深夜の手術等に対する手当等の支給，その就業規則への記載と届出，緊急呼び出し当番の配置——が必須要件に変更された。【経過措置】2026年5月末までは猶予され，従前の例によるとされた。
（編注）「イ」（休日加算1・時間外加算1・深夜加算1等）は，①第三次救急医療機関・小児救急医療拠点病院・総合周産期母子医療センター設置医療機関，②災害拠点病院・へき地医療拠点病院・地域医療支援病院，③医療資源の少ない指定地域（告示③別表第6の2）に所在する医療機関，④年間の緊急入院患者数200名以上の病院，⑤全身麻酔手術が年間800件以上の病院——のいずれかであること等が要件。

→「通則5」について
(1)　「通則5」の入院中の患者以外の患者に対する処置の休日加算1，時間外加算1又は深夜加算1（以下「時間外等加算1」という）は，次のア又はイの場合であって，所定点数が1,000点以上の緊急処置の場合についてのみ算定できる。
　ア　A000の「注7」，A001の「注5」，A002の「注8」に規定する加算を算定する初診又は再診に引き続き行われた場合。ただし，A000の「注9」又はA001の「注7」に規定する夜間・早朝等加算を算定する初診又は再診に引き続き行われた場合は対象とならない。なお，当該処置の開始時間が入院手続の後であっても，当該加算は算定できる。
　イ　初診又は再診に引き続いて，緊急処置に必要不可欠な検査等を行った後，速やかに緊急処置（休日に行うもの又はその開始時間が診療時間以外の時間若しくは深夜であるものに限る）を開始した場合であって，当該初診又は再診から処置の開始時間までの間が8時間以内である場合（当該処置の開始時間が入院手続きの後の場合を含む）。
(2)　「通則5」の休日加算2，時間外加算2又は深夜加算2は，A000初診料の「注7」，A001再診料の「注5」，A002外来診療料の「注8」に規定する加算を算定する初診又は再診に引き続き行われた所定点数が150点以上の緊急処置の場合についてのみ算定できるものであり，A000の「注9」又はA001の「注7」に規定する夜間・早朝等加算を算定する初診若しくは再診に引き続き行われた場合又は入院中の患者に対して行われた場合については対象とならない。なお，当該処置の開始時間が入院手続の後であっても当該加算は算定できる。
(3)　「通則5」の入院中の患者に対する処置の休日加算1又は深夜加算1は，病状の急変により，休日に緊急処置を行った場合又は開始時間が深夜である緊急処置を行った場合であって，所定点数が1,000点以上の緊急処置を行った場合に算定できる。
(4)　「通則5」の時間外等加算1は，当該加算を算定するものとして，地方厚生（支）局長に届出を行っている診療科において処置を実施した場合に限り算定できる。
(5)　処置の開始時間とは，患者に対し直接施療した時とする。なお，処置料において「1日につき」とあるものは午前0時より午後12時までのことであり，午前0時前に処置を開始し，午前0時以降に処置が終了した場合には，処置を行った初日のみ時間外加算等を算定し，午前0時以降の2日目については算定できない。
(6)　処置が保険医療機関又は保険医の都合により時間外となった場合は，時間外加算等は算定できない。
(7)　時間外加算等に係る「所定点数」とは，第1節処置料に掲げられた点数及び各「注」による加算（プラスチックギプス加算及びギプスに係る乳幼児加算を含む）を合計した点数であり，第2節から第4節までの費用は含まない。
(8)　(1)から(7)までに規定するほか，時間外加算等の取扱いについては，初診料における場合と同様である。
(令6保医発0305・4)

事務連絡　問　医療型短期入所サービス費又は医療型特定短期入所サービス費を算定する短期入所中の者について，「通則5」の「ロ」に定める，入院中の患者以外の患者に対して行われる場合の休日・時間外・深夜加算は算定可能か。
答　算定不可。
(平28.6.14)

通　則
6　対称器官に係る処置の各区分の所定点数は，特に規定する場合を除き，両側の器官の処置料に係る点数とする。

→「通則6」における「特に規定する場合」
処置名の末尾に「片側」，「1肢につき」等と記入したものをいう。両眼に異なる疾患を有し，それぞれ異なった処置を行った場合は，その部分についてそれぞれ別に算定できる。
(令6保医発0305・4)
（編注）「特に規定する場合」の例
J 116　関節穿刺（片側）
J 129-3　治療用装具採寸法（1肢につき）

通　則
7　耳鼻咽喉科を標榜する保険医療機関において，耳鼻咽喉科を担当する医師が，6歳未満の乳幼児に対して，J 095からJ 115-2までに掲げる処置を行った場合は，**耳鼻咽喉科乳幼児処置加算**として，1日につき60点を所定点数に加算する。この場合において，J 113の注に規定する乳幼児加算は別に算定できない。

事務連絡　問　J 095耳処置からJ 115-2排痰誘発法までの処置を行った日に限り，1日につき1回算定できるのか。
答　そのとおり。
(令4.3.31)

通　則
8　別に厚生労働大臣が定める施設基準〔告示④第11・1 (2), p.1425〕を満たす保険医療機関にお

いて，急性気道感染症，急性中耳炎又は急性副鼻腔炎により受診した6歳未満の乳幼児に対して，J095からJ115-2までに掲げる処置を行った場合であって，診察の結果，抗菌薬の投与の必要性が認められないため抗菌薬を使用しない場合において，療養上必要な指導及び当該処置の結果の説明を行い，文書により説明内容を提供した場合は，**耳鼻咽喉科小児抗菌薬適正使用支援加算**として，月1回に限り**80点**を所定点数に加算する。

→「通則8」耳鼻咽喉科小児抗菌薬適正使用支援加算

急性気道感染症，急性中耳炎又は急性副鼻腔炎により受診した基礎疾患のない6歳未満の患者に対して，J095からJ115-2までに掲げる処置を行った場合であって，診察の結果，抗菌薬の投与の必要性が認められないため抗菌薬を使用しない者に対して，療養上必要な指導及び当該処置の結果の説明を行い，文書により説明内容を提供した場合に，耳鼻咽喉科を担当する専任の医師が診療を行った初診時に，月1回に限り算定する。なお，インフルエンザの患者又はインフルエンザの疑われる患者及び新型コロナウイルス感染症の患者又は新型コロナウイルス感染症が疑われる患者については，算定できない。

（令6保医発0305・4）

第1節　処置料

（編注）本書では，A002外来診療料に包括される（算定できない）処置に 外診包括 と付記している。

一般処置

J000　創傷処置
1　100cm²未満 外診包括　　52点
2　100cm²以上500cm²未満 外診包括　　60点
3　500cm²以上3,000cm²未満　　90点
4　3,000cm²以上6,000cm²未満　　160点
5　6,000cm²以上　　275点

注1　1については，入院中の患者以外の患者及び手術後の患者（入院中の患者に限る）についてのみ算定する。ただし，手術後の患者（入院中の患者に限る）については手術日から起算して14日を限度として算定する。

2　C109在宅寝たきり患者処置指導管理料，C112在宅気管切開患者指導管理料又はC112-2在宅喉頭摘出患者指導管理料を算定している患者に対して行った創傷処置（熱傷に対するものを除く）の費用は算定しない。

3　5については，6歳未満の乳幼児の場合は，**乳幼児加算**として，**55点**を加算する。

→創傷処置
(1)　J000創傷処置，J001熱傷処置，J001-4重度褥瘡処置及びJ053皮膚科軟膏処置の各号に示す範囲とは，包帯等で被覆すべき創傷面の広さ又は軟膏処置を行うべき広さをいう。
(2)　同一疾病又はこれに起因する病変に対して創傷処置，J053皮膚科軟膏処置又はJ119「3」湿布処置が行われた場合は，それぞれの部位の処置面積を合算し，その合算した広さを，いずれかの処置に係る区分に照らして算定するものとし，併せて算定できない。
(3)　同一部位に対して創傷処置，J053皮膚科軟膏処置，J057-2面皰圧出法又はJ119「3」湿布処置が行われた場合はいずれか1つのみにより算定し，併せて算定できない。
(4)　C109在宅寝たきり患者処置指導管理料，C112在宅気管切開患者指導管理料又はC112-2在宅喉頭摘出患者指導管理料を算定している患者（これらに係る在宅療養指導管理材料加算，薬剤料又は特定保険医療材料料のみを算定している者を含み，入院中の患者を除く）については，創傷処置（熱傷に対するものを除く），爪甲除去（麻酔を要しないもの）及び穿刺排膿後薬液注入の費用は算定できない。
(5)　手術後の患者に対する創傷処置は，その回数にかかわらず，1日につき所定点数のみにより算定する。
(6)　複数の部位の手術後の創傷処置については，それぞれの部位の処置面積を合算し，その合算した広さに該当する点数により算定する。
（編注）手術後の縫合創あるいは開放創に対する創傷処置とドレーン法を併せて行った場合は，(術後)創傷処置とJ002ドレーン法の両方を算定できる。
(7)　中心静脈圧測定，静脈内注射，点滴注射，中心静脈注射及び植込型カテーテルによる中心静脈注射に係る穿刺部位のガーゼ交換等の処置料及び材料料は，別に算定できない。
(8)　軟膏の塗布又は湿布の貼付のみの処置では算定できない。

（令6保医発0305・4）

→創傷処置等における患部範囲
J000創傷処置又はJ053皮膚科軟膏処置の診療報酬点数は，創傷の治療による患部範囲の縮小に従って漸次減点すべきである。　　（昭18.9.17　保険受293，最終改正：平4.3.7　保険発17）

→関節捻挫に対し副木固定のみを行った場合
J000創傷処置により算定し，副木は特定保険医療材料の項による。　（昭30.2.10　保険発28）

→フランドルテープ等の冠血管拡張剤を貼付した場合
薬剤料のみの算定とし処置料は算定できない。
（昭61.11.15　保険発94）

J000-2　下肢創傷処置
1　足部（踵を除く）の浅い潰瘍　　135点
2　足趾の深い潰瘍又は踵の浅い潰瘍　　147点
3　足部（踵を除く）の深い潰瘍又は踵の深い潰瘍　　270点

→下肢創傷処置　　　摘要欄 p.1717
(1)　各号に示す範囲とは，下肢創傷の部位及び潰瘍の深さをいう。
(2)　下肢創傷処置の対象となる部位は，足部，足趾又は踵であって，浅い潰瘍とは潰瘍の深さが腱，筋，骨又は関節のいずれにも至らないものをいい，深い潰瘍とは潰瘍の深さが腱，筋，骨又は関節のいずれかに至るものをいう。
(3)　下肢創傷処置を算定する場合は，J000創傷処置，J001-7爪甲除去（麻酔を要しないもの）及びJ001-8穿刺排膿後薬液注入は併せて算定できない。
(4)　複数の下肢創傷がある場合は主たるもののみ算定する。
(5)　軟膏の塗布又は湿布の貼付のみの処置では算定できない。

（令6保医発0305・4）

事務連絡 問1　J000-2下肢創傷処置について，足趾の浅い潰瘍についてはどのように算定すればよいか。
答　「1　足部（踵を除く）の浅い潰瘍135点」を算定する。
問2　J000-2下肢創傷処置については，「下肢創傷処置の対象となる部位は，足部，足趾又は踵」であるとされているが，ここでいう「足部」とは具体的にどの部位を指すか。

答　足関節以遠の部位（足趾又は踵を除く）及びアキレス腱を指す。
(令4.6.22)

J 001　熱傷処置

1	$100cm^2$未満	135点
2	$100cm^2$以上$500cm^2$未満	147点
3	$500cm^2$以上$3,000cm^2$未満	**337点**
4	$3,000cm^2$以上$6,000cm^2$未満	**630点**
5	$6,000cm^2$以上	**1,875点**

注1　初回の処置を行った日から起算して2月を経過するまでに行われた場合に限り算定し、それ以降に行う当該処置については、J 000創傷処置の例により算定する。

2　1については、入院中の患者以外の患者及び手術後の患者（入院中の患者に限る）についてのみ算定する。ただし、手術後の患者（入院中の患者に限る）については手術日から起算して14日を限度として算定する。

3　1については、第1度熱傷の場合は第1章基本診療料に含まれ、算定できない。

4　4及び5については、6歳未満の乳幼児の場合は、**乳幼児加算**として、55点を加算する。

→熱傷処置
摘要欄 p.1717

(1) 熱傷処置を算定する場合は、J 000創傷処置、J 001-7爪甲除去（麻酔を要しないもの）及びJ 001-8穿刺排膿後薬液注入は併せて算定できない。

(2) 熱傷には電撃傷、薬傷及び凍傷が含まれる。

(3)「1」については、第1度熱傷のみでは算定できない。
(令6保医発0305・4)

(4) J 000創傷処置、J 001熱傷処置、J 001-4重度褥瘡処置及びJ 053皮膚科軟膏処置の各号に示す範囲とは、包帯等で被覆すべき創傷面の広さ、又は軟膏処置を行うべき広さをいう。
(令6保医発0305・4)

参考　問1　$100cm^2$未満の第1度熱傷のみに対する熱傷処置は、創傷処置の「1」で算定できるか。

答　算定できない。基本診療料に含まれる。

問2　第2度熱傷の範囲が一部分であっても熱傷処置は算定できるか。

答　第2度以上の熱傷の診断がついていれば処置を行った広さに応じて算定できる。
(平20.4.5 全国保険医団体連合会)

（編注）「注1」における「初回の処置を行った日」とは、他医において初回の処置を行った場合は、当該日をいう。

J 001-2　絆創膏固定術　　500点

→絆創膏固定術
足関節捻挫又は膝関節靱帯損傷に絆創膏固定術を行った場合に算定する。ただし、交換は原則として週1回とする。
(令6保医発0305・4)

J 001-3　鎖骨又は肋骨骨折固定術　　500点

→鎖骨又は肋骨骨折固定術
鎖骨骨折固定術後の包帯交換は、J 000創傷処置に準じて算定し、肋骨骨折固定術の2回目以降の絆創膏貼用は、絆創膏固定術に準じて算定する。
(令6保医発0305・4)

（編注）鎖骨骨折非観血的整復術を行った場合は、K 044骨折非観血的整復術「3」の所定点数を算定できる。

J 001-4　重度褥瘡処置（1日につき）

1	$100cm^2$未満	90点
2	$100cm^2$以上$500cm^2$未満	98点
3	$500cm^2$以上$3,000cm^2$未満	150点
4	$3,000cm^2$以上$6,000cm^2$未満	280点
5	$6,000cm^2$以上	500点

注1　重度の褥瘡処置を必要とする患者に対して、初回の処置を行った日から起算して2月を経過するまでに行われた場合に限り算定し、それ以降に行う当該処置については、J 000創傷処置の例により算定する。

2　1については、入院中の患者以外の患者及び手術後の患者（入院中の患者に限る）についてのみ算定する。ただし、手術後の患者（入院中の患者に限る）については手術日から起算して14日を限度として算定する。

→重度褥瘡処置

(1) 皮下組織に至る褥瘡（筋肉、骨等に至る褥瘡を含む）（DESIGN-R2020分類D3、D4及びD5）に対して褥瘡処置を行った場合に算定する。

(2) 重度褥瘡処置を算定する場合は、J 000創傷処置、J 001-7爪甲除去（麻酔を要しないもの）及びJ 001-8穿刺排膿後薬液注入は併せて算定できない。
(令6保医発0305・4)

(3) J 000創傷処置、J 001熱傷処置、J 001-4重度褥瘡処置及びJ 053皮膚科軟膏処置の各号に示す範囲とは、包帯等で被覆すべき創傷面の広さ、又は軟膏処置を行うべき広さをいう。
(令6保医発0305・4)

J 001-5　長期療養患者褥瘡等処置（1日につき）　　24点

注1　入院期間が1年を超える入院中の患者に対して褥瘡処置を行った場合に、その範囲又は回数にかかわらず、所定点数を算定する。

2　当該褥瘡処置に係る費用は、所定点数に含まれるものとする。

→長期療養患者褥瘡等処置
摘要欄 p.1717

(1) 長期療養患者褥瘡等処置の算定に係る褥瘡処置とは、臥床に伴う褥瘡性潰瘍又は圧迫性潰瘍に対する処置（創傷処置又は皮膚科軟膏処置において、入院中の患者について算定することとされている範囲のものに限る）をいうものであり、重度褥瘡処置を含む。

(2) 褥瘡処置の回数及び部位数にかかわらず1日につき1回に限り算定する。

(3) 1年を超える入院の場合にあって創傷処置又は皮膚科軟膏処置の費用を算定する場合は、その対象傷病名を**診療報酬明細書**に記載する。
(令6保医発0305・4)

事務連絡　問　J 001-5長期療養患者褥瘡等処置、J 001-6精神病棟等長期療養患者褥瘡等処置について、入院期間が1年を超える入院中の患者に対して褥瘡処置を行った場合は、本項目の所定点数に従って算定するとされているが、1年を超える入院患者であっても、一度在宅等に戻り、その後改めて入院した場合であれば、入院期間はリセットされ、改めてJ 001-4重度褥瘡処置を算定できるのか。

答　入院起算日の考え方に準ずる。すなわち、
・退院後、一度治癒したがその後再発して同一の保険医療機関又は特別の関係の保険医療機関に入院した場合
・退院の日から起算して3カ月以上他の医療機関又は介護老人保健施設に入院・入所することなく経過した後、再入院した場合には入院期間がリセットされる。
(平22.3.29)

J 001-6　精神病棟等長期療養患者褥瘡等処置（1日につき）　　30点

注1　結核病棟又は精神病棟に入院している患者であって，入院期間が1年を超えるものに対して，次に掲げる処置のいずれかを行った場合に，その種類又は回数にかかわらず，所定点数を算定する。
　　イ　創傷処置（熱傷に対するものを除く）
　　　(1)　100cm^{2}以上500cm^{2}未満
　　　(2)　500cm^{2}以上3,000cm^{2}未満
　　ロ　皮膚科軟膏処置
　　　(1)　100cm^{2}以上500cm^{2}未満
　　　(2)　500cm^{2}以上3,000cm^{2}未満
　2　注1に掲げる処置に係る処置料は，所定点数に含まれるものとする。

→**精神病棟等長期療養患者褥瘡等処置**
(1)　「注1」に掲げる処置には褥瘡処置及び重度褥瘡処置を含む。
(2)　入院期間が1年を超える入院中の患者に対して行った褥瘡処置，重度褥瘡処置が，「注1」に掲げるもの以外の創傷処置又は皮膚科軟膏処置である場合は，長期療養患者褥瘡等処置の所定点数により算定する。
(3)　結核病棟又は精神病棟に入院している患者であって入院期間が1年を超えるものに対して，ドレーン法を行った場合は，その種類又は回数にかかわらず精神病棟等長期療養患者褥瘡等処置として，1日につき所定点数を算定する。
（令6保医発0305・4）

J001-7　爪甲除去（麻酔を要しないもの）　**70点**
（外診包括）
注　入院中の患者以外の患者についてのみ算定する。

J001-8　穿刺排膿後薬液注入　（外診包括）　**45点**
注　入院中の患者以外の患者についてのみ算定する。

J001-9　空洞切開術後ヨードホルムガーゼ処置（1日につき）　**45点**

→**空洞切開術後ヨードホルムガーゼ処置**
　肺空洞切開手術後の空洞内にヨードホルムガーゼを使用した場合に算定する。なお，ヨードホルムガーゼを多量に使用することは，中毒のおそれもあり留意すべきである。
（令6保医発0305・4）

J001-10　静脈圧迫処置（慢性静脈不全に対するもの）　**200点**
注1　別に厚生労働大臣が定める施設基準〔告示4第11・1の2, p.1427〕に適合しているものとして地方厚生局長等に届け出た保険医療機関において行われる場合に限り算定する。
　2　初回の処置を行った場合は，**静脈圧迫処置初回加算**として，初回に限り150点を所定点数に加算する。

→**静脈圧迫処置**　摘要欄 p.1717
(1)　静脈圧迫処置は，慢性静脈不全による難治性潰瘍の患者であって，次のいずれにも該当する場合に，月に1回に限り，3月を限度として算定する。ただし，初回の潰瘍の大きさが100cm^{2}を超える場合は6月を限度として算定する。
　ア　2週間以上持続し，他の治療法によっては治癒又は改善しない下肢の難治性潰瘍を有する患者である場合。
　イ　次のいずれかの方法により，慢性静脈不全と診断された患者であって，それ以外の原因が否定されている場合。
　　①　下肢静脈超音波検査により，表在静脈において0.5秒，深部静脈において1秒を超える逆流所見が認められる場合又は深部静脈において有意な閉塞所見が認められる場合
　　②　動脈性静脈性混合性潰瘍が疑われる場合であって，足関節上腕血圧比（ABI）検査0.5以上の場合
(2)　静脈圧迫処置は，専任の医師が直接行うもの又は専任の医師の指導の下，専任の看護師が行うものについて算定する。なお，当該医師又は看護師は，関連学会が主催する所定の研修会を受講している。
(3)　静脈圧迫処置は，弾性着衣又は弾性包帯による圧迫，圧迫下の運動及び患肢のスキンケアによるセルフケア指導を適切に組み合わせて，処置及び指導を行った場合に算定する。
(4)　関連学会が定める指針等を遵守する。
(5)　診療報酬の請求に当たって，**診療報酬明細書**の摘要欄に，難治性潰瘍の所見（潰瘍の持続期間，部位，深達度及び面積を含む），これまでの治療経過，慢性静脈不全と診断した根拠（下肢静脈超音波検査等の所見），静脈圧迫処置を必要とする医学的理由及び指導内容について記載する。
（令6保医発0305・4）

→**慢性静脈不全による難治性潰瘍治療のための弾性着衣等に係る療養費の支給**
1　支給対象：J001-10静脈圧迫処置（慢性静脈不全に対するもの）が行われた患者であって，医師の指示に基づき販売店等で購入される当該患者の弾性着衣等について，療養費の支給対象とする（当該処置に際し，保険医療機関で弾性着衣等を給付した場合，処置に要する材料等は所定点数に含まれるため療養費の対象とはしない）。
2　弾性着衣等の支給
(1)　支給回数：弾性着衣等は，1回に限り療養費の支給対象とする。ただし，患者の疾患が治癒した後，再発した場合は，再度支給して差し支えない。
　　なお，1度に購入する弾性着衣等は，洗い替えを考慮し，装着部位毎に2着（弾性包帯の場合は2巻）を限度とする（パンティストッキングタイプの弾性ストッキングについては，両下肢で1着となることから，両下肢に必要な場合であっても2着を限度とする）。
(2)　**製品の着圧**：弾性ストッキングについては，30mmHg以上の着圧のものを支給の対象とする。ただし，強い着圧では明らかに装着に支障をきたす場合など，医師の判断により特別の指示がある場合は15mmHg以上の着圧であっても支給して差し支えない。
(3)　**支給申請費用**：療養費として支給する額は，弾性ストッキングについては1着あたり28,000円（片足用の場合は25,000円）を上限とし，また，弾性包帯（筒状包帯，パッティング包帯，粘着テープ等を含む）については1巻あたり14,000円を上限とし，弾性着衣等の購入に要した費用の範囲内とする。
(4)　**その他**：弾性包帯については，医師の判断により弾性ストッキングを使用できないと指示がある場合に限り，療養費として支給する。
3　療養費の支給申請書には，次の書類を添付させ，治療用として必要がある旨を確認した上で，適正な療養費の支給に努められたい。
(1)　療養担当に当たる医師の弾性着衣等の装着指示書（装着部位等が明記されていること）

(2) 弾性着衣等を購入した際の領収書又は費用の額を証する書類
(3) 弾性ストッキングを購入した場合，品名，購入数，着圧が確認できるもの。弾性包帯を購入した場合，品名，購入数，タイプ（弾性包帯，筒状包帯，パッティング包帯，粘着テープ等）が確認できるもの（それらの内容が記載された領収書又は費用の額を証する書類でも差し支えない）
（令2保医発0327・8）

J002　ドレーン法（ドレナージ）（1日につき）
　1　持続的吸引を行うもの　　　　　　　　50点
　2　その他のもの　　　　　　　　　　　　25点
　注　3歳未満の乳幼児の場合は，**乳幼児加算**として，110点を加算する。

→ドレーン法（ドレナージ）
(1) 部位数，交換の有無にかかわらず，1日につき，所定点数のみにより算定する。
(2) ドレナージの部位の消毒等の処置料は所定点数に含まれ，J000創傷処置は別に算定できない。ただし，ドレーン抜去後に抜去部位の処置が必要な場合は，J000創傷処置の「1」により手術後の患者に対するものとして算定する。
(3) 「1」と「2」は同一日に併せて算定できない。
(4) PTCDチューブの単なる交換については，「2」により算定する。
（令6保医発0305・4）

参考　処置時の029吸引留置カテーテルの算定がない場合のJ002ドレーン法（ドレナージ）「1」持続的吸引を行うものの算定は，原則として認められない。
（令6.4.30 支払基金）

(編注)「持続的胸腔ドレナージ」と「胃持続ドレナージ」の"2日目以降について"を同一日に行った場合は，ドレーン法は（部位数に関係なく1日につき1回の算定のため）合わせて1回のみの算定となる。また，"持続的吸引を行うもの"とは，圧をかけて排液した場合であり，自然排液（ペンローズドレーン等使用）の場合は"その他のもの"とする。

J003　局所陰圧閉鎖処置（入院）（1日につき）
　1　$100cm^2$未満　　　　　　　　　　　1,040点
　2　$100cm^2$以上$200cm^2$未満　　　　1,060点
　3　$200cm^2$以上　　　　　　　　　　　1,375点
　注1　初回の貼付に限り，1にあっては1,690点を，2にあっては2,650点を，3にあっては3,300点を，初回加算として，それぞれ所定点数に加算する。
　　2　初回の貼付に限り，持続洗浄を併せて実施した場合は，**持続洗浄加算**として，500点を所定点数に加算する。
　　3　新生児，3歳未満の乳幼児（新生児を除く）又は3歳以上6歳未満の幼児に対して行った場合は，**新生児局所陰圧閉鎖加算**，**乳幼児局所陰圧閉鎖加算**又は**幼児局所陰圧閉鎖加算**として，それぞれ所定点数の100分の300，100分の100又は100分の50に相当する点数を所定点数に加算する。

→局所陰圧閉鎖処置（入院）　　　　摘要欄 p.1717
(1) 入院中の患者に対して処置を行った場合に限り算定できる。
(2) 「1」から「3」までに示す範囲は，局所陰圧閉鎖処置用材料で被覆すべき創傷面の広さをいう。
(3) 部位数にかかわらず，1日につき，所定点数により算定する。
(4) 局所陰圧閉鎖処置（入院）を算定する場合は，J001-4重度褥瘡処置及びJ053皮膚科軟膏処置は併せて算定できない。J000創傷処置，J000-2下肢創傷処置又はJ001熱傷処置は併せて算定できるが，当該処置が対象とする創傷を重複して算定できない。
(5) 局所陰圧閉鎖処置（入院）終了後に多血小板血漿処置を行う場合は，J003-4多血小板血漿処置を算定する。また，引き続き創傷部位の処置（多血小板血漿処置を除く）が必要な場合は，J000創傷処置により算定する。
(6) 「注1」に規定する加算は，入院前にJ003-2局所陰圧閉鎖処置（入院外）を算定していた患者が，引き続き入院中に局所陰圧閉鎖処置（入院）を行った場合は算定できない。
(7) 「注2」の持続洗浄加算については，局所感染を伴う難治性創傷（局所感染が存在するが，その拡大がなく，沈静化すると考えられる創傷及び汚染創に限り，骨髄炎又は骨膜炎を除く）に対して，持続洗浄を併せて実施した場合に算定する。持続洗浄加算を算定した場合は，**診療報酬明細書**の摘要欄にその理由及び医学的根拠を詳細に記載する。
(8) 骨髄炎又は骨膜炎を伴う難治性創傷に対して，局所陰圧閉鎖処置と洗浄を行った場合は，「注2」の持続洗浄加算は算定できず，J040局所灌流の「2」骨膜・骨髄炎に対するものを併せて算定する。この場合は，**診療報酬明細書**の摘要欄にその理由及び医学的根拠を詳細に記載する。
(9) 局所陰圧閉鎖処置（入院）を算定する場合は，特定保険医療材料の局所陰圧閉鎖処置用材料を併せて使用した場合に限り算定できる。ただし，切開創手術部位感染のリスクを低減する目的で使用した場合は算定できない。
(10) 陰圧維持管理装置として単回使用の機器を使用し，局所陰圧閉鎖処置（入院）を算定する場合は，特定保険医療材料の局所陰圧閉鎖処置用材料を併せて算定した日に週3回に限り算定できる。
(編注) 入院患者に使用した「陰圧維持管理装置」の費用はJ003の所定点数に含まれ，別に算定できない。
(11) 初回加算を算定した日，陰圧維持管理装置として使用した機器及び本処置の医学的必要性を**診療報酬明細書**の摘要欄に記載する。
(12) 「注3」の加算における所定点数とは，「注1」及び「注2」の加算を含まない点数である。
（令6保医発0305・4）

事務連絡　問　J003局所陰圧閉鎖処置（入院）は，「特定保険医療材料の局所陰圧閉鎖処置用材料を併せて使用した場合に限り算定できる」とされているが，局所陰圧閉鎖処置用材料を算定した日以外の日に当該処置料は算定できないのか。
答　過去に局所陰圧閉鎖処置用材料を算定していて，引き続き当該材料を使用して治療を行っている場合には，当該材料を算定した日以外の日であっても，1日につき1回，当該処置料を算定できる。
（平27.9.3）

参考　問　局所陰圧閉鎖処置の適応疾患にはどのようなものがあるか。
答　外傷性裂開創（一次閉鎖が不可能なもの），外科手術後離開創・開放創，四肢切断端開放創，デブリードマン後皮膚欠損創──が該当する。
（平22.4.6 全国保険医団体連合会）

J003-2　局所陰圧閉鎖処置（入院外）（1日につき）
　1　$100cm^2$未満　　　　　　　　　　　240点
　2　$100cm^2$以上$200cm^2$未満　　　　270点
　3　$200cm^2$以上　　　　　　　　　　　330点
　注　初回の貼付に限り，1にあっては1,690点を，2にあっては2,650点を，3にあっては3,300点を，初回加算として，それぞれ所定

点数に加算する。

→局所陰圧閉鎖処置（入院外） 摘要欄 p.1717
(1) 入院中の患者以外の患者に対して陰圧創傷治療用カートリッジを用いて処置を行った場合に限り算定できる。
(2) 「1」から「3」までに示す範囲は，局所陰圧閉鎖処置用材料で被覆すべき創傷面の広さをいう。
(3) 部位数にかかわらず，1日につき，所定点数により算定する。
(4) 局所陰圧閉鎖処置（入院外）を算定する場合は，J001-4重度褥瘡処置及びJ053皮膚科軟膏処置は併せて算定できない。J000創傷処置，J000-2下肢創傷処置又はJ001熱傷処置は併せて算定できるが，当該処置が対象とする創傷を重複して算定できない。
(5) 局所陰圧閉鎖処置（入院外）終了後に多血小板血漿処置を行う場合は，J003-4多血小板血漿処置を算定する。また，引き続き創傷部位の処置（多血小板血漿処置を除く）が必要な場合は，J000創傷処置により算定する。
(6) 「注」に規定する加算は，入院中にJ003局所陰圧閉鎖処置（入院）（1日につき）を算定していた患者が引き続き入院外で局所陰圧閉鎖処置を実施した場合は算定できない。
(7) 局所陰圧閉鎖処置（入院外）を算定する場合は，特定保険医療材料の局所陰圧閉鎖処置用材料を併せて使用した場合に限り算定できる。ただし，切開創手術部位感染のリスクを低減する目的で使用した場合は算定できない。 〈令6保医発0305・4〉
（編注） 入院外の患者については，材料価格基準「別表Ⅱ」の「180陰圧創傷治療用カートリッジ」と「159局所陰圧閉鎖処置用材料」をともに用いた場合に算定できる〔入院患者（J003）は後者のみ〕。

J003-3　局所陰圧閉鎖処置（腹部開放創）（1日につき） **1,375点**

→局所陰圧閉鎖処置（腹部開放創） 摘要欄 p.1717
(1) 腹部開放創用局所陰圧閉鎖キットを用いた場合に限り，10日を限度として算定する。なお，処置開始日を**診療報酬明細書**の摘要欄に記載する。
(2) 局所陰圧閉鎖処置（腹部開放創）を算定する場合は，J003局所陰圧閉鎖処置（入院）は併せて算定できない。 〈令6保医発0305・4〉
（編注） 局所陰圧閉鎖処置に当たって用いた材料価格基準「別表Ⅱ」「202腹部開放創用局所陰圧閉鎖キット」は，特定保険医療材料料として併せて算定できる。

J003-4　多血小板血漿処置　4,190点
注1　別に厚生労働大臣が定める施設基準〔告示4第11・1の3，p.1428〕に適合しているものとして地方厚生局長等に届け出た保険医療機関において行われる場合に限り算定する。
2　多血小板血漿処置に伴って行われた採血等の費用は，所定点数に含まれるものとする。

→多血小板血漿処置 摘要欄 p.1717
(1) トラフェルミン（遺伝子組換え）を用いた治療又は局所陰圧閉鎖処置を28日以上行っても効果が得られない難治性皮膚潰瘍に対して，多血小板血漿処置を行った場合に限り算定する。なお，**診療報酬明細書**の摘要欄に当該処置を行う医学的必要性を記載する。

(2) 一連につき2クールを限度として行い，1クール（4週間に限る）につき1回を限度として算定する。
(3) 部位数にかかわらず，所定点数により算定する。
(4) 多血小板血漿処置を算定する場合は，一連の期間内において，J001-4重度褥瘡処置，J003局所陰圧閉鎖処置（入院），J003-2局所陰圧閉鎖処置（入院外）及びJ053皮膚科軟膏処置は併せて算定できない。なお，J000創傷処置，J000-2下肢創傷処置又はJ001熱傷処置は併せて算定できるが，当該処置が対象とする創傷を重複して算定できない。 〈令6保医発0305・4〉
参考　問 J003局所陰圧閉鎖処置（入院），J003-2局所陰圧閉鎖処置（入院外）の終了後に多血小板血漿処置は算定できるか。
答 算定できる。 〈令2.4.20 全国保険医団体連合会〉

J004　流注膿瘍穿刺　190点

→流注膿瘍穿刺
J001-8穿刺排膿後薬液注入と同一日に算定することはできない。 〈令6保医発0305・4〉

J005　脳室穿刺　750点
注　6歳未満の乳幼児の場合は，**乳幼児加算**として，110点を加算する。

→脳室穿刺
D401脳室穿刺と同一日に算定することはできない。 〈令6保医発0305・4〉

J006　後頭下穿刺　300点
注　6歳未満の乳幼児の場合は，**乳幼児加算**として，110点を加算する。

→後頭下穿刺
D402後頭下穿刺と同一日に算定することはできない。 〈令6保医発0305・4〉

J007　頸椎，胸椎又は腰椎穿刺　317点
注　6歳未満の乳幼児の場合は，**乳幼児加算**として，110点を加算する。

→頸椎，胸椎又は腰椎穿刺
J007頸椎穿刺はD403頸椎穿刺と，J007胸椎穿刺はD403胸椎穿刺と，J007腰椎穿刺はD403腰椎穿刺と同一日に算定することはできない。 〈令6保医発0305・4〉

J007-2　硬膜外自家血注入　1,000点
注1　別に厚生労働大臣が定める施設基準〔告示4第11・1の4，p.1428〕に適合しているものとして地方厚生局長等に届け出た保険医療機関において行われる場合に限り算定する。
2　硬膜外自家血注入に伴って行われた採血及び穿刺等の費用は，所定点数に含まれるものとする。

→硬膜外自家血注入 摘要欄 p.1718
硬膜外自家血注入は，起立性頭痛を有する患者に係るものであって，関係学会の定める脳脊髄液漏出症診療指針に基づき，脳脊髄液漏出症として「確実」又は「確定」と診断されたものに対して実施した場合に限り算定できる。なお，診療報酬請求に当たっては，**診療報酬明細書**に当該指針に規定する画像診断基準を満たすことを示す画像所見，撮影日，撮影医療機関の名称等の症状詳記を記載する。 〈令6保医発0305・4〉

事務連絡 問　J007-2硬膜外自家血注入について，同一月に複数回算定することは可能か。
答　安静その他の方法によって改善しないなど，医学的に妥当と考えられる場合に限って，当該処置を同一月に複数回算定することは可能である。　　　　　　　　（平28.3.31）

J008　胸腔穿刺（洗浄，注入及び排液を含む）　**275点**
　注　6歳未満の乳幼児の場合は，**乳幼児加算**として，110点を加算する。

→胸腔穿刺
(1) 胸腔穿刺，洗浄，薬液注入又は排液について，これらを併せて行った場合においては，胸腔穿刺の所定点数を算定する。
(2) 単なる試験穿刺として行った場合は，D419その他の検体採取の「2」により算定する。（令6保医発0305・4）

J009　削除
J010　腹腔穿刺（人工気腹，洗浄，注入及び排液を含む）　**287点**
　注　6歳未満の乳幼児の場合は，**乳幼児加算**として，110点を加算する。
J010-2　経皮的肝膿瘍等穿刺術　1,450点

（編注）経皮的肝膿瘍ドレナージについては，K691-2の所定点数による。

J011　骨髄穿刺
　1　胸骨　　　　　　　　　　　　　　　310点
　2　その他　　　　　　　　　　　　　　330点
　注　6歳未満の乳幼児の場合は，**乳幼児加算**として，110点を加算する。

→骨髄穿刺
　D404骨髄穿刺と同一日に算定することはできない。（令6保医発0305・4）

J012　腎嚢胞又は水腎症穿刺　**350点**
　注　6歳未満の乳幼児の場合は，**乳幼児加算**として，110点を加算する。

→腎嚢胞又は水腎症穿刺
　D407腎嚢胞又は水腎症穿刺と同一日に算定することはできない。（令6保医発0305・4）
参考　K771 経皮的腎嚢胞穿刺術　　　　1,490点
　注　手術に伴う画像診断及び検査の費用は算定しない。

J013　ダグラス窩穿刺　240点

→ダグラス窩穿刺
　D408ダグラス窩穿刺と同一日に算定することはできない。（令6保医発0305・4）

J014　乳腺穿刺　200点

→乳腺穿刺
　D410乳腺穿刺又は針生検と同一日に算定することはできない。（令6保医発0305・4）
参考　乳癌手術後の創部体液貯留に対するJ014乳腺穿刺の算定は，原則として認められない。（令6.5.31 支払基金）

J015　甲状腺穿刺　150点

→甲状腺穿刺
　D411甲状腺穿刺又は針生検と同一日に算定することはできない。（令6保医発0305・4）

J016　リンパ節等穿刺　200点

→リンパ節等穿刺
　D409リンパ節等穿刺又は針生検と同一日に算定することはできない。（令6保医発0305・4）

J017　エタノールの局所注入　1,200点
　注　甲状腺又は副甲状腺に対する局所注入については，別に**厚生労働大臣が定める施設基準**〔告示4第11・2，p.1428〕に適合しているものとして地方厚生局長等に届け出た保険医療機関において行われる場合に限り算定する。

→エタノールの局所注入
(1) 肝癌，有症状の甲状腺のう胞，機能性甲状腺結節（Plummer病），内科的治療に抵抗性の2次性副甲状腺機能亢進症等に対してエタノールを局所注入した場合に算定する。なお，使用したエタノールは，所定点数に含まれ別に算定できない。
(2) 当該手技に伴って実施される超音波検査，画像診断の費用は所定点数に含まれる。（令6保医発0305・4）

J017-2　リンパ管腫局所注入　1,020点
　注　6歳未満の乳幼児の場合は，**乳幼児加算**として，55点を加算する。

→リンパ管腫局所注入
　リンパ管腫にピシバニールを局所注入した場合に算定する。（令6保医発0305・4）

J018　喀痰吸引（1日につき）　48点
　注1　間歇的陽圧吸入法又は人工呼吸と同時に行った喀痰吸引の費用は，それぞれ間歇的陽圧吸入法又は人工呼吸の所定点数に含まれるものとする。
　2　6歳未満の乳幼児の場合は，**乳幼児加算**として，83点を加算する。
　3　C103在宅酸素療法指導管理料，C107在宅人工呼吸指導管理料，C107-3在宅ハイフローセラピー指導管理料，C109在宅寝たきり患者処置指導管理料，C112在宅気管切開患者指導管理料又はC112-2在宅喉頭摘出患者指導管理料を算定している患者に対して行った喀痰吸引の費用は算定しない。

→喀痰吸引
(1) 喀痰の凝塊又は肺切除後喀痰が気道に停滞し，喀出困難な患者に対し，ネラトンカテーテル及び吸引器を使用して喀痰吸引を行った場合に算定する。
(2) 喀痰吸引，内視鏡下気管支分泌物吸引，干渉低周波去痰器による喀痰排出，間歇的陽圧吸入法，鼻マスク式補助換気法，体外式陰圧人工呼吸器治療，ハイフローセラピー，高気圧酸素治療，インキュベーター，人工呼吸，持続陽圧呼吸法，間歇的強制呼吸法，気管内洗浄（気管支ファイバースコピーを使用した場合を含む），ネブライザ又は超音波ネブライザを同一日に行った場合は，主たるものの所定点数のみにより算定する。
(3) C103在宅酸素療法指導管理料，C107在宅人工呼吸指導管理料，C107-3在宅ハイフローセラピー指導管理料，C109在宅寝たきり患者処置指導管理料，C112在宅気管切開患者指導管理料又はC112-2在宅喉頭摘

出患者指導管理料を算定している患者（これらに係る在宅療養指導管理材料加算又は特定保険医療材料料のみを算定している者を含み，入院中の患者を除く）については，喀痰吸引の費用は算定できない。

（令6保医発0305・4）

J018-2　内視鏡下気管支分泌物吸引（1日につき）　　　　　　　　　　　　　　　　　**120点**

J018-3　干渉低周波去痰器による喀痰排出
（1日につき）　　　　　　　　　　**48点**

注1　間歇的陽圧吸入法又は人工呼吸と同時に行った干渉低周波去痰器による喀痰排出の費用は，それぞれ間歇的陽圧吸入法又は人工呼吸の所定点数に含まれるものとする。

2　6歳未満の乳幼児の場合は，**乳幼児加算**として，**83点**を加算する。

3　C103在宅酸素療法指導管理料，C107在宅人工呼吸指導管理料，C107-3在宅ハイフローセラピー指導管理料，C109在宅寝たきり患者処置指導管理料，C112在宅気管切開患者指導管理料又はC112-2在宅喉頭摘出患者指導管理料を算定している患者に対して行った干渉低周波去痰器による喀痰排出の費用は算定しない。

→干渉低周波去痰器による喀痰排出
(1)　J018喀痰吸引を同一日に行った場合はどちらか一方のみ算定する。
(2)　C103在宅酸素療法指導管理料，C107在宅人工呼吸指導管理料，C107-3在宅ハイフローセラピー指導管理料，C109在宅寝たきり患者処置指導管理料，C112在宅気管切開患者指導管理料又はC112-2在宅喉頭摘出患者指導管理料を算定している患者（これらに係る在宅療養指導管理材料加算又は特定保険医療材料料のみを算定している者を含み，入院中の患者を除く）については，干渉低周波去痰器による喀痰排出の費用は算定できない。
(3)　算定は1日に1回を限度とする。（令6保医発0305・4）

→2種以上の処置を同一日に行った場合（J018参照）

J019　持続的胸腔ドレナージ（開始日）　　**825点**

注1　持続的胸腔ドレナージの費用は，挿入したドレーンの本数にかかわらず，1日に1回に限り算定する。

2　3歳未満の乳幼児の場合は，**乳幼児加算**として，**110点**を加算する。

J019-2　削除

→持続的胸腔ドレナージ
(1)　2日目以降は，J002ドレーン法（ドレナージ）の所定点数により算定する。
(2)　手術と同一日に行った持続的胸腔ドレナージは別に算定できない。なお，手術の翌日以降は，J002ドレーン法（ドレナージ）により算定する。
(3)　胸腔内出血排除（非開胸的）については本区分で算定する。

（令6保医発0305・4）

J020　胃持続ドレナージ（開始日）　　　　**50点**

注　3歳未満の乳幼児の場合は，**乳幼児加算**として，**110点**を加算する。

→胃持続ドレナージ
2日目以降は，J002ドレーン法（ドレナージ）の所定点数により算定する。

（令6保医発0305・4）

J021　持続的腹腔ドレナージ（開始日）　　**550点**

注1　持続的腹腔ドレナージの費用は，挿入したドレーンの本数にかかわらず，1日に1回に限り算定する。

2　3歳未満の乳幼児の場合は，**乳幼児加算**として，**110点**を加算する。

→持続的腹腔ドレナージ
(1)　2日目以降は，J002ドレーン法（ドレナージ）の所定点数により算定する。
(2)　手術と同一日に行った持続的腹腔ドレナージは別に算定できない。なお，手術の翌日以降は，J002ドレーン法（ドレナージ）により算定する。

（令6保医発0305・4）

J022　高位浣腸，高圧浣腸，洗腸　　　**65点**

注　3歳未満の乳幼児の場合は，**乳幼児加算**として，**55点**を加算する。

→高位浣腸，高圧浣腸，洗腸
高位浣腸，高圧浣腸，洗腸，摘便，腰椎麻酔下直腸内異物除去又は腸内ガス排気処置（開腹手術後）を同一日に行った場合は，主たるものの所定点数により算定する。

（令6保医発0305・4）

参考　便秘症の病名がない場合の高位浣腸及び摘便の算定は，原則として認められない。（令6.2.29 支払基金）

参考　検査，画像診断時の前処置としての高位浣腸，高圧浣腸及び洗腸の算定は，原則として認められない。（令6.2.29 支払基金）

J022-2　摘便　　　　　　　　　　　　　**100点**
J022-3　腰椎麻酔下直腸内異物除去　　　　**45点**
J022-4　腸内ガス排気処置（開腹手術後）　　**45点**
J022-5　持続的難治性下痢便ドレナージ（開始日）　　　　　　　　　　　　　　　　　　**50点**

→持続的難治性下痢便ドレナージ
(1)　持続的難治性下痢便ドレナージは，救命救急入院料，特定集中治療室管理料，ハイケアユニット入院医療管理料，脳卒中ケアユニット入院医療管理料又は無菌治療室管理加算を現に算定している患者であって，2時間に1回以上の反復する難治性の下痢便を認める患者又は肛門周囲熱傷を伴う患者に対し，急性期患者の皮膚・排泄ケアを実施するための適切な知識・技術を有する医師又は看護師が，便の回収を持続的かつ閉鎖的に行う機器を用いて行った場合に算定する。
(2)　持続的難治性下痢便ドレナージは，当該技術に関する十分な経験を有する医師又は5年以上の急性期患者の看護に従事した経験を有し，急性期患者の皮膚・排泄ケア等に係る適切な研修を修了した看護師が実施することが望ましい。なお，ここでいう急性期患者への看護等に係る適切な研修とは，次の事項に該当する研修のことをいう。
ア　国及び医療機関団体等が主催する研修である（6月以上の研修期間で，修了証が交付されるもの）。
イ　急性期看護又は排泄ケア関連領域における専門的な知識・技術を有する看護師の養成を目的とした研修である。
(3)　開始日については，当該点数で算定し，2日目以降はJ002ドレーン法（ドレナージ）（1日につき）の「2」その他のもので算定する。

（令6保医発0305・4）

事務連絡　問1　J022-5持続的難治性下痢便ドレナージを実施できる看護師の要件にある「急性期患者の皮膚・排泄

ケア等に係る適切な研修」とは，どのような研修か。
答　研修については以下の内容を満たすものであり，研修には，実習により，事例に基づくアセスメントと急性期看護又は排泄ケア関連領域に必要な看護実践が含まれる。
(イ)急性期看護又は排泄ケア関連領域に必要な看護理論および医療制度等の概要，(ロ)看護倫理，(ハ)医療安全管理，(ニ)急性期看護又は排泄ケア関連領域に関するアセスメントと看護実践，(ホ)急性期看護又は排泄ケア関連領域の患者及び家族の支援方法，(ヘ)コンサルテーション方法

問2　持続的難治性下痢便ドレナージの看護師の要件である研修の内容が事務連絡の問1（前問）に示されているが，具体的にはどのような研修があるのか。
答　現時点では，以下のいずれかの研修である。
日本看護協会認定看護師教育課程「皮膚・排泄ケア」「救急看護」「集中ケア」の研修
(平24.3.30)

| J 023 | 気管支カテーテル薬液注入法 | **150点** |

| J 024 | 酸素吸入（1日につき） | 65点 |

注1　使用した精製水の費用は，所定点数に含まれるものとする。
2　間歇的陽圧吸入法又は人工呼吸と同時に行った酸素吸入の費用は，それぞれ間歇的陽圧吸入法又は人工呼吸の所定点数に含まれるものとする。
3　C103在宅酸素療法指導管理料，C107在宅人工呼吸指導管理料又はC107-3在宅ハイフローセラピー指導管理料を算定している患者に対して行った酸素吸入の費用は算定しない。

| J 024-2 | 突発性難聴に対する酸素療法（1日につき） | 65点 |

→酸素吸入，突発性難聴に対する酸素療法

(1) 間歇的陽圧吸入法，鼻マスク式補助換気法，体外式陰圧人工呼吸器治療，ハイフローセラピー，インキュベーター，人工呼吸，持続陽圧呼吸法，間歇的強制呼吸法又は気管内洗浄（気管支ファイバースコピーを使用した場合を含む）と同一日に行った酸素吸入，突発性難聴に対する酸素療法又は酸素テントの費用は，それぞれの所定点数に含まれており，別に算定できない。
(2) C103在宅酸素療法指導管理料，C107在宅人工呼吸指導管理料又はC107-3在宅ハイフローセラピー指導管理料を算定している患者（これに係る在宅療養指導管理材料加算のみを算定している者を含み，入院中の患者を除く）については，酸素吸入及び突発性難聴に対する酸素療法の費用は算定できない。
(3) 肺血流増加型先天性心疾患の患者に対して，呼吸循環管理を目的として低濃度酸素吸入を行った場合は，J 024酸素吸入の所定点数を算定する。　(令6保医発0305・4)

| J 025 | 酸素テント（1日につき） | 65点 |

注1　間歇的陽圧吸入法と同時に行った酸素テントの費用は，間歇的陽圧吸入法の所定点数に含まれるものとする。
2　C103在宅酸素療法指導管理料，C107在宅人工呼吸指導管理料又はC107-3在宅ハイフローセラピー指導管理料を算定している患者に対して行った酸素テントの費用は算定しない。

→酸素テント
(1) 使用したソーダライム等の二酸化炭素吸着剤の費用は所定点数に含まれる。
(2) C103在宅酸素療法指導管理料，C107在宅人工呼吸指導管理料又はC107-3在宅ハイフローセラピー指導管理料を算定している患者（これらに係る在宅療養指導管理材料加算のみを算定している者を含み，入院中の患者を除く）については，酸素テントの費用は算定できない。　(令6保医発0305・4)

→2種以上の処置を同一日に行った場合（J024参照）

| J 026 | 間歇的陽圧吸入法（1日につき） | 160点 |

注1　間歇的陽圧吸入法と同時に行う喀痰吸引，酸素吸入又は酸素テントは，所定点数に含まれるものとする。
2　C103在宅酸素療法指導管理料，C107在宅人工呼吸指導管理料又はC107-3在宅ハイフローセラピー指導管理料を算定している患者に対して行った間歇的陽圧吸入法の費用は算定しない。

→間歇的陽圧吸入法
(1) C103在宅酸素療法指導管理料，C107在宅人工呼吸指導管理料又はC107-3在宅ハイフローセラピー指導管理料を算定している患者（これらに係る在宅療養指導管理材料加算のみを算定している者を含み，入院中の患者を除く）については，間歇的陽圧吸入法の費用は算定できない。
(2) 間歇的陽圧吸入法と同時に行う喀痰吸引，干渉低周波去痰器による喀痰排出，酸素吸入，突発性難聴に対する酸素療法又は酸素テントは，所定点数に含まれる。　(令6保医発0305・4)

参考　次の呼吸器疾患等に対するJ026間歇的陽圧吸入法の算定は，原則として認められる。
(1)慢性気管支炎，肺気腫又は慢性閉塞性肺疾患，(2)胸部手術の術後。　(令6.3.29 支払基金)

| J 026-2 | 鼻マスク式補助換気法（1日につき） | 160点 |

注1　鼻マスク式補助換気法と同時に行われる喀痰吸引，酸素吸入又は酸素テントの費用は，所定点数に含まれるものとする。
2　C103在宅酸素療法指導管理料，C107在宅人工呼吸指導管理料又はC107-3在宅ハイフローセラピー指導管理料を算定している患者に対して行った鼻マスク式補助換気法の費用は算定しない。

| J 026-3 | 体外式陰圧人工呼吸器治療（1日につき） | 160点 |

注1　体外式陰圧人工呼吸と同時に行う喀痰吸引，酸素吸入又は酸素テントは，所定点数に含まれるものとする。
2　C103在宅酸素療法指導管理料，C107在宅人工呼吸指導管理料又はC107-3在宅ハイフローセラピー指導管理料を算定している患者に対して行った体外式陰圧人工呼吸の費用は算定しない。

→鼻マスク式補助換気法，体外式陰圧人工呼吸器治療
(1) C103在宅酸素療法指導管理料，C107在宅人工呼吸指導管理料又はC107-3在宅ハイフローセラピー指導管理料を算定している患者（これらに係る在宅療養指導管理材料加算のみを算定している者を含み，入院中の患者及び医療型短期入所サービス費又は医療型特定短期入所サービス費を算定している短期入所中の者を

除く）については，鼻マスク式補助換気法及び体外式陰圧人工呼吸器治療の費用は算定できない。
(2) 鼻マスク式補助換気法又は体外式陰圧人工呼吸器治療と同時に行う喀痰吸引，干渉低周波去痰器による喀痰排出，酸素吸入，突発性難聴に対する酸素療法又は酸素テントは，所定点数に含まれる。　（令6保医発0305・4）

→**2種以上の処置を同一日に行った場合**（J018, J024参照）

J026-4 ハイフローセラピー（1日につき）	
1 15歳未満の患者の場合	282点
2 15歳以上の患者の場合	192点

→**ハイフローセラピー**　摘要欄 p.1718
(1) 動脈血酸素分圧が60mmHg以下又は経皮的動脈血酸素飽和度が90％以下の急性呼吸不全の患者に対して実施した場合に限り算定する。なお，算定に当たっては，動脈血酸素分圧又は経皮的酸素飽和度の測定結果について，**診療報酬明細書の摘要欄に記載する**。
(2) C103在宅酸素療法指導管理料，C107在宅人工呼吸指導管理料又はC107-3在宅ハイフローセラピー指導管理料を算定している患者（これらに係る在宅療養指導管理材料加算又は特定保険医療材料料のみを算定している者を含み，入院中の患者を除く）については，ハイフローセラピーの費用は算定できない。
（令6保医発0305・4）

参考 酸素の使用量：J026-4ハイフローセラピー時の酸素は，原則として1日86,400Lまで認められる。（令6.12.27 支払基金）

J027 高気圧酸素治療（1日につき）	
1 減圧症又は空気塞栓に対するもの	5,000点
2 その他のもの	3,000点

注　1については，高気圧酸素治療の実施時間が5時間を超えた場合には，30分又はその端数を増すごとに，**長時間加算**として，**500点**を所定点数に加算する。ただし，3,000点を限度として加算する。

→**高気圧酸素治療**　摘要欄 p.1718
(1) 「1」は減圧症又は空気塞栓に対して，発症後1か月以内に行う場合に，一連につき7回を限度として算定する。
(2) 「2」は次の疾患に対して行う場合に，一連につき10回を限度として算定する。
　ア　急性一酸化炭素中毒その他のガス中毒（間歇型を含む）
　イ　重症軟部組織感染症（ガス壊疽，壊死性筋膜炎）又は頭蓋内膿瘍
　ウ　急性末梢血管障害
　　㈠　重症の熱傷又は凍傷
　　㈡　広汎挫傷又は中等度以上の血管断裂を伴う末梢血管障害
　　㈢　コンパートメント症候群又は圧挫症候群
　エ　脳梗塞
　オ　重症頭部外傷後若しくは開頭術後の意識障害又は脳浮腫
　カ　重症の低酸素脳症
　キ　腸閉塞
(3) 「2」は次の疾患に対して行う場合に，一連につき30回を限度として算定する。
　ア　網膜動脈閉塞症
　イ　突発性難聴
　ウ　放射線又は抗癌剤治療と併用される悪性腫瘍
　エ　難治性潰瘍を伴う末梢循環障害
　オ　皮膚移植
　カ　脊髄神経疾患
　キ　骨髄炎又は放射線障害
(4) スモンの患者に対して行う場合は，「2」により算定する。
(5) 2絶対気圧以上の治療圧力が1時間に満たないものについては，1日につきJ024酸素吸入により算定する。
(6) 高気圧酸素治療を行うに当たっては，関係学会より留意事項が示されているので，これらの事項を十分参考とすべきものである。　（令6保医発0305・4）

事務連絡 問　高気圧酸素治療を実施した場合に用いた酸素の価格は，「当該保険医療機関における酸素の単価」×「当該請求に係る患者に使用した酸素の容積」×補正率（1.3×当該高気圧酸素治療に係る気圧数）により計算することとなっているが，「患者に使用した酸素の容積」とは，
①高気圧酸素治療装置により高気圧状態にある酸素の容積
②通常気圧状態に換算した酸素の容積
いずれの容積を用いて計算するのか。

答　「患者に使用した酸素の容積」は，留意事項通知において，「患者に使用する際の状態の温度及び気圧において測定された酸素の容積をいうものであり，一定の温度又は気圧に換算する必要はない」と定義している。
　したがって，①にある高気圧状態（患者に使用する際の状態）において測定した酸素の容積を用いて計算する。
　なお，購入時と使用時の気体の状態の違いに由来する容積差等を勘案のうえ，補正率1.3が設定されている。
　また，この規定は，実際に消費した酸素の価格を算出し保険償還するためのものであり，酸素を圧縮し高気圧化するための特別な価格を算出し保険償還するためのものではない。　（平17.5.11）

J028 インキュベーター（1日につき）	120点

注　使用した精製水の費用及びインキュベーターと同時に行った酸素吸入の費用は，所定点数に含まれるものとする。

→**インキュベーター**
(1) インキュベーターを行うに当たって使用した滅菌精製水の費用は，所定点数に含まれる。
(2) 1日につき所定点数により算定する。（令6保医発0305・4）

→**インキュベーターの算定についての適用範囲**
　未熟児に限らず手術等のため乳児に使用した場合も算定できる。　（昭40.8.6 保険発96）

→**2種以上の処置を同一日に行った場合**（J018, J024参照）

J029 鉄の肺（1日につき）	260点

→**鉄の肺**
　1日につき所定点数により算定する。（令6保医発0305・4）

J029-2 減圧タンク療法	260点
J030 食道ブジー法	150点

（編注）食道ブジー法を食道狭窄拡張を目的として行った場合は，K522食道狭窄拡張術の「2」で算定する。

J031 直腸ブジー法	150点
J032 肛門拡張法（徒手又はブジーによるもの）	150点

注　3歳未満の乳幼児であって，直腸又は肛門疾患に係る手術の前後の場合は，**周術期乳幼児加算**として，初回の算定日から起算して3月以内に限り，**100点**を所定点数に加算する。

→**肛門拡張法**　摘要欄 p.1718
「注」に規定する加算は，3歳未満の乳幼児に対して，

鎖肛又は先天性腸疾患に対する根治術等の前後に肛門拡張法を行った場合に限り算定できる。なお，当該加算は初回の算定日から起算して3月に限り算定できることとし，**診療報酬明細書**の摘要欄に初回の算定年月日（初回の場合は初回である旨）を記載する。
（令6保医発0305・4）

J033　削除
J034　イレウス用ロングチューブ挿入法　912点

→イレウス用ロングチューブ挿入法
(1) 2日目以降は，J002ドレーン法（ドレナージ）の所定点数により算定する。
(2) 経肛門的に挿入した場合においても本区分により算定する。
（令6保医発0305・4）

J034-2　経鼻栄養・薬剤投与用チューブ挿入術　180点

→経鼻栄養・薬剤投与用チューブ挿入術 摘要欄 p.1718
(1) EDチューブを用いて経管栄養を行うためにEDチューブを挿入した場合は，胃食道逆流症や全身状態の悪化等により，経口又は経胃の栄養摂取では十分な効果が得られない患者に対して実施した場合に限り算定する。
(2) 経鼻栄養・薬剤投与用チューブ挿入術は，X線透視下に経鼻栄養・薬剤投与用チューブを挿入し，食道から胃を通過させ，先端が十二指腸あるいは空腸内に存在することを確認した場合に算定する。
(3) 経胃の栄養摂取が必要な患者に対して在宅などX線装置が活用できない環境下において，経鼻栄養・薬剤投与用チューブの挿入に際して，ファイバー光源の活用によりチューブの先端が胃内にあることを確認する場合にも算定できる。なお，医学的必要性について**診療報酬明細書**の摘要欄に記載する。
(4) EDチューブを用いて経管栄養を行う場合には，J120鼻腔栄養（1日につき）の所定点数により算定する。
(5) 経鼻薬剤投与を行う場合は，レボドパ・カルビドパ水和物製剤を投与する目的の場合に限り算定する。なお，この場合の画像診断及び内視鏡等の費用は，当該点数の算定日に限り算定する。
（令6保医発0305・4）

事務連絡 問1　J034-2経鼻栄養・薬剤投与用チューブ挿入術において，抜去の費用は算定できるか。
答　抜去に関する費用は所定点数に含まれ，別に算定できない。
問2　(1)（J034-2は）X線透視下で挿入するとされているが，この際，以下の費用は算定できるか。
①透視診断料（使用した薬剤含む）の費用
②画像診断の費用
(2)「経口又は経胃の栄養摂取では十分な効果が得られない患者」に該当すれば，病名に関係なく算定は可能か。
答　(1) ①，②の評価は所定点数に含まれる。
(2) 可能。
（平26.4.10）

J034-3　内視鏡的結腸軸捻転解除術（一連につき）　5,360点

→内視鏡的結腸軸捻転解除術
一連につき，1回に限り算定する。なお，D313大腸内視鏡検査の費用は所定点数に含まれる。（令6保医発0305・4）

J035　削除
J036　非還納性ヘルニア徒手整復法　290点
注　新生児又は3歳未満の乳幼児の場合は，**新生児加算**又は**乳幼児加算**として，それぞれ110点又は55点を加算する。

J037　痔核嵌頓整復法（脱肛を含む）　290点

J038　人工腎臓（1日につき）
1　慢性維持透析を行った場合1
　イ　4時間未満の場合　1,876点
　ロ　4時間以上5時間未満の場合　2,036点
　ハ　5時間以上の場合　2,171点
2　慢性維持透析を行った場合2
　イ　4時間未満の場合　1,836点
　ロ　4時間以上5時間未満の場合　1,996点
　ハ　5時間以上の場合　2,126点
3　慢性維持透析を行った場合3
　イ　4時間未満の場合　1,796点
　ロ　4時間以上5時間未満の場合　1,951点
　ハ　5時間以上の場合　2,081点
4　その他の場合　1,580点

注1　入院中の患者以外の患者に対して，午後5時以降に開始した場合若しくは午後9時以降に終了した場合又は休日に行った場合は，**時間外・休日加算**として，380点を所定点数に加算する。
2　別に**厚生労働大臣が定める施設基準**〔告示4第11・2の2(1)，p.1428〕に適合しているものとして地方厚生局長等に届け出た保険医療機関において行った場合には，**導入期加算**として，導入期1月に限り1日につき，当該基準に係る区分に従い，次に掲げる点数を所定点数に加算する。
　イ　導入期加算1　200点
　ロ　導入期加算2　410点
　ハ　導入期加算3　810点
3　著しく人工腎臓が困難な障害者等に対して行った場合は，**障害者等加算**〔障〕として，1日につき140点を加算する。
4　カニュレーション料を含むものとする。
5　C102在宅自己腹膜灌流指導管理料又はC102-2在宅血液透析指導管理料を算定している患者に対して行った場合には，週1回〔在宅自己腹膜灌流指導管理料を算定している患者にあっては，J042腹膜灌流（1に限る）の実施回数と併せて週1回〕に限り算定する。
6　1から3までの場合にあっては，透析液，血液凝固阻止剤，生理食塩水及び別に**厚生労働大臣が定める薬剤**〔告示4別表第10の3，p.724〕の費用は所定点数に含まれるものとする。
7　人工腎臓を夜間に開始し，午前0時以降に終了した場合は，1日として算定する。
8　J038-2持続緩徐式血液濾過の実施回数と併せて1月に14回に限り算定する。ただし，別に**厚生労働大臣が定める患者**〔告示4第11・2の2(3)，p.724〕にあってはこの限りでない。
9　別に**厚生労働大臣が定める施設基準**〔告示4第11・2の2(4)，p.1428〕に適合しているものとして地方厚生局長等に届け出た保険医療機関において行った場合には，**透析液水質確保加算**〔水〕として，所定点数に10点を加算する。

10　別に厚生労働大臣が定める施設基準〔告示4第11・2の2(5), p.1428〕に適合しているものとして地方厚生局長等に届け出た保険医療機関において，人工腎臓を実施している患者に係る下肢末梢動脈疾患の重症度等を評価し，療養上必要な指導管理を行った場合には，**下肢末梢動脈疾患指導管理加算**として，月1回に限り所定点数に**100点**を加算する。

11　通常の人工腎臓では管理が困難な兆候を有する患者に対して，6時間以上の人工腎臓を行った場合には，**長時間加算**として，1回につき**150点**を加算する。

12　1及び2については，別に厚生労働大臣が定める施設基準〔告示4第11・2の2(6), p.1428〕に適合しているものとして地方厚生局長等に届け出た保険医療機関において行った場合には，当該基準に係る区分に従い，それぞれ所定点数を算定する。

13　1から3までについては，別に厚生労働大臣が定める施設基準〔告示4第11・2の2(7), p.1429〕に適合しているものとして地方厚生局長等に届け出た保険医療機関において慢性維持透析濾過（複雑なものに限る）を行った場合には，**慢性維持透析濾過加算**として，所定点数に**50点**を加算する。

14　人工腎臓を実施している患者に対して，医師，看護師，理学療法士又は作業療法士が，療養上必要な訓練等について指導を行った場合には，**透析時運動指導等加算**として，当該指導を開始した日から起算して90日を限度として，**75点**を所定点数に加算する。

【2024年改定による主な変更点】「注2」導入期加算2・3の施設基準に，腎代替療法導入に当たり，心血管障害を含む全身合併症の状態及び当該合併症の治療法について患者に十分な説明を行っていることが要件として追加された。

→人工腎臓　　　　　　　　　　　摘要欄　p.1718

(1)　人工腎臓には，血液透析のほか血液濾過，血液透析濾過が含まれる。

(2)　人工腎臓を行う医療機関の規模や効率性等を踏まえた評価とする観点から，「1」については「慢性維持透析を行った場合1」の施設基準，「2」については「慢性維持透析を行った場合2」の施設基準の届出を行った保険医療機関において算定する。「慢性維持透析を行った場合3」については，「1」又は「2」の施設基準のいずれかに該当するものとして届出を行った保険医療機関以外の保険医療機関において算定する。ただし，「慢性維持透析を行った場合3」についても，関連学会から示されている基準に基づき，水質管理が適切に実施されていることが望ましい。

(3)　人工腎臓の時間は，シャント等から動脈血等を人工腎臓用特定保険医療材料に導き入れたときを起点として，人工腎臓用特定保険医療材料から血液を生体に返却し終えたときまでとする。したがって，人工腎臓実施前後の準備，整理等に要する時間は除かれる。

(4)　人工腎臓の時間等については，患者に対し十分な説明を行った上で，患者の病態に応じて，最も妥当なものとし，人工腎臓を行った時間（開始及び終了した時間を含む）を**診療録等**に記載する。また，治療内容の変更が必要となった場合においても，患者に十分な説明を行う。

事務連絡　問　シャントを用いず，ブラッドアクセス留置用カテーテル等を用いて人工腎臓を実施したときの人工腎臓の時間は，ブラッドアクセス留置用カテーテル等から，血液を人工腎臓用特定保険医療材料に導き入れた時を起点として，人工腎臓用特定保険医療材料から血液を生体に返却し終えたときまでとするのか。

答　そのとおり。　　　　　　　　　　（平20.3.28）

(5)　妊娠中の患者以外の患者に対し，人工腎臓とJ038-2持続緩徐式血液濾過を併せて1月に15回以上実施した場合（人工腎臓のみを15回以上実施した場合を含む）は，15回目以降の人工腎臓又は持続緩徐式血液濾過は算定できない。ただし，薬剤料（透析液，血液凝固阻止剤，エリスロポエチン製剤，ダルベポエチン製剤，エポエチンベータペゴル製剤，HIF-PH阻害剤及び生理食塩水を含む）又は特定保険医療材料料は別に算定できる。

(6)　C102在宅自己腹膜灌流指導管理料を算定している患者に対して行った場合には，J042腹膜灌流の「1」連続携行式腹膜灌流の実施回数と併せて週1回を限度として算定できる。また，C102-2在宅血液透析指導管理料を算定している患者に対して行った場合には，週1回を限度として算定できる。それを超えた回数を実施した場合は，薬剤料及び特定保険医療材料料に限り算定できる。なお，他の医療機関においてC102在宅自己腹膜灌流指導管理料を算定している場合には，**診療報酬明細書**の摘要欄に，C102在宅自己腹膜灌流指導管理料を算定している保険医療機関名を記載した場合に限り，週1回を限度として算定できる。

(7)　人工腎臓の所定点数に含まれるものの取扱いについては，次の通りとする。

ア　「1」から「3」までの場合（「注13」の加算を算定する場合を含む）には，透析液（灌流液），血液凝固阻止剤，生理食塩水，エリスロポエチン製剤，ダルベポエチン製剤，エポエチンベータペゴル製剤及びHIF-PH阻害剤の費用は所定点数に含まれており，別に算定できない。なお，生理食塩水には，回路の洗浄・充填，血圧低下時の補液，回収に使用されるもの等が含まれ，同様の目的で使用される電解質補液，ブドウ糖液等についても別に算定できない。

イ　「1」から「3」までにより算定する場合（「注13」の加算を算定する場合を含む）においても，透析液（灌流液），血液凝固阻止剤，生理食塩水，エリスロポエチン製剤，ダルベポエチン製剤，エポエチンベータペゴル製剤及びHIF-PH阻害剤の使用について適切に行う。また，慢性維持透析患者の貧血の管理に当たっては，関係学会が示している腎性貧血治療のガイドラインを踏まえ適切に行う。

ウ　「1」から「4」までにより算定する場合（「注13」の加算を算定する場合を含む）において人工腎臓灌流原液の希釈水の費用は，所定点数に含まれ，別に算定できない。また，必要があって脱イオン（純水製造装置による）を行わなければ使用できない場合であっても同様である。

エ　「1」から「4」までにより算定する場合（「注13」の加算を算定する場合を含む）において人工腎臓の希釈水に対してアルミニウム，フッ素，遊離塩素及びエンドトキシン等を除去する目的で逆浸透装置，活性炭フィルター及び軟水装置を用いて水処理を行った場合の費用は所定点数に含まれ，別に算定できない。

オ　「1」から「4」までにより算定する場合（「注

13」の加算を算定する場合を含む）において人工腎臓の回路を通して行う注射料は，所定点数に含まれ，別に算定できない。
(8) 「4」その他の場合は次の場合に算定する。
 ア 急性腎不全の患者に対して行った場合
 イ 透析導入期（導入後1月に限る）の患者に対して行った場合
 ウ 血液濾過又は血液透析濾過（「注13」の加算を算定する場合を除く）を行った場合
 エ 以下の合併症又は状態を有する患者〔㈡から㈹までについては入院中の患者に限る〕に対して行った場合であって，連日人工腎臓を実施する場合や半減期の短い特別な抗凝固剤を使用する場合等特別な管理を必要とする場合
  ㈠ 重大な視力障害に至る可能性が著しく高い，進行性眼底出血（発症後2週間に限る）
  ㈡ 重篤な急性出血性合併症（頭蓋内出血，消化管出血，外傷性出血等）（発症後2週間に限る）
  ㈢ ヘパリン起因性血小板減少症
  ㈣ 播種性血管内凝固症候群
  ㈤ 敗血症
  ㈥ 急性膵炎
  ㈦ 重篤な急性肝不全
  ㈧ 悪性腫瘍（注射による化学療法中のものに限る）
  ㈨ 自己免疫疾患の活動性が高い状態
  ㈹ L002硬膜外麻酔，L004脊椎麻酔又はL008マスク又は気管内挿管による閉鎖循環式全身麻酔による手術を実施した状態（手術前日から術後2週間に限る）
(9) (8)の場合に該当し，「4」により算定する場合にあっては，(8)のアからエまで〔エについては㈠から㈹まで〕の中から該当するものを<u>診療報酬明細書</u>の摘要欄に記載する。
(10) 人工腎臓における血液濾過は，人工腎臓の必要な患者のうち，血液透析によって対処ができない透析アミロイド症若しくは透析困難症の患者又は緑内障，心包炎若しくは心不全を合併する患者について，血液透析を行った上で，その後血液濾過を実施した場合に限り算定できる。この場合の人工腎臓の費用は，「4」により算定する。
(11) 人工腎臓における血液透析濾過（「注13」の加算を算定する場合を除く）は，人工腎臓の必要な患者のうち，血液透析によって対処ができない透析アミロイド症又は透析困難症の患者について実施した場合に限り算定する。この場合の人工腎臓の費用は「4」により算定する。
(12) 人工腎臓を夜間に開始した場合とは，午後6時以降に開始した場合をいい，終了した時間が午前0時以降であっても，1日として算定する。ただし，「4」の場合であって，夜間に人工腎臓を開始し，12時間以上継続して行った場合は，2日として算定する。
(13) 療養の一環として行われた食事以外の食事が提供された場合には，患者から実費を徴収することができる。
(14) 原則として，関連学会から示されている基準に基づき，水質管理が適切に実施されていること及び透析機器安全管理委員会を設置し，その責任者として専任の医師又は専任の臨床工学技士が1名以上配置されていること。
(15) 「1」から「3」までの場合（「注13」の加算を算定する場合を含む）については，HIF-PH阻害剤は当該保険医療機関において院内処方であることが原則である。なお，同一の患者に対して，同一診療日にHIF-PH阻害剤のみを院内において投薬する場合には，F400処方箋料の(9)の規定にかかわらず，他の薬剤を院外処方箋により投薬することとして差し支えない。
(令6保医発0305・4)

事務連絡 問 人工腎臓について，「1」から「3」までの場合（「注13」の加算を算定する場合を含む）については，「HIF-PH阻害剤は当該保険医療機関において院内処方することが原則である」とあるが，欠品等のやむを得ない事情がある場合は，保険医療機関から保険薬局に対してHIF-PH阻害剤の供給を依頼し，患者に対して使用してよいか。
答 差し支えない。なお，その場合，当該薬剤の費用については，保険医療機関と保険薬局との相互の合議に委ねるものとする。
(令4.3.31)

→J038「注1」時間外加算・休日加算

(1) 「注1」の加算については，人工腎臓を緊急のため午後5時以降に開始したため又は緊急のため休日に行ったため，「通則5」による時間外加算等が算定できる場合にあっては，併せて算定できない。
(2) 「注1」の加算を算定する場合は，A000初診料の「注9」及びA001再診料の「注7」に掲げる夜間・早朝等加算は算定しない。
(3) 休日加算の対象となる休日とは，初診料における休日加算の対象となる休日と同じ取扱いである。ただし，日曜日である休日（日曜日である12月29日から1月3日までの日を除く）は，休日加算の対象としない。
(4) 休日の午後5時以降に開始した場合又は午後9時以降に終了した場合にあっては，「注1」の加算を1回のみ算定できる。
(令6保医発0305・4)

事務連絡 時間外加算・休日加算
問 J038人工腎臓と初再診料の夜間・早朝等加算の併算定はできるのか。
答 「注1」の加算との併算定は出来ないが，「注1」の加算の対象とならない場合においては，算定できる。 (平20.3.28)
（編注）人工腎臓の休日加算を算定した場合，再診料の休日加算，夜間・早朝等加算は算定できない（予定した人工腎臓を行う場合の再診料の休日加算は認められない）。

→J038「注2」導入期加算　摘要欄 p.1718

「注2」の加算について，「イ」については，「導入期加算1」の施設基準，「ロ」については，「導入期加算2」の施設基準，「ハ」については，「導入期加算3」の施設基準の届出を行った保険医療機関において，それぞれ1日につき200点，410点又は810点を1月間に限り算定する。なお，「人工腎臓における導入期」とは継続して血液透析を実施する必要があると判断された場合の血液透析の開始日より1月間をいう。
(令6保医発0305・4)

→J038「注3」障害者等加算　摘要欄 p.1718

「注3」の加算については，次に掲げる状態の患者であって著しく人工腎臓が困難なものについて算定する。
ア 障害者基本法に定める障害者（腎不全以外には身体障害者手帳を交付される程度の障害を有さない者であって，腎不全により身体障害者手帳を交付されているものを除く）
イ 精神保健福祉法の規定によって医療を受ける者
ウ 難病の患者に対する医療等に関する法律第5条第1項に規定する指定難病〔同法第7条第4項に規定する医療受給者証を交付されている患者（同条第1項各号に規定する特定医療費の支給認定に係る基準を満たすものとして診断を受けたものを含む）に係るものに限る〕又は「特定疾患治療研究事業について」（昭和48年4月17日衛発第242号）に掲げる疾患（当該疾患に罹患しているものとして都道府県知事から受給者証の交付を受けているものに限る。ただし，スモンについては過去に公的な認定を受けたことが確認できる場合等

を含む）に罹患している者であって介護を要するもの（腎疾患により受給者証を発行されているものを除く）
エ　透析中に頻回の検査，処置を必要とするインスリン注射を行っている糖尿病の患者
オ　運動麻痺を伴う脳血管疾患患者
カ　認知症患者
キ　常時低血圧症（収縮期血圧が90mmHg以下）の者
ク　透析アミロイド症で手根管症候群や運動機能障害を呈する者
ケ　出血性消化器病変を有する者
コ　骨折を伴う二次性副甲状腺機能亢進症の患者
サ　重症感染症に合併しているために入院中の患者
シ　末期癌に合併しているために入院中の患者
ス　入院中の患者であって腹水・胸水が貯留しているもの
セ　妊婦（妊娠中期以降）
ソ　うっ血性心不全（NYHAⅢ度以上）
タ　12歳未満の小児
チ　人工呼吸を実施中の患者
ツ　結核菌を排菌中の患者
(令6保医発0305・4)

事務連絡　問　J038人工腎臓の「注3」の加算の留意事項通知のウの要件において，「腎疾患により受給者証を発行されているものを除く」とあるが，IgA腎症，多発性嚢胞腎，非典型溶血性尿毒症症候群，一次性ネフローゼ症候群，一次性膜性増殖性糸球体腎炎，紫斑病性腎炎及び先天性腎性尿崩症により受給者証を発行されているものは，「腎疾患により受給者証を発行されているもの」に該当するのか。
答　該当する。
(平28.3.31)

→「注10」下肢末梢動脈疾患指導管理加算
　当該保険医療機関において慢性維持透析を実施している全ての患者に対しリスク評価等を行った場合に算定できる。その際「血液透析患者における心血管合併症の評価と治療に関するガイドライン」等に基づき，下肢動脈の触診や下垂試験・挙上試験等を実施した上で，下肢末梢動脈の虚血性病変が疑われる場合には足関節上腕血圧比（ABI）検査又は皮膚組織灌流圧（SPP）検査によるリスク評価を行っている。また，ABI検査0.7以下又はSPP検査40mmHg以下の患者については，専門的な治療体制を有している保険医療機関へ紹介を行う。当該保険医療機関が専門的な治療体制を有している保険医療機関の要件を満たしている場合は，当該保険医療機関内の専門科と連携を行っている。
(令6保医発0305・4)

事務連絡　問　J038人工腎臓の「注10」下肢末梢動脈疾患指導管理加算について，当該医療機関がABI検査やSPP検査の設備を有しておらず，他の医療機関で実施した検査の結果を見て，専門的な医療機関へ紹介している場合，当該加算の施設基準を満たすか。
答　当該医療機関で検査を実施している場合に限り算定できる。
(平28.6.14)

→「注11」長時間加算
　次に掲げる状態の患者であって，通常の人工腎臓では管理困難な徴候を有するものについて，6時間以上の人工腎臓を行った場合に算定する。
ア　心不全徴候を認める又は血行動態の不安定な患者
イ　適切な除水，適切な降圧薬管理及び適切な塩分摂取管理を行っても高血圧が持続する患者
ウ　高リン血症が持続する患者
(令6保医発0305・4)

→「注13」慢性維持透析濾過加算（複雑なもの）
　血液透析濾過のうち，透析液から分離作製した置換液を用いて血液透析濾過を行うことをいう。
(令6保医発0305・4)

→「注14」透析時運動指導等加算　　摘要欄　p.1718
(1)　透析患者の運動指導に係る研修を受講した医師，理学療法士，作業療法士又は医師に具体的指示を受けた当該研修を受講した看護師が1回の血液透析中に，連続して20分以上患者の病状及び療養環境等を踏まえ療養上必要な指導等を実施した場合に算定できる。実施した指導等の内容を実施した医師本人又は指導等を実施した理学療法士等から報告を受けた医師が**診療録**に記録する。
　なお，入院中の患者については，当該療法を担当する医師，理学療法士又は作業療法士の1人当たりの患者数は1回15人程度，当該療法を担当する看護師の1人当たりの患者数は1回5人程度を上限とし，入院中の患者以外の患者については，それぞれ，1回20人程度，1回8人程度を上限とする。
(2)　指導等に当たっては，日本腎臓リハビリテーション学会「腎臓リハビリテーションガイドライン」等の関係学会によるガイドラインを参照する。
(3)　指導を行う室内に心電図モニター，経皮的動脈血酸素飽和度を測定できる機器及び血圧計を指導に当たって必要な台数有している。また，同室内に救命に必要な器具及びエルゴメータを有していることが望ましい。
(4)　当該加算を算定した日については，疾患別リハビリテーション料は別に算定できない。
(令6保医発0305・4)

事務連絡　問1　人工腎臓「注14」透析時運動指導等加算について，他院で指導が行われていた患者を自院において引き続き指導する場合，透析時運動指導等加算は算定可能か。
答　算定可。ただし，その場合，算定上限日数の起算日は他院での初回指導日となることに留意する。
問2　透析時運動指導等加算について，「医師に具体的指示を受けた」看護師が療養上必要な指導等を実施した場合に算定できることとされているが，ここでいう具体的指示とは，具体的にどのようなことか。
答　個別の医学的判断による。なお，当該指示の内容については，指示を行った医師が適切に診療録に記載する。
問3　透析時運動指導等加算について，「連続して20分以上患者の病状及び療養環境等を踏まえ療養上必要な指導等を実施した場合に算定できる」こととされているが，
①1回の指導は同一の医師等が実施する必要があるか。
②「患者の病状及び療養環境等を踏まえ」た療養上必要な指導とは，具体的にはどのような指導か。
答　①そのとおり。②日本腎臓リハビリテーション学会の「腎臓リハビリテーションガイドライン」等の関係学会によるガイドラインを参照して実施するものであること。
問4　透析時運動指導等加算について，人工腎臓を算定している患者に対して，療養上必要な運動指導等を実施した日に限り算定できるのか。
答　そのとおり。
(令4.3.31)
問5　J038人工腎臓の注14に規定する透析時運動指導等加算について，「透析患者の運動指導に係る研修を受講した医師，理学療法士，作業療法士又は医師に具体的指示を受けた当該研修を受講した看護師」とあるが，「透析患者の運動指導に係る研修」には，具体的にはどのようなものがあるか。
答　現時点では，日本腎臓リハビリテーション学会が開催する「腎臓リハビリテーションに関する研修」が該当する。
(令4.5.13)

●告示4　特掲診療料の施設基準等

第11　2の2　人工腎臓に規定する厚生労働大臣が定める施設基準等

(3)　**人工腎臓の注8に規定する算定回数上限の除外患者**
　妊娠中の患者

別表第10の3　人工腎臓に規定する薬剤

エリスロポエチン
ダルベポエチン

エポエチンベータペゴル
HIF-PH阻害剤

J 038-2　持続緩徐式血液濾過（1日につき）
1,990点

注1　入院中の患者以外の患者に対して，午後5時以降に開始した場合若しくは午後9時以降に終了した場合又は休日に行った場合は，**時間外・休日加算**として，**300点**を所定点数に加算する。
　2　著しく持続緩徐式血液濾過が困難な障害者等に対して行った場合は，**障害者等加算**［障］として，1日につき120点を加算する。
　3　持続緩徐式血液濾過を夜間に開始し，午前0時以降に終了した場合は，1日として算定する。
　4　J 038人工腎臓の実施回数と併せて1月に14回に限り算定する。ただし，J 038人工腎臓の注8に規定する別に厚生労働大臣が定める患者〔告示④第11・2の2(3)，p.724〕にあってはこの限りでない。

→持続緩徐式血液濾過　　　　　　　摘要欄 p.1718
(1) 使用した特定保険医療材料については，持続緩徐式血液濾過器として算定する。
(2) 持続緩徐式血液濾過は，次のアからケまでに掲げるいずれかの状態の患者に算定できる。ただし，キ及びクの場合にあっては一連につき概ね8回を限度とし，ケの場合にあっては一連につき月10回を限度として3月間に限って算定する。
　ア　末期腎不全の患者
　イ　急性腎障害と診断された高度代謝性アシドーシスの患者
　ウ　薬物中毒の患者
　エ　急性腎障害と診断された尿毒症の患者
　オ　急性腎障害と診断された電解質異常の患者
　カ　急性腎障害と診断された体液過剰状態の患者
　キ　急性膵炎診療ガイドライン2015において，持続緩徐式血液濾過の実施が推奨される重症急性膵炎の患者
　ク　重症敗血症の患者
　ケ　劇症肝炎又は術後肝不全（劇症肝炎又は術後肝不全と同程度の重症度を呈する急性肝不全を含む）の患者
(3) (2)のアからカまでのいずれかに該当する場合は，**診療報酬明細書**の摘要欄に該当項目を記載する。
(4) (2)のキからケまでのいずれかに該当する場合は，**診療報酬明細書**の摘要欄に(2)のキからケまでのそれぞれについて，要件を満たす医学的根拠について記載する。
(5) 人工腎臓，腹膜灌流又は持続緩徐式血液濾過を同一日に実施した場合は，主たるものの所定点数のみにより算定する。
(6) 「注1」の加算を算定する場合は，A 000初診料の「注9」及びA 001再診料の「注7」に掲げる夜間・早朝等加算は算定しない。
(7) 持続緩徐式血液濾過を夜間に開始した場合とは，午後6時以降に開始した場合をいい，終了した時間が午前0時以降であっても，1日として算定する。ただし，夜間に持続緩徐式血液濾過を開始し，12時間以上継続して行った場合は，2日として算定する。
(8) 妊娠中の患者以外の患者に対し，持続緩徐式血液濾過と人工腎臓を併せて1月に15回以上実施した場合（持続緩徐式血液濾過のみを15回以上実施した場合を含む）は，15回目以降の持続緩徐式血液濾過又は人工腎臓は算定できない。ただし，薬剤料又は特定保険医療材料料は別に算定できる。〔令6保医発0305・4〕

事務連絡　問1　J 038-2持続緩徐式血液濾過と初再診料の夜間・早朝等加算の併算定はできるのか。
答　「注1」の加算との併算定は出来ないが，「注1」の加算の対象とならない場合においては，算定できる。〔平20.3.28〕
問2　持続緩徐式血液透析濾過はどの区分で算定するか。
答　J 038-2持続緩徐式血液濾過で算定する。〔平24.3.30〕

J 039　血漿交換療法（1日につき）
4,200点

注1　血漿交換療法を夜間に開始し，午前0時以降に終了した場合は，1日として算定する。
　2　難治性高コレステロール血症に伴う重度尿蛋白を呈する糖尿病性腎症に対するLDLアフェレシス療法については，別に**厚生労働大臣が定める施設基準**〔告示④第11・2の2の2(1)，p.1430〕に適合しているものとして地方厚生局長等に届け出た保険医療機関において行われる場合に限り算定する。
　3　移植後抗体関連型拒絶反応治療における血漿交換療法については，別に**厚生労働大臣が定める施設基準**〔告示④第11・2の2の2(2)，p.1431〕に適合しているものとして地方厚生局長等に届け出た保険医療機関において行われる場合に限り算定する。

→血漿交換療法　　　　　　　摘要欄 p.1719，1730
(1) 血漿交換療法は，多発性骨髄腫，マクログロブリン血症，劇症肝炎，薬物中毒，重症筋無力症，悪性関節リウマチ，全身性エリテマトーデス，血栓性血小板減少性紫斑病，重度血液型不適合妊娠，術後肝不全，急性肝不全，多発性硬化症，慢性炎症性脱髄性多発根神経炎，ギラン・バレー症候群，天疱瘡，類天疱瘡，巣状糸球体硬化症，膜性腎症，微小変化型ネフローゼ症候群，抗糸球体基底膜抗体（抗GBM抗体）型急速進行性糸球体腎炎，抗白血球細胞質抗体（ANCA）型急速進行性糸球体腎炎，溶血性尿毒症症候群，家族性高コレステロール血症，難治性高コレステロール血症に伴う重度尿蛋白を呈する糖尿病性腎症，閉塞性動脈硬化症，中毒性表皮壊死症，川崎病，スティーヴンス・ジョンソン症候群若しくはインヒビターを有する血友病の患者，ABO血液型不適合間若しくは抗リンパ球抗体陽性の同種腎移植，ABO血液型不適合間若しくは抗リンパ球抗体陽性の同種肝移植，移植後抗体関連型拒絶反応，慢性C型ウイルス肝炎又は（melanoma differentiation-associated gene 5）に伴う急速進行性間質性肺炎の患者に対して，遠心分離法等により血漿と血漿以外とを分離し，二重濾過法，血漿吸着法等により有害物質等を除去する療法（血漿浄化法）を行った場合に算定できるものであり，必ずしも血漿補充を要しない。
(2) 当該療法の対象となる**多発性骨髄腫，マクログロブリン血症**の実施回数は，一連につき週1回を限度として3月間に限って算定する。
(3) 当該療法の対象となる**劇症肝炎**については，ビリルビン及び胆汁酸の除去を目的に行われる場合であり，当該療法の実施回数は，一連につき概ね10回を限度として算定する。

参考 (1) 血漿交換療法（J039）の適応と使用材料

	適応となる疾患	限度回数	044 血漿分離器（膜型）	特定保険医療材料 血漿成分分離・吸着器 045 成分分離器（膜型）※1	046 成分吸着器※2
1	多発性骨髄腫	一連につき週1回，3月	すべての疾患に可	○	−
2	マクログロブリン血症			○	−
3	劇症肝炎※3	一連につき概ね10回		−	○
4	薬物中毒	一連につき概ね8回		−	○
5	重症筋無力症	一連につき月7回，3月		○	○
6	悪性関節リウマチ	週1回		○	○
7	全身性エリテマトーデス	月4回		○	○
8	血栓性血小板減少性紫斑病	開始後1月限度（原則として血小板数が15/μL以上となった日の2日後まで）		○	−
9	重度血液型不適合妊娠	―		○	−
10	術後肝不全	一連につき概ね7回		○	○
11	急性肝不全			○	○
12	多発性硬化症	一連につき月7回，3月		○	−
13	慢性炎症性脱髄性多発根神経炎			○	−
14	ギラン・バレー症候群			○	−
15	天疱瘡，類天疱瘡	一連につき週2回，3月※4		○	−
16	巣状糸球体硬化症，膜性腎症，微小変化型ネフローゼ症候群	一連につき12回，3月		○	○
17	抗糸球体基底膜抗体（抗GBM抗体）型急速進行性糸球体腎炎	一連につき2クール 1クール（2週間に限る）につき7回		○	−
18	抗白血球細胞質抗体（ANCA）型急速進行性糸球体腎炎	一連につき2クール 1クール（2週間に限る）7回		○	−
19	家族性高コレステロール血症	週1回		○	○
20	閉塞性動脈硬化症	一連につき10回，3月		○	○
21	中毒性表皮壊死症	一連につき8回		○	−
22	スティーヴンス・ジョンソン症候群			○	−
23	インヒビターを有する血友病	―		○	−
24	同種腎移植，同種肝移植※5	一連につき術前4回，術後2回		○	−
25	慢性C型ウイルス肝炎	直近のインターフェロン（INF）療法より5回を限度（INF療法に先行して施行）		○	−
26	川崎病	一連につき6回		○	−
27	溶血性尿毒症症候群	一連につき21回		○	−
28	難治性高コレステロール血症に伴う重度尿蛋白を呈する糖尿病性腎症	一連につき12回			○
29	移植後抗体関連型拒絶反応	一連につき5回（医学的必要から6回以上算定する場合はレセプト摘要欄に理由記載）		○	−
30	抗MDA5抗体陽性皮膚筋炎に伴う急速進行性間質性肺炎	一連につき週3回に限り，45回限度		○	−

※1 膜型血漿成分分離器は，血漿交換用血漿分離器と併用する。（二重濾過血漿交換療法）
※2 選択的血漿成分吸着器は，血漿交換用血漿分離器と併用する。
※3 「3」劇症肝炎については，ビリルビンおよび胆汁酸の除去を目的とする場合に限られる。
※4 「15」天疱瘡の患者で3月後も重症度が中等度以上の場合は，さらに3月可。
※5 「24」同種肝移植については，二重濾過法（膜型血漿成分分離器使用）のみ適応である。

(2) 吸着式血液浄化法（J041）の適応と使用材料

	適応となる疾患	特定保険医療材料
1	エンドトキシン血症であるもの又はグラム陰性菌感染症が疑われるもの	①047吸着式血液浄化用浄化器（エンドトキシン除去用）（2個を限度）
2	肝性昏睡	②048吸着式血液浄化用浄化器（肝性昏睡用又は薬物中毒用）
3	薬物中毒	③②とセットになっている044血漿交換用血漿分離器 注 各血液回路の費用を含む。

(3) 血球成分除去療法（J041-2）の適応と使用材料

	適応となる疾患	限度回数	特定保険医療材料
1	潰瘍性大腸炎（活動期）	一連につき10回（劇症患者は11回）	049 白血球吸着用材料（回路を含む。1日1個）
2	潰瘍性大腸炎（寛解期）	一連につき2週に1回，48週限度［超過の場合は理由をレセプト摘要欄に記載］	
3	関節リウマチ	一連につき1クール（週1回，5週）	
4	クローン病	一連につき10回	
5	膿疱性乾癬	一連につき1クール（週1回，5週）	
6	関節症性乾癬	一連につき2クール（週1回，5週）	
7	移植片対宿主病（GVHD）	一連につき24週間31回限度（超過の場合は理由をレセプト摘要欄に記載）	222 体外フォトフェレーシスキット

(4) 当該療法の対象となる**薬物中毒**の実施回数は，一連につき概ね8回を限度として算定する。

(5) 当該療法の対象となる**重症筋無力症**については，発病後5年以内で重篤な症状悪化傾向のある場合，又は胸腺摘出術や副腎皮質ホルモン剤に対して十分奏効しない場合に限り，当該療法の実施回数は，一連につき月7回を限度として3月間に限って算定する。

(6) 当該療法の対象となる**悪性関節リウマチ**については，都道府県知事によって特定疾患医療受給者と認められた者であって，血管炎により高度の関節外症状（難治性下腿潰瘍，多発性神経炎及び腸間膜動脈血栓症による下血等）を呈し，従来の治療法では効果の得られない者に限り，当該療法の実施回数は，週1回を限度として算定する。

(7) 当該療法の対象となる**全身性エリテマトーデス**については，次のいずれにも該当する者に限り，当該療法の実施回数は，月4回を限度として算定する。なお，測定した血清補体価，補体蛋白の値又は抗DNA抗体の値を**診療録**に記載する。
　ア　都道府県知事によって特定疾患医療受給者と認められた者
　イ　血清補体価（CH_{50}）の値が20単位以下，補体蛋白（C_3）の値が40mg/dL以下及び抗DNA抗体の値が著しく高く，ステロイド療法が無効又は臨床的に不適当な者
　ウ　急速進行性糸球体腎炎（RPGN）又は中枢神経性ループス（CNSループス）と診断された者

(8) 当該療法の対象となる**血栓性血小板減少性紫斑病**の患者に実施する場合は，当該療法の開始後1月を上限として，原則として血小板数が15万/μL以上となった日の2日後まで算定できる。ただし，血小板数が15万/μL以上となった後1月以内に血栓性血小板減少性紫斑病が再燃した場合等，医学的な必要性により別途実施する場合には，**診療録**及び**診療報酬明細書**の摘要欄にその理由及び医学的な必要性を記載する。

(9) 当該療法の対象となる**重度血液型不適合妊娠**とは，Rh式血液型不適合妊娠による胎内胎児仮死又は新生児黄疸の既往があり，かつ，間接クームス試験が妊娠20週未満にあっては64倍以上，妊娠20週以上にあっては128倍以上であるものをいう。

(10) 当該療法の対象となる**術後肝不全**については，手術後に発症した肝障害（外科的閉塞性機序によるものを除く）のうち次のいずれにも該当する場合に限り，当該療法の実施回数は，一連につき概ね7回を限度として算定する。
　ア　総ビリルビン値が5mg/dL以上で，かつ，持続的に上昇を認める場合
　イ　ヘパプラスチンテスト（HPT）40％以下又はComa GradeⅡ以上

(11) 当該療法の対象となる**急性肝不全**については，プロトロンビン時間，昏睡の程度，総ビリルビン及びヘパプラスチンテスト等の所見から劇症肝炎又は術後肝不全と同程度の重症度を呈するものと判断できる場合に限り，当該療法の実施回数は，一連につき概ね7回を限度として算定する。

(12) 当該療法の対象となる**多発性硬化症，慢性炎症性脱髄性多発根神経炎**の実施回数は，一連につき月7回を限度として3月間に限って算定する。

(13) 当該療法の対象となる**ギラン・バレー症候群**については，Hughesの重症度分類で4度以上の場合に限り，当該療法の実施回数は，一連につき月7回を限度として，3月間に限って算定する。

(14) 当該療法の対象となる**天疱瘡，類天疱瘡**については，診察及び検査の結果，診断の確定したもののうち他の治療法で難治性のもの又は合併症や副作用でステロイドの大量投与ができないものに限り，当該療法の実施回数は，一連につき週2回を限度として，3月間に限って算定する。ただし，3月間治療を行った後であっても重症度が中等度以上（厚生省特定疾患調査研究班の天疱瘡スコア）の天疱瘡の患者については，さらに3月間に限って算定する。

(15) 当該療法の対象となる**巣状糸球体硬化症，膜性腎症又は微小変化型ネフローゼ症候群**は，従来の薬物療法では効果が得られず，ネフローゼ状態を持続し，血清コレステロール値が250mg/dL以下に下がらない場合であり，当該療法の実施回数は，一連につき3月間に限って12回を限度として算定する。

(16) 当該療法の対象となる**抗糸球体基底膜抗体（抗GBM抗体）型急速進行性糸球体腎炎**は，急速進行性糸球体腎炎（RPGN）と診断された患者のうち，抗糸球体基底膜抗体（抗GBM抗体）が陽性であった患者について，一連につき2クールを限度として行い，1クール（2週間に限る）につき7回を限度として算定する。

(17) 当該療法の対象となる**家族性高コレステロール血症**については，次のいずれかに該当する者のうち，黄色腫を伴い，負荷心電図及び血管撮影により冠状動脈硬化が明らかな場合であり，維持療法としての当該療法の実施回数は週1回を限度として算定する。
　ア　空腹時定常状態の血清LDLコレステロール値が370mg/dLを超えるホモ接合体の者
　イ　食事療法及び薬物療法を行っても血清LDLコレステロール値が170mg/dL以下に下がらないヘテロ接合体の者

(18) 当該療法の対象となる**閉塞性動脈硬化症**については，次のいずれにも該当する者に限り，当該療法の実施回数は，一連につき3月間に限って10回を限度として算定する。
　ア　フォンテイン分類Ⅱ度以上の症状を呈する者
　イ　薬物療法で血中総コレステロール値220mg/dL又はLDLコレステロール値140mg/dL以下に下がらない高コレステロール血症の者
　ウ　膝窩動脈以下の閉塞又は広範な閉塞部位を有する等外科的治療が困難で，かつ従来の薬物療法では十分な効果を得られない者

(19) 当該療法の対象となる**中毒性表皮壊死症又はスティーヴンス・ジョンソン症候群**の実施回数は，一連につき8回を限度として算定する。

(20) 当該療法の対象となる**インヒビターを有する血友病**は，インヒビター力価が5ベセスダ単位以上の場合に限り算定する。

(21) 当該療法の対象となる**同種腎移植**は，遠心分離法等による血漿と血漿以外の分離又は二重濾過法により，ABO血液型不適合間の同種腎移植を実施する場合又はリンパ球抗体陽性の同種腎移植を実施する場合に限り，当該療法の実施回数は一連につき術前は4回を限度とし，術後は2回を限度として算定する。

(22) 当該療法の対象となる**同種肝移植**は，二重濾過法により，ABO血液型不適合間の同種肝移植を実施する場合又はリンパ球抗体陽性の同種肝移植を実施する場合に限り，当該療法の実施回数は一連につき術前は4回を限度とし，術後は2回を限度として算定する。

(23) 当該療法の対象となる**慢性C型ウイルス肝炎**は，セログループ1〔ジェノタイプⅡ（1b）〕型であり，直近のインターフェロン療法を施行した後，血液中のHCV

RNA量が100KIU/mL以上のものとする。なお，当該療法の実施回数は，直近のインターフェロン療法より，5回を限度として算定する（ただしインターフェロン療法に先行して当該療法を行った場合に限る）。

⑵4 当該療法の対象となる**川崎病**は，免疫グロブリン療法，ステロイドパルス療法又は好中球エラスターゼ阻害薬投与療法が無効な場合又は適応とならない場合に限り，一連につき6回を限度として算定する。

⑵5 当該療法の対象となる**溶血性尿毒症症候群**の実施回数は一連につき21回を限度として算定する。

⑵6 当該療法の対象となる**抗白血球細胞質抗体（ANCA）型急速進行性糸球体腎炎**は，急速進行性糸球体腎炎（RPGN）と診断された患者のうち，抗白血球細胞質抗体（ANCA）が陽性であった患者について，一連につき2クールを限度として行い，1クール（2週間に限る）につき7回を限度として算定する。

㉗ 当該療法の対象となる**抗MDA5抗体陽性皮膚筋炎に伴う急速進行性間質性肺炎**は，急速進行性間質性肺炎と診断された患者のうち，抗MDA5抗体が陽性であった皮膚筋炎の患者について，一連につき週3回に限り45回を限度として算定する。

⑵8 血漿交換療法を行う回数は，個々の症例に応じて臨床症状の改善状況，諸検査の結果の評価等を勘案した妥当適切な範囲であること。

⑵9 本療法を実施した場合は，診療報酬明細書の摘要欄に一連の当該療法の初回実施日及び初回からの通算実施回数（当該月に実施されたものも含む）を記載する。

⑶0 血漿交換療法を夜間に開始した場合とは，午後6時以降に開始した場合をいい，終了した時間が午前0時以降であっても，1日として算定する。ただし，夜間に血漿交換療法を開始し，12時間以上継続して行った場合は，2日として算定する。

⑶1 「注2」に規定する**難治性高コレステロール血症に伴う重度尿蛋白を呈する糖尿病性腎症**とは，重度尿蛋白（1日3g以上の尿蛋白を呈するもの又は尿蛋白/尿クレアチニン比が3g/gCr以上のものに限る）を呈する糖尿病性腎症（血清クレアチニンが2mg/dL未満のものに限る）であって，薬物治療を行っても血清LDLコレステロール値が120mg/dL未満に下がらない場合である。この場合，当該療法の実施回数は，一連につき12回を限度として算定する。

⑶2 「注3」については，**臓器移植後に抗体関連型拒絶反応を呈する患者**を対象として，抗ドナー抗体を除去することを目的として実施する場合に限り，当該療法の実施回数は，一連につき5回を限度として算定する。なお，医学的な必要性から一連につき6回以上算定する場合には，その理由を診療報酬明細書の摘要欄に記載する。
（令6保医発0305・4）

【事務連絡】**血漿交換療法**
問1 家族性高コレステロール血症に対する血漿交換療法について，空腹時定常状態の血清LDLコレステロール値が370mg/dLを超えるホモ接合体で，PCSK9阻害薬やMTP阻害薬等の薬物療法の開始により血清LDLコレステロール値が370mg/dL以下に下がった者は対象となるのか。
答 家族性高コレステロール血症診療ガイドラインに記載されているLDLコレステロール管理目標値を踏まえ，血漿交換療法と薬物療法の併用が必要と判断される場合には，対象となる。
（令2.3.31）

問2 血漿交換療法の留意事項通知の㉓にある「直近のインターフェロンを施行した後」とは，前回のインターフェロン療法を施行した後のいつの時点か。
答 インターフェロン療法の施行後であればよい。前回のインターフェロン療法からの期間は限定していない。

問3 「直近のインターフェロンを施行した後」とは，6か月間のインターフェロン療法を行った後ということか。
答 直近のインターフェロン療法について治療期間は限定していない。インターフェロン投与開始後に，治療効果が認められない等の理由により，治療を中止した患者であっても，対象となる。

問4 留意事項通知の㉓にある「直近のインターフェロン療法より，5回を限度として算定する」とあるが，4回の血漿交換療法を行った後にインターフェロン療法を開始し，その後血漿交換療法の5回目を施行してもよいのか。
答 インターフェロン療法に先行して血漿交換療法を行っているのであれば，5回の血漿交換療法の終了前からインターフェロン療法を開始しても差し支えない。
（平20.3.28，一部修正）

J040　局所灌流（1日につき）
1　悪性腫瘍に対するもの　　　　4,300点
2　骨膜・骨髄炎に対するもの　　1,700点
注　局所灌流を夜間に開始し，午前0時以降に終了した場合は，1日として算定する。

→**局所灌流**　　　　　　　　　　　摘要欄 p.1719
⑴ 開始日の翌日以降に行ったものについては，J000創傷処置における手術後の患者に対するものに準じて算定する。
⑵ 局所灌流を夜間に開始した場合とは，午後6時以降に開始した場合をいい，終了した時間が午前0時以降であっても，1日として算定する。ただし，夜間に局所灌流を開始し，12時間以上継続して行った場合は，2日として算定する。
（令6保医発0305・4）

J041　吸着式血液浄化法（1日につき）　2,000点
注　吸着式血液浄化法を夜間に開始し，午前0時以降に終了した場合は，1日として算定する。

→**吸着式血液浄化法**　　　　　　　摘要欄 p.1719
⑴ 肝性昏睡又は薬物中毒の患者に限り算定できる。
⑵ 吸着式血液浄化法を夜間に開始した場合とは，午後6時以降に開始した場合をいい，終了した時間が午前0時以降であっても，1日として算定する。ただし，夜間に吸着式血液浄化法を開始し，12時間以上継続して行った場合は，2日として算定する。
（令6保医発0305・4）

→**エンドトキシン選択除去用吸着式血液浄化法**
　　　　　　　　　　　　　　　　　摘要欄 p.1719
⑴ 18歳以上の患者にあっては，次のいずれにも該当する患者に対して行った場合に，J041吸着式血液浄化法により算定する。
　ア　エンドトキシン血症が強く疑われる状態であり，次のいずれかの項目に該当するもの。なお，診療報酬明細書の摘要欄に①から③までのいずれかの要件を満たす医学的根拠について記載する。
　　① 細菌感染症を疑ってから当該治療が終了するまでに，エンドトキシン選択除去用吸着式血液浄化法の開始前までに行ったD018細菌培養同定検査の「3」血液又は穿刺液（血液に限る）において，グラム陰性桿菌の陽性が確認されている場合。
　　② 細菌感染症を疑ってから当該治療が終了するまでに，他の保険医療機関においてグラム陰性桿菌の感染が疑われ抗菌薬投与が行われていたことが証明されている患者であって，当該医療機関において初回に実施したD018細菌培養同定検査の「3」血液又は穿刺液（血液に限る）が陰性である場合。
　　③ 細菌感染症を疑ってから当該治療が終了するま

でに，当該医療機関において初回に実施したD018細菌培養同定検査の「3」血液又は穿刺液（血液に限る）が陰性であるものの，グラム陰性桿菌による敗血症性ショックであることがD018細菌培養同定検査の「3」血液又は穿刺液（血液に限る）以外の細菌培養同定検査において強く疑われ，日本救急医学会急性期DIC診断基準が4点以上の場合又はこれに準ずる場合。

　イ　次のいずれも満たすもの。なお，**診療報酬明細書**の摘要欄に①及び②の要件を満たす医学的根拠について記載する。
　　①　「日本版敗血症診療ガイドライン2016」に基づき，quick SOFAで2項目以上の項目を満たし，敗血症を疑った時から臓器障害評価を行った間で，総SOFAスコアの2点以上の上昇を認める。
　　②　適切な輸液負荷にもかかわらず，平均血圧≧65mmHgを維持するために循環作動薬を必要とし，かつ血清乳酸値＞2mmol/L（18mg/dL）を認める。

(2)　エンドトキシン選択除去用吸着式血液浄化法において，18歳未満の患者にあっては，エンドトキシン血症であるもの又はグラム陰性菌感染症が疑われるものであって，細菌感染症を疑ってから当該治療が終了するまでの期間におけるエンドトキシン選択除去用吸着式血液浄化法の開始前の時点で，「日本版敗血症診療ガイドライン2016」における小児SIRS診断基準をみたす。

(3)　エンドトキシン選択除去用吸着式血液浄化法において，既存治療が奏効しない特発性肺線維症の急性増悪の患者に対して行った場合に，J041吸着式血液浄化法により算定する。なお，実施に当たっては，関連学会の定める適正使用指針を遵守する。
〈令6保医発0305・4, 1031・1〉

事務連絡　問　「日本救急医学会急性期DIC診断基準が4点以上の場合又はこれに準ずる場合」とあるが，準ずる場合とは具体的に何を指すのか。
答　医学的判断による。　　　　　　　　〈令2.3.31〉

（編注）「吸着式血液浄化用浄化器（閉塞性動脈硬化症用）」（材料価格基準・別表Ⅱ「209」）を使用した場合は，K616-8吸着式潰瘍治療法により算定する。

J041-2　血球成分除去療法（1日につき）　2,000点
注　血球成分除去療法を夜間に開始し，午前0時以降に終了した場合は，1日として算定する。

→血球成分除去療法　　　　　　　　摘要欄 p.1719

(1)　血球成分除去療法（吸着式及び遠心分離式を含む）は，潰瘍性大腸炎，関節リウマチ（吸着式に限る），クローン病，膿疱性乾癬，関節症性乾癬又は移植片対宿主病（GVHD）患者に対して次のアからキまでのとおり実施した場合に算定できる。

　ア　**潰瘍性大腸炎**の重症・劇症患者及び難治性患者（厚生省特定疾患難治性炎症性腸管障害調査研究班の診断基準）に対しては，活動期の病態の改善及び緩解導入を目的として行った場合に限り算定できる。
　　なお，当該療法の実施回数は，一連につき10回を限度として算定する。ただし，劇症患者については，11回を限度として算定する。

　イ　薬物療法に抵抗する**関節リウマチ**患者に対しては，臨床症状改善を目的として行った場合に限り，一連の治療につき1クールを限度として行い，1クールにつき週1回を限度として，5週間に限って算定できる。なお，当該療法の対象となる関節リウマチ患者は，活動性が高く薬物療法に抵抗する関節リウマチ患者又は発熱などの全身症状と多関節の激しい滑膜炎を呈し薬物療法に抵抗する急速進行型関節リウマチ患者であって，以下の2項目を満たすもの。
　　(イ)　腫脹関節数　6カ所以上
　　(ロ)　ESR 50mm/h以上又はCRP 3mg/dL以上

　ウ　栄養療法及び既存の薬物療法が無効又は適用できない，大腸の病変に起因する明らかな臨床症状が残る中等症から重症の**活動期クローン病患者**に対しては，緩解導入を目的として行った場合に限り算定できる。なお，当該療法の実施回数は，一連の治療につき10回を限度として算定する。

　エ　薬物療法が無効又は適用できない，中等症以上の**膿疱性乾癬患者**（厚生労働省難治性疾患克服研究事業稀少難治性皮膚疾患に関する調査研究班の診断基準）に対しては，臨床症状の改善を目的として行った場合に限り，一連の治療につき1クールを限度として行い，1クールにつき週1回を限度として，5週間に限って算定できる。

　オ　関連学会のガイドラインに準拠した既存の薬物療法が無効又は適用できない**関節症性乾癬患者**に対しては，臨床症状の改善を目的として行った場合に限り，一連の治療につき2クールを限度として算定する。なお，当該療法の実施回数は，1クールにつき週1回を限度として，5週間に限って算定する。ただし，1クール終了時に治療に対する効果を判定し，無効と判断されれば中止する。

　カ　寛解期の**潰瘍性大腸炎**で既存の薬物治療が無効，効果不十分又は適用できない難治性患者（厚生省特定疾患難治性炎症性腸管障害調査研究班の診断基準）に対しては，寛解維持を目的として行った場合に限り，原則として一連につき2週間に1回を限度として48週間に限って算定する。なお，医学的な必要性から一連につき2週間に2回以上算定する場合又は48週間を超えて算定する場合には，その理由を**診療報酬明細書**の摘要欄に記載する。
　　また，初回実施に当たっては，医学的な必要性を**診療報酬明細書**の摘要欄に記載する。

　キ　ステロイド抵抗性又は不耐容の**慢性移植片対宿主病（GVHD）**患者に対しては，臨床症状の改善又はステロイドの減量を目的として行った場合に限り，関連学会の指針に沿って一連につき24週間31回を限度として算定する。なお，医学的な必要性から一連につき24週間31回を超えて算定する場合には，その理由を**診療報酬明細書**の摘要欄に記載する。

(2)　本療法を実施した場合は，**診療報酬明細書**の摘要欄に一連の当該療法の初回実施日及び初回からの通算実施回数（当該月に実施されたものも含む）を記載する。

(3)　血球成分除去療法を夜間に開始した場合とは，午後6時以降に開始した場合をいい，終了した時間が午前0時以降であっても，1日として算定する。ただし，夜間に血球成分除去療法を開始し，12時間以上継続して行った場合は，2日として算定する。〈令6保医発0305・4〉

J042　腹膜灌流（1日につき）
1　連続携行式腹膜灌流　　　　　　　　330点
注1　導入期の14日の間に限り，**導入期加算**として，1日につき**500点**を加算する。
　2　6歳未満の乳幼児の場合は，導入期の14日の間又は15日目以降30日目までの間に限り，注1の規定にかかわらず，**乳幼児加算**として，それぞれ1日につき1,100

点又は550点を加算する。
　　　3　C102在宅自己腹膜灌流指導管理料を算定している患者に対して行った場合には，J038人工腎臓の実施回数と併せて週1回に限り，算定する。
　　2　その他の腹膜灌流　　　　　　　1,100点

→腹膜灌流　　　　　　　　　　　摘要欄 p.1720
(1) 腹膜灌流における導入期とは，継続して連続携行式腹膜灌流を実施する必要があると判断され，当該処置の開始日より14日間をいうものであり，再開の場合には算定できない。
(2) C102在宅自己腹膜灌流指導管理料を算定する患者に対して「1」連続携行式腹膜灌流を行った場合には，J038人工腎臓の実施回数と併せて週1回を限度として算定できる。それを超えた回数を実施した場合は，薬剤料及び特定保険医療材料料に限り算定できる。
(3) 人工腎臓，腹膜灌流又は持続緩徐式血液濾過を同一日に実施した場合は，主たるものの所定点数のみにより算定する。
　　　　　　　　　　　　　　　　（令6保医発0305・4）

J043　新生児高ビリルビン血症に対する光線療法（1日につき）　　140点

→新生児高ビリルビン血症に対する光線療法
　疾病，部位又は部位数にかかわらず1日につき所定点数により算定する。
　　　　　　　　　　　　　　　　（令6保医発0305・4）

J043-2　瀉血療法　　　　　　　　　　250点

→瀉血療法
　真性多血症，続発性多血症又はインターフェロンや肝庇護療法に抵抗性のあるC型慢性肝炎に対して行った場合に算定する。
　　　　　　　　　　　　　　　　（令6保医発0305・4）

J043-3　ストーマ処置（1日につき）
　　1　ストーマを1個もつ患者に対して行った場合　　　　　　　　　　　　　70点
　　2　ストーマを2個以上もつ患者に対して行った場合　　　　　　　　　　120点
　注1　入院中の患者以外の患者に対して算定する。
　　2　C109在宅寝たきり患者処置指導管理料を算定している患者に対して行ったストーマ処置の費用は算定しない。
　　3　6歳未満の乳幼児の場合は，**乳幼児加算**として，**55点**を加算する。
　　4　別に厚生労働大臣が定める施設基準〔告示4第11・2の2の2の2, p.1431〕に適合しているものとして地方厚生局長等に届け出た保険医療機関において，ストーマ合併症を有する患者に対してストーマ処置を行った場合は，**ストーマ合併症加算**として，**65点**を加算する。

→ストーマ処置　　　　　　　　　　摘要欄 p.1720
(1) ストーマ処置は，消化器ストーマ又は尿路ストーマに対して行った場合に算定する。
(2) ストーマ処置には，装具の交換の費用は含まれるが，装具の費用は含まない。
(3) C109在宅寝たきり患者処置指導管理料を算定している患者（これに係る薬剤料又は特定保険医療材料料のみを算定している者を含み，入院中の患者を除く）については，ストーマ処置の費用は算定できない。
(4) 「注4」に規定する加算は，以下のストーマ合併症のいずれかを有し，かつ，ストーマ合併症の重症度分類グレード2以上の患者である場合に算定する。
　ア　傍ストーマヘルニア
　イ　ストーマ脱出
　ウ　ストーマ腫瘍
　エ　ストーマ部瘻孔
　オ　ストーマ静脈瘤
　カ　ストーマ周囲肉芽腫
　キ　ストーマ周囲難治性潰瘍等
　　　　　　　　　　　　　　　　（令6保医発0305・4）

事務連絡　問　J043-3ストーマ処置の「注4」に規定するストーマ合併症について，留意事項通知に「キ　ストーマ周囲難治性潰瘍等」とあるが具体的に何を指すのか。
答　「ストーマ周囲難治性潰瘍等」の「等」とは，ア～キとして記載している合併症以外のストーマ合併症を指し，ストーマ周囲皮膚障害（紅斑，炎症，表皮剥離，びらん，潰瘍，肥厚等），ストーマ粘膜皮膚離開，ストーマ粘膜皮膚侵入，ストーマ壊死，ストーマ陥没，ストーマ狭窄，ストーマ部出血，偽上皮腫性肥厚及びこれらに準ずるものが該当する。
　　　　　　　　　　　　　　　　　　（令7.2.26）

J043-4　経管栄養・薬剤投与用カテーテル交換法　　　　　　　　　　　　　200点
　注　J000創傷処置，K000創傷処理の費用は所定点数に含まれるものとする。

→経管栄養・薬剤投与用カテーテル交換法
(1) 経管栄養・薬剤投与用カテーテル交換法は，胃瘻カテーテル又は経皮経食道胃管カテーテルについて，十分に安全管理に留意し，経管栄養・薬剤投与用カテーテル交換後の確認を画像診断又は内視鏡等を用いて行った場合に限り算定する。なお，その際行われる画像診断及び内視鏡等の費用は，当該点数の算定日にのみ，1回に限り算定する。
(2) 薬剤投与を目的として胃瘻カテーテルの交換を行った場合は，レボドパ・カルビドパ水和物製剤を投与する目的の場合に限り算定する。
　　　　　　　　　　　　　　　　（令6保医発0305・4）

事務連絡　問1　経管栄養・薬剤投与用カテーテル交換法の際に行われる画像診断及び内視鏡等の費用は，当該点数の算定日に限り1回に限り算定するとされているが，E000透視診断には，他の処置の補助手段として行う透視については算定できないとされている。胃瘻カテーテル交換の際に併せて行った「透視診断」の費用は別に算定できるか。
答　当該点数の算定日に限り，1回に限り算定できる。
　　　　　　　　　　　　　　　（平26.11.5，一部修正）
問2　経管栄養・薬剤投与用カテーテル交換法について，鼻腔栄養カテーテルも対象となるか。
答　対象とならない。胃瘻カテーテル又は経皮経食道胃管カテーテルを交換した場合に算定する。　（平24.3.30）

参考　J043-4経管栄養・薬剤投与用カテーテル交換法時のE200「1」CT撮影の算定は，原則として認められない。
　　　　　　　　　　　　　　　　（令6.7.31 支払基金）

（編注）胃瘻カテーテル設置又は経皮経食道胃管カテーテル設置は，K664胃瘻造設術，K664-3薬剤投与用胃瘻造設術又はK664-2経皮経食道胃管挿入術（PTEG）による。

J043-5　尿路ストーマカテーテル交換法　100点
　注1　J000創傷処置，K000創傷処理，J043-3ストーマ処置（尿路ストーマに対して行ったものに限る）の費用は所定点数に含まれるものとする。
　　2　6歳未満の乳幼児の場合は，**乳幼児加算**として，**55点**を加算する。

→尿路ストーマカテーテル交換法
　尿路ストーマカテーテル交換法は，十分に安全管理に留意し，尿路ストーマカテーテル交換後の確認について画像診断等を用いて行った場合に限り算定する。なお，その際行われる画像診断等の費用は，当該点数の算定日に限り，1回に限り算定する。
(令6保医発0305・4)

J 043-6　人工膵臓療法（1日につき）　3,500点
注　別に厚生労働大臣が定める施設基準〔告示4第11・2の2の3, p.1431〕に適合するものとして地方厚生局長等に届け出た保険医療機関において行われる場合に，3日を限度として算定する。

→人工膵臓療法
(1)　人工膵臓療法は，糖尿病患者の治療に際して，周術期における血糖コントロール等を目的として，血管内に留置した二重腔カテーテルから吸引した血中のグルコース値を連続して測定し，持続的な血糖管理を行った場合に算定できる。
(2)　算定の対象となる患者は，次の療養が必要な糖尿病等の患者であって，医師が人工膵臓療法以外による血糖調整が困難であると認めたものである。
　ア　高血糖時（糖尿病性昏睡等）における救急的治療
　イ　手術，外傷及び分娩時の血糖管理
　ウ　インスリン産生腫瘍摘出術の術前，術後の血糖管理
(3)　人工膵臓療法と同一日に行った血中グルコース測定は別に算定できない。
(4)　穿刺部位のガーゼ交換等の処置料及び材料料は別に算定できない。
(5)　人工膵臓療法を4日以上実施した場合の費用は，3日目までの所定点数に含まれ別に算定できない。
(令6保医発0305・4)

J 043-7　経会陰的放射線治療用材料局所注入　1,400点

→経会陰的放射線治療用材料局所注入
　M001体外照射，M001-2ガンマナイフによる定位放射線治療，M001-3直線加速器による放射線治療（一連につき），M001-4粒子線治療（一連につき）又はM004密封小線源治療（一連につき）を行うに当たりハイドロゲル型の放射線治療用合成吸収性材料を用いた場合に限り算定する。
(令6保医発0305・4)

事務連絡　問　入院中の患者に対する放射線治療を行うにあたり，ハイドロゲル型の放射線治療用合成吸収性材料を使用した場合について，経会陰的放射線治療用材料局所注入を放射線治療の一連として行った場合，ハイドロゲル型の放射線治療用合成吸収性材料をM200特定保険医療材料として算定するのか。
答　算定する。
(令2.3.31)

救急処置

J 044　救命のための気管内挿管　500点
注　6歳未満の乳幼児の場合は，乳幼児加算として，55点を加算する。

→救命のための気管内挿管
(1)　救命のための気管内挿管は，救命救急処置として特に設けられたものであり，検査若しくは麻酔のため挿管する場合又は既に挿管している気管内チューブを交換する場合は算定できない。

(2)　救命のための気管内挿管に併せて，人工呼吸を行った場合は，J 045人工呼吸の所定点数を合わせて算定できる。
(令6保医発0305・4)

J 044-2　体表面ペーシング法又は食道ペーシング法（1日につき）　600点

→体表面ペーシング法又は食道ペーシング法
　救急処置として体表面ペーシング法又は食道ペーシング法を行った場合に算定する。
(令6保医発0305・4)
（編注）体表面ペーシング法については，材料価格基準「別表Ⅱ」の「115体表面ペーシング用電極」を併せて算定可。

J 045　人工呼吸
1　30分までの場合　302点
2　30分を超えて5時間までの場合　302点
　に30分又はその端数を増すごとに50点を加算して得た点数
3　5時間を超えた場合（1日につき）
　イ　14日目まで　950点
　ロ　15日目以降　815点
注1　使用した精製水の費用及び人工呼吸と同時に行う呼吸心拍監視，経皮的動脈血酸素飽和度測定若しくは非観血的連続血圧測定又は喀痰吸引若しくは酸素吸入の費用は，所定点数に含まれるものとする。
　2　C 107在宅人工呼吸指導管理料を算定している患者に対して行った人工呼吸の費用は算定しない。
　3　気管内挿管が行われている患者に対して，意識状態に係る評価を行った場合は，**覚醒試験加算**として，当該治療の開始日から起算して14日を限度として，1日につき**100点**を所定点数に加算する。
　4　注3の場合において，当該患者に対して人工呼吸器からの離脱のために必要な評価を行った場合は，**離脱試験加算**として，1日につき**60点**を更に所定点数に加算する。
　5　3のイについては，別に厚生労働大臣が定める患者〔告示4別表第10の3の2, p.732〕に対して，連続した12時間以上の腹臥位療法を行った場合に，**腹臥位療法加算**として，1回につき**900点**を所定点数に加算する。

→人工呼吸
(1)　胸部手術後肺水腫を併発し，応急処置として閉鎖循環式麻酔器による無水アルコールの吸入療法を行った場合は，人工呼吸の所定点数により算定し，これに要した無水アルコールの費用についてはJ 300薬剤により算定する。
(2)　D 220呼吸心拍監視，新生児心拍・呼吸監視，カルジオスコープ（ハートスコープ），カルジオタコスコープ，D 223経皮的動脈血酸素飽和度測定又はD 225-2非観血的連続血圧測定を同一日に行った場合は，これらに係る費用は人工呼吸の所定点数に含まれる。
(3)　喀痰吸引，干渉低周波去痰器による喀痰排出，酸素吸入及び突発性難聴に対する酸素療法の費用は，所定点数に含まれる。
(4)　閉鎖循環式麻酔装置による人工呼吸及びマイクロアダプター（人工蘇生器）を使用して，酸素吸入を施行した場合は，実施時間に応じて人工呼吸の所定点数により算定する。また，ガス中毒患者に対して，閉鎖循

環式麻酔器を使用し，気管内挿管下に酸素吸入を行った場合も同様とする。なお，この場合，酸素吸入の費用は人工呼吸の所定点数に含まれ，別に算定できない。

(5) 気管内挿管下に閉鎖循環式麻酔器による酸素加圧により，肺切除術後の膨張不全に対して肺膨張を図った場合は，実施時間に応じて人工呼吸の所定点数により算定する。

(6) 閉鎖循環式麻酔装置による人工呼吸を手術直後に引き続いて行う場合には，L008マスク又は気管内挿管による閉鎖循環式全身麻酔の所定点数に含まれ，別に算定できない。また，半閉鎖式循環器麻酔器による人工呼吸についても，閉鎖循環式麻酔装置による人工呼吸と同様の取扱いとする。

(7) 新生児の呼吸障害に対する補助呼吸装置による持続陽圧呼吸法（CPAP）及び間歇的強制呼吸法（IMV）を行った場合は，実施時間に応じて人工呼吸の所定点数により算定する。

(8) 鼻マスク式人工呼吸器を用いた場合は，PaO_2/F_IO_2が300mmHg以下又は$PaCO_2$が45mmHg以上の急性呼吸不全の場合に限り人工呼吸に準じて算定する。

(9) C107在宅人工呼吸指導管理料を算定している患者（これに係る在宅療養指導管理材料加算のみを算定している者を含み，入院中の患者及び医療型短期入所サービス費又は医療型特定短期入所サービス費を算定している短期入所中の者を除く）については，人工呼吸の費用は算定できない。

(10) 「3」について，他院において人工呼吸による管理が行われていた患者については，人工呼吸の算定期間を通算する。

(11) 「3」について，自宅等において人工呼吸器が行われていた患者については，治療期間にかかわらず，「ロ」の所定点数を算定する。

(12) 「注3」に規定する覚醒試験加算は，人工呼吸器を使用している患者の意識状態に係る評価として，以下の全てを実施した場合に算定することができる。なお，実施に当たっては，関係学会が定めるプロトコル等を参考とする。
　ア　自発覚醒試験を実施できる状態であることを確認する。
　イ　当該患者の意識状態を評価し，自発的に覚醒が得られるか確認する。その際，必要に応じて，鎮静薬を中止又は減量する。なお，観察時間は，30分から4時間程度を目安とする。
　ウ　意識状態の評価に当たっては，Richmond Agitation-Sedation Scale（RASS）等の指標を用いる。
　エ　評価日時及び評価結果について，診療録に記載する。

(13) 「注4」に規定する離脱試験加算は，人工呼吸器の離脱のために必要な評価として，以下の全てを実施した場合に算定することができる。なお，実施に当たっては，関係学会が定めるプロトコル等を参考とする。
　ア　自発覚醒試験の結果，自発呼吸試験を実施できる意識状態であることを確認する。
　イ　以下のいずれにも該当する。
　　(イ) 原疾患が改善している又は改善傾向にある。
　　(ロ) 酸素化が十分である。
　　(ハ) 血行動態が安定している。
　　(ニ) 十分な吸気努力がある。
　　(ホ) 異常な呼吸様式ではない。
　　(ヘ) 全身状態が安定している。
　ウ　人工呼吸器の設定を以下のいずれかに変更し，30分間経過した後，患者の状態を評価する。
　　(イ) 吸入酸素濃度（F_IO_2）50％以下，CPAP（PEEP）≦5cmH₂OかつPS≦5cmH₂O
　　(ロ) $F_IO_2$50％以下相当かつTピース
　エ　ウの評価に当たっては，以下の全てを評価する。
　　(イ) 酸素化の悪化の有無
　　(ロ) 血行動態の悪化の有無
　　(ハ) 異常な呼吸様式及び呼吸回数の増加の有無
　オ　ウの評価の結果，異常が認められた場合には，その原因について検討し，対策を講じる。
　カ　評価日時及び評価結果について，診療録に記載する。

(14) 「注5」に規定する腹臥位療法加算は，人工呼吸器管理下における，中等症以上の急性呼吸窮迫症候群（ARDS）患者に対し，12時間以上の連続した腹臥位療法を実施した場合に算定することとし，腹臥位療法の実施が日をまたぐ場合については，当該療法を開始してから連続した12時間が経過した時点で算定する。なお，実施に当たっては，関係学会が定めるガイドライン等を参考にする。
（令6保医発0305・4）

→2種以上の処置を同一日に行った場合（J018, J024参照）

別表10の3の2　人工呼吸の注5に規定する対象患者 新

A300救命救急入院料2又は4を算定する患者
A301特定集中治療室管理料1又は2を算定する患者
A301-4小児特定集中治療室管理料を算定する患者
A302新生児特定集中治療室管理料1を算定する患者
A302-2新生児特定集中治療室重症児対応体制強化管理料を算定する患者
A303総合周産期特定集中治療室管理料の新生児集中治療室管理料を算定する患者

J045-2　一酸化窒素吸入療法（1日につき）

1　新生児の低酸素性呼吸不全に対して実施する場合　　　　　　　　　　　1,680点

注1　別に厚生労働大臣が定める施設基準〔告示4第11・4, p.1432〕を満たす保険医療機関において行われる場合に限り算定する。

2　一酸化窒素ガス加算として，吸入時間が1時間までの場合，900点を所定点数に加算する。吸入時間が1時間を超える場合は，900点に吸入時間が1時間又はその端数を増すごとに900点を加算して得た点数を，所定点数に加算する。

2　その他の場合　　　　　　　　　1,680点

注　一酸化窒素ガス加算として，吸入時間が1時間までの場合，900点を所定点数に加算する。吸入時間が1時間を超える場合は，900点に吸入時間が1時間又はその端数を増すごとに900点を加算して得た点数を，所定点数に加算する。

→一酸化窒素吸入療法　　　　　摘要欄 p.1720

(1) 新生児の肺高血圧を伴う低酸素性呼吸不全の改善を目的として本療法を行った場合は，「1」により算定する。この場合，開始時刻より通算して96時間を限度として，一酸化窒素ガス加算を加算でき，本療法の終了日に算定する。ただし，医学的根拠に基づきこの限度を超えて算定する場合は，さらに48時間を限度とし

て算定でき，**診療報酬明細書**の摘要欄にその理由及び医学的な根拠を詳細に記載する。
(2) 心臓手術又は先天性横隔膜ヘルニアの周術期における肺高血圧の改善を目的として一酸化窒素吸入療法を行った場合は，「2」により算定する。この場合，開始時刻より通算して168時間を限度として，一酸化窒素ガス加算を加算でき，本療法の終了日に算定するが，56時間を超えて本療法を実施する場合は，症状に応じて離脱の可能性について検討し，その検討結果を**診療録**に記録する。ただし，医学的根拠に基づき168時間を超えて算定する場合は，さらに48時間を限度として算定でき，**診療報酬明細書**の摘要欄にその理由及び医学的な根拠を詳細に記載する。
(3) (1)及び(2)の開始時刻とは一酸化窒素供給装置を人工呼吸器と接続し，一酸化窒素の供給を開始した時刻を指し，本療法を実施した場合は，同時刻を**診療報酬明細書**の摘要欄に記載する。
(4) (1)又は(2)とD220呼吸心拍監視，新生児心拍・呼吸監視，カルジオスコープ（ハートスコープ），カルジオタコスコープ，D223経皮的動脈血酸素飽和度測定又はD225-2非観血的連続血圧測定を同一日に行った場合は，これらに係る費用は一酸化窒素吸入療法の所定点数に含まれる。
(5) 喀痰吸引，干渉低周波去痰器による喀痰排出，酸素吸入及び突発性難聴に対する酸素療法の費用は(1)及び(2)の所定点数に含まれる。　　　　　　（令6保医発0305・4）
（編注）一酸化窒素ガス（アイノフロー吸入用800ppm）は，告示⑧「第6」（厚生労働大臣が定める保険医の使用医薬品）の「別表第3」（p.1607）に該当するため，薬剤料としては算定できず，「注」の一酸化窒素ガス加算を算定する。

J 046　非開胸的心マッサージ
1　30分までの場合　　　　　　　　　　250点
2　30分を超えた場合　　250点に30分又はその端数を増すごとに**40点**を加算して得た点数
J 047　カウンターショック（1日につき）
1　非医療従事者向け自動除細動器を用いた場合　　　　　　　　　　　　　　2,500点
2　その他の場合　　　　　　　　3,500点

→カウンターショック
(1) 非医療従事者向け自動除細動器を用いて行った場合には，「1」を算定する。ただし，保険医療機関において保険医により施行された場合においてのみ算定する。
(2) カウンターショックに伴う皮膚の創傷に対する処置に要する費用は，所定点数に含まれ，別に算定できない。
(3) 心臓手術に伴うカウンターショックは，それぞれの心臓手術の所定点数に含まれ，別に算定できない。
(4) カウンターショックと開胸心臓マッサージを併せて行った場合は，カウンターショックの所定点数とK545開胸心臓マッサージの所定点数をそれぞれ算定する。
　　　　　　　　　　　　　　　　　（令6保医発0305・4）

事務連絡　問　心臓手術に伴うカウンターショックは，それぞれの心臓手術の所定点数に含まれ，別に算定できないとあるが，心臓手術以外の手術においては算定可能か。
答　手術の部の通則の通知のとおり，手術当日に，手術に関連して行う処置については算定できない。
　　　　　　　　　　　　　　　　　　　　（平18.3.31）

J 047-2　心腔内除細動　　　　　　　　3,500点

→心腔内除細動
　心房性不整脈に対する治療の目的で心腔内除細動カテーテルを用いて心腔内除細動を実施した場合に算定する。ただし，不整脈手術などに伴う心腔内除細動は，それぞれの手術の所定点数に含まれ，別に算定できない。
　　　　　　　　　　　　　　　　　（令6保医発0305・4）

| J 047-3　心不全に対する遠赤外線温熱療法
　　　　　（1日につき）　　　　　　　　115点 |
|---|
| 注1　別に**厚生労働大臣**が定める**施設基準**〔告示④第11・4の2(1)，p.1432〕に適合するものとして地方厚生局長等に届け出た保険医療機関において行われる場合に限り算定する。
　　2　入院中の患者であって，別に**厚生労働大臣**が定めるもの〔告示④第11・4の2(2)，p.1432〕に対して行われた場合に，治療開始日から起算して30日を限度として，週5回に限り所定点数を算定する。 |

→心不全に対する遠赤外線温熱療法　摘要欄 p.1720
(1) 心不全に対する遠赤外線温熱療法の対象となる患者は，特掲診療料の施設基準等第11の4の2の(2)に掲げる患者（編注：慢性心不全により一定程度以上の呼吸循環機能の低下及び日常生活能力の低下を来している患者）であって，以下のいずれにも該当するもの。
　ア　左室流出路の狭窄を伴わない，NYHAⅢ又はⅣの慢性心不全患者〔左室駆出率40％以下及び脳性Na利尿ペプチド（BNP）が200pg/mL以上の状態のもの又は脳性Na利尿ペプチド前駆体N端フラグメント（NT-proBNP）が900pg/mL以上のもの〕のうち，心拍出量低下による循環不全及び全身のうっ血症状の急性増悪期の入院患者であって，座位又は車椅子移動が可能であるもの。
　イ　意識障害や重症の認知機能障害がなく，医師や看護師の指示に従うことのできるもの。
(2) 心不全に対する遠赤外線温熱療法は，専任の医師の指導管理の下に実施する。この場合，医師が直接監視を行い，又は同一建物内において直接監視をしている他の従事者と医師が常時連絡を取れる状態かつ緊急事態に即時的に対応できる態勢である。また，専任の医師は定期的な心機能チェックの下に，当該療法に係る実施計画を作成し，**診療録**に添付する。
(3) 心不全に対する遠赤外線温熱療法は，当該療法の目的で利用される医療機器として薬事承認又は認証を得ているものを使用する。
(4) 心不全に対する遠赤外線温熱療法の実施に当たっては，関連学会から示された指針等を遵守する。
(5) 所定点数には，同一日に行われるD208心電図検査，D209負荷心電図検査及びD220呼吸心拍監視，新生児心拍・呼吸監視，カルジオスコープ（ハートスコープ），カルジオタコスコープの費用が含まれる。
(6) 当該療法とH000心大血管疾患リハビリテーションを併せて行った場合は，主たるものの所定点数のみを算定する。
(7) 当該療法の開始日及び医学的必要性について，**診療報酬明細書**の摘要欄に記載する。
　　　　　　　　　　　　　　　　　（令6保医発0305・4）

| J 048　心膜穿刺　　　　　　　　　　　625点
J 049　食道圧迫止血チューブ挿入法　3,240点 |
|---|

（編注）食道圧迫止血チューブ挿入法にあたり，材料価格基準「別表Ⅱ」の「096胃・食道静脈瘤圧迫止血用チューブ」を用いた場合，特定保険医療材料料を併せて算定できる。

| J 050　気管内洗浄（1日につき）　　　　425点
　　注1　6歳未満の乳幼児の場合は，**乳幼児加算** |
|---|

として，110点を加算する。
　　　2　気管内洗浄と同時に行う喀痰吸引又は酸素吸入は，所定点数に含まれるものとする。

→気管内洗浄
(1)　気管から区域細気管支にわたる範囲で異物又は分泌物による閉塞（吐物の逆流，誤嚥，気管支喘息重積状態又は無気肺）のために急性呼吸不全を起こした患者に対し，気管内挿管下（気管切開下を含む）に洗浄した場合に1日につき所定点数を算定する。
(2)　新たに気管内挿管を行った場合には，J 044救命のための気管内挿管の所定点数を合わせて算定できる。
(3)　気管支ファイバースコピーを使用した場合は，D 302気管支ファイバースコピーの所定点数のみを算定する。
(4)　気管内洗浄（気管支ファイバースコピーを使用した場合を含む）と同時に行う喀痰吸引，干渉低周波去痰器による喀痰排出又は酸素吸入は，所定点数に含まれる。
（令6保医発0305・4）

→2種以上の処置を同一日に行った場合（J018, J024参照）

| J 051 | 胃洗浄 | 375点 |

注　3歳未満の乳幼児の場合は，**乳幼児加算**として，110点を加算する。

| J 052 | ショックパンツ（1日につき） | 150点 |

注　2日目以降については，所定点数にかかわらず1日につき50点を算定する。

| J 052-2 | 熱傷温浴療法（1日につき） | 2,175点 |

注　広範囲熱傷の患者であって，入院中のものについて行った場合に受傷後60日以内に限り算定する。

→熱傷温浴療法　　摘要欄 p.1720
(1)　熱傷温浴療法は，体表面積の30％以上の広範囲熱傷に対する全身温浴として，入院中の患者に対し受傷後60日以内に行われたものについて算定する。
(2)　受傷日を**診療報酬明細書**の摘要欄に記載する。
（令6保医発0305・4）

皮膚科処置

J 053	皮膚科軟膏処置	
1	100cm²以上500cm²未満　外診包括	55点
2	500cm²以上3,000cm²未満	85点
3	3,000cm²以上6,000cm²未満	155点
4	6,000cm²以上	270点

注1　100cm²未満の場合は，第1章基本診療料に含まれ，算定できない。
　2　C 109在宅寝たきり患者処置指導管理料を算定している患者に対して行った皮膚科軟膏処置の費用は算定しない。

→皮膚科軟膏処置
(1)　C 109在宅寝たきり患者処置指導管理料を算定している患者（これに係る薬剤料又は特定保険医療材料料のみを算定している者を含み，入院中の患者を除く）については，皮膚科軟膏処置の費用は算定できない。
(2)　100cm²未満の皮膚科軟膏処置は，第1章基本診療料に含まれるものであり，皮膚科軟膏処置を算定することはできない。
（令6保医発0305・4）
(3)　J 000創傷処置，J 001熱傷処置，J 001-4重度褥瘡処置及びJ 053皮膚科軟膏処置の各号に示す範囲とは，包帯等で被覆すべき創傷面の広さ，又は軟膏処置を行

うべき広さをいう。
(4)　同一疾病又はこれに起因する病変に対してJ 000創傷処置，J 053皮膚科軟膏処置又はJ 119「3」湿布処置が行われた場合は，それぞれの部位の処置面積を合算し，その合算した広さを，いずれかの処置に係る区分に照らして算定するものとし，併せて算定できない。
(5)　同一部位に対してJ 000創傷処置，J 053皮膚科軟膏処置，J 057-2面皰圧出法又はJ 119「3」湿布処置が行われた場合はいずれか1つのみにより算定し，併せて算定できない。
（令6保医発0305・4）

J 054	皮膚科光線療法（1日につき）	
1	赤外線又は紫外線療法	45点

注　入院中の患者以外の患者についてのみ算定する。

| 2 | 長波紫外線又は中波紫外線療法（概ね290nm以上315nm以下のもの） | 150点 |
| 3 | 中波紫外線療法（308nm以上313nm以下に限定したもの） | 340点 |

→皮膚科光線療法
(1)　赤外線療法は，ソラックス灯等の赤外線を出力する機器を用いて行った場合に算定できる。
(2)　紫外線療法は，フィンゼン灯，クロマイエル水銀石英灯等の紫外線を出力する機器を用いて行った場合に算定できる。
(3)　赤外線又は紫外線療法（長波紫外線療法及び中波紫外線療法を除く）は，5分以上行った場合に算定する。
(4)　長波紫外線又は中波紫外線療法は，長波紫外線（概ね315nm以上400nm以下）又は，中波紫外線（概ね290nm以上315nm以下）を選択的に出力できる機器によって長波紫外線又は中波紫外線療法を行った場合に算定できるものであり，いわゆる人工太陽等の長波紫外線及び中波紫外線を非選択的に照射する機器によって光線療法を行った場合は，赤外線又は紫外線療法の所定点数によって算定する。
(5)　中波紫外線療法（308nm以上313nm以下に限定したもの）は，いわゆるナローバンドUVB療法をいい，308nm以上313nm以下の中波紫外線を選択的に出力できる機器によって中波紫外線療法を行った場合に算定する。
(6)　長波紫外線療法又は中波紫外線療法は乾癬，類乾癬，掌蹠膿疱症，菌状息肉腫（症），悪性リンパ腫，慢性苔癬状粃糠疹，尋常性白斑，アトピー性皮膚炎又は円形脱毛症に対して行った場合に限って算定する。
(7)　赤外線療法，紫外線療法，長波紫外線療法又は中波紫外線療法を同一日に行った場合は，主たるものの所定点数のみにより算定する。また，同じものを同一日に複数回行った場合でも，1日につき所定点数のみにより算定する。
(8)　皮膚科光線療法は，同一日において消炎鎮痛等処置とは併せて算定できない。
（令6保医発0305・4）

参考　1　外耳炎に対する皮膚科光線療法「1」赤外線又は紫外線療法の算定：原則として認められる。（令6.3.29 支払基金）
2　皮膚科光線療法（赤外線又は紫外線療法）：次の傷病名に対するJ 054皮膚科光線療法「1」赤外線又は紫外線療法の算定は，原則として認められる。
(1)湿疹・皮膚炎（急性・慢性），(2)脂漏性湿疹・皮膚炎，(3)アトピー性皮膚炎，(4)痒疹，(5)乾癬，(6)掌蹠膿疱症，(7)尋常性白斑，(8)凍瘡，(9)円形脱毛症，(10)尋常性ざ瘡，(11)帯状疱疹
3　皮膚科光線療法と皮膚科軟膏処置の併算定：次の場合におけるJ 053皮膚科軟膏処置とJ 054皮膚科光線療法との併算定は，原則として認められる。

(1)同一部位で別疾患，(2)別部位で同一疾患 （令6.7.31 支払基金）

J054-2　皮膚レーザー照射療法（一連につき）

1　色素レーザー照射療法　　　　　　**2,712点**
　注　照射面積が10cm²を超えた場合は，10cm²又はその端数を増すごとに，**照射面積拡大加算**として，所定点数に**500点**を加算する。ただし，**8,500点**の加算を限度とする。
2　Qスイッチ付レーザー照射療法
　イ　4cm²未満　　　　　　　　　　2,000点
　ロ　4cm²以上16cm²未満　　　　　　2,370点
　ハ　16cm²以上64cm²未満　　　　　 2,900点
　ニ　64cm²以上　　　　　　　　　　3,950点
　注　3歳未満の乳幼児に対して皮膚レーザー照射法を行った場合は，**乳幼児加算**として，**2,200点**を所定点数に加算する。

→皮膚レーザー照射療法　　　　　摘要欄 p.1720
(1) 皮膚レーザー照射療法は，単なる美容を目的とした場合は算定できない。
(2) 「一連」とは，治療の対象となる疾患に対して所期の目的を達するまでに行う一連の治療過程をいい，概ね3月間にわたり行われるものをいう。例えば，対象病変部位の一部ずつに照射する場合や，全体に照射することを数回繰り返して一連の治療とする場合は，1回のみ所定点数を算定する。
(3) 皮膚レーザー照射療法を開始した場合は，**診療報酬明細書**の摘要欄に，前回の一連の治療の開始日を記載する。
(4) 「1」の色素レーザー照射療法は，単純性血管腫，苺状血管腫又は毛細血管拡張症に対して行った場合に算定する。
(5) 「2」のQスイッチ付レーザー照射療法は，Qスイッチ付ルビーレーザー照射療法，ルビーレーザー照射法，Qスイッチ付アレキサンドライトレーザー照射療法及びQスイッチ付ヤグレーザー照射療法をいう。
(6) Qスイッチ付レーザー照射療法は，頭頸部，左上肢，左下肢，右上肢，右下肢，胸腹部又は背部（臀部を含む）のそれぞれの部位ごとに所定点数を算定する。また，各部位において，病変部位が重複しない複数の疾患に対して行った場合は，それぞれ算定する。
(7) Qスイッチ付ルビーレーザー照射療法及びルビーレーザー照射療法は，太田母斑，異所性蒙古斑，外傷性色素沈着症，扁平母斑等に対して行った場合に算定できる。なお，一連の治療が終了した太田母斑，異所性蒙古斑又は外傷性色素沈着症に対して再度当該療法を行う場合には，同一部位に対して初回治療を含め5回を限度として算定する。
(8) Qスイッチ付ルビーレーザー照射療法及びルビーレーザー照射療法は扁平母斑等に対しては，同一部位に対して初回治療を含め2回を限度として算定する。
(9) Qスイッチ付アレキサンドライトレーザー照射療法は，太田母斑，異所性蒙古斑，外傷性色素沈着症等に対して行った場合に算定できる。なお，扁平母斑にあっては算定できない。
(10) Qスイッチ付ヤグレーザー照射療法は，太田母斑，異所性蒙古斑又は外傷性色素沈着症に対して行った場合に算定できる。
（令6保医発0305・4）

J055　いぼ焼灼法
1　3箇所以下　　　　　　　　　　　210点
2　4箇所以上　　　　　　　　　　　260点

参考　次の傷病名に対するJ055いぼ焼灼法又はJ056いぼ等冷凍凝固法の算定は，原則として認められる。
(1)尖圭コンジローマ，(2)軟性線維腫，(3)軟性線維腫二次感染，(4)尋常性疣贅，(5)日光角化症。
また，算定回数は，原則として週1回（月5回）まで認められる。
（令6.10.31 支払基金）

J055-2　イオントフォレーゼ　　　220点

→イオントフォレーゼ
(1) 尋常性白斑に対するイオントフォレーゼ療法は露出部におけるもので，他の療法が無効な場合に限り，4cm四方ごとに算定する。
(2) 汗疱状白癬，慢性湿疹，尋常性痤瘡，慢性皮膚炎，稽留性化膿性肢端皮膚炎，多汗症，頑癬に対するイオントフォレーゼは，他の療法が無効な場合に限り算定する。
（令6保医発0305・4）

J055-3　臍肉芽腫切除術　　　　　220点
J056　いぼ等冷凍凝固法
1　3箇所以下　　　　　　　　　　　210点
2　4箇所以上　　　　　　　　　　　270点
J057　軟属腫摘除
1　10箇所未満　　　　　　　　　　 120点
2　10箇所以上30箇所未満　　　　　 220点
3　30箇所以上　　　　　　　　　　 350点

→軟属腫摘除
伝染性軟属腫の内容除去は，軟属腫摘除として算定する。
（令6保医発0305・4）

J057-2　面皰圧出法　　　　　　　 49点

→面皰圧出法
顔面，前胸部，上背部等に多発した面皰に対して行った場合に算定する。
（令6保医発0305・4）

→面皰圧出法等
同一部位に対してJ000創傷処置，J053皮膚科軟膏処置，J057-2面皰圧出法又はJ119「3」湿布処置が行われた場合はいずれか1つのみにより算定し，併せて算定できない。
（令6保医発0305・4）

J057-3　鶏眼・胼胝処置　　　　　 170点
注　月2回に限り算定する。

→鶏眼・胼胝処置
同一部位について，その範囲にかかわらず月2回を限度として算定する。
（令6保医発0305・4）

J057-4　稗粒腫摘除
1　10箇所未満　　　　　　　　　　　74点
2　10箇所以上　　　　　　　　　　 148点

泌尿器科処置

J058　膀胱穿刺　　　　　　　　　 80点
J059　陰嚢水腫穿刺　　　　　　　 80点
J059-2　血腫，膿腫穿刺　　　　　 80点

→血腫，膿腫その他における穿刺
新生児頭血腫又はこれに準ずる程度のものに対して行う場合は，J059-2血腫，膿腫穿刺により算定できるが，小範囲のものや試験穿刺については，算定できない。

参考　耳介血腫に対するJ059-2血腫，膿腫穿刺の算定は，原則として認められる。
（令6.6.28 支払基金）
（令6保医発0305・4）

J060　膀胱洗浄（1日につき）【外診包括】　60点
注1　薬液注入，膀胱洗浄と同時に行う留置カテーテル設置及び留置カテーテル設置中の膀胱洗浄の費用は，所定点数に含まれるものとする。
　2　C106在宅自己導尿指導管理料又はC109在宅寝たきり患者処置指導管理料を算定している患者に対して行った膀胱洗浄の費用は算定しない。

J060-2　後部尿道洗浄（ウルツマン）（1日につき）【外診包括】　60点

→膀胱洗浄，後部尿道洗浄（ウルツマン）
(1)　カテーテル留置中に膀胱洗浄及び薬液膀胱内注入を行った場合は，1日につき，膀胱洗浄により算定する。
(2)　膀胱洗浄，留置カテーテル設置，導尿（尿道拡張を要するもの）又は後部尿道洗浄（ウルツマン）を同一日に行った場合には，主たるものの所定点数により算定する。
(3)　C106在宅自己導尿指導管理料又はC109在宅寝たきり患者処置指導管理料を算定している患者（これらに係る在宅療養指導管理材料加算，薬剤料又は特定保険医療材料料のみを算定している者を含み，入院中の患者及び医療型短期入所サービス費又は医療型特定短期入所サービス費を算定している短期入所中の者を除く）については膀胱洗浄又は後部尿道洗浄（ウルツマン）の費用は算定できない。
（令6保医発0305・4）

参考　膀胱洗浄：原則として，寝たきり状態の患者に留置カテーテルを設置し，「膀胱炎，尿路感染症」等の病名がない場合の膀胱洗浄は認められる。【留意事項】膀胱洗浄は，医学的には，尿路感染の機会が増大することから，できるだけ施行しない事が望ましい。
（平22.6.21 支払基金，更新：平26.9.22）

参考　尿道カテーテル留置例における尿路感染症に対するJ060膀胱洗浄週1回の算定は，原則として認められる。
（令6.10.31 支払基金）

J061　腎盂洗浄（片側）　60点

→腎盂洗浄
(1)　片側ごとに所定点数をそれぞれ算定する。
(2)　尿管カテーテル挿入を行った場合は，所定点数にD318尿管カテーテル法の所定点数を合わせて算定できる。
（令6保医発0305・4）

J062　腎盂内注入（尿管カテーテル法を含む）　1,612点
注　ファイバースコープによって行った場合に算定する。

J063　留置カテーテル設置　40点
注1　膀胱洗浄と同時に行う留置カテーテル設置の費用は，膀胱洗浄の所定点数に含まれるものとする。
　2　C106在宅自己導尿指導管理料又はC109在宅寝たきり患者処置指導管理料を算定している患者に対して行った留置カテーテル設置の費用は算定しない。

→留置カテーテル設置
(1)　長期間にわたり，バルーンカテーテルを留置するための挿入手技料は，留置カテーテル設置により算定する。この場合，必要があってカテーテルを交換したときの挿入手技料も留置カテーテル設置により算定する。
(2)　C106在宅自己導尿指導管理料又はC109在宅寝たきり患者処置指導管理料を算定している患者（これらに係る在宅療養指導管理材料加算，薬剤料又は特定保険医療材料料のみを算定している者を含み，入院中の患者及び医療型短期入所サービス費又は医療型特定短期入所サービス費を算定している短期入所中の者を除く）については，留置カテーテル設置の費用は算定できない。
(3)　留置カテーテル設置時に使用する注射用蒸留水又は生理食塩水等の費用は所定点数に含まれ別に算定できない。
（令6保医発0305・4）

J064　導尿（尿道拡張を要するもの）　40点
注　C106在宅自己導尿指導管理料又はC109在宅寝たきり患者処置指導管理料を算定している患者に対して行った導尿の費用は算定しない。

→導尿（尿道拡張を要するもの）
C106在宅自己導尿指導管理料又はC109在宅寝たきり患者処置指導管理料を算定している患者（これらに係る在宅療養指導管理材料加算，薬剤料又は特定保険医療材料料のみを算定している者を含み，入院中の患者及び医療型短期入所サービス費又は医療型特定短期入所サービス費を算定している短期入所中の者を除く）については，導尿（尿道拡張を要するもの）の費用は算定できない。
（令6保医発0305・4）

（編注）尿道拡張を要しない導尿については，基本診療料に含まれ別に算定できない。

参考　女性に対するJ064導尿（尿道拡張を要するもの）の算定は，尿道狭窄症がある場合，原則として認められる。
（令6.3.29 支払基金）

J065　間歇的導尿（1日につき）　150点

→間歇的導尿
間歇的導尿は，脊椎損傷の急性期の尿閉，骨盤内の手術後の尿閉の患者に対し，排尿障害の回復の見込みのある場合に行うもので，6月間を限度として算定する。
（令6保医発0305・4）

J066　尿道拡張法　216点
J066-2　タイダール自動膀胱洗浄（1日につき）　180点
J067　誘導ブジー法　270点
J068　嵌頓包茎整復法（陰茎絞扼等）　290点

→小児仮性包茎剥離術（嵌頓包茎整復法）
小児仮性包茎における包皮亀頭癒着に対する用手法等による剥離術は，嵌頓包茎整復法に準じて算定する。
（令6保医発0305・4）

J068-2　陰唇癒合剥離　290点
J069　前立腺液圧出法　50点
J070　前立腺冷温榻　50点
J070-2　干渉低周波による膀胱等刺激法　50点
注　入院中の患者以外の患者について算定する。

→干渉低周波による膀胱等刺激法　摘要欄 p.1720
(1)　干渉低周波による膀胱等刺激法は，尿失禁の治療のために行った場合に算定する。

(2) 治療開始時点においては，3週間に6回を限度とし，その後は2週間に1回を限度とする。　（令6 保医発0305・4）

| J070-3　冷却痔処置（1日につき） | 50点 |

→冷却痔処置　　　　　　　　　摘要欄 p.1720
(1) Ⅰ度又はⅡ度の内痔核の患者に対し，1日1回又は2回，かつ連続して5日以上実施した場合に10日間を限度として，1日につき1回算定できる。なお，当該処置に使用した冷却痔疾治療用具については，所定点数に含まれ，別に算定できない。
(2) 冷却痔処置の請求に当たっては，内痔核の重症度について，Ⅰ度又はⅡ度のいずれに該当するかを診療報酬明細書の摘要欄に記載する。　（令6 保医発0305・4）

| J070-4　磁気による膀胱等刺激法 | 70点 |

注　別に厚生労働大臣が定める施設基準〔告示4 第11・2の3，p.1431〕に適合しているものとして地方厚生局長等に届け出た保険医療機関において行われる場合に限り算定する。

→磁気による膀胱等刺激法　　　摘要欄 p.1720
(1) 次のいずれかに該当する尿失禁を伴う成人女性の過活動膀胱患者に対して実施した場合に限り算定できる。
　ア　尿失禁治療薬を12週間以上服用しても症状改善がみられない患者
　イ　副作用等のために尿失禁治療薬が使用できない患者
(2) 1週間に2回を限度とし，6週間を1クールとして，1年間に2クールに限り算定できる。（令6 保医発0305・4）

産婦人科処置

| J071　羊水穿刺（羊水過多症の場合） | 144点 |
| J072　腟洗浄（熱性洗浄を含む）外診包括 | 56点 |

注　入院中の患者以外の患者についてのみ算定する。

→腟洗浄
(1) 診察の際行った腟洗浄については腟炎，頸管カタル等治療として洗浄を必要とする疾病のある場合に限り算定し得るものとし，その他の場合は算定は認められない。　（昭24.12.10 保険発340，昭25.10.31 保文発2799）
(2) 腟洗浄は腟炎，頸管カタル，性器出血，その他一般に治療の際に必要によって行った場合は算定して差し支えない。　（昭39.5.27 保険発67）

参考　次の手術時の J072腟洗浄（熱性洗浄を含む）の算定は，原則として認められない。
　(1) K861子宮内膜搔爬術，(2) K866子宮頸管ポリープ切除術，(3) K909流産手術　（令7.2.28 支払基金）

| J073　子宮腟洗浄（薬液注入を含む） | 56点 |

→子宮腟排出物の処理
　妊娠4カ月未満の人工妊娠中絶術を施行の場合，子宮腟の排出物の処理は，保険医療には認めないとして，これに要する費用を患者から徴収している事例があるやに聞き及んでいるが，右の処理は診療担当者の行うべきものであり，この処理に要する費用は，人工妊娠中絶術の点数に含まれているものであるから，この様な差額徴収を行うことは認められない。　（昭26.9.25 保険発236）

| J074　卵管内薬液注入法 | 60点 |
| J075　陣痛誘発のための卵膜外薬液注入法 | 408点 |

J076　子宮頸管内への薬物挿入法	45点
J077　子宮出血止血法	
1　分娩時のもの	780点
2　分娩外のもの	45点

→子宮出血止血法
　子宮用止血バルーンカテーテルを用いた止血を行う前に他の止血法を実施した場合は，主たるもののみ算定する。　（令6 保医発0305・4）
（編注）「1」にあたり，材料価格基準「別表Ⅱ」の「176子宮用止血バルーンカテーテル」を用いた場合は，特定保険医療材料料として算定可。

| J078　子宮腟頸管部薬物焼灼法 | 100点 |

→子宮内容物の排出（子宮腟頸管部薬物焼灼法）
　ゲメプロスト製剤の投与により子宮内容物の排出が認められた場合は，子宮腟頸管部薬物焼灼法に準じて算定できる。　（令6 保医発0305・4）

J079　子宮腟部焼灼法	180点
J080　子宮頸管拡張及び分娩誘発法	
1　ラミナリア	120点
2　コルポイリンテル	120点
3　金属拡張器（ヘガール等）	180点
4　メトロイリンテル	340点
J081　分娩時鈍性頸管拡張法	456点

→分娩時鈍性頸管拡張法
　分娩時頸管拡張不十分のとき，手指又はボシー氏拡張器等により（メスを用いることなく）頸管拡張を行う場合に適用する。　（昭35.2.6 保険発14）

| J082　子宮脱非観血的整復法（ペッサリー） | 290点 |

参考　J082子宮脱非観血的整復法（ペッサリー）について，挿入月における月2回の算定は原則として認められる。
　ただし，経過観察月における月2回の算定は，原則として認められない。　（令6.3.29 支払基金）

参考　適応傷病名がない J082子宮脱非観血的整復法（ペッサリー）時の J072腟洗浄（熱性洗浄を含む）の算定は，原則として認められない。　（令7.2.28 支払基金）

J082-2　薬物放出子宮内システム処置	
1　挿入術	300点
2　除去術	150点

→薬物放出子宮内システム処置
　避妊を目的とするものは保険給付の対象とならない。　（令6 保医発0305・4）

| J083　妊娠子宮嵌頓非観血的整復法 | 290点 |
| J084　胎盤圧出法 | 45点 |

→クレーデ氏胎盤圧出法
　胎盤癒着に対し行ったクレーデ氏胎盤圧出法も本項（J084）による。　（昭32.6.29 保険発93）

| J085　クリステル胎児圧出法 | 45点 |
| J085-2　人工羊水注入法 | 720点 |

→人工羊水注入法
　羊水過少症等の患者に対して，超音波断層法検査及び子宮内圧測定を施行し，適正な注入量の羊水を子宮内に注入した場合に算定する。なお，当該手技に伴って実施される超音波検査等の費用は所定点数に含まれ，別に算

定できない。
(令6保医発0305・4)

眼科処置

→眼科処置
　両眼に異なる疾患を有し，それぞれ異なった処置を行った場合は，その部分についてそれぞれ別に算定できる。
(令6保医発0305・4)

J086　眼処置 外診包括　　　　　　　　　25点
　注1　入院中の患者以外の患者についてのみ算定する。
　　2　点眼又は洗眼については，第1章基本診療料に含まれ，別に算定できない。

→眼処置
(1)　所定点数には，片眼帯，巻軸帯を必要とする処置，蒸気罨法，熱気罨法，イオントフォレーゼ及び麻薬加算が含まれており，これらを包括して1回につき所定点数を算定する。
(2)　点眼及び洗眼は，第1章基本診療料に含まれるものであり，眼処置を算定することはできない。
(令6保医発0305・4)

事務連絡　問　J086眼処置について，処置の「通則3」により簡単な処置の費用は，基本診療料に含まれるものとされているが，眼軟膏の塗布についても該当するのか。
答　そのとおり。
(平28.3.31)

J086-2　義眼処置 外診包括　　　　　　　　25点
　注　入院中の患者以外の患者についてのみ算定する。

J087　前房穿刺又は注射（前房内注入を含む）　180点
　注　顕微鏡下に行った場合は，**顕微鏡下処置加算**として，180点を加算する。

J088　霰粒腫の穿刺　　　　　　　　　　　45点

J089　睫毛抜去 外診包括
　1　少数の場合　　　　　　　　　　　　　25点
　　注　入院中の患者以外の患者についてのみ算定する。
　2　多数の場合　　　　　　　　　　　　　45点
　　注1　上眼瞼と下眼瞼についてそれぞれ処置した場合であっても1回の算定とする。
　　　2　1日に1回に限り算定する。

→睫毛抜去
　5〜6本程度の睫毛抜去は「1」を算定する。また，「1」については，他の眼科処置又は眼科手術に併施した場合には，その所定点数に含まれ別に算定できない。
(令6保医発0305・4)

J090　結膜異物除去（1眼瞼ごと）　　　　　100点
J091　鼻涙管ブジー法　　　　　　　　　　45点
J091-2　鼻涙管ブジー法後薬液涙嚢洗浄　　45点
J092　涙嚢ブジー法（洗浄を含む）　　　　54点
J093　強膜マッサージ　　　　　　　　　150点
J094　削除

耳鼻咽喉科処置

J095　耳処置（耳浴及び耳洗浄を含む）外診包括　27点
　注1　入院中の患者以外の患者についてのみ算定する。
　　2　点耳又は簡単な耳垢栓塞除去については，第1章基本診療料に含まれ，別に算定できない。

→耳処置
(1)　耳処置とは，外耳道入口部から鼓膜面までの処置であり，耳浴及び耳洗浄が含まれており，これらを包括して一側，両側の区別なく1回につき所定点数を算定する。
(2)　点耳又は簡単な耳垢栓塞除去は，第1章基本診療料に含まれるものであり，耳処置を算定することはできない。
(令6保医発0305・4)

参考　①　次の場合の滲出性中耳炎に対するJ095耳処置の算定は，原則として認められる。
　　(1)鼓膜切開後，鼓膜穿孔あり又はチュービング中若しくはチュービング後の場合，(2)鼓膜穿刺後の場合
②　次の傷病名に対するJ095耳処置の算定は，原則として認められない。
　　(1)滲出性中耳炎（①の場合を除く），(2)耳閉感，(3)耳垂腫瘍，(4)耳鳴症，(5)（感音）難聴，(6)耳痛症，(7)めまい症，(8)軟耳垢
(令6.4.30 支払基金)

J095-2　鼓室処置（片側）　　　　　　　　62点
　注　鼓室洗浄及び鼓室内薬液注入の費用は，所定点数に含まれる。

→鼓室処置
　鼓室処置は，急性又は慢性の鼓膜穿孔耳に対して鼓室病変の沈静・制御を目的として，鼓室腔内の分泌物・膿汁等の吸引及び鼓室粘膜処置等を行った場合に算定する。
(令6保医発0305・4)

J096　耳管処置（耳管通気法，鼓膜マッサージ及び鼻内処置を含む）外診包括
　1　カテーテルによる耳管通気法（片側）　36点
　2　ポリッツェル球による耳管通気法　　　24点
　注　入院中の患者以外の患者についてのみ算定する。

→耳管処置
(1)　「1」には，耳管通気に必要とする表面麻酔薬又は血管収縮薬等の塗布，噴霧等の鼻内における処置が含まれており，これらを包括して1回につき片側ごとに所定点数を算定する。ただし，鼻処置を必要とする疾病があって別に鼻処置を行った場合は別に算定できるが，傷病名の記載を要する。
(2)　ポリッツェル球により両耳に通気する場合は，片側，両側の区別なく1回につき所定点数を算定する。
(3)　耳管処置に当たり咽頭処置を行った場合であっても，咽頭に特に異常がなければ，咽頭処置は算定できない。
(4)　耳管開放症に対する処置は，「1」により算定する。
(令6保医発0305・4)

J097　鼻処置（鼻吸引，単純鼻出血及び鼻前庭の処置を含む）外診包括　　　　　　　　16点
　注1　入院中の患者以外の患者についてのみ算定する。
　　2　J098口腔，咽頭処置と併せて行った場合であっても**16点**とする。
　　3　鼻洗浄については，第1章基本診療料に含まれ，別に算定できない。

→鼻処置

(1) 鼻処置には，鼻吸引，単純鼻出血及び鼻前庭の処置が含まれており，これらを包括して一側，両側の区別なく1回につき所定点数を算定する。なお，J 098口腔，咽頭処置と併せて行った場合であっても，口腔，咽頭処置の所定点数は別に算定できない。
(2) 副鼻腔洗浄に伴う単なる鼻処置は，副鼻腔洗浄又は吸引の所定点数に含まれ別に算定はできない。
(3) 鼻洗浄は，第1章基本診療料に含まれるものであり，鼻処置を算定することはできない。
(令6 保医発0305・4)

参考 副鼻腔洗浄に伴う単なる鼻処置以外の鼻処置を必要とする副鼻腔炎以外の傷病名又は症状詳記の記載がなく，鼻処置とJ 105副鼻腔洗浄又は吸引が併算定されている場合，医学的に単なる鼻処置以外の鼻処置と判断できない場合の鼻処置の算定は，原則として認めない。
(平29.4.24 支払基金)

J 097-2 副鼻腔自然口開大処置	25点

注 処置に用いた薬剤の費用は，所定点数に含まれるものとする。

→副鼻腔自然口開大処置
　副鼻腔自然口開大処置は，急性副鼻腔炎及び慢性副鼻腔炎の患者に対して，副鼻腔の換気・排液並びにネブライザ効果の増大を目的として自然口の開大処置を行った場合に算定する。
(令6 保医発0305・4)

J 098 口腔，咽頭処置 外診包括	16点

注1 入院中の患者以外の患者についてのみ算定する。
　2 J 097鼻処置と併せて行った場合であっても16点とする。

→口腔，咽頭処置
　口腔，咽頭処置をそれぞれ単独に実施した場合も，同時に実施した場合も1回につき所定点数を算定する。
(令6 保医発0305・4)

→ルゴール等の噴霧吸入
(1) ルゴール等の噴霧吸入は口腔，咽頭処置に準ずる。
(2) ルゴール等の噴霧吸入と鼻，口腔又は咽頭処置を同時に行った場合は，鼻処置又は咽頭処置の所定点数を算定する。
(令6 保医発0305・4)

参考 咽頭喉頭炎に対するJ 098口腔，咽頭処置とJ 099間接喉頭鏡下喉頭処置（喉頭注入を含む）の併算定は，原則として認められる。
(令6.3.29 支払基金)

J 098-2 扁桃処置	40点

→扁桃処置
(1) 扁桃処置は，慢性扁桃炎の急性増悪，急性腺窩（陰窩）性扁桃炎，扁桃周囲炎又は扁桃周囲膿瘍等に対し，膿栓吸引，洗浄等を行った場合に算定する。
(2) 扁桃処置の所定点数には，咽頭処置が含まれ別途算定できない。
(令6 保医発0305・4)

J 099 間接喉頭鏡下喉頭処置（喉頭注入を含む） 外診包括	32点

注 入院中の患者以外の患者についてのみ算定する。

→間接喉頭鏡下喉頭処置
(1) 間接喉頭鏡下喉頭処置には，喉頭注入が含まれており，喉頭蓋，仮声帯，披裂部，声帯等の病変に対して処置を行った場合に算定する。
(2) 喉頭処置後の薬剤注入は，間接喉頭鏡下喉頭処置の所定点数に含まれる。
(令6 保医発0305・4)

J 100 副鼻腔手術後の処置（片側）	45点

注 当該処置と同一日に行われたJ 097-2副鼻腔自然口開大処置は所定点数に含まれるものとする。

→副鼻腔手術後の処置
　副鼻腔手術後の洗浄，ガーゼ交換等（手術日の翌日以降に行うものに限る）を行った場合に算定する。
　この場合，J 000創傷処置，J 001-7爪甲除去（麻酔を要しないもの）及びJ 001-8穿刺排膿後薬液注入は別に算定できない。
(令6 保医発0305・4)

J 101 鼓室穿刺（片側）	50点
J 102 上顎洞穿刺（片側）	60点

→上顎洞穿刺
　D 406上顎洞穿刺と同一日に算定することはできない。
(令6 保医発0305・4)

J 103 扁桃周囲膿瘍穿刺（扁桃周囲炎を含む）	180点

→扁桃周囲膿瘍穿刺
(1) 扁桃周囲炎又は扁桃周囲膿瘍において，単に穿刺排膿のみ行い切開しなかった場合は所定点数を算定し，試験穿刺を行い膿汁を認め直ちに切開した場合はK 368扁桃周囲膿瘍切開術を算定する。
(2) D 406-2扁桃周囲炎又は扁桃周囲膿瘍における試験穿刺と同一日に算定することはできない。
(令6 保医発0305・4)

J 104 唾液腺管洗浄（片側）	60点
J 105 副鼻腔洗浄又は吸引（注入を含む）（片側）	
1 副鼻腔炎治療用カテーテルによる場合	55点
2 1以外の場合	25点

（編注）副鼻腔洗浄又は吸引の「1」に用いた副鼻腔炎治療用カテーテルは，特定保険医療材料（材料価格基準「別表Ⅱ」055）として別に算定できる。

J 106及びJ 107 削除	
J 108 鼻出血止血法（ガーゼタンポン又はバルーンによるもの）	240点
J 109 鼻咽腔止血法（ベロック止血法）	550点
J 110 削除	
J 111 耳管ブジー法（通気法又は鼓膜マッサージの併施を含む）（片側）	45点
J 112 唾液腺管ブジー法（片側）	45点
J 113 耳垢栓塞除去（複雑なもの）	
1 片側	90点
2 両側	160点

注 6歳未満の乳幼児の場合は，**乳幼児加算**として，55点を加算する。

→耳垢栓塞除去
(1) 耳垢水等を用いなければ除去できない耳垢栓塞を，完全に除去した場合に算定する。
(2) 簡単な耳垢栓除去は，第1章基本診療料に含まれるものであり，耳垢栓塞除去を算定することはできない。
(令6 保医発0305・4)

参考 ① 傷病名に（両）又は（両側）の記載がない耳垢栓塞に対するJ 113耳垢栓塞除去（複雑なもの）「2」両側の算定は，原則として認められない。
(令6.2.29 支払基金)

② J113耳垢栓塞除去（複雑なもの）について，同一部位に対する連月の算定は原則として認められる。(令6.4.30 支払基金)
③ 耳垢に対するJ113耳垢栓塞除去（複雑なもの）の算定は，原則として認められない。(令6.12.27 支払基金)

J114　ネブライザ　外診包括　　12点
注　入院中の患者以外の患者についてのみ算定する。

事務連絡 問1　副鼻腔内陰加圧ネブライザ，喉頭及び喉頭下ネブライザ及びアレルギー性鼻炎に対する鼻腔ネブライザを同一日に実施した場合，それぞれについてJ114ネブライザを算定可能か。
答　算定不可。主たるもののみについて算定する。(令4.3.31)

問2　（「問1」において）副鼻腔内陰加圧ネブライザ，喉頭及び喉頭下ネブライザ及びアレルギー性鼻炎に対する鼻腔ネブライザを同一日に実施した場合，それぞれについてJ114ネブライザを算定することはできず，主たるもののみについて算定することが示されたが，同一日に複数回ネブライザを用いて患者に吸入させることが求められる薬剤を使用し，医学的必要性に基づき，同一日に複数回受診しネブライザを実施した場合の算定は，どのように考えればよいか。
答　医学的判断により算定する。なお，同一日に複数回受診しネブライザを実施する場合においては，医学的必要性を摘要欄に記載する。(令4.6.1)

参考 ① 原則として，気管支炎または喘息に対する喉頭及び喉頭下ネブライザの算定は認められる。【留意事項】薬剤塗布の目的をもって行った加圧スプレー使用は，J098口腔，咽頭処置により算定する。(平17.4.25 支払基金，更新：平26.9.22)
② J114ネブライザ又はJ115超音波ネブライザ時の生理食塩液の算定は，原則として認められる。(令6.2.29 支払基金)
③ 喉頭炎，アレルギー性鼻炎又は副鼻腔炎に対するJ114ネブライザの算定は，原則として認められる。口内炎に対する算定は，原則として認められない。(令6.3.29 支払基金)

J115　超音波ネブライザ（1日につき）外診包括　　24点

→超音波ネブライザ
酸素療法を併せて行った場合はJ024酸素吸入の所定点数を合わせて算定できる。(令6 保医発0305・4)

→2種以上の処置を同一日に行った場合（J018参照）

参考 ① 気管支炎又は喘息に超音波ネブライザの算定は認められる。(平17.4.25 支払基金，更新：平26.9.22)
② 閉鎖循環式全身麻酔を伴う手術後4日目以降のJ115超音波ネブライザの算定は，原則として認められない（適応傷病名がない場合）。(令6.3.29 支払基金)

J115-2　排痰誘発法（1日につき）　　44点

→排痰誘発法
(1) 排痰誘発法は，結核を疑う患者に対し，非能動型呼吸運動訓練装置を用いて患者の排痰を促し，培養検査等を実施した場合に1日につき算定する。
(2) 患者の排痰を促し，培養検査等を目的としてネブライザ，超音波ネブライザ又は排痰誘発法を同一日に行った場合は，主たるものの所定点数のみにより算定する。(令6 保医発0305・4)

事務連絡 問　排痰誘発法について，留意事項通知に「結核を疑う患者に対し」とあるが，結核患者の退院の可否を判定する等の目的で実施した場合にも算定できるか。
答　算定できる。(平28.4.25)

整形外科的処置

J116　関節穿刺（片側）　　120点
注　3歳未満の乳幼児の場合は，**乳幼児加算**として，110点を加算する。

→関節穿刺
関節穿刺を左右両側に行った場合は，それぞれ算定できるが，同一側の関節に対して，D405関節穿刺，G010関節腔内注射を同一日に行った場合は，主たるもののみ算定する。(令6 保医発0305・4)

J116-2　粘（滑）液嚢穿刺注入（片側）　　100点
J116-3　ガングリオン穿刺術　　80点
J116-4　ガングリオン圧砕法　　80点
J116-5　酵素注射療法　　2,490点

→酵素注射療法
酵素注射療法は，デュピュイトラン拘縮の患者に対し，コラゲナーゼ（クロストリジウム ヒストリチクム）を拘縮索に注射した場合に，1回の投与（同一日に複数箇所に注射を行った場合を含む）及び伸展処置に係る一連の手技として算定する。なお，当該注射に係る費用は所定点数に含まれ，別に算定できない。(令6 保医発0305・4)

（編注）1回の注射と伸展処置の技術料としてJ116-5の所定点数を算定し，コラゲナーゼ（銘柄名「ザイヤフレックス注射用」）の薬剤の費用は処置の部の薬剤料として算定する。

J117　鋼線等による直達牽引（2日目以降。観血的に行った場合の手技料を含む）（1局所を1日につき）　　62点
注1　3歳未満の乳幼児に対して行った場合は，**乳幼児加算**として，所定点数に55点を加算する。
2　消炎鎮痛等処置を併せて行った場合は，鋼線等による直達牽引の所定点数のみにより算定する。

→鋼線等による直達牽引
(1) 鋼線等による直達牽引は，鋼線等を用いて観血的に牽引を行った場合に算定する。なお鋼線等による直達牽引には，鋼線牽引法，双鋼線伸延法及び直達頭蓋牽引法を含む。
(2) 1局所とは，上肢の左右，下肢の左右及び頭より尾頭までの躯幹のそれぞれをいい，全身を5局所に分ける。
(3) 消炎鎮痛等処置，腰部又は胸部固定帯固定，低出力レーザー照射又は肛門処置を併せて行った場合は，鋼線等による直達牽引（2日目以降。観血的に行った場合の手技料を含む）の所定点数のみにより算定する。(令6 保医発0305・4)

J118　介達牽引（1日につき）外診包括　　35点
注　消炎鎮痛等処置を併せて行った場合は，主たるもののいずれかの所定点数のみにより算定する。

→介達牽引
(1) 介達牽引は，絆創膏牽引法，斜面牽引法，スピードトラック牽引，腰椎バンド及びグリソン係蹄によるモーターを使用した断続牽引並びにベーラー法を含むものであり，部位数にかかわらず所定点数を算定する。
(2) 介達牽引，矯正固定又は変形機械矯正術に消炎鎮痛等処置，腰部又は胸部固定帯固定，低出力レーザー照射又は肛門処置を併せて行った場合は，主たるもののいずれかの所定点数のみにより算定する。
(3) 介達牽引，矯正固定又は変形機械矯正術を同一日に併せて行った場合は，主たるもののいずれかの所定点数

のみにより算定する。

(4) C109在宅寝たきり患者処置指導管理料を算定している患者（これに係る在宅療養指導管理材料加算のみを算定している者を含み，入院中の患者及び医療型短期入所サービス費又は医療型特定短期入所サービス費を算定している短期入所中の者を除く）については，介達牽引の費用は算定できない。 (令6保医発0305・4)

参考 ① 原則として，腰痛症に対しての介達牽引は認められる。【留意事項】急性期や筋膜性腰痛症等には症状を悪化させることがあるので，事例によっては適応とならない場合もある。 (平17.4.25 支払基金)
② 骨粗鬆症に対するJ118介達牽引の算定は，原則として認められない。 (令6.4.30 支払基金)

J118-2　矯正固定（1日につき）外診包括　**35点**
　注　消炎鎮痛等処置を併せて行った場合は，主たるもののいずれかの所定点数のみにより算定する。

→矯正固定
(1) 変形の矯正を目的としてマッサージ等を行った後に，副子，厚紙や絆創膏にて矯正固定を行った場合に1日につき所定点数を算定する。
(2) C109在宅寝たきり患者処置指導管理料を算定している患者（これに係る在宅療養指導管理材料加算のみを算定している者を含み，入院中の患者及び医療型短期入所サービス費又は医療型特定短期入所サービス費を算定している短期入所中の者を除く）については，矯正固定の費用は算定できない。 (令6保医発0305・4)

J118-3　変形機械矯正術（1日につき）外診包括
35点
　注　消炎鎮痛等処置を併せて行った場合は，主たるもののいずれかの所定点数のみにより算定する。

→変形機械矯正術
(1) 1日につき所定点数を算定する。
(2) C109在宅寝たきり患者処置指導管理料を算定している患者（これに係る在宅療養指導管理材料加算のみを算定している者を含み，入院中の患者及び医療型短期入所サービス費又は医療型特定短期入所サービス費を算定している短期入所中の者を除く）については，変形機械矯正術の費用は算定できない。 (令6保医発0305・4)

J118-4　歩行運動処置（ロボットスーツによるもの）（1日につき）　**1,100点**
　注1　別に厚生労働大臣が定める施設基準〔告示4第11・5, p.1432〕に適合するものとして地方厚生局長等に届け出た保険医療機関において行われる場合に限り算定する。
　　2　難病の患者に対する医療等に関する法律第5条第1項に規定する指定難病の患者であって，同法第7条第4項に規定する医療受給者証を交付されているもの（同条第1項各号に規定する特定医療費の支給認定に係る基準を満たすものとして診断を受けたものを含む）に対して実施された場合には，**難病患者処置加算**として，**900点**を所定点数に加算する。
　　3　導入期5週間に限り，1日につき**2,000点**を9回に限り加算する。

→歩行運動処置（ロボットスーツによるもの）

摘要欄 p.1720

(1) 脊髄性筋萎縮症，球脊髄性筋萎縮症，筋萎縮性側索硬化症，シャルコー・マリー・トゥース病，遠位型ミオパチー，封入体筋炎，先天性ミオパチー，筋ジストロフィー又はHTLV-1関連脊髄症（HAM）若しくは遺伝性痙性対麻痺による痙性対麻痺を有する患者に対して，ロボットスーツを装着し，関連学会が監修する適正使用ガイドを遵守して，転倒しないような十分な配慮のもと歩行運動を実施した場合に算定する。
(2) 算定に当たっては，事前に適切な計画を策定した上で実施し，計画された5週間以内に実施される9回の処置が終了した際には，担当の複数職種が参加するカンファレンスにより，9回の処置による歩行機能の改善効果を検討する。
(3) (2)に定めるカンファレンスにより，通常の歩行運動に比して客観的に明確な上乗せの改善効果が認められると判断される場合に限り，本処置を継続して算定できることとし，カンファレンスにおける当該検討結果については，その要点（5週間以内に実施される9回の処置の前後の結果を含む）を**診療録**に記載した上で，**診療報酬明細書**に症状詳記を**記載**する。
(4) 初めて当該処置を実施する場合の患者の体重，大腿長，下腿長，腰幅等を勘案した当該患者に適切な装着条件の設定については，1肢毎にJ129義肢採型法の「1」四肢切断の場合（1肢につき）に準じて算定する。
 (令6保医発0305・4)

J119　消炎鎮痛等処置（1日につき）外診包括
　1　マッサージ等の手技による療法　　　　**35点**
　2　器具等による療法　　　　　　　　　　**35点**
　3　湿布処置　　　　　　　　　　　　　　**35点**
　注1　1から3までの療法を行った場合に，療法の種類，回数又は部位数にかかわらず，本区分により算定する。
　　2　同一の患者につき同一日において，1から3までの療法のうち2以上の療法を行った場合は，主たる療法の所定点数のみにより算定する。
　　3　3については，診療所において，入院中の患者以外の患者に対し，半肢の大部又は頭部，頸部及び顔面の大部以上にわたる範囲の湿布処置が行われた場合に算定できる。
　　4　C109在宅寝たきり患者処置指導管理料を算定している患者に対して行った消炎鎮痛等処置の費用は算定しない。

→消炎鎮痛等処置
(1) 消炎鎮痛等処置は，疾病，部位又は部位数にかかわらず1日につき所定点数により算定する。
(2) 「1」のマッサージ等の手技による療法とは，あんま，マッサージ及び指圧による療法をいう。また，「2」の器具等による療法とは，電気療法，赤外線治療，熱気浴，ホットパック，超音波療法，マイクロレーダー等による療法をいう。
(3) 消炎鎮痛を目的とする外用薬を用いた処置は「3」の湿布処置として算定する。
(4) 患者自ら又は家人等に行わせて差し支えないと認められる湿布については，あらかじめ予見される当該湿布薬の必要量を外用薬として投与するものとし，湿布処置は算定できない。
(5) C109在宅寝たきり患者処置指導管理料を算定している患者（これに係る薬剤料又は特定保険医療材料料

のみを算定している者を含み，入院中の患者及び医療型短期入所サービス費又は医療型特定短期入所サービス費を算定している短期入所中の者を除く）については，消炎鎮痛等処置の費用は算定できない。
(6)　「3」の対象となる湿布処置は，半肢の大部又は頭部，頸部及び顔面の大部以上にわたる範囲のものについて算定するものであり，それ以外の狭い範囲の湿布処置は，第1章基本診療料に含まれるものであり，湿布処置を算定することはできない。

〈令6保医発0305・4〉

→湿布処置等
(1)　同一疾病又はこれに起因する病変に対してJ 000創傷処置，J 053皮膚科軟膏処置又はJ 119「3」湿布処置が行われた場合は，それぞれの部位の処置面積を合算し，その合算した広さを，いずれかの処置に係る区分に照らして算定するものとし，併せて算定できない。
(2)　同一部位に対してJ 000創傷処置，J 053皮膚科軟膏処置，J 057-2面皰圧出法又はJ 119「3」湿布処置が行われた場合はいずれか1つのみにより算定し，併せて算定できない。

〈令6保医発0305・4〉

参考 消炎鎮痛等処置とトリガーポイント注射
　併施は認められる。　〈平17.4.25 支払基金，更新：平26.9.22〉

参考 肩関節等に対する湿布処置の算定
① 次の部位に対するJ 119消炎鎮痛等処置「3」湿布処置の算定は，原則として認められる。
　(1)肩関節，(2)肘関節，(3)股関節，(4)膝関節
② 次の部位に対するJ 119消炎鎮痛等処置「3」湿布処置の算定は，原則として認められない。
　(1)手足（片側），(2)手指（片側），(3)足趾（片側）

〈令6.10.31 支払基金〉

J 119-2　腰部又は胸部固定帯固定（1日につき）外診包括　35点

→腰部又は胸部固定帯固定
(1)　腰痛症の患者に対して腰部固定帯で腰部を固定した場合又は骨折非観血的整復術等の手術を必要としない肋骨骨折等の患者に対して，胸部固定帯で胸部を固定した場合に1日につき所定点数を算定する。
(2)　同一患者につき同一日において，腰部又は胸部固定帯固定に併せて消炎鎮痛等処置，低出力レーザー照射又は肛門処置を行った場合は，主たるものにより算定する。
(3)　C 109在宅寝たきり患者処置指導管理料を算定している患者（これに係る薬剤料又は特定保険医療材料料のみを算定している者を含み，入院中の患者及び医療型短期入所サービス費又は医療型特定短期入所サービス費を算定している短期入所中の者を除く）については，腰部又は胸部固定帯固定の費用は算定できない。

〈令6保医発0305・4〉

（編注）上記の通知(2)(3)の場合で腰部又は胸部固定帯固定の所定点数が算定できない場合であっても，J 200腰部，胸部又は頸部固定帯加算は算定できる。

事務連絡 問1　頸部固定帯を使用した場合はどのように算定するのか。
答　J 119-2腰部又は胸部固定帯固定にて算定する。　〈平22.3.29〉
問2　外来診療料には「J 119-2腰部又は胸部固定帯固定」が含まれているが，処置の「第2節　処置医療機器等加算」も含まれるのか。
答　処置の部の「第2節　処置医療機器等加算」は外来診療料に含まれず別途算定できる。　〈平19.4.20〉

（編注）腰部，胸部又は頸部固定帯の費用は，J 200腰部，胸部又は頸部固定帯加算による。

J 119-3　低出力レーザー照射（1日につき）外診包括　35点

→低出力レーザー照射
(1)　筋肉，関節の慢性非感染性炎症性疾患における疼痛の緩和のために低出力レーザー照射を行った場合に，疾病，照射部位又は照射回数に関わらず1日につき所定点数を算定する。
(2)　同一患者につき同一日において，低出力レーザー照射に併せて消炎鎮痛等処置，腰部又は胸部固定帯固定，肛門処置を行った場合は，主たるものにより算定する。
(3)　C 109在宅寝たきり患者処置指導管理料を算定している患者（これに係る薬剤料又は特定保険医療材料料のみを算定している者を含み，入院中の患者及び医療型短期入所サービス費又は医療型特定短期入所サービス費を算定している短期入所中の者を除く）については，低出力レーザー照射の費用は算定できない。

〈令6保医発0305・4〉

J 119-4　肛門処置（1日につき）外診包括　24点

→肛門処置
(1)　診療所において，入院中の患者以外の患者についてのみ1日につき所定点数を算定する。
(2)　単に坐薬等を挿入した場合は算定できない。
(3)　同一患者につき同一日において，肛門処置に併せて消炎鎮痛等処置，腰部又は胸部固定帯固定，低出力レーザー照射を行った場合は，主たるものにより算定する。
(4)　C 109在宅寝たきり患者処置指導管理料を算定している患者（これに係る薬剤料又は特定保険医療材料料のみを算定している者を含み，入院中の患者を除く）については，肛門処置の費用は算定できない。

〈令6保医発0305・4〉

栄養処置

J 120　鼻腔栄養（1日につき）　60点

注1　C 105在宅成分栄養経管栄養法指導管理料，C 105-2在宅小児経管栄養法指導管理料，C 105-3在宅半固形栄養経管栄養法指導管理料又はC 109在宅寝たきり患者処置指導管理料を算定している患者に対して行った鼻腔栄養の費用は算定しない。
　2　間歇的経管栄養法によって行った場合には，**間歇的経管栄養法加算**として，1日につき60点を所定点数に加算する。

→鼻腔栄養
(1)　鼻腔栄養は，注入回数の如何を問わず1日につき算定する。
(2)　患者が経口摂取不能のため，薬価基準に収載されている高カロリー薬を経鼻経管的に投与した場合は鼻腔栄養の所定点数及び薬剤料を算定し，食事療養に係る費用又は生活療養の食事の提供たる療養に係る費用及び投薬料は別に算定しない。
(3)　患者が経口摂取不能のため，薬価基準に収載されていない流動食を提供した場合は，鼻腔栄養の所定点数及び食事療養に係る費用又は生活療養の食事の提供たる療養に係る費用を算定する。この場合において，当該保険医療機関が入院時食事療養（Ⅰ）又は入院時生活療養（Ⅰ）の届出を行っているときは入院時食事療養（Ⅰ）又は入院時生活療養（Ⅰ）の食事の提供たる療養に係る費用を，さらに，特別食の算定要件を満たしているときは特別食の加算をそれぞれ算定する。
(4)　薬価基準に収載されている高カロリー薬及び薬価基

準に収載されていない流動食を併せて投与及び提供した場合は，(2)又は(3)のいずれかのみにより算定する。
(5) 胃瘻より流動食を点滴注入した場合は，鼻腔栄養に準じて算定する。
(6) C105在宅成分栄養経管栄養法指導管理料，C105-2在宅小児経管栄養法指導管理料，C105-3在宅半固形栄養経管栄養法指導管理料又はC109在宅寝たきり患者処置指導管理料を算定している患者（これらに係る在宅療養指導管理材料加算，薬剤料又は特定保険医療材料料のみを算定している者を含み，入院中の患者及び医療型短期入所サービス費又は医療型特定短期入所サービス費を算定している短期入所中の者を除く）については，鼻腔栄養の費用は算定できない。
（令6保医発0305・4）

事務連絡 問 J120鼻腔栄養に間歇的経管栄養法加算が設けられた。通常，鼻腔栄養は経鼻的に行うが，間歇的経管栄養法の場合には経口的に行うことが一般的である。経口的に行った間歇的経管栄養法でも算定できるか。
答 間歇的経管栄養法を行う場合に限り，経口的に行った場合でも算定できる。
(平28.3.31)

（編注）朝と昼に薬価基準に収載されている薬剤を経管的に投与し，夜に薬価基準に収載されていない流動食を提供した場合は，朝と昼は鼻腔栄養の手技料及び薬剤料を，夜は入院時食事療養費1食分を算定する。

| J121 | 滋養浣腸 | 45点 |

ギプス

通則
1 既装着のギプス包帯をギプスシャーレとして切割使用した場合は各区分の所定点数の**100分の20**に相当する点数を算定する。
2 J123からJ128までに掲げるギプスをプラスチックギプスを用いて行った場合は当該各区分の所定点数の**100分の20**に相当する点数を所定点数に加算する。
3 6歳未満の乳幼児に対してJ122からJ129-4までに掲げるギプスの処置を行った場合には，**乳幼児加算**として，当該各区分の所定点数の**100分の55**に相当する点数を所定点数に加算する。

→一般的事項
(1) ギプス包帯をギプスシャーレとして切割使用した場合は，ギプス包帯を作成した保険医療機関もギプス包帯の切割使用に係る点数を算定できる。
(2) 既装着のギプスを他の保険医療機関で除去したときは，ギプス除去料としてギプス包帯を切割使用した場合の**2分の1**に相当する点数により算定する。
(3) ギプスベッド又はギプス包帯の修理を行ったときは，修理料として所定点数の**100分の10**に相当する点数を算定することができる。
(4) プラスチックギプスを用いてギプスを行った場合にはシーネとして用いた場合が含まれる。
(5) ギプスシーネは，ギプス包帯の点数（ギプス包帯をギプスシャーレとして切割使用した場合の各区分の所定点数の**100分の20**に相当する点数を算定する場合を除く）により算定する。
（令6保医発0305・4）

参考 問1 ギプスについても，緊急処置の場合の処置料に係る時間外加算等は算定できるか。
答 外来の患者に対して行った緊急処置に係る時間外加算等は算定できる。

問2 ギプスの上肢とは上腕〜前腕又は手部，下肢とは大腿〜足部のことか。また，半肢とは前腕〜手部のことか。
答 そのとおり。
(平14.4.5 全国保険医団体連合会)

J122	四肢ギプス包帯	
1	鼻ギプス	310点
2	手指及び手，足（片側）	490点
3	半肢（片側）	780点
4	内反足矯正ギプス包帯（片側）	1,140点
5	上肢，下肢（片側）	1,200点
6	体幹から四肢にわたるギプス包帯（片側）	1,840点

→四肢ギプス包帯
四肢ギプス包帯の所定点数にはプラスチックギプスに係る費用が含まれ，別に算定できない。
（令6保医発0305・4）

J123	体幹ギプス包帯	1,500点
J124	鎖骨ギプス包帯（片側）	1,250点
J125	ギプスベッド	1,400点
J126	斜頸矯正ギプス包帯	1,670点
J127	先天性股関節脱臼ギプス包帯	2,400点
J128	脊椎側弯矯正ギプス包帯	3,440点
J129	義肢採型法	
1	四肢切断の場合（1肢につき）	700点
2	股関節，肩関節離断の場合（1肢につき）	1,050点
J129-2	練習用仮義足又は仮義手採型法	
1	四肢切断の場合（1肢につき）	700点
2	股関節，肩関節離断の場合（1肢につき）	1,050点

→練習用仮義足又は仮義手採型法
練習用仮義足又は仮義手の処方，採型，装着，調整等については，仮義足又は仮義手を支給する1回に限り算定する。
（令6保医発0305・4）

| J129-3 | 治療用装具採寸法（1肢につき） | 200点 |

→治療用装具採寸法 摘要欄 p.1720
(1) B001特定疾患治療管理料の「20」糖尿病合併症管理料を算定している患者について，糖尿病足病変に対して用いる装具の採寸を行った場合は，1年に1回に限り，所定点数を算定する。ただし，過去1年以内にJ129-4治療用装具採型法を算定している場合は算定できない。
(2) 当該採寸とJ129-4治療用装具採型法を併せて実施した場合は，主たるもののみ算定する。
(3) 治療用装具採寸法は，既製品の治療用装具を処方した場合には，原則として算定できない。ただし，医学的な必要性から，既製品の治療用装具を処方するに当たって，既製品の治療用装具を加工するために当該採寸を実施した場合は，**診療報酬明細書**の摘要欄に医学的な必要性及び加工の内容を記載する。（令6保医発0305・4）

J129-4	治療用装具採型法	
1	体幹装具	700点
2	四肢装具（1肢につき）	700点
3	その他（1肢につき）	200点

→治療用装具採型法
(1) B001特定疾患治療管理料の「20」糖尿病合併症管理料を算定している患者について，糖尿病足病変に対

して用いる装具の採型を行った場合は，1年に1回に限り，所定点数を算定する。ただし，過去1年以内にJ129-3治療用装具採寸法を算定している場合は算定できない。
(2) J129-3治療用装具採寸法と当該採型を併せて実施した場合は，主たるもののみ算定する。
(3) フットインプレッションフォームを使用して装具の採型を行った場合は，本区分の「3」その他の場合を算定する。
(令6保医発0305・4)

事務連絡 問　J129-3治療用装具採寸法については，「既製品の治療用装具を処方した場合には，原則として算定できない」こととされているが，J129-4治療用装具採型法について，既製品の治療用装具を処方した場合は，算定可能か。
答　算定不可。
(令4.3.31)

各種装具の「治療費」の取扱い

→治療用装具の療養費支給基準

身体障害者福祉法及び児童福祉法の規定に基づく補装具の種目，受託報酬の額等に関する基準（昭和48年6月厚生省告示第171号及び同年同月厚生省告示第187号）の別表の1交付基準中(3)装具のウ基本価格においては，採寸による場合の価格により医療費の額を算定する。

療養費支給申請書には，療養担当に当たる保険医の処方{ア基本工作法，イ製作要素，ウ完成要素の区分，名称，型式（療養担当者が特に必要と認めた場合は，使用部品番号の記入)}に必要な処方明細に添付させるとともに，これに基づく料金明細を添付させるなどして療養費の支給に当たっての適正に努められたい。
(昭62.2.25 保険発6)

→治療用装具の療養費支給基準

1．療養費として支給する額については，障害者の日常生活及び社会生活を総合的に支援するための法律（平成17年法律第123号）第5条第25項及び第76条第2項の規定に基づく「補装具の種目，購入等に要する費用の額の算定等に関する基準」（平成18年厚生労働省告示第528号）別表1購入基準中に定められた装具の価格の100分の106に相当する額を基準として算定する。
2．骨関節結核の装具療法に対する結核予防法と健康保険法等との調整については，昭和27年9月29日保険発第239号通知により実施しているところであるが，今回骨関節結核の装具療法に関する公費負担について，別紙のとおり公衆衛生局長から都道府県知事及び政令市の市長あて通知されたのでこれが調整にともなう療養費の支給にあたっては，装具購入に要した費用の額を証する書類の外に，結核予防法第34条の規定に該当した事実及び装具購入に際し公費で負担された額に関する証拠書類を添付させるよう処置されたい。
別紙　略
(昭48.7.4 保発24，令1保医発0918・7)

→練習用仮義足に係る療養費の支給

症状固定前の練習用仮義足は，1回に限り治療用装具として療養費の支給対象とすることとし，この取扱いについては，昭和36年7月24日保発第54号保険局長通知「治療用装具の療養費支給基準について」による。

この場合，療養費として支給する額は，身体障害者福祉法の規定に基づく「補装具の種目，受託報酬の額等に関する基準」（昭和48年6月16日厚生省告示第171号）の別表の1交付基準に定める殻構造義肢及び骨格構造義肢の股義足，大腿義足，膝義足，下腿義足及び果義足（ただし，いずれも作業用は除く）の型式別の基本価格及び製作要素価格に，義足を製作する際に実際に使用した一連の完成用部品の交付基準等に定める部品相当額を加えた合計額を基準として算定する。ただし18歳未満の者にあっては，児童福祉法の規定に基づく「補装具の種目，受託報酬の額等に関する基準」（昭和48年6月28日厚生省告示第187号）の別表の1交付基準に定める額により算出した基本価格及び製作要素価格に，義足を製作する際に実際に使用した一連の完成用部品の交付基準等に定める部品相当額を加えた合計額を基準として算定する。
(平12.8.3 保険発142)

→義手義足

義手義足は療養の過程において，その傷病の治療のため必要と認められる場合に療養費として支給する取扱いがなされているが，症状固定後に装着した義肢の単なる修理に要する費用を療養費として支給することは認められない。療養費として支給される場合におけるこれら支給の金額は実費によるべきである。
(昭26.5.6 保険発1443)

→コルセット

(1) 療養上必要あるコルセットは療養の給付として支給すべき治療材料の範囲に属するものとして療養費によって支給する。
(昭7.5.14 保険発162，昭24.4.23 保険発167)
(2) コルセットの価格に製作者の出張旅費が含まれる場合もあるが，コルセットの価格に含まれぬ場合はコルセット製作に必要不可欠な経費に限り別個に認めて差し支えない。
(昭18.8.23 保険発227)
(3) 小児先天性股関節脱臼に対して「軟性コルセット」又は「関節補助器」を支給した場合に，3～4カ月にて破損した場合はその修理費を給付し，又使用に耐え得なくなった場合には新たに給付して良い。なお，汚染交換の場合は支給すべきでない。
(昭26.6.8 保険発142)
(4) 一側股関節同側大腿骨結核のためコルセット装用中，破損せる場合の再製については，破損等のため使用不可能かつ治療上必要ある症例については給付するも差し支えない。
(昭28.7.30 保険発170)
(5) 高度の扁平足による下肢の疼痛・腰痛に対する扁平足コルセットについては，必要と認められる場合には療養費として支給して差し支えない。
(昭30.2.10 保険発28)
(6) 「腰痛」「腰痛及び坐骨神経痛」の病名のみでは，コルセット（軟性コルセットを含む）の給付可否はきめられないが医学的見地からその装用が必要であって，その使用により治療効果が期待し得ると認めた場合は給付される。
(昭31.8.27 保険発151)

→骨関節結核装具療法（牽引装具療法，固定装具療法，免荷装具療法）

コルセットに準じ，療養費の取扱いとする。
(昭27.7.22 保険発119)

→各種補助器

(1) くる病に対して治療上必要と認め補助器の使用を指示した場合，コルセットに準じ支給する。
(2) 膝関節結核に対し医師が必要と認めた場合は，大腿補助器（負荷軽減用）を給付して差し支えない。
(昭27.4.15 保険発99)
(3) 歩行補助器は医師がこれを本人に貸与すべきであるが，本人が既に代価を支払った場合にやむを得ないものとして，これに対し療養費としてその代価に相当する額を給付すべきである。しかしながら当該補助器の装用はあくまで療養のため必要なものであり，かつ，健康保険法44条（**現86条**）に該当するものでなければならない。
(昭24.6.7 保険発204)

→松葉杖

原則として医療機関が貸与すべきものと理解され，備付のない機関に受診し，医療目的をもって自己が購入した場合は，療養費支給の対象として差し支えない。なお，備付のない医療機関に対しては，必要な場合貸し得る態勢にあるよう指導することが望ましい。
(昭33.4.21 保文発2559)

→サポーター

(1) 変形性膝関節症等に膝サポーターを着用することに

よって治療目的が達せられ，かつ，その治療が妥当適切と認められる場合には療養費支給の対象として差し支えない。
(昭36.6.21 保険発4846)
(2) サポーターについて療養上その必要が認められる場合は療養費を支給して差し支えない。ただし，支給額については当該装具の材料，規格等に応じた適正なものであるように検討されたい。
(昭37.10.10 保文発5351)

→尖足等に対する足関節装具の着用
(1) それの使用により矯正目的が達せられ，かつ，その方法が妥当適切な診療法と認められる場合に療養費支給の対象として差し支えない。
(昭35.5.16 保文発3694)
(2) 医師が療養上必要ありと認め，先天性内翻足矯正具を装置させる場合は，療養費支給を認めて差し支えない。
(昭30.2.10 保険発28)
(3) 佝僂病（O脚）についてO脚矯正装具の給付は社会保険診療方針に照らし，療養上必要があると認めることが適切妥当な場合は差し支えない。
(昭32.2.29 保険発42)

→腰仙帯
胃下垂帯及び脱腸帯と同様，現在認められない。
(昭36.10.2 保文発9315)

→金属製副子
四肢を病状に応じそれぞれの関節で適当な屈伸状態に固定しうるよう複雑な加工をした金属製副子を使用した場合の取扱いについては，便宜上当該副子製作に要した費用については療養費払いとする。
(昭34.12.23 保険発195)

→義眼の給付
(1) 義眼は従来その給付は行われていなかったが，眼球摘出後眼窩保護のため装用を必要とする場合に給付の範囲とすべきものと認められるに至ったので，爾今治療材料の範囲としコルセットに準じ支給を行う。
(昭25.2.8 保険発9)
(2) 義眼破損の場合，本人の故意による破損紛失等の場合を除いて再度給付して差し支えない。
(昭25.5.11 保険発87)

→眼鏡の支給
疾病又は負傷の治療のために必要な用具（補装具）は支給されることになっているが，眼鏡はこのような用具とは性質を異にしているので支給の対象からはずされている。医療保険における眼鏡の給付は認められないが，身体障害者福祉法第20条の規定に基づく補装具としての眼鏡支給が考えられる。
(昭39.11.26 保文発607)

→小児弱視等の治療用眼鏡等に係る療養費の支給
1. 対象年齢：小児弱視等の治療用眼鏡等による治療を行う小児弱視等の対象は，9歳未満の小児とする。申請に当たっては，健康保険法施行規則第47条第1項に規定する様式第9号による被保険者証，国民健康保険法施行規則第6条第1項に規定する様式第1号及び様式第1号の2の2による被保険者証等により，被扶養者であること及び申請時に9歳未満であることを確認する。
2. 治療用眼鏡等の療養費の支給申請費用
(1) 治療用眼鏡等を療養費として支給する額は，障害者の日常生活及び社会生活を総合的に支援するための法律（平成17年法律第123号）第5条第25項及び第76条第2項の規定に基づく補装具の種目，購入等に要する費用の額の算定等に関する基準」（平成18年厚生労働省告示第528号）別表1購入基準中に定められた装具の価格の100分の106に相当する額を上限とし，治療用眼鏡等の作成又は購入に要した費用の範囲内とする。
(2) 療養費の支給の申請書には，次の書類を添付させ治療用として必要である旨を確認した上で，適正な療養費の支給に努められたい。
① 治療用眼鏡等を作成し，又は購入した際の領収書又は費用の額を証する書類
② 療養担当に当たる保険医の治療用眼鏡等の作成指示等の写し
③ 患者の検査結果
3. 治療用眼鏡等の更新
(1) 5歳未満の小児に係る治療用眼鏡等の更新については，更新前の治療用眼鏡等の装着期間が1年以上ある場合のみ，療養費の支給対象とする。
(2) 5歳以上の小児に係る治療用眼鏡等の更新については，更新前の治療用眼鏡等の装着期間が2年以上ある場合のみ，療養費の支給対象とする。
(3) 療養費の支給決定に際しては，更新前の治療用眼鏡等の療養費の支給日を確認し，支給の決定を行う。
4. その他：斜視の矯正等に用いるアイパッチ及びフレネル膜プリズムは，保険適用の対象とはされていない。
(平18保医発0315001，平26保医発0331・1，令1保医発0918・2)

→眼球摘出後のプロテーゼ
昭和25年2月8日付保発第9号の趣旨に鑑み，「眼球摘出後，眼窩保護のため義眼の装用を必要とする場合であって，かつ，プロテーゼを用いる必要がある場合」に限って特に認められるものである。
(昭57.6.22 保文発344)

→輪部支持型角膜形状異常眼用コンタクトレンズに係る療養費の支給
1 支給対象となる疾病：スティーヴンス・ジョンソン症候群及び中毒性表皮壊死症の眼後遺症
2 耐用年数：治療用コンタクトレンズは，5年程度の使用は可能であることから，前回の購入後5年経過後に再度購入された場合は，療養費として支給して差し支えない。なお，耐用年数は，通常の装着等状態における予想年数であり，療養費の支給を受けた者の状況等によっては，その実耐用年数には長短が予想されるものである。また，災害等本人の責任に拠らない事情で亡失・毀損し再度購入された場合は，療養費として支給して差し支えない。
3 支給申請費用：治療用コンタクトレンズについて療養費として支給する額は，1枚あたり158,000円を上限とし，治療用コンタクトレンズの購入に要した費用の範囲内とする。
4 支給申請手続：療養費の支給申請書には，次の書類を添付させ，治療用として必要がある旨を確認した上で，適正な療養費の支給に努められたい。
(1) 治療用コンタクトレンズを購入した際の領収書又は費用の額を証する書類
(2) 療養担当に当たる保険医の治療用コンタクトレンズの作成指示書等の写し（備考として疾病名が記載された処方箋の写し等支給対象となる疾病のため指示したことが確認できるもの）
(平30保医発0323・1)

第2節 処置医療機器等加算

> **J 200　腰部，胸部又は頸部固定帯加算**（初回のみ）　**170点**

→腰部，胸部又は頸部固定帯加算
(1) 本加算は，それぞれの固定帯を給付する都度算定する。なお，「固定帯」とは，従来，頭部・頸部・躯幹等固定用伸縮性包帯として扱われてきたもののうち，簡易なコルセット状のものをいう。
(2) 胸部固定帯については，肋骨骨折に対し非観血的整復術を行った後に使用した場合は，手術の所定点数に含まれており別途算定できない。
(令6保医発0305・4)

J201 酸素加算

注1　J024からJ028まで及びJ045に掲げる処置に当たって酸素を使用した場合は、その価格を10円で除して得た点数（窒素を使用した場合は、その価格を10円で除して得た点数を合算した点数）を加算する。
　2　酸素及び窒素の価格は、別に厚生労働大臣が定める。

●告示　酸素及び窒素の価格

〔告示41：平2.3.19，最終改正・告示159：令3.3.31〕

1　酸素の価格は、4月1日に始まり3月31日に終わる年度の診療に係る請求について、次項から第4項までに定めるところによる。
2　酸素の価格は、保険医療機関ごとに、次項に定める方法によって算出した当該保険医療機関における酸素の単価に、当該請求に係る患者に使用した酸素の容積（単位　リットル）及び第4項に定める補正率を乗じて得た額の1円未満の端数を四捨五入した額とする。
3　酸素の単価は、当該年度の前年の1月1日から12月31日までの間に当該保険医療機関が購入した酸素の対価（平成30年1月1日から令和元年9月30日までの間に当該保険医療機関が購入した酸素の対価については、当該対価に108分の110を乗じて得た額の1円未満の端数を四捨五入した額）を当該酸素の摂氏35度、1気圧における容積（単位リットル）で除して得た額の1銭未満の端数を四捨五入した額とし、次の各号に掲げる区分に応じ、それぞれ当該各号に定める額を超える場合における単価は、それぞれ当該各号に定める額とする。ただし、当該年度の前年において酸素の購入実績がない場合又は第二号に規定する保険医療機関について特別の事情がある場合にあっては、別に定めるところによる。
　一　次号に定める地域（離島等）以外の地域に所在する保険医療機関における酸素の単価　イ及びロに掲げる区分に応じ、それぞれイ及びロに定める額
　　イ　液体酸素の単価　(1)及び(2)に掲げる区分に応じ、それぞれ(1)及び(2)に定める額
　　　(1)　定置式液化酸素貯槽（CE）に係る酸素の単価　0.19円（単位　リットル。摂氏35度，1気圧における容積とする）
　　　(2)　可搬式液化酸素容器（LGC）に係る酸素の単価　0.32円（単位　リットル。摂氏35度，1気圧における容積とする）
　　ロ　酸素ボンベに係る酸素の単価　(1)及び(2)に掲げる区分に応じ、それぞれ(1)及び(2)に定める額
　　　(1)　大型ボンベに係る酸素の単価　0.42円（単位　リットル。摂氏35度，1気圧における容積とする）
　　　(2)　小型ボンベに係る酸素の単価　2.36円（単位　リットル。摂氏35度，1気圧における容積とする）
　二　離島振興法（昭和28年法律第72号）第2条第1項の規定により離島振興対策実施地域として指定された離島の地域、奄美群島振興開発特別措置法（昭和29年法律第189号）第1条に規定する奄美群島の地域、小笠原諸島振興開発特別措置法（昭和44年法律第79号）第2条第1項に規定する小笠原諸島の地域、沖縄振興特別措置法（平成14年法律第14号）第3条第3号に規定する離島、過疎地域の持続的発展の支援に関する特別措置法（令和3年法律第19号）第2条第1項に規定する過疎地域又は豪雪地帯対策特別措置法（昭和37年法律第73号）第2条第2項の規定により特別豪雪地帯として指定された地域に所在する保険医療機関における酸素の単価　イ及びロに掲げる区分に応じ、それぞれイ及びロに定める額
　　イ　液体酸素の単価　(1)及び(2)に掲げる区分に応じ、それぞれ(1)及び(2)に定める額
　　　(1)　定置式液化酸素貯槽（CE）に係る酸素の単価　0.29円（単位　リットル。摂氏35度，1気圧における容積とする）
　　　(2)　可搬式液化酸素容器（LGC）に係る酸素の単価　0.47円（単位　リットル。摂氏35度，1気圧における容積とする）
　　ロ　酸素ボンベに係る酸素の単価　(1)及び(2)に掲げる区分に応じ、それぞれ(1)及び(2)に定める額
　　　(1)　大型ボンベに係る酸素の単価　0.63円（単位　リットル。摂氏35度，1気圧における容積とする）
　　　(2)　小型ボンベに係る酸素の単価　3.15円（単位　リットル。摂氏35度，1気圧における容積とする）
4　補正率は、1.3とする。ただし、高気圧酸素治療に使用した酸素にあっては、1.3に当該高気圧酸素治療に係る気圧数を乗じたものを補正率とする。
5　窒素の価格は、窒素の単価0.12円（単位リットル。摂氏35度，1気圧における容積とする）に、当該請求に係る患者に使用した窒素の容積（単位　リットル）を乗じて得た額の1円未満の端数を四捨五入した額とする。

→酸素及び窒素の価格

(1)　酸素吸入のほか酸素又は窒素を使用した診療に係る酸素又は窒素の価格は、「酸素及び窒素の価格」（平成2年厚生省告示第41号）により定められており、その単価（単位　リットル。摂氏35度，1気圧における容積とする）は、次のとおりである。
　ア　離島等以外の地域に所在する保険医療機関の場合
　　液体酸素の単価
　　　定置式液化酸素貯槽（CE）に係る酸素の単価
　　　　　　　　　　　　　　　　1L当たり0.19円
　　　可搬式液化酸素容器（LGC）に係る酸素の単価
　　　　　　　　　　　　　　　　1L当たり0.32円
　　酸素ボンベに係る酸素の単価
　　　大型ボンベに係る酸素の単価　1L当たり0.42円
　　　小型ボンベに係る酸素の単価　1L当たり2.36円
　イ　離島等に所在する保険医療機関の場合
　　液体酸素の単価
　　　定置式液化酸素貯槽（CE）に係る酸素の単価
　　　　　　　　　　　　　　　　1L当たり0.29円
　　　可搬式液化酸素容器（LGC）に係る酸素の単価
　　　　　　　　　　　　　　　　1L当たり0.47円
　　酸素ボンベに係る酸素の単価
　　　大型ボンベに係る酸素の単価　1L当たり0.63円
　　　小型ボンベに係る酸素の単価　1L当たり3.15円
(2)　離島等とは、以下の地域をいう。
　ア　離島振興法（昭和28年法律第72号）第2条第1項の規定により離島振興対策実施地域として指定された離島の地域
　イ　奄美群島振興開発特別措置法（昭和29年法律第189号）第1条に規定する奄美群島の地域

ウ 小笠原諸島振興開発特別措置法（昭和44年法律第79号）第4条第1項に規定する小笠原諸島の地域
エ 沖縄振興特別措置法（平成14年法律第14号）第3条第3号に規定する離島
オ 過疎地域の持続的発展の支援に関する特別措置法（令和3年法律第19号）第2条第1項に規定する過疎地域
カ 豪雪地帯対策特別措置法（昭和37年法律第73号）第2条第2項の規定により特別豪雪地帯として指定された地域

(3) 定置式液化酸素貯槽（CE）とは，医療機関の敷地内に設置されており，通常気体酸素容量が200万Lから1,500万Lまでのものをいい，可搬式液化酸素容器（LGC）とは，気体酸素容量が13.3万L又は37.6万Lのものをいい，大型ボンベとは，ボンベ1本当たり通常7,000L又は6,000L用のボンベをいい3,000Lを超えるもの，小型ボンベとは，ボンベ1本当たり通常1,500L又は500L用のボンベをいい3,000L以下のものをいう。

(4) 酸素の価格については，次の算式により算出した値の1円未満を四捨五入して得た額とする。

酸素の価格（単位　円）＝酸素の単価（単位　円）×当該患者に使用した酸素の容積（単位　リットル）×補正率

(5) (1)の規定にかかわらず，(1)に規定する区分ごとに次の算式により，保険医療機関ごとに算出される酸素の購入単価が(1)に規定する単価に満たない場合には，4月1日から3月31日までの1年間の診療については，この酸素の購入単価を用いて算出した酸素の購入価格によって請求する。

酸素の購入価格（単位　円）＝酸素の購入単価（単位　円）×当該患者に使用した酸素の容積（単位　リットル）×補正率

酸素の購入単価（単位　円）
＝ 当該年度の前年の1月から12月までの間に当該保険医療機関が購入した酸素の対価 / 当該購入した酸素の容積（単位　リットル。35℃1気圧で換算）

なお，酸素の購入時期と請求時期との関係を以下に明示する。

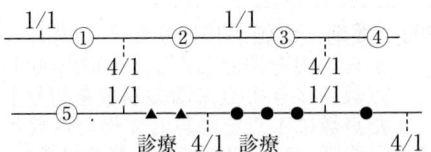

●の診療に係る請求
　③，④及び⑤の購入実績により算出した酸素の購入単価による。
▲の診療に係る請求
　①及び②の購入実績により算出した酸素の購入単価による。

(6) (4)及び(5)の算式の場合において，「当該患者に使用した酸素の容積」とは，患者に使用する際の状態の温度及び気圧において測定された酸素の容積をいうものであり，一定の温度又は気圧に換算する必要はない。
また，補正率1.3は，購入時と使用時の気体の状態の違いに由来する容積差等を勘案の上設定したものである。

(7) 新規に保険医療機関の指定を受けた場合及び(1)に規定する区分を追加又は変更した場合であって，当該診療に係る年度の前年の1月から12月までの1年間において酸素の購入実績がない場合にあっては，当年度の3月までの間は，次に定めるところによって酸素の購入単価を算出する。その場合において購入単価が(1)に規定する単価を超える場合は，(1)の購入単価とする。
ア 当該診療月前に酸素を購入した実績がある場合〔当該年度内に新規に指定され購入又は区分の追加若しくは変更（大型ボンベを廃止し，CEに変更等）を行った場合に限る〕にあっては，購入した酸素（保険医療機関の指定を受けた日前に購入したものを含む）の対価を当該購入した酸素の摂氏35度，1気圧における容積（単位　リットル）で除して得た額の0.01円未満の端数を四捨五入した額を酸素の購入単価とする。
イ アにより算出した場合の購入単価について，当年度の3月までの間については，当該診療月前に購入した全ての酸素（保険医療機関の指定を受けた日前に購入したものを含む）の対価を当該購入した酸素の摂氏35度，1気圧における容積（単位　リットル）で除して得た額の0.01円未満の端数を四捨五入した額を酸素の購入単価とする。

(8) (5)並びに(7)のア及びイの関係は，当該年度（診療日の属する年度）に係る購入単価は，原則，前年の1月から12月までの購入実績に基づき算出した単価とするものであるが，年度の途中において新規又は区分の変更を行った年度に限り当該年度内の購入実績に基づき購入単価とする。従って，翌年度の4月1日からは，(5)により算出した購入単価によることとなる。

(9) 離島等における特別の事情とは，酸素の搬入において船舶による搬入時間が，多くの時間を要する場合や酸素製造工場又は医療用酸素充填所から著しく遠距離であるため通常の価格では購入が困難な場合等を考慮したものであり，当該事情があると認められた場合には，(1)の規定にかかわらず，(1)に規定する区分ごとに(5)に規定する算式により，保険医療機関ごとに算出される酸素の購入単価が(1)に規定する単価を超える場合は，4月1日から3月31日までの1年間の診療については，この酸素の購入単価を用いて算出した酸素の購入価格によって請求する。なお，この場合，前年度の購入単価を超えることはできない。ただし，大型ボンベにあっては，6,000L以上，小型ボンベにあっては，500L以上に限る。

(10) 離島等における特別の事情がある場合は，その理由を記載した書面を地方厚生（支）局長に届け出る。

(11) 保険医療機関は，当該年の4月1日以降の診療に係る費用の請求に当たって用いる酸素の単価並びにその算出の基礎となった前年の1月から12月までの間に当該保険医療機関が購入した酸素の対価及び当該購入した酸素の容積を**別紙様式25**（p.748）により，当該年の2月15日までに地方厚生（支）局長に届け出る。ただし，(7)のア又はイの方法によって酸素の購入単価を算出している場合にあっては，随時（当該年度内において算出した購入単価に30％を超える変動があった場合を含む）地方厚生（支）局長に届け出る。

(12) 地方厚生（支）局においては，届出を受けた購入単価について，審査支払機関に対し通知するとともに，保険者に対し通知し，情報提供を行う。

(13) 窒素の価格は，液化窒素，ボンベ等の窒素の形態にかかわらず，窒素の単価に当該患者に使用した窒素の容積を乗じた値とする。なお，窒素の単価は1L当たり**0.12円**である。

(別紙様式25)

酸素の購入価格に関する届出書（　　年度）

1　前年の1月から12月までの酸素の購入実績

購入年月	定置式液化酸素貯槽(CE)		可搬式液化酸素容器(LGC)		大型ボンベ(3,000L超)		小型ボンベ(3,000L以下)	
	購入容積(L)	購入対価(円)	購入容積(L)	購入対価(円)	購入容積(L)	購入対価(円)	購入容積(L)	購入対価(円)
年1月								
2月								
3月								
4月								
5月								
6月								
7月								
8月								
9月								
10月								
11月								
12月								
計								
単価								

2　前年1年間において酸素の購入実績がない場合（当該診療月前の酸素の購入実績）

購入年月	定置式液化酸素貯槽(CE)		可搬式液化酸素容器(LGC)		大型ボンベ(3,000L超)		小型ボンベ(3,000L以下)	
	購入容積(L)	購入対価(円)	購入容積(L)	購入対価(円)	購入容積(L)	購入対価(円)	購入容積(L)	購入対価(円)
年　月								
単価								

3　その他

購入業者名	種類（液化酸素，ボンベ）

上記のとおり届出します。
　　年　月　日

医療機関コード　　　　　　　

保険医療機関　　所在地
　　　　　　　　名　称
　　　　　　　　開設者

　　　　　殿

[記載上の注意事項]
1　届出は，当該前年の1月1日から12月31日までの間に購入したすべての酸素について記載すること。
2　対価は，実際に購入した価格（消費税を含む）を記載すること。
　なお，平成30年1月1日から令和元年9月30日までの間に医療機関が購入したものについては，当該対価に108分の110を乗じて得た額の1円未満の端数を四捨五入した額とする。

(14) 酸素を動力源とする閉鎖循環式麻酔装置，高気圧酸素治療装置等を利用して，人工呼吸，酸素吸入，高気圧酸素治療等を行った場合，動力源として消費される酸素の費用は算定できない。また，動力源として消費される窒素の費用も算定できない。
(15) 酸素と窒素を用いて空気と類似した組成の気体を作成し酸素吸入等に用いた場合，酸素及び窒素の費用は算定できない。
(16) (5)，(7)及び(11)に掲げる対価については，平成30年1月1日から令和元年9月30日までの間に医療機関が購入したものについては，当該対価に108分の110を乗じて得た額の1円未満の端数を四捨五入した額とする。

（令6保医発0305・4）（令6.5.1）

（編注）(1) 酸素の単価は，補正率を掛ける前の値
　　（単価）a円×（使用量）L×（補正率）1.3
　　＝（価格）c円（1円未満の端数を四捨五入）
　c円を10で除して得た点数の1点未満の端数を四捨五入して得た点数を算定する。
(2) 公定単価により算定する場合も補正率を乗じる。
(3) 窒素の請求は，吸入した窒素に限られる。また窒素の価格は，窒素の単価（1L 0.12円）に使用したリットル数を掛けて得た価格であり，補正率は乗じない。

第3節　薬剤料

J 300　薬剤　薬価が15円を超える場合は，薬価から15円を控除した額を10円で除して得た点数につき1点未満の端数を切り上げて得た点数に1点を加算して得た点数とする。

注1　薬価が15円以下である場合は算定しない。
　2　使用薬剤の薬価は，別に厚生労働大臣が定める。

第4節　特定保険医療材料料

J 400　特定保険医療材料　材料価格を10円で除して得た点数

注　使用した特定保険医療材料の材料価格は，別に厚生労働大臣が定める〔告示1, p.984〕。

第2章　特掲診療料

第10部　手術

K

【複数手術に係る費用の特例】	756
第1節　手術料	764
第1款　皮膚・皮下組織	764
皮膚，皮下組織	764
形成	767
第2款　筋骨格系・四肢・体幹	769
筋膜，筋，腱，腱鞘	769
四肢骨	770
四肢関節，靱帯	773
四肢切断，離断，再接合	776
手，足	776
脊柱，骨盤	777
第3款　神経系・頭蓋	780
頭蓋，脳	780
脊髄，末梢神経，交感神経	784
第4款　眼	786
涙道	786
眼瞼	786
結膜	786
眼窩，涙腺	787
眼球，眼筋	787
角膜，強膜	787
ぶどう膜	788
眼房，網膜	788
水晶体，硝子体	789
第5款　耳鼻咽喉	789
外耳	789
中耳	790
内耳	790
鼻	791
副鼻腔	792
咽頭，扁桃	792
喉頭，気管	792
第6款　顔面・口腔・頸部	793
歯，歯肉，歯槽部，口蓋	793
口腔前庭，口腔底，頬粘膜，舌	794
顔面	794
顔面骨，顎関節	794
唾液腺	795
甲状腺，副甲状腺（上皮小体）	796
その他の頸部	796
第7款　胸部	796
乳腺	796
胸壁	798
胸腔，胸膜	799
縦隔	799
気管支，肺	800
食道	802
横隔膜	805
第8款　心・脈管	805
心，心膜，肺動静脈，冠血管等	805
動脈	817
静脈	820
リンパ管，リンパ節	821
第9款　腹部	822
腹壁，ヘルニア	822
腹膜，後腹膜，腸間膜，網膜	822
胃，十二指腸	823
胆嚢，胆道	827
肝	829
膵	831
脾	834
空腸，回腸，盲腸，虫垂，結腸	834
直腸	838
肛門，その周辺	839
第10款　尿路系・副腎	840
副腎	840
腎，腎盂	840
尿管	843
膀胱	843
尿道	845
第11款　性器	846
陰茎	846
陰嚢，精巣，精巣上体，精管，精索	846
精嚢，前立腺	847
外陰，会陰	848
腟	848
子宮	849
子宮附属器	851
産科手術	852
その他	854
第13款　手術等管理料	854
第2節　輸血料	861
第3節　手術医療機器等加算	867
第4節　薬剤料	872
第5節　特定保険医療材料料	872

外来管理加算（再診料）　手術はすべて併算定不可
DPC　手術はすべてDPC包括対象外（出来高）となる。
※　なお，一部の手術が行われた患者については，DPCの包括評価の対象外となる。

第10部 手術

（編注） 手術の部で使用する記号

- 施4 ……「通則4」の施設基準に適合している届出医療機関に限り算定できる手術（一部例外）
- 施5 ……「通則5」の施設基準を満たす医療機関において算定できる手術
- 乳施 ……「通則6」の施設基準を満たす医療機関において算定できる手術
- 低新 ……「通則7」手術時体重1500g未満の児の場合に所定点数の100分の400を加算，新生児の場合に所定点数の100分の300を加算できる手術
- 頸 ……「通則9」の施設基準に適合する医療機関で，K469頸部郭清術を併施した場合に，片側4,000点，両側6,000点が加算できる手術
- 複100 ……「通則14」の「ただし書き」に規定される，同一手術野・同一病巣において他の手術と同時に行っても，それぞれ所定点数が算定できる手術
- 複50 ……「通則14」に係る告示「複数手術に係る費用の特例」（p.756）の対象手術。告示の組合せで併施した場合，主たる手術の所定点数に従たる手術の所定点数の100分の50が合算できる
- 指1 ……「通則14」に係る通知，第1指から第5指まで（中手部・中足部，中手骨・中足骨を含む）を1指ごとに算定できる手術
- 指2 ……「通則14」に係る通知，第1指から第5指まで（中手部・中足部，中手骨・中足骨を含まない）を1指ごとに算定できる手術
- 指骨 ……「通則14」に係る通知，同一指内の骨及び関節（中手部・中足部，中手骨・中足骨を含む）ごとに算定できる手術
- 内支 ……「通則18」の施設基準の届出医療機関において，内視鏡下手術用支援機器を用いて行った場合にも算定できる手術
- 短1 ……A400短期滞在手術等基本料1（日帰り）が算定できる手術
- 短3 ……A400短期滞在手術等基本料3（4泊5日まで）を算定する手術

通則
1　手術の費用は，第1節若しくは第2節の各区分に掲げる所定点数のみにより，又は第1節に掲げる所定点数及び第2節の各区分に掲げる所定点数を合算した点数により算定する。この場合において，手術に伴って行った処置（J122からJ129-4までに掲げるものを除く）及び診断穿刺・検体採取並びに手術に当たって通常使用される保険医療材料の費用は，第1節の各区分の所定点数に含まれるものとする。

→「通則1」について
摘要欄 p.1721
1　「通則1」の「診断穿刺・検体採取」とは，第2章第3部検査の第4節診断穿刺・検体採取料に係るものをいう。
2　「通則1」及び「通則2」は，手術料算定の内容には次の3通りあることを示しており，輸血料については，手術料の算定がなくとも単独で算定できる。
　(1) 手術料（＋薬剤料等）
　(2) 手術料＋輸血料（＋薬剤料等）
　(3) 輸血料（＋薬剤料等）

3　手術料（輸血料を除く）は，特別の理由がある場合を除き，入院中の患者及び入院中の患者以外の患者にかかわらず，同種の手術が同一日に2回以上実施される場合には，主たる手術の所定点数のみにより算定する。
4　手術当日に，手術（自己血貯血を除く）に関連して行う処置（ギプスを除く）の費用及び注射の手技料は，術前，術後にかかわらず算定できない。また，内視鏡を用いた手術を行う場合，これと同時に行う内視鏡検査料は別に算定できない。
〔令6保医発0305・4〕

→**第1節第2款筋骨格系・四肢・体幹に掲げる手術のうち，関節鏡下による手術**
内視鏡を用いた場合についても算定できる。
〔令6保医発0305・4〕

→**既に保険適用されている腹腔鏡下手術以外の手術で腹腔鏡を用いる場合**
その都度当局に内議し準用が通知されたもののみが保険給付の対象となる。それ以外の場合については，その手術を含む診療の全体が保険適用とならないので留意されたい。なお，胸腔鏡下手術及び内視鏡手術用支援機器を用いた手術も同様の取扱いとする。
〔令6保医発0305・4〕

通則
2　手術に当たって，第3節に掲げる医療機器等，薬剤（別に厚生労働大臣が定めるもの〔告示4第12・3，p.1468〕を除く）又は別に厚生労働大臣が定める保険医療材料（以下この部において「特定保険医療材料」という）〔告示1，p.984〕を使用した場合は，前号により算定した点数及び第3節，第4節若しくは第5節の各区分又はE400フィルムの所定点数を合算した点数により算定する。

→「通則2」について
1　手術に当たって通常使用される保険医療材料〔チューブ，縫合糸（特殊縫合糸を含む）等〕，衛生材料（ガーゼ，脱脂綿及び絆創膏等），外皮用殺菌剤，患者の衣類及び1回の手術に使用される総量価格が15円以下の薬剤の費用は手術の所定点数に含まれる。
　ただし，別に厚生労働大臣が定める特定保険医療材料及び1回の手術に使用される総量価格が15円を超える薬剤（手術後の薬剤病巣撒布を含み，外皮用殺菌剤を除く）については，当該手術の所定点数の他に当該特定保険医療材料及び薬剤の費用を算定できる。
2　画像診断及び検査の費用を別に算定できない手術の際に画像診断又は検査を行った場合においても，当該画像診断及び検査に伴い使用したフィルムに要する費用については，E400（「注」を含む）に掲げるフィルム料を算定できる。また，当該画像診断及び検査に伴い特定保険医療材料又は薬剤を使用した場合は，K950特定保険医療材料料又はK940薬剤料を算定できる。なお，この場合，フィルム料，特定保険医療材料料及び薬剤料以外の画像診断及び検査の費用は別に算定できない。
〔令6保医発0305・4〕

事務連絡 問　検査及び処置については，施用する薬剤の費用は別に算定できるものの，投薬の部に掲げる処方料，調剤料，処方箋料及び調剤技術基本料並びに注射の部に掲げる注射料は別に算定できないとされているが，手術についても同様の取扱いであるという理解でよいか。
答　そのとおり。
（平24.9.21）

通則

3 第1節に掲げられていない手術であって特殊なものの費用は，第1節に掲げられている手術のうちで最も近似する手術の各区分の所定点数により算定する。

→「通則3」について

第1節手術料に掲げられていない手術のうち，簡単な手術の手術料は算定できないが，特殊な手術（点数表にあっても，手技が従来の手術と著しく異なる場合等を含む）の手術料は，その都度当局に内議し，最も近似する手術として準用が通知された算定方法により算定する。

例えば，従来一般的に開胸又は開腹により行われていた手術を内視鏡下において行った場合等はこれに該当する。

(令6保医発0305・4)

通則

4 K007（注に規定する加算を算定する場合に限る），K014-2，K019-2，K022の1，K031（注に規定する加算を算定する場合に限る），K046（注に規定する加算を算定する場合に限る），K053（注に規定する加算を算定する場合に限る），K053-2，K059の3のイ及び4，K081（注に規定する加算を算定する場合に限る），K082-7，K133-2，K134-4，K136-2，K147-3，K169（注1又は注2に規定する加算を算定する場合に限る），K169-2，K169-3，K178-4（注に規定する加算を算定する場合に限る），K180の3，K181，K181-2，K181-6の2のロ，K188-3，K190，K190-2，K190-6からK190-8まで，K225-4，K254の1，K259（注2に規定する加算を算定する場合に限る），K260-2，K268の2のイ及び5から7まで，K271の1，K280-2，K281-2，K305-2，K308-3，K319-2，K320-2，K328からK328-3まで，K340-7，K343-2の1，K374-2，K388-3，K394-2，K400の3，K443の3，K444の4，K445-2，K461-2，K462-2，K463-2，K464-2，K470-2，K474-3の2，K475（別に厚生労働大臣が定める患者〔告示4第12・1(3)，p.1434〕（「性同一性障害の患者」，以下同）に対して行う場合に限る），K476（1から7までについては，注1又は注2に規定する加算を算定する場合に限る），K476-4，K476-5，K508-4，K514の10，K514-2の4，K514-4，K514-6，K514-7，K520の4，K530-3，K546，K548，K549，K554-2，K555-2，K555-3，K559-3，K562-2，K574-4，K594の4のロ及びハ，K595（注2に規定する加算を算定する場合に限る），K595-2，K597からK600まで，K602-2，K603，K603-2，K604-2，K605-2，K605-4，K605-5，K615-2，K616-2，K617-5，K627-2の1，2及び4，K627-3，K627-4，K636-2，K642-3，K643-2，K645-3，K647-3，K653-6，K654-4，K655-2の3，K655-5の3，K656-2，K657-2の4，K665の2，K668-2，K675-2，K677の1，K678，K684-2，K695-2，K697-4の1，K697-5，K697-7，K699-2，K700-3，K700-4，K702-2，K703-2，K709-3，K709-5，K709-6，K716-4，K716-6，K721-4，K721-5，K730の3，K731の3，K754-3，K755-3，K768，K769-3，K772-3，K773-3からK773-7まで，K777の1，K780，K780-2，K785-2，K792の1，K800-3，K800-4，K802-4，K803-2，K803-3，K808の1，K809-4，K818（1において別に厚生労働大臣が定める患者に対して行う場合に限る），K819（別に厚生労働大臣が定める患者に対して行う場合に限る），K819-2（別に厚生労働大臣が定める患者に対して行う場合に限る），K821-4，K823-5，K823-7，K825（別に厚生労働大臣が定める患者に対して行う場合に限る），K828-3，K830（別に厚生労働大臣が定める患者に対して行う場合に限る），K830-3，K835の1，K838-2，K841-4，K843-2からK843-4まで，K850（注に規定する加算を算定する場合に限る），K851（1において別に厚生労働大臣が定める患者に対して行う場合に限る），K858の1，K859（2，4及び5において別に厚生労働大臣が定める患者に対して行う場合に限る），K865-2，K877（別に厚生労働大臣が定める患者に対して行う場合に限る），K877-2（別に厚生労働大臣が定める患者に対して行う場合に限る），K879-2，K882-2，K884-2，K884-3，K888（別に厚生労働大臣が定める患者に対して行う場合に限る），K890-4，K910-2からK910-6まで並びにK916からK917-5までに掲げる手術等については，別に厚生労働大臣が定める施設基準〔告示4第12・1(2)，p.1432〕に適合しているものとして地方厚生局長等に届け出た保険医療機関において行われる場合に限り算定する。ただし，K546，K549，K597-3，K597-4，K615-2，K636-2，K721-5，K773-4，K823-7，K828-3，K835の1，K884-2，K884-3，K890-4及びK917からK917-5までに掲げる手術等については，別に厚生労働大臣が定める施設基準を満たす場合に限り，地方厚生局長等に届け出ることを要しない。

【2024年改定による主な変更点】「通則4」の施設基準において，胸腔鏡・腹腔鏡手術についてA234医療安全対策加算1の届出医療機関であることが要件とされた（**【経過措置】**2024年3月末時点の届出医療機関は2025年5月末まで猶予）。

（編注）本書では該当手術に 施4 と付記。

→性同一性障害の患者に対する手術

性同一性障害の患者に対して次に掲げる手術を行う場合は，届出を行った場合に限り算定できる (p.1457)。

- K475　乳房切除術
- K818　尿道形成手術の「1」前部尿道
- K819　尿道下裂形成手術
- K819-2　陰茎形成術
- K825　陰茎全摘術
- K830　精巣摘出術
- K851　会陰形成手術の「1」筋層に及ばないもの
- K859　造腟術，腟閉鎖症術の「2」遊離植皮によるもの
- K859　造腟術，腟閉鎖症術の「4」腸管形成によるもの
- K859　造腟術，腟閉鎖症術の「5」筋皮弁移植によるもの
- K877　子宮全摘術
- K877-2　腹腔鏡下腟式子宮全摘術
- K888　子宮附属器腫瘍摘出術（両側）の「1」開腹によるもの
- K888　子宮附属器腫瘍摘出術（両側）の「2」腹腔

鏡によるもの　　　　　　　　　　　　　〔令6保医発0305・4〕

事務連絡 問１　性同一性障害の患者であって，当該疾病に対して自己負担でホルモン製剤等の投与を行っている者に，通則４（性同一性障害の患者に対して行うものに限る）に掲げる手術を行う場合の取扱いは，どのようになるのか。
答　同一の疾病に対する一連の治療として，保険適用外の治療と保険適用の治療を組み合わせて行うことは認められない。
　　　　　　　　　　　　　　　　　　（平30.3.30）

問２　第10部手術「通則４」に定める届出を要する手術について施設基準の届出を行っていない医療機関が当該手術を実施した場合には，手術料，特定保険医療材料等の当該手術に要した費用はすべて算定することができないのか。
答　そのとおり。　　　　　　　　　　（平15.6.12，一部修正）

通　則
5　K011，K020，K053，K076からK076-3まで，K079，K079-2，K080-2，K082，K082-7，K106，K107，K109，K136，K147-3，K151-2，K154，K154-2，K160，K167，K169からK171まで，K174からK178-2まで，K181，K190，K190-2，K204，K229，K230，K234からK236まで，K244，K259，K266，K277-2，K280，K281，K319，K322，K327，K343，K343-2の2，K376，K395，K415，K425，K427-2，K434，K442，K443，K458，K462，K484，K496，K496-3，K497からK498まで，K508-4，K511，K514，K514-2の4，K518，K519，K525，K526の2，K527，K529，K529-3，K529-5，K531，K537，K546，K547，K549，K552，K552-2，K594の4のロ，K594-2，K595，K597，K597-2，K627の4，K645，K675-2，K677，K677-2，K695（1歳未満の乳児に対して行われるものを除く），K695-2，K697-4の1，K702，K703，K703-2，K710-2，K719-6，K732-2，K756（1歳未満の乳児に対して行われるものを除く），K764，K765，K779，K780，K780-2，K801，K803（6を除く），K818からK820まで，K821-4，K843，K850，K857，K859（1を除く），K863-3，K889及びK890-2に掲げる手術，体外循環を要する手術（下記通知参照）並びに胸腔鏡又は腹腔鏡を用いる手術（通則第4号に掲げる手術を除く）については，別に厚生労働大臣が定める施設基準〔告示４第12・2，p.1457〕を満たす保険医療機関において行われる場合に限り算定する。

（編注）①医療機関で行われる全手術について患者に文書で説明，②前年の（手術区分ごとの）実施件数を院内掲示すること等が要件（届出不要）。本書では該当手術に 施5 と付記。

→「通則5」について
「通則5」に規定する体外循環を要する手術とは，K541からK544まで，K551，K553，K554からK556まで，K557からK557-3まで，K558，K560，K560-2，K568，K570，K571からK574まで，K574-4，K576，K577，K579からK580まで，K582からK589まで，K592からK593まで及びK594（「4」の「ハ」を除く）に掲げる人工心肺を用いた手術をいう。
　　　　　　　　　　　　　　　　　〔令6保医発0305・4〕

通　則
6　K528，K528-3，K535，K570-4，K583，K586の3，K587，K684，K684-2，K695，K751の3及び4，K751-2，K756並びにK773に掲げる手術（1歳未満の乳児に対して行われるものに限る）については，別に厚生労働大臣が定める施設基準〔告示４第12・2，p.1457〕を満たす保険医療機関において行われる場合に限り算定する。

（編注）①医療機関で行われる全手術について患者に文書で説明，②前年の（手術区分ごとの）実施件数を院内掲示すること等が要件（届出不要）。本書では該当手術に 乳施 と付記。

通　則
7　K002，K138，K142の6，K145，K147，K147-3，K149，K149-2，K150，K151-2，K154，K154-2，K155，K163からK164-2まで，K166，K169，K172からK174まで，K178，K180，K191，K192，K239，K241，K243，K245，K259，K261，K268，K269，K275からK281まで，K282，K346，K386，K393の1，K397，K398の2，K399，K403，K425からK426-2まで，K501からK501-3まで，K511の3，K513，K519，K522，K528，K528-3，K534-3，K535，K554からK558まで，K562からK587まで，K589からK591まで，K601，K601-2，K603-2，K610の1，K616-3，K625，K633の4及び5，K634，K635-3からK636まで，K636-3，K636-4，K639，K644，K647，K664，K666，K666-2，K667-2，K674，K674-2，K681，K684，K684-2，K697-5，K714，K714-2，K716の2，K716-2，K717，K725からK726-2まで，K729からK729-3まで，K734からK735まで，K735-3，K745，K751の1及び2，K751-2，K756，K756-2，K773，K773-5，K775，K804，K805からK805-3まで，K812-2，K838並びにK913に掲げる手術を手術時体重が1,500g未満の児 未満 又は新生児（手術時体重が1,500g未満の児を除く）新 に対して実施する場合には，それぞれ当該手術の所定点数の100分の400又は100分の300に相当する点数を加算する。
　　　　　　　　　　　　　　　　摘要欄 p.1721

（編注）手術時体重1,500g未満の児又は新生児に対して手術を実施した場合に加算。本書では該当手術に 低新 と付記。

通　則
8　3歳未満の乳幼児又は3歳以上6歳未満の幼児に対して手術（K618中心静脈注射用植込型カテーテル設置を除く）を行った場合は，**乳幼児加算** 乳幼 又は**幼児加算** 幼 として，当該手術の所定点数に所定点数の100分の100又は100分の50に相当する点数を加算する。ただし，前号に規定する加算を算定する場合は算定しない。

→「通則7」及び「通則8」について
「通則7」及び「通則8」の加算は，第1節手術料に定める手術にのみ適用され，輸血料，手術医療機器等加算，薬剤料及び特定保険医療材料料は加算の対象とならない。
また，「通則7」及び「通則8」の「所定点数」とは，第1節手術料の各区分に掲げられた点数及び各区分の

「注」に規定する加算の合計をいい，「通則」の加算点数は含まない。
(令6保医発0305・4)
(編注) 各種加算の算定例
① K089爪甲除去術770点　1歳・時間外加算2の場合

$$770 \underset{\text{所定点数}}{} + \underset{\text{乳幼児加算}}{\left(770 \times \frac{100}{100}\right)} + \underset{\text{時間外加算2}}{\left(770 \times \frac{40}{100}\right)} = 1,848\text{点}$$

② 上記例で指5本行った場合

$$(770 \times 5) + \underset{\text{乳幼児加算}}{\left(3,850 \times \frac{100}{100}\right)}$$
$$+ \underset{\text{時間外加算2}}{\left(3,850 \times \frac{40}{100}\right)} = 9,240\text{点}$$

③ K000創傷処理の4（真皮縫合），時間外加算2の場合

$$\underset{\text{真皮縫合加算}}{(530 + 460)} + \underset{\text{時間外加算2}}{\left(990 \times \frac{40}{100}\right)} = 1,386\text{点}$$

④ K511肺切除（肺葉切除），自動縫合器使用，2歳の場合

$$\underset{\text{所定点数}}{58,350} + \underset{\text{自動縫合器}}{2,500} + \underset{\text{乳幼児加算}}{\left(58,350 \times \frac{100}{100}\right)} = 119,200\text{点}$$

通則 9 K293，K294，K314，K343，K374，K374-2，K376，K394，K394-2，K410，K412，K415，K422，K424，K425，K439，K442の2及び3，K455，K458，K463の1及び3並びにK463-2に掲げる手術については，K469頸部郭清術を併せて行った場合は，所定点数に片側の場合は**4,000点**を，両側の場合は**6,000点**を加算する。

(編注) 本書では該当手術に 頸 と付記。

→ **リンパ節群郭清術，頸部郭清術**
　悪性腫瘍に対する手術において，K469頸部郭清術（ネックディセクション）及びK627リンパ節群郭清術の「2」は所定点数に含まれ，特に規定する場合を除き，別に算定できない。
(令6保医発0305・4)

通則 10 HIV抗体陽性の患者に対して，観血的手術を行った場合は，**4,000点**を当該手術の所定点数に加算する。

→ **「通則10」について**
　「通則10」の加算は，HIV-1抗体（ウエスタンブロット法）若しくはHIV-2抗体（ウエスタンブロット法）によってHIV抗体が陽性と認められた患者又はHIV-1核酸検査によってHIV-1核酸が確認された患者に対して観血的手術を行った場合に1回に限り算定する。ただし，同一日に複数の手術を行った場合は，主たる手術についてのみ加算する。
(令6保医発0305・4)

通則 11 メチシリン耐性黄色ブドウ球菌（MRSA）感染症患者（感染症法の規定に基づき都道府県知事に対して医師の届出が義務づけられるものに限る），B型肝炎感染患者（HBs又はHBe抗原陽性の者に限る）若しくはC型肝炎感染患者又は結核患者に対して，L008マスク又は気管内挿管による閉鎖循環式全身麻酔，L002硬膜外麻酔又はL004脊椎麻酔を伴う手術を行った場合は，**1,000点**を所定点数に加算する。

→ **「通則11」の加算**
　「通則11」の加算は，次のいずれかに該当する患者に対して全身麻酔，硬膜外麻酔又は脊椎麻酔を伴う観血的手術を行った場合に1回に限り算定する。ただし，同一日に複数の手術を行った場合は，主たる手術についてのみ加算する。
(1) 感染症法に基づく医師から都道府県知事等への届出のための基準により医師により届け出が義務付けられているメチシリン耐性黄色ブドウ球菌感染症の患者（診断した医師の判断により，症状や所見から当該疾患が疑われ，かつ，病原体診断がなされたもの）
(2) HBs又はHBe抗原によって抗原が陽性と認められたB型肝炎患者
(3) HCV抗体定性・定量によってHCV抗体が陽性と認められたC型肝炎患者
(4) 微生物学的検査により結核菌を排菌していることが術前に確認された結核患者
(令6保医発0305・4)

参考 ① HBVキャリア又はHCVキャリアに対する第10部手術「通則11」の加算（院内感染防止措置加算）の算定は，原則として認められる。
② 慢性肝炎又は肝硬変に対する手術「通則11」の加算の算定は，原則として認められない。
(令6.3.29 支払基金)

通則 12 緊急のために休日に手術を行った場合又はその開始時間が保険医療機関の表示する診療時間以外の時間若しくは深夜である手術（K914からK917-5までに掲げるものを除く）を行った場合において，当該手術の費用は，次に掲げる点数を，それぞれ所定点数に加算した点数により算定する。
　イ 別に厚生労働大臣が定める施設基準〔告示4第12・2の2，p.1459〕に適合しているものとして地方厚生局長等に届け出た保険医療機関において行われる場合
　(1) **休日加算1** 休
　　所定点数の**100分の160**に相当する点数
　(2) **時間外加算1**（入院中の患者以外の患者に対して行われる場合に限る）外
　　所定点数の**100分の80**に相当する点数
　(3) **深夜加算1** 深
　　所定点数の**100分の160**に相当する点数
　(4) (1)から(3)までにかかわらず，A000初診料の注7のただし書に規定する保険医療機関において，入院中の患者以外の患者に対して，その開始時間が同注のただし書に規定する時間である手術を行った場合 特外
　　所定点数の**100分の80**に相当する点数
　ロ イ以外の保険医療機関において行われる場合
　(1) **休日加算2** 休
　　所定点数の**100分の80**に相当する点数
　(2) **時間外加算2**（入院中の患者以外の患者に対して行われる場合に限る）外
　　所定点数の**100分の40**に相当する点数
　(3) **深夜加算2** 深

> 所定点数の100分の80に相当する点数
> (4) (1)から(3)までにかかわらず，A000初診料の注7のただし書に規定する保険医療機関において，入院中の患者以外の患者に対して，その開始時間が同注のただし書に規定する時間である手術を行った場合 [特外]
> 所定点数の100分の40に相当する点数

【2024年改定による主な変更点】 時間外・休日・深夜の手術等に対する手当等の支給，その就業規則への記載と届出，緊急呼び出し当番の配置──が必須要件に変更された。**【経過措置】** 2026年5月末までは猶予され，従前の例によるとされた。

（編注）「イ」（休日加算1・時間外加算1・深夜加算1等）は，①第三次救急医療機関・小児救急医療拠点病院・総合周産期母子医療センター設置医療機関，②災害拠点病院・へき地医療拠点病院・地域医療支援病院，③医療資源の少ない指定地域（告示3別表第6の2）に所在する医療機関，④年間の緊急入院患者数200名以上の病院，⑤全身麻酔手術が年間800件以上の病院──のいずれかであること，医師の負担軽減・処遇改善の体制を整備していること等が要件。

→「通則12」について　　　　　　摘要欄 p.1721*

1　「通則12」の入院中の患者以外の患者に対する手術の休日加算1及び2，時間外加算1及び2又は深夜加算1及び2は，次の場合に算定できる。ただし，手術が保険医療機関又は保険医の都合により休日，時間外又は深夜に行われた場合には算定できない。
(1) 休日加算，時間外加算又は深夜加算が算定できる初診又は再診に引き続き行われた緊急手術の場合
(2) 初診又は再診から手術までの間に，手術に必要不可欠な検査等を行い，かつ，当該検査等の終了後に手術〔休日に行うもの又はその開始時間（執刀した時間をいう）が診療時間以外の時間若しくは深夜であるものに限る〕を開始した場合であって，当該初診又は再診から手術の開始時間までの間が8時間以内である場合（当該手術の開始時間が入院手続きの後の場合を含む）

2　「通則12」の入院中の患者に対する手術の休日加算1及び2又は深夜加算1及び2は，病状の急変等により，休日に緊急手術を行った場合又は開始時間が深夜である緊急手術を行った場合に算定できる。
ただし，手術が保険医療機関又は保険医の都合により休日又は深夜に行われた場合には算定できない。

3　「通則12」の休日加算1及び2，時間外加算1及び2又は深夜加算1及び2の対象となる時間の取扱いは初診料と同様であり，A000の「注9」又はA001の「注7」に規定する夜間・早朝等加算を算定する場合にあっては，「通則12」の休日加算1及び2，時間外加算1及び2又は深夜加算1及び2は算定しない。また，「通則12」の加算に係る適用の範囲及び「所定点数」については，「通則7」及び「通則8」の加算の取扱いと同様（「通則7」「通則8」の関連通知参照）である。なお，K780同種死体腎移植術の「注1」に規定する移植臓器提供加算について，「通則12」の加算を算定する場合は，同種死体腎移植の開始時間により要件の該当の有無を判断するのではなく，死体腎の摘出術の開始時間をもって判断する。

4　「通則12」の休日加算1，時間外加算1又は深夜加算1（以下「時間外等加算1」という）は，当該加算を算定するものとして，地方厚生（支）局長に届出を行っている診療科において手術を実施した場合に限り算定できる。

5　「通則12」の時間外等加算1を算定する場合は，手術を実施した診療科，初診又は再診の日時（入院中の患者以外の患者に手術を実施した場合に限る）及び手術を開始した日時を**診療報酬明細書**の摘要欄に記載する。
(令6保医発0305・4)

事務連絡 問　手術の通則12について，「入院中の患者に対する手術の休日加算1及び2又は深夜加算1及び2は，病状の急変により，休日に緊急手術を行った場合又は開始時間が深夜である緊急手術を行った場合に算定できる」とあるが，脳死臓器提供者の発生等により緊急に臓器移植術を実施する必要が生じた場合は，当該手術について，入院中の患者に係る「病状の急変」による緊急手術に該当するものとして取り扱ってよいか。
答　よい。
(令3.11.5)

> **通　則**
> 13　対称器官に係る手術の各区分の所定点数は，特に規定する場合を除き，片側の器官の手術料に係る点数とする。

→「通則13」の対称器官の手術
「通則13」の「特に規定する場合」とは，各区分に掲げる手術名の末尾に両側と記入したものをいう。なお，この場合において，両側にわたり手術を行う医療上の必要性がなく片側の手術のみを行った場合であっても，両側に係る所定点数を算定する。
また，肺の両側に対し手術を行った場合は，片側それぞれについて算定できる。
(令6保医発0305・4)
（編注）K062　先天性股関節脱臼非観血的整復術（両側）
K345　萎縮性鼻炎手術（両側）──など

> **通　則**
> 14　同一手術野又は同一病巣につき，2以上の手術を同時に行った場合の費用の算定は，主たる手術の所定点数のみにより算定する。ただし，神経移植術，骨移植術，植皮術，動脈（皮）弁術，筋（皮）弁術，遊離皮弁術（顕微鏡下血管柄付きのもの），複合組織移植術，自家遊離複合組織移植術（顕微鏡下血管柄付きのもの），粘膜移植術若しくは筋膜移植術と他の手術とを同時に行った場合，大腿骨頭回転骨切り術若しくは大腿骨近位部（転子間を含む）骨切り術と骨盤骨切り術，臼蓋形成手術若しくは寛骨臼移動術とを同時に行った場合，喉頭気管分離術と血管結紮術で開胸若しくは開腹を伴うものとを同時に行った場合又は先天性気管狭窄症手術と第10部第1節第8款に掲げる手術を同時に行った場合は，それぞれの所定点数を合算して算定する。また，別に厚生労働大臣が定める場合〔※告示・複数手術に係る費用の特例，p.756〕は別に厚生労働大臣が定めるところにより算定する。

（編注）同一手術野・同一病巣において他の手術と同時に行い，それぞれ所定点数が算定できる手術は次のとおり。

●他のすべての手術と同時算定可（ [複100] と付記）	
K013 分層植皮術	他の手術
K013-2 全層植皮術	
K016 動脈（皮）弁術，筋（皮）弁術	
K017 遊離皮弁術	
K019 複合組織移植術	
K020 自家遊離複合組織移植術	
K021 粘膜移植術	
K033 筋膜移植術	
K059 骨移植術	
K198 神経移植術	

●下記（左欄と右欄）の組合せにおいて同時算定可	
K055-2 大腿骨頭回転骨切り術	K140 骨盤骨切り術
	K141 臼蓋形成手術
K055-3 大腿骨近位部（転子間を含む）骨切り術	K141-2 寛骨臼移動術
K403-2「3」喉頭気管分離術	K607 血管結紮術「1」開胸又は開腹を伴うもの
K519 先天性気管狭窄症手術	「第8款 心・脈管」に掲げる手術（K538～K628）

（編注）本書では，同一手術野・同一病巣において他のすべての手術と同時に行っても，それぞれ所定点数が算定できる手術に 複100 と付記し，併算定できる手術の組合せが規定されたものについては各項目にて注記している。

→「通則14」の「同一手術野又は同一病巣」

(1) 「通則14」の「同一手術野又は同一病巣」とは，原則として，同一皮切により行い得る範囲をいい，具体的には，次のような手術の組み合わせが行われる範囲をいう。この場合においては，「主たる手術」の所定点数のみを算定する。なお，「主たる手術」とは，所定点数及び「注」による加算点数を合算した点数の高い手術をいう。
　ア　肺切除術の際に併施する簡単な肺剥皮術
　イ　虫垂切除術と盲腸縫縮術
　ウ　子宮附属器腫瘍摘出術と卵管結紮術

(2) (1)にかかわらず，「同一皮切により行い得る範囲」内にあっても，次に掲げる場合には，「同一手術野又は同一病巣」には該当せず，それぞれ所定点数を算定する。なお，それらの他，「同一皮切により行い得る範囲」の原則によることが著しく不合理である場合は，「通則3」に照らしてその都度当局に内議のうえ決定する。
　ア　胃切除術（消化器系の手術）と腹部大動脈瘤に対する大動脈瘤切除術（脈管系の手術）の組み合わせ，胃切除術（消化器系の手術）と腎摘出術（尿路系の手術）の組み合わせ，胃切除術（消化器系の手術）と子宮附属器腫瘍摘出術（開腹によるもの）（婦人科系の手術）の組み合わせ，腎悪性腫瘍手術（尿路系の手術）と肺切除術（呼吸器系の手術）の組み合わせ，腹腔鏡下胃切除術（消化器系の手術）と腹腔鏡下腎摘出術（尿路系の手術）の組み合わせ，腹腔鏡下胃切除術（消化器系の手術）と子宮附属器腫瘍摘出術（腹腔鏡によるもの）（婦人科系の手術）の組み合わせ等，相互に関連のない2手術を同時に行う場合
　イ　胃切除術と直腸切除術の組み合わせ，食道腫瘍摘出術（開腹手術によるもの）と結腸切除術の組み合わせ，腹腔鏡下胃切除術と腹腔鏡下直腸切除術の組み合わせ，食道腫瘍摘出術（腹腔鏡下によるもの）と腹腔鏡下結腸切除術の組み合わせ等，同じ消化器系の手術であっても，遠隔部位の2手術を行う場合
　ウ　人工妊娠中絶術（腟式手術）と卵管結紮術（開腹術）の組み合わせ等，通常行う手術の到達方法又は皮切及び手術部位が異なる場合
　　（編注）①（消化器系の手術と脈管系の手術など）相互に関連のない2手術，②（胃と直腸など）遠隔部位の2手術，③（腟式手術と開腹手術など）通常行う手術の到達方法・皮切・手術部位が異なる場合──は，「同一皮切により行い得る範囲」内であっても，「同一手術野又は同一病巣」には該当しない。

(3) 同一手術野又は同一病巣であっても，「複数手術に係る費用の特例（平成30年厚生労働省告示第72号）」に規定するものについては，主たる手術の所定点数に，従たる手術（1つに限る）の所定点数の100分の50に相当する額を加えた点数により算定する。なお，具体的な取扱いについては，別途通知する。
　（編注）本書では，「厚生労働大臣が定める複数手術に係る費用の特例」に掲げられた手術に 複50 と付記する。

(4) 指に係る同一手術野の範囲と算定方法については次の通りである。
　ア　第1指から第5指までを別の手術野とする次に掲げる手術のうち，2つ以上の手術を同一指について行った場合には，「通則14」における「別に厚生労働大臣が定める場合」に該当する場合及び㈲に掲げる手術を除き，当該手術の中で主たる手術の所定点数のみを算定する。なお，㈴及び㈵に掲げる手術については，複数指について行った場合には，それぞれの指について算定し，㈲に掲げる手術については，同一指内の複数の骨又は関節について行った場合には，各々の骨又は関節について算定する。
　㈴　第1指から第5指まで（中手部・中足部若しくは中手骨・中足骨を含む）のそれぞれを同一手術野とする手術〔編注：1指ごとに算定できる手術。指には中手部（骨）・中足部（骨）が含まれる。本書では， 指1 と付記〕は，次に掲げる手術である。
　　K028 腱鞘切開術（関節鏡下によるものを含む）
　　K034 腱切離・切除術（関節鏡下によるものを含む）
　　K035 腱剥離術（関節鏡下によるものを含む）
　　K037 腱縫合術
　　K038 腱延長術
　　K039 腱移植術（人工腱形成術を含む）の「1」指（手，足）
　　K040 腱移行術の「1」指（手，足）
　　K040-2 指伸筋腱脱臼観血的整復術
　　K054 骨切り術の「3」中の指（手，足）（関節リウマチの患者に対し，関節温存を前提として中足骨短縮骨切り術を行った場合に限る）
　㈵　第1指から第5指まで（中手部・中足部若しくは中手骨・中足骨を含まない）のそれぞれを同一手術野とする手術〔編注：1指ごとに算定できる手術。指に中手部（骨）・中足部（骨）は含まれない。本書では， 指2 と付記〕は，次に掲げる手術である。ただし，合併症手術にあっては各指間のそれぞれを同一手術野とする。
　　K089 爪甲除去術
　　K090 ひょう疽手術
　　K091 陥入爪手術
　　K099 指癒痕拘縮手術
　　K100 多指症手術
　　K101 合指症手術
　　K102 巨指症手術
　　K103 屈指症手術，斜指症手術
　　第1節手術料の項で「指（手，足）」と規定されている手術〔K039腱移植術（人工腱形成術を含む）の「1」指（手，足），K040腱移行術の「1」指（手，足），K045骨折経皮的鋼線刺入固定術の「3」中の指（手，足），K046骨折観血的手術の「3」中の指（手，足），K054骨切り術の「3」中の指（手，足）（関節リウマチの患者に対し，関節温存を前提として中足骨短縮骨切り術を行った場合に限る），K063関節脱臼観血的整復術の「3」中の指（手，足），K073関節内骨折観血的手術の「3」中の指（手，足），K080関節形成手術の「3」中の指（手，足）及びK082人工関節置換術の「3」中の指（手，足）を除く〕
　㈲　同一指内の骨及び関節（中手部・中足部若しくは中手骨・中足骨を含む）のそれぞれを同一手術

野とする手術〔編注：各指の骨・関節ごとに算定できる手術。指には中手部（骨）・中足部（骨）が含まれる。本書では，指骨 と付記〕は，次に掲げる手術である。
　　　K045　骨折経皮的鋼線刺入固定術
　　　K046　骨折観血的手術
　　　K063　関節脱臼観血的整復術
　　　K073　関節内骨折観血的手術
　　　K078　観血的関節固定術
　　　K080　関節形成手術
　　　K082　人工関節置換術
　　　K082-3　人工関節再置換術
　イ　デブリードマンその他(イ)，(ロ)及び(ハ)に該当しない手術については，第1指から第5指までを同一手術野として取り扱い，当該手術のうち2以上の手術を複数指に行った場合には，「通則14」における「別に厚生労働大臣が定める場合」に該当する場合を除き，主たる手術の所定点数のみを算定する。
　ウ　(イ)及び(ロ)に掲げる手術と，(ハ)に掲げる手術を同時に行った場合にあっては，「通則14」における「別に厚生労働大臣が定める場合」に該当する場合を除き，同一指に対して行われたものは主たる手術の点数を算定し，別々の指に対して行われたものはそれぞれ所定の点数を算定する。
　エ　第1指から第5指までを別の手術野として取り扱う手術（同一指内の骨及び関節を別の手術野として取り扱う手術を含む）と，第1指から第5指までを同一手術野として取り扱う手術を同時に行った場合にあっては，それぞれの手術が別々の指に対して行われたものであっても，「通則14」における「別に厚生労働大臣が定める場合」に該当する場合を除き，主たる手術の所定点数のみを算定する。
　　　ただし，第1指から第5指までを別の手術野として取り扱う手術（同一指内の骨及び関節を別の手術野として取り扱う手術を含む）を複数指に対し行った場合に，それぞれの点数を合算した点数が，同一手術野として取り扱う手術の点数よりも高くなる場合にあっては，いずれかにより算定する。
(5)　眼球の手術（第1節手術料第4款眼に掲げるものをいう）については，片眼を同一手術野として取り扱う。
(6)　多発性嚢腫等で近接しているものについては，数か所の切開を行った場合でも1切開として算定する。また，麦粒腫，霰粒腫等については，同一瞼内にあるものについては1回として算定する。
(7)　骨折整復と脱臼整復を併施した場合については，骨折部位と関節との距離やそれぞれの整復が非観血的に行われたか観血的に行われたか，また，一方の整復手技が他方の整復手技と個別に行われる場合と，併せて1手術とみなすのが適当な場合等によって異なるが，一般には近接部位の場合は通例同一手術野の手術として「通則14」により主たる手術の所定点数のみにより算定する。ただし，(4)の(ハ)に掲げる場合は別に算定できる。
(8)　悪性腫瘍に対する手術において，K469頸部郭清術（ネックディセクション）及びK627リンパ節群郭清術の「2」は所定点数に含まれ，特に規定する場合を除き，別に算定できない。
（令6保医発0305・4）

→植皮術の取扱い
　「通則14」の植皮術とはK013分層植皮術及びK013-2全層植皮術をいう。
（令6保医発0305・4）
　（編注）植皮術の実施に先立って，皮膚弁等を作成した場合は，（「通則14」のただし書により）それぞれの所定点数（K015，K016，K017）を別に算定できる。

→神経移植術の取扱い
　「通則14」の神経移植術とはK198神経移植術をいう。
（令6保医発0305・4）

→複数手術に係る費用の特例について
1　複数手術に係る費用の特例（平成30年厚生労働省告示第72号）別表第1及び別表第3の左欄及び右欄にそれぞれ掲げる手術について2種類以上の手術を同時に行った場合には，主たる手術の所定点数に，従たる手術の所定点数の100分の50に相当する点数を加えた点数を，同一手術野又は同一病巣に係る手術の所定点数とする。
2　複数手術に係る費用の特例別表第2に掲げる手術のうち2種類以上の手術を同時に行った場合には，主たる手術の所定点数に，従たる手術の所定点数の100分の50に相当する点数を加えた点数を，同一手術野又は同一病巣に係る手術の所定点数とする。なお，当該手術には，緊急的に実施されない場合を含む。
3　従たる手術の所定点数の100分の50に相当する点数を加えて算定する場合，従たる手術の所定点数には「注」による加算は含まれない。なお，合算の対象となる従たる手術は1種類とする。
4　「主たる手術」とは，同一手術野又は同一病巣に行った手術のうち，所定点数及び「注」による加算点数を合算した点数の高い手術をいう。なお，別表第1及び別表第3の左欄に掲げる手術が必ずしもこれに該当するものではないことに留意されたい。（令6保医発0321・4）

●告示　複数手術に係る費用の特例
（最終改定：告示100，令6.3.21）（令6.3.28）

1　診療報酬の算定方法（平成20年厚生労働省告示第59号）別表第1医科診療報酬点数表の第2章第10部に規定する別に厚生労働大臣が定める場合における費用の額の算定方法 併施
(1)　同一手術野又は同一病巣につき，**別表第1**の左欄に掲げる手術とそれぞれ同表の右欄に掲げる手術とを同時に行った場合は，主たる手術の所定点数と従たる手術（一つに限る）の所定点数の**100分の50**に相当する点数とを合算して算定する。
(2)　同一手術野又は同一病巣につき，**別表第2**に掲げる手術を2以上同時に行った場合の所定点数は，主たる手術の所定点数と従たる手術（一つに限る）の所定点数の**100分の50**に相当する点数とを合算して算定する。

（編注）「同一手術野に2以上の手術を行った場合」で，別表（複数手術に係る費用の特例）に掲げられていない手術については，「通則14」の規定により，（他に特に規定する場合を除き）「主たる手術の所定点数」のみの算定となる。

別表第1
同一手術野又は同一病巣（原則として同一皮切により行い得る範囲）につき，以下の表の左右欄の手術を同時に行った場合に限り，主たる手術に従たる手術（一つに限る）の50/100を合算して算定することが認められる。

K015　皮弁作成術，移動術，切断術，遷延皮弁術 K021-2　粘膜弁手術	その他の手術

手術〔通則〕 **757**

K022 組織拡張器による再建手術（一連につき） 　2　その他の場合 K611 抗悪性腫瘍剤動脈，静脈又は腹腔内持続注入用植込型カテーテル設置 K618 中心静脈注射用植込型カテーテル設置		K037 腱縫合術 （手指，中手部又は手関節に限る）	K046 骨折観血的手術（手指，中手部又は手関節に限る） K182 神経縫合術（手指，中手部又は手関節に限る） K182-3 神経再生誘導術（手指，中手部又は手関節に限る） K610 動脈形成術，吻合術（手指，中手部又は手関節に限る） K623 静脈形成術，吻合術（手指，中手部又は手関節に限る）
K006 皮膚，皮下腫瘍摘出術（露出部以外）　3　長径6cm以上12cm未満 K006 皮膚，皮下腫瘍摘出術（露出部以外）　4　長径12cm以上		K746 痔瘻根治手術	
K022 組織拡張器による再建手術（一連につき） 　1　乳房（再建手術）の場合	K475 乳房切除術（遺伝性乳癌卵巣癌症候群の患者に限る） K476 乳腺悪性腫瘍手術〔単純乳房切除術（乳腺全摘術），乳房切除術（腋窩部郭清を伴わないもの），乳房切除術（腋窩鎖骨下部郭清を伴うもの）・胸筋切除を併施しないもの，乳輪温存乳房切除術（腋窩部郭清を伴わないもの）及び乳輪温存乳房切除術（腋窩部郭清を伴うもの）に限る〕	K038 腱延長術 （手指，中手部又は手関節に限る）	K046 骨折観血的手術（手指，中手部又は手関節に限る） K182 神経縫合術（手指，中手部又は手関節に限る） K182-3 神経再生誘導術（手指，中手部又は手関節に限る） K610 動脈形成術，吻合術（手指，中手部又は手関節に限る） K623 静脈形成術，吻合術（手指，中手部又は手関節に限る）
K022-3 慢性膿皮症手術	K013 分層植皮術 K013-2 全層植皮術 K015 皮弁作成術，移動術，切断術，遷延皮弁術 K016 動脈（皮）弁術，筋（皮）弁術 K017 遊離皮弁術　2　その他の場合 K020 自家遊離複合組織移植術	K039 腱移植術 （人工腱形成術を含む）（手指，中手部又は手関節に限る）	K046 骨折観血的手術（手指，中手部又は手関節に限る） K182 神経縫合術（手指，中手部又は手関節に限る） K182-3 神経再生誘導術（手指，中手部又は手関節に限る） K610 動脈形成術，吻合術（手指，中手部又は手関節に限る） K623 静脈形成術，吻合術（手指，中手部又は手関節に限る）
K031 四肢・躯幹軟部悪性腫瘍手術	K082 人工関節置換術　1　肩，股，膝	K040 腱移行術 （手指，中手部又は手関節に限る）	K046 骨折観血的手術（手指，中手部又は手関節に限る） K182 神経縫合術（手指，中手部又は手関節に限る） K182-3 神経再生誘導術（手指，中手部又は手関節に限る） K610 動脈形成術，吻合術（手指，中手部又は手関節に限る） K623 静脈形成術，吻合術（手指，中手部又は手関節に限る）
K034 腱切離・切除術（関節鏡下によるものを含む）（手指，中手部又は手関節に限る）	K046 骨折観血的手術（手指，中手部又は手関節に限る） K182 神経縫合術（手指，中手部又は手関節に限る） K182-3 神経再生誘導術（手指，中手部又は手関節に限る） K610 動脈形成術，吻合術（手指，中手部又は手関節に限る） K623 静脈形成術，吻合術（手指，中手部又は手関節に限る）	K046 骨折観血的手術（手指，中手部又は手関節に限る）	K182 神経縫合術（手指，中手部又は手関節に限る） K182-3 神経再生誘導術（手指，中手部又は手関節に限る） K610 動脈形成術，吻合術（手指，中手部又は手関節に限る） K623 静脈形成術，吻合術（手指，中手部又は手関節に限る）
K035 腱剥離術（関節鏡下によるものを含む）（手指，中手部又は手関節に限る）	K046 骨折観血的手術（手指，中手部又は手関節に限る） K182 神経縫合術（手指，中手部又は手関節に限る） K182-3 神経再生誘導術（手指，中手部又は手関節に限る） K610 動脈形成術，吻合術（手指，中手部又は手関節に限る） K623 静脈形成術，吻合術（手指，中手部又は手関節に限る）	K053 骨悪性腫瘍手術	K081 人工骨頭挿入術 K082 人工関節置換術
		K054 骨切り術 　2　前腕，下腿（下腿に限る）	K068-2 関節鏡下半月板切除術 K069-3 関節鏡下半月板縫合術 K069-4 関節鏡下半月板制動術
K035-2 腱滑膜切除術	K046 骨折観血的手術（手指，中手部又は手関節に限る） K182 神経縫合術（手指，中手部又は手関節に限る） K182-3 神経再生誘導術（手指，中手部又は手関節に限る） K610 動脈形成術，吻合術（手指，中手部又は手関節に限る） K623 静脈形成術，吻合術（手指，中手部又は手関節に限る）	K054-2 脛骨近位骨切り術	K055-4 大腿骨遠位骨切り術 K068-2 関節鏡下半月板切除術 K069-3 関節鏡下半月板縫合術 K069-4 関節鏡下半月板制動術
		K079-2 関節鏡下靱帯断裂形成手術 　1　十字靱帯	K068-2 関節鏡下半月板切除術 K069-3 関節鏡下半月板縫合術 K069-4 関節鏡下半月板制動術
		K080-5 関節鏡下肩関節唇形成術　2　腱板断裂を伴わないもの	K077-2 肩甲骨烏口突起移行術

K082 人工関節置換術　1　肩，股，膝（股に限る）	K054 骨切り術　1　肩甲骨，上腕，大腿（大腿に限る）	K282 水晶体再建術	K224 翼状片手術 K277-2 黄斑下手術 K279 硝子体切除術 K280 硝子体茎顕微鏡下離断術 K281 増殖性硝子体網膜症手術
K107 指移植手術（手指に限る）	K182 神経縫合術（手指に限る） K182-3 神経再生誘導術（手指に限る）	K319 鼓室形成手術	K296 耳介形成手術　1　耳介軟骨形成を要するもの K299 小耳症手術 K305 乳突削開術
K134 椎間板摘出術	K142 脊椎固定術，椎弓切除術，椎弓形成術（多椎間又は多椎弓の場合を含む）（椎間板摘出術を実施した椎間及び当該椎間に隣接する椎弓に係るものを除く）	K403 気管形成手術（管状気管，気管移植等）	悪性腫瘍に係る手術
K134-2 内視鏡下椎間板摘出（切除）術	K131-2 内視鏡下椎弓切除術〔内視鏡下椎間板摘出（切除）術を実施した椎間及び当該椎間に隣接する椎弓に係るものを除く〕	K436 顎骨腫瘍摘出術	K404 抜歯手術（1歯につき）
K134-3 人工椎間板置換術（頸椎）	K142 脊椎固定術，椎弓切除術，椎弓形成術（多椎間又は多椎弓の場合を含む）　1　前方椎体固定〔人工椎間板置換術（頸椎）を実施した椎間に隣接する椎間に係るものに限る〕	K444 下顎骨形成術　1　おとがい形成の場合	K444 下顎骨形成術　2　短縮又は伸長の場合
K142 脊椎固定術，椎弓切除術，椎弓形成術（多椎間又は多椎弓の場合を含む）　1　前方椎体固定	K134-3 人工椎間板置換術（頸椎）（脊椎固定術，椎弓切除術，椎弓形成術　1　前方椎体固定を実施した椎間に隣接する椎間に係るものに限る）	K476-4 ゲル充填人工乳房を用いた乳房再建術（乳房切除後）	K475 乳房切除術（遺伝性乳癌卵巣癌症候群の患者に限る） K476 乳腺悪性腫瘍手術〔単純乳房切除術（乳腺全摘術），乳房切除術（腋窩部郭清を伴わないもの），乳房切除術（腋窩鎖骨下部郭清を伴うもの）・胸筋切除を併施しないもの，乳輪温存乳房切除術（腋窩部郭清を伴わないもの）及び乳輪温存乳房切除術（腋窩部郭清を伴うもの）に限る〕
K142-5 内視鏡下椎弓形成術	K131-2 内視鏡下椎弓切除術（内視鏡下椎弓形成術を実施した椎弓に係るものを除く） K134-2 内視鏡下椎間板摘出（切除）術（内視鏡下椎弓形成術を実施した椎弓に隣接する椎間に係るものを除く）	K504 縦隔悪性腫瘍手術	K511 肺切除術 K610 動脈形成術，吻合術 K623 静脈形成術，吻合術
K144 体外式脊椎固定術	K116 脊椎，骨盤骨搔爬術 K118 脊椎，骨盤脱臼観血的手術 K135 脊椎，骨盤腫瘍切除術 K136 脊椎，骨盤悪性腫瘍手術 K142 脊椎固定術，椎弓切除術，椎弓形成術（多椎間又は多椎弓の場合を含む）	K511 肺切除術	K527 食道悪性腫瘍手術 K529 食道悪性腫瘍手術 K552 冠動脈，大動脈バイパス移植術 K552-2 冠動脈，大動脈バイパス移植術（人工心肺を使用しないもの） K560 大動脈瘤切除術 K560-2 オープン型ステントグラフト内挿術
K182 神経縫合術（手指，中手又は手関節に限る）	K610 動脈形成術，吻合術（手指，中手部又は手関節に限る） K623 静脈形成術，吻合術（手指，中手部又は手関節に限る）	K514 肺悪性腫瘍手術	K504 縦隔悪性腫瘍手術 K552 冠動脈，大動脈バイパス移植術 K552-2 冠動脈，大動脈バイパス移植術（人工心肺を使用しないもの） K570 肺動脈狭窄症，純型肺動脈弁閉鎖症手術　2　右室流出路形成又は肺動脈形成を伴うもの K572 肺静脈形成術 K610 動脈形成術，吻合術 K623 静脈形成術，吻合術
K182-3 神経再生誘導術	K437 下顎骨部分切除術 K438 下顎骨離断術 K439 下顎骨悪性腫瘍手術 K610 動脈形成術，吻合術（手指，中手部又は手関節に限る） K623 静脈形成術，吻合術（手指，中手部又は手関節に限る）	K514-2 胸腔鏡下肺悪性腫瘍手術	K504-2 胸腔鏡下縦隔悪性腫瘍手術 K513-2 胸腔鏡下良性縦隔腫瘍手術
K224 翼状片手術	K260-2 羊膜移植術	K527 食道悪性腫瘍手術（単に切除のみのもの）	K395 喉頭，下咽頭悪性腫瘍手術（頸部，胸部，腹部等の操作による再建を含む）
K259 角膜移植術	K279 硝子体切除術 K280 硝子体茎顕微鏡下離断術 K281 増殖性硝子体網膜症手術 K282 水晶体再建術	K527-2 食道切除術（単に切除のみのもの）	K560 大動脈瘤切除術 K560-2 オープン型ステントグラフト内挿術 K561 ステントグラフト内挿術
K268 緑内障手術	K280 硝子体茎顕微鏡下離断術 K281 増殖性硝子体網膜症手術 K282 水晶体再建術 K284 硝子体置換術		
K277 網膜冷凍凝固術	K276 網膜光凝固術　1　通常のもの（一連につき）		

K529 食道悪性腫瘍手術（消化管再建手術を併施するもの）	K395 喉頭，下咽頭悪性腫瘍手術（頸部，胸部，腹部等の操作による再建を含む）
K535 胸腹裂孔ヘルニア手術	K734 腸回転異常症手術
K552 冠動脈，大動脈バイパス移植術	K554 弁形成術 K555 弁置換術 K560 大動脈瘤切除術 K560-2 オープン型ステントグラフト内挿術 K561 ステントグラフト内挿術 K603 補助人工心臓　1　初日 K604-2 植込型補助人工心臓（非拍動流型）1　初日
K552-2 冠動脈，大動脈バイパス移植術（人工心肺を使用しないもの）	K554 弁形成術 K555 弁置換術 K560 大動脈瘤切除術 K560-2 オープン型ステントグラフト内挿術 K561 ステントグラフト内挿術 K603 補助人工心臓　1　初日 K604-2 植込型補助人工心臓（非拍動流型）1　初日
K554 弁形成術	K544 心腫瘍摘出術，心腔内粘液腫摘出術 K553 心室瘤切除術 K553-2 左室形成術，心室中隔穿孔閉鎖術，左室自由壁破裂修復術 K603 補助人工心臓　1　初日 K603-2 小児補助人工心臓　1　初日 K604-2 植込型補助人工心臓（非拍動流型）1　初日
K554 弁形成術〔1弁のもの（大動脈弁を除く）に限る〕	K560 大動脈瘤切除術 K560-2 オープン型ステントグラフト内挿術
K555 弁置換術	K544 心腫瘍摘出術，心腔内粘液腫摘出術 K553 心室瘤切除術 K553-2 左室形成術，心室中隔穿孔閉鎖術，左室自由壁破裂修復術 K603 補助人工心臓　1　初日 K603-2 小児補助人工心臓　1　初日 K604-2 植込型補助人工心臓（非拍動流型）
K555 弁置換術〔1弁のもの（大動脈弁を除く）に限る〕	K560 大動脈瘤切除術 K560-2 オープン型ステントグラフト内挿術
K561 ステントグラフト内挿術　2　1以外の場合　イ　胸部大動脈	K614 血管移植術，バイパス移植術　4　頭，頸部動脈
K570-3 経皮的肺動脈形成術	K615 血管塞栓術（頭部，胸腔，腹腔内血管等）
K594 不整脈手術　3　メイズ手術	体外循環を用いる心臓大血管手術

K594 不整脈手術　4　左心耳閉鎖術　イ　開胸手術によるもの	K552 冠動脈，大動脈バイパス移植術 K552-2 冠動脈，大動脈バイパス移植術（人工心肺を使用しないもの） K554 弁形成術 K555 弁置換術 K557 大動脈弁上狭窄手術 K557-2 大動脈弁下狭窄切除術 K557-3 弁輪拡大術を伴う大動脈弁置換術 K560 大動脈瘤切除術 K594 不整脈手術　3　メイズ手術
K594 不整脈手術　4　左心耳閉鎖術　ロ　胸腔鏡下によるもの	K554-2 胸腔鏡下弁形成術 K555-3 胸腔鏡下弁置換術
K594-2 肺静脈隔離術	体外循環を用いない心臓大血管手術
K603 補助人工心臓　1　初日	K557 大動脈弁上狭窄手術 K557-2 大動脈弁下狭窄切除術 K557-3 弁輪拡大術を伴う大動脈弁置換術 K560 大動脈瘤切除術 K560-2 オープン型ステントグラフト内挿術 K594 不整脈手術
K603-2 小児補助人工心臓　1　初日	K557 大動脈弁上狭窄手術 K557-2 大動脈弁下狭窄切除術 K557-3 弁輪拡大術を伴う大動脈弁置換術 K560 大動脈瘤切除術 K594 不整脈手術
K604-2 植込型補助人工心臓（非拍動流型）1　初日	K557 大動脈弁上狭窄手術 K557-2 大動脈弁下狭窄切除術 K557-3 弁輪拡大術を伴う大動脈弁置換術 K560 大動脈瘤切除術 K560-2 オープン型ステントグラフト内挿術 K594 不整脈手術
K617-5 内視鏡下下肢静脈瘤不全穿通枝切離術	K617 下肢静脈瘤手術 K617-2 大伏在静脈抜去術 K617-4 下肢静脈瘤血管内焼灼術
K633 ヘルニア手術　4　臍帯ヘルニア	K644 臍腸管瘻手術 K717 小腸腫瘍，小腸憩室摘出術 K729 腸閉鎖症手術 K804 尿膜管摘出術
K636-2 ダメージコントロール手術	K545 開胸心臓マッサージ
K643 後腹膜悪性腫瘍手術	K695 肝切除術 K772 腎摘出術
K654-2 胃局所切除術	K672 胆嚢摘出術
K655 胃切除術	K671 胆管切開結石摘出術 K672 胆嚢摘出術 K695 肝切除術 K702 膵体尾部腫瘍切除術　1　膵尾部切除術の場合 K711 脾摘出術

	K716 小腸切除術 K719 結腸切除術		K877-2 腹腔鏡下腟式子宮全摘術 K888 子宮附属器腫瘍摘出術　2　腹腔鏡によるもの
K655-2 腹腔鏡下胃切除術	K671-2 腹腔鏡下胆管切開結石摘出術 K672-2 腹腔鏡下胆嚢摘出術 K711-2 腹腔鏡下脾摘出術 K716-2 腹腔鏡下小腸切除術 K719-2 腹腔鏡下結腸切除術 K719-3 腹腔鏡下結腸悪性腫瘍切除術	K719 結腸切除術	K672 胆嚢摘出術 K695 肝切除術 K711 脾摘出術 K714 腸管癒着症手術 K801 膀胱単純摘除術　1　腸管利用の尿路変更を行うもの K872 子宮筋腫摘出（核出）術　1　腹式 K877 子宮全摘術 K879 子宮悪性腫瘍手術 K888 子宮附属器腫瘍摘出術　1　開腹によるもの K889 子宮附属器悪性腫瘍手術
K655-4 噴門側胃切除術	K671 胆管切開結石摘出術 K672 胆嚢摘出術 K695 肝切除術 K702 膵体尾部腫瘍切除術　1　膵尾部切除術の場合 K711 脾摘出術 K716 小腸切除術 K719 結腸切除術		
K657 胃全摘術	K672 胆嚢摘出術 K695 肝切除術 K702 膵体尾部腫瘍切除術　1　膵尾部切除術の場合 K711 脾摘出術 K716 小腸切除術 K719 結腸切除術	K719-2 腹腔鏡下結腸切除術	K672-2 腹腔鏡下胆嚢摘出術 K711-2 腹腔鏡下脾摘出術 K872-2 腹腔鏡下子宮筋腫摘出（核出）術 K877-2 腹腔鏡下腟式子宮全摘術 K888 子宮附属器腫瘍摘出術　2　腹腔鏡によるもの
K657-2 腹腔鏡下胃全摘術	K672-2 腹腔鏡下胆嚢摘出術 K711-2 腹腔鏡下脾摘出術 K716-2 腹腔鏡下小腸切除術 K719-2 腹腔鏡下結腸切除術 K719-3 腹腔鏡下結腸悪性腫瘍切除術	K719-3 腹腔鏡下結腸悪性腫瘍切除術	K672-2 腹腔鏡下胆嚢摘出術 K695-2 腹腔鏡下肝切除術（部分切除又は外側区域切除に限る） K711-2 腹腔鏡下脾摘出術 K872-2 腹腔鏡下子宮筋腫摘出（核出）術 K877-2 腹腔鏡下腟式子宮全摘術 K888 子宮附属器腫瘍摘出術　2　腹腔鏡によるもの
K667 噴門形成術	K664 胃瘻造設術		
K667-2 腹腔鏡下噴門形成術	K664 胃瘻造設術	K734 腸回転異常症手術	K717 小腸腫瘍，小腸憩室摘出術〔小腸憩室摘出術（メッケル憩室炎手術を含む）に限る〕 K729 腸閉鎖症手術
K672 胆嚢摘出術	K697-3 肝悪性腫瘍ラジオ波焼灼療法 K711 脾摘出術	K740 直腸切除・切断術	K672 胆嚢摘出術 K695 肝切除術 K711 脾摘出術 K719 結腸切除術 K799 膀胱壁切除術 K801 膀胱単純摘除術　1　腸管利用の尿路変更を行うもの K843 前立腺悪性腫瘍手術 K872 子宮筋腫摘出（核出）術　1　腹式 K877 子宮全摘術 K879 子宮悪性腫瘍手術 K888 子宮附属器腫瘍摘出術　1　開腹によるもの K889 子宮附属器悪性腫瘍手術
K672-2 腹腔鏡下胆嚢摘出術	K711-2 腹腔鏡下脾摘出術		
K695 肝切除術　1　部分切除	K697-5 生体部分肝移植術 神経芽細胞腫に係る摘出術		
K695 肝切除術	K711 脾摘出術		
K697-5 生体部分肝移植術	K711 脾摘出術		
K710-2 腹腔鏡下脾固定術	K649-2 腹腔鏡下胃吊上げ固定術（胃下垂症手術），胃捻転症手術		
K716 小腸切除術	K633 ヘルニア手術 K672 胆嚢摘出術 K695 肝切除術 K711 脾摘出術 K714 腸管癒着症手術 K801 膀胱単純摘除術　1　腸管利用の尿路変更を行うもの K872 子宮筋腫摘出（核出）術　1　腹式 K877 子宮全摘術 K879 子宮悪性腫瘍手術 K888 子宮附属器腫瘍摘出術　1　開腹によるもの K889 子宮附属器悪性腫瘍手術	K740-2 腹腔鏡下直腸切除・切断術	K672-2 腹腔鏡下胆嚢摘出術 K711-2 腹腔鏡下脾摘出術 K719-2 腹腔鏡下結腸切除術 K719-3 腹腔鏡下結腸悪性腫瘍切除術 K872-2 腹腔鏡下子宮筋腫摘出（核出）術 K877-2 腹腔鏡下腟式子宮全摘術 K888 子宮附属器腫瘍摘出術　2　腹腔鏡によるもの
K716-2 腹腔鏡下小腸切除術	K672-2 腹腔鏡下胆嚢摘出術 K711-2 腹腔鏡下脾摘出術 K872-2 腹腔鏡下子宮筋腫摘出（核出）術		

手術〔通則〕

K743 痔核手術（脱肛を含む）	K744 裂肛又は肛門潰瘍根治手術 K746 痔瘻根治手術 K747 肛門良性腫瘍，肛門ポリープ，肛門尖圭コンジローム切除術 K749 肛門拡張術 K752 肛門形成手術	K872-2 腹腔鏡下子宮筋腫摘出（核出）術	K886 子宮附属器癒着剥離術 　2 腹腔鏡によるもの K888 子宮附属器腫瘍摘出術 　2 腹腔鏡によるもの
K751 鎖肛手術	K138 脊椎披裂手術 K191 脊髄腫瘍摘出術　1 髄外のもの K751-2 仙尾部奇形腫手術 K809-2 膀胱尿管逆流手術 K859 造腟術，腟閉鎖症術	K873 子宮鏡下子宮筋腫摘出術	K872-2 腹腔鏡下子宮筋腫摘出（核出）術
		K877 子宮全摘術	K878 広靱帯内腫瘍摘出術 K886 子宮附属器癒着剥離術 　1 開腹によるもの K888 子宮附属器腫瘍摘出術 　1 開腹によるもの
K751-3 腹腔鏡下鎖肛手術（腹会陰，腹仙骨式）	K138 脊椎披裂手術 K191 脊髄腫瘍摘出術　1 髄外のもの K751-2 仙尾部奇形腫手術 K809-2 膀胱尿管逆流手術 K859 造腟術，腟閉鎖症術	K877-2 腹腔鏡下腟式子宮全摘術	K878-2 腹腔鏡下広靱帯内腫瘍摘出術 K886 子宮附属器癒着剥離術 　2 腹腔鏡によるもの K888 子宮附属器腫瘍摘出術 　2 腹腔鏡によるもの
K764 経皮的尿路結石除去術	K781 経尿道的尿路結石除去術	K898 帝王切開術	K872 子宮筋腫摘出（核出）術 　1 腹式 K878 広靱帯内腫瘍摘出術 K886 子宮附属器癒着剥離術 　1 開腹によるもの K888 子宮附属器腫瘍摘出術 　1 開腹によるもの
K773 腎（尿管）悪性腫瘍手術	K619 静脈血栓摘出術 K702 膵体尾部腫瘍切除術　1 膵尾部切除術の場合 K711 脾摘出術 K716 小腸切除術 K719 結腸切除術 K740 直腸切除・切断術	K912 異所性妊娠手術	K886 子宮附属器癒着剥離術 K888 子宮附属器腫瘍摘出術
K780 同種死体腎移植術	K772 腎摘出術		

別表第2

同一手術野又は同一病巣につき，以下の手術を同時に2以上行った場合は，主たる手術に従たる手術（一つに限る）の50/100を合算して算定することが認められる。

K534	横隔膜縫合術
K615-2	経皮的大動脈遮断術
K640	腸間膜損傷手術
K647	胃縫合術（大網充填術又は被覆術を含む）
K655	胃切除術
K672	胆嚢摘出術
K690	肝縫合術
K695	肝切除術
K701	膵破裂縫合術
K710	脾縫合術（部分切除を含む）
K711	脾摘出術
K712	破裂腸管縫合術
K726	人工肛門造設術
K757	腎破裂縫合術
K769	腎部分切除術
K787	尿管尿管吻合術
K795	膀胱破裂閉鎖術

K798 膀胱結石，異物摘出術（経尿道的手術及びレーザーによるものに限る）	K841 経尿道的前立腺手術 K841-2 経尿道的レーザー前立腺切除・蒸散術（ホルミウムレーザー又は倍周波数レーザーを用いるもの及びツリウムレーザーを用いるものに限る） K841-5 経尿道的前立腺核出術 K841-6 経尿道的前立腺吊上術
K803 膀胱悪性腫瘍手術	K716 小腸切除術 K719 結腸切除術 K740 直腸切除・切断術 K849 女子外性器腫瘍摘出術 K872 子宮筋腫摘出（核出）術 　1 腹式 K877 子宮全摘術 K879 子宮悪性腫瘍手術 K888 子宮附属器腫瘍摘出術 　1 開腹によるもの K889 子宮附属器悪性腫瘍手術
K818 尿道形成手術 　1 前部尿道（性同一性障害の患者に対して行う場合に限る）	K825 陰茎全摘術（性同一性障害の患者に対して行う場合に限る）
K819 尿道下裂形成手術	K836 停留精巣固定術
K826-3 陰茎様陰核形成手術	K859 造腟術，腟閉鎖症術　3 腟断端挙上によるもの
K863 腹腔鏡下子宮内膜症病巣除去術	K886 子宮附属器癒着剥離術 　2 腹腔鏡によるもの
K872 子宮筋腫摘出（核出）術 　1 腹式	K888 子宮附属器腫瘍摘出術 　1 開腹によるもの

事務連絡 問1　2以上の手術を同時に行い，「通則14」のただし書に基づき費用を算定する場合に，従たる手術において使用された手術医療機器等について手術医療機器等加算は算定できないのか。
答　手術医療機器等加算については，手術の主従にかかわらず算定できる。
(平22.4.13)
問2　複数手術に係る費用の特例として，他の手術と併施した場合が示されているが，同一手術野等に該当しない場合も従たる手術は100分の50に相当する点数を算定するのか。
答　同一手術野等に該当しない場合は，各々の手術料を算定することができる。
(平18.3.31，一部修正)

通　則
15　手術を開始した後，患者の病状の急変等やむ

を得ない事情によりその手術を中途で中絶しなければならない場合においては，当該中絶までに行った実態に最も近似する手術の各区分の所定点数により算定する。

→「通則15」手術の中絶等の場合の算定方法
(1) 手術の開始後，患者の病状の急変等やむを得ない事情により手術を中途で中絶せざるを得なかった場合においては，当該中絶までに施行した実態に最も近似する手術項目の所定点数により算定する。
　　例えば，胃切除術を行うべく開腹したが，適応でないのでそのまま手術創を閉じた場合は，K636試験開腹術の所定点数により算定する。なお，術前において中絶した場合は，算定の対象にならない。
(2) 妊娠9か月において子宮出血があり，前置胎盤の疑いで入院し，止血剤注射を行い帝王切開の準備として諸器械の消毒を終わったところ出血が止まり，そのまま分娩した場合の消毒に要した諸経費は，保険給付の対象とならない。
(3) 手術の準備をしていたところ，患者が来院しなかったとき又は患者が手術の術前において手術不能となった場合は保険給付の対象とならない。　（令6保医発0305・4）

通則
16　K664に掲げる手術については，別に厚生労働大臣が定める施設基準〔告示4第12・2の3，p.1459〕に適合しているものとして地方厚生局長等に届け出た保険医療機関以外の保険医療機関において行われる場合は，所定点数の**100分の80**に相当する点数により算定する。

（編注）K664胃瘻造設術につき，以下の(1)又は(2)の要件のいずれかに該当しない医療機関は100分の80に減算する〔(1)又は(2)のいずれかに該当すれば所定点数で算定する〕。
(1) 年間の胃瘻造設術の実施症例数〔K664-3薬剤投与用胃瘻造設術（栄養剤投与を行わないもの）・頭頸部悪性腫瘍患者の症例を除く〕が50件未満であること。
(2) 年間の胃瘻造設術の実施症例数〔K664-3薬剤投与用胃瘻造設術（栄養剤投与を行わないもの）・頭頸部悪性腫瘍患者の症例を除く〕は50件以上だが，①胃瘻造設患者全例（減圧ドレナージ目的で胃瘻造設を行う場合など除外規定あり）に事前に嚥下造影又は内視鏡嚥下機能評価検査を行い，かつ，②35％以上の患者を1年以内に経口摂取のみの栄養方法に回復させているか，もしくは胃瘻造設を行う患者全員に対して多職種による術前カンファレンス・計画書作成・インフォームドコンセントを実施。

事務連絡　問　K664に掲げる手術については，地方厚生局長等に届け出た保険医療機関以外の保険医療機関において行われる場合は，「所定点数」の100分の80に相当する点数により算定することとなるが，この場合の「所定点数」には第10部の通則に掲げる加算点数は含むか。
答　含まない。　（平27.3.30）

通則
17　歯科医師による周術期口腔機能管理の実施後1月以内に，別に厚生労働大臣が定める手術〔告示4第12・2の4，p.1460〕を実施した場合は，**周術期口腔機能管理後手術加算**として，**200点**を所定点数に加算する。

（編注）対象手術は以下のとおり（2024年改定により(1)の②K082-7が追加された）。
(1) 全身麻酔下で行われた以下の手術
　①K082人工関節置換術（股関節）
　②K082-7人工股関節置換術（手術支援装置を用いるもの）
　③K082-3人工関節再置換術（股関節）
　④「顔面・口腔・頸部」（K404～K471）の悪性腫瘍手術
　⑤「胸部」（K472～K537-2）の悪性腫瘍手術
　⑥「心・脈管」中，「心，心膜，肺動静脈，冠血管等」（K538～K605-5），「リンパ管，リンパ節」（K625～K628）
　⑦「腹部」（K630～K753）の悪性腫瘍手術
(2) K922造血幹細胞移植

→「通則17」の加算を算定した場合
周術期口腔機能管理を実施した歯科医療機関名（医科歯科併設の保険医療機関を除く）を**診療録**に記載する。なお，悪性腫瘍手術は病理診断により悪性腫瘍であることが確認された場合に限り算定できる。　（令6保医発0305・4）

事務連絡　問　周術期口腔機能管理後手術加算について，算定要件を満たす複数手術を併せて施行した場合，各々の手術手技料に加算できるのか。
答　主たる手術の所定点数にのみ加算可。　（平26.4.10，一部修正）

通則
18　K374-2，K394-2，K502-5，K504-2，K513の3及び4，K513-2，K514-2の2及び3，K529-2，K529-3，K554-2，K555-3，K655-2の1，K655-5の1，K657-2の1，K674-2，K695-2，K702-2，K703-2，K719-3，K740-2，K754-2，K755-2，K778-2，K803-2，K860-3，K865-2，K877-2並びにK879-2（子宮体がんに限る）に掲げる手術については，別に厚生労働大臣が定める施設基準〔告示4第12・2の5，p.1460〕に適合しているものとして地方厚生局長等に届け出た保険医療機関において内視鏡手術用支援機器を用いて行った場合においても算定できる。

（編注）本書では該当手術に内支と付記。
【2024年改定による主な変更点】「通則18」の対象手術の施設基準において，A234医療安全対策加算1の届出医療機関であることが要件とされた〔【経過措置】2024年3月末時点の届出医療機関は2025年5月末まで猶予〕。

通則
19　K475及びK888に掲げる手術については，別に厚生労働大臣が定める施設基準〔告示4第12・2の6，p.1467〕に適合しているものとして地方厚生局長等に届け出た保険医療機関において遺伝性乳癌卵巣癌症候群の患者に対して行った場合においても算定できる。

【2024年改定による主な変更点】K475乳房切除術の施設基準において，麻酔科標榜医の配置等の要件が削除された。

→「通則19」に掲げる手術を実施するに当たって
実施前に臨床遺伝学に関わる専門的な知識及び技能を有する医師並びに乳腺外科，産婦人科又は婦人科の医師が参加するカンファレンスを実施し，遺伝カウンセリング等の結果を踏まえた治療方針の検討を行う。また当該カンファレンスにおける検討内容を踏まえ，当該手術の目的並びに当該手術の実施によって生じうる利益及び不利益について当該患者に事前に説明を行う。　（令6保医発0305・4）

通則
20　別に厚生労働大臣が定める施設基準〔告示4第12・2の7，p.1467〕に適合しているものとして地方厚生局長等に届け出た保険医療機関において，手術の前後に必要な栄養管理を行った場合

であって，L008マスク又は気管内挿管による閉鎖循環式全身麻酔を伴う手術を行った場合は，**周術期栄養管理実施加算**として，**270点**を所定点数に加算する。この場合において，A104特定機能病院入院基本料の注10に規定する入院栄養管理体制加算並びにA300救命救急入院料の注9，A301特定集中治療室管理料の注5，A301-2ハイケアユニット入院医療管理料の注4，A301-3脳卒中ケアユニット入院医療管理料の注4及びA301-4小児特定集中治療室管理料の注4に規定する早期栄養介入管理加算は別に算定できない。

→周術期栄養管理実施加算
(1) 周術期栄養管理実施加算は，専任の管理栄養士が医師と連携し，周術期の患者の日々変化する栄養状態を把握した上で，術前・術後の栄養管理を適切に実施した場合に算定する。なお，術前の栄養管理を実施している場合，手術中に患者が死亡し，術後の栄養管理が実施できなかった場合であっても算定可能であり，当該加算は，一連の入院期間中に実施された手術のうち主たるものについて，1回に限り算定する。
(2) 術前・術後の栄養管理を実施する際には，日本臨床栄養代謝学会の「静脈経腸栄養ガイドライン」又はESPENの「ESPEN Guideline : Clinical nutrition in surgery」等を参考とし，以下の項目を含める。なお，必要に応じて入院前からの取組を実施する。
　ア　栄養スクリーニング
　イ　栄養アセスメント
　ウ　周術期における栄養管理の計画を作成
　エ　栄養管理の実施
　オ　モニタリング
　カ　再評価及び必要に応じて直接的な指導，計画の見直し
(3) (2)を実施する場合には，院内の周術期の栄養管理に精通した医師と連携していることが望ましい。
(4) A233-2栄養サポートチーム加算及びB001の「10」入院栄養食事指導料は，別に算定できる。ただし，当該加算を算定する患者が，特定集中治療室管理料等を算定する治療室に入室した場合，早期栄養介入管理加算は算定できない。
(令6保医発0305・4)

事務連絡 周術期栄養管理実施加算
問1　周術期栄養管理実施加算について，専任の管理栄養士以外の者が栄養管理を行った場合であっても算定可能か。
答　算定不可。
問2　周術期栄養管理実施加算について，術前に行う栄養管理を，患者の入院前に外来において実施してもよいか。
答　差し支えない。
問3　周術期栄養管理実施加算について，当該加算を算定する患者が，特定集中治療室管理料等を算定する治療室に入室した場合，早期栄養介入管理加算は算定可能か。
答　算定不可。
問4　「術前・術後の栄養管理を適切に実施した場合に算定する」こととされているが，術前の栄養管理には，緊急手術を実施する当日に実施した栄養管理も含まれるのか。
答　要件を満たす栄養管理を実施している場合は含まれる。
問5　「周術期における栄養管理の計画」を作成するとされているが，入院料等の「通則7」に規定する栄養管理体制の基準における栄養管理計画をもって代えることはできるか。
答　当該栄養管理計画の作成に当たって，周術期栄養管理実施加算の留意事項通知において「静脈経腸栄養ガイドライン」等を参考として含めることとしている必要な項目を記載している場合は，「周術期における栄養管理の計画」を別に作成する必要はない。
問6　術前に行う栄養管理を，患者の入院前に外来において実施する場合，外来における栄養管理と入院後の栄養管理を同一の管理栄養士が実施する必要があるか。
答　同一の管理栄養士が実施する必要はないが，専任の管理栄養士が実施すること。
問7　一連の入院期間中に，全身麻酔を伴う複数の手術を実施した場合，当該加算の算定はどのように考えればよいか。
答　当該加算は，一連の入院期間中に実施された手術のうち主たるものについて，1回に限り算定する。
(令4.3.31)
問8　術後一時的にICU等の治療室に入室した患者に対して，当該加算の施設基準に係る専任の管理栄養士以外の管理栄養士が栄養管理を実施した場合であっても算定可能か。
答　当該加算の施設基準を満たして届出を行っている管理栄養士が栄養管理を実施した場合のみ算定可能。そのため，ICU等の治療室を担当している管理栄養士が栄養管理を実施した場合，当該管理栄養士について施設基準の届出を行っていなければ，当該加算は算定不可。
(令4.5.13)

通則
21 別に厚生労働大臣が定める施設基準〔告示4第12・2の8, p.1468〕に適合しているものとして地方厚生局長等に届け出た保険医療機関において，再製造単回使用医療機器(特定保険医療材料に限る)を手術に使用した場合に，**再製造単回使用医療機器使用加算**として，当該特定保険医療材料の所定点数の**100分の10**に相当する点数を当該手術の所定点数に加算する。

【2024年改定により新設】再製造単回使用医療機器（使用済みの単回使用医療機器を再製造等したもの）である特定保険医療材料の使用実績・体制を有する届出医療機関において，再製造単回使用医療機器である特定保険医療材料を手術に使用した場合に，当該特定保険医療材料の所定点数の100分の10を手術の所定点数に加算する。

　　　　　　　　＊　　　＊　　　＊

→臓器等移植における組織適合性試験及び臓器等提供者に係る感染症検査の取扱い
(1) 組織適合性試験
　ア　組織適合性試験とは，HLA型クラスⅠ(A, B, C)，クラスⅡ(DR, DQ, DP)，リンパ球直接交差試験(ダイレクト・クロスマッチテスト)及びDNAタイピングをいう。
　イ　次に掲げる臓器等移植の提供者に係る組織適合性試験の費用は所定点数に含まれ，別に算定できない。
　　　K514-3　移植用肺採取術（死体）（両側）
　　　K514-5　移植用部分肺採取術（生体）
　　　K605　　移植用心採取術
　　　K605-3　移植用心肺採取術
　　　K697-4　移植用部分肝採取術（生体）
　　　K697-6　移植用肝採取術（死体）
　　　K709-2　移植用膵採取術（死体）
　　　K709-4　移植用膵腎採取術（死体）
　　　K716-3　移植用部分小腸採取術（生体）
　　　K716-5　移植用小腸採取術（死体）
　　　K779　　移植用腎採取術（生体）
　　　K779-2　移植用腎採取術（死体）
　　　K779-3　腹腔鏡下移植用腎採取術（生体）
　　　K921　　造血幹細胞採取の「1」骨髄採取の「イ」同種移植の場合
　　　K921　　造血幹細胞採取の「2」末梢血幹細胞採取の「イ」同種移植の場合
　ウ　次に掲げる臓器等移植の移植者に係る組織適合性試験の費用は所定点数に含まれ，別に算定できない。

K014　皮膚移植術（生体・培養）
　　　K014-2　皮膚移植術（死体）
　　　K059　骨移植術（軟骨移植術を含む）
　　　K514-4　同種死体肺移植術
　　　K514-6　生体部分肺移植術
　　　K605-2　同種心移植術
　　　K605-4　同種心肺移植術
　　　K697-5　生体部分肝移植術
　　　K697-7　同種死体肝移植術
　　　K709-3　同種死体膵移植術
　　　K709-5　同種死体膵腎移植術
　　　K709-6　同種死体膵島移植術
　　　K716-4　生体部分小腸移植術
　　　K716-6　同種死体小腸移植術
　　　K780　同種死体腎移植術
　　　K780-2　生体腎移植術
　　　K922　造血幹細胞移植の「1」骨髄移植の「イ」同種移植の場合
　　　K922　造血幹細胞移植の「2」末梢血幹細胞移植の「イ」同種移植の場合
　　　K922　造血幹細胞移植の「3」臍帯血移植
　エ　次に掲げる臓器等移植の提供者及び移植者に係る組織適合性試験の費用は所定点数に含まれ，別に算定できない。

(2) **臓器等提供者に係る感染症検査**
　ア　臓器等提供者に係る感染症検査とは，HBs抗原，HBc抗体半定量・定量，HCV抗体定性・定量，HIV-1抗体，HIV-2抗体定性・定量，HTLV-Ⅰ抗体定性，HTLV-Ⅰ抗体半定量，HTLV-Ⅰ抗体，HTLV-Ⅰ抗体（ウエスタンブロット法及びラインブロット法），HTLV-1核酸検出，梅毒トレポネーマ抗体半定量，梅毒トレポネーマ抗体定量又はサイトメガロウイルス抗体（同一検査で定性及び定量測定がある場合は，いずれか1つの検査に限り，HTLV-Ⅰ抗体定性，HTLV-Ⅰ抗体半定量及びHTLV-Ⅰ抗体については，このうちいずれか1つの検査に限る）の全部又は一部をいう。ただし，HTLV-Ⅰ抗体（ウエスタンブロット法及びラインブロット法）及びHTLV-1核酸検出については，生体部分肺移植，生体部分肝移植，生体腎移植又は生体部分小腸移植の場合であって，HTLV-1感染の診断指針に基づき実施された場合に限る。
　イ　次に掲げる臓器等移植に際し，必要に応じ臓器等提供者に係る感染症検査を行った場合には，スクリーニングにつき，1回に限り別に算定する。
　　　K014　皮膚移植術（生体・培養）
　　　K514-5　移植用部分肺採取術（生体）
　　　K697-4　移植用部分肝採取術（生体）
　　　K716-3　移植用部分小腸採取術（生体）
　　　K779　移植用腎採取術（生体）
　　　K779-3　腹腔鏡下移植用腎採取術（生体）
　　　K921　造血幹細胞採取の「1」骨髄採取の「イ」同種移植の場合
　　　K921　造血幹細胞採取の「2」末梢血幹細胞採取の「イ」同種移植の場合
　　　K922　造血幹細胞移植の「3」臍帯血移植
　ウ　次に掲げる臓器等移植に際し行った臓器等提供者に係る感染症検査は，所定点数に含まれ，別に算定できない。
　　　K259　角膜移植術
　　　K709-2　移植用膵採取術（死体）〖死体膵〔臓器の移植に関する法律（平成9年法律第104号）第6条第2項に規定する脳死した者の身体から採取された膵を除く）を採取する場合に限る〗
　　　K709-4　移植用膵腎採取術（死体）〔死体膵腎（臓器の移植に関する法律第6条第2項に規定する脳死した者の身体から採取された膵腎を除く）を移植する場合に限る〕
　　　K780　同種死体腎移植術〔死体腎（臓器の移植に関する法律第6条第2項に規定する脳死した者の身体から採取された腎を除く）を移植する場合に限る〕
　エ　臓器の移植に関する法律第6条第2項に規定する脳死した者の身体から採取して臓器等移植を行った場合の臓器等提供者に係る感染症検査は，次に掲げる所定点数に含まれ，別に算定できない。
　　　K914　脳死臓器提供管理料　　　　　　（令6保医発0305・4）

事務連絡　搬送に要する費用
問　臓器移植において，臓器の採取を行う医師を派遣した場合における医師の派遣に要した費用及び採取した臓器を搬送した場合における搬送に要する費用については療養費として支給し，それらの額は移送費の算定方法により算定するとされているが，移送費の算定方法により計算し，医療費として算定するのか。
答　移送費の算定方法により算定し，療養費として給付する。
　　　　　　　　　　　　　　　　　　　　　（平24.3.30）

第1節　手術料

第1款　皮膚・皮下組織

皮膚，皮下組織

K000　創傷処理
1　筋肉，臓器に達するもの（長径5cm未満）
　　　　　　　　　　　　　　　　　　　1,400点
2　筋肉，臓器に達するもの（長径5cm以上10cm未満）　　　　　　　　　　　　　1,880点
3　筋肉，臓器に達するもの（長径10cm以上）
　イ　頭頸部のもの（長径20cm以上のものに限る）　　　　　　　　　　　　　　9,630点
　ロ　その他のもの　　　　　　　　　　3,090点
4　筋肉，臓器に達しないもの（長径5cm未満）　　　　　　　　　　　　　　　　530点
5　筋肉，臓器に達しないもの（長径5cm以上10cm未満）　　　　　　　　　　　950点
6　筋肉，臓器に達しないもの（長径10cm以上）　　　　　　　　　　　　　　1,480点
注1　切，刺，割創又は挫創の手術について切除，結紮又は縫合を行う場合に限り算定する。
　2　**真皮縫合**を伴う縫合閉鎖を行った場合は，露出部の創傷に限り**460点**を所定点数に加算する。
　3　汚染された挫創に対して**デブリードマン**を行った場合は，当初の1回に限り**100点**を加算する。

K000-2　小児創傷処理（6歳未満）
1　筋肉，臓器に達するもの（長径2.5cm未満）
　　　　　　　　　　　　　　　　　　　1,400点

2　筋肉，臓器に達するもの（長径2.5cm以上5cm未満）　1,540点
　3　筋肉，臓器に達するもの（長径5cm以上10cm未満）　2,860点
　4　筋肉，臓器に達するもの（長径10cm以上）　4,410点
　5　筋肉，臓器に達しないもの（長径2.5cm未満）　500点
　6　筋肉，臓器に達しないもの（長径2.5cm以上5cm未満）　560点
　7　筋肉，臓器に達しないもの（長径5cm以上10cm未満）　1,060点
　8　筋肉，臓器に達しないもの（長径10cm以上）　1,950点
　注1　切，刺，割創又は挫創の手術について切除，結紮又は縫合を行う場合に限り算定する。
　　2　**真皮縫合**を伴う縫合閉鎖を行った場合は，露出部の創傷に限り**460点**を所定点数に加算する。
　　3　汚染された挫創に対して**デブリードマン**を行った場合は，当初の1回に限り**100点**を加算する。

→創傷処理，小児創傷処理
(1) 創傷処理とは，切・刺・割創又は挫創に対して切除，結紮又は縫合（ステープラーによる縫合を含む）を行う場合の第1回治療のことであり，第2診以後の手術創に対する処置はJ000創傷処置により算定する。なお，ここで筋肉，臓器に達するものとは，単に創傷の深さを指すものではなく，筋肉，臓器に何らかの処置を行った場合をいう。
(2) 創傷が数か所あり，これを個々に縫合する場合は，近接した創傷についてはそれらの長さを合計して1つの創傷として取り扱い，他の手術の場合に比し著しい不均衡を生じないようにする。
(3) 「3」の「イ」頭頸部のもの（長径20cm以上のものに限る）は，長径20cm以上の重度軟部組織損傷に対し，全身麻酔下で実施した場合に限り算定できる。
(4) 「注2」の「露出部」とは，頭部，頸部，上肢にあっては肘関節以下及び下肢にあっては膝関節以下をいう。
(5) 「注3」に規定するデブリードマンの加算は，汚染された挫創に対して行われるブラッシング又は汚染組織の切除等であって，通常麻酔下で行われる程度のものを行った場合に限り算定する。
(6) 腹部開放創用局所陰圧閉鎖キットの交換のみを目的として実施した場合は，「1」，「2」又は「3」の「ロ」のいずれかを算定する。　(令6 保医発0305・4)

事務連絡　問1　K000-2小児創傷処理（6歳未満）について，長径20cm以上の筋肉，臓器に達する頭頸部の創に対して創傷処理を行った場合はどのように算定するのか。
答　従前通り，K000-2小児創傷処理の「4」筋肉，臓器に達するもの（長径10cm以上）にて算定する。　(平28.3.31)
問2　K000-2小児創傷処理（6歳未満）について，切創，刺創，割創又は挫創に対して，ボンド又はテープにより創傷処理を行った場合算定できるか。
答　6歳未満の患者であって，筋肉，臓器に達しない創傷に対して，切除，結紮又は縫合と医療上同等の創傷処理を行った場合は，算定して差し支えない。　(平24.3.30)
問3　創傷処理等の真皮縫合加算における露出部の範囲について，足底部が算定できることとなったが，踵についても算定できるか。
答　算定できる。　(平24.8.9)

参考　K000創傷処理
① 次の創傷等に対する創傷処理の算定は，原則として認められる。
　(1)挫創，(2)裂創（裂傷を含む），(3)切創，(4)挫滅創，(5)割創，(6)手術創離開，(7)術後二次感染（感染創を洗浄した手術創），(8)褥瘡
　なお，挫傷に対する創傷処理の算定は，原則として認められない。　(令6.5.31 支払基金)
② 次の部位に対する創傷処理（筋肉，臓器に達するもの）の算定は，原則として認められる。
　(1)頭部，(2)眼瞼　(令6.4.30 支払基金)

参考　真皮縫合加算，デブリードマン加算
① 指にあっては，真皮縫合加算は認められない。　(平18.3.27 支払基金，更新：平26.9.22)
② 次の部位に対するK000創傷処理及びK000-2小児創傷処理（6歳未満）の真皮縫合加算の算定は，原則として認められない。(1)眼瞼，(2)趾，(3)手掌　(令6.3.29 支払基金)
③ 挫創に対するK000創傷処理及びK000-2小児創傷処理（6歳未満）のデブリードマン加算の算定は，レセプトの記載上，汚染について明示されていない場合であっても，原則として認められる。　(令6.5.31 支払基金)

参考　麻酔薬の算定がない次の手術の算定は，原則として認められる。
(1) K000-2小児創傷処理（6歳未満）「5」筋肉，臓器に達しないもの（長径2.5cm未満）
(2) K001皮膚切開術「1」長径10cm未満　(令6.9.30 支払基金)

K001　皮膚切開術
　1　長径10cm未満　640点
　2　長径10cm以上20cm未満　1,110点
　3　長径20cm以上　2,270点

→皮膚切開術
(1) 長径10cmとは，切開を加えた長さではなく，膿瘍，せつ又は蜂窩織炎等の大きさをいう。
(2) 多発性せつ腫等で近接しているものについては，数か所の切開も1切開として算定する。　(令6 保医発0305・4)

K002　デブリードマン　低新
　1　$100cm^2$未満　1,620点
　2　$100cm^2$以上$3,000cm^2$未満　4,820点
　3　$3,000cm^2$以上　11,230点
　注1　熱傷により全身の20％以上に植皮を行う場合又はA群溶連菌感染症に伴う壊死性筋膜炎の場合においては，5回に限り算定する。
　　2　注1の場合を除き，当初の1回に限り算定する。
　　3　骨，腱又は筋肉の露出を伴う損傷については，当初の1回に限り，**深部デブリードマン加算**として，**1,000点**を所定点数に加算する。
　　4　水圧式デブリードマンを実施した場合は，一連の治療につき1回に限り，**水圧式デブリードマン加算**として，**2,500点**を所定点数に加算する。
　　5　超音波式デブリードマンを実施した場合は，一連の治療につき1回に限り，**超音波式デブリードマン加算**として，**2,500点**を所定点数に加算する。

→デブリードマン

(1) K013分層植皮術からK019複合組織移植術及びK020自家遊離複合組織移植術（顕微鏡下血管柄付きのもの）K021-2粘膜弁手術までの手術を前提に行う場合にのみ算定する。
(2) 面積の算定方法については，J000創傷処置の取扱いの例による。
(3) 汚染された挫創に対して行われるブラッシング又は汚染組織の切除等であって，通常麻酔下で行われる程度のものを行ったときに算定する。また，繰り返し算定する場合は，植皮の範囲（全身に占める割合）を**診療報酬明細書**の摘要欄に記載する。
(4) 「注1」のA群溶連菌感染症に伴う壊死性筋膜炎に対して行う場合については，病歴，細菌培養検査及び画像所見等により，A群溶連菌感染症に伴う壊死性筋膜炎と診断した場合に算定する。なお，診療報酬の請求に当たっては，病歴，細菌培養検査及び画像所見を**診療報酬明細書**の摘要欄に記載する。
(5) 「注3」に規定する深部デブリードマン加算は，(3)でいう繰り返し算定する場合についても，要件をみたせば算定できる。
(6) 「注4」に規定する水圧式デブリードマン加算は，Ⅱ度以上の熱傷，糖尿病性潰瘍又は植皮を必要とする創傷に対して，水圧式ナイフを用いて，組織や汚染物質等の切除，除去を実施した場合に，一連の治療につき1回に限り算定する。なお，加圧に用いた生理食塩水の費用は所定点数に含まれ，別に算定できない。
(7) 「注5」に規定する超音波式デブリードマン加算は，Ⅱ度以上の熱傷，糖尿病性潰瘍又は植皮を必要とする創傷に対して，主にデブリードマンに使用する超音波手術器を用いて，組織や汚染物質等の切除，除去を実施した場合に，一連の治療につき1回に限り算定する。なお，噴霧に用いた生理食塩水の費用は所定点数に含まれ，別に算定できない。

（令6保医発0305・4）

K003　皮膚，皮下，粘膜下血管腫摘出術（露出部）	
1　長径3cm未満	3,480点
2　長径3cm以上6cm未満	9,180点
3　長径6cm以上	17,810点
K004　皮膚，皮下，粘膜下血管腫摘出術（露出部以外）	
1　長径3cm未満	2,110点
2　長径3cm以上6cm未満	4,070点
3　長径6cm以上	11,370点

→露出部とは
「露出部」とはK000創傷処理の「注2」の「露出部」と同一の部位をいう。
（令6保医発0305・4）

→皮膚，皮下，粘膜下血管腫摘出術
露出部と露出部以外が混在する患者については，露出部に係る長さが全体の50％以上の場合は，K003の所定点数により算定し，50％未満の場合は，K004の所定点数により算定する。
（令6保医発0305・4）

K005　皮膚，皮下腫瘍摘出術（露出部）	
1　長径2cm未満	1,660点
2　長径2cm以上4cm未満	3,670点
3　長径4cm以上 短1	5,010点
K006　皮膚，皮下腫瘍摘出術（露出部以外）	
1　長径3cm未満	1,280点
2　長径3cm以上6cm未満	3,230点
3　長径6cm以上12cm未満 短1 複50	4,160点
4　長径12cm以上 短1 複50	8,320点

（編注）K005，K006につき，A400短期滞在手術等基本料1（日帰り）が算定できるのは6歳未満の患者に限る。

→皮膚，皮下腫瘍摘出術
(1) 「露出部」とはK000創傷処理の「注2」の「露出部」と同一の部位をいう。
(2) 近接密生しているいぼ及び皮膚腫瘍等については，1個として取り扱い，他の手術等の点数と著しい不均衡を生じないようにする。
(3) 露出部と露出部以外が混在する患者については，露出部に係る長さが全体の50％以上の場合は，K005の所定点数により算定し，50％未満の場合は，K006の所定点数により算定する。
（令6保医発0305・4）

K006-2　鶏眼・胼胝切除術（露出部で縫合を伴うもの）	
1　長径2cm未満	1,660点
2　長径2cm以上4cm未満	3,670点
3　長径4cm以上	4,360点
K006-3　鶏眼・胼胝切除術（露出部以外で縫合を伴うもの）	
1　長径3cm未満	1,280点
2　長径3cm以上6cm未満	3,230点
3　長径6cm以上	4,160点

→鶏眼・胼胝切除術
(1) 「露出部」とはK000創傷処理の「注2」の「露出部」と同一の部位をいう。
(2) 近接密生している鶏眼・胼胝等については，1個として取り扱い，他の手術等の点数と著しい不均衡を生じないようにする。
(3) 露出部と露出部以外が混在する患者については，露出部に係る長さが全体の50％以上の場合は，K006-2の所定点数により算定し，50％未満の場合は，K006-3の所定点数により算定する。
（令6保医発0305・4）

K006-4　皮膚腫瘍冷凍凝固摘出術（一連につき）	
1　長径3cm未満の良性皮膚腫瘍	1,280点
2　長径3cm未満の悪性皮膚腫瘍	2,050点
3　長径3cm以上6cm未満の良性又は悪性皮膚腫瘍	3,230点
4　長径6cm以上の良性又は悪性皮膚腫瘍	4,160点

→皮膚腫瘍冷凍凝固摘出術
(1) ここでいう「一連」とは，治療の対象となる疾患に対して所期の目的を達するまでに行う一連の治療過程をいい，概ね3月間にわたり行われるものをいう。
(2) 脂漏性角化症，軟性線維腫に対する凍結療法については，J056いぼ等冷凍凝固法により算定する。
（令6保医発0305・4）

K007　皮膚悪性腫瘍切除術	
1　広汎切除	28,210点
2　単純切除	11,000点
注　放射性同位元素及び色素を用いたセンチネルリンパ節生検（悪性黒色腫等に係るものに限る）を併せて行った場合には，**皮膚悪性腫瘍センチネルリンパ節生検加算**として，5,000点を所定点数に加算する。ただし，当該手術に用いた色素の費用は，算定しない。施4 (p.1434)	

（編注）センチネルリンパ節加算を算定して当該手術を施する場合に限り，「通則4」の施設基準を満たす必要がある。
（編注）K007「1」はN006病理診断料・悪性腫瘍病理組織

標本加算の対象。
→皮膚悪性腫瘍切除術
(1) 皮膚悪性腫瘍切除術を行った場合において，リンパ節の郭清を伴う場合は「1」により算定し，病巣部のみを切除した場合は「2」により算定する。
(2) 「注」に規定する皮膚悪性腫瘍センチネルリンパ節生検加算については，以下の要件に留意し算定する。
　ア　触診及び画像診断の結果，遠隔転移が認められない悪性黒色腫，メルケル細胞癌，乳房外パジェット病又は長径2cmを超える有棘細胞癌であって，臨床的に所属リンパ節の腫大が確認されていない場合にのみ算定する。
　イ　センチネルリンパ節生検に伴う放射性同位元素の薬剤料は，K940薬剤により算定する。
　ウ　放射性同位元素の検出に要する費用は，E100シンチグラム（画像を伴うもの）の「1」部分（静態）（一連につき）により算定する。
　エ　摘出したセンチネルリンパ節の病理診断に係る費用は，第13部病理診断の所定点数により算定する。
（令6保医発0305・4）

K007-2	経皮的放射線治療用金属マーカー留置術 短3	10,000点
K007-3	放射線治療用合成吸収性材料留置術	14,290点

→放射線治療用合成吸収性材料留置術
　近接する消化管等のため放射線治療の実施が困難な患者に対して，シート型の放射線治療用合成吸収性材料を用いて腹腔内又は骨盤内の悪性腫瘍（後腹膜腫瘍を含む）と消化管等との間隙を確保した場合に算定する。
（令6保医発0305・4）

（編注）K007-3にあたり，材料価格基準「別表Ⅱ」の「200放射線治療用合成吸収性材料」を用いた場合は，特定保険医療材料料として算定可。

K008	腋臭症手術 短1	
1	皮弁法	6,870点
2	皮膚有毛部切除術	3,000点
3	その他のもの	1,660点

→腋臭症手術の適応
　悪臭甚しく他人の就業に支障を生ずる事実が明らかであって，客観的に医療を加うべき必要がある場合は給付して差し支えない。軽度のものは給付外。（昭25.4.11 保険発87）

形　成

K009	皮膚剥削術	
1	25cm²未満	1,810点
2	25cm²以上100cm²未満	4,370点
3	100cm²以上200cm²未満	9,610点
4	200cm²以上	13,640点

→皮膚剥削術
　皮膚剥削術（グラインダーで皮膚を剥削する手術）は，小腫瘍，丘疹性疾患及び外傷性異物の場合に算定する。また，非外科的治療が無効又は適応とならない白斑の治療を目的とした自家培養表皮移植の前処置として行う際には，グラインダー，炭酸ガスレーザ，超音波手術器，エルビウム・ヤグレーザ及び水圧式ナイフ等で剥削した場合に算定できる。なお，単なる美容を目的とした場合は保険給付の対象とならない。
（令6保医発0305・4，0930・7）

K010	瘢痕拘縮形成手術	
1	顔面	12,660点
2	その他	8,060点

→瘢痕拘縮形成手術
(1) 単なる拘縮に止まらず運動制限を伴うものに限り算定する。
(2) 指に対して行う場合には，K099指瘢痕拘縮手術により算定する。
（令6保医発0305・4）

K011	顔面神経麻痺形成手術 施5	
1	静的なもの	19,110点
2	動的なもの	64,350点
K012	削除	
K013	分層植皮術 複100 複50	
1	25cm²未満	3,520点
2	25cm²以上100cm²未満	6,270点
3	100cm²以上200cm²未満	9,000点
4	200cm²以上	25,820点

　注　広範囲皮膚欠損の患者に対して行う場合は，頭頸部，左上肢，左下肢，右上肢，右下肢，腹部（胸部を含む）又は背部のそれぞれの部位ごとに所定点数を算定する。

→分層植皮術
(1) デルマトームを使用した場合の費用は所定点数に含まれ，別に算定できない。
(2) 広範囲の皮膚欠損に対して，分層植皮術を頭頸部，左上肢，左下肢，右上肢，右下肢，腹部（胸部を含む）又は背部の部位のうち同一部位以外の2以上の部位について行った場合は，それぞれの部位について所定点数を算定する。
（令6保医発0305・4）

K013-2	全層植皮術 複100 複50	
1	25cm²未満	10,000点
2	25cm²以上100cm²未満	12,500点
3	100cm²以上200cm²未満	28,210点
4	200cm²以上	40,290点

　注　広範囲皮膚欠損の患者に対して行う場合は，頭頸部，左上肢，左下肢，右上肢，右下肢，腹部（胸部を含む）又は背部のそれぞれの部位ごとに所定点数を算定する。

→全層植皮術
(1) デルマトームを使用した場合の費用は所定点数に含まれ，別に算定できない。
(2) 広範囲の皮膚欠損に対して，全層植皮術を頭頸部，左上肢，左下肢，右上肢，右下肢，腹部（胸部を含む）又は背部の部位のうち同一部位以外の2以上の部位について行った場合は，それぞれの部位について所定点数を算定する。
（令6保医発0305・4）

K013-3	自家皮膚非培養細胞移植術	
1	25cm²未満	3,520点
2	25cm²以上100cm²未満	6,270点
3	100cm²以上200cm²未満	9,000点
4	200cm²以上	25,820点

　注　広範囲皮膚欠損の患者に対して行う場合は，頭頸部，左上肢，左下肢，右上肢，右下肢，腹部（胸部を含む）又は背部のそれぞれの部位ごとに所定点数を算定する。

→自家皮膚非培養細胞移植術

(1) 採取した健常皮膚から非培養細胞懸濁液を作製し，急性熱傷及び採皮部を対象として創傷部の治癒促進を行うことを目的とする自家皮膚細胞移植用キットを用いて，細胞懸濁液を熱傷患部に移植した場合に算定する。

(2) デルマトームを使用した場合の費用は所定点数に含まれ，別に算定できない。

(3) 広範囲の皮膚欠損に対して，自家皮膚非培養細胞移植術を頭頸部，左上肢，左下肢，右上肢，右下肢，腹部（胸部を含む）又は背部の部位のうち同一部位以外の2以上の部位について行った場合は，それぞれの部位について所定点数を算定する。 (令6保医発0305・4)

K014 皮膚移植術（生体・培養）[膚] **6,110点**

注1 生体皮膚又は培養皮膚移植を行った場合に算定する。
　2 生体皮膚を移植した場合は，生体皮膚の摘出のために要した提供者の療養上の費用として，この表に掲げる所定点数により算定した点数を加算する。

→皮膚移植術（生体・培養）

(1) 皮膚提供者の皮膚採取料及び組織適合性試験の費用は，所定点数に含まれ，別に算定できない。

(2) 生体皮膚を移植する場合においては，皮膚提供者から移植用皮膚を採取することに要する費用（皮膚提供者の皮膚採取料及び組織適合性試験の費用は除く）については，各所定点数により算出し，皮膚移植術（生体・培養）の所定点数に加算する。

(3) 皮膚移植を行った保険医療機関と皮膚移植に用いる移植用皮膚を採取した保険医療機関とが異なる場合の診療報酬の請求については，皮膚移植を行った保険医療機関で行うものとし，当該診療報酬の分配は相互の合議に委ねる。なお，請求に当たっては，皮膚移植者の<u>診療報酬明細書</u>の摘要欄に皮膚提供者の療養上の費用に係る合計点数を併せて記載するとともに，皮膚提供者の療養に係る所定点数を記載した<u>診療報酬明細書</u>を添付する。

(4) 皮膚を移植する場合においては，日本組織移植学会が作成した「ヒト組織を利用する医療行為の安全性確保・保存・使用に関するガイドライン」を遵守している場合に限り算定する。

(5) 自家培養表皮移植の実施に際して，自家培養表皮用皮膚採取のみに終わり，皮膚移植術に至らない場合については，K000創傷処理又はK000-2小児創傷処理（6歳未満）に準じて算定する。 (令6保医発0305・4)

（編注）臓器等移植に係る感染症検査の取扱いはp.763

事務連絡 問 K014皮膚移植術（生体・培養）を実施するに当たり，特定保険医療材料の採取・培養キット及び調製・移植キット（編注：材料価格基準・別表Ⅱ「150ヒト自家移植組織」）は，どのタイミングで算定されるのか。
答 実際に移植に至った場合，移植を実施した時点でK014皮膚移植術（生体・培養）とともに算定する。 (平28.3.31)

K014-2 皮膚移植術（死体）[施4] (p.1434)

1	200cm²未満	8,000点
2	200cm²以上500cm²未満	16,000点
3	500cm²以上1,000cm²未満	32,000点
4	1,000cm²以上3,000cm²未満	80,000点
5	3,000cm²以上	96,000点

→皮膚移植術（死体）

(1) 皮膚提供者の皮膚採取料及び組織適合性試験の費用は，所定点数に含まれ，別に算定できない。

(2) 死体から死体皮膚を採取・保存するために要する全ての費用は，所定点数に含まれ別に請求できない。

(3) 皮膚を移植する場合においては，日本組織移植学会が作成した「ヒト組織を利用する医療行為の安全性確保・保存・使用に関するガイドライン」を遵守している場合に限り算定する。 (令6保医発0305・4)

（編注）臓器等移植に係る感染症検査の取扱いはp.763

K015 皮弁作成術，移動術，切断術，遷延皮弁術 [複50]

1	25cm²未満	5,180点
2	25cm²以上100cm²未満	13,720点
3	100cm²以上	22,310点

K016 動脈（皮）弁術，筋（皮）弁術
[複100] [複50] **41,120点**

K017 遊離皮弁術（顕微鏡下血管柄付きのもの）
[複100] [複50]

1	乳房再建術の場合	100,670点
2	その他の場合	105,800点

（編注）K017はK936-3微小血管自動縫合器加算が算定可，L009麻酔管理料（Ⅰ）長時間麻酔管理加算の対象。

（編注）K017「1」において，インドシアニングリーン若しくはアミノレブリン酸塩酸塩を用いて血管撮影を行った場合，K939-2術中血管等描出撮影加算が算定可。

K018 削除

K019 複合組織移植術 [複100] **19,420点**

K019-2 自家脂肪注入 [施4] (p.1435)

1	50mL未満	22,900点
2	50mL以上100mL未満	30,530点
3	100mL以上	38,160点

→自家脂肪注入　摘要欄 p.1721

(1) 自家脂肪注入は，鼻咽頭閉鎖不全の鼻漏改善を目的として行った場合に，原則として1患者の同一部位の同一疾患に対して1回のみの算定であり，1回行った後に再度行っても算定できない。

(2) 自家脂肪採取に係る費用は，所定点数に含まれ，別に算定できない。

(3) 注入した脂肪量に応じて所定の点数を算定する。なお，当該注入量を<u>診療報酬明細書</u>の摘要欄に記載する。 (令6保医発0305・4)

K020 自家遊離複合組織移植術（顕微鏡下血管柄付きのもの）[施5] [複100] [複50] **131,310点**

（編注）K020はK936-3微小血管自動縫合器加算が算定可，L009麻酔管理料（Ⅰ）長時間麻酔管理加算の対象。

K021 粘膜移植術 [複100]

1	4cm²未満	6,510点
2	4cm²以上	7,820点

K021-2 粘膜弁手術 [複50]

1	4cm²未満	13,190点
2	4cm²以上	13,460点

K022 組織拡張器による再建手術（一連につき）[複50]

1	乳房（再建手術）の場合 [施4] (p.1435)	18,460点
2	その他の場合	19,400点

→組織拡張器による再建手術　　　摘要欄 p.1721
(1) 治療に要した日数又は回数にかかわらず，一連のものとして所定点数を算定する。なお，ここでいう一連とは，組織拡張器の挿入，生理食塩水等の注入及び組織拡張器の除去を含めた一連の手技のことであり，治療に要した日数又は回数にかかわらず，一連のものとして組織拡張器挿入時にのみ所定点数を算定する。また，拡張器の除去に要する手技料は別に算定できない。
(2) 「1」の乳房（再建手術）の場合は，乳腺腫瘍患者若しくは遺伝性乳癌卵巣癌症候群患者に対する乳房切除術又は乳腺悪性腫瘍手術後の乳房再建術を行う症例で，次のいずれかに該当し，乳房用の組織拡張器を挿入した場合に限り算定できる。その際，その旨を**診療報酬明細書**の摘要欄に記載する。ただし，美容を目的とするものは保険給付の対象とならない。
　ア　一次再建の場合
　　　乳腺全摘術後の症例で，かつ，皮膚欠損を生じないか，小範囲で緊張なく縫合閉鎖可能な症例。ただし，乳腺悪性腫瘍手術後の場合においては，術前診断において早期乳癌（Stage0～ⅢA）で，皮膚浸潤，大胸筋浸潤や高度のリンパ節転移を認めない。
　イ　二次再建の場合
　　　乳腺全摘術後で大胸筋が残存している症例。ただし，放射線照射により皮膚の血行や弾力性が障害されていない。
(3) 「1」の乳房（再建手術）の場合において乳房切除術又は乳腺悪性腫瘍手術と乳房再建術を行う医療機関が異なる場合は，双方の持つ臨床情報，手術日，術式等を示す文書を相互に交付した上で，**診療録**に添付して保存する。
(4) 「2」のその他の場合は，「1」の乳房（再建手術）の場合以外の場合であって，先天異常，母斑（血管腫を含む），外傷性瘢痕拘縮，術後瘢痕拘縮及び悪性腫瘍切除後の患者に対して一般用の組織拡張器を挿入した場合に算定できる。なお，美容を目的とするものは保険給付外である。
(5) 原則として1患者の同一部位の同一疾患に対して1回のみの算定であり，1回行った後に再度行っても算定できない。ただし，医学的な必要からそれ以上算定する場合においては，その詳細な理由を**診療報酬明細書**の摘要欄に記載する。　　　(令6保医発0305・4)
（編注）K022の施行のため使用した組織拡張器は，材料価格基準「別表Ⅱ」の「139組織拡張器」として別に算定可。
参考　K022組織拡張器による再建手術（一連につき）については，部位毎に組織拡張器の挿入が必要と判断できる場合は，各々の部位に対して算定を認める。　(平29.4.24 支払基金)
事務連絡　問　乳腺腫瘍に対する乳房切除術又は乳腺悪性腫瘍手術後の乳房再建術を行う症例で，乳房用ではなく一般用の組織拡張器を挿入することは可能か。
答　K022組織拡張器による再建手術（一連につき）1乳房（再建手術）の場合においては，乳房用の組織拡張器を挿入した場合に限り算定できることとしてきたところであるが，特定保険医療材料139組織拡張器(2)乳房用に該当する製品が令和元年7月に企業により自主回収となったことや，関連学会の推奨を踏まえ，当該機能区分に相当する製品が安定供給されるまでの間，一般用の組織拡張器を乳腺腫瘍に対する乳房切除術又は乳腺悪性腫瘍手術後の乳房再建術を行う症例に使用しても差し支えない。　(令1.10.9)

K022-2	象皮病根治手術	
	1　大腿	27,380点
	2　下腿	23,400点
K022-3	慢性膿皮症手術　複50	
	1　単純なもの	4,820点
	2　複雑なもの	8,320点

→慢性膿皮症手術
(1) 「1」の単純なものは，関連学会等から示されているガイドライン等を踏まえ，二次治癒を図るために病変部の皮膚を天蓋切開した場合に算定する。
(2) 「2」の複雑なものは，病変部を一塊として切除した場合に算定する。　　　　　(令6保医発0305・4)
事務連絡　問1　K022-3慢性膿皮症手術について，算定留意事項通知にある「関係学会から示されているガイドライン等」とは具体的に何か。
答　現時点では，日本皮膚科学会の，「化膿性汗腺炎診療の手引き2020」を指す。　　　(令6.3.28)
問2　K022-3慢性膿皮症手術について，化膿性汗腺炎の患者に対して実施する場合，算定可能か。
答　算定可能。　　　(令6.4.26)

第2款　筋骨格系・四肢・体幹

→腱形成術
K034腱切離・切除術（関節鏡下によるものを含む）からK040腱移行術までにより算定する。　(令6保医発0305・4)
→第1節第2款筋骨格系・四肢・体幹に掲げる手術のうち，関節鏡下による手術
内視鏡を用いた場合についても算定できる。
　　　　(令6保医発0305・4)

筋膜，筋，腱，腱鞘

K023	筋膜切離術，筋膜切開術	940点
K024	筋切離術	3,690点
K025	股関節内転筋切離術	6,370点
K026	股関節筋群解離術	12,140点
K026-2	股関節周囲筋腱解離術（変形性股関節症）	16,700点
注	変形性股関節症の患者に対して行われた場合に限り算定する。	
K027	筋炎手術	
	1　腸腰筋，殿筋，大腿筋	2,060点
	2　その他の筋	1,210点
K028	腱鞘切開術（関節鏡下によるものを含む） 指1	2,350点
K029	筋肉内異物摘出術	3,440点
K030	四肢・躯幹軟部腫瘍摘出術	
	1　肩，上腕，前腕，大腿，下腿，躯幹	8,490点
	2　手 短1 短3 足	3,750点

→四肢・躯幹軟部腫瘍摘出術
皮膚又は皮下にある腫瘍に係る手術については，K005皮膚，皮下腫瘍摘出術（露出部）又はK006皮膚，皮下腫瘍摘出術（露出部以外）により算定する。
　　　　(令6保医発0305・4)

K031	四肢・躯幹軟部悪性腫瘍手術 複50	
	1　肩，上腕，前腕，大腿，下腿，躯幹	27,740点
	2　手，足	14,800点
注	自家処理骨を用いた再建を行った場合は，処理骨再建加算として，15,000点を所定点数に加算する。施4 (p.1435)	

→四肢・躯幹軟部悪性腫瘍手術

(1) 「注」に規定する処理骨再建加算は，骨の切除を必要とする骨軟部悪性腫瘍手術において，腫瘍の広範切除後に，切除した自家腫瘍骨を殺細胞処理し再建に用いた場合に，所定点数に加算する。
(2) 当該手術の実施及び処理骨の作製に当たっては，日本整形外科学会から示された指針を遵守する。
(3) 処理骨再建加算は，骨軟部悪性腫瘍手術に関する専門の知識及び5年以上の経験を有する医師により行われた場合に算定する。 〔令6保医発0305・4〕
（編注） K931超音波凝固切開装置等加算が算定可，N006病理診断料・悪性腫瘍病理組織標本加算の対象。

K032	削除	
K033	筋膜移植術 複100	
1	指（手，足） 指2	8,720点
2	その他のもの	10,310点
K034	腱切離・切除術（関節鏡下によるものを含む） 複50 指1	4,290点
K035	腱剥離術（関節鏡下によるものを含む） 複50 指1	13,580点
K035-2	腱滑膜切除術 複50	9,060点
K036	削除	
K037	腱縫合術 複50	13,580点

注 前腕から手根部の2指以上の腱縫合を実施した場合は，**複数縫合加算**として1指を追加するごとに所定点数の100分の50に相当する点数を加算する。ただし，加算は1側当たり3指を超えないものとする。

→腱縫合術
(1) 「注」に規定する複数縫合加算は，前腕から手根部における腱について，複数の指に係る腱の形成術を行った場合に，1指を増すごとに所定点数に加算する。ただし，同一の指に係る複数の腱形成術を行った場合は1指と数えることとし，1指分の加算を算定できる。
(2) 切創等の創傷によって生じた固有指の伸筋腱の断裂の単なる縫合は，K000創傷処理「2」又はK000-2小児創傷処理「3」に準じて算定する。 〔令6保医発0305・4〕

K037-2	アキレス腱断裂手術	8,710点
K038	腱延長術 複50 指1	10,750点
K039	腱移植術（人工腱形成術を含む） 複50	
1	指（手，足） 指1	18,780点
2	その他のもの	23,860点
K040	腱移行術 複50	
1	指（手，足） 指1	15,570点
2	その他のもの	18,080点
K040-2	指伸筋腱脱臼観血的整復術 指1	13,610点
K040-3	腓骨筋腱腱鞘形成術	18,080点
K041	削除	

四肢骨

K042	骨穿孔術	1,730点
K043	骨掻爬術	
1	肩甲骨，上腕，大腿	12,270点
2	前腕，下腿	8,040点
3	鎖骨，膝蓋骨，手，足その他	3,590点
K043-2	削除	
K043-3	削除	
K044	骨折非観血的整復術	
1	肩甲骨，上腕，大腿	1,840点
2	前腕，下腿	2,040点
3	鎖骨，膝蓋骨，手，足その他	1,440点

→ギプスを使用した場合
ギプス料を別に算定できる。 〔令6保医発0305・4〕
→著しい腫脹等によりギプスを掛けられない状態にあるために徒手整復のみを行った場合
K044骨折非観血的整復術により算定できる。その際に副木を使用した場合には，当該副木の費用は別に算定できる。 〔令6保医発0305・4〕
→徒手整復した骨折部位に対して2回目以降の処置
J000創傷処置における手術後の患者に対するものにより算定する。 〔令6保医発0305・4〕
参考 肋骨骨折に対するK044骨折非観血的整復術「3」の算定は，原則として認められない。 〔令6.5.31 支払基金〕

K045	骨折経皮的鋼線刺入固定術	
1	肩甲骨，上腕，大腿	7,060点
2	前腕，下腿	4,100点
3	鎖骨，膝蓋骨，手，足，指（手，足）その他 指骨	2,190点
K046	骨折観血的手術 複50	
1	肩甲骨，上腕，大腿	21,630点
2	前腕，下腿，手舟状骨 短3	18,370点
3	鎖骨，膝蓋骨，手（舟状骨を除く），足，指（手，足）その他 指骨	11,370点

注 大腿骨近位部の骨折に対して，骨折後48時間以内に整復固定を行った場合は，**緊急整復固定加算**として，4,000点を所定点数に加算する。 施4 (p.1435)

（編注） K046はK932創外固定器加算が算定可（開放骨折，関節内骨折，粉砕骨折の場合）。

→骨折観血的手術　　　　　　　　　　　摘要欄 p.1721
(1) 前腕骨又は下腿骨骨折の手術に際し，両骨（橈骨と尺骨又は脛骨と腓骨）を同時に行った場合であって，皮膚切開が個別の場合には，別の手術野としてK046骨折観血的手術の「2」の所定点数をそれぞれの手術野について算定する。
(2) 「注」に規定する緊急整復固定加算は，75歳以上の大腿骨近位部骨折患者に対し，適切な周術期の管理を行い，骨折後48時間以内に骨折部位の整復固定を行った場合（一連の入院期間においてB001の「34」の「イ」二次性骨折予防継続管理料1を算定する場合に限る）に，1回に限り所定点数に加算する。当該手術後は，早期離床に努めるとともに，関係学会が示しているガイドラインを踏まえて適切な二次性骨折の予防を行う。なお，**診療報酬明細書**の摘要欄に骨折した日時及び手術を開始した日時を記載する。 〔令6保医発0305・4〕
参考 同一側の橈骨骨折かつ尺骨骨折に対し，前腕骨の一方にK045骨折経皮的鋼線刺入固定術を実施し，もう一方にK046骨折観血的手術を実施した場合，それぞれの所定点数の算定を認める。 〔平29.4.24 支払基金〕

K046-2	観血的整復固定術（インプラント周囲骨折に対するもの）	
1	肩甲骨，上腕，大腿	23,420点
2	前腕，下腿	18,800点
3	手，足，指（手，足） 指2	13,120点
K046-3	一時的創外固定骨折治療術	34,000点

→一時的創外固定骨折治療術
(1) 開放骨折，関節内骨折若しくは粉砕骨折又は骨盤骨折（腸骨翼骨折を除く）について骨折観血的手術に当たって一時的に創外固定器を用いて骨折治療術を行った場合に算定する。
(2) K932創外固定器加算については，別に算定できない。
(3) 当該手術後に，当該骨折の治療のために行った他の手術の費用は，別に算定できる。 (令6保医発0305・4)
(編注) 一時的創外固定骨折治療術にあたって骨内に留置した固定用金属ピンについては，材料価格基準・別表Ⅱ「076固定用金属ピン」として算定可。

K047 難治性骨折電磁波電気治療法（一連につき） 12,500点

→難治性骨折電磁波電気治療法　摘要欄 p.1721
(1) 対象は四肢（手足を含む）の遷延治癒骨折や偽関節であって，観血的手術，K044骨折非観血的整復術，K045骨折経皮的鋼線刺入固定術又はK047-3超音波骨折治療法等他の療法を行っても治癒しない難治性骨折に対して行った場合に限り算定する。ただし，やむを得ない理由により観血的手術，K044骨折非観血的整復術，K045骨折経皮的鋼線刺入固定術又はK047-3超音波骨折治療法等他の療法を行わずに難治性骨折電磁波電気治療法を行った場合にあっては，診療報酬明細書の摘要欄にその理由を詳細に記載する。
(2) 当該治療を開始してから6か月間又は骨癒合するまでの間，原則として連日，継続して実施する場合に，一連のものとして1回のみ所定点数を算定する。なお，算定に際しては，当該治療の実施予定期間及び頻度について患者に対して指導した上で，当該指導内容を診療報酬明細書の摘要欄に記載する。
(3) 当該治療法を1回行った後に再度行った場合又は入院中に開始した当該療法を退院した後に継続して行っている場合であっても，一連として1回のみ算定する。
(4) 本手術の所定点数には，使用される機器等（医師の指示に基づき，患者が自宅等において当該治療を継続する場合を含む）の費用が含まれる。 (令6保医発0305・4)

事務連絡 問 K047難治性骨折電磁波電気治療法，K047-2難治性骨折超音波治療法及びK047-3超音波骨折治療法について，鎖骨を対象に実施した場合も算定できるのか。
答 医学的に妥当かつ適切であれば算定できる。 (平28.3.31)

K047-2 難治性骨折超音波治療法（一連につき） 12,500点

→難治性骨折超音波治療法　摘要欄 p.1721
K047難治性骨折電磁波電気治療法の取扱いと同様とする。 (令6保医発0305・4)

事務連絡 問 K047難治性骨折電磁波電気治療法，K047-2難治性骨折超音波治療法及びK047-3超音波骨折治療法について，鎖骨を対象に実施した場合も算定できるのか。
答 医学的に妥当かつ適切であれば算定できる。 (平28.3.31)

K047-3 超音波骨折治療法（一連につき） 4,620点
注 骨折観血的手術等が行われた後に本区分が行われた場合に限り算定する。

→超音波骨折治療法　摘要欄 p.1721
(1) 超音波骨折治療法は，四肢（手足を含む）の観血的手術，骨切り術又は偽関節手術を実施した後に，骨折治癒期間を短縮する目的で，当該骨折から3週間以内に超音波骨折治療法を開始した場合に算定する。なお，やむを得ない理由により3週間を超えて当該超音波骨折治療法を開始した場合にあっては，診療報酬明細書の摘要欄にその理由を詳細に記載する。
(2) 当該治療を開始してから3か月間又は骨癒合するまでの間，原則として連日，継続して実施する場合に，一連のものとして1回のみ所定点数を算定する。なお，算定に際しては，当該治療の実施予定期間及び頻度について患者に対して指導した上で，当該指導内容を診療報酬明細書の摘要欄に記載する。
(3) 当該治療法を1回行った後に再度行った場合又は入院中に開始した当該療法を退院した後に継続して行っている場合であっても，一連として1回のみ算定する。
(4) 本手術の所定点数には，使用される機器等（医師の指示に基づき，患者が自宅等において当該治療を継続する場合を含む）の費用が含まれる。
(5) 本手術に併せて行ったJ119消炎鎮痛等処置，J119-2腰部又は胸部固定帯固定又はJ119-4肛門処置については，別に算定できない。 (令6保医発0305・4)

事務連絡 問 K044骨折非観血的整復術後に，K047-3超音波骨折治療法を行った場合，当該点数を算定できるか。
答 算定できない。 (平28.3.31)

K048 骨内異物（挿入物を含む）除去術
1 頭蓋，顔面（複数切開を要するもの） 12,100点
2 その他の頭蓋，顔面，肩甲骨，上腕，大腿 7,870点
3 前腕 短3，下腿 5,200点
4 鎖骨，膝蓋骨，手，足，指（手，足）その他 指2 短1 短3 3,620点

→骨内異物（挿入物を含む）除去術
(1) 「1」の「頭蓋，顔面（複数切開を要するもの）」は，顔面多発骨折手術などで，複数個の骨固定材料による手術が行われた症例に対し，複数箇所の切開により複数個の骨固定材料を除去・摘出する場合に算定する。
(2) 三翼釘，髄内釘，ロッドを抜去する場合の骨内異物（挿入物を含む）除去術は，手術を行った保険医療機関であると否とにかかわらず算定できる。
(3) 鋼線，銀線等で簡単に除去し得る場合には，J000創傷処置，K000創傷処理又はK000-2小児創傷処理の各区分により算定する。 (令6保医発0305・4)

K049 骨部分切除術
1 肩甲骨，上腕，大腿 5,900点
2 前腕，下腿 4,940点
3 鎖骨，膝蓋骨，手，足，指（手，足）その他 指2 3,280点

K050 腐骨摘出術
1 肩甲骨，上腕，大腿 15,570点
2 前腕，下腿 12,510点
3 鎖骨，膝蓋骨，手，足その他 4,100点

K051 骨全摘術
1 肩甲骨，上腕，大腿 27,890点
2 前腕，下腿 15,570点
3 鎖骨，膝蓋骨，手，足その他 5,160点

K051-2 中手骨又は中足骨摘除術（2本以上） 5,930点
注 2本以上の骨に対して行われた場合に限り算定する。

K052 骨腫瘍切除術
1 肩甲骨，上腕，大腿 17,410点
2 前腕，下腿 9,370点
3 鎖骨，膝蓋骨，手，足，指（手，足）その他 指2 4,340点

K052-2, K052-3 削除

K053　骨悪性腫瘍手術　施5 複50
　1　肩甲骨，上腕，大腿　　　　　　　　36,600点
　2　前腕，下腿　　　　　　　　　　　　35,000点
　3　鎖骨，膝蓋骨，手，足その他　　　　25,310点
　注　自家処理骨を用いた再建を行った場合は，**処理骨再建加算**として，15,000点を所定点数に加算する。施4　(p.1435)

→骨悪性腫瘍手術
(1)　「注」に規定する処理骨再建加算は，骨の切除を必要とする骨軟部悪性腫瘍手術において，腫瘍の広範切除後に，切除した自家腫瘍骨を殺細胞処理し再建に用いた場合に，所定点数に加算する。また，当該手術の実施及び処理骨の作製に当たっては，日本整形外科学会から示された指針を遵守する。
(2)　処理骨再建加算は，骨軟部悪性腫瘍手術に関する専門の知識及び5年以上の経験を有する医師により行われた場合に算定する。
(3)　処理骨を用いた再建と，K081人工骨頭挿入術又はK082人工関節置換術に掲げる手術を同時に行った場合は，主たるもののみにより算定する。
（編注）K053はK931超音波凝固切開装置等加算が算定可，N006病理診断料・悪性腫瘍病理組織標本加算の対象。

事務連絡　問　先進医療の自家液化窒素処理骨移植を実施した場合，その際の骨を採取する手技料等（K053骨悪性腫瘍手術等）は先進医療に含まれず，保険請求はできるのか。
答　そのとおり。
(平25.1.24)

K053-2　骨悪性腫瘍，類骨骨腫及び四肢軟部腫瘍ラジオ波焼灼療法（一連として）施4　(p.1436)
　1　2cm以内のもの　　　　　　　　　15,000点
　2　2cmを超えるもの　　　　　　　　21,960点
　注　フュージョンイメージングを用いて行った場合は，**フュージョンイメージング加算**として，200点を所定点数に加算する。

→骨悪性腫瘍，類骨骨腫及び四肢軟部腫瘍ラジオ波焼灼療法（一連として）
　骨悪性腫瘍，類骨骨腫及び四肢軟部腫瘍ラジオ波焼灼療法（一連として）は標準治療不適応又は不応の骨悪性腫瘍，類骨骨腫及び四肢軟部腫瘍症例に対して，関係学会の定める指針を遵守して実施した場合に限り算定する。なお，ここでいう2cmとは，ラジオ波による焼灼範囲ではなく，腫瘍の長径をいう。
(令6保医発0305・4)

K054　骨切り術
　1　肩甲骨，上腕，大腿　複50　　　　　28,210点
　2　前腕，下腿　複50　　　　　　　　　22,680点
　3　鎖骨，膝蓋骨，手，足，指（手，足）その他　指1　　　　　　　　　　　　　8,150点
　注　先天異常による上腕又は前腕の骨の変形を矯正することを目的とする骨切り術において，患者適合型の変形矯正ガイドを用いて実施した場合は，**患者適合型変形矯正ガイド加算**として，9,000点を所定点数に加算する。

（編注）K054「3」において，第1指から第5指を別手術野とするのは，関節リウマチの患者に対し，関節温存を前提として中足骨短縮骨切り術を行った場合に限る。

→骨切り術
(1)　先天異常による骨の変形を矯正することを目的とする骨切り術については本区分の所定点数により算定する。
(2)　患者適合型変形矯正ガイド加算は，先天異常による上腕又は前腕の骨の変形を矯正することを目的とする骨切り術において，手術前に得た画像等により作成された実物大の患者適合型の変形矯正ガイドとして薬事承認を得ている医療機器又は手術前に得た画像等により作成された実物大の患者適合型の変形矯正ガイドと変形矯正プレートが一体として薬事承認を得ている医療機器を用いて実施した場合に，「1」の上腕又は「2」の前腕の所定点数に加算する。
(令6保医発0305・4)

K054-2　脛骨近位骨切り術　　　　　　　28,300点

→脛骨近位骨切り術
　変形性膝関節症患者又は膝関節骨壊死患者に対して，関節外側又は内側への負荷の移行を目的として，脛骨近位部の骨切りを実施した場合に算定する。
(令6保医発0305・4)

K055　削除
K055-2　大腿骨頭回転骨切り術　　　　　44,070点
K055-3　大腿骨近位部（転子間を含む）骨切り術　　　　　　　　　　　　　　　37,570点

（編注）K055-2，K055-3はK939画像等手術支援加算「1」「2」が算定可。

（編注）K055-2若しくはK055-3と，K140骨盤骨切り術・K141臼蓋形成手術・K141-2寛骨臼移動術を同時に行った場合，「通則14」ただし書により，同一手術野・同一病巣であっても，それぞれ所定点数が算定できる。

→大腿骨近位部（転子間を含む）骨切り術
　大腿骨近位部（転子間を含む）骨切り術とは，イムホイザー3次元骨切り術，ダン骨切り術，外反伸展骨切り術，外反屈曲骨切り術，転子間彎曲骨切り術，パウエル外内反骨切り術等をいう。
(令6保医発0305・4)

K055-4　大腿骨遠位骨切り術　複50　　　33,830点

→大腿骨遠位骨切り術
　変形性膝関節症患者又は膝関節骨壊死患者に対して，関節外側又は内側への負荷の移行を目的として，大腿骨遠位部の骨切りを実施した場合に算定する。
(令6保医発0305・4)

K056　偽関節手術
　1　肩甲骨，上腕，大腿　　　　　　　　30,310点
　2　前腕，下腿，手舟状骨　　　　　　　28,210点
　3　鎖骨，膝蓋骨，手（舟状骨を除く），足，指（手，足）その他　指2　　　　15,570点
K056-2　難治性感染性偽関節手術（創外固定器によるもの）　　　　　　　　　　48,820点

（編注）K056-2はK932創外固定器加算が算定可。

事務連絡　問　難治性感染性偽関節手術は，偽関節に対し創外固定器を用いた手術であることに加え，難治性かつ感染性であることも算定要件になると解してよいか。
答　難治性感染性偽関節に対して行ったものにつき算定する。
(平24.8.9)

K057　変形治癒骨折矯正手術
　1　肩甲骨，上腕，大腿　　　　　　　　34,400点
　2　前腕，下腿　　　　　　　　　　　　30,860点
　3　鎖骨，膝蓋骨，手，足，指（手，足）その他　指2　　　　　　　　　　　15,770点
　注　上腕又は前腕について，患者適合型の変形矯正ガイドを用いて実施した場合は，**患者適**

合型変形矯正ガイド加算として,9,000点を所定点数に加算する。

→変形治癒骨折矯正手術
(1) 次に掲げる変形治癒骨折矯正手術は,それぞれに規定する区分により算定する。
　ア　眼窩変形治癒骨折に対する矯正術は,K228眼窩骨折整復術による。
　イ　鼻骨変形治癒骨折に対する矯正術は,K334-2鼻骨変形治癒骨折矯正術による。
　ウ　頬骨変形治癒骨折に対する矯正術は,K427-2頬骨変形治癒骨折矯正術による。
(2) 患者適合型変形矯正ガイド加算は,上腕又は前腕の変形治癒骨折矯正手術において,手術前に得た画像等により作成された実物大の患者適合型の変形矯正ガイドとして薬事承認を得ている医療機器又は手術前に得た画像等により作成された実物大の患者適合型の変形矯正ガイドと変形矯正プレートが一体として薬事承認を得ている医療機器を用いて実施した場合に算定する。
　　(令6保医発0305・4)

K058	骨長調整手術	
1	骨端軟骨発育抑制術	16,340点
2	骨短縮術	15,200点
3	骨延長術〔指(手,足)〕 指2	16,390点
4	骨延長術〔指(手,足)以外〕	29,370点

（編注）K932創外固定器加算が算定可（軟骨無形成症・軟骨低形成症等の骨異形成症,四肢形成不全,四肢変形の患者に対して脚延長術を行う場合）。

→骨長調整手術
使用するステイプルの数にかかわらず1回の算定とする。
　　(令6保医発0305・4)

K059	骨移植術（軟骨移植術を含む） 複100	
1	自家骨移植	16,830点
2	同種骨移植（生体）	28,660点
3	同種骨移植（非生体）	
イ	同種骨移植（特殊なもの） 施4 (p.1436)	39,720点
ロ	その他の場合	21,050点
4	自家培養軟骨移植術 施4 (p.1436)	14,030点

　注　骨提供者に係る組織適合性試験の費用は,所定点数に含まれる。

→骨移植術　摘要欄 p.1721
(1) 骨移植術に併せて他の手術を行った場合は,本区分の所定点数に他の手術の所定点数を併せて算定する。
(2) 移植用に採取した健骨を複数か所に移植した場合であっても,1回のみ算定する。
(3) 移植用骨採取のみに終わり,骨移植に至らない場合については,K126脊椎,骨盤骨(軟骨)組織採取術(試験切除によるもの)に準じて算定する。
(4) 自家軟骨の移植を行った場合は,「1」により算定する。
(5) 同種骨(凍結保存された死体骨を含む)を移植する場合においては,日本組織移植学会が作成した「ヒト組織を利用する医療行為の安全性確保・保存・使用に関するガイドライン」を遵守した場合に限り算定する。
(6) 移植用骨採取及び骨提供者の組織適合性試験に係る費用は,所定点数に含まれ別に算定できない。
(7) 自家骨又は非生体同種骨(凍結保存された死体骨を含む)移植に加え,人工骨移植を併せて行った場合は「3」により算定する。ただし,人工骨移植のみを行った場合は算定できない。なお,人工骨の移植部位について,診療報酬明細書の摘要欄に記載する。
(8) 同種骨移植(特殊なもの)は,腫瘍,感染,人工関節置換等に係る広範囲の骨及び靱帯組織の欠損に対して,日本組織移植学会が認定した組織バンクにおいて適切に採取,加工及び保存された非生体の同種骨及び靱帯組織を使用した場合に限り算定できる。なお,この場合,骨移植等を行った保険医療機関と骨移植等に用いた同種骨等を採取等した保険医療機関とが異なる場合の診療報酬の請求については,同種骨移植等を行った保険医療機関で行うものとし,当該診療報酬の分配は相互の合議に委ねる。
(9) 自家培養軟骨を患者自身に移植した場合は,「4」により算定する。
　　(令6保医発0305・4)
（編注）臓器等移植に係る感染症検査の取扱いはp.763

事務連絡 問　骨移植部位に自家骨のみを使用し,採骨部位に人工骨を使用した場合,骨移植術「3」の「ロ」を算定可能か。
答　算定可能。　　(令7.3.18)

参考 ①　原則,人工関節置換術(膝・股関節)において,腸骨等から採取した海綿骨を骨切り面にある嚢腫様の病変部に充填した場合,骨移植術は認められる。(平27.2.23支払基金)
②　原則,人工関節置換術(膝)において,脛骨骨切り面の強度を増すために,海綿骨を骨切り面にimpactionした場合,骨移植術は認められる。(平28.2.29支払基金)
③　同一手術野の局所骨からの採取に対する骨移植術の算定は,原則として認められる。(令6.4.30支払基金)

K059-2	関節鏡下自家骨軟骨移植術	22,340点

四肢関節,靱帯

K060	関節切開術	
1	肩,股,膝	3,600点
2	胸鎖,肘,手,足	1,470点
3	肩鎖,指(手,足) 指2	780点

K060-2	肩甲関節周囲沈着石灰摘出術	
1	観血的に行うもの	8,640点
2	関節鏡下で行うもの	12,720点

K060-3	化膿性又は結核性関節炎搔爬術	
1	肩,股,膝	20,020点
2	胸鎖,肘,手,足	13,130点
3	肩鎖,指(手,足) 指2	3,330点

K061	関節脱臼非観血的整復術	
1	肩,股,膝	1,800点
2	胸鎖,肘,手,足	1,560点
3	肩鎖,指(手,足) 指2,小児肘内障	960点

K062	先天性股関節脱臼非観血的整復術（両側）	
1	リーメンビューゲル法	2,050点
2	その他	3,390点

→先天性股関節脱臼非観血的整復術（両側）
先天性股関節脱臼非観血的整復術のギプス料は,J127先天性股関節脱臼ギプス包帯により算定する。
　　(令6保医発0305・4)

K063	関節脱臼観血的整復術	
1	肩,股,膝	28,210点
2	胸鎖,肘,手,足	18,810点

	3	肩鎖，指（手，足）[指骨]		15,080点
K064		先天性股関節脱臼観血的整復術		23,240点
K065		関節内異物（挿入物を含む）除去術		
	1	肩，股，膝		12,540点
	2	胸鎖，肘，手，足		4,600点
	3	肩鎖，指（手，足）[指2]		2,950点
K065-2		関節鏡下関節内異物（挿入物を含む）除去術		
	1	肩，股，膝		13,950点
	2	胸鎖，肘，手，足		12,300点
	3	肩鎖，指（手，足）[指2]		7,930点
K066		関節滑膜切除術		
	1	肩，股，膝		17,750点
	2	胸鎖，肘，手，足		11,200点
	3	肩鎖，指（手，足）[指2]		8,880点
K066-2		関節鏡下関節滑膜切除術		
	1	肩，股，膝		17,610点
	2	胸鎖，肘，手，足		17,030点
	3	肩鎖，指（手，足）[指2]		16,060点
K066-3		滑液膜摘出術		
	1	肩，股，膝		17,750点
	2	胸鎖，肘，手，足		11,200点
	3	肩鎖，指（手，足）[指2]		7,930点
K066-4		関節鏡下滑液膜摘出術		
	1	肩，股，膝		17,610点
	2	胸鎖，肘，手，足		17,030点
	3	肩鎖，指（手，足）[指2]		16,060点
K066-5		膝蓋骨滑液囊切除術		11,200点
K066-6		関節鏡下膝蓋骨滑液囊切除術		17,030点
K066-7		掌指関節滑膜切除術		7,930点
K066-8		関節鏡下掌指関節滑膜切除術		16,060点
K067		関節鼠摘出手術		
	1	肩，股，膝		15,600点
	2	胸鎖，肘，手，足		10,580点
	3	肩鎖，指（手，足）[指2]		3,970点
K067-2		関節鏡下関節鼠摘出手術		
	1	肩，股，膝		17,780点
	2	胸鎖，肘，手，足		19,100点
	3	肩鎖，指（手，足）[指骨]		12,000点
K068		半月板切除術 [短1]		9,200点
K068-2		関節鏡下半月板切除術 [短1][複50]		15,090点
K069		半月板縫合術		11,200点
K069-2		関節鏡下三角線維軟骨複合体切除・縫合術		16,730点
K069-3		関節鏡下半月板縫合術 [複50]		18,810点
K069-4		関節鏡下半月板制動術 [複50]		21,700点

→**関節鏡下半月板制動術**

関節鏡下半月板制動術は，逸脱した半月板を脛骨に制動し半月板機能を再建することを目的として，逸脱を伴う半月板損傷患者に対して，脛骨に挿入したアンカー糸を用いて半月板を縫合して脛骨に制動した場合又は半月板後根損傷患者に対して，半月板後根部に縫合した糸を脛骨に掘削した骨孔に通し制動した場合に算定する。

(令6保医発0305・4)

K070		ガングリオン摘出術		
	1	手，足，指（手，足）[指2][短1][短3]		3,050点
	2	その他（ヒグローム摘出術を含む）		3,190点
K071		削除		
K072		関節切除術		
	1	肩，股，膝		23,280点
	2	胸鎖，肘，手，足		16,070点
	3	肩鎖，指（手，足）[指2]		6,800点
K073		関節内骨折観血的手術		
	1	肩，股，膝，肘		20,760点
	2	胸鎖，手，足		17,070点
	3	肩鎖，指（手，足）[指骨]		11,990点

(編注) K073はK932創外固定器加算が算定可（開放骨折，関節内骨折，粉砕骨折の場合）。

K073-2		関節鏡下関節内骨折観血的手術		
	1	肩，股，膝，肘		27,720点
	2	胸鎖，手，足		22,690点
	3	肩鎖，指（手，足）[指2]		14,360点

(事務連絡) 問 同一指の2カ所にK073関節内骨折観血的手術の「3」中の指（手，足）を実施した場合は，手術の留意事項通知の「通則14」同一手術野又は同一病巣における算定方法(4)のアに示されているとおり各々の骨又は関節について算定できることとなるが，K073-2関節鏡下関節内骨折観血的手術の「3」中の指（手，足）を実施した場合は，主たるもののみの算定となるのか。
答 そのとおり。 (平25.1.24)

K074		靱帯断裂縫合術		
	1	十字靱帯		17,070点
	2	膝側副靱帯		16,560点
	3	指（手，足）その他の靱帯 [指2]		7,600点
K074-2		関節鏡下靱帯断裂縫合術		
	1	十字靱帯		24,170点
	2	膝側副靱帯		16,510点
	3	指（手，足）その他の靱帯 [指2]		15,720点
K075		非観血的関節授動術		
	1	肩，股，膝		1,590点
	2	胸鎖，肘，手，足		1,260点
	3	肩鎖，指（手，足）[指2]		490点

(事務連絡) 問 「ザイヤフレックス注射用」について，拘縮索への注射に加え伸展処置を行うことがあるが，注射と伸展処置とを併せた技術料はどのように算定できるのか。
答 当該薬剤の1回の投与（同一日に複数ヵ所に注射を行った場合を含む）及び伸展処置に係る一連の手技として，G000皮内，皮下及び筋肉内注射ではなく，K075非観血的関節授動術「3」肩鎖，指（手，足）を算定できる。 (平27.9.3)

K076		観血的関節授動術 [施5]		
	1	肩，股，膝		38,890点
	2	胸鎖，肘，手，足		28,210点
	3	肩鎖，指（手，足）[指2]		10,150点

(編注) K076はK932創外固定器加算が算定可（外傷又は変性疾患等による関節拘縮の場合）。

K076-2		関節鏡下関節授動術 [施5]		
	1	肩，股，膝		46,660点
	2	胸鎖，肘，手，足		33,850点
	3	肩鎖，指（手，足）[指2]		10,150点
K076-3		関節鏡下肩関節授動術（関節鏡下肩腱板断裂手術を伴うもの）[施5]		54,810点
K077		観血的関節制動術		

1	肩，股，膝	27,380点
2	胸鎖，肘，手，足	16,040点
3	肩鎖，指（手，足）[指2]	5,550点

K077-2　肩甲骨烏口突起移行術 [複50]　27,380点

→肩甲骨烏口突起移行術
　肩甲骨烏口突起移行術は，反復性肩関節脱臼患者に対して，再脱臼の予防を目的として，筋腱付きの肩甲骨烏口突起について関節窩前面への移行及び固定を実施した場合に算定する。（令6保医発0305・4）

K078　観血的関節固定術
1	肩，股，膝	21,640点
2	胸鎖，肘，手，足	22,300点
3	肩鎖，指（手，足）[指骨]	8,640点

（編注）K078はK932創外固定器加算が算定可。

K079　靱帯断裂形成手術 [施5]
1	十字靱帯	28,210点
2	膝側副靱帯	18,810点
3	指（手，足）その他の靱帯 [指2]	16,350点

K079-2　関節鏡下靱帯断裂形成手術 [施5]
1	十字靱帯 [複50]	34,980点
2	膝側副靱帯	17,280点
3	指（手，足）その他の靱帯 [指2]	18,250点
4	内側膝蓋大腿靱帯	24,210点

注　1について，前十字靱帯及び後十字靱帯に対して一期的に形成術を実施した場合は，**一期的両靱帯形成加算**として，5,000点を所定点数に加算する。

→関節鏡下靱帯断裂形成手術　摘要欄 p.1721
　「注」に規定する加算は，膝前十字靱帯断裂及び膝後十字靱帯断裂を同時に有する患者に対して，医学的な必要性から一期的に両靱帯の形成術を行った場合に算定する。なお，両靱帯損傷と診断する根拠となった検査所見等及び一期的な両靱帯形成術の医学的必要性について，**診療報酬明細書**の摘要欄に記載する。（令6保医発0305・4）

K080　関節形成手術
1	肩，股，膝	45,720点
2	胸鎖，肘，手，足	28,210点
3	肩鎖，指（手，足）[指骨]	14,050点

注　関節挿入膜を患者の筋膜から作成した場合は，880点を所定点数に加算する。

（編注）K080「1」はK939画像等手術支援加算「1」が算定可。

→二関節固定術と後方制動術の併施
　同側足関節に対して，二関節固定術と後方制動術を併施した場合は，K080関節形成手術の「2」により算定する。（令6保医発0305・4）

K080-2　内反足手術 [施5]　25,930点

→内反足手術
　アキレス腱延長術・後方足関節切開術・足底腱膜切断術を行い，後足部をキルシュナー鋼線で矯正する方法により行った場合に算定する。（令6保医発0305・4）

K080-3　肩腱板断裂手術
1	簡単なもの	18,700点
2	複雑なもの	24,310点

→肩腱板断裂手術
　「2」複雑なものとは，腱板の断裂が5cm以上の症例に対して行う手術であって，筋膜の移植又は筋腱の移行を伴うものをいう。（令6保医発0305・4）

K080-4　関節鏡下肩腱板断裂手術
1	簡単なもの	27,040点
2	簡単なもの（上腕二頭筋腱の固定を伴うもの）	37,490点
3	複雑なもの	38,670点

→関節鏡下肩腱板断裂手術
(1)　「2」簡単なもの（上腕二頭筋腱の固定を伴うもの）とは，腱板の断裂が5cm未満の症例に対して行う手術であって，K080-7上腕二頭筋腱固定術を併せて実施したものをいう。
(2)　「3」複雑なものとは，腱板の断裂が5cm以上の症例に対して行う手術であって，筋膜の移植又は筋腱の移行を伴うものをいう。（令6保医発0305・4）

K080-5　関節鏡下肩関節唇形成術
1	腱板断裂を伴うもの	45,200点
2	腱板断裂を伴わないもの [複50]	32,160点
3	関節鏡下肩甲骨烏口突起移行術を伴うもの	46,370点

→関節鏡下肩関節唇形成術
　反復性肩関節脱臼患者に対して，再脱臼の予防を目的として，関節鏡下に剥離した関節唇の修復を実施することに加えて，関節鏡下に筋腱付きの肩甲骨烏口突起の関節窩前面への移行及び固定を実施した場合は，腱板断裂の有無に関わらず，「3」により算定する。（令6保医発0305・4）

K080-6　関節鏡下股関節唇形成術　44,830点
K080-7　上腕二頭筋腱固定術
1	観血的に行うもの	18,080点
2	関節鏡下で行うもの	23,370点

→上腕二頭筋腱固定術
　上腕二頭筋長頭腱損傷（保存的治療が奏効しないものに限る）に対し，インターフェアレンススクリューを用いて固定を行った場合に算定する。（令6保医発0305・4）

K081　人工骨頭挿入術 [複50]
1	肩，股	19,500点
2	肘，手，足	18,810点
3	指（手，足）[指2]	10,880点

注　大腿骨近位部の骨折に対して，骨折後48時間以内に人工骨頭の挿入を行った場合は，**緊急挿入加算**として，4,000点を所定点数に加算する。[施4]（p.1435）

（編注）「1」はK939画像等手術支援加算「1」が算定可。

→人工骨頭挿入術　摘要欄 p.1721
　「注」に規定する緊急挿入加算は，75歳以上の大腿骨近位部骨折患者に対し，適切な周術期の管理を行い，骨折後48時間以内に人工骨頭の挿入を行った場合（一連の入院期間においてB001の「34」の「イ」二次性骨折予防継続管理料1を算定する場合に限る）に，1回に限り所定点数に加算する。当該手術後は，早期離床に努めるとともに，関係学会が示しているガイドラインを踏まえて適切な二次性骨折の予防を行う。なお，**診療報酬明細書**の摘要欄に骨折した日時及び手術を開始した日時を記載する。（令6保医発0305・4）

K082	人工関節置換術 施5 複50	
1	肩, 股, 膝 複50	37,690点
2	胸鎖, 肘, 手, 足	28,210点
3	肩鎖, 指（手, 足）指骨	15,970点

（編注）K939画像等手術支援加算「3」が算定可。「1」は同加算「1」が算定可。
（編注）K082「1」（股関節／全身麻酔下）は「通則17」周術期口腔機能管理後手術加算の対象。

K082-2	人工関節抜去術	
1	肩, 股, 膝	30,230点
2	胸鎖, 肘, 手, 足	23,650点
3	肩鎖, 指（手, 足）指2	15,990点
K082-3	人工関節再置換術	
1	肩, 股, 膝	54,810点
2	胸鎖, 肘, 手, 足	34,190点
3	肩鎖, 指（手, 足）指骨	21,930点

（編注）K082-3はK939画像等手術支援加算「3」が算定可。K082-3「1」は同加算「1」が算定可。
（編注）K082-3「1」（股関節／全身麻酔下）は「通則17」周術期口腔機能管理後手術加算の対象。

→人工関節再置換術
　人工関節再置換術は，K082人工関節置換術及びK082-7人工股関節置換術（手術支援装置を用いるもの）から6か月以上経過して行った場合にのみ算定できる。
（令6保医発0305・4）

K082-4	自家肋骨肋軟骨関節全置換術	91,500点

→自家肋骨肋軟骨関節全置換術
　肋骨肋軟骨移行部から採取した骨及び軟骨を用いて，関節の両側又は片側の全置換を行った場合に算定できる。この場合，K059骨移植術は別に算定できない。
（令6保医発0305・4）

K082-5	人工距骨全置換術	27,210点
K082-6	人工股関節摺動面交換術	25,000点
K082-7	人工股関節置換術（手術支援装置を用いるもの）施4 (p.1436) 施5	43,260点

→人工股関節置換術（手術支援装置を用いるもの）
　人工股関節置換術（手術支援装置を用いるもの）は，変形性股関節症患者に対して，術中に光学的に計測した術野及び手術器具の位置関係をリアルタイムに表示し，寛骨臼及び大腿骨の切削を支援する手術支援装置を用いて，人工股関節置換術を実施した場合に算定する。
（令6保医発0305・4）

K083	鋼線等による直達牽引（初日。観血的に行った場合の手技料を含む）（1局所につき）	3,620点

　注　介達牽引又は消炎鎮痛等処置と併せて行った場合は，鋼線等による直達牽引の所定点数のみにより算定する。

→鋼線等による直達牽引
(1) 鋼線等を用いて観血的に牽引を行った場合に算定する。なお，鋼線等による直達牽引には，鋼線牽引法，双鋼線伸延法及び直達頭蓋牽引法を含む。
(2) 当該鋼線等による直達牽引のうち初日に行ったものについて所定点数を算定する。なお，鋼線等の除去の費用は，所定点数に含まれ，別に算定できない。
(3) 1局所とは，上肢の左右，下肢の左右及び頭より尾頭までの躯幹のそれぞれをいい，全身を5局所に分ける。
(4) J118介達牽引，J118-2矯正固定，J118-3変形機械矯正術，J119消炎鎮痛等処置，J119-2腰部又は胸部固定帯固定，J119-3低出力レーザー照射又はJ119-4肛門処置を併せて行った場合であっても，本区分の所定点数のみにより算定する。
（令6保医発0305・4）

（編注）鋼線等による直達牽引（2日目以降）及び介達牽引については，処置の部のJ117，J118による。

K083-2	内反足足板挺子固定	2,330点

　注　介達牽引又は消炎鎮痛等処置と併せて行った場合は，内反足足板挺子固定の所定点数のみにより算定する。

→内反足足板挺子固定
(1) 内反足に対しキルシュナー鋼線等で足板挺子を固定した場合に算定する。この場合において，ギプス固定を行った場合は，その所定点数を別に算定する。
(2) J118介達牽引，J118-2矯正固定，J118-3変形機械矯正術，J119消炎鎮痛等処置，J119-2腰部又は胸部固定帯固定，J119-3低出力レーザー照射又はJ119-4肛門処置を併せて行った場合であっても，本区分の所定点数のみにより算定する。
（令6保医発0305・4）

四肢切断，離断，再接合

K084	四肢切断術（上腕, 前腕, 手, 大腿, 下腿, 足）	24,320点
K084-2	肩甲帯離断術	36,500点
K085	四肢関節離断術	
1	肩, 股, 膝	31,000点
2	肘, 手, 足	11,360点
3	指（手, 足）指2	3,330点
K086	断端形成術（軟部形成のみのもの）	
1	指（手, 足）指2	2,770点
2	その他	3,300点

→断端形成術（軟部形成のみのもの）
　手指又は足趾の切断術を行った場合は，K086の「1」に掲げる断端形成術（軟部形成のみのもの）指（手, 足）又はK087の「1」に掲げる断端形成術（骨形成を要するもの）指（手, 足）のいずれかの所定点数により算定する。
（令6保医発0305・4）

K087	断端形成術（骨形成を要するもの）	
1	指（手, 足）指2	7,410点
2	その他	10,630点

→断端形成術（骨形成を要するもの）
　手指又は足趾の切断術を行った場合は，K086の「1」に掲げる断端形成術（軟部形成のみのもの）指（手, 足）又はK087の「1」に掲げる断端形成術（骨形成を要するもの）指（手, 足）のいずれかの所定点数により算定する。
（令6保医発0305・4）

K088	切断四肢再接合術	
1	四肢	144,680点
2	指（手, 足）指2	81,900点

→切断四肢再接合術
　顕微鏡下で行う手術の評価を含む。
（令6保医発0305・4）

手，足

| K089 | 爪甲除去術 指2 | 770点 |

→爪甲除去術
　爪白せん又は爪床間に「とげ」等が刺さった場合の爪甲除去で，麻酔を要しない程度のものはJ001-7爪甲除去（麻酔を要しないもの）により算定する。
（令6保医発0305・4）

K090	ひょう疽手術 指2	
	1 軟部組織のもの	1,190点
	2 骨，関節のもの	1,470点
K090-2	風棘手術	990点
K091	陥入爪手術 指2	
	1 簡単なもの	1,400点
	2 爪床爪母の形成を伴う複雑なもの	2,490点
K092	削除	
K093	手根管開放手術 短1	4,110点
K093-2	関節鏡下手根管開放手術 短1 短3	10,400点
K094	足三関節固定（ランブリヌディ）手術	27,890点
K095	削除	
K096	手掌，足底腱膜切離・切除術	
	1 鏡視下によるもの	4,340点
	2 その他のもの	2,750点
K096-2	体外衝撃波疼痛治療術（一連につき）	5,000点

→体外衝撃波疼痛治療術　摘要欄 p.1721
(1) 治療に要した日数又は回数にかかわらず一連のものとして算定する。再発により2回目以降算定する場合には，少なくとも3か月以上あけて算定する。
(2) 保存療法の開始日及び本治療を選択した医学的理由並びに2回目以降算定する場合にはその理由を**診療報酬明細書**の摘要欄に詳細に記載する。なお，本手術に併せて行ったJ119消炎鎮痛等処置については，別に算定できない。
（令6保医発0305・4）

K097	手掌，足底異物摘出術	3,190点
K098	削除〔2024年改定で削除：手掌屈筋腱縫合術〕	
K099	指瘢痕拘縮手術 指2	8,150点

→指瘢痕拘縮手術
(1) 単なる拘縮に止まらず運動制限を伴う場合に算定する。
(2) 本手術には，Z形成術のみによるもの及び植皮術を要するものが含まれる。
（令6保医発0305・4）

K099-2	デュプイトレン拘縮手術	
	1 1指	10,430点
	2 2指から3指	22,480点
	3 4指以上	32,710点

→デュプイトレン拘縮手術
　運動障害を伴う手掌・手指腱膜の線維性増殖による拘縮（デュプイトレン拘縮）に対して，指神経，指動静脈を剥離しながら拘縮を解除し，Z形成術等の皮膚形成術を行った場合に算定する。
（令6保医発0305・4）

K100	多指症手術 指2	
	1 軟部形成のみのもの	2,640点
	2 骨関節，腱の形成を要するもの	15,570点
K101	合指症手術 指2	
	1 軟部形成のみのもの	9,770点
	2 骨関節，腱の形成を要するもの	15,570点

（編注）K101合指症手術は，指間ごとに所定点数を算定する。

K101-2	指癒着症手術	
	1 軟部形成のみのもの	7,320点
	2 骨関節，腱の形成を要するもの	13,910点
K102	巨指症手術 指2	
	1 軟部形成のみのもの	8,720点
	2 骨関節，腱の形成を要するもの	21,240点
K103	屈指症手術，斜指症手術 指2	
	1 軟部形成のみのもの	13,810点
	2 骨関節，腱の形成を要するもの	15,570点
K104	削除	
K105	裂手，裂足手術	27,890点
K106	母指化手術 施5	35,610点
K107	指移植手術 施5 複50	116,670点
K108	母指対立再建術	22,740点
K109	神経血管柄付植皮術（手，足）施5	40,460点
K110	第四足指短縮症手術	10,790点
K110-2	第一足指外反症矯正手術	10,790点
K111	削除	

（編注）「ばね指手術」は，K028腱鞘切開術など実際に行われた手術手技により算定する。

脊柱，骨盤

K112	腸骨窩膿瘍切開術	4,670点
K113	腸骨窩膿瘍掻爬術	13,920点
K114及びK115	削除	
K116	脊椎，骨盤骨掻爬術 複50	17,170点
K117	脊椎脱臼非観血的整復術	2,950点
K117-2	頸椎非観血的整復術	2,950点

（編注）K116～K117-2はK930脊髄誘発電位測定等加算「1」が算定可。

→頸椎非観血的整復術
　頸椎椎間板ヘルニア及び頸椎骨軟骨症の新鮮例に対する頸椎の非観血的整復術（全麻，牽引による）を行った場合に算定する〔手術の前処置として変形機械矯正術（垂直牽引，グリソン係蹄使用）を行った場合を除く〕。
　なお，頸腕症候群及び五十肩に対するものについては算定できない。
（令6保医発0305・4）

事務連絡 問　頸椎の疾患に対して手術（K117-2頸椎非観血的整復術）を行った後に頸椎カラーを使用した場合に，胸部固定帯の考え方に準じて，手術の所定点数に含まれると理解してよいか。
答　そのとおり。
（平22.4.30）

K117-3	削除	
K118	脊椎，骨盤脱臼観血的手術 複50	31,030点
K119	仙腸関節脱臼観血的手術	24,320点
K120	恥骨結合離開観血的手術	7,890点
K120-2	恥骨結合離開非観血的整復固定術	1,810点
K121	骨盤骨折非観血的整復術	2,950点
K122及びK123	削除	
K124	腸骨翼骨折観血的手術	15,760点
K124-2	寛骨臼骨折観血的手術	58,840点

区分	項目	点数
K125	骨盤骨折観血的手術（腸骨翼骨折観血的手術及び寛骨臼骨折観血的手術を除く）	32,110点

（編注）K118はK930脊髄誘発電位測定等加算「1」が算定可。K124-2，K125はK932創外固定器加算が算定可〔K125は骨盤骨折（腸骨翼骨折を除く）の場合〕。

区分	項目	点数
K126	脊椎，骨盤骨（軟骨）組織採取術（試験切除によるもの）	
1	棘突起，腸骨翼	3,620点
2	その他のもの	4,510点
K126-2	自家培養軟骨組織採取術	4,510点

→自家培養軟骨組織採取術
　自家培養軟骨を作製するために，患者の軟骨から組織を採取した場合は，採取した回数にかかわらず，一連のものとして算定する。 （令6保医発0305・4）

区分	項目	点数
K127	削除	
K128	脊椎，骨盤内異物（挿入物）除去術	13,520点
K129からK131まで	削除	
K131-2	内視鏡下椎弓切除術 複50	17,300点

　注　2椎弓以上について切除を行う場合は，1椎弓を増すごとに所定点数に所定点数の100分の50に相当する点数を加算する。ただし，加算は4椎弓を超えないものとする。

（編注）K128〜K131-2はK930脊髄誘発電位測定等加算「1」が算定可。K131-2はK939画像等手術支援加算「1」が算定可。

区分	項目	点数
K132	削除	
K133	黄色靱帯骨化症手術	28,730点
K133-2	後縦靱帯骨化症手術（前方進入によるもの）施4 (p.1436)	78,500点

（編注）K133，K133-2はK930脊髄誘発電位測定等加算「1」が算定可。

→後縦靱帯骨化症手術
　頸椎又は胸椎の1又は2以上の椎間に係る後縦靱帯骨化症に対して，前方又は前側方から病巣に到達した場合に算定する。 （令6保医発0305・4）

区分	項目	点数
K134	椎間板摘出術 複50	
1	前方摘出術	40,180点
2	後方摘出術	23,520点
3	側方摘出術	28,210点
4	経皮的髄核摘出術	15,310点

　注　2について，2以上の椎間板の摘出を行う場合には，1椎間を増すごとに，**複数椎間板加算**として，所定点数に所定点数の100分の50に相当する点数を加算する。ただし，加算は4椎間を超えないものとする。

（編注）K930脊髄誘発電位測定等加算「1」が算定可。

→椎間板摘出術の「4」経皮的髄核摘出術
　1椎間につき2回を限度とする。 （令6保医発0305・4）

事務連絡 問　脊椎の同一高位にK134椎間板摘出術とK142脊椎固定術，椎弓切除術，椎弓形成術，又は，K134-2内視鏡下椎間板摘出（切除）術とK131-2内視鏡下椎弓切除術を一連として実施した場合に，主たる手術の所定点数に従たる手術の所定点数が含まれるか。
　答　そのとおり。 （平31.4.17）

区分	項目	点数
K134-2	内視鏡下椎間板摘出（切除）術 複50	
1	前方摘出術	75,600点
2	後方摘出術	30,390点

　注　2について，2以上の椎間板の摘出を行う場合には，1椎間を増すごとに，**複数椎間板加算**として，所定点数に所定点数の100分の50に相当する点数を加算する。ただし，加算は2椎間を超えないものとする。

区分	項目	点数
K134-3	人工椎間板置換術（頸椎）複50	40,460点

　注　2の椎間板の置換を行う場合には，**2椎間板加算**として，所定点数に所定点数の100分の50に相当する点数を加算する。

区分	項目	点数
K134-4	椎間板内酵素注入療法 施4 (p.1436)	5,350点

（編注）K134-2〜K134-4はK930脊髄誘発電位測定等加算「1」，K134-2はK939画像等手術支援加算「1」が算定可。

→椎間板内酵素注入療法
　適正使用ガイドを遵守して実施した場合に限り算定する。 （令6保医発0305・4）

区分	項目	点数
K135	脊椎，骨盤腫瘍切除術 複50	36,620点
K136	脊椎，骨盤悪性腫瘍手術 施5 複50	101,330点

（編注）K135，K136はK930脊髄誘発電位測定等加算「1」，K136はK939画像等手術支援加算「1」「2」が算定可。

区分	項目	点数
K136-2	腫瘍脊椎骨全摘術 施4 (p.1437)	113,830点

（編注）K136-2はL009麻酔管理料（Ⅰ）長時間麻酔管理加算の対象。

区分	項目	点数
K137	骨盤切断術	48,650点
K138	脊椎披裂手術 低新 複50	
1	神経処置を伴うもの	29,370点
2	その他のもの	22,780点
K139	脊椎骨切り術	60,330点

（編注）K138，K139はK930脊髄誘発電位測定等加算「1」が算定可。

区分	項目	点数
K140	骨盤骨切り術	36,990点
K141	臼蓋形成手術	28,220点
K141-2	寛骨臼移動術	40,040点

（編注）K140〜K141-2はK939画像等手術支援加算「1」が算定可。

（編注）K140・K141・K141-2と，K055-2大腿骨頭回転骨切り術若しくはK055-3大腿骨近位部（転子間を含む）骨切り術を同時に行った場合，同一手術野・同一病巣であっても，それぞれ所定点数が算定できる（「通則14」）。

→寛骨臼移動術
　寛骨臼全体を移動させ関節軟骨で骨頭の被覆度を高め安定した股関節を再建するものであり，寛骨臼回転骨切り術，寛骨臼球状骨切り術，ホフ骨切り術，ガンツ骨切り術，スティールのトリプル骨切り術，サルター骨切り術等を行った場合に算定する。 （令6保医発0305・4）

区分	項目	点数
K141-3	脊椎制動術	16,810点

　注　手術に伴う画像診断及び検査の費用は算定しない。

区分	項目	点数
K142	脊椎固定術，椎弓切除術，椎弓形成術（多椎間又は多椎弓の場合を含む）複50	

1	前方椎体固定　複50	41,710点
2	後方又は後側方固定	32,890点
3	後方椎体固定	41,160点
4	前方後方同時固定	74,580点
5	椎弓切除	13,310点
6	椎弓形成　低新	24,260点

注1 椎間又は椎弓が併せて2以上の場合は，1椎間又は1椎弓を追加するごとに，追加した当該椎間又は当該椎弓に実施した手術のうち主たる手術の所定点数の**100分の50**に相当する点数を加算する。ただし，加算は椎間又は椎弓を併せて4を超えないものとする。

2 2から4までに掲げる手術の所定点数には，注1の規定にかかわらず，当該手術を実施した椎間に隣接する椎弓に係る5及び6に掲げる手術の所定点数が含まれる。

（編注）K142はK930脊髄誘発電位測定等加算「1」が，K142（「6」除く）はK939画像等手術支援加算「1」が，K142「6」はK939画像等手術支援加算「2」が算定可。

→脊椎固定術，椎弓切除術，椎弓形成術

(1) 「2」後方又は後側方固定から「4」前方後方同時固定までの各区分に掲げる手術の費用には，当該手術を実施した椎間に隣接する椎弓に係る「5」椎弓切除及び「6」椎弓形成の費用が含まれる。

例1 第10胸椎から第12胸椎までの後方固定及び第11胸椎の椎弓切除を実施した場合の算定例
下記ア及びイを合算した点数を算定する。
ア 「2」後方又は後側方固定の所定点数
イ 「2」後方又は後側方固定の所定点数の**100分の50**に相当する点数

例2 第10胸椎から第12胸椎までの後方固定及び第9胸椎の椎弓切除を実施した場合の算定例
下記のア，イ及びウを合算した点数を算定する。
ア 「2」後方又は後側方固定の所定点数
イ 「2」後方又は後側方固定の所定点数の**100分の50**に相当する点数
ウ 「5」椎弓切除の所定点数の**100分の50**に相当する点数

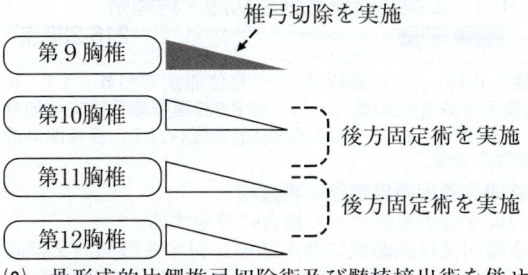

(2) 骨形成的片側椎弓切除術及び髄核摘出術を併せて2椎間に行った場合は，K186脊髄硬膜内神経切断術に準じて算定する。
（令6保医発0305・4）

事務連絡 問 人工椎間板を使用して頸椎椎間板を置換した場合の技術料は，何により算定できるか。
答 一般社団法人日本脊椎脊髄病学会及び一般社団法人日本脊髄外科学会が定める「頸椎人工椎間板置換術適正使用基準」に従い，人工椎間板を用いて頸椎椎間板を置換した場合は，K142脊椎固定術，椎弓切除術，椎弓形成術「1」前方椎体固定を準用して算定する。
（令1.6.4）

K142-2 脊椎側彎症手術

1	固定術	55,950点
2	矯正術	
	イ 初回挿入	112,260点
	ロ 交換術	48,650点
	ハ 伸展術	20,540点

注 1及び2のロ（胸郭変形矯正用材料を用いた場合に限る）について，椎間が2以上の場合は，1椎間を増すごとに所定点数に所定点数の**100分の50**に相当する点数を加算する。ただし，加算は4椎間を超えないものとする。

（編注）K930脊髄誘発電位測定等加算「1」，K939画像等手術支援加算「2」が算定可。K142-2「1」「2のイ」はK939画像等手術支援加算「1」が算定可。

（編注）K142-2「1」はL009麻酔管理料（Ⅰ）長時間麻酔管理加算の対象。

→脊椎側彎症手術

(1) 「注」に規定する胸郭変形矯正用材料を用いた場合とは，「2」の「ロ」交換術を行う場合を指しており，「1」の場合には適用されない。

(2) 矯正術を前提として行われるアンカー補強手術（foundation作成）はK142脊椎固定術，椎弓切除術，椎弓形成術（多椎間又は多椎弓の場合を含む）の「2」後方又は後側方固定にて算定する。また，その一連の治療として数か月後に行われる矯正術は「2」の「ロ」交換術にて算定する。

(3) 「2」の「ロ」交換術とは，患者の成長に伴い，ロッド又はグレードルを含めた全体の交換が必要となった場合の術式を指す。一部のクリップ等を交換し，固定位置の調整等を行った場合は「ハ」伸展術にて算定する。
（令6保医発0305・4）

K142-3 内視鏡下脊椎固定術（胸椎又は腰椎前方固定） 101,910点

注 椎間が2以上の場合は，1椎間を増すごとに所定点数に所定点数の**100分の50**に相当する点数を加算する。ただし，加算は4椎間を超えないものとする。

（編注）K930脊髄誘発電位測定等加算「1」，K939画像等手術支援加算「1」が算定可。

K142-4 経皮的椎体形成術 19,960点

注1 複数椎体に行った場合は，1椎体を増すごとに所定点数に所定点数の**100分の50**に相当する点数を加算する。ただし，加算は4椎体を超えないものとする。

2 手術に伴う画像診断及び検査の費用は算定しない。

K142-5 内視鏡下椎弓形成術　複50　30,390点

注 椎弓が2以上の場合は，1椎弓を増すごとに所定点数に所定点数の**100分の50**に相当する点数を加算する。ただし，加算は4椎弓を超えないものとする。

K142-6 歯突起骨折骨接合術 23,750点

（編注）K142-5，K142-6はK930脊髄誘発電位測定等加算「1」

→**歯突起骨折骨接合術**
　歯突起骨折に対して，椎間の可動域を温存しながら骨接合術を行った場合に算定する。
（令6保医発0305・4）

| K142-7 | 腰椎分離部修復術 | 28,210点 |

（編注）K930脊髄誘発電位測定等加算「1」が算定可。
→**腰椎分離部修復術**
　腰椎分離症に対して，椎間の可動域を温存しながら修復術を行った場合に算定する。
（令6保医発0305・4）

K142-8	顕微鏡下腰部脊柱管拡大減圧術	24,560点
K143	仙腸関節固定術	29,190点
K144	体外式脊椎固定術 複50	25,800点

→**体外式脊椎固定術**
(1)　体外式脊椎固定術は，ハローペルビック牽引装置，ハローベスト等の器械・器具を使用して脊椎の整復固定を行った場合に算定する。この場合において，当該器械・器具の費用は所定点数に含まれる。
(2)　ベスト式の器械・器具に用いられるベスト部分は，その患者のみの使用で消耗する程度のものに限り副木として算定できる。
（令6保医発0305・4）
（編注）材料価格基準「別表Ⅱ」の「056副木(3)ハローベスト(ベスト部分)」参照。

第3款　神経系・頭蓋

通　則
　本款各区分に掲げる手術に当たって神経内視鏡を使用した場合の費用は，所定点数に含まれるものとする。

→**第3款神経系・頭蓋の手術において神経内視鏡を使用した場合**
　当該神経内視鏡に係る費用は，当該手術の所定点数に含まれ，別に算定できない。
（令6保医発0305・4）
（編注）脳神経外科手術において，インドシアニングリーン若しくはアミノレブリン酸塩酸塩を用いて血管撮影を行った場合，K939-2術中血管等描出撮影加算が算定可。

頭蓋，脳

| K145 | 穿頭脳室ドレナージ術 低新 | 2,330点 |

→**穿頭脳室ドレナージ術**
(1)　穿頭術の手技料は所定点数に含まれ，別に算定できない。
(2)　当該手術は，初回実施に限り算定し，2回目以降の処置に係るドレナージについては，J002ドレーン法（ドレナージ）により算定する。
（令6保医発0305・4）

K145-2	皮下髄液貯溜槽留置術	5,290点
K146	頭蓋開溝術	17,310点
K147	穿頭術（トレパナチオン）低新	1,840点

→**穿頭術（トレパナチオン）**
(1)　穿頭術又は開頭術を行い，脳室穿刺を行った場合の手技料は当該手術の所定点数に含まれ別に算定できない。
(2)　穿頭術における穿頭とは穿頭器を用いて穿孔することのみをいう。
(3)　穿頭による慢性硬膜下血腫洗浄・除去術は，K164-2慢性硬膜下血腫穿孔洗浄術により算定する。
（令6保医発0305・4）

| K147-2 | 頭蓋内モニタリング装置挿入術 | 6,310点 |
| K147-3 | 緊急穿頭血腫除去術 施4 (p.1437) 施5 低新 | 10,900点 |

→**緊急穿頭血腫除去術**
(1)　手術室以外の，救急初療室又は集中治療室等において実施した場合に算定する。
(2)　一連の診療において，当該手術実施後に，第3款に定める他の手術手技を行った場合には，主たるもののみを算定する。
(3)　関連学会が定める治療方針に沿って実施する。
（令6保医発0305・4）

事務連絡　問　K147-3緊急穿頭血腫除去術について，通知にある「関係学会が定める治療方針」とは具体的に何か。
答　現時点では，日本脳神経外傷学会・日本脳神経外科学会の「頭部外傷治療・管理のガイドライン第4版」を指す。
（令6.3.28）

| K148 | 試験開頭術 | 15,850点 |

→**試験開頭術**
(1)　試験開頭術における開頭とは，穿頭器以外の器具を用いて広範囲に開窓することをいう。
(2)　K147穿頭術及び本手術を同時又は短時間の間隔をおいて2か所以上行った場合の点数は，本区分の所定点数のみにより1回に限り算定する。
（令6保医発0305・4）
参考　開頭による頭蓋内手術翌日以降の術後血腫（血腫除去）に対するK148試験開頭術の算定は，原則として認められる。
（令6.5.31 支払基金）

K149	減圧開頭術 低新	
1	キアリ奇形，脊髄空洞症の場合	28,280点
2	その他の場合	26,470点

（編注）「1」はK930脊髄誘発電位測定等加算「1」が算定可。

| K149-2 | 後頭蓋窩減圧術 低新 | 31,000点 |

（編注）K930脊髄誘発電位測定等加算「1」が算定可。
→**後頭蓋窩減圧術**
　キアリ奇形を伴う脊髄空洞症に対して行った場合に算定する。
（令6保医発0305・4）

K150	脳膿瘍排膿術 低新	21,470点
K151	削除	
K151-2	広範囲頭蓋底腫瘍切除・再建術 施5 低新	216,230点

（編注）K151-2はK930脊髄誘発電位測定等加算「1」，K939画像等手術支援加算「1」又はK939画像等手術支援加算「2」が算定可。K151-2はL009麻酔管理料（Ⅰ）長時間麻酔管理加算の対象。

→**広範囲頭蓋底腫瘍切除・再建術**
　次のような手術を行った場合に算定する。
ア　眼窩内又は副鼻腔に及ぶ腫瘍に対する眼窩内又は副鼻腔を含む前頭蓋底切除による腫瘍摘出及び再建術
イ　海綿静脈洞に及ぶ腫瘍に対する海綿静脈洞の開放を伴う腫瘍切除及び再建術
ウ　錐体骨・斜台の腫瘍に対する経口的腫瘍摘出又は錐体骨削除・S状静脈洞露出による腫瘍摘出及び再建術
エ　頸静脈孔周辺部腫瘍に対するS状静脈洞露出を伴う

頸静脈孔開放術による腫瘍摘出及び再建術
(令6保医発0305・4)

K152	耳性頭蓋内合併症手術	56,950点
K152-2	耳科的硬脳膜外膿瘍切開術	49,520点
K153	鼻性頭蓋内合併症手術	52,870点
K154	機能的定位脳手術 施5 低新	
1	片側の場合	52,300点
2	両側の場合	94,500点

(編注) K154はK930脊髄誘発電位測定等加算「1」が算定可。

→機能的定位脳手術
(1) 脳性小児麻痺に対するレンズ核破壊術若しくはパーキンソニズム，振戦麻痺等の不随意運動又は筋固縮に対する脳淡蒼球内オイルプロカイン注入療法(脳深部定位手術)を行った場合は，本区分により算定する。
(2) 機能的定位脳手術に係る特殊固定装置による固定及び穿頭並びに穿刺，薬剤(再生医療等製品を含む)注入に係る費用は所定点数に含まれ，別に算定できない。ただし，手術前に行うエックス線撮影及びフィルムによる注入部位の位置計測については，第2章第4部画像診断のエックス線診断料により別に算定できる。
(令6保医発0305・4)

K154-2	顕微鏡使用によるてんかん手術(焦点切除術，側頭葉切除術，脳梁離断術) 施5 低新	131,630点

(編注) K930脊髄誘発電位測定等加算「1」，K939画像等手術支援加算「1」が算定可。L009麻酔管理料(I)長時間麻酔管理加算の対象。

K154-3	定位脳腫瘍生検術	20,040点
K154-4	集束超音波による機能的定位脳手術	105,000点

→集束超音波による機能的定位脳手術
(1) 薬物療法で十分に効果が得られない本態性振戦及びパーキンソン病の患者に対し，振戦症状の緩和を目的として，視床を標的としたMRガイド下集束超音波治療器による機能的定位脳手術を行った場合に，患者1人につき1回に限り算定する。
(2) 薬物療法で十分に効果が得られないパーキンソン病の患者であって，脳深部刺激術が不適用の患者に対し，運動症状の緩和を目的として，淡蒼球を標的としたMRガイド下集束超音波治療器による機能的定位脳手術を行った場合に，患者1人につき1回に限り算定する。
(3) 関連学会の定める適正使用指針を遵守し，振戦及びパーキンソン病の診断や治療に関して，専門の知識及び少なくとも5年以上の経験を有し，関連学会が定める所定の研修を修了している常勤の脳神経外科の医師が実施した場合に限り算定する。
(令6保医発0305・4)

K155	脳切截術(開頭して行うもの) 低新	19,600点

→脳切截術
本手術を両側同時に施行した場合は，片側ごとに所定点数を算定する。
(令6保医発0305・4)

K156	延髄における脊髄視床路切截術	40,950点
K157	三叉神経節後線維切截術	36,290点
K158	視神経管開放術	36,290点

(編注) K158はK939画像等手術支援加算「1」が算定可。

K159	顔面神経減圧手術(乳様突起経由)	44,500点

(編注) K930脊髄誘発電位測定等加算「1」が算定可。

K159-2	顔面神経管開放術	44,500点
K160	脳神経手術(開頭して行うもの) 施5	37,620点
K160-2	頭蓋内微小血管減圧術	43,920点

(編注) K160-2はK930脊髄誘発電位測定等加算「1」が算定可。

→頭蓋内微小血管減圧術
後頭蓋窩の顔面神経又は三叉神経への微小血管圧迫に起因する顔面痙攣又は三叉神経痛に対して，後頭下開頭による神経減圧術を行った場合に算定する。
(令6保医発0305・4)

K161	頭蓋骨腫瘍摘出術	23,490点

(編注) K939画像等手術支援加算「1」が算定可。

K162	頭皮，頭蓋骨悪性腫瘍手術	36,290点

(編注) K939画像等手術支援加算「2」が算定可。N006病理診断料「悪性腫瘍病理組織標本加算」対象。

K163	頭蓋骨膜下血腫摘出術 低新	10,680点
K164	頭蓋内血腫除去術(開頭して行うもの) 低新	
1	硬膜外のもの	35,790点
2	硬膜下のもの	36,970点
3	脳内のもの	47,020点

→頭蓋内血腫除去術
定位的脳内血腫除去術を行った場合は，K164-4定位的脳内血腫除去術により算定する。
(令6保医発0305・4)

K164-2	慢性硬膜下血腫穿孔洗浄術 低新	10,900点
K164-3	脳血管塞栓(血栓)摘出術	37,560点
K164-4	定位的脳内血腫除去術	18,220点
K164-5	内視鏡下脳内血腫除去術	47,020点
K165	脳内異物摘出術	45,630点
K166	脳膿瘍全摘術 低新	36,500点
K167	頭蓋内腫瘤摘出術 施5	61,720点

(編注) K167はK939画像等手術支援加算「1」が算定可。

K168	脳切除術	36,290点
K169	頭蓋内腫瘍摘出術 施5 低新	
1	松果体部腫瘍	158,100点
2	その他のもの	132,130点

注1 脳腫瘍覚醒下マッピングを用いて実施した場合は，**脳腫瘍覚醒下マッピング加算**として，4,500点を所定点数に加算する。 施4 (p.1437)

2 原発性悪性脳腫瘍に対する頭蓋内腫瘍摘出術において，タラポルフィンナトリウムを投与した患者に対しPDT半導体レーザを用いて光線力学療法を実施した場合は，**原発性悪性脳腫瘍光線力学療法加算**として，18,000点を所定点数に加算する。 施4 (p.1437)

3 2について，同一手術室内において術中にMRIを撮影した場合は，**術中MRI撮影加**

算として，**3,990点**を所定点数に加算する。

（編注）K169はK930脊髄誘発電位測定等加算「1」，K939画像等手術支援加算「1」が算定可。「注1」の加算又は「注2」の加算を算定する場合に限り，「通則4」の施設基準を満たす必要がある。

（編注）K169「1」はL009麻酔管理料（Ⅰ）長時間麻酔管理加算の対象。

→頭蓋内腫瘍摘出術
(1) 「注1」に規定する脳腫瘍覚醒下マッピング加算を算定する場合は，K930脊髄誘発電位測定等加算は算定できない。
(2) 「注3」に規定する術中MRI撮影加算は，関係学会の定めるガイドラインを遵守した場合に限り算定する。なお，MRIに係る費用は別に算定できる。

（令6保医発0305・4）

事務連絡　問　K169頭蓋内腫瘍摘出術の「注3」及びK171-2内視鏡下経鼻的腫瘍摘出術の注に規定する術中MRI撮影加算における「関係学会の定めるガイドライン」とは，具体的には何を指すのか。
答　現時点では，日本術中画像情報学会の「術中MRIガイドライン」を指す。

（令4.3.31）

K169-2	内視鏡下脳腫瘍生検術 施4 (p.1437) 施5	80,000点
K169-3	内視鏡下脳腫瘍摘出術 施4 (p.1437) 施5	100,000点
K170	経耳的聴神経腫瘍摘出術 施5	76,890点

（編注）K170はK930脊髄誘発電位測定等加算「1」，K169-2〜K170はK939画像等手術支援加算「1」が算定可。

K171	経鼻的下垂体腫瘍摘出術 施5	87,200点
K171-2	内視鏡下経鼻的腫瘍摘出術	
1	下垂体腫瘍	110,970点
2	頭蓋底脳腫瘍（下垂体腫瘍を除く）	126,120点

注　同一手術室内において術中にMRIを撮影した場合は，**術中MRI撮影加算**として，**3,990点**を所定点数に加算する。

（編注）K171，K171-2はK939画像等手術支援加算「1」が算定可。

→内視鏡下経鼻的腫瘍摘出術
「注」に規定する術中MRI撮影加算は，関係学会の定めるガイドラインを遵守した場合に限り算定する。なお，MRIに係る費用は別に算定できる。

（令6保医発0305・4）
（編注）関連する事務連絡をK169の項に掲載（p.781）。

K172	脳動静脈奇形摘出術 低新	
1	単純なもの	141,830点
2	複雑なもの	179,830点

→脳動静脈奇形摘出術　摘要欄 p.1722
「2」については，SM-Grade 3から5の患者に対して実施した場合であって，当該手術について十分な経験を有する医師により実施されたときに算定する。なお，画像所見及び手術の概要を**診療報酬明細書**の摘要欄に記載する。

（令6保医発0305・4）

（編注）K930脊髄誘発電位測定等加算「1」，K939画像等手術支援加算「1」が算定可。L009麻酔管理料（Ⅰ）長時間麻酔管理加算の対象。

K173	脳・脳膜脱手術 低新	36,290点
K174	水頭症手術 施5 低新	
1	脳室穿破術（神経内視鏡手術によるもの）	38,840点
2	シャント手術	24,310点
3	シャント再建術	
イ	頭側のもの	15,850点
ロ	腹側のもの	6,600点
ハ	頭側及び腹側のもの	19,150点

（編注）K174「1」はK939画像等手術支援加算「1」が算定可。

→水頭症手術
(1) 脳室穿破術，脳室腹腔シャント手術，脳室心耳シャント手術又は腰部くも膜下腔腹腔シャント手術を行った場合に算定する。
(2) 「3」のシャント再建術において，カテーテル抜去に係る費用は所定の点数に含まれ，別に算定できない。

（令6保医発0305・4）

| K174-2 | 髄液シャント抜去術 施5 | 1,680点 |

→髄液シャント抜去術
水頭症に対してシャント手術を実施した後，経過良好のためカテーテルを抜去した場合に算定する。

（令6保医発0305・4）

K175	脳動脈瘤被包術 施5	
1	1箇所	82,020点
2	2箇所以上	94,040点

（編注）K930脊髄誘発電位測定等加算「1」が算定可。
（編注）K175「2」はL009麻酔管理料（Ⅰ）長時間麻酔管理加算の対象。

K176	脳動脈瘤流入血管クリッピング（開頭して行うもの）施5	
1	1箇所	82,730点
2	2箇所以上	108,200点

注1　ローフローバイパス術による頭蓋外・頭蓋内血管吻合を併せて行った場合は，**ローフローバイパス術併用加算**として，**16,060点**を所定点数に加算する。
2　ハイフローバイパス術による頭蓋外・頭蓋内血管吻合を併せて行った場合は，**ハイフローバイパス術併用加算**として，**30,000点**を所定点数に加算する。

（編注）K930脊髄誘発電位測定等加算「1」が算定可。

→脳動脈瘤流入血管クリッピング
(1) 本手術は，開頭の部位数又は使用したクリップの個数にかかわらず，クリッピングを要する病変の箇所数に応じて算定する。
(2) 「注1」に規定するローフローバイパス術併用加算は，本手術に際し，親血管より末梢側の血流を確保するため，頭皮から採取した血管を用いた頭蓋外・頭蓋内血管吻合を併せて行った場合に算定する。
(3) 「注2」に規定するハイフローバイパス術併用加算は，本手術に際し，親血管より末梢側の血流を確保するため，上肢又は下肢から採取した血管を用いた頭蓋外・頭蓋内血管吻合を併せて行った場合に算定する。
(4) 「注1」及び「注2」におけるバイパス造成用自家血管の採取料については，当該所定点数に含まれ別に算定できない。

（令6保医発0305・4）

| K176-2 | 脳硬膜血管結紮術 施5 | 82,730点 |

(編注) K930脊髄誘発電位測定等加算「1」が算定可。

→**脳硬膜血管結紮術**

当該手術を行う際には，関係学会が定めるガイドラインを遵守する。 (令6保医発0305・4)

事務連絡 問 K176-2脳硬膜血管結紮術について，通知にある「関係学会が定めるガイドライン」とは具体的に何か。
答 現時点では，日本脳卒中学会の「脳卒中治療ガイドライン2021年」を指す。 (令6.3.28)

K177	脳動脈瘤頸部クリッピング 施5	
1	1箇所	114,070点
2	2箇所以上	128,400点

注1 ローフローバイパス術による頭蓋外・頭蓋内血管吻合を併せて行った場合は，**ローフローバイパス術併用加算**として，16,060点を所定点数に加算する。
2 ハイフローバイパス術による頭蓋外・頭蓋内血管吻合を併せて行った場合は，**ハイフローバイパス術併用加算**として，30,000点を所定点数に加算する。

(編注) K930脊髄誘発電位測定等加算「1」が算定可。L009麻酔管理料（Ⅰ）長時間麻酔管理加算の対象。

→**脳動脈瘤頸部クリッピング**

(1) 本手術は，開頭の部位数又は使用したクリップの個数にかかわらず，クリッピングを要する病変の箇所数に応じて算定する。
(2) 「注1」に規定するローフローバイパス術併用加算は，本手術に際し，親血管より末梢側の血流を確保するため，頭皮から採取した血管を用いた頭蓋外・頭蓋内血管吻合を併せて行った場合に算定する。
(3) 「注2」に規定するハイフローバイパス術併用加算は，本手術に際し，親血管より末梢側の血流を確保するため，上肢又は下肢から採取した血管を用いた頭蓋外・頭蓋内血管吻合を併せて行った場合に算定する。
(4) 「注1」及び「注2」におけるバイパス造成用自家血管の採取料については，当該所定点数に含まれ別に算定できない。 (令6保医発0305・4)

事務連絡 問 K177脳動脈瘤クリッピングについて，「注1」に規定するローフローバイパス術併用加算と「注2」に規定するハイフローバイパス術併用加算とを，1回の手術において併算定することは可能か。
答 主たるもののみ算定する。 (平30.5.25)

K178	脳血管内手術 施5 低新	
1	1箇所	66,270点
2	2箇所以上	84,800点
3	脳血管内ステントを用いるもの	82,850点

注 手術に伴う画像診断及び検査の費用は算定しない。

(編注) K930脊髄誘発電位測定等加算「1」が算定可。

→**脳血管内手術**

(1) 脳動脈瘤，脳動静脈奇形等の脳血管異常に対して，血管内手術用カテーテルを用いて手術を行った場合に算定する。
(2) 脳血管内ステントを用いて脳血管内手術を行った場合には，手術を行った箇所数にかかわらず，「3」を算定する。 (令6保医発0305・4)

K178-2	経皮的脳血管形成術 施5	39,780点

注 手術に伴う画像診断及び検査の費用は算定しない。

(編注) K930脊髄誘発電位測定等加算「1」が算定可。

→**経皮的脳血管形成術**

頭蓋内の椎骨動脈又は内頸動脈の狭窄に対して，経皮的脳血管形成術用カテーテルを用いて経皮的脳血管形成術を行った場合に算定する。 (令6保医発0305・4)

K178-3	経皮的選択的脳血栓・塞栓溶解術	
1	頭蓋内脳血管の場合	36,280点
2	頸部脳血管の場合（内頸動脈，椎骨動脈）	25,880点

注 手術に伴う画像診断及び検査の費用は算定しない。

(編注) K930脊髄誘発電位測定等加算「1」が算定可。

K178-4	経皮的脳血栓回収術	33,150点

注 別に厚生労働大臣が定める施設基準〔告示4第12・1，p.1437〕に適合しているものとして地方厚生局長等に届け出た保険医療機関において，当該保険医療機関との連携体制の確保によりA205-2超急性期脳卒中加算の届出を行っている他の保険医療機関の救急患者について，経皮的脳血栓回収術の適応判定について助言を行った上で，当該他の保険医療機関から搬送された当該患者に対して，経皮的脳血栓回収術を実施した場合は，**脳血栓回収療法連携加算**として，5,000点を所定点数に加算する。ただし，脳血栓回収療法連携加算を算定する場合は，A205-2超急性期脳卒中加算は算定できない。 施4 (p.1437)

【2024年改定による主な変更点】基幹施設において，医師少数区域又は医療資源の少ない地域の他の医療機関（当該基幹施設との連携によりA205-2超急性期脳卒中加算の届出を行っている医療機関）から搬送された救急患者に対して経皮的脳血栓回収術を行った場合に，**脳血栓回収療法連携加算**（手術「通則4」の届出医療機関であることが要件）が算定可となった。

→**経皮的脳血栓回収術**

「注」に規定する脳血栓回収療法連携加算を算定する場合においては，手術を実施する保険医療機関と連携する他の保険医療機関の間で合議の上，当該連携に必要な費用の精算を行うものとする。 (令6保医発0305・4)

K178-5	経皮的脳血管ステント留置術	35,560点

→**経皮的脳血管ステント留置術**

経皮的脳血管ステント留置術は，脳血管用ステントセットを用いて経皮的脳血管ステント留置術を行った場合に算定する。なお，実施に当たっては，関係学会の定める診療に関する指針を遵守する。 (令6保医発0305・4)

K179	髄液漏閉鎖術	39,380点
K180	頭蓋骨形成手術 低新	
1	頭蓋骨のみのもの	17,530点
2	硬膜形成を伴うもの	23,660点
3	骨移動を伴うもの 施4 (p.1437)	47,090点

注 3については，先天奇形に対して行われた場合に限り算定する。

(編注) K180はK939画像等手術支援加算「2」が算定可。K180の「3」はK932創外固定器加算が算定可（頭蓋縫合早期癒合症等の頭蓋骨変形の患者に骨延長術を行う場合）。

事務連絡 問1 先天奇形に対して眼窩上縁前進術を行った場合，K180頭蓋骨形成手術の「3」骨移動を伴うものを算

定することができるか。
答　算定できる。
問2　先天奇形に対してLe Fort Ⅳ型骨切離による移動を行った場合，K180頭蓋骨形成手術の「3」骨移動を伴うものとK443上顎骨形成術の「3」骨移動を伴う場合をそれぞれ算定できるか。
答　算定できる。
(平20.7.10)

K181	脳刺激装置植込術 施4 (p.1437) 施5	
1	片側の場合	65,100点
2	両側の場合	71,350点

（編注）K930脊髄誘発電位測定等加算「1」が算定可。

→脳刺激装置植込術
　薬物療法，他の外科療法及び神経ブロック療法の効果が認められない慢性難治性疼痛又は振戦等の神経症状の除去若しくは軽減，或いはてんかん治療を目的として行った場合に算定する。
(令6保医発0305・4)

事務連絡　問　てんかん治療手術の前に，てんかん焦点診断を目的として頭蓋内電極植込術を行った場合に，脳刺激装置植込術（頭蓋内電極植込術を含む）は算定できるのか。
答　算定できる。
(平22.4.13)

（編注）植込術（K181）後に指導管理を行った場合はC110-2在宅振戦等刺激装置治療指導管理料の対象となる。

K181-2	脳刺激装置交換術 施4 (p.1437)	14,270点
K181-3	頭蓋内電極抜去術	12,880点

→頭蓋内電極抜去術
　本手術は，電極の抜去のみを目的として開頭術を行った場合に算定する。なお，それ以外の場合にあっては，併せて行った開頭術（脳刺激装置植込術及び頭蓋内電極植込術を含む）の所定点数に含まれ，別に算定できない。
(令6保医発0305・4)

K181-4	迷走神経刺激装置植込術	28,030点

→迷走神経刺激装置植込術
　本手術は，てんかん外科治療に関する専門の知識及び5年以上の経験を有する医師により行われた場合に算定する。また，当該手術の実施に当たっては，関連学会の定める実施基準に準じる。
(令6保医発0305・4)

（編注）植込術（K181-4）後に指導管理を行った場合はC110-3在宅迷走神経電気刺激治療指導管理料の対象となる。

K181-5	迷走神経刺激装置交換術	14,270点
K181-6	頭蓋内電極植込術	
1	硬膜下電極によるもの	65,100点
2	脳深部電極によるもの	
	イ　7本未満の電極による場合	71,350点
	ロ　7本以上の電極による場合 施4	
	(p.1438)	96,850点

→頭蓋内電極植込術
　「2」の「ロ」の実施に当たっては，原則として能動的定位装置を用いる等，関連学会の定める指針を遵守する。なお，当該手術について十分な経験を有する医師により実施された場合に算定する。
(令6保医発0305・4)

脊髄，末梢神経，交感神経

K182	神経縫合術 復50	
1	指（手，足）指2	15,160点
2	その他のもの	24,510点

K182-2	神経交差縫合術	
1	指（手，足）指2	43,580点
2	その他のもの	46,180点

→神経交差縫合術
　交通事故等により腕神経叢が根部で切断された病状で，患側の肋間神経を剥離し，易動性にし，切断部より末梢部において神経縫合した場合等，末梢神経損傷に対し，他の健常な神経を遊離可動化し，健常神経の末梢端と損傷神経の中枢端を縫合した場合に算定する。
(令6保医発0305・4)

K182-3	神経再生誘導術 復50	
1	指（手，足）指2	12,640点
2	その他のもの	21,590点

→神経再生誘導術
　神経再生誘導術は，神経再生誘導材を用いて神経再建を実施した場合に算定する。
(令6保医発0305・4)

K183	脊髄硬膜切開術	25,840点
K183-2	空洞・くも膜下腔シャント術（脊髄空洞症に対するもの）	26,450点
K184	減圧脊髄切開術	26,960点
K185	脊髄切截術	38,670点
K186	脊髄硬膜内神経切断術	38,670点
K187	脊髄視床路切截術	42,370点
K188	神経剥離術	
1	鏡視下によるもの	14,170点
2	その他のもの	10,900点
K188-2	硬膜外腔癒着剥離術	11,000点

（編注）K183～K188-2はK930脊髄誘発電位測定等加算「1」が算定可。

→硬膜外腔癒着剥離術
(1) 経皮的にカテーテルを用いて機械的な癒着剥離を含む硬膜外腔の癒着剥離を透視下に実施した場合に算定する。
(2) 経皮的にカテーテルを硬膜外腔に挿入し局所麻酔剤の注入等を行った場合であっても，機械的な癒着剥離を含む硬膜外腔の癒着剥離を目的としない場合は，第11部麻酔第2節神経ブロック料により算定する。
(令6保医発0305・4)

K188-3	癒着性脊髄くも膜炎手術（脊髄くも膜剥離操作を行うもの） 施4 (p.1438)	38,790点

（編注）K930脊髄誘発電位測定等加算「1」が算定可。

→癒着性脊髄くも膜炎手術
　くも膜下腔の癒着剥離を顕微鏡下に実施し，くも膜下腔を形成した場合に算定する。
(令6保医発0305・4)

K189	脊髄ドレナージ術	460点
K190	脊髄刺激装置植込術 施4 (p.1437) 施5	
1	脊髄刺激電極を留置した場合	27,830点
2	ジェネレーターを留置した場合	16,100点

注　脊髄刺激電極を2本留置する場合は，8,000点を所定点数に加算する。

（編注）K189，K190はK930脊髄誘発電位測定等加算「1」が算定可。

→脊髄刺激装置植込術
(1) 薬物療法，他の外科療法及び神経ブロック療法の効果が認められない慢性難治性疼痛の除去又は軽減を目

的として行った場合に算定する。
(2) 試験刺激を実施し，効果判定時に効果なしと判断されリードを抜去した場合，その費用は「1」の所定点数に含まれ別に算定できない。 (令6保医発0305・4)

(編注) 植込術（K190）後に指導管理を行った場合はC110-2在宅振戦等刺激装置治療指導管理料の対象となる。

事務連絡 問 K190脊髄刺激装置植込術及びK190-6仙骨神経刺激装置植込術において，1及び2を同時に行った場合には，1及び2は併算定可能か。
答 算定できる。 (平30.3.30)

K190-2 脊髄刺激装置交換術 施4 (p.1437) 施5	15,650点

(編注) K930脊髄誘発電位測定等加算「1」が算定可。

K190-3 重症痙性麻痺治療薬髄腔内持続注入用植込型ポンプ設置術	37,130点

(編注) 設置（K190-3）後に指導管理を行った場合はB001「26」植込型輸液ポンプ持続注入療法指導管理料の対象となる。

K190-4 重症痙性麻痺治療薬髄腔内持続注入用植込型ポンプ交換術	8,380点
K190-5 重症痙性麻痺治療薬髄腔内持続注入用植込型ポンプ薬剤再充填	780点

注 1月に1回に限り算定する。

K190-6 仙骨神経刺激装置植込術 施4 (p.1438)	
1 脊髄刺激電極を留置した場合	24,200点
2 ジェネレーターを留置した場合	16,100点

→仙骨神経刺激装置植込術
(1) 医師の指示に従い，自ら送信機を使用することで便失禁又は過活動膀胱に対するコントロールを行う意思のある者であって，保存的療法が無効又は適用できない患者に対して実施する場合に限り算定できる。なお，自ら送信機を使用することができない患者に対して実施する場合は算定できない。
(2) 患者自身により記載された同意書を**診療録**に添付する。
(3) リードの抜去に要する費用は所定点数に含まれる。試験刺激を実施し，効果判定時に効果なしと判断されリードを抜去した場合，その費用は「1」の所定点数に含まれ別に算定できない。
(4) 実施に当たっては，関係学会の定める診療に関する指針を遵守する。 (令6保医発0305・4)

(編注) 植込術（K190-6）後に指導管理を行った場合はC110-4在宅仙骨神経刺激療法指導管理料の対象となる。

K190-7 仙骨神経刺激装置交換術 施4 (p.1438)	13,610点

→仙骨神経刺激装置交換術
医師の指示に従い，自ら送信機を使用することで便失禁又は過活動膀胱に対するコントロールを行う意思のある者であって，保存的療法が無効又は適用できない患者に対して実施する場合であって，関係学会の定める診療に関する指針に従って実施した場合に限り算定できる。なお，自ら送信機を使用することができない患者に対して実施する場合は算定できない。 (令6保医発0305・4)

K190-8 舌下神経電気刺激装置植込術 施4 (p.1438)	28,030点

→舌下神経電気刺激装置植込術
以下のアからキまでの全てに該当する閉塞性睡眠時無呼吸症候群患者に対し，関係学会の定める適正使用指針に基づき実施した場合に限り算定する。
ア 無呼吸低呼吸指数が20以上の閉塞性睡眠時無呼吸症候群である。
イ CPAP療法が不適又は不忍容である。
ウ 扁桃肥大等の重度の解剖学的異常がない。
エ 18歳以上である。
オ BMIが30未満である。
カ 薬物睡眠下内視鏡検査で軟口蓋の同心性虚脱を認めない。
キ 中枢性無呼吸の割合が25％以下である。 (令6保医発0305・4)

(編注) 植込術（K190-8）後に指導管理を行った場合はC110-5在宅舌下神経電気刺激療法指導管理料の対象となる。

K191 脊髄腫瘍摘出術 低新	
1 髄外のもの 複50	62,000点
2 髄内のもの	118,230点
K192 脊髄血管腫摘出術 低新	106,460点

(編注) K191，K192はK930脊髄誘発電位測定等加算「1」，K939画像等手術支援加算「1」が算定可。

K193 神経腫切除術	
1 指（手，足） 指2	5,770点
2 その他のもの	10,770点

注 神経腫が2個以上の場合は，神経腫を1個増すごとに，指（手，足）の場合は2,800点を，その他の場合は4,000点を所定点数に加算する。

(編注) K939画像等手術支援加算「1」が算定可。

K193-2 レックリングハウゼン病偽神経腫切除術（露出部）	
1 長径2cm未満	1,660点
2 長径2cm以上4cm未満	3,670点
3 長径4cm以上	5,010点
K193-3 レックリングハウゼン病偽神経腫切除術（露出部以外）	
1 長径3cm未満	1,280点
2 長径3cm以上6cm未満	3,230点
3 長径6cm以上	4,160点

→レックリングハウゼン病偽神経腫切除術（露出部），レックリングハウゼン病偽神経腫切除術（露出部以外）
(1) 「露出部」とはK000創傷処理の「注2」の「露出部」と同一の部位をいう。
(2) 近接密生しているレックリングハウゼン病偽神経腫については，1個として取り扱い，他の手術等の点数と著しい不均衡を生じないようにする。
(3) 露出部と露出部以外が混在する患者については，露出部に係る長さが全体の50％以上の場合は，K193-2の所定点数により算定し，50％未満の場合は，K193-3の所定点数により算定する。 (令6保医発0305・4)

K194 神経捻除術	
1 後頭神経	4,410点
2 上眼窩神経	4,410点
3 眼窩下神経	4,410点
4 おとがい神経	4,410点
5 下顎神経	7,750点

K194-2	横隔神経麻痺術	4,410点
K194-3	眼窩下孔部神経切断術	4,410点
K194-4	おとがい孔部神経切断術	4,410点
K195	交感神経切除術	
1	頸動脈周囲	8,810点
2	股動脈周囲	8,810点
K195-2	尾動脈腺摘出術	7,750点
K196	交感神経節切除術	
1	頸部	26,030点
2	胸部	16,340点
3	腰部	17,530点
K196-2	胸腔鏡下交感神経節切除術 (両側) 施5 短3	18,500点

（編注）胸腔鏡下手術のためK931超音波凝固切開装置等加算が算定可。

K196-3	ストッフェル手術	12,490点
K196-4	閉鎖神経切除術	12,490点
K196-5	末梢神経遮断（挫滅又は切断）術（浅腓骨神経，深腓骨神経，後脛骨神経又は腓腹神経に限る）	12,490点

→疼痛に対して行う末梢神経遮断（挫滅又は切断）術
　浅腓骨神経，深腓骨神経，後脛骨神経又は腓腹神経の場合に限り算定する。なお，浅腓骨神経，深腓骨神経，後脛骨神経及び腓腹神経を同時に遮断した場合には，それぞれ別に所定点数を算定する。
（令6保医発0305・4）

K196-6	末梢神経ラジオ波焼灼療法（一連として）	15,000点

→末梢神経ラジオ波焼灼療法（一連として）
　末梢神経ラジオ波焼灼療法（一連として）は，次に掲げる要件をいずれも満たす場合に限り算定できる。
(1) 整形外科的な外科的治療の対象とならない変形性膝関節症に伴う慢性疼痛を有する患者のうち，既存の保存療法で奏効しない患者に対して，疼痛緩和を目的として，上外側膝神経，上内側膝神経及び下内側膝神経に末梢神経ラジオ波焼灼療法を行った場合に算定する。
(2) 変形性膝関節症に関する専門の知識及び6年以上の経験を有し，関連学会が定める所定の研修を修了している常勤の整形外科の医師が，関連学会の定める適正使用指針を遵守して実施した場合に限り算定する。
（令6保医発0305・4）

K197	神経移行術	23,660点
K198	神経移植術 複100	23,520点

第4款　眼

→眼球の手術（第1節手術料第4款眼に掲げるもの）
　片眼を同一手術野として取り扱う。
（令6保医発0305・4）

涙道

K199	涙点，涙小管形成術	660点
K200	涙嚢切開術	830点
K200-2	涙点プラグ挿入術，涙点閉鎖術	760点

→涙点プラグ挿入術，涙点閉鎖術
(1) 乾性角結膜炎（シルマーテスト第1法変法5mm以下，又はローズベンガル染色試験＋＋以上）及びシェーグレン症候群に対して行った場合に算定する。
(2) 上下涙点に実施した場合も含め1回のみの算定とする。
（令6保医発0305・4）

K201	先天性鼻涙管閉塞開放術	3,720点
K202	涙管チューブ挿入術	
1	涙道内視鏡を用いるもの 短1 短3	2,350点
2	その他のもの	1,810点
K203	涙嚢摘出術	4,590点
K204	涙嚢鼻腔吻合術 施5	23,490点
K205	涙嚢瘻管閉鎖術	3,720点
K206	涙小管形成手術	16,730点

参考　K204涙嚢鼻腔吻合術又はK206涙小管形成手術に使用した涙液・涙道シリコンチューブについては，「特定保険医療材料の材料価格算定に関する留意事項について」の(12)に「ブジー付チューブは，涙嚢鼻腔吻合術又は涙小管形成術に使用した場合は算定できない」と記載されていることから，算定を認めない。
（平29.4.24 支払基金）

眼瞼

K207	瞼縁縫合術（瞼板縫合術を含む）	1,580点
K208	麦粒腫切開術	410点

→麦粒腫切開術
　数か所の切開も同一瞼内にあるものについては1回として算定する。
（令6保医発0305・4）

K209	眼瞼膿瘍切開術	570点
K209-2	外眥切開術	570点
K210	削除	
K211	睫毛電気分解術（毛根破壊）	560点
K212	兎眼矯正術	6,700点

→兎眼矯正術
　兎眼症に対して瞼板縫合術を行った場合は，本区分により算定する。
（令6保医発0305・4）

K213	マイボーム腺梗塞摘出術，マイボーム腺切開術	440点
K214	霰粒腫摘出術	700点

→霰粒腫摘出術
　数か所の切開も同一瞼内にあるものについては1回として算定する。
（令6保医発0305・4）

K215	瞼板切除術（巨大霰粒腫摘出）	1,730点
K215-2	眼瞼結膜腫瘍手術	5,140点
K216	眼瞼結膜悪性腫瘍手術	11,900点
K217	眼瞼内反症手術	
1	縫合法	1,990点
2	皮膚切開法 短1 短3	2,590点
3	眼瞼下制筋前転法	4,230点
K218	眼瞼外反症手術	4,400点
K219	眼瞼下垂症手術	
1	眼瞼挙筋前転法 短1 短3	7,200点
2	筋膜移植法	18,530点
3	その他のもの 短1 短3	6,070点

事務連絡　問　K219眼瞼下垂症手術「2」筋膜移植法を行い算定した場合，K033筋膜移植術を同時に算定できるか。
答　算定できない。
（平20.10.15）

結膜

K220	結膜縫合術	1,410点
K221	結膜結石除去術	
1	少数のもの（1眼瞼ごと）	260点
2	多数のもの（1眼瞼ごと）	390点
K222	結膜下異物除去術	470点
K223	結膜囊形成手術	
1	部分形成	2,250点
2	皮膚及び結膜の形成	14,960点
3	全部形成（皮膚又は粘膜の移植を含む）	16,730点
K223-2	内眥形成術	16,730点
K224	翼状片手術（弁の移植を要するもの） 複50 短1 短3	3,650点
K225	結膜腫瘍冷凍凝固術	800点
K225-2	結膜腫瘍摘出術	6,290点
K225-3	結膜肉芽腫摘除術	800点
K225-4	角結膜悪性腫瘍切除術 施4 (p.1438)	6,290点

眼窩，涙腺

K226	眼窩膿瘍切開術	1,390点
K227	眼窩骨折観血的手術（眼窩ブローアウト骨折手術を含む）	14,960点
K228	眼窩骨折整復術	29,170点

（編注）K227，K228はK939画像等手術支援加算「2」が算定可。

→眼窩骨折整復術
　陳旧性の変形治癒骨折に対して整復術を実施した場合に算定する。
（令6保医発0305・4）

K229	眼窩内異物除去術（表在性）施5	8,240点
K230	眼窩内異物除去術（深在性）施5	
1	視神経周囲，眼窩尖端	27,460点
2	その他	14,960点
K231及びK232	削除	
K233	眼窩内容除去術	16,980点
K234	眼窩内腫瘍摘出術（表在性）施5	6,770点
K235	眼窩内腫瘍摘出術（深在性）施5	45,230点
K236	眼窩悪性腫瘍手術 施5	51,940点
K237	眼窩縁形成手術（骨移植によるもの）	19,300点

（編注）K235，K236はK939画像等手術支援加算「1」が算定可。K236，K237は同加算「2」が算定可。

眼球，眼筋

K238	削除	
K239	眼球内容除去術 低新	7,040点
K240	削除	
K241	眼球摘出術 低新	4,220点
K242	斜視手術	
1	前転法	4,280点
2	後転法 短3	4,200点
3	前転法及び後転法の併施 短3	10,970点
4	斜筋手術	9,970点
5	直筋の前後転法及び斜筋手術の併施	12,300点
6	調節糸法	12,060点
K243	義眼台包埋術 低新	8,010点
K244	眼筋移動術 施5	19,330点
K245	眼球摘出及び組織又は義眼台充填術 低新	8,790点

角膜，強膜

K246	角膜・強膜縫合術	3,580点
K247	削除	
K248	角膜新生血管手術（冷凍凝固術を含む）	980点
K248-2	顕微鏡下角膜抜糸術	950点
K249	角膜潰瘍搔爬術，角膜潰瘍焼灼術	1,190点
K250	角膜切開術	990点
K251	削除	
K252	角膜・強膜異物除去術	640点
K253	削除	
K254	治療的角膜切除術	
1	エキシマレーザーによるもの（角膜ジストロフィー又は帯状角膜変性に係るものに限る） 施4 (p.1438) 短1 短3	10,000点

　注　手術に伴う画像診断及び検査の費用は，算定しない。

2	その他のもの	2,650点
K255	強角膜瘻孔閉鎖術	11,610点
K256	角膜潰瘍結膜被覆術	3,040点
K257	角膜表層除去併用結膜被覆術	9,540点
K258	削除	
K259	角膜移植術 施5 低新 複50	52,600点

　注1　レーザーによる場合は，レーザー使用加算として，所定点数に5,500点を加算する。
　　2　内皮移植による角膜移植を実施した場合は，内皮移植加算として，8,000点を所定点数に加算する。 施4 (p.1438)

→角膜移植術
(1) 角膜を採取・保存するために要する費用は，所定点数に含まれ別に算定できない。
(2) 角膜を移植する場合においては，「眼球提供者（ドナー）適応基準について」（平成12年1月7日健医発第25号厚生労働省保健医療局長通知），「眼球のあっせん技術指針について」（平成12年1月7日健医発第26号厚生労働省保健医療局長通知）を遵守している場合に限り算定する。
(3) 眼科用レーザー角膜手術装置により角膜切片を作成し，角膜移植術を行った場合は，「注1」に規定するレーザー使用加算を併せて算定する。
(4) 水疱性角膜症の患者に対して，角膜内皮移植を実施した場合は，「注2」に規定する内皮移植加算を算定できる。
(5) 培養ヒト角膜内皮細胞移植術は，水疱性角膜症の患者に対して，培養ヒト角膜内皮細胞を前房内に注入して角膜内皮細胞移植を行った場合に，本区分の所定点数を準用して算定する。
（令6保医発0305・4，0830・1）
（編注）臓器等移植に係る感染症検査の取扱いはp.763

K259-2	自家培養上皮移植術	52,600点

→自家培養上皮移植術
(1) 角膜上皮幹細胞疲弊症に対して，自家培養角膜上皮

移植又は自家培養口腔粘膜上皮移植を行った場合に算定する。
(2) 自家培養角膜上皮移植の実施に際して，角膜輪部組織採取のみに終わり，角膜移植術に至らない場合については，K246角膜・強膜縫合術に準じて算定する。
(3) 自家培養口腔粘膜上皮移植の実施に際して，口腔粘膜組織採取のみに終わり，角膜移植術に至らない場合については，K423頬腫瘍摘出術の「1」に準じて算定する。
(4) 自家培養口腔粘膜上皮移植の実施に際して，自家培養口腔粘膜上皮移植を行った保険医療機関と口腔粘膜組織採取を行った保険医療機関とが異なる場合の診療報酬の請求は，自家培養口腔粘膜上皮移植を行った保険医療機関で行うものとし，当該診療報酬の分配は相互の合議に委ねる。
(令6保医発0305・4)

K259-3 ヒト羊膜基質使用自家培養口腔粘膜上皮細胞移植術　52,600点

→ヒト羊膜基質使用自家培養口腔粘膜上皮細胞移植術
(1) 角膜上皮幹細胞疲弊症に対して，ヒト羊膜基質使用自家培養口腔粘膜上皮細胞移植（羊膜移植を併用した場合を含む）を行った場合に算定する。
(2) ヒト羊膜基質使用自家培養口腔粘膜上皮細胞移植の実施に際して，口腔粘膜組織採取のみに終わり，ヒト羊膜基質使用自家培養口腔粘膜上皮細胞移植に至らない場合については，K423頬腫瘍摘出術の「1」に準じて算定する。
(3) ヒト羊膜基質使用自家培養口腔粘膜上皮細胞移植の実施に際して，ヒト羊膜基質使用自家培養口腔粘膜上皮細胞移植を行った保険医療機関と口腔粘膜組織採取を行った保険医療機関とが異なる場合の診療報酬の請求は，ヒト羊膜基質使用自家培養口腔粘膜上皮細胞移植を行った保険医療機関で行うものとし，当該診療報酬の分配は相互の合議に委ねる。
(令6保医発0305・4)

K260　強膜移植術　18,810点

→強膜移植術
(1) 強膜を採取・保存するために要する費用は，所定点数に含まれ別に算定できない。
(2) 強膜を移植する場合においては，「眼球提供者（ドナー）適応基準について」（平成12年1月7日健医発第25号厚生労働省保健医療局長通知），「眼球のあっせん技術指針について」（平成12年1月7日健医発第26号厚生労働省保健医療局長通知）及び日本組織移植学会が作成した「ヒト組織を利用する医療行為の安全性確保・保存・使用に関するガイドライン」を遵守している場合に限り算定する。
(令6保医発0305・4)

K260-2　羊膜移植術 施4 (p.1438) 複50　10,530点

→羊膜移植術
(1) スティーヴンス・ジョンソン症候群，眼類天疱瘡，熱・化学外傷瘢痕，再発翼状片，角膜上皮欠損（角膜移植によるものを含む），角膜穿孔，角膜化学腐食，角膜瘢痕，瞼球癒着，結膜上皮内過形成，結膜腫瘍等であって，羊膜移植以外では治療効果が期待できないものに対して実施した場合に算定する。
(2) 日本組織移植学会が作成した「ヒト組織を利用する医療行為の安全性確保・保存・使用に関するガイドライン」等関連学会から示されている基準等を遵守している場合に限り算定する。
(3) 羊膜採取料及び組織適合性試験の費用は，所定点数に含まれ，別に算定できない。
(4) 羊膜を採取・保存するために要する全ての費用は，所定点数に含まれ別に請求できない。
(令6保医発0305・4)

K261　角膜形成手術 低新　3,510点
K262　削除

ぶどう膜

K263及びK264　削除
K265　虹彩腫瘍切除術　20,140点
K266　毛様体腫瘍切除術，脈絡膜腫瘍切除術 施5　35,820点
K267　削除
K268　緑内障手術 低新 複50
　1　虹彩切除術　4,740点
　2　流出路再建術
　　イ　眼内法 施4 (p.1439)　14,490点
　　ロ　その他のもの　19,020点
　3　濾過手術　23,600点
　4　緑内障治療用インプラント挿入術（プレートのないもの）　34,480点
　5　緑内障治療用インプラント挿入術（プレートのあるもの） 施4 (p.1439)　45,480点
　6　水晶体再建術併用眼内ドレーン挿入術 施4 (p.1439) 短1 短3　27,990点
　7　濾過胞再建術（needle法） 施4 (p.1439)　3,440点

→緑内障手術　　　　　　　摘要欄 p.1722
(1) 「6」水晶体再建術併用眼内ドレーン挿入術は，1眼に白内障及び緑内障がある患者に対して，水晶体再建術と同時に眼内ドレーン挿入術を関連学会の作成した使用要件基準に従って行った場合に限り算定する。なお，水晶体再建術の技術料は当該点数に含まれ，別に算定できない。
(2) 「6」水晶体再建術併用眼内ドレーン挿入術を行った際は，診療報酬請求に当たって，診療報酬明細書に症状詳記を記載する。
(3) 眼内レンズ及び眼内ドレーンの費用は所定点数に含まれ，別に算定できない。
(令6保医発0305・4)

K269　虹彩整復・瞳孔形成術 低新　4,730点
K270　虹彩光凝固術　6,620点
K271　毛様体光凝固術
　1　眼内内視鏡を用いるもの 施4 (p.1439)　41,000点
　2　その他のもの　5,600点
K272　毛様体冷凍凝固術　2,160点
K273　隅角光凝固術　9,660点

眼房，網膜

K274　前房，虹彩内異物除去術　8,800点
K275　網膜復位術 低新　34,940点
K276　網膜光凝固術 低新
　1　通常のもの（一連につき） 複50　10,020点
　2　その他特殊なもの（一連につき）　15,960点

→網膜光凝固術
(1) 「一連」とは，治療の対象となる疾患に対して所期

の目的を達するまでに行う一連の治療過程をいう。例えば，糖尿病性網膜症に対する汎光凝固術の場合は，1週間程度の間隔で一連の治療過程にある数回の手術を行うときは，1回のみ所定点数を算定するものであり，その他数回の手術の費用は所定点数に含まれ，別に算定できない。
(2)　「2」その他特殊なものとは，裂孔原性網膜剥離，円板状黄斑変性症，網膜中心静脈閉鎖症による黄斑浮腫，嚢胞様黄斑浮腫及び未熟児網膜症に対する網膜光凝固術並びに糖尿病性網膜症に対する汎光凝固術を行うことをいう。　　　　　　　　　　(令6保医発0305・4)

事務連絡　眼科光線力学療法
問　加齢黄斑変成症の患者に対して実施される，光感受性物質であり保険適用された医薬品（ベルテポルフィン）と保険適用された眼科用光凝固装置を用いた眼科光線力学療法については，どの項目を準用するのか。
答　K276網膜光凝固術「2」を準用する。　　(平16.7.7)
参考　網膜裂孔に対するK276網膜光凝固術「2」その他特殊なものの算定は，原則として認められない。「1」通常のものの算定とする。　　　　　　　　　　(令6.8.30 支払基金)

| K277 | 網膜冷凍凝固術 低新 複50 | 15,750点 |

事務連絡　問　K277網膜冷凍凝固術について，網膜芽細胞腫，網膜血管腫，コーツ病，血管増殖性網膜腫瘍は対象となるか。
答　対象となる。　　　　　　　　　　　　(令4.3.31)

| K277-2 | 黄斑下手術 施5 低新 複50 | 47,150点 |

→**黄斑下手術**
　黄斑下手術は，中心窩下新生血管膜を有する疾患（加齢黄斑変性症等）又は黄斑下血腫に対して行った場合に算定する。　　　　　　　　　　(令6保医発0305・4)

水晶体，硝子体

K278	硝子体注入・吸引術 低新	2,620点
K279	硝子体切除術 低新 複50	15,560点
K280	硝子体茎顕微鏡下離断術 施5 低新 複50	
	1　網膜付着組織を含むもの	38,950点
	2　その他のもの	29,720点
K280-2	網膜付着組織を含む硝子体切除術	
	（眼内内視鏡を用いるもの）施4 (p.1439) 低新	47,780点

→**網膜付着組織を含む硝子体切除術**　摘要欄 p.1722
　当該手術は，高度の角膜混濁あるいは裂傷などにより，眼底の透見が困難な網膜硝子体疾患に対して行った場合に算定する。また，当該手術を行った際には，**診療報酬明細書**の摘要欄に，当該術式を選択した理由について詳細に記載する。　　　　　　　　(令6保医発0305・4)

| K281 | 増殖性硝子体網膜症手術 施5 低新 複50 | 54,860点 |
| K281-2 | 網膜再建術 施4 (p.1439) | 69,880点 |

→**網膜再建術**
(1)　未熟児網膜症，先天異常に伴う網膜剥離（主に家族性滲出性硝子体網膜症又は第1次硝子体遺残）及び外傷による眼球破裂に対して実施した場合に算定する。なお，未熟児網膜症及び先天異常に伴う網膜剥離にあっては，線維血管増殖によって起こる，黄斑を脅かす網膜部分剥離又は網膜全剥離の状態をいい，眼球破裂例にあっては強膜の3分の1を超える破裂創があり，眼球内容物の脱出を認める状態をいう。
(2)　関係学会の定める指針を遵守する。　(令6保医発0305・4)

K282	水晶体再建術 低新 複50 短1	
	1　眼内レンズを挿入する場合	
	イ　縫着レンズを挿入するもの	17,840点
	ロ　その他のもの 短3	12,100点
	2　眼内レンズを挿入しない場合 短3	7,430点
	3　計画的後嚢切開を伴う場合	21,780点

注1　水晶体嚢拡張リングを使用した場合は，所定点数に1,600点を加算する。
　2　1のイについて，水晶体偏位又は眼内レンズ偏位の患者に対して，高次収差解析を行った場合は，手術の前後それぞれ1回に限り，**高次収差解析加算**として，150点を所定点数に加算する。

→**水晶体再建術**　摘要欄 p.1722
(1)　1眼に白内障及び斜視があり両者に対する手術を同時に行った場合は，別に算定できる。ただし，斜視手術が保険給付の対象となる場合に限る。
(2)　眼内レンズの費用は所定点数に含まれ，別に算定できない。
(3)　「1」の「イ」の縫着レンズを挿入するものについては，眼内レンズを縫着し挿入した場合に算定する。
(4)　「3」の計画的後嚢切開を伴う場合は，16歳未満の患者に対して行われた場合に限り算定する。
(5)　「注1」に規定する加算は，チン小帯の脆弱・断裂を有する症例に対して，水晶体嚢拡張リングを用いて水晶体再建術を実施した場合に算定する。なお，水晶体嚢拡張リングを使用した場合は，診療報酬請求に当たって，**診療報酬明細書**に症状詳記を記載する。
(6)　「注2」に規定する加算は，水晶体偏位又は眼内レンズ偏位の患者に対して，高次収差解析を行った場合は，「1」の「イ」の縫着レンズを挿入するものの手術の前後それぞれ1回に限り算定する。なお，水晶体偏位又は眼内レンズ偏位が疑われた場合であっても，当該手術を行わなかったときは，当該加算は算定できない。　　　　　　　　　　(令6保医発0305・4)

| K282-2 | 後発白内障手術 | 1,380点 |

→**後発白内障手術**
　後発白内障切開術（観血的）は当該区分に準じて算定する。　　　　　　　　　　　　　(令6保医発0305・4)

| K283 | 削除 | |
| K284 | 硝子体置換術 複50 | 7,920点 |

第5款　耳鼻咽喉

外　耳

K285	耳介血腫開窓術	460点
K286	外耳道異物除去術	
	1　単純なもの	260点
	2　複雑なもの	850点
K287	先天性耳瘻管摘出術	3,900点
K288	副耳（介）切除術	2,240点
K289	耳茸摘出術	1,150点

K290	外耳道骨増生（外骨腫）切除術	10,120点
K290-2	外耳道骨腫切除術	7,670点
K291	耳介腫瘍摘出術	4,730点
K292	外耳道腫瘍摘出術（外耳道真珠腫手術を含む）	7,600点
K293	耳介悪性腫瘍手術 [頭]	22,290点
K294	外耳道悪性腫瘍手術（悪性外耳道炎手術を含む）[頭]	35,590点
K295	耳後瘻孔閉鎖術	4,000点
K296	耳介形成手術	
1	耳介軟骨形成を要するもの [複50]	19,240点
2	耳介軟骨形成を要しないもの	9,960点

→耳介形成手術
　耳輪埋没症，耳垂裂等に対して行った場合に算定する。
（令6保医発0305・4）

K297	外耳道形成手術	19,240点
K298	外耳道造設術・閉鎖症手術	36,700点
K299	小耳症手術 [複50]	
1	軟骨移植による耳介形成手術	62,880点
2	耳介挙上	14,740点

→小耳症手術
　「1」の軟骨移植による耳介形成手術においては，軟骨移植に係る費用は，所定点数に含まれ別に算定できない。
（令6保医発0305・4）

中耳

K300	鼓膜切開術	830点

（編注）K933イオントフォレーゼ加算が算定可。

K301	鼓室開放術	8,370点
K302	上鼓室開放術	15,110点
K303	上鼓室乳突洞開放術	24,720点
K304	乳突洞開放術（アントロトミー）	15,500点
K305	乳突削開術 [複50]	24,490点
K305-2	植込型骨導補聴器（直接振動型）植込術 [施4]（p.1439）	24,490点

→植込型骨導補聴器（直接振動型）植込術
　関連学会の定める適応基準に合致する難聴患者に対して実施した場合に算定する。
（令6保医発0305・4）

事務連絡 問　K305-2植込型骨導補聴器（直接振動型）植込術における「関連学会の定める適応基準」とは，具体的には何を指すのか。
答　現時点では，日本耳科学会の「骨導インプラントBONE-BRIDGEの適応基準」を指す。
（令4.3.31）

K306	錐体部手術	38,470点
K307	削除	
K308	耳管内チューブ挿入術	1,420点
K308-2	耳管狭窄ビニール管挿入術	1,420点
K308-3	耳管用補綴材挿入術 [施4]（p.1439）	18,100点

→耳管用補綴材挿入術
　保存的治療が奏効しない難治性耳管開放症の症状改善を目的に耳管用補綴材を耳管内に挿入した場合に算定する。
（令6保医発0305・4）

K309	鼓膜（排液，換気）チューブ挿入術	2,670点

（編注）K933イオントフォレーゼ加算が算定可。

K310	乳突充填術	8,590点
K311	鼓膜穿孔閉鎖術（一連につき）	1,900点

→鼓膜穿孔閉鎖術　摘要欄 p.1722
　トラフェルミン（遺伝子組換え）を用いた鼓膜穿孔閉鎖に当たっては，6か月以上続く鼓膜穿孔であって，自然閉鎖が見込まれない患者のうち，当該鼓膜穿孔が原因の聴力障害を来し，かつ本剤による鼓膜穿孔閉鎖によって聴力障害の改善が見込まれる者に対して実施した場合に限り，本区分の所定点数により算定する。なお，診療報酬請求に当たっては，診療報酬明細書に本剤による鼓膜穿孔閉鎖を実施する医学的必要性の症状詳記を記載する。
（令6保医発0305・4）

K312	鼓膜鼓室肉芽切除術	3,470点
K313	中耳，側頭骨腫瘍摘出術	38,330点
K314	中耳悪性腫瘍手術 [頭]	
1	切除	41,520点
2	側頭骨摘出術	68,640点

（編注）K313，K314はK939画像等手術支援加算「1」が算定可。K313，K314「2」はK939画像等手術支援加算「2」が算定可。
（編注）K314「2」はL009麻酔管理料（Ⅰ）長時間麻酔管理加算の対象。

K315	鼓室神経叢切除，鼓索神経切断術	9,900点
K316	S状洞血栓（静脈炎）手術	24,730点
K317	中耳根治手術	42,440点
K318	鼓膜形成手術 [短3]	18,100点

→鼓膜形成手術
(1)　鼓膜形成手術に伴う鼓膜又は皮膚の移植については，別に算定できない。
(2)　耳翼後面から植皮弁を採りWullsteinの鼓室形成手術の第1型とほぼ同様の操作（ただ鼓膜の上皮のみを除去することが異なる）で，鼓膜形成手術を行った場合は，K319鼓室形成手術により算定する。
（令6保医発0305・4）

K319	鼓室形成手術 [施5] [複50]	
1	耳小骨温存術	34,660点
2	耳小骨再建術	51,330点

→鼓室形成手術
　鼓室形成手術に伴う皮膚の移植については，算定できない。
（令6保医発0305・4）

K319-2	経外耳道的内視鏡下鼓室形成術 [施4]（p.1439）	
1	上鼓室開放を伴わないもの	40,630点
2	上鼓室・乳突洞開放を伴うもの	52,990点
K320	アブミ骨摘出術・可動化手術	32,140点
K320-2	人工中耳植込術 [施4]（p.1439）	32,140点

内耳

K321	内耳開窓術	31,970点
K322	経迷路的内耳道開放術 [施5]	64,930点
K323	内リンパ嚢開放術	28,890点

K324	削除	
K325	迷路摘出術	
1	部分摘出（膜迷路摘出術を含む）	29,220点
2	全摘出	38,890点
K326	削除	
K327	内耳窓閉鎖術 施5	23,250点
K328	人工内耳植込術 施4 (p.1439)	40,810点
K328-2	植込型骨導補聴器移植術 施4 (p.1439)	10,620点
K328-3	植込型骨導補聴器交換術 施4 (p.1439)	1,840点

→植込型骨導補聴器交換術

　接合子付骨導端子又は骨導端子の交換術を実施した場合に算定し，音振動変換器のみ交換した場合は算定できない。
(令6保医発0305・4)

鼻

K329	鼻中隔膿瘍切開術	620点
K330	鼻中隔血腫切開術	820点
K331	鼻腔粘膜焼灼術	1,080点
K331-2	下甲介粘膜焼灼術	1,080点
K331-3	下甲介粘膜レーザー焼灼術（両側）	2,910点

事務連絡 問　下甲介粘膜レーザー焼灼術で評価するレーザーとは，具体的に何が該当するか。
答　薬事承認上効能効果が認められているレーザーをいう。
(平24.8.9，一部修正)

K332	削除	
K333	鼻骨骨折整復固定術 短3	2,130点
K333-2	鼻骨脱臼整復術	1,640点
K333-3	鼻骨骨折徒手整復術	1,970点
K334	鼻骨骨折観血的手術	5,720点
K334-2	鼻骨変形治癒骨折矯正術	23,060点
K335	鼻中隔骨折観血的手術	3,940点
K335-2	上顎洞鼻内手術（スツルマン氏，吉田氏変法を含む）	2,740点
K335-3	上顎洞鼻外手術	2,740点
K336	鼻内異物摘出術	690点
K337	鼻前庭嚢胞摘出術	4,980点
K338	鼻甲介切除術	
1	高周波電気凝固法によるもの	1,240点
2	その他のもの	3,810点
K338-2	削除	

→K338鼻甲介切除術とK340鼻茸摘出術の併施

　慢性肥厚性鼻炎兼鼻茸に対して，K338鼻甲介切除術及びK340鼻茸摘出術を併施した場合は，それぞれの所定点数を別に算定する。
(令6保医発0305・4)

→K338鼻甲介切除術又はK339粘膜下下鼻甲介骨切除術と副鼻腔手術の併施

　K338鼻甲介切除術又はK339粘膜下下鼻甲介骨切除術を副鼻腔手術と併施した場合においては，鼻甲介切除術又は粘膜下下鼻甲介骨切除術を副鼻腔手術の遂行上行う場合以外は同一手術野とはみなさず，それぞれの所定点数を別に算定する。
(令6保医発0305・4)

K339	粘膜下下鼻甲介骨切除術	4,890点
K340	鼻茸摘出術	1,500点

→鼻茸摘出術

　高周波電磁波で行う場合にあっても本区分により算定する。
(令6保医発0305・4)

K340-2	削除	
K340-3	内視鏡下鼻・副鼻腔手術Ⅰ型（副鼻腔自然口開窓術）	3,600点
K340-4	内視鏡下鼻・副鼻腔手術Ⅱ型（副鼻腔単洞手術）	12,000点
注	自家腸骨片を充填した場合は3,150点を所定点数に加算する。	
K340-5	内視鏡下鼻・副鼻腔手術Ⅲ型〔選択的（複数洞）副鼻腔手術〕	24,910点
K340-6	内視鏡下鼻・副鼻腔手術Ⅳ型（汎副鼻腔手術）	32,080点
K340-7	内視鏡下鼻・副鼻腔手術Ⅴ型（拡大副鼻腔手術）施4 (p.1440)	51,630点

(編注)　K340-3～K340-7はK934-2副鼻腔手術用骨軟部組織切除機器加算，K939画像等手術支援加算「1」が算定可。

→K340-3内視鏡下鼻・副鼻腔手術Ⅰ型，K340-4内視鏡下鼻・副鼻腔手術Ⅱ型，K340-5内視鏡下鼻・副鼻腔手術Ⅲ型，K340-6内視鏡下鼻・副鼻腔手術Ⅳ型，K340-7内視鏡下鼻・副鼻腔手術Ⅴ型

　K340-3からK340-7までに掲げる手術を同時に実施した場合は，主たるもののみ算定する。
(令6保医発0305・4)

K341	上顎洞性後鼻孔ポリープ切除術	1,730点
K342	鼻副鼻腔腫瘍摘出術	15,200点
K343	鼻副鼻腔悪性腫瘍手術 施5 頸	
1	切除	25,040点
2	全摘	49,690点

(編注)　K342，K343はK939画像等手術支援加算「1」が算定可。

K343-2	経鼻内視鏡下鼻副鼻腔悪性腫瘍手術	
1	頭蓋底郭清，再建を伴うもの 施4 (p.1440)	110,950点
2	その他のもの 施5	60,000点

(編注)　K343-2「2」はK939画像等手術支援加算「1」が算定可。

K344	経鼻腔的翼突管神経切除術	30,460点
K345	萎縮性鼻炎手術（両側）	22,370点
K346	後鼻孔閉鎖症手術 低新	
1	単純なもの（膜性閉鎖）	4,360点
2	複雑なもの（骨性閉鎖）	27,040点
K347	鼻中隔矯正術	8,230点
K347-2	変形外鼻手術	16,390点

→変形外鼻手術

(1)　先天性の高度斜鼻・鞍鼻，口唇裂外鼻又は上顎洞・外鼻の悪性腫瘍術後等による機能障害を伴う外鼻の変形に対して，機能回復を目的として外鼻形成を行った場合に算定する。なお，外傷等による骨折治癒後の変形等に対するものは，K334-2鼻骨変形治癒骨折矯正術により算定する。

(2)　単なる美容を目的とするものは保険給付の対象とならない。
(令6保医発0305・4)

K347-3	内視鏡下鼻中隔手術Ⅰ型（骨，軟骨手術）	6,620点

K347-4	内視鏡下鼻中隔手術Ⅱ型（粘膜手術）	2,440点
K347-5	内視鏡下鼻腔手術Ⅰ型（下鼻甲介手術）	7,940点
K347-6	内視鏡下鼻腔手術Ⅱ型（鼻腔内手術）	3,170点
K347-7	内視鏡下鼻腔手術Ⅲ型（鼻孔閉鎖症手術）	19,940点
K347-8	内視鏡下鼻中隔手術Ⅲ型（前彎矯正術）	29,680点
K347-9	内視鏡下鼻中隔手術Ⅳ型（外鼻形成術）	46,070点

副鼻腔

K348及びK349	削除	
K350	前頭洞充填術	13,200点
K351	削除	
K352	上顎洞根治手術	9,180点
K352-2	鼻内上顎洞根治手術	3,820点
K352-3	副鼻腔炎術後後出血止血法	6,660点

（編注）K350，K352，K352-3はK934副鼻腔手術用内視鏡加算が算定可。K350～K352-3はK934-2副鼻腔手術用骨軟部組織切除機器加算，K939画像等手術支援加算「1」が算定可。

→副鼻腔炎術後後出血止血法
　副鼻腔炎術後の後出血（手術日の翌日以後起った場合をいう）が多量で，必要があって再び術創を開く場合に算定する。　　　　　　　　　　　　　　　　　　（令6保医発0305・4）

K353	鼻内篩骨洞根治手術	5,750点
K354からK356まで	削除	
K356-2	鼻外前頭洞手術	16,290点
K357	鼻内蝶形洞根治手術	4,390点
K358からK362まで	削除〔2024年改定で削除：上顎洞篩骨洞根治手術，前頭洞篩骨洞根治手術，篩骨洞蝶形洞根治手術，上顎洞篩骨洞蝶形洞根治手術，上顎洞篩骨洞前頭洞根治手術〕	

（編注）K353～K357はK934-2副鼻腔手術用骨軟部組織切除機器加算，K939画像等手術支援加算「1」が算定可。

K362-2	経上顎洞的顎動脈結紮術	28,630点
K363	削除〔2024年改定で削除：前頭洞篩骨洞蝶形洞根治手術〕	
K364	汎副鼻腔根治手術	20,010点
K365	経上顎洞的翼突管神経切除術	28,210点
K366	削除	

（編注）K362-2，K365はK934副鼻腔手術用内視鏡加算が算定可。K362-2～K365はK934-2副鼻腔手術用骨軟部組織切除機器加算，K939画像等手術支援加算「1」が算定可。

咽頭，扁桃

K367	咽後膿瘍切開術	1,900点
K368	扁桃周囲膿瘍切開術	1,830点
K369	咽頭異物摘出術	
1	簡単なもの	500点
2	複雑なもの	2,100点
K370	アデノイド切除術	1,600点
K371	上咽頭腫瘍摘出術	
1	経口腔によるもの	5,350点
2	経鼻腔によるもの	6,070点
3	経副鼻腔によるもの	8,790点
4	外切開によるもの	16,590点
K371-2	上咽頭ポリープ摘出術	
1	経口腔によるもの	4,460点
2	経鼻腔によるもの	5,060点
3	経副鼻腔によるもの	8,270点
4	外切開によるもの	15,080点
K372	中咽頭腫瘍摘出術	
1	経口腔によるもの	2,710点
2	外切開によるもの	16,260点
K373	下咽頭腫瘍摘出術	
1	経口腔によるもの	7,290点
2	外切開によるもの	16,300点
K374	咽頭悪性腫瘍手術（軟口蓋悪性腫瘍手術を含む）頸	35,340点
K374-2	鏡視下咽頭悪性腫瘍手術（軟口蓋悪性腫瘍手術を含む）施4（p.1440）頸 内支	38,740点
K375	鼻咽腔線維腫手術	
1	切除	9,630点
2	摘出	37,850点
K375-2	鼻咽腔閉鎖術	23,790点
K376	上咽頭悪性腫瘍手術 施5 頸	35,830点

（編注）K374，K374-2，K376はK931超音波凝固切開装置等加算が算定可。

K377	口蓋扁桃手術	
1	切除	1,720点
2	摘出	3,600点

→口蓋扁桃手術
(1)　扁桃除去を行った当日における止血については算定できない。
(2)　口蓋扁桃手術を行った日の翌日以降の後出血が多量で，やむを得ず再び術創を開く場合における止血術は，K367咽後膿瘍切開術に準じて算定する。（令6保医発0305・4）

K378	舌扁桃切除術	1,230点
K379	副咽頭間隙腫瘍摘出術	
1	経頸部によるもの	34,320点
2	経側頭下窩によるもの（下顎離断によるものを含む）	55,200点
K379-2	副咽頭間隙悪性腫瘍摘出術	
1	経頸部によるもの	47,580点
2	経側頭下窩によるもの（下顎離断によるものを含む）	91,500点

（編注）K379-2はK931超音波凝固切開装置等加算が算定可。
（編注）K379-2「2」はL009麻酔管理料（Ⅰ）長時間麻酔管理加算の対象。

K380	過長茎状突起切除術	6,440点
K381	上咽頭形成手術	10,110点
K382	咽頭瘻閉鎖術	12,770点
K382-2	咽頭皮膚瘻孔閉鎖術	12,770点

喉頭，気管

K383	喉頭切開・截開術	13,420点

K384	喉頭膿瘍切開術	2,460点
K384-2	深頸部膿瘍切開術	5,520点
K385	喉頭浮腫乱切術	2,040点
K386	気管切開術 低新	3,450点

→気管切開術後カニューレを入れた数日間の処置（単なるカニューレの清拭でない）
　J000創傷処置における手術後の患者に対するものにより算定する。　（令6保医発0305・4）

K386-2	輪状甲状靱帯切開術	1,970点

→輪状甲状靱帯切開術
　気道確保のための輪状甲状靱帯膜穿刺を行った場合は、本区分により算定する。　（令6保医発0305・4）

K387	喉頭粘膜焼灼術（直達鏡によるもの）	2,860点
K388	喉頭粘膜下異物挿入術	3,630点
K388-2	喉頭粘膜下軟骨片挿入術	12,240点

→喉頭粘膜下軟骨片挿入術
　反回神経麻痺に対し、声帯固定のため甲状軟骨を左右に分離し、喉頭側軟骨膜下に甲状軟骨より取り出した小軟骨片を挿入した場合に算定する。　（令6保医発0305・4）

K388-3	内喉頭筋内注入術（ボツリヌス毒素によるもの）施4 (p.1440)	1,500点

→内喉頭筋内注入術
(1) 内喉頭筋内注入術（ボツリヌス毒素によるもの）は、痙攣性発声障害に対してボツリヌス毒素を経皮的に内喉頭筋内に注入した場合に算定する。
(2) 実施に当たっては、経皮的に筋電図を使用し薬剤を注入する。
(3) 筋電図検査に係る費用は所定点数に含まれ、別に算定できない。　（令6保医発0305・4）

K389	喉頭・声帯ポリープ切除術	
1	間接喉頭鏡によるもの	2,990点
2	直達喉頭鏡又はファイバースコープによるもの 短3	4,300点

→喉頭・声帯ポリープ切除術
　喉頭ポリープが左右の声帯にあるときは、各側ごとに算定できる。　（令6保医発0305・4）

K390	喉頭異物摘出術	
1	直達鏡によらないもの	2,920点
2	直達鏡によるもの	5,250点
K391	気管異物除去術	
1	直達鏡によるもの	5,320点
2	開胸手術によるもの	43,340点
K392	喉頭蓋切除術	3,660点
K392-2	喉頭蓋嚢腫摘出術	3,190点
K393	喉頭腫瘍摘出術	
1	間接喉頭鏡によるもの 低新	3,420点
2	直達鏡によるもの	4,310点
K394	喉頭悪性腫瘍手術 頸	
1	切除	38,800点
2	全摘	71,360点
K394-2	鏡視下喉頭悪性腫瘍手術 施4 頸 内支	
1	切除	42,200点
2	全摘	67,200点
K395	喉頭, 下咽頭悪性腫瘍手術（頸部, 胸部, 腹部等の操作による再建を含む）施5 複50	113,880点

（編注）K394, K394-2, K395はK931超音波凝固切開装置等加算が算定可。K394「2」, K395はL009麻酔管理料（Ⅰ）長時間麻酔管理加算の対象。
（編注）K394, K394-2はN006病理診断料・悪性腫瘍病理組織標本加算の対象。

K396	気管切開孔閉鎖術	1,250点
K396-2	気管縫合術	1,040点
K397	喉頭横隔膜切除術（ステント挿入固定術を含む）低新	13,390点
K398	喉頭狭窄症手術	
1	前方開大術	23,430点
2	前壁形成手術 低新	23,320点
3	Tチューブ挿入術	14,040点
K399	気管狭窄症手術 低新	38,540点
K400	喉頭形成手術	
1	人工形成材料挿置術, 軟骨片挿置術	18,750点
2	筋弁転位術, 軟骨転位術, 軟骨除去術	28,510点
3	甲状軟骨固定用器具を用いたもの 施4 (p.1440)	34,840点
K401	気管口狭窄拡大術	3,090点
K402	縦隔気管口形成手術	76,040点
K403	気管形成手術（管状気管, 気管移植等）低新 複50	
1	頸部からのもの	49,940点
2	開胸又は胸骨正中切開によるもの	76,040点

（編注）K403「2」はL009麻酔管理料（Ⅰ）長時間麻酔管理加算の対象。

K403-2	嚥下機能手術	
1	輪状咽頭筋切断術	18,810点
2	喉頭挙上術	18,370点
3	喉頭気管分離術	30,260点
4	喉頭全摘術	28,210点

（編注）K403-2「3 喉頭気管分離術」と、K607血管結紮術「1 開胸又は開腹を伴うもの」を同時に行った場合、「通則14」ただし書により、同一手術野・同一病巣であっても、それぞれ所定点数が算定できる。

第6款　顔面・口腔・頸部

（編注）「顔面・口腔・頸部」の悪性腫瘍手術（全身麻酔下）は「通則17」周術期口腔機能管理後手術加算の対象手術。

歯, 歯肉, 歯槽部, 口蓋

K404	抜歯手術（1歯につき）複50	
1	乳歯	130点
2	前歯	160点
3	臼歯	270点
4	埋伏歯	1,080点

注1　2又は3については、歯根肥大、骨の癒着歯等に対する骨の開さく又は歯根分離術を行った場合に限り、**難抜歯加算**として、**230点**を所定点数に加算する。
　2　4については、完全埋伏歯（骨性）又は

水平埋伏智歯に限り算定する。
　　3　4については，下顎完全埋伏智歯（骨性）又は下顎水平埋伏智歯の場合は，130点を所定点数に加算する。
　　4　抜歯と同時に行う歯槽骨の整形等の費用は，所定点数に含まれる。
K405　削除
K406　口蓋腫瘍摘出術
　　1　口蓋粘膜に限局するもの　　　　520点
　　2　口蓋骨に及ぶもの　　　　　　8,050点

（編注）K406「2」はK939画像等手術支援加算「2」が算定可。K406「1」はK939-7レーザー機器加算1，「2」はレーザー機器加算3が算定可。

K407　顎・口蓋裂形成手術
　　1　軟口蓋のみのもの　　　　　 15,770点
　　2　硬口蓋に及ぶもの　　　　　 24,170点
　　3　顎裂を伴うもの
　　　イ　片側　　　　　　　　　　 25,170点
　　　ロ　両側　　　　　　　　　　 31,940点
K407-2　軟口蓋形成手術　　　　　　9,700点

→軟口蓋形成手術
　いびきに対して軟口蓋形成手術を行った場合に算定する。
（令6保医発0305・4）

口腔前庭，口腔底，頬粘膜，舌

K408　口腔底膿瘍切開術　　　　　　　700点
K409　口腔底腫瘍摘出術　　　　　　7,210点
K410　口腔底悪性腫瘍手術 顎　　 29,360点
K411　頬粘膜腫瘍摘出術　　　　　　4,460点

（編注）K409，K411はK939-7レーザー機器加算3が算定可。

K412　頬粘膜悪性腫瘍手術 顎　　 26,310点
K413　舌腫瘍摘出術
　　1　粘液嚢胞摘出術　　　　　　1,220点
　　2　その他のもの　　　　　　　2,940点

（編注）K413「1」はK939-7レーザー機器加算1，「2」はレーザー機器加算2が算定可。

K414　舌根甲状腺腫摘出術　　　　 11,760点
K414-2　甲状舌管嚢胞摘出術　　　 10,050点
K415　舌悪性腫瘍手術 施5 顎
　　1　切除　　　　　　　　　　　26,410点
　　2　亜全摘　　　　　　　　　　84,080点

（編注）K415「2」はL009麻酔管理料（Ⅰ）長時間麻酔管理加算の対象。

K416及びK417　削除
K418　舌形成手術（巨舌症手術）　　9,100点
K418-2　舌繋瘢痕性短縮矯正術　　　2,650点
K419　頬，口唇，舌小帯形成手術　　　630点
K420　削除

顔　面

K421　口唇腫瘍摘出術
　　1　粘液嚢胞摘出術　　　　　　1,020点
　　2　その他のもの　　　　　　　3,050点

（編注）K421「1」はK939-7レーザー機器加算1，「2」はレーザー機器加算3が算定可。

K422　口唇悪性腫瘍手術 顎　　　 33,010点
K423　頬腫瘍摘出術
　　1　粘液嚢胞摘出術　　　　　　　910点
　　2　その他のもの　　　　　　　5,250点

（編注）K423「1」はK939-7レーザー機器加算1，「2」はレーザー機器加算3が算定可。

→頬腫瘍摘出術
　皮膚又は皮下にある腫瘍の摘出術は，K005皮膚，皮下腫瘍摘出術（露出部）又はK006皮膚，皮下腫瘍摘出術（露出部以外）により算定する。
（令6保医発0305・4）

K424　頬悪性腫瘍手術 顎　　　　 20,940点
K425　口腔，顎，顔面悪性腫瘍切除術 施5 低新 顎
　　　　　　　　　　　　　　　121,740点
K426　口唇裂形成手術（片側） 低新
　　1　口唇のみの場合　　　　　 13,180点
　　2　口唇裂鼻形成を伴う場合　　18,810点
　　3　鼻腔底形成を伴う場合　　　24,350点
K426-2　口唇裂形成手術（両側） 低新
　　1　口唇のみの場合　　　　　 18,810点
　　2　口唇裂鼻形成を伴う場合　　23,790点
　　3　鼻腔底形成を伴う場合　　　36,620点

顔面骨，顎関節

K427　頬骨骨折観血的整復術　　　 18,100点
K427-2　頬骨変形治癒骨折矯正術 施5 38,610点
K428　下顎骨折非観血的整復術　　　1,240点
　　注　三内式線副子以上を使用する連続歯結紮法を行った場合は，650点を加算する。
K429　下顎骨折観血的手術
　　1　片側　　　　　　　　　　 13,000点
　　2　両側　　　　　　　　　　 27,320点

（編注）K427，K427-2，K429はK939画像等手術支援加算「2」が算定可。

K429-2　下顎関節突起骨折観血的手術
　　1　片側　　　　　　　　　　 28,210点
　　2　両側　　　　　　　　　　 47,020点

→下顎関節突起骨折観血的手術
　「2」両側は，両側の下顎関節突起骨折について観血的に手術を行った場合に算定する。
（令6保医発0305・4）

K430　顎関節脱臼非観血的整復術　　　410点
K431　顎関節脱臼観血的手術　　　 26,210点
K432　上顎骨折非観血的整復術　　　1,800点
K433　上顎骨折観血的手術　　　　 16,400点
K434　顔面多発骨折観血的手術 施5 39,700点

（編注）K433，K434はK939画像等手術支援加算「2」が算定可。

→顔面多発骨折観血的手術
　顔面多発骨折観血的手術は，上下顎の同時骨折の場合等複数の骨に対して観血的に手術を行った場合に算定する。
（令6保医発0305・4）

K434-2	顔面多発骨折変形治癒矯正術	47,630点
K435	術後性上顎嚢胞摘出術	6,660点
K436	顎骨腫瘍摘出術 複50	
1	長径3cm未満	2,820点
2	長径3cm以上	13,390点
K437	下顎骨部分切除術 複50	16,780点
K438	下顎骨離断術 複50	32,560点
K439	下顎骨悪性腫瘍手術 顎 複50	
1	切除	40,360点
2	切断（おとがい部を含むもの）	79,270点
3	切断（その他のもの）	64,590点
K440	上顎骨切除術	15,310点
K441	上顎骨全摘術	42,590点
K442	上顎骨悪性腫瘍手術 施5	
1	搔爬	10,530点
2	切除 顎	34,420点
3	全摘 顎	68,480点
K443	上顎骨形成術 施5	
1	単純な場合	27,880点
2	複雑な場合及び2次的再建の場合	45,510点
3	骨移動を伴う場合 施4 (p.1440)	72,900点

注1　1について，上顎骨を複数に分割した場合は，5,000点を所定点数に加算する。
　2　3については，先天奇形に対して行われた場合に限り算定する。

（編注）K436〜K443はK939画像等手術支援加算「2」が算定可。K437〜K439は画像等手術支援加算「3」が算定可。

（編注）K443はK932創外固定器加算（外傷後の上顎骨後位癒着，上顎骨発育不全症又は症候群性頭蓋縫合早期癒合症等の先天異常に対して，Le FortⅠ・Ⅱ・Ⅲ型骨切離による移動を行う場合），K939-8超音波切削機器加算が算定可。

（編注）K439，K442はN006病理診断料・悪性腫瘍病理組織標本加算の対象。

→上顎骨形成術
(1)　「1」単純な場合とは上顎骨発育不全症又は外傷後の上顎骨後位癒着等に対し，Le FortⅠ型切離により移動を図る場合をいう。
(2)　「注1」に規定する加算は，上顎骨発育不全症，外傷後の上顎骨後位癒着，上顎前突症，開咬症又は過蓋咬合症等に対し，Le FortⅠ型切離を行い，上顎骨を複数に分割して移動させた場合に算定する。
(3)　「2」複雑な場合及び2次的再建の場合とは，「1」と同様の症例に対し，Le FortⅡ型若しくはLe FortⅢ型切離により移動する場合又は悪性腫瘍手術等による上顎欠損症に対し2次的骨性再建を行う場合をいう。
(令6保医発0305・4)

K444	下顎骨形成術	
1	おとがい形成の場合 複50	8,710点
2	短縮又は伸長の場合 複50	30,790点
3	再建の場合	51,120点
4	骨移動を伴う場合 施4 (p.1440)	54,210点

注1　2については，両側を同時に行った場合は，3,000点を所定点数に加算する。
　2　4については，先天奇形に対して行われた場合に限り算定する。

K444-2	下顎骨延長術	
1	片側	30,790点
2	両側	47,550点

（編注）K444，K444-2はK932創外固定器加算（先天性の第1第2鰓弓症候群，トリーチャー・コリンズ症候群等にみられる小顎症の患者に使用した場合），K939画像等手術支援加算「2」，K939-8超音波切削機器加算が算定可。
（編注）K444はK939画像等手術支援加算「3」が算定可。

→下顎骨延長術
　仮骨延長法を用いて下顎骨を延長・形成する場合に算定する。
(令6保医発0305・4)

K445	顎関節形成術	40,870点
K445-2	顎関節人工関節全置換術 施4 (p.1440)	59,260点
K446	顎関節授動術	
1	徒手的授動術	
イ	単独の場合	440点
ロ	パンピングを併用した場合	990点
ハ	関節腔洗浄療法を併用した場合	2,760点
2	顎関節鏡下授動術	12,090点
3	開放授動術	25,100点

→顎関節授動術
(1)　「1」の「ロ」パンピングを併用した場合とは，顎関節の運動障害を有する患者に対して，パンピング（顎関節腔に対する薬液の注入，洗浄）を行いながら，徒手的に顎関節の授動を図ったものをいう。
(2)　「1」の「ハ」関節腔洗浄療法を併用した場合とは，局所麻酔下で上関節腔に注射針を2本刺入し，上関節腔を薬剤にて自然灌流することにより顎関節可動域の増加又は除痛を目的とするものをいう。
(令6保医発0305・4)

K447	顎関節円板整位術	
1	顎関節鏡下円板整位術	22,100点
2	開放円板整位術	27,300点

唾 液 腺

K448	がま腫切開術	820点

（編注）K448はK939-7レーザー機器加算1が算定可。

K449	唾液腺膿瘍切開術	900点
K450	唾石摘出術（一連につき）	
1	表在性のもの	720点
2	深在性のもの	4,330点
3	腺体内に存在するもの	6,550点

注　2又は3の場合であって内視鏡を用いた場合は，1,000点を所定点数に加算する。

→唾石摘出術
(1)　「1」表在性のものとは，導管開口部付近に位置する唾石をいう。
(2)　「2」深在性のものとは，腺体付近の導管等に位置する唾石をいう。
(3)　所期の目的を達するために複数回実施した場合であっても，一連として算定する。
(令6保医発0305・4)

K451	がま腫摘出術	7,140点
K452	舌下腺腫瘍摘出術	7,180点

（編注）K451，K452はK939-7レーザー機器加算3が算定可。

K453	顎下腺腫瘍摘出術	9,640点
K454	顎下腺摘出術	10,210点
K455	顎下腺悪性腫瘍手術 顎	33,010点

K456	削除	
K457	耳下腺腫瘍摘出術	
1	耳下腺浅葉摘出術	27,210点
2	耳下腺深葉摘出術	34,210点
K458	耳下腺悪性腫瘍手術 施5 頸	
1	切除	33,010点
2	全摘	44,020点

（編注）K457, K458はK930脊髄誘発電位測定等加算「1」が算定可。

K459	唾液腺管形成手術	13,630点
K460	唾液腺管移動術	
1	上顎洞内へのもの	13,630点
2	結膜嚢内へのもの	15,490点

甲状腺，副甲状腺（上皮小体）

K461	甲状腺部分切除術，甲状腺腫摘出術	
1	片葉のみの場合	8,860点
2	両葉の場合	10,760点
K461-2	内視鏡下甲状腺部分切除，腺腫摘出術 施4 (p.1440)	
1	片葉のみの場合	17,410点
2	両葉の場合	25,210点
K462	バセドウ甲状腺全摘（亜全摘）術（両葉）施5	22,880点
K462-2	内視鏡下バセドウ甲状腺全摘（亜全摘）術（両葉）施4 (p.1440)	25,210点
K463	甲状腺悪性腫瘍手術	
1	切除（頸部外側区域郭清を伴わないもの）頸	24,180点
2	切除（頸部外側区域郭清を伴うもの）	26,180点
3	全摘及び亜全摘（頸部外側区域郭清を伴わないもの）頸	33,790点
4	全摘及び亜全摘（片側頸部外側区域郭清を伴うもの）	35,790点
5	全摘及び亜全摘（両側頸部外側区域郭清を伴うもの）	36,790点
K463-2	内視鏡下甲状腺悪性腫瘍手術 施4 (p.1440) 頸	
1	切除	27,550点
2	全摘及び亜全摘	37,160点

（編注）K461～K463-2はK930脊髄誘発電位測定等加算「2」が算定可。K461～K463-2はK931超音波凝固切開装置等加算が算定可。

事務連絡　問　第10部手術の「通則9」に記載する頸部郭清術を併せて行った場合の加算は，K463甲状腺悪性腫瘍手術「1」切除（頸部外側区域郭清を伴わないもの）又は「3」全摘及び亜全摘（頸部外側区域郭清を伴わないもの）においては，どのような場合に算定するのか。

答　「通則9」における頸部郭清術を併せて行った場合の加算は，頸部リンパ節群が存在する頸部領域の腫瘍細胞を根絶するため，当該領域の組織（筋，リンパ節，静脈，脂肪，結合織等）を広範囲に摘出した場合に限り，算定できる。
　頸部外側区域郭清を行った場合であっても，上記の要件を満たさない場合は，当該加算の算定はできない。　（令2.8.25）

K464	副甲状腺（上皮小体）腺腫過形成手術	
1	副甲状腺（上皮小体）摘出術	15,680点
2	副甲状腺（上皮小体）全摘術（一部筋肉移植）	33,790点
K464-2	内視鏡下副甲状腺（上皮小体）腺腫過形成手術 施4 (p.1440)	20,660点
K465	副甲状腺（上皮小体）悪性腫瘍手術（広汎）	39,000点

（編注）K464～K465はK930脊髄誘発電位測定等加算「2」，K465はK931超音波凝固切開装置等加算が算定可。

その他の頸部

K466	斜角筋切断術	3,760点
K467	頸瘻，頸嚢摘出術	13,710点
K468	頸肋切除術	15,240点
K469	頸部郭清術	
1	片側	27,670点
2	両側	37,140点

→頸部郭清術
(1) 頸部郭清術（ネックディセクション）とは，頸部リンパ節群が存在する頸部領域の腫瘍細胞を根絶するため，当該領域の組織（筋，リンパ節，静脈，脂肪，結合織等）を広範囲に摘出することをいう。
(2) 頸部郭清術を他の手術に併せて行った場合は，手術の「通則9」に規定されている所定点数を算定するものとし，独立して行った場合には本区分の所定点数を算定する。
(3) 他の手術に併せて行った頸部リンパ節の単なる郭清は手術の所定点数に含まれ，別に算定できない。なお，単独に行った場合は，K627リンパ節群郭清術の「2」により算定する。　（令6保医発0305・4）

K470	頸部悪性腫瘍手術	41,920点
K470-2	頭頸部悪性腫瘍光線力学療法 施4 (p.1440)	22,100点

→頭頸部悪性腫瘍光線力学療法
(1) 半導体レーザー用プローブを用いて切除不能な局所進行又は局所再発の頭頸部癌に対してレーザー光照射を実施した場合に算定する。
(2) 本療法は，頭頸部外科について5年以上の経験を有し，本治療に関する所定の研修を修了している医師が実施する。　（令6保医発0305・4）

事務連絡　問　K470-2頭頸部悪性腫瘍光線力学療法において求める「所定の研修」には，どのようなものがあるか。

答　現時点では，当該療法に係る医療機器の製造販売業者が主催する「アキャルックスとレーザ光照射による治療講習会」が該当する。　（令4.3.31）

（編注）半導体レーザー用プローブを組織内に導入するために用いるカテーテルは，材料価格基準・別表Ⅱ「216レーザ光照射用ニードルカテーテル」として算定可。

K471	筋性斜頸手術	3,720点

第7款　胸　部

（編注）「胸部」の悪性腫瘍手術（全身麻酔下）は「通則17」周術期口腔機能管理後手術加算の対象手術。

乳腺

K472	乳腺膿瘍切開術	980点
K473	削除	
K474	乳腺腫瘍摘出術 短1	

1	長径5cm未満 短3	3,190点
2	長径5cm以上 短3	6,730点
K474-2	乳管腺葉区域切除術	12,820点
K474-3	乳腺腫瘍画像ガイド下吸引術（一連につき）	
1	マンモグラフィー又は超音波装置によるもの	6,240点
2	MRIによるもの 施4 (p.1441)	8,210点

→乳腺腫瘍画像ガイド下吸引術　摘要欄 p.1722
(1) 乳腺腫瘍画像ガイド下吸引術は、マンモグラフィ，CT撮影，MRI撮影，超音波検査等を行った結果，乳房に非触知病変や石灰化病変などが認められる場合に，画像ガイド下（マンモグラフィー，超音波装置又はMRIに限る）で乳房専用の吸引システムを用いて，当該乳腺組織を摘出した場合に算定する。
(2) 当該乳腺組織の確定診断や手術適用を決定することを目的として行った場合も本区分で算定する。
(3) 組織の採取に用いる保険医療材料の費用は，所定点数に含まれ別に算定できない。
(4) 「2」は，マンモグラフィー又は超音波検査では検出できず，MRI撮影によってのみ検出できる病変が認められる患者に対して，当該病変が含まれる乳腺組織を摘出する目的で実施した場合に限り算定できる。
(令6保医発0305・4)

事務連絡　問1　乳腺腫瘍画像ガイド下吸引術に，マンモトーム穿刺針の費用は含まれるか。
答　含まれる。
(平16.3.30)
問2　乳腺腫瘍画像ガイド下吸引術で，①術中のマンモグラフィ等の検査は別に算定できるか，②手術前に行ったマンモグラフィ等の検査は別に算定できるか。
答　①算定できない。②算定できる。
(平16.7.7)

K475	乳房切除術 施4 (p.1457) 複50	6,040点
注	遺伝性乳癌卵巣癌症候群の患者に対して行う場合は，**遺伝性乳癌卵巣癌症候群乳房切除加算**として，8,780点を所定点数に加算する。	

(編注) 性同一性障害の患者に対して行う場合に限り「通則4」の基準を満たす必要がある。

K475-2	乳癌冷凍凝固摘出術	8,690点
K476	乳腺悪性腫瘍手術 施4 (p.1441)	
1	単純乳房切除術（乳腺全摘術）複50	17,040点
2	乳房部分切除術（腋窩部郭清を伴わないもの）	28,210点
3	乳房切除術（腋窩部郭清を伴わないもの）複50	22,520点
4	乳房部分切除術〔腋窩部郭清を伴うもの（内視鏡下によるものを含む）〕	42,350点
5	乳房切除術（腋窩鎖骨下部郭清を伴うもの）・胸筋切除を併施しないもの 複50	42,350点
6	乳房切除術（腋窩鎖骨下部郭清を伴うもの）・胸筋切除を併施するもの	42,350点
7	拡大乳房切除術（胸骨旁，鎖骨上，下窩など郭清を併施するもの）	52,820点
8	乳輪温存乳房切除術（腋窩部郭清を伴わないもの）複50	27,810点
9	乳輪温存乳房切除術（腋窩部郭清を伴うもの）複50	48,340点
注1	放射性同位元素及び色素を用いたセンチネルリンパ節生検を行った場合又はインドシアニングリーンを用いたリンパ節生検を行った場合には，**乳癌センチネルリンパ節生検加算1**として，5,000点を所定点数に加算する。ただし，当該検査に用いた色素の費用は，算定しない。	
2	放射性同位元素又は色素を用いたセンチネルリンパ節生検を行った場合には，**乳癌センチネルリンパ節生検加算2**として，3,000点を所定点数に加算する。ただし，当該検査に用いた色素の費用は，算定しない。	

(編注) K476はK935止血用加熱凝固切開装置加算が算定可。K476の「4」「5」「6」「9」はK931超音波凝固切開装置等加算が算定可。「1」～「7」は，「注1」「注2」の加算を算定する場合に限り，「通則4」の基準を満たす必要がある。
(編注) K476はN006病理診断料・悪性腫瘍病理組織標本加算の対象。

→乳腺悪性腫瘍手術
(1) 乳腺悪性腫瘍手術において，両側の腋窩リンパ節郭清術を併せて行った場合は，「7」により算定する。
(2) 「注1」に規定する乳癌センチネルリンパ節生検加算1及び「注2」に規定する乳癌センチネルリンパ節生検加算2については，以下の要件に留意し算定する。
ア　触診及び画像診断の結果，腋窩リンパ節への転移が認められない乳癌に係る手術の場合のみ算定する。
イ　センチネルリンパ節生検に伴う放射性同位元素の薬剤料は，K940薬剤により算定する。
ウ　放射性同位元素の検出に要する費用は，E100シンチグラム（画像を伴うもの）の「1」部分（静態）（一連につき）により算定する。
エ　摘出したセンチネルリンパ節の病理診断に係る費用は，第13部病理診断の所定点数により算定する。
(令6保医発0305・4)

事務連絡　問　乳癌に対してK476乳腺悪性腫瘍手術の「4」乳房部分切除術（腋窩部郭清を伴うもの）を施行（術中迅速病理組織標本で断端陰性）した後，永久標本で断端陽性と診断され，後日，乳房部分切除術を追加する場合，K475乳房切除術又はK476乳腺悪性腫瘍手術の「2」乳房部分切除術（腋窩部郭清を伴わないもの）のどちらを算定するのか。
答　K476乳腺悪性腫瘍手術の「2」乳房部分切除術（腋窩部郭清を伴わないもの）を算定する。
(平25.8.6)

参考　次のK476乳腺悪性腫瘍手術時の029吸引留置カテーテル2本の算定は，原則として認められる。
(1) 「4」乳房部分切除術〔腋窩部郭清を伴うもの（内視鏡下によるものを含む）〕
(2) 「5」乳房切除術（腋窩鎖骨下部郭清を伴うもの）・胸筋切除を併施しないもの
(3) 「6」乳房切除術（腋窩鎖骨下部郭清を伴うもの）・胸筋切除を併施するもの
(4) 「7」拡大乳房切除術（胸骨旁，鎖骨上，下窩など郭清を併施するもの）
(5) 「9」乳輪温存乳房切除術（腋窩部郭清を伴うもの）
(令6.8.30 支払基金)

K476-2	陥没乳頭形成術，再建乳房乳頭形成術	7,350点

→陥没乳頭形成術，再建乳房乳頭形成術
(1) 授乳障害のある陥没乳頭に対して乳頭形成を行った場合，又は乳腺悪性腫瘍手術後の再建乳房に対して二期的に乳頭形成を行った場合に算定する。
(2) 単なる美容を目的とするものは保険給付の対象とな

らない。 (令6 保医発0305・4)

K476-3 動脈（皮）弁及び筋（皮）弁を用いた乳房再建術（乳房切除後）	
1 一次的に行うもの	49,120点
2 二次的に行うもの	53,560点

（編注）K931超音波凝固切開装置等加算が算定可。
（編注）手術に当たって，インドシアニングリーン若しくはアミノレブリン酸塩酸塩を用いて血管撮影を行った場合，K939-2術中血管等描出撮影加算が算定可。

→動脈（皮）弁及び筋（皮）弁を用いた乳房再建術
　乳房再建術（乳房切除後）は，動脈（皮）弁術及び筋（皮）弁術を実施した場合に算定する。なお，K017遊離皮弁術（顕微鏡下血管柄付きのもの）を実施した場合は，K017遊離皮弁術（顕微鏡下血管柄付きのもの）の所定点数のみを算定し，本区分の所定点数は別に算定できない。
(令6 保医発0305・4)

事務連絡 問　乳癌の予防目的のために全摘術を施行した場合，乳房再建術を算定することは可能か。
答　保険診療の対象外であり，人工乳房の使用や筋皮弁術の実施の有無にかかわらず算定不可。 (平25.8.6)

K476-4 ゲル充填人工乳房を用いた乳房再建術（乳房切除後） 施4 (p.1441) 複50	
	25,000点

→ゲル充填人工乳房を用いた乳房再建術 摘要欄 p.1722
(1) 乳腺腫瘍患者若しくは遺伝性乳癌卵巣癌症候群患者に対する乳房切除術又は乳腺悪性腫瘍手術後の乳房再建術にゲル充填人工乳房を用いた場合に限り算定できる。
(2) 乳腺腫瘍患者若しくは遺伝性乳癌卵巣癌症候群患者に対する乳房切除術又は乳腺悪性腫瘍手術後の乳房再建術を行う症例で，次のいずれかに該当した場合に限り算定できる。その際，次のいずれに該当するかを**診療報酬明細書**の摘要欄に記載する。
　ア　一次一期的再建の場合
　　大胸筋が温存され皮膚欠損が生じない乳輪乳頭温存皮下乳腺全摘術を行った症例。ただし，乳腺悪性腫瘍術後の場合においては，術前診断において早期乳癌（Stage0-ⅢA）で，皮膚浸潤，大胸筋浸潤や高度のリンパ節転移を認めない。
　イ　一次二期的再建の場合
　　乳腺全摘時に組織拡張器が挿入され，十分に皮膚が拡張されている症例。
　ウ　二次再建の場合
　　乳腺全摘術後で大胸筋が残存しており，初回手術で組織拡張器が挿入され十分に皮膚が拡張されているか，皮弁移植術などにより皮膚の不足が十分に補われている，あるいは十分に補われることが見込まれる症例。ただし，放射線照射により皮膚の血行や弾力性が障害されていない。
(3) 乳房切除術又は乳腺悪性腫瘍手術と乳房再建術を行う医療機関が異なる場合は，双方の持つ臨床情報，手術日，術式等を示す文書を相互に交付した上で，**診療録**に添付して保存する。
(4) 当該手術を行う際には，関係学会が定めるガイドラインを遵守する。 (令6 保医発0305・4)
（編注）組織拡張器の挿入は，K022組織拡張器による再建手術「1」による。

事務連絡 問　K476-4ゲル充填人工乳房を用いた乳房再建術（乳房切除後）について，算定留意事項通知にある「関係学会が定めるガイドライン」とは具体的に何か。
答　現時点では，日本乳癌学会の，「乳癌診療ガイドライン（2022年）」を指す。 (令6.3.28)

K476-5 乳腺悪性腫瘍ラジオ波焼灼療法（一連として） 施4 (p.1441)	
	15,000点

注1　フュージョンイメージングを用いて行った場合は，**フュージョンイメージング加算**として，200点を所定点数に加算する。
　2　放射性同位元素及び色素を用いたセンチネルリンパ節生検を行った場合又はインドシアニングリーンを用いたリンパ節生検を行った場合には，**乳癌センチネルリンパ節生検加算1**として，5,000点を所定点数に加算する。ただし，当該検査に用いた色素の費用は，算定しない。
　3　放射性同位元素又は色素を用いたセンチネルリンパ節生検を行った場合には，**乳癌センチネルリンパ節生検加算2**として，3,000点を所定点数に加算する。ただし，当該検査に用いた色素の費用は，算定しない。

→乳腺悪性腫瘍ラジオ波焼灼療法（一連として）
　乳腺悪性腫瘍ラジオ波焼灼療法（一連として）は，術前診断においてStage 0 又はⅠAで，腫瘍径1.5cm以下の乳腺悪性腫瘍の患者に対して，関係学会の定める指針を遵守して実施した場合に限り算定する。なお，ここでいう1.5cmとは，ラジオ波による焼灼範囲ではなく，腫瘍の長径をいう。 (令6 保医発0305・4)

胸　壁

K477	胸壁膿瘍切開術	700点
K478	肋骨・胸骨カリエス又は肋骨骨髄炎手術	8,950点
K479	削除	
K480	胸壁冷膿瘍手術	7,810点
K480-2	流注膿瘍切開掻爬術	7,670点

→流注膿瘍切開掻爬術
　流注膿瘍の切開掻爬術に当たって，原発巣まで追及して拡大手術を行った場合に算定する。 (令6 保医発0305・4)

K481	肋骨骨折観血的手術	10,330点
K482	肋骨切除術	
1	第1肋骨	16,900点
2	その他の肋骨	5,160点

→肋骨切除術
　切除した肋骨の本数にかかわらず所定点数を1回に限り算定する。また，2本以上の肋骨の切除と胸骨の掻爬を併施した場合も本区分により算定する。また，胸郭出口症候群根治術を行った場合は，当該区分にて算定する。 (令6 保医発0305・4)

K483	胸骨切除術，胸骨骨折観血手術	12,120点
K484	胸壁悪性腫瘍摘出術 施5	
1	胸壁形成手術を併施するもの	56,000点
2	その他のもの	28,210点
K484-2	胸骨悪性腫瘍摘出術	
1	胸壁形成手術を併施するもの	43,750点
2	その他のもの	28,210点

(編注) K484, K484-2はK931超音波凝固切開装置等加算が算定可。K484-2はN006病理診断料・悪性腫瘍病理組織標本加算の対象。

| K485 | 胸壁腫瘍摘出術 | 12,960点 |
| K486 | 胸壁瘻手術 | 23,520点 |

→胸壁瘻手術
　非開胸で肋骨の切除を行うと否とにかかわらず本区分により算定する。　　　　　　　　　　　（令6保医発0305・4）

K487	漏斗胸手術	
1	胸骨挙上法によるもの	28,210点
2	胸骨翻転法によるもの	37,370点
3	胸腔鏡によるもの 施5	39,260点
4	胸骨挙上用固定具抜去術	6,530点

（編注）「3」は胸腔鏡下手術のためK931超音波凝固切開装置等加算が算定可。

→漏斗胸手術
　内臓の機能障害等による症状を有するものに対して行った場合に限り算定する。　　　　　　　　（令6保医発0305・4）

胸腔，胸膜

| K488 | 試験開胸術 | 10,800点 |

→開胸術のみを行った時点で手術を中止した場合
　本区分により算定する。　　　　　　　　　　　（令6保医発0305・4）
　参考　① 開胸又は開腹術後の出血に対する手術当日のK488試験開胸術又はK636試験開腹術の算定は，原則として認められない。
　　　② 開胸又は開腹術後の出血に対する手術翌日以降のK488試験開胸術又はK636試験開腹術の算定は，原則として認められる。　　　　　　　　　　　　　　（令6.4.30 支払基金）

| K488-2 | 試験的開胸開腹術 | 17,380点 |
| K488-3 | 胸腔鏡下試験開胸術 施5 | 13,500点 |

（編注）K488-3は胸腔鏡下手術のためK931超音波凝固切開装置等加算が算定可。

→胸腔鏡下試験開胸術
　胸腔鏡による胸腔内の確認のみを行った時点で手術を中止した場合は，本区分により算定する。　（令6保医発0305・4）

| K488-4 | 胸腔鏡下試験切除術 施5 | 15,800点 |

（編注）K936自動縫合器加算が算定可（4個限度）。胸腔鏡下手術のためK931超音波凝固切開装置等加算が算定可。

→胸腔鏡下試験切除術
　胸腔鏡による胸腔内の確認を行い，臓器・組織の一部を切除した時点で手術を中止した場合は，本区分により算定する。　　　　　　　　　　　　　　（令6保医発0305・4）
　事務連絡　問　組織採取目的で胸腔鏡下に切除を行った場合には，どの区分で算定するのか。
　答　K488-4胸腔鏡下試験切除術で算定する。　（平24.3.30）

K489からK492まで　削除		
K493	骨膜外，胸膜外充填術	23,520点
K494	胸腔内（胸膜内）血腫除去術	15,350点
K494-2	胸腔鏡下胸腔内（胸膜内）血腫除去術 施5	13,500点
K495	削除	
K496	醸膿胸膜，胸膜胼胝切除術 施5	
1	1肺葉に相当する範囲以内のもの	26,340点
2	1肺葉に相当する範囲を超えるもの	33,150点
K496-2	胸腔鏡下醸膿胸膜又は胸膜胼胝切除術 施5	51,850点
K496-3	胸膜外肺剥皮術 施5	
1	1肺葉に相当する範囲以内のもの	26,340点
2	1肺葉に相当する範囲を超えるもの	33,150点
K496-4	胸腔鏡下膿胸腔搔爬術 施5	32,690点

（編注）K494-2, K496-2, K496-4は胸腔鏡下手術のためK931超音波凝固切開装置等加算が算定可。

| K496-5 | 経皮的膿胸ドレナージ術 | 5,400点 |
| | 注　挿入時に行う画像診断及び検査の費用は算定しない。 | |

→経皮的膿胸ドレナージ術
　当該手術は初回実施に限り算定し，2回目以降の処置に係るドレナージについては，J002ドレーン法（ドレナージ）により算定する。　　　　　　　　　　　（令6保医発0305・4）

K497	膿胸腔有茎筋肉弁充填術 施5	38,610点
K497-2	膿胸腔有茎大網充填術 施5	57,100点
K498	胸郭形成手術（膿胸手術の場合）施5	
1	肋骨切除を主とするもの	42,020点
2	胸膜胼胝切除を併施するもの	49,200点
K499	胸郭形成手術（肺切除後遺残腔を含む）	16,540点

→胸郭形成手術（肺切除後遺残腔を含む）
　肺結核手術，肺切除後遺残腔等に対して行われた場合に算定する。　　　　　　　　　　　　（令6保医発0305・4）

K500	削除	
K501	乳糜胸手術 低新	17,290点
K501-2	胸腔・腹腔シャントバルブ設置術 低新	12,530点
K501-3	胸腔鏡下胸管結紮術（乳糜胸手術）施5 低新	15,230点

（編注）K501-3は胸腔鏡下手術のためK931超音波凝固切開装置等加算が算定可。

縦　隔

| K502 | 縦隔腫瘍，胸腺摘出術 | 38,850点 |

（編注）K931超音波凝固切開装置等加算が算定可。

K502-2	縦隔切開術	
1	頸部からのもの，経食道によるもの	6,390点
2	経胸腔によるもの，経腹によるもの	20,050点
K502-3	胸腔鏡下縦隔切開術 施5	31,300点
K502-4	拡大胸腺摘出術	36,000点
	注　重症筋無力症に対して実施された場合に限り算定する。	
K502-5	胸腔鏡下拡大胸腺摘出術 施5 内支	58,950点
	注　重症筋無力症に対して実施された場合に限り算定する。	
K503	縦隔郭清術	37,010点

K504	縦隔悪性腫瘍手術 [複50]	
	1 単純摘出	38,850点
	2 広汎摘出	58,820点
K504-2	胸腔鏡下縦隔悪性腫瘍手術 [施5] [複50] [内支]	58,950点

（編注）胸腔鏡下手術（K502-3，K502-5，K504-2），K502-4，K504はK931超音波凝固切開装置等加算が算定可。

気管支，肺

K505及びK506	削除	
K507	肺膿瘍切開排膿術	31,030点

→肺膿瘍切開排膿術
　肺結核空洞吸引術（モナルジー法）又は肺結核空洞切開術を行った場合は本区分で算定する。　　　　（令6保医発0305・4）

K508	気管支狭窄拡張術（気管支鏡によるもの）[短1]	10,150点
K508-2	気管・気管支ステント留置術	
	1 硬性鏡によるもの	11,400点
	2 軟性鏡によるもの	8,960点
K508-3	気管支熱形成術	10,150点

→気管支熱形成術
(1) 18歳以上の重症喘息患者に対し，気管支熱形成術（気管支サーモプラスティ）を実施した場合に，本区分の所定点数を算定する。
(2) 気管支ファイバースコピーに要する費用は所定点数に含まれ，別に算定できない。　　　（令6保医発0305・4）

K508-4	気管支バルブ留置術 [施4] (p.1441) [施5]	8,960点
	注　手術に伴う画像診断及び検査の費用は算定しない。	

→気管支バルブ留置術　　　　　　　　　　摘要欄 p.1722
(1) 気管支バルブ留置術は，外科的治療を除く全ての治療法が可能な範囲で実施されている慢性閉塞性肺疾患（COPD）の患者に対し，関連学会の定める適正使用指針を遵守し実施した場合に限り算定する。
(2) 本治療の実施に当たっては，K511肺切除術若しくはK513胸腔鏡下肺切除術が適応とならない又は実施困難な理由を診療報酬明細書の摘要欄に記載する。
　　　　　　　　　　　　　　　　　　　　　　　（令6保医発0305・4）

K509	気管支異物除去術	
	1 直達鏡によるもの	9,260点
	2 開胸手術によるもの	45,650点
K509-2	気管支肺胞洗浄術	6,090点
	注　成人の肺胞蛋白症に対して治療の目的で行われた場合に限り算定する。	
K509-3	気管支内視鏡的放射線治療用マーカー留置術	10,000点

→気管支内視鏡的放射線治療用マーカー留置術
　放射線治療目的でマーカーを留置した場合に限り算定し，マーカー代は所定点数に含まれ，別に算定できない。
　植込み型病変識別マーカーを用いて，経皮的にマーカー留置を行った場合は，気管支内視鏡的放射線治療用マーカー留置術に準じて算定する。この際，マーカー代は所定点数に含まれ，別に算定できない。（令6保医発0305・4）

K509-4	気管支瘻孔閉鎖術	9,130点

→気管支瘻孔閉鎖術
(1) 気管支瘻孔閉鎖術は，気管支用充填材を用いて気管支の瘻孔閉鎖を実施した場合に算定する。
(2) 気管支ファイバースコピーに要する費用は所定点数に含まれ，別に算定できない。　　　（令6保医発0305・4）

K510	気管支腫瘍摘出術（気管支鏡又は気管支ファイバースコープによるもの）[短1]	8,040点
K510-2	光線力学療法	
	1 早期肺がん（0期又は1期に限る）に対するもの	10,450点
	2 その他のもの	10,450点

→光線力学療法
　ポルフィマーナトリウムを投与した患者に対しエキシマ・ダイ・レーザー（波長630nm）及びYAG-OPOレーザーを使用した場合など，保険適用された薬剤，機器を用いて行った場合に限り算定できる。（令6保医発0305・4）

K510-3	気管支鏡下レーザー腫瘍焼灼術	12,020点
K511	肺切除術 [施5] [複50]	
	1 楔状部分切除	27,520点
	2 区域切除（1肺葉に満たないもの）	58,430点
	3 肺葉切除 [低新]	58,350点
	4 複合切除（1肺葉を超えるもの）	64,850点
	5 1側肺全摘	59,830点
	6 気管支形成を伴う肺切除	76,230点

（編注）K511はK931超音波凝固切開装置等加算，K936自動縫合器加算（6個限度）が算定可。K511の「2」はK939画像等手術支援加算「1」が算定可。

→心筋損傷縫合，心嚢縫合，横隔膜縫合，胃の腹腔内還納等の併施
　刺創のため開腹，開胸により心筋損傷の縫合，心嚢の縫合，横隔膜の縫合，胃の腹腔内還納等の手術を併施した場合は，K511肺切除術の「2」により算定する。
　　　　　　　　　　　　　　　　　　　　　　　（令6保医発0305・4）

→肺切除と胸郭形成手術の併施
　K511肺切除術の「5」により算定する。（令6保医発0305・4）

→肺気腫に対する正中切開による肺縮縮術
　K511肺切除術の「1」に準じて算定する。（令6保医発0305・4）

→肺縫縮術
　肺気腫に対する正中切開による肺縫縮術に当たって自動縫合器を使用した場合は，K936自動縫合器加算の加算点数に15個を限度として使用個数を乗じて得た点数を加算する。　　　　　　　　　　　　　　　　（令6保医発0305・4）

K512	削除	
K513	胸腔鏡下肺切除術 [施5] [低新]	
	1 肺嚢胞手術（楔状部分切除によるもの）	39,830点
	2 部分切除	45,300点
	3 区域切除 [内支]	72,600点
	4 肺葉切除又は1肺葉を超えるもの [内支]	81,000点

（編注）K936自動縫合器加算（6個限度），胸腔鏡下手術のためK931超音波凝固切開装置等加算が算定可。K513の「2」～「4」はK939画像等手術支援加算「1」が算定可。

→胸腔鏡下肺切除術
　慢性閉塞性肺疾患（COPD）に対する治療的な胸腔鏡下肺切除術については「1」により算定する。
(令6保医発0305・4)

K513-2　胸腔鏡下良性縦隔腫瘍手術 施5
複50 内支　　　　　　　　　　　　　58,950点

（編注）胸腔鏡下手術のためK931超音波凝固切開装置等加算が算定可。

→胸腔鏡下良性縦隔腫瘍手術
(1)　胸腔鏡下胸腺摘出術（重症筋無力症に対するものを除く）については本区分で算定する。
(2)　胸腔鏡下縦隔腫瘍摘出術については，本区分で算定する。
(令6保医発0305・4)

K513-3　胸腔鏡下良性胸壁腫瘍手術 施5　　58,950点
K513-4　胸腔鏡下肺縫縮術 施5　　　　　　53,130点

（編注）胸腔鏡下手術（K513-3，K513-4）はK931超音波凝固切開装置等加算が算定可。

K514　肺悪性腫瘍手術 施5 複50
　1　部分切除　　　　　　　　　　　　　60,350点
　2　区域切除　　　　　　　　　　　　　69,250点
　3　肺葉切除又は1肺葉を超えるもの　　72,640点
　4　肺全摘　　　　　　　　　　　　　　72,640点
　5　隣接臓器合併切除を伴う肺切除　　　78,400点
　6　気管支形成を伴う肺切除　　　　　　80,460点
　7　気管支分岐部切除を伴う肺切除　　124,860点
　8　気管支分岐部再建を伴う肺切除　　127,130点
　9　胸膜肺全摘　　　　　　　　　　　　92,000点
　10　壁側・臓側胸膜全切除（横隔膜，心膜合併切除を伴うもの）施4 (p.1442)　105,000点
　注　9及び10については，悪性びまん性胸膜中皮腫に対して実施した場合に限り算定する。

（編注）K931超音波凝固切開装置等加算，K936自動縫合器加算（6個限度）が算定可。K514の「2」はK939画像等手術支援加算「1」が算定可。
（編注）K514「9」はL009麻酔管理料（Ⅰ）長時間麻酔管理加算の対象手術。
（編注）N006病理診断料・悪性腫瘍病理組織標本加算の対象。

K514-2　胸腔鏡下肺悪性腫瘍手術 複50
　1　部分切除　　　　　　　　　　　　　60,170点
　2　区域切除　内支　　　　　　　　　　72,640点
　3　肺葉切除又は1肺葉を超えるもの　　
　　　内支　　　　　　　　　　　　　　　92,000点
　4　気管支形成を伴う肺切除　施4 (p.1442)
　　　施5　　　　　　　　　　　　　　107,800点
　5　肺全摘　　　　　　　　　　　　　　93,000点

（編注）胸腔鏡下手術のためK931超音波凝固切開装置等加算が算定可。K936自動縫合器加算（K514-2「1」は6個限度，「2」「3」は8個限度）が算定可。K514-2「2」はK939画像等手術支援加算「1」が算定可。
（編注）N006病理診断料・悪性腫瘍病理組織標本加算の対象。

K514-3　移植用肺採取術（死体）（両側）　80,460点
　注　肺提供者に係る組織適合性試験の費用は，所定点数に含まれる。

（編注）K931超音波凝固切開装置等加算，K936自動縫合器加算（2個限度）が算定可。

→移植用肺採取術（死体）（両側）
(1)　移植用肺採取術（死体）の所定点数は，臓器の移植に関する法律第6条第2項に規定する脳死した者の身体から肺の移植が行われた場合に，移植を行った保険医療機関において算定する。
(2)　移植用肺採取術の所定点数には，脳死した者の身体から移植のための肺採取を行う際の採取前の採取対象肺の灌流，肺採取，採取肺の灌流及び保存並びにリンパ節の保存に要する人件費，薬品・容器等の材料費等の費用が全て含まれる。ただし，肺採取を行う医師を派遣した場合における医師の派遣に要した費用及び採取肺を搬送した場合における搬送に要した費用については療養費として支給し，それらの額は移送費の算定方法により算定する。
(3)　部分肺を用いて複数の者に対する移植が行われた場合には，移植を行った保険医療機関それぞれにおいて算定する。
(4)　肺移植を行った保険医療機関と肺移植に用いる健肺を採取した保険医療機関とが異なる場合の診療報酬の請求は，肺移植を行った保険医療機関で行い，診療報酬の分配は相互の合議に委ねる。
(令6保医発0305・4)

（編注）臓器等移植に係る感染症検査の取扱いはp.763

K514-4　同種死体肺移植術 施4 (p.1442)
　　　　　　　　　　　　　　　　　　139,230点
　注1　肺移植者に係る組織適合性試験の費用は，所定点数に含まれる。
　　2　抗HLA抗体検査を行う場合には，**抗HLA抗体検査加算**として，4,000点を所定点数に加算する。
　　3　両側肺を移植した場合は，**両側肺移植加算**として，45,000点を所定点数に加算する。

（編注）K931超音波凝固切開装置等加算，K936自動縫合器加算（6個限度）が算定可。L009麻酔管理料（Ⅰ）長時間麻酔管理加算の対象。

→同種死体肺移植術
(1)　同種死体肺移植術の所定点数は，臓器の移植に関する法律第6条第2項に規定する脳死した者の身体から肺の移植が行われた場合に限り算定する。
(2)　同種死体肺移植術の所定点数には，灌流の費用が含まれる。
(3)　肺移植を行った保険医療機関と肺移植に用いる健肺を採取した保険医療機関とが異なる場合の診療報酬の請求は，肺移植を行った保険医療機関で行い，診療報酬の分配は相互の合議に委ねる。
(令6保医発0305・4)

（編注）臓器等移植に係る感染症検査の取扱いはp.763

K514-5　移植用部分肺採取術（生体）　60,750点
　注　肺提供者に係る組織適合性試験の費用は，所定点数に含まれる。

（編注）K931超音波凝固切開装置等加算，K936自動縫合器加算（2個限度）が算定可。

→移植用部分肺採取術（生体）
　肺移植を行った保険医療機関と肺移植に用いる健肺を採取した保険医療機関とが異なる場合の診療報酬の請求は，肺移植を行った保険医療機関で行い，診療報酬の分配は相互の合議に委ねる。なお，請求に当たっては，肺移植者の**診療報酬明細書**の摘要欄に肺提供者の療養上の費用に係る合計点数を併せて記載するとともに，肺提供者の療養に係る所定点数を記載した**診療報酬明細書**を添

付する。 〔令6保医発0305・4〕

（編注）臓器等移植に係る感染症検査の取扱いはp.763

K514-6　生体部分肺移植術　施4　(p.1442)
肺　　　　　　　　　　　　　　　　　　130,260点

注1　生体部分肺を移植した場合は，生体部分肺の摘出のために要した提供者の療養上の費用として，この表に掲げる所定点数により算定した点数を加算する。
　2　肺移植者に係る組織適合性試験の費用は，所定点数に含まれる。
　3　抗HLA抗体検査を行う場合には，**抗HLA抗体検査加算**として，4,000点を所定点数に加算する。
　4　両側肺を移植した場合は，**両側肺移植加算**として，45,000点を所定点数に加算する。

（編注）K931超音波凝固切開装置等加算，K936自動縫合器加算（6個限度）が算定可。

→生体部分肺移植術
(1) 対象疾患は，肺動脈性肺高血圧症，肺静脈狭窄症，肺毛細血管腫症，特発性間質性肺炎，気管支拡張症，肺サルコイドーシス，肺リンパ脈管筋腫症，アイゼンメンジャー症候群，その他の間質性肺炎，閉塞性細気管支炎，じん肺，肺好酸球性肉芽腫症，びまん性汎細気管支炎，慢性血栓塞栓性肺高血圧症，多発性肺動静脈瘻，α1アンチトリプシン欠損型肺気腫，その他の肺気腫，嚢胞性線維症，肺嚢胞症，慢性過敏性肺臓炎，その他肺・心肺移植関連学会協議会で承認する進行性肺疾患である。
(2) 生体肺を移植する場合においては，日本移植学会が作成した「生体部分肺移植ガイドライン」を遵守している場合に限り算定する。
(3) 生体肺を移植する場合においては肺提供者から移植肺を摘出することに係る全ての療養上の費用を所定点数により算出し，生体部分肺移植術の所定点数に加算する。なお，肺提供者の生体肺を摘出することに係る療養上の費用には，食事の提供も含まれ，具体的には，「入院時食事療養費に係る食事療養及び入院時生活療養費に係る生活療養の費用の額の算定に関する基準」（平成18年厚生労働省告示第99号）によって算定した費用額を10円で除して得た数と他の療養上の費用に係る点数を合計した点数とする。この場合，肺提供者から食事に係る標準負担額を求めることはできない。
(4) 生体部分肺移植術の所定点数には，灌流の費用が含まれる。
(5) 肺移植を行った保険医療機関と肺移植に用いる健肺を摘出した保険医療機関とが異なる場合の診療報酬の請求は，肺移植を行った保険医療機関で行い，診療報酬の分配は相互の合議に委ねる。なお，請求に当たっては，肺移植者の**診療報酬明細書**の摘要欄に肺提供者の療養上の費用に係る合計点数を併せて記載するとともに，肺提供者の療養に係る所定点数を記載した**診療報酬明細書**を添付する。〔令6保医発0305・4〕

（編注）臓器等移植に係る感染症検査の取扱いはp.763

K514-7　肺悪性腫瘍及び胸腔内軟部腫瘍ラジオ波焼灼療法（一連として）施4　(p.1442)
1　2cm以内のもの　　　　　　　15,000点
2　2cmを超えるもの　　　　　　21,960点

注　フュージョンイメージングを用いて行った場合は，**フュージョンイメージング加算**として，200点を所定点数に加算する。

→肺悪性腫瘍及び胸腔内軟部腫瘍ラジオ波焼灼療法（一連として）
　肺悪性腫瘍及び胸腔内軟部腫瘍ラジオ波焼灼療法（一連として）は，標準治療不適応又は不応の肺悪性腫瘍及び胸腔内軟部腫瘍症例に対して，関係学会の定める指針を遵守して実施した場合に限り算定する。なお，ここでいう2cmとは，ラジオ波による焼灼範囲ではなく，腫瘍の長径をいう。〔令6保医発0305・4〕

K515　肺剥皮術　　　　　　　　　　　32,600点
K516　気管支瘻閉鎖術　　　　　　　　59,170点

→一次的胸郭形成手術，肺尖剥離，空洞切開術，空洞縫縮術の併施
　巨大な陳旧性空洞（排菌があるものに限る）の結核に対して，一次的胸郭形成手術（第1，第2及び第3肋骨）に，肺尖剥離，空洞切開術（空洞内容郭清）及び肺を含めた空洞縫縮術を同時に行った場合は，本区分（K516）により算定する。〔令6保医発0305・4〕

K517　肺縫縮術　　　　　　　　　　　28,220点

（編注）K936自動縫合器加算（医学的に必要な数）が算定可。

→肺気腫に対する正中切開による肺縫縮術
　K511肺切除術の「1」に準じて算定する。〔令6保医発0305・4〕

→肺縫縮術
　肺気腫に対する正中切開による肺縫縮術に当たって自動縫合器を使用した場合は，K936自動縫合器加算の加算点数に15個を限度として使用個数を乗じて得た点数を加算する。〔令6保医発0305・4〕

K518　気管支形成手術　施5
1　楔状切除術　　　　　　　　　　64,030点
2　輪状切除術　　　　　　　　　　66,010点

K519　先天性気管狭窄症手術　施5　低新
　　　　　　　　　　　　　　　　　146,950点

（編注）K519と，「第8款 心・脈管」に掲げる手術（K538～K628）を同時に行った場合，同一手術野・同一病巣であっても，それぞれ所定点数が算定できる。

（編注）K519はL009麻酔管理料（Ⅰ）長時間麻酔管理加算の対象。

食 道

K520　食道縫合術（穿孔，損傷）
1　頸部手術　　　　　　　　　　　17,070点
2　開胸手術　　　　　　　　　　　28,210点
3　開腹手術　　　　　　　　　　　17,750点
4　内視鏡によるもの　施4　(p.1442)　10,300点

K521　食道周囲膿瘍切開誘導術
1　開胸手術　　　　　　　　　　　28,210点
2　胸骨切開によるもの　　　　　　23,290点
3　その他のもの（頸部手術を含む）　7,920点

K522　食道狭窄拡張術　低新
1　内視鏡によるもの　　　　　　　9,450点
2　食道ブジー法　　　　　　　　　2,950点
3　拡張用バルーンによるもの　　　12,480点

注1　1及び2については，短期間又は同一入院期間中，回数にかかわらず，第1回目の実施日に1回に限り算定する。

 2 3については，短期間又は同一入院期間中，2回に限り算定する。

→**食道狭窄拡張術**
 マイクロ波凝固療法を実施した場合における当該療法に係る費用は，所定点数に含まれる。(令6保医発0305・4)

参考 ① 外来において，前回手術日から2週間以上経過しているK522食道狭窄拡張術「1」内視鏡によるもの，「2」食道ブジー法の再算定は，原則として認められる。
② 外来において，前回手術日から2週間未満でのK522食道狭窄拡張術「1」内視鏡によるもの，「2」食道ブジー法の再算定は，原則として認められない。(令6.6.28 支払基金)

K522-2 食道ステント留置術	6,300点
K522-3 食道空置バイパス作成術	65,900点

（編注）K522-3はK931超音波凝固切開装置等加算，K936自動縫合器加算（4個限度），K936-2自動吻合器加算（1個限度）が算定可。

K523 食道異物摘出術	
1 頸部手術によるもの	27,890点
2 開胸手術によるもの	28,210点
3 開腹手術によるもの	27,720点
K523-2 硬性内視鏡下食道異物摘出術	5,360点
注 硬性内視鏡下食道異物摘出術と併せて行った，K369咽頭異物摘出術（2に限る）及びK653-3内視鏡的食道及び胃内異物摘出術の費用は所定点数に含まれる。	
K524 食道憩室切除術	
1 頸部手術によるもの	24,730点
2 開胸によるもの	34,570点
K524-2 胸腔鏡下食道憩室切除術 施5	39,930点
K524-3 腹腔鏡下食道憩室切除術 施5	39,930点

（編注）K524-2，K524-3はK936自動縫合器加算（K524-2は3個限度，K524-3は医学的に必要な個数）が算定可。K524-2は胸腔鏡下手術，K524-3は腹腔鏡下手術のため，K931超音波凝固切開装置等加算が算定可。

K525 食道切除再建術 施5	
1 頸部，胸部，腹部の操作によるもの	77,040点
2 胸部，腹部の操作によるもの	69,690点
3 腹部の操作によるもの	51,420点

（編注）K936自動縫合器加算（4個限度），K936-2自動吻合器加算（1個限度）が算定可。

K525-2 胸壁外皮膚管形成吻合術	
1 頸部，胸部，腹部の操作によるもの	77,040点
2 胸部，腹部の操作によるもの	69,690点
3 腹部の操作によるもの	51,420点
4 バイパスのみ作成する場合	45,230点

→**胸壁外皮膚管形成吻合術**
 薬物腐蝕による全食道狭窄に対して本手術を行った場合に算定する。(令6保医発0305・4)

K525-3 非開胸食道抜去術（消化管再建手術を併施するもの）	69,690点
K526 食道腫瘍摘出術	
1 内視鏡によるもの	8,480点
2 開胸又は開腹手術によるもの 施5	37,550点
3 腹腔鏡下，縦隔鏡下又は胸腔鏡下によるもの 施5	50,250点

（編注）胸腔鏡下又は腹腔鏡下手術（K526「3」）は，K931超音波凝固切開装置等加算が算定可。

→**食道腫瘍摘出術**
 「1」を行った場合について，マイクロ波凝固療法を実施した場合における当該療法に係る費用は，所定点数に含まれる。(令6保医発0305・4)

K526-2 内視鏡的食道粘膜切除術	
1 早期悪性腫瘍粘膜切除術	8,840点
2 早期悪性腫瘍粘膜下層剥離術	22,100点

→**内視鏡的食道粘膜切除術**
 マイクロ波凝固療法を実施した場合における当該療法に係る費用は，所定点数に含まれる。(令6保医発0305・4)

K526-3 内視鏡的表在性食道悪性腫瘍光線力学療法	12,950点

→**内視鏡的表在性食道悪性腫瘍光線力学療法**
 ポルフィマーナトリウムを投与した患者に対しエキシマ・ダイ・レーザー（波長630nm）及びYAG-OPOレーザーを使用した場合など，保険適用された薬剤，機器を用いて行った場合（タラポルフィンナトリウム及び半導体レーザー用プローブを用いた場合は除く）に限り算定できる。(令6保医発0305・4)

K526-4 内視鏡的食道悪性腫瘍光線力学療法	22,100点

→**内視鏡的食道悪性腫瘍光線力学療法**
(1) タラポルフィンナトリウム及び半導体レーザー用プローブを用いて，以下のいずれにも該当する局所遺残再発食道悪性腫瘍に対して光線力学療法を実施した場合に算定する。
 ア 外科的切除又は内視鏡的治療等の根治的治療が不可能であるもの
 イ 壁深達度が固有筋層を越えないもの
 ウ 長径が3cm以下かつ周在性が1/2周以下であるもの
 エ 頸部食道に及ばないもの
 オ 遠隔転移及びリンパ節転移のいずれも有さないもの
(2) 内視鏡的食道悪性腫瘍光線力学療法の実施に当たり，追加照射の要否を判定するための内視鏡検査及び追加照射に係る費用は全て所定の点数に含まれ，別に算定できない。(令6保医発0305・4)

K527 食道悪性腫瘍手術（単に切除のみのもの） 施5 複50	
1 頸部食道の場合	47,530点
2 胸部食道の場合	56,950点

（編注）K930脊髄誘発電位測定等加算「1」，K931超音波凝固切開装置等加算が算定可。

→**食道悪性腫瘍手術（単に切除のみのもの）**
 単に腫瘍のみを切除した場合については，K526食道腫瘍摘出術で算定する。(令6保医発0305・4)

K527-2 食道切除術（単に切除のみのもの） 複50	46,100点

→食道切除術（単に切除のみのもの）
(1) 一期的な食道切除再建術が困難な場合であって，食道切除術を行ったときに算定する。
(2) 大動脈ステント内挿術後であって，食道大動脈瘻に対する食道切除術を行った場合には，本区分の所定点数により算定する。
（令6保医発0305・4）

K528　先天性食道閉鎖症根治手術 乳施
 低新　　　　　　　　　　　　　　64,820点
K528-2　先天性食道狭窄症根治手術　51,220点
K528-3　胸腔鏡下先天性食道閉鎖症根治手術 施5 乳施 低新　　　76,320点

（編注）K528-3は胸腔鏡下手術のためK931超音波凝固切開装置等加算が算定可。

K529　食道悪性腫瘍手術（消化管再建手術を併施するもの） 施5 複50
　1　頸部，胸部，腹部の操作によるもの
　　　　　　　　　　　　　　　　　122,540点
　2　胸部，腹部の操作によるもの　101,490点
　3　腹部の操作によるもの　　　　69,840点
　注1　有茎腸管移植を併せて行った場合は，7,500点を加算する。
　　2　血行再建を併せて行った場合は，3,000点を加算する。

（編注）K529はK931超音波凝固切開装置等加算，K936自動縫合器加算（「1」「2」は8個限度，「3」は4個限度），K936-2自動吻合器加算（1個限度）が算定可。
（編注）K529「1」「2」はK930脊髄誘発電位測定等加算「1」が算定可。
（編注）K529「1」はL009麻酔管理料（Ⅰ）長時間麻酔管理加算の対象。
（編注）N006病理診断料・悪性腫瘍病理組織標本加算の対象。

K529-2　胸腔鏡下食道悪性腫瘍手術 施5 内支
　1　頸部，胸部，腹部の操作によるもの
　　　　　　　　　　　　　　　　　133,240点
　2　胸部，腹部の操作によるもの　122,290点
　注　有茎腸管移植を併せて行った場合は，7,500点を加算する。

（編注）K930脊髄誘発電位測定等加算「1」，K936自動縫合器加算（8個限度），K936-2自動吻合器加算（1個限度）が算定可。胸腔鏡下手術のためK931超音波凝固切開装置等加算が算定可。
（編注）K529-2「1」「2」はL009麻酔管理料（Ⅰ）長時間麻酔管理加算の対象手術。
（編注）N006病理診断料・悪性腫瘍病理組織標本加算の対象。
事務連絡　問　K529-2胸腔鏡下食道悪性腫瘍手術について，K931超音波凝固切開装置等加算の算定留意事項通知の悪性腫瘍等に係る手術に掲げられていないが，超音波凝固切開装置等加算を併せて算定することは出来るのか。
答　胸腔鏡による手術については超音波凝固切開装置等加算の算定は可能であるため，併せて算定できる。
（平28.3.31）

K529-3　縦隔鏡下食道悪性腫瘍手術 施5
　内支　　　　　　　　　　　　　109,240点

（編注）K930脊髄誘発電位測定等加算「1」，K936自動縫合器加算（8個限度），K936-2自動吻合器加算（1個限度）が算定可。
（編注）N006病理診断料・悪性腫瘍病理組織標本加算の対象。

K529-4　再建胃管悪性腫瘍手術
　1　頸部，胸部，腹部の操作によるもの
　　　　　　　　　　　　　　　　　112,190点
　2　頸部，腹部の操作によるもの　101,670点

K529-5　喉頭温存頸部食道悪性腫瘍手術（消化管再建手術を併施するもの） 施5　153,330点

（編注）K529-5はK930脊髄誘発電位測定等加算「1」，K931超音波凝固切開装置等加算，K936自動縫合器加算（4個限度），K936-2自動吻合器加算（1個限度）が算定可。
（編注）N006病理診断料・悪性腫瘍病理組織標本の対象。

→喉頭温存頸部食道悪性腫瘍手術（消化管再建手術を併施するもの）
(1) 頸部食道癌に対して，喉頭を温存し，顕微鏡下の血管吻合を伴う遊離空腸による再建を行ったときに算定する。
(2) 消化管再建に係る費用は所定点数に含まれる。
（令6保医発0305・4）

K530　食道アカラシア形成手術　32,710点
K530-2　腹腔鏡下食道アカラシア形成手術 施5
　　　　　　　　　　　　　　　　　44,500点

（編注）腹腔鏡下手術（K530-2）はK931超音波凝固切開装置等加算が算定可。

→腹腔鏡下食道アカラシア形成手術
胸腔鏡下（腹腔鏡下を含む）食道筋層切開術は本区分で算定する。
（令6保医発0305・4）

K530-3　内視鏡下筋層切開術 施4 (p.1442)
　　　　　　　　　　　　　　　　　22,100点

→内視鏡下筋層切開術
食道アカラシア，食道びまん性けいれん症等の食道運動機能障害を有するもの（食道の内腔が狭窄しているものに限る）に対して実施した場合に限り算定する。
（令6保医発0305・4）

K531　食道切除後2次的再建術 施5
　1　皮弁形成によるもの　　　　　43,920点
　2　消化管利用によるもの　　　　64,300点

（編注）K931超音波凝固切開装置等加算，K936自動縫合器加算（4個限度），K936-2自動吻合器加算（1個限度）が算定可。

K532　食道・胃静脈瘤手術
　1　血行遮断術を主とするもの　　37,620点
　2　食道離断術を主とするもの　　42,130点
K532-2　食道静脈瘤手術（開腹）　34,240点

（編注）K532，K532-2はK936自動縫合器加算（医学的に必要な個数），K936-2自動吻合器加算（1個限度）が算定可。

K532-3　腹腔鏡下食道静脈瘤手術（胃上部血行遮断術） 施5　　　　　　　49,800点

（編注）腹腔鏡下手術のためK931超音波凝固切開装置等加算が算定可。

K533　食道・胃静脈瘤硬化療法（内視鏡によるもの）（一連として）　　　8,990点

→食道・胃静脈瘤硬化療法
(1) 「一連」とは1週間を目安とする。治療上の必要があって初回実施後1週間を経過して実施した場合は改めて所定点数を算定する。

(2) 食道・胃静脈瘤硬化療法とK533-2内視鏡的食道・胃静脈瘤結紮術又はK533-3内視鏡的胃静脈瘤組織接着剤注入術を併施した場合（一連の期間内において異なる日に実施する場合を含む）は，主たるもののみで算定する。
(3) マイクロ波凝固療法を実施した場合における当該療法に係る費用は，所定点数に含まれる。 (令6保医発0305・4)

参考 K533食道・胃静脈瘤硬化療法又はK533-2内視鏡的食道・胃静脈瘤結紮術時におけるトロンビン【内服薬】の算定は，原則として認められる。
(令7.1.31 支払基金)

事務連絡 問 K533食道・胃静脈瘤硬化療法については，1週間を目安として算定することとしているが，1週間を経ないと実施してはいけないのか。
答 1週間の一連の行為を評価したものであり，1週間以内の場合でも，手術を実施して差し支えない。
(平24.3.30)

K533-2　内視鏡的食道・胃静脈瘤結紮術　8,990点
→内視鏡的食道・胃静脈瘤結紮術
(1) 一連の期間（概ね1週間）において，1回に限り算定する。治療上の必要があって初回実施後1週間を経過して実施した場合は改めて所定点数を算定する。
(2) マイクロ波凝固療法を実施した場合における当該療法に係る費用は，所定点数に含まれる。 (令6保医発0305・4)

K533-3　内視鏡的胃静脈瘤組織接着剤注入術　3,250点
→内視鏡的胃静脈瘤組織接着剤注入術
(1) 治療上の必要があって初回実施後1週間を経過して実施した場合は改めて所定点数を算定する。
(2) 一連の期間内において，K533食道・胃静脈瘤硬化療法，K533-2内視鏡的食道・胃静脈瘤結紮術，K621門脈体循環静脈吻合術（門脈圧亢進症手術）又はK668-2バルーン閉塞下逆行性経静脈的塞栓術を実施した場合は，主たるもののみ算定する。なお，「一連」とは1週間を目安とする。
(3) マイクロ波凝固療法を実施した場合における当該療法に係る費用は，所定点数に含まれる。 (令6保医発0305・4)

横隔膜

K534	横隔膜縫合術 複50	
1	経胸又は経腹	33,460点
2	経胸及び経腹	40,910点
K534-2	横隔膜レラクサチオ手術	
1	経胸又は経腹	27,890点
2	経胸及び経腹	37,620点
K534-3	胸腔鏡下（腹腔鏡下を含む）横隔膜縫合術 施5 低新	31,990点
K534-4	腹腔鏡下横隔膜電極植込術 施5	42,180点

→腹腔鏡下横隔膜電極植込術
横隔神経電気刺激装置の電極の植込みを行った場合に算定する。 (令6保医発0305・4)
（編注）胸腔鏡下手術（K534-3），腹腔鏡下手術（K534-4）はK931超音波凝固切開装置等加算が算定可。

K535	胸腹裂孔ヘルニア手術 乳施 低新 複50	
1	経胸又は経腹	29,560点
2	経胸及び経腹	39,040点
K536	後胸骨ヘルニア手術	27,380点
K537	食道裂孔ヘルニア手術 施5	
1	経胸又は経腹	27,380点
2	経胸及び経腹	38,290点
K537-2	腹腔鏡下食道裂孔ヘルニア手術 施5	42,180点

（編注）腹腔鏡下手術（K537-2）はK931超音波凝固切開装置等加算が算定可。

第8款　心・脈管

（編注）「第8款」の手術（K538～K628）と，K519先天性気管狭窄症手術を同時に行った場合，同一手術野・同一病巣であっても，それぞれ所定点数が算定できる（「通則14」）。
（編注）「心・脈管」の悪性腫瘍手術は「通則17」周術期口腔機能管理後手術加算の対象手術。
（編注）冠動脈血行再建術において，インドシアニングリーン若しくはアミノレブリン酸塩酸塩を用いて血管撮影を行った場合，K939-2術中血管等描出撮影加算が算定可。

心，心膜，肺動静脈，冠血管等

（編注）「心，心膜，肺動静脈，冠血管等」の手術（全身麻酔下）は「通則17」周術期口腔機能管理後手術加算の対象手術。

K538	心膜縫合術	9,180点
K538-2	心筋縫合止血術（外傷性）	11,800点
K539	心膜切開術	9,420点
K539-2	心膜嚢胞，心膜腫瘍切除術	15,240点
K539-3	胸腔鏡下心膜開窓術 施5	16,540点

（編注）胸腔鏡下手術（K539-3）はK931超音波凝固切開装置等加算が算定可。

K540	収縮性心膜炎手術	51,650点
K541	試験開心術 施5	24,700点
K542	心腔内異物除去術 施5	39,270点
K543	心房内血栓除去術 施5	39,270点
K544	心腫瘍摘出術，心腔内粘液腫摘出術 施5 複50	
1	単独のもの	
イ	胸腔鏡下によるもの	90,600点
ロ	その他のもの	60,600点
2	冠動脈血行再建術（1吻合）を伴うもの	77,770点
3	冠動脈血行再建術（2吻合以上）を伴うもの	91,910点

（編注）K544「1」の「イ」は胸腔鏡下手術のためK931超音波凝固切開装置等加算が算定可。「2」「3」の「冠動脈血行再建術」に当たりグラフト血流を測定した場合，K937-2術中グラフト血流測定加算が算定可。
（編注）「冠動脈血行再建術」において，インドシアニングリーン又はアミノレブリン酸塩酸塩を用いて血管撮影を行った場合，K939-2術中血管等描出撮影加算が算定可。

K545　開胸心臓マッサージ 複50　9,400点
→開胸心臓マッサージに併せて行った人工呼吸
J045人工呼吸により別に算定する。 (令6保医発0305・4)
→開胸心臓マッサージに併せて行ったカウンターショック
J047カウンターショックにより別に算定する。 (令6保医発0305・4)

K546　経皮的冠動脈形成術 施4 (p.1443) 施5
1　急性心筋梗塞に対するもの　36,000点

2　不安定狭心症に対するもの　　　22,000点
　　3　その他のもの　　　　　　　　　19,300点
　注　手術に伴う画像診断及び検査の費用は算定しない。

（編注）「通則4」の対象だが，基準を満たせば届出不要。

→経皮的冠動脈形成術　　　　　　　摘要欄 p.1722

(1) D206心臓カテーテル法における75％以上の狭窄病変が存在する症例に対して当該手術を行った場合に算定する。なお，医学的根拠に基づきこれ以外の症例に対して算定する場合にあっては，**診療報酬明細書**の摘要欄にその理由及び医学的根拠を詳細に記載する。

(2) 「1」の急性心筋梗塞に対するものは，次のいずれにも該当する急性心筋梗塞患者に対して実施した場合に算定する。ただし，冠動脈インターベンション治療（K546からK550-2まで）又は冠動脈バイパス術（K552及びK552-2）後24時間以内に発症した場合は「1」の急性心筋梗塞に対するものは算定できない。なお，**診療報酬明細書**の摘要欄にアからウまでのそれぞれについて，要件を満たす医学的根拠について記載する。
　ア　心筋トロポニンT（TnT）又は心筋トロポニンIが高値である又は心筋トロポニンT（TnT）若しくは心筋トロポニンIの測定ができない場合であってCK-MBが高値である。なお，**診療報酬明細書**の摘要欄に測定項目及びその値について記載する。
　イ　以下の(イ)から(ホ)までのいずれかに該当する。なお，**診療報酬明細書**の摘要欄に該当項目及びその所見の得られた時刻を記載する。
　　(イ)　胸痛等の虚血症状
　　(ロ)　新規のST-T変化又は新規の左脚ブロック
　　(ハ)　新規の異常Q波の出現
　　(ニ)　心臓超音波検査又は左室造影で認められる新規の心筋の可動性の低下又は壁運動異常
　　(ホ)　冠動脈造影で認められる冠動脈内の血栓
　ウ　以下の(イ)又は(ロ)のいずれかに該当する。なお，**診療報酬明細書**の摘要欄に該当項目，発症時刻，来院時刻及び再開通した時刻を記載する。
　　(イ)　症状発現後12時間以内に来院し，来院からバルーンカテーテルによる責任病変の再開通までの時間（door to balloon time）が90分以内である。
　　(ロ)　症状発現後36時間以内に来院し，心原性ショック（Killip分類class IV）である。

(3) 「2」の不安定狭心症に対するものは，次のいずれにも該当する不安定狭心症患者に対して実施した場合に算定する。なお，**診療報酬明細書**の摘要欄にアからウまでのそれぞれについて，要件を満たす医学的根拠について記載する。
　ア　日本循環器学会の承認を得た非ST上昇型急性冠症候群ガイドラインにおける不安定狭心症の分類で重症度class I，class II又はclass IIIである。なお，**診療報酬明細書**の摘要欄に重症度及びその医学的根拠を記載する。
　イ　日本循環器学会の承認を得た非ST上昇型急性冠症候群ガイドラインにおける急性冠症候群の短期リスク評価が高リスク又は中等度リスクである。なお，**診療報酬明細書**の摘要欄に短期リスク評価及びその医学的根拠を記載する。
　ウ　来院から24時間以内（院内発症の場合は症状発現後24時間以内）に当該手術を開始する。なお，**診療報酬明細書**の摘要欄に来院時刻及び手術開始時刻を記載する。

(4) 「3」のその他のものは，原則として次のいずれかに該当する病変に対して実施した場合に算定することとし，**診療報酬明細書**の摘要欄にアからウまでのいずれかの要件を満たす医学的根拠について記載する。なお，ウの病変に対して実施する場合は，循環器内科又は心臓血管外科を担当する医師が複数名参加するカンファレンス等により医学的な必要性を検討する。また，実施の医学的な必要性及び検討の結果を**診療録**及び**診療報酬明細書**の摘要欄に記載する。
　ア　機能的虚血の原因である狭窄病変
　イ　D206心臓カテーテル法における90％以上の狭窄病変
　ウ　その他医学的必要性が認められる病変

(5) (2)のア及びイに該当する急性心筋梗塞患者に対して，(3)のウを満たして当該手術を実施した場合は，「2」に準じて算定する。

(6) 次の表に該当する場合は，経皮的冠動脈形成術用カテーテルに係る費用は，それぞれ次の表に示す本数を算定する。なお，医学的根拠に基づきこれを上回る本数を算定する場合にあっては，**診療報酬明細書**の摘要欄にその理由及び医学的根拠を詳細に記載する。

	病変箇所数	経皮的冠動脈形成術用カテーテル算定本数
完全閉塞病変の場合	1箇所	2本以下
	2箇所	3本以下
完全閉塞病変以外の場合	1箇所	1本以下
	2箇所	2本以下

(7) 同一医療機関において，同一患者の同一標的病変に対してK546経皮的冠動脈形成術，K547経皮的冠動脈粥腫切除術，K548経皮的冠動脈形成術（特殊カテーテルによるもの）又はK549経皮的冠動脈ステント留置術を行う場合の合計回数は，5年間に2回以下を標準とする。なお，医学的根拠に基づきこれを超える回数の手術を実施する場合にあっては，以下の事項を**診療報酬明細書**の摘要欄に詳細に記載する。
　ア　過去の実施時期
　イ　実施した手術及びそれぞれの実施時において使用した経皮的冠動脈形成術用カテーテル，アテレクトミーカテーテル，高速回転式経皮経管アテレクトミーカテーテル，エキシマレーザー血管形成用カテーテル及び冠動脈用ステントセットの使用本数
　ウ　今回，経皮的冠動脈形成術を実施する理由及び医学的根拠

(8) 当該手術が，日本循環器学会，日本冠疾患学会，日本胸部外科学会，日本心血管インターベンション治療学会，日本心臓血管外科学会，日本心臓病学会，日本集中治療医学会，日本心臓リハビリテーション学会及び日本不整脈心電学会の承認を受けた「急性冠症候群ガイドライン（2018年改訂版）」又は「安定冠動脈疾患の血行再建ガイドライン（2018年改訂版）」に沿って行われた場合に限り算定する。
　　　　　　　　　　　　　　　　（令6保医発0305・4）

参考　経皮的冠動脈形成術等

① K546経皮的冠動脈形成術，K548経皮的冠動脈形成術（特殊カテーテルによるもの）及びK549経皮的冠動脈ステント留置術に対するアミドトリゾ酸ナトリウムメグルミン【注射薬】（ウログラフイン注）の算定は，原則として認められない。
　　　　　　　　　　　　　　　（令6.7.31 支払基金）
② 同一日におけるK546経皮的冠動脈形成術と次の手術の併算定は，原則として認められる。
　(1) K613腎血管性高血圧症手術（経皮的腎血管拡張術）
　(2) K616四肢の血管拡張術・血栓除去術
③ 同一日におけるK549経皮的冠動脈ステント留置術とK616四肢の血管拡張術・血栓除去術の併算定は，原則として認められる。

④ 同一日におけるK546経皮的冠動脈形成術と次の手術の併算定は，原則として認められない。
　⑴　K547経皮的冠動脈粥腫切除術
　⑵　K549経皮的冠動脈ステント留置術
⑤ 同一日におけるK549経皮的冠動脈ステント留置術とK547経皮的冠動脈粥腫切除術の併算定は，原則として認められない。
（令7.2.28 支払基金）

K547　経皮的冠動脈粥腫切除術 施5　28,280点
注　手術に伴う画像診断及び検査の費用は算定しない。

→経皮的冠動脈粥腫切除術　　　　　　　摘要欄 p.1722

⑴　D206心臓カテーテル法における75％以上の狭窄病変が存在する症例に対して当該手術を行った場合に算定する。なお，医学的根拠に基づきこれ以外の症例に対して算定する場合にあっては，**診療報酬明細書**の摘要欄にその理由及び医学的根拠を詳細に記載する。
⑵　同一医療機関において，同一患者の同一標的病変に対してK546経皮的冠動脈形成術，K547経皮的冠動脈粥腫切除術，K548経皮的冠動脈形成術（特殊カテーテルによるもの）又はK549経皮的冠動脈ステント留置術を行う場合の合計回数は，5年間に2回以下を標準とする。なお，医学的根拠に基づきこれを超える回数の手術を実施する場合にあっては，以下の事項を**診療報酬明細書**の摘要欄に詳細に記載する。
　ア　過去の実施時期
　イ　実施した手術及びそれぞれの実施時において使用した経皮的冠動脈形成術用カテーテル，アテレクトミーカテーテル，高速回転式経皮経管アテレクトミーカテーテル，エキシマレーザー血管形成用カテーテル，アテローム切除アブレーション式血管形成術用カテーテル及び冠動脈用ステントセットの使用本数
　ウ　今回，経皮的冠動脈粥腫切除術を実施する理由及び医学的根拠
⑶　当該手術が，日本循環器学会，日本冠疾患学会，日本胸部外科学会，日本心血管インターベンション治療学会，日本心臓血管外科学会，日本心臓病学会，日本集中治療医学会，日本心臓リハビリテーション学会及び日本不整脈心電学会の承認を受けた「急性冠症候群ガイドライン（2018年改訂版）」又は「安定冠動脈疾患の血行再建ガイドライン（2018年改訂版）」に沿って行われた場合に限り算定する。
（令6 保医発0305・4）

K548　経皮的冠動脈形成術（特殊カテーテルによるもの）施4　(p.1443)
　1　高速回転式経皮経管アテレクトミーカテーテルによるもの　　　24,720点
　2　エキシマレーザー血管形成用カテーテルによるもの　　　24,720点
　3　アテローム切除アブレーション式血管形成術用カテーテルによるもの　　　24,720点
注　手術に伴う画像診断及び検査の費用は算定しない。

→経皮的冠動脈形成術（特殊カテーテルによるもの）
　　　　　　　　　　　　　　　　　　摘要欄 p.1722

⑴　同一医療機関において，同一患者の同一標的病変に対してK546経皮的冠動脈形成術，K547経皮的冠動脈粥腫切除術，K548経皮的冠動脈形成術（特殊カテーテルによるもの）又はK549経皮的冠動脈ステント留置術を行う場合の合計回数は，5年間に2回以下を標準とする。なお，医学的根拠に基づきこれを超える回数の手術を実施する場合にあっては，以下の事項を**診療報酬明細書**の摘要欄に詳細に記載する。
　ア　過去の実施時期
　イ　実施した手術及びそれぞれの実施時において使用した経皮的冠動脈形成術用カテーテル，アテレクトミーカテーテル，高速回転式経皮経管アテレクトミーカテーテル，エキシマレーザー血管形成用カテーテル，アテローム切除アブレーション式血管形成術用カテーテル及び冠動脈用ステントセットの使用本数
　ウ　今回，経皮的冠動脈形成術（特殊カテーテルによるもの）を実施する理由及び医学的根拠
⑵　当該手術が，日本循環器学会，日本冠疾患学会，日本胸部外科学会，日本心血管インターベンション治療学会，日本心臓血管外科学会，日本心臓病学会，日本集中治療医学会，日本心臓リハビリテーション学会及び日本不整脈心電学会の承認を受けた「急性冠症候群ガイドライン（2018年改訂版）」又は「安定冠動脈疾患の血行再建ガイドライン（2018年改訂版）」に沿って行われた場合に限り算定する。
（令6 保医発0305・4）

K549　経皮的冠動脈ステント留置術 施4　(p.1443) 施5
　1　急性心筋梗塞に対するもの　　　34,380点
　2　不安定狭心症に対するもの　　　24,380点
　3　その他のもの　　　21,680点
注　手術に伴う画像診断及び検査の費用は算定しない。

（編注）「通則4」の対象だが，基準を満たせば届出不要。

→経皮的冠動脈ステント留置術　　　　　摘要欄 p.1722

⑴　D206心臓カテーテル法における75％以上の狭窄病変が存在する症例に対して当該手術を行った場合に算定する。なお，医学的根拠に基づきこれ以外の症例に対して算定する場合にあっては，**診療報酬明細書**の摘要欄にその理由及び医学的根拠を詳細に記載する。
⑵　「1」の急性心筋梗塞に対するものは，次のいずれにも該当する急性心筋梗塞患者に対して実施した場合に算定する。ただし，冠動脈インターベンション治療（K546からK550-2まで）又は冠動脈バイパス術（K552及びK552-2）後24時間以内に発症した場合は「1」の急性心筋梗塞に対するものは算定できない。なお，**診療報酬明細書**の摘要欄にアからウまでのそれぞれについて，要件を満たす医学的根拠について記載する。
　ア　心筋トロポニンT（TnT）又は心筋トロポニンIが高値である又は心筋トロポニンT（TnT）若しくは心筋トロポニンIの測定ができない場合であってCK-MBが高値である。なお，**診療報酬明細書**の摘要欄に測定項目及びその値について記載する。
　イ　以下の(イ)から(ホ)までのいずれかに該当する。なお，**診療報酬明細書**の摘要欄に該当項目及びその所見の得られた時刻を記載する。
　　(イ)　胸痛等の虚血症状
　　(ロ)　新規のST-T変化又は新規の左脚ブロック
　　(ハ)　新規の異常Q波の出現
　　(ニ)　心臓超音波検査又は左室造影で認められる新規の心筋の可動性の低下又は壁運動異常
　　(ホ)　冠動脈造影で認められる冠動脈内の血栓
　ウ　以下の(イ)又は(ロ)のいずれかに該当する。なお，**診療報酬明細書**の摘要欄に該当項目，発症時刻，来院時刻及び再開通した時刻を記載する。
　　(イ)　症状発現後12時間以内に来院し，来院からバル

ーンカテーテルによる責任病変の再開通までの時間（door to balloon time）が90分以内である。
　　(ロ)　症状発現後36時間以内に来院し，心原性ショック（Killip分類 class Ⅳ）である。
(3)　「2」の不安定狭心症に対するものは，次のいずれにも該当する不安定狭心症患者に対して実施した場合に算定する。なお，**診療報酬明細書**の摘要欄にアからウまでのそれぞれについて，要件を満たす医学的根拠について記載する。
　　ア　日本循環器学会の承認を得た非ST上昇型急性冠症候群ガイドラインにおける不安定狭心症の分類で重症度classⅠ，classⅡ又はclassⅢである。なお，**診療報酬明細書**の摘要欄に重症度及びその医学的根拠を記載する。
　　イ　日本循環器学会の承認を得た非ST上昇型急性冠症候群ガイドラインにおける急性冠症候群の短期リスク評価が高リスク又は中等度リスクである。なお，**診療報酬明細書**の摘要欄に短期リスク評価及びその医学的根拠を記載する。
　　ウ　来院から24時間以内（院内発症の場合は症状発現後24時間以内）に当該手術を開始する。なお，**診療報酬明細書**の摘要欄に来院時刻及び手術開始時刻を記載する。
(4)　「3」のその他のものは，原則として次のいずれかに該当する病変に対して実施した場合に算定することとし，**診療報酬明細書**の摘要欄にアからウまでのいずれかの要件を満たす医学的根拠について記載する。なお，ウの病変に対して実施する場合は，循環器内科又は心臓血管外科を担当する医師が複数名参加するカンファレンス等により医学的な必要性を検討する。また，実施の医学的な必要性及び検討の結果を**診療録**及び**診療報酬明細書**の摘要欄に記載する。
　　ア　機能的虚血の原因である狭窄病変
　　イ　D206心臓カテーテル法における90％以上の狭窄病変
　　ウ　その他医学的必要性が認められる病変
(5)　(2)のア及びイに該当する急性心筋梗塞患者に対して，(3)のウを満たして当該手術を実施した場合は，「2」に準じて算定する。
(6)　次の表に該当する場合は，経皮的冠動脈形成術用カテーテル及び冠動脈用ステントセットに係る費用は，それぞれ次の表に示す本数及びセット数を算定する。なお，医学的根拠に基づきこれ以上の本数を算定する場合にあっては，**診療報酬明細書**の摘要欄にその理由及び医学的根拠を詳細に記載する。

	病変箇所数	経皮的冠動脈形成術用カテーテル算定本数	冠動脈用ステントセット算定セット数
完全閉塞病変の場合	1箇所	2本以下	1セット以下
	2箇所	3本以下	2セット以下
完全閉塞病変以外の場合	1箇所	1本以下	1セット以下
	2箇所	2本以下	2セット以下

(7)　同一医療機関において，同一患者の同一標的病変に対してK546経皮的冠動脈形成術，K547経皮的冠動脈粥腫切除術，K548経皮的冠動脈形成術（特殊カテーテルによるもの）又はK549経皮的冠動脈ステント留置術を行う場合の合計回数は，5年間に2回以下を標準とする。なお，医学的根拠に基づきこれを超える回数の手術を実施する場合にあっては，以下の事項を**診療報酬明細書**の摘要欄に詳細に記載する。
　　ア　過去の実施時期
　　イ　実施した手術及びそれぞれの実施時において使用した経皮的冠動脈形成術用カテーテル，アテレクトミーカテーテル，高速回転式経皮経管アテレクトミーカテーテル，エキシマレーザー血管形成用カテーテル，アテローム切除アブレーション式血管形成術用カテーテル及び冠動脈用ステントセットの使用本数
　　ウ　今回，経皮的冠動脈ステント留置術を繰り返して実施する理由及び医学的根拠
(8)　当該手術が，日本循環器学会，日本冠疾患学会，日本胸部外科学会，日本心血管インターベンション治療学会，日本心臓血管外科学会，日本心臓病学会，日本集中治療医学会，日本心臓リハビリテーション学会及び日本不整脈心電学会の承認を受けた「急性冠症候群ガイドライン（2018年改訂版）」又は「安定冠動脈疾患の血行再建ガイドライン（2018年改訂版）」に沿って行われた場合に限り算定する。

〈令6保医発0305・4〉

K550　冠動脈内血栓溶解療法　　　　　17,720点
　注　手術に伴う画像診断及び検査の費用は算定しない。
K550-2　経皮的冠動脈血栓吸引術　　　19,640点
　注　手術に伴う画像診断及び検査の費用は算定しない。
K551　冠動脈形成術（血栓内膜摘除）施5
　1　1箇所のもの　　　　　　　　　　76,550点
　2　2箇所以上のもの　　　　　　　　79,860点
K552　冠動脈，大動脈バイパス移植術　施5　複50
　1　1吻合のもの　　　　　　　　　　80,160点
　2　2吻合以上のもの　　　　　　　　89,250点
　注　冠動脈形成術（血栓内膜摘除）を併せて行った場合は，10,000点を加算する。
K552-2　冠動脈，大動脈バイパス移植術（人工心肺を使用しないもの）施5　複50
　1　1吻合のもの　　　　　　　　　　71,570点
　2　2吻合以上のもの　　　　　　　　91,350点
　注　冠動脈形成術（血栓内膜摘除）を併せて行った場合は，10,000点を加算する。

（編注）K552，K552-2はK931超音波凝固切開装置等加算，K936自動縫合器加算（左心耳閉塞用クリップ使用／1個限度）が算定可。K552-2はK937心拍動下冠動脈，大動脈バイパス移植術用機器加算が算定可。
（編注）K552はL009麻酔管理料（Ⅰ）長時間麻酔管理加算の対象。
（編注）「冠動脈血行再建術」（冠動脈，大動脈バイパス移植術）に当たりグラフト血流を測定した場合，K937-2術中グラフト血流測定加算が算定可。
（編注）「冠動脈血行再建術」において，インドシアニングリーン又はアミノレブリン酸塩酸塩を用いて血管撮影を行った場合，K939-2術中血管等描出撮影加算が算定可。

→冠動脈，大動脈バイパス移植術，冠動脈，大動脈バイパス移植術（人工心肺を使用しないもの）
(1)　K552冠動脈，大動脈バイパス移植術，K552-2冠動脈，大動脈バイパス移植術（人工心肺を使用しないもの）及びK614血管移植術，バイパス移植術におけるバイパス造成用自家血管の採取料については，当該所定点数に含まれ別に算定できない。
(2)　K552冠動脈，大動脈バイパス移植術，K552-2冠動脈，大動脈バイパス移植術（人工心肺を使用しないもの）及びK614血管移植術，バイパス移植術以外の手術における自家血管の採取料については，K000創傷処理の「2」又はK000-2小児創傷処理の「3」に準じて算定する。

(3) 吻合とは，グラフトと冠動脈の吻合部位のことであり，1本のグラフトを用いて冠動脈の2箇所について吻合を行った場合は2吻合とみなす。
(4) K552-2冠動脈，大動脈バイパス移植術（人工心肺を使用しないもの）をK602経皮的心肺補助法と併施した場合は，K552冠動脈，大動脈バイパス移植術により算定する。
(令6保医発0305・4)

K553　心室瘤切除術（梗塞切除を含む）施5　複50
1　単独のもの　63,390点
2　冠動脈血行再建術（1吻合）を伴うもの　80,060点
3　冠動脈血行再建術（2吻合以上）を伴うもの　100,200点

（編注）K553「3」はL009麻酔管理料（Ⅰ）長時間麻酔管理加算の対象。
（編注）「冠動脈血行再建術」に当たりグラフト血流を測定した場合，K937-2術中グラフト血流測定加算が算定可。
（編注）「冠動脈血行再建術」において，インドシアニングリーン又はアミノレブリン酸塩酸塩を用いて血管撮影を行った場合，K939-2術中血管等描出撮影加算が算定可。

K553-2　左室形成術，心室中隔穿孔閉鎖術，左室自由壁破裂修復術　複50
1　単独のもの　128,020点
2　冠動脈血行再建術（1吻合）を伴うもの　147,890点
3　冠動脈血行再建術（2吻合以上）を伴うもの　167,180点

（編注）K553-2「2」「3」はL009麻酔管理料（Ⅰ）長時間麻酔管理加算の対象。
（編注）「冠動脈血行再建術」に当たりグラフト血流を測定した場合，K937-2術中グラフト血流測定加算が算定可。
（編注）「冠動脈血行再建術」において，インドシアニングリーン又はアミノレブリン酸塩酸塩を用いて血管撮影を行った場合，K939-2術中血管等描出撮影加算が算定可。

K554　弁形成術　施5　低新　複50
1　1弁のもの　79,860点
2　2弁のもの　93,170点
3　3弁のもの　106,480点

（編注）K936自動縫合器加算（左心耳閉塞用クリップ使用／1個限度）が算定可。

K554-2　胸腔鏡下弁形成術　施4　(p.1443)　施5　低新　複50　内支
1　1弁のもの　109,860点
2　2弁のもの　123,170点

（編注）胸腔鏡下手術（K554-2）はK931超音波凝固切開装置等加算の対象。

→胸腔鏡下弁形成術
次に掲げる要件をいずれも満たす場合に限り算定する。
(1) 右小開胸手術である。
(2) 胸骨温存手術である（胸骨部分切開を行うものは当該手術に含めない）。
(3) 主たる手術操作を胸腔鏡下に行っている。
(令6保医発0305・4)

K555　弁置換術　施5　低新　複50
1　1弁のもの　85,500点
2　2弁のもの　100,200点
3　3弁のもの　114,510点

注　過去に心臓弁手術を行ったものに対して弁手術を行った場合には，**心臓弁再置換術加算**として，所定点数に所定点数の100分の50に相当する点数を加算する。

（編注）K936自動縫合器加算（左心耳閉塞用クリップ使用／1個限度），K939-6凍結保存同種組織加算が算定可。K555「3」はL009麻酔管理料（Ⅰ）長時間麻酔管理加算の対象。

→弁置換術　摘要欄 p.1723
(1) K554弁形成術を併せて行った場合は，弁置換又は弁形成を行った弁の合計数に基づき，本区分の所定点数により算定する。
(2) 同種弁を移植する場合においては，日本組織移植学会が作成した「ヒト組織を利用する医療行為の安全性確保・保存・使用に関するガイドライン」を遵守した場合に限り算定する。
(3) 弁提供者の移植用弁採取及び組織適合性試験に係る費用は，所定点数に含まれ別に算定できない。
(4) 移植用弁採取に係る費用については，弁置換を行った保険医療機関にて請求するものとし，診療報酬の分配は弁置換を行った保険医療機関と移植用弁採取を行った保険医療機関との合議に委ねる。
(5) 心臓弁再置換術加算は弁置換術後の再置換，弁置換術後の違う弁の置換又は弁形成後の弁置換を行った場合に算定する。なお，前回の手術から3か月以上経過していること。
(6) 心臓弁再置換術加算を算定する場合は，前回の手術日，術式及び医療機関名を**診療報酬明細書**の摘要欄に記載する。
(令6保医発0305・4)

K555-2　経カテーテル弁置換術　施4　(p.1443)　施5　低新
1　経心尖大動脈弁置換術　61,530点
2　経皮的大動脈弁置換術　39,060点
3　経皮的肺動脈弁置換術　39,060点

注　手術に伴う画像診断及び検査の費用は算定しない。

→経カテーテル弁置換術
(1) 「1」及び「2」については，経カテーテル人工生体弁セットを用いて大動脈弁置換術を実施した場合に算定する。
(2) 「3」については，関連学会の定める適正使用基準に従って，経カテーテル人工生体弁セット又は経カテーテル人工生体弁セット（ステントグラフト付き）を用いて肺動脈弁置換術を実施した場合に算定する。
(令6保医発0305・4)

事務連絡　問　「Z-MED Ⅱ」について，K555-2経皮的大動脈弁置換術を実施した場合に算定可能か。
答　現在，薬事上の使用方法において，「【組み合わせて使用する医療機器】以下の経カテーテル自己拡張型生体弁の後拡張に使用することができる。日本メドトロニック株式会社　販売名：コアバルブ（承認番号：22700BZX00100000）」と記載されていることから，経皮的大動脈弁置換術に用いる場合，当該使用方法のみにおいて算定できる。（平28.3.31）

事務連絡　問　K555-2経カテーテル弁置換術の「3」経皮的肺動脈弁置換術における「関連学会の定める適正使用基準」とは，具体的には何を指すのか。
答　現時点では，経カテーテル人工生体弁セットを用いる場合，経カテーテル的心臓弁治療関連学会協議会の「サピエン3経カテーテル生体弁の経皮的肺動脈弁留置術適正使用基準」を指し，経カテーテル人工生体弁セット（ステントグラフト付き）を用いる場合，経カテーテル的心臓弁治療

関連学会協議会の「Harmony 経皮的肺動脈弁システム適正使用指針」及び「Harmony 経皮的肺動脈弁システム実施施設・実施医基準」を指す。
（令4.3.31）

K555-3　胸腔鏡下弁置換術　施4 (p.1443)　施5
低新　複50　内支
1　1弁のもの　115,500点
2　2弁のもの　130,200点
注　過去に心臓弁手術を行ったものに対して弁手術を行った場合には，**心臓弁再置換術加算**として，所定点数に所定点数の**100分の50**に相当する点数を加算する。

（編注）胸腔鏡下手術のためK931超音波凝固切開装置等加算が算定可。K939-6凍結保存同種組織加算が算定可。

→胸腔鏡下弁置換術　摘要欄 p.1723
(1) 次に掲げる要件をいずれも満たす場合に限り算定する。
　ア　右小開胸手術である。
　イ　胸骨温存手術である（胸骨部分切開を行うものは当該手術に含めない）。
　ウ　主たる手術操作を胸腔鏡下に行っている。
(2) K554-2胸腔鏡下弁形成術を併せて行った場合は，弁置換又は弁形成を行った弁の合計数に基づき，本区分の所定点数により算定する。
(3) 同種弁を移植する場合においては，日本組織移植学会が作成した「ヒト組織を利用する医療行為の安全性確保・保存・使用に関するガイドライン」を遵守した場合に限り算定する。
(4) 弁提供者の移植用弁採取及び組織適合性試験に係る費用は，所定点数に含まれ別に算定できない。
(5) 移植用弁採取に係る費用については，弁置換を行った保険医療機関にて請求するものとし，この場合の診療報酬の分配は，弁置換を行った保険医療機関と移植用弁採取を行った保険医療機関との合議に委ねる。
(6) 心臓弁再置換術加算は弁置換術後の再置換，弁置換術後の違う弁の置換又は弁形成後の弁置換を行った場合に算定する。なお，前回の手術から3か月以上経過していること。
(7) 心臓弁再置換術加算を算定する場合は，前回の手術日，術式及び医療機関名を**診療報酬明細書**の摘要欄に記載する。
（令6保医発0305・4）

K556　大動脈弁狭窄直視下切開術　施5　低新
42,940点
K556-2　経皮的大動脈弁拡張術　低新　37,430点
注　手術に伴う画像診断及び検査の費用は算定しない。
K557　大動脈弁上狭窄手術　施5　低新　複50
71,570点
K557-2　大動脈弁下狭窄切除術（線維性，筋肥厚性を含む）　施5　低新　複50
78,260点
K557-3　弁輪拡大術を伴う大動脈弁置換術　施5　低新　複50
157,840点
注　過去に心臓弁手術を行ったものに対して弁手術を行った場合には，**心臓弁再置換術加算**として，所定点数にK555弁置換術の所定点数の**100分の50**に相当する点数を加算する。

（編注）K557，K557-2，K557-3はK936自動縫合器加算（左心耳閉塞用クリップ使用／1個限度）が算定可。K557はK939-6凍結保存同種組織加算が算定可。

→弁輪拡大術を伴う大動脈弁置換術　摘要欄 p.1723

(1) 心臓弁再置換術加算は弁置換術後の再置換，弁置換術後の違う弁の置換又は弁形成後の弁置換を行った場合に算定する。なお，前回の手術から3か月以上経過していること。
(2) 心臓弁再置換術加算を算定する場合は，前回の手術日，術式及び医療機関名を**診療報酬明細書**の摘要欄に記載する。
（令6保医発0305・4）

K557-4　ダムス・ケー・スタンセル（DKS）吻合を伴う大動脈狭窄症手術　低新
115,750点
K558　ロス手術（自己肺動脈弁組織による大動脈基部置換術）　施5　低新
192,920点

（編注）K557-4，K558はK939-6凍結保存同種組織加算が算定可。K558はL009麻酔管理料（Ⅰ）長時間麻酔管理加算の対象。

K559　閉鎖式僧帽弁交連切開術　38,450点
K559-2　経皮的僧帽弁拡張術　34,930点
注　手術に伴う画像診断及び検査の費用は算定しない。
K559-3　経皮的僧帽弁クリップ術　施4
(p.1444)　34,930点
注　手術に伴う画像診断及び検査の費用は算定しない。

→経皮的僧帽弁クリップ術
経皮的僧帽弁クリップシステムを用いて実施した場合に算定する。
（令6保医発0305・4）

K560　大動脈瘤切除術（吻合又は移植を含む）　施5
複50
1　上行大動脈
　イ　大動脈弁置換術又は形成術を伴うもの　114,510点
　ロ　人工弁置換術を伴う大動脈基部置換術　128,820点
　ハ　自己弁温存型大動脈基部置換術　166,720点
　ニ　その他のもの　100,200点
2　弓部大動脈　114,510点
3　上行大動脈及び弓部大動脈の同時手術
　イ　大動脈弁置換術又は形成術を伴うもの　187,370点
　ロ　人工弁置換術を伴う大動脈基部置換術　210,790点
　ハ　自己弁温存型大動脈基部置換術　243,580点
　ニ　その他のもの　171,760点
4　下行大動脈　89,250点
5　胸腹部大動脈　249,750点
6　腹部大動脈（分枝血管の再建を伴うもの）　59,080点
7　腹部大動脈（その他のもの）　52,000点
注　過去に心臓弁手術を行ったものに対して弁手術を行った場合には，**心臓弁再置換術加算**として，所定点数にK555弁置換術の所定点数の**100分の50**に相当する点数を加算する。

（編注）K930脊髄誘発電位測定等加算「1」，K936自動縫合器加算（左心耳閉塞用クリップ使用／1個限度），K939-6凍

結保存同種組織加算が算定可。
（編注）K560「1」～「5」（「1」の「ニ」を除く）はL009麻酔管理料（Ⅰ）長時間麻酔管理加算の対象。

→大動脈瘤切除術　　　　　　　　摘要欄 p.1723
(1) 下行大動脈から腹部大動脈にかけて大動脈瘤があり，胸部及び腹部の操作を行った場合は，「5」により算定する。
(2) 腎動脈遮断を伴う腹部大動脈瘤に対する人工血管置換術については，「6」により算定する。
(3) 心臓弁再置換術加算は弁置換術後の再置換，弁置換術後の違う弁の置換又は弁形成後の弁置換を行った場合に算定する。なお，前回の手術から3か月以上経過していること。
(4) 心臓弁再置換術加算を算定する場合は，前回の手術日，術式及び医療機関名を診療報酬明細書の摘要欄に記載する。
(令6保医発0305・4)

事務連絡　問　①「人工弁置換術を伴う大動脈基部置換術」とは，大動脈弁のみを対象としたものか。コンポジットグラフトを用いた大動脈基部置換術を指すと考えてよいか。
②「複数手術に係る費用の特例」における「K555弁置換術」とは，大動脈弁以外の弁を対象としたものか。
答　①そのとおり。コンポジットグラフトを用いた大動脈基部置換術も含む。
②そのとおり。
(平24.8.9)

K560-2	オープン型ステントグラフト内挿術 施5 複50	
1	弓部大動脈	114,510点
2	上行大動脈及び弓部大動脈の同時手術	
イ	大動脈弁置換術又は形成術を伴うもの	187,370点
ロ	人工弁置換術を伴う大動脈基部置換術	210,790点
ハ	自己弁温存型大動脈基部置換術	243,580点
ニ	その他のもの	171,760点
3	下行大動脈	89,250点

（編注）K930脊髄誘発電位測定等加算「1」が算定可。
（編注）K560-2「2」の「ニ」はL009麻酔管理料（Ⅰ）長時間麻酔管理加算の対象。

→オープン型ステントグラフト内挿術
オープン型ステントグラフトを直視下に挿入し，中枢側血管又は中枢側人工血管と吻合した場合に，術式に応じて算定する。
(令6保医発0305・4)

K561	ステントグラフト内挿術 複50	
1	血管損傷の場合	43,830点
2	1以外の場合	
イ	胸部大動脈 複50	56,560点
ロ	腹部大動脈	49,440点
ハ	腸骨動脈	43,830点

→ステントグラフト内挿術
(1) 血管塞栓術を同時に実施した場合の血管塞栓術の手技料は，ステントグラフト内挿術の所定点数に含まれ，別に算定できない。
(2) 一連の治療過程中に，血管塞栓術を実施した場合の手技料も原則として所定点数に含まれ，別に算定できない。
(3) 「1」血管損傷の場合は，末梢血管ステントグラフトを用いて腸骨動脈以外の末梢血管に対し血管損傷治療を行った場合に算定できる。
(令6保医発0305・4)

事務連絡　問　K561ステントグラフト内挿術について，一連の治療過程中に，血管塞栓術を実施した場合の手技料も原則として所定点数に含まれ，別途算定できないとあるが，ステントグラフト内挿術と血管塞栓術を別々の入院で実施する医学的な必要性がある場合は，別途算定は出来るのか。
答　ステントグラフト内挿術と血管塞栓術を別の入院で実施する必要がある等，医学的な必要性が認められる場合は，別途算定は可能である。但し，この場合においては，診療報酬明細書の摘要欄にその理由及び医学的な必要性を記載すること。
(平28.3.31)

K562	動脈管開存症手術 低新	
1	経皮的動脈管開存閉鎖術	22,780点
	注　手術に伴う画像診断及び検査の費用は算定しない。	
2	動脈管開存閉鎖術（直視下）	22,000点

→動脈管開存症手術
ボタロー管開存症に対して，血管カテーテルを用いて閉鎖術を行った場合は，「1」により算定する。
(令6保医発0305・4)

K562-2	胸腔鏡下動脈管開存閉鎖術 施4	
(p.1444) 低新		27,400点

（編注）胸腔鏡下手術のためK931超音波凝固切開装置等加算が算定可。

→胸腔鏡下動脈管開存閉鎖術
次に定める要件をいずれも満たす場合に限り算定する。
(1) 16歳未満の患者に実施する。
(2) 最大径が10mm以下で，かつ，石灰化，感染又は瘤化していない動脈管に対して実施する。(令6保医発0305・4)

K563	肺動脈絞扼術 低新	39,410点
K564	血管輪又は重複大動脈弓離断手術 低新	43,150点
K565	巨大側副血管手術（肺内肺動脈統合術）低新	94,420点
K566	体動脈肺動脈短絡手術（ブラロック手術，ウォーターストン手術）低新	50,030点
K567	大動脈縮窄（離断）症手術 低新	
1	単独のもの	57,250点
2	心室中隔欠損症手術を伴うもの	100,200点
3	複雑心奇形手術を伴うもの	173,620点

（編注）K566，K567はK939-6凍結保存同種組織加算が算定可。K567「3」はL009麻酔管理料（Ⅰ）長時間麻酔管理加算の対象。

K567-2	経皮的大動脈形成術 低新	37,430点
	注　手術に伴う画像診断及び検査の費用は算定しない。	
K568	大動脈肺動脈中隔欠損症手術 施5 低新	
1	単独のもの	80,840点
2	心内奇形手術を伴うもの	97,690点
K569	三尖弁手術（エプスタイン氏奇形，ウール氏病手術）低新	103,640点
K570	肺動脈狭窄症，純型肺動脈弁閉鎖症手術 施5 低新	
1	肺動脈弁切開術（単独のもの）	35,750点
2	右室流出路形成又は肺動脈形成を伴うもの 複50	83,400点

（編注）K570はK939-6凍結保存同種組織加算が算定可。

K570-2 経皮的肺動脈弁拡張術 低新　34,410点
注　手術に伴う画像診断及び検査の費用は算定しない。

K570-3 経皮的肺動脈形成術 低新 複50
31,280点
注　手術に伴う画像診断及び検査の費用は算定しない。

K570-4 経皮的肺動脈穿通・拡大術 乳施 低新
35,080点
注　手術に伴う画像診断及び検査の費用は算定しない。

→経皮的肺動脈穿通・拡大術
　心室中隔欠損を伴わない肺動脈閉鎖症の患者に対して実施した場合に算定する。（令6保医発0305・4）

K571 肺静脈還流異常症手術 施5 低新
1　部分肺静脈還流異常　　　　　　50,970点
2　総肺静脈還流異常
　イ　心臓型　　　　　　　　　　109,310点
　ロ　その他のもの　　　　　　　129,310点

→肺静脈還流異常症手術
　「2」の「ロ」その他のものとは，上心臓型，下心臓型又は混合型の場合をいう。（令6保医発0305・4）

K572 肺静脈形成術 施5 低新 複50　58,930点

K573 心房中隔欠損作成術 施5 低新
1　経皮的心房中隔欠損作成術
　イ　ラシュキンド法　　　　　　　16,090点
　ロ　スタティック法　　　　　　　16,090点
2　心房中隔欠損作成術　　　　　　36,900点
注　手術に伴う画像診断及び検査の費用は算定しない。

K574 心房中隔欠損閉鎖術 施5 低新
1　単独のもの　　　　　　　　　　39,130点
2　肺動脈弁狭窄を合併するもの　　45,130点

→心房中隔欠損閉鎖術「1」単独のもの
(1)　弁周囲欠損孔閉鎖術は，大動脈弁位又は僧帽弁位における人工心臓弁留置術後の人工弁周囲逆流に起因する症候性の心不全若しくは機械的溶血性貧血を有し，かつ外科的手術リスクが高い患者のうち，本品による治療が医学的に必要であると判断された患者に対し，関連学会の定める適正使用指針を遵守し，心尖部アプローチで実施した場合，本区分の所定点数を準用して算定する。
(2)　本治療の実施に当たっては，K555弁置換術が適応とならない理由を診療報酬明細書の摘要欄に記載する。（令6保医発0830・1）

K574-2 経皮的心房中隔欠損閉鎖術 低新
31,850点
注　手術に伴う画像診断及び検査の費用は算定しない。

→経皮的心房中隔欠損閉鎖術
(1)　弁周囲欠損孔閉鎖術は，大動脈弁位又は僧帽弁位における人工心臓弁留置術後の人工弁周囲逆流に起因する症候性の心不全若しくは機械的溶血性貧血を有し，かつ外科的手術リスクが高い患者のうち，本品による治療が医学的に必要であると判断された患者に対し，関連学会の定める適正使用指針を遵守し，順行性アプローチ又は逆行性アプローチで実施した場合，本区分の所定点数を準用して算定する。
(2)　本治療の実施に当たっては，K555弁置換術が適応とならない理由を診療報酬明細書の摘要欄に記載する。（令6保医発0830・1）

K574-3 経皮的卵円孔開存閉鎖術 低新　31,850点
注　手術に伴う画像診断及び検査の費用は算定しない。

K574-4 胸腔鏡下心房中隔欠損閉鎖術 施4
(p.1444) 施5 低新　　　　　　　　69,130点

（編注）K574-4は胸腔鏡下手術のためK931超音波凝固切開装置等加算が算定可。

K575 三心房心手術 低新　　　　68,940点

K576 心室中隔欠損閉鎖術 施5 低新
1　単独のもの　　　　　　　　　　52,320点
2　肺動脈絞扼術後肺動脈形成を伴うもの
　　　　　　　　　　　　　　　　65,830点
3　大動脈弁形成を伴うもの　　　　66,060点
4　右室流出路形成を伴うもの　　　71,570点

K577 バルサルバ洞動脈瘤手術 施5 低新
1　単独のもの　　　　　　　　　　71,570点
2　大動脈閉鎖不全症手術を伴うもの　85,880点

K578 右室二腔症手術 低新　　　80,490点

K579 不完全型房室中隔欠損症手術 施5 低新
1　心房中隔欠損パッチ閉鎖術（単独のもの）
　　　　　　　　　　　　　　　　60,330点
2　心房中隔欠損パッチ閉鎖術及び弁形成術を伴うもの　　　　　　　66,060点

K579-2 完全型房室中隔欠損症手術 施5 低新
1　心房及び心室中隔欠損パッチ閉鎖術を伴うもの　　　　　　　　107,350点
2　ファロー四徴症手術を伴うもの　192,920点

（編注）K579-2「2」はL009麻酔管理料（I）長時間麻酔管理加算の対象。

K580 ファロー四徴症手術 施5 低新
1　右室流出路形成術を伴うもの　　71,000点
2　末梢肺動脈形成術を伴うもの　　94,060点

K581 肺動脈閉鎖症手術 低新
1　単独のもの　　　　　　　　　100,200点
2　ラステリ手術を伴うもの　　　173,620点
3　巨大側副血管術を伴うもの　　231,500点
注　2については，過去に当該手術を行ったものに対して同一部位の人工血管等の再置換術を実施した場合は，人工血管等再置換術加算として，所定点数に所定点数の100分の50に相当する点数を加算する。

（編注）K580，K581はK939-6凍結保存同種組織加算が算定可。K580「2」，K581「3」はL009麻酔管理料（I）長時間麻酔管理加算の対象。

→肺動脈閉鎖症手術　摘要欄 p.1723
(1)　人工血管等再置換術加算は，患者の成長に伴うパッチ，導管，人工血管等の再置換のために，同一部位に対して再手術を実施した場合に算定する。なお，前回の手術から1年以上経過していること。
(2)　人工血管等再置換術加算を算定する場合は，前回の手術日，術式及び医療機関名を診療報酬明細書の摘要

K582	両大血管右室起始症手術 施5 低新	
1	単独のもの	85,880点
2	右室流出路形成を伴うもの	128,820点
3	心室中隔欠損閉鎖術及び大血管血流転換を伴うもの（タウシッヒ・ビング奇形手術）	192,920点

K583	大血管転位症手術 施5 乳施 低新	
1	心房内血流転換手術（マスタード・セニング手術）	114,510点
2	大血管血流転換術（ジャテーン手術）	144,690点
3	心室中隔欠損閉鎖術を伴うもの	173,620点
4	ラステリ手術を伴うもの	154,330点

注　4については，過去に当該手術を行ったものに対して同一部位の人工血管等の再置換術を実施した場合は，**人工血管等再置換術加算**として，所定点数に所定点数の100分の50に相当する点数を加算する。

（編注）K582，K583はK939-6凍結保存同種組織加算が算定可。K582「2」「3」，K583はL009麻酔管理料（Ⅰ）長時間麻酔管理加算の対象。

→大血管転位症手術　　　　　　摘要欄 p.1723

（1）人工血管等再置換術加算は，患者の成長に伴うパッチ，導管，人工血管等の再置換のために，同一部位に対して再手術を実施した場合に算定する。なお，前回の手術から1年以上経過していること。

（2）人工血管等再置換術加算を算定する場合は，前回の手術日，術式及び医療機関名を**診療報酬明細書**の摘要欄に記載する。
（令6保医発0305・4）

K584	修正大血管転位症手術 施5 低新	
1	心室中隔欠損パッチ閉鎖術	85,790点
2	根治手術（ダブルスイッチ手術）	201,630点

注　2については，過去に当該手術を行ったものに対して同一部位の人工血管等の再置換術を実施した場合は，**人工血管等再置換術加算**として，所定点数に所定点数の100分の50に相当する点数を加算する。

（編注）K939-6凍結保存同種組織加算が算定可。K584「2」はL009麻酔管理料（Ⅰ）長時間麻酔管理加算の対象。

→修正大血管転位症手術　　　摘要欄 p.1723

（1）人工血管等再置換術加算は，患者の成長に伴うパッチ，導管，人工血管等の再置換のために，同一部位に対して再手術を実施した場合に算定する。なお，前回の手術から1年以上経過していること。

（2）人工血管等再置換術加算を算定する場合は，前回の手術日，術式及び医療機関名を**診療報酬明細書**の摘要欄に記載する。
（令6保医発0305・4）

K585	総動脈幹症手術 施5 低新	143,860点
K586	単心室症又は三尖弁閉鎖症手術 施5 低新	
1	両方向性グレン手術	80,160点
2	フォンタン手術	85,880点
3	心室中隔造成術 乳施	181,350点

注　2については，過去に当該手術を行ったものに対して同一部位の人工血管等の再置換術を実施した場合は，**人工血管等再置換術加算**として，所定点数に所定点数の100分の50に相当する点数を加算する。

（編注）K585，K586はK939-6凍結保存同種組織加算が算定可。K585，K586「2」はL009麻酔管理料（Ⅰ）長時間麻酔管理加算の対象。

→単心室症又は三尖弁閉鎖症手術　摘要欄 p.1723

（1）人工血管等再置換術加算は，患者の成長に伴うパッチ，導管，人工血管等の再置換のために，同一部位に対して再手術を実施した場合に算定する。なお，前回の手術から1年以上経過していること。

（2）人工血管等再置換術加算を算定する場合は，前回の手術日，術式及び医療機関名を**診療報酬明細書**の摘要欄に記載する。
（令6保医発0305・4）

K587	左心低形成症候群手術（ノルウッド手術） 施5 乳施 低新	179,310点

（編注）K939-6凍結保存同種組織加算が算定可。L009麻酔管理料（Ⅰ）長時間麻酔管理加算の対象。

K588	冠動静脈瘻開胸的遮断術 施5	53,240点
K589	冠動脈起始異常症手術 施5 低新	85,880点
K590	心室憩室切除術 低新	76,710点
K591	心臓脱手術 低新	113,400点
K592	肺動脈塞栓除去術 施5	48,880点
K592-2	肺動脈血栓内膜摘除術 施5	135,040点

（編注）K592-2はL009麻酔管理料（Ⅰ）長時間麻酔管理加算の対象。

K593	肺静脈血栓除去術 施5	39,270点
K594	不整脈手術 複50	
1	副伝導路切断術 施5	89,250点
2	心室頻拍症手術 施5	147,890点
3	メイズ手術 施5 複50	98,640点
4	左心耳閉鎖術	
イ	開胸手術によるもの 施5 複50	37,800点
ロ	胸腔鏡下によるもの 施4 (p.1444) 施5 複50	37,800点
ハ	経カテーテル的手術によるもの 施4 (p.1444)	34,930点

注1　4のイについては，別に厚生労働大臣が定める患者〔告示4第12・3の2，p.1468〕に対して実施した場合であって，K552，K552-2，K554，K555，K557からK557-3まで，K560又はK594の3に掲げる手術と併せて実施した場合に限り算定する。

注2　4のハについては，手術に伴う画像診断及び検査の費用は算定しない。

（編注）K594「3」及び「4」の「イ」「ロ」はK936自動縫合器加算（2個限度）が算定可。またK594「3」及び「4」の「ロ」で左心耳閉塞用クリップを使用した場合もK936自動縫合器加算（1個限度）が算定可。胸腔鏡下手術（K594「4」の「ロ」）はK931超音波凝固切開装置等加算が算定可。

→不整脈手術　　　　　　　摘要欄 p.1724

（1）「4」の「イ」開胸手術によるものは，開胸的心大血管手術を受ける患者のうち，手術前より心房細動又は心房粗動と診断され，術後の抗凝固療法の継続の可否，患者の脳梗塞及び出血に係るリスク等を総合的に勘案し，特に左心耳閉鎖術を併せて実施することが適当と医師が認めたものに対して行われた場合に限り算定する。

(2) 「4」の「イ」開胸手術によるものは，K552，K552-2，K554，K555，K557からK557-3まで，K560及びK594の「3」に掲げる手術（弁置換術については機械弁によるものを除く）と併せて実施した場合に限り算定でき，当該手術を単独で行った場合は算定できない。

(3) 「4」の「ロ」胸腔鏡下によるものは，手術前より心房細動又は心房粗動と診断され，術後の抗凝固療法の継続の可否，患者の脳梗塞及び出血に係るリスク等を総合的に勘案し，実施することが適当と医師が認めた患者に対して行われた場合に限り算定する。

(4) 「4」の「イ」開胸手術によるもの又は「ロ」胸腔鏡下によるものの診療報酬請求に当たっては，手術前に心房細動又は心房粗動と診断した根拠となる12誘導心電図検査又は長時間記録心電図検査（ホルター心電図検査を含む）の結果及び当該手術を行う医学的理由について**診療報酬明細書**の摘要欄に記載する。

(5) 「4」の「ハ」経カテーテル的手術によるものは，左心耳閉鎖デバイスを用いて，左心耳の永久閉鎖を行った場合に算定する。 （令6保医発0305・4）

K594-2　肺静脈隔離術 施5 複50　　72,230点
K595　経皮的カテーテル心筋焼灼術 施5
　1　心房中隔穿刺又は心外膜アプローチを
　　　伴うもの　　　　　　　　　　40,760点
　2　その他のもの　　　　　　　　34,370点
　注1　三次元カラーマッピング下で行った場合には，**三次元カラーマッピング加算**として，17,000点を所定点数に加算する。
　　2　磁気ナビゲーション法により行った場合は，**磁気ナビゲーション加算**として，5,000点を所定点数に加算する。 施4 (p.1445)
　　3　手術に伴う画像診断及び検査の費用は算定しない。

→経皮的カテーテル心筋焼灼術

(1) 「注1」に規定する三次元カラーマッピングとは，体表面電極から発生する微弱な電気信号を体外式ペースメーカー用カテーテル電極（磁気センサーを有するものを除く）等により検出し，三次元心腔内形状を作成し，これらのカテーテル電極にて検出した心電図との合成により三次元画像を構築することをいう。

(2) 「注1」に規定する三次元カラーマッピング加算を算定する場合は，特定保険医療材料114の体外式ペースメーカー用カテーテル電極のうち，心臓電気生理学的検査機能付加型の「心房内・心室内全域型」並びに特定保険医療材料123の経皮的カテーテル心筋焼灼術用カテーテルのうち，熱アブレーション用の「体外式ペーシング機能付き」及び「体外式ペーシング機能付き・特殊型」については算定できない。

(3) 「注2」に規定する磁気ナビゲーション法は，心臓マッピングシステムワークステーションを用いて実施した場合に算定できる。

(4) 経皮的カテーテル心筋冷凍焼灼術を実施した場合は，本区分の所定点数を算定する。その場合，実施に当たっては，関係学会の定める診療に関する指針を遵守する。 （令6保医発0305・4）

参考　原則，経皮的カテーテル心筋焼灼術（K595「1」心房中隔穿刺又は心外膜アプローチを伴うもの）における心腔内超音波プローブ又は血管内超音波プローブ（標準・太径）について，いずれか一方の算定が認められる。 （平29.9.25 支払基金）

K595-2　経皮的中隔心筋焼灼術 施4 (p.1445)　　24,390点
　注　手術に伴う画像診断及び検査の費用は算定しない。
K596　体外ペースメーキング術　　　　　3,770点
K597　ペースメーカー移植術 施4 (p.1445) 施5
　1　心筋電極の場合　　　　　　　16,870点
　2　経静脈電極の場合　　　　　　　9,520点
　3　リードレスペースメーカーの場合　9,520点
K597-2　ペースメーカー交換術 施4 (p.1445) 施5
　　　　　　　　　　　　　　　　　　4,000点

→ペースメーカー移植術，ペースメーカー交換術

(1) ペースメーカー移植の実施日と体外ペースメーキング術の実施日の間隔が1週間以内の場合にあっては，K597ペースメーカー移植術の所定点数のみを算定する。

(2) ペースメーカー本体の交換のみの場合は，K597-2ペースメーカー交換術により算定する。 （令6保医発0305・4）

K597-3　植込型心電図記録計移植術 施4 (p.1445)　　1,260点
K597-4　植込型心電図記録計摘出術 施4 (p.1445)　　840点

（編注）K597-3，K597-4は「通則4」の対象だが，K597ペースメーカー移植術及びK597-2ペースメーカー交換術，K599植込型除細動器移植術及びK599-2植込型除細動器交換術──等の届出があればよく，当該手術の届出は不要。

K598　両心室ペースメーカー移植術 施4 (p.1445)
　1　心筋電極の場合　　　　　　　31,510点
　2　経静脈電極の場合　　　　　　31,510点

→両心室ペースメーカー移植術　摘要欄 p.1724

(1) 両心室ペースメーカー移植術は，左右の心室を電気的に刺激することにより，重症心不全患者の心臓リズムを補正すると同時に，左右の心室間伝導障害を軽減し，血行動態を改善することを目的に実施されるものであり，次のいずれかの心不全に対して，治療が行われた場合に算定する。
　ア　十分な薬物治療にもかかわらず改善のみられないQRS幅120ms以上及び左室駆出率35％以下のNYHAクラスⅢ又はⅣ（中等度，重度）の心不全患者の症状改善
　イ　至適薬物療法が行われているペースメーカーの適応及び高頻度に心室ペーシングに依存することが予想される左室駆出率50％以下の患者の症状改善又は心不全進行（増悪）遅延

(2) 「1」については，循環器内科又は小児循環器内科の医師と心臓血管外科の医師が参加する，重症心不全患者又は不整脈患者の治療方針を決定するカンファレンスにより，本治療の適応判断を行う。

(3) 両心室ペースメーカー移植術を行った患者については，診療報酬請求に当たって，**診療報酬明細書**に症状詳記を記載する。なお，「1」を算定する場合は，(2)に規定するカンファレンスの概要も併せて記載する。 （令6保医発0305・4）

K598-2　両心室ペースメーカー交換術 施4 (p.1445)
　1　心筋電極の場合　　　　　　　　5,000点
　2　経静脈電極の場合　　　　　　　5,000点

K599　植込型除細動器移植術 施4 (p.1446)
　　1　心筋リードを用いるもの　　　　31,510点
　　2　経静脈リードを用いるもの　　　31,510点
　　3　皮下植込型リードを用いるもの　24,310点

K599-2　植込型除細動器交換術 施4 (p.1446)
　　1　心筋リードを用いるもの　　　　　7,200点
　　2　その他のもの　　　　　　　　　　7,200点

→植込型除細動器移植術，植込型除細動器交換術
　　　　　　　　　　　　　　　　　摘要欄 p.1724

(1)　K599植込型除細動器移植術は，次のいずれかに該当する患者に対して実施した場合に算定する。
　ア　血行動態が破綻する心室頻拍又は心室細動の自然発作が1回以上確認されている患者であって，植込型除細動器移植術以外の治療法の有効性が心臓電気生理学的検査及びホルター型心電図検査によって予測できないもの
　イ　血行動態が破綻する心室頻拍又は心室細動の自然発作が1回以上確認されている患者であって，有効薬が見つからないもの又は有効薬があっても認容性が悪いために服用が制限されるもの
　ウ　既に十分な薬物療法や心筋焼灼術等の手術が行われているにもかかわらず，心臓電気生理学的検査によって血行動態が破綻する心室頻拍又は心室細動が繰り返し誘発される患者
(2)　「1」については，循環器内科又は小児循環器内科の医師と心臓血管外科の医師が参加する，重症心不全患者又は不整脈患者の治療方針を決定するカンファレンスにより，本治療の適応判断を行う。
(3)　K599植込型除細動器移植術を行った患者については，診療報酬請求に当たって，**診療報酬明細書**に症状詳記を記載する。なお，「1」を算定する場合は，(2)に規定するカンファレンスの概要も併せて記載する。
(4)　植込型除細動器本体の交換のみを行った場合は，K599-2植込型除細動器交換術により算定する。
(5)　K599の「3」は，特定保険医療材料の植込型除細動器（Ⅲ型）・皮下植込式電極併用型を，植込型除細動器用カテーテル電極（皮下植込式）と組み合わせて使用した場合に算定する。
(6)　特定保険医療材料の植込型除細動器（Ⅲ型）・胸骨下植込式電極併用型と植込型除細動器用カテーテル電極（胸骨下植込式）を組み合わせて，関連学会の定める基準等を遵守して使用した場合に限り，K599植込型除細動器移植術「3」皮下植込型リードを用いるものの点数を準用して算定する。
　　　　　（令6保医発0305・4，令7保医発0228・2）

事務連絡　問　植込型除細動器移植術又は植込型除細動器交換術に当たり実施される，誘発した心室細動に対する除細動については，どの様に算定するのか。
　答　誘発心室細動に対する除細動は，J047カウンターショックに準じて手術料とは別に算定できる。
　　　　　　　　　　　　　　　　（平18.4.28，一部修正）
（**編注**）植込型又は着用型自動除細動器を使用している患者に対し，療養上必要な指導管理を行った場合は，B001「12」心臓ペースメーカー指導管理料の対象となる。

K599-3　両室ペーシング機能付き植込型除細動器移植術 施4 (p.1446)
　　1　心筋電極の場合　　　　　　　　35,200点
　　2　経静脈電極の場合　　　　　　　35,200点
　　注　両室ペーシング機能付き植込型除細動器の移植術を行った場合に算定する。

K599-4　両室ペーシング機能付き植込型除細動器交換術 施4 (p.1446)
　　1　心筋電極の場合　　　　　　　　　7,200点
　　2　経静脈電極の場合　　　　　　　　7,200点
　　注　両室ペーシング機能付き植込型除細動器の交換術を行った場合に算定する。

→両室ペーシング機能付き植込型除細動器移植術，両室ペーシング機能付き植込型除細動器交換術

(1)　両室ペーシング機能付き植込型除細動器移植術は，次のいずれかに該当する患者に対して実施した場合に算定する。
　ア　血行動態が破綻する心室頻拍又は心室細動の自然発作が1回以上確認されている患者であって，両室ペーシング機能付き植込型除細動器移植術以外の治療法の有効性が心臓電気生理学的検査及びホルター型心電図検査によって予測できないもの
　イ　血行動態が破綻する心室頻拍又は心室細動の自然発作が1回以上確認されている患者であって，有効薬が見つからないもの又は有効薬があっても認容性が悪いために服用が制限されるもの
　ウ　既に十分な薬物療法や心筋焼灼術等の手術が行われているにもかかわらず，心臓電気生理学的検査によって血行動態が破綻する心室頻拍又は心室細動が繰り返し誘発される患者
(2)　「1」については，循環器内科又は小児循環器内科の医師と心臓血管外科の医師が参加する，重症心不全患者又は不整脈患者の治療方針を決定するカンファレンスにより，本治療の適応判断を行う。
(3)　両室ペーシング機能付き植込型除細動器移植術を行った患者については，診療報酬請求に当たって，**診療報酬明細書**に症状詳記を記載する。なお，「1」を算定する場合は，(2)に規定するカンファレンスの概要も併せて記載する。
(4)　両室ペーシング機能付き植込型除細動器本体の交換のみを行った場合は，K599-4両室ペーシング機能付き植込型除細動器交換術により算定する。
　　　　　　　　　　　　　　　　（令6保医発0305・4）

K599-5　経静脈電極抜去術 施4 (p.1446)
　　1　レーザーシースを用いるもの　　28,600点
　　2　レーザーシースを用いないもの　22,210点
　　注　手術に伴う画像診断及び検査の費用は算定しない。

→経静脈電極抜去術
　当該手術の実施に当たっては，関連学会の定める実施基準に準じる。
　　　　　　　　　　　　　　　　（令6保医発0305・4）

K600　大動脈バルーンパンピング法（IABP法）
　　　　（1日につき）施4 (p.1447)
　　1　初日　　　　　　　　　　　　　　8,780点
　　2　2日目以降　　　　　　　　　　　4,230点
　　注　挿入に伴う画像診断及び検査の費用は算定しない。

→大動脈バルーンパンピング法（IABP法）
(1)　ガスの価格は別に算定できない。
(2)　大動脈バルーンパンピング法（IABP法），K601人工心肺，K601-2体外式膜型人工肺，K602経皮的心肺補助法，K603補助人工心臓又はK602-2経皮的循環補助法（ポンプカテーテルを用いたもの）を併施した場合においては，1日ごとに主たるもののみにより算定する。また，これら6つの開心術補助手段等とK552冠動脈，大動脈バイパス移植術等の他手術を併施した

場合は，当該手術の所定点数を別に算定できる。
（令6保医発0305・4）

事務連絡 問 同一日にK603-2小児補助人工心臓とK600大動脈バルーンパンピング法（IABP法），K601人工心肺又はK602経皮的心肺補助法を併施した場合，それぞれの点数を算定してよいか。

答 算定できない。K600大動脈バルーンパンピング法（IABP法），K601人工心肺，K602経皮的心肺補助法又はK603-2小児補助人工心臓を併施した場合においては，1日ごとに主たるもののみにより算定する。（平28.9.15）

参考 K600大動脈バルーンパンピング法（IABP法）について，同日に実施されたK546経皮的冠動脈形成術，K548経皮的冠動脈形成術（特殊カテーテルによるもの）又はK549経皮的冠動脈ステント留置術との併算定は，原則として認められる。
（令6.2.29 支払基金）

K601 人工心肺 （1日につき） 低新

1	初日	30,150点
2	2日目以降	3,000点

注1 初日に，補助循環，選択的冠灌流又は逆行性冠灌流を併せて行った場合には，4,800点を所定点数に加算する（主たるもののみを算定する）。
 2 初日に選択的脳灌流を併せて行った場合は，7,000点を所定点数に加算する。
 3 カニュレーション料は，所定点数に含まれるものとする。

→人工心肺
(1) 人工心肺実施のために血管を露出し，カニューレ，カテーテル等を挿入した場合の手技料は，所定点数に含まれ，別に算定できない。
(2) 人工心肺をはずすことができず，翌日以降も引き続き補助循環を行った場合は，1日につき「2」により算定する。
(3) 「注1」の補助循環を併せて行った場合の加算は，人工心肺を用いた心大血管手術後の低心拍出量症候群に対して人工心肺を用いて循環を補助した場合に限り算定できる。
(4) 「注1」の選択的冠灌流を併せて行った場合の加算は大動脈基部を切開し，左右冠動脈口に個別にカニューレを挿入し，心筋保護を行った場合に算定する。
(5) 「注1」の逆行性冠灌流を併せて行った場合の加算は，冠静脈洞にバルーンカテーテルを挿入し，心筋保護を行った場合に算定する。
（令6保医発0305・4）

K601-2 体外式膜型人工肺 （1日につき） 低新

1	初日	30,150点
2	2日目以降	3,000点

注 カニュレーション料は，所定点数に含まれるものとする。

→体外式膜型人工肺
(1) 体外式膜型人工肺は，急性呼吸不全又は慢性呼吸不全の急性増悪であって，人工呼吸器で対応できない患者に対して使用した場合に算定する。
(2) 人工心肺実施のために血管を露出し，カニューレ，カテーテル等を挿入した場合の手技料は，所定点数に含まれ，別に算定できない。
（令6保医発0305・4）

K602 経皮的心肺補助法 （1日につき）

1	初日	11,100点
2	2日目以降	3,120点

K602-2 経皮的循環補助法 （ポンプカテーテルを用いたもの） （1日につき） 施4 (p.1447)

1	初日	11,100点
2	2日目以降	3,680点

→経皮的循環補助法（ポンプカテーテルを用いたもの）
経皮的循環補助法（ポンプカテーテルを用いたもの）の実施のために，カニューレ，カテーテル等を挿入した場合の手技料は，所定点数に含まれ，別に算定できない。
（令6保医発0305・4）

K603 補助人工心臓 （1日につき） 施4 (p.1447)

1	初日 複50	54,370点
2	2日目以降30日目まで	5,000点
3	31日目以降	4,000点

→補助人工心臓
開心術症例の体外循環離脱困難，開心術症例の術後低心拍出症候群，その他の心原性循環不全に対して補助人工心臓を行った場合に算定する。ただし，重症感染症，重症多臓器不全を合併する症例に対して行った場合は算定できない。
（令6保医発0305・4）

K603-2 小児補助人工心臓 （1日につき） 施4 (p.1447) 低新

1	初日 複50	63,150点
2	2日目以降30日目まで	8,680点
3	31日目以降	7,680点

K604 削除

→小児補助人工心臓
投薬治療，外科手術及び補助循環では症状の改善が見込めない小児の重症心不全患者であって，小児補助人工心臓による治療が当該患者にとって最善であると判断された患者に対して，心移植に達するまで又は心機能が回復するまでの循環改善を目的に実施した場合に算定する。
（令6保医発0305・4）

K604-2 植込型補助人工心臓（非拍動流型） 施4 (p.1447)

1	初日（1日につき）複50	58,500点
2	2日目以降30日目まで（1日につき）	5,000点
3	31日目以降90日目まで（1日につき）	2,780点
4	91日目以降（1日につき）	1,800点

→植込型補助人工心臓（非拍動流型）
(1) 植込型補助人工心臓（非拍動流型）は，次のいずれかの場合に算定する。
 ア 心臓移植適応の重症心不全患者で，薬物療法や体外式補助人工心臓等の他の補助循環法によっても継続した代償不全に陥っており，かつ，心臓移植以外には救命が困難と考えられる症例に対して，心臓移植までの循環改善を目的とした場合。
 イ 心臓移植不適応の重症心不全患者で，薬物療法や体外式補助人工心臓などの補助循環法によっても継続した代償不全に陥っている症例に対して，長期循環補助を目的とした場合。
(2) 外来で定期的な管理を行っている場合には，C116在宅植込型補助人工心臓（非拍動流型）指導管理料を算定する。
（令6保医発0305・4）

事務連絡 問 植込み型補助人工心臓は心筋梗塞により重症心不全になった患者に対して用いた場合，算定できるか。

答 心臓移植の待機患者であって，原因疾患が拡張型心筋症，

拡張相にある肥大型心筋症である場合のみ算定可。(平16.3.30)

K605　移植用心採取術　68,490点
注　心提供者に係る組織適合性試験の費用は，所定点数に含まれる。

→移植用心採取術
(1) 移植用心採取術の所定点数は，臓器の移植に関する法律第6条第2項に規定する脳死した者の身体から心臓の移植が行われた場合に，移植を行った保険医療機関において算定する。
(2) 移植用心採取術の所定点数には，脳死した者の身体から移植のための心採取を行う際の採取前の採取対象心の灌流，心採取，採取心の灌流及び保存並びにリンパ節の保存に要する人件費，薬品・容器等の材料費等の費用が全て含まれる。ただし，心採取を行う医師を派遣した場合における医師の派遣に要した費用及び採取心を搬送した場合における搬送に要した費用については療養費として支給し，それらの額は移送費の算定方法により算定する。
(3) 心移植を行った保険医療機関と心移植に用いる健心を採取した保険医療機関とが異なる場合の診療報酬の請求は，心移植を行った保険医療機関で行い，診療報酬の分配は相互の合議に委ねる。　(令6保医発0305・4)
(編注) 臓器等移植に係る感染症検査の取扱いはp.763

K605-2　同種心移植術 施4 (p.1447)　212,210点
注1　心移植者に係る組織適合性試験の費用は，所定点数に含まれる。
　2　抗HLA抗体検査を行う場合には，**抗HLA抗体検査加算**として，**4,000点**を所定点数に加算する。

(編注) L009麻酔管理料（Ⅰ）長時間麻酔管理加算の対象。

→同種心移植術
(1) 同種心移植術の所定点数には，灌流の費用が含まれる。
(2) 心移植を行った保険医療機関と心移植に用いる健心を採取した保険医療機関とが異なる場合の診療報酬の請求は，心移植を行った保険医療機関で行い，診療報酬の分配は相互の合議に委ねる。　(令6保医発0305・4)
(編注) 臓器等移植に係る感染症検査の取扱いはp.763

K605-3　移植用心肺採取術　100,040点
注　心肺提供者に係る組織適合性試験の費用は，所定点数に含まれる。

→移植用心肺採取術
(1) 移植用心肺採取術の所定点数は，臓器の移植に関する法律第6条第2項に規定する脳死した者の身体から同時に心と肺の移植が行われた場合に，移植を行った保険医療機関において算定する。
(2) 移植用心肺採取術の所定点数には，脳死した者の身体から移植のための心肺採取を行う際の採取前の採取対象心肺の灌流，心肺採取，採取心肺の灌流及び保存並びにリンパ節の保存に要する人件費，薬品・容器等の材料費等の費用が全て含まれる。ただし，心肺採取を行う医師を派遣した場合における医師の派遣に要した費用及び採取心肺を搬送した場合における搬送に要した費用については療養費として支給し，それらの額は移送費の算定方法により算定する。
(3) 心肺移植を行った保険医療機関と心肺移植に用いる健心肺を採取した保険医療機関とが異なる場合の診療報酬の請求は，心肺移植を行った保険医療機関で行い，診療報酬の分配は相互の合議に委ねる。　(令6保医発0305・4)
(編注) 臓器等移植に係る感染症検査の取扱いはp.763

K605-4　同種心肺移植術 施4 (p.1447)　286,010点
注1　心肺移植者に係る組織適合性試験の費用は，所定点数に含まれる。
　2　抗HLA抗体検査を行う場合には，**抗HLA抗体検査加算**として，**4,000点**を所定点数に加算する。

(編注) L009麻酔管理料（Ⅰ）長時間麻酔管理加算の対象。

→同種心肺移植術
(1) 同種心肺移植術の所定点数には，灌流の費用が含まれる。
(2) 心肺移植を行った保険医療機関と心肺移植に用いる健心肺を採取した保険医療機関とが異なる場合の診療報酬の請求は，心肺移植を行った保険医療機関で行い，診療報酬の分配は相互の合議に委ねる。　(令6保医発0305・4)
(編注) 臓器等移植に係る感染症検査の取扱いはp.763

事務連絡 問　同種死体肺移植術，同種心移植術，同種心肺移植術，同種死体肝移植術，同種死体膵移植術又は同種死体膵腎移植術の届出に当たっては，「移植関係学会合同委員会により選定された施設であることを証する文書の写しを添付すること」とされているが，具体的にはどのような文書の写しを添付することが求められるのか。
答　臓器移植ネットワークのウェブサイト等に掲載されている選定施設のリストの写しを添付して届出できる。　(平18.3.31)

K605-5　骨格筋由来細胞シート心表面移植術 施4 (p.1448)　9,420点

→骨格筋由来細胞シート心表面移植術
(1) 虚血性心疾患による重症心不全患者で，薬物治療や侵襲的治療を含む標準治療では効果不十分として関連学会の定める「ヒト（自己）骨格筋由来細胞シートの使用要件等の基準について」に定めるハートチームによる適応判定が行われ，かつ，根治療法として心臓移植以外に治療手段がないと考えられる症例に対して，上記基準に従って実施された場合に限り算定できる。
(2) 本技術に先立って行われる骨格筋由来細胞シートを調整するための骨格筋採取に係る技術については，K000創傷処理又はK000-2小児創傷処理（6歳未満）により算定する。　(令6保医発0305・4)

事務連絡 問　骨格筋由来細胞シート心表面移植術の留意事項通知等における関連学会とは，どの学会を指すのか。
答　ヒト（自己）骨格筋由来細胞シート関連学会協議会を指す。　(平28.3.31)

動　脈

K606　血管露出術　530点

→血管露出術
(1) 経皮的に留置針を挿入する場合は，血管露出術は算定できない。
(2) 手術に伴う血管露出術は，同一術野でない場合においても算定できない。　(令6保医発0305・4)

K607　血管結紮術
1　開胸又は開腹を伴うもの　12,660点
2　その他のもの　4,500点

(編注) K607血管結紮術「1　開胸又は開腹を伴うもの」と，K403-2「3　喉頭気管分離術」を同時に行った場合，同一手術野・同一病巣であってもそれぞれ算定できる（「通則14」）。

K607-2	血管縫合術（簡単なもの）	4,840点
K607-3	上腕動脈表在化法	5,000点
K608	動脈塞栓除去術	
1	開胸又は開腹を伴うもの	28,560点
2	その他のもの（観血的なもの）	11,180点

→動脈塞栓除去術
　動脈血栓除去術は，本区分により算定する。
（令6保医発0305・4）

K608-2	削除	
K608-3	内シャント血栓除去術	3,590点

事務連絡　問　内シャントの血栓を直視下で除去した場合，どの項目を算定するのか。
答　K608-3内シャント血栓除去術を算定する。
（平25.1.24）

K609	動脈血栓内膜摘出術	
1	大動脈に及ぶもの	40,950点
2	内頸動脈	43,880点
3	その他のもの	28,450点
K609-2	経皮的頸動脈ステント留置術	34,740点

　注1　手術に伴う画像診断及び検査の費用は算定しない。
　　2　内頸動脈又は総頸動脈に対して行われた場合に限り算定する。

（編注）K609，K609-2はK930脊髄誘発電位測定等加算「1」が算定可。

→経皮的頸動脈ステント留置術
(1)　経皮的頸動脈ステント留置術を行う場合は，総頸動脈又は内頸動脈にステントを留置した際の血栓の移動に対する予防的措置を同時に行う。
(2)　使用目的又は効果として，頸動脈狭窄症患者において，経頸動脈的に血管にアクセスし，頸動脈血管形成術及びステント留置術時の塞栓を防止するためのものとして薬事承認又は認証を得ている医療機器を用いて頸動脈ステント留置術を行った場合は，本区分の所定点数を準用して算定する。（令6保医発0305・4，令7保医発0228・2）

K610	動脈形成術，吻合術 複50	
1	頭蓋内動脈 低新	99,700点
2	胸腔内動脈（大動脈を除く）	52,570点
3	腹腔内動脈（大動脈を除く）	47,790点
4	指（手，足）の動脈 指2	18,400点
5	その他の動脈	21,700点
K610-2	脳新生血管造成術	52,550点

（編注）K610「1」はL009麻酔管理料（Ⅰ）長時間麻酔管理加算の対象。

→脳新生血管造成術
　もやもや病に対して，浅側頭動脈及び側頭筋を硬膜に縫合することにより新生血管の造成を図った場合に算定する。
（令6保医発0305・4）

K610-3	削除	
K610-4	四肢の血管吻合術	18,080点
K610-5	血管吻合術及び神経再接合術（上腕動脈，正中神経及び尺骨神経）	18,080点

→血管吻合術及び神経再接合術
　上腕動脈，正中神経及び尺骨神経が切断された場合，上腕動脈及び正中神経が切断された場合，又は上腕動脈及び尺骨神経が切断された場合の血管吻合術及び神経再接合術を行った場合に算定する。
（令6保医発0305・4）

K611	抗悪性腫瘍剤動脈，静脈又は腹腔内持続注入用植込型カテーテル設置 複50	
1	開腹して設置した場合	17,940点
2	四肢に設置した場合	16,250点
3	頭頸部その他に設置した場合	16,640点

→抗悪性腫瘍剤動脈，静脈又は腹腔内持続注入用植込型カテーテル設置
(1)　悪性腫瘍の患者に対し，抗悪性腫瘍剤の局所持続注入又は疼痛の制御を目的として，チューブ又は皮下植込型カテーテルアクセスを設置した場合に算定できる。
(2)　設置するチューブ，体内に植え込むカテーテル及びカテーテルアクセス等の材料の費用は所定点数に含まれ，別に算定できない。
(3)　抗悪性腫瘍剤動脈，静脈又は腹腔内持続注入用植込型カテーテル抜去の際の費用はK000創傷処理の「1」筋肉，臓器に達するもの（長径5cm未満）で算定する。
（令6保医発0305・4）

K612	末梢動静脈瘻造設術	
1	内シャント造設術	
イ	単純なもの	12,080点
ロ	静脈転位を伴うもの	15,300点
2	その他のもの	7,760点

→末梢動静脈瘻造設術
　「1」の「ロ」については，穿刺することが困難な部位を走行する静脈を長さ15cm以上遊離して遠位端を切断し，穿刺することが可能な部位に転位して，断端を動脈と吻合して動静脈瘻を造設した場合に算定する。
（令6保医発0305・4）

K613	腎血管性高血圧症手術（経皮的腎血管拡張術）	31,840点

　注　手術に伴う画像診断及び検査の費用は算定しない。

K614	血管移植術，バイパス移植術	
1	大動脈	70,700点
2	胸腔内動脈	64,050点
3	腹腔内動脈	63,350点
4	頭，頸部動脈 複50	61,660点
5	下腿，足部動脈	70,190点
6	膝窩動脈	42,500点
7	その他の動脈	30,290点

（編注）K614はK939-6凍結保存同種組織加算が算定可。四肢の血管移植術，バイパス移植術に当たりグラフト血流を測定した場合，K937-2術中グラフト血流測定加算が算定可。

→血管移植術，バイパス移植術
(1)　「6」膝窩動脈は，膝関節より遠位側で下腿三分岐に至らない部分で行った場合をいう。
(2)　大腿動脈閉塞症に対して自家血管を用いた動脈間バイパス造成術を行った場合は，「7」により算定する。
(3)　同種血管を移植する場合においては，日本組織移植学会が作成した「ヒト組織を利用する医療行為の安全性確保・保存・使用に関するガイドライン」を遵守した場合に限り算定する。
(4)　血管提供者の移植用血管採取及び組織適合性試験に係る費用は，所定点数に含まれ別に算定できない。
(5)　血管移植を行った保険医療機関と移植用血管採取を行った保険医療機関とが異なる場合の診療報酬の請求

は，血管移植を行った保険医療機関で行うものとし，診療報酬の分配は相互の協議に委ねる。(令6保医発0305・4)

事務連絡 医学的な必要上，人工血管を皮下に移植して動静脈内シャントを作成する場合には，K614血管移植術の「7」その他の動脈に準じて算定できる。(平15.1.29，一部修正)

K615	血管塞栓術（頭部，胸腔，腹腔内血管等）複50	
1	止血術	**26,570点**
2	選択的動脈化学塞栓術	**20,040点**
3	門脈塞栓術（開腹によるもの）	**27,140点**
4	その他のもの	**20,480点**

注　手術に伴う画像診断及び検査の費用は算定しない。

→血管塞栓術
(1)　「1」の止血術は，外傷等による動脈損傷が認められる患者に対し，血管塞栓術を行った場合に算定する。
(2)　カテーテルを肝動脈等に留置して造影CT等を行い，病変の個数及び分布を確認の上，肝細胞癌に対して区域枝より末梢側において肝動脈等の動脈化学塞栓術を行った場合には，「2」により算定する。
(3)　「2」の選択的動脈化学塞栓術の場合，動脈化学塞栓術を選択的に行った肝動脈等の部位を診療録に記載する。
(4)　「2」の選択的動脈化学塞栓術以外の場合であって，脳動脈奇形摘出術前及び肝切除術前の前処置としての血管塞栓術を行った場合には，「4」により算定する。
(5)　「2」の選択的動脈化学塞栓術以外の場合であって，多血性腫瘍又は動静脈奇形に対して，血管内塞栓材を用いて動脈塞栓術又は動脈化学塞栓術を行った場合は，本区分「4」を算定する。(令6保医発0305・4)

事務連絡 問　K615血管塞栓術の算定要件に，「脳動脈奇形摘出術前及び肝切除術前の前処置としての血管塞栓術を行った場合には，「4」により算定する」とあるが，脳腫瘍摘出術前の前処置として栄養血管の塞栓を行った場合，以下のどのような算定となるのか。
① K615血管塞栓術の「4」その他の算定
② K178脳血管内手術の算定（血管内手術用カテーテルを用いて手術を行った場合，脳血管内ステントを用いて手術を行った場合）
答　①の算定になる。(平24.8.9，一部修正)

参考 ①　肝癌に対して抗癌剤を使用せず，K615血管塞栓術「2　選択的動脈化学塞栓術」を算定した場合は，「4　その他のもの」に該当するものと判断し，原則として認められない。(令4.1.31 支払基金)
②　次の手術における経皮的冠動脈形成術用カテーテル用ガイドワイヤーの算定は，原則として認められない。
(1)K616四肢の血管拡張術・血栓除去術，(2)K617-4下肢静脈瘤血管内焼灼術，(3)K682-2経皮的胆管ドレナージ術，(4)K783-2経尿道的尿管ステント留置術 (令6.2.29 支払基金)

K615-2	経皮的大動脈遮断術 施4 (p.1448) 複50	**1,660点**

注　手術に伴う画像診断及び検査の費用は算定しない。

（編注）「通則4」の対象だが，A300救命救急入院料，A301特定集中治療室管理料の届出があればよく，当該手術の届出は不要。

→経皮的大動脈遮断術
重度外傷等による腹腔内大量出血に対して，経皮的にバルーンカテーテルを挿入し大動脈の血行を遮断した場合に算定する。(令6保医発0305・4)

K616	四肢の血管拡張術・血栓除去術	**22,590点**

注　手術に伴う画像診断及び検査の費用は算定しない。

→四肢の血管拡張術・血栓除去術
膝窩動脈又はそれより末梢の動脈に対するステントの留置では，当該点数は算定できない。(令6保医発0305・4)

参考 次の臓器，疾患等に対するK615血管塞栓術における肝動脈塞栓材の算定は，原則として認められない。
(1)肝細胞癌以外の肝臓疾患，(2)脾臓，(3)腎臓，(4)肺・気管支，(5)骨盤骨折等の出血性外傷 (令6.2.29 支払基金)

K616-2	頸動脈球摘出術	**10,800点**
K616-3	経皮的胸部血管拡張術（先天性心疾患術後に限る）低新	**27,500点**

注　手術に伴う画像診断及び検査の費用は算定しない。

K616-4	経皮的シャント拡張術・血栓除去術	
1	初回 短1 短3	**12,000点**
2	1の実施後3月以内に実施する場合 短1 短3	**12,000点**

注　手術に伴う画像診断及び検査の費用は算定しない。

→経皮的シャント拡張術・血栓除去術　摘要欄 p.1724
(1)　「1」については，3月に1回に限り算定する。
(2)　「1」を算定してから3月以内に実施した場合には，次のいずれかに該当するものに限り，1回を限度として「2」を算定する。また，次のいずれかの要件を満たす画像所見等の医学的根拠を診療報酬明細書の摘要欄に記載する。
　ア　透析シャント閉塞の場合
　イ　超音波検査において，シャント血流量が400mL以下又は血管抵抗指数（RI）が0.6以上の場合（アの場合を除く）
(3)　「2」については，「1」の前回算定日（他の保険医療機関での算定を含む）を診療報酬明細書の摘要欄に記載する。(令6保医発0305・4)

事務連絡 経皮的シャント拡張術・血栓除去術
問1　3か月に3回以上実施した場合，3回目以降の手術に伴う薬剤料又は特定保険医療材料料は算定できるか。
答　算定できない。(令2.3.31)
問2　「1」は3月に1回に限り算定するとあるが，この3月とは算定した日を含め，当該算定日から90日を指すのか。
答　その通り。
問3　ア又はイの要件に該当する場合に限り「2」は算定可能であるが，この要件を満たさずに「1　初回」算定後，3月以内に実施した場合について，手術に伴う薬剤料又は特定保険医療材料料は算定できるか。
答　算定不可。(令2.4.16)
問4　K616四肢の血管拡張術・血栓除去術とK616-4経皮的シャント拡張術・血栓除去術」の違いは何か。
答　K616四肢の血管拡張術・血栓除去術は，ブラッドアクセス用のシャント以外の末梢血管等を拡張した際に算定する。K616-4経皮的シャント拡張術・血栓除去術は，ブラッドアクセス用のシャントをPTAバルーンカテーテル等を用いて拡張した際に算定する。
問5　経皮的シャント拡張術・血栓除去術の算定要件に，「手術に伴う画像診断及び検査の費用は算定しない」とあるが，造影等に使用した薬剤は算定できるか。
答　算定できる。(平24.8.9)
問6　内シャントの血栓を直視下で除去した場合，どの項目を算定するのか。
答　K608-3内シャント血栓除去術を算定する。(平25.1.24)

K616-5	経皮的血管内異物除去術	**14,000点**

注　手術に伴う画像診断及び検査の費用は算定しない。

K616-6　経皮的下肢動脈形成術 施4 (p.1448)
　　24,270点
　注　手術に伴う画像診断及び検査の費用は算定しない。

→経皮的下肢動脈形成術
　エキシマレーザー型血管形成用カテーテルを使用し，大腿膝窩動脈に留置されたステントにおける狭窄又は閉塞に対して又は切削吸引型血管形成用カテーテルを使用し，大腿膝窩動脈の狭窄又は閉塞に対して，経皮的下肢動脈形成術を行った場合に算定する。なお，実施に当たっては，関係学会の定める診療に関する指針を遵守する。
　　　　　　　　　　　　　　　　（令6保医発0305・4）

K616-7　ステントグラフト内挿術（シャント）
　　　　　　　　　　　　　　　　12,000点
　注　手術に伴う画像診断及び検査の費用は算定しない。

→ステントグラフト内挿術（シャント）
　人工血管内シャントの静脈側吻合部狭窄病変に対し，末梢血管用ステントグラフトを留置した場合に算定する。
　　　　　　　　　　　　　　　　（令6保医発0305・4）

K616-8　吸着式潰瘍治療法（1日につき）　1,680点

→吸着式潰瘍治療法　　　　　　　摘要欄 p.1724
(1)　吸着式潰瘍治療法は，次のいずれにも該当する閉塞性動脈硬化症の患者に対して，吸着式血液浄化用浄化器（閉塞性動脈硬化症用）を使用して治療を行った場合に限り算定する。なお，当該治療法の実施回数は，原則として一連につき3月間に限って24回を限度として算定する。
　ア　フォンテイン分類Ⅳ度の症状を呈する者
　イ　膝窩動脈以下の閉塞又は広範な閉塞部位を有する等外科的治療又は血管内治療が困難で，かつ従来の薬物療法では十分な効果を得られない者
(2)　診療報酬明細書の摘要欄にア及びイの要件を満たす医学的根拠について記載する。
　　　　　　　　　　　　　　　　（令6保医発0305・4）
（編注）使用した吸着式血液浄化用浄化器は，材料価格基準・別表Ⅱ「209吸着式血液浄化用浄化器（閉塞性動脈硬化症用）」を算定可。

静　脈

K617　下肢静脈瘤手術 複50
　1　抜去切除術 短1 短3　　　　　10,200点
　2　硬化療法（一連として） 短1 短3　1,720点
　3　高位結紮術 短1 短3　　　　　　3,130点
　4　静脈瘤切除術　　　　　　　　1,820点

→下肢静脈瘤手術
(1)　大腿部から下腿部に及ぶ広範囲の静脈瘤に対してストリッピングを行った場合は，「1」により算定する。
(2)　「2」における「一連」とは，所期の目的を達するまでに行う一連の治療過程をいい，概ね2週間にわたり行われるものをいう。
　　　　　　　　　　　　　　　　（令6保医発0305・4）

K617-2　大伏在静脈抜去術 複50 短3　10,200点

参考　下肢静脈瘤に対する大伏在静脈抜去術について，大伏在静脈瘤の傷病名や大伏在静脈を抜去した旨の詳記等がない場合であっても，原則として認められる。
　　　　　　　　　　　　　　　　（令6.5.31 支払基金）

K617-3　静脈瘤切除術（下肢以外）　1,820点
K617-4　下肢静脈瘤血管内焼灼術 複50 短1
　　　　　短3　　　　　　　　　10,200点
　注　手術に伴う画像診断及び検査の費用は算定しない。

→下肢静脈瘤血管内焼灼術
(1)　所定の研修を修了した医師が実施した場合に限り算定し，一側につき1回に限り算定する。なお，当該手技に伴って実施される画像診断及び検査の費用は所定点数に含まれる。
(2)　下肢静脈瘤血管内焼灼術の実施に当たっては，関係学会が示しているガイドラインを踏まえ適切に行う。
　　　　　　　　　　　　　　　　（令6保医発0305・4）

事務連絡　問　留意事項通知に「関係学会が示しているガイドライン」とあるが，具体的に何を指すのか。
答　現時点では，日本静脈学会により作成された「下肢静脈瘤に対する血管内焼灼術のガイドライン2019」を指す。
　　　　　　　　　　　　　　　　（令2.3.31）

参考　下肢静脈瘤血管内焼灼術において，血管造影用シースイントロデューサーセット③選択的導入用（ガイディングカテーテルを兼ねるもの），④心腔内及び大動脈デバイス用，⑤遠位端可動型の算定は，原則として認められない。
　なお，血管造影用シースイントロデューサーセット①一般用については，原則として認められる。
　　　　　　　　　　　　　　　　（令6.2.29 支払基金）

K617-5　内視鏡下下肢静脈瘤不全穿通枝切離術 施4 (p.1448) 複50　　10,200点
　注　手術に伴う画像診断及び検査の費用は算定しない。

→内視鏡下下肢静脈瘤不全穿通枝切離術
(1)　下腿の広範囲の皮膚に色素沈着，硬化，萎縮又は潰瘍を有しており，かつ，超音波検査等により，不全穿通枝が同定され，血液が逆流していることが確認されている患者について実施した場合であって，次のア又はイに該当する場合に一側につき1回のみ算定できる。
　ア　下肢静脈瘤手術（抜去切除術，硬化療法及び高位結紮術をいう），大伏在静脈抜去術又は下肢静脈瘤血管内焼灼術を実施したが，効果が不十分な患者に対して，当該手技を実施した場合
　イ　下肢静脈瘤手術（抜去切除術，硬化療法及び高位結紮術をいう），大伏在静脈抜去術又は下肢静脈瘤血管内焼灼術のみでは効果が不十分と予想される患者に対して，当該手技を下肢静脈瘤手術，大伏在静脈抜去術又は下肢静脈瘤血管内焼灼術と同時に実施した場合
(2)　当該手技に伴って実施される画像診断及び検査の費用は所定点数に含まれる。
　　　　　　　　　　　　　　　　（令6保医発0305・4）

K617-6　下肢静脈瘤血管内塞栓術 短1 短3
　　　　　　　　　　　　　　　　14,360点

→下肢静脈瘤血管内塞栓術
　所定の研修を修了した医師が実施した場合に限り，一側につき1回に限り算定する。
　なお，当該手術に伴って実施される画像診断及び検査の費用は所定の点数に含まれる。
　　　　　　　　　　　　　　　　（令6保医発0305・4）

K618　中心静脈注射用植込型カテーテル設置
　　複50
　1　四肢に設置した場合　　　　　10,500点
　2　頭頸部その他に設置した場合　10,800点
　注1　6歳未満の乳幼児の場合は，**乳幼児加算**

として，300点を加算する。
2　使用したカテーテル，カテーテルアクセス等の材料の費用は，これらの点数に含まれるものとする。

→中心静脈注射用植込型カテーテル設置
(1)　中心静脈注射用の皮下植込型カテーテルアクセスを設置した場合に算定できる。
(2)　長期の栄養管理を目的として，中心静脈注射用植込型カテーテルの設置を行う際には，中心静脈注射用植込型カテーテルによる療養の必要性，管理の方法及び終了の際に要される身体の状態等，療養上必要な事項について患者又はその家族等への説明を行う。
(3)　長期の栄養管理を目的として，中心静脈注射用植込型カテーテルを設置した後，他の保険医療機関等に患者を紹介する場合は，中心静脈注射用植込型カテーテルによる療養の必要性，管理の方法及び終了の際に要される身体の状態等，療養上必要な事項並びに患者又はその家族等への説明内容等を情報提供する。
(4)　体内に植え込むカテーテル及びカテーテルアクセス等の材料の費用は所定点数に含まれ，別に算定できない。
(5)　中心静脈注射用植込型カテーテル抜去の際の費用はK000創傷処理の「1」筋肉，臓器に達するもの（長径5cm未満）で算定する。
(令6保医発0305・4)

K619	静脈血栓摘出術 複50	
1	開腹を伴うもの	22,070点
2	その他のもの（観血的なもの）	13,100点
K619-2	総腸骨静脈及び股静脈血栓除去術	32,100点

→総腸骨静脈及び股静脈血栓除去術
　静脈用ステント留置術は，既存療法では治療困難な症候性腸骨大腿静脈流出障害の患者に対し，関連学会の定める適正使用指針を遵守して，静脈ステントセットを用いて実施した場合，本区分の所定点数を準用して算定する。
(令6保医発1129・2)

K620	下大静脈フィルター留置術	10,160点

→下大静脈フィルター留置術
　肺血栓塞栓症の患者又は肺血栓塞栓症を発症する危険性が高い患者に対して行った場合に算定する。
(令6保医発0305・4)

K620-2	下大静脈フィルター除去術	6,490点
K621	門脈体循環静脈吻合術（門脈圧亢進症手術）	40,650点
K622	胸管内頸静脈吻合術	37,620点
K623	静脈形成術，吻合術 複50	
1	胸腔内静脈	25,200点
2	腹腔内静脈	25,200点
3	その他の静脈	16,140点

（編注）K623はK939-6凍結保存同種組織加算が算定可。

K623-2	脾腎静脈吻合術	21,220点

リンパ管，リンパ節

（編注）「リンパ管，リンパ節」の手術（全身麻酔下）は「通則19」周術期口腔機能管理後手術加算の対象手術。

K624　削除

K625	リンパ管腫摘出術 低新	
1	長径5cm未満	13,090点
2	長径5cm以上	16,390点
K626	リンパ節摘出術	
1	長径3cm未満	1,200点
2	長径3cm以上	2,880点
K626-2	リンパ節膿瘍切開術	910点
K627	リンパ節群郭清術	
1	顎下部又は舌下部（浅在性）	10,870点
2	頸部（深在性）	24,090点
3	鎖骨上窩及び下窩	14,460点
4	腋窩	17,750点
5	胸骨旁	23,190点
6	鼠径部及び股部	9,760点
7	後腹膜	46,350点
8	骨盤	26,800点

→リンパ節群郭清術
　独立手術として行った場合にのみ算定できる。悪性腫瘍に対する手術と同時に行うリンパ節郭清の費用は悪性腫瘍に対する手術の所定点数に含まれ，別に算定できない。
(令6保医発0305・4)

K627-2	腹腔鏡下リンパ節群郭清術 施5	
1	後腹膜 施4 (p.1448)	40,670点
2	傍大動脈 施4 (p.1448)	35,500点
3	骨盤	41,090点
4	側方 施4 (p.1448) 施5	41,090点

注　1及び3については泌尿器がん（1については精巣がんに限る）から，2については子宮体がんから，4については直腸がんから転移したものに対して実施した場合に限り算定する。

（編注）腹腔鏡下手術のためK931超音波凝固切開装置等加算が算定可。

→腹腔鏡下リンパ節群郭清術
(1)　独立手術として行った場合にのみ算定できる。悪性腫瘍に対する手術と同時に行うリンパ節郭清の費用は悪性腫瘍に対する手術の所定点数に含まれ，別に算定できない。
(2)　「1」については，原発性精巣がんから後腹膜リンパ節群に転移したものに対して実施した場合に限り算定する。
(3)　「2」については，子宮体がんから傍大動脈リンパ節群に転移したものに対して実施した場合に限り算定する。
(4)　「3」については，原発性泌尿器がん（腎，副腎，尿管，膀胱，尿道，陰茎，精巣，前立腺等のがんをいう）から骨盤内リンパ節群に転移したものに対して実施した場合に限り算定する。
(5)　「4」については，直腸がんから側方リンパ節群に転移したものに対して実施した場合に限り算定する。
(令6保医発0305・4)

K627-3	腹腔鏡下小切開骨盤内リンパ節群郭清術 施4 (p.1448)	26,460点

注　泌尿器がんから転移したものに対して実施した場合に限り算定する。

（編注）腹腔鏡下手術のためK931超音波凝固切開装置等加算が算定可。

→腹腔鏡下小切開骨盤内リンパ節群郭清術

(1) 独立手術として行った場合にのみ算定できる。悪性腫瘍に対する手術と同時に行うリンパ節郭清の費用は悪性腫瘍に対する手術の所定点数に含まれ，別に算定できない。
(2) 原発性泌尿器がん（腎，副腎，尿管，膀胱，尿道，陰茎，精巣，前立腺等のがんをいう）から骨盤内リンパ節群に転移したものに対して実施した場合に限り算定する。
(令6保医発0305・4)

K627-4 腹腔鏡下小切開後腹膜リンパ節群郭清術 施4 (p.1449) 39,720点
注 精巣がんから転移したものに対して実施した場合に限り算定する。

(編注) 腹腔鏡下手術のためK931超音波凝固切開装置等加算が算定可。

→腹腔鏡下小切開後腹膜リンパ節群郭清術
(1) 独立手術として行った場合にのみ算定できる。悪性腫瘍に対する手術と同時に行うリンパ節郭清の費用は悪性腫瘍に対する手術の所定点数に含まれ，別に算定できない。
(2) 原発性精巣がんから後腹膜リンパ節群に転移したものに対して実施した場合に限り算定する。
(令6保医発0305・4)

K628 リンパ管吻合術 34,450点

第9款 腹 部

(編注)「腹部」の悪性腫瘍手術（全身麻酔下）は「通則17」周術期口腔機能管理後手術加算の対象手術。

腹壁，ヘルニア

K629 削除
K630 腹壁膿瘍切開術 1,270点
K631 腹壁瘻手術
　1 腹壁に限局するもの 1,820点
　2 腹腔に通ずるもの 10,050点

参考 長期留置型腹膜透析用カテーテルの抜去の手技料は，原則としてK000創傷処理「1」筋肉，臓器に達するもの（長径5cm未満）の算定とする。したがって，K631腹壁瘻手術「2」腹腔に通ずるものの算定は認められない。
(令6.4.30 支払基金)

K632 腹壁腫瘍摘出術
　1 形成手術を必要としない場合 4,310点
　2 形成手術を必要とする場合 11,210点
K633 ヘルニア手術 複50
　1 腹壁瘢痕ヘルニア 9,950点
　2 半月状線ヘルニア，白線ヘルニア，腹直筋離開 6,200点
　3 臍ヘルニア 4,200点
　4 臍帯ヘルニア 低新 複50 18,810点
　5 鼠径ヘルニア 低新 短3 6,000点
　6 大腿ヘルニア 8,860点
　7 腰ヘルニア 8,880点
　8 骨盤部ヘルニア（閉鎖孔ヘルニア，坐骨ヘルニア，会陰ヘルニア） 18,810点
　9 内ヘルニア 18,810点
K633-2 腹腔鏡下ヘルニア手術 施5
　1 腹壁瘢痕ヘルニア 16,520点
　2 大腿ヘルニア 18,550点
　3 半月状線ヘルニア，白線ヘルニア 13,820点
　4 臍ヘルニア 13,130点
　5 閉鎖孔ヘルニア 24,130点
K634 腹腔鏡下鼠径ヘルニア手術（両側） 施5 低新 短3 22,960点

(編注) 腹腔鏡下手術（K633-2，K634）はK931超音波凝固切開装置等加算が算定可。

腹膜，後腹膜，腸間膜，網膜

K635 胸水・腹水濾過濃縮再静注法 4,990点

→胸水・腹水濾過濃縮再静注法
　一連の治療過程中，第1回目の実施日に，1回に限り算定する。なお，一連の治療期間は2週間を目安とし，治療上の必要があって初回実施後2週間を経過して実施した場合は改めて所定点数を算定する。
(令6保医発0305・4)

K635-2 腹腔・静脈シャントバルブ設置術 6,730点
K635-3 連続携行式腹膜灌流用カテーテル腹腔内留置術 低新 12,000点

→連続携行式腹膜灌流用カテーテル腹腔内留置術
　連続携行式腹膜灌流を開始するに当たり，当該カテーテルを留置した場合に算定できる。また，当該療法開始後一定期間を経て，カテーテル閉塞等の理由により再度装着した場合においても算定できる。
(令6保医発0305・4)

K635-4 腹腔鏡下連続携行式腹膜灌流用カテーテル腹腔内留置術 施5 低新 16,660点

(編注) 腹腔鏡下手術のためK931超音波凝固切開装置等加算が算定可。

→腹腔鏡下連続携行式腹膜灌流用カテーテル腹腔内留置術
　連続携行式腹膜灌流を開始するに当たり，腹腔鏡下に当該カテーテルを留置した場合に算定できる。また，当該療法開始後一定期間を経て，カテーテル閉塞等の理由により再度装着した場合においても算定できる。
(令6保医発0305・4)

K636 試験開腹術 低新 6,660点

→試験開腹術
　開腹術のみを行った時点で手術を中止した場合は，本区分により算定する。
(令6保医発0305・4)

参考 ① 開胸又は開腹術後の出血に対する手術当日のK488試験開胸術又はK636試験開腹術の算定は，原則として認められない。
② 開腹又は開腹術後の出血に対する手術翌日以降のK488試験開胸術又はK636試験開腹術の算定は，原則として認められる。
(令6.4.30 支払基金)

K636-2 ダメージコントロール手術 施4 (p.1449) 複50 12,340点

(編注)「通則4」の対象だが，A300救命救急入院料，A301特定集中治療室管理料の届出があればよく，当該手術の届出は不要。

→ダメージコントロール手術
(1) ダメージコントロール手術とは，重度胸部，腹部又は骨盤部外傷患者に対する初回手術において，止血手術，損傷臓器等に対する処置，タオルパッキング等を

迅速に実施した後に，患者を一度集中治療室等に収容し，全身状態の改善を図り，二期的又は多期的手術により根治を図る段階的外科治療のことである。
(2) 重度胸部，腹部又は骨盤部外傷に対してダメージコントロール手術を行った場合は原則として当初の1回に限り所定点数を算定し，2回目以降に行った手術については各区分に掲げる所定点数を算定する。ただし，2回目以降も当該手術を施行した場合は，当該所定点数を算定できる。　　　　　　　　　（令6保医発0305・4）

| K636-3 | 腹腔鏡下試験開腹術 施5 低新 | 11,320点 |

（編注）腹腔鏡下手術のためK931超音波凝固切開装置等加算が算定可。

→腹腔鏡下試験開腹術
　腹腔鏡による腹腔内の確認のみを行った時点で手術を中止した場合は，本区分により算定する。（令6保医発0305・4）

| K636-4 | 腹腔鏡下試験切除術 施5 低新 | 11,320点 |

（編注）腹腔鏡下手術のためK931超音波凝固切開装置等加算が算定可。

→腹腔鏡下試験切除術
　腹腔鏡による腹腔内の確認を行い，臓器・組織の一部を切除した時点で手術を中止した場合は，本区分により算定する。　　　　　　　　　（令6保医発0305・4）

事務連絡 問　組織採取目的で腹腔鏡下に切除を行った場合には，どの区分で算定するのか。
答　K636-4腹腔鏡下試験切除術で算定する。　（平24.3.30）

K637	限局性腹腔膿瘍手術	
1	横隔膜下膿瘍	10,690点
2	ダグラス窩膿瘍	5,710点
3	虫垂周囲膿瘍	5,340点
4	その他のもの	10,380点
K637-2	経皮的腹腔膿瘍ドレナージ術	10,800点

注　挿入時に行う画像診断及び検査の費用は算定しない。

→経皮的腹腔膿瘍ドレナージ術
　当該手術は初回実施に限り算定し，2回目以降の処置に係るドレナージについては，J002ドレーン法（ドレナージ）により算定する。　　（令6保医発0305・4）

K638	骨盤腹膜外膿瘍切開排膿術	3,290点
K639	急性汎発性腹膜炎手術 低新	14,400点
K639-2	結核性腹膜炎手術	12,000点
K639-3	腹腔鏡下汎発性腹膜炎手術 施5	23,040点

（編注）腹腔鏡下手術（K639-3）はK931超音波凝固切開装置等加算が算定可。

K640	腸間膜損傷手術 複50	
1	縫合，修復のみのもの	10,390点
2	腸管切除を伴うもの	26,880点
K641	大網切除術	8,720点
K642	大網，腸間膜，後腹膜腫瘍摘出術	
1	腸切除を伴わないもの	16,000点
2	腸切除を伴うもの	29,970点

（編注）K642はK939-6凍結保存同種組織加算が算定可。

| K642-2 | 腹腔鏡下大網，腸間膜，後腹膜腫瘍摘出術 施5 | 32,310点 |

| K642-3 | 腹腔鏡下小切開後腹膜腫瘍摘出術 施4 (p.1449) | 30,310点 |

（編注）腹腔鏡下手術（K642-2，K642-3）はK931超音波凝固切開装置等加算が算定可。

| K643 | 後腹膜悪性腫瘍手術 複50 | 54,330点 |

（編注）K643はK931超音波凝固切開装置等加算，K939-6凍結保存同種組織加算が算定可。

| K643-2 | 腹腔鏡下小切開後腹膜悪性腫瘍手術 施4 (p.1449) | 50,610点 |

（編注）腹腔鏡下手術のためK931超音波凝固切開装置等加算が算定可。

K644	臍腸管瘻手術 低新 複50	
1	腸管切除を伴わないもの	5,260点
2	腸管切除を伴うもの	18,280点
K645	骨盤内臓全摘術 施5	135,500点

（編注）K645はK931超音波凝固切開装置等加算，K936自動縫合器加算（4個限度），K936-2自動吻合器加算（1個限度）が算定可。K645はL009麻酔管理料（Ⅰ）長時間麻酔管理加算の対象。

| K645-2 | 腹腔鏡下骨盤内臓全摘術 施5 | 168,110点 |

（編注）K931超音波凝固切開装置等加算，K936自動縫合器加算（4個限度），K936-2自動吻合器加算（1個限度）が算定可。L009麻酔管理料（Ⅰ）長時間麻酔管理加算の対象。

K645-3	骨盤内悪性腫瘍及び腹腔内軟部腫瘍ラジオ波焼灼療法（一連として） 施4 (p.1449)	
1	2cm以内のもの	15,000点
2	2cmを超えるもの	21,960点

注　フュージョンイメージングを用いて行った場合は，**フュージョンイメージング加算**として，**200点**を所定点数に加算する。

→骨盤内悪性腫瘍及び腹腔内軟部腫瘍ラジオ波焼灼療法（一連として）
　骨盤内悪性腫瘍及び腹腔内軟部腫瘍ラジオ波焼灼療法（一連として）は標準治療不適応又は不応の骨盤内悪性腫瘍及び腹腔内軟部腫瘍症例に対して，関係学会の定める指針を遵守して実施した場合に限り算定する。なお，ここでいう2cmとは，ラジオ波による焼灼範囲ではなく，腫瘍の長径をいう。　　　　　　（令6保医発0305・4）

胃，十二指腸

K646	胃血管結紮術（急性胃出血手術）	11,360点
K647	胃縫合術（大網充填術又は被覆術を含む）低新 複50	12,190点

→胃縫合術（大網充填術又は被覆術を含む）
　外傷等により破裂した胃を縫合した場合，又は胃，十二指腸潰瘍穿孔に対して大網充填術若しくは被覆術を行った場合に算定する。　　　　　（令6保医発0305・4）

| K647-2 | 腹腔鏡下胃，十二指腸潰瘍穿孔縫合術 施5 | 23,940点 |

（編注）腹腔鏡下手術のためK931超音波凝固切開装置等加算が算定可。

K647-3	内視鏡下胃，十二指腸穿孔瘻孔閉鎖術 施4 (p.1442)	10,300点
K648	胃切開術	11,140点
K649	胃吊上げ固定術（胃下垂症手術），胃捻転症手術	11,800点
K649-2	腹腔鏡下胃吊上げ固定術（胃下垂症手術），胃捻転症手術 施5 複50	22,320点
K650	削除	

（編注）腹腔鏡下手術（K649-2）はK931超音波凝固切開装置等加算が算定可。

K651	内視鏡的胃，十二指腸ステント留置術	9,210点
K652	胃，十二指腸憩室切除術・ポリープ切除術（開腹によるもの）	11,530点
K653	内視鏡的胃，十二指腸ポリープ・粘膜切除術	
1	早期悪性腫瘍粘膜切除術 短1	6,460点
2	早期悪性腫瘍胃粘膜下層剥離術	18,370点
3	早期悪性腫瘍十二指腸粘膜下層剥離術	21,370点
4	早期悪性腫瘍ポリープ切除術	<u>7,160点</u>
5	その他のポリープ・粘膜切除術	5,200点

（編注）K653「2」「3」はN006病理診断料・悪性腫瘍病理組織標本加算の対象。

→内視鏡的胃，十二指腸ポリープ・粘膜切除術
(1) 短期間又は同一入院期間中において，回数にかかわらず，第1回目の実施日に1回に限り算定する。
(2) ポリープを数個切除又は焼灼した場合においても，切除又は焼灼したポリープの数にかかわらず所定点数のみにより算定する。
(3) 「2」及び「3」は，経内視鏡的に高周波切除器を用いて病変の周囲を全周性に切開し，粘膜下層を剥離することにより病変部を含む3cm以上の範囲を一括で切除した場合に算定する。
(4) 内視鏡的胃，十二指腸ポリープ・粘膜切除術と同時に施行した内視鏡的止血術の手技料は所定点数に含まれ，別に算定できない。（令6保医発0305・4）

参考 次の手術における食道静脈瘤硬化療法用穿刺針の算定は，原則として認められない。
(1)K653内視鏡的胃，十二指腸ポリープ・粘膜切除術，(2)K654内視鏡的消化管止血術，(3)K721内視鏡的大腸ポリープ・粘膜切除術，(4)K722小腸結腸内視鏡的止血術 （令6.2.29 支払基金）

参考 次の手術又は検査における胃内粘液溶解除去剤（プロナーゼMS）の算定は，原則として認められる。
(1) K653内視鏡的胃，十二指腸ポリープ・粘膜切除術「5」その他のポリープ・粘膜切除術
(2) D310小腸内視鏡検査「3」カプセル型内視鏡によるもの （令6.10.31 支払基金）

K653-2	食道・胃内異物除去摘出術（マグネットカテーテルによるもの）	3,200点
K653-3	内視鏡的食道及び胃内異物摘出術	3,250点

→内視鏡的食道及び胃内異物摘出術
　食道及び胃内の異物（電池，胃手術時の縫合糸，アニサキス等）を内視鏡（ファイバースコープ）下により摘出した場合に算定する。 （令6保医発0305・4）

K653-4	内視鏡的表在性胃悪性腫瘍光線力学療法	6,460点

→内視鏡的表在性胃悪性腫瘍光線力学療法
(1) 内視鏡的表在性胃悪性腫瘍光線力学療法は，ポルフィマーナトリウムを投与した患者に対しエキシマ・ダイ・レーザー（波長630nm）及びYAG-OPOレーザーを使用した場合など，保険適用された薬剤，機器を用いて行った場合に限り算定できる。
(2) マイクロ波凝固療法を実施した場合における当該療法に係る費用は，所定点数に含まれる。（令6保医発0305・4）

K653-5	内視鏡的胃，十二指腸狭窄拡張術	12,480点

→内視鏡的胃，十二指腸狭窄拡張術
　短期間又は同一入院期間中において，回数にかかわらず，第1回目の実施日に1回に限り算定する。 （令6保医発0305・4）

K653-6	内視鏡的逆流防止粘膜切除術 施4 (p.1449)	12,000点
K654	内視鏡的消化管止血術	4,600点

→内視鏡的消化管止血術
(1) 内視鏡的消化管止血術は1日1回，週3回を限度として算定する。
(2) マイクロ波凝固療法を実施した場合における当該療法に係る費用は，所定点数に含まれる。（令6保医発0305・4）

K654-2	胃局所切除術 複50	13,830点
K654-3	腹腔鏡下胃局所切除術 施5	
1	内視鏡処置を併施するもの	28,500点
2	その他のもの	20,400点

（編注）K654-3は，K936自動縫合器加算（3個限度），腹腔鏡下手術のためK931超音波凝固切開装置等加算が算定可。

→腹腔鏡下胃局所切除術
(1) 「1」は，経内視鏡的に高周波切除器を用いて病変の周囲に粘膜下層に達する切開線を設け，腹腔鏡下にこの切開線に沿って腫瘍を摘出した場合に算定する。
(2) 「1」において，内視鏡に係る費用は所定点数に含まれ，別に算定できない。 （令6保医発0305・4）

K654-4	腹腔鏡下十二指腸局所切除術（内視鏡処置を併施するもの） 施4 (p.1449)	30,000点

（編注）腹腔鏡下手術のためK931超音波凝固切開装置等加算が算定可。

→腹腔鏡下十二指腸局所切除術
(1) 経内視鏡的に高周波切除器を用いて病変の周囲に粘膜下層に達する切開線を設け，腹腔鏡下にこの切開線に沿って腫瘍を摘出した場合に算定する。
(2) 内視鏡に係る費用は所定点数に含まれ，別に算定できない。（令6保医発0305・4）

K655	胃切除術 複50	
1	単純切除術	33,850点
2	悪性腫瘍手術	55,870点
注	有茎腸管移植を併せて行った場合は，5,000点を加算する。	

（編注）K936自動縫合器加算（3個限度），K936-2自動吻合器加算（1個限度）が算定可。K655「2」はK931超音波凝固切開装置等加算が算定可。

（編注）K655「2」はN006病理診断料・悪性腫瘍病理組織標本加算の対象。

→K655胃切除術，K655-2腹腔鏡下胃切除術，K655-4

噴門側胃切除術，K657胃全摘術，K657-2腹腔鏡下胃全摘術
　悪性腫瘍に対する手術であっても，リンパ節郭清等を伴わない単純な切除・消化管吻合術又は単純な全摘・消化管吻合術を行った場合にはK655，K655-2，K655-4「1」単純切除術又はK657，K657-2「1」単純全摘により算定する。
（令6保医発0305・4）

K655-2　腹腔鏡下胃切除術　施5　複50
　1　単純切除術　内支　　　　　　　　　45,470点
　2　悪性腫瘍手術　　　　　　　　　　　64,120点
　3　悪性腫瘍手術（内視鏡手術用支援機器を用いるもの）施4　(p.1449)　　　　　　　73,590点
　注　有茎腸管移植を併せて行った場合は，5,000点を加算する。

（編注）K936自動縫合器加算（5個限度），K936-2自動吻合器加算（1個限度）が算定可。腹腔鏡下手術のためK931超音波凝固切開装置等加算が算定可。

（編注）K655-2「2」「3」はN006病理診断料・悪性腫瘍病理組織標本加算の対象。

K655-3　十二指腸窓（内方）憩室摘出術
　　　　　　　　　　　　　　　　　　　26,910点

→十二指腸窓（内方）憩室摘出術
　十二指腸窓（内方）に生じた憩室（多数）を後腹膜を切開し，大腸肝屈曲部を剥離して摘出する場合に算定する。
（令6保医発0305・4）

K655-4　噴門側胃切除術　複50
　1　単純切除術　　　　　　　　　　　　40,170点
　2　悪性腫瘍切除術　　　　　　　　　　71,630点
　注　有茎腸管移植を併せて行った場合は，5,000点を加算する。

（編注）K936自動縫合器加算（4個限度），K936-2自動吻合器加算（2個限度）が算定可。K655-4「2」はK931超音波凝固切開装置等加算が算定可。

（編注）K655-4「2」はN006病理診断料・悪性腫瘍病理組織標本加算の対象。

K655-5　腹腔鏡下噴門側胃切除術　施5
　1　単純切除術　内支　　　　　　　　　54,010点
　2　悪性腫瘍切除術　　　　　　　　　　75,730点
　3　悪性腫瘍手術（内視鏡手術用支援機器を用いるもの）施4　(p.1449)　　　　　　　80,000点
　注　有茎腸管移植を併せて行った場合は，5,000点を加算する。

（編注）腹腔鏡下手術のためK931超音波凝固切開装置等加算が算定可。K936自動縫合器加算（4個限度），K936-2自動吻合器加算（2個限度）が算定可。

（編注）K655-5「2」「3」はN006病理診断料・悪性腫瘍病理組織標本加算の対象。

K656　胃縮小術　　　　　　　　　　　　28,210点
K656-2　腹腔鏡下胃縮小術　施4　(p.1450)
　1　スリーブ状切除によるもの　　　　　40,050点
　2　スリーブ状切除によるもの（バイパス術を併施するもの）　　　　　　　　　　　50,290点

（編注）K656-2はK936自動縫合器加算（6個限度），腹腔鏡下手術のためK931超音波凝固切開装置等加算が算定可。

→腹腔鏡下胃縮小術　　　　　　摘要欄　p.1724

(1)　「1」スリーブ状切除によるものについては，次の患者に対して，腹腔鏡下にスリーブ状胃切除術を実施した場合に限り算定する。
　ア　6か月以上の内科的治療によっても十分な効果が得られないBMIが35以上の肥満症の患者であって，糖尿病，高血圧症，脂質異常症，閉塞性睡眠時無呼吸症候群又は非アルコール性脂肪肝炎を含めた非アルコール性脂肪性肝疾患のうち1つ以上を合併しているもの。
　イ　6か月以上の内科的治療によっても十分な効果が得られないBMIが32〜34.9の肥満症の患者であって，ヘモグロビンA1c（HbA1c）が8.0％以上（NGSP値）の糖尿病，高血圧症，脂質異常症，閉塞性睡眠時無呼吸症候群，非アルコール性脂肪肝炎を含めた非アルコール性脂肪性肝疾患のうち2つ以上を合併しているもの。
(2)　「2」スリーブ状切除によるもの（バイパス術を併施するもの）については，6か月以上の内科的治療に抵抗性を有するBMIが35以上の肥満症の患者であって，糖尿病を合併する患者に対して，腹腔鏡下に実施した場合に限り算定する。
(3)　実施するに当たっては，高血圧症，脂質異常症，非アルコール性脂肪肝炎を含めた非アルコール性脂肪性肝疾患又は糖尿病の治療〔「2」スリーブ状切除によるもの（バイパス術を併施するもの）については，糖尿病に限る〕について5年以上の経験を有する常勤の医師（当該保険医療機関に配置されている医師に限る）が治療の必要性を診療録に記載する。
(4)　長期継続的に生活習慣病の管理を行うため，患者の同意を得た上で治療計画を作成し，当該手術の副作用等を含めて患者に説明し，文書により提供するとともに，術後の継続的な治療を他の保険医療機関において行う場合は，術後の継続的な治療を担う他の保険医療機関へ当該患者に係る治療計画及び診療情報を文書により提供する。また，手術前のBMI，手術前に行われた内科的管理の内容及び期間，手術の必要性等を診療報酬明細書の摘要欄及び診療録に記載する。
（令6保医発0305・4）

K657　胃全摘術　複50
　1　単純全摘術　　　　　　　　　　　　50,920点
　2　悪性腫瘍手術　　　　　　　　　　　69,840点
　3　悪性腫瘍手術（空腸嚢作製術を伴うもの）
　　　　　　　　　　　　　　　　　　　79,670点
　注　有茎腸管移植を併せて行った場合は，5,000点を加算する。

（編注）K936自動縫合器加算（「1」「2」は5個限度，「3」は医学的に必要な個数），K936-2自動吻合器加算（2個限度）が算定可。K657「2」はK931超音波凝固切開装置等加算が算定可。

（編注）K657「2」「3」はN006病理診断料・悪性腫瘍病理組織標本加算の対象。

K657-2　腹腔鏡下胃全摘術　施5　複50
　1　単純全摘術　内支　　　　　　　　　64,740点
　2　悪性腫瘍手術　　　　　　　　　　　83,090点
　3　悪性腫瘍手術（空腸嚢作製術を伴うもの）
　　　　　　　　　　　　　　　　　　　94,780点
　4　悪性腫瘍手術（内視鏡手術用支援機器を用いるもの）施4　(p.1450)　　　　　　　98,850点
　注　有茎腸管移植を併せて行った場合は，5,000点を加算する。

(編注) K936自動縫合器加算（4個限度），K936-2自動吻合器加算（2個限度）が算定可。腹腔鏡下手術のためK931超音波凝固切開装置等加算が算定可。

(編注) K657-2「2」「3」「4」はN006病理診断料・悪性腫瘍病理組織標本加算の対象。

→K655胃切除術，K655-2腹腔鏡下胃切除術，K655-4噴門側胃切除術，K657胃全摘術，K657-2腹腔鏡下胃全摘術

悪性腫瘍に対する手術であっても，リンパ節郭清等を伴わない単純な切除・消化管吻合術又は単純な全摘・消化管吻合術を行った場合にはK655，K655-2，K655-4「1」単純切除術又はK657，K657-2「1」単純全摘術により算定する。
(令6保医発0305・4)

K658	削除	
K659	食道下部迷走神経切除術（幹迷切）	
1	単独のもの	13,600点
2	ドレナージを併施するもの	19,000点
3	胃切除術を併施するもの	37,620点

→十二指腸潰瘍に対して迷走神経切断術及び幽門形成術を併施した場合

K664胃瘻造設術の併施の有無にかかわらず，「3」により算定する。
(令6保医発0305・4)

K659-2	腹腔鏡下食道下部迷走神経切断術	
	（幹迷切） 施5	30,570点

(編注) 腹腔鏡下手術のため，K931超音波凝固切開装置等加算が算定可。

K660	食道下部迷走神経選択的切除術	
1	単独のもの	19,500点
2	ドレナージを併施するもの	28,210点
3	胃切除術を併施するもの	37,620点
K660-2	腹腔鏡下食道下部迷走神経選択的切除術 施5	34,100点

(編注) 腹腔鏡下手術（K660-2）はK931超音波凝固切開装置等加算が算定可。

K661	胃冠状静脈結紮及び切除術	17,400点
K662	胃腸吻合術（ブラウン吻合を含む）	16,010点
K662-2	腹腔鏡下胃腸吻合術 施5	18,890点

(編注) 腹腔鏡下手術（K662-2）はK931超音波凝固切開装置等加算が算定可。K662，K662-2はK936自動縫合器加算（3個限度）が算定可。

K663	十二指腸空腸吻合術	13,400点
K664	胃瘻造設術（経皮的内視鏡下胃瘻造設術，腹腔鏡下胃瘻造設術を含む） 低新 複50	6,070点

(編注) K664はK939-5胃瘻造設時嚥下機能評価加算が算定可。K664が腹腔鏡下手術（腹腔鏡下胃瘻造設術）であった場合は，K931超音波凝固切開装置等加算が算定可。

(編注)「通則16」(p.762)及びその施設基準(p.1459)により，以下の(1)又は(2)の要件のいずれに該当しない医療機関は，K664胃瘻造設術の所定点数を100分の80に減算する〔(1)又は(2)のいずれかに該当すれば所定点数で算定〕。
(1) 年間の胃瘻造設術の実施症例数〔K664-3薬剤投与用胃瘻造設術（栄養剤投与を行わないもの）・頭頸部悪性腫瘍患者の症例を除く〕が50件未満であること。
(2) 年間の胃瘻造設術の実施症例数〔K664-3薬剤投与用胃瘻造設術（栄養剤投与を行わないもの）・頭頸部悪性腫瘍患者の症例を除く〕は50件以上だが，①胃瘻造設患者全例（減

圧ドレナージ目的で胃瘻造設を行う場合など除外規定あり）に事前に嚥下造影又は内視鏡嚥下機能評価検査を行い，かつ，②35％以上の患者を1年以内に経口摂取のみの栄養方法に回復させているか，もしくは胃瘻造設を行う患者全員に対して多職種による術前カンファレンス・計画書作成・インフォームドコンセントを実施。

→胃瘻造設術（経皮的内視鏡下胃瘻造設術，腹腔鏡下胃瘻造設術を含む） 摘要欄 p.1724

(1) 経皮的内視鏡下胃瘻造設術を行う場合においては，予め胃壁と腹壁を固定する。
(2) 実施した胃瘻造設術の術式について，開腹による胃瘻造設術，経皮的内視鏡下胃瘻造設術又は腹腔鏡下胃瘻造設術のいずれに該当するかを診療報酬明細書の摘要欄に記載する。なお，経皮的内視鏡下胃瘻造設術で用いるカテーテル及びキットの費用は所定点数に含まれ別に算定できない。
(3) 当該療養を行う際には，胃瘻造設の必要性，管理の方法及び閉鎖の際に要される身体の状態等，療養上必要な事項について患者又はその家族等への説明を行う。
(4) 胃瘻造設後，他の保険医療機関等に患者を紹介する場合は，嚥下機能評価の結果，嚥下機能訓練等の必要性や実施するべき内容，嚥下調整食の内容（嚥下機能の観点から適切と考えられる食事形態や量の情報等を含む），患者又はその家族等への説明内容等を情報提供する。
(5) 別に厚生労働大臣が定める施設基準に適合しているものとして地方厚生（支）局長に届け出た保険医療機関以外の保険医療機関において行われる場合は，所定点数の100分の80に相当する点数により算定する。
(令6保医発0305・4)

K664-2	経皮経食道胃管挿入術（PTEG）	14,610点

→経皮経食道胃管挿入術（PTEG） 摘要欄 p.1724

(1) 経皮経食道胃管挿入術を実施した医学的な理由を診療報酬明細書の摘要欄に記載する。
(2) 経皮経食道胃管挿入術（PTEG）で用いるカテーテル及びキットの費用は所定点数に含まれ別に算定できない。
(令6保医発0305・4)

(編注) 経皮経食道胃管カテーテル交換の手技料はJ043-4による。

K664-3	薬剤投与用胃瘻造設術	8,570点

→薬剤投与用胃瘻造設術 摘要欄 p.1724

(1) 薬剤投与用胃瘻造設術を経皮的内視鏡下に行う場合においては，予め胃壁と腹壁を固定する。
(2) レボドパ・カルビドパ水和物製剤を経胃瘻空腸投与する目的で胃瘻造設を行った場合に限り算定する。算定に当たっては，診療報酬明細書の摘要欄に経胃瘻空腸投与が必要な理由及び医学的な根拠を詳細に記載する。なお，薬剤投与用胃瘻造設術で用いるカテーテル及びキットの費用は所定点数に含まれ別に算定できない。
(3) 当該療養を行う際には，胃瘻造設の必要性，管理の方法及び閉鎖の際に要される身体の状態等，療養上必要な事項について患者又はその家族等への説明を行う。
(令6保医発0305・4)

(編注) 薬剤投与用胃瘻カテーテル交換の手技料はJ043-4による。また，在宅経腸投薬指導管理についてはC117による。

事務連絡 問 K664-3薬剤投与用胃瘻造設術について，レボドパ・カルビドパ水和物製剤の経腸投薬と同時に同一の胃瘻から経管栄養を行う必要がある患者である場合は算定

できるか。
答　算定できない。K664胃瘻造設術（経皮的内視鏡下胃瘻造設術，腹腔鏡下胃瘻造設術を含む）及びK939-5胃瘻造設時嚥下機能評価加算を算定する。
(平30.3.30)

K665	胃瘻閉鎖術	
1	開腹又は腹腔鏡によるもの 施5	12,040点
2	内視鏡によるもの 施4 (p.1442)	10,300点

（編注）「1」の「腹腔鏡によるもの」の場合，「通則5」の対象となり，K931超音波凝固切開装置等加算が算定可。

→胃瘻閉鎖術
　外科的に造設された胃瘻について，開腹や腹腔鏡による操作等を伴う胃瘻閉鎖を行った場合に算定する。なお，胃瘻カテーテルを抜去し閉鎖した場合は算定できない。
(令6保医発0305・4)

K665-2	胃瘻抜去術	2,000点

→胃瘻抜去術
　胃瘻カテーテルを抜去し，閉鎖した場合に算定する。
(令6保医発0305・4)

K666	幽門形成術（粘膜外幽門筋切開術を含む） 低新	10,500点
K666-2	腹腔鏡下幽門形成術 施5 低新	17,060点
K667	噴門形成術 複50	16,980点
K667-2	腹腔鏡下噴門形成術 施5 低新 複50	37,620点
K667-3	削除	

（編注）腹腔鏡下手術（K666-2，K667-2）はK931超音波凝固切開装置等加算が算定可。

K668	胃横断術（静脈瘤手術）	28,210点
K668-2	バルーン閉塞下逆行性経静脈的塞栓術 施4 (p.1450)	31,710点

→バルーン閉塞下逆行性経静脈的塞栓術
　胃静脈瘤出血又は出血リスクの高い胃静脈瘤に対して行った場合に算定する。
(令6保医発0305・4)

胆嚢，胆道

K669	胆管切開術	12,460点
K670	胆嚢切開結石摘出術	11,800点

→胆嚢切開結石摘出術
　胆嚢結石症に対して，胆嚢結石のみを摘出した場合に算定する。
(令6保医発0305・4)

K671	胆管切開結石摘出術（チューブ挿入を含む） 複50	
1	胆嚢摘出を含むもの	33,850点
2	胆嚢摘出を含まないもの	26,880点
K671-2	腹腔鏡下胆管切開結石摘出術 施5 複50	
1	胆嚢摘出を含むもの	39,890点
2	胆嚢摘出を含まないもの	33,610点

（編注）腹腔鏡下手術（K671-2）はK931超音波凝固切開装置等加算が算定可。

K672	胆嚢摘出術 複50	27,670点

→胆嚢摘出術と十二指腸空腸吻合術の併施
　胆嚢結石症及び腸間膜動脈性十二指腸閉塞症に対し，胆嚢摘出術及び十二指腸空腸吻合術（十二指腸水平脚と空腸起始部より20cmの部で側々吻合を行う）を併施した場合は，K655胃切除術の「1」に準じて算定する。
(令6保医発0305・4)

K672-2	腹腔鏡下胆嚢摘出術 施5 複50	21,500点

（編注）腹腔鏡下手術のためK931超音波凝固切開装置等加算が算定可。

K673	胆管形成手術（胆管切除術を含む）	37,620点
K674	総胆管拡張症手術 低新	59,490点
	注　乳頭形成を併せて行った場合は，5,000点を所定点数に加算する。	

（編注）K674はK936自動縫合器加算（2個限度）が算定可。

→総胆管拡張症手術
　先天性胆管拡張症に対し，胃切除，総胆管切除，胆嚢摘出，胃腸吻合兼ブラウン吻合，胆管空腸吻合，十二指腸膵頭吻合及び空腸吻合術を同時に行った場合は，K657胃全摘術の「2」に準じて算定する。
(令6保医発0305・4)

K674-2	腹腔鏡下総胆管拡張症手術 施5 低新 内支	110,000点
	注　乳頭形成を併せて行った場合は，5,000点を所定点数に加算する。	

（編注）腹腔鏡下手術のためK931超音波凝固切開装置等加算が算定可。K936自動縫合器加算（2個限度）が算定可。

K675	胆嚢悪性腫瘍手術	
1	胆嚢に限局するもの（リンパ節郭清を含む）	50,980点
2	肝切除（亜区域切除以上）を伴うもの	64,720点
3	肝切除（葉以上）を伴うもの	77,450点
4	膵頭十二指腸切除を伴うもの	101,590点
5	膵頭十二指腸切除及び肝切除（葉以上）を伴うもの	173,500点

（編注）K931超音波凝固切開装置等加算が算定可。「2」～「5」はK936自動縫合器加算（2個限度），K939-6凍結保存同種組織加算が算定可。
（編注）K675「4」「5」はL009麻酔管理料（Ⅰ）長時間麻酔管理加算の対象。
（編注）N006病理診断料・悪性腫瘍病理組織標本加算の対象。

K675-2	腹腔鏡下胆嚢悪性腫瘍手術（胆嚢床切除を伴うもの）施4 (p.1450) 施5	70,220点

（編注）腹腔鏡下手術のためK931超音波凝固切開装置等加算が算定可。N006病理診断料・悪性腫瘍病理組織標本加算の対象。

K676	削除	
K677	胆管悪性腫瘍手術 施5	
1	膵頭十二指腸切除及び肝切除（葉以上）を伴うもの 施4 (p.1450)	173,500点
2	膵頭十二指腸切除及び血行再建を伴うもの	104,800点
3	肝外胆道切除術によるもの	50,000点
4	その他のもの	94,860点

（編注）K931超音波凝固切開装置等加算，K936自動縫合器加算（2個限度）が算定可。N006病理診断料・悪性腫瘍病理

組織標本加算の対象。
→胆管悪性腫瘍手術
　胆管悪性腫瘍に対して膵頭十二指腸切除のみを行った場合，「4」その他のもので算定する。　　　　（令6保医発0305・4）

K677-2　肝門部胆管悪性腫瘍手術 施5
　1　血行再建あり　　　　　　　　　　　　202,710点
　2　血行再建なし　　　　　　　　　　　　101,090点

（編注）K931超音波凝固切開装置等加算，K936自動縫合器加算（2個限度），K939-6凍結保存同種組織加算が算定可。N006病理診断料・悪性腫瘍病理組織標本加算の対象。K677-2「1」はL009麻酔管理料（Ⅰ）長時間麻酔管理加算の対象。

→肝門部胆管悪性腫瘍手術
(1)　「1」は門脈又は肝動脈血行再建を併施した場合に算定する。
(2)　肝切除を伴う肝外胆道悪性腫瘍切除術についても，本区分で算定する。　　　　　　　　　　（令6保医発0305・4）

K678　体外衝撃波胆石破砕術（一連につき）
　施4　(p.1451)　　　　　　　　　　　　　16,300点

（編注）K938体外衝撃波消耗性電極加算が算定可。

→体外衝撃波胆石破砕術
(1)　当該技術の適応となる胆石は，次の要件を満たすもののうち，胆石破砕術の適応となるものである。
　ア　胆嚢結石症の既往があるもの
　イ　胆嚢に炎症がなく，胆嚢機能が良好な胆嚢結石症又は肝内・総胆管内結石症
(2)　「一連」とは，治療の対象となる疾患に対して所期の目的を達するまでに行う一連の治療過程をいう。数日の間隔をおいて一連の治療過程にある数回の体外衝撃波胆石破砕を行う場合は，所定点数を1回に限り算定するものであり，その後に行われた同一目的の手術の費用は，所定点数に含まれ別に算定できない。
(3)　体外衝撃波胆石破砕によっては所期の目的が達成できず，他の手術手技を行った場合の費用は，所定点数に含まれ別に算定できない。　　　　　　（令6保医発0305・4）

K679　胆嚢胃（腸）吻合術　　　　　　　11,580点
K680　総胆管胃（腸）吻合術　　　　　　33,850点

（編注）K680はK936自動縫合器加算（2個限度）が算定可。

K681　胆嚢外瘻造設術 低新　　　　　　　 9,420点
K682　胆管外瘻造設術
　1　開腹によるもの　　　　　　　　　　　14,760点
　2　経皮経肝によるもの　　　　　　　　　10,800点
　注　挿入時に行う画像診断及び検査の費用は算定しない。

K682-2　経皮的胆管ドレナージ術　　　　10,800点
　注　挿入時に行う画像診断及び検査の費用は算定しない。

→経皮的胆管ドレナージ術
(1)　当該手術は初回実施に限り算定し，2回目以降の処置に係るドレナージについては，J002ドレーン法（ドレナージ）により算定する。
(2)　急性胆嚢炎に対して，経皮的胆嚢穿刺のみを行い，ドレーンを留置しなかった場合は，J010-2経皮的肝膿瘍等穿刺術により算定する。　　　　　（令6保医発0305・4）

K682-3　内視鏡的経鼻胆管ドレナージ術
　　　　（ENBD）　　　　　　　　　　　　10,800点

　注　手術に伴う画像診断及び検査の費用は算定しない。

→内視鏡的経鼻胆管ドレナージ術（ENBD）
　当該手術は初回実施に限り算定し，2回目以降の処置に係るドレナージについては，J002ドレーン法（ドレナージ）により算定する。　　　　　（令6保医発0305・4）

事務連絡　問　K682-3内視鏡的経鼻胆管ドレナージ術（ENBD）について，バルーン付内視鏡を用いた場合も当該区分で算定するのか。
答　そのとおり。　　　　　　　　　　　　（平24.8.9）

K682-4　超音波内視鏡下瘻孔形成術（腹腔内膿瘍に対するもの）　　　　　　　　25,570点

→超音波内視鏡下瘻孔形成術
　腹腔内の膿瘍形成に対し，コンベックス型超音波内視鏡を用いて瘻孔形成術を行った場合に算定する。この際の超音波検査及び内視鏡検査の費用は所定点数に含まれる。なお，膵仮性嚢胞，膵膿瘍，閉塞性黄疸又は骨盤腔内膿瘍に対し，コンベックス型超音波内視鏡を用いて瘻孔形成術を行った場合についても本区分で算定する。
　　　　　　　　　　　　　　　　　　　（令6保医発0305・4）

K683　削除
K684　先天性胆道閉鎖症手術 乳施 低新　60,000点

→先天性胆道閉鎖症手術
　初回根治手術が適切に行われた患者であって，初回手術後胆汁排泄不良を認め，再手術を行ったものについては，初回手術における肝門部処理と同等以上の肝門部処理が行われた場合は，2回目の手術についても当該手術の所定点数を算定できる。　　　　（令6保医発0305・4）

K684-2　腹腔鏡下胆道閉鎖症手術 施4
　　　（p.1451）　乳施 低新　　　　　　　119,200点

（編注）K936自動縫合器加算（2個限度）が算定可。腹腔鏡下手術のためK931超音波凝固切開装置等加算が算定可。

→腹腔鏡下胆道閉鎖症手術
　初回根治手術が適切に行われた患者であって，初回手術後胆汁排泄不良を認め，再手術を行ったものについては，初回手術における肝門部処理と同等以上の肝門部処理が行われた場合は，2回目の手術についても当該手術の所定点数を算定できる。　　　　（令6保医発0305・4）

K685　内視鏡的胆道結石除去術
　1　胆道砕石術を伴うもの　　　　　　　　14,300点
　2　その他のもの　　　　　　　　　　　　 9,980点
　注　バルーン内視鏡を用いて実施した場合は，バルーン内視鏡加算として，3,500点を所定点数に加算する。

→内視鏡的胆道結石除去術
(1)　「1」の胆道砕石術を伴うものは，胆道鏡を用いT字管又は胆管外瘻孔を介し，若しくは内視鏡を用い経十二指腸的に，電気水圧衝撃波，超音波又は砕石用把持鉗子等により結石を破砕し，バスケットワイヤーカテーテルを用いて摘出する場合に算定する。
(2)　バスケットワイヤーカテーテルを用いて，砕石を行わず結石の摘出のみを行った場合は，「2」その他のもので算定する。
(3)　短期間又は同一入院期間中において，回数にかかわらず，第1回目の実施日に1回に限り算定する。
(4)　短期間又は同一入院期間中において，K687内視鏡

的乳頭切開術とK685内視鏡的胆道結石除去術を併せて行った場合は，主たるもののみにより算定する。
(5)「注」の加算については，術後再建腸管を有する患者に対して実施した場合のみ算定できる。(令6保医発0305・4)

事務連絡 問 内視鏡的胆道結石除去術等のバルーン内視鏡を用いた場合の加算は，術後再建腸管を有する患者に対して実施した場合のみ算定できるとあるが，BillrothⅠ法による再建腸管を有する患者は算定できるのか。
答 算定できない。 (平28.3.31)

参考 胆道結石除去用カテーテルの砕石用バスケットカテーテルの算定がなく，次の詳記※もない場合のK685内視鏡的胆道結石除去術「1」胆道砕石術を伴うもの又はK687内視鏡的乳頭切開術「2」胆道砕石術を伴うものの算定は，原則として認められない。
※ 電気水圧衝撃波，超音波，砕石用把持鉗子等により結石を破砕した等の内容
(令6.4.30 支払基金)

| K686 | 内視鏡的胆道拡張術 | 13,820点 |
注 バルーン内視鏡を用いて実施した場合は，**バルーン内視鏡加算**として，3,500点を所定点数に加算する。

→内視鏡的胆道拡張術
「注」の加算については，術後再建腸管を有する患者に対して実施した場合のみ算定できる。(令6保医発0305・4)

K687	内視鏡的乳頭切開術	
1	乳頭括約筋切開のみのもの	11,270点
2	胆道砕石術を伴うもの	24,550点
3	胆道鏡下結石破砕術を伴うもの	31,700点
注 バルーン内視鏡を用いて実施した場合は，**バルーン内視鏡加算**として，3,500点を所定点数に加算する。

→内視鏡的乳頭切開術
(1) 短期間又は同一入院期間中において，回数にかかわらず，第1回目の実施日に1回に限り算定する。
(2) 乳頭切開を行った後，経乳頭的に電気水圧衝撃波，超音波又は砕石用把持鉗子等により結石を破砕し，バスケットワイヤーカテーテルを用いて摘出した場合は，「2」により算定する。ただし，バスケットワイヤーカテーテルを用いて，砕石を行わず結石の摘出のみを行った場合は，「1」により算定する。
(3) 乳頭切開を行った後，経乳頭的に胆道鏡下に結石の摘出を行った場合は，「3」により算定する。
(4) マイクロ波凝固療法を実施した場合における当該療法に係る費用は，所定点数に含まれる。
(5) 短期間又は同一入院期間中において，K685内視鏡的胆道結石除去術とK687内視鏡的乳頭切開術を併せて行った場合は，主たるもののみにより算定する。
(6) 内視鏡的乳頭拡張術を行った場合は，「1」により算定する。
(7)「注」の加算については，術後再建腸管を有する患者に対して実施した場合のみ算定できる。
(令6保医発0305・4)

| K688 | 内視鏡的胆道ステント留置術 | 11,540点 |
注 バルーン内視鏡を用いて実施した場合は，**バルーン内視鏡加算**として，3,500点を所定点数に加算する。

→内視鏡的胆道ステント留置術
「注」の加算については，術後再建腸管を有する患者に対して実施した場合のみ算定できる。(令6保医発0305・4)

| K689 | 経皮経肝胆管ステント挿入術 | 12,270点 |
注 手術に伴う画像診断及び検査の費用は算定しない。

| K689-2 | 経皮経肝バルーン拡張術 | 12,270点 |
注 手術に伴う画像診断及び検査の費用は算定しない。

肝

K690	肝縫合術 [複50]	19,140点
K691	肝膿瘍切開術	
1	開腹によるもの	11,860点
2	開胸によるもの	12,520点
K691-2	経皮的肝膿瘍ドレナージ術	10,800点
注 挿入時に行う画像診断及び検査の費用は算定しない。

→経皮的肝膿瘍ドレナージ術
当該手術は初回実施に限り算定し，2回目以降の処置に係るドレナージについては，J002ドレーン法（ドレナージ）により算定する。(令6保医発0305・4)

| K692 | 肝嚢胞切開又は縫縮術 | 13,710点 |
| K692-2 | 腹腔鏡下肝嚢胞切開術 [施5] | 28,210点 |

（編注）K692-2は腹腔鏡下手術のためK931超音波凝固切開装置等加算が算定可。

K693	肝内結石摘出術（開腹）	28,210点
K694	肝嚢胞，肝膿瘍摘出術	28,210点
K695	肝切除術 [施5][乳施][複50]	
1	部分切除 [複50]	
イ	単回の切除によるもの	38,040点
ロ	複数回の切除を要するもの	43,340点
2	亜区域切除	63,030点
3	外側区域切除	46,130点
4	1区域切除（外側区域切除を除く）	60,700点
5	2区域切除	76,210点
6	3区域切除以上のもの	97,050点
7	2区域切除以上であって，血行再建を伴うもの	126,230点
注 K697-2肝悪性腫瘍マイクロ波凝固法又はK697-3肝悪性腫瘍ラジオ波焼灼療法を併せて実施した場合には，**局所穿刺療法併用加算**として，6,000点を所定点数に加算する。

（編注）K695はK931超音波凝固切開装置等加算，K939画像等手術支援加算「1」，K939-6凍結保存同種組織加算が算定可。K695「4」～「7」はK936自動縫合器加算（3個限度）が算定可。

（編注）K695「2」～「7」において，インドシアニングリーン若しくはアミノレブリン酸塩酸塩を用いて血管撮影を行った場合，K939-2術中血管等描出撮影加算が算定可。

（編注）K695「4」「6」「7」はL009麻酔管理料（Ⅰ）長時間麻酔管理加算の対象。K695はN006病理診断料・悪性腫瘍病理組織標本加算の対象。

→肝切除術　　　　　　　　　　　摘要欄 p.1724
(1)「1」の「ロ」を算定する場合は，複数回の切除を要した根拠となる画像所見及び医学的な理由を**診療報酬明細書**の摘要欄に記載する。
(2) 尾状葉全切除は「6」の3区域切除以上のもので算定する。なお，単に，尾状葉の一部を切除するものに

については，「1」の部分切除で算定する。(令6保医発0305・4)

K695-2　腹腔鏡下肝切除術　施4 施5 内支
　　　(p.1451)
　1　部分切除　複50
　　イ　単回の切除によるもの　　　　　58,680点
　　ロ　複数回の切除を要するもの　　　63,680点
　2　外側区域切除　複50　　　　　　　74,880点
　3　亜区域切除　　　　　　　　　　108,820点
　4　1区域切除（外側区域切除を除く）130,730点
　5　2区域切除　　　　　　　　　　152,440点
　6　3区域切除以上のもの　　　　　174,090点

（編注）K939画像等手術支援加算「1」，腹腔鏡下手術のためK931超音波凝固切開装置等加算が算定可。「4」〜「6」はK936自動縫合器加算（3個限度）が算定可。N006病理診断料・悪性腫瘍病理組織標本加算の対象。

（編注）K695-2「2」〜「6」において，インドシアニングリーン若しくはアミノレブリン酸塩酸塩を用いて血管撮影を行った場合，K939-2術中血管等描出撮影加算が算定可。

→腹腔鏡下肝切除術　　　　　　摘要欄　p.1724
(1)　「1」の「ロ」を算定する場合は，複数回の切除を要した根拠となる画像所見及び医学的な理由を**診療報酬明細書**の摘要欄に記載する。
(2)　「3」から「6」までについては，血行再建や胆道再建を伴うものは対象とならない。(令6保医発0305・4)

K696　肝内胆管（肝管）胃（腸）吻合術
　　　　　　　　　　　　　　　　　　30,940点

（編注）K936自動縫合器加算（2個限度）が算定可。

K697　肝内胆管外瘻造設術
　1　開腹によるもの　　　　　　　　18,810点
　2　経皮経肝によるもの　　　　　　10,800点

K697-2　肝悪性腫瘍マイクロ波凝固法（一連として）
　1　腹腔鏡によるもの　施5　　　　18,710点
　2　その他のもの　　　　　　　　　17,410点
　注　フュージョンイメージングを用いて行った場合は，**フュージョンイメージング加算**として，200点を所定点数に加算する。

（編注）腹腔鏡下手術（K697-2「1」）はK931超音波凝固切開装置等加算が算定可。

→肝悪性腫瘍マイクロ波凝固法
(1)　「1」及び「2」を併せて実施した場合には，主たるもののみ算定する。
(2)　K697-3肝悪性腫瘍ラジオ波焼灼療法と併せて行った場合には，主たるもののみ算定する。(令6保医発0305・4)

参考① 次の手術時のペルフルブタン（ソナゾイド注用）の算定は，原則として認められる。
　　(1)K697-2肝悪性腫瘍マイクロ波凝固法，(2)K697-3肝悪性腫瘍ラジオ波焼灼療法
② 次の傷病名（診断確定時を含む）に対する超音波内視鏡検査時のペルフルブタン（ソナゾイド注用）の算定は，原則として認められない。
　　(1)胆のう炎，(2)胆管炎，(3)脾臓炎，(4)膵炎・膵管内乳頭粘液性腫瘍等の膵疾患
(令6.9.30 支払基金)

K697-3　肝悪性腫瘍ラジオ波焼灼療法（一連として）複50
　1　2cm以内のもの
　　イ　腹腔鏡によるもの　施5　　　16,300点
　　ロ　その他のもの　　　　　　　　15,000点
　2　2cmを超えるもの
　　イ　腹腔鏡によるもの　施5　　　23,260点
　　ロ　その他のもの　　　　　　　　21,960点
　注　フュージョンイメージングを用いて行った場合は，**フュージョンイメージング加算**として，200点を所定点数に加算する。

（編注）腹腔鏡下手術（K697-3「1」イ，「2」イ）はK931超音波凝固切開装置等加算が算定可。

→肝悪性腫瘍ラジオ波焼灼療法
(1)　「1」及び「2」のそれぞれについて，「イ」及び「ロ」を併せて実施した場合には，主たるもののみ算定する。
(2)　K697-2肝悪性腫瘍マイクロ波凝固法と併せて行った場合には，主たるもののみ算定する。
(3)　ここでいう2cmとは，ラジオ波による焼灼範囲ではなく，腫瘍の長径をいう。(令6保医発0305・4)

事務連絡　問1　肝悪性腫瘍ラジオ波焼灼療法について，「2cm以内のもの」，「2cmを超えるもの」に区分されているが，この2cmとは，悪性腫瘍の範囲を示しているのか。

答　そのとおり。(平24.8.9)

問2　肝悪性腫瘍ラジオ波焼灼療法に使用される医療材料はどのようなものであっても当該点数は算定できるか。

答　肝悪性腫瘍ラジオ波焼灼療法に用いられるラジオ波手術器は特定診療報酬算定医療用具（A2）であり，所定の手続きを経て保険適用されたものが適切な目的，方法等で用いられた場合に当該診療報酬が算定できる。また，当該療法に用いられる電極についてはA1として保険適用されたものが薬事承認及び保険適用の内容に従い所定のラジオ波手術器と併せて使用されなければならない。(平16.3.30)

K697-4　移植用部分肝採取術（生体）
　1　腹腔鏡によるもの　施4 (p.1451) 施5
　　　　　　　　　　　　　　　　　105,000点
　2　その他のもの　　　　　　　　　82,800点
　注　肝提供者に係る組織適合性試験の費用は，所定点数に含まれる。

（編注）K931超音波凝固切開装置等加算，K936自動縫合器加算（3個限度），K939画像等手術支援加算「1」が算定可。

→移植用部分肝採取術（生体）
(1)　「1」については，肝外側区域の部分採取を行った場合に算定する。
(2)　肝移植を行った保険医療機関と肝移植に用いる健肝を採取した保険医療機関とが異なる場合の診療報酬の請求は，肝移植を行った保険医療機関で行い，診療報酬の分配は相互の合議に委ねる。なお，請求に当たっては，肝移植者の**診療報酬明細書**の摘要欄に肝提供者の療養上の費用に係る合計点数を併せて記載するとともに，肝提供者の療養に係る所定点数を記載した**診療報酬明細書**を添付する。(令6保医発0305・4)

（編注）臓器等移植に係る感染症検査の取扱いはp.763

K697-5　生体部分肝移植術　施4 (p.1451)
　　低新 複50 肝　　　　　　　　　227,140点
　注1　生体部分肝を移植した場合は，生体部分肝の摘出のために要した提供者の療養上の費用として，この表に掲げる所定点数により算定した点数を加算する。
　2　肝移植者に係る組織適合性試験の費用は，所定点数に含まれる。
　3　抗HLA抗体検査を行う場合には，**抗HLA抗体検査加算**として，4,000点を所定

点数に加算する。

（編注）K931超音波凝固切開装置等加算，K939-6凍結保存同種組織加算が算定可。L009麻酔管理料（Ⅰ）長時間麻酔管理加算の対象。

→生体部分肝移植術
(1) 対象疾患は，先天性胆道閉鎖症，進行性肝内胆汁うっ滞症（原発性胆汁性肝硬変と原発性硬化性胆管炎を含む），アラジール症候群，バッドキアリー症候群，先天性代謝性肝疾患（家族性アミロイドポリニューロパチーを含む），多発囊胞肝，カロリ病，肝硬変（非代償期）及び劇症肝炎（ウイルス性，自己免疫性，薬剤性，成因不明を含む）である。なお，肝硬変（非代償期）に肝癌（転移性のものを除く。以下同じ）を合併している場合には，遠隔転移と血管侵襲を認めないもので，当該肝癌が，次の条件により，肝内に長径5cm以下1個，長径3cm以下3個以内，又は長径5cm以下5個以内かつα-フェトプロテイン（AFP）の検査結果が500ng/mL以下である場合に限る。また，小児肝芽腫についても対象疾患に含む。
　ア　肝癌の長径及び個数については，病理結果ではなく，当該移植実施日から1月以内の術前画像を基に判定することを基本とする。
　イ　術前画像において肝癌と判定される結節性病変は，単純CTで撮影した画像において低吸収域として描出され，造影CTで撮影した画像の動脈相において高吸収域として，門脈相において低吸収域として描出されるものをいい，これを典型的な肝癌と判定する。なお，非典型的な肝癌の場合は，最新の科学的根拠に基づく肝癌診療ガイドライン作成に関する研究班「肝癌診療ガイドライン」に基づき，肝癌と診断された場合に限る。また，造影剤にアレルギーがあり造影CTが実施できない場合は，MRIで代用する。
　ウ　当該移植前に肝癌に対する治療を行った症例に関しては，当該治療を終了した日から3月以上経過後の移植前1月以内の術前画像を基に判定する。なお，完全壊死に陥っている結節は，肝癌の個数には含めない。
(2) 生体肝を移植する場合においては，日本移植学会が作成した「生体肝移植ガイドライン」を遵守している場合に限り算定する。
(3) 生体肝を移植する場合においては肝提供者から移植肝を摘出することに係る全ての療養上の費用を所定点数により算出し，生体部分肝移植術の所定点数に加算する。なお，肝提供者の生体肝を摘出することに係る療養上の費用には，食事の提供も含まれ，具体的には，「入院時食事療養費に係る食事療養及び入院時生活療養費に係る生活療養の費用の額の算定に関する基準」によって算定した費用額を10円で除して得た点数につき1点未満の端数を四捨五入して得た点数と他の療養上の費用に係る点数を合計した点数とする。この場合，肝提供者に食事療養標準負担額を求めることはできない。
(4) 肝採取を行う医師を派遣した場合における医師の派遣に要した費用及び採取肝を搬送した場合における搬送に要した費用については療養費として支給し，それらの額は移送費の算定方法により算定する。
(5) 請求に当たっては，肝移植者の診療報酬明細書の摘要欄に肝提供者の療養上の費用に係る合計点数を併せて記載するとともに，肝提供者の療養に係る所定点数を記載した診療報酬明細書を添付する。
(6) 生体部分肝移植術の所定点数には，灌流の費用が含まれる。
(7) 肝移植を行った保険医療機関と肝移植に用いる健肝を摘出した保険医療機関とが異なる場合の診療報酬の請求は，肝移植を行った保険医療機関で行い，診療報酬の分配は相互の合議に委ねる。　（令6保医発0305・4）

（編注）臓器等移植に係る感染症検査の取扱いはp.763

K697-6　移植用肝採取術（死体）　　　　　86,700点
　注　肝提供者に係る組織適合性試験の費用は，所定点数に含まれる。

（編注）K931超音波凝固切開装置等加算が算定可。

→移植用肝採取術（死体）
(1) 移植用肝採取術（死体）の所定点数は，「臓器の移植に関する法律」第6条第2項に規定する脳死した者の身体から肝の移植が行われた場合に，移植を行った保険医療機関において算定する。
(2) 移植用肝採取術（死体）の所定点数には，脳死した者の身体から移植のための肝採取を行う際の採取前の採取対象肝の灌流，肝採取，採取肝の灌流及び保存並びにリンパ節の保存に要する人件費，薬品・容器等の材料費等の費用が全て含まれる。ただし，肝採取を行う医師を派遣した場合における医師の派遣に要した費用及び採取肝を搬送した場合における搬送に要した費用については療養費として支給し，それらの額は移送費の算定方法により算定する。
(3) 部分肝を用いて複数の者に対する移植が行われた場合には，移植を行った保険医療機関それぞれにおいて算定する。
(4) 肝移植を行った保険医療機関と肝移植に用いる健肝を採取した保険医療機関とが異なる場合の診療報酬の請求は，肝移植を行った保険医療機関で行い，診療報酬の分配は相互の合議に委ねる。　（令6保医発0305・4）

（編注）臓器等移植に係る感染症検査の取扱いはp.763

K697-7　同種死体肝移植術 施4 (p.1452)　193,060点
　注1　肝移植者に係る組織適合性試験の費用は，所定点数に含まれる。
　　2　抗HLA抗体検査を行う場合には，抗HLA抗体検査加算として，4,000点を所定点数に加算する。

（編注）K931超音波凝固切開装置等加算，K939-6凍結保存同種組織加算が算定可。L009麻酔管理料（Ⅰ）長時間麻酔管理加算の対象。

→同種死体肝移植術
(1) 同種死体肝移植術の所定点数には，灌流の費用が含まれる。
(2) 肝移植を行った保険医療機関と肝移植に用いる健肝を採取した保険医療機関とが異なる場合の診療報酬の請求は，肝移植を行った保険医療機関で行い，診療報酬の分配は相互の合議に委ねる。　（令6保医発0305・4）

（編注）臓器等移植に係る感染症検査の取扱いはp.763

膵

K698　急性膵炎手術
　1　感染性壊死部切除を伴うもの　　　49,390点
　2　その他のもの　　　　　　　　　　28,210点
K699　膵結石手術
　1　膵切開によるもの　　　　　　　　28,210点
　2　経十二指腸乳頭によるもの　　　　28,210点

K699-2 体外衝撃波膵石破砕術（一連につき） 施4 (p.1452) 19,300点

注　破砕した膵石を内視鏡を用いて除去した場合は，**内視鏡的膵石除去加算**として，一連につき1回に限り5,640点を所定点数に加算する。

→体外衝撃波膵石破砕術

(1)　「一連」とは，治療の対象となる疾患に対して所期の目的を達するまでに行う一連の治療過程をいう。数日の間隔をおいて一連の治療過程にある数回の体外衝撃波膵石破砕術を行う場合は，1回のみ所定点数を算定する。なお，その他数回の手術の費用は，所定点数に含まれ別に算定できない。

(2)　体外衝撃波膵石破砕によっては所期の目的が達成できず，内視鏡を用いた破砕膵石の除去以外の手術手技を実施した場合の費用は，所定点数に含まれ別に算定できない。

(令6保医発0305・4)

K700 膵中央切除術　53,560点
K700-2 膵腫瘍摘出術　26,100点
K700-3 腹腔鏡下膵腫瘍摘出術 施4 (p.1452)　39,950点

（編注）腹腔鏡下手術（K700-3）はK931超音波凝固切開装置等加算が算定可。K700〜K700-3はK936自動縫合器加算（K700は4個限度，K700-2・K700-3は3個限度）が算定可。
（編注）K700-2，K700-3はN006病理診断料・悪性腫瘍病理組織標本加算の対象。

→腹腔鏡下膵腫瘍摘出術

当該手術について十分な経験を有する医師により実施された場合に算定する。

(令6保医発0305・4)

K700-4 腹腔鏡下膵中央切除術 施4 (p.1452)　88,050点

（編注）K936自動縫合器加算（4個限度）が算定可。腹腔鏡下手術のためK931超音波凝固切開装置等加算が算定可。

→腹腔鏡下膵中央切除術

当該手術について十分な経験を有する医師により実施された場合に算定する。

(令6保医発0305・4)

K701 膵破裂縫合術 複50　24,280点
K702 膵体尾部腫瘍切除術 施5
1　膵尾部切除術の場合 複50
　イ　脾同時切除の場合　26,880点
　ロ　脾温存の場合　21,750点
2　リンパ節・神経叢郭清等を伴う腫瘍切除術の場合　57,190点
3　周辺臓器（胃，結腸，腎，副腎等）の合併切除を伴う腫瘍切除術の場合　59,060点
4　血行再建を伴う腫瘍切除術の場合　55,870点

（編注）K702はK936自動縫合器加算（4個限度），K936-2自動吻合器加算（1個限度），K931超音波凝固切開装置等加算が算定可。K702の「4」はK939-6凍結保存同種組織加算が算定可。K702はN006病理診断料・悪性腫瘍病理組織標本加算の対象。

K702-2 腹腔鏡下膵体尾部腫瘍切除術 施4
(p.1452) 内支
1　脾同時切除の場合　53,480点
2　脾温存の場合　56,240点

（編注）K931超音波凝固切開装置等加算，K936自動縫合器加算（4個限度）が算定可。N006病理診断料・悪性腫瘍病理組織標本加算の対象。

→腹腔鏡下膵体尾部腫瘍切除術

当該手術について十分な経験を有する医師により実施された場合に算定する。なお，原則として周辺臓器及び脈管の合併切除を伴わないものに対して実施した場合に限り算定する。

(令6保医発0305・4)

K703 膵頭部腫瘍切除術 施5
1　膵頭十二指腸切除術の場合　91,410点
2　リンパ節・神経叢郭清等を伴う腫瘍切除術の場合又は十二指腸温存膵頭切除術の場合　97,230点
3　周辺臓器（胃，結腸，腎，副腎等）の合併切除を伴う腫瘍切除術の場合　97,230点
4　血行再建を伴う腫瘍切除術の場合　131,230点

（編注）K931超音波凝固切開装置等加算，K936自動縫合器加算（4個限度），K936-2自動吻合器加算（1個限度）が算定可。K703の「4」はK939-6凍結保存同種組織加算が算定可。
（編注）L009麻酔管理料（Ⅰ）長時間麻酔管理加算の対象。
（編注）N006病理診断料・悪性腫瘍病理組織標本加算の対象。

K703-2 腹腔鏡下膵頭部腫瘍切除術 施4
(p.1452) 施5 内支
1　膵頭十二指腸切除術の場合　158,450点
2　リンパ節・神経叢郭清等を伴う腫瘍切除術の場合　173,640点

（編注）K931超音波凝固切開装置等加算，K936自動縫合器加算（4個限度）が算定可。N006病理診断料・悪性腫瘍病理組織標本加算の対象。

→腹腔鏡下膵頭部腫瘍切除術

当該手術について十分な経験を有する医師により実施された場合に算定する。なお，原則として周辺臓器（胃，結腸，腎，副腎等）の合併切除を伴わないものに対して実施した場合に限り算定する。

(令6保医発0305・4)

K704 膵全摘術　115,390点

（編注）K931超音波凝固切開装置等加算，K936自動縫合器加算（4個限度），K939-6凍結保存同種組織加算が算定可。L009麻酔管理料（Ⅰ）長時間麻酔管理加算の対象手術。N006病理診断料・悪性腫瘍病理組織標本加算の対象。

K705 膵嚢胞胃（腸）バイパス術
1　内視鏡によるもの　13,820点
2　開腹によるもの　31,310点
K706 膵管空腸吻合術　37,620点

（編注）K705「2」，K706はK936自動縫合器加算（2個限度）が算定可。

事務連絡　問　K705膵嚢胞胃（腸）バイパス術「1」内視鏡によるものは，具体的にどのような場合に算定するのか。
答　膵臓用瘻孔形成補綴材留置システムを用いて内視鏡により処置した場合に算定する。

(令2.5.7)

K707 膵嚢胞外瘻造設術
1　内視鏡によるもの　18,370点
2　開腹によるもの　12,460点
K708 膵管外瘻造設術　18,810点
K708-2 膵管誘導手術　18,810点
K708-3 内視鏡的膵管ステント留置術　22,240点

K709	膵瘻閉鎖術	28,210点
K709-2	移植用膵採取術（死体）	77,240点

　注　膵提供者に係る組織適合性試験の費用は，所定点数に含まれる。

参考　ERCP（内視鏡的逆行性胆管膵管造影）後膵炎予防のK708-3内視鏡的膵管ステント留置術の算定は，原則として認められない。　　　　　　　　　　　　　　（令6.5.31 支払基金）

参考　膵疾患がない場合の次の手術と同日のK708-3内視鏡的膵管ステント留置術の算定は，原則として認められない。
（1）K687内視鏡的乳頭切開術，（2）K688内視鏡的胆道ステント留置術　　　　　　　　　　　　　（令6.5.31 支払基金）

（編注）K709-2はK931超音波凝固切開装置等加算，K936自動縫合器加算（3個限度）が算定可。

→移植用膵採取術（死体）

(1) 移植用膵採取術（死体）の所定点数は，死体から膵の移植が行われた場合に，移植を行った保険医療機関において算定する。

(2) 死体膵には，臓器の移植に関する法律第6条第2項に規定する脳死した者の身体の膵を含む。

(3) 移植用膵採取術（死体）の所定点数には，移植のための膵採取を行う際の採取前の採取対象膵の灌流，膵採取，採取膵の灌流及び保存並びにリンパ節の保存に要する人件費，薬品・容器等の材料費等の費用が全て含まれる。ただし，膵採取を行う医師を派遣した場合における医師の派遣に要した費用及び採取膵を搬送した場合における搬送に要した費用については療養費として支給し，それらの額は移送費の算定方法により算定する。

(4) 膵移植を行った保険医療機関と膵移植に用いる健膵を採取した保険医療機関とが異なる場合の診療報酬の請求は，膵移植を行った保険医療機関で行い，診療報酬の分配は相互の合議に委ねる。　　　（令6 保医発0305・4）

（編注）臓器等移植に係る感染症検査の取扱いはp.763

K709-4	移植用膵腎採取術（死体）	84,080点

　注　膵腎提供者に係る組織適合性試験の費用は，所定点数に含まれる。

（編注）K931超音波凝固切開装置等加算，K936自動縫合器加算（3個限度）が算定可。

→移植用膵腎採取術（死体）

(1) 移植用膵腎採取術（死体）の所定点数は，死体から同時に膵と腎の移植が行われた場合に，移植を行った保険医療機関において算定する。

(2) 死体膵腎には，臓器の移植に関する法律第6条第2項に規定する脳死した者の身体の膵腎を含む。

(3) 移植用膵腎採取術（死体）の所定点数には，移植のための膵腎採取を行う際の採取前の採取対象膵腎の灌流，膵腎採取，採取膵腎の灌流及び保存並びにリンパ節の保存に要する人件費，薬品・容器等の材料費等の費用が全て含まれる。ただし，膵腎採取を行う医師を派遣した場合における医師の派遣に要した費用及び採取膵腎を搬送した場合における搬送に要した費用については療養費として支給し，それらの額は移送費の算定方法により算定する。

(4) 膵腎移植を行った保険医療機関と膵腎移植に用いる健膵腎を採取した保険医療機関とが異なる場合の診療報酬の請求は，膵腎移植を行った保険医療機関で行い，診療報酬の分配は相互の合議に委ねる。（令6 保医発0305・4）

（編注）臓器等移植に係る感染症検査の取扱いはp.763

K709-3	同種死体膵移植術 施4 （p.1452）	112,570点

　注1　臓器の移植に関する法律（平成9年法律第104号）第6条第2項に規定する脳死した者の身体から採取された膵を除く死体膵を移植した場合は，**移植臓器提供加算として，55,000点**を所定点数に加算する。

　　2　膵移植者に係る組織適合性試験の費用は，所定点数に含まれる。

　　3　抗HLA抗体検査を行う場合には，**抗HLA抗体検査加算として，4,000点**を所定点数に加算する。

（編注）K931超音波凝固切開装置等加算，K936自動縫合器加算（3個限度）が算定可。

→同種死体膵移植術

(1) 同種死体膵移植術の所定点数には，灌流の費用が含まれる。

(2) 移植の対象となる死体膵には，臓器の移植に関する法律第6条第2項に規定する脳死した身体の膵を含む。

(3) 膵移植を行った保険医療機関と膵移植に用いる健膵を採取した保険医療機関とが異なる場合の診療報酬の請求は，膵移植を行った保険医療機関で行い，診療報酬の分配は相互の合議に委ねる。

(4) 「注1」の加算は，死体（脳死体を除く）から移植のための膵採取を行う際の採取前の採取対象膵の灌流，膵採取，採取膵の灌流及び保存並びにリンパ節の保存に要する人件費，薬品・容器等の材料費等

K709-5	同種死体膵腎移植術 施4 （p.1452）	140,420点

　注1　臓器の移植に関する法律第6条第2項に規定する脳死した者の身体から採取された膵腎を除く死体膵腎を移植した場合は，**移植臓器提供加算として，55,000点**を所定点数に加算する。

　　2　膵腎移植者に係る組織適合性試験の費用は，所定点数に含まれる。

　　3　抗HLA抗体検査を行う場合には，**抗HLA抗体検査加算として，4,000点**を所定点数に加算する。

（編注）K931超音波凝固切開装置等加算，K936自動縫合器加算（3個限度）が算定可。

→同種死体膵腎移植術

(1) 同種死体膵腎移植術の所定点数には，灌流の費用が含まれる。

(2) 移植の対象となる死体膵腎には，「臓器の移植に関する法律」第6条第2項に規定する脳死した身体の膵腎を含む。

(3) 膵腎移植を行った保険医療機関と膵腎移植に用いる健膵腎を採取した保険医療機関とが異なる場合の診療報酬の請求は，膵腎移植を行った保険医療機関で行い，診療報酬の分配は相互の合議に委ねる。

(4) 「注1」の加算は，死体（脳死体を除く）から移植のための膵腎採取を行う際の採取前の採取対象膵腎の灌流，膵腎採取，採取膵腎の灌流及び保存並びにリンパ節の保存に要する人件費，薬品・容器等の材料費等

の費用が全て含まれる。ただし，膵腎採取を行う医師を派遣した場合における医師の派遣に要した費用及び採取膵腎を搬送した場合における搬送に要した費用については療養費として支給し，それらの額は移送費の算定方法により算定する。 (令6保医発0305・4)

（編注）臓器等移植に係る感染症検査の取扱いはp.763

K709-6　同種死体膵島移植術 施4 (p.1452)
56,490点

注1　臓器の移植に関する法律第6条第2項に規定する脳死した者の身体から採取された膵島を除く死体膵島を移植した場合は，**移植臓器提供加算**として，**55,000点**を所定点数に加算する。
2　膵島移植者に係る組織適合性試験の費用は，所定点数に含まれる。
3　抗HLA抗体検査を行う場合には，**抗HLA抗体検査加算**として，4,000点を所定点数に加算する。
4　手術に伴う画像診断及び検査の費用は算定しない。

→同種死体膵島移植術
(1)　対象患者は，1型糖尿病患者であって，慢性腎不全を伴わない者又は腎移植後の者とする。
(2)　同種死体膵島移植術の所定点数には，膵島分離の費用が含まれる。
(3)　移植の対象となる死体膵島には，「臓器の移植に関する法律」第6条第2項に規定する脳死した身体の膵島を含む。
(4)　膵島移植を行った保険医療機関と膵島移植に用いる健膵を採取した保険医療機関とが異なる場合の診療報酬の請求は，膵島移植を行った保険医療機関で行い，診療報酬の分配は相互の合議に委ねる。
(5)　「注1」の規定に基づく加算は，死体（脳死体を除く）から移植のための膵採取を行う際の採取前の採取対象膵の灌流，膵採取，採取膵の灌流及び保存並びにリンパ節の保存に要する人件費，薬品・容器等の材料費等の費用が全て含まれる。ただし，膵採取を行う医師を派遣した場合における医師の派遣に要した費用及び採取膵を搬送した場合における搬送に要した費用については療養費として支給し，それらの額は移送費の算定方法により算定する。 (令6保医発0305・4)

（編注）臓器等移植に係る感染症検査の取扱いはp.763

事務連絡　問　同種死体膵島移植術に用いる健膵の採取については，K709-2移植用膵採取術（死体）を算定するのか。
答　そのとおり。 (令2.3.31)

脾

K710　脾縫合術（部分切除を含む）複50　26,810点
K710-2　腹腔鏡下脾固定術 施5 複50　30,070点

（編注）腹腔鏡下手術（K710-2）はK931超音波凝固切開装置等加算が算定可。

K711　脾摘出術 複50　34,130点
K711-2　腹腔鏡下脾摘出術 施5 複50　37,060点

（編注）K711-2はK936自動縫合器加算（3個限度）が算定可，腹腔鏡下手術のためK931超音波凝固切開装置等加算が算定可。

空腸，回腸，盲腸，虫垂，結腸

参考　腸に対するタコシール組織接着用シートの算定は，原則として認められない。 (令6.2.29 支払基金)

K712　破裂腸管縫合術 複50　11,400点
K713　腸切開術　　　　　　9,650点
K714　腸管癒着症手術 低新 複50　12,010点

→腸閉塞症手術
腸閉塞症手術を行った場合は，その術式によりK714腸管癒着症手術，K715腸重積症整復術，K716小腸切除術又はK719結腸切除術等により算定する。 (令6保医発0305・4)

K714-2　腹腔鏡下腸管癒着剥離術 施5 低新
20,650点
K715　腸重積症整復術
1　非観血的なもの　　　　　4,490点
2　観血的なもの　　　　　　6,040点
K715-2　腹腔鏡下腸重積症整復術 施5　14,660点

（編注）腹腔鏡下手術（K714-2，K715-2）はK931超音波凝固切開装置等加算が算定可。

K716　小腸切除術 複50
1　複雑なもの　　　　　　　34,150点
2　その他のもの 低新　　　　15,940点

（編注）K936自動縫合器加算（6個限度），K931超音波凝固切開装置等加算が算定可（K716「2」はクローン病又は潰瘍性大腸炎の再手術に用いた場合に限る）。

→小腸切除術
「1」については，クローン病の患者のうち，複雑な瘻孔形成や膿瘍形成のあるもの又は悪性腫瘍に対して小腸切除術を実施した場合は，本区分の所定点数により算定する。 (令6保医発0305・4)

K716-2　腹腔鏡下小腸切除術 施5 低新 複50
1　複雑なもの　　　　　　　37,380点
2　その他のもの　　　　　　31,370点

（編注）K936自動縫合器加算（6個限度）が算定可，腹腔鏡下手術のためK931超音波凝固切開装置等加算が算定可。

→腹腔鏡下小腸切除術
「1」については，クローン病の患者のうち，複雑な瘻孔形成や膿瘍形成のあるもの又は悪性腫瘍に対して小腸切除術を実施した場合は，本区分の所定点数により算定する。 (令6保医発0305・4)

K716-3　移植用部分小腸採取術（生体）56,850点
注　小腸提供者に係る組織適合性試験の費用は，所定点数に含まれる。

（編注）K936自動縫合器加算（2個限度）が算定可。
（編注）臓器等移植に係る感染症検査の取扱いはp.763

K716-4　生体部分小腸移植術 施4 (p.1453)
164,240点

注1　生体部分小腸を移植した場合は，生体部分小腸の摘出のために要した提供者の療養上の費用として，この表に掲げる所定点数により算定した点数を加算する。
2　小腸移植者に係る組織適合性試験の費用は，所定点数に含まれる。
3　抗HLA抗体検査を行う場合には，**抗HLA抗体検査加算**として，4,000点を所定点数に加算する。

（編注）K936自動縫合器加算（4個限度）が算定可。

→生体部分小腸移植術
(1) 対象症例は，短腸症候群又は機能的難治性小腸不全であって，経静脈栄養を必要とし，経静脈栄養の継続が困難なもの又は困難になることが予測されるものとする。
(2) 生体小腸を移植する場合においては，日本移植学会による「生体小腸移植実施指針」を遵守している場合に限り算定する。
(3) 生体小腸を移植する場合においては，小腸提供者から移植小腸を摘出することに係る全ての療養上の費用を所定点数により算出し，生体部分小腸移植術の所定点数に加算する。なお，小腸提供者の生体小腸を摘出することに係る療養上の費用には，食事の提供も含まれ，具体的には，「入院時食事療養費に係る食事療養及び入院時生活療養費に係る生活療養の費用の額の算定に関する基準」によって算定した費用額を10円で除して得た点数につき1点未満の端数を四捨五入して得た点数と他の療養上の費用に係る点数を合計した点数とする。この場合，小腸提供者に食事療養標準負担額を求めることはできない。
(4) 小腸採取を行う医師を派遣した場合における医師の派遣に要した費用及び採取小腸を搬送した場合における搬送に要した費用については療養費として支給し，それらの額は移送費の算定方法により算定する。
(5) 請求に当たっては，小腸移植者の**診療報酬明細書**の摘要欄に小腸提供者の療養上の費用に係る合計点数を併せて記載するとともに，小腸提供者の療養に係る所定点数を記載した**診療報酬明細書**を添付する。
(6) 生体部分小腸移植術の所定点数には，灌流の費用が含まれる。
(7) 小腸移植を行った保険医療機関と小腸移植に用いる健小腸を摘出した保険医療機関とが異なる場合の診療報酬の請求は，小腸移植を行った保険医療機関で行い，診療報酬の分配は相互の合議に委ねる。（令6保医発0305・4）

（編注）臓器等移植に係る感染症検査の取扱いはp.763

K716-5　移植用小腸採取術（死体）　　65,140点
　注　小腸提供者に係る組織適合性試験の費用は，所定点数に含まれる。

（編注）K936自動縫合器加算（2個限度）が算定可。

→移植用小腸採取術（死体）
(1) 移植用小腸採取術（死体）の所定点数は，臓器の移植に関する法律第6条第2項に規定する脳死した者の身体から小腸の移植が行われた場合に，移植を行った保険医療機関において算定する。
(2) 移植用小腸採取術（死体）の所定点数には，脳死した者の身体から移植のための小腸採取を行う際の採取前の採取対象小腸の灌流，小腸採取，採取小腸の灌流及び保存並びにリンパ節の保存に要する人件費，薬品・容器等の材料費等の費用が全て含まれる。ただし，小腸採取を行う医師を派遣した場合における医師の派遣に要した費用及び採取小腸を搬送した場合における搬送に要した費用については療養費として支給し，それらの額は移送費の算定方法により算定する。
(3) 小腸移植を行った保険医療機関と小腸移植に用いる健小腸を採取した保険医療機関とが異なる場合の診療報酬の請求は，小腸移植を行った保険医療機関で行い，診療報酬の分配は相互の合議に委ねる。（令6保医発0305・4）

（編注）臓器等移植に係る感染症検査の取扱いはp.763

K716-6　同種死体小腸移植術 施4 （p.1453）
　　　　　　　　　　　　　　　　　　　177,980点
　注1　小腸移植者に係る組織適合性試験の費用は，所定点数に含まれる。
　　2　抗HLA抗体検査を行う場合には，**抗HLA抗体検査加算**として，4,000点を所定点数に加算する。

（編注）K936自動縫合器加算（4個限度）が算定可。

→同種死体小腸移植術
(1) 同種死体小腸移植術の所定点数には，灌流の費用が含まれる。
(2) 小腸移植を行った保険医療機関と小腸移植に用いる健小腸を採取した保険医療機関とが異なる場合の診療報酬の請求は，小腸移植を行った保険医療機関で行い，診療報酬の分配は相互の合議に委ねる。（令6保医発0305・4）

（編注）臓器等移植に係る感染症検査の取扱いはp.763

K717　小腸腫瘍，小腸憩室摘出術（メッケル憩室炎手術を含む）低新 複50　18,810点
K718　虫垂切除術
　1　虫垂周囲膿瘍を伴わないもの　　6,740点
　2　虫垂周囲膿瘍を伴うもの　　　　8,880点

参考　K718虫垂切除術「2」虫垂周囲膿瘍を伴うもの又はK718-2腹腔鏡下虫垂切除術「2」虫垂周囲膿瘍を伴うものについては，膿瘍を伴う旨の傷病名，コメント，生食等の洗浄液の使用又は排液ドレーン等がある場合は，算定を認める。
　上記以外で判断が困難な事例について，「2」虫垂周囲膿瘍を伴うものを算定している場合は，保険医療機関に症状詳記等を求めるか，「1」虫垂周囲膿瘍を伴わないものとするかについて，当該手術の治療経過等を含めて医学的に判断する。
（平29.4.24 支払基金）

K718-2　腹腔鏡下虫垂切除術 施5
　1　虫垂周囲膿瘍を伴わないもの　　13,760点
　2　虫垂周囲膿瘍を伴うもの　　　　22,050点
K719　結腸切除術 複50
　1　小範囲切除　　　　　　　　　　24,170点
　2　結腸半側切除　　　　　　　　　29,940点
　3　全切除，亜全切除又は悪性腫瘍手術
　　　　　　　　　　　　　　　　　　39,960点
　注　人工肛門造設術を併せて実施した場合は，**人工肛門造設加算**として，2,000点を所定点数に加算する。

（編注）K719はK936自動縫合器加算（4個限度）が算定可。K719「3」はK936-2自動吻合器加算（1個限度）が算定可。K718-2（腹腔鏡下手術），K719「2」「3」はK931超音波凝固切開装置等加算が算定可（K719「2」はクローン病又は潰瘍性大腸炎の再手術に用いた場合に限る）。

K719-2　腹腔鏡下結腸切除術 施5 複50
　1　小範囲切除，結腸半側切除　　　42,680点
　2　全切除，亜全切除　　　　　　　59,510点
　注　人工肛門造設術を併せて実施した場合は，**人工肛門造設加算**として，3,470点を所定点数に加算する。
K719-3　腹腔鏡下結腸悪性腫瘍切除術 施5
　複50 内支　　　　　　　　　　　　59,510点

（編注）K719-2，K719-3はK936自動縫合器加算（4個限度）が算定可。K719-2「2」，K719-3はK936-2自動吻合器加算（1個限度）が算定可。また腹腔鏡下手術のためK931超音波凝固切開装置等加算が算定可。

| K719-4 | ピックレル氏手術 | 13,700点 |
| K719-5 | 全結腸・直腸切除嚢肛門吻合術 | 51,860点 |

（編注）K719-5はK931超音波凝固切開装置等加算（クローン病又は潰瘍性大腸炎の再手術に用いた場合に限る），K936自動縫合器加算（医学的に必要な個数）が算定可。

| K719-6 | 腹腔鏡下全結腸・直腸切除嚢肛門吻合術 施5 | 75,690点 |

（編注）腹腔鏡下手術のためK931超音波凝固切開装置等加算が算定可。

K720　結腸腫瘍（回盲部腫瘍摘出術を含む），結腸憩室摘出術，結腸ポリープ切除術（開腹によるもの）　16,610点

K721　内視鏡的大腸ポリープ・粘膜切除術
　1　長径2cm未満 短1 短3　5,000点
　2　長径2cm以上 短3　7,000点
注1　家族性大腸腺腫症の患者に対して実施した場合は，**消化管ポリポーシス加算**として，年1回に限り5,000点を所定点数に加算する。
　2　バルーン内視鏡を用いて実施した場合は，**バルーン内視鏡加算**として，450点を所定点数に加算する。
　3　病変検出支援プログラムを用いて実施した場合は，**病変検出支援プログラム加算**として，60点を所定点数に加算する。

→内視鏡的大腸ポリープ・粘膜切除術　摘要欄 p.1724
(1)　短期間又は同一入院期間中において，回数にかかわらず，第1回目の実施日に1回に限り算定する。
(2)　「1」は，ポリープの長径又は粘膜切除範囲が2cm未満の場合に算定する。
(3)　「2」は，ポリープの長径又は粘膜切除範囲が2cm以上の場合に算定する。
(4)　内視鏡的大腸ポリープ・粘膜切除術と同時に施行した内視鏡的止血術の手技料は所定点数に含まれ，別に算定できない。
(5)　「注1」に規定する消化管ポリポーシス加算は，以下のいずれも満たす家族性大腸腺腫症患者に対して内視鏡的大腸ポリープ・粘膜切除術を行った場合，年1回に限り算定できる。
　ア　16歳以上である。
　イ　大腸に腺腫が100個以上ある。なお，手術又は内視鏡により摘除された大腸の腺腫の数を合算しても差し支えない。
　ウ　大腸切除の手術が実施された場合においては，大腸が10cm以上残存している。
　エ　大腸の3分の1以上が密生型ではない。なお，密生型とは，大腸内視鏡所見において，十分に進展させた大腸粘膜を観察し，正常粘膜よりも腺腫の占拠面積が大きい場合をいう。
(6)　「注1」の消化管ポリポーシス加算を算定する場合は，長径1cmを超える大腸のポリープを基本的に全て摘除する。
(7)　「注2」に規定するバルーン内視鏡加算については，大腸ファイバースコピーを実施したが，腹腔内の癒着等により上行結腸又は盲腸の病変部位まで到達できなかった患者に対して，バルーン内視鏡を用いて当該手技を実施した場合に限り算定できる。ただし，バルーン内視鏡を用いた理由について，診療報酬請求に当たって，**診療報酬明細書**に症状詳記を記載する。

(8)　「注3」に規定する病変検出支援プログラム加算については，大腸内視鏡検査を実施する際に，大腸内視鏡動画から大腸ポリープの持つ特徴を解析し検出支援を行うプログラム医療機器のうち，大腸内視鏡検査に関し専門の知識及び経験を有する医師が用いた場合に，用いない場合と比較して診断精度が上昇することが示されていると認められた製品を用いて診断を行い，診断されたポリープを切除した場合に，患者1人の一連の大腸内視鏡検査につき1回に限り算定できる。なお，本加算は，内視鏡検査に関する専門の知識及び5年以上の経験を有する医師により実施された場合に算定することとし，本加算の算定に当たっては，手術の概要を**診療録**に記載し，大腸内視鏡動画から大腸ポリープの持つ特徴を解析し検出支援を行うプログラム医療機器を使用している画面の写しを**診療録**に添付する。
（令6保医発0305・4）（令6.5.1）

事務連絡　問1　内視鏡的大腸ポリープ・粘膜切除術は，以下のように複数のポリープを切除した場合，どう算定するか。
①　長径1cmのポリープを3つ切除した場合
②　長径2cmのポリープを1つ，長径1cmのポリープを2つ切除した場合
答　①　「1」の「長径2cm未満」で算定。
　②　「2」の「長径2cm以上」で算定。（平22.3.29，一部修正）

問2　内視鏡的大腸ポリープ・粘膜切除術「注3」に規定する病変検出支援プログラム加算について，「大腸内視鏡動画から大腸ポリープの持つ特徴を解析し検出支援を行うプログラム医療機器のうち，大腸内視鏡検査に関し専門の知識及び経験を有する医師が用いた場合に，用いない場合と比較して診断精度が上昇することが示されていると認められた製品」には何が含まれるか。
答　現時点では，「内視鏡画像診断支援プログラムEndo-BRAIN-EYE（医療機器承認番号30200BZX0020800）」が含まれる。（令6.3.28）

問3　内視鏡的大腸ポリープ・粘膜切除術「注3」に規定する病変検出支援プログラム加算について，大腸内視鏡画像から大腸ポリープの持つ特徴を解析し検出支援を行うプログラム医療機器を用いた場合であっても，病変検出支援機能を使用せず大腸内視鏡検査を実施し，ポリープを切除した場合においては，当該加算は算定できないのか。
答　そのとおり。（令6.5.31）

参考　外来において，前回手術日から2週間未満でのK721内視鏡的大腸ポリープ・粘膜切除術の再算定は，原則として認められない。
前回手術日から1か月以上経過しているK721内視鏡的大腸ポリープ・粘膜切除術の再算定は，原則として認められる。
（令6.5.31 支払基金）

K721-2　削除
K721-3　内視鏡的結腸異物摘出術　5,360点
　注　バルーン内視鏡を用いて実施した場合は，**バルーン内視鏡加算**として，450点を所定点数に加算する。

→内視鏡的結腸異物摘出術　摘要欄 p.1724
「注」に規定するバルーン内視鏡加算については，大腸ファイバースコピーを実施したが，腹腔内の癒着等により上行結腸又は盲腸の目的部位まで到達できなかった患者に対して，バルーン内視鏡を用いて異物の同定及び当該手技を実施した場合に限り算定できる。ただし，バルーン内視鏡を用いた理由について，診療報酬請求に当たって，**診療報酬明細書**に症状詳記を記載する。
（令6保医発0305・4）

K721-4 早期悪性腫瘍大腸粘膜下層剥離術　22,040点
施4　(p.1453)

注　バルーン内視鏡を用いて実施した場合は，**バルーン内視鏡加算**として，450点を所定点数に加算する。

（編注）K721-4はN006病理診断料・悪性腫瘍病理組織標本加算の対象。

→早期悪性腫瘍大腸粘膜下層剥離術　摘要欄 p.1724
(1) 短期間又は同一入院期間中において，回数にかかわらず，第1回目の実施日に1回に限り算定する。
(2) 経内視鏡的に高周波切除器を用いて病変の周囲を全周性に切開し，粘膜下層を剥離することにより，最大径が2cm以上の早期癌又は最大径が5mmから1cmまでの神経内分泌腫瘍に対して，病変を含む範囲を一括で切除した場合に算定する。ただし，線維化を伴う早期癌については，最大径が2cm未満のものに対して実施した場合でも算定できる。
(3) 早期悪性腫瘍大腸粘膜下層剥離術と同時に施行した内視鏡的止血術の手技料は所定点数に含まれ，別に算定できない。
(4) 「注」に規定するバルーン内視鏡加算については，大腸ファイバースコピーを実施したが，腹腔内の癒着等により上行結腸又は盲腸の病変部位まで到達できなかった患者に対して，バルーン内視鏡を用いて当該手技を実施した場合に限り算定できる。ただし，バルーン内視鏡を用いた理由について，診療報酬請求に当たって，診療報酬明細書に症状詳記を記載する。

（令6保医発0305・4）

K721-5 内視鏡的小腸ポリープ切除術　施4　11,800点
(p.1453)

→内視鏡的小腸ポリープ切除術
バルーン内視鏡等の費用は所定点数に含まれ，別に算定できない。

（令6保医発0305・4）

K722 小腸結腸内視鏡的止血術　10,390点
注1　バルーン内視鏡を用いて実施した場合は，**バルーン内視鏡加算**として，3,500点を所定点数に加算する。
　2　スパイラル内視鏡を用いて実施した場合は，**スパイラル内視鏡加算**として，3,500点を所定点数に加算する。

→小腸結腸内視鏡的止血術
(1) 小腸結腸内視鏡的止血術は1日1回，週3回を限度として算定する。
(2) マイクロ波凝固療法を実施した場合における当該療法に係る費用は，所定点数に含まれる。
(3) 「注1」及び「注2」の加算については，小腸出血に対して内視鏡的止血術を行った場合のみ算定できる。
(4) 「注2」に規定するスパイラル内視鏡加算は，電動回転可能なスパイラル形状のフィンを装着した内視鏡を用いて実施した場合に算定する。

（令6保医発0305・4）

事務連絡　問　入院にて内視鏡的大腸ポリープ切除術を行った後，以下の状況において，K722小腸結腸内視鏡的止血術は算定可能か。
①切除後帰室したところ出血があった。
②切除後翌日に診察したところ下血があった。
③切除後経過良好にて退院後の最初の外来で下血があった。
答　①算定不可，②算定可，③算定可

（平22.3.29）

K723　削除

K724 腸吻合術　9,330点
K725 腸瘻，虫垂瘻造設術　低新　9,890点

→腸瘻，虫垂瘻造設術
(1) 長期の栄養管理を目的として，腸瘻，虫垂瘻を造設する際には，腸瘻，虫垂瘻による療養の必要性，管理の方法及び腸瘻，虫垂瘻による療養の終了の際に要される身体の状態等，療養上必要な事項について患者又はその家族等への説明を行う。
(2) 長期の栄養管理を目的として，腸瘻，虫垂瘻を造設した後，他の保険医療機関等に患者を紹介する場合は，腸瘻，虫垂瘻による療養の必要性，管理の方法及び終了の際に要される身体の状態等，療養上必要な事項並びに，患者又はその家族等への説明内容等を情報提供する。

（令6保医発0305・4）

K725-2 腹腔鏡下腸瘻，虫垂瘻造設術　施5　低新　13,250点

（編注）腹腔鏡下手術のためK931超音波凝固切開装置等加算が算定可。

→腹腔鏡下腸瘻，虫垂瘻造設術
(1) 長期の栄養管理を目的として，腸瘻，虫垂瘻を造設する際には，腸瘻，虫垂瘻による療養の必要性，管理の方法及び腸瘻，虫垂瘻による療養の終了の際に要される身体の状態等，療養上必要な事項について患者又はその家族等への説明を行う。
(2) 長期の栄養管理を目的として，腸瘻，虫垂瘻を造設した後，他の保険医療機関等に患者を紹介する場合は，腸瘻，虫垂瘻による療養の必要性，管理の方法及び腸瘻，虫垂瘻による療養の終了の際に要される身体の状態等，療養上必要な事項並びに患者又はその家族等への説明内容等を情報提供する。
(3) 腹腔鏡下逆流防止弁付加結腸瘻造設術についても本区分で算定する。

（令6保医発0305・4）

K726 人工肛門造設術　低新　複50　9,570点

→人工肛門造設術
K740直腸切除・切断術の「5」を行った場合の人工肛門造設に係る腸管の切除等の手技料は，それぞれの所定点数に含まれ，別に算定できない。

（令6保医発0305・4）

（編注）人工肛門造設術前に前処置（適切な造設部位に術前に印をつけるなどの処置）を行った場合は，K939-3人工肛門・人工膀胱造設術前処置加算が算定可。

K726-2 腹腔鏡下人工肛門造設術　施5　低新　16,700点

（編注）腹腔鏡下手術のためK931超音波凝固切開装置等加算が算定可。

→腹腔鏡下人工肛門造設術
K740-2腹腔鏡下直腸切除・切断術の「3」を行った場合の人工肛門造設に係る腸管の切除等の手技料は，それぞれの所定点数に含まれ，別に算定できない。

（令6保医発0305・4）

K727 腹壁外腸管前置術　8,340点
K728 腸狭窄部切開縫合術　11,220点
K729 腸閉鎖症手術　低新　複50
　1 腸管切除を伴わないもの　13,650点
　2 腸管切除を伴うもの　28,210点
K729-2 多発性小腸閉鎖症手術　低新　47,020点

→多発性小腸閉鎖症手術

当該手術は，先天性小腸閉鎖に対して2箇所以上の病変に対して行われる場合に限り算定する。　(令6保医発0305・4)

```
K729-3   腹腔鏡下腸閉鎖症手術 施5 低新
                                32,310点
```

（編注）腹腔鏡下手術のためK931超音波凝固切開装置等加算が算定可。

```
K730    小腸瘻閉鎖術
  1  腸管切除を伴わないもの          11,580点
  2  腸管切除を伴うもの              17,900点
  3  内視鏡によるもの 施4 (p.1442)   10,300点
K731    結腸瘻閉鎖術
  1  腸管切除を伴わないもの          11,750点
  2  腸管切除を伴うもの              28,210点
  3  内視鏡によるもの 施4 (p.1442)   10,300点
K732    人工肛門閉鎖術
  1  腸管切除を伴わないもの          11,470点
  2  腸管切除を伴うもの
    イ  直腸切除術後のもの            34,280点
    ロ  その他のもの                 28,210点
```

（編注）K732「2」はK936自動縫合器加算（3個限度）が，「2」の「イ」はK936-2自動吻合器加算（1個限度）が算定可。

→人工肛門閉鎖術

「2」の「イ」直腸切除術後のものについては，直腸切除術（ハルトマン手術）の際に造設した人工肛門に対して，人工肛門閉鎖術を行った場合に算定する。
(令6保医発0305・4)

```
K732-2  腹腔鏡下人工肛門閉鎖術（直腸切除
         術後のものに限る）施5      40,450点
```

（編注）K936-2自動吻合器加算（1個限度）が算定可。腹腔鏡下手術のためK931超音波凝固切開装置等加算が算定可。

→腹腔鏡下人工肛門閉鎖術

直腸切除術の際に造設した人工肛門に対して，人工肛門閉鎖術を行った場合に算定する。
(令6保医発0305・4)

```
K733    盲腸縫縮術                    4,400点
K734    腸回転異常症手術 低新 複50   18,810点
K734-2  腹腔鏡下腸回転異常症手術 施5
         低新                        26,800点
```

（編注）K734-2は腹腔鏡下手術のためK931超音波凝固切開装置等加算が算定可。

```
K735    先天性巨大結腸症手術 低新    50,830点
```

（編注）K936自動縫合器加算（4個限度）が算定可。

```
K735-2  小腸・結腸狭窄部拡張術（内視鏡に
         よるもの）                  11,090点
  注1  バルーン内視鏡を用いて実施した場合
       は，バルーン内視鏡加算として，3,500点
       を所定点数に加算する。
   2  スパイラル内視鏡を用いて実施した場合
       は，スパイラル内視鏡加算として，3,500
       点を所定点数に加算する。
```

→小腸・結腸狭窄部拡張術　　　摘要欄 p.1724

(1) 短期間又は同一入院期間中において2回に限り算定する。なお，2回目を算定する場合は診療報酬明細書の摘要欄にその理由及び医学的な必要性を記載する。

(2) 「注2」に規定するスパイラル内視鏡加算は，電動回転可能なスパイラル形状のフィンを装着した内視鏡を用いて実施した場合に算定する。
(令6保医発0305・4)

```
K735-3  腹腔鏡下先天性巨大結腸症手術
         施5 低新                   63,710点
```

（編注）K936自動縫合器加算（4個限度）が算定可。腹腔鏡下手術のため，K931超音波凝固切開装置等加算が算定可。

```
K735-4  下部消化管ステント留置術    10,920点
K735-5  腸管延長術                  76,000点
```

（編注）K735-5はK936自動縫合器加算（8個限度）が算定可。

→腸管延長術

短腸症候群の患者の拡張した残存小腸に対し，自動縫合器を用いて切離延長を行った場合に算定する。
(令6保医発0305・4)

```
K736    人工肛門形成術
  1  開腹を伴うもの                 10,030点
  2  その他のもの                    3,670点
```

→人工肛門形成術

人工肛門造設後における，人工肛門狭窄又は腸管断端の過不足により，改めてそれを拡張又は整形した場合は，本区分により算定する。
(令6保医発0305・4)

直　腸

```
K737    直腸周囲膿瘍切開術            2,610点
K738    直腸異物除去術
  1  経肛門（内視鏡によるもの）      8,040点
  2  開腹によるもの                 11,530点
K739    直腸腫瘍摘出術（ポリープ摘出を含む）
  1  経肛門                          4,010点
  2  経括約筋                        9,940点
  3  経腹及び経肛                   18,810点
```

（編注）K739はK936自動縫合器加算（3個限度），K936-2自動吻合器加算（1個限度）が算定可。

→直腸腫瘍摘出術（ポリープ摘出を含む）

マイクロ波凝固療法を実施した場合における当該療法に係る費用は，所定点数に含まれる。
(令6保医発0305・4)

```
K739-2  経肛門的内視鏡下手術（直腸腫瘍に
         限る）                     26,100点
```

事務連絡　問1　K739-2に掲げる経肛門的内視鏡下手術（直腸腫瘍に限る）は，軟性のチューブである自然開口向け単回使用内視鏡用拡張器を肛門に装着し，内視鏡下に直腸腫瘍の切除を行った場合も算定できるか。

答　算定できる。　(平30.3.30)

問2　経肛門的内視鏡下手術（直腸腫瘍に限る）には，内視鏡的大腸粘膜下層剥離術が含まれるのか。

答　経肛門的内視鏡下手術とは，専門用語で言うならばTEM（Transanal Endoscopic Microsurgery）を指し，内視鏡的大腸粘膜下層剥離術とは使用する機器も異なる別の手術であるため，含まれない。　(平22.4.30)

```
K739-3  低侵襲経肛門的局所切除術（MITAS）
                                   16,700点
```

（編注）K936自動縫合器加算（3個限度）が算定可。

```
K740    直腸切除・切断術 複50
```

1	切除術	42,850点
2	低位前方切除術	71,300点
3	超低位前方切除術	73,840点
4	経肛門吻合を伴う切除術	82,840点
5	切断術	77,120点

注1　1から3までについては，人工肛門造設術を併せて実施した場合は，**人工肛門造設加算**として，2,000点を所定点数に加算する。
　2　側方リンパ節郭清を併せて行った場合であって，片側のみに行った場合は，**片側側方リンパ節郭清加算**として，4,250点を，両側に対して行った場合は，**両側側方リンパ節郭清加算**として，6,380点を所定点数に加算する。

（編注）K931超音波凝固切開装置等加算，K936自動縫合器加算（4個限度），K936-2自動吻合器加算（1個限度）が算定可。N006病理診断料・悪性腫瘍病理組織標本加算の対象。

→直腸切除・切断術　　　　　　　摘要欄 p.1724

(1)　「4」については，経腹的操作及び経肛門的操作による内外括約筋間直腸切除と，経肛門操作による肛門再建による自然肛門温存を行った場合に算定する。なお，**診療報酬明細書**の摘要欄に手術内容を記載する。

(2)　「4」及び「5」において，人工肛門造設に係る腸管の切除等の手技料は所定点数に含まれ，別に算定できない。

(3)　「注1」に規定する人工肛門造設加算については，医学的な必要性がある場合に一時的人工肛門造設を行った場合に算定する。なお，**診療報酬明細書**の摘要欄にその理由及び医学的な必要性を記載する。

（令6 保医発0305・4）

（編注）人工肛門造設術前に前処置（適切な造設部位に術前に印をつけるなどの処置）を行った場合は，K939-3人工肛門・人工膀胱造設術前処置加算が算定可。

K740-2	腹腔鏡下直腸切除・切断術　施5　複50	
内支		
1	切除術	75,460点
2	低位前方切除術	83,930点
3	超低位前方切除術	91,470点
4	経肛門吻合を伴う切除術	100,470点
5	切断術	83,930点

注1　1から3までについては，人工肛門造設術を併せて実施した場合は，**人工肛門造設加算**として，3,470点を所定点数に加算する。
　2　側方リンパ節郭清を併せて行った場合であって，片側のみに行った場合は，**片側側方リンパ節郭清加算**として，4,250点を，両側に対して行った場合は，**両側側方リンパ節郭清加算**として，6,380点を所定点数に加算する。

（編注）K936自動縫合器加算（4個限度），K936-2自動吻合器加算（1個限度）が算定可。腹腔鏡手術のため，K931超音波凝固切開装置等加算が算定可。N006病理診断料・悪性腫瘍病理組織標本加算の対象。

→腹腔鏡下直腸切除・切断術　　摘要欄 p.1724

(1)　「4」については，経腹的操作及び経肛門的操作による内外括約筋間直腸切除と，経肛門操作による肛門再建による自然肛門温存を行った場合に算定する。なお，**診療報酬明細書**の摘要欄に手術内容を記載する。

(2)　「4」及び「5」において，人工肛門造設に係る腸管の切除等の手技料は所定点数に含まれ，別に算定できない。

(3)　「注1」に規定する人工肛門造設加算については，医学的な必要性がある場合に一時的人工肛門造設を行った場合に算定する。なお，**診療報酬明細書**の摘要欄にその理由及び医学的な必要性を記載する。

（令6 保医発0305・4）

K740-3	削除	
K741	直腸狭窄形成手術	28,210点
K741-2	直腸瘤手術	6,620点

→直腸瘤手術

直腸瘤に対して，経腟的又は経肛門的に行った場合に算定する。

（令6 保医発0305・4）

K742	直腸脱手術	
1	経会陰によるもの	
イ	腸管切除を伴わないもの	8,410点
ロ	腸管切除を伴うもの	25,780点
2	直腸挙上固定を行うもの	10,900点
3	骨盤底形成を行うもの	18,810点
4	腹会陰からのもの（腸切除を含む）	37,620点

→直腸脱手術

(1)　「1」の「ロ」は，デロルメ法又はアルテマイヤー法により実施された場合に限り算定する。

(2)　K865子宮脱手術及びK887-2卵管結紮術を併せて行った場合は，「4」により算定する。（令6 保医発0305・4）

K742-2	腹腔鏡下直腸脱手術　施5	30,810点

（編注）腹腔鏡下手術のためK931超音波凝固切開装置等加算が算定可。

肛門，その周辺

K743	痔核手術（脱肛を含む）複50	
1	硬化療法	1,660点
2	硬化療法（四段階注射法によるもの）短1	
短3		4,010点
3	結紮術，焼灼術，血栓摘出術	1,390点
4	根治手術〔硬化療法（四段階注射法によるもの）を伴わないもの〕	5,190点
5	根治手術〔硬化療法（四段階注射法によるもの）を伴うもの〕	6,520点
6	PPH	11,260点

→痔核手術

(1)　内痔核に対するミリガン・モーガン手術により1か所又は2か所以上の手術を行った場合は，「4」により算定する。

(2)　ホワイトヘッド手術は，「4」により算定する。

(3)　自動吻合器を用いて痔核手術を行った場合は，本区分の「6」により算定する。ただし，自動吻合器等の費用は所定点数に含まれ，別に算定できない。

（令6 保医発0305・4）

（編注）「PPH」は，専用の自動吻合器を用い，痔核を切除せず，痔核を正常な位置へと吊り上げ，縮小させるもの。

K743-2	肛門括約筋切開術	1,380点

→肛門括約筋切開術

本手術は，結腸又は直腸の拡張を伴う慢性便秘症に対して，肛門括約筋切開術を行った場合に算定する。

K743-3	削除	
K743-4	痔核手術後狭窄拡張手術	5,360点
K743-5	モルガニー氏洞及び肛門管切開術	3,750点
K743-6	肛門部皮膚剥離切除術	3,750点

→モルガニー氏洞及び肛門管切開術，肛門部皮膚剥離切除術
　肛門搔痒症に対し種々の原因治療を施しても治癒しない場合において，本手術を行った場合に算定する。
〔令6保医発0305・4〕

K744	裂肛又は肛門潰瘍根治手術 複50	3,110点
K745	肛門周囲膿瘍切開術 低新	2,050点
K746	痔瘻根治手術 複50	
1	単純なもの	3,750点
2	複雑なもの	7,470点
K746-2	高位直腸瘻手術	8,120点
K746-3	痔瘻手術（注入療法）	1,660点
K747	肛門良性腫瘍，肛門ポリープ，肛門尖圭コンジローム切除術 複50 短1 短3	1,250点
K748	肛門悪性腫瘍手術	
1	切除	28,210点
2	直腸切断を伴うもの	70,680点

（編注）K748はK931超音波凝固切開装置等加算が算定可。

K749	肛門拡張術（観血的なもの）複50	1,630点
K750	肛門括約筋形成手術	
1	瘢痕切除又は縫縮によるもの	3,990点
2	組織置換によるもの	23,660点
K751	鎖肛手術 複50	
1	肛門膜状閉鎖切開 低新	2,100点
2	会陰式 低新	18,810点
3	仙骨会陰式 乳施	35,270点
4	腹会陰，腹仙骨式 乳施	62,660点
K751-2	仙尾部奇形腫手術 乳施 低新 複50	46,950点
K751-3	腹腔鏡下鎖肛手術（腹会陰，腹仙骨式）施5 複50	70,140点

（編注）腹腔鏡下手術（K751-3）はK931超音波凝固切開装置等加算が算定可。

K752	肛門形成手術 複50	
1	肛門狭窄形成手術	5,210点
2	直腸粘膜脱形成手術	7,710点
K753	毛巣嚢，毛巣瘻，毛巣洞手術	3,680点

第10款　尿路系・副腎

副　腎

K754	副腎摘出術（副腎部分切除を含む）	28,210点
K754-2	腹腔鏡下副腎摘出術 施5 内支	40,100点
K754-3	腹腔鏡下小切開副腎摘出術 施4 (p.1453)	34,390点

（編注）腹腔鏡下手術（K754-2，K754-3）はK931超音波凝固切開装置等加算が算定可。

→腹腔鏡下副腎摘出術
　腹腔鏡下副腎摘出術の対象疾患は，良性副腎腫瘍とする。
〔令6保医発0305・4〕

→腹腔鏡下小切開副腎摘出術
　腹腔鏡下小切開副腎摘出術の対象疾患は，良性副腎腫瘍とする。
〔令6保医発0305・4〕

K755	副腎腫瘍摘出術	
1	皮質腫瘍	39,410点
2	髄質腫瘍（褐色細胞腫）	47,020点
K755-2	腹腔鏡下副腎髄質腫瘍摘出術（褐色細胞腫）施5 内支	47,030点

（編注）腹腔鏡下手術（K755-2）はK931超音波凝固切開装置等加算が算定可。

K755-3	副腎腫瘍ラジオ波焼灼療法（一連として）施4 (p.1453)	
1	1cm未満	16,000点
2	1cm以上	22,960点

→副腎腫瘍ラジオ波焼灼療法　　摘要欄 p.1725
(1) ここでいう1cmとは，ラジオ波による焼灼範囲ではなく，腫瘍の長径をいう。
(2) 本療法の実施に当たっては，関係学会の定める適正使用指針を遵守する。
(3) 本療法は，片側性アルドステロン過剰分泌による原発性アルドステロン症の患者であって，副腎摘出術が適応とならないものに対して実施する。なお，本療法の実施に当たっては，副腎摘出術が適応とならない理由を診療報酬明細書の摘要欄に記載する。
〔令6保医発0305・4〕

事務連絡　問　副腎腫瘍ラジオ波焼灼療法における「関係学会の定める適正使用指針」とは，具体的には何を指すのか。
答　現時点では，日本医学放射線学会，日本インターベンショナルラジオロジー学会，日本高血圧学会，日本内分泌学会，日本内分泌外科学会及び日本泌尿器科学会の「片側性アルドステロン過剰分泌による原発性アルドステロン症を対象とした経皮的手術による副腎腺腫の凝固における実施施設ならびに施行医師資格の要件」を指す。
〔令4.3.31〕

K756	副腎悪性腫瘍手術 施5 乳施 低新	47,020点
K756-2	腹腔鏡下副腎悪性腫瘍手術 施5 低新	51,120点

（編注）腹腔鏡下手術（K756-2），K756はK931超音波凝固切開装置等加算が算定可。

腎，腎盂

K757	腎破裂縫合術 複50	37,620点
K757-2	腎破裂手術	38,270点
K758	腎周囲膿瘍切開術	3,480点
K759	腎切半術	37,620点
K760	癒合腎離断術	47,020点
K761	腎被膜剥離術（除神経術を含む）	10,660点
K762	腎固定術	10,350点

→腎固定術
　遊走腎兼移動性盲腸に対して，必要があって腸固定術，腎固定術を行った際に一皮切から行い得た場合は，同一手術野の手術として「通則14」により腎固定術のみによ

り算定する。　　　　　　　　　　（令6保医発0305・4）

| K763 | 腎切石術 | 27,550点 |
| K764 | 経皮的尿路結石除去術（経皮的腎瘻造設術を含む）施5 複50 | 32,800点 |

→経皮的尿路結石除去術
　腎結石症又は尿管結石症に対して，経皮的に腎瘻を造設した後，腎瘻より腎盂鏡を挿入し，電気水圧衝撃波，弾性衝撃波又は超音波等を用いて結石を摘出した場合に算定する。　　　　　　　　　　（令6保医発0305・4）

K765	経皮的腎盂腫瘍切除術（経皮的腎瘻造設術を含む）施5	33,040点
K766	経皮的尿管拡張術（経皮的腎瘻造設術を含む）	13,000点
K767	腎盂切石術	27,210点
K768	体外衝撃波腎・尿管結石破砕術（一連につき）施4 (p.1453) 短3	19,300点

（編注）K768はK938体外衝撃波消耗性電極加算が算定可。

→体外衝撃波腎・尿管結石破砕術
(1)　「一連」とは，治療の対象となる疾患に対して所期の目的を達するまでに行う一連の治療過程をいう。数日の間隔をおいて一連の治療過程にある数回の体外衝撃波腎・尿管結石破砕を行う場合は，1回のみ所定点数を算定する。なお，その他数回の手術の費用は，所定点数に含まれ別に算定できない。
(2)　体外衝撃波腎・尿管結石破砕によっては所期の目的が達成できず，他の手術手技を行った場合の費用は，所定点数に含まれ別に算定できない。　　（令6保医発0305・4）

| K769 | 腎部分切除術 複50 | 35,880点 |

→腎空洞切開術及び腎盂尿管移行部形成術の併施
　残腎結核に対して，腎空洞切開術及び腎盂尿管移行部形成術を併施した場合は，K789尿管腸膀胱吻合術に準じて算定する。　　　　　　　　　　（令6保医発0305・4）

K769-2	腹腔鏡下腎部分切除術 施5	49,200点
K769-3	腹腔鏡下小切開腎部分切除術 施4 (p.1453)	42,900点
K770	腎嚢胞切除縮小術	11,580点
K770-2	腹腔鏡下腎嚢胞切除縮小術 施5	18,850点
K770-3	腹腔鏡下腎嚢胞切除縮小術 施5	20,360点

（編注）腹腔鏡下手術（K769-2，K769-3，K770-2，K770-3）はK931超音波凝固切開装置等加算が算定可。

| K771 | 経皮的腎嚢胞穿刺術 | 1,490点 |

　注　手術に伴う画像診断及び検査の費用は算定しない。

参考　経皮的腎嚢胞穿刺術：嚢胞に対する根治的な治療を目的としたものであり，穿刺してアルコール等を注入する手技をいう。一方，処置の部のJ012腎嚢胞又は水腎症穿刺は，穿刺排液のみの手技をいうものである。

K772	腎摘出術 複50	21,010点
K772-2	腹腔鏡下腎摘出術 施5	54,250点
K772-3	腹腔鏡下小切開腎摘出術 施4 (p.1453)	40,240点
K773	腎（尿管）悪性腫瘍手術 乳施 低新 複50	42,770点
K773-2	腹腔鏡下腎（尿管）悪性腫瘍手術 施5	64,720点
K773-3	腹腔鏡下小切開腎（尿管）悪性腫瘍手術 施4 (p.1453)	49,870点

（編注）腹腔鏡下手術（K772-2，K772-3，K773-2，K773-3），K773はK931超音波凝固切開装置等加算が算定可。
（編注）K773〜K773-3はN006病理診断料・悪性腫瘍病理組織標本加算の対象。

| K773-4 | 腎腫瘍凝固・焼灼術（冷凍凝固によるもの）施4 (p.1454) | 52,800点 |

→腎腫瘍凝固・焼灼術
　経皮的，開腹下又は腹腔鏡下のいずれの方法によるものについても算定できる。　　　　　　　（令6保医発0305・4）

K773-5	腹腔鏡下腎悪性腫瘍手術（内視鏡手術用支援機器を用いるもの）施4 (p.1454) 低新	
1	原発病巣が7cm以下のもの	70,730点
2	その他のもの	64,720点

（編注）腹腔鏡下手術のためK931超音波凝固切開装置等加算が算定可。N006病理診断料・悪性腫瘍病理組織標本加算の対象。

→腹腔鏡下腎悪性腫瘍手術（内視鏡手術用支援機器を用いるもの）
　「1」については，原発病巣が7cm以下であり転移病巣のない腎悪性腫瘍に対して，腎部分切除を行った場合に算定する。　　　　　　　　　　（令6保医発0305・4）

| K773-6 | 腹腔鏡下尿管悪性腫瘍手術（内視鏡手術用支援機器を用いるもの）施4 (p.1454) | 64,720点 |

（編注）腹腔鏡下手術のためK931超音波凝固切開装置等加算が算定可。N006病理診断料・悪性腫瘍病理組織標本加算の対象。

K773-7	腎悪性腫瘍ラジオ波焼灼療法（一連として）施4 (p.1454)	
1	2cm以内のもの	15,000点
2	2cmを超えるもの	21,960点

　注　フュージョンイメージングを用いて行った場合は，フュージョンイメージング加算として，200点を所定点数に加算する。

→腎悪性腫瘍ラジオ波焼灼療法（一連として）
　腎悪性腫瘍ラジオ波焼灼療法（一連として）は，関係学会の定める指針を遵守して実施された場合に限り算定する。なお，ここでいう2cmとは，ラジオ波による焼灼範囲ではなく，腫瘍の長径をいう。　　（令6保医発0305・4）

| K774 | 削除 | |
| K775 | 経皮的腎（腎盂）瘻造設術 低新 | 13,860点 |

　注　手術に伴う画像診断及び検査の費用は算定しない。

K775-2	経皮的腎（腎盂）瘻拡張術（一連につき）	6,000点
K776	腎（腎盂）皮膚瘻閉鎖術	27,890点
K777	腎（腎盂）腸瘻閉鎖術	
1	内視鏡によるもの 施4 (p.1442)	10,300点
2	その他のもの	28,210点
K778	腎盂形成手術	33,120点

K778-2 腹腔鏡下腎盂形成手術 施5 内支　51,600点

K779 移植用腎採取術（生体） 施5　35,700点
注　腎提供者に係る組織適合性試験の費用は，所定点数に含まれる。

（編注）腹腔鏡下手術（K778-2），K779はK931超音波凝固切開装置等加算が算定可。

→移植用腎採取術（生体）
　腎移植を行った保険医療機関と腎移植に用いる健腎を採取した保険医療機関とが異なる場合の診療報酬の請求は，腎移植を行った保険医療機関で行い，診療報酬の分配は相互の合議に委ねる。なお，請求に当たっては，腎移植者の**診療報酬明細書**の摘要欄に腎提供者の療養上の費用に係る合計点数を併せて記載するとともに，腎提供者の療養に係る所定点数を記載した**診療報酬明細書**を添付する。

（編注）臓器等移植に係る感染症検査の取扱いはp.763

K779-2 移植用腎採取術（死体）　43,400点
注　腎提供者に係る組織適合性試験の費用は，所定点数に含まれる。

（編注）K931超音波凝固切開装置等加算が算定可。

→移植用腎採取術（死体）
(1) 移植用腎採取術（死体）の所定点数は，死体から腎の移植が行われた場合に，移植を行った保険医療機関において算定する。
(2) 死体腎には，「臓器の移植に関する法律」第6条第2項に規定する脳死した者の身体の腎を含む。
(3) 移植用腎採取術（死体）の所定点数には，移植のための腎採取を行う際の採取前の採取対象腎の灌流，腎採取，採取腎の灌流及び保存並びにリンパ節の保存に要する人件費，薬品・容器等の材料費等の費用が全て含まれる。ただし，腎採取を行う医師を派遣した場合における医師の派遣に要した費用及び採取腎を搬送した場合における搬送に要した費用については療養費として支給し，それらの額は移送費の算定方法により算定する。
(4) 腎移植を行った保険医療機関と腎移植に用いる健腎を採取した保険医療機関とが異なる場合の診療報酬の請求は，腎移植を行った保険医療機関で行い，診療報酬の分配は相互の合議に委ねる。　　　（令6保医発0305・4）

（編注）臓器等移植に係る感染症検査の取扱いはp.763

K779-3 腹腔鏡下移植用腎採取術（生体）
施5　51,850点
注　腎提供者に係る組織適合性試験の費用は，所定点数に含まれる。

（編注）K936自動縫合器加算（2個限度），腹腔鏡下手術のためK931超音波凝固切開装置等加算が算定可。

→腹腔鏡下移植用腎採取術（生体）
　腎移植を行った保険医療機関と腎移植に用いる健腎を採取した保険医療機関とが異なる場合の診療報酬の請求は，腎移植を行った保険医療機関で行い，診療報酬の分配は相互の合議に委ねる。なお，請求に当たっては，腎移植者の**診療報酬明細書**の摘要欄に腎提供者の療養上の費用に係る合計点数を併せて記載するとともに，腎提供者の療養に係る所定点数を記載した**診療報酬明細書**を添付する。　　　（令6保医発0305・4）

（編注）臓器等移植に係る感染症検査の取扱いはp.763

K780 同種死体腎移植術 施4（p.1454）施5
複50　98,770点
注1　臓器の移植に関する法律第6条第2項に規定する脳死した者の身体から採取された腎を除く死体腎を移植した場合は，**移植臓器提供加算**として，55,000点を所定点数に加算する。
　2　腎移植者に係る組織適合性試験の費用は，所定点数に含まれる。
　3　抗HLA抗体検査を行う場合には，**抗HLA抗体検査加算**として，4,000点を所定点数に加算する。

（編注）K931超音波凝固切開装置等加算が算定可。

→同種死体腎移植術
(1) 同種死体腎移植術の所定点数には，灌流の費用が含まれる。
(2) 移植の対象となる死体腎には，「臓器の移植に関する法律」に規定する脳死体の腎を含む。
(3) 腎移植を行った保険医療機関と腎移植に用いる健腎を採取した保険医療機関とが異なる場合の診療報酬の請求は，腎移植を行った保険医療機関で行い，診療報酬の分配は相互の合議に委ねる。
(4) 「注1」の加算は，死体（脳死体を除く）から移植のための腎採取を行う際の採取前の採取対象腎の灌流，腎採取，採取腎の灌流及び保存並びにリンパ節の保存に要する人件費，薬品・容器等の材料費等の費用が全て含まれる。ただし，腎採取を行う医師を派遣した場合における医師の派遣に要した費用及び採取腎を搬送した場合における搬送に要した費用については療養費として支給し，それらの額は移送費の算定方法により算定する。　　（令6保医発0305・4）

（編注）臓器等移植に係る感染症検査の取扱いはp.763

K780-2 生体腎移植術 施4（p.1454）施5
腎　62,820点
注1　生体腎を移植した場合は，生体腎の摘出のために要した提供者の療養上の費用として，この表に掲げる所定点数により算定した点数を加算する。
　2　腎移植者に係る組織適合性試験の費用は，所定点数に含まれる。
　3　抗HLA抗体検査を行う場合には，**抗HLA抗体検査加算**として，4,000点を所定点数に加算する。

（編注）K931超音波凝固切開装置等加算が算定可。

→生体腎移植術
(1) 対象疾患は，末期慢性腎不全である。
(2) 生体腎を移植する場合においては，日本移植学会が作成した「生体腎移植ガイドライン」を遵守している場合に限り算定する。
(3) 生体腎を移植する場合においては腎提供者から移植腎を摘出することに係る全ての療養上の費用を所定点数により算出し，生体腎移植術の所定点数に加算する。なお，腎提供者の生体腎を摘出することに係る療養上の費用には，食事の提供も含まれ，具体的には，「入院時食事療養費に係る食事療養及び入院時生活療養費に係る生活療養の費用の額の算定に関する基準」によって算定した費用額を10円で除して得た数と他の療養上の費用に係る点数を合計した点数とする。この場合，腎提供者から食事に係る標準負担額を求めることはできない。

(4) 生体腎移植術の所定点数には，灌流の費用が含まれる。

(5) 腎移植を行った保険医療機関と腎移植に用いる健腎を摘出した保険医療機関とが異なる場合の診療報酬の請求は，腎移植を行った保険医療機関で行い，診療報酬の分配は相互の合議に委ねる。なお，請求に当たっては，腎移植者の**診療報酬明細書**の摘要欄に腎提供者の療養上の費用に係る合計点数を併せて記載するとともに，腎提供者の療養に係る所定点数を記載した**診療報酬明細書**を添付する。

（編注）臓器等移植に係る感染症検査の取扱いはp.763

尿 管

K781	経尿道的尿路結石除去術 複50	
1	レーザーによるもの	22,270点
2	その他のもの	14,800点

→経尿道的尿路結石除去術

腎結石症，腎盂結石症又は尿管結石症に対して経尿道的に内視鏡を腎，腎盂又は尿管内に挿入し，電気水圧衝撃波，弾性衝撃波，超音波又はレーザー等により結石を破砕し，バスケットワイヤーカテーテル等を用いて摘出する場合に算定する。ただし，透視下にバスケットワイヤーカテーテルのみを用いて，砕石を行わず結石の摘出のみを行った場合は，K798膀胱結石，異物摘出術の「1」に準じて算定する。 （令6保医発0305・4）

事務連絡 問 K781経尿道的尿路結石除去術の通知に，「腎結石症，腎盂結石症又は尿管結石症に対して経尿道的に内視鏡を腎，腎盂又は尿管内に挿入し，電気水圧衝撃波，弾性衝撃波，超音波又はレーザー等により結石を破砕し，バスケットワイヤーカテーテル等を用いて摘出する場合に算定する」とあるが，レーザー等により細かく破砕し，結果的にバスケットワイヤーカテーテル等を用いず手術を終了した場合は，どの項目を準用するのか。

答 K781経尿道的尿路結石除去術に準じて算定する。ただし，後日，バスケットワイヤーカテーテル等を用いて結石の摘出のみを行った場合は，一連の診療行為であることから，当該手技料を別に算定することはできない。 （平25.1.24）

K781-2	削除	
K781-3	経尿道的腎盂尿管凝固止血術	8,250点

→経尿道的腎盂尿管凝固止血術

画像診断，血液学的検査，尿細胞診検査によっても原因が特定できない肉眼的血尿に対し，腎盂尿管鏡を用いて出血部位を特定し，Ho-YAGレーザー等を用いて，止血を行った場合に算定する。なお，内視鏡検査及び使用するレーザー等に係る費用は所定点数に含まれ，別に算定できない。 （令6保医発0305・4）

K782	尿管切石術	
1	上部及び中部	10,310点
2	膀胱近接部	15,310点
K783	経尿道的尿管狭窄拡張術	20,930点

→経尿道的尿管狭窄拡張術

内視鏡検査に係る費用は所定点数に含まれ，別に算定できない。 （令6保医発0305・4）

K783-2	経尿道的尿管ステント留置術	3,400点
K783-3	経尿道的尿管ステント抜去術	1,300点

→経尿道的尿管ステント留置術，経尿道的尿管ステント抜去術

(1) K783-2経尿道的尿管ステント留置術とK783-3経尿道的尿管ステント抜去術を併せて行った場合は，主たるもののみ算定する。

(2) 内視鏡検査に係る費用は所定点数に含まれ，別に算定できない。 （令6保医発0305・4）

事務連絡 問1 既に留置された尿管ステントについて，内視鏡を用いて交換のみ行う場合はどのように算定するか。

答 尿管ステントの交換に当たり，K783-2経尿道的尿管ステント留置術とK783-3経尿道的尿管ステント抜去術を併せて行った場合は，主たるもののみ算定する。

問2 既に留置された尿管ステントについて，内視鏡を用いて抜去のみを行う場合はどのように算定すればよいか。

答 K783-3経尿道的尿管ステント抜去術を算定する。 （令2.3.31）

K784	残存尿管摘出術	18,810点
K784-2	尿管剥離術	18,810点
K785	経尿道的腎盂尿管腫瘍摘出術	21,420点

→経尿道的腎盂尿管腫瘍摘出術

内視鏡検査に係る費用は所定点数に含まれ，別に算定できない。 （令6保医発0305・4）

K785-2	腹腔鏡下小切開尿管腫瘍摘出術 施4 (p.1454)	31,040点

（編注）腹腔鏡手術のためK931超音波凝固切開装置等加算が算定可。

K786	尿管膀胱吻合術	25,570点
注	巨大尿管に対して尿管形成術を併せて実施した場合は，**尿管形成加算**として，**9,400点**を所定点数に加算する。	
K787	尿管尿管吻合術 複50	27,210点
K788	尿管腸吻合術	17,070点
K789	尿管腸膀胱吻合術	46,450点
K790	尿管皮膚瘻造設術	14,200点
K791	尿管皮膚瘻閉鎖術	30,450点
K792	尿管腸瘻閉鎖術	
1	内視鏡によるもの 施4 (p.1442)	10,300点
2	その他のもの	36,840点
K793	尿管腟瘻閉鎖術	28,210点
K794	尿管口形成手術	16,580点
K794-2	経尿道的尿管瘤切除術	15,500点

→経尿道的尿管瘤切除術

内視鏡検査に係る費用は所定点数に含まれ，別に算定できない。 （令6保医発0305・4）

膀 胱

K795	膀胱破裂閉鎖術 複50	11,170点
K796	膀胱周囲膿瘍切開術	3,300点
K797	膀胱内凝血除去術	2,980点
K798	膀胱結石，異物摘出術	
1	経尿道的手術 複50	8,320点
2	膀胱高位切開術	3,150点
3	レーザーによるもの 複50	11,980点

→膀胱結石，異物摘出術の「1」

内視鏡検査に係る費用は所定点数に含まれ，別に算定できない。 （令6保医発0305・4）

K798-2	経尿道的尿管凝血除去術（バスケットワイヤーカテーテル使用）	8,320点

→経尿道的尿管凝血除去術
　内視鏡検査に係る費用は所定点数に含まれ，別に算定できない。
(令6保医発0305・4)

K799	膀胱壁切除術 複50	9,270点
K800	膀胱憩室切除術	9,060点
K800-2	経尿道的電気凝固術	9,060点

→経尿道的電気凝固術
　内視鏡検査に係る費用は所定点数に含まれ，別に算定できない。
(令6保医発0305・4)

K800-3　膀胱水圧拡張術 施4 (p.1454)　　6,410点
　注１　間質性膀胱炎の患者に対して行われた場合に限り算定する。
　　２　灌流液の費用及び電気凝固に係る費用は，所定点数に含まれるものとする。
　　３　手術に伴う画像診断及び検査の費用は算定しない。

K800-4　ハンナ型間質性膀胱炎手術（経尿道）
　　施4 (p.1454)　　9,930点

→ハンナ型間質性膀胱炎手術
(1) ハンナ型間質性膀胱炎の患者に対して，ハンナ病変の切除又は焼灼を目的として実施した場合に算定する。
(2) 膀胱水圧拡張術に係る費用は所定点数に含まれ，別に算定できない。
(令6保医発0305・4)

K801　膀胱単純摘除術 施5
　１　腸管利用の尿路変更を行うもの 複50
　　　　　　　　　　　　　　　　59,350点
　２　その他のもの　　　　　　 51,510点

（編注）K801「１」はK931超音波凝固切開装置等加算が算定可。K801「１」はL009麻酔管理料（Ⅰ）長時間麻酔管理加算の対象。

K802	膀胱腫瘍摘出術	10,610点
K802-2	膀胱脱手術	
	１　メッシュを使用するもの	30,880点
	２　その他のもの	23,260点

→膀胱脱手術
「１」については，メッシュを使用した場合に算定する。
(令6保医発0305・4)

K802-3　膀胱後腫瘍摘出術
　１　腸管切除を伴わないもの　　11,100点
　２　腸管切除を伴うもの　　　　21,700点
K802-4　腹腔鏡下小切開膀胱腫瘍摘出術
　　施4 (p.1454)　　　　　　　14,610点
K802-5　腹腔鏡下膀胱部分切除術 施5　22,410点
K802-6　腹腔鏡下膀胱脱手術 施5　　　41,160点
　注　メッシュを使用した場合に算定する。

（編注）腹腔鏡下手術（K802-4～K802-6）はK931超音波凝固切開装置等加算が算定可。

K803　膀胱悪性腫瘍手術 複50
　１　切除 施5　　　　　　　　34,150点
　２　全摘（腸管等を利用して尿路変更を行わないもの）施5　　　　　　　66,890点
　３　全摘（尿管S状結腸吻合を利用して尿路変更を行うもの）施5　　　　80,160点
　４　全摘（回腸又は結腸導管を利用して尿路変更を行うもの）施5　　　120,740点
　５　全摘（代用膀胱を利用して尿路変更を行うもの）施5　　　　　　 110,600点
　６　経尿道的手術
　　イ　電解質溶液利用のもの　 13,530点
　　ロ　その他のもの　　　　　 10,400点
　注　狭帯域光による観察を行った場合には，**狭帯域光強調加算**として，200点を所定点数に加算する。

（編注）K931超音波凝固切開装置等加算，K936自動縫合器加算（５個限度），K936-2自動吻合器加算（１個限度）が算定可。N006病理診断料・悪性腫瘍病理組織標本加算の対象。

（編注）K803「２」「４」はL009麻酔管理料（Ⅰ）長時間麻酔管理加算の対象。

（編注）K803「６」において，インドシアニングリーン若しくはアミノレブリン酸塩酸塩を用いて血管撮影を行った場合は，K939-2術中血管等描出撮影加算が算定可。

（編注）人工膀胱造設前に前処置（適切な造設部位に術前に印をつけるなどの処置）を行った場合は，K939-3人工肛門・人工膀胱造設前処置加算が算定可。

→膀胱悪性腫瘍手術の「６」
　内視鏡検査に係る費用は所定点数に含まれ，別に算定できない。
(令6保医発0305・4)

→膀胱悪性腫瘍手術
「注」に規定する狭帯域光強調加算は，上皮内癌（CIS）の患者に対し，手術中に切除範囲の決定を目的に実施した場合に限り算定する。
(令6保医発0305・4)

K803-2　腹腔鏡下膀胱悪性腫瘍手術 施4 (p.1454)
　内支
　１　全摘（腸管等を利用して尿路変更を行わないもの）　　　　　　　　86,110点
　２　全摘（回腸又は結腸導管を利用して尿路変更を行うもの）　　　　 117,790点
　３　全摘（代用膀胱を利用して尿路変更を行うもの）　　　　　　　　120,590点

K803-3　腹腔鏡下小切開膀胱悪性腫瘍手術 施4 (p.1454)
　１　全摘（腸管等を利用して尿路変更を行わないもの）　　　　　　　　74,880点
　２　全摘（回腸又は結腸導管を利用して尿路変更を行うもの）　　　　 115,790点
　３　全摘（代用膀胱を利用して尿路変更を行うもの）　　　　　　　　118,590点

（編注）腹腔鏡下手術（K803-2，K803-3）はK931超音波凝固切開装置等加算が算定可。K803-2，K803-3はともに，K936自動縫合器加算（５個限度），K936-2自動吻合器加算（１個限度）が算定可。

（編注）K803-2はL009麻酔管理料（Ⅰ）長時間麻酔管理加算の対象。K803-2，K803-3はN006病理診断料・悪性腫瘍病理組織標本加算の対象。

K804	尿膜管摘出術 低新 複50	10,950点
K804-2	腹腔鏡下尿膜管摘出術 施5	22,030点

（編注）腹腔鏡下手術（K804-2）はK931超音波凝固切開装置等加算が算定可。

K805	膀胱瘻造設術 低新	3,530点
K805-2	膀胱皮膚瘻造設術 低新	25,200点

→膀胱皮膚瘻造設術
　穿刺によらず，膀胱と皮膚とを縫合することで膀胱皮膚瘻を造設した場合に算定する。
（令6保医発0305・4）

K805-3	導尿路造設術 低新	49,400点

→導尿路造設術
　腸管を用いて膀胱からの導尿路を造設した場合に算定する。
（令6保医発0305・4）

K806	膀胱皮膚瘻閉鎖術		8,700点
K807	膀胱腟瘻閉鎖術		27,700点
K808	膀胱腸瘻閉鎖術		
1	内視鏡によるもの 施4 (p.1442)		10,300点
2	その他のもの		27,700点
K809	膀胱子宮瘻閉鎖術		37,180点
K809-2	膀胱尿管逆流手術 複50		25,570点
注	巨大尿管に対して尿管形成術を併せて実施した場合は，尿管形成加算として，9,400点を加算する。		
K809-3	腹腔鏡下膀胱内手術 施5		39,280点

（編注）腹腔鏡下手術（K809-3）はK931超音波凝固切開装置等加算が算定可。

→腹腔鏡下膀胱内手術
　膀胱尿管逆流症又は巨大尿管症の患者に対して行った場合に算定する。
（令6保医発0305・4）

K809-4	腹腔鏡下膀胱尿管逆流手術（膀胱外アプローチ） 施4 (p.1454)	39,280点

（編注）腹腔鏡下手術のためK931超音波凝固切開装置等加算が算定可。

→腹腔鏡下膀胱尿管逆流手術（膀胱外アプローチ）
　膀胱尿管逆流症又は巨大尿管症の患者に対して行った場合に算定する。
（令6保医発0305・4）

K810	ボアリー氏手術	36,840点
K811	腸管利用膀胱拡大術	48,200点
K812	回腸（結腸）導管造設術	49,570点
K812-2	排泄腔外反症手術 低新	
1	外反膀胱閉鎖術	70,430点
2	膀胱腸裂閉鎖術	103,710点

尿道

K813	尿道周囲膿瘍切開術	1,160点
K814	外尿道口切開術	1,010点
K815	尿道結石，異物摘出術	
1	前部尿道	2,180点
2	後部尿道	6,300点
K816	外尿道腫瘍切除術	2,180点
K817	尿道悪性腫瘍摘出術	
1	摘出	32,230点
2	内視鏡による場合	23,130点
3	尿路変更を行う場合	54,060点

（編注）K817「3」はK931超音波凝固切開装置等加算，K936自動縫合器加算（5個限度），K936-2自動吻合器加算（1個限度）が算定可。

→尿道悪性腫瘍摘出術の「2」
　内視鏡検査に係る費用は所定点数に含まれ，別に算定できない。
（令6保医発0305・4）

K818	尿道形成手術 施5	
1	前部尿道 施4 (p.1457) 複50	17,030点
2	後部尿道	37,700点

（編注）性同一性障害の患者に対して「1」の手術を行う場合に限り「通則4」の基準を満たす必要がある。

K819	尿道下裂形成手術 施4 (p.1457) 施5 複50	33,790点
K819-2	陰茎形成術 施4 (p.1457) 施5	60,610点

（編注）K819，K819-2は，性同一性障害の患者に対して行う場合に限り「通則4」の基準を満たす必要がある。

K820	尿道上裂形成手術 施5	39,000点
K821	尿道狭窄内視鏡手術	15,040点

→尿道狭窄内視鏡手術
　内視鏡検査に係る費用は所定点数に含まれ，別に算定できない。
（令6保医発0305・4）

K821-2	尿道狭窄拡張術（尿道バルーンカテーテル）	14,200点
K821-3	尿道ステント前立腺部尿道拡張術	12,300点
注	手術に伴う画像診断及び検査の費用は算定しない。	

→尿道ステント前立腺部尿道拡張術
　全身状態が不良のため，K840前立腺被膜下摘出術又はK841経尿道的前立腺手術を実施できない患者に対して，尿道ステントを用いて前立腺部の尿道拡張を行った場合に算定する。
（令6保医発0305・4）

K821-4	尿道狭窄グラフト再建術 施4 (p.1455) 施5	50,890点

→尿道狭窄グラフト再建術
(1) 当該手術は，粘膜グラフト等を用いて尿道を再建する場合に算定するものであり，単なる端々吻合を行った場合には算定できない。
(2) グラフト採取等に係る手技は，所定点数に含まれ，別に算定できない。
（令6保医発0305・4）

K822	女子尿道脱手術	7,560点
K823	尿失禁手術	
1	恥骨固定式膀胱頸部吊上術を行うもの	23,510点
2	その他のもの	20,680点

→尿失禁手術
　恥骨固定式膀胱頸部吊上術を行うものについては，恥骨固定式膀胱頸部吊上キットを用いて尿失禁手術を行った場合に算定する。手術に必要な保険医療材料の費用は所定点数に含まれ，別に算定できない。
（令6保医発0305・4）

K823-2	尿失禁又は膀胱尿管逆流現象コラーゲン注入手術	23,320点
注	コラーゲン注入手術に伴って使用したコラーゲンの費用は，所定点数に含まれるものとする。	

→尿失禁又は膀胱尿管逆流現象コラーゲン注入手術
(1) 注入に用いるコラーゲン，皮内反応用のコラーゲン，注入針，膀胱鏡等の費用は所定点数に含まれ，別に算

(2) 本手術の対象疾患は，1年以上改善の見られない腹圧性尿失禁又は膀胱尿管逆流症とする。
(3) 所期の目的を達するために複数回実施しても，一連として算定する。
(令6保医発0305・4)

| K823-3　膀胱尿管逆流症手術（治療用注入材によるもの）　　　　　　　　　　23,320点 |
| 注　手術に伴う画像診断及び検査の費用は算定しない。 |

→膀胱尿管逆流症手術
所期の目的を達するために複数回実施しても，一連として算定する。
(令6保医発0305・4)

| K823-4　腹腔鏡下尿失禁手術 施5　　32,440点 |

（編注）腹腔鏡下手術のため，K931超音波凝固切開装置等加算が算定可。

| K823-5　人工尿道括約筋植込・置換術 施4 (p.1455)　　　　　　　　　　　23,920点 |

（編注）K823-5の施行にあたり，材料価格基準「別表Ⅱ」の「172尿道括約筋用補綴材」を使用した場合は，特定保険医療材料料が算定できる。

| K823-6　尿失禁手術（ボツリヌス毒素によるもの）短1 短3　　　　　　　　　9,680点 |

→尿失禁手術　　　　　　　　　　摘要欄 p.1725
(1) 過活動膀胱又は神経因性膀胱の患者であって，行動療法，各種抗コリン薬及びβ3作動薬を含む薬物療法を単独又は併用療法として，少なくとも12週間の継続治療を行っても効果が得られない又は継続が困難と医師が判断したものに対して行った場合に限り，算定できる。
(2) 効果の減弱等により再手術が必要となった場合には，4月に1回に限り算定できる。
(令6保医発0305・4)

| K823-7　膀胱頸部形成術（膀胱頸部吊上術以外）施4 (p.1455)　　　　　　37,690点 |

第11款　性　器

陰　茎

| K824　陰茎尖圭コンジローム切除術　1,360点 |
| K825　陰茎全摘 施4 (p.1457) 複50　16,630点 |

（編注）性同一性障害の患者に対して行う場合に限り「通則4」の基準を満たす必要がある。

| K826　陰茎切断術　　　　　　　　　　7,020点 |
| K826-2　陰茎折症手術　　　　　　　　8,550点 |
| K826-3　陰茎様陰核形成手術 複50　　8,070点 |
| K827　陰茎悪性腫瘍手術 |
| 　1　陰茎切除　　　　　　　　　　23,200点 |
| 　2　陰茎全摘　　　　　　　　　　36,500点 |
| K828　包茎手術 |
| 　1　背面切開術　　　　　　　　　　830点 |
| 　2　環状切除術　　　　　　　　　2,040点 |
| K828-2　陰茎持続勃起症手術 |
| 　1　亀頭－陰茎海綿体瘻作成術（ウィンター法）によるもの　　　　　　　4,670点 |
| 　2　その他のシャント術によるもの　18,600点 |

→陰茎持続勃起症手術
陰茎背静脈，尿道海綿体，大伏在静脈又は体外静脈系と陰茎海綿体のシャント術を行った場合には，「2」により算定する。
(令6保医発0305・4)

陰嚢，精巣，精巣上体，精管，精索

| K828-3　埋没陰茎手術 施4 (p.1455)　8,920点 |
| K829　精管切断，切除術（両側）　　2,550点 |
| K830　精巣摘出術 施4 (p.1457)　　3,180点 |

（編注）性同一性障害の患者に対して行う場合に限り「通則4」の基準を満たす必要がある。

| K830-2　精巣外傷手術 |
| 　1　陰嚢内血腫除去術　　　　　　3,200点 |
| 　2　精巣白膜縫合術　　　　　　　3,400点 |
| K830-3　精巣温存手術 施4 (p.1455)　3,400点 |

→精巣温存手術
(1) 精巣良性疾患等に対して精巣を温存する目的で精巣部分切除術を行った場合に算定する。
(2) 当該手術を行う際には，関係学会が定める診療ガイドラインを遵守する。
(令6保医発0305・4)

事務連絡　問　精巣温存手術の算定留意事項通知にある「関係学会が定めるガイドライン」とは具体的に何か。
答　現時点では，日本泌尿器科学会の「精巣癌診療ガイドライン」を指す。
(令6.3.28)

| K831及びK831-2　削除 |
| K832　精巣上体摘出術　　　　　　　4,200点 |
| K833　精巣悪性腫瘍手術　　　　　　12,340点 |

（編注）K833はN006病理診断料・悪性腫瘍病理組織標本加算の対象。

| K834　精索静脈瘤手術　　　　　　　3,410点 |
| K834-2　腹腔鏡下内精巣静脈結紮術 施5 　　　　　　　　　　　　　　　20,500点 |

（編注）腹腔鏡下手術（K834-2）はK931超音波凝固切開装置等加算が算定可。

→腹腔鏡下内精巣静脈結紮術
腹腔鏡下精索静脈瘤手術は本区分で算定する。
(令6保医発0305・4)

| K834-3　顕微鏡下精索静脈瘤手術 短1 短3 　　　　　　　　　　　　　　12,500点 |
| K835　陰嚢水腫手術 |
| 　1　鼠径部切開によるもの 施4 (p.1455)　　　　　　　　　　　　　3,980点 |
| 　2　その他　　　　　　　　　　　2,630点 |
| K836　停留精巣固定術 複50　　　　11,200点 |
| K836-2　腹腔鏡下腹腔内停留精巣陰嚢内固定術 施5 　　　　　　　　　37,170点 |
| K836-3　腹腔鏡下停留精巣内精巣動静脈結紮術 施5 　　　　　　　　　20,500点 |

（編注）腹腔鏡下手術（K836-2，K836-3）はK931超音波凝固切開装置等加算が算定可。

→腹腔鏡下停留精巣内精巣動静脈結紮術
(1) 一期的にK836-2腹腔鏡下腹腔内停留精巣陰嚢内固

定術を行うことが困難となり，当該手術を実施することとなった場合に算定する。
(2) 当該手術を行う際には，関係学会が定めるガイドラインを遵守する。
(令6保医発0305・4)

事務連絡 問 K836-3腹腔鏡下停留精巣内精巣動静脈結紮術について，算定留意事項通知にある「関係学会が定めるガイドライン」とは具体的に何か。
答 現時点では，日本小児泌尿器科学会の「停留精巣診療ガイドライン」を指す。
(令6.3.28)

K837	精管形成手術	12,470点
K838	精索捻転手術 低新	
	1 対側の精巣固定術を伴うもの	8,230点
	2 その他のもの	7,910点
K838-2	精巣内精子採取術 施4 (p.1455)	
	1 単純なもの	12,400点
	2 顕微鏡を用いたもの	24,600点

→精巣内精子採取術　　　　　摘要欄 p.1725
(1) 精巣内精子採取術は，不妊症の患者に対して行われた場合に限り算定する。
(2) 「1」については，以下のいずれかに該当する患者に対して，体外受精又は顕微授精に用いるための精子を採取することを目的として精巣内精子採取術を実施した場合に算定する。その際，いずれの状態に該当するかを診療報酬明細書の摘要欄に記載する。
　ア 閉塞性無精子症
　イ 非閉塞性無精子症
　ウ 射精障害等の患者であって，他の方法により体外受精又は顕微授精に用いる精子が採取できないと医師が判断したもの
(3) 「2」については，以下のいずれかに該当する患者に対して，体外受精又は顕微授精に用いるための精子を採取することを目的として顕微鏡下精巣内精子採取術を実施した場合に算定する。その際，いずれの状態に該当するかを診療報酬明細書の摘要欄に記載する。
　ア 非閉塞性無精子症
　イ 他の方法により体外受精又は顕微授精に用いる精子が採取できないと医師が判断した患者
(4) 精巣内精子採取術の実施前に用いた薬剤の費用は別に算定できる。
(5) 治療に当たっては，関係学会から示されているガイドライン等を踏まえ，治療方針について適切に検討し，当該患者から文書による同意を得た上で実施する。また，同意を得た文書を診療録に添付する。
(6) (2)のウ又は(3)のイに該当する患者に対して実施した場合は，当該手術を実施する必要があると判断した理由について，診療報酬明細書の摘要欄に記載する。
(令6保医発0305・4)

事務連絡 問1 K838-2精巣内精子採取術について，精巣上体精子採取術又は精管精子採取術を実施した場合の算定は，どのように考えればよいか。
答 精巣内精子採取術の「1 単純なもの」を算定する。
問2 不妊症の患者とそのパートナーの属する保険者が異なる場合において，請求方法如何。
答 精巣内精子採取術等の男性不妊治療については，当該治療を受ける男性の属する保険者に対して請求する。その後，顕微授精に移行する場合は，②の考え方に基づき，顕微授精による治療の開始日以降は当該治療を受ける女性の属する保険者に請求する。この場合において，精巣内精子採取術における「患者」は男性となり，顕微授精に係る採卵術等における「患者」は女性となる。
(令4.3.31)

精嚢，前立腺

K839	前立腺膿瘍切開術	2,770点
K840	前立腺被膜下摘出術	15,920点
K841	経尿道的前立腺手術 複50	
	1 電解質溶液利用のもの	20,400点
	2 その他のもの	18,500点
K841-2	経尿道的レーザー前立腺切除・蒸散術 短1	
	1 ホルミウムレーザー又は倍周波数レーザーを用いるもの 複50	20,470点
	2 ツリウムレーザーを用いるもの 複50	20,470点
	3 その他のもの	19,000点

→経尿道的レーザー前立腺切除・蒸散術
(1) 経尿道的レーザー前立腺切除・蒸散術は，膀胱・尿道鏡下に行われた場合に算定し，超音波ガイド下に行われた場合は算定できない。
(2) 使用されるレーザープローブの費用等レーザー照射に係る費用は所定点数に含まれ，別に算定できない。
(3) ネオジウム・ヤグ倍周波数レーザ（グリーンレーザ）又はダイオードレーザによる経尿道的前立腺蒸散術を行った場合には，「1」に掲げる所定点数を算定する。
(令6保医発0305・4)

K841-3	経尿道的前立腺高温度治療（一連につき）	5,000点

→経尿道的前立腺高温度治療
(1) 本手術は，前立腺肥大組織を45℃以上で加熱するものをいう。
(2) 本手術の所定点数には，使用される機器等の費用が含まれ，別に算定できない。
(3) 所期の目的を達するために複数回実施した場合であっても，一連として算定する。
(令6保医発0305・4)

K841-4	焦点式高エネルギー超音波療法（一連につき） 施4 (p.1455)	5,000点

→焦点式高エネルギー超音波療法
(1) 前立腺肥大症に対して行われた場合に限り算定する。
(2) 本手術の所定点数には，使用される機器等の費用が含まれ，別に算定できない。
(3) 前立腺肥大症の治療のために行われる当該手術については，一連の手術につき1回に限り算定するものとし，治療終了後，医師が治療の必要性を認めた場合には算定できる。
(令6保医発0305・4)

K841-5	経尿道的前立腺核出術 複50	21,500点

→経尿道的前立腺核出術
電解質溶液を灌流液として用いて，前立腺核出用電極により，経尿道的に前立腺腺腫を核出した場合に算定する。
(令6保医発0305・4)

K841-6	経尿道的前立腺吊上術 複50	12,300点

→経尿道的前立腺吊上術
前立腺用インプラントを用いて実施した場合に算定する。
(令6保医発0305・4)

(編注) 使用した前立腺用インプラントは，材料価格基準・別表Ⅱ「214前立腺用インプラント」として算定可。

K841-7	経尿道的前立腺水蒸気治療	12,300点

→経尿道的前立腺水蒸気治療

前立腺組織用水蒸気デリバリーシステムを用いて行った場合に算定する。
（令6保医発0305・4）

| K841-8 | 経尿道的前立腺切除術（高圧水噴射システムを用いるもの） | 18,500点 |

→経尿道的前立腺切除術（高圧水噴射システムを用いるもの）
　関連学会の定める適正使用指針を遵守し，前立腺肥大症の経尿道的切除術の治療に関して，専門の知識及び少なくとも5年以上の経験を有し，関連学会が定める所定の研修を修了している常勤の泌尿器科医が実施した場合に限り算定する。
（令6保医発0305・4）

K842	削除	
K843	前立腺悪性腫瘍手術 施5 複50	41,080点
K843-2	腹腔鏡下前立腺悪性腫瘍手術 施4 (p.1455)	77,430点
K843-3	腹腔鏡下小切開前立腺悪性腫瘍手術 施4 (p.1455)	59,780点
K843-4	腹腔鏡下前立腺悪性腫瘍手術（内視鏡手術用支援機器を用いるもの）施4 (p.1455)	95,280点

（編注）K843，腹腔鏡下手術（K843-2，K843-3，K843-4）はK931超音波凝固切開装置等加算が算定可。
（編注）K843～K843-4はN006病理診断料・悪性腫瘍病理組織標本加算の対象。

外陰，会陰

K844	バルトリン腺膿瘍切開術	940点
K845	処女膜切開術	790点
K846	処女膜切除術	980点
K847	輪状処女膜切除術	2,230点
K848	バルトリン腺嚢胞腫瘍摘出術（造袋術を含む）	3,310点
K849	女子外性器腫瘍摘出術 複50	2,810点
K850	女子外性器悪性腫瘍手術 施5	
1	切除	29,190点
2	皮膚移植（筋皮弁使用）を行った場合	63,200点

　注　放射性同位元素を用いたセンチネルリンパ節生検を行った場合には，**女子外性器悪性腫瘍センチネルリンパ節生検加算**として，3,000点を所定点数に加算する。施4 (p.1456)

（編注）K850はK931超音波凝固切開装置等加算が算定可。
→女子外性器悪性腫瘍手術
　「注」に規定する女子外性器悪性腫瘍センチネルリンパ節生検加算については，以下の要件に留意し算定する。
ア　触診及び画像診断の結果，鼠径リンパ節への転移が認められない女子外性器悪性腫瘍に係る手術の場合のみ算定できる。
イ　センチネルリンパ節生検に伴う放射性同位元素の薬剤料は，K940薬剤により算定する。
ウ　放射性同位元素の検出に要する費用は，E100シンチグラム（画像を伴うもの）の「1」部分（静態）（一連につき）により算定する。
エ　摘出したセンチネルリンパ節の病理診断に係る費用は，第13部病理診断の所定点数により算定する。
（令6保医発0305・4）

K850-2	腟絨毛性腫瘍摘出術	23,830点
K851	会陰形成手術	
1	筋層に及ばないもの 施4 (p.1457)	2,330点
2	筋層に及ぶもの	6,910点
K851-2	外陰・腟血腫除去術	1,920点
K851-3	癒合陰唇形成手術	
1	筋層に及ばないもの	2,670点
2	筋層に及ぶもの	6,240点

腟

K852	腟壁裂創縫合術（分娩時を除く）	
1	前又は後壁裂創	2,760点
2	前後壁裂創	6,330点
3	腟円蓋に及ぶ裂創	8,280点
4	直腸裂傷を伴うもの	31,940点
K853	腟閉鎖術	
1	中央腟閉鎖術（子宮全脱）	7,410点
2	その他	2,580点
K854	腟式子宮旁結合織炎（膿瘍）切開術	2,230点

→腟式子宮旁結合織炎（膿瘍）切開術
　子宮旁結合織炎（膿瘍）切開排膿の第2回以後の洗浄処置については，J066尿道拡張法により算定する。
（令6保医発0305・4）

K854-2	後腟円蓋切開（異所性妊娠）	2,230点
K855	腟中隔切除術	
1	不全隔のもの	1,510点
2	全中隔のもの	2,540点
K856	腟壁腫瘍摘出術	2,540点
K856-2	腟壁嚢腫切除術	2,540点
K856-3	腟ポリープ切除術	1,040点
K856-4	腟壁尖圭コンジローム切除術	1,250点
K857	腟壁悪性腫瘍手術 施5	44,480点

（編注）K857はK931超音波凝固切開装置等加算が算定可。

K858	腟腸瘻閉鎖術	
1	内視鏡によるもの 施4 (p.1442)	10,300点
2	その他のもの	35,130点
K859	造腟術，腟閉鎖症術 複50	
1	拡張器利用によるもの	2,130点
2	遊離植皮によるもの 施4 (p.1457) 施5	18,810点
3	腟断端挙上によるもの 施5 複50	28,210点
4	腸管形成によるもの 施4 (p.1457) 施5	47,040点
5	筋皮弁移植によるもの 施4 (p.1457) 施5	55,810点
K859-2	腹腔鏡下造腟術 施5	38,690点

（編注）腹腔鏡下手術のためK931超音波凝固切開装置等加算が算定可。

K860	腟壁形成手術	7,880点
K860-2	腟断端挙上術（腟式，腹式）	29,190点
K860-3	腹腔鏡下腟断端挙上術 施5 内支	43,870点

（編注）腹腔鏡下手術（K860-3）はK931超音波凝固切開装

置等加算が算定可。

子宮

K861	子宮内膜搔爬術	1,420点
K862	クレニッヒ手術	7,710点
K863	腹腔鏡下子宮内膜症病巣除去術 施5 複50	20,610点

（編注）腹腔鏡下手術（K863）はK931超音波凝固切開装置等加算が算定可。

K863-2	子宮鏡下子宮中隔切除術，子宮内腔癒着切除術（癒着剥離術を含む）	18,590点
K863-3	子宮鏡下子宮内膜焼灼術 施5	17,810点
K864	子宮位置矯正術	
1	アレキサンダー手術	4,040点
2	開腹による位置矯正術	8,140点
3	癒着剥離矯正術	16,420点
K865	子宮脱手術	
1	腟壁形成手術及び子宮位置矯正術	16,900点
2	ハルバン・シャウタ手術	16,900点
3	マンチェスター手術	14,110点
4	腟壁形成手術及び子宮全摘（腟式，腹式）	28,210点

→子宮脱手術
(1) 腟壁縫合術の費用は本区分の所定点数に含まれ，別に算定できない。
(2) K852腟壁裂創縫合術（分娩時を除く）及びK877子宮全摘術を併施した場合は，それぞれの所定点数を別に算定する。ただし，K852腟壁裂創縫合術（分娩時を除く）とK872子宮筋腫摘出（核出）術の「2」を併施した場合は，K872子宮筋腫摘出（核出）術の「2」の所定点数のみにより算定する。　　　（令6保医発0305・4）

| K865-2 | 腹腔鏡下仙骨腟固定術 施4 (p.1456) 内支 | 48,240点 |
| 注 | メッシュを使用した場合に算定する。 | |

（編注）腹腔鏡下手術のためK931超音波凝固切開装置等加算が算定可。

K866	子宮頸管ポリープ切除術	1,190点
K866-2	子宮腟部冷凍凝固術	1,190点
K867	子宮頸部（腟部）切除術 短3	3,330点

参考　K867子宮頸部（腟部）切除術時におけるゼラチン（ゼルフォーム等）の算定は，原則として認められる。
　　　　　　　　　　　　　　　（令6.9.30 支払基金）

| K867-2 | 子宮腟部糜爛等子宮腟部乱切除術 | 470点 |

→子宮腟部糜爛等子宮腟部乱切除術
　子宮腟部糜爛（ナボット胞のあるもの）等の場合に，子宮腟部の乱切除術を行う場合に算定する。
　　　　　　　　　　　　　　　（令6保医発0305・4）

K867-3	子宮頸部摘出術（腟部切断術を含む）	3,330点
K867-4	子宮頸部異形成上皮又は上皮内癌レーザー照射治療	3,330点
K868からK870まで　削除		

K871	子宮息肉様筋腫摘出術（腟式）	3,810点
K872	子宮筋腫摘出（核出）術	
1	腹式 複50	24,510点
2	腟式	14,290点
K872-2	腹腔鏡下子宮筋腫摘出（核出）術 施5 複50	37,620点

（編注）腹腔鏡下手術（K872-2）はK931超音波凝固切開装置等加算が算定可。

K872-3	子宮鏡下有茎粘膜下筋腫切出術，子宮内膜ポリープ切除術	
1	電解質溶液利用のもの 短3	6,630点
2	組織切除回収システム利用によるもの	6,630点
3	その他のもの 短3	4,730点
K872-4	痕跡副角子宮手術	
1	腹式	15,240点
2	腟式	8,450点
K872-5	子宮頸部初期癌又は異形成光線力学療法	8,450点

→子宮頸部初期癌又は異形成光線力学療法
　ポルフィマーナトリウムを投与した患者に対しエキシマ・ダイ・レーザー（波長630nm）及びYAG-OPOレーザーを使用した場合など，保険適用された薬剤，機器を用いて行った場合に限り算定できる。
　　　　　　　　　　　　　　　（令6保医発0305・4）

K873	子宮鏡下子宮筋腫摘出術 複50	
1	電解質溶液利用のもの 短3	19,000点
2	その他のもの 短3	17,100点
K874及びK875	削除	
K876	子宮腟上部切断術	10,390点
K876-2	腹腔鏡下子宮腟上部切断術 施5	17,540点
K877	子宮全摘術 施4 (p.1457) 複50	28,210点
K877-2	腹腔鏡下腟式子宮全摘術 施4 (p.1457) 複50 内支	42,050点

（編注）K877，K877-2は，性同一性障害の患者に対して行う場合に限り「通則4」の基準を満たす必要がある。
（編注）腹腔鏡下手術（K876-2，K877-2）はK931超音波凝固切開装置等加算が算定可。

→腹腔鏡下腟式子宮全摘術
　対象疾患は，良性子宮疾患とする。　　（令6保医発0305・4）

K878	広靱帯内腫瘍摘出術 複50	16,120点
K878-2	腹腔鏡下広靱帯内腫瘍摘出術 施5 複50	28,130点
K879	子宮悪性腫瘍手術 複50	69,440点

（編注）腹腔鏡下手術（K878-2），K879はK931超音波凝固切開装置等加算が算定可。K879はN006病理診断料・悪性腫瘍病理組織標本加算の対象。

| K879-2 | 腹腔鏡下子宮悪性腫瘍手術 施4 (p.1456) 内支 （子宮体がんに限る） | 70,200点 |

（編注）腹腔鏡下手術のためK931超音波凝固切開装置等加算が算定可。N006病理診断料・悪性腫瘍病理組織標本加算の対象。

→腹腔鏡下子宮悪性腫瘍手術
(1) 子宮体がんに対するものについては，日本産科婦人科学会，日本病理学会，日本医学放射線学会及び日本

放射線腫瘍学会が定める「子宮体癌取扱い規約」におけるⅠA期の子宮体がんに対して実施した場合に算定する。
(2) 子宮体がんに対するものについては，ⅠA期の術前診断により当該手術を行おうとしたが，術中所見でⅠB期以降であったため，開腹手術を実施した場合は，K879子宮悪性腫瘍手術を算定する。
(3) 子宮頸がんに対するものについては，関係学会の定める診療に関する指針を遵守し，実施する。

(令6保医発0305・4)

```
K880    削除
K881    腹壁子宮瘻手術                    23,290点
K882    重複子宮，双角子宮手術            25,280点
K882-2  腹腔鏡下子宮瘢痕部修復術  施4
        (p.1456)                        32,290点
```

（編注）腹腔鏡下手術（K882-3）はK931超音波凝固切開装置等加算が算定可。

→腹腔鏡下子宮瘢痕部修復術
帝王切開創子宮瘢痕部を原因とする以下の疾患に対して実施した場合に限り算定する。
(1) 続発性不妊症
(2) 過長月経
(3) 器質性月経困難症

(令6保医発0305・4)

```
K883    子宮頸管形成手術                  3,590点
K883-2  子宮頸管閉鎖症手術
    1   非観血的                            180点
    2   観血的                            3,590点
K884    奇形子宮形成手術（ストラスマン手術）
                                         23,290点
K884-2  人工授精  施4 (p.1456)            1,820点
```

（編注）「通則4」の対象だが，B001「32」一般不妊治療管理料の届出があればよく，当該手術の届出は不要。

→人工授精　　　　　　　　　　摘要欄 p.1725
(1) 人工授精は，不妊症の患者又はそのパートナー（当該患者と共に不妊症と診断された者をいう。以下同じ）が次のいずれかに該当する場合であって，当該患者のパートナーから採取した精子を用いて，妊娠を目的として実施した場合に算定する。その際，いずれの状態に該当するかを診療報酬明細書の摘要欄に記載する。
　ア　精子・精液の量的・質的異常
　イ　射精障害・性交障害
　ウ　精子—頸管粘液不適合
　エ　機能性不妊
(2) 人工授精の実施に当たっては，密度勾配遠心法，連続密度勾配法又はスイムアップ法等により，精子の前処置を適切に実施する。なお，前処置に係る費用は所定点数に含まれ，別に算定できない。
(3) 治療に当たっては，関係学会から示されているガイドライン等を踏まえ，治療方針について適切に検討し，当該患者から文書による同意を得た上で実施する。また，同意を得た文書を診療録に添付する。
(4) 治療が奏効しない場合には，生殖補助医療の実施について速やかに検討し提案する。また，必要に応じて，連携する生殖補助医療を実施できる他の保険医療機関へ紹介を行う。

(令6保医発0305・4)

事務連絡　問1　患者又はそのパートナー以外の第三者からの精子提供による人工授精は，保険診療で実施可能か。
答　不可。
問2　K884-2人工授精を一の月経周期内に複数回実施した場合の算定方法如何。
答　一の月経周期（※）ごとに1回に限り算定可。
　※　一般的に，「月経」とは，約1ヶ月の間隔で自発的に起こり，限られた日数で自然に止まる子宮内膜からの周期的出血であり，月経周期日数はおおよそ25～38日とされており，採卵術における「月経周期」とは，採卵を予定する直近の月経開始日から次の月経または破綻出血が起こるまでの期間と想定される。以下同じ。
問3　複数の月経周期にわたり人工授精を実施することも考えられるが，人工授精の算定要件には，採卵術のように患者ごとの回数制限はないということか。
答　そのとおり。ただし，医学的に妥当適切な範囲で実施する。治療が奏効しない場合は，治療計画の見直しを検討する。
問4　同一月の別の月経周期において，それぞれ人工授精を実施した場合（例えば，月初めと月末に計2回実施した場合）は，それぞれについて人工授精を算定可か。
答　算定可。その場合，同一月に算定する理由を診療報酬明細書の摘要欄に記載する。なお，採卵術，体外受精・顕微授精管理料，受精卵・胚培養管理料及び胚凍結保存管理料においても同様の取扱いである。

(令4.3.31)

```
K884-3  胚移植術  施4 (p.1457)
    1   新鮮胚移植の場合                7,500点
    2   凍結・融解胚移植の場合         12,000点
注1  患者の治療開始日の年齢が40歳未満である場合は，患者1人につき6回に限り，40歳以上43歳未満である場合は，患者1人につき3回に限り算定する。
  2  アシステッドハッチングを実施した場合は，1,000点を所定点数に加算する。
  3  高濃度ヒアルロン酸含有培養液を用いた前処置を実施した場合は，1,000点を所定点数に加算する。
```

（編注）「通則4」の対象だが，B001「33」生殖補助医療管理料の届出があればよく，当該手術の届出は不要。

→胚移植術　　　　　　　　　　摘要欄 p.1725
(1) 胚移植術は，不妊症の患者に対して，当該患者及びそのパートナーから採取した卵子及び精子を用いて作成した初期胚又は胚盤胞について，妊娠を目的として治療計画に従って移植した場合であって，新鮮胚を用いた場合は「1」により算定し，凍結胚を融解したものを用いた場合は「2」により算定する。
(2) 「注1」における治療開始日の年齢とは，当該胚移植術に係る治療計画を作成した日における年齢をいう。ただし，算定回数の上限に係る治療開始日の年齢は，当該患者及びそのパートナーについて初めての胚移植術に係る治療計画を作成した日における年齢により定めるものとする。
(3) 「注1」について，胚移植術により妊娠し出産した後に，次の児の妊娠を目的として胚移植を実施した場合であって，その治療開始日の年齢が40歳未満である場合は，患者1人につきさらに6回に限り，40歳以上43歳未満である場合は，患者1人につきさらに3回に限り算定する。
(4) 胚移植術の実施のために用いた薬剤の費用は別に算定できる。
(5) 凍結・融解胚移植の実施に当たっては，胚の融解等の前処置を適切に実施する。なお，前処置に係る費用は所定点数に含まれ，別に算定できない。
(6) 治療に当たっては，関連学会から示されているガイドライン等を踏まえ，治療方針について適切に検討し，当該患者から文書による同意を得た上で実施する。また，同意を得た文書を診療録に添付する。
(7) 当該患者及びそのパートナーに係る胚移植術の実施

回数の合計について，**診療報酬明細書**の摘要欄に記載する。なお，実施回数の合計の記載に当たっては，当該胚移植術の実施に向けた治療計画の作成に当たり確認した事項を踏まえる。
(8) 「注2」のアシステッドハッチングは，過去の胚移植において妊娠不成功であったこと等により，医師が必要と認めた場合であって，妊娠率を向上させることを目的として実施した場合に算定する。その際，実施した医学的な理由を**診療報酬明細書**の摘要欄に記載する。
(9) 「注3」の高濃度ヒアルロン酸含有培養液を用いた前処置は，過去の胚移植において妊娠不成功であったこと等により，医師が必要と認めた場合であって，妊娠率を向上させることを目的として実施した場合に算定する。その際，実施した医学的な理由を**診療報酬明細書**の摘要欄に記載する。 〈令6保医発0305・4〉

■事務連絡 胚移植術
問1 胚移植術について，凍結保存していた胚を融解したが胚移植が実施できなかった場合，どのような取扱いとなるか。
答 胚移植術は算定できない。
問2 胚移植術で用いる初期胚及び胚盤胞は，保険診療(先進医療等の保険外併用療養を含む)において採取した卵子及び精子を用いて作成されたものという理解でよいか。
答 よい。
問3 令和4年4月1日より前に凍結した胚を用いて保険診療を実施することは可能か。可能な場合，その留意事項如何。
答 令和4年4月1日より前に不妊症と診断された患者及びそのパートナーに対して実施した生殖補助医療において作成された初期胚又は胚盤胞を用いて，同年4月1日以降に胚移植術を行う場合，以下の(1)～(4)の全てを満たす場合には保険給付の対象とする。この場合，これらの確認方法等を診療録及び診療報酬明細書の摘要欄に記載し，確認に当たっての文書がある場合は，当該文書を診療録に添付する。
(1) 令和4年4月1日以降に，治療計画を作成し，生殖補助医療管理料を算定する。
(2) 以下のいずれの場合にも該当する。
  ① 特定治療支援事業の実施医療機関として指定を受けている若しくは日本産科婦人科学会の体外受精・胚移植に関する登録施設である医療機関において作成・保存された初期胚若しくは胚盤胞である場合
  ② 当該初期胚又は胚盤胞を用いた生殖補助医療を実施する医師が，その作成・保存に関して，①の医療機関と同等の水準で実施されていたと判断できる場合
(3) 保険診療に移行することについて患者の同意を得る。
(4) 同年4月1日以降に実施される不妊治療に係る費用について，同年3月31日以前に患者から徴収していない(同日以前に当該費用を徴収している場合であって，同年4月1日以降の不妊治療に要する費用の返金を行ったときを含む)。
問4 年度をまたぐ治療に係る特定治療支援事業の経過措置により助成を受ける場合において，令和4年4月1日以降に保険外の診療で凍結した胚についてはどう考えるか。
答 問3と同様に，要件を満たす場合は保険給付の対象となる。この場合，(4)は「当該保険診療の治療開始日以降に実施される診療に係る費用を徴収していない」と読み替える。
問5 問3及び問4に関して，精子又は卵子の凍結保存に関してはどうか。
答 問3又は4に示された要件を満たす場合には，保険給付の対象となる。この場合，体外受精・顕微授精管理料を算定することとなる。 〈令4.3.31〉
問6 回数は，保険診療における実施回数をカウントするものであり，保険外の診療で実施した回数は含まないという理解でよいか。
答 よい。なお，特定治療支援事業では，採卵したが卵子が得られない等の理由により中止した場合(同事業における移植に至らない区分D～Fに該当する場合)について支給対象とし，支給した場合には1回とカウントしていたが，保険診療において当該場合は胚移植術の実施回数に含まない。
問7 令和4年4月1日より前に特定治療支援事業において実施された治療の回数は含まないという理解でよいか。また，同事業の経過措置により年度をまたいで令和4年4月1日以降に胚移植を実施し，同事業の助成金の支給を受ける場合はどうか。
答 いずれの場合も，保険診療における胚移植術の実施回数に含まない。
問8 「次の児の妊娠を目的として胚移植を実施した場合」の「次の児の妊娠」には，特定治療支援事業と同様に，直前の妊娠において出産に至った後の妊娠のほか，妊娠12週以降に死産に至った後の妊娠を含むという理解でよいか。
答 よい。この場合，原則として，母子健康手帳等(死産の場合は診断書や医師の証明書を含む)により，出生に至った事実等を確認する。
問9 保険診療において不妊治療を実施し，回数制限を超えた場合などにおいて，その後，保険外の診療で実施した不妊治療により妊娠・出産に至った後に，不妊治療を再開するときは，「次の児の妊娠を目的として胚移植を実施した場合」に該当し，改めて保険診療において実施することが可能か。
答 可能。この場合，原則として，母子健康手帳等(死産の場合は診断書や医師の証明書を含む)により，出生に至った事実等を確認する。 〈令4.3.31〉

子宮附属器

K885　腟式卵巣嚢腫内容排除術	1,350点
K885-2　経皮的卵巣嚢腫内容排除術	**1,860点**

→経皮的卵巣嚢腫内容排除術
単房性の卵巣嚢腫を呈した1歳未満の患者に対して実施した場合に限り算定する。 〈令6保医発0305・4〉

K886　子宮附属器癒着剥離術 (両側) 複50	
1　開腹によるもの	13,890点
2　腹腔鏡によるもの 施5 複50	21,370点
K887　卵巣部分切除術 (腟式を含む)	
1　開腹によるもの	6,150点
2　腹腔鏡によるもの 施5	18,810点
K887-2　卵管結紮術 (腟式を含む) (両側)	
1　開腹によるもの	4,350点
2　腹腔鏡によるもの 施5	18,810点
K887-3　卵管口切開術	
1　開腹によるもの	5,220点
2　腹腔鏡によるもの 施5	18,810点
K887-4　腹腔鏡下多嚢胞性卵巣焼灼術 施5	24,130点
K888　子宮附属器腫瘍摘出術 (両側) 施4	
(p.1457) 複50	
1　開腹によるもの	17,080点
2　腹腔鏡によるもの 施5 複50	25,940点

(編注) K888は，性同一性障害の患者に対して行う場合に限り「通則4」の基準を満たす必要がある。
(編注) 腹腔鏡下手術 (K886～K887-3の「2」，K887-4，K888の「2」) はK931超音波凝固切開装置等加算が算定可。

K888-2　卵管全摘除術，卵管腫瘤全摘除術，子宮卵管留血腫手術 (両側)	
1　開腹によるもの	13,960点
2　腹腔鏡によるもの 施5	25,540点
K889　子宮附属器悪性腫瘍手術 (両側) 施5 複50	58,500点

(編注) 腹腔鏡下手術（K888-2の「2」），K889はK931超音波凝固切開装置等加算が算定可。
(編注) K889はN006病理診断料・悪性腫瘍病理組織標本加算の対象。

K890	卵管形成手術（卵管・卵巣移植，卵管架橋等）	27,380点
K890-2	卵管鏡下卵管形成術 施5	46,410点

→卵管鏡下卵管形成術
　手術に伴う腹腔鏡検査等の費用は，所定点数に含まれ，別に算定できない。
（令6保医発0305・4）

K890-3	腹腔鏡下卵管形成術 施5 短3	46,410点

(編注) 腹腔鏡下手術のためK931超音波凝固切開装置等加算が算定可。

K890-4	採卵術 施4 （p.1457）	3,200点
注	採取された卵子の数に応じて，次に掲げる点数をそれぞれ1回につき所定点数に加算する。	
イ	1個の場合	2,400点
ロ	2個から5個までの場合	3,600点
ハ	6個から9個までの場合	5,500点
ニ	10個以上の場合	7,200点

(編注)「通則4」の対象だが，B001「33」生殖補助医療管理料の届出があればよく，当該手術の届出は不要。

→採卵術　　　　　　　　　　　　　　　摘要欄 p.1725
(1) 採卵術は，不妊症の患者又はそのパートナーが次のいずれかに該当する場合であって，当該患者及びそのパートナーから採取した卵子及び精子を用いて，受精卵を作成することを目的として治療計画に従って実施した場合に算定する。その際，いずれの状態に該当するかを**診療報酬明細書**の摘要欄に記載する。
　ア　卵管性不妊
　イ　男性不妊（閉塞性無精子症等）
　ウ　機能性不妊
　エ　人工授精等の一般不妊治療が無効であった場合
(2) 採卵術の実施前に，排卵誘発を目的として用いた薬剤の費用は別に算定できる。
(3) 治療に当たっては，関係学会から示されているガイドライン等を踏まえ，治療方針について適切に検討し，当該患者から文書による同意を得た上で実施する。また，同意を得た文書を**診療録**へ添付する。
（令6保医発0305・4）

事務連絡 採卵術
問1　採卵術について，採卵実施前に卵胞が消失していたこと等により，採卵が実施できなかった場合，採卵術の算定はどのような取扱いとなるか。
答　採卵術は算定できない。
問2　採卵術は，採取された卵子の数に応じて注に掲げる点数を所定点数に加算するとされているが，採卵の結果，
①　体外受精又は顕微授精を実施しても受精卵の作成が見込めない卵子が採取された場合
②　未成熟な卵子であって，培養後に体外受精又は顕微授精を実施することにより受精卵の作成が見込めるものが採取された場合
には，どのような取扱いとなるか。
答　①　当該卵子については，採取された卵子の数に含めない。当該卵子のみが採取された場合は，注の加算は算定できず，採卵術の所定点数を算定する。
②　当該卵子については，採取された卵子の数に含め，「注」の加算を算定してよい。

なお，当該卵子を培養し，体外受精又は顕微授精を実施した場合の培養に係る費用については，体外受精・顕微授精管理料に含まれ，別に算定できない。
問3　一の月経周期内において，例えば，
①　同一日に2回採卵を実施した場合
②　発育度合いが異なる卵胞について，初回の採卵の1週間後に2回目の採卵を実施した場合
のそれぞれについて採卵術の算定方法如何。
答　①及び②のいずれの場合においても，一の月経周期ごとに1回に限り算定可。なお，同一月経周期内において採卵を複数回実施した場合における採取された卵子の数に応じた加算については，当該月経周期内において採取された卵子の合計の個数に応じて加算する。
問4　複数の月経周期にわたり採卵を実施することも考えられるが，採卵術の算定要件として，一連の診療における採卵術の算定回数について制限はないという理解でよいか。
答　よい。医学的な判断によるものであり，例えば，治療計画において，卵子が得られなかった場合，得られた卵子が少なかった場合等に複数回採卵術を行うことは可能である。ただし，当該治療計画における採卵術は，あくまで保険診療として胚移植術を行うことを目的に実施されるべきものであり，患者の身体的な負担にも配慮しつつ，必要な範囲内で実施すべき点に留意する。
問5　初回の胚移植が終了した時点で凍結胚を保存している場合であっても，次の胚移植に向けた治療計画の作成を行う際に，採卵から開始する治療計画を作成し，採卵術を算定することは可能か。
答　医学的に必要性が認められる場合には，算定可。（令4.3.31）
問6　「問4」について，医学的な判断により複数回採卵を実施する場合の「患者の身体的な負担にも配慮しつつ，必要な範囲内で実施すべき点に留意する」の具体的な内容如何。
答　生殖補助医療管理料の算定要件に基づいて，少なくとも6月に1回以上，当該患者及びそのパートナーに対して治療内容等に係る同意について，それまでに実施された治療の結果等も踏まえて，適切に確認する。また，少なくとも6月に1回以上，必要に応じて治療計画の見直しを適切に行う。治療計画の見直しを行った場合には，当該患者及びそのパートナーに文書を用いて説明の上交付し，文書による同意を得るとともに，交付した文書の写し及び同意を得た文書を診療録に添付する。
問7　問6において，治療計画の見直しが必要とされた場合，当該患者又はそのパートナーのうち女性の年齢が43歳である場合，以降の診療はどのような取扱いとなるか。
答　女性の年齢が生殖補助医療の開始日において43歳以上となるため，保険診療の適用外となる。（令5.1.12）

産科手術

K891	分娩時頸部切開術（縫合を含む）	3,170点
K892	骨盤位娩出術	3,800点

→産科娩出術において双子の場合
　帝王切開術を除き1児ごとに所定点数を算定する。
（令6保医発0305・4）

K893	吸引娩出術	2,550点
K894	鉗子娩出術	
1	低位（出口）鉗子	2,700点
2	中位鉗子	4,760点
K895	会陰（陰門）切開及び縫合術（分娩時）	1,710点
K896	会陰（腟壁）裂創縫合術（分娩時）	
1	筋層に及ぶもの	1,980点
2	肛門に及ぶもの	5,560点
3	腟円蓋に及ぶもの	4,320点
4	直腸裂創を伴うもの	8,920点

K897	頸管裂創縫合術（分娩時）	7,060点
K898	帝王切開術 複50	
1	緊急帝王切開	22,200点
2	選択帝王切開	20,140点

注　複雑な場合については，2,000点を所定点数に加算する。

→帝王切開術
(1)　「1」緊急帝王切開は，母体及び胎児の状況により緊急に帝王切開となった場合に算定する。なお，「2」選択帝王切開を予定していた場合であっても，母体及び胎児の状態により緊急に帝王切開となった場合は「1」により算定する。
(2)　「注」に規定する「複雑な場合」とは以下に掲げるものをいう。
　ア　前置胎盤の合併を認める場合
　イ　32週未満の早産の場合
　ウ　胎児機能不全を認める場合
　エ　常位胎盤早期剥離を認める場合
　オ　開腹歴（腹腔・骨盤腔内手術の既往をいう）のある妊婦に対して実施する場合
　カ　多胎の場合
（令6保医発0305・4）

（編注）K898帝王切開術にあたり，材料価格基準「別表Ⅱ」の「176子宮用止血バルーンカテーテル」を用いた場合は，特定保険医療材料料を併せて算定できる。

事務連絡　問1　K898帝王切開術の「注」加算の対象について，「開腹歴」には，腹腔鏡を用いた手術など腹腔・骨盤内の全ての手術が含まれるのか。
答　原則として腹腔鏡を用いた手術も含まれる。ただし，当該加算が帝王切開手術が複雑な場合の加算であることから，腹腔鏡の使用の有無に関わらず，帝王切開術の手技を複雑にしないと考えられる上腹部のみを手術野とする手術は，加算の対象とならない。
（平28.3.31）

問2　帝王切開術の「注」に規定されている複雑な場合について，「オ　開腹歴（腹腔・骨盤腔内手術の既往をいう）のある妊婦に対して実施する場合」とあるが，帝王切開術の既往のある妊婦に対して新たに帝王切開術を実施する場合も対象となるのか。
答　そのとおり。
（平28.6.14）

K899	胎児縮小術（娩出術を含む）	3,220点
K900	臍帯還納術	1,240点
K900-2	脱垂肢整復術	1,240点
K901	子宮双手圧迫術（大動脈圧迫術を含む）	2,950点

→子宮双手圧迫術（大動脈圧迫術を含む）
　子宮双手圧迫術を実施した後，子宮用止血バルーンカテーテルを用いた止血を実施した場合は主たるもののみ算定する。
（令6保医発0305・4）

（編注）K901子宮双手圧迫術にあたり，材料価格基準「別表Ⅱ」の「176子宮用止血バルーンカテーテル」を用いた場合は，特定保険医療材料料を併せて算定できる。

K902	胎盤用手剥離術	2,350点
K903	子宮破裂手術	
1	子宮全摘除を行うもの	29,190点
2	子宮腟上部切断を行うもの	29,190点
3	その他のもの	16,130点
K904	妊娠子宮摘出術（ポロー手術）	33,120点
K905	子宮内反症整復手術（腟式，腹式）	
1	非観血的	390点
2	観血的	15,490点
K906	子宮頸管縫縮術	
1	マクドナルド法	2,020点
2	シロッカー法又はラッシュ法	3,090点
3	縫縮解除術（チューブ抜去術）	1,800点

→子宮頸管縫縮術
　子宮頸管縫縮術のうち，シロッカー法は，筋膜採取を含めて所定点数による。
（令6保医発0305・4）

K907	胎児外回転術	800点

→胎児外回転術
　分娩時のみに限るものではないが，その効果が十分期待しうる時期に実施された場合に限り算定する。
（令6保医発0305・4）

K908	胎児内（双合）回転術	1,190点
K909	流産手術	
1	妊娠11週までの場合	
イ	手動真空吸引法によるもの	4,000点
ロ	その他のもの	2,000点
2	妊娠11週を超え妊娠21週までの場合	5,110点

→流産手術
(1)　流産手術は原則として，あらかじめ頸管拡張を行った場合であってもそれを別に算定することなく，本区分の所定点数のみにより算定する。
(2)　人工妊娠中絶のために必要があって，K898帝王切開術，K877子宮全摘術又はK876子宮腟上部切断術を実施した場合は，流産手術の所定点数によらずそれぞれの所定点数により算定する。
(3)　妊娠満22週以上のものの中絶は，流産手術として算定せず，実際に行った分娩誘導又は産科手術の術式の所定点数によって算定する。
（令6保医発0305・4）

参考　母体保護法による不妊手術と人工妊娠中絶
(1)　妊娠11週を超えるもの：療養の給付及び分娩の給付の対象とする。
(2)　妊娠11週以下のもの：療養の給付のみ。
(3)　母体保護法第3条第1項各号及び第2項の不妊手術：療養を給付する。
(4)　同法第14条第1項各号の医師の認定による人工妊娠中絶（ただし，同項第1号に規定するもののうち単に経済的理由によるものを除く）：療養を給付する。
（昭27.9.29 保発56より改変）

K909-2	子宮内容除去術（不全流産）	1,980点
K910	削除	
K910-2	内視鏡的胎盤吻合血管レーザー焼灼術 施4 (p.1457)	40,000点

→内視鏡的胎盤吻合血管レーザー焼灼術
　双胎間輸血症候群と診断された患者に対し，双胎間輸血症候群の十分な経験を有する医師の下で行われた場合に算定する。
（令6保医発0305・4）

K910-3	胎児胸腔・羊水腔シャント術（一連につき）施4 (p.1457)	11,880点

注　手術に伴う画像診断及び検査の費用は算定しない。

→胎児胸腔・羊水腔シャント術
　胎児胸水に対し，胎児胸水排出用シャントを用いて胸水を羊水腔に持続的に排出した場合に，一連につき1回に限り算定する。なお，使用した胎児胸水排出用シャントの費用は所定点数に含まれ，別に算定できない。
（令6保医発0305・4）

K910-4　無心体双胎焼灼術（一連につき）施4 40,000点
(p.1457)
注　手術に伴う画像診断及び検査の費用は算定しない。

→無心体双胎焼灼術
　無心体双胎に対するラジオ波焼灼術は，無心体双胎に対する十分な経験を有する医師の下で行われた場合に算定する。
(令6保医発0305・4)

K910-5　胎児輸血術（一連につき）施4 (p.1457) 13,880点
注1　手術に伴う画像診断及び検査の費用は算定しない。
　2　臍帯穿刺の費用は，所定点数に含まれる。

→胎児輸血術
(1)　胎児輸血術は，貧血又は血小板減少が疑われる胎児に対して，超音波ガイド下に母体経皮経腹的に子宮内の臍帯血管を穿刺し，輸血を行った場合に算定する。なお，「一連」とは，治療の対象となる疾患に対して所期の目的を達するまでに行う一連の治療過程をいう。また，数日の間隔をおいて一連の治療過程にある数回の胎児輸血を行う場合は，1回のみ所定点数を算定する。
(2)　胎児血の採取に係る費用は，所定点数に含まれる。
(3)　胎児輸血術は，関係学会の定める「胎児輸血実施マニュアル」を遵守している場合に限り算定する。
(令6保医発0305・4)

K910-6　臍帯穿刺 施4 (p.1457) 3,800点
注　手術に伴う画像診断及び検査の費用は算定しない。

→臍帯穿刺
(1)　臍帯穿刺は，貧血又は血小板減少が疑われる胎児に対して，超音波ガイド下に母体経皮経腹的に子宮内の臍帯血管を穿刺し，胎児血の採取を行った場合に算定する。
(2)　臍帯穿刺は，関係学会の定める「胎児輸血実施マニュアル」を遵守している場合に限り算定する。
(令6保医発0305・4)

K911　胞状奇胎除去術 4,120点
K912　異所性妊娠手術 複50
1　開腹によるもの 14,110点
2　腹腔鏡によるもの 施5 22,950点

（編注）腹腔鏡下手術（K912「2」）はK931超音波凝固切開装置等加算が算定可。

→異所性妊娠手術
　外妊破裂を起こさなかった場合であっても算定できる。
(令6保医発0305・4)

K913　新生児仮死蘇生術 低新
1　仮死第1度のもの 1,010点
2　仮死第2度のもの 2,700点

→新生児仮死蘇生術
　新生児仮死蘇生術は，「通則7」の極低出生体重児又は新生児加算を算定できる。
(令6保医発0305・4)

その他

K913-2　性腺摘出術
1　開腹によるもの 6,280点
2　腹腔鏡によるもの 施5 18,590点

（編注）腹腔鏡下手術（K913-2「2」）はK931超音波凝固切開装置等加算が算定可。

→性腺摘出術
　停留精巣又は性分化異常症等による性腺等を摘出した場合に算定する。
(令6保医発0305・4)

第12款　削除

第13款　手術等管理料

K914　脳死臓器提供管理料 40,000点
注　臓器提供者の脳死後に，臓器提供者の身体に対して行われる処置の費用は，所定点数に含まれる。

→脳死臓器提供管理料
(1)　脳死臓器提供管理料の所定点数は，「臓器の移植に関する法律」第6条第2項に規定する脳死した者の身体から臓器の移植が行われた場合に，移植を行った保険医療機関において算定する。
(2)　脳死臓器提供管理料の所定点数には，「臓器の移植に関する法律」第6条に規定する脳死判定並びに判定後の脳死した者の身体への処置，検査，医学的管理，看護，院内のコーディネート，薬剤及び材料の使用，採取対象臓器の評価及び脳死した者の身体から臓器を採取する際の術中全身管理に係る費用等が含まれる。
(3)　脳死臓器提供管理料は，K514-4同種死体肺移植術，K605-2同種心移植術，K605-4同種心肺移植術，K697-7同種死体肝移植術，K709-3同種死体膵移植術，K709-5同種死体膵腎移植術，K709-6同種死体膵島移植術，K716-6同種死体小腸移植術又はK780同種死体腎移植術が算定できる場合に限り，算定する。
(4)　診療報酬の請求は臓器の移植を行った保険医療機関で行い，脳死臓器提供管理を行った医療機関との診療報酬の分配は，相互の合議に委ねる。
(5)　脳死臓器提供管理料について，「通則10」から「通則12」までの加算は適用できない。
(令6保医発0305・4)
（編注）臓器等移植に係る感染症検査の取扱いはp.763

事務連絡　脳死臓器提供管理料
問1　脳死判定後の入院基本料はいつまで算定できるのか。
答　2回目の法的脳死判定の終了した時点の属する日まで算定できる。
問2　脳死判定後の脳死した者への処置等，脳死臓器提供管理料と重複する費用は，別途算定できないのか。
答　その通り。
(平18.3.31)

K915　生体臓器提供管理料 5,000点

→生体臓器提供管理料
(1)　生体臓器提供管理料の所定点数には，採取対象臓器の評価や生体から臓器を採取する際の術中全身管理をはじめとする臓器提供者の安全管理等に係る費用が含まれる。
(2)　生体臓器提供管理料の所定点数は，移植を行った保険医療機関において算定する。
(3)　生体臓器提供管理料は，K514-6生体部分肺移植術，K697-5生体部分肝移植術，K716-4生体部分小腸移植術又はK780-2生体腎移植術が算定できる場合に限り

算定する。
(4) 診療報酬の請求は臓器の移植を行った保険医療機関で行い，生体臓器提供管理を行った医療機関との診療報酬の分配は，相互の合議に委ねる。
(5) 生体臓器提供管理料について，「通則8」及び「通則10」から「通則12」までの加算は適用できない。

(令6保医発0305・4)

K916　体外式膜型人工肺管理料（1日につき）施4
(p.1457)
1　7日目まで　　　　　　　　　　4,500点
2　8日目以降14日目まで　　　　　4,000点
3　15日目以降　　　　　　　　　　3,000点
注　治療開始時においては，**導入時加算**として，初回に限り**5,000点**を所定点数に加算する。

→体外式膜型人工肺管理料
(1) 体外式膜型人工肺管理料は，急性呼吸不全又は慢性呼吸不全の急性増悪であって，人工呼吸器で対応できない患者に対して，体外式膜型人工肺を用いて呼吸管理を行った場合に算定する。
(2) 体外式膜型人工肺管理料は，K601-2体外式膜型人工肺を算定する場合に限り算定する。
(3) 体外式膜型人工肺管理料について，「通則8」及び「通則10」から「通則12」までの加算は適用できない。

(令6保医発0305・4)

K917　体外受精・顕微授精管理料 施4 (p.1457)
1　体外受精　　　　　　　　　　　3,200点
2　顕微授精
　イ　1個の場合　　　　　　　　　3,800点
　ロ　2個から5個までの場合　　　 5,800点
　ハ　6個から9個までの場合　　　 9,000点
　ニ　10個以上の場合　　　　　　11,800点
注1　体外受精及び顕微授精を同時に実施した場合は，1の所定点数の**100分の50**に相当する点数及び2の所定点数を合算した点数により算定する。
　2　2について，受精卵作成の成功率を向上させることを目的として卵子活性化処理を実施した場合は，**卵子調整加算**として，**1,000点**を所定点数に加算する。
　3　新鮮精子を使用して体外受精又は顕微授精を実施した場合は，**新鮮精子加算**として，**1,000点**を所定点数に加算する。

(編注)「通則4」の対象だが，B001「33」生殖補助医療管理料の届出があればよく，当該手術の届出は不要。

→体外受精・顕微授精管理料　摘要欄 p.1725
(1) 体外受精・顕微授精管理料は，不妊症の患者又はそのパートナーが次のいずれかに該当する場合であって，当該患者及びそのパートナーから採取した卵子及び精子を用いて，受精卵を作成することを目的として，治療計画に従って体外受精又は顕微授精及び必要な医学管理を行った場合に算定する。その際，いずれの状態に該当するかを**診療報酬明細書**の摘要欄に記載する。
　ア　卵管性不妊
　イ　男性不妊（閉塞性無精子症等）
　ウ　機能性不妊
　エ　人工授精等の一般不妊治療が無効であった場合
(2) 体外受精及び必要な医学管理を行った場合は「1」により算定し，顕微授精及び必要な医学管理を行った場合は，顕微授精を実施した卵子の個数に応じて「2」の「イ」から「ニ」までのいずれかにより算定する。その際，当該管理を開始した年月日及び顕微授精を実施した卵子の個数を**診療報酬明細書**の摘要欄に記載する。
(3) 体外受精又は顕微授精の実施に当たっては，密度勾配遠心法，連続密度勾配法又はスイムアップ法等により，精子の前処置を適切に実施する。なお，前処置に係る費用は所定点数に含まれ，別に算定できない。
(4) 体外受精又は顕微授精の実施に当たり，未成熟の卵子を用いる場合には，卵子を成熟させるための前処置を適切に実施する。なお，前処置に係る費用は所定点数に含まれ，別に算定できない。
(5) 治療に当たっては，関係学会から示されているガイドライン等を踏まえ，治療方針について適切に検討し，当該患者から文書による同意を得た上で実施する。また，同意を得た文書を**診療録**に添付する。
(6) 体外受精又は顕微授精の実施前の卵子の凍結保存に係る費用は，所定点数に含まれる。
(7) 「注1」の規定に従って算定する場合は，体外受精及び顕微授精を同時に実施する医学的な理由について，**診療報酬明細書**の摘要欄に記載する。
(8) 「注2」の卵子調整加算は，顕微授精における受精障害の既往があること等により，医師が必要と認めた場合であって，受精卵作成の成功率を向上させることを目的として実施した場合に算定する。その際，実施した医学的な理由を**診療録**及び**診療報酬明細書**の摘要欄に記載する。
(9) 「注3」の新鮮精子加算は，当日採精した精子を凍結せずに体外受精又は顕微授精に利用した場合に算定する。当該加算は，K917-5精子凍結保存管理料と併算定できない。
(10) 体外受精・顕微授精管理料について，「通則8」及び「通則10」から「通則12」までの加算は適用できない。

(令6保医発0305・4) (令6.3.29)

事務連絡 体外受精・顕微授精管理料
問1　K917体外受精・顕微授精管理料について，採卵の結果，成熟した卵子が得られず，体外受精及び顕微授精のいずれも実施できなかった場合には，どのような取扱いとなるか。
答　体外受精及び顕微授精のいずれも実施できなかった場合には，体外受精・顕微授精管理料は算定できない。
問2　顕微授精を実施したが，受精卵に至らなかった卵子の取扱いについては，どのように考えればよいか。
答　顕微授精を実施した卵子の個数に含めてよい。
問3　一の月経周期内において，例えば，①体外受精を複数回，それぞれ別日に実施した場合，②顕微授精を複数回，それぞれ別日に実施した場合について，それぞれ体外受精・顕微授精管理料の算定方法如何。
答　①及び②のいずれの場合においても，一の月経周期ごとに1回に限り算定可。なお，②の場合においては，同一月経周期内において顕微授精を実施した卵子の合計の個数に応じて「2　顕微授精」の所定点数を算定する。
問4　複数の月経周期にわたり体外受精・顕微授精を実施することもあり得るが，一連の診療における体外受精・顕微授精管理料の算定回数に制限はないという理解でよいか。
答　よい。医学的な判断による。
問5　採卵術，体外受精・顕微授精管理料，受精卵・胚培養管理料，胚凍結保存管理料及び胚移植術について，それぞれの算定日の考え方如何。
答　個々の事例により異なる場合もあるものと考えられるが，取り扱う胚等の個数により算定すべき点数が異なること等も踏まえると，一般的には以下の算定方法が考えられる。
・採卵術及び体外受精・顕微授精管理料は，採卵を実施した日に算定することが想定される（体外受精・顕微授

精管理料を採卵日に算定しない場合には，下記の例2又は例3の受診日において算定することが想定される）。
・ 受精卵・胚培養管理料及び胚凍結保存管理料は，胚培養を実施した後に，その結果報告及び今後の治療方針の確認のための受診日がある場合には，当該受診日に算定することが想定される。なお，採卵日以降，受診日がない場合は，胚移植の実施日に算定することが想定される。

(参考) 算定方法の例
例1) ①採卵時に受診　：採卵術及び体外受精・顕微授精管理料を算定
　　　②胚培養後に受診：受精卵・胚培養管理料及び胚凍結保存管理料を算定
　　　③胚移植時に受診：胚移植術を算定
例2) ①採卵時に受診　：採卵術を算定
　　　②胚培養後に受診：体外受精・顕微授精管理料，受精卵・胚培養管理料及び胚凍結保存管理料を算定
　　　③胚移植時に受診：胚移植術を算定
例3) ①採卵時に受診　：採卵術を算定
　　　②胚移植時に受診：体外受精・顕微授精管理料，受精卵・胚培養管理料，胚凍結保存管理料及び胚移植術を算定

問6 不妊症の患者とそのパートナーの属する保険者が異なる場合において，請求方法如何。
答 個々の治療内容にもよるが，患者及びそのパートナーそれぞれに対して実施される診療の場合は，生殖補助医療管理料も含めそれぞれの保険者に対して請求することができる。この場合において，当該診療を実施する対象者が「患者」であり，男性及び女性のいずれにも診療を実施する場合には，双方が「患者」となる。
　また，体外受精・顕微授精を含む生殖補助医療については，最終的には胚移植という女性に対する医行為を行うものであるため，採卵術，体外受精・顕微授精管理料，受精卵・胚培養管理料，胚凍結保存管理料及び胚移植術は，当該治療を受ける女性の属する保険者に請求する。　　　　　　（令4.3.31）
問7 体外受精又は顕微授精の実施前に卵子を凍結した場合には，要した費用を請求できるか。
答 体外受精又は顕微授精の実施前の卵子の凍結保存に係る費用は，体外受精・顕微授精管理料の所定点数に含まれ，別に算定できない。　　　　　　　　　　　（令6.3.28）

K917-2　受精卵・胚培養管理料 施4 (p.1457)
1　1個の場合　　　　　　　　　　　　　4,500点
2　2個から5個までの場合　　　　　　　6,000点
3　6個から9個までの場合　　　　　　　8,400点
4　10個以上の場合　　　　　　　　　　10,500点
注　胚盤胞の作成を目的として管理を行った胚の数に応じ，次に掲げる点数をそれぞれ1回につき所定点数に加算する。
　イ　1個の場合　　　　　　　　　　　1,500点
　ロ　2個から5個までの場合　　　　　2,000点
　ハ　6個から9個までの場合　　　　　2,500点
　ニ　10個以上の場合　　　　　　　　3,000点

（編注）「通則4」の対象だが，B 001「33」生殖補助医療管理料の届出があればよく，当該手術の届出は不要。

→受精卵・胚培養管理料　　　　　　摘要欄 p.1725
(1) 受精卵・胚培養管理料は，不妊症の患者及びそのパートナーから採取した卵子及び精子を用いて，体外受精又は顕微授精により作成された受精卵から，胚移植術を実施するために必要な初期胚又は胚盤胞を作成することを目的として，治療計画に従って受精卵及び胚の培養並びに必要な医学管理を行った場合に，当該管理を実施した受精卵及び胚の数に応じて算定する。その際，当該管理の具体的な内容，当該管理を実施した受精卵及び胚の数並びに当該管理を開始した年月日を**診療報酬明細書**の摘要欄に記載する。

(2) 「注」については，作成された初期胚のうち，胚盤胞の作成を目的として管理を実施したものの数に応じて算定する。その際，当該管理の具体的な内容，当該管理を実施した初期胚の数及び当該管理を開始した年月日を**診療報酬明細書**の摘要欄に記載する。

(3) 受精卵・胚培養管理料には，受精卵及び胚の培養に用いる培養液の費用その他の培養環境の管理に係る費用等が含まれる。

(4) 治療に当たっては，関係学会から示されているガイドライン等を踏まえ，治療方針について適切に検討し，当該患者から文書による同意を得た上で実施する。また，同意を得た文書を**診療録**に添付する。

(5) 受精卵・胚培養管理料について，「通則8」及び「通則10」から「通則12」までの加算は適用できない。
　　　　　　　　　　　　　　　　　（令6保医発0305・4）

事務連絡 **問1** K917-2受精卵・胚培養管理料について，前核期胚はどのような取扱いとなるか。
答 初期胚と同様の取扱いとなる。
問2 一の月経周期内における受精卵・胚培養管理料の算定数について制限はあるか。
答 一の月経周期ごとに1回に限り算定可。なお，同一月経周期内において必要な医学管理を実施した受精卵及び胚の合計の個数に応じて算定する。
問3 複数の月経周期にわたり体外受精・顕微授精を実施することもあり得るが，一連の診療過程における受精卵・胚培養管理料の算定回数に制限はないという理解でよいか。
答 よい。医学的な判断による。　　　　　（令4.3.31）

K917-3　胚凍結保存管理料 施4 (p.1457)
1　胚凍結保存管理料（導入時）
　イ　1個の場合　　　　　　　　　　　5,000点
　ロ　2個から5個までの場合　　　　　7,000点
　ハ　6個から9個までの場合　　　　　10,200点
　ニ　10個以上の場合　　　　　　　　13,000点
2　胚凍結保存維持管理料　　　　　　　3,500点
注　1については，初期胚又は胚盤胞の凍結保存を開始した場合に，凍結する初期胚又は胚盤胞の数に応じて算定し，2については，初期胚又は胚盤胞の凍結保存の開始から1年を経過している場合であって，凍結胚の保存に係る維持管理を行った場合に，1年に1回に限り算定する。

【2024年改定による主な変更点】従前の「凍結保存の開始日から起算して3年を限度」とする算定上限が廃止された。

（編注）「通則4」の対象だが，B 001「33」生殖補助医療管理料の届出があればよく，当該手術の届出は不要。

→胚凍結保存管理料　　　　　　　摘要欄 p.1725
(1) 胚凍結保存管理料は，不妊症の患者及びそのパートナーから採取した卵子及び精子を用いて作成された初期胚又は胚盤胞について，凍結・融解胚移植に用いることを目的として，治療計画に従って初期胚又は胚盤胞の凍結保存及び必要な医学管理を行った場合に算定する。

(2) 凍結保存及び必要な医学管理を開始した場合は，凍結する初期胚又は胚盤胞の数に応じて「1」の「イ」から「ニ」までのいずれかにより算定し，凍結保存の開始から1年を経過している場合であって，凍結胚の保存に係る維持管理を行った場合は「2」により算定する。

(3) 「1」について，初期胚又は胚盤胞の凍結を開始し

た場合には，当該初期胚又は胚盤胞ごとに凍結を開始した年月日を**診療録**等に記載する。
(4) 「1」の算定に当たっては，凍結する初期胚又は胚盤胞の数及び凍結を開始した年月日を**診療報酬明細書**の摘要欄に記載する。
(5) 「2」の算定に当たっては，当該維持管理を行う初期胚又は胚盤胞の数及び当該初期胚又は胚盤胞ごとの凍結を開始した年月日を**診療報酬明細書**の摘要欄に記載する。
(6) 胚凍結保存管理料には，初期胚又は胚盤胞の凍結保存に用いる器材の費用その他の凍結保存環境の管理に係る費用等が含まれる。
(7) 治療に当たっては，関係学会から示されているガイドライン等を踏まえ，治療方針について適切に検討し，当該患者から文書による同意を得た上で実施する。また，同意を得た文書を**診療録**に添付する。
(8) 妊娠等により不妊症に係る治療が中断されている場合であって，患者及びそのパートナーの希望により，凍結保存及び必要な医学管理を継続する場合には，その費用は患家の負担とする。
(9) 患者の希望に基づき，凍結した初期胚又は胚盤胞を他の保険医療機関に移送する場合には，その費用は患家の負担とする。
(10) 胚凍結保存管理料について，「通則8」及び「通則10」から「通則12」までの加算は適用できない。

(令6保医発0305・4)

事務連絡 胚凍結保存管理料／基本的な算定要件
問1 K917-3胚凍結保存管理料について，前核期胚はどのような取扱いとなるか。
答 初期胚と同様の取扱いとなる。
問2 令和4年4月1日より前から凍結保存されている初期胚又は胚盤胞については，「1 胚凍結保存管理料」と「2 胚凍結保存維持管理料」のいずれを算定すべきか。その際の算定年数の限度（3年）の起算点の考え方如何。
答 「2 胚凍結保存維持管理料」を算定する。この場合，令和4年4月1日以降に算定した生殖補助医療管理料に係る治療計画に記載した場合には，当該治療計画を策定した日を起算点とすることとなるが，同日より前に凍結保存に関する費用を徴収している場合には，同日以降であってもその契約期間中は「2 胚凍結保存維持管理料」は算定できない。この場合において，例えば，同日より前の診療に係る当該契約を解消し，令和4年4月1日以降の保存に要する費用を患者に返金した上で，同日から「2 胚凍結保存維持管理料」を算定することは差し支えない。
問3 問2について，保険適用前から胚の凍結保存に関する費用を徴収している場合において，令和4年4月1日以降，契約期間が終了した後に「2 胚凍結保存維持管理料」を算定した場合，「凍結保存の開始日」は，令和4年4月1日ではなく「2 胚凍結保存維持管理料」を算定した日になるということか。
答 そのとおり。
問4 年齢制限や回数制限を超えた場合，それ以降の「2 胚凍結保存維持管理料」の算定は可能か。
答 新たに「2 胚凍結保存維持管理料」を算定することはできない。また，「2 胚凍結保存維持管理料」を算定してから，1年を経過していない場合には，患者及びそのパートナーに対し凍結保存及び必要な医学管理に関する費用負担を求めてはならない。

(令4.3.31)

問5 問2において，令和4年4月1日より前から凍結保存されている初期胚又は胚盤胞については，「2 胚凍結保存維持管理料」を算定することとされているが，その場合に当該管理料の算定期間はどのように考えるのか。
答 この場合においては凍結保存の開始日に関わらず，「2 胚凍結保存維持管理料」を算定した日から3年を限度として算定できる。

(令5.1.12)

問6 保険診療により作成した凍結胚が残っている場合であっても，医学的判断により受精卵・胚に対する保険外診療を実施する必要がある場合について，
① 保険診療により作成した凍結胚を用いずに，保険外の診療として改めて採卵から胚移植までの診療を行うことは可能であると考えてよいか。
② ①の場合，保険診療により作成した凍結胚について，「2 胚凍結保存維持管理料」を算定することは可能か。
答 ① よい。
② 「1 胚凍結保存管理料」の算定要件となる胚凍結保存の開始日から1年以内は，当該管理料による評価が行われているため，「2 胚凍結保存維持管理料」は算定不可。また，当該期間において患者及びそのパートナーに対し凍結保存及び必要な医学管理に関する費用負担を求めてはならない。
胚凍結保存の開始日から1年以上を経過した後，保険外の診療から保険診療へ再度移行する場合については，患者及びそのパートナーの次回の不妊治療に向けた意向を確認の上，保険診療で治療計画を作成して生殖補助医療の受診を開始し，再度，算定要件を満たすこととなった時点から算定可。

※算定イメージ

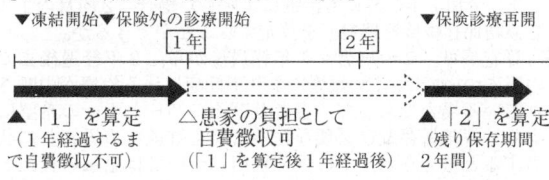

問7 問6において，保険診療で得られた残余凍結胚は，その後保険診療を再開したときに保険診療として使用してよいか。
答 残余凍結胚に対しては保険外の診療が行われていないため可能。ただし，この場合であっても，回数制限に係る実施回数のカウントにおいては，以前の保険診療における実施回数も含まれる。

(令5.1.12)

問8 胚の凍結保存を行っている保険医療機関から，他の保険医療機関へ胚を移送した場合に，移送先の医療機関については，胚凍結保存管理料を算定可能か。また，算定可能である場合には，「1 胚凍結保存管理料（導入時）」と「2 胚凍結保存維持管理料」のいずれを算定すべきか。
答 算定可能。「2 胚凍結保存維持管理料」を算定する。ただし，移送元の保険医療機関名及び移送日について，診療録及び診療報酬明細書の摘要欄に記載する。
問9 胚凍結保存管理料について，「1 胚凍結保存管理料（導入時）」及び「2 胚凍結保存維持管理料」に係る保存期間については，特に限度がないという理解でよいか。
答 よい。ただし，年齢制限や回数制限を超えた場合における取扱いは，「問4」を参考にする。

(令6.3.28)

問10 「1 胚凍結保存管理料（導入時）」は，胚の凍結とその後1年間の凍結保存及び必要な医学管理に要する費用を評価するものであり，胚の凍結の開始日から1年を経過した後に，継続して胚凍結保存を実施する場合には，「2 胚凍結保存維持管理料」を算定するという理解でよいか。
答 よい。

問11 「2 胚凍結保存維持管理料」について「1年に1回に限り算定する」こととされているが，具体的には，胚の凍結を開始した日から起算して1年を経過するごとに算定可能となるという理解でよいか。
答 よい。
問12 「2 胚凍結保存維持管理料」について，患者及びそのパートナーが不妊治療を引き続き実施する意向を確認しており，かつ胚の凍結を継続する場合において，胚の凍結を開始した日から1年を経過した場合に算定が可能となるが，例えば令和6年6月で胚の凍結を開始した日から1年を経過する患者について，令和6年8月に治療のために来院した場合に，令和6年6月から令和6年7月までの期間について，胚の凍結に係る費用を自費で徴収可能か。
答 不可。
問13 問12について，令和6年8月に「2 胚凍結保存維持管理料」を算定した場合，2回目の「2 胚凍結保存維持管理料」を算定可能となる時期について，どのように考えればよいか。
答 この場合，胚の凍結を開始した日から2年を経過した令和7年6月以降であれば「2 胚凍結保存維持管理料」を算定できる。ただし，「2 胚凍結保存維持管理料」の凍結期間の起算点となる日付（胚の凍結を開始した日）について，診療録及び診療報酬明細書の摘要欄に記載する。

※算定イメージ

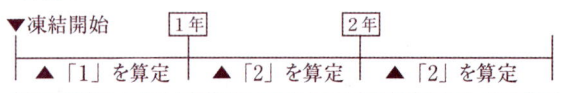

（凍結を開始した日の1年後の日からさらに1年を経過すれば，次の「2」を算定してよい）

問14 問13について，例えば当該患者が胚の凍結を開始した日から1年経過後に治療に来院せず，2年経過後の令和7年6月に「2 胚凍結保存維持管理料」を算定した場合であって，令和7年7月にも治療に来院した場合，2回目の「2 胚凍結保存維持管理料」を算定することができるか。
答 算定不可。この場合，1年経過後から，2年経過後までの間については，「妊娠等により不妊症に係る治療が中断されている場合であって，患者及びそのパートナーの希望により，凍結保存及び必要な医学管理を継続する場合」に該当すると considered患者の費用については患家の負担として差し支えない。なお，治療中断の際の取扱いについては，事務連絡「治療の中断」の「問4」（p.858）も参考にされたい。

（令6.5.31）

事務連絡　複数回凍結保存を行う場合の算定方法

問1 一連の診療過程において，複数回採卵を行う場合には，胚凍結保存を実施する回数も複数回に及ぶことになるが，その場合，「1 胚凍結保存管理料」を複数回算定できるか。また，その後，「2 胚凍結保存維持管理料」への算定に切り替わる時期についてどのように考えればよいか。
答 「1 胚凍結保存管理料」は，採卵と同様に一の月経周期ごとに1回に限り算定可。なお，同一月経周期内において胚凍結保存を複数回実施した場合における「1 胚凍結保存管理料」の算定については，当該月経周期内において凍結保存した胚の合計の個数に応じて算定する。
　後段については，「1 胚凍結保存管理料」を複数回算定している場合には，当該管理料の直近の算定日から1年が経過するまでは，「2 胚凍結保存維持管理料」は算定できず，「2」は，「1」を最後に算定した日から1年を経過した場合に算定する。

※算定イメージ

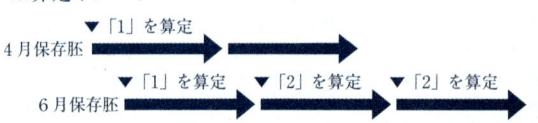

問2 複数の胚を凍結している場合，「2 胚凍結保存維持管理料」についても複数回算定可能か。
答 算定不可。凍結保存する胚の個数にかかわらず，患者ごとに1年に1回算定する。
問3 「凍結保存の開始日から起算して3年を限度として」算定することとされているが，複数回「1 胚凍結保存管理料（導入時）」を算定した場合，その起算日は，それぞれの凍結胚ごとに当該管理料を算定した日となるのか。
答 そのとおり。
問4 「1 胚凍結保存管理料（導入時）」を複数回算定した場合，既に3年を超えて保存している凍結胚があったとしても，他の凍結胚の通算の保存期限が3年を超えていない場合には「2 胚凍結保存維持管理料」を算定可能か。
答 算定可。

（令4.3.31）

事務連絡　治療の中断

問1 「妊娠等により不妊症に係る治療が中断されている場合であって，患者及びそのパートナーの希望により，凍結保存及び必要な医学管理を継続する場合には，その費用は患家の負担とする」こととされているが，
① 妊娠以外には，どのような場合に「治療が中断」したことになるのか。
② 妊娠した場合はその時点から必ず治療が中断するのか。
答 ① 不妊症に係る治療の中断とは，例えば，
・ 不妊治療を実施している途中にがん等の他の疾患（合併症を含む）が発覚し，その治療を行う場合
・ 不妊治療の一連の診療過程が終了した後，次回の不妊治療の実施について，患者及びそのパートナーの意向が確認できていない場合
などが考えられる。
② 妊娠による不妊治療の中断は，当該不妊治療に係る一連の診療過程の終了を意味し，その時点は医師の医学的な判断による。例えば，体外受精による妊娠判定後であっても，妊娠継続のため黄体ホルモンの補充を実施する必要があるなど医学的に不妊治療を継続する必要があると医師が判断する場合には，妊娠後も保険診療として不妊治療を継続することは想定される。
問2 治療計画に基づく一連の診療過程の終了後，次の胚移植に向けた治療の予定が決まっていない場合においても，胚凍結保存管理料を算定することは可能か。
答 患者及びそのパートナーについて，引き続き，不妊治療を実施する意向を確認しており，次の不妊治療に係る治療計画を作成している場合には算定可。ただし，治療計画に基づく一連の診療過程の終了後，次回の不妊治療の実施について，患者及びそのパートナーの意向が確認できない場合には，不妊症に係る治療が中断されているものと考えられるため，胚凍結保存管理料の算定は認められない。
問3 問2において，「患者及びそのパートナーについて，引き続き，不妊治療を実施する意向を確認しており，次の不妊治療に係る治療計画を作成している場合」には，胚凍結保存管理料を算定可とされているが，妊娠等により当該生殖補助医療が終了した場合，その時点で，次の胚移植に向けた具体的な診療日程等を含む治療計画を作成することは困難であると考えられる。この場合，治療計画には，次の不妊治療を実施することについて患者及びそのパートナーの意向がある旨や，そのとき記載可能な範囲で一連の診療過程を記載することで要件を満たすという理解でよいか。
答 よい。なお，具体的な記載内容は医師の判断による。そのほか，生殖補助医療管理料に係る問34（編注：B001「33」生殖補助医療管理料に係る事務連絡「治療計画」問5，p.279）の場合と同様の取扱いとなる。
問4 不妊治療が1年間以上中断した後，次の妊娠に向けた治療を開始する場合における胚凍結保存管理料の算定方法如何。また，胚凍結保存管理料を算定してから1年を経過しない間に，治療を中断し，再開した場合はどうか。
答 治療中断後，患者及びそのパートナーの次回の不妊治療に向けた意向を確認し，治療計画を作成して生殖補助医療の受診を開始した場合には，再度，算定要件を満たすこととなった時点から算定可。この場合，胚凍結保存の開始日

「1　胚凍結保存管理料」又は「2　胚凍結保存維持管理料」を算定した日を言う。以下同じ］から起算して1年間の胚凍結保存に係る費用については，既に当該管理料により評価が行われたこととなり，次の不妊治療の治療開始日から「2　胚凍結保存維持管理料」を算定する。

後段については，当該胚凍結保存の開始日から1年を経過するまでは「2　胚凍結保存維持管理料」を算定することはできない。なお，この場合において，当該管理料を算定してから1年を経過するまでは，治療を中断している時期があったとしても，当該期間において患者及びそのパートナーに対し凍結保存及び必要な医学管理に関する費用負担を求めてはならない。

※算定イメージ

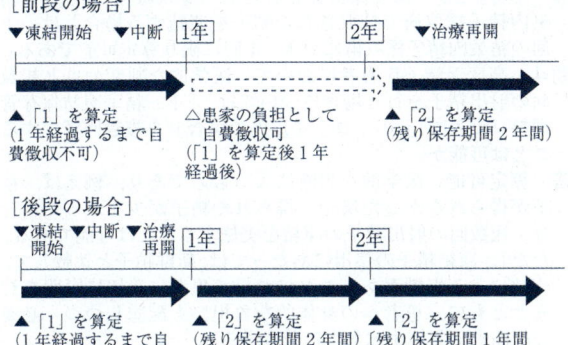

(令4.3.31)

K917-4　採取精子調整管理料 施４ (p.1456)

5,000点

→採取精子調整管理料

(1) 採取精子調整管理料は，不妊症の患者又はそのパートナーから K838-2 精巣内精子採取術によって採取された精子を用いて，体外受精・顕微授精を実施するために採取した組織の細断又は精子の探索若しくは採取等を実施することを評価したものであり，当該手術後初めて K917-5 精子凍結保存管理料の「1」の「イ」を算定する場合に算定する。この場合には精巣内精子採取術を実施した保険医療機関名及び日付を診療録等及び診療報酬明細書の摘要欄に記載する。

(2) 採取精子調整管理料について，「通則8」及び「通則10」から「通則12」までの加算は適用できない。

(令6保医発0305・4) (令6.3.29)

事務連絡 問1　K917-4採取精子調整管理料について，令和4年3月31日以前に精巣内精子採取術により採取及び凍結された精子を用いて，令和6年6月1日以降に体外受精又は顕微授精を実施する場合に，算定可能か。

答　令和4年3月31日以前に実施した精巣内精子採取術の後に初めて「1　体外受精」又は「2　顕微授精」を実施する場合には，算定可能。

ただし，この場合においては，以下の(1)から(4)までを全て満たす必要がある。また，これらを確認した方法等を診療録及び診療報酬明細書の摘要欄に記載し，確認に当たって文書を用いた場合は，当該文書を診療録に添付する。

(1) 令和6年6月1日以降に，治療計画を作成し，生殖補助医療管理料を算定する。

(2) 以下のいずれかに該当する。

① 特定治療支援事業の実施医療機関として指定を受けている又は日本産科婦人科学会の体外受精・胚移植に関する登録施設である医療機関において精巣内精子採取術が実施された場合

② 当該精巣内精子採取術により採取された精子を用いて生殖補助医療を実施する医師が，その採取・保存に関して，①の医療機関と同等の水準において実施されていたと判断できる場合

(3) 保険診療に移行することについて患者の同意を得る。

(4) 令和6年6月1日以降に実施される不妊治療に係る費用について，同年5月31日以前に患者から徴収していない（同日以前に費用を徴収している場合にあっては，同年6月1日以降に実施される不妊治療に要する費用の返金を行っている）。

問2　体外受精・顕微授精管理料を算定する保険医療機関以外の保険医療機関において精巣内精子採取術が実施された場合，採取精子調整管理料の算定について，どのように考えればよいか。

答　採取精子調整管理料は精巣内精子採取術を算定する保険医療機関又は体外受精・顕微授精管理料を算定する保険医療機関において要件を満たせば算定できるが，患者1人につき，いずれか一方の保険医療機関に限る。

問3　問2の場合に，精巣内精子採取術を算定する保険医療機関において採取精子調整管理料を算定した場合，当該精子を体外受精・顕微授精管理料を算定する保険医療機関に移送した場合に，移送先の保険医療機関において，採取精子調整管理料は算定可能か。

答　不可。

問4　問2の場合に，精巣内精子採取術を算定する保険医療機関において採取精子調整管理料を算定せずに，当該精子を体外受精・顕微授精管理料を算定する保険医療機関に移送した場合に，移送先の保険医療機関において，採取精子調整管理料は算定可能か。

答　要件を満たせば，算定可能。

問5　精巣内精子採取術を実施後に採取精子調整管理料に係る技術を実施した場合であって，結果として体外受精又は顕微授精を実施しても受精卵の作成が見込めない精子のみ採取された場合には，採取精子調整管理料は算定可能か。

答　算定可能。

問6　精巣内精子採取術を実施して採取した全組織のうち，一部の組織について採取精子調整管理料に係る技術（採取した組織の細断又は精子の探索若しくは採取等）を実施した場合については，採取精子調整管理料は算定可能か。

答　算定可能。

問7　問6の場合，採取精子調整管理料に係る技術（採取した組織の細断又は精子の探索若しくは採取等）を実施せずに残存した組織について，一度凍結した後，別の日に同技術を実施した場合は，採取精子調整管理料は算定可能か。

答　算定不可。

問8　不妊症の患者とそのパートナーの属する保険者が異なる場合，①採取精子調整管理料，②精子凍結保存管理料（導入時）のイ，③精子凍結保存管理料（導入時）のロ，④凍結保存維持管理料のそれぞれについて請求方法如何。

答　①採取精子調整管理料，②精子凍結保存管理料（導入時）のイ：精巣内精子採取術等の男性不妊治療については，当該治療を受ける男性の属する保険者に対して請求することから，その後に算定される採取精子調整管理料及び精子凍結保存管理料（導入時）のイについては，男性の属する保険者に対して請求する。

③精子凍結保存管理料（導入時）のロ：高度乏精子症に対する射出精子の凍結保存については，当該治療を受ける男性の属する保険者に対して請求する。

④精子凍結保存維持管理料：精子凍結保存維持管理料については，当該治療を受ける男性の属する保険者に対して請求する。

(令6.3.28)

問9　採取精子調整管理料について，令和6年5月31日以前に保険診療として実施した精巣内精子採取術により採取及び凍結された精子を用いて，令和6年6月1日以降に体外受精又は顕微授精を実施する場合に，算定可能か。

答　令和6年5月31日以前に保険診療として実施した精巣内精子採取術の後に初めて「1　体外受精」又は「2　顕微授精」を実施する場合には，算定可能。その際，精巣内精子採取術を実施した年月日（他の保険医療機関において実

施した場合にあっては，その名称及び当該保険医療機関において実施された年月日）を診療録及び診療報酬明細書の摘要欄に記載する。
（令6.4.26）

K917-5 精子凍結保存管理料 施4 （p.1456）
1 精子凍結保存管理料（導入時）
　イ 精巣内精子採取術で採取された精子を凍結する場合　1,500点
　ロ イ以外の場合　1,000点
2 精子凍結保存維持管理料　700点
注　1については，精子の凍結保存を開始した場合に算定し，2については，精子の凍結保存の開始から1年を経過している場合であって，凍結精子の保存に係る維持管理を行った場合に，1年に1回に限り算定する。

→精子凍結保存管理料　摘要欄 p.1726

(1) 精子凍結保存管理料は，不妊症の患者又はそのパートナーから採取した精子（精巣内精子採取術によって得られた精巣内精子又は高度乏精子症患者における射出精子の場合に限る）について，体外受精・顕微授精に用いることを目的として，精子の凍結保存及び必要な医学管理を行った場合に算定する。
(2) 凍結保存及び必要な医学管理を開始した場合は「1」の「イ」又は「ロ」により算定し，凍結保存の開始から1年を経過している場合であって，凍結精子の保存に係る維持管理を行った場合は「2」により算定する。なお，精子の融解等にかかる費用は所定点数に含まれ，別に算定できない。
(3) 精巣内精子採取術によって得られた精子を凍結保存する場合は，K917-4採取精子調整管理料に係る技術を実施した後に，「1」の「イ」によって算定し，高度乏精子症患者の精子を凍結保存する場合は「1」の「ロ」によって算定する。
(4) 「1」について，精子凍結を開始した場合には，当該精子ごとに凍結を開始した年月日を診療録等に記載する。
(5) 「1」の算定に当たっては，凍結する精子の量及び凍結を開始した年月日を診療報酬明細書の摘要欄に記載する。
(6) 「2」の算定に当たっては，当該維持管理を行う精子の量及び当該精子ごとの凍結を開始した年月日を診療報酬明細書の摘要欄に記載する。
(7) 精子凍結保存管理料には，精子の凍結保存に用いる器材の費用その他の凍結保存環境の管理に係る費用等が含まれる。
(8) 治療に当たっては，関係学会から示されているガイドライン等を踏まえ，治療方針について適切に検討し，当該患者から文書による同意を得た上で実施する。また，同意を得た文書を診療録に添付する。
(9) 妊娠等により不妊症に係る治療が中断されている場合であって，患者及びそのパートナーの希望により，凍結保存及び必要な医学管理を継続する場合には，その費用は患家の負担とする。
(10) 患者の希望に基づき，凍結した精子を他の保険医療機関に移送する場合には，その費用は患家の負担とする。
(11) 精子凍結保存管理料について，「通則8」及び「通則10」から「通則12」までの加算は適用できない。

（令6医発0305・4）（令6.3.29）

事務連絡 問1　精巣内精子採取術を実施後，K917-4採取精子調整管理料に係る技術を実施せずに凍結保存を行った場合には，精子凍結保存管理料は算定可能か。

答　算定不可。
問2　年齢制限や回数制限を超えた場合，それ以降の「2　精子凍結保存維持管理料」の算定は可能か。
答　新たに「2　精子凍結保存維持管理料」を算定することはできない。また，「2　精子凍結保存維持管理料」を算定してから，1年を経過していない場合には，患者及びそのパートナーに対し凍結保存及び必要な医学管理に関する費用負担を求めてはならない。
問3　1回の精巣内精子採取術を実施した場合に，複数の容器に分けて精子を凍結する場合もあるが，その場合，「1　精子凍結保存管理料（導入時）」の「イ　精巣内精子採取術で採取された精子を凍結する場合」を複数回算定することは可能か。
答　不可。「1　精子凍結保存管理料（導入時）」の「イ　精巣内精子採取術で採取された精子を凍結する場合」は，1回の精巣内精子採取術につき，1回に限り算定可能である。
問4　高度乏精子症患者において，医学的な判断のもと複数回の射出精子を行う場合については，「1　精子凍結保存管理料（導入時）」の「ロ　イ以外の場合」を複数回算定することは可能か。
答　算定可能。医学的な判断によるものであり，例えば，精子が得られなかった場合，得られた精子が少なかった場合等に複数回の射出精子の凍結を実施することは可能である。ただし，凍結精子の使用にあたっては，新鮮精子と比較して，凍結による影響があることについて患者に適切に説明を行うとともに，患者への身体的な負担にも配慮しつつ，必要な範囲内で実施すべき点に留意する。
問5　問4の場合，その後，「2　精子凍結保存維持管理料」への算定に切り替わる時期についてどう考えればよいか。
答　「1　精子凍結保存管理料（導入時）」を複数回算定している場合には，当該管理料の直近の算定日から1年が経過するまでは，「2　精子凍結保存維持管理料」は算定できず，「2」は，「1」を最後に算定した日から1年を経過した場合に算定する。

※算定イメージ

4月保存精子　▼「1」を算定
6月保存精子　▼「1」を算定　▼「2」を算定　▼「2」を算定

問6　「疑義解釈資料（その1）」（令和4年3月31日事務連絡）問72から問75（事務連絡「治療の中断」問1～4，p.858）における胚凍結保存管理料に係る取扱いについて，精子凍結保存管理料における治療の中断等に係る取扱いに関しても同様と考えてよいか。
答　よい。この場合，「凍結保存」又は「胚凍結保存」は「精子凍結保存」と読み替え，「胚凍結保存管理料」とは「精子凍結保存管理料」と読み替え，「1　胚凍結保存管理料（導入時）」は「1　精子凍結保存管理料（導入時）」と読み替え，「2　胚凍結保存維持管理料」は「2　精子凍結保存維持管理料」と読み替える。
問7　精子凍結保存管理料を算定する場合において，同日に生殖補助医療管理料を算定することは可能か。
答　要件を満たせば算定可能。
問8　精子凍結保存管理料の要件にあるように，精子の数等を検査する場合については，D004穿刺液・採取液検査の「5」精液一般検査は算定可能か。
答　要件を満たせば算定可能。
問9　以前に高度乏精子症と診断され，精子凍結保存管理料を算定していた患者において，改めて精子を採取して凍結保存をする際に，高度乏精子症の診断基準を満たさなかった場合については，精子凍結保存管理料は算定可能か。
答　算定不可。
問10　令和6年6月1日より前から凍結保存されている精子については，「1　精子凍結保存管理料（導入時）」と「2　精子凍結保存維持管理料」のいずれを算定すべきか。

答　令和4年4月1日以降に保険診療として凍結された精子であって，精巣内精子採取術によって得られた精巣内精子又は高度乏精子症患者における射出精子については，凍結保存を実施した日付から1年を経過した日から「2　精子凍結保存維持管理料」を算定できる。この場合，凍結保存を開始した日付について，診療録及び診療報酬明細書の摘要欄に記載する。
　　また，令和4年4月1日より前に保険外の診療として凍結保存された精子であって，精巣内精子採取術によって得られた精巣内精子又は高度乏精子症患者における射出精子については，「2　精子凍結保存維持管理料」を算定できる。この場合，令和6年6月1日以降に精子凍結保存管理料を算定した日を起算点とすることとなるが，同日より前に凍結保存に関する費用を徴収している場合には，同日以降であっても，その契約期間中は「2　精子凍結保存維持管理料」は算定できない。この場合において，例えば，同日より前の診療に係る当該契約を解消し，令和6年6月1日以降の保存に要する費用を患者に返金した上で，同日から「2　精子凍結保存維持管理料」を算定することは差し支えない。

問11　令和6年6月1日より前から凍結保存されてる精子であって，精巣内精子採取術によって得られた精巣内精子又は高度乏精子症患者における射出精子ではない精子については，精子凍結保存管理料を算定可能か。
答　不可。ただし，選定療養として，医療上必要があると認められない，患者の都合による精子の凍結又は融解に係る費用を徴収可能。　　　　　　　　　　　（令6.3.28）

問12　K917-3胚凍結保存管理料に係る問10から問13までの取扱いは，精子凍結保存管理料における算定時期等に係る取扱いに関しても同様と考えてよいか。
答　よい。この場合，「胚」は「精子」と読み替え，「凍結保存」又は「胚凍結保存」は「精子凍結保存」と読み替え，「胚凍結保存管理料」は「精子凍結保存管理料」と読み替え，「1　胚凍結保存管理料（導入時）」は「1　精子凍結保存管理料（導入時）」と読み替え，「2　胚凍結保存維持管理料」は「2　精子凍結保存維持管理料」と読み替える。　　（令6.5.31）

第2節　輸血料

```
K920　輸血
　1　自家採血輸血（200mLごとに）
　　イ　1回目　　　　　　　　　　　　　750点
　　ロ　2回目以降　　　　　　　　　　　650点
　2　保存血液輸血（200mLごとに）
　　イ　1回目　　　　　　　　　　　　　450点
　　ロ　2回目以降　　　　　　　　　　　350点
　3　自己血貯血
　　イ　6歳以上の患者の場合（200mLごとに）
　　　(1)　液状保存の場合　　　　　　　250点
　　　(2)　凍結保存の場合　　　　　　　500点
　　ロ　6歳未満の患者の場合（体重1kgにつき4
　　　　mLごとに）
　　　(1)　液状保存の場合　　　　　　　250点
　　　(2)　凍結保存の場合　　　　　　　500点
　4　自己血輸血
　　イ　6歳以上の患者の場合（200mLごとに）
　　　(1)　液状保存の場合　　　　　　　750点
　　　(2)　凍結保存の場合　　　　　　1,500点
　　ロ　6歳未満の患者の場合（体重1kgにつき4
　　　　mLごとに）
　　　(1)　液状保存の場合　　　　　　　750点
　　　(2)　凍結保存の場合　　　　　　1,500点
　5　希釈式自己血輸血
　　イ　6歳以上の患者の場合（200mLごとに）
　　　　　　　　　　　　　　　　　　　1,000点
　　ロ　6歳未満の患者の場合（体重1kgにつき4mLごとに）　　　　　　　　　　1,000点
　6　交換輸血（1回につき）　　　　　5,250点
注1　輸血に伴って，患者に対して輸血の必要性，危険性等について文書による説明を行った場合に算定する。
　2　自家採血，保存血又は自己血の輸血量には，抗凝固液の量は含まれないものとする。
　3　骨髄内輸血又は血管露出術を行った場合は，所定点数にD404骨髄穿刺又はK606血管露出術の所定点数をそれぞれ加算する。
　4　輸血に当たって薬剤を使用した場合は，薬剤の費用として，第4節に掲げる所定点数を加算する。
　5　輸血に伴って行った患者の血液型検査（ABO式及びRh式）の費用として54点を所定点数に加算する。
　6　不規則抗体検査の費用として検査回数にかかわらず1月につき197点を所定点数に加算する。ただし，頻回に輸血を行う場合にあっては，1週間に1回に限り，197点を所定点数に加算する。
　7　HLA型適合血小板輸血に伴って行ったHLA型クラスⅠ(A,B,C)又はクラスⅡ(DR, DQ, DP)の費用として，検査回数にかかわらず一連につきそれぞれの所定点数に1,000点又は1,400点を加算する。
　8　輸血に伴って，血液交叉試験，間接クームス検査又はコンピュータクロスマッチを行った場合は，**血液交叉試験加算**，**間接クームス検査加算**又は**コンピュータクロスマッチ加算**として，1回につき**30点**，**47点**又は**30点**をそれぞれ加算する。ただし，コンピュータクロスマッチを行った場合は，**血液交叉試験加算**及び**間接クームス検査加算**は算定できない。
　9　6歳未満の乳幼児の場合は，**乳幼児加算**として，**26点**を所定点数に加算する。
　10　輸血に伴って行った供血者の諸検査，輸血用回路及び輸血用針は，所定点数に含まれるものとする。
　11　輸血に伴って，血液を保存する費用は，所定点数に含まれるものとする。
　12　血小板輸血に伴って，血小板洗浄術を行った場合には，**血小板洗浄術加算**として，**580点**を所定点数に加算する。
```

→輸血料の算定単位
(1)　自家採血輸血，保存血液輸血，自己血輸血及び希釈式自己血輸血の算定に当たっては，200mLを単位とし，200mL又はその端数を増すごとに所定点数を算定する。ただし，6歳未満の患者に対して自己血輸血を行った場合は，体重1kgにつき4mLを単位とし，当該単位又はその端数を増すごとに所定点数を算定する。
(2)　自家採血輸血及び保存血液輸血における1回目とは，一連の輸血における最初の200mLの輸血をいい，2回目とはそれ以外の輸血をいう。
(3)　輸血と補液を同時に行った場合は，輸血の量と，補

(別紙様式26)

		年　　月　　日
主治医氏名		
1. 輸血の種類(自己血輸血*を含む)と使用量等		
2. 輸血の必要性及び輸血を行わない場合の危険性等		
3. 輸血の副作用等		
4. 輸血に当たり必要とされる感染症検査及び患者血液の保管		
5. その他留意点(副作用・感染症救済制度等)		

　　＊　自己血輸血を実施しない場合は，その理由を説明すること。
　　　私は，現在の疾病の診療に関して，上記の説明を受け，質問する機会があり，十分に理解した上で輸血を受けることに同意しました。
　　　　　　　　　　　(患者氏名)　　　　　　　　　　　　　　　　　　　　　印
　　　　　　　　　　　(家族等氏名)　　　　　　　　　　　　　　　　　　　　印
　　　　　　　　　　　　　　　　　　　　　　　(患者との続柄：　　　　　　　)
　　　　　　　　　　　　　　　　　　※患者の署名がある場合には家族等の署名は不要

液の量は別々のものとして算定する。
(4) 自家採血輸血を算定する単位としての血液量は，採血を行った量ではなく，実際に輸血を行った1日当たりの量である。
(5) 自家製造した血液成分製剤を用いた注射の手技料は，原材料として用いた血液の量に従い，「1」により算定する。ただし，この場合の血液の量は3,000mLを限度とする。この場合，患者に用いるリンゲル液，糖液等については，G100薬剤により算定するが，自家製造に要する費用及び製造の過程で用いる薬剤については算定できない。
(6) 同種造血幹細胞移植後の慢性骨髄性白血病の再発，骨髄異形成症候群の再発及びEBウイルス感染によるB細胞性リンパ球増殖性疾患に対し，造血幹細胞提供者のリンパ球を採取・輸注した場合は，「1」により算定する。またこの際，自家製造したリンパ球を使用した場合には，(5)の規定に基づき，原材料として用いた血液の量に従い算定する。　　(令6保医発0305・4)

→保存血液輸血の注入量
保存血液輸血の注入量は，1日における保存血及び血液成分製剤(自家製造したものを除く)の実際に注入した総量又は原材料として用いた血液の総量のうちいずれか少ない量により算定する。例えば，200mLの血液から製造された30mLの血液成分製剤については30mLとして算定し，200mLの血液から製造された230mLの保存血及び血液成分製剤は200mLとして算定する。　　(令6保医発0305・4)

→血小板濃厚液注入および血漿成分製剤
血小板濃厚液の注入は，「2」により算定する。なお，血漿成分製剤(新鮮液状血漿，新鮮凍結血漿等)は注射の部において取り扱われる。　　(令6保医発0305・4)

→自己血貯血　　摘要欄 p.1726
自己血貯血は，当該保険医療機関において手術又はヒト骨髄由来間葉系幹細胞の投与を予定している患者から採血を行い，当該血液を保存した場合に算定する。また，ヒト骨髄由来間葉系幹細胞の投与を予定している患者に関しては，「3」自己血貯血の「イ」6歳以上の患者の場合(200mLごとに)の「(1)」の液状保存の場合により算定する。　　(令6保医発0305・4)

→自己血輸血　　摘要欄 p.1726
(1) 自己血輸血は，当該保険医療機関において手術を行う際に予め貯血しておいた自己血(自己血貯血)を輸血した場合において，手術時及び手術後3日以内に輸血を行ったときに算定できる。
(2) 自己血輸血を算定する単位としての血液量は，採血を行った量ではなく，手術開始後に実際に輸血を行った1日当たりの量である。なお，使用しなかった自己血については，算定できない。
(3) 自己血を採血する際の採血バッグ並びに輸血する際の輸血用回路及び輸血用針の費用並びに自己血の保存に係る費用は，所定点数に含まれ別に算定できない。なお，自己血の採血に伴うエリスロポエチンに係る第2章第6部第1節第1款注射実施料については，自己血貯血の所定点数とは別に算定する。　　(令6保医発0305・4)

→希釈式自己血輸血　　摘要欄 p.1726
(1) 希釈式自己血輸血は，当該保険医療機関において手術を行う際，麻酔導入後から執刀までの間に自己血の採血を行った後に，採血量に見合った量の代用血漿の輸液を行い，手術時予め採血しておいた自己血を輸血した場合に算定できる。
(2) 希釈式自己血輸血を算定する単位としての血液量は，採血を行った量ではなく，手術開始後に実際に輸血を行った1日当たりの量である。なお，使用しなかった自己血については，算定できない。　　(令6保医発0305・4)

→患者への説明
ア 「注1」に規定する説明とは，別紙様式26 (p.862)を参考として，文書により輸血の必要性，副作用，輸血方法及びその他の留意点等について，輸血を行う際に患者本人に対して行うことを原則とするが，医師の説明に対して理解ができないと認められる患者(例えば小児，意識障害者等)については，その家族等に対して説明を行うことが必要である。
イ アの説明は，当該患者に対する一連の輸血につき1回行う。なお，この場合，「一連」とは，概ね1週間とする。ただし，再生不良性貧血，白血病等の患者の治療において，輸血の反復の必要性が明らかである場合はこの限りでない。
ウ 説明に用いた文書については，患者(医師の説明に対して理解が困難と認められる小児又は意識障害者等にあっては，その家族等)から署名又は押印を得た上で，当該患者に交付するとともに，その文書の写しを診療録に添付する。
エ 緊急その他事前に説明を行うことが著しく困難な場合は，事後の説明でも差し支えない。　　(令6保医発0305・4)

→輸血療法の指針
輸血に当たっては，「血液製剤の使用指針及び輸血療法の実施に関する指針について」(平成11年6月10日付け医薬発第715号厚生省医薬安全局長通知)及び「血小板製剤の使用適正化の推進について」(平成6年7月11

日付け薬発第638号厚生省薬務局長通知）による，両通知別添（「血液製剤の使用指針」，「輸血療法の実施に関する指針」及び「血小板製剤の適正使用について」）を遵守するよう努める。
　　　　　　　　　　　　　　　　　　（令6保医発0305・4）
　（編注）輸血前後の肝炎ウイルス検査，HIV検査の扱いについては，検査の部D012感染症免疫学的検査の項を参照。

→「注3」骨髄内輸血又は血管露出術加算
　「注3」の加算は，第1節に掲げる手術と同日に骨髄内輸血又は血管露出術が行われた場合には，算定できない。
　　　　　　　　　　　　　　　　　　（令6保医発0305・4）

→「注6」の頻回に輸血を行う場合
　週1回以上，当該月で3週以上にわたり行われるものである。
　　　　　　　　　　　　　　　　　　（令6保医発0305・4）

→「注7」HLA型適合血小板輸血加算
　「注7」の加算を算定できるHLA型適合血小板輸血は，白血病又は再生不良性貧血の場合であって，抗HLA抗体のために血小板輸血に対して不応状態となり，かつ，強い出血傾向を呈しているものに限る。なお，この場合において，対象となる白血病及び再生不良性貧血の患者の血小板数は概ね，それぞれ2万/mm^{3}以下及び1万/mm^{3}以下を標準とする。
　　　　　　　　　　　　　　　　　　（令6保医発0305・4）

→「注8」血液交叉試験又は間接クームス検査の加算
　自家採血を使用する場合にあっては，供血者ごとに，保存血を使用する場合にあっては，血液バッグ（袋）1バッグごとにそれぞれ算定する。
　　　　　　　　　　　　　　　　　　（令6保医発0305・4）

→「注8」コンピュータクロスマッチ加算
　(15)（前出「→輸血療法の指針」）に規定する「輸血療法の実施に関する指針」を遵守してコンピュータクロスマッチを実施した場合に算定する。
　　　　　　　　　　　　　　　　　　（令6保医発0305・4）

→「注10」輸血に伴う供血者の検査費用
　「注10」に規定する「輸血に伴って行った供血者の諸検査」には，HCV抗体定性・定量，HIV-1抗体，HIV-1,2抗体定性，HIV-1,2抗体半定量，HIV-1,2抗体定量，HIV-1,2抗原・抗体同時測定定性，HIV-1,2抗原・抗体同時測定定量，HTLV-Ⅰ抗体，不規則抗体等が含まれ，これらの検査に係る費用は別に算定できない。
　　　　　　　　　　　　　　　　　　（令6保医発0305・4）

→「注12」に規定する血小板洗浄術加算
　血液・造血器疾患において，副作用の発生防止を目的として，血小板濃厚液を置換液等で洗浄操作した上で血漿成分を除去し輸血を行った場合に算定する。
　血小板洗浄術の実施に当たっては関係学会の定めるガイドラインを遵守する。
　　　　　　　　　　　　　　　　　　（令6保医発0305・4）

→照射洗浄血小板－LR「日赤」及び照射洗浄血小板HLA－LR「日赤」　　　　　　　　　　　　摘要欄 p.1730
　本製剤の使用適正化については，「『血液製剤の使用指針』の一部改正について」（平成28年6月14日付け薬生発0614第1号厚生労働省医薬・生活衛生局長通知）により通知されているところであるので，使用に当たっては十分に留意する。なお，同通知において，「洗浄血小板製剤については，輸血による副作用を防止するという目的に鑑み当該製剤の使用が望ましい状態にある患者に対して適切に投与されるよう，その使用については改正内容を踏まえ，必要と考えられる場合に限ること」とされていることから，本製剤の投与が適切と判断される症例に使用した場合に限り算定できるものであり，本製剤の使用が必要と判断した理由を診療報酬明細書の摘要欄に記入する。
　　　　　　　　　　　　　　　　　（平28保医発0616・1）

事務連絡 問1　K920「5」希釈式自己血輸血について，「手術時予め採血をしておいた自己血を輸血した場合に算定できる」とあるが，手術後に輸血をする際は，手術室以外の場所で輸血した場合であっても算定出来るのか。
答　算定できる。ただし，手術後に手術室以外で輸血をする場合であっても，「輸血療法の実施に関する指針」及び関連学会のガイドライン等を遵守し，保管管理等に留意する。
問2　K920「5」希釈式自己血輸血について，「麻酔導入後から執刀までの間に自己血の採血を行った後に」とあるが，麻酔導入後から執刀までの間に自己血の採血を行った場合に，別途，K920「3」自己血貯血の費用を算定出来るか。
答　算定できない。
　　　　　　　　　　　　　　　（平28.6.14，一部修正）
（編注）自己血輸血には，①術前貯血式（K920「4」），②術中希釈式（K920「5」），③自己血回収式（K923）──の3種類の貯血（回収）方式がある。
問3　K920輸血について，「血液製剤の使用指針及び輸血療法の実施に関する指針」に基づいて，輸血後に輸血後肝炎が疑われる場合などに，当該通知に定められた検査を行った場合に，検査の費用は算定できるか。
答　算定して差し支えない。
　　　　　　　　　　　　　　　（平24.3.30，一部修正）
問4　自己血貯血を行った際のエリスロポエチンの薬剤料は，どのように算定するのか。
答　自己血貯血に伴う薬剤料であり，K940の薬剤として算定する。
　　　　　　　　　　　　　　　　　　　　（平20.5.9）

参考 輸血に伴う文書による説明について
問1　輸血に伴う文書による説明が行われなかった場合，輸血料は算定可能か。
答　算定できない。
問2　輸血に伴う文書による説明はすべての輸血が対象か。
答　すべての輸血が対象となる（自己血輸血を含む）。
問3　緊急に輸血を行い死亡した場合で，同意書の記入がなかった場合は，手技料は算定できないのか。
答　やむを得ない状況であれば算定可（カルテにその旨を記載する）。
問4　例えば慢性腎不全にて人工透析施行中の腎性貧血，消化管出血等により継続的に輸血を行う場合についての説明の頻度はどのようにすればよいか。
答　一連と思われる期間につき1回文書にて説明する。一連とは概ね1週間をさすが，再生不良性貧血，白血病等で反復して輸血が必要な場合はこの限りではない。
　　　　　　　　　　　　（平9.3.25 日本病院会ニュース）

参考 問1　保存血は，血種にかかわらず通算して回数を数えるのか。（例：4月1日血小板輸血，4月10日赤血球）
答　医師の判断で，治療上，説明を要するか否かによる。
問2　自己血輸血6歳未満の場合，たとえば，体重10kgで80mL輸血した場合の計算はどのようになるか。
答　体重1kgにつき4mLごとに，とあるので，4×10kg＝40，80mL÷40＝2で2単位の計算となる。
　　　　　　　　　　　（平10.3.25 日本病院会ニュース）
問3　輸血料において，200mLごとに1回目，2回目とはどのように考えたらよいのか。例えば保存血400mLを2パック使用する場合はどうなるのか。
答　医師の判断による一連の自家血及び保存血輸血のうち，最初の200mL分を1回目とする。200mLごとなので，400mLを2パックの場合，1500点（450点＋350点×3）となる。一連の輸血については輸血部分の通知を参照。
問4　以下の場合はどう算定するのか。
①400mLを輸血後，同一日にさらに600mL輸血した場合
②毎日200mLを3日間輸血した場合
答　以下の通りである。
①最初の400mLのうち200mL分を1回目として残りの200mLと600mLを2回目の点数で算定する。
②初日の200mLを1回目とし，2日目，3日目の200mLをそれぞれ2回目の点数で算定する。
　　　　　　　　　（平14.4.5 全国保険医団体連合会，一部修正）

参考 ①　新鮮凍結血漿輸注時の血液交叉試験加算，間接クームス検査加算及び不規則抗体加算の算定は，原則として認められない。
　　　　　　　　　　　　　　　　（令6.2.29 支払基金）
②　自己血輸血時の間接クームス検査加算，不規則抗体加算及び血液交叉試験加算の算定は，原則として認められない。
　　　　　　　　　　　　　　　　（令6.3.29 支払基金）

➡特定生物由来製品に関する記録及び保存

(1) **記録すべき事項**：特定医療関係者は，その担当した特定生物由来製品の使用の対象者について，次の事項を記録しなければならない。
　イ　特定生物由来製品の使用の対象者の氏名及び住所
　ロ　特定生物由来製品の名称及び製造番号又は製造記号
　ハ　特定生物由来製品の使用の対象者に使用した年月日（以下「使用日」という）。
　ニ　その他特定生物由来製品に係る保健衛生上の危害の発生又は拡大を防止するために必要な事項

(2) **記録の保存**：薬局の管理者又は病院若しくは診療所の管理者は，当該薬局又は病院若しくは診療所に所属する特定医療関係者が作成した記録を適切に保存しなければならない。当該記録は，使用日から起算して少なくとも20年間は保存しなければならない。なお，記録の保存を電子的に行う場合には，記録を改ざんできない状態で，かつ，常に書面での記録の確認ができる状態であることが確保されている必要がある。

(3) **製造業者等への情報の提供**：薬局の管理者又は病院若しくは診療所の管理者は，特定生物由来製品の製造業者，国内管理人，輸入販売業者又は当該記録若しくは保存の事務の委託を受けた者からの要請に基づいて，当該特定生物由来製品の使用による保健衛生上の危害の発生又は拡大を防止するための措置を講ずるために必要と認められる場合であって，当該特定生物由来製品の使用の対象者の利益になるときに限り，上記(1)イ～ニの記録を製造業者へ提供する。

(4) **その他**：薬局で特定生物由来製品を使用する場合にあっては，医療機関から求めがあった場合において，特定生物由来製品の使用に関して薬局が保存する情報をすみやかに提供する体制を確保されたい。

(平15.5.15 医薬発0515011)

（編注）(1)　主にヒトや動物に由来する原料を用いた製品を「**生物由来製品**」といい，そのうち主にヒトの血液や組織に由来する原料を用いた製品を「**特定生物由来製品**」という。当該製品には原材料に起因する感染症リスクが存在するため，上記の通知等が発出されている。

(2)　「**特定生物由来製品**」には，①人赤血球液，人全血液，解凍人赤血球液，新鮮凍結人血漿，洗浄人赤血球液，合成血液，人血小板濃厚液，加熱人血漿たん白，人血清アルブミン，人免疫グロブリン，インターフェロンベーター1b（遺伝子組換え），乾燥濃縮人血液凝固因子，乾燥人フィブリノゲン，ヒト胎盤抽出物など（現在55成分が指定されている）を含有する製剤（体外診断用医薬品を除く），②ヒトトロンビンを含有する医療機器（検査のための採血に用いる医療機器を除く）――がある。

(3)　「**特定生物由来製品**」には必ず白地に黒枠，黒字をもって「特生物」の文字が記載されている。血液製剤の場合はこれに加えて，原料血液の採血国と献血又は非献血の区別が記載されている。

(4)　「**特定生物由来製品**」を使用する際には，医師その他医療関係者は患者やその家族に製品のリスクとベネフィットを説明し，理解を得るよう努めなければならない。

K920-2　輸血管理料
1　輸血管理料Ⅰ　[輸管Ⅰ]　　　　　　　220点
2　輸血管理料Ⅱ　[輸管Ⅱ]　　　　　　　110点
注1　別に**厚生労働大臣が定める施設基準**〔告示④第12・3の2の2(1)(2), p.1468〕に適合しているものとして地方厚生局長等に届け出た保険医療機関において，輸血を行った場合に，月1回に限り，当該基準に係る区分に従い，それぞれ所定点数を算定する。

2　別に**厚生労働大臣が定める施設基準**〔告示④第12・3の2の2(3), p.1468〕に適合しているものとして地方厚生局長等に届け出た保険医療機関において，輸血製剤が適正に使用されている場合には，**輸血適正使用加算**として，所定点数に，1においては**120点**，2においては**60点**を加算する。

3　別に**厚生労働大臣が定める施設基準**〔告示④第12・3の2の2(4), p.1468〕に適合しているものとして地方厚生局長等に届け出た保険医療機関において貯血式自己血輸血を実施した場合は，**貯血式自己血輸血管理体制加算**として，**50点**を所定点数に加算する。

➡輸血管理料

(1) 輸血管理料は輸血療法の安全かつ適正な実施を推進する観点から，医療機関における輸血管理体制の構築及び輸血の適正な実施について評価を行うものである。

(2) 輸血管理料は，赤血球濃厚液（浮遊液を含む），血小板濃厚液若しくは自己血の輸血，又は新鮮凍結血漿若しくはアルブミン製剤の輸注を行った場合に，月1回を限度として算定する。
(令6保医発0305・4)

（編注） 生物学的製剤基準における赤血球濃厚液，赤血球浮遊液等の名称が変更され，通知の「赤血球濃厚液（浮遊液を含む）」に該当する製剤名は，**赤血球製剤（赤血球液，洗浄赤血球液，解凍赤血球液，合成血液）**となる。

事務連絡 問1　輸血用血液製剤の中に，アルブミン製剤は含まれるのか。
答　アルブミン製剤は輸血用血液製剤には含まれない。
問2　輸血管理料Ⅰにおいて，アルブミン製剤について一元管理するとされているが，輸血用血液製剤と同一場所において保管しなければならないか。
答　輸血部において保管されていることが原則であるが，当分の間，薬剤部において保管されている場合であっても，アルブミン製剤の請求，払出し等の管理が輸血部において行われていれば差し支えない。
(平18.3.31)
問3　人血清アルブミン（遺伝子組換え）注射剤を用いた場合であっても，輸血管理料は算定可能か。
答　算定できる。
(平20.7.10)

K921　造血幹細胞採取（一連につき）
1　骨髄採取
　イ　同種移植の場合　　　　　　　21,640点
　ロ　自家移植の場合　　　　　　　17,440点
2　末梢血幹細胞採取
　イ　同種移植の場合　　　　　　　21,640点
　ロ　自家移植の場合　　　　　　　17,440点
注1　同種移植における造血幹細胞提供者又は自家移植を受ける者に係る造血幹細胞採取，組織適合性試験及び造血幹細胞測定の費用並びに造血幹細胞提供前後における健康管理等に係る費用は，所定点数に含まれる。
2　造血幹細胞採取に当たって薬剤を使用した場合は，薬剤の費用として，第4節に掲げる所定点数を加算する。

➡造血幹細胞採取

K921造血幹細胞採取の自家移植を行う場合は，K922造血幹細胞移植を行わなかった場合においても算定できる。また，K921造血幹細胞採取の同種移植を行う場合は，

参考　血液製剤価格表

2025年4月1日現在

種別	製剤名（銘柄名）	規格	薬価（円）	照射済／薬価
全血製剤	人全血液-LR　「日赤」	200mL献血由来	8,350	9,084
		400mL献血由来	16,700	18,164
赤血球製剤	赤血球液-LR　「日赤」	血液200mL由来　1袋	8,597	9,067
		血液400mL由来　1袋	17,194	18,132
	解凍赤血球液-LR　「日赤」	血液200mL由来　1袋	15,965	16,379
		血液400mL由来　1袋	31,930	32,757
	洗浄赤血球液-LR　「日赤」	200mL　1袋	9,684	10,261
		400mL　1袋	19,369	20,522
	合成血-LR　「日赤」	血液200mL由来　1袋	13,788	14,364
		血液400mL由来　1袋	27,575	28,727
血小板製剤	濃厚血小板-LR　「日赤」	1単位約20mL　1袋	7,984	8,060
		2単位約40mL　1袋	15,968	16,119
		5単位約100mL　1袋	40,796	41,038
		10単位約200mL　1袋	81,262	81,744
		15単位約250mL　1袋	121,881	122,604
		20単位約250mL　1袋	162,510	163,471
	濃厚血小板HLA-LR　「日赤」	10単位約200mL　1袋	97,438	98,193
		15単位約250mL　1袋	146,157	147,103
		20単位約250mL　1袋	194,875	195,822
	照射洗浄血小板HLA-LR　「日赤」	10単位約200mL　1袋	—	98,193
	照射洗浄血小板-LR　「日赤」	10単位約200mL　1袋	—	81,744
血漿製剤	新鮮凍結血漿-LR　「日赤」120	血液200mL由来　1袋	9,160	—
	新鮮凍結血漿-LR　「日赤」240	血液400mL由来　1袋	18,322	—
	新鮮凍結血漿-LR　「日赤」480	480mL　1袋	24,210	—

備考　1．（放射線）照射済製剤の銘柄名には「照射…」が付されている。（例「照射人全血液-LR」）
　　　2．「赤血球液-LR」の最終容量は200mL由来は約140mL，400mL由来は約280mLである。「新鮮凍結血漿-LR」の「120」は120mL，「240」は240mL，「480」は480mLである。「解凍赤血球液-LR」の最終容量は製剤により異なる（400mL由来163mL，同照射済146mLの例がある）。
　　　3．血漿製剤（新鮮凍結血漿）は，注射の部で算定する。

K922造血幹細胞移植の同種移植を算定した場合に限り算定できる。
なお，骨髄の採取に係る当該骨髄穿刺を行った場合は，D404骨髄穿刺及びJ011骨髄穿刺の所定点数を別に算定できない。
（編注）臓器等移植に係る感染症検査の取扱いはp.763

K921-2　間葉系幹細胞採取（一連につき）17,440点

→間葉系幹細胞採取
　ヒト（自己）骨髄由来間葉系幹細胞の投与を予定している患者に対して，骨髄採取を行った場合に算定する。なお，骨髄の採取に係る当該骨髄穿刺を行った場合は，D404骨髄穿刺及びJ011骨髄穿刺の所定点数を別に算定できない。
（令6保医発0305・4）
（編注）ヒト（自己）骨髄由来間葉系幹細胞製剤として販売名「ステミラック注」がある。脊髄損傷による神経機能のダメージの改善を目的として，患者の骨髄液に含まれる間葉系幹細胞を培養して製造（再生医療等製品）し，投与する。

K921-3　末梢血単核球採取（一連につき）
　1　採取のみを行う場合　　　　　　　14,480点
　2　採取，細胞調製及び凍結保存を行う場合
　　　　　　　　　　　　　　　　　　　19,410点

→末梢血単核球採取
(1)　「1」の採取のみを行う場合は，アキシカブタゲンシロルユーセル又はリソカブタゲン　マラルユーセルの投与を予定している患者に対して，末梢血単核球

採取を行った場合に患者1人につき1回に限り算定する。
(2)　「2」の採取，細胞調製及び凍結保存を行う場合は，チサゲンレクルユーセルの投与を予定している患者に対して，末梢血単核球採取を行った場合に患者1人につき1回に限り算定する。
（令6保医発0305・4）
（編注）アキシカブタゲンシロルユーセル製剤として販売名「イエスカルタ点滴静注」，リソカブタゲンマラルユーセル製剤として販売名「プレヤンジ静注」，がある。また，チサゲンレクルユーセル製剤として販売名「キムリア点滴静注」がある。本製品の原料採取に伴い患者から末梢血単核球を採取した場合は本区分を算定し，本製品を患者に投与した場合はK922-2CAR発現生T細胞投与を算定する。

K922　造血幹細胞移植 造
　1　骨髄移植
　　イ　同種移植の場合　　　　　　　66,450点
　　ロ　自家移植の場合　　　　　　　25,850点
　2　末梢血幹細胞移植
　　イ　同種移植の場合　　　　　　　66,450点
　　ロ　自家移植の場合　　　　　　　30,850点
　3　臍帯血移植　　　　　　　　　　66,450点

注1　同種移植を行った場合は，造血幹細胞採取のために要した提供者の療養上の費用として，この表に掲げる所定点数により算定した点数を加算する。
　2　造血幹細胞移植に当たって薬剤を使用し

た場合は，薬剤の費用として，第4節に掲げる所定点数を加算する。
3　6歳未満の乳幼児の場合は，**乳幼児加算**として，**26点**を所定点数に加算する。
4　造血幹細胞移植に当たって使用した輸血用バッグ及び輸血用針は，所定点数に含まれるものとする。
5　同種移植における造血幹細胞移植者に係る，組織適合性試験の費用は所定点数に含まれるものとする。
6　臍帯血移植に用いられた臍帯血に係る組織適合性試験の費用は，所定点数に含まれるものとする。
7　抗HLA抗体検査を行う場合には，**抗HLA抗体検査加算**として，**4,000点**を所定点数に加算する。
8　1のイ及び2のイの場合において，非血縁者間移植を実施した場合は，**非血縁者間移植加算**として，**10,000点**を所定点数に加算する。
9　1及び2については，別に厚生労働大臣が定める施設基準〔告示4第12・3の2の2の2，p.1469〕に適合しているものとして地方厚生局長等に届け出た保険医療機関において同種移植を実施した場合は，**コーディネート体制充実加算**として，**1,500点**を所定点数に加算する。

（編注）K922は「通則17」周術期口腔機能管理後手術加算の対象手術。

→**造血幹細胞移植**
(1) 同種移植における造血幹細胞移植の所定点数には，造血幹細胞移植に関連して実施した造血幹細胞移植者の組織適合性試験の費用が含まれる。
(2) 同種移植とは，ヒト組織適合性抗原が概ね一致する提供者の造血幹細胞を移植する場合をいう。
(3) 同種移植の所定点数は，適合する造血幹細胞提供者の情報検索連絡調整に係る費用やコーディネート中断後の再ドナー候補者に対する追加確認検査（HLA検査等）といった安全管理の追加費用等，造血幹細胞移植の実施に必要な費用の一部も含めて評価したものである。
(4) 臍帯血移植の所定点数は，臍帯血のHLA検査等の安全性確認試験の実施を含めた臍帯血の管理に係る費用等，臍帯血移植の実施に必要な費用の一部も含めて評価したものである。
(5) 同種移植の対象疾患は，白血病，再生不良性貧血，骨髄異形成症候群，重症複合型免疫不全症等であり，また，自家骨髄移植，自家末梢血幹細胞移植の対象疾患は，化学療法や放射線療法に感受性のある白血病等の悪性腫瘍である。
(6) 同種移植の請求に当たっては，造血幹細胞移植者の**診療報酬明細書**の摘要欄に造血幹細胞提供者の療養上の費用に係る合計点数を併せて記載するとともに，造血幹細胞提供者の療養に係る所定点数を記載した**診療報酬明細書**を添付する。
(7) 造血幹細胞採取（臍帯血移植を除く）を行う医師を派遣した場合における医師の派遣に要した費用及び採取した造血幹細胞を搬送した場合における搬送に要した費用については療養費として支給し，それらの額は移送費の算定方法により算定する。
(8) 移植に使用した臍帯血の保存施設から移植実施保険医療機関までの搬送に要した費用については療養費として支給し，その額は移送費の算定方法に準じて算定する。
(9) 造血幹細胞採取（臍帯血移植を除く）を行った医療機関と造血幹細胞移植を行った保険医療機関とが異なる場合の診療報酬の請求は，造血幹細胞移植を行った保険医療機関で行い，診療報酬の分配は相互の合議に委ねる。
(令6保医発0305・4)

（編注）臓器等移植に係る感染症検査の取扱いはp.763

参考　造血幹細胞移植の種類と算定

造血幹細胞移植の種類		移植材料	移植材料の採取の費用	提供者の検査の費用
骨髄	①同種移植	骨髄	提供者に係る費用加算可	特定の感染症検査のみ加算可
	②自家移植	骨髄	K921の所定点数を算定	
末梢血幹細胞	③同種移植	末梢血	提供者に係る費用加算可	特定の感染症検査のみ加算可
	④自家移植	末梢血	K921の所定点数を算定	
⑤臍帯血移植		臍帯血	所定点数に含まれる	特定の感染症検査のみ加算可

※　上記のほかに，抗HLA抗体検査を行う場合は抗HLA抗体検査加算（K922「注7」）を算定可

事務連絡　問1　K922造血幹細胞移植のコーディネート体制充実加算について，関係学会による認定を受けている診療科を有する保険医療機関において，当該診療科以外の診療科で造血幹細胞移植を行った場合も，算定できるのか。
答　算定できない。(平30.3.30)

問2　造血幹細胞移植の「注7」抗HLA抗体検査加算については，造血幹細胞移植の所定点数にHLA抗体等の安全確認の費用が含まれると解していたが，別に算定できることとなったのか。また，どのような場合に加算が算定できるのか。
答　そのとおり。造血幹細胞移植を行うに当たり，医学的な必要性があって抗HLA抗体検査を行う場合に加算するものである。(平24.8.9)

問3　K922造血幹細胞移植の同種移植を行う場合について，「診療報酬の算定方法の一部改正に伴う実施上の留意事項について」に「造血幹細胞提供者から造血幹細胞を採取することに係る全ての費用をこの表に掲げる所定点数により算定し，造血幹細胞移植の所定点数に加算する」とあるが，末梢血幹細胞移植を行う場合には加算できないのか。
答　加算できる。(平22.6.11，一部修正)

K922-2　CAR発現生T細胞投与（一連につき）
30,850点

注1　6歳未満の乳幼児の場合は，**乳幼児加算**として，**26点**を所定点数に加算する。
2　CAR発現生T細胞投与に当たって使用した輸血用バッグ及び輸血用針は，所定点数に含まれるものとする。

→**CAR発現生T細胞投与**
アキシカブタゲン　シロルユーセル，リソカブタゲン　マラルユーセル又はチサゲンレクルユーセルを投与した場合に患者1人につき1回に限り算定する。
(令6保医発0305・4)

K922-3　自己骨髄由来間葉系幹細胞投与（一連につき）
22,280点

注　自己骨髄由来間葉系幹細胞投与に当たって

使用した輸血用バッグ及び輸血用針は，所定点数に含まれるものとする。

→自己骨髄由来間葉系幹細胞投与
ヒト（自己）骨髄由来間葉系幹細胞を投与した場合に算定する。
(令6保医発0305・4)

K923 術中術後自己血回収術（自己血回収器具によるもの）
1 濃縮及び洗浄を行うもの　　　5,500点
2 濾過を行うもの　　　　　　　3,500点
注1 併施される手術の所定点数とは別に算定する。
　2 使用した術中術後自己血回収セットの費用は，所定点数に含まれるものとする。

→術中術後自己血回収術　　　　　摘要欄 p.1726
(1) 開心術及び大血管手術で出血量が600mL以上（12歳未満の患者においては10mL/kg）の場合並びにその他無菌的手術で出血量が600mL以上（12歳未満の患者においては10mL/kg）の場合（外傷及び悪性腫瘍の手術を除く。ただし，外傷のうち骨盤骨折，大腿骨骨折等の閉鎖骨折に対する手術においては算定できる）に，術中術後自己血回収術を算定する。
(2) 術中術後自己血回収セットとは，術野から血液を回収して，濃縮及び洗浄を行い，又は濾過を行い，当該手術の際に患者の体内に戻す一連の器具をいう。
(3) 「1」については，術中術後自己血回収セットを用いて血液の濃縮及び洗浄を行った場合に算定する。
(4) 「2」については，術中術後自己血回収セットを用いて血液の濾過を行った場合に算定する。
(令6保医発0305・4)

K924 自己生体組織接着剤作成術　　　4,340点
注 別に厚生労働大臣が定める施設基準〔告示4〕第12・3の2の3，p.1469〕に適合しているものとして地方厚生局長等に届け出た保険医療機関において，自己生体組織接着剤を用いた場合に算定する。

（編注）K924の施行にあたり，材料価格基準・別表Ⅱ「171生体組織接着剤調製用キット」を使用した場合は，特定保険医療材料料が算定できる。

事務連絡 問 自己生体組織接着剤作成術において，骨移植時の移植骨の接着に用いた場合も算定できるか。
答 医療機器製造販売承認書による効能・効果に即して使用した場合に算定できる。
(平24.8.9)

参考 自己生体組織接着剤作成術：貯血式自己血輸血のために採取した患者血漿から，生体組織接着剤の成分となるクリオプレシピテートとトロンビン液を，滅菌閉鎖回路内で自動的に調整するもの（血液成分分離システム「クリオシール」等使用）。自己血漿由来の接着剤を用いることで，感染症のリスクを解消できるメリットがある。

K924-2 自己クリオプレシピテート作製術
（用手法）　　　　　　　　　　　　1,760点
注 別に厚生労働大臣が定める施設基準〔告示4〕第12・3の2の3，p.1469〕に適合しているものとして地方厚生局長等に届け出た保険医療機関において，自己クリオプレシピテートを用いた場合に算定する。

K924-3 同種クリオプレシピテート作製術
　　　　　　　　　　　　　　　　　600点
注 別に厚生労働大臣が定める施設基準〔告示4〕第12・3の2の3，p.1469〕に適合しているものとして地方厚生局長等に届け出た保険医療機関において，同種クリオプレシピテートを用いた場合に算定する。

事務連絡 問1 K924-3同種クリオプレシピテート作製術の施設基準において，「関連学会から示されているガイドライン」とあるが，具体的には何を指すのか。
答 日本輸血・細胞治療学会の「クリオプレシピテート作製プロトコール」及び「FFP-LR240を用いたクリオプレシピテート作製プロトコール」を指す。
問2 K924-3同種クリオプレシピテート作製術について，同種クリオプレシピテート製剤を複数投与した場合はどのように算定するのか。また，作製に使用した血液製剤はどのように算定するのか。
答 同種クリオプレシピテート製剤を複数投与した場合は，投与したクリオプレシピテート製剤1バッグにつき所定点数を1回算定する。その際，当該製剤を作製するのに使用した血液製剤は別に算定する。
(令2.8.25)

第3節　手術医療機器等加算

事務連絡 問1 2以上の手術を同時に行い，第10部手術の「通則14」のただし書に基づき費用を算定する場合に，従たる手術において使用された手術医療機器等について手術医療機器等加算は算定できないのか。
答 手術医療機器等加算については，手術の主従にかかわらず算定できる。
(平22.4.13)
問2 2以上の手術を同時に行い，「診療報酬の算定方法」第10部手術の「通則14」に基づき費用を算定する場合に，従たる手術において使用された手術医療機器等について手術医療機器等加算が算定できるが，従たる手術の費用が算定できない場合は，手術医療機器等加算だけが算定できるか。
答 算定できない。
(平24.3.30)

K930 脊髄誘発電位測定等加算
1 脳，脊椎，脊髄，大動脈瘤又は食道の手術に用いた場合　　　　　　3,630点
2 甲状腺又は副甲状腺の手術に用いた場合　　　　　　　　　　　　3,130点

→脊髄誘発電位測定等加算
(1) 神経モニタリングについては，本区分により加算する。
(2) 「1」に規定する脳，脊椎，脊髄，大動脈瘤又は食道の手術とは，K116からK118まで，K128からK136まで，K138，K139，K142からK142-3まで，K142-5からK142-7，K149の「1」，K149-2，K151-2，K154，K154-2，K159，K160-2，K169，K170，K172，K175からK178-3まで，K181，K183からK190-2まで，K191，K192，K457，K458，K527，K529の「1」及び「2」，K529-2，K529-3，K529-5，K560，K560-2，K609及びK609-2に掲げる手術をいう。なお，これらの項目の所定点数を準用する手術については加算を行わない。
(3) 「2」に規定する甲状腺又は副甲状腺の手術とはK461からK465までに掲げる手術をいう。なお，これらの項目の所定点数を準用する手術については加算を行わない。
(令6保医発0305・4)

K931 超音波凝固切開装置等加算　　3,000点
注 胸腔鏡下若しくは腹腔鏡下による手術，悪性腫瘍等に係る手術又はバセドウ甲状腺全摘（亜全摘）術（両葉）に当たって，超音波凝固切開装置等を使用した場合に算定する。

→超音波凝固切開装置等加算
(1) ベッセルシーリングシステムについては，本区分により加算する。
(2) 「注」に規定する「悪性腫瘍等に係る手術」とは，K031，K053，K374，K374-2，K376，K379-2，K394，K394-2，K395，K461，K461-2，K463，K463-2，K465，K476の「4」からK476の「6」まで，K476の「9」，K476-3，K484，K484-2，K502，K502-4，K504，K511，K514，K514-3からK514-6まで，K522-3，K527，K529，K529-5，K531，K552，K552-2，K643，K645，K645-2，K655の「2」，K655-4の「2」，K657の「2」，K675，K677，K677-2，K695，K697-4からK697-7まで，K702からK704まで，K709-2からK709-5まで，K716，K719の「2」，K719の「3」，K719-5，K740，K748，K756，K773，K779，K779-2，K780，K780-2，K801の「1」，K803，K817の「3」，K843，K843-4，K850，K857，K879及びK889に掲げる手術をいう。
(3) K716小腸切除術の「2」，K719結腸切除術の「2」及びK719-5全結腸・直腸切除嚢肛門吻合術については，クローン病又は潰瘍性大腸炎の再手術に対して超音波凝固切開装置等を用いた場合に限り算定する。

(令6保医発0305・4)

K932　創外固定器加算　　　　10,000点
注　K046，K056-2，K058，K073，K076，K078，K124-2，K125，K180の3，K443，K444及びK444-2に掲げる手術に当たって，創外固定器を使用した場合に算定する。

→創外固定器加算
K046骨折観血的手術及びK073関節内骨折観血的手術については，開放骨折，関節内骨折又は粉砕骨折に対して創外固定器を用いた場合，K058骨長調整手術については，軟骨無形成症及び軟骨低形成症等の骨異形成症，四肢形成不全又は四肢変形の患者に対して脚延長術を行う際に創外固定器を用いた場合，K076観血的関節授動術については，外傷又は変性疾患等により拘縮となった関節に対して創外固定器を用いた場合，K125骨盤骨折観血的手術（腸骨翼骨折を除く）については骨盤骨折（腸骨翼骨折を除く）について創外固定器を用いた場合，K180の「3」頭蓋骨形成手術（骨移動を伴うもの）については頭蓋縫合早期癒合症等の頭蓋骨変形の患者に対して骨延長術を行う際に創外固定器を用いた場合，K443上顎骨形成術については外傷後の上顎骨後位癒着，上顎骨発育不全症又は症候群性頭蓋縫合早期癒合症等の先天異常に対しLe FortⅠ，Ⅱ又はⅢ型骨切離による移動を創外固定器により行う場合，K444下顎骨形成術及びK444-2下顎骨延長術については先天性の第1第2鰓弓症候群，トリーチャー・コリンズ症候群等にみられる小顎症の患者に対して骨形成術又は骨延長術を行う際に創外固定器を用いた場合に算定する。

(令6保医発0305・4)

（編注）骨折創外固定にあたって骨内に留置する固定用金属ピンについては，材料価格基準・別表Ⅱ「076固定用金属ピン」として別に算定可。

K933　イオントフォレーゼ加算　　　　45点
注　K300及びK309に掲げる手術に当たって，イオントフォレーゼを使用した場合に算定する。

→イオントフォレーゼ加算
当該加算を算定した場合，麻酔料は別に算定できない。

(令6保医発0305・4)

K934　副鼻腔手術用内視鏡加算　　　　1,000点
注　K350，K352，K352-3，K362-2及びK365に掲げる手術に当たって，内視鏡を使用した場合に算定する。

K934-2　副鼻腔手術用骨軟部組織切除機器加算　　　　1,000点
注　K340-3からK340-7まで及びK350からK365までに掲げる手術に当たって，副鼻腔手術用骨軟部組織切除機器を使用した場合に算定する。

→副鼻腔手術用骨軟部組織切除機器加算
(1) K934副鼻腔手術用内視鏡加算と併せて算定できる。
(2) 両側に使用した場合であっても一連として所定点数は1回に限り算定する。

(令6保医発0305・4)

事務連絡　問　副鼻腔手術用骨軟部組織切除機器加算については，どのような機器を使用した際に算定できるのか。
答　副鼻腔の軟部組織又は骨関連組織の切除に用いる電動式の器具（シェーバシステム等）を使用した場合に算定できる。

(平24.8.9)

K935　止血用加熱凝固切開装置加算　　　　700点
注　K476に掲げる手術に当たって，止血用加熱凝固切開装置を使用した場合に算定する。

K936　自動縫合器加算　　　　2,500点
注1　K488-4，K511，K513，K514からK514-6まで，K517，K522-3，K524-2，K524-3，K525，K529からK529-3まで，K529-5，K531からK532-2まで，K594の3及び4（ハを除く），K645，K645-2，K654-3，K655，K655-2，K655-4，K655-5，K656-2，K657，K657-2，K662，K662-2，K674，K674-2，K675の2からK675の5まで，K677，K677-2，K680，K684-2，K695の4からK695の7まで，K695-2の4からK695-2の6まで，K696，K697-4，K700からK700-4まで，K702からK703-2まで，K704，K705の2，K706，K709-2からK709-5まで，K711-2，K716からK716-6まで，K719からK719-3まで，K719-5，K732の2，K735，K735-3，K735-5，K739，K739-3，K740，K740-2，K779-3，K803からK803-3まで並びにK817の3に掲げる手術に当たって，自動縫合器を使用した場合に算定する。
2　K552，K552-2，K554，K555，K557からK557-3まで，K560，K594の3及びK594の4のロに掲げる手術に当たって左心耳閉塞用クリップを使用した場合に算定する。

→自動縫合器加算
(1) K514-3，K514-5，K594の「3」並びに「4」の「イ」及び「ロ」，K674，K674-2，K675の「2」からK675の「5」まで，K677，K677-2，K680，K684-2，K696，K705の「2」，K706，K716-3，K716-5及びK779-3に掲げる手術に当たって自動縫合器を使用した場合は，2個を限度として当該加算点数に使用

個数を乗じて得た点数を加算する。
(2) K524-2，K654-3，K655，K662，K662-2，K695の「4」からK695の「7」まで，K695-2の「4」からK695-2の「6」まで，K697-4，K700-2，K700-3，K709-2からK709-5まで，K711-2，K732の「2」，K739及びK739-3に掲げる手術に当たって自動縫合器を使用した場合は，3個を限度として当該加算点数に使用個数を乗じて得た点数を加算する。
(3) K488-4，K522-3，K525，K529の「3」，<u>K529-5</u>，K531，K645，<u>K645-2</u>，K655-4，K655-5，K657-2，K700，<u>K700-4</u>，K702からK703-2まで，K704，K716-4，K716-6，K719からK719-3まで，K735，K735-3，K740及びK740-2に掲げる手術に当たって自動縫合器を使用した場合は，4個を限度として当該加算点数に使用個数を乗じて得た点数を加算する。
(4) K655-2，K657(「3」を除く)，K803からK803-3まで及びK817の「3」に掲げる手術に当たって自動縫合器を使用した場合は，5個を限度として当該加算点数に使用個数を乗じて得た点数を加算する。
(5) K511，K513，K514，K514-2の「1」，K514-4，K514-6，K716，K716-2及びK656-2に掲げる手術に当たって自動縫合器を使用した場合は，6個を限度として当該加算点数に使用個数を乗じて得た点数を加算する。
(6) K514-2の「2」，K514-2の「3」，K529の「1」，K529の「2」，K529-2，K529-3及びK735-5に掲げる手術にあたって自動縫合器を使用した場合は，8個を限度として当該加算点数に使用個数を乗じて得た点数を加算する。
(7) K552，K552-2，K554，K555，K557，K557-2，K557-3，K560，K594の「3」及びK594の「4」の「ロ」に掲げる手術に当たって左心耳閉塞用クリップを使用した場合は，1個を限度として本区分の所定点数を算定する。 (令6保医発0305・4)

事務連絡 問1 K552冠動脈，大動脈バイパス移植術及びK552-2冠動脈，大動脈バイパス移植術(人工心肺を使用しないもの)について，K936自動縫合器加算の注1及び2の加算を併せて算定できるか。
答 注に掲げる加算は，主たるもののみ算定する。 (令2.3.31)
問2 自動縫合器の使用個数に上限が定められていない手術については，使用個数の上限はないのか。
答 医学的に必要な個数を算定できる。 (平16.3.30)
(編注)「肺気腫に対する正中切開による肺縫縮術」の場合，K517肺縫縮術ではなくK511肺切除術で算定するが，この場合の自動縫合器は通知により15個を限度として算定可。

K936-2 自動吻合器加算　　　　　　　　5,500点
　注 K522-3，K525，K529からK529-3まで，<u>K529-5</u>，K531からK532-2まで，K645，<u>K645-2</u>，K655，K655-2，K655-4，K655-5，K657，K657-2，K702，K703，K719の3，K719-2の2，K719-3，<u>K732の2のイ，K732-2</u>，K739，K740，K740-2，K803からK803-3まで及びK817の3に掲げる手術に当たって，自動吻合器を使用した場合に算定する。

→自動吻合器加算
　K655-4，K655-5，K657及びK657-2に掲げる手術に当たって自動吻合器を使用した場合は2個を限度として，それ以外の手術にあっては1個を限度として当該加算点数に使用個数を乗じて得た点数を加算する。 (令6保医発0305・4)

K936-3 微小血管自動縫合器加算　　　　2,500点
　注 K017及びK020に掲げる手術に当たって，微小血管自動縫合器を使用した場合に算定する。

→微小血管自動縫合器加算
　四肢〔手，足，指(手，足)を含む〕以外の部位において，K017遊離皮弁術(顕微鏡下血管柄付きのもの)又はK020自家遊離複合組織移植術(顕微鏡下血管柄付きのもの)を行う際に，微小静脈の縫合のために微小血管自動縫合器を用いた場合に算定する。なお，この場合において，2個を限度として当該加算点数に微小血管自動縫合器用カートリッジの使用個数を乗じて得た点数を加算する。 (令6保医発0305・4)

K937 心拍動下冠動脈，大動脈バイパス移植術用機器加算　　　　30,000点
　注 K552-2に掲げる手術に当たって，心拍動下冠動脈，大動脈バイパス移植術用機器を使用した場合に算定する。

K937-2 術中グラフト血流測定加算　　　2,500点
　注 手術に当たって，機器を用いてグラフト血流を測定した場合に算定する。

→術中グラフト血流測定加算
　冠動脈血行再建術，四肢の血管移植術又はバイパス移植術に当たって超音波トランジットタイム法又は高解像度心外膜超音波法により，グラフトの血流を術中に測定した場合に算定する。 (令6保医発0305・4)
(編注)「冠動脈血行再建術」は，K552及びK552-2(冠動脈，大動脈バイパス移植術)が該当。また，K544，K553，K553-2における「冠動脈血行再建術を伴うもの」においても算定可。「四肢の血管移植術又はバイパス移植術」はK614(四肢の血管)が該当。

K938 体外衝撃波消耗性電極加算　　　　3,000点
　注 K678及びK768に掲げる手術に当たって，消耗性電極を使用した場合に算定する。

→体外衝撃波消耗性電極加算
　消耗性電極とは，1回又は2回以上の使用により消耗し，交換が必要となる電極をいう。なお，この加算は一連の手術について1回のみ算定する。 (令6保医発0305・4)

K939 画像等手術支援加算
　1 ナビゲーションによるもの　　　　2,000点
　　注 K055-2，K055-3，K080の1，K081の1，K082の1，K082-3の1，K131-2，K134-2，K136，K140からK141-2まで，K142(6を除く)，K142-2の1及び2のイ，K142-3，K151-2，K154-2，K158，K161，K167，K169からK172まで，K174の1，K191からK193まで，K235，K236，K313，K314，K340-3からK340-7まで，K342，K343，<u>K343-2の2</u>，K350からK365まで，K511の2，K513の2からK513の4まで，K514の2，K514-2の2，K695，K695-2並びにK697-4に掲げる手術に当たって，ナビゲーションによる支援を行った場合に算定する。
　2 実物大臓器立体モデルによるもの　2,000点
　　注 K055-2，K055-3，K136，K142の6，

K142-2, K151-2, K162, K180, K227, K228, K236, K237, K313, K314の2, K406の2, K427, K427-2, K429, K433, K434及びK436からK444-2までに掲げる手術に当たって, 実物大臓器立体モデルによる支援を行った場合に算定する．
　3　患者適合型手術支援ガイドによるもの　　　　　　　　　　　　　　　　　　2,000点
　　注　K082, K082-3, K437からK439まで及びK444に掲げる手術に当たって, 患者適合型手術支援ガイドによる支援を行った場合に算定する．

→画像等手術支援加算
(1)　画像等手術支援加算は, 当該技術の補助により手術が行われた場合に算定するものであり, 当該技術が用いられた場合であっても, 手術が行われなかった場合は算定できない．
(2)　ナビゲーションによるものとは, 手術前又は手術中に得た画像を3次元に構築し, 手術の過程において, 3次元画像と術野の位置関係をリアルタイムにコンピューター上で処理することで, 手術を補助する目的で用いることをいう．
(3)　実物大臓器立体モデルによるものとは, 手術前に得た画像等により作成された実物大臓器立体モデルを, 手術を補助する目的で用いることをいう．
(4)　患者適合型手術支援ガイドによるものとは, 手術前に得た画像等により作成された実物大の患者適合型手術支援ガイドとして薬事承認を得ている医療機器を, 人工膝関節置換術若しくは再置換術, 下顎骨部分切除術, 下顎骨離断術, 下顎骨悪性腫瘍手術又は下顎骨形成術を補助する目的で用いることをいう．
（令6保医発0305・4）

事務連絡　問1　K939画像等手術支援加算には「1」ナビゲーションによるものと「3」患者適合型手術支援ガイドによるものがあるが,「1」と「3」の両方とも算定可能な手術に対して, 併施算定可能か．
答　いずれか一方のみ算定可能である．
（平26.3.31）
問2　「1」ナビゲーションによるものと「2」実物大臓器立体モデルによるものは, 併施算定可能か．
答　いずれか一方のみ算定可能である．（平20.5.9, 一部修正）
問3　画像等手術支援加算について, 複数の手術を行った場合も1回のみの算定か．
答　複数の手術が行われ, それぞれの手術について点数が算定される場合には, それぞれの手術に対して当該加算が算定できる．
（平20.7.10）

K939-2　術中血管等描出撮影加算　　　　500点
　注　手術に当たって, 血管や腫瘍等を確認するために薬剤を用いて, 血管撮影を行った場合に算定する．

→術中血管等描出撮影加算
　術中血管等描出撮影加算は脳神経外科手術, 冠動脈血行再建術, K017遊離皮弁術（顕微鏡下血管柄付きのもの）の「1」, K476-3動脈（皮）弁及び筋（皮）弁を用いた乳房再建術（乳房切除術後）, K695肝切除術の「2」から「7」まで, K695-2腹腔鏡下肝切除術の「2」から「6」まで又はK803膀胱悪性腫瘍手術の「6」においてインドシアニングリーン若しくはアミノレブリン酸塩酸塩を用いて, 蛍光測定等により血管や腫瘍等を確認した際又は手術において消化管の血流を確認した際に算定する．な

お, 単にX線用, 超音波用又はMRI用の造影剤を用いたのみでは算定できない．
（令6保医発0305・4）

K939-3　人工肛門・人工膀胱造設術前処置加算　　　　　　　　　　　　　　　　　　450点
　注　別に厚生労働大臣が定める施設基準〔告示4第12・3の2の4, p.1470〕に適合しているものとして地方厚生局長等に届け出た保険医療機関において, 手術の前に療養上の必要性を踏まえ, 人工肛門又は人工膀胱を設置する位置を決めた場合に算定する．

→人工肛門・人工膀胱造設術前処置加算
　人工肛門・人工膀胱造設術前処置加算は, 人工肛門等造設後の合併症等の予防のため, 術前の画像診断や触診等により, 腹直筋の位置を確認した上で, 適切な造設部位に術前に印をつけるなどの処置を行うことをいい, 人工肛門又は人工膀胱のケアに従事した経験を5年以上有する看護師等であって, 人工肛門又は人工膀胱のケアにかかる適切な研修を修了したものが, 手術を実施する医師とともに, 術前に実施した場合に算定する．
（令6保医発0305・4）

事務連絡　問　手術医療機器等加算については, 平成24年3月30日付け「疑義解釈資料の送付について（その1）」において, 従たる手術の費用が算定できない場合には算定できない旨回答されているが, 人工肛門・人工膀胱造設術前処置加算の算定要件に「人工肛門・人工膀胱造設術前処置加算は, 人工肛門等造設後の合併症等の予防のため, 術前の画像診断や触診等により, 腹直筋の位置を確認した上で, 適切な造設部位に術前に印をつけるなどの処置を行うこと」とあることから, 算定要件を満たしていれば告示及び通知（手術「通則14」にて, 同一術野, 同一病巣にかかる手術として請求できない等）で人工肛門・人工膀胱造設術の請求ができない場合においても当該加算は請求できるか．
答　人工肛門・人工膀胱造設の手術が算定できない場合にあっても, 当該加算の算定はやむを得ない．
（平24.8.9）

K939-4　削除
K939-5　胃瘻造設時嚥下機能評価加算　2,500点
　注1　K664に掲げる手術に当たって, 嚥下機能評価等を実施した場合に算定する．
　　2　別に厚生労働大臣が定める施設基準〔告示4第12・3の2の5, p.1470〕に適合しているものとして地方厚生局長等に届け出た保険医療機関以外の保険医療機関において実施される場合は, 所定点数の100分の80に相当する点数により算定する．

（編注）「注2」に規定する施設基準が示す「通則16」の施設基準（p.1459）により, 以下の(1)又は(2)の要件のいずれかに該当しない医療機関は100分の80に減算する〔(1)又は(2)のいずれかに該当すれば所定点数で算定する〕．
(1)　年間の胃瘻造設術の実施症例数〔K664-3薬剤投与用胃瘻造設術（栄養剤投与を行わないもの）・頭頸部悪性腫瘍患者の症例を除く〕が50件未満であること．
(2)　年間の胃瘻造設術の実施症例数〔K664-3薬剤投与用胃瘻造設術（栄養剤投与を行わないもの）・頭頸部悪性腫瘍患者の症例を除く〕は50件以上だが, ①胃瘻造設患者全例（減圧ドレナージ目的で胃瘻造設を行う場合など除外規定あり）に事前に嚥下造影又は内視鏡嚥下機能評価検査を行い, かつ, ②35％以上の患者を1年以内に経口摂取のみの栄養方法に回復させているか, もしくは胃瘻造設を行う患者全員に対して多職種による術前カンファレンス・計画書作成・インフォームドコンセントを実施．

→胃瘻造設時嚥下機能評価加算 摘要欄 p.1726
(1) 胃瘻造設前に嚥下造影又は内視鏡下嚥下機能検査による嚥下機能評価を実施し，その結果に基づき，当該保険医療機関に配置されている医師が胃瘻造設の必要性，今後の摂食機能療法の必要性及び方法，胃瘻抜去又は閉鎖の可能性等について患者又はその家族等に十分に説明及び相談を行った上で胃瘻造設術を実施した場合に算定する。
(2) 内視鏡下嚥下機能検査による嚥下機能評価を実施する場合（他の保険医療機関で内視鏡下嚥下機能検査を実施する場合を含む）は，関連学会等が実施する所定の研修を修了した者が実施する。
(3) 他の保険医療機関において嚥下造影による嚥下機能評価を実施した場合又は内視鏡下嚥下機能検査（関連学会等が実施する所定の研修を修了した者が実施する場合に限る）による嚥下機能評価を実施した場合は，当該評価を実施した保険医療機関において，その結果を患者又はその家族等に十分に説明するとともに，胃瘻造設術を実施する保険医療機関に情報提供する。また，胃瘻造設術を実施する保険医療機関と嚥下機能評価を実施した保険医療機関とが異なる場合の診療報酬の請求は，胃瘻造設を行った保険医療機関で行い，診療報酬の分配は相互の合議に委ねる。
(4) 嚥下機能評価の結果及び患者又はその家族等に対する説明の要点を**診療録**に記載する。
(5) 嚥下造影又は内視鏡下嚥下機能検査の実施日を**診療報酬明細書**の摘要欄に記載する。
(6) 当該加算を算定した場合であっても，E003の「7」嚥下造影及びD298-2内視鏡下嚥下機能検査は別に算定できる。
(7) 別に厚生労働大臣が定める施設基準に適合しているものとして地方厚生（支）局長に届け出た保険医療機関以外の保険医療機関において実施される場合は，所定点数の100分の80に相当する点数により算定する。
(令6保医発0305・4)

事務連絡 問 胃瘻造設時嚥下機能評価加算の算定に当たって，内視鏡下嚥下機能検査による嚥下機能評価を実施する場合に修了すべき研修の要件はどのようなものか。
答 ここでいう研修とは，医療関係団体等が主催する5時間以上（休憩時間及び③の演習時間を除く）の研修であって，内視鏡下嚥下機能評価検査及び摂食機能療法について，10年以上の経験を有する医師が監修を行った，嚥下機能評価及び摂食機能療法のための専門的な知識・技術を有する医師の養成を目的とした研修をいう。その際，講義及び演習により，次のすべての内容を含むものであること。
①嚥下機能及び嚥下障害に係る総論
②嚥下造影等による嚥下障害の評価・診断方法
③内視鏡下嚥下機能評価検査の実施方法。この際，被験者に対して挿入・観察を行う演習を行うこと。なお，被験者は，健常者でも差し支えない（施設基準の届出の時点で，D299喉頭ファイバースコピー又はD298-2内視鏡下嚥下機能検査を診療として実施している経験を5年以上有している場合には，当該演習は省略できる）。
④内視鏡下嚥下機能評価検査動画を用いた所見評価
⑤摂食機能療法（嚥下訓練を含む）の実施方法
⑥摂食機能療法（嚥下訓練を含む）の効果評価方法
なお，修了証が交付されるものであり，研修の講師のうち監修者が適当と認めた者については，修了証を交付した上で，研修を受講したとみなせるものとする。
(平26.7.10)

K939-6　凍結保存同種組織加算　81,610点
注　別に**厚生労働大臣が定める施設基準**〔告示4第12・3の2の6, p.1470〕に適合しているものとして地方厚生局長等に届け出た保険医療機関において，心臓，大血管，肝臓，胆道又は膵臓の手術に当たって，凍結保存された同種組織である心臓弁又は血管を用いた場合に算定する。

→凍結保存同種組織加算
(1) K555，K555-3，K557，K557-4，K558，K560，K566，K567，K570，K580からK587まで，K614，K623，K642，K643，K675の「2」から「5」まで，K677-2，K695，K697-5，K697-7，K702の「4」，K703の「4」及びK704に掲げる手術に当たって，凍結保存された同種組織である心臓弁又は血管を用いた場合に限り算定する。
(2) 日本組織移植学会が作成した「ヒト組織を利用する医療行為の安全性確保・保存・使用に関するガイドライン」を遵守した場合に限り算定する。
(3) 組織適合性試験及び同種組織を採取及び保存するために要する全ての費用は，所定点数に含まれ別に算定できない。
(4) 日本組織移植学会が認定した組織バンクにおいて適切に採取，加工及び保存された非生体の同種組織である，生体弁又は血管を使用した場合に限り算定できる。なお，組織移植を行った保険医療機関と組織移植に用いた組織を採取等した保険医療機関とが異なる場合の診療報酬の請求については，組織移植を行った保険医療機関で行うものとし，当該診療報酬の分配は相互の合議に委ねる。
(令6保医発0305・4)

事務連絡 問 K939-6凍結保存同種組織加算について，「組織適合性試験及び同種組織を採取及び保存するために要する全ての費用は，所定点数に含まれ別に算定できない」「組織移植を行った保険医療機関と組織移植に用いた組織を採取等した保険医療機関とが異なる場合の診療報酬の請求については，組織移植を行った保険医療機関で行うものとし，当該診療報酬の分配は相互の合議に委ねる」との内容について，合議の上，組織移植に用いた組織を採取等した保険医療機関が，当該技術の所定点数と異なる費用を組織移植を行った保険医療機関に対して請求することは可能か。
答 それぞれの保険医療機関において要した費用を考慮して相互の合議の上で，当該所定点数と異なる金額（当該所定点数を超える又は未満の金額）を，組織移植に用いた組織を採取等した保険医療機関が組織移植を行った保険医療機関に請求することは可能である。
(平28.3.31)

K939-7　レーザー機器加算
1　レーザー機器加算1　　　　　　50点
2　レーザー機器加算2　　　　　　100点
3　レーザー機器加算3　　　　　　200点
注1　別に**厚生労働大臣が定める施設基準**〔告示4第12・3の7, p.1470〕に適合しているものとして地方厚生局長等に届け出た保険医療機関において，レーザー照射により手術を行った場合に算定する。
2　1については，K406（1に限る），K413（1に限る），K421（1に限る），K423（1に限る）及びK448に掲げる手術に当たって，レーザー手術装置を使用した場合に算定する。
3　2については，K413（2に限る）に掲げる手術に当たって，レーザー手術装置を使用した場合に算定する。
4　3については，K406（2に限る），K409，K411，K421（2に限る），K423（2に限る），K451及びK452に掲げる手術に当た

> って，レーザー手術装置を使用した場合に算定する。

→レーザー機器加算
レーザー機器加算は，口腔内の軟組織の切開，止血，凝固及び蒸散が可能なものとして保険適用されている機器を使用して「注2」から「注4」までに掲げる手術を行った場合に算定する。なお，「通則14」に規定する「同一手術野又は同一病巣につき，2以上の手術を同時に行った場合」に該当しない2以上の手術を算定した場合はそれぞれの手術において算定する。 (令6保医発0305・4)

> **K939-8　超音波切削機器加算**　　1,000点
> 注　K443，K444及びK444-2に掲げる手術に当たって，超音波切削機器を使用した場合に算定する。

> **K939-9　切開創局所陰圧閉鎖処置機器加算**
> 　　5,190点

→切開創局所陰圧閉鎖処置機器加算　摘要欄 p.1726
(1) 切開創局所陰圧閉鎖処置機器加算は，滲出液を持続的に除去し，切開創手術部位感染のリスクを低減させる目的のみで薬事承認を得ている医療機器を，術後縫合創に対して使用した場合に算定する。
(2) 切開創局所陰圧閉鎖処置機器加算の算定対象となる患者は，A301特定集中治療室管理料，A301-3脳卒中ケアユニット入院医療管理料，A301-4小児特定集中治療室管理料，A302新生児特定集中治療室管理料，A302-2新生児特定集中治療室重症児対応体制強化管理料又はA303総合周産期特定集中治療室管理料を算定する患者であって，次に掲げる患者である。なお，次に掲げる患者のいずれに該当するかを**診療報酬明細書**の摘要欄に詳細に記載する。
　ア　BMIが30以上の肥満症の患者
　イ　糖尿病患者のうち，ヘモグロビンA1c（HbA1c）がJDS値で6.6％以上（NGSP値で7.0％以上）の者
　ウ　ステロイド療法を受けている患者
　エ　慢性維持透析患者
　オ　免疫不全状態にある患者
　カ　低栄養状態にある患者
　キ　創傷治癒遅延をもたらす皮膚疾患又は皮膚の血流障害を有する患者
　ク　手術の既往がある者に対して，同一部位に再手術を行う患者
(3) (2)以外の患者に対して当該機器を使用した場合は，当該機器に係る費用はそれぞれの手術の所定点数に含まれ，本加算は算定できない。 (令6保医発0305・4)(令6.5.1)

第4節　薬剤料

> **K940　薬剤**　薬価が15円を超える場合は，薬価から15円を控除した額を10円で除して得た点数につき1点未満の端数を切り上げて得た点数に1点を加算して得た点数とする。
> 注1　薬価が15円以下である場合は，算定しない。
> 　2　使用薬剤の薬価は，別に厚生労働大臣が定める。

第5節　特定保険医療材料料

> **K950　特定保険医療材料**　材料価格を10円で除して得た点数
> 注　使用した特定保険医療材料の材料価格は，別に厚生労働大臣が定める〔告示①，p.984〕。

第2章 特掲診療料

第11部 麻　酔

- 第1節　麻酔料 ………………………………… 875
  - L000　迷もう麻酔 ……………………………… 875
  - L001　筋肉注射による全身麻酔，注腸による麻酔　875
  - L001-2　静脈麻酔 …………………………… 875
  - L002　硬膜外麻酔 …………………………… 875
  - L003　硬膜外麻酔後における局所麻酔剤の持続的注入 ……………………………………………… 875
  - L004　脊椎麻酔 ……………………………… 875
  - L005　上・下肢伝達麻酔 …………………… 875
  - L006　球後麻酔及び顔面・頭頸部の伝達麻酔 ……………………………………………… 875
  - L007　開放点滴式全身麻酔 ………………… 876
  - L008　マスク又は気管内挿管による閉鎖循環式全身麻酔 ……………………………………… 876
  - L008-2　体温維持療法 ……………………… 880
  - L008-3　経皮的体温調節療法 ……………… 880
  - L009　麻酔管理料（Ⅰ）……………………… 880
  - L010　麻酔管理料（Ⅱ）……………………… 882
- 第2節　神経ブロック料 ……………………… 883
  - L100　神経ブロック（局所麻酔剤又はボツリヌス毒素使用）……………………………………… 883
  - L101　神経ブロック（神経破壊剤，高周波凝固法又はパルス高周波法使用）…………………… 883
  - L102　神経幹内注射 ………………………… 884
  - L103　カテラン硬膜外注射 ………………… 884
  - L104　トリガーポイント注射 ……………… 884
  - L105　神経ブロックにおける麻酔剤の持続的注入　884
- 第3節　薬剤料 ………………………………… 884
- 第4節　特定保険医療材料料 ………………… 884

外来管理加算（再診料）　麻酔はすべて併算定不可
DPC　麻酔はすべてDPC包括対象外（出来高）となる。

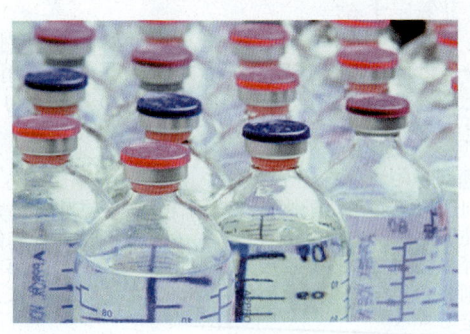

第11部　麻　酔

通則

1　麻酔の費用は，第1節及び第2節の各区分の所定点数により算定する。ただし，麻酔に当たって，薬剤又は別に厚生労働大臣が定める保険医療材料（以下この部において「特定保険医療材料」という）〔告示①，p.984〕を使用した場合は，第1節及び第2節の各区分の所定点数に第3節又は第4節の所定点数を合算した点数により算定する。

2　未熟児，新生児（未熟児を除く），乳児又は1歳以上3歳未満の幼児に対して麻酔を行った場合は，未熟児加算 未 ，新生児加算 新 ，乳児加算 乳 又は幼児加算 幼 として，当該麻酔の所定点数にそれぞれ所定点数の100分の200，100分の200，100分の50又は100分の20に相当する点数を加算する。

3　入院中の患者以外の患者に対し，緊急のために，休日 休 に手術を行った場合又はその開始時間が保険医療機関の表示する診療時間以外の時間 外 若しくは深夜 深 である手術を行った場合の麻酔料及び神経ブロック料は，それぞれ所定点数の100分の80又は100分の40若しくは100分の80に相当する点数を加算した点数により算定し，入院中の患者に対し，緊急のために，休日に手術を行った場合又はその開始時間が深夜である手術を行った場合の麻酔料及び神経ブロック料は，それぞれ所定点数の100分の80に相当する点数を加算した点数により算定する。ただし，A 000初診料の注7のただし書に規定する保険医療機関にあっては，入院中の患者以外の患者に対し，同注のただし書に規定する厚生労働大臣が定める時間〔告示③第3・1，p.1068〕に手術を開始した場合 特外 に限り，所定点数の100分の40に相当する点数を加算した点数により算定する。

4　同一の目的のために2以上の麻酔を行った場合の麻酔料及び神経ブロック料は，主たる麻酔の所定点数のみにより算定する。

5　第1節に掲げられていない麻酔であって特殊なものの費用は，同節に掲げられている麻酔のうちで最も近似する麻酔の各区分の所定点数により算定する。

6　第1節に掲げられていない表面麻酔，浸潤麻酔又は簡単な伝達麻酔の費用は，薬剤を使用したときに限り，第3節の所定点数のみにより算定する。

気管内挿管による閉鎖循環式全身麻酔の場合は，J 024酸素吸入及びJ 045人工呼吸は算定できない。

(3)　検査，画像診断，処置又は手術に当たって，麻酔が前処置と局所麻酔のみによって行われる場合には，麻酔の手技料は検査料，画像診断料，処置料又は手術料に含まれ，算定できない。ただし，薬剤を使用した場合は，各部の薬剤料の規定に基づき薬価基準の定めるところにより算定できる。

(4)　麻酔法の選択については，保険診療の原則に従い，経済面にも考慮を払いつつ，必要に応じ妥当適切な方法を選択することが必要である。なお，特に規定するものについては，当該規定に従い適切に行う。

(5)　第1節及び第2節に掲げる麻酔法（1つに限る）を別の麻酔の補助麻酔，強化麻酔又は前処置として行った場合の麻酔料は，主たる麻酔法の所定点数のみを算定する。この場合，当該一連の麻酔に使用された全ての薬剤については薬剤料として算定できる。
　なお，手術中において他の麻酔法を追加併用した場合も同様に算定する。

(6)　「通則」の麻酔料又は神経ブロック料の所定点数とは，麻酔料又は神経ブロック料の節に掲げられた点数及び各「注」に規定する加算（酸素又は窒素を使用した場合の加算を除く）の合計をいい，「通則」の加算点数は含まない。

(7)　「通則2」の加算及び「通則3」の加算は，第1節麻酔料（麻酔管理料は除く）又は第2節神経ブロック料について適用され，第3節薬剤料については適用されない。この場合，麻酔に要する費用は，麻酔料及び神経ブロック料の所定点数に各「通則」の加算を加えた点数並びに薬剤料の合計点数により算定する。

(8)　「通則2」の未熟児加算は，出生時体重が2,500g未満の新生児に対し，出生後90日以内に麻酔が行われた場合に限り算定できる。

(9)　「通則3」の休日加算，時間外加算又は深夜加算（本項において「時間外加算等」という）の取扱いは，次に掲げるものの他，初診料の時間外加算等と同様である。なお，A 000の「注9」又はA 001の「注7」に規定する夜間・早朝等加算を算定する初診又は再診において実施された麻酔については算定できない。
ア　麻酔料
　　時間外加算等が算定できる緊急手術に伴う麻酔に限り算定できる。
イ　神経ブロック料
　　緊急やむを得ない理由により時間外加算等が算定できる時間に行われた場合に算定できる。

(10)　麻酔料に掲げられていない麻酔であって特殊なものの費用は，その都度当局に内議し，最も近似する麻酔として準用が通知された算定方法により算定する。

(令6保医発0305・4)

→「通則」について　　　摘要欄 p.1727

(1)　血圧降下等当然予測される副作用等を防止するための注射，麻酔の前処置として行われる麻薬並びに鎮静剤等の注射及び投薬に要する費用については，第3節薬剤料の規定に基づき薬価基準の定めるところにより算定できる。

(2)　麻酔の術中に起こる偶発事故に対する処置（酸素吸入，人工呼吸）及び注射（強心剤等）等の費用は，別に算定することができる。ただし，L 008マスク又は

参考　麻酔料の新生児・乳幼児加算

乳幼児加算	新生児（生後28日未満）	乳児（1歳未満）	幼児（1歳以上3歳未満）
	未熟児（生後90日以内）		
所定点数に加算	200/100を加算	50/100を加算	20/100を加算

事務連絡　問　検査，画像診断，処置又は手術に当たって，麻酔が前処置と局所麻酔のみによって行われる場合の薬剤

の費用は、「各部の薬剤料の規定に基づき薬価基準の定めるところにより算定できる」とされているが、処置の際に使用したリドカインテープの費用は、麻酔の部で算定すればよいのか。それとも処置の部で算定すればよいのか。
答 処置の部で算定する。 (平21.7.31，一部修正)

第1節　麻酔料

L000　迷もう麻酔　　　　　　　　　　31点

→迷もう麻酔
(1) 迷もう麻酔とは、吸入麻酔であって、実施時間が10分未満のものをいう。なお、迷もう麻酔の実施時間は、麻酔薬の吸入を最初に行った時間を開始時間とし、検査、画像診断、処置又は手術が終了した時点を終了時間とする。
(2) ガス麻酔器を使用する10分未満の麻酔は、本区分により算定する。なお、ガス麻酔器を使用する麻酔の実施時間は、麻酔器を患者に接続した時間を開始時間とし、当該麻酔器から離脱した時間を終了時間とする。
(令6 保医発0305・4)

L001　筋肉注射による全身麻酔、注腸による麻酔　　　　　　　　　　120点
L001-2　静脈麻酔
　1　短時間のもの　　　　　　　　　　120点
　2　十分な体制で行われる長時間のもの
　　（単純な場合）　　　　　　　　　　600点
　3　十分な体制で行われる長時間のもの（複雑な場合）　　　　　　　　1,100点
　注1　3歳以上6歳未満の幼児に対して静脈麻酔を行った場合は、**幼児加算**として、所定点数にそれぞれ所定点数の**100分の10**に相当する点数を加算する。
　　2　3については、静脈麻酔の実施時間が2時間を超えた場合は、**麻酔管理時間加算**として、**100点**を所定点数に加算する。

→静脈麻酔
(1) 静脈麻酔とは、静脈注射用麻酔剤を用いた全身麻酔であり、意識消失を伴うものをいう。
(2) 「1」は、静脈麻酔の実施の下、検査、画像診断、処置又は手術が行われた場合であって、麻酔の実施時間が10分未満の場合に算定する。
(3) 「2」及び「3」は、静脈注射用麻酔剤を用いた全身麻酔を10分以上行った場合であって、L008マスク又は気管内挿管による閉鎖循環式全身麻酔以外の静脈麻酔が行われた場合に算定する。ただし、安全性の観点から、呼吸抑制等が起きた場合等には速やかにマスク又は気管内挿管による閉鎖循環式全身麻酔に移行できる十分な準備を行った上で、医療機器等を用いて十分な監視下で行わなければならない。
(4) 「3」に規定する複雑な場合とは、常勤の麻酔科医が専従で当該麻酔を実施した場合をいう。
(5) 静脈麻酔の実施時間は、静脈注射用麻酔剤を最初に投与した時間を開始時間とし、当該検査、画像診断、処置又は手術が終了した時間を終了時間とする。
(6) 「注1」における所定点数とは、「注2」における加算点数を合算した点数をいう。
(令6 保医発0305・4)

参考 ① 小児における次の診療行為に対するL001-2静脈麻酔の算定は、原則として認められる。
(1) 骨髄穿刺，(2) 腰椎穿刺，(3) CT撮影，(4) MRI撮影
(令6.12.27 支払基金)

② 成人における次の診療行為に対するL001-2静脈麻酔の算定は、原則として認められない。
(1) 上部消化管内視鏡検査，(2) 下部消化管内視鏡検査
(令7.2.28 支払基金)

L002　硬膜外麻酔
　1　頸・胸部　　　　　　　　　　1,500点
　2　腰部　　　　　　　　　　　　　800点
　3　仙骨部　　　　　　　　　　　　340点
　注　実施時間が2時間を超えた場合は、**麻酔管理時間加算**として、30分又はその端数を増すごとに、それぞれ**750点**、**400点**、**170点**を所定点数に加算する。

→硬膜外麻酔
(1) 実施時間は、硬膜外腔に当該麻酔を施行するために局所麻酔剤を注入した時点を開始時間とし、当該検査、画像診断、処置又は手術の終了した時点を終了時間として計算する。
(2) 第12胸椎と第1腰椎の間より硬膜外針を刺入した場合は「1」で算定する。また、第5腰椎と第1仙椎の間より硬膜外針を刺入した場合は「2」で算定する。
(令6 保医発0305・4)

L003　硬膜外麻酔後における局所麻酔剤の持続的注入（1日につき）（麻酔当日を除く）
　　　　　　　　　　　　　　　　　　　80点
　注　精密持続注入を行った場合は、**精密持続注入加算**として、1日につき**80点**を所定点数に加算する。

→硬膜外麻酔後における局所麻酔剤の持続的注入
　精密持続注入とは、自動注入ポンプを用いて1時間に10mL以下の速度で局所麻酔剤を注入するものをいう。
(令6 保医発0305・4)

L004　脊椎麻酔　　　　　　　　　　850点
　注　実施時間が2時間を超えた場合は、**麻酔管理時間加算**として、30分又はその端数を増すごとに、**128点**を所定点数に加算する。

参考 脊椎麻酔：くも膜下腔に局所麻酔剤を注入して、脊髄の前根と後根とを遮断ブロックする方法（知覚、運動および自律神経の麻痺）で、腰椎麻酔ともいう。

→脊椎麻酔
　実施時間は、くも膜下腔に局所麻酔剤を注入した時点を開始時間とし、当該検査、画像診断、処置又は手術の終了した時点を終了時間として計算する。 (令6 保医発0305・4)

参考 次の場合のリドカインテープ剤（ペンレステープ等）の算定は、原則として認められない。
(1) L004脊椎麻酔時，(2) ゴセレリン酢酸塩デポ（ゾラデックスデポ等）投与時
(令6.12.27 支払基金)

L005　上・下肢伝達麻酔　　　　　　170点

→上・下肢伝達麻酔
(1) 上肢伝達麻酔は、検査、画像診断、処置又は手術のために腕神経叢の麻酔を行った場合に算定する。
(2) 下肢伝達麻酔は、検査、画像診断、処置又は手術のために少なくとも坐骨神経及び大腿神経の麻酔を行った場合に算定する。
(令6 保医発0305・4)

L006　球後麻酔及び顔面・頭頸部の伝達麻酔（瞬目麻酔及び眼輪筋内浸潤麻酔を含む）150点

→球後麻酔と顔面伝達麻酔を同時に行った場合
　主たるもののみで算定し，重複して算定できない。
（令6保医発0305・4）

L007　開放点滴式全身麻酔　　　310点

→開放点滴式全身麻酔
　ガス麻酔器を使用する10分以上20分未満の麻酔は，本区分により算定する。なお，ガス麻酔器を使用する麻酔の実施時間は，麻酔器に接続した時間を開始時間とし，当該麻酔器から離脱した時間を終了時間とする。
（令6保医発0305・4）

L008　マスク又は気管内挿管による閉鎖循環式全身麻酔
1　人工心肺を用い低体温で行う心臓手術，K552-2冠動脈，大動脈バイパス移植術（人工心肺を使用しないもの）であって低体温で行うものが行われる場合又は分離肺換気及び高頻度換気法が併施される麻酔の場合
　イ　別に厚生労働大臣が定める麻酔が困難な患者〔告示4別表第11の2，p.879〕に行う場合　　　24,900点
　ロ　イ以外の場合　　　18,200点
2　坐位における脳脊髄手術，人工心肺を用いる心臓手術（低体温で行うものを除く）若しくはK552-2冠動脈，大動脈バイパス移植術（人工心肺を使用しないもの）（低体温で行うものを除く）が行われる場合又は低体温麻酔，分離肺換気による麻酔若しくは高頻度換気法による麻酔の場合（1に掲げる場合を除く）
　イ　別に厚生労働大臣が定める麻酔が困難な患者〔告示4別表第11の2，p.879〕に行う場合　　　16,720点
　ロ　イ以外の場合　　　12,190点
3　1若しくは2以外の心臓手術が行われる場合又は伏臥位で麻酔が行われる場合（1又は2に掲げる場合を除く）
　イ　別に厚生労働大臣が定める麻酔が困難な患者〔告示4別表第11の2，p.879〕に行う場合　　　12,610点
　ロ　イ以外の場合　　　9,170点
4　腹腔鏡を用いた手術若しくは検査が行われる場合又は側臥位で麻酔が行われる場合（1から3までに掲げる場合を除く）
　イ　別に厚生労働大臣が定める麻酔が困難な患者〔告示4別表第11の2，p.879〕に行う場合　　　9,130点
　ロ　イ以外の場合　　　6,610点
5　その他の場合
　イ　別に厚生労働大臣が定める麻酔が困難な患者〔告示4別表第11の2，p.879〕に行う場合　　　8,300点
　ロ　イ以外の場合　　　6,000点
注1　一の当該全身麻酔において複数の項目に係る手術等が行われる場合には，最も高い点数の項目により算定する。
2　全身麻酔の実施時間が2時間を超えた場合は，**麻酔管理時間加算**として，30分又はその端数を増すごとに，次に掲げる点数を所定点数に加算する。
　イ　1に掲げる項目に係る手術等により実施時間が2時間を超えた場合　　　1,800点
　ロ　2に掲げる項目に係る手術等により実施時間が2時間を超えた場合　　　1,200点
　ハ　3に掲げる項目に係る手術等により実施時間が2時間を超えた場合　　　900点
　ニ　4に掲げる項目に係る手術等により実施時間が2時間を超えた場合　　　660点
　ホ　5に掲げる項目に係る手術等により実施時間が2時間を超えた場合　　　600点
3　酸素を使用した場合は，その価格を10円で除して得た点数（酸素と併せて窒素を使用した場合は，それぞれの価格を10円で除して得た点数を合算した点数）を加算する。酸素及び窒素の価格は，別に厚生労働大臣が定める（p.746）。
4　硬膜外麻酔を併せて行った場合は，**硬膜外麻酔併施加算**として，次に掲げる点数を所定点数に加算する。
　イ　頸・胸部　　　750点
　ロ　腰部　　　400点
　ハ　仙骨部　　　170点
5　注4について，硬膜外麻酔の実施時間が2時間を超えた場合は，**麻酔管理時間加算**として，30分又はその端数を増すごとに，注4のイからハまでに掲げる点数にそれぞれ375点，200点，85点を更に所定点数に加算する。
6　マスク又は気管内挿管による閉鎖循環式全身麻酔と同一日に行ったD220呼吸心拍監視の費用は，所定点数に含まれるものとする。
7　心臓手術が行われる場合若しくは別に厚生労働大臣が定める麻酔が困難な患者〔告示4別表第11の2，p.879〕のうち冠動脈疾患若しくは弁膜症のものに行われる場合又は弁膜症のものに対するカテーテルを用いた経皮的心臓手術が行われる場合において，術中に経食道心エコー法を行った場合には，**術中経食道心エコー連続監視加算**として，880点又は1,500点を所定点数に加算する。
8　同種臓器移植術（生体を除く）の麻酔を行った場合は，**臓器移植術加算**として，15,250点を所定点数に加算する。
9　L100神経ブロックを併せて行った場合は，**神経ブロック併施加算**として，次に掲げる点数をそれぞれ所定点数に加算する。ただし，イを算定する場合は，注4及び注5に規定する加算は別に算定できない。
　イ　別に厚生労働大臣が定める患者〔告示4第12の2・1の2，p.879〕に対して

行う場合　　　　　　　　　　　450点
　　ロ　イ以外の場合　　　　　　　　　45点
　10　別に厚生労働大臣が定める麻酔が困難な患者〔告示④別表第11の2, p.879〕について，腹腔鏡下手術（K672-2腹腔鏡下胆嚢摘出術及びK718-2腹腔鏡下虫垂切除術を除く）が行われる場合において，術中に非侵襲的血行動態モニタリングを実施した場合に，**非侵襲的血行動態モニタリング加算**として，500点を所定点数に加算する。
　11　K561ステントグラフト内挿術（血管損傷以外の場合において，胸部大動脈に限る），K609動脈血栓内膜摘出術（内頸動脈に限る），K609-2経皮的頸動脈ステント留置術又は人工心肺を用いる心臓血管手術において，術中に非侵襲的に脳灌流のモニタリングを実施した場合に，**術中脳灌流モニタリング加算**として，1,000点を所定点数に加算する。

【2024年改定による主な変更点】 L008「2」の対象から「低血圧麻酔」が削除された。

（編注）厚生労働大臣が定める酸素及び窒素の価格は，処置の部 J201酸素加算の項 (p.746) 参照。

→マスク又は気管内挿管による閉鎖循環式全身麻酔
(1) ガス麻酔器を使用する閉鎖式・半閉鎖式等の全身麻酔を20分以上実施した場合は，本区分により算定する。
(2) 静脈注射用麻酔剤を用いて全身麻酔を実施した場合であって，マスク又は気管内挿管による酸素吸入又は酸素・亜酸化窒素混合ガス吸入と併用する場合は，20分以上実施した場合は，本区分により算定する。
(3) 本区分の全身麻酔の実施時間は，当該麻酔を行うために閉鎖循環式全身麻酔器を患者に接続した時点を開始時間とし，患者が当該麻酔器から離脱した時点を終了時間とする。なお，これ以外の観察等の時間は実施時間に含めない。
(4) 流量計を装置した酸素ボンベ及びエーテル蒸発装置を使用し，気管内チューブ挿入吹送法又はノンレブリージングバルブを使用して麻酔を維持した場合は本区分により算定できる。　　　　　　　　　（令6保医発0305・4）

→「注7」「麻酔が困難な患者」　　摘要欄 p.1727
麻酔が困難な患者とは，以下に掲げるものをいい，麻酔前の状態により評価する。
ア　心不全（NYHA Ⅲ度以上のものに限る）の患者
イ　狭心症（CCS分類Ⅲ度以上のものに限る）の患者
ウ　心筋梗塞（発症後3月以内のものに限る）の患者
エ　大動脈閉鎖不全，僧帽弁閉鎖不全又は三尖弁閉鎖不全（いずれも中等度以上のものに限る）の患者
オ　大動脈弁狭窄（経大動脈弁血流速度4m/秒以上，大動脈弁平均圧較差40mmHg以上又は大動脈弁口面積1cm²以下のものに限る）又は僧帽弁狭窄（僧帽弁口面積1.5cm²以下のものに限る）の患者
カ　植込型ペースメーカー又は植込型除細動器を使用している患者
キ　先天性心疾患（心臓カテーテル検査により平均肺動脈圧25mmHg以上であるもの又は，心臓超音波検査によりそれに相当する肺高血圧が診断されているものに限る）の患者
ク　肺動脈性肺高血圧症（心臓カテーテル検査により平均肺動脈圧25mmHg以上であるもの又は，心臓超音波検査によりそれに相当する肺高血圧が診断されているものに限る）の患者
ケ　呼吸不全（動脈血酸素分圧60mmHg未満又は動脈血酸素分圧・吸入気酸素分画比300未満のものに限る）の患者
コ　換気障害（1秒率70%未満かつ肺活量比70%未満のものに限る）の患者
サ　気管支喘息（治療が行われているにもかかわらず，中発作以上の発作を繰り返すものに限る）の患者
シ　糖尿病〔HbA1cがJDS値で8.0%以上（NGSP値で8.4%以上），空腹時血糖160mg/dL以上又は食後2時間血糖220mg/dL以上のものに限る〕の患者
ス　腎不全（血清クレアチニン値4.0mg/dL以上に限る）の患者
セ　肝不全（Child-Pugh分類B以上のものに限る）の患者
ソ　貧血（Hb6.0g/dL未満のものに限る）の患者
タ　血液凝固能低下（PT-INR2.0以上のものに限る）の患者
チ　DICの患者
ツ　血小板減少（血小板5万/uL未満のものに限る）の患者
テ　敗血症（SIRSを伴うものに限る）の患者
ト　ショック状態（収縮期血圧90mmHg未満のものに限る）の患者
ナ　完全脊髄損傷（第5胸椎より高位のものに限る）の患者
ニ　心肺補助を行っている患者
ヌ　人工呼吸を行っている患者
ネ　透析を行っている患者
ノ　大動脈内バルーンパンピングを行っている患者
ハ　BMI 35以上の患者　　　　　　　　（令6保医発0305・4）

→「麻酔が困難な患者」に該当した場合
本区分「1」から「5」までの「イ」に掲げる点数により算定する場合にあっては，(4)（上記通知「麻酔が困難な患者」）のアからハまでの中から該当する状態を**診療報酬明細書**の摘要欄に記載する。　　（令6保医発0305・4）

→時間外加算等における「所定点数」
本区分について「通則3」の加算を算定する場合の所定点数は，「注2」，「注4」，「注5」及び「注7」による加算を含むものとする。　　　　（令6保医発0305・4）

→麻酔の種類等について
ア　「心臓手術」とは，開胸式心大血管手術をいう。
イ　「高頻度換気法」とは，特殊な換気装置を使用し，1回換気量を少なくし，換気回数を著しく増加させた換気法をいう。なお，この場合の「換気回数」は概ね1分間に60回以上である。
ウ　「低体温麻酔」は，重度脳障害患者への治療的低体温では算定できない。　　　　　（令6保医発0305・4）

→麻酔の種類等における実施時間について
ア　「低体温麻酔」については，クーリングを開始した時点から復温する時点までをいう。
イ　「高頻度換気法による麻酔」については，特殊な換気装置を作動させた時点から終了させた時点までをいう。
ウ　「人工心肺を使用した麻酔」については，人工心肺装置に接続し装置を動かし始めた時点から装置を停止した時点までをいう。　　　　　（令6保医発0305・4）

→複数の麻酔や手術を一の全身麻酔で行う場合
複数の点数に分類される麻酔や手術が一の全身麻酔の中で行われる場合においては，行われた麻酔の中で最も高い点数のものを算定する。なお，ここでいう一の全身麻酔とは，当該麻酔を行うために閉鎖循環式全身麻酔器を接続した時点を開始とし，患者が麻酔器から離脱した時点を終了とする麻酔をいう。　　　　　　　　　　（令6保医発0305・4）

→「注8」臓器移植術加算
　臓器移植術加算は，K 514-4同種死体肺移植術，K 605-2同種心移植術，K 605-4同種心肺移植術，K 697-7同種死体肝移植術，K 709-3同種死体膵移植術，K 709-5同種死体膵腎移植術，K 716-6同種死体小腸移植術又はK 780同種死体腎移植術が算定できる場合に限り算定する。
（令6保医発0305・4）

→麻酔の実施時間
ア　全身麻酔の実施時間は，(3)〔編注：マスク又は気管内挿管による閉鎖循環式全身麻酔の通知(3)〕により計算する。
イ　当該麻酔の開始時間及び終了時間を麻酔記録に記載する。
ウ　複数の点数の区分に当たる麻酔が行われた場合は，以下のように算定する。
　(イ)　同じ点数区分にある麻酔の時間について合算する。
　(ロ)　麻酔時間の基本となる2時間については，その点数の高い区分の麻酔時間から順に充当する。
　(ハ)　(ロ)の計算を行った残りの時間について，それぞれ「注2」の規定に従い30分又はその端数を増すごとに加算を行う。
　(ニ)　(ハ)の場合において，各々の区分に係る麻酔が30分を超えない場合については，それらの麻酔の実施時間を合計し，その中で実施時間の長い区分から順に加算を算定する。なお，いずれの麻酔の実施時間も等しい場合には，その中で最も高い点数の区分に係る加算を算定する。

例1　麻酔が困難な患者以外の患者に対し，次の麻酔を行った場合
①最初に仰臥位で10分間
②次に伏臥位で2時間30分間
③最後に仰臥位で20分間
　の計3時間の麻酔を行った場合
●基本となる2時間に②の2時間を充当　　　9,170点
●②の残り30分の加算　　　　　　　　　　　900点
●仰臥位で行われた①と③を合計して30分の加算
　　　　　　　　　　　　　　　　　　　　　600点
【算定点数】　　　　　　　　　　　　　10,670点

例2　麻酔が困難な患者に対し，次の麻酔を行った場合
①最初に仰臥位で10分間
②次に側臥位で1時間20分間
③最後に仰臥位で47分間
　の計2時間17分の麻酔を行った場合
●基本となる2時間に②の1時間20分＋①と③の
　57分のうち40分　　　　　　　　　　　9,130点
●①と③の残り17分の加算　　　　　　　　　600点
【算定点数】　　　　　　　　　　　　　 9,730点

例3　麻酔が困難な患者に対し，次の麻酔を行った場合
①最初に仰臥位で5分間
②次に側臥位で21分間
③次に分離肺換気で1時間27分間
④次に側臥位で30分間
⑤最後に仰臥位で5分間
　の計2時間28分の麻酔を行った場合
●基本となる2時間に③の1時間27分＋②と④の
　51分のうち33分　　　　　　　　　　　16,720点
●②と④の残り18分＋①と⑤の10分の合計28分の
　加算　　　　　　　　　　　　　　　　　660点
【算定点数】　　　　　　　　　　　　　17,380点

例4　麻酔が困難な患者に対し，次の心臓手術の麻酔を行った場合
①最初に仰臥位で10分間
②次に心臓手術を人工心肺装置を使用せずに45分間
③次に心臓手術を人工心肺装置を使用して2時間25分間
④次に心臓手術を人工心肺装置を使用せずに1時間
⑤最後に仰臥位で10分間
　の計4時間30分の麻酔を行った場合
●基本となる2時間に③の2時間を充当　　16,720点
●②＋④で1時間45分となり，このうち30分×3
　の加算　　　　　　　　　　　　　　　2,700点
●③の残り25分間と④の残り15分間のうち5分間
　を加算　　　　　　　　　　　　　　　1,200点
●①＋⑤の20分間と④の残り10分間を加算　600点
【算定点数】　　　　　　　　　　　　　21,220点
（令6保医発0305・4）（令6.5.30）

→酸素・窒素（「注3」）
ア　酸素又は窒素の価格は，「酸素及び窒素の価格」(p.746)の定めるところによる。
イ　酸素及び窒素を動力源とする閉鎖循環式麻酔装置を使用して全身麻酔を施行した場合，動力源として消費される酸素及び窒素の費用は，「注3」の加算として算定できない。
（令6保医発0305・4）

→硬膜外麻酔併施加算（「注4」）
　硬膜外麻酔を併せて行った場合は，その区分に応じて「注4」に掲げる点数を所定点数に加算し，さらにその実施時間に応じて「注5」に規定する加算を算定する。
（令6保医発0305・4）

→所定点数に含まれる費用
ア　本区分の麻酔法の際に使用するソーダライム等の二酸化炭素吸着剤の費用は所定点数に含まれ，別に算定できない。
イ　D 220呼吸心拍監視，新生児心拍・呼吸監視，カルジオスコープ（ハートスコープ），カルジオタコスコープの検査に要する費用は本区分の所定点数に含まれ，本区分の所定点数を算定した同一日においては，麻酔の前後にかかわらず，当該検査に要する費用は別に算定できない。
ウ　体温（深部体温を含む）測定の検査に要する費用は本区分の所定点数に含まれ，別に算定できない。
エ　経皮的動脈血酸素飽和度測定又は終末呼気炭酸ガス濃度測定に要する費用は所定点数に含まれ，本区分の所定点数を算定した同一日においては，麻酔の前後にかかわらず，経皮的動脈血酸素飽和度測定及び終末呼気炭酸ガス濃度測定は別に算定できない。
（令6保医発0305・4）

→「注7」術中経食道心エコー連続監視加算
　「注7」に規定する術中経食道心エコー連続監視加算は，手術患者の心臓機能を評価する目的で経食道心エコー法を行った場合に算定できる。
（令6保医発0305・4）

→「注7」麻酔が困難な患者のうち冠動脈疾患又は弁膜症の患者
　「注7」の麻酔が困難な患者のうち冠動脈疾患又は弁膜症の患者とは，(4)の〔保医発通知：「麻酔が困難な患者」とは（p.877）の〕イからオまでに掲げるものをいい，麻酔前の状態により評価する。
（令6保医発0305・4）

→「注9」神経ブロック併施加算　　摘要欄　p.1727
　神経ブロックを超音波ガイド下に併せて行った場合は，「注9」に掲げる点数を所定点数に加算する。この際，硬膜外麻酔の適応となる手術（開胸，開腹，関節置換手術等）を受ける患者であって，当該患者の併存疾患や状態等（服用する薬により硬膜外麻酔が行えない場合を含む）を踏まえ，硬膜外麻酔の代替として神経ブロックを行う医学的必要性があるものに対して実施する場合は「イ」に掲げる点数を，それ以外の患者（硬膜外麻酔の

適応とならない手術を受ける患者を含む）に対して実施する場合は「ロ」に掲げる点数を，それぞれ所定点数に加算する。なお，「イ」の加算を算定する場合は，硬膜外麻酔の代替として神経ブロックを行う医学的必要性を，診療報酬明細書の摘要欄に記載する。　（令6保医発0305・4）

→「注10」非侵襲的血行動態モニタリング加算

動脈圧測定用カテーテル，サーモダイリューション用カテーテル，体外式連続心拍出量測定用センサー等を用いた侵襲的モニタリングが実施されている場合には，算定できない。
（令6保医発0305・4）

→「注11」術中脳灌流モニタリング加算　摘要欄 p.1727

近赤外光を用いて非侵襲的かつ連続的に脳灌流のモニタリングを実施した場合に算定できる。なお，K561ステントグラフト内挿術（血管損傷以外の場合において，胸部大動脈に限る）については，弓部大動脈においてステント留置を行う若しくは弓部3分枝の血管吻合を行う際に術中に非侵襲的に脳灌流のモニタリングを実施した場合にのみ算定できることとし，その医学的必要性を診療報酬明細書の摘要欄に記載する。
（令6保医発0305・4）

●告示4　特掲診療料の施設基準等

別表第11の2　マスク又は気管内挿管による閉鎖循環式全身麻酔に規定する麻酔が困難な患者

心不全の患者
冠動脈疾患の患者
弁膜症の患者
不整脈の患者
先天性心疾患の患者
肺動脈性肺高血圧症の患者
呼吸不全の患者
呼吸器疾患の患者
糖尿病の患者
腎不全の患者
肝不全の患者
血球減少の患者
血液凝固異常の患者
出血傾向のある患者
敗血症の患者
神経障害の患者
BMIが35以上の患者

第12の2　1の2　神経ブロック併施加算のイの対象患者

手術後の疼痛管理を目的とした硬膜外麻酔が適応となる手術を受ける患者であって，当該麻酔の代替として神経ブロックが必要と医学的に認められるもの

事務連絡　マスク又は気管内挿管による閉鎖循環式全身麻酔

問1　マスク又は気管内挿管による閉鎖循環式全身麻酔を実施した場合の計算方法は，（別紙）のような理解で良いか。

答　そのとおり。

（別紙）　マスク又は気管内挿管による閉鎖循環式麻酔の計算方法
（例）次の様な閉鎖循環式麻酔を実施した場合
1　L008の5　（麻酔困難）　8分
2　L008の2　（麻酔困難）　59分
3　L008の2　（麻酔困難）　137分
4　L008の3　（麻酔困難）　55分
5　L008の5　（麻酔困難）　9分
　　　　合計　268分

(イ)　同じ点数区分にある麻酔の時間について合算する。
　L008の2　（麻酔困難）　137分

　L008の3　（麻酔困難）　114分
　L008の5　（麻酔困難）　17分

(ロ)　麻酔時間の基本となる2時間については，その点数の高い区分の麻酔時間から順に充当する。
　L008の2　（麻酔困難）　120分　16,720点
　L008の2　（麻酔困難）　17分
　L008の3　（麻酔困難）　114分
　L008の5　（麻酔困難）　17分

(ハ)　(ロ)の計算を行った残りの時間について，それぞれ「注2」の規定に従い30分又はその端数を増すごとに加算を行う。
　L008の2　（麻酔困難）　120分　16,720点
　L008の3　（麻酔困難）　90分　2,700点
　L008の3　（麻酔困難）　24分…①
　L008の2　（麻酔困難）　17分…②
　L008の5　（麻酔困難）　17分…③

(ニ)　(ハ)の場合において，各々の区分に係る麻酔が30分を超えない場合については，それらの麻酔の実施時間を合計し，その中で実施時間の長い区分から順に加算を算定する。なお，いずれの麻酔の実施時間も等しい場合には，その中で最も高い点数の区分に係る加算を算定する。

ア　合算時間
　　①24分＋②17分＋③17分＝④58分
　　↓
イ　実施時間の長い順，更に実施時間が等しい場合は，点数の高い順
　　L008の3　（麻酔困難）　24分…①
　　L008の2　（麻酔困難）　17分…②
　　L008の5　（麻酔困難）　17分…③

ウ　合算時間が0分を超えているので，
　　L008の3　（麻酔困難）　30分…⑤　900点

エ　合算時間から30分を引いた時間が
　　④58分－⑤30分＝⑥残り28分
　　であり，0分を超えているので，
　　L008の2　（麻酔困難）　30分…⑦　1,200点

オ　合算時間から30分を引いた時間から30分を引いた時間が
　　⑥28分－⑦30分＝△2分
　　であり，0分を超えないため，更なる加算は算定しない。
　　以上の点数を合計して計算終了
　　L008の2　（麻酔困難）　　16,720点
　　L008の3　（麻酔困難）　　2,700点
　　L008の3　（麻酔困難）　　900点
　　L008の2　（麻酔困難）　　1,200点
　　　　　　　　合計　　21,520点

問2　マスク又は気管内挿管による閉鎖循環式全身麻酔において，心臓手術，腹腔鏡手術の時間は，どこからどこまでか。

答　各手術が行われる麻酔の時間は，それぞれの手術の開始から終了までの時間により計算する。ただし，"人工心肺を用い"，"低体温で行う" といった限定がされている手術については，それぞれ「人工心肺」及び「低体温」が実施されている時間のみを，その区分の麻酔が行われている時間として計算する。

問3　マスク又は気管内挿管による閉鎖循環式全身麻酔において，硬膜外麻酔の時間加算は，麻酔時間に従って計算するのか。

答　硬膜外麻酔を実際に行っていた時間に応じて加算する。ただし，当該麻酔の開始前及び終了以降の時間は加えない。
（平20.3.28）

問4　マスク又は気管内挿管による閉鎖循環式全身麻酔の「注5」における「硬膜外麻酔の実施時間」とは，当該「マスク又は気管内挿管による閉鎖循環式全身麻酔」を実施した

時間と同じとして算定するのか。
答　硬膜外麻酔を，当該「マスク又は気管内挿管による閉鎖循環式全身麻酔」の開始前から終了以降まで実施した場合は，そのように算定する。
(平20.5.9)

問5　マスク又は気管内挿管による閉鎖循環式全身麻酔の各区分の麻酔の開始時間及び終了時間はどの時点をいうのか。

答　「分離肺換気麻酔」については，挿管を行った時点から抜管した時点までをいう。ただし，腹部や頸部操作を伴う食道手術の際のように，同一麻酔で分離した肺換気を全く行っていない時間帯がある場合には，当該時間は算入しない。

「低体温麻酔」については，クーリングを開始した時点から，復温する時点までをいう。ただし，当該麻酔の開始以前に既にクーリングを行っていた場合，又は復温しないまま麻酔を終了した場合は，それぞれ，麻酔の開始又は終了の時間をもって，低体温麻酔の開始又は終了の時間とする。

「高頻度換気法による麻酔」については，特殊な換気装置を作動させた時点から，終了した時点までをいう。

「人工心肺を使用した時間」については，人工心肺装置に接続し，装置を動かし始めた時点から，装置を停止した時点までをいう。
(平20.7.10)

参考　① 次の手術時のＬ008マスク又は気管内挿管による閉鎖循環式全身麻酔「2」の算定は，原則として認められる。
(1) 肺切除術（胸腔鏡下を含む）
(2) Ｋ502縦隔腫瘍，胸腺摘出術
(3) Ｋ196-2胸腔鏡下交感神経節切除術（両側）

② 次の手術時のＬ008マスク又は気管内挿管による閉鎖循環式全身麻酔「2」の算定は，原則として認められない。
(1) 乳癌手術
(2) Ｋ697-2肝悪性腫瘍マイクロ波凝固法　(令6.2.29 支払基金)

③ 閉鎖循環式全身麻酔時の笑気ガスの使用量は，原則として1分間当たり4Ｌまで認められる。(令6.4.30 支払基金)

④ 閉鎖循環式全身麻酔を伴う眼科手術以外の手術時における眼軟膏剤（タリビッド眼軟膏等）の算定は，原則として認められない。(令6.5.31 支払基金)

Ｌ008-2　体温維持療法（1日につき）　12,200点
注1　体温維持療法を開始してから3日間を限度として算定する。
　2　心肺蘇生中に咽頭冷却装置を使用して体温維持療法を開始した場合は，**体温維持迅速導入加算**として，**5,000点**を所定点数に加算する。

→体温維持療法　　　摘要欄 p.1727
(1) 体温維持療法は，心肺蘇生後の患者又は頭部外傷患者〔脳浮腫又は頭蓋内血腫を伴うGlasgow Coma Scale（以下「GCS」という）8点以下の状態にある患者に限る〕に対し，直腸温36℃以下で24時間以上維持した場合に，開始日から3日間に限り算定する。ただし，頭部外傷患者（脳浮腫又は頭蓋内血腫を伴うGCS 8点以下の状態にある患者に限る）の体温維持療法は，一連の治療において，脳脊髄圧モニタリングを行った場合にのみ算定できる。
(2) 重度脳障害患者（脳浮腫又は頭蓋内血腫を伴うGCS 8点以下の状態にある頭部外傷患者を除く）への治療的低体温の場合は算定できない。
(3) 当該点数を算定するに当たり，必ずしも手術を伴う必要はない。
(4) 体温維持迅速導入加算は，目撃された心停止発症後15分以内に医療従事者による蘇生が開始された心停止患者に対して，心拍再開の15分後までに咽頭冷却装置を用いて体温維持を行った場合に算定できる。体温維持迅速導入加算の算定に当たっては，**診療報酬明細書**に症状詳記を記載する。
(5) 中心静脈留置型経皮的体温調節装置システムを用いる場合，G005-2中心静脈注射用カテーテル挿入は所定点数に含まれ，別に算定できない。
(6) (1)に規定する脳脊髄圧モニタリングを行った場合とは，D227頭蓋内圧持続測定又は脳室内若しくは硬膜下腔等にカテーテルを挿入して経時的又は連続的に脳脊髄圧の測定を行った場合のことをいう。
(7) 頭部外傷患者（脳浮腫又は頭蓋内血腫を伴うGCS 8点以下の状態にある患者に限る）に対し体温維持療法を算定した場合は，脳脊髄圧モニタリングの内容等を**診療報酬明細書**の摘要欄に詳細に記載する。
(令6 保医発0305・4)

事務連絡　問　体温維持療法は，重度脳障害の患者への治療的低体温であっても，心肺蘇生後なら算定できるのか。
答　算定できない。
(平20.3.28・一部修正)

Ｌ008-3　経皮的体温調節療法（一連につき）　5,000点

→経皮的体温調節療法
経皮的体温調節療法は，集中治療室等において，くも膜下出血，頭部外傷又は熱中症による急性重症脳障害を伴う発熱患者に対して，中心静脈留置型経皮的体温調節装置を用いて体温調節を行った場合に，一連につき1回に限り算定する。
(令6 保医発0305・4)

Ｌ009　麻酔管理料（Ⅰ）　麻管Ⅰ
1　硬膜外麻酔又は脊椎麻酔を行った場合　250点
2　マスク又は気管内挿管による閉鎖循環式全身麻酔を行った場合　1,050点
注1　別に厚生労働大臣が定める施設基準〔告示4第12の2・2, p.1471〕に適合しているものとして地方厚生局長等に届け出た保険医療機関において，当該保険医療機関の麻酔に従事する医師（麻酔科につき医療法第6条の6第1項に規定する厚生労働大臣の許可を受けた者に限る）が行った場合に算定する。

参考　Ｌ008閉鎖循環式全身麻酔の点数一覧

	閉鎖循環式全身麻酔の種別	2時間以内		2時間超
		麻酔困難者	その他	30分，その端数毎
1	❶人工心肺を用い低体温で行う心臓手術 ❷低体温で行うＫ552-2 ❸分離肺換気及び高頻度換気法併施	24,900	18,200	1,800
2	❹坐位における脳脊髄手術 ❺人工心肺を用いる心臓手術（低体温除く） ❻Ｋ552-2（低体温除く） ❼低体温麻酔 ❽分離肺換気 ❾高頻度換気法	16,720	12,190	1,200
3	❿上記以外の心臓手術 ⓫（上記以外で）伏臥位での麻酔	12,610	9,170	900
4	⓬腹腔鏡を用いた手術・検査 ⓭（上記以外で）側臥位での麻酔	9,130	6,610	660
5	その他の場合	8,300	6,000	600

2 1について，帝王切開術の麻酔を行った場合は，**帝王切開術時麻酔加算**として，700点を所定点数に加算する。
3 L010麻酔管理料（Ⅱ）を算定している場合は算定できない。
4 K017，K020，K136-2，K142-2の1，K151-2，K154-2，K169の1，K172，K175の2，K177，K314の2，K379-2の2，K394の2，K395，K403の2，K415の2，K514の9，K514-4，K519，K529の1，K529-2の1，K529-2の2，K552，K553の3，K553-2の2，K553-2の3，K555の3，K558，K560の1のイからK560の1のハまで，K560の2，K560の3のイからK560の3のニまで，K560の4，K560の5，K560-2の2のニ，K567の3，K579-2の2，K580の2，K581の3，K582の2，K582の3，K583，K584の2，K585，K586の2，K587，K592-2，K605-2，K605-4，K610の1，K645，K645-2，K675の4，K675の5，K677-2の1，K695の4から7まで，K697-5，K697-7，K703，K704，K801の1，K803の2，K803の4及びK803-2に掲げる手術に当たって，L008マスク又は気管内挿管による閉鎖循環式全身麻酔の実施時間が8時間を超えた場合は，**長時間麻酔管理加算**として，7,500点を所定点数に加算する。
5 2について，別に厚生労働大臣が定める施設基準〔告示4第12の2・3の2，p.1471〕に適合しているものとして地方厚生局長等に届け出た保険医療機関に入院している患者に対して，当該保険医療機関の薬剤師が，病棟等において薬剤関連業務を実施している薬剤師等と連携して，周術期に必要な薬学的管理を行った場合は，**周術期薬剤管理加算**として，75点を所定点数に加算する。

（編注）L009麻酔管理料（Ⅰ）は常勤の麻酔科標榜医が行った場合に算定し，L010麻酔管理料（Ⅱ）は常勤の麻酔科標榜医の指導のもと，麻酔科標榜医以外の医師が行った場合に算定する。

→麻酔管理料（Ⅰ）

(1) 当該点数は，麻酔科標榜医により，質の高い麻酔が提供されることを評価するものである。
(2) 麻酔管理料（Ⅰ）は厚生労働大臣が定める施設基準に適合している麻酔科を標榜する保険医療機関において，当該保険医療機関の常勤の麻酔科標榜医〔地方厚生（支）局長に届け出ている医師に限る。以下この項において同じ〕が麻酔前後の診察を行い，かつ専ら当該保険医療機関の常勤の麻酔科標榜医がL002硬膜外麻酔，L004脊椎麻酔又はL008マスク又は気管内挿管による閉鎖循環式全身麻酔を行った場合に算定する。なお，この場合において，緊急の場合を除き，麻酔前後の診察は，当該麻酔を実施した日以外に行われなければならない。
(3) 麻酔科標榜医が，麻酔科標榜医以外の医師と共同して麻酔を実施する場合においては，麻酔科標榜医が，当該麻酔を通じ，麻酔中の患者と同室内で麻酔管理に当たり，主要な麻酔手技を自ら実施した場合に算定する。
(4) 麻酔管理料（Ⅰ）を算定する場合には，麻酔前後の診察及び麻酔の内容を**診療録**に記載する。なお，麻酔前後の診察について記載された麻酔記録又は麻酔中の麻酔記録の**診療録**への添付により**診療録**への記載に代えることができる。
(5) 麻酔管理料（Ⅰ）について，「通則2」（未熟児・新生児・乳児・幼児加算）及び「通則3」（時間外加算等）の加算は適用しない。
(6) 「注5」に規定する周術期薬剤管理加算は，専任の薬剤師が周術期における医療従事者の負担軽減及び薬物療法の有効性，安全性の向上に資する周術期薬剤管理を病棟等において薬剤関連業務を実施している薬剤師等（以下この区分において「病棟薬剤師等」という）と連携して実施した場合に算定する。
(7) 周術期薬剤管理とは，次に掲げるものである。なお，ア及びイについて，その内容を**診療録等**に記載する。
ア 「現行制度の下で実施可能な範囲におけるタスク・シフト／シェアの推進について（令和3年9月30日医政発0930第16号）」の3の3）①等に基づき，周術期の薬学的管理等を実施する。
イ アについては病棟薬剤師等と連携して実施する。
ウ 時間外，休日及び深夜においても，当直等の薬剤師と連携し，安全な周術期薬剤管理が提供できる体制を整備している。
　また，病棟薬剤師等と連携した周術期薬剤管理の実施に当たっては，「根拠に基づいた周術期患者への薬学的管理ならびに手術室における薬剤師業務のチェックリスト」（日本病院薬剤師会）等を参考にする。

（令6保医発0305・4）

事務連絡 周術期薬剤管理加算
問 L009麻酔管理料（Ⅰ）の「注5」及びL010麻酔管理料（Ⅱ）の「注2」に規定する周術期薬剤管理加算について，当直の薬剤師が周術期に必要な薬学的管理を行った場合，当該加算は算定可能か。
答 算定可。ただし，周術期薬剤管理加算の施設基準における専任の薬剤師と連携した上で実施する。

（令4.3.31）

参考 L009「注4」の長時間麻酔管理加算の対象手術

K017	遊離皮弁術（顕微鏡下血管柄付きのもの）
K020	自家遊離複合組織移植術（顕微鏡下血管柄付きのもの）
K136-2	腫瘍脊椎骨全摘術
K142-2	脊椎側彎症手術　1　固定術
K151-2	広範囲頭蓋底腫瘍切除・再建術
K154-2	顕微鏡使用によるてんかん手術（焦点切除術，側頭葉切除術，脳梁離断術）
K169	頭蓋内腫瘍摘出術　1　松果体部腫瘍
K172	脳動静脈奇形摘出術
K175	脳動脈瘤被包術　2　2箇所以上
K177	脳動脈瘤頸部クリッピング
K314	中耳悪性腫瘍手術　2　側頭骨摘出術
K379-2	副咽頭間隙悪性腫瘍摘出術
	2　経側頭下窩によるもの（下顎離断によるものを含む）
K394	喉頭悪性腫瘍手術　2　全摘
K395	喉頭，下咽頭悪性腫瘍手術（頸部，胸部，腹部等の操作による再建を含む）
K403	気管形成手術（管状気管，気管移植等）
	2　開胸又は胸骨正中切開によるもの
K415	舌悪性腫瘍手術　2　亜全摘
K514	肺悪性腫瘍手術　9　胸膜肺全摘
K514-4	同種死体肺移植術
K519	先天性気管狭窄症手術
K529	食道悪性腫瘍手術（消化管再建手術を併施するもの）
	1　頸部，胸部，腹部の操作によるもの

K529-2　胸腔鏡下食道悪性腫瘍手術
　1　頸部，胸部，腹部の操作によるもの
　2　胸部，腹部の操作によるもの
K552　冠動脈，大動脈バイパス移植術
K553　心室瘤切除術（梗塞切除を含む）
　3　冠動脈血行再建術（2吻合以上）を伴うもの
K553-2　左室形成術，心室中隔穿孔閉鎖術，左室自由壁破裂修復術
　2　冠動脈血行再建術（1吻合）を伴うもの
　3　冠動脈血行再建術（2吻合以上）を伴うもの
K555　弁置換術　　3　3弁のもの
K558　ロス手術（自己肺動脈弁組織による大動脈基部置換術）
K560　大動脈瘤切除術（吻合又は移植を含む）
　1　上行大動脈
　　イ　大動脈弁置換術又は形成術を伴うもの
　　ロ　人工弁置換術を伴う大動脈基部置換術
　　ハ　自己弁温存型大動脈基部置換術
　2　弓部大動脈
　3　上行大動脈及び弓部大動脈の同時手術
　　イ　大動脈弁置換術又は形成術を伴うもの
　　ロ　人工弁置換術を伴う大動脈基部置換術
　　ハ　自己弁温存型大動脈基部置換術
　　ニ　その他のもの
　4　下行大動脈
　5　胸腹部大動脈
K560-2　オープン型ステントグラフト内挿術
　2　上行大動脈及び弓部大動脈の同時手術
　ニ　その他のもの
K567　大動脈縮窄（離断）症手術
　3　複雑心奇形手術を伴うもの
K579-2　完全型房室中隔欠損症手術
　2　ファロー四徴症手術を伴うもの
K580　ファロー四徴症手術
　2　末梢肺動脈形成術を伴うもの
K581　肺動脈閉鎖症手術
　3　巨大側副血管症を伴うもの
K582　両大血管右室起始症手術
　2　右室流出路形成を伴うもの
　3　心室中隔欠損閉鎖術及び大血管血流転換を伴うもの（タウシッヒ・ビング奇形手術）
K583　大血管転位症手術
K584　修正大血管転位症手術
　2　根治手術（ダブルスイッチ手術）
K585　総動脈幹症手術
K586　単心室症又は三尖弁閉鎖症手術
　　　フォンタン手術
K587　左心低形成症候群手術（ノルウッド手術）
K592-2　肺動脈血栓内膜摘除術
K605-2　同種心移植術
K605-4　同種心肺移植術
K610　動脈形成術，吻合術　　1　頭蓋内動脈
K645　骨盤内臓全摘術
K645-2　腹腔鏡下骨盤内臓全摘術
K675　胆嚢悪性腫瘍手術
　4　膵頭十二指腸切除を伴うもの
　5　膵頭十二指腸切除及び肝切除（葉以上）を伴うもの
K677-2　肝門部胆管悪性腫瘍手術　　1　血行再建あり
K695　肝切除術
　4　1区域切除（外側区域切除を除く）
　5　2区域切除
　6　3区域切除以上のもの
　7　2区域切除以上であって，血行再建を伴うもの
K697-5　生体部分肝移植術
K697-7　同種死体肝移植術
K703　膵頭部腫瘍手術
K704　膵全摘術
K801　膀胱単純摘除術
　1　腸管利用の尿路変更を行うもの
K803　膀胱悪性腫瘍手術
　2　全摘（腸管等を利用して尿路変更を行わないもの）
　4　全摘（回腸又は結腸導管を利用して尿路変更を行うもの）
K803-2　腹腔鏡下膀胱悪性腫瘍手術

L010　麻酔管理料（Ⅱ） 麻管Ⅱ
1　硬膜外麻酔又は脊椎麻酔を行った場合
　　　　　　　　　　　　　　　　150点
2　マスク又は気管内挿管による閉鎖循環式全身麻酔を行った場合
　　　　　　　　　　　　　　　　450点
注1　別に厚生労働大臣が定める施設基準〔告示4第12の2・3，p.1471〕に適合しているものとして地方厚生局長等に届け出た保険医療機関において行った場合に算定する。
　2　2について，別に厚生労働大臣が定める施設基準〔告示4第12の2・3の2，p.1471〕に適合しているものとして地方厚生局長等に届け出た保険医療機関に入院している患者に対して，当該保険医療機関の薬剤師が，病棟等において薬剤関連業務を実施している薬剤師等と連携して，周術期に必要な薬学的管理を行った場合は，**周術期薬剤管理加算**として，75点を所定点数に加算する。

→麻酔管理料（Ⅱ）
(1)　当該点数は，複数の麻酔科標榜医により麻酔の安全管理体制が確保され，質の高い麻酔が提供されることを評価するものである。
(2)　麻酔管理料（Ⅱ）は厚生労働大臣が定める施設基準に適合している麻酔科を標榜する保険医療機関において，当該保険医療機関において常態として週3日以上かつ週22時間以上の勤務を行っている医師であって，当該保険医療機関の常勤の麻酔科標榜医の指導の下に麻酔を担当するもの（以下この区分において単に「担当医師」という）又は当該保険医療機関の常勤の麻酔科標榜医が，麻酔前後の診察を行い，担当医師が，L002硬膜外麻酔，L004脊椎麻酔又はL008マスク又は気管内挿管による閉鎖循環式全身麻酔を行った場合に算定する。なお，この場合において，緊急の場合を除き，麻酔前後の診察は，当該麻酔を実施した日以外に行われなければならない。また，麻酔前後の診察を麻酔科標榜医が行った場合，当該麻酔科標榜医は，診察の内容を担当医師に共有する。
(3)　主要な麻酔手技を実施する際には，麻酔科標榜医の管理下で行わなければならない。この場合，当該麻酔科標榜医は，麻酔中の患者と同室内にいる必要がある。
(4)　担当医師が実施する一部の行為を，麻酔中の患者の看護に係る適切な研修を修了した常勤看護師が実施しても差し支えないものとする。また，この場合において，麻酔前後の診察を行った担当医師又は麻酔科標榜医は，当該診察の内容を当該看護師に共有する。
(5)　麻酔管理料（Ⅱ）を算定する場合には，麻酔前後の診察及び麻酔の内容を**診療録**に記載する。なお，麻酔前後の診察について記載された麻酔記録又は麻酔中の麻酔記録の**診療録**への添付により**診療録**への記載に代えることができる。
(6)　麻酔管理料（Ⅱ）について，「通則2」（未熟児・新生児・乳児・幼児加算）及び「通則3」（時間外加算等）の加算は適用しない。
(7)　同一の患者について，麻酔管理料（Ⅰ）及び麻酔管

理料（Ⅱ）を併算定することはできないが，同一保険医療機関において麻酔管理料（Ⅰ）及び麻酔管理料（Ⅱ）の双方を異なる患者に算定することは可能である。
(8)　「注2」に規定する周術期薬剤管理加算の取扱いは，L009麻酔管理料（Ⅰ）の(6)及び(7)と同様である。
(令6保医発0305・4)

（編注）　1回の麻酔については，麻酔管理料（Ⅰ）と（Ⅱ）は併算定できないが，同一患者であっても2回以上の麻酔を行った場合は，各麻酔ごとに麻酔管理料（Ⅰ）又は（Ⅱ）を算定できると解される。

事務連絡　麻酔管理料（Ⅱ）

問1　担当医師が実施する一部の行為を，麻酔中の患者の看護に係る適切な研修を修了した常勤看護師が実施する場合，当該行為に係る手順書は，麻酔科標榜医又は担当医師が作成する必要があるのか。
答　そのとおり。
問2　担当医師が実施する一部の行為を，麻酔中の患者の看護に係る適切な研修を修了した常勤看護師が実施する場合，具体的にどのような行為を実施できるのか。
答　医師又は歯科医師が患者の病状や当該看護師の能力を勘案し，指示した診療の補助行為である。なお，研修に係る区分又は行為について実施する場合には，手順書に基づいて実施する必要がある。
(令2.3.31)
問3　常勤の麻酔科標榜医の監督下に，麻酔科標榜医以外の医師が麻酔前後の診察及び麻酔手技を行っても，麻酔管理料（Ⅱ）は算定可能か。
答　算定可能。
(平22.3.29)
問4　麻酔管理料（Ⅰ），麻酔管理料（Ⅱ）について，主要な麻酔手技とは何か。
答　気管内挿管・抜管，マスク挿入・抜去，脊椎麻酔の実施，硬膜外麻酔の実施等である。
(平20.3.28，一部修正)

事務連絡　周術期薬剤管理加算

問　L009麻酔管理料（Ⅰ）の「注5」及びL010麻酔管理料（Ⅱ）の「注2」に規定する周術期薬剤管理加算について，当直の薬剤師が周術期に必要な薬学的管理を行った場合，当該加算は算定可能か。
答　算定可。ただし，周術期薬剤管理加算の施設基準における専任の薬剤師と連携した上で実施する。
(令4.3.31)

第2節　神経ブロック料

L100　神経ブロック（局所麻酔剤又はボツリヌス毒素使用）
1　トータルスパイナルブロック，三叉神経半月神経節ブロック，胸部交感神経節ブロック，腹腔神経叢ブロック，頸・胸部硬膜外ブロック，神経根ブロック，下腸間膜動脈神経叢ブロック，上下腹神経叢ブロック　　　　　　　　　1,500点
2　眼神経ブロック，上顎神経ブロック，下顎神経ブロック，舌咽神経ブロック，蝶形口蓋神経節ブロック，腰部硬膜外ブロック　　　　　　　　　　　　800点
3　腰部交感神経節ブロック，くも膜下脊髄神経ブロック，ヒッチコック療法，腰神経叢ブロック　　　　　　　　　　　570点
4　眼瞼痙攣，片側顔面痙攣，痙性斜頸，上肢痙縮又は下肢痙縮の治療目的でボツリヌス毒素を用いた場合　　　　400点
5　星状神経節ブロック，仙骨部硬膜外ブロック，顔面神経ブロック　　　　　340点
6　腕神経叢ブロック，おとがい神経ブロック，舌神経ブロック，迷走神経ブロック，副神経ブロック，横隔神経ブロック，深頸神経叢ブロック，眼窩上神経ブロック，眼窩下神経ブロック，滑車神経ブロック，耳介側頭神経ブロック，浅頸神経叢ブロック，肩甲背神経ブロック，肩甲上神経ブロック，外側大腿皮神経ブロック，閉鎖神経ブロック，不対神経節ブロック，前頭神経ブロック　　170点
7　頸・胸・腰傍脊椎神経ブロック，上喉頭神経ブロック，肋間神経ブロック，腸骨下腹神経ブロック，腸骨鼠径神経ブロック，大腿神経ブロック，坐骨神経ブロック，陰部神経ブロック，経仙骨孔神経ブロック，後頭神経ブロック，筋皮神経ブロック，正中神経ブロック，尺骨神経ブロック，腋窩神経ブロック，橈骨神経ブロック，仙腸関節枝神経ブロック，頸・胸・腰椎後枝内側枝神経ブロック，脊髄神経前枝神経ブロック　　90点
注　上記以外の神経ブロック（局所麻酔剤又はボツリヌス毒素使用）は，L102神経幹内注射で算定する。

L101　神経ブロック（神経破壊剤，高周波凝固法又はパルス高周波法使用）
1　下垂体ブロック，三叉神経半月神経節ブロック，腹腔神経叢ブロック，くも膜下脊髄神経ブロック，神経根ブロック，下腸間膜動脈神経叢ブロック，上下腹神経叢ブロック，腰神経叢ブロック　3,000点
2　胸・腰交感神経節ブロック，頸・胸・腰傍脊椎神経ブロック，眼神経ブロック，上顎神経ブロック，下顎神経ブロック，舌咽神経ブロック，蝶形口蓋神経節ブロック，顔面神経ブロック　　　　1,800点
3　眼窩上神経ブロック，眼窩下神経ブロック，おとがい神経ブロック，舌神経ブロック，副神経ブロック，滑車神経ブロック，耳介側頭神経ブロック，閉鎖神経ブロック，不対神経節ブロック，前頭神経ブロック　　　　800点
4　迷走神経ブロック，横隔神経ブロック，上喉頭神経ブロック，浅頸神経叢ブロック，肋間神経ブロック，腸骨下腹神経ブロック，腸骨鼠径神経ブロック，外側大腿皮神経ブロック，大腿神経ブロック，坐骨神経ブロック，陰部神経ブロック，経仙骨孔神経ブロック，後頭神経ブロック，仙腸関節枝神経ブロック，頸・胸・腰椎後枝内側枝神経ブロック，脊髄神経前枝神経ブロック　　340点
注　上記以外の神経ブロック（神経破壊剤，高周波凝固法又はパルス高周波法使用）は，L102神経幹内注射で算定する。

→神経ブロック（局所麻酔剤又はボツリヌス毒素使用），神経ブロック（神経破壊剤，高周波凝固法又はパルス高周波法使用）　摘要欄 p.1727
(1)　神経ブロックとは，疼痛管理に専門的知識を持った医師が行うべき手技であり，疾病の治療又は診断を目

的とし，主として末梢の脳脊髄神経節，脳脊髄神経，交感神経節等に局所麻酔剤，ボツリヌス毒素若しくはエチルアルコール（50％以上）及びフェノール（2％以上）等の神経破壊剤の注入，高周波凝固法又はパルス高周波法により，神経内の刺激伝達を遮断することをいう。

(2) 神経ブロックは，疼痛管理を専門としている医師又はその経験のある医師が，原則として局所麻酔剤，ボツリヌス毒素若しくは神経破壊剤，高周波凝固法又はパルス高周波法を使用した場合に算定する。ただし，医学的な必要性がある場合には，局所麻酔剤又は神経破壊剤とそれ以外の薬剤を混合注射した場合においても神経ブロックとして算定できる。なお，この場合において，医学的必要性について診療報酬明細書に記載する。

(3) 同一神経のブロックにおいて，神経破壊剤，高周波凝固法又はパルス高周波法使用によるものは，がん性疼痛を除き，月1回に限り算定する。また，同一神経のブロックにおいて，局所麻酔剤又はボツリヌス毒素により神経ブロックの有効性が確認された後に，神経破壊剤又は高周波凝固法を用いる場合に限り，局所麻酔剤又はボツリヌス毒素によるものと神経破壊剤，高周波凝固法又はパルス高周波法によるものを同一月に算定できる。

(4) 同一名称の神経ブロックを複数か所に行った場合は，主たるもののみ算定する。また，2種類以上の神経ブロックを行った場合においても，主たるもののみ算定する。

(5) 椎間孔を通って脊柱管の外に出た脊髄神経根をブロックする「1」の神経根ブロックに先立って行われる選択的神経根造影等に要する費用は，「1」の神経根ブロックの所定点数に含まれ，別に算定できない。

(6) 神経ブロックに先立って行われるエックス線透視や造影等に要する費用は，神経ブロックの所定点数に含まれ，別に算定できない。

(7) 同一日に神経ブロックと同時に行われたトリガーポイント注射や神経幹内注射については，部位にかかわらず算定できない。
（令6保医発0305・4）

事務連絡 問 L100神経ブロック（局所麻酔剤又はボツリヌス毒素使用）について，神経根ブロックに先立って行われる超音波検査については，別に算定できるか。
答 神経根ブロックの所定点数に含まれ，別に算定できない。
（平28.3.31）

参考【神経根ブロック】原則として，外来患者に対する，神経根ブロックの算定は認められる。【留意事項】神経根を特定して神経ブロックを行うためには，造影又は透視下に正確に神経根を特定しなければならず，こうした処置が神経根ブロックと同時に行われている必要がある。

【星状神経節ブロック】アレルギー性鼻炎に対し，星状神経節ブロックは認められない。【留意事項】医学的根拠に乏しいため現状では認められない。
（平18.3.27 支払基金，最終更新：平26.9.22）

【仙骨部硬膜外ブロック】原則として，陳旧例であっても，しばしば再発，症状の増悪を繰り返す「坐骨神経痛」に対し，仙骨部硬膜外ブロックは認められる。
（平17.4.25 支払基金，最終更新：平26.9.22）

参考 胸郭出口症候群に対するL100の5星状神経節ブロック（局所麻酔剤又はボツリヌス毒素）の算定は，原則として認められる。
（令4.1.31 支払基金）

| L 102 | 神経幹内注射 | 25点 |
| L 103 | カテラン硬膜外注射 | 140点 |

→カテラン硬膜外注射

刺入する部位にかかわらず，所定点数を算定する。
（令6保医発0305・4）

| L 104 | トリガーポイント注射 | 70点 |

→トリガーポイント注射

(1) トリガーポイント注射は，圧痛点に局所麻酔剤あるいは局所麻酔剤を主剤とする薬剤を注射する手技であり，施行した回数及び部位にかかわらず，1日につき1回算定できる。

(2) トリガーポイント注射と神経幹内注射は同時に算定できない。
（令6保医発0305・4）

L 105 神経ブロックにおける麻酔剤の持続的注入（1日につき）（チューブ挿入当日を除く） 80点
注 精密持続注入を行った場合は，**精密持続注入加算**として，1日につき80点を所定点数に加算する。

→神経ブロックにおける麻酔剤の持続的注入

「注」の「精密持続注入」とは，自動注入ポンプを用いて1時間に10mL以下の速度で麻酔剤を注入するものをいう。
（令6保医発0305・4）

第3節 薬剤料

L 200 薬剤 薬価が15円を超える場合は，薬価から15円を控除した額を10円で除して得た点数につき1点未満の端数を切り上げて得た点数に1点を加算して得た点数とする。
注1 薬価が15円以下である場合は，算定しない。
2 使用薬剤の薬価は，別に厚生労働大臣が定める。

参考 薬剤料
薬価基準によるが，算定の単位は1回に使用した総量の価格であって，注射液1筒ごとなどの特定単位にはこだわらない。

参考 次の麻酔時等のデクスメデトミジン塩酸塩（プレセデックス静注液）の算定は，原則として認められる。
(1)L002硬膜外麻酔，(2)L004脊椎麻酔，(3)L005上・下肢伝達麻酔，(4)局所麻酔，(5)DPCレセプトにおける局所麻酔下の非挿管での手術時の鎮静目的での投与。
（令6.3.29 支払基金）

第4節 特定保険医療材料料

L 300 特定保険医療材料 材料価格を10円で除して得た点数
注 使用した特定保険医療材料の材料価格は，別に厚生労働大臣が定める〔告示1，p.984〕。

（編注）麻酔の部で使用される特定保険医療材料として，「019 携帯型ディスポーザブル注入ポンプ」等が告示されている。

第2章　特掲診療料

第12部　放射線治療

第1節　放射線治療管理・実施料 …………… 886	M003　電磁波温熱療法 ……………………… 892
M000　放射線治療管理料 ………………… 886	M004　密封小線源治療 ……………………… 892
M000-2　放射性同位元素内用療法管理料 ………… 887	M005　血液照射 ……………………………… 893
M001　体外照射 ………………………… 888	第2節　特定保険医療材料料 ………………… 893
M001-2　ガンマナイフによる定位放射線治療 …… 889	
M001-3　直線加速器による放射線治療 …………… 889	
M001-4　粒子線治療 …………………… 890	
M001-5　ホウ素中性子捕捉療法 ………………… 891	
M002　全身照射 ………………………… 891	

外来管理加算（再診料） 放射線治療はすべて併算定不可

DPC 放射線治療はすべてDPC包括対象外（出来高）となる。

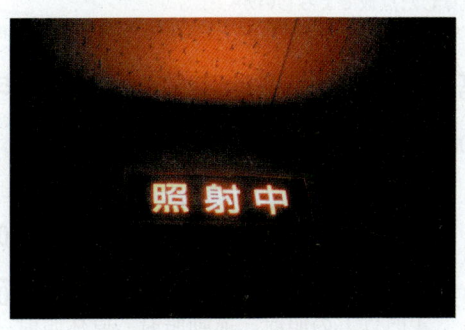

第12部　放射線治療

通則

1　放射線治療の費用は，第1節の各区分の所定点数により算定する。[放]ただし，放射線治療に当たって，別に厚生労働大臣が定める保険医療材料〔告示①，p.984〕（以下この部において「特定保険医療材料」という）を使用した場合は，第1節の所定点数に第2節の所定点数を合算した点数により算定する。

2　第1節に掲げられていない放射線治療であって特殊なものの費用は，第1節に掲げられている放射線治療のうちで最も近似する放射線治療の所定点数により算定する。

3　新生児[新]，3歳未満の乳幼児（新生児を除く）[乳幼]，3歳以上6歳未満の幼児[幼児]又は6歳以上15歳未満の小児[小児]に対して放射線治療（M000からM001-3まで及びM002からM004までに掲げる放射線治療に限る）を行った場合は，**小児放射線治療加算**として，当該放射線治療の所定点数にそれぞれ所定点数の100分の80，100分の50，100分の30又は100分の20に相当する点数を加算する。

注1　線量分布図を作成し，M001体外照射，M004の1に掲げる外部照射，M004の2に掲げる腔内照射又はM004の3に掲げる組織内照射による治療を行った場合に，分布図の作成1回につき1回，一連につき2回に限り算定する。

2　別に厚生労働大臣が定める施設基準〔告示④第13・1，p.1472〕に適合しているものとして地方厚生局長等に届け出た保険医療機関において，患者に対して，放射線治療を専ら担当する常勤の医師が策定した照射計画に基づく医学的管理〔M001の2に掲げる高エネルギー放射線治療及びM001の3に掲げる強度変調放射線治療（IMRT）に係るものに限る〕を行った場合は，**放射線治療専任加算**として，330点を所定点数に加算する。

3　注2に規定する別に厚生労働大臣が定める施設基準〔告示④第13・1，p.1472〕に適合しているものとして地方厚生局長等に届け出た保険医療機関において，放射線治療を必要とする悪性腫瘍の患者であって，入院中の患者以外のもの等に対して，放射線治療〔M001の2に掲げる高エネルギー放射線治療及びM001の3に掲げる強度変調放射線治療（IMRT）に係るものに限る〕を実施した場合に，**外来放射線治療加算**として，患者1人1日につき1回に限り100点を所定点数に加算する。

4　別に厚生労働大臣が定める施設基準〔告示④第13・1の2，p.1472〕に適合しているものとして地方厚生局長等に届け出た保険医療機関において，緊急時の放射線治療の治療計画を，別に厚生労働大臣が定める施設基準〔告示④第13・1の2，p.1472〕に適合しているものとして地方厚生局長等に届け出た別の保険医療機関と共同して策定した場合に，**遠隔放射線治療計画加算**として，一連の治療につき1回に限り2,000点を所定点数に加算する。

→「通則」について

(1)　放射線治療に係る費用は，第1節放射線治療管理・実施料及び第2節特定保険医療材料料（厚生労働大臣が定める保険医療材料のうち放射線治療に当たり使用したものの費用に限る）に掲げる所定点数を合算した点数によって算定する。

(2)　第1節に掲げられていない放射線治療のうち，簡単なものの費用は算定できないものであるが，特殊なものの費用は，その都度当局に内議し，最も近似する放射線治療として準用が通知された算定方法により算定する。

(3)　小児放射線治療加算は，各区分の「注」に掲げる加算については加算の対象とならない。

（令6保医発0305・4）

事務連絡　小児放射線治療加算

問　小児放射線治療加算は，『各区分の「注」に掲げる加算については加算の対象とならない』とあるが，別に厚生労働大臣が定める施設基準に適合していない保険医療機関において，新生児に対して，M001体外照射「2」高エネルギー放射線治療イ(1)1門照射又は対向2門照射を行った場合の算定は，所定点数に100分の70を乗じた点数と所定点数に100分の70を乗じて，更に100分の80を乗じた点数をそれぞれ合算した点数でよろしいか。

答　そのとおり。

（平24.3.30，一部修正）

第1節　放射線治療管理・実施料

M000　放射線治療管理料（分布図の作成1回につき）

[放管]

1　1門照射，対向2門照射又は外部照射を行った場合　2,700点
2　非対向2門照射，3門照射又は腔内照射を行った場合　3,100点
3　4門以上の照射，運動照射，原体照射又は組織内照射を行った場合　4,000点
4　強度変調放射線治療（IMRT）による体外照射を行った場合　5,000点

→放射線治療管理料

(1)　放射線治療管理料は，M001体外照射又はM004密封小線源治療の「1」に掲げる外部照射，「2」に掲げる腔内照射若しくは「3」に掲げる組織内照射による治療を行うに際して，あらかじめ作成した線量分布図に基づいた照射計画（三次元量分布図を用いるものを含む。以下同じ）により放射線照射を行った場合に，分布図の作成1回につき1回，所期の目的を達するまでに行う一連の治療過程において2回に限り算定する。ただし，子宮頸癌に対して行う場合は，一連の治療過程において4回まで算定できる。

(2)　画像診断を実施し，その結果に基づき，線量分布図に基づいた照射計画を作成した場合には，画像診断の所定点数は算定できるが，照射計画の作成に係る費用は当該治療管理料に含まれ，別に算定できない。

(3)　「注2」に規定する放射線治療専任加算は，M001体外照射の「2」に掲げる高エネルギー放射線治療又はM001体外照射の「3」に掲げる強度変調放射線治

(IMRT)の際に，放射線治療を専ら担当する医師により，照射計画の作成，照射中の患者の管理及び照射後の副作用管理を含めた放射線科的管理が行われた場合に限り算定する。

(4)「注3」に規定する外来放射線治療加算の対象となる患者は，放射線治療を必要とする悪性腫瘍の患者であり，以下のいずれかに該当する場合に，1日につき1回に限り算定する。
　ア　入院中の患者以外の患者に対して，M001体外照射の「2」に掲げる高エネルギー放射線治療又はM001体外照射の「3」に掲げる強度変調放射線治療（IMRT）の際に，あらかじめ作成した線量分布図に基づいた照射計画により放射線照射を行った場合
　イ　他の保険医療機関に入院中の患者に対して，M001体外照射の「3」に掲げる強度変調放射線治療（IMRT）の際に，あらかじめ作成した線量分布図に基づいた照射計画により放射線照射を行った場合

(5)「注4」に規定する遠隔放射線治療計画加算は，放射線治療を専ら担当する常勤の医師が配置されていない施設における放射線治療において，緊急時の放射線治療における業務の一部（照射計画の立案等）を，情報通信技術を用いたシステムを利用し，放射線治療を行う施設と連携した放射線治療を支援する施設の医師等による支援を受けて実施した場合に，一連の治療につき1回に限り算定する。なお，緊急時とは急激な病態の変化により速やかに放射線治療の開始が必要な切迫した病態や，臨時的な放射線治療計画変更が必要とされる状態をいう。
　　　　　　　　　　　　　　　　（令6保医発0305・4）

事務連絡 問1　強度変調放射線治療（IMRT），直線加速器による定位放射線治療の施設基準に掲げる「その他の技術者等」とは。
答　医学物理士，放射線治療品質管理士等を指す。
問2　強度変調放射線治療（IMRT）の施設基準では専ら担当する常勤の医師が2名以上とされているが，専任の医師では算定できるか。
答　算定できない。
問3　外来放射線治療加算は放射線治療管理料の加算であるが，放射線治療管理料を算定しない日にも算定できるか。
答　算定できる。
　　　　　　　　　　　　　　　　　　　（平20.3.28）

M000-2　放射性同位元素内用療法管理料
　放内

1	甲状腺癌に対するもの	1,390点
2	甲状腺機能亢進症に対するもの	1,390点
3	固形癌骨転移による疼痛に対するもの	1,700点
4	B細胞性非ホジキンリンパ腫に対するもの	3,000点
5	骨転移のある去勢抵抗性前立腺癌に対するもの	2,630点
6	神経内分泌腫瘍に対するもの	2,660点
7	褐色細胞腫に対するもの	1,820点

注1　1及び2については，甲状腺疾患（甲状腺癌及び甲状腺機能亢進症）を有する患者に対して，放射性同位元素内用療法を行い，かつ，計画的な治療管理を行った場合に，月1回に限り算定する。
　2　3については，固形癌骨転移による疼痛を有する患者に対して，放射性同位元素内用療法を行い，かつ，計画的な治療管理を行った場合に，月1回に限り算定する。
　3　4については，B細胞性非ホジキンリンパ腫の患者に対して，放射性同位元素内用療法を行い，かつ，計画的な治療管理を行った場合に，月1回に限り算定する。
　4　5については，骨転移のある去勢抵抗性前立腺癌の患者に対して，放射性同位元素内用療法を行い，かつ，計画的な治療管理を行った場合に，放射性同位元素を投与した日に限り算定する。
　5　6については，ソマトスタチン受容体陽性の神経内分泌腫瘍の患者に対して，放射性同位元素内用療法を行い，かつ，計画的な治療管理を行った場合に，放射性同位元素を投与した日に限り算定する。
　6　7については，MIBG集積陽性の治癒切除不能な褐色細胞腫（パラガングリオーマを含む）の患者に対して，放射性同位元素内用療法を行い，かつ，計画的な治療管理を行った場合に，放射性同位元素を投与した日に限り算定する。

→**放射性同位元素内用療法管理料**　摘要欄 p.1727

(1)　放射性同位元素内用療法管理料は，非密封放射線源による治療で，放射性同位元素を生体に投与し，その放射能による病巣内照射を行う放射線治療に当たり，当該治療を受けている患者の継続的な管理を評価するものである。

(2)　放射性同位元素内用療法管理料は入院・入院外を問わず，患者に対して放射性同位元素内用療法に関する内容について説明・指導した場合に限り算定できる。また，説明・指導した内容等を診療録に記載又は添付する。

(3)　放射性同位元素の内用後4月間は，内用の有無にかかわらず算定できる。ただし，診療報酬明細書には，管理の開始の日付を記載する。

(4)　「1」の「甲状腺癌に対するもの」は，甲状腺分化癌の患者〔甲状腺分化癌であって，甲状腺組織の破壊，又は甲状腺癌の転移の治療（甲状腺全摘術，亜全摘術後及び手術により摘出できない症例等）〕に対して行った場合に算定する。

(5)　「3」の「固形癌骨転移による疼痛に対するもの」は，固形癌骨転移の患者《骨シンチグラフィで陽性像を呈する骨転移があって，骨転移部位の疼痛緩和目的〔他の治療法（手術，化学療法，内分泌療法，鎮痛剤，外部放射線照射等）で疼痛コントロールが不十分である症例〕》に対して行った場合に算定する。

(6)　「4」の「B細胞性非ホジキンリンパ腫に対するもの」は，CD20陽性の再発又は難治性である，低悪性度B細胞性非ホジキンリンパ腫又はマントル細胞リンパ腫の患者に対して行った場合に算定する。

(7)　「5」の「骨転移のある去勢抵抗性前立腺癌に対するもの」は，去勢抵抗性前立腺癌であって，骨シンチグラフィ等で骨転移を認める患者に対して行った場合に，1月あたりの回数によらず，放射性同位元素を内用した日に限り算定する。

(8)　「6」の「神経内分泌腫瘍に対するもの」は，ソマトスタチン受容体陽性の切除不能又は遠隔転移を有する神経内分泌腫瘍の患者に対して行った場合に算定する。

(9)　「7」の「褐色細胞腫に対するもの」は，メタヨードベンジルグアニジンが集積する悪性褐色細胞腫・パラガングリオーマの患者に対して行った場合に算定す

る。
(10) 放射性同位元素内用療法管理に当たっては，退出基準等，放射線管理の基準に沿って行われる。
(11) 放射性医薬品の管理に当たっては，専門の知識及び経験を有する放射性医薬品管理者を配置することが望ましい。
(令6保医発0305・4)

事務連絡 問　放射性同位元素の内用後4か月間は内用の有無にかかわらず算定できるが，5か月目に内用があった場合，5か月目から4か月間さらに算定できるのか。
答　算定できる。
(平16.3.30)

M001　体外照射

1　エックス線表在治療
　イ　1回目　　　　　　　　　　　　　　110点
　ロ　2回目　　　　　　　　　　　　　　33点
2　高エネルギー放射線治療
　イ　1回目
　　(1)　1門照射又は対向2門照射を行った場合　　　　　　　　　　　840点
　　(2)　非対向2門照射又は3門照射を行った場合　　　　　　　　　1,320点
　　(3)　4門以上の照射，運動照射又は原体照射を行った場合　　　　1,800点
　ロ　2回目
　　(1)　1門照射又は対向2門照射を行った場合　　　　　　　　　　　420点
　　(2)　非対向2門照射又は3門照射を行った場合　　　　　　　　　660点
　　(3)　4門以上の照射，運動照射又は原体照射を行った場合　　　　　900点

注1　別に厚生労働大臣が定める施設基準〔告示4第13・2, p.1473〕に適合しているものとして地方厚生局長等に届け出た保険医療機関以外の保険医療機関において行われる場合は，所定点数の**100分の70**に相当する点数により算定する。
　2　別に厚生労働大臣が定める施設基準〔告示4第13・2の2, p.1473〕に適合しているものとして地方厚生局長等に届け出た保険医療機関において，1回の線量が2.5Gy以上の全乳房照射を行った場合は，**一回線量増加加算**として，**690点**を所定点数に加算する。
3　強度変調放射線治療（IMRT）　3,000点

注1　別に厚生労働大臣が定める施設基準〔告示4第13・2の3(1), p.1473〕に適合しているものとして地方厚生局長等に届け出た保険医療機関において，別に厚生労働大臣が定める患者〔告示4別表第11の3, p.889〕に対して，放射線治療を実施した場合に算定する。
　2　別に厚生労働大臣が定める施設基準〔告示4第13・2の3(3), p.1473〕に適合しているものとして地方厚生局長等に届け出た保険医療機関において，1回の線量が3Gy以上の前立腺照射を行った場合は，**一回線量増加加算** 体呼 として，**1,400点**を所定点数に加算する。

注1　疾病，部位又は部位数にかかわらず，1回につき算定する。
　2　術中照射療法を行った場合は，**術中照射療法加算**として，患者1人につき1日を限度として，**5,000点**を所定点数に加算する。
　3　体外照射用固定器具を使用した場合は，**体外照射用固定器具加算**として，**1,000点**を所定点数に加算する。
　4　別に厚生労働大臣が定める施設基準〔告示4第13・2の4, p.1474〕に適合しているものとして地方厚生局長等に届け出た保険医療機関において，放射線治療を専ら担当する常勤の医師が画像誘導放射線治療（IGRT）による体外照射を行った場合〔イの場合は，乳房照射に係るもの，ロ及びハの場合は，2のイの(3)若しくはロの(3)又は3に係るものに限る〕には，**画像誘導放射線治療加算** 画誘 として，患者1人1日につき1回に限り，次に掲げる区分に従い，いずれかを所定点数に加算する。
　　イ　体表面の位置情報によるもの　150点
　　ロ　骨構造の位置情報によるもの　300点
　　ハ　腫瘍の位置情報によるもの　　450点
　5　別に厚生労働大臣が定める施設基準〔告示4第13・2の5, p.1475〕に適合しているものとして地方厚生局長等に届け出た保険医療機関において，呼吸性移動対策を行った場合は，**体外照射呼吸性移動対策加算** 体呼 として，**150点**を所定点数に加算する。

→体外照射
摘要欄 p.1727

(1) 体外照射の具体的な定義は次のとおりである。
　ア　エックス線表在治療とは，管電圧10万ボルト未満による照射療法をいう。
　イ　高エネルギー放射線治療とは，100万電子ボルト以上のエックス線又は電子線の応用で，直線加速装置又はマイクロトロン治療装置使用による照射療法をいう。
　ウ　強度変調放射線治療（IMRT）とは，多分割絞り（マルチリーフコリメータ）などを用いて，空間的又は時間的な放射線強度の調整を同一部位に対する複数方向からの照射について行うことで，三次元での線量分布を最適なものとする照射療法をいう。ただし，診療報酬の算定については，関連学会のガイドラインに準拠し，3方向以上の照射角度から各門につき3種以上の線束強度変化を持つビームによる治療計画を逆方向治療計画法にて立案したものについて照射した場合に限る。

(2) 体外照射の治療料は，疾病の種類，部位の違い，部位数及び同一部位に対する照射方法にかかわらず，1回につき所定点数を算定する。また，2方向以上の照射であっても当該所定点数のみにより算定する。

(3) 「1」エックス線表在治療及び「2」高エネルギー放射線治療は，1日に複数部位の照射を行う場合においては，1回目とは異なる部位に係る2回目の照射に限り，「ロ」の2回目の所定点数を算定する。1日に同一部位に対する複数回の照射を行う場合は，1回目の照射と2回目の照射の間隔が2時間を超える場合に限り，「イ」の1回目の所定点数を1日に2回分算定できる。

(4) 「3」強度変調放射線治療は，1日1回に限り算定できる。ただし，小細胞肺癌に対して，1日に2回の照射を行う場合は，1回目の照射と2回目の照射の間

隔が6時間を超える場合に限り，所定点数を1日に2回分算定できる。
(5) 「1」エックス線表在治療及び「2」高エネルギー放射線治療において，同一部位に対する1日2回目の照射を算定する場合又は，「3」強度変調放射線治療において，小細胞肺癌に対して1日2回目の照射を算定する場合は，診療報酬明細書の摘要欄に1回目及び2回目の照射の開始時刻及び終了時刻を記載する。
(6) 一回線量増加加算
　ア　日本放射線腫瘍学会が作成した最新の「放射線治療計画ガイドライン」を遵守して実施した場合に限り算定できる。
　イ　患者に対して，当該治療の内容，合併症及び予後等を照射線量と回数の違いによる差異が分かるように文書を用いて詳しく説明を行い，患者の同意を得るとともに，患者から要望のあった場合，その都度治療に関して十分な情報を提供する。
　なお，患者への説明は，図，画像，映像，模型等を用いて行うことも可能であるが，説明した内容については文書（書式様式は自由）で交付，診療録に添付する。また，患者への説明が困難な状況にあっては，事後の説明又は家族等関係者に説明を行っても差し支えない。ただし，その旨を診療録に記載する。
　ウ　「3」強度変調放射線治療（IMRT）の「注2」の一回線量増加加算は，強度変調放射線治療（IMRT）を行う場合であって，「注4」の「ハ」〔画像誘導放射線治療加算（腫瘍の位置情報によるもの）〕を算定する場合に限り算定する。
(7) 「注3」の体外照射用固定器具加算は，腫瘍等に対して体外照射を行う際に身体を精密に固定する器具を使用した場合に限り，一連の治療につき1回に限り算定できる。
(8) 「注4」の画像誘導放射線治療（IGRT）とは，毎回の照射時に治療計画時と照射時の照射中心位置の三次元的な空間的再現性が5㎜以内であることを照射室内で画像的に確認・記録して照射する治療のことである。
(9) 「注4」の画像誘導放射線治療加算は，「2」高エネルギー放射線治療の所定点数を1日に2回分算定できる場合であっても，1日に1回の算定を限度とする。
(10) 「注5」の呼吸性移動対策とは，呼吸による移動長が10㎜を超える肺がん，食道がん，胃がん，肝がん，胆道がん，膵がん，腎がん若しくは副腎がん又は深吸気位において心臓の線量低減が可能な左乳がんに対し，治療計画時及び毎回の照射時に呼吸運動（量）を計測する装置又は実時間位置画像装置等を用いて，呼吸性移動による照射範囲の拡大を低減する対策のことをいい，呼吸性移動のために必要な照射野の拡大が三次元的な各方向に対しそれぞれ5㎜以下となることが，治療前に計画され，照射時に確認されるものをいう。なお，治療前の治療計画の際に，照射範囲計画について記録し，毎回照射時に実際の照射範囲について記録の上，検証する。
（令6保医発0305・4）

→限界線療法
　M001体外照射の「1」に準ずる。
（昭47.4.1 保険発28）

参考 ケロイドに対する体外照射の高エネルギー放射線治療の算定は，原則として認められる。
（令6.2.29 支払基金）

●告示4　特掲診療料の施設基準等
別表第11の3　強度変調放射線治療（IMRT）の対象患者

限局性の固形悪性腫瘍の患者

M001-2 ガンマナイフによる定位放射線治療 短1 短3　50,000点

→ガンマナイフによる定位放射線治療
(1) ガンマナイフによる定位放射線治療とは，半球状に配置された多数のコバルト60の微小線源から出るガンマ線を集束させ，病巣部を照射する治療法をいう。
(2) 数か月間の一連の治療過程に複数回の治療を行った場合であっても，所定点数は1回のみ算定する。
(3) 定位型手術枠（フレーム）を取り付ける際等の麻酔，位置決め等に係る画像診断，検査，放射線治療管理等の当該治療に伴う一連の費用は所定点数に含まれ，別に算定できない。
（令6保医発0305・4）

参考 M001-2ガンマナイフによる定位放射線治療について，3か月未満の複数回の算定は，原則として認められない。
（令6.4.30 支払基金）

M001-3 直線加速器による放射線治療（一連につき）
1　定位放射線治療の場合　　　　　　63,000点
2　1以外の場合　　　　　　　　　　　8,000点
注1　定位放射線治療のうち，患者の体幹部に対して行われるものについては，別に厚生労働大臣が定める施設基準〔告示4第13・3，p.1475〕に適合しているものとして地方厚生局長等に届け出た保険医療機関において行われる場合に限り算定する。
2　定位放射線治療について，別に厚生労働大臣が定める施設基準〔告示4第13・3の2，p.1475〕に適合しているものとして地方厚生局長等に届け出た保険医療機関において，呼吸性移動対策を行った場合は，**定位放射線治療呼吸性移動対策加算** 定呼 として，所定点数に次の点数を加算する。
イ　動体追尾法　　　　　　　　　10,000点
ロ　その他　　　　　　　　　　　　5,000点

→直線加速器による放射線治療（一連につき）
(1) 直線加速器による放射線治療は，実施された直線加速器による体外照射を一連で評価したものであり，M001体外照射を算定する場合は，当該点数は算定できない。
(2) 定位放射線治療とは，直線加速器（マイクロトロンを含む）により極小照射野で線量を集中的に照射する治療法であり，頭頸部に対する治療については，照射中心の固定精度が2㎜以内であるものをいい，体幹部に対する治療については，照射中心の固定精度が5㎜以内であるものをいう。
(3) 定位放射線治療における頭頸部に対する治療については，頭頸部腫瘍（頭蓋内腫瘍を含む），脳動静脈奇形及び薬物療法による疼痛管理が困難な三叉神経痛に対して行った場合にのみ算定し，体幹部に対する治療については，原発巣が直径5㎝以下であり転移病巣のない原発性肺癌，原発性肝癌又は原発性腎癌，3個以内で他病巣のない転移性肺癌又は転移性肝癌，転移病巣のない限局性の前立腺癌又は膵癌，直径5㎝以下の転移性脊椎腫瘍，5個以内のオリゴ転移及び脊髄動静脈奇形（頸部脊髄動静脈奇形を含む）に対して行った場合にのみ算定し，数か月間の一連の治療過程に複数回の治療を行った場合であっても，所定点数は1回のみ算定する。
(4) 定位放射線治療については，定位型手術枠又はこれ

と同等の固定精度を持つ固定装置を取り付ける際等の麻酔，位置決め等に係る画像診断，検査，放射線治療管理等の当該治療に伴う一連の費用は所定点数に含まれ，別に算定できない。
(5) 「注2」の呼吸性移動対策とは，呼吸による移動長が10mmを超える肺がん，肝がん又は腎がんに対し，治療計画時及び毎回の照射時に呼吸運動（量）を計測する装置又は実時間位置画像装置等を用いて，呼吸性移動による照射範囲の拡大を低減する対策のことをいい，呼吸性移動のために必要な照射野の拡大が三次元的な各方向に対しそれぞれ5mm以下となることが，治療前に計画され，照射時に確認されるものをいう。なお，治療前の治療計画の際に，照射範囲計画について記録し，毎回照射時に実際の照射範囲について記録の上，検証する。
(6) 「注2」の「イ」動体追尾法は，自由呼吸の下で，呼吸運動と腫瘍位置との関係を分析し，呼吸運動に合わせて照射野を移動して照射する方法，又は呼吸運動に合わせて腫瘍の近傍のマーカー等をエックス線透視し，決められた位置を通過する時に照射する方法のいずれかの場合に算定する。

参考 M001-3直線加速器による放射線治療について，3か月未満の複数回の算定は，原則として認められない。
(令6.4.30 支払基金)

M001-4　粒子線治療（一連につき）
1　希少な疾病に対して実施した場合
　　イ　重粒子線治療の場合　　　　　187,500点
　　ロ　陽子線治療の場合　　　　　　187,500点
2　1以外の特定の疾病に対して実施した場合
　　イ　重粒子線治療の場合　　　　　110,000点
　　ロ　陽子線治療の場合　　　　　　110,000点
注1　別に厚生労働大臣が定める施設基準〔告示4第13・4(1), p.1476〕に適合しているものとして地方厚生局長等に届け出た保険医療機関において，別に厚生労働大臣が定める患者〔告示4別表第11の4, p.891〕に対して行われる場合に限り算定する。
2　粒子線治療の適応判定体制に関する別に厚生労働大臣が定める施設基準〔告示4第13・5, p.1476〕に適合しているものとして地方厚生局長等に届け出た保険医療機関において，粒子線治療の適応判定に係る検討が実施された場合には，**粒子線治療適応判定加算**として，40,000点を所定点数に加算する。
3　別に厚生労働大臣が定める施設基準〔告示4第13・6, p.1477〕に適合しているものとして地方厚生局長等に届け出た保険医療機関において，放射線治療を担当する専従の医師が策定した照射計画に基づく医学的管理を行った場合には，**粒子線治療医学管理加算**として，10,000点を所定点数に加算する。

→**粒子線治療**（一連につき）
(1) 重粒子線治療とは，炭素原子核を加速することにより得られた重粒子線を集中的に照射する治療法であるものをいう。
(2) 陽子線治療とは，水素原子核を加速することにより得られた陽子線を集中的に照射する治療法であるものをいう。
(3) 重粒子線治療は，手術による根治的な治療法が困難である限局性の骨軟部腫瘍，頭頸部悪性腫瘍（口腔・咽喉頭の扁平上皮癌を除く），手術による根治的な治療法が困難である早期肺癌（日本肺癌学会が定める「肺癌取扱い規約」におけるⅠ期からⅡA期までの肺癌に限る），手術による根治的な治療法が困難である肝細胞癌（長径4cm以上のものに限る），手術による根治的な治療法が困難である肝内胆管癌，手術による根治的な治療法が困難である局所進行性膵癌，手術による根治的な治療法が困難である局所大腸癌（手術後に再発したものに限る），手術による根治的な治療法が困難である局所進行性子宮頸部腺癌，手術による根治的な治療法が困難である局所進行性子宮頸部扁平上皮癌（長径6cm以上のものに限る），手術による根治的な治療法が困難である悪性黒色腫（婦人科領域の臓器から発生した悪性黒色腫に限る）又は限局性及び局所進行性前立腺癌（転移を有するものを除く）に対して根治的な治療法として行った場合にのみ算定し，数か月間の一連の治療過程に複数回の治療を行った場合であっても，所定点数は1回のみ算定する。
(4) 陽子線治療は，小児腫瘍（限局性の固形悪性腫瘍に限る），手術による根治的な治療法が困難である限局性の骨軟部腫瘍，頭頸部悪性腫瘍（口腔・咽喉頭の扁平上皮癌を除く），手術による根治的な治療法が困難である早期肺癌（日本肺癌学会が定める「肺癌取扱い規約」におけるⅠ期からⅡA期までの肺癌に限る），手術による根治的な治療法が困難である肝細胞癌（長径4cm以上のものに限る），手術による根治的な治療法が困難である肝内胆管癌，手術による根治的な治療法が困難である局所進行性膵癌，手術による根治的な治療法が困難である局所大腸癌（手術後に再発したものに限る）又は限局性及び局所進行性前立腺癌（転移を有するものを除く）に対して根治的な治療法として行った場合にのみ算定し，数か月間の一連の治療過程に複数回の治療を行った場合であっても，所定点数は1回のみ算定する。
(5) 「1」に規定する希少な疾病とは，小児腫瘍（限局性の固形悪性腫瘍に限る），手術による根治的な治療法が困難である限局性の骨軟部腫瘍，頭頸部悪性腫瘍（口腔・咽喉頭の扁平上皮癌を除く），手術による根治的な治療法が困難である早期肺癌（日本肺癌学会が定める「肺癌取扱い規約」におけるⅠ期からⅡA期までの肺癌に限る），手術による根治的な治療法が困難である肝細胞癌（長径4cm以上のものに限る），手術による根治的な治療法が困難である肝内胆管癌，手術による根治的な治療法が困難である局所進行性膵癌，手術による根治的な治療法が困難である局所大腸癌（手術後に再発したものに限る），手術による根治的な治療法が困難である局所進行性子宮頸部腺癌，手術による根治的な治療法が困難である局所進行性子宮頸部扁平上皮癌（長径6cm以上のものに限る）又は手術による根治的な治療法が困難である悪性黒色腫（婦人科領域の臓器から発生した悪性黒色腫に限る）のことを指し，「2」に規定する「1」以外の特定の疾病とは，限局性及び局所進行性前立腺癌（転移を有するものを除く）のことを指す。
(6) 粒子線治療について，位置決めなどに係る画像診断，検査等の当該治療に伴う一連の費用は所定点数に含まれ，別に算定できない。
(7) 「注2」の粒子線治療適応判定加算は，当該治療の実施に当たって，治療適応判定に関する体制が整備さ

(8) 「注3」に規定する粒子線治療医学管理加算は，粒子線治療に係る照射に際して，画像診断に基づきあらかじめ作成した線量分布図に基づいた照射計画と照射時の照射中心位置を，三次元的な空間的再現性により照射室内で画像的に確認・記録するなどの医学的管理を行った場合に限り算定する。
(9) 粒子線治療の実施に当たっては，薬事承認された粒子線治療装置を用いた場合に限り算定する。

(令6保医発0305・4)

●告示4 特掲診療料の施設基準等
別表第11の4 粒子線治療の注1に規定する対象患者

れた保険医療機関において，適応判定が実施された場合に算定できるものであり，当該治療を受ける全ての患者に対して，当該治療の内容，合併症及び予後等を文書を用いて詳しく説明を行い，併せて，患者から要望のあった場合，その都度治療に関して十分な情報を提供する。なお，患者への説明内容については文書（書式様式は自由）で交付し，**診療録**に添付する。

- 小児腫瘍（限局性の固形悪性腫瘍に限る）の患者
- 手術による根治的な治療が困難な骨軟部腫瘍の患者
- 頭頸部悪性腫瘍（口腔・咽喉頭の扁平上皮癌を除く）の患者
- 手術による根治的な治療が困難な早期肺癌（日本肺癌学会が定める「肺癌取扱い規約」におけるⅠ期からⅡA期までの肺癌に限る）の患者
- 手術による根治的な治療が困難な肝細胞癌（長径4cm以上のものに限る）の患者
- 手術による根治的な治療が困難な肝内胆管癌の患者
- 手術による根治的な治療が困難な局所進行性膵癌の患者
- 手術による根治的な治療が困難な局所大腸癌（手術後に再発したものに限る）の患者
- 手術による根治的な治療が困難な局所進行性子宮頸部腺癌の患者
- 手術による根治的な治療が困難な局所進行性子宮頸部扁平上皮癌（長径6cm以上のものに限る）の患者
- 手術による根治的な治療が困難な悪性黒色腫（婦人科領域の臓器から発生した悪性黒色腫に限る）の患者
- 限局性及び局所進行性前立腺癌（転移を有するものを除く）の患者

事務連絡 問1 M001-4の「注3」粒子線治療適応判定加算は，キャンサーボードにおいて適応判定が実施されない粒子線治療の患者については算定できないのか。
答 当該適応判定加算は，必要に応じてキャンサーボードにおいて適応判定等が実施可能な体制を有していることを評価するものであり，施設基準を満たしていれば，粒子線治療を行う個々の患者に対して当該適応判定等が実施されなくても算定できる。
問2「希少な疾病」として規定されている小児腫瘍（限局性の固形悪性腫瘍に限る）について，対象となる年齢如何。
答 当該小児腫瘍については，原則20歳未満に発生した限局性の固形悪性腫瘍である。

(平28.3.31，一部修正)

M001-5 ホウ素中性子捕捉療法（一連につき） 187,500点

注1 別に**厚生労働大臣が定める施設基準**〔告示4第13・6の2, p.1477〕に適合しているものとして地方厚生局長等に届け出た保険医療機関において，別に**厚生労働大臣が定める患者**（編注：切除不能な局所進行又は局所再発の頭頸部癌の患者）に対して行われる場合に限り算定する。

2 ホウ素中性子捕捉療法の適応判定体制に関する別に厚生労働大臣が定める施設基準〔告示4第13・6の3, p.1478〕に適合しているものとして地方厚生局長等に届け出た保険医療機関において，ホウ素中性子捕捉療法の適応判定に係る検討が実施された場合には，**ホウ素中性子捕捉療法適応判定加算**として，40,000点を所定点数に加算する。

3 別に**厚生労働大臣が定める施設基準**〔告示4第13・6の4, p.1478〕に適合しているものとして地方厚生局長等に届け出た保険医療機関において，ホウ素中性子捕捉療法に関する専門の知識を有する医師が策定した照射計画に基づく医学的管理を行った場合には，**ホウ素中性子捕捉療法医学管理加算**として，10,000点を所定点数に加算する。

4 体外照射用固定器具を使用した場合は，**体外照射用固定器具加算**として，1,000点を所定点数に加算する。

→ホウ素中性子捕捉療法（一連につき）
(1) ホウ素中性子捕捉療法は，薬事承認された医療機器及び医薬品を用いて，切除不能な局所進行又は局所再発の頭頸部癌の患者に対して実施した場合に限り，一連の治療につき1回に限り算定する。
(2) ホウ素中性子捕捉療法は，関連学会により認定された医師の管理の下で実施する。
(3) ホウ素中性子捕捉療法の実施に当たっては，使用した薬剤は別に算定できる。
(4) ホウ素中性子捕捉療法について，位置決めなどに係る画像診断，検査等の費用は所定点数に含まれ，別に算定できない。
(5) 「注2」に規定するホウ素中性子捕捉療法適応判定加算は，当該療法の実施に当たって，治療適応判定に関する体制が整備された保険医療機関において，適応判定が実施された場合に算定できるものであり，当該療法を受ける全ての患者に対して，当該療法の内容，合併症及び予後等を文書を用いて詳しく説明を行い，併せて，患者から要望のあった場合，その都度治療に関して十分な情報を提供する。なお，患者への説明内容については文書（書式様式は自由）で交付し，**診療録**に添付する。
(6) 「注3」に規定するホウ素中性子捕捉療法医学管理加算は，ホウ素中性子捕捉療法に係る照射に際して，画像診断に基づきあらかじめ作成した線量分布図に基づいた照射計画と照射時の照射中心位置を，三次元的な空間的再現性により照射室内で画像的に確認・記録するなどの医学的管理を行った場合に限り算定する。
(7) 「注4」に規定する体外照射用固定器具加算は，ホウ素中性子捕捉療法を行う際に身体を精密に固定する器具を使用した場合に限り，一連の治療につき1回に限り算定できる。

(令6保医発0305・4)

M002 全身照射（一連につき） 30,000点
注 造血幹細胞移植を目的として行われるものに限る。

→全身照射（一連につき）
全身照射は，1回の造血幹細胞移植について，一連として1回に限り算定できる。

(令6保医発0305・4)

M003 電磁波温熱療法（一連につき）
1 深在性悪性腫瘍に対するもの　　9,000点
2 浅在性悪性腫瘍に対するもの　　6,000点

→電磁波温熱療法（一連につき）
(1)「1」の深在性悪性腫瘍に対するものは，頭蓋内又は体腔内に存在する腫瘍であって，腫瘍の大半が概ね皮下6cm以上の深部に所在するものに対して，高出力の機器（100MHz以下の低周波数のもの）を用いて電磁波温熱療法を行う場合に算定できる。
(2) 四肢若しくは頸部の悪性腫瘍に対して行う場合又はアプリケーターを用いて腔内加温を行う場合は，腫瘍の存在する部位及び使用する機器の如何を問わず，「2」の浅在性悪性腫瘍に対するものにより算定する。
(3) 電磁波温熱療法は，放射線治療と併用しない場合（化学療法と併用する場合又は単独で行う場合）においても算定できる。
(4)「一連」とは，治療の対象となる疾患に対して所期の目的を達するまでに行う一連の治療過程をいう。数か月間の一連の治療過程に複数回の電磁波温熱療法を行う場合は，1回のみ所定点数を算定し，その他数回の療法の費用は所定点数に含まれ，別に算定できない。なお，医学的な必要性から，一連の治療過程後に再度，当該療法を行う場合は，2月に1回，2回を限度として算定する。
(5) 電磁波温熱療法の実施に当たっては，治療部分の温度を測定し，十分な加温を確認する等の必要な措置を講ずる。
(6) 電磁波温熱療法を行うに当たって使用するセンサー等の消耗品の費用は，所定点数に含まれ，別に算定できない。
(令6保医発0305・4)

M004 密封小線源治療（一連につき）
1 外部照射　　80点
2 腔内照射
　イ 高線量率イリジウム照射を行った場合又は新型コバルト小線源治療装置を用いた場合　　12,000点
　ロ その他の場合　　5,000点
3 組織内照射
　イ 前立腺癌に対する永久挿入療法　48,600点
　ロ 高線量率イリジウム照射を行った場合又は新型コバルト小線源治療装置を用いた場合　　23,000点
　ハ その他の場合　　19,000点
4 放射性粒子照射（本数に関係なく）　8,000点

注1 疾病，部位又は部位数にかかわらず，一連につき算定する。
2 使用した高線量率イリジウムの費用として，購入価格を50円で除して得た点数を加算する。
3 使用した低線量率イリジウムの費用として，購入価格を10円で除して得た点数を加算する。
4 前立腺癌に対する永久挿入療法を行った場合は，**線源使用加算**として，使用した線源の費用として1個につき**630点**を所定点数に加算する。ただし，この場合において，注6の加算は算定できない。
5 食道用アプリケーター又は気管，気管支用アプリケーターを使用した場合は，**食道用アプリケーター加算** 食アプ 又は気管，気管支用アプリケーター加算 気アプ として，それぞれ6,700点又は4,500点を所定点数に加算する。
6 使用した放射性粒子の費用として，購入価格を10円で除して得た点数を加算する。
7 使用したコバルトの費用として，購入価格を1,000円で除して得た点数を加算する。
8 別に厚生労働大臣が定める施設基準〔告示4第13・7，p.1479〕に適合しているものとして地方厚生局長等に届け出た保険医療機関において，放射線治療を専ら担当する常勤の医師が画像誘導密封小線源治療（IGBT）（2のイに係るものに限る）を行った場合には，**画像誘導密封小線源治療加算**として，一連につき**1,200点**を所定点数に加算する。

→密封小線源治療（一連につき）
(1) 密封小線源治療の治療料は疾病の種類，部位の違い，部位数の多寡にかかわらず，一連として所定点数を算定する。
(2) **外部照射**とは，コバルト^{60}，セシウム^{137}等のガンマ線又はストロンチウム^{90}等のベーター線による4cm以下の近距離照射又は直接貼布する療法をいう。
(3) 腔内照射
　ア 高線量率イリジウム照射を行った場合とは，子宮腔，腟腔，口腔，直腸等の腔内にイリジウム^{192}管を挿入し照射する場合であり，アプリケーターの挿入から抜去までを一連として算定する。なお，挿入及び抜去に係る手技料は当該所定点数に含まれ，別に算定できない。
　イ 新型コバルト小線源治療装置とは，高線量率イリジウム照射で用いられる線源と概ね同じ大きさの径の線源を用いるものをいう。
　ウ その他の場合とは，子宮腔，腟腔，口腔，直腸等の腔内にセシウム^{137}管等を挿入して照射する場合や眼窩内等にストロンチウム容器を挿入して照射する場合であり，アプリケーターの挿入から抜去までを一連として算定するものとし，新型コバルト小線源治療装置を用いた場合には，「イ」により算定し，旧型コバルト腔内照射装置を用いた場合は算定できない。なお，挿入及び抜去に係る手技料は当該所定点数に含まれ，別に算定できない。
(4) 組織内照射
　ア 前立腺癌に対する永久挿入療法とは，前立腺組織内にヨウ素^{125}粒子を挿入する療法をいい，当該療法の実施に当たっては，関係法令及び関係学会のガイドラインを踏まえ，適切に行われるよう十分留意する。
　イ 高線量率イリジウム照射を行った場合とは，イリジウム^{192}線源を挿入する場合であり，外套針の刺入から抜去までの全期間を一連として算定する。なお，外套針の刺入及び抜去に係る手技料は当該所定点数に含まれ，別に算定できない。
　ウ 新型コバルト小線源治療装置とは，高線量率イリジウム照射で用いられる線源と概ね同じ大きさの径の線源を用いるものであり，それよりも大きな径の線源である従前のコバルト線源を用いるものは該当しない。
　エ その他の場合とは，舌その他の口腔癌，皮膚癌，乳癌等の癌組織内にコバルト針，セシウム針等を刺入する場合であり，刺入から抜去までの全期間を一

連として算定する。なお，刺入及び抜去に係る手技料は当該所定点数に含まれ，別に算定できない。
(5) 放射性粒子照射とは，組織内に放射性金粒子等の放射性粒子を刺入するものであって，その使用本数等に関係なく一連につき所定点数を算定する。また，この場合「注6」により放射性粒子の費用は別に算定できる。なお，刺入に係る手技料は当該所定点数に含まれ，別に算定できない。
(6) 同一の高線量率イリジウムを使用し，1人又は複数の患者に対して1回又は複数回の密封小線源治療を行った場合は，使用した高線量率イリジウムの費用として，患者1人につき1回に限り加算する。
(7) 同一の低線量率イリジウムを使用し，1人の患者に対して複数回の密封小線源治療を行った場合は，使用した低線量率イリジウムの費用として，患者1人につき1回に限り加算する。
(8) 同一のコバルトを使用し，1人の患者に対して複数回の密封小線源治療を行った場合は，使用したコバルトの費用として，患者1人につき1回に限り加算する。
(9) 「注8」に規定する画像誘導密封小線源治療加算は，治療用のアプリケーターを挿入した状態で撮影したCT又はMRIの画像所見を用いて治療計画を行い，腫瘍と周囲臓器への最適な照射線量を計算して，子宮頸癌に対して照射した場合に限り，一連につき1回に限り算定する。
(10) 「注8」に規定する画像誘導密封小線源治療加算は，日本放射線腫瘍学会が作成した最新の「密封小線源治療の診療・物理QAガイドライン」を遵守して実施した場合に限り算定できる。
(令6保医発0305・4)

M005 血液照射　　　　　110点

→血液照射
(1) 血液照射は，輸血後移植片対宿主病予防のために輸血用血液に対して放射線照射を行った場合に算定する。
(2) 血液照射料は，血液照射を行った血液量が400mL以下の場合には110点，これ以降400mL又はその端数を増すごとに110点を加えて計算する。なお，血液照射を行った血液のうち，実際に輸血を行った1日当たりの血液量についてのみ算定する。
(3) 血液量は，実際に照射を行った総量又は原材料として用いた血液の総量のうちいずれか少ない量により算定する。例えば，200mLの血液から製造された30mLの血液成分製剤については30mLとして算定し，200mLの血液から製造された230mLの保存血及び血液成分製剤は，200mLとして算定する。
(4) 放射線を照射した血液製剤を使用した場合は，当該血液照射は別に算定できない。
(5) 血液照射に当たっては，「血液製剤の使用指針及び輸血療法の実施に関する指針について」(平成11年6月10日付け医薬発第715号厚生省医薬安全局長通知)及び「血小板製剤の使用適正化の推進について」(平成6年7月11日付け薬発第638号厚生省薬務局長通知)による，両通知別添(「血液製剤の使用指針」，「輸血療法の実施に関する指針」及び「血小板製剤の適正使用について」)その他の関係通知及び関係学会から示されている血液照射についてのガイドラインを遵守するよう努める。
(令6保医発0305・4)

第2節　特定保険医療材料料

M200 特定保険医療材料　材料価格を10円で除して得た点数

注　使用した特定保険医療材料の材料価格は，別に厚生労働大臣が定める。

第2章　特掲診療料

第13部　病理診断

第1節　病理標本作製料 …………………………898
- N000　病理組織標本作製 ………………… 898
- N001　電子顕微鏡病理組織標本作製 …… 898
- N002　免疫染色（免疫抗体法）病理組織標本作製　898
- N003　術中迅速病理組織標本作製 ……… 899
- N003-2　迅速細胞診 ……………………… 899
- N004　細胞診 ……………………………… 900
- N005　HER2遺伝子標本作製 …………… 900
- N005-2　ALK融合遺伝子標本作製 ……… 900
- N005-3　PD-L1タンパク免疫染色（免疫抗体法）病理組織標本作製 ……………………… 900
- N005-4　ミスマッチ修復タンパク免疫染色（免疫抗体法）病理組織標本作製 …………… 900
- N005-5　BRAF V600E変異タンパク免疫染色（免疫抗体法）病理組織標本作製 ………… 901

第2節　病理診断・判断料 ……………… 901
- N006　病理診断料 ………………………… 901
- N007　病理判断料 ………………………… 902

外来管理加算（再診料） 併算定可
DPC ＝DPC包括

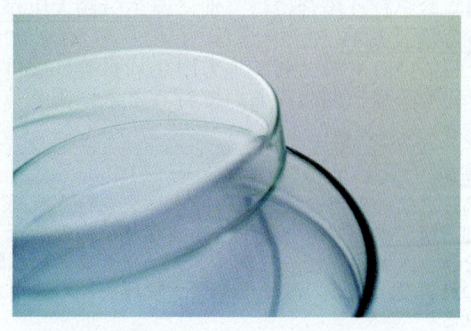

第13部　病理診断

通則

1　病理診断の費用は，第1節及び第2節の各区分の所定点数を合算した点数により算定する。ただし，病理診断に当たって患者から検体を穿刺し又は採取した場合は，第1節及び第2節並びに第3部第4節の各区分の所定点数を合算した点数により算定する。

2　病理診断に当たって患者に対し薬剤を施用した場合は，特に規定する場合を除き，前号により算定した点数及び第3部第5節の所定点数を合算した点数により算定する。

3　病理診断に当たって，別に厚生労働大臣が定める保険医療材料〔告示①, p.984〕（以下この部において「特定保険医療材料」という）を使用した場合は，前2号により算定した点数及び第3部第6節の所定点数を合算した点数により算定する。

4　第1節又は第2節に掲げられていない病理診断であって特殊なものの費用は，第1節又は第2節に掲げられている病理診断のうちで最も近似する病理診断の各区分の所定点数により算定する。

5　対称器官に係る病理標本作製料の各区分の所定点数は，両側の器官の病理標本作製料に係る点数とする。

6　保険医療機関が，患者の人体から排出され，又は採取された検体について，当該保険医療機関以外の施設に臨床検査技師等に関する法律第2条に規定する病理学的検査を委託する場合における病理診断に要する費用については，第3部検査の通則第6号に規定する別に厚生労働大臣が定めるところにより算定する。ただし，N006病理診断料については，別に厚生労働大臣が定める施設基準〔告示④第14の2・1, p.1479〕に適合しているものとして地方厚生局長等に届け出た保険医療機関間において行うときに限り算定する。

7　保険医療機関間のデジタル病理画像（病理標本に係るデジタル画像のことをいう。以下この表において同じ）の送受信及び受信側の保険医療機関における当該デジタル病理画像の観察により，N003術中迅速病理組織標本作製又はN003-2迅速細胞診を行う場合には，別に厚生労働大臣が定める施設基準〔告示④第14の2・2, p.1479〕に適合しているものとして地方厚生局長等に届け出た保険医療機関において行うときに限り算定する。

→「通則」について

1　病理診断の費用には，病理標本作製を行う医師，看護師，臨床検査技師，衛生検査技師及び病理診断・判断を行う医師の人件費，試薬，デッキグラス，試験管等の材料費，機器の減価償却費，管理費等の費用が含まれる。

2　病理標本作製に当たって使用される試薬は，原則として医薬品として承認されたものであることを要する。

3　病理標本を撮影した画像を電子媒体に保存した場合，保存に要した電子媒体の費用は所定点数に含まれる。

4　第1節に掲げられていない病理標本作製であって簡単な病理標本作製の費用は，基本診療料に含まれ，別に算定できない。

5　第1節に掲げる病理標本作製料の項に掲げられていない病理標本作製のうち簡単な病理標本作製の病理標本作製料は算定できないが，特殊な病理標本作製については，その都度当局に内議し，最も近似する病理標本作製として通知されたものの算定方法及び「注」（特に定めるものを除く）を準用して，準用された病理標本作製料に係る病理診断・判断料と併せて算定する。

6　保険医療機関間の連携により病理診断を行った場合は，標本若しくは検体の送付側又はデジタル病理画像の送信側の保険医療機関においてN006病理診断料を算定できる。なお，その際には，送付側又は送信側の保険医療機関において，別紙様式44又はこれに準じた様式に診療情報等の必要事項を記載し，受取側又は受信側の保険医療機関に交付する。さらに，病理標本の作製を衛生検査所に委託する場合には，衛生検査所にも当該事項を同様に交付する。

また，N006の「注4」に規定する病理診断管理加算1又は2については，受取側又は受信側の保険医療機関が，当該加算の施設基準に適合しているものとして地方厚生（支）局長に届け出た保険医療機関であり，当該保険医療機関において病理診断を専ら担当する常勤の医師が病理診断を行い，送付側又は送信側の保険医療機関にその結果を文書により報告した場合に，当該基準に係る区分に従い，所定点数に加算する。さらに，N006の「注5」に規定する悪性腫瘍病理組織標本加算については，受取側又は受信側の保険医療機関が，当該加算の施設基準に適合しているものとして地方厚生（支）局長に届け出た保険医療機関であり，当該保険医療機関において，N006(5)に規定する原発性悪性腫瘍に係る手術の検体からN000病理組織標本作製の「1」又はN002免疫染色（免疫抗体法）病理組織標本作製により作製された組織標本に基づく診断を行った場合に，所定点数に加算する。受取側又は受信側の保険医療機関における診断等に係る費用は，受取側又は受信側，送付側又は送信側の保険医療機関における相互の合議に委ねる。

参考　上記については届出が必要である（p.1479）。

7　保険医療機関間のデジタル病理画像の送受信及び受信側の保険医療機関における当該デジタル病理画像の観察による術中迅速病理組織標本作製を行った場合は，送信側の保険医療機関においてN003術中迅速病理組織標本作製及びN006病理診断料の「1」を算定できる。また，N006の「注4」に規定する病理診断管理加算1又は2については，受信側の保険医療機関が，当該加算の施設基準に適合しているものとして地方厚生（支）局長に届け出た保険医療機関であり，当該保険医療機関において病理診断を専ら担当する常勤の医師が病理診断を行い，送信側の保険医療機関にその結果を報告した場合に，当該基準に係る区分に従い，所定点数に加算する。受信側の保険医療機関における診断等に係る費用は，受信側，送信側の保険医療機関間における相互の合議に委ねる。

8　保険医療機関間のデジタル病理画像の送受信及び受信側の保険医療機関における当該デジタル病理画像の

(別紙様式44)

保険医療機関間の連携による病理診断に係る情報提供様式

標本等の受取又は受信側
病理標本等の受取又は受信側の医療機関名：
担当医：　　　科　　　殿　　依頼日：　年　月　日

標本等の送付又は送信側
病理標本等の送付又は送信側の医療機関名：
所在地：
電話番号：　　　医師氏名：　　　提出医サイン：
送付又は送信する材料　□病理組織標本　□病理検体　□病理組織標本のデジタル病理画像
標本作製の場所（標本又はデジタル病理画像を送付する場合）：院内・院外（施設名称：　　　　標本番号：　　）
患者氏名：　　　　　　　（フリガナ）　　　　　　　性別：男・女
患者住所：
生年月日：明・大・昭・平・令　年　月　日（　歳）職業：（具体的に　　）電話番号：
保険医療機関の連携による病理診断についての患者の了解：有・無
傷病名：
臨床診断・臨床経過：
肉眼所見・診断（略図等）：
病理材料のマクロ写真と切り出し図（鉗子生検等は除く）：
採取日又は手術日：　　　年　　月　　日
提出臓器とそれぞれの標本又はデジタル病理画像の枚数：1.　　2.　　3.　　その他
既往歴：
家族歴：
感染症の有無：有（　　　　　）・無
治療情報・治療経過：
現在の処方：
病理診断に際しての要望：
備考：
病理診断科使用欄：病理診断科ID
□病理診断管理加算1　□病理診断管理加算2　□悪性腫瘍病理組織標本加算　□標本作製料　□病理診断料
□免疫染色等（　　　　）

※1 内視鏡生検等では，内視鏡伝票又は生検部位の写真を添付すること
※2 手術材料等では病変部の写真等を含む画像診断報告書資料を添付すること

観察による迅速細胞診を行った場合は，送信側の保険医療機関においてN003-2迅速細胞診及びN006病理診断料の「2」を算定できる。また，N006の「注4」に規定する病理診断管理加算1又は2については，受信側の保険医療機関が，当該加算の施設基準に適合しているものとして地方厚生（支）局長に届け出た保険医療機関であり，当該保険医療機関において病理診断を専ら担当する常勤の医師が病理診断を行い，送信側の保険医療機関にその結果を報告した場合に当該基準に係る区分に従い，所定点数に加算する。受信側の保険医療機関における診断等に係る費用は，受信側，送信側の保険医療機関間における相互の合議に委ねる。

9　デジタル病理画像に基づく病理診断については，デジタル病理画像の作成，観察及び送受信を行うにつき十分な装置・機器を用いた上で観察及び診断を行った場合に算定できる。なお，デジタル病理画像に基づく病理診断を行うに当たっては，関係学会による指針を参考とする。
(令6保医発0305・4)

事務連絡　問1　保険医療機関間の連携による病理診断について，送付・送信側として，病理診断管理加算を算定している保険医療機関が，病理診断管理加算を算定している受取・受信側の保険医療機関と連携して病理診断を行う際，病理診断管理加算については，受取・受信側の保険医療機関における該当区分に従い，送付・送信側で算定される病理診断料に加算するのか。

答　そのとおり。
(平28.6.14，一部修正)

問2　病理診断の「通則6」において，「標本等の受取又は受信側の保険医療機関における診断等に係る費用は，標本等の送付側又は送信側，標本等の受取側又は受信側の保険医療機関間における相互の合議に委ねる」とあるが，「特掲診療料の施設基準等の一部を改正する件」（平成30年厚生労働省告示第45号）の「第14の2病理診断　1保険医療機関間の連携による病理診断の施設基準」に適合しているものとして地方厚生局長等に届け出た保険医療機関間において，標本等の送付側又は送信側の保険医療機関（以下，「送付・送信側」という）が標本等の受取側又は受信側の保険医療機関（以下，「受取・受信側」という）に病理診断を依頼した場合であって，受取・受信側が病理診断管理加算を届け出ている場合は，その届出内容に応じ，送付・送信側において病理診断管理加算を算定することは可能か。

答　算定可能。
(平28.11.17，一部修正)

事務連絡　デジタル病理
問　病理診断の通則の留意事項9において，「デジタル病理画像に基づく病理診断については，デジタル病理画像の作成，観察及び送受信を行うにつき十分な装置・機器を用いた上で観察及び診断を行った場合に算定できる。なお，デジタル病理画像に基づく病理診断を行うに当たっては，関係学会による指針を参考とすること」とあるが，「デジタル病理画像の作成，観察及び送受信を行うにつき十分な装置・機器」及び「関係学会による指針」とはそれぞれ何を指すのか。

答　「関係学会による指針」とは，一般社団法人日本病理学会による「デジタル病理画像を用いた病理診断のための手引

き」及び日本デジタルパソロジー研究会による「病理診断のためのデジタルパソロジーシステム技術基準」を指す。「デジタル病理画像の作成、観察及び送受信を行うにつき十分な装置・機器」とは、これらの指針に定められた、画像取り込み、画像の送受信、画像の表示等についての技術基準を満たす装置・機器を指す。
(平30.3.30)

参考 テレパソロジーによる術中迅速細胞診
問　届出は送信側、受診側双方が届け出るのか。
答　双方が届け出る。

参考 テレパソロジー：遠隔病理診断。手術中に術中迅速細胞診を送受信機を用いて他医療機関に依頼して行う。

第1節　病理標本作製料

通　則
1　病理標本作製に当たって、3臓器以上の標本作製を行った場合は、3臓器を限度として算定する。
2　リンパ節については、所属リンパ節ごとに1臓器として数えるが、複数の所属リンパ節が1臓器について存在する場合は、当該複数の所属リンパ節を1臓器として数える。

N000　病理組織標本作製
1　組織切片によるもの（1臓器につき）　860点
2　セルブロック法によるもの（1部位につき）　860点

→病理組織標本作製　　　摘要欄 p.1728
(1)「1」の「組織切片によるもの」について、次に掲げるものは、各区分ごとに1臓器として算定する。
ア　気管支及び肺臓
イ　食道
ウ　胃及び十二指腸
エ　小腸
オ　盲腸
カ　上行結腸、横行結腸及び下行結腸
キ　S状結腸
ク　直腸
ケ　子宮体部及び子宮頸部
(2)「2」の「セルブロック法によるもの」について、同一又は近接した部位より同時に数検体を採取して標本作製を行った場合であっても、1回として算定する。
(3)　病理組織標本作製において、1臓器又は1部位から多数のブロック、標本等を作製した場合であっても、1臓器又は1部位の標本作製として算定する。
(4)　病理組織標本作製において、悪性腫瘍がある臓器又はその疑いがある臓器から多数のブロックを作製し、又は連続切片標本を作製した場合であっても、所定点数のみ算定する。
(5)　当該標本作製において、ヘリコバクター・ピロリ感染診断を目的に行う場合の保険診療上の取扱いについては、「ヘリコバクター・ピロリ感染の診断及び治療に関する取扱いについて」（平成12年10月31日保険発第180号）（【免疫学的検査】冒頭の通知, p.488）に即して行う。
(6)「2」の「セルブロック法によるもの」は、悪性中皮腫を疑う患者又は組織切片を検体とした病理組織標本作製が実施困難な肺悪性腫瘍、胃癌、大腸癌、卵巣癌、悪性リンパ腫若しくは乳癌を疑う患者に対して、穿刺吸引等により採取した検体を用いてセルブロック法により標本作製した場合に算定する。なお、肺悪性腫瘍、胃癌、大腸癌、卵巣癌、悪性リンパ腫又は乳癌を疑う患者に対して実施した場合には、組織切片を検体とした病理組織標本作製が実施困難である医学的な理由を**診療録**及び**診療報酬明細書**の摘要欄に記載する。
(令6保医発0305・4)

参考 ①　乳癌の診断において、D410乳腺穿刺又は針生検（片側）「2」その他により採取した検体を用いた場合、N000病理組織標本作製の算定は原則として認められない。
(令2.7.27 支払基金)
②　診断穿刺・検体採取料又は手術料の算定がない場合、病理組織標本作製の算定は原則として認められない。
(令4.1.31 支払基金)
③　虫垂炎に対する病理組織標本作製の算定は、原則として年齢にかかわらず認められる。
(令6.5.31 支払基金)
④　次の傷病名に対する病理組織標本作製「1」組織切片によるものの算定は、原則として認められる。
　(1) 胃潰瘍、(2) 十二指腸潰瘍
(令6.12.27 支払基金)
⑤　痔瘻に対する病理組織標本作製「1」組織切片によるものの算定は、原則として認められる。
⑥　痔核に対する病理組織標本作製「1」組織切片によるものの算定は、原則として認められない。
(令7.1.31 支払基金)

N001　電子顕微鏡病理組織標本作製（1臓器につき）　2,000点

→電子顕微鏡病理組織標本作製
(1)　電子顕微鏡病理組織標本作製は、腎組織、内分泌臓器の機能性腫瘍（甲状腺腫を除く）、異所性ホルモン産生腫瘍、軟部組織悪性腫瘍、ゴーシェ病等の脂質蓄積症、多糖体蓄積症等に対する生検及び心筋症に対する心筋生検の場合において、電子顕微鏡による病理診断のための病理組織標本を作製した場合に算定できる。
(2)　電子顕微鏡病理組織標本作製、N000病理組織標本作製、N002免疫染色（免疫抗体法）病理組織標本作製のうち、いずれを算定した場合であっても、他の2つの項目を合わせて算定することができる。
(令6保医発0305・4)

N002　免疫染色（免疫抗体法）病理組織標本作製
1　エストロジェンレセプター　　　　720点
2　プロジェステロンレセプター　　　690点
3　HER2タンパク　　　　　　　　　690点
4　EGFRタンパク　　　　　　　　　690点
5　CCR4タンパク　　　　　　　10,000点
6　ALK融合タンパク　　　　　　2,700点
7　CD30　　　　　　　　　　　　　400点
8　その他（1臓器につき）　　　　　400点
注1　1及び2の病理組織標本作製を同一月に実施した場合は、180点を主たる病理組織標本作製の所定点数に加算する。
　2　8について、確定診断のために4種類以上の抗体を用いた免疫染色が必要な患者に対して、標本作製を実施した場合には、1,200点を所定点数に加算する。 4免

→免疫染色（免疫抗体法）病理組織標本作製　　　摘要欄 p.1728
(1)　免疫染色（免疫抗体法）病理組織標本作製は、病理組織標本を作製するにあたり免疫染色を行った場合に、方法（蛍光抗体法又は酵素抗体法）又は試薬の種類にかかわらず、1臓器につき1回のみ算定する。ただし、「3」のHER2タンパクは、化学療法歴のある手術不能又は再発乳癌患者に対して、過去に乳癌に係

る本標本作製を実施した場合であって，抗HER2ヒト化モノクローナル抗体抗悪性腫瘍剤の投与の適応を判定するための補助に用いるものとして薬事承認又は認証を得ている体外診断用医薬品を用いて，HER2低発現の確認により当該抗悪性腫瘍剤の投与の適応を判断することを目的として，本標本作製を再度行う場合に限り，別に1回に限り算定できる（乳癌に係る初回の本標本作成を令和6年3月31日以降に実施した場合にあっては，令和8年5月31日までの間に限る）。なお，再度免疫染色が必要である医学的な理由を診療報酬明細書の摘要欄に記載する。

(2) 免疫染色（免疫抗体法）病理組織標本作製，N000病理組織標本作製又はN001電子顕微鏡病理組織標本作製のうち，いずれを算定した場合であっても，他の2つの項目を合わせて算定することができる。

(3) 「1」のエストロジェンレセプターの免疫染色と「2」のプロジェステロンレセプターの免疫染色を同一月に実施した場合は，いずれかの主たる病理組織標本作製の所定点数及び「注」に規定する加算のみを算定する。

(4) 「3」のHER2タンパクは，半定量法又はEIA法（酵素免疫測定法）による病理標本作製を行った場合に限り算定する。

(5) 「5」CCR4タンパク及びD006-10 CCR4タンパク（フローサイトメトリー法）を同一の目的で実施した場合は，原則として主たるもののみ算定する。ただし，医学的な必要性がある場合には，併せて実施した場合であっても，いずれの点数も算定できる。なお，この場合においては，診療報酬明細書の摘要欄にその理由及び医学的必要性を記載する。

(6) 「6」のALK融合タンパクは，以下に掲げる場合において算定できる。
　ア　非小細胞肺癌患者に対して，ALK阻害剤の投与の適応を判断することを目的として，ブリッジ試薬を用いた免疫組織染色法により病理標本作製を行った場合（当該薬剤の投与方針の決定までの間の1回に限る）
　イ　悪性リンパ腫患者に対して，悪性リンパ腫の診断補助を目的として免疫組織染色法により病理標本作製を行った場合（悪性リンパ腫の病型分類までの間の1回に限る）

(7) 「7」のCD30は，HQリンカーを用いた免疫組織化学染色法により，悪性リンパ腫の診断補助を目的に実施した場合に算定する。

(8) 「注2」に規定する「確定診断のために4種類以上の抗体を用いた免疫染色が必要な患者」とは，原発不明癌，原発性脳腫瘍，悪性リンパ腫，悪性中皮腫，肺悪性腫瘍（腺癌，扁平上皮癌），消化管間質腫瘍（GIST），慢性腎炎，内分泌腫瘍，軟部腫瘍，皮膚の血管炎，水疱症（天疱瘡，類天疱瘡等），悪性黒色腫，筋ジストロフィー又は筋炎が疑われる患者を指す。これらの疾患が疑われる患者であっても3種類以下の抗体で免疫染色を行った場合は，当該加算は算定できない。

(9) 肺悪性腫瘍（腺癌，扁平上皮癌）が疑われる患者に対して「注2」の加算を算定する場合は，腫瘍が未分化であった場合等HE染色では腺癌又は扁平上皮癌の診断が困難な患者に限り算定することとし，その医学的根拠を診療報酬明細書の摘要欄に詳細に記載する。なお，次に掲げるいずれかの項目を既に算定している場合には，当該加算は算定できない。
　ア　D004-2悪性腫瘍組織検査の「1」悪性腫瘍遺伝子検査の「イ」処理が容易なものの「(1)」医薬品の適応判定の補助等に用いるもの〔肺癌におけるEGFR遺伝子検査，ROS1融合遺伝子検査，ALK融合遺伝子検査，BRAF遺伝子検査（次世代シーケンシングを除く）及びMETex14遺伝子検査（次世代シーケンシングを除く）に限る〕
　イ　D004-2悪性腫瘍組織検査の「1」悪性腫瘍遺伝子検査の「ロ」処理が複雑なもの〔肺癌におけるBRAF遺伝子検査（次世代シーケンシング），METex14遺伝子検査（次世代シーケンシング）及びRET融合遺伝子検査に限る〕
　ウ　D006-24肺癌関連遺伝子多項目同時検査
　エ　N005-2 ALK融合遺伝子標本作製

(10) セルブロック法による病理組織標本に対する免疫染色については，悪性中皮腫を疑う患者又は組織切片を検体とした病理組織標本作製が実施困難な肺悪性腫瘍，胃癌，大腸癌，卵巣癌，悪性リンパ腫若しくは乳癌を疑う患者に対して実施した場合に算定する。なお，肺悪性腫瘍，胃癌，大腸癌，卵巣癌，悪性リンパ腫又は乳癌を疑う患者に対して実施した場合には，組織切片を検体とした病理組織標本作製が実施困難である医学的な理由を診療録及び診療報酬明細書の摘要欄に記載する。

(11) p16タンパクは，子宮頸部上皮内腫瘍（CIN）が疑われる患者であって，HE染色で腫瘍性病変の鑑別が困難なものに対してHQリンカーを用いて免疫染色病理標本作製を行った場合に，本区分の「1」エストロジェンレセプターを準用して算定する。

（令6医発0305・4，1227・4）

参考 ①　原則として，病理組織標本作製のみを施行している場合，ヘリコバクター・ピロリの除菌判定のためのN002免疫染色（免疫抗体法）病理組織標本作製「8」その他（1臓器につき）は認められない。【留意事項】除菌後は菌数が減るため検出しにくいこと，また雑菌が増えることがあり，その鑑別に免疫染色が必要である場合がある。
②　原則として，病理組織標本作製のほかにヘリコバクター・ピロリ関連の検査を施行している場合，ヘリコバクター・ピロリの除菌判定のための免疫染色（免疫抗体法）病理組織標本作製「8」その他（1臓器につき）は認められない。

（平19.3.16 支払基金，更新：平26.9.22，一部修正）

③　乳癌に対する免疫染色（免疫抗体法）病理組織標本作製「8」その他の算定は，原則として認められる。

（令6.3.29 支払基金）

N003　術中迅速病理組織標本作製（1手術につき）　1,990点

→術中迅速病理組織標本作製
　術中迅速病理組織標本作製は，手術の途中において迅速凍結切片等による標本作製及び鏡検を完了した場合において，1手術につき1回算定する。
　なお，摘出した臓器について，術後に再確認のため精密な病理組織標本作製を行った場合は，N000病理組織標本作製の所定点数を別に算定する。

（令6保医発0305・4）

N003-2　迅速細胞診
　1　手術中の場合（1手術につき）　450点
　2　検査中の場合（1検査につき）　450点

→迅速細胞診
　迅速細胞診は，手術，気管支鏡検査（超音波気管支鏡下穿刺吸引生検法の実施時に限る）又は内視鏡検査（膵癌又は胃粘膜下腫瘍が疑われる患者に対する超音波内視鏡下穿刺吸引生検法の実施時に限る）の途中において腹水及び胸水等の体腔液又は穿刺吸引検体による標本作製及び鏡検を完了した場合において，1手術又は1検査に

つき1回算定する。 (令6保医発0305・4)

事務連絡 問 N003-2術中迅速細胞診とN004細胞診は併算定可能か。
答 不可。 (平22.3.29)

N004 細胞診（1部位につき）
1 婦人科材料等によるもの　　　　　150点
2 穿刺吸引細胞診, 体腔洗浄等によるもの　　　　　　　　　　　　　　　　190点

注1　1について, 固定保存液に回収した検体から標本を作製して, 診断を行った場合には, **婦人科材料等液状化検体細胞診加算**として, **45点**を所定点数に加算する。

2　2について, 過去に穿刺し又は採取し, 固定保存液に回収した検体から標本を作製して, 診断を行った場合には, **液状化検体細胞診加算**として, **85点**を所定点数に加算する。

→細胞診
(1) 腟脂膏顕微鏡標本作製, 胃液, 腹腔穿刺液等の癌細胞標本作製及び眼科プロヴァツェク小体標本作製並びに天疱瘡又はヘルペスウイルス感染症におけるTzanck細胞の標本作製は, 細胞診により算定する。
(2) 同一又は近接した部位より同時に数検体を採取して標本作製を行った場合であっても, 1回として算定する。
(3) 「2」の「穿刺吸引細胞診, 体腔洗浄等」とは, 喀痰細胞診, 気管支洗浄細胞診, 体腔液細胞診, 体腔洗浄細胞診, 体腔臓器擦過細胞診及び髄液細胞診等を指す。
(4) 「注1」に規定する婦人科材料等液状化検体細胞診加算は, 採取と同時に行った場合に算定できる。なお, 過去に穿刺又は採取し, 固定保存液に回収した検体から標本を作製し診断を行った場合には算定できない。
(5) 「注2」に規定する液状化検体細胞診加算は, 採取と同時に作製された標本に基づいた診断の結果, 再検が必要と判断され, 固定保存液に回収した検体から再度標本を作製し, 診断を行った場合に限り算定できる。採取と同時に行った場合は算定できない。

(令6保医発0305・4)

事務連絡 細胞診
問1　N004細胞診の「注2」の液状化検体細胞診加算の通知に「採取と同時に作製された標本に基づいた診断の結果, 再検が必要と判断され, 固定保存液に回収した検体から再度標本を作製し, 診断を行った場合に限り算定できる。採取と同時に行った場合は算定できない」とあるが, この「採取」とは, どの項目を示しているのか。
答　採取とは, 医科点数表のどの項目を算定するかに関わらず, 患者から検体としての細胞をとることをいう。
(平25.1.24, 一部修正)

問2　細胞診において,「1 婦人科材料等によるもの」,「2 穿刺吸引細胞診, 体腔洗浄等によるもの」について, 両方行った場合の判断料はどれを算定するのか。
答　「婦人科材料等によるもの」についてはN007病理判断料を,「穿刺吸引細胞診, 体腔洗浄等によるもの」については要件を満たせばN006病理診断料の「2 細胞診断料」を算定する。2つを同時に行った場合は主たる点数を算定する。
(平22.3.29)

N005 HER2遺伝子標本作製
1 単独の場合　　　　　　　　　　2,700点
2 N002免疫染色（免疫抗体法）病理組織標本作製の3による病理標本作製を併せて行った場合　　　　　　　　　　　　　3,050点

→HER2遺伝子標本作製
(1) HER2遺伝子標本作製は, 抗HER2ヒト化モノクローナル抗体抗悪性腫瘍剤の投与の適応を判断することを目的として, FISH法, SISH法又はCISH法により遺伝子増幅標本作製を行った場合に, 当該抗悪性腫瘍剤の投与方針の決定までの間に1回を限度として算定する。
(2) 本標本作製とN002免疫染色（免疫抗体法）病理組織標本作製の「3」を同一の目的で実施した場合は, 本区分の「2」により算定する。
(令6保医発0305・4)

N005-2 ALK融合遺伝子標本作製　6,520点

→ALK融合遺伝子標本作製
(1) ALK融合遺伝子標本作製は, ALK阻害剤の投与の適応を判断することを目的として, FISH法により遺伝子標本作製を行った場合に, 当該薬剤の投与方針の決定までの間に1回を限度として算定する。
(2) FGFR2融合遺伝子標本作製は, 治癒切除不能な胆道癌患者を対象として, FGFR阻害剤の投与の適応を判断することを目的として, FISH法（Break-apart法）により遺伝子標本作製を行った場合に, 本区分のALK融合遺伝子標本作製を準用し,「希少疾病等の検査に用いるものとして配慮が必要な体外診断用医薬品に係る技術料の設定方法」に基づく係数120/100を乗じ算定する。なお, 当該薬剤の投与方針の決定までの間に1回を限度とする。
(令6保医発0305・4, 1129・8)

N005-3 PD-L1タンパク免疫染色（免疫抗体法）**病理組織標本作製　2,700点**

→PD-L1タンパク免疫染色（免疫抗体法）病理組織標本作製
(1) PD-L1タンパク免疫染色（免疫抗体法）病理組織標本作製は, 抗PD-1抗体抗悪性腫瘍剤又は抗PD-L1抗体抗悪性腫瘍剤の投与の適応を判断することを目的として, 免疫染色（免疫抗体法）病理組織標本作製を行った場合に, 当該抗悪性腫瘍剤の投与方針の決定までの間に1回を限度として算定する。
(2) CLDN18タンパク免疫染色（免疫抗体法）病理組織標本作製は, 治癒切除不能な進行・再発の胃癌患者を対象として, 抗CLDN18.2モノクローナル抗体抗悪性腫瘍剤の投与の適応を判断することを目的として, 免疫染色（免疫抗体法）病理組織標本作製を行った場合に, 当該抗悪性腫瘍剤の投与方針の決定までの間に1回を限度として算定する。
(令6保医発0305・4, 0430・3)

N005-4 ミスマッチ修復タンパク免疫染色（免疫抗体法）**病理組織標本作製　2,700点**

注　別に厚生労働大臣が定める施設基準〔告示４第14の２・２の３, p.1480〕に適合しているものとして地方厚生局長等に届け出た保険医療機関において, ミスマッチ修復タンパク免疫染色（免疫抗体法）病理組織標本作製を実施し, その結果について患者又はその家族等に対し遺伝カウンセリングを行った場合には, **遺伝カウンセリング加算**として, 患者1人につき月1回に限り, **1,000点**を所定点数に加算する。

→ミスマッチ修復タンパク免疫染色（免疫抗体法）病理組織標本作製
摘要欄 p.1729
(1) ミスマッチ修復タンパク免疫染色（免疫抗体法）病理

理組織標本作製は，以下のいずれかを目的として，免疫染色（免疫抗体法）病理組織標本作製を行った場合に，患者1人につき1回に限り算定する。
　ア　固形癌における抗PD-1抗体抗悪性腫瘍剤の適応判定の補助
　イ　大腸癌におけるリンチ症候群の診断の補助
　ウ　大腸癌における抗悪性腫瘍剤による治療法の選択の補助
　エ　子宮体癌におけるPARP阻害剤の適応判定の補助
(2)　(1)に掲げるいずれか1つの目的で当該標本作製を実施した後に，別の目的で当該標本作製を実施した場合にあっても，別に1回に限り算定できる。なお，この場合にあっては，その医学的な必要性を診療報酬明細書の摘要欄に記載する。
(3)　本標本作製及びD004-2に掲げるマイクロサテライト不安定性検査を同一の目的で実施した場合は，主たるもののみ算定する。
(4)　「注」に規定する遺伝カウンセリング加算は，本標本作製（リンチ症候群の診断の補助に用いる場合に限る）を実施する際，以下のいずれも満たす場合に算定できる。
　ア　本標本作製の実施前に，臨床遺伝学に関する十分な知識を有する医師が，患者又はその家族等に対し，当該標本作製の目的並びに当該標本作製の実施によって生じうる利益及び不利益についての説明等を含めたカウンセリングを行うとともに，その内容を文書により交付する。
　イ　臨床遺伝学に関する十分な知識を有する医師が，患者又はその家族等に対し，本標本作製の結果に基づいて療養上の指導を行うとともに，その内容を文書により交付する。
　　ただし，この場合において，同一の目的で実施したD004-2に掲げるマイクロサテライト不安定性検査に係る遺伝カウンセリング加算は別に算定できない。
　　なお，遺伝カウンセリングの実施に当たっては，厚生労働省「医療・介護関係事業者における個人情報の適切な取り扱いのためのガイダンス」及び関係学会による「医療における遺伝学的検査・診断に関するガイドライン」を遵守する。
（令6保医発0305・4，令7保医発0131・3）

N005-5　BRAF V600E変異タンパク免疫染色（免疫抗体法）病理組織標本作製　1,600点

→BRAF V600E変異タンパク免疫染色（免疫抗体法）病理組織標本作製　摘要欄 p.1729

(1)　BRAF V600E変異タンパク免疫染色（免疫抗体法）病理組織標本作製は，以下のいずれかを目的として，免疫染色（免疫抗体法）病理組織標本作製を行った場合に，患者1人につき1回に限り算定する。
　ア　大腸癌におけるリンチ症候群の診断の補助
　イ　大腸癌における抗悪性腫瘍剤による治療法の選択の補助
(2)　早期大腸癌におけるリンチ症候群の除外を目的として，本標本作製を実施した場合にあっては，D004-2に掲げるマイクロサテライト不安定性検査，又はN005-4ミスマッチ修復タンパク免疫染色（免疫抗体法）病理組織標本作製を実施した年月日を，診療報酬明細書の摘要欄に記載する。
(3)　本標本作製及びD004-2に掲げる大腸癌におけるBRAF遺伝子検査を併せて行った場合は，主たるもののみ算定する。
（令6保医発0305・4）

第2節　病理診断・判断料

N006　病理診断料
　1　組織診断料　判組診　　　　　　　　　　520点
　2　細胞診断料　判組診　　　　　　　　　　200点
注1　1については，病理診断を専ら担当する医師が勤務する病院又は病理診断を専ら担当する常勤の医師が勤務する診療所である保険医療機関において，N000病理組織標本作製，N001電子顕微鏡病理組織標本作製，N002免疫染色（免疫抗体法）病理組織標本作製若しくはN003術中迅速病理組織標本作製により作製された組織標本〔N000病理組織標本作製又はN002免疫染色（免疫抗体法）病理組織標本作製により作製された組織標本のデジタル病理画像を含む〕に基づく診断を行った場合又は当該保険医療機関以外の保険医療機関で作製された組織標本〔当該保険医療機関以外の保険医療機関でN000病理組織標本作製又はN002免疫染色（免疫抗体法）病理組織標本作製により作製された組織標本のデジタル病理画像を含む〕に基づく診断を行った場合に，これらの診断の別又は回数にかかわらず，月1回に限り算定する。
　2　2については，病理診断を専ら担当する医師が勤務する病院又は病理診断を専ら担当する常勤の医師が勤務する診療所である保険医療機関において，N003-2迅速細胞診若しくはN004細胞診の2により作製された標本に基づく診断を行った場合又は当該保険医療機関以外の保険医療機関で作製された標本に基づく診断を行った場合に，これらの診断の別又は回数にかかわらず，月1回に限り算定する。
　3　当該保険医療機関以外の保険医療機関で作製された標本に基づき診断を行った場合は，N000からN004までに掲げる病理標本作製料は，別に算定できない。
　4　病理診断管理に関する別に厚生労働大臣が定める施設基準〔告示4第14の2・3, p.1480〕に適合しているものとして地方厚生局長等に届け出た保険医療機関において，病理診断を専ら担当する常勤の医師が病理診断を行い，その結果を文書により報告した場合には，当該基準に係る区分に従い，次に掲げる点数を所定点数に加算する。
　　イ　病理診断管理加算1　病管1
　　　(1) 組織診断を行った場合　　　　　　120点
　　　(2) 細胞診断を行った場合　　　　　　 60点
　　ロ　病理診断管理加算2　病管2
　　　(1) 組織診断を行った場合　　　　　　320点
　　　(2) 細胞診断を行った場合　　　　　　160点
　5　1については，別に厚生労働大臣が定める施設基準〔告示4第14の2・3の2, p.1481〕に適合しているものとして地方厚生局長等に届け出た保険医療機関において，悪性腫瘍に係る手術の検体からN000病理組織標本作製の1又はN002免疫染色（免疫抗体法）病理組織標本作製により作製された組織標本に基づく診断を行った場合は，悪性腫瘍

> **病理組織標本加算**として，150点を所定点数に加算する。

→病理診断料

摘要欄 p.1729

(1) 当該保険医療機関以外に勤務する病理診断を行う医師が，当該保険医療機関に出向いて病理診断を行った場合等，当該保険医療機関における勤務の実態がない場合においては，病理診断料は算定できない。

(2) 当該保険医療機関において，当該保険医療機関以外の医療機関（衛生検査所等を含む）で作製した病理標本につき診断を行った場合には，月1回に限り所定点数を算定する。
　なお，患者が当該傷病につき当該保険医療機関を受診していない場合においては，療養の給付の対象とならない。

(3) 病理診断料が含まれない入院料を算定する病棟に入院中の患者に対して，病理診断料を算定する場合は，同一月内に当該患者が病理診断料の含まれる入院料を算定する病棟に転棟した場合であっても，当該病理診断料を算定することができる。

(4) 病理診断管理加算1又は2の届出を行った保険医療機関において，病理診断を専ら担当する常勤の医師のうち当該保険医療機関において勤務する1名（病理診断管理加算2を算定する場合にあっては2名）を除いた病理診断を専ら担当する常勤の医師については，当該保険医療機関において常態として週3日以上，かつ，週24時間以上の勤務を行っている場合，当該勤務時間以外の所定労働時間については，自宅等の当該保険医療機関以外の場所で，デジタル病理画像の観察及び送受信を行うにつき十分な装置・機器を用いた上で観察を行い，その結果を文書により当該患者の診療を担当する医師に報告した場合も病理診断料及び病理診断管理加算1又は2を算定できる。なお，デジタル画像に基づく病理診断を行うに当たっては，関係学会による指針を参考とする。また，病院の管理者が当該医師の勤務状況を適切に把握していること。

(5) 「注5」に規定する悪性腫瘍病理組織標本加算については，原発性悪性腫瘍に対してK007の「1」，K031，K053，K162，K394，K394-2，K439，K442，K476，K484-2，K514，K514-2，K529，K529-2，K529-3，K529-5，K653の「2」，K653の「3」，K655の「2」，K655-2の「2」，K655-2の「3」，K655-4の「2」，K655-5の「2」，K655-5の「3」，K657の「2」，K657の「3」，K657-2の「2」からK657-2の「4」まで，K675，K675-2，K677，K677-2，K695，K695-2，K700-2，K700-3，K702，K702-2，K703，K703-2，K704，K721-4，K740，K740-2，K773からK773-3まで，K773-5，K773-6，K803からK803-3まで，K833，K843からK843-4まで，K879，K879-2又はK889に掲げる手術を実施し，当該手術の検体から作製された病理組織標本に基づき病理診断を行った場合に算定する。
(令6保医発0305・4)

事務連絡 病理診断料

問1　病理診断料の病理診断管理加算については，病理診断料の算定1回につき，1回しか算定できないという理解でよいか。

答　そのとおり。(平24.3.30)

問2　第13部病理診断の留意事項通知の「通則6」により，「標本等の受取側又は受信側の保険医療機関における診断等に係る費用は，標本等の送付側又は送信側，標本等の受取側又は受信側の保険医療機関間における相互の合議に委ねる」とあるが，N006病理診断管理加算の施設基準の届出を行っていない医療機関が，当該加算の届出を行っている保険医療機関に病理診断を依頼した場合，届出を行っていない医療機関において，病理診断の留意事項通知の「通則6」により，病理診断管理加算の算定は認められるか。

答　病理診断料については，別に厚生労働大臣が定める施設基準に適合しているものとして地方厚生局長等に届け出た保険医療機関間において行うときに限り算定するため，届出を行っていない医療機関は認められない。(平24.8.9)

問3　病理診断料の「注2」に示されている「病理診断を専ら担当する医師」には，細胞診を専ら担当する医師を含んでいるか。

答　含んでいる。

問4　病理診断や細胞診を専ら担当する医師には，日中診療を行い，診療が終了した後に病理診断や細胞診を行っている医師も含まれるか。

答　含まれない。(平24.11.1)

問5　病理診断料の算定に当たっては，病理診断を専ら担当する医師の勤務時間等の条件があるのか。

答　勤務時間の大部分において病理標本の作成又は病理診断に携わっている者をいう。(平18.3.31，一部修正)

参考　問　病理診断を専ら担当する医師は常勤でなければならないのか。

答　病院の場合，非常勤の病理医が診断を行った場合でも病理診断料が算定できる。一方，診療所の場合，病理医の常勤が要件となっている。
　なお，病理診断管理加算については，病院であっても常勤医が要件となっている。(平22.4.6 全国保険医団体連合会)

N007　病理判断料　判病判　　130点

注1　行われた病理標本作製の種類又は回数にかかわらず，月1回に限り算定する。
　2　N006病理診断料を算定した場合には，算定しない。

→病理判断料

病理判断料が含まれない入院料を算定する病棟に入院中の患者に対して，病理判断料を算定した場合は，同一月内に当該患者が病理判断料の含まれる入院料を算定する病棟に転棟した場合であっても，当該病理判断料を算定することができる。(令6保医発0305・4)

事務連絡　問　N007病理判断料の算定に当たっては，診療録に病理学的検査の結果に基づく病理判断の要点を記載する必要があるか。

答　記載する必要がある。(平25.8.6)

第2章 特掲診療料

第14部 その他

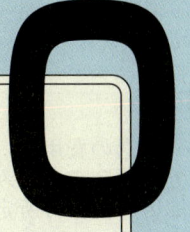

第1節 看護職員処遇改善評価料 …………… 904	O100 外来・在宅ベースアップ評価料（Ⅰ）……… 906
O000 看護職員処遇改善評価料 …………… 904	O101 外来・在宅ベースアップ評価料（Ⅱ）……… 907
第2節 ベースアップ評価料 ………………… 906	O102 入院ベースアップ評価料 ……………… 908

第14部　その他 新

通則

1. 処遇の費用は，第1節若しくは第2節の各区分の所定点数のみにより，又は第1節及び第2節の各区分の所定点数を合算した点数により算定する。
2. 処遇改善に当たって，歯科診療及び歯科診療以外の診療を併せて行う保険医療機関にあっては，歯科診療及び歯科診療以外の診療につき，それぞれ別に第2節（入院ベースアップ評価料を除く）の各区分に掲げるベースアップ評価料を算定する。

→通則

1. その他の費用は，第1節看護職員処遇改善評価料若しくは第2節ベースアップ評価料の各区分の所定点数のみにより，又は第1節看護職員処遇改善評価料及び第2節ベースアップ評価料の各区分の所定点数を合算した点数により算定する。
2. 医科歯科併設の保険医療機関において，医科診療に属する診療科に係る傷病につき入院中の患者が歯又は口腔の疾患のために歯科において初診若しくは再診を受けた場合，又は歯科診療に係る傷病につき入院中の患者が他の傷病により医科診療に属する診療科において初診若しくは再診を受けた場合等，医科診療と歯科診療の両者にまたがる場合は，それぞれの診療科においてベースアップ評価料（Ⅰ）若しくはベースアップ評価料（Ⅱ）又は歯科外来ベースアップ評価料（Ⅰ）若しくは歯科外来ベースアップ評価料（Ⅱ）（以下「ベースアップ評価料」という）を算定することができる。ただし，同一の傷病又は互いに関連のある傷病により，医科と歯科を併せて受診した場合には，主たる診療科においてのみベースアップ評価料を算定する。

(令6保医発0305・4)

第1節　看護職員処遇改善評価料

O000　看護職員処遇改善評価料（1日につき）

看処遇1～165

1	看護職員処遇改善評価料1	1点
2	看護職員処遇改善評価料2	2点
3	看護職員処遇改善評価料3	3点
4	看護職員処遇改善評価料4	4点
5	看護職員処遇改善評価料5	5点
6	看護職員処遇改善評価料6	6点
7	看護職員処遇改善評価料7	7点
8	看護職員処遇改善評価料8	8点
9	看護職員処遇改善評価料9	9点
10	看護職員処遇改善評価料10	10点
11	看護職員処遇改善評価料11	11点
12	看護職員処遇改善評価料12	12点
13	看護職員処遇改善評価料13	13点
14	看護職員処遇改善評価料14	14点
15	看護職員処遇改善評価料15	15点
16	看護職員処遇改善評価料16	16点
17	看護職員処遇改善評価料17	17点
18	看護職員処遇改善評価料18	18点
19	看護職員処遇改善評価料19	19点
20	看護職員処遇改善評価料20	20点
21	看護職員処遇改善評価料21	21点
22	看護職員処遇改善評価料22	22点
23	看護職員処遇改善評価料23	23点
24	看護職員処遇改善評価料24	24点
25	看護職員処遇改善評価料25	25点
26	看護職員処遇改善評価料26	26点
27	看護職員処遇改善評価料27	27点
28	看護職員処遇改善評価料28	28点
29	看護職員処遇改善評価料29	29点
30	看護職員処遇改善評価料30	30点
31	看護職員処遇改善評価料31	31点
32	看護職員処遇改善評価料32	32点
33	看護職員処遇改善評価料33	33点
34	看護職員処遇改善評価料34	34点
35	看護職員処遇改善評価料35	35点
36	看護職員処遇改善評価料36	36点
37	看護職員処遇改善評価料37	37点
38	看護職員処遇改善評価料38	38点
39	看護職員処遇改善評価料39	39点
40	看護職員処遇改善評価料40	40点
41	看護職員処遇改善評価料41	41点
42	看護職員処遇改善評価料42	42点
43	看護職員処遇改善評価料43	43点
44	看護職員処遇改善評価料44	44点
45	看護職員処遇改善評価料45	45点
46	看護職員処遇改善評価料46	46点
47	看護職員処遇改善評価料47	47点
48	看護職員処遇改善評価料48	48点
49	看護職員処遇改善評価料49	49点
50	看護職員処遇改善評価料50	50点
51	看護職員処遇改善評価料51	51点
52	看護職員処遇改善評価料52	52点
53	看護職員処遇改善評価料53	53点
54	看護職員処遇改善評価料54	54点
55	看護職員処遇改善評価料55	55点
56	看護職員処遇改善評価料56	56点
57	看護職員処遇改善評価料57	57点
58	看護職員処遇改善評価料58	58点
59	看護職員処遇改善評価料59	59点
60	看護職員処遇改善評価料60	60点
61	看護職員処遇改善評価料61	61点
62	看護職員処遇改善評価料62	62点
63	看護職員処遇改善評価料63	63点
64	看護職員処遇改善評価料64	64点
65	看護職員処遇改善評価料65	65点
66	看護職員処遇改善評価料66	66点
67	看護職員処遇改善評価料67	67点
68	看護職員処遇改善評価料68	68点
69	看護職員処遇改善評価料69	69点
70	看護職員処遇改善評価料70	70点
71	看護職員処遇改善評価料71	71点
72	看護職員処遇改善評価料72	72点
73	看護職員処遇改善評価料73	73点
74	看護職員処遇改善評価料74	74点

75	看護職員処遇改善評価料75	75点
76	看護職員処遇改善評価料76	76点
77	看護職員処遇改善評価料77	77点
78	看護職員処遇改善評価料78	78点
79	看護職員処遇改善評価料79	79点
80	看護職員処遇改善評価料80	80点
81	看護職員処遇改善評価料81	81点
82	看護職員処遇改善評価料82	82点
83	看護職員処遇改善評価料83	83点
84	看護職員処遇改善評価料84	84点
85	看護職員処遇改善評価料85	85点
86	看護職員処遇改善評価料86	86点
87	看護職員処遇改善評価料87	87点
88	看護職員処遇改善評価料88	88点
89	看護職員処遇改善評価料89	89点
90	看護職員処遇改善評価料90	90点
91	看護職員処遇改善評価料91	91点
92	看護職員処遇改善評価料92	92点
93	看護職員処遇改善評価料93	93点
94	看護職員処遇改善評価料94	94点
95	看護職員処遇改善評価料95	95点
96	看護職員処遇改善評価料96	96点
97	看護職員処遇改善評価料97	97点
98	看護職員処遇改善評価料98	98点
99	看護職員処遇改善評価料99	99点
100	看護職員処遇改善評価料100	100点
101	看護職員処遇改善評価料101	101点
102	看護職員処遇改善評価料102	102点
103	看護職員処遇改善評価料103	103点
104	看護職員処遇改善評価料104	104点
105	看護職員処遇改善評価料105	105点
106	看護職員処遇改善評価料106	106点
107	看護職員処遇改善評価料107	107点
108	看護職員処遇改善評価料108	108点
109	看護職員処遇改善評価料109	109点
110	看護職員処遇改善評価料110	110点
111	看護職員処遇改善評価料111	111点
112	看護職員処遇改善評価料112	112点
113	看護職員処遇改善評価料113	113点
114	看護職員処遇改善評価料114	114点
115	看護職員処遇改善評価料115	115点
116	看護職員処遇改善評価料116	116点
117	看護職員処遇改善評価料117	117点
118	看護職員処遇改善評価料118	118点
119	看護職員処遇改善評価料119	119点
120	看護職員処遇改善評価料120	120点
121	看護職員処遇改善評価料121	121点
122	看護職員処遇改善評価料122	122点
123	看護職員処遇改善評価料123	123点
124	看護職員処遇改善評価料124	124点
125	看護職員処遇改善評価料125	125点
126	看護職員処遇改善評価料126	126点
127	看護職員処遇改善評価料127	127点
128	看護職員処遇改善評価料128	128点
129	看護職員処遇改善評価料129	129点
130	看護職員処遇改善評価料130	130点
131	看護職員処遇改善評価料131	131点
132	看護職員処遇改善評価料132	132点
133	看護職員処遇改善評価料133	133点
134	看護職員処遇改善評価料134	134点
135	看護職員処遇改善評価料135	135点
136	看護職員処遇改善評価料136	136点
137	看護職員処遇改善評価料137	137点
138	看護職員処遇改善評価料138	138点
139	看護職員処遇改善評価料139	139点
140	看護職員処遇改善評価料140	140点
141	看護職員処遇改善評価料141	141点
142	看護職員処遇改善評価料142	142点
143	看護職員処遇改善評価料143	143点
144	看護職員処遇改善評価料144	144点
145	看護職員処遇改善評価料145	145点
146	看護職員処遇改善評価料146	150点
147	看護職員処遇改善評価料147	160点
148	看護職員処遇改善評価料148	170点
149	看護職員処遇改善評価料149	180点
150	看護職員処遇改善評価料150	190点
151	看護職員処遇改善評価料151	200点
152	看護職員処遇改善評価料152	210点
153	看護職員処遇改善評価料153	220点
154	看護職員処遇改善評価料154	230点
155	看護職員処遇改善評価料155	240点
156	看護職員処遇改善評価料156	250点
157	看護職員処遇改善評価料157	260点
158	看護職員処遇改善評価料158	270点
159	看護職員処遇改善評価料159	280点
160	看護職員処遇改善評価料160	290点
161	看護職員処遇改善評価料161	300点
162	看護職員処遇改善評価料162	310点
163	看護職員処遇改善評価料163	320点
164	看護職員処遇改善評価料164	330点
165	看護職員処遇改善評価料165	340点

注　看護職員の処遇の改善を図る体制その他の事項につき別に厚生労働大臣が定める施設基準〔告示4第14の3・1, p.1481〕に適合しているものとして地方厚生局長等に届け出た保険医療機関に入院している患者であって，第1章第2部第1節の入院基本料（特別入院基本料等を含む），同部第3節の特定入院料又は同部第4節の短期滞在手術等基本料（短期滞在手術等基本料1を除く）を算定しているものについて，当該基準に係る区分に従い，それぞれ所定点数を算定する。

【2024年改定による主な変更点】
(1) 「第14部　その他」が新設され，「第2部　入院料等」「第5節」から移動。入院患者に対して1日につき算定。
(2) 賃金改善の合計額の3分の2以上が基本給又は手当の引上げ（ベア等）であるとする基準について，2024年度及び2025年度に翌年度以降のベア等の改善のために繰越しを行った場合，看護職員処遇改善評価料の算定額から繰越額を控除した額の3分の2以上がベア等であれば可とされた。

→看護職員処遇改善評価料
　看護職員処遇改善評価料は，地域で新型コロナウイルス感染症に係る医療など一定の役割を担う保険医療機関に勤務する保健師，助産師，看護師及び准看護師の賃金を改善するための措置を実施することを評価したものであり，第1章第2部第1節入院基本料，第3節特定入院料又は第4節短期滞在手術等基本料（A400の「1」短

第2節　ベースアップ評価料

O100　外来・在宅ベースアップ評価料（Ⅰ）（1日につき）

1　初診時　[外ベアⅠ初]　　　　　　　　6点
2　再診時等　[外ベアⅠ再]　　　　　　　2点
3　訪問診療時
　イ　同一建物居住者等以外の場合
　　　[外ベアⅠ訪同]　　　　　　　　　28点
　ロ　イ以外の場合　[外ベアⅠ訪他]　　7点

注1　1については，主として医療に従事する職員（医師及び歯科医師を除く。以下この節において同じ）の賃金の改善を図る体制につき別に厚生労働大臣が定める施設基準〔告示4第14の3・2, p.1481〕に適合しているものとして地方厚生局長等に届け出た保険医療機関において，入院中の患者以外の患者に対して初診を行った場合に，所定点数を算定する。

2　2については，主として医療に従事する職員の賃金の改善を図る体制につき別に厚生労働大臣が定める施設基準〔告示4第14の3・2, p.1481〕に適合しているものとして地方厚生局長等に届け出た保険医療機関において，入院中の患者以外の患者に対して再診又は短期滞在手術等基本料1を算定すべき手術又は検査を行った場合に，所定点数を算定する。

3　3のイについては，主として医療に従事する職員の賃金の改善を図る体制につき別に厚生労働大臣が定める施設基準〔告示4第14の3・2, p.1481〕に適合しているものとして地方厚生局長等に届け出た保険医療機関において，在宅で療養を行っている患者であって通院が困難なものに対して，次のいずれかに該当する訪問診療を行った場合に算定する。

　イ　当該患者の同意を得て，計画的な医学管理の下に定期的に訪問して診療を行った場合〔A000初診料を算定する初診の日に訪問して診療を行った場合及び有料老人ホームその他これに準ずる施設（以下この区分番号において「有料老人ホーム等」という）に併設される保険医療機関が，当該有料老人ホーム等に入居している患者に対して行った場合を除く〕であって，当該患者が同一建物居住者（当該患者と同一の建物に居住する他の患者に対して当該保険医療機関が同一日に訪問診療を行う場合の当該患者をいう。以下この区分番号において同じ）以外である場合

　ロ　C002在宅時医学総合管理料，C002-2施設入居時等医学総合管理料又はC003在宅がん医療総合診療料の算定要件を満たす他の保険医療機関の求めに応じ，当該他の保険医療機関から紹介された患者に対して，当該患者の同意を得て，計画的な医学管理の下に訪問して診療を行った場合（有料老人ホーム等に併設される保険医療機関が，当該有料老人ホーム等に入居している患者に対して行った場合を除く）であって，当該患者が同一建物居住者以外である場合

　ハ　別に厚生労働大臣が定める施設基準〔告示4第14の3・2, p.1481〕に適合しているものとして地方厚生局長等に届け出た保険医療機関（在宅療養支援診療所又は在宅療養支援病院に限る）において，在宅での療養を行っている末期の悪性腫瘍の患者であって通院が困難なものに対して，当該患者の同意を得て，計画的な医学管理の下に総合的な医療を提供した場合（訪問診療を行った場合に限る）

4　3のロについては，主として医療に従事する職員の賃金の改善を図る体制につき別に厚生労働大臣が定める施設基準〔告示4第14の3・2, p.1481〕に適合しているものとして地方厚生局長等に届け出た保険医療機関において，在宅で療養を行っている患者であって通院が困難なものに対して，次のいずれかに該当する訪問診療を行った場合に算定する。

　イ　当該患者の同意を得て，計画的な医学管理の下に定期的に訪問して診療を行った場合（A000初診料を算定する初診の日に訪問して診療を行った場合及び有料老人ホーム等に併設される保険医療機関が，当該有料老人ホーム等に入居している患者に対して行った場合を除く）であって，当該患者が同一建物居住者である場合

　ロ　C002在宅時医学総合管理料，C002-2施設入居時等医学総合管理料又はC003在宅がん医療総合診療料の算定要件を満たす他の保険医療機関の求めに応じ，当該他の保険医療機関から紹介された患者に対して，当該患者の同意を得て，計画的な医学管理の下に訪問して診療を行った場合（有料老人ホーム等に併設される保険医療機関が，当該有料老人ホーム等に入居している患者に対して行った場合を除く）であって，当該患者が同一建物居住者である場合

　ハ　有料老人ホーム等に併設される保険医療機関が，当該有料老人ホーム等に入居している患者に対して訪問診療を行った場合

【2024年改定により新設】主として医療に従事する職員（医師・歯科医師を除く）の賃金改善（役員報酬，定期昇給を除き，基本給と手当の引上げによる改善が原則）を図る体制につき，施設基準の届出医療機関（外来・在宅医療を行う医療機関）で，入院外患者の初診時・再診時等・訪問診療時に算定可。

→外来・在宅ベースアップ評価料（Ⅰ）

(1) 外来・在宅ベースアップ評価料（Ⅰ）は，当該保険医療機関に勤務する主として医療に従事する職員（医師及び歯科医師を除く。以下「対象職員」という。以下この節において同じ）の賃金の改善を実施すること

について評価したものであり，別に厚生労働大臣が定める施設基準を満たす保険医療機関を受診した患者に対して初診，再診，訪問診療（この節において「初診等」という）を行った場合に算定できる。

(2) 外来・在宅ベースアップ評価料（Ⅰ）の「1」については，A000初診料，B001-2小児科外来診療料の「1」の「イ」若しくは「2」の「イ」又はB001-2-11小児かかりつけ診療料の「1」の「イ」の「(1)」，「1」の「ロ」の「(1)」，「2」の「イ」の「(1)」若しくは「2」の「ロ」の「(1)」を算定した日に限り，1日につき1回算定できる。

(3) 外来・在宅ベースアップ評価料（Ⅰ）の「2」については，A001再診料，A002外来診療料，A400短期滞在手術等基本料の「1」，B001-2小児科外来診療料の「1」の「ロ」若しくは「2」の「ロ」，B001-2-7外来リハビリテーション診療料，B001-2-8外来放射線照射診療料，B001-2-9地域包括診療料，B001-2-10認知症地域包括診療料，B001-2-11小児かかりつけ診療料の「1」の「イ」の「(2)」，「1」の「ロ」の「(2)」，「2」の「イ」の「(2)」若しくは「2」の「ロ」の「(2)」又はB001-2-12外来腫瘍化学療法診療料を算定した日に限り，1日につき1回算定できる。

(4) 外来・在宅ベースアップ評価料（Ⅰ）の「3」の「イ」については，C001在宅患者訪問診療料（Ⅰ）の「1」の「イ」若しくは「2」の「イ」又はC003在宅がん医療総合診療料（ただし，訪問診療を行った場合に限る）を算定した日に限り，1日につき1回算定できる。

(5) 外来・在宅ベースアップ評価料（Ⅰ）の「3」の「ロ」については，C001在宅患者訪問診療料（Ⅰ）の「1」の「ロ」若しくは「2」の「ロ」又はC001-2在宅患者訪問診療料（Ⅱ）を算定した日に限り，1日につき1回算定できる。
（令6保医発0305・4）

事務連絡 問1 外来即入院となった患者について，外来・在宅ベースアップ評価料（Ⅰ）を算定した上で，O000看護職員処遇改善評価料及び入院ベースアップ評価料を同日に算定することは可能か。
答 算定可能。 （令6.3.28）
問2 ベースアップ評価料について，患者等に対して説明する場合は，どのような対応をすればよいか。
答 厚生労働省のホームページに掲載しているリーフレット等を活用し，適切な対応をお願いしたい。 （令6.5.31）

参考 問1 訪問診療時の同一患家の2人目の場合でも訪問診療時の点数で算定できるのか。
答 算定できない。初診時（6点）か再診時等（2点）の点数で算定する。
問2 同じ建物で複数世帯に同一日に訪問し，同一患家の2人目も同一建物居住者の扱いとなる場合はいかがか。
答 同一建物居住者の訪問診療時（7点）を算定する。
（令6.6.1 全国保険医団体連合会）

O101 外来・在宅ベースアップ評価料（Ⅱ）

1日につき　外ベアⅡ1～8　外ベアⅡ再1～8

1 外来・在宅ベースアップ評価料（Ⅱ）1
 イ 初診又は訪問診療を行った場合　**8点**
 ロ 再診時等　**1点**
2 外来・在宅ベースアップ評価料（Ⅱ）2
 イ 初診又は訪問診療を行った場合　**16点**
 ロ 再診時等　**2点**
3 外来・在宅ベースアップ評価料（Ⅱ）3
 イ 初診又は訪問診療を行った場合　**24点**
 ロ 再診時等　**3点**
4 外来・在宅ベースアップ評価料（Ⅱ）4
 イ 初診又は訪問診療を行った場合　**32点**
 ロ 再診時等　**4点**
5 外来・在宅ベースアップ評価料（Ⅱ）5
 イ 初診又は訪問診療を行った場合　**40点**
 ロ 再診時等　**5点**
6 外来・在宅ベースアップ評価料（Ⅱ）6
 イ 初診又は訪問診療を行った場合　**48点**
 ロ 再診時等　**6点**
7 外来・在宅ベースアップ評価料（Ⅱ）7
 イ 初診又は訪問診療を行った場合　**56点**
 ロ 再診時等　**7点**
8 外来・在宅ベースアップ評価料（Ⅱ）8
 イ 初診又は訪問診療を行った場合　**64点**
 ロ 再診時等　**8点**

注1 主として医療に従事する職員の賃金の改善を図る体制につき別に厚生労働大臣が定める施設基準〔告示4第14の3・4，p.1481〕に適合しているものとして地方厚生局長等に届け出た保険医療機関において，入院中の患者以外の患者に対して診療を行った場合に，当該基準に係る区分に従い，それぞれ所定点数を算定する。
2 1のイ，2のイ，3のイ，4のイ，5のイ，6のイ，7のイ又は8のイについては，外来・在宅ベースアップ評価料（Ⅰ）の1又は3を算定する患者に対して診療を行った場合に算定する。
3 1のロ，2のロ，3のロ，4のロ，5のロ，6のロ，7のロ又は8のロについては，外来・在宅ベースアップ評価料（Ⅰ）の2を算定する患者に対して診療を行った場合に算定する。

【2024年改定により新設】
(1) 主として医療に従事する職員（医師・歯科医師を除く）の賃金改善（役員報酬，定期昇給を除き，基本給と手当の引上げによる改善が原則）を図る体制につき，施設基準の届出医療機関（外来・在宅医療を行い，入院医療を実施していない診療所）において，外来・在宅ベースアップ評価料（Ⅰ）と併せて算定可。
(2) 外来・在宅ベースアップ評価料（Ⅰ）及び歯科外来・在宅ベースアップ評価料（Ⅰ）による算定点数（見込み）の10倍の数が，対象職員の給与総額の1.2％未満であること（賃金改善の強化が必要な医療機関）が要件となる。
(3) 以下の計算式（医科のみの医療機関の場合）により求められた【A】が，以下の【別表】のどの区分に該当するかで，算定区分1～8）が決まる。

$$【A】 = \frac{①対象職員・給与総額の1.2\％ - ②外来・在宅ベースアップ評価料（Ⅰ）の算定点数（見込み）×10円}{〔③外来・在宅ベースアップ評価料（Ⅱ）イの算定回数（見込み）×8＋④同（Ⅱ）ロの算定回数（見込み）〕×10円}$$

【別表】

【A】	評価料（Ⅱ）の区分	イ	ロ
0超	外来・在宅ベースアップ評価料（Ⅱ）1	8点	1点
1.5以上	外来・在宅ベースアップ評価料（Ⅱ）2	16点	2点
2.5以上	外来・在宅ベースアップ評価料（Ⅱ）3	24点	3点
3.5以上	外来・在宅ベースアップ評価料（Ⅱ）4	32点	4点
4.5以上	外来・在宅ベースアップ評価料（Ⅱ）5	40点	5点
5.5以上	外来・在宅ベースアップ評価料（Ⅱ）6	48点	6点
6.5以上	外来・在宅ベースアップ評価料（Ⅱ）7	56点	7点

| 7.5以上 | 外来・在宅ベースアップ評価料（Ⅱ）8 | 64点 | 8点 |

→**外来・在宅ベースアップ評価料（Ⅱ）**

(1) 外来・在宅ベースアップ評価料（Ⅱ）は，当該保険医療機関が勤務する対象職員の賃金のさらなる改善を必要とする場合において，賃金の改善を実施することについて評価したものであり，別に厚生労働大臣が定める施設基準を満たす保険医療機関を受診した患者に対して初診等を行った場合に算定できる。

(2) 「イ」の「初診又は訪問診療を行った場合」については，O100外来・在宅ベースアップ評価料（Ⅰ）の「1」若しくは「3」を算定した場合に，1日につき1回に限り算定できる。

(3) 「ロ」の「再診時等」については，O100外来・在宅ベースアップ評価料（Ⅰ）の「2」を算定した場合に，1日につき1回に限り算定できる。

（令6保医発0305・4）

O102　入院ベースアップ評価料（1日につき）

入ベア1〜165

1	入院ベースアップ評価料1	1点
2	入院ベースアップ評価料2	2点
3	入院ベースアップ評価料3	3点
4	入院ベースアップ評価料4	4点
5	入院ベースアップ評価料5	5点
6	入院ベースアップ評価料6	6点
7	入院ベースアップ評価料7	7点
8	入院ベースアップ評価料8	8点
9	入院ベースアップ評価料9	9点
10	入院ベースアップ評価料10	10点
11	入院ベースアップ評価料11	11点
12	入院ベースアップ評価料12	12点
13	入院ベースアップ評価料13	13点
14	入院ベースアップ評価料14	14点
15	入院ベースアップ評価料15	15点
16	入院ベースアップ評価料16	16点
17	入院ベースアップ評価料17	17点
18	入院ベースアップ評価料18	18点
19	入院ベースアップ評価料19	19点
20	入院ベースアップ評価料20	20点
21	入院ベースアップ評価料21	21点
22	入院ベースアップ評価料22	22点
23	入院ベースアップ評価料23	23点
24	入院ベースアップ評価料24	24点
25	入院ベースアップ評価料25	25点
26	入院ベースアップ評価料26	26点
27	入院ベースアップ評価料27	27点
28	入院ベースアップ評価料28	28点
29	入院ベースアップ評価料29	29点
30	入院ベースアップ評価料30	30点
31	入院ベースアップ評価料31	31点
32	入院ベースアップ評価料32	32点
33	入院ベースアップ評価料33	33点
34	入院ベースアップ評価料34	34点
35	入院ベースアップ評価料35	35点
36	入院ベースアップ評価料36	36点
37	入院ベースアップ評価料37	37点
38	入院ベースアップ評価料38	38点
39	入院ベースアップ評価料39	39点
40	入院ベースアップ評価料40	40点
41	入院ベースアップ評価料41	41点
42	入院ベースアップ評価料42	42点
43	入院ベースアップ評価料43	43点
44	入院ベースアップ評価料44	44点
45	入院ベースアップ評価料45	45点
46	入院ベースアップ評価料46	46点
47	入院ベースアップ評価料47	47点
48	入院ベースアップ評価料48	48点
49	入院ベースアップ評価料49	49点
50	入院ベースアップ評価料50	50点
51	入院ベースアップ評価料51	51点
52	入院ベースアップ評価料52	52点
53	入院ベースアップ評価料53	53点
54	入院ベースアップ評価料54	54点
55	入院ベースアップ評価料55	55点
56	入院ベースアップ評価料56	56点
57	入院ベースアップ評価料57	57点
58	入院ベースアップ評価料58	58点
59	入院ベースアップ評価料59	59点
60	入院ベースアップ評価料60	60点
61	入院ベースアップ評価料61	61点
62	入院ベースアップ評価料62	62点
63	入院ベースアップ評価料63	63点
64	入院ベースアップ評価料64	64点
65	入院ベースアップ評価料65	65点
66	入院ベースアップ評価料66	66点
67	入院ベースアップ評価料67	67点
68	入院ベースアップ評価料68	68点
69	入院ベースアップ評価料69	69点
70	入院ベースアップ評価料70	70点
71	入院ベースアップ評価料71	71点
72	入院ベースアップ評価料72	72点
73	入院ベースアップ評価料73	73点
74	入院ベースアップ評価料74	74点
75	入院ベースアップ評価料75	75点
76	入院ベースアップ評価料76	76点
77	入院ベースアップ評価料77	77点
78	入院ベースアップ評価料78	78点
79	入院ベースアップ評価料79	79点
80	入院ベースアップ評価料80	80点
81	入院ベースアップ評価料81	81点
82	入院ベースアップ評価料82	82点
83	入院ベースアップ評価料83	83点
84	入院ベースアップ評価料84	84点
85	入院ベースアップ評価料85	85点
86	入院ベースアップ評価料86	86点
87	入院ベースアップ評価料87	87点
88	入院ベースアップ評価料88	88点
89	入院ベースアップ評価料89	89点
90	入院ベースアップ評価料90	90点
91	入院ベースアップ評価料91	91点
92	入院ベースアップ評価料92	92点
93	入院ベースアップ評価料93	93点
94	入院ベースアップ評価料94	94点
95	入院ベースアップ評価料95	95点
96	入院ベースアップ評価料96	96点
97	入院ベースアップ評価料97	97点
98	入院ベースアップ評価料98	98点
99	入院ベースアップ評価料99	99点

100	入院ベースアップ評価料100	100点
101	入院ベースアップ評価料101	101点
102	入院ベースアップ評価料102	102点
103	入院ベースアップ評価料103	103点
104	入院ベースアップ評価料104	104点
105	入院ベースアップ評価料105	105点
106	入院ベースアップ評価料106	106点
107	入院ベースアップ評価料107	107点
108	入院ベースアップ評価料108	108点
109	入院ベースアップ評価料109	109点
110	入院ベースアップ評価料110	110点
111	入院ベースアップ評価料111	111点
112	入院ベースアップ評価料112	112点
113	入院ベースアップ評価料113	113点
114	入院ベースアップ評価料114	114点
115	入院ベースアップ評価料115	115点
116	入院ベースアップ評価料116	116点
117	入院ベースアップ評価料117	117点
118	入院ベースアップ評価料118	118点
119	入院ベースアップ評価料119	119点
120	入院ベースアップ評価料120	120点
121	入院ベースアップ評価料121	121点
122	入院ベースアップ評価料122	122点
123	入院ベースアップ評価料123	123点
124	入院ベースアップ評価料124	124点
125	入院ベースアップ評価料125	125点
126	入院ベースアップ評価料126	126点
127	入院ベースアップ評価料127	127点
128	入院ベースアップ評価料128	128点
129	入院ベースアップ評価料129	129点
130	入院ベースアップ評価料130	130点
131	入院ベースアップ評価料131	131点
132	入院ベースアップ評価料132	132点
133	入院ベースアップ評価料133	133点
134	入院ベースアップ評価料134	134点
135	入院ベースアップ評価料135	135点
136	入院ベースアップ評価料136	136点
137	入院ベースアップ評価料137	137点
138	入院ベースアップ評価料138	138点
139	入院ベースアップ評価料139	139点
140	入院ベースアップ評価料140	140点
141	入院ベースアップ評価料141	141点
142	入院ベースアップ評価料142	142点
143	入院ベースアップ評価料143	143点
144	入院ベースアップ評価料144	144点
145	入院ベースアップ評価料145	145点
146	入院ベースアップ評価料146	146点
147	入院ベースアップ評価料147	147点
148	入院ベースアップ評価料148	148点
149	入院ベースアップ評価料149	149点
150	入院ベースアップ評価料150	150点
151	入院ベースアップ評価料151	151点
152	入院ベースアップ評価料152	152点
153	入院ベースアップ評価料153	153点
154	入院ベースアップ評価料154	154点
155	入院ベースアップ評価料155	155点
156	入院ベースアップ評価料156	156点
157	入院ベースアップ評価料157	157点
158	入院ベースアップ評価料158	158点
159	入院ベースアップ評価料159	159点
160	入院ベースアップ評価料160	160点
161	入院ベースアップ評価料161	161点
162	入院ベースアップ評価料162	162点
163	入院ベースアップ評価料163	163点
164	入院ベースアップ評価料164	164点
165	入院ベースアップ評価料165	165点

注　主として医療に従事する職員の賃金の改善を図る体制につき別に厚生労働大臣が定める施設基準〔告示4第14の3・6, p.1481〕に適合しているものとして地方厚生局長等に届け出た保険医療機関に入院している患者であって，第1章第2部第1節の入院基本料（特別入院基本料等を含む），同部第3節の特定入院料又は同部第4節の短期滞在手術等基本料（短期滞在手術等基本料1を除く）を算定しているものについて，当該基準に係る区分に従い，それぞれ所定点数を算定する。

【2024年改定により新設】

(1) 主として医療に従事する職員（医師・歯科医師を除く）の賃金改善（役員報酬，定期昇給を除き，基本給と手当の引上げによる改善が原則）を図る体制につき，施設基準の届出医療機関（入院基本料，特定入院料，短期滞在手術等基本料の届出医療機関）で，入院患者に対して1日につき算定可。

(2) 外来・在宅ベースアップ評価料（Ⅰ）及び歯科外来・在宅ベースアップ評価料（Ⅰ）による算定点数（見込み）の10倍の数が，対象職員の給与総額の2.3％未満であることが要件となる。以下の計算式（医科のみの医療機関の場合）により求められた【B】が，以下の【別表】のどの区分に該当するかで，算定区分が決まる。

$$【B】 = \frac{①対象職員・給与総額の2.3\% - ②外来・在宅ベースアップ評価料（Ⅰ）の算定点数（見込み）×10円}{③当該医療機関の延べ入院患者数×10円}$$

別表

【B】	入院ベースアップ評価料の区分	点数
0超1.5未満	入院ベースアップ評価料1	1点
1.5以上2.5未満	入院ベースアップ評価料2	2点
2.5以上3.5未満	入院ベースアップ評価料3	3点
↓		
163.5以上164.5未満	入院ベースアップ評価料164	164点
164.5以上	入院ベースアップ評価料165	165点

→**入院ベースアップ評価料**
　入院ベースアップ評価料は，当該保険医療機関に勤務する対象職員の賃金の改善を実施することについて評価したものであり，第1章第2部第1節入院基本料，第3節特定入院料又は第4節短期滞在手術等基本料（A400の「1」短期滞在手術等基本料1を除く）を算定している患者について，1日につき1回に限り算定できる。

（令6保医発0305・4）（令6.3.29）

事務連絡　問　外来診療及び在宅医療を実施しておらず，入院医療のみを実施している医療機関について，ベースアップ評価料の届出及び算定についてどう考えればよいか。
　答　O100外来・在宅ベースアップ評価料（Ⅰ）及びO102入院ベースアップ評価料の届出を行った上で，O102入院ベースアップ評価料のみを算定する。

（令6.3.28）

《診療報酬の問合せ先一覧》

	全国都道府県庁	地方厚生（支）局 都道府県事務所等	後期高齢者医療 広域連合	社会保険 診療報酬支払基金	国民健康保険 団体連合会
北海道	011-231-4111	011-796-5105	011-290-5601	011-241-8191	011-231-5161
青森県	017-722-1111	017-724-9200	017-721-3821	017-734-7126	017-723-1336
岩手県	019-651-3111	019-907-9070	019-606-7500	019-623-5436	019-623-4322
宮城県	022-211-2111	022-206-5217	022-266-1021	022-295-7671	022-222-7070
秋田県	018-860-1111	018-800-7080	018-838-0610	018-836-6501	018-862-6864
山形県	023-630-2211	023-609-0140	0237-84-7100	023-622-4235	0237-87-8000
福島県	024-521-1111	024-503-5030	024-528-9025	024-531-3115	024-523-2700
茨城県	029-301-1111	029-277-1316	029-309-1211	029-225-5522	029-301-1550
栃木県	028-623-2323	028-341-8486	028-627-6805	028-622-7177	028-622-7242
群馬県	027-223-1111	027-896-0488	027-256-7171	027-252-1231	027-290-1363
埼玉県	048-824-2111	048-851-3060	048-833-3143	048-882-6631	048-824-2761
千葉県	043-223-2110	043-382-8102	043-216-5013	043-241-9151	043-254-7339
東京都	03-5321-1111	03-6692-5126	03-3222-4496	03-3987-6181	03-6238-0011
神奈川県	045-210-1111	045-270-2053	045-440-6700	045-661-1021	045-329-3400
新潟県	025-285-5511	025-364-1847	025-285-3221	025-285-3101	025-285-3030
富山県	076-431-4111	076-439-6570	076-465-7504	076-425-5561	076-431-9827
石川県	076-225-1111	076-210-5140	076-223-0140	076-231-2299	076-261-5191
福井県	0776-21-1111	0776-25-5373	0776-54-6330	0776-34-7000	0776-57-1611
山梨県	055-237-1111	055-209-1001	055-236-5671	055-226-5711	055-223-2111
長野県	026-232-0111	026-474-4346	026-229-5320	026-232-8001	026-238-1550
岐阜県	058-272-1111	058-249-1822	058-387-6368	058-246-7121	058-275-9820
静岡県	054-221-2455	054-355-2015	054-270-5520	054-265-3000	054-253-5530
愛知県	052-961-2111	052-228-6179	052-955-1205	052-981-2323	052-962-8862
三重県	059-224-3070	059-213-3533	059-221-6884	059-228-9195	059-228-9151
滋賀県	077-528-3993	077-526-8114	077-522-3013	077-523-2561	077-522-2651
京都府	075-451-8111	075-256-8681	075-344-1202	075-312-2400	075-354-9011
大阪府	06-6941-0351	06-7663-7663	06-4790-2031	06-6375-2321	06-6949-5309
兵庫県	078-341-7711	078-325-8925	078-326-2612	078-302-5000	078-332-5601
奈良県	0742-22-1101	0742-25-5520	0744-29-8430	0742-71-9880	0744-29-8311
和歌山県	073-432-4111	073-421-8311	073-428-6688	073-427-3711	073-427-4678
鳥取県	0857-26-7111	0857-30-0860	0858-32-1095	0857-22-5165	0857-20-3680
島根県	0852-22-5111	0852-61-0108	0852-20-2236	0852-21-4178	0852-21-2113
岡山県	086-224-2111	086-239-1275	086-245-0090	086-245-4411	086-223-9101
広島県	082-228-2111	082-223-8209	082-502-3030	082-294-6761	082-554-0770
山口県	083-922-3111	083-902-3171	083-921-7113	083-922-5222	083-925-2003
徳島県	088-621-2500	088-602-1386	088-677-3666	088-622-4187	088-666-0111
香川県	087-831-1111	087-851-9593	087-811-1866	087-851-4411	087-822-7431
愛媛県	089-941-2111	089-986-3156	089-911-7733	089-923-3800	089-968-8800
高知県	088-823-1111	088-826-3116	088-821-4525	088-832-3001	088-820-8400
福岡県	092-651-1111	092-707-1125	092-651-3111	092-473-6611	092-642-7800
佐賀県	0952-24-2111	0952-20-1610	0952-64-8476	0952-31-5510	0952-26-4181
長崎県	095-824-1111	095-801-4201	095-816-3930	095-862-7272	095-826-7291
熊本県	096-383-1111	096-284-8001	096-368-6511	096-364-0105	096-365-0811
大分県	097-536-1111	097-535-8061	097-534-1771	097-532-8226	097-534-8470
宮崎県	0985-26-7111	0985-72-8880	0985-62-0920	0985-24-3101	0985-25-4901
鹿児島県	099-286-2111	099-201-5801	099-206-1398	099-255-0121	099-206-1029
沖縄県	098-866-2333	098-833-6006	098-963-8013	098-836-0131	098-863-2321
		厚生労働省 03-5253-1111		社会保険診療報酬 支払基金本部 03-3591-7441	国民健康保険中央会 03-3581-6821

医科診療報酬

第3章 介護老人保健施設入所者に係る診療料／912

第4章 経過措置／918

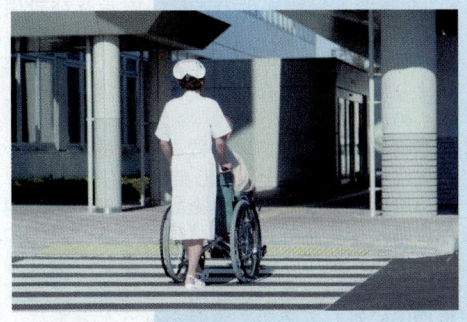

第3章　介護老人保健施設入所者に係る診療料

介護老人保健施設の入所者である患者（以下この表において「施設入所者」という）に対して行った療養の給付に係る診療料の算定は，前2章の規定にかかわらず，この章に定めるところによる。

【2024年改定による主な変更点】
(1) 介護老人保健施設入所者に対して，併設医療機関・併設医療機関以外ともに，B001「22」がん性疼痛緩和指導管理料，B001「24」外来緩和ケア管理料（悪性腫瘍患者），B001-2-8外来放射線照射診療料，C116在宅植込型補助人工心臓（非拍動流型）指導管理料――が新たに算定可とされた。
(2) 介護老人保健施設入所者に対して，F400処方箋料（抗悪性腫瘍剤，HIF-PH阻害剤，疼痛コントロールのための医療用麻薬，抗ウイルス薬の処方に限る）が算定可とされた。

→介護老人保健施設入所者に対する医療に係る診療料
　介護老人保健施設には常勤医師が配置されているので，比較的病状が安定している者に対する療養については，介護老人保健施設の医師が対応できることから，介護老人保健施設の入所者である患者（以下「施設入所者」という）が，往診又は通院により受ける医療に係る診療料については，施設入所者以外の患者に対する算定方法とは別の算定方法を設けたものであり，施設入所者に対しては，第1章基本診療料又は第2章特掲診療料は適用せず，第3章介護老人保健施設入所者に係る診療料に規定するところによる。
（令6保医発0305・4）

第1部　併設保険医療機関の療養に関する事項

→併設保険医療機関の療養又は医療に関する事項
　併設保険医療機関とは，「併設保険医療機関の取扱いについて」（平成14年3月8日保医発第0308008号）に規定する保険医療機関をいう。
（令6保医発0305・4）

→併設保険医療機関の取扱いについて
1　介護老人保健施設に併設される保険医療機関（以下「併設保険医療機関」という）の取扱いについては，次による。
　(1)　併設保険医療機関とは，介護老人保健施設と同一敷地内にある病院又は診療所その他これに準ずる病院又は診療所をいう。
　なお，「その他これに準ずる病院又は診療所」とは，次のいずれかに該当するものである。
　　①　「介護老人保健施設の人員，施設及び設備並びに運営に関する基準（平成11年3月31日厚生省令第40号。以下「基準省令」という）第3条第3項により施設を当該介護老人保健施設と共用しているもの。
　　②　基準省令第2条第4項により職員が当該介護老人保健施設の職員を兼務しているもの。
　(2)　都道府県の介護老人保健施設主管部局は，開設許可の申請及び変更許可の申請等がなされた際に，前記(1)の併設保険医療機関に該当するか否かを確認の上，併設保険医療機関に該当する場合には当該保険医療機関に対して必要な説明を行うとともに，当該開設許可の申請等を行った介護老人保健施設，都道府県の老人医療主管部局，管下市町村及び審査支払機関に対して必要な連絡を行う。
（平14保医発0308・8）

1　緊急時施設治療管理料　　500点
注　平成18年7月1日から令和6年3月31日までの間に介護老人保健施設の人員，施設及び設備並びに運営に関する基準（平成11年厚生省令第40号）附則第13条に規定する転換を行って開設した介護老人保健施設（以下この表において「療養病床から転換した介護老人保健施設」という）に併設される保険医療機関の医師が，当該療養病床から転換した介護老人保健施設の医師の求めに応じて入所している患者の病状が著しく変化した場合に緊急その他やむを得ない事情により，夜間又は休日に緊急に往診を行った場合に，1日に1回，1月に4回に限り算定する。

→緊急時施設治療管理料　　摘要欄　p.1730
(1)　平成18年7月1日から令和6年3月31日までの間に介護老人保健施設の人員，施設及び設備並びに運営に関する基準（平成11年厚生省令第40号）附則第13条に規定する転換を行って開設した介護老人保健施設（以下「介護療養型老健施設」という）においては，従来の介護老人保健施設の入所者より必要な医療処置等の頻度が多い患者の割合が高いことから，緊急に医療処置等が必要となった場合にその費用について医療保険から給付をする。
(2)　介護療養型老健施設の併設保険医療機関の医師が，当該介護療養型老健施設に入所中の患者の緊急時に，当該介護療養型老健施設の医師の電話等による求めに応じ，夜間又は休日に緊急に往診を行った場合に算定する。ただし，患者1人につき1日1回，1月につき4回に限る。
(3)　患者の緊急時とは，次のいずれかの状態の患者に対して，当該介護療養型老健施設の医師が，医師による直接の処置等が必要と判断し，かつ，やむを得ない理由で対応できない場合のことをいう。
　ア　意識障害又は昏睡
　イ　急性呼吸不全又は慢性呼吸不全の急性増悪
　ウ　急性心不全（心筋梗塞を含む）
　エ　ショック
　オ　重篤な代謝障害（肝不全，腎不全，重症糖尿病等）
　カ　その他薬物中毒等で重篤なもの
(4)　併設保険医療機関の保険医が往診を行った場合には，往診を行った患者の状態，当該介護療養型老健施設の医師の氏名及び往診を行った日時について診療録に記載するとともに，診療報酬明細書の摘要欄に次の事項を記載する。
　ア　併設保険医療機関の保険医が往診を行った月に介護保険の緊急時施設療養費を算定した場合はその日時
　イ　対象患者が当該介護療養型老健施設の入所者である旨の記載
（令6保医発0305・4）

事務連絡　問　緊急時施設治療管理料について，患者がショック状態であるなど緊急を要する場合であっても，介護療養型老健施設の医師の電話等による求めを受けてから往診しなくてはならないのか。
答　原則として緊急時施設治療管理料を算定するにあたっては，介護療養型老健施設の医師から往診医への電話による

依頼により往診を行った場合を評価するものであり，当該施設の職員が直接，往診医へ連絡した場合は算定の対象とはならない。

ただし，患者がショックその他病状の著しく変化した場合であって，緊急の医療処置等を必要とする状態である場合に限り，当該施設の職員から介護療養型老健施設の医師へ電話した上で，当該施設の医師がやむを得ず往診医へ連絡を行うことができない場合は，必ずしも当該施設の医師による事前の電話等による求めを行う必要はない。

なお，その場合，当該患者の病状等について診療録に記載のこと。
(平20.5.9)

2 施設入所者自己腹膜灌流薬剤料 [灌薬]
薬剤 自己連続携行式腹膜灌流に用いる薬剤1調剤につき，薬価から15円を控除した額を10円で除して得た点数につき1点未満の端数を切り上げて得た点数に1点を加算して得た点数

注 使用薬剤の薬価は，第1章及び第2章の例による。

→施設入所者自己腹膜灌流薬剤料 [摘要欄 p.1730]
(1) 施設入所者自己腹膜灌流薬剤料は，施設入所者が，自己連続携行式腹膜灌流を行っている場合に，その薬剤の費用を算定するものである。
(2) C102在宅自己腹膜灌流指導管理料の算定はできない。
(令6保医発0305・4)

3 施設入所者材料料
イ 第2章第2部第4節C300特定保険医療材料
ロ 第2章第2部第2節第2款に掲げる加算として算定できる材料
注 イ及びロの算定方法については第2章の例による。

→施設入所者材料料
(1) 施設入所者材料料は，第2章第2部第2節第1款の在宅療養指導管理料（以下単に「在宅療養指導管理料」という。）において算定することができるとされている特定保険医療材料及び同節第2款の各区分に規定する加算の費用を算定する。
(2) 在宅療養指導管理料の各区分に規定する指導管理料は算定できない。
(3) 施設入所者材料料の算定方法は，在宅療養指導管理料の算定方法の例による。
(令6保医発0305・4)

4 その他の診療料
併設保険医療機関に係る緊急時施設治療管理料，施設入所者自己腹膜灌流薬剤料及び施設入所者材料料以外の診療料の算定は，第1章及び第2章の例による。ただし，第1章及び第2章に掲げる診療料のうち次に掲げるものについては算定しない。

イ 第1章基本診療料並びに第2章特掲診療料第1部医学管理等〔通則第3号から第6号までに規定する加算，がん性疼痛緩和指導管理料，外来緩和ケア管理料（悪性腫瘍の患者に限る）及び外来放射線照射診療料を除く〕及び第2部在宅医療〔救急患者連携搬送料及び在宅植込型補助人工心臓（非拍動流型）指導管理料を除く〕に掲げる診療料
ロ 第2章特掲診療料第3部検査に掲げる診療料〔別に厚生労働大臣が定める検査〔告示4〕別表第12・1，p.914〕に係るものに限る〕
ハ 第2章特掲診療料第5部投薬に掲げる診療料〔別に厚生労働大臣が定める投薬に係るもの及び別に厚生労働大臣が定める内服薬又は外用薬〔告示4〕第16・2，p.913〕に係る費用を除く〕
ニ 第2章特掲診療料第6部注射に掲げる診療料〔別に厚生労働大臣が定める注射に係るもの及び別に厚生労働大臣が定める注射薬〔告示4〕第16・3，p.913〕に係る費用を除く〕
ホ 第2章特掲診療料第7部リハビリテーションに掲げる診療料〔別に厚生労働大臣が定めるリハビリテーション〔告示4〕別表第12・2，p.914〕に係るものに限る〕
ヘ 第2章特掲診療料第8部精神科専門療法に掲げる診療料
ト 第2章特掲診療料第9部処置に掲げる診療料〔別に厚生労働大臣が定める処置〔告示4〕別表第12・3，p.914〕に係るものに限る〕
チ 第2章特掲診療料第10部手術に掲げる診療料〔別に厚生労働大臣が定める手術〔告示4〕別表第12・4，p.915〕に係るものに限る〕
リ 第2章特掲診療料第11部麻酔に掲げる診療料〔別に厚生労働大臣が定める麻酔〔告示4〕別表第12・5，p.915〕に係るものに限る〕
ヌ 第2章特掲診療料第14部その他に掲げる診療料〔外来・在宅ベースアップ評価料（Ⅰ）及び外来・在宅ベースアップ評価料（Ⅱ）（いずれも再診時に限る）を除く〕

→その他の診療料
(1) 施設入所者に対する診療料として併設保険医療機関が算定できるのは別紙（p.917）のとおりである。
(2) 「特掲診療料の施設基準等」第16（p.913）及び別表第12（p.914）に規定する検査等の取扱いによる。
(3) 算定できないものとされた診療料については，その診療に伴い使用した薬剤及び保険医療材料の費用についても算定できない（ただし，「特掲診療料の施設基準等」第16第2号（p.913）に掲げる内服薬及び外用薬並びに同第3号（p.913）に掲げる注射薬の費用は別に算定できる）。また，算定できるものとされた診療料に伴い使用した薬剤及び保険医療材料の費用については，第1章及び第2章の例により算定できる。
(令6保医発0305・4)

●告示4 特掲診療料の施設基準等

第16 介護老人保健施設入所者について算定できない検査等

1 介護老人保健施設入所者について算定できない検査
別表第12第1号（p.914）に掲げる検査

2 介護老人保健施設入所者について算定できる投薬
医科点数表F400に掲げる処方箋料（3に規定する薬剤を投与した場合に限る）

3 介護老人保健施設入所者について算定できる内服薬及び外用薬の費用
抗悪性腫瘍剤（悪性新生物に罹患している患者に対して投与された場合に限る）の費用
HIF-PH阻害剤（人工腎臓又は腹膜灌流を受けている患者のうち腎性貧血状態にあるものに対して投与された場合に限る）の費用

疼痛コントロールのための医療用麻薬の費用
抗ウイルス剤（B型肝炎若しくはC型肝炎の効能若しくは効果を有するもの及び後天性免疫不全症候群又はHIV感染症の効能若しくは効果を有するものに限る）の費用

4　介護老人保健施設入所者について算定できる注射及び注射薬等の費用

医科点数表B001-2-12に掲げる外来腫瘍化学療法診療料の1のイ，2のイ又は3のイ

医科点数表第2章第6部注射通則第6号に規定する外来化学療法加算

医科点数表G000に掲げる皮内，皮下及び筋肉内注射〔医科点数表B001-22に掲げるがん性疼痛緩和指導管理料又は医科点数表B001-24に掲げる外来緩和ケア管理料（悪性腫瘍の患者に限る）を算定するものに限る〕

医科点数表G001に掲げる静脈内注射〔保険医療機関の保険医が平成18年7月1日から令和6年3月31日までの間に介護老人保健施設の人員，施設及び設備並びに運営に関する基準（平成11年厚生省令第40号）附則第13条に規定する転換を行って開設した介護老人保健施設（以下「療養病床から転換した介護老人保健施設」という）に赴いて行うもの，医科点数表B001-22に掲げるがん性疼痛緩和指導管理料，医科点数表B001-24に掲げる外来緩和ケア管理料（悪性腫瘍の患者に限る），医科点数表B001-2-12に掲げる外来腫瘍化学療法診療料の1のイ，2のイ若しくは3のイ又は医科点数表第2章第6部注射通則第6号に規定する外来化学療法加算を算定するものに限る〕

医科点数表G002に掲げる動脈注射（医科点数表B001-2-12に掲げる外来腫瘍化学療法診療料の1のイ，2のイ若しくは3のイ又は医科点数表第2章第6部注射通則第6号に規定する外来化学療法加算を算定するものに限る）

医科点数表G003に掲げる抗悪性腫瘍剤局所持続注入（医科点数表B001-2-12に掲げる外来腫瘍化学療法診療料の1のイ，2のイ又は3のイを算定するものに限る）

医科点数表G003-3に掲げる肝動脈塞栓を伴う抗悪性腫瘍剤肝動脈内注入（医科点数表B001-2-12に掲げる外来腫瘍化学療法診療料の1のイ，2のイ又は3のイを算定するものに限る）

医科点数表G004に掲げる点滴注射〔保険医療機関の保険医が療養病床から転換した介護老人保健施設に赴いて行うもの，医科点数表B001-22に掲げるがん性疼痛緩和指導管理料，医科点数表B001-24に掲げる外来緩和ケア管理料（悪性腫瘍の患者に限る），医科点数表B001-2-12に掲げる外来腫瘍化学療法診療料の1のイ，2のイ若しくは3のイ又は医科点数表第2章第6部注射通則第6号に規定する外来化学療法加算を算定するものに限る〕

医科点数表G005に掲げる中心静脈注射〔医科点数表B001-22に掲げるがん性疼痛緩和指導管理料，医科点数表B001-24に掲げる外来緩和ケア管理料（悪性腫瘍の患者に限る），医科点数表B001-2-12に掲げる外来腫瘍化学療法診療料の1のイ，2のイ若しくは3のイ又は医科点数表第2章第6部注射通則第6号に規定する外来化学療法加算を算定するものに限る〕

医科点数表G006に掲げる植込型カテーテルによる中心静脈注射〔医科点数表B001-22に掲げるがん性疼痛緩和指導管理料，医科点数表B001-24に掲げる外来緩和ケア管理料（悪性腫瘍の患者に限る），医科点数表B001-2-12に掲げる外来腫瘍化学療法診療料の1のイ，2のイ若しくは3のイ又は医科点数表第2章第6部注射通則第6号に規定する外来化学療法加算を算定するものに限る〕

エリスロポエチン（人工腎臓又は腹膜灌流を受けている患者のうち腎性貧血状態にあるものに対して投与された場合に限る）の費用

ダルベポエチン（人工腎臓又は腹膜灌流を受けている患者のうち腎性貧血状態にあるものに対して投与された場合に限る）の費用

エポエチンベータペゴル（人工腎臓又は腹膜灌流を受けている患者のうち腎性貧血状態にあるものに対して投与された場合に限る）の費用

抗悪性腫瘍剤（悪性新生物に罹患している患者に対して投与された場合に限る）の費用

疼痛コントロールのための医療用麻薬の費用

インターフェロン製剤（B型肝炎若しくはC型肝炎の効能又は効果を有するものに限る）の費用

抗ウイルス剤（B型肝炎又はC型肝炎の効能又は効果を有するもの及び後天性免疫不全症候群又はHIV感染症の効能又は効果を有するものに限る）の費用

血友病の患者に使用する医薬品（血友病患者における出血傾向の抑制の効能又は効果を有するものに限る）

5　介護老人保健施設入所者について算定できないリハビリテーション

別表第12第2号に掲げるリハビリテーション

6　介護老人保健施設入所者について算定できない処置

別表第12第3号に掲げる処置

7　介護老人保健施設入所者について算定できない手術

別表第12第4号に掲げる手術

8　介護老人保健施設入所者について算定できない麻酔

別表第12第5号に掲げる麻酔

別表第12　介護老人保健施設入所者について算定できない検査，リハビリテーション，処置，手術及び麻酔

1　算定できない検査
(1) 検体検査〔医科点数表D007の36に掲げる血液ガス分析及び当該検査に係るD026の4に掲げる生化学的検査（1）判断料並びにD419の3に掲げる動脈血採取であって，保険医療機関の保険医が療養病床から転換した介護老人保健施設に赴いて行うものを除く〕
(2) 呼吸循環機能検査等のうち医科点数表D208心電図検査及びD209に掲げる負荷心電図検査（心電図検査の注に掲げるもの又は負荷心電図検査の注1に掲げるものであって，保険医療機関の保険医が療養病床から転換した介護老人保健施設に赴いて行う診療に係るものを除く）
(3) 負荷試験等のうち肝及び腎のクリアランステスト，内分泌負荷試験及び糖負荷試験
(4) (1)から(3)までに掲げる検査に最も近似するものとして医科点数表により点数の算定される特殊な検査

2　算定できないリハビリテーション
(1) 脳血管疾患等リハビリテーション
(2) 廃用症候群リハビリテーション
(3) 運動器リハビリテーション
(4) 摂食機能療法
(5) 視能訓練
(6) (1)から(5)までに掲げるリハビリテーションに最も近似するものとして医科点数表により点数の算定される特殊なリハビリテーション

3　算定できない処置
(1) 一般処置のうち次に掲げるもの
　イ　創傷処置〔6,000cm^{2}以上のもの（褥瘡に係るものを除く）を除く〕
　ロ　手術後の創傷処置

ハ　ドレーン法（ドレナージ）
　　ニ　腰椎穿刺
　　ホ　胸腔穿刺（洗浄，注入及び排液を含む）（保険医療機関の保険医が療養病床から転換した介護老人保健施設に赴いて行うものを除く）
　　ヘ　腹腔穿刺（洗浄，注入及び排液を含む）（保険医療機関の保険医が療養病床から転換した介護老人保健施設に赴いて行うものを除く）
　　ト　喀痰吸引
　　チ　高位浣腸，高圧浣腸，洗腸
　　リ　摘便
　　ヌ　酸素吸入
　　ル　酸素テント
　　ヲ　間歇的陽圧吸入法
　　ワ　肛門拡張法（徒手又はブジーによるもの）
　　カ　非還納性ヘルニア徒手整復法（保険医療機関の保険医が療養病床から転換した介護老人保健施設に赴いて行うものを除く）
　　ヨ　痔核嵌頓整復法（脱肛を含む）
　(2)　救急処置のうち次に掲げるもの
　　イ　救命のための気管内挿管
　　ロ　人工呼吸
　　ハ　非開胸的心マッサージ
　　ニ　気管内洗浄
　　ホ　胃洗浄
　(3)　泌尿器科処置のうち次に掲げるもの
　　イ　膀胱洗浄（薬液注入を含む）
　　ロ　留置カテーテル設置
　　ハ　嵌頓包茎整復法（陰茎絞扼等）
　(4)　整形外科的処置（鋼線等による直達牽引を除く）
　(5)　栄養処置のうち次に掲げるもの
　　イ　鼻腔栄養
　　ロ　滋養浣腸
　(6)　(1)から(5)までに掲げる処置に最も近似するものとして医科点数表により点数の算定される特殊な処置
4　算定できない手術
　(1)　創傷処理（長径5cm以上で筋肉，臓器に達するもの及び保険医療機関の保険医が療養病床から転換した介護老人保健施設に赴いて行うものを除く）
　(2)　皮膚切開術（長径20cm未満のものに限る）
　(3)　デブリードマン（100cm²未満のものに限る）
　(4)　爪甲除去術
　(5)　ひょう疽手術
　(6)　外耳道異物除去術（複雑なものを除く）
　(7)　咽頭異物摘出術（保険医療機関の保険医が療養病床から転換した介護老人保健施設に赴いて行うものであって，複雑なものを除く）
　(8)　顎関節脱臼非観血的整復術（保険医療機関の保険医が療養病床から転換した介護老人保健施設に赴いて行うものを除く）
　(9)　血管露出術
　(10)　(1)から(9)までに掲げる手術に最も近似するものとして医科点数表により点数の算定される特殊な手術
5　算定できない麻酔
　(1)　静脈麻酔
　(2)　神経ブロックにおける麻酔剤の持続的注入
　(3)　(1)及び(2)に掲げる麻酔に最も近似するものとして医科点数表により点数の算定される特殊な麻酔

事務連絡　問　別表第12の1に掲げる検査に，医科点数表第2章第3部検査の第4節「診断穿刺・検体採取料」に掲げる診療料は含まれるか。
答　含まれない。
(令4.7.13)

第2部　併設保険医療機関以外の保険医療機関の療養に関する事項

1　施設入所者共同指導料　施設指導　　600点
　注　併設保険医療機関以外の病院である保険医療機関であって介護老人保健施設に入所中の患者の退所後の療養を担当するものが，当該介護老人保健施設の医師の求めに応じて，当該患者に対して，療養上必要な指導を共同して行った場合に，患者1人につき1回に限り算定する。

→施設入所者共同指導料
(1)　施設入所者共同指導料は，介護老人保健施設に入所中の患者の退所後の療養を担当する病院である保険医療機関の医師（以下「担当医」という）が，介護老人保健施設に赴き，介護老人保健施設の医師と共同して，退所後の療養上必要な指導を行った場合に，1入所につき1回に限り算定できる。
(2)　施設入所者共同指導料は，退所して家庭に復帰する予定の患者が算定の対象となる。
(3)　施設入所者共同指導料は，特別養護老人ホーム等医師又は看護師等が配置されている施設に入所予定の患者は算定の対象としない。
(4)　施設入所者共同指導料を算定した場合は，初診料，再診料，外来診療料，退院時共同指導料，往診料及び在宅患者訪問診療料は算定できない。
(5)　施設入所者共同指導料を算定する場合においては，担当医は診療録に介護老人保健施設において行った指導の要点を記入する。
(令6保医発0305・4)

2　施設入所者自己腹膜灌流薬剤料
　薬剤　自己連続携行式腹膜灌流に用いる薬剤1調剤につき，薬価から15円を控除した額を10円で除して得た点数につき1点未満の端数を切り上げて得た点数に1点を加算して得た点数
　注　使用薬剤の薬価は，第1章及び第2章の例による。

→施設入所者自己腹膜灌流薬剤料
(1)　施設入所者自己腹膜灌流薬剤料は，施設入所者が，自己連続携行式腹膜灌流を行っている場合に，その薬剤の費用を算定するものである。
(2)　C102在宅自己腹膜灌流指導管理料の算定はできない。
(令6保医発0305・4)

3　施設入所者材料料
　イ　第2章第2部第4節C300特定保険医療材料
　ロ　第2章第2部第2節第2款に掲げる加算として算定できる材料
　注　イ及びロの算定方法については第2章の例による。

→施設入所者材料料
(1)　施設入所者材料料は，在宅療養指導管理料において算定することができるとされている特定保険医療材料

及び第2章第2部第2節第2款の各区分に規定する加算の費用を算定する。
(2) 在宅療養指導管理料の各区分に規定する指導管理料は算定できない。
(3) 施設入所者材料料の算定方法は、在宅療養指導管理料の算定方法の例による。
（令6保医発0305・4）

4 その他の診療料
併設保険医療機関以外の保険医療機関に係る施設入所者共同指導料、施設入所者自己腹膜灌流薬剤料及び施設入所者材料料以外の診療料の算定は、第1章及び第2章の例による。ただし、第1章及び第2章に掲げる診療料のうち次に掲げるものについては算定しない。

イ 第1章基本診療料に掲げる診療料のうち入院に係るもの
ロ 第2章特掲診療料第1部医学管理等に掲げる診療料〔通則第3号から第6号までに規定する加算、がん性疼痛緩和指導管理料、外来緩和ケア管理料（悪性腫瘍の患者に限る）、外来放射線照射診療料、退院時共同指導料1、診療情報提供料（Ⅰ）（注4に掲げる場合に限る）及び診療情報提供料（Ⅱ）を除く〕
ハ 第2章特掲診療料第2部在宅医療に掲げる診療料〔往診料、救急患者連携搬送料及び在宅植込型補助人工心臓（非拍動流型）指導管理料を除く〕
ニ 第2章特掲診療料第3部検査に掲げる診療料〔別に厚生労働大臣が定める検査〔告示4別表第12・1, p.914〕に係るものに限る〕
ホ 第2章特掲診療料第5部投薬に掲げる診療料〔別に厚生労働大臣が定める投薬に係るもの及び別に厚生労働大臣が定める内服薬又は外用薬〔告示4第16・2, p.913〕に係る費用を除く〕
ヘ 第2章特掲診療料第6部注射に掲げる診療料〔別に厚生労働大臣が定める注射に係るもの及び別に厚生労働大臣が定める注射薬〔告示4第16・3, p.913〕に係る費用を除く〕
ト 第2章特掲診療料第7部リハビリテーションに掲げる診療料〔別に厚生労働大臣が定めるリハビリテーション〔告示4別表第12・2, p.914〕に係るものに限る〕
チ 第2章特掲診療料第8部精神科専門療法に掲げる診療料
リ 第2章特掲診療料第9部処置に掲げる診療料〔別に厚生労働大臣が定める処置〔告示4別表第12・3, p.914〕に係るものに限る〕
ヌ 第2章特掲診療料第10部手術に掲げる診療料〔別に厚生労働大臣が定める手術〔告示4別表第12・4, p.915〕に係るものに限る〕
ル 第2章特掲診療料第11部麻酔に掲げる診療料〔別に厚生労働大臣が定める麻酔〔告示4別表第12・5, p.915〕に係るものに限る〕
ヲ 第2章特掲診療料第14部その他に掲げる診療料〔外来・在宅ベースアップ評価料（Ⅰ）及び外来・在宅ベースアップ評価料（Ⅱ）（いずれも初診時及び再診時に限る）を除く〕

→その他の診療料
(1) 施設入所者に対する診療料として併設保険医療機関以外の保険医療機関が算定できるのは**別紙**（p.917）のとおりである。
(2) 「特掲診療料の施設基準等」**第16**（p.913）及び**別表第12**（p.914）に規定する検査等の取扱いによる。
(3) 算定できないものとされた診療料については、その診療に伴い使用した薬剤及び保険医療材料の費用についても算定できない〔ただし、「特掲診療料の施設基準等」**第16第2号**（p.913）に掲げる内服薬及び外用薬並びに同**第3号**（p.913）に掲げる注射薬の費用は別に算定できる〕。また、算定できるものとされた診療料に伴い使用した薬剤及び保険医療材料の費用については、第1章及び第2章の例により算定できる。
（令6保医発0305・4）

→介護老人保健施設入所者に係る往診及び通院（対診）
1 基本的考え方
(1) 介護老人保健施設は常勤医師が配置されるので、比較的安定している病状に対する医療については施設で対応できることから、入所者の傷病等からみて必要な場合には往診、通院を認めるが、不必要に往診を求めたり通院をさせることは認められない。
(2) 介護老人保健施設が、介護老人保健施設入所者の診療のため保険医の往診を求めたり、保険医療機関へ通院させる場合は、施設の医師と保険医とが協力して入所者の診療に当たるべきである。

2 介護老人保健施設の入所者の対診
(1) 介護老人保健施設の入所者を保険医療機関等へ通院させる場合には、介護保険法第12条第3項に規定する被保険者証を携えて受診させる。
(2) 保険医療機関等においては、入所者の被保険者証等により、介護老人保健施設の入所者であることを確かめなければならない。

3 情報提供
施設医師と保険医とが協力して入所者の診療に当たるためには、相互の情報提供が十分なされることが必要であることから、介護老人保健施設の人員、施設及び設備並びに運営に関する基準（平成11年厚生省令第40号）及び高齢者の医療の確保に関する法律の規定による療養の給付等の取扱い及び担当に関する基準（昭和58年1月厚生省告示第14号）において次のように規定した。
(1) 介護老人保健施設の医師は、入所者のために往診を求め、又は入所者を病院若しくは診療所に通院させる場合には、当該病院又は診療所の医師又は歯科医師に対し、診療状況に関する情報の提供を行う（別記様式・略）。
(2) 医師又は歯科医師である保険医は、施設入所者を診療する場合には、当該介護老人保健施設の医師から当該介護老人保健施設の診療状況に関する情報の提供を受けるものとし、その情報により適切な診療を行わなければならない。
(3) 医師又は歯科医師である保険医は、施設入所者を診療した場合には、当該介護老人保健施設の医師に対し当該施設入所者の療養上必要な情報提供を行わなければならない。
(4) 介護老人保健施設の医師は、入所者が往診を受け、又は入所者が通院した病院若しくは診療所の医師又は歯科医師から当該入所者の療養上必要な情報の提供を受けるものとし、その情報により適切な診療を行わなければならない。

4 診療報酬〔診療報酬の算定方法（平成20年3月5日厚生労働省告示第59号）〕上の措置
(1) 保険医が介護老人保健施設の入所者を往診・通院により診療した場合、介護老人保健施設の医師への入所者の療養に関する情報の提供について情報提供

料が設けられている。
(2) したがって，介護老人保健施設で対応できる医療行為については，保険医からの情報提供により施設の医師が対応することとなるので，当該医療行為に係る保険請求は認められない。
　なお，介護老人保健施設で通常行えない医療行為については保険請求が認められる。
(3) 介護老人保健施設に併設して設置されている保険医療機関等における保険請求は，それ以外の保険医療機関等と異なる取扱いとなっている。
(4) 診療報酬算定の具体的取扱いは，別表 (p.917の別紙と同様) のとおりである。

5 診療報酬請求の取扱いについて

介護老人保健施設入所者に対して併設医療機関の医師が，医療保険に対して請求可能な医療行為を行った場合には，診療報酬請求の明細書に，介護老人保健施設入所者である旨及び併設保険医療機関である旨を記載する。

6 歯科医療について

介護老人保健施設の入所者に対する歯科診療の適切な提供については，協力歯科医療機関からの歯科医の往診又は協力歯科医療機関への通院により確保される。介護老人保健施設の入所者に対して往診等を行う歯科医療機関からの歯科医は，介護老人保健施設の医師に事前に状況確認を行うなど，連携を図ることが必要である。

7 処方せんの取扱いについて

(1) 介護老人保健施設の医師は，保険医療機関における保険医ではないので保険薬局における薬剤又は治療材料の支給を目的とする処方せんを交付できない。
(2) 介護老人保健施設入所者を往診・通院により診療した保険医は，保険薬局における薬剤又は治療材料の支給を目的とする処方せんを交付してはならない。
　ただし，以下①から⑩に掲げる場合及び診療報酬の算定方法別表第3調剤報酬点数表第4節区分番号30に掲げる特定保険医療材料及び同節第2款の各区分に規定する加算の費用はこの限りではない。
① 悪性新生物に罹患している患者に対し，抗悪性腫瘍剤（注射薬を除く）の支給を目的とする処方せんを交付する場合
② 疼痛コントロールのための医療用麻薬の支給を目的とする処方せんを交付する場合
③ 抗ウイルス剤（B型肝炎又はC型肝炎の効能若しくは効果を有するもの及び後天性免疫不全症候群又はHIV感染症の効能若しくは効果を有するものに限る）の支給を目的とする処方せんを交付する場合
④ インターフェロン製剤（B型肝炎又はC型肝炎の効能若しくは効果を有するものに限る）の支給を目的とする処方せんを交付する場合
⑤ 在宅血液透析又は在宅腹膜灌流を受けている患者のうち腎性貧血状態にある者に対してエリスロポエチン又はダルベポエチンの支給を目的とする処方せんを交付する場合
⑥ 血友病の患者に対して使用する医薬品（血友病患者における出血傾向の抑制の効能又は効果を有するものに限る）の支給を目的とする処方せんを交付する場合
⑦ 自己連続携行式腹膜灌流に用いる薬剤の支給を目的とする処方せんを交付する場合
⑧ 在宅血液透析を受けている患者に対し人工腎臓用透析液の支給を目的とする処方せんを交付する場合
⑨ 在宅血液透析を受けている患者に対し血液凝固阻止剤の支給を目的とする処方せんを交付する場合
⑩ 在宅血液透析を受けている患者に対し生理食塩水の支給を目的とする処方せんを交付する場合

(別紙)（算定できるものについては「○」，算定できないものについては「×」）

項目	小項目	併設保険医療機関	その他
基本診療料	初診料	×	○
	再診料	×	○
	外来診療料	×	○
特掲診療料 医学管理等	がん性疼痛緩和指導管理料	○	○
	外来緩和ケア管理料（悪性腫瘍の患者に限る）	○	○
	外来放射線照射診療料	○	○
	退院時共同指導料1	×	○
	診療情報提供料（Ⅰ）（注4及び注17に限る）	×	○
	診療情報提供料（Ⅱ）		
	その他のもの	×	○
在宅医療	往診料		
	在宅植込型補助人工心臓（非拍動流型）指導管理料	○	○
	その他のもの	×	×
検査	厚生労働大臣が定めるもの	×	×
	その他のもの	○	○
画像診断			
投薬	厚生労働大臣が定めるもの	○	○
	その他のもの	×	×
注射	厚生労働大臣が定めるもの	○	○
	その他のもの	×	×
リハビリテーション	厚生労働大臣が定めるもの	○	○
	その他のもの	×	×
精神科専門療法		×	×
処置	厚生労働大臣が定めるもの	×	×
	その他のもの	×	○
手術	厚生労働大臣が定めるもの	○	○
	その他のもの	×	×
麻酔	厚生労働大臣が定めるもの	○	○
	その他のもの	×	×
放射線治療		○	○
病理診断		○	○
その他	〔外来・在宅ベースアップ評価料（Ⅰ）及び外来・在宅ベースアップ評価料（Ⅱ）（いずれも初診時及び再診時に限る）〕	×	○
	その他のもの	×	×

(注) 厚生労働大臣が定めるものは，「特掲診療料の施設基準等」（平成20年厚生労働省告示第63号）の第16 (p.913) 及び別表第12 (p.914) に規定されている。

(平12.3.31老企59，最終改定：令6老老発0531・1)

第4章　経過措置

1　第1章の規定にかかわらず，A103精神病棟入院基本料のうち18対1入院基本料及び20対1入院基本料は，同章に規定する当該診療料の算定要件を満たす保険医療機関のうち医療法施行規則（昭和23年厚生省令第50号）第43条の2に規定する病院以外の病院である保険医療機関においてのみ，当該診療料を算定する病棟として届出を行った病棟に入院している患者について，当分の間，算定できるものとする。

2　第2章の規定にかかわらず，D007の1に掲げるアルブミン（BCP改良法・BCG法）のうち，BCG法によるものは，令和8年5月31日までの間に限り，算定できるものとする。

3　第2章の規定にかかわらず，K371-2の4，K862及びK864の1については，令和8年5月31日までの間に限り，算定できるものとする。

（経過措置p.17）

診療報酬点数一覧表 （2025年4月現在／経過措置はp.17参照）

1. 初診・再診料 …………… 919
2. 入院基本料 ……………… 920
3. 入院基本料等加算 ……… 923
4. 特定入院料 ……………… 930
5. 短期滞在手術等基本料 … 939
6. 医学管理等 ……………… 940
7. 在宅医療 ………………… 950
8. 検査 ……………………… 961
9. 画像診断 ………………… 963
10. 投薬 ……………………… 964
11. 注射 ……………………… 965
12. リハビリテーション …… 967
13. 精神科専門療法 ………… 969
14. 処置 ……………………… 974
15. 手術 ……………………… 975
16. 麻酔 ……………………… 977
17. 放射線治療 ……………… 979
18. 病理診断／その他 ……… 981

※ 以下，㊌印は，厚生労働大臣が定める施設基準に適合している旨，地方厚生（支）局長に届け出る必要があるものを示します。

基本診療料

1. 初診・再診料

区分・点数	加算	算定上のポイント
A000 初診料　291点 **　　　　　　　253点** ●青色点数は届出医療機関で情報通信機器を用いた場合の点数 注2・3　紹介のない患者：216点/188点（※1） 注4　特定妥結率初診料：216点/188点（※2） 注5　同一日の別傷病・2科目受診：146点/127点（注2〜注4の初診料の場合は108点/94点） ◆2科目受診の場合，右の加算は算定不可	●乳幼児加算（6歳未満）：75点（時間外等加算と併算定不可） 時間外等加算（いずれか一つのみ算定）｜6歳以上｜6歳未満 ●時間外加算（表示診療時間外）　　　　85点　200点 ●休日加算（日曜・祝日，12/29〜1/3）　250点　365点 ●深夜加算（午後10時〜午前6時）　　　480点　695点 ●時間外特例医療機関・時間外加算（夜間）230点　345点 ●小児科標榜6歳未満特例加算：夜間・休日・深夜を診療時間とする医療機関で，夜間・休日・深夜の初診時に算定（200点・365点・695点） ●診療所の夜間・早朝等加算：50点（夜間・休日・深夜を診療時間とする場合に算定） ●機能強化加算㊌：80点（かかりつけ医機能を評価） ●外来感染対策向上加算㊌：6点（届出診療所で月1回） 　発熱患者等対応加算：20点をさらに加算 ●連携強化加算㊌：3点（上記加算に該当する場合に月1回） ●サーベイランス強化加算㊌：1点（同上） ●抗菌薬適正使用体制加算㊌：5点（同上） ●医療情報取得加算：1点（月1回） ●医療DX推進体制整備加算㊌（月1回） 　加算1：12点，加算2：11点，加算3：10点，加算4：10点，加算5：9点，加算6：8点 ※ 初・再診の定額負担徴収の対象病院で，紹介状のない患者の初診につき定額負担（7000円以上）を徴収した場合，200点を控除する	◆一傷病の診療継続中に他傷病の初診を行った場合は再診料を算定 ◆患者が任意に診療を中止し1月以上経過後に再受診した場合，慢性疾患などを除き，同一病名でも初診とする ◆診察の結果，該当する病名がない場合でも初診料は算定可。初診後の即日入院でも算定可 ◆健康診断で疾患が発見され同一医療機関の医師が治療開始した場合，初診料は算定不可 ◆同一医師が別医療機関で同一患者の診療を行った場合，最初の医療機関で初診料を算定
A001 再診料　75点 ●届出医療機関で情報通信機器を用いた場合も算定可 注1　診療所又は一般病床200床未満の病院で算定 注2　特定妥結率再診料：55点（※2） 注3　同一日の別傷病・2科目受診：38点（注2の未妥結病院の再診料算定の場合は28点） ◆2科目受診の場合，右の加算は算定不可 注9　患者又は看護者に電話等で指示をした場合も再診料が算定可（定期的な医学管理を前提とする場合は算定不可）	●乳幼児加算（6歳未満）：38点（時間外等加算と併算定不可） 時間外等加算（いずれか一つのみ算定）（※3）｜6歳以上｜6歳未満 ●時間外加算（表示診療時間外）　　　　65点　135点 ●休日加算（日曜・祝日，12/29〜1/3）　190点　260点 ●深夜加算（午後10時〜午前6時）　　　420点　590点 ●時間外特例医療機関・時間外加算（夜間）180点　250点 ●小児科標榜6歳未満特例加算：夜間・休日・深夜を診療時間とする医療機関で，夜間・休日・深夜の再診時に算定（135点・260点・590点） ●診療所の夜間・早朝等加算：50点（初診料と同じ） ●外来管理加算（p.47）：52点 ●時間外対応加算1㊌（常勤による常時対応）：5点 ●時間外対応加算2㊌（非常勤による常時対応）：4点 ●時間外対応加算3㊌（常勤による夜間数時間対応）：3点 ●時間外対応加算4㊌（複数診療所，当番日に夜間数時間対応）：1点 ●明細書発行体制等加算：1点 ●地域包括診療加算㊌（診療所）：「1」28点，「2」21点（※4） ●認知症地域包括診療加算㊌（診療所）：「1」38点，「2」31点（※5） ●薬剤適正使用連携加算：30点（※6） ●外来感染対策向上加算㊌：6点（届出診療所で月1回） 　発熱患者等対応加算：20点をさらに加算 ●連携強化加算㊌：3点（上記加算に該当する場合に月1回） ●サーベイランス強化加算㊌：1点（同上） ●抗菌薬適正使用体制加算㊌：5点（同上） ●医療情報取得加算：1点（3月に1回） ●看護師等遠隔診療補助加算㊌（D to P with Nを評価）：50点	◆同日に2以上の再診があった場合，各々算定可（同一日の別傷病での2科目受診を除く） ◆電話等による再診は，外来管理加算，地域包括診療加算，認知症地域包括診療加算，外来感染対策向上加算，連携強化加算，サーベイランス強化加算，抗菌薬適正使用体制加算，医療情報取得加算，看護師等遠隔診療補助加算は算定不可（その他の加算は算定可）。医学管理等は急病患者等に対する診療情報提供料（Ⅰ）を除き算定不可 ◆簡単な症状の確認等を行ったのみで継続処方を行った場合，再診料は算定できるが，外来管理加算は算定不可

A002 外来診療料　76点	●乳幼児加算（6歳未満）：38点（時間外等加算との併算定不可）			◆日常的な検査と処置の費用を包括（p.56）
●届出医療機関で情報通信機器を用いた場合：75点	時間外等加算（いずれか一つのみ算定）（※3）	6歳以上	6歳未満	◆外来管理加算，電話等による再診料は算定不可。他は再診料と同様
注1　病院（一般病床200床以上）で算定	●時間外加算（表示診療時間外）	65点	135点	◆包括項目に係る「款」「注」加算は算定不可。検体検査実施料「通則3」の外来迅速検体検査加算，包括検査に係る判断料は別に算定可
注2・3　他院紹介にかかわらず受診：56点（※1）	●休日加算（日曜・祝日，12/29〜1/3）	190点	260点	
注4　特定妥結率外来診療料：56点（※2）	●深夜加算（午後10時〜午前6時）	420点	590点	
注5　同一日の別傷病・2科目受診：38点（注2〜4算定の場合は28点）	●時間外特例医療機関・時間外加算（夜間）	180点	250点	◆包括処置の薬剤料，保険医療材料料は算定可
◆右の加算は算定不可	●小児科標榜6歳未満特例加算：夜間・休日・深夜を診療時間とする医療機関で，夜間・休日・深夜の再診時に算定（135点・260点・590点）			
	●医療情報取得加算：1点（3月に1回）			
	●看護師等遠隔診療補助加算届（D to P with N を評価）：50点			
	※　初・再診の定額負担徴収の対象病院で，他院を紹介した患者の再診につき定額負担（3000円以上）を徴収した場合，50点を控除する			

※1　①紹介割合50％未満又は逆紹介割合30‰未満の特定機能病院，一般病床200床以上の地域医療支援病院・紹介受診重点医療機関，②紹介割合40％未満又は逆紹介割合20‰未満の許可病床400床以上の病院（一般病床200床未満の病院を除く）が対象。
　　紹介割合（％）＝（紹介患者数＋救急患者数）÷初診患者数×100
　　逆紹介割合（‰）＝逆紹介患者数÷（初診患者数＋再診患者数）×1000
※2　未妥結病院：許可病床200床以上の病院で，①医薬品価格の妥結率が9月末で5割以下の病院あるいは②取引価格の妥結率・単品単価契約率・一律値引き契約に係る状況を報告していない病院——低減点数を算定する。
※3　再診後の緊急入院において，再診料と外来診療料の時間外・休日・深夜加算（小児科標榜医療機関，産科・産婦人科標榜医療機関の特例加算含む）については算定可（再診料と外来診療料の所定点数は入院料に包括され算定不可）。
※4　地域包括診療加算：診療所で，脂質異常症，高血圧症，糖尿病，慢性心不全，慢性腎臓病（慢性維持透析を行っていないもの），認知症のうち2以上の疾患を有する患者に指導・診療した場合に算定。原則として院内処方で，①時間外対応加算1〜3の届出，②常勤換算で2名以上の医師（うち1人以上が常勤医師），③在宅療養支援診療所——のいずれかを満たすことが要件。「1」は，①24時間の往診等の体制確保，②外来診療から訪問診療への移行実績が要件。電話再診時は算定不可。
※5　認知症地域包括診療加算：地域包括診療加算の届出診療所において，認知症以外に1以上の疾患を有し，投薬内容が内服薬5種類以下，向精神薬3種類以下の患者に指導・診療した場合に算定。その他の算定要件は地域包括診療加算と同じ。
※6　地域包括診療加算，認知症地域包括診療加算の算定患者が他院又は介護老人保健施設に入院・入所した場合において，医薬品の適正使用に係る連携を行い，処方薬剤の種類数が減少した場合に算定。

2．入院基本料 (主要項目抜粋)

1．**入院診療計画，院内感染防止対策，医療安全管理体制，褥瘡対策，意思決定支援**について，別に厚生労働大臣が定める基準を満たす場合に限り，入院基本料・特定入院料が算定できる。

2．**栄養管理体制**については，病院において基準が満たせない場合，非常勤の管理栄養士又は常勤栄養士を配置した場合には1日につき40点の減算で入院料が算定可。診療所では，栄養管理体制は入院料算定の必須条件ではなく，常勤管理栄養士を配置した場合は栄養管理実施加算12点が算定できる。

3．**身体的拘束最小化**については，基準が満たせない場合には入院料から1日につき40点を減算する。

4．一般病棟入院基本料・特定機能病院入院基本料（一般病棟）・専門病院入院基本料において，①**午前中退院の割合**が90％超の医療機関に30日を超えて入院している患者（退院日に手術・1000点以上の処置を行っていない，入退院支援加算を算定していない者）について，退院日の入院基本料を100分の92で算定し，②**金曜日入院・月曜日退院の割合**の合計が40％超の医療機関では，土曜・日曜の入院基本料を100分の92で算定する。

5．**入院患者の他医療機関受診**について，入院医療機関で行えない専門的診療を他医療機関で算定した場合は，入院医療機関では入院料（基本点数）の40％〜5％を控除した点数を算定する（詳細はp.68参照）。

6．**外泊期間中の入院基本料・特定入院料については基本点数の15％を算定する**。精神・行動に障害のある患者について治療のために外泊させた場合は，さらに15％（計30％）を算定できる〔この30％の算定期間は連続して3日以内，かつ月（同一暦月）6日以内に限る〕。1点未満の端数は，小数点以下第1位を四捨五入して計算する。

7．病棟（病室・治療室含む）から病棟（病室・治療室含む）に移動した日は，**移動先の病棟の入院料を算定する**。

8．一般病棟の90日超入院患者（A106障害者施設等入院基本料を除く）については，**A101療養病棟入院基本料1**の例により算定するか，もしくは出来高算定として平均在院日数の計算対象とする（病棟単位で医療機関が選択）。

9．一般病棟入院基本料・特定機能病院入院基本料（一般病棟）・専門病院入院基本料の算定医療機関において，**入院期間が180日を超える者**〔厚生労働大臣の定める状態（難病・悪性腫瘍・人工呼吸器使用・15歳未満・小児慢性特定疾病の患者等）の者を除く〕については保険外併用療養費の対象とし，入院基本料等の**基本点数の85％**が給付される。

10．算定可能な入院基本料等加算については，各点数告示及び「**入院基本料等加算一覧**」（p.110〜113）参照。

A100　一般病棟入院基本料 （1日につき算定）

(1)　月平均夜勤時間の基準（72時間以下）を満たせない場合，基準に適合しなくなった後の直近3カ月に限り，「**月平均夜勤時間超過減算**」として所定点数から100分の15を減算して算定する。直近3カ月が過ぎた後も，この夜勤時間の基準のみ満たせない場合は，「**夜勤時間特別入院基本料**」として入院基本料の100分の70で算定する。

(2)　許可病床100床未満の病院で，夜勤看護職員が夜間救急外来対応のために一時的に病棟外勤務したことで2未満となった場合，「**夜間看護体制特定日減算**」として所定点数から100分の5を減算する（年6日以内，連続2月まで）。

(3) 一般病棟入院基本料（特別入院基本料を除く）の算定病棟における90日超の入院患者については，①引き続き一般病棟入院基本料を算定（平均在院日数の対象となる），②A101療養病棟入院基本料の療養病棟入院料1の例により算定（平均在院日数の対象とならない）――のいずれかにより算定する（病棟単位で選択）。

項　目	所定点数	初期加算	看護配置（以上）	看護師比率（以上）	平均在院日数（以内）	常勤医師	重症度，医療・看護必要度（以上）（※1）		在宅復帰・連携率（以上）
							Ⅰ	Ⅱ	
1　急性期一般入院基本料（A245データ提出加算届出）									
急性期一般入院料1	1688点	14日以内 +450点	7対1	70%	16日	10対1	基準① 21%以上 基準② 28%以上	基準① 20%以上 基準② 27%以上	80%
急性期一般入院料2	1644点		10対1	70%	21日	―	22%	21%	―
急性期一般入院料3	1569点		10対1	70%	21日	―	19%	18%	―
急性期一般入院料4	1462点	15～30日 +192点	10対1	70%	21日	―	16%	15%	―
急性期一般入院料5	1451点		10対1	70%	21日	―	12%	11%	―
急性期一般入院料6	1404点		10対1	70%	21日	―	測定・評価		―
2　地域一般入院基本料（A245データ提出加算届出）									
地域一般入院料1	1176点	14日以内 +450点	13対1	70%	24日	―	測定・評価		―
地域一般入院料2	1170点		13対1	70%	24日	―			―
地域一般入院料3（※2）	1003点	15～30日 +192点	15対1	40%	60日	―			―

●重症児（者）受入連携加算（※3）：2000点（入院初日），●救急・在宅等支援病床初期加算（※4）：150点（1日につき）

特別入院基本料	612点	◆看護配置，看護師比率，平均在院日数の最低基準を1つでも下回った場合に算定

●初期加算：14日以内：+300点，15～30日：+155点

※1　A項目（モニタリング及び処置等），B項目（患者の状況等），C項目（手術等の医学的状況）を測定・評価する。
　　【急性期一般入院料1の場合】 基準①：A3点以上又はC1点以上の該当割合，基準②：A2点以上又はC1点以上の該当割合――の両方を満たすことが要件。
　　【急性期一般入院料2～5の場合】 ①A得点2点以上かつB得点3点以上，②A得点3点以上，③C得点1点以上――のいずれかに該当する患者の割合が要件となる。
　　【対象外となる患者】 産科患者，15歳未満の小児患者は対象外となる。
※2　地域一般入院料3において，看護師比率70%以上の場合にA213看護配置加算（1日につき25点）が算定可。
※3　他院にてA246入退院支援加算3を算定した転院患者について，入院初日に算定。
※4　急性期医療を担う他の医療機関の一般病棟からの転院患者，介護老人保健施設・介護医療院・特別養護老人ホーム・軽費老人ホーム・有料老人ホーム等もしくは自宅から入院した患者について，転院又は入院日から14日に限り，1日につき算定。

A101　療養病棟入院基本料（1日につき算定）

(1) ①看護職員配置20対1以上，②看護師比率20％以上，③看護補助者配置20対1以上，④褥瘡の発生割合等の測定・評価を実施，⑤疾患・状態・処置等・ADLの判定を記録，⑥中心静脈注射用カテーテルに係る感染防止体制整備，⑦データ提出加算の届出――等が要件。

(2) 厚生労働大臣が指定する期間において，新型インフルエンザ等感染症及びその疑似症の患者が入院した場合にA100一般病棟入院基本料を算定する旨を届け出た医療機関では，当該患者について一般病棟入院基本料の例により算定する。

療養病棟入院料1（※1）		療養病棟入院料2（※1）		包括項目（※3）
所定点数（※2）	施設基準	所定点数（※2）	施設基準	
【疾患・状態×処置等×ADL】 入院料1：1964点 （生活療養：1949点） ～ 入院料27：830点 （生活療養：816点） **【スモン×ADL】** 入院料28：1831点 （生活療養：1816点） ～ 入院料30：1488点 （生活療養：1474点）	看護職員 20対1以上 看護師比率 20％以上 看護補助者 20対1以上 医療区分 2・3（※4） の患者割合 80％以上	**【疾患・状態×処置等×ADL】** 入院料1：1899点 （生活療養：1885点） ～ 入院料27：766点 （生活療養：751点） **【スモン×ADL】** 入院料28：1766点 （生活療養：1752点） ～ 入院料30：1423点 （生活療養：1409点）	看護職員 20対1以上 看護師比率 20％以上 看護補助者 20対1以上 医療区分 2・3（※4） の患者割合 50％以上	検査，投薬（「除外薬剤」を除く），注射（「除外注射薬」を除く），病理診断，厚生労働大臣が定める画像診断（単純エックス線撮影・診断料），処置〔創傷処置（手術日から14日以内のものを除く），喀痰吸引，摘便，酸素吸入，酸素テント，皮膚科軟膏処置，膀胱洗浄，留置カテーテル設置，導尿，腟洗浄，眼処置，耳処置，耳管処置，鼻処置，口腔・咽頭処置，間接喉頭鏡下喉頭処置，ネブライザー，超音波ネブライザー，介達牽引，消炎鎮痛等処置，鼻腔栄養，長期療養患者褥瘡等処置〕，フィルムの費用――を包括 「除外薬剤・注射薬」：①悪性新生物に対する抗悪性腫瘍剤，②疼痛コントロールのための医療用麻薬，③人工腎臓・腹膜灌流を受けている腎性貧血患者に対するHIF-PH阻害剤，エリスロポエチン，ダルベポエチン，エポエチンベータペゴル，④B型・C型肝炎の効能効果を有するインターフェロン製剤，⑤B型・C型肝炎・AIDS・HIV感染症の効能効果を有する抗ウイルス剤，⑥血友病の患者に使用する医薬品（出血傾向抑制の効能・効果を有するもの）――は別に算定可
特別入院基本料（施設基準を満たしていない場合）：582点　（生活療養：568点）				

●褥瘡対策加算1：15点 　褥瘡対策加算2： 5点	ADL区分3の患者に対して褥瘡対策を行った場合に1日につき算定（※5）
●重症児（者）受入連携加算：2000点	他院にてA246入退院支援加算3を算定した転院患者について，入院初日（入院期間が通算される再入院の初日は含まない）に算定
●急性期患者支援療養病床初期加算：300点	急性期を担う病院の一般病棟（※6）からの転院・転棟患者について，転院・転棟から14日を限度に1日につき算定
●在宅患者支援療養病床初期加算：350点	介護老人保健施設，介護医療院，特別養護老人ホーム，軽費老人ホーム，有料老人ホーム等や自宅からの入院患者について，入院日から14日を限度に1日につき算定
●慢性維持透析管理加算：100点	療養病棟入院基本料1を算定する患者が，J038人工腎臓，J038-2持続緩徐式血液濾過，J039血漿交換療法，J042腹膜灌流を（自院で）継続的に行っている場合，1日につき算定
●在宅復帰機能強化加算届：50点	療養病棟入院料1の算定病棟で，①在宅に退院した患者が5割以上，②退院後の在宅生活が1月以上（医療区分3は14日以上）継続される見込み，③「在宅への1年間の退院患者数」を「1年間の1日平均入院患者数」で除した数が100分の15以上——などが要件。1日につき算定
●経腸栄養管理加算届：300点	経腸栄養を開始した患者につき，入院中1回，開始日から7日を限度に算定
●夜間看護加算届：50点	①ADL区分3の患者が5割以上，②夜勤看護要員が常時16対1以上，③看護職員の負担軽減・処遇改善体制等が要件。身体的拘束を最小化する取組みを行っている場合に1日につき算定
●看護補助体制充実加算届 　　　　　加算1：80点 　　　　　加算2：65点 　　　　　加算3：55点	1日につき算定。加算1は上記の夜間看護加算の基準（看護師長の研修要件のみ異なる）に加え，①3年以上の勤務経験をもつ看護補助者を5割以上配置，②看護補助者の配置100対1以上，③看護補助者の育成・評価等が要件。加算2は夜間看護加算の基準に加え，上記②③を満たすこと等。加算3は夜間看護加算の基準を満たすこと等。身体的拘束を実施した日は加算3で算定

※1　療養病棟入院料1は医療区分2・3の患者の合計が80％以上の場合，療養病棟入院料2は50％以上の場合に算定する。
※2　①【疾患・状態の医療区分】3分類×【処置等の医療区分】3分類×【ADL区分】3分類＝27分類と，②【スモン】×【ADL区分】3分類＝3分類——の計30分類で構成される（p.78参照）
※3　医療区分，ADL区分ともに「1」である「入院料27」では，1日2単位を超える疾患別リハビリテーション料が包括される。また，急性増悪により自院の一般病棟へ転棟した場合は転棟日前日を1日目として3日前までの間，他院に転院した場合は転院日当日を1日目として3日前までの間は，「入院料27」を算定し，包括項目（※2）を出来高で算定する。
※4　「医療区分3」は別表第5の2（p.86）に該当する患者，「医療区分2」は別表第5の3（p.86）に該当する患者，「医療区分1」は「2」「3」いずれにも該当しない患者。
※5　褥瘡対策加算1は，①入院後もしくは褥瘡の評価開始から暦月で3月以内の間，②DESIGN-R2020のスコアが上がっていない＝褥瘡が悪化していない場合に算定。褥瘡対策加算2は，DESIGN-R2020のスコアが悪化している場合に算定。
※6　急性期医療を担う病院の一般病棟：①急性期一般入院基本料，②7対1・10対1入院基本料〔A104特定機能病院入院基本料（一般病棟），A105専門病院入院基本料〕，③地域一般入院基本料又は13対1入院基本料（A105）——を算定する病棟（③はA205救急医療管理加算の届出病院に限る）。

A108　有床診療所入院基本料　（1日につき算定）

■A108とA109の両方の病床を有する診療所では，患者の状態に応じて，各病床でそれぞれ異なる入院基本料を算定できる（A108の病床でA109の入院基本料を，A109の病床でA108の入院基本料を算定可）。変更は月単位とする。

項目	看護職員	所定点数			要件
		14日以内	15日以上30日以内	31日以上	
有床診療所入院基本料1	7人以上	932点	724点	615点	入院基本料1～3：①介護保険サービス提供の実績，または②在宅医療・救急医療・時間外対応・急性期病院から受入・看取り・重症患者等のうち2つ以上の実績が要件
有床診療所入院基本料2	4人以上7人未満	835点	627点	566点	
有床診療所入院基本料3	1人以上4人未満	616点	578点	544点	
有床診療所入院基本料4	7人以上	838点	652点	552点	
有床診療所入院基本料5	4人以上7人未満	750点	564点	509点	
有床診療所入院基本料6	1人以上4人未満	553点	519点	490点	
●重症児（者）受入連携加算：2000点	他院にてA246入退院支援加算3を算定した転院患者について，入院初日（入院期間が通算される再入院の初日は含まない）に算定				
●有床診療所急性期患者支援病床初期加算届：150点	急性期医療を担う他の医療機関の一般病棟からの転院患者について，転院日から21日を限度に1日につき算定				
●有床診療所在宅患者支援病床初期加算届：300点	介護保険施設，居住系施設等又は自宅から入院した患者について，治療方針に関する意思決定への支援を行った場合に，入院日から21日を限度に1日につき算定				
●夜間緊急体制確保加算届：15点	夜間に医師を配置，または地域連携で夜間緊急診療体制を確保する場合，1日につき算定				
●医師配置加算1届：120点 　医師配置加算2届：90点	医師が2名以上（非常勤医師の常勤換算可）の場合に，1日につき算定。「1」は在宅療養支援診療所，救急診療所，夜間の診療応需体制等の要件を満たす場合に算定可				
●看護配置加算1届：60点	看護職員10名以上（看護師3名以上）の場合に1日につき算定				
看護配置加算2届：35点	看護職員10名以上の場合に1日につき算定				
●夜間看護配置加算1届：105点	夜間看護要員（看護補助者含む）2名以上（1名以上が看護職員）の場合に1日につき算定				
夜間看護配置加算2届：55点	夜間の看護職員数1名以上の場合に1日につき算定				
●看護補助配置加算1届：25点	当該診療所（療養病床除く）において，看護補助者2名以上の場合に1日につき算定				
看護補助配置加算2届：15点	当該診療所（療養病床除く）において，看護補助者1名以上の場合に1日につき算定				
●看取り加算届：1000点（在宅療養支援診療所：2000点）	夜間の看護職員が1名以上の有床診療所で，入院日から30日以内に看取った場合に算定				
●栄養管理実施加算届：12点	管理栄養士を1名以上配置。関係職種が共同して栄養管理を実施した場合に1日につき算定				

●有床診療所在宅復帰機能強化加算届：20点	有床診療所入院基本料1〜3を算定する，①在宅復帰率70％以上，②平均在院日数90日以内の有床診療所において，入院日から15日以降に1日につき算定
●介護障害連携加算1：192点 ●介護障害連携加算2：38点	介護保険サービス受給権者又は重度の肢体不自由児（者）の入院につき，入院日から15日以降30日までに限り1日につき算定。「1」は有床診療所入院基本料1・2，「2」は同3で算定

A 109　有床診療所療養病床入院基本料　（1日につき算定）

(1) 入院患者に対する看護職員と看護補助者の配置がそれぞれ4対1以上であること。
(2) A108とA109の両方の病床を有する診療所では，患者の状態に応じて，各病床でそれぞれ異なる入院基本料を算定できる（A108の病床でA109の入院基本料を，A109の病床でA108の入院基本料を算定可）。変更は月単位とする。

※　青色の点数は，「入院時生活療養費」の対象となる「生活療養」を受ける場合の点数

項目	医療区分	ADL区分	看護配置	所定点数	包括項目
入院基本料A	3（※1）	1〜3	看護職員 4対1以上 看護補助者 4対1以上	1073点 1058点	検査，投薬（「除外薬剤」を除く），注射（「除外注射薬」を除く），病理診断，厚生労働大臣が定める画像診断（単純エックス線撮影・診断料），処置〔創傷処置（手術日から14日以内のものを除く），喀痰吸引，摘便，酸素吸入，酸素テント，皮膚科軟膏処置，膀胱洗浄，留置カテーテル設置，導尿，膣洗浄，眼処置，耳処置，耳管処置，鼻処置，口腔・咽頭処置，間接喉頭鏡下喉頭処置，ネブライザー，超音波ネブライザー，介達牽引，消炎鎮痛等処置，鼻腔栄養，長期療養患者褥瘡等処置〕，フィルムの費用——を包括 「除外薬剤・注射薬」：①悪性新生物に対する抗悪性腫瘍用剤，②疼痛コントロールのための医療用麻薬，③人工腎臓・腹膜灌流を受けている腎性貧血患者に対するHIF-PH阻害剤，エリスロポエチン，ダルベポエチン，エポエチンベータペゴル，④B型・C型肝炎の効能効果を有するインターフェロン製剤，⑤B型・C型肝炎・AIDS・HIV感染症の効能効果を有する抗ウイルス剤，⑥血友病に使用する医薬品（出血傾向抑制の効能・効果を有するもの）——は別に算定可
入院基本料B	2	2, 3		960点 944点	
入院基本料C	2	1		841点 826点	
入院基本料D	1	3		665点 650点	
入院基本料E（※2）	1	1, 2		575点 560点	
特別入院基本料	上記の要件を満たしていない療養病床で算定			493点 478点	

●褥瘡対策加算1：15点 ●褥瘡対策加算2：5点	ADL区分3の患者に褥瘡対策を行った場合に1日につき算定（入院基本料A・B・Dでのみ算定可）。「1」は，①入院後もしくは褥瘡の評価開始から暦月で3月以内，②褥瘡（DESIGN-Rのスコア）が悪化していない場合に算定。「2」は悪化している場合に算定
●重症児（者）受入連携加算：2000点	他院にてA246入退院支援加算3を算定した転院患者について，入院初日（入院期間が通算される再入院の初日は含まない）に算定
●有床診療所急性期患者支援療養病床初期加算届：300点	急性期医療を担う他の医療機関の一般病棟からの転院患者について，転院日から21日を限度に1日につき算定
●有床診療所在宅患者支援療養病床初期加算届：350点	介護保険施設，居住系施設等又は自宅から入院した患者について，治療方針に関する意思決定への支援を行った場合に，入院日から21日を限度に1日につき算定
●看取り加算：1000点（在宅療養支援診療所：2000点）	夜間の看護職員が1名以上の有床診療所（A108とA109のいずれも届けている場合は，いずれかの病床で1名以上であればよい）で，入院日から30日以内に看取った場合に算定
●栄養管理実施加算届：12点	管理栄養士を1名以上配置。関係職種が共同で栄養管理を実施した場合に1日につき算定
●有床診療所療養病床在宅復帰機能強化加算届：10点	①在宅復帰率50％以上，②平均在院日数365日以内の有床診療所療養病床において，1日につき算定
●慢性維持透析管理加算：100点	J038，J038-2，J039，J042を行っている患者について，1日につき算定

※1　「医療区分3」は別表第5の2（p.86）に該当する患者，「医療区分2」は別表第5の3（p.86）に該当する患者，「医療区分1」は「2」「3」いずれにも該当しない患者。
※2　急性増悪により自院の療養病床以外へ転室した場合は転室日前日を1日目として3日前までの間，他院の一般病棟もしくは有床診療所の療養病床以外の病室に転院した場合は転院日当日を1日目として3日前までの間は，**入院基本料E**を算定する。

3．入院基本料等加算

1．（入院初日），（入院中1回），（週1回），（退院時1回）——の表記のないものは1日につき算定
2．○印は特別入院基本料等でも算定可，それ以外は特別入院基本料等では算定不可

項目	点数	要件
A 200　総合入院体制加算届 　1　総合入院体制加算1 　2　総合入院体制加算2 　3　総合入院体制加算3 【共通要件】（詳細はp.1144） ◆内科・精神科・小児科・外科・整形外科・脳神経外科・産科又は産婦人科を標榜して入院医療を提供する病院 ◆特定機能病院，専門病院入院基本料の算定病院以外の病院であって，一般病棟入院基本料の算定病棟を有する病院 ◆①外来縮小体制，②負担軽減・処遇改善の体制，③24時間の救急医療提供体制と救急時医療情報閲覧機能——を整備	260点 200点 120点	◆入院日から14日を限度に算定。A200-2急性期充実体制加算と併算定不可 ◆【加算1の要件】①全身麻酔手術2000件以上／年，②人工心肺手術及び冠動脈，大動脈バイパス移植術40件以上／年，③悪性腫瘍手術400件以上／年，④腹腔鏡下手術100件以上／年，⑤放射線治療（体外照射法）4000件以上／年，⑥化学療法1000件以上／年，⑦分娩件数100件以上／年，⑧重症度，医療・看護必要度「Ⅰ」33％以上，「Ⅱ」32％以上，⑨救命救急センター又は高度救命救急センター設置，⑩療養病棟入院基本料・地域包括ケア病棟入院料の届出病院でないこと，⑪医療機能評価など第三者評価を受けている病院——等 ◆【加算2の要件】全身麻酔手術1200件以上／年，上記（加算1の要件）の②〜⑦の4つ以上を満たしていること，救急搬送件数2000件以上／年，重症度，医療・看護必要度「Ⅰ」31％以上，「Ⅱ」30％以上，上記の⑩⑪を満たしていること——等 ◆【加算3の要件】全身麻酔手術800件以上／年，上記の②〜⑦の2つ以上

◆同一建物内に介護老人福祉施設・介護老人保健施設・介護医療院がないこと ◆特定の保険薬局と特別な関係がないこと		上を満たしていること，重症度，医療・看護必要度「Ⅰ」28％以上，「Ⅱ」27％以上，療養病棟入院基本料・地域包括ケア病棟入院料の届出病院でないこと（2014年3月末以前の届出病院には適用しない）──等
A200-2 急性期充実体制加算届 　1　急性期充実体制加算1　7日以内 　　　　　　　　　　　　8～11日 　　　　　　　　　　　　12～14日 　2　急性期充実体制加算2　7日以内 　　　　　　　　　　　　8～11日 　　　　　　　　　　　　12～14日 ◆入院日から14日を限度に算定。A200総合入院体制加算と併算定不可（総合入院体制加算の届出病院でないことが施設基準の要件）	440点 200点 120点 360点 150点 90点	◆【共通要件】①A100急性期一般入院料1の算定病院，②高度急性期医療の提供，③A223-2感染対策向上加算1・A246入退院支援加算1又は2の届出，④A230-4精神科リエゾンチーム加算又はA247認知症ケア加算1又は2の届出，⑤24時間の救急医療提供体制，⑥外来縮小体制，⑦療養病棟入院基本料・地域包括ケア病棟入院料の届出病院でないこと，⑧同一建物内に介護老人福祉施設・介護老人保健施設・介護医療院がないこと，⑨特定の保険薬局と不動産取引等の特別な関係がないこと，⑩一般病棟の平均在院日数14日以内，⑪医療機能評価など第三者評価受審，⑫全身麻酔手術2000件以上／年（うち緊急手術350件以上／年）──等 ◆【加算1の要件】次の①～⑥のうち5つ以上を満たす。①悪性腫瘍手術400件以上／年，②腹腔鏡下・胸腔鏡下手術400件以上／年，③心臓カテーテル手術200件以上／年，④消化管内視鏡手術600件以上／年，⑤化学療法1000件以上／年，⑥心臓胸部大血管手術100件以上／年 ◆【加算2の要件】加算1の要件①～⑥のうち2つ以上を満たし，次のいずれかを満たす。異常分娩50件／年，6歳未満の手術40件以上／年
●小児・周産期・精神科充実体制加算届 　　イ　加算1 　　ロ　加算2	90点 60点	◆①異常分娩50件以上／年，②6歳未満の乳幼児の手術40件以上／年，③精神病床を有していること，④精神疾患患者への24時間対応の体制，⑤精神病棟入院基本料等の届出病院──をいずれも満たしている場合に算定
●精神科充実体制加算届	30点	◆精神疾患患者受入れに係る充実した体制を確保する届出病院で算定
A204 地域医療支援病院入院診療加算（入院初日）届	1000点	◆地域医療支援病院において入院初日に算定 ◆A204-3紹介受診重点医療機関入院診療加算との併算定不可
A204-2 臨床研修病院入院診療加算（入院初日） 　1　基幹型 　2　協力型	40点 20点	◆研修医が実際に臨床研修を行っている場合に算定 ◆①（基幹型・協力型）臨床研修病院であること，②指導医の臨床経験7年以上，③研修医2.5人に指導医1人以上，④診療管理体制加算届出，⑤診療録記載の指導体制──など
A204-3 紹介受診重点医療機関入院診療加算（入院初日）	800点	◆一般病床200床以上の紹介受診重点医療機関において入院初日に算定 ◆A204地域医療支援病院入院診療加算との併算定不可
A205 救急医療管理加算○届 　1　救急医療管理加算1 　2　救急医療管理加算2 　　（「その他の重症な状態」50％以上） ●乳幼児加算（6歳未満） ●小児加算（6歳以上15歳未満）	1050点 420点 210点 +400点 +200点	◆救急応需態勢の医療機関に（入院可能な診療応需の態勢を確保している日に）緊急入院した重症患者につき，入院日から7日を限度として算定 ◆別表第7の3（p.1311）の1～12に該当する場合は加算1を，1～12に準ずる状態又は13（その他の重症な状態）では加算2を算定 ◆入院時点で重症であることが要件。算定期間中に重症状態でなくなっても算定可。同一傷病による他院からの転院患者は算定不可
A205-2 超急性期脳卒中加算（入院初日）届 ◆医療資源の少ない地域（別表第6の2），医師少数区域の医療機関で，専門施設と情報通信機器で連携した場合も算定可	10800点	◆脳梗塞発症後4.5時間以内の患者に組織プラスミノーゲン活性化因子（t-PA）を投与した場合，または発症後4.5時間以内に他の医療機関の外来でrt-PAを投与したのちに搬送され入院治療・管理する場合に算定 ◆①常勤医師（脳卒中の診断・治療の経験10年以上）1名以上，②専用の治療室（ICU・SCUと兼用可），③CT・MRI等が常時行えることなど
A205-3 妊産婦緊急搬送入院加算（入院初日）	7000点	◆妊娠又はそれ以外の異常が疑われ緊急用自動車等で緊急に搬送された妊産婦を入院させた場合に算定。3カ月以内に当該医療機関（当該助産所の嘱託医療機関を除く）への受診歴（妊婦検診等含む）がないことが要件
A206 在宅患者緊急入院診療加算（入院初日）○ 　1　他院との連携で体制を確保する在宅療養支援診療所・病院，在宅療養後方支援病院が当該他院の求めに応じ行う場合 　2　連携医療機関である場合（「1」除く） 　3　「1」「2」以外	2500点 2000点 1000点	◆別の診療所でC002在宅時医学総合管理料，C002-2施設入居時等医学総合管理料，C003在宅がん医療総合診療料，第2節第1款在宅療養指導管理料（C101在宅自己注射指導管理料除く）を入院日の属する月又はその前月に算定している患者が病状急変等により入院した場合 ◆「1」について，400床以上の在宅療養後方支援病院では，神経難病や15歳未満の人工呼吸を実施している患者など，厚生労働大臣の定める疾病等（告示3別表13，p.1313）の患者に限る
A207 診療録管理体制加算（入院初日）○届 　1　診療録管理体制加算1 　2　診療録管理体制加算2 　3　診療録管理体制加算3	140点 100点 30点	◆【共通の要件】①診療情報提供，②診療記録の管理，③専任の診療記録管理者，④中央病歴管理室等の整備，⑤疾病統計・退院時要約の作成 ◆【1・2の要件】①専従の診療記録管理者，②退院患者の疾患名・入院中の手術などの電子的な一覧表を有し，速やかに検索・抽出できる体制，③退院後14日以内に退院時要約を中央病歴管理室に9割以上提出──等 ◆【1の要件】非常時に備えたサイバーセキュリティ対策の整備
A207-2 医師事務作業補助体制加算（入院初日）届 　1　医師事務作業補助体制加算1 　　イ　15対1補助体制加算 　　ロ　20対1補助体制加算 　　ハ　25対1補助体制加算 　　ニ　30対1補助体制加算 　　ホ　40対1補助体制加算	1070点 855点 725点 630点 530点	◆医師事務作業補助体制加算の届出病床に対する医師事務作業補助専従者の比で評価するもの（15対1は15床ごとに専従者1名以上） ◆当該業務は，医師の指示のもとに行う，①診断書などの文書作成補助，②診療記録への代行入力，③医療の質向上に資する事務作業（診療データの整理，院内がん登録等の統計・調査，医師等の教育や研修・カンファレンスの準備作業等），④行政上の業務──に限る ◆医師以外の職種の指示のもとに行う業務，診療報酬請求業務（DPCのコーディング業務を含む），窓口・受付業務，医療機関の経営・運営のための

ヘ 50対1補助体制加算	450点	データ収集業務，看護業務の補助，物品運搬業務——等は対象外
ト 75対1補助体制加算	370点	◆①医師の負担軽減・処遇改善に資する体制の整備，②6カ月研修期間内に32時間以上の研修——などが要件
チ 100対1補助体制加算	320点	
2 医師事務作業補助体制加算2		◆「1」は，3年以上の勤務経験者が5割以上配置されている場合に算定
イ 15対1補助体制加算	995点	◆「15対1」は三次救急医療機関・小児救急医療拠点病院・総合周産期母子医療センター，又は年間の緊急入院患者800名以上の病院が対象
ロ 20対1補助体制加算	790点	
ハ 25対1補助体制加算	665点	◆「20対1」「25対1」「30対1」「40対1」は，①「15対1」の基準を満たす医療機関，②災害拠点病院・へき地医療拠点病院・地域医療支援病院，③医療資源の少ない地域に所在する医療機関，④年間の緊急入院患者200名以上又は全身麻酔手術800件以上の病院——のいずれかを満たすこと
ニ 30対1補助体制加算	580点	
ホ 40対1補助体制加算	495点	
ヘ 50対1補助体制加算	415点	
ト 75対1補助体制加算	335点	◆「50対1」「75対1」「100対1」は上記基準を満たす医療機関又は年間の緊急入院患者100名以上（75対1，100対1は50名以上）の病院が対象
チ 100対1補助体制加算	280点	
A207-3 急性期看護補助体制加算届		◆年間緊急患者数200名以上の病院又は総合周産期母子医療センターにおける急性期一般入院基本料，7対1・10対1入院基本料算定病棟で，看護補助者の配置に応じて（※1），入院日から14日を限度に算定
1 25対1急性期看護補助体制加算（看護補助者5割以上）	240点	
2 25対1急性期看護補助体制加算（看護補助者5割未満）	220点	◆①看護職員の負担軽減・処遇改善体制，②急性期一般入院料6，10対1入院基本料の算定病棟では，一般病棟用「重症度，医療・看護必要度」の基準を満たす患者が「Ⅰ」6％以上，「Ⅱ」5％以上
3 50対1急性期看護補助体制加算	200点	
4 75対1急性期看護補助体制加算	160点	◆「1」（25対1）は「みなし看護補助者」を除く看護補助者が最小必要数の5割以上の場合，「2」（25対1）は5割未満の場合に算定
●夜間30対1急性期看護補助体制加算届	+125点	
●夜間50対1急性期看護補助体制加算届	+120点	◆夜間看護体制加算は，夜間の看護業務の負担軽減に資する業務管理体制が整備されていること等が要件
●夜間100対1急性期看護補助体制加算届	+105点	
●夜間看護体制加算届	+71点	◆看護補助体制充実加算は看護補助者の研修や業務マニュアル作成等が要件。加算1は，①3年以上の勤務経験をもつ看護補助者5割以上，②看護補助者の育成・評価が要件。身体的拘束を行った場合は加算2を算定
●看護補助体制充実加算1届	+20点	
●看護補助体制充実加算2届	+5点	
A207-4 看護職員夜間配置加算届		◆年間緊急患者数200名以上の病院又は総合周産期母子医療センターにおける急性期一般入院基本料，7対1・10対1入院基本料算定病棟で，入院日から14日を限度に算定
1 看護職員夜間12対1配置加算		
イ 看護職員夜間12対1配置加算1	110点	
ロ 看護職員夜間12対1配置加算2	90点	◆①各病棟の夜勤看護職員は最低でも3人以上，②看護職員の負担軽減・処遇改善体制，③急性期一般入院料6，10対1入院基本料の算定病棟にあっては，一般病棟用「重症度，医療・看護必要度」の基準を満たす患者が「Ⅰ」6％以上，「Ⅱ」5％以上であること
2 看護職員夜間16対1配置加算		
イ 看護職員夜間16対1配置加算1	70点	
ロ 看護職員夜間16対1配置加算2	45点	
A208 乳幼児 イ 病院（「ロ」を除く）	333点	◆3歳未満の乳幼児について加算
加算○ ロ 病院（特別入院基本料）	289点	◆当該患者を入院させた場合に算定（産婦又は生母の入院に伴って健康な乳幼児を在院させた場合は算定不可）
ハ 診療所	289点	
幼児加 イ 病院（「ロ」を除く）	283点	◆3歳以上6歳未満の幼児について加算
算○ ロ 病院（特別入院基本料）	239点	◆当該患者を入院させた場合に算定（産婦又は生母の入院に伴って健康な幼児を在院させた場合は算定不可）
ハ 診療所	239点	
A209 特定感染症入院医療管理加算		◆3類・4類・5類・指定感染症の患者に対して感染防止対策を実施した場合に，1入院に限り7日を限度に算定（他の患者に感染させるおそれが高い患者は7日超の算定も可）。疑似症患者の場合は初日に限り算定
1 治療室の場合	200点	
2 それ以外の場合	100点	
A210 難病等特別入院診療加算○		◆A211特殊疾患入院施設管理加算との併算定不可
1 難病患者等入院診療加算	250点	◆多発性硬化症・重症筋無力症等の難病（告示3別表第6，p.1309）を主病とし，日常生活動作に著しい支障を来している状態等の患者が対象
2 二類感染症患者入院診療加算	250点	◆第二種感染症指定医療機関の二類感染症等やその疑似症患者が対象
A211 特殊疾患入院施設管理加算○届	350点	◆重度の肢体不自由児（者），脊髄損傷等の重度障害者，重度の意識障害者，筋ジストロフィー患者，神経難病患者等を7割以上入院させている障害者施設等一般病棟，精神病棟，有床診療所一般病床で算定
◆A210難病等特別入院診療加算との併算定は不可		
A212 超重症児（者）入院診療加算○		◆超重症児（者）：①介助によらなければ座位が保持できず，人工呼吸器等特別の医学的管理が必要な状態が6カ月以上又は新生児期から継続，②判定基準（呼吸管理，食事機能，消化器症状等）のスコア25点以上
イ 6歳未満	800点	
ロ 6歳以上	400点	
準超重症児（者）入院診療加算○		◆準超重症児（者）：①超重症に準ずる状態，②判定基準のスコア10点以上
イ 6歳未満	200点	◆一般病棟の入院患者（A106，A306，A309の算定患者を除く）については入院日から90日を限度に算定
ロ 6歳以上	100点	
●救急・在宅重症児（者）受入加算	+200点	◆自宅から入院した患者，あるいはA301特定集中治療室管理料の小児加算，A301-4小児特定集中治療室管理料等を算定したことのある他院からの転院患者について，入院日から5日を限度に1日につき算定
A213 看護配置加算届	25点	◆看護師比率が「40％以上」と規定されている入院基本料（地域一般入院料3等）を算定する病棟全体で，看護師比率が70％を超える場合に算定
A214 看護補助加算届		◆地域一般入院料，13対1・15対1・18対1・20対1入院基本料の算定病棟で算定。看護職員の負担軽減・処遇改善の体制を整備すること
1 看護補助加算1	141点	
2 看護補助加算2	116点	◆「1」は看護補助者（※1）30対1以上。地域一般入院料1・2，13対1入院基本料では，一般病棟用「重症度，医療・看護必要度」の基準を満たす患者が「Ⅰ」4％以上，「Ⅱ」3％以上
3 看護補助加算3	88点	
		◆「2」は看護補助者（※1）が50対1以上，「3」は75対1以上

項目		点数	内容
●夜間75対1看護補助加算届		+55点	◆地域一般入院料1・2，13対1入院基本料で，入院から20日限度に算定
●夜間看護体制加算届		+176点	◆夜間の看護業務の負担軽減に資する業務管理体制の整備が要件
●看護補助体制充実加算1届 ●看護補助体制充実加算2届		+20点 +5点	◆看護補助者の研修や業務マニュアル作成等が要件。加算1は，①3年以上の勤務経験をもつ看護補助者5割以上，②看護補助者の育成・評価が要件。身体的拘束を行った場合は加算2を算定
A218 地域加算○	1級地	18点	東京都特別区
	2級地	15点	取手市，和光市，袖ヶ浦市，調布市，町田市，横浜市，刈谷市，大阪市等
	3級地	14点	さいたま市，千葉市，八王子市，鎌倉市，名古屋市，池田市，西宮市等
	4級地	11点	牛久市，東松山市，船橋市，立川市，藤沢市，鈴鹿市，豊中市，神戸市等
	5級地	9点	多賀城市，水戸市，市川市，三鷹市，横須賀市，京都市，堺市，広島市等
	6級地	5点	仙台市，宇都宮市，高崎市，川越市，野田市，甲府市，岐阜市，静岡市等
	7級地	3点	札幌市，熊谷市，木更津市，新潟市，長野市，姫路市，北九州市等
A218-2 離島加算○		18点	◆①離島振興法，②奄美群島振興開発特別措置法，③小笠原諸島振興開発特別措置法，④沖縄振興特別措置法——に規定する離島が対象
A219 療養環境加算○届		25点	◆1床当たり8㎡以上の病室（差額ベッド除く）。病棟単位で算定
A220 HIV感染者療養環境特別加算	個室 2人室	350点 150点	◆後天性免疫不全症候群の病原体に感染している患者が対象。A221-2小児療養環境特別加算，A224無菌治療室管理加算との併算定不可
A220-2 特定感染症患者療養環境特別加算○	個室 陰圧室	300点 200点	◆2類・3類・4類・5類・新型インフルエンザ等・指定感染症の患者及びそれらの疑似症の患者を，個室又は陰圧室に入院させた場合に算定（個室かつ陰圧室の場合，併算定可）。疑似症の患者は初日のみ算定
A221 重症者等療養環境特別加算届	個室 2人室	300点 150点	◆常時の監視，適時適切な看護・介助を必要とする重症者等の看護を行うのに十分な看護配置が要件。A221-2，A224との併算定不可
A221-2 小児療養環境特別加算○		300点	◆個室に入院した15歳未満の小児（他患者への感染又は他患者からの感染の危険性の高い患者）が対象。A220，A221，A224との併算定不可
A222 療養病棟療養環境加算届 1 療養病棟療養環境加算1 2 療養病棟療養環境加算2		 132点 115点	◆①1病室4床以下，②1人当たり6.4㎡以上，③廊下幅1.8m（両側居室2.7m）以上，④40㎡以上の機能訓練室，⑤1人当たり1㎡以上の食堂，⑥談話室（食堂と兼用可），⑦身体不自由者のための浴室，⑧1人当たり16㎡以上の病棟床面積（「2」は上記①〜⑦が要件）
A222-2 療養病棟療養環境改善加算届 1 療養病棟療養環境改善加算1 2 療養病棟療養環境改善加算2		 80点 20点	◆医療法上の原則は満たさないが，経過措置として施設基準の緩和が認められている医療機関が対象（増築又は全面的な改築を行うまで） ◆療養環境改善計画の策定・報告，改善状況の報告（毎年）を行う
A223 診療所療養病床療養環境加算届		100点	◆①1病室4床以下，②1人当たり6.4㎡以上，③廊下幅1.8m（両側居室2.7m）以上，④機能訓練室，⑤1人当たり1㎡以上の食堂，⑥談話室（食堂と兼用可），⑦身体不自由者のための浴室——などが要件
A223-2 診療所療養病床療養環境改善加算届		35点	◆医療法上の原則は満たさないが，経過措置として施設基準の緩和が認められている医療機関が対象（増築又は全面的な改築を行うまで） ◆療養環境改善計画の策定・報告，改善状況の報告（毎年）を行う
A224 無菌治療室管理加算届 1 無菌治療室管理加算1 2 無菌治療室管理加算2		 3000点 2000点	◆自家発電装置を有し，滅菌水の供給が常時可能。空気清浄度クラスが，「1」は常時ISOクラス6以上，「2」は同7以上。90日を限度に算定。A220，A221，A221-2との併算定不可
A225 放射線治療病室管理加算届○ 1 治療用放射性同位元素による治療 2 密封小線源による治療		 6370点 2200点	◆悪性腫瘍の患者に対して，「1」は治療用放射性同位元素による治療を行った場合に，「2」は密封小線源による治療を行った場合に算定 ◆それぞれの治療を行うにつき十分な設備を有している届出病室で算定
A226 重症皮膚潰瘍管理加算○		18点	◆皮膚泌尿器科・皮膚科・形成外科のいずれかを標榜し，いずれかの科の担当医が管理を行うこと。褥瘡対策の基準を満たしていること。**Shea**の**分類Ⅲ度以上**の重症な皮膚潰瘍の患者が対象
A226-2 緩和ケア診療加算届		390点	◆悪性腫瘍，後天性免疫不全症候群，末期心不全の患者が対象 ◆①専任かつ常勤の身体症状担当医・精神症状担当医・看護師・薬剤師による「緩和ケアチーム」設置，②がん診療連携拠点病院もしくは医療機能評価を受けている病院又はそれらに準ずる病院——などが要件
●〔特定地域（※2）〕緩和ケア診療加算届		200点	◆特定地域に所在する医療機関（※3）では，上記の要件が満たせない場合でも，上記の所定点数に代えて左欄の点数が算定できる
●小児加算（15歳未満） ●個別栄養食事管理加算		+100点 +70点	個別栄養食事管理加算は，緩和ケアチームに管理栄養士が参加して栄養食事管理を行った場合に算定
A226-3 有床診療所緩和ケア診療加算届		250点	◆悪性腫瘍，後天性免疫不全症候群，末期心不全の患者が対象 ◆①夜間に看護職員を1名以上配置，②常勤医師・常勤看護師を配置
A226-4 小児緩和ケア診療加算届		700点	◆届出医療機関（緩和ケアチーム設置）において，緩和ケアを要する**15歳未満の小児患者**（悪性腫瘍，後天性免疫不全症候群，末期心不全の患者のうち，疼痛，倦怠感，呼吸困難等の身体的症状又は不安，抑うつなどの精神症状をもつ患者）に対して算定
●小児個別栄養食事管理加算		+70点	緩和ケアに必要な栄養食事管理を行った場合に算定
A227 精神科措置入院診療加算（入院初日）○		2500点	◆精神保健福祉法の措置入院・緊急措置入院に係る患者について，入院中1回に限り入院初日に加算

項目	点数	算定要件
A228 精神科応急入院施設管理加算（入院初日）○届	2500点	◆精神保健福祉法に規定する精神病院にて、応急入院患者等が対象。看護職員・看護補助者の対入院患者比20対1以上、夜勤看護職員・看護補助者が2以上（看護職員1以上）、看護職員比率8割以上（看護師2割以上）——などが要件。応急入院後、措置入院となった場合はA227を算定
A229 精神科隔離室管理加算○	220点	◆精神科標榜病院で、精神障害の患者を隔離した場合に、月に7日を限度に加算。A227、A228との併算定不可
A230 精神病棟入院時医学管理加算○届	5点	◆①医療法施行規則第19条第1項第1号の標準以上の医師を配置、②精神科救急医療施設であること。A200総合入院体制加算は算定不可
A230-2 精神科地域移行実施加算○届	20点	◆精神病棟での入院期間5年超の患者に対して、退院調整を実施し、計画的に地域への移行を進めた場合（1年間に5％以上減少の退院実績）に1年間算定（退院実績が目標値を下回った場合は1年間で終了）。専従の精神保健福祉士を1名以上配置した地域移行推進室の設置等が要件
A230-3 精神科身体合併症管理加算○届 1　7日以内 2　8日以上15日以内	 450点 300点	◆精神科標榜病院において、病棟に内科又は外科の専任医師を1名以上配置。精神科以外の診療科（他医療機関含む）との連携を確保 ◆呼吸器疾患、心疾患等の患者（告示3別表第7の2、p.1310）に対し、治療開始日から15日（複数疾患の場合は20日）を限度に、同一月に1回算定
A230-4 精神科リエゾンチーム加算（週1回）届 ◆A247認知症ケア加算1との併算定不可	300点	◆せん妄・抑うつ・精神疾患・自殺企図の一般病棟入院患者が対象 ◆算定患者数は、1チームにつき1週間で概ね30人以内 ◆①専任の精神科医、②専任の常勤看護師、③専従かつ常勤の薬剤師・作業療法士・精神保健福祉士・公認心理師のいずれか1人〔患者数が週15人以内の場合は専任でも可〕による3名以上のチームの設置
A231-2 強度行動障害入院医療管理加算	300点	◆強度行動障害スコア10点以上かつ医療度スコア24点以上の患者が対象
A231-3 依存症入院医療管理加算届 1　30日以内 2　31日以上60日以内	 200点 100点	◆アルコール依存症又は薬物依存症患者に専門治療を行った場合に算定 ◆常勤の精神保健指定医2名以上、アルコール依存症又は薬物依存症の研修を修了した医師1名以上と、①看護師、②作業療法士、③精神保健福祉士又は公認心理師が各1名以上（①～③いずれか1名が研修を修了）
A231-4 摂食障害入院医療管理加算届 1　30日以内 2　31日以上60日以内	 200点 100点	◆摂食障害による体重減少でBMIが15未満の患者に専門治療を行った場合に算定。摂食障害の新規入院患者が年間1人以上で、専門治療の経験をもつ常勤医師、公認心理師、管理栄養士を各1名配置
A232 がん拠点病院加算（入院初日） 1　がん診療連携拠点病院加算 　イ　がん診療連携拠点病院 　ロ　地域がん診療病院 2　小児がん拠点病院加算 ●がんゲノム拠点病院加算	 500点 300点 750点 +250点	◆がん診療連携拠点病院等又は小児がん拠点病院において算定 ◆別の医療機関等からの紹介で入院した悪性腫瘍の患者又は悪性腫瘍の疑いがある患者（最終的に悪性腫瘍と診断された患者に限る）が対象 ◆がん診療連携拠点病院等の「特例型」（一時的に要件を満たさなくなった場合）は、「1」の所定点数に代えて「イ」300点、「ロ」100点を算定 ◆悪性腫瘍の疑いが入院中に確定診断された場合は、確定診断日に算定 ◆B005-6-3がん治療連携管理料との併算定不可
A233 リハビリテーション・栄養・口腔連携体制加算届	120点	◆リハビリ・栄養管理・口腔管理の体制を評価。計画作成日から14日に限り算定。A233-2栄養サポートチーム加算と併算定不可
A233-2 栄養サポートチーム加算（週1回）届 ◆B001「10」入院栄養食事指導料、B001「11」集団栄養食事指導料、B001-2-3乳幼児育児栄養指導料との併算定不可	200点	◆①専任かつ常勤の医師・看護師・薬剤師・管理栄養士（いずれか1名は専従。チームの診察患者が1日15人以内の場合はいずれも専任で可）によるチームの設置、②1日当たり患者数は1チーム概ね30人以内 ◆療養病棟・結核病棟・精神病棟入院基本料、特定機能病院入院基本料（結核・精神病棟）の算定患者は、入院日から1月超6月以内は月1回（180日超は算定不可）、障害者施設等入院基本料の算定患者は月1回算定
●〔特定地域（※2）〕栄養サポートチーム加算（週1回）届	100点	◆特定地域に所在する医療機関（※3）では、上記の要件が満たせない場合でも、上記の所定点数に代えて左欄の点数が算定できる ◆1日当たり患者数は1チーム概ね15人以内
●歯科医師連携加算	+50点	◆チームに歯科医師（院外でも可）が参加した場合に算定
A234 医療安全対策加算（入院初日）届 1　医療安全対策加算1届 2　医療安全対策加算2届	 85点 30点	◆①医療安全管理部門の設置、②「1」は専従、「2」は専任の医療安全管理者（薬剤師、看護師等）・専任の院内感染管理者の配置、③患者相談窓口の設置など——が要件
●医療安全対策地域連携加算1 ●医療安全対策地域連携加算2	+50点 +20点	◆医療安全対策加算を算定する複数の医療機関の連携を評価。「1」は医療安全対策加算1、「2」は医療安全対策加算2の届出医療機関で算定
A234-2 感染対策向上加算（入院初日）届 1　感染対策向上加算1 2　感染対策向上加算2 3　感染対策向上加算3 ●指導強化加算届（加算1で算定） ●連携強化加算届（加算2・3で算定） ●サーベイランス強化加算届（同上） ●抗菌薬適正使用体制加算届	 710点 175点 75点 +30点 +30点 +3点 +5点	◆「1」は、専任の常勤医師・看護師・薬剤師・臨床検査技師（医師又は看護師のうち1名は専従）による感染制御チームの設置等が要件 ◆「2」「3」は、一般病床300床以下、感染制御チームの設置等（専従要件なし）が要件。「3」はチーム構成員の要件をさらに緩和・小規模化 ◆指導強化加算は、加算2・3又はA000・A001の外来感染対策向上加算を算定する医療機関に対して助言を行っている場合に算定 ◆連携強化加算は「1」の届出医療機関に感染症の発生状況等を報告している場合に算定。サーベイランス強化加算は地域や全国のサーベイランスに参加している場合に算定 ◆抗菌薬適正使用加算は、①抗菌薬使用状況をモニタリングするサーベイランスに参加、②直近6か月の外来で使用した抗菌薬のうちAccess抗菌薬の使用比率が60％以上又はサーベイランス参加病院・有床診療所全体

項目	点数	算定要件
		の上位30％以内――の届出医療機関で算定
A234-3 患者サポート体制充実加算（入院初日）届	70点	◆①患者相談窓口の設置，②専任の看護師・社会福祉士等の配置，③マニュアルの作成，④報告体制の整備，⑤職員研修など――が要件 ◆A232がん拠点病院加算との併算定不可
A234-4 重症患者初期支援充実加算 届	300点	◆集中治療領域において，専任の入院時重症患者対応メディエーターの支援する体制を整備している場合に，入院日から3日を限度に算定
A234-5 報告書管理体制算（退院時1回）届	7点	◆画像診断・病理診断報告書の確認もれ等の対策を講じ，診断又は治療開始の遅延防止体制を整備した届出医療機関で，退院時1回に限り算定
A236 褥瘡ハイリスク患者ケア加算（入院中1回）届	500点	◆専従の褥瘡管理者（褥瘡ハイリスク患者のケアに5年以上の経験をもつ看護師等）の配置。個別の患者ごとに褥瘡の発生予防等に関する計画を作成し，重点的な褥瘡ケアを継続的に実施した場合に算定
●〔特定地域（※2）〕褥瘡ハイリスク患者ケア加算	250点	◆特定地域に所在する医療機関（※3）では，上記の要件が満たせない場合でも，上記の所定点数に代えて左欄の点数が算定できる
A236-2 ハイリスク妊娠管理加算 届 ◆1入院期間中にA237（8日限度）と組合せで通算28日算定可能	1200点	◆①妊娠22～32週未満の早産，②妊娠高血圧症候群重症，③前置胎盤，④多胎妊娠，⑤子宮内胎児発育遅延，⑥心疾患，⑦糖尿病，⑧甲状腺疾患，⑨腎疾患，⑩膠原病――等が対象。1入院20日を限度として算定
A237 ハイリスク分娩等管理加算 届 1 ハイリスク分娩管理加算 2 地域連携分娩管理加算 ◆1入院に限り8日を限度として算定 ◆同一日に行うA236-2ハイリスク妊娠管理加算の費用を含む	 3200点 3200点	◆「1」は，①妊娠22～32週未満の早産，②40歳以上の初産婦，③BMI35以上の初産婦，④妊娠高血圧症候群重症，⑤常位胎盤早期剥離，⑥前置胎盤，⑦多胎妊娠，⑧子宮内胎児発育遅延，⑨心疾患――等が対象。 ◆「2」は，①40歳以上の初産婦，②子宮内胎児発育遅延の患者，③糖尿病の患者，④精神疾患の患者――が対象。分娩を伴う入院前に，総合周産期母子医療センター等に患者を紹介し，患者が受診していること
A238-6 精神科救急搬送患者地域連携紹介加算（退院時1回）届	1000点	◆A311精神科救急入院料，A311-2精神科急性期治療病棟入院料，A311-3精神科救急・合併症入院料の届出病棟に緊急入院した患者について，入院日から60日以内に他院に診療情報提供をして転院させた場合に算定
A238-7 精神科救急搬送患者地域連携受入加算（入院初日）届	2000点	◆A103精神病棟入院基本料，A311-4児童・思春期精神科入院医療管理料，A312精神療養病棟入院料，A314認知症治療病棟入院料，A315精神科地域包括ケア病棟入院料の届出病院で，他院のA238-6算定患者を緊急入院から60日以内に受け入れた場合に算定
A242 呼吸ケアチーム加算（週1回）届 ◆B011-4医療機器安全管理料「1」との併算定不可	150点	◆48時間以上装着している人工呼吸器を離脱するために呼吸ケアチームで診療した場合に算定（入院又は装着から1月以内に限る） ◆専任の医師，看護師，臨床工学技士，理学療法士の4名からなるチーム
A242-2 術後疼痛管理チーム加算 届 ◆手術翌日から3日を限度に算定	100点	◆閉鎖循環式全身麻酔を伴う手術の術後に，①硬膜外局所麻酔剤，②神経ブロック麻酔剤，③静脈内への麻薬――の持続的注入を行った患者に対して，術後疼痛管理チームが術後の疼痛管理を実施した場合に算定
A243 後発医薬品使用体制加算（入院初日） ○届 1 後発医薬品使用体制加算1 2 後発医薬品使用体制加算2 3 後発医薬品使用体制加算3	 87点 82点 77点	◆「後発医薬品の規格単位数量」÷「後発医薬品のある先発医薬品と後発医薬品を合算した規格単位数量」が，「1」は90％以上，「2」は85％以上，「3」は75％以上 ◆調剤した全医薬品の規格単位数量に占める，後発医薬品のある先発医薬品と後発医薬品を合算した規格単位数量の割合が5割以上であること
A243-2 バイオ後続品使用体制加算（入院初日）○届	100点	◆届出医療機関において，バイオ後続品のある先発バイオ医薬品及びバイオ後続品を使用している入院患者について，入院初日に算定
A244 病棟薬剤業務実施加算 届 1 病棟薬剤業務実施加算1（週1回） 2 病棟薬剤業務実施加算2（1日につき）	 120点 100点	◆病棟専任薬剤師が1病棟又は治療室で週20時間相当以上（複数の薬剤師が実施する場合は時間を合算）業務を実施した場合に算定 ◆「1」はA100～A105の入院基本料又はA307の特定入院料の算定患者，「2」はA300～A303の特定入院料の算定患者が対象 ◆療養病棟入院基本料・精神病棟入院基本料・特定機能病院入院基本料（精神病棟）の算定患者については，入院日から8週間が限度
●薬剤業務向上加算（週1回）届	+100点	◆薬剤業務向上体制を整備した医療機関で，加算1の算定患者に算定
A245 データ提出加算 届 1 データ提出加算1（入院初日） 　イ 許可病床数200床以上の病院 　ロ 許可病床数200床未満の病院 2 データ提出加算2（入院初日） 　イ 許可病床数200床以上の病院 　ロ 許可病床数200床未満の病院 3 データ提出加算3（入院90日超1回） 　イ 許可病床数200床以上の病院 　ロ 許可病床数200床未満の病院 4 データ提出加算4（入院90日超1回） 　イ 許可病床数200床以上の病院 　ロ 許可病床数200床未満の病院	 145点 215点 155点 225点 145点 215点 155点 225点	◆「1」「2」は，DPCデータ作成対象病棟（有床診療所入院基本料・有床診療所療養病床入院基本料を除く入院基本料，特定入院料，短期滞在手術等基本料2・3に係る病棟）の全入院患者のデータを厚労省に提出した場合に，当該病棟の入院患者について入院初日に算定 ◆「3」「4」は，療養病棟・結核病棟・精神病棟・障害者施設等入院基本料，特殊疾患入院医療管理料，回復期リハビリテーション病棟入院料等を算定する病棟において，入院期間が90日を超えるごとに1回算定 ◆「2」「4」は，入院診療データと外来診療データを提出した場合に算定 ◆①A207診療録管理体制加算の届出医療機関，②DPC調査への参加，③「適切なコーディングに関する委員会」の年2回以上開催――などが要件（特殊疾患入院医療管理料，回復期リハビリテーション病棟入院料，地域包括ケア病棟入院料，特殊疾患病棟入院料，緩和ケア病棟入院料，精神科救急急性期医療入院料の届出医療機関では，①の要件のみで可）
A246 入退院支援加算（退院時1回）届 1 入退院支援加算1 　イ 一般病棟入院基本料等の場合	 700点	◆「1」「2」は，悪性腫瘍・認知症・急性呼吸器感染症・緊急入院・要介護認定未申請・虐待・生活困窮・ヤングケアラーなど退院困難な要因を有する患者が対象。「3」は，A302・A302-2・A303「2」を算定した退院

ロ　療養病棟入院基本料等の場合	1300点	困難な要因（先天奇形・出生体重1500g未満など）を有する患者が対象
2　入退院支援加算2		◆「1」は，①入退院支援部門に「専従の看護師＋専任の社会福祉士」又は「専従の社会福祉士＋専任の看護師」を配置，②連携する医療機関・介護保険事業者等の数が25以上あり，年3回以上面会——などが要件
イ　一般病棟入院基本料等の場合	190点	
ロ　療養病棟入院基本料等の場合	635点	
3　入退院支援加算3	1200点	◆「2」は「1」の要件中，①の要件など一部を満たすもの
		◆「3」は，小児患者の在宅移行に係る適切な研修を修了した専任の看護師1名以上，又は専任の看護師＋専従の社会福祉士の配置などが要件
●地域連携診療計画加算（退院時）届	+300点	◆退院時又は転院時に他の医療機関や介護保険事業者等に文書で情報提供
●〔特定地域（※2）〕入退院支援加算届		◆特定地域に所在する医療機関（※3）では，上記「2」の要件が満たせない場合でも，「2」の所定点数に代えて左欄の点数が算定できる
（一般病棟入院基本料等）	95点	
（療養病棟入院基本料等）	318点	
●小児加算	+200点	◆入退院支援加算1・2の算定患者が15歳未満の場合に算定
●入院時支援加算1届	+240点	◆自宅等（他医療機関からの転院患者以外）からの予定入院患者に対して，外来において，①患者情報の把握，②褥瘡や栄養状態の評価，③入院生活の説明，④退院困難な要因の有無の評価——等を行った場合に算定
●入院時支援加算2届	+200点	
●総合機能評価加算届	+50点	◆介護保険サービス給付対象者の総合的な機能評価（日常生活能力，認知機能，意欲等）を行い，その結果を踏まえて支援を行った場合に算定
入退院支援加算1・2の算定患者が対象		
●入院事前調整加算	+200点	◆コミュニケーションに支援を要する者又は強度行動障害を有する者に対して，入院前に入院中の支援について調整を行った場合に算定
A246-2　精神科入退院支援加算（退院時1回）届	1000点	◆①在宅療養を希望する退院困難な入院患者，②連携医療機関で当該加算を算定した転院患者——に入退院支援を行った場合に算定
●精神科措置入院退院支援加算	+300点	◆都道府県等と連携して措置入院者の退院支援を行った場合に算定
A246-3　医療的ケア児（者）入院前支援加算（入院初日）○届	1000点	◆当該医療機関の入院期間が通算30日未満の医療的ケア児（者）（医療的ケア判定スコア16点以上）の入院前に，医師又は看護職員が患家等を訪問して療養支援計画を策定し，入院前又は入院日に説明して文書で提供した場合に，患者1人1回に限り算定
◆情報通信機器を用いて行った場合（所定点数に代えて算定）	500点	
A247　認知症ケア加算届		◆認知症高齢者の日常生活自立度判定基準ランクⅢ以上の認知症患者に対して，看護計画の作成・実施・評価，せん妄のリスク因子確認とハイリスク患者へのせん妄対策を行った場合に算定。A230-4精神科リエゾンチーム加算，A247-2せん妄ハイリスク患者ケア加算と併算定不可
1　認知症ケア加算1		
イ　（入院日から）14日以内の期間	180点	
ロ　（入院日から）15日以上の期間	34点	
2　認知症ケア加算2		◆「1」は，①専任の医師，専任の看護師，専任の社会福祉士又は精神保健福祉士から構成される認知症ケアチーム設置，②チームによる週1回程度のカンファレンス，週1回以上の病棟巡視などが要件
イ　（入院日から）14日以内の期間	112点	
ロ　（入院日から）15日以上の期間	28点	
3　認知症ケア加算3		◆「2」は，①専任の医師又は専任の看護師のいずれかを配置，②認知症に係る研修を受けた看護師3名以上の配置などが要件
イ　（入院日から）14日以内の期間	44点	
ロ　（入院日から）15日以上の期間	10点	◆「3」は，認知症に係る研修を受けた看護師3名以上の配置などが要件
		◆身体的拘束を行った日は，所定点数の100分の40で算定する
A247-2　せん妄ハイリスク患者ケア加算（入院中1回）届	100点	◆急性期医療機関の一般病棟で，全入院患者の入院前又は入院後3日以内にせん妄リスク因子の確認を行い，ハイリスク患者に対してせん妄対策を実施した場合に，当該ハイリスク患者について入院中1回に限り算定
A248　精神疾患診療体制加算届○		◆①許可病床100床〔特定地域（※2）では80床〕以上，②精神病床が許可病床の50％未満，③24時間の救急医療提供体制を有する病院であること
1　精神疾患診療体制加算1（入院初日）	1000点	
2　精神疾患診療体制加算2（入院初日から3日以内に1回）	330点	◆「1」は身体合併症をもつ精神疾患患者の転院を受け入れた場合に算定
		◆「2」は身体疾患・外傷に加えて抑うつ・せん妄等の精神症状を有する救急搬送患者を診察した場合に算定。A300救命救急入院料「注2」の加算，I001入院精神療法との併算定不可（継続して精神疾患の管理が必要な場合は入院日から4日目以降に限りI001入院精神療法が算定可）
A249　精神科急性期医師配置加算届		◆「1」の要件は，①A311精神科救急急性期医療入院料又はA311-2精神科急性期治療病棟入院料1の算定病棟，②常勤の精神保健指定医2名以上の配置，③新規入院患者の3月以内の自宅等への退院が6割以上，④クロザピン新規導入実績が年間6件以上，⑤精神疾患に係る時間外等の外来診療が年間20件以上かつ入院が年間8件以上
1　精神科急性期医師配置加算1	600点	
2　精神科急性期医師配置加算2		
イ　精神病棟入院基本料等	500点	
ロ　精神科急性期治療病棟入院料	450点	◆「2」の「イ」の要件は，①A103（10対1，13対1），A104（精神病棟7対1，10対1，13対1）の算定病棟，②許可病床100床〔特定地域（※2）では80床〕以上，③24時間の救急医療提供体制
3　精神科急性期医師配置加算3	400点	
◆当該病棟に常勤医師が16対1以上配置されていること		◆「2」の「ロ」の要件は，上記「1」の要件中①②④
		◆「3」の要件は，上記「1」の要件中①④を満たし，②の3月以内の自宅等への退院が4割以上，③のクロザピン新規導入実績が年間3件以上
A250　薬剤総合評価調整加算（退院時1回）○	100点	◆①入院前に6種類以上の内服薬を処方されていた患者，②入院直前か退院1年前のいずれか遅い時点で抗精神病薬を4種類以上内服していた精神病棟の患者——の処方の内容を変更し，療養指導を行った場合に算定
●薬剤調整加算	+150点	◆上記①の患者につき退院時の処方内服薬が2種類以上減少した場合，②の患者につき退院までに抗精神病薬が2種類以上減少した場合に算定
A251　排尿自立支援加算（週1回）届	200点	◆尿道カテーテル抜去後に下部尿路機能障害の症状を有する（または当該障害が見込まれる）入院患者について，多職種からなる排尿ケアチーム

項目		点数	要件
			が包括的な排尿ケアを行った場合に，週1回，12週を限度に算定
A252 地域医療体制確保加算（入院初日）届		620点	◆救急医療提供体制（①救急搬送件数2000件以上／年，②救急搬送件数1000件／年かつA237「1」・A303・A301-4・A302の届出医療機関，③総合周産期母子医療センター又は地域周産期母子医療センター──のいずれかを満たす），病院勤務医の負担軽減・処遇改善の体制整備などが要件
A253 協力対象施設入所者入院加算（入院初日）届			◆介護保険施設等（介護老人保健施設，介護医療院，特別養護老人ホーム）の協力医療機関が，当該施設の入所者を入院させた場合に算定
1 往診が行われた場合		600点	◆①在宅療養支援病院・診療所，②在宅療養後方支援病院，③地域包括ケア病棟入院料の届出病院──のいずれかであること
2 1以外の場合		200点	

※1 主として事務的業務を行う看護補助者を含む場合は，当該看護補助者の数は対入院患者数で200対1以下とする。
※2 特定地域：医療従事者の確保が困難かつ医療機関が少ない指定地域（告示③別表第6の2，p.1309）
※3 特定地域に所在する医療機関：特定機能病院，許可病床400床以上の病院，DPC対象病院，一般病棟入院基本料において急性期一般入院料1のみを届け出ている病院を除く。ただし，看護配置の異なる各病棟ごとに一般病棟入院基本料の届出を行っている医療機関では，一般病棟入院基本料（急性期一般入院料1を除く）の算定病棟であっても当該加算（A226-2，A233-2，A236，A246）が算定可

4．特定入院料

◆厚生労働大臣が定める施設基準の届出病院において1日につき算定（以下，届は省略）。

項目	点数	要件
A300 救命救急入院料		◆以下①〜③を除き，14日を限度として算定〔①広範囲熱傷特定集中治療管理料は60日，②急性血液浄化（腹膜透析を除く）又は体外式心肺補助（ECMO）が必要な患者は25日，③臓器移植患者は30日が限度〕
1 救命救急入院料1		
イ　3日以内	10268点	
ロ　4日以上7日以内	9292点	◆救命救急入院料1：①救命救急センターを有する病院の一般病棟の治療室を単位とする，②専任医師を治療室内に常時配置（※1）（※2），③当該治療室の入院患者に対して看護師を常時4対1以上配置（※2），④重篤な救急医療対応に十分な専用施設を有していること，⑤ハイケアユニット用「重症度，医療・看護必要度」の継続的な測定・評価，⑥A234医療安全対策加算1の届出，⑦救急時医療情報閲覧機能──などが要件
ハ　8日以上	7934点	
2 救命救急入院料2		
イ　3日以内	11847点	
ロ　4日以上7日以内	10731点	
ハ　8日以上	9413点	◆救命救急入院料2：救命救急入院料1の上記基準（⑤を除く）に加え，特定集中治療室管理料1又は3の施設基準を満たすもの
3 救命救急入院料3		
イ　救命救急入院料		◆救命救急入院料3：救命救急入院料1の上記基準（①〜⑦のすべて）に加え，広範囲熱傷特定集中治療の体制整備
(1) 3日以内	10268点	
(2) 4日以上7日以内	9292点	
(3) 8日以上	7934点	◆救命救急入院料4：救命救急入院料2の基準に加え，広範囲熱傷特定集中治療の体制整備
ロ　広範囲熱傷特定集中治療管理料		
(1) 3日以内	10268点	◆①意識障害又は昏睡，②急性又は慢性呼吸不全の急性増悪，③急性心不全（心筋梗塞含む），④急性薬物中毒，⑤ショック，⑥重篤な代謝障害（肝不全・腎不全・重症糖尿病等），⑦広範囲熱傷，⑧大手術を必要とする状態，⑨救急蘇生後，⑩その他外傷・破傷風等で重篤な状態──等の救急患者を入院させた場合に算定
(2) 4日以上7日以内	9292点	
(3) 8日以上60日以内	8356点	
4 救命救急入院料4		
イ　救命救急入院料		
(1) 3日以内	11847点	◆「広範囲熱傷特定集中治療管理料」の対象患者は，第2度熱傷30％程度以上の重症広範囲熱傷患者（電撃傷，薬傷，凍傷含む）
(2) 4日以上7日以内	10731点	
(3) 8日以上	9413点	◆救命救急入院後に症状の安定等により転棟した患者，他病棟の入院患者が症状の増悪等で当該救命救急センターに転棟した場合は算定不可
ロ　広範囲熱傷特定集中治療管理料		
(1) 3日以内	11847点	◆救命救急入院料の算定要件に該当しない患者が当該治療室に入院した場合は，入院基本料等を算定する（※3）
(2) 4日以上7日以内	10731点	
(3) 8日以上14日以内	9413点	◆救急患者が処置室・手術室等で死亡した場合，A205救急医療管理加算又はA300救命救急入院料を算定病床に入院したものとみなす
(4) 15日以上60日以内	8356点	
●精神疾患診断治療初回加算		◆精神保健指定医又は精神科医師による最初の診療時に算定。
イ　届出医療機関で行った場合	+7000点	◆「イ」は，精神疾患を有する自殺企図等の重篤な患者が対象。生活上・治療継続上の助言・指導を行った場合，退院時1回に限り2,500点をさらに加算できる（I002-3救急患者精神科継続支援料と併算定不可）
ロ　イ以外の場合	+3000点	
◆A248は別に算定不可		
●救急体制充実加算1届	+1500点	◆救命救急センターの評価基準に基づく評価に応じた加算。「1」は充実段階S，「2」は充実段階A，「3」は充実段階B。
救急体制充実加算2届	+1000点	
救急体制充実加算3届	+500点	
●高度救命救急センター加算届	+100点	◆高度救命救急センターにおいて1日につき算定
●急性薬毒物中毒加算1（機器分析）	+5000点	◆入院初日にいずれか一方のみ算定
急性薬毒物中毒加算2（その他）	+350点	◆「1」はガイドラインに基づく機器分析を自院で行った場合
●小児加算	+5000点	◆専任の小児科医の常時配置。15歳未満の患者に入院初日に算定
●早期離床・リハビリテーション加算届	+500点	◆医師，看護師，理学療法士，作業療法士，言語聴覚士，臨床工学技士等の多職種が早期離床・リハビリテーションチームと連携し，入室後48時間以内に早期離床の取組みを開始した場合に14日を限度に算定
◆同一日にH000〜H003，H007，H007-2は算定不可		
●早期栄養介入管理加算届	+250点	◆栄養サポートチームで3年以上の経験等を有する専任の管理栄養士が10対1以上配置されている治療室で，管理栄養士が医師，看護師，薬剤師等と連携し，入室後48時間以内に栄養管理を実施した場合に7日を限度に算定可。B001「10」入院栄養食事指導料と併算定不可
◆入室後早期から経腸栄養を開始した場合は，当該開始日以降：+400点		

●重症患者対応体制強化加算㊩			◆救命救急入院料2・4の届出病室で算定。
イ 3日以内の期間		+750点	◆①専門性の高い看護師と臨床工学技士の配置，②人工呼吸器・体外式膜型人工肺（ECMO）を用いた院内研修，③A200-2急性期充実体制加算及びA234-2感染対策向上加算1の届出医療機関――などが要件
ロ 4日以上7日以内の期間		+500点	
ハ 8日以上14日以内の期間		+300点	
【包括】①入院基本料，②入院基本料等加算（包括対象外の加算はp.110～113等を参照），③検査（検体検査判断料除く），④点滴注射，⑤中心静脈注射，⑥酸素吸入（酸素等の費用を除く），⑦留置カテーテル設置，⑧病理標本作製料			
A301 特定集中治療室管理料			◆以下①～③を除き，14日を限度として算定〔①広範囲熱傷特定集中治療管理料は60日，②急性血液浄化（腹膜透析を除く）又は体外式心肺補助（ECMO）が必要な患者は25日，③臓器移植患者は30日が限度〕
1 特定集中治療室管理料1	7日以内	14406点	
	8日以上	12828点	
2 特定集中治療室管理料2			◆【管理料1～6の共通要件】①一般病棟の治療室が単位，②看護師が治療室内に常時2対1以上（※1），③A234医療安全対策加算1の届出
イ 特定集中治療室管理料	7日以内	14406点	
	8日以上	12828点	
ロ 広範囲熱傷特定集中治療室管理料			◆管理料1：①特定集中治療の経験5年以上の医師2名以上を含む専任医師が治療室内に常時勤務（※2），②専任の常勤看護師を治療室内に週20時間以上配置，③専任の臨床工学技士が院内に常時勤務，④1床当たり20㎡以上（新生児用は9㎡以上），⑤特定集中治療室用の重症度，医療・看護必要度Ⅱを満たす患者80%以上，⑥直近12カ月の新入室患者（15歳未満を除く）の入室日のSOFAスコア5以上の患者が1割以上――など
	7日以内	14406点	
	8日以上60日以内	13028点	
3 特定集中治療室管理料3	7日以内	9890点	
	8日以上	8307点	
4 特定集中治療室管理料4			◆管理料2：管理料1の上記基準（①～⑥）に加え，広範囲熱傷特定集中治療の体制整備
イ 特定集中治療室管理料	7日以内	9890点	
	8日以上	8307点	◆管理料3：①専任医師が治療室内に常時勤務（※2），②1床当たり15㎡以上（新生児用は9㎡以上），③重症度，医療・看護必要度Ⅱを満たす患者70%以上，④直近12カ月の新入室患者（15歳未満を除く）の入室日のSOFAスコア3以上の患者が1割以上――など
ロ 広範囲熱傷特定集中治療室管理料			
	7日以内	9890点	
	8日以上60日以内	8507点	
5 特定集中治療室管理料5	7日以内	8890点	
	8日以上	7307点	◆管理料4：管理料3の上記基準（①～④）に加え，広範囲熱傷特定集中治療の体制整備
6 特定集中治療室管理料6			
イ 特定集中治療室管理料	7日以内	8890点	◆管理料5：①専任医師が医療機関内に常時勤務，②専任の常勤看護師を治療室内に週20時間以上配置，③管理料3の基準②③――など
	8日以上	7307点	
ロ 広範囲熱傷特定集中治療室管理料			◆管理料6：管理料5の上記基準（①～③）に加え，広範囲熱傷特定集中治療の体制整備
	7日以内	8890点	
	8日以上60日以内	7507点	◆管理料1～4の**専任医師**（治療室内に勤務）は，勤務時間帯に治療室以外での勤務及び宿日直を併せて行ってはならないが，**管理料5・6の専任医師**（医療機関内に勤務）は宿日直を併せて行ってもよい。
◆要件に該当しない患者が治療室に入院した場合は入院基本料等を算定（※3）			◆対象患者はA300と同様（「大手術を必要とする患者」→「大手術後」）
●小児加算㊩ イ 7日以内		+2000点	◆専任の小児科医が常時配置されている場合，15歳未満の患者に14日を限度に算定
ロ 8日以上14日以内		+1500点	
●早期離床・リハビリテーション加算㊩		+500点	◆医師，看護師，理学療法士，作業療法士，言語聴覚士，臨床工学技士等の多職種が早期離床・リハビリテーションチームと連携し，入室後48時間以内に早期離床の取組みを開始した場合に14日を限度に算定
◆同一日にH000～H003，H007，H007-2は算定不可			
●早期栄養介入管理加算㊩		+250点	◆栄養サポートチームで3年以上の経験等を有する専任の管理栄養士が10対1以上配置されている治療室で，管理栄養士が医師，看護師，薬剤師等と連携し，入室後48時間以内に栄養管理を実施した場合に7日を限度に算定可。B001「10」入院栄養食事指導料と併算定不可
◆入室後早期から経腸栄養を開始した場合は，当該開始日以降：+400点			
●重症患者対応体制強化加算㊩			◆救命救急入院料2・4の届出病室で算定。
イ 3日以内の期間		+750点	◆①専門性の高い看護師と臨床工学技士の配置，②人工呼吸器・体外式膜型人工肺（ECMO）を用いた院内研修，③A200-2急性期充実体制加算及びA234-2感染対策向上加算1の届出医療機関――などが要件
ロ 4日以上7日以内の期間		+500点	
ハ 8日以上14日以内の期間		+300点	
●特定集中治療室遠隔支援加算		+980点	◆管理料5・6において，管理料1・2の届出医療機関から情報通信機器を用いて連携し支援を受けた場合に算定（報酬は合議で分配）
【包括】①入院基本料，②入院基本料等加算（包括対象外の加算はp.110～113等を参照），③検査（検体検査判断料除く），④点滴注射，⑤中心静脈注射，⑥酸素吸入（酸素等の費用除く），⑦留置カテーテル設置，⑧病理標本作製料			
A301-2 ハイケアユニット入院医療管理料			◆①一般病棟の治療室（30床以下）が単位，②一般病棟の平均在院日数19日以内，③A207診療録管理体制加算の届出医療機関，④専任医師が常時1名以上配置，⑤看護師を常時4対1以上（「2」は5対1以上）配置（※1），⑥ハイケアユニット用重症度，医療・看護必要度Ⅰ・Ⅱにおいて，「1」は割合①（特に高い基準）15%，割合②（一定程度高い基準）80%，「2」は割合①15%，割合②65%であること――などが要件。対象患者はA300と同様（「大手術を必要とする患者」→「大手術後」）
1 ハイケアユニット入院医療管理料1		6889点	
2 ハイケアユニット入院医療管理料2		4250点	
◆要件に該当しない患者が治療室に入院した場合は入院基本料等を算定（※3）			
●早期離床・リハビリテーション加算㊩		+500点	◆医師，看護師，理学療法士，作業療法士，言語聴覚士，臨床工学技士等の多職種が早期離床・リハビリテーションチームと連携し，入室後48時間以内に早期離床の取組みを開始した場合に14日を限度に算定
◆同一日にH000～H003，H007，H007-2は算定不可			
●早期栄養介入管理加算㊩		+250点	◆専任の管理栄養士が10対1以上配置されている治療室で，管理栄養士が医師，看護師等と連携し，入室後48時間以内に栄養管理を実施した場合に7日を限度に算定。B001「10」入院栄養食事指導料と併算定不可
◆入室後早期から経腸栄養を開始した場合は，当該開始日以降：+400点			
【包括】①入院基本料，②入院基本料等加算（包括対象外の加算はp.110～113等を参照），③検査（検体検査判断料除く），④点滴注射，⑤中心静脈注射，⑥酸素吸入（酸素等の費用除く），⑦留置カテーテル設置，⑧病理標本作製料			

特定入院料

A301-3 脳卒中ケアユニット入院医療管理料 ◆要件に該当しない患者が治療室に入院した場合は入院基本料等を算定（※3）	6045点	◆脳梗塞・脳出血・くも膜下出血の患者に，発症後14日に限り算定 ◆①一般病棟の治療室（30床以下）が単位，②治療室では脳梗塞・脳出血・くも膜下出血の患者が概ね8割以上，③脳血管疾患等リハビリテーション料の届出病院，④神経内科又は脳神経外科の経験が5年以上の専任医師を常時1名以上配置（夜間・休日は経験3年以上の専任医師でも可），⑤看護師を常時3対1以上配置（※1），⑥専任の常勤理学療法士又は専任の常勤作業療法士を1名以上配置，⑦一般病棟用「重症度，医療・看護必要度」の測定・評価——などが要件
●早期離床・リハビリテーション加算届 ◆同一日にH000〜H003，H007，H007-2は算定不可	+500点	◆医師，看護師，理学療法士，作業療法士，言語聴覚士，臨床工学技士等の多職種が早期離床・リハビリテーションチームと連携し，入室後48時間以内に早期離床の取組みを開始した場合に14日を限度に算定
●早期栄養介入管理加算届 ◆入室後早期から経腸栄養を開始した場合は，当該開始日以降：+400点	+250点	◆専任の管理栄養士が10対1以上配置されている治療室で，管理栄養士が医師，看護師等と連携し，入室後48時間以内に栄養管理を実施した場合に7日を限度に算定。B001「10」入院栄養食事指導料と併算定不可
【包括】①入院基本料，②入院基本料等加算（包括対象外の加算はp.110〜113等を参照），③検査（検体検査判断料を除く），④点滴注射，⑤中心静脈注射，⑥酸素吸入（酸素等の費用を除く），⑦留置カテーテル設置，⑧病理標本作製料		
A301-4 小児特定集中治療室管理料 1　7日以内 2　8日以上 ◆要件に該当しない患者が治療室に入院した場合は入院基本料等を算定（※3）	16362点 14256点	◆15歳未満（小児慢性特定疾病医療費の対象患者は20歳未満）の患者に対して，14日を限度（※4）に算定 ◆①一般病棟の治療室（8床以上），②小児入院医療管理料1の届出，③他の医療機関で急性期治療中の患者を受け入れた相当の実績，④小児特定集中治療の経験5年以上の医師2名を含む専任医師が常時勤務（※2），⑤看護師を常時2対1以上配置（※1）——などが要件。対象患者はA300と同様（「大手術を必要とする患者」→「大手術後」）
●早期離床・リハビリテーション加算届 ◆同一日にH000〜H003，H007，H007-2は算定不可	+500点	◆医師，看護師，理学療法士，作業療法士，言語聴覚士，臨床工学技士等の多職種が早期離床・リハビリテーションチームと連携し，入室後48時間以内に早期離床の取組みを開始した場合に14日を限度に算定
●早期栄養介入管理加算届 ◆入室後早期から経腸栄養を開始した場合は，当該開始日以降：+400点	+250点	◆専任の管理栄養士が10対1以上配置されている治療室で，管理栄養士が医師，看護師等と連携し，入室後48時間以内に栄養管理を実施した場合に7日を限度に算定。B001「10」入院栄養食事指導料と併算定不可
【包括】①入院基本料，②入院基本料等加算（包括対象外の加算はp.110〜113等を参照），③検査（検体検査判断料を除く），④点滴注射，⑤中心静脈注射，⑥酸素吸入（酸素等の費用を除く），⑦留置カテーテル設置，⑧病理標本作製料		
A302 新生児特定集中治療室管理料 1　新生児特定集中治療室管理料1 2　新生児特定集中治療室管理料2 ◆要件に該当しない患者が治療室に入院した場合は入院基本料等を算定（※3）	10584点 8472点	◆高度の先天奇形，重症黄疸，未熟児等を対象に，A303-2，A303「2」，A303-2の期間と通算して21日〔出生時体重1500g以上の先天奇形等を主病とする新生児は35日，1000g未満は90日，500g以上750g未満の慢性肺疾患の新生児は105日，500g未満の慢性肺疾患の新生児は110日，1000g以上1500g未満は60日〕を限度に算定 ◆「1」：①一般病棟の治療室（1床当たり7㎡以上），②専任医師が治療室内に常時勤務（※2），③助産師又は看護師を常時3対1以上配置（※1），④出生体重1000g未満の新生児の新規入院が年4件以上及び治療室入院患者の開頭・開胸・開腹手術が年6件以上——などが要件 ◆「2」：①専任医師が常時医療機関内に勤務，②2500g未満の新生児の新規入院が年30件以上。その他は「1」と同様
【包括】①入院基本料，②入院基本料等加算（包括対象外の加算はp.110〜113等を参照），③検査（検体検査判断料を除く），④点滴注射，⑤中心静脈注射，⑥酸素吸入（酸素等の費用を除く），⑦インキュベーター（酸素等の費用を除く），⑧病理標本作製料		
A302-2 新生児特定集中治療室重症児対応体制強化管理料	14539点	◆重症新生児に対して集中治療室管理を行った場合に，A302，A303「2」，A303-2の算定期間と通算して，入室日から7日を限度に算定。A302「1」又はA303「2」の届出治療室を単位として行う
A303 総合周産期特定集中治療室管理料 ◆要件に該当しない患者が治療室に入院した場合は入院基本料等を算定（※3）		◆①専任の医師（宿日直を行う医師ではないこと）が治療室内に常時勤務（※2），②専ら産婦人科又は産科に従事する医師（宿日直を行う医師を含む）が常時2名以上医療機関内に勤務し，そのうち1名は専任の医師であること——のいずれかを満たすこと ◆一般病棟の治療室が単位，助産師又は看護師を常時3対1配置（※1）
1　母体・胎児集中治療室管理料	7417点	◆1床当たり15㎡以上で，当該治療室に3床以上設置。合併症妊娠，妊娠高血圧症候群等の妊産婦である患者に14日を限度として算定
2　新生児集中治療室管理料 ◆A302「1」の基準をすべて満たすこと。治療室に6床以上設置	10584点	◆A302，A302-2，A303-2と通算して21日〔出生時体重1500g以上の先天奇形等は35日，1000g未満は90日，500g以上750g未満の慢性肺疾患の新生児は105日，500g未満の慢性肺疾患の新生児は110日，1000g以上1500g未満は60日〕を限度に算定
●成育連携支援加算届	+1200点	胎児が重篤な状態（先天奇形，染色体異常，出生体重1,500g未満）であると診断又は疑われる妊婦に対して，医師，助産師，看護師，社会福祉士，公認心理師等が共同で支援を行った場合に，入院中1回に限り算定
【包括】①入院基本料，②入院基本料等加算（包括対象外の加算はp.110〜113等を参照），③検査（検体検査判断料を除く），④点滴注射，⑤中心静脈注射，⑥酸素吸入（酸素等の費用を除く），⑦留置カテーテル設置，⑧インキュベーター（酸素等の費用を除く），⑨病理標本作製料		
A303-2 新生児治療回復室入院医療管理料	5728点	◆高度の先天奇形，重症黄疸，未熟児等の新生児に，A302，A302-2，A303「2」の期間と通算して30日〔体重1500g以上の先天奇形等は50日，100g未満は120日，500g以上750g未満の慢性肺疾患は135日，500g未

診療報酬点数一覧表〔特定入院料〕

◆要件に該当しない患者が治療室に入院した場合は入院基本料等を算定（※3）		満の慢性肺疾患は140日，1000ｇ以上1500ｇ未満は90日〕を限度に算定 ◆①一般病棟の治療室が単位，②専任の小児科常勤医師を医療機関内に常時1名以上，③助産師又は看護師を常時6対1以上	

【包括】①入院基本料，②入院基本料等加算（包括対象外の加算はp.110〜113等を参照），③検査（検体検査判断料除く），④点滴注射，⑤中心静脈注射，⑥酸素吸入（酸素等の費用除く），⑦インキュベーター（酸素等の費用除く），⑧病理標本作製料

A304 地域包括医療病棟入院料	3050点	◆地域において救急患者等の受入れ体制を整え，リハビリ・栄養管理・入退院支援・在宅復帰等の機能を包括的に提供する病棟を評価	
●25対1看護補助体制加算届		◆90日を限度に算定（90日超はA100地域一般入院料3で算定）	
看護補助者5割以上	+240点	◆①病院の一般病棟が単位，②看護職員数が常時10対1以上，③夜勤看護職員数2以上，④看護師比率：70%以上，⑤常勤の理学療法士・作業療法士・言語聴覚士2名以上，⑥専任・常勤の管理栄養士1名以上，⑦一般病棟用の重症度，医療・看護必要度Ⅰ・Ⅱの基準を満たす患者割合①（p.1249）が「Ⅰ」16%以上，「Ⅱ」15%以上，患者割合②（入棟初日Ｂ得点が3点以上）50%以上，⑧当該病棟の平均在院日数21日以内，⑨在宅等への退院患者（退院患者比）80%以上，⑩一般病棟からの転棟患者（入院患者比）5%未満，⑪救急搬送の患者（入院患者比）15%以上——などが施設基準の要件 ◆夜間看護体制特定日減算（夜勤看護職員数が一時的に2未満となった場合）：100分の5を減算（年6日以内，連続2月内に限る） ◆25対1・50対1・75対1看護補助体制加算：14日を限度に算定 ◆看護補助体制充実加算：身体的拘束の実施日は加算3で算定 ◆看護職員夜間12対1・16対1配置加算：14日を限度に算定 ◆リハビリテーション・栄養・口腔連携加算：14日を限度に算定。A233-2栄養サポートチーム加算は併算定不可	
看護補助者5割未満	+220点		
50対1看護補助体制加算届	+200点		
75対1看護補助体制加算届	+160点		
●夜間30対1看護補助体制加算届	+125点		
夜間50対1看護補助体制加算届	+120点		
夜間100対1看護補助体制加算届	+105点		
●夜間看護体制加算届	+71点		
●看護補助体制充実加算1届	+25点		
看護補助体制充実加算2届	+15点		
看護補助体制充実加算3届	+5点		
●看護職員夜間12対1配置加算1届	+110点		
看護職員夜間12対1配置加算2届	+90点		
看護職員夜間16対1配置加算1届	+70点		
看護職員夜間16対1配置加算2届	+45点		
●リハビリテーション・栄養・口腔連携加算届	+80点		

【包括】〔包括対象はDPC/PDPSの包括対象に準じる（以下③〜⑪）〕①入院基本料，②入院基本料等加算（包括対象外の加算はp.110〜113等を参照），③医学管理等（B001-4手術前医学管理料，B001-5手術後医学管理料及びこれらに係る特定保険医療材料に限る），④検査〔D206心臓カテーテル法による諸検査，内視鏡検査（D295〜D325），診断穿刺・検体採取料（D400血液採取を除く）及びこれらに係る薬剤料・特定保険医療材料を除く〕，⑤画像診断〔通則の画像診断管理加算1〜4，E003造影剤注入手技（3のイ，注1・注2を含む）及び当該手技に係る薬剤料・特定保険医療材料を除く〕，⑥投薬（除外薬剤・注射薬に係る費用を除く），⑦注射（G020無菌製剤処理料，除外薬剤・注射薬に係る費用を除く），⑧リハビリテーションの薬剤料，⑨精神科専門療法の薬剤料，⑩処置（基本点数1000点以上の処置及びJ042「1」及びこれらに係る薬剤料・特定保険医療材料を除く），⑪病理診断（N003術中迅速病理組織標本作製を除く）

A305 一類感染症患者入院医療管理料		◆特定感染症指定医療機関又は第一種感染症指定医療機関で算定。新感染症又は一類感染症の患者（疑似症又は無症状病原体保有者含む）が対象	
1　14日以内	9413点		
2　15日以上	8147点	◆①病院の治療室が単位，②当該治療室の入院患者数に対して看護師を常時2対1以上配置	
◆要件に該当しない患者が治療室に入院した場合は入院基本料等を算定（※3）			

【包括】①入院基本料，②入院基本料等加算（包括対象外の加算はp.110〜113等を参照），③酸素吸入（酸素等の費用除く），④留置カテーテル設置，⑤病理標本作製料

A306 特殊疾患入院医療管理料	2090点	◆脊髄損傷等の重度障害者，重度の意識障害者，筋ジストロフィー患者，神経難病患者等を8割以上入院させる病室（暦月で3か月を超えない期間の1割以内の一時的な変動にあっては変更届出を行う必要はない）	
◆J038，J038-2，J039，J042を行う慢性腎臓病の医療区分2の患者	2011点		
《脳卒中後遺症による重度の意識障害》		◆①看護職員・看護補助者（※5）は常時10：1以上（夜勤は看護職員1以上を含む2以上），②最小必要数に対する看護職員比率5割以上，③看護職員の最小必要数に対する看護師比率2割以上	
イ　医療区分2の患者に相当するもの	1927点		
ロ　医療区分1の患者に相当するもの	1761点		
《脳卒中，脳卒中後遺症》		◆「脳卒中後遺症による重度の意識障害」「脳卒中，脳卒中後遺症」で，医療区分1・2に相当する患者の場合，所定点数に代えて左記点数を算定	
イ　医療区分2の患者に相当するもの	1734点		
ロ　医療区分1の患者に相当するもの	1588点		
●人工呼吸器使用加算	+600点	◆人工呼吸器使用に際しての酸素・窒素の費用は別に算定可	
●重症児（者）受入連携加算（入院初日）	+2000点	◆他院でA246入退院支援加算3を算定した患者を受け入れた場合	

【包括】診療に係る費用〔入院基本料等加算の一部（p.110〜113参照），第14部「その他」，「除外薬剤・注射薬」（※6）の費用を除く〕

A307 小児入院医療管理料		◆①小児科を標榜する病院，②15歳未満の小児患者（小児慢性特定疾病医療支援の対象の場合は20歳未満の患者）が対象。「1」〜「4」において算定要件に該当しない患者が入院した場合は入院基本料等を算定（※3）	
1　小児入院医療管理料1	4807点	◆①小児科常勤医師20名以上，②看護師配置は常時7：1以上（夜勤看護師2以上・夜間も9：1以上），③新生児・乳幼児の手術件数年200件以上，④平均在院日数21日以内	
2　小児入院医療管理料2	4275点	◆①小児科常勤医師9名以上，②看護職員配置は常時7：1以上（夜勤看護師2以上），③平均在院日数21日以内	
3　小児入院医療管理料3	3849点	◆①小児科常勤医師5名以上，②看護師配置は常時7：1以上（夜勤看護師2以上），③平均在院日数21日以内	
4　小児入院医療管理料4	3210点	◆①小児科常勤医師3名以上，②看護職員配置は常時10：1以上（夜勤看護師2以上），③最小必要数に対する看護師比率7割以上，④小児病床が10床以上，⑤平均在院日数28日以内	
5　小児入院医療管理料5	2235点	◆①小児科常勤医師1名以上，②看護職員配置は常時15：1以上（夜勤看護師2以上），③最小必要数に対する看護師比率4割以上	
◆特定機能病院は届出不可		◆「5」の要件に該当しない患者が当該病棟（精神病棟に限る）に入院した場合は，A103精神病棟入院基本料の15対1入院基本料で算定（※7）	

特定入院料

項目	点数	備考
●保育士配置加算届　保育士1名 　　　　　　　　　　保育士2名以上	＋100点 ＋180点	◆常勤保育士1名又は2名以上の配置，30㎡のプレイルームなどが要件
●人工呼吸器使用加算	＋600点	◆人工呼吸器使用に際しての酸素・窒素の費用は別に算定可
●重症児受入体制加算1届 ●重症児受入体制加算2届	＋200点 ＋280点	◆小児入院医療管理料3・4・5の患者について算定 ◆常勤保育士1名以上の場合は「1」，2名以上の場合は「2」を算定可
●無菌治療管理加算1届 ●無菌治療管理加算2届	＋2000点 ＋1500点	◆造血幹細胞移植患者に対して無菌治療室管理を行った場合に90日を限度に算定。A221-2小児療養環境特別加算と併算定不可
●退院時薬剤情報管理指導連携加算	＋150点	◆小児慢性特定疾病の児童等又は医療的ケア児の退院時に，医師又は薬剤師が薬剤服用等の指導を行い，薬局に対して特殊な調剤方法等を文書で情報提供した場合に退院日1回に限り算定
●養育支援体制加算届	＋300点	◆不適切な養育等が疑われる小児患者に対応できる多職種による**養育支援チーム**を設置している医療機関で，入院初日に算定
●時間外受入体制強化加算1届 ●時間外受入体制強化加算2届	＋300点 ＋180点	◆診療時間外・休日・深夜における小児患者の緊急入院受入体制を整備している医療機関において，入院初日に算定
●看護補助加算届	151点	◆看護補助者が常時30対1以上，夜勤看護補助者が常時75対1以上である届出病棟の入院患者（小児入院医療管理料1～3の算定患者に限る）について，入院日から14日を限度に算定可。看護補助体制充実加算は，看護職員の負担軽減・処遇改善に資する「十分な体制」が整備されている場合に算定可。両加算の併算定は不可。
●看護補助体制充実加算届	156点	

【包括】診療に係る費用（「1」「2」）〔在宅医療の部の「在宅療養指導管理料」「薬剤料」「特定保険医療材料」，投薬，注射，手術，麻酔，放射線治療，病理診断・判断料，第14部「その他」，入院基本料等加算の一部（p.110～113参照）を除く〕

項目	点数	備考
A308 回復期リハビリテーション病棟入院料		◆①病棟に専任医師1名以上，②回復期リハビリの必要性の高い患者が8割以上入院，③1日平均2単位以上のリハビリ実施，④1人当たり6.4㎡以上，⑤H000（Ⅰ）・H001（Ⅰ）（Ⅱ）（Ⅲ）・H002（Ⅰ）（Ⅱ）・H003（Ⅰ）の届出，⑥データ提出加算の届出——などが共通の要件 ◆「1」の要件：①専従の理学療法士3名以上・専従の作業療法士2名以上・専従の言語聴覚士1名以上・専任の管理栄養士1名以上，在宅復帰支援担当の専従の社会福祉士等1名以上を常勤配置，②看護職員は常時13対1以上，③看護師比率7割以上，④看護補助者30対1以上（※5），⑤重症の新規入院患者4割以上，⑥他院転院ではない退院患者7割以上，⑦退院時にFIMが改善した重症者3割以上，⑧休日含め週7日間のリハビリ提供体制，⑩**実績指数40以上**——など ◆「2」の要件：上記「1」の要件中，実績指数以外の①～⑧（専任の管理栄養士の配置を除く） ◆「3」の要件：①専従の理学療法士2名以上・専従の作業療法士1名以上，②看護職員は常時15対1以上，③看護師比率4割以上，④看護補助者30対1以上，⑤重症の新規入院患者3割以上，⑥他院転院ではない退院患者7割以上，⑦退院時にFIMが改善した重症者3割以上，⑧**実績指数35以上**——など ◆「4」の要件：上記「3」の要件中，実績指数以外の①～⑦ ◆「5」の要件：上記「3」の要件中，①～④ ◆「6」の要件：(1)**別表6の2**（p.1309）に該当する医療資源の少ない地域に所在する医療機関，(2)**当該病室を有する病棟**において，①専従の理学療法士1名以上・専従の作業療法士1名以上，②看護職員15対1以上，③看護師比率4割以上，④看護補助者30対1以上，(3)当該病室において，⑤重症の新規入院患者3割以上，⑥他院転院ではない退院患者7割以上，⑦退院時にFIMが改善した重症者3割以上，⑧新規入院患者の4割以上は別表第9（p.1311）「1」に該当——など ◆①脳血管疾患・脊髄損傷等の発症後・手術後の状態・義肢装着等訓練を要する状態（算定開始日から150日限度。高次脳機能障害を伴う重症脳血管障害等では180日限度），②大腿骨・骨盤・脊椎等の骨折の発症後又は手術後（90日限度），③廃用症候群を有する手術後又は発症後（90日限度），④大腿骨・骨盤・脊椎等の神経，筋又は靱帯損傷後（60日限度），⑤股関節又は膝関節の置換術後（90日限度），⑥急性心筋梗塞，狭心症発作その他急性発症した心大血管疾患又は手術後（90日限度）——が対象
1　回復期リハビリテーション病棟入院料1 　　（生活療養を受ける場合）	2229点 2215点	
2　回復期リハビリテーション病棟入院料2 　　（生活療養を受ける場合）	2166点 2151点	
3　回復期リハビリテーション病棟入院料3 　　（生活療養を受ける場合）	1917点 1902点	
4　回復期リハビリテーション病棟入院料4 　　（生活療養を受ける場合）	1859点 1845点	
5　回復期リハビリテーション病棟入院料5 　　（生活療養を受ける場合）	1696点 1682点	
6　回復期リハビリテーション入院医療管理料 　　（生活療養を受ける場合）	1859点 1845点	
◆「5」は，算定開始日から2年（それまで入院料1～4を算定していた病棟は1年）に限り算定 ◆病院の一般病棟又は療養病棟の**病棟単位**（1～5），**病室単位**（6）で行い，特定機能病院は届出不可 ◆要件に該当しない患者が当該病棟・病室に入院した場合，一般病棟では**特別入院基本料**を，療養病棟では療養病棟入院基本料1・2の**入院料27**を算定する（※8）		
●休日リハビリテーション提供体制加算	＋60点	◆「3」～「6」について，休日を含めすべての日に平日と同様のリハビリの提供が可能である場合に算定

【包括】診療に係る費用〔入院栄養食事指導料（「回復期リハビリテーション病棟入院料1」に対してのみ除外対象に該当），栄養情報連携料，二次性骨折予防継続管理料「ロ」，在宅医療，リハビリテーション（リハビリ効果に係る実績が低い1日6単位超の疾患別リハビリテーション料は包括），人工腎臓・腹膜灌流（特定保険医療材料を含む），「除外薬剤・注射薬」（※6）の費用を除く〕

項目		点数	特定地域（※9）	備考
A308-3 地域包括ケア病棟入院料				◆在宅療養支援病院，在宅療養後方支援病院（受入実績が年間3件以上），第二次救急医療機関，救急告示病院，訪問看護ステーションが同一敷地内にある病院のいずれかで届出可（許可病床400床以上の病院は届出不可。一般病床で届出する場合は第二次救急医療機関又は救急告示病院であること） ◆①病棟単位で届出を行う**地域包括ケア病棟入院料**と，②病室
1　地域包括ケア病棟入院料1 2　地域包括ケア入院医療管理料1				
40日以内		2838点	2460点	
41日以上		2690点	2331点	

診療報酬点数一覧表〔特定入院料〕 935

	（生活療養を受ける場合）	40日以内 41日以上	2823点 2675点	2445点 2316点
3 4	地域包括ケア病棟入院料2 地域包括ケア入院医療管理料2			
		40日以内 41日以上	2649点 2510点	2271点 2152点
	（生活療養を受ける場合）	40日以内 41日以上	2634点 2495点	2257点 2138点
5 6	地域包括ケア病棟入院料3 地域包括ケア入院医療管理料3			
		40日以内 41日以上	2312点 2191点	2008点 1903点
	（生活療養を受ける場合）	40日以内 41日以上	2297点 2176点	1994点 1889点
7 8	地域包括ケア病棟入院料4 地域包括ケア入院医療管理料4			
		40日以内 41日以上	2102点 1992点	1797点 1703点
	（生活療養を受ける場合）	40日以内 41日以上	2086点 1976点	1783点 1689点

◆療養病床で当該入院料（管理料）を算定する場合，100分の95で算定（※10）
◆入院料（管理料）1・2で，許可病床100床以上の病院でA246入退院支援加算1の届出を行っていない場合，100分の90で算定
◆入院料（管理料）2・4で，自宅等からの入院患者割合20％以上，自宅等からの緊急入院患者の前3月間の受入人数9人以上，在宅医療等の実績（いずれか1つを満たすこと）――を満たさない場合，100分の90で算定

単位（1病棟に限る）で届出を行う**地域包括ケア入院医療管理料**に分かれ，60日を限度に算定
◆同一施設内のDPC対象病棟から，①地域包括ケア病棟入院料の算定病棟に転棟した場合，②地域包括ケア入院医療管理料の算定病室へ入室した場合，①はDPC点数表の**入院日Ⅱ**までの間，②は**入院日Ⅲ**までの間，DPC点数表で算定する
◆共通の要件：①一般病棟用「重症度，医療・看護必要度」の基準を満たす患者が「Ⅰ」10％以上，「Ⅱ」8％以上，②看護職員13対1以上，③看護師7割以上，④入退院支援・地域連携業務を担う部門の設置（専従の看護師又は専従の社会福祉士の配置），⑤専従の理学療法士，作業療法士，言語聴覚士のいずれか1名以上，⑥データ提出加算届出，⑦疾患別リハビリ又はがん患者リハビリの届出，⑧介護老人保健施設・介護医療院・特別養護老人ホームとの協力体制――など
◆「入院料1」：①患者1人当たり床面積6.4㎡以上，②在宅復帰率72.5％以上，③自宅等からの入院患者20％以上，④自宅等からの緊急入院受入が3月で9人以上，⑤訪問診療等の実績（※11），⑥許可病床200床〔特定地域（※9）280床〕未満
◆「管理料1」：「入院料1」と同じ（病室病床数が10未満の場合，自宅等からの入院患者は3カ月8人以上）
◆「入院料2」：「入院料1」の①，②，⑤（※11）
◆「管理料2」：「入院料1」の①，②，⑤（※11），⑥
◆「入院料3」：「入院料1」の③～⑥
◆「管理料3」：「入院料1」の③～⑥（病室病床数が10未満の場合，自宅等からの入院患者は3カ月8人以上）
◆「入院料4」：「入院料1」の⑤（※11）
◆「管理料4」：「入院料1」の⑤（※11），⑥
◆入院料2・4においては，許可病床200床以上の病院〔特定地域（※9）を除く〕では，同一施設の一般病棟からの転棟患者が65％未満であること。当該基準を満たさない場合，100分の85で算定
◆入院料（管理料）3・4においては在宅復帰率が70％以上であること。当該基準を満たさない場合，100分の90で算定
◆算定要件に該当しない患者が当該病棟に入院した場合，一般病棟等では特別入院基本料を，療養病棟では療養病棟入院基本料1・2の入院料27を算定する（※8）

●急性期患者支援病床初期加算			
400床以上	①他院の一般病棟からの転棟 ② ①以外	+150点 +50点	
400床未満	①他院の一般病棟からの転棟 ② ①以外	+250点 +125点	
●在宅患者支援病床初期加算			
介護老人保健施設から入院	①救急搬送患者等 ② ①以外	+580点 +480点	
介護医療院等から入院	①救急搬送患者等 ② ①以外	+480点 +380点	
●看護職員配置加算届		+150点	
●看護職員夜間配置加算届		+70点	
●看護補助者配置加算届		+160点	
●看護補助体制充実加算1届 ●看護補助体制充実加算2届 ●看護補助体制充実加算3届		+190点 +175点 +165点	
●夜間看護体制特定日減算		100分の5を減算	

◆急性期医療を担う他の医療機関（特別の関係を除く）の一般病棟からの転棟患者，または自宅（急性期医療を担う医療機関に限る）の一般病棟からの転棟患者について，転院・転棟日から14日を限度に算定
◆入院日から14日を限度に算定
◆救急搬送患者等：救急搬送患者又は他院でC004-2救急患者連携搬送料を算定し他院から搬送された患者で，入院初日から当該病棟に入院した患者
◆介護医療院等：介護医療院，特別養護老人ホーム，軽費老人ホーム，有料老人ホーム等，自宅
◆看護職員の最小必要人数に加え50対1以上の看護職員を配置
◆①夜勤看護職員が常時16対1以上（各病棟3人以上），②認知症等の患者が3割以上等（夜勤看護職員が3人未満の日は算定不可）
◆共通の要件は看護補助者（※5）が常時25対1以上であること。看護補助体制充実加算は，看護職員の負担軽減・処遇改善に資する十分な体制が整備されている場合に算定可。身体的拘束の実施日は加算3を算定。看護補助加算と看護補助体制充実加算は併算定不可
◆許可病床100床未満の病院で，夜間救急外来対応のため一時的に夜勤看護職員数が2未満となった場合に減算（年6日以内，連続2月まで）

【包括】診療に係る費用〔入院基本料等加算の一部（p.110～113参照），第14部「その他」，二次性骨折予防継続管理料「ロ」，在宅医療，摂食機能療法，人工腎臓・腹膜灌流（特定保険医療材料を含む），手術，麻酔，「除外薬剤・注射薬」（※12）の費用を除く〕

A309 特殊疾患病棟入院料		
1 特殊疾患病棟入院料1		2090点
《脳卒中後遺症による重度の意識障害》		
(1) 医療区分2の患者に相当するもの		1928点
(2) 医療区分1の患者に相当するもの		1763点
《脳卒中，脳卒中後遺症》		
(1) 医療区分2の患者に相当するもの		1735点
(2) 医療区分1の患者に相当するもの		1586点

◆J038，J038-2，J039，J042を行う慢性腎臓病の医療区分2の患者は，所定点数に代えて，「1」：2010点，「2」：1615を算定
◆看護職員・看護補助者（※5）の配置は常時10：1以上（夜勤は看護職員1以上を含む2以上），最小必要数に対する看護職員比率5割以上，看護職員の最小必要数に対する看護師比率2割以上，データ提出加算届出
◆入院料1は，脊髄損傷等の重度障害者，重度の意識障害者，筋ジストロフィー患者，難病患者等を8割以上入院させる一般病棟で算定
◆入院料2は，①医療型障害児入所施設又は指定発達支援医療機関に係る

特定入院料

2　特殊疾患病棟入院料2	1694点	一般病棟，②重度の肢体不自由児（者）・重度の障害者（上記「1」の対象患者を除く）を8割以上入院させる一般病棟又は精神病棟で算定
《脳卒中後遺症による重度の意識障害》		◆「脳卒中後遺症による重度の意識障害」「脳卒中，脳卒中後遺症」で，医療区分1・2に相当する患者の場合，所定点数に代えて左記点数を算定
(1)　医療区分2の患者に相当するもの	1675点	
(2)　医療区分1の患者に相当するもの	1508点	
《脳卒中，脳卒中後遺症》		
(1)　医療区分2の患者に相当するもの	1507点	
(2)　医療区分1の患者に相当するもの	1357点	
●人工呼吸器使用加算	＋600点	◆人工呼吸器使用に際しての酸素・窒素の費用は別に算定可
●重症児（者）受入連携加算（入院初日）	＋2000点	◆他院でA246入退院支援加算3を算定した患者を受け入れた場合

【包括】診療に係る費用〔入院基本料等加算の一部（p.110～113参照），第14部「その他」，「除外薬剤・注射薬」（※6）の費用を除く〕

A310　緩和ケア病棟入院料		悪性腫瘍・後天性免疫不全症候群の患者が対象。対象外患者が当該病棟に入院した場合は一般病棟入院基本料の特別入院基本料で算定（※8）
1　緩和ケア病棟入院料1		◆「1」「2」共通の要件：①緩和ケアを病棟単位で実施，②緩和ケア担当常勤医師1名以上，看護師配置常時7：1以上（夜勤看護師2以上），③患者1人当たり病棟床面積30㎡以上・病室床面積8㎡以上，④がん診療連携拠点病院・日本医療機能評価機構等の医療機能評価受審病院又はこれらに準ずる病院，⑤差額ベッド5割以下，⑥在宅療養患者の緊急時入院体制，⑦連携医療機関との24時間連絡体制，⑧連携医療機関に対する専門的な研修実施，⑨データ提出加算届出
イ　30日以内	5135点	
ロ　31日以上60日以内	4582点	
ハ　61日以上	3373点	
2　緩和ケア病棟入院料2		
イ　30日以内	4897点	
ロ　31日以上60日以内	4427点	
ハ　61日以上	3321点	
		◆「1」の要件：①直近1年間の平均待機期間14日未満，②直近1年間の在宅移行患者が15％以上，③A226-2緩和ケア診療加算・B001「24」外来緩和ケア管理料・C003在宅がん医療総合診療料のいずれかの届出
●緩和ケア病棟緊急入院初期加算	＋200点	◆在宅療養支援診療所・病院で緩和ケアを行っていた在宅患者が病状急変等で緊急入院した場合に，入院日から15日を限度に算定
●緩和ケア疼痛評価加算	＋100点	◆疼痛の評価その他の療養指導を行った場合に1日につき算定

【包括】診療に係る費用〔在宅医療の部の「在宅療養指導管理料」「薬剤料」「特定保険医療材料」，放射線治療，第14部「その他」，退院時のC108在宅麻薬等注射指導管理料，C108-2在宅腫瘍化学療法注射指導管理料，C108-3在宅強心剤持続投与指導管理料，C108-4在宅悪性腫瘍患者共同指導管理料・C109在宅寝たきり患者処置指導管理料，「除外薬剤・注射薬」（※6）の費用を除く〕

A311　精神科救急急性期医療入院料		◆精神科救急医療施設の精神病棟で，①措置入院・緊急措置入院・応急入院患者，②新規の入院患者，③クロザピンの新規導入を目的とした転棟・転院患者──のいずれかを対象に，①②は入院日から3月を限度，③はクロザピン投与開始日から3月を限度に算定
1　30日以内	2420点	
2　31日以上60日以内	2120点	
3　61日以上90日以内	1918点	
◆当該入院料又はA311-2精神科急性期治療病棟入院料の算定病床合計が300床以下の医療機関で，精神科救急医療体制整備事業で基幹的な役割を果たしていること		◆「1」「2」共通の要件：①当該病棟の新規患者の6割以上が措置入院・緊急措置入院・医療保護入院・応急入院・鑑定入院・医療観察法入院のいずれか，②当該病棟の常勤医師16：1以上（精神保健指定医1名以上），看護師は常時10：1以上（夜勤看護師2以上），③当該病院内に精神保健指定医4名以上常勤，④各病棟に常勤の精神保健福祉士2名以上，⑤1月の延べ入院日数の4割以上が新規患者，⑥地域の措置入院患者等の原則4分の1又は20件以上の受入れ，⑦データ提出加算届出，⑧新規入院患者（措置・鑑定・医療観察法入院患者，クロザピン新規導入患者を除く）の4割以上が入院日から3月以内に自宅等へ退院──など
◆当該病棟の入院患者が算定要件に該当しない場合は，A103精神病棟入院基本料の15対1入院基本料で算定（※7）		
●非定型抗精神病薬加算	＋15点	◆1日当たりの抗精神病薬（p.588）が2種類以下の場合に算定
●看護職員夜間配置加算届	＋70点	◆①夜勤看護職員が常時16対1以上，②行動制限最小化の取組み，③看護職員の負担軽減・処遇改善体制の整備等が要件。入院日から30日に限り算定（病棟の夜勤看護職員3人未満の日は算定不可）
●精神科救急医療体制加算届		◆当該病棟の病床数120床以下，常勤の精神保健指定医5名以上配置
イ　精神科救急医療体制加算1	＋600点	◆加算1は身体合併症救急医療確保事業，加算2は常時対応型施設，加算3は病院群輪番型施設の指定医療機関であることが要件
ロ　精神科救急医療体制加算2	＋590点	
ハ　精神科救急医療体制加算3	＋500点	◆2022年3月末時点の旧・精神科救急入院料の届出病院で，病床数が120床を超えるやむを得ない事情がある場合は，各点数の100分の60で算定
◆入院日から90日を限度に算定		

【包括】診療に係る費用〔入院基本料等加算の一部（p.110～113参照），精神科退院時共同指導料2，精神科専門療法，手術，麻酔，放射線治療，第14部「その他」，「除外薬剤・注射薬」（※13）の費用を除く〕

A311-2　精神科急性期治療病棟入院料		◆①新規患者，②急性増悪による転棟患者等，③クロザピンの新規導入を目的とした転棟・転院患者が対象
1　精神科急性期治療病棟入院料1		◆精神科救急医療施設（常勤の精神保健指定医2名以上）の精神病棟（同1名以上）にて，①新規患者は3月を限度，②転棟患者等は1年に1回に限り1月を限度，③クロザピン新規導入目的の転棟患者はクロザピン投与開始日から3月を限度に算定
イ　30日以内	2020点	
ロ　31日以上60日以内	1719点	
ハ　61日以上90日以内	1518点	
2　精神科急性期治療病棟入院料2		◆1月の延べ入院日数の4割以上が新規患者であって，新規患者（措置・鑑定・医療観察法入院患者，クロザピン新規導入患者を除く）の4割以上が入院日から3月以内に自宅等へ退院していること
イ　30日以内	1903点	
ロ　31日以上60日以内	1618点	
ハ　61日以上90日以内	1466点	
◆当該病棟の入院患者が算定要件に該当しない場合は，A103精神病棟入院基本料の15対1入院基本料で算定（※7）		①看護職員配置は「1」は常時13：1以上，「2」は常時15：1以上（夜勤は看護師1以上を含む2以上），②最小必要数に対する看護師比率4割以上，③看護補助者配置（※5）は常時30：1以上，④各病棟に精神保健福祉士又は公認心理師が常勤，⑤当該病棟の病床数は130床以下で，当該入院料及びA311精神科救急急性期医療入院料の算定病床合計が300床

項目	点数	要件等
		以下，⑥データ提出加算の届出——などが要件
●非定型抗精神病薬加算	+15点	◆1日当たりの抗精神病薬（p.588）が2種類以下の場合に算定
【包括】診療に係る費用〔入院基本料等加算の一部（p.110～113参照），精神科退院時共同指導料2，精神科専門療法，手術，麻酔，放射線治療，第14部「その他」，「除外薬剤・注射薬」（※13）の費用を除く〕		
A311-3 精神科救急・合併症入院料		◆①措置入院患者等，②新規入院患者，③合併症の症状悪化等による再入院患者，④クロザピンの新規導入を目的とした転棟・転院患者——のいずれかを対象に，①～③は入院日から3月を限度，④はクロザピン投与開始日から3月を限度に算定
1　30日以内	3624点	
2　31日以上60日以内	3323点	
3　61日以上90日以内	3123点	
◆救命救急センターを有する病院の精神病棟を単位に行う		◆①当該病棟の常勤医師配置16：1以上（常勤の精神保健指定医2名以上），看護師配置は常時10：1以上（夜勤看護師2名以上），常勤の精神保健福祉士2名以上，②当該病院の精神科医5名以上常勤，③1月の延べ入院日数の4割以上が新規患者，④新規患者（措置・鑑定・医療観察法入院患者，クロザピン新規導入患者を除く）の4割以上が入院日から3月以内に自宅等に退院——などが要件
◆当該病棟の入院患者が算定要件に該当しない場合は，A103精神病棟入院基本料の15対1入院基本料で算定（※7）		
●非定型抗精神病薬加算	+15点	◆1日当たりの抗精神病薬（p.588）が2種類以下の場合に算定
●看護職員夜間配置加算届	+70点	◆①夜間看護職員が常時16対1以上，②行動制限最小化の取組み，③看護職員の負担軽減・処遇改善体制の整備等。入院日から30日に限り算定（病棟の夜勤看護職員3人未満の日は算定不可）
【包括】診療に係る費用〔入院基本料等加算の一部（p.110～113参照），精神科退院時共同指導料2，疾患別リハビリテーション料（H000～H004），H007障害児（者）リハビリテーション料，H007-2がん患者リハビリテーション料，第8部「精神科専門療法」，J038人工腎臓，J042腹膜灌流，J400特定保険医療材料（J038，J042に係るものに限る），手術，麻酔，放射線治療，第14部「その他」，「除外薬剤・注射薬」（※13）に係る費用を除く）〕		
A311-4 児童・思春期精神科入院医療管理料	3016点	◆①20未満の精神疾患患者を概ね8割以上入院させる病棟（精神病棟）・治療室（精神病床），②常勤医師2名以上（1名は精神保健指定医），③看護配置常時10対1以上（夜勤2名以上），④専従・常勤の精神保健福祉士，公認心理師が各1名以上，⑤データ提出加算の届出——などが要件
◆20歳未満の精神疾患の患者について病棟又は病室単位で算定		◆当該病棟又は治療室に入院した患者が算定要件に該当しない場合は，A103精神病棟入院基本料「特別入院基本料」で算定（※7）
●精神科養育支援体制加算届	+300点	◆虐待など不適切な養育が行われていることが疑われる20歳未満の精神疾患患者に対する支援体制（多職種による専任チーム設置）等が要件。20歳未満の精神疾患患者について入院初日に算定
【包括】診療に係る費用（入院基本料等加算の一部（p.110～113参照），投薬，注射，手術，麻酔，病理診断・判断，第14部「その他」の費用を除く）		
A312 精神療養病棟入院料	1108点	◆①病院に常勤精神保健指定医2名以上（病棟に専任の常勤精神科医1名以上），②病棟の看護職員・看護補助者配置（※5）は常時15：1以上（夜勤は看護職員1以上を含む2以上），③最小必要数に対する看護職員比率5割以上・看護師比率2割以上，④病院に精神保健福祉士又は公認心理師が常勤，⑤退院支援相談員を患者1人につき1人以上，入院日から7日以内に配置——などが要件
◆精神病棟で長期入院を要する精神疾患の患者について算定		
●非定型抗精神病薬加算	+15点	
◆1日当たりの抗精神病薬（p.588）が2種類以下の場合に算定		
●重症者加算1届	+60点	◆①精神科救急医療体制整備事業に協力，②GAFスコア30以下
●重症者加算2	+30点	◆GAFスコア40以下
●精神保健福祉士配置加算届	+30点	◆①専従の精神保健福祉士を1名以上配置，②退院支援部署を設置（①と別の専従の精神保健福祉士を配置），③措置入院患者等を除く入院患者の7割5分以上が1年以内に自宅等へ退院——など
◆A230-2，A246-2，I011，I011-2と併算定不可		
【包括】診療に係る費用〔入院基本料等加算の一部（p.110～113参照），精神科退院時共同指導料2，疾患別リハビリテーション料（H000～H003），リハビリテーション総合計画評価料，精神科専門療法，第14部「その他」，「除外薬剤・注射薬」（※13）の費用を除く〕		
A314 認知症治療病棟入院料		◆急性期集中治療を要する認知症患者を入院させる届出病棟（精神病棟）への入院患者につき算定
1　認知症治療病棟入院料1		◆①看護職員配置は，「1」は常時20：1以上（夜勤看護職員2以上，看護補助者が夜勤を行う場合は看護職員1以上），「2」は常時30対1以上（夜勤看護職員1以上），②最小必要数に対する看護師比率2割以上，③看護補助者配置（※5）は常時25：1以上，④当該病院内に専従の精神保健福祉士又は専従の公認心理師が勤務——などが要件
イ　30日以内	1829点	
ロ　31日以上60日以内	1521点	
ハ　61日以上	1221点	
2　認知症治療病棟入院料2		
イ　30日以内	1334点	
ロ　31日以上60日以内	1129点	
ハ　61日以上	1003点	
●認知症夜間対応加算届		◆夜勤の看護要員が3名以上の場合に算定
イ　30日以内の期間	+84点	◆行動制限を必要最小限にするため，医師・看護師・精神保健福祉士等による委員会（月1回程度の検討会，年2回程度の研修会の実施）を設置
ロ　31日以上の期間	+40点	
【包括】診療に係る費用〔入院基本料等加算の一部（p.110～113参照），精神科退院時共同指導料2，リハビリテーション総合計画評価料1，摂食機能療法，認知症患者リハビリテーション料，精神科専門療法，人工腎臓とその特定保険医療材料（入院日から60日以内），第14部「その他」，「除外薬剤・注射薬」（※6）の費用を除く〕		
A315 精神科地域包括ケア病棟入院料	1535点	◆精神病棟の入院患者について，A311精神科救急急性期医療入院料，A311-2精神科急性期治療病棟入院料，A311-3精神科救急・合併症入院料を算定した期間と通算して180日を限度として算定
●自宅等移行初期加算	+100点	
◆当該病棟に転棟・転院・入院した日から90日間に限り算定可		◆①精神病棟を単位として行う，②常勤の精神保健指定医2名以上かつ専任の常勤精神科医1名以上配置，③入院患者数に対する看護職員・作業
●非定型抗精神病薬加算	+15点	

◆統合失調症の患者に対して非定型抗精神病薬（1日当たり2種類以下に限る）による治療・療養指導を行った場合に算定可		療法士・精神保健福祉士・公認心理師の数：**常時13対1以上**，④作業療法士，精神保健福祉士又は公認心理師：**1以上**，⑤入院患者数に対する看護職員の数：**常時15対1以上**，⑥看護職員の最小必要数に対する看護師の割合：**40％以上**，⑦夜勤の看護職員数：**2以上**——などが要件
【包括】診療に係る費用〔入院基本料等加算の一部（p.110〜113参照），医学管理等のB015精神科退院時共同指導料2，疾患別リハビリテーション料（H000〜H003），リハビリテーション総合計画評価料，精神科専門療法（精神科退院指導料，精神科退院前訪問指導料は包括），手術，麻酔，放射線治療，第14部「その他」，除外薬剤・注射薬（※6）を除く〕		

A317 特定一般病棟入院料

1　特定一般病棟入院料1（13対1）	1168点	◆指定地域（医療従事者の確保が困難かつ医療機関が少ない二次医療圏や離島等）（告示③別表第6の2，p.1309）に所在する，1病棟（一般病棟）のみの医療機関（DPC対象病院を除く）で算定
2　特定一般病棟入院料2（15対1）	1002点	
《地域包括ケア入院医療管理》		◆「1」の要件：①一般病棟，②看護職員13対1以上，③看護師比率7割以上，④夜勤看護職員2人以上（看護師1人），⑤平均在院日数24日以内
地域包括ケア1　40日以内	2459点	
41日以上	2330点	◆「2」の要件：①一般病棟，②看護職員15対1以上，③看護師比率4割以上，④平均在院日数60日以内
地域包括ケア2　40日以内	2270点	
41日以上	2151点	◆地域包括ケア入院医療管理を行う病室の場合は，入院日から60日を限度に算定。当該病室の算定要件に該当しない患者が入院した場合は，一般病棟入院基本料の特別入院基本料を算定する（※8）
地域包括ケア3　40日以内	2007点	
41日以上	1902点	
地域包括ケア4　40日以内	1796点	◆地域包括ケア入院医療管理を行う病室の要件：①重症度，医療・看護必要度「Ⅰ」12％以上又は「Ⅱ」8％以上，自宅等からの入院患者1割5分以上，自宅等からの緊急入院患者が3カ月で6人以上，訪問診療等の実績（※10），適切な意思決定支援の指針策定，許可病床280床未満などのいずれかに該当，②在宅復帰率7割以上——など
41日以上	1702点	
◆90日超入院患者（A308-3地域包括ケア入院医療管理に該当する病棟を除く）は，A101療養病棟入院基本料1の例により算定		
●初期加算　イ　14日以内	＋450点	◆入院患者の入院期間に応じて加算
ロ　15日以上30日以内	＋192点	
●重症児（者）受入連携加算（入院初日）	＋2000点	◆他院でA246入退院支援加算3を算定した患者を受け入れた場合
●救急・在宅等支援病床初期加算	＋150点	◆急性期医療を担う他院の一般病棟からの転院患者，介護老人保健施設・介護医療院・特別養護老人ホーム・軽費老人ホーム・有料老人ホーム等もしくは自宅からの入院患者に，転院又は入院日から14日に限り算定
●一般病棟看護必要度評価加算㊈	＋5点	◆看護必要度の測定・評価を行った場合に算定（「1」に限る）
【包括】（地域包括ケア入院医療管理の点数を算定する場合はA308-3と同じ）		

A318 地域移行機能強化病棟入院料

	1557点	①医療機関に常勤の精神保健指定医2名以上，かつ病棟に専任の常勤精神科医1名以上配置，②看護職員・作業療法士・精神保健福祉士・看護補助者（※5）を15対1以上配置（看護職員・作業療法士・精神保健福祉士が6割以上，かつその3職種の最小必要数の2割以上が看護師），③専従の精神保健福祉士を1名以上配置，④退院調整の担当者1名以上（入院患者数が40を超える場合は2名以上），⑤退院支援部署を設置し専従者を配置，⑥精神病床の許可病床数に対する精神病棟の平均入院患者数の割合が0.85以上，⑦1年以上の入院患者の自宅等への退院が病棟の届出病床数の3.3％以上，⑧医療機関全体で1年当たり当該病棟の届出病床数の40％の精神病床を減らしていること——などが要件
◆1年以上に及ぶ精神病棟入院患者の退院支援を評価		
◆患者が算定要件に該当しない場合は，A103精神病棟入院基本料の15対1入院基本料の例により算定（※7）		
◆本入院料の届出は2030年3月末までに限る		
●非定型抗精神病薬加算	＋15点	◆1日当たりの抗精神病薬（p.588）が2種類以下の場合に算定
●重症者加算1㊈	＋60点	◆精神科救急医療体制整備事業に協力，②GAFスコア30以下の患者
●重症者加算2	＋30点	◆GAFスコア40以下の患者
【包括】診療に係る費用〔入院基本料等加算の一部（p.110〜113参照），精神科退院時共同指導料2，精神科専門療法（精神科退院指導料，精神科退院前訪問指導料を除く），第14部「その他」，「除外薬剤・注射薬」（※13）の費用を除く〕		

A319 特定機能病院リハビリテーション病棟入院料

	2229点	◆回復期リハビリテーションを要する状態の患者が常時8割以上入院している特定機能病院の一般病棟で，回復期リハを要する状態及び算定上限日数（告示③別表第9，p.1311）を限度に算定
（生活療養を受ける場合）	2215点	
◆患者が算定要件に該当しない場合は，A100一般病棟入院基本料の特別入院基本料の例により算定		①疾患別リハビリテーション料（H000〜H004）の届出，②1日2単位以上のリハビリ実施，③専従の常勤医1名以上，④看護職員10対1以上，⑤週7日間のリハビリ提供体制，⑥重症患者が新規入院患者の5割以上，⑦リハビリテーション実績指数40以上——などが要件
【包括】診療に係る費用（入院栄養食事指導料，栄養情報連携料，第2部「在宅医療」，第7部「リハビリテーション」の費用（リハビリ効果に係る実績が低い1日6単位超の疾患別リハビリテーション料は包括），入院基本料等加算の一部（p.110〜113参照），人工腎臓，腹膜灌流，J400特定保険医療材料（人工腎臓又は腹膜灌流に係るもの），第14部「その他」，「除外薬剤・注射薬」（※6）の費用を除く〕		

※1 当該治療室での勤務時間帯に当該治療室以外の夜勤を併せて行ってはいけない。
※2 患者の入退室などに際して，治療室内の治療に支障がない体制が確保している場合は，一時的に治療室から離れても可。
※3 算定要件に該当しない場合に算定する「入院基本料等」とは，A100一般病棟入院基本料，A104特定機能病院入院基本料（一般病棟），A105専門病院入院基本料のこと〔重症児（者）受入連携加算，救急・在宅等支援病床初期加算，看護必要度加算，一般病棟看護必要度評価加算，ADL維持向上等体制加算は算定不可〕。
※4 急性血液浄化（腹膜透析を除く）が必要な状態，心臓手術ハイリスク群，左心低形成症候群，急性呼吸窮迫症候群，心筋炎・心筋症は21日，体外式心肺補助（ECMO）が必要な場合は35日，手術が必要な先天性心疾患の新生児は55日を限度に算定。
※5 主として事務的業務を行う看護補助者を（当該病棟の）対入院患者数で200対1まで配置できる。
※6 ①インターフェロン製剤（B型肝炎又はC型肝炎の効能・効果を有するもの），②抗ウイルス剤（B型肝炎又はC型肝炎の効能・効果を有するもの，後天性免疫不全症候群又はHIV感染症の効能・効果を有するもの），③血友病の患者に使用する医薬品（血友病患者における出血傾向の抑制の効能・効果を有するものに限る）

※7 算定要件に該当しない場合に，A103精神病棟入院基本料の例により算定する場合は，重度認知症加算，救急支援精神病棟初期加算，精神保健福祉士配置加算は算定不可。
※8 算定要件に該当しない場合に，A100一般病棟入院基本料の「特別入院基本料」を算定する場合は，重症児(者)受入連携加算，救急・在宅等支援病床初期加算は算定不可。A101療養病棟入院基本料を算定する場合は，A100一般病棟入院基本料において90日超患者が算定するA101療養病棟入院基本料1の例に準ずる。
※9 医療従事者の確保が困難かつ医療機関が少ない指定地域（告示3別表第6の2，p.1309）
※10 当該病棟・病室について，①自宅等からの入院患者の受入れが6割以上，②自宅等からの緊急入院患者の受入実績が前3月間で30人以上，③救急医療体制が整備されている──のいずれかに該当する場合は，所定点数（100分の100）で算定できる。
※11 地域包括ケア病棟入院料（管理料）1・3については，以下の①〜⑥のうち2つ以上を満たしていること。同2・4については，以下の①〜⑧のいずれか一つ以上を満たしていること
　①C001在宅患者訪問診療料（Ⅰ），C001-2在宅患者訪問診療料（Ⅱ）の算定回数が直近3月で30回以上
　②C005在宅患者訪問看護・指導料，C005-1-2同一建物居住者訪問看護・指導料，I012精神科訪問看護・指導料（Ⅰ）（Ⅲ），介護保険の訪問看護費「ロ」，介護予防訪問看護費「ロ」の算定回数が直近3月で150回以上
　③併設する訪問看護ステーションで訪問看護基本療養費，精神科訪問看護基本療養費，介護保険の訪問看護費「イ」，介護予防訪問看護費「イ」の算定回数が直近3月で800回以上
　④C006在宅患者訪問リハビリテーション指導管理料の算定回数が直近3月で30回以上
　⑤介護保険の訪問介護，訪問リハビリ，介護予防訪問リハビリの提供実績のある施設を併設
　⑥B005退院時共同指導料2及びC014外来在宅共同指導料1の算定が直近3月で6回以上
　⑦当該病棟・病室で，自宅等からの入院患者の割合が2割以上（地域包括ケア入院医療管理料において，病室病床数が10未満の場合，自宅等からの入院患者は3カ月8人以上）
　⑧当該病棟・病室で，自宅等からの緊急入院患者の受入実績が前3月間で9人以上
※12 ①抗悪性腫瘍剤（悪性腫瘍患者への投与），②疼痛コントロールのための医療用麻薬，③エリスロポエチン（人工腎臓又は腹膜灌流を受けている患者のうち腎性貧血状態にある者への投与），④ダルベポエチン（③と同じ），⑤エポエチンベータペゴル（③と同じ），⑥HIF-PH阻害剤（③と同じ），⑦インターフェロン製剤（B型肝炎又はC型肝炎の効能・効果を有するもの），⑧抗ウイルス剤（B型肝炎・C型肝炎・後天性免疫不全症候群・HIV感染症の効能・効果を有するもの），⑨血友病の患者に使用する医薬品（血友病患者における出血傾向の抑制の効能・効果を有するものに限る）
※13 上記「※6」のインターフェロン製剤等に「④クロザピン（治療抵抗性統合失調症治療指導管理料の算定患者に投与された場合），⑤持続性抗精神病注射薬剤（投与開始日から60日以内の投与）」を加えたもの

5．短期滞在手術等基本料

◆短期滞在手術等基本料1については，施設基準に適合している旨，地方厚生（支）局長へ届け出る。
◆同一傷病で退院から7日以内に再入院した場合は算定不可（他の基本診療料・特掲診療料で算定する）
◆①短期滞在手術等基本料1・3（入院日から5日まで）の算定患者，②DPC対象病院において短期滞在手術等基本料3に規定する手術等を行った患者（入院日から5日までに退院した患者），③短期滞在手術等基本料1に規定する手術等を行った患者──は平均在院日数の計算対象としない。また，重症度，医療・看護必要度の評価との対象としない。

項　目	点　数	要　件
A400 短期滞在手術等基本料1（日帰り） 　イ　主として入院で実施される手術　(1)　麻酔を伴う手術 　　　　　　　　　　　　　　　　　(2)　(1)以外の場合 　ロ　イ以外の場合　　　　　　　　　(1)　麻酔を伴う手術 　　　　　　　　　　　　　　　　　(2)　(1)以外の場合	2947点 2718点 1588点 1359点	◆対象手術等はp.238参照 ◆回復室等を有していること（回復室の看護師配置は常時4：1以上）
【包括】検査・画像診断・麻酔の一部（p.235）		
A400 短期滞在手術等基本料3 （4泊5日まで） ◆病院において，入院日から5日までに対象となる検査・手術・放射線治療を行った場合に，すべての患者について算定（届出は不要） ◆DPC対象病院ではDPC/PDPSによる包括評価を優先		◆対象手術等・点数はp.233参照 ◆6日目以降も入院が続く場合は，6日目以降は出来高で算定する（その場合は平均在院日数の計算対象となり，入院日から起算した日数を含めて在院日数を計算） ◆①特別入院基本料・月平均夜勤時間超過減算の算定医療機関，②入院から5日以内に対象手術等を2以上実施した場合，③入院から5日以内に対象手術等に加えて別の手術を実施した場合，④対象手術等を実施後，入院から5日以内に転院した場合，⑤K721内視鏡的大腸ポリープ・粘膜切除術「注1」消化管ポリポーシス加算又は「注2」バルーン内視鏡加算を算定する場合──は，短期滞在手術等入院基本料3を算定しない。ただし，②③につき，同一の手術等を複数回実施する場合は同基本料3を算定する
【包括】診療に係る費用〔在宅医療の部の「在宅療養指導管理料」「薬剤料」「特定保険医療材料」，J038人工腎臓，退院時の投薬に係る薬剤料，第14部「その他」，「除外薬剤・注射薬」（p.939の※12）の費用を除く〕		

特掲診療料

【通則】下記項目の同一月の併算定は不可（特に規定される場合（※）を除く）

B000　特定疾患療養管理料	B001「8」皮膚科特定疾患指導管理料
B001「1」ウイルス疾患指導料	B001「17」慢性疼痛疾患管理料
B001「4」小児特定疾患カウンセリング料	B001「18」小児悪性腫瘍患者指導管理料
B001「5」小児科療養指導料	B001「21」耳鼻咽喉科特定疾患指導管理料
B001「6」てんかん指導料	C100〜C121　在宅療養指導管理料
B001「7」難病外来指導管理料	I004　心身医学療法

※　B001「7」難病外来指導管理料とC101在宅自己注射指導管理料「2」に限り併算定可

6．医学管理等

加算項目	点数	要件
通則3 外来感染対策向上加算	＋6点	◆届出診療所（A234-2感染対策向上加算を届け出ていないこと）で月1回算定可 ◆感染防止対策部門の設置，院内感染管理者の配置，マニュアル作成等が要件
発熱患者等対応加算	＋20点	◆発熱その他感染症を疑わせる患者の場合にさらに算定可
通則4 連携強化加算	＋3点	◆届出診療所で，「通則3」外来感染対策向上加算を算定する場合に月1回算定可 ◆A234-2感染対策向上加算1の届出医療機関との連携体制などが要件
通則5 サーベイランス強化加算	＋1点	◆届出診療所で，「通則3」外来感染対策向上加算を算定する場合に月1回算定可 ◆地域や全国のサーベイランスに参加していることなどが要件
通則6 抗菌薬適正使用体制加算	＋5点	◆届出診療所で，「通則3」外来感染対策向上加算を算定する場合に月1回算定可 ◆①抗菌薬使用状況をモニタリングするサーベイランスに参加，②直近6か月に使用した抗菌薬のうちAccess抗菌薬の使用比率が60％以上又は①のサーベイランス参加診療所全体の上位30％以内――が要件

※ 外来感染対策向上加算は，B001-2小児科外来診療料，B001-2-7外来リハビリテーション診療料，B001-2-8外来放射線照射診療料，B001-2-9地域包括診療料，B001-2-10認知症地域包括診療料，B001-2-11小児かかりつけ診療料，B001-2-12外来腫瘍化学療法診療料，B006救急救命管理料，B007-2退院後訪問指導料――を算定した場合に算定可

※ 以下の一覧表において，「通則3」～「通則6」の対象に〔感染〕と表記

《第1節　医学管理料等》

※ 以下，青色の点数は情報通信機器を用いて行った場合の点数（施設基準届出医療機関で算定可）

項目	点数	外来	入院	要件
B000 特定疾患療養管理料		○	×	◆特定疾患（p.244, 1522）の患者につき月2回に限り算定 ◆初診料算定日・退院日から1月以内は算定不可 ◆在宅医療の部の第2節第1款「在宅療養指導管理料」（C100～C121），B001「8」皮膚科特定疾患指導管理料と併算定不可
1　診療所	225点 196点			
2　許可病床100床未満病院	147点 128点			
3　許可病床100～200床未満病院	87点 76点			
B001 特定疾患治療管理料				
1．ウイルス疾患指導料				◆B000特定疾患療養管理料と併算定不可
イ　ウイルス疾患指導料1	240点 209点	○	○	◆肝炎ウイルス疾患又は成人T細胞白血病の患者1人1回のみ算定
ロ　ウイルス疾患指導料2	330点 287点			◆後天性免疫不全症候群の患者1人につき月1回限り算定
●施設基準適合届出医療機関加算届（「ウイルス疾患指導料2」でのみ加算）	＋220点			◆①HIVの診療に5年以上従事した専任医師1名以上，②HIVの看護に2年以上従事した専任看護師1名以上，③HIVの服薬指導を行う専任薬剤師1名以上，④社会福祉士又は精神保健福祉士1名以上
2．特定薬剤治療管理料	・	○	○	◆「特定薬剤治療管理料1」は，対象薬剤群（下記の①～⑳）ごとに月1回に限り算定し，4月目以降は100分の50で算定（抗てんかん剤・免疫抑制剤の投与患者は4月目以降も所定点数を算定） ◆「特定薬剤治療管理料1」の対象薬剤 ①ジギタリス製剤（心疾患） ②抗てんかん剤（てんかん） ③免疫抑制剤（臓器移植後の拒否反応抑制） ④テオフィリン製剤（気管支喘息，慢性気管支炎，肺気腫等） ⑤不整脈用剤（不整脈） ⑥ハロペリドール製剤又はブロムペリドール製剤（統合失調症） ⑦リチウム製剤（躁うつ病） ⑧バルプロ酸ナトリウム又はカルバマゼピン（躁うつ病，躁病） ⑨シクロスポリン（ベーチェット病，非感染性ぶどう膜炎，再生不良性貧血，赤芽球癆，尋常性乾癬，膿疱性乾癬，乾癬性紅皮症，関節症性乾癬，全身型重症筋無力症，アトピー性皮膚炎，ネフローゼ症候群，川崎病） ⑩タクロリムス水和物（全身型重症筋無力症，関節リウマチ，ループス腎炎，潰瘍性大腸炎，間質性肺炎） ⑪サリチル酸系製剤（若年性関節リウマチ，リウマチ熱，慢性関節リウマチ） ⑫メトトレキサート（悪性腫瘍） ⑬エベロリムス（結節性硬化症） ⑭アミノ配糖体抗生物質，グリコペプチド系抗生物質，トリアゾール系抗真菌剤（入院中の患者） ⑮トリアゾール系抗真菌剤（重症又は難治性真菌感染症，造血幹細胞移植） ⑯イマチニブ ⑰シロリムス製剤（リンパ脈管筋腫症）
イ　特定薬剤治療管理料1	470点			
◆月1回算定。同一暦月に複数の抗てんかん剤の濃度測定を行い管理した場合に限り，月2回まで算定可				
■①ジギタリス製剤の急速飽和，②てんかん重積状態への抗てんかん剤の注射等（所定点数に代えて1回のみ算定）	740点			
(1)　臓器移植後患者へ免疫抑制剤を投与（3月に限り加算）〔下記(4)(5)と併算定不可〕	＋2740点			
(2)　バンコマイシン投与患者（入院）の複数回の血中濃度測定に係る初回月加算	＋530点			
(3)　初回月加算〔上記の(1)(2)の患者を除く〕	＋280点			
(4)　ミコフェノール酸モフェチル投与の臓器移植後の患者への複数の免疫抑制剤投与（6月に1回加算）	＋250点			
(5)　エベロリムス投与の臓器移植後の患者への複数の免疫抑	＋250点			

項目	点数			備考
制剤投与（初回月から3月は月1回，その後は4月に1回加算）				⑱スニチニブ（腎細胞癌） ⑲バルプロ酸ナトリウム（片頭痛） ⑳治療抵抗性統合失調症治療薬（統合失調症） ㉑ブスルファン
□ 特定薬剤治療管理料2 ◆胎児暴露の未然防止手順を順守した場合に月1回算定	100点			◆「特定薬剤治療管理料2」の対象薬剤：サリドマイド製剤とその誘導体（サリドマイド，レナリドミド，ポマリドミド）
3．悪性腫瘍特異物質治療管理料				◆悪性腫瘍の確定診断がされた患者につき，月1回に限り算定 ◆「イ」「ロ」を同一月に行った場合は「ロ」のみを算定
イ 尿中BTAに係るもの	220点	○	○	◆尿中BTAの検査を実施
□ その他のもの　1項目	360点	○	○	◆D009腫瘍マーカー検査のうち1又は2以上の項目を実施
2項目以上	400点			◆腫瘍マーカーに要する費用は所定点数に含まれる
●初回月加算（「ロ」に加算）	+150点			◆前月に腫瘍マーカーを算定している場合は算定不可
4．小児特定疾患カウンセリング料		○	×	◆小児科（小児外科含む）又は心療内科の標榜医療機関にて，①小児科医又は心療内科を担当する医師，②医師の指示を受けた公認心理師が，18歳未満の患者及びその家族にカウンセリングを行った場合，月2回（2年限度）算定
イ　医師による場合				◆初回カウンセリングから2年以内は月2回，2年を超える場合は4年を限度に月1回算定
（1）初回	800点 696点			
（2）　1年以内　①月1回目	600点 522点			◆【対象患者】①気分障害，②神経症性障害，③ストレス関連障害，④身体表現性障害（小児心身症を含む），⑤生理的障害又は身体的要因に関連した行動症候群（摂食障害を含む），⑥心理的発達障害（自閉症を含む），⑦小児期・青年期に通常発症する行動及び情緒の障害（多動性障害を含む）の18歳未満の患者（登校拒否の者，家族等から虐待を受けている又はその疑いがある者を含む）
②月2回目	500点 435点			
（3）　2年以内　①月1回目	500点 435点			
②月2回目	400点 348点			◆「イ」の「(1)初回」は，原則として同一患者に対して初めてカウンセリングを行った場合に算定可
（4）　4年以内	400点 348点			◆「ロ」は公認心理師が20分以上のカウンセリングを行った場合に算定（一連のカウンセリングの初回及び3月に1回程度は医師が実施）
ロ　公認心理師による場合	200点			◆B000，I002通院・在宅精神療法，I004心身医学療法と併算定不可
5．小児科療養指導料 ◆B000，B001「7」「8」「18」，在宅療養指導管理料と併算定不可	270点 235点	○	×	◆小児科（小児外科含む）標榜医療機関にて，専任の小児科医が作成した治療計画に基づいて，15歳未満の慢性疾患（p.252）の患者に療養指導を行った場合に（小児科医以外が行っても可）月1回算定 ◆初診料算定日と同月内，あるいは退院日から1月以内は算定不可
●人工呼吸器導入時相談支援加算	+500点			◆長期的な人工呼吸器管理が必要な患者・家族等に，治療方法等について説明・相談（内容を文書で提供）を行った場合に，1回に限り算定
6．てんかん指導料 ◆B000，B001「5」「18」，在宅療養指導管理料と併算定不可	250点 218点	○	×	◆小児科（小児外科含む），神経科，神経内科，精神科，脳神経外科，心療内科標榜医療機関の専任医師がてんかん（外傷性含む）の患者・家族に指導した場合に月1回算定。初診料算定日・退院日から1月以内算定不可
7．難病外来指導管理料 ◆B000，B001「8」と併算定不可	270点 235点	○	×	◆対象疾患：難病法に規定する指定難病（医療受給者証を交付されている患者に限る），その他これに準ずる疾患（p.253） ◆月1回算定。初診料算定日・退院日から1月以内は算定不可
●人工呼吸器導入時相談支援加算	+500点			◆長期的な人工呼吸器管理が必要な患者・家族等に，治療方法等について説明・相談（内容を文書で提供）を行った場合に，1回に限り算定
8．皮膚科特定疾患指導管理料 ◆（Ⅰ）（Ⅱ）の同一月算定不可				◆皮膚科・皮膚泌尿器科の標榜医療機関で皮膚科・皮膚泌尿器科医が指導した場合に月1回算定。初診料算定日・退院日から1月以内は算定不可
イ　皮膚科特定疾患指導管理料（Ⅰ）	250点 218点	○	×	◆対象疾患：①天疱瘡，②類天疱瘡，③エリテマトーデス（紅斑性狼瘡），④紅皮症，⑤尋常性乾癬，⑥掌蹠膿疱症，⑦先天性魚鱗癬，⑧類乾癬，⑨扁平苔癬，⑩結節性痒疹・その他の痒疹（慢性型で経過が1年以上）
ロ　皮膚科特定疾患指導管理料（Ⅱ）	100点 87点	○	×	◆対象疾患：①帯状疱疹，②じんま疹，③アトピー性皮膚炎（16歳以上で外用療法が必要な患者），④尋常性白斑，⑤円形脱毛症，⑥脂漏性皮膚炎
9．外来栄養食事指導料		○	×	◆①特別食（p.259）が必要な患者，②がん患者，③摂食機能又は嚥下機能が低下した患者，④低栄養状態の患者に，管理栄養士が指導を行った場合，初回月は2回，その他の月は1回に限り算定
イ　外来栄養食事指導料1				
（1）初回　①対面	260点			
②情報通信機器等	235点			◆届出医療機関において，**外来化学療法を行う悪性腫瘍患者**に対して，医師の指示で当該医療機関の専門的知識を有する管理栄養士が具体的な献立等により指導を行った場合，月1回に限り260点が算定できる
（2）2回目以降　①対面㊟	200点			
②情報通信機器等	180点			
ロ　外来栄養食事指導料2				◆「イ」の「(2)2回目以降」「①対面」は，届出医療機関において外来化学療法を行う悪性腫瘍患者に対して専門的な知識を有した管理栄養士が月2回以上の指導をした場合に限り，月2回目の指導時に算定可（B001-2-12外来腫瘍化学療法診療料の算定日と同日であること）
（1）初回　①対面	250点			
②情報通信機器等	225点			
（2）2回目以降　①対面	190点			
②情報通信機器等	170点			◆「ロ」は，診療所において当該診療所以外の管理栄養士による場合に算定
10．入院栄養食事指導料（週1回）		×	○	◆①特別食（p.259）が必要な患者，②がん患者，③摂食機能又は嚥下機能が低下した患者，④低栄養状態の患者に，当該医療機関の管理栄養士が指導を行った場合は「1」を，有床診療所で当該医療機関以外（日本栄養士会もしくは都道府県栄養士会が設置・運営する「栄養ケア・ステー
イ　入院栄養食事指導料1				
（1）初回（概ね30分以上）	260点			
（2）2回目（概ね20分以上）	200点			

項目	点数			備考
□ 入院栄養食事指導料2				ション」又は他の医療機関）の管理栄養士が指導を行った場合は「2」を算定
(1) 初回（概ね30分以上）	250点			
(2) 2回目（概ね20分以上）	190点			◆入院中2回（1週間に1回が限度）に限り算定
11. 集団栄養食事指導料	80点	○	○	◆特別食（p.259）が必要な複数患者（15人以下が標準）に，当該医療機関の管理栄養士が40分超の指導。B001「9」「10」と同一日併算定可 ◆患者1人月1回（2カ月超入院患者は入院中2回が限度）に限り算定
12. 心臓ペースメーカー指導管理料				◆体内植込式心臓ペースメーカーを移植している患者（「ロ」は入院外の患者に限る）につき，ペースメーカー等の機能指標を計測したうえで指導した場合に，1月に1回に限り算定
イ 着用型自動除細動器	360点	○	○	
ロ ペースメーカー	300点	○	×	◆B000と併算定不可
ハ 植込型除細動器又は両室ペーシング機能付き植込型除細動器	520点	○	○	
●導入期加算	＋140点			◆移植術（K597，K598，K599，K599-3）から3月以内に加算
●植込型除細動器移行期加算	＋31510点			◆「イ」について，植込型除細動器の適応可否確定までの期間等に使用する場合に限り3月を限度に月1回加算
●遠隔モニタリング加算㊇				◆「ロ」「ハ」の算定患者について，前回受診月の翌月から今回受診月の前月までの期間に遠隔モニタリングによる指導を行った場合に，指導を行った月数（11カ月限度）を左記の点数に乗じて得た点数を加算
「ロ」の算定患者	＋260点			
「ハ」の算定患者	＋480点			
13. 在宅療養指導料 ◆初回月は2回，その他の月は1回に限り算定	170点	○	○	◆①在宅療養指導管理料（C100〜C121）の対象患者，②人工肛門・ドレーン等を装着している入院外患者，③退院後1月以内の慢性心不全の患者に，看護師・保健師・助産師が30分超の個別指導を行った場合に算定
14. 高度難聴指導管理料		○	○	◆K328人工内耳植込術の施設基準を満たしていて，5年以上の耳鼻咽喉科の診療経験をもつ常勤医師が配置されていること
イ 人工内耳植込術から3月以内	500点			
ロ イ以外の場合	420点			◆人工内耳植込術を行った患者は月1回，その他の患者は年1回のみ算定
●人工内耳機器調整加算	＋800点			◆K328人工内耳植込術を行った患者に，耳鼻咽喉科の常勤医師又は言語聴覚士が人工内耳用音声信号処理装置の機器調整を行った場合に算定
15. 慢性維持透析患者外来医学管理料 【包括】検査・画像診断の一部（該当する検査判断料，検査の部の「通則」「款」「注」の加算も算定不可）	2211点	○	×	◆慢性維持透析患者（透析導入後3カ月以上が経過し，定期的に透析を必要とする入院外の患者）に対して月1回算定 ◆同一医療機関で，同一月に入院と入院外が混在する場合，または人工腎臓と自己腹膜灌流療法を併施している場合は算定不可。C102-2在宅血液透析指導管理料と併算定不可
●腎代替療法実績加算㊇	＋100点			◆①C102在宅自己腹膜灌流指導管理料を1年間に12回以上算定，②腎移植の相談・手続きを行った患者が前年度に3人以上──などが要件
16. 喘息治療管理料				◆入院外の喘息の患者が対象
イ 喘息治療管理料1		○	×	◆ピークフローメーター（医療機関が提供）を用いて計画的な治療管理を行った場合に，月1回に限り算定。「1月目」とは初回の治療管理を行った月のこと
(1) 1月目	75点			
(2) 2月目以降	25点			
ロ 喘息治療管理料2	280点	○	×	◆6歳未満又は65歳以上の喘息患者に対して，吸入ステロイド薬服用時の吸入補助具を用いた服薬指導を行った場合に，初回に限り算定
●重度喘息患者治療管理加算㊇				◆重度喘息患者（時間外等の緊急受診回数が過去1年間に3回以上ある20歳以上の患者）に対して，ピークフローメーター，1秒量等計測器を提供し，計画的な治療管理を行った場合に，月1回に限り加算
イ 1月目	2525点			
ロ 2〜6月目	1975点			
				◆専任看護職員を常時1名以上配置，患者の問い合わせ等に24時間対応
17. 慢性疼痛疾患管理料	130点	○	×	◆診療所にて，変形性膝関節症，筋筋膜性腰痛症等の慢性疼痛を主病とする患者にマッサージ等の療法を行った場合，月1回に限り算定 【包括】J118介達牽引，J118-2矯正固定，J118-3変形機械矯正術，J119消炎鎮痛等処置，J119-2腰部又は胸部固定帯固定，J119-3低出力レーザー照射，J119-4肛門処置の費用（薬剤の費用を除く）
18. 小児悪性腫瘍患者指導管理料 ◆B000，B001「5」「8」，在宅療養指導管理料と併算定不可	550点 479点	○	×	◆小児科（小児外科含む）標榜医療機関にて，悪性腫瘍の15歳未満の外来患者について計画的治療管理を行った場合，月1回に限り算定（電話再診では不可。家族への指導は患者を伴った場合のみ算定可） ◆初診料算定日と同月内，あるいは退院日から1月以内は算定不可
20. 糖尿病合併症管理料㊇	170点	○	×	◆糖尿病足病変を指導する専任の常勤医・看護師を各1名以上配置 ◆糖尿病足病変ハイリスク要因を有する入院外（在宅を除く）の患者に対して，医師又は看護師が30分以上の指導を行った場合に月1回算定
21. 耳鼻咽喉科特定疾患指導管理料	150点	○	×	◆耳鼻咽喉科標榜医療機関の耳鼻咽喉科医が，15歳未満の反復や遷延のある滲出性中耳炎の入院外患者に対して，医学管理・療養指導を行った場合に月1回算定。初診料算定日・退院日から1月以内は算定不可
22. がん性疼痛緩和指導管理料㊇	200点 174点	○	○	◆緩和ケア担当医師（緩和ケアに係る研修を受けた医師）が配置された医療機関で，当該医師がWHO方式のがん性疼痛の治療法に基づいて治療管理・療養指導を行い，麻薬を処方した場合に月1回算定
●難治性がん性疼痛緩和指導管理加算㊇	＋100点			◆難治性がん性疼痛緩和指導管理加算は，がん性疼痛緩和の専門的治療が必要な患者に，治療方針等を文書で説明した場合に1回に限り算定
●小児加算（15歳未満）	＋50点			
23. がん患者指導管理料㊇				◆「イ」：①緩和ケア研修修了医師及び専任看護師が，悪性腫瘍の患者に診断結果・治療方法を説明・相談した場合，②がん診療・看護の経験を
イ 診療方針等について文書等に	500点			

診療報酬点数一覧表〔医学管理等〕 943

より提供 ロ 心理的不安を軽減するための面接 ハ 抗悪性腫瘍剤の投薬・注射について文書により説明 ニ 医師が遺伝子検査の必要性等について文書により説明	435点 200点 174点 200点 174点 300点 261点			有する医師・専任の看護師等が入院外の末期悪性腫瘍の患者に対して診療方針等に関する意思決定の支援等を行った場合に，1回に限り算定 ◆「ロ」：医師，看護師又は公認心理師が，意思決定支援や情報提供など，患者の心理的不安軽減のための面接を行った場合，6回に限り算定 ◆「ハ」：医師又は専任の薬剤師が，抗悪性腫瘍剤の投薬・注射の前後に，薬剤の効能・効果，副作用等を患者に説明した場合，6回に限り算定 ◆「ニ」：乳癌・卵巣癌・卵管癌で遺伝性乳癌卵巣癌症候群が疑われる患者に対して，D006-18 BRCA1/2遺伝子検査（血液を検体とするもの）の実施前に文書で説明を行った場合に，患者1人につき1回に限り算定（D026検体検査判断料・遺伝カウンセリング加算と併算定不可）
24. 外来緩和ケア管理料⑱ ■特定地域（※1）（要件が満たせない場合に，所定点数に代えて算定） ●小児加算（15歳未満）	290点 252点 150点 131点 ＋150点	○	×	◆悪性腫瘍・後天性免疫不全症候群・末期心不全で，疼痛・倦怠感・呼吸困難等の身体症状，不安・抑うつなどの精神症状をもつ入院外の患者に対して，緩和ケアチームによる診療が行われた場合に月1回算定 ◆B001「22」がん性疼痛緩和指導管理料と併算定不可 ◆専任の常勤医師2名・常勤看護師1名・薬剤師の4名（チームが診療する患者が15人超の場合，いずれか1人は専従）の緩和ケアチーム設置
25. 移植後患者指導管理料⑱ イ 臓器移植後 ロ 造血幹細胞移植後	300点 261点 300点 261点	○	×	◆月1回算定。B000との併算定不可 ◆「イ」「ロ」それぞれに専任の常勤医師1名・常勤看護師（所定の研修を修了した者）1名・常勤薬剤師1名の移植チームの設置が要件
26. 植込型輸液ポンプ持続注入療法指導管理料 ●導入期加算	810点 ＋140点	○	×	◆植込型輸液ポンプ持続注入療法（髄腔内投与を含む）の指導管理を行った場合，月1回算定（プログラム変更の費用は所定点数に含まれる） ◆植込術の実施日から3月以内に行った場合に加算
27. 糖尿病透析予防指導管理料⑱ ■特定地域（※1）（要件が満たせない場合に，所定点数に代えて算定。高度急性期病院や400床超病院以外の医療機関が対象） ●高度腎機能障害患者指導加算⑱	350点 305点 175点 152点 ＋100点	○	×	◆月1回算定。B000，B001「9」，同「11」との併算定不可 ◆HbA1cがJDS値で6.1％以上（NGSP値で6.5％以上）又は内服薬やインスリン製剤を使用している糖尿病性腎症第2期以上の外来糖尿病患者（在宅療養患者，現に透析療法を行っている者を除く）が対象 ◆①専任の医師，看護師又は保健師，管理栄養士による透析予防診療チームの設置，②糖尿病教室等の実施，③1年間の当該指導管理料の算定患者数・状態の変化等の報告──が要件 ◆高度腎機能障害〔eGFRが45未満〕の患者に指導を行った場合に算定
28. 小児運動器疾患指導管理料	250点	○	×	◆20歳未満の運動器疾患の患者に医師（整形外科診療経験5年以上，小児運動器疾患の研修修了の常勤医）が療養指導した場合に6月に1回（初回算定日の属する月から6月以内は月1回）算定 ◆同一月にB001「5」小児科療養指導料と併算定不可
29. 乳腺炎重症化予防ケア・指導料⑱ イ 指導料1 ①初回 　　　　　　②2〜4回目 ロ 指導料2 ①初回 　　　　　　②2〜8回目	500点 150点 500点 200点	○	×	◆指導料1：乳腺炎が原因で母乳育児に困難がある患者に，医師又は助産師が乳腺炎の包括的ケア・指導を行った場合に，1分娩4回に限り算定 ◆指導料2：乳腺膿瘍切開術に伴い母乳育児に困難がある患者に，医師又は助産師が乳腺膿瘍切開創の感染予防管理，排膿促進，授乳指導，乳腺炎の包括的ケア・指導を行った場合に，1分娩8回に限り算定 ◆乳腺炎と母乳育児のケア・指導の経験5年以上の専任の助産師を配置
30. 婦人科特定疾患治療管理料⑱	250点	○	×	◆婦人科又は産婦人科標榜医療機関において，器質性月経困難症でホルモン剤を投与している入院外患者に対して，婦人科又は産婦人科担当医師が医学管理及び療養指導を行った場合に3月に1回算定 ◆初診料算定日，初診日から1月以内は算定不可
31. 腎代替療法指導管理料⑱ ◆医師は腎臓内科の経験をもつ常勤医師，看護師は腎臓病の看護の経験をもつ専任看護師であること	500点 435点	○	×	◆①慢性腎臓病（3月前までの直近2回のeGFRがいずれも30未満），②腎障害による急速な腎機能低下で不可逆的に慢性腎臓病に至ると判断──のいずれかに該当する入院外患者が対象 ◆医師と看護師が腎代替療法について指導を行い，治療方針等について説明・相談を行った場合に，患者1人につき2回に限り算定 ◆①C102在宅自己腹膜灌流指導管理料を年間12回以上算定，②腎移植の手続きを行った患者が前年度に3人以上──などが要件
32. 一般不妊治療管理料⑱	250点	○	×	◆一般不妊治療を行う入院外の不妊症患者及びパートナー（共に不妊症と診断された者）に対して3月に1回算定可。B001「33」生殖補助医療管理料と併算定不可。初診料算定日・算定月の指導の費用は初診料に包括
33. 生殖補助医療管理料⑱ イ 生殖補助医療管理料1 ロ 生殖補助医療管理料2	300点 250点	○	×	◆生殖補助医療を行う入院外の不妊症患者及びパートナー（共に不妊症と診断された者）に対して月1回算定可（開始日において女性の年齢が43歳未満に限る）。初診料算定日・算定月の指導の費用は初診料に包括
34. 二次性骨折予防継続管理料 イ 二次性骨折予防継続管理料1 ロ 二次性骨折予防継続管理料2 ハ 二次性骨折予防継続管理料3	1000点 750点 500点	× × ○	○ ○ ×	◆管理料1：大腿骨近位部骨折手術を行った入院患者に，二次性骨折予防を目的に骨粗鬆症の治療等を行った場合に入院中1回算定 ◆管理料2：他の医療機関で「管理料1」を算定した入院患者に，継続して骨粗鬆症の治療等を行った場合に入院中1回算定 ◆管理料3：「管理料1」の算定患者に，入院外で継続して骨粗鬆症の治療等を行った場合に，初回算定月から1年を限度に月1回算定

項目	点数			備考
35. アレルギー性鼻炎免疫療法治療管理料　イ　1月目	280点	○	×	◆アレルギー性鼻炎の入院外患者に対して，アレルゲン免疫療法による計画的な治療管理を行った場合に月1回算定
ロ　2月目以降	25点			◆「1月目」とは，初回の治療管理を行った月のこと
36. 下肢創傷処置管理料届	500点	○	×	◆下肢潰瘍を有する入院外患者に対して，J 000-2下肢創傷処置の算定月に月1回算定可．B 001「20」糖尿病合併症管理料と併算定不可
37. 慢性腎臓病透析予防指導管理料届		○	×	◆慢性腎臓病の外来通院患者（透析状態になることを予防する重点的指導管理を要する患者であり，糖尿病患者又は現に透析療法を行う患者を除く）に対して，透析予防診療チーム（医師，看護師又は保健師，管理栄養士）が，病期分類，食事・運動指導，生活習慣に関する指導等を個別に行った場合に月1回算定
イ　1年以内の期間	300点			
	261点			
ロ　1年超の期間	250点			
	218点			◆外来栄養食事指導料，集団栄養食事指導料を包括
B 001-2　小児科外来診療料（1日につき）〔感染〕		○	×	◆小児科（小児外科含む）標榜医療機関にて，外来患者（6歳未満の乳幼児）に対して診療を行った場合，1日につき算定（電話再診では算定不可）
1　院外処方箋交付　　初診時	604点			◆B 001-2-11小児かかりつけ診療料の算定患者，在宅療養指導管理料（C 100～C 121）の算定患者（他医療機関での算定患者含む），パリビズマブの投与日については算定不可（出来高で算定）
再診時	410点			
2　1以外の場合　　　初診時	721点			
再診時	528点			◆診療に係る費用〔初診料・再診料・外来診療料の時間外等加算・医療情報取得加算，初診料の機能強化加算・医療DX推進体制整備加算，医学管理等の「通則3～6」，B 001-2-2，B 001-2-5，B 001-2-6，B 010，B 011，C 000往診料（加算含む），「第14部その他」を除く〕を包括
◆対象患者については，原則として当該診療料を算定する				
◆当該医療機関で院内処方を行わない場合は（院外処方箋を交付していなくても）「1」で算定				◆初診料の時間外等加算は115点を減じた点数，再診料・外来診療料の時間外等加算は70点を減じた点数（乳幼児の加点分を減じた点数）で算定
●小児抗菌薬適正使用支援加算	＋80点			◆急性気道感染症・急性中耳炎・急性副鼻腔炎・急性下痢症の初診患者に，抗菌薬を使用せず，その説明や療養指導を行った場合に月1回算定
B 001-2-2　地域連携小児夜間・休日診療料届		○	×	◆小児科（小児外科含む）標榜医療機関にて，他院の医師と連携をとり，夜間・休日・深夜に6歳未満の小児に対して外来診療を行った場合に算定（電話再診では不可．家族への指導は患者を伴った場合のみ算定可）
地域連携小児夜間・休日診療料1	450点			◆他院の医師と当院の医師により，夜間・休日・深夜（予め地域に周知した時間）に6歳未満の小児を診療する体制が整備されていること
地域連携小児夜間・休日診療料2	600点			◆①他院の医師と当院の医師により，夜間・休日・深夜に6歳未満の小児を24時間診療する体制が整備されていること，②専ら小児科を担当する医師が常時1名以上配置されていること
B 001-2-3　乳幼児育児栄養指導料	130点	○	×	◆小児科（小児外科含む）標榜医療機関にて，初診時に，小児科担当医が3歳未満乳幼児に対する育児・栄養指導を行った場合に算定
	113点			
B 001-2-4　地域連携夜間・休日診療料届	200点	○	×	◆他院医師と当院医師により，夜間・休日・深夜（予め地域に周知した時間）にB 001-2-2の患者以外の患者に対して外来診療を行った場合に算定
B 001-2-5　院内トリアージ実施料届	300点	○	×(＊)	◆夜間・深夜・休日の救急外来患者（救急自動車等による緊急搬送を除く）に対して，専任医師又は専任看護師（救急医療の経験3年以上）が，院内トリアージ基準に基づいて診療の優先順位付けを行った場合に算定
（＊）直接入院した場合は○				
B 001-2-6　夜間休日救急搬送医学管理料	600点	○	×(＊)	◆第二次救急医療施設又は精神科救急医療施設において，診療時間外（土曜日以外は夜間に限る）・深夜・休日の救急自動車等による緊急搬送患者に対して，初診料の算定日に限り算定．B 001-2-5と併算定不可
（＊）直接入院した場合は○				
●精神科疾患患者等受入加算	＋400点			◆アルコール中毒を除く急性薬毒物中毒又は過去6月以内に精神科受診の既往がある患者に加算
●救急搬送看護体制加算1届	＋400点			◆①救急搬送患者：「1」年間1000件以上，「2」年間200件以上，②救急患者受入れに対応する専任看護師：「1」複数名配置，「2」配置
●救急搬送看護体制加算2届	＋200点			◆専任看護師はB 001-2-5院内トリアージ実施料の専任看護師と兼任可
B 001-2-7　外来リハビリテーション診療料〔感染〕		○	×	◆「1」は，1週間に2日以上（「2」は2週間に2日以上）疾患別リハビリテーション（H000～H003）を行う外来患者に対して，包括的にリハの指示を行った場合に，7日間（「2」は14日間）に1回に限り算定
外来リハビリテーション診療料1	73点			◆算定日から7日間（「2」は14日間）は診察がなくても疾患別リハが算定可．リハに係る初・再診料，外来診療料は算定不可
外来リハビリテーション診療料2	110点			
B 001-2-8　外来放射線照射診療料	297点	○	×	◆1週間に概ね5日間の放射線照射を行う外来患者に対し，放射線治療医（5年以上の経験者）が診察を行った場合に，7日間に1回に限り算定
届〔感染〕				◆算定日から7日間は医師の診察がなくても放射線照射が算定可
■算定日から7日以内に4日以上の放射線治療を予定していない場合は100分の50で算定				◆①放射線照射の実施時に放射線治療医（5年以上の経験者）が勤務していて，緊急の合併症等に対応できる連絡体制がとられていること，②専従の看護師・専従の診療放射線技師がそれぞれ1名以上勤務，③医療機器の安全管理・保守点検等を専ら担当する技術者が1名以上勤務
◆放射線照射に係る初・再診料，外来診療料は算定不可				
B 001-2-9　地域包括診療料（月1回）		○	×	◆在宅療養支援診療所（A 001の時間外対応加算1届出，常勤換算で2名以上の医師配置）又は許可病床200床未満の在宅療養支援病院（A 308-3地域包括ケア病棟入院料の届出）において，脂質異常症，高血圧症，糖尿病，慢性心不全，慢性腎臓病（慢性維持透析を行っていないものに限る），認知症のうち2以上を有する患者に月1回算定．院内処方が原則． 当該点数を算定した場合，内服薬7種類以上投薬の低減は適用されない
届〔感染〕				
1　地域包括診療料1	1660点			
2　地域包括診療料2	1600点			
◆「1」は外来診療から訪問診療				

への移行実績（直近1年間で10名以上等）を満たす場合に算定 ◆再診料の地域包括診療加算と併せての届出は不可			◆以下①～⑨を除き，診療に係る費用は包括：①再診料「注5～7」の時間外等加算・医療情報取得加算，②医学管理等の「**通則3～6**」，③B001-2-2，④B010，⑤B011，⑥在宅医療（C001，C001-2，C002，C002-2は除く→包括），⑦投薬（F100，F400は除く→包括），⑧「**第14部その他**」，⑨急性増悪時に実施した**550点以上の検査・画像診断・処置**
●薬剤適正使用連携加算	+30点		◆他の医療機関・介護老人保健施設に入院・入所した患者について，当該医療機関等と医薬品の適正使用に係る連携を行い，処方薬剤の種類数が減少した場合に，退院・退所月から2月目までに1回に限り算定
B001-2-10 認知症地域包括診療料 （月1回）〔感染〕 1　認知症地域包括診療料1 2　認知症地域包括診療料2 ◆B001-2-9「1」「2」の届出医療機関でそれぞれ算定	 1681点 1613点	○ ×	◆B001-2-9地域包括診療料の届出を行った在宅療養支援診療所・許可病床200床未満の在宅療養支援病院において算定 ◆「認知症以外に1以上の疾患を有する者」（1処方につき内服薬5種類以下，1処方につき抗うつ薬・抗精神病薬・抗不安薬・睡眠薬を合わせて3種類以下である者に限る）に指導・診療を行った場合に月1回算定 ◆その他の要件，包括項目はB001-2-9地域包括診療料と同じ
●薬剤適正使用連携加算	+30点		◆B001-2-9地域包括診療料の「薬剤適正使用連携加算」と同じ
B001-2-11 小児かかりつけ診療料 （1日につき）届〔感染〕 1　小児かかりつけ診療料1 　①処方箋を交付　　初診時 　　　　　　　　　再診時 　②処方箋を交付しない　初診時 　　　　　　　　　　再診時 2　小児かかりつけ診療料2 　①処方箋を交付　　初診時 　　　　　　　　　再診時 　②処方箋を交付しない　初診時 　　　　　　　　　　再診時	 652点 458点 769点 576点 641点 447点 758点 565点	○ ×	◆①専ら小児科又は小児外科を担当する常勤医師1名以上，②B001-2小児科外来診療料を算定，③A001の時間外対応加算1又は2の届出等が要件 ◆未就学児（6歳以上の場合は6歳未満から当該診療料を算定している者）の入院外患者に対して診療を行った場合に1日につき算定 ◆当該医療機関で院内処方を行わない場合は（院外処方箋を交付していなくても）「処方箋を交付しない場合」の点数を算定 ◆電話再診では算定不可。B001-2小児科外来診療料と併算定不可 ◆以下①～⑫を除き，診療に係る費用は包括：①初診料・再診料・外来診療料の時間外等加算・小児科特例加算・医療情報取得加算，②初診料の機能強化加算・医療DX推進体制整備加算，③医学管理等の「**通則3～6**」，④B001-2-2，⑤B001-2-5，⑥B001-2-6，⑦B009，⑧B009-2，⑨B010，⑩B011，⑪C000往診料（注1～3含む），⑫「**第14部その他**」
●小児抗菌薬適正使用支援加算	+80点		◆急性気道感染症・急性中耳炎・急性副鼻腔炎・急性下痢症の初診患者に，抗菌薬を使用せず，その説明や療養指導を行った場合に月1回算定
B001-2-12 外来腫瘍化学療法診療料届〔感染〕 1　外来腫瘍化学療法診療料1 　イ　抗悪性腫瘍剤投与 　　(1)　初回から3回目まで 　　(2)　4回目以降 　ロ　イ以外の治療管理 2　外来腫瘍化学療法診療料2 　イ　抗悪性腫瘍剤投与 　　(1)　初回から3回目まで 　　(2)　4回目以降 　ロ　イ以外の治療管理 3　外来腫瘍化学療法診療料3 　イ　抗悪性腫瘍剤投与 　　(1)　初回から3回目まで 　　(2)　4回目以降 　ロ　イ以外の治療管理 ◆退院日から7日以内の診療料は別に算定不可	 800点 450点 350点 600点 320点 220点 540点 280点 180点	○ ×	◆悪性腫瘍を主病とする入院外患者に対して，医師・看護師・薬剤師が共同して外来化学療法と治療管理を行った場合に算定 ◆診療料1～3の「イ」（抗悪性腫瘍剤投与）の(1)（初回から3回目）は**月3回**，同(2)（4回目以降）は**週1回**に限り算定。「ロ」は，抗悪性腫瘍剤投与以外の治療管理を行った場合に**週1回**に限り算定。「イ」と「ロ」はそれぞれ算定できるが，同一日に併算定不可 ◆初診料・再診料・外来診療料（乳幼児加算・時間外等加算・小児科特例加算・医療情報取得加算，医療DX推進体制整備加算を除く），B001「23」がん患者指導管理料「ハ」，C101在宅自己注射指導管理料と併算定不可 ◆**診療料1の要件**：①専用ベッドを有する治療室，②5年以上の化学療法の経験をもつ専任の常勤医師（緩和ケア研修会等の修了者）・看護師・常勤薬剤師が勤務（看護師は化学療法の実施時間帯に治療室に常時勤務），③専任の医師・看護師・薬剤師が院内に常時1人以上配置され，緊急の相談等に24時間対応できる連絡体制整備，④緊急の入院体制確保（他医療機関との連携でも可），⑤化学療法レジメンの妥当性を評価・承認する委員会開催，⑥B001「22」の届け出——等。 ◆**診療料2の要件**：①化学療法の経験をもつ専任の看護師が化学療法の実施時間帯に治療室に常時勤務，②専任の常勤薬剤師が勤務，③上記「診療料1の要件」①③④を満たしている——等。 ◆**診療料3の要件**：①緊急時に診察できる連携体制確保，②標榜時間外の電話等の問合せに応じる体制整備，③上記「診療料1の要件」①④を満たしている，④「診療料2の要件」①②を満たしている——等。
●小児加算	+200点		◆15歳未満の小児が対象
●連携充実加算届	+150点		◆「1」の「イ」の算定患者に，医師又は薬剤師が，副作用の発現状況や治療計画等を文書で提供して指導を行った場合に月1回算定可。
●がん薬物療法体制充実加算届	+100点		◆診療料1「イ」(1)の患者について，薬剤師が服薬状況・副作用等の情報収集・評価・処方の提案等を行った場合に月1回算定可
B001-3 生活習慣病管理料（Ⅰ） 1　脂質異常症 2　高血圧症 3　糖尿病 ◆同一医療機関において，算定する患者と算定しない患者の混在可	 610点 660点 760点	○ ×	◆診療所・許可病床200床未満の病院にて，**脂質異常症・高血圧症・糖尿病**を主病とする入院外患者に対して総合的治療管理を行った場合に月1回算定（初診料算定月は算定不可） ◆主病が糖尿病の場合，C101在宅自己注射指導管理料との併算定不可 【包括】再診料の外来管理加算，医学管理料等（B001「20」糖尿病合併症管理料，同「22」がん性疼痛緩和指導管理料，同「24」外来緩和ケア管理料，同「27」糖尿病透析予防指導管理料，同「37」慢性腎臓病透析予防指導管理料を除く），検査，注射，病理診断の費用
●血糖自己測定指導加算	+500点		◆インスリン製剤を使用していない2型糖尿病患者（HbA1cがJDS値で

項目	点数			備考
●外来データ提出加算㊋	+50点			8.0％以上，NGSP値で8.4％以上）に対して，血糖自己測定値に基づき指導した場合に年1回に限り加算 ◆（データ提出加算の届出を行っていない）届出医療機関で，診療報酬の請求状況や診療データを継続して厚生労働省に提出している場合に算定
B001-3-2 ニコチン依存症管理料㊋ 　1　ニコチン依存症管理料1 　　イ　初回 　　ロ　2回目から4回目まで 　　　(1)　対面 　　　(2)　情報通信機器 　　ハ　5回目 　2　ニコチン依存症管理料2（一連につき） ■過去1年間の当該管理料の平均継続回数が2回に満たない場合，100分の70で算定	 230点 184点 155点 180点 800点	○	×	◆初回算定日から12週間にわたり計5回の禁煙治療を行った場合に，「1」は5回に限り，「2」は一連につき初回時に1回に限り算定 ◆初回算定日から1年超でなければ再算定不可 ◆D200スパイログラフィー等検査「4」呼気ガス分析の費用を包括 ◆①スクリーニングテスト等でニコチン依存症と診断，②1日の喫煙本数×喫煙年数＝200以上（35歳以上の者），③文書で同意した患者が対象 ◆①禁煙治療の経験医師1名以上，②禁煙治療の専任看護職員1名以上，③呼気一酸化炭素濃度測定器，④禁煙成功率の報告──等が要件 ◆「1」の「ロ」の(2)を算定する場合は，A001再診料，A002外来診療料，C000往診料，C001在宅患者訪問診療料（Ⅰ），C001-2在宅患者訪問診療料（Ⅱ）は別に算定不可 ◆「2」についても，2回目～4回目の指導に情報通信機器の使用可
B001-3-3 生活習慣病管理料（Ⅱ） ◆初診料算定月は算定不可	333点 290点	○	×	◆診療所・許可病床200床未満の病院にて，脂質異常症・高血圧症・糖尿病を主病とする入院外患者に対して月1回算定 ◆主病が糖尿病の場合，C101在宅自己注射指導管理料との併算定不可
●血糖自己測定指導加算（年1回に限り算定）	+500点			◆【包括】再診料の外来管理加算，医学管理等（B001「9」「11」「20」「22」「24」「27」「37」，B001-3-2，B001-9，B005-14，B009，B009-2，B010，B010-2，B011，B011-3を除く）
●外来データ提出加算㊋	+50点			◆情報通信機器を用いた場合と包括規定以外はB001-3と同じ
B001-4 手術前医学管理料 ■同一月にD208心電図検査を算定した場合：100分の90で算定 ◆特定入院料，D027基本的検体検査判断料と併算定不可	1192点	○	○	◆術前検査に基づく医学管理を行い，手術時に硬膜外麻酔，脊椎麻酔，閉鎖循環式全身麻酔を行った場合に，月1回算定 ◆包括されている写真撮影・診断と同時に同一方法で2枚以上の撮影・診断を行った場合，2枚目から5枚目までの写真撮影・診断料はそれぞれ100分の50で算定可（6枚目以降は算定不可） 【包括】検査・画像診断の一部（p.302）（手術前1週間以内に行ったものに限る）。当該期間内2回目以降は別に算定可
B001-5 手術後医学管理料（1日につき） 　1　病院の場合 　2　診療所の場合 ■同一手術で同一月にB001-4手術前医学管理料を算定した場合：100分の95で算定	 1188点 1056点	×	○	◆病院（療養病床・結核病棟・精神病棟を除く），診療所（療養病床を除く）の入院患者につき，入院日から10日以内に行った閉鎖循環式全身麻酔を伴う手術の翌日から3日に限り，1日につき算定 ◆同一医療機関において，算定する患者と算定しない患者の混在不可 ◆A300救命救急入院料，A301特定集中治療室管理料の届出医療機関では算定不可。特定入院料，D027基本的検体検査判断料との併算定不可 【包括】検査の一部（p.303）（手術翌日から3日以内に行ったものに限る）
B001-6 肺血栓塞栓症予防管理料 ◆予防処置の費用（機器，材料費含む）は所定点数に含まれる	305点	×	○	◆病院（療養病棟を除く。結核病棟では手術患者，精神病棟では治療上の必要から身体拘束が行われている患者に限る），診療所（療養病床を除く）の入院患者に肺血栓塞栓症予防のため弾性ストッキング又は間歇的空気圧迫装置で医学管理を行った場合に，入院中1回に限り算定
B001-7 リンパ浮腫指導管理料 ◆①鼠径部・骨盤部・腋窩部のリンパ節郭清を伴う悪性腫瘍手術を行った入院患者，②原発性リンパ浮腫と診断された入院患者が対象	100点	×	○	◆①は手術施行月・その前月・翌月のいずれか，②は診断月・その翌月のいずれかに，医師又は看護師・理学療法士・作業療法士がリンパ浮腫の重症化等を抑制するための指導を行った場合に入院中1回に限り算定
		○	×	◆入院中に当該管理料を算定した患者に対し，当該医療機関又はB005-6「注1」に規定する地域連携診療計画に基づく治療を担う医療機関（当該患者にB005-6-2がん治療連携指導料を算定した場合に限る）で，退院月又は翌月の外来受診時に指導を行った場合，1回に限り算定
B001-8 臍ヘルニア圧迫指導管理料	100点	○	○	◆1歳未満の乳児で臍ヘルニアの患者の家族に，医師が療養上の指導を行った場合，1回に限り算定
B001-9 療養・就労両立支援指導料 　1　初回 　2　2回目以降	 800点 696点 400点 348点	○	×	◆悪性腫瘍，脳梗塞・脳出血・くも膜下出血その他の急性発症した脳血管疾患，肝疾患（経過が慢性なもの），心疾患，糖尿病，若年性認知症，指定難病──の入院外患者が対象 ◆就労状況を踏まえた療養指導を行い，事業場の産業医・衛生管理者等に対して，就労と治療の両立に必要な情報を提供した場合に月1回算定 ◆「2」は初回算定月又はその翌月から3月を限度に月1回算定
●相談支援加算㊋	+50点			◆届出医療機関において，専任の看護師，社会福祉士，精神保健福祉士，公認心理師が療養指導に同席し，相談支援を行った場合に算定
B002 開放型病院共同指導料（Ⅰ）	350点	○	×	◆開放型病院に患者を紹介して入院させた保険医が開放型病院に赴いて共同指導を行った場合に，保険医の側が1日につき算定 ◆初診・再診料，C000，C001，C001-2は別に算定不可
B003 開放型病院共同指導料（Ⅱ）㊋	220点	×	○	◆紹介患者を入院させた開放型病院が，紹介元の保険医と共同指導を行った場合に，開放型病院の側が1日につき算定 ◆紹介元の保険医が（Ⅰ）を算定した場合に，開放型病院にて算定
B004 退院時共同指導料1		○	×	◆医療機関の入院患者について，退院後の在宅療養担当医療機関の医師又

項目	点数			備考
1　在宅療養支援診療所届（p.1347）の場合	1500点			は医師の指示を受けた看護師・薬剤師等（※2）が，**入院医療機関**の医師又は看護師・薬剤師等と共同して退院後の在宅療養指導を行い，文書により情報提供した場合に，**在宅療養担当医療機関**において入院中1回に限り算定（末期の悪性腫瘍患者等については2回算定可。その場合，1回は両医療機関の医師，看護師又は准看護師が共同指導すること）
2　1以外の場合	900点			
◆ビデオ通話機器による共同指導でも算定可				
				◆初診・再診料，B002，C000，C001，C001-2は別に算定不可
●特別管理指導加算	＋200点			◆特別な管理を要する状態等にある場合（p.311）に加算
B005　退院時共同指導料2	400点	×	○	◆入院患者について，**入院医療機関**の医師又は看護師・薬剤師等（※2）が，退院後の**在宅療養担当医療機関**の医師もしくは医師の指示を受けた看護師・薬剤師等又は**訪問看護ステーション**の看護師等（准看護師除く）・理学療法士・作業療法士・言語聴覚士と共同して退院後の在宅療養指導を行い，文書により情報提供した場合に，**入院医療機関**において入院中1回に限り算定（末期の悪性腫瘍患者等については2回算定可。その場合，1回は両医療機関の医師，看護師又は准看護師が共同指導すること）
◆ビデオ通話機器による共同指導でも算定可				
◆B003開放型病院共同指導料（Ⅱ）との併算定不可				
				◆A246入退院支援加算の算定患者の場合，退院支援計画を策定・説明・文書提供し，退院後の在宅療養担当医療機関と共有することが要件
●医師共同指導加算	＋300点			◆入院医療機関の医師が在宅療養担当医療機関の医師と共同で指導した場合に算定。下記「多機関共同指導加算」を算定する場合は算定不可
●多機関共同指導加算	＋2000点			◆入院医療機関の医師又は看護師等が，在宅療養担当医療機関の医師・看護師等，歯科医師・歯科衛生士，保険薬局の薬剤師，訪問看護ステーションの看護師等（准看護師除く）・理学療法士・作業療法士・言語聴覚士，介護支援専門員，相談支援専門員の3者以上と共同指導した場合に算定
B005-1-2　介護支援等連携指導料	400点	×	○	◆入院患者の退院後の介護サービス等について，医師・看護師・社会福祉士等が介護支援専門員又は相談支援専門員と共同して指導した場合に，入院中2回に限り算定
◆ビデオ通話機器による共同指導でも算定可				◆B005の「注3」多機関共同指導加算（介護支援専門員又は相談支援専門員と共同して指導を行った場合に限る）との併算定不可
B005-1-3　介護保険リハビリテーション移行支援料	500点	○	×	◆維持期のリハビリ患者（H001・H001-2・H002の「注5」の患者）に対し，看護師・社会福祉士等が介護支援専門員等と連携してケアプランを作成し，介護保険のリハビリに移行させた場合に，1回に限り算定
B005-4　ハイリスク妊産婦共同管理料（Ⅰ）届	800点	○	×	◆産科・産婦人科標榜の届出医療機関にて，患者の紹介先病院（A236-2ハイリスク妊娠管理加算又はA237ハイリスク分娩管理加算の届出病院）に赴き，入院患者〔合併症（p.315）を有している妊婦・妊産婦〕に対してハイリスク妊娠・分娩に関する医学管理を紹介先病院医師と共同で行った場合に，紹介元医療機関で1回に限り算定
◆再診料・外来診療料・往診料・在宅患者訪問診療料（Ⅰ）「1」と併算定不可				
B005-5　ハイリスク妊産婦共同管理料（Ⅱ）届	500点	×	○	◆A236-2又はA237の届出病院にて，産科・産婦人科標榜の届出医療機関から紹介された入院患者〔合併症（p.315）を有している妊婦・妊産婦〕に対して，ハイリスク妊娠・分娩に関する医学管理を紹介元医療機関の医師と共同して行った場合に，紹介先病院で1回に限り算定
B005-6　がん治療連携計画策定料届				◆「1」は，がん診療連携拠点病院等が計画策定病院として，入院中又は退院日から30日以内に治療計画を策定し，患者に説明・文書提供するとともに，退院時又は退院日から30日以内に他院に診療情報を文書提供した場合に，退院時又は退院日から30日以内に1回に限り算定
1　がん治療連携計画策定料1	750点	○	○	
2　がん治療連携計画策定料2	300点 261点	○	×	◆「2」は，「1」の算定患者であり，かつ，他院でB005-6-2がん治療連携指導料を算定している患者について，他院からの紹介により診療し治療計画を変更した場合に，月1回に限り算定
◆B009診療情報提供料（Ⅰ）は包括				◆B003開放型病院共同指導料（Ⅱ），B005退院時共同指導料2，A246「注4」とB009「注16」の地域連携診療計画加算は別に算定不可
B005-6-2　がん治療連携指導料届	300点	○	×	◆B005-6を算定した患者に地域連携診療計画に基づく治療を行い，計画策定病院に文書により情報提供を行った場合に算定
◆B009，B011は包括				◆A246「注4」とB009「注16」の地域連携診療計画加算は別に算定不可
B005-6-3　がん治療連携管理料		○	×	◆他院から紹介された悪性腫瘍の患者（最終的に悪性腫瘍と診断された疑い患者含む）に対して化学療法又は放射線治療を行った場合に，1人につき1回に限り算定。「3」は小児の悪性腫瘍の患者が対象
1　がん診療連携拠点病院	500点			
2　地域がん診療病院	300点			
3　小児がん拠点病院	750点			◆A232がん拠点病院加算との併算定不可
B005-6-4　外来がん患者在宅連携指導料	500点 435点	○	×	◆B001「24」外来緩和ケア管理料，注射の部の外来化学療法加算2の届出医療機関で，外来で化学療法・緩和ケアを行う進行がんの患者を，在宅で緩和ケアを行う他医療機関に文書で紹介した場合に1回に限り算定
◆B009診療情報提供料（Ⅰ）は包括				
B005-7　認知症専門診断管理料		○	×	◆「1」は，基幹型・地域型・連携型認知症疾患医療センターが，他院からの紹介患者（入院外患者又は療養病棟入院患者）の認知症鑑別診断を行って療養方針を決定し，患者に説明・文書提供するとともに，紹介元医療機関に診療情報提供を行った場合に，1人1回に限り算定
1　認知症専門診断管理料1				
イ　基幹型又は地域型の場合	700点			
ロ　連携型の場合	500点			
2　認知症専門診断管理料2				◆「2」は，基幹型，地域型又は連携型認知症疾患医療センターが，他院からの紹介患者であって認知症の症状が増悪した者（入院外患者又は療養病棟入院患者）に対して，今後の療養計画等を説明・文書提供し，紹介元医療機関に診療情報提供を行った場合に，3月に1回に限り算定
イ　基幹形又は地域型の場合	300点			
ロ　連携型の場合	280点			
◆B009，B011は包括				

項目	点数			算定要件
				◆B000特定疾患療養管理料は別に算定不可
B005-7-2 認知症療養指導料 　1　認知症療養指導料1 　2　認知症療養指導料2 　3　認知症療養指導料3 ◆B009, B011は包括 ◆B000特定疾患療養管理料, I002通院・在宅精神療法は別に算定不可	350点 300点 300点	○	○	◆「1」は, 当院の紹介で他医療機関で認知症鑑別診断を受けたB005-7認知症専門診断管理料1の算定患者（入院外患者又は療養病棟入院患者）に対して, 認知症治療を行い, 他医療機関に診療情報提供をした場合に, 治療月を含めて6月に限り, 月1回算定 ◆「2」は, 当院の紹介により他医療機関でB005-7-3認知症サポート指導料を算定した入院外患者に対して, 認知症治療を行い, 他医療機関に診療情報提供をした場合に, 治療月を含めて6月に限り, 月1回算定 ◆「3」は, 新たに認知症と診断又は認知症の病状が悪化した入院外患者に対して, 認知症療養計画を作成したうえで患者・家族等に説明し, 治療を行った場合に, 治療月を含めて6月に限り, 月1回算定
B005-7-3 認知症サポート指導料 ◆B009, B011は包括	450点	○	×	◆認知症サポート医（地域で認知症患者支援体制の確保に協力）が, 他の医療機関から紹介された認知症患者について, 療養指導を行うとともに, 紹介元の医療機関に文書で助言を行った場合に, 6月に1回に限り算定
B005-8 肝炎インターフェロン治療計画料 届	700点 609点	○	○	◆長期継続的なインターフェロン治療が必要な肝炎患者に対し治療計画を作成し, 連携医療機関に文書で情報提供を行った場合に算定 ◆入院患者については退院時に算定。B009診療情報提供料（I）は包括
B005-9 外来排尿自立指導料 届 ◆C106在宅自己導尿指導管理料と併算定不可	200点	○	×	◆当該医療機関の入院中にA251排尿自立支援加算を算定した入院外患者で, 尿道カテーテル抜去後に下部尿路機能障害を有する（又は見込まれる）者に対して, 多職種からなる排尿ケアチームが包括的な排尿ケアを行った場合に, 週1回, A251の算定期間と通算して12週を限度に算定
B005-10 ハイリスク妊産婦連携指導料1 届 ◆B005-10-2, B009と併算定不可	1000点	○	×	◆産科又は産婦人科標榜医療機関で, 精神疾患を有する又は精神疾患が疑われる妊婦又は出産後2月以内の入院外患者に対して, 産科又は産婦人科の担当医・保健師・助産師・看護師が共同して, 精神科又は心療内科と連携して診療・療養指導を行った場合に, 月1回算定
B005-10-2 ハイリスク妊産婦連携指導料2 届 ◆B005-10, B009, B011と併算定不可	750点	○	×	◆精神科又は心療内科標榜医療機関で, 精神疾患を有する又は疑われる妊婦又は出産後6月以内の患者に対して, 精神科又は心療内科の担当医が, 産科・産婦人科と連携して診療・療養指導を行った場合に月1回算定
B005-11 遠隔連携診療料 　1　診断を目的とする場合 　2　その他の場合 ◆事前の情報提供についてB009は算定不可	750点 500点	○	×	◆「1」は, 指定難病・てんかん（外傷性及び知的障害を有する者に係るものを含む）の疑いのある入院外患者に対して, 難病・てんかんの専門的診療を行う医療機関の医師と情報通信機器により連携して診療を行った場合に, 診断確定までの間に3月に1回算定 ◆「2」は, 指定難病・てんかん（知的障害を有する者に限る）の治療を目的として, 他医療機関の医師と遠隔連携診療を行った場合に, 1年を限度に3月に1回算定
B005-12 こころの連携指導料（Ⅰ）届 ◆初回診療等の情報提供につき, B009は別に算定不可	350点	○	×	◆地域社会からの孤立等で精神疾患増悪のおそれがある入院外患者, 精神科又は心療内科担当医による療養指導が必要と判断された入院外患者に対して診療及び指導を行い, 精神科又は心療内科標榜医療機関に診療情報提供等を行った場合に, 初回算定月から1年を限度に月1回算定
B005-13 こころの連携指導料（Ⅱ）届 ◆初回診療等の情報提供につき, B009, B011は別に算定不可	500点	○	×	◆こころの連携指導料（Ⅰ）を算定して当該医療機関に紹介された入院外患者に対して, 精神科又は心療内科の担当医が診療及び指導を行い, 紹介した医師に対して診療情報提供等を行った場合に, 初回算定月から1年を限度に月1回算定
B005-14 プログラム医療機器等指導管理料 届	90点	○	×	◆主に患者自らが使用するプログラム医療機器等（特定保険医療材料）の使用に係る指導・医学管理を行った場合に月1回算定
●導入期加算	+50点			◆初回の指導管理を行った月に限り算定
B006 救急救命管理料 〔感染〕	500点	○	○	◆患者発生現場に救急救命士が赴いて処置等を行った場合で, 医師が当該救急救命士に指示を行った場合に算定（救急救命士の処置等は包括）
B006-3 退院時リハビリテーション指導料	300点	×	○	◆退院時に患者・家族等に対して, 在宅におけるリハビリ訓練等の指導を行った場合に, 退院日1回に限り算定。同一日にB005と併算定不可
B007 退院前訪問指導料 （交通費は患家負担）	580点	×	○	◆入院見込期間1月超の患者につき, 入院中（外泊時含む）又は退院日に患家を訪問し, 退院後の在宅療養指導を行った場合に入院中1回〔入院後早期（14日以内）に指導の必要性が認められる場合は2回〕に限り算定 ◆医師・看護師等が配置されている施設への入所は対象外
B007-2 退院後訪問指導料 〔感染〕 （交通費は患家負担）	580点	○	×	◆在宅悪性腫瘍患者や認知症患者等（p.326）の在宅療養移行・継続のために, 入院医療機関の医師又は保健師・助産師・看護師が, 退院日から1月以内に患家等を訪問して療養指導を行った場合に, 5回を限度として算定 ◆同一月にI016と併算定不可。同一日にC000, C001, C001-2, C005, C005-1-2, C013, I012と併算定不可
●訪問看護同行加算	+20点			◆訪問看護ステーション又は他の医療機関の保健師・助産師・看護師・准看護師と同行した場合に, 退院後1回に限り算定
B008 薬剤管理指導料 届 　1　安全管理が必要な医薬品を投薬・注射されている患者	380点	×	○	◆届出病院・有床診療所（常勤薬剤師2人以上, 医薬品情報管理室設置等）で, 薬剤師が入院患者に投薬・注射・薬学的管理指導を行った場合に, 週1回, 月4回を限度に算定。「1」は抗悪性腫瘍剤, 免疫抑制剤, 不

診療報酬点数一覧表〔医学管理等〕 949

項目	点数			内容
2 「1」以外の患者	325点			整脈用剤等（p.327）を投薬・注射されている患者が対象
●麻薬管理指導加算	+50点			◆F 500調剤技術基本料との併算定不可
B008-2 薬剤総合評価調整管理料	250点 218点	○	×	◆6種類以上の内服薬（頓服薬除く）を4週間以上処方されていた入院外患者に対して，処方内容を評価・調整して2種類以上減少した場合（その状態が4週間以上継続すると見込まれる場合）に，月1回に限り算定
●連携管理加算	+50点			◆別の医療機関又は保険薬局に，照会又は情報提供を行った場合に算定 ◆同一日にB 009（他医療機関への紹介に限る）と併算定不可
B009 診療情報提供料（Ⅰ） ◆「特別の関係」にある機関又は同一開設主体への情報提供では算定不可	250点	○	○	◆医療機関が診療に基づき患者の同意を得て，①別の保険医療機関，②介護老人保健施設・介護医療院，③認知症に関する専門の医療機関等――に対して診療状況を示す文書を添えて患者の紹介を行った場合に，患者1人につき月1回算定（①の場合は紹介先医療機関ごとに算定） ◆医療機関が診療に基づき患者の同意を得て，①市町村（患者居住地），②指定居宅介護支援事業者等，③保険薬局，④精神障害者施設・介護老人保健施設，⑤学校医等（大学を除く）――に対して診療状況を示す文書を添えて必要な情報を提供した場合に，患者1人につき月1回算定 ◆医療機関Aに検査・画像診断の設備がなく，他の医療機関Bに検査・画像診断を依頼した場合も算定可。Bが判読も含めて依頼され，その結果をAに文書により回答した場合には，Bにおいても算定可
●退院患者紹介加算	+200点	×	○	◆退院日の属する月又はその翌月に，①別の保険医療機関，②精神障害者施設，③介護老人保健施設，④介護医療院に対して，検査結果，退院後の治療計画など必要な情報を添付して紹介した場合に加算
●ハイリスク妊婦紹介加算	+200点	○	○	◆B 005-4ハイリスク妊産婦共同管理料（Ⅰ）の届出医療機関が，検査結果や画像情報等を添付して，別のハイリスク妊産婦共同管理料（Ⅰ）の届出医療機関に対して紹介した場合に，当該患者の妊娠中1回に限り算定
●認知症専門医療機関紹介加算	+100点	○	○	◆認知症の疑いのある患者の鑑別診断等のために，専門医療機関に文書を添えて紹介した場合に算定
●認知症専門医療機関連携加算	+50点	○	×	◆B 005-7認知症専門診断管理料2を算定する認知症専門医療機関で鑑別診断を行って認知症と診断された患者について，症状増悪等で連携医療機関から当該専門医療機関に文書で紹介を行った場合に算定
●精神科医連携加算	+200点	○	×	◆精神科以外の医療機関が，入院外患者について，うつ病等の精神障害の疑いにより，精神科標榜医療機関に受診予約を行い紹介した場合に算定
●肝炎インターフェロン治療連携加算	+50点	○	×	◆治療計画に基づく長期継続的なインターフェロン治療の必要な肝炎の患者について，専門医療機関に文書で紹介を行った場合に算定
●歯科医療機関連携加算1	+100点	○	○	◆①歯科を標榜していない病院が手術前に周術期口腔機能管理のために歯科標榜医療機関に情報提供した場合，②在支診・在支病が歯科訪問診療の必要から在宅歯科医療を行う医療機関に情報提供した場合に算定
●歯科医療機関連携加算2	+100点	○	○	◆（上記「加算1」の①のケースで）周術期等口腔機能管理の必要から，歯科医療機関に受診予約をとったうえで患者を紹介した場合に算定
●地域連携診療計画加算(届)	+50点	○	×	◆A 246入退院支援加算「注4」地域連携診療計画加算を算定して連携医療機関を退院した患者（入院外の患者）について，当該連携医療機関に対して文書で情報提供した場合に算定
●療養情報提供加算	+50点	○	×	◆在宅療養担当医療機関が，患者が入院・入所する医療機関・介護老人保健施設・介護医療院に対して，訪問看護ステーションから得た療養に係る情報を添付して紹介を行った場合に算定
●検査・画像情報提供加算(届) イ 退院患者の場合 ロ 入院外の患者の場合	 +200点 +30点	 × ○	 ○ ×	◆検査結果，画像情報，画像診断の所見，投薬・注射の内容，退院時要約など主要な診療記録を，電子的方法で閲覧可能な形式で提供した場合又は電子的な送受に添付した場合に算定
B009-2 電子的診療情報評価料(届)	30点	○	○	◆別の医療機関からの紹介患者に係る検査結果，画像情報，画像診断の所見，投薬・注射の内容，退院時要約など主要な診療記録を電子的方法で閲覧又は受信し，診療に活用した場合に算定
B010 診療情報提供料（Ⅱ）	500点	○	○	◆医療機関が，治療法の選択等に関して他の医療機関の医師の意見（セカンドオピニオン）を求める患者・家族の要望を受けて，診療状況を示す文書を患者・家族に提供した場合に，月1回に限り算定
B010-2 診療情報連携共有料	120点	○	○	◆慢性疾患等を有する患者について，歯科医療機関の求めに応じて，検査結果や投薬内容等の情報提供を行った場合に，3月に1回に限り算定
B011 連携強化診療情報提供料 ◆患者1人につき，提供医療機関ごとに月1回算定 ◆初診料算定日は算定不可。ただし次回受診日の予約を行った場合は算定可 ◆特別の関係にある医療機関への情報提供は算定不可 ◆B 009（同一医療機関への紹介に	150点	○	○	◆敷地内禁煙の医療機関（A）で，かかりつけ医機能をもつ医療機関（B）からの紹介患者を診療し，紹介元（B）に情報提供した場合に，（A）が月1回算定 ◆敷地内禁煙の紹介受診重点医療機関（C）で，他院（許可病床200床未満の病院又は診療所）（D）からの紹介患者を診療し，紹介元（D）に診療情報提供した場合に，（C）が月1回算定 ◆敷地内禁煙でかかりつけ医機能をもつ医療機関（E）で，他院（F）からの紹介患者を診療し，紹介元（F）に情報提供した場合に，（E）が月1回算定 ◆敷地内禁煙の難病診療連携拠点病院・難病診療分野別拠点病院・てんか

項目	点数			内容
限る）と同一月の併算定不可 ◆「かかりつけ医機能をもつ医療機関」とは，A001再診料の地域包括診療加算，B001-2-9地域包括診療料，B001-2-11小児かかりつけ診療料，C002・C002-2在宅時医学総合管理料・施設入居時等医学総合管理料（在宅療養支援診療所又は在宅療養支援病院）のいずれかの届出医療機関				ん支援拠点病院（G）で，他院（H）から紹介された指定難病の患者又はてんかんの患者（疑われる患者を含む）を診療し，紹介元（H）に情報提供した場合に，（G）が月1回算定 ◆敷地内禁煙の医療機関（I）で，他院（J）から紹介された妊娠患者を診療し，紹介元（J）に情報提供した場合に，（I）が3月に1回算定 ◆妊娠患者の診療体制が整備された医療機関（K）で，産科・産婦人科標榜医療機関（L）から紹介された妊娠患者につき頻回の情報提供の必要を認め，紹介元（L）に情報提供した場合に，（K）が月1回算定 ◆産科・産婦人科を標榜する妊娠患者の診療体制が整備された医療機関（M）で，他院（N）から紹介された妊娠患者につき頻回の情報提供の必要を認め，紹介元（N）に情報提供した場合に，（M）が月1回算定
B011-3 薬剤情報提供料	4点	○	×	◆外来患者に対して，処方薬剤の情報を文書（薬袋等への記載も含む）で提供した場合に，月1回算定（院外処方では算定不可） ◆同一薬剤でも，投与目的（効能・効果）が異なる場合は別に算定可 ◆処方内容変更の場合はそのつど算定可（処方日数変更のみでは算定不可）
●手帳記載加算	＋3点	○	×	薬剤の名称を手帳（「お薬手帳」）に記載した場合に，月1回算定
B011-4 医療機器安全管理料 届 1 臨床工学技士配置／生命維持管理装置使用（1月につき） 2 放射線治療機器の管理体制備／放射線治療計画策定（一連につき）	100点 1100点	○	○	◆「1」は，生命維持管理装置等の管理を行う常勤臨床工学技士を1名以上配置。生命維持管理装置を用いて治療を行った場合に月1回算定 ◆「2」は，放射線治療を専ら担当する常勤の医師又は歯科医師を1名以上配置。高エネルギー放射線治療装置（直線加速器）・ガンマナイフ装置の管理体制が整備され，放射線治療計画に基づいて治療を行った場合に一連につき照射初日に1回算定
B011-5 がんゲノムプロファイリング評価提供料	12000点	○	○	◆D006-19がんゲノムプロファイリング検査で得た包括的なゲノムプロファイルの結果について，多職種による検討会で検討したうえで患者に提供し，治療方針等を文書で説明した場合に，患者1人1回に限り算定
B011-6 栄養情報連携料 ◆B005退院時共同指導料2は別に算定不可	70点	×	○	他の医療機関・介護保険施設等に転院・入所する患者（入院栄養食事指導料の算定患者）について，入院医療機関の管理栄養士と転院・入所先の医師・管理栄養士と情報共有した場合に，入院中1回に限り算定
B012 傷病手当金意見書交付料	100点	○	○	◆健康保険法99条1項の意見書交付のつど算定。遺族への交付も可
■結核診断書交付	100点	○	○	◆感染症法37条（結核患者の入院），37条の2（結核患者の適正医療）の診断書交付のつど算定。遺族への交付も可
■結核申請手続協力	100点	○	○	◆被保険者に限る（被用者保険の家族は算定不可）
B013 療養費同意書交付料	100点	○	○	◆健康保険法87条の療養費（柔道整復以外の施術）に係る同意書を交付
B014 退院時薬剤情報管理指導料	90点	×	○	◆入院中の主な使用薬剤に関して患者の手帳に記載し退院後の服用等を指導した場合に退院日1回に限り算定。同一日にB005と併算定不可
●退院時薬剤情報連携加算	＋60点			◆入院前の内服薬を変更・中止した患者の退院時に，その理由や変更後の状況等を保険薬局に文書で情報提供した場合に退院日1回に限り算定
B015 精神科退院時共同指導料 届 1 精神科退院時共同指導料1（外来を担う保険医療機関又は在宅療養担当医療機関） 　イ 精神科退院時共同指導料（Ⅰ） 　ロ 精神科退院時共同指導料（Ⅱ） 2 精神科退院時共同指導料2（入院医療を提供する保険医療機関） ◆ビデオ通話機器による共同指導でも算定可	 1500点 900点 700点	×	○	◆精神病棟の入院患者に対して，地域の外来・在宅担当医療機関（精神科又は心療内科を標榜する医療機関）の多職種チームと，入院医療機関（精神科を標榜する病院）の多職種チームが，退院後の療養等について共同指導等を行った場合に，外来・在宅担当医療機関は「1」を，入院医療機関は「2」を，入院中1回に限り算定 ◆【対象患者】「1」「イ」：措置入院患者等，「1」「ロ」：重点的な支援を要する患者，「2」：措置入院患者等及び重点的な支援を要する患者 ◆【多職種チーム】①精神科医師，②保健師又は看護師，③精神保健福祉士〔必要に応じて，薬剤師，作業療法士，公認心理師，訪問看護ステーションの看護師等又は作業療法士，市町村又は都道府県の担当者等〕──「1」「ロ」の外来・在宅担当医療機関は，上記①と②はいずれかで可 ◆「1」については，初診料，再診料，外来診療料，B002，B004，C000，C001，C001-2と併算定不可 ◆「2」については，B003，B005，I011と併算定不可

※1 特定地域：医療従事者の確保が困難かつ医療機関が少ない指定地域（告示3別表第6の2，p.1309）
※2 保健師，助産師，看護師，准看護師，薬剤師，管理栄養士，理学療法士，作業療法士，言語聴覚士，社会福祉士

7. 在宅医療

《第1節 在宅患者診療・指導料》

【通則】（1）下記項目の同一日の併算定は不可（「特別の関係」にある他の医療機関においても併算定不可。ただし，訪問診療等のあとの病状急変による往診の場合は算定可）

C000 往診料	C006 在宅患者訪問リハビリテーション指導管理料
C001 在宅患者訪問診療料（Ⅰ）	C008 在宅患者訪問薬剤管理指導料
C001-2 在宅患者訪問診療料（Ⅱ）	C009 在宅患者訪問栄養食事指導料
C005 在宅患者訪問看護・指導料	I012 精神科訪問看護・指導料
C005-1-2 同一建物居住者訪問看護・指導料	

(2) 「在宅療養患者」とは，医療機関・介護老人保健施設・介護医療院で療養を行っている患者以外の患者。
(3) 患家訪問に要した交通費は患家の負担とする。
(4) 医師の指示に基づき訪問看護ステーション等の看護師等が点滴・処置等を実施した場合，薬剤・特定保険医療材料の費用は，在宅医療の部の薬剤料・特定保険医療材料料により，当該医療機関において算定する。

加算項目	点数	要件
通則5 外来感染対策向上加算	＋6点	◆届出診療所（A234-2感染対策向上加算を届け出ていないこと）で月1回算定可 ◆感染防止対策部門の設置，院内感染管理者の配置，マニュアル作成等が要件
発熱患者等対応加算	＋20点	◆発熱その他感染症を疑わせる患者の場合にさらに算定可
通則6 連携強化加算	＋3点	◆届出診療所で，「通則5」外来感染対策向上加算を算定する場合に月1回算定可 ◆A234-2感染対策向上加算1の届出医療機関との連携体制などが要件
通則7 サーベイランス強化加算	＋1点	◆届出診療所で，「通則5」外来感染対策向上加算を算定する場合に月1回算定可 ◆地域や全国のサーベイランスに参加していることなどが要件
通則8 抗菌薬適正使用体制加算	＋5点	◆届出診療所で，「通則5」外来感染対策向上加算を算定する場合に月1回算定可 ◆①抗菌薬使用状況をモニタリングするサーベイランスに参加，②直近6か月に使用した抗菌薬のうちAccess抗菌薬の使用比率が60％以上又は①のサーベイランス参加診療所全体の上位30％以内──が要件

※ 外来感染対策向上加算は，C001在宅患者訪問診療料（Ⅰ），C001-2在宅患者訪問診療料（Ⅱ），C005在宅患者訪問看護・指導料，C005-1-2同一建物居住者訪問看護・指導料，C005-2在宅患者訪問点滴注射管理指導料，C006在宅患者訪問リハビリテーション指導管理料，C008在宅患者訪問薬剤管理指導料，C009在宅患者訪問栄養食事指導料，C011在宅患者緊急時等カンファレンス料──を算定した場合に算定可
※ 以下の一覧表において，「通則5」～「通則8」の対象に〔感染〕と表記

項　目	点　数	要件
C000 往診料	720点	◆患者・家族等から医療機関に電話等で直接往診を求め，医療機関の医師が往診の必要性を認めて可及的速やかに患家に赴き診療を行った場合に算定する（定期的・計画的に訪問する場合は対象外） ◆往診・訪問診療後，患者・家族等が単に薬剤を取りに来た場合，再診料・外来診療料は算定不可 ◆16km超・海路の往診は，別に厚生労働大臣が定める（p.359） ◆「在支診」は在宅療養支援診療所（p.1347）の略，「在支病」は在宅療養支援病院（p.1360）の略（以下同） ◆緊急，夜間・休日・深夜往診加算「イ」「ロ」「ハ」は，「厚生労働大臣が定める患者」（①往診医療機関で訪問診療等を行う患者，②往診医療機関と連携する他医療機関で訪問診療等を行う患者，③往診医療機関の外来で継続的に診療を受ける患者，④往診医療機関と連携体制を構築する介護保険施設等の入所患者──のいずれかに該当する患者）が対象 ◆「緊急に行う往診」とは，概ね午前8時～午後1時の間の診療時間内に緊急往診するもので，急性心筋梗塞・脳血管障害・急性腹症等が予想される場合，医学的に終末期であると考えられる患者などが対象となる ◆「夜間の往診」とは，夜間（午後6時～午前8時までの時間帯から深夜を除いた時間帯＝午後6時～10時，午前6時～8時）に往診するもの ◆「休日の往診」とは，日曜日及び国民の祝日をいう。1月2日，3日，12月29日～31日は休日として扱う ◆「深夜の往診」とは，深夜（午後10時～午前6時）に往診するもの ◆上記の夜間・深夜の時間帯が標榜時間に含まれる場合，夜間・休日往診加算，深夜往診加算は算定不可
●緊急，夜間・休日，深夜往診加算 　イ　在支診・在支病（機能強化型） 　　(1)　病床を有する場合 　　　　①緊急往診加算 　　　　②夜間・休日往診加算 　　　　③深夜往診加算 　　(2)　病床を有しない場合 　　　　①緊急往診加算 　　　　②夜間・休日往診加算 　　　　③深夜往診加算 　ロ　在支診・在支病（イを除く） 　　(1)　緊急往診加算 　　(2)　夜間・休日往診加算 　　(3)　深夜往診加算 　ハ　在支診・在支病以外 　　(1)　緊急往診加算 　　(2)　夜間・休日往診加算 　　(3)　深夜往診加算 　ニ　厚生労働大臣が定める患者以外 　　(1)　緊急往診加算 　　(2)　夜間・休日往診加算 　　(3)　深夜往診加算	 ＋850点 ＋1700点 ＋2700点 ＋750点 ＋1500点 ＋2500点 ＋650点 ＋1300点 ＋2300点 ＋325点 ＋650点 ＋1300点 325点 405点 485点	
●患家診療時間加算（診療時間が1時間を超えた場合，30分又はその端数を増すごとに算定）	＋100点	◆同一患家等で2人以上の患者を診察した場合は，2人目以降は往診料ではなく初診・再診料等を算定。その場合において，2人目以降の各患者の診療時間が1時間を超えた場合，この診療時間加算を算定可
●在宅ターミナルケア加算 「イ」(1)～(3)，「ロ」(1)～(3) ●在宅緩和ケア充実診療所・病院加算届 ●在宅療養実績加算1届 ●在宅療養実績加算2届 ●酸素療法加算届 ●看取り加算 ●死亡診断加算	＋6500点 ～3500点 ＋1000点 ＋750点 ＋500点 ＋2000点 ＋3000点 ＋200点	◆在宅ターミナルケア加算：在宅で死亡した患者（往診後24時間以内に在宅以外で死亡した患者を含む）に対して，その死亡日及び死亡日前14日以内に，B004退院時共同指導料1を算定し，かつ往診を実施した場合に算定 ◆上記以外は，C001在宅患者訪問診療料（Ⅰ）における加算の点数・算定方法・施設基準と同じ（p.362参照）
●在宅緩和ケア充実診療所・病院加算届	＋100点	◆機能強化型の在支診・在支病で，緊急往診が年15件以上かつ看取りが年20件以上の実績がある場合にさらに算定可（p.356，p.1364参照）
●在宅療養実績加算1届	＋75点	◆機能強化型でない在支診・在支病で，緊急往診が年10件以上かつ看取りが年4件以上の実績がある場合にさらに算定可（p.356，p.1364参照）
●在宅療養実績加算2届	＋50点	◆機能強化型でない在支診・在支病で，緊急往診が年4件以上かつ看取りが年2件以上の実績がある場合にさらに算定可（p.356，p.1364参照）
●往診時医療情報連携加算	＋200点	◆在宅療養支援診療所・病院以外の他医療機関が訪問診療を行う患者に対し，在宅療養支援診療所・病院が当該他医療機関と連携体制を構築した

項目	点数	算定要件
		うえで往診を行った場合に算定
●介護保険施設等連携往診加算届	＋200点	◆介護保険施設等の入所者の病状急変時に、当該施設等と連携体制を構築している協力医療機関の医師が往診を行った場合に算定
C001 在宅患者訪問診療料（Ⅰ）（1日につき）〔感染〕		◆「1」は、医師が計画的に訪問診療を行った場合（初診日の訪問診療、併設有料老人ホーム等への訪問診療を除く）、週3回（「イ」と「ロ」を併せて算定する場合も同じ）を限度に1日1回算定〔末期悪性腫瘍や難病等の患者（告示4別表第7、p.366）は週7回算定可〕。急性増悪等で頻回の訪問診療が必要な場合は、1月1回、診療後14日以内に14日を限度に算定可
1　在宅患者訪問診療料1		
イ　同一建物居住者以外の場合	888点	
ロ　同一建物居住者の場合	213点	
2　在宅患者訪問診療料2		◆「2」は、C002、C002-2、C003の算定要件を満たす他の医療機関の依頼を受けて訪問診療を行った場合に、6月以内に限り〔末期悪性腫瘍や難病等の患者（p.366）は制限なし。他の医療機関と情報共有し、医学的必要性等の要件を満たす場合も6月を超えて算定可〕、月1回に限り算定
イ　同一建物居住者以外の場合	884点	
ロ　同一建物居住者の場合	187点	
◆「1」について、患者1人当たり**直近3月の訪問診療回数平均が12回未満**とする基準に適合しなくなった場合、その直近1カ月は、同一患者の**5回目以降の訪問診療料を100分の50**で算定		◆「ロ」は、同一日に同一建物の複数の患者に訪問診療を行った場合に、患者1人につき算定。患者1人だけに訪問診療を行った場合は「イ」を算定
◆往診日とその翌日については、在支診又は在支病を除き、算定不可		◆①往診をした患者、②末期悪性腫瘍で訪問診療開始60日以内の患者、③死亡日から遡って30日以内の患者――は、「同一建物居住者の場合」には該当しない（①については往診料、②③については「イ」を算定する）
●乳幼児（6歳未満）加算	＋400点	◆初診料・再診料・外来診療料・往診料との併算定不可
		◆16km超・海路による訪問診療については、別に厚生労働大臣が定めるところ（p.359）により算定
●患家診療時間加算	＋100点	◆C000と同じ。診療時間1時間超で、30分又はその端数を増すごとに算定
●在宅ターミナルケア加算		◆「1」を算定する場合に限り、在宅で死亡した患者（往診又は訪問診療後24時間以内に在宅以外で死亡した患者を含む）に対して、その死亡日及び死亡日前14日以内に、往診又は訪問診療を2回以上実施した場合、あるいはB004退院時共同指導料1を算定かつ訪問診療を実施した場合に算定
イ　有料老人ホーム等入居患者以外		
(1)　在支診・在支病（機能強化型）		
①　病床を有する場合	＋6500点	
②　病床を有しない場合	＋5500点	
(2)　在支診・在支病〔(1)を除く〕	＋4500点	◆ターミナルケアの実施については、厚生労働省「人生の最終段階における医療の決定プロセスに関するガイドライン」等を踏まえて対応する
(3)　在支診・在支病以外	＋3500点	
ロ　有料老人ホーム等入居患者		◆「**有料老人ホーム等入居患者**」は以下のとおり
(1)　在支診・在支病（機能強化型）		①養護老人ホーム・軽費老人ホーム（A型）・特別養護老人ホーム・有料老人ホーム・サービス付き高齢者向け住宅・認知症対応型共同生活介護事業所に入所・入居している患者
①　病床を有する場合	＋6500点	
②　病床を有しない場合	＋5500点	
(2)　在支診・在支病〔(1)を除く〕	＋4500点	②短期入所生活介護・介護予防短期入所生活介護の利用者
(3)　在支診・在支病以外	＋3500点	③障害福祉サービス施設・事業所又は福祉ホームの入居者
		④小規模多機能型居宅介護・複合型サービスの宿泊サービスの利用者
●在宅緩和ケア充実診療所・病院加算届	＋1000点	◆在宅ターミナルケア加算の算定にあたり、機能強化型の在支診・在支病で緊急往診が年15件以上かつ看取りが年20件以上の場合、さらに加算
●在宅療養実績加算1届	＋750点	◆在宅ターミナルケア加算の算定にあたり、機能強化型でない在支診・在支病で緊急往診が年10件以上かつ看取りが年4件以上の場合、さらに加算
●在宅療養実績加算2届	＋500点	◆在宅ターミナルケア加算の算定にあたり、機能強化型でない在支診・在支病で緊急往診が年4件以上かつ看取りが年2件以上の場合、さらに加算
●酸素療法加算届	＋2000点	◆在宅ターミナルケア加算の算定にあたり、がん患者に対して死亡月に在宅酸素療法を行った場合、さらに加算。
◆同一月にC103、C107等は算定不可		
●看取り加算（「1」のみの加算）	＋3000点	◆往診又は訪問診療を行い、在宅で患者を看取った場合に算定
●死亡診断加算（「1」のみの加算）	＋200点	◆死亡日に往診又は訪問診療を行い、死亡診断を行った場合に算定
		◆上記の看取り加算を算定する場合は算定不可
●在宅医療DX情報活用加算1届	＋11点	◆電子請求、電子資格確認、電子処方箋（「1」のみの要件）、電子カルテ情報共有、医療DX推進体制の掲示、ウェブサイト掲載等が要件。月1回算定
●在宅医療DX情報活用加算2届	＋9点	
C001-2 在宅患者訪問診療料（Ⅱ）（1日につき）〔感染〕	150点	◆以下の「イ」又は「ロ」のいずれかに該当する場合に算定
		◆「イ」：C002、C002-2の要件を満たす医療機関が、併設有料老人ホーム等の入居患者に訪問診療を行った場合に、週3回に限り算定〔末期悪性腫瘍や難病等の患者は（p.366）週7回算定可〕。急性増悪等で頻回の訪問診療が必要な場合は、1月1回、診療後14日以内に14日を限度に算定可
●在宅ターミナルケア加算		
イ　在支診・在支病（機能強化型）		
(1)　病床を有する場合	＋6200点	
(2)　病床を有しない場合	＋5200点	◆「ロ」：C002、C002-2、C003の要件を満たす他の医療機関の依頼を受けて訪問診療を行った場合に、6月以内に限り〔末期悪性腫瘍や難病等の患者（p.366）は制限なし。他の医療機関と情報共有し、医学的必要性等の要件を満たす場合も6月を超えて算定可〕、月1回に限り算定
ロ　在支診・在支病（イを除く）	＋4200点	
ハ　在支診・在支病以外	＋3200点	
●乳幼児（6歳未満）加算	＋400点	
●患家診療時間加算	＋100点	◆「イ」について、患者1人当たり**直近3月の訪問診療回数平均が12回未満**とする基準に適合しなくなった場合、その直近1カ月は、同一患者の**5回目以降の訪問診療料を100分の50**で算定
●在宅緩和ケア充実診療所・病院加算届	＋1000点	
●在宅療養実績加算1届	＋750点	
●在宅療養実績加算2届	＋500点	◆「有料老人ホーム等の入居患者」に該当する患者はC001と同じ
●酸素療法加算届	＋2000点	◆乳幼児加算、患家診療時間加算、在宅ターミナルケア加算、在宅緩和ケア充実診療所・病院加算、在宅療養実績加算1・2、酸素療法加算、看取り加算、死亡診断加算、在宅医療DX情報活用加算――の算定方法・施
●看取り加算	＋3000点	
●死亡診断加算	＋200点	

項目	点数		要件
●在宅医療DX情報活用加算届　　＋10点　設基準については，C001と同じ（「1」を「イ」と読み替える）			
	C002	C002-2	
C002 在宅時医学総合管理料（月1回）届 C002-2 施設入居時等医学総合管理料（月1回）届			◆届出医療機関（診療所・在宅療養支援病院・許可病床200床未満病院）にて，C001在宅患者訪問診療料（Ⅰ）「1」又はC001-2在宅患者訪問診療料（Ⅱ）「注1」の「イ」を月1回以上算定した場合に，月1回に限り算定
1 在支診・在支病（機能強化型） 　イ 病床を有する場合 　　(1) 別に定める状態の患者に月2回以上訪問診療			◆単一建物において医学管理を実施している人数に応じて算定する
① 単一建物診療患者が1人	5385点	3885点	◆同一の患家で2人以上の患者を診療した場合に，2人目以降の患者について初診料・再診料・外来診療及び特掲診療料を算定した場合においては，C001・C001-2在宅患者訪問診療料（Ⅰ）（Ⅱ）を算定したものとみなす
② 同・2人以上9人以下	4485点	3225点	
③ 同・10人以上19人以下	2865点	2865点	
④ 同・20人以上49人以下	2400点	2400点	
⑤ ①～④以外	2110点	2110点	
(2) 月2回以上訪問診療〔(1)以外〕			◆左欄「別に定める状態の患者」は以下のとおり（告示4別表第8の2，p.379）
① 単一建物診療患者が1人	4485点	3185点	(1) ①末期悪性腫瘍，②スモン，③指定難病，④後天性免疫不全症候群，⑤脊髄損傷，⑥真皮を越える褥瘡——の患者
② 同・2人以上9人以下	2385点	1685点	
③ 同・10人以上19人以下	1185点	1185点	
④ 同・20人以上49人以下	1065点	1065点	
⑤ ①～④以外	905点	905点	
(3) 月2回以上訪問診療／1回以上情報通信機器			(2) ①在宅自己連続携行式腹膜灌流，②在宅血液透析，③在宅酸素療法，④在宅中心静脈栄養法，⑤在宅成分栄養経管栄養法，⑥在宅自己導尿，⑦在宅人工呼吸，⑧植込型脳・脊髄刺激装置による疼痛管理，⑨肺高血圧症でプロスタグランジンI₂製剤投与，⑩気管切開，⑪気管カニューレ使用，⑫ドレーンチューブ又は留置カテーテル使用，⑬人工肛門又は人工膀胱設置——の状態の患者
① 単一建物診療患者が1人	3014点	2234点	
② 同・2人以上9人以下	1670点	1250点	
③ 同・10人以上19人以下	865点	865点	
④ 同・20人以上49人以下	780点	780点	
⑤ ①～④以外	660点	660点	
(4) 月1回訪問診療			
① 単一建物診療患者が1人	2745点	1965点	
② 同・2人以上9人以下	1485点	1065点	
③ 同・10人以上19人以下	765点	765点	
④ 同・20人以上49人以下	670点	670点	◆I002通院・在宅精神療法及びC001在宅患者訪問診療料（Ⅰ）「1」を算定している場合は，①上記(1)(2)（別表第8の2），②要介護2以上又はこれに準ずる状態，③訪問診療・訪問看護において処置を受けている状態，④がん治療を受けている状態——等の患者（別表第8の4）に限り算定可
⑤ ①～④以外	575点	575点	
(5) 月1回訪問診療／2月に1回情報通信機器			
① 単一建物診療患者が1人	1500点	1110点	
② 同・2人以上9人以下	828点	618点	
③ 同・10人以上19人以下	425点	425点	
④ 同・20人以上49人以下	373点	373点	◆施設基準要件は，①介護支援専門員（ケアマネジャー），社会福祉士等の在宅医療の調整担当者が1名以上配置されていること，②在宅医療担当の常勤医が1名以上いること——など
⑤ ①～④以外	317点	317点	
□ 病床を有しない場合（略。上記と点数区分の構成は同じ。p.367参照）			【包括】B000特定疾患療養管理料，B001「4」小児特定疾患カウンセリング料，同「5」小児科療養指導料，同「6」てんかん指導料，同「7」難病外来指導管理料，同「8」皮膚科特定疾患指導管理料，同「18」小児悪性腫瘍患者指導管理料，同「27」糖尿病透析予防指導管理料，同「37」慢性腎臓病透析予防指導管理料，B001-3生活習慣病管理料（Ⅰ），B001-3-3生活習慣病管理料（Ⅱ），C007「注4」衛生材料等提供加算，C109在宅寝たきり患者処置指導管理料，I012-2「注4」衛生材料等提供加算，J000創傷処置やJ119消炎鎮痛等処置など処置の一部（p.376），投薬の費用（同一月の外来での投薬の費用は一度も算定不可）
2 在支診・在支病（1を除く）（略。p.368参照）			
3 在支診・在支病以外（略。p.368参照）			
◆「3」（在支診・在支病以外）において，「在宅医療を専門に実施する診療所」（往診・訪問診療の患者割合95％以上）である場合，100分の80で算定			
◆「1」「2」の単一建物診療患者③10人以上19人以下，④20人以上49人以下，⑤50人以上の場合において，基準（直近3月の訪問診療算定回数が2100回未満など）を満たさない場合，100分の60で算定			
◆C003在宅がん医療総合診療料と同一月併算定不可			
●処方箋を交付しない場合	＋300点	＋300点	◆院外処方箋交付が月内に一度でもあれば算定不可
●在宅移行早期加算	＋100点	＋100点	◆退院後に在宅療養を始めた患者に，3月を限度に1月1回算定可（退院から1年以内）
●頻回訪問加算　①初回	＋800点	＋800点	◆末期悪性腫瘍患者等（p.379）に，月4回以上の往診又は訪問診療を行った場合に1回に限り算定
②2回目以降	＋300点	＋300点	
●在宅緩和ケア充実診療所・病院加算届			◆機能強化型の在支診・在支病で，緊急往診が年15件以上かつ看取りが年20件以上の実績がある場合に算定
①単一建物診療患者が1人	＋400点	＋300点	
②同・2人以上9人以下	＋200点	＋150点	
③同・10人以上19人以下	＋100点	＋75点	
④同・20人以上49人以下	＋85点	＋63点	
⑤ ①～④以外	＋75点	＋56点	
●在宅療養実績加算1届　①単一建物診療患者が1人	＋300点	＋225点	◆機能強化型でない在支診・在支病で，緊急往診が年10件以上かつ看取りが年4件以上の実績がある場合に算定
②同・2人以上9人以下	＋150点	＋110点	
③同・10人以上19人以下	＋75点	＋56点	

項目	点数		要件
④ 同・20人以上49人以下	+63点	+47点	
⑤ ①～④以外	+56点	+42点	
●在宅療養実績加算2 届 ①単一建物診療患者が1人	+200点	+150点	◆機能強化型でない在支診・在支病で，緊急往診が年4件以上かつ看取りが年2件以上の実績がある場合に算定
②同・2人以上9人以下	+100点	+75点	
③同・10人以上19人以下	+50点	+40点	
④同・20人以上49人以下	+43点	+33点	
⑤ ①～④以外	+38点	+30点	
●在宅療養移行加算1　（単独型）	+316点	+316点	◆在宅療養支援診療所・病院以外の医療機関が，4回以上の外来受診後に訪問診療に移行した患者に対して，往診・連絡体制を構築した場合に算定
●在宅療養移行加算2　（単独型）	+216点	+216点	
●在宅療養移行加算3　（連携型）	+216点	+216点	
●在宅療養移行加算4　（連携型）	+116点	+116点	◆「1」「3」は定期的なカンファレンス又はICT等で連携医療機関に診療情報提供
●包括的支援加算	+150点	+150点	◆要介護3以上，認知症高齢者で日常生活自立度Ⅲ以上などの患者に訪問診療を行う場合に算定
●在宅データ提出加算 届	+50点	+50点	◆診療報酬の請求状況や診療データを継続して厚生労働省に提出している場合に算定
●在宅医療情報連携加算 届	+100点	+100点	◆連携する他医療機関等の関係職種がICTを用いて記録した診療情報等を活用したうえで医学管理を行った場合に，月1回算定

項目	点数	要件
C003　在宅がん医療総合診療料（1日につき）届		◆在宅療養支援診療所・病院にて末期の悪性腫瘍患者に対して，①週4日以上の訪問診療又は訪問看護（同一日に訪問診療と訪問看護を行った場合であっても1日とする），②週1回以上の訪問診療と訪問看護，③他の医療機関との連携により往診・訪問看護の24時間体制等を確保――の場合に，1週（暦週）を単位に1日につき算定
1　在支診・在支病（機能強化型）		
イ　病床を有する場合		
（1）院外処方箋交付	1798点	
（2）処方箋交付なし	2000点	◆診療に係る費用は，以下を除き包括（＝以下は算定可）
ロ　病床を有しない場合		(1) 週3回以上訪問診療を行った場合で，訪問診療を行わない日に緊急往診を行った場合の往診料（「緊急・夜間・休日・深夜往診加算」，「患家診療時間加算」含む）（週2回限度）
（1）院外処方箋交付	1648点	
（2）処方箋交付なし	1850点	(2) C001在宅患者訪問診療料（Ⅰ）「注6」，C001-2在宅患者訪問診療料（Ⅱ）「注5」に規定する「在宅ターミナルケア加算」「在宅緩和ケア充実診療所・病院加算」「在宅療養実績加算1・2」「酸素療法加算」
2　在支診・在支病（1を除く）		
イ　院外処方箋交付	1493点	
ロ　処方箋交付なし	1685点	(3) C001「注7」，C001-2「注6」に規定する「看取り加算」
		(4) 第14部「その他」の費用
●死亡診断加算	+200点	◆在宅患者の死亡日に往診又は訪問診療を行い，死亡診断を行った場合に算定
●在宅緩和ケア充実診療所・病院加算 届	+150点	◆機能強化型の在支診・在支病で，緊急往診が年15件以上かつ看取りが年20件以上の実績がある場合に算定
●在宅療養実績加算1 届	+110点	◆機能強化型でない在支診・在支病で，緊急往診が年10件以上かつ看取りが年4件以上の実績がある場合に算定
●在宅療養実績加算2 届	+75点	◆機能強化型でない在支診・在支病で，緊急往診が年4件以上かつ看取りが年2件以上の実績がある場合に算定
●小児加算	+1000点	◆15歳未満（小児慢性特定疾病医療支援対象者は20歳未満）の患者に対して，週1回を限度に算定
●在宅データ提出加算 届	+50点	◆診療報酬の請求状況や診療データを厚生労働省に提出している場合に算定
●在宅医療DX情報活用加算1 届	+11点	◆電子請求，電子資格確認，電子処方箋（「1」のみの要件），電子カルテ情報共有，医療DX推進体制の掲示，ウェブサイト掲載等が要件。月1回算定
●在宅医療DX情報活用加算2 届	+9点	
●在宅医療情報連携加算 届	+100点	◆連携する他医療機関等の関係職種がICTを用いて記録した診療情報等を活用したうえで医学管理を行った場合に，月1回算定
C004　救急搬送診療料	1300点	◆患者を救急自動車等で搬送する際，医師が同乗して診療を行った場合に算定
●新生児加算	+1500点	◆生後28日未満の新生児の場合に加算
●乳幼児加算	+700点	◆6歳未満の乳幼児（新生児を除く）の場合に加算
●長時間加算	+700点	◆診療時間が30分を超えた場合に加算
●重症患者搬送加算 届	+1800点	◆人工心肺補助装置や人工呼吸器などを装着した集中治療を要する重篤な患者を，重症患者搬送チームが搬送した場合に算定
C004-2　救急患者連携搬送料 届		◆第3次救急医療機関など救急搬送受入れ実績を有する届出医療機関で，救急外来の受診患者又は入院3日目までの患者について，医師，看護師又は救急救命士が同乗して連携医療機関に転院搬送する場合に算定
1　入院外の患者	1800点	
2　入院初日の患者	1200点	
3　入院2日目の患者	800点	◆救急患者連携搬送料を算定した転院患者については，急性期一般入院料1等の施設基準における在宅復帰率の計算から除外される
4　入院3日目の患者	600点	
C005　在宅患者訪問看護・指導料（1日につき）〔感染〕		◆「1」「2」は，〔C005-1-2（3を除く）又はI012を算定する日と合わせて〕週3日を限度〔末期悪性腫瘍や難病等の患者，在宅療養指導管理等を受けている患者（告示4別表第7，第8，p.394）は制限なし〕に算定
1　保健師・助産師・看護師		
イ　週3日目まで	580点	◆「1」「2」について，急性増悪等により頻回の訪問看護・指導が必要な場合は，月1回（気管カニューレ使用又は真皮を越える褥瘡の患者は月2回）
ロ　週4日目以降	680点	

項目	点数	備考
2　准看護師 　イ　週3日目まで 　ロ　週4日目以降 3　悪性腫瘍の緩和ケア，褥瘡ケア又は人工肛門ケア及び人工膀胱ケアの専門研修を受けた看護師届 【以下（※）はC005-1-2と共通】	530点 630点 1285点	に限り，週7日（当該診療日から14日以内の期間に限る）を限度に算定可 ◆「3」は，①悪性腫瘍の鎮痛療法又は化学療法を行っている患者，②真皮を越える褥瘡の患者，③人工肛門又は人工膀胱を造設している者で管理が困難な患者——に対して，専門研修を受けた看護師を訪問させ，他院や訪問看護ステーションの看護師等と共同して同一日に看護・療養指導を行った場合に，患者1人につき，それぞれ月1回を限度に算定 ◆C005-1-2又はI012精神科訪問看護・指導料との併算定不可
●難病等複数回訪問加算　2回 　　　　　　　　　　　3回以上	+450点 +800点	◆①末期悪性腫瘍や難病等の患者（別表第7），②在宅療養指導管理等を受けている患者（別表第8），③頻回の訪問看護・指導が必要な急性増悪等の患者に1日2回以上訪問看護・指導を行った場合に加算（「1」「2」のみ）
●緊急訪問看護加算　月14日まで（※） 　　　　　　　　　月15日以降	265点 200点	◆診療所又は在宅療養支援病院の医師の指示により，医療機関の看護師等が緊急に訪問看護・指導を実施した場合に1日につき加算（「1」「2」のみ）
●長時間訪問看護・指導加算（※）	+520点	◆①15歳未満の超重症児・準超重症児，②特別な管理が必要な患者 (p.395)，③頻回の訪問看護・指導が必要な患者等に2時間超の訪問看護・指導を行った場合に週1日（①②の患者は週3日）加算（「1」「2」のみ）
●複数名訪問看護・指導加算 　イ　保健師・助産師・看護師と訪問 　ロ　准看護師と訪問 　ハ　その他職員と訪問（「ニ」以外） 　ニ　その他職員と訪問（末期悪性腫瘍等の患者の場合） 　　(1)　1日に1回 　　(2)　1日に2回 　　(3)　1日に3回以上	 +450点 +380点 +300点 +300点 +600点 +1000点	◆末期悪性腫瘍，難病，特別な管理を要する患者（告示4第4・4の2, p.395）などに対し，同時に複数の看護師等又は看護補助者がその他職員と訪問した場合に算定（「1」「2」のみ）。イ・ロは週1回，ハは週3日まで算定可 ◆「ニ　その他職員と訪問（末期悪性腫瘍等の患者の場合）」とは，①別表第7 (p.394)（末期悪性腫瘍，難病等），②別表第8 (p.395)（在宅悪性腫瘍等患者指導管理・在宅気管切開患者指導管理・在宅自己腹膜灌流指導管理等を受けている状態，気管カニューレ・留置カテーテルを使用している状態，人工肛門・人工膀胱を設置している状態，真皮を越える褥瘡の状態など），③急性増悪等により頻回の訪問看護・指導を行う場合——を対象とする
●乳幼児加算（※） 　◆厚生労働大臣が定める者	+130点 +180点	◆6歳未満の乳幼児に訪問看護・指導を行った場合に算定（「1」「2」のみ） 厚生労働大臣が定める者：超重症児・準超重症児，別表第7・8の患者
●在宅患者連携指導加算（※）	+300点	◆保健師・助産師・看護師が，歯科訪問診療を行う医療機関又は訪問薬剤管理指導を行う薬局と文書等で情報共有して療養指導を行った場合に月1回算定（「1」「2」のみ）
●在宅患者緊急時等カンファレンス加算（※） ◆1者以上が患家に赴く場合，その他はビデオ通話機器を用いて参加可	+200点	◆保健師・助産師・看護師が，①他医療機関の医師等，②歯科訪問診療を行う医療機関の歯科医師等，③訪問薬剤管理指導を行う薬局の薬剤師，④介護支援専門員，⑤相談支援専門員——と共同で患家に赴き，カンファレンスに参加し，共同で療養指導を行った場合に月2回算定（「1」「2」のみ）
●在宅ターミナルケア加算（※） 　イ　在宅での死亡患者・特別養護老人ホーム等での死亡患者（看取り介護加算等を算定していない） 　ロ　特別養護老人ホーム等での死亡患者（看取り介護加算等を算定）	 +2500点 +1000点	◆死亡日及び死亡日前14日以内の計15日間に在宅患者訪問看護・指導を2回以上実施し，ターミナルケアを行った場合に算定（「1」「2」のみ） ◆イ・ロともに，ターミナルケア実施後，24時間以内に在宅以外又は特別養護老人ホーム等以外で死亡した患者を含む ◆「特別養護老人ホーム等」：①指定特定施設（有料老人ホーム，軽費老人ホーム等），②指定認知症対応型共同生活事業所，③特別養護老人ホーム
●在宅移行管理加算（※） （重症度等の高い患者の場合）	+250点 +500点	◆特別な管理が必要な患者〔別表第8 (p.395)〕に対して訪問看護・指導に関する計画的管理を行った場合に，1回に限り加算（「1」「2」のみ） ◆「重症度の高い患者」とは別表第8の「1」(p.395) の患者
●夜間・早朝訪問看護加算（※） ●深夜訪問看護加算（※）	+210点 +420点	◆夜間は午後6〜10時，早朝は午前6〜8時，深夜は午後10時〜午前6時 ◆緊急訪問看護加算と併算定可（「1」「2」のみ）
●看護・介護職員連携強化加算（※）	+250点	◆看護師又は准看護師が，介護職員等の「喀痰吸引等」に対して必要な支援を行った場合に月1回算定（「1」「2」のみ）
●特別地域訪問看護加算（※）	100分の50加算	◆離島等（告示4第4・4の3の3, p.1373）に居住する患者に対する訪問看護，または離島等に所在する医療機関の看護師等による訪問看護の場合で，**患家までの移動に1時間以上かかる場合に，所定点数に100分の50を加算**
●訪問看護・指導体制充実加算届（※）	+150点	◆①24時間訪問看護体制，②訪問看護・指導料「3」や乳幼児加算，ターミナルケア加算等の実績要件を満たす医療機関で月1回算定
●専門管理加算届（※） 　イ　専門研修を受けた看護師が計画的管理 　ロ　特定行為研修を修了した看護師が計画的管理	 +250点 +250点	◆「イ」は，①悪性腫瘍の鎮痛・化学療法，②真皮を越える褥瘡，③人工肛門・人工膀胱の皮膚障害や合併症——の患者に対して，緩和ケア，褥瘡ケア，人工肛門，人工膀胱ケアに係る専門研修を受けた看護師が，月1回以上の訪問看護と計画的管理を行った場合に月1回算定 ◆「ロ」は，特定行為の管理対象となる患者に対して，特定行為研修を修了した看護師が，月1回以上の訪問看護と計画的管理を行った場合に月1回算定
●訪問看護DX情報活用加算届（※）	+5点	◆電子請求，電子資格確認，医療DX推進体制の掲示，ウェブサイト掲載等が要件。月1回算定
●遠隔死亡診断補助加算届（※）	+150点	◆C001・C001-2の死亡診断加算及びC005・C005-1-2の在宅ターミナルケア加算を算定する患者（離島等の居住者に限る）に対して，看護師が情報通信機器を用いて医師の死亡診断補助を行った場合に算定
C005-1-2　同一建物居住者訪問看護・指導料（1日につき）〔感染〕 1　保健師・助産師・看護師		◆「1」「2」は，同一建物居住者の患者に対して〔C005（3を除く）又はI012を算定する日と合わせて〕週3日を限度に算定〔末期悪性腫瘍や難病の患者等（告示4別表第7，第8, p.394）は制限なし〕

イ 同一日2人 週3日目まで	580点	◆「1」「2」について，急性増悪等により頻回の訪問看護・指導が必要な場合は，月1回（気管カニューレ使用又は真皮を越える褥瘡の患者は月2回）に限り週7日（当該診療日から14日以内の期間に限る）を限度に算定可
週4日目以降	680点	
ロ 同一日3人以上 週3日目まで	293点	
週4日目以降	343点	
2 准看護師		●「3」は，①悪性腫瘍の鎮痛療法又は化学療法を行っている患者，②真皮を越える褥瘡の患者，③人工肛門又は人工膀胱を造設している者で管理が困難な患者——に対して，専門研修を受けた看護師を訪問させ，他院や訪問看護ステーションの看護師等と共同して同一日に看護・療養指導を行った場合に，患者1人につき，それぞれ月1回を限度に算定
イ 同一日2人 週3日目まで	530点	
週4日目以降	630点	
ロ 同一日3人以上 週3日目まで	268点	
週4日目以降	318点	
3 悪性腫瘍の緩和ケア，褥瘡ケア又は人工肛門ケア及び人工膀胱ケアの専門研修を受けた看護師㊋	1285点	◆C005又はI012精神科訪問看護・指導料との併算定不可 ●C005の加算準用〔C005の（※）の加算〕：緊急訪問看護加算，長時間訪問看護・指導加算など（「在宅患者」を「同一建物居住者」等と読み替え）
●難病等複数回訪問加算		◆①末期悪性腫瘍や難病等の患者（告示④別表第7），②在宅療養指導管理等を受けている患者（告示④別表第8），③頻回の訪問看護・指導が必要な急性増悪等の患者——に1日2回以上訪問看護・指導を実施した場合に，同一建物内の患者数に応じて加算（「1」「2」のみ）
イ 1日に2回の場合		
(1) 同一建物内1人又は2人	＋450点	
(2) 同一建物内3人以上	＋400点	
ロ 1日に3回以上の場合		
(1) 同一建物内1人又は2人	＋800点	
(2) 同一建物内3人以上	＋720点	
●複数名訪問看護・指導加算		◆同時に複数の看護師等又は看護補助者による訪問看護・指導が必要な者に対し，所定点数を算定する看護師等がその他職員——「イ」は他の保健師・助産師・看護師，「ロ」は他の准看護師，「ハ」「ニ」はその他職員——と同時に訪問看護・指導を行った場合に，同一建物内の患者数に応じて加算（「1」「2」のみ）
イ 他の保健師，助産師又は看護師と同時に行う場合		
(1) 同一建物内1人又は2人	＋450点	
(2) 同一建物内3人以上	＋400点	
ロ 他の准看護師と同時に行う場合		◆「イ」「ロ」は週1日，「ハ」は週3日を限度に加算（「ニ」は制限なし）
(1) 同一建物内1人又は2人	＋380点	
(2) 同一建物内3人以上	＋340点	◆「イ」「ロ」の対象患者：①末期悪性腫瘍や難病等の患者（告示④別表第7），②在宅療養指導管理等を受けている患者（告示④別表第8），③頻回の訪問看護・指導が必要な急性増悪等の患者，④暴力行為・迷惑行為・器物破損行為等が認められる患者，⑤身体的理由から1人の看護師等による訪問看護・指導が困難な患者，⑥上記のいずれかに準ずる患者
ハ その他職員と同時に行う場合（末期悪性腫瘍等の患者以外）		
(1) 同一建物内1人又は2人	＋300点	
(2) 同一建物内3人以上	＋270点	
ニ その他職員と同時に行う場合（末期悪性腫瘍等の患者）		◆「ハ」の対象患者：①暴力行為・迷惑行為・器物破損行為等が認められる患者，②身体的理由から1人の看護師等による訪問看護・指導が困難な患者，③上記「イ」「ロ」の対象患者のいずれかに準ずる患者
(1) 1日に1回の場合		
①同一建物内1人又は2人	＋300点	
②同一建物内3人以上	＋270点	◆「ニ」の対象患者：①末期悪性腫瘍や難病等の患者（告示④別表第7），②在宅療養指導管理等を受けている患者（告示④別表第8），③頻回の訪問看護・指導が必要な急性増悪等の患者
(2) 1日に2回の場合		
①同一建物内1人又は2人	＋600点	
②同一建物内3人以上	＋540点	
(3) 1日に3回以上の場合		
①同一建物内1人又は2人	＋1000点	
②同一建物内3人以上	＋900点	
C005-2 在宅患者訪問点滴注射管理指導料（1週につき）〔感染〕 ◆C104，C108，C108-2，C108-3と併算定不可	100点	◆週3日以上の点滴注射を訪問を行う看護師又は准看護師（介護保険からの訪問看護も含む）等に指示し，それを実施した場合に3日目に算定 ◆回路等の費用は所定点数に含まれるが，薬剤料は別に算定可
C006 在宅患者訪問リハビリテーション指導管理料（1単位）〔感染〕		◆理学療法士，作業療法士又は言語聴覚士が訪問してリハビリ指導（20分以上＝1単位）を行った場合，「1」と「2」を合わせて週6単位（退院日から3月以内は週12単位）を限度（末期悪性腫瘍患者除く）に算定 ◆急性増悪等により頻回の訪問リハビリ指導管理を行った場合は，6月に1回に限り，当該診療日から14日以内において，14日を限度に1日4単位算定可
1 同一建物居住者以外の場合	300点	
2 同一建物居住者の場合	255点	
C007 訪問看護指示料 ◆I012-2と併算定不可	300点	◆診療担当医療機関の医師が訪問看護ステーション等に訪問看護指示書（有効期間最大6カ月）を交付した場合に，患者1人につき月1回算定
●特別訪問看護指示加算	＋100点	◆急性増悪等による週4回以上の訪問看護を行う旨の指示書を訪問看護ステーション等に交付した場合に，月1回〔別に厚生労働大臣が定める者（p.1372）については月2回〕に限り加算
●手順書加算	＋150点	◆医療機関の医師が，特定行為の必要を認め，訪問看護ステーション等の看護師に手順書を交付した場合に6月に1回算定
●衛生材料等提供加算	＋80点	◆衛生材料・保険医療材料を提供した場合に月1回算定。C002，C002-2，C003，C005-2，在宅療養指導管理料を算定した場合は算定不可
C007-2 介護職員等喀痰吸引等指示料	240点	◆医師が，居宅サービス事業者・地域密着型サービス事業者等に対して介護職員等喀痰吸引等指示書を交付した場合に，3月に1回に限り算定
C008 在宅患者訪問薬剤管理指導料〔感染〕		◆薬剤師が訪問して薬学的管理を行った場合に，月4回（末期悪性腫瘍の患者・中心静脈栄養法の対象患者は週2回かつ月8回）算定可。間隔は6日以上。「1」～「3」を合わせて薬剤師1人につき週40回に限り算定
1 単一建物診療患者が1人の場合	650点	
2 同患者が2人以上9人以下の場合	320点	
3 1及び2以外の場合	290点	◆単一建物における当該指導料の算定患者数に応じて算定。1つの患者に2人

項　目	点　数	要　件
●麻薬管理指導加算	＋100点	以上いる場合は，患者ごとに「単一建物診療患者が1人の場合」を算定する
●乳幼児加算	＋100点	◆算定患者数が全戸数の10％以下，または当該建物が20戸未満で算定患者が2人以下の場合は，それぞれ「単一建物診療患者が1人の場合」を算定する
C009　在宅患者訪問栄養食事指導料〔感染〕		◆在宅療養患者であって，①特別食（p.404）が必要な患者，②がん患者，③摂食機能又は嚥下機能が低下した患者，④低栄養状態の患者に，管理栄養士が患家を訪問して栄養管理指導を30分以上行った場合に，月2回に限り算定
1　在宅患者訪問栄養食事指導料1		
イ　単一建物診療患者が1人の場合	530点	
ロ　同2人以上9人以下の場合	480点	◆単一建物診療患者の取扱いはC008と同じ
ハ　イ及びロ以外の場合	440点	◆「1」は，当該医療機関の管理栄養士が訪問指導を行った場合に算定
2　在宅患者訪問栄養食事指導料2		◆「2」は，診療所の医師の指示に基づき，栄養ケア・ステーション又は他の医療機関の管理栄養士が訪問指導を行った場合に当該診療所において算定
イ　単一建物診療患者が1人の場合	510点	
ロ　同2人以上9人以下の場合	460点	
ハ　イ及びロ以外の場合	420点	
C010　在宅患者連携指導料 ◆初診料算定日・退院日から1月以内は算定不可 ◆B000，B001「8」は包括	900点	◆訪問診療を行う診療所・在宅療養支援病院・許可病床200床未満の病院の保険医が，歯科訪問診療を行う保険医療機関，訪問薬剤管理指導を行う薬局，訪問看護ステーションと情報共有・療養指導を行った場合に月1回算定 ◆B001「1」，同「6」，同「7」，同「12」，B009，C002，C002-2，C003との併算定不可
C011　在宅患者緊急時等カンファレンス料〔感染〕 ◆1者以上が患家に赴く場合，その他はビデオ通話機器を用いて参加可	200点	◆訪問診療を行う医師が，患者の急変等に伴い，①歯科訪問診療を行う歯科医師等，②訪問薬剤管理指導を行う薬局の保険薬剤師，③訪問看護ステーションの保健師・助産師・看護師・理学療法士・作業療法士・言語聴覚士，④介護支援専門員・相談支援専門員——と共同で患家に赴き，カンファレンスを実施あるいは参加し，共同で療養指導を行った場合に月2回に限り算定
C012　在宅患者共同診療料		◆許可病床400床未満の在宅療養後方支援病院㊳が，連携医療機関の医師と共同で往診・訪問診療を行った場合に算定
1　往診	1500点	◆「1」～「3」までのいずれかを最初に算定した日から1年以内に，「1」～「3」までを合わせて2回〔別に厚生労働大臣が定める疾病等（難病等）（告示3別表第13, p.1313）の患者については12回〕に限り算定
2　訪問診療（同一建物居住者以外）	1000点	
3　訪問診療（同一建物居住者）	240点	
C013　在宅患者訪問褥瘡管理指導料㊳ ◆1者以上が患家に赴く場合，その他はビデオ通話機器を用いて参加可	750点	◆常勤医師，看護師等，管理栄養士の各1名からなる在宅褥瘡対策チーム（在宅褥瘡管理者1名）を設置して，褥瘡ハイリスクの在宅患者を共同管理している場合に，初回カンファレンスから6月以内に3回に限り算定 ◆C001，C001-2，C005，C009は併算定不可
C014　外来在宅共同指導料		◆継続して4回以上外来受診している患者の在宅移行に当たり，患家等において，外来担当医と在宅担当医が連携して指導等を行った場合に，在宅医療機関が「1」を，外来医療機関が「2」を1回に限り算定
1　外来在宅共同指導料1	400点	
2　外来在宅共同指導料2	600点	
C015　在宅がん患者緊急時医療情報連携指導料	200点	◆在宅療養を行う末期悪性腫瘍患者の病状急変時に，ICT活用により医療従事者等の間で共有されている人生の最終段階における医療・ケアに関する情報を踏まえ医師が療養指導を行った場合に，月1回算定

《第2節　在宅療養指導管理料》

第1款　在宅療養指導管理料

【通則】　1．特に規定する場合を除き月1回に限り算定する。
　　　　　2．C101～C121の同月内の併算定不可（主たる指導管理を算定）。ただし第2款の材料加算は算定可。
　　　　　3．在宅療養支援診療所・病院から紹介を受けた医療機関で，在宅療養支援診療所・病院と異なる在宅療養指導管理を行った場合及び在宅療養後方支援病院が連携保険医療機関と異なる在宅療養指導管理を行った場合は，紹介月に限りそれぞれの医療機関でC101～C121の区分を算定できる（ただし，関連性の高い組み合わせは併算定不可。p.412参照）。
　　　　　4．退院時に行った指導管理は算定できる。この場合，退院日の属する月に行った指導管理は当該医療機関では算定できないが，他医療機関で行った当該月の指導管理は算定可（明細書に算定理由を記載）。

項　目	点　数	要　件
C100　退院前在宅療養指導管理料	120点	◆入院患者の在宅療養に備えた外泊に当たり指導管理を行った場合に外泊初日に算定 ◆同一月に他の在宅療養指導管理料と併算定可（同一日は併算定不可）
●乳幼児加算	＋200点	◆6歳未満の乳幼児に指導管理を行った場合に加算
C101　在宅自己注射指導管理料 （青色点数は情報通信機器を用いた場合の点数）㊳		◆インスリン製剤等（告示4別表第9, p.414）の自己注射を行っている患者に対して指導管理を行った場合に医師の指示した注射の回数に応じて月1回算定。「複雑な場合」とは，間歇注入シリンジポンプを使用する場合
1　複雑な場合	1230点 1070点	◆同一月にB001-2-12外来腫瘍化学療法診療料又は注射の部の「通則6」外来化学療法加算を算定している場合は算定不可
2　1以外の場合		◆当該管理料の算定患者は，当該医療機関の外来受診時の（当該管理料に係る）G000皮内，皮下及び筋肉内注射，G001静脈内注射の費用は算定不可
イ　月27回以下の場合	650点 566点	◆当該医療機関においてC001・C001-2在宅患者訪問診療料（Ⅰ）（Ⅱ）を算定する日に行ったG000，G004点滴注射の費用は算定不可
ロ　月28回以上の場合	750点 653点	◆「2」については，B001「7」難病外来指導管理料と併算定可 ◆同一の患者に，2以上の医療機関がそれぞれ異なる疾患に対する在宅自己注射指導管理を行う場合，いずれの医療機関においても当該指導管理料を算定できる

●導入初期加算	＋580点	◆初回指導から3月に限り月1回加算（処方変更の場合，1月1回のみ算定可）
●バイオ後続品導入初期加算	＋150点	◆バイオ後続品を処方した場合に，初回処方月から3月を限度に算定
C101-2 在宅小児低血糖症患者指導管理料	820点	◆12歳未満の低血糖症の患者（薬物療法・経管栄養法・手術療法を施行中又はその終了後6月以内の者）に，重篤化予防のための指導管理を行った場合に月1回算定
C101-3 在宅妊娠糖尿病患者指導管理料		◆「1」は，妊娠中の糖尿病又は妊娠糖尿病の入院外患者に対して，周産期の合併症軽減のために指導管理を行った場合に月1回算定
在宅妊娠糖尿病患者指導管理料1	150点	◆「1」を算定した入院外の患者に対して，分娩後も継続して血糖管理のために指導管理を行った場合に，当該分娩後12週の間，1回に限り算定
在宅妊娠糖尿病患者指導管理料2	150点	
C102 在宅自己腹膜灌流指導管理料	4000点	◆在宅自己連続携行式腹膜灌流に関する指導管理を行った場合に原則月1回算定 ◆外来での人工腎臓，連続携行式腹膜灌流は週1回に限り併算定可（人工腎臓は他医療機関で行った場合も算定可）。その場合，下記頻回の2回目以降は算定不可
●頻回の指導管理が必要な場合	＋2000点	◆同一月内2回目以降1回につき，月2回に限り算定
●遠隔モニタリング加算	＋115点	◆継続的な遠隔モニタリングと指導管理を行った場合に月1回算定
C102-2 在宅血液透析指導管理料㊵	10000点	◆在宅血液透析に関する指導管理を行った場合に原則月1回算定 ◆外来での人工腎臓は週1回に限り併算定可。下記の頻回の2回目以降は算定不可
●頻回の指導管理が必要な場合	＋2000点	◆同一月内2回目以降1回につき算定。最初の算定日から2月は月2回まで算定可
●遠隔モニタリング加算	＋115点	◆継続的な遠隔モニタリングと指導管理を行った場合に月1回算定
C103 在宅酸素療法指導管理料 ◆在宅酸素療法に関する指導管理を行った場合に月1回算定		●酸素吸入，突発性難聴に対する酸素療法，酸素テント，間歇的陽圧吸入法，体外式陰圧人工呼吸器治療，喀痰吸引，干渉低周波去痰器による喀痰排出，鼻マスク式補助換気法（酸素代含む）の費用（薬剤・材料の費用含む）は別に算定不可 ●経皮的動脈血酸素飽和度測定器，D223経皮的動脈血酸素飽和度測定，D223-2終夜経皮的動脈血酸素飽和度測定の費用は所定点数に含まれ別に算定不可
1 チアノーゼ型先天性心疾患	520点	●小型酸素ボンベ，クロレット・キャンドル型酸素発生器は医療機関が提供する（その場合，C171在宅酸素療法材料加算「1」を算定）
2 その他の場合	2400点	●高度慢性呼吸不全例，肺高血圧症，慢性心不全の患者が対象（医療機関が在宅酸素療法装置を提供した場合，C171在宅酸素療法材料加算「2」を算定）
●遠隔モニタリング加算㊵	＋150点	◆「2」を算定するCOPDの病期がⅢ期以上の入院外患者に，情報通信機器等による遠隔モニタリングで療養指導を行った場合，前回受診月の翌月から今回受診月の前月までの期間，150点に当該月数を乗じて算定（2月が限度）
C104 在宅中心静脈栄養法指導管理料	3000点	◆在宅中心静脈栄養法に関する指導管理を行った場合に月1回算定 ◆中心静脈注射・植込型カテーテルによる中心静脈注射の費用，C001・C001-2在宅患者訪問診療料（Ⅰ）（Ⅱ）の算定日に医療機関で行った静脈内注射・点滴注射・植込型カテーテルによる中心静脈注射の費用（薬剤・材料含む）は算定不可
C105 在宅成分栄養経管栄養法指導管理料 ◆J120鼻腔栄養は算定不可	2500点	◆経口摂取不能又は著しく困難な患者に対して指導管理を行った場合に月1回算定 ◆アミノ酸，ジペプチド，トリペプチドを主なタンパク源とした（未消化態タンパクを含まない）ものを用いた場合のみ算定。単なる流動食の鼻腔栄養は対象外
C105-2 在宅小児経管栄養法指導管理料	1050点	◆在宅小児経管栄養法を行っている入院外患者に対して，在宅小児経管栄養法に関する指導管理を行った場合に月1回算定。J120鼻腔栄養は算定不可
C105-3 在宅半固形栄養経管栄養法指導管理料	2500点	◆経口摂取困難のため胃瘻を造設している患者に，半固形栄養剤等（高カロリー薬又は流動食であって半固形状のもの）を用いてその指導管理を行った場合に，初算定日から1年を限度に月1回算定。J120鼻腔栄養は算定不可
C106 在宅自己導尿指導管理料	1400点	◆自然排尿困難な患者に在宅自己導尿に関する指導管理を行った場合に月1回算定 ◆導尿，膀胱洗浄，後部尿道洗浄，留置カテーテル設置の費用は算定不可
C107 在宅人工呼吸指導管理料 ◆睡眠時無呼吸症候群の患者は対象外（次項C107-2で対応）	2800点	◆在宅人工呼吸に関する指導管理を行った場合に月1回算定 ●人工呼吸装置は医療機関が患者に貸与。回路部品その他の附属品等の費用は包括 ●酸素吸入，突発性難聴に対する酸素療法，酸素テント，間歇的陽圧吸入法，体外式陰圧人工呼吸器治療，喀痰吸引，干渉低周波去痰器による喀痰排出，鼻マスク式補助換気法，人工呼吸の費用（酸素代を除く）は算定不可
C107-2 在宅持続陽圧呼吸療法指導管理料		◆「1」は，①慢性心不全（NYHAⅢ度以上）で睡眠時の無呼吸低呼吸指数20以上，②CPAP療法にもかかわらず無呼吸低呼吸指数が15以下にならない者に対してASV療法を実施——のすべてに該当する場合に月1回算定
1 在宅持続陽圧呼吸療法指導管理料1	2250点	◆「2」は，①慢性心不全（同上）と睡眠時無呼吸症候群（同上）の合併患者でASV療法を実施している者（「1」の対象患者以外），②心不全の患者でASV療法を実施している者——等の要件のいずれかに該当する場合に月1回算定
2 在宅持続陽圧呼吸療法指導管理料2	250点	
◆「2」を情報通信機器を用いて行った場合㊵	218点	◆持続陽圧呼吸療法装置は医療機関が患者に貸与（C165在宅持続陽圧呼吸療法用治療器加算，C171-2在宅持続陽圧呼吸療法材料加算を算定する）
●遠隔モニタリング加算㊵	＋150点	◆「2」を算定するCPAPを実施している入院外患者に，情報通信機器等による遠隔モニタリングで療養指導を行った場合，前回受診月の翌月から今回受診月の前月までの期間，150点に当該月数を乗じて算定（2月が限度）
C107-3 在宅ハイフローセラピー指導管理料	2400点	◆在宅でハイフローセラピーを行う慢性閉塞性肺疾患（COPD）の患者に対して，当該指導管理を行った場合に算定
C108 在宅麻薬等注射指導管理料		◆C108は，入院外の末期悪性腫瘍の患者，筋萎縮性側索硬化症又は筋ジストロフィーの患者，緩和ケアを要する心不全又は呼吸器疾患の末期患者に対して，在宅での麻薬等の注射に関する指導管理を行った場合に算定
1 悪性腫瘍	1500点	

項目	点数	要件
2 筋萎縮性側索硬化症又は筋ジストロフィー	1500点	◆C108-2は，入院外の悪性腫瘍の患者に対して抗悪性腫瘍剤等の注射に関する指導管理を行った場合に算定 ◆C108-3は，ドブタミン塩酸塩・ドパミン塩酸塩・ノルアドレナリン製剤の持続投与を行う入院外の心不全患者に指導管理を行った場合に算定 ◆外来受診時及び在宅患者訪問診療料（Ⅰ）（Ⅱ）の算定日において，G000，G001，G004，G005，G006の注射手技料・注射薬・特定保険医療材料は算定不可（外来受診時は，当該指導管理に係らない手技料・注射薬・特定保険医療材料は算定可）（G000はC108-3では対象外＝算定可） ◆C108・C108-2は，同一月にB001-2-12，注射「通則6」，G003は算定不可
3 心不全又は呼吸器疾患	1500点	
C108-2 在宅腫瘍化学療法注射指導管理料	1500点	
C108-3 在宅強心剤持続投与指導管理料	1500点	
C108-4 在宅悪性腫瘍患者共同指導管理料	1500点	◆他院でC108「1」・C108-2を算定する患者に対し，他院と連携して同一日に麻薬等・抗悪性腫瘍剤等の注射に係る指導管理を行った場合に算定
C109 在宅寝たきり患者処置指導管理料	1050点	◆創傷処置等（p.426）を行う寝たきり（準ずるもの含む）の患者に月1回算定 ◆患者が家族等に付き添われて来院した場合も例外的に算定可 ◆B001「8」皮膚科特定疾患指導管理料，創傷処置等は併算定不可
C110 在宅自己疼痛管理指導管理料	1300点	◆疼痛除去のため植込型脳・脊髄刺激装置を植え込んだ難治性慢性疼痛の患者に対して，在宅自己疼痛管理に関する指導管理を行った場合に月1回算定
C110-2 在宅振戦等刺激装置治療指導管理料	810点	◆振戦等除去のため植込型脳・脊髄刺激装置を植え込んだ後に，在宅で振戦等管理を行っている入院外患者に対して指導管理を行った場合に月1回算定
●導入期加算	＋140点	◆植込術の施行日から3月以内に行った場合に加算
C110-3 在宅迷走神経電気刺激治療指導管理料	810点	◆てんかん治療のため植込型迷走神経刺激装置を植え込んだ後に，在宅でてんかん管理を行っている入院外患者に対して指導管理を行った場合に月1回算定
●導入期加算	＋140点	◆植込術の施行日から3月以内に行った場合に算定
C110-4 在宅仙骨神経刺激療法指導管理料	810点	◆植込型仙骨神経刺激装置を植え込んだ在宅患者に，便失禁管理又は過活動膀胱管理に関する指導管理を行った場合に月1回算定
C110-5 在宅舌下神経電気刺激療法指導管理料	810点	◆舌下神経電気刺激装置を植え込んだ閉塞性睡眠時無呼吸症候群患者に対して，当該治療に係る指導管理を行った場合に算定
C111 在宅肺高血圧症患者指導管理料	1500点	◆肺高血圧症患者に対して，プロスタグランジンI_2製剤の投与等に関する医学管理等を行った場合に月1回算定
C112 在宅気管切開患者指導管理料	900点	◆気管切開患者に対して気管切開に関する指導管理を行った場合に月1回算定 ◆創傷処置（気管内ディスポーザブルカテーテル交換含む），爪甲除去，穿刺排膿後薬液注入，喀痰吸引，干渉低周波去痰器による喀痰排出の費用は算定不可
C112-2 在宅喉頭摘出患者指導管理料	900点	◆喉頭摘出を行っている入院外患者に対して，在宅における人工鼻材料の使用に関する指導管理を行った場合に算定
C114 在宅難治性皮膚疾患処置指導管理料	1000点	◆皮膚科又は形成外科の医師が，表皮水疱症又は水疱型先天性魚鱗癬様紅皮症の患者に対して水疱・びらん・潰瘍等への指導を行った場合に月1回算定。B001「7」難病外来指導管理料，B001「8」皮膚科特定疾患指導管理料との併算定不可
C116 在宅植込型補助人工心臓（非拍動流型）指導管理料㊳	45000点	◆体内植込型補助人工心臓（非拍動流型）を使用している入院外患者に対して，療養上必要な指導を行った場合に月1回算定
C117 在宅経腸投薬指導管理料	1500点	◆レボドパ・カルビドパ水和物製剤の経胃瘻空腸投与を行っているパーキンソン病の入院外患者に対し，投薬等に関する医学管理等を行った場合に月1回算定
C118 在宅腫瘍治療電場療法指導管理料㊳	2800点	◆在宅腫瘍治療電場療法（交流電場を形成するテント上膠芽腫の治療）を行う初発膠芽腫の入院外患者に対して療養指導を行った場合に月1回算定 ◆①脳神経外科標榜，②膠芽腫治療を5年間に5例以上実施——などが要件
C119 在宅経肛門的自己洗腸指導管理料㊳	800点	◆3月以上の保存的治療で改善のない脊髄障害による排便障害の患者（直腸手術後を除く）に対して，経肛門的自己洗腸療法の指導管理を行った場合に月1回算定
●導入初期加算	＋500点	◆経肛門的自己洗腸療法の導入時に医師又は看護師が初回指導を行った場合に算定
C120 在宅中耳加圧療法指導管理料	1800点	◆在宅中耳加圧装置を用いた療養を行うメニエール病又は遅発性内リンパ水腫の患者に，当該療法に関する指導管理を行った場合に月1回算定
C121 在宅抗菌薬吸入療法指導管理料	800点	◆マイコバクテリウム・アビウムコンプレックス（MAC）による肺非結核性抗酸菌症患者が超音波ネブライザを用いてアミカシン硫酸塩吸入用製剤を在宅で投与する場合に，当該療法の指導管理を行った場合に算定
●導入初期加算	＋500点	◆在宅抗菌薬吸入療法を初めて導入する患者に初回指導を行った月に算定

第2款 在宅療養指導管理材料加算

【通則】 1．第1款のC100〜C121のいずれかを算定する場合に，特に規定する場合を除き月1回に限り算定する。
2．第1款の指導管理を2以上行っても併算定できないが，この場合にあっても，第2款の在宅療養指導管理材料加算・薬剤・特定保険医療材料はそれぞれ算定できる。
3．6歳未満の乳幼児にC103在宅酸素療法指導管理料，C107在宅人工呼吸指導管理料，C107-2在宅持続陽圧呼吸療法指導管理料を算定する場合，乳幼児呼吸管理材料加算として3月に3回に限り**1500点**を加算する。

項目	点数	要件
C150 血糖自己測定器加算		◆血糖試験紙，固定化酵素電極，穿刺器，穿刺針，測定機器の費用含む ◆薬剤を2月分又は3月分処方した場合は，1月に2回又は3回算定できる

項目		点数	算定要件
1	月20回以上測定	350点	◆①インスリン・ヒトソマトメジンC製剤の自己注射を1日1回以上行う患者（1型糖尿病・膵全摘後の患者を除く），②インスリン製剤の自己注射を1日1回以上行う1型糖尿病患者又は膵全摘後の患者，③12歳未満の小児低血糖症の患者，④妊娠中の糖尿病患者又は妊娠糖尿病の患者に対して，血糖自己測定器を給付し使用させた場合に，3月に3回に限り算定
2	月30回以上測定	465点	
3	月40回以上測定	580点	
4	月60回以上測定	830点	
5	月90回以上測定	1170点	◆①インスリン製剤の自己注射を1日1回以上行う1型糖尿病患者，②12歳未満の小児低血糖症の患者，③妊娠中の糖尿病患者又は妊娠糖尿病の患者に，血糖自己測定器を使用した場合に，3月に3回に限り算定
6	月120回以上測定	1490点	
7	間欠スキャン式持続血糖測定器によるもの	1250点	◆インスリン製剤の自己注射を1日1回以上行っている患者に間歇スキャン式持続血糖測定器を使用した場合に，3月に3回に限り算定
●血中ケトン体自己測定器加算		+40点	◆SGLT2阻害薬を服用している1型糖尿病の患者に対して，血中ケトン体自己測定器を給付した場合に，3月に3回に限り算定
C151 注入器加算		300点	◆厚生労働大臣が定める注射薬（告示[4]別表第9の1の3, p.1499）の自己注射を行っている患者に，ディスポーザブル注射器（注射針一体型），自動注入ポンプ，携帯用注入器，針無圧力注射器——を処方した場合に，処方月に限って月1回算定
◆針付一体型製剤では算定不可			
C152 間歇注入シリンジポンプ加算			◆厚生労働大臣が定める注射薬（告示[4]別表第9, p.414）の自己注射を行っている患者に，インスリン，性腺刺激ホルモン放出ホルモン剤，ソマトスタチンアナログを注入する間歇注入シリンジポンプを使用した場合に，2月に2回に限り算定
1	プログラム付きシリンジポンプ	2500点	
2	1以外のシリンジポンプ	1500点	
C152-2 持続血糖測定器加算㊳			◆1型糖尿病又は2型糖尿病で，厚生労働大臣が定める注射薬（告示[4]別表第9, p.414）の持続皮下インスリン注入療法を行っている入院外患者に対して，持続血糖測定器を使用した場合に2月に2回に限り算定
1	間歇注入シリンジポンプと連動する持続血糖測定器		
イ	2個以下の場合	1320点	◆「1」は，血糖コントロールが不安定な①1型糖尿病又は膵全摘後の患者，②低血糖発作などの重篤な有害事象が起きている2型糖尿病患者——であって，持続皮下インスリン注入療法を行っている患者が対象
ロ	4個以下の場合	2640点	
ハ	5個以上の場合	3300点	
2	間歇注入シリンジポンプと連動しない持続血糖測定器		◆「2」は，①急性発症もしくは劇症1型糖尿病又は膵全摘後の患者，②内因性インスリン分泌欠乏（空腹時血清Cペプチドが0.5mg/ml未満）を認め，低血糖発作などの重篤な有害事象が起きている2型糖尿病患者——であって，皮下インスリン注入療法を行っている患者が対象
イ	2個以下の場合	1320点	
ロ	4個以下の場合	2640点	
ハ	5個以上の場合	3300点	◆「1」はC152と同一月に併算定不可，「2」はC152と同一月に併算定可
●プログラム付きシリンジポンプ		3230点	◆左記を用いてトランスミッターを使用した場合に，2月に2回に限りそれぞれ加算（C152と併算定不可）。上記「2」の場合は算定不可
●上記以外のシリンジポンプ		2230点	
C152-3 経腸投薬用ポンプ加算		2500点	◆レボドパ・カルビドパ水和物製剤の経胃瘻空腸投与を目的として経腸投薬用ポンプを使用した場合に，2月に2回に限り算定
C152-4 持続皮下注入シリンジポンプ加算			◆ホスレボドパ・ホスカルビドパ水和物配合剤の自己注射を行っている入院外患者に対して，持続皮下注入シリンジポンプを使用した場合に，2月に2回に限り算定
1	月5個以上10個未満	2330点	◆使用したシリンジ，輸液セット等の材料の費用は包括され別に算定不可
2	月10個以上15個未満	3160点	
3	月15個以上20個未満	3990点	
4	月20個以上	4820点	
C153 注入器用注射針加算			◆厚生労働大臣が定める注射薬（告示[4]別表第9, p.414）の自己注射を行っている患者に，注入器用注射針を処方した場合に，処方月に限って月1回算定
1	1型糖尿病・血友病等の患者	200点	
2	「1」以外の場合	130点	◆針付一体型製剤，針無圧力注射器では算定不可
C154 紫外線殺菌器加算		360点	◆在宅自己連続携行式腹膜灌流で紫外線殺菌器を使用した場合に月1回算定
C155 自動腹膜灌流装置加算		2500点	◆在宅自己連続携行式腹膜灌流で自動腹膜灌流装置を使用した場合に月1回算定
C156 透析液供給装置加算		10000点	◆在宅血液透析で透析液供給装置を使用した場合に月1回算定
C157 酸素ボンベ加算			◆在宅酸素療法を行っている患者（チアノーゼ型先天性心疾患の患者を除く）に，酸素ボンベを使用した場合に，3月に3回に限り算定
1	携帯用酸素ボンベ	880点	
2	「1」以外の酸素ボンベ	3950点	◆同一患者に対して，酸素ボンベ，酸素濃縮装置，設置型液化酸素装置を併用した場合は，合わせて3月に3回に限り算定。同じく，携帯用酸素ボンベと携帯型液化酸素装置を併用した場合も，合わせて3月に3回に限り算定
C158 酸素濃縮装置加算		4000点	◆在宅酸素療法を行っている患者（チアノーゼ型先天性心疾患の患者を除く）に，酸素濃縮装置を使用した場合に，3月に3回に限り算定
			◆同一患者に対して，酸素ボンベ，酸素濃縮装置，設置型液化酸素装置を併用した場合は，合わせて3月に3回に限り算定
C159 液化酸素装置加算			◆在宅酸素療法を行っている患者（チアノーゼ型先天性心疾患の患者を除く）に，液化酸素装置を使用した場合に，3月に3回に限り算定
1	設置型液化酸素装置	3970点	
2	携帯型液化酸素装置	880点	◆設置型液化酸素装置に係る加算と携帯型液化酸素装置に係る加算は併算定可
			◆同一患者に対して，酸素ボンベ，酸素濃縮装置，設置型液化酸素装置を併用した場合は，合わせて3月に3回に限り算定。同じく，携帯用酸素ボンベと携帯型液化酸素装置を併用した場合も，合わせて3月に3回に限り算定
C159-2 呼吸同調式デマンドバルブ加算		291点	◆在宅酸素療法を行っている患者（チアノーゼ型先天性心疾患の患者を除く）に対して，呼吸同調式デマンドバルブを携帯型酸素供給装置と鼻カニューレとの間に装着した場合に，3月に3回に限り算定
C160 在宅中心静脈栄養法用輸液セット加算		2000点	◆在宅中心静脈栄養法を行っている患者に，輸液セット〔輸液用器具（輸液バッグ），注射器，採血用輸血用器具（輸液ライン）〕を使用した場合に月1回算定

区分	項目	点数	算定要件
C161	注入ポンプ加算	1250点	◆①在宅中心静脈栄養法・在宅成分栄養経管栄養法・在宅小児経管栄養法を行う患者，②在宅で麻薬等の注射を行うC108の対象患者，③在宅で抗悪性腫瘍剤等の注射を行う悪性腫瘍の患者，④在宅強心剤持続投与を行う患者，⑤pH 4 処理酸性人免疫グロブリン（皮下注射）製剤又はペグセタコプラン製剤の自己注射を行う患者に，注入ポンプを使用した場合に，2月に2回に限り算定
C162	在宅経管栄養法用栄養管セット加算	2000点	◆在宅成分栄養経管栄養法・在宅小児経管栄養法・在宅半固形栄養経管栄養法を行っている入院外患者に，栄養管セットを使用した場合に月1回算定 ◆C161注入ポンプ加算と各月1回に限り併算定可
C163	特殊カテーテル加算 1 再利用型カテーテル 2 間歇導尿用ディスポーザブルカテーテル 　イ 親水性コーディング 　　(1) 60本以上の場合 　　(2) 90本以上の場合 　　(3) 120本以上の場合 　ロ イ以外のもの 3 間歇バルーンカテーテル	 400点 1700点 1900点 2100点 1000点 1000点	◆在宅自己導尿を行う患者に，再利用型カテーテル，間歇導尿用ディスポーザブルカテーテル，間歇バルーンカテーテルを使用した場合に3月に3回に限り算定 ◆「親和性コーディング」は，排尿障害が長期間かつ不可逆的に持続し，代替となる排尿方法が存在せず，適切な消毒操作が困難な場所で導尿が必要となる場合等，医学的妥当性が認められる場合に使用し，包装内に潤滑油が封入されていて開封後すぐに挿入可能なもののみを使用した場合に算定 ◆間歇導尿用ディスポーザブルカテーテル，間歇バルーンカテーテル，再利用型カテーテルのいずれかを併せて使用した場合は主たるもののみ算定
C164	人工呼吸器加算 1 陽圧式人工呼吸器 2 人工呼吸器 3 陰圧式人工呼吸器	 7480点 6480点 7480点	◆在宅人工呼吸を行っている患者に，人工呼吸器を使用した場合に月1回算定 ◆気管切開口を介した陽圧式人工呼吸器を使用した場合に算定 ◆鼻マスク又は顔マスクを介した人工呼吸器を使用した場合に算定 ◆陰圧式人工呼吸器を使用した場合に算定
C165	在宅持続陽圧呼吸療法用治療器加算 1 ASVを使用した場合 2 CPAPを使用した場合	 3750点 960点	◆在宅持続陽圧呼吸療法を行う患者に持続陽圧呼吸療法用治療器を使用した場合に，3月に3回に限り算定（C107-2の情報通信機器を用いた場合でも算定可） ◆「1」はC107-2「1」の該当患者，C107-2の保医発通知(3)「ア」「イ」（p.421）の該当患者が対象。「2」はC107-2の保医発通知(3)「ウ」の該当患者
C166	携帯型ディスポーザブル注入ポンプ加算	2500点	◆在宅において①麻薬等の注射を行う末期悪性腫瘍の患者，②抗悪性腫瘍剤等の注射を行う悪性腫瘍の患者，③緩和ケアを要する心不全又は呼吸器疾患の末期患者に，携帯型ディスポーザブル注入ポンプを使用した場合に月1回算定
C167	疼痛等管理用送信器加算	600点	◆疼痛除去等のため植込型脳・脊髄刺激装置又は植込型迷走神経刺激装置を植え込んだ後に，在宅疼痛管理・在宅振戦管理・在宅てんかん管理を行っている患者に，疼痛等管理用送信器（患者用プログラマ含む）を使用した場合に月1回算定
C168	携帯型精密輸液ポンプ加算	10000点	◆肺高血圧症の患者に，携帯型精密輸液ポンプを使用した場合に月1回算定
C168-2	携帯型精密ネブライザ加算	3200点	◆肺高血圧症の患者に携帯型精密ネブライザを使用した場合に月1回算定 ◆携帯型精密ネブライザの使用に必要なすべての費用が含まれる
C169	気管切開患者用人工鼻加算	1500点	◆気管切開を行っている患者に人工鼻を使用した場合に月1回算定
C170	排痰補助装置加算	1829点	◆人工呼吸を行う神経筋疾患等の患者に排痰補助装置を使用した場合に月1回算定
C171	在宅酸素療法材料加算 1 チアノーゼ型先天性心疾患の場合 2 その他の場合	 780点 100点	◆「1」は，C103「1」を算定すべき指導管理を行った患者に小型酸素ボンベ又はクロレート・キャンドル型酸素発生器を提供した場合に，3月に3回に限り算定 ◆「2」は，C103「2」を算定すべき指導管理を行った患者に在宅酸素療法装置を提供した場合に，3月に3回に限り算定
C171-2	在宅持続陽圧呼吸療法材料加算	100点	◆C107-2在宅持続陽圧呼吸療法指導管理料を算定する患者に当該療法に係る機器を提供した場合に，3月に3回に限り算定
C171-3	在宅ハイフローセラピー材料加算	100点	◆C107-3在宅ハイフローセラピー指導管理料の算定患者に対して当該療法に係る機器を使用した場合に，3月に3回に限り算定
C172	在宅経肛門的自己洗腸用材料加算	2400点	◆在宅で経肛門的に自己洗腸を行っている患者に対して，自己洗腸用材料を使用した場合に，3月に3回に限り算定
C173	横隔神経電気刺激装置加算	600点	◆H003呼吸器リハビリテーション料（Ⅰ）（Ⅱ）の届出医療機関で，在宅人工呼吸を行っている脊髄損傷又は中枢性低換気症候群の患者に対して横隔神経電気刺激装置を使用した場合に月1回算定
C174	在宅ハイフローセラピー装置加算 1 自動給水加湿チャンバー 2 1以外の場合	 3500点 2500点	◆C107-3在宅ハイフローセラピー指導管理料の算定患者に対して在宅ハイフローセラピー装置を使用した場合に，3月に3回に限り算定
C175	在宅抗菌薬吸入療法ネブライザ加算 1 1月目 2 2月目以降	 7480点 1800点	◆マイコバクテリウム・アビウムコンプレックス（MAC）による肺非結核性抗酸菌症患者が，アミカシン硫酸塩吸入用製剤を投与するに当たり超音波ネブライザを使用した場合に算定

8．検査 (主要項目抜粋)

【通則】 1. 検査に当たり患者から検体を穿刺又は採取した場合は，「診断穿刺・検体採取料」を併せて算定する。
　　　　 2. 対称器官に係る検査の所定点数は，特に規定する場合を除き，両側の器官に係るものとする。

《第1節　検体検査料》

加算項目	点　数	要　件
時間外緊急院内検査加算	所定点数に200点を加算	◆外来患者が時間外，休日，深夜に当該保険医療機関内で緊急に検体検査を行った場合に，1日に1回のみ算定。時間外等の定義は初診料の時間外加算等と同じ ◆時間外等に外来受診し，検体検査の結果，入院となった場合も算定可
外来迅速検体検査加算（5項目限度）	検体検査実施料に10点を加算	◆外来患者に，検査実施日に厚生労働大臣が定めた検体検査（告示4別表第9の2, p.457）の結果を文書で提供し，結果に基づく診療を行った場合に算定可。同一日に時間外緊急院内検査加算との併算定不可

検体検査実施料　〔D000～D023-2〕
※ 個別項目・点数はp.457～513参照

採血料　（1日につき）（血液回路からの採血は算定不可）

D400	1	静脈〔B-V〕（入院外のみ）	40点
	2	その他（末梢血）〔B-C〕（入院外のみ）	6点

◆乳幼児加算（6歳未満）：35点

D419	3	動脈血採取〔B-A〕	60点

◆乳幼児加算（6歳未満）：35点

検体検査判断料　〔D026〕（月1回，初回検査日に算定）

1	尿・糞便等検査判断料	34点
2	遺伝子関連・染色体検査判断料	100点
3	血液学的検査判断料	125点
4	生化学的検査（Ⅰ）判断料	144点
5	生化学的検査（Ⅱ）判断料	144点
6	免疫学的検査判断料	144点
7	微生物学的検査判断料	150点

◆検体検査管理加算（Ⅰ）（入院・入院外）届　40点
◆検体検査管理加算（Ⅱ）（入院のみ）届　100点
◆検体検査管理加算（Ⅲ）（入院のみ）届　300点
◆検体検査管理加算（Ⅳ）（入院のみ）届　500点

◆検体検査管理体制が整備された届出医療機関で検体検査判断料を算定した場合に月1回算定。（Ⅱ）は臨床検査を担当する常勤医師1名以上，（Ⅲ）は臨床検査を専ら担当する常勤医師1名以上かつ常勤臨床検査技師4名以上，（Ⅳ）は臨床検査を専ら担当する常勤医師1名以上かつ常勤臨床検査技師10名以上配置が要件

◆国際標準検査管理加算届（届出医療機関で検体検査管理加算Ⅱ・Ⅲ・Ⅳを算定した場合）　40点
◆遺伝カウンセリング加算届〔D006-4, D006-20, D006-26, D006-30, 遺伝性腫瘍に関する検査（D006-19を除く）を行い，遺伝カウンセリングを行った場合〕　1000点
◆遺伝性腫瘍カウンセリング加算届（D006-19を実施し，遺伝カウンセリングを行った場合）　1000点
◆骨髄像診断加算（D005「14」骨髄像を行い，専門医が結果を文書で報告した場合）　240点
◆免疫電気泳動法診断加算（D015「17」免疫電気泳動法（抗ヒト全血清）又は「24」免疫電気泳動法（特異抗血清）を行い，専門医が結果を文書で報告した場合）　50点

《第3節　生体検査料》

項　目	点　数	要　件
新生児加算	所定点数の100/100を加算	◆ただし★印を付記したものは算定不可 ◆「所定点数」には「注」の加算点数も合算 ◆D200からD242，D306，D308，D310，D312，D313，D317，D325を行った場合に算定（★印を除く）
3歳未満の乳幼児加算	所定点数の70/100を加算	
3歳以上6歳未満の幼児加算	所定点数の40/100を加算	
同一検査2回目以降の減算	所定点数の90/100で算定	◆当該検査には減と付記。「所定点数」には「注」の加算点数も合算

1．呼吸循環機能検査等〔D200～D214-2〕
◆ガスの費用：購入価格を10円で除して得た点数を加算

D200 スパイログラフィー等検査	肺気量分画測定	90点
	フローボリュームカーブ	100点
	機能的残気量測定	140点
	呼気ガス分析	100点
	左右別肺機能検査	1010点

D205	呼吸機能検査等判断料（月1回）★★	140点

※　D200～D204にかかる判断料

D208 心電図〔ECG〕減		
12誘導以上		130点
ベクトル心電図，体表ヒス束心電図		150点
携帯型発作時心電図記憶伝達装置使用心電図検査		150点
加算平均心電図による心室遅延電位測定		200点
その他（6誘導以上）		90点

◆他医で描写した心電図を診断した場合：70点で算定（★★）

2．超音波検査等〔D215～D217〕

D215 超音波検査 減	Aモード法			150点
	断層撮影法（心臓超音波を除く）			
	イ	訪問診療時に行った場合		400点
	ロ	その他の場合	(1) 胸腹部	530点
			(2) 下肢血管	450点
			(3) その他	350点
	心臓超音波	イ	経胸壁心エコー法	880点
		ロ	Mモード法	500点
		ハ	経食道心エコー法	1500点
		ニ	胎児心エコー法届	300点
		ホ	負荷心エコー法	2010点
	ドプラ法			
		イ	胎児心音観察，末梢血管血行動態検査	20点
		ロ	脳動脈血流速度連続測定	150点
		ハ	脳動脈血流速度マッピング法	400点
	血管内超音波法			4290点

◆断層撮影法，心臓超音波での造影剤使用加算：180点
　（造影剤注入手技料，L008以外の麻酔料を含む）
◆断層撮影法でのパルスドプラ法加算：150点
◆胎児心エコー法診断加算：1000点
◆微小栓子シグナル加算（ドプラ法「ロ」）：150点

3．監視装置による諸検査〔D218～D234〕

D223	経皮的動脈血酸素飽和度測定（1日につき）	35点

4．脳波検査等〔D235～D238〕

D235	脳波検査〔EEG〕（8誘導以上）	720点

◆睡眠賦活検査又は薬物賦活検査を行った場合：250点を加算
◆他医で描写した脳波を診断した場合：70点で算定（★★）

診療報酬点数一覧表〔検査／画像診断〕 963

D237	終夜睡眠ポリグラフィー	
1	携帯用装置を使用	720点
2	多点感圧センサー睡眠評価装置を使用	250点
3	1・2以外　イ　安全精度管理下で行うもの(届)	4760点
	ロ　その他のもの	3570点
D238	脳波検査判断料（月1回）★★	
1	脳波検査判断料1(届)	350点
2	脳波検査判断料2	180点

5．神経・筋検査〔D239～D242〕

D239-3	神経学的検査(届)	500点
D241	神経・筋検査判断料（月1回）★★	180点

6．耳鼻咽喉科学的検査〔D244～D254〕

7．眼科学的検査〔D255～D282-3〕

8．皮膚科学的検査〔D282-4〕

9．臨床心理・神経心理検査〔D283～D285〕

10．負荷試験等〔D286～D291-3〕

11．ラジオアイソトープを用いた諸検査〔D292～D294〕

D293	シンチグラム（画像を伴わないもの）	
1	甲状腺ラジオアイソトープ摂取率（一連）	365点
2	レノグラム，肝血流量（ヘパトグラム）	575点
D294	ラジオアイソトープ検査判断料（月1回）★	110点
※	D292，D293にかかる判断料	

12．内視鏡検査〔D295～D325〕

◆時間外緊急院内内視鏡検査加算：休日80/100，時間外（入院中以外）40/100，深夜80/100，時間外特例医療機関（入院中以外）40/100
◆超音波内視鏡検査を実施した場合：300点加算（★）
◆（墨）を付記した検査につき粘膜点墨法を施行：60点加算
◆他医撮影の内視鏡写真の診断を行った場合：70点で算定（★）

D308	胃・十二指腸ファイバースコピー(減)（墨）	1140点
◆胆管・膵管造影法加算：600点		
◆胆管・膵管鏡加算：2800点		
◆狭帯域光強調加算：200点		

《第4節　診断穿刺・検体採取料》

D400	血液採取（1日につき）　1　静脈	40点
	2　その他	6点
◆乳幼児加算（6歳未満）：35点		
D405	関節穿刺（片側）	100点
◆乳幼児加算（3歳未満）：100点		
D414	内視鏡下生検法（1臓器につき）	310点

◆手術に当たっての診断穿刺又は検体採取は算定不可
◆処置の部と共通の項目は，同一日に算定不可
◆診断穿刺・検体採取後の創傷処置は，J000創傷処置の術後創傷処置として翌日より算定

9．画像診断 （主要項目抜粋）

加算項目	点数	要件
時間外緊急院内画像診断加算	110点	◆外来患者が時間外，休日，深夜に当該保険医療機関内で緊急に撮影・画像診断を行った場合に，1日に1回のみ算定。時間外等の定義は初診料の時間外加算等と同じ ◆時間外等に外来を受診し，画像診断の結果，入院となった場合も算定可 ◆他院で撮影されたフィルムを診断した場合は算定不可
画像診断管理加算1(届)	70点	◆放射線科標榜の**医療機関**で，画像診断を専ら担当する常勤医がE001写真診断，E004基本的エックス線診断料，E102核医学診断，E203コンピューター断層診断を行い文書で報告した場合に月1回算定
画像診断管理加算2(届)	175点	◆放射線科標榜の**病院**で，画像診断を専ら担当する常勤医が，E102核医学診断，E203コンピューター断層診断を行い文書で（8割以上を撮影日の翌診療日までに）報告した場合に月1回算定
画像診断管理加算3(届)	235点	◆放射線科標榜の**救命救急センターを有する病院**で，画像診断を専ら担当する常勤医（3名以上配置）が，E102，E203を行い文書で報告した場合に月1回算定。加算2の要件のほかに，夜間・休日に読影を行う体制，AIが活用された画像診断補助ソフトウェアの安全管理——などが要件
画像診断管理加算4(届)	340点	◆放射線科標榜の**特定機能病院**で，画像診断を専ら担当する常勤医（6名以上配置）が，E102，E203を行い文書で報告した場合に月1回算定。加算3の要件のほかに，核医学診断・CT・MRIの前の画像診断管理（夜間・休日を除く），適切な被ばく線量管理——などが要件

※ 画像診断管理加算1～4は，届出医療機関にて，遠隔画像診断による診断を行った場合も算定できる

《第1節　エックス線診断料》

E000	透視診断	110点	◆撮影の時期決定や準備手段，他の検査・注射・処置・手術の補助手段として行う場合は算定不可											

E001 写真診断 E002 撮影		診断	撮影（※1）		診断＋撮影（加算なしの場合）（点）										電子画像管理加算
					アナログ					デジタル					
			アナログ	デジタル	1枚目	2枚目	3枚目	4枚目	5枚目以上	1枚目	2枚目	3枚目	4枚目	5枚目以上	（一連）
単純	頭部，胸部，腹部，脊椎	85点	60点	68点	145	218	290	363	435	153	230	306	383	459	57点
	その他	43点			103	155	206	258	309	111	167	222	278	333	
特殊（一連）		96点	260点	270点	356 （同一部位・他法併施 308）					366 （同一部位・他法併施 318）					58点
造影	脳脊髄腔（※2）	72点	144点 ＋148点	154点 ＋148点	364	546	728	910	1092	374	561	748	935	1122	66点
	その他		144点	154点	216	324	432	540	648	226	339	452	565	678	
乳房撮影（一連）		306点	192点	202点	498					508					54点

◆2種類以上の撮影を同一部位に同時に施行：2回目以降のE001写真診断は50/100で算定
◆同一部位に同時に2枚以上の撮影：2～5枚目のE001写真診断とE002撮影は50/100で算定（6枚目以降は算定不可）

- ◆間接撮影の場合は，E001写真診断，E002撮影をそれぞれ50/100で算定
- ◆造影剤使用撮影の場合は，E003造影剤注入手技を別に算定
- ※1 新生児加算：100分の80，乳幼児加算（3歳未満）：100分の50，幼児加算（3歳以上6歳未満）：100分の30——を加算
  乳房撮影については，乳房トモシンセシス撮影加算100点が算定可
- ※2 脳脊髄腔造影剤使用撮影の場合は撮影料に148点を加算

《第2節　核医学診断料》

【通則】 1．同一ラジオアイソトープで，D292，D293，E100〜E101-4を2以上行った場合はいずれかのみを算定。
2．撮影画像を電子化して管理・保存した場合は，一連の撮影について1回に限り120点を加算する。

項目	点数	要件
E101-2 **ポジトロン断層撮影**㊞		◆一連の検査につき算定する。施設共同利用率（100分の30）等の基準が満たせない医療機関では80/100で算定
1 ¹⁵O標識ガス剤	7000点	
2 ¹⁸FDG	7500点	◆「1」〜「5」の使用薬剤の合成・注入に要する費用は包括される
3 ¹³N標識アンモニア剤	9000点	◆「1」〜「4」については，新生児加算1600点（1280点），乳幼児加算1000点（800点），幼児加算600点（480点）——が算定可（括弧内は100分の80で算定する場合の点数）
4 ¹⁸標識フルシクロビン	2500点	
5 アミロイドPETイメージング剤		
イ 放射性医薬品合成設備を使用	12500点	◆ポジトロン断層撮影と同時に同一の機器を用いてE200コンピューター断層撮影を行った場合，E200の費用は別に算定不可
ロ イ以外の場合	2600点	
E102 **核医学診断**		◆各区分の種類又は回数にかかわらず月1回に限り，初回実施日に算定
1 E101-2〜E101-5の場合	450点	◆入院と外来，又は複数の診療科で実施した場合も，月1回に限り算定
2 1以外の場合	370点	

《第3節　コンピューター断層撮影診断料》

項目		点数	造影剤使用加算	特殊画像診断加算	電子画像管理加算	新生児・乳幼児加算	2回目以降	要件
E200 **コンピューター断層撮影（CT撮影）**（一連につき）	CT撮影 64列以上のマルチスライス型㊞ 共同利用施設	1020点	+500点（※1）	+620点（64列以上） +500点（16列以上64列未満）（大腸CT撮影加算） +600点（冠動脈CT撮影加算）㊞ +800点（外傷全身CT加算）	+120点（一連で1回。フィルムの費用は算定不可）	《新生児》+80/100（頭部外傷）+85/100 《乳幼児》+50/100（頭部外傷）+55/100 《幼児》+30/100（頭部外傷）+35/100	80/100（※2）	◆2種類以上を同時に行った場合は主たる撮影のみ算定 ◆64列以上は画像診断管理加算2を算定し専従の放射線技師が1名以上いる場合に算定可。共同利用施設とは施設共同利用率100分の10以上 ◆64列以上のマルチスライス型機器で施設基準不適合の場合は，「16列以上64列未満」で算定
	その他	1000点						
	16列以上64列未満のマルチスライス型㊞	900点						
	4列以上16列未満のマルチスライス型㊞	750点						
	上記以外	560点						
	脳槽CT撮影（造影を含む）（※1）	2300点	—					
E200-2 **血流予備量比コンピューター断層撮影**㊞		9400点	—			◆E200-2は対象外 ◆頭部外傷撮影加算の対象はE200のみ		◆種類・回数にかかわらず，月1回に限り算定
E201 **非放射性キセノン脳血流動態検査**		2000点	—				—	◆非放射性キセノン吸入手技料，CTの費用含む
E202 **磁気共鳴コンピューター断層撮影（MRI撮影）**（一連につき）	3テスラ以上㊞ イ 共同利用施設	1620点	+250点（※1）	+400点（心臓MRI撮影加算）㊞ +100点（乳房MRI撮影加算） +所定点数の100分の80（小児鎮静下MRI撮影加算） +100点（頭部MRI撮影加算） +600点（全身MRI撮影加算） +600点（肝エラストグラフィ加算）㊞			80/100（※2）	◆2種類以上を同時に行った場合は主たる撮影のみ算定 ◆3テスラ以上は画像診断管理加算2の算定施設で専従放射線技師1名以上が要件。「共同利用施設」は施設共同利用率が100分の10以上
	ロ その他	1600点						
	1.5テスラ以上3テスラ未満㊞（※3）	1330点						
	上記以外	900点						

- ※1 造影剤注入手技料，麻酔料（閉鎖循環式全身麻酔を除く）を含む
- ※2 E200（CT）とE202（MRI）を同一月に2回以上行った場合は，2回目以降は一連につき80/100で算定
- ※3 3テスラ以上の機器であって施設基準不適合の場合は，「1.5テスラ以上3テスラ未満」で算定

E203 **コンピューター断層診断**	450点	◆実施したコンピューター断層撮影（E200〜E202）の種類・回数にかかわらず，月1回算定

10. 投薬

- ◆投薬量は予見することができる必要期間に従うものとする。ただし，特に厚生労働大臣が定める内服薬及び外用薬〔「厚生労働大臣が定める注射薬等」(p.1608) 参照〕については投与期間が限定されている。
- ◆初診料，外来診療料で紹介率等の低い場合の点数を算定する特定機能病院，一般病床200床以上の地域医療支援病院・

紹介受診重点医療機関，許可病床400床以上の病院では，投与期間が30日以上必要な薬剤を除き，1処方30日以上の投薬を行った場合（リフィル処方箋の1回の使用による投与期間が29日以内の投薬を行った場合を除く）は，薬剤料，処方料，処方箋料を40/100で算定する。

◆退院時の投薬は，服用日の如何にかかわらず入院患者に対する投薬として扱う。外来において数日分投与し，その薬剤を入院後も服用する場合は，入院後服用分の請求区分は服用日の如何にかかわらず外来投与として扱う。

◆入院外の患者に，1処方につき63枚を超えて貼付剤を投薬した場合には，調剤料，処方料，薬剤料（超過分），処方箋料，調剤技術基本料は算定できない（医師が必要と判断した場合を除く）。

■院内処方の場合

分類	F200 薬剤料（※1）	F000 調剤料		F100 処方料（入院外のみ1処方につき算定）	F500 調剤技術基本料（※5）（月1回算定）	
	薬剤料算定の所定単位	入院外（1処方につき算定）	入院（1日につき算定）	●麻薬等加算：1点，●乳幼児加算（3歳未満）：3点 ●特定疾患処方管理加算（※2）：56点（月1回） ●抗悪性腫瘍剤処方管理加算届（※3）：70点（月1回） ●外来後発医薬品使用体制加算1届（※4）：8点 　外来後発医薬品使用体制加算2届（※4）：7点 　外来後発医薬品使用体制加算3届（※4）：5点 ●向精神薬調整連携加算：12点（月1回）	入院患者	その他の患者
		●麻薬等加算：1点				
内服薬 浸煎薬	1剤（※6） 1日分	11点	7点	1　抗不安薬・睡眠薬・抗うつ薬・抗精神病薬を各3種類以上又は抗不安薬及び睡眠薬を4種類以上投与（※7）：18点 2　「1」以外の内服薬を7種類以上投与，または不安・不眠の患者に1年以上ベンゾジアゼピン系薬剤を投与：29点（※8） 3　「1」「2」以外の場合：42点	42点 ●院内製剤加算：10点	14点
屯服薬	1回分			42点		
外用薬	1調剤	8点				

■院外処方の場合

F400 処方箋料（交付1回につき算定）	
◆右欄・括弧内の点数は，①直近3月の処方箋交付回数12000回超，②薬局と不動産取引等の特別の関係がある，③特別の関係がある薬局において当院の処方箋集中率が9割超――の場合の点数	1　抗不安薬・睡眠薬・抗うつ薬・抗精神病薬を各3種類以上又は抗不安薬及び睡眠薬を4種類以上投与（※7）：20点（18点） 2　「1」以外の内服薬を7種類以上投与，または不安・不眠の患者に1年以上ベンゾジアゼピン系薬剤を投与：32点（29点）（※9） 3　「1」「2」以外の場合：60点（42点）
●乳幼児加算（3歳未満）：3点 ●特定疾患処方管理加算（※2）：56点（月1回） ●抗悪性腫瘍剤処方管理加算届（※3）：70点（月1回）	●一般名処方加算1（※10）：10点 ●一般名処方加算2（※10）：8点 ●向精神薬調整連携加算：12点（月1回）

※1　薬剤料算定：薬価15円以下の場合は1点として算定。15円超の場合は10円で除して，小数点以下は五捨五超入で算定。①1処方につき，抗不安薬・睡眠薬・抗うつ薬・抗精神病薬を各3種類以上，抗不安薬・睡眠薬を4種類以上投与（※7）した場合は，同一処方した抗不安薬・睡眠薬・抗うつ薬・抗精神病薬に係る薬剤料を100分の80により算定する。②内服薬7種類以上の投薬を行った場合には，臨時投薬も含めて内服薬すべての薬剤料を100分の90により算定する（A001再診料の地域包括診療加算またはB001-2-9地域包括診療料を算定する場合を除く）

※2　特定疾患処方管理加算：診療所又は許可病床200床未満の病院で，入院外の特定疾患（B000特定疾患療養管理料の対象疾患と同じ）を主病とする患者に対して，特定疾患に係る薬剤を処方期間28日以上（リフィル処方箋の複数回使用の合計が28日以上の処方を含む）で処方した場合に，1処方につき算定

※3　抗悪性腫瘍剤処方管理加算：許可病床数200床以上，化学療法の経験5年以上の専任常勤医師が1名以上勤務――が要件

※4　外来後発医薬品使用体制加算：診療所においてのみ算定。〔後発医薬品の規格単位数量〕÷〔後発医薬品のある先発品と後発品を合算した規格単位数量〕が「1」は90％以上，「2」は85％以上，「3」は75％以上であることなどが要件

※5　調剤技術基本料：薬剤師が常時勤務する医療機関において算定。同一医療機関において同一月内に処方箋交付があった場合は算定不可。B008薬剤管理指導料，C008在宅患者訪問薬剤管理指導料を算定している場合にも算定不可

※6　1剤：1回の処方による，服用時点・服用回数が同じ内服薬。①配合不適等調剤技術上の必要性から個別に調剤した場合，②固形剤と内用液剤の場合，③服用方法が違う場合などは1剤とはしない

※7　臨時の投薬，3種類の抗うつ薬又は3種類の抗精神病薬を患者の病状等によりやむを得ず投与するものを除く

※8　内服薬7種類以上：種類数計算の際には2週間以内の臨時投薬を除く

※9　A001再診料の地域包括診療加算を算定する場合を除く

※10　一般名処方加算：「1」は，処方箋中，後発医薬品のある全医薬品（2品目以上に限る）が一般名処方されている場合に，処方箋交付1回につき算定。「2」は，1品目でも一般名処方されている場合に算定

11. 注射 （主要項目抜粋）

◆簡単な注射の費用は薬剤料のみにより算定し，特殊なものの費用は，第1節に掲げられている注射のうちで最も近似する注射の各区分の所定点数により算定する。注射に伴って行った反応試験の費用は注射料に含まれる。

◆G001静脈注射，G004点滴注射，G005中心静脈注射，G006植込型カテーテルによる中心静脈注射のうち2以上を同一日に併せて行った場合は主たるものの所定点数のみ算定する。

加算項目	点数	要件
生物学的製剤注射加算	15点	◆トキソイド，ワクチン，抗毒素を注射した場合に算定（p.614）
精密持続点滴注射加算	80点	◆自動輸液ポンプにより1時間30mL以下の速度で薬剤を体内（皮下を含む）又は注射回路に注入（※1）した場合に，1日につき算定
麻薬注射加算	5点	◆麻薬を使用した場合に算定
外来化学療法加算1 届 (1) 15歳未満 (2) 15歳以上	 670点 450点	◆入院外の患者（悪性腫瘍を主病とする患者を除く）に対し，G001，G002，G004，G005，G006について，治療開始時に注射の必要性，危険性等を文書で説明した場合に1日につき算定（同一月にC101在宅自己注射指導管理料は算定不可） ◆「1」「2」とも専任の看護師，専任・常勤の薬剤師などの要件で届出，「1」はさらに専任の常勤医，化学療法のレジメンなどが要件 ◆関節リウマチ等にインフリキシマブ製剤等を投与した場合に算定（※2） ◆同一日に「(1)」と「(2)」の併算定不可
外来化学療法加算2 届 (1) 15歳未満 (2) 15歳以上	 640点 370点	
バイオ後続品導入初期加算	150点	◆入院外の患者に対して，バイオ後続品に関する情報を提供したうえで導入した場合に，初回使用月から3月を限度に月1回算定

※1　カテコールアミン，βブロッカーなど緩徐に注入する必要のある薬剤が対象。1歳未満は薬剤の種類にかかわらず算定可
※2　**外来化学療法加算**：①**インフリキシマブ製剤**（関節リウマチ，クローン病，ベーチェット病，強直性脊椎炎，潰瘍性大腸炎，尋常性乾癬，関節症性乾癬，膿疱性乾癬，乾癬性紅皮症），②**トシリズマブ製剤**（関節リウマチ，多関節に活動性を有する若年性特発性関節炎，全身型若年性特発性関節炎，キャッスルマン病，成人スチル病），③**アバタセプト製剤**（関節リウマチ，多関節に活動性を有する若年性特発性関節炎），④**ナタリズマブ製剤**（多発性硬化症），⑤**ベリムマブ製剤**（全身性エリテマトーデス）――を投与した場合に算定

項目	点数	要件
G000 皮内，皮下及び筋肉内注射	25点	◆入院外の患者のみ対象。1回につき算定 ◆C101，C108，C108-2，C108-4の算定患者（※1）に，C001・C001-2在宅患者訪問診療料（Ⅰ）（Ⅱ）算定日に行った場合，算定不可
G001 静脈内注射	37点	◆入院外の患者のみ対象。1回につき算定 ◆点滴注射，中心静脈注射，植込型カテーテルによる中心静脈注射と同一日併算定不可 ◆C101，C104，C108，C108-2，C108-3，C108-4の算定患者（※1）に，C001・C001-2在宅患者訪問診療料（Ⅰ）（Ⅱ）算定日に行った場合，算定不可
●乳幼児加算（6歳未満）	+52点	
G002 動脈注射		◆1日につき算定
1　内臓の場合	155点	◆肺動脈起始部，大動脈弓，腹部大動脈など深部動脈が対象
2　その他の場合	45点	◆頸動脈，鎖骨下動脈，股動脈，上腕動脈などが対象
G003 抗悪性腫瘍剤局所持続注入	165点	◆皮下埋込型カテーテルアクセス等を用いて抗悪性腫瘍剤を，動脈内・静脈内・腹腔内に局所持続注入した場合に，1日につき算定 ◆ポンプ，カテーテル等材料の費用は所定点数に含まれ，別に算定不可 ◆C108，C108-2の算定月は算定不可（薬剤料は算定可）
G003-3 肝動脈塞栓を伴う抗悪性腫瘍剤肝動脈内注入	165点	◆1日につき算定 ◆カテーテル等材料の費用は所定点数に含まれ，別に算定不可
G004 点滴注射 1　6歳未満の乳幼児（1日100mL以上の場合） 2　1以外の患者（1日500mL以上の場合） 3　その他の場合（入院外の患者に限る）	 105点 102点 53点	◆1日につき算定。回路の費用や穿刺部位のガーゼ交換等の処置料・材料料を含む ◆「注射量」は，「管注」の場合は薬剤と補液の総量，1日2回以上行った場合は各注射の薬剤の総量により計算 ◆静脈内注射，中心静脈注射，植込型カテーテルによる中心静脈注射と併算定不可 ◆C101，C104，C108，C108-2，C108-3，C108-4の算定患者（※1）に，C001・C001-2在宅患者訪問診療料（Ⅰ）（Ⅱ）算定日に行った場合，算定不可
●乳幼児加算	+48点	◆6歳未満の患者が対象
●血漿成分製剤加算	+50点	◆血漿成分製剤の1回目の注射に当たり，必要性や危険性等について文書により説明を行った場合に，当該日に加算
G005 中心静脈注射	140点	◆1日につき算定。回路の費用や穿刺部位のガーゼ交換等の処置料・材料料を含む ◆静脈内注射，点滴注射，植込型カテーテルによる中心静脈注射と同一日併算定不可 ◆C104と併算定不可。C108，C108-2，C108-3，C108-4の算定患者（※1）に，在宅患者訪問診療料（Ⅰ）（Ⅱ）算定日に行った場合，算定不可
●乳幼児加算（6歳未満）	+50点	
●血漿成分製剤加算	+50点	◆血漿成分製剤の1回目の注射に当たり，必要性や危険性等について文書により説明を行った場合に，当該日に加算
G005-2 中心静脈注射用カテーテル挿入	1400点	◆1回につき算定。カテーテルの詰まり等で交換する場合もそのつど算定可 ◆カテーテル挿入に伴う検査・画像診断の費用を包括 ◆挿入時の局所麻酔の手技料は算定不可（薬剤料のみ算定） ◆別に厚生労働大臣が定める患者（※2）が対象
●乳幼児加算（6歳未満）	+500点	
●静脈切開法加算	+2000点	
G006 植込型カテーテルによる中心静脈注射	125点	◆1日につき算定。回路の費用や穿刺部位のガーゼ交換等の処置料・材料料を含む ◆静脈内注射，点滴注射，中心静脈注射と同一日算定不可 ◆C104と併算定不可。C108，C108-2，C108-3，C108-4の算定患者（※1）に，在宅患者訪問診療料（Ⅰ）（Ⅱ）算定日に行った場合，算定不可
●乳幼児加算（6歳未満）	+50点	
G010 関節腔内注射	80点	◆1回につき算定。検査・処置を目的とする穿刺と同時に実施した場合は，検査・処置または関節腔内注射のいずれかにより算定

項目	点数	
G020 無菌製剤処理料 届 　1　無菌製剤処理料1 　　イ　閉鎖式接続器具使用 　　ロ　イ以外 　2　無菌製剤処理料2（1以外） 　◆1日につき算定	 180点 45点 40点	◆「1」は悪性腫瘍に対し，皮内・皮下・筋肉内注射，動脈注射，抗悪性腫瘍剤局所持続注入，肝動脈塞栓を伴う抗悪性腫瘍剤肝動脈内注入，脳脊髄腔注射，点滴注射を行う患者が対象 ◆「1」の「イ」は薬剤の飛散等を防止する閉鎖式接続器具を用いて行った場合 ◆「2」は動脈注射・点滴注射を行う無菌治療室管理加算・HIV感染者療養環境特別加算算定患者，中心静脈注射・植込型カテーテルによる中心静脈注射を行う患者が対象 ◆病院で常勤薬剤師2名以上，無菌室，クリーンベンチ等を備えることが要件

※1　在宅療養指導管理材料加算・薬剤料・材料料のみの算定患者含む
※2　①先天性小腸閉鎖症，②鎖肛，③ヒルシュスプルング病，④短腸症候群――の3歳未満の乳幼児

12. リハビリテーション

【通則】
1. **20分以上の個別療法**をもって「1単位」とする。
2. H000心大血管疾患リハビリテーション料，H001脳血管疾患等リハビリテーション料，H001-2廃用症候群リハビリテーション料，H002運動器リハビリテーション料，H003呼吸器リハビリテーション料（以下「**疾患別リハビリテーション**」）――は，患者1人1日6単位〔①A308回復期リハビリテーション病棟入院料，②発症後60日以内の脳血管疾患等の患者，③病棟等で早期歩行，ADLの自立等を目的に疾患別リハビリテーション料（Ⅰ）を算定する入院患者は1日9単位〕を限度に，最も適当な区分1つに限り算定する。
3. J117鋼線等による直達牽引，J118介達牽引，J118-2矯正固定，J118-3変形機械矯正術，J119消炎鎮痛等処置，J119-2腰部又は胸部固定帯固定，J119-3低出力レーザー照射，J119-4肛門処置――を併施した場合は，H000，H001，H001-2，H002，H003，H007-2，H007-3，H008の所定点数に含まれる。
4. B001「17」慢性疼痛疾患管理料と，H000～H003の併算定は不可。

項目	点数	要件
H000　心大血管疾患リハビリテーション料 届 ◆付随する心電図，負荷心電図，呼吸心拍監視，新生児心拍・呼吸監視，カルジオスコープ（ハートスコープ），カルジオタコスコープの費用は別に算定不可		◆対象患者（別表第9の4，p.639）に，医師・理学療法士・作業療法士・看護師が個別療法又は集団療法を行った場合に，治療開始日から150日以内に限り算定〔算定日数除外対象患者（別表第9の8，p.639）で，治療継続で改善が期待できる場合は150日超での算定も可。それ以外に必要があって150日を超えた場合は1月13単位まで算定可〕 ◆**標準的な実施時間**：①入院では1回1時間（3単位），②入院外では1日当たり1時間（3単位）以上，1週3時間（9単位） ◆担当医1人当たり患者数は，入院：1回15人，外来：1回20人程度。理学療法士・作業療法士・看護師1人当たり患者数は，入院：1回5人，外来：1回8人程度 ◆**実施単位数**（※）は，従事者1人1日18単位が標準，**週108単位**まで
（Ⅰ）（1単位）	205点	①循環器科又は心臓血管外科の専任の常勤医1名以上，②専従の常勤理学療法士・専従の常勤看護師が合わせて2名以上（いずれかのみでも可。1名は専任で可）
（Ⅱ）（1単位）	125点	①実施時間帯に循環器科又は心臓血管外科の医師（非常勤含む）及び当該リハの経験をもつ医師（非常勤含む）1名以上，②専従の理学療法士，看護師のいずれか1名以上
●早期リハビリテーション加算（1単位につき）	+25点	◆入院中の者に対し，発症，手術等から7日目又は治療開始日のいずれか早いものから30日に限り算定可
●初期加算（1単位につき）届	+45点	◆リハビリテーション科の常勤医師配置が要件。早期リハ加算と別に14日限度で算定可
●急性期リハビリテーション加算 届	+50点	◆入院患者に対して，発症・手術・急性増悪から7日目又は治療開始日のいずれか早い日から14日を限度に算定
●リハビリテーションデータ提出加算 届	+50点	◆（A245データ提出加算の届出を行っていない）届出医療機関で，診療報酬の請求状況や診療データを継続して厚生労働省に提出している場合に月1回算定
H001　脳血管疾患等リハビリテーション料 届 ◆徒手筋力検査，その他付随する諸検査の費用は別に算定不可		◆対象患者（別表第9の5，p.642）に対して，理学療法士・作業療法士・言語聴覚士又は専任医師が1対1でリハビリを行った場合に，発症日・手術日・急性増悪の日・最初の診断日から180日以内に限り算定〔算定日数除外対象患者（別表第9の8，p.639）で，治療継続で改善が期待できる場合は180日超での算定も可。それ以外に必要があって**180日を超えた場合は1月13単位まで算定可**〕 ◆**実施単位数**（※）は，従事者1人1日18単位が標準（**上限24単位**），**週108単位**まで
（Ⅰ）（1単位） （180日超・入院中の要介護者等）	245点 (147点)	①専任の常勤医2名以上（1名は当該リハの3年以上の経験者又は研修会等の受講歴・講師歴がある者），②専従の常勤理学療法士5名以上，③専従の常勤作業療法士が3名以上，④言語聴覚療法を行う場合は専従の常勤言語聴覚士1名以上，⑤上記②～④の従事者総数10名以上
（Ⅱ）（1単位） （180日超・入院中の要介護者等）	200点 (120点)	①専任の常勤医1名以上，②専従の常勤理学療法士1名以上，③専従の常勤作業療法士1名以上，④言語聴覚療法を行う場合は専従の常勤言語聴覚士1名以上，⑤上記②～④の従事者総数4名以上 ◆言語聴覚療法のみを行う場合は，①専任・常勤医師1名以上，②専従・常勤の言語聴覚士が2名以上
（Ⅲ）（1単位） （180日超・入院中の要介護者等）	100点 (60点)	①専任の常勤医1名以上，②専従の常勤理学療法士・常勤作業療法士・常勤言語聴覚士のうちいずれか1名以上
●早期リハビリテーション加算（1単位につき）	+25点	◆入院中の者又は脳卒中の患者で自院・他院（地域連携診療計画加算等算定）を退院した者に対し，発症，手術又は急性増悪から30日に限り算定可
●初期加算（1単位につき）届	+45点	◆リハビリテーション科の常勤医師配置が要件。早期リハ加算と別に14日限度で算定可

項目	点数	備考
●急性期リハビリテーション加算（1単位につき）届	+50点	◆入院患者に対して，発症・手術・急性増悪から14日を限度に算定
●リハビリテーションデータ提出加算届	+50点	◆（A245データ提出加算の届出を行っていない）届出医療機関で，診療報酬の請求状況や診療データを継続して厚生労働省に提出している場合に月1回算定
H001-2 廃用症候群リハビリテーション料		◆急性疾患等に伴う安静による一定以上の廃用症候群の患者に対して，理学療法士・作業療法士・言語聴覚士又は専任の医師が1対1でリハビリを行った場合に，**120日以内**に限り算定〔算定日数除外対象患者（別表第9の8，p.639）で，治療継続で改善が期待できる場合は120超での算定も可。それ以外に必要があって120日を超えた場合は1月13単位まで算定可〕
（Ⅰ）（1単位） （120日超・入院中の要介護者等）	180点 (108点)	
（Ⅱ）（1単位） （120日超・入院中の要介護者等）	146点 (88点)	◆実施単位数，算定不可点数等，H001と同様
（Ⅲ）（1単位） （120日超・入院中の要介護者等）	77点 (46点)	
●早期リハビリテーション加算（1単位につき）	+25点	入院患者に対し，発症，手術，急性増悪から30日に限り算定可
●初期加算（1単位につき）	+45点	◆リハビリテーション科の常勤医師配置が要件。早期リハ加算と別に14日限度で算定可
●急性期リハビリテーション加算（1単位につき）届	+50点	◆入院患者に対して，発症・手術・急性増悪から14日を限度に算定
●リハビリテーションデータ提出加算届	+50点	◆（A245データ提出加算の届出を行っていない）届出医療機関で，診療報酬の請求状況や診療データを継続して厚生労働省に提出している場合に月1回算定
H002 運動器リハビリテーション料届 ◆徒手筋力検査，その他付随する諸検査の費用は別に算定不可		◆対象患者（別表第9の6，p.649）に対して，理学療法士・作業療法士又は専任医師が1対1でリハビリを行った場合に，発症日・手術日・急性増悪の日・最初の診断日から**150日以内**に限り算定〔算定日数除外対象患者（別表第9の8，p.639）で，治療継続で改善が期待できる場合は150日超での算定も可。それ以外に必要があって**150日を超えた場合は，1月13単位まで**は算定可 ◆**実施単位数**（※）は，従事者1人1日18単位が標準（上限24単位），週108単位まで
（Ⅰ）（1単位） （150日超・入院中の要介護者等）	185点 (111点)	①専任の常勤医1名以上，②専従の常勤理学療法士又は専従の常勤作業療法士が合わせて4名以上
（Ⅱ）（1単位） （150日超・入院中の要介護者等）	170点 (102点)	①専任の常勤医1名以上，②次の(ア)〜(ウ)のいずれかを満たす：(ア)専従の常勤理学療法士2名以上，(イ)専従の常勤作業療法士2名以上，(ウ)専従の常勤理学療法士・常勤作業療法士を合わせて2名以上
（Ⅲ）（1単位） （150日超・入院中の要介護者等）	85点 (51点)	①専任の常勤医1名以上，②専従の常勤理学療法士・専従の常勤作業療法士のいずれか1名以上
●早期リハビリテーション加算（1単位につき）	+25点	◆入院中の者又は大腿骨頚部骨折の患者で自院・他院（地域連携診療計画加算等算定）を退院した者に対し，発症，手術又は急性増悪から30日に限り算定可
●初期加算（1単位につき）届	+45点	◆リハビリテーション科の常勤医師配置が要件。早期リハ加算と別に14日限度で算定可
●急性期リハビリテーション加算（1単位につき）	+50点	◆入院患者に対して，発症・手術・急性増悪から14日を限度に算定
●リハビリテーションデータ提出加算届	+50点	◆（A245データ提出加算の届出を行っていない）届出医療機関で，診療報酬の請求状況や診療データを継続して厚生労働省に提出している場合に月1回算定
H003 呼吸器リハビリテーション料届 ◆呼吸機能検査，経皮的動脈血酸素飽和度測定，その他付随する諸検査，酸素吸入の費用は別に算定不可		◆対象患者（別表第9の7，p.652）に，理学療法士・作業療法士・言語聴覚士又は専任医師が1対1でリハビリを行った場合に，治療開始日から**90日以内**に限り算定〔算定日数除外対象患者（別表第9の8，p.639）で，治療継続で改善が期待できる場合は90日超の算定も可。それ以外に必要があって90日を超えた場合は1月13単位まで算定可〕 ◆**実施単位数**（※）は，従事者1人1日18単位が標準（上限24単位），週108単位まで
（Ⅰ）（1単位）	175点	◆①専任の常勤医1名以上，②専従の常勤理学療法士・常勤作業療法士合わせて2名以上
（Ⅱ）（1単位）	85点	◆①専任の常勤医1名以上，②専従の常勤理学療法士又は常勤作業療法士1名以上
●早期リハビリテーション加算（1単位につき）	+25点	◆入院中の者に対し，発症，手術等から7日目又は治療開始日のいずれか早いものから30日に限り算定可
●初期加算（1単位につき）届	+45点	◆リハビリテーション科の常勤医師配置が要件。早期リハ加算と別に14日限度で算定可
●急性期リハビリテーション加算（1単位につき）届	+50点	◆入院患者に対して，発症・手術・急性増悪から7日目又は治療開始日のいずれか早い日から14日を限度に算定
●リハビリテーションデータ提出加算届	+50点	◆（A245データ提出加算の届出を行っていない）届出医療機関で，診療報酬の請求状況や診療データを継続して厚生労働省に提出している場合に月1回算定
H003-2 リハビリテーション総合計画評価料届		◆「1」は，H000〜H003，H007-2，H007-3の届出医療機関において，医師・看護師・理学療法士・作業療法士・言語聴覚士・社会福祉士等の多職種が共同してリハビリ計画を策定し，当該計画をもとにH000〜H003，H007-2，H007-3のリハビリを行った場合（「2」の該当患者を除く）に，月1回算定
1 リハビリテーション総合計画評価料1	300点	
2 リハビリテーション総合計画評価料2	240点	◆「2」は，H001（Ⅰ）（Ⅱ），H001-2（Ⅰ）（Ⅱ），H002（Ⅰ）（Ⅱ）の届出医療機関において，当該リハビリテーション料算定患者のうち，**介護保険のリハビリテーション事業所への移行が見込まれる患者**に対して，「1」と同様の多職種共同で策定した計画に基づくリハビリを行った場合に，月1回算定
●入院時訪問指導加算	+150点	◆A308回復期リハビリテーション病棟入院料の算定患者について，入院前後7日以内に，医師・看護師・理学療法士・作業療法士・言語聴覚士1名以上が退院後の住環境等の

診療報酬点数一覧表〔リハビリテーション／精神科専門療法〕

項目	点数	要件
●運動量増加機器加算届	+150点	評価を行い総合実施計画を作成した場合に，1回に限り算定 ◆A001脳血管疾患等リハビリテーション（Ⅰ）（Ⅱ）の届出医療機関で，脳卒中又は脊髄障害の急性発症に伴う上肢又は下肢の運動機能障害の患者（発症日から60日以内）にリハビリ計画を策定して脳血管疾患等リハビリを行った場合に月1回算定
H003-4 目標設定等支援・管理料 1 初回の場合 2 2回目以降の場合	 250点 100点	◆H001，H001-2，H002のリハビリを実施している要介護被保険者等の患者に対して，医師・看護師・理学療法士・作業療法士・言語聴覚士・社会福祉士等多職種が共同して，リハビリの目標設定と進捗管理を行った場合に，3月に1回算定 ◆H001，H001-2，H002を行う要介護被保険者等に対して，標準算定日数の3分の1経過後，過去3月以内に本管理料を算定していない場合，各リハビリ料を90/100に減算
H004 摂食機能療法（1日につき） 1 30分以上の場合 2 30分未満の場合	 185点 130点	◆「1」は，摂食機能障害患者に対して30分以上訓練指導を行った場合に，月4回を限度として算定。ただし，治療開始日から起算して3月以内は1日につき算定可 ◆「2」は，摂食機能障害を有する脳卒中の患者に対し，15分以上30分未満の摂食機能療法を行った場合に，発症から14日以内に限り1日につき算定
●摂食嚥下機能回復体制加算1届 ●摂食嚥下機能回復体制加算2届 ●摂食嚥下機能回復体制加算3届	+210点 +190点 +120点	◆「1」「2」：「摂食嚥下支援チーム」設置が要件。「1」では，1年以内に経口摂取のみの状態に回復させた患者割合3割5分以上が要件 ◆「3」：摂食嚥下支援チームは不要。中心静脈栄養を終了した患者数の前年実績2名以上
H005 視能訓練（1日につき） 1 斜視視能訓練 2 弱視視能訓練	 135点 135点	◆両眼視機能回復のため矯正訓練を行った場合に，1日1回のみ算定 ◆斜視視能訓練と弱視視能訓練を同時に施行した場合は主たるもののみで算定
H006 難病患者リハビリテーション料（1日につき）届 ●短期集中リハビリテーション実施加算 イ 退院日から1月以内 ロ 退院日から1月超3月以内	640点 +280点 +140点	◆難病（p.660）が原因で日常生活動作に著しい支障をきたしている入院外患者に対して，リハビリを行った場合に算定。実施時間の標準は，患者1人1日6時間 ◆同一日に行う他のリハビリテーションは所定点数に含まれ，別に算定不可 ◆①専任の常勤医1名以上，②2名以上の専従者（理学療法士・作業療法士又は言語聴覚士が1名以上，かつ看護師1名以上），③従事者1人当たり患者数1日20人以内 ◆短期集中リハビリテーション実施加算：「イ」は概ね1週2回以上，1回40分以上，「ロ」は概ね1週2回以上，1回20分以上行った場合に算定
H007 障害児（者）リハビリテーション料（1単位）届 1 6歳未満 2 6歳以上18歳未満 3 18歳以上 ◆H000〜H003，H007-2と併算定不可	 225点 195点 155点	◆届出医療機関にて，厚生労働大臣の定める患者（p.661）に対して，リハビリを1対1で行った場合に，患者1人1日6単位を限度に算定 ◆①医療型障害児入所施設，②指定発達支援医療機関，③外来患者の概ね8割以上が対象患者である医療機関——のいずれかであること ◆①専任の常勤医師1名以上，②専従の常勤理学療法士又は常勤作業療法士を合わせて2名以上，③専従の常勤理学療法士又は作業療法士いずれか1名以上及び専従の常勤看護師1名以上を合わせて2名以上（上記②③はいずれかで可），④言語聴覚療法を行う場合は専従の常勤言語聴覚士1名以上
H007-2 がん患者リハビリテーション料（1単位）届 ◆H000〜H003，H007と併算定不可	205点	◆厚生労働大臣の定める患者（p.662）で，がん治療のために入院しているものに個別療法を行った場合，1日6単位まで算定 ◆専任の常勤医師1名以上，専従の常勤理学療法士・常勤作業療法士・常勤言語聴覚士を2名以上配置
H007-3 認知症患者リハビリテーション料（1日につき）届 ◆H000〜H003，H007，H007-2と併算定不可	240点	◆A314認知症治療病棟入院料を算定又は認知症疾患医療センターで，専任の常勤医師1名以上，専従の常勤理学療法士・作業療法士・言語聴覚士いずれか1名以上を配置 ◆リハビリテーション総合計画評価料1を算定している重度認知症の患者に，医師の指導監督のもと，理学療法士，作業療法士，言語聴覚士が個別に20分以上のリハビリを行った場合に，入院した日から1年を限度に週3回に限り算定
H007-4 リンパ浮腫複合的治療料届 1 重症の場合 2 1以外の場合	 200点 100点	◆鼠径部・骨盤部・腋窩部のリンパ節郭清を伴う悪性腫瘍に対する手術を行った患者又は原発性リンパ浮腫の患者に，1日につき1回，「1」は月1回（治療開始月から2月以内は計11回限度），「2」は6月に1回を限度に算定 ◆「1」は国際リンパ学会の病期分類Ⅱ期以降，「2」は病期分類Ⅰ期以降の患者が対象 ◆「1」は1回40分以上，「2」は20分以上行った場合に算定
H008 集団コミュニケーション療法料（1単位）届	50点	◆届出医療機関にて，対象患者（H001，H001-2，H007の算定患者であって言語・聴覚機能の障害を有する者）に対して，集団で言語聴覚療法を行った場合，患者1人1日3単位を上限に算定。言語聴覚士1人当たり1日54単位が限度 ◆専任の常勤医師1名以上，専従の常勤言語聴覚士1名以上

※ 実施単位数：疾患別リハビリテーションとH008集団コミュニケーション療法の合計

13. 精神科専門療法

項目	点数	要件
I000 精神科電気痙攣療法 1 閉鎖循環式全身麻酔を施行 2 「1」以外の場合	 2800点 150点	◆1日1回に限り算定 ◆「1」の場合は，麻酔に要する費用（薬剤料・特定保険医療材料料は除く）は所定点数に含まれ，別に算定不可
●麻酔科標榜医が麻酔を行った場合	+900点	◆「1」のみに係る加算
I000-2 経頭蓋磁気刺激療法届	2000点	◆届出医療機関において，薬物治療で十分な効果が認められない成人のうつ病患者に対して，経頭蓋治療用磁気刺激装置による治療を行った場合に，初回治療日から6週を限度に計30回算定可

I001 入院精神療法 ◆入院精神療法（Ⅰ）と同一週に行われた（Ⅱ）は別に算定不可		◆精神科標榜医療機関又は精神科リエゾンチーム加算の届出医療機関にて，医学的に妥当と認められる回数を限度に算定 ◆同時に複数の患者や家族に集団的に行った場合は算定不可 ◆I003標準型精神分析療法と同一日に行った場合はI003のみを算定
1　入院精神療法（Ⅰ）	400点	◆精神保健指定医が30分以上実施。入院後3月以内に限り週3回限度に算定
2　入院精神療法（Ⅱ） 　イ　入院後6月以内 　ロ　入院後6月超	 150点 80点	◆入院後4週間以内は週2回，4週間超は週1回を限度として算定 ◆重度精神障害者で精神保健指定医が必要と認める者については4週間超も週2回算定可
I002 通院・在宅精神療法 1　通院精神療法 　イ　入院措置を経て退院した患者 　ロ　初診日に60分以上行った場合 　　(1) 精神保健指定医 　　(2) (1)以外 　ハ　イ・ロ以外の場合 　　(1) 30分以上　①精神保健指定医 　　　　　　　　②〔①以外〕 　　(2) 30分未満　①精神保健指定医 　　　　　　　　②〔①以外〕 2　在宅精神療法 　イ　入院措置を経て退院した患者 　ロ　初診日に60分以上行った場合 　　(1) 精神保健指定医 　　(2) (1)以外 　ハ　イ・ロ以外の場合 　　(1) 60分以上　①精神保健指定医 　　　　　　　　②〔①以外〕 　　(2) 30分以上60分未満 　　　　　　　　①精神保健指定医 　　　　　　　　②〔①以外〕 　　(3) 30分未満　①精神保健指定医 　　　　　　　　②〔①以外〕	 660点 600点 550点 410点 390点 315点 290点 660点 640点 600点 590点 540点 410点 390点 315点 290点	◆精神科標榜医療機関にて，精神疾患又は精神症状を伴う脳器質性障害の入院外の患者（患者の著しい病状改善に資すると考えられる場合はその家族）に対して算定。「1」と「2」を合わせて，退院後4週間以内は週2回，その他の場合は週1回が限度 ◆診療時間が5分を超えたときに限り算定。ただし，初診料（同一日の他科初診を含む）を算定する初診日については30分を超えた場合に限り算定可 ◆B000特定疾患療養管理料，同一日のI003との併算定不可 ◆「1」の「イ」，「2」の「イ」の「入院措置を経て退院した患者」については，都道府県等が作成する退院後の支援計画において外来・在宅医療を担当することとされている医療機関の精神科医が行った場合に算定 ◆「2」は，初診料（同一日の他科初診を含む）を算定する初診日に算定 ◆厚生労働大臣が定める要件を満たさずに1回の処方で3種類以上の抗うつ薬又は抗精神病薬を投与した場合，所定点数の100分の50で算定 ◆「1」通院精神療法の「ハ」の(1) (30分以上）の①（精神保健指定医），同(2)(30分未満)の①（精神保健指定医）について，情報通信機器を用いて行った場合は，所定点数に代えて，それぞれ357点，274点を算定する（1処方で3種類以上の抗うつ薬又は3種類以上の抗精神病薬を投与した場合は算定不可）。357点，274点で算定する場合，未成年患者加算から早期診療体制充実加算までのすべての加算は算定不可 ◆「未成年患者加算」「児童思春期精神科専門管理加算」「児童思春期支援指導加算」は併算定不可
●未成年患者加算	+320点	◆20歳未満の患者に対して，精神科の初受診日から1年以内に限り加算
●児童思春期精神科専門管理加算 　イ　16歳未満の患者 　　(1) 精神科受診日から2年以内 　　(2) (1)以外 　ロ　20歳未満の患者に60分以上	 +500点 +300点 +1200点	◆20歳未満の精神疾患患者に対して，専任の常勤精神保健指定医1名以上，専任の常勤精神科医1名以上，専任の精神保健福祉士又は公認心理師1名以上等の診療体制と実績をもつ届出医療機関で算定 ◆最初の受診から「イ」は2年以内，「ロ」は3月以内に行った場合に限る
●特定薬剤副作用評価加算（月1回）	+25点	◆客観的な指標（薬原性錐体外路症状評価尺度：DIEPSS）により抗精神病薬の副作用の評価を行った場合に加算。I002-2の同加算と併算定不可
●措置入院後継続支援加算	+275点	◆「1」の「イ」の算定患者に対して，看護師・准看護師・精神保健福祉士が療養生活等に対する総合的支援を行った場合に，3月に1回に限り算定
●療養生活継続支援加算届 　イ　B015精神科退院時共同指導料 　　　1の算定患者（直近の入院） 　ロ　イ以外の患者	 +500点 +350点	◆重点的な支援を要する患者に対して，保健師，看護師又は精神保健福祉士が地域生活継続のための20分以上の面接，関係機関との連絡調整を行った場合に，初回算定月から1年を限度として月1回算定 ◆支援方針等につき，多職種が共同して3月に1回カンファレンスを実施
●心理支援加算	+250点	◆心的外傷に起因する症状を有する患者に対して公認心理師が支援を行った場合に，初回算定月から2年を限度に月2回に限り算定
●児童思春期支援指導加算届 　イ　60分以上の通院・在宅精神療法 　ロ　イ以外 　　①精神科初受診日～2年以内 　　② ①以外	 +1000点 +450点 +250点	◆20歳未満の精神疾患患者の支援体制と実績を有している届出医療機関において，「1」通院精神療法を算定する20歳未満の患者に対して，保健師，看護師，作業療法士，精神保健福祉士又は公認心理師等が共同して支援を行った場合に算定 ◆「イ」は，精神科初受診日から3月以内に1回に限り算定
●早期診療体制充実加算届 　病院：①精神科初受診～3年以内 　　　② ①以外 　診療所：①精神科初受診～3年以内 　　　　② ①以外	 +20点 +15点 +50点 +15点	◆精神疾患の早期発見及び症状の評価等の診療体制が確保されている届出医療機関において算定 ◆算定に当たっては，当該患者の担当医を決め，担当医（初回の診療は担当医以外でも可）により通院・在宅精神療法及び療養指導・服薬管理等が行われた場合に算定
I002-2 精神科継続外来支援・指導料 （1日につき） ◆他の精神科専門療法との併算定不可	55点	◆精神科標榜医療機関にて，入院外の患者・家族等に対して，精神科医が，病状，服薬状況等の確認を行った場合，1日1回算定可（初診時は算定不可） ◆抗不安薬，睡眠薬，抗うつ薬又は抗精神病薬を3種類以上投与した場合は算定不可。厚生労働大臣が定める要件を満たさずに1回の処方で3種類以上の抗うつ薬又は抗精神病薬を投与した場合，100分の50で算定
●療養生活環境整備支援加算	+40点	◆医師の支援と併せ，医師の指示のもと保健師，看護師，作業療法士，精神保健福祉士が患者・家族等に対して行った場合に加算

項目	点数	説明
●特定薬剤副作用評価加算（月1回）	+25点	◆客観的な指標（薬原性錐体外路症状評価尺度：DIEPSS）により抗精神病薬の副作用の重症度評価を行った場合に加算。I 002の同加算と併算定不可
I 002-3 救急患者精神科継続支援料届 1 入院中の患者 2 入院中の患者以外の患者	 900点 300点	◆A 230-4精神科リエゾンチーム加算を届け出て，研修を修了した専任の常勤医師1名以上及び研修を修了した専任の常勤看護師等1名以上を配置し，自殺企図等により入院した患者に助言・指導を行った場合に算定 ◆「1」は入院日から6月以内に入院患者に週1回，「2」は退院後に電話等で指導を行った場合に，退院後24週以内に週1回を限度に算定
I 003 標準型精神分析療法（1回につき）	390点	◆口述による自由連想法による精神分析療法。診療時間45分超の場合に，概ね月6回を標準として算定（精神科を標榜していない医療機関で，標準型精神分析療法に習熟した心身医学の専門医が行った場合でも算定可） ◆筆記による場合はI 001入院精神療法又はI 002通院・在宅精神療法で算定
I 003-2 認知療法・認知行動療法（1日につき）届 1 医師による場合 2 医師・看護師が共同して行う場合	 480点 350点	◆届出医療機関で，入院外のうつ病等の気分障害などの患者に対して，30分超の療法を行った場合に，一連の治療につき16回を限度に算定 ◆「1」は認知療法・認知行動療法に習熟した専任医師1名以上を配置 ◆「2」は「1」の要件に加え，認知療法・認知行動療法の経験を有する専任看護師1名以上を配置 ◆同一日に行う他の精神科専門療法と併算定不可
I 004 心身医学療法（1回につき） 1 入院患者 2 入院外患者　イ 初診時 　　　　　　　　ロ 再診時	 150点 110点 80点	◆精神科を標榜していない医療機関でも算定可 ◆初診料（他科初診含む）算定日は診療時間30分超の場合に限り算定 ◆入院患者：入院後4週間以内は週2回，4週間超は週1回を限度に算定 ◆入院外患者：初診（他科初診含む）後4週間以内は週2回，4週間超は週1回を限度に算定。I 001，I 002，I 003との併算定不可
●未成年患者加算	+200/100	◆20歳未満の患者に対して行った場合に所定点数の200/100を加算
I 005 入院集団精神療法（1日につき） ◆他の精神科専門療法と併算定不可	100点	◆精神科標榜医療機関にて，精神科担当医と1人以上の精神保健福祉士又は公認心理師等が行った場合に，入院後6月・週2回を限度に算定 ◆1回15人を限度として，1日1時間以上実施した場合に算定
I 006 通院集団精神療法（1日につき） ◆他の精神科専門療法との併算定不可	270点	◆精神科標榜医療機関にて，精神科担当医と1人以上の精神保健福祉士又は公認心理師等が行った場合に，開始日から6月・週2回を限度に算定 ◆1回10人を限度として，1日1時間以上実施した場合に算定
I 006-2 依存症集団療法（1回につき） 1 薬物依存症の場合届 2 ギャンブル依存症の場合届 3 アルコール依存症の場合届 ◆他の精神科専門療法と併算定不可	 340点 300点 300点	◆「1」は，薬物依存症の入院外患者に20人を限度に90分以上の集団療法を実施した場合，治療開始日から6月を限度に週1回算定（特に必要性を認めた場合は2年を限度に週1回，計24回まで算定可） ◆「2」は，ギャンブル依存症の入院外患者に10人を限度に60分以上の集団療法を行った場合，治療開始日から3月を限度に2週間に1回算定 ◆「3」は，アルコール依存症の入院外患者に週1回かつ計10回に限り算定
I 007 精神科作業療法届（1日につき）	220点	◆届出医療機関にて，作業療法士が実施した場合に算定 ◆実施時間は患者1人1日2時間が標準。取扱い患者数は作業療法士1人当たり1日2単位50人（1単位は概ね25人）以内が標準
I 008 入院生活技能訓練療法 1 入院後6月以内 2 入院後6月超	 100点 75点	◆精神科標榜医療機関にて，経験のある2人以上の従事者（最低1人は看護師・准看護師・作業療法士のいずれか。他の1人は精神保健福祉士・公認心理師・看護補助者のいずれか）が行った場合に，週1回に限り算定 ◆1回15人を限度に，患者1人当たり1日1時間以上実施した場合に算定 ◆同一日に行う他の精神科専門療法と併算定不可
I 008-2 精神科ショート・ケア届（1日につき） ◆他の精神科専門療法と併算定不可		◆届出医療機関にて，原則入院外患者につき算定。入院患者でI 011精神科退院指導料を算定した場合，入院中1回に限り所定点数の50/100を算定可 ◆実施時間は患者1人1日3時間が標準。最初の算定日（※）から1年超の場合は，週5日限度（要件を満たす場合は週4日以上算定可）
1 小規模なもの	275点	◆精神科医と専従者の計2人で1回20人限度
2 大規模なもの	330点	◆①精神科医と専従者3人で1回50人限度，②精神科医2人と専従の従事者4人の計6人で1回70人限度，③診療計画作成
●早期加算	+20点	◆最初の算定日（又は退院日）から1年以内に算定
●疾患別等専門プログラム加算	+200点	◆「1」について，類似症状をもつ40歳未満の複数の患者と共通の計画を作成し，同時にショート・ケアを行った場合に，治療開始から5月を限度に週1回算定（特に必要を認めた場合は2年を限度に週1回，計20回まで可）
I 009 精神科デイ・ケア届（1日につき） ◆他の精神科専門療法と併算定不可		◆届出医療機関にて，原則入院外患者につき算定。入院患者でI 011精神科退院指導料を算定した場合，入院中1回に限り所定点数の50/100を算定可 ◆実施時間は患者1人1日6時間が標準。最初の算定日（※）から1年超の場合は，週5日限度（要件を満たす場合は週4日以上算定可） ◆最初の算定日から3年を超える場合，週4日目以降は90/100で算定
1 小規模なもの	590点	◆精神科医と専従者2人で1日30人限度
2 大規模なもの	700点	◆①精神科医と専従者3人で1日50人限度，②精神科医2人と専従の従事者4人の計6人で1日70人限度，③診療計画作成
●早期加算	+50点	◆最初の算定日（又は退院日）から1年以内に算定
I 010 精神科ナイト・ケア届（1日につき）	540点	◆届出医療機関にて，入院外患者につき算定（開始時間は午後4時以降） ◆実施時間は1日4時間が標準。最初の算定日（※）から1年超の場合は，

項　目	点　数	要　件
◆他の精神科専門療法，初・再診料の夜間・早朝等加算と併算定不可		週5日限度（要件を満たす場合は週4日以上算定可） ◆最初の算定日から3年を超える場合，週4日目以降は90/100で算定 ◆①精神科医と専従者2人で1日20人が限度，②専用施設又は精神科デイ・ケア等と兼用施設（共に40㎡以上，患者1人当たり3.3㎡）
●早期加算	＋50点	◆最初の算定日（又は退院日）から1年以内に算定
I 010-2　精神科デイ・ナイト・ケア㊐（1日につき） ◆最初の算定日から3年を超える場合，週4日目以降は90/100で算定 ◆他の精神科専門療法と併算定不可	1000点	◆届出医療機関にて，入院外患者につき算定 ◆実施時間は1日10時間が標準。最初の算定日（※）から1年超の場合は，週5日限度（要件を満たす場合は週4日以上算定可） ◆①精神科医と専従者2人で1日30人限度，②精神科医と専従者3人で1日50人限度，③精神科医と専従者5人で1日70人限度
●早期加算	＋50点	◆最初の算定日（又は退院日）から1年以内に算定
●疾患別等診療計画加算	＋40点	◆多職種が共同して疾患等に応じた診療計画を作成した場合に算定
I 011　精神科退院指導料	320点	◆精神科標榜医療機関にて，1月超の入院患者に，精神科医・看護師・作業療法士・精神保健福祉士が共同して計画を策定し退院指導をした場合に，**入院中1回**に限り算定。死亡退院，他医療機関への転院の場合は算定不可
●精神科地域移行支援加算	＋200点	◆入院1年超の精神障害患者又は家族等に医師・看護師・作業療法士・精神保健福祉士が共同して退院指導を行った場合，退院時に1回限り算定
I 011-2　精神科退院前訪問指導料 ◆B 007退院前訪問指導料と併算定不可	380点	◆精神科標榜医療機関にて，入院患者の患家又は精神障害者施設等を訪問（交通費は患家の負担）し，退院後の療養指導を行った場合に，**入院中3回（入院6月超と見込まれる患者は6回）** に限り，退院日に算定
●看護師等共同訪問指導加算	＋320点	◆保健師・看護師・作業療法士・精神保健福祉士が共同して行った場合

項　目	点　数	要　件
I 012　精神科訪問看護・指導料		◆精神科標榜医療機関にて，保健師・看護師・準看護師・作業療法士・精神保健福祉士が訪問（交通費は患家の負担）して看護又は療養指導した場合に算定 ◆同一日に，C 000往診料，C 001・C 001-2在宅患者訪問診療料（Ⅰ）（Ⅱ），C 005在宅患者訪問看護・指導料，C 005-1-2同一建物居住者訪問看護・指導料，C 006在宅患者訪問リハビリテーション指導管理料，C 008在宅患者訪問薬剤管理指導料，C 009在宅患者訪問栄養食事指導料――との併算定不可 ◆入院外患者又はその家族等（同一建物居住者を除く）に対して，精神科訪問看護・指導料（Ⅰ）（Ⅲ），C 005在宅患者訪問看護・指導料（3除く），C 005-1-2同一建物居住者訪問看護・指導料（3除く）と通算して，**週3回に限り算定可**（退院後3月以内は週5回まで算定可） ◆患者が服薬中断等で急性増悪した場合は，1月1回に限り，急性増悪の日から7日以内の期間，1日につき1回に限り算定可 ◆さらに継続した訪問看護が必要と医師が判断した場合，急性増悪した日から1月以内の医師が指示した7日間（上記期間を除く）につき，1日1回限り算定可 ◆同一月に訪問看護ステーションにおいて訪問看護療養費を算定した場合は，精神科訪問看護・指導料は算定できない ◆「1　精神科訪問看護・指導料（Ⅰ）」は，精神障害者である入院外患者・家族等（「同一建物居住者」を除く）に対して，訪問看護・指導を行った場合に算定 ◆「3　精神科訪問看護・指導料（Ⅲ）」は，精神障害者であって「同一建物居住者」である入院外患者・家族等に対して，訪問看護・指導を行った場合に算定 ◆「3」の同一建物居住者に係る人数は，C 005-1-2同一建物居住者訪問看護・指導料を算定する患者数と合算した人数
1　精神科訪問看護・指導料（Ⅰ）		
イ　保健師又は看護師　(1)　週3日目まで　30分以上	580点	
(2)　週3日目まで　30分未満	445点	
(3)　週4日目以降　30分以上	680点	
(4)　週4日目以降　30分未満	530点	
ロ　准看護師　　　　　(1)　週3日目まで　30分以上	530点	
(2)　週3日目まで　30分未満	405点	
(3)　週4日目以降　30分以上	630点	
(4)　週4日目以降　30分未満	490点	
ハ　作業療法士（「イ」と同じ）		
ニ　精神保健福祉士（「イ」と同じ）		
3　精神科訪問看護・指導料（Ⅲ）		
イ　保健師又は看護師		
(1)　同一日に2人　①週3日目まで　30分以上	580点	
②週3日目まで　30分未満	445点	
③週4日目以降　30分以上	680点	
④週4日目以降　30分未満	530点	
(2)　同一日に3人以上　①週3日目まで　30分以上	293点	
②週3日目まで　30分未満	225点	
③週4日目以降　30分以上	343点	
④週4日目以降　30分未満	268点	
ロ　准看護師		
(1)　同一日に2人　①週3日目まで　30分以上	530点	
②週3日目まで　30分未満	405点	
③週4日目以降　30分以上	630点	
④週4日目以降　30分未満	490点	
(2)　同一日に3人以上　①週3日目まで　30分以上	268点	
②週3日目まで　30分未満	205点	
③週4日目以降　30分以上	318点	
④週4日目以降　30分未満	248点	
ハ　作業療法士（「イ」と同じ）		
ニ　精神保健福祉士（「イ」と同じ）		
●複数名精神科訪問看護・指導加算		◆複数の看護師等又は看護補助者により，30分以上の訪問看護・指導を行った場合に算定 ◆「イ」は，保健師又は看護師（所定点数の訪問看護・指導を行う者）が他の保健師，看護師，作業療法士，精神保健福祉士と訪問した場合に1日につき算定 ◆「ロ」は，保健師又は看護師（同上）が准看護師と訪問した場合に1日につき算定 ◆「ハ」は，保健師又は看護師（同上）が看護補助者と訪問した場合に1日につき算定（週1回が限度） ◆「3　精神科訪問看護・指導料（Ⅲ）」を算定する場合は，
イ　(1)　1日1回　①同一建物内1人又は2人	＋450点	
②同一建物内3人以上	＋400点	
(2)　1日2回　①同一建物内1人又は2人	＋900点	
②同一建物内3人以上	＋810点	
(3)　1日3回以上　①同一建物内1人又は2人	＋1450点	
②同一建物内3人以上	＋1300点	
ロ　(1)　1日1回　①同一建物内1人又は2人	＋380点	
②同一建物内3人以上	＋340点	
(2)　1日2回　①同一建物内1人又は2人	＋760点	

(3) 1日3回以上	②同一建物内3人以上	+680点	同一建物内において，当該加算又はC005-1-2同一建物居住者訪問看護・指導料「複数名訪問看護・指導加算」を同一日に算定する患者数に応じて算定
	①同一建物内1人又は2人	+1240点	
	②同一建物内3人以上	+1120点	
ハ (1) 同一建物内1人又は2人		+300点	
(2) 同一建物内3人以上		+270点	
●長時間精神科訪問看護・指導加算		+520点	◆長時間（90分超）を要する場合，週1回（15歳未満の超重症児等は週3回）算定
●夜間・早朝訪問看護加算		+210点	◆午後6～10時，午前6～8時で加算
●深夜訪問看護加算		+420点	◆午後10時から午前6時で加算
●精神科緊急訪問看護加算		+265点	◆緊急に訪問看護・指導を行った場合に加算
●精神科複数回訪問加算			◆I016精神科在宅患者支援管理料（「1」の「ハ」を除く）を算定する患者に，1日に複数回訪問した場合にそれぞれの点数を1日につき加算
イ 1日2回 (1) 同一建物内1人又は2人		+450点	
(2) 同一建物内3人以上		+400点	
ロ 1日3回以上 (1) 同一建物内1人又は2人		+800点	
(2) 同一建物内3人以上		+720点	
●看護・介護職員連携強化加算		+250点	◆看護師又は准看護師が，介護職員等の「喀痰吸引等」に対して必要な支援を行った場合に月1回算定
●特別地域訪問看護加算		100分の50を加算	◆離島・過疎地域等で，患家までの移動に1時間以上かかる場合に，所定点数の100分の50を加算
●外来感染対策向上加算㊊		+6点	◆外来感染対策向上加算は届出診療所で月1回算定可。発熱その他感染症を疑わせる患者の場合，発熱患者等対応加算をさらに算定可
●発熱患者等対応加算		+20点	
●連携強化加算㊊		+3点	◆連携強化加算・サーベイランス強化加算・抗菌薬適正使用体制加算は，届出診療所で外来感染対策向上加算を算定する場合に月1回算定可
●サーベイランス強化加算㊊		+1点	
●抗菌薬適正使用体制加算㊊		+5点	
●訪問看護医療DX情報活用加算㊊		+5点	◆電子請求，電子資格確認，医療DX推進体制の掲示，ウェブサイト掲載等が要件。月1回算定

項 目	点 数	要 件
I012-2 精神科訪問看護指示料	300点	◆精神科医師が患者・家族の同意を得て訪問看護ステーションに精神科訪問看護指示書を交付した場合に患者1人月1回に限り算定
●精神科特別訪問看護指示加算	+100点	◆一時的に頻回の訪問の必要を認めた場合に月1回加算
●手順書加算	+150点	◆医療機関の医師が，特定行為の必要を認め，訪問看護ステーション等の看護師に手順書を交付した場合に6月に1回算定
●衛生材料等提供加算	+80点	◆必要な衛生材料・保険医療材料を提供した場合に月1回算定
I013 抗精神病特定薬剤治療指導管理料		◆「1」は，精神科標榜医療機関で，持続性抗精神病注射薬剤を投与している統合失調症患者に対して，入院患者は投与開始月とその翌日に各1回，入院外患者は月1回，投与日に算定
1 持続性抗精神病注射薬剤治療指導管理料		
イ 入院中の患者	250点	
ロ 入院中の患者以外の患者	250点	
2 治療抵抗性統合失調症治療指導管理料㊊	500点	◆「2」は，届出医療機関でクロザピンを投与している治療抵抗性統合失調症患者に対して，月1回算定
I014 医療保護入院等診療料㊊	300点	◆措置入院，緊急措置入院，医療保護入院，応急入院に係る患者について，入院中1回に限り算定
I015 重度認知症患者デイ・ケア料㊊（1日につき）	1040点	◆重度認知症患者（入院外患者。認知症老人の日常生活度判定基準ランクM）に対して1日6時間以上行った場合に算定
◆治療の一環の食事費用を含む		◆同一日に行う他の精神科専門療法は別に算定不可
●早期加算	+50点	◆最初の算定日（又は退院日）から1年以内
●夜間ケア加算㊊	+100点	◆夜間の精神症状・行動異常が著しい認知症患者に対し2時間以上のケアを行った場合，最初の算定日から1年以内に限り加算
I016 精神科在宅患者支援管理料㊊（月1回）		◆長期入院患者又は重度の精神障害者等に対し，24時間体制で多職種チームにより退院後早期の在宅医療を行う場合に月1回算定
1 精神科在宅患者支援管理料1		
イ 重度精神障害者（集中的支援）		◆「1」は，当該医療機関の精神科医・看護師・保健師・作業療法士・精神保健福祉士等の多職種が，定期的な訪問診療（月1回以上）又は訪問診療・訪問看護を行っている場合（「イ」は週2回以上，「ロ」は月2回以上）に，月1回算定（「イ」「ロ」は6月限度）
(1) 単一建物診療患者1人	3000点	
(2) 単一建物診療患者2人以上	2250点	
ロ 重度精神障害者		
(1) 単一建物診療患者1人	2500点	◆「2」は，当該医療機関の精神科医等が訪問看護ステーションの保健師・看護師・准看護師・作業療法士と連携して，定期的な訪問診療（月1回以上）を行っている場合（「イ」は週2回以上，「ロ」は月2回以上）に，月1回算定（「イ」「ロ」は6月限度）
(2) 単一建物診療患者2人以上	1875点	
2 精神科在宅患者支援管理料2		
イ 重度精神障害者（集中的支援）		
(1) 単一建物診療患者1人	2467点	◆「3」は，「1」（「イ」「ロ」）又は「2」の算定患者であって，引き続き月1回以上の定期的な訪問診療を行っている場合に，「1」又は「2」の初回算定月から2年を限度として，月1回算定（「1」「2」との同一月併算定は不可）
(2) 単一建物診療患者2人以上	1850点	
ロ 重度精神障害者		
(1) 単一建物診療患者1人	2056点	
(2) 単一建物診療患者2人以上	1542点	◆B000，B001「5」，同「6」，同「7」，同「8」，同「18」，B007-2，C002，C002-2，C003，C007，C010，C109，I012-2――と併算定不可
3 精神科在宅患者支援管理料3		
イ 単一建物診療患者1人	2030点	

	□ 単一建物診療患者2人以上	1248点	
	●精神科オンライン在宅管理料(届)	+100点	◆I 016の初診算定月から3月以上経過した患者に対して、訪問診療実施日以外の日にオンライン診療による医学管理を行った場合に加算

※ 同一医療機関で、精神科ショート・ケア、精神科デイ・ケア、精神科ナイト・ケア、精神科デイ・ナイト・ケアを開始した日

14. 処置 （主要項目抜粋）

【通則】
1. 簡単な処置（浣腸、注腸、吸入等）の費用は別に算定できない（薬剤料・材料料のみ算定可）。
2. 対称器官に係る処置の所定点数は、特に規定する場合を除き、両側の器官に係る点数とする。
3. 間歇的陽圧吸入法、鼻マスク式補助換気法、体外式陰圧人工呼吸器治療、ハイフローセラピー、インキュベーター、人工呼吸、持続陽圧呼吸法、間歇的強制呼吸法又は気管内洗浄（気管支ファイバースコピーを使用した場合を含む）と同一日に行った酸素吸入、突発性難聴に対する酸素療法又は酸素テントの費用は、それぞれの所定点数に含まれており、別に算定できない。
4. 下記項目の同一日の併算定は不可。

J 018	喀痰吸引	J 026-3	体外式陰圧人工呼吸器治療		持続陽圧呼吸法
J 018-2	内視鏡下気管支分泌物吸引	J 026-4	ハイフローセラピー		間歇的強制呼吸法
J 018-3	干渉低周波去痰器による喀痰排出	J 027	高気圧酸素治療	J 050	気管内洗浄
J 026	間歇的陽圧吸入法	J 028	インキュベーター	J 114	ネブライザ
J 026-2	鼻マスク式補助換気法	J 045	人工呼吸	J 115	超音波ネブライザ

加算項目		点数	要件
時間外緊急処置加算 （時間外等の定義は初診料と同じ）	イ(届)	休日：+160/100、時間外：+80/100、深夜：+160/100 時間外特例医療機関（届出医療機関）：+80/100	◆勤務医の負担軽減・処遇改善の体制 ◆処置の所定点数が1000点以上の場合 ◆時間外は、外来患者のみで算定
	□	休日：+80/100、時間外：+40/100、深夜：+80/100 時間外特例医療機関（届出医療機関）：+40/100	◆処置の所定点数が150点以上の場合 ◆外来患者のみで算定

加算項目	点数	要件
耳鼻咽喉科乳幼児処置加算	+60点	◆耳鼻咽喉科標榜医療機関で、耳鼻咽喉科担当医が6歳未満の乳幼児に耳鼻咽喉科処置（J 095～J 115-2）を行った場合に1日につき算定
耳鼻咽喉科小児抗菌薬適正使用支援加算	+80点	◆急性気道感染症・急性中耳炎・急性副鼻腔炎の6歳未満の乳幼児に耳鼻咽喉科処置（J 095～J 115-2）を行い、抗菌薬投与の必要性が認められず抗菌薬を使用しない場合において、療養指導と説明、文書による説明内容提供を行った場合に月1回算定

■第1節 処置料

1．一般処置

項目			点数	●加算／◆要件
J 000 創傷処置	1	100㎠未満	52点	◆「1」は、①入院外の患者、②入院中の手術後の患者（手術日から14日以内を限度）——を対象とする ◆同一疾病による場合は、複数部位の処置面積を合算して算定 ◆複数部位の手術後の患者も、処置面積を合算して算定 ◆手術後の患者は回数にかかわらず1日につき算定する ◆J 001熱傷処置、J 001-4重度褥瘡処置と併算定不可 ◆C 109、C 112、C 112-2の算定患者には算定不可
	2	100㎠以上500㎠未満	60点	
	3	500㎠以上3000㎠未満	90点	
	4	3000㎠以上6000㎠未満	160点	
	5	6000㎠以上	275点	
	●乳幼児加算（6歳未満）（「5」のみ）		+55点	
J 038 人工腎臓(届)（1日につき）				◆慢性維持透析は施設基準に応じて「1」「2」を算定（「3」はいずれにも該当しない医療機関）。「4」は慢性維持透析以外の場合 ◆J 038-2持続緩徐式血液濾過と合わせて1月14日を限度に算定（妊娠中の患者を除く）。C 102、C 102-2の算定患者の場合、週1回が限度 ◆「1」～「3」の場合、透析液、血液凝固阻止剤、生理食塩水、エリスロポエチン、ダルベポエチン、エポエチンベータペゴル、HIF-PH阻害剤の費用含む。また、カニュレーション料を含む ●時間外（17時以降開始又は21時以降終了）・休日加算：380点 ●導入期加算1(届)：200点、導入期加算2(届)：410点、導入期加算3(届)：810点（開始日から1月間に限る） ●障害者等加算：140点（人工腎臓が困難な障害者等の場合） ●透析液水質確保加算(届)（月1回以上の水質検査等）：10点 ●下肢末梢動脈疾患指導管理加算(届)：100点（慢性維持透析を行う全患者の下肢末梢動脈疾患のリスク評価等を行った場合に月1回算定） ●長時間加算：150点（6時間以上の人工腎臓を行った場合に算定） ●慢性維持透析濾過加算(届)（置換液を用いた場合）：50点 ●透析時運動指導等加算：75点（連続20分以上療養指導等）
1	慢性維持透析を行った場合1			
	イ	4時間未満の場合	1876点	
	□	4時間以上5時間未満の場合	2036点	
	ハ	5時間以上の場合	2171点	
2	慢性維持透析を行った場合2			
	イ	4時間未満の場合	1836点	
	□	4時間以上5時間未満の場合	1996点	
	ハ	5時間以上の場合	2126点	
3	慢性維持透析を行った場合3			
	イ	4時間未満の場合	1796点	
	□	4時間以上5時間未満の場合	1951点	
	ハ	5時間以上の場合	2081点	
4	その他の場合		1580点	

2．救急処置

			●加算／◆要件
J 045 人工呼吸	30分まで	302点	◆精製水の費用、同時に行う呼吸心拍監視、経皮的動脈血酸素飽和度測定、非観血的連続血圧測定、喀痰吸引、酸素吸入は併算定不可 ◆C 107在宅人工呼吸指導管理料の算定患者には算定不可
	30分超5時間まで（30分又は端数ごと）	+50点	
	5時間超（1日につき）		

診療報酬点数一覧表〔処置／手術〕 975

	イ 14日まで	950点	●覚醒試験加算（14日限度）：＋100点
	ロ 15日目以降	815点	●離脱試験加算（覚醒試験加算にさらに加算）：＋60点
			●腹臥位療法加算（連続12時間以上の腹臥位療法）：＋900点

3．皮膚科処置（100㎠未満の皮膚科軟膏処置は基本診療料に含まれ，別に算定できない）

J 053 皮膚科軟膏処置	1	100㎠以上500㎠未満	55点	◆同一疾病による場合は，複数部位の処置面積を合算して算定
	2	500㎠以上3000㎠未満	85点	◆同一部位に創傷処置，皮膚科軟膏処置，面皰圧出法，湿布処置が行われた場合はいずれか一つのみにより算定
	3	3000㎠以上6000㎠未満	155点	◆C 109在宅寝たきり患者処置指導管理料の算定患者には算定不可
	4	6000㎠以上	270点	

4．泌尿器科処置

J 063 留置カテーテル設置	40点	◆バルーンカテーテル交換時の挿入手技料も本項目で算定

5．産婦人科処置

J 072 腟洗浄（熱性洗浄を含む）	56点	◆入院患者は算定不可

6．眼科処置（点眼，洗眼は基本診療料に含まれ，別に算定できない）

J 086 眼処置（外来のみ）	25点	◆片眼帯，巻軸帯を必要とする処置，蒸気罨法，熱気罨法，イオントフォレーゼ及び麻薬加算を含み，これらを包括して1回につき算定

7．耳鼻咽喉科処置（点耳，簡単な耳垢栓除去，鼻洗浄は基本診療料に含まれ，別に算定できない）

J 097 鼻処置（外来のみ）	16点	◆鼻吸引，単純鼻出血・鼻前庭処置を含む	◆併施した場合でも16点のみの算定
J 098 口腔，咽頭処置（外来のみ）	16点	◆ルゴール等の噴霧吸入は当該処置に準じて算定	

8．整形外科的処置

J 116 関節穿刺（片側）	120点	◆D 405関節穿刺，G 010関節腔内注射を同一側の関節に同一日に行った場合は，主たるもののみ算定
●乳幼児加算（3歳未満）	＋110点	

9．栄養処置

J 120 鼻腔栄養（1日につき）	60点	◆薬価基準収載薬を経鼻経管的に投与した場合は鼻腔栄養・薬剤料で，薬価基準未収載の流動食を投与した場合は鼻腔栄養・食事療養（生活療養）で算定
●間歇的経管栄養法加算	＋60点	◆C 105，C 105-2，C 105-3，C 109の算定患者には算定不可

10．ギプス（個別の項目・点数はp.743参照）

通則	●既装着のギプス包帯をギプスシャーレとして切割使用（ギプス包帯の作成医療機関も算定可）	各所定点数の20/100で算定
	●既装着のギプス包帯を他の保険医療機関で除去（ギプス除去料として）	各所定点数の10/100で算定
	●ギプスベッド，ギプス包帯を修理（ギプス修理料として）	各所定点数の10/100で算定
	●プラスチックギプスを用いた場合（J 123～J 128が対象）（シーネとして用いた場合含む）	各所定点数の20/100を加算
	●乳幼児に対して行った場合（6歳未満）	各所定点数の55/100を加算

■第2節　処置医療機器等加算

J 200 腰部，胸部又は頸部固定帯加算（初回のみ）	170点	◆それぞれの固定帯を給付するつど算定
J 201 酸素加算　価格は厚生労働大臣が別に告示（※）	購入価格	◆J 024～J 028及びJ 045に掲げる処置に当たって酸素を使用した場合に，酸素の価格を10円で除して得た点数を加算

※　酸素の購入単価（公定価格が上限）に使用量と補正率1.3を掛けた額を10で割った数（小数点以下四捨五入）が請求点数
　　公定価格（1 L当たり）①液体酸素：定置式（CE）0.19円，可搬式（LGC）0.32円，②酸素ボンベ：大型0.42円，小型2.36円

15．手術

通則1 通則2	◆手術料の算定方法：①手術料（＋薬剤料等），②手術料＋輸血料（＋薬剤料等），③輸血料（＋薬剤料等）
	◆同種の手術を同一日に2回以上実施：主たる手術の所定点数により算定
	◆手術料に含まれる費用（手術に関連して施行・使用されるもの）
	①処置（J 122～J 129-4のギプス料除く）の費用，②注射の手技料，③診断穿刺・検体採取の費用，④内視鏡手術の際の内視鏡検査料，⑤手術に当たって通常使用される保険医療材料〔チューブ，縫合糸（特殊縫合糸含む）等〕の費用，⑥衛生材料（ガーゼ，脱脂綿，絆創膏等）の費用，⑦外皮用殺菌剤の費用，⑧患者の衣類の費用，⑨総量価格15円以下の薬剤の費用〔※①②は術前術後にかかわらず算定不可〕
通則3	◆特殊な手術の手術料は，当局に内議し，最も近似する手術として準用が通知された算定方法により算定
通則4	◆K 181脳刺激装置植込術などの手術（本書では 施4 を付記）は，施設基準（告示4第12・1，p.1432）に適合した届出医療機関のみ算定可（症例数・経験年数等が要件）（一部の手術は要件を満たせば届出不要）
通則5	◆K 011顔面神経麻痺形成手術などの手術，体外循環を要する手術，胸腔鏡又は腹腔鏡を用いる手術（本書では 施5 を付記）は，施設基準（告示4第12・2，p.1457）を満たす医療機関のみ算定可（院内掲示等が要件）
通則6	◆K 528先天性食道閉鎖症根治手術などの手術（本書では 乳施 を付記）を1歳未満の乳児に対して行った場合については，施設基準（告示4第12・2，p.1457）を満たす医療機関のみ算定可（院内掲示等が要件）
通則7 通則8	◆「通則7」：K 002デブリードマンなどの手術（本書では 低新 を付記）を，以下の患者に実施した場合 ①手術時体重1500g未満児：400/100を加算，②新生児（体重1500g以上）：300/100を加算
	◆「通則8」：乳幼児（3歳未満），幼児（3歳以上6歳未満）に手術（K 618を除く）を行った場合 ①乳幼児（3歳未満）加算：100/100を加算，②幼児（3歳以上6歳未満）加算：50/100を加算

通則9	◆通則7の加算と通則8の加算の併算定は不可 ◆第1節手術料にのみ適用。輸血料，手術医療機器等加算，薬剤料，特定保険医療材料料には加算しない ◆「所定点数」とは，手術料（基本点数）と「注」加算の合計をいい，「通則」の加算点数を含まない ◆K293耳介悪性腫瘍手術などの手術（本書では頭を付記）について，K469頸部郭清術を併施した場合 　　片側：＋4000点，両側：＋6000点
通則10	◆HIV抗体陽性患者に観血的手術を行った場合：＋4000点
通則11	◆①MRSA感染症患者（都道府県知事への届出が義務づけられているもの），②B型肝炎感染患者（HBs又はHBe抗原陽性の者），③C型肝炎感染患者，④結核患者──に対して，L008，L002，L004を伴う手術を行った場合：＋1000点
通則12	◆通則12の「所定点数」は通則7，8と同じ。下記「イ」は，①病院勤務医の負担軽減・処遇改善策の実施，②年間緊急入院200名以上又は全身麻酔手術800件以上等の要件を満たす病院の場合，「ロ」はそれ以外の医療機関の場合 ◆入院外患者への緊急手術（K914～K917-5を除く）…①休日：「イ」所定点数の160/100，「ロ」80/100を加算，②（開始時間が）時間外：「イ」80/100，「ロ」40/100を加算，③（開始時間が）深夜：「イ」160/100，「ロ」80/100を加算 ◆入院患者への緊急手術…①休日：「イ」所定点数の160/100，「ロ」80/100を加算，②（開始時間が）深夜：「イ」160/100，「ロ」80/100を加算 ◆時間外特例医療機関での緊急手術（入院外患者）…（開始時間が）夜間（休日・深夜除く）：「イ」所定点数の80/100，「ロ」40/100を加算
通則13	◆対称器官に係る手術は，特に規定する場合を除き，片側ごとに所定点数を算定可
通則14	◆同一手術野又は同一病巣につき2以上の手術を同時に行った場合は，原則として主たる手術料のみ算定 ◆K013分層植皮術，K013-2全層植皮術，K016動脈（皮）弁術，筋（皮）弁術，K017遊離皮弁術，K019複合組織移植術，K020自家遊離複合組織移植術，K021粘膜移植術，K033筋膜移植術，K059骨移植術，K198神経移植術を，同一手術野・同一病巣において他の手術と併施した場合，それぞれ所定点数を算定可（本書では該当手術に複100を付記） ◆①K055-2大腿骨頭回転骨切り術・K055-3大腿骨近位部（転子間含む）骨切り術と，K140骨盤骨切り術・K141臼蓋形成手術・K141-2寛骨臼移動術を同時に行った場合，②K403-2「3」喉頭気管分離術とK607血管結紮術「1　開胸・開腹を伴うもの」を同時に行った場合，③K519先天性気管狭窄症手術と手術料の第8款「心・脈管」に掲げる手術（K538～K628）を同時に行った場合は，それぞれ所定点数を算定可 ◆別に厚生労働大臣が定める場合（告示「複数手術に対する費用の特例」，p.756）には，主たる手術の所定点数に従たる手術（1つに限る）の所定点数の50/100を合算して算定（本書では該当手術に複50を付記） ◆第1指から第5指までをそれぞれ別の手術野とする手術が別に規定されている（本書では指1 指2 指骨を付記）
通則15	◆病状急変等により手術を中絶した場合は，中絶までに施行した実態に最も近似する手術料で算定
通則16	◆K664胃瘻造設術を，届出医療機関以外の保険医療機関で行う場合は，所定点数の100分の80で算定
通則17	◆歯科医師による周術期口腔機能管理の実施後1月以内に，第6款（顔面・口腔・頸部），第7款（胸部）及び第9款（腹部）に掲げる悪性腫瘍手術又は第8款〔心・脈管（動脈及び静脈は除く）〕に掲げる手術──など（p.762参照）をそれぞれ全身麻酔下で実施した場合は，周術期口腔機能管理後手術加算（200点）が算定可
通則18	◆K502-5胸腔鏡下拡大胸腺摘出術などの手術（本書では内支を付記）は，施設基準（告示4第12・1，p.1432）に適合した届出医療機関において，内視鏡下手術用支援機器を用いた場合でも算定可
通則19	◆届出医療機関では，K475乳房切除術，K888子宮附属器腫瘍摘出術を遺伝性乳癌卵巣癌症候群患者に行った場合も算定可
通則20	◆届出医療機関において，L008マスク又は気管内挿管による閉鎖循環式全身麻酔を伴う手術患者に対して，医師と管理栄養士が連携して術前・術後の適切な栄養管理を実施した場合に周術期栄養管理実施加算（270点）が算定可
通則21	◆届出医療機関において，再製造単回使用医療機器（使用済みの単回使用医療機器を再製造等したもの）である特定保険医療材料を手術に使用した場合に，当該特定保険医療材料の所定点数の100分の10を手術の所定点数に加算

《第1節　手術料》（個別の項目・点数はp.764～860参照）

《第2節　輸血》（抜粋）

項目	点数	◆要件・●加算
K920 輸血		◆「6歳未満」の場合，体重1kgにつき4mLごとに算定 ◆患者に一連（概ね1週間）の輸血につき1回，文書で説明を行う ◆輸血と補液を同時に行った場合は別々のものとして算定 ◆自家採血，保存血，自己血の輸血量に抗凝固液は含まない ◆自家採血輸血の血液量は採血量ではなく実際の1日当たりの輸血量 ◆自家製造した血液成分製剤は，原材料として用いた血液量に従い「1. 自家採血輸血」により算定（3000mL限度） ◆保存血液輸血は，保存血及び血液成分製剤の実際の注入総量又は原材料として用いた血液総量のうちいずれか少ない量により算定 ◆供血者の諸検査，輸血用回路，輸血用針，血液保存の費用は包括 ◆骨髄内輸血を行った場合：D404骨髄穿刺の点数を加算 ◆血管露出術を行った場合：K606血管露出術の点数を加算 ●血液型検査（ABO式・Rh式）：＋54点 ●不規則抗体検査：1月につき＋197点（3週間以上にわたり週1回以上実施する場合は1週間ごとに算定可） ●HLA型適合血小板輸血に伴うHLA型クラスⅠ：＋1000点，HLA型クラスⅡ：＋1400点（ともに一連につき） ●血液交叉試験：＋30点，●間接クームス検査：＋47点
1. 自家採血輸血（200mLごと）		
1回目（一連の輸血の最初の200mL）	750点	
2回目以降（1回目以外の輸血）	650点	
2. 保存血液輸血（200mLごと）		
1回目（一連の輸血の最初の200mL）	450点	
2回目以降（1回目以外の輸血）	350点	
3. 自己血貯血		
イ　6歳以上（200mLごと）(1) 液状保存	250点	
(2) 凍結保存	500点	
ロ　6歳未満　　　　　　(1) 液状保存	250点	
(2) 凍結保存	500点	
4. 自己血輸血		
イ　6歳以上（200mLごと）(1) 液状保存	750点	
(2) 凍結保存	1500点	
ロ　6歳未満　　　　　　(1) 液状保存	750点	
(2) 凍結保存	1500点	

5．希釈式自己血輸血			●コンピュータクロスマッチ加算：＋30点（血液交叉試験，間接クームス検査は算定不可）
イ 6歳以上（200mLごと）		1000点	
ロ 6歳未満		1000点	●6歳未満の乳幼児：＋26点
6．交換輸血（1回につき）		5250点	●血小板洗浄術加算：＋580点
K920-2 輸血管理料㊊ 1 輸血管理料Ⅰ		220点	◆月1回を限度として算定。「1」は専任の常勤医師の配置，専従の常勤臨床検査技師の常時1名配置等が要件
2 輸血管理料Ⅱ		110点	●輸血適正使用加算：「1」＋120点，「2」＋60点
			●貯血式自己血輸血管理体制加算：＋50点

《第3節　手術医療機器等加算》

加算項目	点数	要件
K930 脊髄誘発電位測定等加算 1 脳，脊椎，脊髄，大動脈瘤，食道の手術 2 甲状腺又は副甲状腺の手術	3630点 3130点	◆神経モニタリングについては本区分により加算 ◆対象手術の所定点数を準用する手術については加算は不可
K931 超音波凝固切開装置等加算	3000点	◆胸腔鏡下又は腹腔鏡下による手術，悪性腫瘍に係る手術，バセドウ甲状腺全摘（亜全摘）術（両葉）に当たって使用した場合に算定
K932 創外固定器加算	10000点	◆K046骨折観血的手術等に使用した場合に算定
K933 イオントフォレーゼ加算 ◆麻酔料は算定不可	45点	◆K300鼓膜切開術，K309鼓膜（排液，換気）チューブ挿入術に使用した場合に算定
K934 副鼻腔手術用内視鏡加算	1000点	◆K350前頭洞充填術等に内視鏡を使用した場合に算定
K934-2 副鼻腔手術用骨軟部組織切除機器加算	1000点	◆K340-3～K340-7，K350～K365に使用した場合に算定 ◆K934と併算定可
K935 止血用加熱凝固切開装置加算	700点	◆K476乳腺悪性腫瘍手術に使用した場合に算定
K936 自動縫合器加算	2500点	◆K511肺切除術等に使用した場合に算定 ◆手術によって，1～8個までの算定上限がある
K936-2 自動吻合器加算	5500点	◆K529食道悪性腫瘍手術等の手術に使用した場合に算定 ◆手術によって，1又は2個の算定上限がある
K936-3 微小血管自動縫合器加算	2500点	◆K017遊離皮弁術，K020自家遊離複合組織移植術に使用した場合に，2個を限度として算定
K937 心拍動下冠動脈，大動脈バイパス移植術用機器加算	30000点	◆K552-2冠動脈，大動脈バイパス移植術に使用した場合に算定
K937-2 術中グラフト血流測定加算	2500点	◆冠動脈血行再建術，四肢の血管移植術又はバイパス移植術に当たって，グラフトの血流を測定した場合に算定
K938 体外衝撃波消耗性電極加算 ◆一連の手術につき1回のみ算定	3000点	◆K678体外衝撃波胆石破砕術，K768体外衝撃波腎・尿管結石破砕術に使用した場合に算定
K939 画像等手術支援加算 1 ナビゲーション 2 実物大臓器立体モデル 3 患者適合型手術支援ガイド	2000点 2000点 2000点	◆「1」は手術前又は手術中に得た画像を3次元に構築し，手術の補助目的に用いた場合，「2」は実物大臓器立体モデルを手術の補助目的に用いた場合，「3」は実物大の患者適合型手術支援ガイドとして薬事承認医療機器を手術の補助目的に用いた場合に算定
K939-2 術中血管等描出撮影加算	500点	◆血管や腫瘍等の確認に薬剤を用いて血管撮影を行った場合に算定
K939-3 人工肛門・人工膀胱造設術前処置加算㊊	450点	◆手術前に人工肛門又は人工膀胱を設置する位置を決めた場合に算定
K939-5 胃瘻造設時嚥下機能評価加算㊊ ◆届出医療機関以外の医療機関で実施する場合は，80/100で算定	2500点	◆嚥下造影又は内視鏡下嚥下機能検査により嚥下機能評価を行ったうえで，K664胃瘻造設術を実施した場合に算定 ◆E003「7」嚥下造影，E298-2内視鏡下嚥下機能検査は別に算定可
K939-6 凍結保存同種組織加算㊊	81610点	◆K560大動脈瘤切除術等に当たって，凍結保存された同種組織の心臓弁又は血管を用いた場合に算定
K939-7 レーザー機器加算㊊ 1 レーザー機器加算1 2 レーザー機器加算2 3 レーザー機器加算3	50点 100点 200点	◆届出医療機関で，口腔内の軟組織の切開，止血，凝固，蒸散が可能なものとして保険適用されているレーザー機器を用いて，レーザー照射によってK406口蓋腫瘍摘出術等を行った場合に算定
K939-8 超音波切削機器加算	1000点	◆K443，K444，K444-2に超音波切削機器を使用した場合に算定
K939-9 切開創局所陰圧閉鎖処置機器加算	5190点	◆滲出液を持続的に除去する機器を術後縫合創に使用した場合に算定

16．麻酔

【通則】 1．同一目的で2種類の麻酔及び神経ブロックを行った場合は，主たるもののみで算定する。
2．表面麻酔，浸潤麻酔，簡単な伝達麻酔は薬剤料のみ算定する。

加算項目	点数（所定点数へ加算）／要件	
未熟児加算等	未熟児：＋200/100，新生児（未熟児以外）：＋200/100	◆未熟児：出生時体重2500g未満で出生後90日以内
乳幼児加算	乳児：＋50/100，幼児：＋20/100	◆乳児：1歳未満，幼児：1歳以上3歳未満

時間外等緊急麻酔加算	入院外患者	休日：＋80/100，時間外：＋40/100，深夜：＋80/100	◆緊急手術に伴う麻酔，緊急やむを得ない理由による神経ブロックに限り算定 ◆時間外等の定義は初診料と同じ
	入院患者	休日：＋80/100，深夜：＋80/100	
	時間外特例医療機関（届出医療機関）（入院外患者）：＋40/100		

■第1節　麻酔

項目	点数	●加算／◆要件	麻酔管理料(届)
L000　迷もう麻酔	31点	◆実施時間が10分未満の吸入麻酔，ガス麻酔器によるもの	─
L001　筋肉注射による全身麻酔，注腸による麻酔	120点	◆実施時間が短時間のもの	─
L001-2　静脈麻酔 　1　短時間 　2　長時間（単純） 　3　長時間（複雑） ●幼児加算	 120点 600点 1100点 ＋10/100	◆「1」は実施時間が10分未満，「2」「3」は10分以上で，速やかに閉鎖循環式全身麻酔に移行できる体制，監視下で行われた場合 ◆「3」の複雑な場合とは，常勤の麻酔科医が専従で実施した場合で，実施時間が2時間を超えた場合は**麻酔管理時間加算（100点）**を算定 ◆3歳以上6歳未満の患者の場合，所定点数に加算	─
L002　硬膜外麻酔　頸・胸部 　　　　　　　　　腰部 　　　　　　　　　仙骨部	1500点 800点 340点	●麻酔管理時間加算（2時間超，30分又は端数を増すごと）：＋50/100 ◆L008閉鎖循環式全身麻酔の硬膜外麻酔加算を算定した場合は，硬膜外麻酔の時間加算は算定不可	(Ⅰ)250点 (Ⅱ)150点
L003　硬膜外麻酔後における局所麻酔剤の持続的注入	80点	●精密持続注入加算：＋80点 ◆1日につき算定　◆麻酔当日は算定不可	─
L004　脊椎麻酔	850点	●麻酔管理時間加算（2時間超，30分又は端数を増すごと）：＋128点	(Ⅰ)250点 (Ⅱ)150点
L005　上・下肢伝達麻酔	170点	◆上肢：腕神経叢への麻酔　◆下肢：坐骨神経と大腿神経への麻酔	─
L006　球後麻酔及び顔面・頭頸部の伝達麻酔	150点	◆瞬目麻酔及び眼輪筋内浸潤麻酔を含む ◆球後麻酔と顔面伝達麻酔を同時に施行：主たるもので算定	─
L007　開放点滴式全身麻酔	310点	◆ガス麻酔器を10分以上20分未満使用した場合に算定	─
L008　マスク又は気管内挿管による閉鎖循環式全身麻酔		◆酸素を使用した場合は価格を10円で除して得た点数を加算 ◆同一日のD220呼吸心拍監視，新生児心拍・呼吸監視，カルジオスコープ（ハートスコープ），カルジオタコスコープの費用を含む	(Ⅰ)1050点 (Ⅱ)450点
1　低体温心臓手術など 　　イ　麻酔困難患者（※） 　　ロ　それ以外の場合	 24900点 18200点	◆①人工心肺を用い低体温で行う心臓手術，②低体温で行うK552-2冠動脈，大動脈バイパス移植術（人工心肺を使用しないもの），③分離肺換気及び高頻度換気法が併施される麻酔 ●麻酔管理時間加算（2時間超，30分又は端数を増すごと）：＋1800点	
2　脳脊髄手術（坐位）など 　　イ　麻酔困難患者（※） 　　ロ　それ以外の場合	 16720点 12190点	◆①脳脊髄手術（坐位），②人工心肺を用いる心臓手術（低体温で行うものを除く），③K552-2冠動脈，大動脈バイパス移植術（「1」の場合を除く），④低体温麻酔，⑤分離肺換気・高頻度換気法による麻酔 ●麻酔管理時間加算（2時間超，30分又は端数を増すごと）：＋1200点	
3　1，2以外の心臓手術など 　　イ　麻酔困難患者（※） 　　ロ　それ以外の場合	 12610点 9170点	◆①「1」「2」以外の心臓手術が行われる場合，②伏臥位で麻酔が行われる場合（「1」「2」に掲げる場合を除く） ●麻酔管理時間加算（2時間超，30分又は端数を増すごと）：＋900点	
4　腹腔鏡手術など 　　イ　麻酔困難患者（※） 　　ロ　それ以外の場合	 9130点 6610点	◆①腹腔鏡を用いた手術又は検査が行われる場合，②側臥位で麻酔が行われる場合（「1」〜「3」に掲げる場合を除く） ●麻酔管理時間加算（2時間超，30分又は端数を増すごと）：＋660点	
5　その他 　　イ　麻酔困難患者（※） 　　ロ　それ以外の場合	 8300点 6000点	◆上記「1」〜「4」以外の麻酔で算定 ●麻酔管理時間加算（2時間超，30分又は端数を増すごと）：＋600点	
●硬膜外麻酔併施加算 　　イ　頸・胸部 　　ロ　腰部 　　ハ　仙骨部	 ＋750点 ＋400点 ＋170点	◆L002硬膜外麻酔と併施した場合に算定 ●麻酔管理時間加算（2時間超，30分又は端数を増すごと）：＋375点 ●麻酔管理時間加算（　　　　〃　　　　）：＋200点 ●麻酔管理時間加算（　　　　〃　　　　）：＋85点	
●術中経食道心エコー連続監視加算	＋880点 ＋1500点	◆心臓手術等において，術中に心臓機能を評価する目的で経食道心エコー法を行った場合に加算	
●臓器移植術加算	＋15250点	◆同種器移植術（生体を除く）の麻酔を行った場合に算定	
●神経ブロック併施加算 　　イ　厚生労働大臣が定める患者 　　ロ　イ以外の場合	 ＋450点 ＋45点	◆L100神経ブロックを併施した場合に算定 ◆「イ」：術後疼痛管理に硬膜外麻酔が適応となる手術を受ける患者で，当該麻酔の代替として神経ブロックが必要と認められるもの ◆「イ」は，硬膜外麻酔併施加算，麻酔管理時間加算と併算定不可	
●非侵襲的血行動態モニタリング加算	＋500点	◆麻酔が困難な患者（※）に腹腔鏡下手術を行う場合において，非侵襲的血行モニタリングを行った場合に算定	
●術中脳灌流モニタリング加算	＋1000点	◆K561「2」（胸部大動脈），K609（内頚動脈），K609-2，人工心肺を用いる心臓血管手術で，非侵襲的に脳灌流モニタリングを行った場合に算定	

L008-2 体温維持療法（1日につき）	12200点	◆心肺蘇生後又は頭部外傷患者に対し，直腸温36℃以下で24時間以上維持した場合に，開始日から3日に限り算定（手術を伴う必要はない）	―
●体温維持迅速導入加算	+5000点	◆心肺蘇生中に咽頭冷却装置を使用して体温維持療法を開始した場合	
L008-3 経皮的体温調節療法（1連につき）	5000点	◆ICU等において，くも膜下出血等による急性重症脳障害を伴う発熱患者に対して，中心静脈留置型経皮的体温調節装置を用いて体温調節を行った場合に，一連につき1回算定	―
L009 麻酔管理料（Ⅰ）届 　1　硬膜外麻酔・脊椎麻酔 　2　閉鎖循環式全身麻酔	 250点 1050点	◆麻酔科標榜医療機関にて，常勤麻酔科標榜医が麻酔前後の診察（緊急の場合を除き麻酔実施日以外の日に実施）を行い，L002，L004，L008の麻酔を専ら行った場合に算定．通則の加算は算定不可 ●「1」における帝王切開術時麻酔加算：+700点	
●長時間麻酔管理加算	+7500点	◆対象手術（p.881）において，L008が8時間を超えた場合に算定	
●周術期薬剤管理加算届	+75点	◆「2」について，薬剤師が，病棟等で薬剤関連業務を行う薬剤師等と連携して，入院患者の周術期に必要な薬学的管理を行った場合に算定	
L010 麻酔管理料（Ⅱ）届 　1　硬膜外麻酔・脊椎麻酔 　2　閉鎖循環式全身麻酔	 150点 450点	◆常勤麻酔科標榜医が5名以上配置されている麻酔科標榜の届出医療機関で，麻酔科標榜医の指導の下で麻酔管理が行われた場合に算定 ◆通則の加算は算定不可．麻酔管理料（Ⅰ）との併算定不可	
●周術期薬剤管理加算届	+75点	◆「2」について，薬剤師が，病棟等で薬剤関連業務を行う薬剤師等と連携して，入院患者の周術期に必要な薬学的管理を行った場合に算定	

※ **麻酔が困難な患者**：心不全，冠動脈疾患，弁膜症，不整脈，先天性心疾患，肺動脈性肺高血圧症，呼吸不全，呼吸器疾患，糖尿病，腎不全，肝不全，血球減少，血液凝固異常，出血傾向，敗血症，神経障害，BMIが35以上――の患者

■第2節　神経ブロック料

項　目	点　数	要　件
L100 神経ブロック（局所麻酔剤又はボツリヌス毒素使用）	1500点 800点 570点 400点 340点 170点 90点	◆①同一名称の神経ブロックを複数箇所に行った場合，②2種類以上の神経ブロックを行った場合は主たるもののみ算定する ◆同一神経のブロックにおいて，L101（神経破壊剤，高周波凝固法又はパルス高周波法使用）は，がん性疼痛を除き，月1回に限り算定する． ◆同一神経のブロックにおいて，L100（局所麻酔剤又はボツリヌス毒素使用）により有効性が確認された後に，L101（神経破壊剤，高周波凝固法又はパルス高周波法使用）を行う場合に限り，L100とL101を同一月に算定できる
L101 神経ブロック（神経破壊剤，高周波凝固法又はパルス高周波法使用）	3000点 1800点 800点 340点	◆神経ブロックに先立って行われるエックス線透視や造影等に要する費用は神経ブロックの所定点数に含まれ，別に算定できない ◆神経ブロックと同一日に行われたL102神経幹内注射やL104トリガーポイント注射は，部位にかかわらず別に算定できない
L102 神経幹内注射	25点	◆L104トリガーポイント注射との併算定不可
L103 カテラン硬膜外注射	140点	◆刺入部位にかかわらず所定点数を算定
L104 トリガーポイント注射	70点	◆圧痛点へ局所麻酔剤を注射　◆施行回数・部位にかかわらず1日1回のみ算定
L105 神経ブロックにおける麻酔剤の持続的注入 ●精密持続注入加算	80点 80点	◆1日につき算定する（チューブ挿入当日を除く） ◆精密持続注入加算：「精密持続注入」とは，自動注入ポンプを用いて1時間に10mL以下の速度で麻酔剤を注入するもの

17. 放射線治療

【通則】　1．第1節放射線治療管理・実施料と第2節特定保険医療材料料を合算した点数で算定する．
　　　　 2．小児放射線治療加算（M000～M001-3，M002～M004に限る）（各区分の「注」加算を除く）
　　　　　　新生児：所定点数の100分の80を加算，**乳幼児（3歳未満）**：同100分の50を加算，**幼児（3歳以上6歳未満）**：同100分の30を加算，**小児（6歳以上15歳未満）**：同100分の20を加算

■第1節　放射線治療管理・実施料

項　目	点　数	要　件
M000 放射線治療管理料 　1　1門照射，対向2門照射，外部照射 　2　非対向2門照射，3門照射，腔内照射 　3　4門以上の照射，運動照射，原体照射，組織内照射 　4　強度変調放射線治療による体外照射	 2700点 3100点 4000点 5000点	◆M001，M004「1」～「3」の照射法の分布図作成1回につき1回，所期の目的達成までの一連の治療過程において2回に限り算定 ◆放射線治療専任加算：施設基準適合医療機関（常勤医師・常勤診療放射線技師を各1名以上配置）にて，放射線治療を専ら担当する常勤医師によりM001体外照射「2」高エネルギー放射線治療，「3」強度変調放射線治療（IMRT）に際して放射線科的管理が行われた場合に加算 ◆外来放射線治療加算：前項専任加算の届出医療機関にて，M001「2」の高エネルギー放射線治療，「3」の強度変調放射線治療を外来の悪性腫瘍患者等に実施した場合に，1人1日1回に限り加算
●放射線治療専任加算届 ●外来放射線治療加算届 ●遠隔放射線治療計画加算届	+330点 +100点 +2000点	
M000-2 放射性同位元素内用療法管理料 　1　甲状腺癌 　2　甲状腺機能亢進症 　3　固形癌骨転移による疼痛	 1390点 1390点 1700点	◆放射性同位元素内用療法とその治療管理を行った場合に，「1」～「4」は月1回，「5」～「7」は放射性同位元素を投与した日に算定 ◆放射性同位元素の内用後4月間は内用の有無にかかわらず算定可 ◆「4」はCD20陽性の再発又は難治性の低悪性度B細胞性非ホジキンリ

4 B細胞性非ホジキンリンパ腫	3000点	ンパ腫又はマントル細胞リンパ腫，「6」はソマトスタチン受容体陽性の切除不能又は遠隔転移した神経内分泌腫瘍，「7」はメタヨードベンジルグアニジンが集積する悪性褐色細胞腫・パラガングリオーマ──の患者に対して行った場合に算定
5 骨転移のある去勢抵抗性前立腺癌	2630点	
6 神経内分泌腫瘍	2660点	
7 褐色細胞腫	1820点	
M001 体外照射		◆疾病，部位，部位数にかかわらず1回につき算定
1 エックス線表在治療　イ　1回目	110点	◆「1」「2」は，同一日の1回目と異なる部位に対する2回目の照射に限り「ロ」の点数を算定。同一部位に対する1回目と2回目の間隔が2時間超の場合に限り，「イ」の1回目の点数を1日2回算定可
ロ　2回目	33点	
2 高エネルギー放射線治療 届		◆エックス線表在治療：管電圧10万ボルト未満による照射療法
イ　1回目		◆高エネルギー放射線治療：100万電子ボルト以上のエックス線又は電子線の応用で，直線加速装置又はマイクロトロン治療装置使用による照射療法。施設基準：照射方法を問わず，高エネルギー放射線治療を年間100例以上実施又は小児入院医療管理料1を届け出ていること
①1門照射，対向2門照射	840点	
②非対向2門照射，3門照射	1320点	
③4門以上照射，運動照射，原体照射	1800点	
ロ　2回目		
①1門照射，対向2門照射	420点	◆一回線量増加加算（高エネルギー放射線治療：690点）：1回線量2.5Gy以上の全乳房照射を行った場合に算定
②非対向2門照射，3門照射	660点	
③4門以上照射，運動照射，原体照射	900点	◆強度変調放射線治療（IMRT）：放射線治療を専ら担当する常勤医師を2名以上，放射線治療を専ら担当する常勤放射線技師1名以上，機器の管理を専ら担当する技術者1名以上を配置した届出医療機関にて，限局性の固形悪性腫瘍の患者に対して行われた場合に算定
●施設基準適合医療機関以外	70/100	
●一回線量増加加算 届	+690点	
3 強度変調放射線治療（IMRT）届	3000点	
●一回線量増加加算	+1400点	◆一回線量増加加算（強度変調放射線治療：1400点）：IMRTを行う場合であって，1回線量3Gy以上の前立腺照射を行った場合に算定
●術中照射療法加算	+5000点	◆術中照射療法加算：患者1人につき1日を限度に算定
●体外照射用固定器具加算	+1000点	◆体外照射用固定器具加算：悪性腫瘍への体外照射の際に，身体を精密に固定する器具を使用した場合に一連の治療につき1回に限り算定
●画像誘導放射線治療加算 届		◆画像誘導放射線治療加算（IGRT）：治療計画と照射時の中心位置の差が3次元的に5mm以内であることを確認しながら照射する治療法で加算。体外照射手技が1日2回算定できる場合でも，1日1回のみ算定
イ　体表面の位置情報によるもの	+150点	
ロ　骨構造の位置情報によるもの	+300点	
ハ　腫瘍の位置情報によるもの	+450点	
●体外照射呼吸性移動対策加算 届	+150点	◆体外照射呼吸性移動対策加算：放射線照射時の呼吸による移動が10mmを超える肺がん，食道がんなどに対し，照射野の拡大が5mm以下となる低減対策を，治療計画を作成し実施した場合に算定
M001-2 ガンマナイフによる定位放射線治療	50000点	◆数カ月間の一連の治療過程に複数回行っても，1回のみ算定 ◆麻酔・画像診断・検査・放射線治療管理など，当該治療に伴う一連の費用は所定点数に含まれ，別に算定不可
M001-3 直線加速器による放射線治療 届		◆一連につき算定。数カ月間の治療過程で複数回行っても1回のみ算定 ◆麻酔・画像診断・検査・放射線治療管理など，当該治療に伴う一連の費用は所定点数に含まれ，別に算定不可 ◆体幹部に対するものについては施設基準適合医療機関でのみ算定可
1 定位放射線治療の場合	63000点	
2 1以外の場合	8000点	
●定位放射線治療呼吸性移動対策加算 届		
イ　動体追尾法	+10000点	◆定位放射線治療呼吸性移動対策加算：呼吸による移動長10mm超の肺がん・肝がん・腎がんに対し，照射野拡大が5mm以下になる対策を行った場合に算定
ロ　その他	+5000点	
◆M001体外照射との併算定不可		
M001-4 粒子線治療 届（一連につき）		◆放射線治療を専ら担当する常勤医師2名以上配置（内1名は10年以上の経験）等が要件
1 希少な疾病に対して実施		◆「1」の「希少な疾病」：小児腫瘍（限局性の固形悪性腫瘍），限局性の骨軟部腫瘍，頭頸部悪性腫瘍（口腔・咽喉頭の扁平上皮癌を除く），早期肺癌，肝細胞癌，肝内胆管癌，局所進行性膵癌，局所大腸癌（手術後に再発したもの），局所進行性子宮頸部腺癌，局所進行性子宮頸部扁平上皮癌，悪性黒色腫
イ　重粒子線治療の場合	187500点	
ロ　陽子線治療の場合	187500点	
2 1以外の特定の疾病に対して実施		
イ　重粒子線治療の場合	110000点	
ロ　陽子線治療の場合	110000点	◆「2」の「1以外の特定の疾病」：限局性及び局所進行性前立腺癌（転移を有するものを除く）
●粒子線治療適応判定加算 届	+40000点	◆適応判定と患者への情報提供（文書）が要件
●粒子線治療医学管理加算 届	+10000点	◆線量分布図に基づいた照射計画等が要件
M001-5 ホウ素中性子補足療法 届（一連につき）	187500点	◆切除不能な局所進行又は局所再発の頭頸部癌の患者に対して実施した場合に限り，一連の治療につき1回算定。使用した薬剤は別に算定可。位置決めなどに係る画像診断，検査等の費用は別に算定不可
●ホウ素中性子捕捉療法適応判定加算 届	+40000点	◆当該治療法の適応判定が実施された場合に算定
●ホウ素中性子補足療法医学管理加算 届	+10000点	◆線量分布図に基づく照射計画と三次元的な空間的再現性により照射位置を画像的に確認・記録するなどの医学的管理を行った場合に算定
●体外照射用固定器具加算	+1000点	◆身体を精密に固定する器具を使用した場合に一連につき1回算定
M002 全身照射（一連につき）	30000点	◆造血幹細胞移植を目的として行われるものに限り，1回の造血幹細胞移植について，一連として1回に限り算定
M003 電磁波温熱療法（一連につき）		◆「1」は頭蓋内又は体腔内の皮下6cm以上深部に所在するものに対して行う場合，「2」は四肢又は頸部に対して行う場合等に算定
1 深在性悪性腫瘍に対するもの	9000点	
2 浅在性悪性腫瘍に対するもの	6000点	◆「一連」とは所期の目的を達するまでの一連の治療過程をいい，数カ月間の一連の治療過程に複数回行っても1回のみ算定。一連の治療後，医学的必要から再度行う場合は，2月に1回，2回に限り算定可
◆放射線治療と併用しない場合（化学療法と併用又は単独）でも算定可		

項目	点数
M004 密封小線源治療（一連につき）	
1 外部照射	80点
2 腔内照射	
イ　高線量率イリジウム照射又は新型コバルト小線源治療装置	12000点
ロ　その他	5000点
3 組織内照射	
イ　前立腺癌に対する永久挿入療法	48600点
●線源使用加算（1個につき）	＋630点
ロ　高線量率イリジウム照射又は新型コバルト小線源治療装置	23000点
ハ　その他	19000点
4 放射性粒子照射（本数に関係なく）	8000点
●食道用アプリケーター加算	＋6700点
●気管・気管支用アプリケーター加算	＋4500点
●画像誘導密封小線源治療加算㊌	＋1200点
M005 血液照射	110点
◆血液量は，実際の照射総量又は原材料の血液総量のいずれか少ない量により算定	

◆疾病，部位，部位数にかかわらず，一連につき算定
◆使用した高線量率イリジウムの購入価格を50円で除して得た点数，低線量率イリジウムの購入価格を10円で除して得た点数を，患者1人につき1回に限り加算
◆使用したコバルトの購入価格を1000円で除して得た点数を加算
◆「前立腺癌に対する永久挿入療法」に係る線源使用加算を算定した場合は，放射性粒子の費用は別途加算できない
◆外部照射：ガンマ線又はベーター線を近距離照射又は直接貼付
◆腔内照射：アプリケーター挿入から抜去までを一連として算定。挿入・抜去の手技料は別に算定不可
◆組織内照射：「高線量率イリジウム照射」と「その他」は刺入から抜去までを一連として算定。刺入・抜去の手技料は別に算定不可
◆放射性粒子照射：一連につき算定。放射性粒子の購入価格を10円で除して得た点数を加算
◆画像誘導密封小線源治療加算：届出医療機関で放射線治療を専ら担当する常勤医師が，画像誘導密封小線源治療（「2」の「イ」に係るものに限る）を行った場合に，一連につき算定
◆輸血用血液に対して放射線照射を行った場合に，照射血液が400mL以下の場合に110点を算定。400mL超の場合は400mL又はその端数を増すごとに110点を加算。1日当たりの実際の輸血量についてのみ算定

18. 病理診断 （主要項目抜粋）

【通則】
1. 第1節と第2節を合算した点数により算定する。検体を穿刺・採取した場合は，さらに**検査の部の「第4節　診断穿刺・検体採取料」**の点数を合算して算定する。
2. 薬剤を施用した場合は，特に規定する場合を除き，**検査の「第5節　薬剤料」**の点数を合算して算定する。
3. 特定保険医療材料を使用した場合は，検査の**「第6節　特定保険医療材料料」**の点数を合算して算定する。
4. 対称器官に係る病理標本作製料の所定点数は，両側の器官に係るものとする。
5. 排出又は採取した検体について他の施設に病理学的検査を委託する場合，検査の**「通則6」**に規定するとおり「委託検体検査の検査料等の算定方法」に則って算定する（N006病理診断料については，施設基準適合の届出医療機関との間で委託した場合に限り算定する）。
6. 保険医療機関間のデジタル病理画像の送受信及び受信側の保険医療機関における当該デジタル病理画像の観察によりN003術中迅速病理組織標本作製又はN003-2迅速細胞診を行う場合は，施設基準適合の届出医療機関との間で行った場合に限り算定する。

《第1節　病理標本作製料》

【通則】
1. 3臓器以上の作製を行った場合は，3臓器を限度として算定する。
2. リンパ節は，所属リンパ節ごとに1臓器として数えるが，複数の所属リンパ節が1臓器に存在する場合は，当該複数の所属リンパ節を1臓器として数える。

項目	点数
N000 病理組織標本作製（※1）	
1 組織切片によるもの（1臓器につき）	860点
2 セルブロック法によるもの（1部位につき）	860点
N001 電子顕微鏡病理組織標本作製（1臓器につき）（※2）	2000点
N002 免疫染色（免疫抗体法）病理組織標本作製	
1 エストロジェンレセプター	720点
2 プロジェステロンレセプター	690点
3 HER 2タンパク	690点
4 EGFRタンパク	690点
5 CCR 4タンパク	10000点
6 ALK融合タンパク	2700点
7 CD30	400点
8 その他（1臓器につき）	400点

◆「1」と「2」を同一月に実施した場合は，主たる所定点数に180点を加算
◆「8」について，4種類以上の抗体を用いた免疫染色が必要な標本作製をした場合，所定点数に1200点加算

項目	点数
N003 術中迅速病理組織標本作製（1手術につき）	1990点
N003-2 迅速細胞診	
1 手術中の場合（1手術につき）	450点
2 検査中の場合（1検査につき）	450点
N004 細胞診（1部位につき）	
1 婦人科材料等によるもの	150点
●婦人科材料等液状化検体細胞診加算（※3）	＋45点
2 穿刺吸引細胞診，体腔洗浄等によるもの	190点
●液状化検体細胞診加算（※4）	＋85点

※1 以下の区分ごとに1臓器と数える。①気管支及び肺臓，②食道，③胃及び十二指腸，④小腸，⑤盲腸，⑥上行結腸，横行結腸及び下行結腸，⑦S状結腸，⑧直腸，⑨子宮体部及び子宮頸部
※2 腎組織，甲状腺腫を除く内分泌器官の機能性腫瘍，異所性ホルモン産生腫瘍，軟部組織悪性腫瘍，ゴーシェ病等の脂質蓄積症，多糖体蓄積症等に対する生検，心筋症に対する心筋生検の場合において，電子顕微鏡による病理診断のための病理組織標本を作製した場合に算定する。
※3 「1」について，採取と同時に行った場合に算定（過去に穿刺又は採取した検体から標本を作製した場合は算定できない）。
※4 「2」について，過去に穿刺・採取し，固定保存液に回収した検体から標本作製して診断を行った場合に算定する。

《第2節　病理診断・判断料》

項目	点数	要件
N006 **病理診断料**（月1回）		◆病理診断を専ら担当する常勤医師が勤務する病院又は診療所で，「1」は，N000，N001，N002，N003により作製された組織標本に基づく診断を行った場合，「2」は，N003-2，N004「2」により作製された標本に基づく診断を行った場合，または他医療機関で作製された組織標本に基づく診断を行った場合（N000〜004は算定不可）に，診断の別や回数にかかわらず，月1回に限り算定 ◆デジタル病理画像の観察・送受信を行うのに十分な装置・機器を用いた場合，デジタル病理画像のみを用いて病理診断を行った場合でも算定可 ◆「イ」病理診断管理加算1は病理診断を専ら担当する常勤医師1名以上，「ロ」病理診断管理加算2は2名以上配置 ◆**悪性腫瘍病理組織標本加算**：悪性腫瘍に係る手術の検体からN000の「1」，N002により作成された組織標本に基づいて診断を行った場合に算定
1　組織診断料	520点	
2　細胞診断料	200点	
イ　病理診断管理加算1届		
(1)　組織診断を行った場合	＋120点	
(2)　細胞診断を行った場合	＋60点	
ロ　病理診断管理加算2届		
(1)　組織診断を行った場合	＋320点	
(2)　細胞診断を行った場合	＋160点	
●悪性腫瘍病理組織標本加算届	＋150点	
N007 **病理判断料**	130点	◆病理標本作製の種類や回数にかかわらず，月1回に限り算定 ◆N006病理診断料を算定した場合には算定不可

その他

《第1節　看護職員処遇改善評価料》

項目	点数	要件
O000 **看護職員処遇改善評価料**届		◆施設基準の届出医療機関において，入院基本料（特別入院基本料等を含む），特定入院料，短期滞在手術等基本料3を算定している入院患者について，1日につき1回算定可 ◆次の(1)(2)のいずれかに該当する医療機関であること 　(1)　A205救急医療管理加算の届出医療機関であり，かつ救急搬送件数が年間200件以上 　(2)　救命救急センター，高度救命救急センター，小児救命救急センターを設置している医療機関 ◆当該医療機関に勤務する看護職員等〔保健師，助産師，看護師，准看護師（非常勤を含む）等〕に対して，当該評価料の算定額に相当する賃金（基本給，手当，賞与等を含む）を改善することが要件（p.1481参照）
1　看護職員処遇改善評価料1	1点	
2　看護職員処遇改善評価料2	2点	
3　看護職員処遇改善評価料3	3点	
（以下，「145」まで1点ずつ加点）		
145　看護職員処遇改善評価料145	145点	
146　看護職員処遇改善評価料146	150点	
147　看護職員処遇改善評価料147	160点	
（以下，10点ずつ加点）		
164　看護職員処遇改善評価料164	330点	
165　看護職員処遇改善評価料165	340点	

《第2節　ベースアップ評価料》

項目	点数	要件
O100 **外来・在宅ベースアップ評価料（Ⅰ）**届		◆主として医療に従事する職員（医師・歯科医師を除く）（p.1464，別表4）の賃金改善（役員報酬・定期昇給を除く。基本給又は毎月の手当の改善が原則）を図る体制に適合した届出医療機関で，入院外患者の初診時・再診時等・訪問診療時に1日につき算定 ◆「再診時等」：再診又は短期滞在手術等基本料1を算定すべき手術・検査を行った場合
1　初診時	6点	
2　再診時等	2点	
3　訪問診療時　イ　同一建物居住者等以外	28点	
ロ　イ以外	7点	
O101 **外来・在宅ベースアップ評価料（Ⅱ）**届		◆主として医療に従事する職員（医師・歯科医師を除く）（p.1464，別表4）の賃金改善（役員報酬・定期昇給を除く。基本給又は毎月の手当の改善が原則）を図る体制に適合した届出医療機関（外来・在宅医療を行い，入院医療を実施していない診療所）において，外来・在宅ベースアップ評価料（Ⅰ）と併せて算定 ◆外来・在宅ベースアップ評価料（Ⅰ）及び歯科外来・在宅ベースアップ評価料（Ⅰ）による算定点数（見込み）の10倍の数が対象職員の給与総額の1.2％未満であること（賃金の改善を強化する必要がある医療機関であること）が要件（計算方法はp.907） ◆賃金改善の対象職員が常勤で2名以上いること（別表第6の2の医療資源の少ない地域の医療機関は1名でも可） ◆「再診時等」：再診又は短期滞在手術等基本料1を算定すべき手術・検査を行った場合
1　評価料（Ⅱ）1　イ　初診・訪問診療時	8点	
ロ　再診時等	1点	
2　評価料（Ⅱ）2　イ　初診・訪問診療時	16点	
ロ　再診時等	2点	
3　評価料（Ⅱ）3　イ　初診・訪問診療時	24点	
ロ　再診時等	3点	
4　評価料（Ⅱ）4　イ　初診・訪問診療時	32点	
ロ　再診時等	4点	
5　評価料（Ⅱ）5　イ　初診・訪問診療時	40点	
ロ　再診時等	5点	
6　評価料（Ⅱ）6　イ　初診・訪問診療時	48点	
ロ　再診時等	6点	
7　評価料（Ⅱ）7　イ　初診・訪問診療時	56点	
ロ　再診時等	7点	
8　評価料（Ⅱ）8　イ　初診・訪問診療時	64点	
ロ　再診時等	8点	
O102 **入院ベースアップ評価料**届		◆主として医療に従事する職員（医師・歯科医師を除く）（p.1493，別表4）の賃金改善（役員報酬・定期昇給を除く。基本給又は毎月の手当の改善が原則）を図る体制に適合した届出医療機関で，入院基本料，特定入院料，短期滞在手術等基本料3の算定日に1日につき算定 ◆外来・在宅ベースアップ評価料（Ⅰ）及び歯科外来・在宅ベースアップ評価料（Ⅰ）による算定点数（見込み）の10倍の数が対象職員の給与総額の2.3％未満であることが要件（計算方法はp.909）
1　入院ベースアップ評価料1	1点	
2　入院ベースアップ評価料2	2点	
3　入院ベースアップ評価料3	3点	
（以下，「165」まで1点ずつ加点）		
165　入院ベースアップ評価料165	165点	

第2編
厚生労働大臣が定める基準等

告示1	材料価格基準 …………………………984
告示2	入院時食事療養費・入院時生活療養費 ……1057
告示3	基本診療料の施設基準等 …………………1066
告示4	特掲診療料の施設基準等 …………………1323
告示5	入院患者数・医師等の員数の基準等 ………1519
告示6	特定疾患療養管理料・特定疾患処方管理加算の対象疾病 ……………………1522
《参考》	特定疾患療養管理料等の対象疾患及び対象外疾患 …1525
告示7	医療保険と介護保険の給付調整 ……………1536
【通知】	特別養護老人ホーム等における療養の給付の取扱いについて……………………1559
【通知】	高齢者の医療の確保に関する法律に基づく療養の給付と公害健康被害の補償等に関する法律に基づく療養の給付との調整について……………………1564
省令	保険医療機関及び保険医療養担当規則………1565
告示8	療担規則及び薬担規則並びに療担基準に基づき厚生労働大臣が定める掲示事項等 …………1576
告示9	保険外併用療養費関連告示 …………………1618

告示① 材料価格基準

別表Ⅰ (在宅医療の材料) p.441

別表Ⅱ

検査・画像診断系材料(血管内手術用ガイドワイヤー等を含む)
- 001 血管造影用シースイントロデューサーセット …………987
- 002 ダイレーター …………………988
- 003 動脈圧測定用カテーテル ……988
- 004 冠状静脈洞内血液採取用カテーテル …………………………988
- 005 サーモダイリューション用カテーテル …………………………988
- 006 体外式連続心拍出量測定用センサー …………………………989
- 007 血管内超音波プローブ ………989
- 008 血管内視鏡カテーテル ………989
- 009 血管造影用カテーテル ………989
- 010 血管造影用マイクロカテーテル …………………………………989
- 011 心臓造影用センサー付カテーテル …………………………………990
- 012 血管造影用ガイドワイヤー …990
- 013 経皮的冠動脈形成術用カテーテル用ガイドワイヤー ………990
- 014 冠動脈造影用センサー付ガイドワイヤー …………………………991
- 015 弁拡張用カテーテル用ガイドワイヤー ………………………………991
- 016 テクネシウム^{99m}ガス吸入装置用患者吸入セット ………………991
- 017 3管分離逆止弁付バルーン直腸カテーテル …………………………991
- (148 カプセル型内視鏡 …………1041)
- (149 血管内光断層撮影用カテーテル ……………………………1042)
- (155 植込型心電図記録計 ………1045)
- (158 皮下グルコース測定用電極 ・1045)
- (168 心腔内超音波プローブ ……1046)
- (169 血管造影用圧センサー付材料 ……………………………………1046)
- (173 中心静脈血酸素飽和度測定用プローブ …………………………1047)
- (197 ガイドワイヤー ……………1050)

注射・麻酔系材料
- 019 携帯型ディスポーザブル注入ポンプ …………………………991
- 021 中心静脈用カテーテル ………991

持続的注入・排液・排気用導管
- 023 涙液・涙道シリコンチューブ・992
- 024 脳・脊髄腔用カニューレ ……992
- 025 套管針カテーテル ……………993
- 026 栄養カテーテル ………………993
- 027 気管内チューブ ………………993
- 028 胃管カテーテル ………………994
- 029 吸引留置カテーテル …………994
- 030 イレウス用ロングチューブ …995
- 031 腎瘻又は膀胱瘻用材料 ………995
- 032 経鼓膜換気チューブ …………995
- 033 経皮的又は経内視鏡的胆管等ドレナージ用材料 …………………995
- 034 胆道ステントセット …………996
- 035 尿管ステントセット …………996
- 036 尿道ステント …………………997
- 037 交換用胃瘻カテーテル ………997
- 038 気管切開後留置用チューブ …997
- 039 膀胱留置用ディスポーザブルカテーテル …………………………998
- (167 交換用経皮経食道胃管カテーテル ……………………………………1046)
- (198 ドレナージカテーテル ……1050)

血液浄化法系材料
- 040 人工腎臓用特定保険医療材料 …………………………………998
- 042 緊急時ブラッドアクセス用留置カテーテル …………………………999
- 044 血漿交換用血漿分離器 ………999
- 045 血漿交換用血漿成分離器 ……999
- 046 血漿交換療法用特定保険医療材料 ……………………………………999
- 047 吸着式血液浄化用浄化器(エンドトキシン除去用) ……………1000
- 048 吸着式血液浄化用浄化器(肝性昏睡用又は薬物中毒用) ……1000
- 〔209 吸着式血液浄化用浄化器(閉塞性動脈硬化症用) …………1052〕
- 049 白血球吸着材料 ……………1000
- 051 腹膜透析用接続チューブ ……1000
- 052 腹膜透析用カテーテル ……1000
- 053 腹膜透析液交換セット ……1000
- 054 腹水濾過器,濃縮再静注用濃縮器 ……………………………………1000
- 055 副鼻腔炎治療用カテーテル ・1000
- (222 体外フォトフェレーシスキット ……………………………………1054)

骨格系材料
- 056 副木 ……………………………1000
- 057 人工股関節用材料 …………1001
- 058 人工膝関節用材料 …………1001
- 059 オプション部品 ……………1004
- 060 固定用内副子(スクリュー) …1005
- 061 固定用内副子(プレート) …1006
- 062 大腿骨外側固定用内副子 ……1007
- 063 固定用内副子用ワッシャー,ナット類 ……………………………1007
- 064 脊椎固定用材料 ……………1008
- 065 人工肩関節用材料 …………1008
- 066 人工肘関節用材料 …………1009
- 067 人工手関節・足関節用材料 ・1010
- 068 人工指関節用材料 …………1010
- 069 上肢再建用人工関節用材料 …1010
- 070 下肢再建用人工関節用材料 ・1010
- 071 カスタムメイド人工関節及びカスタムメイド人工骨 ……………1010
- 072 人工骨頭帽 …………………1011
- 073 髄内釘 ………………………1011
- 074 固定釘 ………………………1012
- 075 固定用金属線 ………………1012
- 076 固定用金属ピン ……………1012
- 077 人工靱帯 ……………………1012
- 078 人工骨 ………………………1013
- 079 骨セメント …………………1014
- 080 合成吸収性骨片接合材料 …1014
- (152 胸郭変形矯正用材料 ……1044)
- (164 椎体形成用材料セット …1046)
- (165 脊椎棘間留置材料 ………1046)
- (194 人工椎間板 ………………1050)
- (199 甲状軟骨固定用器具 ……1050)
- (206 人工顎関節用材料 ………1052)
- (223 腱再生誘導材 ……………1054)

頭蓋・神経系材料
- 081 脳動脈瘤手術クリップ ……1015
- 082 脳血流遮断用クリップ ……1015
- 083 脳動静脈奇形手術用等クリップ ……………………………………1015
- 084 人工硬膜 ……………………1015
- 085 脳深部刺激装置用リードセット(4極用) ……………………1015
- 086 脳・脊髄刺激装置用リード及び仙骨神経刺激装置用リード …1015
- 087 植込型脳・脊髄電気刺激装置 ……………………………………1015
- 088 脳波測定用頭蓋内電極 ……1016
- (156 合成吸収性硬膜補強材 …1045)
- (160 植込型迷走神経電気刺激装置 ……………………………………1045)
- (161 迷走神経刺激装置用リードセット ……………………………………1045)
- (175 脳手術用カテーテル ……1047)
- (178 神経再生誘導材 …………1048)
- (184 仙骨神経刺激装置 ………1048)
- (195 体表面用電場電極 ………1050)
- (203 横隔神経電気刺激装置 …1051)
- (210 植込型舌下神経電気刺激装置 ……………………………………1052)
- (213 脳神経減圧術用補綴材 …1053)
- (216 レーザー光照射用ニードルカテーテル …………………………1053)

眼・耳鼻咽喉系材料
- 089 涙点プラグ …………………1017
- 090 人工内耳用材料 ……………1017
- (174 植込型骨導補聴器 ………1047)
- 092 鼻孔プロテーゼ ……………1017
- 〔211 植込型骨導補聴器(直接振動型) ……………………………………1052〕
- 093 人工喉頭 ……………………1017
- 094 気管・気管支・大静脈ステント ……………………………………1017
- (179 気管支用充填材 …………1048)
- (055 副鼻腔炎治療用カテーテル…1000)
- (143 網膜硝子体手術用材料 …1039)
- (186 気管支手術用カテーテル …1049)
- (190 人工中耳用材料 …………1049)
- (207 人工鼻材料 ………………1052)
- (208 耳管用補綴材 ……………1052)
- (225 気管支用バルブ …………1055)

消化管系材料
- 095 食道用ステント ……………1018
- 096 胃・食道静脈瘤圧迫止血用チューブ ……………………………………1018
- 097 食道静脈瘤硬化療法用セット ……………………………………1018

告示 1 材料価格基準

098 内視鏡的食道静脈瘤結紮セット ……………………………… 1018
(147 内視鏡用粘膜下注入材 ……… 1041)
(157 消化管用ステントセット …… 1045)
(187 半導体レーザー用プローブ ・1049)
(201 膵臓用瘻孔形成補綴材留置システム ……………………………… 1051)
(212 ペプチド由来吸収性局所止血剤 ……………………………… 1053)

皮膚・組織系材料

099 組織代用人工繊維布 …………… 1018
100 合成吸収性癒着防止材 ………… 1019
101 皮膚欠損用創傷被覆材 ………… 1019
102 真皮欠損用グラフト …………… 1020
103 非固着性シリコンガーゼ ……… 1020
104 ゼラチンスポンジ止血材 ……… 1020
105 デキストラノマー ……………… 1020
106 微線維性コラーゲン …………… 1020
107 経皮的血管形成術用穿刺部止血材 ……………………………… 1020
(150 ヒト自家移植組織 ……………… 1042)
(151 デンプン由来吸収性局所止血材 ……………………………… 1044)
(159 局所陰圧閉鎖処置用材料 …… 1045)
(166 外科用接着用材料 ……………… 1046)
(180 陰圧創傷治療用カートリッジ ……………………………… 1048)
(181 人工乳房 ………………………… 1048)
(202 腹部開放創用局所陰圧閉鎖キット ……………………………… 1051)
(218 ヒト羊膜使用創傷被覆材 …… 1054)
(219 自家皮膚細胞移植用キット ・1054)

心・脈管系材料

108 頭・静脈，腹腔シャントバルブ ……………………………… 1021
109 胸水・腹水シャントバルブ ・1021
110 植込型輸液ポンプ ……………… 1022
111 植込型輸液ポンプ用髄腔カテーテル ……………………………… 1022
112 ペースメーカー ………………… 1022
113 植込式心臓ペースメーカー用リード ……………………………… 1022
114 体外式ペースメーカー用カテーテル電極 ……………………… 1023
115 体表面ペーシング用電極 …… 1023
116 体外式ペースメーカー用心臓植込ワイヤー ……………………… 1024
117 植込型除細動器 ………………… 1024
118 植込型除細動器用カテーテル電極 ……………………………… 1024
(144 両室ペーシング機能付き植込型除細動器 ……………………… 1039)
119 機械弁 …………………………… 1024
120 生体弁 …………………………… 1024
121 弁付きグラフト（生体弁）・1024
122 人工弁輪 ………………………… 1025
123 経皮的カテーテル心筋焼灼術用カテーテル ……………………… 1025
124 ディスポーザブル人工肺（膜型肺） ……………………………… 1025
125 遠心式体外循環用血液ポンプ ……………………………… 1026
126 体外循環用カニューレ ……… 1026
127 人工心肺回路 …………………… 1028
(221 経皮的心肺補助システム …… 1054)
128 バルーンパンピング用バルーンカテーテル ……………………… 1029
129 補助人工心臓セット ………… 1029
130 心臓手術用カテーテル ……… 1030
(162 経皮的心腔内リード除去用レーザーシースセット ………… 1046)
131 経皮的心房中隔欠損閉鎖セット ……………………………… 1031
132 ガイディングカテーテル …… 1031
133 血管内手術用カテーテル …… 1032
(145 血管内塞栓促進用補綴材 …… 1040)
(146 大動脈用ステントグラフト ・1040)
(185 オープン型ステントグラフト ……………………………… 1049)
134 人工血管 ………………………… 1037
(153 経皮的動脈管閉鎖セット …… 1044)
(177 心房中隔穿刺針 ……………… 1047)
(182 経カテーテル人工生体弁セット ……………………………… 1048)
(191 末梢血管用ステントグラフト ……………………………… 1049)
(193 補助循環用ポンプカテーテル ……………………………… 1050)
(196 経皮的僧帽弁クリップシステム ……………………………… 1050)
(204 経皮的左心耳閉鎖システム … 1051)
(205 経皮的卵円孔開存閉鎖セット ……………………………… 1051)
〔215 経カテーテル人工生体弁セット（ステントグラフト付き）… 1053〕

尿路・胆道系材料

(034 胆道ステントセット ………… 996)
(035 尿管ステントセット ………… 996)
(036 尿道ステント ………………… 997)
135 尿路拡張用カテーテル ……… 1038
136 胆道結石除去用カテーテルセット ……………………………… 1038
137 腎・尿管結石除去用カテーテルセット ………………………… 1039
(163 膀胱尿管逆流症治療用注入材 ……………………………… 1046)
(172 尿道括約筋用補綴材 ………… 1047)
(192 経皮的胆道拡張用バルーンカテーテル ……………………… 1050)
(198 ドレナージカテーテル …… 1050)
(214 前立腺用インプラント …… 1053)
(217 前立腺組織用水蒸気デリバリーシステム ……………………… 1053)
(220 経消化管胆道ドレナージステント ……………………………… 1054)
(224 前立腺組織用高圧水噴射システム ……………………………… 1054)

形成外科（組織拡張手術）

139 組織拡張器 …………………… 1039

輸血系材料

140 輸血用血液フィルター（微小凝集塊除去用） …………………… 1039
141 輸血用血液フィルター（赤血球製剤用白血球除去用） ……… 1039
142 輸血用血液フィルター（血小板製剤用白血球除去用） ……… 1039
〔170 輸血用血液フィルター（カリウム除去用） ………………… 1047〕
(171 生体組織接着剤調製用キット ……………………………… 1047)

プログラム医療機器

(226 ニコチン依存症治療補助アプリ ……………………………… 1055)
(227 高血圧症治療補助アプリ … 1055)

その他

143 網膜硝子体手術用材料 ……… 1039
144 両室ペーシング機能付き植込型除細動器 ……………………… 1039
145 血管内塞栓促進用補綴材 …… 1040
146 大動脈用ステントグラフト ・1040
147 内視鏡用粘膜下注入材 ……… 1041
148 カプセル型内視鏡 …………… 1041
149 血管内光断層撮影用カテーテル ……………………………… 1042
150 ヒト自家移植組織 …………… 1042
151 デンプン由来吸収性局所止血材 ……………………………… 1044
152 胸郭変形矯正用材料 ………… 1044
153 経皮的動脈管閉鎖セット …… 1044
155 植込型心電図記録計 ………… 1045
156 合成吸収性硬膜補強材 ……… 1045
157 消化管用ステントセット …… 1045
158 皮下グルコース測定用電極 ・1045
159 局所陰圧閉鎖処置用材料 …… 1045
160 植込型迷走神経電気刺激装置 ……………………………… 1045
161 迷走神経刺激装置用リードセット ……………………………… 1045
162 経皮的心腔内リード除去用レーザーシースセット …………… 1046
163 膀胱尿管逆流症治療用注入材 ……………………………… 1046
164 椎体形成用材料セット ……… 1046
165 脊椎棘間留置材料 …………… 1046
166 外科用接着用材料 …………… 1046
167 交換用経皮経食道胃管カテーテル ……………………………… 1046
168 心腔内超音波プローブ ……… 1046
169 血管造影用圧センサー付材料 ……………………………… 1046
170 輸血用血液フィルター（カリウム除去用） ………………… 1047
171 生体組織接着剤調製用キット ……………………………… 1047
172 尿道括約筋用補綴材 ………… 1047
173 中心静脈血酸素飽和度測定用プローブ ……………………… 1047
174 植込型骨導補聴器 …………… 1047
175 脳手術用カテーテル ………… 1047
176 子宮用止血バルーンカテーテル ……………………………… 1047
177 心房中隔穿刺針 ……………… 1047
178 神経再生誘導材 ……………… 1048
179 気管支用充填材 ……………… 1048
180 陰圧創傷治療用カートリッジ ……………………………… 1048
181 人工乳房 ……………………… 1048
182 経カテーテル人工生体弁セット ……………………………… 1048
184 仙骨神経刺激装置 …………… 1048
185 オープン型ステントグラフト ……………………………… 1049
186 気管支手術用カテーテル …… 1049
187 半導体レーザー用プローブ … 1049
190 人工中耳用材料 ……………… 1049
191 末梢血管用ステントグラフト ……………………………… 1049
192 経皮的胆道拡張用バルーンカテーテル ……………………… 1050
193 補助循環用ポンプカテーテル ……………………………… 1050

194 人工椎間板‥‥‥‥‥‥‥‥1050	209 吸着式血液浄化用浄化器（閉塞性動脈硬化症用）‥‥‥‥1052	ト‥‥‥‥‥‥‥‥‥‥‥‥‥1054
195 体表面用電場電極‥‥‥‥‥1050		221 経皮的心肺補助システム‥‥‥1054
196 経皮的僧帽弁クリップシステム‥‥‥‥‥‥‥‥‥‥‥‥1050	210 植込型舌下神経電気刺激装置‥‥‥‥‥‥‥‥‥‥‥‥‥1052	222 体外フォトフェレーシスキット‥‥‥‥‥‥‥‥‥‥‥‥1054
197 ガイドワイヤー‥‥‥‥‥‥1050	211 植込型骨導補聴器（直接振動型）‥‥‥‥‥‥‥‥‥‥‥1052	223 腱再生誘導材‥‥‥‥‥‥‥1054
198 ドレナージカテーテル‥‥‥1050		224 前立腺組織用高圧水噴射システム‥‥‥‥‥‥‥‥‥‥‥1054
199 甲状軟骨固定用器具‥‥‥‥1050	212 ペプチド由来吸収性局所止血材‥‥‥‥‥‥‥‥‥‥‥‥1053	
200 放射線治療用合成吸収性材料‥‥‥‥‥‥‥‥‥‥‥‥‥1050	213 脳神経減圧術用補綴材‥‥‥1053	225 気管支用バルブ‥‥‥‥‥‥1055
	214 前立腺用インプラント‥‥‥1053	226 ニコチン依存症治療補助アプリ‥‥‥‥‥‥‥‥‥‥‥‥1055
201 膵臓用瘻孔形成補綴材留置システム‥‥‥‥‥‥‥‥‥‥‥1051	215 経カテーテル人工生体弁セット（ステントグラフト付き）‥‥‥‥1053	227 高血圧症治療補助アプリ‥‥1055
202 腹部開放創用局所陰圧閉鎖キット‥‥‥‥‥‥‥‥‥‥‥‥1051	216 レーザー光照射用ニードルカテーテル‥‥‥‥‥‥‥‥‥1053	228 培養ヒト角膜内皮細胞・調製・移植キット‥‥‥‥‥‥‥1055
203 横隔神経電気刺激装置‥‥‥1051		229 弁周囲欠損孔閉鎖セット‥‥1055
204 経皮的左心耳閉鎖システム‥1051	217 前立腺組織用水蒸気デリバリーシステム‥‥‥‥‥‥‥‥1053	230 静脈用ステントセット‥‥‥1055
205 経皮的卵円孔開存閉鎖セット‥‥‥‥‥‥‥‥‥‥‥‥‥1051	218 ヒト羊膜使用創傷被覆材‥‥1054	**別表Ⅲ**（フィルム）p.1056
206 人工顎関節用材料‥‥‥‥‥1052	219 自家皮膚細胞移植用キット‥‥‥‥‥‥‥‥‥‥‥‥‥1054	
207 人工鼻材料‥‥‥‥‥‥‥‥1052		
208 耳管用補綴材‥‥‥‥‥‥‥1052	220 経消化管胆道ドレナージステン	

●厚生労働省告示第61号

（平20.3.5）（告示58, 令6.3.5／告示281, 令6.8.30／告示354, 令6.11.29）

診療報酬の算定方法（平成20年厚生労働省告示第59号）の規定に基づき，特定保険医療材料及びその材料価格（材料価格基準）の一部を改正する告示を次のように定める。

特定保険医療材料及びその材料価格（材料価格基準）

特定保険医療材料及びその材料価格は，別表（p.987）に収載されている特定保険医療材料及び当該特定保険医療材料について同表に定める価格（消費税及び地方消費税に相当する額を含む）とする。

摘要欄 p.1726

➡特定保険医療材料の材料価格算定に関する留意事項について

（令6 保医発0305・8, 0830・1, 0930・7, 1227・2, 令7 保医発0228・2／事務連絡, 令6.3.29, 令6.5.30）

Ⅰ 診療報酬の算定方法（平成20年厚生労働省告示第59号）（以下「算定方法告示」という）別表第1医科診療報酬点数表に関する事項

1 特定保険医療材料の算定に係る一般的事項

(1) 療養に要する費用の額の算定に当たって，保険診療に用いられる医療機器・材料〔薬事法等の一部を改正する法律（平成25年法律第84号）第1条の規定による改正前の薬事法（昭和35年法律第145号）又は医薬品，医療機器等の品質，有効性及び安全性の確保等に関する法律（昭和35年法律第145号）に基づく承認又は認証（以下「薬事承認又は認証」という）を得たものであって，超音波診断装置，CT，MRI等の装置類を除く。以下「保険医療材料」という〕に係る費用を手技料及び薬剤料と別途算定する場合には，当該医療機器の費用の額は，材料価格基準別表の各項（関係通知において準用する場合を含む）に規定されている材料価格により算定する。

(2) 特掲診療料の各部において，特定保険医療材料料を算定する場合には，特定保険医療材料の材料価格を10円で除して得た点数となるが，この場合において端数が生じた場合は端数を四捨五入して得た点数とする。

(3) 特定保険医療材料以外の保険医療材料については，当該保険医療材料を使用する手技料の所定点数に含まれており，別途算定できない。また，特定保険医療材料以外の保険医療材料を処方せんにより給付することは認められない。さらに，保険医療材料を患者に持参させ，又は購入させてはならない。

(4) 特定保険医療材料は，薬事承認又は認証された使用目的以外に用いた場合は算定できない。

2 在宅医療の部に規定する特定保険医療材料に係る取扱い（第2章第2部「在宅医療」に掲載，p.441）

3 在宅医療の部以外の部に規定する特定保険医療材料（フィルムを除く）に係る取扱い（次ページ以下，別表告示の各区分の後に「→○○○○の算定」として掲載）

4 フィルムに係る取扱いについて（第2章第4部「画像診断」に掲載，p.579）

5 臨床試用特定保険医療材料に係る取扱いについて

(1) 臨床試用特定保険医療材料に係る保険請求上の取扱い
臨床試用特定保険医療材料は，算定方法告示に規定され，医療保険上の給付対象となる「特定保険医療材料」には該当しないものであり，したがって，臨床試用特定保険医療材料に係る特定保険医療材料料については，保険請求は認められない。

(2) 臨床試用特定保険医療材料を使用した場合の手技料等の取扱い
臨床試用特定保険医療材料が材料価格基準に収載されている特定保険医療材料である限り，当該臨床試用特定保険医療材料に係る手技料については，保険請求が認められる。

6 経過措置について

(1) 「特定保険医療材料の保険償還価格算定の基準について」（令和4年2月9日保発0209第3号）第4章第2節の規定に基づき，外国平均価格に基づく再算定が行われた人工股関節用材料，脊椎固定用材料，上肢再建用人工関節用材料，髄内釘，機械弁，血管内手術用カテーテル，両室ペーシング機能付き植込型除細動器及び人工中耳用材料について，特定保険医療材料の安定的な供給を確保する観点から，段階的に価格を引き下げるよう経過措置を設けたところである。

(2) 「特定保険医療材料の保険償還価格算定の基準について」第3章第5節及び第4章第4節の規定に基づき，血管内手術用カテーテルの機能区分における迅速な保険導入に係る評価を受けた医療機器について，当該医療機器が新規収載された日から2年間に限り，当該医療機器の属する機能区分の基準材料価格に当該評価を加算した額を保険償還価格とするよう経過措置を設けたところである。

告示① 材料価格基準〔検査・画像診断系材料（血管内手術用ガイドワイヤー等を含む）〕

事務連絡 問 スピードギプス包帯は特定保険医療材料として算定できるのか。
答 算定できない。　　　　　　　　　　　　（平30.3.30）

Ⅱ，Ⅲ（歯科・調剤，略）

Ⅳ　診療報酬明細書における略称の使用に関する事項
　別紙に掲げる特定保険医療材料については，診療報酬明細書に記載する場合に，同表に定める略称を使用して差し支えない。（編注：本書では，「材料価格基準」の告示の各材料名に略称を㊂として併せて記載している）

➡特定保険医療材料の定義について
（令6保医発0305・12，0830・1，0930・7，1227・2／事務連絡，令6.3.29）

　診療報酬の算定方法（平成20年厚生労働省告示第59号）の規定に基づく特定保険医療材料及びその材料価格については，「特定保険医療材料及びその材料価格（材料価格基準）」（平成20年厚生労働省告示第61号。以下「材料価格基準」という）により定められているところであるが，今般，保険医療材料制度のより一層の透明化，適正化等を図る観点から，特定保険医療材料等の機能別分類及び保険導入の手続の見直しと併せて，その定義を別表（編注：後掲，各項目ごとに「→○○○○の定義」として算定に関する留意事項通知と併記）のとおり定めたので通知する。ただし，「薬事法及び採血及び供血あっせん業取締法の一部を改正する法律」（平成14年法律第96号）第2条による改正前に承認されている医療機器については，一般的名称等の定義は異なるが当該医療機器の使用目的，効能又は効果等のうち主たるものに係る特定保険医療材料の区分に該当するものとする。
　なお，従前の「特定保険医療材料の定義について」（令和4年保医発0304第12号）は，令和6年5月31日限り廃止する。

参考 材料価格基準（特定保険医療材料）の構成

別表	対象	備考
Ⅰ 医科	在宅医療の部（p.441）	在宅療養指導管理に伴い医療機関が患者に支給
Ⅱ 医科	その他の部（p.987）	検査，処置，手術等に伴い医療者が使用
Ⅲ 医科・歯科	画像診断の部（p.580）	画像診断に伴い医療者が使用（フィルム）
Ⅳ～Ⅶ 歯科	歯科の材料	略
Ⅷ 調剤	保険薬局（p.440）	院外処方箋に基づき保険薬局が患者に支給

別表Ⅰ
　Ⅰ　診療報酬の算定方法（平成20年厚生労働省告示第59号）別表第1医科診療報酬点数表（以下「医科点数表」という）の第2章第2部（在宅医療）に規定する特定保険医療材料及びその材料価格〔編注：p.441に掲載〕

別表Ⅱ
　Ⅱ　医科点数表の第2章第1部（医学管理等），第3部（検査），第4部（画像診断），第5部（投薬），第6部（注射），第9部（処置），第10部（手術），第11部（麻酔）及び第12部（放射線治療）に規定する特定保険医療材料（フィルムを除く）及びその材料価格

（編注）（1）㊂を付けた略語は，通知（令6保医発0305・8）の別紙により定められた略称を示す。
（2）各材料のおよその分類を▨で示した。
（3）本書では，告示名称ごとに，告示価格，留意事項，定義の順に一括して掲載し，利用の便を図った。
（4）2024年改定で大幅引下げとなった材料については，段階的な経過措置が設けられた（該当箇所に併記）。

検査・画像診断系材料（血管内手術用ガイドワイヤー等を含む）

001 血管造影用シースイントロデューサーセット
(1) 一般用
　① 標準型　　　　　　　　　　　　　2,130円
　② 特殊型　　　　　　　　　　　　　2,130円
(2) 蛇行血管用　　　　　　　　　　　　2,700円
(3) 選択的導入用（ガイディングカテーテルを兼ねるもの）　　　　　　　　　　　13,600円
(4) 心腔内及び大動脈デバイス用
　① 標準型　　　　　　　　　　　　　29,900円
　② 特殊型
　　(ア) 65cm未満　　　　　　　　　　65,900円
　　(イ) 65cm以上　　　　　　　　　　84,800円
(5) 遠位端可動型　　　　　　　　　　116,000円

→血管造影用シースイントロデューサーセットの算定
ア　血管造影用シースイントロデューサーセットの材料価格には，ダイレーター，カテーテルシース及びガイドワイヤーの費用が含まれ別に算定できない。ただし，ダイレーターのみ使用する場合は，ダイレーターとして算定する。
イ　ペースメーカー用カテーテル電極用シースイントロデューサーセットは，血管造影用シースイントロデューサーセットの蛇行血管用として算定する。
ウ　胸水・腹水シャントバルブの静脈側カテーテル，腹腔側カテーテル及び胸腔側カテーテルを挿入するシースイントロデューサーは，血管造影用シースイントロデューサーセットの蛇行血管用として算定する。
エ　遠位端可動型は，経皮的カテーテル心筋焼灼術を実施する際に頻脈性不整脈の治療を目的として使用した場合に限り算定できる。

事務連絡 問　「血管造影用シースイントロデューサーセットの材料価格には，ダイレーター，カテーテルシース及びガイドワイヤーの費用が含まれ別に算定できない」とあるが，ここでいうガイドワイヤーとは，血管造影法，心臓血管造影，心臓カテーテル法等を行う際に，カテーテル等の挿入部位の確保を目的に使用するもののみを指すのか。
答　そのとおり。　　　　　　　　　　（平26.3.31）

→血管造影用シースイントロデューサーセットの定義　次のいずれにも該当すること。
① 薬事承認又は認証上，類別が「機械器具51医療用嘴管及び体液誘導管」であって，一般的名称が「心臓用カテーテルイントロデューサキット」，「カテーテルイントロデューサ」，「ヘパリン使用カテーテルイントロデューサ」，「静脈用カテーテルイントロデューサキット」，「ヘパリン使用静脈用カテーテルイントロデューサキット」，「イントロデューサ」，「中心静脈用カテーテルイントロデューサキット」，「ガイディング用血管内カテーテル」又は「止血弁付カテーテルイントロデューサ」である。
② 血管造影法，心臓血管造影，心臓カテーテル法等を行う際に，カテーテル等の挿入部位の確保を目的に使用されるカテーテルである。
③ 血管造影等を目的に使用されるダイレーター，カテーテルシース，ガイドワイヤのうちいずれか又は全てを組み合わせたものである。

【機能区分の定義】
①一般用・標準型：次のいずれにも該当。
　ア　血管造影等を行う際に使用するものである。
　イ　②から⑧までに該当しない。
②一般用・特殊型：次のいずれにも該当。
　ア　血管造影等を行う際に使用するものである。
　イ　血管造影等を行った後，装着したシースを透析の送血及び脱血に使用できるものである。
③蛇行血管用：次のいずれにも該当。
　ア　大腿動脈・腸骨動脈の蛇行が著明な患者に対し使用する（薬液注入又は血栓吸引及び植込式心臓ペースメーカ用リード，植込型除細動器用カテーテル電極等を挿入するために使用するものを含む）ものである。
　イ　次のいずれかに該当。
　　i　シース有効長が20cm以上のもの又はシース有効長が20cm未満であるが，プリシェイプされているものである。
　　ii　ピールアウェイ機能（分割又は裂断することによりカテーテル等を留置した状態でシースの抜去が可能であること）を有するものである。
　　iii　カテーテル挿入口を2個以上有するものである。
　　iv　多側孔付（10孔以上）のものである。
　　v　マーカーを有するものである。

④ 選択的導入用（ガイディングカテーテルを兼ねるもの）：次のいずれにも該当。
　ア　主として，心房・心室の検査において使用するものである。
　イ　シース有効長が40cm以上のものである。
　ウ　プリシェイプされているものである。
⑤ 心腔内及び大動脈デバイス用・標準型：次のいずれにも該当。
　ア　大動脈用ステントグラフト若しくは自己拡張型人工生体弁システムを留置する際又はリード一体型ペースメーカを植え込む際に使用するものである。
　イ　クランプ可能なピンチバルブ部，挿入するデバイスの径に応じ付け替え可能なキャップ又はその他の処置中の過度な出血を抑える構造を有する。
⑥ 心腔内及び大動脈デバイス用・特殊型・65cm未満：次のいずれにも該当。
　ア　大動脈用ステントグラフト若しくは自己拡張型人工生体弁システム又は先天性心疾患を有する患者に対しバルーン拡張型人工生体弁セット若しくは経カテーテル人工生体弁セット（ステントグラフト付き）を留置する際又はリード一体型ペースメーカを植え込む際に使用するものである。
　イ　処置中の過度な出血を抑え，かつ複数のガイドワイヤ又はカテーテルを同時に挿入することのできるバルーン型バルブ構造を有する。
　ウ　シースの耐キンク性を保持するためのコイル及び親水性コーティングを有する。
　エ　シース作業長が65cm未満である。
⑦ 心腔内及び大動脈デバイス用・特殊型・65cm以上：次のいずれにも該当。
　ア　大動脈用ステントグラフト若しくは自己拡張型人工生体弁システム又は先天性心疾患を有する患者に対しバルーン拡張型人工生体弁セット若しくは経カテーテル人工生体弁セット（ステントグラフト付き）を留置する際又はリード一体型ペースメーカを植え込む際に使用するものである。
　イ　処置中の過度な出血を抑え，かつ複数のガイドワイヤ又はカテーテルを同時に挿入することのできるバルーン型バルブ構造を有する。
　ウ　シースの耐キンク性を保持するためのコイル及び親水性コーティングを有する。
　エ　シース作業長が65cm以上である。
⑧ 遠位端可動型：次のいずれにも該当。
　ア　心臓カテーテルを経皮的に心房・心室に挿入するために使用するものである。
　イ　シース有効長が40cm以上のものである。
　ウ　シースの遠位端が操作により180度以上屈曲する構造である。

002 ダイレーター　　2,490円

→ダイレーターの算定　ダイレーターは，カテーテルシース及びガイドワイヤーを用いず単独使用した場合にのみ算定できる。
→ダイレーターの定義　次のいずれにも該当すること。
(1) 薬事承認又は認証上，類別が「機械器具(51)医療用嘴管及び体液誘導管」であって，一般的名称が「心臓用カテーテルイントロデューサキット」，「カテーテルイントロデューサ」若しくは「止血弁付カテーテルイントロデューサ」，又は類別が「機械器具(52)医療用拡張器」であって，一般的名称が「カテーテル拡張器」である。
(2) カテーテルを血管に挿入する際に，血管壁の刺入口を拡張することを目的として使用する材料である。

003 動脈圧測定用カテーテル
(1) 肺動脈圧及び肺動脈楔入圧測定用カテーテル
　　㊙動脈圧モニターカテ肺動脈用　　14,000円
(2) 末梢動脈圧測定用カテーテル
　　㊙動脈圧モニターカテ末梢動脈用　　2,120円

→動脈圧測定用カテーテルの定義　次のいずれにも該当すること。
① 薬事承認又は認証上，類別が「機械器具(51)医療用嘴管及び体液誘導管」であって，一般的名称が「非中心循環系動脈用カテーテル」又は「肺動脈用カテーテル」である。
② 肺動脈圧，肺動脈楔入圧又は末梢動脈圧を測定することを目的に使用するカテーテルである。
③ サーモダイリューション用カテーテルに該当しない。
【機能区分の定義】
①肺動脈圧及び肺動脈楔入圧測定用カテーテル：肺動脈圧又は肺動脈楔入圧の測定を目的に使用するカテーテルである。
②末梢動脈圧測定用カテーテル：末梢動脈圧を測定することを目的に，動脈に留置して使用するカテーテルである。

004 冠状静脈洞内血液採取用カテーテル
　　㊙CS採血カテ　　3,350円

→冠状静脈洞内血液採取用カテーテルの定義　次のいずれにも該当すること。
(1) 薬事承認又は認証上，類別が「機械器具(51)医療用嘴管及び体液誘導管」であって，一般的名称が「冠状静脈洞内血液採取用カテーテル」である。
(2) 心筋代謝機能検査を実施するために，冠状静脈洞内の血液を採取することを目的に使用するカテーテルである。
(3) 血管造影用カテーテル及び血管造影用マイクロカテーテルに該当しない。

005 サーモダイリューション用カテーテル
(1) 一般型
　①標準型
　　(ア)標準型　㊙サーモ標準　　9,790円
　　(イ)輸液又はペーシングリード用ルーメンあり
　　　㊙サーモ（標準・ルーメン）　　13,700円
　②混合静脈血酸素飽和度モニター機能あり
　　　㊙サーモ（標準・オキシ）　　52,400円
　③ペーシング機能あり
　　　㊙サーモ（標準・ペーシング）　　37,100円
(2) 連続心拍出量測定機能あり
　①混合静脈血酸素飽和度モニター機能あり
　　　㊙サーモ（CCO・オキシ）　　51,100円
　②混合静脈血酸素飽和度モニター機能なし
　　　㊙サーモCCO　　41,100円
(3) 一側肺動脈閉塞試験機能あり
　　　㊙サーモUPAO　　74,600円

→サーモダイリューション用カテーテルの定義　次のいずれにも該当すること。
① 薬事承認又は認証上，類別が「機械器具(51)医療用嘴管及び体液誘導管」であって，一般的名称が「心臓用カテーテル型電極」，「ヘパリン使用心臓用カテーテル型電極」，「サーモダイリューション用カテーテル」，「ヘパリン使用サーモダイリューション用カテーテル」，「酸素飽和度モニタ付サーモダイリューション用カテーテル」又は「ヘパリン使用酸素飽和度モニタ付サーモダイリューション用カテーテル」である。
② 循環機能評価を目的として，熱希釈法等を用い，心拍出量，肺動脈楔入圧等を測定する心臓用カテーテルである。
【機能区分の定義】
①一般型
　ア　標準型（標準型）：次のいずれにも該当。
　　i　熱希釈法により，心拍出量を測定するカテーテルである。
　　ii　圧測定用先端孔ルーメン，バルーン拡張用ルーメン，指示液注入用ルーメン及びサーミスターを有する。
　　iii　①のイからエまで及び③に該当しない。
　イ　標準型（輸液又はペーシングリード用ルーメンあり）：次のいずれにも該当。
　　i　熱希釈法により，心拍出量を測定するカテーテルである。
　　ii　圧測定用先端孔ルーメン，バルーン拡張用ルーメン，指示液注入用ルーメン及びサーミスターを有する。
　　iii　輸液等に使用する側孔を有するルーメン又はペーシングリード用ルーメンを有する。
　　iv　①のウ及びエ並びに③に該当しない。
　ウ　混合静脈血酸素飽和度モニタ機能あり：次のいずれにも該当。
　　i　熱希釈法により，心拍出量を測定するカテーテルである。
　　ii　圧測定用先端孔ルーメン，バルーン拡張用ルーメン，指示液注入用ルーメン及びサーミスターを有する。
　　iii　混合静脈血酸素飽和度測定機能を有する。
　　iv　①のエ及び③に該当しない。
　エ　ペーシング機能あり：次のいずれにも該当。
　　i　熱希釈法により，心拍出量を測定するカテーテルである。
　　ii　圧測定用先端孔ルーメン，バルーン拡張用ルーメン，指示液注入用ルーメン及びサーミスターを有する。
　　iii　体外ペーシング機能を有する。
　　iv　③に該当しない。
②連続心拍出量測定機能あり
　ア　混合静脈血酸素飽和度モニタ機能あり：次のいずれにも該当。
　　i　熱希釈法により，連続心拍出量を測定するカテーテルである。
　　ii　圧測定用先端孔ルーメン，バルーン拡張用ルーメン，指示液注入用ルーメン及びサーミスターを有する。
　　iii　混合静脈血酸素飽和度測定機能を有する。
　　iv　③に該当しない。
　イ　混合静脈血酸素飽和度モニタ機能なし：次のいずれにも該当。
　　i　熱希釈法により，連続心拍出量を測定するカテーテルである。
　　ii　圧測定用先端孔ルーメン，バルーン拡張用ルーメン，指示液注入用ルーメン及びサーミスターを有する。
　　iii　②のア及び③に該当しない。

③ 一側肺動脈閉塞試験機能あり：次のいずれにも該当する。
　ア　熱希釈法により，心拍出量又は右室駆出率を測定するカテーテルである。
　イ　圧測定用先端孔ルーメン，バルーン拡張用ルーメン，指示液注入用ルーメン及びサーミスターを有する。
　ウ　一側肺動脈閉塞試験に使用するカテーテルである。

006 体外式連続心拍出量測定用センサー　　37,200円

→体外式連続心拍出量測定用センサーの算定　1人の患者について，体外式連続心拍出量測定用センサーとサーモダイリューション用カテーテル又は循環機能評価用動脈カテーテルを同時に使用した場合はいずれか主たるもののみ算定する。

→体外式連続心拍出量測定用センサーの定義　次のいずれにも該当すること。
(1) 薬事承認又は認証上，類別が「機械器具(21)内臓機能検査用器具」であって，一般的名称が「単回使用圧トランスデューサ」である。
(2) 心拍出量を連続的に測定することを目的として，患者の動脈内に留置されたカテーテル等に接続して用いられる専用のセンサーである。

【参考】体外式連続心拍出量測定用センサーの算定
心疾患を有する患者，ショック状態にある患者，大量出血が予測される患者等以外の手術時における006体外式連続心拍出量測定用センサーの算定は，原則として認められない。
(令6.10.31 支払基金)

007 血管内超音波プローブ
(1) 標準
　① 太径　　　　　　　　　　　52,800円
　② 細径　　　　　　　　　　　66,500円
(2) バルーン付
　① 太径　　　　　　　　　　　173,000円
　② 細径　　　　　　　　　　　183,000円

→血管内超音波プローブの算定
ア　血管内超音波プローブは，一連の検査，画像診断又は手術につき1本のみ算定できる。
イ　血管内超音波プローブのバルーン付・太径又はバルーン付・細径は，当該手技に伴って使用された場合に算定する。
ウ　近赤外線分光法機能付きは，急性冠症候群であって罹患枝を2つ以上有する患者又は慢性冠症候群であって罹患枝を2つ以上有し，かつ糖尿病，慢性腎臓病，高コレステロール血症のうちいずれか2つ以上を満たす患者に対し，関連学会の定める適正使用指針に従って使用した場合に限り，算定できる。

→血管内超音波プローブの定義　次のいずれにも該当すること。
① 薬事承認又は認証上，類別が「機械器具(51)医療用嘴管及び体液誘導管」であって，一般的名称が「非中心循環系血管内超音波カテーテル」，「中心循環系血管内超音波カテーテル」又は「中心循環系血管内近赤外線カテーテル」である。
② 血管断面の画像診断を目的として使用する超音波トランスデューサーが内蔵されたイメージングカテーテルである。

【機能区分の定義】
① 標準・太径：次のいずれにも該当。
　ア　血管拡張用のバルーンを有しない。
　イ　プローブの口径が3.5Frを超えるものである。
② 標準・細径：次のいずれにも該当。
　ア　血管拡張用のバルーンを有しない。
　イ　プローブの口径が3.5Fr以下のものである。
③ バルーン付・太径：次のいずれにも該当。
　ア　血管拡張用のバルーンを有するものである。
　イ　プローブの口径が3.5Frを超えるものである。
④ バルーン付・細径：次のいずれにも該当。
　ア　血管拡張用のバルーンを有するものである。
　イ　プローブの口径が3.5Fr以下のものである。
⑤ 近赤外線分光法機能付き：近赤外線分光法を用いて，血管壁の脂質コアプラークを検出し，画像情報を診断する機能を有する。
（血管内超音波プローブに係る通知中のピンク下線は今後発出予定。中医協資料2025年3月12日）

【参考】血管内超音波プローブ：原則として，経皮的カテーテル心筋焼灼術（K595「1」心房中隔穿刺又は心外膜アプローチを伴うもの）における心腔内超音波プローブ又は血管内超音波プローブ（標準・太径）について，いずれか一方の算定は認められる。

【留意事項】使用する血管内超音波プローブは，心房中隔の穿刺部位とその周辺臓器（大動脈等）の位置関係が確認できるものであること。また，心腔内超音波プローブと血管内超音波プローブの併用は認められない。
(平29.9.25支払基金)

008 血管内視鏡カテーテル　　164,000円

→血管内視鏡カテーテルの定義　次のいずれにも該当すること。
(1) 薬事承認又は認証上，類別が「機械器具(25)医療用鏡」であって，一般的名称が「軟性血管鏡」，「軟性動脈鏡」又は「ビデオ軟性血管鏡」である。
(2) 血管内を直接観察する目的で使用するものであって，その趣旨が薬事承認又は認証事項において明記されている。

009 血管造影用カテーテル
(1) 一般用　　　　　　　　　　　1,720円
(2) 脳血管・腹部血管専用型　　　2,460円
(3) バルーン型（Ⅰ）
　① 一般用　　　　　　　　　　13,400円
　② 脳血管・腹部血管専用型　　19,300円
(4) バルーン型（Ⅱ）　　　　　　30,200円
(5) 心臓マルチパーパス型　　　　3,170円
(6) サイジング機能付加型　　　　3,230円

→血管造影用カテーテルの算定
ア　血管造影の際に，造影剤の拡散を防ぎ，目的の臓器に選択的に注入することを目的として使用した場合に限り算定できる。
イ　脳血管・腹部血管専用型は，脳血管又は腹部血管に使用した場合に算定する。
ウ　バルーン型（Ⅰ）②脳血管・腹部血管専用型は，脳血管又は腹部血管に使用した場合に算定する。
エ　心臓マルチパーパス型は，1回の造影につき1本のみ算定できる。なお，他の血管造影用カテーテルと同時に使用した場合はいずれか主たるもののみ算定する。

→血管造影用カテーテルの定義　次のいずれにも該当すること。
① 薬事承認又は認証上，類別が「機械器具(51)医療用嘴管及び体液誘導管」であって，一般的名称が「血管造影用カテーテル」，「医薬品投与血管造影用カテーテル」，「ヘパリン使用医薬品投与血管造影用カテーテル」，「血管造影キット」，「医薬品投与血管造影キット」，「心室向け心臓用カテーテル」，「医薬品投与マルチルーメンカテーテル」，「肺動脈用カテーテル」又は「非中心循環系血管内カテーテル」である。
② 血管造影の際に，造影剤を注入することを目的に使用するカテーテルである。
③ 血管造影用マイクロカテーテル及び心臓造影用センサー付カテーテルに該当しない。

【機能区分の定義】
① 一般用：②から⑦までに該当しない。
② 脳血管・腹部血管専用型：脳血管又は腹部血管に使用するものである。
③ バルーン型（Ⅰ）・一般用：次のいずれにも該当。
　ア　血流の一時的遮断等による選択的造影及び血管造影を目的とし，カテーテル先端にバルーンを有するものである。
　イ　カテーテルルーメン数が2ルーメンのものである。
　ウ　④に該当しない。
④ バルーン型（Ⅰ）・脳血管・腹部血管専用型：次のいずれにも該当。
　ア　血流の一時的遮断等による選択的造影及び血管造影を目的とし，カテーテル先端にバルーンを有するものである。
　イ　カテーテルルーメン数が2ルーメンのものである。
　ウ　脳血管又は腹部血管に使用するものである。
⑤ バルーン型（Ⅱ）：次のいずれにも該当。
　ア　血流の一時的遮断等による選択的造影及び血管造影を目的とし，カテーテル先端及び近傍にバルーンを有するものである。
　イ　カテーテルルーメン数が3ルーメン以上のものである。
⑥ 心臓マルチパーパス型：次のいずれにも該当。
　ア　心臓カテーテル検査において，左右両冠動脈造影及び左心室造影を1本で行うことのできるカテーテルである。
　イ　ポリエチレンテレフタレート繊維を平織したもの又はカテーテル内外にポリエチレンテレフタレートコーティングを施しているものである。
⑦ サイジング機能付加型：次のいずれにも該当。
　ア　カテーテル長又は病変長を測定できるカテーテルである。
　イ　15個以上のスケールマーカーを有し，15cm以上の計測が行える構造である。
　ウ　スケールマーカーは金属である。

010 血管造影用マイクロカテーテル
(1) オーバーザワイヤー

① 選択的アプローチ型
　(ｱ) ブレードあり ㊞マイクロカテ・OSB　　36,600円
　(ｲ) ブレードなし ㊞マイクロカテ・OS　　　35,800円
② 造影能強化型 ㊞マイクロカテ・OZ　　　　30,100円
③ デタッチャブルコイル用
　　㊞マイクロカテ・Oコイル　　　　　　　49,700円
(2) フローダイレクト
　　㊞マイクロカテ・フローダイレクト　　　64,300円
(3) 遠位端可動型治療用
　　㊞マイクロカテ・遠位端　　　　　　　　74,500円
④ 気管支バルブ治療用
　　㊞マイクロカテ・気管支バルブ　　　　　48,900円

→血管造影用マイクロカテーテルの算定
ア　遠位端可動型治療用は，関係学会の定める指針に従って使用した場合に限り，1回の手術に当たり1本を限度として算定できる。
イ　遠位端可動型治療用の使用に当たっては，診療報酬明細書の摘要欄に医学的な根拠を詳細に記載する。
ウ　遠位端可動型治療用は，造影検査のみを目的として使用した場合は算定できない。
エ　気管支バルブ治療用は，関係学会の定める指針に従って使用した場合に限り，1回の手術に当たり2本を限度として算定できる。
オ　気管支バルブ治療用の使用に当たっては，診療報酬明細書の摘要欄に重症慢性閉塞性肺疾患（COPD）患者に対する気管支バルブの留置による治療を実施する医学的な根拠を詳細に記載する。

→血管造影用マイクロカテーテルの定義　次のいずれにも該当すること。
①　薬事承認又は認証上，類別が「機械器具(51)医療用嘴管及び体液誘導管」であって，一般的名称が「血管造影用カテーテル」，「医薬品投与血管造影用カテーテル」，「ヘパリン使用医薬品投与血管造影用カテーテル」，「非中心循環系動脈マイクロフロー用カテーテル」，「中心循環系動脈マイクロフロー用カテーテル」，「血管造影用キット」，「医薬品投与血管造影用キット」，「非中心循環系血管内カテーテル」，「マイクロカテーテル」，「中心循環系マイクロカテーテル」又は「気管支用バルブ」である。
②　造影剤，薬液等の注入又は気管支用バルブの送達を目的とするカテーテルである。
③　カテーテルの外径（シャフト径）が気管支バルブ治療用は2.4mm，それ以外は3.4Fr以下であり，カテーテルにマーカー又はボールチップが付いている。
④　バルーンを有しない。

【機能区分の定義】
①オーバーザワイヤ
　ア　選択的アプローチ型（ブレードあり）：次のいずれにも該当する。
　　i　カテーテルの最小外径（シャフト径）が2.5Fr以下である。
　　ii　カテーテルの内径形状を維持するための構造（以下「ブレード構造」という）を有する。
　　iii　エ，②及び③に該当しない。
　イ　選択的アプローチ型（ブレードなし）：次のいずれにも該当する。
　　i　カテーテルの最小外径（シャフト径）が2.5Fr以下である。
　　ii　ブレード構造を有しない。
　　iii　エ，②及び③に該当しない。
　ウ　造影能強化型：次のいずれにも該当する。
　　i　カテーテルの最小外径（シャフト径）が，2.6Fr以上3.2Fr以下である。
　　ii　エ，②及び③に該当しない。
　エ　デタッチャブルコイル用：次のいずれにも該当する。
　　i　塞栓用コイルによる塞栓術を実施する際に，塞栓用コイルを塞栓部位に到達させるために使用するカテーテルである。
　　ii　カテーテル先端部のマーカーの他に，デタッチャブルコイル離脱部の位置を確認するためのマーカーを有する。
　　iii　②及び③に該当しない。
②フローダイレクト：血液の流れを利用して遠位部にある患部に到達するためのボールチップ構造を有するもの又はカテーテル先端部が血流によって遠位部にある患部に到達することができる柔軟な構造となっている。
③遠位端可動型治療用：カテーテルの遠位端が操作により屈曲する構造である。
④気管支バルブ治療用
　重症慢性閉塞性肺疾患（COPD）患者に対する気管支バルブの留置による治療を実施するに当たり，気管支バルブを留置部位に到達させるために使用するカテーテルである。

011 心臓造影用センサー付カテーテル　　113,000円

→心臓造影用センサー付カテーテルの定義　次のいずれにも該当すること。

(1)　薬事承認又は認証上，類別が「機械器具(51)医療用嘴管及び体液誘導管」であって，一般的名称が「中心循環系先端トランスデューサ付カテーテル」又は「ヘパリン使用中心循環系先端トランスデューサ付カテーテル」である。
(2)　心機能を評価することを目的に，心臓造影及び圧測定又は流速測定を行うカテーテルである。
(3)　カテーテル先端に心内圧又は心内血流速を測定するためのセンサーを有する。

012 血管造影用ガイドワイヤー
(1)　交換用　　　　　　　　　　　　　　　2,090円
(2)　微細血管用　　　　　　　　　　　　 12,500円

→血管造影用ガイドワイヤーの定義　次のいずれにも該当すること。
①　薬事承認又は認証上，類別が「機械器具(51)医療用嘴管及び体液誘導管」であって，一般的名称が「一時的使用カテーテルガイドワイヤ」，「血管造影用カテーテルガイドワイヤ」，「心臓・中心循環系用カテーテルガイドワイヤ」，「ヘパリン使用血管用カテーテルガイドワイヤ」，「ヘパリン使用心臓・中心循環系用カテーテルガイドワイヤ」又は「心血管用カテーテルガイドワイヤ」である。
②　血管造影用カテーテル等を血管内の標的部位に誘導することを目的に使用するガイドワイヤである。
③　冠動脈造影用センサ付ガイドワイヤ及び経皮的冠動脈形成術用カテーテル用ガイドワイヤに該当しない。

【機能区分の定義】
①交換用：次のいずれにも該当。
　ア　主としてカテーテル交換時に使用するものである。
　イ　全長が180cm以上のものである。
　ウ　②に該当しない。
②微細血管用：次のいずれにも該当。
　ア　主として，血管内手術用カテーテル等と併用するものである。
　イ　外径が0.018インチ以下で先端部に造影性を有するもの又は外径が0.018インチより大きいもので，複合ワイヤ機能（ノンコイルシャフト部分とコイル先端部分で構成され，先端部分に造影性を有するものをいう）を有するものである。

参考　胆管造影時の血管造影用ガイドワイヤー（交換用）の算定は，原則として認められない。　　　　　　（令6.9.30 支払基金）
参考　次の場合の血管造影用ガイドワイヤー（微細血管用）の算定は，原則として認められない。
(1) J063留置カテーテル設置時（膀胱），(2)尿管ステントセット（一般型・標準型）又は尿路拡張用カテーテル術（尿管・尿道）使用時，(3) K682-2経皮的胆管ドレナージ術時，(4)胆管造影時　　　　　　　　　　　　　　　　（令6.8.30 支払基金）

013 経皮的冠動脈形成術用カテーテル用ガイドワイヤー
(1)　一般用　　　　　　　　　　　　　　10,100円
(2)　複合・高度狭窄部位用　　　　　　　14,500円

→経皮的冠動脈形成術用カテーテル用ガイドワイヤの定義　次のいずれにも該当すること。
①　薬事承認又は認証上，類別が「機械器具(51)医療用嘴管及び体液誘導管」であって，一般的名称が「心臓・中心循環系用カテーテルガイドワイヤ」，「ヘパリン使用心臓・中心循環系用カテーテルガイドワイヤ」又は「心血管用カテーテルガイドワイヤ」である。
②　経皮的冠動脈形成術（PTCA）用カテーテル等を冠動脈狭窄部位に誘導するガイドワイヤである。
③　冠動脈造影用センサ付ガイドワイヤに該当しない。

【機能区分の定義】
①一般用：次のいずれにも該当する。
　ア　PTCA用カテーテル等を冠動脈に導入する際に使用するものであって，その主旨が薬事承認又は認証事項に明記されている。
　イ　②に該当しない。
②複合・高度狭窄部位用：次のいずれにも該当。
　ア　PTCA用カテーテル等を冠動脈に導入する際に，複合・高度狭窄部位の病変を貫通させる目的で使用するものであって，その主旨が薬事承認又は認証事項に明記されている。
　イ　次のいずれかに該当。
　　i　先端形状がテーパー状，球状等の特殊形状を有している。
　　ii　先端部がポリマージャケット被覆で親水性コーティングされている。
　　iii　先端部コアにステンレス以外の超弾性合金（ニッケルチタニウム等）を使用している。
　　iv　コア先端部から10mm以内の範囲のコアが75ミクロン以上である。
　　v　先端部のコイル線径が85ミクロン以上である。
　　vi　2か所以上のスケールマーカーを有する構造である。

014 冠動脈造影用センサ付ガイドワイヤー
　(1) フローセンサー型　　　　　158,000円
　(2) コンビネーション型　　　　211,000円

→冠動脈造影用センサ付ガイドワイヤの定義　次のいずれにも該当すること。
① 薬事承認又は認証上，類別が「機械器具(51)医療用嘴管及び体液誘導管」であって，一般的名称が「中心循環系先端トランスデューサ付カテーテル」又は「心臓用カテーテル先端型流量式トランスデューサ」である。
② 冠動脈用カテーテルを冠動脈へ挿入する際に補助を行うことを目的に使用するガイドワイヤである。
③ 冠動脈内の血行動態の評価を行うことを目的にガイドワイヤの先端に冠動脈内圧又は冠動脈内血流を測定するためのセンサーを有する。

【機能区分の定義】
①フローセンサー型：次のいずれにも該当。
　ア 冠動脈内の血流を測定するためのフローセンサーを有する。
　イ ②に該当しない。
②コンビネーション型：冠動脈内の血流を測定するためのフローセンサー及び冠動脈内圧を測定するための圧センサーを有する。

015 弁拡張用カテーテル用ガイドワイヤー
　(1) ガイドワイヤー　　　　　　24,400円
　(2) 僧帽弁誘導用スタイレット　24,500円

→弁拡張用カテーテル用ガイドワイヤの定義　次のいずれにも該当すること。
① 薬事承認又は認証上，類別が「機械器具(51)医療用嘴管及び体液誘導管」であって，一般的名称が「弁拡張向けカテーテル用ガイドワイヤ及びスタイレット」である。
② 弁拡張・弁置換を目的としたカテーテルを心内の目的の部位まで誘導するために使用するガイドワイヤ又はスタイレットである。

【機能区分の定義】
①ガイドワイヤ：弁拡張用カテーテルを目的の弁まで誘導するために使用するガイドワイヤである。
②僧帽弁誘導用スタイレット：左心房に誘導された弁拡張用カテーテルのバルーン部を僧帽弁口に誘導することを目的に使用するスタイレットである。

016 テクネシウム^{99m}ガス吸入装置用患者吸入セット　　　　5,900円

→テクネシウム^{99m}ガス吸入装置用患者吸入セットの算定
ア テクネシウム^{99m}ガス吸入装置用患者吸入セットは，テクネシウム^{99m}ガス吸入装置(承認番号04B輸第1045号)に使用される患者吸入セットを使用した場合に算定できる。
イ テクネシウム^{99m}ガス吸入装置用患者吸入セットには超微粒子発生槽，呼気フィルタ及び連結チューブが含まれており，別に算定できない。

→テクネシウム^{99m}ガス吸入装置用患者吸入セットの定義　次のいずれにも該当すること。
(1) 薬事承認又は認証上，類別が「機械器具(10)放射性物質診療用器具」であって，一般的名称が「肺換気機能検査用テクネガス発生装置」である。
(2) 肺局所換気機能検査の際にテクネガス(^{99m}Tcの気相)を吸引する吸入セット(超微粒子発生槽，呼気フィルタ及び連結チューブを含む)である。

017 3管分離逆止弁付バルーン直腸カテーテル　　　　1,120円

→3管分離逆止弁付バルーン直腸カテーテルの算定
ア 3管分離逆止弁付バルーン直腸カテーテルは，E 003の「6」の「イ」注腸を実施した場合に算定できる。
イ 一般的名称が「腸用減菌済みチューブ及びカテーテル」でカテーテルを固定するバルーンが内側のみのものは，3管分離逆止弁付バルーン直腸カテーテルとして算定できる。

→3管分離逆止弁付バルーン直腸カテーテルの定義　次のいずれにも該当すること。
(1) 薬事承認又は認証上，類別が「機械器具(51)医療用嘴管及び体液誘導管」であって，一般的名称が「直腸用チューブ」，「バリウム用浣腸キット」又は「バリウム注腸向け直腸用カテーテル」である。
(2) 下部消化管造影検査の際に，自動注腸機と連動させ，造影剤を下部消化管に注入することを目的に使用するディスポーザブルの直腸カテーテルである。
(3) 造影剤注入管，空気注入管，排世管が注入口まで独立している構造であって，各管又は各分岐管に逆流を防止する弁(逆止弁)を有する。
(4) 挿入部にカテーテルを固定するため，内側バルーンと外側バルーンを有する。

注射・麻酔系材料

018 削除
019 携帯型ディスポーザブル注入ポンプ
　(1) 化学療法用　　　　3,180円
　(2) 標準型　　　　　　3,080円
　(3) PCA型　　　　　　 4,270円
　(4) 特殊型　　　　　　3,240円

→携帯型ディスポーザブル注入ポンプの算定
ア PCA型は，注射又は硬膜外麻酔後における局所麻酔剤の持続的注入若しくは神経ブロックにおける麻酔剤の持続的注入の際に，PCA(Patient Controlled Analgesia)のために用いた場合に算定できる。なお，当該材料を算定する場合には，第6部注射の「通則」第4号に規定する精密持続点滴注射加算又は硬膜外麻酔後における局所麻酔剤の持続的注入における精密持続注入加算若しくは神経ブロックにおける麻酔剤の持続的注入における精密持続注入加算は算定できない。
イ 特殊型については，PCAスイッチを組み合わせて使用した場合は，第6部注射の「通則」第4号に規定する精密持続点滴注射加算又は硬膜外麻酔後における局所麻酔剤の持続的注入における精密持続注入加算若しくは神経ブロックにおける麻酔剤の持続的注入における精密持続注入加算は算定できない。

→携帯型ディスポーザブル注入ポンプの定義　次のいずれにも該当すること。
① 薬事承認又は認証上，類別が「機械器具(74)医薬品注入器」であって，一般的名称が「加圧式医薬品注入器」又は「患者管理無痛法用輸液ポンプ」である。
② 疼痛管理又は化学療法を目的として使用される携帯型ディスポーザブル注入ポンプである。

【機能区分の定義】
①化学療法用：次のいずれにも該当。
　ア 薬液充填部分がバルーン型又は大気圧型であって，ディスポーザブルタイプである。
　イ 抗悪性腫瘍剤等，揮発性の高い医薬品を使用するための気密性を保持し，簡単に溶液が取り出せないような構造上の工夫がなされている。
　ウ PCA装置との接続部分が存在しない。
②標準型：次のいずれにも該当。
　ア 薬液充填部分がバルーン型又は大気圧型であって，ディスポーザブルタイプである。
　イ PCA機能を有さず，PCA装置との接続部分も存在しない。
③PCA型：次のいずれにも該当。
　ア 薬液充填部分がバルーン型又は大気圧型であって，ディスポーザブルタイプである。
　イ PCA装置及び注入ポンプが含まれている。
④特殊型：次のいずれにも該当する。
　ア マイクロポンプを駆動源とし，あらかじめ設定された投与速度又は投与量に従って連続(持続)注入，非連続(間欠)注入又はボーラスを制御するポンプである。
　イ 抗悪性腫瘍剤等，揮発性の高い医薬品を使用するための気密性を保持し，簡単に溶液が取り出せない構造の工夫がなされている。
　ウ PCA機能が使用可能である。

020 削除
021 中心静脈用カテーテル
　(1) 中心静脈カテーテル
　　①標準型
　　　(ア)シングルルーメン
　　　　　㊹中心静脈カテ・標準・Ⅰ　　1,790円
　　　(イ)マルチルーメン
　　　　　㊹中心静脈カテ・標準・Ⅱ　　7,210円
　　②抗血栓性型　㊹中心静脈カテ・抗血栓　2,290円
　　③極細型　㊹中心静脈カテ・極細　　7,490円
　　④カフ付き　㊹中心静脈カテ・カフ　20,000円
　　⑤酸素飽和度測定機能付き
　　　　　㊹中心静脈カテ・オキシ　　35,100円
　　⑥抗菌型　㊹中心静脈カテ・抗菌　　9,730円
　(2) 末梢留置型中心静脈カテーテル
　　①標準型

(ア)シングルルーメン		
㊙末梢留置中心静脈カテ・標準・Ⅰ		1,700円
(イ)マルチルーメン		
㊙末梢留置中心静脈カテ・標準・Ⅱ		7,320円
②特殊型		
(ア)シングルルーメン		
㊙末梢留置中心静脈カテ・特殊・Ⅰ		13,400円
(イ)マルチルーメン		
㊙末梢留置中心静脈カテ・特殊・Ⅱ		20,900円

→中心静脈用カテーテルの算定
ア ガイドワイヤーは,別に算定できない。
イ 末梢留置型中心静脈カテーテル・特殊型のうち,専用のナビゲーションシステムと併用し,留置に際してナビゲーションを行う機能に対応しているものについては,留置に際して専用のナビゲーションシステムを併用した場合に限り算定できる。
ウ 抗菌型は,A234-2感染対策向上加算「1」若しくは「2」の施設基準を満たす保険医療機関又は中心静脈ライン関連血流感染(以下「CLABSI」という)に関するサーベイランスを実施している保険医療機関において,適切な感染防止対策を行った上で,下記のa又はbのいずれかに該当する患者に対し,関連学会が定める適正使用基準を遵守して使用した場合に限り算定できる。
　a 中心静脈用カテーテルを挿入した日から起算して5日を超える当該カテーテルの留置が必要であり,かつ下記のi〜ⅳのいずれかに該当する患者
　　i 同一入院期間中においてCLABSIを2回以上繰り返している患者
　　ⅱ 小児等の中心静脈カテーテル挿入が可能な血管が限定される患者
　　ⅲ 人工弁,人工血管グラフト,心血管系電子デバイス(ペースメーカー等)等を体内に留置しており,CLABSIによる続発症が重篤化する危険性が高い患者
　　ⅳ 好中球減少患者,熱傷患者,臓器移植患者,短小腸患者等のCLABSIの危険性が高い易感染性患者
　b CLABSI発生率が地域や全国のサーベイランス(厚生労働省院内感染対策サーベイランス事業等)の報告結果を超えている保険医療機関において,中心静脈用カテーテルを挿入した日から起算して14日以上の当該カテーテルの留置が必要である患者
エ 抗菌型を使用する際には,下記について診療報酬明細書の「摘要欄」に記載する。
　a 当該患者の症状詳記及び上記ウの該当項目
　b 当該患者のアレルギー歴(特に含有抗菌薬に関するアレルギー歴がないことを確認する)
　c 上記ウのbに該当する患者に対して使用する場合は,当該保険医療機関のCLABSI発生率及び参考とした地域や全国のサーベイランス(厚生労働省院内感染対策サーベイランス事業等)におけるCLABSI発生率

→中心静脈用カテーテルの定義　次のいずれにも該当すること。
① 薬事承認又は認証上,類別が「機械器具(51)医療用嘴管及び体液誘導管」であって,一般的名称が「中心静脈用カテーテル」,「抗菌作用中心静脈用カテーテル」,「ヘパリン使用中心静脈用カテーテル」,「ウロキナーゼ使用中心静脈用カテーテル」,「中心静脈用カテーテルイントロデューサキット」,「末梢静脈挿入式中心静脈用カテーテルイントロデューサキット」,「ヘパリン使用中心静脈用カテーテルイントロデューサキット」,「ウロキナーゼ使用中心静脈用カテーテルイントロデューサキット」,「抗菌作用中心静脈用カテーテルイントロデューサキット」,「一時的使用カテーテルガイドワイヤ」,「血管用カテーテルガイドワイヤ」,「心臓・心血循環系用カテーテルガイドワイヤ」,「末梢静脈挿入式中心静脈用カテーテル」又は「ヘパリン使用末梢静脈挿入式中心静脈用カテーテル」である。
② 中心静脈注射又は中心静脈圧の測定を目的に中心静脈内に留置して使用するカテーテルである。

【機能区分の定義】
①中心静脈カテーテル
ア 標準型(シングルルーメン):次のいずれにも該当。
　i シングルルーメン(カテーテルの構造が1管であるもの。以下同じ)である。
　ⅱ ウからオまで及び②に該当しない。
イ 標準型(マルチルーメン):次のいずれにも該当。
　i マルチルーメンである。
　ⅱ ウからキまで及び②に該当しない。
ウ 抗血栓性型:次のいずれに該当。
　i カテーテル表面にウロキナーゼを固定化している。
　ⅱ 抗血栓性を付与することを目的に,カテーテル表面にヘパリンがコーティングされている。
エ 極細型:カテーテルの外径が24G(0.65mm)以下である。
オ カフ付き:長期に留置することを目的に皮下固定用のカフを有する。
カ 酸素飽和度測定機能付き:次のいずれにも該当。
　i 酸素飽和度測定用のファイバを有する。
　ⅱ マルチルーメン(ファイバ以外にカテーテルの構造が2管以上である)である。
キ 抗菌型:次のいずれにも該当。
　i カテーテル由来血流感染症のリスクを低減させることが薬事承認又は認証事項の使用目的として明記され,そのための加工がカテーテルの材質に施されている。
　ⅱ マルチルーメンである。
②末梢留置型中心静脈カテーテル
ア 標準型(シングルルーメン):次のいずれにも該当。
　i 末梢静脈から挿入する末梢留置型専用の中心静脈カテーテルである。
　ⅱ シングルルーメンである。
　ⅲ ウに該当しない。
イ 標準型(マルチルーメン):次のいずれにも該当。
　i 末梢静脈から挿入する末梢留置型専用の中心静脈カテーテルである。
　ⅱ マルチルーメンである。
　ⅲ エに該当しない。
ウ 特殊型(シングルルーメン):次のいずれにも該当。
　i 末梢静脈から挿入する末梢留置型専用の中心静脈カテーテルである。
　ⅱ シングルルーメンである。
　ⅲ 次のいずれかに該当する。
　　a カテーテル自体に薬液の注入及び血液の吸引が可能な逆流防止機能を有している。逆流防止機能とは以下のいずれにも該当する機構を有したもの。
　　　(i) カテーテル非使用時には内腔に血液が逆流しない。
　　　(ⅱ) 吸引を行うことでバルブ等の機構を通して逆血確認が出来る。
　　b 造影剤の高圧注入が可能であることが薬事承認事項に明記されている。
　　c 専用のナビゲーションシステムと併用し,留置に際してナビゲーションを行う機能に対応している。
エ 特殊型(マルチルーメン):次のいずれにも該当。
　i 末梢静脈から挿入する末梢留置型専用の中心静脈カテーテルである。
　ⅱ マルチルーメンである
　ⅲ 次のいずれかに該当する。
　　a カテーテル自体に薬液の注入及び血液の吸引が可能な逆流防止機能を有している。逆流防止機能とは以下のいずれにも該当する機構を有したもの。
　　　(i) カテーテル非使用時には内腔に血液が逆流しない。
　　　(ⅱ) 吸引を行うことでバルブ等の機構を通して逆血確認が出来る。
　　b 造影剤の高圧注入が可能であることが薬事承認事項に明記されている。
　　c 専用のナビゲーションシステムと併用し,留置に際してナビゲーションを行う機能に対応している。

持続的注入・排液・排気用導管

022 削除
023 涙液・涙道シリコンチューブ
　㊙涙道チューブ　　　　　　　　　18,300円

→涙液・涙道シリコーンチューブの算定
ア 涙液・涙道シリコーンチューブは,24時間以上体内留置した場合に算定できる。
イ ブジー付チューブは,涙嚢鼻腔吻合術又は涙小管形成術に使用した場合は算定できない。

→涙液・涙道シリコーンチューブの定義　次のいずれにも該当すること。
(1) 薬事承認又は認証上,類別が「機械器具(51)医療用嘴管及び体液誘導管」であって,一般的名称が「涙液・涙道シリコーンチューブ」又は「ヘパリン使用涙液・涙道シリコーンチューブ」である。
(2) 涙点閉塞,涙小管閉塞又は鼻涙管閉塞に起因する流涙症の治療を目的に,涙小管に挿入・留置し,涙道を拡張するチューブである。

024 脳・脊髄腔用カニューレ
(1) 排液用
　①皮下・硬膜外用

告示1 材料価格基準〔持続的注入・排液・排気用導管〕

	㊱脳・脊髄カニューレ・I	2,810円
②頭蓋内用	㊱脳・脊髄カニューレ・II	6,130円
③脊髄クモ膜下腔用		
	㊱脳・脊髄カニューレ・III	11,200円
(2) 脳圧測定用		
	㊱脳・脊髄カニューレ・IV	74,900円

→脳・脊髄腔用カニューレの算定 脳・脊髄腔用カニューレは，24時間以上体内留置した場合に算定できる。

→脳・脊髄腔用カニューレの定義 次のいずれにも該当すること。
① 薬事承認又は認証上，類別が「機械器具51医療用嘴管及び体液誘導管」であって，一般的名称が「脳脊髄液用カテーテル」，「脳室向け脳神経外科用カテーテル」，「脳用カテーテル」，「開頭術用ドレナージキット」，「脳室用ドレナージキット」，「中枢神経系先端トランスデューサ付カテーテル」又は「頭蓋内圧測定用トランスデューサ付カテーテル」である。
② 髄液循環障害，頭蓋内圧亢進，脳血管攣縮等の改善を目的に，脳又は脊髄腔に留置し，脳脊髄液を排液するために使用するチューブである。

【機能区分の定義】
①排液用
　ア　皮下・硬膜外用：次のいずれにも該当。
　　 i 頭部外傷又は開頭術後の患者に対して頭皮下若しくは硬膜外腔に留置するチューブである。
　　 ii チューブの先端が開放構造であり，側孔が複数個開いている。
　イ　頭蓋内用：次のいずれにも該当。
　　 i 脳腫瘍，脳内出血，水頭症，クモ膜下出血等の際に脳内，脳室又は脳槽に留置するチューブである。
　　 ii チューブの先端が盲端構造であり，側孔が複数個開いている。
　ウ　脊髄クモ膜下腔用：次のいずれにも該当。
　　 i 脳脊髄液を排液することを目的に，腰椎クモ膜下腔に留置するチューブである。
　　 ii チューブの外径が1.0mm以上1.8mm以下であって，先端から3cm以内に側孔が複数個開いている。
②脳圧測定用：次のいずれにも該当。
　ア　頭蓋内圧亢進時に脳室に留置し，脳脊髄液の排液及び頭蓋内圧測定を目的に使用するチューブである。
　イ　チューブの先端に頭蓋内圧を測定するための圧センサーを有する。

025 套管針カテーテル

(1) シングルルーメン		
①標準型		1,980円
②細径穿刺針型		5,150円
(2) ダブルルーメン		2,540円
(3) 特殊型		48,000円

→套管針カテーテルの算定 套管針カテーテルは，24時間以上体内留置した場合に算定できる。

→套管針カテーテルの定義 次のいずれにも該当すること。
① 薬事承認又は認証上，類別が「機械器具51医療用嘴管及び体液誘導管」であって，一般的名称が「創用ドレーン」，「胸部排液用チューブ」，「ヘパリン使用胸部排液用チューブ」，「ウロキナーゼ使用胸部排液用チューブ」，「排液用チューブ」，「ヘパリン使用排液用チューブ」，「ウロキナーゼ使用排液用チューブ」，「サンプドレーン」，「単回使用マルチルーメンカテーテル」，「創部用ドレナージキット」，「ヘパリン使用創部用ドレナージキット」，「滅菌済み体内留置排液用チューブ及びカテーテル」又は「創部用吸引留置カテーテル」である。
② 胸腔又は腹腔からの排液又は排気を行うために使用するカテーテルである。
③ 内套針及び外套針は内套及び外套針により構成されている。

【機能区分の定義】
①シングルルーメン・標準型：次のいずれにも該当。
　ア　シングルルーメンである。
　イ　②及び④に該当しない。
②シングルルーメン・細径穿刺針型：次のいずれにも該当。
　ア　シングルルーメンである。
　イ　カテーテルの根元部の外径が12Fr（4mm）以下である。
　ウ　内套針又は外套針の先端が鋭角である。
　エ　④に該当しない。
③ダブルルーメン：ダブルルーメンである。
④特殊型：外套と逆流防止弁（バルブ）が一体である。

026 栄養カテーテル

(1) 経鼻用		
①一般用	㊱栄養カテ・経鼻・一般型	183円
②乳幼児用		
(ア)一般型	㊱栄養カテ・経鼻・乳児1	94円
(イ)非DEHP型	㊱栄養カテ・経鼻・乳児2	147円
③経腸栄養用	㊱栄養カテ・経鼻・経腸型	1,600円
④特殊型	㊱栄養カテ・経鼻・特殊型	2,110円
(2) 腸瘻用	㊱栄養カテ・腸瘻型	3,870円

→栄養カテーテルの算定 栄養カテーテルは，24時間以上体内留置した場合に算定できる。

→栄養カテーテルの定義 次のいずれにも該当すること。
① 薬事承認又は認証上，類別が「機械器具51医療用嘴管及び体液誘導管」であって，一般的名称が「短期的使用経腸栄養キット」，「長期的使用経腸栄養キット」，「消化管用チューブ」，「長期的使用経鼻胃チューブ」，「短期的使用経鼻チューブ」，「短期的使用経鼻・経口胃チューブ」，「食道経由経腸栄養用チューブ」，「短期的使用腸瘻栄養用チューブ」，「長期的使用腸瘻栄養用チューブ」，「短期的使用乳幼児用経腸栄養用キット」又は「長期的使用乳児用経腸栄養キット」である。
② 経口摂取による栄養摂取が困難な患者に対して，経腸栄養法を行う場合又は経口での栄養摂取の可否に関わらず薬事承認上認められた用法として胃瘻を通じて投薬を行うことが認められた医薬品の投薬を行う場合に使用するカテーテルである。

【機能区分の定義】
①経鼻用・一般：次のいずれにも該当。
　ア　経鼻的に挿入するものである。
　イ　体内に留置し，カテーテルの先端部から胃に直接栄養投与するものである。
　ウ　②から⑤までに該当しない。
②経鼻用・乳幼児用・一般型：次のいずれにも該当。
　ア　経鼻的に挿入するものである。
　イ　体内に留置し，カテーテルの先端部から胃に直接栄養投与するものである。
　ウ　径が8Fr以下及び長さが80cm以下である。
　エ　③に該当しない。
③経鼻用・乳幼児用・非DEHP型：次のいずれにも該当。
　ア　経鼻的に挿入するものである。
　イ　体内に留置し，カテーテルの先端部から胃に直接栄養投与するものである。
　ウ　径が8Fr以下及び長さが80cm以下である。
　エ　材質中にDEHP（フタル酸ジ-2-エチルヘキシル）が含まれないものである。
④経鼻用・経腸栄養用：次のいずれにも該当。
　ア　経鼻的に挿入するものである。
　イ　十二指腸又は空腸に栄養投与又は投薬する目的で，カテーテル先端におもり又はオリーブを有している。
⑤経鼻用・特殊型：次のいずれにも該当。
　ア　経鼻的に挿入するものである。
　イ　胃内ドレナージ用の腔及び経腸栄養用の腔を有している。
⑥腸瘻用：腸瘻を介して挿入するものである。

027 気管内チューブ

(1) カフあり		
①カフ上部吸引機能あり		
	㊱気管内・吸引あり	2,610円
②カフ上部吸引機能なし		
	㊱気管内・吸引なし	569円
(2) カフなし	㊱気管内・カフなし	606円

→気管内チューブの算定 気管内チューブは，24時間以上体内留置した場合に算定できる。ただし，やむを得ず24時間未満で使用した場合は，1個を限度として算定できる。

→気管内チューブの定義 次のいずれにも該当すること。
① 薬事承認又は認証上，類別が「機械器具51医療用嘴管及び体液誘導管」であって，一般的名称が「短期的使用換気用気管チューブ」，「コール形換気用気管チューブ」，「非コール形換気用気管チューブ」，「換気用補強型気管チューブ」，「換気用気管支チューブ」，「短期的使用口腔咽頭チューブ」，「咽頭口腔チューブ」，「短期的使用口腔咽頭気管内チューブ」，「長期的使用口腔咽頭気管内チューブ」又は「抗菌性換気用気管チューブ」である。
② 上気道閉塞，意識障害時等の気道確保を目的に経口又は経鼻的に挿入して使用するチューブである。

【機能区分の定義】
①カフあり（カフ上部吸引機能あり）：次のいずれにも該当。
　ア　下部気道から上部気道への呼気又は吸気の漏れを防止する可膨張性バルーン（以下この項において「カフ」という）を有する。
　イ　カフ上部に貯留する分泌物又は誤嚥による異物を吸引するためのルーメンを有する。

② カフあり（カフ上部吸引機能なし）：次のいずれにも該当。
　ア　カフを有する。
　イ　カフ上部に貯留する分泌物又は誤嚥による異物を吸引するためのルーメンを有しない。
③ カフなし：カフを有しない。

028 胃管カテーテル

(1) シングルルーメン　　胃管カテ・シングル型　　88円
(2) ダブルルーメン
　① 標準型　　胃管カテ・ダブル・標準型　　447円
　② 特殊型　　胃管カテ・ダブル・特殊型　　1,510円
(3) マグネット付き　　胃管カテ・特殊型　　6,250円

→胃管カテーテルの算定　胃管カテーテルは、24時間以上体内留置した場合に算定できる。

→胃管カテーテルの定義　次のいずれにも該当すること。
① 薬事承認又は認証上、類別が「機械器具(51)医療用嘴管及び体液誘導管」であって、一般的名称が「消化管用チューブ」、「長期的使用経鼻胃チューブ」、「短期的使用経鼻胃チューブ」、「胃内排泄用チューブ」又は「短期的使用胃食道用滅菌済みチューブ及びカテーテル」である。
② 持続的胃内減圧、胃液採取、薬剤注入、洗浄又は胃内異物除去を目的に、経鼻的又は経口的に胃に留置して使用するカテーテルである。

【機能区分の定義】
① シングルルーメン：次のいずれにも該当。
　ア　シングルルーメンである。
　イ　④に該当しない。
② ダブルルーメン・標準型：次のいずれにも該当。
　ア　ダブルルーメンである。
　イ　カテーテルの外径が20Fr（6.6mm）未満である。
③ ダブルルーメン・特殊型：
　ア　ダブルルーメンである。
　イ　カテーテルの外径が20Fr（6.6mm）以上である。
④ マグネット付き：カテーテル先端に胃内異物を除去するための磁石を有するものである。

029 吸引留置カテーテル

(1) 能動吸引型
　① 胸腔用
　　(ア) 一般型
　　　i 軟質型　　吸引留置カテ・胸腔用Ⅰ　　1,700円
　　　ii 硬質型　　吸引留置カテ・胸腔用Ⅱ　　1,150円
　　(イ) 抗血栓性
　　　吸引留置カテ・胸腔用抗血栓　　2,730円
　② 心嚢・縦隔穿刺用
　　　吸引留置カテ・穿刺型　　11,400円
　③ 肺全摘術後用
　　　吸引留置カテ・肺全摘用　　35,000円
　④ 創部用
　　(ア) 軟質型　　吸引留置カテ・創部用Ⅰ　　4,360円
　　(イ) 硬質型　　吸引留置カテ・創部用Ⅱ　　4,060円
　⑤ サンプドレーン　　吸引留置カテ・サンプ　　2,520円
(2) 受動吸引型
　① フィルム・チューブドレーン
　　(ア) フィルム型
　　　吸引留置カテ・フィルム・チューブⅠ　　264円
　　(イ) チューブ型
　　　吸引留置カテ・フィルム・チューブⅡ　　897円
　② 胆膵用
　　(ア) 胆管チューブ
　　　吸引留置カテ・胆膵用Ⅰ　　2,000円
　　(イ) 胆嚢管チューブ
　　　吸引留置カテ・胆膵用Ⅱ　　12,700円
　　(ウ) 膵管チューブ
　　　吸引留置カテ・胆膵用Ⅲ　　5,800円

→吸引留置カテーテルの算定　吸引留置カテーテルは、24時間以上体内（消化管内を含む）に留置し、ドレナージを行う場合に算定できる。

→吸引留置カテーテルの定義
(1) 定義：次のいずれにも該当すること。
① 薬事承認又は認証上、類別が「機械器具(51)医療用嘴管及び体液誘導管」であって、一般的名称が「長期的使用胆管用カテーテル」、「短期的使用胆管用カテーテル」、「心膜排液用カテーテル」、「ウロキナーゼ使用心膜排液用カテーテル」、「胸腔排液用カテーテル」、「創部ドレーン」、「ヘパリン使用胸部排液用チューブ」、「ウロキナーゼ使用胸部排液用チューブ」、「排液用チューブ」、「ヘパリン使用排液用チューブ」、「ウロキナーゼ使用排液用チューブ」、「サンプドレーン」、「単回使用マルチルーメンカテーテル」、「創部用ドレナージキット」、「ヘパリン使用創部用ドレナージキット」、「滅菌済み体内留置排液用チューブ及びカテーテル」、「創部用吸引留置カテーテル」又は「腹腔胸腔用カテーテルイントロデューサキット」である。
② 血液、膿、滲出液、消化液、空気等の除去及び減圧を目的に、体内（消化管内を含む）に留置し、排液又は排気するためのカテーテルである。
③ 套管針カテーテルに該当しない。

(2) 能動吸引型
【定義】吸引器に接続し、持続吸引を行うカテーテルである。
【機能区分の定義】
ア　胸腔用・一般型・軟質型：次のいずれにも該当。
　i　主として胸腔に挿入し、吸引器と接続して排気又は排液を行うカテーテルである。
　ii　材質又は表面材質が、シリコーン樹脂である。
　iii　ウに該当しない。
イ　胸腔用・一般型・硬質型：次のいずれにも該当。
　i　主として胸腔に挿入し、吸引器と接続し排気又は排液を行うカテーテルである。
　ii　材質がポリ塩化ビニル樹脂である。
　iii　ア及びウに該当しない。
ウ　胸腔用・抗血栓性：次のいずれにも該当。
　i　主として胸腔に挿入し、吸引器と接続し排気又は排液を行うカテーテルである。
　ii　抗血栓性の付与を目的に、カテーテル表面に血栓溶解剤のウロキナーゼを固定化したカテーテルである。
エ　心嚢・縦隔穿刺用：次のいずれにも該当。
　i　主として心膜腔又は縦隔に挿入・留置し、吸引器と接続し排気又は排液を行うカテーテルである。
　ii　セルジンガー法により経皮的に挿入するもの（ガイドワイヤを含む）である。
オ　肺全摘術後用：次のいずれにも該当。
　i　肺全摘術後の胸腔内に挿入し、吸引器と接続し排気又は排液を行うカテーテルである。
　ii　肺全摘術後の圧迫止血及び滲出液の軽減を行うことを目的に使用するバルーンを有する。
カ　創部用・軟質型：次のいずれにも該当。
　i　主として術後創部の死腔等に貯留する血液、リンパ液等の滲出液を低圧で持続的に吸引するカテーテルであって、携帯用の低圧持続吸引器に接続して使用するものである。
　ii　材質が、シリコーン又はポリウレタンである。
キ　創部用・硬質型：次のいずれにも該当。
　i　主として術後創部の死腔等に貯留する血液、リンパ液等の滲出液を低圧で持続的に吸引するカテーテルであって、携帯用の低圧持続吸引器に接続して使用するものである。
　ii　カに該当しない。
ク　サンプドレーン：次のいずれにも該当。
　i　主として体内に貯まった液を外気を導入しながら吸引排液するカテーテルである。
　ii　排液用の腔及び外気を導入する腔を有する。

(3) 受動吸引型
【定義】毛細管現象又は腹圧及び落差圧を利用して排液を行うチューブである。
【機能区分の定義】
ア　フィルム・チューブドレーン・フィルム型：次のいずれにも該当。
　i　主として腹腔内又は皮下に留置するチューブである。
　ii　次のいずれかに該当。
　　a　柔らかい膜状のドレーンであって、片面に凹凸を施したフィルム型のものである。
　　b　肉薄の細い管が連なった多孔状型のものである。
　　c　肉薄のチューブであって、内面に多数の凹凸を施したペンローズ型のものである。
イ　フィルム・チューブドレーン・チューブ型：次のいずれにも該当。
　i　主として腹腔内又は皮下に留置するチューブである。
　ii　次のいずれかに該当。
　　a　チューブ状のドレーンであって、単なる管状のものである。
　　b　チューブの壁内や内面に複数の毛細管やリブを有しているものである。
　　c　縫合不全発症時等の処置が行えるよう洗浄液や薬液等を注入する専用腔を備えているものである。
ウ　胆膵用・胆管チューブ：次のいずれにも該当。
　i　主として胆管、胆嚢管又は膵管に留置するチューブである。

ii 胆管に留置して排液を行うものであり，かつ，胆道減圧，遺残結石除去，胆道鏡検査のためのルート確保等ができるものである。
　エ 胆膵用・胆嚢管チューブ：次のいずれにも該当。
　　i 主として胆管，胆嚢又は膵管に留置するチューブである。
　　ii 胆嚢管に留置して排液を行うものである。
　オ 胆膵用・膵管チューブ：次のいずれにも該当。
　　i 主として胆管，胆嚢又は膵管に留置するチューブである。
　　ii 膵管又は膵管及び胆管に留置して排液を行うものである。

030 イレウス用ロングチューブ
(1) 標準型
　①経鼻挿入型　㊙イレウス経鼻　　　22,500円
　②経肛門挿入型　㊙イレウス経肛門　42,300円
(2) スプリント機能付加型
　㊙イレウススプリント　　　　　　　36,100円

→イレウス用ロングチューブの算定
ア イレウス用ロングチューブは，24時間以上体内留置した場合に算定できる。
イ ガイドワイヤーは，別に算定できない。
→イレウス用ロングチューブの定義　次のいずれにも該当すること。
① 薬事承認又は認証上，類別が「機械器具51医療用嘴管及び体液誘導管」であって，一般的名称が「非血管用ガイドワイヤ」，「腸管減圧用チューブ」，「腸管用チューブ」，「消化管用ガイドワイヤ」又は「腸管用バルーンカテーテル」である。
② イレウス等に対して腸管内減圧を行うことを目的に腸管内に留置し使用するチューブ（ガイドワイヤを含む）である。

【機能区分の定義】
①標準型・経鼻挿入型：次のいずれにも該当。
　ア 経鼻的に閉塞部まで挿入するバルーンカテーテルである。
　イ ②及び③に該当しない。
②標準型・経肛門挿入型：次のいずれにも該当。
　ア 経肛門的に閉塞部まで挿入するバルーンカテーテルである。
　イ ①及び③に該当しない。
③スプリント機能付加型：次のいずれにも該当。
　ア 経鼻的に挿入するバルーンカテーテルである。
　イ 材質がシリコーン，シリコーン複合体又はポリウレタンである。
　ウ 腸管スプリントが可能である。

031 腎瘻又は膀胱瘻用材料
(1) 腎瘻用カテーテル
　①ストレート型
　　㊙腎瘻・膀胱瘻カテストレート　　　　740円
　②カテーテルステント型
　　㊙腎瘻・膀胱瘻カテカテーテルステント　10,200円
　③腎盂バルーン型
　　㊙腎瘻・膀胱瘻カテ腎盂バルーン　　2,290円
(2) 膀胱瘻用カテーテル
　　㊙腎瘻・膀胱瘻カテ膀胱瘻用　　　　3,770円
(3) ダイレーター　㊙腎瘻・ダイ　　　　2,140円
(4) 穿刺針　㊙腎瘻・穿刺針　　　　　　1,910円
(5) 膀胱瘻用穿孔針　㊙腎瘻・膀胱・穿孔針　5,820円

→腎瘻又は膀胱瘻用材料の算定
ア 膀胱瘻用カテーテルは，24時間以上体内留置した場合に算定できる。
イ 腎瘻用カテーテルは，腎瘻術又はカテーテル交換術を行う際，24時間以上体内留置した場合に算定できる。
ウ 膀胱瘻用カテーテルを交換した場合は，ダイレーター，ガイドワイヤー，穿刺針及び膀胱瘻用穿孔針は別に算定できない。
エ いずれの材料も，原則として1個を限度として算定する。2個以上算定する場合は，その詳細な理由を診療報酬明細書の摘要欄に記載する。

事務連絡 問 031「腎瘻又は膀胱瘻用材料」の(4)について，医学的必要性から経皮的腎瘻造設・膀胱瘻造設キットを用いた場合はどのように算定するのか。

答 腎瘻又は膀胱瘻用材料については，いずれも原則として1個を限度として算定するが，医学的必要性からキットを用いた場合等，2個以上算定するときは，その詳細な理由及び使用したキットの名称を診療報酬明細書の摘要欄に記載する。(令2.3.31)

→腎瘻又は膀胱瘻用材料の定義　次のいずれにも該当すること。
① 薬事承認又は認証上，類別が「機械器具47注射針及び穿刺針」であって，一般的名称が「カテーテル用針」，類別が「機械器具51医療用嘴管及び体液誘導管」であって，一般的名称が「短期的使用腎瘻用カテーテル」，「長期的使用腎瘻用カテーテル」，「短期的使用腎瘻用チューブ」，「長期的使用腎瘻用チューブ」，「短期的使用腎瘻用瘻排液向け泌尿器用カテーテル」，「瘻排液向け泌尿器用カテーテル」，「泌尿器用カテーテルイントロデューサキット」，「短期的使用恥骨上泌尿器用カテーテル」，「恥骨上泌尿器用カテーテル」，若しくは「イントロデューサ針」，又は類別が「機械器具52医療用拡張器」であって，一般的名称が「カテーテル拡張器」である。
② 経皮的に腎瘻又は膀胱瘻を造設し，腎，尿管又は膀胱に留置し，導尿，造影，薬剤注入に使用されるカテーテル，穿刺針，穿孔針又はダイレーターである。

【機能区分の定義】
①腎瘻用カテーテル・ストレート型：次のいずれにも該当。
　ア 経皮的に腎瘻を造設して腎に留置し，導尿，造影，薬剤注入等に使用するカテーテルである。
　イ 先端孔又は側孔を有し，基本形状がストレートなカテーテルである。
②腎瘻用カテーテル・カテーテルステント型：次のいずれにも該当。
　ア 経皮的に腎瘻を造設して，腎を経由して先端を尿管に留置し，導尿，造影，薬剤注入等に使用するカテーテルである。
　イ 腎と尿管から同時に導尿するため，腎瘻用カテーテル及び尿管ステントが一体化した形状をもつカテーテルである。
③腎瘻用カテーテル・腎盂バルーン型：次のいずれにも該当。
　ア 経皮的に腎瘻を造設して腎盂に留置し，導尿，造影，薬剤注入等に使用するカテーテルである。
　イ 逸脱防止のため，先端部に扁平なバルーンを有し，かつ，バルーンより先端が短いカテーテルである。
④膀胱瘻用カテーテル：経皮的に膀胱瘻を造設して膀胱に留置し，導尿，造影，薬剤注入等に使用するカテーテルである。
⑤ダイレーター：カテーテルを挿入する際に，刺入口を拡張することを目的として使用する材料である（シースが付属しているものも含む）。
⑥穿刺針：腎瘻を造設するにあたり腎への穿刺を行うための穿刺針である。
⑦膀胱瘻用穿孔針：膀胱瘻を造設するにあたり膀胱への穿孔を行うための穿孔針である。

032 経鼓膜換気チューブ
(1) 短期留置型　　　　　　　　　　　4,010円
(2) 長期留置型　　　　　　　　　　　2,300円

→経鼓膜換気チューブの算定　経鼓膜換気チューブは，24時間以上体内留置し，滲出性中耳炎の治療を行う場合に算定できる。
→経鼓膜換気チューブの定義　次のいずれにも該当すること。
① 薬事承認又は認証上，類別が「機械器具51医療用嘴管及び体液誘導管」であって，一般的名称が「耳管用カテーテル」，又は類別が「医療用品(4)整形用品」であって，一般的名称が「中耳腔換気用チューブ」である。
② 滲出性中耳炎に対し，分泌物（浸出液）の排除排出を目的に，鼓膜切開後，切開部位に挿入留置して使用するチューブである。

【機能区分の定義】
①短期留置型：ドレーンチューブ部分の外径が，内部フランジ〔鼓膜よりも中耳側に入る部分のフランジ（チューブの端面につく鍔状のもの）をいう〕の外径に対して50％以上のもの（金属製のものは55％以上のもの）である。
②長期留置型：ドレーンチューブ部分の外径が，内部フランジの外径に対して50％未満のもの（金属製のものは55％未満のもの）である。

033 経皮的又は経内視鏡的胆管等ドレナージ用材料
(1) カテーテル　㊙PTCDカテ　　　　　4,600円
(2) ダイレーター　㊙PTCDダイ　　　　2,180円
(3) 穿刺針　㊙PTCD穿刺針　　　　　　1,910円
(4) 経鼻法用ワイヤー　㊙PTCDワイヤー　18,800円
(5) 経鼻法用カテーテル　㊙PTCD経鼻カテ　7,330円

→経皮的又は経内視鏡的胆管等ドレナージ用材料の算定
ア カテーテル及び経鼻法用カテーテルは，24時間以上体内留置した場合に算定できる。
イ いずれの材料も，1個を限度として算定する。2個以上算定する場合は，その詳細な理由を診療報酬明細書の摘要欄に記載する。
→経皮的又は経内視鏡的胆管等ドレナージ用材料の定義　次のいずれにも該当すること。
① 薬事承認又は認証上，類別が「医療用品(4)整形用品」であって，一般的名称が「カテーテル被覆・保護材」，類別が「機械器具47注射針及び穿刺針」であって，一般的名称が「カテーテル用針」，類別が「機械器具51医療用嘴管及び体液誘導管」であって，一般的名称が「短期的使用胆管・膵管用カテーテル」，「長期的使用胆管用カテーテル」，「短期的使用胆管用カテーテル」，「胆管用チューブ」，「胆汁ドレーン」，「非血管用ガイドワイヤ」，「消化管用ガイドワイヤ」，「胆管用ステントイ

ントロデューサ」、「胆管拡張用カテーテル」、「消化器用カテーテルイントロデューサ」若しくは「イントロデューサ針」、又は類別が「機械器具52医療用拡張器」であって、一般的名称が「カテーテル拡張器」である。
② 排膿、排液、灌流を目的に経皮的又は経内視鏡的に肝臓、胆嚢、膵臓等に挿入して使用するカテーテル、穿孔針、ガイドワイヤ又はダイレーターである。

【機能区分の定義】
① カテーテル：次のいずれにも該当する。
　ア 胆道又は胆管に留置し、ドレナージ等に使用するカテーテルである。
　イ 先端孔又は側孔を有し、基本形状がストレートなカテーテルである。
　ウ ⑤に該当しない。
② ダイレーター：カテーテルを挿入する際に、刺入口を拡張することを目的として使用する材料である。
③ 穿刺針：胆管等へドレナージを造設するにあたり胆管等への穿刺を行うための穿刺針である。
④ 経鼻法用ワイヤ
　⑤の挿入・留置を補助するためのガイドワイヤである。
⑤ 経鼻法用カテーテル：次のいずれにも該当する。
　ア 鼻腔から食道、胃、十二指腸を経て胆道又は胆管に留置し、ドレナージ等に使用するカテーテルである。
　イ ①に該当しない。

034 胆道ステントセット
(1) 一般型
① 永久留置型
(ア) ステント
　ⅰ ロング　㊟胆道ステント・一般・永久・ステント長　93,600円
　ⅱ ショート　㊟胆道ステント・一般・永久・ステント短　78,900円
(イ) デリバリーシステム　㊟胆道ステント・一般・永久・デリバリー　25,400円
② 一時留置型
(ア) ステント　㊟胆道ステント・一般・一時・ステント　3,860円
(イ) デリバリーシステム　㊟胆道ステント・一般・一時・デリバリー　13,100円
(2) 自動装着システム付
① 永久留置型
(ア) カバーあり　㊟胆道ステント・自動・永久・カバー有　224,000円
(イ) カバーなし　㊟胆道ステント・自動・永久・カバー無　212,000円
② 一時留置型　㊟胆道ステント・自動・一時
　(24.6～25.2)　43,300円
　(25.3～ 5)　38,800円
　(25.6～26.2)　34,200円
　(26.3～ 5)　29,600円
　(26.6～)　26,800円

→**胆道ステントセットの算定**
ア 胆道ステントセットは、24時間以上体内留置した場合に算定できる。
イ ガイドワイヤーは、別に算定できない。

→**胆道ステントセットの定義**　次のいずれにも該当すること。
① 薬事承認又は認証上、類別が「機械器具(7)内臓機能代用器」であって、一般的名称が「胆管用ステント」、又は類別が「機械器具51医療用嘴管及び体液誘導管」であって、一般的名称が「長期的使用胆管用カテーテル」、「短期的使用胆管カテーテル」、「短期的使用胆管・膵管用カテーテル」、「消化管用ガイドワイヤ」、「非血管用ガイドワイヤ」若しくは「胆管拡張用カテーテル」である。
② 胆管狭窄部に対し、胆管の拡張又は管腔の維持を目的に、経皮的又は経内視鏡的に胆管内に留置して使用するステント（ガイドワイヤ及びダイレーターを含む）である。

【機能区分の定義】
① 一般型・永久留置型・ステント（ロング）：次のいずれにも該当。
　ア メッシュ（網目）状の筒に拡張する機能を有するものである。
　イ デリバリーシステムと併用するものである。
　ウ ステント全長が4cm以上である。
② 一般型・永久留置型・ステント（ショート）：次のいずれにも該当。
　ア メッシュ（網目）状の筒に拡張する機能を有するものである。
　イ デリバリーシステムと併用するものである。
　ウ ステント全長が4cm未満である。
③ 一般型・永久留置型・デリバリーシステム：①又は②と併用し使用するものである。
④ 一般型・一時留置型・ステント：次のいずれにも該当。
　ア メッシュ（網目）状の筒に拡張する機能を有しないものである。
　イ デリバリーシステムと併用するものである。
⑤ 一般型・一時留置型・デリバリーシステム：④と併用し使用するものである。
⑥ 自動装着システム付・永久留置型（カバーあり）：次のいずれにも該当。
　ア ステント及びデリバリーカテーテルで構成され、ステントを患部まで運び、遊離させる自動装着システムを有するものである。
　イ メッシュ（網目）状の筒に拡張する機能を有するものである。
　ウ ステント表面が皮膜によりカバーされている。
⑦ 自動装着システム付・永久留置型（カバーなし）：次のいずれにも該当。
　ア ステント及びデリバリーカテーテルで構成され、ステントを患部まで運び、遊離させる自動装着システムを有するものである。
　イ メッシュ（網目）状の筒に拡張する機能を有するものである。
　ウ ステント表面が皮膜によりカバーされていない。
⑧ 自動装着システム付・一時留置型：次のいずれにも該当。
　ア ステント及びデリバリーカテーテルで構成され、患部までステントを運び、遊離させる自動装着システムを有するものである。
　イ メッシュ（網目）状の筒に拡張する機能を有しないものである。

→**ゼオステントⅤ**
当該製品は、決定機能区分を満たす医療材料の一部であるため当該製品単体では算定できない。　(平29保医発0831・5)
（編注）「034」胆道ステントセット(2)自動装着システム付①永久留置型(イ)カバーなしの一部

035 尿管ステントセット
(1) 一般型
① 標準型　㊟尿管ステント一般Ⅰ　13,200円
② 異物付着防止型　㊟尿管ステント一般Ⅱ　23,100円
③ 長期留置型　㊟尿管ステント一般Ⅱ-2　139,000円
(2) 外瘻用
① 腎盂留置型
(ア) 標準型　㊟尿管ステント外瘻Ⅰ　7,900円
(イ) 異物付着防止型
　㊟尿管ステント外瘻Ⅱ　29,600円
② 尿管留置型　㊟尿管ステント外瘻Ⅲ　1,920円
(3) エンドパイロトミー用
　㊟尿管ステントエンドパイロトミー　21,600円

→**尿管ステントセットの算定**
ア 尿管ステントセットは、24時間以上体内留置した場合に算定できる。
イ 外科的手術により尿管の再建を行う場合に算定できる。
ウ ガイドワイヤは、別に算定できない。

→**尿管ステントセットの定義**　次のいずれにも該当すること。
① 薬事承認又は認証上、類別が「機械器具(7)内臓機能代用器」であって、一般的名称が「尿管用ステント」、又は類別が「機械器具51医療用嘴管及び体液誘導管」であって、一般的名称が「長期使用尿管用チューブステント」、「尿管向け泌尿器用カテーテル」、「短期使用尿管用チューブステント」、「短期的使用瘻排液向け泌尿器用カテーテル」若しくは「非血管用ガイドワイヤ」である。
② 尿路確保のために尿管に留置して使用するステントセット（ガイドワイヤを含む）である。

【機能区分の定義】
① 一般・標準型：次のいずれにも該当。
　ア ステント両端がピッグテイル形状である。
　イ ②に該当しない。
② 一般型・異物付着防止型：次のいずれにも該当。
　ア ステント両端がピッグテイル形状である。
　イ 異物付着を防止するための加工が施されていることについて、薬事承認又は認証上明記されている。
③ 一般型・長期留置型：次のいずれにも該当。
　ア ステント両端がピッグテイル形状である。
　イ 金属製のものである。
④ 外瘻用・腎盂留置型・標準型：次のいずれにも該当。
　ア ステント先端がピッグテイル形状である。
　イ ⑤に該当しない。
⑤ 外瘻用・腎盂留置型・異物付着防止型：次のいずれにも該当。
　ア ステント先端がピッグテイル形状である。

イ 材質，表面コーティングが次のいずれかに該当。
 i 材質がシリコーンである。
 ii 親水性コーティングがされている。
⑥外瘻・尿管留置型：構造は，ステント先端がストレート又はバルーン形状のものである。
⑦エンドパイロトミー用：次のいずれにも該当。
 ア ステント両端がピッグテイル形状である。
 イ ステント両端と比較し，シャフトの一部又は全部が太くなっているものである。

036 尿道ステント
(1) 一時留置（交換）型
 ① 長期留置型　尿道ステントⅡ　169,000円
 ② 短期留置型　尿道ステントⅢ　33,600円

→尿道ステントの算定
ア 一時留置（交換）型尿道ステントは，24時間以上体内留置した場合に算定できる。
イ 一時留置（交換）型尿道ステントを留置する際に使用するガイドワイヤーは，別に算定できない。

→尿道ステントの定義　次のいずれにも該当すること。
① 薬事承認又は認証上，類別が「機械器具(7)内臓機能代用器」であって，一般的名称が「尿道用ステント」である。
② 前立腺の尿道狭窄及び尿閉による排尿障害の改善を目的に，後部尿道に一時的に留置するものである。

【機能区分の定義】
①一時留置（交換）型・長期留置型：次のいずれにも該当。
 ア 閉尿又は排尿障害等の改善を目的に使用するものである。
 イ 金属製のものである。
②一時留置（交換）型・短期留置型：次のいずれにも該当。
 ア 閉尿又は排尿障害等の改善を目的に使用するものである。
 イ 非金属製のものである。

037 交換用胃瘻カテーテル
(1) 胃留置型
 ① バンパー型
  (ア) ガイドワイヤーあり　胃瘻カテⅠ-1　21,700円
  (イ) ガイドワイヤーなし　胃瘻カテⅠ-2　15,500円
 ② バルーン型　胃瘻カテⅡ　7,420円
(2) 小腸留置型
 ① バンパー型　胃瘻カテⅢ-1　26,500円
 ② 一般型　胃瘻カテⅢ-2　15,800円

→交換用胃瘻カテーテルの算定　Ⅰの2の012（在宅医療の部の「交換用胃瘻カテーテル，p.445）と同様である。

→交換用胃瘻カテーテルの定義　次のいずれにも該当すること。
① 薬事承認又は認証上，類別が「機械器具(51)医療用嘴管及び体液誘導管」であって，一般的名称が「短期的使用空腸瘻用カテーテル」，「長期的使用空腸瘻用カテーテル」，「短期的使用胃瘻栄養用チューブ」，「長期的使用胃瘻栄養用チューブ」，「空腸瘻栄養用チューブ」，「短期的使用胃瘻用ボタン」，「長期的使用胃瘻用ボタン」，「短期的使用経腸栄養キット」，「長期的使用経腸栄養キット」又は「医薬品投与用長期的使用胃瘻チューブ」である。
② 経口で栄養摂取ができない患者に対する栄養液若しくは医薬品の経管的な補給，胃内の減圧又は経口での栄養摂取の可否に関わらず薬事承認上認められた用法として胃瘻を通じて投薬を行うことが認められた医薬品の投与を目的に，胃瘻を通じて留置して使用するカテーテルである。

【機能区分の定義】
①胃留置型・バンパー型・ガイドワイヤあり：次のいずれにも該当。
 ア 体内に留置し，カテーテルの先端部から胃に直接栄養投与又は胃内の減圧をするものである。
 イ 逸脱防止のためのバンパー構造を有する。
 ウ 交換の際にガイドワイヤを用いるものである。
 エ ④に該当しない。
②胃留置型・バンパー型・ガイドワイヤなし：次のいずれにも該当。
 ア 体内に留置し，カテーテルの先端部から胃に直接栄養投与若しくは投薬又は胃内の減圧をするものである。
 イ 逸脱防止のためのバンパー構造を有する。
 ウ ①及び④に該当しない。
③胃留置型・バルーン型：次のいずれにも該当。
 ア 体内に留置し，カテーテルの先端部から胃に直接栄養投与又は胃内の減圧をするものである。
 イ 逸脱防止のためのバルーンを有する。
 ウ ⑤に該当しない。

④小腸留置型・バンパー型：次のいずれにも該当する。
 ア カテーテル最終先端が小腸内に留置されるものである。
 イ 逸脱防止のためのバンパー構造を有する。
⑤小腸留置型・一般型：次のいずれにも該当する。
 ア カテーテル最終先端が小腸内に留置されるものである。
 イ ④に該当しない。

038 気管切開後留置用チューブ
(1) 一般型
 ① カフ付き気管切開チューブ
  (ア) カフ上部吸引機能あり
   i 一重管
    気管切開・吸引あり・一重管　4,020円
   ii 二重管
    気管切開・吸引あり・二重管　5,690円
  (イ) カフ上部吸引機能なし
   i 一重管
    気管切開・吸引なし・一重管　3,800円
   ii 二重管
    気管切開・吸引なし・二重管　6,080円
 ② カフなし気管切開チューブ
    気管切開・カフなし　4,080円
(2) 輪状甲状膜切開チューブ
    気管切開・輪状甲状膜用　2,030円
(3) 保持用気管切開チューブ
    気管切開・保持用　6,140円

→気管切開後留置用チューブの算定　T型カニューレは，気管切開を行った場合に算定できる。

→気管切開後留置用チューブの定義　次のいずれにも該当すること。
① 薬事承認又は認証上，類別が「機械器具(51)医療用嘴管及び体液誘導管」であって，一般的名称が「喉頭摘除術用チューブ」，「上気道用気管切開キット」，「輪状甲状膜切開キット」，「単回使用気管切開チューブ」，「成人用気管切開チューブ」，「小児用気管切開チューブ」又は「換気用補強型気管切開チューブ」である。
② 気管切開後の気道確保，緊急時の気管切開による気道確保，気管内分泌物の吸引，気管及び気管切開孔の狭窄防止や保持，発声又は呼吸訓練のいずれかを目的に経皮的又は気管切開孔から気管内に挿管して使用するチューブである。

【機能区分の定義】
①一般型・カフ付き気管切開チューブ・カフ上部吸引機能あり・一重管：次のいずれにも該当。
 ア 下部気道から上部気道への呼気又は吸気の漏れを防止する可膨張性バルーン（以下この項において「カフ」という）を有する。
 イ カフ上部に貯留する分泌物や誤嚥による異物を吸引するためのルーメンを有する。
 ウ 交換可能な内筒を有しない。
 エ ⑥及び⑦に該当しない。
②一般型・カフ付き気管切開チューブ・カフ上部吸引機能あり・二重管：次のいずれにも該当。
 ア カフを有する。
 イ カフ上部に貯留する分泌物や誤嚥による異物を吸引するためのルーメンを有する。
 ウ 交換可能な内筒を有する。
 エ ⑥及び⑦に該当しない。
③一般型・カフ付き気管切開チューブ・カフ上部吸引機能なし・一重管：次のいずれにも該当。
 ア カフを有する。
 イ カフ上部に貯留する分泌物や誤嚥による異物を吸引するためのルーメンを有しない。
 ウ 交換可能な内筒を有しない。
 エ ⑥及び⑦に該当しない。
④一般型・カフ付き気管切開チューブ・カフ上部吸引機能なし・二重管：次のいずれにも該当。
 ア カフを有する。
 イ カフ上部に貯留する分泌物や誤嚥による異物を吸引するためのルーメンを有しない。
 ウ 交換可能な内筒を有する。
 エ ⑥及び⑦に該当しない。
⑤一般型・カフなし気管切開チューブ：次のいずれにも該当。
 ア カフを有しない。
 イ ⑥及び⑦に該当しない。
⑥輪状甲状膜切開チューブ：経皮的に輪状甲状膜に留置することを目的としたチューブである。

⑦ 保持用気管切開チューブ：次のいずれにも該当．
　ア　気管又は気管切開孔の狭窄防止及び保持を目的として気管切開孔より気管内に挿管するものである．
　イ　形状が，T型，Y型，カフスボタン型又は気管ボタン型のものである．

039 膀胱留置用ディスポーザブルカテーテル

(1)	2管一般（Ⅰ）	
	㊵膀胱留置カテ2管一般（Ⅰ）	233円
(2)	2管一般（Ⅱ）	
	①標準型　㊵膀胱留置カテ2管一般（Ⅱ）-1	561円
	②閉鎖式導尿システム	
	㊵膀胱留置カテ2管一般（Ⅱ）-2	862円
(3)	2管一般（Ⅲ）	
	①標準型　㊵膀胱留置カテ2管一般（Ⅲ）-1	1,650円
	②閉鎖式導尿システム	
	㊵膀胱留置カテ2管一般（Ⅲ）-2	2,030円
(4)	特定（Ⅰ）　㊵膀胱留置カテ特定（Ⅰ）	741円
(5)	特定（Ⅱ）　㊵膀胱留置カテ特定（Ⅱ）	2,060円
(6)	圧迫止血　㊵膀胱留置カテ圧迫止血	4,610円

→**膀胱留置用ディスポーザブルカテーテルの算定**　膀胱留置用ディスポーザブルカテーテルは，24時間以上体内留置した場合に算定できる．

→**膀胱留置用ディスポーザブルカテーテルの定義**　次のいずれにも該当すること．
① 薬事承認又は認証上，類別が「機械器具(16)体温計」であって，一般的名称が「アルコール毛細管体温計」，「色調表示式体温計」，「りん光・光ファイバ体温計」，「再使用可能な能動型機器接続体温計プローブ」，類別が「機械器具(21)内臓機能検査用器具」であって，一般的名称が「人体開口部単回使用体温計プローブ」，又は類別が「機械器具(51)医療用嗉管及び体液誘導管」であって，一般的名称が「先端オリーブ型カテーテル」，「泌尿器用カテーテル挿入・採尿キット」，「泌尿器用洗浄キット」，「クデー泌尿器用カテーテル」，「連続洗浄向け泌尿器用カテーテル」，「抗菌剤混合泌尿器用カテーテル」，「短期的使用泌尿器用フォーリーカテーテル」，「長期的使用泌尿器用フォーリーカテーテル」，「洗浄向け泌尿器用カテーテル」若しくは「経皮洗浄向け泌尿器用カテーテル」である．
② 導尿，膀胱洗浄又は圧迫止血を目的に，膀胱に留置して使用するディスポーザブルカテーテル（温度センサー機能付きを含む）である．

【機能区分の定義】
①2管一般（Ⅰ）：次のいずれにも該当．
　ア　ダブルルーメン（カテーテルの構造が2管であるもの．以下同じ）である．
　イ　材質又は表面コーティングが，ラテックス（材質），熱可塑性エラストマー（材質）又はシリコーンエラストマーコーティングラテックス（材質・表面コーティング）である．
　ウ　②から⑧までに該当しない．
②2管一般（Ⅱ）・標準型：次のいずれにも該当．
　ア　ダブルルーメンである．
　イ　材質又は表面コーティングが，シリコーン（材質），親水性コーティング（表面コーティング）又はシリコーンエラストマーコーティングポリ塩化ビニル（材質・表面コーティング）である．
　ウ　③から⑧までに該当しない．
③2管一般（Ⅱ）・閉鎖式導尿システム：次のいずれにも該当．
　ア　ダブルルーメンである．
　イ　材質又は表面コーティングが，シリコーン（材質），親水性コーティング（表面コーティング）又はシリコーンエラストマーコーティングポリ塩化ビニル（材質・表面コーティング）である．
　ウ　膀胱留置用カテーテルと採尿バックがあらかじめ接続されシールされており，一連の操作を無菌的に行うために消毒剤等とともにキット化されたものである．
　エ　④から⑧までに該当しない．
④2管一般（Ⅲ）・標準型：次のいずれにも該当．
　ア　ダブルルーメンである．
　イ　材質又は表面コーティングが，抗菌剤混合ラテックス（材質），抗菌剤混合シリコーン（材質）又は抗菌剤コーティング（表面コーティング）である．
　ウ　⑤から⑧までに該当しない．
⑤2管一般（Ⅲ）・閉鎖式導尿システム：次のいずれにも該当．
　ア　ダブルルーメンである．
　イ　材質又は表面コーティングが，抗菌剤混合ラテックス（材質），抗菌剤混合シリコーン（材質）又は抗菌剤コーティング（表面コーティング）である．
　ウ　膀胱留置用カテーテルと採尿バックがあらかじめシールされており，一連の操作を無菌的に行うために消毒剤等とともにキット化されたものである．
　エ　⑥から⑧までに該当しない．
⑥特定（Ⅰ）：次のいずれにも該当．
　ア　小児用，尿道狭窄用又はトリプルルーメン（カテーテルの構造が3管であるもの．以下同じ）である．
　イ　材質又は表面コーティングが，ラテックス（材質），熱可塑性エラストマー（材質）又はシリコーンエラストマーコーティングラテックス（材質・表面コーティング）である．
　ウ　⑦及び⑧に該当しない．
⑦特定（Ⅱ）：次のいずれにも該当．
　ア　小児用，尿道狭窄用又はトリプルルーメンである．
　イ　材質又は表面コーティングが，シリコーン（材質），親水性コーティング（表面コーティング），シリコーンエラストマーコーティングポリ塩化ビニル（材質・表面コーティング），抗菌剤混合ラテックス（材質），抗菌剤混合シリコーン（材質）又は抗菌剤コーティング（表面コーティング）である．
　ウ　⑧に該当しない．
⑧圧迫止血：次のいずれにも該当．
　ア　圧迫止血を目的に使用するディスポーザブルカテーテルである．
　イ　次のいずれかに該当．
　　ⅰ　バルーン容量50mL以上のものである．
　　ⅱ　バルーン容量30mL以上で，ナイロン等により補強されたものである．
　　ⅲ　バルーン容量30mL以上で，吸引可能な特殊先端形状を有するものである．
　　ⅳ　二重バルーンを有するものである．

血液浄化法系材料

040 人工腎臓用特定保険医療材料（回路を含む）

(1)	ダイアライザー	
	①Ⅰa型	1,440円
	②Ⅰb型	1,500円
	③Ⅱa型	1,450円
	④Ⅱb型	1,520円
	⑤S型	2,220円
	⑥特定積層型	5,590円
(2)	ヘモフィルター	4,340円
(3)	吸着型血液浄化器（β_2-ミクログロブリン除去用）	21,700円
(4)	持続緩徐式血液濾過器	
	①標準型	
	（ア）一般用	27,000円
	（イ）超低体重患者用	27,000円
	②特殊型	27,400円
(5)	ヘモダイアフィルター	2,630円

→**人工腎臓用特定保険医療材料の算定**　Ⅰの2の006（在宅医療の部の「在宅血液透析用特定保険医療材料，p.443」と同様である．

→**人工腎臓用特定保険医療材料（回路を含む）の定義**
(1) 定義：医療機関で血液透析を目的に使用するダイアライザー，ヘモフィルタ，吸着型血液浄化器，持続緩徐式血液濾過器又はヘモダイアフィルタである．
(2) ダイアライザー
【定義】次のいずれにも該当すること．
　ア　薬事承認又は認証上，類別が「機械器具(7)内臓機能代用器」であって，一般的名称が「中空糸型透析器」又は「積層型透析器」である．
　イ　血液が透析膜を介して灌流液と接することにより血液浄化を行うもの（回路を含む）である．
【機能区分の定義】
　ア　Ⅰa型：次のいずれにも該当．
　　ⅰ　中空糸型（ホローファイバ型）又は特定積層型以外の積層型（キール型）である．
　　ⅱ　β_2-ミクログロブリンクリアランスが70mL/min未満，かつ，アルブミンふるい係数が0.03未満である．
　　ⅲ　オに該当しない．
　イ　Ⅰb型：次のいずれにも該当．
　　ⅰ　中空糸型（ホローファイバ型）又は特定積層型以外の積層型（キール型）である．
　　ⅱ　β_2-ミクログロブリンクリアランスが70mL/min未満，かつ，アルブミンふるい係数が0.03以上である．
　　ⅲ　オに該当しない．
　ウ　Ⅱa型：次のいずれにも該当．

i　中空糸型（ホローファイバ型）又は特定積層型以外の積層型（キール型）である。
　　ii　β_2-ミクログロブリンクリアランスが70mL/min以上，かつ，アルブミンふるい係数が0.03未満である。
　　iii　オに該当しない。
　エ　Ⅱb型：次のいずれにも該当。
　　i　中空糸型（ホローファイバ型）又は特定積層型以外の積層型（キール型）である。
　　ii　β_2-ミクログロブリンクリアランスが70mL/min以上，かつ，アルブミンふるい係数が0.03以上である。
　　iii　オに該当しない。
　オ　S型：次のいずれにも該当。
　　i　中空糸型（ホローファイバ型）又は特定積層型以外の積層型（キール型）である。
　　ii　次のいずれかに該当する。
　　　a　膜素材がエチレンビニルアルコールまたはポリメチルメタクリレートである。
　　　b　一般社団法人日本透析医学会により特別な機能を有するダイアライザーであることが認められたものであって，その根拠となるデータ等が薬事承認又は認証上明記されている。
　カ　特定積層型：次のいずれにも該当する。
　　i　積層型（キール型）である。
　　ii　膜の材質がアクリロニトリル・メタリルスルホン酸ナトリウム共重合体の積層型である。

(3)　ヘモフィルタの定義：次のいずれにも該当すること。
　①　薬事承認又は認証上，類別が「機械器具(7)内臓機能代用器」であって，一般的名称が「血液濾過器」である。
　②　灌流液を用いず限外濾過により血液浄化を行うもの（回路を含む）である。

(4)　吸着型血液浄化器（β_2-ミクログロブリン除去用）の定義：次のいずれにも該当すること。
　①　薬事承認又は認証上，類別が「機械器具(7)内臓機能代用器」であって，一般的名称が「吸着型血液浄化器」である。
　②　血液から直接β_2-ミクログロブリンを吸着除去することを目的として，体外循環時に使用する浄化器（回路を含む）である。

(5)　持続緩徐式血液濾過器
【定義】薬事承認又は認証上，類別が「機械器具(7)内臓機能代用器」であって，一般的名称が「持続緩徐式血液濾過器」である。
【機能区分の定義】
　ア　標準型・一般用：次のいずれにも該当。
　　i　持続緩徐式血液濾過に際して使用する血液濾過器（回路を含む）である。
　　ii　イ及びウに該当しない。
　イ　標準型・超低体重患者用：次のいずれにも該当。
　　i　持続緩徐式血液濾過に際して使用する血液濾過器（回路を含む）である。
　　ii　膜面積が0.4m²以下である。
　　iii　ウに該当しない。
　ウ　特殊型：次のいずれにも該当。
　　i　持続緩徐式血液濾過に際して使用する血液濾過器（回路を含む）である。
　　ii　サイトカイン吸着除去能を有し，重症敗血症及び敗血症性ショックの患者の病態の改善を目的として用いることができる。

(6)　ヘモダイアフィルタの定義：次のいずれにも該当すること。
　①　薬事承認又は認証上，類別が「機械器具(7)内臓機能代用器」であって，一般的名称が「血液透析濾過器」である。
　②　血液が透析濾過膜を介して灌流液と接することにより血液浄化を行いながら，限外濾過による血液浄化を行うもの（回路を含む）である。

041　削除

042　緊急時ブラッドアクセス用留置カテーテル
(1)　シングルルーメン
　①一般型　ブラッドアクセスカテS一般　　7,980円
　②交換用　ブラッドアクセスカテS交換　　1,870円
(2)　ダブルルーメン以上
　①一般型　ブラッドアクセスカテD一般　14,600円
　②カフ型　ブラッドアクセスカテDカフ　42,400円

→緊急時ブラッドアクセス用留置カテーテルの算定　緊急時ブラッドアクセス用留置カテーテルは，1週間に1本を限度として算定できる。

→緊急時ブラッドアクセス用留置カテーテルの定義　次のいずれにも該当すること。
①　薬事承認又は認証上，類別が「機械器具(51)医療用嘴管及び体液誘導管」であって，一般的名称が「緊急時ブラッドアクセス留置用カテーテル」，「抗菌作用緊急時ブラッドアクセス留置用カテーテル」，「ヘパリン使用緊急時ブラッドアクセス留置用カテーテル」又は「ウロキナーゼ使用緊急時ブラッドアクセス留置用カテーテル」である。
②　人工腎臓（血液透析，血液濾過，血液透析濾過等）の実施を目的に血管内に留置して送脱血を行うために使用するカテーテルである。

【機能区分の定義】
①シングルルーメン・一般型：次のいずれにも該当。
　ア　シングルルーメンである。
　イ　②に該当しない。
②シングルルーメン・交換用：次のいずれにも該当。
　ア　シングルルーメンである。
　イ　ダブルルーメン以上・一般型の交換用として使用するものである。
③ダブルルーメン以上・一般型：次のいずれにも該当。
　ア　マルチルーメン又は内筒及び外筒により構成されているものである。
　イ　④に該当しない。
④ダブルルーメン以上・カフ型：次のいずれにも該当。
　ア　マルチルーメンである。
　イ　皮下に植え込むためのカフを有するものである。

043　削除

044　血漿交換用血漿分離器　血漿分離器　　30,200円

→血漿交換用血漿分離器の定義　次のいずれにも該当すること。
(1)　薬事承認又は認証上，類別が「機械器具(7)内臓機能代用器」であって，一般的名称が「膜型血漿分離器」である。
(2)　血漿交換療法を実施する際に，全血から血漿を膜分離することを目的に使用する膜型血漿分離器（回路を含む）である。

045　血漿交換用血漿成分分離器
　　　　血漿成分分離器　　23,700円

→血漿交換用血漿成分分離器の定義　次のいずれにも該当すること。
(1)　薬事承認又は認証上，類別が「機械器具(7)内臓機能代用器」であって，一般的名称が「膜型血漿成分分離器」である。
(2)　二重濾過血漿交換療法を実施する際に血漿交換用血漿分離器と併用し，分離された血漿から一定の分子量領域の物質を膜分離するために使用する膜型血漿成分分離器である。

046　血漿交換療法用特定保険医療材料
(1)　血漿交換用ディスポーザブル選択的血漿成分吸着器（劇症肝炎用）　　69,900円
(2)　血漿交換用ディスポーザブル選択的血漿成分吸着器（劇症肝炎用以外）　　83,600円

→血漿交換用血漿分離器，血漿交換用血漿成分分離器及び血漿交換療法用特定保険医療材料の算定
　ア　血漿交換用血漿分離器
　　　血漿交換用血漿分離器の材料価格には，回路の費用が含まれる。
　イ　血漿交換用血漿成分分離器
　　a　劇症肝炎及び薬物中毒の場合にあっては，二重濾過血漿交換療法は実施されることがなく，したがって膜型血漿成分分離器は請求できない。
　　b　回路は別に算定できない。
　ウ　血漿交換用ディスポーザブル選択的血漿成分吸着器
　　a　血漿交換用ディスポーザブル選択的血漿成分吸着器は，以下のいずれかの場合に算定できる。
　　　i　劇症肝炎又は術後肝不全に対して，ビリルビン及び胆汁酸の除去を目的に使用した場合
　　　ii　難治性の家族性高コレステロール血症，難治性高コレステロール血症に伴う重度尿蛋白を呈する糖尿病性腎症，巣状糸球体硬化症，膜性腎症，微小変化型ネフローゼ症候群又は閉塞性動脈硬化症に対して使用した場合（LDL吸着）
　　　iii　重症筋無力症，悪性関節リウマチ，全身性エリテマトーデス，ギラン・バレー症候群，多発性硬化症又は慢性炎症性脱髄性多発根神経炎に対して使用した場合
　　b　回路は別に算定できない。

→血漿交換療法用特定保険医療材料の定義　薬事承認又は認証上，類別が「機械器具(7)内臓機能代用器」であって，一般的名称が「吸着型血漿浄化器」又は「選択式血漿成分吸着器」である。

【機能区分の定義】
①血漿交換用ディスポーザブル選択的血漿成分吸着器（劇症肝炎用）：劇症肝炎又は術後肝不全患者の血漿交換療法の際に血漿交換用血漿分離器を併用し，分離された血漿からビリルビン及び胆汁酸を選択的に除去することを目的に使用する吸着器である。

②血漿交換用ディスポーザブル選択的血漿成分吸着器（劇症肝炎用以外）：

血漿交換療法の際に血漿交換用血漿分離器を併用し，分離された血漿から自己抗体・免疫複合体又は低密度リポ蛋白（LDL）を選択的に除去することを目的に使用する吸着器である。

047 吸着式血液浄化用浄化器（エンドトキシン除去用） 略吸着式血液浄化（エンドトキシン） 362,000円
048 吸着式血液浄化用浄化器（肝性昏睡用又は薬物中毒用） 略吸着式血液浄化（肝性昏睡・薬物） 133,000円

→吸着式血液浄化用浄化器の算定
ア　回路は別に算定できない。
イ　吸着式血液浄化用浄化器（エンドトキシン除去用）は，2個を限度として算定する。
ウ　肝性昏睡又は薬物中毒の際に行う吸着式血液浄化法において血漿分離及び吸着式血液浄化を行う場合，吸着式血液浄化用浄化器（肝性昏睡用又は薬物中毒用）とセットになっている血漿分離器は血漿交換用血漿分離器として算定できる。

→吸着式血液浄化用浄化器（エンドトキシン除去用）の定義　次のいずれにも該当すること。
（1）薬事承認又は認証上，類別が「機械器具(7)内臓機能代用器」であって，一般的名称が「エンドトキシン除去向け吸着型血液浄化用浄化器」である。
（2）吸着式血液浄化法を実施する際に，血液から血中エンドトキシンを選択的に吸着除去することを目的に使用する浄化器（回路を含む）である。

→吸着式血液浄化用浄化器（肝性昏睡用又は薬物中毒用）の定義　次のいずれにも該当すること。
（1）薬事承認又は認証上，類別が「機械器具(7)内臓機能代用器」であって，一般的名称が「吸着型血液浄化器」である。
（2）吸着式血液浄化法を実施する際に，血液から直接薬物又は有害物質を吸着除去することを目的に使用する浄化器（回路を含む）である。

049 白血球吸着用材料
（1）一般用　118,000円
（2）低体重者・小児用　128,000円

→白血球吸着用材料の算定
ア　回路は別に算定できない。
イ　1日につき1個を限度として算定する。

→白血球吸着用材料の定義　次のいずれにも該当すること。
①　薬事承認又は認証上，類別が「機械器具(7)内臓機能代用器」であって，一般的名称が「血球細胞除去用浄化器」である。
②　次のいずれかに該当。
　ア　活動期の潰瘍性大腸炎の寛解導入を目的に，体外循環した末梢血から顆粒球等を除去する吸着器（回路を含む）である。
　イ　薬物療法に抵抗する関節リウマチ患者の臨床症状改善を目的として，患者血液中のリンパ球を含む白血球を体外循環により吸着除去する吸着器（回路を含む）である。
　ウ　栄養療法及び既存の薬物療法が無効である又は適用できない，大腸の病変に起因する明らかな臨床症状が残る中等症から重症の活動期クローン病患者の寛解導入を目的に，体外循環した末梢血から顆粒球等を除去する吸着器（回路を含む）である。
　エ　全身治療における既存内服療法が無効である又は適用できない，中等症以上の膿疱性乾癬の臨床症状の改善を目的に，体外循環した末梢血から顆粒球等を除去する吸着器（回路を含む）である。
　オ　全身治療における生物学的製剤等の既存の薬物療法が無効である又は適用できない中等症以上の関節症性乾癬の臨床症状の改善を目的に，体外循環した末梢血から顆粒球等を除去する吸着器（回路を含む）である。
　カ　寛解期の潰瘍性大腸炎の寛解維持を目的に，体外循環した末梢血から顆粒球等を除去する吸着器（回路を含む）である。

【機能区分の定義】
①一般用：②に該当しない。
②低体重者・小児用：低体重者・小児等への適応拡大のための加工等が施されているものであって，その趣旨が薬事承認又は認証事項に明記されている。

050 削除
051 腹膜透析用接続チューブ　12,800円

→腹膜透析用接続チューブの定義　次のいずれにも該当すること。
（1）薬事承認又は認証上，類別が「機械器具(7)内臓機能代用器」であって，一般的名称が「腹膜灌流用チューブセット」，「腹膜灌流液注入用チューブ及び関連用具セット」又は「腹膜灌流用回路及び関連用具セット」である。
（2）腹膜透析療法を実施する際に，腹膜透析用カテーテル又は回路，交換キット，腹膜透析液容器若しくは排液用バッグと接続することを目的に使用するチューブである。

052 腹膜透析用カテーテル
（1）長期留置型
　①補強部あり　96,100円
　②補強部なし　48,600円
（2）緊急留置型　825円

→腹膜透析用カテーテルの算定　ガイドワイヤー及び穿刺針は別に算定できない。
→腹膜透析用カテーテルの定義　次のいずれにも該当すること。
①　薬事承認又は認証上，類別が「機械器具(7)内臓機能代用器」であって，一般的名称が「腹膜透析用カテーテル」又は「チタニウムアダプタ」である。
②　腹膜透析療法を行うことを目的に，腹腔内に留置するカテーテルである。

【機能区分の定義】
①長期留置型・補強部あり
　ア　長期留置を行うカテーテル（チタニウムアダプタを含む）である。
　イ　カフ部に位置異常防止のための肉厚補強の構造を有する。
②長期留置型・補強部なし
　ア　長期留置を行うカテーテル（チタニウムアダプタを含む）である。
　イ　①に該当しない。
③緊急留置型：緊急時に単回の腹膜透析を実施するものであって，小切開部への挿入又は穿刺で導入するものである。

053 腹膜透析液交換セット
（1）交換キット　554円
（2）回路
　①Yセット　884円
　②APDセット　5,470円
　③IPDセット　1,040円

→腹膜透析液交換セットの算定　上記Iの2の001（在宅医療の部の「腹膜透析液交換セット」，p.441）と同様である。
→腹膜透析液交換セットの定義　Iの001腹膜透析液交換セット（在宅医療の部の「腹膜透析液交換セット」，p.441）に準じる。

054 腹水濾過器，濃縮再静注用濃縮器（回路を含む）　60,600円

→腹水濾過器，濃縮再静注用濃縮器（回路を含む）の定義　次のいずれにも該当すること。
（1）薬事承認又は認証上，類別が「機械器具(7)内臓機能代用器」であって，一般的名称が「腹水濾過器」又は「腹水濃縮器」である。
（2）難治性胸水，腹水症等の患者について，当該患者の胸水又は腹水中の自己有用蛋白成分の再利用を行うことを目的に，患者胸水又は腹水中の除菌，除細胞等を行う濾過器及び濾過後の胸水又は腹水を適正な有用蛋白成分濃度に調整する濃縮器（回路を含む）である。

055 副鼻腔炎治療用カテーテル　3,220円

→副鼻腔炎治療用カテーテルの算定　副鼻腔炎治療用カテーテルは，3本を限度として算定する。
→副鼻腔炎治療用カテーテルの定義　次のいずれにも該当すること。
（1）薬事承認又は認証上，類別が「機械器具(51)医療用嘴管及び体液誘導管」であって，一般的名称が「鼻腔カテーテル」である。
（2）前後2つのバルーンにより前鼻孔及び後鼻孔を密栓し，副鼻腔に加圧を加えることによって副鼻腔の排膿，洗浄，薬液注入を行うものであって，その趣旨が薬事承認又は認証事項に明記されている。

（編注）分類は眼・耳鼻咽喉系材料だが，告示の順で掲載。

骨格系材料

056 副木
（1）軟化成形使用型
　①手指・足指用　略副木・F10-a-1　1,380円
　②上肢用　略副木・F10-a-2　1,770円
　③下肢用　略副木・F10-a-3　4,700円
　④鼻骨用　略副木・F10-a-4　1,030円
　⑤シート状　略副木・F10-a-5　1,380円
（2）形状賦形型

該当。
ア 人工関節置換術に際し，人工関節用材料の固定強化を目的に使用するステム〔スクリュー（ペグを含む）を除く〕であって，人工関節用材料と併用するものである。
イ 骨との固定力を強化するための以下の加工等が施されているものであって，その趣旨が薬事承認又は認証事項に明記されている。
ポーラス状のチタニウム合金による表面加工
⑦再建用強化部品：次のいずれかに該当。
ア 上腕骨，大腿骨又は脛骨を再建する際に使用する近位又は遠位補綴用材料の延長・連結を目的に，再建用人工関節に専用で用いられるものである。
イ 上腕骨，大腿骨又は脛骨を再建する際に，近位又は遠位補綴用材料を骨に固定するために使用する補綴材用ステムである。
ウ 骨・軟部腫瘍等の切除の後に，周囲組織と補綴材料を締結するための架橋用材料であって，イの補綴材用ステムと組み合わせて使用するものである。
エ 上腕骨又は大腿骨の骨欠損を補綴する円筒状の材料であって，ステムに取り付けて使用するものである。
⑧人工股関節用部品・骨盤用（Ⅰ）：次のいずれにも該当。
ア 骨盤に生じた骨欠損部を補修又は補填することを目的とした人工骨インプラントである。
イ 人工股関節置換術（再置換術を含む）の際に使用する材料である。
ウ 材質がチタニウム合金又はチタンである。
エ ⑨に該当しない。
⑨人工股関節用部品・骨盤用（Ⅱ）：次のいずれにも該当。
ア 骨盤に生じた骨欠損部を補修又は補填することを目的とした人工骨インプラントである。
イ 人工股関節置換術（再置換術を含む）の際に使用する材料である。
ウ 骨との固定力を強化するための以下の加工等が施されているものであって，その趣旨が薬事承認又は認証事項に明記されている。
ポーラス状のタンタル
⑩その他の関節固定用材料用部品：次のいずれにも該当。
ア 膝，股関節以外の関節固定術の際に，関節固定用材料と併用し，生体組織間等の間隙を補修又は補填する金属製のものである。
イ ①から⑨までに該当しない。

060 固定用内副子（スクリュー）

(1) 一般スクリュー（生体用合金Ⅰ）
　①標準型　㊞固定用内副子・FA-1　5,970円
　②特殊型　㊞固定用内副子・FA-1-2　6,970円
(2) 一般スクリュー（生体用合金Ⅱ）
　㊞固定用内副子・FA-2　1,530円
(3) 中空スクリュー・S
　㊞固定用内副子・FB-1-S　17,500円
(4) 中空スクリュー・L
　㊞固定用内副子・FB-1-L　24,400円
(5) その他のスクリュー
　①標準型
　　(ｱ)小型スクリュー（頭蓋骨・顔面・上下顎骨用）　㊞固定用内副子・F1-a　2,930円
　②特殊型
　　(ｱ)軟骨及び軟部組織用
　　　ⅰ 特殊固定用アンカー
　　　　㊞固定用内副子・F1-b-2-2　29,600円
　　　ⅱ 座金型
　　　　㊞固定用内副子・F1-b-3　21,500円
　　　ⅲ 特殊固定用ボタン
　　　　㊞固定用内副子・F1-b-4　9,170円
　　(ｲ)圧迫調整固定用・両端ねじ型
　　　ⅰ 大腿骨頸部用
　　　　㊞固定用内副子・F1-c-1　78,700円
　　　ⅱ 一般用
　　　　㊞固定用内副子・F1-c-2　30,900円

→固定用内副子（スクリュー）の算定　その他のスクリュー・特殊型・軟骨及び軟部組織用・特殊固定用アンカーは，1製品に複数のアンカーを含む場合，使用したアンカー毎に算定できる。
→固定用内副子（スクリュー）の定義　次のいずれにも該当すること。
① 薬事承認又は認証上，類別が「医療用品(4)整形用品」であって，一般的名称が「体内固定用ネジ」，「体内固定用コンプレッションヒッププレート」，「体内固定用プレート」，「体内固定システム」，「体内固定用ピン」，「靱帯固定具」，「頭部プロテーゼ固定用材料」，「吸収性靱帯固定具」，「非吸収性人工靱帯」若しくは「吸収性人工靱帯」又は類別が「機械器具30結紮器及び縫合器」であって，一般的名称が「体内固定用縫合糸」若しくは「植込み型縫合糸固定具」である。
② 骨片を固定することを目的に，単独又は固定用内副子（プレート）若しくは固定用金属ピン・一般用・プレート型と併用して使用するスクリュー又は固定具である。
③ 大腿骨外側固定用内副子及び脊椎固定用材料に該当しない。

【機能区分の定義】
①一般スクリュー（生体用合金Ⅰ）・標準型：次のいずれにも該当。
ア 皮質骨用，海綿骨用又は踵骨用のスクリューである。
イ 材質がチタン又はチタン合金である。
ウ ②及び④から⑥までに該当しない。
②一般スクリュー（生体用合金Ⅰ）・特殊型：次のいずれにも該当。
ア 皮質骨用，海綿骨用又は踵骨用のスクリューである。
イ 材質がチタン又はチタン合金である。
ウ 二種類のネジ山形状を有し，先端部がシャフト部より相対的に太い形状となっており，ヘッド側の皮質骨のスクリューホールとシャフトの空間において，荷重時に骨の可動性を許容する構造である。
エ ④から⑥までに該当しない。
③一般スクリュー（生体用合金Ⅱ）：次のいずれにも該当。
ア 皮質骨用，海綿骨用又は踵骨用のスクリューである。
イ 材質がステンレス又はコバルト・クロム合金である。
ウ ④から⑥までに該当しない。
④中空スクリュー・S：次のいずれにも該当。
ア ガイドワイヤ又はガイドピンに沿って正確な位置に挿入するための中空構造を有するスクリューである。
イ 材質がチタン，チタン合金，ステンレス又はコバルト・クロム合金である。
ウ 次のいずれかに該当。
　ⅰ ノンロッキングスクリュー（単独又はプレートと併用されるスクリューであって，スクリューヘッドに螺子構造を持たず，プレートと併用する場合には，スクリューヘッドの座面によってプレートを圧着させるものをいう）であって，シャフト部のネジ山が6mm未満である。
　ⅱ ロッキングスクリュー（プレートと併用されるスクリューであって，スクリューヘッドに螺子構造を持ち，プレートのスクリューホールの螺子構造と噛み合うことにより，角度の安定化をもたらすものをいう）又はロッキングピンであって，スクリューヘッド部のネジ山が6mm未満である。
⑤中空スクリュー・L：次のいずれにも該当。
ア ガイドワイヤ又はガイドピンに沿って正確な位置に挿入するための中空構造を有するスクリューである。
イ 材質がチタン，チタン合金，ステンレス又はコバルト・クロム合金である。
ウ 次のいずれかに該当。
　ⅰ ノンロッキングスクリューであって，シャフト部のネジ山が6mm以上である。
　ⅱ ロッキングスクリュー又はロッキングピンであって，スクリューヘッド部のネジ山が6mm以上である。
⑥その他のスクリュー
【定義】次のいずれにも該当すること。
　ⅰ 骨又は軟部組織等を接合若しくは固定することを目的に，単独又は固定用内副子（プレート）と併用して使用するスクリュー又は固定具である。
　ⅱ 固定用内副子（スクリュー）の一般スクリュー，中空スクリュー及び固定釘（ステープル）に該当しない。
【機能区分の定義】
　ⅰ 標準型・小型スクリュー（頭蓋骨・顔面・上下顎骨用）：頭蓋骨，顔面骨，上下顎骨の接合や固定に使用するスクリューである。
　ⅱ 特殊型・軟骨及び軟部組織用・特殊固定用アンカー
　　a 骨又は軟部組織の固定を目的に使用する，スーチャーアンカー型又はインターフェアランス型の材料である（縫合糸・金属線等が予め付いているものを含む）。
　　b ⅳに該当しない。
　ⅲ 特殊型・軟骨及び軟部組織用・座金型：次のいずれにも該当。
　　a 固定用内副子（スクリュー）と併用して軟骨，軟部組織又は人工靱帯を固定するために使用する材料である。
　　b ワッシャ状又はプレート状に固定力を得ることを目的に突起物を有するものである。
　ⅳ 特殊型・軟骨及び軟部組織用・特殊固定用ボタン
　　骨又は軟部組織の固定を目的に使用する，骨孔を介して留めるボタン型の固定器具である。
　ⅴ 特殊型・圧迫調整固定用・両端ねじ型・大腿骨頸部用：次のいずれにも該当。
　　a 大腿骨頸部の骨折等の治療に使用するスクリュー（ピン型形状のものを含む）である。
　　b 固定力を維持することを目的に，二重構造等の圧迫調整機能

vi 特殊型・圧迫調整固定用・両端ねじ型・一般用：次のいずれにも該当。
　a スクリュー単独又は固定用内副子（プレート）と併用して骨片の固定や骨折等の治療に使用する両端にねじを有するスクリューである。
　b 固定力を維持することを目的に，二重構造等の圧迫調整機能を有するものである（両端に異なるネジ径と異なるピッチのネジ部を有する構造のスクリューを含む）。

061 固定用内副子（プレート）

(1)	ストレートプレート（生体用合金Ⅰ・S）	
	保 固定用内副子・FC-1-S	19,600円
(2)	ストレートプレート（生体用合金Ⅰ・L）	
	保 固定用内副子・FC-1-L	27,300円
(3)	ストレートプレート（生体用合金Ⅱ・S）	
	保 固定用内副子・FC-2-S	3,560円
(4)	ストレートプレート（生体用合金Ⅱ・L）	
	保 固定用内副子・FC-2-L	8,290円
(5)	有角プレート（生体用合金Ⅰ）	
	保 固定用内副子・FD-1	36,100円
(6)	有角プレート（生体用合金Ⅱ）	
	保 固定用内副子・FD-2	29,400円
(7)	骨端用プレート（生体用合金Ⅰ）	
	①標準型　保 固定用内副子・FE-1	68,700円
	②内外反変形矯正用（小児）	
	保 固定用内副子・FE-1-2	86,000円
	③患者適合型　保 固定用内副子・FE-1-3	81,900円
(8)	骨端用プレート（生体用合金Ⅱ）	
	保 固定用内副子・FE-2	29,900円
(9)	変形矯正用患者適合型プレート	
	保 固定用内副子・FE-3	265,000円
(10)	その他のプレート	
	①標準	
	（ア）指骨，頭蓋骨，顔面骨，上下顎骨用	
	ⅰ ストレート型・異形型	
	保 固定用内副子・F2-a-1	11,700円
	ⅱ メッシュ型	
	保 固定用内副子・F2-a-2	55,600円
	（イ）下顎骨・骨盤再建用	
	保 固定用内副子・F2-b-1	62,300円
	（ウ）下顎骨用	
	保 固定用内副子・F2-b-2	773,000円
	（エ）人工顎関節用	
	保 固定用内副子・F2-c	115,000円
	（オ）頭蓋骨閉鎖用	
	ⅰ バーホール型	
	保 固定用内副子・F2-d-1	12,400円
	ⅱ クランプ型	
	保 固定用内副子・F2-d-2	18,400円
	②特殊	
	（ア）骨延長用　保 固定用内副子・F2-e	116,000円
	（イ）胸骨挙上用　保 固定用内副子・F2-f	176,000円
	（ウ）スクリュー非使用型	
	保 固定用内副子・F2-g	176,000円

（編注）「脊椎プレート」は，064脊椎固定用材料の項。

→固定用内副子（プレート）の算定

ア ストレートプレート（生体用合金Ⅰ・S）及びストレートプレート（生体用合金Ⅰ・L）を胸骨に用いる場合は，以下のいずれかに該当する者に対して使用した場合に限り算定できる。その際，診療報酬明細書の摘要欄に該当する項目を記載する。
　a 高度肥満（BMI 30以上）の患者
　b インスリン依存型糖尿病の患者
　c 重症ハイリスク症例と考えられる患者（高度慢性閉塞性肺疾患患者，ステロイド使用患者，両側内胸動脈を使用したバイパス手術を実施した患者，起立時・歩行時に上肢に体重をかける必要のある脳神経疾患患者等）

イ 骨端用プレート（生体用合金Ⅰ）・患者適合型又は変形矯正用患者適合型プレートは，医師が当該プレート以外のプレートでは十分な治療効果が得られないと判断した場合又は当該プレート以外のプレートを使用した場合に比べ大きな治療効果が得られると判断した場合に限り算定する。

事務連絡 問　固定用内副子（プレート）の「ア」「c 重症ハイリスク症例と考えられる患者（高度慢性閉塞性肺疾患，ステロイド使用患者，両側内胸動脈を使用したバイパス例，起立時・歩行時に上肢に体重をかける必要のある脳神経疾患患者等）」の「等」には何が含まれるのか。

答　人工透析症例，同一入院中における再開胸，心臓や大血管の再手術，免疫抑制剤使用症例又は縦隔感染症例に該当する患者であって，胸骨正中切開術を行う者が含まれる。　　　　　（平25.8.6，一部修正）

→固定用内副子（プレート）の定義　次のいずれにも該当すること。
① 薬事承認又は認証上，類別が「医療用品(4)整形用品」であって，一般的名称が「手術用メッシュ」，「体内固定用コンプレッションヒッププレート」，「体内固定用プレート」，「患者適合型体内固定用プレート」，「体内固定システム」，「人工顎関節」，「頭蓋骨固定用クランプ」，「頭部プロテーゼ固定用材料」，「体内固定用ネジ」又は「体内固定器具セット」である。
② 骨又は軟部組織等を固定することを目的に，単独又は固定用内副子（スクリュー）と併用して使用するプレートである。
③ 大腿骨外側用固定用内副子及び脊椎固定用材料に該当しない。

【機能区分の定義】
①ストレートプレート（生体用合金Ⅰ・S）：次のいずれかに該当。
　ア 次のいずれにも該当。
　　ⅰ 長管骨骨幹部の骨折の固定（骨延長用を含む）に使用されるプレートである。
　　ⅱ 材質がチタン又はチタン合金である。
　　ⅲ 長さ100mm未満（形状が，ブロード，ナロー，半円，3分の1円の形状のものを含む）である。
　イ 次のいずれにも該当。
　　ⅰ 胸骨の固定に使用されるプレートのうち，使用可能なスクリューが4本以下である。
　　ⅱ 材質がチタン又はチタン合金である。
②ストレートプレート（生体用合金Ⅰ・L）：次のいずれかに該当。
　ア 次のいずれにも該当。
　　ⅰ 長管骨骨幹部の骨折の固定（骨延長用を含む）に使用されるプレートである。
　　ⅱ 材質がチタン又はチタン合金である。
　　ⅲ 長さ100mm以上（形状が，ブロード，ナロー，半円，3分の1円の形状のものを含む）である。
　イ 次のいずれにも該当。
　　ⅰ 胸骨の固定に使用されるプレートのうち，使用可能なスクリューが5本以上である。
　　ⅱ 材質がチタン又はチタン合金である。
③ストレートプレート（生体用合金Ⅱ・S）：次のいずれにも該当。
　ア 長管骨骨幹部の骨折の固定（骨延長用を含む）に使用されるプレートである。
　イ 材質がステンレス又はコバルト・クロム合金である。
　ウ 長さ100mm未満（形状が，ブロード，ナロー，半円，3分の1円の形状のものを含む）である。
④ストレートプレート（生体用合金Ⅱ・L）：次のいずれにも該当。
　ア 長管骨骨幹部の骨折の固定（骨延長用を含む）に使用されるプレートである。
　イ 材質がステンレス又はコバルト・クロム合金である。
　ウ 長さ100mm以上（形状が，ブロード，ナロー，半円，3分の1円の形状のものを含む）である。
⑤有角プレート（生体用合金Ⅰ）：次のいずれにも該当。
　ア 長管骨骨端部の骨折の固定（矯正骨切り術用を含む）に使用されるプレートである。
　イ 材質がチタン又はチタン合金である。
　ウ 一端が骨内に挿入又は貫通可能なブレード（刃）状の形状を有する角度のあるプレートである。
　エ ⑦から⑩までに該当しない。
⑥有角プレート（生体用合金Ⅱ）：次のいずれにも該当。
　ア 長管骨骨端部の骨折の固定（矯正骨切り術用を含む）に使用されるプレートである。
　イ 材質がステンレス又はコバルト・クロム合金である。
　ウ 一端が骨内に挿入又は貫通可能なブレード（刃）状の形状を有する角度のあるプレートである。
　エ ⑦から⑩までに該当しない。
⑦骨端用プレート（生体用合金Ⅰ）・標準型：次のいずれにも該当。
　ア 長管骨骨端部，距骨若しくは踵骨等の骨折の固定（矯正骨切り術用を含む）又は肩鎖関節脱臼の固定に使用されるプレートである。

イ 材質がチタン又はチタン合金である。
ウ 一端が使用部位の骨の形態に合致した形状であって，骨に密着可能なようにベンディングができるものである，もしくは全体が使用部位の骨の形態に合致した形状であって，ベンディングが不要なものである。
エ ⑧及び⑨に該当しない。
⑧骨端用プレート（生体用合金Ⅰ）・内外反変形矯正用（小児）：次のいずれにも該当。
　ア 材質がチタン合金である。
　イ 小児の成長軟骨板の偏った成長によって生じる内外反変形の矯正にのみ使用するプレートである。
　ウ ⑨に該当しない。
⑨骨端用プレート（生体用合金Ⅰ）・患者適合型：次のいずれにも該当。
　ア 長管骨骨端部，距骨又は踵骨等の骨折の固定（矯正骨切り術用を含む）に使用されるプレートである。
　イ 材質がチタン合金である。
　ウ 一端が使用部位の骨の形態に合致した形状であって，手術前に得た画像等により患者の骨に適合するよう設計されたものである。
⑩骨端用プレート（生体用合金Ⅱ）：次のいずれにも該当。
　ア 長管骨骨端部，距骨又は踵骨等の骨折の固定（矯正骨切り術用を含む）に使用されるプレートである。
　イ 材質がステンレス又はコバルト・クロム合金である。
　ウ 一端が使用部位の骨の形態に合致した形状であって，骨に密着可能なようにベンディングができるものである。
⑪変形矯正用患者適合型プレート：次のいずれにも該当。
　ア 橈骨遠位部，上腕骨遠位端又は橈尺骨骨幹部の矯正骨切り術に使用されるプレートである。
　イ 材質がチタン合金である。
　ウ 一端が使用部位の骨の形態に合致した形状であって，手術前に得た画像等により患者の骨に適合するよう設計されたものである。
　エ 患者適合型の変形矯正ガイドと一体として薬事承認を得ている。
　オ 患者適合型の変形矯正ガイドと併せて使用した場合の有用性が臨床成績において評価されている。
⑫その他のプレート
　【定義】次のいずれにも該当すること。
　　ⅰ 骨又は軟部組織の接合又は固定をすることを目的に，単独又は固定用内副子（スクリュー）と併用して使用するプレートである。
　　ⅱ 固定用内副子（プレート）のストレートプレート，有角プレート，骨端用プレートに該当しない。
　【機能区分の定義】
　　ⅰ 標準・指骨，頭蓋骨，顔面骨，上下顎骨用・ストレート型・異形型：次のいずれにも該当。
　　　ａ 指骨，頭蓋骨，顔面骨，上下顎骨の固定に使用されるプレートである。
　　　ｂ ⅱに該当しない。
　　ⅱ 標準・指骨，頭蓋骨，顔面骨，上下顎骨用・メッシュ型：次のいずれにも該当。
　　　ａ 指骨，頭蓋骨，顔面骨，上下顎骨の固定に使用されるプレートである（眼窩床用を含む）。
　　　ｂ メッシュ（網目）状の構造を有するものである。
　　ⅲ 標準・下顎骨・骨盤再建用：次のいずれにも該当。
　　　ａ 下顎骨や骨盤等の再建に使用されるプレートである。
　　　ｂ ⅰ及びⅱに該当しない。
　　ⅳ 標準・下顎骨用：次のいずれにも該当。
　　　ａ 下顎骨の外傷又は再建後の骨固定に用いるプレートである。
　　　ｂ 材質がチタンである。
　　　ｃ 個々の患者に適合するよう設計され，切削加工（削り出し）により製造されるものである。
　　ⅴ 標準・人工顎関節用：顎関節として機能する人工骨頭を有する材料である。
　　ⅵ 標準・頭蓋骨閉鎖用・バーホール型：次のいずれにも該当。
　　　ａ 固定用内副子（スクリュー）と併用して，頭蓋骨閉鎖及び骨固定に使用される。
　　　ｂ バーホールを覆うことができる多角形又は円形の形状である。
　　ⅶ 標準・頭蓋骨閉鎖用・クランプ型：次のいずれにも該当。
　　　ａ 固定用内副子（スクリュー）を併用せず，プレートに付属する骨固定把持機能等により，頭蓋骨閉鎖及び骨固定に使用するものである。
　　　ｂ ⅴに該当しない。
　　ⅷ 特殊・骨延長用
　　　　頭蓋・顔面・上下顎骨の短縮又は伸長を目的として固定用内副子（スクリュー），固定用金属ピン又は固定用内副子（プレート）と併用して使用するプレートである。
　　ⅸ 特殊・胸骨挙上用：次のいずれにも該当。
　　　ａ 骨に固定するスクリューを併用せず，プレート自体の把持構造，縫合糸若しくは金属線又は骨セメントと併用し，胸骨の挙上及び固定に使用するプレートである。
　　　ｂ ⅵに該当しない。
　　ⅹ 特殊・スクリュー非使用型：次のいずれにも該当。
　　　ａ 骨に固定するスクリューを併用せずに，プレート自体の把持構造，縫合糸若しくは金属線又は骨セメントと併用し，骨又は軟部組織等の固定に使用するプレートである。
　　　ｂ ⅵ，ⅸに該当しない。

062 大腿骨外側固定用内副子

(1)	つばなしプレート	
	固定用内副子・FF-3	51,300円
(2)	つばつきプレート	
	固定用内副子・FG-3	86,700円
(3)	ラグスクリュー	
	固定用内副子・FH-3	28,200円
(4)	スライディングラグスクリュー	
	固定用内副子・FI-1	
	（24.6～25.2）	29,000円
	（25.3～5）	27,200円
	（25.6～）	25,400円
(5)	圧迫固定スクリュー	
	固定用内副子・FJ-3	6,900円

→大腿骨外側固定用内副子の算定
ア スラストプレート人工股関節システムを使用して人工股関節置換術を行った場合は，ラグスクリュー及びつばなしプレートにより算定する。
イ スラストプレート人工股関節システムを固定するために用いるスクリューは，一般スクリューとして算定できる。
→大腿骨外側固定用内副子の定義　次のいずれにも該当すること。
① 薬事承認又は認証上，類別が「医療用品(4)整形用品」であって，一般的名称が「体内固定用コンプレッションヒッププレート」又は「体内固定用プレート」である。
② 大腿骨頸部骨折，大腿骨顆部骨折等の骨折部位を固定するために使用されるプレート又はスクリューである。
【機能区分の定義】
①つばなしプレート：次のいずれにも該当。
　ア 大腿骨大転子部等を固定・圧迫することを目的に使用するつばを有しないプレートである。
　イ 材質がチタン，チタン合金，ステンレス又はコバルト・クロム合金である。
　ウ ③又は④を併用するものである。
②つばつきプレート：次のいずれにも該当。
　ア 大腿骨大転子部等を固定・圧迫することを目的に使用するつばを有するプレートである。
　イ 材質がチタン，チタン合金，ステンレス又はコバルト・クロム合金である。
　ウ ③又は④を併用するものである。
③ラグスクリュー：次のいずれにも該当。
　ア 大腿骨頸部等を固定することを目的に使用するスクリューである。
　イ 材質がチタン，チタン合金，ステンレス又はコバルト・クロム合金である。
　ウ ①又は②と併用するものである。
④スライディングラグスクリュー：次のいずれにも該当。
　ア 大腿骨頸部等を固定することを目的に使用するスクリューである。
　イ 材質がチタン又はチタン合金である。
　ウ 術後の転位に応じた安定性を得るため，スライドする筒状構造を有するものである。
　エ ①又は②と併用するものである。
⑤圧迫固定スクリュー：次のいずれにも該当。
　ア 大腿骨頸部等を固定することを目的に使用するスクリューである。
　イ ラグスクリューの末端から挿入してラグスクリューに圧迫を加えプレートに固定するものである。
　ウ 材質がチタン，チタン合金，ステンレス又はコバルト・クロム合金である。
　エ ③と併用するものである。

063 固定用内副子用ワッシャー，ナット類

(1)	ワッシャー 固定用内副子・FK-2	2,970円
(2)	ナット 固定用内副子・FL	466円

→固定用内副子用ワッシャ，ナット類の定義　次のいずれにも該当すること。
① 薬事承認又は認証上，類別が「医療用品(4)整形用品」であって，一般的名称が「体内固定用ネジ」，「体内固定用ナット」，「体内固定用プレート」，「体内固定システム」，「体内固定用ワッシャ」又は「脊椎内固定具」である。

② スクリューによる骨折部位の圧迫を補助又は脊椎の固定を補助することを目的に使用するワッシャ又はナットである。
【機能区分の定義】
① ワッシャ：スクリューと併用されるワッシャである。
② ナット：スクリューと併用することにより，骨折部位を両端から圧迫することを目的に使用するナットである。

064 脊椎固定用材料

(1) 脊椎ロッド
　① 標準型　㊞固定用内副子・FM　36,500円
　② 標準型・患者適合型　80,100円
　③ 特殊型　㊞固定用内副子・FM-2　36,500円
　④ 特殊型・患者適合型　80,100円
(2) 脊椎プレート
　① 標準型　㊞固定用内副子・FO　36,400円
　② バスケット型
　　㊞固定用内副子・FO-2　42,700円
(3) 椎体フック　㊞固定用内副子・FP　63,100円
(4) 脊椎スクリュー（固定型）
　　㊞固定用内副子・FQ-F　63,100円
(5) 脊椎スクリュー（可動型）
　① 標準型　㊞固定用内副子・FQ-V　79,100円
　② 低侵襲手術専用型　㊞固定用内副子・FQ-V-3
　　　79,100円
　③ 横穴付き　㊞固定用内副子・FQ-V-2　97,900円
(6) 脊椎スクリュー（伸展型）
　　㊞固定用内副子・FQ-E　110,000円
(7) 脊椎スクリュー（アンカー型）
　　㊞固定用内副子・FR　34,500円
(8) 脊椎コネクター　㊞固定用内副子・FS　36,800円
(9) トランスバース固定器
　　㊞固定用内副子・FT　60,100円
(10) 椎体ステープル　㊞固定用内副子・FU　35,300円
(11) 骨充填用スペーサー　㊞固定用内副子・FV　3,250円

→脊椎固定用材料の算定
ア U字型脊椎ロッドは，脊椎ロッド2本とトランスバース固定器1本を組み合わせたものとして算定して差し支えない。また，レクタングル型脊椎ロッドは，脊椎ロッド2本を組み合わせたものとして算定して差し支えない。
イ 脊椎ロッドと脊椎プレートの機能を併せて持つものについては，主たる機能に係るもののみを算定する。
ウ 脊椎ロッドと椎体フックが組み合わされ一体化されたものについては，それぞれ算定して差し支えない。
エ トランスバース固定器と椎体フックの機能を併せて持つものについては，それぞれ算定して差し支えない。
オ U字型プレート（後頭骨を支持する機能を有するものに限る）は，脊椎プレート2枚を組み合わせたものとして算定できる。
カ 脊椎プレートと脊椎コネクターが組み合わされ一体化されたものについては，それぞれ算定して差し支えない。
キ 脊椎ロッドと脊椎コネクターが組み合わされ一体化されたものについては，それぞれ算定して差し支えない。
ク 脊椎ロッドと脊椎スクリュー（固定型）が組み合わされ一体化されたものについては，当該材料の使用に係る所定の研修を修了した医師が使用した場合に限り，それぞれ算定して差し支えない。
ケ 脊椎スクリュー（可動型）・横穴付きは，関連学会が定める使用基準に基づき使用する。
コ 脊椎スクリュー（可動型）・横穴付きは，骨粗鬆症等により骨強度が低下した患者に対して使用した場合に算定できる。
サ 脊椎スクリュー（伸展型）は，早期発症側弯症の原則10歳未満の小児患者に対して，脊柱変形の矯正及び矯正の維持を目的として使用した場合に限り算定する。ただし，10歳以上の患者に対して使用した場合は，診療報酬明細書の摘要欄にその医学的理由を記載する。

→脊椎固定用材料の定義　次のいずれにも該当すること。
① 薬事承認又は認証上，類別が「医療用品(4)整形用品」であって，一般的名称が「体内固定システム」，「吸収性体内固定システム」，「体内固定プレート」，「体外固定システム」，「脊椎内固定器具」又は「脊椎ケージ」である。

② 脊椎側弯症の矯正等，脊椎の固定を目的として使用する材料である。
【機能区分の定義】
① 脊椎ロッド・標準型：次のいずれにも該当。
　ア 脊椎を一定の形状に固定保持することを目的に使用するロッドである。
　イ 脊椎ロッド以外の脊椎固定用材料と組み合わせて使用するものである。
　ウ ②に該当しない。
② 脊椎ロッド・特殊型：次のいずれにも該当。
　ア 脊椎を一定の形状に固定保持することを目的に使用するロッドである。
　イ 脊椎ロッド以外の脊椎固定用材料と組み合わせて使用するものである。
　ウ 次のいずれかに該当。
　　 i 材質がコバルト・クロム合金である。
　　 ii レール状の形状を有するものである。
③ 脊椎プレート・標準型：次のいずれにも該当。
　ア 脊椎を固定保持することを目的に使用するプレートである。
　イ 脊椎スクリューと併用するものである。
　ウ ④に該当しない。
④ 脊椎プレート・バスケット型：次のいずれにも該当。
　ア 脊椎を固定保持することを目的に使用するプレートである。
　イ 脊椎スクリューと併用するものである。
　ウ 移植骨を充填するバスケットを有するものである。
⑤ 椎体フック：脊椎ロッドを挿入，又は単独で脊椎に掛けることを目的に使用するフックである。
⑥ 脊椎スクリュー（固定型）：次のいずれにも該当。
　ア 脊椎ロッド，脊椎プレート，脊椎コネクタ又は脊椎ケージを脊椎に固定することを目的に使用するスクリュー又はプレート形状のものである。
　イ スクリュー本体に可動・可変部の機能を有していない。
⑦ 脊椎スクリュー（可動型）・標準型：次のいずれにも該当。
　ア 脊椎ロッド，脊椎プレート又は脊椎コネクタを脊椎に固定することを目的に使用するスクリューである。
　イ スクリュー本体に可動・可変部の機能を有している。
　ウ ⑧，⑨及び⑩に該当しない。
⑧ 脊椎スクリュー（可動型）・低侵襲手術専用型：次のいずれにも該当。
　ア 脊椎ロッド，脊椎プレート又は脊椎コネクタを脊椎に固定することを目的に使用するスクリューである。
　イ スクリュー本体に可動・可変部の機能を有している。
　ウ ナビゲーション等の画像支援下に経皮的に使用することができるスクリュー形状（エクステンドタブ）又は専用器具（エクステンダー）が装着可能なものである。
　エ ⑨及び⑩に該当しない。
⑨ 脊椎スクリュー（可動型）・横穴付き：次のいずれにも該当。
　ア 脊椎ロッド，脊椎プレート又は脊椎コネクタを脊椎に固定することを目的に使用するスクリューである。
　イ スクリュー本体に可動・可変部の機能を有している。
　ウ シャフト部に骨セメントを椎体内に注入するための横穴を有している。
　エ 骨粗鬆症等により骨強度が低下した患者を対象とする。
⑩ 脊椎スクリュー（伸展型）：次のいずれにも該当。
　ア 脊椎ロッド，脊椎プレート又は脊椎コネクタを脊椎に固定することを目的に使用するスクリューである。
　イ スクリュー本体に可動・可変部の機能を有している。
　ウ ロッドと併用することにより，脊椎ロッド上を頭尾側方向にスライドする機能を有し，早期発症側弯症の矯正及び矯正の維持を目的に使用するスクリューである。
⑪ 脊椎スクリュー（アンカー型）：骨の固定を目的に使用する，アンカー型の材料である（縫合糸・金属線等が予め付いているものを含む）。
⑫ 脊椎コネクタ：複数の脊椎ロッドを直線上に連結すること又は脊椎ロッドと他の脊椎固定用材料（椎体フック，脊椎スクリュー又は脊椎プレート）を連結することを目的に使用するコネクタである。
⑬ トランスバース固定器：複数の脊椎ロッド，複数の脊椎プレート又は複数の脊椎スクリューをそれぞれ並列に連結固定するものである。
⑭ 椎体ステープル：脊椎を固定することを目的に，その先端を椎体に刺入する棘状の形状を有するもの。
⑮ 骨充填用スペーサ：次のいずれにも該当。
　ア 移植骨を充填するスペーサである。
　イ 脊椎プレート・標準型と併用するものである。
⑯ 脊椎ロッド・標準型・患者適合型：①脊椎ロッド・標準型に該当し，かつ個々の患者に適合するよう設計・製造されたもの。
⑰ 脊椎ロッド・特殊型・患者適合型：②脊椎ロッド・特殊型に該当し，かつ個々の患者に適合するよう設計・製造されたもの。

065 人工肩関節用材料
(1) 肩甲骨側材料
　① グレノイドコンポーネント

(ア)標準型	機人工肩関節・SG-1	124,000円
(イ)特殊型	機人工肩関節・SG-1-2	144,000円
②関節窩ヘッド		
(ア)標準型	機人工肩関節・SG-2	158,000円
(イ)部分補正型	機人工肩関節・SG-2-2	167,000円
③ベースプレート		
(ア)標準型	機人工肩関節・SR-5	167,000円
(イ)特殊型	機人工肩関節・SR-5-2	187,000円
(2) 上腕骨側材料		
①上腕骨ステム		
(ア)標準型	機人工肩関節・SH-1	270,000円
(イ)特殊型	機人工肩関節・SH-1-2	316,000円
②ステムヘッド及びトレイ		
(ア)ステムヘッド	機人工肩関節・SS-1	214,000円
(イ)トレイ	機人工肩関節・SS-2	50,900円
③スペーサー	機人工肩関節・SS-3	100,000円
④インサート		
(ア)標準型	機人工肩関節・SI-1	33,100円
(イ)特殊型	機人工肩関節・SI-2	54,300円
(3) 切換用	機人工肩関節・SR-6	40,300円

→人工肩関節用材料及び人工肘関節用材料の算定
ア トレイ，スペーサー，関節窩ヘッド及びベースプレートは，腱板機能不全を呈する症例に対して肩関節の機能を代替するために使用した場合に限り算定する。
イ 切換用を用いる場合は，その詳細な理由を診療報酬明細書の摘要欄に記載する。
ウ 人工肩関節用材料及び人工肘関節用材料に併用される部品の費用については，特に規定する場合を除き，人工肩関節用材料及び人工肘関節用材料の材料価格に含まれるものであり，別途特定保険医療材料として算定できない。
エ 複数の機能区分が一体化されている製品を使用した場合は，それぞれ算定する。

→人工肩関節用材料の定義　次のいずれにも該当すること。
① 薬事承認又は認証上，類別が「医療用品(4)整形用品」であって，一般的名称が「人工肩関節上腕骨コンポーネント」，「全人工肩関節」又は「人工肩関節関節窩コンポーネント」である。
② 人工関節置換術等を実施する際に肩関節機能再建のために使用する人工材料である。

【機能区分の定義】
①肩甲骨側材料・グレノイドコンポーネント・標準型：次のいずれにも該当。
ア 肩関節の機能を代替するために肩甲骨側に使用するグレノイドコンポーネント（単独又は組み合わせて使用するタイプを含む）である。
イ ②に該当しない。
②肩甲骨側材料・グレノイドコンポーネント・特殊型：次のいずれにも該当。
ア 肩関節の機能を代替するために肩甲骨側に使用するグレノイドコンポーネント（単独又は組み合わせて使用するタイプを含む）である。
イ 骨との固定力を強化するための以下の加工等が施されているものであって，その趣旨が薬事承認又は認証事項に明記されている。
　ポーラス状のタンタル又はチタン合金による表面加工
③肩甲骨側材料・関節窩ヘッド・標準型：次のいずれにも該当。
ア 腱板機能不全を呈する症例に対して肩関節の機能を代替するために使用する，臼蓋側と骨頭側の解剖学的形状を反転させたリバース型の全人工肩関節である。
イ ベースプレートと組み合わせて使用し，骨頭の機能を代替するものである。
ウ ④に該当しない。
④肩甲骨側材料・関節窩ヘッド・部分補正型：次のいずれにも該当。
ア 腱板機能不全を呈する症例に対して肩関節の機能を代替するために使用する，臼蓋側と骨頭側の解剖学的形状を反転させたリバース型の全人工肩関節である。
イ ベースプレートと組み合わせて使用し，骨頭の機能を代替するものである。
ウ 肩甲骨ノッチングを低減するために，回転の中心を補正した形状である。
⑤肩甲骨側材料・ベースプレート・標準型：次のいずれにも該当。
ア 腱板機能不全を呈する症例に対して肩関節の機能を代替するために使用する，臼蓋側と骨頭側の解剖学的形状を反転させたリバース型の全人工肩関節である。
イ スクリューによって肩甲骨に固定され，関節窩ヘッドを支持するものである。
ウ ⑥に該当しない。
⑥肩甲骨側材料・ベースプレート・特殊型：次のいずれにも該当。
ア 腱板機能不全を呈する症例に対して肩関節の機能を代替するために使用する，臼蓋側と骨頭側の解剖学的形状を反転させたリバース型の全人工肩関節である。
イ スクリューによって肩甲骨に固定され，関節窩ヘッドを支持するものである。
ウ 関節窩ヘッドの設置位置を側方移動するためのベースプレートパッド又はコンポーネントを有する。
エ 骨との固定力を強化するための以下の加工等が施されているものであって，その趣旨が薬事承認又は認証事項に明記されている。
　ポーラス状のタンタル又はチタン合金による表面加工
⑦上腕骨側材料・上腕骨ステム・標準型：次のいずれにも該当。
ア 肩関節の機能を代替するために上腕骨側に使用するものであって，人工肩関節置換術等の際に用いるステムである。
イ ⑧に該当しない。
⑧上腕骨側材料・上腕骨ステム・特殊型：次のいずれにも該当。
ア 肩関節の機能を代替するために上腕骨側に使用するものであって，人工肩関節置換術等の際に用いるステムである。
イ 骨との固定力を強化するための以下の加工等が施されているものであって，その趣旨が薬事承認又は認証事項に明記されている。
　ポーラス状のタンタルによる表面加工
⑨上腕骨側材料・ステムヘッド及びトレイ・ステムヘッド：次のいずれにも該当。
ア アナトミカル型に対応している。
イ 上腕骨ステムと組み合わせて使用する材料である。
⑩上腕骨側材料・ステムヘッド及びトレイ・トレイ：次のいずれにも該当。
ア 腱板機能不全を呈する症例に対して肩関節の機能を代替するために使用する，臼蓋側と骨頭側の解剖学的形状を反転させたリバース型の全人工肩関節に使用される材料である。
イ 上腕骨ステムと組み合わせて使用する材料である。
⑪上腕骨側材料・スペーサー：次のいずれにも該当。
ア 腱板機能不全を呈する症例に対して肩関節の機能を代替するために使用する，臼蓋側と骨頭側の解剖学的形状を反転させたリバース型の全人工肩関節に使用される材料である。
イ 上腕骨側材料の設置位置を最適化するために，トレイとインサートの間に挿入するものである。
⑫上腕骨側材料・インサート・標準型：次のいずれにも該当。
ア 腱板機能不全を呈する症例に対して肩関節の機能を代替するために使用する，臼蓋側と骨頭側の解剖学的形状を反転させたリバース型の全人工肩関節に使用される材料である。
イ トレイと組み合わせて使用し，関節摺動面を確保するものである。
ウ ⑬に該当しない。
⑬上腕骨側材料・インサート・特殊型：次のいずれにも該当。
ア 腱板機能不全を呈する症例に対して肩関節の機能を代替するために使用する，臼蓋側と骨頭側の解剖学的形状を反転させたリバース型の全人工肩関節に使用される材料である。
イ トレイと組み合わせて使用し，関節摺動面を確保するものである。
ウ 以下のいずれかに該当。
　i 肩甲骨ノッチングを低減するために⑧と組みあわせて使用することにより，ネック・シャフト角を調節できるものである。
　ii 摩耗粉を軽減するためにビタミンEに浸漬又は添加されているものであって，その趣旨が薬事承認又は認証事項に明記されている。
⑭切換用：次のいずれかに該当。
ア リバース型を用いた人工肩関節置換術等の術中に，解剖学的理由等によりリバース型組み合わせの設置が困難であると判断された場合に，緊急的にアナトミカル型の組み合わせに切り換えるために用いるものである。
イ リバース型を用いた人工肩関節置換術等を実施した患者の術後再置換時に，解剖学的理由等によりリバース型組み合わせの設置が困難であると判断された場合に，アナトミカル型の組み合わせに切り換えるために用いるものである。

066 人工肘関節用材料

(1) 上腕骨ステム	機人工肘関節・EH-1-3	221,000円
(2) 尺骨ステム	機人工肘関節・EU-2	172,000円
(3) 橈骨側材料	機人工肘関節・ER-3	156,000円
(4) 関節摺動部材料	機人工肘関節・EC-1	25,300円
(5) ベアリング		
①標準型	機人工肘関節・EB-1	
	1セット当たり	162,000円
②特殊型	機人工肘関節・EB-2	
	1セット当たり	194,000円

→人工肘関節用材料の定義　次のいずれにも該当すること。

① 薬事承認又は認証上，類別が「医療用品(4)整形用品」であって，一般的名称が「人工肘関節橈骨コンポーネント」，「人工肘関節上腕骨コンポーネント」，「橈骨頭用補綴材」，「医薬品組合せ橈骨頭用補綴材」，「人工肘関節尺骨コンポーネント」又は「全人工肘関節」である。
② 人工関節置換術等を実施する際に肘関節機能再建のために使用する人工材料である。

【機能区分の定義】
①上腕骨ステム：肘関節の機能を代替するために上腕骨側に使用するステムである。
②尺骨ステム：肘関節の機能を代替するために尺骨側に使用するステムである。
③橈骨側材料：肘関節の機能を代替するために橈骨側に使用する材料である。
④関節摺動部材料：次のいずれかに該当。
　ア　上腕骨ステムと尺骨ステムを連結し，ベアリングと共に関節摺動面を構成する材料である。
　イ　上腕骨ステムと尺骨ステム間の関節部において，ベアリングと共に関節摺動面を構成する材料である。
⑤ベアリング・標準型：関節摺動部材料と共に使用し，人工肘関節における関節摺動面に使用するものである。
⑥ベアリング・特殊型
　ア　関節摺動部材料と共に使用し，人工肘関節における関節摺動面に使用するものである。
　イ　摩耗粉を低減するためにビタミンEに浸漬又は添加されているものであって，その趣旨が薬事承認又は認証事項に明記されている。

067 人工手関節・足関節用材料
(1) 人工手関節用材料
　①橈骨側材料　⑱人工手関節・WR-1
　　保険医療機関における購入価格による
　②中手骨側材料　⑱人工手関節・WM-2　上に同じ
(2) 人工足関節用材料
　①脛骨側材料　⑱人工足関節・AT-1　362,000円
　②距骨側材料　⑱人工足関節・AT-2　287,000円

→人工手関節・足関節用材料の定義　次のいずれにも該当すること。
① 薬事承認又は認証上，類別が「医療用品(4)整形用品」であって，一般的名称が「全人工足関節」，「全人工手関節」，「人工足関節距骨コンポーネント」，「人工足関節脛骨コンポーネント」，「人工手関節手根骨コンポーネント」又は「人工橈骨手根関節橈骨・尺骨コンポーネント」である。
② 人工関節置換術等を実施する際に手関節・足関節機能再建のために使用する人工材料である。

【機能区分の定義】
①人工手関節用材料・橈骨側材料：手関節の機能を代替するために橈骨側に使用する材料である。
②人工手関節用材料・中手骨側材料：手関節の機能を代替するために中手骨側に使用する材料である。
③人工足関節用材料・脛骨側材料：足関節の機能を代替するために脛骨側に使用する材料である。
④人工足関節用材料・距骨側材料：足関節の機能を代替するために距骨側に使用する材料である。

068 人工指関節用材料
(1) 人工手指関節用材料
　①人工手根中手関節用材料
　　(ア)大菱形骨側材料
　　　⑱人工手指関節・PF-1　149,000円
　　(イ)中手骨側材料
　　　⑱人工手指関節・PM-2　176,000円
　②その他の人工手指関節用材料
　　(ア)近位側材料　⑱人工手指関節・PP-3　107,000円
　　(イ)遠位側材料　⑱人工手指関節・PD-4　92,000円
　　(ウ)一体型　⑱人工手指関節・PO-5　95,900円
(2) 人工足指関節用材料
　①近位側材料　⑱人工足指関節・TP-7
　　保険医療機関における購入価格による
　②遠位側材料　⑱人工足指関節・TD-8　上に同じ
　③一体型　⑱人工足指関節・TO-9　95,500円

→人工指関節用材料の定義　次のいずれにも該当すること。
① 薬事承認又は認証上，類別が「医療用品(4)整形用品」であって，一般的名称が「人工指関節」である。

② 人工関節置換術等の実施の際に手指・足指機能再建のために使用する人工材料である。

【機能区分の定義】
①人工手指関節用材料・人工手根中手関節用材料・大菱形骨側材料：手根中手関節の機能を代替するために大菱形骨側に使用する材料である。
②人工手指関節用材料・人工手根中手関節用材料・中手骨側材料：手根中手関節の機能を代替するために中手骨側に使用する材料である。
③人工手指関節用材料・その他の人工手指関節用材料・近位側材料：手根中手関節以外の関節の機能を代替するために関節近位側に使用する材料である。
④人工手指関節用材料・その他の人工手指関節用材料・遠位側材料：手根中手関節以外の関節の機能を代替するために関節遠位側に使用する材料である。
⑤人工手指関節用材料・その他の人工手指関節用材料・一体型：手根中手関節以外の関節の機能を代替するために使用する材料で，近位側及び遠位側に分離できない構造を持つものである。
⑥人工足指関節用材料・近位側材料：足指の関節の機能を代替するために関節近位側に使用する材料である。
⑦人工足指関節用材料・遠位側材料：足指の関節の機能を代替するために関節遠位側に使用する材料である。
⑧人工足指関節用材料・一体型：足指の関節の機能を代替するために使用する材料で，近位側及び遠位側に分離できない構造を持つものである。

069 上肢再建用人工関節用材料
(1) 再建用上腕骨近位補綴用材料
　⑱上肢再建関節・UL-1　409,000円
(2) 再建用上腕骨遠位補綴用材料
　⑱上肢再建関節・UL-2　600,000円
(3) 再建用尺骨側材料
　⑱上肢再建関節・UL-3　233,000円

070 下肢再建用人工関節用材料
(1) 再建用臼蓋形成カップ
　⑱下肢再建関節・LL-1　589,000円
(2) 再建用大腿骨近位補綴用材料
　⑱下肢再建関節・LL-2　886,000円
(3) 再建用大腿骨遠位補綴用材料
　⑱下肢再建関節・LL-3　756,000円
(4) 再建用大腿骨表面置換用材料
　⑱下肢再建関節・LL-4　626,000円
(5) 再建用脛骨近位補綴用材料
　⑱下肢再建関節・LL-5　733,000円
(6) 再建用脛骨表面置換用材料
　⑱下肢再建関節・LL-6　698,000円

071 カスタムメイド人工関節及びカスタムメイド人工骨
(1) カスタムメイド人工関節
　⑱カスタムメイド人工関節・CP-1
　　保険医療機関における購入価格による
(2) カスタムメイド人工骨
　①カスタムメイド人工骨（S）
　　⑱カスタム人工骨・CP-2S　762,000円
　②カスタムメイド人工骨（M）
　　⑱カスタム人工骨・CP-2M　830,000円
(3) カスタムメイド人工骨プレート
　①プレート型　⑱カスタムプレート・CQ　799,000円
　②メッシュ型　⑱カスタムプレート・CQ-2
　　　　　　　　　　　　　　　　799,000円

→上肢再建用人工関節用材料，下肢再建用人工関節用材料の算定
ア　上肢再建用人工関節用材料及び，下肢再建用人工関節用材料は，原則として悪性腫瘍，再置換等の症例に限って使用できる。なお，当該材料を使用した場合には，その詳細な理由を診療報酬明細書の摘要欄に記載する。

→カスタムメイド人工関節及びカスタムメイド人工骨の算定
ア　カスタムメイド人工関節，カスタムメイド人工骨及びカスタムメイド人工骨プレートは，原則として人工関節置換術等の関節機能再建又は頭蓋・四肢・体幹の骨欠損部を修復又は補填する症例に限って使用できる。なお，当該材料を使用した場合には，その詳細な理由を診療報酬明細書の摘要欄に記載する。

イ カスタムメイド人工骨及びカスタムメイド人工骨プレートについて、同一部位に対し、当該材料と同一の部位に完全に重なるように別の当該材料を使用した場合は、主たるもののみ算定する。

→ **上肢再建用人工関節用材料の定義** 次のいずれにも該当すること。
① 薬事承認又は認証上、類別が「医療用品(4)整形用品」であって、一般的な名称が「人工肩関節上腕骨コンポーネント」、「人工肘関節橈骨コンポーネント」、「人工肘関節上腕骨コンポーネント」、「全人工肩関節」、「人工肩関節関節窩コンポーネント」、「人工関節セット」、「全人工肘関節」、「人工肘関節尺骨コンポーネント」又は「上肢再建用人工材料」である。
② 悪性腫瘍等の疾患により、広範囲な骨切除を行った患者に対し、骨欠損部を補綴し上肢機能を再建するための人工材料である。
③ 人工肘関節用材料、人工肩関節用材料及びカスタムメイド人工関節に該当しない。

【機能区分の定義】
①再建用上腕骨近位補綴用材料:上腕骨の機能を代替するために近位部に使用する骨欠損補綴材料である。
②再建用上腕骨遠位補綴用材料:上腕骨の機能を代替するために遠位部に使用する骨欠損補綴材料である。
③再建用尺骨側材料:肘関節の機能を代替するために尺骨近位部に使用する材料である。

→ **下肢再建用人工関節用材料の定義** 次のいずれにも該当すること。
① 薬事承認又は認証上、類別が「医療用品(4)整形用品」であって、一般的名称が「片側型人工膝関節」、「片側置換型脛骨用人工膝関節」、「人工骨頭」、「表面置換型人工股関節」、「人工股関節寛骨臼コンポーネント」、「人工股関節大腿骨コンポーネント」、「全人工膝関節」、「人工膝関節大腿骨コンポーネント」、「人工膝関節脛骨コンポーネント」、「人工膝関節膝蓋骨コンポーネント」、「全人工股関節」、「人工関節セット」又は「下肢再建用人工材料」である。
② 悪性腫瘍等の疾患により、広範囲な骨切除を行った患者に対し、骨欠損部を補綴し、骨盤及び下肢の機能を再建するための人工材料である。
③ 人工股関節用材料及び人工膝関節用材料に該当しない。

【機能区分の定義】
①再建用臼蓋形成カップ:股関節の機能を代替するために骨盤側に使用する拘束型臼蓋形成用カップ(ライナーを含む)である。
②再建用大腿骨近位補綴用材料:股関節の機能を代替するために大腿骨近位部に使用する骨欠損補綴材料である。
③再建用大腿骨遠位補綴用材料:膝関節の機能を代替するために大腿骨遠位部に使用する骨欠損補綴材料である。
④再建用大腿骨表面置換用材料:脛骨近位補綴用材料の受け側として、軸型人工関節を形成することを目的として、大腿骨遠位側に設置するものであって、骨欠損補綴部分を有しない大腿骨遠位表面置換型である。
⑤再建用脛骨近位補綴用材料:膝関節の機能を代替するために、脛骨近位部に使用する骨欠損補綴材料であって、人工膝関節用材料・脛骨側材料・全置換用に該当しない。
⑥再建用脛骨表面置換用材料:大腿骨遠位補綴用材料の受け側として、軸型人工関節を形成することを目的として脛骨近位側に設置するものであって、骨欠損補綴部分を有しない脛骨近位表面置換型である。

→ **カスタムメイド人工関節及びカスタムメイド人工骨の定義** 次のいずれにも該当すること。
① 薬事承認又は認証上、類別が「医療用品(4)整形用品」であって、一般的名称が「人工骨インプラント」、「コラーゲン使用人工骨」、「人工上顎骨」、「人工椎間板」、「人工椎体」、「人工肋骨」、「人工全耳小骨」、「人工眼窩縁」、「人工頬骨」、「局所人工小骨」、「人工関節セット」、「脊椎ケージ」、「体内固定用プレート」、「患者適合型体内固定用プレート」、「人工股関節寛骨臼コンポーネント」又は「上肢再建用人工材料」であるものにより構成される。
② 特定の患者の人工関節置換術等の関節機能再建又は頭蓋・四肢・体幹の骨欠損部を修復又は補填するものである。
③ 上肢再建用人工関節用材料、下肢再建用人工関節用材料、骨セメント及び合成吸収性骨片接合材料のいずれにも該当しない。

【機能区分の定義】
①カスタムメイド人工関節:当該患者の手術のために特別に設計・製造された特定の形状を有する人工関節である。
②カスタムメイド人工骨(S):次のいずれにも該当。
　ア 当該患者の手術のために特別に設計・製造された特定の形状を有する人工骨であって、製品に外接する円柱のうち最小のものの体積が150mL未満のものである。
　イ ④及び⑤に該当しない。
③カスタムメイド人工骨(M):次のいずれにも該当。
　ア 当該患者の手術のために特別に設計・製造された特定の形状を有する人工骨であって、製品に外接する円柱のうち最小のものの体積が150mL以上のものである。
　イ ④及び⑤に該当しない。
④カスタムメイド人工骨プレート・プレート型:次のいずれにも該当。
　ア 当該患者の手術のために特別に設計・製造された特定の形状を有するプレートであって、電子ビーム積層造形法により製造されるものである。
　イ 材質がチタン合金製である。
　ウ ⑤に該当しない。
⑤カスタムメイド人工骨プレート・メッシュ型:次のいずれにも該当。
　ア 当該患者の手術のために特別に設計・製造された特定の形状を有するプレートであって、電子ビーム積層造形法により製造されるものである。
　イ 材質がチタン合金製である。
　ウ メッシュ状の構造を有する。

072 人工骨頭帽 骨頭帽・RS-1　243,000円

→ **人工骨頭帽の定義** 次のいずれにも該当すること。
(1) 薬事承認又は認証上、類別が「医療用品(4)整形用品」であって、一般的名称が「表面置換型人工股関節」である。
(2) 大腿骨頭を温存する目的で骨頭表面のみを置換するために使用するものである。

073 髄内釘

(1) 髄内釘			
①標準型	髄内釘・F4-a		89,500円
②大腿骨頸部型			
(ア)標準型	髄内釘・F4-c		151,000円
(イ)X線透過型	髄内釘・F4-g		
		(24.4~11)	159,000円
		(24.12~)	156,000円
③集束型	髄内釘・F4-d		6,710円
④可変延長型	髄内釘・F4-e		301,000円
⑤肋骨型	髄内釘・F4-f		55,600円
(2) 横止めスクリュー			
①標準型	髄内釘・F4-h-1		13,800円
②大腿骨頸部型			
(ア)標準型	髄内釘・F4-h-2		34,000円
(イ)X線透過型		(24.4~11)	38,100円
	髄内釘・F4-h-3	(24.12~)	36,700円
(ウ)横穴付き	髄内釘・F4-h-4		34,000円
③特殊型	髄内釘・F4-h-5		17,100円
④両端ねじ型	髄内釘・F4-h-6		15,000円
(3) ナット	髄内釘・F4-j		19,800円
(4) 位置情報表示装置(プローブ・ドリル)			
	髄内釘・F4-k		23,400円

→ **髄内釘の定義** 次のいずれにも該当すること。
① 薬事承認又は認証上、類別が「医療用品(4)整形用品」又は「機械器具(12)理学診療用器具」であって、一般的名称が「体内固定用ネジ」、「体内固定用ナット」、「体内固定用大腿骨髄内釘」、「体内固定用脛骨髄内釘」、「体内固定用上肢髄内釘」、「体内固定用肋骨髄内釘」、「体内固定用腓骨髄内釘」又は「手術用ナビゲーションユニット」である。
② 骨折の固定若しくは安定、骨長の調整、変形の矯正、骨切り術又は関節固定を目的に、長管骨の骨髄腔内、肋骨の骨髄腔内又は楔状骨内に挿入して使用する固定材料である。

【機能区分の定義】
①髄内釘・標準型:次のいずれにも該当。
　ア 骨髄腔内又は楔状骨内に挿入する釘〔付属品及び軟部組織侵入防止栓(エンドキャップ)を含む〕である。
　イ 単数にて使用されるものである。
　ウ ②から⑥までに該当しない。
②髄内釘・大腿骨頸部型・標準型:次のいずれにも該当。
　ア 大腿骨頸部に挿入し大腿骨頭部を固定する機能を有する釘〔付属品及び軟部組織侵入防止栓(エンドキャップ)を含む〕である。
　イ 単数にて使用されるものである。
③髄内釘・集束型:骨髄腔内に複数挿入して固定する釘(付属品を含む)である。
④髄内釘・可変延長型:次のいずれにも該当。
　ア 骨の成長に伴い、術後に釘長が伸縮する機能を有する釘〔付属品及び軟部組織侵入防止栓(エンドキャップ)を含む〕である。
　イ 単数にて使用されるものである。
　ウ 骨長の調整を目的として使用されるものである。
⑤髄内釘・肋骨型:次のいずれにも該当。
　ア 肋骨の髄内に挿入し、スクリューを用いて肋骨を固定する機能を有する釘である。
　イ 単数にて使用されるものである。
⑥髄内釘・大腿骨頸部型・X線透過型:次のいずれにも該当。

ア　大腿骨頸部に挿入し大腿骨頸部を固定する機能を有する釘であり，炭素繊維強化樹脂製であってX線透過性を有している。
イ　付属品及び軟部組織侵入防止栓（エンドキャップ）を含んでいる。
ウ　単数にて使用されるものである。
⑦横止めスクリュー・標準型：次のいずれにも該当。
　ア　髄内釘に専用で使用される螺子又はピンである。
　イ　⑧から⑫までに該当しない。
⑧横止めスクリュー・大腿骨頸部型・標準型：次のいずれにも該当。
　ア　髄内釘に専用で使用される螺子又はブレードである。
　イ　大腿骨頸部に挿入し，骨折部の圧迫固定や回旋防止に使用するものである。
⑨横止めスクリュー・大腿骨頸部型・X線透過型：次のいずれにも該当。
　ア　髄内釘に専用で使用される螺子又はブレードであり，炭素繊維強化樹脂製であってX線透過性を有している。
　イ　大腿骨頸部に挿入し，骨折部の圧迫固定や回旋防止に使用するものである。
⑩横止めスクリュー・大腿骨頸部型・横穴付き：次のいずれにも該当。
　ア　髄内釘に専用で使用される螺子又はブレードである。
　イ　大腿骨頸部に挿入し，骨折部の圧迫固定や回旋防止に使用するものである。
　ウ　先端部に骨セメントを大腿骨頭内に注入するための横穴を有している。
　エ　骨粗鬆症等により骨強度が低下した患者を対象とする。
⑪横止めスクリュー・特殊型：次のいずれにも該当。
　ア　髄内釘に専用で使用される螺子である。
　イ　上腕骨近位側に挿入し，骨折部の回旋防止に使用するものである。
　ウ　螺子のヘッド部分に他の螺子を挿入するためのスクリューホールを有している。
⑫横止めスクリュー・両端ねじ型：次のいずれにも該当。
　ア　髄内釘に専用で使用される螺子である。
　イ　螺子のヘッド部分にスレッドが施され，骨に埋没可能な形状である。
⑬ナット：次のいずれにも該当。
　ア　髄内釘に専用で使用されるものである。
　イ　円盤状の形状であって中央の孔にネジ山を有するもの（ナット）である。
⑭位置情報表示装置（プローブ・ドリル）：ネイルプローブとドリルを共に含むもので，ネイルプローブは先端にセンサーを内蔵し，電磁場を利用して髄内釘の位置情報を表示するための機器と併せて用いるものである。

074　固定釘

(1)	平面型　㊡固定釘・F5-a	16,100円
(2)	立体特殊型　㊡固定釘・F5-b	30,700円

→固定釘の定義　次のいずれにも該当すること。
① 薬事承認又は認証上，類別が「医療用品(4)整形用品」であって，一般的名称が「体内固定用ステープル」又は「吸収性体内固定用組織ステープル」である。
② 骨，軟部組織，人工靱帯又は腱再生材の固定の際に使うかすがい形状の人工材料である。
③ 椎体ステープルに該当しない。

【機能区分の定義】
①平面型：次のいずれにも該当。
　ア　2本以上の釘を有する平面コの字形状である。
　イ　②に該当しない。
②立体特殊型：次のいずれかに該当。
　ア　2本以上の釘を有し，かつ，平面コの字形状以外の形状である。
　イ　次のいずれにも該当。
　　ⅰ　骨片間に対して圧迫を加える構造を有する。
　　ⅱ　軟部組織に対して通常の固定釘の圧着力に加えて，より強固に固定する構造を有する。
　ウ　3本以上の釘を有する立体形状のものである。

075　固定用金属線

(1)	金属線		
	①ワイヤー　㊡金属線・F6-a-1	1cm当たり	16円
	②ケーブル　㊡金属線・F6-a-2		40,700円
	③バンド　㊡金属線・F6-a-3	1cm当たり	242円
(2)	大転子専用締結器　㊡金属線・F6-b		120,000円

→固定用金属線の算定
　ア　高分子ポリエチレン製又はポリエステル製のケーブルは，固定用金属線として算定する。ただし，ポリエステル製のケーブルについては，脊椎の固定に使用した場合に限り算定する。
　イ　ワイヤーについては，使用した長さにより算定する。

→固定用金属線の定義　次のいずれにも該当すること。
① 薬事承認又は認証上，類別が「医療用品(4)整形用品」であって，一般的名称が「体内固定用プレート」，「体内固定用ワイヤ」，「骨固定バンド」，「脊椎内固定器具」，「体内固定用ケーブル」又は「人工股関節大腿骨コンポーネント」である。
② 骨と軟部組織の締結若しくは縫合又は骨とインプラントの固定を目的に使用する金属線又は高分子ポリエチレン製等のケーブル若しくはバンド状のものである。

【機能区分の定義】
①金属線・ワイヤ：次のいずれにも該当。
　ア　単線構造である。
　イ　原則として単独で締結可能なものである。
②金属線・ケーブル：次のいずれにも該当。
　ア　撚り線構造である。
　イ　原則として締結器を用いて締結するものである（締結を目的とした材料を含む）。
③金属線・バンド：次のいずれにも該当。
　ア　板状の構造である。
　イ　締結可能な構造及び穿針可能な構造を有する。
④大転子専用締結器：次のいずれにも該当。
　ア　大転子に引掛ける特有の構造を有し，大転子を固定する締結器である。
　イ　固定用金属ワイヤ又はケーブルと併用されるものである。

076　固定用金属ピン

(1)	創外固定器用		
	①標準型　㊡金属ピン・F7-a		22,200円
	②抗緊張ピン		
	(ア)一般型　㊡金属ピン・F7-b-1		13,700円
	(イ)特殊型　㊡金属ピン・F7-b-2		25,600円
(2)	一般用		
	①標準型　㊡金属ピン・F7-c-1		505円
	②リング型　㊡金属ピン・F7-c-2		21,100円
	③プレート型　㊡金属ピン・F7-c-3		30,400円

→固定用金属ピンの算定　骨接合用器具器械（類別許可品目）として届出されたガイドピンは算定できない。
→固定用金属ピンの定義　次のいずれにも該当すること。
① 薬事承認又は認証上，類別が「医療用品(4)整形用品」であって，一般的名称が「体内固定用ピン」，「体外固定システム」，「体内固定用ケーブル」又は「体内固定用ワイヤ」である。
② 骨若しくは軟部組織の固定又は骨延長を目的に刺入する金属ピンである。
③ ピンの先端を骨に刺入するための構造を有している。

【機能区分の定義】
①創外固定器用・標準型：次のいずれにも該当。
　ア　創外固定器と併用される専用ピンである。
　イ　②及び③に該当しない。
②創外固定器用・抗緊張ピン・一般型：次のいずれにも該当。
　ア　創外固定器と併用される専用ピンである。
　イ　高い緊張力を与えられる構造を有するものである。
　ウ　③に該当しない。
③創外固定器用・抗緊張ピン・特殊型：次のいずれにも該当。
　ア　創外固定器と併用される専用ピンである。
　イ　高い緊張力を与えられる構造を有するものである。
　ウ　骨片の固定及び牽引する構造を有する。
④一般用・標準型：次のいずれにも該当。
　ア　ピンの刺入によって使用される。
　イ　①から③まで，⑤及び⑥に該当しない。
⑤一般用・リング型：次のいずれにも該当。
　ア　ピンの刺入によって使用される。
　イ　ワイヤ又はケーブルを通すためのリング状又はスリーブ状の構造を有している。
　ウ　①から③までに該当しない。
⑥一般用・プレート型：次のいずれにも該当。
　ア　ピンの刺入によって使用される。
　イ　固定用内副子（スクリュー）と併用して，橈骨遠位端及び尺骨の骨折を固定するために使用される体内固定用ワイヤである。
　ウ　スクリュー固定用のプレート部を有する。
　エ　材質がステンレスである。
　オ　①から③までに該当しない。

077　人工靱帯

	㊡靱帯・F8	56,900円

→人工靱帯の定義　次のいずれにも該当すること。
(1) 薬事承認又は認証上，類別が「医療用品(4)整形用品」であって，一般的名称が「非吸収性人工靱帯」又は「吸収性人工靱帯」である。

(2) 断裂又は損傷した靱帯又は腱の機能を回復することを目的に再建すべき組織を補綴，補強又は置換して使用する人工材料である。

078 人工骨

(1) 汎用型
　①非吸収型
　　(ア) 顆粒・フィラー
　　　㉞人工骨・AB-01　　1g当たり　　6,390円
　　(イ) 多孔体
　　　㉞人工骨・AB-02　　1mL当たり　　12,400円
　　(ウ) 形状賦形型
　　　㉞人工骨・AB-04　　1mL当たり　　14,600円
　②吸収型
　　(ア) 顆粒・フィラー
　　　㉞人工骨・AB-05　　1g当たり　　12,000円
　　(イ) 多孔体
　　　ⅰ　一般型
　　　　㉞人工骨・AB-06　　1mL当たり　　14,000円
　　　ⅱ　蛋白質配合型
　　　　㉞人工骨・AB-06-2　1mL当たり　　14,800円
　　(ウ) 綿形状　㉞人工骨・AB-06-3
　　　　　　　　　　　0.1g当たり　14,400円

(2) 専用型
　①人工耳小骨　㉞人工骨・AB-07　　11,100円
　②開頭穿孔術用　㉞人工骨・AB-10　　8,680円
　③頭蓋骨・喉頭気管用
　　　㉞人工骨・AB-11　　　　　38,400円
　④椎弓・棘間用　㉞人工骨・AB-13　　29,600円
　⑤椎体固定用
　　(ア) 1椎体用　㉞人工骨・AB-14　148,000円
　　(イ) 1椎体用・可変式　㉞人工骨・AB-14-2
　　　　　　　　　　　　　　　　　149,000円
　　(ウ) その他　㉞人工骨・AB-15　303,000円
　⑥骨盤用
　　(ア) 腸骨稜用　㉞人工骨・AB-16　59,400円
　　(イ) その他　㉞人工骨・AB-17　161,000円
　⑦肋骨・胸骨・四肢骨用
　　　㉞人工骨・AB-19　　　　　30,300円
　⑧椎体骨創部閉鎖用
　　　㉞人工骨・AB-19-2　1mL当たり　12,100円
　⑨椎体・スクリュー併用用
　　　㉞人工骨・AB-19-3　1mL当たり　13,600円

→人工骨の算定
ア　人工骨は，それぞれ以下の場合に算定できる。
　a　骨髄炎，骨・関節感染症，慢性関節疾患，代謝性骨疾患，外傷性骨疾患若しくは骨腫瘍の病巣掻爬後の補填に用いた場合，これらの疾患の治療のために自家骨移植を行った結果その欠損部位の補填を目的として使用した場合，頭蓋欠損部若しくは骨窓部の充填に使用した場合又は鼓室形成術に使用した場合
　b　汎用型・非吸収型・骨形成促進型については，新鮮な長管骨の骨折で骨欠損の著しい場合において，欠損部位の補填に使用した場合
　c　椎弓・棘間用，椎体固定用については，原発性脊椎悪性腫瘍若しくは悪性腫瘍の脊椎転移後の際の脊椎固定又は脊椎症，椎間板ヘルニア若しくは脊椎分離・すべり症に対する脊椎固定を行う場合
　d　専用型・頭蓋骨・喉頭気管用のうちトルコ鞍プレートについては，下垂体又は視床下部の腫瘍摘除の結果としてトルコ鞍の欠損部補填を行う場合
　e　専用型・頭蓋骨・喉頭気管用のうち眼窩底スペーサについては，眼窩床骨折整復を行う場合
　f　専用型・頭蓋骨・喉頭気管用のうち下顎骨補綴材については，下顎骨腫瘍又は下顎骨外傷の治療として欠損補填を行う場合
　g　骨盤用・腸骨稜用については，腸骨稜を移植骨として採取した後の欠損補填を行う場合
　h　キールボンについては，骨移植に使用した場合

イ　椎体・スクリュー併用用はスクリュー1本当たり2mLを限度に算定する。

→人工骨の定義　次のいずれにも該当すること。
　①　薬事承認又は認証上，類別が「医療用品(4)整形用品」であって，一般的名称が「人工骨インプラント」，「コラーゲン使用人工骨」，「人工上顎骨」，「人工椎間板」，「人工椎体」，「人工肋骨」，「人工全耳小骨」，「人工眼窩縁」，「人工頬骨」，「局所人工小骨」，「脊椎ケージ」，「吸収性骨再生用材料」又は「ヒト脱灰骨基質使用吸収性骨再生用材料」である。
　②　骨の補修，補填，形成又は置換を目的として使用する人工材料である。
　③　固定用内副子（スクリュー），固定用内副子（プレート），大腿骨外側固定用内副子，脊椎固定用材料，骨セメント及び合成吸収性骨片接合材料のいずれにも該当しない。

【機能区分の定義】
①汎用型・非吸収型（顆粒・フィラー）：次のいずれにも該当。
　ア　全身の骨欠損部の補修又は補填を目的とする人工骨である。
　イ　粉体状若しくは顆粒状の形状を有する集合物又は球体，錐体，柱体，テトラポット体等の単一形状を有する集合物である。
　ウ　④に該当しない。
②汎用型・非吸収型（多孔体）：次のいずれにも該当。
　ア　全身の骨欠損部の補修又は補填を目的とする人工骨である。
　イ　立方体状，直方体状又は円柱状等の単純形状を有するものである。
　ウ　⑤及び⑥に該当しない。
③汎用型・非吸収型（形状賦形型）：次のいずれにも該当。
　ア　全身の骨欠損部の補修若しくは補填又は骨折や材料の固定を目的とする人工骨である。
　イ　粉体と液体等の2つ以上の部材からなり，化学反応によって硬化する性質を有し，術時これらを混合したペースト状，粘土状又は硬化したものを補填する構成である。
④汎用型・吸収型（顆粒・フィラー）：次のいずれにも該当。
　ア　全身の骨欠損部の補修又は補填を目的とする人工骨である。
　イ　粉体状若しくは顆粒状の形状を有する集合物又は球体，錐体，柱体，テトラポット体等の単一形状を有する集合物である。
　ウ　体内でほとんど吸収されて骨に置換されるものである。
⑤汎用型・吸収型（多孔体・一般型）：次のいずれにも該当。
　ア　全身の骨欠損部の補修又は補填を目的とする人工骨である。
　イ　立方体状，直方体状又は円柱状等の単純形状を有するものである。
　ウ　体内でほとんど吸収されて骨に置換されるものである。
⑥汎用型・吸収型（多孔体・蛋白質配合型）：次のアからエまでに該当。ただし，ヒト同種骨組織由来の材料については，次のアからオまでに該当する。
　ア　全身の骨欠損部の補修又は補填を目的とする人工骨である。
　イ　立方体状，直方体状，円柱状，ブロック状又はペースト状等の形状を有するものである。
　ウ　体内でほとんど吸収されて骨に置換されるものである。
　エ　コラーゲン又はゼラチンが配合されている。
　オ　ヒト脱灰骨基質及びグリセロールから構成されている。
⑦汎用型・吸収型（綿形状）：次のいずれにも該当。
　ア　全身の骨欠損部の補修又は補填を目的とする人工骨である。
　イ　綿形状である。
　ウ　体内でほとんど吸収されて骨に置換されるものである。
　エ　人工骨0.1gに必要な量の血液を添加することにより，骨欠損1mLの補填が可能となる。
⑧専用型・人工耳小骨：次のいずれかに該当。
　ア　鼓室形成術において，ツチ骨，キヌタ骨又はアブミ骨欠損部を補修又は補填することを目的とした人工骨である。
　イ　アブミ骨手術において，アブミ骨欠損部又は内耳開窓部を補修又は補填することを目的とした人工骨である。
⑨専用型・開頭穿孔術用：頭蓋骨開頭手術により生じた骨欠損部を補修又は補填することを目的とした人工骨である。
⑩専用型・頭蓋骨・喉頭気管用：次のいずれかに該当。
　ア　次のいずれにも該当。
　　ⅰ　頭蓋骨部の骨欠損を補修又は補填することを目的とした人工骨である。
　　ⅱ　⑧及び⑨に該当しない。
　イ　喉頭又は気管を形成又は修復することを目的とした人工骨である。
⑪専用型・椎弓・棘間用：棘突起部，椎弓部又は棘間部を補填することを目的とした人工骨である。
⑫専用型・椎体固定用（1椎体用）：次のいずれにも該当。
　ア　椎体を補修若しくは置換又は上下椎体間を補填することを目的とした人工骨である。
　イ　上下の骨と接触するように設計された部分の最長距離が20mm未満である。
　ウ　⑬に該当しない。
⑬専用型・椎体固定用（1椎体用・可変式）：次のいずれにも該当。
　ア　椎体を補修若しくは置換又は上下椎体間を補填することを目的とした人工骨である。
　イ　上下の骨と接触するように設計された部分の最長距離が20mm未満である。

ウ 上下の骨と接触するように設計された可変式の構造を有する。
⑭ 専用型・椎体固定用（その他）：次のいずれにも該当。
　ア 椎体を補修又は置換することを目的とした人工骨である。
　イ 上下の骨と接触するように設計された部分の最長距離（可変式のものにあっては、最も縮めた際の距離）が20mm以上である。
⑮ 専用型・骨盤用（腸骨稜用）：次のいずれにも該当。
　ア 骨盤に生じた骨欠損部（自家骨採取部を含む）を補修又は補填することを目的とした人工骨である。
　イ 腸骨稜のみを補填又は修復するように設計されたもので、製品の高さが20mm以下のものである。
⑯ 専用型・骨盤用（その他）：次のいずれにも該当。
　ア 骨盤に生じた骨欠損部（自家骨採取部を含む）を補修又は補填することを目的とした人工骨である。
　イ ⑮に該当しない。
⑰ 専用型・肋骨・胸骨・四肢骨用：次のいずれかに該当。
　ア 長管骨骨幹部（指骨を除く）、肋骨、胸骨、鎖骨、肩甲骨又は四肢骨に生じた骨欠損部を補修又は補填することを目的とした人工骨である。
　イ 肋骨、胸骨、鎖骨、肩甲骨及び四肢骨に刺入若しくは添えること又は骨髄腔に挿入若しくは補填することを目的とした人工骨である。
⑱ 専用型・椎体骨創部閉鎖用：脊椎圧迫骨折の治療のため人工骨を椎体内に充填した後の、椎弓根開創部の閉鎖に使用するものである。
⑲ 専用型・椎体・スクリュー併用用：次のいずれにも該当。
　ア スクリューと併用して使用するものである。
　イ ⑱に該当しない。

079 骨セメント
(1) 頭蓋骨用　●セメント・F11-a　1g当たり　621円
(2) 人工関節固定用
　　　●セメント・F11-b　1g当たり　302円
(3) 脊椎・大腿骨頸部用　●セメント・F11-c
　　　　　　　　　　　　　　1g当たり　535円

→骨セメントの算定
ア 頭蓋骨用：頭蓋骨に用いた場合に算定する。
イ 人工関節固定用：人工関節（股関節、膝関節、肩関節、肘関節、足関節等）置換術を行う際の固定を目的として用いた場合に算定する。
ウ 脊椎・大腿骨頸部用
　a 脊椎用・大腿骨頸部用は、以下のいずれかの場合に算定できる。
　　i 経皮的椎体形成術に用いた場合
　　ii 脊椎固定術においてセメント注入型の脊椎スクリューと併用した場合
　　iii 骨折観血的手術においてセメント注入型の横止めスクリュー・大腿骨頸部型と併用した場合
　b 副作用発生時に全身麻酔による手術が行える体制が整備されている施設において使用する。

→骨セメントの定義　次のいずれにも該当すること。
① 薬事承認又は認証上、類別が「医療用品(4)整形用品」であって、一般的な名称が「頭蓋用レジン様化合物」又は「整形外科用骨セメント」である。
② 次のいずれかに該当。
　ア 関節置換術時の置換材料の固定又は頭蓋骨における骨欠損部の修復を目的に埋没部の隙間の充填又は骨欠損部の補充に使用する人工材料である。
　イ 悪性脊椎腫瘍又は骨粗鬆症による有痛性椎体骨折に対する経皮的椎体形成術に用いて、疼痛の軽減を図ることを目的とする人工材料である。
　ウ 脊椎固定術における脊椎スクリューの固定を目的に使用する人工材料である。
　エ 骨折観血的手術における横止めスクリュー・大腿骨頸部型の固定を目的に使用する人工材料である。

【機能区分の定義】
①頭蓋骨用：次のいずれにも該当。
　ア 次のいずれかに該当する。
　　i 悪性脊椎腫瘍又は原発性骨粗鬆症による椎体骨折に対する経皮椎体形成術に使用するものである。
　　ii 骨強度の低下した患者に対して脊椎固定術における脊椎スクリューの固定を目的に使用するものである。
　　iii 骨粗鬆症など骨強度の低下した患者に対して骨折観血的手術における横止めスクリュー・大腿骨頸部型の固定を目的に使用するものである。
　イ 頭蓋骨専用のものである。
　ウ 成分が粉末（メタクリル酸メチル重合体等を主成分）と液体（メタクリル酸メチルを主成分）によって構成される。
②人工関節固定用：次のいずれにも該当。

ア 人工関節固定に使用するものである。
イ 成分が粉末（メタクリル酸メチル重合体等を主成分）と液体（メタクリル酸メチルを主成分）によって構成される。
③脊椎・大腿骨頸部用：次のいずれにも該当。
　ア 次のいずれかに該当する。
　　i 悪性脊椎腫瘍又は骨粗鬆症による椎体骨折に対する経皮椎体形成術に使用するものである。
　　ii 骨強度の低下した患者に対して脊椎固定術における脊椎スクリューの固定を目的に使用するものである。
　　iii 骨粗鬆症など骨強度の低下した患者に対して骨折観血的手術における横止めスクリュー・大腿骨頸部型の固定を目的に使用するものである。
　イ 成分が粉末（メタクリル酸メチル重合体等を主成分）と液体（メタクリル酸メチルを主成分）によって構成される。

参考　骨セメント（人工関節固定用）の算定
次の手術時の079(2)骨セメント（人工関節固定用）の算定は、原則として認められる。
(1)人工骨頭挿入術，(2)人工関節置換術後の二次感染に対する手術
　　　　　　　　　　　　　　　　　（令6.4.30 支払基金）

080 合成吸収性骨片接合材料
(1) スクリュー
　① 一般用　●吸収性接合材・F9-a-1　60,100円
　② 頭蓋・顎・顔面・小骨用
　　　●吸収性接合材・F9-a-2　33,000円
(2) 中空スクリュー
　　　●吸収性接合材・F9-a-3　66,000円
(3) ストレートプレート
　　　●吸収性接合材・F9-b　38,200円
(4) その他のプレート
　　　●吸収性接合材・F9-c　54,200円
(5) 骨・軟部組織固定用アンカー
　　　●吸収性接合材・F9-d-1　42,300円
(6) ワッシャー　●吸収性接合材・F9-g　16,700円
(7) ピン
　① 一般用　●吸収性接合材・F9-h-1　39,500円
　② 胸骨・肋骨用
　　　●吸収性接合材・F9-h-2　31,800円
(8) シート・メッシュ型（15cm²以上25cm²未満）
　　　●吸収性接合材・F9-i　67,300円
(9) シート・メッシュ型（25cm²以上）
　　　●吸収性接合材・F9-j　108,000円
(10) 頭蓋骨閉鎖用クランプ
　① 小児用　●吸収性接合材・F9-k　39,500円
　② 汎用　●吸収性接合材・F9-k-2　19,500円

→合成吸収性骨片接合材料の算定　頭蓋骨閉鎖用クランプ・小児型は、頭蓋骨の成長が見込まれる小児患者に対して使用した場合に算定できる。

→合成吸収性骨片接合材料の定義　次のいずれにも該当すること。
① 薬事承認又は認証上、類別が「医療用品(4)整形用品」であって、一般的な名称が「手術用吸収性メッシュ」、「吸収性体内固定用ボルト」、「吸収性体内固定用ネジ」、「吸収性体内固定用ステープル」、「吸収性体内固定用ナット」、「吸収性体内固定用ピン」、「吸収性人工腱」、「人工耳・鼻・喉用吸収性補綴材」、「体内吸収性合成・炭素繊維補綴材」、「吸収性骨スペーサ」、「吸収性骨プラグ」、「吸収性人工椎体」、「吸収性体内固定用プレート」、「吸収性体内固定システム」、「吸収性腱鞘スペーサ」、「吸収性体内固定用ワイヤ」、「吸収性靱帯固定具」、「吸収性体内固定用ワッシャ」、「吸収性椎間固定器具」、「吸収性脊椎ケージ」、「吸収性体内固定用タック」、「吸収性体内埋植用シート」、「吸収性骨固定バンド」、「吸収性体内固定用ケーブル」若しくは「吸収性頭蓋骨固定用クランプ」又は類別が「機械器具30結紮器及び縫合器」であって、一般的な名称が「吸収性体内固定用組織ステープル」若しくは「吸収性植込み型縫合糸固定用具」である。
② 生体内で加水分解され吸収される材料で作製されたものであって、骨又は軟組織の固定を目的に体内に埋没して使用する人工材料である。

【機能区分の定義】
①スクリュー・一般用：次のいずれにも該当。
　ア 骨片の固定を目的として使用する材料である。
　イ ネジ径が3.0mm以上の螺子である。

② スクリュー・頭蓋・顎・顔面・小骨用：次のいずれにも該当。
　ア　頭蓋骨，顎顔面骨又は小骨の固定を目的として使用する材料である。
　イ　ネジ径が3.0mm未満の螺子である。
③ 中空スクリュー：次のいずれにも該当。
　ア　骨片の固定を目的として使用する材料である。
　イ　ガイドワイヤー又はガイドピンに沿って正確な位置に挿入するための中空構造を有するスクリューである。
④ ストレートプレート：次のいずれにも該当。
　ア　頭蓋骨，顎顔面骨又は小骨の固定を目的として使用する材料である。
　イ　ストレート形状であってスクリュー孔を2か所以上有しているものである。
　ウ　単純な骨折又は骨切りに使用する材料である。
⑤ その他のプレート：次のいずれにも該当。
　ア　頭蓋骨，顎顔面骨又は小骨の固定を目的として使用する材料である。
　イ　ストレート形状以外であってスクリュー孔を2か所以上有しているものである。
　ウ　ストレートプレートで固定不可能な複雑な骨折又は骨切りに使用する材料である。
⑥ 骨・軟部組織固定用アンカー：骨又は軟部組織の固定を目的に使用する，スーチャーアンカー型又はインターフェアランス型の材料である（縫合糸・金属線等が予め付いているものを含む）。
⑦ ワッシャ：次のいずれにも該当。
　ア　スクリュー使用時に併用し，スクリューヘッドの骨内埋没防止を目的に使用する材料である。
　イ　スクリュー孔を1か所有するものである。
⑧ ピン・一般用：次のいずれにも該当。
　ア　骨表面より打ち込み，骨片の固定を目的に使用する材料である。
　イ　円柱又は円錐状の形状を有するものである。
⑨ ピン・胸骨・肋骨用：次のいずれにも該当。
　ア　肋骨又は胸骨の離断面に刺入し断面を接触固定することにより，断面を接合し修復する材料である。
　イ　回旋防止を目的として角柱及び角錐の形状を有するものである。
　ウ　両離断面にピンの両端の一方ずつを挿入して使用する材料である。
⑩ シート・メッシュ型（15cm²以上25cm²未満）：次のいずれにも該当。
　ア　骨片の固定を目的として使用する材料である。
　イ　シート状又はメッシュ（網目）状のプレートである。
　ウ　面積15cm²以上25cm²未満である。
⑪ シート・メッシュ型（25cm²以上）：次のいずれにも該当。
　ア　骨片の固定を目的として使用する材料である。
　イ　シート状又はメッシュ（網目）状のプレートである。
　ウ　面積25cm²以上である。
⑫ 頭蓋骨閉鎖用クランプ・小児用：次のいずれにも該当。
　ア　小児の頭蓋骨の固定を目的として使用する材料であり，その趣旨が薬事承認又は認証事項に明記されている。
　イ　スクリューを併用せず，プレートに付属する骨固定把持機能等により，頭蓋骨閉鎖及び骨固定に使用するものである。
　ウ　単純な骨折又は骨切りに使用する。
　エ　⑬に該当しない。
⑬ 頭蓋骨閉鎖用クランプ・汎用：次のいずれにも該当。
　ア　頭蓋骨の固定を目的として使用する材料である。
　イ　スクリューを併用せず，プレートに付属する糸を締め付けることにより，頭蓋骨閉鎖及び骨固定に使用するものである。
　ウ　単純な骨折又は骨切りに使用する。

頭蓋・神経系材料

081 脳動脈瘤手術クリップ
　(1)　標準型　　　　　　　　　　　　　17,500円
　(2)　特殊型　　　　　　　　　　　　　20,200円

→脳動脈瘤手術クリップの算定　脳動脈瘤手術クリップは，一時的な周囲血管の血流遮断を目的に使用した場合には算定できない。
→脳動脈瘤手術クリップの定義　次のいずれにも該当すること。
① 薬事承認又は認証上，類別が「機械器具30結紮器及び縫合器」であって，一般的な名称が「脳動脈瘤手術用クリップ」である。
② 脳動脈瘤クリッピングを実施する際に，脳動脈瘤頸部又は周囲血管をクリッピングするために使用するクリップである。
【機能区分の定義】
①標準型：次のいずれにも該当。
　ア　脳動脈瘤頸部をクリッピングするクリップである。
　イ　②に該当しない。
②特殊型：次のいずれかに該当。
　ア　障害物となる正常血管又は脳神経と接触せずにクリッピングすることができる構造を有するクリップである。
　イ　突発的血管穿孔の修復を目的に穿孔部の血管全体を覆うクリップである。
　ウ　標準型の閉鎖圧の増加を目的に，標準型と組み合わせて使用する

クリップである。

082 脳血流遮断用クリップ　　　　　　　7,450円

→脳血流遮断用クリップの定義　次のいずれにも該当すること。
(1) 薬事承認又は認証上，類別が「機械器具30結紮器及び縫合器」であって，一般的な名称が「脳血流遮断用クリップ」又は「脳動脈瘤手術用クリップ」である。
(2) 脳血管吻合術又は脳動脈瘤クリッピング術を実施する際に，一時的な周囲血管の血流遮断を目的に使用するクリップである。

083 脳動静脈奇形手術用等クリップ　　　6,280円

→脳動静脈奇形手術用等クリップの定義　次のいずれにも該当すること。
(1) 薬事承認又は認証上，類別が「機械器具30結紮器及び縫合器」であって，一般的な名称が「脳動静脈奇形手術用クリップ」である。
(2) 脳動静脈奇形又は脳腫瘍摘出術において，脳動静脈の血管遮断を目的に使用するクリップである。
(3) バネ式のクリップであり，脳動静脈の血管遮断を目的に使用するクリップである。

084 人工硬膜
　(1)　非吸収型　　　　1cm²当たり　　　819円
　(2)　吸収型　　　　　1cm²当たり　　1,280円

→人工硬膜の定義　次のいずれにも該当すること。
① 薬事承認又は認証上，類別が「医療用品(4)整形用品」であって，一般的な名称が「合成人工硬膜」又は「コラーゲン使用吸収性人工硬膜」である。
② 硬膜欠損部の補填，硬膜の代用又は脳及び脊髄の表面と硬膜の癒着防止を目的に使用する人工膜である。
【機能区分の定義】
①非吸収型：次のいずれにも該当。
　ア　硬膜欠損部の補填，硬膜の代用又は脳及び脊髄の表面と硬膜の癒着防止を目的に使用する人工膜である。
　イ　②に該当しない。
②吸収型：次のいずれにも該当。
　ア　硬膜欠損部の補填，硬膜の代用又は脳及び脊髄の表面と硬膜の癒着防止を目的に使用する人工膜である。
　イ　硬膜様組織が再生し組織と置換するまで機能を持つ，生体内で加水分解され吸収される人工膜である。

085 脳深部刺激装置用リードセット（4極用）
　　　　　　　　　　　　　　　　　　　224,000円

086 脳・脊髄刺激装置用リード及び仙骨神経刺激装置用リード
　(1)　リードセット
　　①4極又は8極　　　　　　　　　　155,000円
　　②16極以上　　　　　　　　　　　363,000円
　(2)　アダプター　　　　　　　　　　114,000円

087 植込型脳・脊髄電気刺激装置
　(1)　疼痛除去用
　　①4極用又は8極用　　　　　　　1,430,000円
　　②16極以上用　　　　　　　　　1,740,000円
　　③16極以上用・体位変換対応型　1,830,000円
　　④16極用・充電式　　　　　　　1,900,000円
　　⑤16極以上用・充電式・体位変換対応型
　　　　　　　　　　　　　　　　　2,160,000円
　　⑥16極以上用・充電式・自動調整機能付き
　　　　　　　　　　　　　　　　　2,260,000円
　　⑦32極用・充電式　　　　　　　1,880,000円
　(2)　振戦軽減用
　　①4極用　　　　　　　　　　　　1,260,000円
　　②16極以上用　　　　　　　　　1,710,000円
　　③16極以上用・自動調整機能付き　1,800,000円
　　④16極以上用・充電式　　　　　2,120,000円
　　⑤16極以上用・充電式・自動調整機能付き
　　　　　　　　　　　　　　　　　2,320,000円

→脳・脊髄刺激装置用リード及び仙骨神経刺激装置用リード，植込型脳・脊髄電気刺激装置の算定

ア 脳・脊髄刺激装置用リード及び仙骨神経刺激装置用リード
　8極用脳・脊髄刺激装置用リードセット及び仙骨神経刺激装置用リードセットは，4極用脳・脊髄刺激装置用リードセット及び仙骨神経刺激装置用リードセット2本を組み合わせたものとして算定して差し支えない。
イ 植込型脳・脊髄電気刺激装置
　a 振戦軽減用は，薬物療法によって十分な治療効果の得られない以下のいずれかの症状の軽減を目的に使用した場合に，1回の手術に対し2個を限度として算定できる。
　　ⅰ 振戦
　　ⅱ パーキンソン病に伴う運動障害
　　ⅲ ジストニア
　　ⅳ 焦点性てんかん
　b 植込型脳・脊髄電気刺激装置の交換に係る費用は，破損した場合等においては算定できるが，単なる機種交換等の場合は算定できない。
ウ 植込型脳・脊髄電気刺激装置及び脳・脊髄刺激装置用リードセットを薬剤抵抗性の焦点性てんかん発作を有するてんかん患者（開頭手術が奏功する患者を除く）に対して，てんかん発作の頻度を軽減することを目的として使用する場合は，関連学会の定める適正使用指針に沿って使用した場合に限り算定できる。

→脳深部刺激装置用リード（4極用）及び脳・脊髄刺激装置用リード及び仙骨神経刺激装置用リードの定義　脳深部刺激療法，脊髄刺激療法又は仙骨神経刺激療法を実施する際に使用するリードである。
【機能区分の定義】
①脳深部刺激装置用リードセット（4極用）：次のいずれにも該当。
　ア 薬事承認又は認証上，類別が「機械器具(12)理学診療用器具」であって，一般的名称が「脳刺激装置」である。
　イ 脳刺激装置植込術を実施する際に，脳深部に刺入するリードセット（リード挿入・固定用補助用具，その他を含む）である。
　ウ 1本のリードに4つ又は8つの脳深部刺激用電極を有するものである。
②脳・脊髄刺激装置用リード及び仙骨神経刺激装置用リード
　ア リードセット
　　ⅰ 4極又は8極：次のいずれにも該当。
　　　a 薬事承認又は認証上，類別が「機械器具(12)理学診療用器具」であって，一般的名称が「植込み型疼痛緩和用スティミュレータ」又は「植込み型排尿・排便機能制御用スティミュレータ」である。
　　　b 次のいずれかに該当するものである。
　　　　ア 脊髄刺激装置植込術を実施する際に，脊髄硬膜外腔に刺入・留置するリードセット（リード挿入・固定用補助用具，その他を含む）である。
　　　　イ 仙骨神経刺激装置植込術を実施する際に，仙骨裂孔に刺入・留置するリードセット（リード挿入・固定用補助用具，その他を含む）である。
　　　c 1本のリードに4つ又は8つの脊髄刺激用の電極を有するものである。
　　ⅱ 16極以上：次のいずれにも該当。
　　　a 薬事承認又は認証上，類別が「機械器具(12)理学診療用器具」であって，一般的名称が「植込み型疼痛緩和用スティミュレータ」である。
　　　b 脊髄刺激装置植込術を実施する際に，脊髄硬膜外腔に刺入・留置するリードセット（リード挿入・固定用補助用具等を含む）である。
　　　c 1本のリードに16以上の脊髄刺激用の電極を有するものである。
　イ アダプター：次のいずれにも該当。
　　ⅰ 薬事承認又は認証上，類別が「機械器具(12)理学診療用器具」であって，一般的名称が「植込み型疼痛緩和用スティミュレータ」又は「振せん用脳電気刺激装置」である。
　　ⅱ 植込型脊髄電気刺激装置と脊髄刺激装置用リードを接続する，又は植込型脳電気刺激装置と脳深部刺激装置用リードを接続する目的で使用するものである。

→植込型脳・脊髄電気刺激装置の定義　次のいずれにも該当すること。
① 薬事承認又は認証上，類別が「機械器具(12)理学診療用器具」であって，一般的名称が「振せん用脳電気刺激装置」，「植込み型疼痛緩和用スティミュレータ」又は「発作防止用脳電気刺激装置」である。
② 脳刺激装置植込術，脳刺激装置交換術，脊髄刺激装置植込術又は脊髄刺激装置交換術を実施する際に使用する送信器及び受信器の機能が一体化した体内植込型脳・脊髄刺激装置である。
【機能区分の定義】
①疼痛除去用（4極用又は8極用）：次のいずれにも該当。
　ア 疼痛除去を目的として使用するものである。
　イ 4又は8つの電極に通電し，電位を自由に設定できる。
②疼痛除去用（16極以上用）：次のいずれにも該当。
　ア 疼痛除去を目的として使用するものである。
　イ 16以上の電極に通電し，電位を自由に設定できる。
③疼痛除去用（16極以上用・体位変換対応型）：次のいずれにも該当。
　ア 疼痛除去を目的として使用するものである。
　イ 16以上の電極に通電し，電位を自由に設定できる。
　ウ 患者の体位変換を検出し，体位に合わせたプログラム刺激を行うことができる。
④疼痛除去用（16極用・充電式）：次のいずれにも該当。
　ア 疼痛除去を目的として使用するものである。
　イ 16の電極に通電し，電位を自由に設定できる。
　ウ 患者の皮下に植え込んだ状態で，体外にある機械から遠隔で充電できる。また充電により10年間以上作動することが，薬事承認又は認証事項に明記されている。
⑤疼痛除去用（16極以上用・充電式・体位変換対応型）：次のいずれにも該当。
　ア 疼痛除去を目的として使用するものである。
　イ 16以上の電極に通電し，電位を自由に設定できる。
　ウ 患者の皮下に植え込んだ状態で，体外にある機械から遠隔で充電できる。また充電により約10年間程度作動することが見込まれる。
　エ 患者の体位変換を検出し，体位に合わせたプログラム刺激を行うことができる。
　オ ⑥に該当しない。
⑥疼痛除去用（16極以上用・充電式・自動調整機能付き）：次のいずれにも該当。
　ア 疼痛除去を目的として使用するものである。
　イ 16以上の電極に通電し，電位を自由に設定できる。
　ウ 患者の皮下に植え込んだ状態で，体外にある機械から遠隔で充電できる。また充電により15年間以上作動することが，薬事承認又は認証事項に明記されている。
　エ リード電極を介して脊髄を伝わる活動電位を測定する機能を有し，測定した電位を基に，刺激強度を自動調整できる。
⑦疼痛除去用（32極用・充電式）：次のいずれにも該当。
　ア 疼痛除去を目的として使用するものである。
　イ 32の電極に通電し，電位を自由に設定できる。
　ウ 患者の皮下に植え込んだ状態で，体外にある機械から遠隔で充電できる。また充電により10年間以上作動することが，薬事承認又は認証事項に明記されている。
⑧振戦軽減用（4極用）：次のいずれにも該当。
　ア パーキンソン病，ジストニア又は本態性振戦に伴う振戦等の症状の軽減効果を目的として使用するものである。
　イ 4つの電極に通電し，電位を自由に設定できる。
⑨振戦軽減用（16極以上用）：次のいずれにも該当。
　ア パーキンソン病，ジストニア若しくは本態性振戦に伴う振戦等又は薬剤抵抗性の焦点性てんかん発作の症状の軽減効果を目的として使用するものである。
　イ 16以上の電極に通電し，電位を自由に設定できる。
⑩振戦軽減用（16極以上用・自動調整機能付き）：次のいずれにも該当。
　ア パーキンソン病の症状の軽減効果を目的として使用するものである。
　イ 16以上の電極に通電し，電位を自由に設定できる。
　ウ リード電極を介して脳内で発生する電位を測定する機能を有し，測定した電位を基に，刺激強度を自動調整できる。
⑪振戦軽減用（16極以上用・充電式）：次のいずれにも該当。
　ア パーキンソン病，ジストニア若しくは本態性振戦に伴う振戦等又は薬剤抵抗性の焦点性てんかん発作の症状の軽減効果を目的として使用するものである。
　イ 16以上の電極に通電し，電位を自由に設定できる。
　ウ 患者の皮下に植え込んだ状態で，体外にある機械から遠隔で充電できる。
⑫振戦軽減用（16極以上用・充電式・自動調整機能付き）：次のいずれにも該当。
　ア パーキンソン病の症状の軽減効果を目的として使用するものである。
　イ 16以上の電極に通電し，電位を自由に設定できる。
　ウ 患者の皮下に植え込んだ状態で，体外にある機械から遠隔で充電できる。
　エ リード電極を介して脳内で発生する電位を測定する機能を有し，測定した電位を基に，刺激強度を自動調整できる。

088 脳波測定用頭蓋内電極

(1) 硬膜下電極（10極以下）	47,200円
(2) 硬膜下電極（11極以上）	89,200円
(3) 深部電極	37,200円

→脳波測定用頭蓋内電極の定義　次のいずれにも該当すること。
① 薬事承認又は認証上，類別が「機械器具(21)内臓機能検査用器具」であって，一般的名称が「皮質電極」である。
② 脳波測定を目的として頭蓋内に留置又は刺入する電極であって，そ

の趣旨が薬事承認又は認証事項として明記されている。
【機能区分の定義】
① 硬膜下電極（10極以下）：次のいずれにも該当。
　ア　脳表に留置するものである。
　イ　電極数が10極以下のものである。
② 硬膜下電極（11極以上）：次のいずれにも該当。
　ア　脳表に留置するものである。
　イ　電極数が11極以上のものである。
③ 深部電極：脳実質内に刺入するものである。

眼・耳鼻咽喉系材料

089 涙点プラグ　　　　　　　　　　3,900円

→涙点プラグの定義　次のいずれにも該当すること。
(1) 薬事承認又は認証上，類別が「医療用品(4)整形用品」であって，一般的名称が「涙点プラグ」又は「コラーゲン使用涙点プラグ」である。
(2) 涙液分泌減少症の治療を目的として，涙点に挿入し涙液の流失を防ぐための栓子である。

090 人工内耳用材料
（1）人工内耳用インプラント（電極及び受信―刺激器）　　　　　1,650,000円
（2）人工内耳用音声信号処理装置
　　①標準型　　　　　　　　　　933,000円
　　②残存聴力活用型　　　　　　932,000円
（3）人工内耳用ヘッドセット
　　①マイクロホン　　　　　　　　38,700円
　　②送信コイル　　　　　　　　　10,300円
　　③送信ケーブル　　　　　　　　 2,660円
　　④マグネット　　　　　　　　　 7,530円
　　⑤接続ケーブル　　　　　　　　 4,480円

→人工内耳用材料の算定
ア　人工内耳用材料の交換に係る費用は，破損した場合等においては算定できるが，単なる機種の交換等の場合は以下の全てに該当する場合を除き算定できない。なお，以下の全てに該当し機種の交換を行う場合には，医学的な必要性について診療録及び診療報酬明細書の摘要欄に記載すること。
　a　音声言語をコミュニケーション手段とし，同一の人工内耳用音声信号処理装置を継続的に装用してから5年以上が経過している。
　b　関係学会の定める指針に基づき実施する語音聴取評価検査の単語検査における明瞭度が，現在使用している人工内耳用音声信号処理装置を使用した場合には80％以下であり，かつ，別の人工内耳用音声信号処置装置を使用した場合に8％以上改善する。
イ　携帯型又は耳掛け型の選択できる人工内耳用音声信号処理装置については，いずれか一方を選択し算定できる。
　なお，耳掛け型を選択した場合は，人工内耳用音声信号処理装置及び人工内耳用ヘッドセットの材料価格を合算して算定する。
ウ　人工内耳用ヘッドピースは，マイクロホン，送信コイル，送信ケーブル，マグネットを合算して算定する。人工内耳用ヘッドピースケーブルは，接続ケーブルで算定する。
エ　耳掛け型のケーブル付き送信コイルは，送信コイルと送信ケーブルを合算して算定する。

→人工内耳用材料の定義　次のいずれにも該当すること。
① 薬事承認又は認証上，類別が「医療用品(4)整形用品」であって，一般的名称が「人工内耳」である。
② 補聴器では症状の改善が見られない高度感音性難聴又は補聴器では十分な症状改善が得られない低音域に残存聴力を有する高音急墜型聴力像を呈する感音難聴に対して，人工内耳植込術を実施するに際し，聴力改善を目的に使用するものである。

【機能区分の定義】
① 人工内耳用インプラント（電極及び受信―刺激器）：蝸牛内に挿入して使用する電極及び人工内耳用音声信号処理装置からのデジタル信号を受信し電極に刺激を伝達する受信―刺激器が組み合わされたものである。
② 人工内耳用音声信号処理装置
　ア　人工内耳用音声信号処理装置・標準型：次のいずれにも該当。
　　i　マイクロホンで受信した音声をデジタル信号に変換する装置である。
　　ii　イに該当しない。
　イ　人工内耳用音声信号処理装置・残存聴力活用型：マイクロホンで受信した音声のうち，高音域をデジタル信号に変換し，低音響を音響刺激機能のある構成品に送る装置である。
③ 人工内耳用ヘッドセット
　ア　人工内耳用ヘッドセット・マイクロホン：音声を受信するためのマイクロホンである。
　イ　人工内耳用ヘッドセット・送信コイル：人工内耳用音声信号処理装置からのデジタル信号を人工内耳用インプラントに伝達する送信コイルである。
　ウ　人工内耳用ヘッドセット・送信ケーブル：マイクロホンと送信コイルをつなぐ送信ケーブルである。
　エ　人工内耳用ヘッドセット・マグネット：送信コイルに取り付けるマグネットである。
　オ　人工内耳用ヘッドセット・接続ケーブル：マイクロホンと人工内耳用音声信号処理装置をつなぐ接続ケーブルである。

【事務連絡】問　特定保険医療材料の機能区分「090人工内耳用材料」における「関連学会が定める指針」とは，具体的には何を指すのか。
答　現時点では，日本耳鼻咽喉科頭頸部外科学会の「人工内耳スピーチプロセッサのアップグレード指針」を指す。　　　　　　　　　　（令6.3.28）

091 削除
092 鼻孔プロテーゼ　　　　　　　　3,850円

→鼻孔プロテーゼの定義　次のいずれにも該当すること。
(1) 薬事承認又は認証上，類別が「医療用品(5)副木」であって，一般的名称が「鼻腔内副木」である。
(2) 手術に伴う鼻翼変形，鼻入口部狭窄等の鼻翼又は鼻入口部の変形防止又は矯正を目的に鼻孔に挿入留置して使用する補綴物である。

093 人工喉頭
（1）音声回復用人工補装具
　　①一般型　　●音声補装具・一般　　9,810円
　　②長期留置型　●音声補装具・長期　42,400円
（2）呼気弁　　●呼気弁　　　　　　51,100円

→人工喉頭の定義　次のいずれにも該当すること。
① 薬事承認又は認証上，類別が「医療用品(4)整形用品」であって，一般的名称が「喉頭用補綴材」，「気管切開用スピーチバルブ」又は「気管食道用スピーチバルブ」である。
② 喉頭摘出術後に音声を回復するためシャント形成を行った患者に対して，シャントの維持又は発声することを目的に使用する音声回復補助装置又は人工声帯である。
③ 喉頭摘出患者の食道発声等を促すための前段階に使用されるものである。

【機能区分の定義】
① 音声回復用人工補装具・一般型：次のいずれにも該当。
　ア　次のいずれかに該当すること。
　　i　発声することを目的に，気管食道瘻に挿入する補装具である。
　　ii　睡眠中など音声を発しないときに，気管食道瘻を維持することを目的に気管食道瘻に挿入する補装具である。
　イ　②に該当しない。
② 音声回復用人工補装具・長期留置型：次のいずれにも該当。
　ア　発声することを目的に，気管食道瘻に挿入する補装具である。
　イ　バルブの機能不全等により，液体の漏れが生じるまでは交換せずに留置が可能である。
　ウ　食道側及び気管側に留置される2つのフランジが喉頭を挟み込む構造である。
③ 呼気弁：手指を用いずに発声することを目的に留置する弁である。

094 気管・気管支・大静脈ステント
（1）一時留置型
　　①ストレート型　　　　　　　67,400円
　　②Y字型　　　　　　　　　　114,000円
（2）永久留置型
　　①標準型　　　　　　　　　　146,000円
　　②特殊型　　　　　　　　　　151,000円

→気管・気管支・大静脈ステントの算定
ア　気管・気管支・大静脈ステントは，1回の手術に対し1個を限度として算定する。ただし，大静脈へ使用する場合は1回の手術に対し2個を限度として算定する。
イ　「永久留置型・特殊型」は，関係学会の定める指針に従って使用した場合に限り算定できる。算定に当たっては診療報酬明細書の摘要欄にその理由及び医学的な根拠を詳細に記載する。

→気管・気管支・大静脈ステントの定義　次のいずれにも該当すること。

① 薬事承認又は認証上，類別が「機械器具(7)内臓機能代用器」であって，一般的名称が「気管支用ステント」，「気管用ステント」又は「大静脈用ステント」である。
② 悪性腫瘍等による気管，気管支狭窄又は大静脈狭窄に対して，気道又は大静脈の開通性確保を目的に使用するステントである。
【機能区分の定義】
①一時留置型・ストレート型：次のいずれにも該当。
　ア　自己拡張機能〔メッシュ（編目）状で挿入時に細いデリバリーシステムに収納して留置することができる〕を有しないものである。
　イ　④に該当しない。
②一時留置型・Y字型：次のいずれにも該当。
　ア　自己拡張機能〔メッシュ（編目）状で挿入時に細いデリバリーシステムに収納して留置することができる〕を有しないものである。
　イ　Y字型の形状である。
③永久留置型・標準型：次のいずれにも該当。
　ア　自己拡張機能を有するものである。
　イ　④に該当しない。
④永久留置型・特殊型：次のいずれにも該当。
　ア　自己拡張機能を有するものである。
　イ　金属製のメッシュ構造を有するものであって，皮膜によるカバーがされている。
　ウ　一時留置型としても使用できる。

消化管系材料

095　食道用ステント　　　　　　　　127,000円

→食道用ステントの算定　食道用ステントは，1回の手術に対し1個を限度として算定する。
→食道用ステントの定義　次のいずれにも該当すること。
(1)　薬事承認又は認証上，類別が「機械器具(7)内臓機能代用器」であって，一般的名称が「食道用ステント」である。
(2)　悪性腫瘍等による食道狭窄に対して，狭窄部位の拡張維持を目的に使用するステントである。
(3)　形状が網状であって，自動拡張機能を有するものである。

096　胃・食道静脈瘤圧迫止血用チューブ
(1)　食道止血用　　　　　　　　　　29,300円
(2)　胃止血用　　　　　　　　　　　29,200円
(3)　胃・食道止血用　　　　　　　　56,400円

→胃・食道静脈瘤圧迫止血用チューブの定義　次のいずれにも該当すること。
①　薬事承認又は認証上，類別が「機械器具(51)医療用嘴管及び体液誘導管」であって，一般的名称が「短期的使用食道用チューブ」又は「長期的使用食道用チューブ」である。
②　胃・食道静脈瘤の圧迫止血を目的に使用するバルーンチューブである。
【機能区分の定義】
①食道止血用：次のいずれにも該当。
　ア　胃バルーン及び食道バルーンの2つのバルーンを有するものである。
　イ　胃バルーンの容量が300mL以下のものである。
　ウ　胃バルーンは固定を目的に使用するものである。
②胃止血用：次のいずれにも該当。
　ア　胃バルーンのみを有するものである。
　イ　胃バルーンの容量が300mLを超えるものである。
　ウ　胃バルーンは止血を目的に使用するものである。
③胃・食道止血用：次のいずれにも該当。
　ア　胃バルーン及び食道バルーンの2つのバルーンを有するものである。
　イ　胃バルーンの容量が300mLを超えるものである。
　ウ　胃バルーン及び食道バルーンは止血を目的に使用するものである。

097　食道静脈瘤硬化療法用セット
(1)　食道静脈瘤硬化療法用穿刺針　　3,690円
(2)　食道静脈瘤硬化療法用内視鏡固定用バルーン　　　　　　　　　　　　　　7,200円
(3)　食道静脈瘤硬化療法用止血バルーン　4,370円
(4)　食道静脈瘤硬化療法用ガイドチューブ
　　　　　　　　　　　　　　　　　34,200円

→食道静脈瘤硬化療法用セットの算定　食道静脈瘤硬化療法用セットの材料価格には，オーバーチューブの費用が含まれ別に算定できない。
→食道静脈瘤硬化療法用セットの定義　次のいずれにも該当すること。
①　薬事承認又は認証上，類別が「機械器具(47)注射針及び穿刺針」，「機械器具(49)医療用穿刺器，穿削器，穿孔器」又は「機械器具(51)医療用嘴管及び体液誘導管」であって，一般的名称が「単回使用内視鏡下硬化療法用注射針」，「単回使用内視鏡用注射針」，「食道静脈瘤硬化療法用針」，「食道静脈瘤硬化療法向け内視鏡固定用バルーン」，「食道静脈瘤硬化療法用止血バルーン」，「オーバチューブ」又は「短期的使用食道用チューブ」である。
②　食道・胃食道静脈瘤の内視鏡的硬化療法に使用するものである。
【機能区分の定義】
①食道静脈瘤硬化療法用穿刺針：食道静脈瘤に硬化剤を注入することを目的に使用する穿刺材料である。
②食道静脈瘤硬化療法用内視鏡固定用バルーン：内視鏡を食道内に固定することを目的に使用するバルーンカテーテルである。
③食道静脈瘤硬化療法用止血バルーン：穿刺部位の止血を目的に使用するバルーンカテーテルである。
④食道静脈瘤硬化療法用ガイドチューブ：食道静脈瘤硬化療法用穿刺針等を静脈瘤まで誘導することを目的に使用するガイドチューブである。

098　内視鏡的食道静脈瘤結紮セット
(1)　内視鏡的食道静脈瘤結紮セット（単発式）
　　　　　　　　　　　　　　　　　15,400円
(2)　内視鏡的食道静脈瘤結紮セット（連発式）
　　　　　　　　　　　　　　　　　24,600円

→内視鏡的食道静脈瘤結紮セットの算定
ア　実際に使用したセット数にかかわらず，1日につき1個のみ算定する。
イ　内視鏡的食道静脈瘤結紮セットの材料価格には，デバイス（ワイヤー，アダプタ及びリング）及びオーバーチューブの費用が含まれ別に算定できない。
→内視鏡的食道静脈瘤結紮セットの定義　次のいずれにも該当すること。
①　薬事承認又は認証上，類別が「機械器具(30)結紮器及び縫合器」であって，一般的名称が「非外科的食道静脈瘤結さつセット」又は「内視鏡用食道静脈瘤結さつセット」である。
②　内視鏡的食道静脈瘤結紮術に際し使用する食道静脈瘤の結紮セットである。
【機能区分の定義】
①内視鏡的食道静脈瘤結紮セット（単発式）：1回の結紮ごとに，リング（スネア）の補充を行うものである。
②内視鏡的食道静脈瘤結紮セット（連発式）：連続して複数の結紮が可能なものである。
→FOT ラージタイプ
　当該製品は，決定機能区分を満たす医療材料の一部であるため当該製品単体では算定できない。
　　　　　　　　　　　　　　　　　　　　（平29保医発0630・2）
(編注)「098」内視鏡的食道静脈瘤結紮セット(1)内視鏡的食道静脈瘤結紮セット（単発式）の一部

皮膚・組織系材料

099　組織代用人工繊維布
(1)　心血管系用
　①血管用フェルト・ファブリック
　　　㊃繊維布・心血管・フェルト　1cm²当たり　133円
　②心膜シート
　　　㊃繊維布・心血管・心膜　1cm²当たり　394円
　③心血管修復パッチ一般用
　　　㊃繊維布・心血管・パッチ一般
　　　　　　　　　　　　　1cm²当たり　1,070円
　④心血管修復パッチ小児用
　　　㊃繊維布・心血管・パッチ小児
　　　　　　　　　　　　　1cm²当たり　1,570円
　⑤心血管修復パッチ先天性心疾患用
　　　㊃繊維布・心血管・パッチ先天性心疾患
　　　　　　　　　　　　　1cm²当たり　3,640円
(2)　ヘルニア修復・胸壁補強用
　①一般　㊃繊維布・ヘルニア・一般　1cm²当たり　75円
　②形状付加型
　　　㊃繊維布・ヘルニア・形状付加　19,500円
　③腹膜欠損用　㊃繊維布・ヘルニア・腹膜欠損
　　　　　　　　　　　　　1cm²当たり　413円
(3)　臓器欠損補強用

㊴繊維布・臓器欠損	1cm²当たり	167円
(4) 自動縫合器対応用		
㊴繊維布・自動縫合器	2枚1組	17,600円
(5) プレジェット・チューブ		
㊴繊維布・プレジェット		162円

→**組織代用人工繊維布の算定**
　ア　生体由来材料は，開心根治術に用いた場合に算定できる。
　<u>イ　心血管系用・心血管修復パッチ先天性心疾患用は，関連学会が定める適正使用指針に従って使用した場合に限り算定できる。なお，心内欠損孔の閉鎖に要した本材料に係る費用は算定できない。</u>

→**組織代用人工繊維布の定義**　次のいずれにも該当すること。
① 薬事承認又は認証上，類別が「医療用品(4)整形用品」であって，一般的名称が「手術用メッシュ」，「手術用吸収性メッシュ」，「心臓内パッチ」，「人工心膜用補綴材」，「吸収性ヘルニア・胸壁・腹壁用補綴材」，「非吸収性ヘルニア・胸壁・腹壁用補綴材」，「吸収性組織補強材」，「非吸収性ステープルライン補強材」若しくは「縫合部補強材」，又は類別が「機械器具(7)内臓機能代用器」であって，一般的名称が「合成心筋血管パッチ」，「コラーゲン使用心筋パッチ」，「ウマ心膜パッチ」，「非中心循環系心血管用パッチ」，「中心循環系心血管用パッチ」，「コラーゲン使用非中心循環系心血管用パッチ」若しくは「コラーゲン使用心血管用パッチ」若しくは「ウシ心膜パッチ」である。
② 組織及び縫合部位の補強又は補填を目的にして使用するものである。

【機能区分の定義】
①心血管系用・血管用フェルト・ファブリック：次のいずれにも該当。
　ア　脆弱化若しくは欠損した心臓又は血管の補強若しくは補填を目的に使用するものである。
　イ　フェルト又は織布である。
②心血管系用・心膜シート：次のいずれにも該当。
　ア　脆弱化又は欠損した心膜の補強又は補填を目的に使用するものである。
　イ　材質がePTFE又は生体由来材料である。
③心血管系用・心血管修復パッチ一般：次のいずれにも該当。
　ア　脆弱化又は欠損した心血管の補強又は補填を目的に使用するものである。
　イ　材質がePTFE又は生体由来材料である。
　ウ　④に該当しない。
④心血管系用・心血管修復パッチ小児用：次のいずれにも該当する。
　ア　脆弱化又は欠損した心血管の補強又は補填を目的に使用するものである。
　イ　材質がePTFEである。
　ウ　厚みが0.4mm以下である。
⑤ 心血管系用・心血管修復パッチ先天性心疾患用：次のいずれにも該当。
　ア　先天性心疾患の外科手術における血流の修正，血液流路の確保及び周囲組織の構築・再建を目的に使用するものである。
　イ　PLLA糸及びPET糸からなる編物に架橋ゼラチン膜を複合化した構造である。
　ウ　厚みが0.4mm以下である。
⑥ヘルニア修復・胸壁補強用・一般：次のいずれにも該当。
　ア　脆弱化若しくは欠損した胸壁，腹壁又はヘルニアの修復を目的に使用するものである。
　イ　⑦及び⑧に該当しない。
⑦ヘルニア修復・胸壁補強用・形状付加型：次のいずれにも該当。
　ア　ヘルニアの修復を目的に使用するものである。
　イ　ヘルニア修復専用として，あらかじめ欠損部に合うように成形加工されたものである。
⑧ヘルニア修復・胸壁補強用・腹膜欠損用：次のいずれにも該当。
　ア　脆弱化又は欠損した胸壁，腹壁又はヘルニアの修復を目的に使用するものである。
　イ　腹膜欠損時に使用できるよう癒着軽減加工がされたものである。
⑨臓器欠損補強用：次のいずれにも該当。
　ア　臓器の欠損部又は脆弱部を補強することを目的に使用するもの（材質が吸収材料であるものを含む）。
　イ　⑥から⑧まで及び⑩に該当しない。
⑩自動縫合器対応用：次のいずれにも該当。
　ア　組織欠損部，縫合部又は接合部を補強することを目的に使用するものである。
　イ　自動縫合器と併用されるものである。
⑪プレジェット・チューブ：縫合部位の補強を目的に縫合糸と併用されるプレジェット及びチューブである。

100 合成吸収性癒着防止材

(1) シート型	1cm²当たり	169円
(2) スプレー型	1mL当たり	7,260円

→**合成吸収性癒着防止材の算定**　合成吸収性癒着防止材を，女子性器手術後の卵管及び卵管采の通過・開存性の維持以外の目的で使用した場合には，シート型は373.38cm²を限度として，スプレー型は9.4mLを限度として算定できる。

→**合成吸収性癒着防止材の定義**　次のいずれにも該当すること。
① 薬事承認又は認証上，類別が「医療用品(4)整形用品」であって，一般的名称が「癒着防止吸収性バリア」である。
② 術後の癒着の軽減を目的に，手術時に適用部位に直接使用する合成吸収性の材料である。

【機能区分の定義】
①シート型：シート状の構造であり，貼付して使用するものである。
②スプレー型：液状もしくは使用時に液状に調整するものであり，噴霧して使用するものである。

101 皮膚欠損用創傷被覆材

(1) 真皮に至る創傷用　㊴被覆材・真皮用	1cm²当たり	6円
(2) 皮下組織に至る創傷用		
①標準型　㊴被覆材・皮下組織用（標準）	1cm²当たり	10円
②異形型　㊴被覆材・皮下組織用（異形）	1g当たり	35円
(3) 筋・骨に至る創傷用　㊴被覆材・筋骨用	1cm²当たり	25円

→**皮膚欠損用創傷被覆材の算定**
　ア　主として創面保護を目的とする被覆材の費用は，当該材料を使用する手技料の所定点数に含まれ，別に算定できない。
　イ　皮膚欠損用創傷被覆材は，いずれも2週間を標準として，特に必要と認められる場合については3週間を限度として算定できる。また，同一部位に対し複数の創傷被覆材を用いた場合は，主たるもののみ算定する。
　ウ　皮膚欠損用創傷被覆材は，以下の場合には算定できない。
　　a　手術縫合創に対して使用した場合
　　b　真皮に至る創傷用を真皮に至る創傷又は熱傷以外に使用した場合
　　c　皮下組織に至る創傷用・標準型又は皮下組織に至る創傷用・異形型を皮下組織に至る創傷又は熱傷以外に使用した場合
　　d　筋・骨に至る創傷用を筋・骨に至る創傷又は熱傷以外に使用した場合

→**皮膚欠損用創傷被覆材の定義**　次のいずれにも該当すること。
① 薬事承認又は認証上，類別が「医療用品(4)整形用品」であって，一般的名称が「局所管理フォーム状創傷被覆・保護材」，「二次治癒フォーム状創傷被覆・保護材」，「局所管理ハイドロゲル創傷被覆・保護材」，「二次治癒ハイドロゲル創傷被覆・保護材」，「相互作用性創傷被覆・保護材」，「深部体腔創傷被覆・保護材」，「局所管理生理食塩液含有創傷被覆・保護材」，「二次治癒生理食塩液含有創傷被覆・保護材」，「局所管理親水性ゲル化創傷被覆・保護材」，「二次治癒親水性ゲル化創傷被覆・保護材」又は「抗菌性創傷被覆・保護材」である。
② 真皮以上の深度を有する皮膚欠損部位に対して創傷治療の促進，創傷面保護及び疼痛軽減を目的として使用するものである。

【機能区分の定義】
①真皮に至る創傷用：真皮に至る創傷に使用されるものである。
②皮下組織に至る創傷用・標準型：次のいずれにも該当。
　ア　皮下組織に至る創傷に使用されるものである。
　イ　シート，ロープ，リボン状等の標準形状である。
③皮下組織に至る創傷用・異形型：次のいずれにも該当。
　ア　皮下組織に至る創傷に使用されるものである。
　イ　顆粒状，ペースト状，ジェル状等の標準形状以外の形状である。
④筋・骨に至る創傷用：筋・骨に至る創傷に使用されるものである。

参考　**切創に対する皮膚欠損用創傷被覆材の算定**
切創に対する皮膚欠損用創傷被覆材の算定は，原則として認められない。　　　　　　　　　　　　　　(令2.7.27支払基金)

参考　1　**真皮に至る創傷用**
① 次の創傷等に対する皮膚欠損用創傷被覆材（真皮に至る創傷用）の算定は，原則として認められる。
　　(1) 挫創，(2) 挫滅創，(3) 褥瘡，(4) 皮膚潰瘍，(5) 表皮剝離，(6) 熱傷・凍傷（Ⅱ度以上），(7) 擦過創
② 次の創傷等に対する皮膚欠損用創傷被覆材（真皮に至る創傷用）の算定は，原則として認められない。
　　(1) 熱傷・凍傷（Ⅰ度），(2) 挫傷
2　**皮下組織に至る創傷用**

① 次の創傷等に対する皮膚欠損用創傷被覆材（皮下組織に至る創傷用）の算定は，原則として認められる。
  (1) 挫創，(2) 挫滅創，(3) 褥瘡，(4) 皮膚潰瘍
② 次の創傷等に対する皮膚欠損用創傷被覆材（皮下組織に至る創傷用）の算定は，原則として認められない。
  (1) 熱傷・凍傷（Ⅰ度），(2) 擦過傷，(3) 挫傷，(4) 掻創
3 筋・骨に至る創傷用
① 次の創傷等に対する皮膚欠損用創傷被覆材（筋・骨に至る創傷用）の算定は，原則として認められる。
  (1) 挫滅創，(2) 褥瘡
② 次の創傷等に対する皮膚欠損用創傷被覆材（筋・骨に至る創傷用）の算定は，原則として認められない。
  (1) 擦過傷，(2) 挫傷，(3) 熱傷・凍傷（Ⅰ度），(4) 擦過創，(5) 刺創，(6) 掻創，(7) 表皮剥離
  （令6.5.31 支払基金）

102 真皮欠損用グラフト　　1cm²当たり　452円

→真皮欠損用グラフトの算定
ア 真皮欠損用グラフトは，1局所に2回を限度として算定する。なお，縫縮可能な小さな創に用いた場合は算定できない。
イ 真皮欠損用グラフトは，口蓋裂手術創の口腔粘膜欠損の修復に用いた場合又は熱傷，外傷，手術創の骨，腱，筋肉等が露出した重度の真皮・軟部組織欠損創の修復に用いた場合に算定できる。
→真皮欠損用グラフトの定義　次のいずれにも該当すること。
(1) 薬事承認又は認証上，類別が「医療用品(4)整形用品」であって，一般的名称が「コラーゲン使用人工皮膚」である。
(2) 口蓋裂手術創の口腔粘膜欠損の修復又は重度の真皮・軟部組織欠損創の修復を目的に使用するものである。
(3) コラーゲン層からなる多層構造又はコラーゲン単層からなるものであって，貼付することにより，真皮様組織（肉芽組織）を構築するものである。

103 非固着性シリコンガーゼ

(1) 広範囲熱傷用
　　㊙シリコンガーゼ（広範囲）　1,080円
(2) 平坦部位用　㊙シリコンガーゼ（平坦）　142円
(3) 凹凸部位用　㊙シリコンガーゼ（凹凸）　309円

→非固着性シリコーンガーゼの定義　次のいずれにも該当すること。
① 薬事承認又は認証上，類別が「医療用品(4)整形用品」であって，一般的名称が「非固着性創傷被覆・保護材」である。
② 創傷面とガーゼの固着を防ぐことを目的にシリコーン又はワセリンエマルジョンをコーティングしたガーゼである。
【機能区分の定義】
①広範囲熱傷用：次のいずれにも該当。
　ア 広範囲に及ぶ創傷に使用するものである。
　イ 上半身片面に相当する範囲を1材で覆うことが可能なものである。
　ウ 非固着性ガーゼ自体の大きさが1,000cm²以上である。
②平坦部位用：次のいずれにも該当。
　ア 平坦な部位での創傷面に使用するものである。
　イ 非固着性ガーゼ自体の大きさが1,000cm²未満である。
③凹凸部位用：指趾先端，陰茎部又は鼻腔内の凹凸部位での創傷に使用するものである。

104 ゼラチンスポンジ止血材　　1,240円

→ゼラチンスポンジ止血材の算定　ゼラチンスポンジ止血材は，痔疾患術後における直腸肛門部の止血のために用いた場合に算定できる。
→ゼラチンスポンジ止血材の定義　次のいずれにも該当すること。
(1) 薬事承認又は認証上，類別が「医療用品(4)整形用品」であって，一般的名称が「吸収性局所止血材」又は「ゼラチン使用吸収性局所止血材」である。
(2) 痔核手術，痔瘻根治手術等の痔疾患術後における直腸肛門部の止血を目的に直腸肛門部に挿入して使用する止血材である。
(3) 材質がゼラチンであって，中空多孔性円筒状の構造を有する。

105 デキストラノマー　　1g当たり　145円

→デキストラノマーの算定　デキストラノマーは，下腿潰瘍，第Ⅱ度熱傷，第Ⅲ度熱傷若しくは消化管瘻周囲皮膚炎の浸出性創傷，褥瘡若しくは術創に対して，2週間（改善傾向が明らかな場合は，3週間）を限度として算定できる。
→デキストラノマーの定義　次のいずれにも該当すること。

(1) 薬事承認又は認証上，類別が「医療用品(4)整形用品」であって，一般的名称が「親水性ビーズ」である。
(2) 下腿潰瘍，重度熱傷等による浸出性の皮膚欠損部位に対して，肉芽形成の促進等を目的に使用する材料である。
(3) 材質がデキストラノマーをエピクロルヒドリンで架橋した網目構造を有する多孔性球状ポリマー粒子である。

106 微線維性コラーゲン　　1g当たり　12,900円

→微線維性コラーゲンの算定
ア 微線維性コラーゲンは，肝，膵，脾，脳，脊髄の実質性出血及び硬膜出血並びに脊椎・脊髄手術における硬膜外静脈・硬膜近傍骨部，大動脈切開縫合吻合部（人工血管を含む），心臓切開縫合閉鎖部，心臓表面，ACバイパス吻合部，胸骨断面，肺切離面，胸膜剥離面及び縦隔リンパ節郭清部，関節手術における骨切り面，子宮実質，膀胱・骨盤内腹膜・直腸前面，傍大動脈リンパ節郭清部，骨盤内リンパ節郭清部，骨盤底又は骨盤壁からの出血で，結紮，レーザーメス又は通常の処置による止血が無効又は実施できない場合において，止血に使用した場合に算定する。
イ 微線維性コラーゲンは，粉末状のもの，シート状のもの又は綿状のものにかかわらず算定できる。
ウ ゼラチン止血・接着剤は，解離性大動脈瘤の解離腔，大動脈切開縫合吻合部（人工血管を含む），ACバイパス吻合部又は肺若しくは肝切離面に対し，結紮，レーザーメス又は通常の処置による止血・閉鎖が無効又は実施できない場合において，止血・閉鎖のために使用した場合に算定できる。
→微線維性コラーゲンの定義　次のいずれにも該当すること。
(1) 薬事承認又は認証上，類別が「医療用品(4)整形用品」であって，一般的名称が「コラーゲン使用吸収性局所止血材」，「ゼラチン使用吸収性局所止血材」又は「ヒトトロンビン含有ゼラチン使用吸収性局所止血材」である。
(2) 止血を目的として使用する微線維性のコラーゲン又は止血・接着を目的として使用するゼラチンを配合した接着剤（ゼラチン止血・接着剤）である。

事務連絡 問 「106微線維性コラーゲン」に該当する製品で，薬事承認又は認証上，容量（mL）のみが規定されている製品を使用した場合は算定はどのように算定すればよいか。
答 容量（mL）当たりの重量（g）を踏まえ，使用した重量に応じて算定する。
（平26.7.10）

107 経皮的血管形成術用穿刺部止血材料　　28,400円

→経皮的血管形成術用穿刺部止血材料の算定
ア 経皮的血管形成術用穿刺部止血材料のうち，薬事承認又は認証上，類別が「医療用品(2)縫合糸」であって，一般的名称が「非吸収性縫合糸セット」であるものについては，経皮的カテーテル処置を実施した患者の早期離床を目的とした大腿動脈穿刺部位又は大腿静脈穿刺部位の止血を行う場合であって，次のいずれかに該当する場合に算定できる。なお，経皮的血管形成術用穿刺部止血材料を使用する医療上の必要性について，診療報酬明細書の摘要欄に記載する。
　a 5Fr以上8Fr以下のイントロデューサーシースを使用した場合，1セットについてのみ算定できる。
　b 8Frを超えるイントロデューサーシースを使用した症例であって，大腿動脈穿刺部位又は大腿静脈穿刺部位の止血を行った場合，一連につき2セットまで算定できる。ただし，K556-2，K559-2，K561の2のロ，K561の2のハ，K574-2，K594の4のハ及びK595の1については，一連につき4セットまで算定できる。
イ 経皮的血管形成術用穿刺部止血材料のうち，薬事承認又は認証上，類別が「医療用品(4)整形用品」であって，一般的名称が「吸収性局所止血材」若しくは「コラーゲン使用吸収性局所止血材」又は類別が「機械器具(30)結紮器及び縫合器」であって，一般的名称が「単回使用自動縫合器」であるものについては，次のいずれかに該当する場合に算定できる。なお，経皮的血管形成術用穿刺部止血材料を使用する医療上の必要性について，診療報酬明細書の摘要欄に記載する。
　a 経皮的冠動脈形成術，経皮的冠動脈粥腫切除術，経皮的冠動脈形成術（特殊カテーテルによるもの），経皮的冠動脈ステント留置術又は末梢動脈（頸動脈，腎動脈，四肢の動脈）の経皮的血管形成術，脳血管内手術，経皮的脳血管形成術，経皮的選択的脳血栓・塞栓溶解術，経皮的脳血栓回収術又は経皮的脳血管ステント留置術を実施した患者の早期離床を目的とした大腿動脈穿刺部位の止血を行う場合に，5Fr以上のイントロデュー

サーシースを使用した場合，1セットについてのみ算定できる。
b 経皮的心房中隔欠損閉鎖術，経皮的卵円孔開存閉鎖術，経皮的左心耳閉鎖術，経皮的カテーテル心筋焼灼術（心房中隔穿刺又は心外膜アプローチを伴うもの），経皮的カテーテル心筋焼灼術（その他のもの），下大静脈フィルター留置術，下大静脈フィルター除去術又は心臓カテーテル法による諸検査（一連の検査について）（右心カテーテル）を実施した患者の早期離床を目的とした大腿静脈穿刺部位の止血を行う場合に，6Fr以上12Fr以下のイントロデューサーシースを使用した症例であって，当該患者が手術の翌日までに帰宅した場合に限り一連につき4セットまで算定できる。

→経皮的血管形成術用穿刺部止血材料の定義 次のいずれにも該当すること。
(1) 薬事承認又は認証上，類別が「医療用品(2)縫合糸」であって，一般的名称が「非吸収性縫合糸セット」，類別が「医療用品(4)整形用品」であって，一般的名称が「吸収性局所止血材」又は「コラーゲン使用吸収性局所止血材」，又は類別が「機械器具30結紮器及び縫合器」であって，一般的名称が「単回使用自動縫合器」である。
(2) 次のいずれにも該当する。
① 薬事承認又は認証上，類別が「医療用品(2)縫合糸」であって，一般的名称が「非吸収性縫合糸セット」である場合，経皮的カテーテル処置後の大腿動脈又は大腿静脈穿刺部位の止血の目的に使用するものである。
② 薬事承認又は認証上，類別が「医療用品(4)整形用品」であって，一般的名称が「吸収性局所止血材」又は「コラーゲン使用吸収性局所止血材」，又は類別が「機械器具30結紮器及び縫合器」であって，一般的名称が「単回使用自動縫合器」である場合，経皮的冠動脈形成術後（特殊カテーテルによるものを含む），経皮的冠動脈粥腫切除術後，経皮的冠動脈ステント留置術後，末梢動脈（頸動脈，腎動脈，四肢の動脈）の経皮的血管形成術後及び脳血管内の処置後の大腿動脈又は経皮的カテーテル処置後の大腿動脈穿刺部位の止血を目的に使用するものである。
(3) 次のいずれかに該当する。
① 動脈穿刺部位を微線維性コラーゲンで閉鎖する材料（微線維性コラーゲンを含む）である。
② 動脈穿刺部位の血管壁を縫合する材料（縫合糸を含む）である。
③ 動脈穿刺部位又は静脈穿刺部位を生体吸収性材料で閉鎖する材料である。

心・脈管系材料

108 頭・静脈，腹腔シャントバルブ
(1) 標準型
　①標準機能
　　(ア)近位カテーテル
　　　i 標準型
　　　　㊞脳シャント・近位カテⅠ　22,400円
　　　ii 内視鏡型
　　　　㊞脳シャント・近位カテⅡ　43,600円
　　(イ)リザーバー
　　　㊞脳シャント・リザーバー　20,800円
　　(ウ)バルブ
　　　i 圧固定式
　　　　㊞脳シャント・バルブⅠ　46,600円
　　　ii 流量調節・圧可変式
　　　　㊞脳シャント・バルブⅡ　178,000円
　　(エ)遠位カテーテル
　　　i 標準型
　　　　㊞脳シャント・遠位カテⅠ　30,800円
　　　ii 細径一体型
　　　　㊞脳シャント・遠位カテⅡ　27,000円
　　(オ)コネクタ
　　　i ストレート
　　　　㊞脳シャント・コネクタⅠ　7,630円
　　　ii スリーウェイ
　　　　㊞脳シャント・コネクタⅡ　12,400円
　②特殊機能　㊞脳シャント・特殊機能　64,300円
(2) ワンピース型
　　㊞脳シャント・ワンピース　53,400円

→頭・静脈，腹腔シャントバルブの算定 カテーテル，バルブ，リザーバー，コネクタのいずれかが組み合わされ，一体化されたものについては，それぞれ算定して差し支えない。
→頭・静脈，腹腔シャントバルブの定義 次のいずれにも該当すること。
① 薬事承認又は認証上，類別が「機械器具(51)医療用嘴管及び体液誘導管」であって，一般的名称が「脳脊髄用カテーテル」，「水頭症シャント用フィルタ」，「植込み型脳脊髄液リザーバ」，「水頭症治療用シャント」，「脳脊髄用ドレーンチューブ」，「水頭症用バルブ補綴材」，「水頭症シャント用脳脊髄液過剰流出防止補助弁」又は「水頭症シャント用コネクタ」である。
② 水頭症等の治療を目的に体内に留置し，髄液短絡術により頭蓋内圧を正常に保つために使用するバルブ，リザーバ，カテーテル及びその付属品である。

【機能区分の定義】
①標準型・標準機能・近位カテーテル・標準型：次のいずれにも該当。
　ア 脳脊髄液を排出することを目的に脳室，脳槽又は脊髄腔に留置するカテーテルである。
　イ ②に該当しない。
②標準型・標準機能・近位カテーテル・内視鏡型：次のいずれにも該当。
　ア 脳脊髄液を排出することを目的に脳室，脳槽又は脊髄腔に留置するカテーテルである。
　イ 内視鏡を併用して留置するものである。
③標準型・標準機能・リザーバ：薬液等の注入又は脳脊髄液の採取を目的に近位カテーテルに接続して使用する脳脊髄液を貯留するものである。
④標準型・標準機能・バルブ・圧固定式：次のいずれにも該当。
　ア 排出した脳脊髄液の流出を管理することを目的に近位カテーテル及び遠位カテーテルに接続して使用する弁である。
　イ 圧があらかじめ決められているものである。
　ウ ⑤に該当しない。
⑤標準型・標準機能・バルブ・流量調節・圧可変式：次のいずれにも該当。
　ア 排出した脳脊髄液の流出を管理することを目的に近位カテーテル及び遠位カテーテルに接続して使用する弁である。
　イ 次のいずれかに該当。
　　i 流量を調整できるものである。
　　ii 圧を調整できるものである。
⑥標準型・標準機能・遠位カテーテル・標準型：次のいずれにも該当。
　ア 脳脊髄液を腹腔内又は心房内に導くことを目的に留置するカテーテルである。
　イ ⑦に該当しない。
⑦標準型・標準機能・遠位カテーテル・細径一体型：次のいずれにも該当。
　ア 脳脊髄液を心房内に導くことを目的に留置するカテーテルである。
　イ カテーテルの外径が1.3mm以下のものである。
⑧標準型・標準機能・コネクタ・ストレート：次のいずれにも該当。
　ア カテーテル，バルブ，リザーバ等を接続することを目的に使用する接続管である（ライトアングル，段付きコネクタを含む）。
　イ 接続端を2つ有する。
⑨標準型・標準機能・コネクタ・スリーウェイ：次のいずれにも該当。
　ア カテーテル，バルブ，リザーバ等を接続することを目的に使用する接続管である。
　イ 接続端を3つ有する。
⑩標準型・特殊機能：次のいずれかに該当。
　ア 姿勢変化等による脳脊髄液の過剰流出を防止するための補助弁である。
　イ 髄液中の腫瘍細胞が播種することを防止するために使用するフィルタである。
⑪ワンピース型：次のいずれにも該当する。
　ア 近位カテーテル及び遠位カテーテルが一体となったものである又は近位カテーテル，遠位カテーテル及びリザーバが一体となったものである。
　イ 遠位カテーテルにスリット又は側孔を有する。
　ウ バルブを有しないものである。

109 胸水・腹水シャントバルブ
(1) シャントバルブ　186,000円
(2) 交換用部品
　①カテーテル
　　(ア)腹腔・胸腔用　24,200円
　　(イ)静脈用　25,600円
　②コネクタ　4,830円

→胸水・腹水シャントバルブの定義 次のいずれにも該当する。
① 薬事承認又は認証上，類別が「機械器具(51)医療用嘴管及び体液誘導管」であって，一般的名称が「静脈用カテーテルイントロデューサキット」，「腹腔静脈シャント」，「腹腔静脈シャント用腹腔側交換カテーテル」，「腹腔静脈シャント用静脈側交換カテーテル」，「腹腔静脈シャントバルブ

キット」,「胸水シャント用腹腔側交換カテーテル」,「胸水シャント用胸腔側交換カテーテル」,「胸水シャントバルブ」,「腹腔胸水用カテーテルイントロデューサキット」又は「カテーテルコネクタ」である。
② 腹水症又は胸水症患者の症状改善を目的にシャント術に使用するバルブ付きチューブ又はその交換部品である。

【機能区分の定義】
① シャントバルブ：採取側及び排出側のカテーテルとバルブが一体構造のものである。
② 交換用部品・カテーテル・腹腔，胸腔用：次のいずれにも該当。
　ア　カテーテルが閉塞した際に使用する交換部品である。
　イ　腹腔又は胸腔内に留置するカテーテルである。
③ 交換用部品・カテーテル・静脈用：次のいずれにも該当。
　ア　カテーテルが閉塞した際に使用する交換部品である。
　イ　静脈内に留置するカテーテルである。
④ 交換用部品・コネクタ：次のいずれにも該当。
　ア　カテーテルが閉塞した際に使用する交換部品である。
　イ　交換用カテーテルを使用した際に，交換用カテーテルとシャントバルブを接続するために使用するものである。

110 植込型輸液ポンプ　　　　1,420,000円

→植込型輸液ポンプの定義　次のいずれにも該当。
(1) 薬事承認又は認証上，類別が「機械器具(74)医薬品注入器」であって，一般的名称が「プログラム式植込み型輸液ポンプ」である。
(2) モーター，ポンプヘッド，電源及び電気回路を一体化した体内植込型輸液ポンプであって，体外からモード，レート等がプログラム可能である。
(3) 重度の痙性麻痺患者を対象に，薬剤を髄腔内投与するために使用するポンプである。

111 植込型輸液ポンプ用髄腔カテーテル　89,000円

→植込型輸液ポンプ用髄腔カテーテルの定義　次のいずれにも該当。
(1) 薬事承認又は認証上，類別が「機械器具(51)医療用嘴管及び体液誘導管」であって，一般的名称が「髄腔内カテーテル」である。
(2) プログラム式植込型輸液ポンプに接続して使用するものである。

112 ペースメーカー

(1) シングルチャンバ
　① 標準型　　　　　　　　　　　391,000円
　② リード一体型　　　　　　　1,060,000円
(2) デュアルチャンバ（Ⅳ型）　　　516,000円
(3) デュアルチャンバ（Ⅴ型）　　　730,000円
(4) デュアルチャンバ（リード一体型）1,070,000円
(5) トリプルチャンバ（Ⅰ型）　　1,260,000円
(6) トリプルチャンバ（Ⅱ型）
　① 単極用又は双極用　　　　　1,350,000円
　② 4極用　　　　　　　　　　　1,400,000円
(7) トリプルチャンバ（Ⅲ型）
　① 自動調整機能付き　　　　　1,640,000円
　② 4極用・自動調整機能付き　1,710,000円

→ペースメーカの定義　次のいずれにも該当。
① 薬事承認又は認証上，類別が「機械器具(7)内臓機能代用器」であって，一般的名称が「植込み型心臓ペースメーカ」，「植込み型両心室同期ペースメーカ」，「除細動機能なし植込み型両心室ペーシングパルスジェネレータ」又は「植込み型リードレス心臓ペースメーカ」である。
② 心臓に周期的に人工的な電気刺激を与えることによって，正常に近い心臓の収縮リズムを回復させ，患者を日常生活に復帰させることを目的に，胸部又は腹部に植え込んで使用するものである。

【機能区分の定義】
① シングルチャンバ・標準型：次のいずれにも該当。
　ア　シングルチャンバ型（心房又は心室のいずれか一方で，センシング及びペーシングを行うものをいう。以下同じ）である。
　イ　上室性頻拍抑止機能を有しないものである。
　ウ　②に該当しない。
② シングルチャンバ・リード一体型：次のいずれにも該当。
　ア　シングルチャンバ型である。
　イ　上室性頻拍抑止機能を有しないものである。
　ウ　本体とリードが一体化した構造を有するものである。
③ デュアルチャンバ（Ⅳ型）：次のいずれにも該当。
　ア　デュアルチャンバ型である。
　イ　レート応答機能及び上室性頻拍抑止機能を有するものである。
　ウ　房室伝導監視型心室ペーシング抑止機能を有するものである。
　エ　④に該当しない。
④ デュアルチャンバ（Ⅴ型）：次のいずれにも該当。
　ア　デュアルチャンバ型である。
　イ　レート応答機能及び上室性頻拍抑止機能を有するものである。
　ウ　房室伝導監視型心室ペーシング抑止機能を有するものである。
　エ　頻拍変動感知型抗上室性頻拍ペーシング治療機能を有するものである。
⑤ デュアルチャンバ・リード一体型：次のいずれにも該当。
　ア　デュアルチャンバ型である。
　イ　上室性頻拍抑止機能を有しないものである。
　ウ　本体とリードが一体化した構造を有するものである。
⑥ トリプルチャンバ（Ⅰ型）：次のいずれにも該当。
　ア　トリプルチャンバ型（心房及び両心室でセンシング又はペーシングを行うものをいう）である。
　イ　レート応答機能及び上室性頻拍抑止機能を有するものである。
　ウ　房室伝導監視型心室ペーシング抑止機能を有しないものである。
　エ　左室リードの電極間での極性変更が可能な機能を有するものである。
　オ　⑨及び⑩に該当しない。
⑦ トリプルチャンバ（Ⅱ型）・単極用又は双極用：次のいずれにも該当。
　ア　トリプルチャンバ型（心房及び両心室でセンシング又はペーシングを行うものをいう）である。
　イ　レート応答機能及び上室性頻拍抑止機能を有するものである。
　ウ　房室伝導監視型心室ペーシング抑止機能を有するものである。
　エ　接続する左室リードの電極が単極又は双極である。
⑧ トリプルチャンバ（Ⅱ型）・4極用：次のいずれにも該当。
　ア　トリプルチャンバ型（心房及び両心室でセンシング又はペーシングを行うものをいう）である。
　イ　レート応答機能及び上室性頻拍抑止機能を有するものである。
　ウ　房室伝導監視型心室ペーシング抑止機能を有するものである。
　エ　接続する左室リードの電極が4極である。
　オ　⑩に該当しない。
⑨ トリプルチャンバ（Ⅲ型）・自動調整機能付き：次のいずれにも該当。
　ア　トリプルチャンバ型（心房及び両心室でセンシング又はペーシングを行うものをいう）である。
　イ　レート応答機能及び上室性頻拍抑止機能を有するものである。
　ウ　抗上室性頻拍ペーシング治療機能を有するものである。
　エ　胸郭抵抗モニタリング機能を有するものである。
　オ　右室同期左室単独ペーシング機能及びペーシング間隔自動調整機能を有するものである。
　カ　⑩に該当しない。
⑩ トリプルチャンバ（Ⅲ型）・4極用・自動調整機能付き：次のいずれにも該当する。
　ア　トリプルチャンバ型（心房及び両心室でセンシング又はペーシングを行うものをいう）である。
　イ　レート応答機能及び上室性頻拍抑止機能を有するものである。
　ウ　抗上室性頻拍ペーシング治療機能を有するものである。
　エ　胸郭抵抗モニタリング機能を有するものである。
　オ　右室同期左室単独ペーシング機能及びペーシング間隔自動調整機能を有するものである。
　カ　接続する左室リードの電極が4極である。

113 植込式心臓ペースメーカー用リード

(1) リード
　① 経静脈リード
　　(ア) 標準型　　　　　　　　　71,100円
　　(イ) シングルパスVDDリード　106,000円
　　(ウ) 誤感知防止型　　　　　　126,000円
　　(エ) 4極　　　　　　　　　　130,000円
　　(オ) 特殊型　　　　　　　　　78,700円
　② 心筋用リード
　　(ア) 単極　　　　　　　　　　81,700円
　　(イ) 双極　　　　　　　　　　95,500円
(2) アダプター　　　　　　　　　26,400円
(3) アクセサリー　　　　　　　　3,200円

→植込式心臓ペースメーカ用リードの算定　植込式心臓ペースメーカ用リードを植込型除細動器に接続し使用した場合は，そのリードの機能に応じ，経静脈リードの標準型又は誤感知防止型として算定する。

→植込式心臓ペースメーカ用リードの定義　次のいずれにも該当。
① 薬事承認又は認証上，類別が「機械器具(7)内臓機能代用器」であって，一般的名称が「心外膜植込型ペースメーカリード」，「心内膜植込型ペースメーカリード」，「植込み型除細動器・ペースメーカリード」又は「植込み型ペースメーカアダプタ」である。
② 不整脈の治療を目的にペースメーカと接続して使用する導線又は導線に付加して植え込まれるものである。

【機能区分の定義】
①経静脈リード・標準型：次のいずれにも該当。
　ア　経静脈的に心腔内に留置する導線である。
　イ　④から⑧まで及び⑨に該当しない。
②経静脈リード・シングルパスVDDリード：次のいずれにも該当。
　ア　経静脈的に心腔内に留置する導線である。
　イ　心房用，心室用の両方の電極を持つ。
③経静脈リード・誤感知防止型：次のいずれにも該当。
　ア　経静脈的に心腔内に留置する導線である。
　イ　電極間距離が1.2mm以下のものであって，ファーフィールドセンシング（心室波を心房側で感知する現象）を低減する機能を有する。
④経静脈リード・4極：次のいずれにも該当。
　ア　経静脈的に冠状静脈に留置する導線である。
　イ　4つの電極を持つ。
⑤心筋用リード・単極：次のいずれにも該当。
　ア　開胸術又は胸部小切開により，心外膜又は心筋に直接先端を固定する導線である。
　イ　⑥に該当しない。
⑥心筋用リード・双極：次のいずれにも該当。
　ア　開胸術又は胸部小切開により，心外膜又は心筋に直接先端を固定する導線である。
　イ　プラス，マイナスの2つの電極を有する。
⑦アダプター：ペースメーカ及びペースメーカ用リードを中継又は適合させる目的で使用するものであって，コネクタを有するものである。
⑧アクセサリー：ペースメーカ用リードを固定又は保護することを目的としてペースメーカ用リードに付加して植込まれるもので，コネクタを有しないものである。
⑨経静脈リード・特殊型：次のいずれにも該当。
　ア　経静脈的に心腔内に留置する導線である。
　イ　ルーメンレス構造を有するものである。
　ウ　左脚領域ペーシングに使用できることが，薬事承認又は認証上明記されている。

114 体外式ペースメーカー用カテーテル電極

(1) 一時ペーシング型
　　㊞カテ電極・一時ペーシング型　　14,400円
(2) 心臓電気生理学的検査機能付加型
　①標準型　　㊞カテ電極・機能付加型・Ⅰ　　43,100円
　②冠状静脈洞型
　　㊞カテ電極・機能付加型・Ⅱ　　64,000円
　③房室弁輪部型
　　㊞カテ電極・機能付加型・Ⅲ　　145,000円
　④心房内・心室内全域型
　　㊞カテ電極・機能付加型・Ⅳ　　403,000円
　⑤温度センサー付き
　　㊞カテ電極・機能付加型・Ⅵ　　81,700円
　⑥除細動機能付き
　　㊞カテ電極・機能付加型・Ⅶ　　214,000円
　⑦心腔内超音波検査機能付加型・心房内・心室内全域型　㊞カテ電極・機能付加型・Ⅷ
　　　　　　　　　　　　　　　423,000円
(3) 再製造
　①冠状静脈洞型
　　㊞再製造・カテ電極・機能付加型・Ⅱ　　51,400円
　②房室弁輪部型
　　㊞再製造・カテ電極・機能付加型・Ⅲ　　93,200円

→体外式ペースメーカ用カテーテル電極の算定
　ア　心臓電気生理学的検査機能付加型の「心房内・心室内全域型」を算定する場合は，K595経皮的カテーテル心筋焼灼術の三次元カラーマッピング加算は算定できない。
　イ　再製造の冠状静脈洞型又は房室弁輪部型を使用する場合は，再製造品であることについて，あらかじめ文書を用いて患者に説明する。

→体外式ペースメーカ用カテーテル電極の定義　次のいずれにも該当。
①　薬事承認上は認証上，類別が「機械器具(7)内臓機能代用器」であって，一般的名称が「経食道ペースメーカリード」，「経食道体外型心臓ペースメーカ用電極」，「体外式ペースメーカ用心臓電極」若しくは「ヘパリン使用体外式ペースメーカ用心臓電極」，類別が「機械器具(21)内臓機能検査用器具」であって，一般的名称が「心臓カテーテル付検査装置」又は「機械器具(51)医療用嚥管及び体液誘導管」であって，一般的名称が「心臓用カテーテル型電極」，「再製造心臓カテーテル型電極」，「ヘ

パリン使用心臓用カテーテル型電極」，「バルーン付ペーシング向け循環器用カテーテル」若しくは「ヘパリン使用バルーン付ペーシング向け循環器用カテーテル」である。
②　又は一時的心臓ペーシング及び心臓電気生理学的検査を目的に，経皮経管的に心臓に留置して使用するカテーテル又は経食道的に心臓ペーシングを行うカテーテルである。
③　経皮的カテーテル心筋焼灼術用カテーテルに該当しない。

【機能区分の定義】
①一時ペーシング型：次のいずれにも該当。
　ア　一時ペーシング機能を有するカテーテル電極である。
　イ　②から⑩までに該当しない。
②心臓電気生理学的検査機能付加型・標準型：次のいずれにも該当。
　ア　一時ペーシング機能を有するカテーテル電極である。
　イ　心臓電気生理学的検査機能を有する。
　ウ　心臓電気生理学的検査を行うための電極を有し，電極数が3極以上6極未満である。
　エ　③から⑩までに該当しない。
③心臓電気生理学的検査機能付加型・冠状静脈洞型：次のいずれにも該当。
　ア　一時ペーシング機能を有するカテーテル電極である。
　イ　心臓電気生理学的検査機能を有する。
　ウ　主として冠状静脈洞部の心臓電気生理学的検査を行うための電極を有し，電極数が6極以上20極未満である。
④心臓電気生理学的検査機能付加型・房室弁輪部型：次のいずれにも該当。
　ア　一時ペーシング機能を有するカテーテル電極である。
　イ　心臓電気生理学的検査機能を有する。
　ウ　主として房室弁輪部の心臓電気生理学的検査を行うための電極を有し，電極数が20極以上40極未満である。
　エ　⑩に該当しない。
⑤心臓電気生理学的検査機能付加型・心房内・心室内全域型：次のいずれにも該当。
　ア　一時ペーシング機能を有するカテーテル電極である。
　イ　心臓電気生理学的検査機能を有する。
　ウ　主として心房内又は心室内全域の心臓電気生理学的検査を行うための電極を有し，電極数が40極以上であること若しくは心房内又は心室内全域の心臓電気生理学的検査を行うことが可能であって多電位差測定に必要な情報処理をするための磁気センサーを有する。
⑥心臓電気生理学的検査機能付加型・温度センサー付き：次のいずれにも該当。
　ア　一時ペーシング機能を有するカテーテル電極である。
　イ　心臓電気生理学的検査機能を有する。
　ウ　心臓電気生理学的検査を行うための電極を有する。
　エ　食道内の温度を連続的に測定するセンサーを複数有し，概ね16℃の上昇を1秒以内で測定できるものである。
⑦心臓電気生理学的検査機能付加型・除細動機能付き：次のいずれにも該当。
　ア　一時ペーシング機能を有するカテーテル電極である。
　イ　心臓電気生理学的検査機能を有する。
　ウ　主として心房内及び冠状静脈洞部の心臓電気生理学的検査を行うための電極を有し，電極数が20極以上である。
　エ　経皮的カテーテル心筋焼灼術又は心臓電気生理学的検査を実施する際に発生した心房性不整脈に対して，電気的除細動を行うことができるカテーテル電極である。
⑧心臓電気生理学的検査機能付加型・心腔内超音波検査機能付加型・心房内・心室内全域型：次のいずれにも該当。
　ア　一時ペーシング機能を有するカテーテル電極である。
　イ　心臓電気生理学的検査機能を有する。
　ウ　主として心房内又は心室内全域の心臓電気生理学的検査を行うための電極を有し，電極数が40極以上であること又は心房内若しくは心室内全域の心臓電気生理学的検査を行うことが可能であって，超音波トランスデューサーが30個以上あり心房内又は心室内全域の解剖学的再構築画像及び非接触電位図のマップを作成する機能を有する。
⑨再製造・冠状静脈洞型：次のいずれにも該当。
　ア　一時ペーシング機能を有するカテーテル電極である。
　イ　心臓電気生理学的検査機能を有する。
　ウ　主として冠状静脈洞部の心臓電気生理学的検査を行うための電極を有し，電極数が6極以上20極未満である。
　エ　③心臓電気生理学的検査機能付加型・冠状静脈洞型の再製造品である。
⑩再製造・房室弁輪部型：次のいずれにも該当。
　ア　一時ペーシング機能を有するカテーテル電極である。
　イ　心臓電気生理学的検査機能を有する。
　ウ　主として房室弁輪部の心臓電気生理学的検査を行うための電極を有し，電極数が20極以上40極未満である。
　エ　④心臓電気生理学的検査機能付加型・房室弁輪部型の再製造品である。

115 体表面ペーシング用電極　　4,480円

→体表面ペーシング用電極の定義　次のいずれにも該当。
(1) 薬事承認又は認証上，類別が「機械器具(12)理学診療用器具」であって，一般的名称が「体表用除細動電極」若しくは「手動式除細動器」，又は類別が「機械器具24)知覚検査又は運動機能検査用器具」であって，一般的名称が「体表面電気刺激装置用電極」である。
(2) 緊急ペーシングの際に，体外式ペースメーカに接続して用いられる電極であって，体表面に貼付して使用するディスポーザブルのものである。

116 体外式ペースメーカー用心臓植込ワイヤー
(1) 単極
　①固定機能あり　㊞心臓植込ワイヤー・単極・固定機能あり　　3,910円
　②固定機能なし　㊞心臓植込ワイヤー・単極・固定機能なし　　2,510円
(2) 双極以上　㊞心臓植込ワイヤー・双極以上　6,500円

→体外式ペースメーカ用心臓植込ワイヤの定義　次のいずれにも該当。
① 薬事承認又は認証上，類別が「機械器具(7)内臓機能代用器」であって，一般的名称が「体外式ペースメーカ用心臓電極」又は「ヘパリン使用体外式ペースメーカ用心臓電極」である。
② 心臓手術中又は手術後の不整脈の治療を目的に心外膜等に直接縫着し，体外式ペースメーカに接続して一時的にペーシングを行うワイヤである。
【機能区分の定義】
①単極・固定機能あり：次のいずれにも該当。
　ア 電極を1か所のみ有する。
　イ 電極を心臓へ固定するため，電極付近の構造がコイル状，山形状，波状等となっているものである。
②単極・固定機能なし：次のいずれにも該当。
　ア 電極を1か所のみ有する。
　イ イに該当しない。
③双極以上：電極を2か所以上有する。

117 植込型除細動器
(1) 植込型除細動器（Ⅲ型）
　①標準型　　　　　　　　　2,580,000円
　②皮下植込式電極併用型　　3,120,000円
　③胸骨下植込式電極併用型　3,560,000円
(2) 植込型除細動器（Ⅴ型）　2,660,000円

→植込型除細動器の定義　次のいずれにも該当。
① 薬事承認又は認証上，類別が「機械器具(12)理学診療用器具」であって，一般的名称が「自動植込み型除細動器」又は「デュアルチャンバ自動植込み型除細動器」である。
② 心室性頻拍等の治療を目的として，体内に植え込み，心室センシング，ペーシング，抗頻拍ペーシング治療及び除細動のうち，除細動を含む1つ以上を行うものである。
【機能区分の定義】
①植込型除細動器（Ⅲ型）・標準型：次のいずれにも該当。
　ア 胸部に植え込みが可能なものである。
　イ 除細動器本体が除細動用電極の機能を有するものである。
　ウ 除細動放電パルスが二相性である。
　エ ②から④までに該当しない。
②植込型除細動器（Ⅲ型）・皮下植込式電極併用型：次のいずれにも該当。
　ア 胸部に植え込みが可能なものである。
　イ 除細動器本体が除細動用電極の機能を有するものである。
　ウ 除細動放電パルスが二相性である。
　エ 植込型除細動器用カテーテル電極（皮下植込型）と共に使用される。
　オ ③及び④に該当しない。
③植込型除細動器（Ⅴ型）：次のいずれにも該当。
　ア 胸部に植え込みが可能なものである。
　イ 除細動器本体が除細動用電極の機能を有するものである。
　ウ 心房，心室両方に電気刺激を与えるデュアルチャンバ徐脈ペーシング機能を有するものである。
　エ 房室伝導監視心室ペーシング抑止機能を有するものである。
④植込型除細動器（Ⅲ型）・胸骨下植込式電極併用型：次のいずれにも該当。
　ア 胸部に植え込みが可能なものである。
　イ 除細動器本体が除細動用電極の機能を有するものである。
　ウ 除細動放電パルスが二相性である。
　エ 植込型除細動器用カテーテル電極（胸骨下植込型）と共に使用される。

118 植込型除細動器用カテーテル電極
(1) 植込型除細動器用カテーテル電極（シングル）　538,000円
(2) 植込型除細動器用カテーテル電極〔マルチ（一式）〕　199,000円
(3) アダプター　268,000円
(4) 植込型除細動器用カテーテル電極（皮下植込式）　602,000円
(5) 植込型除細動器用カテーテル電極（胸骨下植込式）　650,000円

→植込型除細動器用カテーテル電極の算定　アダプターは，除細動閾値が高く，除細動電極の追加が必要となった患者に対して使用した場合に限り算定できる。
→植込型除細動器用カテーテル電極の定義　次のいずれにも該当。
① 薬事承認又は認証上，類別が「機械器具(7)内臓機能代用器」であって，一般的名称が「植込み型除細動器・ペースメーカリード」又は「植込み型ペースメーカアダプタ」である。
② 次のいずれかに該当。
　ア 心室性頻拍等に対し，心室センシング，ペーシング，抗頻拍ペーシング治療及び除細動のうち，除細動を含む1つ以上を行う際に使用する植込型除細動器用カテーテル電極である。
　イ コネクタを有するものである。
③ 植込型除細動器に使用するものである。
【機能区分の定義】
①植込型除細動器用カテーテル電極（シングル）：1本のリードで心室センシング，ペーシング，抗頻拍ペーシング治療及び除細動を行うカテーテル電極である。
②植込型除細動器用カテーテル電極〔マルチ（一式）〕：除細動のみを行うカテーテル電極である。
③アダプター：植込型除細動器又は両室ペーシング機能付き植込型除細動器と植込型除細動器用カテーテル電極を中継又は適合させるためのコネクタを有するものであり，高電圧電極を分岐する機能を有するものである。
④植込型除細動器用カテーテル電極（皮下植込式）：1本のリードで除細動，ショック後ペーシング及びセンシングを行うカテーテル電極であり，皮下に植込んで使用するものである。
⑤植込型除細動器用カテーテル電極（胸骨下植込式）：1本のリードで除細動，ショック後ペーシング，センシング，心休止防止ペーシング及び抗頻拍ペーシング治療を行うカテーテル電極であり，胸骨下に植込んで使用するものである。

119 機械弁　659,000円

→機械弁の定義　次のいずれにも該当。
(1) 薬事承認又は認証上，類別が「機械器具(7)内臓機能代用器」であって，一般的名称が「機械式人工心臓弁」である。
(2) 機能不全に陥った心臓弁の機能を代替することを目的に使用する合成材料の人工弁である。
(3) 2枚の開閉するディスクが心臓弁の機能を代替するものである。

120 生体弁
(1) 異種大動脈弁　　　　　　780,000円
(2) 異種心膜弁（Ⅱ）　　　　953,000円
(3) 異種心膜弁（Ⅱ）システム　1,050,000円

121 弁付きグラフト（生体弁）　825,000円

→生体弁の算定
(1) 異種心膜弁（Ⅱ）システム
　ア 大動脈弁弁尖の硬化変性に起因する重症大動脈弁狭窄症を有している患者に使用する場合に限り，算定できる。
　イ 関連学会の定める適正使用指針に従って使用した場合に限り，算定できる。
　ウ 胸腔鏡下弁形成術・弁置換術の施設基準を満たす医療機関で使用した場合に限り，算定できる。
→生体弁・弁付きグラフト（生体弁）の定義　次のいずれにも該当。
① 生体弁については，薬事承認又は認証上，類別が「機械器具(7)内臓機能代用器」であって，一般的名称が「ウシ心のう膜弁」，「ブタ心臓弁」又は「ウマ心のう膜弁」である。
弁付きグラフト（生体弁）については，薬事承認又は認証上，類別が「機械器具(7)内臓機能代用器」であって，一般的名称が「ブタ心臓弁」，「人工血管付ブタ心臓弁」又は「ウシ由来弁付人工血管」である。
② 機能不全に陥った心臓弁の機能を代用することを目的に使用するヒト以外の動物由来の弁開閉部を有する人工弁である。
【生体弁の定義】
①異種大動脈弁：弁開閉部分がヒト以外の動物の大動脈弁由来のものである。
②異種心膜弁（Ⅱ）：次のいずれにも該当。

ア 弁開閉部分がヒト以外の動物の心膜由来のものである。
イ 石灰化を抑制するための組織加温処理が施されている。
ウ ③に該当しない。
③異種心膜弁（Ⅱ）システム：次のいずれにも該当する。
ア 弁開閉部分がヒト以外の動物の心膜由来のものである。
イ 石灰化を抑制するための組織加温処理が施されている。
ウ 弁の設置に使用するデリバリーシステムを含むものである。
【弁付きグラフト（生体弁）の定義】人工血管（生体材料からなる血管を含む）が組合わされているものである。

122 人工弁輪
(1) 僧帽弁用　268,000円
(2) 三尖弁用　210,000円
(3) 僧帽弁・三尖弁兼用　233,000円

→人工弁輪の定義　次のいずれにも該当。
① 薬事承認又は認証上、類別が「機械器具(7)内臓機能代用器」であって、一般的名称が「弁形成リング」である。
② 弁輪形成術を実施する際に房室弁輪の縮小又は拡大の防止のため房室弁輪に植込む材料である。
【機能区分の定義】
①僧帽弁用：次のいずれにも該当。
ア 僧帽弁本来の形状を模したものである。
イ 僧帽弁にのみ使用されるものである。
②三尖弁用：次のいずれにも該当。
ア 三尖弁本来の形状を模したものであり、全周性の形状をしていない。
イ 三尖弁にのみ使用されるものである。
③僧帽弁・三尖弁兼用：僧帽弁及び三尖弁のいずれにも使用されるものである。

123 経皮的カテーテル心筋焼灼術用カテーテル
(1) 熱アブレーション用
　①標準型　112,000円
　②イリゲーション型　140,000円
　③バルーン型　505,000円
　④体外式ペーシング機能付き　293,000円
　⑤体外式ペーシング機能付き・特殊型　395,000円
　⑥体外式ペーシング機能付き・組織表面温度測定型　310,000円
(2) 冷凍アブレーション用
　①バルーン型　649,000円
　②標準型　140,000円
(3) パルスフィールドアブレーション用　681,000円

→経皮的カテーテル心筋焼灼術用カテーテルの算定
ア 熱アブレーション用の「体外式ペーシング機能付き」又は「体外式ペーシング機能付き・特殊型」を算定する場合は、K595経皮的カテーテル心筋焼灼術の三次元カラーマッピング加算は算定できない。
イ パルスフィールドアブレーション用については、肺静脈隔離後のエントランスブロック確認を目的として体外式ペースメーカ用カテーテル電極・心臓電気生理学的検査機能付加型・冠状静脈洞型と併せて使用した場合は、主たるもののみ算定できる。

→経皮的カテーテル心筋焼灼術用カテーテルの定義　次のいずれにも該当。
① 薬事承認又は認証上、類別が「機械器具(29)電気手術器」であって、一般的名称が「汎用電気手術ユニット」若しくは「経皮心筋焼灼術用電気手術ユニット」、又は類別が「機械器具(51)医療用嘴管及び体液誘導管」であって、一般的名称が「アブレーション向け循環器用カテーテル」である。
② 経皮的カテーテル心筋焼灼術を実施する際に頻脈性不整脈の治療を目的に使用する高周波電流等による心筋焼灼用、冷凍アブレーション用又はパルスフィールドアブレーション用のカテーテルである。
③ 体外式ペースメーカー用カテーテル電極に該当しない。
【機能区分の定義】
①熱アブレーション用・標準型：次のいずれにも該当。
ア 経皮的カテーテル心筋焼灼術を実施する際に頻脈性不整脈の治療を目的として使用する高周波電流等、熱による心筋焼灼用のカテーテルである。
イ ②に該当しない。
ウ バルーン構造を有さない。
②熱アブレーション用・イリゲーション型：次のいずれにも該当。
ア 経皮的カテーテル心筋焼灼術を実施する際に心房粗動又は心房細動の治療を目的とする高周波電流等、熱による心筋焼灼用のカテーテルである。

イ カテーテルの先端部を冷却する機能を有する。
ウ バルーン構造を有さない。
③熱アブレーション用・バルーン型：薬剤抵抗性を有する再発性症候性の発作性又は持続性心房細動の治療を目的として使用する高周波電流等、熱による心筋焼灼用のバルーンカテーテルである。
④熱アブレーション用・体外式ペーシング機能付き：次のいずれにも該当。
ア 一時ペーシング機能を有するカテーテル電極である。
イ 心臓電気生理学的検査機能を有する。
ウ 主として心房内又は心室内全域の心臓電気生理学的検査を行うための電極を有し、心房内又は心室内全域の心臓電気生理学的検査を行うことが可能であって多電位差測定に必要な情報処理をするための磁気センサーを有する。
エ 経皮的カテーテル心筋焼灼術を実施する際に頻脈性不整脈の治療を目的に使用する高周波電流による心筋焼灼用のカテーテル電極である。
⑤熱アブレーション用・体外式ペーシング機能付き・特殊型：次のいずれにも該当。
ア 一時ペーシング機能を有するカテーテル電極である。
イ 心臓電気生理学的検査機能を有する。
ウ 主として心房内又は心室内全域の心臓電気生理学的検査を行うための電極を有し、心房内又は心室内全域の心臓電気生理学的検査を行うことが可能であって多電位差測定に必要な情報処理をするための磁気センサーを有する。
エ 経皮的カテーテル心筋焼灼術を実施する際に頻脈性不整脈の治療を目的に使用する高周波電流による心筋焼灼用のカテーテル電極である。
オ 心組織との接触状況の情報を取得できる機能を有する。
⑥熱アブレーション用・体外式ペーシング機能付き・組織表面温度測定型：次のいずれにも該当。
ア 一時ペーシング機能を有するカテーテル電極である。
イ 心臓電気生理学的検査機能を有する。
ウ 経皮的カテーテル心筋焼灼術を実施する際に頻脈性不整脈の治療を目的に使用する高周波電流による心筋焼灼用のカテーテル電極である。
エ カテーテル先端が熱拡散率に優れた素材（ダイヤモンド）でできており、組織表面温度情報を取得できる機能を有する。
⑦冷凍アブレーション用・バルーン型：再発性症候性の発作性心房細動（薬剤抵抗性を含む）又は薬剤抵抗性を有する症候性の持続性心房細動の治療を目的として使用する冷凍アブレーション用のバルーンカテーテルである。
⑧冷凍アブレーション用・標準型
ア 次のいずれかに該当。
　i 再発性症候性の発作性心房細動（薬剤抵抗性を含む）又は薬剤抵抗性を有する症候性のを有する症候性の持続性心房細動の治療を目的とするバルーンカテーテルを用いた冷凍アブレーションを補完するために使用する、冷凍による心筋焼灼用のカテーテルである。
　ii 房室結節リエントリー性頻拍（AVNRT）の治療に使用する冷凍による心筋焼灼用のカテーテルである。
イ バルーン構造を有さない。
⑨パルスフィールドアブレーション用：次のいずれにも該当。
ア 薬剤抵抗性を有する発作性心房細動の治療を目的として使用するパルスフィールドアブレーション用のカテーテルである。
イ 高周波電流等、熱による心筋焼灼用のカテーテルでない。
ウ ペーシング刺激による、肺静脈隔離後のエントランスブロック確認を行う機能を有する。

124 ディスポーザブル人工肺（膜型肺）
(1) 体外循環型（リザーバー機能あり）
　①一般用　㊵人工肺・体外・Rあり・一般用　88,700円
　②低体重者・小児用　㊵人工肺・体外・Rあり・低体重者・小児用　122,000円
(2) 体外循環型（リザーバー機能なし）
　①一般用　㊵人工肺・体外・Rなし・一般用　75,100円
　②低体重者・小児用　㊵人工肺・体外・Rなし・低体重者・小児用　121,000円
(3) 補助循環・補助呼吸型
　①一般用　㊵人工肺・補助・一般用　141,000円
　②低体重者・小児用　㊵人工肺・補助・低体重者・小児用　153,000円

→ディスポーザブル人工肺（膜型肺）の定義　次のいずれにも該当すること。
① 薬事承認又は認証上、類別が「機械器具(7)内臓機能代用器」であって、

一般的名称が「体外式膜型人工肺」又は「ヘパリン使用体外式膜型人工肺」である。
② 心肺，補助循環又は経皮的心肺補助法を実施する際に，血液ガス交換を目的に使用する人工肺である。
【機能区分の定義】
①体外循環型（リザーバ機能あり）・一般用：次のいずれにも該当。
　ア　フィルム膜，中空糸膜等を介して血液ガス交換を行うものである。
　イ　主として，人工心肺を実施する際に使用するものである。
　ウ　ガス交換部及びガス交換部と一体の熱交換器（冷却又は加温することにより体温の温度調整を行うものであって，ヘパリン処理されたものを含む。以下同じ）の全部又は一部を有する。
　エ　リザーバ機能（脱血された血液のガス交換部への流入量及び流出量を調整する貯血槽を有し，フィルタにより血液中の除泡及び異物除去を行うことをいう。以下同じ）を有する。
　オ　④に該当しない。
②体外循環型（リザーバ機能あり）・低体重者・小児用：次のいずれにも該当。
　ア　フィルム膜，中空糸膜等を介して血液ガス交換を行うものである。
　イ　主として，人工心肺を実施する際に使用するものである。
　ウ　ガス交換部及びガス交換部と一体の熱交換器の全部又は一部を有する。
　エ　リザーバ機能を有する。
　オ　低体重者・小児・新生児等に使用することを目的とし，最大血液流量が毎分3.0L未満で使用されるものである。
③体外循環型（リザーバ機能なし）・一般用：次のいずれにも該当。
　ア　フィルム膜，中空糸膜等を介して血液ガス交換を行うものである。
　イ　主として，人工心肺を実施する際に使用するものである。
　ウ　ガス交換部及びガス交換部と一体の熱交換器の全部又は一部を有する。
　エ　リザーバ機能を有しない。
　オ　④に該当しない。
④体外循環型（リザーバ機能なし）・低体重者・小児用：次のいずれにも該当。
　ア　フィルム膜，中空糸膜等を介して血液ガス交換を行うものである。
　イ　主として，人工心肺を実施する際に使用するものである。
　ウ　ガス交換部及びガス交換部と一体の熱交換器の全部又は一部を有する。
　エ　リザーバ機能を有しない。
　オ　低体重者・小児・新生児等に使用することを目的とし，最大血液流量が毎分3.0L未満で使用されるものである。
⑤補助循環・補助呼吸型・一般用：次のいずれにも該当。
　ア　フィルム膜，中空糸膜等を介して血液ガス交換を行うものである。
　イ　主として，補助循環・経皮的心肺補助法を実施する際に使用するものである。
　ウ　ガス交換部及びガス交換部と一体の熱交換器の全部又は一部を有する。
　エ　シリコーン膜又は特殊ポリオレフィン膜の膜特性により血漿漏洩の防止が可能なものである。
　オ　⑥に該当しない。
⑥補助循環・補助呼吸型・低体重者・小児用：次のいずれにも該当。
　ア　フィルム膜，中空糸膜等を介して血液ガス交換を行うものである。
　イ　主として，補助循環・経皮的心肺補助法を実施する際に使用するものである。
　ウ　ガス交換部及びガス交換部と一体の熱交換器の全部又は一部を有する。
　エ　シリコーン膜又は特殊ポリオレフィン膜の膜特性により血漿漏洩の防止が可能なものである。
　オ　低体重者・小児・新生児等に使用することを目的とし，最大血液流量が毎分3.0L未満で使用されるものである。

125 遠心式体外循環用血液ポンプ

(1) シール型		
①抗血栓性あり	遠心ポンプa	<u>61,700円</u>
②抗血栓性なし	遠心ポンプb	46,500円
(2) シールレス型	遠心ポンプc	
	(24.6～25.2)	<u>54,200円</u>
	(25.3～5)	49,600円
	(25.6～)	45,000円

→遠心式体外循環用血液ポンプの算定
ア　遠心式体外循環用血液ポンプは，人工心肺回路セットに併用される場合，胸部若しくは胸腹部の大動脈瘤手術時における病変部大動脈の一時的バイパスを行う場合又は経皮的心肺補助法（PCPS）を行う場合に算定できる。
イ　流量測定に用いるセルは別に算定できない。
→遠心式体外循環用血液ポンプの定義　次のいずれにも該当すること。

① 薬事承認又は認証上，類別が「機械器具(7)内臓機能代用器」であって，一般的名称が「補助循環装置用遠心ポンプ」，「ヘパリン使用補助循環装置用遠心ポンプ」，「単回使用遠心ポンプ」，「ヘパリン使用単回使用遠心ポンプ」，「人工心肺用回路システム」又は「ヘパリン使用人工心肺用回路システム」である。
② 体外循環又は補助循環を目的に血液回路に組み込んで使用するポンプであって血液を遠心力で駆出するものである。
【機能区分の定義】
①シール型・抗血栓性あり：次のいずれにも該当。
　ア　次のいずれかに該当する。
　　i　血液接触面にヘパリンがコーティングされている。
　　ii　血液接触面にポリメトキシエチルアクリレート等がコーティングされており，抗血栓性を有していることが薬事承認又は認証上明記されている。
　イ　③に該当しない。
②シール型・抗血栓性なし：①及び③に該当しない。
③シールレス型：回転軸保持部に密閉が不要となる構造を有している。

126 体外循環用カニューレ

(1) 成人用		
①送脱血カニューレ		
(ア)シングル標準		4,620円
(イ)シングル強化		6,770円
(ウ)2段標準		8,640円
(エ)2段強化		8,190円
②心筋保護用カニューレ		
(ア)ルート		3,950円
(イ)コロナリー		<u>5,890円</u>
(ウ)レトロ		19,000円
③ベントカテーテル		
(ア)一般型		3,350円
(イ)ガス注入型		4,500円
④経皮的挿入用カニューレ		
(ア)一般型		<u>37,000円</u>
(イ)先端強化型		
i　シングルルーメン		40,000円
ii　ダブルルーメン		186,000円
(2) 小児用		
①送脱血カニューレ		
(ア)シングル標準		4,770円
(イ)シングル強化		6,590円
(ウ)2段標準		8,640円
(エ)2段強化		8,340円
②心筋保護用カニューレ		
(ア)ルート		4,060円
(イ)コロナリー		6,420円
(ウ)レトロ		19,900円
③ベントカテーテル		
(ア)一般型		3,510円
(イ)ガス注入型		4,500円
④経皮的挿入用カニューレ		
(ア)一般型		<u>38,200円</u>
(イ)先端強化型		
i　シングルルーメン		42,400円
ii　ダブルルーメン		186,000円

注　生体適合性を付加した送脱血カニューレ，心筋保護用カニューレ又はベントカテーテルにあってはそれぞれ材料価格に1,600円を加算し，生体適合性を付加した経皮的挿入用カニューレにあっては材料価格に3,500円を加算する。

→体外循環用カニューレの算定　付加機能のうち加算の対象となる付加されている生体適合性とは，ヘパリンコーティングされているもの，ポリメトキシエチルアクリレート等（抗血栓性を有していることが薬事承認又は認証上明記されているもの）がコーティングされているもの及び材質が抗血栓性セグメント化ポリウレタンであるものをいう。また，付加機能のうち，密封・固定，圧モ

ニター及びベント（心筋保護カニューレにおけるもの）は加算の対象とならない。

→体外循環用カニューレの定義 次のいずれにも該当すること。
① 薬事承認又は認証上，類別が「機械器具51医療用嘴管及び体液誘導管」であって一般的名称が「動脈カニューレ」，「ヘパリン使用動脈カニューレ」，「冠動脈カニューレ」，「ヘパリン使用冠動脈カニューレ」，「大腿動静脈カニューレ」，「ヘパリン使用大腿動静脈カニューレ」，「大静脈カニューレ」，「ヘパリン使用大静脈カニューレ」，「静脈カニューレ」，「ヘパリン使用静脈カニューレ」，「大動脈カニューレ」，「ヘパリン使用大動脈カニューレ」，「心室カニューレ」，「ヘパリン使用心室カニューレ」，「冠状静脈洞カニューレ」，「ヘパリン使用冠状静脈洞カニューレ」，「中心循環系マルチルーメンカテーテル」，「中心循環系動静脈カニューレ」又は「ヘパリン使用中心循環系動静脈カニューレ」である。
② 人工心肺又は経皮的心肺補助法の実施に際し，送脱血及び心筋保護を目的に使用するカニューレである。

【成人用・送脱血カニューレの定義】
①シングル標準：次のいずれにも該当する。
ア 人工心肺時に送脱血を行う体外循環用カニューレである。
イ 上大静脈，下大静脈，上行大動脈等に挿入し留置するものである。
ウ 成人に用いるものである。
②シングル強化：次のいずれにも該当する。
ア 人工心肺時に送脱血を行う体外循環用カニューレである。
イ 上大静脈，下大静脈，上行大動脈等に挿入し留置するものである。
ウ カニューレ本体部分がワイヤで強化されているものである。
エ 成人に用いるものである。
③2段標準：次のいずれにも該当する。
ア 人工心肺時に脱血を行う体外循環用カニューレである。
イ 上大静脈と下大静脈からの血液を同時に脱血できる。
ウ 成人に用いるものである。
④2段強化：次のいずれにも該当する。
ア 人工心肺時に脱血を行う体外循環用カニューレである。
イ 上大静脈と下大静脈からの血液を同時に脱血できる。
ウ カニューレ本体部分がワイヤで強化されているものである。
エ 成人に用いるものである。

【成人用・心筋保護用カニューレの定義】
①ルート：次のいずれにも該当する。
ア 人工心肺時に心筋保護法を行う体外循環用カニューレである。
イ 大動脈基部から心筋保護液を注入するものである。
ウ 成人に用いるものである。
②コロナリー：次のいずれにも該当する。
ア 人工心肺時に心筋保護法を行う体外循環用カニューレである。
イ 冠状動脈口から直接心筋保護液を注入するものである。
ウ 成人に用いるものである。
③レトロ：次のいずれにも該当する。
ア 人工心肺時に心筋保護法を行う体外循環用カニューレである。
イ 冠状静脈洞に挿入し，逆行性に心筋保護液を注入するものである。
ウ 成人に用いるものである。

【成人用・ベントカテーテルの定義】
①一般型：次のいずれにも該当する。
ア 血液等を持続的に排出するカテーテルである。
イ 心腔内，大動脈又は肺動脈に挿入留置するものである。
ウ 成人に用いるものである。
エ ②に該当しない。
②ガス注入型：次のいずれにも該当する。
ア 血液等の吸引及び術野への炭酸ガス注入を同時に行うための構造が一体化したものであることが，薬事承認又は認証事項に明記されている。
イ 心腔内に挿入留置するものである。
ウ 成人に用いるものである。

【成人用・経皮的挿入用カニューレの定義】
①一般型：次のいずれにも該当する。
ア 開胸視野以外の部位から，経皮的に血管に挿入し送脱血を行うカニューレである。
イ 成人に用いるものである。
ウ ②及び③に該当しない。
②先端強化型・シングルルーメン：次のいずれにも該当する。
ア 開胸視野以外の部位から，経皮的に血管に挿入し送脱血を行うカニューレである。
イ 先端部までワイヤ強化されており，先の排圧を防止する構造となっている。
ウ 成人に用いるものである。
エ ③に該当しない。
③先端強化型・ダブルルーメン：次のいずれにも該当する。
ア 開胸視野以外の部位から，経皮的に血管に挿入し送脱血を行うカニューレである。
イ 先端部までワイヤ強化されており，先の排圧を防止する構造となっている。
ウ 上大静脈と下大静脈からの血液を同時に脱血し，右心房に送血できるダブルルーメン構造となっている。
エ 成人に用いるものである。

【小児用・送脱血カニューレの定義】
①シングル標準：次のいずれにも該当する。
ア 人工心肺時に送脱血を行う体外循環用カニューレである。
イ 上大静脈，下大静脈，上行大動脈等に挿入し留置するものである。
ウ 本体シースサイズが，送血用については16.5Fr以下，脱血用については22Fr以下である。
②シングル強化：次のいずれにも該当する。
ア 人工心肺時に送脱血を行う体外循環用カニューレである。
イ 上大静脈，下大静脈，上行大動脈等に挿入し留置するものである。
ウ カニューレ本体部分がワイヤで強化されているものである。
エ 本体シースサイズが，送血用については16.5Fr以下，脱血用については22Fr以下である。
③2段標準：次のいずれにも該当する。
ア 人工心肺時に脱血を行う体外循環用カニューレである。
イ 上大静脈と下大静脈からの血液を同時に脱血できる。
ウ 小児用であることが薬事承認又は認証上明記されている。
④2段強化：次のいずれにも該当する。
ア 人工心肺時に脱血を行う体外循環用カニューレである。
イ 上大静脈と下大静脈からの血液を同時に脱血できる。
ウ カニューレ本体部分がワイヤで強化されているものである。
エ 小児用であることが薬事承認又は認証上明記されている。

【小児用・心筋保護用カニューレの定義】
①ルート：次のいずれにも該当する。
ア 人工心肺時に心筋保護法を行う体外循環用カニューレである。
イ 大動脈基部から心筋保護液を注入するものである。
ウ 18G以下である。
②コロナリー：次のいずれにも該当する。
ア 人工心肺時に心筋保護法を行う体外循環用カニューレである。
イ 冠状動脈口から直接心筋保護液を注入するものである。
ウ 小児用であることが薬事承認又は認証上明記されている。
③レトロ：次のいずれにも該当する。
ア 人工心肺時に心筋保護法を行う体外循環用カニューレである。
イ 冠状静脈洞に挿入し，逆行性に心筋保護液を注入するものである。
ウ 本体シースサイズが，10Fr以下である。

【小児用・ベントカテーテルの定義】
①一般型：次のいずれにも該当する。
ア 血液等を持続的に排出するカテーテルである。
イ 心腔内，大動脈又は肺動脈に挿入留置するものである。
ウ 小児に用いるものである。
エ 本体シースサイズが13Fr以下である。
②ガス注入型：次のいずれにも該当する。
ア 血液等の吸引及び術野への炭酸ガス注入を同時に行うための構造が一体化したものであることが，薬事承認又は認証事項に明記されている。
イ 心腔内に挿入留置するものである。
ウ 小児用であることが薬事承認又は認証上明記されている。

【小児用・経皮的挿入用カニューレの定義】
①一般型：次のいずれにも該当する。
ア 開胸視野以外の部位から，経皮的に血管に挿入し送脱血を行うカニューレである。
イ 本体シースサイズが，送血用・脱血用に関わらず14Fr以下である。
ウ ②及び③に該当しない。
②先端強化型・シングルルーメン：次のいずれにも該当する。
ア 開胸視野以外の部位から，経皮的に血管に挿入し送脱血を行うカニューレである。
イ 先端までワイヤ強化されており，先の排圧を防止する構造となっている。
ウ 本体シースサイズが，送血用・脱血用に関わらず14Fr以下である。
エ ③に該当しない。
③先端強化型・ダブルルーメン
ア 開胸視野以外の部位から，経皮的に血管に挿入し送脱血を行うカニューレである。
イ 先端までワイヤ強化されており，先の排圧を防止する構造となっている。
ウ 上大静脈と下大静脈からの血液を同時に脱血し，右心房に送血できるダブルルーメン構造となっている。
エ 本体シースサイズが，19Fr以下である。

【生体適合性加算の対象となる体外循環用カニューレの定義】 送脱血カニューレ，心筋保護用カニューレ，ベントカテーテル，経皮的挿入用カニューレであって，次のいずれかに該当。
① 血液接触面にヘパリンをコーティングしているものである。
② 血液接触面にポリメトキシエチルアクリレート等がコーティングされており，抗血栓性を有していることが薬事承認又は認証上明記されている。
③ 材質が抗血栓性セグメント化ポリウレタンである。

127 人工心肺回路

- (1) メイン回路
  - ① 抗血栓性あり
    - (ア) 成人用　㊞心肺回路・メインa-1　117,000円
    - (イ) 小児用　㊞心肺回路・メインa-2　134,000円
  - ② 抗血栓性なし
    - (ア) 成人用　㊞心肺回路・メインb-1　106,000円
    - (イ) 小児用　㊞心肺回路・メインb-2　124,000円
- (2) 補助循環回路
  - ① 抗血栓性あり
    - (ア) 成人用　㊞心肺回路・補助c-1　69,600円
    - (イ) 小児用　㊞心肺回路・補助c-2　70,900円
  - ② 抗血栓性なし
    - (ア) 成人用　㊞心肺回路・補助d-1　40,400円
    - (イ) 小児用　㊞心肺回路・補助d-2　40,400円
- (3) 心筋保護回路　㊞心肺回路・保護e　14,600円
- (4) 血液濃縮回路　㊞心肺回路・濃縮f　24,000円
- (5) 分離体外循環回路
  - ㊞心肺回路・分離g　40,600円
- (6) 個別機能品
  - ① 貯血槽　㊞心肺回路・個別h　9,030円
  - ② カーディオトミーリザーバー
    - ㊞心肺回路・個別i　25,200円
  - ③ ハードシェル静脈リザーバー
    - ㊞心肺回路・個別j　26,800円
  - ④ 心筋保護用貯液槽　㊞心肺回路・個別k　8,950円
  - ⑤ ラインフィルター
    - ㊞心肺回路・個別l　12,800円
  - ⑥ 回路洗浄用フィルター
    - ㊞心肺回路・個別m　4,100円
  - ⑦ 血液学的パラメーター測定用セル
    - (ア) 標準型　㊞心肺回路・個別n-1　7,110円
    - (イ) ガス分圧センサー付き
      - ㊞心肺回路・個別n-2　14,100円
  - ⑧ 熱交換器　㊞心肺回路・個別o　11,900円
  - ⑨ 安全弁　㊞心肺回路・個別p　4,560円

→**人工心肺回路の算定**　人工心肺と同時に行われた選択的冠灌流の際の回路については，人工心肺回路として算定できる。

→**人工心肺回路の定義**　次のいずれにも該当すること。

① 薬事承認又は認証上，類別が「機械器具(7)内臓機能代用器」であって，一般的名称が「左心室ライン吸引コントロール用バルブ」，「人工心肺用熱交換器」，「単回使用人工心肺用熱交換器」，「ヘパリン使用単回使用人工心肺用熱交換器」，「人工心肺用貯血槽」，「ヘパリン使用人工心肺用貯血槽」，「人工心肺用除泡器」，「単回使用人工心肺用除泡器」，「ヘパリン使用人工心肺用除泡器」，「ヘパリン使用単回使用人工心肺用除泡器」，「人工心肺用ライン内血液ガスセンサ」，「ヘパリン使用人工心肺用ライン内血液ガスセンサ」，「人工心肺回路用血液フィルタ」，「ヘパリン使用人工心肺用血液フィルタ」，「人工心肺用プライミング溶液フィルタ」，「人工心肺用血液濃縮フィルタ」，「血液濃縮器」，「人工心肺用回路システム」，「ヘパリン使用人工心肺用回路システム」，「心筋保護液用フィルタ」，「体外循環用血液学的パラメータモニタ測定用セル」，「ヘパリン使用体外循環用血液学的パラメータモニタ向け測定用セル」又は「人工心肺用安全弁」である。

② 人工心肺又は補助循環を行う際に使用する体外循環回路及びその回路に組み込まれる部品である。

【機能区分の定義】

① **メイン回路・抗血栓性あり・成人用**：次のいずれにも該当。
  - ア　人工心肺を実施する際に使用する管である。
  - イ　患者から脱血された血液を通す脱血用ラインチューブ及び患者へ血液を送るための送血用ラインチューブを有するものであって，胸腔内出血又は心腔内出血の吸引ラインチューブ又はベント吸引ラインチューブを有するものである（脱血補助用チューブ，コネクタ，サーミスター，サッカー等を含む）。
  - ウ　次のいずれかに該当。
    - i　管の内壁にヘパリンがコーティングされている。
    - ii　管の内壁にポリメトキシエチルアクリレート等がコーティングされており，ヘパリンをコーティングした場合と同等以上の抗血栓性を有している。
  - エ　②に該当しない。

② **メイン回路・抗血栓性あり・小児用**：次のいずれにも該当。
  - ア　人工心肺を実施する際に使用する管である。
  - イ　患者から脱血された血液を通す脱血用ラインチューブ及び患者へ血液を送るための送血用ラインチューブを有するものであって，胸腔内出血又は心腔内出血の吸引ラインチューブ又はベント吸引ラインチューブを有するものである（脱血補助用チューブ，コネクタ，サーミスター，サッカー等を含む）。
  - ウ　次のいずれかに該当。
    - i　管の内壁にヘパリンがコーティングされている。
    - ii　管の内壁にポリメトキシエチルアクリレート等がコーティングされており，ヘパリンをコーティングした場合と同等以上の抗血栓性を有している。
  - エ　送血用ラインチューブの内径が1/4インチ又は6.5mm以下である。

③ **メイン回路・抗血栓性なし・成人用**：次のいずれにも該当。
  - ア　人工心肺を実施する際に使用する管である。
  - イ　患者から脱血された血液を通す脱血用ラインチューブ及び患者へ血液を送るための送血用ラインチューブを有するものであって，胸腔内出血又は心腔内出血の吸引ラインチューブ又はベント吸引ラインチューブを有するものである（脱血補助用チューブ，コネクタ，サーミスター，サッカー等を含む）。
  - ウ　④に該当しない。

④ **メイン回路・抗血栓性なし・小児用**：次のいずれにも該当。
  - ア　人工心肺を実施する際に使用する管である。
  - イ　患者から脱血された血液を通す脱血用ラインチューブ及び患者へ血液を送るための送血用ラインチューブを有するものであって，胸腔内出血又は心腔内出血の吸引ラインチューブ又はベント吸引ラインチューブを有するものである（脱血補助用チューブ，コネクタ，サーミスター，サッカー等を含む）。
  - ウ　送血用ラインチューブの内径が1/4インチ又は6.5mm以下である。

⑤ **補助循環回路・抗血栓性あり・成人用**：次のいずれにも該当。
  - ア　補助循環を実施する際に使用する管である。
  - イ　次のいずれかに該当。
    - i　管の内壁にヘパリンがコーティングされている。
    - ii　管の内壁にポリメトキシエチルアクリレート等がコーティングされており，ヘパリンをコーティングした場合と同等以上の抗血栓性を有している。
  - ウ　⑥に該当しない。

⑥ **補助循環回路・抗血栓性あり・小児用**：次のいずれにも該当。
  - ア　補助循環を実施する際に使用する管である。
  - イ　次のいずれかに該当する。
    - i　管の内壁にヘパリンがコーティングされている。
    - ii　管の内壁にポリメトキシエチルアクリレート等がコーティングされており，ヘパリンをコーティングした場合と同等以上の抗血栓性を有している。
  - ウ　送血用ラインチューブの内径が1/4インチ又は6.5mm以下である。

⑦ **補助循環回路・抗血栓性なし・成人用**：次のいずれにも該当。
  - ア　補助循環を実施する際に使用する管である。
  - イ　⑧に該当しない。

⑧ **補助循環回路・抗血栓性なし・小児用**：次のいずれにも該当。
  - ア　補助循環を実施する際に使用する管である。
  - イ　送血用ラインチューブの内径が1/4インチ又は6.5mm以下である。

⑨ **心筋保護回路**：心筋保護液を大動脈基部，冠動脈孔又は冠状静脈洞に注入するために使用する管である。

⑩ **血液濃縮回路**：体外循環血液を濃縮するために使用する血液濃縮器及び管である。

⑪ **分離体外循環回路**：大動脈手術時に人工心肺回路の送血ラインを分岐し，再建部分枝血管末梢側へ送血するために使用する管である。

⑫ **個別機能品・貯血槽**：次のいずれにも該当。
  - ア　脱血量を調整することを目的に脱血した血液を貯留するために使用する槽である。
  - イ　⑬及び⑭に該当しない。

⑬ **個別機能品・カーディオトミーリザーバ**：次のいずれにも該当。
  - ア　胸腔内血液，心腔内血液等の患者から吸引した血液を貯留する槽（血液を濾過し，気泡を除去するためのフィルタを含む）である。
  - イ　⑭に該当しない。

⑭ **個別機能品・ハードシェル静脈リザーバ**：次のいずれにも該当。
  - ア　脱血量を調整することを目的に脱血した血液を貯留するために使用する槽である。
  - イ　胸腔内血液や心腔内血液等の患者から吸引した血液を貯留する槽（血液を濾過又は気泡を除去するためのフィルタを含む）である。

⑮ **個別機能品・心筋保護用貯液槽**：心筋保護液を貯留する槽である。

⑯ **個別機能品・ラインフィルタ**：体外循環血液中の気泡，異物又は白血球を除去するためのフィルタである。

⑰ **個別機能品・回路洗浄用フィルタ**：回路中の充填液中又は心筋保護液中の異物を除去するためのフィルタである。

⑱ **個別機能品・血液学的パラメーター測定用セル・標準型**：次のいずれ

にも該当。
  ア 回路中の血液学的パラメーターを連続的に測定するために用いられる専用セル又はセンサーである。
  イ 遠心式体外循環用血液ポンプと併用して使用される流量測定用セルでない。
  ウ ⑲に該当しない。
⑲個別機能品・血液学的パラメーター測定用セル・ガス分圧センサー付き：次のいずれにも該当。
  ア 回路中の血液学的パラメーターを連続的に測定するために用いられる専用セル又はセンサーである。
  イ 遠心式体外循環用血液ポンプと併用して使用される流量測定用セルでない。
  ウ 酸素分圧，炭酸ガス分圧及びpHを測定できるセンサーを有する。
⑳個別機能品・熱交換器：回路中の血液を冷却加温する機器である。
㉑個別機能品・安全弁：次のいずれかに該当。
  ア 回路中の血液の逆流を防止する弁である。
  イ 回路中の血液の圧が過剰に上昇することを防止する弁である。

128 バルーンパンピング用バルーンカテーテル

(1)	一般用標準型　◎IABPカテ標準型	151,000円
(2)	一般用末梢循環温存型	
	◎IABPカテ末梢循環温存型	118,000円
(3)	一般用センサー内蔵型	
	◎IABPカテセンサー内蔵型	174,000円
(4)	小児用　◎IABPカテ小児型	202,000円

→バルーンパンピング用バルーンカテーテルの定義　次のいずれにも該当。
① 薬事承認又は認証上，類別が「機械器具51医療用嘴管及び体液誘導管」であって，一般的名称が「バルーンポンピング用カテーテル」である。
② 大動脈バルーンパンピング法に用いられるバルーンカテーテルである。

【機能区分の定義】
①一般用標準型：②から④までに該当しないバルーンパンピング用バルーンカテーテルである。
②一般用末梢循環温存型：次のいずれにも該当。
  ア カテーテル挿入による下肢末梢循環障害の発生防止を目的として使用するものであって，次のいずれかに該当。
    i シースレス挿入が可能なもの。
    ii 穴あきシースが付属しているもの。
    iii ピールアウェイ機能を有するシースが付属しているもの。
  イ ④に該当しない。
③一般用センサー内蔵型：次のいずれにも該当。
  ア カテーテルに圧センサーが内蔵されているものである。
  イ ④に該当しない。
④小児用：小児用であることが薬事承認又は認証事項に明記されているもの。

129 補助人工心臓セット

(1)	体外型	
①成人用		3,270,000円
②小児用		
(ア)血液ポンプ		6,600,000円
(イ)心尖部脱血用カニューレ		1,070,000円
(ウ)心房脱血用カニューレ		721,000円
(エ)動脈送血用カニューレ		798,000円
(オ)アクセサリーセット		407,000円
(カ)ドライビングチューブ		132,000円
(キ)カニューレコネクティングセット		194,000円
(ク)カニューレエクステンションセット		198,000円
(2)	植込型（非拍動流型）	
①磁気浮上型		18,300,000円
②水循環型		18,900,000円
③軸流型		18,900,000円
(3)	水循環回路セット	1,100,000円

→補助人工心臓セットの算定
ア 体外型
  a 成人用
    i 成人用の材料価格には，補助人工心臓血液ポンプ，送血用カニューレ，脱血用カニューレ，駆動用チューブ，心房カフ，スキンカフ，タイバンド，シリコン栓，心尖カフ，コネクタ，コネクタバンド及び回路チューブの費用が含まれ別に算定できない。
    ii 左心補助，右心補助についてそれぞれ1個を限度として算定できる。
  b 小児用
    i 血液ポンプ，動脈送血用カニューレ及びドライビングチューブはいずれも，左心補助，右心補助についてそれぞれ1個を限度として算定する。脱血用カニューレは，左心補助について，心尖部脱血用カニューレ又は心房脱血用カニューレを，いずれか1個を限度として算定する。右心補助については，心房脱血用カニューレを，1個を限度として算定する。アクセサリーセットは，血液ポンプを算定する際に1個を限度として算定する。
    ii 前回算定日を起算日として3か月以内に算定する場合には，その詳細な理由を診療報酬明細書の摘要欄に記載する。
    iii 小児用を用いた手技に関する所定の研修を修了した医師が使用した場合に限り算定する。
イ 植込型（非拍動流型）
  a 植込型（非拍動流型）の材料価格には，血液ポンプ，送血用人工血管，脱血用人工血管，コントロールユニット等の費用が含まれ，別に算定できない。
  b 植込型（非拍動流型）（水循環回路セットを除く）を植え込み後に再度植え込む必要が生じた場合，及び水循環回路セットを，前回算定日を起算日として3か月以内に算定する場合には，その詳細な理由を診療報酬明細書の摘要欄に記載する。
  c 次のいずれかの場合に使用する。
    i 心臓移植適応の重症心不全患者で，薬物療法や体外式補助人工心臓などの補助循環法によっても継続した代償不全に陥っており，かつ，心臓移植以外には救命が困難と考えられる症例に対して，心臓移植までの循環改善に使用する場合。
    ii 心臓移植不適応の重症心不全患者で，薬物療法や体外式補助人工心臓などの補助循環法によっても継続した代償不全に陥っている症例に対して，長期循環補助として使用する場合。
  d 植込型（非拍動流型）を用いた手技に関する所定の研修を修了した医師が使用した場合に限り算定する。

→植込み型補助人工心臓EVAHEART
当該製品は，決定機能区分を満たす医療材料の一部であるため，当該製品単体では算定できない。　　　　　　　　　　（平30保医発1031・1）

→補助人工心臓セットの定義　薬事承認又は認証上，類別が「機械器具(7)内臓機能代用器」であって，一般的名称が「植込み型補助人工心臓システム」，「植込み型補助人工心臓ポンプ」，「補助循環装置用スパイラルポンプ」，「植込み型補助人工心臓用電源供給ユニット」，「体外設置式補助人工心臓ポンプ」又は「単回使用体外設置式補助人工心臓ポンプ」である。

【機能区分の定義】
①体外型・成人用：重症心不全患者に対し，心機能を含む全身循環を正常に維持することを目的に使用する体外設置式補助人工心臓セット（補助人工心臓血液ポンプ，送血用カニューレ，脱血用カニューレ，駆動用チューブ，心房カフ，スキンカフ，タイバンド，シリコーン栓，心尖カフ，コネクタ，コネクタバンド及び回路チューブをも含む）である。
②体外型・小児用・血液ポンプ：小児の重症心不全患者で薬物治療，外科手術及び補助人工心臓以外の循環補助法では治療が困難であって，体外設置式補助人工心臓による治療が当該患者にとって最善であると判断された症例に対して，心移植に達するまで又は心機能が回復するまでの循環改善を目的に使用される体外設置式補助人工心臓用の血液ポンプである。
③体外型・小児用・心尖部脱血用カニューレ：小児の重症心不全患者で薬物治療，外科手術及び補助人工心臓以外の循環補助法では治療が困難であって，体外設置式補助人工心臓による治療が当該患者にとって最善であると判断された症例に対して，心移植に達するまで又は心機能が回復するまでの循環改善を目的に使用される体外設置式補助人工心臓用の心尖部脱血用カニューレである。
④体外型・小児用・心房脱血用カニューレ：小児の重症心不全患者で薬物治療，外科手術及び補助人工心臓以外の循環補助法では治療が困難であって，体外設置式補助人工心臓による治療が当該患者にとって最善であると判断された症例に対して，心移植に達するまで又は心機能が回復するまでの循環改善を目的に使用される体外設置式補助人工心臓用の心房脱血用カニューレである。
⑤体外型・小児用・動脈送血用カニューレ：小児の重症心不全患者で薬物治療，外科手術及び補助人工心臓以外の循環補助法では治療が困難であって，体外設置式補助人工心臓による治療が当該患者にとって最善であると判断された症例に対して，心移植に達するまで又は心機能が回復するまでの循環改善を目的に使用される体外設置式補助人工心臓用の動脈送血用カニューレである。
⑥体外型・小児用・アクセサリーセット：小児の重症心不全患者で薬物治療，外科手術及び補助人工心臓以外の循環補助法では治療が困難

あって，体外設置式補助人工心臓による治療が当該患者にとって最善であると判断された症例に対して，心移植に達するまで又は心機能が回復するまでの循環改善を目的に使用される体外設置式補助人工心臓用のアクセサリーセットである。
⑦ 体外型・小児用・ドライビングチューブ：小児の重症心不全患者で薬物治療，外科手術及び補助人工心臓以外の循環補助法では治療が困難であって，体外設置式補助人工心臓による治療が当該患者にとって最善であると判断された症例に対して，心移植に達するまで又は心機能が回復するまでの循環改善を目的に使用される体外設置式補助人工心臓用のドライビングチューブである。
⑧ 体外型・小児用・カニューレコネクティングセット：小児の重症心不全患者で薬物治療，外科手術及び補助人工心臓以外の循環補助法では治療が困難であって，体外設置式補助人工心臓による治療が当該患者にとって最善であると判断された症例に対して，心移植に達するまで又は心機能が回復するまでの循環改善を目的に使用される体外設置式補助人工心臓用のカニューレコネクティングセットである。
⑨ 体外型・小児用・カニューレエクステンションセット：小児の重症心不全患者で薬物治療，外科手術及び補助人工心臓以外の循環補助法では治療が困難であって，体外設置式補助人工心臓による治療が当該患者にとって最善であると判断された症例に対して，心移植に達するまで又は心機能が回復するまでの循環改善を目的に使用される体外設置式補助人工心臓用のカニューレエクステンションセットである。
⑩ 植込型（非拍動流型）・磁気浮上型：次のいずれにも該当。
   ア 次のいずれかの場合に用いられる植込型補助人工心臓セット（血液ポンプ，送血用人工血管，脱血用人工血管，コントロールユニット等を含む）である。
     i 心臓移植適応の重症心不全患者で，薬物療法や体外式補助人工心臓などの補助循環法によっても継続した代償不全に陥っており，かつ，心臓移植以外には救命が困難と考えられる症例に対して，心臓移植までの循環改善に使用される場合。
     ii 心臓移植不適応の重症心不全患者で，薬物療法や体外式補助人工心臓などの補助循環法によっても継続した代償不全に陥っており，長期循環補助として使用される場合。
   イ 磁気で浮上する羽根を持った連続流型遠心ポンプである。
⑪ 植込型（非拍動流型）・水循環型：次のいずれにも該当。
   ア 心臓移植適応の重症心不全患者で，薬物療法や体外式補助人工心臓などの補助循環法によっても継続した代償不全に陥っており，かつ，心臓移植以外には救命が困難と考えられる症例に対して，心臓移植までの循環改善に使用される，植込型補助人工心臓セット（血液ポンプ，送血用人工血管，脱血用人工血管，コントロールユニット等を含む）である。
   イ ⑬を用いて水を循環させながら，回転軸に取り付けられた羽根を回転させる，連続流型遠心ポンプである。
⑫ 植込型（非拍動流型）・軸型：次のいずれにも該当。
   ア 心臓移植適応の重症心不全患者で，薬物療法や体外式補助人工心臓などの補助循環法によっても継続した代償不全に陥っており，かつ，心臓移植以外には救命が困難と考えられる症例に対して，心臓移植までの循環改善に使用される，植込型補助人工心臓セット（血液ポンプ，送血用人工血管，脱血用人工血管，コントロールユニット等を含む）である。
   イ ポンプの中心長軸方向に羽根が配置され，両端が軸受けで固定されている連続流型ポンプである。
⑬ 水循環回路セット：次のいずれにも該当。
   ア 液体を血液ポンプ内に循環させることにより，軸受の潤滑及び血液ポンプ内部の冷却等を行うものである。
   イ ⑪と組み合わせて使用するものである。

130 心臓手術用カテーテル

(1) 経皮的冠動脈形成術用カテーテル
  ① 一般型　　　　　　　　　　　　29,000円
  ② インフュージョン型　　　　　　157,000円
  ③ パーフュージョン型　　　　　　146,000円
  ④ カッティング型　　　　　　　　110,000円
  ⑤ スリッピング防止型　　　　　　95,000円
  ⑥ 再狭窄抑制型　　　　　　　　　173,000円
(2) 冠動脈狭窄部貫通用カテーテル　　36,700円
(3) 冠動脈用ステントセット
  ① 一般型　　　　　　　　　　　　97,000円
  ② 救急処置型　　　　　　　　　　290,000円
  ③ 再狭窄抑制型　　　　　　　　　120,000円
  ④ 生体吸収・再狭窄抑制型　　　　249,000円
(4) 特殊カテーテル
  ① 切削型　　　　　　　　　　　　202,000円
  ② 破砕型　　　　　　　　　　　　429,000円
(5) 弁拡張用カテーテル　　　　　　　151,000円
(6) 心房中隔欠損作成術用カテーテル
  ① バルーン型　　　　　　　　　　57,900円
  ② ブレード型　　　　　　　　　　210,000円

→心臓手術用カテーテルの算定
ア 心臓手術用カテーテルに併用されるガイドワイヤー等の特定保険医療材料は別途算定できる。
イ 経皮的冠動脈形成術用カテーテル・再狭窄抑制型は，冠動脈ステント内再狭窄病変又は新規冠動脈病変に対して使用された場合に算定できる。ただし，対照血管径が3.0mm以上の新規冠動脈病変に対しては関連学会が定めるステートメントに沿って使用した場合に限り算定できる。
ウ 特定保険医療材料以外の保険医療材料であって心臓手術用カテーテルに併用されるもの（三方活栓，延長チューブ，インデフレーター等）は算定できない。
エ 冠動脈用ステントセット・救急処置型は，対象血管内径2.5mmから5.0mmの冠動脈又は伏在静脈グラフトに穿孔が生じ，心嚢内への止血が困難な血液漏出がある患者に対する救命の為の緊急処置に使用された場合のみ算定できる。
オ 冠動脈用ステントセット・救急処置型は，本医療材料による処置が不成功となった場合に適切な処置が行えるよう，心臓外科的処置のできる施設又は近隣の医療機関との連携により緊急事態に対応できる施設で使用された場合のみ算定できる。
カ 冠動脈用ステントセット・救急処置型は，血管造影法，経皮的冠動脈形成術及び経皮的冠動脈ステント留置術に熟練し，かつ，本医療材料を用いた手技に関する所定の研修を修了した医師が使用する。
キ 冠動脈狭窄部貫通用カテーテルは，慢性完全狭窄症例や冠動脈完全閉塞の急性心筋梗塞等ガイドワイヤー通過困難な症例において，経皮的冠動脈形成術の施行時に使用した場合に算定できる。
ク 特殊カテーテル・切削型のうち，高速回転式経皮経管アテレクトミーカテーテルの材料価格には，同時に使用されるモータードライブユニット等（アドバンサー，カッターカテーテル，止血弁等）の費用が含まれ，別に算定できない。
ケ 特殊カテーテル・破砕型は，石灰化スコアが3以上の新規冠動脈病変に対して使用された場合に限り算定できる。

《参考》心臓手術用カテーテル
問 「130心臓手術用カテーテル」における「関連学会が定めるステートメントに沿って」とは，具体的には何を指すのか。
答 日本心血管インターベンション治療学会の「対照血管径3.0mm以上の新規冠動脈病変に対するDCBの使用について」（2023年8月14日）のことを指す。
　なお，『「特定保険医療材料の材料価格算定に関する留意事項について」等の一部改正について』（令和5年1月13日保医発0131第3号）の「（参考）医療機器の保険適用にかかる疑義解釈について」は廃止し，今後はこの疑義解釈によることとする。
（令5.8.31）

→心臓手術用カテーテルの定義
(1) 心臓手術用カテーテルの機能区分の考え方：術式，使用目的及び構造により，経皮的冠動脈形成術用カテーテル（6区分），冠動脈狭窄部貫通用カテーテル，冠動脈用ステントセット（4区分），特殊カテーテル（2区分），弁拡張用カテーテル及び心房中隔欠損作成術用カテーテル（2区分）の合計16区分に区分する。
(2) 経皮的冠動脈形成術用カテーテル
【定義】次のいずれにも該当すること。
ア 薬事承認又は認証上，類別が「機械器具(51)医療用嘴管及び体液誘導管」であって，一般的名称が「バルーン拡張式血管形成術用カテーテル」，「冠血管向けバルーン拡張式血管形成術用カテーテル」，「バルーン拡張式冠動脈灌流型血管形成術用カテーテル」又は「冠動脈向け注入用カテーテル」である。
イ 経皮的冠動脈形成術を実施するに際し，冠動脈の狭窄部を拡張する目的で使用するバルーンカテーテルである。
ウ 冠動脈狭窄部貫通用カテーテルに該当しない。

【機能区分の定義】
ア 一般型：イからカまでに該当しない経皮的冠動脈形成術用カテーテルである。
イ インフュージョン型：末梢塞栓の可能性のある血栓性病変のある患者等に対し，経皮的冠動脈形成術の実施中に，バルーン部分の周辺に薬剤投与を行うことを目的に使用されるカテーテルである。
ウ パーフュージョン型：広い血流灌流域をもつ冠動脈に病変のある患者等に対し，経皮的冠動脈形成術のバルーン拡張時に，冠血流の確保又は血管穿孔に対する血液漏出の一時的な封止を目的に使用

るカテーテルである。
エ カッティング型：高圧をかけることが困難な血管分岐部に病変のある患者等に対し，切開と同時の拡張を目的に使用する，バルーンに刃を有するカテーテルである。
オ スリッピング防止型：一般型バルーンカテーテルではスリッピングを起こして十分な拡張が得られないと想定される病変のある患者等に対し，経皮的冠動脈形成術の血管内狭窄部の拡張及びステント留置直後の拡張を目的に使用する，バルーン部にスリッピングを防止する構造を有するカテーテルである。
カ 再狭窄抑制型：冠動脈ステント内再狭窄病変又は新規冠動脈病変のある患者に対し，経皮的冠動脈形成術のバルーン拡張時に，バルーンに塗布されている薬剤を血管内壁に吸収させることを目的に使用するカテーテルである。
(3) 冠動脈狭窄部貫通用カテーテルの定義：次のいずれにも該当すること。
① 薬事承認又は認証上，類別が「機械器具(51)医療用嘴管及び体液誘導管」であって，一般的名称が「冠動脈貫通用カテーテル」又は「中心循環系マイクロカテーテル」である。
② 冠動脈完全閉塞などの狭窄部へのガイドワイヤの通過が困難な患者に対し，経皮的冠動脈形成術を実施するに際し，ガイドワイヤの通過部を確保することを目的に使用するカテーテルである。
(4) 冠動脈用ステントセット
【定義】次のいずれにも該当すること。
ア 薬事承認又は認証上，類別が「機械器具(7)内臓機能代用器」であって，一般的名称が「心血管用ステント」，「冠動脈ステント」，「冠動脈用ステントグラフト」，「吸収性冠動脈ステント」又は「マウス抗体使用冠動脈ステント」である。
イ 経皮的冠動脈ステント留置術を実施するに際し，血管内腔の確保を目的に病変部に挿入留置して使用するステントセット（デリバリーシステムを含む），又は冠動脈等の穿孔部の救急処置を目的に，経皮的に病変部に挿入留置して使用するステントグラフトセット（デリバリーシステムを含む）である。
【機能区分の定義】
ア 一般型：イからエまで以外のものである。
イ 救急処置型：冠動脈等の穿孔部の救急処置を目的に，経皮的に病変部に挿入留置して使用するステントグラフトセット（デリバリーシステムを含む）である。
ウ 再狭窄抑制型：薬剤による再狭窄抑制のための機能を有し，血管内腔の確保を目的に病変部に挿入留置して使用するステントセット（デリバリーシステムを含む）であって，エ以外のものである。
エ 生体吸収・再狭窄抑制型：薬剤による再狭窄抑制のための機能を有し，血管内腔の確保を目的に病変部に挿入留置して使用する生体吸収材料製ステントセット（デリバリーシステムを含む）である。
(5) 特殊カテーテル
【定義】：次のうち，アからウまでのいずれにも該当すること，ア及びエのいずれにも該当すること，ア，オ及びカのいずれにも該当すること又はア及びキのいずれにも該当する。
ア 薬事承認又は認証上，類別が「機械器具(51)医療用嘴管及び体液誘導管」であって，一般的名称が「アテローム切除アブレーション式血管形成術用カテーテル」，「アテローム切除型血管形成術用カテーテル」又は「レーザ式血管形成術用カテーテル」である。
イ 経皮的冠動脈形成術（高速回転式経皮経проアテレクトミーカテーテルによるもの）を実施するに際し，冠動脈内のアテローム塊又は石灰化した狭窄病変の切除を目的に冠動脈内に挿入して使用するカテーテル（アドバンサーを含む）である。
ウ 高速回転をする先端バーにより，狭窄病変を切除するものであって，アテローム塊等を体外に除去する必要がないものである。
エ 経皮的冠動脈形成術が困難な病変に対して，冠動脈内に挿入し，カテーテルの先端から照射されるエキシマレーザによって動脈硬化組織を蒸散させ，冠動脈狭窄部を開存させることを目的としたカテーテルである。
オ 経皮的冠動脈粥腫切除術を実施するに際し，冠動脈内のアテローム塊等の切除を目的に冠動脈内に挿入して使用するカテーテル（モータドライブ等の付属品を含む）である。
カ カテーテル先端近くの回転式カッタによりアテローム塊等を切除するものであって，カテーテルの先端部に切除塊を取り込む構造を有し，切除されたアテローム塊等を体外に除去する機能を有するものである。
キ 新規の冠動脈重度石灰化病変を破砕し，血管内の狭窄部拡張を行うために使用するカテーテル（駆動装置等の付属品を含む）である。
【機能区分の定義】
ア 切削型：イに該当しない。
イ 破砕型：次のいずれにも該当する。
ⅰ 新規の冠動脈重度石灰化病変を破砕し，血管内の狭窄部拡張を行うために使用するカテーテル（駆動装置等の付属品を含む）である。
ⅱ カテーテル遠位部にバルーンを有し，バルーンを介して音圧パルスを石灰化病変に伝達し破砕する機能を有するものである。
(6) 弁拡張用カテーテルの定義：次のいずれにも該当すること。
① 薬事承認又は認証上，類別が「機械器具(51)医療用嘴管及び体液誘導管」であって，一般的名称が「バルーン拡張式弁形成術用カテーテル」又は「中隔開口用カテーテル」である。
② 以下のどちらかに該当すること。
ア 狭窄した肺動脈弁，大動脈弁若しくは僧帽弁を拡張するための又は経皮的大動脈弁置換術における後拡張に使用するためのバルーンカテーテルである。
イ 心房間交通が必要な心疾患に対し，閉鎖又は狭小化した心房間交通をバルーンにて経皮的に拡張することを目的とするバルーンカテーテルである。
(7) 心房中隔損作成術用カテーテル
【定義】次のいずれにも該当すること。
ア 薬事承認又は認証上，類別が「機械器具(51)医療用嘴管及び体液誘導管」であって，一般的名称が「中隔開口用カテーテル」である。
イ 大血管転位症等のチアノーゼ疾患における症状の改善・軽減を目的に，非開胸的経静脈手技で心房中隔欠損作成術を実施する際に使用するカテーテルである。
【機能区分の定義】
ア バルーン型：心房中隔を裂開するためのバルーンを有するカテーテルである。
イ ブレード型：先端に心房中隔を切開するための刃を有するカテーテルである。

131 経皮的心房中隔欠損閉鎖セット　　772,000円

→経皮的心房中隔欠損閉鎖セットの定義　次のいずれにも該当すること。
(1) 薬事承認又は認証上，類別が「医療用品(4)整形用品」であって，一般的名称が「人工心膜用補綴材」である。
(2) 心房中隔欠損孔の閉鎖を目的に，経皮的に病変部に挿入留置して使用する人工補綴材セット（デリバリーシステムを含む）である。

132 ガイディングカテーテル

(1) 冠動脈用　　㊆ガイディングカテ・冠動脈　　8,220円
(2) 脳血管用
　① 標準型　　㊆ガイディングカテ・脳血管　　21,800円
　② 高度屈曲対応型
　　　　　　　㊆ガイディングカテ・脳血管・Ⅱ　　90,300円
　③ 紡錘型　㊆ガイディングカテ・脳血管・Ⅲ　　94,800円
　④ 橈骨動脈穿刺対応型
　　　　　　　㊆ガイディングカテ・脳血管・Ⅳ　　63,200円
　⑤ 自己拡張型　　　　　　　　　　284,000円
(3) その他血管用
　　　　　　　ガイディングカテ・その他　　18,300円
(4) 気管支用　㊆ガイディングカテ・気管支用　90,300円

→ガイディングカテーテルの算定
ア 冠動脈用は，冠動脈形成術を施行する際に使用した場合のみ算定できる。
イ 脳血管用は，脳血管の手術の際に使用した場合のみ算定できる。
ウ 脳血管用・高度屈曲対応型は，脳動脈瘤治療用フローダイバーターシステムの留置を補助する目的で使用した場合又は他のガイディングカテーテルでは血管内手術用カテーテル等を脳血管の手術部位に到達させることが困難と予想される病変若しくは困難な病変に対して使用した場合に限り算定できる。なお，他のガイディングカテーテルでは血管内手術用カテーテル等を脳血管の手術部位に到達させることが困難と予想される病変又は困難な病変に対して使用した場合は，高度屈曲対応型を使用する医療上の必要性について，診療報酬明細書の摘要欄に記載する。
エ その他血管用は，経皮的四肢血管拡張術，血栓除去術及び経皮的肺動脈拡張術を行う際に使用した場合にのみ算定できる。
オ 脳血管用・紡錘型は，他のガイディングカテーテルでは血管内手術用カテーテル等を脳血管の手術部位に到達させることが困難と予想される病変又は困難な病変に対して使用した場合に限り算定できる。なお，脳血管用・紡錘型を使用する医療上の必要性について診療報酬明細書の摘要欄に記載する。
カ 気管支用は側副換気の有無を検出する検査を実施する際に，肺区域の空気を体外の測定装置に誘導することを目的に使用した場合に限り算定できる。
キ 脳血管用・橈骨動脈穿刺対応型は，橈骨動脈から血管内手術用カテーテル等を挿入する必要がある場合であって，他のガイディングカテーテルでは血管内手術用カテーテル等を脳血管の手術部位に到達させることが困難と予想される病変又は困難な病変に対して使用した場合に限り算定できる。なお，脳血管用・橈骨動脈穿刺対応型を使用する医療上の必要性について診療報酬明細書の

摘要欄に記載する。
ク　脳血管用・自己拡張型は，関連学会が定める適正使用指針に沿って使用した場合に限り算定できる。なお，脳血管用・自己拡張型を使用する医療上の必要性について<u>診療報酬明細書</u>の摘要欄に記載する。
→ガイディングカテーテルの定義　次のいずれにも該当する。
① 薬事承認又は認証上，類別が「機器具(51)医療用嘴管及び体液誘導管」であって，一般的名称が「ガイディング用血管内カテーテル」，「中心循環系ガイディング用血管内カテーテル」，「ヘパリン使用ガイディング用血管内カテーテル」，「気管支バルーンカテーテル」又は「<u>脳血管用誘導補助器具</u>」
② 経皮的冠動脈形成術に際し，経皮的冠動脈形成術用カテーテルを病変部に誘導する，<u>血管内手術を実施する際に，血管内手術用カテーテル等を脳血管，腹部四肢末梢血管若しくは肺動脈等に到達させる，又は重症慢性閉塞性肺疾患（COPD）患者に対する気管支バルブの留置による治療において側副換気の有無を検出する検査を実施する際に肺区域の空気を体外の測定装置に誘導することを目的に使用するカテーテル</u>である。

【機能区分の定義】
①冠動脈用：経皮的冠動脈形成術を行う際に，心臓手術用カテーテルを安全に到達させることを目的に使用するガイディングカテーテルである。
②脳血管用
　ア　脳血管用・標準型：次のいずれにも該当。
　　ⅰ　脳血管手術を行う際に，脳血管の手術部位に血管内手術用カテーテルを安全に到達させることを目的に使用するガイディングカテーテルである。
　　ⅱ　イ及びウに該当しない。
　イ　脳血管用・高度屈曲対応型：次のいずれにも該当。
　　ⅰ　脳血管手術を行う際に，脳血管の手術部位に血管内手術用カテーテルを安全に到達させることを目的に使用するガイディングカテーテルである。
　　ⅱ　大腿の穿刺部位から中大脳動脈領域に到達できるものである。
　　ⅲ　蛇行血管の屈曲部において内腔を維持する性能が高い構造を有する。
　ウ　脳血管用・紡錘型：次のいずれにも該当。
　　ⅰ　脳血管手術を行う際に，脳血管の手術部位に血管内手術用カテーテルを安全に到達させることを目的に使用するガイディングカテーテルである。
　　ⅱ　大腿の穿刺部位から中大脳動脈領域に到達できるものである。
　　ⅲ　大口径カテーテルの遠位端に生じる段差を軽減して，蛇行血管屈曲部を滑らかに通過させる紡錘状の構造を有する。
　エ　脳血管用・橈骨動脈穿刺対応型：次のいずれにも該当。
　　ⅰ　脳血管手術を行う際に，脳血管の手術部位に血管内手術用カテーテルを安全に到達させることを目的に使用するガイディングカテーテルである。
　　ⅱ　橈骨動脈の穿刺部位から挿入するものであって，その趣旨が薬事承認又は認証事項に明記されている。
　　ⅲ　蛇行血管の屈曲部において内腔を維持する性能が高い構造を有する。
　オ　脳血管用・自己拡張型：次のいずれにも該当。
　　ⅰ　脳血管手術を行う際に，通常の方法では血管内治療機器の送達が困難な症例において，目的病変に血管内治療機器を安全に到達させることを目的に使用する脳血管用誘導補助器具である。
　　ⅱ　先端に自己拡張型ステントの構造を有する。
③その他血管用：経皮的血管拡張術又は血栓除去術を行う際に，腹部四肢末梢血管又は肺動脈に血管内手術用カテーテルを安全に到達させることを目的に使用するガイディングカテーテルである。
④気管支用：次のいずれにも該当。
　ア　側副換気の有無を検出する検査を実施する際に，肺区域の空気を体外の測定装置に誘導することを目的に使用するカテーテルである。
　イ　気管支鏡を用いて気道に到達できるものである。
　ウ　遠位端のバルーンを拡張させて気道を閉塞する構造を有する。

133　血管内手術用カテーテル
　(1)　経皮的脳血管形成術用カテーテル　96,100円
　(2)　末梢血管用ステントセット
　　①一般型　159,000円
　　②橈骨動脈穿刺対応型　234,000円
　　③再狭窄抑制型　233,000円
　(3)　PTAバルーンカテーテル
　　①一般型
　　　(ア)標準型　（償）PTAカテ・一般・標準　33,800円
　　　(イ)特殊型　（償）PTAカテ・一般・特殊　47,700円
　　②カッティング型
　　　　　　　　　（償）PTAカテ・カッティング　128,000円
　　③脳血管攣縮治療用
　　　　　　　　　（償）PTAカテ・スパズム治療　52,500円
　　④大動脈用ステントグラフト用
　　　(ア)血流遮断型（胸部及び腹部）
　　　　　　　　　（償）PTAカテ・血流遮断型　61,000円
　　　(イ)血流非遮断型（胸部及び腹部）
　　　　　　　　　（償）PTAカテ・血流非遮断型　66,900円
　　⑤スリッピング防止型
　　　　　　　　　（償）PTAカテ・スリッピング防止　80,600円
　　⑥再狭窄抑制型
　　　　　　　　　（償）PTAカテ・再狭窄抑制　173,000円
　　⑦ボディワイヤー型
　　　　　　　　　（償）PTAカテ・ボディワイヤー　97,100円
　(4)　下大静脈留置フィルターセット
　　①標準型　156,000円
　　②特殊型　170,000円
　(5)　冠動脈灌流用カテーテル　24,500円
　(6)　オクリュージョンカテーテル
　　①標準型　15,600円
　　②上大静脈止血対応型　38,100円
　　③特殊型　108,000円
　(7)　血管内血栓異物除去用留置カテーテル
　　①一般型　115,000円
　　②頸動脈用ステント併用型
　　　(ア)フィルター型　186,000円
　　　(イ)遠位バルーン型　190,000円
　　　(ウ)近位バルーン型　160,000円
　　　(エ)経頸動脈型　560,000円
　(8)　血管内異物除去用カテーテル
　　①細血管用　88,700円
　　②大血管用　42,800円
　　③リードロッキングデバイス　91,000円
　　④リード抜去スネアセット　142,000円
　　⑤大血管用ローテーションシース　268,000円
　　⑥リード一体型ペースメーカー抜去用カテーテル　434,000円
　(9)　血栓除去用カテーテル
　　①バルーン付き
　　　(ア)一般型
　　　　　（償）血栓除去カテ・バルーン一般　11,600円
　　　(イ)極細型
　　　　　（償）血栓除去カテ・バルーン極細　15,400円
　　　(ウ)ダブルルーメン
　　　　　（償）血栓除去カテ・バルーンDL　17,400円
　　②残存血栓除去用
　　　　　（償）血栓除去カテ・残存　35,400円
　　③経皮的血栓除去用
　　　(ア)標準型　（償）血栓除去カテ・経皮標準　31,700円
　　　(イ)破砕吸引型　（償）血栓除去カテ・経皮破砕吸引　448,000円
　　　(ウ)分離捕捉型　1,050,000円
　　④脳血栓除去用
　　　(ア)ワイヤー型
　　　　　（償）血栓除去カテ・脳ワイヤー　286,000円
　　　(イ)破砕吸引型
　　　　　（償）血栓除去カテ・脳破砕吸引　448,000円
　　　(ウ)自己拡張型
　　　　　（償）血栓除去カテ・脳自己拡張　386,000円
　　　(エ)直接吸引型
　　　　　（償）血栓除去カテ・脳直接吸引　273,000円
　(10)　塞栓用コイル

①コイル
　　　　㋐標準型　　　　　　　　　　　10,200円
　　　　㋑機械式デタッチャブル型　　　55,000円
　　　　㋒電気式デタッチャブル型　　　116,000円
　　　　㋓水圧式・ワイヤー式デタッチャブル型
　　　　　　　　　　　　　　　　　　　82,900円
　　　　㋔特殊型　　　　　　　　　　145,000円
　　　②プッシャー　　　　　　　　　　15,700円
　　　③コイル留置用ステント　　　　　466,000円
　　⑾　汎用型圧測定用プローブ　　　　77,300円
　　⑿　循環機能評価用動脈カテーテル　27,800円
　　⒀　静脈弁カッター
　　　①切開径固定型　　　　　　　　　24,800円
　　　②切開径変動型　　　　　　　　　86,700円
　　　③オーバーザワイヤー型　　　　　87,600円
　　⒁　頸動脈用ステントセット
　　　①標準型　　　　　　　　　　　160,000円
　　　②特殊型　　　　　　　　　　　180,000円
　　⒂　狭窄部貫通用カテーテル　　　　42,100円
　　⒃　下肢動脈狭窄部貫通用カテーテル　179,000円
　　⒄　血管塞栓用プラグ　　　　　　　131,000円
　　⒅　交換用カテーテル　　　　　　　18,100円
　　⒆　体温調節用カテーテル
　　　①発熱管理型　　　　　　　　　　77,400円
　　　②体温管理型　　　　　　　　　　81,100円
　　⒇　脳血管用ステントセット　　　　501,000円
　　㉑　脳動脈瘤治療用フローダイバーターシステム
　　　①動脈内留置型　　　　　　　　1,420,000円
　　　②瘤内留置型　　　　　　　　　1,530,000円
　　㉒　血管形成用カテーテル
　　　①エキシマレーザー型　　　　　219,000円
　　　②切削吸引型　　　　　　　　　242,000円
　　㉓　大動脈分岐部用フィルターセット　520,000円

→血管内手術用カテーテルの算定
ア　経皮的脳血管形成術用カテーテルは、頭蓋内血管の経皮的形成術に使用した場合に算定できる。
イ　末梢血管用ステントセット・橈骨動脈穿刺対応型は、橈骨動脈を穿刺して使用した場合に算定できる。
ウ　PTAバルーンカテーテル
　a　大腿膝窩動脈の自家血管の狭窄病変又はステント内再狭窄病変に対し、再狭窄抑制型を用いる場合は、関連学会が定める「大腿膝窩動脈用薬剤コーティングバルーンの適正使用指針」に沿って使用した場合に限り算定できる。
　b　再狭窄抑制型を、大腿膝窩動脈の自家血管の狭窄病変のうち病変長5cm未満の病変に対して使用した場合は、診療報酬明細書の摘要欄にその理由を記載し症状詳記を記載する。
　c　再狭窄抑制型については、同一病変に対して、同一入院中に末梢血管用ステントセット・一般型、末梢血管用ステントセット・橈骨動脈穿刺対応型、又は末梢血管用ステントセット・再狭窄抑制型と併せて使用した場合は、一連につき主たるもののみ算定できる。
　d　ブラッドアクセス用のシャントの狭窄病変又は閉塞病変に対し再狭窄抑制型を用いる場合は、関連学会が定める適正使用指針に沿って使用した場合に限り算定できる。
　e　ボディワイヤー型を使用した場合は、一般型バルーンカテーテルでは拡張が困難であると判断した医学的根拠を診療報酬明細書の摘要欄に記載する。
エ　下大静脈留置フィルターセット
　a　フィルター、フィルター・デリバリー・カテーテル、ガイドワイヤー、ダイレーター、シース、ローディング・コーン及びローディング・ツールは、別に算定できない。
　b　留置後抜去することを前提としたテンポラリー下大静脈留置フィルターは算定できない。
オ　血管内異物除去用カテーテル
　a　リードロッキングデバイスについては、当該材料を用いた手技に関する所定の研修を修了した医師が使用した場合に限り算定できる。
　b　リード抜去スネアセットについては、リード断線等、通常の血管内異物除去用カテーテル大血管用では抜去困難と判断されるリードの抜去を目的として、関係学会の定める当該材料の実施基準に準じて使用した場合に限り算定できる。
　c　大血管用ローテーションシースの使用にあたっては、関連学会の定める当該材料の実施基準に準じて使用した場合に限り算定できる。
　d　リード一体型ペースメーカー抜去用カテーテルは、K597ペースメーカー移植術及びK597-2ペースメーカー交換術の施設基準を満たした上で、緊急手術が可能な体制を有している保険医療機関で使用された場合のみ算定できる。
　e　リード一体型ペースメーカー抜去用カテーテルは、関係学会の定める当該材料の実施基準を遵守して使用した場合に限り算定できる。
　f　リード一体型ペースメーカー抜去用カテーテルは、当該材料を用いた手技に関する所定の研修を修了した医師が使用した場合に限り算定できる。なお、リード一体型ペースメーカ抜去用カテーテルを使用する医療上の必要性について診療報酬明細書の摘要欄に記載する。
カ　血栓除去用カテーテル
　a　経皮的血栓除去用・破砕吸引型、経皮的血栓除去用・分離捕捉型又は脳血栓除去用は、1回の手術に対し、3本を限度として算定する。
　b　経皮的血栓除去用・破砕吸引型、経皮的血栓除去用・分離捕捉型又は脳血栓除去用は、当該材料を用いた手技に関する所定の研修を修了した医師が使用した場合に限り算定できる。
　c　経皮的血栓除去用・破砕吸引型、経皮的血栓除去用・分離捕捉型又は脳血栓除去用を使用するに当たっては、関係学会の定める実施基準に準じる。
　d　脳血栓除去用・破砕吸引型については、ワイヤーを使用せず、カテーテルのみを使用して脳血栓の除去を行った場合は、脳血栓除去用・破砕吸引型は算定できず、直接吸引型として算定する。
　e　経皮的血栓除去用・破砕吸引型については、ワイヤーを使用せず、カテーテルのみを使用して血栓の除去を行った場合は、経皮的血栓除去用・破砕吸引型は算定できず、経皮的血栓除去用・標準型として算定する。
キ　塞栓用コイル・コイル・特殊型は、所定の研修を修了した医師が実施した場合に限り算定できる。
ク　下肢動脈狭窄部貫通用カテーテル
　a　ガイドワイヤーの通過が困難な慢性完全閉塞下肢動脈において、経皮的血管形成術を実施した場合に限り算定できる。なお、経皮的血管形成術前の患者の病変部の所見及び下肢動脈狭窄部貫通用カテーテルを使用する医療上の必要性について診療報酬明細書の摘要欄に記載する。
　b　内膜下に挿入されたガイドワイヤーを真腔に再疎通させる機能を有するものについては、TASCⅡA/B病変であって、病変長が15cmを超えない病変において、ガイドワイヤーが偽腔に迷入した場合に限り、1回の手術に当たり1本を上限として算定できる。
ケ　血管塞栓用プラグ
　a　心臓及び頭蓋内血管を除く、動静脈奇形、瘤、動静脈瘻等の異常血管、出血性病変、肝臓腫瘍の栄養血管のうち、直径2mm以上の血管に使用した場合に算定できる。なお、患者の血管病変部の所見（直径を含む）を診療報酬明細書の摘要欄に記載する。
　b　プッシャーワイヤー及びローダーは別に算定できない。
コ　交換用カテーテルは、1回の手術に対し、1本を限度として算定する。
サ　体温調節用カテーテル
　a　投薬のみを目的として使用した場合は算定できない。
　b　発熱管理型は、くも膜下出血、頭部外傷又は熱中症による急性重症脳障害に伴う発熱患者に対し、体温調節の補助として使用した場合に限り算定できる。
　c　体温管理型は、目標体温を36℃以下として体温管理を行った場合に限り算定できる。
シ　脳血管用ステントセットは、以下のいずれかの目的で使用した場合に限り算定できる。
　a　血管形成術時に生じた血管解離、急性閉塞又は切迫閉塞に対する緊急処置
　b　他に有効な治療法がないと判断される血管形成術後の再治療
ス　脳動脈瘤治療用フローダイバーターシステム

a 脳動脈瘤治療用フローダイバーターシステムは、1回の手術に当たり原則として1個を限度として算定できる。ただし、医学的な必要性から2個以上使用する必要がある場合は、その理由を診療報酬明細書の摘要欄に記載する。
　b 脳動脈瘤治療用フローダイバーターシステムは、当該材料を用いた手技に関する所定の研修を修了した医師が使用した場合に限り算定できる。
　c 脳動脈瘤治療用フローダイバーターシステム・動脈内留置型又は脳動脈瘤治療用フローダイバーターシステム・瘤内留置型を使用するに当たっては、日本脳神経外科学会、日本脳卒中学会及び日本脳神経血管内治療学会作成の「頭蓋内動脈ステント（脳動脈瘤治療用FlowDiverter）適正使用指針」又は「ワイドネック型分岐部動脈瘤用治療機器適正使用指針」を遵守する。
セ 血管形成用カテーテル
　a エキシマレーザー型又は切削吸引型に併せて使用するガイドワイヤー等の特定保険医療材料は、別に算定できる。
　b エキシマレーザー型又は切削吸引型は、関連学会が定める適正使用指針に従って使用した場合に限り、一連の治療につき2本を限度として算定できる。
ソ 大動脈分岐部用フィルターセット
　a 関連学会の定める適正使用指針に従って、経カテーテル大動脈弁置換術中の塞栓物質に対する予防的措置が必要と判断される場合に限り算定できる。
　b 血管病変部の画像所見等を踏まえ、大動脈分岐部用フィルターセットの使用が適切であると判断した医学的根拠を**診療報酬明細書**の摘要欄に記載する。
タ 血管内血栓異物除去用留置カテーテル
　頸動脈用ステント併用型・経頸動脈型は、関連学会が定める適正使用指針に沿って使用した場合に限り算定できる。また、頸動脈用ステント併用型・経頸動脈型を使用する医療上の必要性について、**診療報酬明細書**の摘要欄に記載する。

参考 透析シャント狭窄又は透析シャント閉塞に対するカテーテル等の算定本数

透析シャント狭窄又は透析シャント閉塞に対する次のカテーテル等の本数は、原則として1本まで認められる。
(1)PTAバルーンカテーテル（一般型・標準型）、（一般型・特殊型）、(2)ガイドワイヤー
　　　　　　　　　　　　　　　　　　　　　　　〈令6.10.31 支払基金〉

→血管内手術用カテーテルの定義
(1) 血管内手術用カテーテルの機能区分の考え方
　術式により、経皮的脳血管形成術用カテーテル、末梢血管用ステントセット（3区分）、PTAバルーンカテーテル（9区分）、下大静脈留置フィルター（2区分）、冠動脈灌流用カテーテル、オクリュージョンカテーテル（2区分）、血管内血栓異物除去用留置カテーテル（5区分）、血管内異物除去用カテーテル（6区分）、血栓除去用カテーテル（11区分）、塞栓用コイル（7区分）、汎用型圧測定用プローブ、循環機能評価用動脈カテーテル、動脈弁カッタ（2区分）、下肢動脈ステントセット（2区分）、狭窄部貫通用カテーテル、下肢動脈狭窄部貫通用カテーテル、血管塞栓用プラグ、交換用カテーテル、体温調節用カテーテル（2区分）、脳血管用ステントセット、脳動脈瘤治療用フローダイバーターシステム（2区分）、血管形成用カテーテル（2区分）及び大動脈分岐部用フィルターセット（1区分）の合計65区分とする。

(2) 経皮的脳血管形成術用カテーテル
【定義】次のいずれにも該当すること。
① 薬事承認又は認証上、類別が「機械器具(51)医療用嘴管及び体液誘導管」であって、一般的名称が「バルーン拡張式血管形成術用カテーテル」又は「バルーン拡張式脳血管形成術用カテーテル」である。
② 経皮的脳血管形成術の実施に際し、頭蓋内の椎骨動脈又は内頸動脈等の脳動脈狭窄部を拡張する目的で使用するバルーンカテーテルである。

(3) 末梢血管用ステントセット
【定義】次のいずれにも該当すること。
ア 薬事承認又は認証上、類別が「機械器具(7)内臓機能代用器」であって、一般的名称が「血管用ステント」、「腸骨動脈用ステント」、「血管用ステントグラフト」又は「薬剤溶出型大腿動脈用ステント」である。
イ 四肢の血管拡張術を実施する際に、末梢血管（頸動脈、冠状動脈、胸部大動脈及び腹部大動脈以外の血管）内腔の確保を目的に病変部に挿入留置して使用するステントセット（デリバリーシステムを含む）である。
【機能区分の定義】
ア 一般型：イ及びウ以外のものである。
イ 橈骨動脈穿刺対応型：次のいずれにも該当する。
　i 橈骨動脈から末梢血管まで送達可能な性能及び200cm以上のカテーテル長を有している。
　ii ウに該当しない。
ウ 再狭窄抑制型：薬剤による再狭窄抑制のための機能を有し、大腿膝窩動脈の血管内腔の確保を目的に病変部に挿入留置して使用するステントセット（デリバリーシステムを含む）である。

(4) PTAバルーンカテーテル
【定義】次のいずれにも該当すること。
ア 薬事承認又は認証上、類別が「機械器具(51)医療用嘴管及び体液誘導管」であって、一般的名称が「非中心循環系バルーン拡張式血管形成術用カテーテル」、「バルーン拡張式血管形成術用カテーテル」、「中心循環系閉塞術用血管内カテーテル」又は「中心循環系血管処置用チューブ及びカテーテル」である。
イ 冠動脈、心臓を除く動脈若しくは静脈若しくはシャント狭窄部の拡張又はステントを留置する際の後拡張を目的に、経皮的に使用するバルーンカテーテル又は脳機能検査及び脳血管スパズムの治療を目的に使用するマイクロバルーンカテーテルである。
【機能区分の定義】
ア 一般型・標準型：次のいずれにも該当。
　i カテーテルのシャフトの外径が4Fr超であって、目的病変部位へ到達するためにガイディングカテーテル等による補助を必要としないものである。
　ii ウからクまでに該当しない。
イ 一般型・特殊型：次のいずれにも該当。
　i カテーテルのシャフトの外径が4Fr以下であり、目的病変部位へ到達するためにガイディングカテーテル等による補助が必要であるもの。
　ii 目的病変部位へのアプローチが困難な場合又は狭窄の程度が高い場合に使用されるものである。
　iii ウからクまでに該当しない。
ウ カッティング型：切開と同時に拡張を行うことを目的に使用するカテーテルであってバルーンに刃を有するものである。
エ 脳血管攣縮治療用：脳機能検査及び脳血管スパズムの治療を目的に使用するマイクロバルーンカテーテルである。
オ 大動脈用ステントグラフト用
　i 血流遮断型（胸部及び腹部）：次のいずれにも該当。
　　a 胸部大動脈用及び腹部大動脈用ステントグラフトを留置する際の、後拡張を目的に使用するバルーンカテーテルである。
　　b ステントグラフトの全ての部位に適用が可能な構造を有するものである。
　　c iiに該当しない。
　ii 血流非遮断型（胸部及び腹部）：次のいずれにも該当。
　　a 胸部大動脈用及び腹部大動脈用ステントグラフトを留置する際の、後拡張を目的に使用するバルーンカテーテルである。
　　b バルーンを拡張した際に、血流を完全には遮断させない構造を有するものである。
カ スリッピング防止型：バルーン部にスリッピングを防止する構造を有し、一般型バルーンカテーテルではスリッピングを起こして十分な拡張が得られないと想定される病変に対して使用されるカテーテルである。
キ 再狭窄抑制型：大腿膝窩動脈の自家血管に狭窄病変若しくはステント内再狭窄病変のある患者又はブラッドアクセス用のシャントの狭窄若しくは閉塞を有する患者に対し、経皮的血管形成術のバルーン拡張時に、バルーンに塗布されている薬剤を血管内壁に吸収させることを目的に使用するカテーテルである。
ク ボディワイヤ型：拡張圧をワイヤに集中させて病変に伝達することにより、一般型バルーンカテーテルより低圧で病変が拡張でき、高圧での拡張に伴う血管解離のリスクを軽減するものである。

(5) 下大静脈留置フィルタセット
【定義】次のいずれにも該当すること。
ア 薬事承認又は認証上、類別が「機械器具(51)医療用嘴管及び体液誘導管」であって、一般的名称が「非中心循環系塞栓除去用カテーテル」、「中心循環系塞栓除去用カテーテル」又は「下大静脈フィルタ」である。
イ 肺塞栓の患者であって再発するおそれが高いものに対して下大静脈フィルタ留置術を実施する際に、血液中の浮遊血栓の分離を目的に下大静脈内に留置して使用するフィルタセット（フィルタ、フィルタ・デリバリー・カテーテル、ガイドワイヤ、ダイレーター、シース、ローディング・コーン及びローディング・ツールを含む）である。
ウ 留置後抜去することを前提としたテンポラリー下大静脈留置フィルタに該当しない。
【機能区分の定義】
ア 標準型：イ及びウに該当しない。
イ 上大静脈止血対応型：次のいずれかに該当。
　i バルーン非拡張時のバルーン部の外径が3.2Fr以下である。
　ii 血管内手術部位に血管内手術用カテーテル等を到達させることを目的に使用するカテーテルであり、段階的に硬度を変化させ、かつ、ブレード構造を有したシャフトチューブである。
　iii 緊急止血を目的として上大静脈に留置するカテーテルであり、その趣旨が薬事承認又は認証事項に明記されている。
ウ 特殊型：構造上の工夫により、留置後から必要時回収するまでの

期間に制限がない。

事務連絡 問 「下大静脈留置フィルターセット(イ)特殊型」の定義については、「留置後から必要時回収するまでの期間に制限がない」とされているが、添付文書の警告、禁忌及び使用上の注意欄等において、回収期限を制限する記載がされている場合は、当該機能区分の定義に該当するといえるのか。
答 該当しない。
(平29.6.14)

(6) 冠動脈灌流用カテーテルの定義：次のいずれにも該当すること。
① 薬事承認又は認証上、類別が「機械器具(51)医療用嘴管及び体液誘導管」であって、一般的名称が「血管向け灌流用カテーテル」、「ヘパリン使用血管向け灌流用カテーテル」、「冠動脈灌流用カテーテル」又は「ヘパリン使用冠動脈灌流用カテーテル」である。
② 心拍動下において冠動脈大動脈バイパス術を実施する際に、大腿動脈等に挿入したカニューレと接続してから脱血した血液を冠動脈に注入することを目的に使用するカテーテルである。

(7) オクリュージョンカテーテル
【定義】次のいずれにも該当すること。
ア 薬事承認又は認証上、類別が「機械器具(51)医療用嘴管及び体液誘導管」であって、一般的名称が「非中心循環系閉塞術用血管内カテーテル」又は「中心循環系閉塞術用血管内カテーテル」である。
イ 緊急止血、術中止血、動脈塞栓術、動注化学療法等を実施する際に血流を遮断すること又は脳動脈瘤コイル塞栓術時のコイル塊の親動脈への突出・逸脱を防ぐための補助を目的に使用するバルーンカテーテルである。
【機能区分の定義】
ア 標準型：イに該当しない。
イ 特殊型：次のいずれかに該当。
 i バルーン非拡張時のバルーン部の外径が3.2Fr以下である。
 ii 血管の手術部位に血管内手術用カテーテル等を到達させることを目的に使用するカテーテルであり、段階的に硬度を変化させ、かつ、ブレード構造を有したシャフトチューブである。
 iii 緊急止血を目的に使用するカテーテルであり、かつ、スタイレットを挿入可能なルーメン及びスタイレットを有している。

(8) 血管内血栓異物除去用留置カテーテル
【定義】薬事承認又は認証上、類別が「機械器具(51)医療用嘴管及び体液誘導管」であって、一般的名称が「中心循環系塞栓除去用カテーテル」、「中心循環系血管処置用チューブ及びカテーテル」又は「中心循環系塞栓捕捉用カテーテル」である。
【機能区分の定義】
ア 一般型：次のいずれにも該当。
 i 血管内の血栓、異物除去又は血栓溶解等を目的として、一時的に血管内に留置するバスケットフィルターを持つカテーテルである。
 ii イに該当しない。
イ 頸動脈用ステント併用型・フィルタ型
 i 頸動脈用ステント留置手技中に飛散する血栓及び異物の捕捉を目的として、頸動脈用ステント留置術に際し、留置前に病変の遠位部に一時留置するバスケットフィルタを持つカテーテルである。
 ii 血管内手術用カテーテル(16)頸動脈用ステントセットと併用するものである。
ウ 頸動脈用ステント併用型・遠位バルーン型
 i 頸動脈用ステント留置手技中に飛散する血栓及び異物の捕捉を目的として、頸動脈用ステント留置術に際し、留置前に病変の遠位部に一時留置するバルーンを持つカテーテルと、捕捉した血栓及び異物を吸引するための吸引カテーテルを含む付属品の組み合わせである。
 ii 血管内手術用カテーテル(16)頸動脈用ステントセットと併用するものである。
エ 頸動脈用ステント併用型・近位バルーン型：次のいずれにも該当。
 i 頸動脈用ステント留置手技中に飛散する血栓及び異物の捕捉を目的として、頸動脈用ステント留置術に際し、留置前に総頸動脈及び外頸動脈に一時的に留置するバルーンを持ち、捕捉した血栓及び異物を吸引することのできるルーメンを有するカテーテルである。
 ii 血管内手術用カテーテル(16)頸動脈用ステントセットと併用するものである。
オ 頸動脈用ステント併用型・経頸動脈型
 i 頸動脈用ステント留置手技中に飛散する血栓及び異物の捕捉を目的として、頸動脈用ステント留置術に際し、経頸動脈的に血管にアクセスし、頸動脈と大腿静脈の間に動静脈シャントを作成することにより、頸動脈の血液を静脈に誘導するカテーテルで、フィルタを有するものである。
 ii 血管内手術用カテーテル(15)頸動脈用ステントセットと併用するものである。

(9) 血管内異物除去用カテーテル
【定義】次のいずれにも該当すること。
ア 薬事承認又は認証上、類別が「機械器具(51)医療用嘴管及び体液誘導管」であって、一般的名称が「非中心循環系塞栓除去用カテーテル」、「中心循環系塞栓除去用カテーテル」、「スネア用カテーテル」、「中心循環系血管処置用チューブ及びカテーテル」若しくは「冠動脈オクルーダ」、又は類別が「機械器具(7)内臓機能代用器」であって、一般的名称が「ペースメーカ・除細動器リード抜去キット」又は「植込み型リードレス心臓ペースメーカ」である。
イ 血管塞栓物質、カテーテルガイドワイヤの破損片、ペーシングリード、下大静脈フィルタ、金属ステント、リード一体型ペースメーカー等の血管内若しくは心腔内の異物を回収すること若しくは除去することを目的に血管内に挿入して使用するカテーテル又は経静脈ペーシングリードに挿入して固定する材料である。
【機能区分の定義】
ア 細血管用
 i カテーテルの外径が3Fr以下である。
 ii ウ、エ及びカに該当しない。
イ 大血管用
 i カテーテルの外径が3Frを超えるものである。
 ii ウ、エ及びカに該当しない。
ウ リードロッキングデバイス：経静脈的に心腔内に留置された、植込型ペースメーカ又は除細動器等のリードを固定する目的でリード中空部に挿入して使用する材料である。
エ リード抜去スネアセット：次のいずれにも該当。
 i 経静脈的植込み型ペースメーカ又は除細動器のリードを経皮的に除去する材料である。
 ii 二つのループより構成されるスネアによって、標的物を挟み込むことで捕捉し、体外に除去するものである。
オ 大血管用ローテーションシース：次のいずれにも該当。
 i 植込み型ペースメーカ又は除細動器のリードを経静脈的に除去する材料である。
 ii シースの遠位端の金属チップが操作により回転する構造である。
 iii アからエまでに該当しない。
カ リード一体型ペースメーカー抜去用カテーテル：次のいずれにも該当。
 i リード一体型ペースメーカーを経静脈的に抜去する材料である。
 ii シースの遠位端にリード一体型ペースメーカを捕捉するためのスネアループ及びリード一体型ペースメーカを固定するドッキングキャップを有する。

(10) 血栓除去用カテーテル
【定義】次のいずれにも該当すること。
ア 薬事承認又は認証上、類別が「機械器具(51)医療用嘴管及び体液誘導管」であって、一般的名称が「非中心循環系塞栓除去用カテーテル」、「中心循環系塞栓除去用カテーテル」、「冠動脈向け注入用カテーテル」又は「中心循環系血管処置用チューブ及びカテーテル」である。
イ 血管又は冠動脈の血栓又は塞栓による閉塞状態の解除を目的に血管内に挿入して使用するカテーテルである。
ウ 経皮的冠動脈形成術用カテーテルに該当しない。
【機能区分の定義】
ア バルーン付き・一般型：次のいずれにも該当。
 i バルーンを有する。
 ii イ、ウ及びオに該当しない。
イ バルーン付き・極細型：次のいずれにも該当。
 i バルーンを有する。
 ii カテーテルの径が3Fr未満である。
 iii オに該当しない。
ウ バルーン付き・ダブルルーメン：次のいずれにも該当。
 i バルーンを有する。
 ii バルーン拡張用の腔及び薬液の注入、灌流等に使用する腔を有する。
 iii オに該当しない。
エ 残存血栓除去用：次のいずれにも該当。
 i 残存血栓を除去することを目的に使用するカテーテルである。
 ii 残存血栓を除去するための螺旋状のワイヤを有する。
オ 経皮的血栓除去用
 i 標準型：次のいずれかに該当。
  a 経皮的に末梢血管の血栓を除去又は破砕する際に使用するカテーテルである。
  b 冠動脈の血栓を吸引除去することを目的に使用するカテーテルである。
  c 冠動脈の血栓を溶解除去することを目的に使用するカテーテルである。
  d iiに該当しない。
 ii 破砕吸引型：次のいずれにも該当。
  a 経皮的に下肢動脈、上腸間膜動脈又は深部静脈の血栓を吸引除去する際に使用するカテーテルである。
  b 血栓を吸引するためのカテーテルと、血栓の吸引を補助するためのワイヤーからなる。
 iii 分離捕捉型：次のいずれにも該当。
  a 経皮的に深部静脈の血栓を分離し捕捉除去する際に使用するカテーテルである。

b　自己拡張能を持つ網状のワイヤと，分離した血栓を捕捉するためのバッグからなる。
　カ　脳血栓除去用
　　i　ワイヤ型：次のいずれにも該当。
　　　a　脳血栓を除去することを目的として使用するカテーテルである。
　　　b　脳血栓を除去するための螺旋状のワイヤを有する。
　　ii　破砕吸引型：次のいずれにも該当。
　　　a　脳血栓を除去することを目的として使用するカテーテルである。
　　　b　脳血栓の吸引を補助するためのワイヤと，脳血栓を吸引するためのカテーテルからなる。
　　iii　自己拡張型：次のいずれにも該当。
　　　a　脳血栓を除去することを目的として使用するカテーテルである。
　　　b　自己拡張能を持つ網状のワイヤを有する。
　　iv　直接吸引型：次のいずれにも該当する。
　　　a　脳血栓を除去することを目的として使用するカテーテルである。
　　　b　脳血栓を直接吸引するためのカテーテルであり，脳血栓の吸引を補助するためのワイヤを有しない。

(11) 塞栓用コイル
【定義】次のいずれにも該当すること。
　ア　薬事承認又は認証上，類別が「医療用品(4)整形用品」であって，一般的名称が「非中心循環系塞栓形成用インプラントキット」又は類別が「機械器具(51)医療用嘴管及び体液誘導管」であって，一般的名称が「血管内塞栓促進用補綴材」，「中心循環系血管内塞栓促進用補綴材」若しくは「塞栓形成インプラント挿入器」である。
　イ　血流の遮断を目的に使用するコイル又はコイルと組み合わせて使用するプッシャー若しくはステントである。
【機能区分の定義】
　ア　コイル・標準型：イからオまでに該当しないコイルである。
　イ　コイル・機械式デタッチャブル型：外力（ねじる又はフックを外す）によりワイヤから離脱させるコイルである。
　ウ　コイル・電気式デタッチャブル型：電気分解によりワイヤから離脱させるコイルである。
　エ　コイル・水圧式・ワイヤ式デタッチャブル型：次のいずれかである。
　　i　水圧によりデリバリーチューブから離脱させるコイルである。
　　ii　デリバリーチューブ内でコイルを保持しているリリースワイヤを操作することにより，デリバリーチューブから離脱させるコイルである。
　オ　コイル・特殊型：次のいずれにも該当。
　　i　動脈瘤等の塞栓促進を目的としてコイル表面又は内部に加工がなされているものである。
　　ii　加工素材が生体内で分解されず，塞栓促進効果を有するものである。
　カ　プッシャー：ア又はイのコイルを塞栓部位まで到達させるために使用するものである。
　キ　コイル留置用ステント：血管内に留置し，アからオまでのコイルの親動脈への突出・逸脱を防ぐ目的で使用するものである。

(12) 汎用型圧測定用プローブの定義：次のいずれにも該当すること。
　①　薬事承認又は認証上，類別が「機械器具(51)医療用嘴管及び体液誘導管」であって，一般的名称が「非中心循環系先端トランスデューサ付カテーテル」，「中心循環系先端トランスデューサ付カテーテル」，「ヘパリン使用中心循環系先端トランスデューサ付カテーテル」，「中枢神経系先端トランスデューサ付カテーテル」又は「頭蓋内圧測定用トランスデューサ付カテーテル」である。
　②　カテーテル先端付近の圧センサーを用い，血管内，頭蓋内又は筋内の圧力を測定することを目的に体内に留置して使用するカテーテルである。
　③　他に分類されるカテーテルに該当しない。

(13) 循環機能評価用動脈内カテーテルの定義：次のいずれにも該当すること。
　①　薬事承認又は認証上，類別が「機械器具(51)医療用嘴管及び体液誘導管」であって，一般的名称が「非中心循環系血管内カテーテル」である。
　②　循環機能を評価する目的で経皮的に動脈に挿入し，装置本体と併用して使用する，温度センサーを有するカテーテルである。

(14) 静脈弁カッタ
【定義】次のいずれにも該当。
　ア　薬事承認又は認証上，類別が「機械器具(51)医療用嘴管及び体液誘導管」であって，一般的名称が「血管内弁カッタ付カテーテル」又は「経皮的血管内弁カッタ付カテーテル」である。
　イ　インサイチュバイパス法又はノンリバース法による血行再建術の際に，静脈内に挿入して使用する静脈弁切開器である。
【機能区分の定義】
　ア　切開径固定型：静脈弁を切除するブレード（刃）の径が固定されている。
　イ　切開径変動型：静脈弁を切除するブレード（刃）の径が静脈の内径にあわせて変動する。
　ウ　オーバーザワイヤ型：次のいずれにも該当。
　　i　静脈弁を切除するブレード（刃）の径が静脈の内径にあわせて変動する。
　　ii　ガイドワイヤを用いるものである。

(15) 頚動脈用ステントセット
【定義】次のいずれにも該当。
　ア　薬事承認又は認証上，類別が「機械器具(7)内臓機能代用器」であって，一般的名称が「頚動脈用ステント」である。
　イ　頚動脈用ステント留置術に際し，頚動脈内腔の確保を目的に病変部に挿入，留置して使用するステントセット（デリバリーシステムを含む）である。
【機能区分の定義】
　ア　標準型：イに該当しない
　イ　特殊型：外層ステントと内層ステントの二重構造を有するものである。

(16) 狭窄部貫通用カテーテルの定義：次のいずれにも該当。
　①　薬事承認又は認証上，類別が「機械器具(51)医療用嘴管及び体液誘導管」であって，一般的名称が「血管狭窄部貫通用カテーテル」である。
　②　狭窄性血管（動脈，静脈又はシャント）へのガイドワイヤの通過が困難な患者に対し，経皮的血管形成術を実施する際にガイドワイヤの通過部を確保することを目的として使用するカテーテルである。

(17) 下肢動脈狭窄部貫通用カテーテルの定義：次のいずれにも該当。
　①　薬事承認又は認証上，類別が「機械器具(51)医療用嘴管及び体液誘導管」であって，一般的名称が「振動式末梢血管貫通用カテーテルシステム」又は「血管狭窄部貫通用カテーテル」である。
　②　慢性完全閉塞下肢動脈へのガイドワイヤの通過が困難な患者に対し，経皮的血管形成術を実施する際にガイドワイヤの通過部を確保することを目的として使用するカテーテルであり，以下のいずれかに該当する。
　　ア　機械的振動又は金属チップの手動操作により，血管内の石灰化した病変を貫通させる機能を有する。
　　イ　内膜下に挿入されたガイドワイヤを真腔に再疎通させる機能を有する。

(18) 血管塞栓用プラグの定義
【定義】次のいずれにも該当すること。
　ア　薬事承認又は認証上，類別が「機械器具(51)医療用嘴管及び体液誘導管」であって，一般的名称が「中心循環系血管内塞栓促進用補綴材」である。
　イ　血流の遮断を目的に使用するプラグである。

(19) 交換用カテーテルの定義：次のいずれにも該当。
　①　薬事承認又は認証上，類別が「機械器具(51)医療用嘴管及び体液誘導管」であって，一般的名称が「冠動脈カテーテル交換用カテーテル」又は「肺動脈カテーテル交換用カテーテル」である。
　②　経皮的冠動脈形成術又は経皮的肺動脈形成術を実施する際に，カテーテルの交換を補助することを目的として使用するカテーテルである。

(20) 体温調節用カテーテルの定義
【定義】次のいずれにも該当。
　ア　薬事承認又は認証上，類別が「機械器具(12)理学診療用器具」であって，一般的名称が「中心静脈留置型経皮的体温調節装置システム」である。
　イ　血管内で血液との熱交換を行う目的で使用するバルーンカテーテルである。
【機能区分の定義】
　ア　発熱管理型：発熱患者に対し，発熱負荷を軽減するための補助として，血管内で血液との交換を行う目的で使用するバルーンカテーテルであって，体温維持療法に用いるものでない。
　イ　体温維持型：心停止・心拍再開後の患者に対する体温維持療法又は中心静脈カテーテルを必要とする患者に対する正常体温維持を行う目的で使用するバルーンカテーテルである。

(21) 脳血管用ステントセットの定義：次のいずれにも該当。
　①　薬事承認又は認証上，類別が「機械器具(7)内臓機能代用器」であって，一般的名称が「脳動脈ステント」である。
　②　頭蓋内動脈狭窄症に対するバルーン拡張式血管形成術用カテーテルを用いた経皮的血管形成術において，血管形成術時に生じた血管解離，急性閉塞若しくは切迫閉塞に対する緊急処置又は他に有効な治療法がない場合の血管形成術後の再治療を目的として使用するステントセット（デリバリーシステムを含む）である。

(22) 脳動脈瘤治療用フローダイバーターシステム
【定義】次のいずれにも該当。
　ア　薬事承認又は認証上，類別が「機械器具(51)医療用嘴管及び体液誘導管」であって，一般的名称が「中心循環系血管内塞栓促進用補綴材」である。
　イ　動脈瘤内への血流を遮断し瘤内の血栓形成を促すと同時に，動脈瘤ネック部に新生内膜形成を誘引して動脈瘤の破裂リスクを低減させるフローダイバーターシステム（デリバリーシステムを含む）である。
【機能区分の定義】
　ア　動脈内留置型：ワイドネック型の頭蓋内動脈瘤（破裂急性期を除く）の親動脈に留置するものである。

告示 ① 材料価格基準〔心・脈管系材料〕 1037

イ 瘤内留置型：前方循環系又は後方循環系の分岐部に位置するワイドネック型の頭蓋内動脈瘤内に留置するものである。

23 血管形成用カテーテル
【定義】薬事承認又は認証上，類別が「機械器具51医療用嘴管及び体液誘導管」であって，一般的名称が「レーザ式血管形成術用カテーテル」又は「アテローム切除アブレーション式血管形成術用カテーテル」である。
【機能区分の定義】
ア エキシマレーザ型：大腿膝窩動脈のステント内における再狭窄又は再閉塞病変に対して，大腿膝窩動脈に挿入し，カテーテルの先端から照射されるエキシマレーザによって動脈硬化組織を蒸散させ，狭窄部又は閉塞部を開存させることを目的としたカテーテルである。
イ 切削吸引型：次のいずれにも該当。
　i 大腿膝窩動脈の狭窄，再狭窄又は閉塞病変に対して，大腿膝窩動脈に挿入し，カテーテル先端の回転ブレードによって，固いアテローム塊や狭窄病変を切削するカテーテルである。
　ii カテーテル先端部に生理食塩液を注入する機能を有し，切削物等を吸引し能動的に体外に除去する構造を有するものである。

24 大動脈分岐部用フィルターセットの定義：次のいずれにも該当すること。
① 薬事承認又は認証上，類別が「機械器具51医療用嘴管及び体液誘導管」であって，一般的名称が「中心循環系塞栓捕捉用カテーテル」である。
② 経カテーテル大動脈弁置換術中に飛散する塞栓物質の捕捉を目的として，経カテーテル大動脈弁置換術に際し，置換前に大動脈分岐部に一時的に留置する複数のフィルターを持つカテーテルである。

134 人工血管

(1) 永久留置型
　①大血管用
　　(ア)分岐なし
　　　　㊞人工血管・ストレート・Ⅰ　110,000円
　　(イ)1分岐
　　　i 標準型　㊞人工血管・1分岐・Ⅰ　174,000円
　　　ii 特殊型　㊞人工血管・1分岐・Ⅱ　203,000円
　　(ウ)2分岐以上
　　　i 標準型
　　　　㊞人工血管・2分岐以上・Ⅰ　237,000円
　　　ii 特殊型
　　　　㊞人工血管・2分岐以上・Ⅱ　257,000円
　　(エ)腹大動脈分岐用
　　　　㊞人工血管・Y字・Ⅰ　131,000円
　②小血管用
　　(ア)標準型
　　　i 外部サポートあり　㊞人工血管・サポートあり　1cm当たり　2,560円
　　　ii 外部サポートなし　㊞人工血管・サポートなし　1cm当たり　1,870円
　　(イ)セルフシーリング
　　　i ヘパリン非使用型　㊞人工血管・セルフシーリング・ヘパリン非使用型　1cm当たり　3,960円
　　　ii ヘパリン使用型　㊞人工血管・セルフシーリング・ヘパリン使用型　1cm当たり　4,200円
　　(ウ)ヘパリン使用型
　　　i 外部サポートあり　㊞人工血管・ヘパリン使用型・サポートあり　1cm当たり　3,700円
　　　ii 外部サポートなし　㊞人工血管・ヘパリン使用型・サポートなし　1cm当たり　2,710円
　　(エ)特殊型
　　　i 外部サポートあり　㊞人工血管・特殊型・サポートあり　1cm当たり　3,030円
　　　ii 外部サポートなし　㊞人工血管・特殊型・サポートなし　1cm当たり　2,230円
(2) 一時留置型
　　㊞人工血管・バイパスチューブ　54,500円
(3) 短期使用型　㊞人工血管・短期使用　84,100円

→人工血管の算定　短期使用型は，原則として16歳未満の患者に対し，血行動態の一時的改善又は血中酸素濃度の是正のために使用した場合に算定できる。ただし，16歳以上の患者に対して使用した場合は，診療報酬明細書の摘要欄にその医学的理由を記載する。

→人工血管の定義　次のいずれにも該当。
① 薬事承認又は認証上，類別が「医療器具(7)内臓機能代用器」であって，一般的名称が「ゼラチン使用非中心循環系人工血管」，「ゼラチン使用人工血管」，「コラーゲン使用人工血管」，「コラーゲン使用非中心循環系人工血管」，「アルブミン使用非中心循環系人工血管」，「アルブミン使用人工血管」，「ヘパリン使用非中心循環系人工血管」，「ヘパリン使用人工血管」，「非中心循環系人工血管」，「中心循環系人工血管」又は「ヘパリン使用一時留置型人工血管」である。
② 血行の再建又は迂回路の作成を目的に永久的に又は一時的に留置して使用するものである。

【機能区分の定義】
①永久留置型・大血管用・分岐なし：次のいずれにも該当。
　ア 永久留置するものである。
　イ 大血管の置換を目的に使用するものである。
　ウ 分岐を有していない。
②永久留置型・大血管用・1分岐・標準型：次のいずれにも該当。
　ア 永久留置するものである。
　イ 大血管の置換を目的に使用するものである。
　ウ 分岐を1つ有している。
　エ ③に該当しない。
③永久留置型・大血管用・1分岐・特殊型：次のいずれにも該当。
　ア 永久留置するものである。
　イ 大血管の置換を目的に使用するものである。
　ウ 分岐を1つ有している。
　エ 人その他生物（植物を除く）に由来するものを原料又は材料として使用していない。
④永久留置型・大血管用・2分岐以上・標準型：次のいずれにも該当。
　ア 永久留置するものである。
　イ 大血管の置換を目的に使用するものである。
　ウ 分岐を2つ以上有している。
　エ ⑤に該当しない。
⑤永久留置型・大血管用・2分岐以上・特殊型：次のいずれにも該当。
　ア 永久留置するものである。
　イ 大血管の置換を目的に使用するものである。
　ウ 分岐を2つ以上有している。
　エ 人その他生物（植物を除く）に由来するものを原料又は材料として使用していない。
⑥永久留置型・大血管用・腹大動脈分岐用：次のいずれにも該当。
　ア 永久留置するものである。
　イ 大血管の置換を目的に使用するものである。
　ウ 腹大動脈分岐部に使用するものである。
⑦永久留置型・小血管用・標準型・外部サポートあり：次のいずれにも該当。
　ア 永久留置するものである。
　イ 外力による変形閉塞を防ぐための外壁の補強機能（外部サポート）を有している。
　ウ ①から⑥まで及び⑨から⑭までに該当しない。
⑧永久留置型・小血管用・標準型・外部サポートなし：次のいずれにも該当。
　ア 永久留置するものである。
　イ 外力による変形閉塞を防ぐための外壁の補強機能（外部サポート）を有していない。
　ウ ①から⑥まで及び⑨から⑭までに該当しない。
⑨永久留置型・小血管用・セルフシーリング・ヘパリン非使用型：次のいずれにも該当。
　ア 永久留置するものである。
　イ 穿刺部の止血を容易にすることを目的に材質が合成高分子である。
　ウ ⑩に該当しない。
⑩永久留置型・小血管用・セルフシーリング・ヘパリン使用型：次のいずれにも該当。
　ア 永久留置するものである。
　イ 穿刺部の止血を容易にすることを目的に材質が合成高分子である。
　ウ 血液接触面にヘパリンが共有結合によりコーティングされている。
⑪永久留置型・小血管用・ヘパリン使用型・外部サポートあり：次のいずれにも該当。
　ア 永久留置するものである。
　イ 外力による変形閉塞を防ぐための外壁の補強機能（外部サポート）を有している。
　ウ 血液接触面にヘパリンが共有結合によりコーティングされている。
　エ ①から⑩までに該当しない。
⑫永久留置型・小血管用・ヘパリン使用型・外部サポートなし：次のいずれにも該当。

ア 永久留置するものである。
イ 外力による変形閉塞を防ぐための外壁の補強機能（外部サポート）を有している。
ウ 血液接触面にヘパリンが共有結合によりコーティングされている。
エ ①から⑩までに該当しない。

⑬ 永久留置型・小血管用・特殊型・外部サポートあり：次のいずれにも該当。
ア 永久留置するものである。
イ 外力による変形閉塞を防ぐための外壁の補強機能（外部サポート）を有している。
ウ 人その他生物（植物を除く）に由来するものを原料又は材料として使用していない。
エ ①から⑥まで及び⑨から⑫までに該当しない。

⑭ 永久留置型・小血管用・特殊型・外部サポートなし：次のいずれにも該当。
ア 永久留置するものである。
イ 外力による変形閉塞を防ぐための外壁の補強機能（外部サポート）を有していない。
ウ 人その他生物（植物を除く）に由来するものを原料又は材料として使用していない。
エ ①から⑥まで及び⑨から⑫までに該当しない。

⑮ 一時留置型：次のいずれにも該当。
ア 手術中に一時的に血液をバイパスするために使用するチューブである。
イ 材質が合成樹脂である。

⑯ 短期使用型：次のいずれにも該当。
ア 先天性心疾患を有する小児への使用を目的とし，短期に使用されるものである。
イ 血液接触面にヘパリンが共有結合によりコーティングされている。
ウ ①から⑮までに該当しない。

尿路・胆道系材料

135 尿路拡張用カテーテル
(1) 尿管・尿道用　㊞尿路拡張カテ・尿管・尿道　35,000円
(2) 腎瘻用　㊞尿路拡張カテ・腎瘻　41,000円

→尿路拡張用カテーテルの算定　ガイドワイヤーは，別に算定できない。

→尿路拡張用カテーテルの定義　次のいずれにも該当。
① 薬事承認又は認証上，類別が「機械器具㉕医療用鏡」であって，一般的名称が「自然開口向け単回使用内視鏡用拡張器」，類別が「機械器具㊶医療用嘴管及び体液誘導管」であって，一般的名称が「経皮泌尿器用カテーテル」若しくは「短期的使用腎瘻用カテーテル」，又は類別が「機械器具㊷医療用拡張器」であって，一般的名称が「尿管拡張器具」，「尿道用ブージー」，「カテーテル拡張器」若しくは「医療用拡張器」である。
② 泌尿器狭窄部位の拡張を目的に，経皮的又は経尿道的に留置して使用するための材料である。
【機能区分の定義】
①尿管・尿道用：尿管又は尿道を拡張するものである。
②腎瘻用：腎瘻を拡張するものである。

136 胆道結石除去用カテーテルセット
(1) 経皮的バルーンカテーテル
　㊞胆道結石カテ・経皮バルーン　14,100円
(2) 経内視鏡バルーンカテーテル
　① ダブルルーメン
　　㊞胆道結石カテ・ダブルバルーン　31,300円
　② トリプルルーメン
　　㊞胆道結石カテ・トリプルバルーン　35,300円
　③ 十二指腸乳頭拡張機能付き
　　㊞胆道結石カテ・EPBDバルーン　63,900円
　④ 十二指腸乳頭切開機能付き
　　㊞胆道結石カテ・ESTバルーン　59,400円
(3) 採石用バスケットカテーテル
　㊞胆道結石カテ・採石バスケット　38,100円
(4) 砕石用バスケットカテーテル
　① 全ディスポーザブル型　㊞胆道結石カテ・砕石バスケ・全ディスポ　41,600円
　② 一部ディスポーザブル型　㊞胆道結石カテ・砕石バスケ・一部ディスポ　14,900円

→胆道結石除去用カテーテルセットの算定　ガイドワイヤーは，別に算定できない。

→胆道結石除去用カテーテルセットの定義　次のいずれにも該当すること。
① 薬事承認又は認証上，類別が「機械器具㊶医療用嘴管及び体液誘導管」又は「機械器具㊷医療用拡張器」であって，一般的名称が「非血管用ガイドワイヤ」，「単回使用内視鏡用結石摘出鉗子」，「消化管用ガイドワイヤ」，「胆管拡張用カテーテル」，「胆道結石除去用カテーテルセット」，「結石摘出用バルーンカテーテル」，「結石破砕用鉗子」又は「カテーテル拡張器」である。
② 胆道結石除去又は消化管と胆道間の人工開口部の拡張を目的に胆道内に挿入して使用するカテーテルである。

【機能区分の定義】
①経皮的バルーンカテーテル：次のいずれにも該当。
ア 経皮的又は開腹下で使用するカテーテルである。
イ 先端部に結石除去用のバルーン構造を有するものである。
②経内視鏡バルーンカテーテル・ダブルルーメン：次のいずれにも該当。
ア 経口内視鏡を使用して結石を除去するカテーテル（ガイドワイヤを含む）である。
イ 先端部に結石除去用のバルーン構造を有するものである。
ウ ダブルルーメンである。
③経内視鏡バルーンカテーテル・トリプルルーメン：次のいずれにも該当。
ア 経口内視鏡を使用して結石を除去するカテーテル（ガイドワイヤを含む）である。
イ 先端部に結石除去用のバルーン構造を有するものである。
ウ トリプルルーメンである。
④経内視鏡バルーンカテーテル・十二指腸乳頭拡張機能付き：次のいずれにも該当。
ア 経口内視鏡を使用して結石を除去又は消化管と胆道間の人工開口部を拡張するカテーテル（ガイドワイヤを含む）である。
イ 先端部に乳頭及び胆管狭窄部又は消化管と胆道間の人工開口部を拡張するバルーン構造を有するものである。
⑤経内視鏡バルーンカテーテル・十二指腸乳頭切開機能付き：次のいずれにも該当。
ア 経口内視鏡を使用して結石を除去するカテーテル（ガイドワイヤを含む）である。
イ 先端部に結石除去用のバルーン構造を有するものである。
ウ 乳頭切開術用のブレードを有するものである。
⑥採石用バスケットカテーテル：先端部に結石を捕らえるバスケット構造を有し，手動により把持，除去が可能なものである。
⑦砕石用バスケットカテーテル・全ディスポーザブル型：次のいずれにも該当。
ア 先端部に結石を捕らえるバスケット構造を有し，手動により砕石が可能なものである。
イ ⑧に該当しない。
⑧砕石用バスケットカテーテル・一部ディスポーザブル型：次のいずれにも該当。
ア 先端部に結石を捕らえるバスケット構造を有し，手動により砕石が可能なものである。
イ バスケット部分のみである。

→TMP 経皮経肝胆道拡張バルーンカテーテル
本品を使用する場合は，K689経皮経肝胆管ステント挿入術を準用する。
（平29医発0630・2）
（編注）「136」胆道結石除去用カテーテルセット(2)経内視鏡バルーンカテーテル・③十二指腸乳頭拡張機能付き

→エクストラクションバルーンカテーテル ヒュージュ
当該製品は，決定機能区分を満たす医療材料の一部であるため当該製品単体では算定できない。
（平29保医発0929・9）
（編注）「136」胆道結石除去用カテーテルセット(2)経内視鏡バルーンカテーテル②トリプルルーメンの一部

→Medi-Globe 結石除去用バルーンセット
当該製品は，決定機能区分を満たす医療材料の一部であるため当該製品単体では算定できない。
（平29保医発0929・9）
（編注）「136」胆道結石除去用カテーテルセット(2)経内視鏡バルーンカテーテル②トリプルルーメンの一部

→Medi-Globe 結石除去用バルーンセット（製品コード：4052838006927・4052838006897）

→Medi-Globe 結石除去用バルーンセット（製品コード：4052838006934）
当該製品は，決定機能区分を満たす医療材料の一部であるため当該製品単体では算定できない。
（平29保医発1130・7）
（編注）「136」胆道結石除去用カテーテルセット(2)経内視鏡バルーンカテーテル①ダブルルーメンの一部

→Medi-Globe 結石除去用バルーンセット（製品コード：

4052838006910・4052838006958・4052838013833・4052838013222)
当該製品は，決定機能区分を満たす医療材料の一部であるため当該製品単体では算定できない。
(平29医発1130・7)
(編注)「136」胆道結石除去用カテーテルセット(2)経内視鏡バルーンカテーテル②トリプルルーメンの一部

137 腎・尿管結石除去用カテーテルセット　　31,100円

→腎・尿管結石除去用カテーテルセットの算定　ガイドワイヤーは，別に算定できない。
→腎・尿管結石除去用カテーテルセットの定義　次のいずれにも該当。
(1) 薬事承認又は認証上，類別が「機械器具51医療用嘴管及び体液誘導管」であって，一般的名称が「単回使用内視鏡用結石摘出鉗子」，「尿管結石除去用チューブ及びカテーテル」又は「泌尿器科用除去器具」である。
(2) 腎・尿管結石を除去することを目的に使用するカテーテルである。

形成外科（組織拡張手術）

138　削除
139 組織拡張器
　(1) 一般用　　　　　　　　　　　32,600円
　(2) 乳房用　　　　　　　　　　　98,800円

→組織拡張器の算定　組織拡張器は，以下のいずれにも該当する医師が使用した場合に限り算定する。
ア　形成外科若しくは乳腺外科の専門的な研修の経験を5年以上有している医師又はその指導下で研修を行う医師である。
イ　関係学会から示されている指針に基づいた所定の研修を修了し，その旨が登録されている。
→組織拡張器の定義　次のいずれにも該当すること。
① 薬事承認又は認証上，類別が「医療用品(4)整形用品」であって，一般的名称が「皮膚拡張器」である。
② 皮下，粘膜下又は筋肉下に挿入し，皮弁を得ること等を目的に皮膚を伸展させるために使用する組織拡張器である。
【機能区分の定義】
①一般用：②に該当しない。
②乳房用：
　ア　薬事承認又は認証上，使用目的が乳房再建術に限定されている。
　イ　形状がしずく形状，半月形状又はクロワッサン形状であって，その趣旨が薬事承認又は認証事項に明記されている。
　ウ　次のいずれかの加工等が施されており，その趣旨が薬事承認又は認証事項に明記されている。
　　i　テクスチャード加工（表面の微細孔加工）
　　ii　スーチャタブ

輸血系材料

140 輸血用血液フィルター（微小凝集塊除去用）
　　　　　　　　　　　　　　　　　2,500円
141 輸血用血液フィルター（赤血球製剤用白血球除去用）　　　　　　　　　　　　　　2,850円
142 輸血用血液フィルター（血小板製剤用白血球除去用）　　　　　　　　　　　　　　3,340円

→輸血用血液フィルター（微小凝集塊除去用）の算定
　輸血用血液フィルター（微小凝集塊除去用）は，1日当たり，1,000mL以上の輸血を行う場合（体重40kg以下の患者については，体重1kg当たり25mL以上の輸血を行う場合）に算定できる。ただし，血漿製剤中の白血球の除去を目的とするものは算定できない。
→輸血用血液フィルター（赤血球製剤用白血球除去用）及び輸血用血液フィルター（血小板製剤用白血球除去用）の算定
　輸血用血液フィルター（赤血球製剤用白血球除去用）及び輸血用血液フィルター（血小板製剤用白血球除去用）は，白血病，再生不良性貧血，慢性腎不全等同一の疾患に対して10回以上の反復輸血が行われる場合（行われることが予想される場合を含む）に算定できる。ただし，血漿製剤中の白血球の除去を目的とするものは算定できない。
→ 局 人全血液－LR「日赤」， 局 照射人全血液－LR「日赤」，合成血－LR「日赤」，解凍赤血球－LR「日赤」，赤血球濃厚液－LR「日赤」，新鮮凍結血漿－LR「日赤」，洗浄赤血球液－LR「日赤」，照射赤血球濃厚液－LR「日赤」，照射解凍赤血球－LR「日赤」，照射合成血－LR「日赤」及び照射洗浄赤血球液－LR「日赤」

輸血に当たって，本製剤を使用した場合には，「特定保険医療材料及びその材料価格（材料価格基準）」（平成18年厚生労働省告示第96号）（以下，「材料価格基準」という）の別表の「Ⅱ　医科点数表の第2章第3部，第4部，第6部，第9部，第10部及び第11部に規定する特定保険医療材料（フィルムを除く）及びその材料価格」の「141　輸血用血液フィルター（微小凝集塊除去用）」及び「140　輸血用血液フィルター（赤血球製剤用白血球除去用）」は別に算定できない。
(平18保医発1208001)
(編注)「赤血球濃厚液」は「赤血球液」に名称変更されている。

→照射濃厚血小板HLA-LA「日赤」，照射濃厚血小板　-LR「日赤」，濃厚血小板HLA-LR「日赤」，濃厚血小板　-LR「日赤」
　これらの医薬品は，それぞれ，濃厚血小板「日赤」，濃厚血小板HLA「日赤」，照射濃厚血小板HLA「日赤」，照射濃厚血小板「日赤」からの名称変更であり，「使用薬剤の薬価（薬価基準）等の一部改正について」（平成18年12月8日保医発第1208001号）の2の(1)のイにあるように，白血球が除去されたものであるため，血小板製剤より輸血を行なう場合には，特定保険医療材料及びその材料価格（材料価格基準）（平成20年厚生労働省告示第61号）の別表Ⅱ区分140輸血用血液フィルター（微小凝集塊除去用）および同区分142輸血用血液フィルター（血小板製剤用白血球除去用）は別に算定できない。
(平21保医発1113・1)

→解凍赤血球液－LR「日赤」，合成血液－LR「日赤」，照射解凍赤血球液－LR「日赤」，照射合成血液－LR「日赤」，照射洗浄赤血球液－LR「日赤」，新鮮凍結血漿－LR「日赤」120，新鮮凍結血漿－LR「日赤」240，新鮮凍結血漿－LR「日赤」480，洗浄赤血球液－LR「日赤」

輸血にあたって，本製剤を使用した場合には，「特定保険医療材料及びその材料価格（材料価格基準）」（平成20年厚生労働省告示第61号）の別表の「Ⅱ　医科点数表の第2章第3部，第4部，第6部，第9部，第10部及び第11部に規定する特定保険医療材料（フィルムを除く）及びその材料価格」の「140　輸血用血液フィルター（微小凝集塊除去用）」及び「141　輸血用血液フィルター（赤血球製剤用白血球除去用）」は別に算定できない。
(平24保医発1214・1)

→輸血用血液フィルタの定義　次のいずれにも該当すること。
① 輸血用血液フィルタ（微小凝集塊除去用）については，薬事承認又は認証上，類別が「機械器具56採血又は輸血用器具」であって，一般的名称が「血液フィルタ」又は「輸血セット」である。
　輸血用血液フィルタ（赤血球製剤用白血球除去用）及び輸血用血液フィルタ（血小板製剤用白血球除去用）については，薬事承認又は認証上，類別が「機械器具56採血又は輸血用器具」であって，一般的名称が「白血球除去用輸血用血液フィルタ」である。
② 輸血する際に，保存血液等から微小凝集塊を，赤血球製剤若しくは全血製剤から白血球を，又は血小板製剤から白血球を除去することを目的に使用するフィルタ又はフィルタを含む回路である。
【機能区分の定義】
①輸血用血液フィルタ（微小凝集塊除去用）：保存血液等から微小凝集塊を除去して輸血する際に使用するフィルタである。
②輸血用血液フィルタ（赤血球製剤用白血球除去用）：赤血球製剤若しくは全血製剤から白血球を除去して輸血する際に使用するフィルタである。
③輸血用血液フィルタ（血小板製剤用白血球除去用）：血小板製剤から白血球を除去して輸血する際に使用するフィルタである。

その他

143 網膜硝子体手術用材料　　29,500円

→網膜硝子体手術用材料の定義　次のいずれにも該当。
(1) 薬事承認又は認証上，類別が「医療用品(4)整形用品」であって，一般的名称が「網膜復位用人工補綴材」である。
(2) 剥離した網膜を物理的に伸展・復位させることを目的として使用する材料である。
(編注) 分類は眼・耳鼻咽喉系材料だが，告示順に掲載。以下同。

144 両室ペーシング機能付き植込型除細動器
(1) 単極又は双極用
　①標準型　　　　　　　　　　3,090,000円
　②自動調整機能付き　　　　　3,130,000円
　③抗頻拍ペーシング機能付き　4,400,000円
　④長期留置型　　　　　　　　3,720,000円
(2) 4極用
　①標準型　　　　　　　　　　3,260,000円
　②自動調整機能付き　　　　　4,120,000円

③抗頻拍ペーシング機能付き　　　4,750,000円
　　④長期留置型　　　　　　　　　　4,180,000円

→両室ペーシング機能付き植込型除細動器の算定
ア　両室ペーシング機能付き植込型除細動器は，施設基準に適合しているものとして地方厚生（支）局長等に届け出た保険医療機関において，次のいずれにも該当する患者に対して使用した場合に算定する。ただし，薬事承認又は認証された使用目的以外に用いた場合は算定できない。
　a　ⅰ，ⅱ又はⅲの基準を全て満たす
　　ⅰ　①　NYHAクラスⅡ
　　　　②　左室駆出率30％以下
　　　　③　QRS幅150ms以上
　　　　④　左脚ブロック
　　　　⑤　洞調律
　　ⅱ　①　NYHAクラスⅢ又はⅣ
　　　　②　左室駆出率35％以下
　　　　③　QRS幅120ms以上
　　ⅲ　①　左室駆出率50％以下
　　　　②　ペースメーカー又は植込み型除細動器の適応
　　　　③　高頻度に心室ペーシングに依存することが予想される
　b　次のいずれかに該当する
　　ⅰ　致死性不整脈による心停止に伴う意識消失の既往を有する患者
　　ⅱ　血行動態が破綻する心室頻拍又は心室細動の既往を有する患者
　　ⅲ　非持続性心室頻拍が確認され，かつ電気生理学的検査により心室頻拍又は心室細動が誘発される患者
イ　両室ペーシング機能付き植込型除細動器の移植術を行った患者については，診療報酬請求に当たって，診療報酬明細書に症状詳記を記載する。

→両室ペーシング機能付き植込型除細動器の定義　次のいずれにも該当。
①　薬事承認又は認証上，類別が「機械器具（7）内臓機能代用器」であって，一般的名称が「除細動機能付植込み型両心室ペーシングパルスジェネレータ」である。
②　心室性頻拍等の治療を目的として，体内に植え込み，心室センシング，ペーシング，抗頻拍ペーシング治療及び除細動を行うものである。
③　胸部に植え込みが可能なものである。
④　除細動器本体が除細動用電極の機能を有するものである。
⑤　心房及び両心室に電気刺激を与えるペーシング機能を有するものである。

【機能区分の定義】
①単極又は双極用・標準型：次のいずれにも該当。
　ア　接続する左室リードの電極が単極又は双極である。
　イ　②から④までに該当しない。
②単極又は双極用・自動調整機能付き：次のいずれにも該当。
　ア　接続する左室リードの電極が単極又は双極である。
　イ　右室同期左室単独ペーシング機能及びペーシング間隔自動調整機能を有するものである。
　ウ　③に該当しない。
③単極又は双極用・抗頻拍ペーシング機能付き：次のいずれにも該当。
　ア　接続する左室リードの電極が単極又は双極である。
　イ　右室同期左室単独ペーシング機能及びペーシング間隔自動調整機能を有するものである。
　ウ　頻拍変動感知型抗上室性頻拍ペーシング治療機能を有するものである。
④単極又は双極用・長期留置型：次のいずれにも該当。
　ア　接続する左室リードの電極が単極又は双極である。
　イ　それぞれ独立分離した陽極，陰極及びセパレータを多層に積層した積層型構造を有する電源を備えているものである。
　ウ　患者の皮下に植え込んだ状態で，標準的な設定において約10年程度作動することが，薬事承認又は認証事項に明記されている。
⑤4極用・標準型：次のいずれにも該当。
　ア　接続する左室リードの電極が4極である。
　イ　⑥から⑧までに該当しない。
⑥4極用・自動調整機能付き：次のいずれにも該当。
　ア　接続する左室リードの電極が4極である。
　イ　右室同期左室単独ペーシング機能及びペーシング間隔自動調整機能を有するものである。
　ウ　⑦に該当しない。
⑦4極用・抗頻拍ペーシング機能付き：次のいずれにも該当。
　ア　接続する左室リードの電極が4極である。
　イ　右室同期左室単独ペーシング機能及びペーシング間隔自動調整機能を有するものである。
　ウ　頻拍変動感知型抗上室性頻拍ペーシング治療機能を有するものである。
⑧4極用・長期留置型：次のいずれにも該当。
　ア　接続する左室リードの電極が4極である。
　イ　それぞれ独立分離した陽極，陰極及びセパレータを多層に積層した積層型構造を有する電源を備えているものである。
　ウ　患者の皮下に植え込んだ状態で，標準的な設定において約10年程度作動することが，薬事承認又は認証事項に明記されている。

145 血管内塞栓促進用補綴材
　（1）肝動脈塞栓材　　　　　　　　　15,400円
　（2）脳動静脈奇形術前塞栓材　　　 138,000円
　（3）血管内塞栓材
　　①止血用　　　　　　　　　　　　 9,040円
　　②動脈塞栓療法用　　　　　　　　27,600円
　　③動脈化学塞栓療法用　　　　　 103,000円
　　④液体塞栓材　　　　　　　　　　66,300円

→血管内塞栓促進用補綴材の算定
ア　肝動脈塞栓材は，肝細胞癌患者に対する肝動脈塞栓療法において使用した場合に限り算定できる。
イ　血管内塞栓材・止血用は，外傷等により，頭部，胸腔，腹腔，骨盤内又は大腿，上腕動脈等の四肢中枢側の動脈損傷が認められる患者に対し，血管塞栓術を行った場合に算定する。
ウ　血管内塞栓材・動脈化学塞栓療法用は，薬剤を含浸して使用した場合に限り算定できる。
エ　血管内塞栓材・液体塞栓材は，出血性病変，血管奇形，腫瘍，シャント性疾患等における止血，出血防止，症状の緩和等，又は経皮経肝門脈塞栓術，血流改変術等における治療補助のために血管塞栓術を行った場合に算定する。なお，肺動脈以外の心血管，内視鏡的食道静脈瘤塞栓術及び肺動脈奇形を除く。また，関連学会等の定める適正使用に係る指針を遵守して使用した場合に限り算定する。

→血管内塞栓促進用補綴材の定義　薬事承認又は認証上，類別が「機械器具(51)医療用嘴管及び体液誘導管」であって，一般的名称が「血管内塞栓促進用補綴材」又は「中心循環系血管内塞栓促進用補綴材」である。
【機能区分の定義】
①　肝動脈塞栓材：肝動脈の血流遮断を目的として使用する吸収性の塞栓材である。
②　脳動静脈奇形術前塞栓材：脳動静脈奇形摘出術を予定している患者に対して，術前処置としての血管塞栓術を目的として又は経静脈的塞栓術等では十分に治療目的を達成することが困難な硬膜動静脈瘻の患者に対して，血管塞栓術を目的として使用する塞栓材である。
③　血管内塞栓材・止血用：次のいずれにも該当する。
　ア　カテーテルを経由して血管内の適用部位に到達させ，血流遮断又は塞栓を形成することを目的とするものである。
　イ　出血に対して，カテーテルを経由して血管内の適用部位に到達させ，血流遮断又は塞栓を形成し，止血を行うことを目的とするものである。
④　血管内塞栓材・動脈塞栓療法用：次のいずれにも該当。
　ア　カテーテルを経由して血管内の適用部位に到達させ，血流遮断又は塞栓を形成することを目的とするものである。
　イ　多血性腫瘍又は動静脈奇形を有する患者に対し，動脈塞栓法に使用する非吸収性の血管内塞栓材である。
　ウ　球状の粒子である。
　エ　⑤に該当しない。
⑤　血管内塞栓材・動脈化学塞栓療法用：次のいずれにも該当。
　ア　カテーテルを経由して血管内の適用部位に到達させ，血流遮断又は塞栓を形成することを目的とするものである。
　イ　多血性腫瘍（子宮筋腫を除く）又は動静脈奇形を有する患者に対し，抗がん剤等の薬剤を含浸し，動脈化学塞栓療法に使用する非吸収性の血管内塞栓材である。
　ウ　球状の粒子である。
⑥　血管内塞栓材・液体塞栓材：既存の治療が奏功しない又は既存の治療では十分に治療目的を達成することが困難な血管塞栓術において，直接穿刺又は経カテーテル的，若しくは経内視鏡的に使用する液体塞栓材料である。

146 大動脈用ステントグラフト
　（1）腹部大動脈用ステントグラフト（メイン部分）
　　①標準型　　　　　　　　　　　1,320,000円
　　②AUI型　　　　　　　　　　　 1,110,000円
　　③ポリマー充填型　　　　　　　1,430,000円
　（2）腹部大動脈用ステントグラフト（補助部分）

	299,000円
(3) 胸部大動脈用ステントグラフト（メイン部分）	
①標準型	1,430,000円
②中枢端可動型	1,490,000円
③血管分岐部対応型	2,060,000円
(4) 胸部大動脈用ステントグラフト（補助部分）	344,000円
(5) 大動脈解離用ステントグラフト（ベアステント）	894,000円

→大動脈用ステントグラフトの算定
ア　腹部大動脈用ステントグラフトは，腹部大動脈瘤に対して外科手術による治療が第一選択とならない患者であって，当該材料の解剖学的適応を満たすものに対して，ステントグラフト内挿術が行われた場合にのみ算定できる。
　　なお，腹部大動脈用ステントグラフトを使用するに当たっては，関係学会の定める当該材料の実施基準に準じる。また，腹部大動脈瘤の治療を目的とした外科手術を比較的安全に行うことが可能な患者に対しては，外科手術を第一選択として治療方法を選択する。算定に当たっては，診療報酬明細書の摘要欄に外科手術が第一選択とならない旨及び当該材料による治療が適応となる旨を記載する。
イ　胸部大動脈用ステントグラフトは，1回の手術に対し1個を限度として算定できる。なお，以下の場合には1回の手術に対して2個を限度として算定して差し支えない。ただし，算定に当たっては，診療報酬明細書の摘要欄に複数個の当該材料による治療が適応となる旨を記載する。また，胸部大動脈用ステントグラフトを使用するに当たっては，関係学会の定める当該材料の実施基準に準じる。
　a　1個のステントグラフトで治療が可能な長さを超えるため，複数個の使用が必要な場合
　b　中枢側及び末梢側の固定部位の血管径が異なり，1個のステントグラフトで許容できる範囲を超えるため，複数個の組み合わせによる使用が必要な場合
ウ　胸部大動脈用ステントグラフトの血管分岐部対応型は，腕頭動脈，左総頸動脈，左鎖骨下動脈等の主要血管分岐部を含む部位に使用した場合に算定できる。その際，診療報酬明細書の摘要欄に該当する主要分岐血管名を記載する。
エ　大動脈解離用ステントグラフトは，当該材料の解剖学的適応を満たす合併症を有するStanford B型大動脈解離（解離性大動脈瘤を含む）を有する患者のうち，内科的治療が奏効しない患者に対して，ステントグラフト内挿術が行われた場合に限り算定できる。なお，大動脈解離用ステントグラフトを使用するに当たっては，関係学会の定める当該材料の実施基準に準じる。
オ　大動脈解離用ステントグラフト（ベアステント）は，1回の手術に対し，それぞれ1個を限度として算定する。なお，複数個のベアステントによる治療が必要である場合，2個を限度として算定して差し支えない。ただし，算定に当たっては診療報酬明細書の摘要欄に複数個の当該材料による治療が適応となる旨を記載する。

→大動脈用ステントグラフトの定義　次のいずれにも該当すること。
① 薬事承認又は認証上，類別が「機械器具(7)内臓機能代用器」であって，一般的名称が「大動脈用ステントグラフト」である。
② 大動脈瘤，大動脈解離，外傷性大動脈損傷又は総腸骨動脈瘤のうち，1つ以上の疾患の治療を目的に経血管的に挿入され，体内に留置するものである。

【機能区分の定義】
①腹部大動脈用ステントグラフト（メイン部分）・標準型：次のいずれにも該当。
　ア　腹部大動脈瘤又は総腸骨動脈瘤の治療を目的に使用されるものである。
　イ　次のいずれかに該当。
　　ⅰ　腹部大動脈に留置するステントグラフト，両側総腸骨動脈に留置するステントグラフト及びステントグラフトを挿入するための付属品を含んでいるものである。
　　ⅱ　腹部大動脈に留置するステントグラフトと共に使用する総腸骨動脈から外腸骨動脈に留置するステントグラフト，内腸骨動脈に留置するステントグラフト及びステントグラフトを挿入するための付属品を含んでいるものであり，外腸骨動脈及び内腸骨動脈の血流を維持するための分岐を有するものである。
②腹部大動脈用ステントグラフト（メイン部分）・AUI型：次のいずれにも該当。
　ア　腹部大動脈瘤の治療を目的に使用されるものである。
　イ　腹部大動脈から片側総腸骨動脈に留置するステントグラフト及びステントグラフトを挿入するための付属品を含んでいるものである。
③腹部大動脈用ステントグラフト（メイン部分）・ポリマー充填型：次のいずれにも該当。
　ア　腹部大動脈瘤の治療を目的に使用されるものである。
　イ　ステントグラフトの近位端の密閉を行うためのポリマー充填リングを有する。
④腹部大動脈用ステントグラフト（補助部分）：次のいずれにも該当。
　ア　腹部大動脈瘤又は総腸骨動脈瘤の治療を目的に使用されるものである。
　イ　腹部大動脈用ステントグラフト（メイン部分）の留置を補助する目的で使用されるものである。
　ウ　次のいずれかに該当すること。
　　ⅰ　ステントグラフトの延長部分
　　ⅱ　コンバーター
　　ⅲ　オクルーダ
⑤胸部大動脈用ステントグラフト（メイン部分）・標準型：次のいずれにも該当。
　ア　胸部大動脈瘤，胸部大動脈解離又は外傷性大動脈損傷のうち，胸部大動脈瘤を含む1つ以上の疾患の治療を目的に使用されるものである。
　イ　胸部大動脈に留置するステントグラフト及びステントグラフトを挿入するための付属品を含んでいるものである。
　ウ　⑥又は⑦に該当しない。
⑥胸部大動脈用ステントグラフト（メイン部分）・中枢端可動型：次のいずれにも該当。
　ア　胸部大動脈瘤，胸部大動脈解離又は外傷性大動脈損傷のうち，胸部大動脈瘤を含む1つ以上の疾患の治療を目的に使用されるものである。
　イ　胸部大動脈に留置するステントグラフト及びステントグラフトを挿入するための付属品を含んでいるものである。
　ウ　血流の影響を軽減するための多段階の展開機構及びステントグラフトの展開後にデリバリーカテーテルの操作によりステントグラフトの中枢端が可動する機構を有する。
　エ　⑤又は⑦に該当しない。
⑦胸部大動脈用ステントグラフト（メイン部分）・血管分岐部対応型：次のいずれにも該当。
　ア　胸部大動脈瘤の治療を目的に使用されるものである。
　イ　胸部大動脈に留置するステントグラフト及びステントグラフトを挿入するための付属品を含んでいるものである。
　ウ　血管分岐部に対応する開窓部（フェネストレーション）を有するものである。
⑧胸部大動脈用ステントグラフト（補助部分）：次のいずれにも該当。
　ア　胸部大動脈瘤の治療を目的に使用されるものである。
　イ　胸部大動脈用ステントグラフト（メイン部分）の留置を補助する目的で使用されるものである。
⑨大動脈解離用ステントグラフト（メイン部分）：次のいずれにも該当。
　ア　大動脈解離の治療を目的に使用されるものである。
　イ　大動脈解離部に留置するステントグラフト及びステントグラフトを挿入するための付属品を含んでいるものである。
⑩大動脈解離用ステントグラフト（補助部分）：次のいずれにも該当。
　ア　大動脈解離の治療を目的に使用されるものである。
　イ　大動脈解離用ステントグラフト（メイン部分）の留置を補助する目的で使用されるものである。
⑪大動脈解離用ステントグラフト（ベアステント）：次のいずれにも該当。
　ア　大動脈解離の治療を目的に使用されるものである。
　イ　大動脈解離部に留置するベアステント及びベアステントを挿入するための付属品を含んでいるものである。

147 内視鏡用粘膜下注入材	5,270円

→内視鏡用粘膜下注入材の定義　次のいずれにも該当。
(1) 薬事承認又は認証上，類別が「医療用品(4)整形用品」であって，一般的名称が「内視鏡用粘膜下注入材」である。
(2) 内視鏡的粘膜切除術を施行する際に病変部位の粘膜下層に注入することにより，その部位に滞留して粘膜層と筋層との間を解離し，粘膜層の隆起を維持して病変部位の切除又は剥離の操作性を向上させるヒアルロン酸ナトリウム溶液，アルギン酸ナトリウム溶液，ペプチド水溶液又はリン酸化プルランナトリウム溶液である。

148 カプセル型内視鏡	
(1) 小腸用	76,500円
(2) 大腸用	81,300円

→カプセル型内視鏡の定義　次のいずれにも該当。
① 薬事承認又は認証上，類別が「機械器具(25)医療用鏡」であって，一般的名称が「カプセル型撮像及び追跡装置」である。
② 小腸疾患又は大腸疾患の診断を行うために小腸粘膜又は大腸粘膜の

撮影を行い，画像を提供することができ，飲み込み式のカプセル形状の画像送信機である。
【機能区分の定義】
① 小腸用：小腸疾患の診断を目的として使用されるカプセル型内視鏡である。
② 大腸用：大腸疾患の診断を目的として使用されるカプセル型内視鏡である。

149 血管内光断層撮影用カテーテル　　132,000円

→血管内光断層撮影用カテーテルの算定
ア　血管内超音波法（IVUS）で観察が困難であるが，血管内腔及び血管壁表層の観察が必要な場合にのみ算定できる。
イ　血管内光断層撮影用カテーテルは，一連の検査，画像診断又は手術につき1本のみ算定できる。
ウ　血管内超音波プローブと血管内光断層撮影用カテーテルを同時に使用した場合は原則としていずれか主たるもののみ算定する。ただし，医学的な必要性から血管内超音波プローブと血管内光断層撮影用カテーテルを同時に算定する場合は，その詳細な理由を診療報酬明細書の摘要欄に記載する。

→血管内光断層撮影用カテーテルの定義　次のいずれにも該当する。
(1) 薬事承認又は認証上，類別が「機械器具⑸医療用嘴管及び体液誘導管」であって，一般的名称が「血管内光断層撮影用カテーテル」である。
(2) 近赤外線を用いて，冠動脈及び下肢動脈における血管内腔及び血管表層を画像化し，検査することを目的に使用する光ファイバーが内蔵されたイメージングカテーテルである。

150 ヒト自家移植組織

(1) 自家培養表皮
　① 採取・培養キット　　4,460,000円
　② 調製・移植キット　1枚当たり　154,000円
(2) 自家培養軟骨
　① 採取・培養キット　　1,000,000円
　② 調製・移植キット　　1,890,000円
(3) 自家培養角膜上皮
　① 採取・培養キット　　4,280,000円
　② 調製・移植キット　　5,470,000円
(4) 自家培養口腔粘膜上皮
　① 採取・培養キット　　4,280,000円
　② 調製・移植キット　　5,470,000円
(5) ヒト羊膜基質使用自家培養口腔粘膜上皮
　① 採取・培養キット　　7,940,000円
　② 調製・移植キット　　5,470,000円

→ヒト自家移植組織の算定
ア　自家培養表皮（重症熱傷に対し使用する場合）
a　自家植皮のための恵皮面積が確保できない重篤な広範囲熱傷で，かつ，受傷面積として深達性II度熱傷創及びIII度熱傷創の合計面積が体表面積の30％以上の熱傷の場合であって，創閉鎖を目的として使用した場合に，一連につき40枚を限度として算定する。ただし，医学的に必要がある場合は，その理由を診療報酬明細書の摘要欄に記載した上で50枚を限度として算定できる。
b　深達性II度熱傷創への使用は，III度熱傷と深達性II度熱傷が混在し，分けて治療することが困難な場合に限る。
c　凍結保存皮膚を用いた皮膚移植術を行うことが可能であって，救命救急入院料3，救命救急入院料4，特定集中治療室管理料2，特定集中治療室管理料4又は特定集中治療室管理料6の施設基準の届出を行っている保険医療機関において使用する。
d　ヒト自家移植組織（自家培養表皮）を使用した患者については，診療報酬請求に当たって，診療報酬明細書に症状詳記を記載する。

イ　自家培養表皮（先天性巨大色素性母斑に対し使用する場合）
a　調製・移植キットについては，先天性巨大色素性母斑を切除した後の創部であって，創閉鎖を目的として使用した場合に，原則として，一連の治療計画につき30枚を限度として算定する。
b　採取・培養キットについては，一連の治療計画の初回治療月に1回に限り算定できる。
c　ヒト自家移植組織（自家培養表皮）を先天性巨大色素性母斑の治療を目的として使用した場合は，診療報酬請求に当たって，他の標準的な治療法では対応が困難であり，当該材料を使用

する必要があった理由が記載された症状詳記を診療報酬明細書に記載する。また，複数回に分けて治療することが予定されている場合は，一連の治療計画の内容として以下の事項を摘要欄に記載する。
　i　治療開始年月及び治療終了予定年月
　ii　治療間隔及び回数

ウ　自家培養表皮（栄養障害型表皮水疱症又は接合部型表皮水疱症に対し使用する場合）
a　調製・移植キットについては，栄養障害型表皮水疱症又は接合部型表皮水疱症であって，4週間以上持続しているびらん・潰瘍又は潰瘍化と再上皮化を繰り返すびらん・潰瘍に対して，上皮化させることを目的として使用した場合に，一連の治療計画につき同一箇所に対する移植は3回を限度とし，合計50枚を限度として算定する。なお，同一箇所に対して2回以上移植した場合は，その医学的理由と移植箇所，移植回数を診療録及び診療報酬明細書の摘要欄に記載する。
b　採取・培養キットについては，一連の治療計画の初回治療月に1回に限り算定できる。
c　ヒト自家移植組織（自家培養表皮）を栄養障害型表皮水疱症又は接合部型表皮水疱症の治療を目的として使用した場合は，診療報酬請求に当たって，診療報酬明細書に症状詳記を記載する。また，複数回に分けて治療することが予定されている場合は，一連の治療計画の内容として以下の事項を摘要欄に記載する。
　i　治療開始年月及び治療終了予定年月
　ii　治療間隔及び回数

エ　自家培養軟骨
a　膝関節における外傷性軟骨欠損症又は離断性骨軟骨炎（変形性膝関節症を除く）で，他に治療法がなく，かつ，軟骨欠損面積が4cm²以上の軟骨欠損部位に使用する場合にのみ算定できる。
b　使用した個数，大きさにかかわらず，所定の価格を算定する。
c　以下のいずれにも該当する医師が使用した場合に限り算定する。
　i　整形外科の経験を5年以上有しており，関節軟骨修復術10症例以上を含む膝関節手術を術者として100症例以上実施した経験を有する常勤の医師である。
　ii　所定の研修を修了している。なお，当該研修は，次の内容を含むものである。
　　① 自家培養軟骨の適応に関する事項
　　② 変形性膝関節症との鑑別点に関する事項
　　③ 軟骨採取法に関する事項
　　④ 周術期管理に関する事項
　　⑤ 合併症への対策に関する事項
　　⑥ リハビリテーションに関する事項
　　⑦ 全例調査方法に関する事項
　　⑧ 手術方法に関する事項（自家培養軟骨に類似した人工物を用いた手技を含む）
d　ヒト自家移植組織（自家培養軟骨）を使用した患者については，診療報酬請求に当たって，診療報酬明細書に使用する医療上の必要性及び軟骨欠損面積等を含めた症状詳記を記載する。

オ　自家培養角膜上皮
a　角膜上皮幹細胞疲弊症の患者（スティーヴンス・ジョンソン症候群の患者，眼類天疱瘡の患者，移植片対宿主病の患者，無虹彩症等の先天的に角膜上皮幹細胞に形成異常を来す疾患の患者，再発翼状片の患者及び特発性の角膜上皮幹細胞疲弊症患者を除く）であって，重症度StageIIA〔結膜瘢痕組織の除去（必要に応じて羊膜移植）を行ったにもかかわらず角膜上皮の再建に至らない場合に限る〕，StageIIB又はStageIIIのものに対して使用した場合に，片眼につき1回に限り算定できる。
b　次のいずれにも該当する医師が使用した場合に限り算定する。
　i　眼科の経験を5年以上有しており，角膜移植術を術者として5例以上実施した経験を有する常勤の医師である。
　ii　所定の研修を修了している。なお，当該研修は，次の内容を含むものである。
　　① 自家培養角膜上皮の適応に関する事項
　　② 角膜上皮幹細胞疲弊症の重症度判定に関する事項
　　③ 角膜採取法に関する事項
　　④ 移植方法に関する事項
c　ヒト自家移植組織（自家培養角膜上皮）を使用した患者については，診療報酬請求に当たって，診療報酬明細書に角膜上皮幹細胞疲弊症の重症度を含めた症状詳記を記載する。

カ　自家培養口腔粘膜上皮
　a　角膜上皮幹細胞疲弊症の患者であって，重症度StageⅡA〔結膜瘢痕組織の除去（必要に応じて羊膜移植）を行ったにもかかわらず角膜上皮の再建に至らない場合に限る〕，StageⅡB又はStageⅢのものに対して使用した場合に，片眼につき1回に限り算定できる。
　b　自家培養口腔粘膜上皮・調製・移植キットは，次のいずれにも該当する医師が使用した場合に限り算定する。
　　ⅰ　眼科の経験を5年以上有しており，角膜移植術を術者として5例以上実施した経験を有する常勤の医師である。
　　ⅱ　所定の研修を修了している。なお，当該研修は，次の内容を含むものである。
　　　①　自家培養口腔粘膜上皮の適応に関する事項
　　　②　角膜上皮幹細胞疲弊症の重症度判定に関する事項
　　　③　口腔粘膜組織採取法に関する事項
　　　④　移植方法に関する事項
　c　自家培養口腔粘膜上皮・採取・培養キットは，口腔粘膜組織採取法に関する研修を修了している医師が使用した場合に限り算定する。
　d　ヒト自家移植組織（自家培養口腔粘膜上皮）を使用した患者については，診療報酬請求に当たって，診療報酬明細書に角膜上皮幹細胞疲弊症の重症度を含めた症状詳記を<u>記載する</u>。

キ　ヒト羊膜基質使用自家培養口腔粘膜上皮
　a　角膜上皮幹細胞疲弊症に伴う癒着を有する眼表面疾患の患者（スティーブンス・ジョンソン症候群，眼類天疱瘡，熱・化学外傷，移植片対宿主病（GVHD），無虹彩症などの先天的に角膜上皮細胞形成異常のある疾患，特発性角膜上皮幹細胞疲弊症，再発翼状片又は悪性腫瘍に伴う角膜上皮幹細胞疲弊症を有する患者）であって，結膜又は結膜から角膜にかけて眼表面に高度癒着（スクリーニング検査時の瞼球癒着スコアが1以上のもの）を伴うものに対して使用した場合に，片眼につき1回に限り算定できる。
　b　ヒト羊膜基質使用自家培養口腔粘膜上皮・調製・移植キットは，次のいずれにも該当する医師が使用した場合に限り算定する。
　　ⅰ　眼科の経験を5年以上有しており，角膜移植術及び羊膜移植術の術者として5例以上実施した経験を有する常勤の医師である。
　　ⅱ　所定の研修を修了している。なお，当該研修は，次の内容を含むものである。
　　　①　ヒト羊膜基質使用自家培養口腔粘膜上皮の適応に関する事項
　　　②　角膜上皮幹細胞疲弊症の癒着スコアに関する事項
　　　③　口腔粘膜組織採取法に関する事項
　　　④　移植方法に関する事項
　c　ヒト羊膜基質使用自家培養口腔粘膜上皮・採取・培養キットは，口腔粘膜組織採取法に関する研修を修了している医師が使用した場合に限り算定する。
　d　ヒト羊膜基質使用自家培養口腔粘膜上皮を用いる場合は，関連学会が定める適正使用指針に沿って使用した場合に限り算定できる。
　e　ヒト自家移植組織（ヒト羊膜基質使用自家培養口腔粘膜上皮）を使用した患者については，診療報酬請求に当たって，診療報酬明細書に角膜上皮幹細胞疲弊症の癒着スコアを含めた症状詳記を添付する。

ク　自家培養表皮（非外科的治療が無効又は適応とならない白斑に対し使用する場合）
　a　非外科的治療が無効又は適応とならない白斑患者のうち，12歳以上の患者に対して使用した場合に限り算定できる。
　b　調製・移植キットについては，非外科的治療が無効又は適応とならない白斑を切除した後の創部に対して，創閉鎖を目的として使用した場合に，原則として一連の治療計画につき40枚を限度として算定する。ただし，医学的に必要な場合は，その理由を診療報酬明細書の摘要欄に記載した上で50枚を限度として算定できる。
　c　関連学会が定める適正使用指針に従って使用した場合に限り算定できる。
　d　次のいずれにも該当する医師が術者として使用した場合に限り算定する。
　　ⅰ　皮膚科又は形成外科の経験を5年以上有している。
　　ⅱ　K014皮膚移植術（生体・培養）を術者として3例以上実施した経験を有する常勤の医師又はK014皮膚移植術（生体・培養）を術者として3例以上実施した経験を有する医師の指導下で当該手術を実施する常勤の医師である。
　e　自家培養表皮（非外科的治療が無効又は適応とならない白斑に対し使用する場合）を使用することについて，医療上の必要性及び合併症等について患者に説明し，説明した内容を診療録に記載するとともに，説明を行った旨を診療報酬明細書の摘要欄に記載する。
　f　採取・培養キットについては，一連の治療計画の初回治療月に1回に限り算定できる。
　g　診療報酬明細書の摘要欄に，非外科的治療が無効又は適応とならないと判断し，かつ，自家培養表皮（非外科的治療が無効又は適応とならない白斑に対し使用する場合）の適応となると判断した医学的理由を詳細に記載する。また，複数回に分けて治療することが予定されている場合は，一連の治療計画の内容として以下の事項を摘要欄にあわせて記載する。
　　ⅰ　治療開始年月及び治療終了予定年月
　　ⅱ　治療間隔（日数）及び治療回数
　　ⅲ　一連の治療において使用することを計画している枚数

ケ　ヒト羊膜基質使用自家培養口腔粘膜上皮
　a　角膜上皮幹細胞疲弊症に伴う癒着を有する眼表面疾患の患者（スティーヴンス・ジョンソン症候群，眼類天疱瘡，熱・化学外傷，移植片対宿主病（GVHD），無虹彩症などの先天的に角膜上皮細胞形成異常のある疾患，特発性角膜上皮幹細胞疲弊症，再発翼状片又は悪性腫瘍に伴う角膜上皮幹細胞疲弊症を有する患者）であって，結膜又は結膜から角膜にかけて眼表面に高度癒着（スクリーニング検査時の瞼球癒着スコアが1以上のもの）を伴うものに対して使用した場合に，片眼につき1回に限り算定できる。
　b　ヒト羊膜基質使用自家培養口腔粘膜上皮・調製・移植キットは，次のいずれにも該当する医師が使用した場合に限り算定する。
　　ⅰ　眼科の経験を5年以上有しており，角膜移植術又は羊膜移植術を術者として5例以上実施した経験を有する常勤の医師であること。
　　ⅱ　所定の研修を修了していること。なお，当該研修は，次の内容を含むものであること。
　　　①　ヒト羊膜基質使用自家培養口腔粘膜上皮の適応に関する事項
　　　②　角膜上皮幹細胞疲弊症の癒着スコアに関する事項
　　　③　口腔粘膜組織採取法に関する事項
　　　④　移植方法に関する事項
　c　ヒト羊膜基質使用自家培養口腔粘膜上皮・採取・培養キットは，口腔粘膜組織採取法に関する研修を修了している医師が使用した場合に限り算定する。
　d　ヒト羊膜基質使用自家培養口腔粘膜上皮を用いる場合は，関連学会が定める適正使用指針に沿って使用した場合に限り算定できる。
　e　ヒト自家移植組織（ヒト羊膜基質使用自家培養口腔粘膜上皮）を使用した患者については，診療報酬請求に当たって，診療報酬明細書に角膜上皮幹細胞疲弊症の癒着スコアを含めた症状詳記を記載する。

（事務連絡）　問　自家培養の再生医療等製品について，培養不良等医学的理由により，自家組織採取を再度実施することが必要である場合においては，自家組織の採取等に係る点数等は改めて算定できるか。

答　医学的理由により，再度採取が必要となった場合には算定できる。ただし，再度採取が必要となった医学的理由について記載した症状詳記を添付すること。　　　　　　　　　　　（平30.5.25）

→ヒト自家移植組織の定義　薬事承認又は認証上，類別が「ヒト細胞加工製品(1)ヒト体細胞加工製品」又は「ヒト細胞加工製品(2)ヒト体性幹細胞加工細胞加工製品」であって，一般的名称が「ヒト（自己）表皮由来細胞シート」，<u>「メラノサイト含有ヒト（自己）表皮由来細胞シート」</u>，「ヒト（自己）軟骨由来組織」，「ヒト（自己）角膜輪部由来角膜上皮細胞シート」，「ヒト（自己）口腔粘膜由来上皮細胞シート」又は「ヒト羊膜基質使用ヒト（自己）口腔粘膜由来上皮細胞シート」である。

【機能区分の定義】
①自家培養表皮・採取・培養キット
　ア　患者自身の皮膚組織を採取し，分離した表皮細胞を培養してシート状にし，患者自身に使用するものである。
　イ　患者より皮膚を採取した後，細胞の培養が終了するまでに使用される材料から構成されるキットである。
②自家培養表皮・調製・移植キット
　ア　患者自身の皮膚組織を採取し，分離した表皮細胞を培養してシート状にし，患者自身に使用するものである。
　イ　細胞の培養が終了した後，シート状に調製し，移植し終えるまで

③ 自家培養軟骨・採取・培養キット
　ア　患者自身の軟骨組織を採取し，分離した軟骨細胞を培養して，患者自身に使用するものである。
　イ　患者より軟骨を採取した後，細胞の培養が終了するまでに使用される材料から構成されるキットである。
④ 自家培養軟骨・調製・移植キット
　ア　患者自身の軟骨組織を採取し，分離した軟骨細胞を培養して，患者自身に使用するものである。
　イ　細胞の培養が終了した後，培養された細胞を調製し，移植し終えるまでに使用される材料から構成されるキットである。
⑤ 自家培養角膜上皮・採取・培養キット
　ア　患者自身の角膜輪部組織を採取し，分離した角膜上皮細胞を培養して，患者自身に使用するものである。
　イ　患者より角膜上皮組織を採取した後，細胞の培養が終了するまでに使用される材料から構成されるキットである。
⑥ 自家培養角膜上皮・調製・移植キット
　ア　患者自身の角膜輪部組織を採取し，分離した角膜上皮細胞を培養して，患者自身に使用するものである。
　イ　細胞の培養が終了した後，シート状に調製し，移植し終えるまでに使用される材料から構成されるキットである。
⑦ 自家培養口腔粘膜上皮・採取・培養キット
　ア　患者自身の口腔粘膜組織を採取し，分離した口腔粘膜上皮細胞を培養して，患者自身に使用するものである。
　イ　患者より口腔粘膜組織を採取した後，細胞の培養が終了するまでに使用される材料から構成されるキットである。
　ウ　⑨に該当しない。
⑧ 自家培養口腔粘膜上皮・調製・移植キット
　ア　患者自身の口腔粘膜組織を採取し，分離した口腔粘膜上皮細胞を培養して，患者自身に使用するものである。
　イ　細胞の培養が終了した後，シート状に調製し，移植し終えるまでに使用される材料から構成されるキットである。
　ウ　⑩に該当しない。
⑨ ヒト羊膜基質使用自家培養口腔粘膜上皮・採取・培養キット
　ア　患者自身の口腔粘膜組織を採取し，分離した口腔粘膜上皮細胞をヒト羊膜基質上で培養して，患者自身に使用するものである。
　イ　患者より口腔粘膜組織を採取した後，細胞の培養が終了するまでに使用される材料から構成されるキットである。
⑩ ヒト羊膜基質使用自家培養口腔粘膜上皮・調製・移植キット
　ア　患者自身の口腔粘膜組織を採取し，分離した口腔粘膜上皮細胞をヒト羊膜基質上で培養して，患者自身に使用するものである。
　イ　細胞の培養が終了した後，シート状に調製し，移植し終えるまでに使用される材料から構成されるキットである。

151　デンプン由来吸収性局所止血材

(1)	標準型	1g当たり	12,700円
(2)	織布型	1cm²当たり	48円

→デンプン由来吸収性局所止血材の定義　次のいずれにも該当。
① 薬事承認又は認証上，類別が「医療用品(4)整形用品」であって，一般的名称が「吸収性局所止血材」である。
② 止血を目的として使用するデンプン又は酸化再生セルロース由来の吸収性局所止血材である。

【機能区分の定義】
①標準型：②に該当しない。
②織布型：織布状である。

152　胸郭変形矯正用材料

(1)	肋骨間用	1,580,000円
(2)	肋骨腰椎間用	1,540,000円
(3)	肋骨腸骨間用	1,470,000円
(4)	固定クリップ（伸展術時交換用）	71,500円
(5)	部品連結用	
	①縦型	188,000円
	②横型	348,000円

→胸郭変形矯正用材料の算定
ア　セットを使用する場合は，脊椎固定用材料に属する特定保険医療材料及び固定クリップ（伸展術時交換用）の費用は胸郭変形矯正用材料の材料価格に含まれ，別途算定できない。
イ　セットは1回の手術につき2セットを限度として算定できる。なお，医学的根拠に基づき3セット以上を算定する場合は，診療報酬明細書の摘要欄にその医学的根拠を詳細に記載する。
ウ　固定クリップ（伸展術時交換用）は1セット当たり2個を上限として算定できる。
エ　固定クリップ（伸展術時交換用）は伸展術時のみ算定できる。
オ　部品連結用②横型を用いる場合は，セット（肋骨間用，肋骨腰椎間用又は肋骨腸骨間用）は1回の手術につき1セットを限度として算定できる。なお，医学的根拠に基づき2セット以上を算定する場合は，診療報酬明細書の摘要欄にその医学的根拠を詳細に記載する。

事務連絡　問　「胸郭変形矯正用材料」において，「ア　セットを使用する場合は，脊椎固定用材料に属する特定保険医療材料及び固定クリップ（伸展術時交換用）の費用は所定点数に含まれ，別途算定できない」とあるが，脊椎側彎症手術を実施し「152胸郭変形矯正用材料」を算定する一方，医学的な必要性から「064脊椎固定用材料」を用いた矯正又は固定を追加で行った場合にも，「064脊椎固定用材料」を別途算定できないのか。
答　当該通知は，「152胸郭変形矯正用材料」のセットに属する構成部品は，「064脊椎固定用材料」として重複して算定できないという主旨である。従って，医学的な必要性から使用した「064脊椎固定用材料」が「152胸郭変形矯正用材料」の一構成部品として使用されないのであれば，別途算定できる。　　　　(平21.7.31)

→胸郭変形矯正用材料の定義　次のいずれにも該当。
① 薬事承認又は認証上，類別が「医療用品(4)整形用品」であって，一般的名称が「体内固定システム」である。
② 胸郭不全症候群患者の胸郭変形の安定又は矯正を目的として使用する材料である。

【機能区分の定義】
①肋骨間用：次のいずれにも該当。
　ア　両端とも肋骨に固定し，胸郭を安定又は矯正させることを目的に使用するセットで，以下の構成品を含むものである。
　　i　コネクタ2個
　　ii　ロッキングクリップ2個及びディストラクションロッキングクリップ2個又はディストラクションロッキングクリップ3個
　　iii　クレードル2個
　　iv　リブスリーブ1個又はエクステンション2個
②肋骨腰椎間用：次のいずれにも該当。
　ア　頭側端は肋骨に，尾側端は腰椎に固定し，胸郭を安定又は矯正させることを目的に使用するセットで，以下の構成品を含むものである。
　　i　コネクタ1個
　　ii　クレードル1個
　　iii　リブスリーブ1個及び腰椎用エクステンション1個の組み合わせ又はエクステンション2個
　　iv　オフセットラミナフック1個
　　v　ディストラクションロッキングクリップ2個
③肋骨腸骨間用：次のいずれにも該当。
　ア　頭側端は肋骨に，尾側端は腸骨に固定し，胸郭を安定又は矯正させることを目的に使用するセットで，以下の構成品を含むものである。
　　i　コネクタ2個
　　ii　クレードル1個
　　iii　リブスリーブ1個及び腰椎用エクステンション1個の組み合わせ又はエクステンション2個
　　iv　S-フック1個
　　v　ディストラクションロッキングクリップ2個
④固定クリップ（伸展術時交換用）：ディストラクションロッキングクリップである。
⑤部品連結用・縦型：複数の肋骨を把持することを目的に①から③までのいずれかに追加して使用するセットで，以下の構成品を含むものである。
　スタガードコネクタ
⑥部品連結用・横型：複数の肋骨を把持することを目的に①から③までのいずれかに追加して使用するセットで，以下の構成品を含むものである。
　ア　トランスバースバー
　イ　トランスバースクレードル
　ウ　コネクタ

153　経皮的動脈管閉鎖セット

(1)	開口部留置型	347,000円
(2)	動脈管内留置型	416,000円

→経皮的動脈管閉鎖セットの算定
ア　経皮的動脈管閉鎖セットを使用するに当たっては，関係学会の定める当該材料の実施基準に準じる。
イ　動脈管内留置型は，関連学会の作成した「体重2.5kg未満の動脈管開存症に対する経皮的動脈管閉鎖セットの適正使用に関する手引き」を遵守して使用した場合に限り算定できる。なお，使用した患者の体重を診療報酬明細書の摘要欄に記載する。
ウ　動脈管内留置型は，関連学会より認定された保険医療機関で使

用した場合に限り算定できる。なお，関連学会より認定された保険医療機関であることを証する文書の写しを診療報酬明細書に添付する。
　エ　動脈管内留置型は，関連学会より認定された医師が使用した場合に限り算定できる。なお，その医師が関連学会より認定された医師であることを証する文書の写しを診療報酬明細書に添付する。
　オ　動脈管内留置型は，患者を体重1kg未満の患者に対し使用する場合は，外科的治療と当該材料による治療とのリスクとベネフィットの比較衡量により，適切と判断される場合に限り使用できる。なお，この場合には診療報酬明細書の摘要欄に当該材料を使用する理由及び医学的根拠を詳細に記載する。

→経皮的動脈管閉鎖セットの定義　次のいずれにも該当。
① 薬事承認又は認証上，類別が「機械器具51医療用嘴管及び体液誘導管」であって，一般的名称が「中心循環系血管内塞栓促進用補綴材」である。
② 動脈管の閉鎖を目的に，経皮的に病変部に挿入留置して使用する人工補綴材セット（デリバリーシステムを含む）である。

【機能区分の定義】
①開口部留置型：保持ディスクを動脈管の大動脈側又は肺動脈側の開口部に留置するものである。
②動脈管内留置型：ダクトオクルーダ全体を動脈管内に留置するものである。

154　削除

155　植込型心電図記録計　　　　388,000円

→植込型心電図記録計の算定
　ア　短期間に失神発作を繰り返し，その原因として不整脈が強く疑われる患者であって，心臓超音波検査及び心臓電気生理学的検査（心電図検査及びホルター型心電図検査を含む）等によりその原因が特定できない者又は関連する学会の定める診断基準に従い，心房細動検出を目的とする植込型心電図記録計検査の適応となり得る潜因性脳梗塞と判断された者に対して，原因究明を目的として使用した場合に限り算定できる。
　イ　潜因性脳梗塞患者に対して使用した場合は診療報酬明細書の摘要欄にその理由及び医学的な根拠を詳細に記載する。

→植込型心電図記録計の定義　次のいずれにも該当。
(1) 薬事承認又は認証上，類別が「機械器具21内臓機能検査用器具」であって，一般的名称が「植込み型心電用データレコーダ」である。
(2) 原因が特定できない失神を起こす患者又は心房細動を検出するための潜在性脳梗塞患者に対して，診断を目的として，皮下に植え込んで，使用するものであり，次のいずれにも該当する。
① 心電図を持続的にモニタする機能を有している。
② 不整脈を検知した際又は患者が症状を自覚した際に，患者の心電図を記録する機能を有している。
③ 患者の皮下に植え込んだ状態で，体外にある機械から遠隔操作（記録された心電図を抽出する等）できる機能を有している。
④ 植え込みに際し低侵襲な挿入のための専用の挿入，植え込みツールを付属している。
⑤ 心房細動の有無の判定を心電図波形の形態分析によって行うアルゴリズムを有している。

156　合成吸収性硬膜補強材　　　　65,100円

→合成吸収性硬膜補強材の算定　本材料は5mLを1単位とする。
→合成吸収性硬膜補強材の定義　次のいずれにも該当。
(1) 薬事承認又は認証上，類別が「医療用品(4)整形用品」であって，一般的名称が「吸収性組織補強材」である。
(2) 硬膜の縫合時に，硬膜と硬膜の隙間，硬膜縫合部又は硬膜形成材料と硬膜との隙間の補填材として使用されるものである。
(3) 合成吸収性材料からなり，生物由来原料を含まないものである。

157　消化管用ステントセット
　　(1)　カバーなし　　　　　212,000円
　　(2)　カバーあり　　　　　270,000円

→消化管用ステントセットの定義　次のいずれにも該当。
① 薬事承認又は認証上，類別が「機械器具(7)内臓機能代用器」であって，一般的名称が「胃十二指腸用ステント」又は「大腸用ステント」である。
② 悪性腫瘍等による消化管狭窄部に対し，消化管の拡張又は管腔の維持を目的に経内視鏡的に消化管内に留置して使用するステント（ガイドワイヤ及びデリバリーカテーテルを含む）である。
③ デリバリーカテーテルについては，ステントを患部まで運び，遊離させる自動装着システムを有するものである。
④ ステントについては，メッシュ（網目）状の筒に拡張する機能を有する。
⑤ 食道用ステントに該当しない。

【機能区分の定義】
①カバーなし：ステント表面が皮膜によりカバーされていない。
②カバーあり：ステント表面が皮膜によりカバーされている。

158　皮下グルコース測定用電極　　　6,340円

→皮下グルコース測定用電極の定義　次のいずれにも該当。
(1) 薬事承認又は認証上，類別が「機械器具20体液検査用器具」であって，一般的名称が「グルコースモニタシステム」である。
(2) 間質液中のグルコース濃度を24時間以上連続的に測定できる電極である。
(3) 電極を挿入するための針の長径（内径）が0.65mm以下，かつ，短径（内径）が0.58mm以下であり，電極を挿入する装置が，針刺し事故を防止する目的で，針が外部に露出することなく挿入できる構造となっている。

159　局所陰圧閉鎖処置用材料　　1cm²当たり　18円

→局所陰圧閉鎖処置用材料の算定
　ア　局所陰圧閉鎖処置用材料は以下の場合にのみ算定できる。
　　a　外傷性裂開創（一次閉鎖が不可能なもの）
　　b　外科手術後離開創・開放創
　　c　四肢切断端開放創
　　d　デブリードマン後皮膚欠損創
　　e　術後縫合創（手術後の切開創手術部位感染のリスクを低減する目的で使用した場合に限る）
　イ　主として創面保護を目的とする被覆材の費用は，当該材料を使用する手技料の所定点数に含まれ，別に算定できない。
　ウ　局所陰圧閉鎖処置用材料は局所陰圧閉鎖処置開始日より3週間を標準として算定できる。特に必要と認められる場合については4週間を限度として算定できる。3週間を超えて算定した場合は，診療報酬明細書の摘要欄にその理由及び医学的な根拠を詳細に記載する。ただし，感染等により当該処置を中断した場合にあっては，当該期間は治療期間に含めない。
　エ　局所陰圧閉鎖処置用材料を使用した場合は，処置開始日を診療報酬明細書の摘要欄に記載する。
　オ　ア「e」については，A301特定集中治療室管理料，A301-3脳卒中ケアユニット入院医療管理料，A301-4小児特定集中治療室管理料，A302新生児特定集中治療室管理料又はA303総合周産期特定集中治療室管理料を算定する患者であって，次に掲げる患者に対して使用した場合に限り算定できる。その際，次に掲げる患者のいずれに該当するかを診療報酬明細書の摘要欄に詳細に記載する。
　　a　BMIが30以上の肥満症の患者
　　b　糖尿病患者のうち，ヘモグロビンA1c(HbA1c)がJDS値で6.6％以上（NGSP値で7.0％以上）の者
　　c　ステロイド療法を受けている患者
　　d　慢性維持透析患者
　　e　免疫不全状態にある患者
　　f　低栄養状態にある患者
　　g　創傷治癒遅延をもたらす皮膚疾患又は皮膚の血流障害を有する者
　　h　手術の既往がある者に対して，同一部位に再手術を行う患者
　カ　ア「e」について，オ以外の患者に対して使用した場合は，局所陰圧閉鎖処置用材料に係る費用はそれぞれの手術の所定点数に含まれ，局所陰圧閉鎖処置用材料は算定できない。

→局所陰圧閉鎖処置用材料の定義　次のいずれにも該当。
(1) 薬事承認又は認証上，類別が「医療用品(4)整形用品」であって，一般的名称が「陰圧創傷治療システム」又は「単回使用陰圧創傷治療システム」である。
(2) 創傷を密封し，陰圧を付加することにより，肉芽形成の促進及び滲出液と感染性老廃物の除去等，創傷治癒が促進されるものである。

160　植込型迷走神経電気刺激装置　　1,710,000円
161　迷走神経刺激装置用リードセット　187,000円

→植込型迷走神経電気刺激装置及び迷走神経刺激装置用リードセットの算定　植込型迷走神経電気刺激装置及び迷走神経刺激装置用リードセットは，薬剤抵抗性の難治性てんかん発作を有するてんかん患者（開頭手術が奏功する症例の者を除く）に対して，てんかん発作の頻度を軽減することを目的として，所定の研修を修了した医師が使用した場合に算定できる。

→植込型迷走神経電気刺激装置の定義　次のいずれにも該当。
(1) 薬事承認又は認証上，類別が「機械器具12理学診療用器具」であって，一般的名称が「抗発作用迷走神経電気刺激装置」である。

(2) てんかん患者について，当該患者のてんかん発作の減少を目的として使用する体内植込型迷走神経電気刺激装置である。
→迷走神経刺激装置用リードセットの定義　次のいずれにも該当すること。
(1) 薬事承認又は認証上，類別が「機械器具⑿理学診療用器具」であって，一般的名称が「抗発作用迷走神経電気刺激装置」である。
(2) てんかん患者について，当該患者のてんかん発作の減少を目的として迷走神経束を電気刺激するために使用するリードである。

162 経皮的心腔内リード除去用レーザーシースセット　311,000円

→経皮的心腔内リード除去用レーザーシースセットの算定　経皮的心腔内リード除去用レーザシースセットを用いた手技に関する所定の研修を修了した医師が使用した場合に限り算定できる。
→経皮的心腔内リード除去用レーザーシースセットの定義　次のいずれにも該当。
(1) 薬事承認又は認証上，類別が「機械器具(7)内臓機能代用器」であって，一般的名称が「ペースメーカ・除細動器リード抜去キット」である。
(2) 植込型ペースメーカ，植込型除細動器等の経静脈リードを抜去する必要がある患者に対して，リードの抜去を目的として使用するもの（レーザーシース，アウターシース等）である。

163 膀胱尿管逆流症治療用注入材　73,400円

→膀胱尿管逆流症治療用注入材の算定　1回の手術に対し，一側につき3本を限度として算定する。
→膀胱尿管逆流症治療用注入材の定義　次のいずれにも該当。
(1) 薬事承認又は認証上，類別が「医療用品(4)整形用品」であって，一般的名称が「膀胱尿管逆流症治療用注入材」である。
(2) 膀胱の尿管口近傍又は壁内尿管の粘膜下に注入し，膀胱尿管逆流症の治療に使用するものである。
(3) 主成分がデキストラノマー及びヒアルロン酸ナトリウムである。

164 椎体形成用材料セット　386,000円

→椎体形成用材料セットの算定
ア　椎体形成用材料セットを用いた手技に関する所定の研修を修了した医師が使用した場合に限り算定できる。
イ　椎体形成用材料セットは，骨粗鬆症，多発性骨髄腫又は転移性骨腫瘍に対して使用した場合に，1回の手術で3セットを限度として算定できる。なお，続発性骨粗鬆症に対して使用する場合は，関連学会の定める適正使用指針に従って使用した場合に限り算定できる。
ウ　骨粗鬆症に対して，1回の手術で2セット以上使用した場合は，医療上の必要性について診療報酬明細書の摘要欄に記載する。
→椎体形成用材料セットの定義　次のいずれにも該当。
(1) 薬事承認又は認証上，類別が「医療用品(4)整形用品」であって，一般的名称が「椎体用支持材料」，又は類別が「機械器具58整形用機械器具」であって，一般的名称が「単回使用椎体用矯正器具」である。
(2) 脊椎骨折に対し，骨折椎体を形成するために用いるバルーン及びその付属品である（針，圧力計つきシリンジ等を含む）。

165 脊椎棘間留置材料　229,000円

→脊椎棘間留置材料の算定
ア　脊椎棘間留置材料を用いた手技に関する所定の研修を修了した医師が使用した場合に限り算定できる。
イ　脊椎棘間留置材料は，1回の手術に対し2個を限度として算定する。
→脊椎棘間留置材料の定義　次のいずれにも該当。
(1) 薬事承認又は認証上，類別が医療用品(4)整形用品」であって，一般的名称が「単回使用棘間留置器具」である。
(2) 脊柱管狭窄症患者の腰背部痛及び下肢痛緩和のため，棘突起間に留置するものである。

166 外科用接着用材料
(1) 標準型　1g当たり　11,200円
(2) 特殊型　1g当たり　13,800円

→外科用接着用材料の算定　外科用接着用材料は，1回の手術につき32.4gを限度として算定する。
→外科用接着用材料の定義　次のいずれにも該当すること。
① 薬事承認又は認証上，類別が「医療用品(4)整形用品」であって，一般的名称が「アルブミン使用接着剤」又は「中心循環系非吸収性局所止血材」である。
② 組織等の接着又は血管吻合部等の止血を目的として使用するものである。
【機能区分の定義】
①標準型：次のいずれにも該当。
　ア　アルブミンとグルタルアルデヒドの共有結合により，組織等の接着及び止血を目的として使用するものである。
　イ　ホルムアルデヒドを含有しない。
②特殊型：次のいずれにも該当。
　ア　ポリエーテル系含フッ素ウレタンプレポリマーからなる化合物で，血管吻合部の止血を目的として使用するものである。
　イ　人その他生物（植物を除く）に由来するものを原料又は材料として使用していない。

【参考】ベリプラストPコンビセット組織接着用又はボルヒール組織接着用の算定
① 次の手術時のベリプラストPコンビセット組織接着用又はボルヒール組織接着用の算定は，原則として認められる。
　(1)硬膜切開を伴う開頭術又は脊髄手術，(2)弁形成術（1弁），(3)腹腔鏡下手術
② 次の手術時等のベリプラストPコンビセット組織接着用又はボルヒール組織接着用の算定は，原則として認められない。
　(1)指創傷処理，指創傷処置時，(2)乳房切除術時
（令6.4.30 支払基金）

【参考】タコシール組織接着用，ボルヒール組織接着用又はベリプラストPコンビセット組織接着用の2種以上の併算定
① 同一部位に対するタコシール組織接着用（肝臓外科，肺外科，心臓血管外科，産婦人科及び泌尿器外科領域における手術の場合）と，ボルヒール組織接着用又はベリプラストPコンビセット組織接着用の2種の組織接着剤の併算定は，原則として認められる。
② 脳外科領域の硬膜手術時に対するボルヒール組織接着用とベリプラストPコンビセット組織接着用の2種以上の組織接着剤の併算定は，原則として認められない。
（令6.10.31 支払基金）

167 交換用経皮経食道胃管カテーテル　17,200円

→交換用経皮経食道胃管カテーテルの定義　次のいずれにも該当。
(1) 薬事承認又は認証上，類別が「機械器具51医療用嘴管及び体液誘導管」であって，一般的名称が「長期的使用経腸栄養キット」である。
(2) 経皮経食道的に胃，腸などの消化管内に留置するカテーテルである。

168 心腔内超音波プローブ
(1) 標準型　299,000円
(2) 磁気センサー付き　327,000円
(3) 再製造　①標準型　209,000円

→心腔内超音波プローブの算定
ア　磁気センサー付きを算定する場合は，K595経皮的カテーテル心筋焼灼術の「注1」三次元カラーマッピング加算は算定できない。
イ　再製造の標準型を使用する場合は，再製造品であることについて文書を用いて患者に説明する。
→心腔内超音波プローブの定義　次のいずれにも該当。
① 薬事承認又は認証上，類別が「機械器具51医療用嘴管及び体液誘導管」であって，一般的名称が「中心循環系血管内超音波カテーテル」又は「再製造中心循環系血管内超音波カテーテル」である。
② 心臓及び大血管の画像診断を目的に使用する，フェイズドアレイ式の超音波トランスデューサーが内蔵されたイメージングカテーテルである。
③ 断層撮影法，Mモード法及びドプラ法の機能を有する。
【機能区分の定義】
①標準型：②及び③に該当しない。
②磁気センサー付き：電気生理学的検査において多電位差測定に必要な情報処理を行う三次元カラーマッピングシステムとともに使用するための磁気センサーを有する。
③再製造・標準型
　ア　②に該当しない。
　イ　再製造品である。

169 血管造影用圧センサー付材料
(1) 血管造影用圧センサー付ガイドワイヤー　128,000円
(2) 血管造影用圧センサー付カテーテル　119,000円

→血管造影用圧センサ付材料の定義　次のいずれにも該当。
① 薬事承認又は認証上，類別が「機械器具(51)医療用嘴管及び体液誘導管」であって，一般的名称が「中心循環系先端トランスデューサ付カテーテル」，「心臓用カテーテル先端型流量式トランスデューサ」又は「非中心循環系先端トランスデューサ付カテーテル」である。
② 中心循環系又は非中心循環系（冠動脈を含む）内の血行動態の評価を行うことを目的に，材料の先端に圧を測定するためのセンサーを有する。
【機能区分の定義】
①血管造影用圧センサ付ガイドワイヤ
ア　カテーテルを，脳血管を除く中心循環系又は非中心循環系（冠動脈を含む）へ挿入する際に補助を行うことを目的に使用するガイドワイヤである。
イ　冠動脈造影用センサ付ガイドワイヤのコンビネーション型に該当しない。
②血管造影用圧センサ付カテーテル
ア　脳血管，頸動脈を除く中心循環系及び非中心循環系血管の対象部位に挿入し，血管内圧の測定により血行動態の評価を行うことを目的に使用されるカテーテルである。
イ　心臓造影用センサ付カテーテルに該当しない。

170　輸血用血液フィルター（カリウム除去用）　5,100円

→輸血用血液フィルタ（カリウム除去用）の定義　次のいずれにも該当。
(1) 薬事承認又は認証上，類別が「機械器具(7)内臓機能代用器」であって，一般的名称が「カリウム吸着除去用血液フィルタ」である。
(2) 輸血する際に，赤血球製剤からカリウムを吸着・除去するために使用するフィルタ又はフィルタを含む回路である。

171　生体組織接着剤調製用キット　130,000円

→生体組織接着剤調製用キットの定義　次のいずれにも該当。
(1) 薬事承認又は認証上，類別が「機械器具(7)内臓機能代用器」であって，一般的名称が「血液成分分離キット」である。
(2) 貯血した自己血から，自己血漿由来の生体組織接着剤を調製するために使用する血液成分分離採取キット（添加液，噴霧器，バッグ等を含む）である。

172　尿道括約筋用補綴材
　(1) カフ　　　　　　　　　　　　　170,000円
　(2) 圧力調整バルーン　　　　　　　156,000円
　(3) コントロールポンプ　　　　　　427,000円

→尿道括約筋用補綴材の定義　次のいずれにも該当。
① 薬事承認又は認証上，類別が「医療用品(4)整形用品」であって，一般的名称が「尿道括約筋用補綴材」である。
② 尿道又は膀胱頸部の流出抵抗力の低下による尿失禁の治療に使用する材料である。
【機能区分の定義】
①カフ：尿道周囲に巻きつけ，括約筋機能を代替するためのものである。
②圧力調整バルーン：次のいずれにも該当。
　ア　コントロールポンプを介してカフと接続し，カフ内圧を調整するためのバルーン及びチューブである。
　イ　カフの閉鎖を保つために，一定程度の圧力を維持できるものである。
③コントロールポンプ：次のいずれにも該当。
　ア　カフ及び圧力調整バルーンを接続するためのチューブ（バルブを含む）である。
　イ　カフ及び圧力調整バルーンの圧力を，患者が自ら調整できる機能を有するものである。

173　中心静脈血酸素飽和度測定用プローブ　22,700円

→中心静脈血酸素飽和度測定用プローブの定義　次のいずれにも該当。
(1) 薬事承認又は認証上，類別が「機械器具(51)医療用嘴管及び体液誘導管」であって，一般的名称が「光ファイバオキシメトリー用カテーテル」である。
(2) 中心静脈用カテーテルのルーメン内に挿入し，モニタに接続して中心静脈血酸素飽和度を測定するプローブである。

174　植込型骨導補聴器
　(1) 音振動変換器　　　　　　　　　415,000円
　(2) 接合子付骨導端子　　　　　　　127,000円
　(3) 骨導端子　　　　　　　　　　　 66,200円
　(4) 接合子　　　　　　　　　　　　 70,600円

→植込型骨導補聴器の算定
ア　接合子付骨導端子又は骨導端子及び接合子はいずれか一方のみ算定する。
イ　植込型骨導補聴器は，以下のいずれにも該当する患者に対して使用した場合に算定する。
　a　両側外耳道閉鎖症，両側耳硬化症，両側真珠腫又は両側耳小骨奇形等で，既存の手術による治療及び既存の補聴器を使用しても改善がみられない患者。
　b　一側の平均骨導聴力レベルが55dB以内の患者。
ウ　植込型骨導補聴器を使用する際には，診療報酬明細書の摘要欄に患者の平均骨導聴力レベル，植込型骨導補聴器を使用する必要がある理由（既存の骨導補聴器の使用歴がない患者に対して使用する場合は，既存の骨導補聴器を使用しない理由を含む），既存の治療の結果等を詳細に記載する。
エ　植込型骨導補聴器の交換に係る費用は，破損した場合等においては算定できるが，単なる機種の交換等の場合は算定できない。
→植込型骨導補聴器の定義　次のいずれにも該当。
① 薬事承認又は認証上，類別が「機械器具(73)補聴器」であって，一般的名称が「骨固定型補聴器」である。
② 既存の治療及び補聴器では症状の改善が見られない両側聴覚障害に対して，聴力改善を目的に使用するものである。
【機能区分の定義】
①音振動変換器：外部の音を取り込んで振動に変換し，振動を骨に植え込んだ骨導端子に伝える装置である。
②接合子付骨導端子：接合子と骨導端子が一体となったものである。
③骨導端子：骨に直接植え込み，音振動変換器からの振動を接合子を介して骨に伝えるものである。
④接合子：音振動変換器と骨に植え込んだ骨導端子を接合するものである。

175　脳手術用カテーテル　38,700円

→脳手術用カテーテルの定義　次のいずれにも該当。
(1) 薬事承認又は認証上，類別が「機械器具(51)医療用嘴管及び体液誘導管」であって，一般的名称が「神経内視鏡用バルーンカテーテル」である。
(2) 神経内視鏡を用いた水頭症手術（脳室穿破術）において，内視鏡用鉗子等で穿刺した穿刺孔の拡大を目的に使用するバルーンカテーテルである。

176　子宮用止血バルーンカテーテル　18,700円

→子宮用止血バルーンカテーテルの算定
ア　分娩又は帝王切開術後の子宮からの弛緩出血に対し，子宮収縮剤の投与及び子宮双手圧迫術を試みても止血できない患者に対して使用した場合に算定できる。
イ　子宮用止血バルーンカテーテルを用いる際は，J 077子宮出血止血法の「1」分娩時のもの，K 898帝王切開術又はK 901子宮双手圧迫術（大動脈圧迫術を含む）と併せて算定する。
→子宮用止血バルーンカテーテルの定義　次のいずれにも該当。
(1) 薬事承認又は認証上，類別が「機械器具(51)医療用嘴管及び体液誘導管」であって，一般的名称が「子宮用バルーン」である。
(2) 子宮からの出血を止血することを目的として，子宮内に留置して使用するバルーンカテーテルである。

177　心房中隔穿刺針
　(1) 高周波型
　　①標準型　　　　　　　　　　　　 54,100円
　　②特殊型　　　　　　　　　　　　 60,900円
　(2) ガイドワイヤー型　　　　　　　 35,400円
　(3) カニューレ　　　　　　　　　　　2,760円

→心房中隔穿刺針の算定
ア　カニューレは，ガイドワイヤー型とともに使用する場合に限り算定できる。
イ　高周波型・特殊型については，心房中隔孔を作製することを目的として「001血管造影用シースイントロデューサーセット(3)選択的導入用（ガイディングカテーテルを兼ねるもの）」と併せて使用した場合は，主たるもののみ算定できる。
→心房中隔穿刺針の定義　次のいずれにも該当。
① 薬事承認又は認証上，類別が「機械器具(51)医療用嘴管及び体液誘導管」であって，一般的名称が「経中隔用能動型穿刺器具」又は「心臓用カテーテルイントロデューサキット」である，又は類別が「注射針及び穿刺針」であって，一般的名称が「経中隔用針」である。
② 心房中隔孔を作製することを目的に使用される穿刺器具，穿刺針又はカニューレである。
【機能区分の定義】
①高周波型・標準型：次のいずれにも該当。
　ア　高周波発生装置と組み合わせて用い，心房中隔組織を焼灼するも

のである。
イ ②に該当しない。
② 高周波型・特殊型：次のいずれにも該当。
　ア 高周波発生装置と組み合わせて用い，心房中隔組織を焼灼するものである。
　イ 「001血管造影用シースイントロデューサーセット(3)選択的導入用（ガイディングカテーテルを兼ねるもの）」を使用せずに，心房中隔孔を作製できるものである。
③ ガイドワイヤ型：卵円窩への穿刺後，ガイドワイヤとして使用できるものである。
④ カニューレ：心房中隔孔を作製する際に，穿刺針を安全に目的部位まで到達させることを目的に使用するものである。

178 神経再生誘導材　　　　　　　　　406,000円

→神経再生誘導材の定義　次のいずれにも該当。
(1) 薬事承認又は認証上，類別が「医療用品(4)整形用品」であって，一般的名称が「コラーゲン使用吸収性神経再生誘導材」である。
(2) 末梢神経断裂・欠損部に導入して両断端に連続性を持たせ，神経再生の誘導と機能再建を目的とするものである。
(3) 吸収性高分子材料による二重構造を有するものである。

179 気管支用充填材　　　　　　　　　20,100円

→気管支用充填材の定義　次のいずれにも該当。
(1) 薬事承認又は認証上，類別が「機械器具(7)内臓機能代用器」であって，一般的名称が「気管支用充填材」である。
(2) 内視鏡下で気管支に充填し，外科手術が困難な難治性気胸や気管支瘻等の治療を目的とするものである。

180 陰圧創傷治療用カートリッジ　　　　19,800円

→陰圧創傷治療用カートリッジの算定
ア　陰圧創傷治療用カートリッジは以下の場合に算定する。
　a　入院中の患者以外の患者に対して使用した場合
　b　入院中の患者に対して使用した場合（術後縫合創に対して，手術後の切開創手術部位感染のリスクを低減する目的で使用した場合に限る）
イ　ア「b」については，A301特定集中治療室管理料，A301-3脳卒中ケアユニット入院医療管理料，A301-4小児特定集中治療室管理料，A302新生児特定集中治療室管理料又はA303総合周産期特定集中治療室管理料を算定する患者であって，次に掲げる患者に対して使用した場合に限り算定できる。その際，次に掲げる患者のいずれに該当するかを診療報酬明細書の摘要欄に詳細に記載する。
　a　BMIが30以上の肥満症の患者
　b　糖尿病患者のうち，ヘモグロビンA1c（HbA1c）がJDS値で6.6％以上（NGSP値で7.0％以上）の者
　c　ステロイド療法を受けている患者
　d　慢性維持透析患者
　e　免疫不全状態にある患者
　f　低栄養状態にある患者
　g　創傷治癒遅延をもたらす皮膚疾患又は皮膚の血流障害を有する患者
　h　手術の既往がある者に対して，同一部位に再手術を行う患者
ウ　ア「b」について，イ以外の患者に対して使用した場合は，陰圧創傷治療用カートリッジに係る費用はそれぞれの手術の所定点数に含まれ，陰圧創傷治療用カートリッジは算定できない。
→陰圧創傷治療用カートリッジの定義　次のいずれにも該当。
(1) 薬事承認又は認証上，類別が「医療用品(4)整形用品」であって，一般的名称が「単回使用陰圧創傷治療システム」である。
(2) 管理された陰圧を付加することで，創傷の保護，肉芽形成の促進及び滲出液と感染性老廃物の除去を図り，創傷治療を促進することを目的とするものである。

181 人工乳房　　　　　　　　　　　　106,000円

→人工乳房の算定　人工乳房は，以下のいずれにも該当する医師が使用した場合に限り算定する。
ア　形成外科若しくは乳腺外科の専門的な研修の経験を5年以上有している医師又はその指導下で研修を行う医師である。
イ　関係学会から示されている指針に基づいた所定の研修を修了し，その旨が登録されている。
→人工乳房の定義　次のいずれにも該当。
(1) 薬事承認又は認証上，類別が「医療用品(4)整形用品」であって，一般的名称が「ゲル充填人工乳房」である。
(2) 乳房再建術に用いられ，適用部位に挿入することによって乳房の形状を修復又は形成することを目的とするものである。

182 経カテーテル人工生体弁セット
(1)　バルーン拡張型人工生体弁セット
　①期限付改良加算なし　　　　　　4,510,000円
　②期限付改良加算あり　　　　　　4,720,000円
(2)　自己拡張型人工生体弁システム　3,740,000円

→経カテーテル人工生体弁セットの算定
ア　経カテーテル人工生体弁セットは，下記のいずれかに該当する場合に限り算定できる。
　a　自己大動脈弁弁尖の硬化変性に起因する症候性の重度大動脈弁狭窄を有し，経カテーテル人工生体弁セットによる治療が当該患者にとって最善であると判断された患者に使用する場合
　b　外科的又は経カテーテル的に留置した大動脈生体弁の機能不全（狭窄，閉鎖不全又はその複合）による症候性の弁膜症を有し，かつ，外科的手術を施行することができず，経カテーテル人工生体弁セットによる治療が当該患者にとって最善であると判断された患者に使用する場合
　c　先天性心疾患手術において植え込まれた右室流出路心外導管又は肺動脈弁位に外科的に留置した生体弁の機能不全（狭窄，閉鎖不全又はその複合）を有し，かつ外科的手術を施行することができず，本品による治療が最善であると判断された患者に使用する場合
イ　バルーン拡張型人工生体弁セットのうち期限付改良加算のあるものについては，令和10年5月31日まで算定できる。
→経カテーテル人工生体弁セットの定義　次のいずれにも該当すること。
① 薬事承認又は認証上，類別が「機械器具(7)内臓機能代用器」であって，一般的名称が「経カテーテルウシ心のう膜弁」又は「経カテーテルブタ心のう膜弁」である。
② 狭窄した自己心臓弁又は機能不全に陥った外科的に留置した生体弁若しくは経カテーテル的に留置した大動脈生体弁，又は右室流出路心外導管に対し，経皮的又は経心尖的に人工弁を留置することを目的とした人工生体弁セットである。
【機能区分の定義】
①バルーン拡張型人工生体弁セット・期限付改良加算なし：次のいずれにも該当。
　ア　人工生体弁の拡張に際してバルーンカテーテルを用いるものである。
　イ　バルーンカテーテルが含まれる。
　ウ　②に該当しない。
②バルーン拡張型人工生体弁セット・期限付改良加算あり：次のいずれにも該当。
　ア　人工生体弁の拡張に際してバルーンカテーテルを用いるものである。
　イ　バルーンカテーテルが含まれる。
　ウ　心膜にキャッピング処理及びグリセリン処理が施されている。
③自己拡張型人工生体弁システム：人工生体弁が自己拡張型である。

183 削除
184 仙骨神経刺激装置
(1)　標準型　　　　　　　　　　　1,010,000円
(2)　長期留置型　　　　　　　　　1,060,000円
(3)　充電式　　　　　　　　　　　1,060,000円

→仙骨神経刺激装置の定義　次のいずれにも該当すること。
① 薬事承認又は認証上，類別が「機械器具(12)理学診療用器具」であって，一般的名称が「植込み型排尿・排便機制御用スティミュレータ」である。
② 便失禁又は過活動膀胱を改善することを目的として，仙骨裂孔に挿入されたリードを通じて仙骨神経に電気刺激を行うため，皮下に植え込んで使用するものである。
【機能区分の定義】
①標準型：②及び③に該当しない。
②長期留置型
　ア　患者の皮下に植え込まれた状態で，標準的な設定において10年以上作動することが，薬事承認又は認証事項に明記されている。
　イ　③に該当しない。
③充電式：次のいずれにも該当。
　ア　患者の皮下に植え込まれた状態で，体外にある機械から遠隔で充電できる。
　イ　充電により10年間以上作動することが，薬事承認又は認証事項に明記されている。

185　オープン型ステントグラフト　　　1,110,000円

→オープン型ステントグラフトの定義　次のいずれにも該当。
(1) 薬事承認又は認証上，類別が「機械器具(7)内臓機能代用器」であって，一般的名称が「大動脈用ステントグラフト」である。
(2) 大動脈疾患の治療を目的に開胸手術により挿入され，体内に留置するステントグラフトである。

186　気管支手術用カテーテル　　　329,000円

→気管支手術用カテーテルの算定
ア　気管支手術用カテーテルを用いた手技に関する所定の研修を修了した医師が使用した場合に限り算定できる。
イ　気管支手術用カテーテルは以下のいずれにも該当する患者に対して使用した場合に限り算定できる。
　a　18歳以上の患者
　b　高用量の吸入ステロイド薬及び長時間作用性β2刺激薬の使用により，喘息症状のコントロールが不十分又は不良である患者
　c　気管支鏡による手技が可能な患者
ウ　気管支手術用カテーテルは1回の手術につき，1本を限度として算定できる。また，同一患者につき3本を限度として算定できる。
エ　気管支手術用カテーテルの算定に当たっては，当該材料を使用した患者について，診療報酬明細書に症状詳記を記載する。

→気管支手術用カテーテルの定義　次のいずれにも該当。
(1) 薬事承認又は認証上，類別が「機械器具(51)医療用嘴管及び体液誘導管」であって，一般的名称が「気管支サーモプラスティ用カテーテルシステム」である。
(2) 経内視鏡的に気管支を加熱するために用いるカテーテルである。

187　半導体レーザー用プローブ　　　229,000円

→半導体レーザ用プローブの算定
ア　半導体レーザ用プローブは，切除不能な局所進行若しくは局所再発の頭頸部癌又は以下のいずれにも該当する局所遺残再発食道癌に対して使用された場合に限り算定できる。
　a　外科的切除又は内視鏡の治療等の根治的治療が不可能であるもの
　b　壁深達度が固有筋層を超えないもの
　c　長径が3cm以下かつ周在性が1/2周以下であるもの
　d　頸部食道に及ばないもの
　e　遠隔転移及びリンパ節転移のいずれも有さないもの
イ　半導体レーザ用プローブは，当該材料を用いた手技に関する所定の研修を修了した医師が使用した場合に限り算定できる。
ウ　半導体レーザ用プローブは，局所遺残再発食道癌に対して使用する場合は原則として1本を限度として算定するが，追加照射が必要となった場合に限り，更に1本を限度として追加で算定できる。ただし，2本目を算定するに当たっては詳細な内視鏡所見を診療報酬明細書の摘要欄に記載する。
　　また，切除不能な局所進行又は局所再発の頭頸部癌に対して使用する場合は一連の治療につき8本を限度として算定できる。ただし，それ以上の本数の算定が必要な場合には，診療報酬明細書の摘要欄に詳細な理由を記載する。

→半導体レーザ用プローブの定義　次のいずれにも該当。
(1) 薬事承認又は認証上，類別が「機械器具(31)医療用焼灼器」であって，一般的名称が「単回使用PDT半導体レーザ用プローブ」である。
(2) 化学放射線療法又は放射線療法後の局所遺残再発食道癌に対して光線力学療法を実施する際又は切除不能な局所進行又は局所再発の頭頸部癌に対してレーザ光照射を実施する際に，PDT半導体レーザに接続し，レーザ光を照射対象に照射するために用いられる半導体レーザ用プローブである。

188　削除
189　削除〔ヒト骨格筋由来細胞シート〕
190　人工中耳材料
(1) 人工中耳用インプラント　　　1,120,000円
(2) 人工中耳用音声信号処理装置　　639,000円
(3) 人工中耳用オプション部品　　　40,300円

→人工中耳用材料の算定
ア　人工中耳用材料は，関係学会の定める指針に従い，植込型骨導補聴器よりも当該材料を適用すべき医学的な理由がある患者に対して使用した場合に限り，算定できる。
イ　人工中耳用材料の使用に当たっては，診療報酬明細書の摘要欄にその理由及び医学的な根拠を詳細に記載する。
ウ　人工中耳用材料の交換に係る費用は，破損した場合等においては算定できるが，単なる機種の交換等の場合は算定できない。

→人工中耳用材料の定義　次のいずれにも該当。
① 薬事承認又は認証上，類別が「医療用品(4)整形用品」であって，一般的名称が「人工中耳」である。
② 埋め込み側の耳が伝音難聴又は混合性難聴であり，両側ともに補聴器を装用できない又は補聴器装用効果が十分に得られない患者に対し，日常の環境で環境音と語音の聞き取りを改善する目的で使用するものである。

【機能区分の定義】
①人工中耳用インプラント：人工中耳用音声信号処理装置からのデジタル信号を受信し振動子に伝送する装置及び振動子から構成されたものである。
②人工中耳用音声信号処理装置：マイクロホンで受信した音声をデジタル信号に変換し，インプラントに送信する装置である。
③人工中耳用オプション部品：振動子の設置を補助する目的で使用するものである。

191　末梢血管用ステントグラフト
(1) 標準型　　　　　　　　　　　322,000円
(2) 長病変対応型　　　　　　　　344,000円

→末梢血管用ステントグラフトの算定
ア　末梢血管用ステントグラフトは，関連学会の定める適正使用指針に従って使用した場合に限り，算定できる。
イ　末梢血管用ステントグラフトの使用に当たっては，診療報酬明細書の摘要欄にその理由及び医学的な根拠を詳細に記載する。
ウ　末梢血管用ステントグラフトを血管開存治療に使用した場合は，1回の手術につき，標準型については，人工血管シャント吻合部に対して用いる場合は1本を上限として，その他の場合は2本を上限として，長病変対応型については1本を上限として算定できる。また，TASCⅡC/D病変の，大動脈分岐部病変に対してキッシングステント法が適用される場合にあっては，1回の手術につき，標準型については4本を上限とする。
エ　浅大腿動脈のTASCⅡD病変に対して標準型を2本のみ使用して治療を行った場合は，長病変対応型1本を使用して治療を行った場合に準じるものとし，長病変対応型1本を算定することとする。
オ　腸骨動脈のTASCⅡA/B病変の，高度石灰化病変または閉塞性病変に使用した場合に当たっては詳細な画像所見を診療報酬明細書の摘要欄に記載もしくは症状詳記に記載する。
カ　末梢血管用ステントグラフトを用いた人工血管内シャントの静脈側吻合部狭窄治療の実施に当たっては，関連学会の定める適正使用指針における術者要件を満たすことを証明する書類の写しを添付する。また当該術者にあっては，K616-4経皮的シャント拡張術・血栓除去術を100例以上実施した経験を有することとし，当該症例の一覧（実施年月日，手術名，患者の性別，年齢，主病名）を添付する。

→末梢血管用ステントグラフトの定義　次のいずれにも該当すること。
① 薬事承認又は認証上，類別が「機械器具(7)内臓機能代用器」であって，一般的名称が「中心循環系ステントグラフト」，「ヘパリン使用中心循環系ステントグラフト」又は「ヘパリン使用血管用ステントグラフト」である。
② 次のいずれかに該当。
　ア　胸部，腹部，骨盤内の動脈（大動脈，冠動脈，腕頭動脈，頸動脈，椎骨動脈及び肺動脈を除く）に対し，外傷性若しくは医原性血管損傷の止血を目的に又は浅大腿動脈に病変があるステント内再狭窄病変若しくは対象病変長10cm以上の症候性末梢動脈疾患に対し，血管内腔の確保を目的に経血管的に挿入され，体内に留置するものである。
　イ　浅大腿動脈に病変があるステント内再狭窄病変又は対象病変長10cm以上の症候性末梢動脈疾患に対し，血管内腔の確保を目的に経血管的に挿入され，体内に留置するものである。
　ウ　腸骨動脈に新規又は再狭窄病変がある症候性末梢動脈疾患に対し，血管内腔の確保を目的に経血管的に挿入され，体内に留置するものである。
　エ　人工血管内シャントの静脈側吻合部狭窄病変に対し，血管内腔の確保を目的に経血管的に挿入され，体内に留置するものである。
　オ　総腸骨動脈及び外腸骨動脈に新規又は再狭窄病変がある症候性末梢動脈疾患に対し，血管内腔の確保を目的に経血管的に挿入され，体内に留置するものである。

【機能区分の定義】
①標準型：次のいずれにも該当。
　ア　血管損傷の治療又は血管開存を目的として使用するものである。
　イ　次のいずれかに該当する。
　　ⅰ　血液接触面にヘパリンによる抗血栓性が付与されている。

ⅱ　ステントの両端を含む内側と外側に延伸ポリテトラフルオロエチレン（ePTFE）の被膜が施されている。
　ウ　②に該当しない。
②長病変対応型：次のいずれにも該当。
　ア　TASC Ⅱ病変に対し血管開存を目的として単独で使用し得るものである。
　イ　血液接触面にヘパリンによる抗血栓性が付与されている。

192　経皮的胆道拡張用バルーンカテーテル　64,600円

→経皮的胆道拡張用バルーンカテーテルの算定　ガイドワイヤーは、別に算定できない。
→経皮的胆道拡張用バルーンカテーテルの定義　次のいずれにも該当。
(1)　薬事承認上、類別が「機械器具51医療用嘴管及び体液誘導管」であって、一般的名称が「胆管拡張用カテーテル」である。
(2)　経皮的又は開腹下で使用するものである。
(3)　先端部に胆道拡張用のバルーン構造を有するものである。

193　補助循環用ポンプカテーテル　2,570,000円

→補助循環用ポンプカテーテルの算定　心原性ショック等の薬物療法抵抗性の急性心不全のうち、大動脈バルーンパンピング法又は経皮的心肺補助法では救命が困難であると判断された患者に対し、関連学会の定める診療に関する指針を遵守して使用した場合に限り算定できる。なお、算定にあたっては関連学会により発行される実施施設証明書の写しを添付する。
→補助循環用ポンプカテーテルの定義　次のいずれにも該当。
(1)　薬事承認上、類別が「機械器具51医療用嘴管及び体液誘導管」であって、一般的名称が「循環補助用心内留置型ポンプカテーテル」である。
(2)　心原性ショック等の薬物抵抗性の急性心不全患者に対して、循環補助を目的に心内に留置して使用するものである。
(3)　カテーテルに内蔵されたモーターにより血流を補助するものである。

194　人工椎間板　301,000円

→人工椎間板の算定　人工椎間板は、関連学会の定める「頚椎人工椎間板置換術適正使用基準」に沿って使用した場合に限り算定できる。
→人工椎間板の定義　次のいずれにも該当。
(1)　薬事承認上、類別が「医療用品(4)整形用品」であって、一般的名称が「人工椎間板」である。
(2)　罹患椎間を固定せずに頚椎の椎間板を置換することを目的とした材料である。
(3)　摺動する構造である。

195　体表面用電場電極　35,900円

→体表面用電場電極の算定
ア　体表面用電場電極は、薬事承認された使用目的のうち、初発膠芽腫について使用した場合に限り算定できる。
イ　体表面用電場電極を4枚以外の枚数を算定する場合は診療報酬明細書の摘要欄にその理由を記載する。
ウ　体表面用電場電極は1月につき40枚を限度として算定できる。
エ　体表面用電場電極は、関連学会の定める診療に関する指針を遵守して使用し、日本脳神経外科学会と日本脳腫瘍学会が行うレジストリに症例情報を登録した場合に限り算定する。
→体表面用電場電極の定義　次のいずれにも該当。
(1)　薬事承認上、類別が「機械器具⑫理学診療用器具」であって、一般的名称が「交流電場腫瘍治療システム」である。
(2)　テント上膠芽腫の治療を行う目的で交流電場を患者に印加するための電極である。
(3)　頭部表面に貼付し、交流電場腫瘍治療システム本体に接続して使用する。

事務連絡　問　「195　体表面用電場電極」は、C118在宅腫瘍治療電場療法指導管理料に係る材料として在宅の部で算定できるか。
　答　算定できる。
（平30.7.10）

196　経皮的僧帽弁クリップシステム　2,250,000円
注　経皮的僧帽弁クリップシステムのクリップを2個以上使用する場合は、追加する1個当たり償還価格の100分の50に相当する価格を加算する。

→経皮的僧帽弁クリップシステムの算定
ア　経皮的僧帽弁クリップシステムは、関連学会の定める「弁尖間クリッピング式の経皮的僧帽弁接合不全修復システムに関する適正使用指針」に沿って使用した場合に限り、1回の手術に対し、3個を限度として算定する。
イ　経皮的僧帽弁クリップシステムは、症候性の高度僧帽弁閉鎖不全を有する患者のうち、外科的開心術が困難な患者に対して使用する場合に限り算定でき、算定にあたっては、外科手術が困難であることを評価し、経皮的僧帽弁クリップシステムを用いた治療が当該患者にとって最適であると判断した評価内容を診療報酬明細書において記載する。
→経皮的僧帽弁クリップシステムの定義　次のいずれにも該当。
(1)　薬事承認上、類別が「機械器具(7)内臓機能代用器」であって、一般的名称が「経皮的僧帽弁接合不全修復システム」である。
(2)　症候性の高度僧帽弁閉鎖不全を有する患者のうち、外科的開心術が困難な患者の僧帽弁の逆流を低減する目的で経皮的に僧帽弁まで挿入し、僧帽弁の前尖後尖を接合するために使用するものである。
(3)　クリップの送達に使用するガイディングカテーテル及びデリバリーシステムを含むものである。

197　ガイドワイヤー　1,870円

→ガイドワイヤーの定義　次のいずれにも該当すること。
(1)　薬事承認又は認証上、類別が「機械器具51医療用嘴管及び体液誘導管」であって、一般的名称が「一時的使用カテーテルガイドワイヤ」、「血管用カテーテルガイドワイヤ」、「心臓・中心循環系用カテーテルガイドワイヤ」、「ヘパリン使用血管用カテーテルガイドワイヤ」、「ヘパリン使用心臓・中心循環系用カテーテルガイドワイヤ」、「心血管用カテーテルガイドワイヤ」、「非血管用ガイドワイヤ」、「消化管用ガイドワイヤ」、「短期的使用腎瘻用カテーテル」、「長期的使用腎瘻用カテーテル」、「短期的使用腎瘻用チューブ」、「長期的使用腎瘻用チューブ」、「短期的使用腎瘻排液向け泌尿器用カテーテル」、「瘻排液向け泌尿器用カテーテル」、「泌尿器用カテーテルイントロデューサキット」、「短期的使用恥骨上泌尿器用カテーテル」、「恥骨上泌尿器用カテーテル」、「短期的使用胆管・膵管用カテーテル」、「長期的使用胆管用カテーテル」、「短期的使用胆管用カテーテル」、「胆管用チューブ」、「胆汁ドレーン」、「胆管用ステントイントロデューサ」、「胆管拡張用カテーテル」、「消化管用カテーテルイントロデューサ」若しくは「イントロデューサ針」、類別が「医療用品(4)整形用品」であって、一般的名称が「カテーテル被覆・保護材」、類別が「機械器具(47)注射器及び穿刺針」であって、一般的名称が「カテーテル用針」又は類別が「機械器具52医療用拡張器」であって、一般的名称が「カテーテル拡張器」である。
(2)　カテーテルを目的の部位に誘導する、血管造影用、腎瘻用若しくは膀胱瘻用又は経内視鏡的胆管等ドレナージ用ガイドワイヤである。
(3)　次のいずれにも該当。
　ア　血管造影用ガイドワイヤの交換型、微細血管型、冠動脈造影用センサー付ガイドワイヤ及び経皮的冠動脈形成術用カテーテル用ガイドワイヤに該当しない。
　イ　胆管等ドレナージ用材料の経鼻法用ワイヤに該当しない。

198　ドレナージカテーテル　5,700円

→ドレナージカテーテルの定義　次のいずれにも該当すること。
(1)　薬事承認又は認証上、類別が「機械器具51医療用嘴管及び体液誘導管」であって、一般的名称が「短期的使用腎瘻用カテーテル」「長期的使用腎瘻用カテーテル」、「短期的使用腎瘻用チューブ」、「長期的使用腎瘻用チューブ」、「短期的使用瘻排液向け泌尿器用カテーテル」、「瘻排液向け泌尿器用カテーテル」、「短期的使用胆管・膵管用カテーテル」、「長期的使用胆管用カテーテル」、「短期的使用胆管用カテーテル」、「胆管用チューブ」又は「胆汁ドレーン」である。
(2)　次のいずれかに該当。
　ア　経皮的に腎瘻を造設して腎に留置し、導尿、造影、薬剤注入等に使用するカテーテルであって、逸脱防止のため、先端部をループ状、伸縮するウィング状又はマッシュルーム型に成型したカテーテルである。
　イ　以下のいずれにも該当。
　　ⅰ　胆道又は胆管に留置し、ドレナージ等に使用するカテーテルであって、ピッグ型、フラワー型、糸付型、バルーン型、内瘻化用カテーテル及び内外瘻用カテーテルなど、逸脱の防止等を目的とした特殊な形状を有するものである。
　　ⅱ　経鼻法用カテーテルに該当しない。

199　甲状軟骨固定用器具　194,000円

→甲状軟骨固定用器具の算定　甲状軟骨固定用器具は、関係学会の定める診療に関する指針に沿って使用した場合に限り算定できる。
→甲状軟骨固定用器具の定義　次のいずれにも該当。
(1)　薬事承認又は認証上、類別が「医療用品(4)整形用品」であって、一般的名称が「甲状軟骨固定用器具」である。
(2)　喉頭形成手術に用いるものである。

200　放射線治療用合成吸収性材料

(1) ハイドロゲル型　　　　　　　196,000円
　　(2) シート型　　　　　　　　　　516,000円

→放射線治療用合成吸収性材料の算定
ア　ハイドロゲル型
　a　前立腺癌の放射線治療に際し，直腸の吸収線量を減少させることを目的として使用した場合に限り算定できる。
　b　関係学会の定める診療に関する指針に従って使用した場合に限り算定できる。
　c　StageⅠ又はⅡ以外の前立腺癌患者に使用した場合には，ハイドロゲル型の対象とならない患者ではないことについて診療報酬明細書の摘要欄に記載する。
イ　シート型
　a　近接する消化管等のため放射線治療の実施が困難な患者に対して，腹腔内又は骨盤内の悪性腫瘍（後腹膜腫瘍を含む）と消化管等との間隙を確保するために使用した場合に限り，一連の治療につき1枚を限度として算定できる。
　b　関係学会の定める診療に関する指針に従って使用した場合に限り算定できる。
→放射線治療用合成吸収性材料の定義　次のいずれにも該当。
① 薬事承認又は認証上，類別が「医療用品(4)整形用品」であって，一般的名称が「放射線治療用吸収性組織スペーサ」である。
② 放射線治療に際し，正常臓器と悪性腫瘍との間隙を確保する目的で使用される吸収性材料である。
【機能区分の定義】
①ハイドロゲル型：前立腺癌の放射線治療に際し，前立腺と直腸の間の組織に対して注入されるゲル状のものである。
②シート型：悪性腫瘍の放射線治療に際し，腹腔内又は骨盤内の悪性腫瘍（後腹膜腫瘍を含む）と消化管等の間に挿入されるシート状のものである。

201　膵臓用瘻孔形成補綴材留置システム　502,000円

→膵臓用瘻孔形成補綴材留置システムの算定　膵臓用瘻孔形成補綴材留置システムは，関連学会の定める指針に従って使用した場合に限り，算定できる。
→膵臓用瘻孔形成補綴材留置システムの定義　次のいずれにも該当。
(1) 薬事承認又は認証上，類別が「機械器具(51)医療用嘴管及び体液誘導管」であって，一般的名称が「膵臓用瘻孔形成補綴材」である。
(2) 経胃又は経十二指腸的な内視鏡下治療により，消化管と嚢胞壁の間に瘻孔を形成することを目的として使用する膵臓用瘻孔形成補綴材留置システム（デリバリーカテーテルを含む）である。
(3) デリバリーカテーテルについては，瘻孔形成部位を穿刺し，当該部位に補綴材を留置する機能を有している。

202　腹部開放創用局所陰圧閉鎖キット　97,600円

→腹部開放創用局所陰圧閉鎖キットの算定
ア　腹部開放創用局所陰圧閉鎖キットは，関連学会の定める腹部開放管理における専用ドレッシングキットの適正使用指針に沿って使用した場合に限り，初回使用から10日を限度に5枚に限り算定できる。
イ　腹部開放創用局所陰圧閉鎖キットは，A300救急救命入院料（1日につき）「1」救急救命入院料1から「4」救急救命入院料4までのいずれか，A301特定集中治療室管理料（1日につき）「1」特定集中治療室管理料1から「6」特定集中治療室管理料6までのいずれか，A301-4小児特定集中治療室管理料（1日につき）「2」8日以上の期間又はA302新生児特定集中治療室管理料（1日につき）「1」新生児特定集中治療室管理料1若しくは「2」新生児特定集中治療室管理料2のいずれかの施設基準の届出を行っている医療機関において算定できる。
ウ　腹部開放創用局所陰圧閉鎖キットを使用した場合は，処置開始日を診療報酬明細書の摘要欄に記載する。
→腹部開放創用局所陰圧閉鎖キットの定義　次のいずれにも該当。
(1) 薬事承認又は認証上，類別が「医療用品(4)整形用品」であって，一般的名称が「腹部開放創用ドレッシングキット」である。
(2) 腹部臓器の露出を伴う腹部開放創であって，一次縫合による閉腹が困難なものに対し，創傷を密封し，陰圧を付加することにより，臓器保護及び滲出液と感染性老廃物の除去等，創傷治癒が促進されるものである。
(3) 露出した腹部臓器を覆うシートについては「2」8日以上の期間，陰圧を付加し，滲出液や感染性老廃物の除去等を行うための流路等の構造を有するものである。

203　横隔神経電気刺激装置
　　(1) 電極植込キット　　　　　　1,870,000円
　　(2) 体外式パルス発生器　　　　　953,000円
　　(3) 接続ケーブル　　　　　　　　 11,800円

→横隔神経電気刺激装置の算定
ア　人工呼吸器に依存する脊髄損傷又は中枢性低換気症候群の患者に対して，呼吸補助を行うことを目的として使用する場合に限り算定できる。
イ　関連学会の定める適正使用指針を遵守して使用した場合に限り算定できる。
ウ　以下のいずれにも該当する医師が使用した場合に限り算定できる。
　a　横隔神経電気刺激装置を使用した腹腔鏡手術を3例以上実施した経験を有する常勤の消化器外科若しくは小児外科の医師又はその指導下で当該手術を実施する医師である。
　b　横隔神経電気刺激装置を用いた手技に関する所定の研修を修了している。
エ　H003呼吸器リハビリテーション料の「1」呼吸器リハビリテーション料（Ⅰ）又は「2」呼吸器リハビリテーション料（Ⅱ）に係る施設基準の届出を行っている保険医療機関で使用する。
オ　横隔神経電気刺激装置を使用する前に，横隔神経伝導試験及びX線透視による横隔膜運動の観察等によって，横隔神経の電気刺激による横隔膜の収縮を確認する。なお，算定に当たっては，診療報酬明細書の摘要欄に，D239筋電図検査の「2」を実施した日を記載する。
→横隔神経電気刺激装置の定義　次のいずれにも該当。
① 薬事承認又は認証上，類別が「機械器具(12)理学診療器具」であって，一般的名称が「横隔神経電気刺激装置」である。
② 横隔神経の刺激により横隔膜収縮が可能な，人工呼吸器に依存する患者に対する呼吸補助を目的に使用するものである。
【機能区分の定義】
①電極植込キット：横隔膜へ植え込む電極，皮下へ留置する不関電極，その他電極を植え込むために使用する材料から構成されるものである。
②体外式パルス発生器：横隔膜を収縮させるための電気刺激を発生させる装置である。
③接続ケーブル：体外式パルス発生器と各電極を接続するために使用するケーブルである。

204　経皮的左心耳閉鎖システム　1,500,000円

→経皮的左心耳閉鎖システムの算定
ア　関連学会の定める適応基準を満たす非弁膜症性心房細動患者に対して，左心耳に起因する血栓塞栓症のリスクを低減する目的で使用した場合に限り算定できる。経皮的左心耳閉鎖システムの使用に当たっては，抗凝固療法と当該材料による治療とのリスクとベネフィットの比較衡量により，適切と判断される治療方法を選択する。なお，診療報酬明細書の摘要欄に当該材料を使用する理由及び医学的根拠を詳細に記載する。
イ　関連学会の定める適正使用指針を遵守して使用した場合に限り，1回の手術に当たり1個を限度として算定できる。
ウ　関連学会より認定された保険医療機関で使用した場合に限り算定できる。なお，関連学会より認定された保険医療機関であることを証する文書の写しを診療報酬明細書に添付する。
エ　経皮的左心耳閉鎖システムを用いた手技に関する所定の研修を修了した医師が使用した場合に限り算定できる。なお，その医師の所定の研修修了を証する文書の写しを診療報酬明細書に添付する。
オ　経皮的左心耳閉鎖システムを使用するに当たっては，関連学会が行うレジストリに症例情報を登録する。
カ　経皮的左心耳閉鎖システムの使用に伴う合併症について，患者に文書を用いて説明し，及び同意を取得し，当該文書を診療録に保管する。
キ　経皮的左心耳閉鎖システムの留置後6か月間は，手技を実施した保険医療機関で患者の指導管理を行う。
→経皮的左心耳閉鎖システムの定義　次のいずれにも該当。
(1) 薬事承認又は認証上，類別が「機械器具(51)医療用嘴管及び体液誘導管」であって，一般的名称が「心臓内補綴材」である。
(2) 非弁膜症性心房細動患者に対して，左心耳に起因する血栓塞栓症のリスクを低減する目的で使用するものである。
(3) デリバリーシステム及びアクセスシステムを含むものである。

205　経皮的卵円孔開存閉鎖セット　865,000円

→経皮的卵円孔開存閉鎖セットの算定
ア　関連学会の作成した「潜因性脳梗塞に対する経皮的卵円孔開存閉鎖術の手引き」に定められた適応基準を満たす卵円孔開存患者

に対して，脳梗塞を発症した症例での再発予防を目的として使用した場合に限り算定できる。なお，診療報酬明細書の摘要欄に経皮的卵円孔開存閉鎖セットを使用する医学的根拠を詳細に記載する。
イ 関連学会の作成した「潜因性脳梗塞に対する経皮的卵円孔開存閉鎖術の手引き」を遵守して使用した場合に限り，1回の手術あたり1個を限度として算定できる。
ウ 関連学会より認定された保険医療機関で使用した場合に限り算定できる。なお，関連学会より認定された保険医療機関であることを証する文書の写しを診療報酬明細書に添付する。
エ 経皮的卵円孔開存閉鎖セットを用いた手技に関する所定の研修を修了した医師が使用した場合に限り算定できる。なお，その医師の所定の研修修了を証する文書の写しを診療報酬明細書に添付する。

→経皮的卵円孔開存閉鎖セットの定義　次のいずれにも該当。
(1) 薬事承認又は認証上，類別が「機械器具(4)整形用品」であって，一般的名称が「人工心膜用補綴材」である。
(2) 卵円孔開存の閉鎖を目的に，経皮的に病変部に挿入留置して使用する人工補綴材セット（デリバリーシステムを含む）である。

206　人工顎関節用材料　　1,110,000円

→人工顎関節用材料の算定
ア 関連学会の定める適応基準を満たす，関節窩及び下顎骨頭の置換又は再建が必要な患者に対して使用した場合に算定する。
イ 関連学会の定める指針に従って使用した場合に限り算定できる。なお，診療報酬明細書の摘要欄に使用する理由及び医学的根拠を詳細に記載する。

→人工顎関節用材料の定義　次のいずれにも該当。
(1) 薬事承認又は認証上，類別が「医療用品(4)整形用品」であって，一般的名称が「全人工側頭下顎関節」である。
(2) 顎関節の機能を代替するために側頭骨側及び下顎骨側に使用するインプラントを組み合わせて使用し，関節摺動面を確保するものである。

207　人工鼻材料
(1)	人工鼻	①標準型	492円
		②特殊型	1,000円
(2)	接続用材料		
	①シール型	(ア)標準型	675円
		(イ)特殊型	1,150円
	②チューブ型		16,800円
	③ボタン型		22,100円

→人工鼻材料の算定
ア 人工鼻は，1月あたり60個を限度として算定できる。ただし，1月あたり60個を超えて算定が必要な場合は，診療報酬明細書の摘要欄にその医学的必要性について記載する。
イ 接続用材料・シール型・標準型及び接続用材料・シール型・特殊型は，合わせて1月あたり30枚を限度として算定できる。ただし，合わせて1月あたり30枚を超えて算定が必要な場合は，診療報酬明細書の摘要欄にその医学的必要性について記載する。

→人工鼻材料の定義　次のいずれにも該当。
① 薬事承認又は認証上，類別が「医療用品(4)整形用品」，「機械器具(6)呼吸補助器」又は「機械器具51医療用嘴管及び体液誘導管」であって，一般的名称が「人工鼻」，「整形外科用テープ」又は「再使用可能な気管切開チューブ」である。
② 喉頭摘出患者に対して使用する材料である。

【機能区分の定義】
①人工鼻・標準型：次のいずれにも該当。
　ア 喉頭摘出患者の気管内を加温加湿する機能を有するものである。
　イ ②に該当しない。
②人工鼻・特殊型：次のいずれにも該当。
　ア 喉頭摘出患者の気管内を加温加湿する機能を有するものである。
　イ 細菌及びウイルス除去フィルタ機能を有する。
③接続用材料・シール型・標準型：次のいずれにも該当。
　ア 人工鼻を固定するために使用するものである。
　イ シート状の構造であり，貼付するものである。
　ウ ④に該当しない。
④接続用材料・シール型・特殊型：次のいずれにも該当。
　ア 人工鼻を固定するために使用するものである。
　イ シート状の構造であり，貼付するものである。
　ウ 永久気管孔に対して垂直に安定性を担保するための円錐型の構造を有する。

⑤接続用材料・チューブ型：次のいずれにも該当。
　ア 喉頭摘出患者の気管孔の開存性を確保するために使用するものである。
　イ 気管孔に留置するチューブ構造を有する。
⑥接続用材料・ボタン型：次のいずれにも該当。
　ア 喉頭摘出患者の気管孔の開存性を確保するために使用するものである。
　イ 気管孔に留置するものであって，⑤に該当しないもの。

208　耳管用補綴材　　43,500円

→耳管用補綴材の算定
ア 耳管用補綴材は，保存的治療が奏功しない難治性耳管開放症の症状改善を目的に使用された場合に一側につき1回に限り算定できる。
イ 耳管用補綴材は，関連学会より認定された医師が使用した場合に限り算定できる。

→耳管用補綴材の定義　次のいずれにも該当。
(1) 薬事承認又は認証上，類別が「医療用品(4)整形用品」であって，一般的名称が「耳管用補綴材」である。
(2) 耳管開放症に対し，経外耳道的に耳管内に留置することで，過度に開放している耳管内腔を狭くするためのシリコーンゴム製の補綴材である。

209　吸着式血液浄化用浄化器（閉塞性動脈硬化症用）　　91,600円

→吸着式血液浄化用浄化器（閉塞性動脈硬化症用）の算定
ア 回路は別に算定できない。
イ 吸着式血液浄化用浄化器（閉塞性動脈硬化症用）は，潰瘍を有する，血行再建術不適応又は不応答な閉塞性動脈硬化症に対して使用した場合に算定できる。
ウ 吸着式血液浄化用浄化器（閉塞性動脈硬化症用）を使用するに当たっては，関連学会の定める適正使用指針を遵守する。

→吸着式血液浄化用浄化器（閉塞性動脈硬化症用）の定義　次のいずれにも該当。
(1) 薬事承認又は認証上，類別が「機械器具(7)内臓機能代用器」であって，一般的名称が「吸着型血液浄化器」である。
(2) 吸着式血液浄化法を実施する際に，血液から低密度リポ蛋白（LDL）及びフィブリノーゲンを選択的に吸着除去することを目的に使用する浄化器である。

事務連絡 問　「209　吸着式血液浄化用浄化器（閉塞性動脈硬化症用）」における「関連学会の定める適正使用指針」とは，具体的には何を指すか。
答　現時点では，日本フットケア・足病医学会の「閉塞性動脈硬化症の潰瘍治療における吸着型血液浄化器に関する適正使用指針」を指す。　　　　　　　　　　　　　　　　（令4.3.31）

（編注）吸着式血液浄化用浄化器（閉塞性動脈硬化症用）を使用し治療を行った場合，K616-8吸着式潰瘍治療法を算定。

210　植込型舌下神経電気刺激装置　　2,480,000円

→植込型舌下神経電気刺激装置の算定　以下のいずれにも該当する閉塞性睡眠時無呼吸症候群の患者に対して使用した場合に算定する。
ア 無呼吸低呼吸指数が20以上の閉塞性睡眠時無呼吸症候群である。
イ CPAP療法が不適又は不忍容である。
ウ 扁桃肥大等の重度の解剖学的異常がない。
エ 18歳以上である。
オ BMIが30未満である。
カ 薬物睡眠下内視鏡検査で軟口蓋の同心性虚脱を認めない。
キ 中枢性無呼吸の割合が25％以下である。

→植込型舌下神経電気刺激装置の定義　次のいずれにも該当。
(1) 薬事承認又は認証上，類別が「機械器具12理学診療用器具」であって，一般的名称が「舌下神経電気刺激装置」である。
(2) 閉塞性睡眠時無呼吸症候群患者に対し，呼吸と同期して舌下神経を刺激し，舌基底部の筋収縮を誘発することで，気道の開存性を改善することを目的として使用する体内植込型舌下神経電気刺激装置である。

211　植込型骨導補聴器（直接振動型）
(1)	インプラント	720,000円
(2)	音声信号処理装置	325,000円
(3)	オプション部品	29,800円

→植込型骨導補聴器（直接振動型）の算定
ア 植込型骨導補聴器（直接振動型）は，以下のいずれにも該当する患者に対して使用した場合に算定する。
　a 植込側耳が伝音難聴又は混合性難聴である。
　b 植込側耳の聴力について，純音による500Hz，1000Hz，2000Hz，4000Hzの骨導聴力レベルが平均45dB以内である。
　c 気導補聴器又は軟骨伝導補聴器の装用が困難か，補聴効果が不十分である。
　d 中耳，外耳の病態が以下のいずれかに該当する。
　　i 先天性及び後天性外耳道閉鎖症
　　ii 外耳・中耳からの持続性耳漏
　　iii 適切な耳科手術によっても聴力改善が望めない症例
　　iv 適切な耳科手術によっても聴力改善が得られなかった症例
　　v 対側が聾又は高度難聴のため，耳科手術による合併症のリスクを避けたい症例
イ 植込型骨導補聴器（直接振動型）の使用に当たっては，診療報酬明細書の摘要欄にその理由及び医学的根拠を詳細に記載する。
ウ オプション部品は，骨の厚みが不足している場合等の解剖学的理由によりインプラントを埋め込むことができない場合に算定する。
エ 植込型骨導補聴器（直接振動型）の交換に係る費用は，破損した場合等においては算定できるが，単なる機種の交換等の場合は算定できない。
→植込型骨導補聴器（直接振動型）の定義　次のいずれにも該当。
① 薬事承認上又は認証上，類別が「機械器具(73)補聴器」であって，一般的名称が「骨固定型補聴器」である。
② 少なくとも一側の骨導閾値が正常又は軽度障害である難聴症例に対し，日常の環境で環境音と語音の聞き取りを改善する目的で使用するものである。
【機能区分の定義】
①インプラント：次のいずれにも該当。
　ア 受信コイル，復調器，導線，振動子，固定ウィング・アンカーホール及びマグネットから構成され，側頭骨に埋め込むものである。
　イ 音声信号処理装置から送信された電磁信号を受信コイルで受信し，復調器で電磁信号を復調し，導線を介して振動子を振動させることで，音声を骨伝導により内耳に伝達し，聴神経を刺激するものである。
②音声信号処理装置：マイクロホンで受信した音声をデジタル信号に変換し，インプラントに送信する装置である。
③オプション部品：解剖学的理由でインプラントを埋め込むことができない場合に，骨削を軽減するために使用するものである。

212　ペプチド由来吸収性局所止血材
1mL当たり　13,200円

→ペプチド由来吸収性局所止血材の算定
ア ペプチド由来吸収性局所止血材は，消化器内視鏡治療における漏出性出血に対して使用する場合であって，出血点の同定が困難かつ止血鉗子による止血が必要である場合に算定できる。なお，使用に当たっては，その医学的必要性を診療報酬明細書の摘要欄に記載する。
イ ペプチド由来吸収性局所止血材は，1回の手術に対し原則として4mLを限度として算定できる。ただし，医学的な必要性から4mLを超える量を使用する場合は，その理由を診療報酬明細書の摘要欄に記載する。
ウ ペプチド由来吸収性局所止血材は，消化器内視鏡検査（生検を実施する場合を含む）において使用した場合は算定できない。
→ペプチド由来吸収性局所止血材の定義　次のいずれも満たすこと。
(1) 薬事承認又は認証上，類別が「医療用品(4)整形用品」であって，一般的名称が「吸収性局所止血材」である。
(2) 消化器内視鏡治療における漏出性出血に対して，止血鉗子による焼灼回数の低減を目的として使用するペプチド由来の吸収性局所止血材である。

213　脳神経減圧術用補綴材
0.1g当たり　3,120円

→脳神経減圧術用補綴材の算定　脳神経減圧術用補綴材は，三叉神経痛，片側顔面痙攣及び舌咽神経痛に対する脳神経減圧術において使用した場合に，1回の手術に対し0.3gを限度として算定できる。ただし，医学的必要性から0.3gを超える量を使用する場合は，その理由を診療報酬明細書の摘要欄に記載する。
→脳神経減圧術用補綴材の定義　次のいずれにも該当。
(1) 薬事承認又は認証上，類別が「医療用品(4)整形用品」であって，一般的名称が「手術用メッシュ」である。
(2) 脳神経減圧術において，血管を神経から遠ざける目的で使用する補綴材である。

(3) 材質がポリテトラフルオロエチレン（PTFE）であり，綿形状である。

214　前立腺用インプラント
97,900円

→前立腺用インプラントの算定
ア 関連学会が定める適正使用指針に従って使用した場合に限り算定できる。
イ 前立腺用インプラントの使用に当たっては，他の外科手術が困難な理由及び前立腺体積を診療報酬明細書の摘要欄に記載する。
ウ 前立腺用インプラントは，一連の治療に対して，原則として4個を限度として算定できる。医学的な必要性から5個以上使用する必要がある場合には，その理由を診療報酬明細書の摘要欄に記載する。
エ 前立腺用インプラントの材料価格には，デリバリーシステムの費用が含まれ，別に算定できない。
→前立腺用インプラントの定義　次のいずれにも該当。
(1) 薬事承認又は認証上，類別が「医療用品(4)整形用品」であって，一般的名称が「植込み型前立腺組織牽引システム」である。
(2) 前立腺肥大症に伴う排尿障害に対して経尿道的に前立腺に植え込まれるインプラントである。

【事務連絡】問　「214　前立腺用インプラント」における「関連学会が定める適正使用指針」とは，具体的には何を指すのか。
答　現時点では，日本泌尿器科学会，日本排尿機能学会及び日本泌尿器内視鏡・ロボティクス学会の「前立腺肥大症（benign prostatic hyperplasia）に対する経尿道的前立腺吊り上げ術に使用されるUroLiftシステムの適正使用指針」を指す。　（令4.3.31）

215　経カテーテル人工生体弁セット（ステントグラフト付き）
5,270,000円

→経カテーテル人工生体弁セット（ステントグラフト付き）の算定
ア 右室流出路への外科的修復又は経カテーテル的インターベンション（バルーン弁形成術）の既往があり，肺動脈弁置換が臨床上必要とされる重度肺動脈弁逆流症の患者であって，外科的手術のリスクが高く，本品による治療が最善であると判断されたもの（右室肺動脈コンデュイット又は人工弁が留置されているものを除く）に対して使用する場合に限り算定できる。
イ 関連学会の定める適正使用基準に従って使用する。
→経カテーテル人工生体弁セット（ステントグラフト付き）の定義　次のいずれにも該当。
(1) 薬事承認又は認証上，類別が「機械器具(7)内臓機能代用器」であって，一般的名称が「経カテーテルブタ心のう膜弁」である。
(2) 肺動脈弁置換が臨床上必要とされる重度肺動脈弁逆流症の患者に対し，経皮的に人工弁を留置することを目的とした人工生体弁セットである。
(3) 人工弁が自己拡張型ステントグラフトに縫合されている。

【事務連絡】問　「215　経カテーテル人工生体弁セット（ステントグラフト付き）」における「関連学会の定める適正使用基準」とは，具体的には何を指すのか。
答　現時点では，経カテーテル的心臓弁治療関連学会協議会の「Harmony経皮的肺動脈弁システム適正使用指針」及び「Harmony経皮的肺動脈弁システム実施施設・実施医基準」を指す。　（令4.3.31）

216　レーザー光照射用ニードルカテーテル
1,990円

→レーザ光照射用ニードルカテーテルの算定
ア レーザ光照射用ニードルカテーテルは，半導体レーザ用プローブを用いて切除不能な局所進行又は局所再発の頭頸部癌に対してレーザ光照射を実施した場合に算定できる。
イ 当該材料を用いた手技に関する所定の研修を修了した医師が使用した場合に限り算定できる。
→レーザ光照射用ニードルカテーテルの定義　次のいずれにも該当。
(1) 薬事承認又は認証上，類別が「機械器具(31)医療用焼灼器」であって，一般的名称が「単回使用PDT半導体レーザ用プローブ」である。
(2) 切除不能な局所進行又は局所再発の頭頸部癌に対してレーザ光照射を実施する場合に，半導体レーザ用プローブを組織内に導入するために用いられるカテーテルである。
(3) 内套及び外套針により構成されている。

217　前立腺組織用水蒸気デリバリーシステム
388,000円

→前立腺組織用水蒸気デリバリーシステムの算定
ア 関連学会が定める適正使用指針に従って使用した場合に限り算定できる。
イ 前立腺組織用水蒸気デリバリーシステムは，一連の治療に対し

て，1個を限度として算定できる。
→**前立腺組織用水蒸気デリバリーシステムの定義** 次のいずれにも該当。
(1) 薬事承認又は認証上，類別が「機械器具29電気手術器」であって，一般的名称が「前立腺組織用水蒸気デリバリーシステム」である。
(2) 前立腺肥大症に伴う排尿障害に対して高周波電流により発生させた水蒸気を用いて変性組織を体内で吸収させる経尿道的水蒸気治療を行うシステムである。

218　ヒト羊膜使用創傷被覆材　　1 cm² 当たり 35,100円

→**ヒト羊膜使用創傷被覆材の算定**
ア　ヒト羊膜使用創傷被覆材については，糖尿病性足潰瘍又は慢性静脈不全による難治性潰瘍であって，既存療法である根本的な創傷管理（壊死組織の除去，感染制御，創傷の浄化等），糖尿病性足潰瘍に対する血糖コントロール，静脈うっ滞性潰瘍に対する圧迫療法，創傷被覆材による湿潤療法等を4週間施行しても創面積が50％以上縮小しないものに対して，創傷治癒を促進することを目的として，導入時には入院管理のもと治療を開始した場合に限り，ヒト羊膜使用創傷被覆材による治療開始から12週までとして，一連の治療計画につき合計224cm²を限度として算定する。なお，潰瘍の臨床所見が好転すれば，既存療法の継続を行う。
イ　ヒト羊膜使用創傷被覆材は，次のいずれにも該当する医師が使用した場合に限り算定する。
　a　血管外科，心臓血管外科，皮膚科，整形外科，形成外科又は循環器内科の経験を5年以上有しており，足病疾患に係る診療に3年以上の経験を有する常勤の医師である。
　b　所定の研修を修了している。なお，当該研修は，次の内容を含むものである。
　　i　ヒト羊膜使用創傷被覆材の適応に関する事項
　　ii　糖尿病性足潰瘍又は慢性静脈不全による難治性潰瘍の診断，治療及び既存治療に関する事項
　　iii　特定生物由来製品に関する事項
　　iv　ヒト羊膜使用創傷被覆材の使用方法に関する事項
ウ　ヒト羊膜使用創傷被覆材を使用した患者については，診療報酬請求に当たって，診療報酬明細書の摘要欄に，ヒト羊膜使用創傷被覆材を使用する必要がある理由，既存療法の結果を記載する。
エ　ヒト羊膜使用創傷被覆材は，関連学会の定める適正使用指針に従って使用した場合に限り，算定できる。
オ　血管外科，心臓血管外科，皮膚科，整形外科，形成外科又は循環器内科を標榜している病院において使用した場合に限り，算定できる。
カ　血管外科，心臓血管外科，皮膚科，整形外科，形成外科又は循環器内科の経験を5年以上有しており，足病疾患に係る診療に3年以上の経験を有する専任の常勤医師及び足病疾患の看護に従事した経験を3年以上有する専任の常勤看護師がそれぞれ1名以上配置されている病院において使用した場合に限り，算定できる。
→**ヒト羊膜使用創傷被覆材の定義** 次のいずれにも該当すること。
(1) 薬事承認又は認証上，類別が「医療用品(4)整形用品」であって，一般的名称が「ヒト羊膜使用組織治癒促進材料」である。
(2) ヒト羊膜を使用し，難治性潰瘍を対象として創傷部の治癒促進を行うためのものである。

219　自家皮膚細胞移植用キット
　(1) 自家皮膚細胞移植用キット・S　　836,000円
　(2) 自家皮膚細胞移植用キット・L　　897,000円

→**自家皮膚細胞移植用キットの算定**
ア　自家皮膚細胞移植用キットについては，関連学会の定める適正使用に係る指針を遵守して使用した場合に限り算定する。
イ　自家皮膚細胞移植用キットについては，深達性Ⅱ度熱傷創，Ⅲ度熱傷創，気道熱傷，軟部組織の損傷や骨折を伴う熱傷又は電撃傷並びに当該患者における採皮部を対象として（なお，深達性Ⅱ度熱傷，Ⅲ度熱傷創については，全体表面積の15％以上の深達性Ⅱ度熱傷，全体面積の2％以上の深達性Ⅲ度熱傷若しくは手足の深達性Ⅱ度熱傷若しくはⅢ度熱傷を対象とする。15歳未満においては，全体表面積の5％を超える深達性Ⅱ度熱傷若しくはⅢ度熱傷又は機能的，整容的な障害を残す可能性がある顔面や手足の深達性Ⅱ度熱傷若しくはⅢ度熱傷を対象とする），創傷部の治癒促進を目的として使用した場合に，一連につき7個を限度として算定する。
ウ　皮膚移植術を行うことが可能であって，救命救急入院料3，救命救急入院料4，特定集中治療室管理料2，特定集中治療室管理料4又は特定集中治療室管理料6の施設基準の届出を行っている

保険医療機関において使用する。
エ　皮膚科，形成外科若しくは救急科の経験を5年以上有する常勤の医師又は熱傷の治療に関して，専門の知識及び5年以上の経験を有し，関連学会が定める所定の研修を修了している常勤の医師が使用した場合に限り算定する。
オ　自家皮膚細胞移植用キットを使用した患者については，診療報酬請求に当たって，診療報酬明細書に使用する医療上の必要性及び受傷面積等を含めた症状詳記を添付する。
→**自家皮膚細胞移植用キットの定義** 次のいずれにも該当。
(1) 薬事承認又は認証上，類別が「機械器具58整形用機械器具」であって，一般的名称が「自家皮膚細胞移植用キット」である。
(2) 急性熱傷及び採皮部を対象として創傷部の治癒促進を行うためのキットである。

220　経消化管胆道ドレナージステント
　(24.6～11)　　289,000円
　(24.12～)　　283,000円

→**経消化管胆道ドレナージステントの算定**　経消化管胆道ドレナージステントについては，関連学会の定めるガイドラインに従って使用された場合において，一連の治療につき原則として1個を限度として算定できる。ただし，医学的な必要性から2個以上使用する必要がある場合は，その理由を診療報酬明細書の摘要欄に記載する。
→**経消化管胆道ドレナージステントの定義** 次のいずれにも該当。
(1) 薬事承認又は認証上，類別が「機械器具51医療用嘴管及び体液誘導管」であって，一般的名称が「経消化管胆道ドレナージステント」である。
(2) 経消化管的に挿入し，超音波内視鏡下で消化管と胆管の間にドレナージルートを形成及び維持することを目的として使用する金属製の自己拡張型の経消化管胆道ドレナージステント留置システム（デリバリーカテーテルを含む）である。
(3) デリバリーカテーテルについては，消化管と胆管の間にドレナージステントを留置する機能を有している。
(4) 胆道ステントセットに該当しない。

221　経皮的心肺補助システム　　535,000円

→**経皮的心肺補助システムの定義** 次のいずれにも該当。
(1) 薬事承認又は認証上，類別が「機械器具(7)内臓機能代用器」であって，一般的名称が「ヘパリン使用経皮的心肺補助システム」である。
(2) 心肺，補助循環又は経皮的心肺補助法を実施する際に，血液ガス交換を目的に使用する人工肺である。
(3) フィルム膜，中空糸膜等を介して血液ガス交換を行うものである。
(4) ガス交換部及びガス交換部と一体の熱交換器（冷却又は加温することにより体温の温度調整を行うものであって，ヘパリン処理されたものを含む。以下同じ）の全部又は一部を有する。
(5) 遠心ポンプ，人工肺及び熱交換器が一体型である。
(6) 薬事承認又は認証事項として，14日間の使用が可能であることが明記されている。

222　体外フォトフェレーシスキット　　189,000円

→**体外フォトフェレーシスキットの定義** 次のいずれにも該当。
(1) 薬事承認又は認証上，類別が「機械器具(7)内臓機能代用器」であって，一般的名称が「体外フォトフェレーシス装置」である。
(2) ステロイド抵抗性又は不耐容の慢性移植片対宿主病（GVHD）患者の臨床症状改善又はステロイド減量を目的に，体外循環した末梢血を遠心分離し，メトキサレン溶液を注入後，紫外線照射を行うもの（回路を含む）である。

223　腱再生誘導材　　257,000円

→**腱再生誘導材の算定**
　腱再生誘導材は，解剖学的に修復可能な腱組織の完全断裂及び不全断裂に対して使用した場合に限り算定できる。
→**腱再生誘導材の定義** 次のいずれにも該当。
(1) 薬事承認又は認証上，類別が「医療用品(4)整形用品」であって，一般的名称が「コラーゲン使用吸収性腱再生材」である。
(2) 腱板断裂部に挿入して断裂を管理及び保護し，損傷部位の修復を促進することを目的とするものである。
(3) シート状の構造であり，ヒト以外の動物由来の吸収性材料である。

224　前立腺組織用高圧水噴射システム　　344,000円

→**前立腺組織用高圧水噴射システムの算定**
ア　前立腺組織用高圧水噴射システムは，前立腺体積が50mL以上

の前立腺肥大による下部尿路症状に対して，経尿道的前立腺手術よりも患者の負担の減少等を図る必要がある場合において，前立腺組織の切除及び除去を目的に使用した場合に限り算定できる。
イ　前立腺組織用高圧水噴射システムは，関連学会が定める適正使用指針に従って使用した場合に限り算定できる。
ウ　前立腺組織用高圧水噴射システムの使用に当たっては，診療報酬明細書の摘要欄に医学的な根拠を詳細に記載する。
→前立腺組織用高圧水噴射システムの定義　次のいずれにも該当。
(1)　薬事承認又は認証上，類別が「機械器具(12)理学診療用器具」であって，一般的名称が「手術用ロボット手術ユニット」である。
(2)　高圧ポンプによって加圧された生理食塩水により前立腺組織の切除を行うシステムである。

225　気管支用バルブ　　313,000円

→気管支用バルブの算定
ア　気管支用バルブは，至適非侵襲的治療法を受けている，高度の肺気腫及び過膨張を伴う重症慢性閉塞性肺疾患（COPD）患者のうち，生理学的検査により，隣接する肺葉間の側副換気がほとんど又は全くないことが確認され，気管支鏡的治療が実施可能な18歳以上の患者に対して，気管支内に留置し標的とする肺葉への気流を制限する目的に使用した場合に限り，1回の手術に対して6個を限度として算定できる。なお，気管支用バルブを5個以上使用する場合には，診療報酬明細書の摘要欄に医学的な根拠を詳細に記載する。
イ　気管支用バルブは，関連学会が定める適正使用指針に従って使用した場合に限り算定できる。
ウ　気管支用バルブの使用に当たっては，K511肺切除術又はK513胸腔鏡下肺切除術が適応とならない又は実施困難な理由を診療報酬明細書の摘要欄に記載する。
→気管支用バルブの定義　次のいずれにも該当。
(1)　薬事承認又は認証上，類別が「機械器具(7)内臓機能代用器」であって，一般的名称が「気管支用バルブ」である。
(2)　気管支内に留置し，標的とする肺葉への気流を制限する一方弁を有するバルブである。

226　ニコチン依存症治療補助アプリ　　24,000円

→ニコチン依存症治療補助アプリの算定
ア　ニコチン依存症治療補助アプリは，B001-3-2ニコチン依存症管理料の「1」の「イ」又は「2」を算定する患者に対して，ニコチン依存症の喫煙者に対する禁煙の治療補助を目的に薬事承認又は認証されたアプリ及びアプリと併用するものとして薬事承認された呼気一酸化炭素濃度測定器を使用した場合に，禁煙治療開始時に患者1人につき1回を限度として算定できる。ただし，呼気一酸化炭素濃度が上昇しないたばこを使用している場合には算定できない。
イ　ニコチン依存症治療補助アプリは，過去1年間のニコチン依存症管理料の平均継続回数が2回以上である保険医療機関で本品を使用した場合にのみ算定できる。ただし，過去1年間にニコチン依存症管理料の算定の実績を有しない場合は，この限りではない。
→ニコチン依存症治療補助アプリの定義　次のいずれにも該当。
(1)　薬事承認又は認証上，類別が「器21内臓機能検査用器具」であって，一般的名称が「禁煙治療補助システム」である。
(2)　医療従事者の指導に基づき使用される，成人のニコチン依存症の治療補助用プログラム医療機器である。

227　高血圧症治療補助アプリ　　7,010円

→高血圧症治療補助アプリの算定
ア　高血圧症治療補助アプリは，A001再診料の「注12」の「イ」地域包括診療加算1若しくは「ロ」地域包括診療加算2，B001-2-9地域包括診療料（月1回）又はB001-3生活習慣病管理料（Ⅰ）の「2」高血圧症を主病とする場合を算定する患者（入院中の患者を除く）のうち，高血圧症に係る治療管理を実施している保険医療機関，又は地域の保険医療機関と連携する，関係学会が認定した高血圧症診療に係る専門施設である保険医療機関において算定する。
イ　成人の本態性高血圧症の治療補助を目的に薬事承認されたアプリを使用し高血圧症に関する総合的な指導及び治療管理を行った場合に，初回の使用日の属する月から起算して6か月を限度として，初回を含めて月1回に限り算定する。
ウ　前回算定日から，平均して7日間のうち5日以上血圧値がアプリに入力されている場合にのみ算定できる。ただし，初回の算定

でアプリ使用実績を有しない場合は，この限りではない。
エ　本品の使用に当たっては，関連学会の策定するガイドライン及び適正使用指針に従って使用した場合に限り算定できる。
→高血圧症治療用補助アプリの定義　次のいずれにも該当。
(1)　薬事承認又は認証上，類別が「プログラム02疾病治療用プログラム」であって，一般的名称が「高血圧症治療補助アプリ」である。
(2)　医療従事者の指導に基づき，患者の治療が継続されていると判断できる状態において使用される，成人の本態性高血圧症の治療補助プログラム医療機器である。

228　培養ヒト角膜内皮細胞・調製・移植キット　　9,464,500円

→培養ヒト角膜内皮細胞・調製・移植キットの算定
ア　水疱性角膜症の患者であって，最良矯正視力が0.7未満であること及び不可逆の角膜上皮浮腫が存在することが確認されたものに対して使用した場合に，1回の手術において片眼につき1回に限り算定できる。
イ　培養ヒト角膜内皮細胞・調製・移植キットは，関連学会が定める適正使用指針に従って使用した場合に限り算定できる。
ウ　培養ヒト角膜内皮細胞・調製・移植キットを使用する前の患眼の最良矯正視力及び角膜内皮細胞密度を診療報酬明細書の摘要欄に記載する。
→培養ヒト角膜内皮細胞・調製・移植キットの定義　次のいずれにも該当。
①　薬事承認又は認証上，類別が「ヒト細胞加工製品(1)ヒト体細胞加工製品」であって，一般的名称が「ネルテペンドセル」である。
②　ドナーより採取したヒト角膜から成熟分化角膜内皮細胞を含む細胞を採取し，生体外での初代培養を経て拡大培養，分化及び成熟工程を経ることにより得られる成熟分化した培養ヒト角膜内皮細胞の懸濁液を精製及び投与するキットである。

229　弁周囲欠損孔閉鎖セット　　675,400円

→弁周囲欠損孔閉鎖セットの算定
ア　弁周囲欠損孔閉鎖セットは，大動脈弁位又は僧帽弁位における人工心臓弁留置術後の人工弁周囲逆流に起因する症候性の心不全若しくは機械的溶血性貧血を有し，かつ外科的手術リスクが高い患者のうち，本品による治療が医学的に必要であると判断された患者に対して，欠損孔を経皮的に閉鎖することを目的に使用した場合に限り，1回の手術に対して2個を限度として算定できる。
イ　弁周囲欠損孔閉鎖セットは，関連学会が定める適正使用指針に従って使用した場合に限り算定できる。
ウ　弁周囲欠損孔閉鎖セットの使用に当たっては，K555弁置換術が適応とならない医学的な理由を診療報酬明細書の摘要欄に記載する。
→弁周囲欠損孔閉鎖セットの定義　次のいずれにも該当。
①　薬事承認又は認証上，類別が「医療用品(4)整形用品」であって，一般的名称が「人工心膜用補綴材」である。
②　大動脈弁位又は僧帽弁位における人工心臓弁留置術後の欠損孔を閉鎖することを目的に，経皮的に病変部に挿入留置して使用する人工補綴材セット（デリバリーシステムを含む）である。

230　静脈用ステントセット　　335,000円

→静脈用ステントセットの算定
ア　静脈用ステントセットは，深部静脈血栓症患者のうち，本品による治療が医学的に必要であると判断された患者に対して，経血管的に腸骨大腿静脈の内腔を確保することを目的に使用した場合に限り，1回の手術に対して2個を限度として算定できる。
イ　静脈用ステントセットは，関連学会が定める適正使用指針に従って使用した場合に限り算定できる。
→静脈用ステントセットの定義　次のいずれにも該当。
(1)　薬事承認又は認証上，類別が「機械器具(07)内臓機能代用器」であって，一般的名称が「静脈用ステント」である。
(2)　既存療法では治療困難な症候性腸骨大腿静脈流出障害に対し，腸骨大腿静脈の内腔を確保することを目的に，経血管的に挿入され，体内に留置するステントセット（デリバリーシステムを含む）である。

＊　　＊　　＊

事務連絡　問1　特定保険医療材料の機能区分「227 高血圧症治療補助アプリ」について，「A001再診料の「注12」の「イ」地域包括診療加算1若しくは「ロ」地域包括診療加算2，B001-2-9地域包括診療料（月1回）又はB001-3生活習慣病管理料（Ⅰ）の「2」高血圧症を主病とする場合を算定する患者（入院中の患者を除く）のうち，高血圧症に係る治療管理を実施している患者をこれまでに治療している保険医療機関，又は地域の保険医療機関と連携する，関係学会が認定した高血圧症診療に係る

専門施設である医療機関において算定する」とあるが,「地域の保険医療機関と連携する,関係学会が認定した高血圧症診療に係る専門施設である保険医療機関」とは何を指すのか。

答　日本高血圧学会が指定する高血圧認定研修施設であって,医療法に基づく外来機能報告制度における紹介受診重点医療機関を指す。

なお,当該医療機関でアプリを活用して治療を行うにあたり,例えば,地域のかかりつけ医機能を担う医療機関からの紹介で治療する場合や心筋梗塞等の救急治療で入院後に当該医療機関において一定期間外来でフォローする場合など,具体的な理由について明細書の摘要欄に記載する。

また,地域のかかりつけ医機能を担う医療機関での治療が可能かどうか検討を行い,その検討結果について請求時毎に明細書の摘要欄に記載するとともに,可能となった場合には,速やかに地域の医療機関に紹介する。

問2　問1について,当該特定保険医療材料の算定時点で,日本高血圧学会が指定する高血圧認定研修施設や医療法に基づく外来機能報告制度における紹介受診重点医療機関に指定されている必要があるのか。

答　そのとおり。具体的には,算定時点において,学会や行政のホームページにおいて掲載されている又は学会や行政に問い合わせれば確認できる状態となっていること。

問3　「227 高血圧症治療補助アプリ」について,「成人の本態性高血圧症の治療補助を目的に薬事承認されたアプリを使用し高血圧症に関する総合的な指導及び治療管理を行った場合に,初回の使用日の属する月から起算して6か月を限度として,初回を含めて月1回に限り算定する」とあるが,「高血圧症に関する総合的な指導及び治療管理を行った場合」について,具体的にはどのような者が対象となるのか。

答　20歳以上の本態性高血圧症の患者を対象とする。ただし,既に医師の管理下で十分にコントロールされている患者は対象外となる。

問4　「227 高血圧症治療補助アプリ」について,「本品の使用に当たっては,関連学会の策定するガイドライン及び適正使用指針に従って使用した場合に限り算定できる」とあるが,「関係学会の策定するガイドライン及び適正使用指針」とは何を指すのか。

答　現時点では,日本高血圧学会が作成した「高血圧治療ガイドライン」及び「高血圧治療補助アプリ適正使用指針」を指す。　　　　(令6.3.28)

→スピードギプス包帯の算定　特定保険医療材料として認められない。

Ⅲ　医科点数表の第2章第4部(画像診断)及び別表第2歯科診療報酬点数表(以下「歯科点数表」という)の第2章第4部に規定するフィルム及びその材料価格(第4部画像診断に掲載p.580)

Ⅳ～Ⅶ　(歯科点数表に規定する材料・略)

Ⅷ　別表第3調剤報酬点数表に規定する特定保険医療材料及びその材料価格(在宅医療の部に掲載→p.440)

Ⅸ　経過措置
(1)　Ⅱの規定にかかわらず,薬事法等の一部を改正する法律(平成25年法律第84号)第1条の規定による改正前の薬事法(昭和35年法律第145号)第14条第1項又は医薬品,医療機器等の品質,有効性及び安全性の確保等に関する法律(昭和35年法律第145号)第23条の2の5第1項の規定による承認を受け,次の表の左欄の承認番号を付与された同欄に掲げる特定保険医療材料の同表の中欄に掲げる期間における材料価格は,それぞれ同表の右欄に掲げる材料価格とする(編注:表は略。各材料の該当箇所に併記)。

(2)　Ⅱの規定にかかわらず,次の表の左欄に掲げる特定保険医療材料の同表の中欄に掲げる期間における材料価格は,それぞれ同表の右欄に掲げる材料価格とする(編注:表は略。各材料の該当箇所に併記)。

(3)　Ⅵの規定にかかわらず,特定保険医療材料及びその材料価格(材料価格基準)の一部を改正する件(令和4年厚生労働省告示第58号。以下「改正告示」という)による改正前の特定保険医療材料及びその材料価格(材料価格基準)(以下「材料価格基準」という)別表Ⅵに掲げる特定保険医療材料のうち,次の表の旧材料価格基準の欄に掲げる区分に該当する特定保険医療材料が,改正告示による改正後の材料価格基準の別表Ⅵに掲げる区分に該当する特定保険医療材料であって次の表の新材料価格基準の欄に掲げる区分に該当するものであるときは,同表の期間の欄に掲げる期間における材料価格は,同表の材料価格の欄に掲げ

別紙様式

承認不要特定保険医療材料の届出

保険医療機関の名称	
輸入した医師又は歯科医師の氏名	
輸入を行った医療用具の品目	
該当する特定保険医療材料の機能区分	

上記医療用具を保険診療に使用することを届出します。
平成　年　月　日
保険医療機関の所在地
及び名称
　　　　　　　開設者名　　　　　印
厚生労働省保険局医療課長　殿

る材料価格とする。

➡個人輸入品の特定保険医療材料に係る取扱い

1　保険給付の対象とする個人輸入された特定保険医療材料の範囲:薬事法(昭和35年法律第145号)上品目ごとの承認を必要としないものであって,一定の規格適合等が求められていない特定保険医療材料(以下「承認不要特定保険医療材料」という)を個人輸入し,2の手続きを経た保険医療機関において保険診療に用いた場合には,該当する機能区分の基準材料価格により保険償還するものとする。

2　個人輸入品を保険診療に使用する場合の手続き:個人輸入した承認不要特定保険医療材料を保険診療に使用する保険医療機関は次の手続きを経なければならない。
(1)　個人輸入した承認不要特定保険医療材料を保険診療に使用する旨及びその品目について,別紙様式により地方社会保険事務局〔編注:現・地方厚生(支)局〕を経由して当職宛届出を行う。また,当該届出は,該当する機能区分ごとに1回とする。なお,当該届出を受け付けた地方社会保険事務局は速やかに当職に送付すること。
(2)　個人輸入した承認不要特定保険医療材料を使用する旨を院内掲示すること。

3　留意事項:個人輸入した承認不要特定保険医療材料については,輸入した医師又は歯科医師が責任をもって管理及び使用する。材料価格調査への協力要請があった場合には,これに応じる。

4　その他:承認不要特定保険医療材料以外の個人輸入品である医療材料の保険上の取扱いについては,中医協において検討を行う。　　　　(平12.9.7 保険発152)

告示2 入院時食事療養費・入院時生活療養費

●厚生労働省告示第99号(平18.3.6)(告示64, 令6.3.5/告示29, 令7.2.20)

健康保険法(大正11年法律第70号)第85条第2項(同法第149条において準用する場合を含む)及び第85条の2第2項(同法第149条において準用する場合を含む)並びに高齢者の医療の確保に関する法律(昭和57年法律第80号)第74条第2項及び第75条第2項の規定に基づき,入院時食事療養費に係る食事療養及び入院時生活療養費に係る生活療養の費用の額の算定に関する基準(平成18年厚生労働省告示第99号)の一部を次の表のように改正し,令和6年6月1日から適用する。ただし,同年5月31日以前に行われた療養に要する費用の額の算定については,なお従前の例による。

【2024年改定・2025年4月の一部改定による主な変更点】入院時食事療養(I)(II)の費用,入院時生活療養(I)(II)の食事の費用について,2024年6月からそれぞれ1食当たり30円引き上げられ,2025年4月からさらに20円引き上げられた。併せて,標準負担額も2024年6月から30円(低所得区分は10円又は20円)引き上げられ,2025年4月からさらに20円(低所得区分は10円又は据え置き)引き上げられた。

入院時食事療養費に係る食事療養及び入院時生活療養費に係る生活療養の費用の額の算定に関する基準

1 入院時食事療養費に係る食事療養及び入院時生活療養費に係る生活療養の費用の額は,別表により算定した額とする。
2 別表第1の1及び第2の1における届出については,届出を行う保険医療機関の所在地を管轄する地方厚生局長又は地方厚生支局長(以下「地方厚生局長等」という)に対して行うものとする。ただし,当該所在地を管轄する地方厚生局又は地方厚生支局の分室がある場合には,当該分室を経由して行うものとする。

別表 食事療養及び生活療養の費用額算定表

第1 食事療養
1 入院時食事療養(I)(1食につき)
(1) (2)以外の食事療養を行う場合　　690円
(2) 流動食のみを提供する場合　　　625円
注1 (1)については,別に厚生労働大臣が定める基準に適合しているものとして地方厚生局長等に届け出て当該基準による食事療養を行う保険医療機関に入院している患者について,当該食事療養を行ったときに,1日につき3食を限度として算定する。
2 (2)については,別に厚生労働大臣が定める基準に適合しているものとして地方厚生局長等に届け出て当該基準による食事療養を行う保険医療機関に入院している患者について,当該食事療養として流動食(市販されているものに限る。以下同じ)のみを経管栄養法により提供したときに,1日に3食を限度として算定する。
3 別に厚生労働大臣が定める特別食を提供したときは,1食につき76円を,1日につき3食を限度として加算する。ただし,(2)を算定する患者については,算定しない。
4 当該患者(療養病棟に入院する患者を除く)について,食堂における食事療養を行ったときは,1日につき50円を加算する。

2 入院時食事療養(II)(1食につき)
(1) (2)以外の食事療養を行う場合　　556円
(2) 流動食のみを提供する場合　　　510円
注1 (1)については,入院時食事療養(I)を算定する保険医療機関以外の保険医療機関に入院している患者について,食事療養を行ったときに,1日につき3食を限度として算定する。
2 (2)については,入院時食事療養(I)を算定する保険医療機関以外の保険医療機関に入院している患者について,食事療養として流動食のみを経管栄養法により提供したときに,1日につき3食を限度として算定する。

第2 生活療養
1 入院時生活療養(I)
(1) 健康保険法第63条第2項第2号イ及び高齢者の医療の確保に関する法律第64条第2項第2号イに掲げる療養(以下「食事の提供たる療養」という)(1食につき)
イ ロ以外の食事の提供たる療養を行う場合　　604円
ロ 流動食のみを提供する場合　　550円
(2) 健康保険法第63条第2項第2号ロ及び高齢者の医療の確保に関する法律第64条第2項第2号ロに掲げる療養(以下「温度,照明及び給水に関する適切な療養環境の形成たる療養」という)(1日につき)　　398円
注1 (1)のイについては,別に厚生労働大臣が定める基準に適合しているものとして地方厚生局長等に届け出て当該基準による生活療養を行う保険医療機関に入院している患者について,当該生活療養を行ったときに,(1)に掲げる療養として,1日につき3食を限度として算定する。
2 (1)のロについては,別に厚生労働大臣が定める基準に適合しているものとして地方厚生局長等に届け出て当該基準による生活療養を行う保険医療機関に入院している患者について,当該生活療養として流動食のみを経管栄養法により提供したときに,(1)に掲げる療養として,1日につき3食を限度として算定する。
3 別に厚生労働大臣が定める特別食を提供したときは,(1)に掲げる療養について,1食につき76円を,1日につき3食を限度として加算する。ただし,(1)のロを算定する患者については,算定しない。
4 当該患者(療養病棟に入院する患者を除く)について,食堂における(1)に掲げる療養を行っ

たときは，1日につき50円を加算する。
2 入院時生活療養（Ⅱ）
  (1) 食事の提供たる療養（1食につき）　　　　470円
  (2) 温度，照明及び給水に関する適切な療養環境の形成たる療養（1日につき）　　398円
  注　入院時生活療養（Ⅰ）を算定する保険医療機関以外の保険医療機関に入院している患者について生活療養を行ったときに，(1)に掲げる療養については1日につき3食を限度として算定する。

事務連絡　問　手術前等において食事を提供せず，経口補水液のみを提供する場合や主として経静脈的に栄養投与されている患者に対し，腸内環境整備のためにわずかな栄養素のみを投与する場合等，当該患者に対して必要なエネルギーをまかなうための食事を提供していない場合について入院時食事療養費を算定することは可能か。
答　算定できない。
(平26.3.31, 4.4)

事務連絡　算定単位の1食化
問1　医学上の必要から4食以上食事が提供されている場合，1日の最初の食事から3食目までについて算定するのか。
答　その通り。
問2　経管栄養を1日に4回に分けて提供した場合も算定は3回目までとしてよいか。
答　その通り。
問3　10時や3時に提供されたおやつは1食に含まれるか。
答　含まれない。
(平18.3.31)

参考　特別食加算の算定
① 次の傷病名等に対する特別食加算の算定は，原則として認められる。
  (1)胃癌術後，(2)直腸癌術後，(3)大腸内視鏡検査時
② 次の傷病名等に対する特別食加算の算定は，原則として認められない。
  (1)虫垂切除術後，(2)胆嚢摘出術後，(3)不整脈
(令6.4.30 支払基金)

参考　問　濃厚流動食のみの提供の場合，3食としてよいか。
答　1日給与量の指示があれば，2回で提供しても3回としてよい。
(平18.4.6 全国保険医団体連合会)

●厚生労働省告示第238号　(平6.8.5)（最終改定：告示63, 平28.3.4）

入院時食事療養費に係る食事療養及び入院時生活療養に係る生活療養の費用の額の算定に関する基準（平成18年厚生労働省告示第99号）に基づき，入院時食事療養及び入院時生活療養の食事の提供たる療養の基準等（平成6年厚生省告示第238号）の一部を次のように改正し，平成28年4月1日から適用する。

入院時食事療養及び入院時生活療養の食事の提供たる療養の基準等

1　入院時食事療養（Ⅰ）を算定すべき食事療養及び入院時生活療養（Ⅰ）を算定すべき生活療養の基準
(1) 原則として，当該保険医療機関を単位として行うものであること。
(2) 入院時食事療養及び入院時生活療養の食事の提供たる療養は，管理栄養士又は栄養士によって行われていること。
(3) 患者の年齢，病状によって適切な栄養量及び内容の入院時食事療養及び入院時生活療養の食事の提供たる療養が適時に，かつ適温で行われていること。
(4) 地方厚生局長又は地方厚生支局長（以下「地方厚生局長等」という）に対して当該届出を行う前6月間において当該届出に係る事項に関し，不正又は不当な届出（法令の規定に基づくものに限る）を行ったことがないこと。
(5) 地方厚生局長等に対して当該届出を行う前6月間において療担規則及び薬担規則並びに療担基準に基づき厚生労働大臣が定める掲示事項等（平成18年厚生労働省告示第107号）第3に規定する基準に違反したことがなく，かつ，現に違反していないこと。
(6) 地方厚生局長等に対して当該届出を行う時点において，厚生労働大臣の定める入院患者数の基準及び医師等の員数の基準並びに入院基本料の算定方法（平成18年厚生労働省告示第104号）〔告示5, p.1519〕に規定する入院患者数の基準に該当する保険医療機関又は医師等の員数の基準に該当する保険医療機関でないこと。
(7) 地方厚生局長等に対して当該届出を行う前6月間において，健康保険法（大正11年法律第70号）第78条第1項の規定に基づく検査等の結果，診療内容又は診療報酬の請求に関し，不正又は不当な行為が認められたことがないこと。

2　入院時食事療養及び入院時生活療養の食事の提供たる療養に係る特別食
疾病治療の直接手段として，医師の発行する食事箋に基づき提供された適切な栄養量及び内容を有する腎臓食，肝臓食，糖尿食，胃潰瘍食，貧血食，膵臓食，脂質異常症食，痛風食，てんかん食，フェニールケトン尿症食，楓糖尿症食，ホモシスチン尿症食，ガラクトース血症食，治療乳，無菌食及び特別な場合の検査食（単なる流動食及び軟食を除く）

➡入院時食事療養費に係る食事療養及び入院時生活療養費に係る生活療養の実施上の留意事項

(平18保医発0306009, 最終改定：令6保医発0305・14)

1　一般的事項
(1) 食事は医療の一環として提供されるべきものであり，それぞれ患者の病状に応じて必要とする栄養量が与えられ，食事の質の向上と患者サービスの改善をめざして行われるべきものである。
　また，生活療養の温度，照明及び給水に関する療養環境は医療の一環として形成されるべきものであり，それぞれの患者の病状に応じて適切に行われるべきものである。
(2) 食事の提供に関する業務は保険医療機関自らが行うことが望ましいが，保険医療機関の管理者が業務遂行上必要な注意を果たし得るような体制と契約内容により，食事療養の質が確保される場合には，保険医療機関の最終的責任の下で第三者に委託することができる。なお，業務の委託にあたっては，医療法（昭和23年法律第205号）及び医療法施行規則（昭和23年厚生省令第50号）の規定による。食事提供業務の第三者への一部委託については「医療法の一部を改正する法律の一部の施行について」（平成5年2月15日健政発第98号厚生省健康政策局長通知）の第3及び「病院診療所等の業務委託について」（平成5年2月15日指第14号厚生省健康政策局指導課長通知）に基づき行う。
(3) 患者への食事提供については病棟関連部門と食事療養部門との連絡が十分とられていることが必要である。
(4) 入院患者の栄養補給量は，本来，性，年齢，体位，身体活動レベル，病状等によって個々に適正量が算定されるべき性質のものである。従って，一般食を提供している患者の栄養補給量についても，患者個々に算定された医師の食事箋による栄養補給量又は栄養管理計画に基づく栄養補給量を用いることを原則とするが，これらによらない場合には，次により算定する。なお，医師の食事箋とは，医師の

署名又は記名・押印がされたものを原則とするが，オーダリングシステム等により，医師本人の指示によるものであることが確認できるものについても認める。
　ア　一般食患者の推定エネルギー必要量及び栄養素〔脂質，たんぱく質，ビタミンA，ビタミンB$_1$，ビタミンB$_2$，ビタミンC，カルシウム，鉄，ナトリウム（食塩）及び食物繊維〕の食事摂取基準については，健康増進法（平成14年法律第103号）第16条の2に基づき定められた食事摂取基準の数値を適切に用いる。なお，患者の体位，病状，身体活動レベル等を考慮する。また，推定エネルギー必要量は治療方針にそって身体活動レベルや体重の増減等を考慮して適宜増減することが望ましい。
　イ　アに示した食事摂取基準まではあくまでも献立作成の目安であるが，食事の提供に際しては，病状，身体活動レベル，アレルギー等個々の患者の特性について十分考慮する。
(5)　調理方法，味付け，盛り付け，配膳等について患者の嗜好を配慮した食事が提供されており，嗜好品以外の飲食物の摂取（補食）は原則として認められない。なお，果物類，菓子類等病状に影響しない程度の嗜好品を適当量摂取することは差し支えない。
(6)　当該保険医療機関における療養の実態，当該地域における日常の生活サイクル，患者の希望等を総合的に勘案し，適切な時刻に食事提供が行われている。
(7)　適切な温度の食事が提供されている。
(8)　食事療養に伴う衛生は，医療法及び医療法施行規則の基準並びに食品衛生法（昭和22年法律第233号）に定める基準以上のものである。なお，食事の提供に使用する食器等の消毒も適正に行われている。
(9)　食事療養の内容については，当該保険医療機関の医師を含む会議において検討が加えられている。
(10)　入院時食事療養及び入院時生活療養の食事の提供たる療養は1食単位で評価するものであることから，食事提供数は，入院患者ごとに実際に提供された食数を記録している。
(11)　患者から食事療養標準負担額又は生活療養標準負担額（入院時生活療養の食事の提供たる療養に係るものに限る。以下同じ）を超える費用を徴収する場合は，あらかじめ食事の内容及び特別の料金が患者に説明され，患者の同意を得て行っている。
(12)　実際に患者に食事を提供した場合に1食単位で，1日につき3食を限度として算定する。
(13)　1日の必要量を数回に分けて提供した場合は，提供された回数に相当する食数として算定して差し支えない（ただし，食事時間外に提供されたおやつを除き，1日に3食を限度とする）。

2　入院時食事療養又は入院時生活療養

(1)　入院時食事療養（Ⅰ）又は入院時生活療養（Ⅰ）の届出を行っている保険医療機関においては，下記の点に留意する。
　①　医師，管理栄養士又は栄養士による検食が毎食行われ，その所見が検食簿に記入されている。
　②　普通食（常食）患者年齢構成表及び給与栄養目標量については，必要に応じて見直しを行っている。
　③　食事の提供に当たっては，喫食調査等を踏まえて，また必要に応じて食事箋，献立表，患者入退院簿及び食料品消費日計表等の食事療養関係帳簿を使用して食事の質の向上に努める。
　④　患者の病状等により，特別食を必要とする患者については，医師の発行する食事箋に基づき，適切な特別食が提供されている。
　⑤　適時の食事の提供に関しては，実際に病棟で患者に夕食が配膳される時間が，原則として午後6時以降とする。ただし，当該保険医療機関の施設構造上，厨房から病棟への配膳に時間を要する場合には，午後6時を中心として各病棟で若干のばらつきを生じることはやむを得ない。この場合においても，最初に病棟において患者に夕食が配膳される時間は午後5時30分より後である必要がある。
　⑥　保温食器等を用いた適温の食事の提供については，中央配膳に限らず，病棟において盛り付けを行っている場合であっても差し支えない。
　⑦　医師の指示の下，医療の一環として，患者に十分な栄養指導を行う。

(2)　「流動食のみを経管栄養法により提供したとき」とは，当該食事療養又は当該食事の提供たる療養として食事の大半を経管栄養法による流動食（市販されているものに限る。以下この項において同じ）により提供した場合を指すものであり，栄養管理が概ね経管栄養法による流動食によって行われている患者に対し，流動食とは別に又は流動食と混合して，少量の食品又は飲料を提供した場合（経口摂取か経管栄養の別を問わない）を含む。

事務連絡　入院時食事療養・入院時生活療養

問1　入院時食事療養費に係る検食は，医師，管理栄養士，栄養士のいずれかが実施すれば，よいのか。
答　そのとおり。　　　　　　　　　　　　　（令2.3.31）
問2　栄養管理が概ね経管栄養法による市販の流動食によって行われている患者について，経口による食事の摂取を進めるため，経口摂取の量を徐々に増やし，経管栄養法による市販の流動食と経口摂取を併用する場合，この期間の食事療養費等は「流動食のみを提供する場合」の額ではなく，通常の額を適用できると考えてよいか。
答　医師の指示に基づき，栄養管理を経口で行うための取組として，栄養管理計画に従い，経口摂取量を徐々に増やしていく期間については，通常の額を算定して差し支えない。
問3　自院で調理した流動食を使用した場合の入院時食事療養費等は，「流動食のみを提供する場合」の額ではなく，通常の額を適用できると考えてよいか。
答　自院で調理した流動食等の場合は，通常の額を算定できる。ただし，栄養管理が概ね経管栄養法による市販の流動食によって行われている患者に対し，市販の流動食とは別に又は市販の流動食と混合して，少量の食品又は飲料を提供した場合（経口摂取か経管栄養の別を問わない）は，「流動食のみを提供する場合」の額の適用となる。
問4　市販の半固形タイプの経腸栄養用食品のみを経管栄養法により提供した場合の入院時食事療養費等は，「流動食のみを提供する場合」の額が適用されると考えてよいか。
答　そのとおり。市販の流動食に半固形化剤を添加し，それのみを経管栄養法で提供した場合についても，「流動食のみを提供する場合」の額が適用される。　（平28.3.31）
問5　外泊中は，温度，照明及び給水に関する適切な療養環境の形成たる療養（いわゆる光熱水費）に係る入院時生活療養の費用は算定できるのか。
答　終日（0時〜24時）外泊している日は算定できず，生活療養標準負担額（患者負担額）は徴収できない。（平19.4.20）
問6　入院時生活療養の支給対象患者について，B001の「10」入院栄養食事指導料は算定できないのか。
答　算定できる。　　　　　　　　　　　　（平20.12.26）

3　特別食加算

(1)　特別食加算は，入院時食事療養（Ⅰ）又は入院時生活療養（Ⅰ）の届出を行った保険医療機関において，患者の病状等に対応して医師の発行する食事箋に基づき，「入院時食事療養及び入院時生活療養の食事の提供たる療養の基準等」（平成6年厚生省告示第238号）の第2号に示された特別食が提供された場合に，1食単位で1日3食を限度として算定する。ただし，流動食（市販されているものに限る。）のみを経管栄養法により提供したときは，算定しない。なお，当該加算を行う場合は，特別食の献立表が作成されている必要がある。

(2)　加算の対象となる特別食は，疾病治療の直接手段として，医師の発行する食事箋に基づいて提供される患者の年齢，病状等に対応した栄養量及び内容を有する治療食，無菌食及び特別な場合の検査食をいうものであり，治療乳を除く乳児の人工栄養のための調乳，離乳食，幼児食等並びに治療食のうちで単なる流動食及び軟食は除かれる。

(3)　治療食とは，腎臓食，肝臓食，糖尿食，胃潰瘍食，貧血食，膵臓食，脂質異常症食，痛風食，てんかん食，フェニール

ケトン尿症食，楓糖尿症食，ホモシスチン尿症食，ガラクトース血症食及び治療乳をいうが，胃潰瘍食については流動食を除くものである。また治療乳とは，いわゆる乳児栄養障害（離乳を終らない者の栄養障害）に対する直接調製する治療乳をいい，治療乳既製品（プレミルク等）を用いる場合及び添加含水炭素の選定使用等は含まない。

ここでは努めて一般的な名称を用いたが，各医療機関での呼称が異なっていてもその実質内容が告示したものと同等である場合は加算の対象となる。ただし，混乱を避けるため，できる限り告示の名称を用いることが望ましい。

(4) 心臓疾患，妊娠高血圧症候群等に対して減塩食食療法を行う場合は，腎臓食に準じて取り扱うことができる。なお，高血圧症に対して減塩食食療法を行う場合は，このような取扱いは認められない。

(5) 腎臓食に準じて取り扱うことができる心臓疾患等の減塩食については，食塩相当量が総量（1日量）6g未満の減塩食をいう。ただし，妊娠高血圧症候群の減塩食の場合は，日本高血圧学会，日本妊娠高血圧学会等の基準に準じていること。

(6) 肝臓食とは，肝庇護食，肝炎食，肝硬変食，閉鎖性黄疸食（胆石症及び胆嚢炎による閉鎖性黄疸の場合も含む）等をいう。

(7) 十二指腸潰瘍の場合も胃潰瘍食として取り扱って差し支えない。手術前後に与える高カロリー食は加算の対象としないが，侵襲の大きな消化管手術の術後において胃潰瘍食に準ずる食事を提供する場合は，特別食の加算が認められる。また，クローン病，潰瘍性大腸炎等により腸管の機能が低下している患者に対する低残渣食については，特別食として取り扱って差し支えない。

(8) 高度肥満症（肥満度が＋70％以上又はBMIが35以上）に対して食事療法を行う場合は，脂質異常症食に準じて取り扱うことができる。

(9) 特別な場合の検査食とは，潜血食をいう。

(10) 大腸X線検査・大腸内視鏡検査のために特に残渣の少ない調理済食品を使用した場合は，「特別な場合の検査食」として取り扱って差し支えない。ただし，外来患者に提供した場合は，保険給付の対象外である。

(11) てんかん食とは，難治性てんかん（外傷性のものを含む）の患者に対し，グルコースに代わりケトン体を熱量源として供給することを目的に炭水化物量の制限及び脂質量の増加が厳格に行われた治療食をいう。ただし，グルコーストランスポーター1欠損症又はミトコンドリア脳筋症の患者に対し，治療食として当該食事を提供した場合は，「てんかん食」として取り扱って差し支えない。

(12) 特別食として提供される脂質異常症食の対象となる患者は，空腹時定常状態におけるLDL-コレステロール値が140mg/dL以上である者又はHDL-コレステロール値が40mg/dL未満である者若しくは中性脂肪値が150mg/dL以上である者である。

(13) 特別食として提供される貧血食の対象となる患者は，血中ヘモグロビン濃度が10g/dL以下であり，その原因が鉄分の欠乏に由来する患者である。

(14) 特別食として提供される無菌食の対象となる患者は，無菌治療室管理加算を算定している患者である。

(15) 経管栄養であっても，特別食加算の対象となる食事として提供される場合は，当該特別食に準じて算定することができる。

(16) 薬物療法や食事療法等により，血液検査等の数値が改善された場合でも，医師が疾病治療の直接手段として特別食に係る食事箋の発行の必要性を認めなくなるまで算定することができる。

事務連絡 特別食加算

問1 ケトン食は「てんかん食」とみなしてよいか。

答 患者の病態に応じて炭水化物量の制限と脂質量の増加を厳格に行ったものであって，医師の発行する食事せんに基づき，難治性てんかん（外傷性のものを含む），グルコーストランスポーター1欠損症及びミトコンドリア脳筋症の患者に対して治療食として提供した場合は，てんかん食として特別食加算を算定することができる。

なお，栄養食事指導料の算定対象となる「てんかん食」についても，これと同様の考え方とする。
(平28.3.31)

問2 小児食物アレルギー食は，栄養食事指導料の対象だが，特別食加算の対象とはならないのか。

答 ならない。
(平18.3.31，一部修正)

問3 入院時食事療養の特別食加算の対象となる脂質異常症の患者について，薬物療法や食事療法により血液検査の数値が改善された場合でも，特別食加算を算定できるか。

答 医師が疾病治療の直接手段として脂質異常症食にかかる食事せんの発行の必要性を認めなくなるまで算定できる。
(平20.12.26)

参考 特別食加算

(1) 原則，「肝機能障害」に対する特別食加算の算定は認められない。

(2) 原則，「心不全」に対する特別食加算の算定は認められる。
(平27.2.5 国保中央会)

4 食堂加算

(1) 食堂加算は，入院時食事療養（I）又は入院時生活療養（I）の届出を行っている保険医療機関であって，(2)の要件を満たす食堂を備えている病棟又は診療所に入院している患者（療養病棟に入院している患者を除く）について，食事の提供が行われた時に1日につき，病棟又は診療所単位で算定する。

(2) 他の病棟に入院する患者との共用，談話室等との兼用は差し支えない。ただし，当該加算の算定に該当する食堂の床面積は，内法で当該食堂を利用する病棟又は診療所に係る病床1床当たり0.5m²以上とする。

(3) 診療所療養病床療養環境加算，精神療養病棟入院料等の食堂の設置が要件の一つとなっている点数を算定している場合は，食堂加算をあわせて算定することはできない。

(4) 食堂加算を算定する病棟を有する保険医療機関は，当該病棟に入院している患者のうち，食堂における食事が可能な患者については，食堂において食事を提供するように努める。

5 鼻腔栄養との関係

(1) 患者が経口摂取不能のために鼻腔栄養を行った場合は下記のとおり算定する。

ア 薬価基準に収載されている高カロリー薬を経鼻経管的に投与した場合は，診療報酬の算定方法（平成20年厚生労働省告示第59号）医科診療報酬点数表J120鼻腔栄養の手技料及び薬剤料を算定し，食事療養に係る費用又は生活療養の食事の提供たる療養に係る費用及び投薬料は別に算定しない。

イ 薬価基準に収載されていない流動食を提供した場合は，J120鼻腔栄養の手技料及び食事療養に係る費用又は生活療養の食事の提供たる療養に係る費用を算定する。

イの場合において，流動食（市販されているものを除く）が特別食の算定要件を満たしているときは特別食の加算を算定して差し支えない。薬価基準に収載されている高カロリー薬及び薬価基準に収載されていない流動食を併せて投与及び提供した場合は，ア又はイのいずれかのみにより算定する。

(2) 食道癌を手術した後，胃瘻より流動食を点滴注入した場合は，鼻腔栄養に準じて取り扱う。

6 特別料金の支払を受けることによる食事の提供

入院患者に提供される食事に関して多様なニーズがあることに対応して，患者から特別の料金の支払を受ける特別メニューの食事（以下「特別メニューの食事」という）を別に用意し，提供した場合は，下記の要件を満たした場合に妥当な範囲内の患者の負担は差し支えない。

(1) 特別メニューの食事の提供に際しては，患者への十分な情報提供を行い，患者の自由な選択と同意に基づいて行われる必要があり，患者の意に反して特別メニューの食事が提供されることのないようにしなければならないものであり，患者の同意がない場合は食事療養標準負担額及び生活

療養標準負担額の支払を受けることによる食事（以下「標準食」という）を提供しなければならない。また，あらかじめ提示した金額以上に患者から徴収してはならない。なお，同意書による同意の確認を行う場合の様式は，各医療機関で定めたもので差し支えない。

(2) 患者の選択に資するために，各病棟内等の見やすい場所に特別メニューの食事のメニュー及び料金を掲示するとともに，文書を交付し，わかりやすく説明するなど，患者が自己の選択に基づき特定の日にあらかじめ特別のメニューの食事を選択できるようにする。

(3) 特別メニューの食事は，通常の入院時食事療養又は入院時生活療養の食事の提供たる療養の費用では提供が困難な高価な材料を使用し特別な調理を行う場合や標準食の材料と同程度の価格であるが，異なる材料を用いるため別途費用が掛かる場合などであって，その内容が入院時食事療養又は入院時生活療養の食事の提供たる療養の費用の額を超える特別の料金の支払を受けるのにふさわしいものでなければならない。また，特別メニューの食事を提供する場合は，当該患者の療養上支障がないことについて，当該患者の診療を担う保険医の確認を得る必要がある。なお，複数メニューの選択については，あらかじめ決められた基本となるメニューと患者の選択により代替可能なメニューのうち，患者が後者を選択した場合に限り，基本メニュー以外のメニューを準備するためにかかる追加的な費用として，1食あたり17円を標準として社会的に妥当な額の支払を受けることができる。この場合においても，入院時食事療養又は入院時生活療養の食事の提供たる療養に当たる部分については，入院時食事療養費及び入院時生活療養費が支給される。

(4) 当該保険医療機関は，特別メニューの食事を提供することにより，それ以外の食事の内容及び質を損なうことがないように配慮する。

(5) 栄養補給量については，当該保険医療機関においては，患者ごとに栄養記録を作成し，医師との連携の下に管理栄養士又は栄養士により個別的な医学的・栄養学的管理が行われることが望ましい。また，食堂の設置，食器への配慮等食事の提供を行う環境の整備についてもあわせて配慮がなされていることが望ましい。

(6) 特別メニューの食事の提供を行っている保険医療機関は，毎年8月1日現在で，その内容及び料金などを入院時食事療養及び入院時生活療養に関する報告とあわせて地方厚生（支）局長に報告する。

事務連絡 複数メニューの選択

問 選択メニュー（2種類の主菜メニューから選択）を実施した際，1食あたり17円の負担を求めることができるか。

答 否。基本メニューと選択メニューを区分して予め患者に提示している場合であって，患者が後者を選択した場合に限って，1食につき17円を標準として1日3回まで徴収できる。なお，朝・昼・夜のいずれであるかにもよるが，基本メニューが肉を用いていれば，選択メニューは材料が魚であるなど，患者の選択に資する内容のものであることが必要。

(平18.3.31，一部修正)

7 掲示

特別のメニューの食事を提供している保険医療機関は，各々次に掲げる事項を病棟内等の患者に見えやすい場所に掲示するとともに，原則として，ウェブサイトに掲載する。ウェブサイトへの掲載について，保険医療機関が自ら管理するホームページ等を有しない場合はこの限りではない。なお，ウェブサイトへの掲載について，令和7年5月31日までの間，経過措置を設けている。

(1) 当該保険医療機関においては毎日，又は予め定められた日に，予め患者に提示したメニューから，患者の自己負担により特別メニューの食事を患者の希望により選択できること。

(2) 特別のメニューの食事の内容及び特別料金

具体的には，例えば1週間分の食事のメニューの一覧表（複数メニューを含む特別のメニューの食事については，基本メニューと区分して，特別料金を示したもの等）。あわせ

て，文書等を交付しわかりやすく説明する。

8 その他

(1) 一般病床と療養病床を有する保険医療機関において，一般病床から療養病床に転床した日は，療養病棟入院基本料等を算定し，生活療養を受けることとなることから，転床前の食事も含め，全ての食事について入院時生活療養費（食事の提供たる療養に係るもの）が支給され，食事の提供たる療養に係る生活療養標準負担額（患者負担額）を徴収する。一方，療養病床から一般病床に転床した日は，転床前の食事も含め，全ての食事について入院時食事療養費が支給され，食事療養標準負担額（患者負担額）を徴収する。

(2) 転床した場合の入院時生活療養に係る生活療養（温度，照明及び給水に関する適切な療養環境の提供たる療養に係るもの）の支給は次のとおりとする。

ア 一般病床から療養病床へ転床した日は，療養病棟入院基本料等を算定することとなることから，入院時生活療養に係る生活療養（温度，照明及び給水に関する適切な療養環境の提供たる療養に係るもの）が支給され，温度，照明及び給水に関する適切な療養環境の提供たる療養に係る生活療養標準負担額（患者負担額）を徴収する。

イ 療養病床から一般病床へ転床した日は，一般病棟入院基本料等を算定することとなることから，入院時生活療養に係る生活療養（温度，照明及び給水に関する適切な療養環境の提供たる療養に係るもの）は支給されず，温度，照明及び給水に関する適切な療養環境の提供たる療養に係る生活療養標準負担額（患者負担額）は徴収しない。

(編注) レセプトの書き方は，「診療報酬請求書・明細書の記載要領」の項〔Ⅱ，第3，2(22)(23)，p.1661〕参照。

➡入院時食事療養及び入院時生活療養の食事の提供たる療養の基準等に係る届出に関する手続きの取扱いについて

(平18保医発0306010，最終改定：令6保医発0305・13／令6.5.1一部訂正)

第1 届出基準

入院時食事療養及び入院時生活療養の食事の提供たる療養の基準は，「入院時食事療養及び入院時生活療養の食事の提供たる療養の基準等」の他，別添のとおりとする。

第2 届出に関する手続き

1 入院時食事療養（Ⅰ）又は入院時生活療養（Ⅰ）の届出は，特に規定のある場合を除き，当該保険医療機関単位で行う。

2 入院時食事療養（Ⅰ）又は入院時生活療養（Ⅰ）の届出を行おうとする保険医療機関の開設者は，当該保険医療機関の所在地の地方厚生（支）局長に対して，別紙様式による入院時食事療養・入院時生活療養等届出書（添付書類を含む。以下「届出書」という）を1通提出する。なお，国立高度専門医療研究センター等で内部で権限の委任が行われている場合は，病院の管理者が届出書を提出しても差し支えない。また，当該保険医療機関は，提出した届出書の写しを適切に保管する。

3 届出書の提出を受けた場合は，届出書を基に，「入院時食事療養及び入院時生活療養の食事の提供たる療養の基準等」及び本通知の別添に規定する基準に適合するか否かについて要件の審査を行い，記載事項を確認して受理又は不受理を決定する。また，補正が必要な場合は適宜補正を求める。なお，この要件審査に要する期間は原則として届出を受け付けた日から2週間以内を標準とし，遅くとも概ね1月以内（提出者の補正に要する期間は除く）とする。

4 届出に当たっては，当該届出に係る基準について届出前1月間の実績を有していること。なお，単なる名称変更，移転等で実態的に開設者及び従事者等に変更がないと考えられるものについてはこの限りではない。

5 入院時食事療養（Ⅰ）又は入院時生活療養（Ⅰ）の届出を行う保険医療機関が，次のいずれかに該当する場合にあっては当該届出の受理は行わない。

（別紙様式）　　　　　入院時食事療養・入院時生活療養等届出書

　　　　　　　　　　　　　　　　　　　　　　　　　受理番号 [　　　　　]

　届出事項　　入院時食事療養（Ⅰ）・入院時生活療養（Ⅰ）

　　　　　　（入院時食事療養（Ⅰ）の受理番号：　　　　　　　）
　　　　　　（入院時生活療養（Ⅰ）の受理番号：　　　　　　　）

　□　当該届出を行う前6か月間において当該届出に係る事項に関し，不正又は不当な届出（法令の規定に基づくものに限る）を行ったことがないこと。
　□　当該届出を行う前6か月間において療担規則及び薬担規則並びに療担基準に基づき厚生労働大臣が定める掲示事項等第3に規定する基準に違反したことがなく，かつ，現に違反していないこと。
　□　当該届出を行う時点において，厚生労働大臣の定める入院患者数の基準及び医師等の員数の基準並びに入院基本料の算定方法に規定する入院患者数の基準に該当する保険医療機関又は医師等の員数の基準に該当する保険医療機関でないこと。
　□　当該届出を行う前6か月間において，健康保険法第78条第1項の規定に基づく検査等の結果，診療内容又は診療報酬の請求に関し，不正又は不当な行為が認められたことがないこと。

　標記について，上記基準のすべてに適合しているので，別紙書類を添えて届け出ます。
　　　　　年　　　月　　　日

　　　　　　　　　　　　　　　　　　保険医療機関の
　　　　　　　　　　　　　　　　　　所在地及び名称
　　　　　　　　　　　　　　　　　　開設者氏名

　地方厚生（支）局長　殿

〔記載上の注意〕　1　届出事項について該当する番号を○で囲むこと。
　　　　　　　　　2　□には，適合する場合「✓」を記入すること。
　　　　　　　　　3　届出書（添付書類を含む）は正副2通を提出すること。

⑴　当該届出を行う前6月間において，当該届出に係る事項に関し，不正又は不当な届出（法令に基づくものに限る）を行ったことのある保険医療機関である場合。
⑵　当該届出を行う前6月間において療担規則及び薬担規則並びに療担基準に基づき厚生労働大臣が定める掲示事項等（平成18年厚生労働省告示第107号）第3に規定する基準に違反したことがある保険医療機関である場合。
⑶　当該届出を行う時点において，厚生労働大臣の定める入院患者数の基準及び医師等の員数の基準並びに入院基本料の算定方法（平成18年厚生労働省告示第104号）〔告示5, p.1519〕に規定する入院患者数の基準に該当する保険医療機関である場合又は医師等の員数の基準に該当する保険医療機関である場合。
⑷　当該届出を行う前6月間において，健康保険法（大正11年法律第70号）第78条第1項（同項を準用する場合を含む）の規定に基づく検査等の結果，診療内容又は診療報酬の請求に関し，不正又は不当な行為が認められた保険医療機関である場合。なお，「診療内容又は診療報酬の請求に関し，不正又は不当な行為が認められた場合」とは，「保険医療機関及び保険医等の指導及び監査について」（平成12年5月31日保発第105号厚生省保険局長通知）に規定する監査要綱に基づき，戒告又は注意又はその他の処分を受けた場合をいう。
6　届出の要件を満たしている場合は届出を受理し，次の受理番号を決定し，提出者に対して受理番号を付して通知するとともに，審査支払機関に対して受理番号を付して通知する。
　　入院時食事療養（Ⅰ）・入院時生活療養（Ⅰ）
　　　　　　　　　　　　　　　　（食）第　　　号
7　各月の末日までに要件審査を終え，届出を受理した場合は，翌月の1日から当該届出にかかる当該療養費を算定する。また，月の最初の開庁日に要件審査を終え，届出を受理した場合には当該月の1日から算定する。
8　届出の不受理の決定を行った場合には，速やかにその旨を提出者に対して通知する。

第3　届出受理後の措置等
1　届出を受理した後において，届出内容と異なった事情が生じ，当該施設基準を満たさなくなった場合には，保険医療機関の開設者は遅滞なく変更の届出等を行う。

（編注）単なる栄養士の変更等，当該施設基準を満たしていることに変わりがない場合は，変更の届出等は不要。
2　届出を受理した保険医療機関については，適時調査を行い〔原則として年に1回，特に新たに入院時食事療養（Ⅰ）又は入院時生活療養（Ⅰ）の届出を受理した場合は，届出受理の後6か月以内を目途〕，届出の内容と異なる事情等がある場合には，届出の受理の変更を行うなど運用の適正を期する。
3　入院時食事療養及び入院時生活療養の食事の提供たる療養の基準等に適合しないことが判明し，所要の指導の上なお改善がみられない場合は当該届出は無効となるが，その際には当該保険医療機関の開設者に弁明を行う機会を与える。
4　届出を行った保険医療機関は，毎年8月1日現在で届出書の記載事項について報告を行う。
5　地方厚生（支）局においては，届出を受理した後，当該届出事項に関する情報の交換を行うなど，相互に協力するよう努める。
6　届出を受理した場合は，被保険者等の便宜に供するため，当該届出に関する事項を地方厚生（支）局において閲覧に供するほか，保険者等に提供するよう努める。また，保険医療機関においても，保険医療機関及び保険医療養担当規則（昭和32年厚生省令第15号）の規定に基づき，届出内容について，院内の見やすい場所に届出内容の掲示を行うとともに，原則として，ウェブサイトに掲載するよう指導を行う。ウェブサイトへの掲載について，保険医療機関が自ら管理するホームページ等を有しない場合はこの限りではない。なお，ウェブサイトへの掲載について，令和7年5月31日までの間，経過措置を設けている。

別添　入院時食事療養及び入院時生活療養の食事の提供たる療養に係る施設基準等

1　一般的事項
⑴　届出は，当該保険医療機関の全病棟について包括的に行うことを原則とする。
⑵　届出を行う時点において，厚生労働大臣の定める入院患者数の基準及び医師等の員数の基準並びに入院基本料の算定方法（平成18年厚生労働省告示第104号）に規定す

る入院患者数の基準に該当する保険医療機関又は医師等の員数の基準に該当する保険医療機関については，入院時食事療養（Ⅰ）又は入院時生活療養（Ⅰ）の届出を行うことはできない。

ただし，離島等所在保険医療機関のうち，医師又は歯科医師の確保に関する具体的な計画が定められているものにあっては，この限りではない。

なお，この取扱いについては，医政局地域医療計画課と調整済であるので，医務関係主管課と十分連携を図り，運用されたい。

(3) 入院時食事療養（Ⅰ）又は入院時生活療養（Ⅰ）の届出を行わない保険医療機関は，入院時食事療養（Ⅱ）又は入院時生活療養（Ⅱ）を算定する。

2　入院時食事療養（Ⅰ）又は入院時生活療養（Ⅰ）等の届出

入院時食事療養（Ⅰ）又は入院時生活療養（Ⅰ）の届出に当たっては，下記の全ての事項を満たすものであることとする。

(1) 病院である保険医療機関にあっては入院時食事療養及び入院時生活療養の食事の提供たる療養を担当する部門が組織化されており，常勤の管理栄養士又は栄養士が入院時食事療養及び入院時生活療養の食事の提供たる療養部門の責任者となっている。また，診療所にあっては管理栄養士又は栄養士が入院時食事療養及び入院時生活療養の食事の提供たる療養の指導を行っている。

(2) 入院時食事療養及び入院時生活療養の食事の提供たる療養に関する業務は，質の向上と患者サービスの向上を目指して行われるべきものであるが，当該業務を保険医療機関が自ら行うほか，保険医療機関の管理者が業務上必要な注意を果たしうるような体制と契約内容により，入院時食事療養及び入院時生活療養の食事の提供たる療養の質が確保される場合には，保険医療機関の最終的責任の下で第三者に委託することができる。

(3) 一般食を提供している患者の栄養補給量については，患者個々に算定された医師の食事箋又は栄養管理計画による栄養補給量を用いることを原則とするが，これらによらない場合には，推定エネルギー必要量及び栄養素〔脂質，たんぱく質，ビタミンA，ビタミンB₁，ビタミンB₂，ビタミンC，カルシウム，鉄，ナトリウム（食塩）及び食物繊維〕については，健康増進法（平成14年法律第103号）第16条の2に基づき定められた食事摂取基準の数値を適切に用いる。

なお，患者の体位，病状，身体活動レベル等を考慮する。

また，推定エネルギー必要量は治療方針にそって身体活動レベルや体重の増減等を考慮して適宜増減することが望ましい。

(4) 患者の病状により，特別食を必要とする患者については，適切な特別食が提供されている。

(5) 当該保険医療機関の療養の実態，当該地域における日常の生活サイクル，患者の希望等を総合的に勘案し，適切な時間に適切な温度の食事が提供されている。この場合においては，それぞれ患者の病状に応じて必要とする栄養量が与えられている。

(6) 提供食数（日報，月報），食事箋，献立表，患者入退院簿，食料品消費日計表等の入院時食事療養及び入院時生活療養の食事の提供たる療養関係の帳簿が整備されている。ただし，これらの名称及び様式については当該保険医療機関の実情に適したものを採用して差し支えない。

なお，関係事務業務の省力化を図るために，食品納入・消費・在庫等に関する諸帳簿は，各保険医療機関の実情を勘案しできる限り一本化を図るなどして，簡素合理化に努める。

(7) 栄養管理体制を整備している施設又は栄養管理実施加算を算定している施設（有床診療所に限る）においては，下記の場合において，各帳簿を必ず備えなくても差し支えない。

①患者の入退院等の管理をしており，必要に応じて入退院患者数等の確認ができる場合は，提供食数（日報，月報等），患者入退院簿
②栄養管理体制の基準を満たし，患者ごとに栄養管理を実施している場合は，喫食調査
③特別治療食等により個別に栄養管理を実施している場合は，患者年齢構成表，給与栄養目標量
④食材料等の購入管理を実施し，求めに応じてその内容確認ができる場合は，食料品消費日計表，食品納入，消費，在庫等に関する帳簿

また，(2)の通り，保険医療機関の最終責任の下で第三者に委託した場合は，保険医療機関が確認する帳簿を定め，①から④までにより必ず備えなくても差し支えないとした帳簿であっても整備する。

(8) 帳簿等については，電子カルテやオーダリングシステム等により電子的に必要な情報が変更履歴等を含め作成し，保存されていれば，紙で保管する必要はない。

(9) 適時の食事の提供が行われている。なお，夕食に関しては病棟で患者に配膳される時間が午後6時以降である。ただし，当該保険医療機関の施設構造上，厨房から病棟への配膳に時間を要する場合には，午後6時を中心として各病棟で若干のばらつきを生じることはやむを得ない。この場合においても，最初に病棟において患者に夕食が配膳される時間は午後5時30分より後である必要がある。

(10) 保温食器等を用いた適温の食事の提供が行われている。

即ち，適温の食事の提供のために，保温・保冷配膳車，保温配膳車，保温トレイ，保温食器，食堂のいずれかを用いており，入院患者全員に適温の食事を提供する体制が整っている。

なお，上記適温の食事を提供する体制を整えず，電子レンジ等で一度冷えた食事を温めた場合は含まないが，検査等により配膳時間に患者に配膳できなかった場合等の対応のため適切に衛生管理がされていた食事を電子レンジ等で温めることは，差し支えない。また，食堂にお

参考　入院時食事療養費の標準負担額（1食につき）　　　（2025年4月〜）

一般（70歳未満）	70歳以上の高齢者	標準負担額（1食当たり）	
●一般（下記以外）	●一般（下記以外）	510円	
		（例外1）指定難病患者・小児慢性特定疾病児童等	300円
		（例外2）精神病床入院患者（※1）	260円
●低所得者（住民税非課税）	●低所得者Ⅱ（※2）	過去1年間の入院期間が90日以内	240円
		過去1年間の入院期間が90日超	190円
該当なし	●低所得者Ⅰ（※3）	110円	

※1　2015年4月1日以前から2016年4月1日まで継続して精神病床に入院している患者
※2　低所得者Ⅱ：①世帯全員が住民税非課税であって，「低所得者Ⅰ」以外の者
※3　低所得者Ⅰ：①世帯全員が住民税非課税で，世帯の各所得が必要経費・控除を差し引いたときに0円となる者，あるいは②老齢福祉年金受給権者

ける適温の食事の提供とは，その場で調理を行っているか，又は保温庫等を使用している場合をいう。保温食器は名称・材質の如何を問わず，保温機能を有する食器であれば差し支えない。

また，クックチル，クックフリーズ，真空調理（真空パック）法により料理を行う過程において急速冷却し，提供する際に再度加熱する場合は，電子レンジ等で一度冷えた食事を温めた場合にはあたらない。

⑾　職員に提供される食事と患者に提供される食事との区分が明確になっている。

なお，患者に提供される食事とそれ以外の食事の提供を同一の組織で行っている場合においては，その帳簿類，出納及び献立盛りつけなどが明確に区別されている。

⑿　入院時食事療養及び入院時生活療養の食事の提供たる療養に伴う衛生管理は，医療法（昭和23年法律第205号）及び同法施行規則（昭和23年厚生省令第50号）の基準並びに食品衛生法（昭和22年法律第233号）に定める基準以上のものである。

⒀　障害者施設等入院基本料を算定している病棟又は特殊疾患入院施設管理加算若しくは特殊疾患病棟入院料を算定している病棟については，個々の患者の病状に応じた食事の提供が行われている場合には，必ずしも⑼の要件を満たす必要はない。

（届出書添付書類）
1　保険医療機関の概要
　⑴　病院／診療所
　⑵　許可病床数　　　　　　床
　⑶　1日平均入院患者数　　　人
2　入院時食事療養及び入院時生活療養の食事の提供たる療養部門の概要
　⑴　入院時食事療養及び入院時生活療養の食事の提供たる療養部門の名称
　⑵　責任者氏名（職種）
3　業務委託（業務委託を行っている場合に記載する）
　⑴　業務委託の有無
　⑵　委託先
　⑶　病院内受託責任者氏名
　⑷　委託契約書（添付する）
　⑸　院外調理の有無
4　管理栄養士等の数
　⑴　管理栄養士　　　　　　名（常勤，非常勤）
　⑵　栄養士　　　　　　　　名
　⑶　調理師　　　　　　　　名
　⑷　給食業務従事者　　　　名
5　適時適温の食事の状況
　⑴　適時の食事の提供に関する事項
　　　夕食時刻　　午後　　時　　分
　⑵　適温の食事の提供に関する事項
　　ア　使用器具（□には，使用している場合「レ」を記入する）
　　　　□保温・保冷配膳車　　　　台
　　　　□保温配膳車
　　　　□保温トレイ
　　　　□保温食器
　　イ　食堂
　　　　方法（　　　　　　　　　）
6　その他
　⑴　特別食の食数
　⑵　献立表（添付する）
　⑶　職員食の提供状況：患者食と同一の給食組織，その他

［記載上の注意］
1　1日平均入院患者数については届出前1年間の数値を記

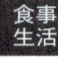

入院時生活療養費・生活療養標準負担額（2025年4月〜）

※　入院時生活療養費制度は，療養病床に入院する65歳以上の者を対象とする。食費・光熱水費について，下記の標準負担額（1食当たりの食費＋1日当たりの居住費）が患者負担となり，残りの額が入院時生活療養費として保険給付される

療養病床に入院する65歳以上の患者			標準負担額	
			食費（1食）	居住費（1日）
一般	①一般の患者（下記のいずれにも該当しない者）	入院時生活療養（Ⅰ）を算定する医療機関に入院	510円	370円
		入院時生活療養（Ⅱ）を算定する医療機関に入院	470円	
	②厚生労働大臣が定める者〔＝重篤な病状又は集中的治療を要する者等（※1）〕（低所得者Ⅰ・Ⅱを除く）		生活療養（Ⅰ）510円 生活療養（Ⅱ）470円	370円
	③指定難病患者（低所得者Ⅰ・Ⅱを除く）		300円	0円
低所得者Ⅱ	④低所得者Ⅱ（※2）（⑤⑥に該当しない者）		240円	370円
	⑤低所得者Ⅱ〔重篤な病状又は集中的治療を要する者等（※1）〕	申請月以前の12月以内の入院日数が90日以下	240円	370円
		申請月以前の12月以内の入院日数が90日超	190円	
	⑥低所得者Ⅱ（指定難病患者）	申請月以前の12月以内の入院日数が90日以下	240円	0円
		申請月以前の12月以内の入院日数が90日超	190円	
低所得者Ⅰ	⑦低所得者Ⅰ（⑧⑨⑩⑪に該当しない者）		140円	370円
	⑧低所得者Ⅰ〔重篤な病状又は集中的治療を要する者等（※1）〕		110円	370円
	⑨低所得者Ⅰ（指定難病患者）		110円	0円
	⑩低所得者Ⅰ／老齢福祉年金受給者			
	⑪境界層該当者（※3）			

※1　「重篤な病状又は集中的治療を要する者等」〔「厚生労働大臣が定める者」（平18.9.8告示488）〕とは，①A101療養病棟入院基本料の算定患者であって「基本診療料の施設基準等」の別表第5の2（p.1308）又は別表第5の3（p.1308）に該当する者，②A109有床診療所療養病床入院基本料の算定患者であって「基本診療料の施設基準等」の別表第5の2（p.1308）又は別表第5の3（p.1308）に該当する者，③A308回復期リハビリテーション病棟入院料を算定する患者。

※2　70歳未満の低所得者（住民税非課税／限度額適用区分「オ」）は，70歳以上の「低所得者Ⅱ」に相当。「低所得者Ⅰ」は70歳以上のみに適用される。

※3　負担の低い基準を適用すれば生活保護を必要としない状態になる者。

載する。
2　管理栄養士又は栄養士については氏名及び勤務時間を記載した名簿を提出する。
3　夕食時刻は各病棟で配膳を開始する平均的な時刻を記入する。
4　食堂を使用して適温の食事療養を行っている場合はその方法を記入する。

(編注)　入院時食事療養費について
(1)　標準負担額は医療保険，後期高齢者医療の種別を問わず，定額負担とする。入院時食事療養費より標準負担額を控除した額が保険者より給付される。
　　　標準負担額は，消費税非課税扱いである。
(2)　公費負担医療，労災保険，公害医療については標準負担額の徴収は行わない（公費負担とする）。
　　　公費負担医療：生活保護法，精神保健福祉法，原爆被爆者援護法，特定疾患医療，戦傷病者特別援護法他
　　【備考】①　公費適用の場合は，食事療養費が公費負担の対象となる場合に限られる。
　　　　　②　障害者総合支援法による更生医療，育成医療については標準負担額は患者負担となる。
　　　　　③　地方自治体（都道府県，市町村）で独自に実施する医療費助成事業についての標準負担額の取扱いは，各自治体により異なる。
(3)　有床診療所でも要件を満たす場合は，入院時食事療養（Ⅰ）及び各種加算が算定できる。

〔参考〕　入院時食事療養費について
【標準負担額】
問1　新生児等のミルク及び流動食の場合も通常食事療養費と同じ額の徴収になるのか。
答　貴見の通り。
問2　食事療養費の自己負担徴収時に低所得者が減額認定証の提示を入院時に行わなかった時，又，数ヵ月後若しくは退院後提示した時に医療機関はどのように対処するか（返戻等は行わないでよいのか）。
答　提示時点より減額した金額で徴収する。
　　退院後等に減額認定証の提示があった場合は医療機関ではなく保険者で対処する（差額を患者に償還する）。
問3　入院時食事療養費の低所得者（90日超）の減額対象は，90日を超える分についてか。又は暦月で3ヵ月を超える期間についてか。
答　（減額申請月以前の12月以内の入院日数が）90日を超える場合をいうが，減額認定証により判断する。保険者が申請に基づき，長期入院患者に係る減額認定証を交付する。

【食堂加算】
問4　当院ではデイルームと称し，食事の場，談話の場を各病棟に設けている。食事は給食棟からエレベーターにより各病棟デイルームへ搬送し食堂として利用しているが，食堂加算の対象となるか。
答　面積要件を備えてあれば対象となる。
問5　食堂加算は病棟単位で認められているものか（当院はA棟には患者食堂がなく，B棟のみ食堂がある）。
答　食堂を備えている病棟又は診療所単位で対象となる。
　　ただし，通知の条件を満たしていれば他の病棟との共用も可（食堂の面積がA病棟の病床数とB病棟の病床数の和に0.5m²を乗じた数以上の場合）。なお，食堂の面積には，食堂パントリー等付属部分を含まない。
(編注)　A101療養病棟入院基本料，A312精神療養病棟入院料を算定する病棟にあっては，食堂加算は算定できない。

【特別メニュー】
問6　入院時食事療養費について「算定基準額を超える金額の支払を受けることができる。」とあるが，標準負担額以外に徴収できるものには何があるか。
答　予め特別のメニュー及び金額を示した特別メニューを，患者の希望によって提供した場合，それに要した額の差額を患者から徴収することができる。
問7　特別メニューの料金算定に関して届出の義務はあるか。
答　届出義務はない。
　　特別メニューの食事の提供を行っている保険医療機関は，毎年8月1日現在で，その内容及び料金などを入院時食事療養に関する報告とあわせて地方厚生局長等に報告する。

（平6.9.25　日本病院会ニュースを修正）

〔事務連絡〕　生活療養標準負担額における境界層該当者の取扱いの見直しに係るQ&A
問1　65歳以上の医療療養病床に入院する患者のうち，食費及び居住費について1食100円，1日0円に減額することにより，生活保護を必要としない状態となる者（以下及び別紙表中「境界層該当者」という）であるか否かの判断はどのように行えばよいか。
答　境界層該当者であるか否かの判断に当たっては，福祉事務所長の「限度額適用・標準負担額減額認定該当（境）」と記載された保護申請却下通知書若しくは保護廃止決定通知書又はこれらの写しに健康保険等の事業主，民生委員又は福祉事務所長が原本を証明したものにより行う。
問2　境界層該当者として発行する限度額適用・標準負担額減額認定証の有効期限については，どのようにすべきか。
答　限度額適用・標準負担額減額認定証の有効期限については，翌年度7月末日まで（当該認定を行った日の属する月が4～7月までの場合は当年度の7月末日まで）とする。
問3　従前の境界層措置により低所得Ⅰ若しくはⅡに認定された者は，認定以降，新たな保護申請を行っていない（新たな保護申請却下通知書が交付されていない）限りは，今回の境界層拡大措置の対象とならないのか。
答　新たな申請を行っていない限りは，本通知における境界層該当者とはならない。
問4　（境）の表記にシステムが対応していない場合，適用区分欄は手書き（又は判子等）で記載しても差し支えないか。
答　差し支えない。その際，保険者が正式に加筆を行ったことがわかるよう，保険者は押印等の対応をする。
問5　（国保のみ）70歳未満の被保険者で限度額適用認定証の交付を行わず，食事（生活）療養標準負担額減額認定証の交付のみ行った場合は，境界層該当者である旨はどのように表記すれば良いか。
答　食事（生活）療養標準負担額減額認定証の表面の枠外等に「（境）」の文字を表記する。なお，この場合においても手書き（又は判子等）による表記でも差し支えない。また，保険者が正式に加筆を行ったことがわかるよう，保険者は押印等の対応をする。

（平29.10.6）

告示3 基本診療料の施設基準等

第1	届出の通則	1067
第2	施設基準の通則	1067
第3	初・再診料	1068
1	医科初診料の注7及び注8，医科再診料の注6，外来診療料の注9並びに歯科初診料の注7の時間外加算等に係る時間	1068
1の2	医科初診料の特定妥結率初診料，医科再診料の特定妥結率再診料及び外来診療料の特定妥結率外来診療料	1068
1の3	医科初診料，医科再診料及び外来診療料の情報通信機器を用いた診療に係る施設基準	1069
2	医科初診料及び医科再診料の夜間・早朝等加算	1070
3	医科初診料に係る患者	1070
3の2	医科初診料の機能強化加算	1070
3の3	医科初診料及び医科再診料の外来感染対策向上加算	1071
3の4	医科初診料及び医科再診料の連携強化加算	1074
3の5	医科初診料及び医科再診料のサーベイランス強化加算	1074
3の6	医科初診料及び医科再診料の抗菌薬適正使用体制加算	1074
3の7	医療情報取得加算	1075
3の8	医療DX推進体制整備加算	1075
3の9	医科再診料及び外来診療料の看護師等遠隔診療補助加算	1078
4	医科再診料の外来管理加算に係る検査及び計画的な医学管理	1078
5	時間外対応加算	1078
6	明細書発行体制等加算	1079
7	地域包括診療加算	1079
7の2	認知症地域包括診療加算	1082
8	外来診療料に係る患者	1082
第3の2	入院基本料又は特定入院料を算定せず，短期滞在手術等基本料3を算定する患者	1082
第4	入院診療計画，院内感染防止対策，医療安全管理体制，褥瘡対策，栄養管理体制，意思決定支援及び身体的拘束最小化	1082
1	入院診療計画	1082
2	院内感染防止対策	1082
3	医療安全管理体制	1082
4	褥瘡対策	1083
5	栄養管理体制	1083
6	医科点数表第1章第2部入院料等通則第8号に掲げる基準	1083
7	意思決定支援	1083
8	身体的拘束最小化	1083
❶別紙2，❷2の2，❸2の3	入院診療計画書	1083
❹別紙3	褥瘡対策に関する診療計画書（1）	1086
❺別紙3	褥瘡対策に関する診療計画書（2）	1087
❻別紙23	栄養管理計画書	1088
第5	病院の入院基本料	1089
1	通則	1089
2	一般病棟入院基本料	1089
3	療養病棟入院基本料	1091
4	結核病棟入院基本料	1093
4の2	精神病棟入院基本料	1094
5	特定機能病院入院基本料	1095
6	専門病院入院基本料	1097
7	障害者施設等入院基本料	1099
❼別紙4	平均在院日数の算定方法	1119
❽別紙5	看護要員の配置状況（例）	1120
❾別紙6	入院基本料に係る看護記録	1120
❿別紙7	一般病棟用の重症度，医療・看護必要度Ⅰに係る評価票／一般病棟用の重症度，医療・看護必要度Ⅱに係る評価票	1121
⓫別紙8	医療区分・ADL区分等に係る評価票　評価の手引き	1127
⓬別紙8の2	医療区分・ADL区分等に係る評価票（療養病棟入院基本料）	1133
⓭別紙12	認知症高齢者の日常生活自立度判定基準	1136
⓮別紙13	障害老人の日常生活自立度（寝たきり度）判定基準	1136
第6	診療所の入院基本料	1137
1	通則	1137
2	有床診療所入院基本料	1137
3	有床診療所療養病床入院基本料	1138
⓯別紙8の3	医療区分・ADL区分等に係る評価票（有床診療所療養病床入院基本料）	1141
第8	入院基本料等加算	1144
1	総合入院体制加算	1144
1の2	急性期充実体制加算	1150
6	臨床研修病院入院診療加算	1153
6の2	救急医療管理加算	1154
6の3	超急性期脳卒中加算	1155
6の4	妊産婦緊急搬送入院加算	1155
6の5	在宅患者緊急入院診療加算に規定するもの	1156
6の6	在宅患者緊急入院診療加算に規定する疾病等	1156
7	診療録管理体制加算	1156
7の2	医師事務作業補助体制加算	1158
7の3	急性期看護補助体制加算	1161
7の4	看護職員夜間配置加算	1165
8	難病患者等入院診療加算に規定する疾患及び状態	1167
9	特殊疾患入院施設管理加算	1167
10	超重症児（者）入院診療加算・準超重症児（者）入院診療加算の対象患者の状態	1167
⓰別紙14	超重症児（者）・準超重症児（者）の判定基準	1168
12	看護配置加算	1168
13	看護補助加算	1168
14	地域加算に係る地域	1170
18	離島加算に係る地域	1170
【通知】	療養環境加算	1170
19	重症者等療養環境特別加算	1171
20	療養病棟療養環境加算	1171
20の2	療養病棟療養環境改善加算	1171
21	診療所療養病床療養環境加算	1172
21の2	診療所療養病床療養環境改善加算	1172
21の3	無菌治療室管理加算	1172
21の4	放射線治療病室管理加算	1173
22	重症皮膚潰瘍管理加算	1173
23	緩和ケア診療加算	1174
23の2	有床診療所緩和ケア診療加算	1176
23の3	小児緩和ケア診療加算	1176
24	精神科応急入院施設管理加算	1177
25	精神病棟入院時医学管理加算	1178
25の2	精神科地域移行実施加算	1178
25の3	精神科身体合併症管理加算	1179
25の4	精神科リエゾンチーム加算	1179
26	強度行動障害入院医療管理加算	1180
⓱別紙14の2	強度行動障害児（者）の医療度判定基準	1180
26の2	依存症入院医療管理加算	1181
26の3	摂食障害入院医療管理加算	1182
27	がん拠点病院加算	1182
27の2	リハビリテーション・栄養・口腔連携体制加算	1183
28	栄養サポートチーム加算	1184
29	医療安全対策加算	1186
29の2	感染対策向上加算	1187
⓲別紙24	感染対策向上加算1チェック項目表	1190
29の3	患者サポート体制充実加算	1195
29の4	重症患者初期支援充実加算	1197
29の5	報告書管理体制加算	1197
30	褥瘡ハイリスク患者ケア加算	1198
31	ハイリスク妊娠管理加算	1199
32	ハイリスク分娩等管理加算	1199
⓳別紙16	褥瘡リスクアセスメント票・褥瘡予防治療計画書	1199
33の6	精神科救急搬送患者地域連携紹介加算	1200
33の7	精神科救急搬送患者地域連携受入加算	1200

告示③ 基本診療料の施設基準等〔第2 施設基準の通則〕 1067

35の2 呼吸ケアチーム加算 ……1200	度，医療・看護必要度に係る評価票 ……1235	15の3 児童・思春期精神科入院医療管理料 ……1288
35の2の2 術後疼痛管理チーム加算 ……1201	5 脳卒中ケアユニット入院医療管理料 ……1240	16 精神療養病棟入院料 ……1289
35の3 後発医薬品使用体制加算 1202	5の2 小児特定集中治療室管理料 ……1242	18 認知症治療病棟入院料 ……1291
35の3の2 バイオ後続品使用体制加算 ……1203	6 新生児特定集中治療室管理料 1243	18の2 精神科地域包括ケア病棟入院料 ……1293
35の4 病棟薬剤業務実施加算 ……1204	6の1の2 新生児特定集中治療室重症児対応体制強化管理料 ……1244	19 特定一般病棟入院料 ……1295
35の5 データ提出加算 ……1206	6の2 総合周産期特定集中治療室管理料 ……1245	20 地域移行機能強化病棟入院料 ……1298
35の6 入退院支援加算 ……1207	6の3 新生児治療回復室入院医療管理料 ……1246	21 特定機能病院リハビリテーション病棟入院料 ……1300
35の6の2 精神科入退院支援加算 ……1210	6の4 地域包括医療病棟入院料 ……1247	第10 短期滞在手術等基本料 ……1302
35の6の3 医療的ケア児（者）入院前支援加算 ……1211	7 一類感染症患者入院医療管理料 ……1253	1 通則 ……1302
⑳別紙14の3 医療的ケア判定スコア表 ……1212	8 特殊疾患入院医療管理料 ……1253	2 短期滞在手術等基本料1 ……1302
35の7 認知症ケア加算 ……1211	9 小児入院医療管理料 ……1254	3 厚生労働大臣が定める保険医療機関 ……1303
35の7の2 せん妄ハイリスク患者ケア加算 ……1214	10 回復期リハビリテーション病棟入院料 ……1258	4 短期滞在手術等基本料の注5の除外薬剤・注射薬 ……1303
35の8 精神疾患診療体制加算 ……1215	㉓別紙19 リハビリテーション総合実施計画書 ……1260	第11 経過措置 ……1303
35の9 精神科急性期医師配置加算 ……1215	㉔別紙20 リハビリテーション総合実施計画書 ……1262	別表第2 ～ 別表第15 …1306～1314
35の10 排尿自立支援加算 ……1216	㉕別紙21 日常生活機能評価票 ……1267	通知 基本診療料の施設基準等及びその届出に関する手続きの取扱いについて
35の11 地域医療体制確保加算 ……1216	11の2 地域包括ケア病棟入院料 ……1270	第1 基本診療料の施設基準等 ……1314
35の12 協力対象施設入所者入院加算 ……1217	12 特殊疾患病棟入院料 ……1279	第2 届出に関する手続き ……1315
第9 特定入院料 ……1218	13 緩和ケア病棟入院料 ……1280	第3 届出受理後の措置等 ……1317
1 通則 ……1218	14 精神科救急急性期医療入院料 ……1282	第4 経過措置等 ……1318
2 救命救急入院料 ……1219	15 精神科急性期治療病棟入院料 1285	
3 特定集中治療室管理料 ……1224	15の2 精神科救急・合併症入院料 ……1286	【通知】認知症治療病棟の施設基準の運用について ……1322
㉑別紙17 特定集中治療室用の重症度，医療・看護必要度に係る評価票 ……1231		
4 ハイケアユニット入院医療管理料 ……1233		
㉒別紙18 ハイケアユニット用の重		

（編注）「基本診療料の施設基準等」の告示（紫色・黄色囲みの部分）の直下に関連通知（令6保医発0305・5）を掲載しています。届出については，後掲「基本診療料の施設基準等及びその届出に関する手続の取扱いについて」（通知）(p.1314)を参照してください。

●厚生労働省告示第62号

(平20.3.5)（改定：告示58,令6.3.5）

診療報酬の算定方法（平成20年厚生労働省告示第59号）の規定に基づき，基本診療料の施設基準等の一部を改正する告示を次のように定める。

基本診療料の施設基準等

第1 届出の通則

1 保険医療機関〔健康保険法（大正11年法律第70号）第63条第3項第1号に規定する保険医療機関をいう。以下同じ〕は，第2から第10までに規定する施設基準に従い，適正に届出を行わなければならないこと。
2 保険医療機関は，届出を行った後に，当該届出に係る内容と異なる事情が生じた場合には，速やかに届出の内容の変更を行わなければならないこと。
3 届出の内容又は届出の変更の内容が第2から第10までに規定する施設基準に適合しない場合には，当該届出又は届出の変更は無効であること。
4 届出については，届出を行う保険医療機関の所在地を管轄する地方厚生局又は地方厚生支局長（以下「地方厚生局長等」という）に対して行うこと。ただし，当該所在地を管轄する地方厚生局又は地方厚生支局の分室がある場合には，当該分室を経由して行うこととする。

第2 施設基準の通則

1 地方厚生局長等に対して当該届出を行う前6月間において当該届出に係る事項に関し，不正又は不当な届出（法令の規定に基づくものに限る）を行ったことがないこと。
2 地方厚生局長等に対して当該届出を行う前6月間において療担規則及び薬担規則並びに療担基準に基づき厚生労働大臣が定める掲示事項等（平成18年厚生労働省告示第107号）第3に規定する基準に違反したことがなく，かつ現に違反していないこと。
3 地方厚生局長等に対して当該届出を行う前6月間において，健康保険法第78条第1項及び高齢者の医療の確保に関する法律（昭和57年法律第80号。以下「高齢者医療確保法」という）第72条第1項の規定に基づく検査等の結果，診療内容又は診療報酬の請求

に関し，不正又は不当な行為が認められたことがないこと。
4　地方厚生局長等に対して当該届出を行う時点において，厚生労働大臣の定める入院患者数の基準及び医師等の員数の基準並びに入院基本料の算定方法（平成18年厚生労働省告示第104号）（※告示5, p.1519）に規定する入院患者数の基準に該当する保険医療機関又は医師等の員数の基準に該当する保険医療機関でないこと。

事務連絡　問1　週3日以上かつ週22時間以上の勤務を行っている複数の非常勤職員を組み合わせた常勤換算による配置が可能である項目について，週3日以上かつ週22時間以上の隔週勤務者を組み合わせてもよいか。
答　隔週勤務者は常勤換算の対象にならない。

問2　安全管理の責任者等で構成される委員会，院内感染防止対策委員会及び医療安全対策加算に規定するカンファレンスについて，対面によらない方法でも開催可能とするとされたが，具体的にはどのような実施方法が可能か。
答　例えば，書面による会議や，予備審議事項を配布しメール等で採決をとる方法，電子掲示板を利用する方法が可能である。ただし，議事について，構成員が閲覧したことを確認でき，かつ，構成員の間で意見を共有できる方法であること。　　　　　　　　　　　　　　　　　（令2.3.31）

問3　外来における常勤医師の要件で，「常勤」の定義は何か。
答　原則として，各医療機関で作成する就業規則において定められた医師の勤務時間の全てを勤務する医師を指す。なお，常時10人以上の従業員を使用する医療機関の使用者は，労働基準法第89条の規定により，就業規則を作成しなければならない。

問4　週3日以上常態として勤務しており，かつ，所定労働時間が週22時間以上の勤務を行っている非常勤職員を常勤換算する場合については，換算する分母は当該保険医療機関の常勤職員の所定労働時間としてよいか。
答　そのとおり。　　　　　　　　　　　（平30.3.30，一部修正）

問5　カンファレンス等の実施について，複数のカンファレンス等を同時に実施することは可能か。
答　それぞれの要件を満たしていれば可能である。ただし，実施の記録の管理を適切に行うこと。

問6　オンライン会議システムやe-learning形式等を活用し，研修を実施することは可能か。
答　可能。なお，オンライン会議システム，動画配信やe-learning形式を活用して研修を実施する場合は，それぞれ以下の点に留意する。

＜オンライン会議システムを活用した実施に係る留意点＞
○　出席状況の確認（例）
・受講生は原則として，カメラをオンにし，講義中，事務局がランダムな時間でスクリーンショットを実施し，出席状況を確認する。
・講義中，講師等がランダムにキーワードを表示し，受講生に研修終了後等にキーワードを事務局に提出させる。
○　双方向コミュニケーション・演習方法（例）
・受講生からの質問等については，チャットシステムや音声発信を活用する。
・ブレイクアウトルーム機能を活用してグループごとに演習を実施後，全体の場に戻って受講生に検討内容を発表させる。
○　理解度の確認（例）
・確認テストを実施し，課題を提出させる。

＜動画配信又はe-learning形式による実施に係る留意点＞
○　研修時間の確保・進捗の管理（例）
・主催者側が，受講生の学習時間，進捗状況，テスト結果を把握する。
・早送り再生を不可とし，全講義の動画を視聴しなければレポート提出ができないようにシステムを構築する。
○　双方向コミュニケーション（例）
・質問を受け付け，適宜講師に回答を求めるとともに，質問・回答について講習会のWebページに掲載する。
・演習を要件とする研修については，オンライン会議システムと組み合わせて実施する。
○　理解度の把握（例）
・読み飛ばし防止と理解度の確認のため，講座ごとに知識習得確認テストを設定する。　　　　　　　　　　　　　　（令4.3.31）

参考　保険医療機関における禁煙の取扱い
問　施設基準により敷地内禁煙とされている場合であっても，改正健康増進法に基づき屋外に喫煙場所を設置することが認められるか。
答　精神病棟入院基本料，緩和ケア病棟入院料，精神科救急入院料，精神科急性期治療病棟入院料，精神科救急・合併症入院料，精神療養病棟入院料，地域移行機能強化病棟入院料を算定している病棟を有する場合を除き，認められない。
　　　　　　　　　　　　　　　　　（令2.4.1全国保険医団体連合会）

第3　初・再診料の施設基準等

1　医科初診料の注7及び注8，医科再診料の注6，外来診療料の注9並びに歯科初診料の注7の時間外加算等に係る厚生労働大臣が定める時間

　当該地域において一般の保険医療機関がおおむね診療応需の態勢を解除した後，翌日に診療応需の態勢を再開するまでの時間〔深夜（午後10時から午前6時までの時間をいう）及び休日を除く〕

1の2　医科初診料の特定妥結率初診料，医科再診料の特定妥結率再診料及び外来診療料の特定妥結率外来診療料の施設基準

　次のいずれかに該当する保険医療機関であること。
(1)　当該保険医療機関における医療用医薬品の取引価格の妥結率〔診療報酬の算定方法（平成20年厚生労働省告示第59号）別表第1医科診療報酬点数表（以下「医科点数表」という）の初診料の注4に規定する医療用医薬品の取引価格の妥結率をいう。以下同じ〕が5割以下であること。
(2)　当該保険医療機関における医療用医薬品の取引価格の妥結率並びに医療用医薬品の取引に係る状況及び流通改善に関する取組に係る状況について，地方厚生局長等に報告していない保険医療機関であること。

→　特定妥結率初診料，特定妥結率再診料及び特定妥結率外来診療料
1　保険医療機関と卸売販売業者との価格交渉においては，厚生労働省「医療用医薬品の流通改善に向けて流通関係者が遵守すべきガイドライン」（以下「流通改善ガイドライン」という）に基づき，原則として全ての品目について単品単価契約とすることが望ましいこと，個々の医薬品の価値を無視した値引き交渉，医薬品の安定供給や卸売業者の経営に影響を及ぼすような流通コストを全く考慮しない値引き交渉を慎むこと等に留意するとともに，医薬品価格調査の信頼性を確保する観点から，妥結率，医療用医薬品の取引に係る状況及び流通改善に関する取組状況を報告すること等について規定しているものであり，具体的な取扱いについては以下のとおりとする。なお，医薬品取引に係る契約書の写し等の資料については適切に保管している。
(1)　妥結率の報告における妥結とは，取引価格が決定しているものであり，契約書等の遡及条項により，取引価格が遡及し変更することが可能な場合には未妥結とする。また，取引価格は決定したが，支払期間が決定しないなど，取引価格に影響しない契約事項が未決定の場合は妥結とする。

※ 妥結率の計算については，下記のとおりとする。

妥結率＝卸売販売業者〔医薬品，医療機器等の品質，有効性及び安全性の確保等に関する法律（昭和35年法律第145号。以下「医薬品医療機器等法」という）第34条第3項に規定する卸売販売業者をいう。以下同じ〕と当該保険医療機関との間での取引価格が定められた医療用医薬品の薬価総額（各医療用医薬品の規格単位数量×薬価を合算したもの）／当該保険医療機関において購入された医療用医薬品の薬価総額

(2) 医療用医薬品の取引に係る状況とは，前年度における価格交渉及び妥結価格についての状況をいう。
(3) 流通改善に関する取組状況とは，流通改善ガイドラインにおいて，卸売販売業者との保険医療機関・保険薬局との関係において留意する事項とされている，単品単価契約の推進，個々の医薬品の価値に基づいた価格交渉の推進，価格交渉の頻度の改善等の取組について，当該医療機関における状況を報告するものである。

2 妥結率，医療用医薬品の取引に係る状況及び流通改善に関する取組状況について，別添7（→Web版）の様式2の4により，毎年10月1日から11月末日までに，同年4月1日から9月30日までの期間における実績を地方厚生（支）局長へ報告することとし，11月末日までの報告に基づく特定妥結率初診料，特定妥結率再診料及び特定妥結率外来診療料は，12月1日から翌年11月末日まで適用する。

事務連絡【妥結率等に係る報告】

問1 「基本診療料の施設基準等及びその届出に関する手続きの取扱い」（令和6年保医発0305第5号）に掲げる様式2の4及び「特掲診療料の施設基準等及びその届出に関する手続きの取扱い」（令和6年保医発0305第6号。以下「特掲診療料施設基準通知」という）に掲げる様式85（以下，特段の指定がない場合は同様の様式を指す）の各設問において該当する項目が複数ある場合は，全てを選択することでよいか。

答 該当する項目が複数ある場合は，全て選択する。

問2 様式85の「同一グループの保険薬局数」の「同一グループ」はどの範囲まで属している会社が該当するのか。

答 特掲診療料施設基準通知の第88の2における「調剤基本料2の施設基準に関する留意点」の(6)の規定により判断する。

問3 設問2の(1)にある「価格交渉を代行する者」について，記載上の注意の7に「医療用医薬品の共同購買サービスを提供する事業者，医療機関や薬局に代わり卸売販売業者との価格交渉を行う事業者等」とあるが，具体的にはどのような事業者が該当するのか。

答 「価格交渉を代行する者」の該当性については，以下により判断する。

なお，判断について疑義が生じる場合は，厚生労働省が設置している流通改善ガイドラインの相談窓口に照会する。

○価格交渉を代行する者の該当性

事業者が次のいずれかに該当する場合，「価格交渉を代行する者」とする。なお「同一グループ」とは問2のとおりであるが，これに該当しない場合は「別グループ」という。

1. 医薬品卸と医療機関及び薬局（以下「医療機関等」という）の価格交渉において，事業者が医療機関等に代わって医薬品卸と価格交渉を行う場合であって，医療機関等と事業者が別グループの場合（事業者と同一グループの医療機関・薬局分と別グループの医療機関・薬局分をあわせて価格交渉する場合も含む）。

ただし，事業者が医薬品卸と直接価格交渉せず，医療機関等と医薬品卸の交渉の場に同席するなど，価格交渉に間接的に関与している場合も価格交渉を代行していることに含まれるが，ベンチマークなど価格交渉に影響を与えるデータの提供のみを行う場合は含まれない。

2. 医療機関等と別グループの事業者が大半の医療用医薬品（歯科用医薬品は除く）を製薬企業から購入せず，医薬品卸から購入し，医療機関等に販売している場合，又は医療機関等と別グループの事業者が，医薬品卸と価格交渉し，医療機関等からの代金回収と医薬品卸への代金支払いを行うが，医薬品卸への発注や医療機関等からの受注が当該事業者を介さず，医薬品卸と医療機関で直接行われる場合（事業者と同一グループの医療機関・薬局分と別グループの医療機関・薬局分をあわせて購入又は代金の回収や支払いをする場合も含む）。

問4 設問2の(2)のイにある「年間での契約ではないが，前年度の上半期と下半期の妥結価格は同程度」とは，どのように解釈すべきか。

答 医薬品の価値の変動による妥結価格の変更等を除き，前年度の上半期の乖離率と比較して，下半期の乖離率に変動がなかった場合は，当該事項を選択する。

問5 設問3の(1)における単品単価交渉について，記載上の注意の4に「他の医薬品の価格の影響を受けず，地域差や個々の取引条件等により生じる安定供給に必要なコストを踏まえ，取引先と個別品目ごとに取引価格を決める交渉をいう」とあるが，例えば，取引先と個別品目ごとに取引価格を決めていたとしても，これに該当しない交渉はあるか。

答 取引先と個別品目ごとに取引価格を決めていたとしても，例えば，以下については，単品単価交渉に該当しないと考えられる。

・総価値引率を用いた交渉
・全国最低価格に類する価格をベンチマークとして用いた交渉
・ベンチマークを用いた交渉の内，配送コストなどの地域差及び購入金額，支払条件，返品，急配等の取引条件を考慮していない単価をベンチマークとし，当該価格で決定する一方的な交渉
・法人格・個人事業主が異なる加盟施設との取引価格の交渉を一括して受託する業者の価格交渉について，加盟施設ごとの地域差や取引条件等を考慮しない取引価格での交渉や加盟施設の確認が行われない交渉

問6 設問3の(1)にある「新薬創出等加算品目について単品単価交渉を行っている」について，例えば，1品目の新薬創出等加算品目のみ単品単価交渉を行っている保険医療機関又は保険薬局は該当するか。

答 取引する複数の新薬創出等加算品目の内，単品単価交渉をした新薬創出等加算品目が1品目のみの場合や，取引している全ての新薬創出等加算品目数に対して，単品単価交渉で取引された品目の割合が低い場合は該当しない。判断について疑義が生じる場合は，厚生労働省が設置している流通改善ガイドラインの相談窓口に照会する。

問7 設問3の(3)にある「医薬品の価値に変動がある場合」とはどのような場合が該当するのか。

答 「医薬品の価値に変動がある場合」とは，例えば，期中において薬価改定があった場合が該当する。なお，購入者側の都合で妥結価格を変更する場合はこれに該当しない。

問8 設問3の(4)にある「原則として全ての品目について単品単価交渉を行っていること」とはどのように解釈すべきか。

答 全ての品目について単品単価交渉を行っている場合は，当該事項を選択する。なお，判断について疑義が生じる場合は，厚生労働省が設置している流通改善ガイドラインの相談窓口に照会する。

（令6.11.5）

1の3　医科初診料，医科再診料及び外来診療料の情報通信機器を用いた診療に係る施設基準

情報通信機器を用いた診療を行うにつき十分な体制が整備されていること。

→ 情報通信機器を用いた診療に係る施設基準

(1) 情報通信機器を用いた診療を行うにつき十分な体制が整備されているものとして，以下のア～エを満たす。

　ア　保険医療機関外で診療を実施することがあらかじめ想定される場合においては，実施場所が厚生労働省「オンライン診療の適切な実施に関する指針」（以下「オンライン指針」という）に該当しており，事後的に確認が可能

である。
  イ 対面診療を適切に組み合わせて行うことが求められていることを踏まえて,対面診療を提供できる体制を有する。
  ウ 患者の状況によって当該保険医療機関において対面診療を提供することが困難な場合に,他の保険医療機関と連携して対応できる。
  エ 情報通信機器を用いた診療の初診において向精神薬の処方は行わないことを当該保険医療機関のホームページ等に掲示している。
(2) オンライン指針に沿って診療を行う体制を有する保険医療機関である。

【届出に関する事項】
(1) 情報通信機器を用いた診療に係る施設基準に係る届出は,別添7(→Web 版)の様式1を用いる。
(2) 毎年8月において,前年度における情報通信機器を用いた診療実施状況及び診療の件数について,別添7の様式1の2により届け出る。

2 医科初診料及び医科再診料の夜間・早朝等加算の施設基準

1週当たりの診療時間が30時間以上であること。

→ 夜間・早朝等加算に関する施設基準等
(1) 1週間当たりの表示診療時間の合計が30時間以上の診療所である保険医療機関である。なお,一定の決まった日又は決まった時間に行われる訪問診療の時間については,その実施する時間を表示している場合に限り,1週間当たりの表示診療時間に含めて差し支えない。
(2) (1)の規定にかかわらず,概ね月1回以上,当該診療所の保険医が,客観的に深夜における救急医療の確保のために診療を行っていると認められる次に掲げる保険医療機関に赴き夜間・休日の診療に協力している場合は,1週間当たりの表示診療時間の合計が27時間以上でよい。また,当該診療所が次のイ及びウの保険医療機関である場合も同様に取り扱う。
  ア 地域医療支援病院(医療法第4条第1項に規定する地域医療支援病院)
  イ 救急病院等を定める省令(昭和39年厚生省令第8号)に基づき認定された救急病院又は救急診療所
  ウ 「救急医療対策の整備事業について(昭和52年医発第692号)」に規定された保険医療機関又は地方自治体等の実施する救急医療対策事業の一環として位置づけられている保険医療機関
(3) (1)及び(2)の規定にかかわらず,表示診療時間とされる場合であって,当該診療所が常態として医師が不在となる時間(訪問診療に要する時間を除く)は,1週間当たりの表示診療時間の合計に含めない。
(4) 診療時間については,当該保険医療機関の建造物の外部かつ敷地内に表示し,診療可能な時間を地域に周知している。なお,当該保険医療機関が建造物の一部を用いて開設されている場合は,当該保険医療機関の外部に表示している。

【届出に関する事項】 夜間・早朝等加算の施設基準に係る取扱いについては,当該基準を満たしていればよく,特に地方厚生(支)局長に対して,届出を行う必要はない。

3 医科初診料に係る厚生労働大臣が定める患者

他の病院又は診療所等からの文書による紹介がない患者(緊急その他やむを得ない事情があるものを除く)

3の2 医科初診料の機能強化加算の施設基準

(1) 適切な受診につながるような助言及び指導を行うこと等,質の高い診療機能を有する体制が整備されていること。
(2) 次のいずれかに係る届出を行っていること。
  イ A001の注12に規定する地域包括診療加算
  ロ B001-2-9地域包括診療料
  ハ B001-2-11小児かかりつけ診療料
  ニ C002在宅時医学総合管理料〔在宅療養支援診療所(B004退院時共同指導料1に規定する在宅療養支援診療所をいう。以下同じ)又は在宅療養支援病院(C000往診料の注1に規定する在宅療養支援病院をいう。以下同じ)に限る〕
  ホ C002-2施設入居時等医学総合管理料(在宅療養支援診療所又は在宅療養支援病院に限る)
(3) 地域において包括的な診療を担う医療機関であることについて,当該保険医療機関の見やすい場所及びホームページ等に掲示する等の取組を行っていること。

→ 機能強化加算に関する施設基準
次のいずれにも該当する。
(1) 診療所又は許可病床数が200床未満の病院である。
(2) 次のいずれかを満たしている。
  ア A001の「注12」に規定する地域包括診療加算1に係る届出を行っている保険医療機関である。
  イ 以下のいずれも満たすものである。
    (イ) A001の「注12」に規定する地域包括診療加算2に係る届出を行っている保険医療機関である。
    (ロ) 直近1年間において,次のいずれかを満たしている。
      ① A001の「注12」に規定する地域包括診療加算2を算定した患者が3人以上
      ② C001在宅患者訪問診療料(Ⅰ)の「1」,C001-2在宅患者訪問診療料(Ⅱ)(「注1」のイの場合に限る)又はC000往診料を算定した患者の数の合計が3人以上
  ウ B001-2-9地域包括診療料1に係る届出を行っている保険医療機関である。
  エ 以下のいずれも満たすものである。
    (イ) B001-2-9地域包括診療料2に係る届出を行っている保険医療機関である。
    (ロ) 直近1年間において,次のいずれかを満たしている。
      ① B001-2-9地域包括診療料2を算定した患者が3人以上
      ② C001在宅患者訪問診療料(Ⅰ)の「1」,C001-2在宅患者訪問診療料(Ⅱ)(「注1」のイの場合に限る)又はC000往診料を算定した患者の数の合計が3人以上
  オ B001-2-11小児かかりつけ診療料1又は2に係る届出を行っている保険医療機関である。
  カ C002在宅時医学総合管理料又はC002-2施設入居時等医学総合管理料に係る届出を行っている保険医療機関であって,「特掲診療料の施設基準等及びその届出に関する手続きの取扱いについて」(令和6年3月5日保医発0305第5号。以下「特掲診療料施設基準通知」という)の別添1の第9在宅療養支援診療所の1(1)若しくは(2)に該当する診療所又は第14の2在宅療養支援病院の1(1)若しくは(2)に該当する病院である。
  キ C002在宅時医学総合管理料又はC002-2施設入居時等医学総合管理料に係る届出を行っている保険医療機関であって,特掲診療料施設基準通知の別添1の第9在宅療養支援診療所の1(3)に該当する診療所並びに第14の2在宅療養支援病院の1(3)に該当する病院であり,以下のいずれかを満たしている。
    (イ) 第9在宅療養支援診療所の1(3)に該当する診療所であって,以下のいずれかを満たしている。なお,緊急の往診の実績及び在宅における看取りの実績等の取扱

いについては，第9在宅療養支援診療所と同様である。
① 第9在宅療養支援診療所の1(1)コに掲げる過去1年間の緊急の往診の実績が3件以上
② 第9在宅療養支援診療所の1(1)サに掲げる過去1年間の在宅における看取りの実績が1件以上又は過去1年間の15歳未満の超重症児及び準超重症児に対する在宅医療の実績が1件以上
(ロ) 第14の2在宅療養支援病院の1(3)に該当する病院であって，以下のいずれかを満たしている。なお，緊急の往診の実績及び在宅における看取りの実績等の取扱いについては，第14の2在宅療養支援病院と同様である。
① 第14の2在宅療養支援病院の1(1)シ①に掲げる過去1年間の緊急の往診の実績又は1(1)シ②に掲げる在宅療養支援診療所等からの要請により患者の緊急受入を行った実績の合計が直近1年間で3件以上
② 第14の2在宅療養支援病院の1(1)スに掲げる過去1年間の在宅における看取りの実績が1件以上又は過去1年間の15歳未満の超重症児及び準超重症児に対する在宅医療の実績が1件以上

(3) 地域における保健・福祉・行政サービス等に係る対応として，以下のいずれかを行っている常勤の医師を配置している。
ア 介護保険制度の利用等に関する相談への対応及び要介護認定に係る主治医意見書の作成を行っている。
イ 警察医として協力している。
ウ 母子保健法（昭和40年法律第141号）第12条及び第13条に規定する乳幼児の健康診査（市町村を実施主体とする1歳6か月，3歳児等の乳幼児の健康診査）を実施している。
エ 予防接種法（昭和23年法律第68号）第5条第1項に規定する予防接種（定期予防接種）を実施している。
オ 幼稚園の園医，保育所の嘱託医又は小学校，中学校若しくは高等学校の学校医に就任している。
カ 「地域包括支援センターの設置運営について」（平成18年10月18日付老計発1018001号・老振発1018001号・老老発1018001号厚生労働省老健局計画課長・振興課長・老人保健課長通知）に規定する地域ケア会議に出席している。
キ 通いの場や講演会等の市町村が行う一般介護予防事業に協力している。

(4) 地域におけるかかりつけ医機能として，必要に応じ，以下のアからオの対応を行っている。また，当該対応を行っていることについて当該保険医療機関の見やすい場所及びホームページ等に掲示している。
ア 患者が受診している他の医療機関及び処方されている医薬品を把握し，必要な服薬管理を行う。
イ 専門医師又は専門医療機関への紹介を行う。
ウ 健康診断の結果等の健康管理に係る相談に応じる。
エ 保健・福祉サービスに関する相談に応じる。
オ 診療時間外を含む，緊急時の対応方法等に係る情報提供を行う。
また，医療機能情報提供制度を利用してかかりつけ医機能を有する医療機関等の地域の医療機関を検索できることを，当該医療機関の見やすい場所に掲示している。

(5) (4)に基づき掲示している内容を記載した文書を当該保険医療機関内の見やすい場所に置き，患者が持ち帰ることができるようにする。また，患者の求めがあった場合には，当該文書を交付する。

【届出に関する事項】 機能強化加算の施設基準に係る届出は，別添7（→Web版）の様式1の3を用いる。

事務連絡 問 施設基準の「地域におけるかかりつけ医機能」として，健康診断の結果等の健康管理に係る相談，保健・福祉サービスに関する相談及び夜間・休日の問い合わせへの対応を行っている医療機関であることを，「当該医療機関の見やすい場所及びホームページ等に掲示している」について，当該対応の対象は，当該医療機関を継続的に受診している患者であり，当該保険医療機関において地域包括診療加算，地域包括診療料，小児かかりつけ診療料，在宅時医学総合管理料又は施設入居時等医学総合管理料の算定を行っている患者に限定されない，という理解でよいか。
答 よい。
（平30.7.10, 一部修正）

3の3　医科初診料及び医科再診料の外来感染対策向上加算の施設基準

(1) 専任の院内感染管理者が配置されていること。
(2) 当該保険医療機関内に感染防止対策部門を設置し，組織的に感染防止対策を実施する体制及び感染症の患者を適切に診療する体制が整備されていること。
(3) 感染防止対策につき，感染対策向上加算1に係る届出を行っている保険医療機関等と連携していること。

→ 外来感染対策向上加算に関する施設基準
次のいずれにも該当する。
(1) 診療所である。
(2) 感染防止に係る部門（以下「感染防止対策部門」という）を設置している。ただし，別添3の第20の1の(1)イに規定する医療安全対策加算に係る医療安全管理部門をもって感染防止対策部門としても差し支えない。
(3) 感染防止対策部門内に，専任の医師，看護師又は薬剤師その他の医療有資格者が院内感染管理者として配置されており，感染防止に係る日常業務を行う。なお，当該職員は別添3の第20の1の(1)アに規定する医療安全対策加算に係る医療安全管理者とは兼任できないが，医科点数表第1章第2部「通則7」に規定する院内感染防止対策に掲げる業務は行うことができる。
(4) 感染防止対策の業務指針及び院内感染管理者の具体的な業務内容が整備されている。
(5) (3)の院内感染管理者により，最新のエビデンスに基づき，自施設の実情に合わせた標準予防策，感染経路別予防策，職業感染予防策，疾患別感染対策，洗浄・消毒・滅菌，抗菌薬適正使用等の内容を盛り込んだ手順書（マニュアル）を作成し，各部署に配布している。
(6) (3)の院内感染管理者により，職員を対象として，少なくとも年2回程度，定期的に院内感染対策に関する研修を行っている。なお，当該研修は別添2の第1の3の(5)に規定する安全管理の体制確保のための職員研修とは別に行う。
(7) (3)の院内感染管理者は，少なくとも年2回程度，感染対策向上加算1に係る届出を行った医療機関又は地域の医師会が定期的に主催する院内感染対策に関するカンファレンスに参加している。なお，感染対策向上加算1に係る届出を行った複数の医療機関と連携する場合は，当該複数の医療機関が開催するカンファレンスに，それぞれ少なくとも年1回参加し，合わせて年2回以上参加している。また，感染対策向上加算1に係る届出を行った医療機関又は地域の医師会が主催する，新興感染症の発生等を想定した訓練については，少なくとも年1回以上参加している。
(8) (7)に規定するカンファレンスは，ビデオ通話が可能な機器を用いて実施しても差し支えない。
(9) 院内の抗菌薬の適正使用について，連携する感染対策向上加算1に係る届出を行った医療機関又は地域の医師会から助言を受ける。また，細菌学的検査を外部委託している場合は，薬剤感受性検査に関する詳細な契約内容を確認し，検査体制を整えておくなど，「中小病院における薬剤耐性菌アウトブレイク対応ガイダンス」に沿った対応を行っている。
(10) (3)の院内感染管理者により，1週間に1回程度，定期的に院内を巡回し，院内感染事例の把握を行うとともに，院内感染防止対策の実施状況の把握・指導を行う。
(11) 当該保険医療機関の見やすい場所に，院内感染防止対策に関する取組事項を掲示している。

⑿　当該保険医療機関の外来において，受診歴の有無に関わらず，発熱その他感染症を疑わせるような症状を呈する患者の受入れを行う旨を公表し，受入れを行うために必要な感染防止対策として，空間的・時間的分離により発熱患者等の動線を分ける等の対応を行う体制を有している。
⒀　感染症法第38条第2項の規定に基づき都道府県知事の指定を受けている第二種協定指定医療機関〔同法第36条の2第1項の規定による通知（同項第2号に掲げる措置をその内容に含むものに限る）又は医療措置協定（同号に掲げる措置をその内容に含むものに限る）に基づく措置を講ずる医療機関に限る〕である。
⒁　新興感染症の発生時等に，発熱患者等の診療を実施することを念頭に，発熱患者等の動線を分けることができる体制を有する。
⒂　厚生労働省健康局結核感染症課「抗微生物薬適正使用の手引き」を参考に，抗菌薬の適正な使用の推進に資する取組を行っている。
⒃　新興感染症の発生時や院内アウトブレイクの発生時等の有事の際の対応を想定した地域連携に係る体制について，連携する感染対策向上加算1に係る届出を行った他の保険医療機関等とあらかじめ協議されている。
⒄　感染症から回復した患者の罹患後症状が持続している場合に，当該患者の診療について必要に応じて精密検査が可能な体制又は専門医への紹介が可能な連携体制を有していることが望ましい。
⒅　A234-2感染対策向上加算に係る届出を行っていない保険医療機関である。
【届出に関する事項】
⑴　外来感染対策向上加算に係る届出は，別添7（→Web版）の様式1の4を用いる。なお，当該加算の届出については実績を要しない。
⑵　令和6年3月31日において現に外来感染対策向上加算の届出を行っている保険医療機関については，令和6年12月31日までの間に限り，1の⒀に該当するものとみなす。

【事務連絡】外来感染対策向上加算，感染対策向上加算
問1　外来感染対策向上加算及びA234-2感染対策向上加算におけるカンファレンスについて，書面により持ち回りで開催又は参加することは可能か。
答　不可。
問2　外来感染対策向上加算及び感染対策向上加算の届出医療機関間の連携について，以下の場合は届出可能か。
　①　特別の関係にある保険医療機関と連携している場合
　②　医療圏や都道府県を越えて連携している場合
答　①　可能。②　医療圏や都道府県を越えて所在する場合であっても，新興感染症の発生時や院内アウトブレイクの発生時等の有事の際に適切に連携することが可能である場合は，届出可能。
問3　外来感染対策向上加算及び感染対策向上加算の施設基準において，「感染制御チーム（外来感染対策向上加算にあっては院内感染管理者）により，職員を対象として，少なくとも年2回程度，定期的に院内感染対策に関する研修を行っている」とされているが，当該研修は，必ず感染制御チームが講師として行わなければならないのか。
答　感染制御チームが当該研修を主催している場合は，必ずしも感染制御チームが講師として行う必要はない。
　ただし，当該研修は，以下に掲げる事項を満たすことが必要であり，最新の知見を共有することも求められるものであることに留意する。
・院内感染対策の基礎的考え方及び具体的方策について，当該保険医療機関の職員に周知徹底を行うことで，個々の職員の院内感染対策に対する意識を高め，業務を遂行する上での技能の向上等を図るものである。
・当該保険医療機関の実情に即した内容で，職種横断的な参加の下に行われるものである。
・保険医療機関全体に共通する院内感染対策に関する内容について，年2回程度定期的に開催するほか，必要に応じて開催する
・研修の実施内容（開催又は受講日時，出席者，研修項目）について記録する。
　なお，研修の実施に際して，AMR臨床リファレンスセンターが公開している医療従事者向けの資料（※）を活用することとして差し支えない。
※ http://amr.ncgm.go.jp/medics/2-8-1.html
問4　外来感染対策向上加算の施設基準において，「院内感染管理者により，職員を対象として，少なくとも年2回程度，定期的に院内感染対策に関する研修を行っている」とされているが，保険医療機関外で開催される研修会への参加により，当該要件を満たすものとしてよいか。
答　不可。
問5　A000初診料「注13」，A001再診料「注17」及びA234-2感染対策向上加算「注4」に規定するサーベイランス強化加算並びにA234-2「1」感染対策向上加算1の施設基準において，「院内感染対策サーベイランス（JANIS），感染対策連携共通プラットフォーム（J-SIPHE）等，地域や全国のサーベイランスに参加している」とされているが，
　①　対象となるサーベイランスには，JANIS及びJ-SIPHE以外にどのようなものがあるか。
　②　JANISに参加する場合にあっては，JANISの一部の部門にのみ参加すればよいのか。
答　①　現時点では，JANIS及びJ-SIPHEとするが，市区町村以上の規模でJANISの検査部門と同等のサーベイランスが実施されている場合については，当該サーベイランスがJANISと同等であることが分かる資料を添えて当局に内議されたい。
　②　少なくともJANISの検査部門に参加している必要がある。なお，診療所についてもJANISの検査部門への参加は可能である。
問6　外来感染対策向上加算及び感染対策向上加算の施設基準において，「院内感染防止対策に関する取組事項を掲示している」とされているが，具体的にはどのような事項について掲示すればよいか。
答　以下の内容について掲示する。
①院内感染対策に係る基本的な考え方，②院内感染対策に係る組織体制，業務内容，③抗菌薬適正使用のための方策，④他の医療機関等との連携体制
問7　外来感染対策向上加算並びにA234-2感染対策向上加算2及び3の施設基準において，「有事の際の対応を想定した地域連携に係る体制について，連携する感染対策向上加算1に係る届出を行った他の保険医療機関等とあらかじめ協議されている」とされているが，
　①　「等」にはどのようなものが含まれるか。
　②　具体的には，どのようなことを協議するのか。また，協議した内容は記録する必要があるか。
答　①　保健所や地域の医師会が含まれる。
　②　有事の際に速やかに連携できるよう，例えば，必要な情報やその共有方法について事前に協議し，協議した内容を記録する必要がある。
問8　外来感染対策向上加算及びA234-2「3」感染対策向上加算3の施設基準において，「院内の抗菌薬の適正使用について，連携する感染対策向上加算1に係る届出を行った他の保険医療機関又は地域の医師会から助言を受ける」とされているが，具体的にはどのようなことをいうのか。
答　助言を受ける保険医療機関が，「中小病院における薬剤耐性菌アウトブレイク対応ガイダンス」における地域の感染管理専門家から，適切に助言を受けられるよう，感染対策向上加算1の届出を行っている保険医療機関や地域の医師会から，助言を受け，体制を整備しておくことをいう。
問9　外来感染対策向上加算及び感染対策向上加算の施設基準において，「新興感染症の発生等を想定した訓練については，少なくとも年1回以上参加している」とされているが，当該訓練とは，具体的にはどのようなものであるか。また，当該訓練は対面で実施する必要があるか。
答　新興感染症患者等を受け入れることを想定した基本的な感染症対策に係るものであり，例えば，個人防護具の着脱

の訓練が該当する。また，当該訓練はリアルタイムでの画像を介したコミュニケーション（ビデオ通話）が可能な機器を用いて実施して差し支えない。

問10 外来感染対策向上加算の施設基準において，「感染対策向上加算1に係る届出を行った医療機関又は地域の医師会が定期的に主催する院内感染対策に関するカンファレンスに参加している」とされているが，当該カンファレンスの内容は，具体的にはどのようなものであればよいか。

答 具体的な定めはないが，感染対策向上加算1の届出を行っている保険医療機関は，地域の医師会と連携することとされていることから，感染対策向上加算1の届出を行っている保険医療機関が主催するカンファレンスの内容を参考として差し支えない。なお，例えば，以下に掲げる事項に関する情報の共有及び意見交換を行い，最新の知見を共有することが考えられる。

（例）
- 感染症患者の発生状況
- 薬剤耐性菌等の分離状況
- 院内感染対策の実施状況（手指消毒薬の使用量，感染経路別予防策の実施状況等）
- 抗菌薬の使用状況

（令4.3.31）

問11 外来感染対策向上加算並びに感染対策向上加算の施設基準の届出について，「当該加算の届出については実績を要しない」こととされているが，この「実績」とは，具体的には何の実績を指すのか。

答 各加算について，以下の①から③までにそれぞれ掲げる施設基準通知の内容に係る実績を指す。
なお，施設基準通知に記載のとおり，外来感染対策向上加算及び感染対策向上加算については，届出に際して，当該実績を要しないとしていることに留意する。

①外来感染対策向上加算
- 「職員を対象として，少なくとも年2回程度，定期的に院内感染対策に関する研修を行っている」
- 「院内感染管理者は，少なくとも年2回程度，感染対策向上加算1に係る届出を行った医療機関又は地域の医師会が定期的に主催する院内感染対策に関するカンファレンスに参加している」
- 「感染対策向上加算1に係る届出を行った医療機関又は地域の医師会が主催する，新興感染症の発生等を想定した訓練については，少なくとも年1回以上参加している」

②感染対策向上加算1
- 「職員を対象として，少なくとも年2回程度，定期的に院内感染対策に関する研修を行っている」
- 「保健所及び地域の医師会と連携し，感染対策向上加算2又は3に係る届出を行った保険医療機関と合同で，少なくとも年4回程度，定期的に院内感染対策に関するカンファレンスを行い，その内容を記録している。また，このうち少なくとも1回は，新興感染症の発生等を想定した訓練を実施する」
- 「他の保険医療機関（感染対策向上加算1に係る届出を行っている保険医療機関に限る）と連携し，少なくとも年1回程度，当該加算に関して連携するいずれかの保険医療機関に相互に赴いて別添6の別紙24（p.1190）又はこれに準じた様式に基づく感染防止対策に関する評価を行い，当該保険医療機関にその内容を報告する。また，少なくとも年1回程度，他の保険医療機関（感染対策向上加算1に係る届出を行っている保険医療機関に限る）から当該評価を受けている」
- 「抗菌薬の適正な使用を目的とした院内研修を少なくとも年2回実施」

③感染対策向上加算2及び感染対策向上加算3
- 「職員を対象として，少なくとも年2回程度，定期的に院内感染対策に関する研修を行っている」
- 「少なくとも年4回程度，感染対策向上加算1に係る届出を行った医療機関が定期的に主催する院内感染対策に関するカンファレンスに参加している」
- 「感染対策向上加算1に係る届出を行った保険医療機関が主催する新興感染症の発生等を想定した訓練については，少なくとも年1回以上参加している」

（令4.4.13）

問12 外来感染対策向上加算及びA234-2感染対策向上加算の施設基準における「地域の医師会」とは，郡市区等医師会及び都道府県医師会のいずれも該当するか。

答 そのとおり。（令4.4.21）

問13 外来感染対策向上加算の施設基準において，「感染対策向上加算1に係る届出を行った複数の医療機関と連携する場合は，当該複数の医療機関が開催するカンファレンスに，それぞれ少なくとも年1回参加し，合わせて年2回以上参加していること」とされているが，やむを得ない理由により，一部の医療機関のカンファレンスに参加できなかった場合，どのように考えればよいか。

答 感染対策向上加算1に係る届出を行った医療機関又は地域の医師会のカンファレンスに合わせて年2回以上参加していればよい。なお，翌年には，参加できなかった医療機関のカンファレンスに参加することが望ましい。（令4.6.29）

問14 外来感染対策向上加算及びA234-2感染対策向上加算の施設基準において，「新興感染症の発生等を想定した訓練については少なくとも年1回以上参加していること」における当該訓練については，（「問9」が示されたが）他にどのようなものが考えられるか。

答 （「問9」で示しているとおり）新興感染症患者等を受け入れることを想定した基本的な感染症対策に係るものであり，参加医療機関の感染症対策等の状況も踏まえて決定することが望ましい。なお，令和4年度地域保健総合推進事業「院内感染対策ネットワークと保健所の連携推進事業」による「院内感染対策等における病院と保健所の連携事例集について—中間報告—」（令和4年6月）事例5において，対象者のレベルや役割に応じて，基本知識の習得や感染症病棟での実地訓練が実施されていることが掲げられていることを参照されたい。（令4.7.26）

問15 外来感染対策向上加算及びA234-2感染対策向上加算に関する施設基準において，感染症法第38条第2項の規定に基づき都道府県知事の指定を受けている第一種協定指定医療機関であること又は同項の規定に基づき都道府県知事の指定を受けている第二種協定指定医療機関であることが求められているが，協定指定医療機関の指定を受けた後，都道府県がホームページ上に当該医療機関を協力指定医療機関として掲載するまでの間も，届出は可能か。

答 協定指定医療機関の指定を受けた後であれば届出可能。

問16 外来感染対策向上加算の施設基準において，「当該保険医療機関の外来において，受診歴の有無に関わらず，発熱その他感染症を疑わせるような症状を呈する患者の受入れを行う旨を公表」していることが求められているが，当該公表については，当該医療機関が行う必要があるのか。

答 当該医療機関のホームページにより公表することが想定されるが，自治体，地域医師会等のホームページ又は広報誌に掲載している場合等には，別に当該医療機関のホームページで公表を行う必要はない。（令6.4.12）

（編注）関連する事務連絡を「感染対策向上加算の施設基準等」の項に掲載（p.1194）。

（参考）**問1** 院内感染管理者は以下と兼務できるか。
①医療機関の管理者（院長）
②有床診療所において，A234医療安全対策加算の医療安全管理者

答 ①兼務できる。②兼務できない。

問2 職員を対象とした年2回の研修は，医療法で義務付けられている院内感染対策の従業者への研修と兼ねてよいか。

答 院内で実施される場合は兼ねてよい。無床診療所は，医療法で義務付けられている院内感染対策の研修は医療機関外で実施されるものでもよいとされているが，医療機関外の研修では外来感染対策向上加算の施設基準は満たさない。

問3 有床診療所において，入院料等の医療安全管理体制の基準で規定される安全管理の体制確保のための職員研修と兼ねてよいか。

答 兼ねることはできない。医療安全管理体制の研修とは別で行う必要があり，それぞれ年2回ずつ研修を実施するこ

とが必要である。　　　　　（令5.4.16　全国保険医団体連合会）

3の4　医科初診料及び医科再診料の連携強化加算の施設基準

他の保険医療機関（感染対策向上加算1に係る届出を行っているものに限る）との連携体制が確保されていること。

→　連携強化加算に関する施設基準
次のいずれにも該当する。
(1)　外来感染対策向上加算に係る届出を行っている。
(2)　当該保険医療機関が連携する感染対策向上加算1に係る届出を行った他の保険医療機関に対し，過去1年間に4回以上，感染症の発生状況，抗菌薬の使用状況等について報告を行っている。

【届出に関する事項】連携強化加算に係る届出は，**別添7**（→Web版）の**様式1の5**を用いる。

事務連絡　問　A000初診料の「注12」，A001再診料の「注16」及びA234-2感染対策向上加算の「注3」に規定する連携強化加算の施設基準において，「過去1年間に4回以上，感染症の発生状況，抗菌薬の使用状況等について報告を行っている」とされているが，具体的にはどのような内容について，どのくらいの頻度で報告すればよいか。
答　報告の内容やその頻度については，連携する感染対策向上加算1の届出を行っている保険医療機関との協議により決定することとするが，例えば，感染症法に係る感染症の発生件数，薬剤耐性菌の分離状況，抗菌薬の使用状況，手指消毒薬の使用量等について，3か月に1回報告することに加え，院内アウトブレイクの発生が疑われた際の対応状況等について適時報告することが求められる。
（令4.3.31）

3の5　医科初診料及び医科再診料のサーベイランス強化加算の施設基準

地域において感染防止対策に資する情報を提供する体制が整備されていること。

→　サーベイランス強化加算に関する施設基準
(1)　外来感染対策向上加算に係る届出を行っている。
(2)　院内感染対策サーベイランス（JANIS），感染対策連携共通プラットフォーム（J-SIPHE）等，地域や全国のサーベイランスに参加している。

【届出に関する事項】サーベイランス強化加算に係る届出は，**別添7**（→Web版）の**様式1の5**を用いる。

事務連絡　問　A000「注13」，A001「注17」及びA234-2感染対策向上加算の「注4」に規定するサーベイランス強化加算並びにA234-2の「1」感染対策向上加算の施設基準における「院内感染対策サーベイランス（JANIS），感染対策連携共通プラットフォーム（J-SIPHE）等，地域や全国のサーベイランスに参加していること」について，
①（p.1072「問5」の）「JANISの検査部門と同等のサーベイランス」とは，具体的にどのようなものを指すのか。
②感染症の予防及び感染症の患者に対する医療に関する法律に基づく感染症発生動向調査は該当するか。
③地域において感染症等に係る情報交換を行うことを目的としたネットワークは該当するか。
④参加医療機関において実施される全ての細菌検査の各種検体ではなく，特定の臓器や部位等の感染症に限定して，細菌の分離頻度，その抗菌薬感受性や抗菌薬の使用状況等に係る調査が実施されているものは該当するか。
答　①例えば，細菌検査により各種検体から検出される主要な細菌の分離頻度，その抗菌薬感受性や抗菌薬の使用状況を継続的に収集・解析し，医療機関における主要菌種・主要な薬剤耐性菌の分離状況や抗菌薬使用量を明らかにするための薬剤耐性に関連する調査等を含むものを指す。
②該当しない。

③参加している各保険医療機関において細菌の分離頻度，その抗菌薬感受性や抗菌薬の使用状況等に係る調査が実施されておらず，単に感染症等に係る情報交換を行っている場合は，該当しない。
④特定の臓器や部位等の感染症に限定して調査が実施されている場合は，該当しない。
（令4.5.13，一部改正）

問2　サーベイランス強化加算の施設基準において，「院内感染対策サーベイランス（JANIS），感染対策連携共通プラットフォーム（J-SIPHE）等，地域や全国のサーベイランスに参加していること」とされているが，「診療所版J-SIPHE」は該当するか。
答　該当する。なお，参加にあたっては，少なくとも抗菌薬情報と微生物・耐性菌情報を提出している必要がある。
また，参加医療機関から脱退した場合は，速やかにサーベイランス強化加算の届出を取り下げる。
（令4.9.27，一部改正）

問3　A000初診料の注13，A001再診料の注17及びA234-2感染対策向上加算の注4に規定するサーベイランス強化加算について，医療機関が新たにJANIS又はJ-SIPHEに参加する場合及びJANIS又はJ-SIPHEから一度脱退した医療機関が再び参加する場合について，どのように考えるか。
答　保険医療機関が新たにJANIS又はJ-SIPHEに参加し，当該加算の施設基準の届出を行う場合，JANIS又はJ-SIPHEにデータを提出していることを示す書類を添付する。
また，データ提出がないことにより参加登録を抹消される（※）など，JANIS又はJ-SIPHEから一度脱退した医療機関については，脱退した時点で速やかにサーベイランス強化加算の届出を取り下げる必要があり，その後再びJANIS又はJ-SIPHEに参加し，サーベイランス強化加算の施設基準の届出を行う際には，JANIS又はJ-SIPHEにデータを提出していることを示す書類を添付する。
※参考：「院内感染対策サーベイランス事業（JANIS）に係る医療機関の参加要件について」（令和5年2月24日事務連絡）
（令5.3.30，一部改正）

3の6　医科初診料及び医科再診料の抗菌薬適正使用体制加算の施設基準

抗菌薬の適正使用につき十分な実績を有していること。

→抗菌薬適正使用体制加算に関する施設基準
(1)　外来感染対策向上加算に係る届出を行っている。
(2)　抗菌薬の使用状況のモニタリングが可能なサーベイランスに参加している。
(3)　直近6か月における使用する抗菌薬のうち，Access抗菌薬に分類されるものの使用比率が60％以上又は(2)のサーベイランスに参加する診療所全体の上位30％以内である。

【届出に関する事項】　抗菌薬適正使用体制加算に係る届出は，**別添7**（→Web版）の**様式1の5**を用いる。

事務連絡　問1　A000初診料「注14」，A001再診料「注18」及びA234-2感染対策向上加算「注5」に規定する抗菌薬適正使用体制加算の施設基準における「抗菌薬の使用状況のモニタリングが可能なサーベイランスに参加している」は具体的には何を指すのか。
答　初診料「注14」及び再診料「注18」の抗菌薬適正使用体制加算の施設基準においては，診療所版感染対策連携共通プラットフォーム（以下「診療所版Ｊ－ＳＩＰＨＥ」という）に参加し抗菌薬の使用状況に関するデータを提出すること，感染対策向上加算「注5」の抗菌薬適正使用体制加算の施設基準においては，感染対策連携共通プラットフォーム（以下「J-SIPHE」という）に参加し抗菌薬の使用状況に関するデータを提出することを指す。

問2　A000初診料「注14」及びA001再診料「注18」の抗菌薬適正使用体制加算の施設基準における「直近6か月における使用する抗菌薬のうち，Access抗菌薬に分類されるものの使用比率が60％以上又は(2)のサーベイランスに参加す

る診療所全体の上位30％以内である」，A234-2感染対策向上加算「注5」の抗菌薬適正使用体制加算の施設基準における「直近6か月における入院中の患者以外の患者に使用する抗菌薬のうち，Access抗菌薬に分類されるものの使用比率が60％以上又は(1)のサーベイランスに参加する病院又は有床診療所全体の上位30％以内である」について，どのように確認すればよいか。

答　J－SIPHE及び診療所版J－SIPHEにおいて，四半期ごとに抗菌薬の使用状況に関するデータの提出を受け付け，対象となる期間において使用した抗菌薬のうちAccess抗菌薬の割合及び参加医療機関全体におけるパーセンタイル順位が返却されるため，その結果（初診料等における抗菌薬適正使用体制加算については診療所版J－SIPHEにおける結果，感染対策向上加算における抗菌薬適正使用体制加算についてはJ－SIPHEにおける結果をそれぞれ指す）が施設基準を満たす場合に，当該結果の証明書を添付の上届出を行う。なお，使用した抗菌薬のうちAccess抗菌薬の割合及び参加医療機関全体におけるパーセンタイル順位については，提出データの対象期間における抗菌薬の処方件数が30件以上ある場合に集計対象となる。

問3　問2により施設基準を満たすことを確認した上で届出を行った場合について，届出後の施設基準の適合性について，どのように考えればよいか。

答　施設基準の届出を行った場合には，届出後についてもJ－SIPHE又は診療所版J－SIPHEに少なくとも6か月に1回はデータを提出した上で直近に提出したデータの対象期間における施設基準の適合性の確認を行い，満たしていなかった場合には変更の届出を行う。

(令6.3.28)

問4　A000初診料の「注14」及びA001再診料の「注18」に規定する抗菌薬適正使用体制加算の施設基準において「直近6か月における使用する抗菌薬のうち，Access抗菌薬に分類されるものの使用比率が60％以上又は(2)のサーベイランスに参加する診療所全体の上位30％以内であること」とされ，A234-2感染対策向上加算の「注5」に規定する抗菌薬適正使用体制加算の施設基準において「直近6か月における入院中の患者以外の患者に使用する抗菌薬のうち，Access抗菌薬に分類されるものの使用比率が60％以上又は(1)のサーベイランスに参加する病院又は有床診療所全体の上位30％以内であること」とされているが，Access抗菌薬に分類されるものの使用比率は，具体的にはどのように計算されるのか。

答　各抗菌薬のAccess抗菌薬への該当性（AWaRe分類における位置づけ）並びにAccess抗菌薬に分類されるものの使用比率に係るJ-SIPHE及び診療所版J-SIPHEにおける計算方法については，J-SIPHE及び診療所版J-SIPHEのホームページを確認する。

(令6.4.26)

3の7　医療情報取得加算の施設基準

(1)　療養の給付及び公費負担医療に関する費用の請求に関する命令（昭和51年厚生省令第36号）第1条に規定する電子情報処理組織の使用による請求を行っていること。
(2)　健康保険法第3条第13項に規定する電子資格確認を行う体制を有していること。
(3)　(2)の体制に関する事項及び質の高い診療を実施するための十分な情報を取得し，及び活用して診療を行うことについて，当該保険医療機関の見やすい場所に掲示していること。
(4)　(3)の掲示事項について，原則として，ウェブサイトに掲載していること。

→医療情報取得加算に関する施設基準
(1)　電子情報処理組織を使用した診療報酬請求を行っている。
(2)　健康保険法第3条第13項に規定する電子資格確認（以下「オンライン資格確認」という）を行う体制を有している。

なお，オンライン資格確認の導入に際しては，医療機関等向けポータルサイトにおいて，運用開始日の登録を行う。
(3)　次に掲げる事項について，当該保険医療機関の見やすい場所に掲示している。
　ア　オンライン資格確認を行う体制を有している。
　イ　当該保険医療機関を受診した患者に対し，受診歴，薬剤情報，特定健診情報その他必要な診療情報を取得・活用して診療を行う。
(4)　(3)の掲示事項について，原則として，ウェブサイトに掲載している。自ら管理するホームページ等を有しない場合については，この限りではない。

【届出に関する事項】
(1)　医療情報取得加算の施設基準に係る取扱いについては，当該基準を満たしていればよく，特に地方厚生（支）局長に対して，届出を行う必要はない。
(2)　1の(4)については，令和7年5月31日までの間に限り，当該基準を満たしているものとみなす。

事務連絡　問　医療情報取得加算について，その施設基準としてオンライン資格確認の運用開始日の登録を行うこととあるが，どのように登録すればよいか。

答　別紙：厚生労働省ホームページを参照されたい。
https://www.mhlw.go.jp/content/10200000/000760048.pdf

(令4.9.5，一部修正)

3の8　医療DX推進体制整備加算の施設基準

(1)　**医療DX推進体制整備加算1の施設基準**
　イ　療養の給付及び公費負担医療に関する費用の請求に関する命令第1条に規定する電子情報処理組織の使用による請求を行っていること。
　ロ　健康保険法第3条第13項に規定する電子資格確認を行う体制を有していること。
　ハ　医師又は歯科医師が，健康保険法第3条第13項に規定する電子資格確認を利用して取得した診療情報を，診療を行う診察室，手術室又は処置室等において，閲覧又は活用できる体制を有していること。
　ニ　電磁的記録をもって作成された処方箋を発行する体制又は調剤した薬剤に関する情報を電磁的記録として登録する体制を有していること。
　ホ　電磁的方法により診療情報を共有し，活用する体制を有していること。
　ヘ　健康保険法第3条第13項に規定する電子資格確認に係る十分な実績を有していること。
　ト　医療DX推進の体制に関する事項及び質の高い診療を実施するための十分な情報を取得し，及び活用して診療を行うことについて，当該保険医療機関の見やすい場所に掲示していること。
　チ　トの掲示事項について，原則として，ウェブサイトに掲載していること。
　リ　マイナポータルの医療情報等に基づき，患者からの健康管理に係る相談に応じる体制を有していること。
(2)　**医療DX推進体制整備加算2の施設基準**
　イ　(1)のイからホまで及びトからリまでに掲げる施設基準を満たすものであること。
　ロ　健康保険法第3条第13項に規定する電子資格確認に係る必要な実績を有していること。
(3)　**医療DX推進体制整備加算3の施設基準**
　イ　(1)のイからホまで並びにト及びチに掲げる施設基準を満たすものであること。
　ロ　健康保険法第3条第13項に規定する電子資格確認に係る実績を有していること。
(4)　**医療DX推進体制整備加算4の施設基準**

(1)のイからハまで及びホからリまでに掲げる施設基準を満たすものであること。
(5) 医療DX推進体制整備加算5の施設基準
　イ　(1)のイからハまで，ホ及びトからリまでに掲げる施設基準を満たすものであること。
　ロ　健康保険法第3条第13項に規定する電子資格確認に係る必要な実績を有していること。
(6) 医療DX推進体制整備加算6の施設基準
　イ　(1)のイからハまで，ホ，ト及びチまでに掲げる施設基準を満たすものであること。
　ロ　健康保険法第3条第13項に規定する電子資格確認に係る実績を有していること。

→ 看護師等遠隔診療補助加算に関する施設基準
次のいずれにも該当する。
(1) 「へき地保健医療対策事業について」（平成13年5月16日医政発第529号）に規定するへき地医療拠点病院又はへき地診療所の指定を受けている。
(2) 当該保険医療機関に，へき地における患者が看護師等といる場合の情報通信機器を用いた診療に係る研修を修了した医師を配置している。
(3) 別添1の第1に掲げる情報通信機器を用いた診療の届出を行っている。

【届出に関する事項】　看護師等遠隔診療補助加算に関する届出は別添7（→Web版）の様式1の7を用いる。

→ 1　医療DX推進体制整備加算1に関する施設基準
(1) 電子情報処理組織を使用した診療報酬請求を行っている。
(2) オンライン資格確認を行う体制を有している。なお，オンライン資格確認の導入に際しては，医療機関等向けポータルサイトにおいて，運用開始日の登録を行う。
(3) オンライン資格確認等システムの活用により，患者の薬剤情報，特定健診情報等（以下この項において「診療情報等」という）を診療を行う診察室，手術室又は処置室等（以下「診察室等」という）において，医師等が閲覧又は活用できる体制を有している。
(4) 「電子処方箋管理サービスの運用について」（令和4年10月28日付け薬生発1028第1号医政発1028第1号保発1028第1号厚生労働省医薬・生活衛生局長・医政局長・保険局長通知）に基づく電子処方箋（以下「電子処方箋」という）を発行する体制又は調剤情報を電子処方箋管理サービスに登録する体制を有している。
(5) 国等が提供する電子カルテ情報共有サービスにより取得される診療情報等を活用する体制を有している。
(6) 医療DX推進体制整備加算1を算定する月の3月前のレセプト件数ベースマイナ保険証利用率（同月におけるマイナ保険証利用者数を，同月の患者数で除した割合であって，社会保険診療報酬支払基金から報告されるものをいう。以下同じ）が，45％以上である。
(7) (6)について，医療DX推進体制整備加算1を算定する月の3月前のレセプト件数ベースマイナ保険証利用率に代えて，その前月又は前々月のレセプト件数ベースマイナ保険証利用率を用いることができる。
(8) 医療DX推進の体制に関する事項及び質の高い診療を実施するための十分な情報を取得・活用して診療を行うことについて，当該保険医療機関の見やすい場所に掲示している。具体的には次に掲げる事項を掲示している。
　ア　医師等が診療を実施する診察室等において，オンライン資格確認等システムにより取得した診療情報等を活用して診療を実施している保険医療機関である。
　イ　マイナ保険証を促進する等，医療DXを通じて質の高い医療を提供できるよう取り組んでいる保険医療機関である。
　ウ　電子処方箋の発行及び電子カルテ情報共有サービスなどの医療DXにかかる取組を実施している保険医療機関である。
(9) (8)の掲示事項について，原則として，ウェブサイトに掲載している。自ら管理するホームページ等を有しない場合については，この限りではない。
(10) マイナポータルの医療情報等に基づき，患者からの健康管理に係る相談に応じる体制を有している。

2　医療DX推進体制整備加算2に関する施設基準
(1) 1の(1)から(5)まで及び(8)から(10)までの基準を満たす。
(2) 医療DX推進体制整備加算2を算定する月の3月前のレセプト件数ベースマイナ保険証利用率が，30％以上である。
(3) (2)について，医療DX推進体制整備加算2を算定する月の3月前のレセプト件数ベースマイナ保険証利用率に代えて，その前月又は前々月のレセプト件数ベースマイナ保険証利用率を用いることができる。

3　医療DX推進体制整備加算3に関する施設基準
(1) 1の(1)から(5)まで，(8)及び(9)の基準を満たす。
(2) 医療DX推進体制整備加算3を算定する月の3月前のレセプト件数ベースマイナ保険証利用率が，15％以上である。
(3) (2)について，小児科外来診療料を算定している医療機関であって，かつ前年（令和6年1月1日から同年12月31日まで）の延外来患者数のうち6歳未満の患者の割合が3割以上の医療機関においては，令和7年4月1日から同年9月30日までの間に限り，レセプト件数ベースマイナ保険証利用率として「15％」とあるのは「12％」とする。
(4) (2)について，医療DX推進体制整備加算3を算定する月の3月前のレセプト件数ベースマイナ保険証利用率に代えて，その前月又は前々月のレセプト件数ベースマイナ保険証利用率を用いることができる。

4　医療DX推進体制整備加算4に関する施設基準
(1) 1の(1)から(3)まで，(5)及び(8)から(10)まで〔(8)のウの電子処方箋に係る事項を除く〕の基準を満たす。
(2) 医療DX推進体制整備加算4を算定する月の3月前のレセプト件数ベースマイナ保険証利用率が，45％以上である。
(3) (2)について，医療DX推進体制整備加算4を算定する月の3月前のレセプト件数ベースマイナ保険証利用率に代えて，その前月又は前々月のレセプト件数ベースマイナ保険証利用率を用いることができる。

5　医療DX推進体制整備加算5に関する施設基準
(1) 1の(1)から(3)まで，(5)及び(8)から(10)まで〔(8)のウの電子処方箋に係る事項を除く〕の基準を満たす。
(2) 医療DX推進体制整備加算5を算定する月の3月前のレセプト件数ベースマイナ保険証利用率が，30％以上である。
(3) (2)について，医療DX推進体制整備加算5を算定する月の3月前のレセプト件数ベースマイナ保険証利用率に代えて，その前月又は前々月のレセプト件数ベースマイナ保険証利用率を用いることができる。

6　医療DX推進体制整備加算6に関する施設基準
(1) 1の(1)から(3)まで，(5)，(8)（ウの電子処方箋に係る事項を除く）及び(9)の基準を満たす。
(2) 医療DX推進体制整備加算6を算定する月の3月前のレセプト件数ベースマイナ保険証利用率が，15％以上である。
(3) (2)について，小児科外来診療料を算定している医療機関であって，かつ前年（令和6年1月1日から同年12月31日まで）の延外来患者数のうち6歳未満の患者の割合が3割以上の医療機関においては，令和7年4月1日から同年9月30日までの間に限り，レセプト件数ベースマイナ保険証利用率として「15％」とあるのは「12％」とする。
(4) (2)について，医療DX推進体制整備加算6を算定する月の3月前のレセプト件数ベースマイナ保険証利用率に代えて，その前月又は前々月のレセプト件数ベースマイナ保険証利用率を用いることができる。

【届出に関する事項】
(1) 医療DX推進体制整備加算の施設基準に係る届出は，別添7（→Web版）の様式1の6を用いる。
(2) 1の(5)については令和7年9月30日までの間に限り，当該基準を満たしているものとみなす。
(3) 医療DX推進体制整備加算の施設基準のうち，1の(6)，(7)及び(10)，2の(1)のうち1の(10)に係る基準及び2の(2)及び(3)，3の(2)及び(4)，4の(1)のうち1の(10)に係る基準及び4の(2)

及び(3), 5の(1)のうち1の(10)に係る基準, 5の(2)及び(3)並びに6の(2)及び(4)については, 当該基準を満たしていればよく, 特に地方厚生(支)局長への届出を行う必要はない。
(4) 令和7年9月30日までの間に限り, 1の(8)のウの事項について, 掲示を行っているものとみなす。
(5) 1の(9)については, 令和7年5月31日までの間に限り, 当該基準を満たしているものとみなす。

事務連絡 医療DX推進体制整備加算

問1 A000初診料「注16」医療DX推進体制整備加算の施設基準において,「オンライン資格確認等システムの活用により, 患者の薬剤情報, 特定健診情報等を診療を行う診察室, 手術室又は処置室等において, 医師等が閲覧又は活用できる体制を有している」とあるが, 具体的にどのような体制を有していればよいか。
答 オンライン資格確認等システムを通じて取得された診療情報等について, 電子カルテシステム等により医師等が閲覧又は活用できる体制あるいはその他の方法により診察室等において医師等が診療情報等を閲覧又は活用できる体制を有している必要があり, 単にオンライン資格確認等システムにより診療情報等を取得できる体制のみを有している場合は該当しない。

問2 医療DX推進体制整備加算の施設基準において,『「電子処方箋管理サービスの運用について」(令和4年保発1028第1号等)に基づく電子処方箋により処方箋を発行できる体制を有している』とされているが, 電子処方箋の機能が拡張された場合について, どのように考えればよいか。
答 現時点では, 令和5年1月26日に稼働した基本機能〔電子処方箋の発行・応需(処方・調剤情報の登録を含む), 処方・調剤情報の閲覧, 重複投与・併用禁忌のチェック〕に対応した電子処方箋を発行できる体制を有していればよい。

問3 医療DX推進体制整備加算の施設基準において,「医療DX推進の体制に関する事項及び質の高い診療を実施するための十分な情報を取得・活用して診療を行うことについて, 当該保険医療機関の見やすい場所に掲示している」とされているが, アからウまでの事項が示されているが, アからウまでの事項は別々に掲示する必要があるか。また, 掲示内容について, 参考にするものはあるか。
答 まとめて掲示しても差し支えない。また, 掲示内容については, 以下のURLに示す様式を参考にされたい。
◎オンライン資格確認に関する周知素材について
|周知素材について(これらのポスターは医療DX推進体制整備加算の掲示に関する施設基準を満たします)
https://www.mhlw.go.jp/stf/index_16745.html

問4 医療DX推進体制整備加算の施設基準において,「マイナ保険証を促進する等, 医療DXを通じて質の高い医療を提供できるよう取り組んでいる保険医療機関である」を当該保険医療機関の見やすい場所に掲示することとしているが,「マイナ保険証を促進する等, 医療DXを通じて質の高い医療を提供できるよう取り組んでいる」については, 具体的にどのような取組を行い, また, どのような掲示を行えばよいか。
答 保険医療機関において「マイナ保険証をお出しください」等, マイナ保険証の提示を求める案内や掲示(問3に示す掲示の例を含む)を行う必要があり,「保険証をお出しください」等, 単に従来の保険証の提示のみを求める案内や掲示を行うことは該当しない。
(令6.3.28)

問5 医療DX推進体制整備加算の施設基準において,「国等が提供する電子カルテ情報共有サービスにより取得される診療情報等を活用する体制を有していること」とされており, また, 当該施設基準については令和7年9月30日までの間は経過措置が設けられているが, 電子カルテ情報共有サービスについて, 届出時点で具体的な導入予定等が不明であっても, 当該加算は算定可能か。
答 経過措置が設けられている令和7年9月30日までの間は算定可能。なお, 電子カルテ情報共有サービスの導入等の具体については, 当該サービスが実装可能となった時期に疑義解釈を示す予定である。

問6 医療DX推進体制整備加算の施設基準において,『「電子処方箋管理サービスの運用について」(令和4年保発1028第1号通知等)に基づく電子処方箋により処方箋を発行できる体制を有していること』とされており, また, 当該施設基準については, 令和7年3月31日までの間は経過措置が設けられているが, 電子処方箋について, 届出時点で未導入であっても, 当該加算は算定可能か。
答 経過措置が設けられている令和7年3月31日までの間は算定可能。なお, 施設基準通知の別添7の様式1の6において, 導入予定時期を記載することとなっているが, 未定又は空欄であっても差し支えない。

問7 医療DX推進体制整備加算の施設基準で求められている電子処方箋により処方箋を発行できる体制について, 経過措置期間終了後も電子処方箋を未導入であった場合, 届出後から算定した当該加算についてどう考えればよいか。
答 経過措置期間終了後は, 当該加算の算定要件を満たさないものとして取り扱う。
(令6.4.12)

問8 保険医療機関は, 自らの「レセプト件数ベースマイナ保険証利用率」・「オンライン資格確認件数ベースマイナ保険証利用率」をどのように把握すればよいか。
答 社会保険診療報酬支払基金から毎月中旬頃に電子メールにより通知される予定である。なお,「医療機関等向け総合ポータルサイト」にログインして確認することも可能である。
(参考) 医療機関等向け総合ポータルサイト
https://iryohokenjyoho.service-now.com/csm

問9 社会保険診療報酬支払基金から通知されたマイナ保険証利用率を確認次第, 月の途中から当該利用率に応じた当該加算の算定を行うことは可能か。
答 通知されたマイナ保険証利用率に基づく当該加算の算定は, 翌月の適用分を通知しているため, 翌月1日から可能。
(令6.9.3)

問10 令和7年3月31日時点で既に医療DX推進体制整備加算の施設基準を届け出ている保険医療機関は, 同年4月1日からの医療DX推進体制整備加算の評価の見直しに伴い, 施設基準の届出を改めて行う必要があるか。
答 <電子処方箋を導入し, 加算1~3を算定する場合>
同年4月1日までに新たな様式による届出直しが必要である。
<電子処方箋未導入で, 加算4~6を算定する場合>
届出直しは不要である。
<施設基準通知の第1の9の3(3)及び6(3)について>
小児科外来診療料を算定している医療機関であって, かつ前年(令和6年1月1日から同年12月31日まで)の延外来患者数のうち6歳未満の患者の割合が3割以上の医療機関が, 加算3及び加算6を算定するに当たっては, 令和7年4月1日から同年9月30日までの間に限り, マイナ保険証利用率実績の要件を「15%以上」ではなく,「12%以上」とすることが可能であるが, この場合は同年4月1日までに新たな様式による施設基準の届出が必要である。
なお, 令和7年3月31日時点で既に医療DX推進体制整備加算の施設基準を届け出ている保険医療機関は, マイナ保険証利用率の実績が, 加算1~6のいずれの基準にも満たない場合であっても, 届出直しは不要である。ただし, この場合は当該加算を算定することはできない。

問11 電子処方箋を発行する体制又は調剤情報を電子処方箋管理サービスに登録する体制とは具体的にどのような体制を指すか。
答 院外処方を行う場合には, 原則として, 電子処方箋を発行し, 又は引換番号が印字された紙の処方箋を発行し処方情報の登録を行っていることを指し, 院内処方を行う場合には, 原則として, 医療機関内で調剤した薬剤の情報を電子処方箋管理サービスに登録を行っていることを指す。
電子処方箋管理サービスへの登録等については,「電子処方箋管理サービスの運用について」(令和4年10月28日付け薬生発1028第1号医政発1028第1号保発1028第1号厚生労働省医薬・生活衛生局長・医政局長・保険局長通知)を参照する。ただし, 当該加算を算定するに当たっては, 電子

処方箋システムにおける医薬品のマスタの設定等が，適切に行われているか等安全に運用できる状態であるかについて，厚生労働省が示すチェックリストを用いた点検が完了する必要がある。なお，点検が完了した保険医療機関は，医療機関等向け総合ポータルサイトにおいて示される方法により，その旨を報告する。

（参考１）電子処方箋について（厚生労働省）
https://www.mhlw.go.jp/stf/denshishohousen.html
（参考２）電子処方箋管理サービスについて（医療機関等向け総合ポータルサイト）
https://iryohokenjyoho.servicenow.com/csm?id=kb_article_view&sys_kb_id=c0252a742bdb9e508cdcfca16e91bf57

問12 保険医療機関は，自らの「前年（令和６年１月１日から同年12月31日まで）の」の延外来患者数のうち６歳未満の患者の割合」をどのように把握すればよいか。

答 前年（令和６年１月１日から同年12月31日まで）において，小児科外来診療料，小児かかりつけ診療料，初診料における乳幼児加算，再診料における乳幼児加算，外来診療料における乳幼児加算又は在宅患者訪問診療料（Ⅰ）（Ⅱ）における乳幼児加算のいずれかを算定した延外来患者数を，前年の延外来患者数で除して算出した割合とする。

問13 保険医療機関の責めによらない理由により，マイナ保険証利用率が低下することも考えられ，その場合に医療DX推進体制整備加算が算定できなくなるのか。

答 施設基準を満たす場合には，その時点で算出されている過去３か月間で最も高い「レセプト件数ベースマイナ保険証利用率」を用いて算定が可能である。

問14 当該加算の施設基準通知において，「医療DX推進体制整備加算を算定する月の３月前のレセプト件数ベースマイナ保険証利用率に代えて，その前月又は前々月のレセプト件数ベースマイナ保険証利用率を用いることができる」とあるが，具体的にはどのように用いることができるのか。

答 例えば令和７年４月分の当該加算定におけるマイナ保険証利用率については，同年１月のレセプト件数ベースマイナ保険証利用率が適用されるが，令和６年11月あるいは12月のレセプト件数ベースマイナ保険証利用率を用いることが出来る。

(令7.2.28)

３の９　医科再診料及び外来診療料の看護師等遠隔診療補助加算の施設基準

患者が看護師等といる場合の情報通信機器を用いた診療を行うにつき十分な体制が整備されていること。

事務連絡 問 看護師等遠隔診療補助加算の施設基準において，「へき地における患者が看護師等といる場合の情報通信機器を用いた診療に係る研修を修了した医師を配置している」とされているが，「へき地における患者が看護師等といる場合の情報通信機器を用いた診療に係る研修」には，具体的にどのようなものがあるか。

答 現時点では，以下の研修が該当する。
・厚生労働省「オンライン診療研修・調査事業」として実施する「へき地における患者が看護師等といる場合のオンライン診療に関する研修」

(令6.3.28)

４　医科再診料の外来管理加算に係る厚生労働大臣が定める検査及び計画的な医学管理

(1) 厚生労働大臣が定める検査
　医科点数表の第２章第３部第３節生体検査料に掲げる検査のうち，（超音波検査等），（脳波検査等），（神経・筋検査），（耳鼻咽喉科学的検査），（眼科学的検査），（負荷試験等），（ラジオアイソトープを用いた諸検査）及び（内視鏡検査）の各区分に掲げるもの

(2) 厚生労働大臣が定める計画的な医学管理

入院中の患者以外の患者に対して，慢性疼痛疾患管理並びに一定の検査，リハビリテーション，精神科専門療法，処置，手術，麻酔及び放射線治療を行わず，懇切丁寧な説明が行われる医学管理

５　時間外対応加算の施設基準

(1) 時間外対応加算１の施設基準
　当該保険医療機関の表示する診療時間以外の時間において，患者又はその家族等から電話等により療養に関する意見を求められた場合に，原則として当該保険医療機関の常勤の医師又は看護師及び准看護師（以下「看護職員」という）等により，常時対応できる体制にあること。

(2) 時間外対応加算２の施設基準
　当該保険医療機関の表示する診療時間以外の時間において，患者又はその家族等から電話等により療養に関する意見を求められた場合に，原則として当該保険医療機関の非常勤の医師又は看護職員等により，常時対応できる体制にあること。

(3) 時間外対応加算３の施設基準
　当該保険医療機関の表示する診療時間以外の時間において，患者又はその家族等から電話等により療養に関する意見を求められた場合に，原則として当該保険医療機関の常勤の医師又は看護職員等により，対応できる体制にあること。

(4) 時間外対応加算４の施設基準
　当該保険医療機関の表示する診療時間以外の時間において，患者又はその家族等から電話等により療養に関する意見を求められた場合に，当該保険医療機関において又は他の保険医療機関との連携により対応できる体制が確保されていること。

→**１　通則**
(1) 診療所である。
(2) 標榜時間外において，患者からの電話等による問い合わせに応じる体制を整備するとともに，対応者，緊急時の対応体制，連絡先等について，院内掲示，連絡先を記載した文書の配布，診察券への記載等の方法により患者に対し周知している。

２　時間外対応加算１に関する施設基準
　診療所を継続的に受診している患者からの電話等による問い合わせに対し，原則として当該診療所において，当該診療所の常勤の医師，看護職員又は事務職員等により，常時対応できる体制がとられている。なお，週３日以上常態として勤務しており，かつ，所定労働時間が週22時間以上の勤務を行っている非常勤の医師，看護職員又は事務職員等により，常時対応できる体制がとられている場合には，当該基準を満たしているものとみなすことができる。また，やむを得ない事由により，電話等による問い合わせに応じることができなかった場合であっても，速やかに患者にコールバックすることができる体制がとられている。

３　時間外対応加算２に関する施設基準
　診療所を継続的に受診している患者からの電話等による問い合わせに対し，当該診療所の非常勤の医師，看護職員又は事務職員等が，常時，電話等により対応できる体制がとられている。この場合において，必要に応じて診療録を閲覧することができる体制がとられている。また，やむを得ない事由により，電話等による問い合わせに応じることができなかった場合であっても，速やかに患者にコールバックすることができる体制がとられている。

４　時間外対応加算３に関する施設基準
(1) 診療所を継続的に受診している患者からの電話等による問い合わせに対し，標榜時間外の夜間の数時間は，原則と

して当該診療所において，当該診療所の常勤の医師，看護職員又は事務職員等により，対応できる体制がとられている。なお，週3日以上常態として勤務しており，かつ，所定労働時間が週22時間以上の勤務を行っている非常勤の医師，看護職員又は事務職員等により，標榜時間外の夜間の数時間において対応できる体制がとられている場合には，当該基準を満たしているものとみなすことができる。また，標榜時間内や標榜時間外の夜間の数時間に，やむを得ない事由により，電話等による問い合わせに応じることができなかった場合であっても，速やかに患者にコールバックすることができる体制がとられている。
(2) 休診日，深夜及び休日等においては，留守番電話等により，地域の救急医療機関等の連絡先の案内を行うなど，対応に配慮する。

5 時間外対応加算4に関する施設基準

(1) 診療所（連携している診療所を含む）を継続的に受診している患者からの電話等による問い合わせに対し，複数の診療所による連携により対応する体制がとられている。
(2) 当番日については，標榜時間外の夜間の数時間は，原則として当該診療所において対応できる体制がとられている。また，標榜時間内や当番日の標榜時間外の夜間の数時間に，やむを得ない事由により，電話等による問い合わせに応じることができなかった場合であっても，速やかに患者にコールバックすることができる体制がとられている。
(3) 当番日以外の日，深夜及び休日等においては，留守番電話等により，当番の診療所や地域の救急医療機関等の連絡先の案内を行うなど，対応に配慮する。
(4) 複数の診療所の連携により対応する場合，連携する診療所の数は，当該診療所を含め最大で3つまでとする。

【届出に関する事項】 時間外対応加算に係る届出は，**別添7**（→Web版）の**様式2**を用いる。なお，当該加算の届出については実績を要しない。

事務連絡　問1 時間外対応加算1，2及び3において，「医師，看護職員又は事務職員等」が対応できる体制が求められているが，どのような職員が該当するのか。
答 医師，看護職員（看護師及び准看護師）等の医療従事者又は事務職員であって，当該診療所に勤務している者が該当する。

問2 時間外対応加算1において，「当該診療所において，当該診療所の常勤の医師，看護職員又は事務職員等により，常時対応できる体制がとられている。なお，週3日以上常態として勤務しており，かつ，所定労働時間が週22時間以上の勤務を行っている非常勤の医師，看護職員又は事務職員等により，常時対応できる体制がとられている場合には，当該基準を満たしているものとみなすことができる」とあるが，具体的にどのような体制が必要か。
答 常時，以下のいずれかの職員が対応できる体制が必要である。
① 当該診療所の常勤の医師，看護職員又は事務職員等
② 週3日以上常態として勤務しており，かつ，所定労働時間が週22時間以上の勤務を行っている非常勤の医師，看護職員又は事務職員等

問3 時間外対応加算3において，「標榜時間外の夜間の数時間は，原則として当該診療所において，当該診療所の常勤の医師，看護職員又は事務職員等により，対応できる体制がとられている。なお，週3日以上常態として勤務しており，かつ，所定労働時間が週22時間以上の勤務を行っている非常勤の医師，看護職員又は事務職員等により，標榜時間外の夜間の数時間において対応できる体制がとられている場合には，当該基準を満たしているものとみなすことができる」とあるが，具体的にどのような体制が必要か。
答 標榜時間外の夜間の数時間は，以下のいずれかの職員が対応できる体制が必要である。
① 当該診療所の常勤の医師，看護職員又は事務職員等
② 週3日以上常態として勤務しており，かつ，所定労働時間が週22時間以上の勤務を行っている非常勤の医師，看護職員又は事務職員等

（令6.3.28）

6 明細書発行体制等加算の施設基準

(1) 療養の給付及び公費負担医療に関する費用の請求に関する命令第1条に規定する電子情報処理組織の使用による請求又は同令附則第3条の2に規定する光ディスク等を用いた請求を行っていること。
(2) 保険医療機関及び保険医療養担当規則（昭和32年厚生省令第15号。以下「療担規則」という）第5条の2第2項及び第5条の2の2第1項に規定する明細書並びに高齢者の医療の確保に関する法律の規定による療養の給付等の取扱い及び担当に関する基準（昭和58年厚生省告示第14号。以下「療担基準」という）第5条の2第2項及び第5条の2の2第1項に規定する明細書を患者に無償で交付していること。ただし，保険医療機関及び保険医療養担当規則及び保険薬局及び保険薬剤師療養担当規則の一部を改正する省令（平成28年厚生労働省令第27号）附則第3条又は高齢者の医療の確保に関する法律の規定による療養の給付等の取扱い及び担当に関する基準の一部を改正する件（平成28年厚生労働省告示第50号）附則第2条に規定する正当な理由に該当する場合は，療担規則第5条の2の2第1項及び療担基準第5条の2の2第1項に規定する明細書を無償で交付することを要しない。
(3) (2)の体制に関する事項について，当該保険医療機関の見やすい場所に掲示していること。
(4) (3)の掲示事項について，原則として，ウェブサイトに掲載していること。

→明細書発行体制等加算に関する施設基準
(1) 診療所である。
(2) 電子情報処理組織を使用した診療報酬請求又は光ディスク等を用いた診療報酬請求を行っている。
(3) 算定した診療報酬の区分・項目の名称及びその点数又は金額を記載した詳細な明細書を患者に無料で交付している。また，その旨の院内掲示を行っている。

【届出に関する事項】 明細書発行体制等加算の施設基準に係る取扱いについては，当該基準を満たしていればよく，特に地方厚生（支）局長に対して，届出を行う必要はない。

7 地域包括診療加算の施設基準

(1) 地域包括診療加算1の施設基準
　イ　当該保険医療機関（診療所に限る）において，脂質異常症，高血圧症，糖尿病，慢性心不全，慢性腎臓病（慢性維持透析を行っていないものに限る）又は認知症のうち2以上の疾患を有する患者に対して，療養上必要な指導等を行うにつき必要な体制が整備されていること。
　ロ　往診又は訪問診療を行っている患者のうち，継続的に外来診療を行っていた患者が一定数いること。
　ハ　当該保険医療機関において，適切な意思決定支援に関する指針を定めていること。
　ニ　地域包括診療料の届出を行っていないこと。
(2) 地域包括診療加算2の施設基準
　　(1)のイ，ハ及びニを満たすものであること。

→1　地域包括診療加算1に関する施設基準
(1)から(12)までの基準を全て満たしている。
(1) 診療所である。
(2) 当該医療機関に，慢性疾患の指導に係る適切な研修を修了した医師（以下「担当医」という）を配置している。なお，担当医は認知症に係る適切な研修を修了していることが望

ましい。
(3) 次に掲げる事項を院内の見やすい場所に掲示している。
　ア　健康相談及び予防接種に係る相談を実施している。
　イ　当該保険医療機関に通院する患者について，介護支援専門員（介護保険法第7条第5項に規定するものをいう。以下同じ）及び相談支援専門員（障害者の日常生活及び社会生活を総合的に支援するための法律に基づく指定計画相談支援の事業の人員及び運営に関する基準第3条に規定するものをいう。以下同じ）からの相談に適切に対応することが可能である。
　ウ　患者の状態に応じ，28日以上の長期の投薬を行うこと又はリフィル処方箋を交付することについて，当該対応が可能である。
(4) (3)の掲示事項について，原則として，ウェブサイトに掲載している。自ら管理するホームページ等を有しない場合については，この限りではない。
(5) 当該患者に対し院外処方を行う場合は，24時間対応をしている薬局と連携をしている。
(6) 当該保険医療機関の敷地内における禁煙の取扱いについて，次の基準を満たしている。
　ア　当該保険医療機関の敷地内が禁煙である。
　イ　保険医療機関が建造物の一部分を用いて開設されている場合は，当該保険医療機関の保有又は借用している部分が禁煙である。
(7) 介護保険制度の利用等に関する相談を実施している旨を院内掲示し，かつ，要介護認定に係る主治医意見書を作成しているとともに，以下のいずれか一つを満たしている。
　ア　介護保険法（平成9年法律第123号）第46条第1項に規定する指定居宅介護支援事業者の指定を受けており，かつ，常勤の介護支援専門員を配置している。
　イ　介護保険法第8条第6項に規定する居宅療養管理指導又は同条第10項に規定する短期入所療養介護等を提供した実績がある。
　ウ　当該保険医療機関において，同一敷地内に介護サービス事業所（介護保険法に規定する事業を実施するものに限る）を併設している。
　エ　担当医が「地域包括支援センターの設置運営について」（平成18年10月18日付老計発1018001号・老振発1018001号・老老発1018001号厚生労働省老健局計画課長・振興課長・老人保健課長通知）に規定する地域ケア会議に年1回以上出席している。
　オ　介護保険によるリハビリテーション（介護保険法第8条第5項に規定する訪問リハビリテーション，同条第8項に規定する通所リハビリテーション，第8条の2第4項に規定する介護予防訪問リハビリテーション及び同条第6項に規定する介護予防通所リハビリテーションに限る）を提供している（なお，要介護被保険者等に対して，維持期の運動器リハビリテーション料，脳血管疾患等リハビリテーション料又は廃用症候群リハビリテーション料を原則として算定できないことに留意する）。
　カ　担当医が，介護保険法第14条に規定する介護認定審査会の委員の経験を有する。
　キ　担当医が，都道府県等が実施する主治医意見書に関する研修会を受講している。
　ク　担当医が，介護支援専門員の資格を有している。
　ケ　担当医が，「認知症初期集中支援チーム」等，市区町村が実施する認知症施策に協力している実績がある。
(8) 在宅医療の提供及び当該患者に対し24時間の往診等の体制を確保している〔特掲診療料施設基準通知の第9在宅療養支援診療所の施設基準の1の(1)に規定する在宅療養支援診療所以外の診療所については，連携医療機関の協力を得て行うものを含む〕。
(9) 以下のいずれか1つを満たしている。
　ア　時間外対応加算1，2，3又は4の届出を行っている。
　イ　常勤換算2名以上の医師が配置されており，うち1名以上が常勤の医師である。
　ウ　在宅療養支援診療所である。
(10) 以下のア～ウのいずれかを満たす。
　ア　担当医が，指定居宅介護支援等の事業の人員及び運営に関する基準（平成11年厚生省令第38号）第13条第9号に規定するサービス担当者会議に参加した実績がある。
　イ　担当医が，「地域包括支援センターの設置運営について」（平成18年10月18日付老計発1018001号・老振発1018001号・老老発1018001号厚生労働省老健局計画課長・振興課長・老人保健課長通知）に規定する地域ケア会議に出席した実績がある。
　ウ　保険医療機関において，介護支援専門員と対面あるいはICT等を用いた相談の機会を設けている。なお，対面で相談できる体制を構築していることが望ましい。
(11) 外来診療から訪問診療への移行に係る実績について，以下の全てを満たしている。
　ア　直近1年間に，当該保険医療機関での継続的な外来診療を経て，C000往診料，C001在宅患者訪問診療料（I）の「1」又はC001-2在宅患者訪問診療料（II）（「注1」のイの場合に限る）を算定した患者の数の合計が，在宅療養支援診療所については10人以上，在宅療養支援診療所以外の診療所については3人以上である。
　イ　直近1か月に初診，再診，往診又は訪問診療を実施した患者のうち，往診又は訪問診療を実施した患者の割合が70％未満である。
(12) 当該保険医療機関において，厚生労働省「人生の最終段階における医療・ケアの決定プロセスに関するガイドライン」等の内容を踏まえ，適切な意思決定支援に関する指針を定めている。

2　地域包括診療加算2に関する施設基準

以下の全てを満たしている。
(1) 1の(1)から(7)まで，(9)，(10)及び(12)を満たしている。
(2) 在宅医療の提供及び当該患者に対し24時間の連絡体制を確保している。

【届出に関する事項】
(1) 地域包括診療加算1又は2の施設基準に係る届出は，別添7（→Web版）の様式2の3を用いる。
(2) 令和6年3月31日において現に地域包括診療加算の届出を行っている保険医療機関については，令和6年9月30日までの間に限り，1の(3)，(10)又は(12)を満たしているものとする。
(3) 令和6年3月31日において現に地域包括診療加算の届出を行っている保険医療機関については，令和7年5月31日までの間に限り，1の(4)を満たしているものとする。

事務連絡　地域包括診療加算・地域包括診療料

問1　加算1又は診療料1の施設基準において，「直近1年間に，当該保険医療機関での継続的な外来診療を経て，C000往診料，C001在宅患者訪問診療料（I）の「1」又はC001-2在宅患者訪問診療料（II）（「注1」のイの場合に限る）を算定した患者の数の合計」を算出することが規定されたが，数年前に継続的に外来を受診していたものの，それ以降は受診がなかった患者に対して往診等を行った場合に，この人数に含めることができるか。
答　含めることができる。ただし，診療録や診療券等によって，数年前の外来受診の事実が確認できる場合に限る。
問2　24時間の往診体制等の施設基準等を満たした上で，加算1又は診療料1を算定している医療機関は，以下の患者数や割合を毎月計算し，基準を満たさない月は加算2又は診療料2を算定するなど，月ごとに算定点数が変わるのか。
　・直近1年間に，当該保険医療機関での継続的な外来診療を経て，往診料等を算定した患者の数
　・直近1か月に初診，再診，往診又は訪問診療を実施した患者のうち，往診又は訪問診療を実施した患者の割合
答　届出時及び定例報告時に満たしていればよい。　（平30.3.30）
問3　地域包括診療料又は地域包括診療加算の届出にあたり，受講した研修の修了証等の添付が求められているが，主治医意見書の研修会については必ずしも修了証が発行されるものではないが，この場合どうすればよいか。
答　当該診療料又は加算の施設基準の主治医意見書の研修会

については，それが確認できる資料を添付すればよく，必ずしも修了証を添付する必要はない。
(平26.4.10)

問4 地域包括診療料，地域包括診療加算における施設基準の要件に「敷地内が禁煙であること」とあるが，医療機関が禁煙を行っているにも関わらず，来訪者等が喫煙を行った場合，施設基準に適合しないものとみなされるか。

答 患者保護のために禁煙であることを明確にしているにも関わらず，来訪者等が喫煙を行ってしまった場合，単発の事例のみをもって施設基準に適合しないものとはみなされない。なお，医療機関は敷地内が禁煙であることを掲示する等職員及び患者に禁煙を遵守することを徹底するとともに，来訪者にも禁煙の遵守に必要な協力を求める。
(平26.4.23)

問5 A001再診料に係る地域包括診療加算及びB001-2-9地域包括診療料の施設基準にある「慢性疾患の指導に係る適切な研修を修了した医師（以下「担当医」という）」について，どのような研修が対象となるのか。

答 高血圧症，糖尿病，脂質異常症及び認知症を含む複数の慢性疾患の指導に係る研修であり，服薬管理，健康相談，介護保険，禁煙指導，在宅医療等の主治医機能に関する内容が適切に含まれ，継続的に2年間で通算20時間以上の研修を修了しているものでなければならない。従って，初回に届出を行ったあとは，2年毎に届出を行うこと。また，原則として，e-ラーニングによる研修の受講は認めない。なお，当該研修は複数の学会等と共同して行われるものであっても差し支えない。

問6 A001再診料に係る地域包括診療加算及びB001-2-9地域包括診療料の慢性疾患の指導に係る適切な研修について，継続的に研修を受けていることが必要であるとされているが，2年毎に，服薬管理，健康相談，介護保険，禁煙指導，在宅医療等の主治医機能に関する内容を含む20時間以上の研修を受けなければいけないのか。

答 そのとおり。届出時から遡って2年の間に当該研修を受ける必要がある。

問7 A001再診料に係る地域包括診療加算及びB001-2-9地域包括診療料の慢性疾患の指導に係る適切な研修について，日本医師会が主催する日本医師会生涯教育制度に係る研修を受講し，平成26年12月に日医生涯教育認定証を受領した医師については，平成27年3月31日以降も適切な研修を修了したものと考えてよいか。

答 そのとおり。ただし，日本医師会生涯教育制度に係る研修について，日医生涯教育認定証を受領した後であっても，初回の届出以外は，2年間で通算20時間以上の研修を受講する。また，20時間の講習の中には，カリキュラムコードとして29認知能の障害，74高血圧症，75脂質異常症，76糖尿病を含んでおり，それぞれ1時間以上の研修を受講しなければならず，かつ服薬管理，健康相談，介護保険，禁煙指導，在宅医療等の主治医機能に関する内容が適切に含まれていなければならない。さらに，届出にあたっては，当該研修を受講したことを証明する書類を提出する。なお，4つのカリキュラムコード以外の項目については，例外としてe-ラーニングによる受講でも差し支えない。

なお，平成26年12月の日医生涯教育認定証を受領していない場合であっても，2年間で通算20時間以上の研修を受講している場合は，地域包括診療加算及び地域包括診療料の施設基準にある慢性疾患の指導に係る適切な研修を修了した者とみなす（20時間の講習の内容は上記と同じ）。

今後，他の関係団体等が慢性疾患の指導に係る研修を実施するまでの当面の間，当該要件を満たすことを必要とする。
(平26.7.10)

問8 A001再診料に係る地域包括診療加算及びB001-2-9地域包括診療料の施設基準にある「慢性疾患の指導に係る適切な研修を修了した医師」について，平成26年7月10日事務連絡「疑義解釈資料（その8）」の問7〜問9（上記「問5〜問7」）において，研修の取扱いが示されているが，この取扱いは今回改定後も引き続き必要となるのか。

答 継続的に2年間で通算20時間以上の研修の修了及び2年毎の届出は引き続き必要である。ただし，研修の受講経験が複数回ある医師が今後増えてくることに鑑み，受講に当たっては，下記のとおりとする。
(1) 座学研修は，出退管理が適切に行われていれば，講習DVDを用いた研修会でも差し支えない。
(2) 2年毎の研修修了に関する届出を2回以上行った医師については，それ以後の「2年間で通算20時間以上の研修」の履修については，日本医師会生涯教育制度においては，カリキュラムコードとして29認知能の障害，74高血圧症，75脂質異常症，76糖尿病の4つの研修についても，当該コンテンツがあるものについては，e-ラーニングによる単位取得でも差し支えない。
〔例：平成27年3月31日までは適切な研修を修了したものとみなされていたため，平成27年4月1日から起算して2年ごとに研修修了の届出を行い，平成31年に3回目の研修修了に関する届出を行う場合は，e-ラーニングによる単位取得でも差し支えない（なお，現時点では，75脂質異常症に該当するe-ラーニングのコンテンツはない）〕。
(平30.7.10)

問9 A001再診料に係る地域包括診療加算及びB001-2-9地域包括診療料の施設基準にある慢性疾患の指導に係る適切な研修について，「疑義解釈資料（その8）（平成26年7月10日事務連絡）」問9（上記「問7」）では，平成26年12月に日医生涯教育認定証を受領した医師については平成27年3月31日以降も適切な研修を修了したものと考えてよいとされているが，当該認定証を添付することによる届出はいつまで可能か。また，平成26年12月発行以外の日医生涯教育認定証を受領した医師については，適切な研修を修了したものとして届出が可能か。

答 平成26年12月及びそれ以降に発行された日医生涯教育認定証について，平成27年度末までに届出を行う場合に限り，当該認定証を添付することで研修要件に係る届出として認められる。なお，平成28年4月1日以降の届出については，日医生涯教育認定証ではなく，「疑義解釈資料（その8）」問7及び問9（上記「問5」「問7」）に示す20時間の講習の受講記録を添付して行うことが必要である。

問10 A001再診料に係る地域包括診療加算及びB001-2-9地域包括診療料の慢性疾患の指導に係る適切な研修について，日本医師会が主催する日本医師会生涯教育制度に係る研修を受講した場合，研修時間をどのように確認するのか。

答 日本医師会生涯教育制度において，講習会（29認知症の障害，74高血圧症，75脂質異常症，76糖尿病の4つのカリキュラムコード以外については，e-learningを含む）を受けた旨と，取得単位数が参加証等により証明できる場合，取得単位1単位を1時間と換算できるものとする。

日本医師会雑誌を利用した解答など，講習会及びe-learning以外で取得した単位については「慢性疾患の指導に係る適切な研修」に含まれないことから，取得単位数とカリキュラムコードのみでは，研修を受けたことの証明とはならないことに留意されたい。
(平27.2.3)

問11 A001再診料の注12に規定する地域包括診療加算及びB001-2-9地域包括診療料の施設基準における「慢性疾患の指導に係る適切な研修」については，
・「疑義解釈資料（その8）」（平成26年7月10日事務連絡）別添1の問7（上記「問5」）において，「原則として，e-ラーニングによる研修の受講は認めない」とされており，
・「疑義解釈資料（その5）」（平成30年7月10日事務連絡）別添1の問4（上記「問8」）において，「2年毎の研修修了に関する届出を2回以上行った医師については，それ以後の「2年間で通算20時間以上の研修」の履修については，日本医師会生涯教育制度においては，カリキュラムコードとして29認知能の障害，74高血圧症，75脂質異常症，76糖尿病の4つの研修についても，当該コンテンツがあるものについては，e-ラーニングによる単位取得でも差し支えない」とされているが，
「疑義解釈資料（その1）」（令和4年3月31日事務連絡）別添1の問257（p.1068，事務連絡「問6」）を踏まえ，これらの4つのカリキュラムコードを含め，当該研修についてはe-ラーニングにより受講してもよいか。

答　差し支えない。なお，e-ラーニングにより受講する場合は「疑義解釈資料（その1）」（令和4年3月31日事務連絡）別添1の問257の記載事項に留意する。
（令4.6.29）

問12　地域包括診療加算，地域包括診療料，生活習慣病管理料（Ⅰ），生活習慣病管理料（Ⅱ）の施設基準において，「患者の状態に応じ，28日以上の長期の投薬を行うこと又はリフィル処方箋を交付することについて，当該対応が可能である」ことについて，院内の見やすい場所に掲示していることが求められているが，具体的にどのような内容を掲示すればよいか。

答　当該保険医療機関において，患者の状態に応じ，
・28日以上の長期の投薬が可能である
・リフィル処方箋を交付する
のいずれも対応も可能であることを掲示すること。なお，具体的な掲示内容としてはポスター（※）を活用しても差し支えない。
（※）https://www.mhlw.go.jp/stf/newpage_39295.htmlに掲載
（令6.3.28）

問13　地域包括診療加算，地域包括診療料，生活習慣病管理料（Ⅰ），生活習慣病管理料（Ⅱ）の施設基準において，「患者の状態に応じ，28日以上の長期の投薬を行うこと又はリフィル処方箋を交付することについて，当該対応が可能であること」について，院内の見やすい場所に掲示していることが求められているが，「疑義解釈資料（その1）」（令和6年3月28日）別添1の問144（p.1082「問12」）の内容に加え，「当院では主に院内処方を行っています」又は「当院では主に長期の投薬をご案内しています」といった内容を併せて院内掲示してもよいか。

答　差し支えない。
（令6.4.26）

問14　A001再診料「注12」に規定する地域包括診療加算及びB001-2-9地域包括診療料の施設基準において，「担当医は認知症に係る適切な研修を修了していることが望ましい」とされているが，この「認知症に係る適切な研修」とは，具体的にどのようなものがあるか。

答　認知症の患者に対する地域における医療・介護等の活用や多職種連携による生活支援方法等の内容を含む研修を想定しており，現時点では，以下の研修が該当する。
・日本医師会が主催する「日医かかりつけ医機能研修制度」の応用研修（認知症に係る講義に限る）
・都道府県及び指定都市が主催する「かかりつけ医認知症対応力向上研修」
・都道府県及び指定都市が主催する「認知症サポート医養成研修」

問15　A001再診料「注12」に規定する地域包括診療加算及びB001-2-9地域包括診療料の施設基準において，「介護支援専門員と対面あるいはICT等を用いた相談の機会を設けている。なお，対面で相談できる体制を構築していることが望ましい」とされているが，電話による相談体制を構築している場合については，該当するか。

答　該当する。

問16　A001再診料「注12」に規定する地域包括診療加算及びB001-2-9地域包括診療料の施設基準にある慢性疾患の指導に係る適切な研修については，「疑義解釈資料（その8）」（平成26年7月10日）別添1の問7及び問8（p.1081「問5」，p.1081「問6」）において，「継続的に2年間で通算20時間以上の研修を修了しているもの」及び「届出時から遡って2年の間に当該研修を受ける必要がある」とされているが，前回届出時から2年を経過しておらず，令和6年度診療報酬改定による施設基準の改定に伴い届出を行う場合は，届出時から遡って2年の間に通算20時間以上の研修を受ける必要があるか。

答　不要。
（令6.5.10）

7の2　認知症地域包括診療加算の施設基準

(1)　認知症地域包括診療加算1の施設基準
地域包括診療加算1に係る届出を行っている保険医療機関であること。
(2)　認知症地域包括診療加算2の施設基準
地域包括診療加算2に係る届出を行っている保険医療機関であること。

→ 1　認知症地域包括診療加算1に関する基準
第2の3（p.1079）に掲げる地域包括診療加算1の届出を行っている。
2　認知症地域包括診療加算2に関する基準
第2の3に掲げる地域包括診療加算2の届出を行っている。
【届出に関する事項】　地域包括診療加算1又は2の届出を行っていればよく，認知症地域包括診療加算1又は2として特に地方厚生（支）局長に対して，届出を行う必要はない。

8　外来診療料に係る厚生労働大臣が定める患者

当該病院が他の病院（許可病床数が200床未満のものに限る）又は診療所に対して文書による紹介を行う旨の申出を行っている患者（緊急その他やむを得ない事情がある場合を除く）

8の2　削除

第3の2　入院基本料又は特定入院料を算定せず，短期滞在手術等基本料3を算定する患者

別表第11（p.1312）の3に掲げる手術，検査又は放射線治療を実施する患者であって，入院した日から起算して5日までの期間のもの

第4　入院診療計画，院内感染防止対策，医療安全管理体制，褥瘡対策，栄養管理体制，意思決定支援及び身体的拘束最小化の基準

1　入院診療計画の基準

(1)　医師，看護師等の共同により策定された入院診療計画であること。
(2)　病名，症状，推定される入院期間，予定される検査及び手術の内容並びにその日程，その他入院に関し必要な事項が記載された総合的な入院診療計画であること。
(3)　患者が入院した日から起算して7日以内に，当該患者に対し，当該入院診療計画が文書により交付され，説明がなされるものであること。

2　院内感染防止対策の基準

(1)　メチシリン耐性黄色ブドウ球菌等の感染を防止するにつき十分な設備を有していること。
(2)　メチシリン耐性黄色ブドウ球菌等の感染を防止するにつき十分な体制が整備されていること。

3　医療安全管理体制の基準

❶別添6-別紙2

入院診療計画書

（患者氏名）　　　　　殿

　　　　　　　　　　　　年　　月　　日

病　棟（病　室）	
主治医以外の担当者名	
在宅復帰支援担当者名＊	
病　　　　　　　名（他に考え得る病名）	
症　　　　　　　状	
治　療　計　画	
検査内容及び日程	
手術内容及び日程	
推定される入院期間	
特別な栄養管理の必要性	有　・　無　（どちらかに○）
そ　の　他・看護計画・リハビリテーション等の計画	
在宅復帰支援計画＊	
総合的な機能評価◇	

注1）病名等は，現時点で考えられるものであり，今後検査等を進めていくにしたがって変わり得るものである。
注2）入院期間については，現時点で予想されるものである。
注3）＊印は，地域包括ケア病棟入院料（入院医療管理料）を算定する患者にあっては必ず記入すること。
注4）◇印は，総合的な機能評価を行った患者について，評価結果を記載すること。
注5）特別な栄養管理の必要性については，電子カルテ等，様式の変更が直ちにできない場合，その他欄に記載してもよい。

（主治医氏名）　　　　　印
（本人・家族）

医療安全管理体制が整備されていること。

4　褥瘡対策の基準

(1) 適切な褥瘡対策の診療計画の作成，実施及び評価の体制がとられていること。
(2) 褥瘡対策を行うにつき適切な設備を有していること。

5　栄養管理体制の基準

(1) 当該病院である保険医療機関内に，常勤の管理栄養士が1名以上配置されていること（特別入院基本料，月平均夜勤時間超過減算及び夜勤時間特別入院基本料を算定する病棟を除く）。
(2) 入院患者の栄養管理につき必要な体制が整備されていること。

6　医科点数表第1章第2部入院料等通則第8号及び歯科点数表第1章第2部入院料等通則第7号(略)に掲げる厚生労働大臣が定める基準

当該保険医療機関内に非常勤の管理栄養士又は常勤の栄養士が1名以上配置されていること。

7　意思決定支援の基準

当該保険医療機関において，適切な意思決定支援に関する指針を定めていること（小児特定集中治療室管理料，新生児特定集中治療室管理料，新生児特定集中治療室重症児対応体制強化管理料，総合周産期特定集中治療室管理料，新生児治療回復室入院医療管理料，小児入院医療管理料又は児童・思春期精神科入院医療管理料を算定する病棟又は治療室のみを有するものを除く）。

8　身体的拘束最小化の基準

身体的拘束の最小化を行うにつき十分な体制が整備されていること。

→ 第1　入院基本料〔特別入院基本料，月平均夜勤時間超過減算，夜勤時間特別入院基本料及び重症患者割合特別入院基本料（以下「特別入院基本料等」という）及び特定入院基本料を含む〕及び特定入院料に係る入院診療計画，院内感染防止対策，医療安全管理体制，褥瘡対策，栄養管理体制，意思決定支援及び身体的拘束最小化の基準

入院診療計画，院内感染防止対策，医療安全管理体制，褥瘡対策，栄養管理体制，意思決定支援及び身体的拘束最小化の基準は，「基本診療料の施設基準等」の他，次のとおりとする。

1　入院診療計画の基準
(1) 当該保険医療機関において，入院診療計画が策定され，説明が行われている。
(2) 入院の際に，医師，看護師，その他必要に応じ関係職種が共同して総合的な診療計画を策定し，患者に対し，❶別添6の別紙2（p.1083）又は❸別紙2の3（p.1085）を参考として，文書により病名，症状，治療計画，検査内容及び日程，手術内容及び日程，推定される入院期間等について，入院後7日以内に説明を行う。ただし，高齢者医療確保法の規定による療養の給付を提供する場合の療養病棟における入院診療計画については，❷別添6の別紙2の2（p.1084）を参考にする。なお，当該様式にかかわらず，入院中から退院後の生活がイメージできるような内容であり，年月日，経過，達成目標，日ごとの治療，処置，検査，活動・安静度，リハビリ，食事，清潔，排泄，特別な栄養管理の必要性の有無，教育・指導（栄養・服薬）・説明，退院後の治療計画，退院後の療養上の留意点が電子カルテなどに組み込まれ，これらを活用し，患者に対し，文書により説明が行われている場合には，各保険医療機関が使用している様式で差し支えない。
(3) 入院時に治療上の必要性から患者に対し，病名について情報提供し難い場合にあっては，可能な範囲において情報提供を行い，その旨を診療録に記載する。
(4) 医師の病名等の説明に対して理解できないと認められる患者（例えば小児，意識障害患者）については，その家族等に対して行ってもよい。
(5) 説明に用いた文書は，患者（説明に対して理解できないと認められる患者についてはその家族等）に交付するとともに，その写しを診療録に添付する。
(6) 入院期間が通算される再入院の場合であっても，患者の病態により当初作成した入院診療計画書に変更等が必要な場合には，新たな入院診療計画書を作成し，説明を行う必要がある。

事務連絡　問1　入院診療計画は，文書により作成後，入院後7日以内に患者に対して説明をしなければならないが，患者が昏睡状態であるなど，入院後7日以内に患者に説明ができなかった場合には，当該患者の入院に係る入院基本料又は特定入院料の全てが算定できないのか。
答　医師の病名等の説明に対して理解ができないと認められる患者については，その家族等に対して説明を行えば算定できる。説明できる家族等もいない場合には，その旨カルテに記載し算定できる。なお，患者の状態が改善し説明が行える状態になった場合又は家族等が現れた場合等には，

速やかに説明を行い,その旨カルテに記載する。
(平19.4.20)

問2 入院診療計画について,入院前に外来で文書を提供し,説明した場合はどうなるのか。

答 入院後7日以内に行ったものと同等の取扱となる。
(平24.3.30)

問3 「良質な医療を提供する体制の確立を図るための医療法等の一部を改正する法律の一部の施行について」(平成19年医政発第0330010号)(以下「医政局長通知」という)で,次の場合には入院診療計画書の交付及び適切な説明を行うことを要しないこととされたが,診療報酬上の取扱いはどのようになるのか。
　ア　患者が入院した日から起算して7日以内で退院することが見込まれる場合
　イ　入院診療計画書を交付することにより,病名等について情報提供することとなり,当該患者の適切な診療に支障を及ぼすおそれがある場合
　ウ　入院診療計画書を交付することにより,人の生命,身体又は財産に危険を生じさせるおそれがある場合

答 入院基本料等の施設基準の要件とされている「入院診療計画の策定及び患者等への説明」については,次のとおりである。
○例えば,緊急入院で数時間後に死亡した場合や日帰り入院などの7日以内の入院であっても,従前どおり,入院診療計画の策定等が必要である。
○例えば,悪性腫瘍等で患者本人に告知していないなどの場合には,従前どおり,当該患者の家族とよく話し合った上で,可能な範囲において患者本人に入院診療計画の交付及び説明を行うことが必要である。なお,その場合においては,病名等について情報提供することが当該患者の適切な診療に支障を及ぼすおそれがあると判断した客観的な理由及び説明内容などをカルテに記載する。
○一般的には,保険医療機関において,療養の給付を行う際に,入院診療計画を交付することにより,人の生命,身体又は財産に危険を生じさせるおそれがある場合は想定できない。

問4 医政局長通知で,入院診療計画書の様式が示され,また,病院又は診療所の管理者は,患者又はその家族の承諾を得て,患者又はその家族がファイルへの記録を出力することにより書面を作成することができるものである場合には,入院診療計画書の交付に代えて,入院診療計画書の記載事項を次の方法により提供することができることとされたが,診療報酬上の取扱いはどのようになるのか。
　ア　パソコン等のモニター画面で表示する方法
　イ　電子メールにより送信し,受信者の使用するパソコン等に備えられたファイルに記録する方法
　ウ　インターネットにより患者又はその家族の閲覧に供し,患者又はその家族の使用するパソコン等に備えられたファイルに記録する方法
　エ　フロッピーディスク,CD-ROM等に入院診療計画書に記載すべき事項を記録し,それを交付する方法

答 入院基本料等の施設基準の要件とされている入院診療計画書については,「基本診療料の施設基準等及びその届出に関する手続きの取扱いについて」別添6の別紙2又は別紙2の2,別紙2の3に掲げる全ての項目が含まれているものであればよい。なお,別紙2は医療法上の入院診療計画書の要件を満たすものであり,別紙2の2による入院診療計画書を作成する場合には,医政局長通知の様式に掲げられている「検査内容及び日程」,「手術内容及び日程」及び「推定される入院期間」の記載を個々の患者の必要に応じて含むことにより,医療法上の入院診療計画書の要件を満たすものである。

また,患者等に対する入院診療計画書の提供方法については,患者が文書を入手することができないため,アの方法によることはできないが,イ〜エにより行っても差し支えない。なお,その場合においても,当該入院診療計画書に添った患者に対する説明は行われる必要がある。
(平19.6.1,一部修正)

❷ 別添6－別紙2の2

入院診療計画書

(患者氏名)　　　　　殿

年　月　日

病　棟（病　室）	
主治医以外の担当者名	
病　　　　　名 (他に考え得る病名)	
症　　　　　状 　治療により改善 　すべき点等	
全身状態の評価 (ADLの評価を含む)	
治　療　計　画 (定期的検査,日常生活機能の保持・回復,入院治療の目標等を含む)	
リハビリテーションの計画(目標を含む)	
栄養摂取に関する計画	(特別な栄養管理の必要性:有・無)
感染症,皮膚潰瘍等の皮膚疾患に関する対策 (予防対策を含む)	
そ　　の　　他 ・看護計画 ・退院に向けた支援計画 ・入院期間の見込み等	

注）上記内容は,現時点で考えられるものであり,今後,状態の変化等に応じて変わり得るものである。

(主治医氏名)　　　　　印
(本人・家族)

参考 問 療養病棟(病床)以外に入院する患者に用いる別紙2に「総合的な機能評価」の項目があるが,すべての患者に対して評価を行わなくてはならないのか。

答 入院基本料等加算の「入退院支援加算」「注8」の「総合機能評価加算」を算定する患者だけでよい。
(平22.4.6 全国保険医団体連合会,一部修正)

2　院内感染防止対策の基準
(1) 当該保険医療機関において,院内感染防止対策が行われている。
(2) 当該保険医療機関において,院内感染防止対策委員会が設置され,当該委員会が月1回程度,定期的に開催されている。なお,当該委員会を対面によらない方法で開催しても差し支えない。
(3) 院内感染防止対策委員会は,病院長又は診療所長,看護部長,薬剤部門の責任者,検査部門の責任者,事務部門の責任者,感染症対策に関し相当の経験を有する医師等の職員から構成されている。なお,診療所においては各部門の責任者を兼務した者で差し支えない。
(4) 当該保険医療機関内において(病院である保険医療機関においては,当該病院にある検査部において),各病棟(有床診療所においては,当該有床診療所の有する全ての病床。以下この項において同じ)の微生物学的検査に係る状況等を記した「感染情報レポート」が週1回程度作成されており,当該レポートが院内感染防止対策委員会において十分に活用される体制がとられている。当該レポートは,入院中の患者からの各種細菌の検出状況や薬剤感受性成績のパターン等が病院又は有床診療所の疫学情報として把握,活用されることを目的として作成されるものであり,各病棟からの拭き取り等による各種細菌の検出状況を記すものではない。
(5) 院内感染防止対策として,職員等に対し流水による手洗いの励行を徹底させるとともに,各病室に水道又は速

❸ 別添6－別紙2の3

入院診療計画書

（患者氏名）　　　　　殿

年　　月　　日

病　棟（　病　室　）	
主治医以外の担当者名	
選任された退院後生活環境相談員の氏名	
病　　　　　　　　名 （他に考え得る病名）	
症　　　　　　　　状	
治　療　計　画	
検査内容及び日程	
手術内容及び日程	
推定される入院期間	
特別な栄養管理の必要性	有　・　無　（どちらかに○）
そ　　の　　他 ・看護計画 ・リハビリテーション 　等の計画	
退院に向けた取組	
総合的な機能評価◇	

注1）　病名等は，現時点で考えられるものであり，今後検査等を進めていくにしたがって変わり得るものである。
注2）　入院期間については，現時点で予想されるものである。
注3）　◇印は，総合的な機能評価を行った患者について，評価結果を記載すること。
注4）　特別な栄養管理の必要性については，電子カルテ等，様式の変更が直ちにできない場合，その他欄に記載してもよい。

（主治医氏名）　　　　　　　印
（本人・家族）

乾式手洗い液等の消毒液が設置されている。ただし，精神病棟，小児病棟等においては，患者の特性から病室に前項の消毒液を設置することが適切でないと判断される場合に限り，携帯用の速乾式消毒液等を用いても差し支えない。

3　医療安全管理体制の基準
(1)　当該保険医療機関において，医療安全管理体制が整備されている。
(2)　安全管理のための指針が整備されている。
　　安全管理に関する基本的な考え方，医療事故発生時の対応方法等が文書化されている。
(3)　安全管理のための医療事故等の院内報告制度が整備されている。
　　院内で発生した医療事故，インシデント等が報告され，その分析を通した改善策が実施される体制が整備されている。
(4)　安全管理のための委員会が開催されている。
　　安全管理の責任者等で構成される委員会が月1回程度開催されている。なお，安全管理の責任者が必ずしも対面でなくてよいと判断した場合においては，当該委員会を対面によらない方法で開催しても差し支えない。
(5)　安全管理の体制確保のための職員研修が開催されている。
　　安全管理のための基本的考え方及び具体的方策について職員に周知徹底を図ることを目的とするものであり，研修計画に基づき，年2回程度実施されている。

（編注）医療安全管理体制の基準について
(1)　1人の医師が安全管理のための委員と院内感染防止対策委員会の委員の両方を兼務することは，両方の委員会の業務を適切に遂行できるのであれば可。
(2)　安全管理のための委員会は，安全管理の責任者等で構成されていればよく，病院長又は診療所長が委員になっていなければならないというものではない。

4　褥瘡対策の基準
(1)　当該保険医療機関において，褥瘡対策が行われている。
(2)　当該保険医療機関において，褥瘡対策に係る専任の医師及び褥瘡看護に関する臨床経験を有する専任の看護職員から構成される褥瘡対策チームが設置されている。
(3)　当該保険医療機関における日常生活の自立度が低い入院患者につき，❹別添6の別紙3（p.1086）を参考として褥瘡に関する危険因子の評価を行い，褥瘡に関する危険因子のある患者及び既に褥瘡を有する患者については，(2)に掲げる専任の医師及び専任の看護職員が適切な褥瘡対策の診療計画の作成，実施及び評価を行う。ただし，当該医師及び当該看護職員が作成した診療計画に基づくものであれば，褥瘡対策の実施は，当該医師又は当該看護職員以外であっても差し支えない。また，様式については褥瘡に関する危険因子評価票と診療計画書が別添6の別紙3のように1つの様式ではなく，それぞれ独立した様式となっていても構わない。
(4)　褥瘡対策の診療計画における薬学的管理に関する事項及び栄養管理に関する事項については，当該患者の状態に応じて記載する。必要に応じて，薬剤師又は管理栄養士と連携して，当該事項を記載する。なお，診療所において，薬学的管理及び栄養管理を実施している場合について，当該事項を記載しておくことが望ましい。
(5)　栄養管理に関する事項については，栄養管理計画書をもって記載を省略することができる。ただし，この場合は，当該栄養管理計画書において，体重減少，浮腫の有無等の❺別添6の別紙3（p.1087）に示す褥瘡対策に必要な事項を記載している。
(6)　褥瘡対策チームの構成メンバー等による褥瘡対策に係る委員会が定期的に開催されていることが望ましい。
(7)　患者の状態に応じて，褥瘡対策に必要な体圧分散式マットレス等を適切に選択し使用する体制が整えられている。
(8)　毎年8月において，褥瘡患者数等について，別添7（→Web版）の様式5の4により届け出る。

事務連絡　褥瘡対策
問1　入院基本料の褥瘡対策の要件では褥瘡看護の臨床経験を有する看護職員の配置が必要とされているが，ここでいう褥瘡看護の臨床経験とはどういう経験をさすのか。
答　褥瘡を有する入院患者に対する看護の経験を想定しているが，経験を有する看護職員がいない場合には，外部（他院や団体等が主催）の褥瘡に関する研修を受講することが望ましい。
（平24.3.30）
問2　産科だけの有床診療所を開業している場合などで，褥瘡に関する危険因子の評価の対象となる患者がいない場合には，褥瘡対策の基準を満たさなくても，入院基本料は算定できるのか。
答　従来より，褥瘡に関する危険因子の評価の対象となる患者がいない場合であっても，入院基本料の算定にあたっては，褥瘡対策が要件となっており，褥瘡対策の体制の整備は必要となっている。専任の医師及び褥瘡看護に関して臨床経験を有する専任の看護職員から構成される褥瘡対策チームを設置し，褥瘡ケアが必要な患者が入院してきた場合に対応できるよう，褥瘡対策に必要な体圧分散式マットレス等を適切に選択し使用する体制をとっていることで算定できる。
（平24.4.20, 一部修正）
問3　第1章第2部入院等の「通則7」に規定する褥瘡対策の施設基準において，「褥瘡対策の診療計画における薬学的管理に関する事項及び栄養管理に関する事項については，当該患者の状態に応じて記載する」とあるが，褥瘡に関する危険因子のある患者及び既に褥瘡を有する患者について，別添6の別紙3「褥瘡対策に関する診療計画書」の〈薬学的管理に関する事項〉及び〈栄養管理に関する事項〉は，それぞれの対応が必要な場合に記載すればよいか。
答　よい。
問4　「褥瘡対策に関する診療計画書」の〈薬学的管理に関する事項〉における「薬剤滞留の問題」とは，具体的にはど

❹ 別添6－別紙3

褥瘡対策に関する診療計画書（1）

氏名　　　　　　殿　男 女　　病棟　　　　　　　　　計画作成日　　．　．
　　　　　　　　　　　　　　　記入医師名
年　月　日生（　歳）　　　　　記入看護師名

褥瘡の有無　1. 現在　なし　あり〔仙骨部, 坐骨部, 尾骨部, 腸骨部, 大転子部, 踵部, その他（　　）〕　　褥瘡発生日　．．
　　　　　　2. 過去　なし　あり〔仙骨部, 坐骨部, 尾骨部, 腸骨部, 大転子部, 踵部, その他（　　）〕

＜日常生活自立度の低い入院患者＞

	日常生活自立度	J (1, 2)	A (1, 2)	B (1, 2)	C (1, 2)	対処
危険因子の評価	・基本的動作能力（ベッド上　自力体位変換） 　　　　　　　（イス上　坐位姿勢の保持, 除圧）		できる できる		できない できない	「あり」もしくは「できない」が1つ以上の場合, 看護計画を立案し実施する
	・病的骨突出		なし		あり	
	・関節拘縮		なし		あり	
	・栄養状態低下		なし		あり	
	・皮膚湿潤（多汗, 尿失禁, 便失禁）		なし		あり	
	・皮膚の脆弱性（浮腫）		なし		あり	
	・皮膚の脆弱性（スキン－テアの保有, 既往）		なし		あり	

＜褥瘡に関する危険因子のある患者及びすでに褥瘡を有する患者＞　　　　　　　　両括弧内は点数（※1）

褥瘡の状態の評価（DESIGN-R2020）	深さ	(0)皮膚損傷・発赤なし	(1)持続する発赤	(2)真皮までの損傷	(3)皮下組織までの損傷	(4)皮下組織をこえる損傷	(5)関節腔, 体腔に至る損傷	(DTI)深部損傷褥瘡(DTI)疑い（※2）	(U)深さ判定が不能の場合
	滲出液	(0)なし	(1)少量：毎日の交換を要しない		(3)中等量：1日1回の交換			(6)多量：1日2回以上の交換	合計点
	大きさ（cm²） 長径×長径に直交する最大径 （持続する発赤の範囲も含む）	(0)皮膚損傷なし	(3)4未満	(6)4以上16未満	(8)16以上36未満	(9)36以上64未満	(12)64以上100未満	(15)100以上	
	炎症・感染	(0)局所の炎症徴候なし	(1)局所の炎症徴候あり（創周辺の発赤, 腫脹, 熱感, 疼痛）		(3C)(※3)臨界的定着疑い（創面にぬめりがあり, 滲出液が多い。肉芽があれば, 浮腫性で脆弱など）	(3)(※3)局所の明らかな感染徴候あり（炎症徴候, 膿, 悪臭）		(9)全身的影響あり（発熱など）	
	肉芽形成 良性肉芽が占める割合	(0)創が治癒した場合, 創が浅い場合, 深部損傷褥瘡(DTI)疑い（※2）	(1)創面の90%以上を占める	(3)創面の50%以上90%未満を占める	(4)創面の10%以上50%未満を占める	(5)創面の10%未満を占める	(6)全く形成されていない		
	壊死組織	(0)なし	(3)柔らかい壊死組織あり		(6)硬く厚い密着した壊死組織あり				
	ポケット（cm²） 潰瘍面も含めたポケット全周（ポケットの長径×長径に直交する最大径）－潰瘍面積	(0)なし	(6)4未満	(9)4以上16未満	(12)16以上36未満	(24)36以上			

※1　該当する状態について, 両括弧内の点数を合計し,「合計点」に記載すること。ただし, 深さの点数は加えないこと。
※2　深部損傷褥瘡（DTI）疑いは, 視診・触診, 補助データ（発生経緯, 血液検査, 画像診断等）から判断する。
※3　「3C」あるいは「3」のいずれかを記載する。いずれの場合も点数は3点とする。

	留意する項目		計画の内容
看護計画	圧迫, ズレ力の排除 （体位変換, 体圧分散寝具, 頭部挙上方法, 車椅子姿勢保持等）	ベッド上	
		イス上	
	スキンケア		
	栄養状態改善		
	リハビリテーション		

［記載上の注意］
1　日常生活自立度の判定に当たっては『「障害老人の日常生活自立度（寝たきり度）判定基準」の活用について』（平成3年11月18日　厚生省大臣官房老人保健福祉部長通知 老健第102-2号）を参照のこと。
2　日常生活自立度がJ1～A2である患者については, 当該評価票の作成を要しないものであること。

告示③ 基本診療料の施設基準等〔第4 入院診療計画, 院内感染防止対策, 医療安全管理体制, 褥瘡対策, 栄養管理体制, 意思決定支援及び身体的拘束最小化の基準〕

❺ 別添6－別紙3

褥瘡対策に関する診療計画書（2）

氏　名　　　　　　　　殿（男・女）　　　　　　　　　　　　　年　　月　　日生（　　歳）

〈薬学的管理に関する事項〉　□対応の必要無し

薬学的管理計画	褥瘡の発症リスクに影響を与える可能性がある薬剤の使用 □無　□有（催眠鎮静剤, 抗不安剤, 麻薬, 解熱鎮痛消炎剤, 利尿剤, 腫瘍用薬, 副腎ホルモン剤, 免疫抑制剤, その他（　　　））
	〈すでに褥瘡を有する患者〉薬剤滞留の問題　□無　□有

〈栄養管理に関する事項〉　□対応の必要無し　□栄養管理計画書での対応

栄養評価	評価日　　年　　月　　日			
	体重　　kg（測定日　　／　　）	BMI　　kg/m²		体重減少（無・有）
	身体所見	浮腫（無・有（胸水・腹水・下肢）・不明）		
	検査等 検査している場合に記載	□測定無し Alb 値（　　）g/dL 測定日（　　／　　）	□測定無し Hb 値（　　）g/dL 測定日（　　／　　）	□測定無し CRP（　　）mg/dL 測定日（　　／　　）
	栄養補給法	経口・経腸（経口・経鼻・胃瘻・腸瘻）・静脈		栄養補助食品の使用（無・有）
栄養管理計画				

［記載上の注意］
1．対応の必要がない項目の場合，□にチェックを入れること。
2．栄養管理に関する項目に関して，栄養管理計画書にて対応する場合は，□にチェックを入れること。

のようなことを指すのか。
答　例えば，創の状態や外用薬の基剤特性の不適合等により，薬剤が創内に滞留維持できていないこと等が想定される。
(令4.3.31)

（編注）褥瘡対策の基準について
(1) 褥瘡対策に係る専任の医師等については，「専任」であれば，褥瘡対策だけに従事するのではなく，他の業務と兼務することも可能。
(2) 専任の医師については常勤規定が設けられていないことから，非常勤でも可。
(3) 専任の看護職員とは，看護師，准看護師を指すので，准看護師でも可。
(4) 産科のように，通常，褥瘡が考えられない場合でも，褥瘡対策チームを設置する必要がある。
(5) 「褥瘡対策」は全入院患者を対象とする。ただし，自立度のランクがJ1～A2は褥瘡対策の要件である（別添6の別紙3）「褥瘡対策に関する診療計画書」の作成を要しない。

5　栄養管理体制の基準
(1) 当該病院である保険医療機関（特別入院基本料等を算定する病棟のみを有するものを除く）内に，常勤の管理栄養士が1名以上配置されている。
(2) 管理栄養士をはじめとして，医師，看護師，その他医療従事者が共同して栄養管理を行う体制を整備し，あらかじめ栄養管理手順（標準的な栄養スクリーニングを含む栄養状態の評価，栄養管理計画，退院時を含む定期的な評価等）を作成する。
(3) 入院時に患者の栄養状態を医師，看護職員，管理栄養士が共同して確認し，特別な栄養管理の必要性の有無について入院診療計画書に記載している。
(4) (3)において，特別な栄養管理が必要と医学的に判断される患者について，栄養状態の評価を行い，医師，管理栄養士，看護師その他の医療従事者が共同して，当該患者ごとの栄養状態，摂食機能及び食形態を考慮した栄養管理計画〔❻別添6の別紙23 (p.1088) 又はこれに準じた様式とする〕を作成している。なお，救急患者や休日に入院した患者など，入院日に策定できない場合の栄養管理計画は，入院後7日以内に策定する。
(5) 栄養管理計画には，栄養補給に関する事項（栄養補給量，補給方法，特別食の有無等），栄養食事相談に関する事項（入院時栄養食事指導，退院時の指導の計画等），その他栄養管理上の課題に関する事項，栄養状態の評価の間隔等を記載する。また，当該計画書又はその写しを**診療録等**に添付する。
(6) 当該患者について，栄養管理計画に基づいた栄養管理を行うとともに，当該患者の栄養状態を定期的に評価し，必要に応じて栄養管理計画を見直している。
(7) 特別入院基本料等を算定する場合は，(1)から(6)までの体制を満たしていることが望ましい。
(8) (1)に規定する管理栄養士は，1か月以内の欠勤については，欠勤期間中も(1)に規定する管理栄養士に算入することができる。なお，管理栄養士が欠勤している間も栄養管理のための適切な体制を確保している。
(9) 当該保険医療機関（診療所を除く）において，管理栄養士の離職又は長期欠勤のため，(1)に係る基準が満たせなくなった場合，地方厚生（支）局長に届け出た場合に限り，当該届出を行った日の属する月を含む3か月間に限り，従前の入院基本料等を算定できる。

事務連絡 **問1**　特別な栄養管理の必要性の有無について，入院診療計画作成時に必要ないと判断した患者が，治療途中に栄養管理が必要となった場合，改めて入院診療計画を作成し，栄養管理計画書を作成する必要があるのか。
答　特別な栄養管理が必要になった時点で，栄養管理計画書を作成すればよく，改めて入院診療計画書を作成する必要はない。
(平24.3.30)
問2　栄養管理体制の基準について，「あらかじめ栄養管理手順（標準的な栄養スクリーニングを含む栄養状態の評価，栄養管理計画，退院時を含む定期的な評価等）を作成する」とされているが，「標準的な栄養スクリーニングを含む栄養状態の評価」の，具体的な内容如何。
答　GLIM基準による栄養状態の評価を位置づけることが望ましいが，GLIM基準を参考にしつつ，各医療機関の機能や患者特性等に応じて，標準的な手法を栄養管理手順に位置づけた場合も含まれる。ただし，血中アルブミン値のみで栄養状態の評価を行うことは標準的な手法に含まれないため，複合的な栄養指標を用いた評価を位置づける。
問3　栄養管理体制の基準における「退院時を含む定期的な評価」は，全ての患者に退院時の評価を行う必要があるか。
答　必ずしも全ての患者について退院時の評価を行う必要はないが，各医療機関の機能や患者特性等に応じて，どのような患者や状況の場合に退院時の評価を行うかなどを栄養管理手順に位置づけておく。
(令6.3.28)

❻ 別添6－別紙23

栄養管理計画書

フリガナ		計画作成日	． ．
氏　名	殿（男・女）	病　　棟	
年　　月　　日生（　　歳）		担当医師名	
入院日：		担当管理栄養士名	

入院時栄養状態に関するリスク

栄養状態の評価と課題

【GLIM基準による評価（□非対応）※】判定：□低栄養非該当 □低栄養（□中等度低栄養，□重度低栄養）
該当項目：表現型（□体重減少，□低BMI，□筋肉量減少）病因（□食事摂取量減少／消化吸収能低下，□疾病負荷／炎症）

※ GLIM基準による評価を行っている場合は，記載すること。行っていない場合は，非対応にチェックすること。

栄養管理計画

目　標
・

栄養補給に関する事項

栄養補給量		栄養補給方法　□経口　□経腸栄養　□静脈栄養
・エネルギー　　kcal	・たんぱく質　　g	嚥下調整食の必要性
・水分		□なし　□あり（学会分類コード：　　　　）
・	・	食事内容
		留意事項

栄養食事相談に関する事項

入院時栄養食事指導の必要性	□なし　□あり（内容	実施予定日：　　月　　日）
栄養食事相談の必要性	□なし　□あり（内容	実施予定日：　　月　　日）
退院時の指導の必要性	□なし　□あり（内容	実施予定日：　　月　　日）
備考		

その他栄養管理上解決すべき課題に関する事項

栄養状態の再評価の時期	実施予定日：　　月　　日
退院時及び終了時の総合的評価	

6　意思決定支援の基準

(1) 当該保険医療機関において，厚生労働省「人生の最終段階における医療・ケアの決定プロセスに関するガイドライン」等の内容を踏まえ，適切な意思決定支援に関する指針を定めている。ただし，小児特定集中治療室管理料，総合周産期特定集中治療室管理料，新生児特定集中治療室管理料，新生児治療回復室入院医療管理料，小児入院医療管理料又は児童・思春期精神科入院医療管理料を算定する病棟のみを有する保険医療機関についてはこの限りでない。

(2) 令和6年3月31日において現に入院基本料又は特定入院料に係る届出を行っている病棟又は病床（同日において，療養病棟入院基本料，有床診療所在宅患者支援病床初期加算，地域包括ケア病棟入院料及び特定一般入院料の「注7」に規定する施設基準の届出を行っている病棟又は病床を除く）については，令和7年5月31日までの間に限り，(1)の基準を満たしているものとする。

7　身体的拘束最小化の基準

(1) 当該保険医療機関において，患者又は他の患者等の生命又は身体を保護するため緊急やむを得ない場合を除き，身体的拘束を行ってはならない。

(2) (1)の身体的拘束を行う場合には，その態様及び時間，その際の患者の心身の状況並びに緊急やむを得ない理由を記録しなければならない。

(3) (1)の身体的拘束とは，抑制帯等，患者の身体又は衣服に触れる何らかの用具を使用して，一時的に当該患者の身体を拘束し，その運動を抑制する行動の制限をいう。

(4) 当該保険医療機関において，身体的拘束最小化対策に係る専任の医師及び専任の看護職員から構成される身体的拘束最小化チームが設置されている。なお，必要に応じて，薬剤師等，入院医療に携わる多職種が参加していることが望ましい。

(5) 身体的拘束最小化チームでは，以下の業務を実施する。
ア 身体的拘束の実施状況を把握し，管理者を含む職員に定期的に周知徹底する。
イ 身体的拘束を最小化するための指針を作成し，職員に周知し活用する。なお，アを踏まえ，定期的に当該指針の見直しを行う。また，当該指針には，鎮静を目的とした薬物の適正使用や(3)に規定する身体的拘束以外の患者の行動を制限する行為の最小化に係る内容を盛り込むことが望ましい。
ウ 入院患者に係わる職員を対象として，身体的拘束の最小化に関する研修を定期的に行う。

(6) (1)から(5)までの規定に関わらず，精神科病院（精神科病院以外の病院で精神病室が設けられているものを含む）における身体的拘束の取扱いについては，精神保健及び精神障害者福祉に関する法律（昭和25年法律第123号）の規定による。

(7) 令和6年3月31日において現に入院基本料又は特定入院料に係る届出を行っている病棟又は病床については，令和7年5月31日までの間に限り，(1)から(5)までの基準を満たしているものとする。

事務連絡 **身体的拘束の最小化**

問1 入院基本料を算定する病棟において1日に看護を行う看護要員の勤務時間数は，当該病棟で勤務する実働時間数のことをいうものであり，休憩時間以外の病棟で勤務しない時間は除かれるものであるが，院内感染防止対策委員会，安全管理のための委員会及び安全管理の体制確保のための

職員研修を行う時間，褥瘡対策に関する委員会及び身体的拘束最小化チームに係る業務時間も除かれるのか。
答　入院基本料の施設基準の「院内感染防止対策の基準」，「医療安全管理体制の基準」，「褥瘡対策の基準」及び「身体的拘束最小化の基準」を満たすために必要な院内感染防止対策委員会，安全管理のための委員会及び安全管理の体制確保のための職員研修，褥瘡対策委員会並びに身体的拘束最小化チームに係る業務及び身体的拘束の最小化に関する職員研修へ参加する時間に限り，当該病棟で勤務する実働時間数に含んでも差し支えない。
　　なお，参加した場合，病棟で勤務する実働時間としてみなされる委員会等及び研修は，「基本診療料の施設基準等及びその届出に関する手続きの取扱いについて（令和6年保医発第0305第5号）」の別添2の第1の2，3，4及び7の規定に基づき実施されるものである。
(令6.3.28)
問2　「入院基本料等の施設基準等」において，「意思決定支援の基準」及び「身体拘束最小化の基準」については，令和6年3月31日において現に入院基本料又は特定入院料に係る届出を行っている病棟又は病床については，令和7年5月31日までの間に限り当該基準を満たしているものとされているが，令和7年5月31日までの間に，入院基本料又は特定入院料の施設基準を変更した場合の当該経過措置の取扱い如何。
答　令和6年3月31日において，入院基本料又は特定入院料に係る届出を行っている病棟又は病床について，令和7年5月31日までの間に当該施設基準の変更の届出を行った場合も，令和7年5月31日までの間に限り「意思決定支援の基準」及び「身体拘束最小化の基準」を満たしているものとする。
(令6.6.18)
8　医科点数表第1章第2部「通則」第8号及び歯科点数表第1章第2部入院料等「通則」第7号に規定する基準
　　当該保険医療機関内に，非常勤の管理栄養士又は常勤の栄養士が1名以上配置されている。

第5　病院の入院基本料の施設基準等

1　通則

(1)　病院であること。
(2)　一般病棟，療養病棟，結核病棟又は精神病棟をそれぞれ単位（特定入院料に係る入院医療を病棟単位で行う場合には，当該病棟を除く）として看護を行うものであること。
(3)　看護又は看護補助は，当該保険医療機関の看護職員又は当該保険医療機関の主治医若しくは看護師の指示を受けた看護補助者が行うものであること。
(4)　次に掲げる施設基準等のうち**平均在院日数**（通知「3」p.1101）に関する基準については，病棟の種別ごとに，保険診療に係る入院患者〔別表第2 (p.1306)に掲げる患者を除く〕を基礎に計算するものであること。
(5)　次に掲げる**看護職員及び看護補助者の数**（通知「4」(2) p.1101）に関する基準については，病棟〔別表第3 (p.1307)に掲げる治療室，病室及び専用施設を除く〕の種別ごとに計算するものであること。
(6)　**夜勤を行う看護職員**（通知「4」(3) p.1102）（療養病棟入院基本料の届出を行っている病棟及び特別入院基本料を算定する病棟の看護職員を除く）の1人当たりの月平均夜勤時間数が72時間以下であること等，看護職員及び看護補助者の労働時間が適切なものであること。
(7)　急性期一般入院基本料，地域一般入院基本料（地域一般入院料3を除く），7対1入院基本料，10対1入院基本料又は13対1入院基本料を算定する病棟における夜勤については，看護師1を含む2以上の数の看護職員が行うこと。
(8)　現に看護を行っている病棟ごとの看護職員の数と当該病棟の入院患者の数との割合を当該病棟の見やすい場所に掲示していること。
(9)　(8)の掲示事項について，原則として，ウェブサイトに掲載していること。

(編注)　関連通知はp.1100以下に掲載。

2　一般病棟入院基本料の施設基準等

(1)　一般病棟入院基本料の注1に規定する入院料の施設基準
　イ　**急性期一般入院基本料の施設基準**
　　① 通則
　　　1　当該病棟において，1日に看護を行う**看護職員の数**（通知「4」(2) p.1101）は，常時，当該病棟の**入院患者の数**（通知「4」(1) p.1101）が10（急性期一般入院料1にあっては7）又はその端数を増すごとに1以上であること。ただし，当該病棟において，1日に看護を行う看護職員の数が本文に規定する数に相当する数以上である場合には，各病棟における**夜勤を行う看護職員の数**（通知「4」(3) p.1102）は，本文の規定にかかわらず，2以上であること（一般病棟入院基本料の注6の場合を除く）とする。
　　　2　当該病棟において，看護職員の最小必要数の7割以上が看護師であること。
　　　3　当該病棟の入院患者の**平均在院日数**（通知「3」p.1101）が21日（急性期一般入院料1にあっては16日）以内であること。
　　　4　**データ提出加算に係る届出**（通知「4の5」p.1109）を行っている保険医療機関であること。ただし，新規に保険医療機関を開設する場合であって，急性期一般入院料6に係る届出を行う場合その他やむを得ない事情があるときを除く。
　　　5　急性期一般入院料1に係る届出を行っている病棟（許可病床数が200床未満の保険医療機関であって，一般病棟用の重症度，医療・看護必要度Ⅱを用いて評価を行うことが困難であることについて正当な理由があるものを除く），許可病床数が200床以上の保険医療機関であって急性期一般入院料2又は3に係る届出を行っている病棟及び許可病床数が400床以上の保険医療機関であって急性期一般入院料4又は5に係る届出を行っている病棟については，一般病棟用の重症度，医療・看護必要度Ⅱを用いて評価を行うこと。
　　② **急性期一般入院料1の施設基準**
　　　1　2以外の保険医療機関にあっては，診療内容に関するデータを適切に提出できる体制が整備された保険医療機関であって，一般病棟用の重症度，医療・看護必要度Ⅱを用いて評価を行い，特に高い基準を満たす患者を2割以上，かつ，一定程度高い基準を満たす患者を2割7分以上入院させる病棟であること。
　　　2　許可病床数が200床未満の保険医療機関（一般病棟用の重症度，医療・看護必要度Ⅱを用いて評価を行うことが困難であることについて正当な理由があるものに限る）にあっては，一般病棟用の重症度，医療・看護必要度Ⅰを用いて評価を行い，特に高い基準を満たす患者を2割1分以上，かつ，一定程度高い基準を満たす患者を2割8分以上入院させる病棟であること。
　　　3　当該病棟を退院する患者に占める，**自宅等に退院するものの割合**（通知「4の4」p.1108）が

8割以上であること。
4 **常勤の医師の員数**（通知「4の3」p.1108）が，当該病棟の入院患者数に100分の10を乗じて得た数以上であること。

③ **急性期一般入院料2の施設基準**
1 次のいずれかに該当すること。
(一) 一般病棟用の重症度，医療・看護必要度Ⅰの基準を満たす患者を2割2分以上入院させる病棟であること。
(二) 診療内容に関するデータを適切に提出できる体制が整備された保険医療機関であって，一般病棟用の重症度，医療・看護必要度Ⅱの基準を満たす患者を2割1分以上入院させる病棟であること。
2 届出時点で，継続して3月以上，急性期一般入院料1を算定していること。
3 厚生労働省が行う**診療内容に係る調査**（通知「4の5の2」p.1109）に適切に参加すること。

④ **急性期一般入院料3の施設基準**
1 次のいずれかに該当すること。
(一) 一般病棟用の重症度，医療・看護必要度Ⅰの基準を満たす患者を1割9分以上入院させる病棟であること。
(二) 診療内容に関するデータを適切に提出できる体制が整備された保険医療機関であって，一般病棟用の重症度，医療・看護必要度Ⅱの基準を満たす患者を1割8分以上入院させる病棟であること。
2 届出時点で，継続して3月以上，急性期一般入院料1又は2を算定していること。
3 厚生労働省が行う診療内容に係る調査（通知「4の5の2」p.1109）に適切に参加すること。

⑤ **急性期一般入院料4の施設基準**
次のいずれかに該当すること。
1 一般病棟用の重症度，医療・看護必要度Ⅰの基準を満たす患者を1割6分以上入院させる病棟であること。
2 診療内容に関するデータを適切に提出できる体制が整備された保険医療機関であって，一般病棟用の重症度，医療・看護必要度Ⅱの基準を満たす患者を1割5分以上入院させる病棟であること。

⑥ **急性期一般入院料5の施設基準**
次のいずれかに該当すること。
1 一般病棟用の重症度，医療・看護必要度Ⅰの基準を満たす患者を1割2分以上入院させる病棟であること。
2 診療内容に関するデータを適切に提出できる体制が整備された保険医療機関であって，一般病棟用の重症度，医療・看護必要度Ⅱの基準を満たす患者を1割1分以上入院させる病棟であること。

⑦ **急性期一般入院料6の施設基準**
当該病棟に入院している患者の一般病棟用の重症度，医療・看護必要度Ⅰ又はⅡについて継続的に測定を行い，その結果に基づき評価を行っていること。

ロ **地域一般入院基本料の施設基準**
① 通則
1 当該病棟において，1日に看護を行う看護職員の数は，常時，当該病棟の入院患者の数が15（地域一般入院料1及び2にあっては13）又はその端数を増すごとに1以上であること。ただし，当該病棟において，1日に看護を行う看護職員の数が本文に規定する数に相当する数以上である場合には，各病棟における夜勤を行う看護職員の数は，本文の規定にかかわらず，2以上であること（一般病棟入院基本料の注6の場合を除く）とする。
2 当該病棟において，看護職員の最小必要数の4割（地域一般入院料1及び2にあっては7割）以上が看護師であること。
3 当該病棟の入院患者の平均在院日数が60日（地域一般入院料1及び2にあっては24日）以内であること。
4 データ提出加算に係る届出を行っている保険医療機関であること。ただし，新規に保険医療機関を開設する場合であって地域一般入院料3に係る届出を行う場合その他やむを得ない事情があるときを除く。

② **地域一般入院料1の施設基準**
①に定めるもののほか，当該病棟に入院している患者の一般病棟用の重症度，医療・看護必要度Ⅰ又はⅡについて継続的に測定を行い，その結果に基づき評価を行っていること。

(2) **一般病棟入院基本料の注2ただし書及び注7に規定する厚生労働大臣が定めるもの**
夜勤を行う看護職員の1人当たりの月平均夜勤時間数が72時間以下であること。

(3) **一般病棟入院基本料の注2に規定する厚生労働大臣が定める場合**
当該保険医療機関が，過去1年間において，一般病棟入院基本料の注2ただし書に規定する**月平均夜勤時間超過減算**（通知「4の6」p.1109）若しくは一般病棟入院基本料の注7に規定する**夜勤時間特別入院基本料**（通知「4の6」p.1109），結核病棟入院基本料の注2ただし書に規定する月平均夜勤時間超過減算若しくは結核病棟入院基本料の注6に規定する夜勤時間特別入院基本料，精神病棟入院基本料の注2ただし書に規定する月平均夜勤時間超過減算若しくは精神病棟入院基本料の注9に規定する夜勤時間特別入院基本料又は障害者施設等入院基本料の注2に規定する月平均夜勤時間超過減算を算定したことのある保険医療機関である場合

(4) **一般病棟入院基本料の注6に規定する厚生労働大臣が定める保険医療機関**（通知「18」p.1117）
許可病床数が100床未満の病院であること。

(5) **一般病棟入院基本料の注6に規定する厚生労働大臣が定める日**（通知「18」p.1117）
次のいずれにも該当する各病棟において，夜間の救急外来を受診した患者に対応するため，当該各病棟のいずれか1病棟において夜勤を行う看護職員の数が，一時的に2未満となった日
イ 看護職員の数が一時的に2未満となった時間帯において，患者の看護に支障がないと認められること。
ロ 看護職員の数が一時的に2未満となった時間帯において，看護職員及び看護補助者の数が，看護職員1を含む2以上であること。ただし，入院患者数が30人以下の場合にあっては，看護職員の数が1以上であること。

(6) **一般病棟入院基本料の注8に規定する厚生労働大臣が定める保険医療機関**
当該保険医療機関の一般病棟を退院する患者〔退

院日に一般病棟入院基本料（特別入院基本料等を含む）を算定するものに限る〕に占める，午前中に退院するものの割合が9割以上である保険医療機関

(7) 一般病棟入院基本料の注8に規定する厚生労働大臣が定める患者
次のいずれにも該当する患者
イ 当該病棟に30日を超えて入院している者
ロ 午前中に退院する者
ハ 当該退院日において，処置〔所定点数（医科点数表の第2章第9部第1節に掲げるものに限る）が1000点以上のものに限る〕又は手術を行っていない者
ニ 入退院支援加算を算定していない者

(8) 一般病棟入院基本料の注9に規定する厚生労働大臣が定める保険医療機関
当該保険医療機関の一般病棟に入院する患者〔入院日に一般病棟入院基本料（特別入院基本料等を含む）を算定するものに限る〕に占める金曜日に入院するものの割合と，当該保険医療機関の一般病棟を退院する患者〔退院日に一般病棟入院基本料（特別入院基本料等を含む）を算定するものに限る〕に占める月曜日に退院するものの割合の合計が10分の4以上である保険医療機関

(9) 一般病棟入院基本料の注9に規定する厚生労働大臣が定める日
当該病棟に金曜日に入院する患者に係る入院日の翌日及び翌々日〔当該患者が，処置〔所定点数（医科点数表の第2章第9部第1節に掲げるものに限る）が1000点以上のものに限る〕又は手術を行わない日に限る〕並びに当該病棟を月曜日に退院する患者に係る退院日の前日及び前々日〔当該患者が，処置〔所定点数（医科点数表の第2章第9部第1節に掲げるものに限る）が1000点以上のものに限る〕又は手術を行わない日に限る〕

3 療養病棟入院基本料の施設基準等

(1) 療養病棟入院基本料の注1本文に規定する入院料の施設基準
イ 通則
① 当該病棟において，1日に看護を行う**看護職員の数**（通知「4」(2) p.1101）は，常時，当該病棟の**入院患者の数**（通知「4」(1) p.1101）が20又はその端数を増すごとに1以上であること。ただし，当該病棟において，1日に看護を行う看護職員の数が本文に規定する数に相当する数以上である場合には，各病棟における**夜勤を行う看護職員の数**（通知「4」(3) p.1102）は，本文の規定にかかわらず，1以上であることとする。
② 当該病棟において，看護職員の最小必要数の2割以上が看護師であること。
③ 当該病棟において，1日に看護補助を行う**看護補助者の数**（通知「4」(2) p.1101）は，常時，当該病棟の入院患者の数が20又はその端数を増すごとに1に相当する数以上であることとする。なお，主として事務的業務を行う看護補助者を含む場合は，1日に事務的業務を行う看護補助者の数は，常時，当該病棟の入院患者の数が200又はその端数を増すごとに1に相当する数以下であること。
④ 当該病棟に入院している患者に係る褥瘡の発生割合等について継続的に測定を行い，その結果に基づき評価を行っていること（通知「8」p.1111）。
⑤ 当該病棟の入院患者に関する(2)の区分に係る疾患・状態及び処置等並びにADLの判定基準による判定結果について，記録していること。
⑥ 中心静脈注射用カテーテルに係る感染を防止するにつき十分な体制が整備されていること（通知「4の8」p.1111）。
⑦ データ提出加算に係る届出（通知「4の5」p.1109）を行っている保険医療機関であること。ただし，新規に保険医療機関を開設する場合であって療養病棟入院料2に係る届出を行う場合その他やむを得ない事情があるときを除く。
ロ 療養病棟入院料1の施設基準
当該病棟の入院患者のうち別表第5の2の1（p.1308）に掲げる疾患・状態にある患者及び同表の2に掲げる処置等が実施されている患者（以下単に「医療区分3の患者」という）と別表第5の3（p.1308）の1に掲げる疾患・状態にある患者及び同表の2に掲げる処置等が実施されている患者並びに同表の3に掲げる患者（以下単に「医療区分2の患者」という）との合計が8割以上であること（通知「5」p.1111）。
ハ 療養病棟入院料2の施設基準
当該病棟の入院患者のうち医療区分3の患者と医療区分2の患者との合計が5割以上であること。

(2) 療養病棟入院基本料の注1本文に規定する厚生労働大臣が定める区分（通知「6」p.1111, 1127）
イ 入院料1
別表第5の2の1に掲げる疾患・状態（スモンを除く）にある患者（以下「疾患・状態に係る医療区分3の患者」という）及び同表の2に掲げる処置等が実施されている患者（以下「処置等に係る医療区分3の患者」という）であって，ADLの判定基準による判定が23点以上（以下「ADL区分3」という）であるもの
ロ 入院料2
疾患・状態に係る医療区分3の患者及び処置等に係る医療区分3の患者であって，ADLの判定基準による判定が11点以上23点未満（以下「ADL区分2」という）であるもの
ハ 入院料3
疾患・状態に係る医療区分3の患者及び処置等に係る医療区分3の患者であって，ADLの判定基準による判定が11点未満（以下「ADL区分1」という）であるもの
ニ 入院料4
疾患・状態に係る医療区分3の患者及び**別表第5の3の2**に掲げる処置等が実施されている患者（以下「処置等に係る医療区分2の患者」という）であって，ADL区分3であるもの
ホ 入院料5
疾患・状態に係る医療区分3の患者及び処置等に係る医療区分2の患者であって，ADL区分2であるもの
ヘ 入院料6
疾患・状態に係る医療区分3の患者及び処置等に係る医療区分2の患者であって，ADL区分1であるもの
ト 入院料7
疾患・状態に係る医療区分3の患者及び**別表第5の2の2**に掲げる処置等又は**別表第5の3の2**に掲げる処置等が実施されている患者以外の患者（以下「処置等に係る医療区分1の患者」という）であって，ADL区分3であるもの

チ　入院料8
　　疾患・状態に係る医療区分3の患者及び処置等に係る医療区分1の患者であって，ADL区分2であるもの
リ　入院料9
　　疾患・状態に係る医療区分3の患者及び処置等に係る医療区分1の患者であって，ADL区分1であるもの
ヌ　入院料10
　　別表第5の3の1に掲げる疾患・状態にある患者及び同表の3に掲げる患者（以下「疾患・状態に係る医療区分2の患者」という）並びに処置等に係る医療区分3の患者であって，ADL区分3であるもの
ル　入院料11
　　疾患・状態に係る医療区分2の患者及び処置等に係る医療区分3の患者であって，ADL区分2であるもの
ヲ　入院料12
　　疾患・状態に係る医療区分2の患者及び処置等に係る医療区分3の患者であって，ADL区分1であるもの
ワ　入院料13
　　疾患・状態に係る医療区分2の患者及び処置等に係る医療区分2の患者であって，ADL区分3であるもの
カ　入院料14
　　疾患・状態に係る医療区分2の患者及び処置等に係る医療区分2の患者であって，ADL区分2であるもの
ヨ　入院料15
　　疾患・状態に係る医療区分2の患者及び処置等に係る医療区分2の患者であって，ADL区分1であるもの
タ　入院料16
　　疾患・状態に係る医療区分2の患者及び処置等に係る医療区分1の患者であって，ADL区分3であるもの
レ　入院料17
　　疾患・状態に係る医療区分2の患者及び処置等に係る医療区分1の患者であって，ADL区分2であるもの
ソ　入院料18
　　疾患・状態に係る医療区分2の患者及び処置等に係る医療区分1の患者であって，ADL区分1であるもの
ツ　入院料19
　　別表第5の2の1に掲げる疾患・状態にある患者並びに別表第5の3の1に掲げる疾患・状態にある患者及び同表の3に掲げる患者以外の患者（以下「疾患・状態に係る医療区分1の患者」という）及び処置等に係る医療区分3の患者であって，ADL区分3であるもの
ネ　入院料20
　　疾患・状態に係る医療区分1の患者及び処置等に係る医療区分3の患者であって，ADL区分2であるもの
ナ　入院料21
　　疾患・状態に係る医療区分1の患者及び処置等に係る医療区分3の患者であって，ADL区分1であるもの
ラ　入院料22
　　疾患・状態に係る医療区分1の患者及び処置等に係る医療区分2の患者であって，ADL区分3であるもの
ム　入院料23
　　疾患・状態に係る医療区分1の患者及び処置等に係る医療区分2の患者であって，ADL区分2であるもの
ウ　入院料24
　　疾患・状態に係る医療区分1の患者及び処置等に係る医療区分2の患者であって，ADL区分1であるもの
ヰ　入院料25
　　疾患・状態に係る医療区分1の患者及び処置等に係る医療区分1の患者であって，ADL区分3であるもの
ノ　入院料26
　　疾患・状態に係る医療区分1の患者及び処置等に係る医療区分1の患者であって，ADL区分2であるもの
オ　入院料27
　　疾患・状態に係る医療区分1の患者及び処置等に係る医療区分1の患者であって，ADL区分1であるもの
ク　入院料28
　　別表第5の2に掲げる疾患・状態にある患者のうちスモンの患者であって，ADL区分3であるもの
ヤ　入院料29
　　別表第5の2に掲げる疾患・状態にある患者のうちスモンの患者であって，ADL区分2であるもの
マ　入院料30
　　別表第5の2に掲げる疾患・状態にある患者のうちスモンの患者であって，ADL区分1であるもの

(3)　療養病棟入院基本料に含まれる画像診断及び処置の費用並びに含まれない除外薬剤・注射薬の費用
　　療養病棟入院基本料（特別入院基本料を含む）を算定する患者に対して行った検査，投薬，注射並びに別表第5（p.1307）に掲げる画像診断及び処置の費用（フィルムの費用を含む）は，当該入院基本料に含まれるものとし，別表第5及び別表第5の1の2（p.1308）に掲げる薬剤及び注射薬の費用は，当該入院基本料に含まれないものとする。

(4)　療養病棟入院基本料に含まれるリハビリテーションの費用
　　入院中の患者に対する心大血管疾患リハビリテーション料，脳血管疾患等リハビリテーション料，廃用症候群リハビリテーション料，運動器リハビリテーション料又は呼吸器リハビリテーション料であって1日につき2単位を超えるもの〔特掲診療料の施設基準等（平成20年厚生労働省告示第63号）別表第9の3に規定する脳血管疾患等の患者であって発症後60日以内のものに対して行ったものを除く〕の費用（療養病棟入院料1の入院料27及び療養病棟入院料2の入院料27を算定する日に限る）は，当該入院基本料に含まれるものとする。

(5)　療養病棟入院基本料の注4に規定する厚生労働大臣が定める状態
　　別表第5の4（p.1309）に掲げる状態

(6)　在宅復帰機能強化加算の施設基準（通知「9」p.1111）
　　在宅復帰支援を行うにつき十分な体制及び実績を有していること。

(7) 経腸栄養管理加算の施設基準
　　適切な経腸栄養の管理と支援を行うにつき必要な体制が整備されていること。
(8) 夜間看護加算の施設基準 (通知「11」p.1112)
　イ　当該病棟において，夜勤を行う看護職員及び看護補助者の数は，常時，当該病棟の入院患者の数が16又はその端数を増すごとに1以上であること。ただし，当該病棟において，夜勤を行う看護職員及び看護補助者の数が本文に規定する数に相当する数以上である場合には，各病棟における夜勤を行う看護職員及び看護補助者の数は，本文の規定にかかわらず，看護職員1を含む3以上であることとする。
　ロ　ADL区分3の患者を5割以上入院させる病棟であること。
　ハ　看護職員の負担軽減及び処遇改善に資する体制が整備されていること。
(9) 看護補助体制充実加算の施設基準 (通知「11の2」p.1113)
　イ　看護補助体制充実加算1の施設基準
　　①　(8)のイ及びロを満たすものであること。
　　②　看護職員及び看護補助者の業務分担及び協働に資する十分な体制が整備されていること。
　ロ　看護補助体制充実加算2の施設基準
　　①　(8)のイ及びロを満たすものであること。
　　②　看護職員及び看護補助者の業務分担及び協働に資する必要な体制が整備されていること。
　ハ　看護補助体制充実加算3の施設基準
　　①　(8)のイ及びロを満たすものであること。
　　②　看護職員及び看護補助者の業務分担及び協働に資する体制が整備されていること。

4　結核病棟入院基本料の施設基準等

(1) 結核病棟入院基本料の注1本文に規定する入院基本料の施設基準
　イ　7対1入院基本料の施設基準
　　①　当該病棟において，1日に看護を行う**看護職員の数**（通知「4」(2) p.1101）は，常時，当該病棟の**入院患者の数**（通知「4」(1) p.1101）が7又はその端数を増すごとに1以上であること。ただし，当該病棟において，1日に看護を行う看護職員の数が本文に規定する数に相当する数以上である場合には，各病棟における**夜勤を行う看護職員の数**（通知「4」(3) p.1102）は，本文の規定にかかわらず，2以上であること（結核病棟入院基本料の注8の場合を除く）とする。
　　②　当該病棟において，看護職員の最小必要数の7割以上が看護師であること。
　　③　次のいずれかに該当すること。
　　　1　一般病棟用の**重症度，医療・看護必要度Ⅰ**（通知「4の2」p.1103）の基準を満たす患者を<u>8分以上入院させる病棟</u>であること。
　　　2　診療内容に関するデータを適切に提出できる体制が整備された保険医療機関であって，一般病棟用の**重症度，医療・看護必要度Ⅱ**（通知「4の2」p.1103）の基準を満たす患者を<u>7分以上入院させる病棟</u>であること。
　　④　常勤の医師の員数が，当該病棟の入院患者数に100分の10を乗じて得た数以上であること。
　　⑤　当該病棟において，患者の適切な服薬を確保するために必要な体制が整備されていること。
　ロ　10対1入院基本料の施設基準
　　①　当該病棟において，1日に看護を行う看護職員の数は，常時，当該病棟の入院患者の数が10又はその端数を増すごとに1以上であること。ただし，当該病棟において，1日に看護を行う看護職員の数が本文に規定する数に相当する数以上である場合には，各病棟における夜勤を行う看護職員の数は，本文の規定にかかわらず，2以上であること（結核病棟入院基本料の注8の場合を除く）とする。
　　②　当該病棟において，看護職員の最小必要数の7割以上が看護師であること。
　　③　当該病棟において，患者の適切な服薬を確保するために必要な体制が整備されていること。
　ハ　13対1入院基本料の施設基準
　　①　当該病棟において，1日に看護を行う看護職員の数は，常時，当該病棟の入院患者の数が13又はその端数を増すごとに1以上であること。ただし，当該病棟において，1日に看護を行う看護職員の数が本文に規定する数に相当する数以上である場合には，各病棟における夜勤を行う看護職員の数は，本文の規定にかかわらず，2以上であること（結核病棟入院基本料の注8の場合を除く）とする。
　　②　当該病棟において，看護職員の最小必要数の7割以上が看護師であること。
　　③　当該病棟において，患者の適切な服薬を確保するために必要な体制が整備されていること。
　ニ　15対1入院基本料の施設基準
　　①　当該病棟において，1日に看護を行う看護職員の数は，常時，当該病棟の入院患者の数が15又はその端数を増すごとに1以上であること。ただし，当該病棟において，1日に看護を行う看護職員の数が本文に規定する数に相当する数以上である場合には，各病棟における夜勤を行う看護職員の数は，本文の規定にかかわらず，2以上であること（結核病棟入院基本料の注8の場合を除く）とする。
　　②　当該病棟において，看護職員の最小必要数の4割以上が看護師であること。
　　③　当該病棟において，患者の適切な服薬を確保するために必要な体制が整備されていること。
　ホ　18対1入院基本料の施設基準
　　①　当該病棟において，1日に看護を行う看護職員の数は，常時，当該病棟の入院患者の数が18又はその端数を増すごとに1以上であること。ただし，当該病棟において，1日に看護を行う看護職員の数が本文に規定する数に相当する数以上である場合には，各病棟における夜勤を行う看護職員の数は，本文の規定にかかわらず，2以上であること（結核病棟入院基本料の注8の場合を除く）とする。
　　②　当該病棟において，看護職員の最小必要数の4割以上が看護師であること。
　　③　当該病棟において，患者の適切な服薬を確保するために必要な体制が整備されていること。
　ヘ　20対1入院基本料の施設基準
　　①　当該病棟において，1日に看護を行う看護職員の数は，常時，当該病棟の入院患者の数が20又はその端数を増すごとに1以上であること。ただし，当該病棟において，1日に看護を行う看護職員の数が本文に規定する数に相当する数

以上である場合には，各病棟における夜勤を行う看護職員の数は，本文の規定にかかわらず，2以上であること（結核病棟入院基本料の注8の場合を除く）とする。
　② 当該病棟において，看護職員の最小必要数の4割以上が看護師であること。
　③ 当該病棟において，患者の適切な服薬を確保するために必要な体制が整備されていること。
(2) 結核病棟入院基本料の注2ただし書及び注6に規定する厚生労働大臣が定めるもの
　夜勤を行う看護職員の1人当たりの月平均夜勤時間数が72時間以下であること。
(3) 結核病棟入院基本料の注2に規定する厚生労働大臣が定める場合
　当該保険医療機関が，過去1年間において，一般病棟入院基本料の注2ただし書に規定する月平均夜勤時間超過減算（通知「4の6」p.1109）若しくは一般病棟入院基本料の注7に規定する夜勤時間特別入院基本料（通知「4の6」p.1109），結核病棟入院基本料の注2ただし書に規定する月平均夜勤時間超過減算若しくは結核病棟入院基本料の注6に規定する夜勤時間特別入院基本料，精神病棟入院基本料の注2ただし書に規定する月平均夜勤時間超過減算若しくは精神病棟入院基本料の注9に規定する夜勤時間特別入院基本料又は障害者施設等入院基本料の注2に規定する月平均夜勤時間超過減算を算定したことのある保険医療機関である場合
(4) 結核病棟入院基本料の注3に規定する厚生労働大臣が定める患者
　感染症法第19条，第20条及び第22条の規定等に基づき適切に入退院が行われている患者以外の患者
(5) 結核病棟入院基本料の注7に規定する厚生労働大臣が定める施設基準
　イ　7対1入院基本料を算定する病棟であること。
　ロ　入院患者の数がおおむね30以下の病棟であること。
　ハ　障害者施設等入院基本料を算定する病棟と一体的な運営をしている病棟であること。
(6) 結核病棟入院基本料の注7に規定する別に厚生労働大臣が定めるもの
　次のいずれかに該当するもの
　イ　(1)のイの③の基準
　ロ　(1)のイの③及び④の基準
(7) 結核病棟入院基本料の注8に規定する厚生労働大臣が定める保険医療機関（通知「18」p.1117）
　許可病床数が100床未満のものであること。
(8) 結核病棟入院基本料の注8に規定する厚生労働大臣が定める日（通知「18」p.1117）
　次のいずれにも該当する各病棟において，夜間の救急外来を受診した患者に対応するため，当該各病棟のいずれか一病棟において夜勤を行う看護職員の数が，一時的に2未満となった日
　イ　看護職員の数が一時的に2未満となった時間帯において，患者の看護に支障がないと認められること。
　ロ　看護職員の数が一時的に2未満となった時間帯において，看護職員及び看護補助者の数が，看護職員1を含む2以上であること。ただし，入院患者数が30人以下の場合にあっては，看護職員の数が1以上であること。

4の2　精神病棟入院基本料の施設基準等

(1) 精神病棟入院基本料の注1に規定する入院基本料の施設基準
　イ　10対1入院基本料の施設基準
　　① 当該病棟において，1日に看護を行う看護職員の数（通知「4」(2) p.1101）は，常時，当該病棟の入院患者の数（通知「4」(1) p.1101）が10又はその端数を増すごとに1以上であること。ただし，当該病棟において，1日に看護を行う看護職員の数が本文に規定する数に相当する数以上である場合には，各病棟における夜勤を行う看護職員の数（通知「4」(3) p.1102）は，本文の規定にかかわらず，2以上であること（精神病棟入院基本料の注10の場合を除く）とする。
　　② 当該病棟において，看護職員の最小必要数の7割以上が看護師であること。
　　③ 当該病棟の入院患者の平均在院日数（通知「3」p.1101）が40日以内であること。
　　④ 当該病棟において，新規入院患者のうちGAF尺度による判定が30以下の患者が5割以上であること。
　　⑤ データ提出加算に係る届出を行っている保険医療機関であること。
　ロ　13対1入院基本料の施設基準
　　① 当該病棟において，1日に看護を行う看護職員の数は，常時，当該病棟の入院患者の数が13又はその端数を増すごとに1以上であること。ただし，当該病棟において，1日に看護を行う看護職員の数が本文に規定する数に相当する数以上である場合には，各病棟における夜勤を行う看護職員の数は，本文の規定にかかわらず，2以上であること（精神病棟入院基本料の注10の場合を除く）とする。
　　② 当該病棟において，看護職員の最小必要数の7割以上が看護師であること。
　　③ 当該病棟の入院患者の平均在院日数が80日以内であること。
　　④ 当該病棟において，新規入院患者のうちGAF尺度による判定が30以下の患者又は身体合併症を有する患者が4割以上であること。
　　⑤ 身体疾患への治療体制を確保していること。
　　⑥ データ提出加算に係る届出を行っている保険医療機関であること。
　ハ　15対1入院基本料の施設基準
　　① 当該病棟において，1日に看護を行う看護職員の数は，常時，当該病棟の入院患者の数が15又はその端数を増すごとに1以上であること。ただし，当該病棟において，1日に看護を行う看護職員の数が本文に規定する数に相当する数以上である場合には，各病棟における夜勤を行う看護職員の数は，本文の規定にかかわらず，2以上であること（精神病棟入院基本料の注10の場合を除く）とする。
　　② 当該病棟において，看護職員の最小必要数の4割以上が看護師であること。
　ニ　18対1入院基本料の施設基準
　　① 当該病棟において，1日に看護を行う看護職員の数は，常時，当該病棟の入院患者の数が18又はその端数を増すごとに1以上であること。ただし，当該病棟において，1日に看護を行う看護職員の数が本文に規定する数に相当する数以上である場合には，各病棟における夜勤を行う看護職員の数は，本文の規定にかかわらず，

②　以上であること（精神病棟入院基本料の注10の場合を除く）とする。
②　当該病棟において，看護職員の最小必要数の4割以上が看護師であること。
ホ　20対１入院基本料の施設基準
①　当該病棟において，１日に看護を行う看護職員の数は，常時，当該病棟の入院患者の数が20又はその端数を増すごとに１以上であること。ただし，当該病棟において，１日に看護を行う看護職員の数が本文に規定する数に相当する数以上である場合には，各病棟における夜勤を行う看護職員の数は，本文の規定にかかわらず，２以上であること（精神病棟入院基本料の注10の場合を除く）とする。
②　当該病棟において，看護職員の最小必要数の4割以上が看護師であること。
(2)　精神病棟入院基本料の注２本文に規定する特別入院基本料の施設基準
　　　当該病棟において，１日に看護を行う看護職員の数は，常時，当該病棟の入院患者の数が25又はその端数を増すごとに１以上であること。ただし，当該病棟において，１日に看護を行う看護職員の数が本文に規定する数に相当する数以上である場合には，各病棟における夜勤を行う看護職員の数は，本文の規定にかかわらず，２以上（看護補助者が夜勤を行う場合においては看護職員の数は１以上）であることとする。
(3)　精神病棟入院基本料の注２ただし書及び注９に規定する厚生労働大臣が定めるもの
　　　夜勤を行う看護職員の１人当たりの月平均夜勤時間数が72時間以下であること。
(4)　精神病棟入院基本料の注２に規定する厚生労働大臣が定める場合
　　　当該保険医療機関が，過去１年間において，一般病棟入院基本料の注２ただし書に規定する**月平均夜勤時間超過減算**（通知「４の６」p.1109）若しくは一般病棟入院基本料の注７に規定する**夜勤時間特別入院基本料**（通知「４の６」p.1109），結核病棟入院基本料の注２ただし書に規定する月平均夜勤時間超過減算若しくは結核病棟入院基本料の注６に規定する夜勤時間特別入院基本料，精神病棟入院基本料の注２ただし書に規定する月平均夜勤時間超過減算若しくは精神病棟入院基本料の注９に規定する夜勤時間特別入院基本料又は障害者施設等入院基本料の注２に規定する月平均夜勤時間超過減算を算定したことのある保険医療機関である場合
(5)　精神病棟入院基本料の注４に規定する重度認知症加算の施設基準（通知「12」p.1114）
イ　当該病棟において，１日に看護を行う看護職員の数は，常時，当該病棟の入院患者の数が25又はその端数を増すごとに１以上であること。ただし，当該病棟において，１日に看護を行う看護職員の数が本文に規定する数に相当する数以上である場合には，各病棟における夜勤を行う看護職員の数は，本文の規定にかかわらず，２以上（看護補助者が夜勤を行う場合においては看護職員の数は１以上）であることとする。
ロ　重度認知症の状態にあり，日常生活を送る上で介助が必要な状態であること。
(6)　精神保健福祉士配置加算の施設基準（通知「13」p.1114）
イ　当該病棟に専従の精神保健福祉士が１名以上配置されていること。
ロ　入院患者の退院が着実に進められている保険医療機関であること。
(7)　精神病棟入院基本料の注10に規定する厚生労働大臣が定める保険医療機関（通知「18」p.1117）
　　　許可病床数が100床未満のものであること。
(8)　精神病棟入院基本料の注10に規定する厚生労働大臣が定める日（通知「18」p.1117）
　　　次のいずれにも該当する各病棟において，夜間の救急外来を受診した患者に対応するため，当該各病棟のいずれか１病棟において夜勤を行う看護職員の数が，一時的に２未満となった日
イ　看護職員の数が一時的に２未満となった時間帯において，患者の看護に支障がないと認められること。
ロ　看護職員の数が一時的に２未満となった時間帯において，看護職員及び看護補助者の数が，看護職員１を含む２以上であること。ただし，入院患者数が30人以下の場合にあっては，看護職員の数が１以上であること。

5　特定機能病院入院基本料の施設基準等

(1)　特定機能病院入院基本料の注１に規定する入院基本料の施設基準
イ　一般病棟
①　７対１入院基本料の施設基準
　１　当該病棟において，１日に看護を行う**看護職員の数**（通知「４」(2) p.1101）は，常時，当該病棟の**入院患者の数**（通知「４」(1) p.1101）が７又はその端数を増すごとに１以上であること。ただし，当該病棟において，１日に看護を行う看護職員の数が本文に規定する数に相当する数以上である場合には，各病棟における**夜勤を行う看護職員の数**（通知「４」(3) p.1102）は，本文の規定にかかわらず，２以上であることとする。
　２　当該病棟において，看護職員の最小必要数の７割以上が看護師であること。
　３　当該病棟の入院患者の**平均在院日数**（通知「３」p.1101）が26日以内であること。
　４　診療内容に関するデータを適切に提出できる体制が整備された保険医療機関であって，一般病棟用の**重症度，医療・看護必要度Ⅱ**（通知「４の２」p.1103）の基準を用いて評価を行い，特に高い基準を満たす患者を２割以上，かつ，一定程度高い基準を満たす患者を２割７分以上入院させる病棟であること。
　５　当該病棟を退院する患者に占める，**自宅等に退院するものの割合**（通知「４の４」p.1108）が８割以上であること。
　６　**データ提出加算に係る届出**（通知「４の５」p.1109）を行っている保険医療機関であること。
②　10対１入院基本料の施設基準
　１　当該病棟において，１日に看護を行う看護職員の数は，常時，当該病棟の入院患者の数が10又はその端数を増すごとに１以上であること。ただし，当該病棟において，１日に看護を行う看護職員の数が本文に規定する数に相当する数以上である場合には，各病棟における夜勤を行う看護職員の数は，本文の規定にかかわらず，２以上であることとする。
　２　当該病棟において，看護職員の最小必要数の７割以上が看護師であること。

3　当該病棟の入院患者の平均在院日数が28日以内であること。
　4　当該病棟に入院している患者の一般病棟用の重症度，医療・看護必要度Ⅰ又はⅡについて継続的に測定を行い，その結果に基づき評価を行っていること。
　5　データ提出加算に係る届出を行っている保険医療機関であること。

ロ　結核病棟
① 7対1入院基本料の施設基準
　1　当該病棟において，1日に看護を行う**看護職員の数**（通知「4」(2) p.1101）は，常時，当該病棟の**入院患者の数**（通知「4」(1) p.1101）が7又はその端数を増すごとに1以上であること。ただし，当該病棟において，1日に看護を行う看護職員の数が本文に規定する数に相当する数以上である場合には，各病棟における**夜勤を行う看護職員の数**（通知「4」(3) p.1102）は，本文の規定にかかわらず，2以上であることとする。
　2　当該病棟において，看護職員の最小必要数の7割以上が看護師であること。
　3　当該病棟に入院している患者の一般病棟用の**重症度，医療・看護必要度Ⅰ又はⅡ**（通知「4の2」p.1103）について継続的に測定を行い，その結果に基づき評価を行っていること。
　4　当該病棟において，患者の適切な服薬を確保するために必要な体制が整備されていること。

② 10対1入院基本料の施設基準
　1　当該病棟において，1日に看護を行う看護職員の数は，常時，当該病棟の入院患者の数が10又はその端数を増すごとに1以上であること。ただし，当該病棟において，1日に看護を行う看護職員の数が本文に規定する数に相当する数以上である場合には，各病棟における夜勤を行う看護職員の数は，本文の規定にかかわらず，2以上であることとする。
　2　当該病棟において，看護職員の最小必要数の7割以上が看護師であること。
　3　当該病棟において，患者の適切な服薬を確保するために必要な体制が整備されていること。

③ 13対1入院基本料の施設基準
　1　当該病棟において，1日に看護を行う看護職員の数は，常時，当該病棟の入院患者の数が13又はその端数を増すごとに1以上であること。ただし，当該病棟において，1日に看護を行う看護職員の数が本文に規定する数に相当する数以上である場合には，各病棟における夜勤を行う看護職員の数は，本文の規定にかかわらず，2以上であることとする。
　2　当該病棟において，看護職員の最小必要数の7割以上が看護師であること。
　3　当該病棟において，患者の適切な服薬を確保するために必要な体制が整備されていること。

④ 15対1入院基本料の施設基準
　1　当該病棟において，1日に看護を行う看護職員の数は，常時，当該病棟の入院患者の数が15又はその端数を増すごとに1以上であること。ただし，当該病棟において，1日に看護を行う看護職員の数が本文に規定する数に相当する数以上である場合には，各病棟における夜勤を行う看護職員の数は，本文の規定にかかわらず，2以上であることとする。
　2　当該病棟において，看護職員の最小必要数の7割以上が看護師であること。
　3　当該病棟において，患者の適切な服薬を確保するために必要な体制が整備されていること。

ハ　精神病棟
① 7対1入院基本料の施設基準
　1　当該病棟において，1日に看護を行う**看護職員の数**（通知「4」(2) p.1101）は，常時，当該病棟の**入院患者の数**（通知「4」(1) p.1101）が7又はその端数を増すごとに1以上であること。ただし，当該病棟において，1日に看護を行う看護職員の数が本文に規定する数に相当する数以上である場合には，各病棟における**夜勤を行う看護職員の数**（通知「4」(3) p.1102）は，本文の規定にかかわらず，2以上であることとする。
　2　当該病棟において，看護職員の最小必要数の7割以上が看護師であること。
　3　当該病棟の**平均在院日数**（通知「3」p.1101）が40日以内であること。
　4　当該病棟において，新規入院患者のうちGAF尺度による判定が30以下の患者が5割以上であること。

② 10対1入院基本料の施設基準
　1　当該病棟において，1日に看護を行う看護職員の数は，常時，当該病棟の入院患者の数が10又はその端数を増すごとに1以上であること。ただし，当該病棟において，1日に看護を行う看護職員の数が本文に規定する数に相当する数以上である場合には，各病棟における夜勤を行う看護職員の数は，本文の規定にかかわらず，2以上であることとする。
　2　当該病棟において，看護職員の最小必要数の7割以上が看護師であること。
　3　当該病棟の平均在院日数が40日以内であること。
　4　当該病棟において，新規入院患者のうちGAF尺度による判定が30以下の患者が5割以上であること。

③ 13対1入院基本料の施設基準
　1　当該病棟において，1日に看護を行う看護職員の数は，常時，当該病棟の入院患者の数が13又はその端数を増すごとに1以上であること。ただし，当該病棟において，1日に看護を行う看護職員の数が本文に規定する数に相当する数以上である場合には，各病棟における夜勤を行う看護職員の数は，本文の規定にかかわらず，2以上であることとする。
　2　当該病棟において，看護職員の最小必要数の7割以上が看護師であること。
　3　当該病棟の平均在院日数が80日以内であること。
　4　当該病棟において，新規入院患者のうちGAF尺度による判定が30以下の患者又は身体合併症を有する患者が4割以上であること。
　5　身体疾患への治療体制を確保していること。

④ 15対1入院基本料の施設基準
　1　当該病棟において，1日に看護を行う看護職員の数は，常時，当該病棟の入院患者の数が15又はその端数を増すごとに1以上であること。ただし，当該病棟において，1日に看護を行う看護職員の数が本文に規定する数に相当する数以上である場合には，各病棟における夜勤を行

う看護職員の数は，本文の規定にかかわらず，2以上であることとする。
2　当該病棟において，看護職員の最小必要数の7割以上が看護師であること。

(2) **特定機能病院入院基本料の注2に規定する厚生労働大臣が定める患者**
感染症法第19条，第20条及び第22条の規定等に基づき適切に入退院が行われている患者以外の患者

(3) **特定機能病院入院基本料の注4に規定する重度認知症加算の施設基準** (通知「12」p.1114)
重度認知症の状態にあり，日常生活を送る上で介助が必要な状態であること。

(4) **看護必要度加算の施設基準** (通知「4の7」p.1110)
イ　看護必要度加算1の施設基準
① 10対1入院基本料に係る届出を行っている病棟（一般病棟に限る）であること。
② 次のいずれかに該当すること。
1　一般病棟用の重症度，医療・看護必要度Ⅰの基準を満たす患者を1割8分以上入院させる病棟であること。
2　診療内容に関するデータを適切に提出できる体制が整備された保険医療機関であって，一般病棟用の重症度，医療・看護必要度Ⅱの基準を満たす患者を1割7分以上入院させる病棟であること。
ロ　看護必要度加算2の施設基準
① 10対1入院基本料に係る届出を行っている病棟（一般病棟に限る）であること。
② 次のいずれかに該当すること。
1　一般病棟用の重症度，医療・看護必要度Ⅰの基準を満たす患者を1割6分以上入院させる病棟であること。
2　診療内容に関するデータを適切に提出できる体制が整備された保険医療機関であって，一般病棟用の重症度，医療・看護必要度Ⅱの基準を満たす患者を1割5分以上入院させる病棟であること。
ハ　看護必要度加算3の施設基準
① 10対1入院基本料に係る届出を行っている病棟（一般病棟に限る）であること。
② 次のいずれかに該当すること。
1　一般病棟用の重症度，医療・看護必要度Ⅰの基準を満たす患者を1割3分以上入院させる病棟であること。
2　診療内容に関するデータを適切に提出できる体制が整備された保険医療機関であって，一般病棟用の重症度，医療・看護必要度Ⅱの基準を満たす患者を1割2分以上入院させる病棟であること。

(5) **特定機能病院入院基本料の注6に規定する厚生労働大臣が定める保険医療機関**
当該保険医療機関の一般病棟を退院する患者（退院日に特定機能病院入院基本料を算定するものに限る）に占める，午前中に退院するものの割合が9割以上である保険医療機関

(6) **特定機能病院入院基本料の注6に規定する厚生労働大臣が定める患者**
次のいずれにも該当する患者
イ　当該病棟に30日を超えて入院している者
ロ　午前中に退院する者
ハ　当該退院日において，処置〔所定点数（医科点数表の第2章第9部第1節に掲げるものに限る）が1000点以上のものに限る〕又は手術を行っていない者
ニ　入退院支援加算を算定していない者

(7) **特定機能病院入院基本料の注7に規定する厚生労働大臣が定める保険医療機関**
当該保険医療機関の一般病棟に入院する患者（入院日に特定機能病院入院基本料を算定するものに限る）に占める金曜日に入院するものの割合と，当該保険医療機関の一般病棟を退院する患者（退院日に特定機能病院入院基本料を算定するものに限る）に占める月曜日に退院するものの割合の合計が10分の4以上である保険医療機関

(8) **特定機能病院入院基本料の注7に規定する厚生労働大臣が定める日**
当該病棟に金曜日に入院する患者に係る入院日の翌日及び翌々日〔当該患者が，処置〔所定点数（医科点数表の第2章第9部第1節に掲げるものに限る）が**1000点**以上のものに限る〕又は手術を行わない日に限る〕並びに当該病棟を月曜日に退院する患者に係る退院日の前日及び前々日〔当該患者が，処置〔所定点数（医科点数表の第2章第9部第1節に掲げるものに限る）が**1000点**以上のものに限る〕又は手術を行わない日に限る〕

(9) **入院栄養管理体制加算の施設基準** (通知「13の2」p.1115)
イ　当該病棟において，専従の常勤の管理栄養士が1名以上配置されていること。
ロ　入院時支援加算に係る届出を行っている保険医療機関であること。

6　専門病院入院基本料の施設基準等

(1) **通則** (通知「14」p.1115)
専門病院は，主として悪性腫瘍患者又は循環器疾患患者を当該病院の一般病棟に7割以上入院させ，高度かつ専門的な医療を行っている病院であること。

(2) **専門病院入院基本料の注1本文に規定する入院基本料の施設基準**
イ　7対1入院基本料の施設基準
① 当該病棟において，1日に看護を行う**看護職員の数** (通知「4」(2) p.1101) は，常時，当該病棟の**入院患者の数** (通知「4」(1) p.1101) が7又はその端数を増すごとに1以上であること。ただし，当該病棟において，1日に看護を行う看護職員の数が本文に規定する数に相当する数以上である場合には，各病棟における**夜勤を行う看護職員の数** (通知「4」(3) p.1102) は，本文の規定にかかわらず，2以上であること（専門病院入院基本料の注9の場合を除く）とする。
② 当該病棟において，看護職員の最小必要数の7割以上が看護師であること。
③ 当該病棟の**平均在院日数** (通知「3」p.1101) が28日以内であること。
④ 次のいずれかに該当すること。
1　一般病棟用の**重症度，医療・看護必要度Ⅰ** (通知「4の2」p.1103) を用いて評価を行い，特に高い基準を満たす患者を2割1分以上，かつ，一定程度高い基準を満たす患者を2割8分以上入院させる病棟であること。
2　診療内容に関するデータを適切に提出できる体制が整備された保険医療機関であって，一般病棟用の**重症度，医療・看護必要度Ⅱ** (通知「4の2」p.1103) を用いて評価を行い，特に高い基準を満たす患者を2割以上，かつ，

一定程度高い基準を満たす患者を2割7分以上入院させる病棟であること。
⑤ **常勤の医師の員数**（通知「4の3」p.1108）が，当該病棟の入院患者数に100分の10を乗じて得た数以上であること。
⑥ 当該医療機関の一般病棟を退院する患者に占める，**自宅等に退院するものの割合**（通知「4の4」p.1108）が8割以上であること。
⑦ データ提出加算に係る届出（通知「4の5」p.1109）を行っている保険医療機関であること。

ロ　10対1入院基本料の施設基準
① 当該病棟において，1日に看護を行う看護職員の数は，常時，当該病棟の入院患者の数が10又はその端数を増すごとに1以上であること。ただし，当該病棟において，1日に看護を行う看護職員の数が本文に規定する数に相当する数以上である場合には，各病棟における夜勤を行う看護職員の数は，本文の規定にかかわらず，2以上であること（専門病院入院基本料の注9の場合を除く）とする。
② 当該病棟において，看護職員の最小必要数の7割以上が看護師であること。
③ 当該病棟の平均在院日数が33日以内であること。
④ 当該病棟に入院している患者の一般病棟用の重症度，医療・看護必要度Ⅰ又はⅡについて継続的に測定を行い，その結果に基づき評価を行っていること。
⑤ データ提出加算に係る届出を行っている保険医療機関であること。

ハ　13対1入院基本料の施設基準
① 当該病棟において，1日に看護を行う看護職員の数は，常時，当該病棟の入院患者の数が13又はその端数を増すごとに1以上であること。ただし，当該病棟において，1日に看護を行う看護職員の数が本文に規定する数に相当する数以上である場合には，各病棟における夜勤を行う看護職員の数は，本文の規定にかかわらず，2以上であること（専門病院入院基本料の注9の場合を除く）とする。
② 当該病棟において，看護職員の最小必要数の7割以上が看護師であること。
③ 当該病棟の平均在院日数が36日以内であること。
④ データ提出加算に係る届出を行っている保険医療機関であること。

(3) **看護必要度加算の施設基準**（通知「4の7」p.1110）
イ　看護必要度加算1の施設基準
① 10対1入院基本料に係る届出を行っている病棟であること。
② 次のいずれかに該当すること。
　1　一般病棟用の重症度，医療・看護必要度Ⅰの基準を満たす患者を1割8分以上入院させる病棟であること。
　2　診療内容に関するデータを適切に提出できる体制が整備された保険医療機関であって，一般病棟用の重症度，医療・看護必要度Ⅱの基準を満たす患者を1割7分以上入院させる病棟であること。

ロ　看護必要度加算2の施設基準
① 10対1入院基本料に係る届出を行っている病棟であること。
② 次のいずれかに該当すること。
　1　一般病棟用の重症度，医療・看護必要度Ⅰの基準を満たす患者を1割6分以上入院させる病棟であること。
　2　診療内容に関するデータを適切に提出できる体制が整備された保険医療機関であって，一般病棟用の重症度，医療・看護必要度Ⅱの基準を満たす患者を1割5分以上入院させる病棟であること。

ハ　看護必要度加算3の施設基準
① 10対1入院基本料に係る届出を行っている病棟であること。
② 次のいずれかに該当すること。
　1　一般病棟用の重症度，医療・看護必要度Ⅰの基準を満たす患者を1割3分以上入院させる病棟であること。
　2　診療内容に関するデータを適切に提出できる体制が整備された保険医療機関であって，一般病棟用の重症度，医療・看護必要度Ⅱの基準を満たす患者を1割2分以上入院させる病棟であること。

(4) **一般病棟看護必要度評価加算の施設基準**（通知「4の7」p.1110）
イ　13対1入院基本料に係る届出を行っている病棟であること。
ロ　当該加算を算定する患者について測定した一般病棟用の重症度，医療・看護必要度Ⅰ又はⅡの結果に基づき，当該病棟における当該看護必要度の評価を行っていること。

(5) **専門病院入院基本料の注5に規定する厚生労働大臣が定める保険医療機関**
　当該保険医療機関の一般病棟を退院する患者（退院日に専門病院入院基本料を算定するものに限る）に占める，午前中に退院するものの割合が9割以上である保険医療機関

(6) **専門病院入院基本料の注5に規定する厚生労働大臣が定める患者**
　次のいずれにも該当する患者
イ　当該病棟に30日を超えて入院している者
ロ　午前中に退院する者
ハ　当該退院日において，処置〔所定点数（医科点数表の第2章第9部第1節に掲げるものに限る）が1000点以上のものに限る〕又は手術を行っていない者
ニ　入退院支援加算を算定していない者

(7) **専門病院入院基本料の注6に規定する厚生労働大臣が定める保険医療機関**
　当該保険医療機関の一般病棟に入院する患者（入院日に専門病院入院基本料を算定するものに限る）に占める金曜日に入院するものの割合と，当該保険医療機関の一般病棟を退院する患者（退院日に専門病院入院基本料を算定するものに限る）に占める月曜日に退院するものの割合の合計が10分の4以上である保険医療機関

(8) **専門病院入院基本料の注6に規定する厚生労働大臣が定める日**
　当該病棟に金曜日に入院する患者に係る入院日の翌日及び翌々日〔当該患者が，処置〔所定点数（医科点数表の第2章第9部第1節に掲げるものに限る）が1000点以上のものに限る〕又は手術を行わない日に限る〕並びに当該病棟を月曜日に退院する患者に係る退院日の前日及び前々日〔当該患者が，処置〔所定点数（医科点数表の第2章第9部第1節に掲げるものに限る）が1000点以上のもの

に限る〕又は手術を行わない日に限る〕

(9) **専門病院入院基本料の注9に規定する厚生労働大臣が定める保険医療機関**(通知「18」p.1117)
　　許可病床数が100床未満のものであること。

(10) **専門病院入院基本料の注9に規定する厚生労働大臣が定める日**(通知「18」p.1117)
　　次のいずれにも該当する各病棟において，夜間の救急外来を受診した患者に対応するため，当該各病棟のいずれか1病棟において夜勤を行う看護職員の数が，一時的に2未満となった日
　イ　看護職員の数が一時的に2未満となった時間帯において，患者の看護に支障がないと認められること。
　ロ　看護職員の数が一時的に2未満となった時間帯において，看護職員及び看護補助者の数が，看護職員1を含む2以上であること。ただし，入院患者数が30人以下の場合にあっては，看護職員の数が1以上であること。

7　障害者施設等入院基本料の施設基準等

(1) **通則**(通知「15」p.1115)
　　障害者施設等一般病棟は，次のいずれにも該当する病棟であること。
　イ　次のいずれかに該当する病棟であること。
　　① 児童福祉法（昭和22年法律第164号）第42条第2号に規定する医療型障害児入所施設〔主として肢体不自由のある児童又は重症心身障害児（同法第7条第2項に規定する重症心身障害児をいう。以下同じ）を入所させるものに限る〕又は同法第6条の2の2第3項に規定する指定発達支援医療機関に係る一般病棟であること。
　　② 次のいずれにも該当する一般病棟であること。
　　　1　重度の肢体不自由児（者）〔脳卒中の後遺症の患者及び認知症の患者を除く。第8の9の(1)において同じ〕，脊髄損傷等の重度障害者〔脳卒中の後遺症の患者及び認知症の患者を除く。第8の9の(1)並びに第9の8の(1)のイ及び12の(1)のイにおいて同じ〕，重度の意識障害者，筋ジストロフィー患者，難病患者等を<u>7割以上</u>入院させている病棟であること。
　　　2　当該病棟において，1日に看護を行う**看護職員及び看護補助を行う看護補助者の数**(通知「4」(2) p.1101)は，常時，当該病棟の**入院患者の数**(通知「4」(1) p.1101)が10又はその端数を増すごとに1以上であること。ただし，当該病棟において，1日に看護を行う看護職員及び看護補助を行う看護補助者の数が本文に規定する数に相当する数以上である場合には，各病棟における**夜勤を行う看護職員及び看護補助者の数**(通知「4」(3) p.1102)は，本文の規定にかかわらず，看護職員1を含む2以上であること（障害者施設等入院基本料の<u>注12</u>の場合を除く）とする。なお，主として事務的業務を行う看護補助者を含む場合は，1日に事務的業務を行う看護補助者の数は，常時，当該病棟の入院患者の数が200又はその端数を増すごとに1に相当する数以下であること。
　ロ　データ提出加算に係る届出を行っている保険医療機関であること。

(2) **障害者施設等入院基本料の注1に規定する入院基本料の施設基準**

　イ　**7対1入院基本料の施設基準**
　　① (1)のイの①に該当する病棟であって，当該病棟において，1日に看護を行う看護職員の数は，常時，当該病棟の入院患者の数が7又はその端数を増すごとに1以上であること。ただし，当該病棟において，1日に看護を行う看護職員の数が本文に規定する数に相当する数以上である場合には，各病棟における夜勤を行う看護職員の数は，本文の規定にかかわらず，2以上であること（障害者施設等入院基本料の<u>注12</u>の場合を除く）とする。
　　② 当該病棟において，看護職員の最小必要数の7割以上が看護師であること。
　　③ 当該病棟の入院患者のうち，**第8の10の(1)**に規定する超重症の状態の患者と同(2)に規定する準超重症の状態の患者との合計が3割以上であること。

　ロ　**10対1入院基本料の施設基準**
　　① 当該病棟において，1日に看護を行う看護職員の数は，常時，当該病棟の入院患者の数が10又はその端数を増すごとに1以上であること。ただし，当該病棟において，1日に看護を行う看護職員の数が本文に規定する数に相当する数以上である場合には，各病棟における夜勤を行う看護職員の数は，本文の規定にかかわらず，2以上であること（障害者施設等入院基本料の<u>注12</u>の場合を除く）とする。
　　② 当該病棟において，看護職員の最小必要数の7割以上が看護師であること。

　ハ　**13対1入院基本料の施設基準**
　　① 当該病棟において，1日に看護を行う看護職員の数は，常時，当該病棟の入院患者の数が13又はその端数を増すごとに1以上であること。ただし，当該病棟において，1日に看護を行う看護職員の数が本文に規定する数に相当する数以上である場合には，各病棟における夜勤を行う看護職員の数は，本文の規定にかかわらず，2以上であること（障害者施設等入院基本料の<u>注12</u>の場合を除く）とする。
　　② 当該病棟において，看護職員の最小必要数の7割以上が看護師であること。

　ニ　**15対1入院基本料の施設基準**
　　① 当該病棟において，1日に看護を行う看護職員の数は，常時，当該病棟の入院患者の数が15又はその端数を増すごとに1以上であること。ただし，当該病棟において，1日に看護を行う看護職員の数が本文に規定する数に相当する数以上である場合には，各病棟における夜勤を行う看護職員の数は，本文の規定にかかわらず，2以上であること（障害者施設等入院基本料の<u>注12</u>の場合を除く）とする。
　　② 当該病棟において，看護職員の最小必要数の4割以上が看護師であること。

(3) **障害者施設等入院基本料の注2に規定する厚生労働大臣が定めるもの**
　　夜勤を行う看護職員の1人当たりの月平均夜勤時間数が72時間以下であること。

(4) **障害者施設等入院基本料の注2に規定する厚生労働大臣が定める場合**
　　当該保険医療機関が，過去1年間において，一般病棟入院基本料の注2ただし書に規定する月平均夜勤時間超過減算若しくは一般病棟入院基本料の注7

に規定する夜勤時間特別入院基本料，結核病棟入院基本料の注2ただし書に規定する月平均夜勤時間超過減算若しくは結核病棟入院基本料の注6に規定する夜勤時間特別入院基本料，精神病棟入院基本料の注2ただし書に規定する月平均夜勤時間超過減算若しくは精神病棟入院基本料の注9に規定する夜勤時間特別入院基本料又は障害者施設等入院基本料の注2に規定する月平均夜勤時間超過減算を算定したことのある保険医療機関である場合

(5) **障害者施設等入院基本料の注5に規定する厚生労働大臣が定める状態等にある患者**
別表第4 (p.1307) に掲げる患者

(6) **特定入院基本料並びに障害者施設等入院基本料の注6，注13及び注14に規定する点数に含まれる画像診断及び処置の費用並びに含まれない除外薬剤・注射薬の費用**
特定入院基本料又は障害者施設等入院基本料の注6，注13若しくは注14に規定する点数を算定する患者に対して行った別表第5 (p.1307) に掲げる画像診断及び処置の費用（フィルムの費用を含む）は，当該入院基本料に含まれるものとし，別表第5の1の2 (p.1308) に掲げる薬剤及び注射薬の費用は，当該入院基本料に含まれないものとする。

(7) **看護補助加算の施設基準** (通知「16」p.1115)
次のいずれにも該当すること。
イ 当該病棟において，1日に看護補助を行う看護補助者の数は，常時，当該病棟の入院患者の数が30又はその端数を増すごとに1に相当する数以上であること。
ロ 当該病棟において，夜勤を行う看護補助者の数は，常時，当該病棟の入院患者の数が75又はその端数を増すごとに1に相当する数以上であること。
ハ 7対1入院基本料又は10対1入院基本料を算定する病棟であること。
ニ 看護職員の負担軽減及び処遇改善に資する体制が整備されていること。

(8) **看護補助体制充実加算の施設基準** (通知「16の2」p.1116)
イ 看護補助体制充実加算1の施設基準
① (7)のイからハまでを満たすものであること。
② 看護職員及び看護補助者の業務分担及び協働に資する十分な体制が整備されていること。
ロ 看護補助体制充実加算2の施設基準
① (7)のイからハまでを満たすものであること。
② 看護職員及び看護補助者の業務分担及び協働に資する必要な体制が整備されていること。
ハ 看護補助体制充実加算3の施設基準
① (7)のイからハまでを満たすものであること。
② 看護職員及び看護補助者の業務分担及び協働に資する体制が整備されていること。

(9) **障害者施設等入院基本料の注11に規定する夜間看護体制加算の施設基準** (通知「17」p.1116)
イ 夜間における看護業務の負担の軽減に資する十分な業務管理等の体制が整備されていること。
ロ 障害者施設等入院基本料の注9に規定する看護補助加算又は注10に規定する看護補助体制充実加算に係る届出を行っている病棟であること。

(10) **障害者施設等入院基本料の注12に規定する厚生労働大臣が定める保険医療機関** (通知「18」p.1117)
許可病床数が100床未満のものであること。

(11) **障害者施設等入院基本料の注12に規定する厚生労働大臣が定める日** (通知「18」p.1117)

次のいずれにも該当する各病棟において，夜間の救急外来を受診した患者に対応するため，当該各病棟のいずれか一病棟において夜勤を行う看護職員の数が，一時的に2未満となった日
イ 看護職員の数が一時的に2未満となった時間帯において，患者の看護に支障がないと認められること。
ロ 看護職員の数が一時的に2未満となった時間帯において，看護職員及び看護補助者の数が，看護職員1を含む2以上であること。ただし，入院患者数が30人以下の場合にあっては，看護職員の数が1以上であること。

（編注）以下に病院の入院基本料（A100～A106）全体に係る保医発通知を掲載。

→ **第2 病院の入院基本料等に関する施設基準**
病院である保険医療機関の入院基本料等に関する施設基準は，「基本診療料の施設基準等」の他，下記のとおりとする。

《病棟の概念》
1 **病棟の概念**は，病院である保険医療機関の各病棟における看護体制1単位をもって病棟として取り扱う。なお，高層建築等の場合であって，複数階（原則として2つの階）を1病棟として認めることは差し支えないが，3つ以上の階を1病棟とすることは，2の(3)の要件を満たしている場合に限り，特例として認められる。また，感染症病床が別棟にある場合は，隣接して看護を円滑に実施できる一般病棟に含めて1病棟とすることができる。
平均入院患者数が概ね30名程度以下の小規模な結核病棟を有する保険医療機関については，一般病棟〔一般病棟入院基本料，特定機能病院入院基本料（一般病棟に限る），専門病院入院基本料又は障害者施設等入院基本料を算定する病棟〕と結核病棟を併せて1看護単位とすることはできるが，看護配置基準が同じ入院基本料を算定する場合に限る。ただし，結核病床を構造上区分すること等医療法で規定する構造設備の基準は遵守するものとし，平均在院日数の計算に当たっては，一般病棟のみにより計算するものとし，一般病棟が急性期一般入院基本料，7対1入院基本料又は10対1入院基本料の届出を行う病棟である場合及び結核病棟が7対1入院基本料又は10対1入院基本料の届出を行う病棟である場合には，原則として一般病棟及び結核病棟で別々に重症度，医療・看護必要度Ⅰ又はⅡの評価を行うものとするが，7対1入院基本料の結核病棟のみで重症度，医療・看護必要度Ⅰ又はⅡの基準を満たせない場合に限り，両病棟全体で重症度，医療・看護必要度Ⅰ又はⅡの評価を行い，重症度，医療・看護必要度Ⅰ又はⅡの基準を満たすことで差し支えない。

事務連絡 問 施設基準通知において，「平均入院患者数が概ね30名程度以下の小規模な結核病棟を有する保険医療機関については，一般病棟〔一般病棟入院基本料，特定機能病院入院基本料（一般病棟に限る），専門病院入院基本料又は障害者施設等入院基本料を算定する病棟〕と結核病棟を併せて1看護単位とすることはできるが，看護配置基準が同じ入院基本料を算定する場合に限る」とされている。結核病床を構造上区分すること等医療法に規定する構造設備の基準を遵守した上で，当該一般病棟と結核病棟を併せて1看護単位とする病棟を複数有することは可能か。
答 可能。
(令4.3.31)

《1病棟当たりの病床数》
2 1病棟当たりの病床数に係る取扱いについては，次のとおりとする。
(1) 1病棟当たりの病床数については，①効率的な看護管理，②夜間における適正な看護の確保，③当該病棟に係る建物等の構造の観点から，総合的に判断した上で決定

されるものであり，原則として60床以下を標準とする。ただし，精神病棟については，70床まではやむを得ない。
(2) (1)の病床数の標準を上回っている場合については，①2以上の病棟に分割した場合には，片方について1病棟として成り立たない，②建物構造上の事情で標準を満たすことが困難である，③近く建物の改築がなされることが確実である等，やむを得ない理由がある場合に限り，認められる。
(3) 複数階で1病棟を構成する場合又は別棟にある感染症病床を含めて1病棟を構成する場合についても上記(1)及び(2)と同様であるが，いわゆるサブナース・ステーションの設置や看護要員の配置を工夫する。

《平均在院日数》
3 平均在院日数については次の点に留意する。
 (1) 平均在院日数を算出するに当たり対象となる入院患者は，保険診療に係る入院患者〔「基本診療料の施設基準等」の別表第2 (p.1306)に規定する入院患者を除く〕である。
 (2) 平均在院日数については，直近3か月間の数値を用いて❼別添6の別紙4 (p.1119)により計算する。なお，平均在院日数は小数点以下は切り上げる。また，短期滞在手術等基本料3を算定した患者であって6日以降も入院する場合は，入院日から起算した日数を含めて平均在院日数を計算する。

事務連絡 問1 病院の入院基本料等の施設基準における「平均在院日数を算出するに当たり対象となる入院患者」について，自費の患者や労災保険等の他制度による給付を受ける患者等の医療保険の給付の対象外の患者は，対象としなくてよいか。
答 対象としなくてよい。
(平30.5.25)

問2 「平均在院日数の計算対象としない患者」に「短期滞在手術等基本料1が算定できる手術又は検査を行った患者」が追加されたが，平均在院日数の算定において，具体的にはどのような取扱いとなるのか。
答 施設基準通知別添6の別紙4「平均在院日数の算定方法」に示す算定式において，
・分子の「①当該病棟における直近3か月間の在院患者延日数」から，当該患者に対して短期滞在手術等基本料1が算定できる手術又は検査を行った日を除き，
・分母の「②（当該病棟における当該3か月間の新入棟患者数＋当該病棟における当該3か月間の新退棟患者数）／2）」の新入棟患者数及び新退棟患者数から，当該患者を除く。

問3 「平均在院日数の計算対象としない患者」のうち，
・短期滞在手術等基本料1及び3（入院した日から起算して5日までの期間に限る）を算定している患者
・DPC対象病院において，短期滞在手術等基本料3を算定する手術，検査又は放射線治療を行った患者（入院した日から起算して5日までに退院した患者に限る）
・短期滞在手術等基本料1が算定できる手術又は検査を行った患者
について，短期滞在手術等基本料1と短期滞在手術等基本料3のいずれも算定できる手術等を実施した患者であって，入院した日から起算して6日目以降も継続して入院しているものについては，どのような取扱いとなるのか。
答 入院した日から起算して5日までの期間においては，「短期滞在手術等基本料3を算定している患者」又は「DPC対象病院において，短期滞在手術等基本料3を算定する手術，検査又は放射線治療を行った患者」として平均在院日数の計算対象から除外し，6日目以降においては，平均在院日数の計算対象に含むこととし，入院日から起算した日数を含めて平均在院日数を計算する。
(令4.4.28)

《入院患者数，看護要員数》
4 入院患者の数及び看護要員の数等については下記のとおりとする。
 (1) 入院患者の数については，次の点に留意する。
  ア 入院患者の数は，当該日の24時現在当該病棟に入院中の患者をいい，当該病棟に入院してその日のうちに退院又は死亡した者を含む。また，保険診療に係る入院患者のほか，正常の妊産婦，生母の入院に伴って入院した健康な新生児又は乳児，人間ドックなどの保険外診療の患者であって，看護要員を保険診療を担当する者と保険外診療を担当する者とに明確に区分できない場合の患者を含む。なお，救急患者として受け入れ，処置室，手術室等において死亡した患者について入院料を算定する場合であっても，当該患者については，入院患者の数に計上しない。
  (編注) 保険診療を担当する看護要員と保険外診療を担当する看護要員が明確に区分されている場合は，保険外診療の患者を「入院患者の数」には含めない。
  なお，「厚生労働大臣の定める入院患者数の基準及び医師等の員数の基準並びに入院基本料の算定方法」（告示5，p.1519）では，「入院患者数に係る平均入院患者数の計算方法」において，「保険診療の対象とならない新生児は入院患者数に算入しない」とされている。
  イ 入院患者の数については，届出時の直近1年間（届出前1年から6か月の間に開設又は増床を行った保険医療機関にあっては，直近6か月間とする）の延入院患者数を延日数で除して得た数とし，小数点以下は切り上げる。
  なお，届出前6か月の間に開設又は増床した病棟を有する保険医療機関に係る入院患者の数の取扱いについては，便宜上，開設又は増床した病床数に対し，一般病棟にあっては一般病棟の病床数の80％，療養病棟にあっては療養病棟の病床数の90％，結核病棟にあっては結核病棟の病床数の80％，精神病棟にあっては精神病棟の病床数の100％を，実績の値に加えた数とする。
  また，一般病棟に感染症病床がある場合は，届出時の直近1年間の入院患者数が0であっても，感染症病床数の5％をもって感染症病床に係る入院患者の数とすることができる。
  ウ 届出前1年の間に減床を行った保険医療機関については，減床後の実績が3か月以上ある場合は，減床後の延入院患者数を延日数で除して得た数とする。なお，減床後から3か月未満の期間においては，減床後の入院患者数の見込みをもって届出を行うことができるものとするが，当該入院患者数が，減床後3か月の時点での減床後の延入院患者数を延日数で除して得た数を満たしていないことが判明したときは，当該届出は遡って無効となり，変更の届出を行わせる。
  エ 病棟単位で算定する特定入院料（A317特定一般病棟入院料を除く），「基本診療料の施設基準等」の別表第3 (p.1307)に規定する治療室，病室及び短期滞在手術等基本料1に係る回復室に入院中の患者については，入院患者の数から除く。

事務連絡 問 「基本診療料の施設基準等及びその届出に関する手続きの取扱いについて」別添7様式9における「1日平均入院患者数」の算出において，退院日の患者数は含めるか。
答 含めない。ただし，入院日に死亡又は退院した場合は含める。
(平28.9.15，一部修正)

(2) 看護要員の数については，次の点に留意する。
  ア 看護要員の数は，届出時の看護要員の数とする。
  イ 当該届出病棟に配置されている看護要員の数は，1勤務帯8時間で1日3勤務帯を標準として，月平均1日当たりの要件を満たしている。なお，出産，育児又は家族介護に関する休業等が確保されるよう配慮を行う。
  ウ 看護要員の数は，病棟において実際に入院患者の看護に当たっている看護要員の数であり，その算定に当たっては，看護部長等（専ら，病院全体の看護管理に従事する者をいう），当該保険医療機関附属の看護師養成所等の専任教員，外来勤務，手術室勤務又は中央材

料室勤務等の看護要員の数は算入しない。
　エ　病棟勤務と外来勤務，手術室勤務，中央材料室勤務又は集中治療室勤務等を兼務する場合は，勤務実績表による病棟勤務の時間を看護要員の数に算入する。
　オ　臨時職員であっても継続して勤務に服する者は，給与の支払方式が日給制であるか否かにかかわらず，看護要員の数に算入することができる。ただし，継続勤務については，特に被保険者証等により確認する必要はなく，実態に応じて判断する。なお，職業安定法（昭和22年法律第141号）の規定に基づき，職業紹介事業を行う者からの紹介により労働者供給事業を行う者からの供給により看護要員を雇用した場合，労働者派遣事業の適切な運営の確保及び派遣労働者の就業条件の整備等に関する法律（昭和60年法律第88号）に基づき，紹介予定派遣として派遣された場合及び産前産後休業，育児休業，育児休業に準ずる休業又は介護休業中の看護職員の勤務を派遣労働者が代替する場合は，雇用期間にかかわらず看護要員の数に算入することができる。また，看護補助者の雇用形態は問わない（派遣職員を含むが，指揮命令権が当該保険医療機関にない請負方式等を除く）。
　カ　病棟単位で算定する特定入院料（A317特定一般病棟入院料を除く）に係る病棟並びに「基本診療料の施設基準等」の別表第3（p.1307）に規定する治療室，病室，短期滞在手術等基本料1に係る回復室及び外来化学療法に係る専用施設に勤務する看護要員の数は，兼務者を除き算入できない。
　キ　**看護補助者の数**については，次の点に留意する。
　　(イ)　看護補助者の数を算出するに当たっては，看護職員を看護補助者とみなして差し支えない。なお，入院基本料等の施設基準に定める必要な数を超えて配置している看護職員を看護補助者とみなす（以下「みなし看護補助者」という）場合には，看護職員の勤務実績に基づいて，実際に勤務した看護職員の総勤務時間数から，当該届出区分において勤務することが必要となる看護職員数の総勤務時間数を差し引いた数を，看護補助者の勤務時間数として算入する。
　　(ロ)　小児病棟又は特殊疾患入院施設管理加算を算定している病棟等において小児患者の保育に当たっている保育士は，看護補助者の数に算入することができる。ただし，小児入院医療管理料の加算の届出に係る保育士については，看護補助者として算入することはできない。
　　(ハ)　主として事務的業務を行う看護補助者を配置する場合は，常時，当該病棟の入院患者の数が200又はその端数を増すごとに1人以下である。
　　　主として事務的業務を行う看護補助者の数の算出に当たっては，当該保険医療機関の院内規程において，看護補助者が行う事務的業務の内容を定めた上で，1人の看護補助者の延べ勤務時間数のうち事務的業務が5割以上を占める看護補助者を，「主として事務的業務を行う看護補助者」として算入する。また，主として事務的業務を行う看護補助者については，当該病棟において事務的業務以外の業務を行った時間数も含めて，当該看護補助者の勤務時間数を算入する。
　ク　1か月以上長期欠勤の看護要員，身体障害者（児）に対する機能訓練指導員及び主として洗濯，掃除等の業務を行う者は看護要員に算入しない。

　事務連絡　問　病棟の看護師等が退院後訪問指導をした時間は，入院基本料の看護職員の数として算入できるか。
　　答　算入できない。　　　　　　　　　　　（平28.3.31）

(3)　**夜間における勤務**（以下「夜勤」という）については，次の点について留意する。
　ア　「夜勤」とは，各保険医療機関が定める午後10時から翌日の午前5時までの時間を含めた連続する16時間（以下「夜勤時間帯」という）の間において，現に勤務することをいい，当該夜勤時間帯に現に勤務した時間数を「夜勤時間数」という。なお，各保険医療機関において，当該夜勤時間帯を定める場合には，夜勤時間帯以外の時間帯（以下「日勤帯」という）が，夜勤時間帯と重なる時間が，当該日勤帯の2分の1以下とする。
　イ　看護要員の名簿及び勤務実績表により，各病棟（精神病棟入院基本料の特別入院基本料等以外の特別入院基本料等を算定する病棟を除く）ごとに次の要件が満たされている。
　　(イ)　看護要員は，常時2人以上である。
　　(ロ)　一般病棟，結核病棟及び精神病棟においては，看護職員を2人以上配置している（精神病棟入院基本料の特別入院基本料等を除く）。
　　(ハ)　療養病棟においては，看護職員1人と看護補助者1人の計2人以上の配置であっても差し支えない。
　　(ニ)　(イ)から(ハ)までの要件を満たしている場合は，曜日や時間帯によって，夜勤の従事者が変動することは差し支えない。
　ウ　特定入院料（<u>回復期リハビリテーション入院医療管理料及び地域包括ケア入院医療管理料を除く</u>。また，小児入院医療管理料4，特殊疾患入院医療管理料又は児童・思春期精神科入院医療管理料については，病棟単位で算定する場合に限る）を算定している病棟に係る看護要員は，夜勤時間数の計算対象としない。
　エ　夜勤に従事する看護要員の月当たり延べ夜勤時間数は，1か月又は4週間の当該夜勤時間帯に従事した時間数をいう。
　オ　月平均夜勤時間数は，同一の入院基本料を算定する病棟全体〔同一の入院基本料を算定する複数の病棟（看護単位）を持つ病院にあっては，当該複数の病棟を合わせた全体〕で届出前1か月又は4週間の夜勤時間帯に従事する看護職員の延夜勤時間数を夜勤時間帯に従事した実人員数で除して得た数とし，当該月当たりの平均夜勤時間数の直近1か月又は直近4週間の実績の平均値により，72時間以下である。すなわち，月平均夜勤時間数は，同一の入院基本料を算定する病棟全体で計算するものであり，病棟（看護単位）ごとに計算するものではないため，病棟（看護単位）ごとに月平均夜勤時間数が72時間以下である必要はない。
　　また，新規届出直後においては，当該病棟の直近3か月間又は12週間の実績の平均値が要件を満たしていれば差し支えない。
　　なお，療養病棟入院基本料を算定する病院の看護職員については，この限りではない。
　カ　月平均夜勤時間数の計算に含まれる実人員数及び延べ夜勤時間数については，次の点に留意する。
　　(イ)　専ら夜勤時間帯に従事する者（以下「夜勤専従者」という）は，実人員数及び延べ夜勤時間数に含まない。
　　(ロ)　夜勤時間帯に看護職員が病棟勤務と外来勤務等を兼務する場合は，当該看護職員が夜勤時間帯に当該病棟で勤務した月当たりの延べ時間を，当該看護職員の月当たりの延べ夜勤時間（病棟と病棟以外の勤務の時間を含む）で除して得た数を，夜勤時間帯に従事した実人員数として算入する。
　　(ハ)　急性期一般入院基本料，7対1入院基本料及び10対1入院基本料の病棟の実人員数及び延べ夜勤時間数には，月当たりの夜勤時間数が16時間未満の者は含まない。ただし，短時間正職員制度を導入している保険医療機関の短時間正職員については，月当たりの夜勤時間数が12時間以上のものを含む。
　　(ニ)　急性期一般入院基本料，7対1入院基本料及び10対1入院基本料以外の病棟の実人員数及び延べ夜勤時間数には，月当たりの夜勤時間数が8時間未満の者は含まない。
　　(ホ)　夜勤時間帯の中で申し送りに要した時間は，申し送った看護職員の夜勤時間から除いて差し支えない。ただし，当該申し送りに要した時間の除外の有無に

については，原則として，同一の入院基本料を算定する病棟全体において，月単位で選択する。
キ 週当たりの所定労働時間は，40時間以内である。
ク 夜勤専従者の夜勤時間については，夜勤による勤務負担が過重とならないよう十分配慮する。
ケ 上記(2)のアからクまで及び(3)のアからクまでに係る看護要員の配置数，人員構成及び夜間勤務に係る具体的な算出方法等については，❽別添6の別紙5（p.1120）の例を参考とする。

(事務連絡) 看護職員配置
問1 「夜勤時間帯の中で申し送りに要した時間は，申し送った看護職員の夜勤時間から除いて差し支えない」とされたが，①日勤帯での申し送りに要した時間は，申し送った看護職員の勤務時間から除かなくてよいか。②時間を除くかどうかは，看護職員や日ごとに選択してよいか。
答 ①夜勤時間帯の取扱いと同様に，除いても差し支えない。②基本的には同一入院基本料単位かつ月単位で選択する。
(平30.3.30)

問2 例えば，一般病棟入院基本料の届出を行っている病棟に勤務している専任の看護師が，当該病棟に入院している患者に対し，がん患者指導管理料に係る説明及び相談を専任の医師等と同席して行った場合，この勤務時間を当該病棟での勤務時間として算入することができるか。また，外来患者に対して行った場合は，勤務時間をどのように扱えばよいのか。
答 一般病棟入院基本料の届出病棟に入院している患者に対して，当該病棟の看護師が行うがん患者指導管理料の算定に係る業務の時間は当該病棟の勤務時間として計上できる。一方，外来の患者に対して当該病棟の看護師が行うがん患者指導管理料の算定に係る業務の時間については，病棟勤務と外来勤務を兼務する場合に該当し，勤務計画表による病棟勤務の時間を比例計算の上，看護要員の数に算入することができる。
(平22.3.29，一部修正)

(4) 看護の勤務体制は，次の点に留意する。
ア 看護要員の勤務形態は，保険医療機関の実情に応じて病棟ごとに交代制の勤務形態をとる。
イ 同一の入院基本料を算定する病棟全体で1日当たり勤務する看護要員の数が所定の要件を満たす場合は，24時間一定の範囲で傾斜配置することができる。すなわち，1日当たり勤務する看護要員の数の要件は，同一の入院基本料を算定する病棟全体で要件を満たしていればよく，病棟（看護単位）ごとに要件を満たす必要はないため，病棟（看護単位）ごとに異なる看護要員の配置を行うことができるとともに，1つの病棟の中でも24時間の範囲で各勤務帯において異なる看護要員の配置を行うことができる。なお，各勤務帯に配置する看護職員の数については，各病棟における入院患者の状態（重症度，医療・看護必要度等）について評価を行い，実情に合わせた適正な配置数が確保されるよう管理する。
ウ 特別入院基本料を算定している保険医療機関については，各病棟の看護要員数の2割を看護師とすることが望ましい。

(5) 看護要員の配置に係る情報提供は，次の点に留意する。
ア 各勤務帯のそれぞれで，1人の看護要員が，実際に受け持っている入院患者の数を各病棟内に掲示する。また，複数の病棟間で傾斜配置をしている場合には，各病棟の看護要員の配置状況を掲示する。
イ アの掲示については，第3「届出受理後の措置等」の7（p.1317）の掲示例による。

(6) 看護の実施は，次の点に留意する。
ア 看護は，当該保険医療機関の看護要員のみによって行われるものであり，当該保険医療機関において患者の負担による付添看護が行われてはならない。ただし，患者の病状により，又は治療に対する理解が困難な小児患者又は知的障害を有する患者等の場合は，医師の許可を得て家族等患者の負担によらない者が付き添うことは差し支えない。なお，患者の負担によらない家族等による付添いであっても，それらが当該保険医療機関の看護要員による看護を代替し，又は当該保険医療機関の看護要員の看護力を補充するようなことがあってはならない。

(編注) 「重度のALS患者の入院におけるコミュニケーションに係る支援」では付添いが認められる。

イ ①病状の観察，②病状の報告，③身体の清拭，食事，排泄等の世話等療養上の世話，④診察の介補，⑤与薬・注射・包帯交換等の治療の介助及び処置，⑥検温，血圧測定，検査検体の採取・測定，検査の介助，⑦患者，家族に対する療養上の指導等患者の病状に直接影響のある看護は，看護師又は看護師の指示を受けた准看護師が行う。

看護補助者は，看護師長及び看護職員の指導の下に，原則として療養生活上の世話（食事，清潔，排泄，入浴，移動等），病室内の環境整備やベッドメーキングのほか，病棟内において，看護用品及び消耗品の整理整頓，看護職員が行う書類・伝票の整理及び作成の代行，診療録の準備等の業務を行う。

なお，看護補助者の業務範囲について，「医師及び医療関係職と事務職員等との間等での役割分担の推進について」（平成19年12月28日医政発第1228001号）にある，「2 役割分担の具体例 (1)医師，看護師等の医療関係職と事務職員等との役割分担」に基づく院内規程を定めており，個別の業務内容を文書で整備している。

ウ 個々の患者の病状にあった適切な看護が実施されている。また，効果的な医療が提供できるよう患者ごとに看護計画が立てられ，その計画に沿って看護が実施されるよう配慮する。

エ 看護に関する記録としては，看護体制の1単位ごとに❾別添6の別紙6（p.1120）に掲げる記録がなされている必要がある。なお，これらの記録の様式・名称等は各病院が適当とする方法で差し支えないが，記録の作成に際しては，重複を避け簡潔明瞭を旨とする。

オ 当該届出に係る各病棟の看護単位ごとに看護の責任者が配置され，看護チームによる交代制勤務等の看護が実施され，ナース・ステーション等の設備を有し，看護に必要な器具器械が備え付けられている。

(事務連絡) 問 「夜勤時間帯に看護要員が病棟勤務と外来勤務等を兼務する場合」の計算方法が示されているが，この場合，①この夜勤時間帯は，連続した1回の夜勤帯において兼務した場合だけでなく，別の日に病棟以外（当該病棟で算定する入院基本料とは別の入院基本料等を算定する病棟及び病室を含む）で夜勤をした場合も兼務者としてこの計算を行うことでよいか。②計算に計上する時間に，休憩時間は含まれるのか。
答 ①そのとおり。②当該病棟に勤務している時間帯に休憩した場合に限り，含めてよい。
(平28.6.14，一部修正)

《重症度，医療・看護必要度》
4の2 急性期一般入院基本料，7対1入院基本料，10対1入院基本料及び地域一般入院基本料（地域一般入院料1に限る）に係る重症度，医療・看護必要度については，次の点に留意する。
(1) 急性期一般入院基本料，7対1入院基本料〔結核病棟入院基本料，特定機能病院入院基本料（精神病棟を除く）及び専門病院入院基本料〕，10対1入院基本料〔特定機能病院入院基本料（一般病棟に限る），専門病院入院基本料〕及び地域一般入院料1を算定する病棟は，当該入院基本料を算定するものとして届け出た病床に入院している全ての患者の状態を❿別添6の別紙7（p.1121）の重症度，医療・看護必要度Ⅰ又はⅡに係る評価票を用いて測定を行い，その結果に基づいて評価を行っている。なお，急性期一般入院料1を算定する病棟（許可病床数が200床未満の保険医療機関であって，重症度，医療・看護必要度Ⅱを用いた評価を行うことが困難であることに正当な理

由がある場合を除く），許可病床数200床以上の保険医療機関であって急性期一般入院料2又は3を算定する病棟，許可病床数400床以上の保険医療機関であって急性期一般入院基本料4又は5を算定する病棟及び7対1入院基本料〔特定機能病院入院基本料（一般病棟に限る）〕を算定する病棟については，一般病棟用の重症度，医療・看護必要度Ⅱを用いて評価を行う。なお，「基本診療料の施設基準等」第5の2の(1)のイの①の5に掲げる，重症度，医療・看護必要度Ⅱを用いた評価を行うことが困難であることに正当な理由がある場合とは，電子カルテシステムを導入していない場合が該当する。

(2) 急性期一般入院基本料1及び7対1入院基本料〔特定機能病院入院基本料（一般病棟に限る）及び専門病院入院基本料〕については，測定の結果，当該入院基本料を算定するものとして届け出た病床における直近3月において入院している患者全体（以下，「延べ患者数」という）に占める重症度，医療・看護必要度における別表1に示す特に高い基準（以下「基準①」という）を満たす患者〔❿別添6の別紙7（p.1121）による評価の結果，別表1のいずれかに該当する患者をいう〕の割合が，別表2の基準以上である。また，延べ患者数に占める重症度，医療・看護必要度における別表3に示す一定程度高い基準（以下「基準②」という）を満たす患者（別添6の別紙7による評価の結果，別表3のいずれかに該当する患者をいう）の割合が，別表4の基準以上であること。なお，別添6の別紙7の「一般病棟用の重症度，医療・看護必要度Ⅰ又はⅡに係る評価票」のB項目の患者の状況等については，基準に用いないが，当該評価票を用いて評価を行っている。

(3) 急性期一般入院基本料（急性期一般入院料1及び6を除く）及び7対1入院基本料（結核病棟入院基本料に限る）については，測定の結果，延べ患者数に占める重症度，医療・看護必要度Ⅰ又はⅡの基準を満たす患者〔❿別添6の別紙7（p.1121）による評価の結果，別表5のいずれかに該当する患者をいう〕の割合が，別表6の基準以上である。

(4) 急性期一般入院基本料6，7対1入院基本料〔特定機能病院入院基本料（結核病棟入院基本料に限る）〕，10対1入院基本料〔特定機能病院入院基本料（一般病棟に限る），専門病院入院基本料〕及び地域一般入院料1については，❿別添6の別紙7（p.1121）により，直近3月において入院している全ての患者の状態を継続的に測定し，その結果に基づいて評価を行っている。

別表1

A得点が3点以上の患者
C得点が1点以上の患者

別表2

	一般病棟用の重症度，医療・看護必要度Ⅰの割合	一般病棟用の重症度，医療・看護必要度Ⅱの割合
急性期一般入院料1	2割1分	2割
7対1入院基本料〔特定機能病院入院基本料（一般病棟に限る）〕		2割
7対1入院基本料（専門病院入院基本料）	2割1分	2割

別表3

A得点が2点以上の患者
C得点が1点以上の患者

別表4

	一般病棟用の重症度，医療・看護必要度Ⅰの割合	一般病棟用の重症度，医療・看護必要度Ⅱの割合
急性期一般入院料1	2割8分	2割7分
7対1入院基本料〔特定機能病院入院基本料（一般病棟に限る）〕		2割7分
7対1入院基本料（専門病院入院基本料）	2割8分	2割7分

別表5

A得点が2点以上かつB得点が3点以上の患者
A得点が3点以上の患者
C得点が1点以上の患者

別表6

	一般病棟用の重症度，医療・看護必要度Ⅰの割合	一般病棟用の重症度，医療・看護必要度Ⅱの割合
急性期一般入院料2	2割2分	2割1分
急性期一般入院料3	1割9分	1割8分
急性期一般入院料4	1割6分	1割5分
急性期一般入院料5	1割2分	1割1分
7対1入院基本料（結核病棟入院基本料）	0.8割	0.7割

(5) 第2の1にある小規模な結核病棟を有し，一般病棟と併せて1看護単位としている病棟において，急性期一般入院料，7対1入院基本料又は10対1入院基本料を算定している場合，一般病棟と結核病棟とで重症度，医療・看護必要度Ⅰ又はⅡのいずれか同一の評価票を用いて別々に評価を行い，それぞれの病棟において(3)及び(4)の割合を満たす。ただし，7対1入院基本料の結核病棟のみで重症度，医療・看護必要度Ⅰ又はⅡの基準を満たせない場合に限り，両病棟全体で重症度，医療・看護必要度Ⅰ又はⅡの評価を行い，一般病棟における重症度，医療・看護必要度Ⅰ又はⅡの基準を満たすことで差し支えない。

(6) 評価に当たっては，産科患者及び15歳未満の小児患者は，対象から除外する（編注：2024年改定により，短期滞在手術等基本料の対象手術等を実施した患者が除外対象ではなくなった）。また，重症度，医療・看護必要度Ⅱの評価に当たっては，歯科の入院患者（同一入院中に医科の診療も行う期間については除く）は，対象から除外する。

(7) 10対1入院基本料であっても，結核病棟入院基本料，精神病棟入院基本料，障害者施設等入院基本料，特定機能病院入院基本料（結核病棟及び精神病棟に限る）については，評価を行っていなくても差し支えない。

(8) 重症度，医療・看護必要度Ⅰ又はⅡに係る評価票の記入は，院内研修を受けたものが行う。ただし，別添6の別紙7の別表1に掲げる「一般病棟用の重症度，医療・看護必要度A・C項目に係るレセプト電算処理システム用コード一覧」を用いて評価を行う項目については，当該評価者により各選択肢の判断を行う必要はない。なお，実際に，患者の重症度，医療・看護必要度が正確に測定されているか定期的に院内で確認を行う。

(9) 一般病棟用の重症度，医療・看護必要度Ⅰ又はⅡのいずれを用いて評価を行うかは，入院基本料の届出時に併せて届け出る。なお，評価方法のみの変更を行う場合については，別添7（→Web版）の様式10を用いて届け出る。ただし，評価方法のみの変更による新たな評価方法への切り替えは4月又は10月（以下「切替月」という）のみとし，切替月の10日までに届け出る。

(10) 毎年8月において，直近3月の評価の結果を別添7の様式10により地方厚生（支）局長に報告する。

(11) 令和6年3月31日において，現に急性期一般入院基本料（急性期一般入院料6を除く）及び7対1入院基本料〔結核病棟入院基本料，特定機能病院入院基本料（一般病棟に限る）及び専門病院入院基本料〕に係る届出を行っている病棟であって，現に旧算定方法における重症度，医療・看護必要度の基準を満たす病棟については，令和6年9

月30日までの間は令和6年度改定後の重症度，医療・看護必要度の基準をそれぞれ満たすものとみなす。また，令和6年3月31日時点で急性期一般入院基本料6，7対1入院基本料〔特定機能病院入院基本料（結核病棟入院基本料に限る）〕，10対1入院基本料〔特定機能病院入院基本料（一般病棟に限る），専門病院入院基本料〕及び地域一般入院料1の届出を行っている病棟にあっては，令和6年9月30日までの間に限り，令和6年度改定前の「基本診療料の施設基準等及びその届出に関する手続きの取扱いについて」（令和4年3月4日保医発第0304第2号。以下「令和6年度改定前の基本診療料施設基準通知」という）の別添6の別紙7の一般病棟用の重症度，医療・看護必要度Ⅰ又はⅡに係る評価票を用いて評価をしても差し支えない。

事務連絡　一般病棟用の重症度，医療・看護必要度（一部修正）

《評価の対象／該当患者割合》

問1　産科患者で保険診療の対象である帝王切開になった患者も「一般病棟用の重症度，医療・看護必要度の評価票」の測定対象から除外するのか。

答　その通り。保険診療の対象如何にかかわらず，産科の対象となる疾患，病状であれば対象から除外する。
（平20.7.10）

問2　急性期一般入院基本料を算定するものとして届け出た病棟において，一部の病室をA308-3地域包括ケア入院医療管理料又はA306特殊疾患入院医療管理料を算定する病室として届け出ている場合，当該特定入院料を届け出ている病室に入室している患者について，急性期一般入院基本料における「重症度，医療・看護必要度」の測定の対象であるか。

答　急性期一般入院基本料を算定しない病室に入院している患者であることから，急性期一般入院基本料における「重症度，医療・看護必要度」の測定対象とはならない（編注：A308-3地域包括ケア入院医療管理料には当管理料としての測定要件がある）。
（平28.3.31）

問3　重症度，医療・看護必要度に係る評価について，「入院した日に退院（死亡退院含む）した患者は，延べ患者数に含めるものとする」とされたが，①転棟した場合の評価はどちらの病棟ですればよいか。②転棟したその日に退院（死亡退院含む）した場合は延べ患者数に含めるのか。

答　①病棟種別が同じ病棟（病室）間で転棟する場合は，転棟先の病棟（病室）において，転棟時までの評価を含めた評価を行い，基準を満たす患者の割合の算出時の延べ患者数に含める。病棟種別が違う病棟（病室）間で転棟する場合は，転棟前の病棟（病室）において，転棟時まで評価を行うが，延べ患者数には含めない。転棟先の病棟（病室）においては，入棟時からを評価対象として評価を行い，延べ患者数に含める。
②転棟する病棟（病室）の病棟種別が同一かどうかに関わらず，転棟前及び転棟先の両方の病棟で退棟時までの評価は行うが，転棟日（退院日）の延べ患者数には含めない。
（平28.6.30）

問4　急性期一般入院基本料の病棟に入院している患者が90日を超えて入院し，療養病棟入院料1の例により算定する場合，一般病棟用の重症度，医療・看護必要度の評価は行うのか。

答　評価の対象は，急性期一般入院基本料を届け出ている病棟に入院している全ての患者であり，当該患者についても対象に含まれる。
（平28.11.17・一部修正）

問5　一般病棟用の重症度，医療・看護必要度の対象について，「算定するものとして届け出た病床に，直近3月において入院している全ての患者」について測定するとあるが，自費の患者や労働災害保険の給付を受ける患者などの医療保険の給付の対象外の患者は，対象としなくてよいか。

答　対象としなくてよい。
（平30.3.30）

問6　歯科の入院患者は一般病棟用の重症度・医療，看護必要度Ⅱの評価の対象となるか。

答　対象とならない。ただし，同一入院中に医科の診療も行う期間については，評価の対象とする。
（平31.4.17）

《必要度Ⅰ・Ⅱの算出・切り替え・届出》

問7　一般病棟用の重症度，医療・看護必要度ⅡからⅠに切り替える場合において，届け出時に，ⅠとⅡの両方の基準を満たしている必要があるか。

答　一般病棟用の重症度，医療・看護必要度Ⅰの基準を届け出前3月において満たしていればよい。

問8　一般病棟用の重症度，医療・看護必要度Ⅰ及びⅡについては，改定により届出前1月の実績から3月の実績となったが，1月ごとに基準の割合を満たす必要があるのか。

答　直近3月の入院患者全体（延べ患者数）に対し，基準を満たす患者の割合であるため，1月ごとに算出するのではなく，毎月，直近3月ごとに算出する。

問9　一般病棟用の重症度，医療・看護必要度が基準となっている入院料等について，1つの医療機関で当該入院料等を複数届け出る場合（例えば，急性期一般入院料1と地域包括ケア病棟入院料1を届け出る場合など），ⅠとⅡのどちらかに揃えなければならないか。

答　別々に用いて差し支えない。
（平30.3.30）

問10　急性期一般入院料について，一般病棟用の重症度，医療・看護必要度に係る評価方法のみの変更による新たな評価方法への切り替えについては，切替月（4月又は10月）の10日までに届け出ることとされているが，届出前3月の期間は具体的に何月から何月になるか。

答　評価方法の切り替えについて，4月に届け出る場合は1月から3月，10月に届け出る場合は7月から9月となる。ただし，4月又は10月からの切り替えにあたり，3月中又は9月中に届け出る場合は，それぞれ12月から2月，6月から8月の実績を用いて届け出ても差し支えない。なお，特定機能病院入院基本料，専門病院入院基本料等についても同様の取扱いとする。
（平30.7.30）

問11　一般病棟用の重症度，医療・看護必要度ⅠからⅡへの評価方法の変更について，「基本診療料の施設基準等及びその届出に関する手続きの取扱いについて」の別添7の様式10を用いて，4月又は10月の切替月に当該評価方法の変更のみを行う場合に，直近3月の評価の実績を記載する必要があるか。

答　評価方法の変更のみを行う場合には，切り替え後の評価方法による直近3月の実績を別添7の様式10に記載の上，届出を行う。ただし，一般病棟用の重症度，医療・看護必要度の割合に係る要件がない場合は，直近3月の実績について記載する必要はない。
（令2.5.7・一部修正）

《評価の手引き／A項目，B項目，C項目》

問12　レセプト電算処理システム用コードを用いてA項目の評価を行う場合，手術や麻酔中に用いた薬剤も評価の対象となるか。

答　そのとおり。
（平30.3.30）

問13　平成30年3月30日「疑義解釈資料（その1）」問29（上記「問12」）において，レセプト電算処理システム用コードを用いてA項目の評価を行う場合，手術や麻酔中に用いた薬剤も評価の対象となるとされたが，検査や処置等，その他の目的で用いた薬剤についてはどうなるか。

答　レセプト電算処理システム用コードを用いてA項目の評価を行う場合，EF統合ファイルにおけるデータ区分コードが20番台（投薬），30番台（注射），50番（手術）及び54番（麻酔）の薬剤に限り，評価の対象とする。
（平30.5.25・一部修正）

問14　レセプト電算処理システム用コードを用いてA項目の評価を行う場合，内服薬のレセプト電算処理システム用コードが入力されていない日でも，当該コードに該当する内服を指示している場合には評価の対象となるか。

答　評価の対象とはならない。

問15　レセプト電算処理システム用コードを用いてA項目の評価を行う場合，内服薬について，レセプト電算処理システム用コードとして該当する薬剤が入力されていないが，当該薬剤を事前に処方しており内服の指示を行った日についても，評価の対象となるか。

答　評価の対象とはならない。

問16　レセプト電算処理システム用コードを用いてC項目の評価を行う場合，手術等のレセプト電算処理システム用コ

参考 「重症度，医療・看護必要度」の基準を満たす患者割合

■一般病棟用の重症度，医療・看護必要度に係る評価票（※）

診療報酬項目		必要度Ⅰ（従来の評価方法）	必要度Ⅱ（診療実績データ使用）
A100 一般病棟入院基本料			
1　急性期一般入院基本料			
イ	急性期一般入院料1	基準①：21% 基準②：28%	基準①：20% 基準②：27%
ロ	急性期一般入院料2	22%以上	21%以上
ハ	急性期一般入院料3	19%以上	18%以上
ニ	急性期一般入院料4	16%以上	15%以上
ホ	急性期一般入院料5	12%以上	11%以上
ヘ	急性期一般入院料6	継続的に測定	継続的に測定
2　地域一般入院基本料			
イ	地域一般入院料1	継続的に測定	継続的に測定
A102 結核病棟入院基本料			
7対1入院基本料		8%以上	7%以上
A104 特定機能病院入院基本料			
7対1入院基本料（一般病棟）		─	基準①：20% 基準②：27%
看護必要度加算1（10対1入院基本料）		18%以上	17%以上
看護必要度加算2（10対1入院基本料）		16%以上	15%以上
看護必要度加算3（10対1入院基本料）		13%以上	12%以上
A105 専門病院入院基本料			
7対1入院基本料		基準①：21% 基準②：28%	基準①：20% 基準②：27%
看護必要度加算1（10対1入院基本料）		18%以上	17%以上
看護必要度加算2（10対1入院基本料）		16%以上	15%以上
看護必要度加算3（10対1入院基本料）		13%以上	12%以上

※　基準①：A項目3点以上又はC項目1点以上の該当割合
※　基準②：A項目2点以上又はC項目1点以上の該当割合
※　基準①と基準②の両方をみたす必要がある

A200 総合入院体制加算	（加算の算定病棟の基準）	
総合入院体制加算1	33%以上	32%以上
総合入院体制加算2	31%以上	30%以上
総合入院体制加算3	28%以上	27%以上
A207-3 急性期看護補助体制加算 A207-4 看護職員夜間配置加算	（加算の算定病棟の基準）	
急性期一般入院料6 10対1特定機能病院入院基本料 10対1専門病院入院基本料	6%以上	5%以上
A207-4 看護補助加算「1」	（加算の算定病棟の基準）	
13対1入院基本料	4%以上	3%以上
A301-3 脳卒中ケアユニット入院医療管理料	継続的に測定	継続的に測定
A308-3 地域包括ケア病棟入院料	10%以上	8%以上
A317 特定一般病棟入院料「注7」		
地域包括ケア入院医療管理料を行う病室	10%以上	8%以上

※　**一般病棟用の重症度，医療・看護必要度に係る評価票**
(1)　A項目（モニタリング及び処置等），B項目（患者の状況等），C項目（手術等の医学的状況）について評価し，以下①〜③に該当する患者割合（直近3月間の平均値）が基準を満たす必要がある（急性期一般入院料1など基準①・基準②で評価するもの，A200総合入院体制加算を除く）
　①　A得点が2点以上かつB得点が3点以上の患者
　②　A得点が3点以上の患者
　③　C得点が1点以上の患者
(2)　産科患者，15歳未満の小児患者は対象外とする（必要度Ⅱについては歯科入院患者も対象外）
(3)　急性期一般入院料1の算定病棟（許可病床200床未満の病院で電子カルテを導入していない場合を除く），許可病床200床以上の病院の急性期一般入院料2・3の算定病棟，許可病床400床以上の病院の急性期一般入院料4・5の算定病棟，特定機能病院入院基本料（一般病棟）の7対1入院基本料の算定病棟，救命救急入院料2・4を算定する治療室，特定集中治療室管理料を算定する治療室では，必要度Ⅱを用いて評価する

A304 地域包括医療病棟入院料	必要度Ⅰ	必要度Ⅱ
基準①の割合	16%以上	15%以上
基準②の割合		50%以上

基準①：当該病棟の入院患者が次のいずれかに該当
　・A得点2点以上かつB得点3点以上
　・A得点3点以上
　・C得点1点以上
基準②：新入棟患者の入棟初日のB得点が3点以上

■特定集中治療室用の重症度，医療・看護必要度に係る評価票

診療報酬項目	必要度Ⅱ
A301 特定集中治療室管理料	
特定集中治療室管理料1，2	80%以上
特定集中治療室管理料3〜6	70%以上

■ハイケアユニット用の重症度，医療・看護必要度に係る評価票

診療報酬項目	必要度	
A300 救命救急入院料1，3	継続的に測定	
A301-2 ハイケアユニット入院医療管理料	必要度Ⅰ	必要度Ⅱ
ハイケアユニット入院医療管理料1	基準①：15% 基準②：80%	基準①：15% 基準②：80%
ハイケアユニット入院医療管理料2	基準①：15% 基準②：65%	基準①：15% 基準②：65%

※　基準①：A項目「蘇生術の施行」「中心静脈圧測定」「人工呼吸器の管理」「輸血や血液製剤の管理」「肺動脈圧測定」「特殊な治療法等」のいずれかに該当する患者割合が15%以上
※　基準②：A項目のいずれかに該当する患者割合が80%又は65%以上
※　基準①と基準②のいずれも満たすこと

ードが入力されていない日でも，当該コードに該当する手術が実施されてから所定の日数の間は，C項目に該当すると評価してよいか。
答　よい。
問17　地域包括ケア病棟入院料の注7の看護職員夜間配置加算の届出において，一般病棟用の重症度，医療・看護必要度のB項目の一部を用いるが，当該項目に係る院内研修は実施しなければならないか。

答　当該加算に係る院内研修は必要ないが，「一般病棟用の重症度，医療・看護必要度に係る評価票評価の手引き」を参照し適切に評価する。　　　　　　　　　　（平30.3.30，一部修正）
問18　A項目「7　救急搬送後の入院」について，「手術室を経由して評価対象病棟に入院した場合は評価の対象に含める」とあるが，外来受診後に手術室に入室後，日付をまたいだ翌日に病棟に入棟した場合は，手術室入室日に入院料を算定していれば，その日と翌日の入棟日の2日間を「あり」

参考 在宅復帰率の要件

	在宅復帰・病床機能連携率	在宅復帰率	
	急性期一般入院料 1	A308-3 地域包括ケア病棟入院料	A308 回復期リハビリテーション病棟入院料
分子 (退院・転院先)	・自宅 ・居住系介護施設等（介護医療院を含む） ・地域包括ケア病棟 ・回復期リハビリテーション病棟 ・特定機能病院リハビリテーション病棟 ・療養病棟 ・有床診療所 ・介護老人保健施設 ※死亡退院・転棟患者（自院）・C004-2救急患者連携搬送料を算定し他院に転院した患者・再入院患者を除く	・自宅 ・居住系介護施設等（介護医療院を含む） ・有床診療所（介護サービスを提供している施設） ・介護老人保健施設（在宅強化型の届出施設に限り，その入所者数の5割を控除） ※死亡退院・再入院患者，短期滞在手術等基本料1・3の算定患者及びその対象手術等を行った患者を除く	・自宅 ・居住系介護施設等（介護医療院を含む） ・有床診療所（介護サービスを提供している施設） ※ 死亡退院・再入院患者を除く
分母	・急性期一般入院料1の算定病棟から退棟した患者 ※死亡退院・転棟患者（自院）・C004-2救急患者連携搬送料を算定し他院に転院した患者・再入院患者を除く	・地域包括ケア病棟から退棟した患者 ※死亡退院・再入院患者，短期滞在手術等基本料1・3の算定患者及びその対象手術等を行った患者を除く	・回復期リハビリテーション病棟から退棟した患者 ※死亡退院・一般病棟への転棟・転院患者・再入院患者を除く

と評価してよいか。

答 よい。 (平30.4.6)

問19 「一般病棟用の重症度，医療・看護必要度に係る評価票評価の手引き」において，一部の評価項目において看護職員以外の職種が実施または評価するとあるが，
①具体的にどの項目で，どのような職種が評価できるのか。
②事務職員や看護補助者でも可能か。

答 ①看護職員以外の職種が実施する可能性のある項目については，「看護職員等」と示している。実施する内容については，各職種の実施できる業務範囲に基づいて実施されたものが評価の対象となり，当該項目について各職種が記録したものも評価の根拠となる。また，各職種の業務範囲の項目であれば，院内研修を受けた上で評価者として評価することができる。
②できない。ただし，転記や入力することは可能。

問20 「評価票評価の手引き」について，「専門的な治療・処置」の「無菌治療室の治療」の定義に「無菌治療室で6時間以上行った場合に評価する」とあるが，
①治療開始時刻は入室時刻としてよいか。
②入室した時刻が19時の場合，評価の対象となるか。
③午前5時に無菌治療室を退室し多床室に移動した場合は対象となるか。

答 ①よい。②対象とならない。③対象とならない。

問21 「評価票評価の手引き」について，「C 手術等医学的状況」において，手術の開始時刻及び終了時刻が0時をまたぐ場合，日数はどのように数えるのか。

答 手術が終了した日を手術当日として評価する。 (平28.3.31)

問22 「評価票評価の手引き」について，「Aモニタリング及び処置等」の「7 救急搬送後の入院」において，「救急搬送後の入院は，救急用の自動車（市町村又は都道府県の救急業務を行うための救急隊の救急自動車に限る）又は救急医療用ヘリコプターにより当該医療機関に搬送され」とあるが，転院搬送の場合も対象となるのか。

答 緊急時の転院搬送のみ対象となり，予定された転院搬送については対象とならない。 (平28.4.25)

問23 「6 専門的な治療・処置」の「⑪無菌治療室での治療」の留意点に，個室であることが求められているが，個室ではないが多床室において，パーテーションなど個室に準ずる状態で，室内の空気清浄度等の基準を満たしていれば，当該項目に該当するとしてよいか。

答 一般病棟用の重症度，医療・看護必要度の評価において，該当することとして差し支えない。 (平28.6.30)

問24 肝動脈化学塞栓術（TACE）など，抗悪性腫瘍剤を併用して塞栓を行う場合
①A項目の「6 専門的な治療・処置」の①抗悪性腫瘍剤の使用（注射剤のみ）に含まれるか。

②C項目の「21 救命等に係る内科的治療」における①経皮的血管内治療に含まれるか。

答 ①含まれない。②含まれる。 (平28.9.15)

問25 一般病棟用の重症度，医療・看護必要度の評価において，A項目3点以上，C項目1点以上該当しており，基準を満たしている場合，A項目あるいはC項目のどちらか一方の得点について評価票等に計上すればよいか。

答 該当する項目の得点は全て計上する。

問26 C項目において，異なる疾患で別の日に2回目の手術を行った場合，最初の手術の評価期間と次の手術の評価期間が重なった日のC項目の合計得点は2点としてよいか。

答 異なる疾患で異なる評価項目に該当する場合はよい。 (平28.11.17)

問27 呼吸ケア，及び，人工呼吸器の使用の項目について，NPPV（非侵襲的陽圧換気）の実施は含めるとあるが，SASの場合も含むのか。

答 NPPVの実施のうち，SASの場合については，呼吸ケア及び人工呼吸器の使用には含めない。

問28 輸血や血液製剤の投与を，緊急入院等のため23時ごろ実施し，翌日まで行った場合の評価はどのようになるのか。

答 輸血や血液製剤について看護師等による管理を実施した場合は，開始した日，終了した日の両日ともに評価に含めることができる。

問29 特殊な治療法（CHDF，IABP，PCPS，補助人工心臓，ICP測定，ECMO）について，医師のみが実施した場合でも評価して良いのか。

答 医師が単独で行った場合は評価対象にならない。 (平26.3.31)

問30 看護必要度に係る評価は入院患者ごとに毎日行い，評価票にA，B，Cについてそれぞれの点数を合計して記載するが，基準を満たす患者の割合については暦月で届出入院基本料毎に確認し，記録として残すことでよいか。

答 そのとおり。

問31 重症度，医療・看護必要度に係る患者個別の評価結果について保管は必要か。

答 患者の看護必要度に係る評価の記録は，療養の給付に係る書類であることから3年間は保管する。 (平24.3.30，一部修正)

問32 看護必要度の評価は毎日行うのか。

答 そのとおり。 (平20.3.28)

問33 評価票を用いて測定する対象から産科患者及び15歳未満の小児患者は除外するが，基準を満たす患者割合の計算に当たっても分子及び分母の「患者延べ数」から除外するということでよいか。

答 産科患者及び15歳未満の小児患者は分子及び分母の「患者延べ数」から除外する。

問34 通常，入院患者数の計算方法において退院した日は含まないこととしているが，「患者延べ数」についても同様と

考えてよいか。
答　退院した日については，「入院患者延べ数」に含めない。
(平20.7.10)

問35　一般病棟用の重症度，医療・看護必要度のA項目について，レセプト電算処理システム用コード一覧に記載のない薬剤であって，当該薬剤の類似薬又は先発品が一覧に記載されている場合は，記載のある薬剤に準じて評価してよいか。

答　一般病棟用の重症度，医療・看護必要度の評価対象となる薬剤は，「基本診療料の施設基準等及びその届出に関する手続きの取扱いについて」のレセプト電算処理システム用コード一覧に記載のある薬剤に限る。なお，当該一覧については，定期的な見直しを行っていくものである。

問36　一般病棟用の重症度，医療・看護必要度ⅠのA7「救急搬送後の入院」及びⅡのA7「緊急に入院を必要とする状態」について，「救命救急入院料，特定集中治療室管理料等の治療室に一旦入院した場合は評価の対象に含めない」とされているが，どの入院料が評価対象に含まれないか。

答　評価対象に含まれない入院料は，A300救命救急入院料，A301特定集中治療室管理料，A301-2ハイケアユニット入院医療管理料，A301-3脳卒中ケアユニット入院医療管理料，A301-4小児特定集中治療室管理料，A302新生児特定集中治療室管理料，A303総合周産期特定集中治療室管理料，A303-2新生児治療回復室入院医療管理料，A305一類感染症患者入院医療管理料である。
(令2.5.7，一部修正)

問37　一般病棟用の重症度，医療・看護必要度Ⅰにおいても，「一般病棟用の重症度，医療・看護必要度A・C項目に係るレセプト電算処理システム用コード一覧」を用いてA項目の一部の項目及びC項目の評価を行うが，歯科の入院患者についてはどのように評価を行うのか。

答　一般病棟用の重症度，医療・看護必要度Ⅰにおいては，歯科の入院患者も評価の対象に含める。コード一覧を用いて評価を行う項目については，コード一覧に掲載されている項目が該当するかを個々に確認することで評価を行うこととして差し支えない。

問38　「一般病棟用の重症度，医療・看護必要度に係る評価票評価の手引き」のアセスメント共通事項「8．評価の根拠」において，「当日の実施記録が無い場合は評価できない」とあるが，評価票と実施記録は異なると考えて，B項目は，「患者の状態」及び「介助の実施」の両方について，評価票による評価の他に，根拠となる記録を残す必要があるか。

答　B項目については，「『患者の状態』が評価の根拠となることから，重複する記録を残す必要はない」としており，「患者の状態」及び「介助の実施」を評価した評価票が実施記録にあたると考えて差し支えない。したがって，評価票による評価の他に，根拠となる記録を別に残す必要はない。なお，「一般病棟用の重症度，医療・看護必要度Ⅰ」，「一般病棟用の重症度，医療・看護必要度Ⅱ」，「特定集中治療室用の重症度，医療・看護必要度」及び「ハイケアユニット用の重症度，医療・看護必要度」のB項目のいずれについても同様の取扱いである。
(令2.8.25，一部修正)

《急性期一般入院料1，7対1入院基本料／患者数，医師数》

4の3　急性期一般入院料1及び7対1入院基本料（特定機能病院入院基本料及び障害者施設等入院基本料を除く）に係る入院患者数及び医師の数については，次の点に留意する。
(1)　急性期一般入院料1及び7対1入院基本料に係る患者数
　　4の(1)による。
(2)　常勤の医師の数
　ア　医師数は，常勤（週4日以上常態として勤務しており，かつ，所定労働時間が週32時間以上であることをいう。ただし，正職員として勤務する者について，育児・介護休業法第23条第1項，同条第3項又は同法第24条の規定による措置が講じられ，当該労働者の所定労働時間が短縮された場合にあっては，所定労働時間が週30時間以上である）の医師の他，非常勤医師の実労働時

間数を常勤換算し算入することができる。
　イ　ウの医師数の計算方法における医師数は，届出時の医師数とする。
　ウ　急性期一般入院料1及び7対1入院基本料に係る医師数の計算方法
　(イ)　急性期一般入院料1及び専門病院入院基本料の7対1入院基本料に係る医師数
　　医療法上の一般病床（感染症病床を含む）に入院する患者数から急性期一般入院料1及び7対1入院基本料を算定する病棟に入院する患者数を減じた数を16で除した数，結核病床に入院する患者数を16で除した数，療養病床に入院する患者数を48で除した数及び精神病床に入院する患者数を48で除した数を合計した数を病院全体の医師数から減じた数
　(ロ)　結核病棟入院基本料の7対1入院基本料に係る医師数
　　医療法上の一般病床（感染症病床を含む）に入院する患者数を16で除した数，療養病床に入院する患者数を48で除した数及び精神病床に入院する患者数を48で除した数を合計した数を病院全体の医師数から減じた数
(3)　「基本診療料の施設基準等」第5の2〔「一般病棟入院基本料の施設基準等」，p.1089〕の(1)のイの②の4及び6〔「専門病院入院基本料の施設基準等」，p.1097〕の(2)のイの⑤については以下のとおりとする。
　　(2)のウの(イ)による医師数が，(1)による患者数に100分の10を乗じた数以上。ただし，当該病棟に係る入院患者数が30人未満の場合は，3人以上。
(4)　「基本診療料の施設基準等」第5の4〔「結核病棟入院基本料の施設基準等」，p.1093〕の(1)のイの④については以下のとおりとする。
　　(2)のウの(ロ)による医師数が，(1)による患者数に100分の10を乗じた数以上。ただし，当該病棟に係る入院患者数が30人未満の場合は，3人以上。

> 参考　急性期一般入院料1及び7対1入院基本料に係る医師数の計算事例

A	病院全体の常勤医師数：25名
B	一般病床の入院患者数：220名
C	（Bのうち）急性期一般入院料1及び7対1入院基本料の算定病棟の入院患者数：180名
D	療養病床の入院患者数：120名

(1)　急性期一般入院料1及び7対1入院基本料に係る常勤医師数の算出
① B（一般病床の入院患者数：220名）－C（急性期一般入院料1及び7対1入院基本料の算定病棟の入院患者数：180名）＝40
② 40÷16＝2.5
③ D（療養病床の入院患者数：120名）÷48＝2.5
④ 2.5＋2.5＝5
⑤ 当該病棟の常勤医師数＝A（病院全体の常勤医師数：25名）－5＝20名

(2)　常勤医師数が「当該病棟の入院患者数に100分の10を乗じて得た数以上」の要件を満たすか
① 常勤医師数：20名
② C（急性期一般入院料1及び7対1入院基本料の算定病棟の入院患者数：180名）×10/100＝18名
③ 20≧18　→　よって要件を満たす。

《自宅等に退院するものの割合／在宅復帰・病床機能連携率》

4の4　急性期一般入院料1，7対1入院基本料〔特定機能病院入院基本料（一般病棟に限る）及び専門病院入院基本料〕に係る自宅等に退院するものの割合について
(1)　急性期一般入院料1，7対1入院基本料〔特定機能病院入院基本料（一般病棟に限る）及び専門病院入院基本料〕に係る自宅等に退院するものとは，他の保険医療機関〔地

域包括ケア病棟入院料（入院医療管理料を含む），回復期リハビリテーション病棟入院料，特定機能病院リハビリテーション病棟入院料，療養病棟入院基本料，有床診療所入院基本料及び有床診療所療養病床入院基本料を算定する病棟及び病室を除く。(2)において同じ〕に転院した患者以外の患者をいう。
(2) 当該病棟から退院した患者数に占める自宅等に退院するものの割合は，次のアに掲げる数をイに掲げる数で除して算出する。
　ア　直近6か月間において，当該病棟から退院した患者数（第2部「通則5」に規定する入院期間が通算される再入院患者，同一の保険医療機関の当該入院料にかかる病棟以外の病棟への転棟患者，C004-2救急患者連携搬送料を算定し他の保険医療機関に転院した患者及び死亡退院した患者を除く）のうち，自宅等に退院するものの数
　イ　直近6か月間に退院した患者数（第2部「通則5」に規定する入院期間が通算される再入院患者，同一の保険医療機関の当該入院料にかかる病棟以外の病棟への転棟患者，C004-2救急患者連携搬送料を算定し他の保険医療機関に転院した患者及び死亡退院した患者を除く）

事務連絡　自宅等に退院するもの
問1　急性期一般入院料1及び7対1入院基本料の施設基準にある，「自宅等に退院するもの」の中に，同一の敷地内にある介護医療院に退院した患者も含まれるか。
答　含まれる。
(平30.3.30)
問2　急性期一般入院料1及び7対1入院基本料の施設基準にある，「自宅等に退院するもの」の中に，同一の敷地内にある介護老人保健施設も含まれるという理解でよいか。
答　よい。
(平30.7.10)
問3　施設基準通知の届出受理後の措置等において，暦月で3か月を超えない期間の1割以内の一時的な変動であれば，その都度の届出は必要ない旨記載されているが，急性期一般入院料1及び7対1入院基本料において自宅等へ退院した患者の割合が，80％を下回った場合は，1割の範囲であれば3か月まで猶予されると理解して良いか。
答　自宅等退院患者割合については，暦月で3か月を超えない期間の1割以内の一時的な変動の場合は届出を要しない旨の規定は適用されない。
(平26.6.2，一部修正)

《データ提出加算に係る届出》
4の5　一般病棟入院基本料，特定機能病院入院基本料（一般病棟に限る），専門病院入院基本料，障害者施設等入院基本料，療養病棟入院基本料並びに精神病棟入院基本料（10対1入院基本料及び13対1入院基本料に限る）を届け出ている病棟においては，データ提出加算に係る届出を行っている。ただし，令和6年3月31日において，現に精神病棟入院基本料（10対1入院基本料及び13対1入院基本料に限る），精神科急性期治療病棟入院料又は児童・思春期精神科入院医療管理料に係る届出を行っている保険医療機関については，令和8年5月31日までの間，引き続き急性期一般入院基本料，特定機能病院入院基本料（一般病棟の場合に限る），専門病院入院基本料（13対1入院基本料を除く），回復期リハビリテーション病棟入院料1から4又は地域包括ケア病棟入院料を算定する病棟若しくは病室をいずれも有しない保険医療機関であって，以下のいずれかに該当するもの，かつ，データ提出加算の届出を行うことが困難であることについて正当な理由があるものは，当分の間，当該基準を満たしているものとみなす。なお，当該基準については，別添7（→Web版）の様式40の7を用いて届出を行った時点で，当該入院料の届出を行うことができる。
　ア　地域一般入院基本料，療養病棟入院料1若しくは2，旧算定方法別表第1に掲げる療養病棟入院基本料の「注11」，専門病院入院基本料（13対1入院基本料に限る），障害者施設等入院基本料，回復期リハビリテーション病棟入院料5，特殊疾患病棟入院料，緩和ケア病棟入院料若しくは精神科救急急性期医療入院料を算定する病棟又は特殊疾患入院医療管理料を算定する病室のいずれかを有するもののうち，これらの病棟又は病室の病床数の合計が当該保険医療機関において200床未満のもの
　イ　精神病棟入院基本料（10対1入院基本料及び13対1入院基本料に限る），精神科急性期治療病棟入院料若しくは児童・思春期精神科入院医療管理料を算定する病棟又は児童・思春期精神科入院医療管理料を算定する病室のいずれかを有するもの

（編注）ここでいう許可病床数は，医療法上許可された病床（一般病床以外の病床を含む）の合計を指す。

《診療内容に係る調査》
4の5の2　「基本診療料の施設基準等」第5の2の(1)のイの③（急性期一般入院料2）の4及び第5の2の(1)のイの④（急性期一般入院料3）の4について
　急性期一般入院料2又は3を算定する保険医療機関については，厚生労働省が入院医療を担う保険医療機関の機能や役割について分析・評価するために行う調査に適切に参加する。ただし，やむを得ない事情が存在する場合には，この限りでない。
4の5の3　許可病床数400床以上の保険医療機関であって急性期一般入院基本料（急性期一般入院料2及び3を除く）を算定するもの又は7対1入院基本料〔特定機能病院入院基本料（一般病棟に限る）〕を算定する保険医療機関については，厚生労働省が入院医療を担う保険医療機関の機能や役割について分析・評価するために行う調査に適切に参加することが望ましい。

事務連絡　診療内容に係る調査
問1　急性期一般入院料2及び3の施設基準で参加が必要とされており，許可病床数400床以上の急性期一般入院料を算定する病院も参加が望ましいとされた「厚生労働省が入院医療を担う保険医療機関の機能や役割について分析・評価するために行う調査」とは，①どのような調査か。②届出に際して何を届け出ればよいのか。
答　①中央社会保険医療協議会の議論に資する目的で実施される調査が対象である。②調査対象となった場合に適切に参加していることを求めているものであり，届出時の実績はなくてもよい。
問2　急性期一般入院料2及び3の施設基準の「厚生労働省が入院医療を担う保険医療機関の機能や役割について分析・評価するために行う調査に適切に参加すること。ただし，やむを得ない事情が存在する場合には，この限りではない」とあるが，「やむを得ない事情」とはどのような場合か。
答　「やむを得ない事情」とは，不測の事態により調査票が未着であった場合や調査対象となっていない場合など，調査への参加が困難な場合をいう。
(平30.3.30，一部修正)

《データ提出加算に係る届出／急性期一般入院料6》
4の5の4　基本診療料の施設基準等第5の2の(1)のイの①の4，第5の2の(1)のロの①の4及び第5の3の(1)のイの⑦について
　新規に保険医療機関を開設する場合であって急性期一般入院料6，地域一般入院料3又は療養病棟入院料2に係る届出を行う場合その他やむを得ない事情とは，新たに保険医療機関の指定を受け，入院基本料の施設基準に係る届出を行う場合，又は第26の4の3(3)の規定によりデータ提出加算を算定できなくなった場合をいい，新たに保険医療機関を指定する日又はデータ提出加算に係る施設基準を満たさなくなった日の属する月の翌月から起算して1年に限り，急性期一般入院料6，地域一般入院料3又は療養病棟入院料2について，データ提出加算に係る届出を行っているものとみなすことができる。

《月平均夜勤時間超過減算／夜勤時間特別入院基本料》
4の6　月平均夜勤時間超過減算による入院基本料及び夜勤

時間特別入院基本料を算定する病棟については，次の点に留意する。
(1) 月平均夜勤時間超過減算による入院基本料
　ア　一般病棟入院基本料，結核病棟入院基本料，精神病棟入院基本料及び障害者施設等入院基本料を算定する病棟において，別に厚生労働大臣が定める基準（夜勤を行う看護職員の1人当たりの月平均夜勤時間数が72時間以下であること）のみを満たせなくなった場合，当該基準を満たせなくなってから直近3月に限り，算定できる。ただし，病棟の種別にかかわらず，月平均夜勤時間超過減算による入院基本料又は夜勤時間特別入院基本料を最後に算定した月から起算して1年以内は，当該減算による入院基本料の算定はできない。
　イ　本通知の**第3**（編注：「**第3　届出受理後の措置等**」，p.1317）の1の(1)に規定する一時的な変動に該当する場合には，当該一時的な変動に該当しなくなってから直近3月に限り，算定できる。
　ウ　月平均夜勤時間超過減算により入院基本料を算定する場合は，看護職員の採用活動状況等に関する書類を毎月10日までに地方厚生（支）局長に提出する。
(2) 夜勤時間特別入院基本料
　ア　一般病棟入院基本料，結核病棟入院基本料及び精神病棟入院基本料を算定する病棟において，別に厚生労働大臣が定める基準（夜勤を行う看護職員の1人当たりの月平均夜勤時間数が72時間以下であること）のみを満たせなくなった場合，当分の間，算定できるものである。
　イ　夜勤時間特別入院基本料を算定する場合は，医療勤務環境改善支援センターに相談し，その相談状況に関する書類及び看護職員の採用活動状況等に関する書類を毎月10日までに地方厚生（支）局長に提出する。
(3) 月平均夜勤時間超過減算による入院基本料又は夜勤時間特別入院基本料を算定する保険医療機関においては，保険医療機関及び保険医療養担当規則第11条の2に規定されているように，保険医療機関は，看護を実施するに当たって必要な看護職員の確保に努めなければならないこととされており，看護職員定着のための処遇改善等についてなお一層の努力をする。また，月平均夜勤時間超過減算による入院基本料又は夜勤時間特別入院基本料の算定期間中は，看護職員の夜勤時間について規定がないため，特定の看護職員に夜勤時間が偏重することがないように配慮する。
(4) 月平均夜勤時間超過減算による入院基本料又は夜勤時間特別入院基本料の届出を行う場合は，**別添7**（→Web版）の**様式6**及び**様式9**を用いる。

　事務連絡　**問1**　夜勤時間特別入院基本料の届出に当たり，事前に医療勤務環境改善支援センターに相談する必要があるか。
　答　届出の前後いずれでもよいが，相談状況及び看護職員の採用活動状況等に関する書類を毎月10日までに地方厚生（支）局長に提出する。
　問2　夜勤時間特別入院基本料の施設基準において，医療勤務環境改善支援センターに相談することとなっているが，当該センターはどこに設置されているのか。また，当該都道府県に設置されていない場合はどうすればよいか。
　答　医療勤務環境改善支援センターは，平成28年2月末時点で43都道府県に設置されており，その連絡先については，ウェブサイト「いきいき働く医療機関サポートWeb（いきサポ）」を参照されたい。また，当該センターが設置されていない都道府県については，設置までの間は，都道府県労働局が委託事業により労務管理面の相談支援を実施している医療労務管理相談コーナーへ相談することでよい。
　問3　医療勤務環境改善支援センターへは，何を相談すればよいか。
　答　医療勤務環境改善支援センターは，医療機関の厳しい勤務環境の改善とワーク・ライフ・バランスの確保等を通じて医療従事者の定着・離職防止を図るために医療機関の計画的な勤務環境改善の取組を支援する機関である。夜勤時間特別入院基本料を算定することとなる医療機関においては，当該センターに対して，人材の確保・定着に向けた自組織での勤務環境改善の取組の進め方等を相談し，必要に応じて，当該センターの支援を求められたい。
　問4　医療勤務環境改善支援センターへの相談状況に関する書類とは，どのようなものか。
　答　書式の指定はないが，相談日や相談内容がわかるものを添付する。
（平28.3.31）

《看護必要度加算／一般病棟看護必要度評価加算》
4の7　看護必要度加算及び一般病棟看護必要度評価加算を算定する病棟については，次の点に留意する。
(1) 10対1入院基本料〔特定機能病院入院基本料（一般病棟に限る）及び専門病院入院基本料〕及び13対1入院基本料（専門病院入院基本料に限る）を算定する病棟は，当該入院基本料を算定するものとして届け出た病棟に，直近3月において入院している全ての患者の状態を，❿**別添6の別紙7**（p.1121）の一般病棟用の重症度，医療・看護必要度Ⅰ又はⅡに係る評価票を用いて継続的に測定し，その結果に基づいて評価を行っている。10対1入院基本料〔特定機能病院入院基本料（一般病棟に限る）及び専門病院入院基本料〕を算定する病棟については，評価の結果，**4の2**(3)**別表5**のいずれかに該当する患者の割合が**別表7**のとおりである。
別表7

	一般病棟用の重症度，医療・看護必要度Ⅰ	一般病棟用の重症度，医療・看護必要度Ⅱ
看護必要度加算1	1割8分	1割7分
看護必要度加算2	1割6分	1割5分
看護必要度加算3	1割3分	1割2分

　事務連絡　**問1**　通常，入院患者数の計算方法において退院した日は含まないため，（編注：「基本診療料の施設基準等及びその届出に関する手続きの取扱いについて」の）別添7の様式10及び10の3の「入院患者延べ数」についても同様に退院した日については含まないことになっているが，退院日に一般病棟看護必要度評価加算を算定できるか。
　答　退院日については，別添7の様式10及び10の3の「入院患者延べ数」には含めないものの，看護必要度の評価は行うため算定できる。
（平22.3.29）
　問2　一般病棟看護必要度評価加算について，一般病棟から一般病棟以外（ICU，CCU等）へ評価時間を過ぎて転棟した患者について，転出させる一般病棟では転棟日も算定できるか。
　答　転棟日は転棟後の入院料を算定することになっている。一般病棟入院基本料を算定しない患者となるため，一般病棟以外に転棟した場合は算定できない。また，転棟日については別添7の様式10及び10の3の「入院患者延べ数」にも含めない。
（平22.3.29）
　問3　一般病棟看護必要度評価加算は，15歳未満の小児や産科患者についても加算を算定できるか。
　答　15歳未満の小児や産科患者は評価の対象除外になっており，これらの患者には算定できない。
（平24.3.30，平24.6.21）
(2) 評価に当たっては，産科患者及び15歳未満の小児患者は対象から除外する。また，重症度，医療・看護必要度Ⅱの評価に当たっては，歯科の入院患者（同一入院中に医科の診療も行う期間については除く）は，対象から除外する。
(3) 重症度，医療・看護必要度Ⅰ又はⅡに係る評価票の記入は，院内研修を受けたものが行う。ただし，**別添6の別紙7の別表1**に掲げる「一般病棟用の重症度，医療・看護必要度A・C項目に係るレセプト電算処理システム用コード一覧」を用いて評価を行う項目については，当該評価者により各選択肢の判断を行う必要はない。なお，実際に，患者の重症度，医療・看護必要度が正確に測定

されているか定期的に院内で確認を行う。
(4) 一般病棟用の重症度，医療・看護必要度ⅠまたはⅡのいずれを用いて評価を行うかは，入院基本料の届出時に併せて届け出る。なお，評価方法のみの変更を行う場合については，**別添7**（→Web版）の**様式10**を用いて届け出る。ただし，評価方法のみの変更による新たな評価方法への切り替えは切替月のみとし，切替月の10日までに届け出る。
(5) 毎年8月において，直近3月の評価の結果を別添7の**様式10**により地方厚生（支）局長に報告する。
(6) 看護必要度加算の経過措置について，令和6年3月31日において，現に看護必要度加算1，2又は3を算定するものであって，旧算定方法における重症度，医療・看護必要度の基準を満たす場合は，令和6年9月30日まではそれぞれ令和6年度改定後の看護必要度加算1，2又は3の基準を満たすものとみなす。
(7) 一般病棟看護必要度評価加算の経過措置について，令和6年3月31日において，現に一般病棟看護必要度評価加算の届出を行っている病棟にあっては，令和6年9月30日までの間に限り，令和6年度改定前の基本診療料施設基準等通知の**別添6**の**別紙7**の一般病棟用の重症度，医療・看護必要度ⅠまたはⅡに係る評価票を用いて評価をしても差し支えない。

《療養病棟／中心静脈カテーテル感染防止体制》

4の8「基本診療料の施設基準等」の第5の3の(1)のイの⑥に規定する「中心静脈注射用カテーテルに係る感染を防止するにつき十分な体制」について
中心静脈注射用カテーテルに係る感染を防止するにつき十分な体制として，次の体制を整備している。
　ア　中心静脈注射用カテーテルに係る院内感染対策のための指針を策定している。
　イ　当該療養病棟に入院する個々の患者について，中心静脈注射用カテーテルに係る感染症の発生状況を継続的に把握し，その結果を⑫**別添6**の**別紙8の2**（p.1133）の「医療区分・ADL区分等に係る評価票（療養病棟入院基本料）」の所定の欄に記載する。

事務連絡　問　A101療養病棟入院基本料の施設基準において策定が求められている「中心静脈注射用カテーテルに係る院内感染対策のための指針」について，参考にすべきものはあるか。
答　「医療機関における院内感染対策マニュアル作成のための手引き」（平成25年度厚生労働科学研究費補助金「医療機関における感染制御に関する研究」）の「カテーテル関連血流感染対策」等を参考とすること。なお，他の院内感染対策のための指針と併せて策定しても差し支えない。　（令2.3.31）

《療養病棟／医療区分2・3の患者割合の算出方法》

5　療養病棟入院料1及び2を算定する病棟の入院患者に係る「基本診療料の施設基準等」別表第5の2の1（p.1308）に掲げる疾患・状態にある患者及び同表の2に掲げる処置等が実施されている患者（以下**別添2**において「医療区分3の患者」という）及び別表第5の3（p.1308）の1に掲げる疾患・状態にある患者及び同表の2に掲げる処置等が実施されている患者並びに同表の3に掲げる患者（以下**別添2**において「医療区分2の患者」という）の割合の算出方法等
医療区分3及び医療区分2の患者の割合については，次のアに掲げる数をイに掲げる数で除して算出する。
　ア　直近3か月における各病棟の入院患者ごとの医療区分3の患者及び医療区分2の患者に該当する日数の和
　イ　直近3か月における各病棟の入院患者ごとの入院日数の和

参考　医療区分と2・3の該当患者割合
問　医療区分2・3の該当患者割合（入院料1は8割以上，入院料2は5割以上）の算出について，医療区分3が「疾患・状態」による区分と「処置等」による区分とに分かれたが，何れの区分においても医療区分3に該当しなければ，医療区分3の患者として算入しないか。
答　「疾患・状態」による区分と「処置等」による区分の何れか一方が医療区分3に該当すれば，医療区分3の患者として算入する。　（令6.6.1　全国保険医団体連合会）

《療養病棟／医療区分・ADL区分》

6「基本診療料の施設基準等」の第5の3（療養病棟入院基本料の施設基準）の(2)に規定する区分
当該療養病棟に入院する患者については，⑪**別添6**の**別紙8**（p.1127）の「医療区分・ADL区分等に係る評価票評価の手引き」を用いて毎日評価を行い，⑫**別添6**の**別紙8の2**（p.1133）の「医療区分・ADL区分等に係る評価票（療養病棟入院基本料）」の所定の欄に記載する。その際，該当する全ての項目に記載する。

《療養病棟／医療区分2／褥瘡治療》

7　処置等に係る医療区分2に定める「褥瘡に対する治療」については，入院又は転院時既に褥瘡を有していた患者に限り，治癒又は軽快後も30日に限り，引き続き処置等に係る医療区分2として取り扱うことができる。ただし，当該取扱いを行う場合においては，入院している患者に係る褥瘡の発生割合について，当該患者又は家族の求めに応じて説明を行う。なお，褥瘡の発生割合とは，当該病棟の全入院患者数に占める当該病棟内で発生した褥瘡患者数（入院又は転院時既に発生していた褥瘡患者を除く）の割合である。

《療養病棟／褥瘡の測定・評価》

8「基本診療料の施設基準等」の第5の3（療養病棟入院基本料の施設基準）の(1)のイの④に規定する褥瘡の発生割合等の継続的な測定及び評価
当該療養病棟に入院する個々の患者について，褥瘡又は尿路感染症の発生状況や身体的拘束の実施状況を継続的に把握し，その結果を⑫**別添6**の**別紙8の2**（p.1133）の「医療区分・ADL区分等に係る評価票（療養病棟入院基本料）」の所定の欄に記載する。

《療養病棟／摂食機能又は嚥下機能の回復》

8の2　療養病棟入院基本料の「注1」に規定する中心静脈栄養を実施している状態にある者の摂食機能又は嚥下機能の回復に必要な体制について
次のいずれも満たしている。
　ア　内視鏡下嚥下機能検査又は嚥下造影を実施する体制を有している。なお，当該検査等については，耳鼻咽喉科又はリハビリテーション科その他必要な診療科を標榜する他の保険医療機関との協力により確保することでも差し支えない。
　イ　摂食機能療法を当該保険医療機関内で実施できる。
　ウ　毎年8月において，療養病棟入院料を算定している患者のうち，中心静脈栄養を実施している患者の数，終了した患者の数，嚥下機能療法を実施した患者の数及びアの他の保険医療機関との協力による体制の確保の状況等を**様式5の7**を用いて届け出る。

《療養病棟／在宅復帰機能強化加算》

9　療養病棟入院基本料の「注10」に規定する在宅復帰機能強化加算について
次の施設基準を全て満たしている。
(1) 療養病棟入院料1を届け出ている保険医療機関である。
(2) 次のいずれにも適合する。
　ア　当該病棟から退院した患者〔当該保険医療機関の他病棟（療養病棟入院基本料を算定していない病棟に限る）から当該病棟に転棟した患者については，当該病棟に入院した期間が1月以上のものに限る。以下この項において同じ〕に占める在宅に退院した患者の割合が5割以上であり，その割合は，次の(イ)に掲げる数を(ロ)に掲げる数で除して算出する。なお在宅に退院した

患者とは，同一の保険医療機関の当該加算に係る病棟以外の病棟へ転棟した患者，他の保険医療機関へ転院した患者及び介護老人保健施設に入所する患者を除く患者をいい，退院した患者の在宅での生活が1月以上（医療区分3の患者については14日以上）継続する見込みであることを確認できた患者をいう。
　　　(イ)　直近6月間に退院した患者（第2部「通則5」に規定する入院期間が通算される再入院患者及び死亡退院した患者を除く）のうち，在宅に退院した患者数
　　　(ロ)　直近6か月間に退院した患者数〔第2部「通則5」に規定する入院期間が通算される再入院患者及び死亡退院した患者を含み，他の保険医療機関へ転院した者等を含む。ただし，病状の急性増悪等により，他の保険医療機関〔当該保険医療機関と特別の関係(p.72)にあるものを除く〕での治療が必要になり転院した患者を除く。なお，当該患者の数及び各患者の症状詳記の一覧を，届出の際に添付の上提出する〕
　　イ　在宅に退院した患者の退院後1月以内（医療区分3の患者については14日以内）に，当該保険医療機関の職員が当該患者の居宅を訪問することにより，又は当該保険医療機関が在宅療養を担当する保険医療機関から情報提供を受けることにより，当該患者の在宅における生活が1月以上（退院時に医療区分3である場合にあっては14日以上）継続する見込みであることを確認し，記録している。
　(3)　当該保険医療機関又は別の保険医療機関の病棟若しくは病室〔一般病棟入院基本料，特定機能病院入院基本料（一般病棟に限る），専門病院入院基本料，救命救急入院料，特定集中治療室管理料，ハイケアユニット入院医療管理料，脳卒中ケアユニット入院医療管理料又は地域包括ケア病棟入院料を算定するものに限る〕から当該病棟に入院し，在宅に退院した1年間の患者数（当該保険医療機関の他病棟から当該病棟に転棟して1か月以内に退院した患者は除く）を，当該病棟の1年間の1日平均入院患者数で除した数が100分の15以上である。

事務連絡　療養病棟入院基本料・在宅復帰機能強化加算

問1　在宅復帰機能強化加算の施設基準において，「在宅生活を1月以上（退院時に医療区分3である場合にあっては14日以上）継続することを確認をしていること」とあるが，考慮する医療区分は退院日の医療区分で良いか。
答　退院日の医療区分でよい。
(平26.4.10)

問2　在宅復帰機能強化加算の施設基準において，「在宅に退院した患者の退院後1月以内（医療区分3の患者については14日以内）に，当該保険医療機関の職員が当該患者の居宅を訪問することにより，（略）当該患者の在宅における生活が1月以上（退院時に医療区分3である場合にあっては14日以上）継続する見込みであることを確認」とあるが，当該保険医療機関が当該患者に対して外来診療を行う際に，在宅における生活が継続する見込みであることを確認した場合は，当該患者の居宅を訪問する必要はないか。
答　他の医療機関や介護老人保健施設に入院・入所していない等，外来診療時に，患者本人や同行した家族からの聞き取り等によって，当該患者が在宅における生活が継続する見込みであることを確認ができる場合は，必ずしも当該患者の居宅を訪問する必要はない。なお，この場合において，在宅から通院していることを確認できた理由を診療録等に記録すること。
(平26.5.1)

《療養病棟／経腸栄養管理加算》

10　療養病棟入院基本料の「注11」に規定する経腸栄養管理加算の施設基準
　(1)　A233-2の栄養サポートチーム加算を届け出ている又は療養病棟における経腸栄養管理を担当する専任の管理栄養士を1名以上配置している。
　(2)　内視鏡下嚥下機能検査又は嚥下造影を実施する体制を有している。なお，当該検査等については，耳鼻咽喉科又はリハビリテーション科その他必要な診療科を標榜する他の保険医療機関との協力により確保することでも差し支えない。

事務連絡　療養病棟入院基本料／医療区分・ADL区分

問1　別紙8「医療区分・ADL区分等に係る評価票評価の手引き」「36.うつ症状に対する治療を実施している状態」の項目の定義について，以下の場合は該当するか。
　①当該患者の入院する保険医療機関の精神保健指定医が当該患者を診察の上処方する場合
　②別の保険医療機関の精神保健指定医が当該患者を対診し，当該精神保健指定医の指示により，当該保険医療機関の精神保健指定医ではない医師が処方する場合
　③当該患者が別の保険医療機関を受診し，当該別の保険医療機関の精神保健指定医が処方する場合
答　①該当する。
　②当該保険医療機関において別の保険医療機関の精神保健指定医が当該患者を対診し，当該精神保健指定医の具体的な指示に基づき，当該保険医療機関の医師がうつ症状に対する薬の処方を行う場合は，1回の処方に限り本項目に該当する。
　③別の保険医療機関において精神保健指定医の診察を受け，当該精神保健指定医によってうつ症状に対する薬を処方される場合も本項目に該当する。

問2　別紙8「医療区分・ADL区分等に係る評価票評価の手引き」「36.うつ症状に対する治療を実施している状態」の項目の定義に定める精神保健指定医について，常勤・非常勤どちらでも良いか。
答　精神保健指定医は，当該患者が入院する保険医療機関において，常勤又は非常勤のいずれの場合でも良い。

問3　別紙8「医療区分・ADL区分等に係る評価票評価の手引き」「18.酸素療法を実施している状態（密度の高い治療を要する状態に限る）」の項目の定義について，
　①1日の中で酸素流量が変動し，3L／分を下回る時間が存在する場合も医療区分3として良いか。
　②「肺炎等」に相当する疾患はどのようなものか。
答　①1日の中で流量が3L／分を下回る場合がある患者については，医療区分2に該当する。
　②「肺炎等」は，動脈血酸素飽和度を低下させる急性の呼吸疾患等のこと。単なる痰や，慢性のものは該当しない。
(平28.3.31，一部修正)

問4　療養病棟入院基本料の「医療区分・ADL区分等に係る評価票」18の，酸素療法を実施している状態（密度の高い治療を要する状態に限る）について，「なお，肺炎等急性増悪により点滴治療を実施した場合については，点滴を実施した日から30日間まで本項目に該当する」とあるが，点滴の実施期間が30日未満であった場合にも点滴開始後30日間は該当するのか。また，30日間を超えて点滴を継続した場合は31日以降は該当しないのか。
答　肺炎等急性増悪により点滴治療が30日未満で終了した場合にも，開始から30日間は本項目に該当する。肺炎等急性増悪により点滴治療を30日を超えて実施した場合には，実施した日に限り，本項目に該当する。
(平28.4.25，一部修正)

問5　医療区分における中心静脈栄養の評価について，広汎性腹膜炎，腸閉塞，難治性嘔吐，難治性下痢，活動性の消化管出血，炎症性腸疾患，短腸症候群，消化管瘻又は急性膵炎を有する患者以外を対象として，中心静脈栄養を開始した日から30日を超えて実施する場合は，処置等に係る医療区分2として評価を行うとされたが，当該病棟に入院中に中心静脈栄養を中止し，再開した場合はどう評価するか。
答　当該病棟に入院中に，中心静脈栄養を最初に実施した日から30日を超えて中心静脈栄養を実施した場合は，処置等に係る医療区分2として評価を行う。
(令6.4.12)

《療養病棟入院基本料／夜間看護加算》

11　療養病棟入院基本料の「注12」に規定する夜間看護加算の施設基準
　(1)　当該病棟において，夜勤を行う看護要員の数は，常時，

当該病棟の入院患者の数が16又はその端数を増すごとに1に相当する数以上である。ただし、看護要員の配置については、療養病棟入院基本料を届け出ている病棟間においてのみ傾斜配置できる。なお、当該病棟において、夜勤を行う看護要員の数が前段に規定する数に相当する数以上である場合には、各病棟における夜勤を行う看護要員の数は、前段の規定にかかわらず、看護職員1を含む看護要員3以上であることとする。
(2) 夜間看護加算を算定するものとして届け出た病床に入院している患者全体（延べ患者数）に占めるADL区分3の患者の割合が5割以上である。
(3) 看護職員の負担の軽減及び処遇の改善に資する体制として、次の体制を整備している。
　ア 当該保険医療機関内に、看護職員の負担の軽減及び処遇の改善に関し、当該保険医療機関に勤務する看護職員の勤務状況を把握し、その改善の必要性等について提言するための責任者を配置する。
　イ 当該保険医療機関内に、多職種からなる役割分担推進のための委員会又は会議（以下この項において「委員会等」という）を設置し、「看護職員の負担の軽減及び処遇の改善に資する計画」を作成する。当該委員会等は、当該計画の達成状況の評価を行う際、その他適宜必要に応じて開催している。なお、当該委員会等は、当該保険医療機関における労働安全衛生法（昭和47年法律第57号）第19条に規定する安全衛生委員会等、既存の委員会を活用することで差し支えない。
　ウ イの計画は、現状の勤務状況等を把握し、問題点を抽出した上で、具体的な取組み内容と目標達成年次等を含めた看護職員の負担の軽減及び処遇の改善に資する計画とする。また、当該計画を職員に対して周知徹底している。
　エ 看護職員の負担の軽減及び処遇の改善に関する取組事項を当該保険医療機関内に掲示する等の方法で公開する。
(4) 夜間看護加算に係る看護補助業務に従事する看護補助者は、以下の基礎知識を習得できる内容を含む院内研修を年1回以上受講した者である。なお、アについては、内容に変更がない場合は、2回目以降の受講は省略して差し支えない。
　ア 医療制度の概要及び病院の機能と組織の理解
　イ 医療チーム及び看護チームの一員としての看護補助業務の理解
　ウ 看護補助業務を遂行するための基礎的な知識・技術
　エ 日常生活にかかわる業務
　オ 守秘義務、個人情報の保護
　カ 看護補助業務における医療安全と感染防止　等
(5) 当該病棟において、看護職員と看護補助者との業務内容及び業務範囲について、年1回以上見直しを行う。
(6) 当該病棟の看護師長等は、次のアに掲げる所定の研修（修了証が交付されるものに限る）を修了していることが望ましい。また、当該病棟の全ての看護職員（アに掲げる所定の研修を修了した看護師長等を除く）が次のイの内容を含む院内研修を年1回以上受講していることが望ましい。ただし、それぞれの研修については、内容に変更がない場合は、2回目以降の受講は省略して差し支えない。
　ア 次に掲げる所定の研修
　　(イ) 国、都道府県又は医療関係団体等が主催する研修である（5時間程度）
　　(ロ) 講義及び演習により、次の項目を行う研修である
　　　① 看護補助者の活用に関する制度等の概要
　　　② 看護職員との連携と業務整理
　　　③ 看護補助者の育成・研修・能力評価
　　　④ 看護補助者の雇用形態と処遇等
　イ 次の内容を含む院内研修
　　(イ) 看護補助者との協働の必要性
　　(ロ) 看護補助者の制度的な位置づけ
　　(ハ) 看護補助者と協働する看護業務の基本的な考え方
　　(ニ) 看護補助者との協働のためのコミュニケーション
　　(ホ) 自施設における看護補助者に係る規定及び運用

事務連絡 看護補助者への研修
問　看護補助者への研修は、全ての看護補助者に対して実施しなければならないのか。
答　当該加算に係る看護補助業務に従事する看護補助者は、院内研修を年1回以上受講した者である必要がある。ただし、当該看護補助者が介護福祉士等の介護業務に関する研修を受けている場合はこの限りでないが、医療安全や感染防止等、医療機関特有の内容については、院内研修を受講する必要がある。なお、研修内容のうち「医療制度の概要及び病院の機能と組織の理解」は、内容に変更がない場合、2年目以降の受講は省略できる。
(平30.3.30、一部修正)

《療養病棟入院基本料／看護補助体制充実加算》
11の2　療養病棟入院基本料の「注13」に規定する看護補助体制充実加算の施設基準
(1) 看護補助体制充実加算1の施設基準
　ア 当該保険医療機関において3年以上の看護補助者としての勤務経験を有する看護補助者が、5割以上配置されている。
　イ 主として直接患者に対し療養生活上の世話を行う看護補助者の数は、常時、当該病棟の入院患者の数が100又はその端数を増すごとに1以上である。当該看護補助者は、介護福祉士の資格を有する者又は看護補助者として3年以上の勤務経験を有し、次に掲げる適切な研修を修了した看護補助者である。
　　(イ) 国、都道府県及び医療関係団体等が主催する研修である（12時間程度）
　　(ロ) 講義及び演習により、次の項目を行う研修である
　　　① 直接患者に対し療養生活上の世話を行うことに伴う医療安全
　　　② 直接患者に対し療養生活上の世話を行うために必要な患者・家族等とのコミュニケーション
　　　③ 療養生活上の世話に関する具体的な業務（食事、清潔、排泄、入浴、移動等に関する各内容を含む）
　ウ 11の(1)から(5)までを満たしている。ただし、(4)のエについては、看護補助者が行う業務内容ごとに業務範囲、実施手順、留意事項等について示した業務マニュアルを作成し、当該マニュアルを用いて院内研修を実施している。
　エ 当該病棟の看護師長等が11の(6)のアに掲げる所定の研修を修了している。また、当該病棟の全ての看護職員〔(6)のアに掲げる所定の研修を修了した看護師長等を除く〕が(6)のイの内容を含む院内研修を年1回以上受講している。ただし、内容に変更がない場合は、2回目以降の受講は省略して差し支えない。
　オ 当該保険医療機関における看護補助者の業務に必要な能力を段階的に示し、看護補助者の育成や評価に活用している。
(2) 看護補助体制充実加算2の施設基準
　(1)のイからオを満たすものである。
(3) 看護補助体制充実加算3の施設基準
　(1)のウ及びエを満たすものである。

事務連絡 問1　看護補助体制充実加算の施設基準における看護補助者及び看護職員の研修受講者の氏名について、届出の際に提出する必要があるか。
答　必ずしも提出する必要はないが、求めに応じて提出できるよう保険医療機関内に控えておくこと。
問2　看護補助体制充実加算の施設基準における看護職員に対して実施する院内研修について、
　① 実施時間数や実施方法はどのようにすればよいか。
　② 常勤の看護職員及び非常勤の看護職員のいずれも受講する必要があるのか。
答　① 日本看護協会「看護補助者との協働のための研修プログラム」（令和4年3月）を参考にされたい。

② いずれも受講する必要がある。
(令4.3.31)

問3 看護補助体制充実加算の施設基準において,「当該病棟の看護師長等が所定の研修を修了していること」とされているが,当該加算を算定する各病棟の看護師長等がそれぞれ所定の研修を修了する必要があるか。

答 そのとおり。
(令4.4.28)

問4 看護補助体制充実加算1の施設基準において,「当該保険医療機関において3年以上の看護補助者としての勤務経験を有する看護補助者が,5割以上配置」とされているが,
① 当該看護補助者の割合を算出するにあたり用いる看護補助者の数は,どのように計上するのか。
② 当該看護補助者にみなし看護補助者を含めてよいか。

答 それぞれ以下のとおり。
① 当該保険医療機関において勤務する看護補助者の常勤換算後の人数を用いて算出する。この場合,常勤以外の看護補助者の場合は,実労働時間数を常勤換算し計上する。
② 当該看護補助者の割合は,みなし看護補助者は含めずに算出する。

問5 看護補助体制充実加算1の施設基準において,「当該保険医療機関において3年以上の看護補助者としての勤務経験を有する看護補助者が,5割以上配置されていること」とされているが,「3年以上」は連続ではなく,通算でもよいか。

答 よい。

問6 A101療養病棟入院基本料,A106障害者施設等入院基本料,A304地域包括医療病棟入院料及びA308-3地域包括ケア病棟入院料の注に規定する看護補助体制充実加算1及び2の施設基準において,「主として直接患者に対し療養生活上の世話を行う看護補助者の数は,常時,当該病棟の入院患者の数が100又はその端数を増すごとに1以上であること」とされているが,
① 当該看護補助者の数は,どのように計上するのか。
② 当該看護補助者にみなし看護補助者を含めてよいか。

答 それぞれ以下のとおり。
① 月平均1日当たりの主として直接患者に対し療養生活上の世話を行う看護補助者配置数(※1)が,主として直接患者に対し療養生活上の世話を行う看護補助者配置数(※2)以上である。
(※1)月平均1日当たりの主として直接患者に対し療養生活上の世話を行う看護補助者配置数=(主として直接患者に対し療養生活上の世話を行う看護補助者の月延べ勤務時間数)/(日数×8)
(※2)主として直接患者に対し療養生活上の世話を行う看護補助者配置数=(1日平均入院患者数)/100×3
② 当該看護補助者にみなし看護補助者は含まない。
(令6.4.26)

《精神病棟入院基本料等/重度認知症加算》

12 精神病棟入院基本料の「注4」及び特定機能病院入院基本料の「注4」に規定する重度認知症加算の施設基準
精神病棟入院基本料及び特定機能病院入院基本料(精神病棟に限る)を算定する患者について加算できる施設基準等は以下のとおり。
(1) 精神病棟入院基本料の「注4」の施設基準等
ア 「基本診療料の施設基準等」の第5の4の2の(5)のイの基準を満たしている。
イ 算定対象となる重度認知症の状態とは,『「認知症高齢者の日常生活自立度判定基準」の活用について』〔平成18年4月3日老発第0403003号。⑬別添6の別紙12(p.1136)及び⑭別紙13(p.1136)参照〕におけるランクMに該当する。ただし,重度の意識障害のある者〔JCS(Japan-Coma-Scale)でⅡ-3(又は30)以上又はGCS(Glasgow-Coma-Scale)で8点以下の状態にある者〕を除く。
(2) 特定機能病院入院基本料の「注4」の基準
(1)のイの基準を満たしている。

《精神病棟入院基本料/精神保健福祉士配置加算》

13 精神病棟入院基本料の「注7」に規定する精神保健福祉士配置加算の施設基準
(1) 当該病棟に,専従の常勤精神保健福祉士が1名以上配置されている。
(2) 当該保険医療機関内に退院支援部署を設置し,当該部署に専従の常勤精神保健福祉士が1名以上配置されている。なお,当該病棟に専従する精神保健福祉士と退院支援部署に専従する精神保健福祉士は兼任できないが,退院支援部署は,精神科地域移行実施加算の地域移行推進室又は精神科入退院支援加算の入退院支援部門と同一でもよい。
(3) 心神喪失等の状態で重大な他害行為を行った者の医療及び観察等に関する法律(平成15年法律第110号)第34条第1項若しくは第60条第1項に規定する鑑定入院の命令を受けた者又は同法第37条第5項若しくは第62条第2項に規定する鑑定入院の決定を受けた者(以下「鑑定入院患者」という)及び同法第42条第1項第1号若しくは第61条第1項第1号に規定する入院(以下「医療観察法入院」という)の決定を受けた者として当該保険医療機関に入院となった患者を除いた当該病棟の入院患者のうち9割以上が入院日から起算して1年以内に退院し,自宅等へ移行する。「自宅等へ移行する」とは,患家,介護老人保健施設,介護医療院又は障害者の日常生活及び社会生活を総合的に支援するための法律(平成17年法律第123号)に規定する障害福祉サービスを行う施設又は福祉ホーム(以下「精神障害者施設」という)へ移行することである。なお,ここでいう「患家」とは,退院先のうち,同一の保険医療機関の当該入院料に係る病棟以外の病棟へ転棟した場合,他の保険医療機関へ転院した場合及び介護老人保健施設,介護医療院又は精神障害者施設に入所した場合を除いたものをいう。また,退院後に,医科点数表第1章第2部「通則5」の規定により入院期間が通算される再入院をした場合は,退院した者として計上しない。

事務連絡 精神保健福祉士配置加算

問1 複数病棟分届出があった場合,在宅へ移行した割合については,病棟単位で要件を満たす必要があるか。

答 その通り。
(平26.4.4)

問2 精神病棟入院基本料等の精神保健福祉士配置加算を算定する病棟Aへ入院した患者が当初の入院日から起算して1年以内に在宅へ移行した場合であって,以下のケースに該当した場合,当該加算の在宅移行率計算における分母,分子の取扱いはどのようになるのか。
①当該患者が他の精神保健福祉士配置加算を算定する病棟Bへ転棟した後に,在宅へ移行した場合
②当該患者が他の精神保健福祉士配置加算を算定しない病棟Cへ転棟した後に,元の配置加算病棟Aへ転棟し,その後在宅へ移行した場合
③当該患者が在宅へ移行した後に,元の配置加算病棟Aへ入院期間が通算される再入院をし,その後,最初の入院日から起算して1年以内に在宅へ移行した場合

答 ①:病棟Bにおいて,分母・分子に計上し,病棟Aにおいては分母・分子ともに計上しない。
②:病棟Aにおいて,分母に1回目の入棟のみを計上し,分子は在宅移行時を計上する。
③:病棟Aにおいて,1回目の入棟を分母に計上し,最後の在宅移行を分子に計上する(1回目の在宅移行,再入院は計上しない)。なお,当該加算における在宅移行率の届出にあたっては,精神保健福祉士が配置されている期間の実績のみをもって届け出ることとする。
(平26.6.2)

問3 ①精神科救急急性期医療入院料,精神科急性期治療病棟入院料,精神科救急・合併症入院料の施設基準における新規患者割合及び在宅移行率は届出受理後の措置等の暦月で3か月を超えない期間の1割以内の一時的な変動の場合は届出を要しない旨の規定が適用されるか。
②また,精神病棟入院基本料及び精神療養病棟入院料の精神保健福祉士配置加算の在宅移行率についてはどうか。

答 ①適用される。精神科救急急性期医療入院料等の新規患者割合，在宅移行率については，1割以内の一時的な変動により基準を下回った場合は3か月まで届出が猶予される。
②適用されない。
(平26.7.10・一部修正)

問4 同一敷地内の介護医療院又は介護老人保健施設に退院した場合も自宅等への退院に含むという理解でよいか。

答 よい。
(平30.7.10)

問5 当該病棟又は治療室に専従配置された精神保健福祉士は，精神保健及び精神障害者福祉に関する法律に基づく医療保護入院者に対する退院後生活環境相談員に選任されることが可能か。

答 当該精神保健福祉士が専従配置された病棟又は治療室の入院患者に対して退院後生活環境相談員に選任される場合に限り，可能。なお，当該患者が同一の保険医療機関の他の病棟又は治療室に転棟又は転室し，当該医療機関に入院中の場合については，当該精神保健福祉士は継続して当該患者の退院後生活環境相談員の業務を行ってよい。(平30.3.30)

《特定機能病院入院基本料／入院栄養管理体制加算》

13の2 特定機能病院入院基本料の<u>「注10」</u>に規定する入院栄養管理体制加算の施設基準
(1) 当該病棟に，専従の常勤管理栄養士が1名以上配置されている。
(2) A246入退院支援加算の「注7」に規定する入院時支援加算の届出を行っている保険医療機関である。

《専門病院入院基本料／悪性腫瘍・循環器疾患の専門病院》

14 「基本診療料の施設基準等」の第5の6専門病院入院基本料の施設基準の(1)の「通則」の主として悪性腫瘍患者又は循環器疾患患者を当該病院の一般病棟に7割以上入院させ，高度かつ専門的な医療を行っている病院とは，具体的には，次の各号に掲げる基準を満たすものをいう。
(1) 悪性腫瘍に係る専門病院について
  ア 200床以上の一般病床を有している。
  イ 一般病棟〔障害者施設等入院基本料及び特定入院料（救命救急入院料，特定集中治療室管理料及び緩和ケア病棟入院料を除く）を算定する病棟を除く。以下この項において同じ〕に勤務する常勤の医師の員数が当該一般病棟の<u>許可病床</u>数に100分の6を乗じて得た数以上である。
  ウ リニアック等の機器が設置されている。
  エ 一般病棟の入院患者の7割以上が悪性腫瘍患者である。
  オ 外来患者の3割以上が紹介患者である。
(2) 循環器疾患に係る専門病院について
  ア 特定集中治療室管理の施設基準に係る届出を行い受理された病院である。
  イ 一般病棟の入院患者の7割以上が循環器疾患患者である。
  ウ (1)のア，イ及びオを満たしている。

《障害者施設等入院基本料の対象病棟》

15 「基本診療料の施設基準等」の第5の7障害者施設等入院基本料の対象となる病棟は，次のいずれかの基準を満たすものをいう。ただし，7対1入院基本料の対象となる病棟は，次の(1)のいずれかの基準を満たすものに限る。なお，(2)の要件を満たすものとして届出を行う場合には，別添7（→Web版）の様式19を用いる。
(1) 次のいずれかに該当する一般病棟
  ア 児童福祉法（昭和22年法律第164号）第42条第2号に規定する医療型障害児入所施設〔主として肢体不自由のある児童又は重症心身障害児（同法第7条第2項に規定する重症心身障害児をいう。以下同じ）を入所させるものに限る〕
  イ 児童福祉法第6条の2の2第3項に規定する指定発達支援医療機関
(2) 次のいずれにも該当する一般病棟

ア 重度の肢体不自由児（者）〔脳卒中の後遺症の患者及び認知症の患者を除く。以下単に「重度の肢体不自由児（者）」という〕，脊髄損傷等の重度障害者（脳卒中の後遺症の患者及び認知症の患者を除く。以下単に「脊髄損傷等の重度障害者」という），重度の意識障害者，筋ジストロフィー患者，難病患者等を7割以上入院させている病棟である。なお，重度の意識障害者とは，次に掲げるものをいうものであり，病因が脳卒中の後遺症であっても，次の状態である場合には，重度の意識障害者となる。<u>また，該当患者の割合については，暦月で3か月を超えない期間の1割以内の一時的な変動にあっては，施設基準に係る変更の届出を行う必要はない。</u>
  (イ) 意識障害レベルがJCS（Japan Coma Scale）でⅡ-3（又は30）以上又はGCS（Glasgow Coma Scale）で8点以下の状態が2週以上持続している患者
  (ロ) 無動症の患者（閉じ込め症候群，無動性無言，失外套症候群）
イ 当該病棟において，1日に看護を行う看護職員及び看護補助を行う看護補助者の数は，常時，当該病棟の入院患者の数が10又はその端数を増すごとに1以上である。ただし，当該病棟において，1日に看護を行う看護職員及び看護補助を行う看護補助者の数が前段に規定する数に相当する数以上である場合には，各病棟における夜勤を行う看護職員及び看護補助者の数は，前段の規定にかかわらず，看護職員1を含む2以上である。

事務連絡 問1 脳卒中の後遺症を主たる障害とする患者で重度の意識障害者基準に該当しない者のうち，対象患者として見なせる場合はあるのか。

答 「重度の意識障害者」の基準に該当しない者であっても，人工呼吸器を装着する患者，脳卒中の後遺症患者であって，かつ透析を必要としている患者等は重度の障害者と解することができる。
(平20.3.28)

問2 もやもや病の患者が脳卒中となった場合も，脳卒中の後遺症患者として「重度障害者」または「重度の肢体不自由者」から除外されるのか。

答 もやもや病（ウィリス動脈輪閉塞症）患者については，難病患者であるため対象患者である。
(平20.3.28)

《障害者施設等入院基本料／看護補助加算》

16 障害者施設等入院基本料の「注9」に規定する看護補助加算の施設基準
(1) 当該病棟において，1日に看護補助を行う看護補助者の数は，常時，当該病棟の入院患者の数が30又はその端数を増すごとに1に相当する数以上である。
(2) 当該病棟において，夜勤を行う看護補助者の数は，常時，当該病棟の入院患者の数が75又はその端数を増すごとに1に相当する数以上である。
(3) 看護補助者の配置については，各病棟の入院患者の状態等保険医療機関の実情に応じ，同一の入院基本料を届け出ている病棟を含め，曜日や時間帯によって一定の範囲で傾斜配置できる。
(4) 看護職員の負担の軽減及び処遇の改善に資する体制を整備している。当該体制については，11の(3)の例による。
(5) 看護補助加算に係る看護補助業務に従事する看護補助者は，以下の基礎知識を習得できる内容を含む院内研修を年1回以上受講した者である。なお，アについては，内容に変更がない場合は，2回目以降の受講は省略して差し支えない。
ア 医療制度の概要及び病院の機能と組織の理解
イ 医療チーム及び看護チームの一員としての看護補助業務の理解
ウ 看護補助業務を遂行するための基礎的な知識・技術
エ 日常生活にかかわる業務
オ 守秘義務，個人情報の保護
カ 看護補助業務における医療安全と感染防止等

> **参考** 病棟運営計画書の記載例

```
                        病棟運営計画書              令和○年○月○日
                                                  ○○○○-○○
    ○○厚生（支）局長殿                              ○○病院
                                                    院長○○

   当病院は○月1日より，一般病棟○対1入院基本料の算定を予定しています。
   現在，看護職員の配置数・夜勤時間数等の基準は満たしていますが，平均在院日数が○年○月で○○日となっています。下記の計画により○月末までに○○日を下回る予定です。またその後は常に○○日を下回るように病棟運営を行いますのでこの病棟運営計画書によって，一般病棟○対1入院基本料の届出を受理してくださいますようお願いいたします。
                                    記
   計画の概要（以下，各病院の計画を記入。期日までに平均在院日数を基準以内とするため，具体的な改善策を記した病棟運営計画を任意の書式で策定すること）
```

　(6)　当該病棟において，看護職員と看護補助者との業務内容及び業務範囲について，年1回以上見直しを行う。
　(7)　当該病棟の看護師長等は，次のアに掲げる所定の研修（修了証が交付されるものに限る）を修了していることが望ましい。また，当該病棟の全ての看護職員（アに掲げる所定の研修を修了した看護師長等を除く）が，次のイの内容を含む院内研修を年1回以上受講していることが望ましい。ただし，それぞれの研修については，内容に変更がない場合は，2回目以降の受講は省略して差し支えない。
　　ア　次に掲げる所定の研修
　　　(イ)　国，都道府県又は医療関係団体等が主催する研修である（5時間程度）
　　　(ロ)　講義及び演習により，次の項目を行う研修である
　　　　　①　看護補助者の活用に関する制度等の概要
　　　　　②　看護職員との連携と業務整理
　　　　　③　看護補助者の育成・研修・能力評価
　　　　　④　看護補助者の雇用形態と処遇等
　　イ　次の内容を含む院内研修
　　　(イ)　看護補助者との協働の必要性
　　　(ロ)　看護補助者の制度的な位置づけ
　　　(ハ)　看護補助者と協働する看護業務の基本的な考え方
　　　(ニ)　看護補助者との協働のためのコミュニケーション
　　　(ホ)　自施設における看護補助者に係る規定及び運用
（編注）看護補助者への研修に係る「事務連絡」はp.1113。

《障害者施設等入院基本料／看護補助体制充実加算》

16の2　障害者施設等入院基本料の「注10」に規定する看護補助体制充実加算の施設基準
　(1)　看護補助体制充実加算1の施設基準
　　ア　当該保険医療機関において3年以上の看護補助者としての勤務経験を有する看護補助者が，5割以上配置されている。
　　イ　主として直接患者に対し療養生活上の世話を行う看護補助者の数は，常時，当該病棟の入院患者の数が100又はその端数を増すごとに1以上である。当該看護補助者は，介護福祉士の資格を有する者又は看護補助者として3年以上の勤務経験を有し，適切な研修を修了した看護補助者である。なお，研修内容については，11の2の(1)のイの例による。
　　ウ　16の(1)から(6)までを満たしている。ただし，(5)のエについては，看護補助者が行う業務内容ごとに業務範囲，実施手順，留意事項等について示した業務マニュアルを作成し，当該マニュアルを用いて院内研修を実施している。
　　エ　当該病棟の看護師長等が16の(7)のアに掲げる所定の研修を修了している。また，当該病棟の全ての看護職員〔(7)のアに掲げる所定の研修を修了した看護師長等を除く〕が(7)のイの内容を含む院内研修を年1回以上受講している。ただし，内容に変更がない場合は，2回目以降の受講は省略して差し支えない。
　　オ　当該保険医療機関における看護補助者の業務に必要な能力を段階的に示し，看護補助者の育成や評価に活用している。
　(2)　看護補助体制充実加算2の施設基準
　　(1)のイからオまでを満たすものである。
　(3)　看護補助体制充実加算3の施設基準
　　(1)のウ及びエを満たすものである。

《障害者施設等入院基本料／夜間看護体制加算》

17　障害者施設等入院基本料の「注11」に規定する夜間看護体制加算について
　(1)　次に掲げる夜間における看護業務の負担軽減に資する業務管理等に関する項目のうち，ア又はウを含む4項目以上を満たしている。ただし，当該加算を算定する病棟が2交代制勤務又は変則2交代制勤務を行う病棟のみで構成される保険医療機関である場合は，ア及びウからコまでのうち，ア又はウを含む4項目以上を満たしている。また，当該4項目以上にコが含まれることが望ましい。なお，各項目の留意点については，別添3の第4の3の9の(3)と同様である。
　　ア　当該病棟において，夜勤を含む交代制勤務に従事する看護要員の勤務終了時刻と直後の勤務の開始時刻の間が11時間以上である。
　　イ　3交代制勤務又は変則3交代制勤務の病棟において，夜勤を含む交代制勤務に従事する看護要員の勤務開始時刻が，直近の勤務の開始時刻の概ね24時間後以降となる勤務編成である。
　　ウ　当該病棟において，夜勤を含む交代制勤務に従事する看護要員の連続して行う夜勤の数が2回以下である。
　　エ　当該病棟において，夜勤を含む交代制勤務に従事する看護要員の夜勤後の暦日の休日が確保されている。
　　オ　当該病棟の看護要員について，夜勤時間帯の患者のニーズに対応できるよう，早出や遅出等の柔軟な勤務体制の工夫がなされている。
　　カ　当該保険医療機関において，所属部署以外の部署を一時的に支援するために，夜勤時間帯を含めた各部署の業務量を把握・調整するシステムが構築されており，かつ，部署間での業務標準化に取り組み，過去1年間に当該システムを夜勤時間帯に運用した実績がある。
　　キ　当該加算に係る看護補助業務に従事する看護補助者の業務のうち5割以上が療養生活上の世話である。
　　ク　当該病棟において，みなし看護補助者を除いた看護補助者の比率が5割以上である。
　　ケ　当該保険医療機関において，夜勤時間帯を含めて開所している院内保育所を設置しており，夜勤を含む交代制勤務に従事する医療従事者の利用実績がある。
　　コ　当該病棟において，ICT，AI，IoT等の活用によって，看護要員の業務負担軽減を行っている。
（編注）施設基準の「夜間における看護業務の負担軽減に資する業務管理等に関する項目」に係る事務連絡は「急性期看護補助体制加算」の項（p.1163）に掲載。

事務連絡 問1　夜間看護体制加算（A106障害者施設等入院基本料の注11）を看護補助加算（A106障害者施設等入院基本料の注9）と，夜間看護体制加算（A207-3急性期看護補助体制加算の注3）を夜間急性期看護補助体制加算（A207-3急性期看護補助体制加算の注2）と，夜間看護体制加算（A214看護補助加算の注3）をA214看護補助加算と，それぞれ同時に届け出ることは可能か。
答　可能。

問2　夜間看護体制加算（A106障害者施設等入院基本料の注11，A207-3急性期看護補助体制加算の注3，A214看護補助加算の注3），A207-4看護職員夜間配置加算，看護職員夜間配置加算（A311精神科救急急性期医療入院料の注5，A311-3精神科救急・合併症入院料の注5）の施設基準における「夜間における看護業務の負担軽減に資する業務管理等に関する項目」のうち，「夜勤後の暦日の休日が確保されていること」について，早出，遅出など一部夜勤時間帯を含む勤務形態についても，当該項目における暦日の休日確保が必要な夜勤の対象となるか。
答　勤務時間に午後10時から翌日5時までの時間帯が一部でも含まれる場合は，当該項目における暦日の休日確保が必要な夜勤の対象とする。
（令3.3.31，一部修正）

《夜間看護体制特定日減算》
18　一般病棟入院基本料，結核病棟入院基本料，精神病棟入院基本料，専門病院入院基本料，障害者施設等入院基本料における夜間看護体制特定日減算について
　当該減算は，許可病床数が100床未満の病院において，夜間，病棟の看護職員が一時的に救急外来で勤務する間，病棟の看護職員体制は，看護職員1名を含め看護職員と看護補助者を合わせて2名以上である。ただし，当該時間帯の入院患者数が30人以下の場合は，看護職員1名で差し支えない。加えて，当該時間帯に当該病棟の看護職員が一時的に救急外来で勤務する間，当該病棟の看護に支障がないと当該病棟を担当する医師及び看護の管理者が判断した場合に限る。

→　特別なコミュニケーション支援が必要な障害者の入院における支援について
1．看護に当たり，コミュニケーションに特別な技術が必要な障害を有する患者の入院において，入院前から支援を行っている等，当該患者へのコミュニケーション支援に熟知している支援者（以下「支援者」という）が，当該患者の負担により，その入院中に付き添うことは差し支えない。
2．1による支援は，保険医療機関の職員が，当該入院中の患者とのコミュニケーションの技術を習得するまでの間において行われるものである。
3．1により支援が行われる場合においては，支援者は当該患者のコミュニケーション支援のみを行うものである。また，コミュニケーション支援の一環として，例えば，適切な体位交換の方法を看護職員に伝えるため，支援者が看護職員と一緒に直接支援を行うことも想定されるが，支援者の直接支援が常態化することなどにより，当該保険医療機関の看護要員による看護を代替し，又は看護要員の看護力を補充するようなことがあってはならない。
4．保険医療機関と支援者は，1による支援が行われる場合に，当該入院に係る治療や療養生活の方針に沿った支援が実施できるよう，当該入院に係る治療や療養生活の方針等の情報を共有するなどして互いに十分に連携する。
5．保険医療機関は，1により支援が行われる場合であっても，保険医療機関及び保険医療養担当規則（昭和32年厚生省令第15号）第11条の2に基づき適切に，当該保険医療機関の看護要員により看護を行うものであり，支援者の付添いを入院の要件としたり，支援者に当該保険医療機関の看護の代替となるような行為を求めてはならない。
6．保険医療機関は，1により支援を行う場合には，別添の確認書（略）により，患者又はその家族及び支援者に対し，当該支援者が行う支援について確認を行い，当該確認書を

保存しておく。
（平28保医発0628・2）

事務連絡　急性期一般入院基本料
問　急性期一般入院料3を届け出るにあたり，「届出時点で，継続して3月以上，急性期一般入院料1又は2を算定していること」とあるが，急性期一般入院料1と急性期一般入院料2をあわせて3月の実績でよいか。
答　よい。
（平30.4.6）

事務連絡　入院基本料に関するQ&A（2012年）
問1　入院基本料の算定要件にある夜勤に従事する看護職員の月平均夜勤時間数を4週間単位で算出している場合，月や年度が変わる際などに一度リセットして，新しい月の1日から始めてもよいのか。
答　不可。計算に含まない日が出ないよう必ず連続する4週間ごとに算出する。
例）1度4週間で算出する方法を選択し，3月1日～3月28日で届出をした場合は，次の算出期間は3月29日～4月25日となる。

問2　月平均夜勤時間数は，「届出前1ヶ月又は4週間の夜勤時間帯に従事する看護職員の延夜勤時間数」を「夜勤時間帯に従事した実人員数」で除して算出するとされている。月平均夜勤時間数を4週間で算出している場合，看護配置等暦月でみる基準については別途書類を作成する必要はあるのか。
答　そのとおり。看護職員の月平均夜勤時間数の算出を4週間で算出する場合には，看護職員の配置基準は暦月で算出するため，別途書類作成が必要になる。
（平24.3.30，一部修正）

問3　各保険医療機関において体制を整備しなければならないとされている褥瘡対策について，体圧分散マットレス等の必要物品は，必ず保険医療機関が購入しなければならないのか。
答　体圧分散マットレス等の褥瘡対策に必要な物品についてはレンタルやリースでも差し支えないが，その費用については保険医療機関が負担するものであり，褥瘡に関する危険因子のある患者及び既に褥瘡を有する患者の発生時に速やかに使用できる体制を整えておくこと。
（平24.4.27，一部修正）

問4　「基本診療料の施設基準等及びその届出に関する手続きの取扱いについて」別添6の別紙8の35（p.1131）において，医療区分2に定める「褥瘡に対する治療を実施している状態」については，入院又は転院時既に発生していた褥瘡に限り，治癒又は軽快後も30日間に限り，引き続き医療区分2として取り扱うことができるとされているが，同一医療機関で，他病棟から療養病棟に転棟時に褥瘡が発生していた場合は，当該医療区分の規定は該当するか。
答　該当しない。ただし，他病棟に入院又は転院時に既に褥瘡が発生しており，他病棟で褥瘡対策を実施したにも関わらず，療養病棟へ転棟時にも，引き続き当該褥瘡が継続して発生している場合に限り，当該医療区分の規定に該当する。
（平24.9.21，一部修正）

事務連絡　入院料等に関するQ&A
【一般的事項】
問1　入院患者数50人の一般病棟で，看護職員配置10対1の場合，3交代制，2交代制でそれぞれ何人の看護職員を配置するのか。
答　入院患者数50人で看護職員配置10対1の入院料を届出する場合，1勤務帯8時間1日3勤務帯を標準とすると，5人＋5人＋5人で，看護職員は1日に15人勤務（15人×8時間＝120人時間）することが必要となる（さらに，例えば日勤帯11名，準夜帯2名，深夜帯2名配置する等の傾斜配置が可能）。また，1勤務12時間2交代制であれば，5人＋5人で1日10人（10人×12時間＝120人時間）勤務する。
【届出】
問2　一般病棟が2以上ある場合，それぞれについて入院基本料の届出が必要か。
答　届出を行う病棟種別ごとに，その全病棟について包括的に届出を行う。それぞれについて届出する必要はない。
問3　休憩，食事時間は勤務時間から除外するのか。

答　通常の休憩時間は勤務時間に含まれるので，除外する必要はない。
問4　届出の際に用いる勤務計画表（様式9）〔→Web版〕を作成する際，残業時間は含めてよいか。
答　残業時間は含まない。当該保険医療機関の定める所定の勤務時間数で作成する。
（平21.3.30，一部修正）

【夜勤関連】
問5　月平均夜勤時間数が72時間以内という要件の算出方法はどうなっているか。
答　例えば，一般病棟入院基本料の看護職員配置10対1を算定する病棟（看護単位）が複数あれば，病院全体で，それらの複数の病棟（看護単位）を合計して，月平均夜勤時間数を算出する。したがって，各病棟（看護単位）ごとに算出するものではない。
問6　看護職員1人当たりの月平均夜勤時間数について，1割以内の一時的な変動とは79.2時間以下での一時的変動をいうのか。
答　そのとおり。
問7　届出の変更は具体的にどのようにすればよいのか。
　　例えば，月平均夜勤時間数が，7月は72時間であったが，8〜10月の3カ月間の毎月の実績が79時間（1割以内）であり，さらに11月の実績も79時間であった場合，どのように届出の変更を行えばよいか。
答　届出の変更については従来通りである。
　　具体的には，12月中に変更の届出を行い，1月より新たな入院基本料を算定する。ただし，月の初日に変更の届出を行った場合には，当該月より新たな報酬を算定することになるため，その後，12月の実績が要件を満たしていれば，1月の初日に変更の届出を再度行い，1月より新たな入院基本料を算定することになる。（別紙1参照）

別紙1

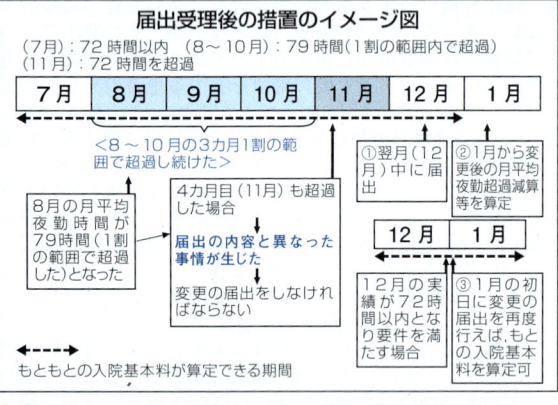

問8　届出の変更は具体的にどのようにすればよいのか。
　　例えば，月平均夜勤時間数が7月は72時間であったが，8月の実績が80時間（1割超え）であった場合，どのように届出の変更を行えばよいか。
答　届出の変更については従来通りである。
　　具体的には，9月中に変更の届出を行い，10月より新たな入院基本料を算定する。ただし，月の初日に変更の届出を行った場合には，当該月より新たな報酬を算定することになるため，その後，9月の実績が要件を満たしていれば，10月の初日に変更の届出を再度行い，10月より新たな入院基本料を算定することになる。（別紙2参照）
（平22.3.29）

別紙2

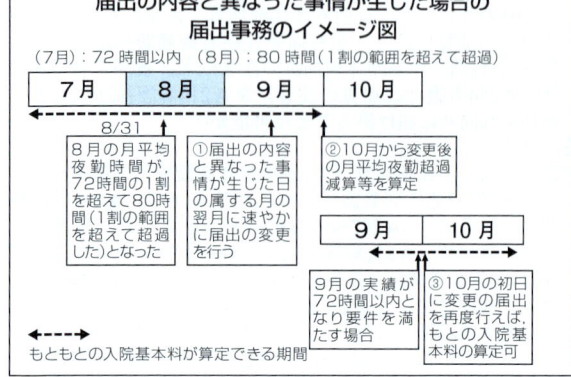

（編注）「3月以内の1割以内の変動」については減算や届出を要しないため（「基本診療料の施設基準等及びその届出に関する取扱いについて」第3「1」，p.1317），その場合においては，3月間は変更の届出は必要なくそのまま算定し，4月目にも月平均夜勤時間数を満たせない場合にA100，A102等の「月平均夜勤時間超過減算」や特別入院基本料等への変更の届出を行う。
　　ただし，「重症度，医療・看護必要度の評価算出」にあたっての『該当患者の割合』は，「3月以内の1割以内の変動」は適用されない〔p.1317，第3「1」⑸〕。

問9　月平均夜勤時間数の計算に残業時間も含めるのか。
答　残業時間は含まない。
問10　月平均夜勤時間数は，月単位の計算となるのか。
答　届出前1か月又は4週間（任意の連続する28日間）のいずれかで計算すること。
問11　16時から翌朝8時までを夜勤時間帯とする病棟で，16時から20時までの短時間夜勤に月5回従事する看護職員は，夜勤従事者と考えてよいか。
答　当該病棟の定める夜勤時間帯が16時からの場合，8時間以上〔看護職員配置7対1，10対1の場合は16時間以上（短時間正職員の場合は12時間以上）〕勤務している（4時間×5回＝20時間）ため，夜勤従事者と考えてよい。
問12　15時から翌朝7時までを夜勤時間帯とする病棟で，遅出の看護職員（例　午前10時から午後6時まで勤務）については，夜勤時間数は何時間になるか。
答　当該勤務日は，3時間の夜勤を行ったこととなる。
問13　病棟種別ごとに夜勤時間帯が異なってもよいか。
答　よい。
問14　1人当たり夜勤時間数の計算は個々の病棟ごとに行うのか，病棟の種別ごとの平均で行うのか。
答　病棟の種別ごとの平均で行う。例えば，一般病棟入院基本料の看護職員配置10対1の届出を行う病棟を3病棟持つ保険医療機関の場合，3病棟全体で月平均夜勤時間数72時間以内であればよい。
問15　1人当たり夜勤時間数の計算にあたって，夜勤専従者の夜勤時間数は除外して計算してもよいのか。
答　専ら夜勤に従事する者（夜勤専従者）の実人員数及び延夜勤時間数は，除外して計算する。
　　例）入院患者60人で看護職員20人（うち夜勤専従職員2人，月夜勤16時間の看護職員1人）の病棟が，1勤務帯8時間1日3勤務帯の交代制で準夜に3人，深夜に3人をそれぞれ配置する場合。
　　　○月に必要となる夜勤時間数は，1,488時間＝（3人＋3人）×8時間×31日
　　　○夜勤専従職員2人がそれぞれ月18回夜勤すると，288時間＝8時間×18回×2人
　　　○上記の場合，夜勤従事者1人当たりの月平均夜勤時間数は，70時間＝（1,488－288－16）÷（20人－2人－1人）
問16　一般病棟入院基本料において，夜勤の看護要員2名の

うち，1名を看護補助者とすることは可能か。
答　一般病棟入院基本料においては，特別入院基本料，夜間看護体制特定日減算を算定する場合を除いて，夜勤に看護職員2名以上を配置する必要がある。
(平21.3.30，一部修正)

【届出受理後の措置】

問17　届出後に1日でも配置数が少ない日が生じた場合には直ちに特別入院基本料等となるのか。
答　月平均で1日あたりの配置数が満たされていればよい。また，暦月で1ヶ月を超えない期間の1割以内の一時的な変動については，届出の変更を行う必要はない。
(編注)　ただし，各入院料の施設基準で規定されている夜勤帯の最低必要配置看護職員数又は看護要員数は，夜間看護体制特定日減算の場合を除いて，毎日満たす必要がある。

問18　土日祝祭日についても常に届出区分を満たす看護職員を勤務させなければならないのか。
答　月平均で1日当たりの配置数が満たされていれば，一定の範囲内で傾斜配置ができる。

問19　月平均夜勤時間数が72時間を超えた場合，実績期間の翌月の第1日に月平均夜勤時間超過減算の届出を行うこととなるのか。
答　通知第3届出受理後の措置等1(1)のとおり，暦月で3月を超えない期間の1割以内の一時的な変動については，届出の変更を行う必要はない。
(平18.3.23，一部修正)

【入院基本料その他】

問20　兼務者等，これまでの看護要員数の算定の考え方は，看護師比率の考え方にも適用されるのか。
答　現行どおり，病棟勤務を兼任している者については，実際の病棟勤務時間を比例計算の上，計算する。

問21　看護師比率は，どのように計算するのか。
答　その届出区分において，施設基準上で月平均1日当たり勤務することとなる必要看護職員数に対する看護師の数の割合である。実際に勤務している看護職員に対する看護師の比率ではない点に留意されたい。

問22　平均在院日数の要件は満たしていないものの看護職員の数及びその他の要件をすべて満たしている場合，保険医療機関の開設者から届出直後の3か月間に所定の日数以内にすることができる病棟運営計画書 (p.1116) が提出されれば届出を受理してよいか。
答　現行どおり，受理してよい。
(平18.3.23，一部修正)

【看護要員の勤務時間等】

問23　入院基本料の施設基準において，夜勤専従者が，日勤の看護職員の急病時などの緊急やむを得ない場合に日勤を行った場合には，当該月は夜勤専従者とはみなされないのか。
答　勤務計画表に日勤が組み込まれていない者であって，日勤の看護職員の急病時などの真に緊急やむを得ない場合に限り日勤を行った程度のものであれば，夜勤専従者とみなして差し支えない。ただし，頻繁に日勤を行う必要性が生じることは想定されないことから，日勤を行うことが認められるのは，月に1回であることに留意されたい。(平19.4.20)

(参考) 問　特別入院基本料等の届出病棟においても，夜勤は看護要員 (又は職員) が常時2人以上である必要があるか。また，月平均夜勤時間は72時間以内である必要があるか。
答　各入院基本料の月平均夜勤時間超過減算，夜勤時間特別入院基本料，結核病棟入院基本料の重症患者割合特別入院基本料，精神病棟入院基本料の特別入院基本料を届け出た病棟以外は，看護要員 (又は職員) は常時2人以上である必要はない。月平均夜勤時間も72時間以内である必要はない。
(平28.4.4　全国保険医団体連合会)

事務連絡 三つ以上の階を1病棟 (1看護単位) として取り扱う場合の特例
1　三つの階を1病棟とする場合は，サブナース・ステーションの設置，中央階にナース・ステーションを設置することや，看護要員の配置を工夫する等昼間・夜間を通して看護に支障のない体制をとること。
2　四つ以上の階を1病棟とする場合は，上による他，以下の要件を満たす病棟であること。
(1)　建物構造上の検討を十分に行った上，1病棟を3階以内とすることができないこと
(2)　ナース・ステーションが二つ以上あり，適切な位置に設置されていること (ナースステーションの一つはサブステーションでも可)
(3)　看護管理体制が以下の要件を満たすこと
① 担送患者や重症患者をナースステーションのある階又は低層階に入院させている等，患者の管理体制が適切であること
② 夜間，複数の看護職員 (看護師または准看護師) による看護体制があること
(4)　夜間はポケットベルの使用等により，どの階でもナースコールに対応できること
(平7.6.15)

❼ 別添6－別紙4

平均在院日数の算定方法

1　入院基本料等の施設基準に係る平均在院日数の算定は，次の式による。

$$\frac{①に掲げる数}{②に掲げる数}$$

① 当該病棟における直近3か月間の在院患者延日数
② (当該病棟における当該3か月間の新入棟患者数＋当該病棟における当該3か月間の新退棟患者数)／2

なお，小数点以下は切り上げる。

2　上記算定式において，在院患者とは，毎日24時現在当該病棟に在院中の患者をいい，当該病棟に入院してその日のうちに退院又は死亡した者を含むものである。なお，患者が当該病棟から他の病棟へ移動したときは，当該移動した日は当該病棟における入院日として在院患者延日数に含める。

3　上記算定式において，新入棟患者数とは，当該3か月間に新たに当該病棟に入院した患者の数 (以下「新入院患者」という) 及び他の病棟から当該病棟に移動した患者数の合計をいうが，当該入院における1回目の当該病棟への入棟のみを数え，再入棟は数えない。
　　また，病棟種別の異なる病棟が2つ以上ある場合において，当該2以上の病棟間を同一の患者が移動した場合は，1回目の入棟のみを新入棟患者として数える。
　　当該3か月以前から当該病棟に入院していた患者は，新入棟患者数には算入しない。
　　当該病院を退院後，当該病棟に再入院した患者は，新入院患者として取り扱う。

4　上記算定式において，新退棟患者数とは，当該3か月間に当該病棟から退院 (死亡を含む) した患者数と当該病棟から他の病棟に移動した患者数をいう。ただし，当該入院における1回目の当該病棟からの退棟のみを数え，再退棟は数えないこととする。
　　病棟種別の異なる病棟が2以上ある場合において，当該2以上の病棟間を同一の患者が移動した場合は，1回目の退棟のみを新退棟患者として数えるものとする。

5　「基本診療料の施設基準等」の別表第2 (p.1306) に規定する入院患者は1の①及び②から除く。

6 短期滞在手術等基本料3を算定した患者及び基本診療料の施設基準等の**別表第2**の23に該当する患者（編注：DPC対象病院において短期滞在手術等基本料3を算定する手術・検査・放射線治療を行った患者）であって6日以降も入院する場合は，①及び②に含めるものとし，入院日から起算した日数を含めて平均在院日数を計算すること。

❽別添6－別紙5

看護要員（看護職員及び看護補助者をいう）の配置状況（例）

急性期一般入院基本料の場合の例
【1病棟（1看護単位）入院患者数40人で急性期一般入院料2の届出を行う場合】
○ 1勤務帯8時間，1日3勤務帯を標準として，月平均1日当たり必要となる看護職員の数が12人以上であること。
○ 当該届出区分において，月平均1日当たり勤務することが必要となる看護職員（看護師及び准看護師をいう）の数に対する実際に勤務した月平均1日当たりの看護師の比率が70％以上であること。
○ 当該病棟が交代制の勤務形態であること。
○ 夜間勤務の看護職員配置については，看護師1人を含む2人以上であること。
○ 当該病棟の平均在院日数が21日以内であること。

(1) **看護職員配置の算出方法**
① 各勤務帯に従事している看護職員の1人当たりの受け持ち患者数が10人以内であること。(40人×1/10) ×3＝当該病棟に1日当たり12人（小数点以下切り上げ）以上の看護職員が勤務していること。
② 月平均1日当たり勤務することが必要となる看護職員の数に対する実際に勤務した月平均1日当たりの看護師の比率が70％を満たすこと。
　当該病棟の月平均1日当たり勤務することが必要となる看護職員の数が12人の場合，実際に勤務する月平均1日当たりの看護師は8.4人以上であること。
　12人×70％＝8.4人

(2) **看護職員1人当たりの月平均夜勤時間数の算出方法**
○ 各病棟において，夜勤時間帯に従事した看護職員1人当たりの月平均夜勤時間数が72時間以下であること。

$$\text{月平均夜勤時間数} = \frac{\text{当該病棟の看護職員の月延夜勤時間数}}{\text{夜勤時間帯の従事者数}}$$

（夜勤専従者及び夜勤16時間未満の看護職員を除く）

① 当該保険医療機関で夜勤時間帯を設定：16時から翌朝8時まで（16時間）
② 夜勤時間と従事者数：2人以上の看護職員が配置されている。
　16時～24時30分（看護師3人，計3人）
　0時～8時30分（看護師2人，准看護師1人　計3人）
③ 1月当たり夜勤時間帯に従事する実人員数：23人（8人＋11人＋4人）
　8人×72時間(夜勤を月9日)＝576時間　(a)
　11人×64時間(夜勤を月8日)＝704時間　(b)　※
　4人×40時間(夜勤を月5日)＝160時間　(c)
　※ 夜勤時間帯の中で申し送りに要した時間（24時から24時30分）は申し送った従事者の夜勤時間及び夜勤時間帯に病棟以外で勤務した時間は夜勤時間には含めていない。
④ 月延夜勤時間数：1,440時間〔(a)～(c)の合計〕
⑤ 月平均夜勤時間数：72時間以下である。
　1,440時間÷23人＝62.6時間（小数点2位以下切り捨て）

❾別添6－別紙6

入院基本料に係る看護記録

入院基本料の届出を行った病棟においては，看護体制の1単位ごとに次に掲げる記録がなされている必要がある。ただし，その様式，名称等は各保険医療機関が適当とする方法で差し支えない。

1 **患者の個人記録**
　(1) 経過記録
　　個々の患者について観察した事項及び実施した看護の内容等を看護要員が記録するもの。
　　ただし，病状安定期においては**診療録**の温度表等に状態の記載欄を設け，その要点を記録する程度でもよい。
　(2) 看護計画に関する記録
　　個々の患者について，計画的に適切な看護を行うため，看護の目標，具体的な看護の方法及び評価等を記録するもの。

2 **看護業務の計画に関する記録**
　(1) 看護業務の管理に関する記録
　　患者の移動，特別な問題を持つ患者の状態及び特に行われた診療等に関する概要，看護要員の勤務状況並びに勤務交代に際して申し送る必要のある事項等を各勤務帯ごとに記録するもの。
　(2) 看護業務の計画に関する記録
　　看護要員の勤務計画及び業務分担並びに看護師，准看護師の受け持ち患者割当等について看護チームごとに掲げておくもの。看護職員を適正に配置するための患者の状態に関する評価の記録。

⑩別添6－別紙7（急性期一般入院料，7対1入院基本料等に係るもの）

一般病棟用の重症度，医療・看護必要度Ⅰに係る評価票

（配点）

A	モニタリング及び処置等	0点	1点	2点	3点
1	創傷処置（褥瘡の処置を除く）	なし	あり		
2	呼吸ケア（喀痰吸引のみの場合を除く）	なし	あり		
3	注射薬剤3種類以上の管理（最大7日間）	なし	あり		
4	シリンジポンプの管理	なし	あり		
5	輸血や血液製剤の管理	なし		あり	

6	専門的な治療・処置		
	① 抗悪性腫瘍剤の使用（注射剤のみ）		あり
	② 抗悪性腫瘍剤の内服の管理	あり	
	③ 麻薬の使用（注射剤のみ）		あり
	④ 麻薬の内服，貼付，坐剤の管理	あり	
	⑤ 放射線治療	なし	あり
	⑥ 免疫抑制剤の管理（注射剤のみ）		あり
	⑦ 昇圧剤の使用（注射剤のみ）		あり
	⑧ 抗不整脈剤の使用（注射剤のみ）		あり
	⑨ 抗血栓塞栓薬の持続点滴の使用		あり
	⑩ ドレナージの管理	あり	
	⑪ 無菌治療室での治療		あり
7	救急搬送後の入院（2日間）	なし	あり
		A得点	

B	患者の状況等	患者の状態			介助の実施		評価
		0点	1点	2点	0	1	
8	寝返り	できる	何かにつかまればできる	できない			点
9	移乗	自立	一部介助	全介助	実施なし	実施あり	点
10	口腔清潔	自立	要介助		実施なし	実施あり	点
11	食事摂取	自立	一部介助	全介助	実施なし	実施あり	点
12	衣服の着脱	自立	一部介助	全介助	実施なし	実施あり	点
13	診療・療養上の指示が通じる	はい	いいえ				点
14	危険行動	ない		ある			点
						B得点	

（×と＝の記号が中央に配置されている）

C	手術等の医学的状況	0点	1点
15	開頭手術（11日間）	なし	あり
16	開胸手術（9日間）	なし	あり
17	開腹手術（6日間）	なし	あり
18	骨の手術（10日間）	なし	あり
19	胸腔鏡・腹腔鏡手術（4日間）	なし	あり
20	全身麻酔・脊椎麻酔の手術（5日間）	なし	あり
21	救命等に係る内科的治療（4日間）（①経皮的血管内治療，②経皮的心筋焼灼術等の治療，③侵襲的な消化器治療）	なし	あり
22	別に定める検査（2日間）	なし	あり
23	別に定める手術（5日間）	なし	あり
		C得点	

について，A～Cそれぞれ合計する。

・A（A3，A6①から④まで及び⑥から⑨までを除く）については，評価日において実施されたモニタリング及び処置等の点数を記載する。

・A（A3，A6①から④まで及び⑥から⑨までに限る）及びCについては，評価日において，別表1（→Web版：医学通信社ホームページからダウンロード可能です）に規定するレセプト電算処理システム用コードのうち，A又はC項目に該当する項目の点数をそれぞれ記載する。

・Bについては，評価日の「患者の状態」及び「介助の実施」に基づき判断した患者の状況等の点数を記載する。

なお，急性期一般入院基本料1及び7対1入院基本料〔特定機能病院入院基本料（一般病棟に限る）及び専門病院入院基本料〕において，患者の状況等に係る得点（B得点）については，基準には用いないが，毎日評価を行うこと。

注）一般病棟用の重症度，医療・看護必要度Ⅰに係る評価にあたっては，「一般病棟用の重症度，医療・看護必要度に係る評価票　評価の手引き」に基づき，以下のとおり記載した点数

一般病棟用の重症度，医療・看護必要度Ⅱに係る評価票

（配点）

A	モニタリング及び処置等	0点	1点	2点	3点
1	創傷処置（褥瘡の処置を除く）	なし	あり		
2	呼吸ケア（喀痰吸引のみの場合を除く）	なし	あり		
3	注射薬剤3種類以上の管理（最大7日間）	なし	あり		
4	シリンジポンプの管理	なし	あり		
5	輸血や血液製剤の管理	なし		あり	

6	専門的な治療・処置		
	① 抗悪性腫瘍剤の使用（注射剤のみ）		あり
	② 抗悪性腫瘍剤の内服の管理	あり	
	③ 麻薬の使用（注射剤のみ）		あり
	④ 麻薬の内服，貼付，坐剤の管理	あり	
	⑤ 放射線治療	なし	あり
	⑥ 免疫抑制剤の管理（注射剤のみ）		あり
	⑦ 昇圧剤の使用（注射剤のみ）		あり
	⑧ 抗不整脈剤の使用（注射剤のみ）		あり
	⑨ 抗血栓塞栓薬の持続点滴の使用		あり
	⑩ ドレナージの管理	あり	
	⑪ 無菌治療室での治療		あり
7	緊急に入院を必要とする状態（2日間）	なし	あり
		A得点	

B	患者の状況等	患者の状態			介助の実施		評価
		0点	1点	2点	0	1	
8	寝返り	できる	何かにつかまればできる	できない			点
9	移乗	自立	一部介助	全介助	実施なし	実施あり	点
10	口腔清潔	自立	要介助		実施なし	実施あり	点
11	食事摂取	自立	一部介助	全介助	実施なし	実施あり	点
12	衣服の着脱	自立	一部介助	全介助	実施なし	実施あり	点
13	診療・療養上の指示が通じる	はい	いいえ				点
14	危険行動	ない		ある			点
						B得点	

（×の記号および＝の記号で介助の実施との積として評価）

C	手術等の医学的状況	0点	1点
15	開頭手術（11日間）	なし	あり
16	開胸手術（9日間）	なし	あり
17	開腹手術（6日間）	なし	あり
18	骨の手術（10日間）	なし	あり
19	胸腔鏡・腹腔鏡手術（4日間）	なし	あり
20	全身麻酔・脊椎麻酔の手術（5日間）	なし	あり
21	救命等に係る内科的治療（4日間） （①経皮的血管内治療，②経皮的心筋焼灼術等の治療，③侵襲的な消化器治療）	なし	あり
22	別に定める検査（2日間）	なし	あり
23	別に定める手術（5日間）	なし	あり
			C得点

注）一般病棟用の重症度，医療・看護必要度Ⅱに係る評価にあたっては，「一般病棟用の重症度，医療・看護必要度に係る評価票　評価の手引き」に基づき，以下のとおり記載した点数について，A～Cそれぞれ合計する。
・A及びCについては，評価日において，**別表1**（→Web版：医学通信社ホームページからダウンロード可能です）に規定するレセプト電算処理システム用コードのうち，A又はC項目に該当する項目の合計点数をそれぞれ記載する。
・Bについては，評価日の「患者の状態」及び「介助の実施」に基づき判断した患者の状況等の点数を記載する。

なお，急性期一般入院基本料1及び7対1入院基本料〔特定機能病院入院基本料（一般病棟に限る）及び専門病院入院基本料〕において，患者の状況等に係る得点（B得点）については，基準には用いないが，毎日評価を行うこと。

一般病棟用の重症度，医療・看護必要度に係る評価票 評価の手引き

＜一般病棟用の重症度，医療・看護必要度Ⅰ＞

アセスメント共通事項

1．評価の対象

評価の対象は，急性期一般入院基本料〔急性期一般入院料1に係る届出を行っている病棟（許可病床数が200床未満の保険医療機関であって，一般病棟用の重症度，医療・看護必要度Ⅱを用いて評価を行うことが困難であることについて正当な理由があるものを除く），（許可病床数200床以上の保険医療機関であって急性期一般入院料2又は3に係る届出を行っている病棟及び許可病床数400床以上の保険医療機関であって急性期一般入院料4又は5に係る届出を行っている病棟を除く），7対1入院基本料〔結核病棟入院基本料，特定機能病院入院基本料（結核病棟に限る）及び専門病院入院基本料〕，10対1入院基本料〔特定機能病院入院基本料（一般病棟に限る）及び専門病院入院基本料〕，地域一般入院料1，総合入院体制加算（一般病棟入院基本料，特定一般病棟入院料），看護補助加算1（地域一般入院基本料，13対1入院基本料），一般病棟看護必要度評価加算（専門病院入院基本料，特定一般病棟入院料），脳卒中ケアユニット入院医療管理料，地域包括医療病棟及び地域包括ケア病棟入院料〔地域包括ケア入院医療管理料及び特定一般病棟入院料（地域包括ケア入院医療管理が行われる場合）を算定する場合も含む。以下「地域包括ケア病棟入院料等」という〕を届け出ている病棟に入院している患者であり，産科患者及び15歳未満の小児患者は評価の対象としない。

2．評価日及び評価項目

評価は，患者に行われたモニタリング及び処置等（A項目），患者の状況等（B項目）並びに手術等の医学的状況（C項目）について，毎日評価を行うこと。

ただし，地域包括ケア病棟入院料等については，A項目及びC項目のみの評価とし，毎日評価を行うこと。

3．評価対象時間

評価対象時間は，0時から24時の24時間であり，重複や空白時間を生じさせない。

外出・外泊や検査・手術等の理由により，全ての評価対象時間の観察を行うことができない患者の場合であっても，当該病棟に在棟していた時間があった場合は，評価の対象とする。ただし，評価対象日の0時から24時の間，外泊している患者は，当該外泊日については，評価対象とならない。

退院日は，当日の0時から退院時までを評価対象時間とする。退院日の評価は行うが，基準を満たす患者の算出にあたり延べ患者数には含めない。ただし，入院した日に退院（死亡退院を含む）した患者は，延べ患者数に含める。

4．評価対象場所

原則として，当該病棟内を評価の対象場所とし，当該病棟以外で実施された治療，処置，看護及び観察については，評価の対象場所に含めない。ただし，A項目の専門的な治療・処置のうち，放射線治療及びC項目の手術等の医学的状況については，当該医療機関内における治療を評価の対象場所とする。

5．評価対象の処置・介助等

当該病棟で実施しなければならない処置・介助等の実施者，又は医師の補助の実施者は，当該病棟に所属する看護職員でなければならない。ただし，一部の評価項目において，薬剤師，理学療法士等が当該病棟内において実施することを評価する場合は，病棟所属の有無は問わない。

なお，A項目の評価において，医師が単独で処置等を行った後に，当該病棟の看護職員が当該処置等を確認し，実施記録を残す場合も評価に含める。

A項目の処置の評価においては，訓練や退院指導等の目的で実施する行為は評価の対象に含めないが，B項目の評価においては，患者の訓練を目的とした行為であっても評価の対象に含める。A項目の薬剤の評価については，臨床試験であっても評価の対象に含める。

6．評価者

評価は，院内研修を受けた者が行う。医師，薬剤師，理学療法士等が一部の項目の評価を行う場合も院内研修を受けること。

ただし，A項目及びC項目のうち，**別表1**（→Web版）に規定する「一般病棟用の重症度，医療・看護必要度A・C項目に係るレセプト電算処理システム用コード一覧」（以下，コード一覧という）を用いて評価を行う項目については，当該評価者により各選択肢の判断を行う必要はない。

7．評価の判断

評価の判断は，アセスメント共通事項，B項目共通事項及び項目ごとの選択肢の判断基準等に従って実施する。独自に定めた判断基準により評価してはならない。

8．評価の根拠

評価は，観察と記録に基づいて行い，推測は行わない。当日の実施記録が無い場合は評価できないため，A項目では「なし」，B項目では自立度の一番高い評価とする。A項目（A6「専門的な治療・処置等」①から④まで及び⑥から⑨までを除く）の評価においては，後日，第三者が確認を行う際に，記録から同一の評価を導く根拠となる記録を残しておく必要があるが，項目ごとの記録を残す必要はない。

記録は，媒体の如何を問わず，当該医療機関において正式に承認を得て保管されているものであること。また，原則として医師及び当該病棟の看護職員による記録が評価の対象となるが，評価項目によっては，医師及び病棟の看護職員以外の職種の記録も評価の根拠となり得るため，記録方法について院内規定を設ける等，工夫する。

なお，B項目については，「患者の状態」が評価の根拠となることから，重複する記録を残す必要はない。

A　モニタリング及び処置等

1　創傷処置（褥瘡の処置を除く）

【項目の定義】

創傷処置は，創傷の処置として一般病棟用の重症度，医療・看護必要度Ⅱにおいて評価の対象となる診療行為を実施した場合に評価する項目である。

【選択肢の判断基準】

一般病棟用の重症度，医療・看護必要度Ⅱにおけるコード一覧に掲載されているコードに対応する診療行為のうち創傷処置に該当するものを実施した場合に「あり」とする。

2　呼吸ケア（喀痰吸引のみの場合を除く）

【項目の定義】

呼吸ケアは，酸素吸入や人工呼吸等，呼吸ケア（喀痰吸引のみの場合を除く）として一般病棟用の重症度，医療・看護必要度Ⅱにおいて評価の対象となる診療行為を実施した場合に評価する項目である。

【選択肢の判断基準】

一般病棟用の重症度，医療・看護必要度Ⅱにおけるコード一覧に掲載されているコードに対応する診療行為のうち呼吸ケア（喀痰吸引のみの場合を除く）に該当するものを実施した場合に「あり」とする。

3　注射薬剤3種類以上の管理

【項目の定義】

注射薬剤3種類以上の管理は，注射により投与した薬剤の種類数が3種類以上であって，当該注射に係る管理を行った場合に評価する項目であり，一連の入院期間中に初めて該当した日から起算して最大7日間（初めて該当した日を含む）までを評価の対象とする。

【選択肢の判断基準】

「なし」　注射により投与した薬剤が3種類に満たない場合をいう。
「あり」　注射により投与した薬剤が3種類以上の場合をいう。

【判断に際しての留意点】

施行の回数や時間の長さ，注射方法，注射針の刺入個所の数は問わない。
注射薬剤については，EF統合ファイルにおけるデータ区分コードが30番台（注射）の薬剤に限り，評価の対象となる。た
だし，血液代用剤，透析用剤，検査用剤，静脈栄養に係る薬剤，他の項目の評価対象となっている薬剤等，別表のコード一覧に掲げる薬剤は種類数の対象から除くこと。
なお，厚生労働省「薬価基準収載品目リスト及び後発医薬品に関する情報について」において示している「成分名」が同一である場合には，1種類として数えること。
また，一連の入院期間中に初めて該当した日から起算して最大7日間が評価の対象となるが，当該初めて該当した日以降に他の入院料を算定する病棟又は病室に転棟した場合であっても，当該初めて該当した日から起算して7日以内であるときは評価の対象となる。

4　シリンジポンプの管理

【項目の定義】

シリンジポンプの管理は，末梢静脈・中心静脈・硬膜外・動脈・皮下に対して，静脈注射・輸液・輸血・血液製剤・薬液の微量持続注入を行うにあたりシリンジポンプを使用し，看護職員が使用状況（投与時間，投与量等）を管理している場合に評価する項目である。

【選択肢の判断基準】

「なし」　末梢静脈・中心静脈・硬膜外・動脈・皮下に対して静脈注射・輸液・輸血・血液製剤・薬液の微量持続注入を行うにあたりシリンジポンプの管理をしなかった場合をいう。
「あり」　末梢静脈・中心静脈・硬膜外・動脈・皮下に対して静脈注射・輸液・輸血・血液製剤・薬液の微量持続注入を行うにあたりシリンジポンプの管理をした場合をいう。

【判断に際しての留意点】

末梢静脈・中心静脈・硬膜外・動脈・皮下に対して，静脈注射・輸液・輸血・血液製剤・薬液の微量持続注入を行うにあたりシリンジポンプにセットしていても，作動させていない場合には使用していないものとする。
携帯用であってもシリンジポンプの管理の対象に含めるが，PCA（自己調節鎮痛法）によるシリンジポンプは，看護職員が投与時間と投与量の両方の管理を行い，持続的に注入している場合のみ含める。

5　輸血や血液製剤の管理

【項目の定義】

輸血や血液製剤の管理は，輸血（全血，濃厚赤血球，新鮮凍結血漿等）や血液製剤（アルブミン製剤等）の投与について，血管を通して行った場合，その投与後の状況を看護職員が管理した場合に評価する項目である。

【選択肢の判断基準】

「なし」　輸血や血液製剤の使用状況の管理をしなかった場合をいう。
「あり」　輸血や血液製剤の使用状況の管理をした場合をいう。

【判断に際しての留意点】

輸血，血液製剤の種類及び単位数については問わないが，腹膜透析や血液透析は輸血や血液製剤の管理の対象に含めない。自己血輸血，腹水を濾過して輸血する場合は含める。

6　専門的な治療・処置

【項目の定義】

専門的な治療・処置は，①抗悪性腫瘍剤の使用（注射剤のみ），②抗悪性腫瘍剤の内服の管理，③麻薬の使用（注射剤のみ），④麻薬の内服，貼付，坐剤の管理，⑤放射線治療，⑥免疫抑制剤の管理（注射剤のみ），⑦昇圧剤の使用（注射剤のみ），⑧抗不整脈剤の使用（注射剤のみ），⑨抗血栓塞栓薬の持続点滴の使用，⑩ドレナージの管理，⑪無菌治療室での治療のいずれかの治療・処置を実施した場合に評価する項目である。

【選択肢の判断基準】

「なし」　専門的な治療・処置を実施しなかった場合をいう。
「あり」　専門的な治療・処置を一つ以上実施した場合をいう。
ただし，①から④まで及び⑥から⑨までについては，評価日において，コード一覧に掲載されているコードが入力されている場合をいう。

【判断に際しての注意点】

専門的な治療・処置に含まれる内容は，各定義及び留意点に基づいて判断すること。

なお，①から④まで及び⑥から⑨までについては，内服薬のコードが入力されていない日に当該コードに該当する内服を指示した場合や，事前に処方や指示を行っており内服当日には当該コードが入力されていない場合等は，評価の対象とはならない。手術や麻酔中に用いた薬剤は評価の対象となる。また，検査や処置等，その他の目的で用いた薬剤については，ＥＦ統合ファイルにおけるデータ区分コードが20番台（投薬），30番台（注射），50番（手術）及び54番（麻酔）の薬剤に限り，評価の対象となる。

① 抗悪性腫瘍剤の使用（注射剤のみ）
【留意点】
　コード一覧を参照のこと。

② 抗悪性腫瘍剤の内服の管理
【留意点】
　コード一覧を参照のこと。

③ 麻薬の使用（注射剤のみ）
【留意点】
　コード一覧を参照のこと。

④ 麻薬の内服，貼付，坐剤の管理
【留意点】
　コード一覧を参照のこと。

⑤ 放射線治療
【定義】
　放射線治療は，固形腫瘍又は血液系腫瘍を含む悪性腫瘍がある患者に対して，病変部にＸ線，ガンマ線，電子線等の放射線を照射し，そのDNA分子間の結合破壊（電離作用）により目標病巣を死滅させることを目的として実施した場合に評価する項目である。
【留意点】
　照射方法は，外部照射と内部照射（腔内照射，小線源治療）を問わない。放射線治療の対象には，エックス線表在治療，高エネルギー放射線治療，ガンマナイフ，直線加速器（リニアック）による定位放射線治療，全身照射，密封小線源治療，放射性同位元素内用療法を放射線治療の対象に含める。
　外部照射の場合は照射日のみを含めるが，外部照射の場合であっても，院外での実施は含めない。
　外部照射か内部照射かは問わず，継続して内部照射を行っている場合は，治療期間を通して評価の対象に含める。
　放射線治療の実施が当該医療機関内であれば評価の対象場所に含める。

⑥ 免疫抑制剤の管理（注射剤のみ）
【留意点】
　コード一覧を参照のこと。

⑦ 昇圧剤の使用（注射剤のみ）
【留意点】
　コード一覧を参照のこと。

⑧ 抗不整脈剤の使用（注射剤のみ）
【留意点】
　コード一覧を参照のこと。

⑨ 抗血栓塞栓薬の持続点滴の使用
【留意点】
　コード一覧を参照のこと。

⑩ ドレナージの管理
【定義】
　ドレナージの管理とは，排液，減圧の目的として，患者の創部や体腔に誘導管（ドレーン）を継続的に留置し，滲出液や血液等を直接的に体外に誘導し，排液バッグ等に貯留する状況を看護職員が管理した場合に評価する項目である。
【留意点】
　誘導管は，当日の評価対象時間の間，継続的に留置されている場合にドレナージの管理の対象に含める。当日に設置して且つ抜去した場合は含めないが，誘導管を設置した日であって翌日も留置している場合，又は抜去した日であって前日も留置している場合は，当日に6時間以上留置されていた場合には含める。
　胃瘻（PEG）を減圧目的で開放する場合であっても定義に従っていれば含める。
　体外へ直接誘導する場合のみ評価し，体内で側副路を通す場合は含めない。また，腹膜透析や血液透析は含めない。経尿道的な膀胱留置カテーテルは含めないが，血尿がある場合は，血尿の状況を管理する場合に限り評価できる。陰圧閉鎖療法は，創部に誘導管（パッドが連結されている場合を含む）を留置して，定義に従った処置をしている場合は含める。
　定義に基づき誘導管が目的に従って継続的に留置されている場合に含めるものであるが，抜去や移動等の目的で，一時的であればクランプしていても良いものとする。

⑪ 無菌治療室での治療
【定義】
　無菌治療室での治療とは，移植後，白血病，再生不良性貧血，骨髄異形成症候群，重症複合型免疫不全症等の患者に対して，無菌治療室での治療が必要であると医師が判断し，無菌治療室での治療を6時間以上行った場合に評価する項目である。
【留意点】
　無菌治療室とは，室内を無菌の状態に保つために十分な体制が整備されている必要があり，当該保険医療機関において自家発電装置を有していることと，滅菌水の供給が常時可能であること。また，個室であって，室内の空気清浄度が，患者に対し無菌治療室管理を行っている際に，常時ISOクラス7以上であること。
　無菌治療室に入室した日及び無菌治療室を退室した日は評価の対象とする。

7　救急搬送後の入院
【項目の定義】
　救急搬送後の入院は，救急用の自動車（市町村又は都道府県の救急業務を行うための救急隊の救急自動車に限る）又は救急医療用ヘリコプターにより当該医療機関に搬送され，入院した場合に評価する項目である。
【選択肢の判断基準】
　「なし」　救急用の自動車又は救急医療用ヘリコプター以外により搬送され入院した場合をいう。
　「あり」　救急用の自動車又は救急医療用ヘリコプターにより搬送され入院した場合をいう。
【判断に際しての留意点】
　救急搬送後の患者が，直接，評価対象病棟に入院した場合のみを評価の対象とし，救命救急入院料，特定集中治療室管理料等の届出を行っている治療室に一旦入院した場合は評価の対象に含めない。ただし，手術室を経由して評価対象病棟に入院した場合は評価の対象に含める。
　入院当日を含めた2日間を評価の対象とする。

Ｂ　患者の状況等

Ｂ項目共通事項

1．義手・義足・コルセット等の装具を使用している場合には，装具を装着した後の状態に基づいて評価を行う。
2．評価時間帯のうちに状態が変わり，異なる状態の記録が存在する場合には，自立度の低い方の状態をもとに評価を行うこと。
3．当該動作が制限されていない場合には，可能であれば動作を促し，観察した結果をもとに「患者の状態」を評価すること。動作の確認をできなかった場合には，通常，介助が必要な状態であっても「できる」又は「自立」とする。
4．医師の指示によって，当該動作が制限されていることが明確である場合には，各選択肢の留意点を参考に評価する。この場合，医師の指示に係る記録があること。ただし，動作が禁止されているにもかかわらず，患者が無断で当該動作を行ってしまった場合には「できる」又は「自立」とする。
5．Ｂ9「移乗」，Ｂ10「口腔清潔」，Ｂ11「食事摂取」，Ｂ12「衣服の着脱」については，「患者の状態」と「介助の実施」とを乗じた点数とすること。

8　寝返り

【項目の定義】
　寝返りが自分でできるかどうか，あるいはベッド柵，ひも，バー，サイドレール等の何かにつかまればできるかどうかを評価する項目である。
　ここでいう『寝返り』とは，仰臥位から（左右どちらかの）側臥位になる動作である。

【選択肢の判断基準】
「できる」　何にもつかまらず，寝返り（片側だけでよい）が1人でできる場合をいう。
「何かにつかまればできる」　ベッド柵，ひも，バー，サイドレール等の何かにつかまれば1人で寝返りができる場合をいう。
「できない」　介助なしでは1人で寝返りができない等，寝返りに何らかの介助が必要な場合をいう。

【判断に際しての留意点】
　「何かにつかまればできる」状態とは，看護職員等が事前に環境を整えておくことによって患者自身が1人で寝返りができる状態であり，寝返りの際に，ベッド柵に患者の手をつかまらせる等の介助を看護職員等が行っている場合は「できない」となる。
　医師の指示により，自力での寝返りを制限されている場合は「できない」とする。

9　移乗

【項目の定義】
　移乗時の介助の必要の有無と，介助の実施状況を評価する項目である。
　ここでいう『移乗』とは，「ベッドから車椅子へ」，「ベッドからストレッチャーへ」，「車椅子からポータブルトイレへ」等，乗り移ることである。

【選択肢の判断基準】
（患者の状態）
「自立」　介助なしで移乗できる場合をいう。這って動いても，移乗が1人でできる場合も含む。
「一部介助」　患者の心身の状態等の理由から，事故等がないように見守る必要がある場合，あるいは1人では移乗ができないため他者が手を添える，体幹を支える等の一部介助が必要な場合をいう。
「全介助」　1人では移乗が全くできないために，他者が抱える，運ぶ等の全面的に介助が必要な場合をいう。
（介助の実施）
「実施なし」　評価日に看護職員等が介助を行わなかった場合をいう。
「実施あり」　評価日に看護職員等が介助を行った場合をいう。

【判断に際しての留意点】
　患者が1人では動けず，スライド式の移乗用補助具の使用が必要な場合は「全介助」となる。
　車椅子等への移乗の際に，立つ，向きを変える，数歩動く等に対して，患者自身も行うことができている（力が出せる）場合は「一部介助」となる。
　医師の指示により，自力での移乗を制限されている場合は「全介助」とする。また，介助による移乗も制限されている場合は，「全介助」かつ「実施なし」とする。

10　口腔清潔

【項目の定義】
　口腔内を清潔にするための一連の行為が1人でできるかどうか，1人でできない場合に看護職員等が見守りや介助を実施したかどうかを評価する項目である。
　一連の行為とは，歯ブラシやうがい用の水等を用意する，歯磨き粉を歯ブラシにつける等の準備，歯磨き中の見守りや指示，磨き残しの確認等も含む。
　口腔清潔に際して，車椅子に移乗する，洗面所まで移動する等の行為は，口腔清潔に関する一連の行為には含まれない。

【選択肢の判断基準】
（患者の状態）
「自立」　口腔清潔に関する一連の行為すべてが1人でできる場合をいう。
「要介助」　口腔清潔に関する一連の行為のうち部分的，あるいはすべてに介助が必要な場合をいう。患者の心身の状態等の理由から見守りや指示が必要な場合も含まれる。
（介助の実施）
「実施なし」　評価日に看護職員等が介助を行わなかった場合をいう。
「実施あり」　評価日に看護職員等が介助を行った場合をいう。

【判断に際しての留意点】
　口腔内の清潔には，『歯磨き，うがい，口腔内清拭，舌のケア等の介助から義歯の手入れ，挿管中の吸引による口腔洗浄，ポビドンヨード剤等の薬剤による洗浄』も含まれる。舌や口腔内の硼砂グリセリンの塗布，口腔内吸引のみは口腔内清潔に含まない。
　また，歯がない場合は，うがいや義歯の清潔等，口腔内の清潔に関する類似の行為が行われているかどうかに基づいて判断する。
　医師の指示により，自力での口腔清潔が制限されている場合は「要介助」とする。また，介助による口腔清潔も制限されている場合は，「要介助」かつ「実施なし」とする。

11　食事摂取

【項目の定義】
　食事介助の必要の有無と，介助の実施状況を評価する項目である。
　ここでいう食事摂取とは，経口栄養，経管栄養を含み，朝食，昼食，夕食，補食等，個々の食事単位で評価を行う。中心静脈栄養は含まれない。
　食事摂取の介助は，患者が食事を摂るための介助，患者に応じた食事環境を整える食卓上の介助をいう。厨房での調理，配膳，後片付け，食べこぼしの掃除，車椅子への移乗の介助，エプロンをかける等は含まれない。

【選択肢の判断基準】
（患者の状態）
「自立」　介助・見守りなしに1人で食事が摂取できる場合をいう。また，箸やスプーンのほかに，自助具等を使用する場合も含まれる。
「一部介助」　必要に応じて，食事摂取の行為の一部に介助が必要な場合をいう。また，食卓で食べやすいように配慮する行為（小さく切る，ほぐす，皮をむく，魚の骨をとる，蓋をはずす等）が必要な場合をいう。患者の心身の状態等の理由から見守りや指示が必要な場合も含まれる。
「全介助」　1人では全く食べることができず全面的に介助が必要な場合をいい，食事開始から終了までにすべてに介助を要する場合は「全介助」とする。
（介助の実施）
「実施なし」　評価日に看護職員等が介助を行わなかった場合をいう。
「実施あり」　評価日に看護職員等が介助を行った場合をいう。

【判断に際しての留意点】
　食事の種類は問わず，一般（普通）食，プリン等の経口訓練食，水分補給食，経管栄養すべてをさし，摂取量は問わない。経管栄養の評価も，全面的に看護職員等が行う必要がある場合は「全介助」となり，患者が自立して1人で行うことができる場合は「自立」となる。ただし，経口栄養と経管栄養のいずれも行っている場合は「自立度の低い方」で評価する。
　家族が行った行為，食欲の観察は含めない。また，看護職員等が，パンの袋切り，食事の温め，果物の皮むき，卵の殻むき等を行う必要がある場合は「一部介助」とする。
　医師の指示により，食止めや絶食となっている場合は，「全介助」かつ「実施なし」とする。セッティングしても患者が食事摂取を拒否した場合は「実施なし」とする。

12　衣服の着脱

【項目の定義】
　衣服の着脱について，介助の必要の有無と，介助の実施状況を評価する項目である。衣服とは，患者が日常生活上必要とし着用しているものをいう。パジャマの上衣，ズボン，寝衣，パンツ，オムツ等を含む。

【選択肢の判断基準】
（患者の状態）
「自立」　介助なしに1人で衣服を着たり脱いだりすることができる場合をいう。
　自助具等を使って行うことができる場合も含む。
「一部介助」　衣服の着脱に一部介助が必要な場合をいう。例

えば，途中までは自分で行っているが，最後に看護職員等がズボン・パンツ等を上げる必要がある場合等は，「一部介助」に含む。看護職員等が手を出して介助する必要はないが，患者の心身の状態等の理由から，転倒の防止等のために，見守りや指示を行う必要がある場合等も「一部介助」とする。
「全介助」　衣服の着脱の行為すべてに介助が必要な場合をいう。患者自身が，介助を容易にするために腕を上げる，足を上げる，腰を上げる等の行為を行うことができても，着脱行為そのものを患者が行うことができず，看護職員等がすべて介助する必要がある場合も「全介助」とする。
（介助の実施）
「実施なし」　評価日に看護職員等が介助を行わなかった場合をいう。
「実施あり」　評価日に看護職員等が介助を行った場合をいう。

【判断に際しての留意点】

> 衣服の着脱に要する時間の長さは判断には関係しない。
> 通常は自分で衣服の着脱をしているが，点滴が入っているために介助を要しる場合は，その介助の状況で評価する。
> 靴や帽子は，衣服の着脱の評価に含めない。

13　診療・療養上の指示が通じる

【項目の定義】

> 指示内容や背景疾患は問わず，診療・療養上の指示に対して，指示通りに実行できるかどうかを評価する項目である。

【選択肢の判断基準】

> 「はい」　診療・療養上の指示に対して，指示通りの行動が常に行われている場合をいう。
> 「いいえ」　診療・療養上の指示に対して，指示通りでない行動が1回でもみられた場合をいう。

【判断に際しての留意点】

> 精神科領域，意識障害等の有無等，背景疾患は問わない。指示の内容は問わないが，あくまでも診療・療養上で必要な指示であり，評価日当日の指示であること，及びその指示が適切に行われた状態で評価することを前提とする。
> 医師や看護職員等の話を理解したように見えても，意識障害等により指示を理解できない場合や自分なりの解釈を行い結果的に，診療・療養上の指示から外れた行動をした場合は「いいえ」とする。

14　危険行動

【項目の定義】

> 患者の危険行動の有無を評価する項目である。
> ここでいう「危険行動」は，「治療・検査中のチューブ類・点滴ルート等の自己抜去，転倒・転落，自傷行為」の発生又は「そのまま放置すれば危険行動に至ると判断する行動」を過去1週間以内の評価対象期間に看護職員等が確認した場合をいう。

【選択肢の判断基準】

> 「ない」　過去1週間以内に危険行動がなかった場合をいう。
> 「ある」　過去1週間以内に危険行動があった場合をいう。

【判断に際しての留意点】

> 危険行動の評価にあたっては，適時のアセスメントと適切な対応，並びに日々の危険行動への対策を前提としている。この項目は，その上で，なお発生が予測できなかった危険行動の事実とその対応の手間を評価する項目であり，対策をもたない状況下で発生している危険行動を評価するものではない。対策がもたれている状況下で発生した危険行動が確認でき，評価当日にも当該対策がもたれている場合に評価の対象に含める。
> 認知症等の有無や，日常生活動作能力の低下等の危険行動を起こす疾患・原因等の背景や，行動の持続時間等の程度を判断の基準としない。なお，病室での喫煙や大声を出す・暴力を振るう等の，いわゆる迷惑行為は，この項目での定義における「危険行動」には含めない。
> 他施設からの転院，他病棟からの転棟の際は，看護職員等が記載した記録物により評価対象期間内の「危険行動」が確認できる場合は，評価の対象に含める。

C　手術等の医学的状況

C項目共通事項

1．コード一覧に掲載されているコードについて，評価日における入力の有無及び当該コードに係る手術等の実施当日からの日数によって判断すること。
2．各選択肢の判断基準に示された手術等の実施当日からの日数については，実施当日を含む日数であること。

15　開頭手術

【選択肢の判断基準】

> 評価日においてコード一覧に掲載されているコードが入力されている場合又は当該コードに係る手術の実施当日から11日間の場合，「あり」とする。

16　開胸手術

【選択肢の判断基準】

> 評価日においてコード一覧に掲載されているコードが入力されている場合又は当該コードに係る手術の実施当日から9日間の場合，「あり」とする。

17　開腹手術

【選択肢の判断基準】

> 評価日においてコード一覧に掲載されているコードが入力されている場合又は当該コードに係る手術の実施当日から6日間の場合，「あり」とする。

18　骨の手術

【選択肢の判断基準】

> 評価日においてコード一覧に掲載されているコードが入力されている場合又は当該コードに係る手術の実施当日から10日間の場合，「あり」とする。

19　胸腔鏡・腹腔鏡手術

【選択肢の判断基準】

> 評価日においてコード一覧に掲載されているコードが入力されている場合又は当該コードに係る手術の実施当日から4日間の場合，「あり」とする。

20　全身麻酔・脊椎麻酔の手術

【選択肢の判断基準】

> 評価日においてコード一覧に掲載されているコードが入力されている場合又は当該コードに係る手術の実施当日から5日間の場合，「あり」とする。

21　救命等に係る内科的治療

【選択肢の判断基準】

> ①から③の各項目について，評価日においてコード一覧に掲載されているコードが入力されている場合又は当該コードに係る治療の実施当日から4日間の場合，「あり」とする。

22　別に定める検査

【選択肢の判断基準】

> 評価日においてコード一覧に掲載されているコードが入力されている場合又は当該コードに係る検査の実施当日から2日間の場合，「あり」とする。

23　別に定める手術

【選択肢の判断基準】

> 評価日においてコード一覧に掲載されているコードが入力されている場合又は当該コードに係る手術の実施当日から5日間の場合，「あり」とする。

＜一般病棟用の重症度，医療・看護必要度Ⅱ＞

アセスメント共通事項

1．評価の対象

評価の対象は，急性期一般入院基本料，7対1入院基本料〔結核病棟入院基本料，特定機能病院入院基本料（一般病棟，結核病棟に限る）及び専門病院入院基本料〕，10対1入院基本料〔特定機能病院入院基本料（一般病棟に限る）

及び専門病院入院基本料），地域一般入院料1，総合入院体制加算（一般病棟入院基本料，特定一般病棟入院料），看護補助加算1（地域一般入院基本料，13対1入院基本料），一般病棟看護必要度評価加算（専門病院入院基本料，特定一般病棟入院料），脳卒中ケアユニット入院医療管理料並びに地域包括ケア病棟入院料〔地域包括ケア入院医療管理料及び特定一般病棟入院料（地域包括ケア入院医療管理が行われる場合）を算定する場合も含む。以下「地域包括ケア病棟入院料等」という〕を届け出ている病棟に入院している患者であり，産科患者及び15歳未満の小児患者は評価の対象としない。また，歯科の入院患者（同一入院中に医科の診療も行う期間については除く）についても評価の対象としない。

2．評価日及び評価項目
一般病棟用の重症度，医療・看護必要度Ⅰ（以下「必要度Ⅰ」という）における記載内容を参照のこと。

3．評価対象時間
必要度Ⅰにおける記載内容を参照のこと。

4．評価対象場所
必要度Ⅰにおける記載内容を参照のこと。

5．評価者
B項目の評価は，院内研修を受けた者が行うこと。医師，薬剤師，理学療法士等が一部の項目の評価を行う場合も院内研修を受けること。

6．評価の判断
評価の判断は，アセスメント共通事項，A・B・Cの各項目の共通事項及び項目ごとの選択肢の判断基準等に従って実施すること。独自に定めた判断基準により評価してはならない。

A モニタリング及び処置等
1．評価日において，各選択肢のコード一覧に掲載されているコードが入力されている場合を「あり」とする。ただし，A3「注射薬剤3種類以上の管理」については，一連の入院期間中に初めて該当した日から起算して最大7日目までを評価の対象とし，当該初めて該当した日以降に他の入院料を算定する病棟又は病室に転棟した場合であっても，当該初めて該当した日から起算して7日目以内であるときは評価の対象となる。
また，A7「緊急に入院を必要とする状態」については，入院日においてコード一覧に掲載されているコードが入力されている場合に，入院当日を含めた2日間を「あり」とする。なお，当該患者が，直接，評価対象病棟に入院した場合のみ，当該コードを評価対象とし，救命救急入院料，特定集中治療室管理料等の届出を行っている治療室に一旦入院した場合は評価対象に含めない。ただし，手術室を経由して評価対象病棟に入院した場合は評価対象に含める。また，地域包括ケア病棟入院料及び地域包括ケア入院医療管理料においては，評価対象に含めない。

2．内服薬のコードが入力されていない日に当該コードに該当する内服を指示した場合や，事前に処方や指示を行っており内服当日には当該コードが入力されていない場合等は，評価の対象とはならない。

3．手術や麻酔中に用いた薬剤は評価の対象となる。また，検査や処置等，その他の目的で用いた薬剤については，ＥＦ統合ファイルにおけるデータ区分コードが20番台（投薬），30番台（注射），50番（手術）及び54番（麻酔）の薬剤に限り，評価の対象となる。

4．臨床試験で用いた薬剤は評価の対象となる。

B 患者の状況等
必要度Ⅰにおける記載内容を参照のこと。

C 手術等の医学的状況
必要度Ⅰにおける記載内容を参照のこと。

⓫別添6－別紙8（療養病棟入院基本料，有床診療所療養病床入院基本料に係るもの）

医療区分・ADL区分等に係る評価票　評価の手引き

「医療区分・ADL区分等に係る評価票（療養病棟入院基本料又は有床診療所療養病床入院基本料）」の記入に当たっては，各項目の「項目の定義」に該当するか否かを判定すること。また，各項目の評価の単位については，「評価の単位」及び「留意点」に従うこと。

なお，「該当する」と判定した場合には，診療録にその根拠を記載すること。ただし，判定以降に患者の状態等の変化がない場合には，診療録に記載しなくても良いが，状態等の変化が見られた場合には診療録にその根拠を記載すること。

Ⅰ．算定期間に限りがある区分

(1) 処置等に係る医療区分3（別表第5の2）

1．24時間持続しての点滴

【項目の定義】

24時間持続しての点滴

【評価の単位】

1日毎

【留意点】

本項目でいう24時間持続しての点滴とは，経口摂取が困難な場合，循環動態が不安定な場合又は電解質異常が認められるなど体液の不均衡が認められる場合に限るものとする（初日を含む）。
また，連続した7日間を超えて24時間持続して点滴を行った場合は，8日目以降は該当しないものとする。ただし，一旦非該当となった後，再び病状が悪化した場合には，本項目に該当する。

2．中心静脈栄養（療養病棟入院基本料を算定する場合にあっては，広汎性腹膜炎，腸閉塞，難治性嘔吐，難治性下痢，活動性の消化管出血，炎症性腸疾患，短腸症候群，消化管瘻若しくは急性膵炎を有する患者以外を対象として，中心静脈栄養を開始した日から30日以内の場合に実施するものに限る）

【項目の定義】

中心静脈栄養（療養病棟入院基本料を算定する場合にあっては，広汎性腹膜炎，腸閉塞，難治性嘔吐，難治性下痢，活動性の消化管出血，炎症性腸疾患，短腸症候群，消化管瘻若しくは急性膵炎を有する患者以外を対象として，中心静脈栄養を開始した日から30日以内の場合に実施するものに限る）

【評価の単位】

1日毎

【留意点】

本項目でいう中心静脈栄養とは，消化管の異常，悪性腫瘍等のため消化管からの栄養摂取が困難な場合に行うものに限るものとし，単に末梢血管確保が困難であるために行うものはこれに含まない。ただし，経管栄養のみでカロリー不足の場合については，離脱についての計画を作成し実施している場合に限り，経管栄養との一部併用の場合も該当するものとする。中心静脈栄養の終了後も7日間に限り，引き続き処置等に係る医療区分3として取り扱うことができる。
また，療養病棟入院基本料を算定する場合にあっては，広汎性腹膜炎，腸閉塞，難治性嘔吐，難治性下痢，活動性の消化管出血，炎症性腸疾患，短腸症候群，消化管瘻もしくは急性膵炎を有する患者以外を対象として，中心静脈栄養を開始した日から30日以内の場合に実施するものに限るものである。
なお，有床診療所療養病床入院基本料を算定する場合にあっては，本項目は適用しない。
なお，毎月末において，当該中心静脈栄養を必要とする状態に該当しているか確認を行い，その結果を診療録等に記載すること。

(2) 疾患・状態に係る医療区分2（別表第5の3）

3．消化管等の体内からの出血が反復継続している状態

【項目の定義】
消化管等の体内からの出血が反復継続している状態

【評価の単位】
1日毎

【留意点】
本項目でいう消化管等の体内からの出血が反復継続している状態とは，例えば，黒色便，コーヒー残渣様嘔吐，喀血，痔核を除く持続性の便潜血が認められる状態をいう。
出血を認めた日から7日間まで，本項目に該当するものとする。

(3) 処置等に係る医療区分2（別表第5の3）

4．尿路感染症に対する治療

【項目の定義】
尿沈渣で細菌尿が確認された場合，もしくは白血球尿（＞10/HPF）であって，尿路感染症に対する治療を実施している場合

【評価の単位】
1日毎

【留意点】
連続する14日間を限度とし，15日目以降は該当しない。ただし，一旦非該当となった後，再び病状が悪化した場合には，本項目に該当する。

5．傷病等によりリハビリテーション（原因となる傷病等の発症後，30日以内の場合で，実際にリハビリテーションを行っている場合に限る）

【項目の定義】
傷病等によりリハビリテーション（原因となる傷病等の発症後，30日以内の場合で，実際にリハビリテーションを行っている場合に限る）

【評価の単位】
1日毎

【留意点】
実施されるリハビリテーションは，医科点数表上のリハビリテーションの部に規定されるものであること。
リハビリテーションについては，継続的に適切に行われていれば，毎日行われている必要はないものとする。

6．脱水に対する治療（発熱を伴う状態に限る）

【項目の定義】
脱水に対する治療（発熱を伴う状態に限る）

【評価の単位】
1日毎

【留意点】
発熱に対する治療を行っている場合に限る。
尿量減少，体重減少，BUN/Cre比の上昇等が認められ，脱水に対する治療を実施している状態。
連続した7日間を超えて脱水に対する治療を行った場合は，8日目以降は該当しない。ただし，一旦非該当となった後，再び病状が悪化した場合には，本項目に該当する。

7．頻回の嘔吐に対する治療（発熱を伴う状態に限る）

【項目の定義】
頻回の嘔吐に対する治療を実施している場合（1日に複数回の嘔吐がある場合に限る）

【評価の単位】
1日毎

【留意点】
発熱に対する治療が行われている場合に限る。
嘔吐のあった日から3日間は，本項目に該当する。

8．せん妄に対する治療

【項目の定義】
せん妄に対する治療を実施している場合（せん妄の症状に対応する治療を行っている場合に限る）

【評価の単位】
1日毎

【留意点】
「せん妄の兆候」は，以下の6項目のうち「この7日間は通常の状態と異なる」に該当する項目が1つ以上ある場合，本項目に該当するものとする。
 a．注意がそらされやすい
 b．周囲の環境に関する認識が変化する
 c．支離滅裂な会話が時々ある
 d．落ち着きがない
 e．無気力
 f．認知能力が1日の中で変動する
7日間を限度とし，8日目以降は該当しないものとする。ただし，一旦非該当となった後，再び病状が悪化した場合には，本項目に該当する。

9．経鼻胃管や胃瘻等の経腸栄養（発熱又は嘔吐を伴う状態に限る）

【項目の定義】
経鼻胃管や胃瘻等の経腸栄養が行われており，かつ，発熱又は嘔吐を伴う状態

【評価の単位】
1日毎

【留意点】
発熱又は嘔吐に対する治療を行っている場合に限る。
連続する7日間を限度とし，8日目以降は該当しないものとする。ただし，一旦非該当となった後，再び病状が悪化した場合には，本項目に該当する。

10．頻回の血糖検査

【項目の定義】
頻回の血糖検査（1日3回以上の血糖検査が必要な場合に限る）

【評価の単位】
1日毎

【留意点】
糖尿病に対するインスリン製剤又はソマトメジンC製剤の注射を1日1回以上行い，1日3回以上の頻回の血糖検査が必要な場合に限る。なお，検査日から3日間まで，本項目に該当するものとする。

II．算定期間に限りがない区分

(1) 疾患・状態に係る医療区分3（別表第5の2）

11．スモン

【項目の定義】
スモン〔「特定疾患治療研究事業について」（昭和48年4月17日衛発第242号）に定めるものを対象とする〕に罹患している状態

【評価の単位】
−

【留意点】
特定疾患医療受給者証の交付を受けているもの又は過去に当該疾患の公的な認定を受けたことが確認できる場合等をいう。

12．欠番

13．医師及び看護職員により，常時，監視及び管理を実施し

ている状態
【項目の定義】
　循環動態および呼吸状態が不安定なため，常時，動脈血酸素飽和度，血圧，心電図，呼吸等のバイタルサインを観察する必要がある等，医師及び看護職員により，24時間体制での監視及び管理を必要とする状態
【評価の単位】
　1日毎
【留意点】
　少なくとも連続して24時間以上「項目の定義」に該当する状態にあること（初日を含む）。
　動脈血酸素飽和度，血圧，心電図，呼吸等のバイタルサインが，少なくとも4時間以内の間隔で観察されていること。ただし，医師による治療方針に関する確認が行われていない場合は該当しない。
　なお，当該項目は，当該項目を除く医療区分3又は医療区分2の項目に，1つ以上の該当項目がある場合に限り医療区分3として取り扱うものとし，それ以外の場合は医療区分2として取り扱うものとする。

(2) 処置等に係る医療区分3（別表第5の2）

14. 中心静脈栄養（療養病棟入院基本料を算定する場合にあっては，広汎性腹膜炎，腸閉塞，難治性嘔吐，難治性下痢，活動性の消化管出血，炎症性腸疾患，短腸症候群，消化管瘻若しくは急性膵炎を有する患者を対象とする場合に限る）
【項目の定義】
　中心静脈栄養（療養病棟入院基本料を算定する場合にあっては，広汎性腹膜炎，腸閉塞，難治性嘔吐，難治性下痢，活動性の消化管出血，炎症性腸疾患，短腸症候群，消化管瘻若しくは急性膵炎を有する患者を対象とする場合に限る）
【評価の単位】
　1日毎
【留意点】
　本項目でいう中心静脈栄養とは，消化管の異常，悪性腫瘍等のため消化管からの栄養摂取が困難な場合に行うものに限るものとし，単に末梢血管確保が困難であるために行うものはこれに含まない。ただし，経管栄養のみでカロリー不足の場合については，離脱についての計画を作成し実施している場合に限り，経管栄養との一部併用の場合も該当するものとする。中心静脈栄養の終了後も7日間に限り，引き続き処置等に係る医療区分3として取り扱うことができる。
　また，療養病棟入院基本料を算定する場合にあっては，広汎性腹膜炎，腸閉塞，難治性嘔吐，難治性下痢，活動性の消化管出血，炎症性腸疾患，短腸症候群，消化管瘻若しくは急性膵炎を有する患者を対象とする場合に限る。
　令和6年3月31日において旧医科点数表の療養病棟入院基本料に係る届出を行っている病棟に入院している患者であって，旧医科点数表**別表第5の2の2**に規定する中心静脈注射を行っているものについては，当分の間，本項目に該当するものとみなす。
　なお，有床診療所療養病床入院基本料を算定する場合にあっては，広汎性腹膜炎，腸閉塞，難治性嘔吐，難治性下痢，活動性の消化管出血，炎症性腸疾患，短腸症候群，消化管瘻若しくは急性膵炎を有する患者以外を対象とする場合についても，中心静脈栄養の実施期間によらず，本項目に該当するものである。
　なお，毎月末において，当該中心静脈栄養を必要とする状態に該当しているか確認を行い，その結果を**診療録等**に記載すること。

15. 人工呼吸器の使用
【項目の定義】
　人工呼吸器の使用
【評価の単位】
　1日毎
【留意点】
　診療報酬の算定方法の別表第1第2章第9部の「J045人工呼吸」の「3　5時間を超えた場合（1日につき）」を算定し

ている場合に限る。

16. ドレーン法又は胸腔若しくは腹腔の洗浄
【項目の定義】
　ドレーン法又は胸腔若しくは腹腔の洗浄
【評価の単位】
　1日毎
【留意点】
　胸腔または腹腔のドレーン又は洗浄を実施しているものに限る。

17. 気管切開又は気管内挿管（発熱を伴う状態に限る）
【項目の定義】
　気管切開又は気管内挿管（発熱を伴う状態に限る）
【評価の単位】
　1日毎
【留意点】
　投薬，処置等，発熱に対する治療が行われている場合に限る。

18. 酸素療法（密度の高い治療を要する状態に限る）
【項目の定義】
　酸素療法を実施している場合であって，次のいずれかに該当するもの
・常時流量3L/分以上を必要とする場合
・肺炎等急性増悪により点滴治療を実施した場合
・NYHA重症度分類のⅢ度又はⅣ度の心不全の状態である場合
【評価の単位】
　1日毎
【留意点】
　酸素非投与下において，安静時，睡眠時，運動負荷いずれかで動脈血酸素飽和度が90%以下となる状態であって，以下の(1)又は(2)の状態。
(1) 安静時に3L/分未満の酸素投与下で動脈血酸素飽和度90%以上を維持できないが，3L/分以上で維持できる状態。
(2) 安静時に3L/分未満の酸素投与下で動脈血酸素飽和度90%以上を維持できる状態であって，肺炎等急性増悪により点滴治療を実施した場合又はNYHA重症度分類のⅢ度若しくはⅣ度の心不全の状態である場合。なお，肺炎等急性増悪により点滴治療を実施した場合については，点滴を実施した日から30日間まで，本項目に該当するものとする。
　なお，毎月末において当該酸素療法を必要とする状態に該当しているか確認を行い，その結果を**診療録等**に記載すること。

19. 感染症の治療の必要性から隔離室での管理
【項目の定義】
　感染症の治療の必要性から隔離室での管理
【評価の単位】
　1日毎
【留意点】
　感染症に対する治療又は管理が行われている期間に限る。

(3) 疾患・状態に係る医療区分2（別表第5の3）

20. 筋ジストロフィー
【項目の定義】
　筋ジストロフィー〔難病の患者に対する医療等に関する法律第5条に規定する指定難病〔同法第7条第4項に規定する医療受給者証を交付されている患者（同条第1項各号に規定する特定医療費の支給認定に係る基準を満たすものとして診断を受けたものを含む）に係るものに限る〕として定めるものを対象とする〕に罹患している状態
【評価の単位】

－	

【留意点】
　筋ジストロフィーに罹患している患者であって，医療受給者証を交付されているもの，又は，特定医療費の支給認定に係る基準を満たす状態にあることを医療機関において確実に診断されるものに限る。

21. 多発性硬化症
【項目の定義】
　多発性硬化症〔難病の患者に対する医療等に関する法律第5条に規定する指定難病〔同法第7条第4項に規定する医療受給者証を交付されている患者（同条第1項各号に規定する特定医療費の支給認定に係る基準を満たすものとして診断を受けたものを含む）に係るものに限る〕として定めるものを対象とする〕に罹患している状態

【評価の単位】
　－

【留意点】
　多発性硬化症に罹患している患者であって，医療受給者証を交付されているもの，又は，特定医療費の支給認定に係る基準を満たす状態にあることを医療機関において確実に診断されるものに限る。

22. 筋萎縮性側索硬化症
【項目の定義】
　筋萎縮性側索硬化症〔難病の患者に対する医療等に関する法律第5条に規定する指定難病〔同法第7条第4項に規定する医療受給者証を交付されている患者（同条第1項各号に規定する特定医療費の支給認定に係る基準を満たすものとして診断を受けたものを含む）に係るものに限る〕として定めるものを対象とする〕に罹患している状態

【評価の単位】
　－

【留意点】
　筋萎縮性側索硬化症に罹患している患者であって，医療受給者証を交付されているもの，又は，特定医療費の支給認定に係る基準を満たす状態にあることを医療機関において確実に診断されるものに限る。

23. パーキンソン病関連疾患〔進行性核上性麻痺，大脳皮質基底核変性症，パーキンソン病（ホーエン・ヤールの重症度分類がステージ3以上であって生活機能障害度がⅡ度又はⅢ度の状態に限る）〕
【項目の定義】
　パーキンソン病関連疾患〔進行性核上性麻痺，大脳皮質基底核変性症，パーキンソン病（ホーエン・ヤールの重症度分類がステージ3以上であって生活機能障害度がⅡ度又はⅢ度の状態に限る）〕に罹患している状態。
　進行性核上性麻痺，大脳皮質基底核変性症及びパーキンソン病については，難病の患者に対する医療等に関する法律第5条に規定する指定難病〔同法第7条第4項に規定する医療受給者証を交付されている患者（同条第1項各号に規定する特定医療費の支給認定に係る基準を満たすものとして診断を受けたものを含む）に係るものに限る〕として定めるものを対象とする。

【評価の単位】
　－

【留意点】
　進行性核上性麻痺，大脳皮質基底核変性症又はパーキンソン病に罹患している患者であって，医療受給者証を交付されているもの，又は，特定医療費の支給認定に係る基準を満たす状態にあることを医療機関において確実に診断されるものに限る。
　また，パーキンソン症候群は含まない。

24. その他の指定難病等
【項目の定義】
　以下の(1)，(2)又は(3)に掲げる疾患に罹患している状態。

(1) 難病の患者に対する医療等に関する法律第5条に規定する指定難病〔同法第7条第4項に規定する医療受給者証を交付されている患者（同条第1項各号に規定する特定医療費の支給認定に係る基準を満たすものとして診断を受けたものを含む）に係るものに限る〕。ただし，筋ジストロフィー，多発性硬化症，筋萎縮性側索硬化症及びパーキンソン病関連疾患を除く。
(2) 「特定疾患治療研究事業について」（昭和48年4月17日衛発第242号）に掲げる疾患（当該疾患に罹患している患者として都道府県知事から受給者証の交付を受けているものに限る）。ただし，スモンを除く。
(3) 「先天性血液凝固因子障害等治療研究事業実施要綱について」（平成元年7月24日健医発第896号）に掲げる疾患（当該疾患に罹患している患者として都道府県知事から受給者証の交付を受けているものに限る）

【評価の単位】
　－

【留意点】
　(1)については，指定難病に罹患している患者であって，医療受給者証を交付されているもの，又は，特定医療費の支給認定に係る基準を満たす状態にあることを医療機関において確実に診断されるものに限る。
　(2)及び(3)については，受給者証の交付を受けているものに限る。

25. 脊髄損傷（頸椎損傷を原因とする麻痺が四肢すべてに認められる場合に限る）
【項目の定義】
　脊髄損傷（頸椎損傷を原因とする麻痺が四肢すべてに認められる場合に限る）

【評価の単位】
　－

【留意点】
　頸椎損傷の場合に限り該当するものとする。

26. 慢性閉塞性肺疾患（ヒュー・ジョーンズの分類がⅤ度の状態に該当する場合に限る）
【項目の定義】
　慢性閉塞性肺疾患（ヒュー・ジョーンズの分類がⅤ度の状態に該当する場合に限る）

【評価の単位】
　－

【留意点】
　－

27. 欠番
28. 省略
29. 悪性腫瘍（医療用麻薬等の薬剤投与による疼痛コントロールが必要な場合に限る）
【項目の定義】
　悪性腫瘍（医療用麻薬等の薬剤投与による疼痛コントロールが必要な場合に限る）

【評価の単位】
　1日毎

【留意点】
　ここでいう医療用麻薬等とは，WHO's pain ladderに定められる第2段階以上のものをいう。

30. 他者に対する暴行が毎日認められる状態
【項目の定義】
　他者に対する暴行が毎日認められる状態

【評価の単位】
　1日毎

【留意点】
　本項目でいう他者に対する暴行が毎日認められる状態とは，例えば，他者を打つ，押す，ひっかく等が認められる状態をいう。なお，医師又は看護師の合計2名以上（ただし，少なくとも1名は医師であることとする）により「他者に対する暴行が毎日認められる」との判断の一致がある場合に限る。
　なお，医師を含めた当該病棟（床）の医療従事者により，原因や治療方針等について検討を行い，治療方針に基づき実施したケアの内容について診療録等に記載すること。

31. 欠番

(4) 処置等に係る医療区分2（別表第5の3）

32. 中心静脈栄養（広汎性腹膜炎，腸閉塞，難治性嘔吐，難治性下痢，活動性の消化管出血，炎症性腸疾患，短腸症候群，消化管瘻又は急性膵炎を有する患者以外を対象として，中心静脈栄養を開始した日から30日を超えて実施するものに限る）

【項目の定義】
　中心静脈栄養（広汎性腹膜炎，腸閉塞，難治性嘔吐，難治性下痢，活動性の消化管出血，炎症性腸疾患，短腸症候群，消化管瘻又は急性膵炎を有する患者以外を対象として，中心静脈栄養を開始した日から30日を超えて実施するものに限る）

【評価の単位】
　1日毎

【留意点】
　本項目でいう中心静脈栄養とは，単に末梢血管確保が困難であるために行うものはこれに含まない。ただし，経管栄養のみでカロリー不足の場合については，離脱についての計画を作成し実施している場合に限り，経管栄養との一部併用の場合も該当するものとする。また，中心静脈栄養の終了後も7日間に限り，引き続き処置等に係る医療区分2として取り扱うことができる。
　また，療養病棟入院基本料を算定する場合において，広汎性腹膜炎，腸閉塞，難治性嘔吐，難治性下痢，活動性の消化管出血，炎症性腸疾患，短腸症候群，消化管瘻又は急性膵炎を有する患者以外を対象として，中心静脈栄養を開始した日から30日を超えて実施するものが本項目に該当する。
　有床診療所療養病床入院基本料を算定する場合にあっては，本項目は適用しない。
　なお，毎月月末において，当該中心静脈栄養を必要とする状態に該当しているか確認を行い，その結果を診療録等に記載すること。

33. 人工腎臓，持続緩徐式血液濾過，腹膜灌流又は血漿交換療法

【項目の定義】
　人工腎臓，持続緩徐式血液濾過，腹膜灌流又は血漿交換療法

【評価の単位】
　月1回

【留意点】
　人工腎臓，持続緩徐式血液濾過，腹膜灌流又は血漿交換療法について，継続的に適切に行われていれば，毎日行われている必要はないものとする。

34. 肺炎に対する治療

【項目の定義】
　肺炎に対し画像診断及び血液検査を行い，肺野に明らかな浸潤影を認め，血液検査上炎症所見を伴い，治療が必要な場合

【評価の単位】
　1日毎

【留意点】
　－

35. 褥瘡に対する治療（DESIGN-R2020分類d2以上の場合又は褥瘡が2カ所以上に認められる場合に限る）

【項目の定義】
　褥瘡に対する治療（DESIGN-R2020分類d2以上に該当する場合若しくは褥瘡が2か所以上に認められる場合に限る）
　　d0：皮膚損傷・発赤無し
　　d1：持続する発赤
　　d2：真皮までの損傷
　　D3：皮下組織までの損傷
　　D4：皮下組織を超える損傷
　　D5：関節腔，体腔に至る損傷
　　DDTI：深部損傷褥瘡（DTI）疑い
　　DU：深さ判定が不能の場合

【評価の単位】
　1日毎

【留意点】
　部位，大きさ，深度等の褥瘡の程度について診療録に記載し，それぞれについての治療計画を立て治療を実施している場合に該当するものとする。
　ただし，入院又は転院時既に発生していた褥瘡に限り，治癒又は軽快後も30日間に限り，引き続き医療区分2として取り扱うことができる。ただし，当該取り扱いを行う場合については，入院している患者に係る褥瘡の発生割合について，患者または家族の求めに応じて説明を行うこと。

36. 末梢循環障害による下肢末端の開放創に対する治療

【項目の定義】
　末梢循環障害による下肢末端の開放創に対する治療（以下の分類にて第2度以上に該当する場合に限る）
　　第1度：皮膚の発赤が持続している部位があり，圧迫を取り除いても消失しない（皮膚の損傷はない）
　　第2度：皮膚層の部分的喪失：びらん，水疱，浅いくぼみとして表れる
　　第3度：皮膚層がなくなり潰瘍が皮下組織にまで及ぶ。深いくぼみとして表れ，隣接組織まで及んでいることもあれば，及んでいないこともある
　　第4度：皮膚層と皮下組織が失われ，筋肉や骨が露出している

【評価の単位】
　1日毎

【留意点】
　－

37. うつ症状に対する治療

【項目の定義】
　うつ症状に対する治療（精神保健指定医の処方によりうつ症状に対する薬を投与している場合，入院精神療法，精神科作業療法及び心身医学療法など，「診療報酬の算定方法」別表第1第2章第8部の精神科専門療法のいずれかを算定している場合に限る）

【評価の単位】
　1日毎

【留意点】
　「うつ症状」は，以下の7項目のそれぞれについて，うつ症状が初めてみられた日以降において，3日間のうち毎日観察された場合を2点，1日又は2日観察された場合を1点として評価を行う。
　　a．否定的な言葉を言った
　　b．自分や他者に対する継続した怒り
　　c．現実には起こりそうもないことに対する恐れを表現した
　　d．健康上の不満を繰返した
　　e．たびたび不安，心配事を訴えた
　　f．悲しみ，苦悩，心配した表情
　　g．何回も泣いたり涙もろい
　本評価によって，3日間における7項目の合計が4点以上であり，かつ，うつ症状に対する治療が行われている場合に限る。
　なお，医師を含めた当該病棟（床）の医療従事者により，原因や治療方針等について検討を行い，治療方針に基づき実施したケアの内容について診療録等に記載すること。

38. 1日8回以上の喀痰吸引

【項目の定義】

1日8回以上の喀痰吸引

【評価の単位】

1日毎

【留意点】

本項目でいう1日8回以上の喀痰吸引とは，夜間を含め3時間に1回程度の喀痰吸引を行っていることをいう。

39. 気管切開又は気管内挿管（発熱を伴う状態を除く）

【項目の定義】

気管切開又は気管内挿管（発熱を伴う状態を除く）

【評価の単位】

1日毎

【留意点】

－

40. 創傷（手術創や感染創を含む），皮膚潰瘍又は下腿若しくは足部の蜂巣炎，膿等の感染症に対する治療

【項目の定義】

創傷（手術創や感染創を含む），皮膚潰瘍又は下腿若しくは足部の蜂巣炎，膿等の感染症に対する治療（1日2回以上，ガーゼや創傷被覆材の交換が必要な場合に限る）

【評価の単位】

1日毎

【留意点】

－

41. 酸素療法（密度の高い治療を要する状態を除く）

【項目の定義】

酸素療法（密度の高い治療を要する状態を除く）

【評価の単位】

1日毎

【留意点】

酸素非投与下において，安静時，睡眠時，運動負荷いずれかで動脈血酸素飽和度が90％以下となる状態であって，医療区分3に該当する状態を除く。すなわち，安静時に3L／分未満の酸素投与下で動脈血酸素飽和度90％以上を維持できる状態〔肺炎等急性増悪により点滴治療を要した状態（点滴を実施した日から30日間までに限る）及びNYHA重症度分類のⅢ度又はⅣ度の心不全の状態を除く〕をいう。なお，毎月末において当該酸素療法を必要とする状態に該当しているか確認を行い，その結果を診療録等に記載すること。

Ⅲ. ADL区分

当日を含む過去3日間の全勤務帯における患者に対する支援のレベルについて，下記の4項目（a.～d.）に0～6の範囲で最も近いものを記入し合計する。新入院（転棟）の場合は，入院（転棟）後の状態について評価する。

項目	内容	支援のレベル
a．ベッド上の可動性	横になった状態からどのように動くか，寝返りをうったり，起き上がったり，ベッド上の身体の位置を調整する	
b．移乗	ベッドからどのように，いすや車いすに座ったり，立ち上がるか（浴槽や便座への移乗は除く）	
c．食事	どのように食べたり，飲んだりするか（上手，下手に関係なく）経管や経静脈栄養も含む	
d．トイレの使用	どのようにトイレ（ポータブルトイレ，便器，尿器を含む）を使用するか 排泄後の始末，おむつの替え，人工肛門またはカテーテルの管理，衣服を整える（移乗は除く）	
		（合計点）

0 自立：手助け，準備，観察は不要または1～2回のみ
1 準備のみ：物や用具を患者の手の届く範囲に置くことが3回以上
2 観察：見守り，励まし，誘導が3回以上
3 部分的な援助：動作の大部分（50％以上）は自分でできる・四肢の動きを助けるなどの体重（身体）を支えない援助を3回以上
4 広範な援助：動作の大部分（50％以上）は自分でできるが，体重を支える援助（たとえば，四肢や体幹の重みを支える）を3回以上
5 最大の援助：動作の一部（50％未満）しか自分でできず，体重を支える援助を3回以上
6 全面依存：まる3日間すべての面で他者が全面援助した（および本動作は一度もなかった場合）

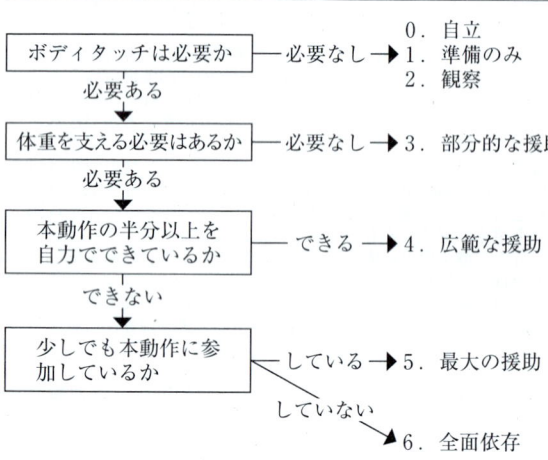

Ⅳ. その他

91. 身体的拘束を実施している

【項目の定義】

抑制帯等，患者の身体又は衣服に触れる何らかの用具を使用して一時的に当該患者の身体を拘束し，その運動を抑制する行動の制限をいう。

【留意点】

患者又は他の患者等の生命又は身体を保護するため緊急やむを得ない場合を除き，身体的拘束を行ってはならないこと。
身体抑制を行う場合には，その態様及び時間，その際の患者の心身の状況並びに緊急やむを得ない理由を記録すること。

⑫（別紙8の2）[新] 医療区分・ADL区分等に係る評価票（療養病棟入院基本料）

氏名	年　月分
	1男 2女　1明 2大 3昭 4平 5令　．．　生

入院元（入院した月に限り記載）
□ 一般病棟（自院以外の急性期病院からの転院）
□ 一般病棟（自院の急性期病棟からの転棟）
□ 他の病棟（急性期医療を担う保険医療機関の一般病棟以外）
□ 介護医療院
□ 介護老人保健施設
□ 特別養護老人ホーム
□ 有料老人ホーム等
□ 自宅

退院先（退院した月に限り記載）
□ 一般病棟（急性期病棟への転院・転棟）
□ 他の病棟（急性期医療を担う保険医療機関の一般病棟以外）
□ 介護医療院
□ 介護老人保健施設
□ 特別養護老人ホーム
□ 有料老人ホーム等
□ 自宅
□ 死亡

【留意事項】
　療養病棟に入院する患者については，別添6の別紙8の「医療区分・ADL区分等に係る評価票　評価の手引き」を用いて毎日評価を行い，患者の状態像に応じて，該当する区分に「○」を記入すること。その際，該当する全ての項目に記載すること。また，頻度が定められていない項目については☆に「○」を記入すること。

Ⅰ　算定期間に限りがある区分

処置等に係る医療区分 3

		期間
1	24時間持続しての点滴	7
2	中心静脈栄養（広汎性腹膜炎，腸閉塞，難治性嘔吐，難治性下痢，活動性の消化管出血，炎症性腸疾患，短腸症候群，消化管瘻若しくは急性膵炎を有する患者以外を対象として，中心静脈栄養を開始した日から30日以内に実施するものに限る）	30

疾患・状態に係る医療区分 2

		期間
3	消化管等の体内からの出血が反復継続している状態	7

処置等に係る医療区分 2

		期間
4	尿路感染症に対する治療	14
5	傷病等によりリハビリテーション	30
6	81，かつ，83の場合	7
7	82，かつ，83の場合	3
8	せん妄に対する治療	7
9	84，かつ，82又は83の場合	7
10	頻回の血糖検査	3

Ⅱ　算定期間に限りがない区分

疾患・状態に係る医療区分 3

11	スモン
12	注1を参照
13	86に該当，かつ，1〜41（13及び31を除く）に1項目以上該当する場合

処置等に係る医療区分 3

		期間
14	中心静脈栄養（広汎性腹膜炎，腸閉塞，難治性嘔吐，難治性下痢，活動性の消化管出血，炎症性腸疾患，短腸症候群，消化管瘻若しくは急性膵炎を有する患者を対象とする場合）	
15	人工呼吸器の使用	
16	ドレーン法又は胸腔若しくは腹腔の洗浄	
17	85，かつ，83の場合	
18	酸素療法（密度の高い治療を要する状態に限る）	
19	感染症の治療の必要性から隔離室での管理	

疾患・状態に係る医療区分 2

20	筋ジストロフィー
21	多発性硬化症
22	筋萎縮性側索硬化症

23	パーキンソン病関連疾患〔進行性核上性麻痺, 大脳皮質基底核変性症, パーキンソン病(ホーエン・ヤールの重症度分類がステージ3以上であって生活機能障害度がⅡ度又はⅢ度の状態に限る)〕
24	その他の指定難病等(11及び20〜23までを除く)
25	脊髄損傷(頸椎損傷を原因とする麻痺が四肢すべてに認められる場合に限る)
26	慢性閉塞性肺疾患(ヒュー・ジョーンズの分類がⅤ度の状態に該当する場合に限る)
27	注2を参照
28	基本診療料の施設基準等の別表第5の3の3の患者
29	悪性腫瘍(医療用麻薬等の薬剤投与による疼痛コントロールが必要な場合に限る)
30	他者に対する暴行が毎日認められる場合
31	86に該当, かつ, 1〜41(13を除く)に該当しない場合

処置等に係る医療区分2

32	中心静脈栄養(広汎性腹膜炎, 腸閉塞, 難治性嘔吐, 難治性下痢, 活動性の消化管出血, 炎症性腸疾患, 短腸症候群, 消化管瘻若しくは急性膵炎を有する患者以外を対象として, 中心静脈栄養を開始した日から30日を超えて実施するものに限る)
33	人工腎臓, 持続緩徐式血液濾過, 腹膜灌流又は血漿交換療法
34	肺炎に対する治療
35	褥瘡に対する治療(皮膚層の部分的喪失が認められる場合又は褥瘡が2ヵ所以上に認められる場合に限る)
36	末梢循環障害による下肢末端の開放創に対する治療
37	うつ症状に対する治療
38	1日8回以上の喀痰吸引
39	気管切開又は気管内挿管(発熱を伴う状態を除く)
40	創傷(手術創や感染創を含む), 皮膚潰瘍又は下腿若しくは足部の蜂巣炎, 膿等の感染症に対する治療
41	酸素療法(18を除く)

	疾患・状態に係る医療区分3(スモンを除く)の該当有無
	疾患・状態に係る医療区分3(スモン)の該当有無
	処置等に係る医療区分3の該当有無
	疾患・状態に係る医療区分2の該当有無
	処置等に係る医療区分2の該当有無
	上記いずれにも該当しない場合(医療区分1)

81	脱水に対する治療
82	頻回の嘔吐に対する治療
83	発熱がある状態
84	経鼻胃管や胃瘻等の経腸栄養
85	気管切開又は気管内挿管
86	医師及び看護職員により, 常時, 監視及び管理を実施している状態
87	中心静脈カテーテル関連血流感染症に対しての治療
91	身体的拘束を実施している

Ⅲ ADL区分評価

【留意事項】 月初め（月の途中から入院又は転棟してきた場合には，入院又は転棟時）に，必ず各項目に評価点（0～6）を記入することとし，その後ADLが変化した場合は該当日に評価点を記入すること。なお，該当日以降に各区分のADLの変化がなければ記入しなくても良い。

		1～31（日々の評価点記入欄）
a	ベッド上の可動性	
b	移乗	
c	食事	
d	トイレの使用	
	ADL得点（合計得点0～24）	

患者の状態像評価

【留意事項】 月初め（月の途中から入院した場合には，入院時）に，必ずⅠ～Ⅲの評価結果に基づき，該当する区分に「○」を記入することとし，その後状態等が変化し，該当しなくなった場合には「×」を記入すること。なお，該当日以降に状態等の変化がなければ記入しなくても良い。

	疾患・状態に係る医療区分の評価	処置等に係る医療区分評価	ADL区分の評価		1～31
1	医療区分3	医療区分3の該当項目数が1以上（スモン除く）	医療区分3の該当項目数が1以上	ADL区分3	ADL得点23～24
2	医療区分3	医療区分3の該当項目数が1以上（スモン除く）	医療区分3の該当項目数が1以上	ADL区分2	ADL得点11～22
3	医療区分3	医療区分3の該当項目数が1以上（スモン除く）	医療区分3の該当項目数が1以上	ADL区分1	ADL得点0～10
4	医療区分3	医療区分3の該当項目数が1以上（スモン除く）	医療区分2	医療区分3の該当項目数が0で医療区分2の該当項目数が1以上	ADL区分3	ADL得点23～24
5	医療区分3	医療区分3の該当項目数が1以上（スモン除く）	医療区分2	医療区分3の該当項目数が0で医療区分2の該当項目数が1以上	ADL区分2	ADL得点11～22
6	医療区分3	医療区分3の該当項目数が1以上（スモン除く）	医療区分2	医療区分3の該当項目数が0で医療区分2の該当項目数が1以上	ADL区分1	ADL得点0～10
7	医療区分3	医療区分3の該当項目数が1以上（スモン除く）	医療区分1	医療区分評価3・2いずれの該当項目数も0	ADL区分3	ADL得点23～24
8	医療区分3	医療区分3の該当項目数が1以上（スモン除く）	医療区分1	医療区分評価3・2いずれの該当項目数も0	ADL区分2	ADL得点11～22
9	医療区分3	医療区分3の該当項目数が1以上（スモン除く）	医療区分1	医療区分評価3・2いずれの該当項目数も0	ADL区分1	ADL得点0～10
10	医療区分2	医療区分3の該当項目数が0で医療区分2の該当項目数が1以上	医療区分3	医療区分3の該当項目数が1以上	ADL区分3	ADL得点23～24
11	医療区分2	医療区分3の該当項目数が0で医療区分2の該当項目数が1以上	医療区分3	医療区分3の該当項目数が1以上	ADL区分2	ADL得点11～22
12	医療区分2	医療区分3の該当項目数が0で医療区分2の該当項目数が1以上	医療区分3	医療区分3の該当項目数が1以上	ADL区分1	ADL得点0～10
13	医療区分2	医療区分3の該当項目数が0で医療区分2の該当項目数が1以上	医療区分2	医療区分3の該当項目数が0で医療区分2の該当項目数が1以上	ADL区分3	ADL得点23～24
14	医療区分2	医療区分3の該当項目数が0で医療区分2の該当項目数が1以上	医療区分2	医療区分3の該当項目数が0で医療区分2の該当項目数が1以上	ADL区分2	ADL得点11～22
15	医療区分2	医療区分3の該当項目数が0で医療区分2の該当項目数が1以上	医療区分2	医療区分3の該当項目数が0で医療区分2の該当項目数が1以上	ADL区分1	ADL得点0～10
16	医療区分2	医療区分3の該当項目数が0で医療区分2の該当項目数が1以上	医療区分1	医療区分評価3・2いずれの該当項目数も0	ADL区分3	ADL得点23～24
17	医療区分2	医療区分3の該当項目数が0で医療区分2の該当項目数が1以上	医療区分1	医療区分評価3・2いずれの該当項目数も0	ADL区分2	ADL得点11～22
18	医療区分2	医療区分3の該当項目数が0で医療区分2の該当項目数が1以上	医療区分1	医療区分評価3・2いずれの該当項目数も0	ADL区分1	ADL得点0～10
19	医療区分1	医療区分評価3・2いずれの該当項目数も0	医療区分3	医療区分3の該当項目数が1以上	ADL区分3	ADL得点23～24
20	医療区分1	医療区分評価3・2いずれの該当項目数も0	医療区分3	医療区分3の該当項目数が1以上	ADL区分2	ADL得点11～22
21	医療区分1	医療区分評価3・2いずれの該当項目数も0	医療区分3	医療区分3の該当項目数が1以上	ADL区分1	ADL得点0～10
22	医療区分1	医療区分評価3・2いずれの該当項目数も0	医療区分2	医療区分3の該当項目数が0で医療区分2の該当項目数が1以上	ADL区分3	ADL得点23～24
23	医療区分1	医療区分評価3・2いずれの該当項目数も0	医療区分2	医療区分3の該当項目数が0で医療区分2の該当項目数が1以上	ADL区分2	ADL得点11～22
24	医療区分1	医療区分評価3・2いずれの該当項目数も0	医療区分2	医療区分3の該当項目数が0で医療区分2の該当項目数が1以上	ADL区分1	ADL得点0～10

25	医療区分1	医療区分評価3・2いずれの該当項目数も0	医療区分1	医療区分評価3・2いずれの該当項目数も0	ADL区分3	ADL得点23~24
26	医療区分1	医療区分評価3・2いずれの該当項目数も0	医療区分1	医療区分評価3・2いずれの該当項目数も0	ADL区分2	ADL得点11~22
27	医療区分1	医療区分評価3・2いずれの該当項目数も0	医療区分1	医療区分評価3・2いずれの該当項目数も0	ADL区分1	ADL得点0~10
28	医療区分3	医療区分3（スモン）に該当			ADL区分3	ADL得点23~24
29	医療区分3	医療区分3（スモン）に該当			ADL区分2	ADL得点11~22
30	医療区分3	医療区分3（スモン）に該当			ADL区分1	ADL得点0~10

※ 当該患者に係る疾患又は状態等，ADL区分評価については，該当する全てのものについて記入すること。

注1
ア　平成20年3月31日において現に障害者施設等入院基本料を算定する病棟に入院している患者のうち，重度の肢体不自由児（者），脊髄損傷等の重度障害者，重度の意識障害者，筋ジストロフィー患者，難病患者等であって別表第5の2若しくは別表第5の3の患者
イ　「基本診療料の施設基準等」の別表第12に掲げる神経難病等の患者であって，平成18年6月30日において現に特殊疾患療養病棟入院料1を算定する療養病棟に入院している患者（仮性球麻痺の患者以外の患者に限る）
ウ　平成20年3月31日において現に特殊疾患入院医療管理料を算定する病室に入院している患者のうち，脊髄損傷等の重度障害者，重度の意識障害者，筋ジストロフィー患者，難病患者等
エ　平成20年3月31日において現に特殊疾患療養病棟入院料1を算定する病棟に入院している患者のうち，脊髄損傷等の重度障害者，重度の意識障害者，筋ジストロフィー患者，難病患者等

注2
ア　平成20年3月31日において現に障害者施設等入院基本料を算定する病棟に入院している患者のうち，重度の肢体不自由児（者），脊髄損傷等の重度障害者，重度の意識障害者，筋ジストロフィー患者，難病患者等であって別表第5の2又は別表第5の3の患者以外の患者
イ　「基本診療料の施設基準等」の別表第12に掲げる神経難病等の患者であって，平成18年6月30日において現に特殊疾患療養病棟入院料2を算定する療養病棟に入院している患者（仮性球麻痺の患者以外の患者に限る）（別表第5の2の患者は除く）
ウ　平成20年3月31日において現に特殊疾患療養病棟入院料2を算定する病棟に入院している患者のうち，重度の肢体不自由児（者）等，重度の障害者（脊髄損傷等の重度障害者，重度の意識障害者，筋ジストロフィー患者及び難病患者等を除く）（別表第5の2の患者は除く）

褥瘡の状態の評価

【留意事項】ADL区分3の状態の患者において，褥瘡対策加算を算定する日は，別紙様式46「褥瘡対策に関する評価」を用いて評価した当該日のDESIGN-R2020の合計点（深さの点数は加えない）を必ず記入すること。なお，ADL区分3以外の状態の日又は褥瘡対策加算を算定しない日は記入しなくても良い。

DESIGN-Rの合計点（深さの点数は加えない）

⓭別添6－別紙12　認知症高齢者の日常生活自立度判定基準（抜粋）

ランク	判定基準	見られる症状・行動の例
Ⅰ	何らかの認知症を有するが，日常生活は家庭内及び社会的にほぼ自立している。	
Ⅱ	日常生活に支障を来すような症状・行動や意思疎通の困難さが多少見られても，誰かが注意していれば自立できる。	
Ⅱa	家庭外で上記Ⅱの状態が見られる。	たびたび道に迷うとか，買い物や事務，金銭管理などそれまでできたことにミスが目立つ等
Ⅱb	家庭内でも上記Ⅱの状態が見られる。	服薬管理ができない，電話の応対や訪問者との対応などひとりで留守番ができない等
Ⅲ	日常生活に支障を来すような症状・行動や意思疎通の困難さが見られ，介護を必要とする。	
Ⅲa	日中を中心として上記Ⅲの状態が見られる。	着替え，食事，排便・排尿が上手にできない・時間がかかるやたらに物を口に入れる，物を拾い集める，徘徊，失禁，大声・奇声をあげる，火の不始末，不潔行為，性的異常行為等
Ⅲb	夜間を中心として上記Ⅲの状態が見られる。	ランクⅢaに同じ
Ⅳ	日常生活に支障を来すような症状・行動や意思疎通の困難さが頻繁に見られ，常に介護を必要とする。	ランクⅢに同じ
M	著しい精神症状や周辺症状あるいは重篤な身体疾患が見られ，専門医療を必要とする。	せん妄，妄想，興奮，自傷・他害等の精神症状や精神症状に起因する問題行動が継続する状態等

「認知症高齢者の日常生活自立度判定基準」の活用について（平成18年4月3日老発第0403003号）厚生省老人保健福祉局長通知

⓮別添6－別紙13　障害老人の日常生活自立度（寝たきり度）判定基準（抜粋）

生活自立	ランクJ	何らかの障害等を有するが，日常生活はほぼ自立しており独力で外出する 1　交通機関等を利用して外出する

準寝たきり	ランクA	2 隣近所へなら外出する 屋内での生活は概ね自立しているが，介助なしには外出しない 1 介助により外出し，日中はほとんどベッドから離れて生活している 2 外出の頻度が少なく，日中も寝たり起きたりの生活をしている
寝たきり	ランクB	屋内での生活は何らかの介助を要し，日中もベッド上での生活が主体であるが座位を保つ 1 車椅子に移乗し，食事，排泄はベッドから離れて行う 2 介助により車椅子に移乗する
	ランクC	1日中ベッド上で過ごし，排泄，食事，着替において介助を要する 1 自力で寝返りをうつ 2 自力で寝返りもうたない

※ 判定に当たっては補装具や自助具等の器具を使用した状態であっても差し支えない。
「障害老人の日常生活自立度（寝たきり度）判定基準」の活用について（平成3年11月18日老健第102－2号）　厚生省大臣官房老人保健福祉部長通知

第6　診療所の入院基本料の施設基準等

1　通則

(1) 診療所であること。
(2) 当該保険医療機関を単位として看護を行うものであること。
(3) 看護又は看護補助は，当該保険医療機関の看護職員又は当該保険医療機関の主治医若しくは看護師の指示を受けた看護補助者が行うものとする。
(4) 現に看護に従事している看護職員の数を当該診療所内の見やすい場所に掲示していること。
(5) (4)の掲示事項について，原則として，ウェブサイトに掲載していること。

2　有床診療所入院基本料の施設基準

(1) 有床診療所入院基本料の注1に規定する入院基本料の施設基準
　イ　有床診療所入院基本料1の施設基準
　　① 当該診療所（療養病床を除く）における看護職員の数が，7以上であること。
　　② 患者に対して必要な医療を提供するために適切な機能を担っていること。
　ロ　有床診療所入院基本料2の施設基準
　　① 当該診療所（療養病床を除く）における看護職員の数が，4以上7未満であること。
　　② イの②の基準を満たすものであること。
　ハ　有床診療所入院基本料3の施設基準
　　① 当該診療所（療養病床を除く）における看護職員の数が，1以上4未満であること。
　　② イの②の基準を満たすものであること。
　ニ　有床診療所入院基本料4の施設基準
　　イの①の基準を満たすものであること。
　ホ　有床診療所入院基本料5の施設基準
　　ロの①の基準を満たすものであること。
　ヘ　有床診療所入院基本料6の施設基準
　　ハの①の基準を満たすものであること。
(2) 有床診療所急性期患者支援病床初期加算及び有床診療所在宅患者支援病床初期加算の施設基準
　イ　有床診療所急性期患者支援病床初期加算の施設基準
　　次のいずれかに該当すること。
　　① 在宅療養支援診療所であって，過去1年間に訪問診療を実施しているものであること。
　　② 急性期医療を担う診療所であること。
　　③ 緩和ケアに係る実績を有する診療所であること。
　ロ　有床診療所在宅患者支援病床初期加算の施設基準
　　イの①から③までのいずれかに該当すること。
(3) 夜間緊急体制確保加算の施設基準
　入院患者の病状の急変に備えた緊急の診療提供体制を確保していること。
(4) 医師配置加算の施設基準
　イ　医師配置加算1の施設基準
　　次のいずれにも該当すること。
　　① 当該診療所における医師の数が，2以上であること。
　　② 次のいずれかに該当すること。
　　　1 在宅療養支援診療所であって，訪問診療を実施しているものであること。
　　　2 急性期医療を担う診療所であること。
　ロ　医師配置加算2の施設基準
　　当該診療所における医師の数が，2以上であること（イに該当する場合を除く）。
(5) 看護配置加算，夜間看護配置加算及び看護補助配置加算の施設基準
　イ　看護配置加算1の施設基準
　　当該診療所（療養病床を除く）における看護職員の数が，看護師3を含む10以上であること。
　ロ　看護配置加算2の施設基準
　　当該診療所（療養病床を除く）における看護職員の数が，10以上であること（イに該当する場合を除く）。
　ハ　夜間看護配置加算1の施設基準
　　当該診療所における夜間の看護職員及び看護補助者の数が，看護職員1を含む2以上であること。
　ニ　夜間看護配置加算2の施設基準
　　当該診療所における夜間の看護職員の数が，1以上であること（ハに該当する場合を除く）。
　ホ　看護補助配置加算1の施設基準
　　当該診療所（療養病床を除く）における看護補助者の数が，2以上であること。
　ヘ　看護補助配置加算2の施設基準
　　当該診療所（療養病床を除く）における看護補助者の数が，1以上であること（ホに該当する場合を除く）。
(6) 看取り加算の施設基準
　当該診療所における夜間の看護職員の数が1以上であること。
(7) 有床診療所入院基本料の注9に規定する厚生労働大臣が定める施設基準
　当該診療所が，有床診療所入院基本料に係る病床

及び有床診療所療養病床入院基本料に係る病床の双方を有していること。
(8) 栄養管理実施加算の施設基準
　イ　当該保険医療機関内に，常勤の管理栄養士が1名以上配置されていること。
　ロ　栄養管理を行うにつき必要な体制が整備されていること。
(9) 有床診療所在宅復帰機能強化加算の施設基準
　在宅復帰支援を行うにつき十分な実績等を有していること。
(10) 有床診療所入院基本料の注12に規定する介護障害連携加算の施設基準
　介護保険法施行令（平成10年政令第412号）第2条各号に規定する疾病を有する40歳以上65歳未満の者若しくは65歳以上の者又は重度の肢体不自由児（者）の受入れにつき，十分な体制を有していること。

3　有床診療所療養病床入院基本料の施設基準等

(1) 通則
　療養病床であること。
(2) 有床診療所療養病床入院基本料の施設基準等
　イ　有床診療所療養病床入院基本料の注1に規定する入院基本料の施設基準
　　① 当該有床診療所に雇用され，その療養病床に勤務することとされている看護職員の数は，当該療養病床の入院患者の数が4又はその端数を増すごとに1以上であること。
　　② 当該有床診療所に雇用され，その療養病床に勤務することとされている看護補助者の数は，当該療養病床の入院患者の数が4又はその端数を増すごとに1以上であること。
　　③ 当該病棟に入院している患者に係る褥瘡の発生割合等について継続的に測定を行い，その結果に基づき評価を行っていること。
　　④ 当該病棟の入院患者に関するロの区分に係る疾患・状態及び処置等並びにADLの判定基準による判定について，記録していること。
　ロ　有床診療所療養病床入院基本料の注1本文に規定する厚生労働大臣が定める区分
　　① 入院基本料A
　　　医療区分3（p.1308）の患者
　　② 入院基本料B
　　　医療区分2の患者（医療区分3の患者を除く）であって，ADL区分3又はADL区分2であるもの
　　③ 入院基本料C
　　　医療区分2の患者（医療区分3の患者を除く）であって，ADL区分1であるもの
　　④ 入院基本料D
　　　別表第5の2の1に掲げる疾患・状態にある患者及び同表の2に掲げる処置等が実施されている患者並びに別表第5の3の1に掲げる疾患・状態にある患者及び同表の2に掲げる処置等が実施されている患者並びに同表の3に掲げる患者以外の患者（以下「医療区分1の患者」という）であって，ADL区分3であるもの
　　⑤ 入院基本料E
　　　医療区分1の患者であって，ADL区分2又はADL区分1であるもの
　ハ　有床診療所療養病床入院基本料に含まれる画像診断及び処置の費用並びに含まれない除外薬剤及び注射薬の費用
　　有床診療所療養病床入院基本料（特別入院基本料を含む）を算定する患者に対して行った検査，投薬，注射並びに別表第5（p.1307）に掲げる画像診断及び処置の費用（フィルムの費用を含む）は，当該入院基本料に含まれるものとし，別表第5（p.1307）及び別表第5の1の2（p.1308）に掲げる薬剤及び注射薬の費用は，当該入院基本料に含まれないものとする。
　ニ　有床診療所療養病床入院基本料の注4に規定する厚生労働大臣が定める状態
　　別表第5の4（p.1309）に掲げる状態
　ホ　有床診療所急性期患者支援療養病床初期加算及び有床診療所在宅患者支援療養病床初期加算の施設基準
　　在宅療養支援診療所であって，過去1年間に訪問診療を実施しているものであること。
　ヘ　看取り加算の施設基準
　　当該診療所における夜間の看護職員の数が1以上であること。
　ト　有床診療所入院基本料の注9に規定する厚生労働大臣が定める施設基準
　　当該診療所が，有床診療所入院基本料に係る病床及び有床診療所療養病床入院基本料に係る病床の双方を有していること。
　チ　栄養管理実施加算の施設基準
　　① 当該保険医療機関内に，常勤の管理栄養士が1名以上配置されていること。
　　② 栄養管理を行うにつき必要な体制が整備されていること。
(3) 有床診療所療養病床在宅復帰機能強化加算の施設基準
　在宅復帰支援を行うにつき十分な実績等を有していること。

事務連絡　問　有床診療所療養病床入院基本料における有床診療所急性期患者支援療養病床初期加算及び有床診療所在宅患者支援療養病床初期加算の「過去1年間に在宅患者訪問診療料の実績」とは月ごとの患者数でよいのか。患者の氏名なども必要なのか。
答　当該保険医療機関において，届出日の直近1年間に在宅患者の訪問診療を1件以上実施していることを第三者により確認可能な書類が添付されていれば，その様式や記載内容は問わない。
(平22.3.29.　一部修正)

→ **第3　診療所の入院基本料等に関する施設基準**
診療所である保険医療機関の入院基本料等に関する基準は，「基本診療料の施設基準等」並びに第2（編注：「病院の入院基本料等に関する施設基準」，p.1100）の4の(1)のア及びイ，(2)のア及びオ，キの(イ)及び(ロ)，ク並びに(6)のア及びイの他，下記のとおりとする。
1　看護関連記録が整備され，勤務の実態が明確である。なお，看護関連記録の様式，名称等は，各診療所が適当とする方法で差し支えない。
2　看護職員の数は，入院患者の看護と外来，手術等の看護が一体として実施されている実態を踏まえ，当該診療所に勤務しその業務に従事する看護師又は准看護師の数とする。
3　個々の患者の病状にあった適切な看護が実施されている。また，効果的な医療が提供できるよう，看護計画が策定されている。
4　当該保険医療機関においてパートタイム労働者として継続して勤務する看護要員の人員換算の方法は，

$$\frac{パートタイム労働者の1か月間の実労働時間}{常勤職員の所定労働時間}$$

による。ただし，計算に当たって1人のパートタイム労働者の実労働時間が常勤職員の所定労働時間を超えた場合は，

所定労働時間以上の勤務時間は算入せず,「1人」として算出する。なお,常勤職員の週当たりの所定労働時間が32時間未満の場合は,32時間を所定労働時間として計算する。

5 有床診療所入院基本料の施設基準
(1) 有床診療所入院基本料1の施設基準
　ア　当該診療所(療養病床を除く)における看護職員の数が,7以上である。
　イ　次の施設基準のうち,(イ)に該当する又は(ロ)から(ル)までのうち2つ以上に該当する。
　　(イ) 過去1年間に,介護保険によるリハビリテーション(介護保険法第8条第8項に規定する通所リハビリテーション又は同法第8条の2第8項に規定する介護予防通所リハビリテーション),同法第8条第6項に規定する居宅療養管理指導,同条第10項に規定する短期入所療養介護,同条第23項に規定する複合型サービス,同法第8条の2第6項に規定する介護予防居宅療養管理指導若しくは同条第10項に規定する介護予防短期入所療養介護を提供している実績があり,同法第8条第29項に規定する介護医療院を併設している,又は同法第46条第1項に規定する指定居宅介護支援事業者若しくは同法第53条第1項に規定する指定介護予防サービス事業者である。
　　(ロ) 在宅療養支援診療所であって,過去1年間に訪問診療を実施した実績がある。
　　(ハ) 過去1年間の急変時の入院件数が6件以上である。なお,「急変時の入院」とは,患者の病状の急変等による入院を指し,予定された入院は除く。
　　(ニ) 「注6」に規定する夜間看護配置加算1又は2の届出を行っている。
　　(ホ) A001再診料の「注10」に規定する時間外対応加算1の届出を行っている。
　　(ヘ) 過去1年間の新規入院患者のうち,他の急性期医療を担う病院の一般病棟からの受入れが1割以上である。なお,急性期医療を担う病院の一般病棟とは,一般病棟入院基本料〔特定機能病院入院基本料(一般病棟に限る)又は専門病院入院基本料〕,10対1入院基本料〔特定機能病院入院基本料(一般病棟に限る)又は専門病院入院基本料に限る〕,13対1入院基本料(専門病院入院基本料に限る)又は15対1入院基本料(専門病院入院基本料に限る)を算定する病棟である。ただし,地域一般入院基本料,13対1入院基本料又は15対1入院基本料を算定する保険医療機関にあってはA205救急医療管理加算の算定を行っている場合に限る。
　　(ト) 過去1年間の当該保険医療機関内における看取りの実績が2件以上である。
　　(チ) 過去1年間の全身麻酔,脊椎麻酔又は硬膜外麻酔(手術を実施した場合に限る)の患者数(分娩を除く)が30件以上である。
　　(リ) A317特定一般病棟入院料の「注1」に規定する厚生労働大臣が定める地域に所在する有床診療所である。
　　(ヌ) 過去1年間の分娩を行った総数(帝王切開を含む)が30件以上である。
　　(ル) 過去1年間に,A208乳幼児加算・幼児加算,A212超重症児(者)入院診療加算・準超重症児(者)入院診療加算又はA221-2小児療養環境特別加算を算定した実績がある。
(2) 有床診療所入院基本料2の施設基準
　ア　当該診療所(療養病床を除く)における看護職員の数が,4以上7未満である。
　イ　(1)のイを満たしている。
(3) 有床診療所入院基本料3の施設基準
　ア　当該診療所(療養病床を除く)における看護職員の数が,1以上4未満である。
　イ　(1)のイを満たしている。
(4) 有床診療所入院基本料4の施設基準
(1)のアを満たしている。
(5) 有床診療所入院基本料5の施設基準
(2)のアを満たしている。
(6) 有床診療所入院基本料6の施設基準
(3)のアを満たしている。

6 有床診療所入院基本料1,2,4又は5の届出をしている診療所にあっては,看護師を1人以上配置することが望ましい。

7 夜間(当該診療所が診療応需の態勢を解除している時間帯で概ね午後6時から午前8時までをいう)における緊急時の体制を整備することとし,看護要員を1人以上配置している。

8 有床診療所急性期患者支援病床初期加算及び有床診療所在宅患者支援病床初期加算の施設基準
次のいずれかに該当する。
(1) 在宅療養支援診療所であって,過去1年間に訪問診療を実施した実績がある。
(2) 全身麻酔,脊椎麻酔又は硬膜外麻酔(手術を実施した場合に限る)の患者数が年間30件以上である。
(3) 救急病院等を定める省令に基づき認定された救急診療所である。
(4) 「救急医療対策の整備事業について」に規定された在宅当番医制又は病院群輪番制に参加している有床診療所である。
(5) B001の「22」がん性疼痛緩和指導管理料を算定している。
(6) 「注6」に規定する夜間看護配置加算1又は2を算定しており,夜間の診療応需態勢を確保している。

9 医師配置加算の施設基準
(1) 医師配置加算1については,次のいずれかに該当する診療所である。
　ア　在宅療養支援診療所であって,過去1年間に訪問診療を実施した実績がある。
　イ　全身麻酔,脊椎麻酔又は硬膜外麻酔(手術を実施した場合に限る)の患者数が年間30件以上である。
　ウ　救急病院等を定める省令に基づき認定された救急診療所である。
　エ　「救急医療対策の整備事業について」に規定された在宅当番医制又は病院群輪番制に参加している有床診療所である。
　オ　B001の「22」がん性疼痛緩和指導管理料を算定している。
　カ　「注6」に規定する夜間看護配置加算1又は2を算定しており,夜間の診療応需態勢を確保している。
(2) 施設基準に係る当該有床診療所における医師数は,常勤の医師(週4日以上常態として勤務しており,かつ,所定労働時間が週32時間以上である者をいう)の他,非常勤医師の実労働時間数を常勤換算し算入することができる。

10 看護配置に係る加算の施設基準
(1) 看護配置加算1については,看護職員の数が,看護師3名を含む10名以上である。
(2) 看護配置加算2については,看護職員の数が10名以上である。ただし,看護配置加算1に該当する場合を除く。
(3) 夜間看護配置加算1については,夜間の看護要員の数が,看護職員1名を含む2名以上である。なお,2名のうち1名は当直で良いが,看護職員が1名のみである場合には,当該看護職員については当直によることはできない。
(4) 夜間看護配置加算2については,夜間の看護職員の数が1名以上である。ただし,夜間看護配置加算1に該当する場合を除く。なお,当該看護職員については,当直でも良い。

事務連絡 夜間看護配置加算
問　夜間看護配置加算2の要件である「夜間の看護職員の数が1以上であること」とは,当直でもよいか。
答　よい。交代制など夜勤体制を整備している必要はない。

(平20.5.9. 一部修正)

11 看護補助配置加算の施設基準
(1) 看護補助配置加算1については，当該診療所（療養病床を除く）における看護補助者の数が2名以上である。
(2) 看護補助配置加算2については，当該診療所（療養病床を除く）における看護補助者の数が1名である。ただし，看護補助配置加算1に該当する場合を除く。

12 看取り加算の施設基準
当該診療所における夜間の看護職員の数が1以上である。ただし，有床診療所入院基本料と有床診療所療養病床入院基本料のいずれも届け出ている保険医療機関においては，届出を行っているいずれかの病床で夜間の看護職員の数が1以上である。

13 栄養管理実施加算の基準
栄養管理を担当する常勤の管理栄養士が1名以上配置されている。

14 療養病床を有する場合は，長期にわたり療養を必要とする患者にふさわしい看護を行うのに必要な器具器械が備え付けられている。

15 「基本診療料の施設基準等」の第6の3〔「有床診療所療養病床入院基本料の施設基準等」，p.1138〕の(2)のロに規定する区分
当該療養病床に入院する患者については，別添6の別紙8の「医療区分・ADL区分等に係る評価票　評価の手引き」を用いて毎日評価を行い，⓯別添6の別紙8の3（p.1141）の「医療区分・ADL区分等に係る評価票（有床診療所療養病床入院基本料）」の所定の欄に記載する。その際，該当する全ての項目に記載する。

16 医療区分2に定める「褥瘡に対する治療を実施している状態」については，入院又は転院時既に褥瘡を有していた患者に限り，治癒又は軽快後も30日間に限り，引き続き医療区分2として取り扱うことができる。ただし，本取扱いを行う場合においては，入院している患者に係る褥瘡の発生割合について，当該患者又は家族の求めに応じて説明を行う。なお，褥瘡の発生割合とは，有床診療所療養病床入院基本料を算定する全入院患者数に占める褥瘡患者数（入院又は転院時既に発生していた褥瘡患者を除く）の割合である。

17 有床診療所急性期患者支援療養病床初期加算及び有床診療所在宅患者支援療養病床初期加算の施設基準
在宅療養支援診療所であって，過去1年間に訪問診療を実施した実績がある。

18 「基本診療料の施設基準等」の第6の3の(2)のイの③に規定する褥瘡の発生割合等の継続的な測定及び評価
当該施設（療養病床に限る）に入院する個々の患者について，褥瘡又は尿路感染症の発生状況や身体的拘束の実施状況を継続的に把握している。なお，その結果を⓯別添6の別紙8の3（p.1141）の「医療区分・ADL区分等に係る評価票（有床診療所療養病床入院基本料）」の所定の欄に記載することが望ましい。

19 有床診療所入院基本料の「注11」に規定する在宅復帰機能強化加算の施設基準
次の施設基準を全て満たしている。
(1) 有床診療所入院基本料1，有床診療所入院基本料2又は有床診療所入院基本料3を届け出ている保険医療機関である。
(2) 次のいずれにも適合する。
  ア 当該病床から退院した患者に占める在宅に退院した患者の割合が7割以上であり，その割合は，次の(イ)に掲げる数を(ロ)に掲げる数で除して算出する。なお，在宅に退院した患者とは，他の保険医療機関へ転院した患者及び介護老人保健施設に入所する患者を除く患者をいい，退院した患者の在宅での生活が1月以上継続する見込みであることを確認できる患者をいう。
    (イ) 直近6月間に退院した患者（第2部「通則5」に規定する入院期間が通算される再入院患者及び死亡退院した患者を除く）のうち，在宅に退院した患者数
    (ロ) 直近6か月間に退院した患者数〔第2部「通則5」に規定する入院期間が通算される再入院患者及び死亡退院した患者を除き，他の保険医療機関へ転院した者等を含む。ただし，病状の急性増悪等により，他の保険医療機関〔当該保険医療機関と特別の関係（p.72）にあるものを除く〕での治療が必要になり転院した患者を除く。なお，当該患者の数及び各患者の症状記載の一覧を，届出の際に添付する〕
  イ 在宅に退院した患者の退院後1月以内に，当該患者の在宅における生活が1月以上継続する見込みであることを確認し，記録している。なお，当該確認は，当該保険医療機関の職員が当該患者の居宅を訪問すること，当該保険医療機関が在宅療養を担当する保険医療機関から情報提供を受けること，又は当該患者が当該保険医療機関を受診した際に情報提供を受けることによって行うことを原則とするが，当該患者の居宅が遠方にある場合等，これらの方法によりがたい場合には，電話等により確認することができる。
(3) 平均在院日数が90日以内である。

20 有床診療所療養病床入院基本料の「注11」に規定する在宅復帰機能強化加算の施設基準
(1) 当該病床から退院した患者に占める在宅に退院した患者の割合が5割以上である。なお，その割合を算出するに当たっては，有床診療所入院基本料の「注11」に規定する在宅復帰機能強化加算に係る算出方法による。
(2) 在宅に退院した患者の退院後1月以内に，当該患者の在宅における生活が1月以上（医療区分3の患者については14日以上）継続する見込みであることを確認し，記録している。なお，当該確認は，当該保険医療機関の職員が当該患者の居宅を訪問すること，当該保険医療機関が在宅療養を担当する保険医療機関から情報提供を受けること又は当該患者が当該保険医療機関を受診した際に情報提供を受けることによって行うことを原則とするが，当該患者の居宅が遠方にある場合等，これらの方法によりがたい場合には，電話等により確認することができる。
(3) 平均在院日数が365日以内である。

21 有床診療所入院基本料の「注12」に規定する介護障害連携加算1の施設基準
次の施設基準を全て満たしている。
(1) 有床診療所入院基本料1又は有床診療所入院基本料2を届け出ている保険医療機関である。
(2) 次のいずれかを満たす。
  ア 5の(1)のイの(イ)を満たしている。
  イ 過去1年間に，介護保険法第8条第5項に規定する訪問リハビリテーション又は同法第8条の2第4項に規定する介護予防訪問リハビリテーションを提供した実績がある。
  ウ 過去1年間に，C009在宅患者訪問栄養食事指導料又は介護保険法第8条第6項に規定する居宅療養管理指導（管理栄養士により行われるものに限る）若しくは同法第8条の2第5項に規定する介護予防居宅療養管理指導（管理栄養士により行われるものに限る）を提供した実績がある。
  エ 過去1年間に，障害者の日常生活及び社会生活を総合的に支援するための法律第5条第8項に規定する指定短期入所を提供した実績がある。

22 有床診療所入院基本料の「注12」に規定する介護障害連携加算2の施設基準
次の施設基準を全て満たしている。
(1) 有床診療所入院基本料3を届け出ている保険医療機関である。
(2) 21の(2)を満たす。

【入院基本料の届出に関する事項】
1 病院の入院基本料の施設基準に係る届出について
(1) 病院の入院基本料の施設基準に係る届出は，別添7

⑮（別紙8の3）新 医療区分・ADL区分等に係る評価票（有床診療所療養病床入院基本料）

年　　月分		
氏名		1男 2女　1明 2大 3昭 4平 5令　．．生

入院元（入院した月に限り記載）
☐ 一般病棟（自院以外の急性期病院からの転院）
☐ 一般病棟（自院の急性期病棟からの転棟）
☐ 他の病棟（急性期医療を担う保険医療機関の一般病棟以外）
☐ 介護医療院
☐ 介護老人保健施設
☐ 特別養護老人ホーム
☐ 有料老人ホーム等
☐ 自宅

退院先（退院した月に限り記載）
☐ 一般病棟（急性期病棟への転院・転棟）
☐ 他の病棟（急性期医療を担う保険医療機関の一般病棟以外）
☐ 介護医療院
☐ 介護老人保健施設
☐ 特別養護老人ホーム
☐ 有料老人ホーム等
☐ 自宅
☐ 死亡

【留意事項】
　療養病床に入院する患者については、別添6の別紙8の「医療区分・ADL区分等に係る評価票　評価の手引き」を用いて毎日評価を行い、患者の状態像に応じて、該当する区分に「○」を記入すること。その際、該当する全ての項目に記載すること。また、頻度が定められていない項目については☆に「○」を記入すること。

Ⅰ 算定期間に限りがある区分

医療区分 3　　期間

1　24時間持続しての点滴	7

医療区分 2　　期間

3　消化管等の体内からの出血が反復継続している状態	7
4　尿路感染症に対する治療	14
5　傷病等によりリハビリテーション	30
6　81，かつ，83の場合	7
7　82，かつ，83の場合	3
8　せん妄に対する治療	7
9　84，かつ，82又は83の場合	7
10　頻回の血糖検査	3

Ⅱ 算定期間に限りがない区分

医療区分 3

11　スモン
12　注1を参照
13　86に該当，かつ，1～41（13及び31を除く）に1項目以上該当する場合
14　中心静脈栄養
15　人工呼吸器の使用
16　ドレーン法又は胸腔若しくは腹腔の洗浄
17　85，かつ，83の場合
18　酸素療法（密度の高い治療を要する状態に限る）
19　感染症の治療の必要性から隔離室での管理

医療区分 2

20　筋ジストロフィー
21　多発性硬化症
22　筋萎縮性側索硬化症
23　パーキンソン病関連疾患〔進行性核上性麻痺，大脳皮質基底核変性症，パーキンソン病（ホーエン・ヤールの重症度分類がステージ3以上であって生活機能障害度がⅡ度又はⅢ度の状態に限る）〕
24　その他の指定難病等（11及び20～23までを除く）
25　脊髄損傷（頸椎損傷を原因とする麻痺が四肢すべてに認められる場合に限る）

番号	項目	
26	慢性閉塞性肺疾患（ヒュー・ジョーンズの分類がV度の状態に該当する場合に限る）	
27	注2を参照	
28	基本診療料の施設基準等の別表第5の3の3の患者	1 2 3 4 5 6 7 8 9 10 11 12 13 14 15 16 17 18 19 20 21 22 23 24 25 26 27 28 29 30 31
29	悪性腫瘍（医療用麻薬等の薬剤投与による疼痛コントロールが必要な場合に限る）	
30	他者に対する暴行が毎日認められる場合	
31	86に該当，かつ，1～41（13を除く）に該当しない場合	
33	人工腎臓，持続緩徐式血液濾過，腹膜灌流又は血漿交換療法	1 2 3 4 5 6 7 8 9 10 11 12 13 14 15 16 17 18 19 20 21 22 23 24 25 26 27 28 29 30 31
34	肺炎に対する治療	
35	褥瘡に対する治療（皮膚層の部分的喪失が認められる場合又は褥瘡が2ヵ所以上に認められる場合に限る）	
36	末梢循環障害による下肢末端の開放創に対する治療	
37	うつ症状に対する治療	
38	1日8回以上の喀痰吸引	
39	気管切開又は気管内挿管（発熱を伴う状態を除く）	
40	創傷（手術創や感染創を含む），皮膚潰瘍又は下腿若しくは足部の蜂巣炎，膿等の感染症に対する治療	
41	酸素療法（18を除く）	

		☆ 1 2 3 4 5 6 7 8 9 10 11 12 13 14 15 16 17 18 19 20 21 22 23 24 25 26 27 28 29 30 31
	医療区分3の該当有無	
	医療区分2の該当有無	
	医療区分3・2いずれも0（医療区分1）	

81	脱水に対する治療	
82	頻回の嘔吐に対する治療	
83	発熱がある状態	
84	経鼻胃管や胃瘻等の経腸栄養	
85	気管切開又は気管内挿管	
86	医師及び看護職員により，常時，監視及び管理を実施している状態	
87	中心静脈カテーテル関連血流感染症に対しての治療	
91	身体的拘束を実施している	

Ⅲ ADL区分評価

【留意事項】

月初め（月の途中から入院又は転棟してきた場合には，入院又は転棟時）に，必ず各項目に評価点（0～6）を記入することとし，その後ADLが変化した場合は該当日に評価点を記入すること。なお，該当日以降に各区分のADLの変化がなければ記入しなくても良い。

		1 2 3 4 5 6 7 8 9 10 11 12 13 14 15 16 17 18 19 20 21 22 23 24 25 26 27 28 29 30 31
a	ベッド上の可動性	
b	移乗	
c	食事	
d	トイレの使用	
	ADL得点（合計得点0～24）	

	患者の状態像評価	

【留意事項】
　月初め（月の途中から入院した場合には，入院時）に，必ずⅠ～Ⅲの評価結果に基づき，該当する区分に「○」を記入することとし，その後状態等が変化し，該当しなくなった場合には「×」を記入すること。なお，該当日以降に状態等の変化がなければ記入しなくても良い。

医療区分の評価　　　　　ADL区分の評価

A	医療区分3	医療区分3の該当項目数が1以上	ADL区分3～1	ADL得点0～24
B	医療区分2	医療区分3の該当項目数が0で医療区分2の該当項目数が1以上	ADL区分3～2	ADL得点11～24
C			ADL区分3～12	ADL得点0～10
D	医療区分1	医療区分評価3・2いずれの該当項目数も0	ADL区分3	ADL得点23～24
E			ADL区分2～1	ADL得点0～22

　　　1 2 3 4 5　6 7 8 9 10　11 12 13 14 15　16 17 18 19 20　21 22 23 24 25　26 27 28 29 30 31

※　当該患者に係る疾患又は状態等，ADL区分評価については，該当する全てのものについて記入すること。ただし，該当する疾患又は状態等について全て記入することが困難である場合にあっては，主となる疾患又は状態等の記入でも差し支えないこと。

注1
　ア　平成20年3月31日において現に障害者施設等入院基本料を算定する病棟に入院している患者のうち，重度の肢体不自由児（者），脊髄損傷等の重度障害者，重度の意識障害者，筋ジストロフィー患者，難病患者等であって別表第5の2若しくは別表第5の3の患者
　イ　「基本診療料の施設基準等」の別表第12に掲げる神経難病等の患者であって，平成18年6月30日において現に特殊疾患療養病棟入院料1を算定する療養病棟に入院している患者（仮性球麻痺の患者以外の患者に限る）
　ウ　平成20年3月31日において現に特殊疾患入院医療管理料を算定する病室に入院している患者のうち，脊髄損傷等の重度障害者，重度の意識障害者，筋ジストロフィー患者，難病患者等
　エ　平成20年3月31日において現に特殊疾患療養病棟入院料1を算定する病棟に入院している患者のうち，脊髄損傷等の重度障害者，重度の意識障害者，筋ジストロフィー患者，難病患者等

注2
　ア　平成20年3月31日において現に障害者施設等入院基本料を算定する病棟に入院している患者のうち，重度の肢体不自由児（者），脊髄損傷等の重度障害者，重度の意識障害者，筋ジストロフィー患者，難病患者等であって別表第5の2又は別表第5の3の患者以外の患者
　イ　「基本診療料の施設基準等」の別表第12に掲げる神経難病等の患者であって，平成18年6月30日において現に特殊疾患療養病棟入院料2を算定する療養病棟に入院している患者（仮性球麻痺の患者以外の患者に限る）（別表第5の2の患者は除く）
　ウ　平成20年3月31日において現に特殊疾患療養病棟入院料2を算定する病棟に入院している患者のうち，重度の肢体不自由児（者）等，重度の障害者（脊髄損傷等の重度障害者，重度の意識障害者，筋ジストロフィー患者及び難病患者等を除く）（別表第5の2の患者は除く）

【褥瘡の状態の評価】

【留意事項】
　ADL区分3の状態の患者において，褥瘡対策加算を算定する日は，別紙様式46「褥瘡対策に関する評価」を用いて評価した当該日のDESIGN-R2020の合計点（深さの点数は加えない）を必ず記入すること。なお，ADL区分3以外の状態の日又は褥瘡対策加算を算定しない日は記入しなくても良い。

　　　1 2 3 4 5　6 7 8 9 10　11 12 13 14 15　16 17 18 19 20　21 22 23 24 25　26 27 28 29 30 31

DESIGN-Rの合計点（深さの点数は加えない）

（→Web版）の様式5から様式11（様式11については，一般病棟において感染症病床を有する場合に限る）までを用いる。なお，別添7の様式6の2については，療養病棟入院基本料を届け出る場合に用い，別添7の様式10，様式10の2及び様式10の5については，急性期一般入院料1及び7対1入院基本料を届け出る場合に用い，別添7の様式10については，急性期一般入院料2から6まで，10対1入院基本料，看護必要度加算又は一般病棟看護必要度評価加算を届け出る場合に用い，別添7の様式10の8については，在宅復帰機能強化加算を届け出る場合に用い，別添7の様式10の7については，精神保健福祉士配置加算を届け出る場合（精神病棟入院基本料を算定している病院に限る）を届け出る場合に用い，別添7の様式5の9については，経腸栄養管理加算を届け出る場合に用いる。ただし，一般病棟，療養病棟及び結核病棟の特別入院基本料等の届出は，別添7の様式6及び様式7を用いる。

（2）令和6年10月1日以降において，急性期一般入院料2から5までの届出を行うに当たっては，現に急性期一般入院基本料を届け出ている病棟であって，重症度，医療・看護必要度に係る基準以外の施設基準を満たしている場合に限り，(1)の規定にかかわらず，様式10のみを用いて届け出れば足りることとする。

（3）療養病棟入院基本料の「注12」に規定する夜間看護加算及び「注13」に規定する看護補助体制充実加算並びに障害者施設等入院基本料の「注9」に規定する看護補助加算及び「注10」に規定する看護補助体制充実加算を届け出る場合は，別添7の様式9，様式13の3及び様式18の3を用い，当該加算に係る看護職員の負担の軽減及び処遇の改善に資する体制について，毎年8月において，前年度における看護職員の負担の軽減及び処遇の改善に資する計画の取組状況を評価するため，別添7の様式13の3を届け出る。また，当該加算の変更の届出にあたり直近の8月に届け出た内容と変更がない場合は，「夜間における看護業務の負担軽減に資する業務管理等」の該当項目数が要件にない場合に限り様式13の3の届出を略すことができる。

（4）一般病棟入院基本料，療養病棟入院基本料，特定機能病院入院基本料（一般病棟に限る），専門病院入院基本料，障害者施設等入院基本料又は精神病棟入院基本料（10対1入院基本料及び13対1入院基本料に限る）を届け出る際にはデータ提出加算の届出の写しを添付する。

（5）療養病棟入院基本料の施設基準における「中心静脈注射用カテーテルに係る感染を防止するにつき十分な体制」に係る第2の4の12のアの届出については，別添7の様式5の6を用いる。

（6）特定機能病院入院基本料の「注10」に規定する入院栄養管理体制加算の届出は，別添7の様式5の8を用いる。

2　一般病棟入院基本料（特別入院基本料を除く），特定機能病院入院基本料（一般病棟に限る）又は専門病院入院基本料を算定する病棟のうち，当該病棟に90日を超えて入院する患者について，療養病棟入院料1の例により算定を行う病棟については，別添の様式10の6により地方厚生（支）局長に届け出る。

3　診療所の入院基本料の施設基準に係る届出は，別添7の様式5及び様式12から様式12の10までを用いる。ただし，有床診療所（療養病床に限る）の特別入院基本料の届出は，別添7の様式12を用い，有床診療所の栄養管理実施加算の

届出は，別添7の様式12の8を用いる。また，有床診療所の在宅復帰機能強化加算の届出は入院基本料の届出とは別に行うこととし，一般病棟については別添7の様式12の9を用い，療養病床については別添7の様式12の10を用いる。

4 管理栄養士の離職又は長期欠勤のため栄養管理体制の基準を満たせなくなった病院については，栄養管理体制の基準が一部満たせなくなった保険医療機関として，**別添7の様式5の3及び様式6**を用いて届出を行う。

5 届出は，病院である保険医療機関において，全病棟包括的に行うことを原則とするが，一般病棟，療養病棟，結核病棟及び精神病棟を有する保険医療機関については，一般病棟，療養病棟，結核病棟及び精神病棟につき，それぞれ区分し，当該病棟種別の病棟全体につき包括的に届出を行う。

6 5の規定にかかわらず，**別紙2**に掲げる医療を提供しているが医療資源の少ない地域に属する保険医療機関（特定機能病院，許可病床数が400床以上の病院，DPC対象病院及び一般病棟入院基本料に係る届出において急性期一般入院料1のみを届け出ている病院を除く）において，一般病棟入院基本料の届出を行う場合には，病棟全体で包括的に届出を行うのではなく，看護配置が異なる病棟ごとに届出を行っても差し支えない。

7 病棟内に特定入院料の各区分に該当する入院医療を行う病床を有する場合（特殊疾患入院医療管理料，小児入院医療管理料4，<u>回復期リハビリテーション入院医療管理料</u>及び地域包括ケア入院医療管理料1，2，3又は4を算定している病床を除く）は，これらの病床以外の病棟全体（複数の病棟種別がある場合は，当該病床種別の病棟全体）を単位として行う。

8 有床診療所入院基本料の届出は，当該診療所の全病床（療養病床に係る病床を除く）について包括的に行い，有床診療所療養病床入院基本料の届出は，療養病床に係る病床について包括的に行う。

9 入院基本料等の施設基準の届出に当たっては，届出を行おうとする基準について，特に規定がある場合を除き，届出前1か月の実績を有している。なお，届出前1か月の実績は，例えば一般病床である特殊疾患病棟入院料を算定していた病棟を，療養病床に転換し療養病棟入院基本料の施設基準の届出を行う場合に，特殊疾患病棟入院料を算定していた期間の人員配置基準を実績として用いるなど，入院料の種別の異なる期間の実績であっても差し支えない。なお，有床診療所入院基本料の夜間看護配置加算1又は2の届出を行う場合の届出前1か月の実績には，入院患者がいない日を除くことができるものとする。

10 平均在院日数の要件は満たしていないものの，看護職員の数及びその他の要件を全て満たしている保険医療機関の開設者から，届出直後の3か月間における平均在院日数を所定の日数以内とすることができることを明らかにした病棟運営計画書を添付した場合には，届出の受理を行うことができる。この場合，届出直後の3か月間における平均在院日数が，所定の日数以内とならなかったことが判明したときには，当該届出は無効となる。

11 新たに開設された保険医療機関が入院基本料の施設基準に係る届出を行う場合は，届出時点で，精神病棟入院基本料の特別入院基本料の基準を満たしていれば，実績がなくても入院基本料の特別入院基本料の届出を行うことができる。また，有床診療所入院基本料にあっては，有床診療所入院基本料6の基準を満たしていれば，実績がなくても有床診療所入院基本料6の届出を行うことができる。ただし，この場合は，1か月後に適時調査を行い，所定の基準を満たしていないことが判明したときは，当該届出は無効となる。

12 当該保険医療機関が届け出ている入院基本料を算定する病棟において，増床又は減床が行われ，届出の内容と異なる事情等が生じた場合には，速やかに変更の届出を行う。なお，増床に伴い，既に届け出ている入院基本料以外の入院基本料の届出の必要が生じた場合には，実績がなくても基準を満たす入院基本料の届出を行うことができる。ただし，この場合は，1か月後に適時調査を行い，所定の基準を満たしていないことが判明したときは，当該届出は無効となる。

13 第2の2の(1)の1病棟の病床数の標準を上回る場合の届出に係る取扱いは次のとおりである。
(1) 第2の2の(2)に該当することが確認された場合には，届出を受理する。なお，当該事情が解消され次第，標準規模の病棟になるよう指導する。
(2) 既に標準を超えた規模で届出が受理されている病棟については，新たな届出を行う際に改善をさせた上で届出を受理するものとする。ただし，第2の2の(2)の①から③までに掲げたやむを得ない理由が存在する場合には，届出を受理しても差し支えないものとする。なお，当該事情が解消され次第，標準規模のものとなるよう指導するものとする。

14 医療法及び感染症の予防及び感染症の患者に対する医療に関する法律（平成10年法律第114号。以下「感染症法」という）の規定に基づき，感染症指定医療機関の指定を受けようとする保険医療機関は，その旨を届け出る。

参考 一般病床と療養病床を有する診療所の相互算定
問 相互算定をするためにはどのように届け出るか。
答 一般病床と療養病床とそれぞれの届出をすることでよい。
(平24.4.2 全国保険医団体連合会)

第7 削除

第8 入院基本料等加算の施設基準等

事務連絡 入院基本料等加算
問 A200総合入院体制加算，A207-2医師事務作業補助体制加算，A207-3急性期看護補助体制加算，A233-2栄養サポートチーム加算，A237ハイリスク分娩管理加算，A242呼吸ケアチーム加算等の届出要件として，勤務医の負担の軽減及び処遇の改善に資する具体的計画を策定し職員等に周知していることとあるが，これは，策定する予定であれば届出が可能か。
答 上記の点数は，勤務医の負担軽減及び処遇の改善に対する体制を評価している加算であり，実際に勤務医の負担の軽減に資する具体的計画を策定し，職員等に周知する等の取り組みを行っている場合に届出ができるものであり，具体的計画を策定する予定だけでは，届出は受理されない。なお，届出に際しては，策定した具体的計画の写し（様式自由）を添付することとなっている。
(平21.3.30，一部修正)

事務連絡 医療従事者等の勤務負担軽減等
問1 「医療従事者等の負担の軽減及び処遇の改善に資する計画」を作成するとあるが，複数年に渡る計画でもよいか。
答 そのとおり。
問2 総合入院体制加算の施設基準で，医療従事者の負担の軽減及び処遇の改善に資する計画を作成し評価することが要件とされたが，病院に勤務する全ての医療従事者を対象とし，かつ各職種について，それぞれ負担の軽減及び処遇の改善に資する計画をたてなければいけないか。
答 対象とする医療従事者や，職種ごとに個別に負担の軽減及び処遇の改善に資する計画を策定するかどうかは，医療機関の実情に照らし合わせて策定いただきたい。
(平30.3.30)

1 総合入院体制加算の施設基準

(1) **総合入院体制加算1の施設基準**（編注：「(2) 総合入院体制加算2」，「(3) 総合入院体制加算3」にも適用される規定にそれぞれ❷，❸と表示）
イ 特定機能病院及び専門病院入院基本料を算定する病棟を有する病院以外の病院であること。❷❸
ロ 急性期医療を行うにつき十分な体制が整備されていること。

ハ 医療従事者の負担の軽減及び処遇の改善に資する体制が整備されていること。❷❸
ニ 急性期医療に係る実績を十分有していること。
ホ 当該保険医療機関の敷地内において喫煙が禁止されていること。
ヘ 次のいずれにも該当すること。❷❸
　① 地域包括ケア病棟入院料、地域包括ケア入院医療管理料又は療養病棟入院基本料に係る届出を行っていない保険医療機関であること。
　② 当該保険医療機関と同一建物内に老人福祉法(昭和38年法律第133号)第20条の5に規定する特別養護老人ホーム(以下「特別養護老人ホーム」という)、介護保険法(平成9年法律第123号)第8条第28項に規定する介護老人保健施設(以下「介護老人保健施設」という)又は同条第29項に規定する介護医療院を設置していないこと。
ト 急性期の治療を要する精神疾患を有する患者等に対する入院診療を行うにつき必要な体制及び実績を有していること。
チ 次のいずれかに該当すること。
　① 一般病棟用の重症度、医療・看護必要度Ⅰの基準を満たす患者を3割3分以上入院させる病棟であること。
　② 診療内容に関するデータを適切に提出できる体制が整備された保険医療機関であって、一般病棟用の重症度、医療・看護必要度Ⅱの基準を満たす患者を3割2分以上入院させる病棟であること。
リ 公益財団法人日本医療機能評価機構(平成7年7月27日に財団法人日本医療機能評価機構という名称で設立された法人をいう。以下同じ)等が行う医療機能評価を受けている病院又はこれに準ずる病院であること。❷

(2) 総合入院体制加算2の施設基準
イ (1)のイ、ハ、ヘ及びリを満たすものであること。
(編注：該当項目に❷と表示)
ロ 急性期医療を行うにつき必要な体制が整備されていること。❸
ハ 急性期医療に係る実績を相当程度有していること。
ニ 急性期の治療を要する精神疾患を有する患者等に対する診療を行うにつき必要な体制及び実績を有していること。
ホ 次のいずれかに該当すること。
　① 一般病棟用の重症度、医療・看護必要度Ⅰの基準を満たす患者を3割1分以上入院させる病棟であること。
　② 診療内容に関するデータを適切に提出できる体制が整備された保険医療機関であって、一般病棟用の重症度、医療・看護必要度Ⅱの基準を満たす患者を3割以上入院させる病棟であること。

(3) 総合入院体制加算3の施設基準
イ (1)のイ、ハ及びヘを満たすものであること。(編注：該当項目に❸と表示)
ロ (2)のロを満たすものであること。(編注：該当項目に❸と表示)
ハ 急性期医療に係る実績を一定程度有していること。
ニ 急性期の治療を要する精神疾患を有する患者等に対する診療を行うにつき必要な体制又は実績を有していること。

ホ 次のいずれかに該当すること。
　① 一般病棟用の重症度、医療・看護必要度Ⅰの基準を満たす患者を2割8分以上入院させる病棟であること。
　② 診療内容に関するデータを適切に提出できる体制が整備された保険医療機関であって、一般病棟用の重症度、医療・看護必要度Ⅱの基準を満たす患者を2割7分以上入院させる病棟であること。

→1 総合入院体制加算1に関する施設基準等(編注：「総合入院体制加算2」、「総合入院体制加算3」にも適用される規定にそれぞれ❷、❸と表示)
(1) 一般病棟入院基本料を算定する病棟を有する保険医療機関である。❷❸
(2) 内科、精神科、小児科、外科、整形外科、脳神経外科及び産科又は産婦人科を標榜し、当該診療科に係る入院医療を提供している保険医療機関である。
　ただし、地域において質の高い医療の提供体制を確保する観点から、医療機関間で医療機能の再編又は統合を行うことについて地域医療構想調整会議(医療法第30条の14第1項に規定する協議の場をいう。以下同じ)で合意を得た場合に限り、小児科、産科又は産婦人科の標榜及び当該診療科に係る入院医療の提供を行っていない場合であっても、施設基準を満たしているものとみなす。
　なお、精神科については、24時間対応できる体制を確保し、医療法第7条第2項第1号に規定する精神病床を有している。また、A103精神病棟入院基本料、A311精神科救急急性期医療入院料、A311-2精神科急性期治療病棟入院料、A311-3精神科救急・合併症入院料、A311-4児童・思春期精神科入院医療管理料、A315精神科地域包括ケア病棟入院料又はA318地域移行機能強化病棟入院料のいずれかの届出を行っており、現に精神疾患患者の入院を受け入れている。
(3) 全身麻酔による手術件数が年2,000件以上である。また、以下のアからカまでを全て満たしている。
ア 人工心肺を用いた手術及び人工心肺を使用しない冠動脈、大動脈バイパス移植術　40件／年以上
イ 悪性腫瘍手術　400件／年以上
ウ 腹腔鏡下手術　100件／年以上
エ 放射線治療(体外照射法)　4,000件／年以上
オ 化学療法　1,000件／年以上
カ 分娩件数　100件／年以上
(4) 手術等の定義については、以下のとおりである。
ア 全身麻酔
　全身麻酔とは、医科点数表第2章第11部に掲げる麻酔のうちL007開放点滴式全身麻酔又はL008マスク又は気管内挿管による閉鎖循環式全身麻酔をいう。また、手術とは、医科点数表第2章第10部に掲げる手術(輸血管理料を除く)をいう。
イ 人工心肺を用いた手術及び人工心肺を使用しない冠動脈、大動脈バイパス移植術
　人工心肺を用いた手術とは、医科点数表第2章第10部に掲げる手術のうち、K541からK544まで、K551、K553、K554からK556まで、K557からK557-3まで、K558、K560、K560-2、K568、K570、K571からK574まで、K576、K577、K579からK580まで、K582からK589まで及びK592からK594までに掲げる人工心肺を用いた手術をいう。
　人工心肺を使用しない冠動脈、大動脈バイパス移植術とは、医科点数表第2章第10部に掲げる手術のうち、K552-2に掲げる手術をいう。
ウ 悪性腫瘍手術
　悪性腫瘍手術とは、医科点数表第2章第10部に掲げる悪性腫瘍手術をいう(病理診断により悪性腫瘍であることが確認された場合に限る)。
エ 腹腔鏡下手術
　腹腔鏡下手術とは、医科点数表第2章第10部に掲げる

手術のうち，K 524-3，K 526の「3」，K 530-2，K 532-3，K 534-3，K 537-2，K 627-2，K 627-3，K 627-4，K 633-2，K 634，K 636-3，K 636-4，K 639-3，K 642-2，K 642-3，K 643-2，K 647-2，K 649-2，K 654-3，K 655-2，K 655-5，K 656-2，K 657-2，K 659-2，K 660-2，K 662-2，K 664，K 665の「1」（腹腔鏡によるものに限る），K 666-2，K 667-2，K 671-2，K 672-2，K 674-2，K 684-2，K 692-2，K 695-2，K 697-2の「1」，K 697-3の「1」のイ，K 697-3の「2」のイ，K 700-3，K 702-2，K 703-2，K 711-2，K 714-2，K 715-2，K 716-2，K 718-2，K 719-2，K 719-3，K 725-2，K 726-2，K 729-3，K 734-2，K 735-3，K 740-2，K 742-2，K 751-3，K 754-2，K 754-3，K 755-2，K 756-2，K 769-2，K 769-3，K 770-2，K 770-3，K 772-2，K 772-3，K 773-2，K 773-3，K 773-5，K 778-2，K 779-3，K 785-2，K 802-4から K 802-6まで，K 803-2，K 803-3，K 804-2，K 809-2，K 823-4，K 834-2，K 836-2，K 843-2，K 843-3，K 843-4，K 859-2，K 863，K 865-2，K 872-2，K 876-2，K 877-2，K 878-2，K 879-2，K 886の「2」，K 887の「2」，K 887-2の「2」，K 887-3の「2」，K 887-4，K 888の「2」，K 888-2の「2」，K 890-3，K 912の「2」又はK 913-2の「2」をいう。
　　　オ　放射線治療（体外照射法）
　　　　　放射線療法とは，医科点数表第2章第12部に掲げる放射線治療（血液照射を除く）をいう。
　　　カ　化学療法
　　　　　化学療法とは，悪性腫瘍に対する抗腫瘍用薬，ホルモン療法，免疫療法等の抗腫瘍効果を有する薬剤（手術中の使用又は退院時に処方されたものは含まない）を使用するものとし，抗生剤のみの使用，G-CSF製剤，鎮吐剤等の副作用に係る薬剤のみの使用及び内服薬のみの使用等は含まない。
　　　キ　分娩件数
　　　　　当該医療機関において分娩を行った総数（帝王切開術を含む）とする。
　(5)　24時間の救急医療提供として，「救急医療対策事業実施要綱」（昭和52年7月6日医発第692号）に定める第3「救命救急センター」又は第4「高度救命救急センター」を設置している保険医療機関である。また，救急時医療情報閲覧機能を有している。
　(6)　外来を縮小するに当たり，ア又はイのいずれかに該当する。❷❸
　　　ア　次の(イ)及び(ロ)のいずれにも該当する。
　　　　(イ)　病院の初診に係る選定療養の報告を行っており，実費を徴収している。
　　　　(ロ)　地域の他の保険医療機関との連携のもとに，B 009診療情報提供料（Ⅰ）の「注8」の加算を算定する退院患者数，転帰が治癒であり通院の必要のない患者数及び転帰が軽快であり退院後の初回外来時に次回以降の通院の必要がないと判断された患者数が，直近1か月間の総退院患者数（外来化学療法又は外来放射線療法に係る専門外来及びHIV等に係る専門外来の患者を除く）のうち，4割以上である。
　　　イ　紹介受診重点医療機関（医療法第30条の18の2第1項に規定する外来機能報告対象病院等であって，同法第30条の18の4第1項第2号の規定に基づき，同法第30条の18の2第1項第1号の厚生労働省令で定める外来医療を提供する基幹的な病院として都道府県により公表されたものをいう。以下同じ）である。
　(7)　病院の医療従事者の負担の軽減及び処遇の改善に資する体制として，次の体制を整備している。なお，医師事務作業補助体制加算や急性期看護補助体制加算等を届け出ている保険医療機関において，勤務医又は看護職員の負担の軽減及び処遇の改善に資する体制を整備する場合は，当該加算に係る体制と合わせて整備して差し支えない。❷❸
　　　ア　当該保険医療機関内に，医療従事者の負担の軽減及び処遇の改善に関し，当該病院に勤務する医療従事者の勤務状況を把握し，その改善の必要性等について提言するための責任者を配置する。
　　　イ　当該保険医療機関内に，多職種からなる役割分担推進のための委員会又は会議（以下この項において「委員会等」という）を設置し，「医療従事者の負担の軽減及び処遇の改善に資する計画」を作成する。当該委員会等は，当該計画の達成状況の評価を行う際，その他適宜必要に応じて開催している。また，当該委員会等において，当該保険医療機関の管理者が年1回以上出席する。なお，当該委員会等は，当該保険医療機関における労働安全衛生法第19条に規定する安全衛生委員会等，既存の委員会を活用することで差し支えない。
　　　ウ　イの計画は，医療従事者の現状の勤務状況等を把握し，問題点を抽出した上で，具体的な取組み内容と目標達成年次等を含めた医療従事者の負担の軽減及び処遇の改善に資する計画とする。また，当該計画を職員に対して周知徹底している。
　　　エ　イの計画には次に掲げる項目のうち少なくとも3項目以上を含んでいる。
　　　　(イ)　外来診療時間の短縮，地域の他の保険医療機関との連携などの外来縮小の取組（許可病床数が400床以上の病院では，必ず本項目を計画に含む）
　　　　(ロ)　院内保育所の設置（夜間帯の保育や病児保育の実施が含まれることが望ましい）
　　　　(ハ)　医師事務作業補助者の配置による医師の事務作業の負担軽減
　　　　(ニ)　医師の時間外・休日・深夜の対応についての負担軽減及び処遇改善
　　　　(ホ)　保健師助産師看護師法（昭和23年法律第203号）第37条の2第2項第5号に規定する指定研修機関において行われる研修を修了した看護師の複数名の配置及び活用による医師の負担軽減
　　　　(ヘ)　院内助産又は助産師外来の開設による医師の負担軽減
　　　　(ト)　看護補助者の配置による看護職員の負担軽減
　　　オ　医療従事者の負担の軽減及び処遇の改善に関する取組事項を当該保険医療機関内に掲示する等の方法で公開する。

事務連絡 問1　「医療従事者等の負担の軽減及び処遇の改善に資する計画」は，複数年に渡る計画でもよいか。

答　よい。

問2　「直近8月に届け出た内容と変更がない場合は，様式13の2（13の3，13の4）の提出を略することができる」とあるが，令和6年8月までの間の届出においても，令和5年7月の内容と変更がない場合は略してよいか。

答　よい。

問3　総合入院体制加算の施設基準で，医療従事者の負担の軽減及び処遇の改善に資する計画を作成し評価することが要件とされたが，病院に勤務する全ての医療従事者を対象とし，かつ各職種について，それぞれ負担の軽減及び処遇の改善に資する計画をたてなければいけないか。

答　対象とする医療従事者や，職種ごとに個別に負担軽減と処遇改善に資する計画を策定するかどうかは，医療機関の実情に照らし合わせて策定いただきたい。　（平30.3.30，一部修正）

　(8)　地域の他の保険医療機関との連携体制の下，円滑な退院患者の受入れが行われるための地域連携室を設置している。❷❸
　(9)　画像診断及び検査を24時間実施できる体制を確保している。❷❸
　(10)　薬剤師が，夜間当直を行うことにより，調剤を24時間実施できる体制を確保している。❷❸
　(11)　当該保険医療機関の敷地内における禁煙の取扱いについて，次の基準を満たしている。
　　　ア　当該保険医療機関の敷地内が禁煙である。
　　　イ　敷地内禁煙を行っている旨を保険医療機関内の見やすい場所に掲示している。
　　　ウ　保険医療機関が建造物の一部分を用いて開設されてい

る場合は，当該保険医療機関の保有又は借用している部分が禁煙である。
エ　A103精神病棟入院基本料，A104特定機能病院入院基本料（精神病棟に限る），A310緩和ケア病棟入院料，A311精神科救急急性期医療入院料，A311-2精神科急性期治療病棟入院料，A311-3精神科救急・合併症入院料，A312精神科養病棟入院料，A315精神科地域包括ケア病棟入院料又はA318地域移行機能強化病棟入院料を算定している病棟を有する場合は，敷地内に喫煙所を設けても差し支えない。
オ　敷地内に喫煙所を設ける場合は，喫煙場所から非喫煙場所にたばこの煙が流れないことを必須とし，さらに，適切な受動喫煙防止措置を講ずるよう努める。喫煙可能区域を設定した場合においては，禁煙区域と喫煙可能区域を明確に表示し，周知を図り，理解と協力を求めるとともに，喫煙可能区域に未成年者や妊婦が立ち入ることがないように，措置を講ずる。例えば，喫煙可能区域において，たばこの煙への曝露があり得ることを注意喚起するポスター等を掲示する等の措置を行う。
⑿　次のいずれにも該当する。❷
ア　A101療養病棟入院基本料又はA308-3地域包括ケア病棟入院料（地域包括ケア入院医療管理料を含む）の届出を行っていない保険医療機関である。
イ　当該保険医療機関と同一建物内に特別養護老人ホーム，介護老人保健施設又は介護医療院を設置していない。ただし，平成30年3月31日時点で総合入院体制加算に係る届出を行っている保険医療機関であって，当該施設（介護医療院を除く）を設置している保険医療機関については，当該時点で設置している当該施設（介護医療院を除く）を維持することができる。
⒀　総合入院体制加算を算定するものとして届け出た病床に，直近3月において入院している全ての患者の状態を，❿別添6の別紙7（p.1121）の一般病棟用の重症度，医療・看護必要度Ⅰ又はⅡに係る評価票を用いて継続的に測定し，その結果，当該加算を算定するものとして届け出た病床に入院している患者全体（延べ患者数）に占める基準を満たす患者（❿別添6の別紙7による評価の結果，下記別表1のいずれかに該当する患者をいう。以下「基準を満たす患者」という）の割合が別表2のとおりである。ただし，産科患者及び15歳未満の小児患者は測定対象から除外する。また，重症度，医療・看護必要度Ⅱの評価に当たっては，歯科の入院患者（同一入院中に医科の診療も行う期間については除く）は，対象から除外する。評価にあたっては，一般病棟用の重症度，医療・看護必要度のⅠ又はⅡのいずれかを選択し届け出た上で評価する。一般病棟用の重症度，医療・看護必要度Ⅰ又はⅡのいずれを用いた評価を行うかは，入院料等の届出時に併せて届け出る他，評価方法の変更のみを届け出る場合は，変更の届出は，新たな評価方法を適用する月の10日までに届け出る。なお，評価方法の変更のみを行う場合について，新たな評価方法の適用を開始するのは毎年4月及び10月とする。❷❸

別表1

| A得点が2点以上の患者 |
| C得点が1点以上の患者 |

別表2

	一般病棟用の重症度，医療・看護必要度Ⅰの割合	一般病棟用の重症度，医療・看護必要度Ⅱの割合
総合入院体制加算1	3割3分	3割2分
総合入院体制加算2	3割1分	3割
総合入院体制加算3	2割8分	2割7分

⒁　一般病棟用の重症度，医療・看護必要度に係る評価票の記入は，院内研修を受けたものが行う。ただし，別添6の別紙7の別表1に掲げる「一般病棟用の重症度，医療・看護必要度A・C項目に係るレセプト電算処理システム用コード一覧」を用いて評価を行う項目については，当該評価者により各選択肢の判断を行う必要はない。実際に，患者の重症度，医療・看護必要度が正確に測定されているか定期的に院内で確認を行う。❷❸
⒂　公益財団法人日本医療機能評価機構等が行う医療機能評価を受けている病院又はこれに準ずる病院とは，二次医療圏等の比較的広い地域において急性期医療を中心に地域医療を支える基幹的病院であるとして日本医療機能評価機構が定める機能評価を受けている病院又は当該評価の基準と同等の基準について，第三者の評価を受けている病院をいう。
⒃　急性期充実体制加算に係る届出を行っていない保険医療機関である。❷❸
⒄　特定の保険薬局との間で不動産取引等その他の特別な関係がない。ただし，令和6年3月31日以前から，特定の保険薬局と不動産の賃貸借取引関係にある場合は，当該特別の関係がないものとみなす。❷❸

2　総合入院体制加算2に関する施設基準等

⑴　1の⑴，⑹から⑽まで及び⑿から⒄を満たしている。（編注：該当項目に❷と表示）
⑵　全身麻酔による手術件数が年1,200件以上である。なお，併せて以下のアからカまでの全てを満たすことが望ましいものであり，少なくとも4つ以上を満たしている。手術等の定義については，1の⑷と同様である。
ア　人工心肺を用いた手術及び人工心肺を使用しない冠動脈，大動脈バイパス移植術　40件／年以上
イ　悪性腫瘍手術　400件／年以上
ウ　腹腔鏡下手術　100件／年以上
エ　放射線治療（体外照射法）　4,000件／年以上
オ　化学療法　1,000件／年以上
カ　分娩件数　100件／年以上
⑶　救急用の自動車〔消防法（昭和23年法律第186号）及び消防法施行令（昭和36年政令第37号）に規定する市町村又は都道府県の救急業務を行うための救急隊の救急自動車並びに道路交通法（昭和35年法律第105号）及び道路交通法施行令（昭和35年政令第270号）に規定する緊急自動車（傷病者の緊急搬送に用いるものに限る）をいう。以下同じ〕又は救急医療用ヘリコプター〔救急医療用ヘリコプターを用いた救急医療の確保に関する特別措置法（平成19年法律第103号）第2条に規定する救急医療用ヘリコプターをいう。以下同じ〕による搬送件数が，年間で2,000件以上である。
⑷　24時間の救急医療提供として，救急時医療情報閲覧機能を有している。また，以下のいずれかを満たしている。❸
ア　「救急医療対策事業実施要綱」に定める第2「入院を要する（第二次）救急医療体制」，第3「救命救急センター」，第4「高度救命救急センター」又は「疾病・事業及び在宅医療に係る医療提供体制について」（平成29年3月31日医政地発0331第3号）の別紙「疾病・事業及び在宅医療に係る医療体制の構築に係る指針」に規定する「周産期医療の体制構築に係る指針」（以下「周産期医療の体制構築に係る指針」という）による総合周産期母子医療センターを設置している保険医療機関
イ　アと同様に24時間の救急患者を受け入れている保険医療機関
⑸　内科，精神科，小児科，外科，整形外科，脳神経外科及び産科又は産婦人科を標榜し，当該診療科に係る入院医療を提供している保険医療機関である。ただし，地域において質の高い医療の提供体制を確保する観点から，医療機関間で医療機能の再編又は統合を行うことについて地域医療構想調整会議で合意を得た場合に限り，小児科，産科又は産婦人科の標榜及び当該診療科に係る入院医療の提供を行っていない場合であっても，施設基準を満たしているものとみなす。なお，精神科については，24時間対応できる体制（自院又は他院の精神科医が，速やかに診療に対応できる体制を含む）があれば，必ずしも標榜し，入院医療を行う体制を必要としないものであるが，この場合であっても，以下のいずれも満たす。

3 総合入院体制加算3に関する施設基準等

(1) 1の(1), (6)から(10)まで, (12)のイ, (13), (14)及び(16)から(17)を満たしている。(編注：該当項目に❸と表示)

(2) 2の(4)を満たしている。(編注：該当項目に❸と表示)

(3) 内科, 精神科, 小児科, 外科, 整形外科, 脳神経外科及び産科又は産婦人科を標榜し, 当該診療科に係る入院医療を提供している保険医療機関である。ただし, 地域において質の高い医療の提供体制を確保する観点から, 医療機関間で医療機能の再編又は統合を行うことについて地域医療構想調整会議で合意を得た場合に限り, 小児科, 産科又は産婦人科の標榜及び当該診療科に係る入院医療の提供を行っていない場合であっても, 施設基準を満たしているものとみなす。なお, 精神科については, 24時間対応できる体制（自院又は他院の精神科医が, 速やかに診療に対応できる体制も含む）があれば, 必ずしも標榜し, 入院医療を行う体制を必要としないものであるが, 以下のいずれかを満たす。

　ア　A230-4精神科リエゾンチーム加算又はA247認知症ケア加算1の届出を行っている。
　イ　A248精神疾患診療体制加算2の算定件数又は救急搬送患者の入院3日以内におけるI001入院精神療法若しくはA300救命救急入院料の「注2」に規定する精神疾患診断治療初回加算の算定件数が合計で年間20件以上である。

(4) 全身麻酔による手術件数が年800件以上である。なお, 併せて以下のアからカまでの全てを満たすことが望ましいものであり, 少なくとも2つ以上を満たしている。手術等の定義については, 1の(4)と同様である。

　ア　人工心肺を用いた手術及び人工心肺を使用しない冠動脈, 大動脈バイパス移植術　40件／年以上
　イ　悪性腫瘍手術　400件／年以上
　ウ　腹腔鏡下手術　100件／年以上
　エ　放射線治療（体外照射法）　4,000件／年以上
　オ　化学療法　1,000件／年以上
　カ　分娩件数　100件／年以上

(5) A101療養病棟入院基本料又はA308-3地域包括ケア病棟入院料（地域包括ケア入院医療管理料を含む）の届出を行っていない保険医療機関である。ただし, 平成26年3月31日以前に総合入院体制加算に係る届出を行っている場合には, 当該基準は適用しない。

4 総合入院体制加算について

令和6年3月31日において, 現に当該加算の届出を行っている保険医療機関にあっては, 令和6年9月30日までの間, 令和6年度改定後の総合入院体制加算の重症度, 医療・看護必要度の基準を満たすものとみなす。

5　令和6年3月31日において, 現に総合入院体制加算1又は総合入院体制加算2の届出を行っている保険医療機関

令和6年9月30日までの間, 1の(3), 2の(2)の全身麻酔による手術件数の基準を満たすものとみなすのである。

【届出に関する事項】
(1) 新規届出時における退院患者数の割合については, 届出前3か月間の実績を有している。
(2) 総合入院体制加算の施設基準に係る届出は, 別添7（→Web版）の様式10, 様式13及び様式13の2を用いる。
(3) 毎年8月において, 前年度における手術件数等及び医療従事者の負担の軽減及び処遇の改善に資する計画の取組状況を評価するため, 別添7の様式13及び様式13の2により届け出る。
(4) 当該加算の変更の届出に当たり, 医療従事者の負担の軽減及び処遇の改善に資する体制について, 直近8月に届け出た内容と変更がない場合は, 様式13の2の届出を略すことができる。

(5) 地域医療構想調整会議で合意を得て, 小児科, 産科又は産婦人科の標榜及び当該診療科に係る入院医療の提供を行わない場合は, 当該加算の届出に当たり, 合意を得た会議の概要を書面にまとめたものを提出する。なお, 当該書面は届出を行う保険医療機関が作成したものでも差し支えない。

(6) 1の(5)及び2の(4)に係る救急時医療情報閲覧機能の要件については, 令和7年4月1日以降に適用するものとする。

■事務連絡■　**総合入院体制加算**

問1　総合入院体制加算の施設基準における「保健師助産師看護師法第37条の2第2項第5号の規定による指定研修機関において行われた研修を修了した看護師の複数名の配置及び活用による医師の負担軽減」について, 当該研修には, どのようなものがあるか。

答　特定行為に係る看護師の研修制度により厚生労働大臣が指定する指定研修機関において行われる研修のうち, いずれの区分であっても該当する。また, 領域別パッケージ研修も該当する。

問2　「保健師助産師看護師法第37条の2第2項第5号の規定による指定研修機関において行われる研修を修了した看護師の複数名の配置及び活用による医師の負担軽減」について, 当該看護師の勤務時間や特定行為の実施状況といった活動実績に係る要件はあるか。

答　特定行為研修を修了した看護師について, 活動実績に係る要件はない。ただし, 当該医療機関において, 当該看護師の特定行為研修修了者として果たす役割について, 位置づけを明確にしておくこと。

問3　「院内助産又は助産師外来の開設による医師の負担軽減」について, 院内助産や助産師外来の開設に係る要件や, 妊産褥婦の受入れ実績に係る要件はあるか。

答　開設及び実績に係る要件はないが, 「院内助産・助産師外来ガイドライン2018（平成29年度厚生労働省看護職員確保対策特別事業）」を参考として開設し, 当該医療機関の院内助産又は助産師外来における医師と助産師との役割分担を明確にしておくこと。

問4　「医療機関間で医療機能の再編又は統合を行うことについて地域医療構想調整会議で合意を得た場合」とあるが, 具体的にどのような場合か。

答　構想区域において, 複数の保険医療機関がそれぞれに小児科, 産科又は産婦人科の標榜及び当該診療科に係る入院医療の提供を行っている場合であって, 地域医療構想調整会議において, 保険医療機関間で医療機能の再編又は統合を行うことについて合意を得た結果, 当該保険医療機関のうち, 現に総合入院体制加算の届出を行っているもののいずれかが, 当該診療科の標榜又は当該診療科に係る入院医療の提供を中止する場合を指す。　　　　　（令2.3.31）

問5　医療従事者の負担の軽減及び処遇の改善に資する計画について, 当該計画に含まれている事項はすべて実施していることが必要であるか。

答　計画の実施又は計画の達成状況の評価が行われていることが必要である。

問6　「当該保険医療機関と同一建物内に特別養護老人ホーム, 介護老人保健施設又は介護医療院を設置していないこと」とあるが, 同一建物内ではなく同一敷地内に設置している場合は, 総合入院体制加算の届出は可能か。

答　可能。　　　　　　　　　　　（平30.3.30, 一部修正）

問7　総合入院体制加算「1」及び「2」の要件について, 日本医療機能評価機構が定める機能評価を受けている病院又は当該評価の基準と同等の基準について第三者の評価を受けている病院とあるが, 下記は該当すると考えてよいか。
① JCI（Joint Commission International）の「大学医療センター病院プログラム」又は「病院プログラム」
② ISO（国際標準化機構）9001の認証

答　該当する。　　　　　　　　　　　　　（平28.3.31）

問8　総合入院体制加算の施設基準において, 『B009診療情報提供料（I）の「注8」の加算を算定する退院患者数及

び転帰が治癒であり通院の必要のない患者数が直近1か月間の総退院患者数のうち，4割以上であること』とあるが，診療情報提供料（Ⅰ）の「注18」の加算を算定する退院患者についても，診療情報提供料（Ⅰ）の「注8」の加算を算定する退院患者数の中に含める事は出来るか。

答　そのとおり。　　　　　　　　　　（平28.6.14，一部修正）

問9　施設基準に示される，「化学療法1,000件／年以上」について，件数はどのようにカウントするのか。

答　入院又は外来で行われた化学療法1レジメン（治療内容をいう。以下同じ）を1件としてカウントする。ただし，内服のみのレジメンは対象外とする。例えば，エトポシド＋シスプラチン併用療法4コースを実施した場合は1件と数える。なお，当該レジメンは，各施設でレジメンを審査し組織的に管理する委員会で承認されたレジメンに限る。

問10　施設基準において，化学療法を行っている途中に，副作用等により治療を中止した場合はカウントするのか。また，治療途中でレジメンを変更した場合のカウントはどうするのか。

答　化学療法を行っている途中で中止した場合も1件とカウントする。また，レジメンを変更した場合は新たに1件としてカウントする。　　　　　　　　（平26.3.31，一部修正）

問11　総合入院体制加算1における施設基準の要件に「当該保険医療機関の敷地内において喫煙が禁止されていること」とあるが，医療機関が敷地内禁煙である旨を掲示し，禁煙を行っているにも関わらず，来訪者が喫煙を行った場合，施設基準に適合しないものとみなされるか。

答　患者保護のために禁煙であることを明確にしているにも関わらず，来訪者等が喫煙を行ってしまった場合，単発の事例のみをもって施設基準に適合しないものとはみなされない。なお，医療機関は敷地内が禁煙であることを掲示し，職員及び患者に禁煙を遵守することを徹底するとともに，来訪者にも禁煙の遵守に必要な協力を求めること。（平26.4.23）

問12　総合入院体制加算について，特定入院料，医学管理等のうち，診療情報提供料が包括化されているものについては，診療情報提供料（Ⅰ）の「注8」の加算を算定できる場合と同様に情報提供を行った上で退院した場合を，総合入院体制加算の要件の退院患者数に算入してよいか。

答　小児入院医療管理料，精神科救急入院料，精神科急性期治療病棟入院料，精神科救急・合併症入院料，がん治療連携計画策定料，肝炎インターフェロン治療計画料については，診療情報提供料（Ⅰ）の「注8」の加算を算定できる場合と同様に情報提供を行った上で退院した場合であれば，退院患者数に含めて差し支えない。なお，その場合には情報提供の内容について確認できるように診療録へ記載すること。　　　　　　　　（平22.3.29，一部修正）

問13　総合入院体制加算2・3を算定する際に，精神科が24時間対応できる体制であれば，精神科を標榜している必要はないのか。

答　24時間対応できる体制があれば，当該保険医療機関で精神科を標榜する必要はない。

（編注）総合入院体制加算の「2」は以下のいずれも，「3」はいずれかを満たす必要がある。
　ア　A230-4精神科リエゾンチーム加算又はA247認知症ケア加算1の届出
　イ　A248精神疾患診療体制加算2の算定件数又は救急搬送患者の入院3日以内におけるI001入院精神療法若しくはA300救命救急入院料の「注2」に規定する加算の算定件数が合計で年間20件以上

問14　総合入院体制加算の施設基準等の要件の中の外来縮小の体制のうち，転帰が治癒であり通院の必要がない患者の定義とは何か。

答　当該又は他の保険医療機関で外来受診の必要が無い患者のことであり，退院後に同様の疾患で当該保険医療機関を外来受診した患者は「治癒」には含まれない。（なお，退院時のレセプトには，「転帰」の欄に「治癒」と記載されるものである）

問15　総合入院体制加算の届出をする際に，総退院患者数を記載するが，死亡退院も含めるのか。

答　死亡退院については，総退院患者数から除外する。

（平20.3.28，一部修正）

問16　総合入院体制加算の外来縮小体制の要件にある，地域の他の保険医療機関との連携のもとに，B009診療情報提供料（Ⅰ）の「注8」の加算を算定する退院患者数について，特別な関係ではない医療機関へ直接退院した場合には，医学管理等が包括対象となっている小児入院医療管理料では診療情報提供料（Ⅰ）の「注8」の加算を算定する事ができないが，その場合の取り扱い如何。

答　B009診療情報提供料（Ⅰ）の「注8」の加算を算定できる場合と同等に情報提供を行った上で転院した場合であれば，患者数として算定して差し支えない。なお，その場合には情報提供の内容について確認できるように診療録へ記載すること。　　　（平20.5.9，一部修正）

問17　総合入院体制加算において，外来縮小の観点からB009診療情報提供料（Ⅰ）の「注8」の加算を算定している患者等が退院患者の4割を占めていることが要件とされている。診療情報提供料（Ⅰ）が包括化されている入院料等を算定する患者は総合入院体制加算1の施設基準(6)イの患者に算定できないということか。

答　A311精神科救急急性期医療入院料，A311-2精神科急性期治療病棟入院料，A311-3精神科救急・合併症入院料，A246入退院支援加算の地域連携診療計画加算については，B009診療情報提供料（Ⅰ）「注8」の加算を算定できる場合と同様に情報提供を行った上で退院した場合であれば，患者数として算定して差し支えない。その場合には情報提供の内容について確認できるように診療録へ記載する。

問18　総合入院体制加算1の施設基準（外来縮小体制の基準）にある「治癒」に定義はあるのか。

答　退院時に，退院後に外来通院治療の必要が全くない，またはそれに準ずると判断されたもの。
（平20.10.15，一部修正）

問19　A200総合入院体制加算，A207-2医師事務作業補助体制加算及びA237ハイリスク分娩管理加算等では，「勤務医の勤務時間を把握する」ことが要件となっているが，院内で研究等の直接業務とは関係ないことを行っている時間は，分けて把握しなければならないのか。

答　分けて把握することが望ましい。ただし，明確に分けることが困難な場合には，勤務以外の時間を含むことを明確にした上で，合わせた時間を把握する。

問20　「疑義解釈資料（その5）」（平成20年10月15日事務連絡）（上記の「問18」）において，総合入院体制加算1の施設基準にある「治癒」の定義として，「退院時に，退院後に外来通院治療の必要が全くない，またはそれに準ずると判断されたもの」とされたが，「準ずると判断されたもの」に以下のものは該当するのか。
・胆石等の手術後，一度だけ受診し，抜糸等も合わせて行う場合
・腎結石排石後に定期的にエコー検査を受けるため通院する場合等，定期的に通院して検査等のフォローアップを受ける場合
・骨折や脳梗塞後，リハビリのため通院する等，当該疾患に当然付随する処置等のため通院する場合
・心筋梗塞後，アスピリン処方のため継続的に通院する場合等，入院の原因となった疾患が原因で必要になった治療のため通院する場合

答　いずれも該当しない。なお，「準ずると判断されたもの」は基本的にはないと考えている。　　　（平20.12.26，一部修正）

問21　A200総合入院体制加算，A200-2急性期充実体制加算，A252地域医療体制確保加算及びO000看護職員処遇改善評価料に関する施設基準における「救急用の自動車又は救急医療用ヘリコプターによる搬送件数」，A207-3急性期看護補助体制加算及びA207-4看護職員夜間配置加算に関する施設基準における「救急自動車及び救急医療用ヘリコプターによる搬送人数」並びにB001-2-6夜間休日救急搬送医学管理料の「注3」に規定する救急搬送看護体制加算1及び救急搬送看護体制加算2，C004-2救急患者連携搬送料に関す

る施設基準における「救急搬送件数」については，当該保険医療機関が患者を受け入れた件数又は人数を計上するものであり，当該保険医療機関が他の保険医療機関等に患者を搬送した件数又は人数は含まれないと考えてよいか。

答　そのとおり。

問22　総合入院体制加算の施設基準において，「特定の保険薬局との間で不動産取引等その他の特別な関係がない。ただし，令和6年3月31日以前から，特定の保険薬局と不動産の賃貸借取引関係にある場合は，当該特別の関係がないものとみなす」とあるが，令和6年3月31日以前から，特定の保険薬局と不動産の賃貸借取引関係にあり，契約期間の満了により賃貸借契約を更新した場合は，当該特別の関係があるものとみなされるのか。

答　賃貸借契約等を更新した場合については，令和6年3月31日以前から特別の関係にあった特定の保険薬局との間で不動産の賃貸借関係を継続する場合に限り，特別の関係がないものとみなす。

問23　A200総合入院体制加算，A200-2急性期充実体制加算及びA300救命救急入院料の施設基準における「救急時医療情報閲覧機能」とは具体的に何を指すのか。

答　厚生労働省「健康・医療・介護情報利活用検討会　医療等情報利活用ワーキンググループ」において検討されている，救急医療時における「全国で医療情報を確認できる仕組み（Action1）」を指す。なお，機能の実装可能となった時期に疑義解釈を示す予定である。
（令6.3.28）

問24　A200総合入院体制加算，A200-2急性期充実体制加算及びA300救命救急入院料の施設基準における「救急時医療情報閲覧機能」については，「疑義解釈資料の送付（その1）」（令和6年3月28日事務連絡）において，「機能の実装可能となった時期に疑義解釈を示す」とされているが，具体的な内容はどのようなものか。

答　「救急時医療情報閲覧のオンライン資格確認等システムの導入に関するシステムベンダ向け技術解説書」において示されている，『意識障害等で患者意思を確認できない状況をはじめとした「患者の生命，身体の保護のために必要がある場合」において，マイナ保険証による同意取得が困難な場合でも医療情報閲覧利用を可能とする』ための救急時医療情報閲覧機能のうち，令和6年12月18日時点では，マイナ保険証を用いた本人確認による救急時医療情報閲覧機能を指す。なお，当該施設基準の経過措置は令和7年3月31日までとなっているため，注意されたい。

（参考）救急時医療情報閲覧のオンライン資格確認等システムの導入に関するシステムベンダ向け技術解説書（令和6年9月13日厚生労働省医政局）https://www.mhlw.go.jp/content/10200000/001252407.pdf
（令6.12.18）

1の2　急性期充実体制加算の施設基準等

(1) **急性期充実体制加算1の施設基準**
　イ　一般病棟入院基本料（急性期一般入院料1に限る）を算定する病棟を有する病院であること。
　ロ　地域において高度かつ専門的な医療及び急性期医療を提供するにつき十分な体制が整備されていること。
　ハ　高度かつ専門的な医療及び急性期医療に係る実績を十分有していること。
　ニ　入院患者の病状の急変の兆候を捉えて対応する体制を確保していること。
　ホ　感染対策向上加算1に係る届出を行っている保険医療機関であること。
　ヘ　当該保険医療機関の敷地内において喫煙が禁止されていること。
　ト　公益財団法人日本医療機能評価機構等が行う医療機能評価を受けている病院又はこれに準ずる病院であること。

(2) **急性期充実体制加算2の施設基準**
　イ　(1)のイ，ロ及びニからトまでを満たすものであること。
　ロ　高度かつ専門的な医療及び急性期医療に係る相当の実績を有していること。

(3) **小児・周産期・精神科充実体制加算の施設基準**
　急性期の治療を要する小児患者，妊産婦である患者及び精神疾患を有する患者に対する診療を行うにつき充実した体制が整備されていること。

(4) **精神科充実体制加算の施設基準**
　イ　急性期の治療を要する精神疾患を有する患者等に対する診療を行うにつき充実した体制が整備されていること。
　ロ　小児・周産期・精神科充実体制加算に係る届出を行っていない保険医療機関であること。

→1　通則

(1) A100一般病棟入院基本料（急性期一般入院料1に限る）を算定する病棟を有する保険医療機関である。

(2) 手術等の定義については，以下のとおりである。
　ア　全身麻酔：第1の1〔総合入院体制加算1に関する施設基準等〕，p.1145〕の(4)のアと同様である。
　イ　緊急手術：病状の急変により緊急に行われた手術をいう。
　ウ　悪性腫瘍手術：第1の1の(4)のウと同様である。
　エ　腹腔鏡下手術：第1の1の(4)のエと同様である。
　オ　胸腔鏡下手術：第2章第10部に掲げる手術のうち，K488-3，K488-4，K494-2，K496-2，K496-4，K501-3，K502-3，K502-5，K504-2，K513，K513-2からK513-4まで，K514-2，K524-2，K528-3，K529-2，K539-3，K554-2，K555-3，K562-2，K594の「4」の「ロ」をいう。
　カ　心臓カテーテル法による手術：第2章第10部に掲げる手術のうち，K546からK550-2まで，K555-2，K556-2，K559-2，K559-3，K562の「1」，K567-2，K570-2からK570-4まで，K573の「1」，K574-2，K574-3，K594の「4」の「ハ」，K595，K595-2，K602-2をいう。
　キ　消化管内視鏡による手術：第2章第10部に掲げる手術のうち，K520の「4」，K526-2からK526-4まで，K530-3，K647-3，K653，K653-5，K653-6，K682-3，K682-4，K685からK688まで，K699-2，K705の「1」，K707の「1」，K708-3，K721-4，K721-5，K722，K730の「3」，K731の「3」，K735-2，K735-4，K739-2をいう。
　ク　化学療法：第1の1の(4)のカと同様である。
　ケ　心臓胸部大血管の手術：第2章第10部に掲げる手術のうち，K541からK544まで，K551からK555-2の「1」及び「2」まで，K555-3，K556，K557からK559まで，K560の「1」から「5」まで，K560-2，K561の「2」の「イ」，K562の「2」，K562-2からK567まで，K568からK570まで，K571，K572，K573の「2」，K574，K575からK593まで，K594の「1」から「3」まで，「4」の「イ」，「ロ」，K594-2，K603，K603-2，K604-2からK605-4をいう。
　コ　異常分娩：当該医療機関において分娩を行ったもののうち，異常分娩であるものの総数をいう。
　サ　6歳未満の乳幼児の手術：第2章第10部に掲げる手術（輸血管理料を除く）のうち，6歳未満の乳幼児に対して行ったもの。

(3) 24時間の救急医療提供として，次のいずれにも該当している。
　ア　以下のいずれかを満たしている。
　　(イ)　「救急医療対策事業実施要綱」に定める第3「救命救急センター」又は第4「高度救命救急センター」を設置している保険医療機関である。
　　(ロ)　救急用の自動車又は救急医療用ヘリコプターによる搬送件数が，年間で2,000件以上である。

イ 精神科に係る体制として，自院又は他院の精神科医が速やかに診療に対応できる体制を常時整備している。
　　また，A248の「2」精神疾患診療体制加算2の算定件数又は救急搬送患者の入院3日以内におけるI001入院精神療法若しくはA300救命救急入院料の「注2」に規定する精神疾患診断治療初回加算の算定件数が合計で年間20件以上である。
ウ 救急時医療情報閲覧機能を有している。
(4) 高度急性期医療の提供として，特定入院料のうちA300救命救急入院料，A301特定集中治療室管理料，A301-2ハイケアユニット入院医療管理料，A301-3脳卒中ケアユニット入院医療管理料，A301-4小児特定集中治療室管理料，A302新生児特定集中治療室管理料，A303総合周産期特定集中治療室管理料，A303-2新生児治療回復室入院医療管理料のいずれかを届け出ている。
(5) A234-2感染対策向上加算1の届出を行っている。
(6) 画像診断及び検査を24時間実施できる体制を確保している。
(7) 薬剤師が，夜間当直を行うことにより，調剤を24時間実施できる体制を確保している。
(8) 急性期一般入院料1に係る届出を行っている病棟については，一般病棟用の重症度，医療・看護必要度IIを用いて評価を行っている。
(9) A230-4精神科リエゾンチーム加算又はA247認知症ケア加算1又は2の届出を行っている。
(10) 入院患者の病状の急変の兆候を捉えて対応する体制として，次の体制を整備している。
ア 当該保険医療機関内に，病状の急変の可能性がある入院患者及び病状が急変した入院患者を把握し，必要な対応を行うためのチーム（以下「院内迅速対応チーム」という）を設置する。院内迅速対応チームが病状の急変の可能性がある入院患者及び病状が急変した入院患者を把握した場合には，当該患者が入院する病棟の医師及び看護師等に情報共有を行うとともに，必要に応じて当該患者の診療に介入する必要がある。なお，院内迅速対応チームには少なくとも以下の構成員が所属し，24時間対応できる体制を確保しておく。
①救急又は集中治療の経験を有し，所定の研修を修了した医師1名
②救急又は集中治療の経験を有し，所定の研修を修了した専任の看護師1名
イ 当該保険医療機関内に，病状の急変の可能性がある入院患者及び病状が急変した入院患者の対応状況に関して，当該対応等の改善の必要性等について提言するための責任者を配置する。
ウ 院内迅速対応チームの対応内容も含めた，病状の急変の可能性がある入院患者及び病状が急変した入院患者に対する対応方法をマニュアルとして整備し，職員に遵守させている。
エ 当該保険医療機関内に，病状の急変の可能性がある入院患者及び病状が急変した入院患者の対応について，多職種からなる当該対応の改善に関する委員会又は会議（以下この項において「委員会等」という）を設置し，院内迅速対応チームによる対応状況及び入院患者の病状の急変の発生状況の把握を評価するとともに，必要に応じて院内迅速対応チームの対応体制及び報告体制のマニュアルの見直しを行う。また，当該マニュアルの見直しを行う場合等，必要に応じて委員会等を開催することとし，イの責任者が年1回以上出席している。なお，当該委員会等は，当該保険医療機関における医療安全管理委員会等を活用することとして差し支えない。
オ 院内迅速対応チームの対応体制及び対応状況等について，当該保険医療機関内に周知するとともに，年2回程度の院内講習を開催する。
カ 院内迅速対応チームの対応状況等必要な実績を記録している。
(11) 外来を縮小するに当たり，次のいずれかの体制を確保している。また，報告年度の前年度1年間の初診の患者数と再診の患者数を別添7（→Web版）の様式14を用いて，地方厚生（支）局長に報告する。
ア 次の要件を満たしている。
(イ) 病院の初診に係る選定療養の報告を行っており，実費を徴収している。
(ロ) A000初診料の「注2」及び「注3」並びにA002外来診療料の「注2」及び「注3」に規定する紹介割合・逆紹介割合について，紹介割合の実績が50％以上かつ逆紹介割合の実績が30‰以上である。
イ 紹介受診重点医療機関である。
(12) 病院の医療従事者の負担の軽減及び処遇の改善に資する体制として，医科点数表第2章第9部処置の通則の5に掲げる休日加算1，時間外加算1及び深夜加算1の施設基準の届出を行っていることが望ましい。なお，届出を行っていない場合は，別添7の様式14にその理由を記載する。
(13) 次のいずれにも該当する。
ア A101療養病棟入院基本料又はA308-3地域包括ケア病棟入院料（地域包括ケア入院医療管理料を含む）の届出を行っていない保険医療機関である。
イ A100一般病棟入院基本料（急性期一般入院料1に限る），A300救命救急入院料，A301特定集中治療室管理料，A301-2ハイケアユニット入院医療管理料，A301-3脳卒中ケアユニット入院医療管理料，A301-4小児特定集中治療室管理料，A302新生児特定集中治療室管理料，A303総合周産期特定集中治療室管理料，A303-2新生児治療回復室入院医療管理料，A305一類感染症患者入院医療管理料及びA307小児入院医療管理料（以下この項目において「一般病棟」という）の病床数の合計が，当該医療機関の許可病床数の総数からA103精神病棟入院基本料，A311精神科救急急性期医療入院料，A311-2精神科急性期治療病棟入院料，A311-3精神科救急・合併症入院料，A311-4児童・思春期精神科入院医療管理料，A315精神科地域包括ケア病棟入院料及びA318地域移行機能強化病棟入院料を除いた病床数の9割以上である。
ウ 当該保険医療機関と同一建物内に特別養護老人ホーム，介護老人保健施設又は介護医療院を設置していない。
エ 特定の保険薬局との間で不動産取引等その他の特別な関係がない。
(14) 次のいずれにも該当する。
ア 一般病棟における平均在院日数が14日以内である。
なお，平均在院日数の算出方法については，入院基本料等における算出方法にならうものとする。
イ 一般病棟の退棟患者（退院患者を含む）に占める，同一の保険医療機関の一般病棟以外の病棟に転棟したものの割合が，1割未満である。
なお，同一の保険医療機関の一般病棟から転棟した患者の占める割合は，直近3か月間に一般病棟から他の病棟に転棟した患者を直近3か月に当該病棟から退棟した患者の数で除して算出するものである。
ウ A246入退院支援加算1又は2の届出を行っている保険医療機関である。
(15) 当該保険医療機関の敷地内における禁煙の取扱いについて，次の基準を満たしている。
ア 当該保険医療機関の敷地内が禁煙である。
イ 敷地内禁煙を行っている旨を保険医療機関内の見やすい場所に掲示している。
ウ 保険医療機関が建造物の一部分を用いて開設されている場合は，当該保険医療機関の保有又は借用している部分が禁煙である。
エ A103精神病棟入院基本料，A310緩和ケア病棟入院料，A311精神科救急急性期医療入院料，A311-2精神科急性期治療病棟入院料，A311-3精神科救急・合併症入院料，A312精神療養病棟入院料，A315精神科地域包括ケア病棟入院料又はA318地域移行機能強化病棟入院料を算定している病棟を有する場合は，敷地内に喫煙所を設けても差し支えない。

オ 敷地内に喫煙所を設ける場合は，喫煙場所から非喫煙場所にたばこの煙が流れないことを必須とし，さらに，適切な受動喫煙防止措置を講ずるよう努める。喫煙可能区域を設定した場合においては，禁煙区域と喫煙可能区域を明確に表示し，周知を図り，理解と協力を求めるとともに，喫煙可能区域に未成年者や妊婦が立ち入ることがないように，措置を講ずる。例えば，喫煙可能区域において，たばこの煙への曝露があり得ることを注意喚起するポスター等を掲示する等の措置を行う。

(16) 公益財団法人日本医療機能評価機構等が行う医療機能評価を受けている病院又はこれに準ずる病院とは，二次医療圏等の比較的広い地域において急性期医療を中心に地域医療を支える基幹的病院であるとして日本医療機能評価機構が定める機能評価を受けている病院又は当該評価の基準と同等の基準について，第三者の評価を受けている病院をいう。

(17) 総合入院体制加算に係る届出を行っていない保険医療機関である。

2 急性期充実体制加算1に関する施設基準

(1) 手術等に係る実績について，以下のうち，ア及び，イからキまでのうち5つ以上を満たしている。
ア 全身麻酔による手術について，2,000件／年以上（うち，緊急手術350件／年以上）
イ 悪性腫瘍手術について，400件／年以上
ウ 腹腔鏡下手術又は胸腔鏡下手術について，400件／年以上
エ 心臓カテーテル法による手術について，200件／年以上
オ 消化管内視鏡による手術について，600件／年以上
カ 化学療法の実施について，1,000件／年以上
キ 心臓胸部大血管の手術について，100件／年以上

(2) (1)のカを満たしているものとして当該加算の届出を行っている場合，外来における化学療法の実施を推進する体制として，次のいずれにも該当する。
ア B001-2-12の「1」外来腫瘍化学療法診療料1の届出を行っている。
イ 当該保険医療機関において化学療法を実施した患者全体に占める，外来で化学療法を実施した患者の割合が6割以上である。

3 急性期充実体制加算2に関する施設基準

(1) 以下のいずれかを満たし，かつ，2の(1)のア及び，イからキまでのうち2つ以上を満たしている。
ア 異常分娩の件数が50件／年以上である。
イ 6歳未満の乳幼児の手術件数が40件／年以上である。

(2) 2の(1)のカを満たしているものとして当該加算の届出を行っている場合については，2の(2)を満たしている。

4 小児・周産期・精神科充実体制加算の施設基準

急性期の治療を要する小児患者，妊産婦である患者及び精神疾患を有する患者の受入れに係る充実した体制として，次のいずれも満たすものである。
(1) 異常分娩の件数が50件／年以上である。
(2) 6歳未満の乳幼児の手術件数が40件／年以上である。
(3) 以下のいずれも満たす。
ア 医療法第7条第2項第1号に規定する精神病床を有している。
イ 精神疾患を有する患者に対し，24時間対応できる体制を確保している。
ウ A103精神病棟入院基本料，A311精神科救急急性期医療入院料，A311-2精神科急性期治療病棟入院料，A311-3精神科救急・合併症入院料，A311-4児童・思春期精神科入院医療管理料，A315精神科地域包括ケア病棟入院料又はA318地域移行機能強化病棟入院料のいずれかの届出を行っており，現に精神疾患患者の入院を受け入れている。

5 精神科充実体制加算の施設基準

急性期の治療を要する精神疾患を有する患者等に対する診療を行うにつき充実した体制として，次のいずれも満たすものである。
(1) 医療法第7条第2項第1号に規定する精神病床を有している。
(2) 精神疾患を有する患者に対し，24時間対応できる体制を確保している。
(3) A103精神病棟入院基本料，A311精神科救急急性期医療入院料，A311-2精神科急性期治療病棟入院料，A311-3精神科救急・合併症入院料，A311-4児童・思春期精神科入院医療管理料，A315精神科地域包括ケア病棟入院料又はA318地域移行機能強化病棟入院料のいずれかの届出を行っており，現に精神疾患患者の入院を受け入れている。

【届出に関する事項】
(1) 急性期充実体制加算，小児・周産期・精神科充実体制加算及び精神科充実体制加算の施設基準に係る届出は，別添7（→Web版）の様式14を用いる。
(2) 毎年8月において，前年度における手術件数等を評価するため，別添7の様式14により届け出るとともに，院内に掲示する。
(3) 1の(3)のウについては，令和7年4月1日以降に適用する。
(4) 令和6年3月31日において現に急性期充実体制加算に係る届出を行っている保険医療機関については，令和7年5月31日までの間に限り，2の(2)又は3の(2)の基準を満たしているものとみなす。
(5) 令和6年3月31日において現に急性期充実体制加算に係る届出を行っている保険医療機関のうち急性期充実体制加算1に係る届出を行う保険医療機関については，令和8年5月31日までの間に限り，2の(1)のキの基準を満たしているものとみなす。
(6) 令和6年3月31日において現に急性期充実体制加算に係る届出を行っている保険医療機関のうち許可病床数が300床未満の保険医療機関については，令和8年5月31日までの間に限り，施設基準のうち2(1)及び3(1)については，なお従前の例による。

事務連絡 急性期充実体制加算

問1 施設基準における「緊急手術」の定義について，「病状の急変により緊急に行われた手術をいう」とあるが，
① 「病状の急変」は入院外での急変に限定されるか。
② 休日に行われる手術又はその開始時間が保険医療機関の表示する診療時間以外の時間若しくは深夜である手術に限定されるか。
③ 病状の変化により手術予定日を早めた場合も対象になるか。

答 ① 限定されない。
② 限定されない。手術の実施日及び開始時間にかかわらず，患者の病状の急変により緊急に行われた手術であれば，緊急手術に該当し，保険医療機関又は保険医の都合により行われた場合は該当しない。
③ 各病院において「手術が緊急である」と判断される場合にあっては対象として差し支えないが，手術実施の判断から手術開始までの時間が24時間を超える場合は緊急手術に該当しない。

問2 急性期充実体制加算の施設基準において，「急性期一般入院料1に係る届出を行っている病棟については，一般病棟用の重症度，医療・看護必要度Ⅱを用いて評価を行っている」とされているが，A300救命救急入院料，A301特定集中治療室管理料又はA301-3脳卒中ケアユニット入院医療管理料を算定する病棟又は病室についてはどうか。

答 急性期一般入院料1に係る届出を行っている病棟以外の病棟については，一般病棟用の重症度，医療・看護必要度Ⅰ又は特定集中治療室用の重症度，医療・看護必要度Ⅰを用いて評価を行っても差し支えない。

問3 急性期充実体制加算の施設基準において求める「入院患者の病状の急変の兆候を捉えて対応する体制」に係る「所定の研修」には，具体的にどのようなものがあるか。

答 現時点では，以下の研修が該当する。
① 一般社団法人日本集中治療医学会「Rapid Response System出動スタッフ養成コース（日本集中治療医学会認定ハンズオンセミナー）」
② SCCM（米国集中治療医学会）「FCCS（Fundamental

Critical Care Support)」
③ 一般社団法人医療安全全国共同行動「RRSセミナー～急変時の迅速対応とRRS」

問4　急性期充実体制加算の施設基準において「日本医療機能評価機構が定める機能評価を受けている病院又は当該評価の基準と同等の基準について第三者の評価を受けている病院」とあるが、「第三者の評価」には、以下に掲げるものは該当すると考えてよいか。
① JCI（Joint Commission International）の「大学医療センター病院プログラム」又は「病院プログラム」
② ISO（国際標準化機構）9001の認証

答　よい。

問5　急性期充実体制加算の施設基準における「特定の保険薬局との間で不動産取引等その他の特別な関係がない」とは、具体的にはどのようなことを指すのか。

答　「特定の保険薬局との間で不動産取引等その他の特別な関係がない」ことについては、調剤点数表の特別調剤基本料における考え方と同様である。具体的には、次の①から④までのいずれにも該当しない場合を指す。
① 保険医療機関が当該保険薬局と不動産の賃貸借取引関係にある場合
② 保険医療機関が譲り渡した不動産（保険薬局以外の者に譲り渡した場合を含む）を当該保険薬局が利用して開局している場合
③ 保険医療機関に対し、当該保険薬局が所有する会議室その他の設備を貸与している場合
④ 当該保険薬局が保険医療機関から開局時期の指定を受けて開局している場合
　なお、①から④までの詳細については、調剤点数表の特別調剤基本料に係る規定を参照する。

問6　急性期充実体制加算の施設基準において、「毎年8月において、前年度における手術件数等を評価するため、別添7の様式14により届け出るとともに、院内に掲示する」とされているが、具体的にはどのような内容を院内に掲示する必要があるか。

答　別添7の様式14の「2」のうち、次に掲げる項目の実績及び体制等について、院内の見やすい場所に掲示する。
「1　手術等に係る実績」
「2　外来化学療法の実施を推進する体制」
「3　24時間の救急医療提供」
「9　入院患者の病状の急変の兆候を捉えて対応する体制」
「10　外来縮小体制」
「13　退院に係る状況等」
「14　禁煙の取扱い」

問7　急性期充実体制加算の施設基準における「入院患者の病状の急変の兆候を捉えて対応する体制」に係る「年2回程度の院内講習の開催」について、A234医療安全対策加算における医療安全対策に係る体制を確保するための職員研修と併せて実施することは可能か。

答　可能。

問8　急性期充実体制加算の施設基準の手術等に係る実績において、「(イ)及び、(ロ)から(ヘ)までのうち4つ以上を満たしている」とあるが、これは、(イ)を満たした上で、(イ)とは別に、(ロ)から(ヘ)までのうち4つ以上を満たす必要があるのか。

答　そのとおり。 (令4.3.31)

問9　急性期充実体制加算の施設基準の「入院患者の病状の急変の兆候を捉えて対応する体制」について、院内迅速対応チームの医師及び専任の看護師は、A300救命救急入院料、A301特定集中治療室管理料、A301-2ハイケアユニット入院医療管理料、A301-3脳卒中ケアユニット入院医療管理料、A301-4小児特定集中治療室管理料、A302新生児特定集中治療室管理料、A303総合周産期特定集中治療室管理料、A303-2新生児治療回復室入院医療管理料で常時配置が求められている医師又は看護師が兼任することは可能か。

答　不可。 (令4.6.1)

問10　急性期充実体制加算の施設基準において求める「入院患者の病状の急変の兆候を捉えて対応する体制」に係る「所定の研修」には、具体的にはどのようなものがあるか。

答　現時点では、「疑義解釈資料（その1）」（令和4年3月31日事務連絡）別添1の問59（上記「問3」）で示しているものに加えて、日本内科学会「JMECC（日本内科学会認定救急・ICLS講習会）〜RRS対応」が該当する。 (令4.6.29)

問11　急性期充実体制加算について、令和6年度改定において、急性期体制充実加算1と急性期体制充実加算2に評価が細分化されたが、令和6年度改定前に急性期体制充実加算の届出を行っていた保険医療機関における、令和6年6月以降の届出についてどのように考えればよいか。

答　令和6年6月3日までに急性期体制充実加算1又は急性期体制充実加算2のいずれかの届出を行う。この場合であって、令和6年3月31日において急性期体制充実加算の届出を行っている保険医療機関については、引き続き急性期体制充実加算の施設基準における経過措置の対象となる。

問12　急性期充実体制加算の施設基準において、「当該保険医療機関において化学療法を実施した患者全体に占める、外来で化学療法を実施した患者の割合が6割以上である」とされているが、化学療法を実施した患者の数について、延べ患者数と実患者数のいずれにより算出すればよいか。

答　実患者数により算出する。

問13　問12における「外来で化学療法を実施した患者」とは、具体的にはどのような患者を指すのか。

答　1サイクル（クール、コースと同義。抗悪性腫瘍剤の投与と投与後の休薬期間を含む一連の期間をいう）以上、外来で化学療法を実施した患者を指す。 (令6.3.28)

2から5まで　削除

6　臨床研修病院入院診療加算の施設基準

(1)　**基幹型の施設基準**
次のいずれかに該当すること。
イ　次のいずれにも該当する**基幹型臨床研修病院**
〔医師法第16条の2第1項に規定する臨床研修に関する省令（平成14年厚生労働省令第158号）第3条第1号に規定する基幹型臨床研修病院をいう〕**であること。**
① 診療録管理体制加算に係る届出を行っている保険医療機関であること。
② 研修医の診療録の記載について指導医が指導及び確認をする体制がとられていること。
③ その他臨床研修を行うにつき十分な体制が整備されていること。
ロ　次のいずれにも該当する**基幹型相当大学病院**
（医学を履修する課程を置く大学に附属する病院のうち、他の病院又は診療所と共同して臨床研修を行う病院であって、当該臨床研修の管理を行うものをいう。以下同じ）であること。
① 診療録管理体制加算に係る届出を行っている保険医療機関であること。
② 研修医の診療録の記載について指導医が指導及び確認をする体制がとられていること。
③ その他臨床研修を行うにつき十分な体制が整備されていること。

(2)　**単独型又は管理型の施設基準**（歯科・略）

(3)　**協力型の施設基準**
次のいずれかに該当すること。
イ　次のいずれにも該当する**協力型臨床研修病院**
（医師法第16条の2第1項に規定する臨床研修に関する省令第3条第2号に規定する協力型臨床研修病院をいう）であること。
① 診療録管理体制加算に係る届出を行っている保険医療機関であること。
② 研修医の診療録の記載について指導医が指導

及び確認をする体制がとられていること。
③ その他臨床研修を行うにつき十分な体制が整備されていること。

ロ 次のいずれにも該当する協力型相当大学病院〔医学を履修する課程を置く大学に附属する病院のうち，他の病院と共同して臨床研修を行う病院（基幹型相当大学病院を除く）をいう〕であること。
① 診療録管理体制加算に係る届出を行っている保険医療機関であること。
② 研修医の診療録の記載について指導医が指導及び確認をする体制がとられていること。
③ その他臨床研修を行うにつき十分な体制が整備されていること。

ハ・ニ （歯科・略）

→1 臨床研修病院入院診療加算に関する施設基準（歯科診療以外の診療に係るものに限る）
(1) 基幹型の施設基準
ア 指導医は臨床経験を7年以上有する医師である。
イ 研修医2.5人につき，指導医1人以上である。
ウ 当該保険医療機関の医師の数は，医療法に定める標準を満たしている。
エ 加算の対象となる保険医療機関は，臨床研修病院であって研修管理委員会が設置されている基幹型臨床研修病院〔医師法第16条の2第1項に規定する臨床研修に関する省令（平成14年厚生労働省令第158号）第3条第1号に規定する基幹型臨床研修病院をいう〕又は基幹型相当大学病院（医師法第16条の2第1項に規定する都道府県知事の指定する病院のうち，他の病院又は診療所と共同して臨床研修を行う病院であって，当該臨床研修の管理を行うものをいう。以下同じ）である。
オ 当該保険医療機関の全職種の職員を対象とした保険診療に関する講習（当該保険医療機関が自ら行うものを指し，当該保険医療機関以外のものにより実施される場合を除く）が年2回以上実施されている。
カ 研修医数は，病床数を10で除した数又は年間の入院患者数を100で除して得た数を超えない。

(2) 協力型の施設基準
ア 協力型（Ⅰ）臨床研修病院（医師法第16条の2第1項に規定する臨床研修に関する省令第3条第2号に規定する協力型臨床研修病院をいう）又は協力型相当大学病院〔医師法第16条の2第1項に規定する都道府県知事の指定する病院のうち，他の病院と共同して3月以上の臨床研修を行う病院（基幹型相当大学病院を除く）をいう〕であって，1の(1)のアからウまで及びカを満たしている。
イ 研修医が基幹型臨床研修病院又は基幹型相当大学病院において実施される保険診療に関する講習を受けている。

2 臨床研修病院入院診療加算に関する施設基準（歯科診療に係るものに限る） （略）

【届出に関する事項】 臨床研修病院入院診療加算の施設基準に係る取扱いについては，当該基準を満たしていればよく，特に地方厚生（支）局長に対して，届出を行う必要はない。

（事務連絡） 問 研修管理委員会が設置されていることとあるが，研修管理委員会の要件はどのようなものか。
答 厚生労働省医政局の医師の臨床研修に係る通知による。
（平16.3.30）

6の2 救急医療管理加算の施設基準

(1) 救急医療管理加算の注1本文に規定する別に厚生労働大臣が定める施設基準
休日又は夜間における救急医療の確保のための診療を行っていること。

(2) 救急医療管理加算の注1ただし書に規定する別に厚生労働大臣が定める施設基準
救急医療管理加算2を算定した患者のうち，別表第7の3の13（p.1311）の状態の患者の割合が一定以上であること。

→1 救急医療管理加算の「注1」本文に関する施設基準
(1) 休日又は夜間における救急医療の確保のために診療を行っていると認められる次に掲げる保険医療機関であって，医療法第30条の4の規定に基づき都道府県が作成する医療計画に記載されている救急医療機関である若しくは都道府県知事又は指定都市市長の指定する精神科救急医療施設である。
ア 地域医療支援病院（医療法第4条第1項に規定する地域医療支援病院）
イ 救急病院等を定める省令に基づき認定された救急病院又は救急診療所
ウ 「救急医療対策の整備事業について」に規定された病院群輪番制病院，病院群輪番制に参加している有床診療所又は共同利用型病院
なお，精神科救急医療施設の運営については，「精神科救急医療体制整備事業の実施について」（平成20年5月26日障発第0526001号）に従い実施されたい。
(2) 第二次救急医療施設として必要な診療機能及び専用病床を確保するとともに，診療体制として通常の当直体制のほかに重症救急患者の受入れに対応できる医師等を始めとする医療従事者を確保している。
(3) 夜間又は休日において入院治療を必要とする重症患者に対して救急医療を提供する日を地域の行政部門，医師会等の医療関係者及び救急搬送機関等にあらかじめ周知している。

→2 救急医療管理加算の「注1」ただし書に規定する厚生労働大臣が定める施設基準
当該保険医療機関において，直近6か月間で，救急医療管理加算2を算定した患者のうち，「基本診療料の施設基準等」の別表第7の3の13（p.1311）「その他の重症な状態」の患者の割合が5割以上である。

【届出に関する事項】 救急医療管理加算の施設基準に係る届出は，別添7の2（→Web版）を用いる。

（事務連絡） 問1 A205救急医療管理加算について，「診療体制として通常の当直体制のほかに重症救急患者の受入れに対応できる医師等を始めとする医療従事者を確保していること」とあるが，施設基準の届出に際し，当該対応を行う医療従事者（医師を含む）の氏名等を届け出る必要があるか。
答 重症救急患者の受入れに対応する医療従事者（通常の当直を行う医師とは別の医師を含む）の氏名等について届け出る必要はないが，院内のいずれの医師が当該対応を行うかについて，医療機関内でわかるようにしておく。
（令2.3.31）
問2 救急医療管理加算の施設基準において，「診療体制として通常の当直体制のほかに重症救急患者の受入れに対応できる医師等を始めとする医療従事者を確保している」とあるが，医療従事者間で連携し，当直体制に支障が出ないよう体制を整えている場合において，当直医師が重症救急患者の受入れに係る診療を行うことは可能か。
答 可能。ただし，当該医師の業務負担への配慮を十分に行う。
（令4.3.31）
問3 救急医療管理加算「注1」ただし書に規定する施設基準について，『直近6か月間で，救急医療管理加算2を算定した患者のうち，「基本診療料の施設基準等」の別表第7の3の13「その他の重症な状態」の患者の割合が5割以上』とされているが，割合の計算は，診療報酬明細書の摘要欄に記載する患者の状態に基づき行うのか。
答 そのとおり。
問4 問3について，月毎にその時点の直近6か月間（令和6年6月以降に限る）における割合を確認し，当該割合が5割以上である場合に該当すると考えてよいか。また，該当した場合の取扱いについて，どのように考えればよいか。
答 そのとおり。また，当該施設基準に該当した場合，該当することを確認した月の翌月（例えば6月から11月の実績

で該当することを12月に確認した場合は翌年1月）より注1ただし書の点数を算定する。

問5 問4について，一度当該施設基準に該当した場合であって，その後，月毎にその時点の直近6か月間における割合を確認し，当該割合が5割未満となった場合は，その時点で当該施設基準に該当しないものと考えてよいか。また，その場合の取扱いについて，どのように考えればよいか。

答 そのとおり。また，当該施設基準に該当しなくなった場合については，該当しないことを確認した月の翌月より注1本文の点数を算定する。
(令6.3.28)

問6 救急医療管理加算の「注1」ただし書に規定する厚生労働大臣が定める施設基準について，『当該保険医療機関において，直近6か月間で，救急医療管理加算2を算定した患者のうち，「基本診療料の施設基準等」の別表第7の3の13「その他の重症な状態」の患者の割合が5割以上である』とされているが，令和6年6月から同年11月末までにおける「直近6か月間」の考え方としては，令和6年6月からその時点までの期間を指すと考えてよいか。

答 そのとおり。
(令6.4.12)

6の3　超急性期脳卒中加算の施設基準等

(1) 超急性期脳卒中加算の施設基準
イ　次のいずれかに該当すること。
① 当該保険医療機関内に，脳卒中の診療につき十分な経験を有する専任の常勤医師が配置されていること。
② 次のいずれにも該当すること。
　1　当該保険医療機関〔別表第6の2（p.1309）に掲げる地域又は医療法（昭和23年法律第205号）第30条の4第6項に規定する医師の数が少ないと認められる同条第2項第14号に規定する区域に所在する保険医療機関に限る〕内に，脳卒中の診療に関する研修を受けた専任の常勤医師が1名以上配置されていること。
　2　脳卒中の診療を行う他の保険医療機関との連携体制が確保されていること。
ロ　その他当該治療を行うにつき必要な体制が整備されていること。
ハ　治療室等，当該治療を行うにつき十分な構造設備を有していること。
(2) 超急性期脳卒中加算の対象患者
脳梗塞発症後4.5時間以内である患者

→ 超急性期脳卒中加算に関する施設基準
(1) 次のいずれかを満たしている。
ア　当該保険医療機関において，専ら脳卒中の診断及び治療を担当する常勤の医師（専ら脳卒中の診断及び治療を担当した経験を10年以上有するものに限る）が1名以上配置されており，日本脳卒中学会等の関係学会が行う脳梗塞t-PA適正使用に係る講習会を受講している。
イ　次のいずれも満たしている。
　(イ)　「基本診療料の施設基準等」別表第6の2（p.1309）に掲げる地域又は医療法第30条の4第6項に規定する医師の数が少ないと認められる同条第2項第14号に規定する区域に所在する保険医療機関であって，超急性期脳卒中加算に係る届出を行っている他の保険医療機関との連携体制が構築されている。
　(ロ)　日本脳卒中学会が定める「脳卒中診療における遠隔医療（テレストローク）ガイドライン」に沿った情報通信機器を用いた診療を行う体制が整備されている。
　(ハ)　日本脳卒中学会等の関係学会が行う脳梗塞t-PA適正使用に係る講習会を受講している常勤の医師が1名以上配置されている。
　(ニ)　関係学会の定める指針に基づき，(1)のアを満たすものとして超急性期脳卒中加算に係る届出を行っている他の保険医療機関との間で，脳梗塞患者に対する経皮的脳血栓回収術の適応の可否の判断における連携について協議し，手順書を整備した上で，対象となる患者について当該他の保険医療機関から助言を受けている。
(2) 脳外科的処置が迅速に行える体制が整備されている。ただし，(1)のイに該当する保険医療機関であって，連携する保険医療機関において脳外科的処置を迅速に行える体制が整備されている場合においては，この限りではない。
(3) (1)のアに該当する保険医療機関においては，脳卒中治療を行うにふさわしい専用の治療室を有している。ただし，ICUやSCUと兼用であっても構わない。
(4) 当該管理を行うために必要な次に掲げる装置及び器具を当該治療室内に常時備えている。ただし，これらの装置及び器具を他の治療室と共有していても緊急の事態に十分対応できる場合においては，この限りではない。
　ア　救急蘇生装置（気管内挿管セット，人工呼吸装置等）
　イ　除細動器
　ウ　心電計
　エ　呼吸循環監視装置
(5) コンピューター断層撮影，磁気共鳴コンピューター断層撮影等の必要な脳画像撮影及び診断，一般血液検査及び凝固学的検査並びに心電図検査が常時行える体制である。
(6) 令和6年3月31日時点で超急性期脳卒中加算に係る届出を行っている保険医療機関については，令和7年5月31日までの間に限り，1の(1)のイの(ニ)の基準を満たしているものとみなす。

【届出に関する事項】　超急性期脳卒中加算の施設基準に係る届出は，別添7（→Web版）の様式15を用いる。

事務連絡 **問1** A205超急性期脳卒中加算の施設基準において，『「基本診療料の施設基準等」別表第6の2に掲げる地域又は医療法第30条の4第6項に規定する医師の数が少ないと認められる同条第2項第14号に規定する区域（以下「医療資源の少ない地域等」という）に所在する保険医療機関が他の保険医療機関との連携体制が構築されている』とあるが，当該施設基準により届出を行った場合であって，届出後に医療機関の所在地が医療資源の少ない地域等に属さなくなった場合（医療機関の移転により所在地が変更になった場合を除く）の取扱いをどう考えればよいか。

答 届出を行った時点で，保険医療機関の所在地が医療資源の少ない地域等に属する場合には，当面の間は届出を取り下げる必要はなく，引き続き算定できる。

問2 「基本診療料の施設基準等」別表第6の2に掲げる地域又は医療法第30条の4第6項に規定する医師の数が少ないと認められる同条第2項第14号に規定する区域（以下，「医療資源の少ない地域等」という）に所在し，他の保険医療機関との連携により超急性期脳卒中加算の届出を行う場合において，連携する他の保険医療機関は，届出を行う保険医療機関が所在する地域又は区域に所在する必要はないと考えてよいか。

答 急性期脳卒中の診療に必要となる迅速な転院搬送に支障を来さない場合に限り，連携する他の保険医療機関は，届出を行う保険医療機関が所在する医療資源の少ない地域等に所在する必要はない。
(令6.3.28)

6の4　妊産婦緊急搬送入院加算の施設基準

妊娠状態の異常が疑われる妊産婦の患者の受入れ及び緊急の分娩への対応につき十分な体制が整備されていること。

→ 妊産婦緊急搬送入院加算の施設基準
(1) 産科又は産婦人科を標榜している保険医療機関である。
(2) 妊産婦である患者の受診時に，緊急の分娩について十分な経験を有する専ら産科又は産婦人科に従事する医師が配

置されており，その他緊急の分娩に対応できる十分な体制がとられている。
(3) 妊産婦である患者の受診時に，緊急に使用可能な分娩設備等を有しており，緊急の分娩にも対応できる十分な設備を有している。

【届出に関する事項】 妊産婦緊急搬送入院加算の施設基準に係る取扱いについては，当該基準を満たしていればよく，特に地方厚生（支）局長に対して，届出を行う必要はない。

6の5 在宅患者緊急入院診療加算に規定する別に厚生労働大臣が定めるもの

特掲診療料の施設基準等第3の6の(2)に該当する在宅療養支援診療所及び第4の1の(2)に該当する在宅療養支援病院

6の6 在宅患者緊急入院診療加算に規定する別に厚生労働大臣が定める疾病等

別表第13（p.1313）に掲げる疾病等

7 診療録管理体制加算の施設基準

(1) 診療録管理体制加算1
　イ 患者に対し診療情報の提供が現に行われていること。
　ロ 診療記録の全てが保管及び管理されていること。
　ハ 診療記録管理を行うにつき十分な体制が整備されていること。
　ニ 中央病歴管理室等，診療記録管理を行うにつき適切な施設及び設備を有していること。
　ホ 入院患者について疾病統計及び退院時要約が適切に作成されていること。
　ヘ 非常時における対応につき十分な体制が整備されていること。
(2) 診療録管理体制加算2
　(1)のイからホまでを満たすものであること。
(3) 診療録管理体制加算3
　イ (1)のイ，ロ及びニを満たすものであること。
　ロ 診療記録管理を行うにつき必要な体制が整備されていること。
　ハ 入院患者について疾病統計及び退院時要約が作成されていること。

→1 診療録管理体制加算1に関する施設基準
(1) 診療記録（過去5年間の診療録及び過去3年間の手術記録，看護記録等）の全てが保管・管理されている。
(2) 中央病歴管理室が設置されており，厚生労働省「医療情報システムの安全管理に関するガイドライン」（以下単に「安全管理ガイドライン」という）に準拠した体制である。
(3) 診療録管理部門又は診療記録管理委員会が設置されている。
(4) 診療記録の保管・管理のための規程が明文化されている。
(5) 年間の退院患者数2,000名ごとに1名以上の専任の常勤診療記録管理者が配置されており，うち1名以上が専従である。なお，診療記録管理者は，診療情報の管理，入院患者についての疾病統計（ICD10による疾病分類等）を行うものであり，診療報酬の請求事務（DPCのコーディングに係る業務を除く），窓口の受付業務，医療機関の経営・運営のためのデータ収集業務，看護業務の補助及び物品運搬業務等については診療記録管理者の業務としない。なお，当該専従の診療記録管理者は医師事務作業補助体制加算に係る医師事務作業補助者を兼ねることはできない。
(6) 入院患者についての疾病統計には，ICD（国際疾病分類）上の規定に基づき，4桁又は5桁の細分類項目に沿って疾病分類がなされている。
(7) 以下に掲げる項目を全て含む電子的な一覧表を有し，保管・管理された診療記録が，任意の条件及びコードに基づいて速やかに検索・抽出できる。なお，当該データベースについては，各退院患者の退院時要約が作成された後，速やかに更新されている。また，当該一覧表及び診療記録に係る患者の個人情報の取扱いについては，「医療・介護関係事業者における個人情報の適切な取扱いのためのガイダンス」（平成29年4月14日（個人情報保護委員会，厚生労働省）（以下「医療・介護関係事業者における個人情報の適切な取扱いのためのガイダンス」という）に基づく管理が実施されている。
　ア 退院患者の氏名，生年月日，年齢，性別，住所（郵便番号を含む）
　イ 入院日，退院日
　ウ 担当医，担当診療科
　エ ICD（国際疾病分類）コードによって分類された疾患名
　オ 手術コード（医科点数表の区分番号）によって分類された当該入院中に実施された手術
(8) 全診療科において退院時要約が全患者について作成されている。また，前月に退院した患者のうち，退院日の翌日から起算して14日以内に退院時要約が作成されて中央病歴管理室に提出された者の割合が毎月9割以上である。なお，退院時要約については，全患者について退院後30日以内に作成されていることが望ましい。
(9) 患者に対し診療情報の提供が現に行われている。なお，この場合，「診療情報の提供等に関する指針の策定について」（平成15年9月12日医政発第0912001号）を参考にする。
(10) 許可病床数が200床以上の保険医療機関については，「安全管理ガイドライン」に基づき，専任の医療情報システム安全管理責任者を配置する。また，当該責任者は，職員を対象として，少なくとも年1回程度，定期的に必要な情報セキュリティに関する研修を行っている。ただし，令和6年3月31日において，現に当該加算に係る届出を行っている保険医療機関（許可病床数が200床以上400床未満のものに限る）については，令和7年5月31日までの間，当該基準を満たしているものとみなす。
(11) 非常時に備えた医療情報システムのバックアップを複数の方式で確保し，その一部はネットワークから切り離したオフラインで保管している。また，例えば，日次でバックアップを行う場合，数世代（少なくとも3世代）確保する等の対策を行う。
　なお，ネットワークから切り離したオフラインで保管していることについては，医療情報システム・サービス事業者との契約書等に記載されているか確認し，当該契約書等の記載部分についても届出の添付資料とする。
(12) 「安全管理ガイドライン」に基づき，非常時を想定した医療情報システムの利用が困難な場合の対応や復旧に至るまでの対応についての業務継続計画（以下単に「BCP」という）を策定し，医療情報システム安全管理責任者の主導の下，少なくとも年1回程度，定期的に当該BCPに基づく訓練・演習を実施する。また，その結果を踏まえ，必要に応じて改善に向けた対応を行っていること。訓練・演習については，診療を中断して実施する必要はないが，より実効性のあるものとするために，必要に応じてシステム関連事業者も参加した上で行う。
　なお，当該BCPには「安全管理ガイドライン」の経営管理編「情報セキュリティインシデントへの対応と対策」，企画管理編「非常時（災害，サイバー攻撃，システム障害）対応とBCP策定」等に記載している事項について含める必要がある。また，作成に当たっては関係団体等が作成したマニュアル（医療機関におけるサイバーセキュリティ対策チェックリスト）についても参考にする。

2　診療録管理体制加算2に関する施設基準
　1の(1)から(10)までを満たしている。

3　診療録管理体制加算3に関する施設基準
(1)　1の(1)から(4)まで，(9)及び(10)を満たしている。
(2)　1名以上の専任の診療記録管理者が配置されている。
(3)　入院患者についての疾病統計には，ICD大分類程度以上の疾病分類がされている。
(4)　保管・管理された診療記録が疾病別に検索・抽出できる。
(5)　全診療科において退院時要約が全患者について作成されている。

【届出に関する事項】
(1)　診療録管理体制加算の施設基準に係る届出は，**別添7**（→Web版）の**様式17**を用いる。
(2)　**毎年8月**において，標準規格の導入に係る取組状況や医療情報システムのバックアップ体制の確保状況等について，**別添7**の**様式17の2**により届け出る。
(3)　診療録管理体制加算1の届出を行う場合については，**第4の1(11)**に示す「当該契約書等の記載部分」について添付する。

（事務連絡）　診療録管理体制加算
問1　電子的な一覧表とは，電子カルテを導入している必要があるのか。
答　電子カルテを導入している必要はなく，表計算ソフト等によるものであっても差し支えない。
問2　年間の退院患者数2,000名あたり1名の専任の常勤診療記録管理者を配置することとされているが，例えば年間退院患者数が2,005名の場合は，何人配置すればよいのか。
答　2人。直近1年間の退院患者数を2,000で除して端数を切り上げた値以上の人数を配置すること。
問3　年間退院患者数はどのように計算するのか。
答　計算対象となる期間に退院日が含まれる患者の数を合計したものであり，同一患者の再入院（「診療報酬の算定方法」第1章第2部「通則5」に規定する入院期間が通算する再入院を含む）についても，それぞれ別に計算する。
問4　常勤診療記録管理者の配置に係る基準について，非常勤職員の常勤換算は認められるか。
答　認められない（当該常勤の従事者が労働基準法に定める産前・産後休業及び育児・介護休業法に定める休業を取得している期間を除く）。
問5　常勤診療記録管理者は，派遣職員や指揮命令権のない請負方式などの場合でもよいのか。
答　どちらも認められない。
問6　常勤診療記録管理者は，がん拠点病院の基準で定められているがん登録の専従担当者でもよいのか。
答　認められない。
問7　「保管・管理された診療記録が疾病別に検索・抽出できること」とあるが，外来診療記録についても必要か。また，「全診療科において退院時要約が全患者について作成されていること」とあるが，退院時要約は看護師が作成した要約でもよいか。
答　外来診療記録についても必要。退院時要約については，医師が作成しなければならない。
問8　「診療記録の保管・管理のための規定が明文化」とあるが，どのような内容になるのか，ひな形等はあるのか。
答　ひな形等は定めていない。通知の要件を満たしていればよい。
　　　　　　　　　　　　　　　　（平26.3.31，一部修正）
問9　診療録管理体制加算1の施設基準において，年間退院患者数2,000人に1名以上の専任配置，うち1名が専従とあるが，退院2,000人以内の場合でも専従配置は必要か。
答　必要である。
問10　診療録管理体制加算1・2の届出に関して，カルテ開示が実施されていなければ算定できないのか。
答　「診療情報の提供等に関する指針（平成15年医政発第0912001号）」には，患者への情報提供（診療中の診療情報の提供）が示されている。これを実施するとともに，診療記録の開示等についても，指針を参考に体制を整備すれば算定できる。
問11　診療録管理体制加算1・2について，患者に対する診療情報の提供が実績としてなければ，算定できないのか。
答　提供実績がなくても，患者から求めがあった場合，提供可能な体制を整えていれば算定できる。（平26.4.10）
問12　診療録管理体制加算の施設基準について，過去の診療録も含めて電子カルテによる管理を行っている場合には，中央病歴管理室として専用の個室を備える必要があるのか。
答　中央病歴管理室については，必ずしも専用の個室である必要はなく，「医療情報システムの安全管理に関するガイドライン」（編注：2025年4月現在，最新は第6.0版）に準拠した体制をとっており，入退室が管理されている等，個人情報を入力，参照及び格納するための情報端末等が物理的な方法によって保護されていればよい。
　　　　　　　　　　　　　　　　（平22.6.11，一部修正）
問13　診療録管理体制加算の施設基準において，「非常時に備えた医療情報システムのバックアップを複数の方式で確保し，その一部はネットワークから切り離したオフラインで保管している」とあるが，「非常時に備えた医療情報システム」とは，何を指すか。
答　ここでいう医療情報システムは，非常時において継続して診療が行えるために最低限必要なシステムを想定しており，電子カルテシステム，オーダーリングシステムやレセプト電算処理システムを指す。
問14　診療録管理体制加算の施設基準において，「非常時に備えた医療情報システムのバックアップを複数の方式で確保し，その一部はネットワークから切り離したオフラインで保管している」とあるが，「バックアップを複数の方式で確保」とは具体的にどのようなものを指すか。
答　HDDとRDX（Removable Disk Exchange system），クラウドサービスとNAS（Network Attached Storage）など複数の媒体でバックアップを保存することなど。
問15　問13における「バックアップ」について，例えば，クラウドサービスにおいてオンラインでデータを保存するとともに，オフラインのバックアップを取っている場合について，どのように考えればよいか。
答　クラウドサービスを利用したバックアップの考え方については，以下の考え方に基づき，対応する。
① クラウドサービスから，専用アプリを用い抽出したデータを，RDXなど別の媒体で保管している場合には要件を満たしているとされるが，この場合においても世代管理も十分に行うことに留意されたい。
② クラウドサービスから外部の記録媒体（NAS等）に自動でデータが転送される場合であって，常時（データ転送の際を除く）ネットワークから切り離した状態でのバックアップを行っている場合には要件を満たしているとされる。
③ クラウドサービスから，当該クラウドサービス内の他の論理的に切り離されている領域にバックアップ（いわゆるオフサイトバックアップ）を取っている場合であって，災害時等に速やかにデータ復旧が可能な状態にある場合には，要件を満たしているとされる。
　なお，ネットワークから切り離したオフラインで保管していることについては，医療情報システム・サービス事業者との契約書等に記載されているか十分に確認されたい。
問16　問13において，例えば，電子カルテなどのオンラインのサーバからインターネットを介して別の媒体であるRDX，NAS等にバックアップを取った場合は要件を満たしているといえるか。
答　単にバックアップを取るだけではなく，当該媒体が常時ネットワークから切り離された状態（データ転送の際を除く）であって，データ転送にてバックアップが取得された後に，ネットワークと完全に切り離された状態であることを十分に確認し，バックアップデータを適切に保存した場合に限り要件を満たす。したがって，媒体がネットワークから切り離されたオフラインでのバックアップがされていない場合やネットワークと完全に切り離されている状態であることが確認できない場合は要件を満たさない。
　なお，常時ネットワークから切り離したオフラインで保

管が可能な状態であるかについては，医療情報システム・サービス事業者との契約書等に記載されているかについても十分に確認されたい。

問17 診療録管理体制加算の施設基準において，「例えば，日次でバックアップを行う場合，数世代（少なくとも3世代）確保する等の対策を行う」とあるが，世代管理について，日次のバックアップは，差分のバックアップでよいのか。また，週次，月次のバックアップはどう考えればよいのか。

答 週次や月次の世代管理・方法については，病院の規模やバックアップの方式等によって異なることから一概に示すことが難しいが，緊急時に備えるために適した方法でリスクを低減する対策を講じる。
（令6.3.28）

問18 A207診療録管理体制加算の施設基準において，「非常時に備えた医療情報システムのバックアップを複数の方式で確保し，その一部はネットワークから切り離したオフラインで保管していること」とあるが，厚生労働省「医療情報システムの安全管理に関するガイドライン」の「システム運用編」において「非常時に備えた通常時からの対応」の例として挙げられている「論理的／物理的なネットワークの構成分割」は，ここでいう「ネットワークから」の「切り離し」に該当すると考えてよいか。

答 よい。なお，ネットワーク全般の安全管理措置については，厚生労働省「医療情報システムの安全管理に関するガイドライン」の「システム運用編」の「13. ネットワークに関する安全管理措置」を参照のこと。

問19 A207診療録管理体制加算の施設基準において，「非常時に備えた医療情報システムのバックアップを複数の方式で確保し，その一部はネットワークから切り離したオフラインで保管していること」とあるが，追記不能設定がなされた領域を有するバックアップ用機器又はクラウドサービスを利用し，当該領域にバックアップを保管している場合について，「ネットワークから切り離したオフラインで保管している」ものとみなしてよいか。

答 当該機器又はクラウドサービスを用いたバックアップの特性も踏まえ，非常時にデータ復旧が可能な状態にある場合には，差し支えない。なお，その場合，非常時におけるデータ復旧の手段や手順等について，医療情報システム・サービス事業者との契約書等に記載されているか，十分に確認されたい。
（令6.5.31）

問20 A207診療録管理体制加算の施設基準において，「ネットワークから切り離したオフラインで保管していることについては，医療情報システム・サービス事業者との契約書等に記載されているか確認し，当該契約書等の記載部分についても届出の添付資料とすること」とあるが，オフラインでのバックアップの保管にあたり，事業者との契約を行っていない場合について，どのように考えればよいか。

答 厚生労働省の「医療情報システムの安全管理に関するガイドライン」の「企画管理編」，「15. 技術的な安全管理対策の管理」に基づいて作成された院内の運用管理規程を添付資料とする。なお，当該規程には，オフラインでの保管を行うにあたっての具体的な運用方法（追記不能設定がなされたバックアップ用機器又はクラウドサービスを利用する場合にあっては，当該機器又はサービスの機能の詳細や非常時の復旧方法）に関する記載が含まれている。
（令6.6.18）

7の2　医師事務作業補助体制加算の施設基準

(1) 医師事務作業補助体制加算1
　イ　医師の事務作業を補助する十分な体制がそれぞれの加算に応じて整備されていること。
　ロ　勤務医の負担の軽減及び処遇の改善に資する体制が整備されていること。

(2) 医師事務作業補助体制加算2
　イ　医師の事務作業を補助する体制がそれぞれの加算に応じて整備されていること。
　ロ　(1)のロを満たすものであること。

→1　通則

(1) 医師の負担の軽減及び処遇の改善に資する体制として，次の体制を整備している。なお，総合入院体制加算や急性期看護補助体制加算，地域医療体制確保加算等を届け出ている保険医療機関において，医療従事者の負担の軽減及び処遇の改善に資する体制又は看護職員の負担の軽減及び処遇の改善に資する体制を整備する場合は，当該加算に係る体制と合わせて整備して差し支えない。

　ア　当該保険医療機関内に，医師の負担の軽減及び処遇の改善に関し，当該保険医療機関に勤務する医師の勤務状況を把握し，その改善の必要性等について提言するための責任者を配置する。

　イ　特別の関係（p.72）にある保険医療機関での勤務時間も含めて，医師の勤務時間及び当直を含めた夜間の勤務状況を把握している。その上で，業務の量や内容を勘案し，特定の個人に業務負担が集中しないよう配慮した勤務体系を策定し，職員に周知徹底している。

　ウ　当該保険医療機関内に，多職種からなる役割分担推進のための委員会又は会議（以下この項において「委員会等」という）を設置し，「医師の負担の軽減及び処遇の改善に資する計画」を作成する。当該委員会等は，当該計画の達成状況の評価を行う際，その他適宜必要に応じて開催している。また，当該委員会等において，当該保険医療機関の管理者が年1回以上出席する。なお，当該委員会等は，当該保険医療機関における労働安全衛生法第19条に規定する安全衛生委員会等，既存の委員会を活用することで差し支えない。

　エ　ウの計画は，現状の勤務状況等を把握し，問題点を抽出した上で，具体的な取組み内容と目標達成年次等を含めた医師の負担の軽減及び処遇の改善に資する計画とする。また，当該計画を職員に対して周知徹底している。

　オ　当該計画には以下の項目を含む。
　　医師と医療関係職種，医療関係職種と事務職員等における役割分担の具体的内容（例えば，初診時の予診の実施，静脈採血等の実施，入院の説明の実施，検査手順の説明の実施，服薬指導など）について計画に記載し，医療機関内の職員に向けて周知徹底するとともに，ウに規定する委員会等で取組状況を定期的に評価し，見直しを行う。

　カ　当該計画には，医師の勤務体制等に係る取組について，次に掲げる項目のうち少なくとも2項目以上を含んでいる。
　　① 勤務計画上，連続当直を行わない勤務体制の実施
　　② 前日の終業時刻と翌日の始業時刻の間の一定時間の休息時間の確保（勤務間インターバル）
　　③ 予定手術前日の当直や夜勤に対する配慮
　　④ 当直翌日の業務内容に対する配慮
　　⑤ 交替勤務制・複数主治医制の実施
　　⑥ 育児・介護休業法第23条第1項，同条第3項又は同法第24条の規定による措置を活用した短時間正規雇用医師の活用

　キ　医師の負担の軽減及び処遇の改善に関する取組事項を当該保険医療機関内に掲示する等の方法で公開する。

(2) (1)のウの計画に基づき，診療科間の業務の繁閑の実情を踏まえ，医師の事務作業を補助する専従者（以下「医師事務作業補助者」という）を，15対1補助体制加算の場合は当該加算の届出を行った病床数（以下この項において同じ）15床ごとに1名以上，20対1補助体制加算の場合は20床ごとに1名以上，25対1補助体制加算の場合は25床ごとに1名以上，30対1補助体制加算の場合は30床ごとに1名以上，40対1補助体制加算の場合は40床ごとに1名以上，50対1補助体制加算の場合は50床ごとに1名以上，75対1補助体制加算の場合は75床ごとに1名以上，100対1補助体制加算の場合は100床ごとに1名以上配置している。また，当該医師事務作業補助者は，雇用形態を問わない（派遣職員を含むが，指揮命令権が当該保険医療機関にない請負方式などを除く）が，当該保険医療機関の常勤職員（週4日以上常態として勤務し，かつ所定労働時間が週32時間以上である

者をいう。ただし，正職員として勤務する者について，育児・介護休業法第23条第1項，同条第3項又は同法第24条の規定による措置が講じられ，当該労働者の所定労働時間が短縮された場合にあっては，所定労働時間が週30時間以上である）と同じ勤務時間数以上の勤務を行う職員である。なお，当該職員は，医師事務作業補助に専従する職員の常勤換算による場合であっても差し支えない。ただし，当該医療機関において医療従事者として勤務している看護職員を医師事務作業補助者として配置することはできない。
(3) 保険医療機関で策定した勤務医負担軽減策を踏まえ，医師事務作業補助者を適切に配置し，医師事務作業補助者の業務を管理・改善するための責任者（医師事務作業補助者以外の職員であって，常勤者に限る）を置く。当該責任者は適宜勤務医師の意見を取り入れ，医師事務作業補助者の配置状況や業務内容等について見直しを行い，実際に勤務医の事務作業の軽減に資する体制を確保することに努める。なお，医師事務作業補助者が実際に勤務する場所については，業務として医師の指示に基づく医師の事務作業補助を行う限り問わないことから，外来における事務補助や，診断書作成のための部屋等における勤務も可能である。
(4) 当該責任者は，医師事務作業補助者を新たに配置してから6か月間は研修期間として，業務内容について必要な研修を行う。なお，6か月の研修期間内に32時間以上の研修（医師事務作業補助者としての業務を行いながらの職場内研修を含む）を実施するものとし，当該医師事務作業補助者には実際に医師の負担軽減及び処遇の改善に資する業務を行わせる。研修の内容については，次の項目に係る基礎知識を習得する。また，職場内研修を行う場合には，その実地作業における業務状況の確認及び問題点に対する改善の取組みを行う。
　ア　医師法，医療法，医薬品医療機器等法，健康保険法等の関連法規の概要
　イ　個人情報の保護に関する事項
　ウ　当該医療機関で提供される一般的な医療内容及び各配置部門における医療内容や用語等
　エ　<u>診療録等</u>の記載・管理及び代筆，代行入力
　オ　電子カルテシステム（オーダリングシステムを含む）
　また，当該責任者は，医師事務作業補助者に対する教育システムを作成していることが望ましい。
(5) 医療機関内に次の診療体制がとられ，規程を整備している。
　ア　医師事務作業補助者の業務範囲について，「医師及び医療関係職員と事務職員等との間等での役割分担の推進について」（平成19年12月28日医政発第1228001号）（→p.1160）にある，「2 役割分担の具体例 (1)医師，看護師等の医療関係職員と事務職員等との役割分担　1) 書類作成等」に基づく院内規程を定めており，個別の業務内容を文書で整備している。
　イ　診療記録（**診療録**並びに手術記録，看護記録等）の記載については，「診療録等の記載について」（昭和63年5月6日総第17号）等に沿った体制であり，当該体制について，規程を文書で整備している。
　ウ　個人情報保護について，「医療・介護関係事業者における個人情報の適切な取扱いのためのガイダンス」に準拠した体制であり，当該体制について，規程を文書で整備している。
　エ　電子カルテシステム（オーダリングシステムを含む）について，「医療情報システムの安全管理に関するガイドライン」等に準拠した体制であり，当該体制について，規程を文書で整備している。特に，「成りすまし」がないよう，電子カルテシステムの真正性について十分留意している。医師事務作業補助者が電子カルテシステムに入力する場合は代行入力機能を使用し，代行入力機能を有しないシステムの場合は，業務範囲を限定し，医師事務作業補助者が当該システムの入力業務に携わらない。
2　医師事務作業補助体制加算1の施設基準
　当該保険医療機関において3年以上の医師事務作業補助者としての勤務経験を有する医師事務作業補助者が，それぞれの配置区分ごとに5割以上配置されている。また，<u>医師事務作業補助者の勤務状況及び補助が可能な業務の内容を定期的に評価することが望ましい。</u>
(1) 15対1補助体制加算の施設基準
　　次のいずれかの要件を満たしている。
　ア　「救急医療対策事業実施要綱」に規定する第三次救急医療機関，小児救急医療拠点病院又は「周産期医療の体制構築に係る指針」に規定する総合周産期母子医療センターを設置している保険医療機関である。
　イ　年間の緊急入院患者数が800名以上の実績を有する病院である。
(2) 20対1，25対1，30対1及び40対1補助体制加算の施設基準
　　次のいずれかの要件を満たしている。
　ア　「(1) 15対1補助体制加算の施設基準」を満たしている。
　イ　「災害時における医療体制の充実強化について」（平成24年3月21日医政発第0321第2号）に規定する災害拠点病院，「へき地保健医療対策事業について」（平成13年5月16日医政発第529号）に規定するへき地医療拠点病院又は地域医療支援病院の指定を受けている。
　ウ　「基本診療料の施設基準等」別表第6の2（p.1309）に掲げる地域に所在する保険医療機関である。
　エ　年間の緊急入院患者数が200名以上又は全身麻酔による手術件数が年間800件以上の実績を有する病院である。
(3) 50対1，75対1及び100対1補助体制加算の施設基準
　　次のいずれかの要件を満たしている。
　ア　「(1) 15対1補助体制加算の施設基準」又は「(2) 20対1，25対1，30対1及び40対1補助体制加算の施設基準」を満たしている。
　イ　年間の緊急入院患者数が100名以上（75対1及び100対1補助体制加算については50名以上）の実績を有する保険医療機関である。
(4) 緊急入院患者数とは，救急搬送〔特別の関係（p.72）にある保険医療機関に入院する患者を除く〕により緊急入院した患者数及び当該保険医療機関を受診した次に掲げる状態の患者であって，医師が診察等の結果，緊急に入院が必要と認めた重症患者のうち，緊急入院した患者数の合計をいう。なお，「周産期医療対策事業等の実施について」（平成21年3月30日医政発第0330011号）に規定される周産期医療を担う医療機関において救急搬送となった保険診療の対象となる妊産婦については，母体数と胎児数を別に数える。
　ア　吐血，喀血又は重篤な脱水で全身状態不良の状態
　イ　意識障害又は昏睡
　ウ　呼吸不全又は心不全で重篤な状態
　エ　急性薬物中毒
　オ　ショック
　カ　重篤な代謝異常（肝不全，腎不全，重症糖尿病等）
　キ　広範囲熱傷，顔面熱傷又は気道熱傷
　ク　外傷，破傷風等で重篤な状態
　ケ　緊急手術，緊急カテーテル治療・検査又はt-PA療法を必要とする状態
　コ　消化器疾患で緊急処置を必要とする重篤な状態
　サ　蘇生術を必要とする重篤な状態
　シ　「ア」から「サ」までに準ずる状態又はその他の重症な状態であって，医師が診察等の結果，緊急に入院が必要であると認めた重症患者
3　医師事務作業補助体制加算2の施設基準
　2の(1)から(3)までのいずれかの基準を満たす保険医療機関において，医師事務作業補助者がそれぞれの配置区分ごとに，配置されている。
【届出に関する事項】
(1) 医師事務作業補助体制加算の施設基準に係る届出は，別添7（→Web版）の様式13の4，様式18及び様式18の2を用いる。
(2) 毎年8月において，前年度における医師の負担の軽減及び処遇の改善に資する計画の取組状況を評価するため，別添7の様式13の4により届け出る。

(3) 当該加算の変更の届出に当たり，医師の負担の軽減及び処遇の改善に資する体制について，直近8月に届け出た内容と変更がない場合は，様式13の4の届出を略すことができる。
(4) 届出は，保険医療機関において，全病棟包括的に行う。ただし，一般病棟，療養病棟，結核病棟及び精神病棟を有する保険医療機関については，一般病棟，療養病棟，結核病棟及び精神病棟につき，それぞれ区分し，当該病棟種別の病棟全体につき包括的に届出を行うことができる。この場合において，医師事務作業補助体制加算1の届出と医師事務作業補助体制加算2の届出を併せて行うことはできない。

事務連絡 医師事務作業補助体制加算

問1 医師事務作業補助体制加算の算定対象である一般病床のうち，休床している病床は，どのように取り扱うか。
答 地方厚生(支)局長に届け出ている一般病床の数を用いて，医師事務作業補助者の必要配置数の計算をする。
問2 医師事務作業補助者の必要配置数は，具体的にどのように計算するか。
答 医師事務作業補助者の数は，一般病床数比で小数点第一位を四捨五入して求める。例えば，医療法上の許可病床数350床〔地方厚生(支)局長に届け出ている一般病床数が340床〕の病院の場合，各区分で求める配置すべき医師事務作業補助者の数は次のとおりとなる。
　25対1補助体制加算：340÷25＝13.6→14名以上
　50対1補助体制加算：340÷50＝6.8→7名以上
　75対1補助体制加算：340÷75＝4.5→5名以上
　100対1補助体制加算：340÷100＝3.4→3名以上　(平20.3.28)
問3 修得すべき基礎知識の中に，医療関係法規として健康保険法が規定されているが，診療報酬に関するものも含まれるのか。
答 健康保険制度の理念，制度概要についての知識であり，診療報酬実務に関するものは含まれない。　(平20.5.9)
問4 医師事務作業補助体制加算については，施設基準の届出にあたり，電子カルテシステム(オーダリングシステムを含む)を整備している必要があるのか。
答 電子カルテシステム(オーダリングシステムを含む)を整備していなくても，施設基準のその他の要件を満たしていれば，届出が可能である。
　なお，当該システムを整備している場合には，「医療情報システムの安全管理に関するガイドライン」(平成22年医政発0201第4号)(編注：2025年4月現在，最新は第6.0版)に準拠した体制であり，当該体制について，院内規程を文書で整備している必要がある。　(平22.6.11)
問5 医師事務作業補助体制加算の施設基準となっている研修について，既存の講習等を受けた場合は免除されるか。
答 基礎知識習得については適切な内容の講習の時間に代えることは差し支えない。ただし，業務内容についての6ヶ月間の研修は実施する。適切な内容の講習には，診療報酬請求，ワープロ技術，単なる接遇等の講習の時間は含めない。なお，既存の講習等が32時間に満たない場合，不足時間については別に基礎知識習得の研修を行う。　(平20.5.9)
問6 医師事務作業補助体制加算の施設基準に示される，年間の緊急入院患者数について医療保護入院又は措置入院により入院した患者も含まれるのか。
答 含まれる。　(平24.3.30)
問7 「疑義解釈」(平成20年5月9日事務連絡)の問8(上記「問5」)において，基礎知識習得については，適切な内容の講習の時間に代えることは差し支えないとされているが，医師事務作業補助者が新たに配置される前に基礎知識習得に係る研修を既に受けている場合には改めて研修を受ける必要があるのか。
答 医師事務作業補助者を新たに配置する前に，当該医師事務作業補助者が基礎知識習得のための適切な内容の研修を既に受けている場合には，当該医師事務作業補助者に再度基礎知識を習得するための研修を行う必要はない。ただし，業務内容についての6ヶ月間の研修は実施する。　(平30.10.9)

問8 「病院勤務医の負担の軽減及び処遇の改善に資する計画」に含む項目として掲げられている「交替勤務制・複数主治医制の実施」について，交替勤務制と複数主治医制の両方の実施が必要か。
答 当該保険医療機関の課題や実情に合わせて交替勤務制又は複数主治医制のいずれかを実施すればよい。　(平30.3.30)
問9 医師事務作業補助体制加算の施設基準における「当該保険医療機関における3年以上の医師事務作業補助者としての勤務経験を有する医師事務作業補助者が，それぞれの配置区分ごとに5割以上配置されている」について，
①他の保険医療機関での勤務経験を通算することは可能か。
②雇用形態(常勤・非常勤等)にかかわらず，勤務経験を通算することは可能か。
③5割以上の配置は，実配置数か，配置基準の数か。
答 ①不可。②可能。③配置基準の数である。なお，配置基準の数については，施設基準通知「第4の2医師事務作業補助体制加算」の1の(2)を参照する。また，同通知別添7の様式18における「1」の「二」の「医師事務作業補助者のうち，自院における3年以上の勤務経験を有する者の割合が5割以上」の項目については，配置基準の数で判断する。
問10 医師事務作業補助体制加算について，病床種別の異なる病床を有する保険医療機関において，病床種別ごとに15対1，20対1等の異なる配置区分での届出は可能か。
答 可能。ただし，同一保険医療機関が医師事務作業補助体制加算1の届出と医師事務作業補助体制加算2の届出を併せて行うことはできない。
問11 同一病床種別の病床に関し，様式18における「50対1，75対1又は100対1に限り算定できる病床」とそれ以外の病床で，異なる配置区分の届出は可能か。
答 可能。ただし，医師事務作業補助体制加算1と2の届出を併せて行うことはできない。　(令4.3.31)
問12 医師事務作業補助体制加算1の施設基準における「当該保険医療機関において3年以上の医師事務作業補助者としての勤務経験を有する医師事務作業補助者が，それぞれの配置区分ごとに5割以上配置」について，①他の医療機関において勤務した期間を除いた通算勤務期間が3年以上である場合，「当該保険医療機関における3年以上の勤務経験」としてよいか。②当該医療機関が医師事務作業補助体制加算に係る届出を行っていない間に医師事務作業補助者として勤務した期間を，勤務経験に含めてよいか。
答 ①差し支えない。②差し支えない。　(令4.6.22)
問13 医師事務作業補助体制加算の施設基準において，「医師事務作業補助者の勤務状況及び補助が可能な業務の内容を定期的に評価することが望ましい」とあるが，どのような取組を行えばよいか。
答 医師事務作業補助者の勤務状況や，医師の業務を補助する能力の評価を定期的に行うことが想定される。
問14 医師の指示の下に行う，診療録等を参照して症状詳記を記載する業務は，医師事務作業補助業務に含まれるか。
答 含まれる。　(令6.3.28)

参考 問　全てが研修未実施の専従職員の場合であっても6カ月後に研修を終了する計画があれば届出は可能か。
答 従前通り可能。　(平22.3.18 全日本病院協会)

➡医師及び医療関係職と事務職員等との間等での役割分担の推進

(平19医政発1228001)

1. 基本的考え方

各医療機関においては，良質な医療を継続的に提供するという基本的考え方の下，医師，看護師等の医療関係職の医療の専門職種が専門性を必要とする業務に専念することにより，効率的な業務運営がなされるよう，適切な人員配置の在り方や，医師，看護師等の医療関係職，事務職員等の間での適切な役割分担がなされるべきである。
　以下では，関係職種間の役割分担の一例を示しているが，

実際に各医療機関において適切な役割分担の検討を進めるに当たっては，まずは当該医療機関における実情（医師，看護師等の医療関係職，事務職員等の役割分担の現状や業務量，知識・技能等）を十分に把握し，各業務における管理者及び担当者間においての責任の所在を明確化した上で，安全・安心な医療を提供するために必要な医師の事前の指示，直接指示のあり方を含め具体的な連携・協力方法を決定し，関係職種間での役割分担を進めることにより，良質な医療の提供はもとより，快適な職場環境の形成や効率的な業務運営の実施に努められたい。

2．役割分担の具体例
(1) 医師，看護師等の医療関係職と事務職員等との役割分担
　1）書類作成等
　　書類作成等に係る事務については，例えば，診断書や診療録のように医師の診察等を経た上で作成される書類は，基本的に医師が記載することが想定されている。しかしながら，①から③に示すとおり，一定の条件の下で，医師に代わって事務職員が記載等を代行することも可能である。
　　ただし，医師や看護師等の医療関係職については，法律において，守秘義務が規定されていることを踏まえ，書類作成における記載等を代行する事務職員については，雇用契約において同趣旨の規定を設けるなど個人情報の取り扱いについては十分留意するとともに，医療の質の低下を招かないためにも，関係する業務について一定の知識を有した者が行うことが望ましい。
　　他方，各医療機関内で行われる各種会議等の用に供するための資料の作成など，必ずしも医師や看護師等の医療関係職の判断を必要としない書類作成等に係る事務についても，医師や看護師等の医療関係職が行っていることが医療現場における効率的な運用を妨げているという指摘がなされている。これらの事務について，事務職員の積極的な活用を図り，医師や看護師等の医療関係職を本来の業務に集中させることで医師や看護師等の医療関係職の負担の軽減が可能となる。
　①診断書，診療録及び処方せんの作成
　　診断書，診療録及び処方せんは，診察した医師が作成する書類であり，作成責任は医師が負うこととされているが，医師が最終的に確認し署名することを条件に，事務職員が医師の補助者として記載を代行することも可能である。また，電磁的記録により作成する場合は，電子署名及び認証業務に関する法律（平成12年法律第102号）第2条第1項に規定する電子署名をもって当該署名に代えることができるが，作成者の識別や認証が確実に行えるよう，その運用においては「医療情報システムの安全管理に関するガイドライン」を遵守されたい。
　②主治医意見書の作成
　　介護保険法（平成9年法律第123号）第27条第3項及び第32条第3項に基づき，市町村等は要介護認定及び要支援認定の申請があった場合には，申請者に係る主治の医師に対して主治医意見書の作成を求めることとしている。
　　医師が最終的に確認し署名することを条件に，事務職員が医師の補助者として主治医意見書の記載を代行することも可能である。また，電磁的記録により作成する場合は，電子署名及び認証業務に関する法律（平成12年法律第102号）第2条第1項に規定する電子署名をもって当該署名に代えることができるが，作成者の識別や認証が確実に行えるよう，その運用においては「医療情報システムの安全管理に関するガイドライン」を遵守されたい。
　③診察や検査の予約
　　近年，診察や検査の予約等の管理に，いわゆるオーダリングシステムの導入を進めている医療機関が多く見られるが，その入力に係る作業は，医師の正確な判断・指示に基づいているものであれば，医師との協力・連携の下，事務職員が医師の補助者としてオーダリングシステムへの入力を代行することも可能である。（以下略）

7の3　急性期看護補助体制加算の施設基準

(1) **25対1急性期看護補助体制加算（看護補助者5割以上）の施設基準**
　イ　当該病棟において，1日に看護補助を行う看護補助者の数は，常時，当該病棟の入院患者の数が25又はその端数を増すごとに1に相当する数以上であること。
　ロ　看護補助者の配置基準に主として事務的業務を行う看護補助者を含む場合は，1日に事務的業務を行う看護補助者の数は，常時，当該病棟の入院患者の数が200又はその端数を増すごとに1に相当する数以下であること。
　ハ　当該病棟において，看護補助者の最小必要数の5割以上が当該保険医療機関に看護補助者として勤務している者であること。
　ニ　急性期医療を担う病院であること。
　ホ　急性期一般入院基本料又は特定機能病院入院基本料（一般病棟の場合に限る）若しくは専門病院入院基本料の7対1入院基本料若しくは10対1入院基本料を算定する病棟であること。
　ヘ　急性期一般入院料6を算定する病棟又は10対1入院基本料を算定する病棟にあっては，次のいずれかに該当すること。
　　①　一般病棟用の重症度，医療・看護必要度Ⅰの基準を満たす患者を<u>6分以上</u>入院させる病棟であること。
　　②　診療内容に関するデータを適切に提出できる体制が整備された保険医療機関であって，一般病棟用の重症度，医療・看護必要度Ⅱの基準を満たす患者を<u>5分以上</u>入院させる病棟であること。
　ト　看護職員の負担の軽減及び処遇の改善に資する体制が整備されていること。

(2) **25対1急性期看護補助体制加算（看護補助者5割未満）の施設基準**
　　(1)のイ，ロ及びニからトまでを満たすものであること。

(3) **50対1急性期看護補助体制加算の施設基準**
　イ　当該病棟において，1日に看護補助を行う看護補助者の数は，常時，当該病棟の入院患者の数が50又はその端数を増すごとに1に相当する数以上であること。
　ロ　(1)のロ及びニからトまでを満たすものであること。

(4) **75対1急性期看護補助体制加算の施設基準**
　イ　当該病棟において，1日に看護補助を行う看護補助者の数は，常時，当該病棟の入院患者の数が75又はその端数を増すごとに1に相当する数以上であること。
　ロ　(1)のロ及びニからトまでを満たすものであること。

(5) **夜間30対1急性期看護補助体制加算の施設基準**
　　当該病棟において，夜勤を行う看護補助者の数は，常時，当該病棟の入院患者の数が30又はその端数を増すごとに1に相当する数以上であること。

(6) **夜間50対1急性期看護補助体制加算の施設基準**
　　当該病棟において，夜勤を行う看護補助者の数は，常時，当該病棟の入院患者の数が50又はその端数を増すごとに1に相当する数以上であること。

(7) **夜間100対1急性期看護補助体制加算の施設基準**
　　当該病棟において，夜勤を行う看護補助者の数は，常時，当該病棟の入院患者の数が100又はその端数を増すごとに1に相当する数以上であること。

> (8) **夜間看護体制加算の施設基準**
>   イ 夜勤時間帯に看護補助者を配置していること。
>   ロ 夜間における看護業務の負担の軽減に資する十分な業務管理等の体制が整備されていること。
> (9) **看護補助体制充実加算1の施設基準**
>   看護職員及び看護補助者の業務分担及び協働に資する十分な体制が整備されていること。
> (10) **看護補助体制充実加算2の施設基準**
>   看護職員及び看護補助者の業務分担及び協働に資する体制が整備されていること。

→1 通則
(1) 年間の緊急入院患者数が200名以上の実績を有する病院又は「周産期医療の体制構築に係る指針」に規定する総合周産期母子医療センターを設置している保険医療機関である。緊急入院患者数については、**第4の2の2(4)**〔「医師事務作業補助体制加算1の施設基準」(4)、p.1159〕と同様に取り扱う。
(2) 年間の救急自動車及び救急医療用ヘリコプターによる搬送人数を把握している。
(3) 次のいずれかを算定する病棟である。
  ア 急性期一般入院基本料
  イ 特定機能病院入院基本料(一般病棟)の7対1入院基本料又は10対1入院基本料
  ウ 専門病院入院基本料の7対1入院基本料又は10対1入院基本料
(4) 急性期看護補助体制加算を算定するものとして届け出た病床に、直近3月において入院している全ての患者の状態を、❿**別添6の別紙7**(p.1121)の一般病棟用の重症度、医療・看護必要度Ⅰ又はⅡに係る評価票を用いて継続的に測定し、その結果、当該加算を算定するものとして届け出た病床に入院している患者全体(延べ患者数)に占める基準を満たす患者(❿**別添6の別紙7**による評価の結果、下記**別表**のいずれかに該当する患者をいう。以下「基準を満たす患者」という)の割合が急性期一般入院料6又は10対1入院基本料を算定する病棟においては一般病棟用の重症度、医療・看護必要度Ⅰで0.6割以上、一般病棟用の重症度、医療・看護必要度Ⅱで0.5割以上である。ただし、産科患者及び15歳未満の小児患者は対象から除外する。また、重症度、医療・看護必要度Ⅱの評価に当たっては、歯科の入院患者(同一入院中に歯科の診療を行う期間については除く)は、対象から除外する。評価にあたっては、一般病棟用の重症度、医療・看護必要度のⅠ又はⅡのいずれかを選択し届け出た上で評価する。一般病棟用の重症度、医療・看護必要度Ⅰ又はⅡのいずれを用いた評価を行うかは、入院料等の届出時に併せて届け出る他、評価方法の変更のみを届け出る場合、変更の届出は、新たな評価方法を適用する月の10日までに届け出る。なお、評価方法の変更のみを行う場合について、新たな評価方法の適用を開始するのは毎年4月及び10月とする。

別表

| A得点が2点以上かつB得点が3点以上の患者 |
| A得点が3点以上の患者 |
| C得点が1点以上の患者 |

(5) 一般病棟用の重症度、医療・看護必要度に係る評価票の記入については、**第1の1の(14)**〔「総合入院体制加算1に関する施設基準等」(14)、p.1147〕と同様である。
(6) 急性期看護補助体制加算に係る看護補助業務に従事する看護補助者は、基礎知識を習得できる内容を含む院内研修を年1回以上受講した者である。なお、研修内容については、**別添2の第2の11**〔療養病棟入院基本料・夜間看護加算の施設基準、p.1112〕の(4)の例による。
(7) 当該病棟において、看護職員と看護補助者との業務内容及び業務範囲について、年1回以上見直しを行う。
(8) 当該病棟の看護師長等が所定の研修(修了証が交付されるものに限る)を修了していることが望ましい。また、当該病棟の全ての看護職員(所定の研修を修了した看護師長等を除く)が院内研修を年1回以上受講していることが望ましい。ただし、内容に変更がない場合は、2回目以降の受講は省略して差し支えない。なお、看護師長等の所定の研修及び看護職員の院内研修の内容については、**別添2の第2の11**〔療養病棟入院基本料・夜間看護加算の施設基準、p.1112〕の(6)の例による。
(9) 看護補助者の配置については、各病棟の入院患者の状態等保険医療機関の実情に応じ、同一の入院基本料を届け出ている病棟間を含め、曜日や時間帯によって一定の範囲で傾斜配置できる。
(10) 看護職員の負担の軽減及び処遇の改善に資する体制を整備している。当該体制については、**別添2の第2の11の(3)**の例による。

2 25対1急性期看護補助体制加算(看護補助者5割以上)の施設基準
(1) 当該病棟において、1日に看護補助業務を行う看護補助者の数は、常時、当該病棟の入院患者の数が25又はその端数を増すごとに1に相当する数以上である。
(2) 当該加算の届出に必要な看護補助者の最小必要数の5割以上が看護補助者(みなし看護補助者を除く)である。

3 25対1急性期看護補助体制加算(看護補助者5割未満)の施設基準
(1) 当該病棟において、1日に看護補助業務を行う看護補助者の数は、常時、当該病棟の入院患者の数が25又はその端数を増すごとに1に相当する数以上である。
(2) 当該病棟において、届出の対象となる看護補助者の最小必要数の5割未満が看護補助者(みなし看護補助者を除く)である。

4 50対1急性期看護補助体制加算の施設基準
当該病棟において、1日に看護補助業務を行う看護補助者の数は、常時、当該病棟の入院患者の数が50又はその端数を増すごとに1に相当する数以上である。

5 75対1急性期看護補助体制加算の施設基準
当該病棟において、1日に看護補助業務を行う看護補助者の数は、常時、当該病棟の入院患者の数が75又はその端数を増すごとに1に相当する数以上である。

6 夜間30対1急性期看護補助体制加算の施設基準
当該病棟において、夜間の看護補助者の数は、常時、当該病棟の入院患者の数が30又はその端数を増すごとに1に相当する数以上である。

7 夜間50対1急性期看護補助体制加算の施設基準
当該病棟において、夜間の看護補助者の数は、常時、当該病棟の入院患者の数が50又はその端数を増すごとに1に相当する数以上である。

8 夜間100対1急性期看護補助体制加算の施設基準
当該病棟において、夜間の看護補助者の数は、常時、当該病棟の入院患者の数が100又はその端数を増すごとに1に相当する数以上である。

9 夜間看護体制加算の施設基準
(1) 夜間30対1急性期看護補助体制加算、夜間50対1急性期看護補助体制加算又は夜間100対1急性期看護補助体制加算のいずれかを算定している病棟である。
(2) 次に掲げる夜間における看護業務の負担軽減に資する業務管理等に関する項目のうち、ア又はウを含む3項目以上を満たしている。また、当該3項目以上にケが含まれることが望ましい。ただし、当該加算を算定する病棟が2交代制勤務又は変則2交代制勤務を行う病棟のみで構成される保険医療機関である場合は、ア及びウからケまでのうち、ア又はウを含む3項目以上を満たしている。
  ア 当該病棟において、夜勤を含む交代制勤務に従事する看護要員の勤務終了時刻と直後の勤務の開始時刻の間が11時間以上である。
  イ 3交代制勤務又は変則3交代制勤務の病棟において、夜勤を含む交代制勤務に従事する看護要員の勤務開始時刻が、直近の勤務の開始時刻の概ね24時間後以降となる

勤務編成である。
ウ 当該病棟において，夜勤を含む交代制勤務に従事する看護要員の連続して行う夜勤の数が2回以下である。
エ 当該病棟において，夜勤を含む交代制勤務に従事する看護要員の夜勤後の暦日の休日が確保されている。
オ 当該病棟において，夜勤時間帯の患者のニーズに対応できるよう，早出や遅出等の柔軟な勤務体制の工夫がなされている。
カ 当該保険医療機関において，所属部署以外の部署を一時的に支援するために，夜勤時間帯を含めた各部署の業務量を把握・調整するシステムが構築されており，かつ，部署間での業務標準化に取り組み，過去1年間に当該システムを夜勤時間帯に運用した実績がある。
キ 当該病棟において，みなし看護補助者を除いた看護補助者の比率が5割以上である。
ク 当該保険医療機関において，夜勤時間帯を含めて開所している院内保育所を設置しており，夜勤を含む交代制勤務に従事する医療従事者の利用実績がある。
ケ 当該病棟において，ICT，AI，IoT等の活用によって，看護要員の業務負担軽減を行っている。

(3) (2)のアからエまでについては，届出前1か月に当該病棟において，夜勤を含む交代制勤務に従事する看護要員の各勤務のうち，やむを得ない理由により各項目を満たさない勤務が0.5割以内の場合は，各項目の要件を満たしているとみなす。(2)のキについては，暦月で1か月を超えない期間の1割以内の一時的な変動は要件を満たしているとみなす。(2)のクについては，院内保育所の保育時間に当該保険医療機関が定める夜勤時間帯のうち4時間以上が含まれる。ただし，当該院内保育所の利用者がいない日についてはこの限りではない。(2)のケについては，使用機器等が看護要員の業務負担軽減に資するかどうかについて，1年に1回以上，当該病棟に勤務する看護要員による評価を実施し，評価結果をもとに必要に応じて活用方法の見直しを行う。

10 看護補助体制充実加算の施設基準
(1) 看護補助体制充実加算1の施設基準
ア 当該保険医療機関において3年以上の看護補助者としての勤務経験を有する看護補助者が5割以上配置されている。
イ 看護補助体制充実加算に係る看護補助者に対する院内研修の内容については，別添2の第2の11〔療養病棟入院基本料・夜間看護加算の施設基準，p.1112〕の(4)の例による。ただし，エについては，看護補助者が行う業務内容ごとに業務範囲，実施手順，留意事項等について示した業務マニュアルを作成し，当該マニュアルを用いた院内研修を実施している。
ウ 当該病棟の看護師長等は所定の研修を修了している。また当該病棟の全ての看護職員（所定の研修を修了した看護師長等を除く）が院内研修を年1回以上受講している。ただし，内容に変更がない場合は，2回目以降の受講は省略して差し支えない。なお，当該研修のそれぞれの内容については，別添2の第2の11の(6)の例による。
エ 当該保険医療機関における看護補助者の業務に必要な能力を段階的に示し，看護補助者の育成や評価に活用している。

(2) 看護補助体制充実加算2の施設基準
(1)のイ及びウを満たすものである。
（編注）施設基準の「夜間における看護業務の負担軽減に資する業務管理等に関する項目」に係る事務連絡は「急性期看護補助体制加算」の項（p.1163）に掲載。
（編注）看護補助者への研修に係る「事務連絡」はp.1113。

11 急性期看護補助体制加算
令和6年3月31日において，現に当該加算に係る届出を行っている保険医療機関にあっては，令和6年9月30日までの間は，令和6年度改定後の急性期看護補助体制加算の重症度，医療・看護必要度の基準を満たすものとみなす。
【届出に関する事項】
(1) 急性期看護補助体制加算，看護補助体制充実加算，夜間急性期看護補助体制加算及び夜間看護体制加算に関する施設基準に係る届出は別添7（→Web版）の様式9，様式10，様式13の3及び様式18の3を用いる。なお，9の(2)に掲げる項目のうちア又はウを含む3項目以上満たしている間は，満たす項目の組合せが変更になった場合であっても夜間看護体制加算に関する変更の届出は不要である。また，入院基本料等の施設基準に係る届出と当該施設基準を併せて届け出る場合であって，別添7の様式9を用いる場合は，1部のみの届出で差し支えない。
(2) 毎年8月において，前年度における看護職員の負担の軽減及び処遇の改善に資する計画の取組状況を評価するため，別添7の様式13の3を届け出る。
(3) 当該加算の変更の届出にあたり，看護職員の負担軽減及び処遇の改善に資する体制について，直近8月に届け出た内容と変更がない場合は，「夜間における看護業務の負担軽減に資する業務管理等」の該当項目数が要件にある場合を除き様式13の3の届出を略すことができる。

事務連絡 急性期看護補助体制加算
問1 請負方式の非常勤の看護補助者を届出の対象に含めることは可能か。
答 当該加算に関わらず，保険医療機関の看護補助者は，看護師長や看護職員の指導の下に業務を行うこととされていることから，非常勤でも構わないが，指揮命令権が当該保険医療機関にない請負方式などの看護補助者は含めない（派遣職員は含んでも差し支えない）。
問2 急性期看護補助体制加算において看護補助者の夜間配置が評価されているが，看護補助者の夜勤については，看護職員と同様に72時間要件が適用されるのか。
答 月平均夜勤時間72時間以内の規定は適用されないが，基本診療料の施設基準等の第5「病院の入院基本料等」の「通則」(6)に示されているように，看護補助者の労働時間が適切なものになるよう配慮する。（平24.3.30，4.20，一部修正）
問3 看護補助者を配置する場合は，必ず主として事務的業務を行う看護補助者を配置しなければならないか。
答 配置する必要はない。
問4 主として事務的業務を行う看護補助者を配置する場合，①新たな届出が必要か。②みなし看護補助者でもよいか。また，医師事務作業補助者と兼務してもよいか。
答 ①必要ない。②どちらも不可。
問5 A207-3急性期看護補助体制加算及びA214看護補助加算について，所定の研修を修了した看護師長等の配置とあるが，看護師長等とは副師長，主任でもよいか。
答 よい。（平28.3.31）
問6 急性期看護補助体制加算について，所定労働時間が週32時間未満の非常勤の看護補助者の勤務時間数も，看護補助者の勤務時間数の合計に算入してもよいか。
答 急性期看護補助体制加算の看護補助者の算出方法については，「基本診療料の施設基準等及びその届出に関する手続きの取扱いについて」の別添7の様式9（→Web版）のとおりであるが，「看護補助者の月延べ勤務時間数の合計／(日数×8時間)」により，「月平均1日当たり看護補助者配置数」を算出するものであり，「看護補助者の月延べ勤務時間数の合計」には，非常勤看護補助者の勤務時間数を算入しても差し支えない。（平26.7.10）
問7 急性期看護補助体制加算の施設基準の「年間の緊急入院患者数が200名以上」の「年間」とは何を指すのか。
答 直近の12カ月を指す。
問8 看護職員による勤務時間の一部を看護補助加算の勤務時間とみなしている場合，看護職員（いわゆるみなし看護補助者）に対しても院内研修が必要であるのか。
答 看護職員であれば既に習得している知識，技術であることから，院内研修は不要である。
問9 急性期看護補助体制加算の要件である院内研修については，院外の業者が行っている研修を受講することでもよいか。また，院内で行う場合であっても，派遣元の業者に委託しても構わないのか。
答 院内での研修を要件としており，外部への研修の受講で

は要件を満たさない。また，通知で示したア〜カまでの基礎知識を習得できる内容の一部を当該医療機関の職員と共に派遣元の業者等が行ってもよいが，医療機関の実情に合わせた実務的な研修を行うこと。

問10 看護補助者が，急性期看護補助体制加算の算定要件である院内研修の受講時間を勤務時間として計上することはできるか。

答 できない。勤務時間として計上できるのは，当該病棟で勤務する実働時間数であり，休憩時間以外の病棟で勤務しない時間は算入できない。

問11 急性期看護補助体制加算を例えば4月から算定するためには，3月中に急性期一般入院料を算定している実績が必要なのか。

答 3月中に急性期一般入院料を算定している実績までは必要いらず，3月中に10対1の看護配置をしている実績及びその他の急性期看護補助体制加算の要件を満たす実績が必要である。

問12 急性期看護補助体制加算について，入退院を繰り返す場合でも，入院日から各14日間の算定はできるか。

答 当該患者が入院した日から起算して14日を限度として算定できる。なお，ここでいう入院した日とは，第2部入院料等の通則5に規定する起算日のことをいい，入院期間が通算される入院の初日のことをいう。

問13 急性期看護補助体制加算を算定している保険医療機関において，看護必要度の測定・評価により重症者の割合が基準を満たさない月が出た場合，直ちに届出の変更を行う必要があるのか。

答 従来どおり，該当患者の割合については，暦月で3カ月を超えない期間の1割以内の一時的な変動であれば，届出の変更は不要である。また，1割を超えた場合には翌月に変更の届出を行い，当該届出を行った月の翌月より新たな報酬を算定する。

問14 急性期看護補助体制加算及び看護補助加算の施設基準の要件として，実質配置で「常時」の配置が要件となっているが，看護補助者も夜勤を行わなければならないのか。

答 看護要員の配置については，各病棟の入院患者の状態等保険医療機関の実情に応じ，曜日や時間帯によって一定の範囲で傾斜配置できることとしており，必ずしも看護補助者が夜勤を行う必要はない。

問15 急性期看護補助体制加算及び看護補助加算に係る病棟において必要最小数を越えて配置している看護職員については，看護補助者とみなして計算できるか。

答 従来通り計上できる。

問16 急性期看護補助体制加算及び看護補助加算にかかる看護補助者が外来等を兼務できるか。例えば，午前3時間を加算に係る病棟で勤務し，午後3時間を外来で勤務した場合はどのようにすればよいか。

答 兼務できる。この例の場合は，午前に病棟で勤務した3時間を勤務時間として計上し，時間割比例計算により常勤換算とする。

問17 急性期看護補助体制加算及び看護補助加算にかかる看護補助者の勤務時間として，有給休暇や残業時間を算入することができるか。

答 従来どおり，看護要員の勤務時間として計上できるのは，当該病棟で勤務する実働時間数であり，有給休暇や残業時間は算入できない。

(平22.3.29，一部修正)

事務連絡 看護業務の負担の軽減に資する業務管理等

問1 夜間看護体制加算（A106障害者施設等入院基本料の注11，A207-3急性期看護補助体制加算の注3，A214看護補助加算の注3），A207-4看護職員夜間配置加算，看護職員夜間配置加算（A311精神科救急急性期医療入院料の注5，A311-3精神科救急・合併症入院料の注5）の施設基準における「夜間における看護業務の負担軽減に資する業務管理等に関する項目」のうち，「夜勤後の暦日の休日が確保されていること」について，例えば，4月1日の18時から24時を越えて夜勤を行った場合には，4月3日に暦日の休日を確保するということか。

答 そのとおり。

(平28.3.31，一部修正)

問2 「夜間における看護業務の負担軽減に資する業務管理等に関する項目」のうち，「夜勤時間帯の患者のニーズに対応できるよう，早出や遅出等の柔軟な勤務体制の工夫がなされていること」について，どのような勤務体制がとられていれば要件を満たすか。

答 深夜や早朝における患者の状態等に対応する業務量を把握した上で，早出や遅出等を組み合わせた勤務体制をとること。なお，勤務者の希望を加味した上で，1か月の間に10日以上，早出や遅出等の活用実績があることが望ましい。また，早出及び遅出の勤務時間には，各保険医療機関が定めた夜勤時間帯（午後10時から午前5時までの時間を含めた連続する16時間）のうち少なくとも2時間を含むこと。

問3 「夜間における看護業務の負担軽減に資する業務管理等に関する項目」のうち，「夜勤時間帯を含めて開所している院内保育所を設置しており，夜勤を含む交代制勤務に従事する医療従事者の利用実績があること」について，どの程度の利用実績があればよいか。

答 少なくとも月に1人は利用実績があること。

問4 「夜間における看護業務の負担軽減に資する業務管理等に関する項目」のうち，「ICT，AI，IoT等の活用によって，看護要員の業務負担軽減を行っていること」について，
①具体的にはどのようなものを活用することが想定されるか。
②1年に1回以上実施する看護要員による評価の方法に関する規定はあるのか。

答 ①看護記録の音声入力，AIを活用したリスクアセスメント，ウェアラブルセンサ等を用いたバイタルサインの自動入力等が例として挙げられる。単にナースコール，心電図又はSpO2モニター，電子カルテ等を用いていること等は該当しない。
②看護要員の業務負担軽減に資するものとなっているかどうかを評価し，それをもとに活用方法等を検討することが可能であれば，具体的な手法については定めていない。

問5 「夜間における看護業務の負担軽減に資する業務管理等に関する項目」のうち，「看護補助者の業務のうち5割以上が療養生活上の世話であること」について，「5割以上」とは，各看護補助者の業務量でみるのか，もしくは，全看護補助者の業務をあわせて考えるのか。

答 各看護補助者の業務において，5割以上である必要がある。ただし，「主として事務的業務を行う看護補助者」は除いてよい。

(令2.3.31)

問6 看護業務の負担の軽減に資する業務管理等に関する項目のうちアからウは，勤務計画又は勤務実績のどちらで満たしていればよいか。勤務実績の場合は，届出前1か月の実績を有していればよいのか。

答 アからウの項目で施設基準を満たすのであれば，常時，勤務実績を満たしていること。届出に当たっては，届出前1か月の実績を有していること。

問7 看護業務の負担の軽減に資する業務管理等に関する項目のうちアからウの実績は，一時的に応援に来た当該病棟以外の看護職員も含むか。

答 当該病棟において夜勤を含む交代制勤務に従事した者であれば当該病棟以外の看護職員も含む。なお，この場合，当該病棟で勤務した時間において満たしていればよく，当該病棟以外で勤務した時間の実績は含めなくてよい。

問8 看護業務の負担の軽減に資する業務管理等に関する項目のア及びイの開始時刻及び終了時刻は，超過勤務した時間を含めるのか。

答 含める。

問9 看護業務の負担の軽減に資する業務管理等に関する項目のイの「勤務開始時刻が，直近の勤務の開始時刻の概ね24時間後以降」とは，例えば，日勤（8-17時）をした翌日が早出（7時-16時）の場合は要件を満たすのか。

答 直近の勤務の開始時刻の23時間後以降であれば，要件を満たす。

問10 看護業務の負担の軽減に資する業務管理等に関する項

目のウの夜勤の数について，
①どのように数えるか。例えば16時間夜勤の場合は，16時間を1回の夜勤と数えるのか，それとも準夜・深夜と考え2回と数えるのか。
②夜勤と夜勤の間に休日を挟む場合は，連続しないと数えてよいか。
答　①始業時刻から終業時刻までの一連の夜勤を1回として考える。この場合，1回と数える。
②よい。暦日の休日を挟んだ場合は，休日前までの連続して行う夜勤回数を数える。
問11　看護業務の負担の軽減に資する業務管理等に関する項目のエについて，
①「各部署の業務量を把握・調整するシステム」とはどのようなシステムか。
②各部署の業務量は把握しているが，既に適切な配置をしており病棟間の応援等の実績がない場合は，要件を満たさないのか。
③「各部署」は，当該加算を算定している病棟のみか。
答　①例えば，「重症度，医療・看護必要度」を活用して各病棟の業務量を一括で把握し，業務量に応じ一時的に所属病棟以外の病棟へ応援にいく等のシステムである。
②常に，夜勤時間帯を含めた各部署の業務量を把握・調整するシステムが構築されており，かつ，部署間での業務標準化に取り組んだ上で応援等は必要ないと判断したのであれば，運用実績があるとみなす。
③特に限定していない。
問12　看護業務の負担の軽減に資する業務管理等に関する項目の院内保育所の設置について，
①保育所が院内ではなく，同一敷地内に設置，道路を挟んだビルを賃貸して運営又は近隣の認定保育所と定員の一部を契約している等の場合は該当するか。
②病児保育のみを実施している場合は該当するか。
答　①運営形態は問わないが，設置者が当該医療機関であること。また，保育料の補助のみ等の実際に保育所を設置・運営していない場合は含まない。
②該当しない。
(平28.3.31，令2.3.31)
問13　急性期看護補助体制加算（夜間看護体制加算），看護職員夜間配置加算及び看護補助加算（夜間看護体制加算）における看護業務の負担の軽減に資する業務管理等に関する項目の「ウ」の夜勤の数について，早出，遅出など一部夜勤時間帯を含む勤務形態についても，当該項目の夜勤の連続回数の対象となるか。
答　勤務時間に午後10時から翌日5時までの時間帯が一部でも含まれる場合は当該加算の項目の夜勤の連続回数の対象として計上する。
(平28.6.14)

事務連絡　看護補助者への研修
問　看護補助者への研修は，全ての看護補助者に対して実施しなければならないのか。
答　当該加算に係る看護補助業務に従事する看護補助者は，院内研修を年1回以上受講した者である必要がある。ただし，当該看護補助者が介護福祉士等の介護業務に関する研修を受けている場合はこの限りでないが，医療安全や感染防止等，医療機関特有の内容については，院内研修を受講する必要がある。
(平30.3.30)

参考　急性期看護補助体制加算
問1　保医発通知の「通則」の(9)（p.1162）に「看護要員の配置については，各病棟の入院患者の状態等保険医療機関の実情に応じ，曜日や時間帯によって一定の範囲で傾斜配置できる」とあるが，夜間や休日などの配置がなくても人員数を満たせば算定可能か。
答　その通り。
問2　年間緊急入院患者数について，救急医療管理加算を算定した患者人数は全てカウントの対象となるか（A207-2医師事務作業補助体制加算も同様の取扱いでよいか）。
答　その通り。
問3　急性期看護補助体制加算にあたり，当該入院基本料を算定している患者の，看護必要度の割合を算定する必要があるが，当該病棟に特定入院料を算定する患者が含まれている場合には，特定入院料を算定する患者は，看護必要度の割合の算出から，除外して良いか。
答　産科患者，15歳未満の患者以外は除外しない。
(平22.3.18 全日本病院協会，一部修正)

7の4　看護職員夜間配置加算の施設基準

(1) **看護職員夜間12対1配置加算1の施設基準**
　イ　当該病棟において，夜勤を行う看護職員の数は，常時，当該病棟の入院患者の数が12又はその端数を増すごとに1以上であること。ただし，当該病棟において，夜間に看護を行う看護職員の数が本文に規定する数に相当する数以上である場合には，各病棟における夜勤を行う看護職員の数は，本文の規定にかかわらず，3以上であることとする。
　ロ　急性期医療を担う病院であること。
　ハ　急性期一般入院基本料又は特定機能病院入院基本料（一般病棟の場合に限る）若しくは専門病院入院基本料の7対1入院基本料若しくは10対1入院基本料を算定する病棟であること。
　ニ　急性期一般入院料6を算定する病棟又は10対1入院基本料を算定する病棟にあっては，次のいずれかに該当すること。
　　①　一般病棟用の重症度，医療・看護必要度Ⅰの基準を満たす患者を<u>6分以上</u>入院させる病棟であること。
　　②　診療内容に関するデータを適切に提出できる体制が整備された保険医療機関であって，一般病棟用の重症度，医療・看護必要度Ⅱの基準を満たす患者を<u>5分以上</u>入院させる病棟であること。
　ホ　看護職員の負担の軽減及び処遇の改善に資する体制が整備されていること。
　ヘ　夜間における看護業務の負担の軽減に資する十分な業務管理等の体制が整備されていること。

(2) **看護職員夜間12対1配置加算2の施設基準**
　(1)のイからホまでを満たすものであること。

(3) **看護職員夜間16対1配置加算1の施設基準**
　イ　当該病棟において，夜勤を行う看護職員の数は，常時，当該病棟の入院患者の数が16又はその端数を増すごとに1以上であること。ただし，当該病棟において，夜間に看護を行う看護職員の数が本文に規定する数に相当する数以上である場合には，各病棟における夜勤を行う看護職員の数は，本文の規定にかかわらず，3以上であることとする。
　ロ　(1)のロからヘまでを満たすものであること。

(4) **看護職員夜間16対1配置加算2の施設基準**
　イ　(1)のロ及びホ並びに(3)のイを満たすものであること。
　ロ　急性期一般入院料2から6までのいずれかを算定する病棟であること。

→ 1　看護職員夜間12対1配置加算1の施設基準
(1) 年間の緊急入院患者数が200名以上の実績を有する病院又は「周産期医療の体制構築に係る指針」に規定する総合周産期母子医療センターを設置している保険医療機関である。緊急入院患者数については，第4の2の2(4)〔「医師事務作業補助体制加算1の施設基準」(4)，p.1159〕と同様に取り扱う。
(2) 年間の救急自動車及び救急医療用ヘリコプターによる搬送人数を把握している。

(3) 次のいずれかを算定する病棟である。
　ア　急性期一般入院基本料
　イ　特定機能病院入院基本料（一般病棟）の7対1入院基本料又は10対1入院基本料
　ウ　専門病院入院基本料の7対1入院基本料又は10対1入院基本料
(4) 看護職員夜間配置加算を算定するものとして届け出た病床に，直近3月において，入院している全ての患者の状態を，❿別添6の別紙7（p.1121）の一般病棟用の重症度，医療・看護必要度Ⅰ又はⅡに係る評価票を用いて継続的に測定し，その結果，当該加算を算定するものとして届け出た病床に入院している患者全体（延べ患者数）に占める基準を満たす患者（別添6の別紙7による評価の結果，下記別表のいずれかに該当する患者をいう。以下「基準を満たす患者」という）の割合が急性期一般入院基本料6又は10対1入院基本料を算定する病棟においては重症度，医療・看護必要度Ⅰで0.6割以上，重症度，医療・看護必要度Ⅱで0.5割以上である。ただし，産科患者及び15歳未満の小児患者は対象から除外する。また，重症度，医療・看護必要度Ⅱの評価に当たっては，歯科の入院患者（同一入院中に医科の診療も行う期間については除く）は，対象から除外する。評価にあたっては，一般病棟用の重症度，医療・看護必要度のⅠ又はⅡのいずれかを選択し届け出た上で評価する。一般病棟用の重症度，医療・看護必要度Ⅰ又はⅡのいずれを用いた評価を行うかは，入院料等の届出時に併せて届け出る他，評価方法の変更のみを届け出る場合，変更の届出は，新たな評価方法を適用する月の10日までに届け出る。なお，評価方法の変更のみを行う場合について，新たな評価方法の適用を開始するのは毎年4月及び10月とする。

別表

| A得点が2点以上かつB得点が3点以上の患者 |
| A得点が3点以上の患者 |
| C得点が1点以上の患者 |

(5) 一般病棟用の重症度，医療・看護必要度に係る評価票の記入については，第3の1の(14)〔「総合入院体制加算1に関する施設基準等」(14)，p.1147〕と同様である。
(6) 当該病棟において，夜間に看護を行う看護職員の数は，常時，当該病棟の入院患者の数が12又はその端数を増すごとに1に相当する数以上である。ただし，同一の入院基本料を届け出ている病棟間においてのみ傾斜配置できる。なお，当該病棟において，夜間に看護を行う看護職員の数が前段に規定する数に相当する数以上である場合には，各病棟における夜勤を行う看護職員の数は，前段の規定にかかわらず，3以上であることとする。
(7) 看護職員の負担の軽減及び処遇の改善に資する体制を整備している。当該体制については，別添2の第2の11〔療養病棟入院基本料・夜間看護加算の施設基準，p.1112〕の(3)の例による。
(8) 次に掲げる夜間における看護業務の負担軽減に資する業務管理等に関する項目のうち，ア又はウを含む4項目以上を満たしている。また，当該4項目以上にコが含まれることが望ましい。ただし，当該加算を算定する病棟が2交代制勤務又は変則2交代制勤務を行う病棟のみで構成される保険医療機関である場合は，ア及びウからコまでのうち，ア又はウを含む4項目以上を満たしている。なお，各項目の留意点については，別添3の第4の3の9の(3)〔「急性期看護補助体制加算」における「夜間看護体制加算の施設基準」(3)，p.1163〕と同様である。
　ア　当該病棟において，夜勤を含む交代制勤務に従事する看護職員の勤務終了時刻と直後の勤務の開始時刻の間が11時間以上である。
　イ　3交代制勤務又は変則3交代制勤務の病棟において，夜勤を含む交代制勤務に従事する看護職員の勤務開始時刻が，直近の勤務の開始時刻の概ね24時間後以降となる勤務編成である。
　ウ　当該病棟において，夜勤を含む交代制勤務に従事する看護職員の連続して行う夜勤の数が2回以下である。
　エ　当該病棟において，夜勤を含む交代制勤務に従事する看護職員の夜勤後の暦日の休日が確保されている。
　オ　当該病棟において，夜勤時間帯の患者のニーズに対応できるよう，早出や遅出等の柔軟な勤務体制の工夫がなされている。
　カ　当該保険医療機関において，所属部署以外の部署を一時的に支援するために，夜勤時間帯を含めた各部署の業務量を把握・調整するシステムが構築されており，かつ，部署間での業務標準化に取り組み，過去1年間に当該システムを夜勤時間帯に運用した実績がある。
　キ　夜間30対1急性期看護補助体制加算，夜間50対1急性期看護補助体制加算又は夜間100対1急性期看護補助体制加算を届け出ている病棟である。
　ク　当該病棟において，みなし看護補助者を除いた看護補助者の比率が5割以上である。
　ケ　当該保険医療機関において，夜勤時間帯を含めて開所している院内保育所を設置しており，夜勤を含む交代制勤務に従事する医療従事者の利用実績がある。
　コ　当該病棟において，ICT，AI，IoT等の活用によって，看護職員の業務負担軽減を行っている。

2　看護職員夜間12対1配置加算2の施設基準
1の(1)から(7)までを満たす。

3　看護職員夜間16対1配置加算1の施設基準
(1) 1の(1)から(5)まで，(7)及び(8)を満たすものである。
(2) 当該病棟において，夜間に看護を行う看護職員の数は，常時，当該病棟の入院患者の数が16又はその端数を増すごとに1に相当する数以上である。ただし，同一の入院基本料を届け出ている病棟間においてのみ傾斜配置できる。なお，当該病棟において，夜間に看護を行う看護職員の数が前段に規定する数に相当する数以上である場合には，各病棟における夜勤を行う看護職員の数は，前段の規定にかかわらず，3以上である。

4　看護職員夜間16対1配置加算2の施設基準
(1) 1の(1)，(2)，(5)及び(7)並びに3の(2)を満たすものである。
(2) 急性期一般入院料2から6までのいずれかを算定する病棟である。

5　看護職員夜間配置加算
令和6年3月31日において現に当該加算に係る届出を行っている保険医療機関にあっては，令和6年9月30日までの間，令和6年度改定後の看護職員夜間配置加算の重症度，医療・看護必要度の基準を満たすものとみなす。

【届出に関する事項】
(1) 看護職員夜間配置加算に関する施設基準に係る届出は別添7（→Web版）の様式9，様式10，様式13の3及び様式18の3を用いる。なお，1の(8)に掲げる項目のうちア又はウを含む4項目以上満たしている間は，満たす項目の組合せが変更になった場合であっても変更の届出は不要である。また，入院基本料等の施設基準に係る届出と当該施設基準を併せて届け出る場合であって，別添7の様式9を用いる場合は，1部のみの届出で差し支えない。
(2) 毎年8月において，前年度における看護職員の負担の軽減及び処遇の改善に資する計画の取組状況を評価するため，別添7の様式13の3を届け出る。
(3) 当該加算の変更の届出にあたり，看護職員の負担の軽減及び処遇の改善に資する体制について，直近8月に届け出た内容と変更がない場合は，「夜間における看護業務の負担軽減に資する業務管理等」の該当項目数が要件にある場合を除き様式13の3の届出を略すことができる。

【事務連絡】　看護職員夜間配置加算
問1　看護職員夜間配置加算の届出をこれから行う保険医療機関において，届出の際に配置基準の12対1を満たしているかどうかの実績は，何をもって証明すればよいのか。
答　届出の際に，実績が満たせているかどうかを地方厚生（支）局の担当者が確認するために，日々の入院患者数が分かる書類〔別添7（→Web版）様式9の2参照〕の提出が必要

となる。 (平24.4.20，一部改正)
問2 「当該病棟において，夜間に看護を行う看護職員の数が前段に規定する数に相当する数以上である場合には，各病棟における夜勤を行う看護職員の数は，前段の規定にかかわらず，3以上であること」とあるが，同一の入院基本料を届け出ている複数の病棟がある場合，各病棟の病床数にかかわらず全ての病棟に3人以上の配置が必要か。
答 同一の入院基本料を届け出ている病棟間においての傾斜配置は可能であるが，全ての病棟に3人以上の配置が必要である。 (平28.9.15)

(編注) 看護職員夜間配置加算に係る「看護業務の負担の軽減に資する業務管理等」の事務連絡はp.1164に掲載。

8 難病患者等入院診療加算に規定する疾患及び状態

別表第6（p.1309）に掲げる疾患及び状態

9 特殊疾患入院施設管理加算の施設基準

(1) 重度の肢体不自由児（者），脊髄損傷等の重度障害者，重度の意識障害者，筋ジストロフィー患者，難病患者等を7割以上入院させている一般病棟，精神病棟又は有床診療所（一般病床に限る。以下この号において同じ）であること。
(2) 当該病棟又は当該有床診療所において，1日に看護を行う看護職員及び看護補助を行う看護補助者の数は，常時，当該病棟又は当該有床診療所の入院患者の数が10又はその端数を増すごとに1以上であること。ただし，当該病棟又は当該有床診療所において，1日に看護を行う看護職員及び看護補助を行う看護補助者の数が本文に規定する数に相当する数以上である場合には，当該病棟又は当該有床診療所における夜勤を行う看護職員及び看護補助者の数は，本文の規定にかかわらず，看護職員1を含む2以上であることとする。なお，主として事務的業務を行う看護補助者を含む場合は，1日に事務的業務を行う看護補助者の数は，常時，当該病棟の入院患者の数が200又はその端数を増すごとに1に相当する数以下であること。
(3) 当該有床診療所において，1日に看護を行う看護職員の数は，常時，当該有床診療所の入院患者の数が15又はその端数を増すごとに1以上であること。ただし，当該有床診療所において，1日に看護を行う看護職員の数が本文に規定する数に相当する数以上である場合には，当該有床診療所における夜勤を行う看護職員の数は，本文の規定にかかわらず，2以上であることとする。
(4) 当該有床診療所において，看護職員の最小必要数の4割以上が看護師であること。

→ 特殊疾患入院施設管理加算に関する施設基準
(1) 病院である保険医療機関の一般病棟（障害者施設等一般病棟に限る），精神病棟又は有床診療所（一般病床に限る）を単位とする。
(2) 当該病棟又は当該有床診療所（一般病床に限る）における直近1か月間の入院患者数の7割以上が，重度の肢体不自由児（者），脊髄損傷等の重度障害者，重度の意識障害者，筋ジストロフィー患者又は神経難病患者である。なお，該当患者の割合については，暦月で3か月を超えない期間の1割以内の一時的な変動にあっては，施設基準に係る変更の届出を行う必要はない。
(3) 重度の意識障害者とは，次に掲げる者をいう。

ア 意識障害レベルがJCS（Japan Coma Scale）でⅡ-3（又は30）以上又はGCS（Glasgow Coma Scale）で8点以下の状態が2週以上持続している患者
イ 無動症の患者（閉じ込め症候群，無動性無言，失外套症候群等）
(4) 神経難病患者とは，多発性硬化症，重症筋無力症，スモン，筋萎縮性側索硬化症，脊髄小脳変性症，ハンチントン病，パーキンソン病関連疾患〔進行性核上性麻痺，大脳皮質基底核変性症，パーキンソン病（ホーエン・ヤールの重症度分類がステージ3以上であって生活機能障害度がⅡ度又はⅢ度のものに限る）〕，多系統萎縮症（線条体黒質変性症，オリーブ橋小脳萎縮症，シャイ・ドレーガー症候群），プリオン病，亜急性硬化性全脳炎，ライソゾーム病，副腎白質ジストロフィー，脊髄性筋萎縮症，球脊髄性筋萎縮症，慢性炎症性脱髄性多発神経炎又はもやもや病（ウイリス動脈輪閉塞症）に罹患している患者をいう。

【届出に関する事項】 特殊疾患入院施設管理加算の施設基準に係る届出は，別添7（→Web版）の様式9，様式19及び様式20を用いる。

事務連絡 問 脳卒中の後遺症を主たる障害とする患者で重度の意識障害者基準に該当しない者のうち，対象患者として見なせる場合はあるのか。
答 「重度の意識障害者」の基準に該当しない者であっても，人工呼吸器を装着する患者，脳卒中の後遺症患者であって，かつ透析を必要としている患者等は重度の障害者と解することができる。 (平20.3.28)

問 もやもや病の患者が脳卒中となった場合も，脳卒中の後遺症患者として「重度障害者」または「重度の肢体不自由者」から除外されるのか。
答 もやもや病（ウィリス動脈輪閉塞症）患者については，難病患者であるため対象患者である。 (平20.3.28)

10 超重症児（者）入院診療加算・準超重症児（者）入院診療加算の対象患者の状態

(1) 超重症児（者）入院診療加算・準超重症児（者）入院診療加算の注1に規定する超重症の状態
イ 介助によらなければ座位が保持できず，かつ，人工呼吸器を使用する等特別の医学的管理が必要な状態が6月以上又は新生児期から継続している状態であること。
ロ 超重症児（者）の判定基準による判定スコアが25点以上であること。
(2) 超重症児（者）入院診療加算・準超重症児（者）入院診療加算の注2に規定する準超重症の状態
イ 超重症の状態に準ずる状態であること。
ロ 超重症児（者）の判定基準による判定スコアが10点以上であること。

→ 超重症児（者）入院診療加算・準超重症児（者）入院診療加算に規定する状態
1 超重症児（者）とは判定基準による判定スコアが25点以上であって，介助によらなければ座位が保持できず，かつ，人工呼吸器を使用する等，特別の医学的管理が必要な状態が6月以上継続している状態である。ただし，新生児集中治療室又は新生児特定集中治療室を退室した患児であって当該治療室での状態が引き続き継続する患児については，当該状態が1月以上継続する場合とする。なお，新生児集中治療室又は新生児特定集中治療室を退室した後の症状増悪又は新たな疾患の発生については，その後の状態が6月以上継続する場合とする。
2 準超重症児（者）とは判定基準による判定スコアが10点以上であって，超重症児（者）に準ずる状態である。
3 「基本診療料の施設基準等」における超重症児（者）・準超重症児（者）の判定基準による判定スコアについては，⑯別添6の別紙14（p.1168）を参照のこと。

⑯ 別添6－別紙14

【超重症児(者)・準超重症児(者)の判定基準】

以下の各項目に規定する状態が6か月以上継続する場合*1に，それぞれのスコアを合算する。

1. 運動機能：座位まで
2. 判定スコア　　　　　　　　　　　　　　　（スコア）
   - (1) レスピレーター管理*2　　　　　　　　　＝10
   - (2) 気管内挿管，気管切開　　　　　　　　　＝8
   - (3) 鼻咽頭エアウェイ　　　　　　　　　　　＝5
   - (4) O_2 吸入又はSpO_2 90％以下の状態が10％以上　＝5
   - (5) 1回/時間以上の頻回の吸引　　　　　　　＝8
     　　6回/日以上の頻回の吸引　　　　　　　　＝3
   - (6) ネブライザ　6回/日以上または継続使用　＝3
   - (7) IVH　　　　　　　　　　　　　　　　　＝10
   - (8) 経口摂取（全介助）*3　　　　　　　　　＝3
     　　経管（経鼻・胃ろう含む）*3　　　　　　＝5
   - (9) 腸ろう・腸管栄養*3　　　　　　　　　　＝8
     　　持続注入ポンプ使用（腸ろう・腸管栄養時）　＝3
   - (10) 手術・服薬にても改善しない過緊張で，発汗による更衣と姿勢修正を3回/日以上　＝3
   - (11) 継続する透析（腹膜灌流を含む）　　　　＝10
   - (12) 定期導尿（3回/日以上）*4　　　　　　　＝5
   - (13) 人工肛門　　　　　　　　　　　　　　　＝5
   - (14) 体位交換　6回/日以上　　　　　　　　　＝3

〈判　定〉
　1の運動機能が座位までであり，かつ，2の判定スコアの合計が25点以上の場合を超重症児(者)，10点以上25点未満である場合を準超重症児(者)とする。

*1 新生児集中治療室を退室した児であって当該治療室での状態が引き続き継続する児については，当該状態が1か月以上継続する場合とする。ただし，新生児集中治療室を退室した後の症状増悪，又は新たな疾患の発生についてはその後の状態が6か月以上継続する場合とする。
*2 毎日行う機械的気道加圧を要するカフマシン・NIPPV・CPAPなどは，レスピレーター管理に含む。
*3 (8)(9)は経口摂取，経管，腸ろう・腸管栄養のいずれかを選択。
*4 人工膀胱を含む。

11　削除

12　看護配置加算の施設基準

(1) 地域一般入院料3，障害者施設等入院基本料の15対1入院基本料又は結核病棟入院基本料若しくは精神病棟入院基本料の15対1入院基本料，18対1入院基本料若しくは20対1入院基本料を算定する病棟であること。

(2) 当該病棟において，看護職員の最小必要数の7割以上が看護師であること。

→　**看護配置加算に関する施設基準**
(1) 地域一般入院料3，障害者施設等入院基本料15対1入院基本料又は結核病棟入院基本料若しくは精神病棟入院基本料の15対1入院基本料，18対1入院基本料若しくは20対1入院基本料を算定する病棟である。

(2) 当該病棟において，看護職員の最小必要数の7割以上が看護師である。

【届出に関する事項】　看護配置加算の施設基準に係る届出は，別添7（→Web版）の様式9を用いる。なお，入院基本料等の施設基準に係る届出と当該施設基準を併せて届け出る場合であって，別添7の様式9を用いる場合は，1部のみの届出で差し支えない。

13　看護補助加算の施設基準

(1) 看護補助加算1の施設基準
イ　当該病棟において，1日に看護補助を行う看護補助者の数は，常時，当該病棟の入院患者の数が30又はその端数を増すごとに1に相当する数以上であること。
ロ　看護補助者の配置基準に主として事務的業務を行う看護補助者を含む場合は，1日に事務的業務を行う看護補助者の数は，常時，当該病棟の入院患者の数が200又はその端数を増すごとに1に相当する数以下であること。
ハ　次のいずれかに該当すること。
　① 地域一般入院料1若しくは地域一般入院料2を算定する病棟又は13対1入院基本料を算定する病棟にあっては，一般病棟用の重症度，医療・看護必要度Ⅰの基準を満たす患者を<u>4分以上</u>入院させる病棟であること。
　② 診療内容に関するデータを適切に提出できる体制が整備された保険医療機関であって，地域一般入院料1若しくは地域一般入院料2を算定する病棟又は13対1入院基本料を算定する病棟にあっては，一般病棟用の重症度，医療・看護必要度Ⅱの基準を満たす患者を<u>3分以上</u>入院させる病棟であること。
　③ 地域一般入院料3，15対1入院基本料，18対1入院基本料又は20対1入院基本料を算定する病棟であること。
ニ　看護職員の負担軽減及び処遇改善に資する体制が整備されていること。

(2) 看護補助加算2の施設基準
イ　当該病棟において，1日に看護補助を行う看護補助者の数は，常時，当該病棟の入院患者の数が50又はその端数を増すごとに1に相当する数以上であること。
ロ　地域一般入院基本料，13対1入院基本料，15対1入院基本料，18対1入院基本料又は20対1入院基本料を算定する病棟であること。
ハ　(1)のロ及びニを満たすものであること。

(3) 看護補助加算3の施設基準
イ　当該病棟において，1日に看護補助を行う看護補助者の数は，常時，当該病棟の入院患者の数が75又はその端数を増すごとに1に相当する数以上であること。
ロ　地域一般入院基本料，13対1入院基本料，15対1入院基本料，18対1入院基本料又は20対1入院基本料を算定する病棟であること。
ハ　(1)のロ及びニを満たすものであること。

(4) 夜間75対1看護補助加算の施設基準
イ　当該病棟において，夜勤を行う看護補助者の数は，常時，当該病棟の入院患者の数が75又はその端数を増すごとに1に相当する数以上であること。

ロ 地域一般入院料1若しくは地域一般入院料2又は13対1入院基本料を算定する病棟であること。
(5) 夜間看護体制加算の施設基準
　イ 夜勤時間帯に看護補助者を配置していること。
　ロ 夜間における看護業務の負担の軽減に資する十分な業務管理等の体制が整備されていること。
(6) 看護補助体制充実加算1の施設基準
　看護職員及び看護補助者の業務分担及び協働に資する十分な体制が整備されていること。
(7) 看護補助体制充実加算2の施設基準
　看護職員及び看護補助者の業務分担及び協働に資する体制が整備されていること。

→1 看護補助加算に関する施設基準
(1) 看護補助加算1を算定するものとして届け出た病床（地域一般入院料1若しくは地域一般入院料2を算定する病棟又は13対1入院基本料を算定する病棟に限る）に，直近3月において入院している全ての患者の状態を，⑩別添6の別紙7（p.1121）の重症度，医療・看護必要度Ⅰ又はⅡに係る評価票を用いて継続的に測定し，その結果，当該入院基本料を算定するものとして届け出た病床に入院している患者全体（延べ患者数）に占める基準を満たす患者（⑩別添6の別紙7による評価の結果，下記別表のいずれかに該当する患者をいう。以下「基準を満たす患者」という）の割合が重症度，医療・看護必要度Ⅰで0.4割以上，重症度，医療・看護必要度Ⅱで0.3割以上である。ただし，産科患者及び15歳未満の小児患者は対象から除外する。また，重症度，医療・看護必要度Ⅱの評価に当たっては，歯科の入院患者（同一入院中に医科の診療も行う期間については除く）は，対象から除外する。評価にあたっては，一般病棟用の重症度，医療・看護必要度のⅠ又はⅡのいずれかを選択し届け出た上で評価する。一般病棟用の重症度，医療・看護必要度Ⅰ又はⅡのいずれを用いた評価を行うかは，入院料等の届出時に併せて届け出る他，評価方法の変更のみを届け出る場合，変更の届出は，新たな評価方法を適用する月の10日までに届け出る。なお，評価方法の変更のみを行う場合について，新たな評価方法の適用を開始するのは毎年4月及び10月とする。

別表

| A得点が2点以上かつB得点が3点以上の患者 |
| A得点が3点以上の患者 |
| C得点が1点以上の患者 |

(2) 一般病棟用の重症度，医療・看護必要度に係る評価票の記入については，第1の1の(14)〔「総合入院体制加算1に関する施設基準等」(14)，p.1147〕と同様である。
(3) 看護補助者の配置については，各病棟の入院患者の状態等保険医療機関の実情に応じ，同一の入院基本料を届け出ている病棟間を含め，曜日や時間帯によって一定の範囲で傾斜配置できる。
(4) 看護職員の負担の軽減及び処遇の改善に資する体制を整備している。当該体制については，別添2の第2の11〔療養病棟入院基本料・夜間看護加算の施設基準，p.1112〕の(3)の例による。
(5) 看護補助加算に係る看護補助業務に従事する看護補助者は，基礎知識を習得できる内容を含む院内研修を年1回以上受講した者である。なお，院内研修の内容については，別添2の第2の11の1の(4)の例による。
(6) 当該病棟において，看護職員と看護補助者との業務内容及び業務範囲について，年1回以上見直しを行う。
(7) 当該病棟の看護師長等が所定の研修（修了証が交付されるものに限る）を修了していることが望ましい。また，当該病棟の全ての看護職員（所定の研修を修了した看護師長等を除く）が院内研修を年1回以上受講していることが望ましい。ただし，内容に変更がない場合は，2回目以降の受講は省略して差し支えない。なお，看護師長等の所定の研修及び看護職員の院内研修の内容については，別添2の第2の11の(6)の例による。
(8) 看護補助加算1について，令和6年3月31日において現に当該加算に係る届出を行っている保険医療機関にあっては，令和6年9月30日までの間，令和6年度改定後の看護補助加算1の重症度，医療・看護必要度の基準を満たすものとみなす。

2 夜間75対1看護補助加算の施設基準
次のいずれかを算定する病棟である。
(1) 地域一般入院料1又は地域一般入院料2
(2) 専門病院入院基本料，障害者施設等入院基本料，結核病棟入院基本料，精神病棟入院基本料又は特定機能病院入院基本料（結核病棟及び精神病棟に限る）の13対1入院基本料

3 夜間看護体制加算の施設基準
(1) 看護補助者を夜勤時間帯に配置している。
(2) 次に掲げる夜間における看護業務の負担軽減に資する業務管理等に関する項目のうち，ア又はウを含む4項目以上を満たしている。また，当該4項目以上にコが含まれることが望ましい。ただし，当該加算を算定する病棟が2交代制勤務又は変則2交代制勤務を行う病棟のみで構成される保険医療機関である場合は，ア及びウからコまでのうち，ア又はウを含む4項目以上を満たしている。なお，各項目の留意点については，別添3の第4の3の9の(3)〔「急性期看護補助体制加算」における「夜間看護体制加算の施設基準」(3)，p.1163〕と同様である。
ア 当該病棟において，夜勤を含む交代制勤務に従事する看護要員の勤務終了時刻と直後の勤務の開始時刻の間が11時間以上である。
イ 3交代制勤務又は変則3交代制勤務の病棟において，夜勤を含む交代制勤務に従事する看護要員の勤務開始時刻が，直近の勤務の開始時刻の概ね24時間後以降となる勤務編成である。
ウ 当該病棟において，夜勤を含む交代制勤務に従事する看護要員の連続して行う夜勤の数が2回以下である。
エ 当該病棟において，夜勤を含む交代制勤務に従事する看護要員の夜勤後の暦日の休日が確保されている。
オ 当該病棟において，夜勤時間帯の患者のニーズに対応できるよう，早出や遅出等の柔軟な勤務体制の工夫がなされている。
カ 当該保険医療機関において，所属部署以外の部署を一時的に支援するために，夜勤時間帯を含めた各部署の業務量を把握・調整するシステムが構築されており，かつ，部署間での業務標準化に取り組み，過去1年間に当該システムを夜勤時間帯に運用した実績がある。
キ 当該加算に係る看護補助業務に従事する看護補助者の業務のうち5割以上が療養生活上の世話である。
ク 当該病棟において，みなし看護補助者を除いた看護補助者の比率が5割以上である。
ケ 当該保険医療機関において，夜勤時間帯を含めて開所している院内保育所を設置しており，夜勤を含む交代制勤務に従事する医療従事者の利用実績がある。
コ 当該病棟において，ICT，AI，IoT等の活用によって，看護要員の業務負担軽減を行っている。

4 看護補助体制充実加算の施設基準
(1) 看護補助体制充実加算1の施設基準
ア 当該保険医療機関において3年以上の看護補助者としての勤務経験を有する看護補助者が5割以上配置されている。
イ 看護補助体制充実加算に係る看護補助業務に従事する看護補助者は，基礎知識を習得できる内容を含む院内研修を年1回以上受講したものである。なお，研修の内容については，別添2の第2の11〔療養病棟入院基本料・夜間看護加算の施設基準，p.1112〕の(4)の例による。ただし，エについては，看護補助者が行う業務内容ごとに業務範囲，実施手順，留意事項等について示した業務マ

ニュアルを作成し，当該マニュアルを用いた院内研修を実施している。
　ウ　当該病棟の看護師長等は所定の研修を修了していること及び当該病棟の全ての看護職員（所定の研修を修了した看護師長等を除く）が院内研修を年1回以上受講している。ただし，内容に変更が無い場合は，2回目以降の受講は省略して差し支えない。なお，当該研修のそれぞれの内容については，**別添2の第2の11の(6)**の例による。
　エ　当該保険医療機関における看護補助者の業務に必要な能力を段階的に示し，看護補助者の育成や評価に活用している。
(2)　**看護補助体制充実加算2の施設基準**
　(1)のイ及びウを満たすものである。

【届出に関する事項】
(1)　看護補助加算及び看護補助体制充実加算の施設基準に係る届出は，**別添7**（→Web版）の**様式9**，**様式13の3**及び**様式18の3**を用いるが，地域一般入院料1若しくは地域一般入院料2又は13対1入院基本料を算定する病棟において看護補助加算1を届け出る場合さらに**別添7**の**様式10**も用いる。なお，3の(2)に掲げる項目のうちア又はウを含む4項目以上満たしている間は，満たす項目の組合せが変更になった場合であっても変更の届出は不要である。また，入院基本料等の施設基準に係る届出と当該施設基準を併せて届け出る場合であって，**別添7**の**様式9**を用いる場合は，1部のみの届出で差し支えない。
(2)　**毎年8月**において，前年度における看護職員の負担の軽減及び処遇の改善に資する取組状況を評価するため，**別添7**の**様式13の3**を届け出る。
(3)　当該加算の変更の届出にあたり，看護職員の負担の軽減及び処遇の改善の取組状況について，<u>直近8月</u>に届け出た内容と変更がない場合は，**様式13の3**の届出を略することができる。

事務連絡　看護補助加算
問1　看護補助者への研修は，全ての看護補助者に対して実施しなければならないのか。
答　当該加算に係る看護補助業務に従事する看護補助者は，院内研修を年1回以上受講した者である必要がある。ただし，当該看護補助者が介護福祉士等の介護業務に関する研修を受けている場合はこの限りでないが，医療安全や感染防止等，医療機関特有の内容については，院内研修を受講する必要がある（編注：研修内容のうち「医療制度の概要及び病院の機能と組織の理解」は，内容に変更がない場合，2年目以降の受講は省略できる）。
　　　　　　　　　　　　　　　　　　　　　　　　　(平30.3.30)
問2　A214看護補助加算の夜間看護体制加算における看護補助者の夜勤時間帯の配置について，配置されている看護補助者全員（みなし看護補助者を除く）が夜勤時間帯のうち4時間以上配置される日が週3日以上必要か。
答　看護補助者全員（みなし看護補助者を除く）が夜勤時間帯に勤務する必要はなく，看護補助者（みなし看護補助者を除く）が夜勤時間帯のうち4時間以上配置される日が週3日以上あればよい。
　　　　　　　　　　　　　　　　　　　　　　　　　(平30.11.19)
問3　看護補助者を配置する場合は，必ず主として事務的業務を行う看護補助者を配置しなければならないか。
答　配置する必要はない。
問4　主として事務的業務を行う看護補助者を配置する場合，①新たな届出が必要か。②みなし看護補助者でもよいか。また，医師事務作業補助者と兼務してもよいか。
答　①必要ない。②どちらも不可。
問5　A214看護補助加算の夜間看護体制加算について，看護補助者を夜勤時間帯に配置とあるが，
　①この夜勤時間帯とは，病院が設定した夜勤時間帯でよいか。また，看護補助者の勤務時間が夜勤時間帯に一部含まれる場合は該当するか。
　②毎日配置していなければいけないか。
答　①保険医療機関が定める夜勤時間帯のうち4時間以上，看護補助者（みなし看護補助者を除く）を配置していればよい。

②週3日以上配置していればよい。
問6　A207-3急性期看護補助体制加算及びA214看護補助加算について，所定の研修を修了した看護師長等の配置とあるが，看護師長等とは副師長，主任でもよいか。
答　よい。
　　　　　　　　　　　　　　　　　　　　　　　　　(平28.3.31)
（編注）夜間看護体制加算に係る「看護業務の負担の軽減に資する業務管理等」の事務連絡は「急性期看護補助体制加算」の項（p.1163）に掲載。
（編注）看護補助者への研修に係る「事務連絡」はp.1113。

14　地域加算に係る地域

　一般職の職員の給与に関する法律（昭和25年法律第95号）第11条の3第1項に規定する人事院規則で定める地域及び当該地域に準じる地域

→　**地域加算**
　一般職の職員の給与に関する法律（昭和25年法律第95号）第11条の3第1項に規定する人事院規則で定める地域及び当該地域に準じる地域は，**別紙1**（p.126）のとおりである。

15から17まで　削除

18　離島加算に係る地域

(1)　離島振興法（昭和28年法律第72号）第2条第1項の規定により離島振興対策実施地域として指定された離島の地域
(2)　奄美群島振興開発特別措置法（昭和29年法律第189号）第1条に規定する奄美群島の地域
(3)　小笠原諸島振興開発特別措置法（昭和44年法律第79号）第4条第1項に規定する小笠原諸島の地域
(4)　沖縄振興特別措置法（平成14年法律第14号）第3条第3号に規定する離島

療養環境加算の施設基準

→　**療養環境加算に関する施設基準**
(1)　病棟を単位とする。
(2)　病室に係る病床の面積が，内法による測定で，1病床当たり8m²以上である。ただし，当該病棟内に1病床当たり6.4m²未満の病室を有する場合には算定できない。
(3)　要件となる1病床当たり面積は，医療法上の許可等を受けた病床に係る病室（特別の療養環境の提供に係る病室を除く）の総床面積を当該病床数（特別の療養環境の提供に係る病室に係る病床を除く）で除して得た面積とする。
(4)　病棟内であっても，診察室，廊下，手術室等病室以外の部分の面積は算入しない。なお，病室内に附属している浴室・便所等の面積は算入の対象となる。
(5)　特別の療養環境の提供に係る病床又は特定入院料を算定している病床若しくは病室については，当該加算の対象から除外する。
(6)　当該病院の医師及び看護要員の数は，医療法に定める標準を満たしている。
(7)　平成26年3月31日において，現に当該加算の届出を行っている保険医療機関については，当該病棟の増築又は全面的な改築を行うまでの間は，(2)の内法の規定を満たしているものとする。

【届出に関する事項】　療養環境加算の施設基準に係る届出は，**別添7**（→Web版）の**様式22**を用いる。また，当該保険医療機関の平面図（当該加算を算定する病棟の面積等が分かるもの）を添付する。なお，当該加算の届出については実績を要しない。

19　重症者等療養環境特別加算の施設基準

(1)　常時監視を要し，随時適切な看護及び介助を必要とする重症者等の看護を行うにつき十分な看護師等が配置されていること。
(2)　個室又は２人部屋の病床であって，療養上の必要から当該重症者等を入院させるのに適したものであること。

→　重症者等療養環境特別加算に関する施設基準

(1)　病院である保険医療機関の一般病棟（特殊疾患入院施設管理加算に係る病棟を除く）における特定の病床を単位として行う。
(2)　当該基準の届出の対象となる病床は次のいずれにも該当する。
　ア　個室又は２人部屋である。
　イ　重症者等の容態が常時監視できるような設備又は構造上の配慮がなされている（心拍監視装置等の患者監視装置を備えている場合又は映像による患者観察システムを有する場合を含む）。
　ウ　酸素吸入，吸引のための設備が整備されている。
　エ　特別の療養環境の提供に係る病室でない。
(3)　当該基準の届出の対象となる病床数は，当該保険医療機関の一般病棟に入院している重症者等（重症者等療養環境特別加算を算定できる入院料に係る届出を行っている病床に入院している患者に限る）の届出前１月間の平均数を上限とする。ただし，当該保険医療機関の当該加算を算定できる入院料に係る届出を行っている病床の平均入院患者数の８％未満とし，当該保険医療機関が特別の診療機能等を有している場合であっても，当該加算を算定できる入院料に係る届出を行っている病床の平均入院患者数の10％を超えない。

【届出に関する事項】　重症者等療養環境特別加算の施設基準に係る届出は，**別添7**（→Web版）の**様式23**及び**様式23の2**を用いる。また，当該届出に係る病棟の平面図（当該施設基準に係る病床及びナースステーションが明示されているもの）を添付する。なお，当該加算の届出については実績を要しない。

20　療養病棟療養環境加算の施設基準

(1)　**療養病棟療養環境加算1の施設基準**
　イ　長期にわたる療養を行うにつき十分な構造設備を有していること。
　ロ　長期にわたる療養を行うにつき必要な器械・器具が具備されている機能訓練室を有していること。
　ハ　ロに掲げる機能訓練室のほか，十分な施設を有していること。
　ニ　医療法施行規則（昭和23年厚生省令第50号）第19条第１項第１号並びに第２項第２号及び第３号に定める医師及び看護師等の員数以上の員数が配置されていること。
(2)　**療養病棟療養環境加算2の施設基準**
　イ　長期にわたる療養を行うにつき十分な構造設備を有していること。
　ロ　長期にわたる療養を行うにつき必要な器械・器具が具備されている機能訓練室を有していること。
　ハ　ロに掲げる機能訓練室のほか，適切な施設を有していること。
　ニ　医療法施行規則第19条第１項第１号並びに第２項第２号及び第３号に定める医師及び看護師等の員数以上の員数が配置されていること。

→　療養病棟療養環境加算に関する施設基準

(1)　**療養病棟療養環境加算1に関する施設基準**
　ア　当該療養病棟に係る病室の病床数は，１病室につき４床以下である。
　イ　当該療養病棟に係る病室の床面積は，内法による測定で，患者１人につき，6.4m²以上である。
　ウ　当該療養病棟に係る病室に隣接する廊下の幅は，内法による測定で，1.8m以上である。ただし，両側に居室（両側にある居室の出入口が当該廊下に面している場合に限る）がある廊下の幅は，2.7m以上である。なお，廊下の幅は，柱等の構造物（手すりを除く）も含めた最も狭い部分において，基準を満たす。
　エ　当該病院に機能訓練室を有しており，当該機能訓練室の床面積は，内法による測定で，40m²以上である。なお，当該機能訓練室には，長期にわたる療養を行うにつき必要な器械・器具を備えている。必要な器械・器具とは，例えば訓練マットとその附属品，姿勢矯正用鏡，車椅子，各種杖，各種測定用具（角度計，握力計等）である。
　オ　療養病棟に係る病室に入院している患者１人につき，内法による測定で１m²以上の広さを有する食堂が設けられている。
　カ　療養病棟の入院患者同士や入院患者とその家族が談話を楽しめる広さを有する談話室が設けられている。ただし，オに規定する食堂と兼用であっても差し支えない。
　キ　当該保険医療機関内に，身体の不自由な患者の利用に適した浴室が設けられている。
　ク　当該病棟に係る病棟床面積は，患者１人につき内法による測定で，16m²以上である。なお，病棟床面積の算定に当たっては，当該病棟内にある治療室，機能訓練室，浴室，廊下，デイルーム，食堂，面会室，ナースステーション，便所等を面積に算入しても差し支えない。
(2)　**療養病棟療養環境加算2に関する施設基準**
　(1)のアからキまでを満たしている。

【届出に関する事項】
(1)　療養病棟療養環境加算1及び2の施設基準に係る届出は，**別添7**（→Web版）の**様式24**及び**様式24の2**を用いる。また，当該病棟の平面図（当該加算を算定する病棟の面積等が分かるもの）を添付する。なお，当該加算の届出については実績を要しない。
(2)　平成26年３月31日において，現に当該加算の届出を行っている保険医療機関については，当該病棟の増築又は全面的な改築を行うまでの間は，当該規定を満たしているものとする。

20の2　療養病棟療養環境改善加算の施設基準

(1)　**療養病棟療養環境改善加算1の施設基準**
　イ　長期にわたる療養を行うにつき適切な構造設備を有していること。
　ロ　長期にわたる療養を行うにつき必要な器械・器具が具備されている機能訓練室を有していること。
　ハ　ロに掲げる機能訓練室のほか，適切な施設を有していること。
　ニ　医療法施行規則第19条第１項第１号並びに第２項第２号及び第３号に定める医師及び看護師等の員数以上の員数が配置されていること。
　ホ　療養環境の改善に係る計画を策定し，定期的に，改善の状況を地方厚生局長等に報告していること。
(2)　**療養病棟療養環境改善加算2の施設基準**
　イ　長期にわたる療養を行うにつき適切な構造設備を有していること。
　ロ　機能訓練室のほか，適切な施設を有していること。
　ハ　医療法施行規則第19条第１項第１号並びに第２項第２号及び第３号に定める医師及び看護師等の員数以上の員数が配置されていること。
　ニ　療養環境の改善に係る計画を策定し，定期的に，改善の状況を地方厚生局長等に報告していること。

→ 療養病棟療養環境改善加算に関する施設基準
(1) 療養病棟療養環境改善加算1に関する施設基準
　ア　当該療養病棟に係る病室の病床数は，1病室につき4床以下である。
　イ　当該療養病棟に係る病室の床面積は，内法による測定で，患者1人につき，6.4m²以上である。
　ウ　当該病院に機能訓練室を有しており，当該機能訓練室の床面積は，内法による測定で，40m²以上である。なお，当該機能訓練室には，長期にわたる療養を行うにつき必要な器械・器具を備えている。必要な器械・器具とは，例えば訓練マットとその附属品，姿勢矯正用鏡，車椅子，各種杖，各種測定用具（角度計，握力計等）である。
　エ　療養病棟に係る病室に入院している患者1人につき，内法による測定で1m²以上の広さを有する食堂が設けられている。
　オ　療養病棟の入院患者同士や入院患者とその家族が談話を楽しめる広さを有する談話室が設けられている。ただし，エに規定する食堂と兼用であっても差し支えない。
　カ　当該保険医療機関内に，身体の不自由な患者の利用に適した浴室が設けられている。
　キ　当該加算を算定できる期間については，当該病棟の増築又は全面的な改築を行うまでの間とする。
(2) 療養病棟療養環境改善加算2に関する施設基準
　ア　(1)のエからカまでを満たしている。
　イ　当該病棟に係る病室の床面積は，内法による測定で，患者1人につき，6.0m²以上である。
　ウ　当該病院に機能訓練室を有している。
　エ　当該加算の対象病棟については，平成24年3月31日において，現に療養病棟療養環境加算4に係る届出を行っている病棟のみとする。
　オ　当該加算を算定できる期間については，当該病棟の増築又は全面的な改築を行うまでの間とする。
(3) 平成26年3月31日において，現に当該加算の届出を行っている保険医療機関については，当該病棟の増築又は全面的な改築を行うまでの間は，(2)の内法の規定を満たしているものとする。
【届出に関する事項】　療養病棟療養環境改善加算1及び2の施設基準に係る届出は，**別添7**（→Web版）の**様式24及び様式24の2**を用いる。また，当該病棟の平面図（当該加算を算定する病棟の面積等が分かるもの）を添付する。なお，当該加算の届出については実績を要しない。
　また，当該病棟の療養環境の改善に資する計画を，**別添7**の**様式24の3**に準じて策定し，届け出るとともに，毎年8月にその改善状況について地方厚生（支）局長に報告する。
［事務連絡］問　療養病棟療養環境加算の施設基準である食堂等の床面積について，介護医療院と共用する食堂等の床面積を算入しても良いか。
　答　算入して差し支えない。
（令2.3.31）

21　診療所療養病床療養環境加算の施設基準

(1) 長期にわたる療養を行うにつき十分な構造設備を有していること。
(2) 機能訓練室のほか，適切な施設を有していること。
(3) 医療法施行規則第21条の2第1項及び第2項に定める医師及び看護師等の員数以上の員数が配置されていること。

→ 診療所療養病床療養環境加算に関する施設基準
(1) 診療所である保険医療機関において，当該療養病床を単位として行う。
(2) 当該療養病床に係る病室の病床数は，1病室につき4床以下である。
(3) 当該療養病床に係る病室の床面積は，内法による測定で，患者1人につき，6.4m²以上である。
(4) 当該療養病床に係る病室に隣接する廊下の幅は，内法による測定で，1.8m以上である。ただし，両側に居室（両側にある居室の出入口が当該廊下に面している場合に限る）がある廊下の幅は，2.7m以上である。なお，廊下の幅は，柱等の構造物（手すりを除く）も含めた最も狭い部分において，基準を満たす。
(5) 当該診療所に機能訓練室を有している。なお，当該機能訓練室には，長期にわたる療養を行うにつき必要な器械・器具を備えている。必要な器械・器具とは，例えば訓練マットとその附属品，姿勢矯正用鏡，車椅子，各種杖，各種測定用具（角度計，握力計等）である。
(6) 療養病床に係る病床に入院している患者1人につき，内法による測定で1m²以上の広さを有する食堂が設けられている。
(7) 当該診療所内に，療養病床の入院患者同士や入院患者とその家族が談話を楽しめる広さを有する談話室が設けられている。ただし，(6)に定める食堂と兼用であっても差し支えない。
(8) 当該診療所内に，身体の不自由な患者の利用に適した浴室が設けられている。
【届出に関する事項】
(1) 診療所療養病床療養環境加算の施設基準に係る届出は，**別添7**（→Web版）の**様式25**を用いる。また，当該診療所の平面図（当該加算を算定する病床の面積等が分かるもの）を添付する。なお，当該加算の届出については実績を要しない。
(2) 平成26年3月31日において，現に当該加算の届出を行っている保険医療機関については，当該病床の増築又は全面的な改築を行うまでの間は，当該規定を満たしているものとする。

21の2　診療所療養病床療養環境改善加算の施設基準

(1) 長期にわたる療養を行うにつき適切な構造設備を有していること。
(2) 機能訓練室を有していること。
(3) 長期にわたる療養を行うにつき十分な医師及び看護師等が配置されていること。
(4) 療養環境の改善に係る計画を策定し，定期的に，改善の状況を地方厚生局長等に報告していること。

→ 診療所療養病床療養環境改善加算に関する施設基準
(1) 診療所である保険医療機関において，当該療養病床を単位として行う。
(2) 当該療養病床に係る病室の床面積は，内法による測定で，患者1人につき，6.0m²以上である。
(3) 当該診療所に機能訓練室を有している。
(4) 当該加算を算定できる病床については，平成24年3月31日時点で診療所療養病床療養環境加算2を算定している病床のみとする。
(5) 当該加算を算定できる期間については，当該病床の増築又は全面的な改築を行うまでの間とする。
(6) 平成26年3月31日において，現に当該加算の届出を行っている保険医療機関については，当該病床の増築又は全面的な改築を行うまでの間は，(2)の内法の規定を満たしているものとする。
【届出に関する事項】　診療所療養病床療養環境改善加算の施設基準に係る届出は，**別添7**（→Web版）の**様式25**を用いる。また，当該診療所の平面図（当該加算を算定する病床の面積等が分かるもの）を添付する。なお，当該加算の届出については実績を要しない。
　また，当該病床の療養環境の改善に資する計画を，**別添7**の**様式25の2**に準じて策定し，届け出るとともに，毎年8月にその改善状況について地方厚生（支）局長に報告する。

21の3　無菌治療室管理加算の施設基準

(1) **無菌治療室管理加算1の施設基準**
　室内を無菌の状態に保つために十分な体制が整備されていること。
(2) **無菌治療室管理加算2の施設基準**
　室内を無菌の状態に保つために適切な体制が整備されていること。

→ **無菌治療室管理加算に関する施設基準**
(1) 無菌治療室管理加算1に関する施設基準
　ア　当該保険医療機関において自家発電装置を有している。
　イ　滅菌水の供給が常時可能である。
　ウ　個室である。
　エ　室内の空気清浄度が、患者に対し無菌治療室管理を行っている際に、常時ISOクラス6以上である。
　オ　当該治療室の空調設備が垂直層流方式、水平層流方式又はその双方を併用した方式である。
(2) 無菌治療室管理加算2に関する施設基準
　ア　室内の空気清浄度が、患者に対し無菌治療室管理を行っている際に、常時ISOクラス7以上である。
　イ　(1)のア及びイを満たしている。

【届出に関する事項】
(1) 無菌治療室管理加算1及び無菌治療室管理加算2の施設基準に係る届出は、**別添7**（→Web版）の**様式26の2**を用いる。
(2) 当該保険医療機関の平面図（当該届出に係る自家発電装置が分かるもの）を添付する。
(3) 当該届出に係る病棟の平面図（当該届出に係る病室が明示されており、滅菌水の供給場所及び空調設備の概要が分かるもの）を添付する。

事務連絡 無菌治療室管理加算
問1 A224無菌治療室管理加算1に関する施設基準に「室内の空気清浄度が、患者に対し無菌治療室管理を行っている際に、常時ISOクラス6以上である」とあるが、設定目標値がISOクラス7であっても、HEPAフィルターを通した空気を1時間あたり12回以上換気することによって、実際の測定値が常時ISOクラス6以上である場合については、当該施設基準を満たすのか。
答 当該施設基準を満たす。ただし、この場合において当該加算を算定する際は、室内の患者付近の空気清浄度を患者入室時及び週に1回以上測定し、状況を確認し記録することが必要である。

問2 A224無菌治療室管理加算1に関する施設基準に「当該治療室の空調設備が垂直層流方式、水平層流方式又はその双方を併用した方式である」とあるが、空気の流れが壁から対壁への層流になっていない場合であっても、以下を全て満たす室については、当該施設基準を満たすのか。
・当該個室内が陽圧である
・空調設備の送気口が1か所である
・患者頭部にはHEPAフィルターを通した送気口からの直接の空気だけが流れ、患者の直上にある空気がそれ以外の場所を経て再度患者の頭上に戻ってくることがない
答 当該施設基準を満たす。この場合、当該加算を算定する日にあっては、病室の陽圧状態を煙管（ベビーパウダー等を用いて空気流の状況を確認する方法で代用可能）又は差圧計等によって点検し、記録をつける。
　ただし、差圧計はその位置によって計測値が変わることに注意する。差圧計によって陽圧の確認を行う場合、差圧計の動作確認及び点検を定期的に実施すること。
　なお、下記のいずれかに該当する場合は、当該施設基準を満たさないため留意されたい。
・垂直層流方式及び水平層流方式双方を併用した方式以外で、送気口が2か所以上ある場合又は送気が多方向性になっている場合
・送気口及び吸気口が双方とも同一の壁面（天井を含む）にある場合（空気の流れが一方向になるよう隔壁等で送気口と吸気口の間を区切っている場合を除く）
※ただし、平成24年3月31日時点において、送気口及び吸気口が双方とも同一の壁面（天井を含む）にある場合については、当面の間、その他の要件を満たす場合に限り、当該施設基準を満たすこととする。
・HEPAフィルターを通していない空気が患者の頭上に流れる場合
・HEPAフィルターを通った空気が流れる個室にさらに可動式のアイソレーターを入れる場合
・床置き式の空気清浄機や可動式のアイソレーターのみで管理を行う場合

問3 A224無菌治療室管理加算1に関する施設基準に「個室であること」とあるが、医療法の届出上、多床室として届け出られている部屋であっても、常時個室として使用し、その他の基準を全て満たす場合には、当該施設基準を満たすものとして届出は可能か。
答 可能。その場合、別添7の様式26の2の届出添付書類における「病床数」については、当該室1室につき1床と記載する。また、当該室を多床室として使用する場合は、無菌治療室管理加算1の届出を取り下げるか、無菌治療室管理加算2として届出をし直す必要がある。（平25.9.11）

21の4　放射線治療病室管理加算の施設基準

(1) **治療用放射性同位元素による治療の場合の施設基準**
　放射性同位元素による治療を行うにつき十分な設備を有していること。
(2) **密封小線源による治療の場合の施設基準**
　密封小線源による治療を行うにつき十分な設備を有していること。

→ **1　治療用放射性同位元素による治療の場合の施設基準**
　治療用放射性同位元素による治療を行う十分な設備を有しているものとして、以下のいずれも満たしている。
(1) 医療法施行規則第30条の12に規定する放射線治療病室又は特別措置病室である。なお、当該病室の画壁等の外側における実効線量が1週間につき1ミリシーベルト以下になるように画壁等その他必要な遮蔽物を設ける。ただし、当該病室の画壁等の外側が、人が通行又は停在することのない場所である場合は、この限りでない。
(2) 当該病室内又は病室付近に必要な放射線測定器（放射性同位元素による汚染の検査に係るもの）、器材（放射性同位元素による汚染の除去に係るもの）及び洗浄設備並びに更衣設備を設置している。ただし、当該病室が特別措置病室である場合には、更衣設備の設置に代えて、作業衣を備えることをもって、当該基準を満たしているものとして差し支えない。
(3) 当該病室が放射線治療病室又は特別措置病室である旨を掲示している。

2　密封小線源による治療の場合の施設基準
　密封小線源による治療を行う十分な設備を有しているものとして、以下のいずれも満たしている。
(1) 医療法施行規則第30条の12に規定する放射線治療病室又は特別措置病室である。なお、当該病室の画壁等の外側における実効線量が1週間につき1ミリシーベルト以下になるように画壁等その他必要な遮蔽物を設ける。ただし、当該病室の画壁等の外側が、人が通行又は停在することのない場所である場合は、この限りでない。
(2) 当該病室が放射線治療病室又は特別措置病室である旨を掲示している。

【届出に関する事項】
(1) 放射線治療病室管理加算の施設基準に係る届出は、**別添7**（→Web版）の**様式26の3**を用いる。
(2) 当該病室の平面図を添付する。

22　重症皮膚潰瘍管理加算の施設基準

(1) 皮膚泌尿器科若しくは皮膚科又は形成外科を標榜している保険医療機関であること。
(2) 重症皮膚潰瘍を有する入院患者について，皮膚泌尿器科若しくは皮膚科又は形成外科を担当する医師が重症皮膚潰瘍管理を行うこと。
(3) 重症皮膚潰瘍管理を行うにつき必要な器械・器具が具備されていること。

→ **重症皮膚潰瘍管理加算に関する施設基準**
(1) 個々の患者に対する看護計画の策定，患者の状態の継続的評価，適切な医療機器の使用，褥瘡等の皮膚潰瘍の早期発見及び重症化の防止にふさわしい体制にある。
(2) その他褥瘡等の皮膚潰瘍の予防及び治療に関して必要な処置を行うにふさわしい体制にある。

【届出に関する事項】 重症皮膚潰瘍管理加算の施設基準に係る取扱いについては，当該基準を満たしていればよく，特に地方厚生(支)局長に対して，届出を行う必要はない。

23 緩和ケア診療加算の施設基準等

(1) **緩和ケア診療加算の施設基準**
　イ 緩和ケア診療を行うにつき十分な体制が整備されていること。
　ロ 当該体制において，緩和ケアに関する研修を受けた医師（歯科医療を担当する保険医療機関にあっては，医師又は歯科医師）が配置されていること（当該保険医療機関において緩和ケア診療加算を算定する悪性腫瘍又は末期心不全の患者に対して緩和ケアを行う場合に限る）。
　ハ がん診療の拠点となる病院若しくは公益財団法人日本医療機能評価機構等が行う医療機能評価を受けている病院又はこれらに準ずる病院であること。

(2) **緩和ケア診療加算の注2に規定する厚生労働大臣が定める地域**
　別表第6の2（p.1309）に掲げる地域

(3) **緩和ケア診療加算の注2に規定する施設基準**
　イ 一般病棟入院基本料（急性期一般入院料1を除く）を算定する病棟を有する病院（特定機能病院及び許可病床数が400床以上の病院並びに診療報酬の算定方法第1号ただし書に規定する別に厚生労働大臣が指定する病院の病棟を有する病院を除く）であること。
　ロ 緩和ケア診療を行うにつき十分な体制が整備されていること。
　ハ 当該体制において，緩和ケアに関する研修を受けた医師（歯科医療を担当する保険医療機関にあっては，医師又は歯科医師）が配置されていること（当該保険医療機関において緩和ケア診療加算を算定する悪性腫瘍又は末期心不全の患者に対して緩和ケアを行う場合に限る）。
　ニ がん診療の拠点となる病院若しくは公益財団法人日本医療機能評価機構等が行う医療機能評価を受けている病院又はこれらに準ずる病院であること。

(4) **個別栄養食事管理加算の施設基準**
　イ 緩和ケアを要する患者の個別栄養食事管理を行うにつき十分な体制が整備されていること。
　ロ 当該体制において，緩和ケアを要する患者に対する個別栄養食事管理に係る必要な経験を有する管理栄養士が配置されていること。

→ **緩和ケア診療加算に関する施設基準**
(1) 当該保険医療機関内に，以下の4名から構成される緩和ケアに係るチーム（以下「緩和ケアチーム」という）が設置されている。
　ア 身体症状の緩和を担当する専任の常勤医師
　イ 精神症状の緩和を担当する専任の常勤医師
　ウ 緩和ケアの経験を有する専任の常勤看護師
　エ 緩和ケアの経験を有する専任の薬剤師
　なお，アからエまでのうちいずれか1人は専従である。ただし，緩和ケアチームが診察する患者数が1日に15人以内である場合は，いずれも専任で差し支えない。
　また，緩和ケア診療加算の「注2」に規定する点数を算定する場合には，以下の4名から構成される緩和ケアチームにより，緩和ケアに係る専門的な診療が行われている。
　オ 身体症状の緩和を担当する常勤医師
　カ 精神症状の緩和を担当する医師
　キ 緩和ケアの経験を有する看護師
　ク 緩和ケアの経験を有する薬剤師

(2) 緩和ケアチームの構成員は，小児緩和ケア診療加算に係る小児緩和ケアチームの構成員及び外来緩和ケア管理料に係る緩和ケアチームの構成員と兼任であって差し支えない。
　また，緩和ケアの特性に鑑み，専従の医師にあっては，緩和ケア診療加算を算定すべき診療，小児緩和ケア診療加算を算定すべき診療及び外来緩和ケア管理料を算定すべき診療に影響のない範囲において，専門的な緩和ケアに関する外来診療を行って差し支えない（ただし，専門的な緩和ケアに関する外来診療に携わる時間は，所定労働時間の2分の1以下である）。

(3) (1)の緩和ケアチームの専従の職員について，次に掲げる介護保険施設等又は指定障害者支援施設等（以下単に「介護保険施設等又は指定障害者支援施設等」という）からの求めに応じ，当該介護保険施設等又は指定障害者支援施設等において緩和ケアの専門性に基づく助言を行う場合には，緩和ケアチームの業務について専従とみなすことができる。ただし，介護保険施設等又は指定障害者支援施設等に赴いて行う助言に携わる時間は，原則として月10時間以下である。
　ア 指定介護老人福祉施設
　イ 指定地域密着型介護老人福祉施設
　ウ 介護老人保健施設
　エ 介護医療院
　オ 指定特定施設入居者生活介護事業所
　カ 指定地域密着型特定施設入居者生活介護事業所
　キ 指定介護予防特定施設入居者生活介護事業所
　ク 指定認知症対応型共同生活介護事業所
　ケ 指定介護予防認知症対応型共同生活介護事業所
　コ 指定障害者支援施設
　サ 指定共同生活援助事業所
　シ 指定福祉型障害児入所施設

(4) (1)のア又はオに掲げる医師は，悪性腫瘍の患者又は後天性免疫不全症候群の患者を対象とした症状緩和治療を主たる業務とした3年以上の経験を有する者である。なお，末期心不全の患者を対象とする場合には，末期心不全の患者を対象とした症状緩和治療を主たる業務とした3年以上の経験を有する者であっても差し支えない。また，週3日以上常態として勤務しており，かつ，所定労働時間が週22時間以上の勤務を行っている専任の非常勤医師〔悪性腫瘍患者又は後天性免疫不全症候群の患者を対象とした症状緩和治療を主たる業務とした3年以上の経験を有する医師に限る（末期心不全の患者を対象とする場合には，末期心不全の患者を対象とした症状緩和治療を主たる業務とした3年以上の経験を有する者であっても差し支えない）〕を2名組み合わせることにより，常勤医師の勤務時間帯と同じ時間帯にこれらの非常勤医師が配置されている場合には，当該2名の非常勤医師が緩和ケアチームの業務に従事する場合に限り，当該基準を満たしていることとみなすことができる。

(5) (1)のイ又はカに掲げる医師は，3年以上がん専門病院又は一般病院での精神医療に従事した経験を有する者である。なお，イに掲げる常勤医師については，週3日以上常態として勤務しており，かつ，所定労働時間が週22時間以上の勤務を行っている専任の非常勤医師（3年以上がん専門病院又は一般病院での精神医療に従事した経験を有する医師に限る）を2名組み合わせることにより，常勤医師の勤務

時間帯と同じ時間帯にこれらの非常勤医師が配置されている場合には，当該2名の非常勤医師が緩和ケアチームの業務に従事する場合に限り，当該基準を満たしていることとみなすことができる。

(6) (1)のア，イ，オ及びカに掲げる医師のうち，悪性腫瘍の患者に対して緩和ケアに係る診療を行う場合には，以下のア又はイのいずれかの研修を修了している者である。また，末期心不全症候群の患者に対して緩和ケアに係る診療を行う場合には，アからウまでのいずれかの研修を修了している者である。なお，後天性免疫不全症候群の患者に対して緩和ケアに係る診療を行う場合には下記研修を修了していなくてもよい。
  ア　がん等の診療に携わる医師等に対する緩和ケア研修会の開催指針に準拠した緩和ケア研修会
  イ　緩和ケアの基本教育のための都道府県指導者研修会（国立研究開発法人国立がん研究センター主催）等
  ウ　日本心不全学会により開催される基本的心不全緩和ケアトレーニングコース

(7) (1)のウ又はキに掲げる看護師は，5年以上悪性腫瘍患者の看護に従事した経験を有し，緩和ケア病棟等における研修を修了している者である。なお，ここでいう緩和ケア病棟等における研修とは，次の事項に該当する研修のことをいう。
  ア　国又は医療関係団体等が主催する研修である（600時間以上の研修期間で，修了証が交付されるもの）。
  イ　緩和ケアのための専門的な知識・技術を有する看護師の養成を目的とした研修である。
  ウ　講義及び演習により，次の内容を含む。
    (イ) ホスピスケア・疼痛緩和ケア総論及び制度等の概要
    (ロ) 悪性腫瘍又は後天性免疫不全症候群のプロセスとその治療
    (ハ) 悪性腫瘍又は後天性免疫不全症候群患者の心理過程
    (ニ) 緩和ケアのためのアセスメント並びに症状緩和のための支援方法
    (ホ) セルフケアへの支援及び家族支援の方法
    (ヘ) ホスピス及び疼痛緩和のための組織的取組とチームアプローチ
    (ト) ホスピスケア・緩和ケアにおけるリーダーシップとストレスマネジメント
    (チ) コンサルテーション方法
    (リ) ケアの質を保つためのデータ収集・分析等について
  エ　実習により，事例に基づくアセスメントとホスピスケア・緩和ケアの実践

(8) (1)のエ又はクに掲げる薬剤師は，麻薬の投薬が行われている悪性腫瘍患者に対する薬学的管理及び指導などの緩和ケアの経験を有する者である。

(9) (1)のア，イ，オ及びカに掲げる医師については，緩和ケア病棟入院料の届出に係る担当医師と兼任ではない。ただし，緩和ケア病棟入院料の届出に係る担当医師が複数名である場合は，緩和ケアチームに係る業務に関し専任である医師については，緩和ケア病棟入院料の届出に係る担当医師と兼任であっても差し支えない。

(10) 症状緩和に係るカンファレンスが週1回程度開催されており，緩和ケアチームの構成員及び必要に応じて，当該患者の診療を担う医師，看護師，薬剤師などが参加している。

(11) 当該医療機関において緩和ケアチームが組織上明確に位置づけられている。

(12) 院内の見やすい場所に緩和ケアチームによる診療が受けられる旨の掲示をするなど，患者に対して必要な情報提供がなされている。

(13) 緩和ケア診療加算の「注4」に規定する点数を算定する場合には，緩和ケアチームに，緩和ケア病棟において緩和ケアを要する患者に対する患者の栄養食事管理に従事した経験又は緩和ケア診療を行う医療機関において栄養食事管理に係る3年以上の経験を有する専任の管理栄養士が参加している。

(14) がん診療の拠点となる病院とは，「がん診療連携拠点病院等の整備について」（令和4年8月1日健発0801第16号厚生労働省健康局長通知）に規定するがん診療連携拠点病院等〔がん診療連携拠点病院〔都道府県がん診療連携拠点病院及び地域がん診療連携拠点病院（いずれも特例型を含む）〕，特定領域がん診療連携拠点病院及び地域がん診療病院（いずれも特例型を含む）又は「小児がん拠点病院等の整備について」（令和4年8月1日健発0801第17号厚生労働省健康局長通知）に規定する小児がん拠点病院〕をいう。特定領域がん診療連携拠点病院については，当該特定領域の悪性腫瘍の患者についてのみ，がん診療連携拠点病院に準じたものとして取り扱う。

また，がん診療の拠点となる病院又は公益財団法人日本医療機能評価機構等が行う医療機能評価を受けている病院に準じる病院とは，都道府県が当該地域においてがん診療の中核的な役割を担うと認めた病院又は公益財団法人日本医療機能評価機構が定める機能評価（緩和ケア病院）と同等の基準について，第三者の評価を受けている病院をいう。

【届出に関する事項】緩和ケア診療加算の施設基準に係る届出は，別添7（→Web版）の様式27を用いる。

■事務連絡　緩和ケア診療加算
問1　緩和ケアチームの「精神症状の緩和を担当する常勤医師」は，精神科医である必要があるのか。
答　精神科医である必要がある。（平14.4.24）
問2　緩和ケア診療加算，緩和ケア病棟入院料において，「公益財団法人日本医療機能評価機構が定める機能評価（緩和ケア病院）と同等の基準について，第三者の評価を受けている病院」とあるが，従前の公益財団法人日本医療機能評価機構が定める付加機能評価の「緩和ケア機能」の認定を受けている場合は対象となるのか。
答　対象となる。
問3　緩和ケア診療加算，緩和ケア病棟入院料の施設基準である「がん診療連携の拠点となる病院若しくは公益財団法人日本医療機能評価機構等が行う医療機能評価を受けている病院又はこれらに準ずる病院であること」について，下記は該当すると考えてよいか。
　①公益財団法人日本医療機能評価機構の病院機能評価の認定，②ISO（国際標準化機構）9001の認証
答　①及び②ともに該当する。（平28.3.31）
問4　緩和ケア診療加算の要件である「緩和ケア病棟等における研修」には，どのようなものがあるのか。
答　現時点では，従来からの以下の研修
　①　日本看護協会認定看護師教育課程「緩和ケア」「がん性疼痛看護」「がん化学療法看護」「乳ガン看護」の研修
　②　日本看護協会が認定している看護系大学院の「がん看護」の専門看護師教育課程に加え，日本看護協会認定看護師教育課程「がん放射線療法看護」のいずれかの研修と考えている。
問5　「緩和ケアの基本教育のための都道府県指導者研修会（国立がん研究センター主催）等」とは他に何があるのか。
答　例えば，日本緩和医療学会が主催した緩和ケアの基本教育に関する指導者研修会がある。
問6　がん診療に携わる医師に対する緩和ケア研修会の開催指針（平成20年健発第0401016号）に準拠した緩和ケア研修会を修了したことを確認できる文書とは厚生労働省健康局長印のある修了証と考えてよいか。
答　よい。ただし，発行に時間がかかる等の場合はその他の証明できる文書を添付すること。（平22.3.29）
問7　「緩和ケアチームが診察する患者数が1日に15人以内である場合は，いずれも専任で差し支えない」とあるが，具体的にはどのような取扱いか。
答　緩和ケアチームの構成員がいずれも専任であるとして届出を行った場合，1日に当該加算を算定できる患者数は15人までとなる。1日に当該加算を算定する患者数が15人を超える場合については，緩和ケアチームの構成員のいずれか1人が専従であるとして変更の届出を行う必要がある。
問8　緩和ケア診療加算及び外来緩和ケア管理料の施設基準における「精神症状の緩和を担当する医師」は，心療内科

医であってもよいか。
答　差し支えない。
(平30.3.30)

23の2　有床診療所緩和ケア診療加算の施設基準

(1) 緩和ケア診療を行うにつき十分な体制が整備されていること。
(2) 当該体制において，緩和ケアに関する経験を有する医師（歯科医療を担当する保険医療機関にあっては，医師又は歯科医師）及び緩和ケアに関する経験を有する看護師が配置されていること（当該保険医療機関において有床診療所緩和ケア診療加算を算定する悪性腫瘍又は末期心不全の患者に対して緩和ケアを行う場合に限る）。
(3) (2)の医師又は看護師のいずれかが緩和ケアに関する研修を受けていること。
(4) 当該診療所における夜間の看護職員の数が1以上であること。

→　**有床診療所緩和ケア診療加算に関する施設基準**
(1) 当該保険医療機関内に，身体症状，精神症状の緩和を担当する常勤医師及び緩和ケアの経験を有する常勤看護師が配置されている。
(2) (1)に掲げる医師は，悪性腫瘍の患者又は後天性免疫不全症候群の患者を対象とした症状緩和治療を主たる業務とした1年以上の経験を有する者である。なお，末期心不全の患者を対象とする場合には，末期心不全の患者を対象とした症状緩和治療を主たる業務とした1年以上の経験を有する者であっても差し支えない。
(3) (1)に掲げる看護師は，3年以上悪性腫瘍の患者の看護に従事した経験を有する者である。
(4) (1)に掲げる医師又は看護師のいずれかが所定の研修を修了している者である。ただし，後天性免疫不全症候群の患者に対して緩和ケアに係る診療又は看護を行う場合は，この限りではない。
(5) (4)に掲げる「所定の研修を修了している」とは次のとおりである。
  ① (1)に掲げる医師については，悪性腫瘍の患者に対して緩和ケアに係る診療を行う場合には，以下のア又はイのいずれかの研修を，末期心不全症候群の患者に対して緩和ケアに係る診療を行う場合には，ア，イ又はウのいずれかの研修を修了している。
    ア　がん等の診療に携わる医師等に対する緩和ケア研修会の開催指針に準拠した緩和ケア研修会
    イ　緩和ケアの基本教育のための都道府県指導者研修会（国立研究開発法人国立がん研究センター主催）等
    ウ　日本心不全学会により開催される基本的心不全緩和ケアトレーニングコース
  ② (1)に掲げる看護師については，次の事項に該当する研修を修了している。
    ア　国又は医療関係団体等が主催する研修である（2日以上かつ10時間の研修期間で，修了証が交付されるもの）。
    イ　緩和ケアのための専門的な知識・技術を有する看護師の養成を目的とした研修である。
    ウ　講義及び演習により，次の内容を含むものである。
      (イ)　緩和ケア総論及び制度等の概要
      (ロ)　緩和ケアのためのアセスメント並びに症状緩和のための支援方法
      (ハ)　セルフケアへの支援及び家族支援の方法
(6) 当該診療所における夜間の看護職員の数が1以上である。
(7) 院内の見やすい場所に緩和ケアが受けられる旨の掲示をするなど，患者に対して必要な情報提供がなされている。
【届出に関する事項】　有床診療所緩和ケア診療加算の施設基準に係る届出は，別添7（→Web版）の様式27の2を用いる。

23の3　小児緩和ケア診療加算の施設基準

(1) **小児緩和ケア診療加算の施設基準**
  イ　15歳未満の小児患者に対する緩和ケア診療を行うにつき十分な体制が整備されていること。
  ロ　当該体制において，緩和ケアに関する研修を受けた医師（歯科医療を担当する保険医療機関にあっては，医師又は歯科医師）が配置されていること（当該保険医療機関において小児緩和ケア診療加算を算定する悪性腫瘍又は末期心不全の患者に対して緩和ケアを行う場合に限る）。
  ハ　がん診療の拠点となる病院若しくは公益財団法人日本医療機能評価機構等が行う医療機能評価を受けている病院又はこれらに準ずる病院であること。
(2) **小児個別栄養食事管理加算の施設基準**
  イ　緩和ケアを要する15歳未満の小児患者の個別栄養食事管理を行うにつき十分な体制が整備されていること。
  ロ　当該体制において，緩和ケアを要する患者に対する個別栄養食事管理に係る必要な経験を有する管理栄養士が配置されていること。

→　**小児緩和ケア診療加算に関する施設基準**
(1) 当該保険医療機関内に，以下から構成される小児緩和ケアに係るチーム（以下「小児緩和ケアチーム」という）が設置されている。
  ア　身体症状の緩和を担当する専任の常勤医師
  イ　精神症状の緩和を担当する専任の常勤医師
  ウ　緩和ケアの経験を有する専任の常勤看護師
  エ　緩和ケアの経験を有する専任の薬剤師
  オ　小児科の診療に従事した経験を3年以上有している専任の常勤医師
  カ　小児患者の看護に従事した経験を3年以上有している専任の常勤看護師
    ア又はイの医師が小児科の診療に従事した経験を3年以上有する場合は，オの要件は満たしていることとする。ウの看護師が小児患者の看護に従事した経験を3年以上有している場合は，カを満たしていることとする。
    なお，アからエまでのうちいずれか1人は専従であること。ただし，小児緩和ケアチームが診察する患者数が1日に15人以内である場合は，いずれも専任で差し支えない。
(2) 小児緩和ケアチームの構成員は，緩和ケア診療加算及び外来緩和ケア管理料に係る緩和ケアチームの構成員と兼任であって差し支えない。
    また，緩和ケアの特性に鑑みて，専従の医師にあっても，緩和ケア診療加算を算定すべき診療，小児緩和ケア診療加算を算定すべき診療及び外来緩和ケア管理料を算定すべき診療に影響のない範囲において，専門的な緩和ケアに関する外来診療を行って差し支えない（ただし，専門的な緩和ケアに関する外来診療に携わる時間は，所定労働時間の2分の1以下であること）。
(3) (1)の小児緩和ケアチームの専従の職員について，介護保険施設等又は指定障害者支援施設等からの求めに応じ，当該介護保険施設等及び指定障害者支援施設等において緩和ケアの専門性に基づく助言を行う場合には，小児緩和ケアチームの業務について専従とみなすことができる。ただし，介護保険施設等又は指定障害者支援施設等に赴いて行う助言に携わる時間は，原則として月10時間以下である。
(4) (1)のアに掲げる医師は，悪性腫瘍の患者又は後天性免疫不全症候群の患者を対象とした症状緩和治療を主たる業務とした3年以上の経験を有する者である。なお，末期心不全の患者を対象とする場合には，末期心不全の患者を対象とした症状緩和治療を主たる業務とした3年以上の経験を有する者であっても差し支えない。また，週3日以上常態として勤務しており，かつ，所定労働時間が週22時間以上の勤務を行っている専任の非常勤医師〔悪性腫瘍患者又は

後天性免疫不全症候群の患者を対象とした症状緩和治療を主たる業務とした3年以上の経験を有する医師に限る（末期心不全の患者を対象とする場合には，末期心不全の患者を対象とした症状緩和治療を主たる業務とした3年以上の経験を有する者であっても差し支えない）〕を2名組み合わせることにより，常勤医師の勤務時間帯と同じ時間帯にこれらの非常勤医師が配置されている場合には，当該2名の非常勤医師が小児緩和ケアチームの業務に従事する場合に限り，当該基準を満たしていることとみなすことができる。なお，アに掲げる医師が小児科の診療に従事した経験を3年以上有し，オの要件を満たしている場合においては，悪性腫瘍，後天性免疫不全症候群又は末期心不全の患者を対象とした症状緩和治療を主たる業務とした3年以上の経験を有する。

(5) (1)のイに掲げる医師は，3年以上がん専門病院又は一般病院での精神医療に従事した経験を有する者である。なお，イに掲げる常勤医師については，週3日以上常態として勤務しており，かつ，所定労働時間が週22時間以上の勤務を行っている専任の非常勤医師（3年以上がん専門病院又は一般病院での精神医療に従事した経験を有する医師に限る）を2名組み合わせることにより，常勤医師の勤務時間帯と同じ時間帯にこれらの非常勤医師が配置されている場合には，当該2名の非常勤医師が小児緩和ケアチームの業務に従事する場合に限り，当該基準を満たしていることとみなすことができる。

(6) (1)のア，イに掲げる医師のうち，悪性腫瘍の患者に対して緩和ケアに係る診療を行う場合には，以下のア又はイのいずれかの研修を修了している者である。また，末期心不全症候群の患者に対して緩和ケアに係る診療を行う場合には，アからウまでのいずれかの研修を修了している者である。なお，後天性免疫不全症候群の患者に対して緩和ケアに係る診療を行う場合には下記研修を修了していなくてもよい。
　ア　がん等の診療に携わる医師等に対する緩和ケア研修会の開催指針に準拠した緩和ケア研修会
　イ　緩和ケアの基本教育のための都道府県指導者研修会（国立研究開発法人国立がん研究センター主催）等
　ウ　日本心不全学会により開催される基本的心不全緩和ケアトレーニングコース

(7) (1)のウに掲げる看護師は，5年以上悪性腫瘍患者の看護に従事した経験を有し，緩和ケア病棟等における研修を修了している者である。なお，ここでいう緩和ケア病棟等における研修とは，次の事項に該当する研修のことをいう。
　ア　国又は医療関係団体等が主催する研修である（600時間以上の研修期間で，修了証が交付されるもの）。
　イ　緩和ケアのための専門的な知識・技術を有する看護師の養成を目的とした研修である。
　ウ　講義及び演習により，次の内容を含むものである。
　　(イ)　ホスピスケア・疼痛緩和ケア総論及び制度等の概要
　　(ロ)　悪性腫瘍又は後天性免疫不全症候群のプロセスとその治療
　　(ハ)　悪性腫瘍又は後天性免疫不全症候群患者の心理過程
　　(ニ)　緩和ケアのためのアセスメント並びに症状緩和のための支援方法
　　(ホ)　セルフケアへの支援及び家族支援の方法
　　(ヘ)　ホスピス及び疼痛緩和のための組織的取組とチームアプローチ
　　(ト)　ホスピスケア・緩和ケアにおけるリーダーシップとストレスマネジメント
　　(チ)　コンサルテーション方法
　　(リ)　ケアの質を保つためのデータ収集・分析等について
　エ　実習により，事例に基づくアセスメントとホスピスケア・緩和ケアの実践

(8) (1)のエに掲げる薬剤師は，麻薬の投薬が行われている悪性腫瘍患者に対する薬学的管理及び指導などの緩和ケアの経験を有する者である。

(9) (1)のア，イに掲げる医師については，緩和ケア病棟入院料の届出に係る担当医師と兼任ではない。ただし，緩和ケア病棟入院料の届出に係る担当医師が複数名である場合は，小児緩和ケアチームに係る業務に関し専任である医師については，緩和ケア病棟入院料の届出に係る担当医師と兼任であっても差し支えないものとする。

(10) 症状緩和に係るカンファレンスが週1回程度開催されており，小児緩和ケアチームの構成員及び必要に応じて，当該患者の診療を担う医師，看護師，薬剤師などが参加している。

(11) 当該医療機関において小児緩和ケアチームが組織上明確に位置づけられている。

(12) 院内の見やすい場所に小児緩和ケアチームによる診療が受けられる旨の掲示をするなど，患者に対して必要な情報提供がなされている。

(13) 小児緩和ケア診療加算の「注2」に規定する点数を算定する場合には，小児緩和ケアチームに，緩和ケア病棟において緩和ケアを要する患者に対する患者の栄養食事管理に従事した経験又は緩和ケア診療を行う医療機関において栄養食事管理に係る3年以上の経験を有する専任の管理栄養士が参加している。なお，当該管理栄養士は，緩和ケア診療加算の「注4」に規定する個別栄養管理加算に係る管理栄養士と兼任できる。

(14) がん診療の拠点となる病院とは，「がん診療連携拠点病院等の整備について」（令和4年8月1日健発0801第16号厚生労働省健康局長通知）に規定するがん診療連携拠点病院等〚がん診療連携拠点病院〔都道府県がん診療連携拠点病院及び地域がん診療連携拠点病院（いずれも特例型を含む）〕，特定領域がん診療連携拠点病院及び地域がん診療病院（いずれも特例型を含む）又は「小児がん拠点病院等の整備について」（令和4年8月1日健発0801第17号厚生労働省健康局長通知）に規定する小児がん拠点病院〛をいう。特定領域がん診療連携拠点病院については，当該特定領域の悪性腫瘍の患者についてのみ，がん診療連携拠点病院に準じたものとして取り扱う。

　また，がん診療の拠点となる病院又は公益財団法人日本医療機能評価機構等が行う医療機能評価を受けている病院に準じる病院とは，都道府県が当該地域においてがん診療の中核的な役割を担うと認めた病院又は公益財団法人日本医療機能評価機構が定める機能評価（緩和ケア病院）と同等の基準について，第三者の評価を受けている病院をいう。

【届出に関する事項】　小児緩和ケア診療加算の施設基準に係る届出は，別添7（→Web版）の様式27の3を用いる。

事務連絡　小児緩和ケア診療加算
問1　A226-4小児緩和ケア診療加算の施設基準において「がん診療の拠点となる病院若しくは公益財団法人日本医療機能評価機構等が行う医療機能評価を受けている病院又はこれらに準ずる病院であること」とあるが，これはA226-2緩和ケア診療加算の施設基準における「がん診療の拠点となる病院若しくは公益財団法人日本医療機能評価機構等が行う医療機能評価を受けている病院又はこれらに準ずる病院であること」と同じ病院を指すものと考えてよいか。
答　そのとおり。
問2　A226-4小児緩和ケア診療加算の施設基準における緩和ケアの経験を有する専任の常勤看護師に係る「緩和ケア病棟等における研修」には，どのようなものがあるのか。
答　現時点では，以下の研修が該当する。
　①　日本看護協会が認定している看護系大学院の「がん看護」の専門看護師教育課程
　②　日本看護協会の認定看護師教育課程の「緩和ケア※」，「がん薬物療法看護※」，「乳がん看護※」又は「がん放射線療法看護※」
　※平成30年度の認定看護師制度改正前の教育内容による研修を含む。
(令6.5.31)

24　精神科応急入院施設管理加算の施設基準

(1) 精神保健及び精神障害者福祉に関する法律（昭和25年法律第123号）第33条の6第1項の規定により都道府県知事が指定する精神科病院であること。
(2) 精神保健及び精神障害者福祉に関する法律第33条の6第1項及び第34条第1項から第3項までの規定により入院する者のために必要な専用の病床を確保していること。

→ 精神科応急入院施設管理加算に関する施設基準

(1) 精神保健及び精神障害者福祉に関する法律（昭和25年法律第123号。以下「精神保健福祉法」という）第18条第1項の規定による指定を受けた精神保健指定医（以下「精神保健指定医」という）1名以上及び看護師，その他の者3名以上が，あらかじめ定められた日に，適時，精神保健福祉法第33条の4第1項及び第34条第1項から第3項までの規定により移送される患者（以下「応急入院患者等」という）に対して診療応需の態勢を整えている。
(2) 当該病院の病床について，1日に看護を行う看護職員及び看護補助を行う看護補助者の数は，常時，当該病床を含む当該病棟の入院患者の数が20又はその端数を増すごとに1以上である。ただし，当該病床を含む当該病棟において，1日に看護を行う看護職員及び看護補助を行う看護補助者の数が前段に規定する数に相当する数以上である場合には，当該病床を含む当該病棟における夜勤を行う看護職員及び看護補助者の数は，前段の規定にかかわらず，看護職員1を含む2以上であることができる。また，看護職員の数が最小必要数の8割以上であり，かつ，看護職員の2割以上が看護師である。ただし，地域における応急入院患者等に係る医療及び保護を提供する体制の確保を図る上でやむを得ない事情がある場合は，この限りでない。
(3) 応急入院患者等のための病床として，あらかじめ定められた日に1床以上確保している。
(4) 応急入院患者等の医療及び保護を行うにつき必要な検査が速やかに行われる態勢にある。

【届出に関する事項】 精神科応急入院施設管理加算の施設基準に係る届出は，別添7（→Web版）の様式9，様式20（精神保健指定医については，備考欄に指定医番号を記載する）及び様式28を用いる。また，当該届出に係る病棟の平面図（当該管理に係る専用病床が明示されている）並びに精神保健福祉法第33条の7第1項に基づく都道府県知事による応急入院指定病院の指定通知書の写しを添付する。なお，当該加算の届出については実績を要しない。

25 精神病棟入院時医学管理加算の施設基準

(1) 医療法施行規則第19条第1項第1号の規定中「精神病床及び療養病床に係る病室の入院患者の数を3をもって除した数」を「精神病床に係る病室の入院患者の数に療養病床に係る病室の入院患者の数を3をもって除した数を加えた数」と読み替えた場合における同号に定める医師の員数以上の員数が配置されていること。
(2) 当該地域における精神科救急医療体制の確保のために整備された精神科救急医療施設であること。

→ 精神病棟入院時医学管理加算の施設基準

(1) 病院である保険医療機関の精神病棟を単位とする。
(2) 精神科救急医療施設の運営については，「精神科救急医療体制整備事業の実施について」に従い実施されたい。

【届出に関する事項】 精神病棟入院時医学管理加算の施設基準に係る届出は，別添7（→Web版）の様式29を用いる。

25の2 精神科地域移行実施加算の施設基準

(1) 精神科を標榜する保険医療機関である病院であること。
(2) 当該保険医療機関内に地域移行を推進する部門を設置し，組織的に地域移行を実施する体制が整備されていること。
(3) 当該部門に専従の精神保健福祉士が配置されていること。
(4) 長期入院患者の退院が着実に進められている保険医療機関であること。

→ 精神科地域移行実施加算の施設基準

(1) 精神科を標榜する病院である保険医療機関において病棟を単位として行う。
(2) A103精神病棟入院基本料（15対1入院基本料，18対1入院基本料及び20対1入院基本料に限る），A104特定機能病院入院基本料（15対1精神病棟入院基本料に限る），A312精神科療養病棟入院料のいずれかを算定している病棟である。
(3) 当該病院に専門の部門（以下この項において「地域移行推進室」という）が設置され，地域移行推進のための体制が院内に確保されている。
(4) 地域移行推進室に常勤の精神保健福祉士が1名以上配置されている。なお，当該精神保健福祉士は，入院患者の地域移行支援に係る業務（当該患者又はその家族等に対して，退院後地域で生活するに当たっての留意点等について面接等を行うなどの業務）に専従していることが必要であり，業務を行う場所が地域移行推進室である必要はない。また，当該精神保健福祉士は，A103精神病棟入院基本料の「注7」等に規定する退院支援部署及びA246-2精神科入退院支援加算に規定する入退院支援部門と兼務することができ，地域移行推進室は，退院支援部署又は入退院支援部門と同一でも差し支えない。
(5) 当該保険医療機関における入院期間が5年を超える入院患者数のうち，退院した患者（退院後3月以内に再入院した患者を除く）の数が1年間で5％以上の実績（以下この項において「退院に係る実績」という）がある。
（編注）退院先には，患家のほか，老人保健施設，特別養護老人ホーム，グループホーム等も含まれる。
(6) 退院に係る実績は，1月から12月までの1年間における実績とし，当該要件及び他の要件を満たしている場合は，翌年の4月1日から翌々年の3月末日まで所定点数を算定できる。従って，1月から12月までの1年間の実績において，要件を満たさない場合には，翌年の4月1日から翌々年の3月末日までは所定点数を算定できない。なお，退院に係る実績については，次のアに掲げる数をイに掲げる数で除して算出する。
　ア　1月1日において入院期間が5年以上である患者のうち，1月から12月までの間に退院した患者（退院後3月以内に再入院した患者を除く）数
　イ　1月1日において入院期間が5年以上である患者数
(7) (6)にかかわらず，当該施設基準の届出を初めて行う場合は，届出を行う月の前月から遡って1年間における退院に係る実績が5％以上であれば足りるものとし，届出のあった月の末日までに要件審査を終え，翌月の1日から翌年の3月末日まで所定点数を算定することができる。また，月の初日に要件審査を終え，届出を受理した場合には当該初日から翌年の3月末日まで所定点数を算定することができる。なお，施設基準に適合しなくなったため所定点数を算定できなくなった後に，再度届出を行う場合は，(6)による。
(8) 死亡又は他の医療機関への転院による退院については，退院に係る実績に算入しない。
(9) (6)のアの期間内に入院期間が5年以上となり，かつ退院した患者については次年度の実績として算入する。

【届出に関する事項】 精神科地域移行実施加算の施設基準に係る届出は，別添7（→Web版）の様式30を用いる。

事務連絡　問1　精神科地域移行実施加算の届出を初めて行う場合において，届出を行った時点では実績を満たしたとして届出を行っていたが，その後3か月以内に再入院した

患者が発生し，実績を満たしていないことが判明した場合には，行った届出はどうなるのか。
答　当該届出は無効であり，算定はできない。　　（平20.3.28）
問2　精神科地域移行実施加算について，退院に係る実績は1月から12月までの1年間とされているが，この期間内に入院期間が5年以上となり，かつ退院した患者については，実績に算入できるか。
答　退院に係る実績は，1月1日において入院期間が5年以上である患者について算入するため，問の患者については，次年度の実績として算入する。
問3　精神科地域移行実施加算を初めて届け出る場合は，届け出る月の前月から遡って1年間の実績が要件とされているが，届け出後に再入院した患者が出たために要件を満たさなくなった場合は算定できるのか。
答　届出は無効となるため，速やかに届出の取り下げを行うこと。　　（平20.5.9）

25の3　精神科身体合併症管理加算の施設基準等

(1) **精神科身体合併症管理加算の施設基準**
  イ　精神科を標榜する保険医療機関である病院であること。
  ロ　当該病棟に専任の内科又は外科の医師が配置されていること。
  ハ　精神障害者であって身体合併症を有する患者の治療が行えるよう，精神科以外の診療科の医療体制との連携が取られている病棟であること。
(2) **精神科身体合併症管理加算の注に規定する厚生労働大臣が定める身体合併症を有する患者**
  別表第7の2（p.1310）に掲げる身体合併症を有する患者

→ **精神科身体合併症管理加算の施設基準**
(1) 精神科を標榜する病院であって，当該病棟に専任の内科又は外科の医師が1名以上配置されている。
(2) A103精神病棟入院基本料（10対1入院基本料，13対1入院基本料及び15対1入院基本料に限る），A104特定機能病院入院基本料（精神病棟である7対1入院基本料，10対1入院基本料，13対1入院基本料及び15対1入院基本料に限る），A311精神科救急急性期医療入院料，A311-2精神科急性期治療病棟入院料，A311-3精神科救急・合併症入院料，A314認知症治療病棟入院料及びA315精神科地域包括ケア病棟入院料のいずれかを算定している病棟である。
(3) 必要に応じて患者の受入れが可能な精神科以外の診療科を有する医療体制との連携（他の保険医療機関を含む）が確保されている。
【届出に関する事項】　精神科身体合併症管理加算の施設基準に係る届出は，別添7（→Web版）の様式31を用いる。

（事務連絡）問　精神科身体合併症管理加算は，内科又は外科を専門とする医師が1名以上配置とあるが，各病棟に内科又は外科を専門とする医師が必要か。
答　内科又は外科を専門とする医師が当該病院に常勤又は非常勤として勤務しており，算定される病棟で診察・治療を担当していればよい。算定される病棟が複数有る場合，それぞれの病棟に別の内科又は外科の医師を配置する必要はない。　　（平20.5.9）

25の4　精神科リエゾンチーム加算の施設基準

精神疾患に係る症状の評価等の必要な診療を行うにつき十分な体制が整備されていること。

→ **精神科リエゾンチーム加算の施設基準**
(1) 当該保険医療機関内に，以下の3名以上から構成される精神医療に係る専門的知識を有した多職種からなるチーム（以下「精神科リエゾンチーム」という）が設置されている。
  ア　5年以上の勤務経験を有する専任の精神科の医師（他の保険医療機関を主たる勤務先とする精神科の医師が対診等により精神科リエゾンチームに参画してもよい）。
  イ　精神科等の経験を3年以上有する，所定の研修を修了した専任の常勤の看護師（精神科等の経験は入院患者の看護の経験1年以上を含む）。
  ウ　精神科病院又は一般病院での精神医療に3年以上の経験を有する専従の常勤薬剤師，常勤作業療法士，常勤精神保健福祉士又は常勤公認心理師のうち，いずれか1人。ただし，当該精神科リエゾンチームが診察する患者数が週に15人以内である場合は，精神科病院又は一般病院での精神医療に3年以上の経験を有する専任の常勤薬剤師，常勤作業療法士，常勤精神保健福祉士又は常勤公認心理師のうち，いずれか1人で差し支えない。この場合であっても，週16時間以上精神科リエゾンチームの診療に従事する必要がある。
(2) (1)のイに掲げる看護師は，精神看護関連領域に係る適切な研修を修了した者である。
　なお，ここでいう研修とは，次の事項に該当する研修のことをいう。
  ア　国又は医療関係団体等が主催する600時間以上の研修（修了証が交付されるものに限る）又は保健師助産師看護師法第37条の2第2項第5号に規定する指定研修機関において行われる研修である。
  イ　精神看護関連領域に係る専門的な知識・技術を有する看護師の養成を目的とした研修である。
  ウ　講義及び演習は，次の内容を含む。
    (イ)　精神看護関連領域に必要な理論及び保健医療福祉制度等の概要
    (ロ)　精神症状の病因・病態，治療
    (ハ)　精神看護関連領域における倫理的課題と対応方法
    (ニ)　精神看護関連領域に関するアセスメントと援助技術
    (ホ)　患者・家族の支援，関係調整
    (ヘ)　ケアの連携体制の構築（他職種・他機関との連携，社会資源の活用）
    (ト)　ストレスマネジメント
    (チ)　コンサルテーション方法
  エ　実習により，事例に基づくアセスメントと精神看護関連領域に必要な看護実践を含む。
(3) 精神科リエゾンチームが設置されている保険医療機関の入院患者の精神状態や算定対象となる患者への診療方針などに係るカンファレンスが週1回程度開催されており，精神科リエゾンチームの構成員及び必要に応じて当該患者の診療を担当する医師，看護師などが参加している。
(4) 精神科リエゾンチームによる診療実施計画書や治療評価書には，精神症状等の重症度評価，治療目標，治療計画等の内容を含んでいる。
(5) 精神科リエゾンチームによる当該診療を行った患者数や診療の回数等について記録している。
【届出に関する事項】　精神科リエゾンチーム加算の施設基準に係る届出は，別添7（→Web版）の様式32を用いる。

（事務連絡）問1　精神科等の経験を3年以上有する専任の常勤の看護師に必要な入院患者の看護とはどのようなものか。
答　精神科医とともに精神疾患を有する入院患者に対して行う診療における看護の経験をいい，リエゾンチームに所属して行うものを含む。なお，必ずしも病棟専従の看護師として看護を行っていることを求めるものではない。　　（平28.3.31）
問2　A230-4精神科リエゾンチーム加算の施設基準において求める看護師の「精神看護関連領域に係る適切な研修」には，具体的にはどのようなものがあるか。
答　現時点では，以下の研修が該当する。
① 日本看護協会の認定看護師教育課程「認知症看護」
② 日本看護協会が認定している看護系大学院の「老人看護」及び「精神看護」の専門看護師教育課程
③ 日本精神科看護協会の精神科認定看護師教育課程
④ 特定行為に係る看護師の研修制度により厚生労働大臣が指定する指定研修機関において行われる「精神及び神

経症状に係る薬剤投与関連」の区分の研修　　（令4.3.31）

26　強度行動障害入院医療管理加算の施設基準等

(1) **強度行動障害入院医療管理加算の施設基準**
　　強度行動障害の診療を行うにつき必要な体制が整備されていること。
(2) **強度行動障害入院医療管理加算の対象患者**
　　強度行動障害スコアが10点以上かつ医療度スコアが24点以上の患者

→1　強度行動障害入院医療管理加算の施設基準
次の各号のいずれかに該当する病棟である。
(1) 児童福祉法第42条第2号に規定する医療型障害児入所施設（主として重症心身障害児を入所させるものに限る）又は同法第6条の2の2第3項に規定する独立行政法人国立病院機構の設置する医療機関であって厚生労働大臣の指定するものに係る障害者施設等入院基本料を算定する病棟である。
(2) 児童・思春期精神科入院医療管理料を算定する病棟である。
(3) 精神科地域包括ケア病棟入院料を算定する病棟であること。

2　強度行動障害入院医療管理加算の対象患者
「基本診療料の施設基準等」における強度行動障害スコア，医療度判定スコアについては，⑰別添6の別紙14の2（p.1180）を参照のこと。

【届出に関する事項】　強度行動障害入院医療管理加算の施設基準に係る取扱いについては，当該基準を満たしていればよく，特に地方厚生（支）局長に対して，届出を行う必要はない。

⑰別添6－別紙14の2

強度行動障害児（者）の医療度判定基準

I　強度行動障害スコア

行動障害の内容	行動障害の目安の例示	1点	3点	5点
1　ひどく自分の体を叩いたり傷つけたりする等の行為	肉が見えたり，頭部が変形に至るような叩きをしたり，つめをはぐなど。	週1回以上	日1回以上	1日中
2　ひどく叩いたり蹴ったりする等の行為	噛みつき，蹴り，なぐり，髪ひき，頭突きなど，相手が怪我をしかねないような行動など。	月1回以上	週1回以上	1日に頻回
3　激しいこだわり	強く指示しても，どうしても服を脱ぐとか，どうしても外出を拒みとおす，何百メートルも離れた場所に戻り取りに行く，などの行為で止めても止めきれないもの。	週1回以上	日1回以上	1日に頻回
4　激しい器物破損	ガラス，家具，ドア，茶碗，椅子，眼鏡などをこわし，その結果危害が本人にもまわりにも大きいもの，服をなんとしてでも破ってしまうなど。	月1回以上	週1回以上	1日に頻回
5　睡眠障害	昼夜が逆転してしまっている，ベッドについていられず人や物に危害を加えるなど。	月1回以上	週1回以上	ほぼ毎日
6　食べられないものを口に入れたり，過食，反すう等の食事に関する行動	テーブルごとひっくり返す，食器ごと投げるとか，椅子に座っていれず，皆と一緒に食事できない。便や釘・石などを食べ体に異常をきたした偏食など。	週1回以上	ほぼ毎日	ほぼ毎食
7　排せつに関する強度の障害	便を手でこねたり，便を投げたり，便を壁面になすりつける。強迫的に排尿排便行為を繰り返すなど。	月1回以上	週1回以上	ほぼ毎日
8　著しい多動	身体・生命の危険につながる飛び出しをする。目を離すと一時も座れずに走り回る。ベランダの上など高く危険なところに上る。	月1回以上	週1回以上	ほぼ毎日
9　通常と違う声を上げたり，大声を出す等の行動	たえられない様な大声を出す。一度泣き始めると大泣きが何時間も続く。	ほぼ毎日	1日中	絶えず
10　パニックへの対応が困難	一度パニックが出ると，体力的にもとてもおさめられずつきあっていかれない状態を呈する。			困難
11　他人に恐怖感を与える程度の粗暴な行為があり，対応が困難	日常生活のちょっとしたことを注意しても，爆発的な行動を呈し，かかわっている側が恐怖を感じさせられるような状況がある。			困難

II　医療度判定スコア

1　行動障害に対する専門医療の実施の有無	
① 向精神薬等による治療	5点
② 行動療法，動作法，TEACCHなどの技法を取り入れた薬物療法以外の専門医療	5点
2　神経・精神疾患の合併状態	
① 著しい視聴覚障害（全盲などがあり，かつ何らかの手段で移動する能力をもつ）	5点
② てんかん発作が週1回以上，または6ヶ月以内のてんかん重積発作の既往	5点
③ 自閉症等によりこだわりが著しく対応困難	5点
④ その他の精神疾患や不眠に対し向精神薬等による治療が必要	5点
3　身体疾患の合併状態	
① 自傷・他害による外傷，多動・てんかん発作での転倒による外傷の治療（6ヶ月以内に）	3点
② 慢性擦過傷・皮疹などによる外用剤・軟膏処置（6ヶ月以内に1ヶ月以上継続）	3点
③ 便秘のため週2回以上の浣腸，または座薬（下剤は定期内服していること）	3点
④ 呼吸器感染のための検査・処置・治療（6ヶ月以内にあれば）	3点
⑤ その他の身体疾患での検査・治療（定期薬内服による副作用チェックのための検査以外，6ヶ月以内にあれば）	3点
4　自傷・他害・事故による外傷等のリスクを有する行動障害への対応	
① 行動障害のため常に1対1の対応が必要	3点
② 行動障害のため個室対応等が必要（1対1の対応でも開放処遇困難）	5点
③ 行動障害のため個室対応でも処遇困難（自傷，多動による転倒・外傷の危険）	10点
※) いずれか一つを選択	
5　患者自身の死亡に繋がるリスクを有する行動障害への対応	
① 食事（異食，他害につながるような盗食，詰め込みによる窒息の危険など）	3.5点
② 排泄（排泄訓練が必要，糞食やトイレの水飲み，多動による転倒・外傷の危険）	3.5点
③ 移動（多動のためどこへ行くか分からない，多動による転倒・外傷の危険）	3.5点

④ 入浴（多動による転倒・外傷・溺水の危険，多飲による水中毒の危険）	3.5点
⑤ 更衣（破衣・脱衣のための窒息の危険，異食の危険）	3.5点
※) 次により配点 ・常時1対1で医療的観察が必要な場合及び入院期間中の生命の危機回避のため個室対応や個別の時間での対応を行っている場合（5点） ・時に1対1で医療的観察が必要な場合（3点）	

注）「強度行動障害児（者）の医療度判定基準 評価の手引き」に基づき評価を行うこと。
「Ⅰ」が10点以上，かつ「Ⅱ」が24点以上。

「強度行動障害児（者）の医療度判定基準」評価の手引き

Ⅰ 強度行動障害スコア

1 行動障害は，過去半年以上その行動が続いている場合を評価する。周期性のある行動障害についても半年を基準に，その行動の出現有無でチェックする。例えば，情緒不安定でパニックを起こしても評価時から6ヵ月以前の行動であれば該当しない。
2 定期薬服用者は服用している状態で評価する（向精神薬・抗てんかん薬など）。
3 頓服の不穏時薬・不眠時薬・注射等は使用しない状態で評価する。
4 現在身体疾患で一時的にベッド安静などの場合は，半年以内であれば治癒・回復を想定して評価する。半年以上継続していれば現在の状態で評価する。
5 評価は年1回以上定期的に行い，複数職種（医師，児童指導員，看護師など）でチェックを行う。
6 項目別留意点
(1)「1 ひどい自傷」は，自傷行為を防ぐための装具（ヘッドギアなど）は着用していない状態を想定して評価する。
(2)「4 はげしい物壊し」は，器材や玩具などを自由に使用できる環境を想定して評価する。
(3)「5 睡眠の大きな乱れ」は，問題行動があって個室使用している場合は大部屋を想定して評価する。
(4)「6 食事関係の強い障害」は，離席や盗食防止のための身体拘束があれば，開放状態を想定して評価する。問題行動のために食事場所を変える・時間をずらすなどの状態であれば本来の場所・時間を想定して評価する。
(5)「7 排泄関係の著しい障害」は，オムツ使用であればその状態で評価する。つなぎなどの予防衣使用者は着用していない状態を想定して評価する。
(6)「8 著しい多動」の項目は，開放病棟・行動制限なしの状況で評価する。

Ⅱ 医療度判定スコア

1 患者特性に応じた個別的治療をチームとして統一性と一貫性のある計画的な診療を行うため，次を実施することを前提として配点
(1) 多面的な治療を計画的に提供するため，医師，看護師，児童指導員，保育士，臨床心理士，作業療法士等から構成されるチームにより，カンファレンスを実施し，患者の治療・観察必要性の評価，治療目標の共有化を図り，各職種の専門性を生かした診療計画を立案。
(2) 当該診療計画の実施について，当該チームによる定期的なカンファレンスを実施し，評価を行い，**診療録**に記載。
(3) 患者の状態に応じ，当該診療計画に見直しも行い

つつ，評価，計画，実施，再評価のサイクルを重ねる。
2 行動障害に対する専門医療の実施有無
(1) ①の「向精神薬等」とは，抗精神病薬，抗うつ薬，抗躁薬，抗てんかん薬，気分安定薬（mood stabilizers），抗不安薬，睡眠導入剤のほか，漢方薬なども含む。
(2) ②は行動療法・動作法・TEACCHなどの技法を取り入れた薬物療法以外の治療的アプローチによる行動修正を行う専門医療。
3 神経・精神疾患の合併状態
(1) ③の「自閉症等」とは広汎性発達障害全般（自閉症スペクトラム障害全般）を指す。
(2) ④の「その他の精神疾患」とは，統合失調症，気分障害などを指す。「向精神薬等」は2-(1)と同様。
4 身体疾患の合併状態
(1) ①は抗生剤等の内服・点滴，創部処置，縫合を含む。
(2) ④は胸部レントゲン検査や抗生剤内服または点滴治療などを含む。
(3) ⑤の「その他の身体疾患」とは，低体温，GER・反すうを繰り返すことによる嘔吐・誤嚥，眼科・耳鼻科疾患，婦人科疾患，循環器疾患，骨折やその他の整形外科的疾患，機能悪化・維持・改善のためのリハビリなども含む。
5 自傷・他害・事故による外傷等のリスクを有する行動障害への対応
(1) ①，②，③はいずれか一つをチェックする。
(2) ②の「個室対応等」とは，個別の環境設定やスケジュール調整などにより，本来は個室使用が必要な患者を個室以外で保護・重点観察している場合も含める。
6 患者自身の死亡に繋がるリスクを有する行動障害への対応
現在患者が生活している環境で評価するが，各項目に関連する理由で個室対応や個別の時間での対応を行っている場合は5点とみなす。

26の2　依存症入院医療管理加算の施設基準等

(1) 依存症入院医療管理加算の施設基準
アルコール依存症又は薬物依存症の診療を行うにつき必要な体制が整備されていること。
(2) 依存症入院医療管理加算の対象患者
入院治療が必要なアルコール依存症の患者又は薬物依存症の患者

→ 依存症入院医療管理加算の施設基準
(1) 精神科を標榜する保険医療機関である。
(2) 当該保険医療機関に常勤の精神保健指定医が2名以上配置されている。なお，週3日以上常態として勤務しており，かつ，所定労働時間が週22時間以上の勤務を行っている精神保健指定医である非常勤医師を2名以上組み合わせることにより，当該常勤医師の勤務時間帯と同じ時間帯にこれらの非常勤医師が配置されている場合には，当該医師の実労働時間を常勤換算し常勤医師数に算入することができる。
(3) アルコール依存症の患者に対して治療を行う場合においては，当該保険医療機関にアルコール依存症に係る適切な研修を修了した医師1名以上及び看護師，作業療法士，精神保健福祉士又は公認心理師がそれぞれ1名以上配置されている。ただし，看護師，作業療法士，精神保健福祉士又は公認心理師については少なくともいずれか1名が研修を修了している。なお，研修については，以下の要件を満たす。
ア 医師の研修については，アルコール依存症に関する専門的な知識及び技術を有する医師の養成を目的とした20時間以上を要する研修で，次の内容を含む。
(イ) アルコール精神医学

㈣ アルコールの公衆衛生学
　　　㈥ アルコール依存症と家族
　　　㈦ 再飲酒防止プログラム
　　　㈧ アルコール関連問題の予防
　　　㈨ アルコール内科学及び生化学
　　　㈩ 病棟実習
　　イ　看護師の研修については、アルコール依存症に関する専門的な知識及び技術を有する看護師の養成を目的とした25時間以上を要する研修で、次の内容を含む。
　　　㈠ アルコール依存症の概念と治療
　　　㈡ アルコール依存症者の心理
　　　㈢ アルコール依存症の看護・事例検討
　　　㈣ アルコール依存症と家族
　　　㈤ アルコールの内科学
　　　㈥ 病棟実習
　　ウ　精神保健福祉士・公認心理師等の研修については、アルコール依存症に関する専門的な知識及び技術を有する精神保健福祉士・公認心理師等の養成を目的とした25時間以上を要する研修で、次の内容を含む。
　　　㈠ アルコール依存症の概念と治療
　　　㈡ アルコール依存症のインテーク面接
　　　㈢ アルコール依存症と家族
　　　㈣ アルコールの内科学
　　　㈤ アルコール依存症のケースワーク・事例検討
　　　㈥ 病棟実習
⑷　薬物依存症の患者に対して治療を行う場合においては、当該保険医療機関に薬物依存症に係る適切な研修を修了した医師1名以上及び看護師、作業療法士、精神保健福祉士又は公認心理師がそれぞれ1名以上配置されている。ただし、看護師、作業療法士、精神保健福祉士又は公認心理師については少なくともいずれか1名が研修を修了している。なお、研修については、以下の要件を満たす。
　　ア　国又は医療関係団体等が主催する研修である（14時間以上の研修時間であるもの）。
　　イ　研修内容に以下の内容を含む。
　　　㈠ 依存症の疫学、依存性薬物の薬理学的特徴と乱用の動向
　　　㈡ 依存症患者の精神医学的特性
　　　㈢ 薬物の使用に対する司法上の対応
　　　㈣ 依存症に関連する社会資源
　　　㈤ 依存症に対する集団療法の概要と適応
　　　㈥ 集団療法患者に対する入院対応上の留意点
　　　㈦ デモセッションの見学や、実際のプログラム実施法に関するグループワーク
⑸　必要に応じて、当該保険医療機関の精神科以外の医師が治療を行う体制が確保されている。
【届出に関する事項】　依存症入院医療管理加算の施設基準に係る届出は、別添7（→Web版）の様式32の3を用いる。
事務連絡　問1　依存症入院医療管理加算の要件として、研修を修了していることが必要なのは、医師及び看護師・作業療法士等も研修を修了している必要があるのか。
答　医師は必ず研修を修了している必要がある。看護師、作業療法士、精神保健福祉士、公認心理士については少なくともいずれか1名が研修を修了している必要がある。
問2　依存症入院医療管理加算の算定は60日を限度とされているが、再入院の場合の日数計算は入院料等の通則に準じるという理解でよいか。
答　そのとおり。　　　　　　　　　　　（平22.3.29・一部修正）
問3　依存症入院医療管理加算の施設基準において求める医師等の「薬物依存症に係る適切な研修」には、具体的にはどのようなものがあるか。
答　現時点では、以下の研修が該当する。
・国立研究開発法人国立精神・神経医療研究センターが実施する「認知行動療法の手法を活用した薬物依存症に対する集団療法研修」
・日本アルコール・アディクション医学会が実施する「認知行動療法の手法を活用した薬物依存症に対する集団

法研修」
　なお、令和4年4月1日以降に実施される上記の研修については、入院医療に関する要点等が含まれ、これを履修する必要があるが、令和4年3月31日以前に上記のいずれかの研修を修了した者については、当該要点等について履修しているものとみなす。　　　　　　　　　（令4.3.31）

26の3　摂食障害入院医療管理加算の施設基準等

⑴　**摂食障害入院医療管理加算の施設基準**
　　摂食障害の診療を行うにつき必要な体制が整備されていること。
⑵　**摂食障害入院医療管理加算の対象患者**
　　重度の摂食障害により著しい体重の減少が認められる患者

→　摂食障害入院医療管理加算の施設基準
⑴　摂食障害の年間新規入院患者数（入院期間が通算される再入院の場合を除く）が1人以上である。
⑵　摂食障害の専門的治療の経験を有する常勤の医師、管理栄養士及び公認心理師がそれぞれ1名以上当該保険医療機関に配置されている。なお、摂食障害の専門的治療の経験を有する常勤の医師の配置について、週3日以上常態として勤務しており、かつ、所定労働時間が週22時間以上の勤務を行っている非常勤医師（摂食障害の専門的治療の経験を有する医師に限る）を2名以上組み合わせることにより、常勤医師の勤務時間帯と同じ時間帯にこれらの非常勤医師が配置されている場合には、当該基準を満たしていることとみなすことができる。
⑶　精神療法を行うために必要な面接室を有している。
⑷　必要に応じて、摂食障害全国支援センター、摂食障害支援拠点病院又は精神保健福祉センターと連携する。
【届出に関する事項】　摂食障害入院医療管理加算の施設基準に係る届出は、別添7（→Web版）の様式32の4を用いる。
事務連絡　問　A231-4摂食障害入院医療管理加算の施設基準における「摂食障害の年間新規入院患者数」について、「新規入院患者」は、当該加算の対象となる「摂食障害による著しい体重減少が認められる者であって、BMI（Body Mass Index）が15未満の患者」である必要があるか。
答　そのとおり。　　　　　　　　　　　　　（令4.3.31）

27　がん拠点病院加算の施設基準等

⑴　**がん診療連携拠点病院加算の施設基準**
　　がん診療の拠点となる病院として必要な体制を有しているものであること。
⑵　**がん診療連携拠点病院加算注1ただし書に規定する施設基準**
　　がん診療の拠点となる病院として必要な体制を一部有しているものであること。
⑶　**小児がん拠点病院加算の施設基準**
　　小児がんの診療の拠点となる病院として必要な体制を有しているものであること。
⑷　**がん拠点病院加算の注2に規定する施設基準**
　　ゲノム情報を用いたがん医療を提供する拠点病院であること。

→1　がん拠点病院加算の「1」のイに関する施設基準
「がん診療連携拠点病院等の整備について」（令和4年8月1日健発0801第16号厚生労働省健康局長通知）に基づき、がん診療連携拠点病院等又は特定領域がん診療連携拠点病院の指定を受けている。なお、キャンサーボードについては、看護師、薬剤師等の医療関係職種が参加していることが望ましい。
　2　がん拠点病院加算の「1」のロに関する施設基準
「がん診療連携拠点病院等の整備について」に基づき、地域

がん診療病院の指定を受けている。

3 「基本診療料の施設基準等」第8の27の(2)に規定する施設基準
イ　がん拠点病院加算の1のイの場合
　「がん診療連携拠点病院等の整備について」に基づき、都道府県がん診療連携拠点病院、地域がん診療連携拠点病院及び特例領域がん診療連携拠点病院のいずれかの特例型の指定を受けている。なお、キャンサーボードについては、看護師、薬剤師等の医療関係職種が参加していることが望ましい。
ロ　がん拠点病院加算の1のロの場合
　「がん診療連携拠点病院等の整備について」に基づき、地域がん診療病院（特例型）の指定を受けている。

4 がん拠点病院加算の「2」に関する施設基準
「小児がん拠点病院等の整備について」（令和4年8月1日健発0801第17号厚生労働省健康局長通知）に基づき、小児がん拠点病院の指定を受けている。なお、キャンサーボードについては、看護師、薬剤師等の医療関係職種が参加していることが望ましい。

5 がんゲノム拠点病院加算に関する施設基準
「がんゲノム医療中核拠点病院等の整備について」（令和4年8月1日健発0801第18号厚生労働省健康局長通知）に基づき、がんゲノム医療中核拠点病院又はがんゲノム医療拠点病院の指定を受けている。

【届出に関する事項】　がん拠点病院加算又はがんゲノム医療拠点病院の施設基準に係る取扱いについては、当該基準を満たしていればよく、特に地方厚生（支）局長に対して、届出を行う必要はない。

事務連絡　問　がん拠点病院加算のキャンサーボードについて、具体的な基準はあるか。
答　「がん診療連携拠点病院の整備について」（平成26年1月10日健発0110第7号）に定められた内容を満たしていればよい。具体的には、手術、放射線療法及び化学療法に携わる専門的な知識及び技能を有する医師その他の専門を異にする医師等によるがん患者の症状、状態及び治療方針等を意見交換・共有・検討・確認等するためのカンファレンスが開催されていればよい。
（平22.3.29、一部修正）

27の2　リハビリテーション・栄養・口腔連携体制加算の施設基準

(1) 当該病棟に入院中の患者に対して、ADL等の維持、向上、及び栄養管理等に資する十分な体制が整備されていること。
(2) 当該病棟に専従の常勤の理学療法士、作業療法士若しくは言語聴覚士が2名以上配置されていること、又は当該病棟に専従の常勤の理学療法士、作業療法士若しくは言語聴覚士が1名以上配置されており、かつ、当該病棟に専任の常勤の理学療法士、作業療法士若しくは言語聴覚士が1名以上配置されていること。
(3) 当該病棟に専任の常勤の管理栄養士が1名以上配置されていること。
(4) 口腔管理を行うにつき必要な体制が整備されていること。

→ リハビリテーション・栄養・口腔連携体制加算に関する施設基準
(1) 急性期一般入院基本料、7対1入院基本料〔特定機能病院入院基本料（一般病棟に限る）及び専門病院入院基本料〕又は10対1入院基本料〔特定機能病院入院基本料（一般病棟に限る）及び専門病院入院基本料〕を算定する病棟を単位として行う。
(2) 当該病棟に、専従の常勤理学療法士、常勤作業療法士又は常勤言語聴覚士（以下「理学療法士等」という。）が2名以上配置されている。なお、うち1名は専任の従事者でも差し支えない。複数の病棟において当該加算の届出を行う場合には、病棟ごとにそれぞれ専従の理学療法士等が配置されている。また、当該理学療法士等（専従のものに限る）は、H000心大血管疾患リハビリテーション料、H001脳血管疾患等リハビリテーション料、H001-2廃用症候群リハビリテーション料、H002運動器リハビリテーション料、H003呼吸器リハビリテーション料、H004摂食機能療法、H005視能訓練、H006難病患者リハビリテーション料、H007障害児（者）リハビリテーション料、H007-2がん患者リハビリテーション料、H007-3認知症患者リハビリテーション料及びH008集団コミュニケーション療法料（以下「疾患別リハビリテーション等」という。）を担当する専従者との兼務はできないものである。
ただし、当該病棟内にA308に規定する回復期リハビリテーション入院医療管理料又はA308-3に規定する地域包括ケア入院医療管理料1、2、3又は4を算定する病室がある場合には、当該病室における理学療法士等の業務について兼務しても差し支えない。
(3) 当該病棟に専任の常勤の管理栄養士が1名以上配置されている。なお、当該専任の管理栄養士として配置される病棟は、1名につき1病棟に限る。
(4) 当該保険医療機関において、以下のいずれも満たす常勤医師が1名以上勤務している。
ア　リハビリテーション医療に関する3年以上の経験を有している。
イ　適切なリハビリテーション、栄養管理、口腔管理に係る研修を修了している。
(5) (4)の要件のうちイにおけるリハビリテーション、栄養管理、口腔管理に係る研修とは、医療関係団体等が開催する急性期のリハビリテーション医療等に関する理論、評価法等に関する総合的な内容を含む研修であり、2日以上かつ12時間以上の研修期間で、修了証が交付されるものである。なお、当該研修には、次の内容を含むものである。また、令和6年3月31日までにADL維持等向上体制加算において規定された「適切なリハビリテーションに係る研修」を修了している医師については、令和8年3月31日までの間に限り当該研修を修了してるものとみなす。
ア　リハビリテーション概論について（急性期リハビリテーションの目的、障害の考え方、チームアプローチを含む）
イ　リハビリテーション評価法について（評価の意義、急性期リハビリテーションに必要な評価を含む）
ウ　リハビリテーション治療法について（運動療法、作業療法、言語聴覚療法、義肢装具療法及び薬物療法を含む）
エ　リハビリテーション処方について（リハビリテーション処方の実際、患者のリスク評価、リハビリテーションカンファレンスを含む）
オ　高齢者リハビリテーションについて（廃用症候群とその予防を含む）
カ　脳・神経系疾患（急性期）に対するリハビリテーションについて
キ　心臓疾患（CCUでのリハビリテーションを含む）に対するリハビリテーションについて
ク　呼吸器疾患に対するリハビリテーションについて
ケ　運動器系疾患のリハビリテーションについて
コ　周術期におけるリハビリテーションについて（ICUでのリハビリテーションを含む）
サ　急性期における栄養状態の評価（GLIM基準を含む）、栄養療法について
シ　急性期における口腔状態の評価、口腔ケア、医科歯科連携について
(6) プロセス・アウトカム評価として、以下のア～エの基準を全て満たす。なお、ア～ウについて、新規に届出をする場合は、直近3月間の実績が施設基準を満たす場合、届出することができる。
ア　直近1年間に、当該病棟への入院後3日（入棟日の翌々日）までに疾患別リハビリテーション料が算定された患者数から、当該病棟を退院又は転棟した患者のうち疾

患別リハビリテーション料が算定された患者数を除した割合が8割以上である。
　イ　直近1年間に，当該病棟の入棟患者に対する土曜日，日曜日，祝日における1日あたりの疾患別リハビリテーション料の提供単位数から，当該病棟の入棟患者に対する平日における1日あたりの疾患別リハビリテーション料の提供単位数を除した割合が8割以上である。
　ウ　直近1年間に，当該病棟を退院又は転棟した患者（死亡退院及び終末期のがん患者を除く）のうち，退院又は転棟時におけるADL〔基本的日常生活活動度（Barthel Index）（以下「BI」という）の合計点数をいう〕が入院時と比較して低下した患者の割合が3％未満である。
　エ　当該病棟の入院患者のうち，院内で発生した褥瘡（DESIGN-R2020分類d2以上とする）を保有している入院患者の割合が2.5％未満である。なお，その割合は，次の㈦に掲げる数を㈩に掲げる数で除して算出する。ただし，届出時の直近月の初日（以下この項において「調査日」という）における当該病棟の入院患者数が80人以下の場合は，本文の規定にかかわらず，当該病棟の入院患者のうち，院内で発生した褥瘡を保有している入院患者が2人以下である。
　　㈦　調査日に褥瘡を保有する患者数のうち，入院時既に褥瘡保有が記録された患者を除いた患者数
　　㈩　調査日の入院患者数（調査日の入院又は予定入院患者は含めず，退院又は退院予定患者は含める）
(7)　脳血管疾患等リハビリテーション料（Ⅰ），（Ⅱ）若しくは（Ⅲ）及び運動器リハビリテーション料（Ⅰ）若しくは（Ⅱ）に係る届け出を行っている。
(8)　入退院支援加算1の届出を行っている。
(9)　適切な口腔ケアを提供するとともに，口腔状態に係る課題（口腔衛生状態の不良や咬合不良等）を認めた場合は，必要に応じて当該保険医療機関の歯科医師等と連携する又は歯科診療を担う他の保険医療機関への受診を促す体制が整備されている。
(10)　当該保険医療機関において，BIの測定に関わる職員を対象としたBIの測定に関する研修会を年1回以上開催する。
【届出に関する事項】リハビリテーション・栄養・口腔連携体制加算の施設基準に係る届出は，別添7（→Web版）の様式5の5を用いる。1の(6)のア〜ウの実績については，新規に届出をする場合は，直近3月間の実績が施設基準を満たす場合，届出することができる。また，施設基準を満たさなくなったため所定点数を加算できなくなった後，再度届出を行う場合については，新規に届出をする場合には該当しない。また，届出以降は，前年度1年間の1の(6)のア〜エの実績を毎年8月に別添7の様式5の5の2を用いて，地方厚生（支）局長に報告する。

〔事務連絡〕問1　A233リハビリテーション・栄養・口腔連携体制加算の施設基準において，「直近1年間に，当該病棟を退院又は転棟した患者（死亡退院及び終末期のがん患者を除く）のうち，退院又は転棟時におけるADL〔基本的日常生活活動度（Barthel Index）（以下「BI」という）の合計点数をいう〕が入院時と比較して低下した患者の割合が3％未満である」とされているが，入退棟時のBIの測定をする者についてどのように考えればよいか。
答　BIの測定に関わる職員を対象としたBIの測定に関する研修会を修了した職員が評価することが望ましい。
問2　同一の保険医療機関において，リハビリテーション・栄養・口腔連携体制加算を算定した後に，A304地域包括医療病棟入院料の「注10」に規定するリハビリテーション・栄養・口腔連携加算の届出を行っている病棟に転棟した場合について，リハビリテーション・栄養・口腔連携加算の算定期間をどのように考えればよいか。
答　リハビリテーション・栄養・口腔連携体制加算を算定した期間と通算して14日間に限り算定できる。なお，リハビリテーション・栄養・口腔連携加算を算定した後，リハビリテーション・栄養・口腔連携体制加算を算定する場合でも同様である。

問3　リハビリテーション・栄養・口腔連携体制加算及び地域包括医療病棟入院料の施設基準において，「当該専任の管理栄養士として配置される病棟は，1名につき1病棟に限る」とあるが，1名の管理栄養士がそれぞれの施設基準について1病棟ずつ兼務することができるか。
答　不可。
（令6.3.28）
問4　A233リハビリテーション・栄養・口腔連携体制加算，A304地域包括医療病棟入院料及びA304地域包括医療病棟入院料の「注10」に規定するリハビリテーション・栄養・口腔連携加算の施設基準における「直近1年間に，当該病棟を退院又は転棟した患者（死亡退院及び終末期のがん患者を除く）のうち，退院又は転棟時におけるADL〔基本的日常生活活動度（Barthel Index）（以下「BI」という）の合計点数をいう〕が入院時と比較して低下した患者の割合」について，同一入院料を算定する別の病棟への転棟時もADLの測定をする必要があるのか。
答　そのとおり。
問5　A233リハビリテーション・栄養・口腔連携体制加算，A304地域包括医療病棟入院料及びA304地域包括医療病棟入院料の「注10」に規定するリハビリテーション・栄養・口腔連携加算の施設基準における「直近1年間に，当該病棟を退院又は転棟した患者（死亡退院及び終末期のがん患者を除く）のうち，退院又は転棟時におけるADL〔基本的日常生活活動度（Barthel Index）（以下「BI」という）の合計点数をいう〕が入院時と比較して低下した患者の割合」について，「DPC導入の影響評価に係る調査」及び「DPCの評価・検証等に係る調査（退院患者調査）」における入院時または退院時のADLスコアを用いることは可能か。
答　令和7年3月31日までに限り，「DPC導入の影響評価に係る調査」及び「DPCの評価・検証等に係る調査（退院患者調査）」における入院時または退院時のADLスコアを用いた評価であっても差し支えない。
（令6.5.10）

28　栄養サポートチーム加算の施設基準等

(1)　**栄養サポートチーム加算の施設基準**
　イ　栄養管理に係る診療を行うにつき十分な体制が整備されていること。
　ロ　当該加算の対象患者について栄養治療実施計画を作成するとともに，当該患者に対して当該計画が文書により交付され，説明がなされるものであること。
　ハ　当該患者の栄養管理に係る診療の終了時に栄養治療実施報告書を作成するとともに，当該患者に対して当該報告書が文書により交付され，説明がなされるものであること。
(2)　**栄養サポートチーム加算の対象患者**
　栄養障害の状態にある患者又は栄養管理を行わなければ栄養障害の状態になることが見込まれる患者であって，栄養管理計画が策定されているものであること。
(3)　**栄養サポートチーム加算の注2に規定する厚生労働大臣が定める地域**
　別表第6の2（p.1309）に掲げる地域
(4)　**栄養サポートチーム加算の注2に規定する施設基準**
　イ　一般病棟入院基本料（急性期一般入院料1を除く）を算定する病棟（特定機能病院及び許可病床数が400床以上の病院の病棟並びに診療報酬の算定方法第1号ただし書に規定する別に厚生労働大臣が指定する病院の病棟を除く）であること。
　ロ　栄養管理に係る診療を行うにつき必要な体制が整備されていること。
　ハ　当該加算の対象患者について栄養治療実施計画

ニ を作成するとともに，当該患者に対して当該計画が文書により交付され，説明がなされるものであること。
ニ 当該患者の栄養管理に係る診療の終了時に栄養治療実施報告書を作成するとともに，当該患者に対して当該報告書が文書により交付され，説明がなされるものであること。

→ 栄養サポートチーム加算に関する施設基準

(1) 当該保険医療機関内に，以下から構成される栄養管理に係るチーム（以下「栄養サポートチーム」という）が設置されている。また，以下のうちのいずれか1人は専従である。ただし，当該栄養サポートチームが診察する患者数が1日に15人以内である場合は，いずれも専任で差し支えない。
　ア 栄養管理に係る所定の研修を修了した専任の常勤医師
　イ 栄養管理に係る所定の研修を修了した専任の常勤看護師
　ウ 栄養管理に係る所定の研修を修了した専任の常勤薬剤師
　エ 栄養管理に係る所定の研修を修了した専任の常勤管理栄養士
　なお，アからエまでのほか，歯科医師，歯科衛生士，臨床検査技師，理学療法士，作業療法士，社会福祉士，言語聴覚士が配置されていることが望ましい。
　「注2」に規定する点数を算定する場合は，以下から構成される栄養サポートチームにより，栄養管理に係る専門的な診療が行われている。
　オ 栄養管理に係る所定の研修を修了した常勤医師
　カ 栄養管理に係る所定の研修を修了した看護師
　キ 栄養管理に係る所定の研修を修了した薬剤師
　ク 栄養管理に係る所定の研修を修了した管理栄養士

(2) (1)のア及びオにおける栄養管理に係る所定の研修とは，医療関係団体等が実施する栄養管理のための専門的な知識・技術を有する医師の養成を目的とした10時間以上を要する研修である。なお，当該研修には，次の内容を含む。
　ア 栄養不良がもたらす影響
　イ 栄養評価法と栄養スクリーニング
　ウ 栄養補給ルートの選択と栄養管理プランニング
　エ 中心静脈栄養法の実施と合併症及びその対策
　オ 末梢静脈栄養法の実施と合併症及びその対策
　カ 経腸栄養法の実施と合併症及びその対策
　キ 栄養サポートチームの運営方法と活動の実際
　また，(1)のア又はオに掲げる常勤医師については，週3日以上常態として勤務しており，かつ，所定労働時間が週22時間以上の勤務を行っている専任の非常勤医師（栄養管理に係る所定の研修を修了した医師に限る）を2名組み合わせることにより，常勤医師の勤務時間帯と同じ時間帯にこれらの非常勤医師が配置されている場合には，当該2名の非常勤医師が栄養サポートチームの業務に従事する場合に限り，当該基準を満たしていることとみなすことができる。

(3) (1)のイからエまで及びカからクまでにおける栄養管理に係る所定の研修とは，次の事項に該当する研修である。
　ア 医療関係団体等が認定する教育施設において実施され，40時間以上を要し，当該団体より修了証が交付される研修である。
　イ 栄養管理のための専門的な知識・技術を有する看護師，薬剤師及び管理栄養士等の養成を目的とした研修である。
　なお，当該研修には，次の内容を含む。
　（イ）栄養障害例の抽出・早期対応（スクリーニング法）
　（ロ）栄養薬剤・栄養剤・食品の選択・適正使用法の指導
　（ハ）経静脈栄養剤の側管投与法・薬剤配合変化の指摘
　（ニ）経静脈輸液適正調法の取得
　（ホ）経静脈栄養のプランニングとモニタリング
　（ヘ）経腸栄養剤の衛生管理・適正調剤法の指導
　（ト）経腸栄養・経口栄養のプランニングとモニタリング
　（チ）簡易懸濁法の実施と有用性の理解
　（リ）栄養療法に関する合併症の予防・発症時の対応
　（ヌ）栄養療法に関する問題点・リスクの抽出
　（ル）栄養管理についての患者・家族への説明・指導
　（ヲ）在宅栄養・院外施設での栄養管理法の指導

(4) 当該保険医療機関において，栄養サポートチームが組織上明確に位置づけられている。

(5) 算定対象となる病棟の見やすい場所に栄養サポートチームによる診療が行われている旨の掲示をするなど，患者に対して必要な情報提供がなされている。

【届出に関する事項】 栄養サポートチーム加算の施設基準に係る届出は，別添7（→Web版）の様式34を用いる。なお，当該加算の届出については実績を要しない。

事務連絡 栄養サポートチーム加算

問1　医師が，日本病院会の「医師とメディカルスタッフのための栄養管理セミナー」を修了した場合，栄養サポートチーム加算にある，所定の研修を修了したとみなされるのか。
答　当該研修は，合計10時間以上の研修であり，必要な研修内容を満たしているものであり，所定の研修を修了したとしてみなされる。
(平24.9.21)

問2　日本静脈経腸栄養学会が，当該学会が認定した教育施設において，合計40時間の実地修練を修了した場合に修了証を交付している。看護師，薬剤師又は管理栄養士がこの修了証の交付を受けた場合，栄養サポートチーム加算にある所定の研修を修了したといえるか。あるいは，当該学会が認定している「NST専門療法士」の資格を得なければならないのか。
答　当該学会が認定した教育施設における合計40時間の実地修練を修了し，修了証が交付されれば，所定の研修を修了したということができる。なお，本加算の算定にあたっては，その他の認定資格を要しない。
(平22.3.29)

問3　栄養サポートチーム加算にある，所定の研修として，日本栄養士会の「栄養サポートチーム担当者研修会」，日本健康・栄養システム学会の「栄養サポートチーム研修」及び日本健康・栄養システム学会の臨床栄養師となるために必要な研修は，該当するのか。
答　これらの研修は，いずれも合計40時間以上の研修であり，必要な研修内容を満たしているものであり，所定の研修としてみなされる。

問4　日本栄養士会が行っているTNT-D（Total Nutritional Therapy Training for Dietitians）は，栄養サポートチーム加算にある所定の研修とみなされるのか。
　また，TNT-Dと併せて，日本栄養士会が行うTNT-D追加研修（12時間以上の講義かつ16時間以上の臨床研修）を行った場合は，所定の研修とみなされるのか。
答　TNT-Dは，栄養サポートチーム加算にある所定の研修の内容としては不十分であり，所定の研修とは認められないが，TNT-Dと併せて，TNT-D追加研修を修了した場合には，合計40時間の研修となり，必要な研修内容を満たすものとなるため，栄養サポートチーム加算にある所定の研修とみなすことができる。
(平22.6.11)

問5　看護師，薬剤師又は管理栄養士が日本病態栄養学会の「NSTセミナー（新規研修コース）」を修了した場合又は看護師が日本看護協会の認定看護師（摂食・嚥下障害看護）となるために必要な研修を修了した場合に，栄養サポートチーム加算の所定の研修を修了したとみなされるのか。
答　これらの研修は，いずれも合計40時間以上の研修であり，必要な研修内容を満たしているものであり，所定の研修を修了したとしてみなされる。

問6　日本病態栄養学会のNSTコーディネーターとなるために必要な研修を看護師，薬剤師又は管理栄養士が修了した場合，栄養サポートチーム加算にある所定の研修を修了したものとみなされるのか。
　また，NSTコーディネーターとなるために必要な研修と併せて，看護師，薬剤師又は管理栄養士が日本病態栄養学会の行うNSTセミナー（追加研修コース）を修了した場合は，所定の研修を修了したとみなされるのか。
答　NSTコーディネーターとなるために必要な研修は，栄養サポートチーム加算にある所定の研修の内容としては不十

分であり，所定の研修とは認められないが，NSTコーディネーターとなるために必要な研修と併せて，NSTセミナー（追加研修コース）を修了した場合には，合計40時間の研修となり，必要な研修内容を満たすものとなるため，栄養サポートチーム加算にある所定の研修を修了したとみなす。

問7　医師が，日本静脈経腸栄養学会の認定教育施設における指導医の資格要件となっている研修を修了した場合または日本病態栄養学会のNSTコーディネーターとなるために必要な研修を修了した場合は，栄養サポートチーム加算にある所定の研修を修了したとみなされるのか。

答　これらの研修は，いずれも合計10時間以上の研修であり，必要な研修内容を満たしているものであり，所定の研修を修了したとしてみなされる。
(平22.7.28)

問8　医療関係団体等が認定する教育施設において，看護師，薬剤師及び管理栄養士に対して行う栄養サポートチーム加算に係る40時間以上の研修は，10時間以上の臨地での研修を含んでいなければならないのか。

答　その通り。

問9　医師が，日本健康・栄養システム学会の「栄養サポートチーム医師研修」を修了した場合，栄養サポートチーム加算にある所定の研修を修了したとみなされるのか。

答　この研修は，合計10時間以上の研修であり，必要な研修内容を満たしているものであることから，所定の研修を修了したとしてみなされる。
(平23.4.1)

問10　A233-2栄養サポートチーム加算の施設基準において求める看護師の「所定の研修」には，具体的にはどのようなものがあるか。

答　現時点では，以下の研修が該当する。
① 日本看護協会の認定看護師教育課程「摂食嚥下障害看護※」又は「脳卒中看護※」
② 特定行為に係る看護師の研修制度により厚生労働大臣が指定する指定研修機関において行われる研修（以下の3区分の研修を全て修了した場合に限る）
・栄養に係るカテーテル管理（中心静脈カテーテル管理）関連
・栄養に係るカテーテル管理（末梢留置型中心静脈注射用カテーテル管理）関連
・栄養及び水分管理に係る薬剤投与関連
※ 平成30年度の認定看護師制度改正前の教育内容による研修を含む。
(令4.3.31)

参考 栄養サポートチーム加算

問　チーム全員が医師10時間以上，その他の職員40時間以上の研修を受ける必要があるのか。また専従者については研修終了後でなければ，届出ができないのか。

答　その通り。
(平22.3.18 全日本病院協会)

29 医療安全対策加算の施設基準

(1) 医療安全対策加算1の施設基準
　イ　医療安全対策に係る研修を受けた専従の薬剤師，看護師等が医療安全管理者として配置されていること。
　ロ　当該保険医療機関内に医療安全管理部門を設置し，組織的に医療安全対策を実施する体制が整備されていること。
　ハ　当該保険医療機関内に患者相談窓口を設置していること。

(2) 医療安全対策加算2の施設基準
　イ　医療安全対策に係る研修を受けた専任の薬剤師，看護師等が医療安全管理者として配置されていること。
　ロ　(1)のロ及びハの要件を満たしていること。

(3) 医療安全対策地域連携加算1の施設基準
　イ　医療安全対策加算1に係る施設基準の届出を行っている保険医療機関であること。
　ロ　医療安全対策に関する十分な経験を有する専任の医師又は医療安全対策に関する研修を受けた専任の医師が医療安全管理部門に配置されていること。
　ハ　医療安全対策加算1を算定する他の保険医療機関及び医療安全対策加算2を算定する保険医療機関との連携により，医療安全対策を実施するための必要な体制が整備されていること。

(4) 医療安全対策地域連携加算2の施設基準
　イ　医療安全対策加算2に係る施設基準の届出を行っている保険医療機関であること。
　ロ　医療安全対策加算1を算定する他の保険医療機関との連携により，医療安全対策を実施するための必要な体制が整備されていること。

→1　医療安全対策加算1に関する施設基準

(1) 医療安全管理体制に関する基準
　ア　当該保険医療機関内に，医療安全対策に係る適切な研修を修了した専従の看護師，薬剤師その他の医療有資格者が医療安全管理者として配置されている。なお，ここでいう適切な研修とは，次に掲げる全ての事項に該当するものをいう。また，既に受講している研修がこれらの事項を満たしていない場合には，不足する事項を補足する研修を追加受講することで差し支えない。
　　(イ) 国又は医療関係団体等が主催するものである。
　　(ロ) 医療安全管理者としての業務を実施する上で必要な内容を含む通算して40時間以上のものである。
　　(ハ) 講義及び具体例に基づく演習等により，医療安全の基本的知識，安全管理体制の構築，医療安全についての職員研修の企画・運営，医療安全に資する情報収集と分析，対策立案，フィードバック，評価，医療事故発生時の対応，安全文化の醸成等について研修するものである。
　イ　医療に係る安全管理を行う部門（以下「医療安全管理部門」という）を設置している。
　ウ　医療安全管理部門の業務指針及び医療安全管理者の具体的な業務内容が整備されている。
　エ　医療安全管理部門に診療部門，薬剤部門，看護部門，事務部門等の全ての部門の専任の職員が配置されている。
　オ　医療安全管理者が，安全管理のための委員会（以下「医療安全対策委員会」という）と連携し，より実効性のある医療安全対策を実施できる体制が整備されている。
　カ　当該保険医療機関の見やすい場所に医療安全管理者等による相談及び支援が受けられる旨の掲示をするなど，患者に対して必要な情報提供が行われている。

(2) 医療安全管理者の行う業務に関する事項
　ア　安全管理部門の業務に関する企画立案及び評価を行う。
　イ　定期的に院内を巡回し各部門における医療安全対策の実施状況を把握・分析し，医療安全確保のために必要な業務改善等の具体的な対策を推進する。
　ウ　各部門における医療事故防止担当者への支援を行う。
　エ　医療安全対策の体制確保のための各部門との調整を行う。
　オ　医療安全対策に係る体制を確保するための職員研修を企画・実施する。
　カ　相談窓口等の担当者と密接な連携を図り，医療安全対策に係る患者・家族の相談に適切に応じる体制を支援する。

(3) 医療安全管理部門が行う業務に関する基準
　ア　各部門における医療安全対策の実施状況の評価に基づき，医療安全確保のための業務改善計画書を作成し，それに基づく医療安全対策の実施状況及び評価結果を記録している。
　イ　医療安全管理対策委員会との連携状況，院内研修の実績，患者等の相談件数及び相談内容，相談後の取扱い，その他の医療安全管理者の活動実績を記録している。
　ウ　医療安全対策に係る取組の評価等を行うカンファレン

スが週1回程度開催されており，医療安全管理対策委員会の構成員及び必要に応じて各部門の医療安全管理の担当者等が参加している。なお，当該カンファレンスを対面によらない方法で開催しても差し支えない。

2 医療安全対策加算2に関する施設基準
(1) 医療安全管理体制に関する基準
　ア　当該保険医療機関内に，医療安全対策に係る適切な研修を修了した専任の看護師，薬剤師その他の医療有資格者が医療安全管理者として配置されている。なお，ここでいう適切な研修とは，1の(1)のアに掲げる研修である。
　イ　1の(1)のイからカまでの基準を満たす。
(2) 1の(2)及び(3)の基準を満たす。

3 医療安全対策地域連携加算1の施設基準
(1) 医療安全対策加算1に係る届出を行っている。
(2) 当該保険医療機関内に，医療安全対策に3年以上の経験を有する専任の医師又は医療安全対策に係る適切な研修を修了した専任の医師が医療安全管理部門に配置されている。なお，ここでいう適切な研修とは，1の(1)のアに掲げる研修である。
　　この場合，1の(1)のアの規定に関わらず，当該専任医師が医療安全管理者として配置され，1の(1)のアに規定された専従の看護師，薬剤師その他の医療有資格者が医療安全管理部門に配置されていることとしても差し支えない。
(3) 他の医療安全対策加算1に係る届出を行っている保険医療機関及び医療安全対策加算2に係る届出を行っている保険医療機関と連携し，それぞれ少なくとも年1回程度，医療安全対策地域連携加算1に関して連携しているいずれかの保険医療機関に赴いて医療安全対策に関する評価を行い，当該保険医療機関にその内容を報告する。また，少なくとも年1回程度，当該加算に関して連携している医療安全対策加算1に係る届出を行っている保険医療機関より評価を受けている。なお，感染対策向上加算1を算定している保険医療機関については，当該加算に係る評価と医療安全対策地域連携加算1に係る評価とを併せて実施しても差し支えない。
(4) (3)に係る評価については，次の内容に対する評価を含む。
　ア　医療安全管理者，医療安全管理部門及び医療安全管理対策委員会の活動状況
　　(イ) 医療安全対策の実施状況の把握・分析，医療安全確保のための業務改善等の具体的な対策の推進
　　(ロ) 当該対策や医療安全に資する情報の職員への周知(医療安全対策に係る体制を確保するための職員研修の実施を含む)
　　(ハ) 当該対策の遵守状況の把握
　イ　当該保険医療機関内の各部門における医療安全対策の実施状況
　　　具体的な評価方法及び評価項目については，当該保険医療機関の課題や実情に合わせて連携する保険医療機関と協議し定める。その際，独立行政法人国立病院機構作成の「医療安全相互チェックシート」を参考にされたい。

4 医療安全対策地域連携加算2の施設基準
(1) 医療安全対策加算2に係る届出を行っている。
(2) 医療安全対策加算1に係る届出を行っている保険医療機関と連携し，少なくとも年1回程度，医療安全対策地域連携加算2に関して連携しているいずれかの保険医療機関より医療安全対策に関する評価を受けている。なお，感染対策向上加算1を算定している保険医療機関については，当該加算に係る評価と医療安全対策地域連携加算2に係る評価とを併せて実施しても差し支えない。
(3) (2)に係る評価については，3の(4)に掲げる内容に対する評価を含む。

【届出に関する事項】
(1) 医療安全対策加算の施設基準に係る届出は，**別添7**(→Web版)の**様式35**を用いる。
(2) 医療安全対策地域連携加算1及び医療安全対策地域連携加算2の施設基準に係る届出は，**別添7**の**様式35の4**を用いる。なお，当該加算の届出については実績を要しない。

事務連絡 問1 A234医療安全対策加算の医療安全対策地域連携加算2を届け出ている医療機関について，連携先の医療機関が，医療安全対策加算1に係る要件を満たしていないことがわかった場合，どの時点で，医療安全対策地域連携加算2の変更の届出を行う必要があるか。
答 連携先の医療機関が，医療安全対策加算1に係る要件を満たしていないことがわかった時点で遅滞なく変更の届出を行うこと。なお，医療安全対策地域連携加算1及び感染対策向上加算の連携強化加算についても同様の取扱いである。
(令2.3.31，一部修正)
問2 医療安全対策地域連携加算1の施設基準である専任の医師は，医療安全対策加算1の施設基準である専従の医療安全管理者として配置された医師と兼任可能か。
答 兼任可能。
問3 医療安全対策加算の医療安全管理部門に配置されることとなっている診療部門等の専任の職員が医師である場合，当該医師は医療安全対策地域連携加算1の専任の医師と兼任可能か。
答 兼任可能。ただし，当該医師は，当該加算に規定される医療安全対策に関する評価に係る業務を行うことが必要。
問4 医療安全対策地域連携加算1は，1つ以上の医療安全対策加算1に係る届出を行っている医療機関及び1つ以上の医療安全対策加算2に係る届出を行っている医療機関と連携を行っている場合に届出可能か。
答 そのとおり。
問5 医療安全対策地域連携加算において特別の関係にある保険医療機関と連携することは可能か。
答 可能。
問6 医療安全対策地域連携加算は特定機能病院は算定できないが，医療安全対策加算1又は2に係る届出を行っている特定機能病院と連携して医療安全対策に関する評価を行った場合，医療安全対策地域連携加算は算定可能か。
答 可能。
問7 医療安全対策地域連携加算において連携する保険医療機関は，必ずしも近隣の保険医療機関でなくてもよいか。
答 そのとおり。ただし，少なくとも年1回程度，当該加算に関して連携している保険医療機関に直接赴いて実施される医療安全対策に関する評価が必要である。
問8 医療安全対策加算1を既に算定しており，専従の看護師，薬剤師その他の医療有資格者を医療安全管理者として配置している保険医療機関が，新たに医療安全対策地域連携加算1の届出を行う場合，医療安全対策に3年以上の経験を有する専任の医師又は医療安全対策に係る適切な研修を修了した専任の医師を配置することになるが，その際，医療安全対策加算1において配置する医療安全管理者について，専従の看護師，薬剤師その他の医療有資格者に替えて，新たに配置する専任の医師を医療安全管理者とする場合も，医療安全対策加算1の施設基準を満たすことになるのか。
答 その場合も，引き続き，専従の看護師，薬剤師その他の医療有資格者が医療安全管理部門に配置されていれば，施設基準を満たすとして差し支えない。
問9 医療安全対策地域連携加算の施設基準では，医療安全対策加算1の届出医療機関と医療安全対策加算2の届出医療機関とが連携することになっているが，連携する医療機関が1対1ではない場合，複数の医療機関が合同で連携するその他の医療機関を評価することでもよいか。
答 そのとおり。
(平30.3.30)

29の2 感染対策向上加算の施設基準等

(1) 感染対策向上加算1の施設基準
　イ　専任の院内感染管理者が配置されていること。
　ロ　当該保険医療機関内に感染防止対策部門を設置し，組織的に感染防止対策を実施する体制が整備されていること。
　ハ　当該部門において，感染症対策に関する十分な

→1 **感染対策向上加算1の施設基準**
(1) 感染防止対策部門を設置している。この場合において，**第20の1**〔「医療安全対策加算1に関する施設基準」，p.1186〕の イに規定する医療安全対策加算に係る医療安全管理部門をもって感染防止対策部門としても差し支えない。
(2) 感染防止対策部門内に以下の構成員からなる感染制御チームを組織し，感染防止に係る日常業務を行う。
 ア 感染症対策に3年以上の経験を有する専任の常勤医師（歯科医療を担当する保険医療機関にあっては，当該経験を有する専任の常勤歯科医師）
 イ 5年以上感染管理に従事した経験を有し，感染管理に係る適切な研修を修了した専任の看護師
 ウ 3年以上の病院勤務経験を持つ感染防止対策にかかわる専任の薬剤師
 エ 3年以上の病院勤務経験を持つ専任の臨床検査技師
  アに定める医師又はイに定める看護師のうち1名は専従である。なお，感染制御チームの専従の職員については，抗菌薬適正使用支援チームの業務を行う場合及び感染対策向上加算2，感染対策向上加算3又は外来感染対策向上加算に係る届出を行った他の保険医療機関に対する助言に係る業務を行う場合及び介護保険施設等又は指定障害者支援施設等からの求めに応じ，当該介護保険施設等又は指定障害者支援施設等に対する助言に係る業務を行う場合には，感染制御チームの業務について専従とみなすことができる。ただし，介護保険施設等又は指定障害者支援施設等に赴いて行う助言に携わる時間は，原則として月10時間以下である。
  当該保険医療機関内に上記のアからエまでに定める者のうち1名が院内感染管理者として配置されている。なお，当該職員は A234医療安全対策加算に規定する医療安全管理者とは兼任できないが，第2部「通則7」に規定する院内感染防止対策に掲げる業務は行うことができる。
  また，アに掲げる常勤医師については，週3日以上常態として勤務しており，かつ，所定労働時間が週22時間以上の勤務を行っている専任の非常勤医師（感染症対策に3年以上の経験を有する医師に限る）を2名組み合わせることにより，常勤医師の勤務時間帯と同じ時間帯にこれらの非常勤医師が配置されている場合には，当該2名の非常勤医師が感染制御チームの業務に従事する場合に限り，当該基準を満たしているものとみなすことができる。
(3) (2)のイにおける感染管理に係る適切な研修とは，次の事項に該当する研修のことをいう。
 ア 国又は医療関係団体等が主催する研修である（600時間以上の研修期間で，修了証が交付されるもの）。
 イ 感染管理のための専門的な知識・技術を有する看護師の養成を目的とした研修である。
 ウ 講義及び演習により，次の内容を含む。
  ㈠ 感染予防・管理システム
  ㈡ 医療関連感染サーベイランス
  ㈢ 感染防止技術
  ㈣ 職業感染管理
  ㈤ 感染管理指導
  ㈥ 感染管理相談
  ㈦ 洗浄・消毒・滅菌とファシリティマネジメント等について
(4) 感染防止対策の業務指針及び院内感染管理者又は感染制御チームの具体的な業務内容が整備されている。
(5) (2)のチームにより，最新のエビデンスに基づき，自施設の実情に合わせた標準予防策，感染経路別予防策，職業感染予防策，疾患別感染対策，洗浄・消毒・滅菌，抗菌薬適正使用等の内容を盛り込んだ手順書(マニュアル)を作成し，各部署に配布している。なお，手順書は定期的に新しい知見を取り入れ改訂する。
(6) (2)のチームにより，職員を対象として，少なくとも年2回程度，定期的に院内感染対策に関する研修を行っている。なお当該研修は別添2の第1の3の(5)〔「医療安全管理体制の基準」(5)，p.1085〕に規定する安全管理の体制確保のための職員研修とは別に行う。
(7) (2)のチームにより，保健所及び地域の医師会と連携し，感染対策向上加算2又は3に係る届出を行った保険医療機関と合同で，少なくとも年4回程度，定期的に院内感染対策に関するカンファレンスを行い，その内容を記録している。また，このうち少なくとも1回は，新興感染症の発生等を想定した訓練を実施する。

（左段冒頭続き）
経験を有する医師及び感染管理に関する十分な経験を有する看護師（感染防止対策に関する研修を受けたものに限る）並びに病院勤務に関する十分な経験を有する薬剤師及び臨床検査技師が適切に配置されていること。
 ニ 感染防止対策につき，感染対策向上加算2又は感染対策向上加算3に係る届出を行っている保険医療機関等と連携していること。
 ホ 介護保険施設等又は指定障害者支援施設等と協力が可能な体制をとっていること。
 ヘ 他の保険医療機関（感染対策向上加算1に係る届出を行っている保険医療機関に限る）との連携により感染防止対策を実施するための必要な体制が整備されていること。
 ト 抗菌薬を適正に使用するために必要な支援体制が整備されていること。
(2) **感染対策向上加算2の施設基準**
 イ 専任の院内感染管理者が配置されていること。
 ロ 当該保険医療機関内に感染防止対策部門を設置し，組織的に感染防止対策を実施する体制が整備されていること。
 ハ 当該部門において，感染症対策に関する十分な経験を有する医師及び感染管理に関する十分な経験を有する看護師並びに病院勤務に関する十分な経験を有する薬剤師及び臨床検査技師が適切に配置されていること。
 ニ 感染防止対策につき，感染対策向上加算1に係る届出を行っている保険医療機関と連携していること。
 ホ (1)のホを満たしていること。
(3) **感染対策向上加算3の施設基準**
 イ 専任の院内感染管理者が配置されていること。
 ロ 当該保険医療機関内に感染防止対策部門を設置し，組織的に感染防止対策を実施する体制が整備されていること。
 ハ 当該部門において，医師及び看護師が適切に配置されていること。
 ニ 感染防止対策につき，感染対策向上加算1に係る届出を行っている保険医療機関と連携していること。
 ホ (1)のホを満たしていること。
(4) **指導強化加算の施設基準**
  他の保険医療機関（感染対策向上加算2，感染対策向上加算3又は外来感染対策向上加算に係る届出を行っている保険医療機関に限る）に対し，院内感染対策に係る助言を行うための必要な体制が整備されていること。
(5) **連携強化加算の施設基準**
  他の保険医療機関（感染対策向上加算1に係る届出を行っている保険医療機関に限る）との連携体制を確保していること。
(6) **サーベイランス強化加算の施設基準**
  地域において感染防止対策に資する情報を提供する体制が整備されていること。
(7) **抗菌薬適正使用体制加算の施設基準**
  抗菌薬の適正使用につき十分な実績を有していること。

⑻ ⑺に規定するカンファレンス等は，ビデオ通話が可能な機器を用いて実施しても差し支えない。
⑼ ⑵のチームにより，感染対策向上加算2，感染対策向上加算3又は外来感染対策向上加算に係る届出を行った他の保険医療機関に対し，必要時に院内感染対策に関する助言を行う体制を有する。
⑽ 院内の抗菌薬の適正使用を監視するための体制を有する。特に，特定抗菌薬（広域スペクトラムを有する抗菌薬，抗MRSA薬等）については，届出制又は許可制の体制をとる。
⑾ ⑵のチームにより，1週間に1回程度，定期的に院内を巡回し，院内感染事例の把握を行うとともに，院内感染防止対策の実施状況の把握・指導を行う。
⑿ 当該保険医療機関の見やすい場所に，院内感染防止対策に関する取組事項を掲示している。
⒀ 公益財団法人日本医療機能評価機構等，第三者機関による評価を受けていることが望ましい。
⒁ 院内感染対策サーベイランス（JANIS），感染対策連携共通プラットフォーム（J-SIPHE）等，地域や全国のサーベイランスに参加している。
⒂ 感染症法第38条の第2項の規定に基づき都道府県知事の指定を受けている第一種協定指定医療機関である。
⒃ 新興感染症の発生時等に，感染症患者を受け入れることを念頭に，汚染区域や清潔区域のゾーニングを行うことができる体制を有する。
⒄ 外来感染対策向上加算に係る届出を行っていない保険医療機関である。
⒅ 他の保険医療機関（感染対策向上加算1に係る届出を行っている保険医療機関に限る）と連携し，少なくとも年1回程度，当該加算に関して連携するいずれかの保険医療機関に相互に赴いて⒅別添6の別紙24 (p.1190) 又はこれに準じた様式に基づく感染防止対策に関する評価を行い，当該保険医療機関にその内容を報告する。また，少なくとも年1回程度，他の保険医療機関（感染対策向上加算1に係る届出を行っている保険医療機関に限る）から当該評価を受けている。なお，医療安全対策地域連携加算1又は2を算定している保険医療機関については，当該加算に係る評価と本要件に係る評価を併せて実施しても差し支えない。
⒆ 以下の構成員からなる抗菌薬適正使用支援チームを組織し，抗菌薬の適正使用の支援に係る業務を行う。
　ア　感染症の診療について3年以上の経験を有する専任の常勤医師（歯科医療を担当する保険医療機関にあっては，当該経験を有する専任の常勤歯科医師）
　イ　5年以上感染管理に従事した経験を有し，感染管理に係る適切な研修を修了した専任の看護師
　ウ　3年以上の病院勤務経験を持つ感染症診療にかかわる専任の薬剤師
　エ　3年以上の病院勤務経験を持つ微生物検査にかかわる専任の臨床検査技師
　アからエのうちいずれか1人は専従である。なお，抗菌薬適正使用支援チームの専従の職員については，感染制御チームの専従者と異なることが望ましい。また，抗菌薬適正使用支援チームの専従の職員については，感染制御チームの業務を行う場合及び感染対策向上加算2，感染対策向上加算3又は外来感染対策向上加算に係る届出を行った他の保険医療機関に対する助言に係る業務を行う場合には，抗菌薬適正使用支援チームの業務について専従とみなすことができる。
　また，アに掲げる常勤医師については，週3日以上常態として勤務しており，かつ，所定労働時間が週22時間以上の勤務を行っている専任の非常勤医師（感染症の診療について3年以上の経験を有する医師に限る）を2名組み合わせることにより，常勤医師の勤務時間帯と同じ時間帯にこれらの非常勤医師が配置されている場合には，当該2名の非常勤医師が感染制御チームの業務に従事する場合に限り，当該基準を満たしていることとみなすことができる。
⒇ ⒆のイにおける感染管理に係る適切な研修とは，⑶に掲げる研修をいう。

㉑ 抗菌薬適正使用支援チームは以下の業務を行う。
　ア　抗MRSA薬及び抗緑膿菌作用のある抗菌薬を含めた広域抗菌薬等の特定の抗菌薬を使用する患者，菌血症等の特定の感染症兆候のある患者，免疫不全状態等の特定の患者集団など感染症早期からのモニタリングを実施する患者を施設の状況に応じて設定する。
　イ　感染症治療の早期モニタリングにおいて，アで設定した対象患者を把握後，適切な微生物検査・血液検査・画像検査等の実施状況，初期選択抗菌薬の選択・用法・用量の適切性，必要に応じた治療薬物モニタリングの実施，微生物検査等の治療方針への活用状況などを経時的に評価し，必要に応じて主治医にフィードバックを行い，その旨を記録する。
　ウ　適切な検体採取と培養検査の提出（血液培養の複数セット採取など）や，施設内のアンチバイオグラムの作成など，微生物検査・臨床検査が適正に利用可能な体制を整備する。
　エ　抗菌薬使用状況や血液培養複数セット提出率などのプロセス指標及び耐性菌発生率や抗菌薬使用量などのアウトカム指標を定期的に評価する。
　オ　当該保険医療機関の外来における過去1年間の急性気道感染症及び急性下痢症の患者数並びに当該患者に対する経口抗菌薬の処方状況を把握する。
　カ　抗菌薬の適正な使用を目的とした院内研修を少なくとも年2回実施する。なお，当該院内研修については，感染対策向上加算に係る院内感染対策に関する研修と併せて実施しても差し支えない。また，院内の抗菌薬使用に関するマニュアルを作成する。当該院内研修及びマニュアルには，厚生労働省健康局結核感染症課「抗微生物薬適正使用の手引き」を参考に，外来における抗菌薬適正使用に係る内容を含める。
　キ　当該保険医療機関内で使用可能な抗菌薬の種類，用量等について定期的に見直し，必要性の低い抗菌薬について医療機関内での使用中止を提案する。
　ク　⑽に規定する院内の抗菌薬の適正使用を監視するための体制に係る業務については，施設の実態に応じて，感染制御チームではなく，抗菌薬適正使用支援チームが実施しても差し支えない。
㉒ 抗菌薬適正使用支援チームが，他の保険医療機関（感染対策向上加算1に係る届出を行っていない保険医療機関に限る）から，抗菌薬適正使用の推進に関する相談等を受ける体制を整備している。また，抗菌薬適正使用の推進に関する相談等を受ける体制があることについて，⑺に規定する定期的なカンファレンスの場を通じて，他の保険医療機関に周知する。
㉓ 介護保険施設等又は指定障害者支援施設等から求めがあった場合には，当該施設等に赴いての実地指導等，感染対策に関する助言を行うとともに，⑹の院内感染対策に関する研修を介護保険施設等又は指定障害者支援施設等と合同で実施することが望ましい。

2 感染対策向上加算2の施設基準
⑴ 当該保険医療機関の一般病床の数が300床未満を標準とする。
⑵ 感染防止対策部門を設置している。ただし，**第20の1〔「医療安全対策加算1に関する施設基準」，p.1186〕**の⑴イに規定する医療安全対策加算に係る医療安全管理部門をもって感染防止対策部門としても差し支えない。
⑶ ⑵に掲げる部門内に以下の構成員からなる感染制御チームを組織し，感染防止に係る日常業務を行う。
　ア　感染症対策に3年以上の経験を有する専任の常勤医師（歯科医療を担当する保険医療機関にあっては，当該経験を有する専任の常勤歯科医師）
　イ　5年以上感染管理に従事した経験を有する専任の看護師
　ウ　3年以上の病院勤務経験を持つ又は適切な研修を修了した感染防止対策にかかわる専任の薬剤師
　エ　3年以上の病院勤務経験を持つ又は適切な研修を修了

⑱別添6－別紙24

感染対策向上加算1チェック項目表

評価基準	A：適切に行われている，あるいは十分である B：適切に行われているが改善が必要，あるいは十分ではない C：不適切である，あるいは行われていない X：判定不能（当該医療機関では実施の必要性がない項目，確認が行えない項目等）

評価実施日：　　　年　　月　　日　　　　評価対象医療機関名：

A. 感染対策の組織			評価	コメント
1. 院内感染対策委員会	1)	委員会が定期的に開催されている		
	2)	病院長をはじめとする病院管理者が参加している		
	3)	議事録が適切である		
2. 感染制御を実際に行う組織（ICT） ※医師または看護師のうち1人は専従であること	1)	専任の院内感染管理者を配置，感染防止に係る部門を設置している		
	2)	感染対策に3年以上の経験を有する専任の常勤医師がいる		
	3)	5年以上感染管理に従事した経験を有し，感染管理に係る適切な研修を修了した専任看護師がいる		
	4)	3年以上の病院勤務経験を持つ感染防止対策にかかわる専任の薬剤師がいる		
	5)	3年以上の病院勤務経験を持つ専任の臨床検査技師がいる		
B. ICT活動			評価	コメント
1. 感染対策マニュアル	1)	感染対策上必要な項目についてのマニュアルが整備されている		
	2)	必要に応じて改訂がなされている		
2. 教育	1)	定期的に病院感染対策に関する講習会が開催されている		
	2)	講習会に職員1名あたり年2回出席している		
	3)	必要に応じて部署ごとの講習会や実習が行われている		
	4)	全職員に対し院内感染について広報を行う手段がある		
	5)	外部委託職員に教育を実施している（または適切に指導している）		
3. サーベイランスとインターベンション	1)	部署を決めて必要なサーベイランスが行われている		
	2)	サーベイランスデータを各部署にフィードバックしている		
	3)	サーベイランスのデータに基づいて必要な介入を行っている		
	4)	アウトブレイクに介入している		
	5)	検査室データが疫学的に集積され，介入の目安が定められている		
4. 抗菌薬適正使用	1)	抗菌薬の適正使用に関する監視・指導を行っている		
	2)	抗MRSA薬の使用に関する監視・指導を行っている		
	3)	抗菌薬の適正使用に関して病棟のラウンドを定期的に行っている		
	4)	抗MRSA薬やカルバペネム系抗菌薬などの広域抗菌薬に対して使用制限や許可制を含めて使用状況を把握している		
5. コンサルテーション	1)	病院感染対策に関するコンサルテーションを日常的に行っている		
	2)	コンサルテーションの結果が記録され，院内感染対策に活用されている		
	3)	迅速にコンサルテーションを行うシステムが整っている		
6. 職業感染曝露の防止	1)	職員のHBs抗体の有無を検査している		
	2)	HB抗体陰性者にはワクチンを接種している		
	3)	結核接触者検診にQFTを活用している		
	4)	麻疹，風疹，ムンプス，水痘に関する職員の抗体価を把握し，必要に応じてワクチン接種を勧奨している		
	5)	針刺し，切創事例に対する対応，報告システムが整っている		
	6)	安全装置付きの機材を導入している		
7. ICTラウンド	1)	定期的なICTラウンドを実施している		
	2)	感染対策の実施状況についてチェックを行っている		
	3)	病棟のみならず，外来，中央診療部門等にもラウンドを行っている		
C. 外来			評価	コメント
1. 外来患者の感染隔離	1)	感染性の患者を早期に検出できる（ポスターなど）		
	2)	感染性の患者に早期にマスクを着用させている		
	3)	感染性の患者とそれ以外の患者を分けて診療できる		
2. 外来診察室	1)	診察室に手洗いの設備がある		
	2)	各診察室に擦式速乾性手指消毒薬がある		
	3)	各診察室に聴診器などの医療器具の表面を消毒できるアルコール綿などがある		
3. 外来処置室	1)	鋭利器材の廃棄容器が安全に管理されている（廃棄容器の蓋が開いていない，など）		
	2)	鋭利器材の廃棄容器が処置を行う場所の近くに設置してある		
	3)	検査検体が適切に保管してある		
4. 抗がん化学療法外来	1)	薬剤の無菌調製が適切に実施されている		
	2)	咳エチケットが確実に実施されている		
	3)	患者および職員の手指衛生が適切に行われている		

			評価	コメント
D. 病棟				
1. 病室	1) 部屋ごとに手洗い場がある			
	2) 床や廊下に物品が放置されていない			
	3) 必要なコホーティングが行われている			
	4) 隔離個室の医療器具は専用化されている			
	5) 隔離個室には必要なPPEが準備されている			
	6) 空調のメンテナンスが行われ,HEPA filterが定期的に交換されている			
2. スタッフステーション	1) 水道のシンク外周が擦拭され乾燥している			
	2) 鋭利機材の廃棄容器が適切に管理されている			
	3) 鋭利機材の廃棄容器が必要な場所に設置されている			
	4) 臨床検体の保存場所が整備されている			
3. 処置室	1) 清潔区域と不潔区域を区別している			
	2) 滅菌機材が適切に保管され,使用期限のチェックが行われている			
	3) 包交車が清潔と不潔のゾーニングがなされている			
	4) 包交車に不要な滅菌機材が積まれていない			
4. 薬剤の管理	1) 清潔な状況下で輸液調整が実施されている			
	2) 希釈調製したヘパリン液は室温に放置されていない			
	3) 薬品保管庫の中が整理されている			
	4) 薬剤の使用期限のチェックが行われている			
	5) 薬剤開封後の使用期限の施設内基準を定めている			
	6) 保冷庫の温度管理が適切になされている			
E. ICU			評価	コメント
1. 着衣および環境	1) 入室時に手指衛生を実施している			
	2) 処置者は半そでの着衣である			
	3) 処置者は腕時計をはずしている			
	4) ベッド間隔に十分なスペースがある			
	5) 手洗いや速乾式手指消毒薬が適切に配置されている			
F. 標準予防策			評価	コメント
1. 手洗い	1) 職員の手指消毒が適切である			
	2) 職員の手洗いの方法が適切である			
	3) 手袋を着用する前後で手洗いを行っている			
	4) 手指消毒実施の向上のための教育を継続的に行っている			
2. 手袋	1) 手袋を適切に使用している			
	2) 手袋を使用した後,廃棄する場所が近くにある			
3. 個人防護具(PPE)	1) 必要なときにすぐ使えるように個人防護具(PPE)が整っている			
	2) マスク,ゴーグル,フェイスシールド,キャップ,ガウンなどのPPEの使用基準,方法を職員が理解している			
	3) 個人防護具(PPE)の着脱方法を教育している			
G. 感染経路別予防策			評価	コメント
1. 空気感染予防策	1) 結核発症時の対応マニュアルが整備されている*			
	2) 陰圧個室が整備されている			
	3) 麻疹発症時の対応マニュアルが整備されている*			
	4) 水痘発生時の対応マニュアルが整備されている*			
	5) N95マスクが常備してある			
2. 飛沫感染予防対策	1) インフルエンザ発症時の対応マニュアルが整備されている*			
	2) 風疹発症時の対応マニュアルが整備されている*			
	3) 流行性耳下腺炎発症時の対応マニュアルが整備されている*			
	4) 可能ならば個室隔離としている			
	5) 個室隔離が困難な場合,コホーティングしている			
	6) ベッド間隔が1m以上取られている			
	7) サージカルマスクの着用が入室前に可能である			
	8) 飛沫感染対策が必要な患者であることが職員に周知されている			
3. 接触感染予防策	1) MRSAが検出された場合の対応マニュアルが整備されている*			
	2) 手袋が適切に使用されている			
	3) 必要なPPEが病室ごとに用意されている			
	4) 処置時にはディスポのエプロンを用いている			
	5) 処置時必要な場合はマスクを着用している			
	6) 必要な場合には保菌者のスクリーニングを行っている			
	7) シーツやリネン類の処理が適切である			
	*マニュアルの評価項目:連絡体制.感受性者サーベイランスの期間,範囲が明瞭である。ワクチンやγ-グロブリンの接種対象者が明確である。消毒薬の選択と実施方法,接触感受性職員の就業制限が規定してある,などを確認する.			
H. 術後創感染予防			評価	コメント
	1) 除毛は術直前に行っている			
	2) 周術期抗菌薬がマニュアルで規定されている			
	3) 必要な場合,抗菌薬の術中追加投与が行われている			
	4) バンコマイシンをルーチンに使用していない(または使用基準がある)			

I. 医療器材の管理		評価	コメント
1. 尿道カテーテル	1) 集尿バッグが膀胱より低い位置にあり，かつ床についていない		
	2) 閉塞や感染がなければ，留置カテーテルは定期的に交換しない		
	3) 集尿バッグの尿の廃棄は，排尿口と集尿器を接触させない		
	4) 尿の廃棄後は患者毎に未滅菌手袋を交換している		
	5) 日常的に膀胱洗浄を施行していない		
	6) 膀胱洗浄の際に抗菌薬や消毒薬をルーチンに局所に用いることはない		
2. 人工呼吸器	1) 加湿器には滅菌水を使用している		
	2) 気管内吸引チューブはディスポのシングルユース又は閉鎖式である		
	3) 定期的に口腔内清拭を行っている		
3. 血管内留置カテーテル	1) 中心静脈カテーテル管理についてのマニュアルがある		
	2) 中心静脈カテーテルの挿入はマキシマルバリアプリコーション（滅菌手袋，滅菌ガウン，マスク，帽子，大きな覆布）が行われている		
	3) 高カロリー輸液製剤への薬剤の混入はクリーンベンチ内で行っている		
	4) 輸液ラインやカテーテルの接続部の消毒には消毒用エタノールを用いている		
	5) ラインを確保した日付が確実に記載されている		
	6) ライン刺入部やカテ走行部の皮膚が観察できる状態で固定されている		
	7) 末梢動脈血圧モニタリングにはディスポーザブルセットを使用している		
J. 洗浄・消毒・滅菌		評価	コメント
1. 医療器具	1) 病棟での一次洗浄，一次消毒が廃止されている（計画がある）		
	2) 生物学的滅菌保証・化学的滅菌保証が適切に行われている		
	3) 消毒薬の希釈方法，保存，交換が適切である		
	4) 乾燥が適切に行われている		
2. 内視鏡	1) 内視鏡洗浄・管理が中央化されている（計画がある）		
	2) 専任の内視鏡検査技師もしくは看護師が配置されている		
	3) 用手洗浄が適切に行われている		
	4) 管腔を有する内視鏡は消毒ごとにアルコールフラッシュを行っている		
	5) 消毒薬のバリデーションが定期的に行われている		
	6) 自動洗浄・消毒機の管理責任者がいる		
	7) 自動洗浄・消毒機の液の交換が記録されている		
	8) 自動洗浄・消毒機のメインテナンスの期日が記録されている		
	9) 内視鏡の保管が適切である		
	10) 内視鏡の表面に損傷がない		
K. 医療廃棄物		評価	コメント
	1) 廃棄物の分別，梱包，表示が適切である		
	2) 感染性廃棄物の収納袋に適切なバイオハザードマークが付いている		
	3) 最終保管場所が整備されている		
	4) 廃棄物の処理過程が適切である		
L. 微生物検査室		評価	コメント
1. 設備・機器	1) 安全キャビネット（クラスII以上）を備えている		
	2) 安全キャビネットは定期点検（HEPAフィルターのチェック・交換等）が行われている		
	3) 菌株保存庫（冷凍庫等）は，カギを掛けている		
	4) 検査材料の一時保管場所が定められている		
2. 検査業務	1) 安全対策マニュアル等が整備されている		
	2) 業務内容によりN95マスク，手袋，専用ガウン等を着用している		
	3) 抗酸菌検査，検体分離等は安全キャビネット内で行っている		
	4) 遠心操作は，安全装置付き遠心機を使用している		
	5) 感染性検査材料用輸送容器が準備されている		
	6) 廃棄容器にバイオハザードマークが表示されている		
	7) 感染防止のための手洗い対策が適正である		
	8) 感染性廃棄物が適正に処理されている		
	9) 関係者以外の立ち入りを制限している		

評価実施医療機関名：　　　　　　　　　　　　　（評価責任者名：　　　　　　　　　　　　　　　）

[記載上の注意]
1) チェック項目について，当該医療機関の実情に合わせて適宜増減しても差し支えない。
2) 評価を受ける医療機関は，当日までに根拠となる書類等を準備しておくこと。
3) 評価を実施する医療機関は，コメント欄で内容を説明すること。特にB，C判定については，その理由を説明すること。
4) 評価を実施した医療機関は，できるだけ早期に本チェック項目表を完成させ，報告書として評価を受けた医療機関へ送付すること。また，評価を実施した医療機関は，報告書の写しを保管しておくこと。

した専任の臨床検査技師
　当該保険医療機関内に上記のアからエまでに定める者のうち1名が院内感染管理者として配置されている。なお，当該職員は**第20の1**の(1)アに規定する医療安全対策加算に係る医療安全管理者とは兼任できないが，第2部「通則7」に規定する院内感染防止対策に掲げる業務は行うことができる。
(4) (3)のウ及びエにおける適切な研修とは，次の事項に該当する研修のことをいう。
　ア　国又は医療関係団体等が主催する研修である（修了証

が交付されるもの）。
　イ　医療機関における感染防止対策の推進を目的とした研修である。
　ウ　講義により，次の内容を含む。
　　(イ)　標準予防策と経路別予防策
　　(ロ)　院内感染サーベイランス
　　(ハ)　洗浄・消毒・滅菌
　　(ニ)　院内アウトブレイク対策
　　(ホ)　行政（保健所）との連携
　　(ヘ)　抗菌薬適正使用
(5)　感染防止対策の業務指針及び院内感染管理者又は感染制御チームの具体的な業務内容が整備されている。
(6)　(3)のチームにより，最新のエビデンスに基づき，自施設の実情に合わせた標準予防策，感染経路別予防策，職業感染予防策，疾患別感染対策，洗浄・消毒・滅菌，抗菌薬適正使用等の内容を盛り込んだ手順書（マニュアル）を作成し，各部署に配布している。なお，手順書は定期的に新しい知見を取り入れ改訂する。
(7)　(3)のチームにより，職員を対象として，少なくとも年2回程度，定期的に院内感染対策に関する研修を行っている。なお当該研修は**別添2**の**第1の3の(5)**〔「医療安全管理体制の基準」(5), p.1085〕に規定する安全管理の体制確保のための職員研修とは別に行う。
(8)　(3)のチームは，少なくとも年4回程度，感染対策向上加算1に係る届出を行った医療機関が定期的に主催する院内感染対策に関するカンファレンスに参加している。なお，感染対策向上加算1に係る届出を行った複数の医療機関と連携する場合は，当該複数の医療機関が開催するカンファレンスに，それぞれ少なくとも年1回参加し，合わせて年4回以上参加している。また，感染対策向上加算1に係る届出を行った保険医療機関が主催する新興感染症の発生等を想定した訓練については，少なくとも年1回以上参加している。
(9)　(8)に規定するカンファレンス等は，ビデオ通話を用いて実施しても差し支えない。
(10)　院内の抗菌薬の適正使用を監視するための体制を有する。特に，特定抗菌薬（広域スペクトラムを有する抗菌薬，抗MRSA薬等）については，届出制又は許可制の体制をとる。
(11)　(3)のチームにより，1週間に1回程度，定期的に院内を巡回し，院内感染事例の把握を行うとともに，院内感染防止対策の実施状況の把握・指導を行う。
(12)　当該保険医療機関の見やすい場所に，院内感染防止対策に関する取組事項を掲示している。
(13)　公益財団法人日本医療機能評価機構等，第三者機関による評価を受けていることが望ましい。
(14)　感染症法第38条第2項の規定に基づき都道府県知事の指定を受けている第一種協定指定医療機関である。
(15)　新興感染症の発生時等に，感染症患者又は疑い患者を受け入れることを念頭に，汚染区域や清潔区域のゾーニングを行うことができる体制を有する。
(16)　新興感染症の発生時や院内アウトブレイクの発生時等の有事の際の対応を想定した地域連携に係る体制について，連携する感染対策向上加算1に係る届出を行った他の保険医療機関等とあらかじめ協議されている。
(17)　外来感染対策向上加算に係る届出を行っていない保険医療機関である。
(18)　介護保険施設等又は指定障害者支援施設等から求めがあった場合には，当該施設等に赴いての実地指導等，感染対策に関する助言を行うとともに，(7)の院内感染対策に関する研修を介護保険施設等又は指定障害者支援施設等と合同で実施することが望ましい。

3　感染対策向上加算3の施設基準

(1)　当該保険医療機関の一般病床の数が300床未満を標準とする。
(2)　感染防止対策部門を設置している。ただし，**第20の1**〔「医療安全対策加算1に関する施設基準」, p.1186〕の(1)イに規定する医療安全対策に係る医療安全管理部門をもって感染防止対策部門としても差し支えない。
(3)　(2)に掲げる部門内に以下の構成員からなる感染制御チームを組織し，感染防止に係る日常業務を行う。
　ア　専任の常勤医師（歯科医療を担当する保険医療機関にあっては，当該経験を有する専任の常勤歯科医師）
　イ　専任の看護師
　当該保険医療機関内に上記のア及びイに定める者のうち1名が院内感染管理者として配置されている。アの常勤医師及びイの看護師については，適切な研修を修了していることが望ましい。なお，当該職員は**第20の1の(1)ア**に規定する医療安全対策加算に係る医療安全管理者とは兼任できないが，第2部「通則7」に規定する院内感染防止対策に掲げる業務は行うことができる。
(4)　(3)のチームにより，最新のエビデンスに基づき，自施設の実情に合わせた標準予防策，感染経路別予防策，職業感染予防策，疾患別感染対策，洗浄・消毒・滅菌，抗菌薬適正使用等の内容を盛り込んだ手順書（マニュアル）を作成し，各部署に配布している。なお，手順書は定期的に新しい知見を取り入れ改訂する。
(5)　(3)のチームにより，職員を対象として，少なくとも年2回程度，定期的に院内感染対策に関する研修を行っている。なお当該研修は**別添2**の**第1の3の(5)**〔「医療安全管理体制の基準」(5), p.1085〕に規定する安全管理の体制確保のための職員研修とは別に行う。
(6)　(3)のチームは，少なくとも年4回程度，感染対策向上加算1に係る届出を行った保険医療機関が定期的に主催する院内感染対策に関するカンファレンスに参加している。なお，感染対策向上加算1に係る届出を行った複数の保険医療機関と連携する場合は，当該複数の保険医療機関が開催するカンファレンスに，それぞれ少なくとも年1回参加し，合わせて年4回以上参加している。また，感染対策向上加算1に係る届出を行った他の保険医療機関が主催する，新興感染症の発生等を想定した訓練については，少なくとも年1回以上参加している。
(7)　院内の抗菌薬の適正使用について，連携する感染対策向上加算1に係る届出を行った他の保険医療機関又は地域の医師会から助言を受ける。また，細菌学的検査を外部委託している場合は，薬剤感受性検査に関する詳細な契約内容を確認し，検査体制を整えておくなど，「中小病院における薬剤耐性菌アウトブレイク対応ガイダンス」に沿った対応を行っている。
(8)　(3)のチームにより，1週間に1回程度，定期的に院内を巡回し，院内感染事例の把握を行うとともに，院内感染防止対策の実施状況の把握・指導を行う。
(9)　2の(4)，(5)(9)，(12)，(13)及び(16)から(18)までを満たしている。
(10)　感染症法第38条第2項の規定に基づき都道府県知事の指定を受けている第一種協定指定医療機関又は同項の規定に基づく都道府県知事の指定を受けている第二種協定指定医療機関〔第36条の2第1項の規定による通知（同項第2号に掲げる措置をその内容に含むものに限る）若しくは第36条の3第1項に規定する医療措置協定（同号に掲げる措置をその内容に含むものに限る）に基づく措置を講ずる医療機関に限る〕である。
(11)　新興感染症の発生時等に，感染症患者若しくは疑い患者を受け入れることを念頭に，汚染区域や清潔区域のゾーニングを行うことができる体制又は発熱患者等の診療を実施することを念頭に，発熱患者等の動線を分けることができる体制を有する。

4　指導強化加算の施設基準

(1)　感染対策向上加算1の届出を行っている保険医療機関である。
(2)　感染制御チームの専従医師又は看護師が，過去1年間に4回以上，感染対策向上加算2，感染対策向上加算3又は外来感染対策向上加算に係る届出を行った保険医療機関に赴き院内感染対策に関する助言を行っている。

5　連携強化加算の施設基準

(1)　感染対策向上加算2又は感染対策向上加算3に係る届出

を行っている保険医療機関である。
(2) 当該保険医療機関が連携する感染対策向上加算1に係る届出を行った他の保険医療機関に対し，過去1年間に4回以上，感染症の発生状況，抗菌薬の使用状況等について報告を行っている。

6 サーベイランス強化加算の施設基準
(1) 感染対策向上加算2又は感染対策向上加算3に係る届出を行っている。
(2) 院内感染対策サーベイランス（JANIS），感染対策連携共通プラットフォーム（J-SIPHE）等，地域や全国のサーベイランスに参加している。

7 抗菌薬適正使用体制加算の施設基準
(1) 抗菌薬の使用状況のモニタリングが可能なサーベイランスに参加している。
(2) 直近6か月における入院中の患者以外の患者に使用する抗菌薬のうち，Access抗菌薬に分類されるものの使用比率が60％以上又は(1)のサーベイランスに参加する病院又は有床診療所全体の上位30％以内である。

【届出に関する事項】
(1) 感染対策向上加算の施設基準に係る届出は，**別添7**（→Web版）の**様式35の2**を用いる。
(2) 指導強化加算の施設基準に係る届出は，**別添7**の**様式35の3**を用いる。
(3) 連携強化加算の施設基準に係る届出は，**別添7**の**様式1の5**を用いる。
(4) サーベイランス強化加算の施設基準に係る届出は，**別添7の様式1の5**を用いる。
(5) 抗菌薬適正使用体制加算の施設基準に係る届出は，**別添7の様式1の5**を用いる。
(6) (1)に係る当該加算の届出についてはいずれも実績を要しない。
(7) 令和6年3月31日において現に感染対策向上加算1，2，又は3の届出を行っている保険医療機関については，令和6年12月31日までの間に限り，それぞれ1⒂，2⒁又は3の⑽に該当するものとみなす。

事務連絡 感染対策向上加算
問1 感染対策向上加算について，感染対策向上加算1の届出医療機関において，連携する感染対策向上加算2又は3の届出医療機関が複数ある場合，それぞれの医療機関と個別にカンファレンスを開催する必要があるか。
答 感染対策向上加算2又は3の届出を行っている複数の医療機関と合同でカンファレンスを開催して差し支えない。
問2 感染対策向上加算について，感染対策向上加算2又は3の届出医療機関において，連携する感染対策向上加算1の届出医療機関が複数ある場合，これらの医療機関が主催するカンファレンス全てに参加する必要があるか。
答 感染対策向上加算1の届出医療機関が複数ある場合でも，これらの医療機関が主催するカンファレンスに，それぞれ少なくとも年1回以上参加する必要があるが，これらの医療機関が合同でカンファレンスを主催している場合には，合同開催のカンファレンスに参加することをもって，それぞれの医療機関のカンファレンスに1回ずつ参加したこととして差し支えない。
問3 感染対策向上加算について，
① 感染対策向上加算2及び3の施設基準において，「当該保険医療機関の一般病床の数が300床未満を標準とする」とされているが，300床未満とは，医療法上の許可病床数をいうのか，診療報酬上の届出病床数をいうのか。
② 一般病床の数が300床未満の保険医療機関が，感染対策向上加算1の届出を行うことは可能か。
答 ① 医療法上の許可病床数をいう。なお，300床以上である場合であっても，感染対策向上加算2又は3の施設基準を満たしていれば，届出を行って差し支えない。
② 可能。
問4 感染対策向上加算1の施設基準において，「他の保険医療機関（感染対策向上加算1に係る届出を行っている保険医療機関に限る）と連携し，少なくとも年1回程度，（中略）感染防止対策に関する評価を行い，当該保険医療機関にその内容を報告する」とされているが，
① 複数の保険医療機関が，同一の保険医療機関の「感染防止対策に関する評価」を行うことは可能か。
② 「感染防止対策に関する評価」は，当該加算に係る感染制御チームが行う必要があるか。
③ 当該評価は対面で実施する必要があるか。
答 ① 可能。
② 感染制御チームを構成する職種（医師，看護師，薬剤師及び臨床検査技師）のうち，医師及び看護師を含む2名以上が評価を行う。
③ リアルタイムでの画像を介したコミュニケーション（ビデオ通話）が可能な機器を用いて実施しても差し支えない。
問5 感染対策向上加算1の施設基準において求める看護師の「感染管理に係る適切な研修」には，具体的にはどのようなものがあるか。
答 現時点では，以下の研修が該当する。
・日本看護協会の認定看護師教育課程「感染管理」
・日本看護協会が認定している看護系大学院の「感染症看護」の専門看護師教育課程
・東京医療保健大学感染制御学教育研究センターが行っている感染症防止対策に係る6か月研修「感染制御実践看護学講座」
問6 感染対策向上加算2の施設基準において求める薬剤師及び臨床検査技師の「適切な研修」並びに感染対策向上加算3の施設基準において求める医師及び看護師の「適切な研修」には，具体的にはどのようなものがあるか。
答 現時点では，厚生労働省の院内感染対策講習会③（受講証書が交付されるものに限る）が該当する。
問7 感染対策向上加算1の施設基準において，「抗菌薬適正使用支援チームを組織し，抗菌薬の適正使用の支援に係る業務を行う」とされているが，
① 新たに抗菌薬適正使用支援チームに係る体制を整備する場合であっても届出可能か。
② 構成員のうち「3年以上の病院勤務経験を持つ微生物検査にかかわる専任の臨床検査技師」について，院内に細菌検査室がなく，微生物検査を院外に委託している保険医療機関においては，微生物検査に係る管理を行っている院内の専任の臨床検査技師は，「微生物検査にかかわる専任の臨床検査技師」に該当すると考えてよいか。
答 ① 届出時点で当該体制が整備されていれば届出可能。
② よい。
問8 感染対策向上加算の「注2」に規定する指導強化加算の施設基準において，「過去1年間に4回以上，感染対策向上加算2，感染対策向上加算3又は外来感染対策向上加算に係る届出を行った保険医療機関に赴き院内感染対策に関する助言を行っている」とされているが，
① 「院内感染対策に関する助言」について，抗菌薬の適正使用に関する助言を行った場合も当該要件を満たすものとしてよいか。
② 複数の保険医療機関と連携している場合，1施設につき1年間に4回以上助言を行う必要があるか。
答 ① よい。
② 複数の保険医療機関と連携している場合には，複数の保険医療機関に対して助言を行った数の合計が過去1年間に4回以上であれば当該要件を満たすこととして差し支えない。 (令4.3.31)
問9 感染対策向上加算1の施設基準において，「抗菌薬適正使用支援チームを組織し，抗菌薬の適正使用の支援に係る業務を行う」とされているが，抗菌薬適正使用支援チームの構成員は，感染制御チームの構成員と兼任可能か。
答 可能。ただし，専従である者については，抗菌薬適正使用支援チームの業務及び感染制御チームの業務（第1章第2部入院料等の通則第7号に規定する院内感染防止対策に係る業務を含む）のみ実施可能である。 (令4.4.11)
問10 感染対策向上加算1の施設基準において，感染制御チームにより，保健所及び地域の医師会と連携し，感染対策

向上加算2又は3に係る届出医療機関と合同で，少なくとも年4回程度，定期的に院内感染対策に関するカンファレンスを行うこととされているが，当該カンファレンスには，感染制御チームの構成員全員が参加する必要があるか。

また，感染対策向上加算2及び3の施設基準において，感染制御チームは，少なくとも年4回程度，感染対策向上加算1に係る届出を行った保険医療機関が定期的に主催する院内感染対策に関するカンファレンスに参加していることとされているが，当該カンファレンスには，感染制御チームの構成員全員が参加する必要があるか。

答　原則として，感染制御チームを構成する各職種（例えば，感染対策向上加算1については，医師，看護師，薬剤師，臨床検査技師）について，少なくともそれぞれ1名ずつ参加する。　　　　　　　　　　　　　（令4.6.29）

問11　感染対策向上加算1の施設基準における「抗菌薬の適正な使用を目的とした院内研修」とは，誰を対象として行うのか。

答　医師，看護師，薬剤師，臨床検査技師など，抗菌薬使用に関する業務に従事する職員を対象とする。　　　（令4.6.1）

問12　感染対策向上加算1の施設基準において，「保健所及び地域の医師会と連携し，感染対策向上加算2又は3に係る届出を行った保険医療機関と合同で，少なくとも年4回程度」カンファレンスを行うこととされているが，
① 保健所及び地域の医師会のいずれか又は両方が参加していない場合であっても，当該カンファレンスに該当するか。
② 保健所や地域の医師会が主催するカンファレンスに参加することをもって，当該要件を満たすものとすることは可能か。

答　① 該当しない。ただし，やむを得ない理由により参加できなかった場合であって，参加に代えて，後日書面等によりカンファレンスの内容を共有している場合は，該当する。
② 不可。感染対策向上加算1の届出を行った保険医療機関が開催する場合にのみ当該要件に該当するものである。
なお，当該カンファレンスについて，感染対策向上加算1の届出を行った保険医療機関が，保健所や地域の医師会と共催した場合は可能。

問13　感染対策向上加算1の施設基準における，「保健所及び地域の医師会と連携し，感染対策向上加算2又は3に係る届出を行った保険医療機関と合同で，少なくとも年4回程度，定期的に院内感染対策に関するカンファレンス」について，具体的にどのような内容であればよいか。

答　カンファレンスの内容については，参加する保健所，地域の医師会，感染対策向上加算2又は3に係る届出を行った保険医療機関との協議により決定して差し支えない。
なお，例えば，令和4年度地域保健総合推進事業「院内感染対策ネットワークと保健所の連携推進事業」による「院内感染対策等における病院と保健所の連携事例集について―中間報告―」（令和4年6月）事例2において，以下の項目が掲げられていることを参照されたい。
・参加医療機関の感染対策にかかる情報共有
・参加医療機関が感染対策で困っていることや工夫していることを発表し，意見交換しながら改善策について検討
・参加医療機関の相互ラウンドを行い，感染対策の共有や改善について検討

問14　感染対策向上加算1の施設基準において，「感染対策向上加算2，感染対策向上加算3又は外来感染対策向上加算に係る届出を行った他の保険医療機関に対し，必要時に院内感染対策に関する助言を行う体制を有すること」とされているが，具体的にどのような体制であればよいのか。

答　感染対策向上加算2，感染対策向上加算3又は外来感染対策向上加算に係る届出を行った他の保険医療機関から院内感染対策に関する助言を求められた場合に助言を行うことができるよう，連絡先の共有等を行う。
なお，助言内容については，例えば，令和4年度地域保健総合推進事業「院内感染対策ネットワークと保健所の連携推進事業」による「院内感染対策等における病院と保健所の連携事例集について―中間報告―」（令和4年6月）事例2・4・5に掲げられる以下の項目等を参照されたい。
・多剤耐性菌が発生した医療機関に対し，ラウンドや指導を実施
・新型コロナウイルス感染症のクラスターが発生しやすいと考えられる医療機関等への事前の臨地指導
・新型コロナウイルス感染症のクラスターが発生した医療機関に対し，感染拡大防止に関する専門的な臨地指導，助言等を実施
・薬剤耐性菌対策に関する臨地指導，院内研修会開催
　　　　　　　　　　　　　　　　　　　　　（令4.7.26）

問15　感染対策向上加算2の施設基準において求める薬剤師及び臨床検査技師の「適切な研修」並びに感染対策向上加算3の施設基準において求める医師及び看護師の「適切な研修」については，「疑義解釈資料（その1）」（令和4年3月31日事務連絡）別添1の問23において「現時点では，厚生労働省の院内感染対策講習会③（受講証書が交付されるものに限る）が該当する」とされたが，令和4年度以降に実施される厚生労働省の院内感染対策講習会②（受講証書が交付されるものに限る）は該当するか。

答　該当する。なお，令和4年度以降の院内感染対策講習会①，③及び④は該当しない。　　　　　　　（令4.8.24）

問16　感染対策向上加算1の届出医療機関が，保健所及び地域の医師会と連携し，感染対策向上加算2又は3の届出医療機関と合同で行う院内感染対策に関するカンファレンスについて，地域に感染対策向上加算1の届出医療機関が複数ある場合，当該カンファレンスを合同で主催可能か。

答　可能。ただし，当該複数の感染対策向上加算1の届出医療機関は，有事の際の対応を想定した地域連携に係る体制について，あらかじめ協議し，連携している必要がある。
　　　　　　　　　　　　　　　　　　　　　（令4.11.16）

（編注）関連する事務連絡を「外来感染対策向上加算の施設基準」の項（p.1071），「サーベイランス強化加算に関する施設基準」の項（p.1074）に掲載。

29の3　患者サポート体制充実加算の施設基準

(1)　患者相談窓口を設置し，患者に対する支援の充実につき必要な体制が整備されていること。
(2)　当該窓口に，専任の看護師，社会福祉士等が配置されていること。

→　患者サポート体制充実加算に関する施設基準
(1) 当該保険医療機関内に患者又はその家族（以下「患者等」という）からの疾病に関する医学的な質問並びに生活上及び入院上の不安等，様々な相談に対応する窓口を設置している。
(2) (1)における当該窓口は専任の医師，看護師，薬剤師，社会福祉士又はその他医療有資格者等が当該保険医療機関の標榜時間内において常時1名以上配置されており，患者等からの相談に対して相談内容に応じた適切な職種が対応できる体制をとっている必要がある。なお，当該窓口はA 234医療安全対策加算に規定する窓口と兼用であって差し支えない。
(3) (1)における相談窓口に配置されている職員は医療関係団体等が実施する医療対話推進者の養成を目的とした研修を修了していることが望ましい。
(4) 当該保険医療機関内に患者等に対する支援体制が整備されている。なお，患者等に対する支援体制とは以下のことをいう。
　ア　患者支援体制確保のため，(1)における相談窓口と各部門とが十分に連携している。
　イ　各部門において，患者支援体制に係る担当者を配置している。
　ウ　患者支援に係る取組の評価等を行うカンファレンスが週1回程度開催されており，必要に応じて各部門の患者支援体制に係る担当者等が参加している。

エ 各部門において，患者等から相談を受けた場合の対応体制及び報告体制をマニュアルとして整備し，職員に遵守させている。
オ (1)における相談窓口及び各部門で対応した患者等の相談件数及び相談内容，相談後の取扱い，その他の患者支援に関する実績を記録している。また，A234医療安全対策加算を算定している場合は，医療安全管理対策委員会と十分に連携し，その状況を記録している。
カ 定期的に患者支援体制に関する取組みの見直しを行っている。
(5) 当該保険医療機関内の見やすい場所に，(1)における相談窓口が設置されていること及び患者等に対する支援のため実施している取組を掲示している。また，当該保険医療機関の入院患者について，入院時に文書等を用いて(1)における相談窓口について説明を行っている。
(6) 公益財団法人日本医療機能評価機構等，第三者の評価を受けていることが望ましい。

【届出に関する事項】 患者サポート体制充実加算の施設基準に係る届出は，別添7（→Web版）の様式36を用いる。

事務連絡 患者サポート体制充実加算

問1 患者サポート体制充実加算の施設基準にある専任の「医師，看護師，薬剤師，社会福祉士又はその他の医療有資格者等」について，どのような職種が対象となるのか。
答 患者等からの疾病に関する医学的な質問並びに生活上及び入院上の不安等に関する相談について，適切に対応できる職種が対象となる。
問2 「患者等からの相談に対して相談内容に応じた適切な職種が対応できる体制」について，どのような体制が必要か。
答 専任の医師，看護師，薬剤師，社会福祉士又その他医療有資格者等が，窓口に常時配置されており，必要に応じて専任の医療有資格者等が患者等からの相談に対応できる体制が必要である。
問3 患者サポート体制充実加算において，窓口の対応に医療有資格者等とあるが，等にはどのようなものが含まれるか。
答 平成24年3月31日まで，医療機関において患者等からの疾病に関する医学的な質問並びに生活上及び入院上の不安等に関する相談について対応してきた者であり，その場合医療有資格者でなくてもかまわない。
問4 平成24年3月31日まで医療機関において患者等からの疾病に関する医学的な質問並びに生活上および入院上の不安等に関する相談について対応してきた医療有資格者以外の者とはどのような者か。
答 ・患者サポートに関する業務を1年以上経験
・患者の相談を受けた件数が20件以上
・患者サポートに関する院内外での活動（研修会への参加や研修会での講師の経験など）
のすべての経験のある者である。今後，他の関係団体等が患者サポートに関する研修を実施するまでの当面の間，当該要件を満たすことを必要とする。
問5 施設基準における専任職員は非常勤職員でも可能か。
答 雇用形態を問わないが，指揮命令権が当該保険医療機関にない請負方式などは不可である。なお，専任の担当者は医療機関の標榜時間中は窓口に常時1名以上配置されていなければならない。
問6 施設基準にある窓口担当者はA234医療安全対策加算における医療安全管理者と兼務でもよいのか。
答 医療安全対策加算2の専任の医療安全管理者は，医療安全に係る業務を行っている時間以外は，患者サポート体制充実加算の窓口担当者と兼務しても差し支えない。なお，当該窓口担当者が医療安全に係る業務を行っている間は，別の担当者を窓口に配置する必要がある。 (平24.4.20)
問7 施設基準にある窓口担当者は，がん診療連携拠点病院の相談支援センターに配置される専任の担当者と兼務でもよいのか。また，がん診療連携拠点病院の相談支援センターと患者サポート体制充実加算における相談窓口を同一場所に設置してもよいのか。
答 がん診療連携拠点病院の相談支援センターにおける「国立がん研究センターによる研修を修了した専任の相談支援に携わる者」は，相談支援センターに係る業務を行っている時間以外は，患者サポート体制充実加算の窓口担当者と兼務しても差し支えない。なお，当該窓口担当者が相談支援センターに係る業務を行っている間は，別の担当者を窓口に配置する必要がある。
また，患者サポート体制充実加算に係る業務と，相談支援センターの業務である次のアからクまでを共に行う場合に限り，「がん診療連携拠点病院の相談支援センター」と「患者サポート体制充実加算に係る相談窓口」を同一場所に設置しても差し支えない。
ア がんの病態，標準的治療法等がん診療及びがんの予防・早期発見等に関する一般的な情報の提供
イ 診療機能，入院・外来の待ち時間及び医療従事者の専門とする分野・経歴など，地域の医療機関及び医療従事者に関する情報の収集，提供
ウ セカンドオピニオンの提示が可能な医師の紹介
エ がん患者の療養上の相談
オ 地域の医療機関及び医療従事者等におけるがん医療の連携協力体制の事例に関する情報の収集，提供
カ アスベストによる肺がん及び中皮腫に関する医療相談
キ HTLV-1関連疾患であるATLに関する医療相談
ク その他相談支援に関すること (平24.8.9)
問8 患者サポート体制充実加算に関して，「医療関係団体等が実施する医療対話仲介者の養成を目的とした研修」及び平成24年4月20日付事務連絡（前出「問4」）における医療有資格者以外の者に必要な研修については，どのようなものが該当するのか。
答 平成25年4月以降は，以下の要件を満たすものをいう。
ア 医療対話推進者の業務指針及び養成のための研修プログラム作成指針（平成25年医政総発0110第2号）の内容を満たす
イ 研修期間は通算して20時間以上又は3日程度のもの
また，当該加算の届出を行う時点で，1年以上の医療機関の勤務経験があり，勤務する医療機関において，各診療部門の現場を見学し，診療状況等についてスタッフと情報の共有を行っていること。なお，医療有資格者については，従前どおり，当該研修を修了していることが望ましい。
問9 患者サポート体制充実加算において，どのような医療関係団体等が実施した研修を修了した場合，所定の研修を満たしているのか。
答 公益財団法人日本医療機能評価機構等が主催するものである。それ以外の関係団体が研修を実施する場合については，研修の内容を満たしているかどうか個別に厚生労働省まで問い合わせ願いたい。 (平25.3.21，一部改正)
問10 患者サポート体制充実加算の施設基準には，
・当該保険医療機関内に患者等からの疾病に関する医学的な質問並びに生活上及び入院上の不安等，様々な相談に対応する窓口を設置していること。
・当該窓口は専任の医師，看護師，薬剤師，社会福祉士又はその他医療有資格者等が当該保険医療機関の標榜時間内において常時1名以上配置されており，患者等からの相談に対して相談内容に応じた適切な職種が対応できる体制をとっている必要がある。
とあるが，相談窓口に医師や看護師等の専任の職員を配置せずに，単に事務員等が担当者へ取り次いでいる場合は，施設基準を満たすこととなるのか。
答 満たさない。 (平25.6.14)
問11 施設基準にある「専任の医師，看護師，薬剤師，社会福祉士又はその他の医療有資格者等」について，「疑義解釈資料（その2）」（前出「問4」）及び「疑義解釈資料（その12）」（前出「問8」）では，医療有資格者以外の者については，患者サポートに関する院内外での活動（研修会への参加や研修会での講師の経験など）等の経験及び所定の要件を満たす研修の修了を必要としているが，平成28年4月1日以降は，どのような取扱いになるのか。
答 平成28年4月1日以降であって，当該加算の届出を行う

場合であっても，従前の取扱いと同様，医療有資格者以外の者については，
- ・患者サポートに関する業務を1年以上経験
- ・患者の相談を受けた件数が20件以上
- ・患者サポートに関する院内外での活動（研修会への参加や研修会での講師の経験など）

のすべての経験のある者であるとともに，「疑義解釈資料の送付について（その12）」（前出「問8」）で示した要件を満たす研修を修了すること。

問12 医療有資格者以外の者については
- ・患者サポートに関する業務を1年以上経験
- ・患者の相談を受けた件数が20件以上
- ・患者サポートに関する院内外での活動（研修会への参加や研修会での講師の経験など）

の経験を必要としているが，現時点で職務にあたっている医療機関以外での経験であっても，所定の要件を満たす場合は届出可能か。

答 そのとおり。　　　　　　　　　　　　　　(平28.9.15)

29の4　重症患者初期支援充実加算の施設基準

(1) 患者サポート体制充実加算に係る届出を行っている保険医療機関であること。
(2) 特に重篤な患者及びその家族等に対する支援を行うにつき必要な体制が整備されていること。

→ **重症患者初期支援充実加算の施設基準**
(1) A234-3患者サポート体制充実加算に係る届出を行っている保険医療機関である。
(2) 当該保険医療機関内に，特に重篤な患者及びその家族等が治療方針及びその内容等を理解し，当該治療方針等に係る意向を表明するための支援を行う体制として，以下の体制が整備されている。
　ア　当該保険医療機関内に，当該患者及びその家族等が治療方針及びその内容等を理解し，当該治療方針等に係る意向を表明するための支援を行う専任の担当者（以下「入院時重症患者対応メディエーター」という）を配置している。なお，当該支援に当たっては，当該患者の診療を担う医師及び看護師等の他職種とともに支援を行う。
　イ　入院時重症患者対応メディエーターは，当該患者の治療に直接関わらない者であって，以下のいずれかに該当するものである。
　　(イ) 医師，看護師，薬剤師，社会福祉士，公認心理師又はその他医療有資格者
　　(ロ) (イ)以外の者であって，医療関係団体等が実施する特に重篤な患者及びその家族等に対する支援に係る研修を修了し，かつ，当該支援に係る経験を有する者
　ウ　当該患者及びその家族等に対する支援に係る取組の評価を行うカンファレンスが月1回程度開催されており，入院時重症患者対応メディエーター，集中治療部門の職員等に加え，必要に応じて当該患者の診療を担う医師，看護師等が参加している。なお，当該カンファレンスは，A234-3患者サポート体制充実加算におけるカンファレンスを活用することで差し支えない。
　エ　当該患者及びその家族等に対する支援に係る対応体制及び報告体制をマニュアルとして整備し，職員に遵守させている。なお，当該マニュアルは，A234-3患者サポート体制充実加算におけるマニュアルを活用することで差し支えない。
　オ　当該患者及びその家族等に対する支援の内容その他必要な実績を記録している。
　カ　定期的に当該患者及びその家族等に対する支援体制に関する取組の見直しを行っている。
【届出に関する事項】
　　重症患者初期支援充実加算の施設基準に係る届出は，**別添7**（→Web版）の**様式36の2**を用いる。

事務連絡　問1 A234-4重症患者初期支援充実加算の施設基準において，入院時重症患者対応メディエーターは，「以下の(イ)に掲げる者については，医療関係団体等が実施する特に重篤な患者及びその家族等に対する支援に係る研修を令和5年3月31日までに修了していることが望ましいこと」，「(イ)以外の者であって，医療関係団体等が実施する特に重篤な患者及びその家族等に対する支援に係る研修を修了し，かつ，当該支援に係る経験を有する者」であることとされているが，
① 「医療関係団体等が実施する特に重篤な患者及びその家族等に対する支援に係る研修」には，具体的にはどのようなものがあるか。
② 令和5年3月31日までに当該研修を修了できなかった場合，重症患者初期支援充実加算の施設基準の届出を取り下げる必要があるか。
③ 「当該支援に係る経験を有する」とは，具体的にはどのようなことを指すのか。

答 ① 現時点では，一般社団法人日本臨床救急医学会が実施する「入院時重症患者対応メディエーター講習会」が該当する。
② 直ちに届出を取り下げる必要はないが，可能な限り速やかに研修を修了する。
③ 集中治療領域における特に重篤な患者及びその家族等に対する支援について，3年以上の経験を有することを指す。

問2 A234-4重症患者初期支援充実加算について，当該加算を算定できる治療室を複数有している場合，全ての治療室にそれぞれ別の入院時重症患者対応メディエーターを配置する必要があるか。

答 当該保険医療機関内に入院時重症患者対応メディエーターが配置されていればよく，必ずしも全ての治療室にそれぞれ別の担当者が配置されている必要はない。　　(令4.3.31)

29の5　報告書管理体制加算の施設基準

(1) 放射線科又は病理診断科を標榜する保険医療機関であること。
(2) 医療安全対策加算1又は2に係る届出を行っている保険医療機関であること。
(3) 画像診断管理加算2，3若しくは4又は病理診断管理加算1若しくは2に係る届出を行っている保険医療機関であること。
(4) 医療安全対策に係る研修を受けた専任の臨床検査技師又は専任の診療放射線技師等が報告書確認管理者として配置されていること。
(5) 組織的な医療安全対策の実施状況の確認につき必要な体制が整備されていること。

→ **報告書管理体制加算に関する施設基準**
(1) 放射線科又は病理診断科を標榜する保険医療機関である。
(2) A234医療安全対策加算1又は2の施設基準に係る届出を行っている保険医療機関である。
(3) 第4部「通則5」に規定する画像診断管理加算2，3若しくは4又はN006病理診断管理加算1若しくは2の施設基準に係る届出を行っている保険医療機関である。
(4) 当該保険医療機関内に，医療安全対策に係る適切な研修を修了した専任の常勤臨床検査技師又は専任の常勤診療放射線技師その他の常勤医療有資格者を報告書確認管理者として配置している。なお，ここでいう適切な研修とは，第20医療安全対策加算の1の(1)のアをいう。
(5) 当該保険医療機関内に，以下の構成員からなる報告書確認対策チームが設置されている。
　ア　(4)の報告書確認管理者
　イ　専ら画像診断を行う医師もしくは専ら病理診断を行う医師
　ウ　医療安全管理部門の医師その他医療有資格者
(6) 報告書確認管理者が行う業務に関する事項

ア　報告書管理に係る企画立案を行う。
　　イ　報告書管理の体制確保のための各部門との調整を行う。
　　ウ　各部門における報告書管理の支援を実施し，その結果を記録している。
　　エ　報告書作成から概ね2週間後に，主治医等による当該報告書の確認状況について，確認を行うとともに，未確認となっている報告書を把握する。
　　オ　未確認となっている報告書のうち，医学的な対応が必要とされるものについて，その対応状況について，**診療録等**により確認する。医学的な対応が行われていない場合にあっては，主治医等に電話連絡等の方法により対応を促す。
(7)　報告書確認対策チームが行う業務に関する事項
　　ア　各部門における報告書管理の実施状況の評価を行い，実施状況及び評価結果を記録するとともに，報告書管理の実施状況の評価を踏まえ，報告書管理のための業務改善計画書を作成する。
　　イ　報告書管理を目的とした院内研修を，少なくとも年1回程度実施している。
　　ウ　医療安全管理対策委員会との連携状況，院内研修の実績を記録する。
　　エ　報告書管理の評価に係るカンファレンスが月1回程度開催されており，報告書確認対策チームの構成員及び必要に応じて患者の診療を担う医師，画像診断を担当する医師，病理診断を担当する医師，看護師等が参加している。なお，当該カンファレンスは，対面によらない方法で開催しても差し支えない。
(8)　医療事故が発生した際に適切に報告する体制を整備していることが望ましい。
【届出に関する事項】　報告書管理体制加算の施設基準に係る届出は，**別添7**（→Web版）の様式36の3を用いる。

事務連絡　問1　A234-5報告書管理体制加算の施設基準における「報告書管理の評価に係るカンファレンス」について，A234医療安全対策加算の施設基準におけるカンファレンスと兼ねることは可能か。
答　当該カンファレンスに，報告書確認対策チームの構成員及び必要に応じて患者の診療を担う医師，画像診断を担当する医師，病理診断を担当する医師，看護師等が参加している場合に限り可能。ただし，医療安全対策加算の施設基準におけるカンファレンスと兼ねた場合には，その旨を記録に残す。
問2　報告書管理体制加算の施設基準における「医療事故が発生した際に適切に報告する体制を整備」とは，具体的にはどのようなことを指すのか。
答　現時点では，公益財団法人日本医療機能評価機構の医療事故情報収集等事業に参加していることを指す。　　(令4.3.31)
問3　報告書管理体制加算の施設基準における「報告書管理を目的とした院内研修」とは，誰を対象として行うのか。
答　報告書確認対策チームの構成員のほか，患者を診療する医師，画像診断部門，病理診断部門又は医療安全管理部門の職員など，報告書管理に関する業務に従事する職員を対象とする。　　(令4.6.7)

30　褥瘡ハイリスク患者ケア加算の施設基準等

(1)　**褥瘡ハイリスク患者ケア加算の施設基準**
　　イ　褥瘡ケアに係る専門の研修を受けた専従の看護師等が褥瘡管理者として配置されていること。
　　ロ　褥瘡管理者が，褥瘡対策チームと連携して，あらかじめ定められた方法に基づき，個別の患者ごとに褥瘡リスクアセスメントを行っていること。
　　ハ　褥瘡リスクアセスメントの結果を踏まえ，特に重点的な褥瘡ケアが必要と認められる患者について，主治医その他の医療従事者が共同して褥瘡の発生予防等に関する計画を個別に作成し，当該計画に基づく重点的な褥瘡ケアを継続して実施していること。
　　ニ　褥瘡の早期発見及び重症化予防のための総合的な褥瘡管理対策を行うにふさわしい体制が整備されていること。
(2)　**褥瘡ハイリスク患者ケア加算の注2に規定する厚生労働大臣が定める地域**
　　別表第6の2（p.1309）に掲げる地域
(3)　**褥瘡ハイリスク患者ケア加算の注2に規定する施設基準**
　　イ　一般病棟入院基本料（急性期一般入院料1を除く）を算定する病棟（特定機能病院及び許可病床数が400床以上の病院の病棟並びに診療報酬の算定方法第1号ただし書に規定する別に厚生労働大臣が指定する病院の病棟を除く）であること。
　　ロ　褥瘡ケアを行うにつき必要な体制が整備されていること。
　　ハ　褥瘡の早期発見及び重症化予防のための総合的な褥瘡管理対策を行うにふさわしい体制が整備されていること。

→1　**褥瘡ハイリスク患者ケア加算に関する施設基準**
(1)　当該保険医療機関内に，褥瘡ハイリスク患者のケアに従事した経験を5年以上有する看護師等であって，褥瘡等の創傷ケアに係る適切な研修を修了した者を褥瘡管理者として専従で配置している。なお，ここでいう褥瘡等の創傷ケアに係る適切な研修とは，次の内容を含むものをいう。
　　ア　国又は医療関係団体等が主催する研修であって，褥瘡管理者として業務を実施する上で必要な褥瘡等の創傷ケアの知識・技術が習得できる600時間以上の研修（修了証の交付があるもの）又は保健師助産師看護師法第37条の2第2項第5号に規定する指定研修機関において行われる褥瘡等の創傷ケアに係る研修である。
　　イ　講義及び演習等により，褥瘡予防管理のためのリスクアセスメント並びにケアに関する知識・技術の習得，コンサルテーション方法，質保証の方法等を具体例に基づいて実施する研修
　　「注2」に規定する点数を算定する場合は，褥瘡ハイリスク患者のケアに従事した経験を5年以上有する看護師等であって，褥瘡等の創傷ケアに係る適切な研修（ア及びイによるもの）を修了した者を褥瘡管理者として配置している。
(2)　褥瘡管理者は，その特性に鑑みて，褥瘡ハイリスク患者ケア加算を算定すべき患者の管理等に影響のない範囲において，オストミー・失禁のケアを行う場合<u>及び介護保険施設等又は指定障害者支援施設等からの求めに応じ，当該介護保険施設等又は指定障害者支援施設等において褥瘡管理の専門性に基づく助言を行う場合には，専従の褥瘡管理者とみなすことができる。ただし，介護保険施設等又は指定障害者支援施設等に赴いて行う助言に携わる時間は，原則として月10時間以下である。</u>
(3)　⑲別添6の別紙16（p.1199）の褥瘡リスクアセスメント票・褥瘡予防治療計画書を作成し，それに基づく重点的な褥瘡ケアの実施状況及び評価結果を記録している。
(4)　褥瘡対策チームとの連携状況，院内研修の実績，褥瘡リスクアセスメント実施件数，褥瘡ハイリスク患者特定数，褥瘡予防治療計画件数及び褥瘡ハイリスク患者ケア実施件数を記録している。
(5)　褥瘡対策に係るカンファレンスが週1回程度開催されており，褥瘡対策チームの構成員及び必要に応じて，当該患者の診療を担う医師，看護師等が参加している。
(6)　総合的な褥瘡管理対策に係る体制確保のための職員研修を計画的に実施している。
(7)　重点的な褥瘡ケアが必要な入院患者（褥瘡の予防・管理が難しい患者又は褥瘡に関する危険因子のある患者及び既に褥瘡を有する入院患者をいい，褥瘡リスクアセスメント票を用いて判定する）に対して，適切な褥瘡発生予防・治

⑲ 別添6－別紙16

褥瘡リスクアセスメント票・褥瘡予防治療計画書

氏　名：	様	病棟	評価日　　年　　月　　日
生年月日：	（　　歳）	性別　男・女	評価者名
診断名：	褥瘡の有無（現在）　有・無		褥瘡の有無（過去）　有・無

褥瘡ハイリスク項目〔該当すべてに○〕
　ベッド上安静，ショック状態，重度の末梢循環不全，麻薬等の鎮痛・鎮静剤の持続的な使用が必要，6時間以上の手術（全身麻酔下，特殊体位），強度の下痢の持続，極度な皮膚の脆弱（低出生体重児，GVHD，黄疸等），医療関連機器の長期かつ持続的な使用（医療用弾性ストッキング，シーネ等），褥瘡の多発と再発

その他の危険因子〔該当すべてに○〕
　床上で自立体位変換ができない，いす上で座位姿勢が保持できない，病的骨突出，関節拘縮，栄養状態低下，皮膚の湿潤（多汗，尿失禁，便失禁），浮腫（局所以外の部位）

褥瘡の発生が予測される部位及び褥瘡の発生部位
　正面　　左側面　　右側面　　背面

リスクアセスメント結果

重点的な褥瘡ケアの必要性　　　　要・不要

褥瘡管理者名

褥瘡予防治療計画　〔褥瘡ハイリスク患者ケアの開始年月日　　年　　月　　日〕

褥瘡ケア結果の評価　〔褥瘡ハイリスク患者ケアの終了年月日　　年　　月　　日〕

療のための予防治療計画の作成，継続的な褥瘡ケアの実施及び評価，褥瘡等の早期発見及び重症化防止のための総合的な褥瘡管理対策を行うにふさわしい体制が整備されている。

(8) 毎年8月において，褥瘡患者数等について，別添7（→Web版）の様式37の2により届け出る。

2　褥瘡管理者の行う業務に関する事項

(1) 褥瘡管理者は，院内の褥瘡対策チームと連携して，所定の方法により褥瘡リスクアセスメントを行う。

(2) (1)の結果，特に重点的な褥瘡ケアが必要と認められる患者について，当該患者の診療を担う医師，看護師，その他必要に応じて関係職種が共同して褥瘡の発生予防等に関する予防治療計画を個別に立案する。

(3) 当該計画に基づく重点的な褥瘡ケアを継続して実施し，その評価を行う。

(4) (1)から(3)までの他，院内の褥瘡対策チーム及び当該患者の診療を担う医師と連携して，院内の褥瘡発生状況の把握・報告を含む総合的な褥瘡管理対策を行う。

【届出に関する事項】　褥瘡ハイリスク患者ケア加算の施設基準に係る届出は，別添7（→Web版）の様式37を用いる。なお，当該加算の届出については実績を要しない。

事務連絡　問　A236褥瘡ハイリスク患者ケア加算の施設基準において求める看護師の「褥瘡等の創傷ケアに係る適切な研修」には，具体的にはどのようなものがあるか。

答　現時点では，以下の研修が該当する。
① 日本看護協会の認定看護師教育課程「皮膚・排泄ケア」
② 特定行為に係る看護師の研修制度により厚生労働大臣が指定する指定研修機関において行われる「創傷管理関連」の区分の研修
（令4.3.31）

31　ハイリスク妊娠管理加算の施設基準等

(1) ハイリスク妊娠管理加算の施設基準
　イ　産婦人科又は産科を標榜する保険医療機関であること。
　ロ　当該保険医療機関内に専ら産婦人科又は産科に従事する医師が1名以上配置されていること。
　ハ　公益財団法人日本医療機能評価機構が定める産科医療補償制度標準補償約款と同一の産科医療補償約款に基づく補償を実施していること。

(2) ハイリスク妊娠管理加算の対象患者
　妊婦であって，別表第6の3（p.1310）に掲げるもの

→ ハイリスク妊娠管理加算に関する施設基準
(1) 産婦人科又は産科を標榜する保険医療機関である。
(2) 当該保険医療機関内に，専ら産婦人科又は産科に従事する医師が，1名以上配置されている。
(3) 緊急の分娩に対応できる十分な体制及び設備を有している。
(4) 公益財団法人日本医療機能評価機構が定める産科医療補償制度標準補償約款と同一の産科医療補償約款に基づく補償を実施している。

【届出に関する事項】　ハイリスク妊娠管理加算の施設基準に係る届出は，別添7（→Web版）の様式38を用いる。

32　ハイリスク分娩等管理加算の施設基準等

(1) ハイリスク分娩管理加算の施設基準
　イ　当該保険医療機関内に専ら産婦人科又は産科に従事する常勤医師が3名以上配置されていること。
　ロ　当該保険医療機関内に常勤の助産師が3名以上配置されていること。
　ハ　1年間の分娩実施件数が120件以上であり，かつ，その実施件数等を当該保険医療機関の見やすい場所に掲示していること。
　ニ　ハの掲示事項について，原則として，ウェブサ

イトに掲載していること。
　　ホ　公益財団法人日本医療機能評価機構が定める産科医療補償制度標準補償約款と同一の産科医療補償約款に基づく補償を実施していること。
　(2)　**地域連携分娩管理加算の施設基準**
　　イ　(1)を満たすものであること。
　　ロ　周産期医療に関する専門の保険医療機関との連携により，分娩管理を行うにつき十分な体制が整備されていること。
　(3)　**ハイリスク分娩管理加算及び地域連携分娩管理加算の対象患者**
　　妊産婦であって，別表第7（p.1310）に掲げるもの

→ 1　ハイリスク分娩管理加算に関する施設基準
(1)　当該保険医療機関内に，専ら産婦人科又は産科に従事する常勤の医師が，3名以上配置されている。なお，週3日以上常態として勤務しており，かつ，所定労働時間が週22時間以上の勤務を行っている専ら産婦人科又は産科に従事する非常勤医師を2名以上組み合わせることにより，当該常勤の医師の勤務時間帯と同じ時間帯にこれらの非常勤医師が配置されている場合には，当該医師の実労働時間を常勤換算し常勤医師数に算入することができる。ただし，常勤換算し常勤医師数に算入することができるのは，常勤の医師のうち2名までに限る。
(2)　当該保険医療機関内に，常勤の助産師が3名以上配置されている。
(3)　1年間の分娩件数が120件以上であり，かつ，その実施件数，配置医師数及び配置助産師数を当該保険医療機関の見やすい場所に掲示している。
(4)　公益財団法人日本医療機能評価機構が定める産科医療補償制度標準補償約款と同一の産科医療補償約款に基づく補償を実施している。

2　地域連携分娩管理加算に関する施設基準
(1)　1の(1)及び(4)を満たしている。
(2)　当該保険医療機関内に，常勤の助産師が3名以上配置されている。なお，そのうち1名以上が，助産に関する専門の知識や技術を有することについて医療関係団体等から認証された助産師である。
(3)　1年間の分娩件数が120件以上であり，かつ，その実施件数，配置医師数，配置助産師数及び連携している保険医療機関を当該保険医療機関の見やすい場所に掲示している。
(4)　当該患者の急変時には，総合周産期母子医療センター等へ迅速に搬送が行えるよう，連携をとっている。
【届出に関する事項】　ハイリスク分娩等管理加算の施設基準に係る届出は，別添7（→Web版）の様式38を用いる。

事務連絡　問　A237の「2」地域連携分娩管理加算の施設基準における「助産に関する専門の知識や技術を有することについて医療関係団体等から認証された助産師」とは，具体的には何を指すのか。
答　現時点では，一般財団法人日本助産評価機構の認証を受けた「アドバンス助産師」を指す。
（令4.3.31）

33から33の5まで　削除

33の6　精神科救急搬送患者地域連携紹介加算の施設基準

(1)　救急患者の転院体制について，精神科救急搬送患者地域連携受入加算に係る届出を行っている保険医療機関との間であらかじめ協議を行っていること。
(2)　精神科救急搬送患者地域連携受入加算に係る届出を行っていない保険医療機関であること。

→　精神科救急搬送患者地域連携紹介加算に関する施設基準
(1)　精神科救急搬送患者地域連携紹介加算を算定する紹介元の保険医療機関と精神科救急搬送患者地域連携受入加算を算定する受入先の保険医療機関とが，精神科救急患者の転院体制についてあらかじめ協議を行って連携している。
(2)　A311精神科救急急性期医療入院料，A311-2精神科急性期治療病棟入院料又はA311-3精神科救急・合併症入院料に係る届出を行っている保険医療機関である。
(3)　精神科救急搬送患者地域連携受入加算の届出を行っていない保険医療機関である。
【届出に関する事項】　精神科救急搬送患者地域連携紹介加算の施設基準に係る届出は，別添7（→Web版）の様式39の3を用いる。

33の7　精神科救急搬送患者地域連携受入加算の施設基準

(1)　救急患者の転院体制について，精神科救急搬送患者地域連携紹介加算に係る届出を行っている保険医療機関との間であらかじめ協議を行っていること。
(2)　精神科救急搬送患者地域連携紹介加算に係る届出を行っていない保険医療機関であること。

→　精神科救急搬送患者地域連携受入加算に関する施設基準
(1)　精神科救急搬送患者地域連携紹介加算を算定する紹介元の保険医療機関と精神科救急搬送患者地域連携受入加算を算定する受入先の保険医療機関とが，精神科救急患者の転院体制についてあらかじめ協議を行って連携している。
(2)　A103精神病棟入院基本料，A311-4児童・思春期精神科入院医療管理料，A312精神療養病棟入院料，A314認知症治療病棟入院料又はA315精神科地域包括ケア病棟入院料に係る届出を行っている保険医療機関である。
(3)　精神科救急搬送患者地域連携紹介加算の届出を行っていない保険医療機関である。
【届出に関する事項】　精神科救急搬送患者地域連携受入加算の施設基準に係る届出は，別添7（→Web版）の様式39の3を用いる。

34及び35　削除

35の2　呼吸ケアチーム加算の施設基準等

(1)　**呼吸ケアチーム加算の施設基準**
　　イ　人工呼吸器の離脱のために必要な診療を行うにつき十分な体制が整備されていること。
　　ロ　当該加算の対象患者について呼吸ケアチームによる診療計画書を作成していること。
(2)　**呼吸ケアチーム加算の対象患者**
　　次のいずれにも該当する患者であること。
　　イ　48時間以上継続して人工呼吸器を装着している患者であること。
　　ロ　次のいずれかに該当する患者であること。
　　　①　人工呼吸器を装着している状態で当該加算を算定できる病棟に入院（転棟及び転床を含む）した患者であって，当該病棟に入院した日から起算して1月以内のもの
　　　②　当該加算を算定できる病棟に入院した後に人工呼吸器を装着した患者であって，装着した日から起算して1月以内のもの

→　呼吸ケアチーム加算の施設基準
(1)　当該保険医療機関内に，以下の4名から構成される人工呼吸器離脱のための呼吸ケアに係るチーム（以下「呼吸ケアチーム」という）が設置されている。
　　ア　人工呼吸器管理等について十分な経験のある専任の医

師
　イ　人工呼吸器管理や呼吸ケアの経験を有する専任の看護師
　ウ　人工呼吸器等の保守点検の経験を3年以上有する専任の臨床工学技士
　エ　呼吸器リハビリテーション等の経験を5年以上有する専任の理学療法士
(2)　(1)のイに掲げる看護師は，5年以上呼吸ケアを必要とする患者の看護に従事し，呼吸ケアに係る適切な研修を修了した者である。なお，ここでいう研修とは，次の事項に該当する研修のことをいう。
　ア　国又は医療関係団体等が主催する研修（600時間以上の研修期間で，修了証が交付されるもの）又は保健師助産師看護師法第37条の2第2項第5号に規定する指定研修機関において行われる研修である。
　イ　呼吸ケアに必要な専門的な知識・技術を有する看護師の養成を目的とした研修である。
　ウ　講義及び演習は，次の内容を含む。
　　(イ)　呼吸ケアに必要な看護理論及び医療制度等の概要
　　(ロ)　呼吸機能障害の病態生理及びその治療
　　(ハ)　呼吸ケアに関するアセスメント（呼吸機能，循環機能，脳・神経機能，栄養・代謝機能，免疫機能，感覚・運動機能，痛み，検査等）
　　(ニ)　患者及び家族の心理・社会的アセスメントとケア
　　(ホ)　呼吸ケアに関する看護技術（気道管理，酸素療法，人工呼吸管理，呼吸リハビリテーション等）
　　(ヘ)　安全管理（医療機器の知識と安全対策，感染防止と対策等）
　　(ト)　呼吸ケアのための組織的取組とチームアプローチ
　　(チ)　呼吸ケアにおけるリーダーシップとストレスマネジメント
　　(リ)　コンサルテーション方法
　エ　実習により，事例に基づくアセスメントと呼吸機能障害を有する患者への看護実践
(3)　当該患者の状態に応じて，歯科医師又は歯科衛生士が呼吸ケアチームに参加することが望ましい。
(4)　呼吸ケアチームによる診療計画書には，人工呼吸器装着患者の安全管理，合併症予防，人工呼吸器離脱計画，呼吸器リハビリテーション等の内容を含んでいる。
(5)　呼吸ケアチームは当該診療を行った患者数や診療の回数，当該患者のうち人工呼吸器離脱に至った患者数，患者の1人当たりの平均人工呼吸器装着日数等について記録している。

【届出に関する事項】　呼吸ケアチーム加算の施設基準に係る届出は，別添7（→Web版）の様式40の2を用いる。

　事務連絡　問　A242呼吸ケアチーム加算の施設基準において求める看護師の「呼吸ケアに係る適切な研修」には，具体的にはどのようなものがあるか。
答　現時点では，以下の研修が該当する。
　①　日本看護協会の認定看護師教育課程「クリティカルケア※」，「新生児集中ケア」，「小児プライマリケア※」又は「呼吸器疾患看護※」
　②　日本看護協会が認定している看護系大学院の「急性・重症患者看護」の専門看護師教育課程
　③　特定行為に係る看護師の研修制度により厚生労働大臣が指定する指定研修機関において行われる研修（以下の2区分の研修を全て修了した場合に限る）
　　・呼吸器（気道確保に係るもの）関連
　　・呼吸器（人工呼吸療法に係るもの）関連
　※　平成30年度の認定看護師制度改正前の教育内容による研修を含む。
(令4.3.31)

35の2の2　術後疼痛管理チーム加算の施設基準

(1)　麻酔科を標榜する保険医療機関であること。
(2)　手術後の患者の疼痛管理を行うにつき十分な体制が整備されていること。

→　術後疼痛管理チーム加算に関する施設基準
(1)　当該保険医療機関内に，以下の3名以上から構成される術後疼痛管理のための術後疼痛管理に係るチーム（以下「術後疼痛管理チーム」という）が設置されている。
　ア　麻酔に従事する常勤の医師（以下「麻酔科医」という）
　イ　術後疼痛管理に係る所定の研修を修了した専任の看護師
　ウ　術後疼痛管理に係る所定の研修を修了した専任の薬剤師
　なお，アからウまでのほか，術後疼痛管理に係る所定の研修を修了した臨床工学技士が配置されていることが望ましい。
(2)　(1)のイの専任の看護師は，年間200症例以上の麻酔管理を行っている保険医療機関において，手術室又は周術期管理センター等の勤務経験を2年以上有するものである。
(3)　(1)のウの専任の薬剤師は，薬剤師としての勤務経験を5年以上有し，かつ，うち2年以上が周術期関連の勤務経験を有しているものである。
(4)　(1)に掲げる臨床工学技士は，手術室，周術期管理センター又は集中治療部門の勤務経験を3年以上有しているものである。
(5)　(1)に掲げる術後疼痛管理に係る所定の研修とは，次の事項に該当する研修である。
　ア　医療関係団体等が主催する26時間以上の研修であって，当該団体より修了証が交付される研修である。
　イ　術後疼痛管理のための専門的な知識・技術を有する看護師，薬剤師及び臨床工学技士等の養成を目的とした研修である。なお，当該研修には，次の内容を含むものである。
　　(イ)　術後疼痛に関係する解剖，生理，薬理学
　　(ロ)　術後疼痛発症例の抽出・早期対応
　　(ハ)　術後疼痛に対する鎮痛薬の種類と説明・指導
　　(ニ)　硬膜外鎮痛法，末梢神経ブロックのプランニングとモニタリング
　　(ホ)　患者自己調節式鎮痛法のプランニングとモニタリング
　　(ヘ)　術後鎮痛で問題となる術前合併症・リスクの抽出
　　(ト)　術後鎮痛法に伴う合併症の予防・発症時の対応
　　(チ)　在宅術後疼痛・院外施設での術後疼痛管理法の指導
　　(リ)　手術別各論
(6)　当該保険医療機関において，術後疼痛管理チームが組織上明確に位置づけられている。
(7)　算定対象となる病棟の見やすい場所に術後疼痛管理チームによる診療が行われている旨の掲示をするなど，患者に対して必要な情報提供がなされている。

【届出に関する事項】　術後疼痛管理チーム加算の施設基準に係る届出は，別添7（→Web版）の様式40の2の2を用いる。

　事務連絡　問1　A242-2術後疼痛管理チーム加算の施設基準において求める看護師の「術後疼痛管理に係る所定の研修」には，具体的にはどのようなものがあるか。
答　現時点では，以下の研修が該当する。
　①　日本看護協会の認定看護師教育課程「手術看護」
　②　特定行為に係る看護師の研修制度により厚生労働大臣が指定する指定研修機関において行われる「術後疼痛管理関連」の区分の研修
　③　特定行為に係る看護師の研修制度により厚生労働大臣が指定する指定研修機関において行われる以下のいずれかの領域別パッケージ研修
　　・外科術後病棟管理領域
　　・術中麻酔管理領域
　　・外科系基本領域
　④　日本麻酔科学会「術後疼痛管理研修」
　　④については，令和4年3月31日までに，日本麻酔科学会が定める従前のカリキュラムで研修を修了し，修了証等が発行されている者は，次期更新までは術後疼痛管理に係

る所定の研修を修了した者と判断して差し支えない。
問2 術後疼痛管理チーム加算について，術後疼痛管理チームの麻酔に従事する常勤の医師が，L009麻酔管理料（Ⅰ）における麻酔後の診察を行うことと併せて必要な疼痛管理を行うことは可能か。
答 可能。 (令4.3.31)
問3 術後疼痛管理チーム加算の施設基準において求める薬剤師及び臨床工学技士の「術後疼痛管理に係る所定の研修」には，具体的にはどのようなものがあるか。
答 現時点では，日本麻酔科学会「術後疼痛管理研修」が該当する。なお，令和4年3月31日までに，日本麻酔科学会が定める従前のカリキュラムで研修を修了し，修了証等が発行されている者は，次期更新までは術後疼痛管理に係る所定の研修を修了した者と判断して差し支えない。
問4 術後疼痛管理チーム加算施設基準における「専任の看護師は，年間200症例以上の麻酔管理を行っている保険医療機関において，手術室又は周術期管理センター等の勤務経験を2年以上有するものであること」について，麻酔管理を行っている症例とは，「マスク又は気管内挿管による閉鎖循環式全身麻酔を伴う手術を行った患者」に係るものを指すのか。
答 そのとおり。 (令4.4.28)
問5 施設基準で求める看護師の研修として「特定行為に係る看護師の研修制度により厚生労働大臣が指定する指定研修機関において行われる領域別パッケージ研修」のいずれかが該当するとされているが，当該パッケージ研修に含まれる特定行為区分の研修をすべて修了している場合は，当該要件を満たしているとみなして差し支えないか。
答 差し支えない。 (令4.7.26)

35の3　後発医薬品使用体制加算の施設基準

(1) **後発医薬品使用体制加算1の施設基準**
　イ　後発医薬品の使用を促進するための体制が整備されていること。
　ロ　当該保険医療機関において調剤した保険薬局及び保険薬剤師療養担当規則（昭和32年厚生省令第16号。以下「薬担規則」という）第7条の2に規定する後発医薬品（以下単に「後発医薬品」という）のある薬担規則第7条の2に規定する新医薬品（以下「先発医薬品」という）及び後発医薬品を合算した薬剤の使用薬剤の薬価（薬価基準）（平成20年厚生労働省告示第60号）別表に規定する規格単位ごとに数えた数量（以下「規格単位数量」という）に占める後発医薬品の規格単位数量の割合が9割以上であること。
　ハ　当該保険医療機関において調剤した薬剤の規格単位数量に占める後発医薬品のある先発医薬品及び後発医薬品を合算した規格単位数量の割合が5割以上であること。
　ニ　医薬品の供給が不足等した場合に当該保険医療機関における治療計画等の見直しを行う等，適切に対応する体制を有していること。
　ホ　後発医薬品の使用に積極的に取り組んでいる旨並びにニの体制に関する事項並びに医薬品の供給状況によって投与する薬剤を変更する可能性があること及び変更する場合には入院患者に十分に説明することについて，当該保険医療機関の見やすい場所に掲示していること。
　ヘ　ホの掲示事項について，原則として，ウェブサイトに掲載していること。

(2) **後発医薬品使用体制加算2の施設基準**
　イ　後発医薬品の使用を促進するための体制が整備されていること。
　ロ　当該保険医療機関において調剤した後発医薬品のある先発医薬品及び後発医薬品を合算した規格単位数量に占める後発医薬品の規格単位数量の割合が8割5分以上であること。
　ハ　当該保険医療機関において調剤した薬剤の規格単位数量に占める後発医薬品のある先発医薬品及び後発医薬品を合算した規格単位数量の割合が5割以上であること。
　ニ　(1)のニからヘまでの要件を満たしていること。

(3) **後発医薬品使用体制加算3の施設基準**
　イ　後発医薬品の使用を促進するための体制が整備されていること。
　ロ　当該保険医療機関において調剤した後発医薬品のある先発医薬品及び後発医薬品を合算した規格単位数量に占める後発医薬品の規格単位数量の割合が7割5分以上であること。
　ハ　当該保険医療機関において調剤した薬剤の規格単位数量に占める後発医薬品のある先発医薬品及び後発医薬品を合算した規格単位数量の割合が5割以上であること。
　ニ　(1)のニからヘまでの要件を満たしていること。

→ **後発医薬品使用体制加算の施設基準**

(1) 病院では，薬剤部門において後発医薬品の品質，安全性，安定供給体制等の情報を収集・評価し，その結果を踏まえ薬事委員会等で後発医薬品の採用を決定する体制が整備されている。
　　有床診療所では，薬剤部門又は薬剤師が後発医薬品の品質，安全性，安定供給体制等の情報を収集・評価し，その結果を踏まえ後発医薬品の採用を決定する体制が整備されている。

(2) 当該保険医療機関において調剤した後発医薬品のある先発医薬品及び後発医薬品について，当該薬剤を合算した使用薬剤の薬価（薬価基準）（平成20年厚生労働省告示第60号）別表に規定する規格単位ごとに数えた数量（以下「規格単位数量」という）に占める後発医薬品の規格単位数量の割合が，後発医薬品使用体制加算1にあっては90％以上，後発医薬品使用体制加算2にあっては85％以上90％未満，後発医薬品使用体制加算3にあっては75％以上85％未満である。

(3) 当該保険医療機関において調剤した薬剤〔(4)に掲げる医薬品を除く〕の規格単位数量に占める後発医薬品のある先発医薬品及び後発医薬品を合算した規格単位数量の割合が50％以上である。

(4) 後発医薬品の規格単位数量の割合を算出する際に除外する医薬品
　ア　経腸成分栄養剤
　　　エレンタール配合内用剤，エレンタールP乳幼児用配合内用剤，エンシュア・リキッド，エンシュア・H，ツインラインNF配合経腸用液，ラコールNF配合経腸用液，エネーボ配合経腸用液，ラコールNF配合経腸用半固形剤，イノラス配合経腸用液及びイノソリッド配合経腸用半固形剤
　イ　特殊ミルク製剤
　　　フェニルアラニン除去ミルク配合散「雪印」及びロイシン・イソロイシン・バリン除去ミルク配合散「雪印」
　ウ　生薬（薬効分類番号510）
　エ　漢方製剤（薬効分類番号520）
　オ　その他の生薬及び漢方処方に基づく医薬品（薬効分類番号590）

(5) 入院及び外来において後発医薬品（ジェネリック医薬品）の使用に積極的に取り組んでいる旨を当該保険医療機関の入院受付，外来受付及び支払窓口の見やすい場所に掲示している。

(6) 医薬品の供給が不足した場合に，医薬品の処方等の変更等に関して適切な対応ができる体制が整備されている。

(7) (6)の体制に関する事項並びに医薬品の供給状況によって

投与する薬剤が変更となる可能性があること及び変更する場合には患者に十分に説明することについて，当該保険医療機関の見やすい場所に掲示している。
(8) (5)及び(7)の掲示事項について，原則として，ウェブサイトに掲載している。自ら管理するホームページ等を有しない場合については，この限りではない。

【届出に関する事項】
(1) 後発医薬品使用体制加算の施設基準に係る届出は，別添7（→Web版）の様式40の3を用いる。
(2) 令和7年5月31日までの間に限り，1の(8)に該当するものとみなす。

▶事務連絡 **問1** 有床診療所における後発医薬品使用体制加算の施設基準において，薬剤部門又は薬剤師が後発医薬品の品質等の情報を収集・評価し，その結果を踏まえ後発医薬品の採用を決定する体制の整備が必要とされているが，有床診療所において，薬剤師の配置がなく，医師が後発医薬品の評価や採用の決定をしている場合に，施設基準を満たしていると考えてよいか。

答 施設基準を満たしているとは認められない。当該加算は，薬剤部門又は薬剤師が，薬学的な観点から，後発医薬品の品質，安全性，安定供給体制等の情報を収集・評価する体制を整備していることを評価するものである。

問2 有床診療所における後発医薬品使用体制加算の施設基準に関して，薬剤師の配置は，非常勤職員であっても認められるか。

答 有床診療所の場合には，非常勤の薬剤師であっても，後発医薬品の品質，安全性，安定供給体制等の情報収集・評価に従事しており，有床診療所としてその評価結果を踏まえ後発医薬品の採用を決定する体制を有しているのであれば，施設基準を満たしていると認められる。
(平22.4.30)

▶事務連絡 **後発医薬品の出荷停止等を踏まえた診療報酬上の臨時的な取扱い**
1．供給停止となっている後発医薬品等の診療報酬上の臨時的な取扱い
　後発医薬品使用体制加算等における後発医薬品の使用割合等に係る要件の取扱い
　① 日本製薬団体連合会が厚生労働省医政局医薬産業振興・医療情報企画課と共同して実施した「医薬品供給状況にかかる調査」の結果を踏まえ，別添2（略）に示す医薬品（以下「供給停止品目」という）と同一成分・同一剤形の医薬品については，「後発医薬品使用体制加算」，「外来後発医薬品使用体制加算」，「後発医薬品調剤体制加算」及び「調剤基本料」「注8」に規定する減算（後発医薬品減算）（以下「加算等」という）における実績要件である後発医薬品の使用（調剤）割合（以下「新指標の割合」という）を算出する際に，算出対象から除外しても差し支えないものとする。
　　当該取扱いについては，令和7年4月診療・調剤分から適用することとし，令和7年9月30日を終期とする。
　② ①の取扱いを行う場合においては，別添2に示す全ての品目について，新指標の割合の算出対象から除外することとし，一部の成分の品目のみ算出対象から除外することは認められない。
　　また，①の取扱いについては，1月ごとに適用できることとし，加算等の施設基準について，直近3月の新指標の割合の平均を用いる場合においては，当該3月に①の取扱いを行う月と行わない月が混在しても差し支えないこととする。
　　なお，カットオフ値の算出については，今回の臨時的な取扱いの対象としないこととし，新指標の割合について①の取扱いを行った場合においても，カットオフ値については「令和7年度薬価改定に伴う令和6年度薬価改定を踏まえた診療報酬上の臨時的な取扱いについて」（令和7年3月7日厚生労働省保険局医療課事務連絡）も参考にしつつ算出し，加算等の施設基準の実績要件を満たすかどうか確認する。
　③ ①の取扱いを行った上で加算等の区分に変更が生じる場合又は基準を満たさなくなる場合には，「基本診療料の施設基準等及びその届出に関する手続きの取扱いについて」（令和6年3月5日保医発第0305第5号）及び「特掲診療料の施設基準等及びその届出に関する手続きの取扱いについて」（令和6年3月5日保医発0305第6号）に従い，しかるべく変更等の届出を行う必要がある。その際，後発医薬品の使用割合等については，①の取扱いにより算出した割合を記載しても差し支えないこととする。
2．その他の診療報酬の取扱い
　別添1のとおりとする。
(別添1)
問1 1の①の取扱いにおいて，新指標の割合の算出対象から除外する際に，本事務連絡の別添2に示す品目ではなく，令和6年9月24日に発出された事務連絡「後発医薬品の出荷停止等を踏まえた診療報酬上の臨時的な取扱いについて」（以下「令和6年9月事務連絡」という）の別添2の品目を除外対象とすることは可能か。

答 本事務連絡は令和7年4月1日から適用されることを踏まえ，本年3月診療・調剤分までの加算等の実績要件を判断するに当たっては，令和6年9月事務連絡の別添2に示す品目を除外し，本年4月診療・調剤分以降については本事務連絡の別添2に示す品目を除外する。

問2 1の①の取扱いの対象となる医薬品について，一般名処方を行った場合，一般名処方加算1及び2は算定できるか。

答 施設基準を満たす場合は算定可。なお，今回の臨時的な取扱いについては，後発医薬品使用体制加算等の施設基準における新指標の割合の算出等に係るものであり，一般名処方加算における後発医薬品のある医薬品の取扱いを変更するものではない。
(令7.3.7)

35の3の2　バイオ後続品使用体制加算

(1) バイオ後続品の使用を促進するための体制が整備されていること。
(2) 直近1年間にバイオ後続品のある先発バイオ医薬品（バイオ後続品の適応のない患者に対して使用する先発バイオ医薬品は除く。以下「先発バイオ医薬品」という）及びバイオ後続品の使用回数の合計が100回を超えること。
(3) 当該保険医療機関において調剤した先発バイオ医薬品及びバイオ後続品について，当該薬剤を合算した規格単位数量に占めるバイオ後続品の規格単位数量の割合について，次のいずれにも該当すること。
　イ　次に掲げる成分について，当該保険医療機関において調剤した先発バイオ医薬品及びバイオ後続品について，当該成分全体の規格単位数量に占めるバイオ後続品の規格単位数量の割合が8割以上であること。ただし，直近1年間における当該成分の規格単位数量が50未満の場合を除く。
　　① エポエチン
　　② リツキシマブ
　　③ トラスツズマブ
　　④ テリパラチド
　ロ　次に掲げる成分について，当該保険医療機関において調剤した先行バイオ医薬品及びバイオ後続品について，当該成分全体の規格単位数量に占めるバイオ後続品の規格単位数量の割合が5割以上であること。ただし，直近1年間における当該成分の規格単位数量が50未満の場合を除く。
　　① ソマトロピン
　　② インフリキシマブ
　　③ エタネルセプト
　　④ アガルシダーゼベータ
　　⑤ ベバシズマブ

⑥　インスリンリスプロ
⑦　インスリンアスパルト
⑧　アダリムマブ
⑨　ラニビズマブ
(4)　バイオ後続品の使用に積極的に取り組んでいる旨を，当該保険医療機関の見やすい場所に掲示していること。
(5)　(4)の掲示事項について，原則として，ウェブサイトに掲載していること。

→ バイオ後続品使用体制加算の施設基準
(1)　病院では，薬剤部門においてバイオ後続品の品質，安全性，安定供給体制等の情報を収集・評価し，その結果を踏まえ薬事委員会等でバイオ後続品の採用を決定する体制が整備されている。
　　有床診療所では，薬剤部門又は薬剤師がバイオ後続品の品質，安全性，安定供給体制等の情報を収集・評価し，その結果を踏まえバイオ後続品の採用を決定する体制が整備されている。
(2)　直近1年間におけるバイオ後続品のある先発バイオ医薬品（バイオ後続品の適応のない患者に対して使用する先発バイオ医薬品は除く。以下「先発バイオ医薬品」という）及びバイオ後続品の使用回数の合計が100回を超える。
(3)　当該保険医療機関において調剤した先発バイオ医薬品及びバイオ後続品について，当該薬剤を合算した規格単位数量に占めるバイオ後続品の規格単位数量の割合について，ア及びイを満たす。
　　ア　次に掲げる成分について，当該保険医療機関において調剤した先発バイオ医薬品及びバイオ後続品について，当該成分全体の規格単位数量に占めるバイオ後続品の規格単位数量の割合が80％以上である。ただし，直近1年間における当該成分の規格単位数量の合計が50未満の場合を除く。
　　　(イ)　エポエチン
　　　(ロ)　リツキシマブ
　　　(ハ)　トラスツズマブ
　　　(ニ)　テリパラチド
　　イ　次に掲げる成分について，当該保険医療機関において調剤した先発バイオ医薬品及びバイオ後続品について，当該成分全体の規格単位数量に占めるバイオ後続品の規格単位数量の割合が50％以上である。ただし，直近1年間における当該成分の規格単位数量の合計が50未満の場合を除く。
　　　(イ)　ソマトロピン
　　　(ロ)　インフリキシマブ
　　　(ハ)　エタネルセプト
　　　(ニ)　アガルシダーゼベータ
　　　(ホ)　ベバシズマブ
　　　(ヘ)　インスリンリスプロ
　　　(ト)　インスリンアスパルト
　　　(チ)　アダリムマブ
　　　(リ)　ラニビズマブ
(4)　入院及び外来においてバイオ後続品の使用に積極的に取り組んでいる旨を当該保険医療機関の見やすい場所に掲示している。
(5)　(4)の掲示事項について，原則として，ウェブサイトに掲載している。自ら管理するホームページ等を有しない場合については，この限りではない。

【届出に関する事項】
(1)　バイオ後続品使用体制加算の施設基準に係る届出は，別添7（→Web版）の様式40の3の2を用いる。
(2)　1の(5)については，令和7年5月31日までの間に限り，当該基準を満たしているものとみなす。

事務連絡　問　バイオ後続品使用体制加算の施設基準において，当該医療機関において調剤した対象薬剤について，当

該成分全体の規格単位数量に占めるバイオ後続品の規格単位数量の割合に係る規定があるが，対象薬剤のバイオ後続品であるかどうかは，厚生労働省ホームページ「薬価基準収載品目リスト及び後発医薬品に関する情報」に示された後発医薬品に係る情報を参考にすることでよいか。
答　よい。ただし，新医薬品等の薬価基準への収載，薬価改定により情報が更新されるため，最新の情報を参照されるよう留意されたい。　　　　　　　　　　　　　　　　(令6.5.17)

35の4　病棟薬剤業務実施加算の施設基準

(1)　病棟薬剤業務実施加算1の施設基準
　イ　病棟ごとに専任の薬剤師が配置されていること。
　ロ　薬剤師が実施する病棟における薬剤関連業務につき，病院勤務医等の負担軽減及び薬物療法の有効性，安全性に資するために十分な時間が確保されていること。
　ハ　医薬品情報の収集及び伝達を行うための専用施設を有すること。
　ニ　当該保険医療機関における医薬品の使用に係る状況を把握するとともに，医薬品の安全性に係る重要な情報を把握した際に，速やかに必要な措置を講じる体制を有していること。
　ホ　薬剤管理指導料の施設基準に係る届出を行っている保険医療機関であること。
(2)　病棟薬剤業務実施加算2の施設基準
　イ　病院の一般病棟の治療室を単位として行うものであること。
　ロ　病棟薬剤業務実施加算1に係る施設基準の届出を行っている保険医療機関であること。
　ハ　治療室ごとに専任の薬剤師が配置されていること。
　ニ　薬剤師が実施する治療室における薬剤関連業務につき，病院勤務医等の負担軽減及び薬物療法の有効性，安全性に資するために十分な時間が確保されていること。
　ホ　ハの薬剤師を通じて，当該保険医療機関における医薬品の使用に係る状況を把握するとともに，医薬品の安全性に係る重要な情報を把握した際に，速やかに必要な措置を講じる体制を有していること。
(3)　薬剤業務向上加算の施設基準
　イ　免許取得直後の薬剤師を対象とした病棟業務等に係る総合的な研修が実施されていること。
　ロ　都道府県との協力の下で，当該保険医療機関の薬剤師が，一定期間，別の保険医療機関に勤務して地域医療に係る業務を実践的に修得する体制を整備していること。

→ 1　病棟薬剤業務実施加算1の施設基準
(1)　当該保険医療機関に常勤の薬剤師が，2名以上配置されているとともに，病棟薬剤業務の実施に必要な体制がとられている。なお，週3日以上常態として勤務しており，かつ，所定労働時間が週22時間以上の勤務を行っている非常勤薬剤師を2名組み合わせることにより，当該常勤薬剤師の勤務時間帯と同じ時間帯にこれらの非常勤薬剤師が配置されている場合には，これらの非常勤薬剤師の実労働時間を常勤換算し常勤薬剤師数に算入することができる。ただし，常勤換算し常勤薬剤師に算入することができるのは，常勤薬剤師のうち1名までに限る。
(2)　病棟薬剤業務を行う専任の薬剤師が当該保険医療機関の全ての病棟〔A106障害者施設等入院基本料，A304地域包括医療病棟入院料又はA307小児入院医療管理料以外の特定入院料（病棟単位で行うものに限る）を算定する病棟を除く〕

に配置されている。ただし，この場合において，複数の薬剤師が一の病棟において病棟薬剤業務を実施することを妨げない。

病棟の概念及び1病棟当たりの病床数に係る取扱いについては，別添2の第2の1及び2〔「第2 病院の入院基本料等に関する施設基準」の「1」「2」，p.1100〕による。

なお，病棟薬剤業務実施加算を算定できない手術室，治療室及び小児入院医療管理料以外の特定入院料（病棟単位で行うものに限る）を算定する病棟においても，病棟薬剤業務の実施に努める。

(3) 当該保険医療機関において，病棟専任の薬剤師による病棟薬剤業務の直近1か月の実施時間が合算して1週間につき20時間相当に満たない病棟〔A106障害者施設等入院基本料，A304地域包括医療病棟入院料又はA307小児入院医療管理料以外の特定入院料（病棟単位で行うものに限る）を算定する病棟を除く〕があってはならない。

(4) 病棟薬剤業務の実施時間には，A307小児入院医療管理料の「注6」に規定する退院時薬剤情報管理指導連携加算，B008薬剤管理指導料及びB014退院時薬剤情報管理指導料の算定のための業務に要する時間は含まれない。

(5) 医薬品情報の収集及び伝達を行うための専用施設（以下「医薬品情報管理室」という）を有し，院内からの相談に対応できる体制が整備されている。なお，院内からの相談に対応できる体制とは，当該保険医療機関の医師等からの相談に応じる体制があることを当該医師等に周知していればよく，医薬品情報管理室に薬剤師が常時配置されている必要はない。

(6) 医薬品情報管理室が，病棟専任の薬剤師を通じて，次のアからウまでに掲げる情報（以下「医薬品安全性情報等」という）を積極的に収集し，評価するとともに，一元的に管理し，医薬品安全性情報等及びその評価した結果について，有効に活用されるよう分かりやすく工夫した上で，関係する医療従事者に速やかに周知している。

ア 当該保険医療機関における医薬品の投薬及び注射の状況（使用患者数，使用量，投与日数等を含む）
イ 当該保険医療機関において発生した医薬品に係る副作用（医薬品医療機器等法第68条の10第2項の規定による報告の対象となる副作用をいう。なお，同条第1項の規定による報告の対象となる副作用についても，同様の体制を講じていることが望ましい），ヒヤリハット，インシデント等の情報
ウ 公的機関，医薬品製造販売業者，卸売販売業者，学術誌，医療機関外の医療従事者等外部から入手した医薬品の有効性，安全性，品質，ヒヤリハット，インシデント等の情報（後発医薬品に関するこれらの情報を含む）

(7) 医薬品安全性情報等のうち，迅速な対応が必要となるものを把握した際に，電子媒体に保存された診療録，薬剤管理指導記録等の活用により，当該医薬品を処方した医師及び投与された患者（入院中の患者以外の患者を含む）を速やかに特定でき，必要な措置を迅速に講じることができる体制を有している。

(8) 病棟専任の薬剤師と医薬品情報管理室の薬剤師が必要に応じカンファレンス等を行い，各病棟での問題点等の情報を共有するとともに，各薬剤師が病棟薬剤業務を実施するにつき必要な情報が提供されている。

(9) データベースの構築などにより医療従事者が，必要な時に医薬品情報管理室で管理している医薬品安全性情報等を容易に入手できる体制を有している。

(10) 上記(6)から(9)までに規定する内容の具体的実施手順及び新たに入手した情報の重要度に応じて，安全管理委員会，薬事委員会等の迅速な開催，関連する医療従事者に対する周知方法等に関する手順が，あらかじめ「医薬品の安全使用のための業務に関する手順書（医薬品業務手順書）」に定められており，それに従って必要な措置が実施されている。

(11) B008薬剤管理指導料に係る届出を行っている。

(12) 病棟専任の薬剤師の氏名が病棟内に掲示されている。

2 病棟薬剤業務実施加算2の施設基準

(1) 病棟薬剤業務実施加算1に係る届出を行っている。
(2) 病棟薬剤業務を行う専任の薬剤師が当該加算を算定する治療室に配置されている。
(3) 当該保険医療機関において，治療室専任の薬剤師による病棟薬剤業務の直近1か月の実施時間が合算して1週間につき20時間相当に満たない治療室があってはならない。
(4) 病棟薬剤業務の実施時間には，B008薬剤管理指導料及びB014退院時薬剤情報管理指導料算定のための業務に要する時間は含まれない。
(5) 医薬品情報管理室が，治療室専任の薬剤師を通じて，医薬品安全性情報等を積極的に収集し，評価するとともに，一元的に管理し，当該情報及びその評価した結果について，有効に活用されるよう分かりやすく工夫した上で，関係する医療従事者に速やかに周知している。
(6) 治療室専任の薬剤師と医薬品情報管理室の薬剤師が必要に応じカンファレンス等を行い，各治療室での問題点等の情報を共有するとともに，各薬剤師が病棟薬剤業務を実施するにつき必要な情報が提供されている。

3 薬剤業務向上加算の施設基準

(1) 病棟薬剤業務実施加算1に係る届出を行っている。
(2) 「免許取得直後の薬剤師を対象とした病棟業務等に係る総合的な研修」とは，次に掲げる体制を整備する保険医療機関が実施するものをいう。

ア 当該保険医療機関は研修を計画的に実施するために，次のいずれも満たしている。
　(イ) 当該研修における責任者を配置する。
　(ロ) 研修の計画や実施等に関して検討するために，(イ)の責任者及び当該保険医療機関の医師，薬剤師等の多職種から構成される委員会が設置されている。
イ 薬剤師として十分な病院勤務経験を有し，研修内容に関して指導能力を有する常勤の薬剤師が，当該研修を受ける薬剤師（以下「受講薬剤師」という）の指導に当たっている。
ウ 受講薬剤師の研修に対する理解及び修得の状況などを定期的に評価し，その結果を当該受講薬剤師にフィードバックする。また，研修修了時に当該受講薬剤師が必要な知識及び技能を習得しているかどうかについて，評価が適切に実施されている。
エ 無菌製剤処理を行うための設備及び医薬品情報管理室等の設備が整備されている。
オ 調剤，病棟薬剤業務，チーム医療，医薬品情報管理等を広く修得できる研修プログラムに基づき研修を実施している。なお，研修プログラムを医療機関のウェブサイトで公開するとともに，定期的に研修の実施状況の評価及び研修プログラムの見直しを実施する体制を有している。

(3) (2)のオの研修プログラムは，以下の内容を含むものである。
ア 内服・外用・注射剤の調剤〔医薬品（麻薬・毒薬・向精神薬）の管理，処方鑑査を含む〕
イ 外来患者の薬学的管理（外来化学療法を実施するための治療室における薬学的管理等）
ウ 入院患者の薬学的管理（薬剤管理指導，病棟薬剤業務，入院時の薬局との連携を含む）
エ 無菌製剤処理（レジメン鑑査を含む）
オ 医薬品情報管理
カ 薬剤の血中濃度測定の結果に基づく投与量の管理
キ 手術室及び集中治療室等における薬学的管理

(4) (2)及び(3)に関しては，「医療機関における新人薬剤師の研修プログラムの基本的考え方」（一般社団法人日本病院薬剤師会）並びに「薬剤師の卒後研修カリキュラムの調査研究」（令和3年度厚生労働科学研究費補助金 健康安全確保総合研究分野 医薬品・医療機器等レギュラトリーサイエンス政策研究）における薬剤師の卒後研修プログラム骨子案及び薬剤師卒後研修プログラム評価票案を参考にする。

(5) 「都道府県との協力の下で，当該保険医療機関の薬剤師が，一定期間，別の保険医療機関に勤務して地域医療に係る業務を実践的に修得する体制」とは，地域医療に係る業務を一定期間経験させるため，都道府県における薬剤師確保の

取組を担当する部署と連携して，自施設の薬剤師を他の保険医療機関（特別の関係にある保険医療機関を除く）に出向させる体制として，以下の要件のいずれも満たす。

ア　出向先について，都道府県や二次医療圏などの個々の地域における保険医療機関に勤務する薬剤師の需要と供給の状況を踏まえ，薬剤師が不足している地域において病棟業務やチーム医療等の業務の充実が必要な保険医療機関を選定している。なお，薬剤師が不足している地域とは，「薬剤師確保計画ガイドラインについて」（令和5年6月9日付薬生総発0609第2号厚生労働省医薬・生活衛生局総務課長通知）及び「薬剤師偏在指標等について」（令和5年6月9日付厚生労働省医薬・生活衛生局総務課事務連絡）等に基づいて都道府県により判断されるものである。

イ　アにおいて選定した出向先の保険医療機関及び都道府県における薬剤師確保の取組を担当する部署との協議の上で，次の要件を満たす具体的な計画が策定されている。なお，具体的な計画には，当該地域における医療機関に勤務する薬剤師が不足している状況，出向先の保険医療機関を選定した理由を記載するとともに，都道府県と協議したことがわかる内容を記載又は計画書へ添付しておく。

　(イ)　出向する薬剤師は，概ね3年以上の病院勤務経験を有し，かつ，当該保険医療機関において概ね1年以上勤務している常勤の薬剤師であり，その後，出向元の保険医療機関に戻って勤務する。

　(ロ)　出向の期間は，地域の実情を踏まえ，出向先の保険医療機関，都道府県における薬剤師確保の取組を担当する部署との協議により決められたものである。

ウ　ア及びイに基づき現に出向を実施している。

(6)　医療法第4条の2第1項に規定する特定機能病院又は急性期充実体制加算1，2に係る届出を行っている保険医療機関である。

【届出に関する事項】

(1)　病棟薬剤業務実施加算の施設基準に係る届出は，別添7（→Web版）の様式40の4を用いる。

(2)　調剤，医薬品情報管理，薬剤管理指導，在宅患者訪問薬剤管理指導又は病棟薬剤業務のいずれに従事しているかを（兼務の場合はその旨を）備考欄に記載する。

(3)　薬剤業務向上加算の施設基準に係る届出は，別添7の様式40の4の2を用いる。

(4)　新規届出の場合は，3(5)に基づき当該保険医療機関において出向に関する具体的な計画が策定された時点で届出を行うことができる。また，現に出向を開始した月から算定を開始する。

(5)　薬剤業務向上加算を算定する場合は，毎年8月に前年度における3の(2)及び(5)に係る体制を評価するため，別添7の様式40の4の2により届け出る。

事務連絡　問1　病棟薬剤業務実施加算2について，算定対象となっている入院料ごとに届出を行うことは可能か。

答　可能。
（平28.3.31）

問2　病棟薬剤業務実施加算の施設基準において，「医薬品に係る情報を積極的に収集し，評価するとともに，一元的に管理し，当該情報及びその評価した結果について，有効に活用されるよう分かりやすく工夫した上で，関係する医療従事者に速やかに周知」とされているが，医療従事者への速やかな周知は電子的媒体，紙媒体いずれでもよいか。

答　速やかに周知されていれば電子的媒体，紙媒体いずれでもよい。
（平28.6.14）

問3　病棟薬剤業務実施加算における病棟専任の薬剤師は，がん患者指導管理料ハの要件である専任の薬剤師と兼務することは可能か。

答　可能。ただし，病棟薬剤業務の実施時間には，がん患者指導管理料ハ算定のための業務に要する時間は含まれないものである。
（平26.3.31, 4.4, 一部修正）

問4　A244病棟薬剤業務実施加算の「注2」に規定する薬剤業務向上加算の施設基準における「都道府県との協力の下で，当該保険医療機関の薬剤師が，一定期間，別の保険医療機関に勤務して地域医療に係る業務を実践的に修得する体制」について，協力する都道府県は，当該保険医療機関が所在する都道府県に限るのか。

答　当該保険医療機関が所在する都道府県と協力することが望ましいが，出向先を選定することが困難である場合には，他の都道府県との協力の下での出向を実施した場合でも該当する。
（令6.3.28）

問5　A244病棟薬剤業務実施加算の「注2」に規定する薬剤業務向上加算の施設基準について，「現に出向を実施していること」が要件とされているが，出向先ではどのような勤務形態でもよいか。

答　出向先における勤務形態は，常勤（週4日以上常態として勤務しており，かつ，所定労働時間が週32時間以上であることをいう）の職員として継続的に勤務している必要がある。
（令6.5.31）

35の5　データ提出加算の施設基準

(1)　データ提出加算1及び3の施設基準

　イ　診療録管理体制加算に係る施設基準の届出を行っている保険医療機関であること。ただし，特定入院料（特定一般病棟入院料を除く）のみの届出を行う保険医療機関にあっては，本文の規定にかかわらず，7の(1)又は(2)を満たすものであること。

　ロ　入院患者に係る診療内容に関するデータを継続的かつ適切に提出するために必要な体制が整備されていること。

(2)　データ提出加算2及び4の施設基準

　イ　診療録管理体制加算に係る施設基準の届出を行っている保険医療機関であること。ただし，特定入院料（特定一般病棟入院料を除く）のみの届出を行う保険医療機関にあっては，本文の規定にかかわらず，7の(1)又は(2)を満たすものであること。

　ロ　入院患者及び外来患者に係る診療内容に関するデータを継続的かつ適切に提出するために必要な体制が整備されていること。

→1　データ提出加算の施設基準

(1)　A207診療録管理体制加算に係る届出を行っている保険医療機関である。
　　ただし，特定入院料（A317特定一般病棟入院料を除く）のみの届出を行う保険医療機関にあっては，A207診療録管理体制加算1，2又は3の施設基準を満たしていれば足りる。

(2)　厚生労働省が毎年実施する「DPCの評価・検証等に係る調査」（以下「DPC調査」という）に適切に参加できる体制を有する。また，厚生労働省保険局医療課及び厚生労働省がDPC調査の一部事務を委託するDPC調査事務局（以下「DPC調査事務局」という）と常時電子メール及び電話での連絡可能な担当者を必ず2名指定する。

(3)　DPC調査に適切に参加し，DPC調査の退院患者調査に準拠したデータを提出する。なお，データ提出加算1及び3にあっては，入院患者に係るデータを，データ提出加算2及び4にあっては，入院患者に係るデータに加え，外来患者に係るデータを提出する。

(4)　「適切なコーディングに関する委員会」（以下「コーディング委員会」という）を設置し，年2回以上当該委員会を開催する。
　　コーディング委員会とは，標準的な診断及び治療方法について院内で周知を徹底し，適切なコーディング（適切な国際疾病分類に基づく適切な疾病分類等の決定をいう）を行う体制を確保することを目的として設置するものとし，コーディングに関する責任者の他に少なくとも診療部門に所属する医師，薬剤部門に所属する薬剤師及び診療録情報を管理する部門又は診療報酬の請求事務を統括する部門に所属する診療記録管理者を構成員とする委員会のことをいう。

なお，病院内の他の委員会において，目的及び構成員等がコーディング委員会の要件を満たしている場合には，当該委員会をコーディング委員会と見なすことができる。ただし，当該委員会の設置規定等に適切なコーディングに関する事項を明記し，適切なコーディングに関するテーマについて，年2回以上，委員会を開催しなければならない。

2 データ提出に関する事項

(1) データの提出を希望する保険医療機関（DPC対象病院又はDPC準備病院である病院を除く）は，令和6年5月20日，8月20日，11月20日，令和7年2月20日，5月20日，8月20日，11月20日又は令和8年2月20日までに別添7（→Web版）の様式40の5について，地方厚生（支）局医療課長を経由して，厚生労働省保険局医療課長へ届け出る。

(2) (1)の届出を行った保険医療機関は，当該届出の期限となっている月の翌月から起算して2か月分のデータ（例として，令和6年7月に届出を行った場合は，令和6年8月20日の期限に合わせた届出となるため，試行データは令和6年9月及び10月の2か月分となる）（以下「試行データ」という）を厚生労働省が提供するチェックプログラムにより作成し，DPCの評価・検証等に係る調査（退院患者調査）実施説明資料（以下「調査実施説明資料」という）に定められた方法に従って厚生労働省保険局医療課が別途通知する期日までにDPC調査事務局へ提出する。

(3) 試行データが適切に提出されていた場合は，データ提出の実績が認められた保険医療機関として，厚生労働省保険局医療課より事務連絡（以下「データ提出事務連絡」という）を1の(2)の担当者宛てに電子メールにて発出する。
なお，当該連絡のあった保険医療機関においては，この連絡以後，データ提出加算の届出を行うことが可能となる。

【届出に関する事項】

(1) データ提出加算の施設基準に係る届出は別添7（→Web版）の様式40の7を用いる。

(2) 入院患者に係るデータを提出する場合はデータ提出加算1及び3，入院患者に係るデータに加え，外来患者に係るデータを提出する場合はデータ提出加算2及び4を届け出る。なお，データ提出加算1及び3の届出を行っている保険医療機関が，新たに外来患者に係るデータを提出するものとしてデータ提出加算2及び4の届出を行うことは可能である。ただし，データ提出加算2及び4の届出を行っている保険医療機関が外来患者に係るデータを提出しないものとして，データ提出加算1及び3へ届出を変更することはできない。

(3) 各調査年度において，累積して3回のデータ提出の遅延等が認められた場合は，適切なデータ提出が継続的に行われていないことから，3回目の遅延等が認められた日の属する月に速やかに変更の届出を行うこととし，当該変更の届出を行った日の属する月の翌月からは算定できない。

(4) データ提出を取りやめる場合，1の基準を満たさなくなった場合及び(3)に該当した場合については，別添7の様式40の8を提出する。なお，様式40の8を提出しデータ提出加算に係る届出を辞退した場合，当該加算の届出が施設基準の1つとなっている入院基本料等も算定できなくなる。

(5) (4)の届出を行い，その後に再度データ提出を行う場合にあっては，2の手続きより開始する。

(6) 基本診療料の施設基準等第11の21，22（p.1305）に掲げる，データ提出加算の届出を行うことが困難であることについて正当な理由がある場合とは，電子カルテシステムを導入していない場合や厚生労働省「医療情報システムの安全管理に関するガイドライン」に規定する物理的安全対策や技術的安全対策を講ずることが困難である場合等が該当する。

▶事務連絡 問 施設基準通知の第26の4の(1)において「次のアからウの保険医療機関にあっては，A207の診療録管理体制加算1又は2の施設基準を満たしていれば足りる。
ア 回復期リハビリテーション病棟入院料のみの届出を行う保険医療機関
イ 地域包括ケア病棟入院料のみの届出を行う保険医療機関
ウ 回復期リハビリテーション病棟入院料及び地域包括ケア病棟入院料のみの届出を行う保険医療機関」
とあるが，当該ア，イ又はウに該当する保険医療機関は，診療録管理体制加算1又は2の施設基準の要件を満たしていれば，診療録管理体制加算の届出は不要ということか。
答 そのとおり。 (平30.3.30，一部修正)

35の6 入退院支援加算の施設基準等

(1) **入退院支援加算1に関する施設基準**
   イ 当該保険医療機関内に，入退院支援及び地域連携業務を担う部門が設置されていること。
   ロ 当該部門に入退院支援及び地域連携に係る業務に関する十分な経験を有する専従の看護師又は専従の社会福祉士が配置されていること。
   ハ 当該部門に専従の看護師が配置されている場合にあっては専任の社会福祉士が，専従の社会福祉士が配置されている場合にあっては専任の看護師が配置されていること。
   ニ 各病棟に，入退院支援及び地域連携業務に専従として従事する専任の看護師又は社会福祉士が配置されていること。
   ホ その他入退院支援等を行うにつき十分な体制が整備されていること。

(2) **入退院支援加算2に関する施設基準**
   イ 当該保険医療機関内に，入退院支援及び地域連携業務を担う部門が設置されていること。
   ロ 当該部門に入退院支援及び地域連携に係る業務に関する十分な経験を有する専従の看護師又は専従の社会福祉士が配置されていること。
   ハ 当該部門に専従の看護師が配置されている場合にあっては専任の社会福祉士が，専従の社会福祉士が配置されている場合にあっては専任の看護師が配置されていること。
   ニ その他入退院支援等を行うにつき十分な体制が整備されていること。

(3) **入退院支援加算3に関する施設基準**
   イ 当該保険医療機関内に，入退院支援及び地域連携業務を担う部門が設置されていること。
   ロ 当該部門に入退院支援，地域連携及び新生児の集中治療等に係る業務に関する十分な経験を有し，小児患者の在宅移行に関する研修を受けた専任の看護師が1名以上又は新生児の集中治療，入退院支援及び地域連携に係る業務に関する十分な経験を有する専任の看護師及び専従の社会福祉士が1名以上配置されていること。

(4) **地域連携診療計画加算の施設基準**
   イ 当該地域において，当該病院からの転院後又は退院後の治療等を担う複数の保険医療機関又は介護サービス事業所等を記載した地域連携診療計画をあらかじめ作成し，地方厚生局長等に届け出ていること。
   ロ 地域連携診療計画において連携する保険医療機関又は介護サービス事業所等として定めた保険医療機関又は介護サービス事業所等との間で，定期的に，診療情報の共有，地域連携診療計画の評価等を行うための機会を設けていること。

(5) **入退院支援加算の注5に規定する厚生労働大臣が定める地域**
   別表第6の2（p.1309）に掲げる地域

(6) **入退院支援加算の注5に規定する施設基準**
   イ 一般病棟入院基本料（急性期一般入院料1を除く）を算定する病棟を有する病院（特定機能病院及び許

可病床数が400床以上の病院並びに診療報酬の算定方法第1号ただし書に規定する別に厚生労働大臣が指定する病院の病棟を有する病院を除く）であること。
　　ロ　入退院支援を行うにつき必要な体制が整備されていること。
　(7)　入院時支援加算の施設基準
　　イ　入院前支援を行う者として，入退院支援及び地域連携業務を担う部門に，入退院支援及び地域連携業務に関する十分な経験を有する専従の看護師又は入退院支援及び地域連携業務に関する十分な経験を有する専任の看護師及び専任の社会福祉士が配置されていること。ただし，許可病床数が200床未満の保険医療機関にあっては，本文の規定にかかわらず，入退院支援に関する十分な経験を有する専任の看護師が配置されていること。
　　ロ　地域連携を行うにつき十分な体制が整備されていること。
　(8)　入院時支援加算に規定する厚生労働大臣が定めるもの
　　イ　自宅等から入院する予定入院患者（他の保険医療機関から転院する患者を除く）であること。
　　ロ　入退院支援加算を算定する患者であること。
　(9)　総合機能評価加算の施設基準
　　当該保険医療機関内に，総合的な機能評価に係る研修を受けた常勤の医師若しくは歯科医師又は総合的な機能評価の経験を有する常勤の医師若しくは歯科医師が1名以上配置されていること。
　(10)　総合機能評価加算に規定する厚生労働大臣が定めるもの
　　イ　入退院支援加算1又は2を算定する患者であること。
　　ロ　介護保険法施行令第2条各号に規定する疾病を有する40歳以上65歳未満の患者又は65歳以上の患者であること。
　(11)　入退院支援加算の注9に規定する厚生労働大臣が定める患者
　　イ　コミュニケーションにつき特別な支援を要する者又は強度行動障害を有する者であること。
　　ロ　入退院支援加算を算定する患者であること。

→　1　入退院支援加算1に関する施設基準
(1)　当該保険医療機関内に，入退院支援及び地域連携業務を担う部門（以下この項において「入退院支援部門」という）が設置されている。
(2)　当該入退院支援部門に，入退院支援及び地域連携業務に関する十分な経験を有する専従の看護師又は専従の社会福祉士が1名以上配置されている。更に，専従の看護師が配置されている場合には入退院支援及び地域連携業務に関する経験を有する専任の社会福祉士が，専従の社会福祉士が配置されている場合には入退院支援及び地域連携業務に関する経験を有する専任の看護師が配置されている〔ただし，A307小児入院医療管理料（精神病棟に限る）又はA309特殊疾患病棟入院料（精神病棟に限る）を算定する病棟の患者に対して当該加算を算定する入退院支援を行う場合には，社会福祉士に代えて精神保健福祉士の配置であっても差し支えない。以下この項において同じ〕。なお，当該専従の看護師又は社会福祉士（以下この項において「看護師等」という）については，週3日以上常態として勤務しており，かつ，所定労働時間が週22時間以上の勤務を行っている専従の非常勤看護師等（入退院支援及び地域連携業務に関する十分な経験を有する看護師等に限る）を2名以上組み合わせることにより，常勤看護師等と同じ時間帯にこれらの非常勤看護師等が配置されている場合には，当該基準を満たしているとみなすことができる。
(3)　入退院支援及び地域連携業務に専従する看護師又は社会福祉士が，当該加算の算定対象となっている各病棟に専任で配置されている。当該専任の看護師又は社会福祉士が配置される病棟は1人につき2病棟，計120床までに限る。なお，20床未満の病棟及び治療室については，病棟数の算出から除いてよいが，病床数の算出には含める。また，病棟に専任の看護師又は社会福祉士が，入退院支援部門の専従の職員を兼ねることはできないが，専任の職員を兼ねることは差し支えない。
(4)　転院又は退院体制等についてあらかじめ協議を行い，連携する保険医療機関，介護保険法に定める居宅サービス事業者，地域密着型サービス事業者，居宅介護支援事業者若しくは施設サービス事業者又は障害者の日常生活及び社会生活を総合的に支援するための法律に基づく指定特定相談支援事業者若しくは児童福祉法に基づく指定障害児相談支援事業者等（以下「連携機関」という）の数が25以上である。なお，急性期一般入院基本料，特定機能病院入院基本料（一般病棟の場合に限る）又は専門病院入院基本料（13対1入院基本料を除く）を算定する病棟を有する場合は当該連携機関の数のうち1以上は保険医療機関〔特定機能病院，「救急医療対策事業実施要綱」（昭和52年7月6日医発第692号）に定める第3「救命救急センター」又は第4「高度救命救急センター」を設置している保険医療機関及びA200総合入院体制加算又はA200-2急性期充実体制加算に関する届出を行っている保険医療機関は除く〕であること。また，地域包括ケア病棟入院料を算定する病棟又は病室を有する場合は当該連携機関の数のうち5以上は介護保険法に定める居宅サービス事業者，地域密着型サービス事業者，居宅介護支援事業者若しくは施設サービス事業者又は障害者の日常生活及び社会生活を総合的に支援するための法律に基づく指定特定相談支援事業者若しくは児童福祉法に基づく指定障害児相談支援事業者である。
　加えて，(2)又は(3)の職員と，それぞれの連携機関の職員が年3回以上の頻度で対面又はビデオ通話が可能な機器を用いて面会し，情報の共有等を行っている。なお，面会には，個別の退院調整に係る面会等を含めて差し支えないが，年3回以上の面会の日付，担当者名，目的及び連携機関の名称等を一覧できるよう記録する。
(5)　過去1年間の介護支援等連携指導料の算定回数と過去1年間の相談支援専門員との連携回数（A307小児入院医療管理料を算定する患者に対する支援に限る）の合計回数が，以下のア及びイを合計した数を上回る。
　ア　「イ　一般病棟入院基本料等の場合」の算定対象病床数（介護支援等連携指導料を算定できるものに限る）に0.15を乗じた数と「ロ　療養病棟入院基本料等の場合」の算定対象病床数（介護支援等連携指導料を算定できるものに限る）に0.1を乗じた数の合計
　イ　「イ　一般病棟入院基本料等の場合」の算定対象病床数（A307小児入院医療管理料を算定する病床に限る）に0.05を乗じた数
　なお，相談支援専門員との連携は，相談支援専門員と共同して，患者に対し，患者の心身の状況等を踏まえ導入が望ましいと考えられる障害福祉サービス，地域相談支援又は障害児通所支援や，当該地域において提供可能な障害福祉サービス，地域相談支援又は障害児通所支援等の情報を提供する。
(6)　病棟の廊下等の見やすい場所に，患者及び家族から分かりやすいように，入退院支援及び地域連携業務に係る病棟に専任の職員及びその担当業務を掲示している。

2　入退院支援加算2に関する施設基準
(1)　1の(1)及び(2)の施設基準を満たしている。
(2)　有床診療所の場合は，当該入退院支援部門に，入退院支援に関する経験を有する専任の看護師，准看護師又は社会福祉士が1名以上配置されている。

3　入退院支援加算3に関する施設基準
(1)　1の(1)の施設基準を満たしている。
(2)　当該入退院支援部門に入退院支援，5年以上の新生児集中治療及び小児の患者に対する看護に係る業務の経験を有

し，小児患者の在宅移行に係る適切な研修を修了した専任の看護師（3年以上の新生児集中治療に係る業務の経験を有するものに限る）又は入退院支援，5年以上の新生児集中治療及び小児の患者に対する看護に係る業務の経験を有する専任の看護師（3年以上の新生児集中治療に係る業務の経験を有するものに限る）及び専従の社会福祉士が配置されている。なお，当該専従の社会福祉士は，週30時間以上入退院支援に係る業務に従事している。また，当該専従の社会福祉士については，週3日以上常態として勤務しており，かつ，所定労働時間が週22時間以上の勤務を行っている専従の非常勤社会福祉士を2名以上組み合わせることにより，常勤社会福祉士と同じ時間帯にこれらの非常勤社会福祉士が配置されている場合には，当該基準を満たしているとみなすことができる。

(3) (2)に掲げる適切な研修とは，次の事項に該当する研修のことをいう。
ア 国，都道府県又は医療関係団体等が主催する研修である。（修了証が交付されるもの）。
イ 小児の在宅移行支援に必要な専門的知識・技術を有する看護師の養成を目的とした研修である。
ウ 講義及び演習は，次の内容について9時間以上含むものである。
(イ) 小児の在宅療養に係る社会資源に関する知識
(ロ) 医療的ケア児とその家族への援助技術
(ハ) 家族や多職種との調整やコミュニケーション方法
(ニ) 在宅移行支援に伴う倫理的問題への対応方法

4 地域連携診療計画加算に関する施設基準
(1) あらかじめ疾患や患者の状態等に応じた地域連携診療計画が作成され，連携機関と共有されている。
(2) 連携機関の職員と当該保険医療機関の職員が，地域連携診療計画に係る情報交換のために，年3回以上の頻度で面会し，情報の共有，地域連携診療計画の評価と見直しが適切に行われている。
(3) 入退院支援加算に係る施設基準の届出を行っている保険医療機関である。

5 入退院支援加算の「注5」に規定する施設基準
(1) 1の(1)の施設基準を満たしている。
(2) 当該入退院支援部門に，入退院支援に関する十分な経験を有する専任の看護師及び専任の社会福祉士が配置されている。なお，当該専任の看護師及び専任の社会福祉士については，週3日以上常態として勤務しており，かつ，所定労働時間が週22時間以上の勤務を行っている専任の非常勤看護師又は専任の非常勤社会福祉士（入退院支援に関する十分な経験を有するものに限る）をそれぞれ2名以上組み合わせることにより，常勤看護師又は常勤社会福祉士と同じ時間帯にこれらの非常勤看護師又は非常勤社会福祉士が配置されている場合には，当該基準を満たしているとみなすことができる。

6 入院時支援加算に関する施設基準
(1) 入退院支援加算1又は2を届け出ている場合にあっては1の(2)で，入退院支援加算3を届け出ている場合にあっては3の(2)で求める人員に加え，入院前支援を行う者として，当該入退院支援部門に，入退院支援及び地域連携業務に関する十分な経験を有する専従の看護師が1名以上又は入退院支援及び地域連携業務に関する十分な経験を有する専任の看護師及び専任の社会福祉士がそれぞれ1名以上配置されている。なお，当該入院前支援を行う専従の看護師については，週3日以上常態として勤務しており，かつ，所定労働時間が週22時間以上の勤務を行っている専従の非常勤看護師（入退院支援及び地域連携業務に関する十分な経験を有する看護師に限る）を2名以上組み合わせることにより，常勤看護師と同じ時間帯にこれらの非常勤看護師が配置されている場合には，当該基準を満たしているとみなすことができる。ただし，許可病床数が200床未満の保険医療機関にあっては，入退院支援に関する十分な経験を有する専任の看護師が1名以上配置されている。当該専任の看護師が，入退院支援加算1又は2を届け出ている場合にあっては1の(2)で，入退院支援加算3を届け出ている場合にあっては3の(2)で求める専従又は専任の看護師を兼ねることは差し支えない。
(2) 転院又は退院体制等について，連携機関とあらかじめ協議し，地域連携に係る十分な体制が整備されている。

7 総合機能評価加算に関する施設基準
(1) 当該保険医療機関内に総合的な機能評価に係る適切な研修を修了した常勤の医師若しくは歯科医師又は総合的な機能評価の経験を1年以上有する常勤の医師若しくは歯科医師が1名以上いる。
(2) 総合的な機能評価に係る適切な研修とは，次のものをいう。
ア 医療関係団体等が実施するものである。
イ 研修内容に高齢者に対する基本的な診察方法，高齢者の病態の一般的な特徴，薬物療法，終末期医療等の内容が含まれているものである。
ウ 研修内容に総合的な機能評価，薬物療法等のワークショップが含まれたものである。
エ 研修期間は通算して16時間程度のものである。
(3) 当該保険医療機関内で高齢者の総合的な機能評価のための職員研修を計画的に実施することが望ましい。

【届出に関する事項】
(1) 入退院支援加算，地域連携診療計画加算，入院時支援加算及び総合機能評価加算の施設基準に係る届出は，**別添7**（→Web版）の**様式40の9**を用いる。
(2) 地域連携診療計画加算に係る届出は，特掲診療料施設基準**通知**の**別添2**（→Web版）の**様式12**を用いる。これに添付する地域連携診療計画は，特掲診療料施設基準**通知**の**別添2**の**様式12の2**に準じた様式を用いる。
(3) 1の(4)に掲げる連携機関等の規定については，当該保険医療機関において急性期一般入院基本料，特定機能病院入院基本料（一般病棟の場合に限る）若しくは専門病院入院基本料（13対1入院基本料を除く）を算定する病棟を有する場合又は地域包括ケア病棟入院料を算定する病棟又は病室を有する場合に限り，令和6年3月31日において現に入退院支援加算1に係る届出を行っている保険医療機関については，令和6年9月30日までの間に限り，当該基準を満たすものとみなす。

▶事務連絡 入退院支援加算
問1 入退院支援加算3の施設基準で求める「小児患者の在宅移行に係る適切な研修」には，どのようなものがあるか。
答 現時点では，以下のいずれかの研修である。
①日本看護協会「小児在宅移行支援指導者育成試行事業研修」
②同「2019年度小児在宅移行支援指導者育成研修」
③同「小児在宅移行支援指導者育成研修」
問2 A246入退院支援加算及び入院時支援加算について，非常勤の看護師又は社会福祉士を2名以上組み合わせて専従の看護師又は社会福祉士の配置基準を満たす場合，例えば，専従の看護師1名の代わりに，非常勤看護師1名と非常勤社会福祉士1名を組み合わせて配置してもよいか。
答 不可。
問3 A246の注8の総合機能評価加算について，「総合的な機能評価に係る適切な研修」及び「関係学会より示されているガイドライン」とは，令和2年3月31日以前の旧医科点数表における**A240**総合評価加算の要件を満たす研修及びガイドラインで差し支えないか。
答 当該研修及びガイドラインに基づいて患者の総合機能評価を行い，結果を踏まえて入退院支援を行うことができる内容であれば差し支えない。〈令2.3.31〉
問4 入退院支援加算1の施設基準に，過去1年間の介護支援連携指導料の算定回数に係る要件があるが，回復期リハビリテーション病棟入院料等，介護支援連携指導料の点数が当該入院料に含まれており，別途算定できない場合の取扱い如何。
答 介護支援連携指導料の点数が入院料に含まれており別途算定できない場合であっても，介護支援連携指導料が求める要件と同等の実績（1回の入院中2回までに限る）が認

められる場合は，入退院支援加算1の過去1年間の介護支援連携指導料の算定回数に係る要件において，算定回数に含めることが可能である。

問5 入退院支援加算の施設基準における専従者は，非常勤でも良いのか。

答 不可。

問6 同一の保険医療機関において，入退院支援加算1と入退院支援加算2の両方の届出を行い，それぞれの算定要件を満たす患者についてそれぞれの点数を算定できるか。

答 不可。入退院支援加算1と入退院支援加算2は，各保険医療機関において，いずれか片方を届け出るものである。

問7 入退院支援加算1において，原則として入院後3日以内に患者の状況を把握するとともに退院困難な要因を有している患者を抽出するとある。入院後3日以内には退院困難な要因に該当しなかったが，その後の病状の変化により，退院困難な要因に該当することとなった者について，直ちに，退院困難な要因を有する患者として抽出し，算定要件として定められている支援を実施した場合に，入退院支援加算1を算定することはできるか。

答 算定できる。入退院支援加算1では，全ての入院患者について病棟専任の退院支援職員が入院後3日以内に患者の状況を把握することとされており，こうした把握を行った後に，新たに退院困難な要因が発生した場合については，算定対象の患者に加えることができる。なお，この場合であっても，退院支援計画の作成や家族等との話し合いについての要件を含め，他の算定要件を満たす必要がある。

問8 入退院支援加算1において，退院支援職員が原則として入院後3日以内に患者の状況を把握するとともに退院困難な要因を有している患者を抽出するとあるが，入院後3日間がいずれも土曜・休日である場合の取扱い如何。

答 最初の平日に退院支援職員が患者の状況を把握し患者の抽出を行うことも可能とする。金曜日の夜間や，連休前日の夜間に入院した場合も同様である。 (平28.6.14)

問9 入院時支援加算の施設基準で求める入退院支援の専従の看護師が，①入退院支援加算の施設基準で求める入退院支援部門に配置される専従又は専任の看護師及び②入退院支援加算1の施設基準で求める病棟に配置される専任の看護師を兼ねてよいか。

答 ①兼ねることはできない。
②兼ねることはできない（入退院支援加算1において，病棟に配置される専任の看護師が入退院支援部門の専任の看護師を兼ねる場合も含む）。

問10 入退院支援加算の施設基準で求める専従の職員について，入院時支援加算の施設基準で求める入退院支援部門に配置する専従の看護師は非常勤でもよいか。

答 非常勤でもよい。

問11 入院時支援加算の施設基準で求める入退院支援部門の専任の職員が，①入退院支援加算の施設基準で求める入退院支援部門に配置される専任の職員又は②入退院支援加算1の施設基準で求める病棟に配置される専任の職員を兼ねてよいか。

答 ①兼ねてよい。②兼ねてよい。ただし，入退院支援加算1において，病棟に配置される専任の職員が入退院支援部門の専任の職員を兼ねる場合は，入院時支援加算の職員と兼ねることはできない。

問12 入院前に行う支援のうち，全ての項目について施設基準で求める専従又は専任の職員が行わなければならないのか。特定の項目を入退院支援部門以外の他の専門職と連携して対応することは可能か。

答 可能である。入院前支援の内容に応じて，適切な職種が実施していただきたい。 (平30.3.30)

問13 入退院支援加算1の施設基準について，25以上の連携する保険医療機関等と年3回以上の頻度の面会等が必要であるが，新たな届出にあたり，過去1年間の実績が必要か。

答 新たに届け出る際，届出時に過去1年間の面会実績は届け出る必要があるが，届出時点では25以上の連携機関との年3回以上の面会を行っていなくとも，届出可能である。

ただし，届出後に年3回以上の頻度で面会（ビデオ通話によるものでも可）していること。 (平30.7.10，一部修正)

参考 問1 退院調整部門に専従配置された看護師又は社会福祉士を病棟の退院支援員として専任で配置して良いか。

答 不可。

問2 病棟で勤務している看護職員を専任で退院調整部門に配している場合，当該看護職員を病棟の退院支援職員として専任配置をして良いか。

答 不可。

問3 病棟専任の退院支援職員が患者サポート体制充実加算の専任の職員を兼ねるのは可能か。

答 兼ねられない。

問4 転棟をした場合，病棟専任の退院支援職員も担当をかわる必要があるのか。

答 必ずしも代わる必要はない。

問5 「疑義解釈について（その5）」（平成20年10月15日）において，「A241後期高齢者退院調整加算（編注：2010年改定で廃止）の施設基準に，『当該看護師又は社会福祉士は週30時間以上退院調整に係る業務に従事していること』とあるが，その時間は全て退院調整業務に従事しなければならないか」との問に対し，「主たる業務が退院調整業務である場合には，患者の医療福祉相談等の業務も含めて差し支えない。なお，要件にある『週30時間以上』の時間内に病棟業務を兼務する場合は，専従とは認められない」と回答しているが，この考え方は継続されているか。

答 継続されている。主たる業務が退院調整業務であれば良く，医療福祉相談等の業務を含めても差し支えない。
(平28.6.10 日本医療社会福祉協会，一部修正)

35の6の2　精神科入退院支援加算の施設基準

(1) 当該保険医療機関内に，入退院支援及び地域連携業務を担う部門が設置されていること。
(2) 当該部門に入退院支援及び地域連携に係る業務に関する十分な経験を有する専従の看護師又は専従の精神保健福祉士が配置されていること。
(3) 当該部門に専従の看護師が配置されている場合にあっては専任の精神保健福祉士が，専従の精神保健福祉士が配置されている場合にあっては専任の看護師が配置されていること。
(4) 各病棟に，入退院支援及び地域連携業務に専従として従事する専任の看護師又は精神保健福祉士が配置されていること。
(5) その他入退院支援等を行うにつき十分な体制が整備されていること。

→ **精神科入退院支援加算に関する施設基準**
(1) 当該保険医療機関内に，入退院支援及び地域連携業務を担う部門（以下この項において「入退院支援部門」という）が設置されている。
(2) 次のア又はイを満たす。
　ア　当該入退院支援部門に，入退院支援及び地域連携業務に関する十分な経験を有する専従の看護師及び入退院支援及び地域連携業務に関する経験を有する専任の精神保健福祉士が配置されている。
　イ　当該入退院支援部門に，入退院支援及び地域連携業務に関する十分な経験を有する専従の精神保健福祉士及び入退院支援及び地域連携業務に関する経験を有する専任の看護師が配置されている。
　　当該専従の看護師又は精神保健福祉士（以下この項において「看護師等」という）については，週3日以上常態として勤務しており，かつ，所定労働時間が週22時間以上の勤務を行っている専従の非常勤看護師等（入退院支援及び地域連携業務に関する十分な経験を有する看護師等に限る）を2名以上組み合わせることにより，常勤看護師等と同じ時間帯にこれらの非常勤看護師等が配置

されている場合には，当該基準を満たしているとみなすことができる。

なお，入退院支援部門は，精神保健福祉士配置加算若しくは地域移行機能強化病棟入院料の退院支援部署又は精神科地域移行実施加算の地域移行推進室と同一でもよい。また，入退院支援部門に専従する従事者が精神保健福祉士の場合には，当該精神保健福祉士は，精神科地域移行実施加算の地域移行推進室と兼務することができる。

(3) 入退院支援及び地域連携業務に専従する看護師等が，当該加算の算定対象となっている各病棟に専任で配置されている。当該専任の看護師又は精神保健福祉士が配置される病棟は１人につき２病棟，計120床までに限る。なお，20床未満の病棟及び治療室については，病棟数の算出から除いてよいが，病床数の算出には含める。また，病棟に専任の看護師等が，入退院支援部門の専従の職員を兼ねることはできないが，専任の職員を兼ねることは差し支えない。

(4) 次のア又はイを満たす。
ア 以下の(イ)から(ホ)に掲げる，転院又は退院体制等についてあらかじめ協議を行い連携する機関（以下「連携機関」という）の数の合計が10以上である。ただし，(イ)から(ホ)までのうち少なくとも３つ以上との連携を有している。また，(2)又は(3)の職員と，それぞれの連携機関の職員が年３回以上の頻度で対面又はビデオ通話が可能な機器を用いて面会し，情報の共有等を行っている。なお，面会には，個別の退院調整に係る面会等を含めて差し支えないが，年３回以上の面会の日付，担当者名，目的及び連携機関の名称等を一覧できるよう記録する。
(イ) 他の保険医療機関
(ロ) 障害者の日常生活及び社会生活を総合的に支援するための法律に基づく一般相談支援，特定相談支援，地域移行支援，地域定着支援，自立生活援助，共同生活援助又は就労継続支援等の障害福祉サービス等事業者
(ハ) 児童福祉法に基づく障害児相談支援事業所
(ニ) 介護保険法に定める居宅サービス事業者，地域密着型サービス事業者，居宅介護支援事業者又は施設サービス事業者
(ホ) 精神保健福祉センター，保健所又は都道府県若しくは市区町村の障害福祉担当部署
イ 直近１年間に，障害者の日常生活及び社会生活を総合的に支援するための法律第５条第20項に規定する地域移行支援を利用し退院した患者又は退院後の同条第16項に規定する自立生活援助若しくは同条第21項に規定する地域定着支援の利用に係る申請手続きを入院中に行った患者の数の合計が５人以上である。

(5) 病棟の廊下等の見やすい場所に，患者及び家族から分かりやすいように，入退院支援及び地域連携業務に係る病棟に専任の職員及びその担当業務を掲示している。

【届出に関する事項】 精神科入退院支援加算の施設基準に係る届出は，別添７（→Web版）の様式40の９の２を用いる。

事務連絡 問１ 精神科入退院支援加算の施設基準において求められる入退院支援及び地域連携業務に専従している看護師又は精神保健福祉士が，A312精神療養病棟入院料又はA318地域移行機能強化病棟入院料の施設基準における退院支援相談員の業務を兼ねてもよいか。
答 差し支えない。

問２ 精神科入退院支援加算について，「退院困難な要因を有する患者について，原則として７日以内に患者及びその家族等と病状や退院後の生活も含めた話合いを行うとともに，関係職種と連携し，入院後７日以内に退院支援計画の作成に着手する」とされているが，新たに当該加算を届け出た場合に，届出時点での入院患者についての取扱い如何。
答 当該加算の届出を行った時点で入院中の患者について，届出後に退院支援計画を作成し，その他の要件を満たした場合は，当該加算を算定可能。ただし，届出後３月以内に患者及び家族と話合いを行い，退院支援計画の作成に着手することが望ましい。

また，医療保護入院の者であって，当該入院中に精神保健福祉法第33条第６項第２号に規定する委員会の開催があったもの又は当該入院の期間が１年以上のものについては，退院支援計画の作成時期によらず，それぞれ当該委員会の開催及び退院支援計画の作成又は退院支援計画の作成及び退院・転院後の療養生活を担う保険医療機関等との連絡や調整又は障害福祉サービス等若しくは介護サービス等の導入に係る支援を開始することをもって，当該加算の算定対象となる。これらの患者についても，３月以内に患者及び家族と話合いを行い，退院支援計画の作成に着手することが望ましい。 (令6.3.28)

問３ A246入退院支援加算及びA246-2精神科入退院支援加算を届け出ている保険医療機関において，入退院支援加算の施設基準において入退院支援部門に配置するとされている「入退院支援及び地域連携業務に関する十分な経験を有する専従の看護師」が，精神科入退院支援加算の施設基準において入退院支援部門に配置するとされている「入退院支援及び地域連携業務に関する経験を有する専任の看護師」を兼ねることは可能か。また，入退院支援加算の施設基準において入退院支援部門に配置するとされている「入退院支援及び地域連携業務に関する経験を有する専任の看護師」が，精神科入退院支援加算の施設基準において入退院支援部門に配置するとされている「入退院支援及び地域連携業務に関する十分な経験を有する専従の看護師」を兼ねることは可能か。
答 可能。 (令6.4.26)

35の６の３　医療的ケア児（者）入院前支援加算の施設基準等

(1) 医療的ケア児（者）入院前支援加算の施設基準
医療的ケア児（者）の入院医療について，十分な実績を有していること。
(2) 医療的ケア児（者）入院前支援加算の注２に規定する厚生労働大臣が定める施設基準
情報通信機器を用いた診療を行うにつき十分な体制が整備されていること。
(3) 医療的ケア児（者）入院前支援加算に係る厚生労働大臣が定める患者
医療的ケアを必要とする患者であって，入院前に当該患者の療養生活環境及び処置等を確認する必要があるもの

→ 1 医療的ケア児（者）入院前支援加算の施設基準
(1) 当該保険医療機関における直近１年間の医療的ケア判定スコア16点以上の医療的ケア児（者）の入院患者数が10件以上である。
(2) 令和７年５月31日までの間に限り，(1)の基準を満たしているものとする。

2 医療的ケア児（者）入院前支援加算の「注」ただし書に規定する厚生労働大臣が定める施設基準
別添１の第１の１〔情報通信機器を用いた診療に係る施設基準〕，p.1069〕に掲げる情報通信機器を用いた診療の届出を行っている。

【届出に関する事項】
(1) 医療的ケア児（者）入院前支援加算に係る届出は，別添７（→Web版）の様式40の９の３を用いる。
(2) 情報通信機器を用いた入院前支援を行う場合の施設基準については，情報通信機器を用いた診療の届出を行っていればよく，情報通信機器を用いた入院前支援を行う場合として特に地方厚生（支）局長に対して，届出を行う必要はない。

35の７　認知症ケア加算の施設基準等

(1) 認知症ケア加算１の施設基準

⑳ 別紙様式14の3 新

医療的ケア判定スコア表

医療的ケア（診療の補助行為）		基本スコア	見守りスコアの基準（目安）		
			見守り高の場合	見守り中の場合	見守り低の場合（0点）
1	人工呼吸器（鼻マスク式補助換気法，ハイフローセラピー，間歇的陽圧吸入法，排痰補助装置，高頻度胸壁振動装置を含む）の管理 注）人工呼吸器及び括弧内の装置等のうち，いずれか一つに該当する場合にカウントする。	10点	自発呼吸がない等のために人工呼吸器抜去等の人工呼吸器トラブルに対して直ちに対応する必要がある場合（2点）	直ちにではないがおおむね15分以内に対応する必要がある場合（1点）	それ以外の場合
2	気管切開の管理 注）人工呼吸器と気管切開の両方を持つ場合は，気管切開の見守りスコアを加点しない。（人工呼吸器10点＋人工呼吸器見守り0～2点＋気管切開8点）	8点	自発呼吸がほとんどない等のために気管切開カニューレ抜去に対して直ちに対応する必要がある場合（2点）		それ以外の場合
3	鼻咽頭エアウェイの管理	5点	上気道狭窄が著明なためにエアウェイ抜去に対して直ちに対応する必要がある場合（1点）		それ以外の場合
4	酸素療法	8点	酸素投与中止にて短時間のうちに健康及び患者の生命に対して悪影響がもたらされる場合（1点）		それ以外の場合
5	吸引（口鼻腔・気管内吸引）	8点	自発運動等により吸引の実施が困難な場合（1点）		それ以外の場合
6	ネブライザーの管理	3点			
7	経管栄養	(1) 経鼻胃管，胃瘻，経鼻腸管，経胃瘻腸管，腸瘻，食道瘻	8点	自発運動等により栄養管を抜去する／損傷させる可能性がある場合（2点）		それ以外の場合
		(2) 持続経管注入ポンプ使用	3点	自発運動等により注入ポンプを倒す可能性がある場合（1点）		それ以外の場合
8	中心静脈カテーテルの管理（中心静脈栄養，肺高血圧症治療薬，麻薬など）	8点	自発運動等により中心静脈カテーテルを抜去する可能性がある場合（2点）		それ以外の場合
9	皮下注射 注）いずれか一つを選択	(1) 皮下注射（インスリン，麻薬など）	5点	自発運動等により皮下注射を安全に実施できない場合（1点）		それ以外の場合
		(2) 持続皮下注射ポンプ使用	3点	自発運動等により持続皮下注射ポンプを抜去する可能性がある場合（1点）		それ以外の場合
10	血糖測定（持続血糖測定器による血糖測定を含む） 注）インスリン持続皮下注射ポンプと持続血糖測定器とが連動している場合は，血糖測定の項目を加点しない。	3点	血糖測定とその後の対応が頻回に必要になる可能性がある場合（1点）		それ以外の場合
11	継続的な透析（血液透析，腹膜透析を含む）	8点	自発運動等により透析カテーテルを抜去する可能性がある場合（2点）		それ以外の場合
12	導尿 注）いずれか一つを選択	(1) 利用時間中の間欠的導尿	5点			
		(2) 持続的導尿（尿道留置カテーテル，膀胱瘻，腎瘻，尿路ストーマ）	3点	自発運動等により持続的導尿カテーテルを抜去する可能性がある場合（1点）		それ以外の場合
13	排便管理 注）いずれか一つを選択	(1) 消化管ストーマ	5点	自発運動等により消化管ストーマを抜去する可能性がある場合（1点）		それ以外の場合
		(2) 摘便，洗腸	5点			
		(3) 浣腸	3点			
14	痙攣時の坐剤挿入，吸引，酸素投与，迷走神経刺激装置の作動等の処置 注）医師から発作時の対応として上記処置の指示があり，過去概ね1年以内に発作の既往がある場合	3点	痙攣が10分以上重積する可能性や短時間のうちに何度も繰り返す可能性が高い場合（2点）		それ以外の場合

「13. 排便管理」における「(3) 浣腸」は，市販のディスポーザブルグリセリン浣腸器（挿入部の長さがおおむね5cm以上6cm以下のものであって，グリセリンの濃度が50％程度であり，かつ，容量が，成人を対象とする場合にあってはおおむね40g以下，6歳以上12歳未満の小児を対象とする場合にあってはおおむね20g以下，1歳以上6歳未満の幼児を対象とする場合にあってはおおむね10g以下，0歳の乳児を対象とする場合にあってはおおむね5g以下のものをいう）を用いて浣腸を施す場合を除く。

※スコア表のそれぞれの項目に係る基本スコア及び見守りスコアを合算したものを医療的ケア判定スコアとする。

　　当該保険医療機関において，認知症を有する患者のケアを行うにつき十分な体制が整備されていること。

(2) **認知症ケア加算2の施設基準**
　　当該保険医療機関において，認知症を有する患者のケアを行うにつき適切な体制が整備されていること。

(3) **認知症ケア加算3の施設基準**
　　当該保険医療機関において，認知症を有する患者のケアを行うにつき必要な体制が整備されていること。

(4) **認知症ケア加算の対象患者**
　　認知症又は認知症の症状を有し，日常生活を送る上で介助が必要な状態である患者

→ 1　**認知症ケア加算1の施設基準**
(1) 当該保険医療機関内に，以下から構成される認知症ケアに係るチーム（以下「認知症ケアチーム」という）が設置されている。このうち，イに掲げる看護師については，原則週16時間以上，認知症ケアチームの業務に従事する。なお，認知症ケアチームは，第1の7［「身体的拘束最小化の基準」，p.1088］の(4)に規定する身体的拘束最小化チームを兼ねることは差し支えない。

ア 認知症患者の診療について十分な経験を有する専任の常勤医師
イ 認知症患者の看護に従事した経験を5年以上有する看護師であって，認知症看護に係る適切な研修を修了した専任の常勤看護師
ウ 認知症患者等の退院調整について経験のある専任の常勤社会福祉士又は常勤精神保健福祉士
　なお，アからウまでのほか，患者の状態に応じて，理学療法士，作業療法士，薬剤師，管理栄養士が参加することが望ましい。
(2) (1)のアに掲げる医師は，精神科の経験を3年以上有する医師，神経内科の経験を3年以上有する医師又は認知症治療に係る適切な研修を修了した医師である。なお，ここでいう適切な研修とは，国，都道府県又は医療関係団体等が主催する研修であり，認知症診断について適切な知識・技術等を修得することを目的とした研修で，2日間，7時間以上の研修期間で，修了証が交付される。また，週3日以上常態として勤務しており，かつ，所定労働時間が週22時間以上の勤務を行っている専任の非常勤医師（精神科の経験を3年以上有する医師，神経内科の経験を3年以上有する医師又は認知症治療に係る適切な研修を修了した医師に限る）を2名以上組み合わせることにより，常勤医師の勤務時間帯と同じ時間帯にこれらの非常勤医師が配置されている場合には，当該2名以上の非常勤医師が認知症ケアチームの業務に従事する場合に限り，当該基準を満たしていることとみなすことができる。
(3) (1)のイに掲げる認知症看護に係る適切な研修とは，次の事項に該当する研修のことをいう。
ア 国又は医療関係団体等が主催する研修である（600時間以上の研修期間で，修了証が交付されるもの）。
イ 認知症看護に必要な専門的知識・技術を有する看護師の養成を目的とした研修である。
ウ 講義及び演習は，次の内容を含む。
　(イ) 認知症の原因疾患・病態及び治療・ケア・予防
　(ロ) 認知症に関わる保健医療福祉制度の変遷と概要
　(ハ) 認知症患者に特有な倫理的課題と対応方法
　(ニ) 認知症看護に必要なアセスメントと援助技術
　(ホ) コミュニケーションスキル
　(ヘ) 認知症の特性を踏まえた生活・療養環境の調整方法，行動・心理症状（BPSD）への対応
　(ト) ケアマネジメント（各専門職・他機関との連携，社会資源の活用方法）
　(チ) 家族への支援・関係調整
エ 実習により，事例に基づくアセスメントと認知症看護関連領域に必要な看護実践を含む。
(4) (1)のウに掲げる社会福祉士又は精神保健福祉士は，認知症患者又は要介護者の退院調整の経験のある者又は介護支援専門員の資格を有する者である。
(5) 認知症ケアチームは，以下の業務を行う。
ア 認知症患者のケアに係るカンファレンスが週1回程度開催されており，チームの構成員及び当該患者の入院する病棟の看護師等，必要に応じて当該患者の診療を担う医師などが参加している。
イ チームは，週1回以上，各病棟を巡回し，病棟における認知症患者に対するケアの実施状況の把握や病棟職員への助言等を行う。
ウ チームにより，身体的拘束の実施基準や鎮静を目的とした薬物の適正使用等の内容を盛り込んだ認知症ケアに関する手順書（マニュアル）を作成し，保険医療機関内に周知し活用する。なお，認知症ケアの実施状況等を踏まえ，定期的に当該手順書の見直しを行う。
エ せん妄のリスク因子の確認のためのチェックリスト及びせん妄のハイリスク患者に対するせん妄対策のためのチェックリストを作成している。
オ チームにより，認知症患者に関わる職員を対象として，認知症患者のケアに関する研修を定期的に実施する。
(6) 認知症患者に関わる全ての病棟の看護師等は，原則として年に1回，認知症患者のアセスメントや看護方法等について，当該チームによる研修又は院外の研修を受講する（ただし，既に前年度又は前々年度に研修を受けた看護師等にあってはこの限りではない）。また，原則として，全ての病棟（小児科など身体疾患を有する認知症患者が入院しない病棟及び精神病床は除く）に，2の(4)に掲げる認知症患者のアセスメントや看護方法等に係る適切な研修又は院内研修を受けた看護師を1名以上配置することが望ましい。
(7) 当該保険医療機関において，当該チームが組織上明確に位置づけられている。

2　認知症ケア加算2の施設基準

(1) 当該保険医療機関に，認知症患者の診療について十分な経験を有する専任の常勤医師又は認知症患者の看護に従事した経験を5年以上有する看護師であって，認知症看護に係る適切な研修を修了した専任の常勤看護師を配置する。
(2) (1)に掲げる医師については，1の(2)を満たすものである。また，(1)に掲げる認知症看護に係る適切な研修については，1の(3)の例による。
(3) 原則として，全ての病棟（小児科など身体疾患を有する認知症患者が入院しない病棟及び精神病床は除く）に，認知症患者のアセスメントや看護方法等に係る適切な研修を受けた看護師を3名以上配置する。
(4) (3)に掲げる認知症患者のアセスメントや看護方法等に係る適切な研修とは，次の事項に該当する研修のことをいう。ただし，(3)に掲げる3名以上の看護師のうち1名については，次の事項に該当する研修を受けた看護師が行う認知症患者のアセスメントや看護方法等に係る院内研修の受講をもって満たすものとして差し支えない。
ア 国，都道府県又は医療関係団体等が主催する研修である（修了証が交付されるもの）。
イ 認知症看護に必要な専門的知識・技術を有する看護師の養成を目的とした研修である。
ウ 講義及び演習は，次の内容について9時間以上含むものである。
　(イ) 認知症の原因疾患と病態・治療
　(ロ) 入院中の認知症患者に対する看護に必要なアセスメントと援助技術
　(ハ) コミュニケーション方法及び療養環境の調整方法
　(ニ) 行動・心理症状（BPSD），せん妄の予防と対応法
　(ホ) 認知症に特有な倫理的課題と意思決定支援
(5) (1)の医師又は看護師は，病棟における認知症患者に対するケアの実施状況を定期的に把握し，病棟職員に対して必要な助言等を行う。
(6) (1)の医師又は看護師を中心として，身体的拘束の実施基準や鎮静を目的とした薬物の適正使用等の内容を盛り込んだ認知症ケアに関する手順書（マニュアル）を作成し，保険医療機関内に周知し活用する。
(7) (1)の医師又は看護師を中心として，せん妄のリスク因子の確認のためのチェックリスト及びせん妄のハイリスク患者に対するせん妄対策のためのチェックリストを作成している。
(8) (1)の医師又は看護師を中心として，認知症患者に関わる職員に対し，少なくとも年に1回は研修や事例検討会等を実施する。

3　認知症ケア加算3の施設基準

(1) 2の(3)及び(4)の施設基準を満たしている。
(2) 身体的拘束の実施基準や鎮静を目的とした薬物の適正使用等の内容を盛り込んだ認知症ケアに関する手順書（マニュアル）を作成し，保険医療機関内に周知し活用する。
(3) せん妄のリスク因子の確認のためのチェックリスト及びせん妄のハイリスク患者に対するせん妄対策のためのチェックリストを作成している。
(4) 2の(3)に掲げる認知症患者のアセスメントや看護方法等に係る適切な研修を受けた看護師を中心として，病棟の看護師等に対し，少なくとも年に1回は研修や事例検討会等を実施する。

【届出に関する事項】

(1) 認知症ケア加算1の施設基準に係る届出は，別添7（→Web版）の様式40の10を用いる。
(2) 認知症ケア加算2又は3の届出は，保険医療機関単位で届け出るが，その際，小児科など身体疾患を有する認知症患者が入院しない病棟及び精神病床を除いて届け出ることができる。また，施設基準に係る届出は，別添7の様式40の11を用いる。
(3) 令和6年3月31日時点で認知症ケア加算に係る届出を行っている保険医療機関については，令和6年9月30日までの間，1の(5)のエ，2の(7)及び3の(3)の基準を満たしているものとみなす。

事務連絡 認知症ケア加算

問1 A247認知症ケア加算1の施設基準において，「認知症ケアチーム」の専任の常勤看護師は，「原則週16時間以上」当該チームの業務に従事することとされているが，夏季休暇や病休等により週16時間以上の業務を行えない週があった場合には，施設基準を満たさないこととなるか。

答 夏季休暇や病休等により，当該看護師が認知症ケアチームの業務を週16時間以上行えない場合は，当該週の前後の週を含めた連続した3週間について，平均業務時間数が週16時間以上であれば施設基準を満たすものである。ただし，当該看護師が不在の間は，当該チームの他の構成員によりチームの業務を適切に行うこと。 (令2.3.31)

問2 認知症ケア加算1の施設基準において，「認知症ケアチームは，第1の7の(4)に規定する身体的拘束最小化チームを兼ねることは差し支えない」とされているが，認知症ケアチームの専任の常勤看護師が身体的拘束最小化チームに係る業務を兼務した時間は，認知症ケアチームの業務として施設基準で求める「原則週16時間以上，認知症ケアチームの業務に従事する」に含めてよいか。

答 含めてよい。 (令6.3.28)

問3 認知症ケア加算2の施設基準における「認知症患者の診療について十分な経験を有する専任の常勤医師」のうち，「認知症治療に係る適切な研修を修了した医師」に求められる「適切な研修」とは，どのようなものがあるか。

答 認知症ケア加算1と同様である。「疑義解釈の送付について（その1）」（平成28年3月31日事務連絡）の問67（後掲「問7」）を参照のこと。

問4 認知症ケア加算2の施設基準における「認知症患者の看護に従事した経験を5年以上有する看護師であって，認知症看護に係る適切な研修を修了した専任の常勤看護師」に求められる「適切な研修」とは，どのようなものがあるか。

答 認知症ケア加算1と同様である。「疑義解釈の送付について（その1）」（平成28年3月31日事務連絡）の問68（後掲「問9」）を参照のこと。

問5 認知症ケア加算2の施設基準における「認知症患者のアセスメントや看護方法等に係る適切な研修を受けた看護師」に求められる「適切な研修」とは，どのようなものがあるか。

答 認知症ケア加算3（令和2年度診療報酬改定前の認知症ケア加算2）と同様である。「疑義解釈の送付について（その1）」（平成28年3月31日事務連絡）の問69（後掲「問10」）を参照のこと。

問6 認知症ケア加算2の施設基準の(4)及び認知症ケア加算3の施設基準の(1)における「認知症患者のアセスメントや看護方法等に係る院内研修」について，
①当該院内研修の具体的な内容や時間は決められているか。
②当該院内研修は，認知症ケア加算2の施設基準(7)又は認知症ケア加算3の施設基準(3)で示されている「研修や事例検討会等」でもよいか。
③認知症ケア加算2の場合は，施設基準の(1)に掲げる「認知症患者の看護に従事した経験を5年以上有する看護師であって，認知症看護に係る適切な研修を修了した専任の常勤看護師」が実施しても差し支えないか。

答 それぞれ以下のとおり。
①具体的な内容や時間についての特段の規定はないが，認知症患者のアセスメントや看護方法等について，知識・技術を得ることが可能な内容とすること。
②認知症患者のアセスメントや看護方法等について知識・技術を得ることが可能な内容を含む研修や事例検討会等であればよい。
③よい。 (令2.3.31)

問7 認知症ケア加算「1」又は「2」の施設基準にある認知症ケアチームの専任看護師は，精神科リエゾンチームの専任看護師との兼務が可能か。

答 可能である。

問8 「1」又は「2」の施設基準にある「認知症患者の診療について十分な経験を有する専任の常勤医師」のうち，「認知症治療に係る適切な研修を修了した医師」に求められる「認知症治療に係る適切な研修」とは，どのようなものがあるのか。

答 現時点では，都道府県及び指定都市で実施する「認知症地域医療支援事業」に基づいた「認知症サポート医養成研修」である。

問9 「1」又は「2」の施設基準にある認知症患者の看護に従事した経験を5年以上有する専任の常勤看護師に求められる「認知症治療に係る適切な研修」とは，どのようなものがあるのか。

答 現時点では，以下のいずれかの研修である。
①日本看護協会認定看護師教育課程「認知症看護」の研修
②日本看護協会が認定している看護系大学院の「老年看護」及び「精神看護」の専門看護師教育課程
③日本精神科看護協会が認定している「精神科認定看護師」
ただし，③については認定証が発行されている者に限る。

問10 「3」の施設基準にある「認知症患者のアセスメントや看護方法等に係る適切な研修を受けた看護師」に求められる「適切な研修」とは，どのようなものがあるか。

答 現時点では，以下のいずれかの研修である。
①都道府県及び指定都市「平成28年度看護職員認知症対応力向上研修」
②日本看護協会「平成25年度一般病院における認知症患者看護のマネジメント」，「平成27年度急性期病院で治療を受ける認知症高齢者の看護」，「平成28年度インターネット配信研修〔リアルタイム〕認知症高齢者の看護実践に必要な知識」
③日本老年看護学会「認知症看護対応力向上研修」
④日本精神科看護協会「認知症の理解とケア」
⑤日本慢性期医療協会「看護師のための認知症ケア講座」
⑥全日本病院協会「病院看護師のための認知症対応力向上研修会」
⑦独立行政法人地域医療機能推進機構（JCHO）本部研修センター「認知症看護研修」
⑧社会福祉法人恩賜財団済生会「認知症支援ナース育成研修」

なお，東京都が行っている「東京都看護師認知症対応力向上研修Ⅰ」又は平成24年度から平成27年度開催の「東京都看護師認知症対応力向上研修」は，認知症ケア加算2にある所定の研修の内容としては不十分であり，所定の研修とは認められないが，「東京都看護師認知症対応力向上研修Ⅰ」又は平成24年度から平成27年度開催の「東京都看護師認知症対応力向上研修」と併せて，「東京都看護師認知症対応力向上研修Ⅱ」を修了した場合には，必要な研修内容を満たすものとなるため，認知症ケア加算「3」にある所定の研修とみなすことができる。 (平28.3.31，一部修正)

35の7の2 せん妄ハイリスク患者ケア加算の施設基準

入院中の患者に対して，せん妄のリスク確認及びせん妄対策を行うにつき必要な体制が整備されていること。

→ せん妄ハイリスク患者ケア加算の施設基準

(1) A100一般病棟入院基本料（急性期一般入院基本料に限る），A104特定機能病院入院基本料（一般病棟に限る），A300救命救急入院料，A301特定集中治療室管理料，A301-2ハイケアユニット入院医療管理料，A301-3脳卒中ケアユニット入院医療管理料又はA317特定一般病棟入院料を算定する病棟である。
(2) せん妄のリスク因子の確認のためのチェックリスト及びせん妄のハイリスク患者に対するせん妄対策のためのチェックリストを作成している。
【届出に関する事項】 せん妄ハイリスク患者ケア加算に係る届出は別添7の2（→Web版）を用いる。

35の8　精神疾患診療体制加算の施設基準

(1) 許可病床数が100床〔別表第6の2（p.1309）に掲げる地域に所在する保険医療機関にあっては80床〕以上の病院であること。
(2) 救急医療を行うにつき必要な体制が整備されていること。

→ 精神疾患診療体制加算に関する施設基準
(1) 内科及び外科を標榜し，当該診療科に係る入院医療を提供している保険医療機関である。
(2) 当該保険医療機関の精神病床に係る許可病床数が当該保険医療機関全体の許可病床数の50％未満である。
(3) 24時間の救急医療提供として，以下のいずれかを満たしている。
　ア 「救急医療対策事業実施要綱」に定める第2「入院を要する（第二次）救急医療体制」，第3「救命救急センター」，第4「高度救命救急センター」又は「周産期医療の体制構築に係る指針」に規定する総合周産期母子医療センターを設置している保険医療機関
　イ アと同様に24時間の救急患者を受け入れている保険医療機関
【届出に関する事項】 精神疾患診療体制加算に係る届出は別添7（→Web版）の様式40の12を用いる。

35の9　精神科急性期医師配置加算の施設基準

(1) **通則**
　　当該病棟において，常勤の医師は，当該病棟の入院患者の数が16又はその端数を増すごとに1以上配置されていること。
(2) **精神科急性期医師配置加算1の施設基準**
　イ 精神科救急医療に係る実績を相当程度有していること。
　ロ 治療抵抗性統合失調症患者に対する入院医療に係る実績を相当程度有していること。
　ハ 精神科救急急性期医療入院料又は精神科急性期治療病棟入院料1を算定する精神病棟であること。
　ニ 当該病棟に常勤の精神保健指定医（精神保健及び精神障害者福祉に関する法律第18条第1項の規定による指定を受けた医師をいう。以下同じ）が2名以上配置されていること。
(3) **精神科急性期医師配置加算2のイの施設基準**
　イ 精神病棟入院基本料（10対1入院基本料又は13対1入院基本料に限る）又は特定機能病院入院基本料を算定する精神病棟（7対1入院基本料，10対1入院基本料又は13対1入院基本料に限る）であること。
　ロ 精神障害者であって身体疾患を有する患者に対する急性期治療を行うにつき十分な体制を有する保険医療機関の精神病棟であること。
　ハ 許可病床（精神病床を除く）の数が100床〔別表第6の2（p.1309）に掲げる地域に所在する保険医療機関にあっては80床〕以上の病院であること。
(4) **精神科急性期医師配置加算2のロの施設基準**
　イ (2)のイを満たすものであること。
　ロ 精神科急性期治療病棟入院料1を算定する精神病棟であること。
(5) **精神科急性期医師配置加算3の施設基準**
　イ 精神科救急医療に係る実績を一定程度有していること。
　ロ 治療抵抗性統合失調症患者に対する入院医療に係る実績を一定程度有していること。
　ハ (2)のハを満たすものであること。

→ 1　通則
当該病棟における常勤の医師は，当該病棟の入院患者の数が16又はその端数を増すごとに1以上配置されている。なお，当該病棟における常勤の医師は，他の病棟に配置される医師と兼任はできない。

2　精神科急性期医師配置加算1に関する施設基準
(1) 措置入院患者，鑑定入院患者，医療観察法入院の決定を受けた者（以下「医療観察法入院患者」という）及びクロザピンの新規導入を目的とした入院患者を除いた新規入院患者のうち6割以上が入院日から起算して3月以内に退院し，自宅等へ移行する。「自宅等へ移行する」とは，患家，介護老人保健施設，介護医療院又は精神障害者施設へ移行することをある。なお，ここでいう「患家」とは，退院先のうち，同一の保険医療機関の当該入院料に係る病棟以外の病棟へ転棟した場合，他の保険医療機関へ転院した場合及び介護老人保健施設，介護医療院又は精神障害者施設に入所した場合を除いたものをいう。また，A311-2精神科急性期治療病棟入院料においては，退院後に，医科点数表第1章第2部「通則5」の規定により入院期間が通算される再入院をした場合は，移行した者として計上しない。
(2) 当該病棟においてクロザピンを新規に導入した実績が年間6件以上である。
(3) 精神疾患に係る時間外，休日又は深夜における外来診療（電話等再診を除く）件数が年間20件以上であり，かつ，入院件数が年間8件以上である。
(4) 当該病棟に常勤の精神保健指定医が2名以上配置されている。

3　精神科急性期医師配置加算2のイに関する施設基準
A103精神病棟入院基本料（10対1入院基本料及び13対1入院基本料に限る）及びA104特定機能病院入院基本料（精神病棟の7対1入院基本料，10対1入院基本料及び13対1入院基本料に限る）を算定する病棟については，以下の要件を満たしている。
(1) 精神病床を除く当該保険医療機関全体の許可病床数が100床（「基本診療料の施設基準等」別表第6の2に掲げる地域に所在する保険医療機関にあっては80床）以上であって，内科，外科，耳鼻科，眼科，整形外科及び精神科を標榜する保険医療機関である。
(2) 当該保険医療機関の精神病床に係る許可病床数が当該保険医療機関全体の許可病床数の50％未満かつ届出を行っている精神病棟が2病棟以下である。
(3) 24時間の救急医療提供として，以下のいずれかを満たしている保険医療機関である。
　ア 「救急医療対策事業実施要綱」に定める第2「入院を要する（第二次）救急医療体制」，第3「救命救急センター」，第4「高度救命救急センター」又は「周産期医療の体制構築に係る指針」に規定する総合周産期母子医療センターを設置している保険医療機関
　イ アと同様に24時間の救急患者を受け入れている保険医療機関
(4) A230-4精神科リエゾンチーム加算に係る届出を行っている。
(5) 当該病棟の直近3か月間の新規入院患者の5％以上が入院時にA230-3精神科身体合併症管理加算の対象となる患者

である。
(6) 当該保険医療機関の精神科医が，救急用の自動車又は救急医療用ヘリコプターにより搬送された患者であって，身体疾患又は負傷とともに精神疾患又はせん妄・抑うつを有する者を速やかに診療できる体制を有し，当該保険医療機関到着後12時間以内に毎月5人以上（直近3か月間の平均）診察している。

4 精神科急性期医師配置加算2のロに関する施設基準
2の(1)及び(3)を満たすものである。

5 精神科急性期医師配置加算3に関する施設基準
(1) 措置入院患者，鑑定入院患者，医療観察法入院患者及びクロザピンの新規導入を目的とした入院患者を除いた新規入院患者のうち4割以上が入院日から起算して3月以内に退院し，自宅等へ移行する。なお，当該要件にかかる留意点については2の(1)と同様である。
(2) 当該病棟においてクロザピンを新規に導入した実績が年間3件以上である。
(3) 2の(3)を満たすものである。

【届出に関する事項】 精神科急性期医師配置加算に係る届出は別添7（→Web版）の様式40の13及び様式53を用いる。

🔲 事務連絡 精神科急性期医師配置加算
問1 精神科急性期医師配置加算の「1」又は「3」において求められているクロザピンの年間新規導入実績の「年間」とは，直近1年間を指すのか。
答 そのとおり。
問2 A249精神科急性期医師配置加算，A311精神科救急入院料，A311-2精神科急性期治療病棟入院料又はA311-3精神科救急・合併症入院料の施設基準において，「(略)クロザピンの新規導入を目的とした入院患者を除いた新規入院患者のうち，4割（6割）以上が入院日から起算して3月以内に退院し，自宅等へ移行すること」とあるが，クロザピンの新規導入を目的とした新規入院患者とは，当該保険医療機関の他の病棟から転棟した患者のみを指すのか。
答 転棟かどうかにかかわらず，クロザピンの新規導入を目的とした新規入院患者を指す。 (令2.3.31)
問3 同一の敷地内にある介護医療院又は介護老人保健施設に退院した場合も自宅等への退院に含まれるという理解でよいか。
答 よい。 (平30.7.10)

35の10 排尿自立支援加算の施設基準等

(1) **排尿自立支援加算の施設基準**
排尿に関するケアを行うにつき十分な体制が整備されていること。
(2) **排尿自立支援加算の対象患者**
尿道カテーテル抜去後に下部尿路機能障害の症状を有する患者又は尿道カテーテル留置中の患者であって，尿道カテーテル抜去後に下部尿路機能障害を生ずると見込まれるもの。

→ **排尿自立支援加算に関する施設基準**
(1) 保険医療機関内に，以下から構成される排尿ケアに係るチーム（以下「排尿ケアチーム」という）が設置されている。
 ア 下部尿路機能障害を有する患者の診療について経験を有する医師
 イ 下部尿路機能障害を有する患者の看護に従事した経験を3年以上有し，所定の研修を修了した専任の常勤看護師
 ウ 下部尿路機能障害を有する患者のリハビリテーション等の経験を有する専任の常勤理学療法士又は専任の常勤作業療法士
(2) (1)のアに掲げる医師は，3年以上の勤務経験を有する泌尿器科の医師又は排尿ケアに係る適切な研修を修了した者である。なお，他の保険医療機関を主たる勤務先とする医師（3年以上の勤務経験を有する泌尿器科の医師又は排尿ケアに係る適切な研修を修了した医師に限る）が対診等により当該チームに参画しても差し支えない。また，ここでいう適切な研修とは，次の事項に該当する研修のことをいう。
 ア 国又は医療関係団体等が主催する研修である。
 イ 下部尿路機能障害の病態，診断，治療，予防及びケアの内容が含まれる。
 ウ 通算して6時間以上のものである。
(3) (1)のイに掲げる所定の研修とは，次の事項に該当する研修のことをいう。
 ア 国又は医療関係団体等が主催する研修である。
 イ 下部尿路機能障害の病態生理，その治療と予防，評価方法，排尿ケア及び事例分析の内容が含まれるものである。
 ウ 排尿日誌による評価，エコーを用いた残尿測定，排泄用具の使用，骨盤底筋訓練及び自己導尿に関する指導を含む内容であり，下部尿路機能障害患者の排尿自立支援について十分な知識及び経験のある医師及び看護師が行う演習が含まれる。
 エ 通算して16時間以上のものである。
(4) 排尿ケアチームの構成員は，B005-9外来排尿自立指導料に規定する排尿ケアチームの構成員と兼任であっても差し支えない。
(5) 排尿ケアチームは，対象となる患者抽出のためのスクリーニング及び下部尿路機能評価のための情報収集（排尿日誌，残尿測定）等の排尿ケアに関するマニュアルを作成し，当該保険医療機関内に配布するとともに，院内研修を実施する。
(6) 包括的排尿ケアの計画及び実施に当たっては，下部尿路機能の評価，治療及び排尿ケアに関するガイドライン等を遵守する。

【届出に関する事項】 当該加算の施設基準に係る届出は，別添7（→Web版）の様式40の14を用いる。

🔲 事務連絡 問1 A251排尿自立支援加算の施設基準で求める医師の「排尿ケアに係る適切な研修」及び看護師の「所定の研修」には，どのようなものがあるか。
答 令和2年度診療報酬改定前のB005-9外来排尿自立指導料と同様である（p.1355）。
問2 A251排尿自立支援加算の排尿ケアチームに構成されている職員は病棟専従者等を兼務しても差し支えないか。
答 病棟業務に専従することとされている職員については，専従する業務の範囲に「排尿ケアチーム」の業務が含まれないと想定されるため，兼務することはできない。 (令2.3.31)

35の11 地域医療体制確保加算の施設基準

(1) 救急搬送，周産期医療又は小児救急医療に係る実績を相当程度有していること。
(2) 病院勤務医の負担の軽減及び処遇の改善に資する体制が整備されていること。

→ **地域医療体制確保加算に関する施設基準**
(1) A100一般病棟入院基本料（地域一般入院基本料を除く），A102結核病棟入院基本料（7対1入院基本料及び10対1入院基本料に限る），A103精神病棟入院基本料（10対1入院基本料に限る），A104特定機能病院入院基本料（7対1入院基本料及び10対1入院基本料に限る），A105専門病院入院基本料（7対1入院基本料及び10対1入院基本料に限る），A300救命救急入院料，A301特定集中治療室管理料，A301-2ハイケアユニット入院医療管理料，A301-3脳卒中ケアユニット入院医療管理料，A301-4小児特定集中治療室管理料，A302新生児特定集中治療室管理料，A302-2新生児特定集中治療室重症児対応体制強化管理料，A303総合周産期特定集中治療室管理料，A303-2新生児治療回復室入院医療管理料，A304地域包括医療病棟入院料，A305一類感染症患者入院医療管理料，A307小児入院医療管理料（小児入院医療管理料5を除く），A311精神科救急急性期医療入院料又はA311-3精神科救急・合併症入院料を算定する病棟である。

(2) 以下のいずれかを満たしている。
　ア　救急医療に係る実績として，救急用の自動車又は救急医療用ヘリコプターによる搬送件数が，年間で2,000件以上である。
　イ　救急医療に係る実績として，救急用の自動車又は救急医療用ヘリコプターによる搬送件数が，年間で1,000件以上であり，かつ，A237ハイリスク分娩等管理加算（ハイリスク分娩管理加算に限る）若しくはA303総合周産期特定集中治療室管理料又はA301-4小児特定集中治療室管理料若しくはA302新生児特定集中治療室管理料に係る届出を行っている保険医療機関である。
　ウ　「疾病・事業及び在宅医療に係る医療提供体制について」（平成29年3月31日医政地発0331第3号）に規定する総合周産期母子医療センター又は地域周産期母子医療センターのいずれかである。
(3) 病院勤務医の負担の軽減及び処遇の改善に資する体制として，次の体制を整備している。なお，総合入院体制加算，医師事務作業補助体制加算又は急性期看護補助体制加算等を届け出ている保険医療機関において，医療従事者の負担の軽減及び処遇の改善に資する体制，病院勤務医の負担の軽減及び処遇の改善に資する体制又は看護職員の負担の軽減及び処遇の改善に資する体制を整備する場合は，当該加算に係る体制と合わせて整備して差し支えない。
　ア　病院勤務医の負担の軽減及び処遇の改善のため，病院勤務医の勤務状況の把握とその改善の必要性等について提言するための責任者を配置する。
　イ　病院勤務医の勤務時間及び当直を含めた夜間の勤務状況を把握している。
　ウ　当該保険医療機関内に，多職種からなる役割分担推進のための委員会又は会議を設置し，「医師労働時間短縮計画作成ガイドライン」に基づき，「医師労働時間短縮計画」を作成する。また，当該委員会等は，当該計画の達成状況の評価を行う際，その他適宜必要に応じて開催している。
　エ　病院勤務医の負担の軽減及び処遇の改善に関する取組事項を当該保険医療機関内に掲示する等の方法で公開する。
(4) 医師の労働時間について，原則として，タイムカード，ICカード，パソコンの使用時間の記録等の客観的な記録を基礎として確認し，適正に記録すること。また，当該保険医療機関に勤務する医療法施行規則第63条に定める特定地域医療提供医師及び連携型特定地域医療提供医師（以下，この項において，「対象医師」という）の1年間の時間外・休日労働時間が，原則として，次のとおりであること。ただし，1年間の時間外・休日労働時間が次のとおりでない対象医師がいる場合において，その理由，改善のための計画を当該保険医療機関の見やすい場所及びホームページ等に掲示する等の方法で公開した場合は，その限りでない。
　ア　令和6年度においては，1785時間以下
　イ　令和7年度においては，1710時間以下
(5) (2)の救急医療に係る実績は，4月から翌年3月までの1年間における実績とし，当該要件及び他の要件を満たしている場合は，翌年度の4月1日から翌々年の3月末日まで所定点数を算定できるものとする。

【届出に関する事項】
(1) 地域医療体制確保加算の施設基準に係る届出は，別添7（→Web版）の様式40の15及び様式40の16を用いる。
(2) 毎年8月において，前年度における病院勤務医の負担の軽減及び処遇の改善に資する計画の取組状況を評価するため，別添7の様式40の17により届け出る。

事務連絡　問1　A252地域医療体制確保加算の施設基準において，「医師の労働時間について，原則として，タイムカード，ICカード，パソコンの使用時間の記録等の客観的な記録を基礎として確認し，適正に記録する」とあるが，当該保険医療機関の全ての医師の労働時間について，客観的な記録を基礎として確認し，適正に記録することが求められるのか。
答　そのとおり。

問2　地域医療体制確保加算の施設基準において，『当該保険医療機関に勤務する医療法施行規則第63条に定める特定地域医療提供医師及び連携型特定地域医療提供医師（以下この項において，「対象医師」という）の1年間の時間外・休日労働時間が，原則として，次のとおりである』とあるが，対象医師の時間外・休日労働時間が，原則として示された上限以下であることが求められるのか。
答　そのとおり。

問3　地域医療体制確保加算の施設基準において，当該保険医療機関に勤務する医療法施行規則第63条に定める特定地域医療提供医師及び連携型特定地域医療提供医師の令和6年度，令和7年度における1年間の時間外・休日労働時間の上限について，「ただし，1年間の時間外・休日労働時間が次のとおりでない対象医師がいる場合において，その理由，改善のための計画を当該保険医療機関の見やすい場所及びホームページ等に掲示する等の方法で公開した場合は，その限りでない」とあるが，ホームページ等に掲示する等の方法での公開は，令和6年度，令和7年度の実績を把握した後，翌年度に行うことでよいか。
答　よい。　　　　　　　　　　　　　　　　　　（令6.3.28）

35の12　協力対象施設入所者入院加算の施設基準

(1) 次のいずれにも該当するものであること。
　イ　介護老人保健施設，介護医療院及び特別養護老人ホーム（以下この号において「介護保険施設等」という）から協力医療機関として定められている保険医療機関であること。
　ロ　当該保険医療機関において，緊急時に当該介護保険施設等に入所している患者が入院できる病床を常に確保していること。
　ハ　次のいずれかに該当すること。
　　① 在宅療養支援病院又は在宅療養支援診療所であること。
　　② 在宅療養後方支援病院であること。
　　③ 地域包括ケア病棟入院料に係る届出を行っている病棟又は病室を有する保険医療機関であること。
(2) 当該介護保険施設等と平時からの連携体制を構築していること。
(3) (2)に規定する連携体制を構築していることについて，当該保険医療機関の見やすい場所に掲示していること。
(4) (3)の掲示事項について，原則として，ウェブサイトに掲載していること。

→ 協力対象施設入所者入院加算に関する施設基準

(1) 当該保険医療機関単独で以下の要件のいずれにも該当し，緊急時の連絡体制及び入院受入体制等を確保している。
　ア　介護老人保健施設，介護医療院及び特別養護老人ホーム（以下この項において「介護保険施設等」という）から協力医療機関として定められている保険医療機関（以下この項において「協力医療機関である保険医療機関」という）である。なお，協力医療機関である保険医療機関は，介護保険施設等の入所者の病状が急変した場合等において，当該介護保険施設等の医師又は当該保険医療機関若しくはその他の医療機関の医師が診療を行い，入院を要すると認められた入所者の入院を原則として当該保険医療機関が受け入れる体制を確保していることについて，当該介護保険施設等と取り決めを行っている。
　イ　協力医療機関である保険医療機関において，24時間連絡を受ける担当者をあらかじめ指定するとともに，当該担当者及び当該担当者と直接連絡がとれる連絡先電話番号等，緊急時の注意事項等について，事前に介護保険施設等の管理者等に対して，提供している。この場合にお

いて連絡を受ける担当者とは当該保険医療機関の24時間連絡を受けることができる部門を指定することで差し支えない。なお，担当者として個人を指定している場合であって，曜日，時間帯ごとに担当者が異なる場合には，それぞれ曜日，時間帯ごとの担当者及び当該担当者と直接連絡がとれる連絡先電話番号等を明示する。
    ウ　当該保険医療機関において，緊急時に介護保険施設等に入所する患者が入院できる病床を常に確保している。ただし，当該保険医療機関が確保している病床を超える複数の患者の緊急の入院が必要な場合等，やむを得ない事情により当該保険医療機関に入院させることが困難な場合は，当該保険医療機関が当該患者に入院可能な保険医療機関を紹介する。
  (2) 次のいずれかの要件を満たすもの。
    ア　次のいずれにも該当している。
      (イ)　介護保険施設等において，診療を行う患者の診療情報及び病状急変時の対応方針等をあらかじめ患者の同意を得た上で当該介護保険施設等から協力医療機関である保険医療機関に適切に提供されており，必要に応じて入院受入れを行う保険医療機関に所属する保険医がICTを活用して当該患者の診療情報及び病状急変時の対応方針を常に確認可能な体制を有している。
      (ロ)　当該介護保険施設等と協力医療機関である保険医療機関において，当該入所者の診療情報及び急変時の対応方針等の共有を図るため，年3回以上の頻度でカンファレンスを実施している。なお，当該カンファレンスは，ビデオ通話が可能な機器を用いて実施しても差し支えない。
    イ　当該介護保険施設等と協力医療機関である保険医療機関において，当該入所者の診療情報及び急変時の対応方針等の共有を図るため，1月に1回以上の頻度でカンファレンスを実施している。なお，当該カンファレンスは，ビデオ通話が可能な機器を用いて実施しても差し支えない。
  (3) 介護保険施設等に協力医療機関として定められており，当該介護保険施設等において療養を行っている患者の病状の急変等に対応すること及び当該介護保険施設等の名称について，当該保険医療機関の見やすい場所に掲示している。
  (4) (3)の掲示事項について，原則として，ウェブサイトに掲載している。自ら管理するホームページ等を有しない場合については，この限りではない。

【届出に関する事項】
  (1) 協力対象施設入所者入院加算の施設基準に係る届出は，別添7（→Web版）の様式40の18を用いる。
  (2) 令和7年5月31日までの間に限り，1の(4)に該当するものとみなす。

事務連絡　問1　協力対象施設入所者入院加算及び往診料の「注10」に規定する介護保険施設等連携往診加算の施設基準において，当該入所者の診療情報及び急変時の対応方針等の共有を図るためにカンファレンスを実施することとされているが，当該カンファレンスにはどのような職種が参加すればよいか。
答　医師又は看護職員等の医療関係職種が参加すること。
問2　問1のカンファレンスについて，協力医療機関として定められている全ての介護保険施設等とカンファレンスを実施していない場合においても算定可能か。
答　算定可能。ただし，問1に掲げる点数は，定期的なカンファレンスを実施している介護保険施設等に入所している患者に対してのみ算定できる。
問3　問1のカンファレンスについて，協力対象施設入所者入院加算及び往診料の「注10」に規定する介護保険施設等連携往診加算の両方の届出を行う場合，同一の介護保険施設等において，施設基準ごとにそれぞれカンファレンス1回以上を行う必要があるか。
答　協力対象施設入所者入院加算及び往診料の「注10」に規定する介護保険施設等連携往診加算のカンファレンスは兼ねることは差し支えない。ただし，両方の施設基準におけるカンファレンスと兼ねた場合には，その旨を記録に残すこと。
問4　協力対象施設入所者入院加算及び往診料の「注10」に規定する介護保険施設等連携往診加算の施設基準において，「ICTを活用して当該診療情報及び急変時の対応方針等を常に確認可能な体制を有している」とされているが，具体的にどのような場合が該当するか。
答　例えば，都道府県が構築する地域医療介護総合確保基金の「ICTを活用した地域医療ネットワーク基盤の整備」事業を活用した，地域医療情報連携ネットワーク（以下「地連NW」という）に参加し，当該介護保険施設等に所属する医師等が記録した当該介護保険施設等の入所者の診療情報及び急変時の対応方針等の情報について当該地連NWにアクセスして確認可能な場合が該当する。
　　この場合，当該介護保険施設等に所属する医師等が，介護保険施設等の入所者の診療情報及び急変時の対応方針についてそれぞれの患者について1ヶ月に1回以上記録する。なお，入所者の状況等に変化がない場合は記録を省略しても差し支えないが，その旨を文書等により介護保険施設から協力医療機関に，少なくとも月1回の頻度で提供する。
問5　協力対象施設入所者入院加算及び往診料の「注10」に規定する介護保険施設等連携往診加算の施設基準における「年3回以上の頻度でカンファレンスを実施している」について，ICTで診療情報等の共有がなされている場合，当該カンファレンスの内容は，具体的にはどのようなものであればよいか。
答　具体的な定めはないが，例えば，以下のような内容を含んでいる。
  ・病状の変化のあった入所者の最新の病状等の診療状況，治療方針，患者の基本的な日常生活能力，認知機能，家庭の状況及び急変時の対応方針（以下「診療情報等」という）
  ・新規入所者の診療情報等
  ・前回のカンファレンス時以降，入院退所となった入所者で当該協力医療機関に入院しなかった患者の入院先，入院理由等
  ・介護保険施設等が協力医療機関に求める事項
問6　問1のカンファレンスについて，協力医療機関に勤務している医師であって，特別養護老人ホームの配置医師が当該カンファレンスに参加する場合の取扱いについて，どのように考えれば良いか。
答　当該配置医師について，協力医療機関の職員とカンファレンスを行った場合は，特別養護老人ホームの職員として扱い，特別養護老人ホームの職員とカンファレンスを行った場合は，協力医療機関の職員として扱ってもよい。なお，協力医療機関の職員として扱った場合においては，当該カンファレンスで共有された診療情報等については，当該配置医師以外の協力医療機関に所属する職員に十分に共有を行う。

(令6.3.28)

第9　特定入院料の施設基準等

1　通則

(1) 病院であること。
(2) 看護又は看護補助は，当該保険医療機関の看護職員又は当該保険医療機関の主治医若しくは看護師の指示を受けた看護補助者が行うものであること。
(3) 入院基本料を算定していない保険医療機関（特別入院基本料等を算定している保険医療機関を含む）において算定する特定入院料は，別表第15（p.1314）のものに限ること。
(4) 厚生労働大臣の定める入院患者数の基準及び医師等の員数の基準並びに入院基本料の算定方法に規定する入院患者数の基準又は医師等の員数の基準のいずれにも該当していないこと。

参考 問 特定入院料において，同一入院料を届け出る病棟が2つ以上ある場合，看護要員の傾斜配置は可能か。
答 できない。特定入院料の場合，同一の入院料であっても病棟間において傾斜配置を行うことはできない。

(平31.3.14 全国保険医団体連合会)

2 救命救急入院料の施設基準等

(1) 救命救急入院料の注1に規定する入院基本料の施設基準
　イ 救命救急入院料1の施設基準
　　① 都道府県が定める救急医療に関する計画に基づいて運営される救命救急センターを有している病院の一般病棟の治療室を単位として行うものであること。
　　② 当該治療室内に重篤な救急患者に対する医療を行うにつき必要な医師が常時配置されていること。
　　③ 当該治療室における看護師の数は，常時，当該治療室の入院患者の数が4又はその端数を増すごとに1以上であること。
　　④ 重篤な救急患者に対する医療を行うにつき十分な専用施設を有していること。
　　⑤ 当該治療室に入院している患者のハイケアユニット用の重症度，医療・看護必要度について継続的に測定を行い，その結果に基づき評価を行っていること。
　　⑥ 医療安全対策加算1に係る届出を行っている保険医療機関であること。
　ロ 救命救急入院料2の施設基準
　　次のいずれにも該当するものであること。
　　① イの①から④までを満たすものであること。
　　② 次のいずれかに該当すること。
　　　1 3（特定集中治療室管理料の施設基準等，p.1224）の(1)のイの①から⑥まで及び⑧を満たすものであること。
　　　2 3の(1)のハの①から④までを満たすものであること。
　ハ 救命救急入院料3の施設基準
　　次のいずれにも該当するものであること。
　　① イを満たすものであること。
　　② 広範囲熱傷特定集中治療を行うにつき十分な体制が整備されていること。
　ニ 救命救急入院料4の施設基準
　　次のいずれにも該当するものであること。
　　① ロを満たすものであること。
　　② 広範囲熱傷特定集中治療を行うにつき十分な体制が整備されていること。
(2) 救命救急入院料の注1に規定する厚生労働大臣が定める区分
　イ 救命救急入院
　　広範囲熱傷特定集中治療管理が必要な患者以外の患者
　ロ 広範囲熱傷特定集中治療管理料
　　広範囲熱傷特定集中治療管理が必要な患者
(3) 救命救急入院料の注1に規定する厚生労働大臣が定める状態
　広範囲熱傷特定集中治療管理が必要な状態
(4) 救命救急入院料の注1に規定する算定上限日数に係る施設基準
　患者の早期回復を目的とした取組を行うにつき十分な体制が整備されていること。
(5) 救命救急入院料の注2のイに規定する厚生労働大臣が定める施設基準
　自殺企図後の精神疾患の患者に対する指導を行うにつき必要な体制が整備されていること。
(6) 救命救急入院料の注3に規定する厚生労働大臣が定める施設基準
　イ 救急体制充実加算1の施設基準
　　重篤な救急患者に対する医療を行うにつき充実した体制が整備されていること。
　ロ 救急体制充実加算2の施設基準
　　重篤な救急患者に対する医療を行うにつき十分な体制が整備されていること。
　ハ 救急体制充実加算3の施設基準
　　重篤な救急患者に対する医療を行うにつき必要な体制が整備されていること。
(7) 救命救急入院料の注4に規定する厚生労働大臣が定める施設基準
　重篤な救急患者に対する医療を行うにつき必要な体制が整備されていること。
(8) 救命救急入院料の注6に規定する厚生労働大臣が定める施設基準
　当該保険医療機関内に，専任の小児科の医師が常時配置されていること。
(9) 救命救急入院料の注8に規定する厚生労働大臣が定める施設基準
　イ 早期の離床を目的とした取組を行うにつき十分な体制が整備されていること。
　ロ 心大血管疾患リハビリテーション料，脳血管疾患等リハビリテーション料又は呼吸器リハビリテーション料に係る届出を行っている保険医療機関であること。
(10) 救命救急入院料の注9に規定する厚生労働大臣が定める施設基準
　イ 当該治療室内に集中治療室における栄養管理に関する十分な経験を有する専任の管理栄養士が配置されていること。
　ロ 当該治療室において早期から栄養管理を行うにつき十分な体制が整備されていること。
(11) 救命救急入院料の注11に規定する厚生労働大臣が定める施設基準
　当該治療室を有する保険医療機関において，重症患者の対応につき十分な体制が整備されていること。

→1 救命救急入院料1に関する施設基準
(1) 専任の医師が，午前0時より午後12時までの間常に（以下「常時」という）救命救急治療室内に勤務しているとともに，手術に必要な麻酔科医等が緊急時に速やかに対応できる体制がとられている。なお，当該専任の医師は，宿日直を行う医師ではない。ただし，患者の当該治療室への入退室などに際して，看護師と連携をとって当該治療室内の患者の治療に支障がない体制を確保している場合は，一時的に当該治療室から離れても差し支えない。
(2) 重篤な救急患者に対する手術等の診療体制に必要な看護師が常時治療室内に勤務している。
(3) 重篤な救急患者に対する医療を行うのに必要な次に掲げる装置及び器具を治療室内に常時備え付けている。ただし，ウからカまでについては，当該保険医療機関内に備え，必要な際に迅速に使用でき，緊急の事態に十分対応できる場合においては，この限りではない。
　ア 救急蘇生装置（気管内挿管セット，人工呼吸装置等）
　イ 除細動器
　ウ ペースメーカー
　エ 心電計
　オ ポータブルエックス線撮影装置
　カ 呼吸循環監視装置

(4) 自家発電装置を有している病院であって，当該病院において電解質定量検査及び血液ガス分析を含む必要な検査が常時実施できる。なお，当該治療室以外の病床を有しない病院は，一般病棟入院基本料の届出も同時に行う。
(5) 当該治療室勤務の医師は，当該治療室に勤務している時間帯は，当該治療室以外での勤務及び宿日直を併せて行わないものとし，当該治療室勤務の看護師は，当該治療室に勤務している時間帯は，当該治療室以外での夜勤を併せて行わないものとする。
(6) 当該入院料を算定するものとして届け出ている治療室に入院している全ての患者の状態を，㉒別添6の別紙18（p.1235）の「ハイケアユニット用の重症度，医療・看護必要度に係る評価票」を用いて測定し評価する。ただし，短期滞在手術等基本料を算定する患者，基本診療料の施設基準等の別表第2（p.1306）の23に該当する患者（基本診療料の施設基準等第10の3に係る要件以外の短期滞在手術等基本料3に係る要件を満たす場合に限る）及び基本診療料の施設基準等の別表第2の24に該当する患者は対象から除外する。また，重症度，医療・看護必要度Ⅱの評価に当たっては，歯科の入院患者（同一入院中に医科の診療も行う期間については除く）は，対象から除外する。なお，別添6の別紙18の「ハイケアユニット用の重症度，医療・看護必要度に係る評価票」のB項目の患者の状況等については，ハイケアユニット用の重症度，医療・看護必要度に係る基準には用いないが，当該評価票を用いて評価を行っている。
(7) ハイケアユニット用の重症度，医療・看護必要度に係る評価票の記入は，院内研修を受けたものが行う。ただし，㉒別添6の別紙18の別表1に掲げる「ハイケアユニット用の重症度，医療・看護必要度に係るレセプト電算処理システム用コード一覧」を用いて評価を行う項目については，当該評価票により各選択肢の判断を行う必要はない。なお，実際に患者の重症度，医療・看護必要度が正確に測定されているか定期的に院内で確認を行う。
(8) A234医療安全対策加算1の届出を行っている。
(9) 当該病院において救急時医療情報閲覧機能を有している。

2 救命救急入院料2に関する施設基準
救命救急入院料1の(1)から(5)まで及び(8)ならびに(9)の施設基準を満たすほか，特定集中治療室管理料1又は3の施設基準〔特定集中治療室管理料1の⑿の施設基準又は特定集中治療室管理料3の(5)の施設基準を除く〕を満たすものである。

3 救命救急入院料3に関する施設基準
(1) 救命救急入院料1の施設基準を満たすほか，広範囲熱傷特定集中治療管理を行うにふさわしい治療室を有しており，当該治療室の広さは，内法による測定で，1床当たり15m²以上である。また，平成26年3月31日において，現に当該入院料の届出を行っている保険医療機関については，当該治療室の増築又は全面的な改築を行うまでの間は，当該規定を満たしているものとする。
(2) 当該保険医療機関に広範囲熱傷特定集中治療を担当する常勤の医師が勤務している。

4 救命救急入院料4に関する施設基準
(1) 救命救急入院料2の施設基準を満たすほか，広範囲熱傷特定集中治療管理を行うにふさわしい治療室を有しており，当該治療室の広さは，内法による測定で，1床当たり15m²以上である。また，平成26年3月31日において，現に当該入院料の届出を行っている保険医療機関については，当該治療室の増築又は全面的な改築を行うまでの間は，当該規定を満たしているものとする。
(2) 当該保険医療機関に広範囲熱傷特定集中治療を担当する常勤の医師が勤務している。

5 救命救急入院料の「注1」に掲げる算定上限日数に係る施設基準
(1) 当該治療室において，「注8」に掲げる早期離床・リハビリテーション加算又は「注9」に掲げる早期栄養介入管理加算の届出を行っている。
(2) 当該治療室に入院する患者について，関連学会と連携の上，適切な管理等を行っている。

6 救命救急入院料の「注2」に規定する精神疾患診断治療初回加算の「イ」に関する施設基準
(1) 自殺企図等により入院となった患者に対する生活上の課題等について指導等を行うための適切な研修を修了した専任の常勤医師が1名以上配置されている。なお，週3日以上常態として勤務しており，かつ，所定労働時間が週22時間以上の勤務を行っている専任の非常勤医師（自殺企図等により入院となった患者に対する生活上の課題等について指導等を行うための適切な研修を修了した医師に限る）を2名以上組み合わせることにより，常勤医師の勤務時間帯と同じ時間帯にこれらの非常勤医師が配置されている場合には，当該基準を満たしていることとみなすことができる。
(2) 自殺企図等により入院となった患者に対する生活上の課題等について指導等を行うための適切な研修を修了した専任の常勤看護師，専任の常勤作業療法士，専任の常勤精神保健福祉士，専任の常勤公認心理師又は専任の常勤社会福祉士が，1名以上配置されている。
(3) (1)及び(2)における適切な研修とは，次のものをいう。
　ア 国又は医療関係団体等が主催する研修であること（16時間以上の研修期間であるもの）。
　イ 講義及び演習により次の内容を含む。
　　(イ) 自殺死亡者及び自殺企図後の患者についての基本的事項
　　(ロ) 救急搬送された自殺企図後の患者のケースマネジメントの概要
　　(ハ) 自殺企図のリスク因子と防御因子について
　　(ニ) 自殺企図後の患者とのコミュニケーション技法について
　　(ホ) 初回ケースマネジメント面接について
　　(ヘ) 定期ケースマネジメントについて
　　(ト) ケースマネジメントの終了について
　　(チ) インシデント対応について
　　(リ) ポストベンションについて
　　(ヌ) チーム医療とセルフケアについて
　ウ 研修にはグループワークや，救急搬送された自殺企図後の患者のケースマネジメントを豊富に経験している者による実技指導やロールプレイ等を含む。

7 救命救急入院料の「注3」に掲げる加算の施設基準
(1) 救急体制充実加算1の施設基準
「救命救急センターの新しい充実段階評価について」（平成30年2月16日医政地発0216第1号。以下「新評価基準」という）の救命救急センターの評価基準に基づく評価が充実段階Sであるもの。
(2) 救急体制充実加算2の施設基準
新評価基準の救命救急センターの評価基準に基づく評価が充実段階Aであるもの。
(3) 救急体制充実加算3の施設基準
新評価基準の救命救急センターの評価基準に基づく評価が充実段階Bであるもの。

8 救命救急入院料の「注4」に掲げる加算の施設基準
「救急医療対策事業実施要綱」第4に規定する高度救命救急センターである。

9 救命救急入院料の「注6」に掲げる小児加算の施設基準
専任の小児科の医師が常時配置されている保険医療機関である。

10 救命救急入院料の「注8」に掲げる早期離床・リハビリテーション加算の施設基準
(1) 当該治療室内に，以下から構成される早期離床・リハビリテーションに係るチームが設置されている。
　ア 集中治療に関する5年以上の経験を有する専任の医師
　イ 集中治療を必要とする患者の看護に従事した経験を5年以上有し，集中治療を必要とする患者の看護に係る適切な研修を修了した専任の常勤看護師
　ウ 急性期医療を提供する保険医療機関において5年以上従事した経験を有する専任の常勤理学療法士，専任の常勤作業療法士又は専任の常勤言語聴覚士
(2) 当該保険医療機関内にA300救命救急入院料，A301特定

集中治療室管理料，A301-2ハイケアユニット入院医療管理料又はA301-3脳卒中ケアユニット入院医療管理料を届け出た病棟（以下「特定集中治療室等」という）が複数設置されている場合，(1)に規定するチームが複数の特定集中治療室等の早期離床・リハビリテーションに係るチームを兼ねることは差し支えない。

(3) (1)のアに掲げる専任の医師は，特定集中治療室等に配置される医師が兼ねることは差し支えない。また，特定集中治療室等を複数設置している保険医療機関にあっては，当該専任の医師が配置される特定集中治療室等の患者の治療に支障がない体制を確保している場合は，別の特定集中治療室等の患者に対する早期離床・リハビリテーションに係るチームの業務を実施することができる。

(4) (1)のイに掲げる集中治療を必要とする患者の看護に係る適切な研修とは，国又は医療関係団体等が主催する600時間以上の研修（修了証が交付されるもの）であり，講義及び演習により集中治療を必要とする患者の看護に必要な専門的な知識及び技術を有する看護師の養成を目的とした研修又は保健師助産師看護師法第37条の2第2項第5号の規定による指定研修機関において行われる集中治療を必要とする患者の看護に係る研修である。

(5) (1)のイに掲げる専任の常勤看護師は，<u>第2の1の(2)</u>の看護師が兼ねることは差し支えない。また，特定集中治療室等を複数設置している保険医療機関にあっては，当該看護師が配置される特定集中治療室等の患者の看護に支障がない体制を確保している場合は，別の特定集中治療室等の患者に対する早期離床・リハビリテーションに係るチームの業務を実施することができる。

(6) (1)のウに掲げる専任の常勤理学療法士，専任の常勤作業療法士又は専任の常勤言語聴覚士は特定集中治療室等を有する保険医療機関での5年以上の経験を有する。ただし，特定集中治療室等を有する保険医療機関での経験が5年に満たない場合は，回復期リハビリテーション病棟に専従で勤務した経験とあわせて5年以上であっても差し支えない。

(7) 救命救急入院料を算定する病室における早期離床・リハビリテーションに関するプロトコルを整備している。なお，早期離床・リハビリテーションの実施状況等を踏まえ，定期的に当該プロトコルの見直しを行う。

(8) H000心大血管疾患リハビリテーション料，H001脳血管疾患等リハビリテーション料又はH003呼吸器リハビリテーション料に係る届出を行っている保険医療機関である。

11 救命救急入院料の「注9」に掲げる早期栄養介入管理加算の施設基準

(1) 当該治療室に次の要件を満たす管理栄養士が専任で配置されている。
　ア　別添3の第19の1〔「栄養サポートチーム加算に関する施設基準」，p.1185〕の(3)に規定する研修を修了し，栄養サポートチームにおいて栄養管理に係る3年以上の経験を有する
　イ　集中治療を必要とする患者の栄養管理に係る3年以上の経験を有する

(2) (1)に掲げる管理栄養士は，以下の知識及び技能を有していることが望ましい。
　ア　当該治療室への入室翌日までに入室患者全員の栄養スクリーニングを実施し，重点的な栄養管理を必要とする患者を特定することができる
　イ　腸管機能として腸蠕動音，鼓音及び腹部膨満等を確認するとともに，Refeeding Syndrome，Over feedingについてのアセスメント及びモニタリングをすることができる
　ウ　栄養管理に係る計画及び治療目的を多職種と共有し，アセスメントによって把握された徴候及び症状を勘案し，可能な限り入院前の日常生活機能等に近づけるよう栄養補給について立案することができる
　エ　経腸栄養投与継続が困難と評価した場合は，担当医に報告し，栄養管理に係る計画を再考することができる
　オ　経口摂取移行時においては，摂食嚥下機能について確認し，必要に応じて言語聴覚士等との連携を図ることができる

(3) 救命救急入院料を算定する一般病床の治療室における<u>専任の管理栄養士の数は，当該治療室の入院患者の数が10又はその端数を増すごとに1以上である。複数の治療室を有する保険医療機関において，専任の管理栄養士は，複数の治療室を担当することは可能であるが，その場合であっても，専任の管理栄養士の数は，当該加算を届け出る治療室の入院患者の数の合計数が10又はその端数を増すごとに1以上である。</u>

(4) 当該治療室において，早期から栄養管理を実施するため日本集中治療医学会の「日本版重症患者の栄養療法ガイドライン」を参考にして院内において栄養管理に係る手順書を作成し，それに従って必要な措置が実施されている。また，栄養アセスメントに基づく計画を対象患者全例について作成し，必要な栄養管理を行っている。

12 救命救急入院料の「注11」に掲げる重症患者対応体制強化加算の施設基準

(1) 集中治療を必要とする患者の看護に従事した経験を5年以上有し，集中治療を必要とする患者の看護に関する適切な研修を修了した専従の常勤看護師（以下この項において「常勤看護師」という）が当該治療室内に1名以上配置されている。なお，ここでいう「適切な研修」とは，国又は医療関係団体等が主催する600時間以上の研修（修了証が交付されるものに限る）であり，講義及び演習により集中治療を必要とする患者の看護に必要な専門的な知識及び技術を有する看護師の養成を目的とした研修又は保健師助産師看護師法第37条の2第2項第5号に規定する指定研修機関において行われる集中治療を必要とする患者の看護に係る研修である。

(2) 救命救急入院料2又は4若しくは特定集中治療室管理料に係る届出を行っている保険医療機関において5年以上勤務した経験を有する専従の常勤臨床工学技士が当該治療室内に1名以上配置されている。

(3) 常勤看護師のほか，集中治療を必要とする患者の看護に従事した経験を3年以上有する看護師が当該治療室内に2名以上配置されている。

(4) (3)に規定する看護師は，集中治療を必要とする患者の看護に関する以下のいずれかの研修を受講する。なお，当該研修を既に修了している場合においては，(5)に示す院内研修の講師や，(6)に示す地域の医療機関等が主催する集中治療を必要とする患者の看護に関する研修の講師として参加する。
　ア　国又は医療関係団体等が主催する600時間以上の研修（修了証が交付されるものに限る）であって，講義及び演習により集中治療を要する患者の看護に必要な専門的な知識及び技術を有する看護師の養成を目的とした研修
　イ　保健師助産師看護師法第37条の2第2項第5号に規定する指定研修機関において行われる集中治療を必要とする患者の看護に係る研修

(5) 当該保険医療機関の医師，(3)に規定する看護師又は臨床工学技士により，集中治療を必要とする患者の看護に従事する看護職員を対象とした院内研修を，年1回以上実施する。なお，院内研修は重症患者への看護実践のために必要な知識・技術の習得とその向上を目的とした研修であり，講義及び演習に，次のいずれの内容も含むものである。
　ア　重症患者の病態生理，全身管理の知識・看護
　イ　人工呼吸器又は体外式膜型人工肺（ECMO）を用いた重症患者の看護の実際

(6) (3)に規定する看護師は，地域の医療機関等が主催する集中治療を必要とする患者の看護に関する研修に講師として参加するなど，地域における集中治療の質の向上を目的として，地域の医療機関等と協働することが望ましい。

(7) (3)に規定する看護師の研修の受講状況や(6)に規定する地域活動への参加状況について記録する。

(8) 新興感染症の発生等の有事の際に，都道府県等の要請に応じて，他の医療機関等の支援を行う看護師が2名以上確

(9) A200-2急性期充実体制加算及びA234-2感染対策向上加算1に係る届出を行っている保険医療機関である。
(10) (3)に規定する看護師は，当該治療室の施設基準に係る看護師の数に含めない。
(11) (3)に規定する看護師が当該治療室以外の治療室又は病棟において勤務した場合，勤務した治療室又は病棟の施設基準に係る看護師の数に含めない。
(12) 当該治療室に入院している全ての患者の状態を，㉑別添6の別紙17（p.1231）の「特定集中治療室用の重症度，医療・看護必要度に係る評価票」を用いて測定及び評価し，その結果，重症度，医療・看護必要度Ⅱによる評価で「特殊な治療法等」に該当する患者が直近6か月間で1割5分以上である。ただし，短期滞在手術等基本料を算定する患者，基本診療料の施設基準等の別表第2の23に該当する患者（基本診療料の施設基準等第10の3に係る要件以外の短期滞在手術等基本料3に係る要件を満たす場合に限る），基本診療料の施設基準等の別表第2の24に該当する患者及び歯科の入院患者（同一入院中に医科の診療も行う期間については除く）は対象から除外する。

【届出に関する事項】
(1) 救命救急入院料の施設基準に係る届出は，別添7（→Web版）の様式42，様式43を用いる。また，当該治療室の平面図（面積等の分かるもの）を添付する。なお，当該治療室に勤務する従事者並びに当該病院に勤務する臨床検査技師，衛生検査技師，診療放射線技師及び診療エックス線技師については，別添7の様式20を用いる。
(2) 令和6年3月31日において，現に救命救急入院料2又は救命救急入院料4に係る届出を行っている治療室のうち，旧算定方法における特定集中治療室用の重症度，医療・看護必要度の基準を満たす治療室については，令和6年9月30日までの間は，令和6年度改定後の特定集中治療室1又は3における重症度，医療・看護必要度の基準を満たすものとみなすものである。
(3) 令和6年3月31日において，現に救命救急入院料1又は救命救急入院料3に係る届出を行っている治療室にあっては，令和6年9月30日までの間に限り，令和6年度改定前の基本診療料施設基準通知の㉒別添6の別紙18（p.1235）のハイケアユニット用の重症度，医療・看護必要度に係る評価票を用いて評価をしても差し支えない。
(4) 令和6年3月31日時点で，現に救命救急入院料の届出を行っている治療室にあっては，令和7年5月31日までの間に限り，1の(8)に該当するものとみなす。
(5) 1の(9)及び2（救命救急入院料1の(9)に限る）に規定する救急時医療情報閲覧機能の要件については，令和7年4月1日以降に適用するものとする。
(6) 救命救急入院料の「注2」のイに係る届出は，別添7の様式42の6を用いる。
(7) 早期離床・リハビリテーション加算の施設基準に係る届出は，別添7の様式42の3を用いる。
(8) 早期栄養介入管理加算の施設基準に係る届出は，別添7の様式42の4を用いる。
(9) 重症患者対応体制強化加算の施設基準に係る届出は，別添7の様式42の7を用いる。

【事務連絡】救命救急入院料等
問1 当該治療室に従事する医師の勤務場所について，「患者の当該治療室への入退室などに際して，看護師と連携をとって当該治療室内の患者の治療に支障がない体制を確保している場合は，一時的に当該治療室から離れても差し支えない」とされたが，一時的に離れる場合であっても，勤務場所は当該保険医療機関内に限定されるか。
答 そのとおり。 (平30.3.30)
問2 A300救命救急入院料の「注1」，A301特定集中治療室管理料の「注1」に規定する算定上限日数に係る施設基準において，「当該治療室に入院する患者について，関連学会と連携の上，適切な管理等を行っている」とあるが，「関連学会と連携」とは，具体的にはどのようなことを指すのか。
答 日本集中治療医学会のデータベースであるJIPAD（Japanese Intensive care Patient Database）に症例を登録し，治療方針の決定及び集中治療管理を行っていることを指す。
問3 A300救命救急入院料2及び4，A301特定集中治療室管理料，A301-4小児特定集中治療室管理料，A302新生児特定集中治療室管理料並びにA303総合周産期特定集中治療室管理料の施設基準における「手術室と同程度の空気清浄度を有する個室」について，空気清浄度の具体的な基準はあるか。
答 具体的な基準の定めはないが，「手術室と同程度の空気清浄度を有する個室及び陰圧個室を設置することが望ましい」こととされている。
問4 A300救命救急入院料の「注2」に規定する精神疾患診断治療初回加算の「イ」の施設基準において求める医師の「自殺企図等により入院となった患者に対する生活上の課題について指導等を行うための適切な研修」には，具体的にはどのようなものがあるか。
答 現時点では，以下の研修が該当する。
① 厚生労働省自殺未遂者再企図防止事業（平成27～29年度）における「救命救急センターに搬送された自殺未遂者の自殺企図の再発防止に対する複合的ケース・マネージメントに関する研修会」
② 一般社団法人日本自殺予防学会「自殺再企図防止のための救急患者精神科継続支援研修会」 (令4.3.31)
問5 A300救命救急入院料の注1，A301特定集中治療室管理料の注1に規定する算定上限日数に係る施設基準における「関連学会と連携」については，「疑義解釈資料の送付（その1）」（令和4年3月31日事務連絡）別添1の問94（上記「問2」）において「日本集中治療医学会のデータベースであるJIPAD（Japanese Intensive care Patient Database）に症例を登録し，治療方針の決定及び集中治療管理を行っていることを指す」とされたが，新たにJIPADに参加する場合，日本集中治療学会のホームページに「JIPADにおける参加施設・準じる施設」として掲載されることをもって当該要件を満たすものとしてよいか。
答 差し支えない。 (令4.8.24)
問6 A300救命救急入院料，A301特定集中治療室管理料，A301-4小児特定集中治療室管理料，A302新生児特定集中治療室管理料1，A303総合周産期特定集中治療室管理料の施設基準において，「専任の医師が，午前0時より午後12時までの間常に（以下「常時」という）治療室内に勤務していること」とあるが，「医師，看護職員等の宿日直許可基準について（令和元年7月1日基発0701第8号）」に示す宿日直許可を取得し，宿日直を行っている専任の医師が，常時治療室内にいることでよいか。
答 専任の医師が，常時治療室内の患者に対して自ら適切な診療を行い，昼夜に関わらず同様に勤務する体制をとっている場合は，差し支えない。ただし，宿日直許可と特定集中治療室管理料等の施設基準における医師の配置との整理については，令和6年度診療報酬改定の過程において明確化することとしていることに留意する。 (令5.7.24)
問7 A300救命救急入院料，A301特定集中治療室管理料の「1」から「4」，A301-4小児特定集中治療室管理料，A302新生児特定集中治療室管理料1，A302-2新生児特定集中治療室重症児対応体制強化管理料及びA303の「1」母体・胎児集中治療室管理料の施設基準において，「当該専任の医師は，宿日直を行う医師ではない」とされているが，当該保険医療機関が宿日直許可を取得していないことが求められるのか。
答 当該要件は，保険医療機関が宿日直許可を取得していないことを求めるものではなく，当該治療室に勤務する専任の医師が，宿日直を行う医師ではないことが求めるものである。
問8 A300救命救急入院料，A301特定集中治療室管理料の「1」から「4」，A301-4小児特定集中治療室管理料，A302新生児特定集中治療室管理料1，A302-2新生児特定集

中治療室重症児対応体制強化管理料及びA303の「1」母体・胎児集中治療室管理料の施設基準において，「当該専任の医師は，宿日直を行う医師ではない」とされているが，当該治療室に勤務する医師が，宿日直を行う医師ではない医師であって，宿日直許可を取得している業務に従事する場合について，どのように考えればよいか。
答　宿日直許可を取得している業務に従事するかにかかわらず，専任の医師が当該治療室に勤務している間，宿日直を行っていないことが求められる。

問9　A300救命救急入院料の注5急性薬毒物中毒加算1について，「診療報酬明細書の摘要欄に，急性薬毒物中毒の原因物質として同定した薬物を記載する」とあるが，どのように記載するのか。
答　日本中毒学会が作成する「急性中毒標準診療ガイド」における機器分析法に基づく機器分析を行い，急性薬毒物中毒の原因物質として同定した薬物を記載する。
(令6.3.28)

事務連絡　早期離床・リハビリテーション加算

問1　A300救命救急入院料の「注8」，A301特定集中治療室管理料の「注4」，A301-2ハイケアユニット入院医療管理料の「注3」，A301-3脳卒中ケアユニット入院医療管理料の「注3」，A301-4小児特定集中治療室管理料の「注3」に規定する早期離床・リハビリテーション加算（以下単に「早期離床・リハビリテーション加算」という）の施設基準における早期離床・リハビリテーションチームの専任の常勤理学療法士，常勤作業療法士又は常勤言語聴覚士は，疾患別リハビリテーションの専従者が兼任してもよいか。
答　疾患別リハビリテーション料（2名以上の専従の常勤理学療法士，専従の作業療法士及び専従の言語聴覚士の配置を要件とするものに限る）における専従の常勤理学療法士，専従の常勤作業療法士又は専従の常勤言語聴覚士のうち1名については，早期離床・リハビリテーション加算における専任の常勤理学療法士，専任の常勤作業療法士又は専任の常勤言語聴覚士と兼任して差し支えない。ただし，早期離床・リハビリテーション加算に係る業務と疾患別リハビリテーション料に係る業務に支障が生じない範囲で行う。
なお，これに伴い，「疑義解釈資料の送付（その1）」（平成30年3月31日事務連絡）別添1の問107は廃止する。

問2　早期離床・リハビリテーション加算の施設基準において求める看護師の「集中治療を必要とする患者の看護に係る適切な研修」には，具体的にはどのようなものがあるか。
答　現時点では，以下の研修が該当する。
① 日本看護協会の認定看護師教育課程「クリティカルケア※」，「新生児集中ケア」，「小児プライマリケア※」
② 日本看護協会が認定している看護系大学院の「急性・重症患者看護」の専門看護師教育課程
③ 特定行為に係る看護師の研修制度により厚生労働大臣が指定する指定研修機関において行われる研修（以下の8区分の研修を全て修了した場合に限る）
・「呼吸器（気道確保に係るもの）関連」
・「呼吸器（人工呼吸療法に係るもの）関連」
・「栄養及び水分管理に係る薬剤投与関連」
・「血糖コントロールに係る薬剤投与関連」
・「循環動態に係る薬剤投与関連」
・「術後疼痛関連」
・「循環器関連」
・「精神及び神経症状に係る薬剤投与関連」
④ 特定行為に係る看護師の研修制度により厚生労働大臣が指定する指定研修機関において行われる以下の領域別パッケージ研修
・集中治療領域
・救急領域
・術中麻酔管理領域
・外科術後病棟管理領域
※ 平成30年度の認定看護師制度改正前の教育内容による研修を含む。

問3　早期離床・リハビリテーション加算の施設基準における早期離床・リハビリテーションチームの専任の常勤看護師は，A300救命救急入院料の「注11」及びA301特定集中治療室管理料の「注6」に規定する重症患者対応体制強化加算（以下単に「重症患者対応体制強化加算」という）の専従看護師が兼任しても差し支えないか。
答　同一治療室内であれば，兼任して差し支えない。

問4　重症患者対応体制強化加算の施設基準における専従の常勤臨床工学技士は，早期離床・リハビリテーションに係る取組を行うことが可能か。
答　可能。
(令4.3.31)

事務連絡　早期栄養介入管理加算

問1　A300救命救急入院料の「注9」，A301特定集中治療室管理料の「注5」，A301-2ハイケアユニット入院医療管理料の「注4」，A301-3脳卒中ケアユニット入院医療管理料の「注4」及びA301-4小児特定集中治療室管理料の「注4」に規定する早期栄養介入管理加算（以下単に「早期栄養介入管理加算」という）の施設基準において求める管理栄養士の「集中治療を必要とする患者の栄養管理に係る3年以上の経験」とは，具体的にはどのようなことをいうのか。
答　早期栄養介入管理加算を算定できる治療室に入室した患者に対する栄養管理計画に基づく栄養管理の実施や，栄養サポートチームでの栄養管理業務に係る3年以上の経験をいう。

問2　早期栄養介入管理加算について，複数の治療室を有する保険医療機関においては，専任の管理栄養士は，複数の治療室を担当するものとして届出を行うことが可能か。
答　可能。ただし，専任の管理栄養士が複数の治療室を担当している場合であっても，管理栄養士の数は，当該治療室の入院患者の数の合計数が10又はその端数を増すごとに1以上であること。
なお，早期栄養介入管理加算又はA233-2栄養サポートチーム加算を算定する1日当たりの患者数は，専任の管理栄養士1名につき，合わせて15名以下であること。
(令4.3.31)

事務連絡　重症患者対応体制強化加算

問1　重症患者対応体制強化加算の施設基準において求める看護師の「集中治療を必要とする患者の看護に係る適切な研修」には，具体的にはどのようなものがあるか。
答　現時点では，以下の研修が該当する。
① 日本看護協会の認定看護師教育課程「クリティカルケア※」，「新生児集中ケア」，「小児プライマリケア※」
② 日本看護協会が認定している看護系大学院の「急性・重症患者看護」の専門看護師教育課程
③ 特定行為に係る看護師の研修制度により厚生労働大臣が指定する指定研修機関において行われる研修（以下の8区分の研修を全て修了した場合に限る）
・「呼吸器（気道確保に係るもの）関連」
・「呼吸器（人工呼吸療法に係るもの）関連」
・「栄養及び水分管理に係る薬剤投与関連」
・「血糖コントロールに係る薬剤投与関連」
・「循環動態に係る薬剤投与関連」
・「術後疼痛管理関連」
・「循環器関連」
・「精神及び神経症状に係る薬剤投与関連」
④ 特定行為に係る看護師の研修制度により厚生労働大臣が指定する指定研修機関において行われる以下の領域別パッケージ研修
・集中治療領域
・救急領域
・術中麻酔管理領域
・外科術後病棟管理領域
※ 平成30年度の認定看護師制度改正前の教育内容による研修を含む。

問2　重症患者対応体制強化加算の施設基準における専従の常勤看護師の「集中治療を必要とする患者の看護に関する適切な研修」及び常勤看護師のほか，集中治療を必要とする患者の看護に従事した経験を3年以上有する看護師の「集中治療を必要とする患者の看護に関する以下のいずれかの研修」はいずれも同じ研修である必要があるか。

問3　重症患者対応体制強化加算の施設基準における「専従の常勤看護師」を配置した場合，特定集中治療室管理料1及び2の施設基準における「適切な研修を修了した専任の常勤看護師」の配置に係る基準を満たすこととしてよいか。
答　よい。
問4　重症患者対応体制強化加算の施設基準において，「常勤看護師のほか，集中治療を必要とする患者の看護に従事した経験を3年以上有する看護師が当該治療室内に2名以上配置されている」とされているが，当該治療室内に配置される者について，変更することは可能か。
答　可能。なお，その場合，遅滞なく変更の届出を行う。
問5　問4について，当該治療室内に配置される看護師2名以上は，「集中治療を必要とする患者の看護に関する（中略）研修を受講する」とされているが，研修の受講が決定しているものの，当該研修が開始されていない場合，届出を行うことは可能か。
答　届出を行う年度内に受講を開始する予定がある場合に限り届出可能。なお，届出時点で研修が開始されていない場合にあっては，届出時に受講開始予定日及び修了予定日を記載し，研修が開始された際に改めて当該看護師に係る届出を行う。
問6　受講中の研修を中断することになった場合，届出を取り下げる必要があるか。
答　遅延なく届出を取り下げる必要がある。
問7　重症患者対応体制強化加算の施設基準において，「常勤看護師のほか，集中治療を必要とする患者の看護に従事した経験を3年以上有する看護師」が，「当該治療室以外の治療室又は病棟において勤務した場合，勤務した治療室又は病棟の施設基準に係る看護師の数に含めない」とされているが，外来で勤務することは可能か。
答　可能。
　　ただし，外来における重症患者への対応又は重症患者への看護実践の向上に寄与する内容に従事する。
問8　重症患者対応体制強化加算の施設基準において，「常勤看護師のほか，集中治療を必要とする患者の看護に従事した経験を3年以上有する看護師が当該治療室内に2名以上配置されている」とされているが，当該治療室内に配置する看護師は非常勤の者でもよいか。
答　不可。
問9　重症患者対応体制強化加算の施設基準における「常勤看護師のほか，集中治療を必要とする患者の看護に従事した経験を3年以上有する看護師」が，既に適切な研修を修了している場合，当該看護師が院内研修に講師として参加することが必要か。
答　必要。
問10　重症患者対応体制強化加算の施設基準における専従の常勤臨床工学技士は，院内研修に講師として参加することが必要か。
答　必ずしも必要ではないが，講師として参加しない場合においても，院内研修の講義及び演習等の内容が適切に実施されるよう，必要に応じて講師として参加する医師又は看護師と十分な連携を図る。
問11　重症患者対応体制強化加算は，「当該患者の入院期間に応じて算定する」こととされているが，入院期間の起算日は，当該保険医療機関に入院した日を指すか，当該加算を算定できる治療室に入室した日を指すか。
答　当該治療室に入室した日を指す。
(令4.3.31)

3　特定集中治療室管理料の施設基準等

(1) 特定集中治療室管理料の注1に規定する入院基本料の施設基準
　イ　特定集中治療室管理料1の施設基準（編注：特定集中治療室管理料2～6にも適用される規定に❷❸❹❺❻と表示）
　　① 病院の一般病棟の治療室を単位として行うものであること。❷～❻
　　② 当該治療室内に集中治療を行うにつき十分な医師が常時配置されていること。❷
　　③ 当該治療室内に集中治療を行うにつき十分な看護師が配置されていること。❷❺❻
　　④ 当該治療室における看護師の数は，常時，当該治療室の入院患者の数が2又はその端数を増すごとに1以上であること。❷～❻
　　⑤ 集中治療を行うにつき十分な専用施設を有していること。❷
　　⑥ 診療内容に関するデータを適切に提出できる体制が整備された保険医療機関であって，特定集中治療室用の重症度，医療・看護必要度Ⅱの基準を満たす患者を8割以上入院させる治療室であること。❷
　　⑦ 入室時に重症な患者の受入れにつき，十分な実績を有していること。❷
　　⑧ 医療安全対策加算1に係る届出を行っている保険医療機関であること。❷～❻
　ロ　特定集中治療室管理料2の施設基準
　　次のいずれにも該当するものであること。
　　① イを満たすものであること。
　　② 広範囲熱傷特定集中治療を行うにつき十分な体制が整備されていること。
　ハ　特定集中治療室管理料3の施設基準❹
　　① イの①，④及び⑧を満たすものであること。
　　② 当該治療室内に集中治療を行うにつき必要な医師が常時配置されていること。
　　③ 集中治療を行うにつき必要な専用施設を有していること。❺❻
　　④ 診療内容に関するデータを適切に提出できる体制が整備された保険医療機関であって，特定集中治療室用の重症度，医療・看護必要度Ⅱの基準を満たす患者を7割以上入院させる治療室であること。
　　⑤ 入室時に重症の患者の受入れにつき，相当の実績を有していること。
　ニ　特定集中治療室管理料4の施設基準
　　次のいずれにも該当するものであること。
　　① ハを満たすものであること。
　　② 広範囲熱傷特定集中治療を行うにつき十分な体制が整備されていること。
　ホ　特定集中治療室管理料5の施設基準❻
　　① イの①，③，④及び⑧を満たすものであること。
　　② 当該保険医療機関内に集中治療を行うにつき必要な医師が常時配置されていること。
　　③ ハの③を満たすものであること。
　　④ 診療内容に関するデータを適切に提出できる体制が整備された保険医療機関であって，特定集中治療室用の重症度，医療・看護必要度Ⅱの基準を満たす患者を7割以上入院させる治療室であること。
　　⑤ 届出時点で，継続して3月以上，特定集中治療室管理料1，2，3又は4又は救命救急入院料を算定していること。
　ヘ　特定集中治療室管理料6の施設基準
　　次のいずれにも該当するものであること。
　　① ホを満たすものであること。
　　② 広範囲熱傷特定集中治療を行うにつき十分な体制が整備されていること。
(2) 特定集中治療室管理料の注1に規定する厚生労働

大臣が定める区分
イ　特定集中治療室管理料
　　広範囲熱傷特定集中治療管理が必要な患者以外の患者
ロ　広範囲熱傷特定集中治療管理料
　　広範囲熱傷特定集中治療管理が必要な患者
(3)　特定集中治療室管理料の注1に規定する厚生労働大臣が定める状態
　　広範囲熱傷特定集中治療管理が必要な状態
(4)　特定集中治療室管理料の注1に規定する算定上限日数に係る施設基準
　　患者の早期回復を目的とした取組を行うにつき十分な体制が整備されていること。
(5)　特定集中治療室管理料の注2に規定する厚生労働大臣が定める施設基準
　　当該保険医療機関内に，専任の小児科医が常時配置されていること。
(6)　特定集中治療室管理料の注4に規定する厚生労働大臣が定める施設基準
　イ　早期の離床を目的とした取組を行うにつき十分な体制が整備されていること。
　ロ　心大血管疾患リハビリテーション料，脳血管疾患等リハビリテーション料又は呼吸器リハビリテーション料に係る届出を行っている保険医療機関であること。
(7)　特定集中治療室管理料の注5に規定する厚生労働大臣が定める施設基準
　イ　当該治療室内に集中治療室における栄養管理に関する十分な経験を有する専任の管理栄養士が配置されていること。
　ロ　当該治療室において早期から栄養管理を行うにつき十分な体制が整備されていること。
(8)　特定集中治療室管理料の注6に規定する厚生労働大臣が定める施設基準
　　当該治療室を有する保険医療機関において，重症患者の対応につき十分な体制が整備されていること。
(9)　特定集中治療室管理料の注7に規定する厚生労働大臣が定める施設基準
　　他の保険医療機関〔(10)の基準を満たす保険医療機関に限る〕と情報通信機器を用いて連携して特定集中治療室管理を実施するための必要な体制が整備されていること。
(10)　特定集中治療室管理料の注7に規定する厚生労働大臣が定める保険医療機関
　　次のいずれにも該当する保険医療機関であること。
　イ　特定集中治療室管理料1又は特定集中治療室管理料2に係る届出を行っている保険医療機関であること。
　ロ　特定集中治療室管理について情報通信機器を用いて支援を行うにつき十分な体制を有していること。

（編注）2024年改定により，重症度，医療・看護必要度はⅡのみによる評価となった。

→1　特定集中治療室管理料1に関する施設基準（編注：特定集中治療室管理料2～6にも適用される規定に❷❸❹❺❻と表示）
(1)　専任の医師が常時，特定集中治療室内に勤務している。当該専任の医師に，特定集中治療の経験を5年以上有する医師を2名以上含む。なお，当該専任の医師は，宿日直を行う医師ではない。ただし，患者の当該治療室への入退室などに際して，看護師と連携をとって当該治療室内の患者の治療に支障がない体制を確保している場合は，一時的に当該治療室から離れても差し支えない。❷

(2)　集中治療を必要とする患者の看護に従事した経験を5年以上有し，集中治療を必要とする患者の看護に係る適切な研修を修了した専任の常勤看護師を当該治療室内に週20時間以上配置する。なお，専任の常勤看護師を2名組み合わせることにより，当該治療室内に週20時間以上配置しても差し支えないが，当該2名の勤務が重複する時間帯については1名についてのみ計上する。また，ここでいう「適切な研修」とは，国又は医療関係団体等が主催する600時間以上の研修（修了証が交付されるものに限る）であり，講義及び演習により集中治療を必要とする患者の看護に必要な専門的な知識及び技術を有する看護師の養成を目的とした研修又は保健師助産師看護師法第37条の2第2項第5号に規定する指定研修機関において行われる集中治療を必要とする患者の看護に係る研修である。❷❺❻
(3)　専任の臨床工学技士が，常時，院内に勤務している。❷
(4)　特定集中治療管理を行うにふさわしい専用の特定集中治療室を有しており，当該特定集中治療室の広さは，内法による測定で，1床当たり20m²以上である。ただし，新生児用の特定集中治療室にあっては，1床当たり9m²以上である。❷
(5)　当該管理を行うために必要な次に掲げる装置及び器具を特定集中治療室内に常時備えている。ただし，ウからカについては，当該保険医療機関内に備え，必要な際に迅速に使用でき，緊急の事態に十分対応できる場合においては，この限りではない。❷～❻
　ア　救急蘇生装置（気管内挿管セット，人工呼吸装置等）
　イ　除細動器
　ウ　ペースメーカー
　エ　心電計
　オ　ポータブルエックス線撮影装置
　カ　呼吸循環監視装置
(6)　新生児用の特定集中治療室にあっては，(5)に掲げる装置及び器具のほか，次に掲げる装置及び器具を特定集中治療室内に常時備えている。❷～❻
　ア　経皮的酸素分圧監視装置又は経皮的動脈血酸素飽和度測定装置
　イ　酸素濃度測定装置
　ウ　光線治療器
(7)　自家発電装置を有している病院であって，当該病院において電解質定量検査及び血液ガス分析を含む必要な検査が常時実施できる。❷～❻
(8)　当該治療室内に，手術室と同程度の空気清浄度を有する個室及び陰圧個室を設置することが望ましい。❷～❻
(9)　当該治療室勤務の医師は，当該治療室に勤務している時間帯は，当該治療室以外での勤務及び宿日直を併せて行わないものとし，当該治療室勤務の看護師は，当該治療室に勤務している時間帯は，当該治療室以外での夜勤を併せて行わないものとする。❷～❻
(10)　当該入院料を算定するものとして届け出ている治療室に入院している全ての患者の状態を，㉑別添6の別紙17（p.1231）の「特定集中治療室用の重症度，医療・看護必要度に係る評価票」を用いて測定及び評価し，その結果，基準を満たす患者が，重症度，医療・看護必要度Ⅱによる評価で8割以上いる。ただし，短期滞在手術等基本料を算定する患者，基本診療料の施設基準等の別表第2（p.1306）の23に該当する患者（基本診療料の施設基準等第10の3に係る要件以外の短期滞在手術等基本料3に係る要件を満たす場合に限る），基本診療料の施設基準等の別表第2の24に該当する患者及び歯科の入院患者（同一入院中に医科の診療も行う期間については除く）は対象から除外する。なお，㉑別添6の別紙17の「特定集中治療室用の重症度，医療・看護必要度に係る評価票」のB項目の患者の状況等については，特定集中治療室用の重症度，医療・看護必要度に係る基準に用いないが，当該評価票を用いて評価を行っていること。❷
(11)　「特定集中治療室用の重症度，医療・看護必要度に係る評価票」の記入は，院内研修を受けたものが行う。ただし，

㉑別添6の別紙17の別表1に掲げる「特定集中治療室用の重症度，医療・看護必要度に係るレセプト電算処理システム用コード一覧」を用いて評価を行う項目については，当該評価者により各選択肢の判断を行う必要はない。なお，実際に患者の重症度，医療・看護必要度が正確に測定されているか定期的に院内で確認を行う。②～⑥

⑫ 直近1年間における，新たに当該治療室に入室した患者のうち，入室日のSOFAスコア5以上の患者の割合が1割以上であること。ただし，15歳未満の小児は対象から除外する。②

⑬ A234医療安全対策加算1の届出を行っている。②～⑥

2 特定集中治療室管理料2（広範囲熱傷特定集中治療管理料）に関する施設基準

(1) 特定集中治療室管理料1の施設基準を満たすほか，広範囲熱傷特定集中治療管理を行うにふさわしい治療室を有しており，当該治療室の広さは，内法による測定で，1床当たり20m²以上である。

(2) 当該保険医療機関に広範囲熱傷特定集中治療を担当する常勤の医師が勤務している。

3 特定集中治療室管理料3に関する施設基準④

(1) 専任の医師が常時，特定集中治療室内に勤務している。当該専任の医師は，宿日直を行う医師ではない。ただし，患者の当該治療室への入退室などに際して，看護師と連携をとって当該治療室内の患者の治療に支障がない体制を確保している場合は，一時的に当該治療室から離れても差し支えない。

(2) 特定集中治療室管理を行うにふさわしい専用の特定集中治療室を有しており，当該特定集中治療室の広さは，内法による測定で，1床当たり15m²以上である。ただし，新生児用の特定集中治療室にあっては，1床当たり9m²以上である。⑤⑥

(3) 特定集中治療室管理料1の(5)から(9)，(11)及び(13)を満たす。

(4) 当該入院料を算定するものとして届け出ている治療室に入院している全ての患者の状態を，㉑別添6の別紙17の「特定集中治療室用の重症度，医療・看護必要度に係る評価票」を用いて測定及び評価し，その結果，基準を満たす患者が，重症度，医療・看護必要度Ⅱによる評価で7割以上いる。ただし，短期滞在手術等基本料を算定する患者，基本診療料の施設基準等の別表第2の23に該当する患者（基本診療料の施設基準等第10の3に係る要件以外の短期滞在手術等基本料3に係る要件を満たす場合に限る），基本診療料の施設基準等の別表第2の24に該当する患者及び歯科の入院患者（同一入院中に医科の診療も行う期間については除く）は対象から除外する。なお，㉑別添6の別紙17の「特定集中治療室用の重症度，医療・看護必要度に係る評価票」のB項目の患者の状況等については，特定集中治療室用の重症度，医療・看護必要度に係る基準の対象から除外するが，当該評価票を用いて評価を行っていること。⑤⑥

(5) 直近1年間における，新たに治療室に入室した患者のうち，入室日のSOFAスコア3以上の患者の割合が1割以上である。ただし，15歳未満の小児は対象から除外する。

4 特定集中治療室管理料4（広範囲熱傷特定集中治療管理料）に関する施設基準

(1) 特定集中治療室管理料3の施設基準を満たすほか，広範囲熱傷特定集中治療管理を行うにふさわしい治療室を有しており，当該治療室の広さは，内法による測定で，1床当たり15m²以上である。

(2) 当該保険医療機関に広範囲熱傷特定集中治療を担当する常勤の医師が勤務している。

5 特定集中治療室管理料5に関する施設基準⑥

(1) 専任の医師（宿日直を行っている専任の医師を含む）が常時，保険医療機関内に勤務している。

(2) 特定集中治療室管理料1の(2)，(5)から(9)まで，(11)及び(13)を満たす。

(3) 特定集中治療室管理料3の(2)及び(4)を満たす。

(4) 当該治療室勤務の医師は，当該治療室に勤務している時間帯は，当該治療室以外での勤務を併せて行わないものとする。

(5) 届出を行う治療室について，届出時点で，継続して3月以上，特定集中治療室管理料1，2，3若しくは4又は救命救急入院料を算定している。

6 特定集中治療室管理料6に関する施設基準

(1) 特定集中治療室管理料5の施設基準を満たすほか，広範囲熱傷特定集中治療管理を行うにふさわしい治療室を有しており，当該治療室の広さは，内法による測定で，1床当たり15m²以上である。

(2) 当該保険医療機関に広範囲熱傷特定集中治療を担当する常勤の医師が勤務している。

7 特定集中治療室管理料の「注1」に掲げる算定上限日数に係る施設基準

(1) 当該治療室において，「注4」に規定する早期離床・リハビリテーション加算又は「注5」に規定する早期栄養介入管理加算の届出を行っている。

(2) 当該治療室に入院する患者について，関連学会と連携の上，適切な管理等を行っている。

8 特定集中治療室管理料の「注2」に掲げる小児加算の施設基準

専任の小児科の医師が常時配置されている保険医療機関である。

9 特定集中治療室管理料の「注4」に規定する早期離床・リハビリテーション加算の施設基準

(1) 当該治療室内に，以下から構成される早期離床・リハビリテーションに係るチームが設置されている。
ア 集中治療に関する5年以上の経験を有する専任の医師
イ 集中治療を必要とする患者の看護に従事した経験を5年以上有し，集中治療を必要とする患者の看護に係る適切な研修を修了した専任の常勤看護師
ウ 急性期医療を提供する保険医療機関において5年以上従事した経験を有する専任の常勤理学療法士，専任の常勤作業療法士又は専任の常勤言語聴覚士

(2) 当該保険医療機関内に複数の特定集中治療室等が設置されている場合，(1)に規定するチームが複数の特定集中治療室等の早期離床・リハビリテーションに係るチームを兼ねることは差し支えない。

(3) (1)のアに掲げる専任の医師は，特定集中治療室等に配置される医師が兼ねることは差し支えない。また，特定集中治療室等を複数設置している保険医療機関にあっては，当該医師が配置される特定集中治療室等の患者の治療に支障がない体制を確保している場合は，別の特定集中治療室等の患者に対する早期離床・リハビリテーションに係るチームの業務を実施することができる。

(4) (1)のイに掲げる集中治療を必要とする患者の看護に係る適切な研修とは，国又は医療関係団体等が主催する600時間以上の研修（修了証が交付されるもの）であり，講義及び演習により集中治療を必要とする患者の看護に必要な専門的な知識及び技術を有する看護師の養成を目的とした研修又は保健師助産師看護師法第37条の2第2項第5号に規定する指定研修機関において行われる集中治療を必要とする患者の看護に係る研修である。

(5) (1)のイに掲げる専任の常勤看護師は，1の(2)の看護師が兼ねることは差し支えない。また，特定集中治療室等を複数設置している保険医療機関にあっては，当該看護師が配置される特定集中治療室等の患者の看護に支障がない体制を確保している場合は，別の特定集中治療室等の患者に対する早期離床・リハビリテーションに係るチームの業務を実施することができる。

(6) (1)のウに掲げる専任の常勤理学療法士，専任の常勤作業療法士又は専任の常勤言語聴覚士は特定集中治療室等を有する保険医療機関で5年以上の経験を有する。ただし，特定集中治療室等を有する保険医療機関での経験が5年に満たない場合は，回復期リハビリテーション病棟に専従で勤務した経験とあわせて5年以上であっても差し支えない。

(7) 特定集中治療室における早期離床・リハビリテーションに関するプロトコルを整備している。なお，早期離床・リ

ハビリテーションの実施状況等を踏まえ，定期的に当該プロトコルの見直しを行う。
(8) H000心大血管疾患リハビリテーション料，H001脳血管疾患等リハビリテーション料又はH003呼吸器リハビリテーション料に係る届出を行っている保険医療機関である。

10 特定集中治療室管理料の「注5」に規定する早期栄養介入管理加算の施設基準

(1) 当該治療室に次の要件を満たす管理栄養士が専任で配置されている。
　ア　別添3の第19の1〔「栄養サポートチーム加算に関する施設基準」，p.1185〕の(3)に規定する研修を修了し，栄養サポートチームにおいて栄養管理に係る3年以上の経験を有する
　イ　集中治療を必要とする患者の栄養管理に係る3年以上の経験を有する
(2) (1)に掲げる管理栄養士は，以下の知識及び技能を有していることが望ましい。
　ア　特定集中治療室への入室翌日までに入室患者全員の栄養スクリーニングを実施し，重点的な栄養管理を必要とする患者を特定することができる
　イ　腸管機能として腸蠕動音，鼓音及び腹部膨満等を確認するとともに，Refeeding Syndrome，Over feedingについてのアセスメント及びモニタリングをすることができる
　ウ　栄養管理に係る計画及び治療目的を多職種と共有し，アセスメントによって把握された徴候及び症状を勘案し，可能な限り入院前の日常生活機能等に近づけるよう栄養補給について立案することができる
　エ　経腸栄養投与継続が困難と評価した場合は，担当医に報告し，栄養管理に係る計画を再考することができる
　オ　経口摂取移行時においては，摂食嚥下機能について確認し，必要に応じて言語聴覚士等との連携を図ることができる
(3) 特定集中治療室管理料を算定する一般病床の治療室における専任の管理栄養士の数は，当該治療室の入院患者の数が10又はその端数を増すごとに1以上である。複数の治療室を有する保険医療機関において，専任の管理栄養士は，複数の治療室を担当することは可能であるが，その場合であっても，専任の管理栄養士の数は，当該加算を届け出る治療室の入院患者の数の合計数が10又はその端数を増すごとに1以上である。
(4) 当該治療室において，早期から栄養管理を実施するため日本集中治療医学会の「日本版重症患者の栄養療法ガイドライン」を参考にして院内において栄養管理に係る手順書を作成し，それに従って必要な措置が実施されている。また，栄養アセスメントに基づく計画を対象患者全例について作成し，必要な栄養管理を行っている。

11 特定集中治療室管理料の「注6」に掲げる重症患者対応体制強化加算の施設基準

(1) 集中治療を必要とする患者の看護に従事した経験を5年以上有し，かつ，集中治療を必要とする患者の看護に関する適切な研修を修了した専従の常勤看護師（以下この項において「常勤看護師」という）が当該治療室内に1名以上配置されている。なお，ここでいう「適切な研修」とは，国又は医療関係団体等が主催する600時間以上の研修（修了証が交付されるものに限る）であり，講義及び演習により集中治療を必要とする患者の看護に必要な専門的な知識及び技術を有する看護師の養成を目的とした研修又は保健師助産師看護師法第37条の2第2項第5号に規定する指定研修機関において行われる集中治療を必要とする患者の看護に係る研修である。
(2) 救命救急入院料2又は4，特定集中治療室管理料に係る届出を行っている保険医療機関において5年以上勤務した経験を有する専従の常勤臨床工学技士が当該治療室内に1名以上配置されている。
(3) 常勤看護師のほか，集中治療を必要とする患者の看護に従事した経験を3年以上有する看護師が当該治療室内に2名以上配置されている。
(4) (3)に規定する看護師は，集中治療を必要とする患者の看護に関する以下のいずれかの研修を受講する。なお，当該研修を既に修了している場合においては，(5)に示す院内研修の講師や，(6)に示す地域の医療機関等が主催する集中治療を必要とする患者の看護に関する研修の講師として参加する。
　ア　国又は医療関係団体等が主催する600時間以上の研修（修了証が交付されるものに限る）であって，講義及び演習により集中治療を必要とする患者の看護に必要な専門的な知識及び技術を有する看護師の養成を目的とした研修
　イ　保健師助産師看護師法第37条の2第2項第5号に規定する指定研修機関において行われる集中治療を必要とする患者の看護に関する研修
(5) 当該保険医療機関の医師，(3)に規定する看護師又は臨床工学技士により，集中治療を必要とする患者の看護に従事する看護職員を対象とした院内研修を，年1回以上実施する。なお，院内研修は重症患者への看護実践のために必要な知識・技術の習得とその向上を目的とした研修であり，講義及び演習に，次のいずれの内容も含むものである。
　ア　重症患者の病態生理，全身管理の知識・看護
　イ　人工呼吸器又は体外式膜型人工肺（ECMO）を用いた重症患者の看護の実際
(6) (3)に規定する看護師は，地域の医療機関等が主催する集中治療を必要とする患者の看護に関する研修に講師として参加するなど，地域における集中治療の質の向上を目的として，地域の医療機関等と協働することが望ましい。
(7) (3)に規定する看護師の研修の受講状況や(6)に規定する地域活動への参加状況について記録する。
(8) 新興感染症の発生等の有事の際に，都道府県等の要請に応じて，他の医療機関等の支援を行う看護師が2名以上確保されている。なお，当該看護師は，(3)に規定する看護師であることが望ましい。
(9) A200-2急性期充実体制加算及びA234-2感染対策向上加算1に係る届出を行っている保険医療機関である。
(10) (3)に規定する看護師は，当該治療室の施設基準に係る看護師の数に含めない。
(11) (3)に規定する看護師が当該治療室以外の治療室又は病棟において勤務した場合，勤務した治療室又は病棟の施設基準に係る看護師の数に含めない。
(12) 当該治療室に入院している全ての患者の状態を，㉑別添6の別紙17の「特定集中治療室用の重症度，医療・看護必要度に係る評価票」を用いて測定及び評価し，その結果，重症度，医療・看護必要度Ⅱによる評価で「特殊な治療法等」に該当する患者が直近6か月間で1割5分以上である。ただし，短期滞在手術等基本料を算定する患者及び基本診療料の施設基準等の別表第2（p.1306）の23に該当する患者に対して短期滞在手術等基本料3の対象となる手術，検査又は放射線治療を行った場合（基本診療料の施設基準等第10の3に係る要件以外の短期滞在手術等基本料3に係る要件を満たす場合に限る），基本診療料の施設基準等の別表第2の24に該当する患者及び歯科の入院患者（同一入院中に医科の診療も行う期間については除く）は対象から除外する。

12 特定集中治療室管理料「注7」に掲げる特定集中治療室遠隔支援加算の施設基準

被支援側医療機関における施設基準を満たした上で，支援側医療機関における施設基準を満たす医療機関から入院患者についての常時モニタリングを受けるとともに助言を受けられる体制がある。
(1) 被支援側医療機関における施設基準
　ア　特定集中治療室管理料5又は特定集中治療室管理料6の届出を行っている。
　イ　支援側医療機関から定期的に重症者の治療に関する研修を受けている。
　ウ　情報セキュリティに必要な体制を整備した上で，支援側による電子カルテの確認及びモニタリングに必要な機

器等を有している等関係学会の定める指針に従って支援を受ける体制を有している。
(2) 支援側医療機関における施設基準
 ア 特定集中治療室管理料1又は特定集中治療室管理料2の届出を行っている。
 イ 当該保険医療機関が支援する被支援側医療機関に,「基本診療料の施設基準等」別表第6の2（p.1309）に掲げる地域又は医療法第30条の4第6項に規定する医師の数が少ないと認められる同条第2項第14号に規定する区域に所在する保険医療機関が含まれる。なお,令和7年5月31日までの間に限り,当該基準を満たすものである。
 ウ 特定集中治療の経験を5年以上有する医師又は集中治療を必要とする患者の看護に従事した経験を5年以上有し,集中治療を必要とする患者の看護に係る適切な研修を修了した専任の看護師が,被支援側医療機関の特定集中治療室における患者のモニタリングを常時行う。
 エ 特定集中治療の経験を5年以上有する医師が,特定集中治療室内に勤務する専任の医師と別に配置されている。
 オ ウの職員数は,被支援側医療機関の治療室における入院患者数が30又はその端数を増すごとに1以上である。
 カ 被支援側医療機関に対して定期的に重症患者の治療に関する研修を行う。
 キ 情報セキュリティに必要な体制を整備した上で,被支援側医療機関の電子カルテの確認及びモニタリングに必要な機器等を有する等関係学会の定める指針に従って支援を行う体制を有している。

13 1から6までに掲げる内法の規定の適用について
平成26年3月31日において,現に当該管理料の届出を行っている保険医療機関については,当該治療室の増築又は全面的な改築を行うまでの間は,当該規定を満たしているものとする。

【届出に関する事項】
(1) 特定集中治療室管理料の施設基準に係る届出は,別添7（→Web版）の様式42,43を用いる。また,当該治療室の配置図及び平面図（面積等の分かるもの）を添付する。なお,当該治療室に勤務する従事者並びに当該病院に勤務する臨床検査技師,衛生検査技師,診療放射線技師及び診療エックス線技師については,別添7の様式20を用いる。
(2) 早期離床・リハビリテーション加算の施設基準に係る届出は,別添7の様式42の3を用いる。
(3) 早期栄養介入管理加算の施設基準に係る届出は,別添7の様式42の4を用いる。
(4) 重症患者対応体制強化加算の施設基準に係る届出は,別添7の様式42の7を用いる。
(5) 令和6年3月31日時点で特定集中治療室管理料に係る届出を行っている治療室であって,旧算定方法における特定集中治療室用の重症度,医療・看護必要度の基準を満たす治療室については,令和6年9月30日までは令和6年度改定後の特定集中治療室用の重症度,医療・看護必要度の基準をそれぞれ満たすものとみなすものである。
(6) 令和6年3月31日時点で特定集中治療室管理料又は救命救急入院料に係る届出を行っている治療室であって,令和6年度改定後に特定集中治療室管理料5又は6の届出を行う治療室については,令和6年3月31日時点で届出を行っている特定集中治療室管理料又は救命救急入院料の旧算定方法における重症度,医療・看護必要度の基準を満たす場合に限り,令和6年9月30日までの間は令和6年度改定後の特定集中治療室用の重症度,医療・看護必要度の基準を満たすものとみなすものである。
(7) 令和6年3月31日時点で特定集中治療室管理料を行っている治療室にあっては,令和6年9月30日までの間に限り,1の(12)又は3の(5)に該当するものとみなす。
(8) 特定集中治療室管理料5又は特定集中治療室管理料6に係る届出を行う治療室については,令和8年5月31日までの間に限り,5の(2)〔1の(2)に限る〕に掲げる「集中治療を必要とする患者の看護に係る適切な研修を修了した専任の常勤看護師」の規定に該当するものとみなす。
(9) 令和6年3月31日時点で,現に特定集中治療室管理料の届出を行っている治療室にあっては,令和7年5月31日までの間に限り,1の(13)に該当するものとみなす。

事務連絡　特定集中治療室管理料

問1　A301特定集中治療室管理料1及び2の施設基準で求める「専任の常勤看護師」の配置について,当該看護師を2名組み合わせて週20時間以上配置する場合,3名以上の組み合わせでも可能か。
答　不可。

問2　注5の早期栄養介入管理加算について,施設基準にある管理栄養士は,栄養サポートチームにおいて栄養管理に係る3年以上の経験を有した後に,特定集中治療室における栄養管理に係る3年以上の経験を積む必要があるのか。
答　栄養サポートチームの経験期間と特定集中治療室の経験は,同一期間で差し支えない。

問3　早期栄養介入管理加算について,特定集中治療室での3年の経験には,どのような内容の業務が含まれるのか。
答　特定集中治療室に入室中の患者に対する栄養管理計画に基づいた栄養管理やNSTでの栄養管理に係る業務が含まれる。

問4　早期栄養介入管理加算の施設基準に「特定集中治療室管理料を算定する一般病床の治療室における管理栄養士の数は,当該治療室の入院患者の数が10又はその端数を増すごとに1以上」とあるが,どのように算出するのか。
答　「直近1か月間の特定集中治療室に入室した患者の数の和の1日平均」を基に算出する。

問5　早期栄養介入管理加算について,早期栄養介入管理加算を算定するに当たり,複数の管理栄養士を配置する場合は,配置された全ての管理栄養士が,施設基準において求めている経験を有している必要があるのか。
答　原則として,経験を有する管理栄養士が行うこととなる。ただし,特定集中治療室の入室患者の平均が10名を超える場合は,特定集中治療室に経験を有する管理栄養士が1名配置されていれば,経験を有していない別の管理栄養士と連携して行っても差し支えない。

問6　早期栄養介入管理加算について,管理栄養士の栄養サポートチームでの3年以上の経験は,栄養サポートチーム加算届出医療機関における栄養サポートチームでの経験が必要になるのか。
答　管理栄養士の栄養サポートチームの3年の経験について,A233-2栄養サポートチーム加算を算定している施設における経験である必要はない。
(令2.3.31)

問7　特定集中治療室管理料1及び2の施設基準で求める「集中治療を必要とする患者の看護に係る適切な研修を修了した専任の常勤看護師」は,当該治療室に週20時間以上配置することが求められているが,当該治療室における勤務時間が週20時間以上であればよいのか。
答　そのとおり。なお,勤務時間は,当該保険医療機関が定める所定労働時間（休憩時間を除く労働時間）とすること。

問8　注4に掲げる早期離床・リハビリテーション加算の施設基準に求める早期離床・リハビリテーションに係るチームの専任の常勤理学療法士及び常勤作業療法士は,疾患別リハビリテーションの専従者が兼任してもよいか。
答　疾患別リハビリテーション料（2名以上の専従の常勤理学療法士又は2名以上の専従の常勤作業療法士の配置を要件としているものに限る）における専従の常勤理学療法士又は専従の常勤作業療法士のうち1名については,早期離床・リハビリテーション加算における専任の常勤理学療法士又は専任の常勤作業療法士と兼任して差し支えない。
(平30.3.30)

問9　「注4」に掲げる早期離床・リハビリテーション加算の施設基準に求める早期離床・リハビリテーションに係るチームについて,「集中治療に関する5年以上の経験を有する医師」とあるが,特定集中治療室管理料1及び2の施設基準に規定する医師と同様に「関係学会が行う特定集中治療に係る講習会を受講していること」が必要か。

答　集中治療（集中治療部，救命救急センター等）での勤務経験を5年以上有する医師であればよく，関係学会が行う特定集中治療に係る講習会等の研修受講の必要はない。
(平30.4.25，一部修正)

問10　特定集中治療室管理料1について，「専任の医師が常時，特定集中治療室内に勤務していること。当該専任の医師に，特定集中治療の経験を5年以上有する医師を2名以上含むこと」とあるが，特定集中治療の経験を5年以上有する医師2名以上が常時，当該特定集中治療室に勤務する必要があるのか。

答　当該治療室において集中治療を行うにつき必要な医師の中に，特定集中治療の経験を5年以上有する医師2名以上が含まれている必要があるという趣旨であり，必ずしも特定集中治療の経験を5年以上有する医師2名以上が常時，当該特定集中治療室に勤務する必要はない。

問11　「特定集中治療の経験を5年以上有する医師」とあるが，特定集中治療室管理料の届出がある保険医療機関の集中治療部門（集中治療部，救命救急センター等）での勤務経験を5年以上有していることで要件は満たされるか。

答　集中治療部門での勤務経験を5年以上有するほか，特定集中治療に習熟していることを証明する資料を提出する。

問12　専任の臨床工学技士の配置について，「常時，院内に勤務」とあるが，当直体制でも可能か。あるいは，夜勤体制による対応が必要か。

答　当直体制による対応が必要である。ただし，集中治療室の患者の状態に応じて，夜勤体制であることが望ましい。
(平26.3.31)

問13　「当該特定集中治療室の広さは，内法による測定で，1床あたり20m²以上である」とあるが，病床面積の定義はどのようになるのか。

答　平成26年4月1日以降に特定集中治療室管理料1，2，3又は4を届け出る場合は，病床面積とは，患者の病床として専用するベッド周り面積を指す。

問14　特定集中治療に習熟していることを証明する資料とはどのような資料か。

答　日本集中治療医学会等の関係学会が行う特定集中治療に係る講習会を受講していること，および特定集中治療に係る専門医試験における研修を含むものとする。なお，関係学会が行う特定集中治療に係る講習会の資料については，実講義時間として合計30時間以上の受講証明（講師としての参加を含む），及び下記の内容を含むものとする。

呼吸管理（気道確保，呼吸不全，重症肺疾患）
循環管理（モニタリング，不整脈，心不全，ショック，急性冠症候群）
脳神経管理（脳卒中，心停止後症候群，痙攣性疾患）
感染症管理（敗血症，重症感染症，抗菌薬，感染予防）
体液・電解質・栄養管理，血液凝固管理（播種性血管内凝固，塞栓血栓症，輸血療法）
外因性救急疾患管理（外傷，熱傷，急性体温異常，中毒）
その他の集中治療管理（体外式心肺補助，急性血液浄化，鎮静／鎮痛／せん妄）
生命倫理・終末期医療・医療安全
(平26.4.4)

問15　疑義解釈資料（その2）（平成26年4月4日事務連絡）における「特定集中治療に習熟していることを証明する資料」（上記「問14」）について，「日本集中治療医学会等の関係学会が行う特定集中治療に係る講習会を受講していること，および特定集中治療に係る専門医試験における研修を含むものとする」とあるが，日本集中治療医学会が行う，MCCRC（Multiprofessional Critical Care Review Course）in JAPAN，大阪敗血症セミナー，リフレッシャーセミナー又は終末期医療における臨床倫理問題に関する教育講座は，実講義時間として合計30時間以上行われた場合は，当該研修要件に該当するか。

答　該当する。ただし，当該研修にくわえ，特定集中治療に係る専門医試験における研修も行っていることが必要であることに留意されたい。
(平26.7.10)

問16　FCCS（Fundamental Critical Care Support）セミナー又は日本集中治療医学会が行う大阪以外の敗血症セミナーは，合計で，実講義時間として30時間以上行われた場合は，「日本集中治療医学会等の関係学会が行う特定集中治療に係る講習会を受講していること」に該当するか。

答　該当する。ただし，当該研修に加え，特定集中治療に係る専門医試験における研修も行っていることが必要であることに留意されたい。
(平27.2.3)

問17　「B患者の状況等（B項目）」については，特定集中治療室用の重症度，医療・看護必要度に係る評価の基準の対象から除外されたが，特定集中治療室用の重症度，医療・看護必要度の評価票を用いて評価を継続する必要があるか。

答　必要。
(令4.3.31)

問18　A301特定集中治療室管理料1及び2の施設基準において求める看護師の「集中治療を必要とする患者の看護に係る適切な研修」には，具体的にはどのようなものがあるか。

答　現時点では，以下の研修が該当する。
① 日本看護協会の認定看護師教育課程「クリティカルケア※」，「新生児集中ケア」，「小児プライマリケア※」
② 日本看護協会が認定している看護系大学院の「急性・重症患者看護」の専門看護師教育課程
③ 特定行為に係る看護師の研修制度により厚生労働大臣が指定する指定研修機関において行われる研修（以下の8区分の研修を全て修了した場合に限る）
・「呼吸器（気道確保に係るもの）関連」
・「呼吸器（人工呼吸療法に係るもの）関連」
・「栄養及び水分管理に係る薬剤投与関連」
・「血糖コントロールに係る薬剤投与関連」
・「循環動態に係る薬剤投与関連」
・「術後疼痛管理関連」
・「循環器関連」
・「精神及び神経症状に係る薬剤投与関連」
④ 特定行為に係る看護師の研修制度により厚生労働大臣が指定する指定研修機関において行われる以下の領域別パッケージ研修
・集中治療領域
・救急領域
・術中麻酔管理領域
・外科術後病棟管理領域
※ 平成30年度の認定看護師制度改正前の教育内容による研修を含む。
(令4.3.31)

問19　「疑義解釈資料（その2）」（平成26年4月4日事務連絡）において，「特定集中治療に習熟していることを証明する資料」について，「日本集中治療医学会等の関係学会が行う特定集中治療に係る講習会を受講していること，および特定集中治療に係る専門医試験における研修を含むものとする」とされているが，日本集中治療医学会が行うJICECセミナーは，特定集中治療に係る講習会に該当するか。

答　該当する。ただし，他の講習等と組み合わせる場合を含め，実講義時間として合計30時間以上であり，下記の内容を全て含む（講師としての参加を含む）ことを示す受講証明があること及び特定集中治療に係る専門医試験における研修も行っていることが必要となる。
　なお，オンライン会議システムやe-learning形式等を活用した研修においては，「疑義解釈資料（その1）」（令和4年3月31日事務連絡）に示すオンライン会議システムを活用した実施に係る留意点を踏まえて実施する必要がある。

・呼吸管理（気道確保，呼吸不全，重症肺疾患）
・循環管理（モニタリング，不整脈，心不全，ショック，急性冠症候群）
・脳神経管理（脳卒中，心停止後症候群，痙攣性疾患）
・感染症管理（敗血症，重症感染症，抗菌薬，感染予防）
・体液・電解質・栄養管理，血液凝固管理（播種性血管内凝固，塞栓血栓症，輸血療法）
・外因性救急疾患管理（外傷，熱傷，急性体温異常，中毒）
・その他の集中治療管理（体外式心肺補助，急性血液浄化，鎮静／鎮痛／せん妄）

・生命倫理・終末期医療・医療安全　　　　　　（令5.7.19）

問20　特定集中治療室管理料「1」から「4」の施設基準において，入室日のSOFAスコアの基準が定められているが，入室日というのは当該治療室に入った初日を指すのか。

答　そのとおり。

問21　特定集中治療室管理料「1」から「4」の施設基準において，入室日のSOFAスコアの基準が定められているが，1回の入院において複数回入室した場合についてどのように考えればよいか。

答　入院期間が通算される1回の入院において，特定集中治療室に複数回入室した場合，初回の入室日のSOFAスコアを評価する。

問22　特定集中治療室管理料「1」から「4」の施設基準において，入室日のSOFAスコアの基準が定められているが，入室日におけるSOFAスコアの評価方法如何。

答　日本集中治療医学会ICU機能評価委員会による「JIPAD日本ICU患者データベース データ辞書」等を参考に，原則として入室後，速やかに評価し，入室日に2回以上評価した場合，最も高いスコアをその患者のスコアとする。

問23　特定集中治療室管理料「1」から「4」の施設基準において，入室日のSOFAスコアの基準が定められているが，深夜に入院した場合等，入室日のSOFAスコアを評価することが困難な場合，どのように考えればよいか。

答　入室日のSOFAスコアを評価することが困難な場合，入室後24時間以内に評価したスコアであって，評価が可能になったときに速やかに評価したスコアに限り，当該スコアをその患者のスコアとして差し支えない。

問24　特定集中治療室管理料「1」から「4」の施設基準において，入室日のSOFAスコアについて，「15歳未満の小児は対象から除外する」とあるが，入室中に15歳になった場合について，どのように考えればよいか。

答　入室日の年齢が15歳未満であれば，対象から除外する。

問25　特定集中治療室管理料「1」から「4」の施設基準において，入室日のSOFAスコアの基準が定められているが，令和6年5月31日以前に測定した，入室日のSOFAスコアについてどのように考えればよいか。

答　令和6年5月31日以前に測定したSOFAスコアについては，2023年度「DPC導入の影響評価に係る調査」実施説明資料に基づいて測定しているSOFAスコアであれば，施設基準の計算に用いてよい。

問26　特定集中治療室管理料「注7」特定集中治療室遠隔支援加算の支援側医療機関の施設基準において，「特定集中治療の経験を5年以上有する医師が，特定集中治療室内に勤務する専任の医師と別に配置されている」とあるが，当該別に配置されている医師は，支援側医療機関の特定集中治療室に入院する患者に係る業務を行ってもよいか。

答　特定集中治療室内に専任の医師が2名以上勤務しており，そのうち遠隔支援を担当する医師が特定集中治療の経験を5年以上有する医師である場合であって，当該医師が遠隔支援に係る助言を求められた際に対応可能である場合に限り，施設基準を満たすものとみなす。

問27　特定集中治療室管理料「注7」特定集中治療室遠隔支援加算の支援側医療機関の施設基準において，「特定集中治療の経験を5年以上有する医師が，特定集中治療室内に勤務する専任の医師と別に配置されている」とあるが，当該別に配置されている医師は，支援側医療機関の特定集中治療室内に勤務している必要はあるか。また，当該医師は宿日直を行う医師であってもよいか。

答　当該医師は支援側医療機関の特定集中治療室内に勤務している必要はなく，宿日直を行う医師であっても差し支えない。ただし，当該医師が被支援側医療機関の特定集中治療室における患者のモニタリングを行っている看護師から助言を求められた場合に直ちに対応できる必要がある。

問28　特定集中治療室管理料「注7」特定集中治療室遠隔支援加算の支援側医療機関の施設基準において，「特定集中治療の経験を5年以上有する医師又は集中治療を必要とする患者の看護に従事した経験を5年以上有し，集中治療を必要とする患者の看護に係る適切な研修を修了した専任の看護師が，被支援側医療機関の特定集中治療室における患者のモニタリングを常時行う」とあるが，患者のモニタリングを行う場所は，支援側の医療機関における特定集中治療室内である必要があるのか。

答　モニタリングを行う場所は，支援側の医療機関内であれば特定集中治療室内である必要はないが，患者のモニタリングを行う職員が集中治療を必要とする患者の看護に係る適切な研修を修了した専任の看護師である場合には，特定集中治療の経験を5年以上有し，遠隔支援を担当する医師と速やかに連絡を取れる体制を有する必要がある。（令6.3.28）

問29　特定集中治療室管理料「注7」特定集中治療室遠隔支援加算の支援側医療機関の施設基準において，「集中治療を必要とする患者の看護に係る適切な研修を修了した看護師」とは何を指すのか。

答　現時点では，以下の①から④までのいずれかの研修を修了した看護師又は日本集中治療医学会により集中治療認証看護師の認証を得た看護師（認証書を受領する前であって，合否結果に基づき合格を確認している看護師を含む。また，令和6年12月末までの間に限り，集中治療認証看護師の受験申請を行った看護師を含む。ただし，受験申請後に合格に至らないと判明した場合は，判明した時点から要件に該当しない）を指す。

①日本看護協会の認定看護師教育課程「クリティカルケア」
　※　平成30年度の認定看護師制度改正前の教育内容による研修を含む。

②日本看護協会が認定している看護系大学院の「急性・重症患者看護」の専門看護師教育課程

③特定行為に係る看護師の研修制度により厚生労働大臣が指定する指定研修機関において行われる研修（以下の8区分の研修を全て修了した場合に限る）
「呼吸器（気道確保に係るもの）関連」，「呼吸器（人工呼吸療法に係るもの）関連」，「栄養及び水分管理に係る薬剤投与関連」，「血糖コントロールに係る薬剤投与関連」，「循環動態に係る薬剤投与関連」，「術後疼痛管理関連」，「循環器関連」，「精神及び神経症状に係る薬剤投与関連」

④特定行為に係る看護師の研修制度により厚生労働大臣が指定する指定研修機関において行われる以下の領域別パッケージ研修：集中治療領域，救急領域，術中麻酔管理領域，外科術後病棟管理領域　　　　　　　　（令6.4.12）

問30　A301特定集中治療室管理料「1」から「4」までにおいて，患者の入室日のSOFAスコアの基準が示され，15歳以上の患者が対象とされているが，15歳未満の患者を主として受け入れる治療室はどのように評価されるのか。

答　15歳以上の患者の入室日のSOFAスコアにより評価する。ただし，15歳以上の患者の入室日のSOFAスコアで基準を満たさない場合であって，15歳未満の患者をpSOFAスコアで評価し，15歳未満の患者も含めて評価して基準を満たす場合には，SOFAスコアの基準を満たすものとして差し支えない。（令6.4.26）

問31　A301特定集中治療室管理料の「注7」に掲げる特定集中治療室遠隔支援加算の被支援側医療機関の施設基準において，「支援側医療機関から定期的に重症患者の治療に関する研修を受けていること」とあるが，この研修は具体的にどのようなものを指すのか。

答　概ね3か月に1回以上，例えば以下の内容を含む研修又はカンファレンスを施している。また，当該研修等は，ビデオ通話が可能な機器を用いて実施しても差し支えない。

・遠隔支援が行われた又は遠隔支援を行うことが適当と考えられた重症患者の症例についての検討
・当該施設間の遠隔支援に係る組織体制，運用マニュアル等について（マニュアル等の改正の検討を含む）
・重症患者の治療に関する最新の知見について　　（令6.5.31）

（編注）その他関連する事務連絡を「救命救急入院料」の施設基準に掲載（p.1222）。

㉑ 別添6－別紙17（特定集中治療室管理料に係るもの）

特定集中治療室用の重症度，医療・看護必要度に係る評価票

（配点）

A	モニタリング及び処置等	0点	1点	2点
1	動脈圧測定（動脈ライン）	なし		あり
2	シリンジポンプの管理	なし	あり	
3	中心静脈圧測定（中心静脈ライン）	なし		あり
4	人工呼吸器の管理	なし		あり
5	輸血や血液製剤の管理	なし		あり
6	肺動脈圧測定（スワンガンツカテーテル）	なし		あり
7	特殊な治療法等（CHDF，IABP，PCPS，補助人工心臓，ICP測定，ECMO，IMPELLA）	なし		あり
				A得点

注）特定集中治療室用の重症度，医療・看護必要度に係る評価にあたっては，「特定集中治療室用の重症度，医療・看護必要度に係る評価票　評価の手引き」に基づき行うこと。
・Aについては，評価日において実施されたモニタリング及び処置等の合計点数を記載する。
・Bについては，評価日の「患者の状態」及び「介助の実施」に基づき判断した患者の状況等の点数を記載する。

＜特定集中治療室用の重症度，医療・看護必要度に係る基準＞
モニタリング及び処置等に係る得点（A得点）が2点以上。
なお，患者の状況等に係る得点（B得点）については，基準の対象ではないが，毎日評価を行うこと。

B	患者の状況等	患者の状態			介助の実施		評価
		0点	1点	2点	0	1	
8	寝返り	できる	何かにつかまればできる	できない			点
9	移乗	自立	一部介助	全介助	実施なし	実施あり	点
10	口腔清潔	自立	要介助		実施なし	実施あり	点
11	食事摂取	自立	一部介助	全介助	実施なし	実施あり	点
12	衣服の着脱	自立	一部介助	全介助	実施なし	実施あり	点
13	診療・療養上の指示が通じる	はい	いいえ				点
14	危険行動	ない		ある			点
						B得点	

特定集中治療室用の重症度，医療・看護必要度に係る評価票　評価の手引き

＜特定集中治療室用の重症度，医療・看護必要度Ⅱ＞
アセスメント共通事項

1．評価の対象
　評価の対象は，救命救急入院料2及び4，並びに特定集中治療室管理料を届け出ている治療室に入院している患者であり，短期滞在手術等基本料を算定する患者，基本診療料の施設基準等の別表第2（p.1306）の23に該当する患者（基本診療料の施設基準等第10の3に係る要件以外の短期滞在手術等基本料3に係る要件を満たす場合に限る），基本診療料の施設基準等の別表第2の24に該当する患者及び歯科の入院患者（同一入院中に医科の診療も行う期間については除く）は評価の対象としない。

2．評価日及び評価項目
　評価は，患者に行われたモニタリング及び処置等（A項目），患者の状況等（B項目）について，毎日評価を行うこと。

3．評価対象時間
　評価対象時間は，0時から24時の24時間であり，重複や空白時間を生じさせないこと。
　外出・外泊や検査・手術等の理由により，全ての評価対象時間の観察を行うことができない患者の場合であっても，当該治療室に在室していた時間があった場合は，評価の対象とすること。ただし，評価対象日の0時から24時の間，外泊している患者は，当該外泊日については，評価対象とならない。
　退室日は，当日の0時から退室時までを評価対象時間とする。退室日の評価は行うが，基準を満たす患者の算出にあたり延べ患者数には含めない。ただし，入院した日に退院（死亡退院を含む）した患者は，延べ患者数に含めるものとする。

4．評価対象場所
　当該治療室内を評価の対象場所とし，当該治療室以外で実施された治療，処置，看護及び観察については，評価の対象場所に含めない。

5．評価者
　B項目の評価は，院内研修を受けた者が行うこと。医師，薬剤師，理学療法士等が一部の項目の評価を行う場合も院内研修を受けること。

6．評価の判断
　評価の判断は，アセスメント共通事項，B項目共通事項及び項目ごとの選択肢の判断基準等に従って実施すること。独自に定めた判断基準により評価してはならない。

7．評価の根拠
　B項目については，「患者の状態」が評価の根拠となることから，重複する記録を残す必要はない。

A　モニタリング及び処置等

1．評価日において，各選択肢のコード一覧に掲載されているコードが入力されている場合を「あり」とする。
2．輸血や血液製剤については，手術や麻酔中に用いた薬剤も評価の対象となる。また，EF統合ファイルにおけるデータ区分コードが30番台（注射），50番（手術）の薬剤に限り，評価の対象となる。
3．臨床試験で用いた薬剤は評価の対象となる。

B　患者の状況等

B項目共通事項

1．義手・義足・コルセット等の装具を使用している場合には，装具を装着した後の状態に基づいて評価を行う。
2．評価時間帯のうちに状態が変わり，異なる状態の記録が

存在する場合には，自立度の低い方の状態をもとに評価を行うこと。
3. 当該動作が制限されていない場合には，可能であれば動作を促し，観察した結果をもとに「患者の状態」を評価すること。動作の確認をできなかった場合には，通常，介助が必要な状態であっても「できる」又は「自立」とする。
4. 医師の指示によって，当該動作が制限されていることが明確である場合には，各選択肢の留意点を参考に評価する。この場合，医師の指示に係る記録があること。ただし，動作が禁止されているにもかかわらず，患者が無断で当該動作を行ってしまった場合には「できる」又は「自立」とする。
5. B9「移乗」，B10「口腔清潔」，B11「食事摂取」，B12「衣服の着脱」については，「患者の状態」と「介助の実施」とを乗じた点数とすること。

8 寝返り

【項目の定義】
　寝返りが自分でできるかどうか，あるいはベッド柵，ひも，バー，サイドレール等の何かにつかまればできるかどうかを評価する項目である。
　ここでいう『寝返り』とは，仰臥位から（左右どちらかの）側臥位になる動作である。

【選択肢の判断基準】
「できる」　何にもつかまらず，寝返り（片側だけでよい）が1人でできる場合をいう。
「何かにつかまればできる」　ベッド柵，ひも，バー，サイドレール等の何かにつかまれば1人で寝返りができる場合をいう。
「できない」　介助なしでは1人で寝返りができない等，寝返りに何らかの介助が必要な場合をいう。

【判断に際しての留意点】
　「何かにつかまればできる」状態とは，看護職員等が事前に環境を整えておくことによって患者自身が1人で寝返りができる状態であり，寝返りの際に，ベッド柵に患者の手をつかまらせる等の介助を看護職員等が行っている場合は「できない」となる。
　医師の指示により，自力での寝返りを制限されている場合は「できない」とする。

9 移乗

【項目の定義】
　移乗時の介助の必要の有無と，介助の実施状況を評価する項目である。
　ここでいう『移乗』とは，「ベッドから車椅子へ」，「ベッドからストレッチャーへ」，「車椅子からポータブルトイレへ」等，乗り移ることである。

【選択肢の判断基準】
（患者の状態）
「自立」　介助なしで移乗できる場合をいう。這って動いても，移乗が1人でできる場合も含む。
「一部介助」　患者の心身の状態等の理由から，事故がないように見守る必要がある場合，あるいは1人では移乗ができないため他者が手を添える，体幹を支える等の一部介助が必要な場合をいう。
「全介助」　1人では移乗が全くできないために，他者が抱える，運ぶ等の全面的に介助が必要な場合をいう。
（介助の実施）
「実施なし」　評価日に看護職員等が介助を行わなかった場合をいう。
「実施あり」　評価日に看護職員等が介助を行った場合をいう。

【判断に際しての留意点】
　患者が1人では動けず，スライド式の移乗用補助具の使用が必要な場合は「全介助」となる。
　車椅子等への移乗の際に，立つ，向きを変える，数歩動く等に対して，患者自身も行うことができている（力が出せる）場合は，「一部介助」となる。
　医師の指示により，自力での移乗を制限されている場合は「全介助」とする。また，介助による移乗も制限されている場合は，「全介助」かつ「実施なし」とする。

10 口腔清潔

【項目の定義】
　口腔内を清潔にするための一連の行為が1人でできるかどうか，1人でできない場合に看護職員等が見守りや介助を実施したかどうかを評価する項目である。
　一連の行為とは，歯ブラシやうがい用の水等を用意する，歯磨き粉を歯ブラシにつける等の準備，歯磨き中の見守りや指示，磨き残しの確認等も含む。
　口腔清潔に際して，車椅子に移乗する，洗面所まで移動する等の行為は，口腔清潔に関する一連の行為には含まれない。

【選択肢の判断基準】
（患者の状態）
「自立」　口腔清潔に関する一連の行為すべてが1人でできる場合をいう。
「要介助」　口腔清潔に関する一連の行為のうち部分的，あるいはすべてに介助が必要な場合をいう。患者の心身の状態等の理由から見守りや指示が必要な場合も含まれる。
（介助の実施）
「実施なし」　評価日に看護職員等が介助を行わなかった場合をいう。
「実施あり」　評価日に看護職員等が介助を行った場合をいう。

【判断に際しての留意点】
　口腔内の清潔には，『歯磨き，うがい，口腔内清拭，舌のケア等の介助から義歯の手入れ，挿管中の吸引による口腔洗浄，ポビドンヨード剤等の薬剤による洗浄』も含まれる。舌や口腔内の硼砂グリセリンの塗布，口腔内吸引のみは口腔清潔に含まない。
　また，歯がない場合は，うがいや義歯の清潔等，口腔内の清潔に関する類似の行為が行われているかどうかに基づいて判断する。
　医師の指示により，自力での口腔清潔が制限されている場合は「要介助」とする。また，介助による口腔清潔も制限されている場合は，「要介助」かつ「実施なし」とする。

11 食事摂取

【項目の定義】
　食事介助の必要の有無と，介助の実施状況を評価する項目である。
　ここでいう食事摂取とは，経口栄養，経管栄養を含み，朝食，昼食，夕食，補食等，個々の食事単位で評価を行う。中心静脈栄養は含まれない。
　食事摂取の介助は，患者が食事を摂るための介助，患者に応じた食事環境を整える食卓上の介助をいう。厨房での調理，配膳，後片付け，食べこぼしの掃除，車椅子への移乗の介助，エプロンをかける等は含まれない。

【選択肢の判断基準】
（患者の状態）
「自立」　介助・見守りなしに1人で食事が摂取できる場合をいう。また，箸やスプーンのほかに，自助具等を使用する場合も含まれる。
「一部介助」　必要に応じて，食事摂取の行為の一部に介助が必要な場合をいう。また，食卓で食べやすいように配慮する行為（小さく切る，ほぐす，皮をむく，魚の骨をとる，蓋をはずす等）が必要な場合をいう。患者の心身の状態等の理由から見守りや指示が必要な場合も含まれる。
「全介助」　1人では全く食べることができず全面的に介助が必要な場合をいい，食事開始から終了までにすべてに介助を要する場合は「全介助」とする。
（介助の実施）
「実施なし」　評価日に看護職員等が介助を行わなかった場合をいう。
「実施あり」　評価日に看護職員等が介助を行った場合をいう。

【判断に際しての留意点】
　食事の種類は問わず，一般（普通）食，プリン等の経口訓練食，水分補給食，経管栄養すべてをさし，摂取量は問わない。経管栄養の評価も，全面的に看護職員等が行う必要がある場合は「全介助」となり，患者が自立して1人でできる場合は「自立」となる。ただし，経口栄養と経管栄養のいずれも行っている場合は，「自立度の低い方」で評価する。
　家族が行った行為，食欲の観察は含めない。また，看護職員等が，パンの袋切り，食事の温め，果物の皮むき，卵の殻むき等を行う必要がある場合は「一部介助」とする。
　医師の指示により，食止めや絶食となっている場合は，「全

12 衣服の着脱

【項目の定義】

衣服の着脱について，介助の必要の有無と，介助の実施状況を評価する項目である。衣服とは，患者が日常生活上必要とし着用しているものをいう。パジャマの上衣，ズボン，寝衣，パンツ，オムツ等を含む。

【選択肢の判断基準】

(患者の状態)
「自立」　介助なしに1人で衣服を着たり脱いだりすることができる場合をいう。
　自助具等を使って行うことができる場合も含む。
「一部介助」　衣服の着脱に一部介助が必要な場合をいう。例えば，途中までは自分で行っているが，最後に看護職員等がズボン・パンツ等を上げる必要がある場合等は，「一部介助」に含む。看護職員等が手を出して介助する必要はないが，患者の心身の状態等の理由から，転倒の防止等のために，見守りや指示を行う必要がある場合等も「一部介助」とする。
「全介助」　衣服の着脱の行為すべてに介助が必要な場合をいう。患者自身が，介助を容易にするために腕を上げる，足を上げる，腰を上げる等の行為を行うことができても，着脱行為そのものを患者が行うことができず，看護職員等がすべて介助する必要がある場合も「全介助」とする。
(介助の実施)
「実施なし」　評価日に看護職員等が介助を行わなかった場合をいう。
「実施あり」　評価日に看護職員等が介助を行った場合をいう。

【判断に際しての留意点】

衣服の着脱に要する時間の長さは判断には関係しない。
通常は自分で衣服の着脱をしているが，点滴が入っているために介助を要している場合は，その介助の状況で評価する。
靴や帽子は，衣服の着脱の評価に含めない。

13 診療・療養上の指示が通じる

【項目の定義】

指示内容や背景疾患は問わず，診療・療養上の指示に対して，指示通りに実行できるかどうかを評価する項目である。

【選択肢の判断基準】

「はい」　診療・療養上の指示に対して，指示通りの行動が常に行われている場合をいう。
「いいえ」　診療・療養上の指示に対して，指示通りでない行動が1回でもみられた場合をいう。

【判断に際しての留意点】

精神科領域，意識障害等の有無等，背景疾患は問わない。指示の内容は問わないが，あくまでも診療・療養上で必要な指示であり，評価日当日の指示であること，及びその指示が適切に行われた状態で評価することを前提とする。
医師や看護職員等の話を理解したように見えても，意識障害等により指示を理解できない場合や自分なりの解釈を行い結果的に，診療・療養上の指示から外れた行動をした場合は「いいえ」とする。

14 危険行動

【項目の定義】

患者の危険行動の有無を評価する項目である。
ここでいう「危険行動」は，「治療・検査中のチューブ類・点滴ルート等の自己抜去，転倒・転落，自傷行為」の発生が「そのまま放置すれば危険行動に至ると判断する行動」を過去1週間以内の評価対象期間に看護職員等が確認した場合をいう。

【選択肢の判断基準】

「ない」　過去1週間以内に危険行動がなかった場合をいう。
「ある」　過去1週間以内に危険行動があった場合をいう。

【判断に際しての留意点】

危険行動の評価にあたっては，適時のアセスメントと適切な対応，並びに日々の危険行動への対策を前提としている。この項目は，その上で，なお発生が予測できなかった危険行動の事実とその対応の手間を評価する項目であり，対策をもたない状況下で発生している危険行動を評価するものではない。対策がもたれている状況下で発生した危険行動が確認でき，評価当日にも当該対策がもたれている場合に評価の対象に含める。
認知症等の有無や，日常生活動作能力の低下等の危険行動を起こす疾患・原因等の背景や，行動の持続時間等の程度を判断の基準としない。なお，病室での喫煙や大声を出す・暴力を振るう等の，いわゆる迷惑行為は，この項目での定義における「危険行動」には含めない。
他施設からの転院，他病棟からの転棟の際は，看護職員等が記載した記録物により評価対象期間内の「危険行動」が確認できる場合は，評価の対象に含める。

4 ハイケアユニット入院医療管理料の施設基準

(1) **ハイケアユニット入院医療管理料1の施設基準**
(編注：「(2) ハイケアユニット入院医療管理料2」にも適用される規定に❷と表示)
イ　病院の一般病棟の治療室を単位として行うものであること。❷
ロ　当該治療室の病床数は，30床以下であること。
ハ　ハイケアユニット入院医療管理を行うにつき必要な医師が常時配置されていること。❷
ニ　当該治療室における看護師の数は，常時，当該治療室の入院患者の数が4又はその端数を増すごとに1以上であること。
ホ　次のいずれかに該当すること。
　① ハイケアユニット用の重症度，医療・看護必要度Ⅰを用いて評価を行い，特に高い基準を満たす患者を1割5分以上，かつ，一定程度高い基準を満たす患者を8割以上入院させる病棟であること。
　② 診療内容に関するデータを適切に提出できる体制が整備された保険医療機関であって，ハイケアユニット用の重症度，医療・看護必要度Ⅱを用いて評価を行い，特に高い基準を満たす患者を1割5分以上，かつ，一定程度高い基準を満たす患者を8割以上入院させる病棟であること。
ヘ　当該病院の一般病棟の入院患者の平均在院日数が19日以内であること。❷
ト　診療録管理体制加算に係る届出を行っている保険医療機関であること。❷
チ　ハイケアユニット入院医療管理を行うにつき十分な専用施設を有していること。❷
リ　医療安全対策加算1に係る届出を行っている保険医療機関であること。

(2) **ハイケアユニット入院医療管理料2の施設基準**
イ　(1)のイからハまで及びへからリまでの基準を満たすものであること。(編注：該当項目に❷と表示)
ロ　当該治療室における看護師の数は，常時，当該治療室の入院患者の数が5又はその端数を増すごとに1以上であること。
ハ　次のいずれかに該当すること。
　① ハイケアユニット用の重症度，医療・看護必要度Ⅰを用いて評価を行い，特に高い基準を満たす患者を1割5分以上，かつ，一定程度高い基準を満たす患者を6割5分以上入院させる病

棟であること。
② 診療内容に関するデータを適切に提出できる体制が整備された保険医療機関であって、ハイケアユニット用の重症度、医療・看護必要度Ⅱを用いて評価を行い、特に高い基準を満たす患者を1割5分以上、かつ、一定程度高い基準を満たす患者を6割5分以上入院させる病棟であること。

(3) ハイケアユニット入院医療管理料の注3に規定する厚生労働大臣が定める施設基準
イ 早期の離床を目的とした取組を行うにつき十分な体制が整備されていること。
ロ 心大血管疾患リハビリテーション料、脳血管疾患等リハビリテーション料又は呼吸器リハビリテーション料に係る届出を行っている保険医療機関であること。

(4) ハイケアユニット入院医療管理料の注4に規定する厚生労働大臣が定める施設基準
イ 当該治療室内に集中治療室における栄養管理に関する十分な経験を有する専任の管理栄養士が配置されていること。
ロ 当該治療室において早期から栄養管理を行うにつき十分な体制が整備されていること。

→1 ハイケアユニット入院医療管理料1に関する施設基準
(編注：「管理料2」にも適用される規定に❷と表示)
(1) 当該保険医療機関内に、専任の常勤医師(宿日直を行っている専任の医師を含む)が常時1名以上いる。❷
(2) 当該保険医療機関の一般病床に、ハイケアユニット入院医療管理を行うにふさわしい専用の治療室を有している。❷
(3) 当該管理を行うために必要な次に掲げる装置及び器具を当該治療室内に常時備えている。ただし、当該治療室が特定集中治療室と隣接しており、これらの装置及び器具を特定集中治療室と共有しても緊急の事態に十分対応できる場合においては、この限りではない。❷
ア 救急蘇生装置(気管内挿管セット、人工呼吸装置等)
イ 除細動器
ウ 心電計
エ 呼吸循環監視装置
(4) 当該治療室勤務の看護師は、当該治療室に勤務している時間帯は、当該治療室以外での夜勤を併せて行わないものとする。❷
(5) 当該入院料を算定するものとして届け出ている治療室に入院している全ての患者の状態を、㉒別添6の別紙18(p.1235)の「ハイケアユニット用の重症度、医療・看護必要度に係る評価票」を用いて毎日測定及び評価し、その結果、基準①を満たす患者が1割5分以上、基準②を満たす患者が8割以上いる。ただし、短期滞在手術等基本料を算定する患者、基本診療料の施設基準等の別表第2(p.1306)の23に該当する患者(基本診療料の施設基準等第10の3に係る要件以外の短期滞在手術等基本料3に係る要件を満たす場合に限る)及び基本診療料の施設基準等の別表第2の24に該当する患者は対象から除外する。また、重症度、医療・看護必要度Ⅱの評価に当たっては、歯科の入院患者(同一入院中に医科の診療も行う期間についいては除く)は対象から除外する。なお、㉒別添6の別紙18の「ハイケアユニット用の重症度、医療・看護必要度に係る評価票」のB項目の患者の状況等については、ハイケアユニット用の重症度、医療・看護必要度に係る基準に用いないが、当該評価票を用いて評価を行っている。
(6) 「ハイケアユニット用の重症度、医療・看護必要度に係る評価票」の記入は、院内研修を受けたものが行う。ただし、㉒別添6の別紙18の別表1に掲げる「ハイケアユニット用の重症度、医療・看護必要度に係るレセプト電算処理システム用コード一覧」を用いて評価を行う項目については、当該評価者により各選択肢の判断を行う必要はない。なお、実際に患者の重症度、医療・看護必要度が正確に測定されているか定期的に院内で確認を行う。❷
(7) A234医療安全対策加算1の届出を行っている。❷

2 ハイケアユニット入院医療管理料2に関する施設基準
(1) 当該入院料を算定するものとして届け出ている治療室に入院している全ての患者の状態を、㉒別添6の別紙18の「ハイケアユニット用の重症度、医療・看護必要度に係る評価票」を用いて毎日測定及び評価し、その結果、基準①を満たす患者が1割5分以上、基準②を満たす患者が6割5分以上いる。ただし、短期滞在手術等基本料を算定する患者、基本診療料の施設基準等の別表第2(p.1306)の23に該当する患者(基本診療料の施設基準等第10の3に係る要件以外の短期滞在手術等基本料3に係る要件を満たす場合に限る)及び基本診療料の施設基準等の別表第2の24に該当する患者は対象から除外する。また、重症度、医療・看護必要度Ⅱの評価に当たっては、歯科の入院患者(同一入院中に医科の診療も行う期間についいては除く)は対象から除外する。なお、㉒別添6の別紙18の「ハイケアユニット用の重症度、医療・看護必要度に係る評価票」のB項目の患者の状況等については、ハイケアユニット用の重症度、医療・看護必要度に係る基準の対象から除外するが、当該評価票を用いて評価を行っている。
(2) 1の(1)から(4)まで並びに(6)及び(7)の施設基準を満たしている。(編注：該当項目に❷と表示)

3 ハイケアユニット入院医療管理料の「注3」に掲げる早期離床・リハビリテーション加算の施設基準
(1) 当該治療室内に、以下から構成される早期離床・リハビリテーションに係るチームが設置されている。
ア 集中治療に関する5年以上の経験を有する専任の医師
イ 集中治療を必要とする患者の看護に従事した経験を5年以上有し、集中治療を必要とする患者の看護に係る適切な研修を修了した専任の常勤看護師
ウ 急性期医療を提供する保険医療機関において5年以上従事した経験を有する専任の常勤理学療法士、専任の常勤作業療法士又は専任の常勤言語聴覚士
(2) 当該保険医療機関内に複数の特定集中治療室等が設置されている場合、(1)に規定するチームが複数の特定集中治療室等の早期離床・リハビリテーションに係るチームを兼ねることは差し支えない。
(3) (1)のアに掲げる専任の医師は、特定集中治療室等に配置される医師が兼ねることは差し支えない。また、特定集中治療室等を複数設置している保険医療機関にあっては、当該医師が配置される特定集中治療室等の患者の治療に支障がない体制を確保している場合は、別の特定集中治療室等の患者に対する早期離床・リハビリテーションに係るチームの業務を実施することができる。
(4) (1)のイに掲げる集中治療を必要とする患者の看護に係る適切な研修とは、国又は医療関係団体等が主催する600時間以上の研修(修了証が交付されるもの)であり、講義及び演習により集中治療を必要とする患者の看護に必要な専門的な知識及び技術を有する看護師の養成を目的とした研修又は保健師助産師看護師法第37条の2第2項第5号の規定による指定研修機関において行われる集中治療を必要とする患者の看護に係る研修である。
(5) (1)のイに掲げる専任の常勤看護師は、第2の1の(2)の看護師が兼ねることは差し支えない。また、特定集中治療室等を複数設置している保険医療機関にあっては、当該看護師が配置される特定集中治療室等の患者の看護に支障がない体制を確保している場合は、別の特定集中治療室等の患者に対する早期離床・リハビリテーションに係るチームの業務を実施することができる。
(6) (1)のウに掲げる専任の常勤理学療法士、専任の常勤作業療法士又は専任の常勤言語聴覚士は特定集中治療室等を有する保険医療機関で5年以上の経験を有する。ただし、特定集中治療室等を有する保険医療機関での経験が5年に満たない場合は、回復期リハビリテーション病棟に専従で勤

務した経験とあわせて5年以上であっても差し支えない。
(7) ハイケアユニット入院医療管理料を算定する病室における早期離床・リハビリテーションに関するプロトコルを整備している。なお、早期離床・リハビリテーションの実施状況等を踏まえ、定期的に当該プロトコルの見直しを行う。
(8) H000心大血管疾患リハビリテーション料、H001脳血管疾患等リハビリテーション料又はH003呼吸器リハビリテーション料に係る届出を行っている保険医療機関である。

4 ハイケアユニット入院医療管理料の「注4」に規定する早期栄養介入管理加算の施設基準

(1) 当該治療室に次の要件を満たす管理栄養士が専任で配置されている。
　ア 別添3の第19の1（「栄養サポートチーム加算に関する施設基準」、p.1185）の(3)に規定する研修を修了し、栄養サポートチームにおいて栄養管理に係る3年以上の経験を有する。
　イ 集中治療を必要とする患者の栄養管理に係る3年以上の経験を有する。
(2) (1)に掲げる管理栄養士は、以下の知識及び技能を有していることが望ましい。
　ア 当該治療室への入室翌日までに入室患者全員の栄養スクリーニングを実施し、重点的な栄養管理を必要とする患者を特定することができる
　イ 腸管機能として腸蠕動音、鼓音及び腹部膨満等を確認するとともに、Refeeding Syndrome、Over feedingについてのアセスメント及びモニタリングをすることができる
　ウ 栄養管理に係る計画及び治療目的を多職種と共有し、アセスメントによって把握された徴候及び症状を勘案し、可能な限り入院前の日常生活機能等に近づけるよう栄養補給に立案することができる
　エ 経腸栄養投与継続が困難と評価した場合は、担当医に報告し、栄養管理に係る計画を再考することができる
　オ 経口摂取移行時においては、摂食嚥下機能について確認し、必要に応じて言語聴覚士等との連携を図ることができる
(3) ハイケアユニット入院医療管理料を算定する一般病床の治療室における専任の管理栄養士の数は、当該治療室の入院患者の数が10又はその端数を増すごとに1以上である。複数の治療室を有する保険医療機関において、専任の管理栄養士は、複数の治療室を担当することは可能であるが、その場合であっても、専任の管理栄養士の数は、当該加算を届け出る治療室の入院患者の数の合計数が10又はその端数を増すごとに1以上である。
(4) 当該治療室において、早期から栄養管理を実施するため日本集中治療医学会の「日本版重症患者の栄養療法ガイドライン」を参考にして院内において栄養管理に係る手順書を作成し、それに従って必要な措置が実施されている。また、栄養アセスメントに基づく計画を対象患者全例について作成し、必要な栄養管理を行っている。

【届出に関する事項】
(1) ハイケアユニット入院医療管理料の施設基準に係る届出は、別添7（→Web版）の様式43、44を用いる。また、当該治療室に勤務する従事者については、別添7の様式20を用いる。
(2) 早期離床・リハビリテーション加算の施設基準に係る届出は、別添7の様式42の3を用いる。
(3) 早期栄養介入管理加算の施設基準に係る届出は、別添7の様式42の4を用いる。
(4) 令和6年3月31日時点で現にハイケアユニット入院医療管理料1又はハイケアユニット入院医療管理料2に係る届出を行っている治療室であって、旧算定方法におけるハイケアユニット用の重症度、医療・看護必要度の基準を満たす治療室については、令和6年9月30日までの間は令和6年度改定後のハイケアユニット用の重症度、医療・看護必要度の基準をそれぞれ満たすものとみなす。
(5) 令和6年3月31日時点で、現にハイケアユニット入院医療管理料の届出を行っている治療室にあっては、令和7年5月31日までの間に限り、1の(7)に該当するものとみなす。

事務連絡 ハイケアユニット入院医療管理料
問1 複数病棟で治療室を設定し届出をすることができるか。病院要件、設備構造、要員配置の要件を満たせば、院内の複数箇所にユニットを開設することも可能か。
答 可能である。ただし、当該保険医療機関において届出できる病床数は30床以下であり、それぞれ独立した看護単位が必要である。
問2 専任の常勤医師は、特定集中治療室管理料のように治療室内に勤務している必要があるか。
答 必要ない。専任の常勤医師が病院内に常時1名以上いればよい。
問3 勤務体制については「交代制であること」とし、具体的な体制（三交代、二交代など）は病院の判断に委ねることと考えてよいか。
答 そのとおり。
問4 ハイケアユニット入院医療管理料に関して、当該治療室の看護配置は一般病棟とは別に行う必要があるか。
答 特定集中治療室管理料同様、治療室を単位として行われるものであるので、一般病棟とは看護配置等を分ける必要がある。
(平16.3.30、7.7、一部修正)
問5 A301-2ハイケアユニット入院医療管理料の施設基準において、「当該保険医療機関内に、専任の常勤医師が常時1名以上いること」とあるが、「医師、看護師等の宿日直許可基準について（令和元年7月1日基発0701第8号）」に示す宿日直許可を取得し、宿日直を行っている専任の常勤医師が、当該保険医療機関内にいることでよいか。
答 専任の常勤医師が常時当該保険医療機関内にいて、必要な診療を行う体制をとっている場合は、差し支えない。ただし、宿日直許可とハイケアユニット入院医療管理料の施設基準における医師の配置との整理については、令和6年度診療報酬改定の過程において明確化することとしていることに留意する。
(令5.7.24)
（編注）その他関連する事務連絡を「救命救急入院料」の施設基準に掲載（p.1222）。

㉒別添6－別紙18（ハイケアユニット入院医療管理料に係るもの）

ハイケアユニット用の重症度、医療・看護必要度に係る評価票

(配点)

A	モニタリング及び処置等	0点	1点	基準①	基準②
1	創傷処置（褥瘡の処置を除く）	なし	あり		*
2	蘇生術の施行	なし	あり	*	*
3	呼吸ケア（喀痰吸引のみの場合及び人工呼吸器の装着の場合を除く）	なし	あり		
4	注射薬剤3種類以上の管理（最大7日間）	なし	あり		
5	動脈圧測定（動脈ライン）	なし	あり		*
6	シリンジポンプの管理	なし	あり		*
7	中心静脈圧測定（中心静脈ライン）	なし	あり	*	*
8	人工呼吸器の管理	なし	あり	*	*
9	輸血や血液製剤の管理	なし	あり	*	*
10	肺動脈圧測定（スワンガンツカテーテル）	なし	あり	*	*
11	特殊な治療法等（CHDF、IABP、PCPS、補助人工心臓、ICP測定、ECMO、IMPELLA）	なし	あり	*	*

A得点

<ハイケアユニット用の重症度,医療・看護必要度に係る基準>
基準①：モニタリング及び処置等に係る項目のうち,項目番号2,7,8,9,10又は11のうち1項目以上に該当
基準②：モニタリング及び処置等に係る項目のいずれか1項目以上に該当
なお,患者の状況等に係る得点（B得点）については,基準の対象ではないが,毎日評価を行うこと。

注）ハイケアユニット用の重症度,医療・看護必要度に係る評価票の記入にあたっては,「ハイケアユニット用の重症度,医療・看護必要度に係る評価票　評価の手引き」に基づき行うこと。
・Aについては,評価日において実施されたモニタリング及び処置等の合計点数を記載する。
・Bについては,評価日の「患者の状態」及び「介助の実施」に基づき判断した患者の状況等の点数を記載する。

B	患者の状況等	患者の状態			介助の実施		評価
		0点	1点	2点	0	1	
12	寝返り	できる	何かにつかまればできる	できない			点
13	移乗	自立	一部介助	全介助	実施なし	実施あり	点
14	口腔清潔	自立	要介助		実施なし	実施あり	点
15	食事摂取	自立	一部介助	全介助	実施なし	実施あり	点
16	衣服の着脱	自立	一部介助	全介助	実施なし	実施あり	点
17	診療・療養上の指示が通じる	はい	いいえ				点
18	危険行動	ない		ある			点

B得点

ハイケアユニット用の重症度,医療・看護必要度に係る評価票　評価の手引き

<ハイケアユニット用の重症度,医療・看護必要度Ⅰ>

アセスメント共通事項

1. 評価の対象
　評価の対象は,救命救急入院料1及び3並びにハイケアユニット入院医療管理料を届け出ている治療室に入院している患者であり,短期滞在手術等基本料を算定する患者,基本診療料の施設基準等の別表第2（p.1306）の23に該当する患者（基本診療料の施設基準等第10の3に係る要件以外の短期滞在手術等基本料3に係る要件を満たす場合に限る）及び基本診療料の施設基準等の別表第2の24に該当する患者は評価の対象としない。

2. 評価日及び評価項目
　評価は,患者に行われたモニタリング及び処置等（A項目）,患者の状況等（B項目）について,毎日評価を行うこと。

3. 評価対象時間
　評価対象時間は,0時から24時の24時間であり,重複や空白時間を生じさせないこと。
　外出・外泊や検査・手術等の理由により,全ての評価対象時間の観察を行うことができない患者の場合であっても,当該治療室に在室していた時間があった場合は,評価の対象とすること。ただし,評価対象日の0時から24時の間,外泊している患者は,当該外泊日については,評価対象とならない。
　退室日は,当日の0時から退室時までを評価対象時間とする。退室日の評価は行うが,基準を満たす患者の算出にあたり延べ患者数には含めない。ただし,入院した日に退院（死亡退院を含む）した患者は,延べ患者数に含めるものとする。

4. 評価対象場所
　当該治療室内を評価の対象場所とし,当該治療室以外で実施された治療,処置,看護及び観察については,評価の対象場所に含めない。

5. 評価対象の処置・介助等
　当該治療室で実施しなければならない処置・介助等の実施者,又は医師の補助の実施者は,当該治療室に所属する看護職員でなければならない。ただし,一部の評価項目において,薬剤師,理学療法士等が治療室内において実施することを評価する場合は,治療室所属の有無は問わない。
　なお,A項目の評価において,医師が単独で処置等を行った後に,当該治療室の看護職員が当該処置等を確認し,実施記録を残す場合も評価に含めるものとする。
　A項目の処置の評価においては,訓練や退院指導等の目的で実施する行為は評価の対象に含めないが,B項目の評価においては,患者の訓練を目的とした行為であっても評価の対象に含めるものとする。
　A項目の薬剤の評価については,臨床試験であっても評価の対象に含めるものとする。

6. 評価者
　評価は,院内研修を受けた者が行うこと。なお,医師,薬剤師,理学療法士等が一部の項目の評価を行う場合も院内研修を受けること。

7. 評価の判断
　評価の判断は,アセスメント共通事項,B項目共通事項及び項目ごとの選択肢の判断基準等に従って実施すること。独自に定めた判断基準により評価してはならない。

8. 評価の根拠
　評価は,観察と記録に基づいて行い,推測は行わないこと。当日の実施記録が無い場合は評価できないため,A項目では「なし」,B項目では自立度の一番高い評価とする。A項目の評価においては,後日,第三者が確認を行う際に,記録から同一の評価を導く根拠となる記録を残しておく必要があるが,項目ごとの記録を残す必要はない。
　記録は,媒体の如何を問わず,当該医療機関において正式に承認を得て保管されているものである。また,原則として医師及び当該治療室の看護職員による記録が評価の対象となるが,評価項目によっては,医師及び当該治療室の看護職員以外の職種の記録も評価の根拠となり得るため,記録方法について院内規定を設ける等,工夫すること。
　なお,B項目については,「患者の状態」が評価の根拠となることから,重複する記録を残す必要はない。

A　モニタリング及び処置等

1　創傷処置　（褥瘡の処置を除く）

【項目の定義】
　創傷処置は,創傷の処置としてハイケアユニット用の重症度,医療・看護必要度Ⅱにおいて評価の対象となる診療行為を実施

した場合に評価する項目である。

【選択肢の判断基準】

ハイケアユニット用の重症度，医療・看護必要度Ⅱにおけるコード一覧に掲載されているコードに対応する診療行為のうち創傷処置に該当するものを実施した場合に「あり」とする。

2 蘇生術の施行

【項目の定義】

蘇生術の施行は，気管内挿管・気管切開術・人工呼吸器装着・除細動・心マッサージのいずれかが，蘇生を目的に施行されたかどうかを評価する項目である。

【選択肢の判断基準】

「なし」 蘇生術の施行がなかった場合をいう。
「あり」 蘇生術の施行があった場合をいう。

【判断に際しての留意点】

当該治療室以外での評価は含まないため，手術室，救急外来等で蘇生術が行われたとしても，当該治療室で行われていなければ蘇生術の施行の対象に含めない。
蘇生術の施行に含まれている人工呼吸器の装着とは，いままで装着していない患者が蘇生のために装着したことであり，蘇生術以外の人工呼吸器管理は，「A−10 人工呼吸器の管理」の項目において評価される。

3 呼吸ケア（喀痰吸引のみの場合及び人工呼吸器の装着の場合を除く）

【項目の定義】

呼吸ケアは，酸素吸入等，呼吸ケア（喀痰吸引のみの場合及び人工呼吸器の装着の場合を除く）としてハイケアユニット用の重症度，医療・看護必要度Ⅱにおいて評価の対象となる診療行為を実施した場合に評価する項目である。

【選択肢の判断基準】

ハイケアユニット用の重症度，医療・看護必要度Ⅱにおけるコード一覧に掲載されているコードに対応する診療行為のうち呼吸ケア（喀痰吸引のみの場合及び人工呼吸器の装着の場合を除く）に該当するものを実施した場合に「あり」とする。

4 注射薬剤3種類以上の管理

【項目の定義】

注射薬剤3種類以上の管理は，注射により投与した薬剤の種類数が3種類以上であって，当該注射に係る管理を行った場合に評価する項目であり，一連の入院期間中に初めて該当した日から起算して最大7日目までを評価の対象とする。

【選択肢の判断基準】

「なし」 注射により投与した薬剤が3種類に満たない場合をいう。
「あり」 注射により投与した薬剤が3種類以上の場合をいう。

【判断に際しての留意点】

施行の回数や時間の長さ，注射方法，注射針の刺入個所の数は問わない。
注射薬剤については，EF統合ファイルにおけるデータ区分コードが30番台（注射）の薬剤に限り，評価の対象となる。ただし，血液代用剤，透析用剤，検査用剤，静脈栄養に係る薬剤，他の項目の評価対象となっている薬剤等，別表のコード一覧に掲げる薬剤は種類数の対象から除くこと。
なお，厚生労働省「薬価基準収載品目リスト及び後発医薬品に関する情報について」において示している「成分名」が同一である場合には，1種類として数えること。
また，一連の入院期間中に初めて該当した日から起算して最大7日目までが評価の対象となるが，当該初めて該当した日以降に他の入院料を算定する病棟又は病室に転棟した場合であっても，当該初めて該当した日から起算して7日以内であるときは評価の対象となる。

5 動脈圧測定（動脈ライン）

【項目の定義】

動脈圧測定は，動脈ラインを挿入し，そのラインを介して直接的に動脈圧測定を実施した場合に評価する項目である。

【選択肢の判断基準】

「なし」 動脈圧測定を実施していない場合をいう。
「あり」 動脈圧測定を実施している場合をいう。

6 シリンジポンプの管理

【項目の定義】

シリンジポンプの管理は，末梢静脈・中心静脈・硬膜外・動脈・皮下に対して，静脈注射・輸液・輸血・血液製剤・薬液の微量持続注入を行うにあたりシリンジポンプを使用し，看護職員が使用状況（投与時間，投与量等）を管理している場合に評価する項目である。

【選択肢の判断基準】

「なし」 末梢静脈・中心静脈・硬膜外・動脈・皮下に対して静脈注射・輸液・輸血・血液製剤・薬液の微量持続注入を行うにあたりシリンジポンプの管理をしていない場合をいう。
「あり」 末梢静脈・中心静脈・硬膜外・動脈・皮下に対して静脈注射・輸液・輸血・血液製剤・薬液の微量持続注入を行うにあたりシリンジポンプの管理をした場合をいう。

【判断に際しての留意点】

末梢静脈・中心静脈・硬膜外・動脈・皮下に対して，静脈注射・輸液・輸血・血液製剤・薬液の微量持続注入を行うにあたりシリンジポンプにセットしていても，作動させていない場合には使用していないものとする。
携帯用であってもシリンジポンプの管理の対象に含めるが，PCA（自己調節鎮痛法）によるシリンジポンプは，看護職員が投与時間と投与量の両方の管理を行い，持続的に注入している場合のみ含める。

7 中心静脈圧測定（中心静脈ライン）

【項目の定義】

中心静脈圧測定は，中心静脈ラインを挿入し，そのラインを介して直接的に中心静脈圧測定を実施した場合に評価する項目である。

【選択肢の判断基準】

「なし」 中心静脈圧測定（中心静脈ライン）を実施していない場合をいう。
「あり」 中心静脈圧測定（中心静脈ライン）を実施している場合をいう。

【判断に際しての留意点】

スワンガンツカテーテルによる中心静脈圧測定についても中心静脈圧測定（中心静脈ライン）の対象に含める。
中心静脈圧の測定方法は，水柱による圧測定，圧トランスデューサーによる測定のいずれでもよい。

8 人工呼吸器の管理

【項目の定義】

人工呼吸器の管理は，人工換気が必要な患者に対して，人工呼吸器を使用した場合に評価する項目である。

【選択肢の判断基準】

「なし」 人工呼吸器を使用していない場合をいう。
「あり」 人工呼吸器を使用している場合をいう。

【判断に際しての留意点】

人工呼吸器の種類や設定内容，あるいは気道確保の方法については問わないが，看護職員等が，患者の人工呼吸器の装着状態の確認，換気状況の確認，機器の作動確認等の管理を実施している必要がある。また，人工呼吸器の使用に関する医師の指示が必要である。
NPPV（非侵襲的陽圧換気）の実施は含める。

9 輸血や血液製剤の管理

【項目の定義】

輸血や血液製剤の管理は，輸血（全血，濃厚赤血球，新鮮凍結血漿等）や血液製剤（アルブミン製剤等）の投与について，血管を通して行った場合，その投与後の状況を看護職員が管理した場合に評価する項目である。

【選択肢の判断基準】

「なし」 輸血や血液製剤の使用状況の管理をしなかった場合

をいう。
「あり」　輸血や血液製剤の使用状況の管理をした場合をいう。

【判断に際しての留意点】

輸血，血液製剤の種類及び単位数については問わないが，腹膜透析や血液透析は輸血や血液製剤の管理の対象に含めない。自己血輸血，腹水を濾過して輸血する場合は含める。

10　肺動脈圧測定（スワンガンツカテーテル）

【項目の定義】

肺動脈圧測定は，スワンガンツカテーテルを挿入し，そのカテーテルを介して直接的に肺動脈圧測定を実施した場合を評価する項目である。

【選択肢の判断基準】

「なし」　肺動脈圧測定を実施していない場合をいう。
「あり」　肺動脈圧測定を実施している場合をいう。

【判断に際しての留意点】

スワンガンツカテーテル以外の肺動脈カテーテルによる肺動脈圧測定についても肺動脈圧測定の評価に含める。

11　特殊な治療法等（CHDF，IABP，PCPS，補助人工心臓，ICP測定，ECMO，IMPELLA）

【項目の定義】

特殊な治療法等は，CHDF（持続的血液濾過透析），IABP（大動脈バルーンパンピング），PCPS（経皮的心肺補助法），補助人工心臓，ICP（頭蓋内圧）測定，ECMO（経皮的肺補助法），IMPELLA〔経皮的循環補助法（ポンプカテーテルを用いたもの）〕を実施した場合を評価する項目である。

【選択肢の判断基準】

「なし」　特殊な治療法等のいずれも行っていない場合をいう。
「あり」　特殊な治療法等のいずれかを行っている場合をいう。

B　患者の状況等

B項目共通事項

1．義手・義足・コルセット等の装具を使用している場合には，装具を装着した後の状態に基づいて評価を行う。
2．評価時間帯のうちに状態が変わり，異なる状態の記録が存在する場合には，自立度の低い方の状態をもとに評価を行うこと。
3．当該動作が制限されていない場合には，可能であれば動作を促し，観察した結果をもとに「患者の状態」を評価すること。動作の確認をできなかった場合には，通常，介助が必要な状態であっても「できる」又は「自立」とする。
4．医師の指示によって，当該動作が制限されていることが明確である場合には，各選択肢の留意点を参考に評価する。この場合，医師の指示に係る記録があること。ただし，動作が禁止されているにもかかわらず，患者が無断で当該動作を行ってしまった場合には「できる」又は「自立」とする。
5．B13「移乗」，B14「口腔清潔」，B15「食事摂取」，B16「衣服の着脱」については，「患者の状態」と「介助の実施」とを乗じた点数とすること。

12　寝返り

【項目の定義】

寝返りが自分でできるかどうか，あるいはベッド柵，ひも，バー，サイドレール等の何かにつかまればできるかどうかを評価する項目である。
ここでいう『寝返り』とは，仰臥位から（左右どちらかの）側臥位になる動作である。

【選択肢の判断基準】

「できる」　何にもつかまらず，寝返り（片側だけでよい）が1人でできる場合をいう。
「何かにつかまればできる」　ベッド柵，ひも，バー，サイドレール等の何かにつかまれば1人で寝返りができる場合をいう。
「できない」　介助なしでは1人で寝返りができない等，寝返りに何らかの介助が必要な場合をいう。

【判断に際しての留意点】

「何かにつかまればできる」状態とは，看護職員等が事前に環境を整えておくことによって患者自身が1人で寝返りができる状態であり，寝返りの際に，ベッド柵に患者の手をつかまらせる等の介助を看護職員等が行っている場合は「できない」となる。
医師の指示により，自力での寝返りを制限されている場合は「できない」とする。

13　移乗

【項目の定義】

移乗時の介助の必要の有無と，介助の実施状況を評価する項目である。
ここでいう『移乗』とは，「ベッドから車椅子へ」，「ベッドからストレッチャーへ」，「車椅子からポータブルトイレへ」等，乗り移ることである。

【選択肢の判断基準】

（患者の状態）
「自立」　介助なしで移乗できる場合をいう。這って動いても，移乗が1人でできる場合も含む。
「一部介助」　患者の心身の状態等の理由から，事故等がないように見守る必要がある場合，あるいは1人では移乗ができないため他者が手を添える，体幹を支える等の一部介助が必要な場合をいう。
「全介助」　1人では移乗が全くできないために，他者が抱える，運ぶ等の全面的に介助が必要な場合をいう。
（介助の実施）
「実施なし」　評価日に看護職員等が介助を行わなかった場合をいう。
「実施あり」　評価日に看護職員等が介助を行った場合をいう。

【判断に際しての留意点】

患者が1人では動けず，スライド式の移乗用補助具の使用が必要な場合は「全介助」となる。
車椅子等への移乗の際に，立つ，向きを変える，数歩動く等に対して，患者自身も行うことができている（力が出せる）場合は「一部介助」となる。
医師の指示により，自力での移乗を制限されている場合は「全介助」とする。また，介助による移乗も制限されている場合は，「全介助」かつ「実施なし」とする。

14　口腔清潔

【項目の定義】

口腔内を清潔にするための一連の行為が1人でできるかどうか，1人でできない場合に看護職員等が見守りや介助を実施したかどうかを評価する項目である。
一連の行為とは，歯ブラシやうがい用の水等を用意する，歯磨き粉を歯ブラシにつける等の準備，歯磨き中の見守りや指示，磨き残しの確認等も含む。
口腔清潔に際して，車椅子に移乗する，洗面所まで移動する等の行為は，口腔清潔に関する一連の行為には含まれない。

【選択肢の判断基準】

（患者の状態）
「自立」　口腔清潔に関する一連の行為すべてが1人でできる場合をいう。
「要介助」　口腔清潔に関する一連の行為のうち部分的，あるいはすべてに介助が必要な場合をいう。患者の心身等の理由から見守りや指示が必要な場合も含まれる。
（介助の実施）
「実施なし」　評価日に看護職員等が介助を行わなかった場合をいう。
「実施あり」　評価日に看護職員等が介助を行った場合をいう。

【判断に際しての留意点】

口腔内の清潔には，『歯磨き，うがい，口腔内清拭，舌のケア等の介助から義歯の手入れ，挿管中の吸引による口腔洗浄，ポビドンヨード剤等の薬剤による洗浄』も含まれる。舌や口腔内の無水グリセリンの塗布，口腔内吸引のみは口腔清潔に含まない。
また，歯がない場合は，うがいや義歯の清潔等，口腔内の清潔に関する類似の行為が行われているかどうかに基づいて判断する。

医師の指示により，自力での口腔清潔が制限されている場合は「要介助」とする。また，介助による口腔清潔も制限されている場合は，「要介助」かつ「実施なし」とする。

15 食事摂取

【項目の定義】

食事介助の必要の有無と，介助の実施状況を評価する項目である。
　ここでいう食事摂取とは，経口栄養，経管栄養を含み，朝食，昼食，夕食，補食等，個々の食事単位で評価を行う。中心静脈栄養は含まれない。
　食事摂取の介助は，患者が食事を摂るための介助，患者に応じた食事環境を整える食卓上の介助をいう。厨房での調理，配膳，後片付け，食べこぼしの掃除，車椅子への移乗の介助，エプロンをかける等は含まれない。

【選択肢の判断基準】

（患者の状態）
「自立」　介助・見守りなしに1人で食事が摂取できる場合をいう。また，箸やスプーンのほかに，自助具等を使用する場合も含まれる。
「一部介助」　必要に応じて，食事摂取の行為の一部に介助が必要な場合をいう。また，食卓で食べやすいように配慮する行為（小さく切る，ほぐす，皮をむく，魚の骨をとる，蓋をはずす等）が必要な場合をいう。患者の心身の状態等の理由から見守りや指示が必要な場合も含まれる。
「全介助」　1人では全く食べることができず全面的に介助が必要な場合をいい，食事開始から終了までにすべてに介助を要する場合は「全介助」とする。

（介助の実施）
「実施なし」　評価日に看護職員等が介助を行わなかった場合をいう。
「実施あり」　評価日に看護職員等が介助を行った場合をいう。

【判断に際しての留意点】

食事の種類は問わず，一般（普通）食，プリン等の経口訓練食，水分補給食，経管栄養すべてをさし，摂取量は問わない。
　経管栄養の評価も，全面的に看護職員等が行う必要がある場合は「全介助」となり，患者が自立して1人で行うことができる場合は「自立」となる。ただし，経口栄養と経管栄養のいずれも行っている場合は，「自立度の低い方」で評価する。
　家族が行った行為，食欲の観察は含めない。また，看護職員等が，パンの袋切り，食事の温め，果物の皮むき，卵の殻むき等を行う必要がある場合は「一部介助」とする。
　医師の指示により，食止めや絶食となっている場合は，「全介助」かつ「実施なし」とする。セッティングしても患者が食事摂取を拒否した場合は「実施なし」とする。

16 衣服の着脱

【項目の定義】

衣服の着脱について，介助の必要の有無と，介助の実施状況を評価する項目である。衣服とは，患者が日常生活上必要とし着用しているものをいう。パジャマの上衣，ズボン，寝衣，パンツ，オムツ等を含む。

【選択肢の判断基準】

（患者の状態）
「自立」　介助なしに1人で衣服を着たり脱いだりすることができる場合をいう。
　自助具等を使って行うことができる場合も含む。
「一部介助」　衣服の着脱の一部介助が必要な場合をいう。例えば，途中までは自分で行っているが，最後に看護職員等がズボン・パンツ等を上げる必要がある場合等は，「一部介助」に含む。看護職員等が手を出して介助する必要はないが，患者の心身の状態等の理由から，転倒の防止等のために，見守りや指示を行う必要がある場合等も「一部介助」とする。
「全介助」　衣服の着脱すべてに介助が必要な場合をいう。患者自身が，介助を容易にするために腕を上げる，足を上げる，腰を上げる等の行為を行うことができても，着脱行為そのものを患者が行うことができず，看護職員等がすべて介助する必要がある場合も「全介助」とする。

（介助の実施）
「実施なし」　評価日に看護職員等が介助を行わなかった場合をいう。
「実施あり」　評価日に看護職員等が介助を行った場合をいう。

【判断に際しての留意点】

衣服の着脱に要する時間の長さは判断には関係しない。
　通常は自分で衣服の着脱をしているが，点滴が入っているために介助を要している場合は，その介助の状況で評価する。
　靴や帽子は，衣服の着脱の評価に含めない。

17 診療・療養上の指示が通じる

【項目の定義】

指示内容や背景疾患は問わず，診療・療養上の指示に対して，指示通りに実行できるかどうかを評価する項目である。

【選択肢の判断基準】

「はい」　診療・療養上の指示に対して，指示通りの行動が常に行われている場合をいう。
「いいえ」　診療・療養上の指示に対して，指示通りでない行動が1回でもみられた場合をいう。

【判断に際しての留意点】

精神科領域，意識障害等の有無等，背景疾患は問わない。指示の内容は問わないが，あくまでも診療・療養上で必要な指示であり，評価日当日の指示であること，及びその指示が適切に行われた状態で評価することを前提とする。
　医師や看護職員等の話を理解したように見えても，意識障害等により指示を理解できない場合や自分なりの解釈を行い結果的に，診療・療養上の指示から外れた行動をした場合は「いいえ」とする。

18 危険行動

【項目の定義】

患者の危険行動の有無を評価する項目である。
　ここでいう「危険行動」は，「治療・検査中のチューブ類・点滴ルート等の自己抜去，転倒・転落，自傷行為」の発生又は「そのまま放置すれば危険行動に至ると判断する行動」を過去1週間以内の評価対象期間に看護職員等が確認した場合をいう。

【選択肢の判断基準】

「ない」　過去1週間以内に危険行動がなかった場合をいう。
「ある」　過去1週間以内に危険行動があった場合をいう。

【判断に際しての留意点】

危険行動の評価にあたっては，適時のアセスメントと適切な対応，並びに日々の危険行動への対策を前提としている。この項目は，その上で，なお発生が予測できなかった危険行動の事実とその対応の手間を評価する項目であり，対策をもたない状況下で発生している危険行動を評価するものではない。対策がもたれている状況下で発生した危険行動が確認でき，評価当日にも当該対策がもたれている場合に評価の対象に含める。
　認知症等の有無や，日常生活動作能力の低下等の危険行動を起こす疾患・原因等の背景や，行動の持続時間等の程度を判断の基準としない。なお，病室での喫煙や大声を出す・暴力を振るう等の，いわゆる迷惑行為は，この項目での定義における「危険行動」には含めない。
　他施設からの転院，他病棟からの転棟の際は，看護職員等が記載した記録物により評価対象期間内の「危険行動」が確認できる場合は，評価の対象に含める。

＜ハイケアユニット用の重症度，医療・看護必要度Ⅱ＞

アセスメント共通事項

1．評価の対象

評価の対象は，救命救急入院料1及び3並びにハイケアユニット入院医療管理料を届け出ている治療室に入院している患者であり，短期滞在手術等基本料を算定する患者，基本診療料の施設基準等の別表第2の23に該当する患者（基本診療料の施設基準第10の3に係る要件以外の短期滞在手術等基本料3に係る要件を満たす場合に限る），基本診療料の施設基準等の別表第2の24に該当する患者及び歯科の入院患者（同一入院中に医科の診療も行う期間については除く）は評価の対象としない。

2．評価日及び評価項目

ハイケアユニット用の重症度，医療・看護必要度Ⅰ（以下「必要度Ⅰ」という）における記載内容を参照のこと。

3．評価対象時間
　必要度Ⅰにおける記載内容を参照のこと。
4．評価対象場所
　必要度Ⅰにおける記載内容を参照のこと。
5．評価者
　B項目の評価は，院内研修を受けた者が行うこと。医師，薬剤師，理学療法士等が一部の項目の評価を行う場合も院内研修を受けること。
6．評価の判断
　評価の判断は，アセスメント共通事項及びB項目の選択肢の判断基準等に従って実施すること。独自に定めた判断基準により評価してはならない。

A　モニタリング及び処置等
1．評価日において，各選択肢のコード一覧に掲載されているコードが入力されている場合を「あり」とする。
2．輸血や血液製剤については，手術や麻酔中に用いた薬剤も評価の対象となる。また，EF統合ファイルにおけるデータ区分コードが30番台（注射），50番（手術）の薬剤に限り，評価の対象となる。
3．臨床試験で用いた薬剤は評価の対象となる。

B　患者の状況等
　必要度Ⅰにおける記載内容を参照のこと。

5　脳卒中ケアユニット入院医療管理料の施設基準

(1)　病院の一般病棟の治療室を単位として行うものであること。
(2)　当該治療室の病床数は，30床以下であること。
(3)　脳卒中ケアユニット入院医療管理を行うにつき必要な医師が常時配置されていること。
(4)　当該治療室における看護師の数は，常時，当該治療室の入院患者の数が3又はその端数を増すごとに1以上であること。
(5)　当該治療室において，常勤の理学療法士又は作業療法士が1名以上配置されていること。
(6)　脳梗塞，脳出血及びくも膜下出血の患者をおおむね8割以上入院させる治療室であること。
(7)　脳卒中ケアユニット入院医療管理を行うにつき十分な専用施設を有していること。
(8)　脳卒中ケアユニット入院医療管理を行うにつき必要な器械・器具を有していること。
(9)　当該治療室に入院している患者の一般病棟用の重症度，医療・看護必要度Ⅰ又はⅡについて継続的に測定を行い，その結果に基づき評価を行っていること。
(10)　医療安全対策加算1に係る届出を行っている保険医療機関であること。
(11)　脳卒中ケアユニット入院医療管理料の注3に規定する厚生労働大臣が定める施設基準
　　イ　早期の離床を目的とした取組を行うにつき十分な体制が整備されていること。
　　ロ　心大血管疾患リハビリテーション料，脳血管疾患等リハビリテーション料又は呼吸器リハビリテーション料に係る届出を行っている保険医療機関であること。
(12)　脳卒中ケアユニット入院医療管理料の注4に規定する厚生労働大臣が定める施設基準
　　イ　当該治療室内に集中治療室における栄養管理に関する十分な経験を有する専任の管理栄養士が配置されていること。
　　ロ　当該治療室において早期から栄養管理を行うにつき十分な体制が整備されていること。

→1　脳卒中ケアユニット入院医療管理料に関する施設基準
(1)　当該保険医療機関内に，神経内科又は脳神経外科の経験を5年以上有する専任の医師（宿日直を行っている専任の医師を含む）が常時1名以上いる。ただし，夜間又は休日において，神経内科又は脳神経外科の経験を5年以上有する医師が，当該保険医療機関の外にいる場合であって，当該医師に対して常時連絡することや，頭部の精細な画像や検査結果を含め診療上必要な情報を直ちに送受信することが可能であり，かつ，当該医師が迅速に判断を行い，必要な場合には当該保険医療機関に赴くことが可能である体制が確保されている時間に限り，当該保険医療機関内に，神経内科又は脳神経外科の経験を3年以上有する専任の医師（宿日直を行っている専任の医師を含む）が常時1名以上いればよいこととする。なお，患者の個人情報を含む医療情報の送受信に当たっては，端末の管理や情報機器の設定等を含め，厚生労働省「医療情報システムの安全管理に関するガイドライン」を遵守し，安全な通信環境を確保する。
(2)　脳卒中ケアユニット入院医療管理を行うにふさわしい専用の治療室を有している。
(3)　当該管理を行うために必要な次に掲げる装置及び器具を当該治療室内に常時備えている。ただし，当該治療室が特定集中治療室と隣接しており，これらの装置及び器具を特定集中治療室と共有しても緊急の事態に十分対応できる場合においては，この限りではない。
　　ア　救急蘇生装置（気管内挿管セット，人工呼吸装置等）
　　イ　除細動器
　　ウ　心電計
　　エ　呼吸循環監視装置
(4)　当該治療室勤務の看護師は，当該治療室に勤務している時間帯は，当該治療室以外での夜勤を併せて行わないものとする。
(5)　脳血管疾患等リハビリテーションの経験を有する専任の常勤理学療法士又は専任の常勤作業療法士が1名以上，当該治療室に勤務している。なお，当該理学療法士又は当該作業療法士は，疾患別リハビリテーションを担当する専従者との兼務はできない。
(6)　当該治療室の入院患者数の概ね8割以上が，脳梗塞，脳出血又はくも膜下出血の患者である。
(7)　コンピューター断層撮影，磁気共鳴コンピューター断層撮影，脳血管造影等の必要な脳画像撮影及び診断が常時行える体制である。
(8)　脳血管疾患等リハビリテーション料（Ⅰ），（Ⅱ）又は（Ⅲ）の届出を行っている。
(9)　当該入院料を算定するものとして届け出ている治療室に，直近3月において入院している全ての患者の状態を，⑩別添6の別紙7（p.1121）の一般病棟用の重症度，医療・看護必要度に係る評価票Ⅰ又はⅡを用いて測定し評価する。ただし，産科患者及び15歳未満の小児患者は対象から除外する。また，重症度，医療・看護必要度Ⅱの評価に当たっては，歯科の入院患者（同一入院中に医科の診療も行う期間については除く）は，対象から除外する。一般病棟用の重症度，医療・看護必要度Ⅰ又はⅡのいずれを用いて評価を行うかは，入院料等の届出時に併せて届け出る。なお，評価方法のみの変更を行う場合については，別添7（→Web版）の様式10を用いて届け出る必要がある。ただし，評価方法のみの変更による新たな評価方法への切り替えは切替月のみとし，切替月の10日までに届け出る。
(10)　重症度，医療・看護必要度Ⅰ又はⅡに係る評価票の記入は，院内研修を受けたものが行う。ただし，⑩別添6の別紙7

の別表1に掲げる「一般病棟用の重症度，医療・看護必要度A・C項目に係るレセプト電算処理システム用コード一覧」を用いて評価を行う項目については，当該評価者により各選択肢の判断を行う必要はない。
⑾　A234医療安全対策加算1の届出を行っている。

2　脳卒中ケアユニット入院医療管理料の「注3」に掲げる早期離床・リハビリテーション加算の施設基準

⑴　当該治療室内に，以下から構成される早期離床・リハビリテーションに係るチームが設置されている。
　ア　集中治療に関する5年以上の経験を有する専任の医師
　イ　集中治療を必要とする患者の看護に従事した経験を5年以上有し，集中治療を必要とする患者の看護に係る適切な研修を修了した専任の常勤看護師
　ウ　急性期医療を提供する保険医療機関において5年以上従事した経験を有する専任の常勤理学療法士，専任の常勤作業療法士又は専任の常勤言語聴覚士
⑵　当該保険医療機関内に複数の特定集中治療室等が設置されている場合，⑴に規定するチームが複数の特定集中治療室等の早期離床・リハビリテーションに係るチームを兼ねることは差し支えない。
⑶　⑴のアに掲げる専任の医師は，特定集中治療室等に配置される医師が兼ねることは差し支えない。また，特定集中治療室等を複数設置している保険医療機関にあっては，当該医師が配置される特定集中治療室等の患者の治療に支障がない体制を確保している場合は，別の特定集中治療室等の患者に対する早期離床・リハビリテーションに係るチームの業務を実施することができる。
⑷　⑴のイに掲げる集中治療を必要とする患者の看護に係る適切な研修とは，国又は医療関係団体等が主催する600時間以上の研修（修了証が交付されるもの）であり，講義及び演習により集中治療を必要とする患者の看護に必要な専門的な知識及び技術を有する看護師の養成を目的とした研修又は保健師助産師看護師法第37条の2第2項第5号の規定による指定研修機関において行われる集中治療を必要とする患者の看護に係る研修である。
⑸　⑴のイに掲げる専任の常勤看護師は，第2の1の⑵の看護師が兼ねることは差し支えない。また，特定集中治療室等を複数設置している保険医療機関にあっては，当該看護師が配置される特定集中治療室等の患者の看護に支障がない体制を確保している場合は，別の特定集中治療室等の患者に対する早期離床・リハビリテーションに係るチームの業務を実施することができる。
⑹　⑴のウに掲げる専任の常勤理学療法士，専任の常勤作業療法士又は専任の常勤言語聴覚士は特定集中治療室等を有する保険医療機関で5年以上の経験を有する。ただし，特定集中治療室等を有する保険医療機関での経験が5年に満たない場合は，回復期リハビリテーション病棟に専従で勤務した経験とあわせて5年以上であっても差し支えない。
⑺　脳卒中ケアユニット入院医療管理料を算定する病室における早期離床・リハビリテーションに関するプロトコルを整備している。なお，早期離床・リハビリテーションの実施状況等を踏まえ，定期的に当該プロトコルの見直しを行う。
⑻　H000心大血管疾患リハビリテーション料，H001脳血管疾患等リハビリテーション料又はH003呼吸器リハビリテーション料に係る届出を行っている保険医療機関である。

3　脳卒中ケアユニット入院医療管理料の「注4」に規定する早期栄養介入管理加算の施設基準

⑴　当該治療室に次の要件を満たす管理栄養士が専任で配置されている。
　ア　別添3の第19の1〔「栄養サポートチーム加算に関する施設基準」，p.1185〕の⑶に規定する研修を修了し，栄養サポートチームにおいて栄養管理に係る3年以上の経験を有する
　イ　集中治療を必要とする患者の栄養管理に係る3年以上の経験を有する
⑵　⑴に掲げる管理栄養士は，以下の知識及び技能を有していることが望ましい。

　ア　当該治療室への入室翌日までに入室患者全員の栄養スクリーニングを実施し，重点的な栄養管理を必要とする患者を特定することができる
　イ　腸管機能として腸蠕動音，鼓音及び腹部膨満等を確認するとともに，Refeeding Syndrome，Over feedingについてのアセスメント及びモニタリングをすることができる
　ウ　栄養管理に係る計画及び治療目的を多職種と共有し，アセスメントによって把握された徴候及び症状を勘案し，可能な限り入院前の日常生活機能等に近づけるよう栄養補給について立案することができる
　エ　経腸栄養投与継続が困難と評価した場合は，担当医に報告し，栄養管理に係る計画を再考することができる
　オ　経口摂取移行時においては，摂食嚥下機能について確認し，必要に応じて言語聴覚士等との連携を図ることができる
⑶　脳卒中ケアユニット入院医療管理料を算定する一般病床の治療室における専任の管理栄養士の数は，当該治療室の入院患者の数が10又はその端数を増すごとに1以上である。複数の治療室を有する保険医療機関において，専任の管理栄養士は，複数の治療室を担当することは可能であるが，その場合であっても，専任の管理栄養士の数は，当該加算を届け出る治療室の入院患者の数の合計数が10又はその端数を増すごとに1以上である。
⑷　当該治療室において，早期から栄養管理を実施するため日本集中治療医学会の「日本版重症患者の栄養療法ガイドライン」を参考にして院内において栄養管理に係る手順書を作成し，それに従って必要な措置が実施されている。また，栄養アセスメントに基づく計画を対象患者全例について作成し，必要な栄養管理を行っている。

【届出に関する事項】
⑴　脳卒中ケアユニット入院医療管理料の施設基準に係る届出は，別添7（→Web版）の様式10及び様式45を用いる。
⑵　1の⑴及び⑸に掲げる医師及び理学療法士又は作業療法士の経験が確認できる文書を添付する。
⑶　1の⑴，⑷及び⑸に掲げる医師，看護師及び理学療法士又は作業療法士の勤務の態様（常勤・非常勤，専従・専任の別）及び勤務時間を，別添7の様式20を用いて提出する。
⑷　早期離床・リハビリテーション加算の施設基準に係る届出は，別添7の様式42の3を用いる。
⑸　早期栄養介入管理加算の施設基準に係る届出は，別添7の様式42の4を用いる。
⑹　令和6年3月31日時点で脳卒中ケアユニット入院医療管理料の届出を行っている治療室にあっては，令和6年9月30日までの間に限り，令和6年度改定前の基本診療料施設基準通知の❿別添6の別紙7（p.1121）の一般病棟用の重症度，医療・看護必要度Ⅰ又はⅡに係る評価票を用いて評価をしても差し支えない。
⑺　令和6年3月31日時点で，現に脳卒中ケアユニット入院医療管理料の届出を行っている治療室にあっては，令和7年5月31日までの間に限り，1の⑾に該当するものとみなす。

事務連絡　問1　脳卒中ケアユニット入院医療管理料の届出にあたっては，当該保険医療機関内に，神経内科又は脳神経外科の経験を5年以上有する専任の常勤または非常勤の医師が常時1名以上いることが要件となるのか。
答　そのとおり（編注：夜間・休日において上記医師と常時連絡が可能で，診療上必要な情報を直ちに送受信するなど迅速に診療上の判断ができる場合は，経験3年以上の専任医師の常時1名以上配置でよい）。　　　　　　　　　　　（平24.3.30）
問2　脳神経外科又は神経内科の病棟の一画に脳卒中ケアユニットが存在し，そこに規定数の専従の看護師がいるということでよいか。
答　病棟の一画を脳卒中ケアユニットとして利用してもよい。ただし看護師については，当該治療室に常時，入院患者の数が3又はその端数を増すごとに1以上配置され，当該治療室以外での夜勤を併せて行わないこと等の施設基準を満たす必要がある。

問3 「脳血管疾患等リハビリテーションの経験を有する専任の常勤理学療法士又は作業療法士が1名以上,当該治療室に勤務していること」とあるが,理学療法士又は作業療法士は他の病棟の勤務ができないのか。
答 脳卒中ケアユニット担当の理学療法士又は作業療法士は,専従の配置要件に係る従事者との兼任はできない。(平18.3.23)

問4 A301-3脳卒中ケアユニット入院医療管理料の施設基準において,「当該保険医療機関内に,神経内科又は脳神経外科の経験を5年以上有する専任の医師が常時1名以上いる。ただし,夜間又は休日において,神経内科又は脳神経外科の経験を5年以上有する医師が,当該保険医療機関の外にいる場合であって,当該医師に対して常時連絡することや,頭部の精細な画像や検査結果を含め診療上必要な情報を直ちに送受信することが可能であり,かつ,当該医師が迅速に判断を行い,必要な場合には当該保険医療機関に赴くことが可能である体制が確保されている時間に限り,当該保険医療機関内に,神経内科又は脳神経外科の経験を3年以上有する専任の医師が常時1名以上いればよいこととする」とあるが,当該専任の医師は,「医師,看護師等の宿日直許可基準について(令和元年7月1日基発0701第8号)」に示す宿日直許可を取得し,宿日直を行っている医師が,当該保険医療機関内にいることでよいか。
答 神経内科または脳神経外科の経験を3年,又は5年以上有している専任の医師が常時当該保険医療機関内にいて,必要な診療を行う体制をとっている場合は,差し支えない。ただし,宿日直許可と脳卒中ケアユニット入院医療管理料の施設基準における医師の配置との整理については,令和6年度診療報酬改定の過程において明確化することとしていることに留意する。
(令5.7.24)
(編注) その他関連する事務連絡を「救命救急入院料」の施設基準に掲載 (p.1222)。

参考 問 常時1名以上必要とされている専任医師について,常勤である必要があるか。
答 常勤である必要はない。また,夜間・休日に当該医師と常時連絡が可能で,診療上必要な情報を直ちに送受信するなど迅速に判断ができる場合に配置可能な経験3年以上の専任医師についても同様である。
(平24.4.2 全国保険医団体連合会)

5の2 小児特定集中治療室管理料の施設基準

(1) 病院の一般病棟の治療室を単位として行うものであること。
(2) 当該治療室内に小児集中治療を行うにつき必要な医師が常時配置されていること。
(3) 当該治療室における看護師の数は,常時,当該治療室の入院患者の数が2又はその端数を増すごとに1以上であること。
(4) 集中治療を行うにつき十分な体制及び専用施設を有していること。
(5) 他の保険医療機関において救命救急入院料若しくは特定集中治療室管理料を算定している患者,救急搬送診療料を算定した患者又は手術を必要とする先天性心疾患の患者の当該治療室への受入れについて,相当の実績を有していること。
(6) 医療安全対策加算1に係る届出を行っている保険医療機関であること。
(7) 小児特定集中治療室管理料の注3に規定する厚生労働大臣が定める施設基準
 イ 早期の離床を目的とした取組を行うにつき十分な体制が整備されていること。
 ロ 心大血管疾患リハビリテーション料,脳血管疾患等リハビリテーション料又は呼吸器リハビリテーション料に係る届出を行っている保険医療機関であること。
(8) 小児特定集中治療室管理料の注4に規定する厚生労働大臣が定める施設基準
 イ 当該治療室内に集中治療室における栄養管理に関する十分な経験を有する専任の管理栄養士が配置されていること。
 ロ 当該治療室において早期から栄養管理を行うにつき十分な体制が整備されていること。

→1 小児特定集中治療室管理料に関する施設基準
(1) 小児入院医療管理料1の届出を行っている医療機関である。
(2) 専任の医師が常時,小児特定集中治療室内に勤務している。当該専任の医師に,小児の特定集中治療の経験を5年以上有する医師を2名以上含む。なお,当該専任の医師は,宿日直を行う医師ではない。ただし,患者の当該治療室への入退室などに際して,看護師と連携をとって当該治療室内の患者の治療に支障がない体制を確保している場合は,一時的に当該治療室から離れても差し支えない。
(3) 小児特定集中治療室管理を行うにふさわしい専用の小児特定集中治療室を有しており,当該治療室の病床数は,8床以上である。また,当該小児特定集中治療室の広さは,内法による測定で,1床当たり15m^{2}以上である。
(4) 当該管理を行うために必要な次に掲げる装置及び器具を特定集中治療室内に常時備えている。ただし,ウからカについては,当該保険医療機関内に備え,必要な際に迅速に使用でき,緊急の事態に十分対応できる場合においては,この限りではない。
 ア 救急蘇生装置(気管内挿管セット,人工呼吸装置等)
 イ 除細動器
 ウ ペースメーカー
 エ 心電計
 オ ポータブルエックス線撮影装置
 カ 呼吸循環監視装置
 キ 体外補助循環装置
 ク 急性血液浄化療法に必要な装置
(5) 自家発電装置を有している病院であって,当該病院において電解質定量検査及び血液ガス分析を含む必要な検査が常時実施できる。
(6) 当該治療室内に,手術室と同程度の空気清浄度を有する個室及び陰圧個室を設置することが望ましい。
(7) 当該治療室勤務の医師は,当該治療室に勤務している時間帯は,当該治療室以外での勤務及び宿日直を併せて行わないものとし,当該治療室勤務の看護師は,当該治療室に勤務している時間帯は,当該治療室以外での夜勤を併せて行わないものとする。
(8) 次のいずれかの基準を満たしている。
 ア 当該治療室において,他の保険医療機関から転院してきた急性期治療中の患者(転院時に他の保険医療機関でA300救命救急入院料,A301特定集中治療室管理料を算定するものに限る)が直近1年間に20名以上である。
 イ 当該治療室において,他の保険医療機関から転院してきた患者(転院時に他の保険医療機関又は当該保険医療機関でC004救急搬送診療料を算定したものに限る)が直近1年間に50名以上『そのうち,当該治療室に入室後24時間以内に人工呼吸〔5時間以上(手術時の麻酔や検査のために実施した時間を除く)のものに限る〕を実施した患者(当該治療室に入室後又は当該他の保険医療機関で開始されたものに限られ,日常的に人工呼吸を実施している患者は含まない)が30名以上』である。
 ウ 当該治療室において,人工心肺を用いた先天性心疾患手術の周術期に必要な管理を実施した患者が直近1年間に80名以上である。
(9) A234医療安全対策加算1の届出を行っている。

2 1の(3)に掲げる内法の規定の適用
平成26年3月31日において,現に当該管理料の届出を行っている保険医療機関については,当該治療室の増築又は全面的な改築を行うまでの間は,当該規定を満たしているものとする。

3 小児特定集中治療室管理料の「注3」に掲げる早期離床・リハビリテーション加算の施設基準

(1) 当該治療室内に，以下から構成される早期離床・リハビリテーションに係るチームが設置されている。
 ア 小児の集中治療に関する5年以上の経験を有する専任の医師
 イ 集中治療を必要とする患者の看護に従事した経験を5年以上有し，集中治療を必要とする患者の看護に係る適切な研修を修了した専任の常勤看護師
 ウ 急性期医療を提供する保険医療機関において5年以上従事した経験を有する専任の常勤理学療法士，専任の常勤作業療法士又は専任の常勤言語聴覚士

(2) 当該保険医療機関内に複数の小児特定集中治療室管理料を届け出た病棟が設置されている場合，(1)に規定するチームが複数の小児特定集中治療室の早期離床・リハビリテーションに係る業務を兼ねることは差し支えない。

(3) (1)のアに掲げる専任の医師は，小児特定集中治療室に配置される医師が兼ねることは差し支えない。また，小児特定集中治療室を複数設置している保険医療機関にあっては，当該医師が配置される小児特定集中治療室の患者の治療に支障がない体制を確保している場合は，別の小児特定集中治療室の患者に対する早期離床・リハビリテーションに係るチームの業務を実施することができる。

(4) (1)のイに掲げる集中治療を必要とする患者の看護に係る適切な研修とは，国又は医療関係団体等が主催する600時間以上の研修（修了証が交付されるもの）であり，講義及び演習により集中治療を必要とする患者の看護に必要な専門的な知識及び技術を有する看護師の養成を目的とした研修又は保健師助産師看護師法第37条の2第2項第5号の規定による指定研修機関において行われる集中治療を必要とする患者の看護に係る研修である。

(5) (1)のイに掲げる専任の常勤看護師は，<u>第2の1の(2)</u>の看護師が兼ねることは差し支えない。また，救命救急入院料，特定集中治療室管理料，ハイケアユニット入院医療管理料，脳卒中ケアユニット入院医療管理料又は小児特定集中治療室管理料（以下「小児特定集中治療室等」という）を複数設置している保険医療機関にあっては，当該看護師が配置される小児特定集中治療室等の患者の看護に支障がない体制を確保している場合は，別の小児特定集中治療室等の患者に対する早期離床・リハビリテーションに係るチームの業務を実施することができる。

(6) (1)のウに掲げる専任の常勤理学療法士，専任の常勤作業療法士又は専任の常勤言語聴覚士は小児特定集中治療室等を有する保険医療機関で5年以上の経験を有する。ただし，小児特定集中治療室等を有する保険医療機関での経験が5年に満たない場合は，回復期リハビリテーション病棟に専従で勤務した経験とあわせて5年以上であっても差し支えない。

(7) 小児特定集中治療室における早期離床・リハビリテーションに関するプロトコルを整備している。なお，早期離床・リハビリテーションの実施状況等を踏まえ，定期的に当該プロトコルの見直しを行う。

(8) H000心大血管疾患リハビリテーション料，H001脳血管疾患等リハビリテーション料又はH003呼吸器リハビリテーション料に係る届出を行っている保険医療機関である。

4 小児特定集中治療室管理料の「注4」に掲げる早期栄養介入管理加算の施設基準

(1) 当該治療室に次の要件を満たす管理栄養士が専任で配置されている。
 ア 別添3の第19の1〔「栄養サポートチーム加算に関する施設基準」, p.1185〕の(3)に規定する研修を修了し，栄養サポートチームにおいて栄養管理に係る3年以上の経験を有する
 イ 集中治療を必要とする患者の栄養管理に係る3年以上の経験を有する

(2) (1)に掲げる管理栄養士は，以下の知識及び技能を有していることが望ましい。
 ア 当該治療室への入室翌日までに入室患者全員の栄養スクリーニングを実施し，重点的な栄養管理を必要とする患者を特定することができる
 イ 腸管機能として腸蠕動音，鼓音及び腹部膨満等を確認するとともに，Refeeding Syndrome，Over feedingについてのアセスメント及びモニタリングをすることができる
 ウ 栄養管理に係る計画及び治療目的を多職種と共有し，アセスメントによって把握された徴候及び症状を勘案し，可能な限り入院前の日常生活機能等に近づけるよう栄養補給について立案することができる
 エ 経腸栄養投与継続が困難と評価した場合は，担当医に報告し，栄養管理に係る計画を再考することができる
 オ 経口摂取移行時においては，摂食嚥下機能について確認し，必要に応じて言語聴覚士等との連携を図ることができる

(3) 小児特定集中治療室管理料を算定する一般病床の治療室における<u>専任の管理栄養士の数は，当該治療室の入院患者の数が10又はその端数を増すごとに1以上である。複数の治療室を有する保険医療機関において，専任の管理栄養士は，複数の治療室を担当することは可能であるが，その場合であっても，専任の管理栄養士の数は，当該加算を届け出る治療室の入院患者の数の合計数が10又はその端数を増すごとに1以上である。</u>

(4) 当該治療室において，早期から栄養管理を実施するため日本集中治療医学会の「日本版重症患者の栄養療法ガイドライン」を参考にして院内において栄養管理に係る手順書を作成し，それに従って必要な措置が実施されている。また，栄養アセスメントに基づく計画を対象患者全例について作成し，必要な栄養管理を行っている。

【届出に関する事項】

(1) 小児特定集中治療室管理料の施設基準に係る届出は，**別添7**（→Web版）の**様式43の2**及び**様式48**を用いる。また，当該治療室の平面図（面積等の分かるもの）を添付する。なお，当該治療室に勤務する従事者並びに当該病院に勤務する臨床検査技師，衛生検査技師，診療放射線技師及び診療エックス線技師については，**別添7**の**様式20**を用いる。

(2) 早期離床・リハビリテーション加算の施設基準に係る届出は，**別添7**の**様式42の3**を用いる。

(3) 早期栄養介入管理加算の施設基準に係る届出は，**別添7**の**様式42の4**を用いる。

(4) 令和6年3月31日時点で，現に小児特定集中治療室管理料の届出を行っている治療室にあっては，令和7年5月31日までの間に限り，1の(9)に該当するものとみなす。

事務連絡 問 小児特定集中治療室管理料を算定する治療室は8床以上を有していることが施設基準となっているが，同一の治療室について，当該管理料を算定する病床と，他の管理料（特定集中治療室管理料など）を算定する病床と合わせて8床以上となる場合にも算定可能か。
答 小児特定集中治療室管理料としての届出病床が8床以上の場合に算定可能。 (平24.3.30)

（編注）その他関連する事務連絡を「救命救急入院料」の施設基準に掲載（p.1222）。

6 新生児特定集中治療室管理料の施設基準等

(1) **新生児特定集中治療室管理料1の施設基準**（編注：「管理料2」にも適用される規定に❷と表示）
 イ 病院の一般病棟の治療室を単位として行うものであること。❷
 ロ 当該治療室内に集中治療を行うにつき必要な医師が常時配置されていること。
 ハ 当該治療室における助産師又は看護師の数は，常時，当該治療室の入院患者の数が3又はその端数を増すごとに1以上であること。❷
 ニ 集中治療を行うにつき十分な専用施設を有して

いること。❷
　ホ　集中治療を行うにつき十分な実績を有していること。
　ヘ　医療安全対策加算1に係る届出を行っている保険医療機関であること。❷
(2)　新生児特定集中治療室管理料2の施設基準
　イ　(1)のイ，ハ，ニ及びヘの基準を満たすものであること。（編注：該当項目に❷と表示）
　ロ　当該保険医療機関内に集中治療を行うにつき必要な専任の医師が常時配置されていること。
　ハ　集中治療を行うにつき相当の実績を有していること。
(3)　新生児特定集中治療室管理料の注1に規定する厚生労働大臣が定める疾患
　　別表第14（p.1313）に掲げる疾患

→ 1　新生児特定集中治療室管理料1に関する施設基準（編注：「管理料2」にも適用される規定に❷と表示）
(1)　専任の医師が常時，新生児特定集中治療室内に勤務している。当該専任の医師は，宿日直を行う医師ではない。ただし，患者の当該治療室への入退室などに際して，看護師と連携をとって当該治療室内の患者の治療に支障がない体制を確保している場合は，一時的に当該治療室から離れても差し支えない。
(2)　新生児特定集中治療室管理を行うのにふさわしい専用の新生児特定集中治療室を有しており，当該新生児特定集中治療室の広さは，内法による測定で，1床当たり7m²以上である。また，平成26年3月31日において，現に当該管理料の届出を行っている保険医療機関については，当該治療室の増築又は全面的な改築を行うまでの間は，当該規定を満たしているものとする。❷
(3)　当該管理を行うために必要な次に掲げる装置及び器具を新生児特定集中治療室内に常時備えている。❷
　ア　救急蘇生装置（気管内挿管セット）
　イ　新生児用呼吸循環監視装置
　ウ　新生児用人工換気装置
　エ　微量輸液装置
　オ　経皮的酸素分圧監視装置又は経皮的動脈血酸素飽和度測定装置
　カ　酸素濃度測定装置
　キ　光線治療器
(4)　自家発電装置を有している病院であって，当該病院において電解質定量検査及び血液ガス分析を含む必要な検査が常時実施できる。❷
(5)　当該治療室内に，手術室と同程度の空気清浄度を有する個室及び陰圧個室を設置することが望ましい。
(6)　当該治療室勤務の医師は，当該治療室に勤務している時間帯は，治療室又は治療室，中間室及び回復室からなる病棟（正常新生児室及び一般小児病棟は含まれない）以外での勤務及び宿日直を併せて行わないものとし，当該治療室勤務の看護師は，当該治療室に勤務している時間帯は，当該治療室以外での夜勤を併せて行わないものとする。
(7)　次のいずれかの基準を満たしている。
　ア　直近1年間の出生体重1,000g未満の新生児の新規入院患者数が4件以上である。
　イ　直近1年間の当該治療室に入院している患者について行った開胸手術，開頭手術，開腹手術，胸腔鏡下手術又は腹腔鏡下手術の年間実施件数が6件以上である。
(8)　A234医療安全対策加算1の届出を行っている。❷
　2　新生児特定集中治療室管理料2に関する施設基準
(1)　専任の医師（宿日直を行っている専任の医師を含む）が常時，当該保険医療機関内に勤務している。なお，当該医師のみで対応できない緊急時には別の医師が速やかに診療に参加できる体制を整えている。
(2)　1の(2)から(5)まで及び(8)の施設基準を満たしている。（編注：該当項目に❷と表示）

(3)　当該治療室勤務の看護師は，当該治療室に勤務している時間帯は，当該治療室以外での夜勤を併せて行わないものとする。
(4)　直近1年間の出生体重2,500g未満の新生児の新規入院患者数が30件以上である。
　3　新生児特定集中治療室管理料の届出を行っている病床数を一時的に超えて入院患者を受け入れた場合（超過する病床数は2床を上限とする）
　他の医療機関において受入困難な状況での緊急入院などのやむを得ない事情がある場合には，次に掲げる要件を満たす場合に限り，新生児特定集中治療室管理料を算定できるものとする。また，常態として届け出た病床数を超えて患者を受け入れている場合には，新生児特定集中治療室管理料を算定する病床数の変更の届出を行う。
(1)　常時4対1以上の看護配置（当該治療室内における助産師又は看護師の数が，常時，当該治療室の入院患者の数が4又はその端数を増すごとに1以上である）よりも手厚い看護配置である。
(2)　(1)の看護配置について，常時3対1以上の看護配置（当該治療室内における助産師又は看護師の数が，常時，当該治療室の入院患者の数が3又はその端数を増すごとに1以上である）の基準を満たせなくなってから24時間以内に常時3対1以上の看護配置に戻す。
(3)　定員超過した病床数，時刻及びその際の看護配置状況等について記録を備えておく。

【届出に関する事項】
(1)　新生児特定集中治療室管理料の施設基準に係る届出は，別添7（→Web版）の様式42の2及び様式20を用いる。
(2)　令和6年3月31日時点で，現に新生児特定集中治療室管理料の届出を行っている治療室にあっては，令和7年5月31日までの間に限り，1の(8)に該当するものとみなす。

事務連絡　問1　A302新生児特定集中治療室管理料1又はA303「2」新生児集中治療室管理料を算定する治療室勤務の医師は，新生児治療回復室の当直勤務を併せて行ってもよいか。
答　当該治療室と新生児治療回復室が同一病棟にある場合に限り，当直勤務を併せて行ってよい。
問2　新生児特定集中治療室管理料等に再入室する場合の要件緩和が行われたが，再入室の間隔に制限はあるか。また，症状増悪により前回の入室期間と通算されるケースは，他疾患の場合も含まれるか。
答　再入室の間隔に制限はない。また他疾患の場合も含まれる。
（平22.3.29）
問3　A302新生児特定集中治療室管理料2の施設基準において，「専任の医師が常時，当該保険医療機関内に勤務していること」とあるが，「医師，看護師等の宿日直許可基準について（令和元年基発0701第8号）」に示す宿日直許可を取得し，宿日直を行っている専任の医師が，当該保険医療機関内に勤務していることでよいか。
答　専任の医師が常時当該保険医療機関内にいて，必要な診療を行う体制をとっている場合は，差し支えない。ただし，宿日直許可と新生児特定集中治療室管理料2の施設基準における医師の配置との整理については，令和6年度診療報酬改定の過程において明確化することとしていることに留意する。
（令5.7.24）
（編注）その他関連する事務連絡を「救命救急入院料」の施設基準に掲載（p.1222）。

6の1の2　新生児特定集中治療室重症児対応体制強化管理料の施設基準等

(1)　新生児特定集中治療室重症児対応体制強化管理料の施設基準
　イ　A302の1の新生児特定集中治療室管理料1又はA303の2の新生児集中治療室管理料の届出を行っている治療室の病床を単位として行うもので

あること。
　　ロ　当該病床を有する治療室内に重症新生児に対する集中治療を行うにつき十分な医師が常時配置されていること。
　　ハ　当該治療室内の当該入院料の届出を行っている病床における助産師又は看護師の数は，常時，当該病床に係る入院患者の数が2又はその端数を増すごとに1以上であること。
　　ニ　重症新生児に対する集中治療を行うにつき十分な体制及び専用施設を有していること。
　　ホ　重症新生児に対する集中治療を行うにつき十分な実績を有していること。
(2)　**新生児特定集中治療室重症児対応体制強化管理料の注1に規定する厚生労働大臣が定める状態**
　　別表第14の2　(p.1314)　に掲げる状態

→新生児特定集中治療室重症児対応体制強化管理料に関する施設基準
(1)　A302の「1」新生児特定集中治療室管理料1又はA303の「2」新生児集中治療室管理料を届け出ている治療室（以下この項で単に「治療室」という）の病床を単位として行うものである。
(2)　専任の医師が常時，当該治療室内に勤務している。当該専任の医師に，新生児の特定集中治療の経験を5年以上有する医師を2名以上含む。当該専任の医師は，宿日直を行う医師ではない。ただし，患者の当該治療室への入退室などに際して，看護師と連携をとって当該治療室内の患者の治療に支障がない体制を確保している場合は，一時的に当該治療室から離れても差し支えない。
(3)　当該専任の医師は，当該治療室における専任の医師と兼任であって差し支えない。
(4)　当該治療室が次のアからウの基準を全て満たしている。
　　ア　直近1年間の出生体重750g未満の新生児の新規入院患者数が4件以上である。
　　イ　直近1年間の当該治療室に入院している患者について行った開胸手術，開頭手術，開腹手術，胸腔鏡下手術又は腹腔鏡下手術の年間実施件数が6件以上である。
　　ウ　直近1年間の経鼻的持続陽圧呼吸療法を除く人工呼吸管理を要する新規入院患者数が30件以上である。
(5)　当該保険医療機関に常勤の臨床工学技士が1名以上配置されており，緊急時には常時対応できる体制がとられている。
(6)　当該保険医療機関に常勤の公認心理師が1名以上配置されている。
(7)　当該治療室勤務の医師は，当該治療室に勤務している時間帯は，治療室又は治療室，中間室及び回復室からなる病棟（正常新生児室及び一般小児病棟は含まれない）以外での勤務及び宿日直を併せて行わないものとし，当該治療室勤務の看護師は，当該治療室に勤務している時間帯は，当該治療室以外での夜勤を併せて行わないものとする。
(8)　当該病床と当該治療室については，それぞれ別の看護単位として運用する必要はないが，それぞれの看護配置を満たす必要がある。
(9)　当該管理料を届け出る病床に入院している患者が算定要件を満たす状態になった時点の時刻及び当該管理料を算定している際の看護配置状況等について記録を備えておく。
(10)　当該病床を有する治療室は，A302の「1」新生児特定集中治療室管理料1又はA303の「2」新生児集中治療室管理料の届出を行っている病床数を一時的に超えて入院患者を受け入れた場合については，それぞれの管理料を算定することはできない。
【届出に関する事項】　新生児特定集中治療室重症児対応体制強化管理料の施設基準に係る届出は，別添7　（→Web版）の様式20及び様式42の2を用いる。

事務連絡　**新生児特定集中治療室重症児対応体制強化管理**
問1　A302-2新生児特定集中治療室重症児対応体制強化管理料の施設基準について，新生児特定集中治療室重症児対応体制強化管理料の要件を満たす患者であって，A302新生児特定集中治療室管理料1又はA303新生児集中治療室管理料（以下「新生児特定集中治療室管理料等」という）を算定するものについて，新生児特定集中治療室重症児対応体制強化管理料の施設基準における実績に含めてよいか。
答　含めてよい。例えば，出生体重700gの新生児が入院した場合，新生児特定集中治療室管理料等の「直近1年間の出生体重1,000g未満の新生児の新規入院患者数」及び新生児特定集中治療室重症児対応体制強化管理料の「直近1年間の出生体重750g未満の新生児の新規入院患者数」の施設基準の両方の実績に含めることとなる。
問2　新生児特定集中治療室重症児対応体制強化管理料の施設基準において，「当該保険医療機関に常勤の臨床工学技士が1名以上配置されており，緊急時には常時対応できる体制がとられている」とあるが，電話のみの対応でも良いか。
答　電話対応のみでなく，必要に応じて治療室での対応が可能な体制を有している必要がある。
問3　新生児特定集中治療室重症児対応体制強化管理料の施設基準において，「当該専任の医師は，当該治療室における専任の医師と兼任であって差し支えない」とあるが，当該管理料における専任の医師と，当該管理料を届け出る治療室における専任の医師が兼任でよいということか。
答　そのとおり。
問4　新生児特定集中治療室管理料等の届出を行っている治療室に入院している患者が，入室から起算して7日以内に，新生児特定集中治療室重症児対応体制強化管理料の算定要件を満たした場合，当該患者について，新生児特定集中治療室重症児対応体制強化管理料を算定できるか。
答　算定可能。例えば，新生児特定集中治療室管理料1を届け出ている治療室に入院している患者が，入室2日目の午前2日目に新生児特定集中治療室重症児対応体制強化管理料の算定要件を満たした場合，入室2日目は，新生児特定集中治療室重症児対応体制強化管理料を算定できる。　（令6.3.28）

6の2　総合周産期特定集中治療室管理料の施設基準等

(1)　**総合周産期特定集中治療室管理料1の施設基準**
　　イ　病院の一般病棟の治療室を単位として行うものであること。
　　ロ　総合周産期特定集中治療室管理を行うにつき必要な医師が常時配置されていること。
　　ハ　当該治療室における助産師又は看護師の数は，常時，当該治療室の入院患者の数が3又はその端数を増すごとに1以上であること。
　　ニ　集中治療を行うにつき十分な専用施設を有していること。
　　ホ　医療安全対策加算1に係る届出を行っている保険医療機関であること。
(2)　**総合周産期特定集中治療室管理料2の施設基準**
　　イ　(1)のイ，ハ，ニ及びホまでの基準を満たすものであること。
　　ロ　当該治療室内に集中治療を行うにつき必要な医師が常時配置されていること。
　　ハ　集中治療を行うにつき十分な実績を有していること。
(3)　**総合周産期特定集中治療室管理料の注1に規定する厚生労働大臣が定める疾患**
　　別表第14　(p.1313)　に掲げる疾患
(4)　**総合周産期特定集中治療室管理料の注3に規定する厚生労働大臣が定める施設基準**
　　妊婦及びその家族等に対して必要な支援を行うにつき十分な体制が整備されていること。

→1　総合周産期特定集中治療室管理料に関する施設基準

(1)　母体・胎児集中治療室管理料に関する施設基準

ア　「疾病・事業及び在宅医療に係る医療提供体制について」（令和5年3月31日医政地発0331第14号）に規定する総合周産期母子医療センター又は地域周産期母子医療センターのいずれかである。

イ　以下のいずれかを満たす。

① 専任の医師が常時，母体・胎児集中治療室内に勤務している。当該専任の医師は，宿日直を行う医師ではない。ただし，患者の当該治療室への入退室などに際して，看護師と連携をとって当該治療室内の患者の治療に支障がない体制を確保している場合は，一時的に当該治療室から離れても差し支えない。なお，当該治療室勤務の医師は，当該治療室に勤務している時間帯は，当該治療室以外での勤務及び宿日直を併せて行わないものとする。

② 専ら産婦人科又は産科に従事する医師（宿日直を行う医師を含む）が常時2名以上当該保険医療機関内に勤務している。そのうち1名は専任の医師とし，当該治療室で診療が必要な際に速やかに対応できる体制をとる。なお，当該医師は当該治療室に勤務している時間帯は，当該治療室以外での勤務及び宿日直を併せて行わないものとする。

ウ　母体・胎児集中治療室管理を行うにふさわしい専用の母体・胎児集中治療室を有しており，当該集中治療室の広さは，内法による測定で，1床当たり15m²以上である。また，当該治療室に3床以上設置されている。

エ　帝王切開術が必要な場合，30分以内に児の娩出が可能となるよう保険医療機関内に，医師その他の各職員が配置されている。

オ　当該管理を行うために必要な次に掲げる装置及び器具を母体・胎児集中治療室内に常時備えている。ただし，(ロ)及び(ハ)については，当該保険医療機関内に備え，必要な際に迅速に使用でき，緊急の事態に十分対応できる場合においては，この限りではない。

(イ)　救急蘇生装置（気管内挿管セット，人工呼吸装置等）
(ロ)　心電計
(ハ)　呼吸循環監視装置
(ニ)　分娩監視装置
(ホ)　超音波診断装置（カラードップラー法による血流測定が可能なものに限る）

カ　自家発電装置を有している病院であって，当該病院において電解質定量検査及び血液ガス分析を含む必要な検査が常時実施できる。

キ　当該治療室内に，手術室と同程度の空気清浄度を有する個室及び陰圧個室を設置することが望ましい。

ク　当該治療室勤務の看護師は，当該治療室に勤務している時間帯は，当該治療室以外での夜勤を併せて行わないものとする。

ケ　第5の1〔新生児特定集中治療室管理料1に関する施設基準〕，p.1244〕の(8)を満たしている。

(2)　新生児集中治療室管理料に関する施設基準

ア　「疾病・事業及び在宅医療に係る医療提供体制について」（令和5年3月31日医政地発0331第14号）に規定する総合周産期母子医療センター又は地域周産期母子医療センターのいずれかである。

イ　第5の1の(1)から(8)までを全て満たしている。

ウ　当該治療室に病床が6床以上設置されている。

2　新生児集中治療室管理料について，届出を行った病床数を一時的に超えて入院患者を受け入れた場合（超過する病床数は2床を上限とする）

第5の3〔新生児特定集中治療室管理料の施設基準等〕に係る保医発通知の「3」，p.1244〕の規定と同様に取り扱う。

3　1の(1)のウに掲げる内法の規定の適用

平成26年3月31日において，現に当該管理料の届出を行っている保険医療機関については，当該治療室の増築又は全面的な改築を行うまでの間は，当該規定を満たしているものとする。

4　総合周産期特定集中治療室管理料の「注3」に規定する成育連携支援加算の施設基準

当該保険医療機関内に，以下から構成される成育連携チームが設置されている。

(1)　産科又は産婦人科の医師
(2)　小児科の医師
(3)　助産師
(4)　5年以上新生児の集中治療に係る業務の経験を有する専任の常勤看護師
(5)　専任の常勤社会福祉士
(6)　専任の常勤公認心理師

なお，当該専任の看護師，社会福祉士又は公認心理師（以下この項において「看護師等」という）については，週3日以上常態として勤務しており，かつ，所定労働時間が週22時間以上の勤務を行っている専任の非常勤看護師等を2名以上組み合わせることにより，常勤看護師等と同じ時間帯にこれらの非常勤看護師等が配置されている場合には，当該基準を満たしているとみなすことができる。

【届出に関する事項】

(1)　総合周産期特定集中治療室管理料の施設基準に係る届出は，別添7（→Web版）の様式42の2及び様式20を用いる。

(2)　成育連携支援加算の施設基準に係る届出は，別添7の様式45の3を用いる。

(3)　令和6年3月31日の時点で，現に総合周産期特定集中治療室管理料の届出を行っている治療室にあっては，令和7年5月31日までの間に限り，1の(1)のケ及び(2)のイ〔第5の1の(8)に限る〕を満たしているものとみなす。

事務連絡　問1　母体・胎児集中治療室に勤務する助産師又は看護師は，一般病棟と兼務してもよいか。

答　兼務は可能である。ただし，母体・胎児集中治療室においては「常時，当該治療室の入院患者の数が3又はその端数を増すごとに1以上」の要件を満たす必要がある。また，一般病棟勤務と当該治療室のような集中治療室勤務を兼務する場合は，勤務計画表による病棟勤務の時間を比例計算の上，看護要員の数に算入してもよい。（平22.3.29，一部修正）

問2　A303総合周産期特定集中治療室管理料の注3に規定する成育連携支援加算の施設基準における成育連携チームの「専任の常勤看護師」及び「専任の常勤社会福祉士」は，A246入退院支援加算における専任の看護師又は専任の社会福祉士が兼任することは可能か。

答　可能。なお，入退院支援加算において各病棟に専任で配置されている「入退院支援及び地域連携業務」に専従する看護師又は社会福祉士が兼任することも差し支えないが，この場合は，入退院支援加算に係る入退院支援及び地域連携業務並びに成育連携チームの業務のみ実施可能。（令4.4.21）

問3　総合周産期特定集中治療室管理料「1」母体・胎児集中治療室管理料の施設基準において，「専任の医師が常時，母体・胎児集中治療室内に勤務している」又は「専ら産婦人科又は産科に従事する医師（宿日直を行う医師を含む）が常時2名以上当該保険医療機関内に勤務している」のいずれかを満たすこととされているが，日によっていずれの体制をとるかは異なってもよいか。

答　差し支えない。（令6.4.12）

（編注）その他関連する事務連絡を「救命救急入院料」の施設基準に掲載（p.1222）。

6の3　新生児治療回復室入院医療管理料の施設基準等

(1)　病院の一般病棟の治療室を単位として行うものであること。

(2)　当該保険医療機関内に新生児治療回復室入院医療管理を行うにつき必要な小児科の専任の医師が常時配置されていること。

(3) 当該治療室における助産師又は看護師の数は，常時，当該治療室の入院患者の数が6又はその端数を増すごとに1以上であること。
(4) 新生児治療回復室入院医療管理を行うにつき十分な体制が整備されていること。
(5) 新生児治療回復室入院医療管理を行うにつき十分な構造設備を有していること。
(6) 新生児特定集中治療室管理料又は総合周産期特定集中治療室管理料に係る届出を行っている保険医療機関であること。
(7) 新生児治療回復室入院医療管理料の注1に規定する厚生労働大臣が定める疾患
別表第14（p.1313）に掲げる疾患

→ 新生児治療回復室入院医療管理料に関する施設基準
(1) 病院である保険医療機関の一般病棟における特定の治療室を単位とする。
(2) 当該保険医療機関内に，専任の小児科の常勤医師（宿日直を行っている専任の医師を含む）又は週3日以上常態として勤務しており，かつ，所定労働時間が週22時間以上の勤務を行っている専任の小児科の非常勤医師（宿日直を行っている専任の医師を含む）が常時1名以上配置されている。
(3) 当該管理を行うために必要な次に掲げる装置及び器具を当該治療室内に常時備えている。ただし，当該治療室が新生児特定集中治療室又は新生児集中治療室と隣接しており，これらの装置及び器具を新生児特定集中治療室又は新生児集中治療室と共有しても緊急の事態に十分対応できる場合においては，この限りでない。
 ア 救急蘇生装置（気管内挿管セット）
 イ 新生児用呼吸循環監視装置
 ウ 新生児用人工換気装置
 エ 微量輸液装置
 オ 経皮的酸素分圧監視装置又は経皮的動脈血酸素飽和度測定装置
 カ 酸素濃度測定装置
 キ 光線治療器
(4) 自家発電装置を有している病院であって，当該病院において電解質定量検査及び血液ガス分析を含む必要な検査が常時実施できる。

【届出に関する事項】 新生児治療回復室入院医療管理料に関する施設基準に係る届出は，別添7（→Web版）の様式45の2，様式20及び様式42の2を用いる。

 事務連絡 問1 新生児特定集中治療室（NICU）と新生児治療回復室（GCU）が隣接して設置されている場合において，NICUに勤務している助産師又は看護師のうち，余剰となる人員がGCUで兼務することは可能であるか。
 答 兼務は可能であるが，NICUは常時3対1，GCUは常時6対1の看護職員配置が必要であり，それぞれ別の看護単位で運用する。なお，NICU勤務の看護師は，当該NICUに勤務している時間帯は，当該NICU以外での夜勤を併せて行わないこと。
（平22.3.29）

 問2 A303-2新生児治療回復室入院医療管理料の施設基準において，「当該保険医療機関内に，専任の小児科の常勤医師または週3日以上常態として勤務しており，かつ，所定労働時間が週22時間以上の勤務を行っている専任の小児科の非常勤医師が常時1名以上配置されていること」とあるが，当該常勤医師及び当該非常勤医師は，「医師，看護師等の宿日直許可基準について（令和元年7月1日基発0701第8号）」に示す宿日直許可を取得し，宿日直を行っている，医師でよいか。
 答 専任の小児科の常勤医師または週3日以上常態として勤務しており，かつ，所定労働時間が週22時間以上の勤務を行っている専任の小児科の非常勤医師が，常時当該保険医療機関内にいて，必要な診療を行う体制をとっている場合は，差し支えない。ただし，宿日直許可と新生児治療回復室入院医療管理料の施設基準における医師の配置との整理については，令和6年度診療報酬改定の過程において明確化することとしていることに留意する。
（令5.7.24）

6の4 地域包括医療病棟入院料の施設基準等

(1) 地域包括医療病棟入院料の施設基準
 イ 病院の一般病棟を単位として行うものであること。
 ロ 当該病棟において，1日に看護を行う看護職員の数は，常時，当該病棟の入院患者の数が10又はその端数を増すごとに1以上であること。ただし，当該病棟において，1日に看護を行う看護職員の数が本文に規定する数に相当する数以上である場合には，当該病棟における夜勤を行う看護職員の数は，本文の規定にかかわらず，2以上であることとする。
 ハ 当該病棟において，看護職員の最小必要数の7割以上が看護師であること。
 ニ 当該病棟に常勤の理学療法士，作業療法士又は言語聴覚士が2名以上配置されていること。
 ホ 当該病棟に専任の常勤の管理栄養士が1名以上配置されていること。
 ヘ 入院早期からのリハビリテーションを行うにつき必要な構造設備を有していること。
 ト 当該病棟に入院中の患者に対して，ADL等の維持，向上及び栄養管理等に資する必要な体制が整備されていること。
 チ 次のいずれかに該当すること。
  ① 一般病棟用の重症度，医療・看護必要度Ⅰの基準を満たす患者を1割6分以上入院させる病棟であること。
  ② 診療内容に関するデータを適切に提出できる体制が整備された保険医療機関であって，当該病棟において，一般病棟用の重症度，医療・看護必要度Ⅱの基準を満たす患者を1割5分以上入院させる病棟であること。
 リ 患者の状態に基づき，当該病棟に入院した日に介助を特に実施している患者を5割以上入院させる病棟であること。
 ヌ 当該病棟の入院患者の平均在院日数が21日以内であること。
 ル 当該病棟において，退院患者に占める，在宅等に退院するものの割合が8割以上であること。
 ヲ 当該病棟において，入院患者に占める，当該保険医療機関の一般病棟から転棟したものの割合が5分未満であること。
 ワ 当該病棟において，入院患者に占める，救急用の自動車等により緊急に搬送された患者又は他の保険医療機関でC004-2に掲げる救急患者連携搬送料を算定し当該他の保険医療機関から搬送された患者の割合が1割5分以上であること。
 カ 地域で急性疾患等の患者に包括的な入院医療及び救急医療を行うにつき必要な体制を整備していること。
 ヨ データ提出加算に係る届出を行っている保険医療機関であること。
 タ 特定機能病院以外の病院であること。
 レ 急性期充実体制加算の届出を行っていない保険医療機関であること。
 ソ 専門病院入院基本料の届出を行っていない保険医療機関であること。
 ツ 脳血管疾患等リハビリテーション料及び運動器

リハビリテーション料に係る届出を行っている保険医療機関であること。
ネ　入退院支援加算1に係る届出を行っている保険医療機関であること。
(2)　夜間看護体制特定日減算に係る厚生労働大臣が定める保険医療機関
　　許可病床数が100床未満のものであること。
(3)　夜間看護体制特定日減算に係る厚生労働大臣が定める日
　　次のいずれにも該当する各病棟において，夜間の救急外来を受診した患者に対応するため，当該各病棟のいずれか1病棟において夜勤を行う看護職員の数が，一時的に2未満となった日
　イ　看護職員の数が一時的に2未満となった時間帯において，患者の看護に支障がないと認められること。
　ロ　看護職員の数が一時的に2未満となった時間帯において，看護職員及び看護補助者の数が，看護職員1を含む2以上であること。ただし，入院患者数が30人以下の場合にあっては，看護職員の数が1以上であること。
(4)　地域包括医療病棟入院料の注4の除外薬剤・注射薬
　　自己連続携行式腹膜灌流用灌流液並びに別表第5の1の3に掲げる薬剤及び注射薬
(5)　地域包括医療病棟入院料の注5に規定する看護補助体制加算の施設基準
　イ　25対1看護補助体制加算（看護補助者5割以上）の施設基準
　　①　当該病棟において，1日に看護補助を行う看護補助者の数は，常時，当該病棟の入院患者の数が25又はその端数を増すごとに1に相当する数以上であること。
　　②　看護補助者の配置基準に主として事務的業務を行う看護補助者を含む場合は，1日に事務的業務を行う看護補助者の数は，常時，当該病棟の入院患者の数が200又はその端数を増すごとに1に相当する数以下であること。
　　③　当該病棟において，看護補助者の最小必要数の5割以上が当該保険医療機関に看護補助者として勤務している者であること。
　　④　看護職員の負担の軽減及び処遇の改善に資する体制が整備されていること。
　ロ　25対1看護補助体制加算（看護補助者5割未満）の施設基準
　　　イの①，②及び④を満たすものであること。
　ハ　50対1看護補助体制加算の施設基準
　　①　当該病棟において，1日に看護補助を行う看護補助者の数は，常時，当該病棟の入院患者の数が50又はその端数を増すごとに1に相当する数以上であること。
　　②　イの②及び④を満たすものであること。
　ニ　75対1看護補助体制加算の施設基準
　　①　当該病棟において，1日に看護補助を行う看護補助者の数は，常時，当該病棟の入院患者の数が75又はその端数を増すごとに1に相当する数以上であること。
　　②　イの②及び④を満たすものであること。
(6)　地域包括医療病棟入院料の注6に規定する夜間看護補助体制加算の施設基準
　イ　夜間30対1看護補助体制加算の施設基準
　　　当該病棟において，夜勤を行う看護補助者の数は，常時，当該病棟の入院患者の数が30又はその端数を増すごとに1に相当する数以上であること。
　ロ　夜間50対1看護補助体制加算の施設基準
　　　当該病棟において，夜勤を行う看護補助者の数は，常時，当該病棟の入院患者の数が50又はその端数を増すごとに1に相当する数以上であること。
　ハ　夜間100対1看護補助体制加算の施設基準
　　　当該病棟において，夜勤を行う看護補助者の数は，常時，当該病棟の入院患者の数が100又はその端数を増すごとに1に相当する数以上であること。
(7)　地域包括医療病棟入院料の注7に規定する夜間看護体制加算の施設基準
　イ　夜勤時間帯に看護補助者を配置していること。
　ロ　夜間における看護業務の負担の軽減に資する十分な業務管理等の体制が整備されていること。
(8)　地域包括医療病棟入院料の注8に規定する看護補助体制充実加算の施設基準
　イ　看護補助体制充実加算1の施設基準
　　　看護職員の負担の軽減及び処遇の改善に資する十分な体制が整備されていること。
　ロ　看護補助体制充実加算2の施設基準
　　　看護職員の負担の軽減及び処遇の改善に資する必要な体制が整備されていること。
　ハ　看護補助体制充実加算3の施設基準
　　　看護職員の負担の軽減及び処遇の改善に資する体制が整備されていること。
(9)　地域包括医療病棟入院料の注9に規定する看護職員夜間配置加算の施設基準
　イ　看護職員夜間12対1配置加算1の施設基準
　　①　当該病棟において，夜勤を行う看護職員の数は，常時，当該病棟の入院患者の数が12又はその端数を増すごとに1以上であること。ただし，当該病棟において，夜間に看護を行う看護職員の数が本文に規定する数に相当する数以上である場合には，当該病棟における夜勤を行う看護職員の数は，本文の規定にかかわらず，3以上であることとする。
　　②　看護職員の負担の軽減及び処遇の改善に資する体制が整備されていること。
　　③　夜間における看護業務の負担の軽減に資する十分な業務管理等の体制が整備されていること。
　ロ　看護職員夜間12対1配置加算2の施設基準
　　　イの①及び②を満たすものであること。
　ハ　看護職員夜間16対1配置加算1の施設基準
　　①　当該病棟において，夜勤を行う看護職員の数は，常時，当該病棟の入院患者の数が16又はその端数を増すごとに1以上であること。ただし，当該病棟において，夜間に看護を行う看護職員の数が本文に規定する数に相当する数以上である場合には，当該病棟における夜勤を行う看護職員の数は，本文の規定にかかわらず，3以上であることとする。
　　②　イの②及び③を満たすものであること。
　ニ　看護職員夜間16対1配置加算2の施設基準
　　　イの②及びハの①を満たすものであること。
(10)　地域包括医療病棟入院料の注10に規定するリハビリテーション・栄養・口腔連携加算の施設基準
　イ　当該病棟に入院中の患者に対して，ＡＤＬ等の維持，向上及び栄養管理等に資する十分な体制が整備されていること。
　ロ　口腔管理を行うにつき必要な体制が整備されて

いること。

→ 1　地域包括医療病棟入院料の施設基準
(1)　病院の一般病棟の病棟単位で行うものである。
(2)　当該病棟において，1日に看護を行う看護職員の数は，常時，当該病棟の入院患者の数が10又はその端数を増すごとに1以上である。ただし，当該病棟において，1日に看護を行う看護職員が本文に規定する数以上である場合には，当該病棟における夜勤を行う看護職員の数は，本文の規定にかかわらず，2以上である。また，看護職員の最小必要数の7割以上が看護師である。
(3)　当該病棟に，専従の常勤理学療法士，専従の常勤作業療法士又は専従の常勤言語聴覚士（以下，この項において「専従の理学療法士等」という）が2名以上配置されている。なお，週3日以上常態として勤務しており，かつ，所定労働時間が週22時間以上の勤務を行っている専従の非常勤理学療法士，専従の非常勤作業療法士又は専従の非常勤言語聴覚士をそれぞれ2名以上組み合わせることにより，当該保険医療機関における常勤理学療法士，常勤作業療法士又は常勤言語聴覚士の勤務時間帯と同じ時間帯にこれらの非常勤理学療法士，非常勤作業療法士又は非常勤言語聴覚士がそれぞれ配置されている場合には，それぞれの基準を満たすこととみなすことができる。
(4)　当該病棟に専任の常勤の管理栄養士が1名以上配置されている。なお，当該専任の管理栄養士として配置される病棟は，1名につき1病棟に限る。
(5)　当該病棟の病室の床面積は，内法による測定で，患者1人につき，6.4㎡以上であることが望ましい。なお，床面積が患者1人につき，6.4㎡に満たない場合，全面的な改築等を行うまでの間は6.4㎡未満であっても差し支えないが，全面的な改築等の予定について年1回報告を行う。
(6)　病室に隣接する廊下の幅は内法による測定で，1.8m以上であることが望ましい。ただし，両側に居室がある廊下の幅は，2.7m以上であることが望ましい。なお，廊下の幅が1.8m（両側居室の場合は2.7m）に満たない医療機関については，全面的な改築等を行うまでの間は1.8m（両側居室の場合は2.7m）未満であっても差し支えないが，全面的な改築等の予定について年1回報告を行う。
(7)　当該病棟に，又は当該医療機関内における当該病棟の近傍に患者の利用に適した浴室及び便所が設けられている。
(8)　地域包括医療病棟入院料を算定するものとして届け出た病床に入院している全ての患者の状態を⑩**別添6**の**別紙7**（p.1121）の重症度，医療・看護必要度Ⅰ又はⅡに係る評価票を用いて測定を行い，その結果に基づいて評価を行っている。測定の結果，地域包括医療病棟入院料を算定するものとして届け出た病床における直近3月において入院している患者全体（延べ患者数）に占める重症度，医療・看護必要度Ⅰ又はⅡの基準①を満たす患者（⑩**別添6**の**別紙7**による評価の結果，**別表3**の該当患者割合①の基準のいずれかに該当する患者をいう）の割合（以下「基準を満たす患者割合①」という）が，**別表4**の基準以上である。評価に当たっては，産科患者又は15歳未満の小児患者は対象から除外する。また，重症度，医療・看護必要度Ⅱの評価に当たっては，歯科の入院患者（同一入院中に医科の診療を行う期間については除く）は，対象から除外する。一般病棟用の重症度，医療・看護必要度Ⅰ又はⅡに係る評価票の記入（⑩**別添6**の**別紙7**の**別表1**に掲げる「一般病棟用の重症度，医療・看護必要度A・C項目に係るレセプト電算処理システム用コード一覧」を用いて評価を行う項目は除く）は，院内研修を受けたものが行うものである。また，一般病棟用の重症度，医療・看護必要度Ⅰ又はⅡのいずれを用いて評価を行うかは，入院料等の届出時に併せて届け出る。なお，評価方法のみの変更を行う場合については，**別添7**（→Web版）の**様式10**を用いて届け出る。ただし，評価方法のみの変更による新たな評価方法への切り替えは切替月のみとし，切替月の10日までに届け出る。

(9)　地域包括医療病棟入院料を算定するものとして届け出た病床において，直近3月の間に新たに当該病棟に入棟した患者に占める，当該病棟に入棟した日に介助を特に実施している患者（⑩**別添6**の**別紙7**による評価の結果，**別表3**の該当患者割合②の基準に該当する患者をいう）の割合（以下「基準を満たす患者割合②」という）が，**別表4**の基準以上である。評価に当たっては，産科患者又は15歳未満の小児患者は対象から除外する。

別表3

該当患者割合①の基準	A得点が2点以上かつB得点が3点以上の患者
	A得点が3点以上の患者
	C得点が1点以上の患者
該当患者割合②の基準	入棟初日のB得点が3点以上の患者

別表4

	一般病棟用の重症度，医療・看護必要度Ⅰの割合	一般病棟用の重症度，医療・看護必要度Ⅱの割合
基準を満たす患者割合①	1割6分	1割5分
基準を満たす患者割合②	5割	

(10)　当該病棟に入院する患者の平均在院日数が21日以内である。
(11)　当該病棟において，退院患者に占める，在宅等に退院するものの割合が8割以上である。
(12)　当該病棟から退院した患者数に占める在宅等に退院するものの割合は，次のアに掲げる数をイに掲げる数で除して算出する。ただし，短期滞在手術等基本料を算定する患者，基本診療料の施設基準等の**別表第2**（p.1306）の22に該当する患者（基本診療料の施設基準等第10の2に係る要件以外の短期滞在手術等基本料3に係る要件を満たす場合に限る）及び基本診療料の施設基準等の**別表第2**の24に該当する患者は対象から除外する。
ア　直近6か月間において，当該病棟から退院又は転棟した患者数（第2部「通則5」に規定する入院期間が通算される再入院患者及び死亡退院した患者を除く）のうち，在宅等に退院するものの数
　この場合において，在宅等に退院するものの数は，退院患者の数から，次に掲げる数を合計した数を控除した数をいう。
①　他の保険医療機関〔有床診療所入院基本料〔**別添2**の**第3の5**の(1)のイの(イ)に該当するものに限る〕又は回復期リハビリテーション病棟入院料を算定する病棟，病室又は病床を除く〕に転院した患者
②　介護老人保健施設〔介護保健施設サービス費（Ⅱ），（Ⅲ）若しくは（Ⅳ）又はユニット型介護保健施設サービス費の（Ⅱ），（Ⅲ）若しくは（Ⅳ）の届出を行っているものに限る〕に退院した患者
③　同一の保険医療機関の当該入院料にかかる病棟以外の病棟又は病室（回復期リハビリテーション病棟入院料を算定する病棟又は病室を除く）に転棟した患者の数
イ　直近6か月間に退院又は転棟した患者数（第2部「通則5」に規定する入院期間が通算される再入院患者及び死亡退院した患者を除く）
(13)　当該病棟における，直近3か月の入院患者に占める，同一の保険医療機関の一般病棟から転棟したものの割合が5分未満である。ただし，短期滞在手術等基本料を算定する患者，基本診療料の施設基準等の**別表第2**の23に該当する患者（基本診療料の施設基準等第10の3に係る要件以外の短期滞在手術等基本料3に係る要件を満たす場合に限る）及び基本診療料の施設基準等の**別表第2**の24に該当する患者は対象から除外する。

(14) 当該病棟において，直近3か月の入院患者に占める，救急搬送後の患者の割合が1割5分以上である。救急搬送後の患者とは，救急搬送され，入院初日から当該病棟に入院した患者又は他の保険医療機関でC004-2救急患者連携搬送料を算定し当該他の保険医療機関から搬送され，入院初日から当該病棟に入院した患者である。ただし，14日以内に同一の保険医療機関の他の病棟（回復期リハビリテーション病棟入院料を算定している病棟又は病室を除く）に転棟した患者は，救急搬送後の患者に含めない。
(15) 当該保険医療機関が次のいずれかを満たしている。
　ア　医療法第30条の4の規定に基づき都道府県が作成する医療計画に記載されている第二次救急医療機関である。
　イ　救急病院等を定める省令に基づき認定された救急病院である。
(16) 当該保険医療機関において，常時，必要な検査，CT撮影，MRI撮影を含む救急患者への対応を実施出来る体制を有している。
(17) データ提出加算に係る届出を行っている。また，当該基準については**別添7**（→Web版）の**様式40の5**を用いて届出を行った時点で，当該入院料の届出を行うことができる。
(18) 当該保険医療機関が，特定機能病院以外の保険医療機関である。
(19) 当該保険医療機関が，急性期充実体制加算1又は2に係る届出を行っていない保険医療機関である。
(20) 当該保険医療機関が，専門病院入院基本料に係る届出を行っていない保険医療機関である。
(21) 脳血管疾患等リハビリテーション料（Ⅰ），（Ⅱ）若しくは（Ⅲ）及び運動器リハビリテーション料（Ⅰ）若しくは（Ⅱ）に係る届け出を行っている。
(22) 入退院支援加算1に係る届け出を行っている。
(23) 直近1年間に，当該病棟を退院又は転棟した患者（死亡退院及び終末期のがん患者を除く）のうち，退院又は転棟時におけるADL〔基本的日常生活活動度（Barthel Index）（以下「BI」という）の合計点数をいう〕が入院時と比較して低下した患者の割合が5％未満である。
(24) 当該保険医療機関において，休日を含め全ての日において，リハビリテーションを提供できる体制を備えている。なお，リハビリテーションの提供体制については，当該保険医療機関のその他の病床におけるリハビリテーションの実施状況を踏まえ，適切な体制をとることとするが，当該病棟の患者に対し，曜日により著しい単位数を含めた提供量の差がないような体制とする。
(25) 当該保険医療機関において，BIの測定に関わる職員を対象としたBIの測定に関する研修会を年1回以上開催する。

→**2　地域包括医療病棟入院料の「注3」に掲げる夜間看護体制特定日減算について**
　当該減算は，許可病床数が100床未満の病院において，夜間，病棟の看護職員が一時的に救急外来で勤務する間，病棟の看護職員体制は，看護職員1名を含め看護職員と看護補助者を合わせて2名以上である。ただし，当該時間帯の入院患者数が30人以下の場合は，看護職員1名で差し支えない。加えて，当該時間帯に当該病棟の看護職員が一時的に救急外来で勤務する間，当該病棟の看護に支障がないと当該病棟を担当する医師及び看護の管理者が判断した場合に限る。

→**3　地域包括医療病棟入院料の「注5」に掲げる看護補助体制加算の施設基準**
(1) 通則
　ア　看護補助体制加算に係る看護補助業務に従事する看護補助者は，基礎知識を習得できる内容を含む院内研修を年1回以上受講した者である。なお，研修内容については，**別添2の第2の11**〔療養病棟入院基本料の注12に規定する夜間看護加算の施設基準，p.1112〕の(4)の例による。
　イ　当該病棟において，看護職員と看護補助者との業務内容及び業務範囲について，年1回以上見直しを行う。
　ウ　当該病棟の看護師長等が所定の研修（修了証が交付されるものに限る）を修了していることが望ましい。また，当該病棟の全ての看護職員（所定の研修を修了した看護師長等を除く）が院内研修を年1回以上受講していることが望ましい。ただし，内容に変更がない場合は，2回目以降の受講は省略して差し支えない。なお，看護師長等の所定の研修及び看護職員の院内研修の内容については，**別添2の第2の11**の(6)の例による。
　エ　看護補助者の配置については，各病棟の入院患者の状態等保険医療機関の実情に応じ，同一の入院基本料を届け出ている病棟間を含め，曜日や時間帯によって一定の範囲で傾斜配置できる。
　オ　看護職員の負担の軽減及び処遇の改善に資する体制を整備している。当該体制については，**別添2の第2の11**の(3)の例による。
(2) 25対1看護補助体制加算（看護補助者5割以上）の施設基準
　ア　当該病棟において，1日に看護補助を行う看護補助者の数は，常時，当該病棟の入院患者の数が25又はその端数を増すごとに1に相当する数以上である。
　イ　当該加算の届出に必要な看護補助者の最小必要数の5割以上が看護補助者（みなし看護補助者を除く）である。
(3) 25対1看護補助体制加算（看護補助者5割未満）の施設基準
　ア　当該病棟において，1日に看護補助業務を行う看護補助者の数は，常時，当該病棟の入院患者の数が25又はその端数を増すごとに1に相当する数以上である。
　イ　当該病棟において，届出の対象となる看護補助者の最小必要数の5割未満が看護補助者（みなし看護補助者を除く）である。
(4) 50対1看護補助体制加算の施設基準
　当該病棟において，1日に看護補助業務を行う看護補助者の数は，常時，当該病棟の入院患者の数が50又はその端数を増すごとに1に相当する数以上である。
(5) 75対1看護補助体制加算の施設基準
　当該病棟において，1日に看護補助業務を行う看護補助者の数は，常時，当該病棟の入院患者の数が75又はその端数を増すごとに1に相当する数以上である。

→**4　地域包括医療病棟入院料の「注6」に掲げる夜間看護補助体制加算の施設基準**
(1) 通則
　「注5」に掲げる25対1看護補助体制加算（看護補助者5割以上），25対1看護補助体制加算（看護補助者5割未満），50対1看護補助体制加算又は75対1看護補助体制加算のいずれかを算定する病棟である。
(2) 夜間30対1看護補助体制加算の施設基準
　当該病棟において，夜間の看護補助者の数は，常時，当該病棟の入院患者の数が30又はその端数を増すごとに1に相当する数以上である。
(3) 夜間50対1看護補助体制加算の施設基準
　当該病棟において，夜間の看護補助者の数は，常時，当該病棟の入院患者の数が50又はその端数を増すごとに1に相当する数以上である。
(4) 夜間100対1看護補助体制加算の施設基準
　当該病棟において，夜間の看護補助者の数は，常時，当該病棟の入院患者の数が100又はその端数を増すごとに1に相当する数以上である。

→**5　地域包括医療病棟入院料の「注7」に掲げる夜間看護体制加算の施設基準**
(1) 「注5」に掲げる25対1看護補助体制加算（看護補助者5割以上），25対1看護補助体制加算（看護補助者5割未満），50対1看護補助体制加算又は75対1看護補助体制加算のいずれかを算定する病棟である。
(2) 「注6」に掲げる夜間30対1看護補助体制加算，夜間50対1看護補助体制加算又は夜間100対1看護補助体制加算のいずれかを算定している病棟である。

(3) 次に掲げる夜間における看護業務の負担軽減に資する業務管理等に関する項目のうち、ア又はウを含む3項目以上を満たしている。また、当該3項目以上にケが含まれることが望ましい。ただし、当該加算を算定する病棟が2交代制勤務又は変則2交代制勤務を行う病棟のみで構成される保険医療機関である場合は、ア及びウからケまでのうち、ア又はウを含む3項目以上を満たしている。
　ア　当該病棟において、夜勤を含む交代制勤務に従事する看護要員の勤務終了時刻と直後の勤務の開始時刻の間が11時間以上である。
　イ　3交代制勤務又は変則3交代制勤務の病棟において、夜勤を含む交代制勤務に従事する看護要員の勤務開始時刻が、直近の勤務の開始時刻の概ね24時間後以降となる勤務編成である。
　ウ　当該病棟において、夜勤を含む交代制勤務に従事する看護要員の連続して行う夜勤の数が2回以下である。
　エ　当該病棟において、夜勤を含む交代制勤務に従事する看護要員の夜勤後の暦日の休日が確保されている。
　オ　当該病棟において、夜勤時間帯の患者のニーズに対応できるよう、早出や遅出等の柔軟な勤務体制の工夫がなされている。
　カ　当該保険医療機関において、所属部署以外の部署を一時的に支援するために、夜勤時間帯を含めた各部署の業務量を把握・調整するシステムが構築されており、かつ、部署間での業務標準化に取り組み、過去1年間に当該システムを夜勤時間帯に運用した実績がある。
　キ　当該病棟において、みなし看護補助者を除いた看護補助者の比率が5割以上である。
　ク　当該保険医療機関において、夜勤時間帯を含めて開所している院内保育所を設置しており、夜勤を含む交代制勤務に従事する医療従事者の利用実績がある。
　ケ　当該病棟において、ICT、AI、IoT等の活用によって、看護要員の業務負担軽減を行っている。
(4) (3)のアからエまでについては、届出前1か月に当該病棟において、夜勤を含む交代制勤務に従事する看護要員の各勤務のうち、やむを得ない理由により各項目を満たさない勤務が0.5割以内の場合は、各項目の要件を満たしているとみなす。(3)のキについては、暦月で1か月を超えない期間の1割以内の一時的な変動は要件を満たしているとみなす。(3)のクについては、院内保育所の保育時間に当該保険医療機関が定める夜勤時間帯のうち4時間以上が含まれる。ただし、当該院内保育所の利用者がいない日についてはこの限りではない。(3)のケについては、使用機器等が看護要員の業務負担軽減に資するかどうかについて、1年に1回以上、当該病棟に勤務する看護要員による評価を実施し、評価結果をもとに必要に応じて活用方法の見直しを行う。

→6　地域包括医療病棟入院料の「注8」に掲げる看護補助体制充実加算の施設基準

(1) 看護補助体制充実加算1の施設基準
　ア　当該保険医療機関において3年以上の看護補助者としての勤務経験を有する看護補助者が、「注5」に掲げる看護補助体制加算のそれぞれの配置区分ごとに5割以上配置されている。
　イ　主として直接患者に対し療養生活上の世話を行う看護補助者の数は、常時、当該病棟の入院患者の数が100又はその端数を増すごとに1以上である。当該看護補助者は、介護福祉士の資格を有する者又は看護補助者として3年以上の勤務経験を有し適切な研修を修了した看護補助者である。なお、研修内容については、**別添2の第2の11の2**〔「療養病棟入院基本料の注13に規定する看護補助体制充実加算の施設基準」、p.1113〕の(1)のイの例による。
　ウ　看護補助体制充実加算に係る看護補助者に対する院内研修の内容については、**別添2の第2の11の(4)の例による**。ただし、エについては、看護補助者が行う業務内容ごとに業務範囲、実施手順、留意事項等について示した業務マニュアルを作成し、当該マニュアルを用いた院内研修を実施している。
　エ　当該病棟の看護師長等は所定の研修を修了している。また当該病棟の全ての看護職員（所定の研修を修了した看護師長等を除く）が院内研修を年1回以上受講している。ただし、内容に変更がない場合は、2回目以降の受講は省略して差し支えない。なお、当該研修のそれぞれの内容については、**別添2の第2の11の(6)の例による**。
　オ　当該保険医療機関における看護補助者の業務に必要な能力を段階的に示し、看護補助者の育成や評価に活用している。

(2) 看護補助体制充実加算2の施設基準
　(1)のイからオを満たすものである。

(3) 看護補助体制充実加算3の施設基準
　(1)のウ及びエを満たすものである。

→7　地域包括医療病棟入院料の「注9」に掲げる看護職員夜間配置加算の施設基準

(1) 看護職員夜間12対1配置加算1の施設基準
　ア　当該病棟において、夜間に看護を行う看護職員の数は、常時、当該病棟の入院患者の数が12又はその端数を増すごとに1に相当する数以上である。ただし、同一の入院基本料を届け出ている病棟間においてのみ傾斜配置できるものである。なお、当該病棟において、夜間に看護を行う看護職員の数が前段に規定する数に相当する数以上である場合には、各病棟における夜間を行う看護職員の数は、前段の規定にかかわらず、3以上であることとする。
　イ　看護職員の負担の軽減及び処遇の改善に資する体制を整備している。当該体制については、**別添2の第2の11の(3)の例による**。
　ウ　次に掲げる夜間における看護業務の負担軽減に資する業務管理等に関する項目のうち、(イ)又は(ハ)を含む4項目以上を満たしている。また、当該4項目以上に(ヌ)が含まれることが望ましい。ただし、当該加算を算定する病棟が2交代制勤務又は変則2交代制勤務を行う病棟のみで構成される保険医療機関である場合は、(イ)及び(ハ)から(ヌ)までのうち、(イ)又は(ハ)を含む4項目以上を満たしている。なお、各項目の留意点については、**別添3の第4の3の9**〔急性期看護補助体制加算「夜間看護体制加算の施設基準」、p.1162〕の(3)と同様である。
　(イ)　当該病棟において、夜勤を含む交代制勤務に従事する看護職員の勤務終了時刻と直後の勤務の開始時刻の間が11時間以上である。
　(ロ)　3交代制勤務又は変則3交代制勤務の病棟において、夜勤を含む交代制勤務に従事する看護職員の勤務開始時刻が、直近の勤務の開始時刻の概ね24時間後以降となる勤務編成である。
　(ハ)　当該病棟において、夜勤を含む交代制勤務に従事する看護職員の連続して行う夜勤の数が2回以下である。
　(ニ)　当該病棟において、夜勤を含む交代制勤務に従事する看護職員の夜勤後の暦日の休日が確保されている。
　(ホ)　当該病棟において、夜勤時間帯の患者のニーズに対応できるよう、早出や遅出等の柔軟な勤務体制の工夫がなされている。
　(ヘ)　当該保険医療機関において、所属部署以外の部署を一時的に支援するために、夜勤時間帯を含めた各部署の業務量を把握・調整するシステムが構築されており、かつ、部署間での業務標準化に取り組み、過去1年間に当該システムを夜勤時間帯に運用した実績がある。
　(ト)　夜間30対1急性期看護補助体制加算、夜間50対1急性期看護補助体制加算又は夜間100対1急性期看護補助体制加算を届け出ている病棟である。
　(チ)　当該病棟において、みなし看護補助者を除いた看護補助者の比率が5割以上である。
　(リ)　当該保険医療機関において、夜勤時間帯を含めて開所している院内保育所を設置しており、夜勤を含む交代制勤務に従事する医療従事者の利用実績がある。

(ヌ)　当該病棟において，ICT，AI，IoT等の活用によって，看護職員の業務負担軽減を行っている。
(2)　看護職員夜間12対1配置加算2の施設基準
　(1)のア及びイを満たすものである。
(3)　看護職員夜間16対1配置加算1の施設基準
　ア　(1)のイ及びウを満たすものである。
　イ　当該病棟において，夜間に看護を行う看護職員の数が，常時，当該病棟の入院患者の数が16又はその端数を増すごとに1に相当する数以上である。ただし，同一の入院基本料を届け出ている病棟間においてのみ傾斜配置できるものである。なお，当該病棟において，夜間に看護を行う看護職員の数が前段に規定する数に相当する数以上である場合には，各病棟における夜勤を行う看護職員の数は，前段の規定にかかわらず，3以上であることとする。
(4)　看護職員夜間16対1配置加算2の施設基準
　(1)のイ及び(3)のイを満たすものである。
→8　地域包括医療病棟入院料の「注10」に掲げるリハビリテーション・栄養・口腔連携加算の施設基準
(1)　当該保険医療機関において，以下のいずれも満たす常勤医師が1名以上勤務している。
　ア　リハビリテーション医療に関する3年以上の経験を有している。
　イ　適切なリハビリテーション，栄養管理，口腔管理に係る研修を修了している。
(2)　(1)の要件のうちイにおけるリハビリテーション，栄養管理，口腔管理に係る研修とは，医療関係団体等が開催する急性期のリハビリテーション医療等に関する理論，評価法等に関する総合的な内容を含む研修であり，2日以上かつ12時間以上の研修期間で，修了証が交付されるものである。なお，当該研修には，次の内容を含むものである。また，令和6年3月31日までにADL維持等向上体制加算において規定された「適切なリハビリテーションに係る研修」を修了している医師については，令和8年3月31日までの間に限り当該研修を修了しているものとみなす。
　ア　リハビリテーション概論について（急性期リハビリテーションの目的，障害の考え方，チームアプローチを含む）
　イ　リハビリテーション評価法について（評価の意義，急性期リハビリテーションに必要な評価を含む）
　ウ　リハビリテーション治療法について（運動療法，作業療法，言語聴覚療法，義肢装具療法及び薬物療法を含む）
　エ　リハビリテーション処方について（リハビリテーション処方の実際，患者のリスク評価，リハビリテーションカンファレンスを含む）
　オ　高齢者リハビリテーションについて（廃用症候群とその予防を含む）
　カ　脳・神経系疾患（急性期）に対するリハビリテーションについて
　キ　心臓疾患（CCUでのリハビリテーションを含む）に対するリハビリテーションについて
　ク　呼吸器疾患に対するリハビリテーションについて
　ケ　運動器系疾患のリハビリテーションについて
　コ　周術期におけるリハビリテーションについて（ICUでのリハビリテーションを含む）
　サ　急性期における栄養状態の評価（GLIM基準を含む），栄養療法について
　シ　急性期における口腔状態の評価，口腔ケア，医科歯科連携について
(3)　プロセス・アウトカム評価として，以下の基準を全て満たす。
　ア　直近1年間に，当該病棟への入棟後3日（入棟日の翌々日）までに疾患別リハビリテーション料が算定された患者数から，当該病棟を退院又は転棟した患者のうち疾患別リハビリテーション料が算定された患者数を除した割合が8割以上である。
　イ　直近1年間に，当該病棟の入院患者に対する土日祝日における1日あたりの疾患別リハビリテーション料の提供単位数から，当該病棟の入棟患者に対する平日における1日あたりの疾患別リハビリテーション料の提供単位数を除した割合が8割以上である。
　ウ　直近1年間に，当該病棟を退院又は転棟した患者（死亡退院及び終末期のがん患者を除く）のうち，退院又は転棟時におけるADLの合計点数が入院時と比較して低下した患者の割合が3％未満である。
　エ　当該病棟の入院患者のうち，院内で発生した褥瘡（DESIGN-R2020分類d2以上とする）を保有している入院患者の割合が2.5％未満である。なお，その割合は，次の(イ)に掲げる数を(ロ)に掲げる数で除して算出する。ただし，届出時の直近月の初日（以下この項において「調査日」という）における当該病棟の入院患者数が80人以下の場合は，本文の規定にかかわらず，当該病棟の入院患者のうち，院内で発生した褥瘡を保有している入院患者が2人以下である。
　　(イ)　調査日に褥瘡を保有する患者数のうち，入院時既に褥瘡保有が記録された患者を除いた患者数
　　(ロ)　調査日の入院患者数（調査日の入院又は予定入院患者は含めず，退院又は退院予定患者は含める）
(4)　当該病棟の入院患者に対し，適切な口腔ケアを提供するとともに，口腔状態に係る課題（口腔衛生状態の不良や咬合不良等）を認めた場合は，必要に応じて当該保険医療機関の歯科医師等へ連携する又は歯科診療を担う他の保険医療機関への受診を促す体制が整備されている。

【届出に関する事項】　地域包括医療病棟入院料の施設基準に係る届出は，別添7（→Web版）の様式9，様式10，様式20及び様式45の4を用いる。この場合において，病棟の勤務実績表で看護要員の職種が確認できる場合は，別添7の様式20の当該看護要員のみを省略することができる。また，1の(5)又は(6)のなお書きに該当する場合は，年1回，全面的な改築等の予定について別添7の様式50又は50の2により地方厚生（支）局長に報告する。
　「注5」，「注6」，「注7」，「注8」及び「注9」に規定する看護補助体制加算，夜間看護補助体制加算，夜間看護体制加算，看護補助体制充実加算，看護職員夜間配置加算の施設基準に係る届出は，別添7の様式9，様式13の3及び様式18の3を用いる。なお，看護補助体制加算，夜間看護補助体制加算，夜間看護体制加算，看護補助体制充実加算及び看護職員夜間配置加算に係る前年度における看護職員の負担の軽減及び処遇の改善に資する計画の取組状況を評価するため，毎年8月において別添7の様式13の3を届け出る。また，当該加算の変更の届出にあたり，直近8月に届け出た内容と変更がない場合は，当該様式の届出を略することができる。
　「注10」に規定するリハビリテーション・栄養・口腔連携加算の施設基準に係る届出は，別添7の様式5の5を用いる。8の(3)のア〜ウの実績については，新規に届出をする場合は，直近3月間の実績が施設基準を満たす場合，届出することができる。なお，施設基準を満たさなくなったため所定点数を加算できなくなった後，再度届出を行う場合については，新規に届出をする場合には該当しない。また，届出以降は，前年度1年間の8の(3)の実績を毎年8月に別添7の様式5の5の2を用いて，地方厚生（支）局長に報告する。

(事務連絡)　問1　地域包括医療病棟入院料の施設基準において，「入院早期からのリハビリテーションを行うにつき必要な構造設備を有している」とあるが，当該病棟内にリハビリテーションを行う専用の設備は必要か。
答　不要。
問2　地域包括医療病棟入院料について，「常時，必要な検査，CT撮影，MRI撮影を含む救急患者への対応を実施出来る体制を有している」とあるが，MRI撮影等は，オンコールを行っている職員により対応する体制でもよいか。
答　救急患者への対応を実施出来る体制であれば，オンコールを行っている職員により対応する体制でも差し支えない。
問3　地域包括医療病棟入院料の施設基準において，「直近1

年間に，当該病棟を退院又は転棟した患者（死亡退院及び終末期のがん患者を除く）のうち，退院又は転棟時におけるＡＤＬ〔基本的日常生活活動度（Barthel Index）（以下「ＢＩ」という）の合計点数をいう〕が入院時と比較して低下した患者の割合が５％未満であること」とされているが，入退棟時のＢＩの測定をする者についてどのように考えればよいか。
答　ＢＩの測定に関わる職員を対象としたＢＩの測定に関する研修会を修了した職員が評価することが望ましい。

(令6.3.28)

問4　A304地域包括医療病棟の施設基準において，「常時，必要な検査，CT撮影，MRI撮影を含む救急患者への対応を実施出来る体制を有していること」とあるが，MRI撮影等の体制について，他の保険医療機関と連携し，必要な救急患者等に対して速やかにMRI撮影等を行うことができる体制でも差し支えないか。
答　差し支えない。

(令6.4.26)

問5　令和6年度診療報酬改定において新設されたA304地域包括医療病棟入院料について，地域包括医療病棟の施設基準を届け出たが，救急搬送の受け入れ等，地域で連携していく中で，一時的に平均在院日数等の実績を満たすことが難しい場合，どのようにしたらよいか。
答　地域で連携していく中で，一時的に想定される診療が難しい期間がある場合，令和8年5月末までの間，以下の要件については3か月を上限とし，当該期間を実績の対象期間から除いて差し支えないものとする。
・重症度，医療・看護必要度に係る要件
・直近3月の間に新たに当該病棟に入棟した患者に占める，当該病棟に入棟した日に介助を特に実施している患者の割合が5割以上である。
・当該病棟に入院する患者の平均在院日数が21日以内である。
・当該病棟において，退院患者に占める，在宅等に退院するものの割合が8割以上である。
・当該病棟における，直近3か月の入院患者に占める，同一の保険医療機関の一般病棟から転棟したものの割合が5分未満である。
・当該病棟において，直近3か月の入院患者に占める，救急搬送後の患者の割合が1割5分以上である。
・直近1年間に，当該病棟を退院又は転棟した患者（死亡退院及び終末期のがん患者を除く）のうち，退院又は転棟時におけるＡＤＬ〔基本的日常生活活動度（Barthel Index）の合計点数をいう〕が入院時と比較して低下した患者の割合が5％未満である。その際，一定期間の実績を考える際に，以下の①又は②のいずれかを用い，3か月を上限に，一時的に想定される診療が難しい期間を除いても差し支えないものとする。
①　一時的に想定される診療が難しい期間については，実績を求める対象とする期間から控除した上で，控除した期間と同等の期間を遡及して実績を求める対象とする期間とする。
例：ある年の8月に想定される診療が難しかった保険医療機関における，当該年10月時点での「直近6ヶ月の実績」を求める対象とする期間

当該年1月	2月	3月	4月	5月	6月	7月	8月	9月
		●	○	○	○	○	★	○

○：通常の取扱いのとおり，実績を求める対象とする月
★：実績を求める対象としない月
●：臨時的な取扱いとして実績期間から控除した月（★）の代用として，実績を求める対象とする月

②　一時的に想定される診療が難しい期間については，当該期間の実績値の代わりに，実績を求める対象とする期間から該当する期間を除いた期間の平均値を用いる。
例：ある年の8月に想定される診療が難しかった保険医療機関における，当該年10月時点での「直近6ヶ月の実績」を求める対象とする期間

当該年1月	2月	3月	4月	5月	6月	7月	8月	9月
			○	○	○	○	■	○

○：通常の取扱いのとおり，実績を求める対象とする月
■：○の平均値を代用する月

(令6.5.31)

問6　居宅同意取得型のオンライン資格確認等において，マイナンバーカードを読み取れない場合や利用者が4桁の暗証番号を忘れた場合はどのように対応すればよいのか。
答　医療機関等向け総合ポータルサイトのオンライン資格確認・オンライン請求ページに掲載されている訪問診療等に関するよくある質問（FAQ）を参照し対応されたい。

(令6.5.31)

7　一類感染症患者入院医療管理料の施設基準等

(1)　**一類感染症患者入院医療管理料の施設基準**
　イ　病院の治療室を単位として行うものであること。
　ロ　当該治療室における看護師の数は，常時，当該治療室の入院患者の数が2又はその端数を増すごとに1以上であること。

(2)　**一類感染症患者入院医療管理料の対象患者**
　別表第8（p.1311）に掲げる患者

→　一類感染症患者入院医療管理料に関する施設基準
　当該治療室を有する医療機関は感染症法第6条第13項に規定する特定感染症指定医療機関又は同法第6条第14項に規定する第一種感染症指定医療機関である。
【届出に関する事項】　一類感染症患者入院医療管理料の施設基準に係る届出は，**別添7**（→Web版）の**様式9**，**様式20**及び**様式46**を用いる。この場合において，病棟の勤務実績表で看護要員の職種が確認できる場合は，**様式20**を省略することができる。

8　特殊疾患入院医療管理料の施設基準等

(1)　**特殊疾患入院医療管理料の施設基準**
　イ　脊髄損傷等の重度障害者，重度の意識障害者，筋ジストロフィー患者及び難病患者等を**8割以上**入院させる病室であって，一般病棟の病室を単位として行うものであること。
　ロ　当該病室を有する病棟において，1日に看護を行う看護職員及び看護補助を行う看護補助者の数は，常時，当該病棟の入院患者の数が10又はその端数を増すごとに1以上であること。ただし，当該病棟において，1日に看護を行う看護職員及び看護補助を行う看護補助者の数が本文に規定する数に相当する数以上である場合には，当該病棟における夜勤を行う看護職員及び看護補助者の数は，本文の規定にかかわらず，看護職員1を含む2以上であることとする。なお，主として事務的業務を行う看護補助者を含む場合は，1日に事務的業務を行う看護補助者の数は，常時，当該病棟の入院患者の数が200又はその端数を増すごとに1に相当する数以下であること。
　ハ　当該病室を有する病棟において，看護職員及び看護補助者の最小必要数の5割以上が看護職員であること。
　ニ　当該病室を有する病棟において，看護職員の最小必要数の2割以上が看護師であること。
　ホ　特殊疾患入院医療を行うにつき必要な体制が整備されていること。
　ヘ　データ提出加算に係る届出を行っている保険医

療機関であること。
(2) 特殊疾患入院医療管理料の注5の除外薬剤・注射薬
　別表第5の1の2（p.1308）に掲げる薬剤及び注射薬

→ **特殊疾患入院医療管理料に関する施設基準**
(1) 当該病室の入院患者数の8割以上が，脊髄損傷等の重度障害者，重度の意識障害者，筋ジストロフィー患者又は神経難病患者である。なお，重度の意識障害者とは，次に掲げるものをいうものであり，病因が脳卒中の後遺症であっても，次の状態である場合には，重度の意識障害者となる。なお，該当患者の割合については，暦月で3か月を超えない期間の1割以内の一時的な変動にあっては，施設基準に係る変更の届出を行う必要はない。
　ア　意識障害レベルがJCS（Japan Coma Scale）でⅡ-3（又は30）以上又はGCS（Glasgow Coma Scale）で8点以下の状態が2週以上持続している患者
　イ　無動症の患者（閉じ込め症候群，無動性無言，失外套症候群等）
(2) 当該病室を有する当該病棟において，日勤時間帯以外の時間帯にあっては看護要員が常時2人以上配置されており，そのうち1名以上は看護職員である。
(3) 当該病室に係る病室床面積は，患者1人につき内法による測定で，6.4m²以上である。
(4) データ提出加算に係る届出を行っている保険医療機関である。また，当該基準については別添7（→Web版）の様式40の7を用いて届出を行った時点で，当該入院料の届出を行うことができる。令和6年3月31日において急性期一般入院基本料，特定機能病院入院基本料（一般病棟の場合に限る），専門病院入院基本料（13対1入院基本料を除く），回復期リハビリテーション病棟入院料1から4又は地域包括ケア病棟入院料を算定する病棟若しくは病室を有しない保険医療機関であって，地域一般入院基本料，療養病棟入院料1若しくは2を算定する病棟，旧算定方法別表第1に掲げる療養病棟入院基本料の「注11」に係る届出を行っている病棟，専門病院入院基本料（13対1入院基本料に限る），障害者施設等入院基本料，回復期リハビリテーション病棟入院料5，特殊疾患病棟入院料，緩和ケア病棟入院料若しくは精神科救急急性期医療入院料を算定する病棟又は特殊疾患入院医療管理料を算定する病室のいずれかを有するもののうち，これらの病棟又は病室の病床数の合計が当該保険医療機関において200床未満であり，かつ，データ提出加算の届出を行うことが困難であることについて正当な理由があるものは，当分の間，当該基準を満たしているものとみなす。
【届出に関する事項】　特殊疾患入院医療管理料の施設基準に係る届出は，別添7（→Web版）の様式9，様式20及び様式47を用いる。この場合において，病棟の勤務実績表で看護要員の職種が確認できる場合は，様式20を省略することができる。また，当該病棟の平面図（面積等が分かるもの）を添付する。

事務連絡　問1　脳卒中の後遺症を主たる障害とする患者で重度の意識障害者基準に該当しない者のうち，対象患者として見なせる場合はあるのか。
答　「重度の意識障害者」の基準に該当しない者であっても，人工呼吸器を装着する患者，脳卒中の後遺症患者であって，かつ透析を必要としている患者等は重度の障害者と解することができる。　(平20.3.28)
問2　もやもや病の患者が脳卒中となった場合も，脳卒中の後遺症患者として「重度障害者」または「重度の肢体不自由者」から除外されるのか。
答　もやもや病（ウィリス動脈輪閉塞症）患者については，難病患者であるため対象患者である。　(平20.3.28)

9　小児入院医療管理料の施設基準

(1) 通則
　イ　小児科を標榜している病院であること。
　ロ　医療法施行規則第19条第1項第1号に定める医師の員数以上の員数（→p.1303「経過措置」の「2」）が配置されていること。
　ハ　小児医療を行うにつき十分な体制が整備されていること。
(2) 小児入院医療管理料1の施設基準
　イ　当該保険医療機関内に小児科の常勤の医師が20名以上配置されていること。
　ロ　当該病棟において，1日に看護を行う看護師の数は，常時，当該病棟の入院患者の数が7又はその端数を増すごとに1以上であること。ただし，当該病棟において，1日に看護を行う看護師の数が本文に規定する数に相当する数以上である場合には，当該病棟における夜勤を行う看護師の数は，本文の規定にかかわらず，2以上であることとするが，この場合であっても，当該病棟における看護師の数は，夜勤の時間帯も含め，常時当該病棟の入院患者の数が9又はその端数を増すごとに1以上であること。
　ハ　専ら15歳未満の小児〔小児慢性特定疾病医療支援（児童福祉法第6条の2第3項に規定する小児慢性特定疾病医療支援をいう。以下同じ）の対象である場合は，20歳未満の者〕を入院させる病棟であること。
　ニ　専ら小児の入院医療に係る相当の実績を有していること。
　ホ　入院を要する小児救急医療を行うにつき十分な体制が整備されていること。
　ヘ　当該病棟の入院患者の平均在院日数が21日以内であること。
(3) 小児入院医療管理料2の施設基準
　イ　当該保険医療機関内に小児科の常勤の医師が9名以上配置されていること。
　ロ　当該病棟において，1日に看護を行う看護師の数は，常時，当該病棟の入院患者の数が7又はその端数を増すごとに1以上であること。ただし，当該病棟において，1日に看護を行う看護師が本文に規定する数に相当する数以上である場合には，当該病棟における夜勤を行う看護師の数は，本文の規定にかかわらず，2以上であることとする。
　ハ　専ら15歳未満の小児（小児慢性特定疾病医療支援の対象である場合は，20歳未満の者）を入院させる病棟であること。
　ニ　入院を要する小児救急医療を行うにつき必要な体制が整備されていること。
　ホ　当該病棟の入院患者の平均在院日数が21日以内であること。
(4) 小児入院医療管理料3の施設基準
　イ　当該保険医療機関内に小児科の常勤の医師が5名以上配置されていること。
　ロ　当該病棟において，1日に看護を行う看護師の数は，常時，当該病棟の入院患者の数が7又はその端数を増すごとに1以上であること。ただし，当該病棟において，1日に看護を行う看護師が本文に規定する数に相当する数以上である場合には，当該病棟における夜勤を行う看護師の数は，本文の規定にかかわらず，2以上であることとする。
　ハ　専ら15歳未満の小児（小児慢性特定疾病医療支援の対象である場合は，20歳未満の者）を入院させる病棟

であること。
　ニ　当該病棟の入院患者の平均在院日数が21日以内であること。
(5)　小児入院医療管理料4の施設基準
　イ　当該保険医療機関内に小児科の常勤の医師が3名以上配置されていること。
　ロ　当該病床を有する病棟において，1日に看護を行う看護職員の数は，常時，当該病棟の入院患者の数が10又はその端数を増すごとに1以上であること。ただし，当該病棟において，1日に看護を行う看護職員が本文に規定する数に相当する数以上である場合には，当該病棟における夜勤を行う看護職員の数は，本文の規定にかかわらず，2以上であることとする。
　ハ　当該病棟において，看護職員の最小必要数の7割以上が看護師であること。
　ニ　当該病棟において，専ら小児を入院させる病床が10床以上であること。
　ホ　当該保険医療機関の当該病棟を含めた一般病棟の入院患者の平均在院日数が28日以内であること。
(6)　小児入院医療管理料5の施設基準
　イ　当該保険医療機関内に小児科の常勤の医師が1名以上配置されていること。
　ロ　当該病棟において，1日に看護を行う看護職員の数は，常時，当該病棟の入院患者の数が15又はその端数を増すごとに1以上であること。ただし，当該病棟において，1日に看護を行う看護職員が本文に規定する数に相当する数以上である場合には，各病棟における夜勤を行う看護職員の数は，本文の規定にかかわらず，2以上であることとする。
　ハ　当該病棟において，看護職員の最小必要数の4割以上が看護師であること。
　ニ　特定機能病院以外の病院であること。
(7)　小児入院医療管理料の注2に規定する加算の施設基準
　イ　保育士1名の場合の施設基準
　　①　当該病棟に専ら15歳未満の小児の療養生活の指導を担当する常勤の保育士〔国家戦略特別区域法（平成25年法律第107号）第12条の5第5項に規定する事業実施区域内にある保険医療機関にあっては，保育士又は当該事業実施区域に係る国家戦略特別区域限定保育士〕が1名以上配置されていること。
　　②　小児患者に対する療養を行うにつき十分な構造設備を有していること。
　ロ　保育士2名以上の場合の施設基準
　　①　当該病棟に専ら15歳未満の小児の療養生活の指導を担当する常勤の保育士（国家戦略特別区域法第12条の5第5項に規定する事業実施区域内にある保険医療機関にあっては，保育士又は当該事業実施区域に係る国家戦略特別区域限定保育士）が2名以上配置されていること。
　　②　イの②を満たすものであること。
(8)　小児入院医療管理料の注4に規定する加算の施設基準
　イ　重症児受入体制加算1の施設基準
　　①　当該病棟に専ら15歳未満の小児の療養生活の指導を担当する常勤の保育士が1名以上配置されていること。
　　②　小児患者に対する療養を行うにつき十分な構造設備を有していること。
　　③　他の保険医療機関において新生児特定集中治療室管理料を算定した患者及び第8の10の(1)に規定する超重症の状態又は同(2)に規定する準超重症の状態に該当する15歳未満の患者の当該病棟への受入れについて，相当の実績を有していること。
　ロ　重症児受入体制加算2の施設基準
　　①　当該病棟に専ら15歳未満の小児の療養生活の指導を担当する常勤の保育士が2名以上配置されていること。
　　②　イの②及び③を満たすものであること。
(9)　小児入院医療管理料の注5に規定する加算の施設基準
　イ　無菌治療管理加算1の施設基準
　　　室内を無菌の状態に保つために十分な体制が整備されていること。
　ロ　無菌治療管理加算2の施設基準
　　　室内を無菌の状態に保つために適切な体制が整備されていること。
(10)　小児入院医療管理料の注7に規定する加算の施設基準
　　　虐待等不適切な養育が行われていることが疑われる小児患者に対する支援を行うにつき十分な体制が整備されていること。
(11)　小児入院医療管理料の注8に規定する加算の施設基準
　イ　時間外受入体制強化加算1の施設基準
　　①　当該保険医療機関の表示する診療時間以外の時間，休日又は深夜において，当該病棟における緊急の入院患者の受入れにつき，十分な実績を有していること。
　　②　看護職員の負担の軽減及び処遇の改善に資する体制が整備されていること。
　ロ　時間外受入体制強化加算2の施設基準
　　①　当該保険医療機関の表示する診療時間以外の時間，休日又は深夜において，当該病棟における緊急の入院患者の受入れにつき，相当の実績を有していること。
　　②　イの②を満たすものであること。
(12)　小児入院医療管理料の注9に規定する加算の施設基準
　イ　当該病棟において，1日に看護補助を行う看護補助者の数は，常時，当該病棟の入院患者の数が30又はその端数を増すごとに1に相当する数以上であること。
　ロ　当該病棟において，夜勤を行う看護補助者の数は，常時，当該病棟の入院患者の数が75又はその端数を増すごとに1に相当する数以上であること。
　ハ　看護職員の負担軽減及び処遇改善に資する体制が整備されていること。
(13)　小児入院医療管理料の注10に規定する加算の施設基準
　イ　当該病棟において，1日に看護補助を行う看護補助者の数は，常時，当該病棟の入院患者の数が30又はその端数を増すごとに1に相当する数以上であること。
　ロ　当該病棟において，夜勤を行う看護補助者の数は，常時，当該病棟の入院患者の数が75又はその端数を増すごとに1に相当する数以上であること。
　ハ　看護職員の負担軽減及び処遇改善に資する十分な体制が整備されていること。

→1　小児入院医療管理料に関する施設基準
(1)　小児入院医療管理料1，2，3又は4と小児入院医療管理

料5の双方を算定することはできない。
(2) 小児入院医療管理料において，小児科の常勤の医師とは，小児科又は小児外科を専任する常勤の医師のことをいう。
(3) 小児入院医療管理料において，週3日以上常態として勤務しており，かつ，所定労働時間が週22時間以上の勤務を行っている小児科又は小児外科の非常勤医師を2人以上組み合わせることにより，当該保険医療機関における常勤医師の勤務時間帯と同じ時間帯にこれらの非常勤医師が配置されている場合には，これらの非常勤医師の実労働時間を常勤換算し常勤医師数に算入することができる。ただし，小児入院医療管理料1を算定する病棟において，常勤換算し常勤医師数に算入することができるのは，常勤の医師のうち10名までに限る。

2 小児入院医療管理料1，2，3及び4の施設基準
(1) 一般病棟入院基本料又は専門病院入院基本料に係る届出を行っている保険医療機関である。なお，小児入院医療管理料1，2及び3を算定しようとする保険医療機関であって，他に一般病棟入院基本料を算定すべき病棟がない場合には，小児入院医療管理料を算定しようとする病棟に関し，一般病棟入院基本料に係る届出を行う。
(2) 当該病棟においては，看護職員による複数夜勤体制がとられている。
(3) 同一保険医療機関内に小児入院医療管理料1，2及び3を算定すべき病棟と，小児入院医療管理料4を算定すべき病室を持つ病棟とは混在することができる。
(4) 小児入院医療管理料1を算定しようとする保険医療機関では，次に掲げる要件を全て満たしている。
　ア 新生児及び6歳未満の乳幼児の入院を伴う手術件数が年間200件以上である。
　イ A301特定集中治療室管理料，A301-4小児特定集中治療室管理料，A302新生児特定集中治療室管理料又はA303の「2」新生児集中治療室管理料の届出を行っている。
　ウ 年間の小児緊急入院患者数が800件以上である。なお，小児緊急入院患者数とは，次に掲げる患者数の合計をいう。
　　(イ) 救急搬送〔特別の関係(p.72)にある保険医療機関に入院する患者又は通院する患者を除く〕により緊急入院した15歳未満の患者数
　　(ロ) 当該保険医療機関を受診した患者であって，医師が診察等の結果，緊急に入院が必要と認めた15歳未満の患者数
　　(ハ) 出生直後に集中治療のために入院した新生児の患者数
(5) 小児入院医療管理料2を算定しようとする保険医療機関では，入院を要する小児救急医療の提供を24時間365日行っている。
(6) 小児入院医療管理料3を算定しようとする保険医療機関であって，平均入院患者数が概ね30名程度以下の小規模な病棟を有する場合は，急性期一般入院基本料1，特定機能病院入院基本料（一般病棟に限る）の7対1入院基本料又は専門病院入院基本料の7対1入院基本料を算定すべき病棟と当該小児病棟を併せて1看護単位とすることができる。ただし，この場合は次の点に留意する。
　ア 小児入院医療管理料3を算定する病床を集めて区域特定する等により，小児患者が安心して療養生活を送れる環境を整備する。
　イ アの区域特定した病床における夜勤については，看護職員を2人以上配置していることが望ましく，かつ，1看護単位として運用する病棟における夜勤については，看護職員を3人以上配置していることが望ましい。

3 小児入院医療管理料の「注2」に規定する加算の施設基準
(1) 保育士1名の場合の施設基準
　ア 当該病棟に小児入院患者を専ら対象とする常勤の保育士が1名以上勤務している。
　イ 内法による測定で30m²のプレイルームがある。プレイルームについては，当該病棟内（小児入院医療管理料5においては，主として小児が入院する病棟）にあることが望ましい。
　ウ プレイルーム内には，入院中の小児の成長発達に合わせた遊具，玩具，書籍等がある。
(2) 保育士2名以上の場合の施設基準
　ア 当該病棟に小児入院患者を専ら対象とする常勤の保育士が2名以上勤務している。なお，週3日以上常態として勤務しており，かつ，所定労働時間が週22時間以上の勤務を行っている非常勤保育士を2名以上組み合わせることにより，常勤保育士と同じ時間帯にこれらの非常勤保育士が配置されている場合には，当該基準を満たしているとみなすことができる。ただし，常勤換算し常勤保育士数に算入することができるのは，常勤配置のうち1名までに限る。
　イ 当該保育士について，当該病棟に入院する小児の患者の特性やニーズに対応できるよう，早出や遅出等の勤務体制の工夫がなされている。
　ウ (1)のイ及びウを満たすものである。

4 小児入院医療管理料の「注4」に規定する加算の施設基準
(1) 重症児受入体制加算1の施設基準
　ア 小児入院医療管理料3，4又は5を届け出ている保険医療機関である。
　イ 当該病棟に小児入院患者を専ら対象とする常勤の保育士が1名以上勤務している。
　ウ 内法による測定で30m²のプレイルームがある。プレイルームについては，当該病棟内（小児入院医療管理料5においては，主として小児が入院する病棟）にあることが望ましい。
　エ プレイルーム内には，入院中の小児の成長発達に合わせた遊具，玩具，書籍等がある。
　オ 当該病棟において，他の保険医療機関から転院してきた患者（転院前の保険医療機関において新生児特定集中治療室管理料又は総合周産期特定集中治療室管理料の「2」新生児集中治療室管理料を算定した患者に限る）が直近1年間に5名以上である。
　カ 当該病棟において，15歳未満の超重症児又は準超重症児（医療型短期入所サービス費又は医療型特定短期入所サービス費を算定する短期入所の者を含む）が直近1年間に10名以上入院している。なお，入院期間が通算される入院については，合わせて1名として計上する。
(2) 重症児受入体制加算2の施設基準
　ア 当該病棟に小児入院患者を専ら対象とする常勤の保育士が2名以上勤務している。なお，週3日以上常態として勤務しており，かつ，所定労働時間が週22時間以上の勤務を行っている非常勤保育士を2名以上組み合わせることにより，常勤保育士と同じ時間帯にこれらの非常勤保育士が配置されている場合には，当該基準を満たしているとみなすことができる。ただし，常勤換算し常勤保育士数に算入することができるのは，常勤配置のうち1名までに限る。
　イ 当該保育士について，当該病棟に入院する小児の患者の特性やニーズに対応できるよう，早出や遅出等の勤務体制の工夫がなされている。
　ウ (1)のア及びウからカまでを満たすものである。

5 小児入院医療管理料の「注5」に規定する加算の施設基準
(1) 無菌治療管理加算1の施設基準
　ア 当該保険医療機関において自家発電装置を有している。
　イ 滅菌水の供給が常時可能である。
　ウ 個室である。
　エ 室内の空気清浄度が，患者に対し無菌治療室管理を行っている際に，常時ISOクラス6以上である。
　オ 当該治療室の空調設備が垂直層流方式，水平層流方式又はその双方を併用した方式である。
(2) 無菌治療管理加算2に関する施設基準
　ア 室内の空気清浄度が，患者に対し無菌治療室管理を行っている際に，常時ISOクラス7以上である。

イ (1)のア及びイを満たしている。

6 小児入院医療管理料の「注7」に規定する,養育支援体制加算の施設基準

(1) 当該保険医療機関内に,以下から構成される虐待等不適切な養育が疑われる小児患者への支援(以下「養育支援」という)に係るチーム(以下「養育支援チーム」という)が設置されている。
　ア 小児医療に関する十分な経験を有する専任の常勤医師
　イ 小児患者の看護に従事する専任の常勤看護師
　ウ 小児患者の支援に係る経験を有する専任の常勤社会福祉士
　　なお,当該専任の医師,看護師又は社会福祉士(以下この項において「医師等」という)については,週3日以上常態として勤務しており,かつ,所定労働時間が週22時間以上の勤務を行っている専任の非常勤医師等を2名以上組み合わせることにより,常勤医師等と同じ時間帯にこれらの非常勤医師等が配置されている場合には,当該基準を満たしているとみなすことができる。

(2) 養育支援チームの行う業務に関する事項
　ア 養育支援に関するプロトコルを整備している。なお,当該支援の実施状況等を踏まえ,定期的に当該プロトコルの見直しを行う。
　イ 虐待等不適切な養育が疑われる小児患者が発見された場合に,院内からの相談に対応する。
　ウ 虐待等不適切な養育が疑われる小児患者が発見された場合に,主治医及び多職種と十分に連携をとって養育支援を行う。
　エ 虐待等不適切な養育が疑われた症例を把握・分析し,養育支援の体制確保のために必要な対策を推進する。
　オ 養育支援体制を確保するための職員研修を企画・実施する。当該研修は,養育支援の基本方針について職員に周知徹底を図ることを目的とするものであり,年2回程度実施されている。<u>なお,当該研修は,第16の3の2(2)のオに規定する精神科養育支援体制を確保するための職員研修と合同で開催して差し支えない。</u>

(3) (2)のイ及びウの業務を実施する医師は,虐待等不適切な養育が疑われる小児患者の診療を担当する医師との重複がないよう,配置を工夫する。

7 小児入院医療管理料の「注8」に規定する時間外受入体制強化加算の施設基準

(1) 時間外受入体制強化加算1の施設基準
　ア 小児入院医療管理料1を算定する病棟である。
　イ 当該保険医療機関において,15歳未満の時間外における緊急入院患者数が,年間で1,000件以上である。
　ウ 次に掲げる夜間における看護業務の負担軽減に資する業務管理等に関する項目のうち,3項目以上を満たしている。<u>また,当該3項目以上に(チ)が含まれることが望ましい。</u>ただし,当該加算を算定する病棟が2交代制勤務又は変則2交代制勤務を行う病棟のみで構成される保険医療機関である場合は,以下の(イ)及び(ハ)から(チ)までのうち,3項目以上を満たしている。なお,各項目の留意点については,**別添3の第4の3の9**〔急性期看護補助体制加算「夜間看護体制加算の施設基準」,p.1162〕の(3)と同様である。
　(イ) 当該病棟において,夜勤を含む交代制勤務に従事する看護要員の勤務終了時刻と直後の勤務の開始時刻の間が11時間以上である。
　(ロ) 3交代制勤務又は変則3交代制勤務の病棟において,夜勤を含む交代制勤務に従事する看護要員の勤務開始時刻が直近の勤務の開始時刻の概ね24時間以後となる勤務編成である。
　(ハ) 当該病棟において,夜勤を含む交代制勤務に従事する看護要員の連続して行う夜勤の数が2回以下である。
　(ニ) 当該病棟において,夜勤を含む交代制勤務に従事する看護要員の夜勤後の暦日の休日が確保されている。
　(ホ) 当該病棟において,夜勤時間帯の患者のニーズに対応できるよう,早出や遅出などの柔軟な勤務態勢の工夫がなされている。
　(ヘ) 当該保険医療機関において,所属部署以外の部署を一時的に支援するために,夜勤時間帯を含めた各部署の業務量を把握・調整するシステムが構築されており,かつ,部署間での業務標準化に取り組み,過去1年間に当該システムを夜勤時間帯に運用した実績がある。
　(ト) 当該保険医療機関において,夜間時間帯を含めて開所している院内保育所を設置しており,夜勤を含む交代制勤務に従事する医療従事者の利用実績がある。
　(チ) 当該病棟において,ICT,AI,IoT等の活用によって,看護要員の業務負担軽減を行っている。

(2) 時間外受入体制強化加算2の施設基準
　ア 小児入院医療管理料2を算定する病棟である。
　イ 当該保険医療機関において,15歳未満の時間外における緊急入院患者数が,年間で600件以上である。
　ウ (1)のウを満たしている。

8 小児入院医療管理料の「注9」に規定する看護補助加算の施設基準

(1) 当該病棟において,1日に看護補助を行う看護補助者の数は,常時,当該病棟の入院患者の数が30又はその端数を増すごとに1に相当する数以上である。

(2) 当該病棟において,夜勤を行う看護補助者の数は,常時,当該病棟の入院患者の数が75又はその端数を増すごとに1に相当する数以上である。

(3) 看護補助者の配置については,各病棟の入院患者の状態等保険医療機関の実情に応じ,曜日や時間帯によって一定の範囲で傾斜配置できる。

(4) 看護職員の負担の軽減及び処遇の改善に資する体制を整備している。当該体制については,**別添2の第2の11**〔「療養病棟入院基本料の注12に規定する夜間看護加算の施設基準」,p.1112〕の(3)の例による。

(5) 看護補助加算に係る看護補助業務に従事する看護補助者は,基礎知識を習得できる内容を含む院内研修を年1回以上受講した者である。なお,院内研修の内容については,**別添2の第2の11**の(4)の例による。

(6) 当該病棟において,看護職員と看護補助者との業務内容及び業務範囲について,年1回以上見直しを行う。

(7) 当該病棟の看護師長等が所定の研修(修了証が交付されるものに限る)を修了していることが望ましい。また,当該病棟の全ての看護職員(所定の研修を修了した看護師長等を除く)が院内研修を年1回以上受講していることが望ましい。ただし,内容に変更がない場合は,2回目以降の受講は省略して差し支えない。なお,看護師長等の所定の研修及び看護職員の院内研修の内容については,**別添2の第2の11の(6)の例による。**

9 小児入院医療管理料の「注10」に規定する看護補助体制充実加算の施設基準

(1) 8の(1)から(6)までを満たしている。ただし,**別添2の第2の11の(4)**の例による看護補助者が受講する研修内容のエについては,看護補助者が行う業務内容ごとに業務範囲,実施手順,留意事項等について示した業務マニュアルを作成し,それを用いて院内研修を実施している。

(2) 当該病棟の看護師長等が所定の研修(修了証が交付されるものに限る)を修了している。また,当該病棟の全ての看護職員(所定の研修を修了した看護師長等を除く)が院内研修を年1回以上受講している。ただし,内容に変更がない場合は,2回目以降の受講は省略して差し支えない。なお,看護師長等の所定の研修及び看護職員の院内研修の内容については,**別添2の第2の11の(6)の例**による。

【届出に関する事項】

(1) 小児入院医療管理料の施設基準に係る届出は,**別添7(→Web版)**の**様式9**,**様式20**,**様式26の2**,**様式48から様式48の3**までを用いる。この場合において,病棟の勤務実績表で看護要員の職種が確認できる場合は,**様式20**の当該看護要員のみを省略することができる。

(2) 「注9」及び「注10」に規定する看護補助加算及び看護補

助体制充実加算の施設基準に係る届出は，別添7の様式9，様式13の3及び様式18の3を用いる。なお，看護補助加算及び看護補助体制充実加算に係る前年度における看護職員の負担軽減及び処遇の改善に資する計画の取組状況を評価するため，毎年8月において別添7の様式13の3を届け出る。また，当該加算の変更の届出にあたり，直近8月に届け出た内容と変更がない場合は，当該様式の届出を略すことができる。

事務連絡 問1 小児入院医療管理料1の要件にある「小児緊急入院患者数」に，転院患者は含まれるか。
答 緊急に入院した場合であれば含まれる。
問2 小児入院医療管理料1の夜勤時間帯の看護師の配置について，「当該病棟における看護師の数は，夜勤の時間帯も含め，常時当該病棟の入院患者の数が9又はその端数を増すごとに1以上であること」が要件であるが，これは夜勤時間帯の月入院患者数に対して平均で1夜勤時間帯当たり9対1の看護配置を満たしていればよいのか。
答 不可。夜勤の時間帯も含め常時9対1よりも手厚い配置である必要がある。 （平22.3.29，一部修正）
問3 小児入院医療管理料に係る加算について，複数病棟の届出を行った場合のプレイルームの面積要件はどのように考えればよいのか。
答 1病棟当たり30m²以上が必要。 （平14.4.24，一部修正）
問4 一般病棟入院基本料又は専門病院入院基本料を算定する病棟を有していない特定機能病院においても，当該管理料1，2，3及び4の届出をすることは可能なのか。
答 特定機能病院入院基本料（一般病棟）を算定する病棟を有していれば，可能である。 （平22.6.11，一部修正）

10 回復期リハビリテーション病棟入院料の施設基準等

(1) 通則

イ 回復期リハビリテーションの必要性の高い患者を8割以上入院させる一般病棟又は療養病棟の病棟又は病室であること。
ロ 回復期リハビリテーションを行うにつき必要な構造設備を有していること。
ハ 心大血管疾患リハビリテーション料，脳血管疾患等リハビリテーション料，廃用症候群リハビリテーション料，運動器リハビリテーション料又は呼吸器リハビリテーション料を算定するリハビリテーションに係る適切な実施計画を作成する体制及び適切な当該リハビリテーションの効果，実施方法等を評価する体制がとられていること。
ニ 回復期リハビリテーションを要する状態の患者に対し，1日当たり2単位以上のリハビリテーションが行われていること。
ホ 当該病棟又は病室を有する病棟に専任の常勤医師が1名以上配置されていること。
ヘ 当該病棟又は病室を有する病棟において，1日に看護を行う看護職員の数は，常時，当該病棟又は病室を有する病棟の入院患者の数が15（回復期リハビリテーション病棟入院料1及び2にあっては13）又はその端数を増すごとに1以上であること。ただし，当該病棟又は病室を有する病棟において，1日に看護を行う看護職員が本文に規定する数に相当する数以上である場合には，当該病棟又は病室を有する病棟における夜勤を行う看護職員の数は，本文の規定にかかわらず，2以上（回復期リハビリテーション病棟入院料3から5まで及び回復期リハビリテーション入院医療管理料を算定する病室を有する病棟であって，看護補助者が夜勤を行う場合においては看護職員の数は1以上）であることとする。

ト 当該病棟又は病室を有する病棟において，看護職員の最小必要数の4割（回復期リハビリテーション病棟入院料1及び2にあっては7割）以上が看護師であること。
チ 当該病棟又は病室を有する病棟において，1日に看護補助を行う看護補助者の数は，常時，当該病棟又は病室を有する病棟の入院患者の数が30又はその端数を増すごとに1以上であること。ただし，当該病棟又は病室を有する病棟において，1日に看護補助を行う看護補助者が本文に規定する数に相当する数以上である場合には，当該病棟又は病室を有する病棟における夜勤を行う看護補助者の数は，本文の規定にかかわらず，2以上（看護職員が夜勤を行う場合においては，2から当該看護職員の数を減じた数以上）であることとする。なお，主として事務的業務を行う看護補助者を含む場合には，1日に事務的業務を行う看護補助者の数は，常時，当該病棟又は病室を有する病棟の入院患者の数が200又はその端数を増すごとに1に相当する数以下であること。
リ 特定機能病院以外の病院であること。
ヌ 別表第9に掲げる急性心筋梗塞，狭心症発作その他急性発症した心大血管疾患又は手術後の状態に該当する患者に対してリハビリテーションを行う場合は，心大血管疾患リハビリテーション料に係る届出を行っている保険医療機関であること。

(2) 回復期リハビリテーション病棟入院料1の施設基準（編注：「回復期リハビリテーション病棟入院料2」にも適用される規定に❷と表示）

イ 当該病棟に専従の常勤の理学療法士が3名以上，作業療法士が2名以上配置されていること。❷
ロ 当該病棟に専従の常勤の言語聴覚士が1名以上配置されていること。❷
ハ 当該病棟に専任の常勤の管理栄養士が1名以上配置されていること。
ニ 当該病棟に在宅復帰支援を担当する専従の常勤の社会福祉士等が1名以上配置されていること。❷
ホ 休日を含め，週7日間リハビリテーションを提供できる体制を有していること。❷
ヘ 当該病棟において，新規入院患者のうち4割以上が重症の患者であること。❷
ト 当該病棟において，退院患者のうち他の保険医療機関へ転院した者等を除く者の割合が7割以上であること。❷
チ 重症の患者の3割以上が退院時に日常生活機能又はFIMが改善していること。❷
リ データ提出加算に係る届出を行っている保険医療機関であること。❷
ヌ 病院の一般病棟又は療養病棟の病棟単位で行うものであること。❷
ル 介護保険法第115条の45第1項から第3項までに規定する地域支援事業に協力する体制を確保していること。
ヲ 口腔管理を行うにつき必要な体制が整備されていること。
ワ リハビリテーションの効果に係る実績の指数が40以上であること。
カ 当該保険医療機関のFIMの測定を行う医師，理学療法士，作業療法士及び言語聴覚士等に対してFIMの測定に関する研修を実施していること。

(3) 回復期リハビリテーション病棟入院料2の施設基準（編注：上記(2)において該当項目に❷と表示）
(2)のイ，ロ及びニからヲまでを満たすものであること。

(4) 回復期リハビリテーション病棟入院料3の施設基準（編注：「回復期リハビリテーション病棟入院料4・5」にも適用される規定に❹❺と表示）
　イ　当該病棟に専従の常勤の理学療法士が2名以上，作業療法士が1名以上配置されていること。❹❺
　ロ　当該病棟において，新規入院患者のうち3割以上が重症の患者であること。❹
　ハ　当該病棟において，退院患者のうち他の保険医療機関へ転院した者等を除く者の割合が7割以上であること。❹
　ニ　重症の患者の3割以上が退院時に日常生活機能又はFIMが改善していること。❹
　ホ　データ提出加算に係る届出を行っている保険医療機関であること。❹❺
　ヘ　病院の一般病棟又は療養病棟の病棟単位で行うものであること。❹❺
　ト　リハビリテーションの効果に係る実績の指数が35以上であること。
　チ　(2)のカを満たすものであること。

(5) 回復期リハビリテーション病棟入院料4の施設基準（編注：上記(4)において該当項目に❹と表示）
(4)のイからヘまでを満たすものであること。

(6) 回復期リハビリテーション病棟入院料5の施設基準（編注：上記(4)において該当項目に❺と表示）
(4)のイ，ホ及びヘを満たすものであること。

(7) 回復期リハビリテーション入院医療管理料の施設基準
　イ　当該病室を有する病棟に専従の常勤の理学療法士が1名以上配置され，かつ，専任の常勤の作業療法士が1名以上配置されていること。
　ロ　当該病室において，新規入院患者のうち3割以上が重症の患者であること。
　ハ　当該病室において，退院患者のうち他の保険医療機関へ転院した者等を除く者の割合が7割以上であること。
　ニ　当該病室において，新規入室患者のうち4割以上が別表第9（p.1311）に掲げる脳血管疾患，脊髄損傷，頭部外傷，くも膜下出血のシャント手術後，脳腫瘍，脳炎，急性脳症，脊髄炎，多発性神経炎，多発性硬化症，腕神経叢損傷等の発症後若しくは手術後の状態又は義肢装着訓練を要する状態に該当する患者であること。
　ホ　当該病室において，重症の患者の3割以上が退院時に日常生活機能又はFIMが改善していること。
　ヘ　別表第6の2（p.1309）に掲げる地域に所在する保険医療機関であって，当該保険医療機関を中心とした半径12km以内に当該保険医療機関以外の保険医療機関が回復期リハビリテーション病棟入院料1から5までを届出していないこと。
　ト　データ提出加算に係る届出を行っている保険医療機関であること。
　チ　病院の一般病棟又は療養病棟の病室を単位として行うものであること。

(8) 回復期リハビリテーションを要する状態及び算定上限日数
別表第9（p.1311）に掲げる状態及び日数

(9) 休日リハビリテーション提供体制加算の施設基準
休日を含め，週7日間リハビリテーションを提供できる体制を有していること。

(10) 回復期リハビリテーション病棟入院料の注3に規定する費用
別表第9の3（p.1311）に掲げる費用

(11) 回復期リハビリテーション病棟入院料の注3の除外薬剤・注射薬
自己連続携行式腹膜灌流用灌流液及び別表第5の1の2（p.1308）に掲げる薬剤・注射薬

→ 1　通則
(1) H000心大血管疾患リハビリテーション料（Ⅰ），H001脳血管疾患等リハビリテーション料（Ⅰ），（Ⅱ）若しくは（Ⅲ），H002運動器リハビリテーション料（Ⅰ）若しくは（Ⅱ）又はH003呼吸器リハビリテーション料（Ⅰ）の届出を行っている。
(2) 回復期リハビリテーション病棟に係る病室の床面積は，内法による測定で，患者1人につき，6.4m²以上である。
(3) 患者の利用に適した浴室及び便所が設けられている。
(4) 病室に隣接する廊下の幅は内法による測定で，1.8m以上であることが望ましい。ただし，両側に居室がある廊下の幅は，2.7m以上であることが望ましい。
(5) 別添6の㉓別紙19（p.1260）又は㉔別紙20（p.1262）に基づきリハビリテーションの実施計画の作成の体制及び適切な当該リハビリテーションの効果，実施方法等を定期的に評価する体制がとられている。
(6) 2の(4)及び(5)又は3の(5)において日常生活機能評価による測定を行う場合にあっては，当該病棟及び病室への入院時等に測定する日常生活機能評価については，㉕別添6の別紙21（p.1267）を用いて測定する。ただし，産科患者，15歳未満の小児患者，短期滞在手術等基本料を算定する患者，基本診療料の施設基準等の別表第2の23に該当する患者（基本診療料の施設基準等第10の3に係る要件以外の短期滞在手術等基本料3に係る要件を満たす場合に限る）及び基本診療料の施設基準等の別表第2の24に該当する患者は対象から除外する。当該日常生活機能評価票の記入は，院内研修を受けたものが行う。なお，院内研修は，次に掲げる所定の研修を修了したもの（修了証が交付されているもの）又は評価に習熟したものが行う研修であることが望ましい。
　ア　国又は医療関係団体等が主催する研修である（1日程度）
　イ　講義及び演習により，次の項目を行う研修である
　　(イ)　日常生活機能評価の考え方，日常生活機能評価票の構成と評価方法
　　(ロ)　日常生活機能評価に係る院内研修の企画・実施・評価方法
(7) 2の(4)及び(5)又は3の(5)において日常生活機能評価による測定を行う場合にあっては，毎年8月において，1年間（前年8月から7月までの間）に当該入院料を算定する病棟に入院していた患者の日常生活機能評価について，別添7（→Web版）の様式49の4により地方厚生（支）局長に報告を行う。また，毎年8月において，各年度4月，7月，10月及び1月において「診療報酬の算定方法の一部改正に伴う実施上の留意事項について」別添1のA308の⑫のア及びイで算出した内容等について，別紙様式45を用いて地方厚生（支）局長に報告を行う。
(8) 回復期リハビリテーションを要する状態の患者に対する1日当たりリハビリテーション提供単位数は平均2単位以上である。なお，次のアに掲げる数をイに掲げる数で除して算出する。
　ア　直近1か月間に回復期リハビリテーション病棟又は病室に入院する回復期リハビリテーションを要する状態の患者（「基本診療料の施設基準等」別表第9の2（p.1311）に掲げる状態の患者。以下同じ）に対して提供された心大血管疾患リハビリテーション，脳血管疾患等リハビリテーション，廃用症候群リハビリテーション，運動器リ

❷❸ 別添6－別紙19

リハビリテーション総合実施計画書

計画評価実施日　年　月　日

患者氏名		男・女	生年月日（明・大・昭・平・令）　年　月　日（　歳）	利き手　右・右（矯正）・左
主治医	リハ担当医	PT　　　　OT　　　　ST	看護	SW等
原因疾患（発症・受傷日）	合併疾患・コントロール状態 （高血圧，心疾患，糖尿病等）	廃用症候群　□軽度　□中等度　□重度 □起立性低血圧 □静脈血栓		リハビリテーション歴
日常生活自立度：J1, J2, A1, A2, B1, B2, C1, C2		認知症高齢者の日常生活自立度判定基準：Ⅰ，Ⅱa，Ⅱb，Ⅲa，Ⅲb，Ⅳ，M		

評価項目・内容〔コロン（：）の後に具体的内容を記入〕

心身機能・構造
- □意識障害：（3-3-9：　　　　　　　　　　　　　　　　　　）
- □認知症
- □知的障害：
- □精神障害：
- □中枢性麻痺
  - （ステージ・グレード）右上肢：　　右手指：　　右下肢：
  - 左上肢：　　左手指：　　左下肢：
- □筋力低下（部位，MMT　　　　　　　　）
- □不随意運動・協調運動障害：

- □知覚障害（□視覚，表在覚，□深部覚，□その他：　　　　　）
- □音声・発話障害（□構音障害，□失語症）種類：
- □失行・失認
- □摂食機能障害：
- □排泄機能障害：
- □呼吸・循環機能障害：
- □拘縮
- □褥瘡
- □疼痛

基本動作
- 立位保持（装具：　　　　　）　□手放し，□つかまり，□不可
- 平行棒内歩行（装具：　　　　）□独立，□一部介助，□全介助
- 訓練室内歩行（装具：　　　　）□独立，□一部介助，□全介助

活動

ADL・ASL等｜日常生活（病棟）実行状況：「している"活動"」｜訓練時能力：「できる"活動"」

ADL・ASL等	自立度	自立	監視	一部介助	全介助	非実施	使用用具 杖・装具	姿勢・実行場所 介助内容　等	独立	監視	一部介助	全介助	非実施	使用用具 杖・装具	姿勢・実行場所 介助内容　等
屋外歩行							杖・装具：							杖・装具：	
階段昇降							杖・装具：							杖・装具：	
廊下歩行							杖・装具：							杖・装具：	
病棟トイレへの歩行							杖・装具：							杖・装具：	
病棟トイレへの車椅子駆動（昼）							装具：							装具：	
車椅子・ベッド間移乗							装具：							装具：	
椅子座位保持							装具：							装具：	
ベッド起き上がり															
食事							用具：							用具：	
排尿（昼）							便器：							便器：	
排尿（夜）							便器：							便器：	
整容							移動方法・姿勢：							移動方法・姿勢：	
更衣							姿勢：							姿勢：	
装具・靴の着脱							姿勢：							姿勢：	
入浴							浴槽：							浴槽：	
コミュニケーション															

活動度　日中臥床：□無，□有（時間帯　　　　　　　　　　　　　　　　理由　　　　　　　　　　　　　　　　　　　　　）
　　　　日中座位：□椅子（背もたれなし），□椅子（背もたれあり），□椅子（背もたれ，肘うけあり），□車椅子，□ベッド上，□ギャッチアップ

栄養 ※1
- 身長#1：（　　　）cm，体重：（　　　）kg，BMI#1：（　　　）kg/m² #1 身長測定が困難な場合は省略可
- 栄養補給方法（複数選択可）：□経口（□食事，□経腸食品），□経管（□経鼻胃管　□胃瘻　□その他），□静脈（□末梢，□中心）
- 嚥下調整食の必要性：（□無，□有（学会分類コード　　　））
- 栄養状態の評価：① GLIM基準による評価（成人のみ）：判定　□低栄養非該当　□低栄養（□中等度低栄養，□重度低栄養）
  - 該当項目　表現型（□体重減少，□低BMI，□筋肉量減少）病因（□食事摂取量減少/消化吸収能低下，□疾病負荷/炎症）
  - ② GLIM基準以外の評価：□問題なし　□過栄養　□その他（　　　　　　　　　　　　　　　　　　　　　　）
- 【上記①「低栄養非該当」かつ②「問題なし」以外に該当した場合に記載】
- 必要栄養量（　　　　　）kcal，たんぱく質量（　　　）g
- 総摂取栄養量#2（経口・経管・静脈全て含む）：（　　　）kcal，たんぱく質量（　　　）g
  - #2 入院直後等で不明の場合は総提供栄養量でも可

口腔 ※2
- 義歯の使用（□あり，□なし）　　歯肉の腫れ，出血（□あり，□なし）
- 歯の汚れ（□あり，□なし）　　　左右両方の奥歯でしっかりかみしめられる（□できない，□できる）　　その他（　　　　　　）

参加
- 職業（□無職，□病欠中，□休職中，□発症後退職，□退職予定）　　社会参加（内容・頻度等）
  - （職種・業種・仕事内容：　　　　　　　　　　　　　　　　）
- 経済状況（　　　　　　　　　　　　　　　　　　　　　　　　）　　余暇活動（内容・頻度等）

心理
- 障害の受容（□ショック期，□否認期，□怒り・恨み期，　　　　　依存欲求（□強い，□中程度，□普通，□弱い）
  - □悲観・抑うつ期，□解決への努力期，□受容期）　　　　　　独立欲求（□強い，□中程度，□普通，□弱い）
- 機能障害改善への固執（□強い，□中程度，□普通，□弱い）

環境
- 同居家族：
- 親族関係：
- 家屋：
- 家屋周囲：
- 交通手段：

第三者の不利
- 発病による家族の変化
  - □社会生活：
  - □健康上の問題の発生：
  - □心理的問題の発生：

※1　回復期リハビリテーション病棟入院料1を算定する場合は必ず記入のこと（本計画書上段に管理栄養士の氏名も記入）
※2　回復期リハビリテーション病棟入院料1・2を算定する場合は必ず記入のこと

基本方針	本人の希望
リスク・疾病管理（含：過用・誤用）	家族の希望
リハビリテーション終了の目安・時期	外泊訓練の計画

		目標（到達時期）	具体的アプローチ
参加	[主目標]	退院先　□自宅　□親族宅　□医療機関　□その他： 復職　□現職復帰　□転職　□不可　□その他： （仕事内容：　　　　　　　　　　　　　　　　　） 通勤方法の変更　□無　□有： 家庭内役割： 社会活動： 趣味：	
活動	（すべて実行状況）	自宅内歩行　□不可　□自立　□介助： （装具・杖等：　　　　　　　　　　　　　　　） 屋外歩行　□不可　□自立　□介助： （装具・杖等：　　　　　　　　　　　　　　　） 交通機関利用　□不可　□自立　□介助： （種類：　　　　　　　　　　　　　　　　　　） 車椅子　□不要　□電動　□手動（使用場所：　　） （駆動　□自立　□介助）（移乗　□自立　□介助：　） 排泄　□自立：形態　□洋式　□和式　□立ち便器　□その他 　　　□介助： 食事　□箸自立　□フォーク等自立　□介助： 整容　□自立　□介助： 更衣　□自立　□介助： 入浴　□自宅浴槽自立　□介助： 家事　□全部実施　□非実施　□一部実施： 書字　□自立　□利き手交換後自立　□その他： コミュニケーション　□問題なし　□問題あり：	
心身機能・構造		基本動作（訓練室歩行等） 要素的機能（拘縮・麻痺等）	
心理		機能障害改善への固執からの脱却：	
環境		自宅改造　□不要　□要： 福祉機器　□不要　□要： 社会保障サービス　□不要　□身障手帳　□障害年金　□その他： 介護保険サービス　□不要　□要：	
第三者の不利		退院後の主介護者　□不要　□要： 家族構成の変化　□不要　□要： 家族内役割の変化　□不要　□要： 家族の社会活動変化　□不要　□要：	

退院後又は終了後のリハビリテーション計画（種類・頻度・期間）	備考

本人・家族への説明　　　年　月　日	本人サイン	家族サイン	説明者サイン

（リハビリテーション実施計画書及びリハビリテーション総合実施計画書記入上の注意）

1. 日常生活自立度の欄については、『「障害老人の日常生活自立度（寝たきり度）判定基準」の活用について』（平成3年11月18日　老健第102-2号）厚生省大臣官房老人保健福祉部長通知によるランクJ1、J2、A1、A2、B1、B2、C1又はC2に該当するものであること。
2. 認知症高齢者の日常生活自立度判定基準の欄については、『「認知症高齢者の日常生活自立度判定基準」の活用について』（平成5年10月26日　老健第135号）厚生省大臣官房老人保健福祉局長通知によるランクⅠ、Ⅱa、Ⅱb、Ⅲa、Ⅲb、Ⅳ又はMに該当するものであること。
3. 日常生活（病棟）実行状況：「している"活動"」の欄については、自宅又は病棟等における実生活で実行している状況についてであること。
4. 訓練時能力：「できる"活動"」の欄については、機能訓練室又は病棟等における訓練・評価時に行うことができる能力についてであること。

ハビリテーション及び呼吸器リハビリテーションの総単位数（その費用が回復期リハビリテーション病棟入院料等に含まれるもの及び選定療養として行われたものを除く）

イ　直近1か月間に回復期リハビリテーション病棟又は病室に入院していた回復期リハビリテーションを要する状態の患者の延入院日数

(9)　他の保険医療機関へ転院した者等とは、同一の保険医療機関の当該入院料等に係る病棟又は病室以外の病棟又は病室へ転棟した患者、他の保険医療機関《有床診療所入院基本料〔別添2の第3の5の(1)のイの(イ)に該当するものに限る〕を算定する病床を除く》へ転院した患者及び介護老人保健施設に入所する患者のことをいう。なお、退院患者のうちの他の保険医療機関へ転院した者等を除く者の割合は、次のアに掲げる数をイに掲げる数で除して算出する。

ア　直近6か月間に退院した患者数（第2部「通則5」に規定する入院期間が通算される再入院患者及び死亡退院した患者を除く）のうち、他の保険医療機関へ転院した者等を除く患者数

イ　直近6か月間に退院した患者数《第2部「通則5」に

㉔ 別添6-別紙20

リハビリテーション総合実施計画書

計画評価実施日：　　年　　月　　日

患者氏名：		男・女	生年月日（西暦）　年　月　日（　歳）	利き手	右・右（矯正）・左
主治医	リハ担当医	PT	OT　　　ST	看護	SW等

診断名，障害名（発症日，手術日，診断日）：　　　合併症（コントロール状態）：　　　リハビリテーション歴：

日常生活自立度：J1, J2, A1, A2, B1, B2, C1, C2　　　認知症高齢者の日常生活自立度判定基準：Ⅰ, Ⅱa, Ⅱb, Ⅲa, Ⅲb, Ⅳ, M

評価項目・内容〔コロン（：）の後ろに具体的内容を記入〕	短期目標（　ケ月後）	具体的アプローチ
心身機能・構造 □意識障害（JCS, GCS）： □見当識障害： □記銘力障害： □運動障害： □感覚障害： □摂食障害： □排泄障害： □呼吸，循環障害： □音声，発話障害（構音，失語）： □関節可動域制限： □筋力低下： □褥瘡： □疼痛： □半側空間無視： □注意力障害： □構成障害： □その他：		
基本動作 寝返り（□自立　□一部介助　□全介助）： 起き上がり（□自立　□一部介助　□全介助）： 座位（□自立　□一部介助　□全介助）： 立ち上がり（□自立　□一部介助　□全介助）： 立位（□自立　□一部介助　□全介助）：		

活動度（安静度の制限とその理由，活動時のリスクについて）

	ADL(B.I.)	自立	一部介助	全介助	使用用具（杖，装具），介助内容	短期目標	具体的アプローチ
活動	食事	10	5	0			
	移乗	15	10 ←監視下				
	座れるが移れない→		5	0			
	整容	5	0	0			
	トイレ動作	10	5	0			
	入浴	5	0	0			
	平地歩行	15	10 ←歩行器等		歩行：		
	車椅子操作が可能		→ 5	0	車椅子：		
	階段	10	5	0			
	更衣	10	5	0			
	排便管理	10	5	0			
	排尿管理	10	5	0			
	合計（0～100点）		点				
	コミュニケーション	理解					
		表出					

	評価	短期目標	具体的アプローチ
参加	職業（□無職，□病欠中，□休職中， 　　□発症後退職，□退職予定　　　） 職種・業種・仕事内容： 経済状況： 社会参加（内容，頻度等）： 余暇活動（内容，頻度等）：	退院先（□自宅，□親族宅， 　　□医療機関，□その他　　　） 復職（□現職復帰，□転職， 　　□配置転換，□復職不可， 　　□その他　　　） 復職時期： 仕事内容： 通勤方法： 家庭内役割： 社会活動： 趣味：	

栄養 ※1	身長#1：（　　）cm，体重：（　　）kg， BMI#1：（　　）kg/m² #1 身長測定が困難な場合は省略可 栄養補給方法（複数選択可）： 　□経口（□食事，□補助食品） 　□経管（□経鼻胃管 □胃瘻 □その他） 　□静脈栄養（□末梢，□中心） 嚥下調整食の必要性： 　□無，□有（学会分類コード：　　） 栄養状態： ① GLIM基準による評価（成人のみ）： 　判定 □低栄養非該当 　　　□低栄養（□中等度低栄養，□重度低栄養） 　該当項目 表現型（□体重減少，□低BMI， 　　　　□筋肉量減少） 　　　　病因（□食事摂取量減少/消化吸収能低下， 　　　　□疾病負荷/炎症） ② GLIM基準以外の評価： 　　□問題なし □過栄養 □その他（　　） 【上記①「低栄養非該当」かつ②「問題なし」以外に 該当した場合，以下も記入】 必要栄養量：（　　）kcal，たんぱく質（　　）g 総摂取栄養量#2（経口・経管・静脈全て含む）： 　　（　　）kcal，たんぱく質（　　）g 　　#2 入院直後等で不明な場合は総提供栄養量でも可	摂取栄養量：（目標：　　kcal） 体重増加/減量：（目標：　　kg） 栄養補給方法（複数選択可）： 　□経口（□食事，□補助食品） 　□経管栄養 　□静脈栄養（□末梢，□中心） その他：	
口腔 ※2	義歯の使用：□あり □なし 歯肉の腫れ，出血：□あり □なし 歯の汚れ：□あり □なし 左右両方の奥歯でしっかりかみしめられる： 　□できない，□できる		
心理	抑うつ： 障害の否認： その他：		
環境	同居家族： 親族関係： 家屋： 家屋周囲： 交通手段：	自宅改造 　□不要，□要： 福祉機器 　□不要，□要： 社会保障サービス 　□不要，□身障手帳，□障害年金 　□その他 介護保険サービス 　□不要，□要：	
第三者の不利	発病による家族の変化 　社会生活： 　健康上の問題の発生： 　心理的問題の発生：	退院後の主介護者 　□不要，□要： 家族構成の変化 　□不要，□要： 家族内役割の変化 　□不要，□要： 家族の社会活動変化 　□不要，□要：	
1ヵ月後の目標：		本人の希望： 家族の希望：	
リハビリテーションの治療方針：		外泊訓練計画：	
退院時の目標と見込み時期：			
退院後のリハビリテーション計画（種類・頻度・期間）：			
退院後の社会参加の見込み：		説明者署名：	
本人・家族への説明：　　年　　月　　日　　説明を受けた人：本人，家族（　　）署名：			

（リハビリテーション実施計画書及びリハビリテーション総合実施計画書記入上の注意）
1．日常生活自立度の欄については，『「障害老人の日常生活自立度（寝たきり度）判定基準」の活用について』（平成3年11月18日　老健第102-2号）厚生省大臣官房老人保健福祉部長通知によるランクJ1，J2，A1，A2，B1，B2，C1又はC2に該当するものであること。
2．認知症高齢者の日常生活自立度判定基準の欄については，『「認知症高齢者の日常生活自立度判定基準」の活用について』（平成5年10月26日　老健第135号）厚生省老人保健福祉局長通知によるランクⅠ，Ⅱa，Ⅱb，Ⅲa，Ⅲb，Ⅳ又はMに該当するものであること。
3．活動の欄におけるADLの評価に関しては，Barthel Indexに代えてFIMを用いてもよい。
※1　回復期リハビリテーション病棟入院料1を算定する場合は，「栄養」欄も必ず記入のこと（本計画書上段に管理栄養士の氏名も記入）
※2　回復期リハビリテーション病棟入院料1・2を算定する場合は，「口腔」欄も必ず記入のこと

規定する入院期間が通算される再入院患者及び死亡退院した患者を除き，他の保険医療機関へ転院した者等を含む。ただし，同一の保険医療機関の当該入院料等に係る病棟以外の病棟〔一般病棟入院基本料，特定機能病院入院基本料（一般病棟に限る）又は専門病院入院基本料を算定する病棟に限る〕へ転棟した患者及び他の保険医療機関に転院した患者〔一般病棟入院基本料，特定機能病院入院基本料（一般病棟に限る）又は専門病院入院基本料を算定する病棟に限る〕を除く。なお，当該患者の数及び各患者の症状詳記の一覧を，届出の際に添付の上提出する〕

(10) 次に掲げるものを少なくとも3か月ごとに当該保険医療機関内に掲示する等の方法で公開する。
　ア　前月までの3か月間に当該保険医療機関の回復期リハビリテーション病棟又は病室から退棟した患者の数及び当該退棟患者数の基本診療料の施設基準等**別表第9の2**に掲げる回復期リハビリテーションを要する状態の区分別内訳

イ 回復期リハビリテーション病棟又は病室における直近のリハビリテーション実績指数〔「診療報酬の算定方法の一部改正に伴う実施上の留意事項について」別添1第1章第2部第3節A308⑿イ(p.201)に示す方法によって算出したものをいう。以下第11(当該通知)において同じ〕

⑾ 特定機能病院(医療法第4条の2第1項に規定する特定機能病院をいう。以下同じ)以外の保険医療機関である。

⑿ 回復期リハビリテーションを要する状態にある患者のうち,急性心筋梗塞,狭心症発作その他急性発症した心大血管疾患又は手術後に該当する患者に対して,リハビリテーションを行う保険医療機関については,H000心大血管疾患リハビリテーション料の届出を行っている。

2 回復期リハビリテーション病棟入院料1及び2の施設基準

⑴ リハビリテーション科を標榜しており,当該病棟に専任の医師1名以上,専従の理学療法士3名以上,作業療法士2名以上,言語聴覚士1名以上,専任の管理栄養士1名以上(回復期リハビリテーション病棟入院料1を算定するものに限る)及び在宅復帰支援を担当する専従の社会福祉士等1名以上の常勤配置を行う。なお,週3日以上常態として勤務しており,かつ,所定労働時間が週22時間以上の勤務を行っている専従の非常勤理学療法士,非常勤作業療法士,非常勤言語聴覚士又は非常勤社会福祉士をそれぞれ2名以上組み合わせることにより,当該保険医療機関における常勤理学療法士,常勤作業療法士,常勤言語聴覚士又は常勤社会福祉士の勤務時間帯と同じ時間帯にこれらの非常勤理学療法士,非常勤作業療法士,非常勤言語聴覚士又は非常勤社会福祉士がそれぞれ配置されている場合には,これらの非常勤理学療法士,非常勤作業療法士,非常勤言語聴覚士又は非常勤社会福祉士の実労働時間を常勤換算し常勤理学療法士,常勤作業療法士,常勤言語聴覚士又は社会福祉士数にそれぞれ算入することができる。ただし,常勤換算し常勤理学療法士又は常勤作業療法士数に算入することができるのは,常勤配置のうち理学療法士は2名,作業療法士は1名までに限る。

また,回復期リハビリテーション病棟入院料2を算定しようとする病棟では,当該病棟に専任の管理栄養士1名以上の常勤配置を行うことが望ましい。

なお,複数の病棟において当該入院料の届出を行う場合には,病棟ごとにそれぞれの従事者が配置されている。

⑵ ⑴に規定する理学療法士,作業療法士及び言語聴覚士については,次のいずれも満たす場合に限り,当該病棟において現に回復期リハビリテーション病棟入院料を算定している患者及び当該病棟から同一の保険医療機関の当該入院料に係る病棟以外の病棟へ転棟した日から起算して3か月以内の患者(在棟中に回復期リハビリテーション病棟入院料を算定した患者であって,当該保険医療機関に入院中の患者に限る)に対する退院前の訪問指導並びに当該病棟を退棟した日から起算して3か月以内の患者(在棟中に回復期リハビリテーション病棟入院料を算定した患者に限る。ただし,保険医療機関に入院中の患者又は介護老人保健施設に入所する患者を除く)に対する外来におけるリハビリテーション又は訪問リハビリテーション指導を実施しても差し支えない。

　ア 届出を行う月及び各年度4月,7月,10月及び1月に算出したリハビリテーション実績指数が40以上である。
　イ 当該保険医療機関において,前月に,外来患者に対するリハビリテーション又は訪問リハビリテーション指導を実施している。

⑶ ⑵のア又はイのいずれかを満たさない場合には,⑴に規定する理学療法士,作業療法士及び言語聴覚士は,当該月以降,⑵の業務を実施できないこととする。なお,その後,別の月(4月,7月,10月又は1月以外の月を含む)において,ア及びイのいずれも満たす場合には,当該月以降,⑵の業務を実施しても差し支えない。

なお,⑵のア及びイについては,毎年8月に別紙様式45を用いて地方厚生(支)局長に報告することとするが,ア及びイのいずれも満たす場合からア又はイのいずれかを満たさなくなった場合及び,その後,別の月(4月,7月,10月又は1月以外の月を含む)にア及びイのいずれも満たすようになった場合には,その都度同様に報告する。

⑷ 当該病棟が回復期リハビリテーション病棟入院料1又は2を算定する場合,重症の患者(㉕別添6の別紙21に定める日常生活機能評価で10点以上又は機能的自立度評価法(Functional Independence Measure,以下「FIM」という)得点で55点以下の患者をいう。以下この項において同じ)が新規入院患者のうち4割以上である。なお,その割合は,次のアに掲げる数をイに掲げる数で除して算出する。
　ア 直近6か月間に当該回復期リハビリテーション病棟に新たに入院した患者(第2部「通則5」に規定する入院期間が通算される再入院の患者を除く)のうちの重症の患者数
　イ 直近6か月間に当該回復期リハビリテーション病棟に新たに入院した患者数(第2部「通則5」に規定する入院期間が通算される再入院の患者数を除く)

⑸ 直近6か月間に当該病棟を退院した患者であって,入院時の判定で重症であったもの(第2部「通則5」に規定する入院期間が通算される再入院の患者を除く)のうち,3割以上の患者が退院時において入院時と比較して日常生活機能評価で4点以上又はFIM総得点で16点以上改善している。

⑹ 当該保険医療機関において,休日を含め全ての日において,リハビリテーションを提供できる体制を備えている。なお,リハビリテーションの提供体制については,当該保険医療機関のその他の病床におけるリハビリテーションの実施状況を踏まえ,適切な体制をとることとするが,回復期リハビリテーションが提供される患者に対し,休日の1日当たりリハビリテーション提供単位数も平均2単位以上であるなど,曜日により著しい提供単位数の差がないような体制とする。

⑺ 当該病棟に配置されている専従の常勤理学療法士若しくは⑴に規定する常勤換算の対象となる専従の非常勤の理学療法士又は専従の常勤作業療法士若しくは⑴に規定する常勤換算の対象となる専従の非常勤作業療法士のうち1名以上がいずれの日においても配置されている。

⑻ 当該病棟において看護又は看護補助を行う看護要員の配置が当該保険医療機関の休日においてもリハビリテーションを提供する支障とならないよう配慮する。

⑼ 回復期リハビリテーション病棟入院料1を算定しようとする場合は,当該保険医療機関において,FIMの測定に関わる職員を対象としたFIMの測定に関する研修会を年1回以上開催する。

⑽ 市町村の要請を受けて,「地域支援事業実施要綱」(平成18年6月9日老発0609001第1号厚生労働省老健局長通知)に規定する地域リハビリテーション活動支援事業等の地域支援事業に,地域の医師会等と連携し,参加していることが望ましい。

⑾ 当該入院料を算定する患者について,適切な口腔ケアを提供するとともに,口腔状態に係る課題(口腔衛生状態の不良や咬合不良等)を認めた場合は,必要に応じて当該保険医療機関の歯科医師等と連携する又は歯科診療を担う他の保険医療機関への受診を促す体制が整備されていること。

⑿ 回復期リハビリテーション病棟入院料1を算定しようとする場合は,届出を行う月及び各年度4月,7月,10月及び1月に算出したリハビリテーション実績指数が40以上である。

⒀ データ提出加算に係る届出を行っている保険医療機関である。また,当該基準については別添7(→Web版)の様式40の7を用いて届出を行った時点で,当該入院料の届出を行うことができる。

⒁ 回復期リハビリテーション病棟入院料1を算定する場合は,公益財団法人日本医療機能評価機構等が行う医療機能評価を受けている病院又は公益財団法人日本医療機能評価機構が定める機能評価(リハビリ病院)と同等の基準につ

いて，第三者の評価を受けている病院であることが望ましい。
3 回復期リハビリテーション病棟入院料3，4及び5の施設基準

(1) リハビリテーション科を標榜しており，当該病棟に専任の医師1名以上，専従の理学療法士2名以上及び作業療法士1名以上の常勤配置を行う。なお，週3日以上常態として勤務しており，かつ，所定労働時間が週22時間以上の勤務を行っている専従の非常勤理学療法士又は非常勤作業療法士をそれぞれ2名以上組み合わせることにより，当該保険医療機関における常勤理学療法士又は常勤作業療法士の勤務時間帯と同じ時間帯にこれらの非常勤理学療法士又は非常勤作業療法士がそれぞれ配置されている場合には，これらの非常勤理学療法士又は非常勤作業療法士の実労働時間を常勤換算し常勤従事者数にそれぞれ算入することができる。ただし，常勤換算し常勤理学療法士数に算入することができるのは，常勤配置のうち理学療法士は1名までに限る。

なお，複数の病棟において回復期リハビリテーション病棟入院料3，4及び5の届出を行う場合には，病棟ごとにそれぞれの従事者が配置されている。

また，当該病棟に専任の管理栄養士1名以上の常勤配置を行うことが望ましい。

(2) (1)に規定する理学療法士及び作業療法士については，次のいずれも満たす場合に限り，当該病棟において現に回復期リハビリテーション病棟入院料を算定している患者及び当該病棟から同一の保険医療機関の当該入院料に係る病棟以外の病棟へ転棟した日から起算して3か月以内の患者（在棟中に回復期リハビリテーション病棟入院料を算定した患者であって，当該保険医療機関に入院中の患者に限る）に対する退院前の訪問指導並びに当該病棟を退棟した日から起算して3か月以内の患者（在棟中に回復期リハビリテーション病棟入院料を算定した患者に限る。ただし，保険医療機関に入院中の患者又は介護老人保健施設に入所する患者を除く）に対する外来におけるリハビリテーション又は訪問リハビリテーション指導を実施しても差し支えない。
 ア 届出を行う月及び各年度4月，7月，10月及び1月に算出したリハビリテーション実績指数が35（回復期リハビリテーション病棟入院料5にあっては，30）以上である。
 イ 当該保険医療機関において，前月に，外来患者に対するリハビリテーション又は訪問リハビリテーション指導を実施している。

(3) (2)のア又はイのいずれかを満たさない場合には，(1)に規定する理学療法士及び作業療法士は，当該月以降，(2)の業務を実施できない。なお，その後，別の月（4月，7月，10月又は1月以外の月を含む）において，ア及びイのいずれも満たす場合には，当該月以降，(2)の業務を実施しても差し支えない。

なお，(2)のア及びイについては，毎年8月に別紙様式45を用いて地方厚生（支）局長に報告することとするが，ア及びイのいずれも満たす場合からア又はイのいずれかを満たさなくなった場合及び，その後，別の月（4月，7月，10月又は1月以外の月を含む）においてア及びイのいずれも満たすようになった場合には，その都度同様に報告する。

(4) 回復期リハビリテーション病棟入院料3又は4を算定しようとする病棟では，次に掲げる要件を全て満たしている。
 ア 重症の患者が新規入院患者のうち3割以上である。
 イ 直近6か月間に当該病棟を退棟した患者であって，入院時の判定で重症であったもの（第2部「通則5」に規定する入院期間が通算される再入院の患者を除く）のうち，3割以上の患者が退院時において入院時と比較して日常生活機能評価で3点以上又はFIM総得点で12点以上改善している。

(5) 回復期リハビリテーション病棟入院料3を算定しようとする場合は，届出を行う月及び各年度4月，7月，10月及び1月に算出したリハビリテーション実績指数が35以上である。

(6) 回復期リハビリテーション病棟入院料3を算定しようとする場合は，当該保険医療機関において，FIMの測定に関わる職員を対象としたFIMの測定に関する研修会を年1回以上開催する。

(7) データ提出加算に係る届出を行っている保険医療機関である。また，当該基準については別添7（→Web版）の様式40の7を用いて届出を行った時点で，当該入院料の届出を行うことができる。令和6年3月31日において急性期一般入院基本料，特定機能病院入院基本料（一般病棟の場合に限る），専門病院入院基本料（13対1入院基本料を除く），回復期リハビリテーション病棟入院料1から4又は地域包括ケア病棟入院料を算定する病棟若しくは病室をいずれも有しない保険医療機関であって，地域一般入院基本料，療養病棟入院料1若しくは2を算定する病棟，旧算定法別表第1に掲げる療養病棟入院基本料の「注11」に係る届出を行っている病棟，専門病院入院基本料（13対1入院基本料に限る），障害者施設等入院基本料，回復期リハビリテーション病棟入院料5，特殊疾患病棟入院料，緩和ケア病棟入院料若しくは精神科救急急性期医療入院料を算定する病棟又は特殊疾患入院医療管理料を算定する病室のいずれかを有するもののうち，これらの病棟又は病室の病床数の合計が当該保険医療機関において200床未満であり，かつ，データ提出加算の届出を行うことが困難であることについて正当な理由があるものは，当分の間，当該基準を満たしているものとみなす。

(8) 回復期リハビリテーション病棟入院料3を算定する場合は，公益財団法人日本医療機能評価機構等が行う医療機能評価を受けている病院又は公益財団法人日本医療機能評価機構が定める機能評価（リハビリ病院）と同等の基準について，第三者の評価を受けている病院であることが望ましい。

4 回復期リハビリテーション入院医療管理料の施設基準

(1) リハビリテーション科を標榜しており，当該病室を有する病棟に専任の医師1名以上，専従の理学療法士1名以上及び専任の作業療法士1名以上の常勤配置を行う。ただし，当該理学療法士等は，当該病室を有する病棟におけるリハビリテーション・栄養・口腔連携体制加算に係る専従者と兼務することができる。なお，週3日以上常態として勤務しており，かつ，所定労働時間が週22時間以上の勤務を行っている専従の非常勤理学療法士又は専任の非常勤作業療法士をそれぞれ2名以上組み合わせることにより，当該保険医療機関における常勤理学療法士又は常勤作業療法士の勤務時間帯と同じ時間帯にこれらの非常勤理学療法士又は非常勤作業療法士がそれぞれ配置されている場合には，これらの非常勤理学療法士又は非常勤作業療法士の実労働時間を常勤換算し常勤従事者数にそれぞれ算入することができる。

(2) (1)に規定する理学療法士及び作業療法士については，次のいずれも満たす場合に限り，当該病室を有する病棟において現に回復期リハビリテーション入院医療管理料を算定している患者及び当該病室を有する病棟から同一の保険医療機関の当該管理料に係る病棟以外の病棟へ転棟した日から起算して3か月以内の患者（在棟中に回復期リハビリテーション入院医療管理料を算定した患者であって，当該保険医療機関に入院中の患者に限る）に対する退院前の訪問指導並びに当該病棟を退棟した日から起算して3か月以内の患者（在棟中に回復期リハビリテーション入院医療管理料を算定した患者に限る。ただし，保険医療機関に入院中の患者又は介護老人保健施設に入所する患者を除く）に対する外来におけるリハビリテーション又は訪問リハビリテーション指導を実施しても差し支えない。
 ア 届出を行う月及び各年度4月，7月，10月及び1月に算出したリハビリテーション実績指数が35以上である。
 イ 当該保険医療機関において，前月に，外来患者に対するリハビリテーション又は訪問リハビリテーション指導を実施している。

(3) (2)のア又はイのいずれかを満たさない場合には，(1)に規定する理学療法士及び作業療法士は，当該月以降，(2)の業務を実施できない。なお，その後，別の月（4月，7月，

10月又は1月以外の月を含む）において，ア及びイのいずれも満たす場合には，当該月以降，(2)の業務を実施しても差し支えない。

なお，(2)のア及びイについては，毎年8月に別紙様式45を用いて地方厚生（支）局長に報告することとするが，ア及びイのいずれも満たす場合からア又はイのいずれかを満たさなくなった場合及び，その後，別の月（4月，7月，10月又は1月以外の月を含む）にア及びイのいずれも満たすようになった場合には，その都度同様に報告する。

(4) 3の(4)を満たしている。
(5) 次に掲げる要件を全て満たしている。
　ア　別表第6の2（p.1309）に掲げる地域に所在する医療機関であって，当該病院を中心とした半径12km以内の当該病院を含む病院が回復期リハビリテーション病棟入院料1から5を届出していない。
　イ　当該病室において，新規入棟患者のうち4割以上が別表第9に掲げる状態及び算定上限日数の1に規定する状態の患者である。
(6) データ提出加算に係る届出を行っている保険医療機関である。また，当該基準については別添7（→Web版）の様式40の7を用いて届出を行った時点で，当該入院料の届出を行うことができる。

5　休日リハビリテーション提供体制加算の施設基準
(1) 回復期リハビリテーション病棟入院料3，4又は5若しくは回復期リハビリテーション入院医療管理料の届出を行っている。
(2) 当該保険医療機関において，休日を含め全ての日において，リハビリテーションを提供できる体制を備えている。なお，リハビリテーションの提供体制については，当該保険医療機関のその他の病床におけるリハビリテーションの実施状況を踏まえ，適切な体制をとることとするが，回復期リハビリテーションが提供される患者に対し，休日の1日当たりリハビリテーション提供単位数も平均2単位以上であるなど，曜日により著しい提供単位数の差がないような体制とする。
(3) 当該病棟に配置されている専従の常勤理学療法士，3の(1)に規定する常勤換算対象となる専従の非常勤理学療法士若しくは4の(1)に規定する常勤換算対象となる専従の非常勤理学療法士又は専従の常勤作業療法士，3の(1)に規定する常勤換算の対象となる専従の非常勤作業療法士若しくは4の(1)に規定する常勤換算対象となる専従の非常勤理学療法士のうち1名以上がいずれの日（編注：年末年始を含む毎日）においても配置されている。
(4) 当該病棟において看護又は看護補助を行う看護要員の配置が当該保険医療機関の休日においてもリハビリテーションを提供する支障とならないよう配慮する。

【届出に関する事項】
(1) 回復期リハビリテーション病棟入院料の施設基準に係る届出は，別添7（→Web版）の様式9，様式20，様式49から様式49の6（様式49の4を除く）までを用いる。また，回復期リハビリテーション入院医療管理料の施設基準に係る届出は，別添7の様式9，様式20，様式49，様式49の3から様式49の6（様式49の4を除く）までを用いる。この場合において，病棟の勤務実績表で看護要員の職種が確認できる場合は，様式20の当該看護要員のみを省略することができる。
(2) 異なる区分の回復期リハビリテーション病棟入院料を組み合わせて届出を行う場合にあっては，別表1のいずれかに該当する組み合わせである。
(3) 新たに回復期リハビリテーション病棟入院料の届出を行う場合は，回復期リハビリテーション病棟入院料5を届け出ることとし，その届出から6月間に限り，(2)の規定にかかわらず，別表2のいずれかに該当する組み合わせによる届出を行うことができる。なお，回復期リハビリテーション病棟入院料5の算定から6月が経過し，当該病棟が回復期リハビリテーション病棟入院料1，2，3又は4の施設基

準を満たさないことが明らかな場合に，別表2のいずれかに該当する組み合わせによる届出を行うことはできない。
(4) 新たに回復期リハビリテーション病棟入院料5の届出を行う場合は，その届出から2年の間に限り，回復期リハビリテーション病棟入院料1，2，3又は4を算定する病棟において，新たに回復期リハビリテーション病棟入院料5の届出を行う場合は，1年の間に限り，当該病棟の届出を行うことができる。なお，この場合であっても(3)に規定する別表2の組み合わせによる届出は6月間に限る。

別表1 ※○：組み合わせての届出可，－：組み合わせての届出不可

	入院料1	入院料2	入院料3	入院料4
入院料1		－	○	－
入院料2	－		○	○
入院料3	○	○		－
入院料4	－	○	－	

別表2

入院料1及び入院料5
入院料2及び入院料5
入院料3及び入院料5
入院料4及び入院料5
入院料1，入院料3及び入院料5
入院料2，入院料3及び入院料5
入院料2，入院料4及び入院料5

■事務連絡　回復期リハビリテーション病棟入院料

問1　A308回復期リハビリテーション病棟入院料の施設基準における「他の保険医療機関へ転院した者等を除く患者」や，A308-3地域包括ケア病棟入院料の施設基準における「在宅等に退院するもの」には，介護老人保健施設の短期入所療養介護を利用する者を含むか。

答　含む。
(令2.3.31)

問2　回復期リハビリテーション病棟入院料1～4の届出の際に，在宅復帰率，重症患者の中に死亡退院した患者は含めるのか。

答　死亡退院した患者については，在宅復帰率，重症患者の人数に含めない（分母，分子ともに含めない）。

問3　「他の保険医療機関へ転院した者等以外の者」には，自宅に退院する患者以外にどのような者が含まれるのか。

答　退院後，社会福祉施設，身体障害者施設等（短期入所生活介護，介護予防短期入所生活介護，短期入所療養介護又は介護予防短期入所療養介護を受けているものを除く），地域密着型介護老人福祉施設（特別養護老人ホーム），特定施設（指定特定施設，指定地域密着型特定施設及び指定介護予防特定施設に限る），グループホーム（認知症対応型グループホーム），有料老人ホーム，サービス付高齢者向け住宅，介護医療院，介護サービスを提供している有床診療所などに入居・入院する者が含まれる。なお，退院後，介護老人保健施設に入所する患者は「他の保険医療機関へ転院した者等」に含まれる。
(平20.3.28，一部修正)

問4　回復期リハビリテーション病棟入院料の施設基準にある日常生活自立度を測定するための院内研修を行う看護師は，看護必要度の研修を受けた者でもよいのか。

答　差し支えない。
(平24.3.30，一部修正)

問5　回復期リハビリテーション病棟入院料1～4の新規入院患者の重症の患者の割合や退院患者のうち他の保険医療機関へ転院した者等を除く者の割合は複数の病棟で当該特定入院料を届け出ている場合でも，病棟毎にその基準を満たす必要があるのか。

答　従前のとおり（編注：病棟ごとに基準を満たす必要がある）。
(平24.4.20)

問6　複数の病棟で回復期リハビリテーション病棟入院料の

届出を行っている場合，施設基準は回復期リハビリテーション病棟入院料の届出を行っている病棟全体で満たせば，一部の病棟で要件を満たさなくても差し支えないか。
答　病棟毎にその要件を満たす必要がある。
問7　回復期リハビリテーション病棟入院料の届出を行っている病棟において，一旦同入院料の届出を取り下げた上で，同じ病棟で再度回復期リハビリテーション病棟入院料の届出を行うことは可能か。
答　回復期リハビリテーション病棟入院料の届出を行っている病棟において，一旦同入院料の届出を取り下げた場合，6月間は同じ病棟で回復期リハビリテーション病棟入院料の届出を行うことはできない。
(平24.6.21，一部修正)
問8　「通則イ」に「回復期リハビリテーションの必要性の高い患者を8割以上入院させ，一般病棟又は療養病棟の病棟単位で行うものであること」とあるが，この「8割」とは，1日平均入院患者数の8割と解釈してよいか。
答　よい。
(平28.3.31)
問9　休日リハビリテーション提供体制加算の届出については，休日における1日当たりの疾患別リハビリテーションの単位数の実績がなくてもよいか。
答　施設基準の届出にあたっては実績が必要である。(平26.4.10)
問10　A308回復期リハビリテーション病棟入院料1及び3の施設基準における「第三者の評価」について，ISO（国際標準化機構）9001の認証は該当するか。
答　該当する。
(令4.3.31)
問11　A308回復期リハビリテーション病棟入院料の施設基準において，「公益財団法人日本医療機能評価機構等が行う医療機能評価を受けている病院」とあるが，公益財団法人日本医療機能評価機構による医療機能評価において，副機能としてリハビリテーション病院の評価を受けている病院についても該当するか。
答　該当しない。
(令4.5.13)
問12　A308回復期リハビリテーション病棟入院料1及び2の施設基準において，「在宅復帰支援を担当する専従の社会福祉士等」を1名以上の常勤配置を行うことを求めているが，「社会福祉士等」には社会福祉士の他にどのような職種が含まれているか。
答　在宅復帰支援に関する十分な経験を有する専従の看護師が含まれる。
問13　A308回復期リハビリテーション病棟入院料の1及び2並びにA319特定機能病院リハビリテーション病棟入院料の施設基準において求められる「病棟に専従配置される社会福祉士」（以下「回復期リハビリテーションにおける専従の社会福祉士」という）又はA308-3地域包括ケア病棟入院料の施設基準において求める「医療機関に専任の在宅復帰支援担当者として配置される社会福祉士」（以下「地域包括ケア病棟入院料における専任の社会福祉士」という）は，入退院支援加算の施設基準において求める「入退院支援及び地域連携業務に専従するものとして病棟に専任配置される社会福祉士」（以下「入退院支援加算における専任の社会福祉士」という）と兼任できるか。また，A247認知症ケア加算1の施設基準における認知症ケアチームの専任の社会福祉士（以下「認知症ケアチームの専任の社会福祉士」という）と兼任できるか。
答　回復期リハビリテーションにおける専従の社会福祉士は，当該病棟において退院支援業務を行うために配置されることから，当該社会福祉士が他の病棟を兼任しない場合に限り，入退院支援加算における専任の社会福祉士と兼任できるが，認知症ケアチームの専任の社会福祉士とは兼任できない。
　　また，地域包括ケア病棟入院料における専任の社会福祉士は，入退院支援加算における専任の社会福祉士又は認知症ケアチームの専任の社会福祉士と兼任できる。
問14　A308回復期リハビリテーション病棟入院料1及び3並びにA319特定機能病院リハビリテーション病棟入院料の施設基準において，「当該保険医療機関のFIMの測定を行う医師，理学療法士，作業療法士及び言語聴覚士等に対してFIMの測定に関する研修」を実施することを求めているが，FIMの測定に関わる看護職員も同様に当該研修の対象に該当するか。
答　該当する。
問15　特掲診療料の施設基準等の別表第9の3において，「回復期リハビリテーション病棟入院料又は特定機能病院リハビリテーション病棟入院料を算定する患者（運動器リハビリテーション料を算定するものを除く）」とされているが，回復期リハビリテーション病棟入院料及び特定機能病院リハビリテーション病棟入院料に入院する患者であって，運動器リハビリテーション料を算定する患者は，1日9単位を算定することができないのか。
答　特掲診療料の施設基準等の別表第9の3の他の要件に該当する患者については1日9単位を算定できる。
問16　問15において，特掲診療料の施設基準等の別表第9の3に規定する「入院中の患者であって，その入院する病棟等において早期歩行，ADLの自立等を目的として心大血管疾患リハビリテーション料(Ⅰ)，脳血管疾患等リハビリテーション料(Ⅰ)，廃用症候群リハビリテーション料(Ⅰ)，運動器リハビリテーション料(Ⅰ)又は呼吸器リハビリテーション料(Ⅰ)を算定するもの」について，どのような患者が該当するか。
答　急性期一般病棟等において行われる発症後早期のリハビリテーションが提供された患者が該当する。
問17　回復期リハビリテーション病棟入院料及び特定機能病院リハビリテーション病棟入院料について，「リハビリテーションの効果に係る相当程度の実績が認められる」場合に限り，1日9単位を算定できることとされているが，当該実績が認められていれば，患者に対し運動器リハビリテーション料を1日9単位算定できるか。
答　算定不可。当該実績が認められることのみをもって，運動器リハビリテーション料を1日9単位算定できることにはならない。
問18　回復期リハビリテーション入院医療管理料の施設基準を満たすものとして届出を行った後，半径12km以内の保険医療機関が回復期リハビリテーション病棟入院料の届出を行った場合についてどのように考えればよいか。
答　届出を行った時点で要件を満たしていればよく，半径12km以内の保険医療機関が回復期リハビリテーション病棟入院料の届出を行ったことをもって，変更の届出を行う必要はない。
(令6.3.28)

㉕別添6－別紙21（回復期リハビリテーション病棟入院料に係るもの）

日常生活機能評価票

患者の状況	得点		
	0点	1点	2点
床上安静の指示	なし	あり	
どちらかの手を胸元まで持ち上げられる	できる	できない	
寝返り	できる	何かにつかまればできる	できない

起き上がり	できる	できない	
座位保持	できる	支えがあればできる	できない
移乗	介助なし	一部介助	全介助
移動方法	介助を要しない移動	介助を要する移動（搬送を含む）	
口腔清潔	介助なし	介助あり	
食事摂取	介助なし	一部介助	全介助
衣服の着脱	介助なし	一部介助	全介助

他者への意思の伝達	できる	できる時と できない時がある	できない
診療・療養上の指示が通じる	はい	いいえ	
危険行動	ない	ある	

※ 得点：0～19点
※ 得点が低いほど，生活自立度が高い。

合計得点　　　点

日常生活機能評価票　評価の手引き

1．評価の対象は，回復期リハビリテーション病棟入院料を届け出ている病棟に入院している患者とし，日常生活機能評価について，入院時と退院時又は転院時に評価を行うこと。ただし，産科患者，15歳未満の小児患者，短期滞在手術等基本料を算定する患者，基本診療料の施設基準等の別表第2の23に該当する患者（基本診療料の施設基準等第10の3に係る要件以外の短期滞在手術等基本料3に係る要件を満たす場合に限る）は評価の対象としない。
2．評価対象時間は，0時から24時の24時間であり，重複や空白時間を生じさせないこと。
3．評価は，院内研修を受けた者が行うこと。院内研修の指導者は，関係機関あるいは評価に習熟した者が行う指導者研修を概ね2年以内に受けていることが望ましい。
4．評価の判断は，項目ごとの選択肢の判断基準等に従って実施すること。独自に定めた判断基準により評価してはならない。
5．評価は，観察と記録に基づいて行い，推測は行わないこと。
6．義手・義足・コルセット等の装具を使用している場合には，装具を装着した後の状態に基づいて評価を行う。
7．評価時間帯のうちに状態が変わった場合には，自立度の低い状態をもとに評価を行うこと。
8．医師の指示によって，当該動作が制限されていることが明確である場合には，「できない」又は「全介助」とする。この場合，医師の指示に係る記録があること。
9．当該動作が制限されていない場合には，可能であれば動作を促し，観察した結果を評価すること。動作の確認をしなかった場合には，通常，介助が必要な状態であっても「できる」又は「介助なし」とする。
10．ただし，動作が禁止されているにもかかわらず，患者が無断で当該動作を行ってしまった場合には「できる」又は「介助なし」とする。
11．日常生活機能評価に係る患者の状態については，看護職員，理学療法士等によって記録されていること。

1　床上安静の指示

【項目の定義】

医師の指示書やクリニカルパス等に，床上安静の指示が記録されているかどうかを評価する項目である。『床上安静の指示』は，ベッドから離れることが許可されていないことである。

【選択肢の判断基準】

「なし」　床上安静の指示がない場合をいう。
「あり」　床上安静の指示がある場合をいう。

【判断に際しての留意点】

床上安静の指示は，記録上「床上安静」という語句が使用されていなくても，「ベッド上フリー」，「ベッド上ヘッドアップ30度まで可」等，ベッドから離れることが許可されていないことを意味する語句が指示内容として記録されていれば『床上安静の指示』とみなす。
一方，「ベッド上安静，ただしポータブルトイレのみ可」等，日常生活上，部分的にでもベッドから離れることが許可されている指示は「床上安静の指示」とみなさない。
「床上安静の指示」の患者でも，車椅子，ストレッチャー等で検査，治療，リハビリテーション等に出棟する場合があるが，日常生活上は「床上安静の指示」であるため「あり」とする。

2　どちらかの手を胸元まで持ち上げられる

【項目の定義】

『どちらかの手を胸元まで持ち上げられる』は，患者自身で自分の手を胸元まで持っていくことができるかどうかを評価する項目である。

ここでいう「胸元」とは，首の下くらいまでと定め，「手」とは手関節から先と定める。座位，臥位等の体位は問わない。

【選択肢の判断基準】

「できる」　いずれか一方の手を介助なしに胸元まで持ち上げられる場合をいう。座位ではできなくても，臥位ではできる場合は，「できる」とする。
「できない」　評価時間帯を通して，介助なしにはいずれか一方の手も胸元まで持ち上げられない場合，あるいは関節可動域が制限されているために介助しても持ち上げられない場合をいう。

【判断に際しての留意点】

関節拘縮により，もともと胸元に手がある場合や，不随意運動等により手が偶然胸元まで上がったことが観察された場合は，それらを自ら動かせないことから「できない」と判断する。上肢の安静・ギプス固定等の制限があり，自ら動かない，動かすことができない場合は「できない」とする。評価時間内にどちらかの手を胸元まで持ち上げる行為が観察できなかった場合は，この行為を促して観察する。

3　寝返り

【項目の定義】

寝返りが自分でできるかどうか，あるいはベッド柵，ひも，バー，サイドレール等の何かにつかまればできるかどうかを評価する項目である。
ここでいう『寝返り』とは，仰臥位から（左右どちらかの）側臥位になる動作である。

【選択肢の判断基準】

「できる」　何にもつかまらず，寝返り（片側だけでよい）が1人でできる場合をいう。
「何かにつかまればできる」　ベッド柵，ひも，バー，サイドレール等の何かにつかまれば1人で寝返りができる場合をいう。
「できない」　介助なしでは1人で寝返りができない等，寝返りに何らかの介助が必要な場合をいう。

【判断に際しての留意点】

「何かにつかまればできる」状態とは，看護職員等が事前に環境を整えておくことによって患者自身が1人で寝返りができる状態であり，寝返りの際に，ベッド柵に患者の手をつかまらせる等の介助を看護職員等が行っている場合は「できない」となる。

4　起き上がり

【項目の定義】

起き上がりが自分でできるかどうか，あるいはベッド柵，ひも，バー，サイドレール等，何かにつかまればできるかどうかを評価する項目である。
ここでいう『起き上がり』とは，寝た状態（仰臥位）から上半身を起こす動作である。

【選択肢の判断基準】

「できる」　1人で起き上がることができる場合をいう。ベッド柵，ひも，バー，サイドレール等につかまれば起き上がることが可能な場合も含まれる。また，電動ベッドを自分で操作して起き上がれる場合も「できる」となる。
「できない」　介助なしでは1人で起き上がることができない等，起き上がりに何らかの介助が必要な場合をいう。途中まで自分でできても最後の部分に介助が必要である場合も含まれる。

【判断に際しての留意点】

自力で起き上がるための補助具の準備，環境整備等は，介助に含まれない。起き上がる動作に時間がかかっても，補助具等を使って自力で起き上がることができれば「できる」となる。

5　座位保持

【項目の定義】

座位の状態を保持できるかどうかを評価する項目である。ここでいう『座位保持』とは，上半身を起こして座位の状態を保持することである。
「支え」とは，椅子・車椅子・ベッド等の背もたれ，患者自身の手による支持，あるいは他の座位保持装置等をいう。

【選択肢の判断基準】

「できる」 支えなしで座位が保持できる場合をいう。
「支えがあればできる」 支えがあれば座位が保持できる場合をいう。ベッド，車椅子等を背もたれとして座位を保持している場合「支えがあればできる」となる。
「できない」 支えがあったり，ベルト等で固定しても座位が保持できない場合をいう。

【判断に際しての留意点】

寝た状態（仰臥位）から座位に至るまでの介助の有無は関係ない。さらに，尖足・亀背等の身体の状況にかかわらず，「座位がとれるか」についてのみ判断する。
ベッド等の背もたれによる「支え」は，背あげ角度がおよそ60度以上を目安とする。

6 移乗

【項目の定義】

移乗時の介助の状況を評価する項目である。
ここでいう『移乗』とは，「ベッドから車椅子へ」，「ベッドからストレッチャーへ」，「車椅子からポータブルトイレへ」等，乗り移ることである。

【選択肢の判断基準】

「介助なし」 介助なしで移乗できる場合をいう。這って動いても，移乗が1人でできる場合も含む。
「一部介助」 患者の心身の状態等の理由から，事故等がないように見守る場合，あるいは1人では移乗ができないため他者が手を添える，体幹を支える等の一部介助が行われている場合をいう。
「全介助」 1人では移乗が全くできないために，他者が抱える，運ぶ等の全面的に介助が行われている場合をいう。

【判断に際しての留意点】

患者が1人では動けず，スライド式の移乗用補助具を使用する場合は「全介助」となる。
車椅子等への移乗の際に，立つ，向きを変える，数歩動く等に対して，患者自身も行い（力が出せており），看護職員等が介助を行っている場合は「一部介助」となる。
医師の指示により，自力での移乗を制限されていた場合は「全介助」とする。
移乗が制限されていないにもかかわらず，看護職員等が移乗を行わなかった場合は「介助なし」とする。

7 移動方法

【項目の定義】

『移動方法』は，ある場所から別の場所へ移る場合の方法を評価する項目である。

【選択肢の判断基準】

「介助を要しない移動」 杖や歩行器等を使用せずに自力で歩行する場合，あるいは，杖，手すり，歩行器等につかまって歩行する場合をいう。また，車椅子を自力で操作して，自力で移動する場合も含む。
「介助を要する移動（搬送を含む）」 搬送（車椅子，ストレッチャー等）を含み，介助によって移動する場合をいう。

【判断に際しての留意点】

この項目は，患者の能力を評価するのではなく，移動方法を選択するものであるため，本人が疲れているからと，自力走行を拒否し，車椅子介助で移動した場合は「介助を要する移動」とする。

8 口腔清潔

【項目の定義】

口腔内を清潔にするための一連の行為が1人でできるかどうか，あるいは看護職員等が見守りや介助を行っているかどうかを評価する項目である。
一連の行為とは，歯ブラシやうがい用の水等を用意する，歯磨き粉を歯ブラシにつける等の準備，歯磨き中の見守りや指示，磨き残しの確認等も含む。
口腔清潔に際して，車椅子に移乗する，洗面所まで移動する等の行為は，口腔清潔に関する一連の行為には含まれない。

【選択肢の判断基準】

「介助なし」 口腔清潔に関する一連の行為すべてが1人でできる場合をいう。
「介助あり」 口腔清潔に関する一連の行為のうち部分的，あるいはすべてに介助が行われている場合をいう。患者の心身の状態等の理由から見守りや指示が必要な場合も含まれる。

【判断に際しての留意点】

口腔内の清潔には，『歯磨き，うがい，口腔内清拭，舌のケア等の介助から義歯の手入れ，挿管中の吸引による口腔洗浄，ポピドンヨード剤等の薬剤による洗浄』も含まれる。舌や口腔内の硼砂グリセリンの塗布，口腔内吸引のみは口腔内清潔に含まない。
また，歯がない場合は，うがいや義歯の清潔等，口腔内の清潔に関する類似の行為が行われているかどうかに基づいて判断する。
ただし，口腔清潔が制限されていないにもかかわらず，看護職員等による口腔清潔がされなかった場合は，「介助なし」とする。

9 食事摂取

【項目の定義】

食事介助の状況を評価する項目である。
ここでいう食事摂取とは，経口栄養，経管栄養を含み，朝食，昼食，夕食，補食等，個々の食事単位で評価を行う。中心静脈栄養は含まれない。
食事摂取の介助は，患者が食事を摂るための介助，患者に応じた食事環境を整える食卓上の介助をいう。厨房での調理，配膳，後片付け，食べこぼしの掃除，車椅子への移乗の介助，エプロンをかける等は含まれない。

【選択肢の判断基準】

「介助なし」 介助・見守りなしに1人で食事が摂取できる場合をいう。また，箸やスプーンのほかに，自助具等を使用する場合も含まれる。食止めや絶食となっている場合は，食事の動作を制限しているとはいえず，介助は発生しないため「介助なし」とする。
「一部介助」 必要に応じて，食事摂取の行為の一部を介助する場合をいう。また，食卓で食べやすいように配慮する行為（小さく切る，ほぐす，皮をむく，魚の骨をとる，蓋をはずす等）が行われている場合をいう。患者の心身の状態等の理由から見守りや指示が必要な場合も含まれる。
「全介助」 1人では全く食べることができず全面的に介助されている場合をいい，食事開始から終了までにすべてに介助を要した場合は「全介助」とする。

【判断に際しての留意点】

食事の種類は問わず，一般（普通）食，プリン等の経口訓練食，水分補給食，経管栄養すべてをさし，摂取量は問わない。経管栄養の評価も，全面的に看護職員等が行っている場合は「全介助」となり，患者が自立して1人で行った場合は「介助なし」となる。ただし，経口栄養と経管栄養のいずれも行っている場合は，「自立度の低い方」で評価する。
家族が行った行為，食欲の観察は含めない。また，看護職員等が行う，パンの袋切り，食事の温め，果物の皮むき，卵の殻むき等は「一部介助」とする。
セッティングしても患者が食事摂取を拒否した場合は「介助なし」とする。

10 衣服の着脱

【項目の定義】

衣類の着脱を看護職員等が介助する状況を評価する項目である。衣服とは，患者が日常生活上必要とし着用しているものをいう。パジャマの上衣，ズボン，寝衣，パンツ，オムツ等を含む。

【選択肢の判断基準】

「介助なし」 介助なしに1人で衣服を着たり脱いだりしている場合をいう。また，当日，衣服の着脱の介助が発生しなかった場合をいう。自助具等を使って行っている場合も含む。
「一部介助」 衣服の着脱に一部介助が行われている場合をいう。例えば，途中までは自分で行っているが，最後に看護職員等がズボン・パンツ等を上げている場合等は，「一部介助」に含む。看護職員等が手を出して介助はしていないが，患者の心身の状態等の理由から，転倒の防止等のために，見守りや指示が行われている場合等も「一部介助」とする。
「全介助」 衣服の着脱の行為すべてに介助が行われている場

合をいう。患者自身が，介助を容易にするために腕を上げる，足を上げる，腰を上げる等の行為を行っても，着脱行為そのものを患者が行わず，看護職員等がすべて介助した場合も「全介助」とする。

【判断に際しての留意点】
衣服の着脱に要する時間の長さは判断には関係しない。
通常は自分で衣服の着脱をしているが，点滴が入っているために介助を要している場合は，その介助の状況で評価する。
靴や帽子は，衣服の着脱の評価に含めない。

11 他者への意思の伝達

【項目の定義】
患者が他者に何らかの意思伝達ができるかどうかを評価する項目である。
背景疾患や伝達できる内容は問わない。

【選択肢の判断基準】
「できる」　常時，誰にでも確実に意思の伝達をしている状況をいう。筆談，ジェスチャー等で意思伝達が図れる時は「できる」と判断する。
「できる時とできない時がある」　患者が家族等の他者に対して意思の伝達ができるが，その内容や状況等によって，できる時とできない時がある場合をいう。例えば，家族には通じるが，看護職員等に通じない場合は，「できる時とできない時がある」とする。
「できない」　どのような手段を用いても，意思の伝達ができない場合をいう。また，重度の認知症や意識障害によって，自発的な意思の伝達ができない，あるいは，意思の伝達ができるか否かを判断できない場合等も含む。

【判断に際しての留意点】
背景疾患や伝達できる内容は問わない。

12 診療・療養上の指示が通じる

【項目の定義】
指示内容や背景疾患は問わず，診療・療養上の指示に対して，指示通りに実行できるかどうかを評価する項目である。

【選択肢の判断基準】
「はい」　診療・療養上の指示に対して，指示通りの行動が常に行われている場合をいう。
「いいえ」　診療・療養上の指示に対して，指示通りでない行動が1回でもみられた場合をいう。

【判断に際しての留意点】
精神科領域，意識障害等の有無等，背景疾患は問わない。指示の内容は問わないが，あくまでも診療・療養上で必要な指示であり，評価日当日の指示であること，及びその指示が適切に行われた状態で評価することを前提とする。
医師や看護職員等の話を理解したように見えても，意識障害等により指示を理解できない場合や自分なりの解釈を行い結果的に，診察・療養上の指示から外れた行動をした場合は「いいえ」とする。

13 危険行動

【項目の定義】
患者の危険行動の有無を評価する項目である。
ここでいう「危険行動」は，「治療・検査中のチューブ類・点滴ルート等の自己抜去，転倒・転落，自傷行為」の発生又は「そのまま放置すれば危険行動に至ると判断する行動」を過去1週間以内の評価対象期間に看護職員等が確認した場合をいう。

【選択肢の判断基準】
「ない」　過去1週間以内に危険行動がなかった場合をいう。
「ある」　過去1週間以内に危険行動があった場合をいう。

【判断に際しての留意点】
危険行動の評価にあたっては，適時のアセスメントと適切な対応，並びに日々の危険行動への対策を前提としている。この項目は，その上で，なお発生が予測できなかった危険行動の事実とその対応の手間を評価する項目であり，対策をもたない状況下で発生している危険行動を評価するものではない。対策がもたれている状況下で発生した危険行動が確認でき，評価当日にも当該対策がもたれている場合に評価の対象に含める。
認知症等の有無や，日常生活作動能力の低下等の危険行動を起こす疾患・原因等の背景や，行動の持続時間等の程度を判断の基準としない。なお，病室での喫煙や大声を出す・暴力を振るう等の，いわゆる迷惑行為は，この項目での定義における「危険行動」には含めない。
他施設からの転院，他病棟からの転棟の際は，看護職員等が記載した記録物により評価対象期間内の「危険行動」が確認できる場合は，評価の対象に含める。

11　削除

11の2　地域包括ケア病棟入院料の施設基準等

(1) 通則
イ　当該病棟又は病室を有する病棟において，1日に看護を行う看護職員の数は，常時，当該病棟又は病室を有する病棟の入院患者の数が13又はその端数を増すごとに1以上であること。ただし，当該病棟又は病室を有する病棟において，1日に看護を行う看護職員が本文に規定する数に相当する数以上である場合には，当該病棟又は病室を有する病棟における夜勤を行う看護職員の数は，本文の規定にかかわらず，2以上であること（地域包括ケア病棟入院料の注9の場合を除く）とする。
ロ　当該病棟又は病室を有する病棟において，看護職員の最小必要数の7割以上が看護師であること。
ハ　次のいずれかに該当すること。
① 一般病棟用の重症度，医療・看護必要度Ⅰの基準を満たす患者を<u>1割以上</u>入院させる病棟又は病室であること。
② 診療内容に関するデータを適切に提出できる体制が整備された保険医療機関であって，一般病棟用の重症度，医療・看護必要度Ⅱの基準を満たす患者を8分以上入院させる病棟又は病室であること。
ニ　当該保険医療機関内に入退院支援及び地域連携業務を担う部門が設置されていること。当該部門に入退院支援及び地域連携に係る業務に関する十分な経験を有する専従の看護師又は専従の社会福祉士が配置されていること。当該部門に専従の看護師が配置されている場合にあっては専任の社会福祉士が，専従の社会福祉士が配置されている場合にあっては専任の看護師が配置されていること。
ホ　当該病棟又は病室を有する病棟に常勤の理学療法士，作業療法士又は言語聴覚士が1名以上配置されていること。
ヘ　データ提出加算に係る届出を行っている保険医療機関であること。
ト　特定機能病院以外の病院であること。
チ　心大血管疾患リハビリテーション料，脳血管疾患等リハビリテーション料，廃用症候群リハビリテーション料，運動器リハビリテーション料，呼吸器リハビリテーション料又はがん患者リハビリテーション料に係る届出を行っている保険医療機関であること。
リ　救急医療又は在宅医療を提供する体制等の地域包括ケア入院医療を行うにつき必要な体制を有し

ていること。
ヌ 介護老人保健施設，介護医療院及び特別養護老人ホームとの協力が可能な体制をとっていること。

(2) 地域包括ケア病棟入院料1の施設基準
イ 地域包括ケア入院医療を行うにつき必要な構造設備を有していること。
ロ 当該病棟において，退院患者に占める，在宅等に退院するものの割合が7割2分5厘以上であること。
ハ 当該病棟において，入院患者に占める，自宅等から入院したものの割合が2割以上であること。
ニ 当該病棟における自宅等からの緊急の入院患者の受入れ人数が，前3月間において9人以上であること。
ホ 次のいずれか2つ以上を満たしていること。
 ① 在宅患者訪問診療料（Ⅰ）及び在宅患者訪問診療料（Ⅱ）を前3月間において30回以上算定している保険医療機関であること。
 ② 退院後訪問指導料，在宅患者訪問看護・指導料，同一建物居住者訪問看護・指導料，精神科訪問看護・指導料（Ⅰ），精神科訪問看護・指導料（Ⅲ），指定居宅サービスに要する費用の額の算定に関する基準（平成12年厚生省告示第19号）の指定居宅サービス介護給付費単位数表（以下「指定居宅サービス介護給付費単位数表」という）の訪問看護費のロ及び指定介護予防サービスに要する費用の額の算定に関する基準（平成18年厚生省告示第127号）の指定介護予防サービス介護給付費単位数表（以下「指定介護予防サービス介護給付費単位数表」という）の介護予防訪問看護費のロを前3月間において150回以上算定している保険医療機関であること。
 ③ 訪問看護療養費に係る指定訪問看護の費用の額の算定方法（平成20年厚生労働省告示第67号）に規定する訪問看護基本療養費，精神科訪問看護基本療養費，指定居宅サービス介護給付費単位数表の訪問看護費のイ及び指定介護予防サービス介護給付費単位数表の介護予防訪問看護費のイを前3月間において800回以上算定している訪問看護ステーションが当該保険医療機関に併設されていること。
 ④ 在宅患者訪問リハビリテーション指導管理料を前3月間において30回以上算定している保険医療機関であること。
 ⑤ 介護保険法第8条第2項に規定する訪問介護，同条第5項に規定する訪問リハビリテーション又は同条第4項に規定する介護予防訪問リハビリテーションの提供実績を有している施設が当該保険医療機関に併設されていること。
 ⑥ 退院時共同指導料2及び外来在宅共同指導料1を前3月間において6回以上算定している保険医療機関であること。
ヘ 許可病床数が200床（別表第6の2に掲げる地域に所在する保険医療機関にあっては280床）未満の保険医療機関であること。
ト 病院の一般病棟又は療養病棟の病棟を単位として行うものであること。

(3) 地域包括ケア入院医療管理料1の施設基準
イ 当該病室において，退院患者に占める，在宅等に退院するものの割合が7割2分5厘以上であること。
ロ 当該病室において，入院患者に占める，自宅等から入院したものの割合が2割以上であること。ただし，当該病室における病床数が10未満のものにあっては，前3月間において，自宅等から入院した患者が8人以上であること。
ハ 当該病室における自宅等からの緊急の入院患者の受入れ人数が，前3月間において9人以上であること。
ニ (2)のイ，ホ及びヘを満たすものであること。
ホ 病院の一般病棟又は療養病棟の病室を単位として行うものであること。

(4) 地域包括ケア病棟入院料2の施設基準
イ 許可病床数が400床未満の保険医療機関であること。
ロ (2)のイ，ロ及びトを満たすものであること。
ハ 次のいずれか1つ以上を満たしていること。
 ① 当該病棟において，入院患者に占める，自宅等から入院したものの割合が2割以上であること。
 ② 当該病棟における自宅等からの緊急の入院患者の受入れ人数が，前3月間において9人以上であること。
 ③ 在宅患者訪問診療料（Ⅰ）及び在宅患者訪問診療料（Ⅱ）を前3月間において30回以上算定している保険医療機関であること。
 ④ 退院後訪問指導料，在宅患者訪問看護・指導料，同一建物居住者訪問看護・指導料，精神科訪問看護・指導料（Ⅰ），精神科訪問看護・指導料（Ⅲ），指定居宅サービス介護給付費単位数表の訪問看護費のロ及び指定介護予防サービス介護給付費単位数表の介護予防訪問看護費のロを前3月間において150回以上算定している保険医療機関であること。
 ⑤ 訪問看護療養費に係る指定訪問看護の費用の額の算定方法に規定する訪問看護基本療養費，精神科訪問看護基本療養費，指定居宅サービス介護給付費単位数表の訪問看護費のイ及び指定介護予防サービス介護給付費単位数表の介護予防訪問看護費のイを前3月間において800回以上算定している訪問看護ステーションが当該保険医療機関に併設されていること。
 ⑥ 在宅患者訪問リハビリテーション指導管理料を前3月間において30回以上算定している保険医療機関であること。
 ⑦ 介護保険法第8条第2項に規定する訪問介護，同条第5項に規定する訪問リハビリテーション又は同条第4項に規定する介護予防訪問リハビリテーションの提供実績を有している施設が当該保険医療機関に併設されていること。
 ⑧ 退院時共同指導料2及び外来在宅共同指導料1を前3月間において6回以上算定している保険医療機関であること。
ニ 当該病棟（許可病床数が200床以上の保険医療機関に限り，別表第6の2に掲げる地域に所在する保険医療機関を除く）において，入院患者に占める，当該保険医療機関の一般病棟から転棟したものの割合が6割5分未満であること。

(5) 地域包括ケア入院医療管理料2の施設基準
イ (2)のイ及びヘ並びに(3)のイ及びホを満たすものであること。
ロ 次のいずれか1つ以上を満たしていること。
 ① 当該病室において，入院患者に占める，自宅等から入院したものの割合が2割以上であるこ

と。ただし，当該病室における病床数が10未満のものにあっては，前3月間において，自宅等から入院した患者が8以上であること。
② 当該病室における自宅等からの緊急の入院患者の受入れ人数が，前3月間において9人以上であること。
③ 在宅患者訪問診療料（Ⅰ）及び在宅患者訪問診療料（Ⅱ）を前3月間において30回以上算定している保険医療機関であること。
④ 退院後訪問指導料，在宅患者訪問看護・指導料，同一建物居住者訪問看護・指導料，精神科訪問看護・指導料（Ⅰ），精神科訪問看護・指導料（Ⅲ），指定居宅サービス介護給付費単位数表の訪問看護費のロ及び指定介護予防サービス介護給付費単位数表の介護予防訪問看護費のロを前3月間において150回以上算定している保険医療機関であること。
⑤ 訪問看護療養費に係る指定訪問看護の費用の額の算定方法（平成20年厚生労働省告示第67号）に規定する訪問看護基本療養費，精神科訪問看護基本療養費，指定居宅サービス介護給付費単位数表の訪問看護費のイ及び指定介護予防サービス介護給付費単位数表の介護予防訪問看護費のイを前3月間において800回以上算定している訪問看護ステーションが当該保険医療機関に併設されていること。
⑥ 在宅患者訪問リハビリテーション指導管理料を前3月間において30回以上算定している保険医療機関であること。
⑦ 介護保険法第8条第2項に規定する訪問介護，同条第5項に規定する訪問リハビリテーション又は同条第4項に規定する介護予防訪問リハビリテーションの提供実績を有している施設が当該保険医療機関に併設されていること。
⑧ 退院時共同指導料2及び外来在宅共同指導料1を前3月間において6回以上算定している保険医療機関であること。

(6) **地域包括ケア病棟入院料3の施設基準**
　イ (2)のハからトまでを満たすものであること。
　ロ 当該病棟において，退院患者に占める，在宅等に退院するものの割合が7割以上であること。

(7) **地域包括ケア入院医療管理料3の施設基準**
　イ (2)のホ及びへを満たすものであること。
　ロ (3)のロ，ハ及びホを満たすものであること。
　ハ 当該病室において，退院患者に占める，在宅等に退院するものの割合が7割以上であること。

(8) **地域包括ケア病棟入院料4の施設基準**
　イ 許可病床数が400床未満の保険医療機関であること。
　ロ (2)のトを満たすものであること。
　ハ (4)のハを満たすものであること。
　ニ (4)のニを満たすものであること。
　ホ (6)のロを満たすものであること。

(9) **地域包括ケア入院医療管理料4の施設基準**
　イ (2)のへ及び(3)のホを満たすものであること。
　ロ (5)のロを満たすものであること。
　ハ (7)のハを満たすものであること。

(10) **地域包括ケア病棟入院料の注1に規定する別に厚生労働大臣が定める場合**
　次のいずれかに該当する場合であること。
　イ 当該病棟又は病室において，入院患者に占める，自宅等から入院したものの割合が6割以上であること。
　ロ 当該病棟又は病室における自宅等からの緊急の入院患者の受入れ人数が，前3月間において30人以上であること。
　ハ 救急医療を行うにつき必要な体制が整備されていること。

(11) **地域包括ケア病棟入院料の注2に規定する別に厚生労働大臣が定める地域**
　別表第6の2 (p.1309) に掲げる地域

(12) **地域包括ケア病棟入院料の注2に規定する施設基準**
　イ 病院の一般病棟又は療養病棟の病棟又は病室単位で行うものであること。
　ロ 当該病棟又は病室を有する病棟において，1日に看護を行う看護職員の数は，常時，当該病棟の入院患者の数が15又はその端数を増すごとに1以上であること。ただし，当該病棟又は病室を有する病棟において，1日に看護を行う看護職員が本文に規定する数に相当する数以上である場合には，当該病棟又は病室を有する病棟における夜勤を行う看護職員の数は，本文の規定にかかわらず，2以上であることとする。
　ハ 当該病棟又は病室を有する病棟において，看護職員の最小必要数の4割以上が看護師であること。
　ニ 地域包括ケア病棟入院料1若しくは2又は地域包括ケア入院医療管理料1若しくは2については，当該病棟又は病室において，退院患者に占める，在宅等に退院するものの割合が7割2分5厘以上であること。
　ホ 地域包括ケア病棟入院料1若しくは2又は地域包括ケア入院医療管理料1若しくは2については，地域包括ケア入院医療を行うにつき必要な構造設備を有していること。
　ヘ 地域包括ケア病棟入院料1又は3については，(2)のハからへまでを満たすものであること。
　ト 地域包括ケア入院医療管理料1又は3については，(2)のホ及びへ並びに(3)のロ及びハを満たすものであること。

(13) **看護職員配置加算の施設基準**
　イ 1日に看護を行う看護職員の数は，常時，当該病棟又は病室を含む病棟の入院患者の数が50又はその端数を増すごとに1以上であること。
　ロ 看護職員の負担の軽減及び処遇改善に資する体制が整備されていること。

(14) **看護補助者配置加算の施設基準**
　イ 1日に看護補助を行う看護補助者の数は，常時，当該病棟又は病室を含む病棟の入院患者の数が25又はその端数を増すごとに1以上であること。なお，主として事務的業務を行う看護補助者を含む場合は，1日に事務的業務を行う看護補助者の数は，常時，当該病棟の入院患者の数が200又はその端数を増すごとに1に相当する数以下であること。
　ロ 看護職員の負担の軽減及び処遇改善に資する体制が整備されていること。

(15) **看護補助体制充実加算の施設基準**
　イ 看護補助体制充実加算1の施設基準
　　① (14)のイを満たすものであること。
　　② 看護職員及び看護補助者の業務分担及び協働に資する十分な体制が整備されていること。
　ロ 看護補助体制充実加算2の施設基準
　　① (14)のイを満たすものであること。

② 看護職員及び看護補助者の業務分担及び協働に資する必要な体制が整備されていること。
ハ 看護補助体制充実加算3の施設基準
① ⑭のイを満たすものであること。
② 看護職員及び看護補助者の業務分担及び協働に資する体制が整備されていること。

⑯ **地域包括ケア病棟入院料の注7の除外薬剤・注射薬**
自己連続携行式腹膜灌流用灌流液及び別表第5の1の3 (p.1308) に掲げる薬剤及び注射薬

⑰ **地域包括ケア病棟入院料の注8に規定する施設基準**
イ 当該病棟又は病室を含む病棟において、夜勤を行う看護職員の数は、常時、当該病棟の入院患者の数が16又はその端数を増すごとに1以上であること。
ロ 当該病棟の入院患者のうち3割以上が認知症等の患者であること。
ハ 看護職員の負担の軽減及び処遇改善に資する体制が整備されていること。

⑱ **地域包括ケア病棟入院料の注8に規定する厚生労働大臣が定める日**
当該病棟又は病室を含む病棟における夜勤を行う看護職員の数が3未満である日

⑲ **地域包括ケア病棟入院料の注9に規定する厚生労働大臣が定める保険医療機関**
許可病床数が100床未満のものであること。

⑳ **地域包括ケア病棟入院料の注9に規定する厚生労働大臣が定める日**
次のいずれにも該当する各病棟又は病室を有する各病棟において、夜間の救急外来を受診した患者に対応するため、当該各病棟のいずれか1病棟において夜勤を行う看護職員の数が、一時的に2未満となった日
イ 看護職員の数が一時的に2未満となった時間帯において、患者の看護に支障がないと認められること。
ロ 看護職員の数が一時的に2未満となった時間帯において、看護職員及び看護補助者の数が、看護職員1を含む2以上であること。ただし、入院患者数が30人以下の場合にあっては、看護職員の数が1以上であること。

㉑ **地域包括ケア病棟入院料の注10に規定する別に厚生労働大臣が定めるもの**
(4)のニ又は(8)のニの基準

㉒ **地域包括ケア病棟入院料の注11に規定する別に厚生労働大臣が定めるもの**
(6)のロ若しくは(8)のホ又は(7)のハ若しくは(9)のハの基準

㉓ **地域包括ケア病棟入院料の注12に規定する別に厚生労働大臣が定めるもの**
(4)のハ若しくは(8)のハ又は(5)のロ若しくは(9)のロの基準

㉔ **地域包括ケア病棟入院料の注13に規定する別に厚生労働大臣が定める保険医療機関**
入退院支援加算1に係る届出を行っていない保険医療機関 (許可病床数が100床以上のものに限る)

→ **1 地域包括ケア病棟入院料の施設基準**
(1) 当該病棟又は病室を含む病棟において、1日に看護を行う看護職員の数は、常時、当該病棟の入院患者の数が13又はその端数を増すごとに1以上である。ただし、当該病棟又は病室を含む病棟において、1日に看護を行う看護職員が本文に規定する数に相当する数以上である場合には、当該病棟における夜勤を行う看護職員の数は、本文の規定にかかわらず、2以上である。また、看護職員の最小必要数の7割以上が看護師である。なお、「注2」の届出を行う場合にあっては、当該病棟又は病室を含む病棟において、1日に看護を行う看護職員の数は、常時、当該病棟の入院患者の数が15又はその端数を増すごとに1以上である。ただし、当該病棟又は病室を含む病棟において、1日に看護を行う看護職員が本文に規定する数に相当する数以上である場合には、当該病棟における夜勤を行う看護職員の数は、本文の規定にかかわらず、2以上である。また、看護職員の最小必要数の4割以上が看護師である。

(2) 当該入院料を算定するものとして届け出ている病床又は病室に、直近3月において入院している全ての患者の状態について、⑩別添6の別紙7の一般病棟用の重症度、医療・看護必要度Ⅰ又はⅡに係る評価票におけるモニタリング及び処置等の項目（A項目）及び手術等の医学的状況の項目（C項目）を用いて測定し、その結果、当該病床又は当該病室へ入院する患者全体に占める基準を満たす患者（⑩別添6の別紙7による評価の結果、看護必要度評価票A項目の得点が1点以上の患者又はC項目の得点が1点以上の患者をいう）の割合が、一般病棟用の重症度、医療・看護必要度Ⅰで1割以上、一般病棟用の重症度、医療・看護必要度Ⅱで0.8割以上である。ただし、産科患者及び15歳未満の小児患者は対象から除外する。また、重症度、医療・看護必要度Ⅱの評価に当たっては、歯科の入院患者（同一入院中に医科の診療も行う期間については除く）は、対象から除外する。一般病棟用の重症度、医療・看護必要度Ⅰ又はⅡに係る評価票の記入（別添6の別紙7の別表1に掲げる「一般病棟用の重症度、医療・看護必要度A・C項目に係るレセプト電算処理システム用コード一覧」を用いて評価を行う項目は除く）は、院内研修を受けたものが行う。また、一般病棟用の重症度、医療・看護必要度Ⅰ又はⅡのいずれを用いて評価を行うかは、入院料等の届出時に併せて届け出る。なお、評価方法のみの変更を行う場合については、別添7（→Web版）の様式10を用いて届け出る。ただし、評価方法のみの変更による新たな評価方法への切り替えは切替月のみとし、切替月の10日までに届け出る。

(3) 当該保険医療機関内に入退院支援及び地域連携業務を担う部門が設置されている。当該部門に入退院支援及び地域連携に係る業務に関する十分な経験を有する専従の看護師又は専従の社会福祉士が配置されている。当該部門に専従の看護師が配置されている場合にあっては専任の社会福祉士が、専従の社会福祉士が配置されている場合にあっては専任の看護師が配置されている。なお、当該専従の看護師又は社会福祉士については、週3日以上常態として勤務しており、かつ、所定労働時間が週22時間以上の勤務を行っている専従の非常勤の看護師又は社会福祉士（入退院支援及び地域連携業務に関する十分な経験を有する看護師又は社会福祉士に限る）を2名以上組み合わせることにより、常勤看護師等と同じ時間帯にこれらの非常勤看護師等が配置されている場合には、当該基準を満たしているとみなすことができる。

また、当該病棟又は病室を含む病棟に、専従の常勤理学療法士、専従の常勤作業療法士又は専従の常勤言語聴覚士（以下「理学療法士等」という）が1名以上配置されている。なお、当該理学療法士等は、疾患別リハビリテーション等を担当する専従者との兼務はできないものであり、当該理学療法士等が提供した疾患別リハビリテーション等については疾患別リハビリテーション料等を算定することはできない。ただし、地域包括ケア入院医療管理料を算定する場合に限り、当該理学療法士等は、当該病室を有する病棟におけるリハビリテーション・栄養・口腔連携体制加算に係る専従者と兼務することはできる。なお、「注2」の届出を行う場合にあっては、専任の常勤理学療法士、専任の常勤作業療法士又は専任の常勤言語聴覚士が1名以上配置されている。なお、週3日以上常態として勤務しており、かつ、

所定労働時間が週22時間以上の勤務を行っている専従の非常勤理学療法士，専従の非常勤作業療法士又は専従の非常勤言語聴覚士をそれぞれ2名以上組み合わせることにより，当該保険医療機関における常勤理学療法士，常勤作業療法士又は常勤言語聴覚士の勤務時間帯と同じ時間帯にこれらの非常勤理学療法士，非常勤作業療法士又は非常勤言語聴覚士がそれぞれ配置されている場合には，それぞれの基準を満たすこととみなすことができる。

(4) データ提出加算に係る届出を行っている。また，当該基準については別添7（→Web版）の様式40の7を用いて届出を行った時点で，当該入院料の届出を行うことができる。

(5) 特定機能病院以外の保険医療機関である。

(6) 心大血管疾患リハビリテーション料（Ⅰ），脳血管疾患等リハビリテーション料（Ⅰ），（Ⅱ）若しくは（Ⅲ），運動器リハビリテーション料（Ⅰ）若しくは（Ⅱ），呼吸器リハビリテーション料（Ⅰ）又はがん患者リハビリテーション料の届出を行っている。

(7) (6)のリハビリテーションを提供する患者については，1日平均2単位以上提供している。ただし，1患者が1日に算入できる単位数は9単位までとする。なお，当該リハビリテーションは地域包括ケア病棟入院料に包括されており，費用を別に算定することはできないため，当該病棟又は病室を含む病棟に専従の理学療法士等が提供しても差し支えない。また，当該入院料を算定する患者に提供したリハビリテーションは，疾患別リハビリテーションに規定する従事者1人あたりの実施単位数に含む。リハビリテーションの提供に当たっては，当該患者の入棟又は入室時に測定したADL等を参考にリハビリテーションの必要性を判断し，その結果について診療録に記載するとともに，患者又はその家族等に説明する。

(8) 病室に隣接する廊下の幅は内法による測定で，1.8m以上であることが望ましい。ただし，両側に居室がある廊下の幅は，2.7m以上であることが望ましい。なお，廊下の幅が1.8m（両側居室の場合は2.7m）に満たない医療機関については，全面的な改築等を行うまでの間は1.8m（両側居室の場合は2.7m）未満であっても差し支えないが，全面的な改築等の予定について年1回報告を行う。

(9) 当該病棟若しくは病室を含む病棟に，又は当該医療機関内における当該病棟若しくは病室を含む病棟の近傍に患者の利用に適した浴室及び便所が設けられている。

(10) 次のいずれかの基準を満たしている。なお，一般病床において，地域包括ケア病棟入院料又は地域包括ケア入院医療管理料を算定する場合にあっては，ア，イ又はオのいずれか及びウ又はエの基準を満たしている。ただし，許可病床数が200床未満の保険医療機関の一般病床において，地域包括ケア病棟入院料又は地域包括ケア入院医療管理料を算定する場合にあっては，ウ又はエについては，当該保険医療機関内に救急外来を有していること又は24時間の救急患者を受け入れていることにより当該基準を満たすものとみなす。

ア 特掲診療料の施設基準通知の別添1の第14の2〔「在宅療養支援病院の施設基準」，p.1361〕に規定する在宅療養支援病院の届出を行っている。

イ 特掲診療料の施設基準通知の別添1の第16の3〔「在宅療養後方支援病院の施設基準」，p.1376〕に規定する在宅療養後方支援病院の届出を行っており，直近1年間の在宅患者の受入実績が3件以上（A206在宅患者緊急入院診療加算の1を算定したものに限る）である。

ウ 医療法第30条の4の規定に基づき都道府県が作成する医療計画に記載されている第二次救急医療機関である。

エ 救急病院等を定める省令に基づき認定された救急病院である。

オ 訪問看護ステーションが当該保険医療機関と同一の敷地内に設置されている。

(11) 同一の保険医療機関の一般病棟から転棟した患者の占める割合は，直近3か月間に一般病棟から転棟した患者を直近3か月に当該病棟に入棟した患者の数で除して算出する。

(12) 地域において，介護老人保健施設，介護医療院及び特別養護老人ホーム（以下この項において，「介護保険施設等」という）から協力医療機関となることを求められた場合，その求めに応じて当該介護保険施設等の協力医療機関として定められることが望ましい。

(13) 令和6年3月31日時点で現に地域包括ケア病棟入院料に係る届け出を行っている保険医療機関については，令和6年9月30日までの間，(2)の規定に限り，なお従前の例による。

2 地域包括ケア病棟入院料1の施設基準

(1) 当該病棟において，退院患者に占める，在宅等に退院するものの割合が7割2分5厘以上である。

(2) 当該病棟から退院した患者数に占める在宅等に退院するものの割合は，次のアに掲げる数をイに掲げる数で除して算出する。ただし，短期滞在手術等基本料を算定する患者，基本診療料の施設基準等の別表第2（p.1306）の23に該当する患者（基本診療料の施設基準等第10の3に係る要件以外の短期滞在手術等基本料3に係る要件を満たす場合に限る。以下この項において同じ）及び基本診療料の施設基準等の別表第2の24に該当する患者は対象から除外する。

ア 直近6か月間において，当該病棟から退院又は転棟した患者数（第2部「通則5」に規定する入院期間が通算される再入院患者及び死亡退院した患者を除く）のうち，在宅等に退院するものの数

この場合において，在宅等に退院するものの数は，退院患者の数から，次に掲げる数を合計した数を控除した数をいう。

① 他の保険医療機関〔有床診療所入院基本料〔別添2の第3の5の(1)のイの（イ）に該当するものに限る〕を算定する病床を除く〕に転院した患者の数

② 介護老人保健施設〔介護保健施設サービス費（Ⅰ）の介護保健施設サービス費(ⅱ)若しくは介護保健施設サービス費(ⅳ)又はユニット型介護保健施設サービス費（Ⅰ）のユニット型介護保健施設サービス費(ⅱ)若しくは経過的ユニット型介護保健施設サービス費(ⅱ)の届出を行っているものに限る〕に入所した患者の数の5割の数

③ 介護老人保健施設〔介護保健施設サービス費（Ⅰ）の介護保健施設サービス費(ⅱ)若しくは介護保健施設サービス費(ⅳ)又はユニット型介護保健施設サービス費（Ⅰ）のユニット型介護保健施設サービス費(ⅱ)若しくは経過的ユニット型介護保健施設サービス費(ⅱ)の届出を行っていないものに限る〕に入所した患者の数

④ 同一の保険医療機関の当該入院料にかかる病棟以外の病棟への転棟患者の数

イ 直近6か月間に退院又は転棟した患者数（第2部「通則5」に規定する入院期間が通算される再入院患者及び死亡退院した患者を除く）

(3) 当該病室の床面積は，内法による測定で，患者1人につき，6.4㎡以上である。なお，平成27年3月31日までの間に，床面積について，壁芯による測定で届出が行われたものについては，平成27年4月1日以降も有効なものとして取扱う。

(4) 許可病床200床未満（「基本診療料の施設基準等」別表第6の2に掲げる地域に所在する保険医療機関にあっては280床）の保険医療機関である。

(5) 当該病棟に入棟した患者のうち，自宅等から入棟した患者の占める割合が2割以上である。なお，自宅等から入棟した患者とは，自宅又は介護医療院，特別養護老人ホーム，軽費老人ホーム，認知症対応型グループホーム若しくは有料老人ホーム等（以下「有料老人ホーム等」という）から入棟した患者のことをいう。ただし，当該入院料を算定する病棟を有する病院に有料老人ホーム等が併設されている場合は当該有料老人ホーム等から入棟した患者は含まれない。

(6) 自宅等から入棟した患者の占める割合は，直近3か月間に自宅等から入棟した患者を直近3か月に当該病棟に入棟した患者の数で除して算出する。ただし，短期滞在手術等基本料を算定する患者，基本診療料の施設基準等の別表第

2の23に該当する患者及び基本診療料の施設基準等の別表第2の24に該当する患者は対象から除外する。
(7) 当該病棟において自宅等からの緊急入院患者の受入れが直近3か月間で9人以上である。自宅等からの緊急入院患者とは、自宅又は有料老人ホーム等から入棟した患者で、かつ、予定された入院以外の患者のことをいう。
(8) 次に掲げる項目のうち少なくとも2つを満たしている。
　ア　当該保険医療機関において在宅患者訪問診療料（Ⅰ）及び（Ⅱ）の算定回数が直近3か月間で30回以上である。
　イ　当該保険医療機関において退院後訪問指導料、在宅患者訪問看護・指導料、同一建物居住者訪問看護・指導料、精神科訪問看護・指導料（Ⅰ）、指定居宅サービスに要する費用の額の算定に関する基準（平成12年厚生省告示第19号）の指定居宅サービス介護給付費単位数表（以下「指定居宅サービス介護給付費単位数表」という）の訪問看護費のロ及び指定介護予防サービスに要する費用の額の算定に関する基準（平成18年厚生労働省告示第127号）の指定介護予防サービス介護給付費単位数表（以下「指定介護予防サービス介護給付費単位数表」という）の介護予防訪問看護費のロの算定回数が直近3か月間で150回以上である。
　ウ　当該保険医療機関と同一敷地内又は隣接する敷地内に位置する訪問看護ステーションにおいて訪問看護基本療養費、精神科訪問看護基本療養費、指定居宅サービス介護給付費単位数表の訪問看護費のイ及び指定介護予防サービス介護給付費単位数表の介護予防訪問看護費のイの算定回数が直近3か月間で800回以上である。
　エ　当該保険医療機関において在宅患者訪問リハビリテーション指導管理料の算定回数が直近3か月間で30回以上である。
　オ　当該保険医療機関と同一敷地内又は隣接する敷地内に位置する事業所が、介護保険法第8条第2項に規定する訪問介護、同条第5項に規定する訪問リハビリテーション、又は同条第4項に規定する介護予防訪問リハビリテーションの提供実績を有している。
　カ　当該保険医療機関において退院時共同指導料2及び外来在宅共同指導料1の算定回数が直近3か月間で6回以上である。
(9) 病院の一般病棟又は療養病棟の病棟単位で行うものである。
⑩ 令和6年3月31日時点で現に地域包括ケア病棟入院料1に係る届け出を行っている保険医療機関については、令和7年5月31日までの間、(1)、(2)、(6)並びに(8)のイ、ウ及びオの規定に限り、なお従前の例による。

事務連絡　問　地域包括ケア病棟入院料・入院医療管理料の1及び3の施設基準において、介護保険法第8条第2項に規定する訪問介護等を提供している施設が「当該保険医療機関と同一の敷地内にあること」とされているが、当該保険医療機関が介護保険法における保険医療機関のみなし指定を受けて、施設基準で求められている訪問看護等を提供している場合も、要件を満たすと考えてよいか。
答　保険医療機関がみなし指定を受けて、訪問看護等を提供している場合も、施設基準をみたす。
（平30.4.25）

3　地域包括ケア入院医療管理料1の施設基準
(1) 当該病室において、退院患者に占める、在宅等に退院するものの割合が7割2分5厘以上である。なお、割合の算出方法は2の(2)の例による。
(2) 当該病室に入室した患者のうち、自宅等から入室した患者の占める割合が2割以上である。ただし、当該病室が10床未満の場合については自宅等から入室した患者を前3月において8人以上受け入れている。なお、自宅等から入室した患者とは、自宅又は有料老人ホーム等から入室した患者のことをいう。ただし、当該入院料を算定する病室を有する病院に有料老人ホーム等が併設されている場合は当該有料老人ホーム等から入棟した患者は含まれない。
(3) 自宅等から入室した患者の占める割合は、直近3か月間に自宅等から入室した患者を直近3か月に当該病室に入室した患者の数で除して算出する。また、短期滞在手術等基本料を算定する患者、基本診療料の施設基準等の別表第2の23に該当する患者及び基本診療料の施設基準等の別表第2の24に該当する患者は対象から除外する。
(4) 当該病室において自宅等からの緊急入院患者の受入れが直近3か月間で9人以上である。自宅等からの緊急入院患者とは、自宅又は有料老人ホーム等から入棟した患者で、かつ、予定された入院以外の患者のことをいう。
(5) 病院の一般病棟又は療養病棟の病室単位で行うものである。
(6) 2の(3)、(4)及び(8)を満たすものである。
(7) 令和6年3月31日時点で現に地域包括ケア入院医療管理料1に係る届け出を行っている保険医療機関については、令和7年5月31日までの間、(1)、(2)及び(6)〔2の(8)のイ、ウ及びオに限る〕の規定に限り、なお従前の例による。

4　地域包括ケア病棟入院料2の施設基準
(1) 病院の一般病棟又は療養病棟の病棟単位で行うものである。
(2) 2の(1)から(3)までを満たすものである。
(3) 許可病床数400床未満の保険医療機関である。
(4) 次のいずれか1つ以上を満たしている。
　ア　当該病棟に入棟した患者のうち、自宅等から入棟した患者の占める割合が2割以上である。なお、自宅等から入棟した患者とは、有料老人ホーム等から入棟した患者のことをいう。ただし、当該入院料を算定する病棟を有する病院に有料老人ホーム等が併設されている場合は当該有料老人ホーム等から入棟した患者は含まれない。自宅等から入棟した患者の占める割合は、直近3か月間に自宅等から入棟した患者を直近3か月に当該病棟に入棟した患者の数で除して算出するものである。また、短期滞在手術等基本料を算定する患者、基本診療料の施設基準等の別表第2の23に該当する患者及び基本診療料の施設基準等の別表第2の24に該当する患者は対象から除外する。
　イ　当該病棟において自宅等からの緊急入院患者の受入れが直近3か月間で9人以上である。自宅等からの緊急入院患者とは、自宅又は有料老人ホーム等から入棟した患者で、かつ、予定された入院以外の患者のことをいう。
　ウ　当該保険医療機関において在宅患者訪問診療料（Ⅰ）及び（Ⅱ）の算定回数が直近3か月間で30回以上である。
　エ　当該保険医療機関において退院後訪問指導料、在宅患者訪問看護・指導料、同一建物居住者訪問看護・指導料、精神科訪問看護・指導料（Ⅰ）、指定居宅サービス介護給付費単位数表の訪問看護費のロ及び指定介護予防サービス介護給付費単位数表の介護予防訪問看護費のロの算定回数が直近3か月間で150回以上である。
　オ　当該保険医療機関と同一敷地内又は隣接する敷地内に位置する訪問看護ステーションにおいて訪問看護基本療養費、精神科訪問看護基本療養費、指定居宅サービス介護給付費単位数表の訪問看護費のイ及び指定介護予防サービス介護給付費単位数表の介護予防訪問看護費のイの算定回数が直近3か月間で800回以上である。
　カ　当該保険医療機関においてC006在宅患者訪問リハビリテーション指導管理料の算定回数が直近3か月間で30回以上である。
　キ　当該保険医療機関と同一敷地内又は隣接する敷地内に位置する事業所が、介護保険法第8条第2項に規定する訪問介護、同条第5項に規定する訪問リハビリテーション又は同条第4項に規定する介護予防訪問リハビリテーションの提供実績を有している。
　ク　当該保険医療機関においてB005退院時共同指導料2及びC014外来在宅共同指導料1の算定回数が直近3か月間で6回以上である。
(5) 許可病床数が200床以上の病院であって、「基本診療料の施設基準等」別表第6の2に掲げる地域に所在する病院でない病院にあっては、当該病棟における、入院患者に占める、同一の保険医療機関の一般病棟から転棟したものの割合が

6割5分未満である。ただし，短期滞在手術等基本料を算定する患者，基本診療料の施設基準等の別表第2の23に該当する患者及び基本診療料の施設基準等の別表第2の24に該当する患者は対象から除外する。

(6) 令和6年3月31日時点で現に地域包括ケア病棟入院料2に係る届け出を行っている保険医療機関については，令和7年5月31日までの間，(2)〔2の(1)及び(2)に限る〕，(4)のア，エ，オ及びキ並びに(5)の規定に限り，なお従前の例による。

5 地域包括ケア入院医療管理料2の施設基準

(1) 病院の一般病棟又は療養病棟の病室単位で行うものである。
(2) 2の(3)及び(4)，3の(1)並びに4の(4)を満たすものである。
(3) 令和6年3月31日時点で現に地域包括ケア入院医療管理料2に係る届け出を行っている保険医療機関については，令和7年5月31日までの間，(2)〔3の(1)並びに4の(4)のア，エ，オ及びキに限る〕の規定に限り，なお従前の例による。

6 地域包括ケア病棟入院料3の施設基準

(1) 病院の一般病棟又は療養病棟の病棟単位で行うものである。
(2) 2の(4)から(8)までを満たすものである。
(3) 当該病棟において，退院患者に占める，在宅等に退院するものの割合が7割以上である。なお，割合の算出方法は2の(2)の例による。
(4) 令和6年3月31日時点で現に地域包括ケア病棟入院料3に係る届け出を行っている保険医療機関については，令和7年5月31日までの間，(2)〔2の(5)，(6)並びに(8)のイ，ウ及びオに限る〕及び(3)の規定に限り，なお従前の例による。

7 地域包括ケア入院医療管理料3の施設基準

(1) 病院の一般病棟又は療養病棟の病室単位で行うものである。
(2) 2の(4)及び(8)並びに3の(2)から(4)までを満たすものである。
(3) 当該病室において，退院患者に占める，在宅等に退院するものの割合が7割以上である。なお，割合の算出方法は2の(2)の例による。
(4) 令和6年3月31日時点で地域包括ケア入院医療管理料3に係る届け出を行っている保険医療機関については，令和7年5月31日までの間，(2)〔2の(8)のイ，ウ及びオ並びに3の(2)及び(3)に限る〕及び(3)の規定に限り，なお従前の例による。

8 地域包括ケア病棟入院料4の施設基準

(1) 病院の一般病棟又は療養病棟の病棟単位で行うものである。
(2) 4の(3)から(5)まで及び6の(3)を満たすものである。
(3) 令和6年3月31日時点で現に地域包括ケア病棟入院料4に係る届出を行っている保険医療機関については，令和7年5月31日までの間，(2)〔4の(4)のア，エ，オ及びキ並びに(5)並びに6の(3)に限る〕の規定に限り，なお従前の例による。

9 地域包括ケア入院医療管理料4の施設基準

(1) 病院の一般病棟又は療養病棟の病室単位で行うものである。
(2) 2の(4)，5の(3)及び7の(3)を満たすものである。
(3) 令和6年3月31日時点で現に地域包括ケア入院医療管理料4に係る届出を行っている保険医療機関については，令和7年5月31日までの間，(2)〔5の(2)〔4の(4)のア，エ，オ及びキに限る〕及び7の(3)に限る〕の規定に限り，なお従前の例による。

10 地域包括ケア病棟入院料の「注3」に掲げる看護職員配置加算の施設基準

(1) 当該病棟（地域包括ケア入院医療管理料を算定する場合は，当該病室を有する病棟）において，1日に看護を行う看護職員の数が，当該入院料の施設基準の最小必要人数に加え，常時，当該病棟の入院患者の数が50又はその端数を増すごとに1以上である。なお，看護職員の配置については，各病棟の入院患者の状態等保険医療機関の実情に応じ，曜日や時間帯によって一定の範囲で傾斜配置できる。

(2) 看護職員の負担の軽減及び処遇の改善に資する体制を整備している。当該体制については，別添2の第2の11〔療養病棟入院基本料・夜間看護加算の施設基準，p.1112〕の(3)の例による。

11 地域包括ケア病棟入院料の「注4」に規定する看護補助者配置加算の施設基準

(1) 当該病棟（地域包括ケア入院医療管理料を算定する場合は，当該病室を有する病棟）において，1日に看護補助を行う看護補助者の数が，当該入院料の施設基準の最小必要人数に加え，常時，当該病棟の入院患者の数が25又はその端数を増すごとに1以上である。なお，当該加算は，みなし看護補助者を除いた看護補助者の配置を行っている場合のみ算定できる。

また，看護補助者の配置については，各病棟の入院患者の状態等保険医療機関の実情に応じ，曜日や時間帯によって一定の範囲で傾斜配置できる。

(2) 看護職員の負担の軽減及び処遇の改善に資する体制を整備している。当該体制については，別添2の第2の11〔療養病棟入院基本料・夜間看護加算の施設基準，p.1112〕の(3)の例による。

(3) 看護補助者配置加算に係る看護補助業務に従事する看護補助者は，基礎知識を習得できる内容を含む院内研修を年1回以上受講した者である。なお，院内研修の内容については，別添2の第2の11の(4)の例による。

(4) 当該病棟において，看護職員と看護補助者との業務内容及び業務範囲について，年1回以上見直しを行う。

(5) 当該病棟の看護師長等が所定の研修（修了証が交付されているものに限る）を修了していることが望ましい。また，当該病棟の全ての看護職員（所定の研修を修了した看護師長等を除く）が院内研修を年1回以上受講していることが望ましい。ただし，内容に変更がない場合は，2回目以降の受講は省略して差し支えない。なお，看護師長等の所定の研修及び看護職員の院内研修の内容については，別添2の第2の11の(6)の例による。

11の2 地域包括ケア病棟入院料の「注5」に規定する看護補助体制充実加算の施設基準

(1) 看護補助体制充実加算1の施設基準

ア 当該保険医療機関において3年以上の看護補助者としての勤務経験を有する看護補助者が，それぞれの配置区分ごとに5割以上配置されている。

イ 主として直接患者に対し療養生活上の世話を行う看護補助者の数は，常時，当該病棟の入院患者の数が100又はその端数を増すごとに1以上である。当該看護補助者は，介護福祉士の資格を有する者又は看護補助者として3年以上の勤務経験を有し適切な研修を修了した看護補助者である。なお，研修内容については，別添2の第2の11の2の(1)のイの例による。

ウ 看護補助体制充実加算に係る看護補助者に対する院内研修の内容については，別添2の第2の11〔療養病棟入院基本料・夜間看護加算の施設基準，p.1112〕の(4)の例による。ただし，エについては，看護補助者が行う業務内容ごとに業務範囲，実施手順，留意事項等について示した業務マニュアルを作成し，当該マニュアルを用いた院内研修を実施している。

エ 当該病棟の看護師長等は所定の研修を修了している。また当該病棟の全ての看護職員（所定の研修を修了した看護師長等を除く）が院内研修を年1回以上受講している。ただし，内容に変更がない場合は，2回目以降の受講は省略して差し支えない。なお，当該研修のそれぞれの内容については，別添2の第2の11の(6)の例による。

(編注) 看護補助者への研修に係る「事務連絡」はp.1113。

オ 当該保険医療機関における看護補助者の業務に必要な能力を段階的に示し，看護補助者の育成や評価に活用している。

カ 11の(1)から(4)までを満たしている。

(2) 看護補助体制充実加算2の施設基準
(1)のイからカを満たすものである。

(3) 看護補助体制充実加算3の施設基準
　　(1)のウ，エ及びカを満たすものである。

12 地域包括ケア病棟入院料の「注8」に掲げる看護職員夜間配置加算の施設基準

(1) 当該病棟（地域包括ケア入院医療管理料を算定する場合は，当該病室を有する病棟）において，夜勤を行う看護職員の数は，常時，当該病棟の入院患者の数が16又はその端数を増すごとに1に相当する数以上である。

(2) 認知症等の患者の割合は，当該入院料を算定するものとして届け出ている病床又は病室に入院している全ての患者に対し⑩別添6の別紙7の一般病棟用の重症度，医療・看護必要度Ⅰに係る評価票の患者の状況等の項目（B項目）のうち，認知症及びせん妄状態に関する項目（「13. 診療・療養上の指示が通じる」又は「14. 危険行動」）に該当する患者の割合が，3割以上である。ただし，産科患者及び15歳未満の小児患者は対象から除外する。

(3) 看護職員の負担の軽減及び処遇の改善に資する体制を整備している。当該体制については，別添2の第2の11〔療養病棟入院基本料・夜間看護加算の施設基準，p.1112〕の(3)の例による。

事務連絡　看護職員夜間配置加算
問　地域包括ケア病棟入院料，精神科救急入院料，精神科救急・合併症入院料の看護職員夜間配置加算については，①同一医療機関に同一の入院料を算定する病棟が複数ある場合，病棟全てで当該加算を届けなければならないか。②毎日，各病棟に看護師3人以上の配置が必要か。
答　①病棟ごとに届け出ることが可能である。
　　②夜勤帯において常時16対1を満たす必要があり，その上で病棟ごとに3人以上の配置の場合に算定できる。例えば，入院患者数が32人以下で，配置が2名となった場合は，16対1は満たしているが3人以上配置ではないため，当該日のみ算定できない。
（平30.3.30）

13 地域包括ケア病棟入院料の「注9」に掲げる夜間看護体制特定日減算について

当該減算は，許可病床数が100床未満の病院において，夜間，病棟の看護職員が一時的に救急外来で勤務する間，病棟の看護職員体制は，看護職員1名を含め看護職員と看護補助者を合わせて2名以上である。また，当該時間帯の入院患者数が30人以下の場合は，看護職員1名で差し支えない。加えて，当該時間帯に当該病棟の看護職員が一時的に救急外来で勤務する間，当該病棟の看護に支障がないと当該病棟を担当する医師及び看護の管理者が判断した場合に限る。

【届出に関する事項】地域包括ケア病棟入院料及び地域包括ケア入院医療管理料の施設基準に係る届出は，別添7（→Web版）の様式9，様式10，様式20，様式50から様式50の3までを用いる。この場合において，病棟の勤務実績表で看護要員の職種が確認できる場合は，様式20の当該看護要員のみを省略することができる。また，1の(8)のなお書きに該当する場合は，年1回，全面的な改築等の予定について別添7の様式50又は様式50の2により地方厚生（支）局長に報告する。

「注3」，「注4」，「注5」及び「注8」に規定する看護職員配置加算，看護補助者配置加算，看護補助体制充実加算，看護職員夜間配置加算及び地域包括ケア病棟特別入院料の施設基準に係る届出は，別添7の様式9，様式13の3，様式18の3，様式20，様式50及び様式50の2を用いる。なお，看護職員配置加算，看護補助者配置加算，看護補助体制充実加算，及び看護職員夜間配置加算に係る前年度における看護職員の負担の軽減及び処遇の改善に資する計画の取組状況を評価するため，毎年8月において別添7の様式13の3を届け出る。また，当該加算の変更の届出にあたり，直近8月に届け出た内容と変更がない場合は，当該様式の届出を略することができる。

また，急性期一般入院料1又は7対1入院基本料（専門病院入院基本料に限る）に係る届出を行っている病棟が当該届出を行う場合に限り，2の(1)及び(2)又は3の(1)について実績を要しない。

なお，平成26年3月31日時点で10対1入院基本料（一般病棟入院基本料若しくは専門病院入院基本料に限る），13対1入院基本料（一般病棟入院基本料若しくは専門病院入院基本料に限る）又は15対1入院基本料（一般病棟入院基本料に限る）を算定する病院において，地域包括ケア病棟入院料の届出を行った場合には，当該入院料の届出を行っている期間において，急性期一般入院料1又は7対1入院基本料の届出を行うことはできない。

許可病床数が400床以上の保険医療機関については，地域包括ケア病棟入院料の届出を行うことはできない。ただし，次に掲げる場合にあっては，それぞれ次に定めるとおり，地域包括ケア病棟入院料の届出を行うことができる。

ア　令和2年3月31日時点で地域包括ケア病棟入院料を届け出ている保険医療機関であって，現に許可病床数が400床以上のものについては，当該時点で現に届け出ている病棟を維持することができる。

イ　地域医療構想調整会議において再編又は統合を行うことについて合意が得られ，許可病床数400床以上となった病院であって，次のいずれにも該当するものについては，地域包括ケア病棟入院料2又は4に係る届出を行うことができる。なお，届出に当たっては，合意を得た地域医療構想調整会議の概要を書面にまとめたものを提出する。当該書面は，届出を行う保険医療機関が作成したものでも差し支えない。

①　複数の許可病床数400床未満の病院が再編又は統合の対象病院である
②　再編又は統合を行う対象病院のいずれかが，地域包括ケア病棟入院料の届出を行っている
③　地域医療構想調整会議において，再編又は統合後の病院が，地域包括ケア病棟を有する必要があると合意を得ている

また，以下の場合にあっては，届出をすることができる病棟は1病棟に限る。ただし，(3)について，平成28年1月1日時点で地域包括ケア病棟入院料1若しくは2を2病棟以上届け出ている保険医療機関であって，(3)に掲げる施設基準を届け出ている保険医療機関については，当該時点で現に届け出ている複数の病棟を維持することができる。

(1) 療養病床により届出を行う場合
(2) 許可病床数が200床（「基本診療料の施設基準等」別表第6の2に掲げる地域に所在する保険医療機関にあっては280床）未満の保険医療機関であって，地域包括ケア入院医療管理料1，2，3又は4の届出を行う場合
(3) A300救命救急入院料，A301特定集中治療室管理料，A301-2ハイケアユニット入院医療管理料，A301-3脳卒中ケアユニット入院医療管理料又はA301-4小児特定集中治療室管理料の施設基準を届け出ている保険医療機関であって，地域包括ケア病棟入院料1，2，3又は4の届出を行う場合
(4) 地域医療構想調整会議において再編又は統合を行うことについて合意が得られ，許可病床数400床以上となった病院が地域包括ケア病棟入院料2又は4の届出を行う場合

事務連絡　地域包括ケア病棟入院料
問1　「当該保険医療機関内に入退院支援及び地域連携業務を担う部門が設置されている」とあるが，当該部門及び部門に配置される看護師及び社会福祉士は，A246入退院支援加算の施設基準に規定される「入退院支援及び地域連携業務を担う部門」と同一の部門でよいか。
答　よい。
問2　「リハビリテーションの提供に当たっては，当該患者の入棟時に測定したADL等を参考にリハビリテーションの必要性を判断し，その結果について診療録に記載するとともに，患者又は家族に説明すること」とあるが，
①地域包括ケア病棟に入棟した全ての患者（リハビリテーション実施の有無に関わらず）にADL等の評価が必要か。
②ADL等の評価とは具体的にどのような評価となるか。
③リハビリテーションを実施する必要がない患者に対しても，リハビリテーションの必要性について，説明することが必要か。
④リハビリテーションの必要性を説明する者は，医師以外に理学療法士でもよいか。

参考 A308-3 地域包括ケア病棟入院料／施設基準一覧表

病棟1～4：地域包括ケア病棟入院料1～4
医管1～4：地域包括ケア入院医療管理料1～4

	施設基準（要約）	病棟1	医管1	病棟2	医管2	病棟3	医管3	病棟4	医管4
	通則								
イ	当該病棟・病室に，看護職員数13対1以上，夜勤看護職員数2以上	○	○	○	○	○	○	○	○
ロ	当該病棟・病室において，看護職員の最小必要数の7割以上が看護師	○	○	○	○	○	○	○	○
ハ	一般病棟用の重症度，医療・看護必要度Ⅰの基準を満たす患者10％以上，あるいは②同Ⅱの基準を満たす患者8％以上の病棟・病室	○	○	○	○	○	○	○	○
ニ	当該医療機関に，入退院支援及び地域連携業務を担う部門を設置，専従の看護師又は専従の社会福祉士の配置（いずれかは専任で可）	○	○	○	○	○	○	○	○
ホ	当該病棟・病室に，常勤の理学療法士，作業療法士又は言語聴覚士1名以上	○	○	○	○	○	○	○	○
ヘ	データ提出加算の届出を行っている	○	○	○	○	○	○	○	○
ト	特定機能病院以外の病院である	○	○	○	○	○	○	○	○
チ	疾患別リハビリテーション料（H000～003），がん患者リハビリテーション料のいずれかを届け出ている〔リハビリ提供患者に1日平均2単位以上（1日9単位まで）提供〕	○	○	○	○	○	○	○	○
リ	救急医療又は在宅医療を提供する体制等を有している ①在宅療養支援病院，②在宅療養後方支援病院（直近1年間の在宅患者受入実績3件以上），③第二次救急医療機関，④救急病院，⑤訪問看護ステーションを同一敷地内に設置——のいずれかであること（一般病床の場合，①②⑤のいずれか及び③又は④の基準を満たしていること。許可病床200床未満の病院の一般病床では，③又は④について，救急外来を有していること又は救急患者を24時間受け入れていることで基準を満たす）	○	○	○	○	○	○	○	○
ヌ	介護老人保健施設・介護医療院・特別養護老人ホームとの協力体制	○	○	○	○	○	○	○	○
	地域包括ケア病棟入院料・入院医療管理料1の基準（2～4も一部準用）								
イ	必要な構造設備を有している（病室の床面積が患者1人につき6.4㎡以上。）	○	○						
ロ	当該病棟・病室に，退院患者に占める在宅等への退院患者の割合が72.5％以上	○	○						
ハ	当該病棟・病室に，入院患者に占める自宅等からの入院患者の割合が20％以上（※1）	○				○			
ニ	当該病棟・病室に，自宅等からの緊急入院患者の受入れが前3月間に9人以上	○				○			
ホ	次のいずれか2つ以上を満たしている医療機関である ① 在宅患者訪問診療料（Ⅰ）（Ⅱ）を前3月間に30回以上算定 ② 退院後訪問指導料，在宅患者（同一建物居住者）訪問看護・指導料，精神科訪問看護・指導料（Ⅰ）（Ⅲ），介護保険の訪問看護費「ロ」，介護予防訪問看護費「ロ」を前3月間に150回以上算定 ③ 訪問看護基本療養費，精神科訪問看護基本療養費，介護保険の訪問看護費「イ」，介護予防訪問看護費「イ」を前3月間に800回以上算定している訪問看護ステーションを併設 ④ 在宅患者訪問リハビリテーション指導管理料を前3月間に30回以上算定 ⑤ 介護保険の訪問介護，訪問リハビリテーション，介護予防訪問リハビリテーションの提供実績がある施設を併設 ⑥ 退院時共同指導料2及び外来在宅共同指導料1を前3月間に6回以上算定	○	○						
ヘ	許可病床数が200床（別表第6の2の地域は280床）未満の医療機関である	○	○					○	○
ト	病院の一般病棟又は療養病棟の病棟・病室を単位として行うものである	○	○						
	地域包括ケア病棟入院料・入院医療管理料2～4の基準								
	●許可病床数が400床未満の医療機関である			○			○		
	●次のいずれか1つ以上を満たしている医療機関である（※2） ① 当該病棟・病室に，入院患者に占める自宅等からの入院患者の割合が20％以上（※1） ② 当該病棟・病室に，自宅等からの緊急入院患者の受入れが前3月間に9人以上 ③ 在宅患者訪問診療料（Ⅰ）（Ⅱ）を前3月間に30回以上算定 ④ 退院後訪問指導料，在宅患者（同一建物居住者）訪問看護・指導料，精神科訪問看護・指導料（Ⅰ）（Ⅲ），介護保険の訪問看護費「ロ」，介護予防訪問看護費「ロ」を前3月間に150回以上算定 ⑤ 訪問看護基本療養費，精神科訪問看護基本療養費，介護保険の訪問看護費「イ」，介護予防訪問看護費「イ」を前3月間に800回以上算定している訪問看護ステーションを併設 ⑥ 在宅患者訪問リハビリテーション指導管理料を前3月間に30回以上算定 ⑦ 介護保険の訪問介護，訪問看護，訪問リハビリテーション，介護予防訪問看護，介護予防訪問リハビリテーションの提供実績がある施設を併設 ⑧ 退院時共同指導料2及び外来在宅共同指導料1を前3月間に6回以上算定			○	○			○	○
	●許可病床200床以上の病院（医療資源の少ない別表第6の2の地域の病院を除く）では一般病棟からの転棟患者の割合が65％未満（※3）			○			○		
	●当該病棟・病室に，退院患者に占める在宅等への退院患者の割合が70％以上（※4）					○	○	○	○

※1 地域包括ケア入院医療管理料において当該病室が10床未満の場合，自宅等から入室した患者が前3月間に8人以上であること
※2 地域包括ケア病棟入院料（入院医療管理料）2・4において，当該要件を満たさない場合，所定点数の**100分の90**で算定

※3 地域包括ケア病棟入院料2・4において，当該要件を満たさない場合，所定点数の100分の85で算定
※4 地域包括ケア病棟入院料（入院医療管理料）3・4において，当該要件を満たさない場合，所定点数の100分の90で算定
【療養病床の場合】地域包括ケア病棟入院料（入院医療管理料）1～4の所定点数の100分の95で算定する（①自宅等からの入院患者の受入れが6割以上，②自宅等からの緊急入院患者の受入実績が前3月間で30人以上，③救急医療に必要な体制が届出医療機関において整備されている場合の―のいずれかに該当する場合は，所定点数で算定可）
【入退院支援加算1】病棟入院料（入院医療管理料）1・2において，許可病床数100床以上の病院でA246入退院支援加算1の届出を行っていない場合，所定点数の100分の90で算定する

⑤「患者又はその家族等に説明」については，書面による同意を得る必要があるか。また，その規定の書式はあるか。
⑥リハビリテーションを提供する患者については，疾患別リハビリテーションの規定のとおり実施計画書の作成及び説明等を行うことでよいか。
答 ①必要。
②例えば，入棟時に測定が必須のADLスコア（内容はBIと同等）を用いることを想定。
③判断の結果について，診療録に記載及び患者又はその家族等に説明を行うこと。
④医師の指示を受けた理学療法士等が行ってもよい。
⑤書面による同意は不要。
⑥よい。
(令2.3.31)
問3 地域包括ケア病棟入院料（地域包括ケア入院医療管理料含む）3又は4を届け出る場合において，患者2人以上を入院させる病室の場合，平成13年3月1日時点で既に開設の許可を受けている病院の場合は，1人当たりの居室面積は，4.3㎡以上と考えてよいのか。
答 そのとおり。
(平26.4.23)
問4 施設基準通知の届出受理後の措置等において，暦月で3か月を超えない期間の1割以内の一時的な変動であれば，その都度の届出は必要ない旨記載されているが，地域包括ケア病棟入院料（入院医療管理料）1において在宅等へ退院した患者の割合が，70％を下回った場合は，1割の範囲であれば3か月まで猶予されると理解して良いか。
答 在宅等退院患者割合については，暦月で3か月を超えない期間の1割以内の一時的な変動の場合は届出を要しない旨の規定は適用されない。
(平26.7.10)
問5 地域包括ケア病棟入院料等のリハビリテーションの基準に係る届出添付書類（様式50の3）の②「直近3ヶ月間における上記患者における当該病室又は病棟の入院延べ日数」の算出について，入院途中からリハビリテーションが必要になった場合，リハビリテーションが必要なかった日数も含めて計算するのか。
答 入院後，途中からリハビリテーションが必要になった場合には，リハビリテーションの提供を開始した日以降の日数を計算に用いることで差し支えない。
問6 新たに複数の病室に対して地域包括ケア入院医療管理料の届出をする場合，実績要件は，届出を行う病室毎に満たす必要があるのか。それとも新たに届出を行う病室の合計で満たしていれば良いのか。
答 新たに届出を行う病室の合計で実績要件を満たしていれば良い。
(平26.9.5)
問7 地域包括ケア病棟入院料の施設基準に従い医療機関に専任の在宅復帰支援担当者として配置される社会福祉士は，入退院支援加算1の施設基準に従い退院支援及び地域連携業務に専従するものとして病棟に専任配置される社会福祉士と兼任できるか。また，認知症ケア加算「1」の認知症ケアチームの専任の社会福祉士と兼任できるか。
答 地域包括ケア病棟入院料の施設基準に従い医療機関に専任の在宅復帰支援担当者として配置される社会福祉士は，入退院支援加算「1」の施設基準に従い退院支援及び地域連携業務に専従するものとして病棟に専任配置される社会福祉士又は認知症ケア加算「1」の認知症ケアチームの専任の社会福祉士と兼任できる。
(平28.3.31，一部修正)
問8 A308-3地域包括ケア病棟入院料の施設基準において，「許可病床数が200未満の保険医療機関の一般病床において，地域包括ケア病棟入院料又は地域包括ケア入院医療管理料を算定する場合にあっては，ウ又はエについては，当該保険医療機関内に救急外来を有していること又は24時間の救急患者を受け入れていることにより当該基準を満たすものとみなすものである」とあるが，「当該保険医療機関内に救急外来を有している」とは，当該保険医療機関が「救急医療対策事業実施要項」（昭和52年7月6日医発第692号）に定める「救命救急センター」である必要があるということか。

答 当該保険医療機関が「救命救急センター」である必要はなく，当該保険医療機関内に救急患者を受け入れる外来が設置されていればよい。
(令4.3.31)
問9 A308-3地域包括ケア病棟入院料の施設基準⑩について，「オ 訪問看護ステーションが当該保険医療機関と同一の敷地内に設置されていること」とされているが，当該訪問看護ステーションの開設者は当該保険医療機関と同一である必要はあるか。
答 原則として当該訪問看護ステーションの開設者は当該保険医療機関と同一である必要がある。ただし，当該保険医療機関と退院支援，訪問看護の提供における24時間対応や休日・祝日対応，人材育成等について連携している場合は，同一でなくても差し支えない。
(令4.8.24)

12 特殊疾患病棟入院料の施設基準等

(1) 特殊疾患病棟入院料1の施設基準
イ 脊髄損傷等の重度障害者，重度の意識障害者，筋ジストロフィー患者及び難病患者等を8割以上入院させる一般病棟であって，病棟単位で行うものであること。
ロ 当該病棟において，1日に看護を行う看護職員及び看護補助を行う看護補助者の数は，常時，当該病棟の入院患者の数が10又はその端数を増すごとに1以上であること。ただし，当該病棟において，1日に看護を行う看護職員及び看護補助を行う看護補助者が本文に規定する数に相当する数以上である場合には，当該病棟における夜勤を行う看護職員及び看護補助者の数は，本文の規定にかかわらず，看護職員1を含む2以上であることとする。なお，主として事務的業務を行う看護補助者を含む場合は，1日に事務的業務を行う看護補助者の数は，常時，当該病棟の入院患者の数が200又はその端数を増すごとに1に相当する数以下であること。
ハ 当該病棟において，看護職員及び看護補助者の最小必要数の5割以上が看護職員であること。
ニ 当該病棟において，看護職員の最小必要数の2割以上が看護師であること。
ホ 特殊疾患医療を行うにつき必要な体制が整備されていること。
ヘ データ提出加算に係る届出を行っている保険医療機関であること。

(2) 特殊疾患病棟入院料2の施設基準
次のいずれかに該当する病棟であること。
イ 次のいずれにも該当する病棟であること。
① 児童福祉法第42条第2号に規定する医療型障害児入所施設（主として肢体不自由のある児童又は重症心身障害児を入所させるものに限る）又は同法第6条の2の2第3項に規定する指定発達支援医療

機関に係る一般病棟であること。
        ② (1)のへを満たすものであること。
    ロ 次のいずれにも該当する病棟であること。
        ① 重度の肢体不自由児（者）等（脳卒中の後遺症の患者及び認知症の患者を除く），重度の障害者〔(1)のイに掲げる者を除く〕を8割以上入院させる一般病棟又は精神病棟であって，病棟単位で行うものであること。
        ② (1)のロからへまでを満たすものであること。
(3) **特殊疾患病棟入院料の注5の除外薬剤・注射薬**
    別表第5の1の2 (p.1308) に掲げる薬剤・注射薬

→ **特殊疾患病棟入院料に関する施設基準**
(1) **特殊疾患病棟入院料1又は2の施設基準**
    ア 当該病棟に専任の医師が常勤している。
    イ 当該病棟において，日勤時間帯以外の時間帯にあっては看護要員が常時2人以上配置されており，そのうち1名以上は看護職員である。
    ウ 当該病棟に係る病棟床面積は，患者1人につき内法による測定で，16m²以上である。なお，病棟床面積の算定に当たっては当該病棟内にある治療室，機能訓練室，浴室，廊下，デイルーム，食堂，面会室，ナースステーション，便所等の面積を算入しても差し支えない。
    エ データ提出加算に係る届出を行っている保険医療機関である。また，当該基準については別添7（→Web版）の様式40の7を用いて届出を行った時点で，当該入院料の届出を行うことができる。ただし，令和6年3月31日において，急性期一般入院基本料，特定機能病院入院基本料（一般病棟の場合に限る），専門病院入院基本料（13対1入院基本料を除く），回復期リハビリテーション病棟入院料1から4又は地域包括ケア病棟入院料を算定する病棟若しくは病室をいずれも有しない保険医療機関であって，地域一般入院基本料，療養病棟入院料1若しくは2を算定する病棟，旧算定方法別表第1に掲げる療養病棟入院基本料の「注11」に係る届出を行っている病棟，専門病院入院基本料（13対1入院基本料に限る），障害者施設等入院基本料，回復期リハビリテーション病棟入院料5，特殊疾患病棟入院料，緩和ケア病棟入院料若しくは精神科救急急性期医療入院料を算定する病棟又は特殊疾患入院医療管理料を算定する病室のいずれかを有するもののうち，これらの病棟又は病室の病床数の合計が当該保険医療機関において200床未満であり，かつ，データ提出加算の届出を行うことが困難であることについて正当な理由があるものは，当分の間，当該基準を満たしているものとみなす。
(2) **特殊疾患病棟入院料1の施設基準**
    当該病棟の入院患者数の8割以上が，脊髄損傷等の重度障害者（平成20年10月1日以降は，脳卒中の後遺症の患者及び認知症の患者を除く），重度の意識障害者，筋ジストロフィー患者又は神経難病患者である。なお，重度の意識障害者とは，次に掲げるものをいうものであり，病因が脳卒中の後遺症であっても，次の状態である場合には，重度の意識障害者となる。なお，該当患者の割合については，暦月で3か月を超えない期間の1割以内の一時的な変動にあっては，施設基準に係る変更の届出を行う必要はない。
    ア 意識障害レベルがJCS（Japan Coma Scale）でⅡ-3（又は30）以上又はGCS（Glasgow Coma Scale）で8点以下の状態が2週以上持続している患者
    イ 無動症の患者（閉じ込め症候群，無動性無言，失外套症候群等）
(3) **特殊疾患病棟入院料2の施設基準**
    次のいずれかの基準を満たしている。
    ア 次のいずれかに該当する一般病棟又は精神病棟
        (イ) 児童福祉法第42条第2号に規定する医療型障害児入所施設〔主として肢体不自由のある児童又は重症心身

障害児（同法第7条第2項に規定する重症心身障害児をいう。以下同じ）を入所させるものに限る〕
        (ロ) 児童福祉法第6条の2の2第3項に規定する指定発達支援医療機関
    イ 当該病棟の入院患者数の8割以上が，重度の肢体不自由児（者）（日常生活自立度のランクB以上に限る）等の重度の障害者〔ただし，(2)に掲げる脊髄損傷等の重度障害者，筋ジストロフィー患者，神経難病患者，脳卒中の後遺症の患者及び認知症の患者（平成20年10月1日以降に限る）を除く〕である。なお，該当患者の割合については，暦月で3か月を超えない期間の1割以内の一時的な変動にあっては，施設基準に係る変更の届出を行う必要はない。

【届出に関する事項】 特殊疾患病棟入院料の施設基準に係る届出は，別添7（→Web版）の様式9，様式20，様式24の2及び様式51を用いる。この場合において，病棟の勤務実績表で看護要員の職種が確認できる場合は，様式20を省略することができる。また，当該病棟の平面図（面積等の分かるもの）を添付する。

〔事務連絡〕 **問1** 脳卒中の後遺症を主たる障害とする患者で重度の意識障害者基準に該当しない者のうち，対象患者として見なせる場合はあるのか。
答 「重度の意識障害者」の基準に該当しない者であっても，人工呼吸器を装着する患者，脳卒中の後遺症患者であって，かつ透析を必要としている患者等は重度の障害者と解することができる。 (平20.3.28)
問2 もやもや病の患者が脳卒中となった場合も，脳卒中の後遺症患者として「重度障害者」または「重度の肢体不自由者」から除外されるのか。
答 もやもや病（ウィリス動脈輪閉塞症）患者については，難病患者であるため対象患者である。 (平20.3.28)

13 緩和ケア病棟入院料の施設基準等

(1) **緩和ケア病棟入院料1の施設基準**
    イ 主として悪性腫瘍の患者又は後天性免疫不全症候群に罹患している患者を入院させ，緩和ケアを一般病棟の病棟単位で行うものであること。
    ロ 当該病棟において，1日に看護を行う看護師の数は，常時，当該病棟の入院患者の数が7又はその端数を増すごとに1以上であること。ただし，当該病棟において，1日に看護を行う看護師が本文に規定する数に相当する数以上である場合には，当該病棟における夜勤を行う看護師の数は，本文の規定にかかわらず，2以上であることとする。
    ハ 当該療養を行うにつき十分な体制が整備されていること。
    ニ 当該体制において，緩和ケアに関する研修を受けた医師が配置されていること（当該病棟において緩和ケア病棟入院料を算定する悪性腫瘍の患者に対して緩和ケアを行う場合に限る）。
    ホ 当該療養を行うにつき十分な構造設備を有していること。
    ヘ 当該病棟における患者の入退棟を判定する体制がとられていること。
    ト 健康保険法第63条第2項第5号及び高齢者医療確保法第64条第2項第5号に規定する選定療養としての特別の療養環境の提供に係る病室が適切な割合であること。
    チ がん診療の拠点となる病院若しくは公益財団法人日本医療機能評価機構等が行う医療機能評価を受けている病院又はこれらに準ずる病院であること。

リ 連携する保険医療機関の医師・看護師等に対して研修を実施していること。
ヌ 次のいずれかに該当すること。
　① 入院を希望する患者の速やかな受入れにつき十分な体制を有すること。
　② 在宅における緩和ケアの提供について，相当の実績を有していること。
ル 次のいずれかに係る届出を行っていること。
　① A226-2緩和ケア診療加算
　② B001の24外来緩和ケア管理料
　③ C003在宅がん医療総合診療料
ヲ データ提出加算に係る届出を行っている保険医療機関であること。
(2) **緩和ケア病棟入院料2の施設基準**
　(1)のイからリまで及びヲを満たすものであること。
(3) **緩和ケア病棟入院料の注3の除外薬剤・注射薬**
　別表第5の1の2 (p.1308) に掲げる薬剤・注射薬

→1　緩和ケア病棟入院料1に関する施設基準等
(1) 主として悪性腫瘍患者又は後天性免疫不全症候群に罹患している患者を入院させ，緩和ケアを行う病棟を単位として行う。
(2) 夜間において，看護師が複数配置されている。
(3) 当該病院の医師の員数は，医療法に定める標準を満たしている。
(4) 当該病棟内に緩和ケアを担当する常勤の医師が1名以上配置されている。なお，複数の病棟において当該入院料の届出を行う場合には，病棟ごとに1名以上の常勤医師が配置されている。
(5) (4)に掲げる医師は次のいずれかの研修を修了している者である。
ア 「がん等の診療に携わる医師等に対する緩和ケア研修会の開催指針」（平成29年12月1日付け健発1201第2号厚生労働省健康局長通知）に準拠した緩和ケア研修会（平成29年度までに開催したものであって，「がん診療に携わる医師に対する緩和ケア研修会の開催指針」に準拠したものを含む）
イ 緩和ケアの基本教育のための都道府県指導者研修会（国立がん研究センター主催）等
(6) 当該病棟に係る病棟床面積は，患者1人につき内法による測定で，30m^2以上であり，病室床面積は，患者1人につき内法による測定で，8m^2以上である。
(7) 当該病棟内に，患者家族の控え室，患者専用の台所，面談室，一定の広さを有する談話室を備えている。
(8) 当該病棟は全室個室であって差し支えないが，特別の療養環境の提供に係る病床の数が5割以下である。
(9) 入退棟に関する基準が作成されている。
(10) 緩和ケアの内容に関する患者向けの案内が作成され，患者・家族に対する説明が行われている。
(11) 緩和ケア病棟入院料を算定する保険医療機関は，地域の在宅医療を担う保険医療機関と連携し，緊急時に在宅での療養を行う患者が入院できる体制を保険医療機関として確保している。
(12) 緩和ケア病棟入院料を算定する保険医療機関は，連携している保険医療機関の患者に関し，緊急の相談等に対応できるよう，24時間連絡を受ける体制を保険医療機関として確保している。
(13) 緩和ケア病棟においては，連携する保険医療機関の医師，看護師又は薬剤師に対して，実習を伴う専門的な緩和ケアの研修を行っている。
(14) がん診療の拠点となる病院は，別表3の第14の1の(13)〔「緩和ケア診療加算に関する施設基準」〕の(13), p.1175〕と同様である。
　また，がん診療の拠点となる病院又は公益財団法人日本医療機能評価機構等が行う医療機能評価を受けている病院に準じる病院とは，都道府県が当該地域においてがん診療の中核的な役割を担うと認めた病院又は公益財団法人日本医療機能評価機構が定める機能評価（緩和ケア病院）と同等の基準について，第三者の評価を受けている病院をいう。
(15) 当該病棟への入院を希望する患者の紹介を受けた場合に，(4)の医師が入院の適応を判断し，当該医師又は当該医師の指示を受けた看護職員が入院までの待機期間や待機中の緊急時の対応方針等について，患者に説明を行う体制を設ける。
(16) 以下のア又はイを満たしている。
ア 当該病棟直近1年間の入院患者について，以下の(イ)から(ロ)までの期間の平均が14日未満である。
　(イ) (4)の医師又は当該医師の指示を受けた看護職員から説明を受けた上で，患者等が文書又は口頭で入院の意思表示を行った日
　(ロ) 患者が当該病棟に入院した日
イ 直近1年間において，退院患者のうち，次のいずれかに該当する患者以外の患者が15％以上である。
　(イ) 他の保険医療機関（療養病棟入院基本料，有床診療所入院基本料及び有床診療所療養病床入院基本料を算定する病棟及び病室を除く）に転院した患者
　(ロ) 同一の保険医療機関の当該入院料にかかる病棟以外の病棟（療養病棟入院基本料を算定する病棟を除く）への転棟患者
　(ハ) 死亡退院の患者
(17) 次のいずれかに係る届出を行っている。
ア A226-2緩和ケア診療加算
イ B001「24」外来緩和ケア管理料
ウ C003在宅がん医療総合診療料
(18) 毎年8月において，前年度に当該入院料を算定する病棟に入院していた患者の(16)のアに掲げる期間の平均及びイに掲げる割合について，別添7 (→Web版) の様式52の2により地方厚生（支）局長に報告を行う。
(19) データ提出加算に係る届出を行っている保険医療機関である。また，当該基準については別添7の様式40の7を用いて届出を行った時点で，当該入院料の届出を行うことができる。ただし，令和6年3月31日において急性期一般入院基本料，特定機能病院入院基本料（一般病棟の場合に限る），専門病院入院基本料（13対1入院基本料を除く），回復期リハビリテーション病棟入院料1から4又は地域包括ケア病棟入院料を算定する病棟若しくは病室をいずれも有しない保険医療機関であって，地域一般入院基本料，療養病棟入院料1若しくは2を算定する病棟，旧算定方法別表第1に掲げる療養病棟入院基本料の「注11」に係る届出を行っている病棟，専門病院入院基本料（13対1入院基本料に限る），障害者施設等入院基本料，回復期リハビリテーション病棟入院料5，特殊疾患病棟入院料，緩和ケア病棟入院料若しくは精神科救急急性期医療入院料を算定する病棟又は特殊疾患入院医療管理料を算定する病室のいずれかを有するものであって，これらの病棟又は病室の病床数の合計が当該保険医療機関において200床未満であり，かつ，データ提出加算の届出を行うことが困難であることについて正当な理由があるものは，当分の間，当該基準を満たしているものとみなす。

2　緩和ケア病棟入院料2に関する施設基準等
　1の(1)から(14)まで及び(19)を満たしている。

【届出に関する事項】　緩和ケア病棟入院料の施設基準に係る届出は，別添7 (→Web版) の様式9，様式20及び様式52を用いる。この場合において，病棟の勤務実績表で看護要員の職種が確認できる場合は，様式20の当該看護要員のみを省略することができる。また，当該病棟の平面図（面積等が分かるもの）を添付する。

事務連絡　緩和ケア診療加算，緩和ケア病棟入院料
問1　緩和ケア診療加算，緩和ケア病棟入院料において，「公益財団法人日本医療機能評価機構が定める機能評価（緩和ケア病院）と同等の基準について，第三者の評価を受けている病院」とあるが，従前の公益財団法人日本医療機能評価機構が定める付加機能評価の「緩和ケア機能」の認定を

受けている場合は対象となるのか。
答　対象となる。
問2　緩和ケア診療加算，緩和ケア病棟入院料の施設基準である「がん診療連携の拠点となる病院若しくは公益財団法人日本医療機能評価機構等が行う医療機能評価を受けている病院又はこれらに準ずる病院であること」について，下記は該当すると考えてよいか。
①公益財団法人日本医療機能評価機構の病院機能評価の認定
②ISO（国際標準化機構）9001の認証
答　①及び②ともに該当する。　　　　　　　　　　(平28.3.31)

14　精神科救急急性期医療入院料の施設基準等

(1) **精神科救急急性期医療入院料の施設基準**
  イ　主として急性期の集中的な治療を要する精神疾患を有する患者を入院させ，精神病棟を単位として行うものであること。
  ロ　医療法施行規則第19条第1項第1号に定める医師の員数以上の員数（→p.1303「経過措置」の「2」）が配置されていること。
  ハ　医療法施行規則第19条第2項第2号に定める看護師及び准看護師の員数以上の員数（→p.1303「経過措置」の「2」）が配置されていること。
  ニ　当該病棟における常勤の医師の数は，当該病棟の入院患者の数が16又はその端数を増すごとに1以上であること。
  ホ　当該病棟に常勤の精神保健指定医が1名以上配置されており，かつ，当該病棟を有する保険医療機関に常勤の精神保健指定医が4名以上配置されていること。
  ヘ　当該病棟において，1日に看護を行う看護師の数は，常時，当該病棟の入院患者の数が10又はその端数を増すごとに1以上であること。ただし，当該病棟において，1日に看護を行う看護師が本文に規定する数に相当する数以上である場合には，当該病棟における夜勤を行う看護師の数は，本文の規定にかかわらず，2以上であることとする。
  ト　当該地域における精神科救急医療体制の確保のために整備された精神科救急医療施設であること。
  チ　精神科救急医療を行うにつき十分な体制が整備されていること。
  リ　精神科救急医療を行うにつき十分な構造設備を有していること。
  ヌ　精神科救急医療に係る実績を相当程度有していること。
  ル　データ提出加算に係る届出を行っている保険医療機関であること。

(2) **精神科救急急性期医療入院料の対象患者**
  別表第10（p.1311）に掲げる患者

(3) **精神科救急急性期医療入院料の注2の除外薬剤・注射薬**
  別表第5の1の4（p.1308）に掲げる薬剤・注射薬

(4) **精神科救急急性期医療入院料の注4に規定する看護職員夜間配置加算の施設基準**
  イ　当該病棟において，夜勤を行う看護職員の数は，常時，当該病棟の入院患者の数が16又はその端数を増すごとに1以上であること。
  ロ　当該保険医療機関において，入院患者に対する行動制限を必要最小限のものとするため，医師，看護師及び精神保健福祉士等で構成された委員会を設置していること。
  ハ　夜間における看護業務の負担の軽減に資する十分な業務管理等の体制が整備されていること。
  ニ　看護職員の負担の軽減及び処遇改善に資する体制が整備されていること。

(5) **精神科救急急性期医療入院料の注4に規定する厚生労働大臣が定める日**
  当該病棟における夜勤を行う看護職員の数が3未満である日

(6) **精神科救急急性期医療入院料の注5に規定する精神科救急医療体制加算の施設基準**
  イ　精神科救急医療体制加算1の施設基準
  ①　当該病棟における病床数が120床以下であること。ただし，(7)に該当する場合においては，この限りでない。
  ②　当該病棟を有する保険医療機関に，常勤の精神保健指定医が5名以上配置されていること。
  ③　精神科救急医療に係る実績を相当程度有していること。
  ④　精神科救急医療を行うにつき十分な体制が整備されていること。
  ロ　精神科救急医療体制加算2の施設基準
  ①　イの①から③までを満たすものであること。
  ②　精神科救急医療を行うにつき必要な体制が整備されていること。
  ハ　精神科救急医療体制加算3の施設基準
  ①　イの①から③までを満たすものであること。
  ②　精神科救急医療を行う体制が整備されていること。

(7) **精神科救急急性期医療入院料の注5に規定する厚生労働大臣が定める場合**
  当該病棟が，令和4年3月31日時点で診療報酬の算定方法の一部を改正する件（令和4年厚生労働省告示第54号）による改正前の診療報酬の算定方法の医科点数表の精神科救急入院料に係る届出を行っている場合であって，当該病棟における病床数が120床を超えることにつき診療の実施上やむを得ない事情があると認められるとき

→ **1　精神科救急急性期医療入院料に関する施設基準等**
(1) 医療法の規定に基づき許可を受け，若しくは届出をし，又は承認を受けた病床の数以上の入院患者を入院させていない。
(2) 当該保険医療機関内に，精神保健指定医が4名以上常勤している。
(3) 当該保険医療機関内に他の精神病棟が存在する場合は，当該他の精神病棟は，精神病棟入院基本料の10対1入院基本料，13対1入院基本料，15対1入院基本料，18対1入院基本料若しくは20対1入院基本料又は特定入院料を算定している病棟でなければならない。
(4) 当該各病棟における常勤の医師の数は，当該病棟の入院患者の数が16又はその端数を増すごとに1以上である。
(5) 当該各病棟に2名以上の常勤の精神保健福祉士が配置されている。
(6) 当該各病棟において，日勤帯以外の時間帯にあっては，看護師が常時2名以上配置されている。
(7) 当該病棟の病床数は，1看護単位当たり60床以下である。
(8) 当該病棟の病床のうち，隔離室を含む個室が半数以上を占めている。
(9) 必要な検査及びCT撮影が必要に応じて速やかに実施できる体制にある。ただし，CT撮影については，他の保険医療機関との連携により速やかに実施できる体制が整備されていれば足りるものとする。
(10) 1月間の当該入院料を算定している病棟の患者の延べ入

院日数のうち，4割以上が新規患者の延べ入院日数である。
⑾　当該病棟の年間の新規患者のうち6割以上が措置入院，緊急措置入院，医療保護入院，応急入院，鑑定入院及び医療観察法入院のいずれかに係るものである。
⑿　以下の地域における直近1年間における措置入院，緊急措置入院及び応急入院に係る新規入院患者のうち，原則として4分の1以上，又は20件以上の患者を当該病棟において受け入れている。
　ア　当該保険医療機関の所在地の都道府県（政令市の区域を含むものとする）
　イ　1精神科救急医療圏と1基幹病院が対となって明確に区分された圏域がある場合（例えば政令市は市立病院が，政令市以外の地区は県立病院が救急基幹病院となる）は，当該圏域
⒀　当該保険医療機関における精神科救急急性期医療入院料又は精神科急性期治療病棟入院料を算定する病床数の合計が300床以下である。
⒁　当該保険医療機関が，精神科救急医療体制整備事業において基幹的な役割を果たしている。具体的には，次のいずれも満たしていること。
　ア　常時精神科救急外来診療が可能である。
　イ　全ての入院形式の患者受入れが可能である。
　ウ　精神疾患に係る時間外，休日又は深夜における入院件数の実績が年間30件以上又は⑿のア又はイの地域における人口1万人当たり0.37件以上である。そのうち6件以上又は2割以上は，精神科救急医療体制整備事業における精神科救急情報センター（以下「精神科救急情報センター」という），精神障害にも対応した地域包括ケアシステムの構築推進事業における精神医療相談窓口（以下「精神医療相談窓口」という）救急医療情報センター，他の医療機関，都道府県（政令市の地域を含むものとする），市町村，保健所，警察又は消防（救急車）からの依頼である。
⒂　当該病棟において，措置入院患者，鑑定入院患者，医療観察法入院患者及びクロザピンの新規導入を目的とした入院患者を除いた新規入院患者のうち4割以上が入院日から起算して3月以内に退院し，自宅等へ移行する。「自宅等へ移行する」とは，自家，介護老人保健施設，介護医療院又は障害者の日常生活及び社会生活を総合的に支援するための法律に規定する障害福祉サービスを行う施設又は福祉ホーム（以下「精神障害者施設」という）へ移行することである。なお，ここでいう「自家」とは，退院先のうち，同一の保険医療機関の当該入院料に係る病棟以外の病棟へ転棟した場合，他の保険医療機関へ転院した場合及び介護老人保健施設，介護医療院又は精神障害者施設に入所した場合を除いたものをいう（以下この項において同じ）。
⒃　データ提出加算に係る届出を行っている保険医療機関である。また，当該基準については別添7（→Web版）の様式40の7を用いて届出を行った時点で，当該入院料の届出を行うことができる。ただし，令和6年3月31日において急性期一般入院基本料，特定機能病院入院基本料（一般病棟の場合に限る），専門病院入院基本料（13対1入院基本料を除く），回復期リハビリテーション病棟入院料1から4又は地域包括ケア病棟入院料を算定する病棟若しくは病室をいずれも有しない保険医療機関であって，地域一般入院基本料，療養病棟入院料1若しくは2を算定する病棟，旧算定方法別表第1に掲げる療養病棟入院基本料の「注11」に係る届出を行っている病棟，専門病院入院基本料（13対1入院基本料に限る），障害者施設等入院基本料，回復期リハビリテーション病棟入院料5，特殊疾患病棟入院料，緩和ケア病棟入院料若しくは精神科救急急性期医療入院料を算定する病棟又は特殊疾患入院医療管理料を算定する病室のいずれかを有するもののうち，これらの病棟又は病室の病床数の合計が当該保険医療機関において200床未満であり，かつ，データ提出加算の届出を行うことが困難であることについて正当な理由があるものは，当分の間，当該基準を満たしているものとみなす。

（編注）施設基準の「クロザピンの新規導入を目的とした新規入院患者」に係る事務連絡は「精神科急性期医師配置加算」の項（p.1216）に掲載。

2　看護職員夜間配置加算の施設基準

⑴　当該病棟において，夜間に看護を行う看護職員の数は，常時，当該病棟の入院患者の数が16又はその端数を増すごとに1に相当する数以上である。
⑵　行動制限最小化に係る委員会において次の活動を行っている。
　ア　行動制限についての基本的考え方や，やむを得ず行動制限する場合の手順等を盛り込んだ基本指針の整備
　イ　患者の病状，院内における行動制限患者の状況に係るレポートをもとに，月1回程度の病状改善，行動制限の状況の適切性及び行動制限最小化のための検討会議の開催
　ウ　当該保険医療機関における精神科診療に携わる職員全てを対象とした，精神保健福祉法，隔離拘束の早期解除及び危機予防のための介入技術等に関する研修会の年2回程度の実施
⑶　次に掲げる夜間における看護業務の負担軽減に資する業務管理等に関する項目のうち，ア又はウを含む3項目以上を満たしている。また，当該3項目以上にクが含まれることが望ましい。ただし，当該加算を算定する病棟が2交代制勤務又は変則2交代制勤務を行う病棟のみで構成される保険医療機関である場合は，ア及びウからクまでのうち，ア又はウを含む3項目以上を満たしている。なお，各項目の留意点については，別添3の第4の3の9の⑶〔「急性期看護補助体制加算」における「夜間看護体制加算の施設基準」⑶，p.1163〕と同様である。
　ア　当該病棟において，夜勤を含む交代制勤務に従事する看護職員の勤務終了時刻と直後の勤務の開始時刻の間が11時間以上である。
　イ　3交代制勤務又は変則3交代制勤務の病棟において，夜勤を含む交代制勤務に従事する看護職員の勤務開始時刻が，直近の勤務の開始時刻の概ね24時間後以降となる勤務編成である。
　ウ　当該病棟において，夜勤を含む交代制勤務に従事する看護職員の連続して行う夜勤の数が2回以下である。
　エ　当該病棟において，夜勤を含む交代制勤務に従事する看護職員の夜勤後の暦日の休日が確保されている。
　オ　当該病棟において，夜勤時間帯の患者のニーズに対応できるよう，早出や遅出等の柔軟な勤務体制の工夫がなされている。
　カ　当該保険医療機関において，所属部署以外の部署を一時的に支援するために，夜勤時間帯を含めた各部署の業務量を把握・調整するシステムが構築されており，かつ，部署間での業務標準化に取り組み，過去1年間に当該システムを夜勤時間帯に運用した実績がある。
　キ　当該保険医療機関において，夜間時間帯を含めて開所している院内保育所を設置しており，夜勤を含む交代制勤務に従事する医療従事者の利用実績がある。
　ク　当該病棟において，ICT，AI，IoT等の活用によって，看護職員の業務負担軽減を行っている。
⑷　看護職員の負担の軽減及び処遇の改善に資する体制を整備している。当該体制については，別添2の第2の11〔療養病棟入院基本料・夜間看護加算の施設基準，p.1112〕の⑶の例による。

（編注）看護職員夜間配置加算の「事務連絡」は「急性期看護補助体制加算」の項（p.1163）に掲載。

3　精神科救急急性期医療入院料の「注5」に規定する精神科救急医療体制加算の施設基準等

⑴　精神科救急医療体制加算1の施設基準
　ア　次のいずれも満たしている。
　　(イ)　精神科救急医療体制整備事業に参画し，本事業において入院を要する患者を積極的に受け入れている。
　　(ロ)　当該保険医療機関に常勤の精神保健指定医が5名以上配置されている。

(ハ)　精神疾患に係る時間外，休日又は深夜における入院件数の実績が年間40件以上又は以下の地域における人口1万人当たり0.5件以上である。そのうち8件以上又は2割以上は，精神科救急情報センター，精神医療相談窓口，救急医療情報センター，他の医療機関，都道府県（政令市の地域を含む），市町村，保健所，警察又は消防（救急車）からの依頼である。
　　　①　当該保険医療機関の所在地の都道府県（政令市の区域を含むものとする）
　　　②　1精神科救急医療圏と1基幹病院が対となって明確に区分された圏域がある場合（例えば政令市は市立病院が，政令市以外の地区は県立病院が救急基幹病院となる）は，当該圏域
　　(ニ)　当該病棟において，措置入院患者，鑑定入院患者，医療観察法入院患者及びクロザピンの新規導入を目的とした入院患者を除いた新規入院患者のうち6割以上が入院日から起算して3月以内に退院し，自宅等へ移行する。「自宅等へ移行する」とは，患家，介護老人保健施設，介護医療院又は精神障害者施設へ移行することである。
　イ　複数の病棟において当該加算の届出を行う場合については，アの(ハ)の「件以上」を「に届出病棟数を乗じた数以上」と読み替える。
　ウ　病院である保険医療機関の精神病棟を単位とする。
　エ　「精神科救急医療体制整備事業の実施について」に規定する身体合併症救急医療確保事業（以下「身体合併症救急医療確保事業」という）において指定を受けている医療機関である。
(2)　精神科救急医療体制加算2の施設基準
　ア　(1)のアからウまでを満たす。
　イ　「精神科救急医療体制整備事業の実施について」に規定する精神科救急医療確保事業（以下「精神科救急医療確保事業」という）において常時対応型施設として指定を受けている医療機関である。
(3)　精神科救急医療体制加算3の施設基準
　ア　(1)のアからウまでを満たす。
　イ　精神科救急医療確保事業において病院群輪番型施設として指定を受けている医療機関である。
(4)　当該加算は病棟の病床単位で届け出ることとし，120床までに限り届出を行うことができる。ただし，令和4年3月31日時点で旧算定方法別表第1A311精神科救急入院料の届出を行っている病棟の病床について，都道府県等から当該病棟を有する保険医療機関に関する，地域における医療提供体制や医療計画上の必要性等に係る文書が提出されていることが確認できる場合においては，令和4年3月31日時点で現に旧算定方法別表第1A311精神科救急入院料の届出を行っている病床数に限り，120床を超えて届出を行うことができる。なお，その場合には，当該文書の写しを提出する。
【届出に関する事項】
(1)　精神科救急急性期医療入院料の施設基準に係る届出は，別添7（→Web版）の様式9，様式20（精神保健指定医については，備考欄に指定医番号を記載する），様式53及び様式54を用いることとし，当該病棟の配置図（隔離室の位置が分かるもの）を添付する。この場合において，病棟の勤務実績表で看護要員の職種が確認できる場合は，様式20の当該看護要員のみを省略することができる。なお，当該入院料に係る精神科救急医療体制の整備等に係る実績を評価するため，毎年8月において様式53及び様式54を届け出る。
(2)　「注4」に規定する看護職員夜間配置加算の施設基準に係る届出は，別添7の様式9，様式13の3，様式20及び特掲診療料施設通知の別添2（→Web版）の様式48を用いる。なお，当該加算の様式48に係る届出については，医療保護入院等診療料の届出を行っている場合は，別に地方厚生（支）局長に対して，届出を行う必要はない。ただし，当該加算に係る前年度における看護職員の負担の軽減及び処遇の改善に資する計画の取組状況を評価するため，毎年8月において様式13の3を届け出る。

(3)　「注5」に規定する精神科救急医療体制加算の施設基準に係る届出は，別添7の様式54の2を用いる。

事務連絡　精神科救急急性期医療入院料

問1　精神疾患に係る時間外，休日又は深夜における診療（電話等再診を除く）件数や入院件数等の実績は直近1年間という理解でよいか。
答　そのとおり。

問2　「初診患者（精神疾患について過去3か月間に当該保険医療機関に受診していない患者）」について，初診料を算定しない患者であっても対象となると理解してよいか。
答　そのとおり。　　　　　　　　　　　　　（平30.3.30）

問3　精神科救急急性期医療入院料及び精神科急性期治療病棟入院料の延べ入院日数の要件における「新規患者」とは，どのような患者を指すのか。
答　当該病棟への入院日が当該特定入院料の起算日に当たる患者であって，当該病棟に入院してから3ヶ月以内の患者をいうものである。　　　　　　　　　　　　　　（平20.5.9）

問4　同一の敷地内にある介護医療院又は介護老人保健施設に退院した場合も自宅等への退院に含まれるという理解でよいか。
答　よい。　　　　　　　　　　　（平30.7.10・一部改正）

問5　①精神科救急急性期医療入院料，精神科急性期治療病棟入院料，精神科救急・合併症入院料の施設基準における新規患者割合及び在宅移行率は届出受理後の措置等の暦月で3か月を超えない期間の1割以内の一時的な変動の場合は届出を要しない旨の規定が適用されるか。
　②また，精神病棟入院基本料及び精神療養病棟入院料の精神保健福祉士配置加算の在宅移行率についてはどうか。
答　①適用される。精神科救急急性期医療入院料等の新規患者割合，在宅移行率については，1割以内の一時的な変動により基準を下回った場合は3か月まで届出が猶予される。
　②適用されない。　　　　　　　　（平26.7.10・一部改正）

問6　『「患家」とは，退院先のうち，同一の保険医療機関の当該入院料に係る病棟以外の病棟へ転棟した場合，他の保険医療機関へ転院した場合及び介護老人保健施設，介護医療院又は精神障害者施設に入所した場合を除いたものをいう』とあるが，当該入院料に係る病棟以外の病棟へ転棟後，当該保険医療機関への入院日から起算して3月以内に自宅等に退院した場合は，自宅等へ移行したものとしてよいか。
答　よい。なお，精神病棟入院基本料に係る精神保健福祉士配置加算，精神療養病棟入院料に係る精神保健福祉士配置加算，地域移行機能強化病棟入院料については，当該入院料に係る病棟以外の病棟へ転棟した場合は，自宅等へ移行したものには該当しない。
　　　　　　　　　　　　　　　　（平30.5.25，一部改正）

事務連絡　精神科救急医療体制加算

問　A311精神科救急急性期医療入院料の「注6」に規定する精神科救急医療体制加算の施設基準における「地域における医療提供体制や医療計画上の必要性等に係る文書」とは，具体的にはどのようなものか。
答　当該加算の届出を行う保険医療機関が所在する都道府県等において，都道府県等精神科救急医療体制連絡調整委員会又は圏域ごとの精神科救急医療体制若しくは身体合併症患者の医療提供体制に係る検討部会（精神科救急医療体制整備事業）における意見を踏まえて当該保険医療機関が120床を超えて精神科救急医療に対応する病床数を確保することが必要であると認定された文書をいう。具体的には，以下の事項を含むものである。
・地域において精神科救急医療体制を整備するに当たり，届出保険医療機関において，120床を超えた精神科救急医療に対応する病床が必要である。
・精神科救急情報センター（精神科救急医療体制整備事業）等からの依頼を断らずに当該保険医療機関において患者を受け入れていること又は受け入れられない事例について，都道府県等精神科救急医療体制連絡調整委員会等に対して患者の受療調整状況及び事例の件数を報告している。
　　　　　　　　　　　　　　　　　　　（令4.3.31）

15 精神科急性期治療病棟入院料の施設基準等

(1) 通則
　イ　主として急性期の集中的な治療を要する精神疾患を有する患者を入院させ，精神病棟を単位として行うものであること。
　ロ　医療法施行規則第19条第1項第1号に定める医師の員数以上の員数（→p.1303「経過措置」の「2」）が配置されていること。
　ハ　医療法施行規則第19条第2項第2号に定める看護師及び准看護師の員数以上の員数（→p.1303「経過措置」の「2」）が配置されていること。
　ニ　当該病院に他の精神病棟を有する場合は，精神病棟入院基本料の10対1入院基本料，13対1入院基本料，15対1入院基本料，18対1入院基本料若しくは20対1入院基本料又は特定入院料を算定している病棟であること。
　ホ　当該地域における精神科救急医療体制の確保のために整備された精神科救急医療施設であること。
　ヘ　データ提出加算に係る届出を行っている保険医療機関であること。

(2) 精神科急性期治療病棟入院料1の施設基準
　イ　当該病棟を有する保険医療機関に，常勤の精神保健指定医が2名以上配置され，かつ，当該病棟に常勤の精神保健指定医が1名以上配置されていること。
　ロ　当該病棟において，1日に看護を行う看護職員の数は，常時，当該病棟の入院患者の数が13又はその端数を増すごとに1以上であること。ただし，当該病棟において，1日に看護を行う看護職員が本文に規定する数に相当する数以上である場合には，当該病棟における夜勤を行う看護職員の数は，本文の規定にかかわらず，看護師1を含む2以上（看護補助者が夜勤を行う場合においては看護師の数は1）であることとする。
　ハ　当該病棟において，看護職員の最小必要数の4割以上が看護師であること。
　ニ　当該病棟において，1日に看護補助を行う看護補助者の数は，常時，当該病棟の入院患者の数が30又はその端数を増すごとに1以上であること。ただし，当該病棟において，1日に看護補助を行う看護補助者が本文に規定する数に相当する数以上である場合には，当該病棟における夜勤を行う看護補助者の数は，本文の規定にかかわらず，2以上（看護職員が夜勤を行う場合においては，2から当該看護職員の数を減じた数以上）であることとする。なお，主として事務的業務を行う看護補助者を含む場合は，1日に事務的業務を行う看護補助者の数は，常時，当該病棟の入院患者の数が200又はその端数を増すごとに1に相当する数以下であること。
　ホ　精神科急性期治療を行うにつき十分な体制が整備されていること。
　ヘ　精神科急性期治療を行うにつき十分な構造設備を有していること。

(3) 精神科急性期治療病棟入院料2の施設基準
　イ　当該病棟を有する保険医療機関に，常勤の精神保健指定医が2名以上配置され，かつ，当該病棟に常勤の精神保健指定医が1名以上配置されていること。
　ロ　当該病棟において，1日に看護を行う看護職員の数は，常時，当該病棟の入院患者の数が15又はその端数を増すごとに1以上であること。ただし，当該病棟において，1日に看護を行う看護職員が本文に規定する数に相当する数以上である場合には，当該病棟における夜勤を行う看護職員の数は，本文の規定にかかわらず，看護師1を含む2以上（看護補助者が夜勤を行う場合においては看護師の数は1）であることとする。
　ハ　当該病棟において，看護職員の最小必要数の4割以上が看護師であること。
　ニ　当該病棟において，1日に看護補助を行う看護補助者の数は，常時，当該病棟の入院患者の数が30又はその端数を増すごとに1以上であること。ただし，当該病棟において，1日に看護補助を行う看護補助者が本文に規定する数に相当する数以上である場合には，当該病棟における夜勤を行う看護補助者の数は，本文の規定にかかわらず，2以上（看護職員が夜勤を行う場合においては，2から当該看護職員の数を減じた数以上）であることとする。なお，主として事務的業務を行う看護補助者を含む場合は，1日に事務的業務を行う看護補助者の数は，常時，当該病棟の入院患者の数が200又はその端数を増すごとに1に相当する数以下であること。
　ホ　精神科急性期治療を行うにつき必要な体制が整備されていること。
　ヘ　精神科急性期治療を行うにつき適切な構造設備を有していること。

(4) 精神科急性期治療病棟入院料の注2の除外薬剤・注射薬
　　別表第5の1の4（p.1308）に掲げる薬剤・注射薬

(5) 精神科急性期治療病棟入院料の対象患者
　　別表第10（p.1311）に掲げる患者

→ 精神科急性期治療病棟入院料に関する施設基準等
(1) 同一保険医療機関内に精神科急性期治療病棟入院料1を算定すべき病棟と精神科急性期治療病棟入院料2を算定すべき病棟が混在することはできない。
(2) 精神科急性期治療病棟入院料1又は2の施設基準
　　以下のアからコまでのいずれも満たす。
　ア　医療法の規定に基づき許可を受け，若しくは届出をし，又は承認を受けた病床の数以上の入院患者を入院させていない。
　イ　当該各病棟において，日勤帯以外の時間帯にあっては看護要員が常時2人以上配置されており，そのうち1人以上は看護師である。
　ウ　当該保険医療機関に他の精神病棟が存在する場合は，当該他の精神病棟は，精神病棟入院基本料の10対1入院基本料，13対1入院基本料，15対1入院基本料，18対1入院基本料若しくは20対1入院基本料又は特定入院料を算定している病棟でなければならない。
　エ　当該各病棟に精神保健指定医及び精神保健福祉士又は公認心理師が常勤している。
　オ　当該保険医療機関が精神科救急医療システムに参加している。
　カ　当該病棟の病床数は，130床以下であり，当該保険医療機関における精神科救急急性期医療入院料及び精神科急性期治療病棟入院料を算定する病床数の合計が300床以下である。
　キ　当該病棟の病床数は，1看護単位当たり60床以下である。
　ク　当該病棟に隔離室がある。
　ケ　1月間の当該入院料を算定している病棟の患者の延べ入院日数のうち，4割以上が新規患者の延べ入院日数である。

コ　当該病棟において，措置入院患者，鑑定入院患者，医療観察法入院患者及びクロザピンの新規導入を目的とした入院患者を除いた新規入院患者のうち4割以上が入院日から起算して3月以内に退院し，自宅等へ移行する。「自宅等へ移行する」とは，患家，介護老人保健施設，介護医療院又は精神障害者施設へ移行することである。なお，ここでいう「患家」とは，退院先のうち，同一の保険医療機関の当該入院料に係る病棟以外の病棟へ転棟した場合，他の保険医療機関へ転院した場合及び介護老人保健施設，介護医療院又は精神障害者施設に入所した場合を除いたものをいう。また，退院後に，医科点数表第1章第2部「通則5」の規定により入院期間が通算される再入院をした場合は，移行した者として計上しない。

サ　データ提出加算に係る届出を行っている保険医療機関である。当該基準については**別添7**（→Web版）の**様式40の7**を用いて届出を行った時点で，当該入院料の届出を行うことができる。ただし，令和6年3月31日において，現に精神病棟入院基本料（10対1入院基本料及び13対1入院基本料に限る），精神科急性期治療病棟入院料又は児童・思春期精神科入院医療管理料に係る届出を行っている保険医療機関については，令和8年5月31日までの間，当該基準を満たしているものとみなす。また，令和6年3月31日において急性期一般入院基本料，特定機能病院入院基本料（一般病棟の場合に限る），専門病院入院基本料（13対1入院基本料を除く），回復期リハビリテーション病棟入院料1から4又は地域包括ケア病棟入院料を算定する病棟若しくは病室をいずれも有しない保険医療機関であって，精神病棟入院基本料（10対1入院基本料及び13対1入院基本料に限る），精神科急性期治療病棟入院料若しくは児童・思春期精神科入院医療管理料を算定する病棟又は児童・思春期精神科入院医療管理料を算定する病室のいずれかを有するもののうち，データ提出加算の届出を行うことが困難であることについて正当な理由があるものは，当分の間，当該基準を満たしているものとみなす。

（編注）施設基準の「クロザピンの新規導入を目的とした新規入院患者」に係る事務連絡は「精神科急性期医師配置加算」の項（p.1216）に掲載。

【届出に関する事項】　精神科急性期治療病棟入院料の施設基準に係る届出は，**別添7**（→Web版）の**様式9**，**様式20**（精神保健指定医については，備考欄に指定医番号を記載する）及び**様式53**を用いる。この場合において，病棟の勤務実績表で看護要員の職種が確認できる場合は，**様式20**の当該看護要員のみを省略することができる。また，当該病棟の配置図（隔離室の位置が分かるもの）を添付する。

事務連絡　精神科急性期治療病棟入院料

問1　精神科急性期治療病棟に患者が91日以上入院した場合には，精神病棟入院基本料の15：1入院基本料の例により算定することとなるが，その際，看護配置加算，看護補助加算を算定する場合に，あらためての届出が必要か。

答　精神科急性期治療病棟入院料のほか，精神科救急急性期医療入院料，精神科救急・合併症入院料の届出の際には，様式9を併せて提出することとなっている。様式9の「看護配置加算の有無」，「看護補助加算の届出区分」欄に，当該特定入院料が算定されない場合に算定されることとなる精神病棟15対1入院基本料と併せて算定することを希望するものとして記入があれば，あらためての届出は必要ない。
（平20.5.9）

問2　同一の敷地内にある介護医療院又は介護老人保健施設に退院した場合も自宅等への退院に含まれるという理解でよいか。

答　よい。
（平30.7.10）

問3　①精神科救急急性期医療入院料，精神科急性期治療病棟入院料，精神科救急・合併症入院料の施設基準における新規患者割合及び在宅移行率は届出受理後の措置等の暦月で3か月を超えない期間の1割以内の一時的な変動の場合は届出を要しない旨の規定が適用されるか。

②また，精神病棟入院基本料及び精神療養病棟入院料の精神保健福祉士配置加算の在宅移行率についてはどうか。

答　①適用される。精神科救急急性期医療入院料等の新規患者割合，在宅移行率については，1割以内の一時的な変動により基準を下回った場合は3か月まで届出が猶予される。

②適用されない。
（平26.7.10）

問4　『「患家」とは，退院先のうち，同一の保険医療機関の当該入院料に係る病棟以外の病棟へ転棟した場合，他の保険医療機関へ転院した場合及び介護老人保健施設，介護医療院又は精神障害者施設に入所した場合を除いたものをいう』とあるが，当該入院料に係る病棟以外の病棟へ転棟後，当該保険医療機関への入院日から起算して3月以内に自宅等に退院した場合は，自宅等へ移行したものとしてよいか。

答　よい。なお，精神病棟入院基本料に係る精神保健福祉士配置加算，精神療養病棟入院料に係る精神保健福祉士配置加算，地域移行機能強化病棟入院料については，当該入院料に係る病棟以外の病棟へ転棟した場合は，自宅等へ移行したものには該当しない。
（平30.5.25，一部修正）

15の2　精神科救急・合併症入院料の施設基準等

(1)　**精神科救急・合併症入院料の施設基準**
イ　都道府県が定める救急医療に関する計画に基づいて運営される救命救急センターを有している病院の病棟単位で行うものであること。
ロ　主として急性期の集中的な治療を要する精神疾患を有する患者を入院させ，精神病棟を単位として行うものであること。
ハ　医療法施行規則第19条第1項第1号に定める医師の員数以上の員数（→p.1303「経過措置」の「2」）が配置されていること。
ニ　医療法施行規則第19条第2項第2号に定める看護師及び准看護師の員数以上の員数（→p.1303「経過措置」の「2」）が配置されていること。
ホ　当該病棟における常勤の医師の数は，当該病棟の入院患者の数が16又はその端数を増すごとに1以上であること。
ヘ　当該病棟を有する保険医療機関に，常勤の精神科医が5名以上配置され，かつ，当該病棟に常勤の精神保健指定医が2名以上配置されていること。
ト　当該病棟において，1日に看護を行う看護師の数は，常時，当該病棟の入院患者の数が10又はその端数を増すごとに1以上であること。ただし，当該病棟において，1日に看護を行う看護師が本文に規定する数に相当する数以上である場合には，当該病棟における夜勤を行う看護師の数は，本文の規定にかかわらず，2以上であることとする。
チ　当該地域における精神科救急医療体制の確保のために整備された精神科救急医療施設であること。
リ　精神科救急・合併症医療を行うにつき十分な体制が整備されていること。
ヌ　精神科救急・合併症医療を行うにつき十分な構造設備を有していること。
ル　精神科救急・合併症医療に係る実績を相当程度有していること。

(2)　**精神科救急・合併症入院料の注2の除外薬剤・注射薬**
別表第5の1の4（p.1308）に掲げる薬剤・注射薬

(3)　**精神科救急・合併症入院料の対象患者**
別表第10（p.1311）に掲げる患者

(4)　**看護職員夜間配置加算の施設基準**

イ　当該病棟において，夜勤を行う看護職員の数は，常時，当該病棟の入院患者の数が16又はその端数を増すごとに1以上であること。
　ロ　当該保険医療機関において，入院患者に対する行動制限を必要最小限のものとするため，医師，看護師及び精神保健福祉士等で構成された委員会を設置していること。
　ハ　夜間における看護業務の負担の軽減に資する十分な業務管理等の体制が整備されていること。
　ニ　看護職員の負担の軽減及び処遇改善に資する体制が整備されていること。
(5)　精神科救急・合併症入院料の注4に規定する厚生労働大臣が定める日
　　当該病棟における夜勤を行う看護職員の数が3未満である日

→1　精神科救急・合併症入院料に関する施設基準等
(1)　医療法の規定に基づき許可を受け，若しくは届出をし，又は承認を受けた病床の数以上の入院患者を入院させていない。
(2)　当該保険医療機関内に，精神科医師が5名以上常勤している。
(3)　当該保険医療機関内に当該入院料を算定する病棟以外の他の精神病棟が存在する場合は，当該他の精神病棟は，精神病棟入院基本料の10対1入院基本料，13対1入院基本料，15対1入院基本料，18対1入院基本料若しくは20対1入院基本料又は特定入院料を算定している病棟でなければならない。
(4)　当該各病棟における常勤の医師の数は，当該病棟の入院患者の数が16又はその端数を増すごとに1以上である。
(5)　当該各病棟に2名以上の常勤の精神保健福祉士が配置されている。
(6)　当該各病棟において，日勤帯以外の時間帯にあっては，看護師が常時2人以上配置されている。
(7)　当該病棟の病床数は，1看護単位当たり60床以下である。
(8)　当該病棟に以下に定める合併症ユニットを有しており，当該病棟の病床のうち，隔離室を含む個室が半数以上を占める。なお，合併症ユニットの病床は個室として算入することができる。
　ア　当該病棟の治療室単位であり，当該病棟の病床数の2割以上である。
　イ　当該治療室に入院する患者は，常時8割以上が下記の身体疾患を持つ精神障害者である。
　　(イ)　呼吸器系疾患（肺炎，喘息発作，肺気腫，間質性肺炎の急性増悪，肺塞栓又は気胸）
　　(ロ)　心疾患（New York Heart Associationの心機能分類のⅢ度，Ⅳ度相当の心不全，虚血性心疾患又はモニター監視を必要とする不整脈）
　　(ハ)　手術又は直達・介達牽引を要する骨折
　　(ニ)　脊髄損傷
　　(ホ)　重篤な内分泌・代謝性疾患（インスリン投与を要する糖尿病，専門医の診療を要する内分泌疾患又は肝硬変に伴う高アンモニア血症）
　　(ヘ)　重篤な栄養障害（Body Mass Index 15未満の摂食障害）
　　(ト)　意識障害（急性薬物中毒，アルコール精神障害，電解質異常，代謝性疾患によるせん妄等）
　　(チ)　全身感染症（結核，後天性免疫不全症候群，梅毒1期，2期又は敗血症）
　　(リ)　中枢神経系の感染症（髄膜炎，脳炎等）
　　(ヌ)　急性腹症（消化管出血，イレウス等）
　　(ル)　劇症肝炎又は重症急性膵炎
　　(ヲ)　悪性症候群又は横紋筋融解症
　　(ワ)　広範囲（半肢以上）熱傷
　　(カ)　手術，化学療法若しくは放射線療法を要する状態又は末期の悪性腫瘍
　　(ヨ)　重篤な血液疾患（ヘモグロビン7g/dL以下の貧血又は頻回に輸血を要する状態）の患者
　　(タ)　急性かつ重篤な腎疾患（急性腎不全，ネフローゼ症候群又は糸球体腎炎）の患者
　　(レ)　人工透析中又は腎不全で透析導入を要する状態
　　(ソ)　手術室での手術を必要とする状態
　　(ツ)　合併症妊娠・出産
　　(ネ)　膠原病（専門医による管理を必要とする状態）
　ウ　身体合併症管理を行うために必要な次に掲げる装置及び器具を当該病棟内に常時備えている。
　　(イ)　救急蘇生装置
　　(ロ)　除細動器
　　(ハ)　心電計
　　(ニ)　呼吸循環監視装置
(9)　必要な検査及びCT撮影が必要に応じて速やかに実施できる体制にある。
(10)　1月間の当該入院料を算定している病棟の患者の延べ入院日数のうち，4割以上が新規患者の延べ入院日数である。
(11)　当該病棟において，措置入院患者，鑑定入院患者，医療観察法入院患者及びクロザピンの新規導入を目的とした入院患者を除いた新規入院患者のうち4割以上が入院日から起算して3月以内に退院し，自宅等へ移行する。「自宅等へ移行する」とは，患家，介護老人保健施設，介護医療院又は精神障害者施設へ移行することである。なお，ここでいう「患家」とは，退院先のうち，同一の保険医療機関の当該入院料に係る病棟以外の病棟へ転棟した場合，他の保険医療機関へ転院した場合及び介護老人保健施設，介護医療院又は精神障害者施設に入所した場合を除いたものをいう。また，退院後に，医科点数表第1章第2部「通則5」の規定により入院期間が通算される再入院をした場合は，移行した者として計上しない。
(12)　精神科救急医療体制整備事業において基幹的な役割を果たしている。具体的には，以下のアからウまでのいずれも満たしている。
　ア　常時精神科救急外来診療が可能である。
　イ　精神疾患に係る時間外，休日又は深夜における入院件数が年間20件以上である。
　ウ　全ての入院形式の患者受入れが可能である。
(13)　当該病棟の年間の新規患者のうち6割以上が措置入院，緊急措置入院，医療保護入院，応急入院，鑑定入院，医療観察法入院及び合併症ユニットへ入院する身体疾患を有する精神障害者のいずれかに係るものである。
(14)　以下の地域における直近1年間における措置入院，緊急措置入院及び応急入院に係る新規入院患者のうち，原則として4分の1以上又は5件以上の患者を当該病棟において受け入れている。
　ア　当該保険医療機関の所在地の都道府県（政令市の区域を含むものとする）
　イ　1精神科救急医療圏と1基幹病院が対となって明確に区分された圏域がある場合（例えば政令市は市立病院が，政令市以外の地区は県立病院が救急基幹病院となる）は，当該圏域
(編注)　施設基準の「クロザピンの新規導入を目的とした新規入院患者」に係る事務連絡は「精神科急性期医師配置加算」の項（p.1216）に掲載．

2　看護職員夜間配置加算の施設基準
(1)　当該病棟において，夜間に看護を行う看護職員の数は，常時，当該病棟の入院患者の数が16又はその端数を増すごとに1に相当する数以上である。
(2)　行動制限最小化に係る委員会において次の活動を行っている。
　ア　行動制限についての基本的考え方や，やむを得ず行動制限する場合の手順等を盛り込んだ基本指針の整備
　イ　患者の病状，院内における行動制限患者の状況に係るレポートをもとに，月1回程度の病状改善，行動制限の状況の適切性及び行動制限最小化のための検討会議の開催

ウ 当該保険医療機関における精神科診療に携わる職員全てを対象とした，精神保健福祉法，隔離拘束の早期解除及び危機予防のための介入技術等に関する研修会の年2回程度の実施
(3) 次に掲げる夜間における看護業務の負担軽減に資する業務管理等に関する項目のうち，ア又はウを含む3項目以上を満たしている。また，当該3項目以上にクが含まれることが望ましい。ただし，当該加算を算定する病棟が2交代制勤務又は変則2交代制勤務を行う病棟のみで構成される保険医療機関である場合は，ア及びウからクまでのうち，ア又はウを含む3項目以上を満たしている。なお，各項目の留意点については，別添3の第4の3の9の(3)〔「急性期看護補助体制加算」における「夜間看護体制加算の施設基準」(3)，p.1163〕と同様である。
　ア 当該病棟において，夜勤を含む交代制勤務に従事する看護職員の勤務終了時刻と直後の勤務の開始時刻の間が11時間以上である。
　イ 3交代制勤務又は変則3交代制勤務の病棟において，夜勤を含む交代制勤務に従事する看護職員の勤務開始時刻が，直近の勤務の開始時刻の概ね24時間後以降となる勤務編成である。
　ウ 当該病棟において，夜勤を含む交代制勤務に従事する看護職員の連続して行う夜勤の数が2回以下である。
　エ 当該病棟において，夜勤を含む交代制勤務に従事する看護職員の夜勤後の暦日の休日が確保されている。
　オ 当該病棟において，夜勤時間帯の患者のニーズに対応できるよう，早出や遅出等の柔軟な勤務体制の工夫がなされている。
　カ 当該保険医療機関において，所属部署以外の部署を一時的に支援するために，夜勤時間帯を含めた各部署の業務量を把握・調整するシステムが構築されており，かつ，部署間での業務標準化に取り組み，過去1年間に当該システムを夜勤時間帯に運用した実績がある。
　キ 当該保険医療機関において，夜勤時間帯を含めて開所している院内保育所を設置しており，夜勤を含む交代制勤務に従事する医療従事者の利用実績がある。
　ク 当該病棟において，ICT，AI，IoT等の活用によって，看護職員の業務負担軽減を行っている。
(4) 看護職員の負担の軽減及び処遇の改善に資する体制を整備している。当該体制については，別添2の第2の11〔療養病棟入院基本料・夜間看護加算の施設基準，p.1112〕の(3)の例による。
(編注) 看護職員夜間配置加算の「事務連絡」は「急性期看護補助体制加算」の項（p.1163）に掲載。
【届出に関する事項】
(1) 精神科救急・合併症入院料の施設基準に係る届出は，別添7（→Web版）の様式9，様式20（精神保健指定医については，備考欄に指定医番号を記載する），様式53及び様式55を用いることとし，当該病棟の配置図（合併症ユニット及び隔離室の位置が分かるもの）を添付する。この場合において，病棟の勤務実績表で看護要員の職種が確認できる場合は，様式20の当該看護要員を省略することができる。なお，精神科救急医療体制の整備等に係る実績を評価するため，毎年8月において様式53及び様式55を届け出る。
(2) 「注4」に規定する看護職員夜間配置加算の施設基準に係る届出は，別添7の様式9，様式13の3，様式20及び特掲診療料施設基準通知の別添2（→Web版）の様式48を用いる。なお，当該加算の様式48に係る届出については，医療保護入院等診療料の届出を行っている場合は，別に地方厚生（支）局長に対して，届出を行う必要はない。ただし，当該加算に係る前年度における看護職員の負担の軽減及び処遇の改善に資する計画の取組状況を評価するため，毎年8月において様式13の3を届け出る。

(事務連絡) 問1　同一の敷地内にある介護医療院又は介護老人保健施設に退院した場合も自宅等への退院に含まれるという理解でよいか。
答　よい。
(平30.7.10)

問2　①精神科救急急性期医療入院料，精神科急性期治療病棟入院料，精神科救急・合併症入院料の施設基準における新規患者割合及び在宅移行率は届出受理後の措置等の暦月で3か月を超えない期間の1割以内の一時的な変動の場合は届出を要しない旨の規定が適用されるか。
　②また，精神病棟入院基本料及び精神療養病棟入院料の精神保健福祉士配置加算の在宅移行率についてはどうか。
答　①適用される。精神科救急急性期医療入院料等の新規患者割合，在宅移行率については，1割以内の一時的な変動により基準を下回った場合は3か月まで届出が猶予される。
　②適用されない。
(平26.7.10)
問3　『「患家」とは，退院先のうち，同一の保険医療機関の当該入院料に係る病棟以外の病棟へ転棟した場合，他の保険医療機関へ転院した場合及び介護老人保健施設，介護医療院又は精神障害者施設に入所した場合を除いたものをいう』とあるが，当該入院料に係る病棟以外の病棟へ転棟後，当該保険医療機関への入院日から起算して3月以内に自宅等に退院した場合は，自宅等へ移行したものとしてよいか。
答　よい。なお，精神病棟入院基本料に係る精神保健福祉士配置加算，精神療養病棟入院料に係る精神保健福祉士配置加算，地域移行機能強化病棟入院料については，当該入院料に係る病棟以外の病棟へ転棟した場合は，自宅等へ移行したものには該当しない。
(平30.5.25，一部修正)

15の3　児童・思春期精神科入院医療管理料の施設基準

(1) 児童・思春期精神科入院医療管理料の施設基準
　イ 20歳未満の精神疾患を有する患者をおおむね8割以上入院させる病棟（精神病棟に限る）又は治療室（精神病床に係るものに限る）を単位として行うものであること。
　ロ 医療法施行規則第19条第1項第1号に定める医師の員数以上の員数（→p.1303「経過措置」の「2」）が配置されていること。
　ハ 医療法施行規則第19条第2項第2号に定める看護師及び准看護師の員数以上の員数（→p.1303「経過措置」の「2」）が配置されていること。
　ニ 当該病棟又は治療室に小児医療及び児童・思春期の精神医療に関し経験を有する常勤の医師が2名以上配置されており，うち1名は精神保健指定医であること。
　ホ 当該病棟又は当該治療室を有する病棟において，1日に看護を行う看護師の数は，常時，当該病棟又は当該治療室を有する病棟の入院患者の数が10又はその端数を増すごとに1以上であること。ただし，当該病棟又は当該治療室を有する病棟において，1日に看護を行う看護師が本文に規定する数に相当する数以上である場合には，当該病棟における夜勤を行う看護師の数は，本文の規定にかかわらず，2以上であることとする。
　ヘ 20歳未満の精神疾患を有する患者に対する療養を行うにつき十分な体制が整備されていること。
　ト 20歳未満の精神疾患を有する患者に対する療養を行うにつき十分な構造設備を有していること。
　チ データ提出加算に係る届出を行っている保険医療機関であること。
(2) 児童・思春期精神科入院医療管理料の注3に規定する精神科養育支援体制加算の施設基準
　虐待等不適切な養育が行われていることが疑われる20歳未満の精神疾患を有する患者に対する支援を行うにつき十分な体制が整備されていること。

→**1 児童・思春期精神科入院医療管理料に関する施設基準等**
(1) 精神科を標榜する病院において精神病棟又は治療室を単位とする。
(2) 当該病棟又は治療室における直近1か月間の入院患者数の概ね8割以上が，20歳未満の精神疾患を有する患者（精神作用物質使用による精神及び行動の障害の患者並びに知的障害の患者を除く）である。
(3) 当該病棟又は治療室に小児医療及び児童・思春期の精神医療の経験を有する常勤の医師が2名以上配置されており，うち1名は精神保健指定医である。
(4) 当該病棟又は治療室に専従の常勤の精神保健福祉士及び常勤の公認心理師がそれぞれ1名以上配置されている。
(5) 当該保険医療機関内に学習室が設けられている。
(6) 当該治療室の病床は30床以下であり，浴室，廊下，デイルーム，食堂，面会室，便所，学習室が，当該病棟の他の治療室とは別に設置されている。
(7) データ提出加算に係る届出を行っている保険医療機関である。また，当該基準については別添7（→Web版）の様式40の7を用いて届出を行った時点で，当該入院料の届出を行うことができる。ただし，令和6年3月31日において，現に精神病棟入院基本料（10対1入院基本料及び13対1入院基本料に限る），精神科急性期治療病棟入院料又は児童・思春期精神科入院医療管理料に係る届出を行っている保険医療機関については，令和8年5月31日までの間，当該基準を満たしているものとみなす。また，令和6年3月31日において急性期一般入院基本料，特定機能病院入院基本料（一般病棟の場合に限る），専門病院入院基本料（13対1入院基本料を除く），回復期リハビリテーション病棟入院料1から4又は地域包括ケア病棟入院料を算定する病棟若しくは病室をいずれも有しない保険医療機関であって，精神病棟入院基本料（10対1入院基本料及び13対1入院基本料に限る），精神科急性期治療病棟入院料若しくは児童・思春期精神科入院医療管理料を算定する病棟又は児童・思春期精神科入院医療管理料を算定する病室のいずれかを有するもののうち，データ提出加算の届出を行うことが困難であることについて正当な理由があるものは，当分の間，当該基準を満たしているものとみなす。

→**2 精神科養育支援体制加算の施設基準**
(1) 当該保険医療機関内に，以下から構成される虐待等不適切な養育が疑われる20歳未満の精神疾患を有する患者への支援（以下「精神科養育支援」という）に係るチーム（以下「精神科養育支援チーム」という）が設置されている。
　ア　小児医療及び児童・思春期の精神医療に関する十分な経験を有する専任の常勤精神保健指定医
　イ　20歳未満の精神疾患を有する患者の看護に従事する専任の常勤看護師
　ウ　20歳未満の精神疾患を有する患者の支援に係る経験を有する専任の常勤精神保健福祉士
　エ　20歳未満の精神疾患を有する患者の支援に係る経験を有する専任の常勤公認心理師
　なお，当該専任の医師，看護師，精神保健福祉士又は公認心理師（以下この項において「医師等」という）については，週3日以上常態として勤務しており，かつ，所定労働時間が週22時間以上の勤務を行っている専任の非常勤医師等を2名以上組み合わせることにより，常勤医師等と同じ時間帯にこれらの非常勤医師等が配置されている場合には，当該基準を満たしているとみなすことができる。
(2) 精神科養育支援チームの行う業務に関する事項
　ア　精神科養育支援に関するプロトコルを整備している。なお，当該支援の実施状況等を踏まえ，定期的に当該プロトコルの見直しを行う。
　イ　虐待等不適切な養育が疑われる20歳未満の精神疾患を有する患者が発見された場合に，院内からの相談に対応する。
　ウ　虐待等不適切な養育が疑われる20歳未満の精神疾患を有する患者が発見された場合に，主治医及び多職種と十分に連携をとって養育支援を行う。
　エ　虐待等不適切な養育が疑われた症例を把握・分析し，養育支援の体制確保のために必要な対策を推進する。
　オ　精神科養育支援体制を確保するための職員研修を企画・実施する。当該研修は，精神科養育支援の基本方針について職員に周知徹底を図ることを目的とするものであり，年2回程度実施されている。なお，当該研修は，第10の6の(2)のオに規定する養育支援体制を確保するための職員研修と合同で開催して差し支えない。
(3) (1)のウ及びエを構成する精神保健福祉士及び公認心理師については，児童・思春期精神科入院医療管理料の届出に係る専従の常勤の精神保健福祉士及び常勤の公認心理師との兼任は可能である。
(4) (2)のイ及びウの業務を実施する医師は，虐待等不適切な養育が疑われる小児患者の診療を担当する医師との重複がないよう，配置を工夫する。

【届出に関する事項】　児童・思春期精神科入院医療管理料の施設基準に係る届出は，別添7（→Web版）の様式9，様式20及び様式57を用いる。この場合において，病棟の勤務実績表で看護要員の職種が確認できる場合は，様式20の当該看護要員のみを省略することができる。また，学習室が設けられていることが確認できる当該施設の平面図を添付する。

事務連絡　問1　児童・思春期精神科入院医療管理料を病室単位で算定する場合，病棟全体で児童・思春期精神科入院医療管理料の看護配置を満たす必要があるのか。
答　病棟全体で看護配置を満たす必要がある。
問2　A311-2精神科急性期治療病棟入院料を届け出している病棟の一部病室で児童・思春期精神科入院医療管理料の届出は可能か。
答　できない。　　　　　　　　　　　　　　　　(平24.3.30)

事務連絡　専従の精神保健福祉士
問　当該病棟又は治療室に専従配置された精神保健福祉士は，精神保健及び精神障害者福祉に関する法律に基づく医療保護入院者に対する退院後生活環境相談員に選任されることが可能か。
答　当該精神保健福祉士が専従配置された病棟又は治療室の入院患者に対して退院後生活環境相談員に選任される場合に限り，可能。なお，当該患者が同一の保険医療機関の他の病棟又は治療室に転棟又は転室し，当該医療機関に入院中の場合については，当該精神保健福祉士は継続して当該患者の退院後生活環境相談員の業務を行ってよい。　(平30.3.30)

16　精神療養病棟入院料の施設基準等

(1) **精神療養病棟入院料の施設基準**
　イ　主として長期の入院を要する精神疾患を有する患者を入院させ，精神病棟を単位として行うものであること。
　ロ　入院患者の退院に係る調整（以下「退院調整」という）を担当する者が配置されていること。
　ハ　医療法施行規則第19条第2項第2号に定める看護師及び准看護師の員数以上の員数（→p.1303「経過措置」の「2」）が配置されていること。
　ニ　当該病棟を有する保険医療機関において，常勤の精神保健指定医が2名以上配置され，かつ，当該病棟に専任の常勤精神科医が1名以上配置されていること。
　ホ　当該病棟において，1日に看護を行う看護職員及び看護補助を行う看護補助者の数は，常時，当該病棟の入院患者の数が15又はその端数を増すごとに1以上であること。ただし，当該病棟において，1日に看護を行う看護職員及び看護補助を行う看護補助者の数が本文に規定する数に相当する数以上である場合には，当該病棟における夜勤を行う看護職員及び看護補助者の数は，本文の規定にか

かわらず，看護職員1を含む2以上であることとする。なお，主として事務的業務を行う看護補助者を含む場合は，1日に事務的業務を行う看護補助者の数は，常時，当該病棟の入院患者の数が200又はその端数を増すごとに1に相当する数以下であること。
　ヘ　当該病棟において，看護職員及び看護補助者の最小必要数の5割以上が看護職員であること。
　ト　当該病棟において，看護職員の最小必要数の2割以上が看護師であること。
　チ　精神療養を行うにつき十分な体制が整備されていること。
　リ　精神療養を行うにつき十分な構造設備を有していること。
(2) 精神療養病棟入院料の注2の除外薬剤・注射薬
　別表第5の1の5（p.1308）に掲げる薬剤・注射薬
(3) 重症者加算1の対象患者の状態
　GAF尺度による判定が30以下であること。
(4) 重症者加算2の対象患者の状態
　GAF尺度による判定が40以下であること。
(5) 重症者加算1の施設基準
　当該地域における精神科救急医療体制の確保に協力している保険医療機関であること。
(6) 精神保健福祉士配置加算の施設基準
　イ　当該病棟に専従の精神保健福祉士が1名以上配置されていること。
　ロ　入院患者の退院が着実に進められている保険医療機関であること。

→ 1　精神療養病棟入院料の施設基準等
(1) 医療法の規定に基づき許可を受け，若しくは届出をし，又は承認を受けた病床の数以上の入院患者を入院させていない。
(2) 当該病棟に精神科医師である常勤の専任医師及び常勤の作業療法士又は作業療法の経験を有する常勤の看護職員が配置されている。
　　なお，作業療法の経験を有する看護職員とは，専門機関等が主催する作業療法又は生活技能訓練に関する所定の研修を修了したものである。
(3) 当該病棟における専任の精神科医師は他の病棟に配置される医師と兼任はできない。また，当該医師の外来業務及び他病棟の入院患者の診療業務への従事は週2日以内とする。
(4) 医療法施行規則第19条第1項第1号に定める医師の員数以上の員数が配置されている（当該病棟において，1日に看護を行う看護職員の数が，常時，当該病棟の入院患者の数が25又はその端数を増すごとに1以上である場合は除く）。
(5) 当該各病棟において，日勤時間帯以外の時間帯にあっては看護要員が常時2人以上配置されており，そのうち1名以上は看護職員である。
(6) 当該保険医療機関に，精神保健福祉士又は公認心理師が常勤している。
(7) 当該病棟の入院患者の退院に向けた相談支援業務等を行う者（以下「退院支援相談員」という）を，平成26年4月1日以降に当該病棟に入院した患者1人につき1人以上，入院した日から起算して7日以内に指定し，当該保険医療機関内に配置している。なお，退院支援相談員は，次のいずれかの者である。
　ア　精神保健福祉士
　イ　保健師，看護師，准看護師，作業療法士，社会福祉士又は公認心理師として，精神障害者に関する業務に従事した経験を3年以上有する者
(8) 1人の退院支援相談員が同時に担当する患者の数は60以下である。また，退院支援相談員が担当する患者の一覧を作成している。
(9) 退院支援相談員の担当する当該病棟の入院患者について退院に向けた支援を推進するための委員会（「退院支援委員会」という）を設置している。
(10) 当該病棟の病床数は，1看護単位当たり60床以下である。
(11) 当該病棟に係る病室の病床数は，1病室につき6床以下である。
(12) 当該病棟に係る病棟床面積は，患者1人につき内法による測定で18m²以上であり，病室床面積は，患者1人につき内法による測定で，5.8m²以上である。なお，病棟床面積の算定に当たっては当該病棟内にある治療室，食堂，談話室，面会室，浴室，廊下，ナースステーション及び便所等の面積を算入しても差し支えない。
(13) 当該病棟に，当該病棟の入院患者同士が使用できる談話室，食堂，面会室，浴室（又はシャワー室）及び公衆電話が設けられている。ただし，談話室，食堂，面会室については兼用であっても差し支えない。
(14) 当該病棟に鉄格子がない。ただし，既存の病棟については，届出後1年間の経過措置を認める。
(15) 当該保険医療機関内に，専用の作業療法室又は生活機能回復訓練室を有している。
(16) 病棟における患者の金銭管理が適切に行われている。

2　重症者加算1の施設基準
当該病棟を有する保険医療機関が次のいずれかの要件を満たす。
(1) 精神科救急医療確保事業において常時対応型施設として指定を受けている医療機関又は身体合併症救急医療確保事業において指定を受けている医療機関である。
(2) 精神科救急医療確保事業において病院群輪番型施設として指定を受けている医療機関であって，ア又はイのいずれかに該当する。
　ア　時間外，休日又は深夜における入院件数が年4件以上である。そのうち1件以上は，精神科救急情報センター，精神医療相談窓口，救急医療情報センター，他の医療機関，都道府県（政令市の地域を含むものとする。以下重症者加算1において同じ），市町村，保健所，警察又は消防（救急車）からの依頼である。
　イ　時間外，休日又は深夜における外来対応件数が年10件以上である。なお，精神科救急情報センター，精神医療相談窓口，救急医療情報センター，他の医療機関，都道府県，市町村，保健所，警察又は消防（救急車）からの依頼の場合は，日中の対応であっても件数に含む。
(3) 当該保険医療機関の精神保健指定医が，精神科救急医療体制の確保への協力を行っている。具体的にはア又はイのいずれかに該当する。
　ア　時間外，休日又は深夜における外来対応施設（自治体等の夜間・休日急患センター等や精神科救急医療確保事業において外来対応施設として指定を受けている医療機関等）での外来診療又は救急医療機関への診療協力（外来，当直を対象）を年6回以上行う（いずれも精神科医療を必要とする患者の診療を行う）。
　イ　精神保健福祉法上の精神保健指定医の公務員としての業務（措置診察等）について，都道府県に積極的に協力し，診察業務等を年1回以上行う。具体的には，都道府県に連絡先等を登録し，都道府県の依頼による公務員としての業務等に参画し，㈠から㈤までのいずれかの診察あるいは業務を年1回以上行う。
　　㈠　措置入院及び緊急措置入院時の診察
　　㈡　医療保護入院及び応急入院のための移送時の診察
　　㈢　精神医療審査会における業務
　　㈣　精神科病院への立入検査での診察
　　㈤　その他都道府県の依頼による公務員としての業務

3　精神保健福祉士配置加算の施設基準
(1) 当該病棟に，専従の常勤精神保健福祉士が1名以上配置されている。
(2) 当該保険医療機関内に退院支援部署を設置し，専従の精神保健福祉士が1名以上配置されている。なお，当該病

に専従する精神保健福祉士と退院支援部署に専従する精神保健福祉士は兼任できないが，退院支援部署は，精神科地域移行実施加算の地域移行推進室又は精神科入退院支援加算の入退院支援部門と同一でもよい。
(3) 措置入院患者，鑑定入院患者及び医療観察法入院患者として当該保険医療機関に入院となった患者を除いた当該病棟の入院患者のうち7割5分以上が入院日から起算して1年以内に退院し，自宅等へ移行する。「自宅等へ移行する」とは，患家，介護老人保健施設，介護医療院又は精神障害者施設へ移行することである。なお，ここでいう「患家」とは，退院先のうち，同一の保険医療機関の当該入院料に係る病棟以外の病棟へ転棟した場合，他の保険医療機関へ転院した場合及び介護老人保健施設，介護医療院又は精神障害者施設に入所した場合を除いたものをいう。また，退院後に，医科点数表第1章第2部「通則5」の規定により入院期間が通算される再入院をした場合は，移行した者として計上しない。

【事務連絡】問 同一の敷地内にある介護医療院又は介護老人保健施設に退院した場合も自宅等への退院に含まれるという理解でよいか。
答 よい。 (平30.7.10)

【事務連絡】**専従の精神保健福祉士**
問 当該病棟又は治療室に専従配置された精神保健福祉士が，精神保健及び精神障害者福祉に関する法律に基づく医療保護入院者に対する退院後生活環境相談員に選任されることが可能か。
答 当該精神保健福祉士が専従配置された病棟又は治療室の入院患者に対して退院後生活環境相談員に選任される場合に限り，可。なお，当該患者が同一の保険医療機関の他の病棟又は治療室に転棟又は転室し，当該保険医療機関に入院中の場合については，当該精神保健福祉士は継続して当該患者の退院後生活環境相談員の業務を行ってよい。 (平30.3.30)

【事務連絡】問 ①精神科救急急性期医療入院料，精神科急性期治療病棟入院料，精神科救急・合併症入院料の施設基準における新規患者割合及び在宅移行率は届出受理後の措置等の暦月で3か月を超えない期間の1割以内の一時的な変動の場合は届出を要しない旨の規定が適用されるか。
② また，精神病棟入院基本料及び精神療養病棟入院料の精神保健福祉士配置加算の在宅移行率についてはどうか。
答 ①適用される。精神科救急急性期医療入院料等の新規患者割合，在宅移行率については，1割以内の一時的な変動により基準を下回った場合は3か月まで届出が猶予される。
②適用されない。 (平26.7.10)

【届出に関する事項】 精神療養病棟入院料の施設基準に係る届出は，**別添7**（→Web版）の**様式9**，**様式20**（作業療法等の経験を有する看護職員については，その旨を備考欄に記載する），**様式24の2**，**様式55の2**及び**様式55の3**を用いる。この場合において，病棟の勤務実績表で看護要員の職種が確認できる場合は，**様式20**の当該看護要員のみを省略することができる（作業療法等の経験を有する看護職員を除く）。また，当該病棟の平面図（面積並びに談話室，食堂，面会室，浴室及び公衆電話の位置等が分かるもの）を添付する。

【事務連絡】**精神療養病棟入院料**
問1 精神療養病棟入院料を算定する病棟に配置されている作業療法士が，当該医療機関における疾患別リハビリテーションの専従の常勤作業療法士を兼ねることはできるか。
答 不可。 (令2.3.31)
問2 精神療養病棟入院料の退院調整加算の届出に必要とされる専従の精神保健福祉士等はA314認知症治療病棟入院料の退院調整加算の届出に必要とされる専従の精神保健福祉士等を兼務することが可能か。
答 可能である。
問3 精神療養病棟入院料及びA314認知症治療病棟入院料の退院調整加算の届出に必要とされる専従の精神保健福祉士等は，I011精神科退院指導料及びI011-2精神科退院前訪問指導料の算定に必要な精神保健福祉士等を兼ねることは可能か。
答 可能である。 (平24.3.30)
問4 精神療養病棟に入院する患者に対して指定される退院支援相談員と当該精神療養病棟において精神保健福祉士配置加算によって病棟専従配置された精神保健福祉士は兼務可能か。
答 退院支援相談員が当該精神療養病棟の入院患者に対してのみ指定される場合に限り，可。 (平26.3.31)
問5 精神療養病棟や地域移行機能強化病棟に専任で配置する常勤精神科医師の外来業務及び他病棟の入院患者の診療業務への従事は週2日以内とされているが，2日間の従事時間を3日以上に分割して当該業務に従事することは可能か。
答 可能。 (平30.3.30)
問6 精神療養病棟や地域移行機能強化病棟に専任で配置する精神科医師の外来業務及び他病棟の入院患者の診療業務については，週2日以内とされているが，週2日以外の日に措置診察等に対応することが可能か。
答 予定外の緊急の重症患者への対応及び精神保健指定医の公務員としての業務（措置診察等）については，外来業務及び他病棟の入院患者の診療業務に含めず，必要に応じ従事することができる。 (平28.4.25)
問7 重症者加算1の**様式55の2**は，毎年提出する必要があるのか。
答 そのとおり。届出受理後の措置として，毎年3月末日までに，前年1年間（暦年）の実績について**様式55の2**による報告を行い，必要があれば届出の変更等を行う。 (平25.3.28，一部修正)
問8 A312精神科療養病棟入院料の「注4」及びA318地域移行機能強化病棟入院料の「注3」に規定する重症者加算1の施設基準について，令和6年度診療報酬改定前の施設基準における「地域搬送受入対応施設」や「身体合併症後方搬送対応施設」区分の指定を受けていた保険医療機関の取扱い如何。
答 令和6年3月31日時点で「地域搬送受入対応施設」や「身体合併症後方搬送対応施設」の指定を受けていた保険医療機関に限り，従前の例によることができる。 (令6.3.28)

17 削除

18 認知症治療病棟入院料の施設基準

(1) 通則
主として急性期の集中的な治療を要する認知症患者を入院させ，精神病棟を単位として行うものであること。
(2) 認知症治療病棟入院料1の施設基準
イ 当該病棟において，1日に看護を行う看護職員の数は，常時，当該病棟の入院患者の数が20又はその端数を増すごとに1以上であること。ただし，当該病棟において，1日に看護を行う看護職員の数が本文に規定する数に相当する数以上である場合には，当該病棟における夜勤を行う看護職員の数は，本文の規定にかかわらず，2以上（看護補助者が夜勤を行う場合においては看護職員の数は1以上）であることとする。
ロ 当該病棟において，看護職員の最小必要数の2割以上が看護師であること。
ハ 当該病棟において，1日に看護補助を行う看護補助者の数は，常時，当該病棟の入院患者の数が25又はその端数を増すごとに1以上であること。ただし，当該病棟において，1日に看護補助を行

う看護補助者が本文に規定する数に相当する数以上である場合には，当該病棟における夜勤を行う看護補助者の数は，本文の規定にかかわらず，2以上（看護職員が夜勤を行う場合においては，2から当該看護職員の数を減じた数以上）であることとする。なお，主として事務的業務を行う看護補助者を含む場合は，1日に事務的業務を行う看護補助者の数は，常時，当該病棟の入院患者の数が200又はその端数を増すごとに1に相当する数以下であること。

(3) 認知症治療病棟入院料2の施設基準
　イ　当該病棟において，1日に看護を行う看護職員の数は，常時，当該病棟の入院患者の数が30又はその端数を増すごとに1以上であること。ただし，当該病棟において，1日に看護を行う看護職員の数が本文に規定する数に相当する数以上である場合には，当該病棟における夜勤を行う看護職員の数は，本文の規定にかかわらず，1以上であることとする。
　ロ　当該病棟において，看護職員の最小必要数の2割以上が看護師であること。
　ハ　当該病棟において，1日に看護補助を行う看護補助者の数は，常時，当該病棟の入院患者の数が25又はその端数を増すごとに1に相当する数以上であることとする。なお，主として事務的業務を行う看護補助者を含む場合は，1日に事務的業務を行う看護補助者の数は，常時，当該病棟の入院患者の数が200又はその端数を増すごとに1に相当する数以下であること。

(4) 認知症夜間対応加算の施設基準
　イ　当該病棟における夜勤を行う看護補助者の数が3以上（看護職員が夜勤を行う場合においては，3から当該看護職員の数を減じた数以上）であること。
　ロ　当該保険医療機関において，入院患者に対する行動制限を必要最小限のものとするため，医師，看護師及び精神保健福祉士等で構成された委員会を設置していること。

(5) 認知症治療病棟入院料の注3の除外薬剤・注射薬
　別表第5の1の2 (p.1308) に掲げる薬剤・注射薬

→ 認知症治療病棟入院料の施設基準等
(1) 精神科を標榜している病院である保険医療機関である。
(2) 同一保険医療機関内に認知症治療病棟入院料1を算定すべき病棟と認知症治療病棟入院料2を算定すべき病棟が混在することはできない。
(3) 認知症治療病棟入院料1の施設基準
　ア　当該保険医療機関内に，精神科医師及び認知症治療病棟に専従する作業療法士がそれぞれ1人以上勤務している。
　イ　当該病棟に勤務する看護職員の最小必要数の半数以上は，精神病棟に勤務した経験を有する看護職員である。
　ウ　当該病棟に勤務する看護補助者の最小必要数の半数以上は，精神病棟に勤務した経験を有する看護補助者である。
　エ　当該保険医療機関内に，専従する精神保健福祉士又は専従する公認心理師がいずれか1人以上勤務している。
　オ　当該病棟における1看護単位は，概ね40から60床までを上限とする。
　カ　当該病棟の患者1人当たりの面積は，内法による測定で，$18m^2$（管理部分を除く）を標準とする。ただし，平成20年3月31日時点で特殊疾患療養病棟入院料2を算定している病棟から当該病棟へ移行した場合は，当分の間，内法による測定で，$16m^2$（治療室，機能訓練室，浴室，廊下，デイルーム，食堂，面会室，ナースステーション，便所等の面積を含む）であっても，認めることとする。
　キ　認知症治療病棟入院医療を行うにふさわしいデイルーム等の共有空間がある等高齢者の行動しやすい廊下を有している。
　ク　認知症治療病棟入院医療を行うにふさわしい，広さ$60m^2$以上（内法による測定に基づく）の専用の生活機能回復訓練室〔平成20年3月31日時点で特殊疾患療養病棟入院料2を算定している病棟から当該病棟へ移行した場合は，当分の間，代用的に生活機能回復訓練等が行える場所（デイルーム等）〕を有し，当該病棟に入院している全ての患者に対して，次に掲げる生活機能回復訓練等を行う。
　　(イ) 医師の指導監督の下で，作業療法士，看護師，精神保健福祉士等の従事者により，精神症状等の軽快及び生活機能の回復を目的に看護並びに生活機能回復のための訓練及び指導を集中的に行う。
　　(ロ) 医師の診療に基づき心理検査の結果等を踏まえて作成した患者ごとの治療計画に基づき，看護並びに生活機能回復のための訓練及び指導を集中的に行うとともに，定期的にその評価を行う等計画的な治療を行う。
　　(ハ) 生活機能回復のための訓練及び指導を，生活機能回復訓練室等において患者1人当たり1日4時間，週5回行う。ただし，当該訓練及び指導は患者の状態に応じて行うものとし，認知症患者リハビリテーション料又は精神科作業療法を算定した場合は，その時間を含めて差し支えない。

(4) 認知症治療病棟入院料2の施設基準
　ア　(3)のイからエまでを満たしている。
　イ　当該保険医療機関内に，精神科医師及び認知症治療病棟に専従する作業療法士がそれぞれ1名以上勤務している。ただし，認知症患者の作業療法の経験を有する看護師が1人以上勤務する認知症治療病棟にあっては，作業療法士が週1回以上当該病棟において患者の作業療法についての評価を行う場合には，当分の間，作業療法士が1人以上勤務していることとみなす。なお，作業療法の経験を有する看護師とは，専門機関等が主催する認知症指導に関する所定の研修を修了した者である。この場合，当該看護師は当該入院料を算定する際の看護師の員数には算入しない。
　ウ　当該病棟における1看護単位は，概ね60床を上限とする。
　エ　当該病棟の患者1人当たりの面積は，内法による測定で，$18m^2$（管理部分を除く）以上とする。ただし，平成20年3月31日時点で特殊疾患療養病棟入院料2を算定している病棟から当該病棟へ移行した場合は，当分の間，内法による測定で，$16m^2$（治療室，機能訓練室，浴室，廊下，デイルーム，食堂，面会室，ナースステーション，便所等の面積を含む）であっても，認めることとする。
　オ　認知症治療病棟入院医療を行うにふさわしい，広さ$60m^2$以上（内法による測定に基づく）の専用の生活機能回復訓練室〔平成20年3月31日時点で特殊疾患療養病棟入院料2を算定している病棟から当該病棟へ移行した場合は，当分の間，代用的に生活機能回復訓練等が行える場所（デイルーム等）〕を有し，当該病棟に入院している全ての患者に対して，次に掲げる生活機能回復訓練等を行う。
　　(イ) 医師の指導監督の下で，作業療法士，看護師又は精神保健福祉士の従事者により，精神症状等の軽快及び生活機能の回復を目的に看護並びに生活機能回復のための訓練及び指導を集中的に行う。
　　(ロ) 医師の診療に基づき心理検査の結果等を踏まえて作成した患者ごとの治療計画に基づき，看護並びに生活機能回復のための訓練及び指導を集中的に行うとともに，定期的にその評価を行う等計画的な治療を行う。
　　(ハ) 生活機能回復のための訓練及び指導を，生活機能回復訓練室等において患者1人当たり1日4時間，週5回行う。ただし，当該訓練及び指導は患者の状態に応じて行うものとし，認知症患者リハビリテーション料

又は精神科作業療法を算定した場合は，その時間を含めて差し支えない。

(5) 認知症夜間対応加算の施設基準
ア 認知症治療病棟入院料1，認知症治療病棟入院料2のいずれの場合も，夜勤を行う看護要員が3名以上の場合に算定できる。
イ 行動制限最小化に係る委員会において次の活動を行っている。
　(イ) 行動制限についての基本的考え方や，やむを得ず行動制限する場合の手順等を盛り込んだ基本指針の整備
　(ロ) 患者の病状，院内における行動制限患者の状況に係るレポートをもとに，月1回程度の病状改善，行動制限の状況の適切性及び行動制限最小化のための検討会議の開催
　(ハ) 当該保険医療機関における精神科診療に携わる職員全てを対象とした，精神保健福祉法，隔離拘束の早期解除及び危機予防のための介入技術等に関する研修会の年2回程度の実施
(6) (3)及び(4)の内法の規定の適用については，平成26年3月31日において，現に当該入院料の届出を行っている保険医療機関については，当該病棟の増築又は全面的な改築を行うまでの間は，(3)及び(4)の内法の規定を満たしているものとする。

【届出に関する事項】 認知症治療病棟入院料に係る施設基準の届出は，**別添7**（→Web版）の**様式9**，**様式20**及び**様式56**を用いることとし，当該病棟の平面図を添付する。また，「**注2**」に規定する認知症夜間対応加算の施設基準に係る届出は，**別添7**の**様式9**，**様式20**及び特掲診療料施設基準**通知**の**別添2**（→Web版）の**様式48**を用いる。この場合において，病棟の勤務実績表で看護要員の職種が確認できる場合は，**様式20**の当該看護要員のみを省略することができる。なお，認知症夜間対応加算の**様式48**に係る届出については，医療保護入院等診療料の届出を行っている場合は，別に地方厚生（支）局長に対して，届出を行う必要はない。

事務連絡 問1　生活機能回復のための訓練及び指導について，認知症患者リハビリテーション料又は精神科作業療法を算定した場合は，その時間を含めて差し支えないこととされたが，この場合，認知症患者リハビリテーション料に規定される専用の機能訓練室又は精神科作業療法に規定される専用の施設は，認知症治療病棟入院料に規定される専用の生活機能回復訓練室と兼用することが可能か。
答　認知症患者リハビリテーション料又は精神科作業療法が認知症治療病棟に入院している患者に対して行われる場合に限り，生活機能回復訓練室と兼用して差し支えない。
(平30.3.30)

問2　認知症治療病棟入院料を算定する病棟において，夜間対応加算の算定にあたっては全ての日で施設基準を満たす必要があるのか。
答　そのとおり。
(平24.3.30)

18の2　精神科地域包括ケア病棟入院料の施設基準等

(1) 精神科地域包括ケア病棟入院料の施設基準
イ 主として地域生活に向けた重点的な支援を要する精神疾患を有する患者を入院させ，精神病棟を単位として行うものであること。
ロ 医療法施行規則第19条第1項第1号に定める医師の員数以上の員数が配置されていること。
ハ 医療法施行規則第19条第2項第2号に定める看護師及び准看護師の員数以上の員数が配置されていること。
ニ 当該病棟を有する保険医療機関において，常勤の精神保健指定医が2名以上配置され，かつ，当該病棟に専任の常勤精神科医が1名以上配置されていること。
ホ 当該病棟において，1日に看護を行う看護職員の数は，常時，当該病棟の入院患者の数が15又はその端数を増すごとに1以上であること。
ヘ 当該病棟において，看護職員の最小必要数の4割以上が看護師であること。
ト 当該病棟において，1日に看護を行う看護職員，作業療法士，精神保健福祉士及び公認心理師の数は，常時，当該病棟の入院患者の数が13又はその端数を増すごとに1以上であること。
チ トの規定にかかわらず，当該病棟において，作業療法士，精神保健福祉士又は公認心理師の数は，1以上であること。
リ 夜勤については，ホ及びトの規定にかかわらず，看護職員の数が2以上であること。
ヌ 当該地域における精神科救急医療体制の確保に協力するにつき必要な体制及び実績を有している保険医療機関であること。
ル 精神障害者の地域生活に向けた重点的な支援を行うにつき十分な体制及び実績を有していること。
ヲ 当該保険医療機関において，入院患者の退院に係る支援に関する部門が設置されていること。
ワ 入院患者の退院が着実に進められている保険医療機関であること。
カ 精神障害者の地域生活を支援する関係機関等との連携を有していること。
ヨ データ提出加算に係る届出を行っている保険医療機関であること。

(2) 精神科地域包括ケア病棟入院料の注6の除外薬剤・注射薬
別表第5の1の4 (p.1308) に掲げる薬剤・注射薬

→ **精神科地域包括ケア病棟入院料に関する施設基準等**
(1) 医療法の規定に基づき許可を受け，若しくは届出をし，又は承認を受けた病床の数以上の入院患者を入院させていない。
(2) 当該保険医療機関における精神科救急急性期医療入院料を算定する病床数が120床以下である。
(3) 当該保険医療機関における精神科救急急性期医療入院料，精神科急性期治療病棟入院料又は精神科地域包括ケア病棟入院料を算定する病床数の合計が200床以下である。
(4) 当該病棟に精神科医師である常勤の専任医師が配置されている。
(5) 当該病棟における専任の精神科医師は他の病棟に配置される医師と兼任はできない。また，当該医師の外来業務及び他病棟の入院患者の診療業務への従事は週2日以内とする。
(6) 当該病棟において，日勤時間帯以外の時間帯にあっては看護職員が常時2人以上配置されている。
(7) 当該病棟の病床数は，1看護単位当たり60床以下である。
(8) 当該病棟に専任の常勤作業療法士，常勤精神保健福祉士及び常勤公認心理師が配置されている。なお，当該専任の作業療法士，専任の精神保健福祉士及び専任の公認心理師については，週3日以上常態として勤務しており，かつ，所定労働時間が週22時間以上の勤務を行っている専任の非常勤作業療法士，専任の非常勤精神保健福祉士又は専任の非常勤公認心理師をそれぞれ2名以上組み合わせることにより，常勤作業療法士，常勤精神保健福祉士又は常勤公認心理師と同じ時間帯にこれらの非常勤作業療法士，非常勤精神保健福祉士又は非常勤公認心理師が配置されている場合には，当該基準を満たしているとみなすことができる。
(9) 当該病棟において，日勤時間帯にあっては作業療法士，精神保健福祉士又は<u>公認心理師が1人以上配置されている。ただし，休日の日勤時間帯にあっては当該保険医療機関内に作業療法士，精神保健福祉士又は公認心理師が1人以</u>

上配置されており，必要に応じて当該病棟の入院患者に作業療法，相談支援又は心理支援等を提供できる体制を有していればよいこととする。
(10) 当該保険医療機関がクロザピンを処方する体制を有している。具体的には，当該保険医療機関がクロザリル患者モニタリングサービスの登録医療機関である。
(11) 当該病棟を有する保険医療機関は次のいずれかの要件を満たす。
　ア　精神科救急医療確保事業において常時対応型施設として指定を受けている医療機関又は身体合併症救急医療確保事業において指定を受けている医療機関である。
　イ　精神科救急医療確保事業において病院群輪番型施設として指定を受けている医療機関であって，以下の(イ)又は(ロ)のいずれかに該当する。
　　(イ)　時間外，休日又は深夜における入院件数が年4件以上である。そのうち1件以上は，精神科救急情報センター，精神医療相談窓口，救急医療情報センター，他の医療機関，都道府県（政令市の地域を含むものとする。以下イにおいて同じ），市町村，保健所，警察又は消防（救急車）からの依頼である。
　　(ロ)　時間外，休日又は深夜における外来対応件数が年10件以上である。なお，精神科救急情報センター，精神医療相談窓口，救急医療情報センター，他の医療機関，都道府県，市町村，保健所，警察又は消防（救急車）からの依頼の場合は，日中の対応であっても件数に含む。
(12) 次に掲げる項目のうちア又はイ及びウからオまでのいずれかを満たしている。
　ア　当該保険医療機関において I 012精神科訪問看護・指導料（Ⅰ）及び（Ⅲ）の算定回数が直近3か月間で60回以上である。
　イ　当該保険医療機関と同一敷地内又は隣接する敷地内に位置する訪問看護ステーションにおいて精神科訪問看護基本療養費の算定回数が直近3か月間で300回以上である。
　ウ　B 015精神科退院時共同指導料の算定回数が直近3か月間で3回以上である。
　エ　当該保険医療機関において I 002通院・在宅精神療法の「2」の算定回数が直近3か月で20回以上である。
　オ　当該保険医療機関において I 016精神科在宅患者支援管理料の算定回数が直近3か月間で10回以上である。
(13) 精神保健福祉法上の精神保健指定医の公務員としての業務（措置診察等）について，都道府県に積極的に協力し，診察業務等を年1回以上行う。具体的には，都道府県に連絡先等を登録し，都道府県の依頼による公務員としての業務等に参画し，アからオまでのいずれかの診察あるいは業務を年1回以上行う。
　ア　措置入院及び緊急措置入院時の診察
　イ　医療保護入院及び応急入院のための移送時の診察
　ウ　精神医療審査会における業務
　エ　精神科病院への立入検査での診察
　オ　その他都道府県の依頼による公務員としての業務
(14) A 246-2精神科入退院支援加算に係る届出を行っている保険医療機関である。
(15) 当該病棟において，措置入院患者，鑑定入院患者又は医療観察法入院患者として当該保険医療機関に入院となった患者を除いた当該病棟の入院患者のうち7割以上が，当該病棟に入院した日から起算して6月以内に退院し，自宅等へ移行する。ただし，(12)のオを満たしている保険医療機関にあっては，7割以上ではなく，6割以上が当該病棟に入院した日から起算して6月以内に退院し，自宅等へ移行する。「自宅等へ移行する」とは，患家，介護老人保健施設，介護医療院又は精神障害者施設へ移行することである。なお，ここでいう「患家」とは，退院先のうち，同一の保険医療機関の当該入院料に係る病棟以外の病棟へ転棟した場合，他の保険医療機関へ転院した場合及び介護老人保健施設，介護医療院又は精神障害者施設に入所した場合を除いたものをいう。また，退院後に，第2部「通則5」の規定により入院期間が通算される再入院をした場合は，移行した者として計上しない。
(16) 精神障害者の地域生活を支援する関係機関等との連携を有している。連携先については，障害者の日常生活及び社会生活を総合的に支援するための法律に基づく一般相談支援，特定相談支援，地域移行支援，地域定着支援，自立生活援助，共同生活援助若しくは就労継続支援等の障害福祉サービス等事業者，児童福祉法に基づく障害児相談支援事業所，介護保険法に定める居宅サービス事業者，地域密着型サービス事業者，居宅介護支援事業者若しくは施設サービス事業者，精神保健福祉センター，保健所又は都道府県若しくは市区町村の障害福祉担当部署等のうち，患者の状態に応じて必要な機関を選択する。また，連携に当たっては，当該保険医療機関の担当者をあらかじめ指定し，その連絡先を保健所等に文書で情報提供するとともに，障害福祉サービス等事業者等の担当者の氏名及び連絡先の提供を受けている。
(17) データ提出加算に係る届出を行っている保険医療機関である。また，当該基準については別添7（→Web版）の様式40の7を用いて届出を行った時点で，当該入院料の届出を行うことができる。

【届出に関する事項】
(1) 精神科地域包括ケア病棟入院料の施設基準に係る届出は，別添7の様式9，様式20（精神保健指定医については，備考欄に指定医番号を記載する）及び様式57の5を用いる。この場合において，病棟の勤務実績表で看護要員の職種が確認できる場合は，様式20の当該看護要員のみを省略することができる。
(2) 1病棟に限り届出を行うことができる。
(3) 令和6年3月31日において現に精神病棟入院基本料，精神科救急急性期医療入院料，精神科急性期治療病棟入院料，精神科救急・合併症入院料，児童・思春期精神入院医療管理料，精神療養病棟入院料，認知症治療病棟入院料又は地域移行機能強化病棟入院料に係る届出を行っている病棟については，令和7年5月31日までの間に限り，(11)から(14)に該当するものとする。
(4) 令和6年3月31日において現に精神病棟入院基本料，精神科救急急性期医療入院料，精神科急性期治療病棟入院料，精神科救急・合併症入院料，児童・思春期精神入院医療管理料，精神療養病棟入院料，認知症治療病棟入院料又は地域移行機能強化病棟入院料に係る届出を行っている病棟については，令和7年9月30日までの間に限り，(15)及び(17)に該当するものとする。

事務連絡　問1　精神科地域包括ケア病棟入院料の施設基準について，「入院患者のうち7割以上が，当該病棟に入院した日から起算して6月以内に退院し，自宅等へ移行する」とあるが，当該割合の計算に当たって，問122（p.227「問1」）の①から④の場合，それぞれどのように考えればよいか。
答　① 当該患者については分母・分子ともに計上する。
　② 当該患者については分母に計上し，分子には計上しない。
　③ 当該患者については分母・分子ともに計上する。
　④ 当該患者については分母に計上し，分子には計上しない。
問2　精神科救急急性期医療入院料等の施設基準について，「当該病棟において，（中略）新規入院患者のうち4割以上が入院日から起算して3月以内に退院し，自宅等へ移行する」とあるが，当該割合の計算に当たって，問122（p.227「問1」）の③及び④の場合について，それぞれどのように考えればよいか。
答　当該患者については分母に計上し，分子には計上しない。
問3　精神科地域包括ケア病棟入院料の施設基準について，「当該病棟において，1日に看護を行う看護職員，作業療法士，精神保健福祉士及び公認心理師の数は，常時，当該病棟の入院患者の数が13又はその端数を増すごとに1以上である」とされているが，当該病棟に配置されている作業療法士が，当該入院料を算定する病棟に入院中の患者に対し，精神科作業療法を実施した場合に，I 007精神科作業療法を算定できるか。
答　算定可能

(令6.3.28)

問4　A315精神科地域包括ケア病棟入院料について，日勤時間帯にあっては作業療法士，精神保健福祉士又は公認心理師が休日を含めて全ての日において常時1人以上配置されていることとされているが，「令和6年度診療報酬改定関連通知及び官報掲載事項の一部訂正」（令和6年5月17日）による取扱い如何。

答　当該事務連絡のとおり，当該病棟において，日勤時間帯にあっては作業療法士，精神保健福祉士又は公認心理師が1人以上配置されていること。ただし，休日の日勤時間帯にあっては当該保険医療機関内に作業療法士，精神保健福祉士又は公認心理師が1人以上配置されており，必要に応じて当該病棟の入院患者に作業療法，相談支援又は心理支援等を提供できる体制を有していればよい。

〈令6.5.17〉

19　特定一般病棟入院料の施設基準等

(1)　特定一般病棟入院料の注1に規定する厚生労働大臣が定める地域
　　　別表第6の2（p.1309）に掲げる地域

(2)　特定一般病棟入院料1の施設基準
　イ　一般病棟（診療報酬の算定方法第1号ただし書に規定する別に厚生労働大臣が指定する病院の病棟を除く）であること。
　ロ　当該病棟において，1日に看護を行う看護職員の数は，常時，当該病棟の入院患者の数が13又はその端数を増すごとに1以上であること。ただし，当該病棟において，1日に看護を行う看護職員の数が本文に規定する数に相当する数以上である場合には，各病棟における夜勤を行う看護職員の数は，本文の規定にかかわらず，2以上であることとする。
　ハ　当該病棟において，看護職員の最小必要数の7割以上が看護師であること。
　ニ　看護職員及び看護補助者の労働時間が適切なものであること。
　ホ　夜勤については，看護師1を含む2以上の数の看護職員が行うこと。
　ヘ　現に看護を行っている病棟ごとの看護職員の数と当該病棟の入院患者の数との割合を当該病棟の見やすい場所に掲示していること。
　ト　ヘの掲示事項について，原則として，ウェブサイトに掲載していること。
　チ　当該病棟の入院患者の平均在院日数〔保険診療に係る入院患者〔短期滞在手術等基本料1及び3（入院した日から起算して5日までの期間に限る）を算定している患者，注7本文及び注9の規定により療養病棟入院料1の例により算定している患者を除く〕を基礎に計算されたものに限る。(3)のハにおいて同じ〕が24日以内であること。

(3)　特定一般病棟入院料2の施設基準
　イ　当該病棟において，1日に看護を行う看護職員の数は，常時，当該病棟の入院患者の数が15又はその端数を増すごとに1以上であること。ただし，当該病棟において，1日に看護を行う看護職員の数が本文に規定する数に相当する数以上である場合には，各病棟における夜勤を行う看護職員の数は，本文の規定にかかわらず，2以上であることとする。
　ロ　当該病棟において，看護職員の最小必要数の4割以上が看護師であること。
　ハ　当該病棟の入院患者の平均在院日数が60日以内であること。
　ニ　(2)のイ，ニ，ヘ及びトを満たすものであること。

(4)　一般病棟看護必要度評価加算の施設基準
　イ　特定一般病棟入院料1に係る届出を行っている病棟であること。
　ロ　当該加算を算定する患者について測定した一般病棟用の重症度，医療・看護必要度Ⅰ又はⅡの結果に基づき，当該病棟における当該看護必要度の評価を行っていること。

(5)　特定一般病棟入院料の注7に規定する施設基準
　イ　病室を単位として行うものであること。
　ロ　次のいずれかに該当すること。
　　①　一般病棟用の重症度，医療・看護必要度Ⅰの基準を満たす患者を<u>1割以上</u>入院させる病室であること。
　　②　診療内容に関するデータを適切に提出できる体制が整備された保険医療機関であって，一般病棟用の重症度，医療・看護必要度Ⅱの基準を満たす患者を8分以上入院させる病室であること。
　　③　当該病室において，入院患者に占める，自宅等から入院したものの割合が1割5分以上であること。ただし，当該病室における病床数が10未満のものにあっては，前3月間において，自宅等から入院した患者が6以上であること。
　　④　当該病室における自宅等からの緊急の入院患者の受入れ人数が，前3月間において6人以上であること。
　　⑤　次のいずれか2つ以上を満たしていること。
　　　1　在宅患者訪問診療料（Ⅰ）及び在宅患者訪問診療料（Ⅱ）を前3月間において30回以上算定している保険医療機関であること。
　　　2　<u>退院後訪問指導料，在宅患者訪問看護・指導料，同一建物居住者訪問看護・指導料，精神科訪問看護・指導料（Ⅰ），精神科訪問看護・指導料（Ⅲ），指定居宅サービス介護給付費単位数表の訪問看護費のロ及び指定介護予防サービス介護給付費単位数表の介護予防訪問看護費のロを前3月間において150回以上算定している保険医療機関であること。</u>
　　　3　<u>訪問看護療養費に係る指定訪問看護の費用の額の算定方法に規定する訪問看護基本療養費，精神科訪問看護基本療養費，指定居宅サービス介護給付費単位数表の訪問看護費のイ及び指定介護予防サービス介護給付費単位数表の介護予防訪問看護費のイを前3月間において800回以上算定している訪問看護ステーションが当該保険医療機関に併設されていること。</u>
　　　4　在宅患者訪問リハビリテーション指導管理料を前3月間において30回以上算定している保険医療機関であること。
　　　5　介護保険法第8条第2項に規定する訪問介護，同条第5項に規定する訪問リハビリテーション又は同条第4項に規定する介護予防訪問リハビリテーションの提供実績を有している施設が当該保険医療機関に併設されていること。
　　　6　退院時共同指導料2を前3月間において6回以上算定している保険医療機関であること。
　　　<u>⑥</u>　許可病床数が280床未満の保険医療機関であること。
　ハ　当該保険医療機関内に入退院支援及び地域連携業務を担う部門が設置されていること。当該部門に入退院支援及び地域連携に係る業務に関する十

分な経験を有する専従の看護師又は専従の社会福祉士が配置されていること。当該部門に専従の看護師が配置されている場合にあっては専任の社会福祉士が，専従の社会福祉士が配置されている場合にあっては専任の看護師が配置されていること。
ニ 当該病室を含む病棟に常勤の理学療法士，作業療法士又は言語聴覚士が1名以上配置されていること。
ホ データ提出加算に係る届出を行っている保険医療機関であること。
ヘ 心大血管疾患リハビリテーション料，脳血管疾患等リハビリテーション料，廃用症候群リハビリテーション料，運動器リハビリテーション料，呼吸器リハビリテーション料又はがん患者リハビリテーション料に係る届出を行っている保険医療機関であること。
ト 地域包括ケア入院医療を行うにつき必要な体制を有していること。
チ 地域包括ケア入院医療を行うにつき必要な構造設備を有していること。
リ 当該病室において，退院患者に占める，自宅等に退院するものの割合が7割以上であること。
(6) **特定一般病棟入院料の注8の除外薬剤・注射薬**
自己連続携行式腹膜灌流用灌流液及び別表第5の1の3（p.1308）に掲げる薬剤及び注射薬

→ **特定一般病棟入院料の施設基準等**
(1) 医療提供体制の確保の状況に鑑み，「基本診療料の施設基準等」別表第6の2（p.1309）に掲げる地域に所在する保険医療機関のうち，一般病棟が1病棟で構成される病院である保険医療機関である。
(2) **特定一般病棟入院料1の施設基準**
当該病室を有する病棟において，常時13対1以上の看護配置（当該病棟における看護職員の数が，常時，当該病棟の入院患者の数が13又はその端数を増すごとに1以上である）よりも手厚い看護配置である。ただし，夜勤を行う看護職員の数は，2以上である。
(3) **特定一般病棟入院料2の施設基準**
当該病室を有する病棟において，常時15対1以上の看護配置（当該病棟における看護職員の数が，常時，当該病棟の入院患者の数が15又はその端数を増すごとに1以上である）よりも手厚い看護配置である。ただし，夜勤を行う看護職員の数は，2以上である。
(4) **一般病棟看護必要度評価加算の施設基準**
「注5」に掲げる一般病棟看護必要度評価加算を算定する病棟は，当該加算を算定するものとして届け出た病棟に，直近3月について入院している全ての患者の状態を，⑩別添6の別紙7の一般病棟用の重症度，医療・看護必要度に係る評価票のⅠ又はⅡを用いて継続的に測定し，その結果に基づいて評価を行っている。ただし，産科患者及び15歳未満の小児患者は対象から除外する。また，重症度，医療・看護必要度Ⅱの評価に当たっては，歯科の入院患者（同一入院中に医科の診療も行う期間については除く）は，対象から除外する。なお，重症度，医療・看護必要度Ⅰ又はⅡに係る評価票の記入（別添6の別紙7の別表1に掲げる「一般病棟用の重症度，医療・看護必要度A・C項目に係るレセプト電算処理システム用コード一覧」を用いて評価を行う項目は除く）は，院内研修を受けた者が行う。一般病棟用の重症度，医療・看護必要度Ⅰ又はⅡのいずれを用いて評価を行うかは，入院料等の届出時に併せて届け出る。なお，評価方法のみの変更を行う場合については，別添7（→Web版）の様式10を用いて届け出る必要がある。ただし，評価方法のみの変更による新たな評価方法への切り替えは切替月のみとし，切替月の10日までに届け出る。
(5) **特定一般病棟入院料（地域包括ケア1）の施設基準等**

ア 「注7」に規定する地域包括ケア入院医療管理を行う病室を有する病棟において，常時15対1以上の看護配置（当該病棟における看護職員の数が，常時，当該病棟の入院患者の数が15又はその端数を増すごとに1以上である）よりも手厚い看護配置である。ただし，夜勤を行う看護職員の数は，2以上である。
イ 当該病室を有する病棟において，病室を含む病棟に，専任の常勤理学療法士，専任の常勤作業療法士又は専任の言語聴覚士（以下「理学療法士等」という）が1名以上配置されている。なお，週3日以上常態として勤務しており，かつ，所定労働時間が週22時間以上の勤務を行っている専任の非常勤理学療法士，専任の非常勤作業療法士又は専任の非常勤言語聴覚士をそれぞれ2名以上組み合わせることにより，当該保険医療機関における常勤理学療法士，常勤作業療法士又は常勤言語聴覚士の勤務時間帯と同じ時間帯にこれらの非常勤理学療法士，非常勤作業療法士又は非常勤言語聴覚士がそれぞれ配置されている場合には，それぞれの基準を満たすこととみなすことができる。
ウ 当該保険医療機関内に入退院支援及び地域連携業務を担う部門が設置されている。当該部門に入退院支援及び地域連携に係る業務に関する十分な経験を有する専従の看護師又は専従の社会福祉士が配置されている。当該部門に専従の看護師が配置されている場合にあっては専任の社会福祉士が，専従の社会福祉士が配置されている場合にあっては専任の看護師が配置されている。なお，当該専従の看護師又は社会福祉士については，週3日以上常態として勤務しており，かつ，所定労働時間が週22時間以上の勤務を行っている専従の非常勤の看護師又は社会福祉士（入退院支援及び地域連携業務に関する十分な経験を有する看護師又は社会福祉士に限る）を2名以上組み合わせることにより，常勤看護師等と同じ時間帯にこれらの非常勤看護師等が配置されている場合には，当該基準を満たしているとみなすことができる。
エ 心大血管疾患リハビリテーション料（Ⅰ），脳血管疾患等リハビリテーション料（Ⅰ），（Ⅱ）若しくは（Ⅲ），運動器リハビリテーション料（Ⅰ）若しくは（Ⅱ），呼吸器リハビリテーション料（Ⅰ）又はがん患者リハビリテーション料の届出を行っている。
オ エのリハビリテーションを提供する患者については，1日平均2単位以上提供している。なお，リハビリテーションの提供に当たっては，当該患者の入棟又は入室時に測定したADL等を参考にリハビリテーションの必要性を判断し，その結果について診療録等に記載するとともに，患者又はその家族等に説明する。
カ 当該病室の床面積は，内法による測定で，患者1人につき，6.4㎡以上である。なお，平成27年3月31日までの間に，床面積について，壁芯による測定で届出が行われたものについては，平成27年4月1日以降も有効なものとして取り扱う。
キ 病室に隣接する廊下の幅は内法による測定で，1.8m以上であることが望ましい。ただし，両側に居室がある廊下の幅は，2.7m以上であることが望ましい。なお，廊下の幅が1.8m（両側居室の場合は2.7m）に満たない医療機関については，全面的な改築等を行うまでの間は1.8m（両側居室の場合は2.7m）未満であっても差し支えないが，全面的な改築等の予定について年1回報告を行う。
ク 当該病室を含む病棟に，又は当該医療機関内における当該病室を含む病棟の近傍に患者の利用に適した浴室及び便所が設けられている。
ケ 当該入院料を算定するものとして届け出ている病室に，直近3月において入院している全ての患者の状態について，⑩別添6の別紙7（p.1121）の一般病棟用の重症度，医療・看護必要度Ⅰ又はⅡに係る評価票におけるモニタリング及び処置等の項目（A項目）及び手術等の医学的状況の項目（C項目）を用いて測定し，その結果，当該病棟又は当該病室へ入院する患者全体に占める基準を満

たす患者（**❿別添6**の**別紙7**による評価の結果，看護必要度評価票A項目の得点が1点以上の患者又はC項目の得点が1点以上の患者をいう）の割合が重症度，医療・看護必要度Ⅰで1割以上又は重症度，医療・看護必要度Ⅱで0.8割以上である。ただし，産科患者及び15歳未満の小児患者は対象から除外する。また，重症度，医療・看護必要度Ⅱの評価に当たっては，歯科の入院患者（同一入院中に医科の診療も行う期間については除く）は，対象から除外する。一般病棟用の重症度，医療・看護必要度Ⅰ又はⅡに係る評価票の記入（**別添6**の**別紙7**の**別表1**に掲げる「一般病棟用の重症度，医療・看護必要度A・C項目に係るレセプト電算処理システム用コード一覧」を用いて評価を行う項目は除く）は，院内研修を受けたものが行う。また，一般病棟用の重症度，医療・看護必要度Ⅰ又はⅡのいずれを用いて評価を行うかは，入院料等の届出時に併せて届け出る。なお，評価方法のみの変更を行う場合については，**別添7**の**様式10**を用いて届け出る必要がある。ただし，評価方法のみの変更による新たな評価方法への切り替えは切替月のみとし，切替月の10日までに届け出る。令和6年3月31日において，現に当該入院料の届出を行っている保険医療機関にあっては，令和6年9月30日までの間，令和6年度改定後の当該入院料の重症度，医療・看護必要度の基準を満たすものとみなすものである。

コ　次のいずれかの基準を満たしている。
① 特掲診療料施設基準通知の**別添1**の**第14の2**に規定する在宅療養支援病院の届出を行っている。
② 特掲診療料施設基準通知の**別添1**の**第16の3**に規定する在宅療養後方支援病院の届出を行っており，在宅患者の直近1年間の受入実績が3件以上（A206在宅患者緊急入院診療加算の1を算定したものに限る）である。
③ 医療法第30条の4の規定に基づき都道府県が作成する医療計画に記載されている第二次救急医療機関である。
④ 救急病院等を定める省令に基づき認定された救急病院である。
⑤ 訪問看護ステーションが当該保険医療機関と同一の敷地内に設置されている。

サ　当該病室を退院した患者に占める在宅等に退院するものの割合が7割以上である。

シ　当該病室から退院した患者数に占める在宅等に退院するものの割合は，次の①に掲げる数を②に掲げる数で除して算出する。ただし，短期滞在手術等基本料を算定する患者，基本診療料の施設基準等の**別表第2** (p.1306)の23に該当する患者（基本診療料の施設基準等**第10の3**に係る要件以外の短期滞在手術等基本料3に係る要件を満たす場合に限る）及び基本診療料の施設基準等の**別表第2**の24に該当する患者は対象から除外する。
① 直近6か月間において，当該病室から退院した患者数（第2部「通則5」に規定する入院期間が通算される再入院患者及び死亡退院した患者を除く）のうち，自宅等に退院するものの数。この場合において，在宅等に退院するものの数は，退院患者の数から，次に掲げる数を合計した数を控除した数をいう。
　(イ) 他の保険医療機関〔有床診療所入院基本料〔別添2の第3の5の(1)のイの(イ)に該当するものに限る〕を算定する病床を除く〕に転院した患者の数
　(ロ) 介護老人保健施設〔介護保健施設サービス費（Ⅰ）の介護保健施設サービス費(ⅱ)若しくは介護保健施設サービス費(ⅳ)又はユニット型介護保健施設サービス費（Ⅰ）のユニット型介護保健施設サービス費(ⅱ)若しくは経過的ユニット型介護保健施設サービス費(ⅱ)の届出を行っているものに限る〕に入所した患者の数の5割の数
　(ハ) 介護老人保健施設〔介護保健施設サービス費（Ⅰ）の介護保健施設サービス費(ⅱ)若しくは介護保健施設サービス費(ⅳ)又はユニット型介護保健施設サービス費（Ⅰ）のユニット型介護保健施設サービス費(ⅱ)若しくは経過的ユニット型介護保健施設サービス費(ⅱ)の届出を行っていないものに限る〕に入所した患者の数
　(ニ) 同一の保険医療機関の当該入院料にかかる病棟以外の病棟への転棟患者の数
② 直近6か月間に退院した患者数（第2部「通則5」に規定する入院期間が通算される再入院患者及び死亡退院した患者を除く）

ス　データ提出加算の届出を行っている。また，当該基準については**別添7**の**様式40の7**を用いて届出を行った時点で，当該入院料の届出を行うことができる。

セ　当該病室に入棟した患者のうち，自宅等から入棟した患者の占める割合が1割5分以上である。ただし，当該病室が10床未満の場合については自宅等から入棟した患者を前3月において6人以上受け入れている。なお，自宅等から入棟した患者とは，自宅又は有料老人ホーム等から入棟した患者のことをいう。ただし，当該入院料を算定する病棟又は病室を有する病院に有料老人ホーム等が併設されている場合は当該有料老人ホーム等から入棟した患者は含まれない。

ソ　自宅等から入棟した患者の占める割合は，直近3か月間に自宅等から入棟した患者を直近3か月に当該病棟に入棟した患者の数で除して算出する。ただし，短期滞在手術等基本料を算定する患者，基本診療料の施設基準等の**別表第2**の23に該当する患者（基本診療料の施設基準等**第10の3**に係る要件以外の短期滞在手術等基本料3に係る要件を満たす場合に限る。以下この項において同じ）及び基本診療料の施設基準等の**別表第2**の24に該当する患者は対象から除外する。

タ　当該病室において自宅等からの緊急入院患者の受入れが直近3か月間で6人以上である。自宅等からの緊急入院患者とは，自宅又は有料老人ホーム等から入棟した患者で，かつ，予定された入院以外の患者のことをいう。

チ　次に掲げる項目のうち少なくとも2つを満たしている。
① 当該保険医療機関において在宅患者訪問診療料（Ⅰ）及び（Ⅱ）の算定回数が直近3か月間で30回以上である。
② 当該保険医療機関において退院後訪問指導料，在宅患者訪問看護・指導料，同一建物居住者訪問看護・指導料，精神科訪問看護・指導料（Ⅰ）指定居宅サービス介護給付費単位数表の訪問看護費のロ及び指定介護予防サービス介護給付費単位数表の介護予防訪問看護費のロの算定回数が直近3か月間で150回以上である。
③ 当該保険医療機関と同一敷地内又は隣接する敷地内に位置する訪問看護ステーションにおいて訪問看護基本療養費，精神科訪問看護基本療養費，指定居宅サービス介護給付費単位数表の訪問看護費のイ及び指定介護予防サービス介護給付費単位数表の介護予防訪問看護費のイの算定回数が直近3か月間で800回以上である。
④ 当該保険医療機関において在宅患者訪問リハビリテーション指導管理料の算定回数が直近3か月間で30回以上である。
⑤ 当該保険医療機関と同一敷地内又は隣接する敷地内に位置する事業所が，介護保険法第8条第2項に規定する訪問介護，同条第5項に規定する訪問リハビリテーション又は同条第4項に規定する介護予防訪問リハビリテーションの提供実績を有している。
⑥ 当該保険医療機関において退院時共同指導料2の算定回数が直近3か月間で6回以上である。

ツ　地域において，介護老人保健施設，介護医療院及び特別養護老人ホーム（以下この項において，「介護保険施設等」という）から協力医療機関となることを求められた場合，その求めに応じて当該介護保険施設等の協力医療機関として定められることが望ましい。

テ　許可病床280床未満の保険医療機関である。

(6) **特定一般病棟入院料（地域包括ケア2）の施設基準等**
(5)のアからスの基準を満たしている。

(7) 特定一般病棟入院料（地域包括ケア3）の施設基準等
(5)のカ，サ及びシを除く全ての基準を満たしている。
(8) 特定一般病棟入院料（地域包括ケア4）の施設基準等
(5)のアからオ，キからコ及びスの基準を満たしている。

【届出に関する事項】
(1) 特定一般病棟入院料の施設基準に係る届出は，別添7（→Web版）の様式9及び様式57の2を用いる。
(2) 「注5」に規定する一般病棟看護必要度評価加算の施設基準に係る届出は，別添7の様式10を用いる。
(3) 「注7」又は「注9」に規定する地域包括ケアに係る病室の施設基準に係る届出は，別添7の様式9，様式10，様式20，様式50から様式52までを用いる。この場合において，病棟の勤務実績表で看護要員の職種が確認できる場合は，様式20の当該看護要員のみを省略することができる。
(4) 当該病棟に90日を超えて入院する患者について，療養病棟入院料1の例により算定を行う病棟については，別添7の様式57の3により地方厚生（支）局長に届け出る。
(5) 一般病棟看護必要度評価加算の経過措置について，令和6年3月31日において，現に一般病棟看護必要度評価加算の届出を行っている病棟にあっては，令和6年9月30日までの間に限り，令和6年度改定前の「基本診療料の施設基準等及びその届出に関する手続きの取扱いについて」（令和4年3月4日保医発第0304第2号）の⑩別添6の別紙7の一般病棟用の重症度，医療・看護必要度Ⅰ又はⅡに係る評価票を用いて評価をしても差し支えない。
(6) 令和6年3月31日時点で「注7」に係る届出を行っている保険医療機関については，令和6年9月30日までの間，1の(5)のケの規定に限り，なお従前の例による。
(7) 令和6年3月31日時点で現に「注7」に係る届出を行っている保険医療機関については，令和7年5月31日までの間，1の(5)のサ，シ並びにチの②，③及び⑤の規定に限り，なお従前の例による。

20 地域移行機能強化病棟入院料の施設基準等

(1) 地域移行機能強化病棟入院料の施設基準
イ 主として精神疾患により長期に入院していた患者であって，退院に向けた集中的な支援を特に必要とするものを入院させ，精神病棟を単位として行うものであること。
ロ 医療法施行規則第19条第2項第2号に定める看護師及び准看護師の員数以上の員数が配置されていること。
ハ 当該病棟を有する保険医療機関において，常勤の精神保健指定医が2名以上配置され，かつ，当該病棟に専任の常勤精神科医が1名以上配置されていること。
ニ 当該病棟において，1日に看護を行う看護職員，看護補助を行う看護補助者，作業療法士及び精神保健福祉士の数は，常時，当該病棟の入院患者の数が15又はその端数を増すごとに1以上であること。ただし，当該病棟において，1日に看護を行う看護職員，看護補助を行う看護補助者，作業療法士及び精神保健福祉士が本文に規定する数に相当する数以上である場合には，当該病棟における夜勤を行う看護職員，看護補助者，作業療法士及び精神保健福祉士の数は，本文の規定にかかわらず，看護職員1を含む2以上であること。なお，主として事務的業務を行う看護補助者を含む場合は，1日に事務的業務を行う看護補助者の数は，常時，当該病棟の入院患者の数が200又はその端数を増すごとに1に相当する数以下であること。
ホ 当該病棟において，看護職員，看護補助者，作業療法士及び精神保健福祉士の最小必要数の6割以上が看護職員，作業療法士又は精神保健福祉士であること。
ヘ 当該病棟において，看護職員，作業療法士及び精神保健福祉士の最小必要数（当該必要数が看護職員数を上回る場合には看護職員数）の2割以上が看護師であること。
ト 当該病棟に専従の常勤の精神保健福祉士が1名以上配置されていること。
チ 当該病棟に退院調整を担当する者が1名以上（入院患者数が40を超える場合は2名以上）配置されていること。
リ 精神疾患を有する患者の退院に係る支援を行うにつき十分な体制が整備されていること。
ヌ 当該保険医療機関において，入院患者の退院に係る支援に関する部門が設置されていること。
ル 長期の入院患者の当該病棟からの退院が着実に進んでおり，当該保険医療機関の精神病床の数が減少していること。
ヲ 精神障害者の地域生活を支援する関係機関等との連携を有していること。
(2) 重症者加算1の対象患者の状態
GAF尺度による判定が30以下であること。
(3) 重症者加算2の対象患者の状態
GAF尺度による判定が40以下であること。
(4) 重症者加算1の施設基準
当該地域における精神科救急医療体制の確保に協力している保険医療機関であること。
(5) 地域移行機能強化病棟入院料の注4の除外薬剤・注射薬
別表第5の1の5（p.1308）に掲げる薬剤及び注射薬

→ 1 地域移行機能強化病棟入院料の施設基準等
(1) 医療法の規定に基づき許可を受け，若しくは届出をし，又は承認を受けた病床の数以上の入院患者を入院させていない。
(2) 当該保険医療機関に医療法施行規則第19条第1項第1号に定める医師の員数以上の員数が配置されている。
(3) 当該病棟に精神科医師である常勤の専任医師及び常勤の専任作業療法士又は作業療法の経験を有する常勤の看護職員が配置されている。なお，作業療法の経験を有する看護職員とは，専門機関等が主催する作業療法又は生活技能訓練に関する所定の研修を修了したものである。
(4) 当該病棟における専任の精神科医師は他の病棟に配置される医師と兼任はできない。また，当該医師の外来業務及び他病棟の入院患者の診療業務への従事は週2日以内とする。
(5) 当該各病棟において，日勤時間帯以外の時間帯にあっては看護要員，作業療法士及び精神保健福祉士が常時2人以上配置されており，そのうち1名以上は看護職員である。
(6) 当該病棟において，看護要員の病棟勤務時間を算出する際には，当該保険医療機関内及び当該保険医療機関外で，退院支援業務に従事している時間を含めることができる。従事している時間に含めることができる当該保険医療機関外での退院支援業務は，患者家族等への訪問指導，障害福祉サービス又は介護保険サービスの事業所及び市役所，区役所又は町村役場等で患者が行う諸手続への同行及び障害福祉サービス事業所担当者等，退院後の患者の日常生活の支援を行う者との調整に限られる。
(7) 当該保険医療機関に常勤の公認心理師が配置されている。
(8) 当該病棟に1名以上の専従の常勤精神保健福祉士が配置されている。
(9) 当該保険医療機関内に退院支援部署を設置し，専従する1人の従事者（看護師，作業療法士，精神保健福祉士，社会福祉士又は公認心理師のうちいずれか1名）が配置されている。退院支援部署は，精神科地域移行実施加算の地

移行推進室又は精神科入退院支援加算の入退院支援部門と同一でもよい。また、退院支援部署に専従する従事者が精神保健福祉士の場合には、当該精神保健福祉士は、精神科地域移行実施加算の地域移行推進室と兼務することができる。

(10) 当該病棟の入院患者の退院に向けた支援業務等を行う者（以下「退院支援相談員」という）を、当該病棟に入院した患者1人につき1人以上指定し、当該保険医療機関内に配置している。また、退院支援相談員のうち1名以上（入院患者の数が40を超える場合は2名以上）は、当該病棟に専任の常勤の者である。なお、退院支援相談員は、次のいずれかの者である。
　ア　精神保健福祉士（当該病棟専従の者でも可）
　イ　保健師、看護師、准看護師、作業療法士、社会福祉士又は公認心理師として、精神障害者に関する業務に従事した経験を3年以上有する者

(11) 1人の退院支援相談員が同時に担当する患者の数は20以下である。また、退院支援相談員が担当する患者の一覧を作成している。

(12) 退院支援相談員の担当する当該病棟の入院患者について退院に向けた支援を推進するための委員会（「退院支援委員会」という）を設置している。

(13) 当該病棟の病床数は、1看護単位当たり60床以下である。

(14) 届出時点で、次のいずれの要件も満たしている。
　ア　届出前月に、以下の(イ)又は(ロ)いずれか小さい値を(ハ)で除して算出される数値が0.85以上である。なお、届出に先立ち精神病床の許可病床数を減少させることにより0.85以上としても差し支えない。
　　(イ)　届出前月の当該保険医療機関全体の精神病棟における平均入院患者数
　　(ロ)　届出前1年間の当該保険医療機関全体の精神病棟における平均入院患者数
　　(ハ)　届出前月末日時点での精神病床に係る許可病床数
　イ　以下の式で算出される数値が3.3%以上である。なお、自宅等への退院とは、患家、介護老人保健施設、介護医療院又は精神障害者施設へ移行することをいう。ここでいう「患家」とは、退院先のうち、同一の保険医療機関の当該入院料に係る病棟以外の病棟へ転棟した場合、他の保険医療機関へ転院した場合及び介護老人保健施設、介護医療院又は精神障害者施設に入所した場合を除いたものをいう。

　　当該保険医療機関に1年以上入院していた患者のうち、当該病棟から自宅等に退院した患者の数の1か月当たりの平均（届出の前月までの3か月間における平均）÷当該病棟の届出病床数×100（%）

(15) 算定開始以降、各月末時点で、以下の式で算出される数値が3.3%以上である。

　　当該保険医療機関に1年以上入院していた患者のうち、算定開始以降に当該病棟から自宅等に退院した患者数の1か月当たりの平均（地域移行機能強化病棟入院料を算定した全期間における平均）÷当該病棟の届出病床数×100（%）

(16) 算定開始以降、1年ごとに1回以上、当該保険医療機関全体の精神病床について、当該保険医療機関の所在する都道府県に許可病床数変更の許可申請を行っている。算定開始月の翌年以降の同じ月における許可病床数は、以下の式で算出される数値以下である。

　　届出前月末日時点での精神病床の許可病床数－（当該病棟の届出病床数の40%×当該病棟の算定年数）

(17) 地域移行機能強化病棟入院料に係る届出を取り下げる際には、許可病床数が以下の式で算出される数値以下である。

　　届出前月末日時点での精神病床の許可病床数－（当該病棟の届出病床数の40%×当該病棟の算定月数÷12）

(18) 地域移行機能強化病棟入院料に係る届出を取り下げた後、再度地域移行機能強化病棟入院料を届け出る場合には、今回届出前月末日時点での精神病床の許可病床数が、直近の届出を取り下げた時点の精神病床の許可病床数以下である。

(19) 保健所、市区町村の障害福祉担当部署、指定特定相談支援事業者及び指定一般相談支援事業者と連携を有している。当該保険医療機関の担当者をあらかじめ指定し、その連絡先を保健所等に文書で情報提供するとともに、保健所等の担当者の氏名及び連絡先の提供を受けている。

(20) 令和6年5月31日において現に地域移行機能強化病棟入院料の届出を行っている病棟については、(15)から(17)までの規定について、それぞれ以下のとおりとする。
　ア　(15)の「算定開始」及び「地域移行機能強化病棟入院料を算定した全期間」については、それぞれ「令和6年6月」及び「令和6年6月以降に地域移行機能強化病棟入院料を算定した全期間」と読み替えるものとする。
　イ　(16)の「算定開始」、「算定開始月の翌年以降の同じ月」、「届出前月末日」及び「当該病棟の算定年数」については、それぞれ「令和6年6月」、「令和7年6月以降の毎年6月」、「令和6年5月31日」及び「令和6年6月以降の当該病棟の算定年数」と読み替えるものとする。
　ウ　(17)の「届出前月末日」及び「当該病棟の算定月数」については、それぞれ「令和6年5月31日」及び「令和6年6月以降の当該病棟の算定月数」と読み替えるものとする。

2　重症者加算1の施設基準

当該病棟を有する保険医療機関が次のいずれかの要件を満たす。

(1) 精神療養病棟入院料の重症者加算1の届出を行っている。

(2) 次のいずれかの要件を満たす。
　ア　精神科救急医療確保事業において常時対応施設として指定を受けている医療機関又は身体合併症救急医療確保事業において指定を受けている医療機関である。
　イ　精神科救急医療確保事業において病院群輪番型施設として指定を受けている医療機関であって、(イ)又は(ロ)のいずれかに該当する。
　　(イ)　時間外、休日又は深夜における入院件数が年4件以上である。そのうち1件以上は、精神科救急情報センター、精神医療相談窓口、救急医療情報センター、他の医療機関、都道府県（政令市の地域を含むものとする。以下重症者加算1において同じ）、市町村、保健所、警察又は消防（救急車）からの依頼である。
　　(ロ)　時間外、休日又は深夜における外来対応件数が年10件以上である。なお、精神科救急情報センター、精神医療相談窓口、救急医療情報センター、他の医療機関、都道府県、市町村、保健所、警察又は消防（救急車）等からの依頼の場合は、日中の対応であっても件数に含む。
　ウ　当該保険医療機関の精神保健指定医が、精神科救急医療体制の確保への協力を行っている。具体的には(イ)又は(ロ)のいずれかに該当する。
　　(イ)　時間外、休日又は深夜における外来対応施設（自治体等の夜間・休日急患センター等や精神科救急医療確保事業において外来対応施設として指定を受けている医療機関等）での外来診療又は救急医療機関への診療協力（外来、当直又は対診）を年6回以上行う（いずれも精神科医療を必要とする患者の診療を行う）。
　　(ロ)　精神保健福祉法上の精神保健指定医の公務員としての業務（措置診察等）について、都道府県に積極的に協力し、診察業務等を年1回以上行う。具体的には、都道府県に連絡先等を登録し、都道府県の依頼による公務員としての業務等に参画し、①から⑤までのいずれかの診察又は業務を年1回以上行う。
　　①　措置入院及び緊急措置入院時の診察
　　②　医療保護入院及び応急入院のための移送時の診察
　　③　精神医療審査会における業務
　　④　精神科病院への立入検査での診察

⑤　その他都道府県の依頼による公務員としての業務

【届出に関する事項】　地域移行機能強化病棟入院料に係る届出は，**別添7**（→Web版）の**様式9**，**様式20**（作業療法等の経験を有する看護職員については，その旨を備考欄に記載する）及び**様式57の4**を用いる。作業療法士及び精神保健福祉士を看護配置に含める場合には，**様式9**の勤務実績表において，当該作業療法士及び当該精神保健福祉士を准看護師として記入する。また，当該届出は**令和12年**3月31日までに限り行うことができる。この場合において，病棟の勤務実績表で看護要員の職種が確認できる場合は，**様式20**の当該看護要員のみを省略することができる（作業療法等の経験を有する看護職員を除く）。なお，重症者加算1について，精神療養病棟入院料の重症者加算1の届出を行っている場合は，地域移行機能強化病棟入院料の重症者加算1として特に地方厚生（支）局長に対して届出を行う必要はない。

事務連絡　地域移行機能強化病棟入院料

問1　地域移行機能強化病棟入院料における「自宅等への退院」の要件について，特別養護老人ホームは患家に含まれるという理解でよいか。
答　そのとおり。

問2　精神療養病棟や地域移行機能強化病棟に専任で配置する常勤精神科医師の外来業務及び他病棟の入院患者の診療業務への従事は週2日以内とされているが，2日間の従事時間を3日以上に分割して従事することは可能か。
答　可能。
(平30.3.30)

問3　入院患者数が40人超の地域移行機能強化病棟に，2名の専従の常勤精神保健福祉士と，1名の専従の常勤社会福祉士を配置した場合に，当該専従の社会福祉士を精神保健福祉士とみなして，15対1の看護職員等の配置（看護職員，看護補助者，作業療法士及び精神保健福祉士で構成されるもの）に含めることは可能か。
答　当該専従の社会福祉士を15対1の看護職員等の配置に含めることはできない。

問4　入院患者数が40人超の病棟に，2名の専従の常勤精神保健福祉士と，1名の専従の常勤社会福祉士を配置した場合に，当該専従の社会福祉士を退院支援相談員に指定することができるか。
答　精神障害者に関する業務に従事した経験3年以上を有する場合には，退院支援相談員に指定することができる。

問5　精神科地域移行実施加算の算定に必要な退院患者数の実績に，地域移行機能強化病棟からの退院患者数を含めることができるか。
答　できる。

問6　地域移行機能強化病棟入院料の施設基準における自宅等に退院した患者の数に係る実績について，自宅等に退院した後間もなく再入院した患者について，自宅等に退院した患者に含めることが可能か。
答　退院時に，自宅等での生活が3か月以上続くことが見込まれる患者については，自宅等への退院患者に含めることができる。
(平28.3.31)

問7　地域移行機能強化病棟入院料の施設基準の「当該保険医療機関に1年以上入院していた患者のうち，当該病棟から自宅等に退院した患者」について，身体合併症の診療のために別の保険医療機関に短期間転院し，引き続き再度当該医療機関に転院した患者のうち，当該保険医療機関の入院期間を合算して1年以上の患者を含めることができるか。
答　このような場合であって，当該保険医療機関への再入院が，入院期間が通算される入院である場合に限り，当該保険医療機関の入院期間を合算して1年以上の患者を含めることができる。
(平28.6.30)

事務連絡
問　同一の敷地内にある介護医療院又は介護老人保健施設に退院した場合も自宅等への退院に含まれるという理解でよいか。
答　よい。
(平30.7.10)

事務連絡　専従の精神保健福祉士
問　当該病棟又は治療室に専従配置された精神保健福祉士は，精神保健及び精神障害者福祉に関する法律に基づく医療保護入院者に対する退院後生活環境相談員に選任されることが可能か。
答　当該精神保健福祉士が専従配置された病棟又は治療室の入院患者に対して退院後生活環境相談員に選任される場合に限り，可能。なお，当該患者が同一の保険医療機関の他の病棟又は治療室に転棟又は転室し，当該医療機関に入院中の場合については，当該精神保健福祉士は継続して当該患者の退院後生活環境相談員の業務を行ってよい。
(平30.3.30)

21　特定機能病院リハビリテーション病棟入院料の施設基準等

(1)　特定機能病院リハビリテーション病棟入院料の施設基準

イ　回復期リハビリテーションの必要性の高い患者を8割以上入院させ，特定機能病院（当分の間は，令和4年3月31日において現に回復期リハビリテーション病棟入院料に係る届出を行っているものに限る）の一般病棟単位で行うものであること。

ロ　回復期リハビリテーションを行うにつき必要な構造設備を有していること。

ハ　心大血管疾患リハビリテーション料（Ⅰ），脳血管疾患等リハビリテーション料（Ⅰ），運動器リハビリテーション料（Ⅰ）及び呼吸器リハビリテーション料（Ⅰ）に係る届出を行っている保険医療機関であること。

ニ　回復期リハビリテーションを要する状態の患者に対し，1日当たり2単位以上のリハビリテーションが行われていること。

ホ　当該病棟に専従の常勤医師が1名以上配置されていること。

ヘ　当該病棟において，1日に看護を行う看護職員の数は，常時，当該病棟の入院患者の数が10又はその端数を増すごとに1以上であること。ただし，当該病棟において，1日に看護を行う看護職員が本文に規定する数に相当する数以上である場合には，当該病棟における夜勤を行う看護職員の数は，本文の規定にかかわらず，2以上であることとする。

ト　当該病棟において，看護職員の最小必要数の7割以上が看護師であること。

チ　当該病棟において，1日に看護補助を行う看護補助者の数は，常時，当該病棟の入院患者の数が30又はその端数を増すごとに1以上であること。ただし，当該病棟において，1日に看護補助を行う看護補助者が本文に規定する数に相当する数以上である場合には，当該病棟における夜勤を行う看護補助者の数は，本文の規定にかかわらず，2以上（看護職員が夜勤を行う場合においては，2から当該看護職員の数を減じた数以上）であることとする。なお，主として事務的業務を行う看護補助者を含む場合は，1日に事務的業務を行う看護補助者の数は，常時，当該病棟の入院患者の数が200又はその端数を増すごとに1に相当する数以下であること。

リ　当該病棟に専従の常勤の理学療法士が3名以上，専従の常勤の作業療法士が2名以上，専従の常勤の言語聴覚士が1名以上，専従の常勤の管理栄養士が1名以上，在宅復帰支援を担当する専従の常勤の社会福祉士等が1名以上配置されていること。

ヌ　休日を含め，週7日間リハビリテーションを提供できる体制を有していること。

ル　当該病棟において，新規入院患者のうち5割以

上が重症の患者であること。
ヲ　当該病棟において，退院患者のうち他の保険医療機関へ転院した者等を除く者の割合が7割以上であること。
ワ　リハビリテーションの効果に係る実績の指数が40以上であること。
カ　他の保険医療機関との連携体制が確保されていること。
ヨ　早期離床・リハビリテーション加算及び早期栄養介入管理加算に係る届出を行っている保険医療機関であること。
(2)　**回復期リハビリテーションを要する状態及び算定上限日数**
　　別表第9（p.1311）に掲げる状態及び日数
(3)　**特定機能病院リハビリテーション病棟入院料の注2に規定する費用**
　　別表第9の3（p.1311）に掲げる費用
(4)　**特定機能病院リハビリテーション病棟入院料の注2の除外薬剤・注射薬**
　　自己連続携行式腹膜灌流用灌流液及び**別表第5の1の2**（p.1308）に掲げる薬剤・注射薬

→　**特定機能病院リハビリテーション病棟入院料に関する施設基準**
(1)　H000心大血管疾患リハビリテーション料（Ⅰ），H001脳血管疾患等リハビリテーション料（Ⅰ），H002運動器リハビリテーション料（Ⅰ）及びH003呼吸器リハビリテーション料（Ⅰ）の届出を行っている。
(2)　特定機能病院リハビリテーション病棟に係る病室の床面積は，内法による測定で，患者1人につき，6.4m²以上である。
(3)　患者の利用に適した浴室及び便所が設けられている。
(4)　病室に隣接する廊下の幅は内法による測定で，1.8m以上であることが望ましい。
　　ただし，両側に居室がある廊下の幅は，2.7m以上であることが望ましい。
(5)　別添6の㉓別紙19又は㉔別紙20に基づきリハビリテーションの実施計画の作成の体制及び適切な当該リハビリテーションの効果，実施方法等を定期的に評価する体制がとられている。
(6)　(15)において日常生活機能評価による測定を行う場合にあっては，当該病棟への入院時等に測定する日常生活機能評価については，㉕別添6の別紙21を用いて測定する。ただし，産科患者，15歳未満の小児患者，短期滞在手術等基本料を算定する患者，基本診療料の施設基準等の**別表第2**（p.1306）の23に該当する患者（基本診療料の施設基準等第10の3に係る要件以外の短期滞在手術等基本料3に係る要件を満たす場合に限る）及び基本診療料の施設基準等の**別表第2**の24に該当する患者は対象から除外する。当該日常生活機能評価票の記入は，院内研修を受けたものが行うものである。なお，院内研修は，次に掲げる所定の研修を修了したもの（修了証が交付されているもの）又は評価に習熟したものが行う研修であることが望ましい。
　ア　国又は医療関係団体等が主催する研修であること（1日程度）
　イ　講義及び演習により，次の項目を行う研修であること
　　(イ)　日常生活機能評価の考え方，日常生活機能評価票の構成と評価方法
　　(ロ)　日常生活機能評価に係る院内研修の企画・実施・評価方法
(7)　(15)について，毎年8月において，1年間（前年8月から7月までの間）に当該入院料を算定する病棟に入院していた患者の日常生活機能評価等について，別添7（→Web版）の様式49の4により地方厚生（支）局長に報告を行う。また，毎年8月において，各年度4月，7月，10月及び1月において「診療報酬の算定方法の一部改正に伴う実施上の留意事項について」別添1のA308の(11)のア及びイに示す方法に準じて算定した内容等について，**別紙様式45**（p.203）を用いて地方厚生（支）局長に報告を行う。
(8)　回復期リハビリテーションを要する状態の患者に対する1日当たりリハビリテーション提供単位数は平均2単位以上である。なお，次のアに掲げる数をイに掲げる数で除して算出するものである。
　ア　直近1か月間に特定機能病院リハビリテーション病棟に入院する回復期リハビリテーションを要する状態の患者（「基本診療料の施設基準等」**別表第9の2**に掲げる状態の患者。以下同じ）に対して提供された，心大血管疾患リハビリテーション，脳血管疾患等リハビリテーション，廃用症候群リハビリテーション，運動器リハビリテーション及び呼吸器リハビリテーションの総単位数（その費用が特定機能病院リハビリテーション病棟入院料に含まれるもの及び選定療養として行われたものを除く）
　イ　直近1か月間に特定機能病院リハビリテーション病棟に入院していた回復期リハビリテーションを要する状態の患者の延入院日数
(9)　他の保険医療機関へ転院した者等とは，同一の保険医療機関の当該入院料に係る病棟以外の病棟へ転棟した患者，他の保険医療機関〔有床診療所入院基本料（**別表2の第3の5の(1)**〔「有床診療所入院基本料1の施設基準」，p.1139〕のイの(イ)に該当するものに限る）を算定する病床を除く〕へ転院した患者及び介護老人保健施設に入所する患者のことをいう。なお，退院患者のうちの他の保険医療機関へ転院した者等を除く者の割合は，次のアに掲げる数をイに掲げる数で除して算出するものである。
　ア　直近6か月間に退院した患者数（第2部「通則5」に規定する入院期間が通算される再入院患者及び死亡退院した患者を除く）のうち，他の保険医療機関へ転院した者等を除く患者数
　イ　直近6か月間に退院した患者数〔第2部「通則5」に規定する入院期間が通算される再入院患者及び死亡退院した患者を除き，他の保険医療機関へ転院した者等を含む。ただし，同一の保険医療機関の当該入院料に係る病棟以外の病棟〔一般病棟入院基本料，特定機能病院入院基本料（一般病棟に限る）又は専門病院入院基本料を算定する病棟に限る〕へ転棟した患者及び他の保険医療機関に転院した患者〔一般病棟入院基本料，特定機能病院入院基本料（一般病棟に限る）又は専門病院入院基本料を算定する病棟に限る〕を除く。なお，当該患者の数及び各患者の症状詳記の一覧を，届出の際に添付の上提出すること〕
(10)　次に掲げるものを少なくとも3か月ごとに当該保険医療機関内に掲示する等の方法で公開する。
　ア　前月までの3か月間に当該保険医療機関の特定機能病院リハビリテーション病棟から退棟した患者の数及び当該退棟患者数の基本診療料の施設基準等**別表第9の2**に掲げる回復期リハビリテーションを要する状態の区分別内訳
　イ　特定機能病院リハビリテーション病棟における直近のリハビリテーション実績指数（「診療報酬の算定方法の一部改正に伴う実施上の留意事項について」別添1第1章第2部第3節A308(11)イに示す方法に準じて算出したものをいう。以下第22において同じ）
(11)　特定機能病院（医療法第4条の2第1項に規定する特定機能病院をいう。以下同じ）である。
(12)　リハビリテーション科を標榜しており，当該病棟に専従の医師1名以上，専従の理学療法士3名以上，作業療法士2名以上，言語聴覚士1名以上，専従の管理栄養士1名以上（及び在宅復帰支援を担当する専従の社会福祉士等1名以上）の常勤配置を行う。なお，週3日以上常態として勤務しており，かつ，所定労働時間が週22時間以上の勤務を行っている専従の非常勤理学療法士，非常勤作業療法士又は非常勤言語聴覚士をそれぞれ2名以上組み合わせることにより，当該保険医療機関における常勤理学療法士，常勤作

業療法士又は常勤言語聴覚士の勤務時間帯と同じ時間帯にこれらの非常勤理学療法士，非常勤作業療法士又は非常勤言語聴覚士がそれぞれ配置されている場合には，これらの非常勤理学療法士，非常勤作業療法士又は非常勤言語聴覚士の実労働時間を常勤換算し常勤理学療法士，常勤作業療法士又は常勤言語聴覚士数にそれぞれ算入することができる。ただし，常勤換算し常勤理学療法士又は常勤作業療法士数に算入することができるのは，常勤配置のうち理学療法士は2名，作業療法士は1名までに限る。

(13) (12)に規定する理学療法士，作業療法士及び言語聴覚士については，次のいずれも満たす場合に限り，当該病棟において現に特定機能病院リハビリテーション病棟入院料を算定している患者及び当該病棟から同一の保険医療機関の当該入院料に係る病棟以外の病棟へ転棟した日から起算して3か月以内の患者（在棟中に特定機能病院リハビリテーション病棟入院料を算定した患者であって，当該保険医療機関に入院中の患者に限る）に対する退院前の訪問指導並びに当該病棟を退棟した日から起算して3か月以内の患者（在棟中に特定機能病院リハビリテーション病棟入院料を算定した患者に限る。ただし，保険医療機関に入院中の患者又は介護老人保健施設に入所する患者を除く）に対する外来におけるリハビリテーション又は訪問リハビリテーション指導を実施しても差し支えないものとする。
　ア　届出を行う月及び各年度4月，7月，10月及び1月に算出したリハビリテーション実績指数が40以上である。
　イ　当該保険医療機関において，前月に，外来患者に対するリハビリテーション又は訪問リハビリテーション指導を実施している。

(14) (13)のア又はイのいずれかを満たさない場合には，(12)に規定する理学療法士，作業療法士及び言語聴覚士は，当該月以降，(13)の業務を実施できないこととする。なお，その後，別の月（4月，7月，10月又は1月以外の月を含む）において，ア及びイのいずれも満たす場合には，当該月以降，(13)の業務を実施しても差し支えないものとする。
　なお，(13)のア及びイについては，毎年8月に別紙様式45を用いて地方厚生（支）局長に報告することとするが，ア及びイのいずれも満たす場合からア又はイのいずれかを満たさなくなった場合及び，その後，別の月（4月，7月，10月又は1月以外の月を含む）にア及びイのいずれも満たすようになった場合には，その都度同様に報告する。

(15) 重症の患者（㉕別添6の別紙21に定める日常生活機能評価で10点以上又はFIM得点で55点以下の患者をいう。以下この項において同じ）が新規入院患者のうち5割以上である。なお，その割合は，次のアに掲げる数をイに掲げる数で除して算出するものである。
　ア　直近6か月間に当該特定機能病院リハビリテーション病棟に新たに入院した患者（第2部「通則5」に規定する入院期間が通算される再入院の患者を除く）のうちの重症の患者数
　イ　直近6か月間に当該特定機能病院リハビリテーション病棟に新たに入院した患者数（第2部「通則5」に規定する入院期間が通算される再入院の患者数を除く）

(16) 当該保険医療機関において，休日を含め全ての日において，リハビリテーションを提供できる体制を備えている。なお，リハビリテーションの提供体制については，当該保険医療機関のその他の病床におけるリハビリテーションの実施状況を踏まえ，適切な体制をとることとするが，リハビリテーションが提供される患者に対し，休日の1日当たりリハビリテーション提供単位数も平均2単位以上であるなど，曜日により著しい提供単位数の差がないような体制とする。

(17) 当該病棟に配置されている専従の常勤理学療法士若しくは(12)に規定する常勤換算の対象となる専従の非常勤の理学療法士又は専従の常勤作業療法士若しくは(12)に規定する常勤換算の対象となる専従の非常勤の作業療法士のうち1名以上がいずれの日においても配置されている。

(18) 当該病棟において看護又は看護補助を行う看護要員の配置が当該保険医療機関の休日においてもリハビリテーションを提供する支障とならないよう配慮する。

(19) 特定機能病院リハビリテーション病棟入院料を算定しようとする場合は，当該保険医療機関において，FIMの測定に関わる職員を対象としたFIMの測定に関する研修会を年1回以上開催する。

⑳ 当該入院料を算定する患者について，適切な口腔ケアを提供するとともに，口腔状態に係る課題（口腔衛生状態の不良や咬合不良等）を認めた場合は，必要に応じて当該保険医療機関の歯科医師等と連携する又は歯科診療を担う他の保険医療機関への受診を促す体制が整備されている。

㉑ 届出を行う月及び各年度4月，7月，10月及び1月に算出したリハビリテーション実績指数が40以上である。

㉒ 地域の保険医療機関との連携体制として，次に掲げる体制が整備されている。
　ア　当該保険医療機関において，他の保険医療機関等に所属するリハビリテーションに関わる職員を対象とした研修会を月1回以上開催する。
　イ　他の保険医療機関等からのリハビリテーションに係る照会や患者の状況に関する相談等に応じる体制を整備する。また，当該体制について，ホームページや研修会等で周知する。

【届出に関する事項】
(1) 特定機能病院リハビリテーション病棟入院料の施設基準に係る届出は，別添7（→Web版）の様式9，様式20，様式49，様式49の2，様式49の5を用いる。この場合において，病棟の勤務実績表で看護要員の職種が確認できる場合は，様式20の当該看護要員のみを省略することができる。
(2) 1病棟に限り届出を行うことができる。
(3) 令和4年3月31日において現に回復期リハビリテーション病棟入院料に係る届出を行っている病院に限り届出を行うことができる。

事務連絡　問1　特定機能病院リハビリテーション病棟入院料の施設基準における専従の常勤の管理栄養士の配置について，専従の非常勤の管理栄養士を2名以上配置して常勤換算することにより当該基準の該当性を判断してよいか。
答　不可。
問2　特定機能病院リハビリテーション病棟入院料の施設基準における専従の常勤医師の配置について，専従の非常勤医師を2名以上配置して常勤換算することにより当該基準の該当性を判断してよいか。
答　不可。
(令4.3.31)

第10　短期滞在手術等基本料の施設基準等

1　通則

短期滞在手術等基本料を算定する手術等は，別表第11（p.1312）に掲げるものとすること。

2　短期滞在手術等基本料1の施設基準

(1) 手術を行うにつき十分な体制が整備されていること。
(2) 短期滞在手術を行うにつき回復室その他適切な施設を有していること。
(3) 当該回復室における看護師の数は，常時，当該回復室の患者の数が4又はその端数を増すごとに1以上であること。

→ 1　短期滞在手術等基本料1に関する施設基準
(1) 手術を行う場合にあっては，術後の患者の回復のために適切な専用の病床を有する回復室が確保されている。ただし，当該病床は必ずしも許可病床である必要はない。

(2) 看護師が常時患者4人に1人の割合で回復室に勤務している。
(3) 手術を行う場合にあっては，当該保険医療機関が，退院後概ね3日間の患者に対して24時間緊急対応の可能な状態にある。又は当該保険医療機関と密接に提携しており，当該手術を受けた患者について24時間緊急対応が可能な状態にある保険医療機関がある。
(4) 短期滞在手術等基本料に係る手術（全身麻酔を伴うものに限る）が行われる日において，麻酔科医が勤務している。
(5) 術前に患者に十分に説明し，「診療報酬の算定方法の一部改正に伴う実施上の留意事項について」における**別紙様式8**を参考として同意を得る。

【届出に関する事項】 短期滞在手術等基本料の施設基準に係る届出は，**別添7**（→Web版）の**様式58**を用いる。

参考 問1 短期滞在手術等基本料1は，無床診療所でも届出が可能か。
答 無床診療所でも，届出ができる。
問2 短期滞在手術等基本料1に規定する手術を実施する場合は，回復室の確保が必要であるが，看護師が常時患者4人に1人の割合で回復室に勤務していることとされている。この看護師は，准看護師でも良いか。
答 准看護師は要件を満たさない。
なお，看護師は，患者が回復室に入室している時間帯に常時勤務することで良い。 （令6.6.1 全国保険医団体連合会）

3 厚生労働大臣が定める保険医療機関

診療報酬の算定方法第1号ただし書に規定する別に厚生労働大臣が指定する病院の病棟を有する病院又は診療所でないこと。

4 短期滞在手術等基本料の注5の除外薬剤・注射薬

別表第5の1の3（p.1308）に掲げる薬剤及び注射薬

第11 経過措置

（編注）「経過措置一覧」をp.17に，まとめてあります。

1 看護職員の確保が特に困難であると認められる保険医療機関については，第5の4の2（精神病棟入院基本料の施設基準等）の(2)の規定にかかわらず，当分の間は，なお従前の例によることができる。（→p.1095）

2 当分の間は，第9の9（小児入院医療管理料の施設基準）の(1)のロ（→p.1254）中「医師の員数以上の員数」とあるのは「医師の員数以上の員数〔同令第50条の規定（編注：①離島・へき地等②地域医療に不可欠③医師確保が著しく困難――のすべてに該当する病院における医師の定員減の特例）の適用を受ける間，この規定により有しなければならない医師の員数以上の員数〕」と，第9の14（精神科救急急性期医療入院料の施設基準）の(1)のロ（→p.1282），第9の15（精神科急性期治療病棟入院料の施設基準）の(1)のロ（→p.1285），第9の15の2（精神科救急・合併症入院料の施設基準）の(1)のハ（→p.1286）及び第9の15の3（児童・思春期精神科入院医療管理料の施設基準）の(1)のロ（→p.1288）中「医師の員数以上の員数」とあるのは「医師の員数以上の員数〔同令第49条及び第50条の規定（編注：療養病床が全病床の5割を超える病院において医師の定員減の特例，または①離島・へき地等②地域医療に不可欠③医師確保が著しく困難――のすべてに該当する病院における医師の定員減の特例）の適用を受ける間，それぞれこれらの規定により有しなければならない医師の員数以上の員数〕」と，第9の14（精神科救急急性期医療入院料の施設基準）の(1)のハ（→p.1282），第9の15（精神科急性期治療病棟入院料の施設基準）の(1)のハ（→p.1285），第9の15の2（精神科救急・合併症入院料の施設基準）の(1)のニ（→p.1286），第9の15の3（児童・思春期精神科入院医療管理料の施設基準）の(1)のハ（→p.1288）及び第9の16（精神療養病棟入院料の施設基準）の(1)のハ（→p.1289）中「看護師及び准看護師の員数以上の員数」とあるのは「看護師及び准看護師の員数以上の員数〔医療法施行規則等の一部を改正する省令（平成13年厚生労働省令第8号）附則第20条の規定（編注：精神病床を有する病院で，「歯科衛生士」を「歯科衛生士と看護補助者」と読み替える規定）の適用を受ける病院にあっては，この規定の適用を受ける間，この規定により有しなければならない看護師及び准看護師の員数以上の員数〕」とする。

3 平成26年3月31日において現に保険医療機関が地方厚生局長等に届け出た病棟（一般病棟入院基本料7対1入院基本料若しくは10対1入院基本料，特定機能病院入院基本料又は専門病院入院基本料を算定する病棟に限る）に入院する特定患者〔診療報酬の算定方法の一部を改正する件（平成26年厚生労働省告示第57号）による改正前の診療報酬の算定方法別表第1 A 100の注8に規定する特定患者をいう〕については，当分の間，医療区分3とみなす。

4 平成30年3月31日において，当該保険医療機関と同一建物内に特別養護老人ホーム，介護老人保健施設又は健康保険法等の一部を改正する法律（平成18年法律第83号）附則第130条の2第1項の規定によりなおその効力を有するものとされた同法第26条の規定による改正前の介護保険法第8条第26項に規定する介護療養型医療施設を設置している保険医療機関については，第8の1の(1)のへの②，第8の1の(2)のイ〔(1)のへの②に限る〕及び第8の1の(3)のイ〔(1)のへの②に限る〕に該当するものとみなす。

5 令和6年3月31日において現に地域包括診療加算に係る届出を行っている保険医療機関については，同年9月30日までの間に限り，第3の7の(1)のハ又は(2)〔(1)のハに限る〕に該当するものとみなす。

6 令和6年3月31日において現に入院基本料又は特定入院料に係る届出を行っている病棟又は病室（同日において，療養病棟入院基本料，有床診療所在宅患者支援病床初期加算，地域包括ケア病棟入院料及び特定一般入院料の注7に規定する施設基準の届出を行っている病棟を除く）については，令和7年5月31日までの間に限り，第4の7に定める基準に該当するものとみなす。

7 令和6年3月31日において現に入院基本料又は特定入院料に係る届出を行っている病棟又は病室については，令和7年5月31日までの間に限り，第4の8に定める基準に該当するものとみなす。

8 令和6年3月31日において診療報酬の算定方法の一部を改正する告示（令和6年厚生労働省告示第57号）による改正前の診療報酬の算定方法の医科点数表（以下「旧医科点数表」という）の療養病棟入院基本料に係る届出を行っている病棟に入院している患者であって，基本診療料の施設基準等の一部を改正する告示（令和6年厚生労働省告示第58号）による改正前の基本診療料の施設基準等（以下「旧告示」という）別表第5の2の2に掲げる中心静脈注射を実施している状態にあるものについては，当分の間，処置等に係る医療区分3とみなす。

9 令和6年3月31日において現に旧医科点数表の療養病棟入院基本料の注11に係る届出を行っている病棟については，令和6年9月30日までの間に限り，第5の3の(1)のハに該当するものとみなす。

10 令和6年3月31日において現に旧医科点数表の療養病棟入院基本料を算定する患者に対して行うリハビリテーションの費用については，令和6年9月30日までの間に限り，第5の3の(4)に該当しないものとみなす。

11 令和6年3月31日において現に次の(1)から(16)までに掲げる診療料に係る届出を行っている病棟又は病室については，同年9月30日までの間に限り，次の(1)から(16)までに掲げる区分に応じ，当該各(1)から(16)までに定めるものに該当するものとみなす。
 (1) 急性期一般入院料1　第5の2の(1)のイの②の1又は2
 (2) 急性期一般入院料2　第5の2の(1)のイの③の1
 (3) 急性期一般入院料3　第5の2の(1)のイの④の1
 (4) 急性期一般入院料4　第5の2の(1)のイの⑤
 (5) 急性期一般入院料5　第5の2の(1)のイの⑥
 (6) 結核病棟入院基本料の7対1入院基本料　第5の4の(1)のイの③
 (7) 特定機能病院入院基本料の一般病棟の7対1入院基本料　第5の5の(1)のイの①の4
 (8) 特定機能病院入院基本料の注5のイ　第5の5の(4)のイの②
 (9) 特定機能病院入院基本料の注5のロ　第5の5の(4)のロの②
 (10) 特定機能病院入院基本料の注5のハ　第5の5の(4)のハの②
 (11) 専門病院入院基本料の7対1入院基本料　第5の6の(2)のイの④
 (12) 専門病院入院基本料の注3のイ　第5の6の(3)のイの②
 (13) 専門病院入院基本料の注3のロ　第5の6の(3)のロの②
 (14) 専門病院入院基本料の注3のハ　第5の6の(3)のハの②
 (15) 地域包括ケア病棟入院料　第9の11の2の(1)のハ
 (16) 特定一般病棟入院料の注7　第9の19の(5)のロの①又は②

12 令和6年3月31日において現に急性期一般入院料1に係る届出を行っている病棟（許可病床数が200床未満の保険医療機関の病棟に限る）又は急性期一般入院料2若しくは3に係る届出を行っている病棟（許可病床数が200床以上400床未満の保険医療機関の病棟に限る）については，同年9月30日までの間に限り，第5の2の(1)のイの①の5に該当するものとみなす。

13 令和6年3月31日において現に次の(1)から(16)までに掲げる診療料に係る届出を行っている治療室については，令和7年5月31日までの間に限り，次の(1)から(16)までに掲げる区分に応じ，当該各(1)から(16)までに定める基準『次の(1)から(8)までに掲げる診療料に係る届出を行っている治療室であって，特定集中治療室管理料5又は特定集中治療室6に係る届出を行う治療室にあっては，第9の3の(1)のホの①（イの⑧に限る）又は第9の3の(1)のへの①〔ホの①（イの⑧に限る）に限る〕』に該当するものとみなす。
 (1) 救命救急入院料1　第9の2の(1)のイの⑥
 (2) 救命救急入院料2　第9の2の(1)のロの②の1〔3の(1)のイの⑧に限る〕又は2〔3の(1)のハの①（イの⑧に限る）に限る〕
 (3) 救命救急入院料3　第9の2の(1)のハの①（イの⑥に限る）
 (4) 救命救急入院料4　第9の2の(1)のニの①〔ロの②の1〔3の(1)のイの⑧に限る〕又は2〔3の(1)のハの①（イの⑧に限る）に限る〕に限る〕
 (5) 特定集中治療室管理料1　第9の3の(1)のイの⑧
 (6) 特定集中治療室管理料2　第9の3の(1)のロの①（イの⑧に限る）
 (7) 特定集中治療室管理料3　第9の3の(1)のハの①（イの⑧に限る）
 (8) 特定集中治療室管理料4　第9の3の(1)のニの①〔ハの①（イの⑧に限る）に限る〕
 (9) ハイケアユニット入院医療管理料1　第9の4の(1)のリ
 (10) ハイケアユニット入院医療管理料2　第9の4の(2)のイ〔(1)のリに限る〕
 (11) 脳卒中ケアユニット入院医療管理料　第9の5の(10)
 (12) 小児特定集中治療室管理料　第9の5の2の(6)
 (13) 新生児特定集中治療室管理料1　第9の6の(1)のへ
 (14) 新生児特定集中治療室管理料2　第9の6の(2)のイ〔(1)のへに限る〕
 (15) 総合周産期特定集中治療室管理料1　第9の6の2の(1)のホ
 (16) 総合周産期特定集中治療室管理料2　第9の6の2の(2)のイ〔(1)のホに限る〕

14 令和6年3月31日において現に救命救急入院料1又は救命救急入院料3に係る届出を行っている治療室については，同年9月30日までの間に限り，第9の3の(1)のホの④又はへの①（ホの④に限る）に該当するものとみなす。

15 令和6年3月31日において現に救命救急入院料2又は救命救急入院料4に係る届出を行っている治療室については，同年9月30日までの間に限り，第9の2の(1)のロの②〔3の(1)のイの⑥又は3の(1)のハの④に限る〕又はニの①〔ロの②〔3の(1)のイの⑥又は3の(1)のハの④に限る〕に限る〕〔特定集中治療室管理料5又は特定集中治療室管理料6に係る届出を行う治療室にあっては，第9の3の(1)のホの④又はへの①（ホの④に限る）〕に該当するものとみなす。

16 令和6年3月31日において現に特定集中治療室管理料1，特定集中治療室管理料2，特定集中治療室管理料3又は特定集中治療室管理料4に係る届出を行っている治療室については，同年9月30日までの間に限り，第9の3の(1)のイの⑥，ロの①（イの⑥に限る），ハの④，ニの①（ハの④に限る）〔特定集中治療室管理料5又は特定集中治療室管理料6に係る届出を行う治療室にあっては，ホの④又はへの①（ホの④に限る）〕に該当するものとみなす。

17 令和6年3月31日において現に特定集中治療室管理料1，特定集中治療室管理料2，特定集中治療室管理料3又は特定集中治療室管理料4に係る届出を行っている治療室については，同年9月30日までの間に限り，第9の3の(1)のイの⑦，ロの①（イの⑦に限る），ハの⑤又はニの①（ハの⑤に限る）に該当するものとみなす。

18 令和6年3月31日において現に救命救急入院料1，救命救急入院料2，救命救急入院料3若しくは救命救急入院料4又は特定集中治療室管理料1，特定集中治療室管理料2，特定集中治療室管理料3若しくは特定集中治療室管理料4に係る届出を行っている治療室については，令和8年5月31日までの間に限り，第9の3の(1)のホの①（イの③に限る）又はへの①〔ホの①（イの③に限る）に限る〕に該当するものとみなす。

19 令和6年3月31日において現にハイケアユニット入院医療管理料1又はハイケアユニット入院医療管理料2に係る届出を行っている治療室については，同年9月30日までの間に限り，第9の4の(1)のホ又は(2)のハに該当するものとみなす。

20 令和6年3月31日において現に次の(1)から(4)までに掲げる診療料に係る届出を行っている病棟又は病室については，令和8年5月31日までの間に限り，次の(1)から(4)までに掲げる区分に応じ，当該各(1)から(4)までに定める基準に該当するものとみなす。
 (1) 精神病棟入院基本料（10対1入院基本料に限る）　第5の4の2の(1)のイの⑤
 (2) 精神病棟入院基本料（13対1入院基本料に限る）　第5の4の2の(1)のロの⑥
 (3) 精神科急性期治療病棟入院料　第9の15の(1)のヘ
 (4) 児童・思春期精神科入院医療管理料　第9の15の3の(1)のチ

21 令和6年3月31日において現に次の(1)から(9)までに掲げる規定に係る届出を行っている病棟又は病室について，急性期一般入院基本料，特定機能病院入院基本料（一般病棟に限る），専門病院入院基本料（13対1入院基本料を除く），回復期リハビリテーション病棟入院料1から4まで又は地域包括ケア病棟入院料を算定する病棟若しくは地域包括ケア入院医療管理料を算定する病室のいずれも有しない保険医療機関であって，地域一般入院基本料，療養病棟入院料1若しくは2，療養病棟入院基本料の注11，専門病院入院基本料（13対1入院基本料に限る），障害者施設等入院基本料，回復期リハビリテーション病棟入院料5，特殊疾患病棟入院料，緩和ケア病棟入院料若しくは精神科救急急性期医療入院料を算定する病棟又は特殊疾患入院医療管理料を算定する病室のいずれかを有するもののうち，これらの病棟又は病室の病床数の合計が当該保険医療機関において200床未満であり，かつ，データ提出加算の届出を行うことが困難であることについて正当な理由があるものに限り，当分の間，次の(1)から(9)までに掲げる区分に応じ，当該各(1)から(9)までに定めるものに該当するものとみなす。
 (1) 地域一般入院基本料　第5の2の(1)のロの④
 (2) 療養病棟入院基本料　第5の3の(1)のイの⑦
 (3) 専門病院入院基本料（13対1入院基本料に限る）　第5の6の(2)のハの④
 (4) 障害者施設等入院基本料　第5の7の(1)のロ
 (5) 特殊疾患入院医療管理料　第9の8の(1)のヘ
 (6) 回復期リハビリテーション病棟入院料5　第9の10の(6)〔(4)のホに限る〕
 (7) 特殊疾患病棟入院料　第9の12の(1)のヘ又は(2)のイの②若しくはロの②〔(1)のへに限る〕
 (8) 緩和ケア病棟入院料　第9の13の(1)のヲ
 (9) 精神科救急急性期医療入院料　第9の14の(1)のル

22 令和6年3月31日において現に次の(1)から(4)までに掲げる規定に係る届出を行っている病棟又は病室について，急性期一般入院基本料，特定機能病院入院基本料（一般病棟に限る），専門病院入院基本料（13対1入院基本料を除く），回復期リハビリテーション病棟入院料1から4まで又は地域包括ケア病棟入院料を算定する病棟若しくは地域包括ケア入院医療管理料を算定する病室のいずれも有しない保険医療機関であって，精神病棟入院基本料（10対1入院基本料又は13対1入院基本料に限る），精神科急性期治療病棟入院料若しくは児童・思春期精神科入院医療管理料を算定する病棟又は児童・思春期精神科入院医療管理料を算定する病室のいずれかを有するもののうち，データ提出加算の届出を行うことが困難であることについて正当な理由があるものに限り，当分の間，次の(1)から(4)までに掲げる区分に応じ，当該各(1)から(4)までに定めるものに該当するものとみなす。
 (1) 精神病棟入院基本料（10対1入院基本料に限る）　第5の4の2の(1)のイの⑤
 (2) 精神病棟入院基本料（13対1入院基本料に限る）　第5の4の2の(1)のロの⑥
 (3) 精神科急性期治療病棟入院料　第9の15の(1)のヘ
 (4) 児童・思春期精神科入院医療管理料　第9の15の3の(1)のチ

23 令和6年3月31日において現に次の(1)から(8)までに掲げる診療料に係る届出を行っている病棟については，令和7年5月31日までの間に限り，第9の18の2の(1)のヌ，ル及びヲに該当するものとみなし，令和7年9月30日までの間に限り，第9の18の2の(1)のワ及びヨに該当するものとみなす。
 (1) 精神病棟入院基本料
 (2) 精神科救急急性期医療入院料
 (3) 精神科急性期治療病棟入院料
 (4) 精神科救急・合併症入院料
 (5) 児童・思春期精神科入院医療管理料

(6)　精神療養病棟入院料
　(7)　認知症治療病棟入院料
　(8)　地域移行機能強化病棟入院料
24　令和6年3月31日において現に総合入院体制加算1，総合入院体制加算2又は総合入院体制加算3に係る届出を行っている保険医療機関については，同年9月30日までの間に限り，第8の1の(1)のチ，(2)のホ又は(3)のホに該当するものとみなす。
25　令和6年3月31日において現に急性期看護補助体制加算に係る届出を行っている保険医療機関（急性期一般入院料6又は10対1入院基本料に係る届出を行っている保険医療機関に限る）については，同年9月30日までの間に限り，第8の7の3の(1)のヘ，(2)〔(1)のヘに限る〕，(3)のロ〔(1)のヘに限る〕又は(4)のロ〔(1)のヘに限る〕に該当するものとみなす。
26　令和6年3月31日において現に看護職員夜間配置加算に係る届出を行っている保険医療機関（急性期一般入院料6又は10対1入院基本料に係る届出を行っている保険医療機関に限る）については，同年9月30日までの間に限り，第8の7の4の(1)のニ，(2)〔(1)のニに限る〕又は(3)のロ〔(1)のニに限る〕に該当するものとみなす。
27　令和6年3月31日において現に看護補助加算1に係る届出を行っている保険医療機関（地域一般入院料1若しくは地域一般入院料2又は13対1入院基本料に係る届出を行っている保険医療機関に限る）については，同年9月30日までの間に限り，第8の13の(1)のハに該当するものとみなす。
28　令和6年3月31日において現に有床診療所療養病床入院基本料の届出を行っている保険医療機関については，同年9月30日までの間に限り，第6の3の規定にかかわらず，なお従前の例によることができる。
29　旧告示別表第6の2に規定する地域に所在する保険医療機関であって，令和6年3月31日において現に超急性期脳卒中加算，医師事務作業補助体制加算，緩和ケア診療加算の注2，栄養サポートチーム加算の注2，褥瘡ハイリスク患者ケア加算の注2，入退院支援加算の注5，精神疾患診療体制加算，精神科急性期医師配置加算2のイ，地域包括ケア病棟入院料（地域包括ケア病棟入院料2若しくは4又は地域包括ケア病棟入院料の注2を除く），地域包括ケア病棟入院料の注2又は特定一般病棟入院料に係る届出を行っているものは，令和8年5月31日までの間に限り，別表第6の2に規定する地域に所在するものとみなす。
30　令和6年3月31日において現に地域包括ケア病棟入院料に係る届出を行っている病棟又は病室については，令和7年5月31日までの間に限り，第9の11の2の(2)のホ，(3)のニ〔(2)のホに限る〕，(4)のハ，(5)のロ，(6)のイ〔(2)のホに限る〕，(7)のイ〔(2)のホに限る〕，(8)のハ又は(9)のロに該当するものとみなす。
31　令和6年3月31日において現に特定一般病棟入院料の注7に係る届出を行っている病棟については，令和7年5月31日までの間に限り，第9の19の(5)のロの⑤に該当するものとみなす。
32　令和6年3月31日において現に療養病棟入院基本料の注11に係る届出を行っている病棟については，令和6年9月30日までの間に限り，第5の3の(1)のハに当該するものとみなす。
（33は歯科・略）
34　令和7年5月31日までの間に限り，第3の3の7の(4)中「(3)の掲示事項について，原則として，ウェブサイトに掲載していること」とあるのは「削除」と，第3の3の8の(1)のチ中「トの掲示事項について，原則として，ウェブサイトに掲載していること」とあるのは「削除」と，第3の6の(4)中「(3)の掲示事項について，原則として，ウェブサイトに掲載していること」とあるのは「削除」と，第3の8の3の(5)中「(4)の掲示事項について，原則として，ウェブサイトに掲載していること」とあるのは「削除」と，第3の9の(7)中「(6)の掲示事項について，原則として，ウェブサイトに掲載していること」とあるのは「削除」と，第3の10の(1)のチ及び(2)のチ中「トの掲示事項について，原則としてウェブサイトに掲載していること」とあるのは「削除」と，第5の1の(9)中「(8)の掲示事項について，原則として，ウェブサイトに掲載していること」とあるのは「削除」と，第6の1の(5)中「(4)の掲示事項について，原則として，ウェブサイトに掲載していること」とあるのは「削除」と，第8の32の(1)のニ中「ハの掲示事項について，原則として，ウェブサイトに掲載していること」とあるのは「削除」と，第8の35の3の(1)のヘ中「ホの掲示事項について，原則として，ウェブサイトに掲載していること」とあるのは「削除」と，第8の35の3の2の(5)中「(4)の掲示事項について，原則として，ウェブサイトに掲載していること」とあるのは「削除」と，第8の35の12の(4)中「(3)の掲示事項について，原則として，ウェブサイトに掲載していること」とあるのは「削除」と，第9の19の(2)のト中「ヘの掲示事項について，原則として，ウェブサイトに掲載していること」とあるのは「削除」とする。
35　令和6年3月31日において現に回復期リハビリテーション病棟入院料1又は回復期リハビリテーション病棟入院料2に係る届出を行っている病棟については，令和7年5月31日までの間に限り，第9の10の(2)のニ又は(3)〔(2)のニに限る〕に該当するものとみなす。
36　令和6年3月31日において現に回復期リハビリテーション病棟入院料1又は回復期リハビリテーション病棟入院料3に係る届出を行っている病棟については，同年9月30日までの間に限り，第9の10の(2)のカ又は(4)のチに該当するものとみなす。

別表第1	（歯科・略）
別表第2	平均在院日数の計算対象としない患者

1　精神科身体合併症管理加算を算定する患者
2　救命救急入院料（広範囲熱傷特定集中治療管理料に限る）を算定する患者
3　特定集中治療室管理料（広範囲熱傷特定集中治療管理料に限る）を算定する患者
4　小児特定集中治療室管理料を算定する患者
5　新生児特定集中治療室管理料を算定する患者
5の2　新生児特定集中治療室重症児対応体制強化管理料を算定する患者
6　総合周産期特定集中治療室管理料を算定する患者
7　新生児治療回復室入院医療管理料を算定する患者
8　一類感染症患者入院医療管理料を算定する患者
9　特殊疾患入院医療管理料を算定する患者
10　回復期リハビリテーション病棟入院料を算定する患者
11　地域包括ケア病棟入院料を算定する患者
12　特殊疾患病棟入院料を算定する患者

13 緩和ケア病棟入院料を算定する患者
14 精神科救急急性期医療入院料を算定する患者
15 精神科救急・合併症入院料を算定する患者
16 精神科急性期治療病棟入院料を算定する患者
17 児童・思春期精神科入院医療管理料を算定する患者
18 精神療養病棟入院料を算定する患者
18の2 精神科地域包括ケア病棟入院料を算定する患者
18の3 地域移行機能強化病棟入院料を算定する患者
18の4 特定機能病院リハビリテーション病棟入院料を算定する患者
19 一般病棟〔一般病棟入院基本料,特定機能病院入院基本料(一般病棟に限る)又は専門病院入院基本料を算定する病棟を除く〕に入院した日から起算して90日を超えて入院している患者であって,医科点数表第1章第2部第1節障害者施設等入院基本料の注5に規定する厚生労働大臣の定める状態等にあるもの
20 一般病棟に入院した日から起算して90日を超えて入院している患者であって,医科点数表第1章第2部第1節一般病棟入院基本料の注11,特定機能病院入院基本料の注9又は専門病院入院基本料の注8の規定により療養病棟入院料1の例により算定している患者
21 認知症治療病棟入院料を算定している患者
22 短期滞在手術等基本料1及び3（入院した日から起算して5日までの期間に限る）を算定している患者
23 診療報酬の算定方法第1号ただし書に規定する別に厚生労働大臣が指定する病院の病棟を有する病院において,別表第11の3に規定する手術,検査又は放射線治療を行った患者（入院した日から起算して5日までに退院した患者に限る）
24 別表第11の1に規定する手術又は検査を行った患者

別表第3　看護配置基準の計算対象としない治療室,病室又は専用施設

1 救命救急入院料に係る治療室
2 特定集中治療室管理料に係る治療室
3 ハイケアユニット入院医療管理料に係る治療室
4 脳卒中ケアユニット入院医療管理料に係る治療室
5 小児特定集中治療室管理料に係る治療室
6 新生児特定集中治療室管理料に係る治療室（新生児特定集中治療室重症児対応体制強化管理料に係る病床を含む）
7 総合周産期特定集中治療室管理料に係る治療室
8 新生児治療回復室入院医療管理料に係る治療室
9 一類感染症患者入院医療管理料に係る治療室
10 短期滞在手術等基本料1に係る回復室
11 外来腫瘍化学療法診療料又は外来化学療法加算に係る専用施設

別表第4　厚生労働大臣が定める状態等にある患者

1 難病患者等入院診療加算を算定する患者
2 重症者等療養環境特別加算を算定する患者
3 重度の肢体不自由者（脳卒中の後遺症の患者及び認知症の患者を除く）,脊髄損傷等の重度障害者（脳卒中の後遺症の患者及び認知症の患者を除く）,重度の意識障害者,筋ジストロフィー患者及び難病患者等
4 悪性新生物に対する治療（重篤な副作用のおそれがあ

るもの等に限る）を実施している状態にある患者
5 観血的動脈圧測定を実施している状態にある患者
6 心大血管疾患リハビリテーション料,脳血管疾患等リハビリテーション料,廃用症候群リハビリテーション料,運動器リハビリテーション料又は呼吸器リハビリテーション料を実施している状態にある患者（患者の入院の日から起算して180日までの間に限る）
7 ドレーン法又は胸腔若しくは腹腔の洗浄を実施している状態にある患者
8 頻回に喀痰吸引及び干渉低周波去痰器による喀痰排出を実施している状態にある患者
9 人工呼吸器を使用している状態にある患者
10 人工腎臓,持続緩徐式血液濾過又は血漿交換療法を実施している状態にある患者
11 全身麻酔その他これに準ずる麻酔を用いる手術を実施し,当該疾病に係る治療を継続している状態（当該手術を実施した日から起算して30日までの間に限る）にある患者

別表第5　特定入院基本料,療養病棟入院基本料,障害者施設等入院基本料の注6,注13及び注14の点数並びに有床診療所療養病床入院基本料に含まれる画像診断及び処置並びにこれらに含まれない除外薬剤・注射薬

1 これらに含まれる画像診断
　写真診断〔単純撮影（エックス線診断料に係るものに限る）に限る〕
　撮影〔単純撮影（エックス線診断料に係るものに限る）に限る〕
2 これらに含まれる処置
　創傷処置（手術日から起算して14日以内の患者に対するものを除く）
　喀痰吸引
　摘便
　酸素吸入
　酸素テント
　皮膚科軟膏処置
　膀胱洗浄
　留置カテーテル設置
　導尿
　腟洗浄
　眼処置
　耳処置
　耳管処置
　鼻処置
　口腔,咽頭処置
　間接喉頭鏡下喉頭処置
　ネブライザ
　超音波ネブライザ
　介達牽引
　消炎鎮痛等処置
　鼻腔栄養
　長期療養患者褥瘡等処置
3 これらに含まれない除外薬剤（特定入院基本料に係る場合を除く）
　抗悪性腫瘍剤（悪性新生物に罹患している患者に対して投与された場合に限る）,HIF-PH阻害剤（人工腎臓又は腹膜灌流を受けている患者のうち腎性貧血状態にあるものに対して投与された場合に限る）及び疼痛コントロールのための医療用麻薬
4 これらに含まれない注射薬（特定入院基本料に係る場

合を除く)
　抗悪性腫瘍剤（悪性新生物に罹患している患者に対して投与された場合に限る），エリスロポエチン（人工腎臓又は腹膜灌流を受けている患者のうち腎性貧血状態にあるものに対して投与された場合に限る），ダルベポエチン（人工腎臓又は腹膜灌流を受けている患者のうち腎性貧血状態にあるものに対して投与された場合に限る），エポエチンベータペゴル（人工腎臓又は腹膜灌流を受けている患者のうち腎性貧血状態にあるものに対して投与された場合に限る）及び疼痛コントロールのための医療用麻薬

別表第5の1の2　特定入院基本料，療養病棟入院基本料，障害者施設等入院基本料の注6，注13及び注14の点数並びに有床診療所療養病床入院基本料に含まれない除外薬剤・注射薬並びに特殊疾患入院医療管理料，回復期リハビリテーション病棟入院料，特殊疾患病棟入院料，緩和ケア病棟入院料，認知症治療病棟入院料及び特定機能病院リハビリテーション病棟入院料の除外薬剤・注射薬

　インターフェロン製剤（B型肝炎又はC型肝炎の効能若しくは効果を有するものに限る）
　抗ウイルス剤（B型肝炎又はC型肝炎の効能若しくは効果を有するもの及び後天性免疫不全症候群又はHIV感染症の効能若しくは効果を有するものに限る）
　血友病の患者に使用する医薬品（血友病患者における出血傾向の抑制の効能又は効果を有するものに限る）

別表第5の1の3　地域包括医療病棟入院料，地域包括ケア病棟入院料，特定一般病棟入院料及び短期滞在手術等基本料の除外薬剤・注射薬

　抗悪性腫瘍剤（悪性新生物に罹患している患者に対して投与された場合に限る），疼痛コントロールのための医療用麻薬，エリスロポエチン（人工腎臓又は腹膜灌流を受けている患者のうち腎性貧血状態にあるものに対して投与された場合に限る），ダルベポエチン（人工腎臓又は腹膜灌流を受けている患者のうち腎性貧血状態にあるものに対して投与された場合に限る），エポエチンベータペゴル（人工腎臓又は腹膜灌流を受けている患者のうち腎性貧血状態にあるものに対して投与された場合に限る），HIF-PH阻害剤（人工腎臓又は腹膜灌流を受けている患者のうち腎性貧血状態にあるものに対して投与された場合に限る），インターフェロン製剤（B型肝炎又はC型肝炎の効能若しくは効果を有するものに限る），抗ウイルス剤（B型肝炎又はC型肝炎の効能若しくは効果を有するもの及び後天性免疫不全症候群又はHIV感染症の効能若しくは効果を有するものに限る）及び血友病の患者に使用する医薬品（血友病患者における出血傾向の抑制の効能又は効果を有するものに限る）

別表第5の1の4　精神科救急急性期医療入院料，精神科急性期治療病棟入院料，精神科救急・合併症入院料及び精神科地域包括ケア病棟入院料の除外薬剤・注射薬

　インターフェロン製剤（B型肝炎又はC型肝炎の効能若しくは効果を有するものに限る）
　抗ウイルス剤（B型肝炎又はC型肝炎の効能若しくは効果を有するもの及び後天性免疫不全症候群又はHIV感染症の効能若しくは効果を有するものに限る）
　血友病の患者に使用する医薬品（血友病患者における出血傾向の抑制の効能又は効果を有するものに限る）
　クロザピン（治療抵抗性統合失調症治療指導管理料を算定しているものに対して投与された場合に限る）
　持続性抗精神病注射薬剤（投与開始日から起算して60日以内に投与された場合に限る）

別表第5の1の5　精神療養病棟入院料及び地域移行機能強化病棟入院料の除外薬剤・注射薬

　インターフェロン製剤（B型肝炎又はC型肝炎の効能若しくは効果を有するものに限る）
　抗ウイルス剤（B型肝炎又はC型肝炎の効能若しくは効果を有するもの及び後天性免疫不全症候群又はHIV感染症の効能若しくは効果を有するものに限る）
　血友病の患者に使用する医薬品（血友病患者における出血傾向の抑制の効能又は効果を有するものに限る）
　クロザピン（治療抵抗性統合失調症治療指導管理料を算定しているものに対して投与された場合に限る）
　持続性抗精神病注射薬剤（投与開始日から起算して60日以内に投与された場合に限る）

別表第5の2　療養病棟入院基本料（疾患・状態については，入院料1から入院料9まで及び入院料28から入院料30までに限り，処置等については，入院料1から入院料3まで，入院料10から入院料12まで及び入院料19から入院料21までに限る）及び有床診療所療養病床入院基本料（入院基本料Aに限る）に係る疾患・状態及び処置等（医療区分3）

1　対象となる疾患・状態
　スモン
　医師及び看護職員により，常時，監視及び管理を実施している状態
2　対象となる処置等
　中心静脈栄養（療養病棟入院基本料を算定する場合にあっては，広汎性腹膜炎，腸閉塞，難治性嘔吐，難治性下痢，活動性の消化管出血，炎症性腸疾患，短腸症候群，消化管瘻若しくは急性膵炎を有する患者を対象とする場合又は中心静脈栄養を開始した日から30日以内の場合に実施するものに限る）
　点滴（24時間持続して実施しているものに限る）
　人工呼吸器の使用
　ドレーン法又は胸腔若しくは腹腔の洗浄
　気管切開又は気管内挿管（発熱を伴う状態の患者に対して行うものに限る）
　酸素療法（密度の高い治療を要する状態にある患者に対して実施するものに限る）
　感染症の治療の必要性から実施する隔離室での管理

別表第5の3　療養病棟入院基本料（疾患・状態については，入院料10から入院料18まで，処置等については，入院料4から入院料6まで，入院料13から入院料15まで及び入院料22から入院料24までに限る）及び有床診療所療養病床入院基本料（入院基本料B及び入院基本料Cに限る）に係る疾患・状態及び処置等（医療区分2）

1　対象となる疾患・状態
　筋ジストロフィー症
　多発性硬化症，筋萎縮性側索硬化症，パーキンソン病関連疾患〔進行性核上性麻痺，大脳皮質基底核変性症，パーキンソン病（ホーエン・ヤールの重症度分類がステージ3以上であって生活機能障害度がⅡ度又はⅢ度の状態に限る）〕その他の指定難病等（スモンを除く）

脊髄損傷（頸椎損傷を原因とする麻痺が四肢全てに認められる場合に限る）
慢性閉塞性肺疾患（ヒュー・ジョーンズの分類がⅤ度の状態に該当する場合に限る）
悪性腫瘍（医療用麻薬等の薬剤投与による疼痛コントロールが必要な場合に限る）
消化管等の体内からの出血が反復継続している状態
他者に対する暴行が毎日認められる状態

2 対象となる処置等
中心静脈栄養（広汎性腹膜炎，腸閉塞，難治性嘔吐，難治性下痢，活動性の消化管出血，炎症性腸疾患，短腸症候群，消化管瘻又は急性膵炎を有する患者以外を対象として，中心静脈栄養を開始した日から30日を超えて実施するものに限る）
肺炎に対する治療
尿路感染症に対する治療
傷病等によるリハビリテーション（原因となる傷病等の発症後，30日以内の場合で，実際にリハビリテーションを行っている場合に限る）
脱水に対する治療（発熱を伴う状態の患者に対して実施するものに限る）
頻回の嘔吐に対する治療（発熱を伴う状態に限る）
褥瘡に対する治療（皮膚層の部分的喪失が認められる場合又は褥瘡が2箇所以上に認められる場合に実施するものに限る）
末梢循環障害による下肢末端の開放創に対する治療
せん妄に対する治療
うつ症状に対する治療
人工腎臓，持続緩式血液濾過，腹膜灌流又は血漿交換療法
経鼻胃管や胃瘻等の経腸栄養（発熱又は嘔吐を伴う状態の患者に対して行うものに限る）
1日8回以上の喀痰吸引
気管切開又は気管内挿管（発熱を伴う状態の患者に対して行うものを除く）
頻回の血糖検査
創傷（手術創や感染創を含む），皮膚潰瘍又は下腿若しくは足部の蜂巣炎，膿等の感染症に対する治療
酸素療法（密度の高い治療を要する状態にある患者に対して実施するものを除く）

3 対象となる患者
次に掲げる保険医療機関の療養病棟であって，平成18年6月30日において現に特殊疾患療養病棟入院料又は特殊疾患入院施設管理加算を算定するものに入院している患者〔重度の肢体不自由児（者）又は知的障害者に限る〕
（1）児童福祉法第42条第2号に規定する医療型障害児入所施設（主として肢体不自由のある児童又は重症心身障害児を入所させるものに限る）
（2）児童福祉法第6条の2の2第3項に規定する指定発達支援医療機関
（3）身体障害者福祉法（昭和24年法律第283号）第18条第2項に規定する指定医療機関

別表第5の4 療養病棟入院基本料及び有床診療所療養病床入院基本料の注4に規定する厚生労働大臣が定める状態

ADL区分3の状態

別表第6 難病患者等入院診療加算に係る疾患及び状態

1 対象疾患の名称
多発性硬化症
重症筋無力症
スモン
筋萎縮性側索硬化症
脊髄小脳変性症
ハンチントン病
パーキンソン病関連疾患（進行性核上性麻痺，大脳皮質基底核変性症及びパーキンソン病）
多系統萎縮症（線条体黒質変性症，オリーブ橋小脳萎縮症及びシャイ・ドレーガー症候群）
プリオン病
亜急性硬化性全脳炎
ライソゾーム病
副腎白質ジストロフィー
脊髄性筋萎縮症
球脊髄性筋萎縮症
慢性炎症性脱髄性多発神経炎
メチシリン耐性黄色ブドウ球菌感染症（開胸心手術又は直腸悪性腫瘍手術の後に発症したものに限る）
後天性免疫不全症候群（HIV感染を含む）
多剤耐性結核

2 対象となる状態
（1）多剤耐性結核以外の疾患を主病とする患者にあっては，当該疾患を原因として日常生活動作に著しい支障を来している状態〔後天性免疫不全症候群（HIV感染を含む）については当該疾患に罹患している状態に，パーキンソン病についてはホーエン・ヤールの重症度分類がステージ3以上であって生活機能障害度がⅡ度又はⅢ度の状態に限る〕
（2）多剤耐性結核を主病とする患者にあっては，治療上の必要があって，適切な陰圧管理を行うために必要な構造及び設備を有する病室に入院している状態

別表第6の2 厚生労働大臣が定める地域

1 北海道江差町，上ノ国町，厚沢部町，乙部町及び奥尻町の地域
2 北海道日高町，平取町，新冠町，浦河町，様似町，えりも町及び新ひだか町の地域
3 北海道稚内市，猿払村，浜頓別町，中頓別町，枝幸町，豊富町，礼文町，利尻町，利尻富士町及び幌延町の地域
4 北海道根室市，別海町，中標津町，標津町及び羅臼町の地域
5 青森県五所川原市，つがる市，鰺ヶ沢町，深浦町，鶴田町及び中泊町の地域
6 青森県むつ市，大間町，東通村，風間浦村及び佐井村の地域
7 岩手県花巻市，北上市，遠野市及び西和賀町の地域
8 岩手県大船渡市，陸前高田市及び住田町の地域
9 岩手県宮古市，山田町，岩泉町及び田野畑村の地域
10 岩手県久慈市，普代村，野田村及び洋野町の地域
11 秋田県大仙市，仙北市，美郷町，横手町，湯沢市，羽後町及び東成瀬村の地域
12 山形県新庄市，金山町，最上町，舟形町，真室川町，大蔵村，鮭川村及び戸沢村の地域
13 東京都大島町，利島村，新島村，神津島村，三宅村，御蔵島村，八丈町，青ヶ島村及び小笠原村の地

域
14　新潟県十日町市，魚沼市，南魚沼市，湯沢町及び津南町の地域
15　新潟県佐渡市の地域
16　石川県輪島市，珠洲市，穴水町及び能登町の地域
17　福井県大野市及び勝山市の地域
18　山梨県市川三郷町，早川町，身延町，南部町及び富士川町の地域
19　長野県木曽郡の地域
20　長野県大町市及び北安曇野郡の地域
21　岐阜県高山市，飛騨市，下呂市及び白川村の地域
22　愛知県新城市，設楽町，東栄町及び豊根村の地域
23　滋賀県長浜市及び米原市の地域
24　滋賀県高島市の地域
25　兵庫県豊岡市，養父市，朝来市，香美町及び新温泉町の地域
26　奈良県五條市，吉野町，大淀町，下市町，黒滝村，天川村，野迫川村，十津川村，下北山村，上北山村，川上村及び東吉野村の地域
27　島根県雲南市，奥出雲町及び飯南町の地域
28　島根県海士町，西ノ島町，知夫村及び隠岐の島町の地域
29　香川県小豆郡の地域
30　長崎県五島市の地域
31　長崎県小値賀町及び新上五島町の地域
32　長崎県壱岐市の地域
33　長崎県対馬市の地域
34　鹿児島県西之表市及び熊毛郡の地域
35　鹿児島県奄美市及び大島郡の地域
36　沖縄県宮古島市及び多良間村の地域
37　沖縄県石垣市，竹富町及び与那国町の地域
　　上記のほか，離島振興法第2条第1項の規定により離島振興対策実施地域として指定された離島の地域，奄美群島振興開発特別措置法第1条に規定する奄美群島の地域，小笠原諸島振興開発特別措置法第4条第1項に規定する小笠原諸島の地域及び沖縄振興特別措置法第3条第3号に規定する離島の地域に該当する地域

別表第6の3　ハイリスク妊娠管理加算の対象患者

分娩時の妊娠週数が22週から32週未満の早産である患者
妊娠高血圧症候群重症の患者
前置胎盤（妊娠28週以降で出血等の症状を伴うものに限る）の患者
妊娠30週未満の切迫早産（子宮収縮，子宮出血，頸管の開大，短縮又は軟化のいずれかの兆候を示すもの等に限る）の患者
多胎妊娠の患者
子宮内胎児発育遅延の患者
心疾患（治療中のものに限る）の患者
糖尿病（治療中のものに限る）の患者
甲状腺疾患（治療中のものに限る）の患者
腎疾患（治療中のものに限る）の患者
膠原病（治療中のものに限る）の患者
特発性血小板減少性紫斑病（治療中のものに限る）の患者
白血病（治療中のものに限る）の患者
血友病（治療中のものに限る）の患者
出血傾向のある状態（治療中のものに限る）の患者
HIV陽性の患者
Rh不適合の患者
当該妊娠中に帝王切開術以外の開腹手術を行った患者又は行う予定のある患者
精神疾患の患者（精神療法が実施されているものに限る）

別表第7　ハイリスク分娩等管理加算の対象患者

1　ハイリスク分娩管理加算の対象患者
　妊娠22週から32週未満の早産の患者
　40歳以上の初産婦である患者
　分娩前のBMIが35以上の初産婦である患者
　妊娠高血圧症候群重症の患者
　常位胎盤早期剥離の患者
　前置胎盤（妊娠28週以降で出血等の症状を伴うものに限る）の患者
　双胎間輸血症候群の患者
　多胎妊娠の患者
　子宮内胎児発育遅延の患者
　心疾患（治療中のものに限る）の患者
　糖尿病（治療中のものに限る）の患者
　特発性血小板減少性紫斑病（治療中のものに限る）の患者
　白血病（治療中のものに限る）の患者
　血友病（治療中のものに限る）の患者
　出血傾向のある状態（治療中のものに限る）の患者
　HIV陽性の患者
　当該妊娠中に帝王切開術以外の開腹手術を行った患者又は行う予定のある患者
　精神疾患の患者（精神療法が実施されているものに限る）
2　地域連携分娩管理加算の対象患者
　40歳以上の初産婦である患者
　子宮内胎児発育遅延（重度のものを除く）の患者
　糖尿病（治療中のものに限る）の患者
　精神疾患の患者（精神療法が実施されているものに限る）

別表第7の2　精神科身体合併症管理加算の対象患者

呼吸器系疾患（肺炎，喘息発作，肺気腫，間質性肺炎の急性増悪，肺塞栓又は気胸）の患者
心疾患（New York Heart Associationの心機能分類のⅢ度，Ⅳ度相当の心不全，虚血性心疾患又はモニター監視を必要とする不整脈）の患者
手術又は直達・介達牽引を要する骨折の患者
脊髄損傷の患者
重篤な内分泌・代謝性疾患（インスリン投与を要する糖尿病，専門医の診療を要する内分泌疾患又は肝硬変に伴う高アンモニア血症）の患者
重篤な栄養障害（Body Mass Index 15未満の摂食障害）の患者
意識障害（急性薬物中毒，アルコール精神障害，電解質異常，代謝性疾患によるせん妄等）の患者
全身感染症（結核，後天性免疫不全症候群，梅毒1期，2期又は敗血症）の患者
中枢神経系の感染症（髄膜炎，脳炎等）の患者
急性腹症（消化管出血，イレウス等）の患者
劇症肝炎又は重症急性膵炎の患者
悪性症候群又は横紋筋融解症の患者
広範囲（半肢以上）熱傷の患者
手術，化学療法若しくは放射線療法を要する状態又は末期の悪性腫瘍の患者
透析導入時の患者
重篤な血液疾患（ヘモグロビン7g／dL以下の貧血又は

頻回に輸血を要する状態）の患者
急性かつ重篤な腎疾患（急性腎不全，ネフローゼ症候群又は糸球体腎炎）の患者
手術室での手術を必要とする状態の患者
膠原病（専門医による管理を必要とする状態に限る）の患者
妊産婦である患者
難病の患者に対する医療等に関する法律（平成26年法律第50号）第5条第1項に規定する指定難病の患者〔同法第7条第4項に規定する医療受給者証を交付されているもの（同条第1項各号に規定する特定医療費の支給認定に係る基準を満たすものとして診断を受けたものを含む）に限る〕

別表第7の3　救急医療管理加算に係る状態 新

1. 吐血，喀血又は重篤な脱水で全身状態不良の状態
2. 意識障害又は昏睡
3. 呼吸不全で重篤な状態
4. 心不全で重篤な状態
5. 急性薬物中毒
6. ショック
7. 重篤な代謝障害（肝不全，腎不全，重症糖尿病等）
8. 広範囲熱傷，顔面熱傷又は気道熱傷
9. 外傷，破傷風等で重篤な状態
10. 緊急手術，緊急カテーテル治療・検査又はt-PA療法を必要とする状態
11. 消化器疾患で緊急処置を必要とする重篤な状態
12. 蘇生術を必要とする重篤な状態
13. その他の重症な状態

別表第8　一類感染症患者入院医療管理料の対象患者

1. 感染症法第6条第9項に規定する新感染症又は同条第2項に規定する一類感染症に罹患している患者
2. 前号の感染症の疑似症患者又は無症状病原体保有者

別表第9　回復期リハビリテーションを要する状態及び算定上限日数

1. 脳血管疾患，脊髄損傷，頭部外傷，くも膜下出血のシャント手術後，脳腫瘍，脳炎，急性脳症，脊髄炎，多発性神経炎，多発性硬化症，腕神経叢損傷等の発症後若しくは手術後の状態又は義肢装着訓練を要する状態（算定開始日から起算して150日以内。ただし，高次脳機能障害を伴った重症脳血管障害，重度の頸髄損傷及び頭部外傷を含む多部位外傷の場合は，算定開始日から起算して180日以内）
2. 大腿骨，骨盤，脊椎，股関節若しくは膝関節の骨折又は2肢以上の多発骨折の発症後又は手術後の状態（算定開始日から起算して90日以内）
3. 外科手術又は肺炎等の治療時の安静により廃用症候群を有しており，手術後又は発症後の状態（算定開始日から起算して90日以内）
4. 大腿骨，骨盤，脊椎，股関節又は膝関節の神経，筋又は靱帯損傷後の状態（算定開始日から起算して60日以内）
5. 股関節又は膝関節の置換術後の状態（算定開始日から起算して90日以内）
6. 急性心筋梗塞，狭心症発作その他急性発症した心大血管疾患又は手術後の状態（算定開始日から起算して90日以内）

別表第9の2　回復期リハビリテーションを要する状態

1. 脳血管疾患，脊髄損傷，頭部外傷，くも膜下出血のシャント手術後，脳腫瘍，脳炎，急性脳症，脊髄炎，多発性神経炎，多発性硬化症，腕神経叢損傷等の発症後若しくは手術後の状態又は義肢装着訓練を要する状態
2. 大腿骨，骨盤，脊椎，股関節若しくは膝関節の骨折又は2肢以上の多発骨折の発症後又は手術後の状態
3. 外科手術又は肺炎等の治療時の安静により廃用症候群を有しており，手術後又は発症後の状態
4. 大腿骨，骨盤，脊椎，股関節又は膝関節の神経，筋又は靱帯損傷後の状態
5. 股関節又は膝関節の置換術後の状態
6. 急性心筋梗塞，狭心症発作その他急性発症した心大血管疾患又は手術後の状態

別表第9の3　回復期リハビリテーション病棟入院料及び特定機能病院リハビリテーション病棟入院料における別に厚生労働大臣が定める費用

入院中の患者に対する心大血管疾患リハビリテーション料，脳血管疾患等リハビリテーション料，廃用症候群リハビリテーション料，運動器リハビリテーション料又は呼吸器リハビリテーション料であって1日につき6単位を超えるもの（特掲診療料の施設基準等**別表第9の3**に規定する脳血管疾患等の患者であって発症後60日以内のものに対して行ったものを除く）の費用（当該保険医療機関における回復期リハビリテーション病棟又は特定機能病院リハビリテーション病棟においてリハビリテーションの提供実績を相当程度有するとともに，効果に係る相当程度の実績が認められない場合に限る）

別表第10　精神科救急急性期医療入院料，精神科急性期治療病棟入院料及び精神科救急・合併症入院料の対象患者

1. **精神科救急急性期医療入院料の対象患者**
   (1) 精神保健及び精神障害者福祉に関する法律第29条第1項又は第29条の2第1項の規定により入院する患者
   (2) (1)以外の患者であって，精神科救急急性期医療入院料に係る病棟に入院する前3月間において保険医療機関（当該病棟を有する保険医療機関を含む）の精神病棟に入院〔心神喪失等の状態で重大な他害行為を行った者の医療及び観察等に関する法律（平成15年法律第110号）第42条第1項第1号又は第61条第1項第1号の決定による入院（以下「医療観察法入院」という）を除く〕をしたことがない患者
   (3) 精神科救急急性期医療入院料の届出を行っている病棟を有する保険医療機関に入院している患者のうち，(1)又は(2)以外の患者であって，治療抵抗性統合失調症治療薬による治療を行うために当該病棟に転棟するもの
2. **精神科急性期治療病棟入院料の対象患者**
   (1) 精神科急性期治療病棟に入院する前3月間において保険医療機関（当該病棟を有する保険医療機関を

含む）の精神病棟に入院（医療観察法入院を除く）をしたことがない患者
(2) 精神科急性期治療病棟を有する保険医療機関に入院している患者であって，急性増悪のため当該病棟における治療が必要なもの
(3) 精神科急性期治療病棟入院料の届出を行っている病棟を有する保険医療機関に入院している患者のうち，(1)又は(2)以外の患者であって，治療抵抗性統合失調症治療薬による治療を行うために当該病棟に転棟するもの

3 精神科救急・合併症入院料の対象患者
(1) 精神保健及び精神障害者福祉に関する法律第29条第1項又は第29条の2第1項の規定により入院する患者
(2) (1)以外の患者であって，精神科救急・合併症入院料に係る病棟に入院する前3月間において保険医療機関（当該病棟を有する保険医療機関を含む）の精神病棟（精神病床のみを有する保険医療機関の精神病棟を除く）に入院（医療観察法入院を除く）をしたことがない患者
(3) (2)にかかわらず，当該病棟における治療中に，当該保険医療機関においてより高度な管理を行った後，再度，当該病棟において治療を行う患者
(4) 精神科救急・合併症入院料の届出を行っている病棟を有する保険医療機関に入院している患者のうち，(1)，(2)又は(3)以外の患者であって，治療抵抗性統合失調症治療薬による治療を行うために当該病棟に転棟するもの

別表第11 短期滞在手術等基本料に係る手術等

1 短期滞在手術等基本料1が算定できる手術又は検査

D287 内分泌負荷試験 1 下垂体前葉負荷試験 イ 成長ホルモン（GH）（一連として）
D291-2 小児食物アレルギー負荷検査
K005 皮膚，皮下腫瘍摘出術（露出部） 3 長径4cm以上（6歳未満に限る）
K006 皮膚，皮下腫瘍摘出術（露出部以外） 3 長径6cm以上12cm未満（6歳未満に限る）
K006 皮膚，皮下腫瘍摘出術（露出部以外） 4 長径12cm以上（6歳未満に限る）
K008 腋臭症手術
K030 四肢・軀幹軟部腫瘍摘出術 2 手，足（手に限る）
K048 骨内異物（挿入物を含む）除去術 4 鎖骨，膝蓋骨，手，足，指（手，足）その他（手に限る）
K068 半月板切除術
K068-2 関節鏡下半月板切除術
K070 ガングリオン摘出術 1 手，足，指（手，足）（手に限る）
K093 手根管開放手術
K093-2 関節鏡下手根管開放手術
K202 涙管チューブ挿入術 1 涙道内視鏡を用いるもの
K217 眼瞼内反症手術 2 皮膚切開法
K219 眼瞼下垂症手術 1 眼瞼挙筋前転法
K219 眼瞼下垂症手術 3 その他のもの
K224 翼状片手術（弁の移植を要するもの）
K254 治療的角膜切除術 1 エキシマレーザーによるもの（角膜ジストロフィー又は帯状角膜変性に係るものに限る）
K268 緑内障手術 6 水晶体再建術併用眼内ドレーン挿入術
K282 水晶体再建術
K474 乳腺腫瘍摘出術
K508 気管支狭窄拡張術（気管支鏡によるもの）
K510 気管支腫瘍摘出術（気管支鏡又は気管支ファイバースコープによるもの）
K616-4 経皮的シャント拡張術・血栓除去術 1 初回
K616-4 経皮的シャント拡張術・血栓除去術 2 1の実施後3月以内に実施する場合
K617 下肢静脈瘤手術 1 抜去切除術
K617 下肢静脈瘤手術 2 硬化療法（一連として）
K617 下肢静脈瘤手術 3 高位結紮術
K617-4 下肢静脈瘤血管内焼灼術
K617-6 下肢静脈瘤血管内塞栓術
K653 内視鏡的胃，十二指腸ポリープ・粘膜切除術 1 早期悪性腫瘍粘膜切除術
K721 内視鏡的大腸ポリープ・粘膜切除術 1 長径2cm未満
K743 痔核手術（脱肛を含む） 2 硬化療法（四段階注射法によるもの）
K747 肛門良性腫瘍，肛門ポリープ，肛門尖圭コンジローム切除術（肛門ポリープ，肛門尖圭コンジローム切除術に限る）
K823-6 尿失禁手術（ボツリヌス毒素によるもの）
K834-3 顕微鏡下精索静脈瘤手術
K841-2 経尿道的レーザー前立腺・蒸散術

2 削除

3 短期滞在手術等基本料3を算定する手術，検査又は放射線治療

D237 終夜睡眠ポリグラフィー 3 1及び2以外の場合 イ 安全精度管理下で行うもの
D237 終夜睡眠ポリグラフィー 3 1及び2以外の場合 ロ その他のもの
D237-2 反復睡眠潜時試験（MSLT）
D287 内分泌負荷試験 1 下垂体前葉負荷試験 イ 成長ホルモン（GH）（一連として）
D291-2 小児食物アレルギー負荷検査
D413 前立腺針生検法 2 その他のもの
K007-2 経皮的放射線治療用金属マーカー留置術
K030 四肢・軀幹軟部腫瘍摘出術 2 手，足（手に限る）
K046 骨折観血的手術 2 前腕，下腿，手舟状骨（手舟状骨に限る）
K048 骨内異物（挿入物を含む）除去術 3 前腕，下腿（前腕に限る）
K048 骨内異物（挿入物を含む）除去術 4 鎖骨，膝蓋骨，手，足，指（手，足）その他（鎖骨に限る）
K048 骨内異物（挿入物を含む）除去術 4 鎖骨，膝蓋骨，手，足，指（手，足）その他（手に限る）
K070 ガングリオン摘出術 1 手，足，指（手，足）（手に限る）
K093-2 関節鏡下手根管開放手術
K196-2 胸腔鏡下交感神経節切除術（両側）
K202 涙管チューブ挿入術 1 涙道内視鏡を用いるもの
K217 眼瞼内反症手術 2 皮膚切開法
K219 眼瞼下垂症手術 1 眼瞼挙筋前転法
K219 眼瞼下垂症手術 3 その他のもの
K224 翼状片手術（弁の移植を要するもの）
K242 斜視手術 2 後転法

K242　斜視手術　3　前転法及び後転法の併施
K254　治療的角膜切除術　1　エキシマレーザーによるもの（角膜ジストロフィー又は帯状角膜変性に係るものに限る）
K268　緑内障手術　6　水晶体再建術併用眼内ドレーン挿入術
K282　水晶体再建術　1　眼内レンズを挿入する場合　ロ　その他のもの
K282　水晶体再建術　2　眼内レンズを挿入しない場合
K318　鼓膜形成手術
K333　鼻骨骨折整復固定術
K389　喉頭・声帯ポリープ切除術　2　直達喉頭鏡又はファイバースコープによるもの
K474　乳腺腫瘍摘出術　1　長径5cm未満
K474　乳腺腫瘍摘出術　2　長径5cm以上
K616-4　経皮的シャント拡張術・血栓除去術　1　初回
K616-4　経皮的シャント拡張術・血栓除去術　2　1の実施後3月以内に実施する場合
K617　下肢静脈瘤手術　1　抜去切除術
K617　下肢静脈瘤手術　2　硬化療法（一連として）
K617　下肢静脈瘤手術　3　高位結紮術
K617-2　大伏在静脈抜去術
K617-4　下肢静脈瘤血管内焼灼術
K617-6　下肢静脈瘤血管内塞栓術
K633　ヘルニア手術　5　鼠径ヘルニア
K634　腹腔鏡下鼠径ヘルニア手術（両側）
K721　内視鏡的大腸ポリープ・粘膜切除術　1　長径2cm未満
K721　内視鏡的大腸ポリープ・粘膜切除術　2　長径2cm以上
K743　痔核手術（脱肛を含む）　2　硬化療法（四段階注射法によるもの）
K747　肛門良性腫瘍，肛門ポリープ，肛門尖圭コンジローム切除術（肛門ポリープ切除術に限る）
K747　肛門良性腫瘍，肛門ポリープ，肛門尖圭コンジローム切除術（肛門尖圭コンジローム切除術に限る）
K768　体外衝撃波腎・尿管結石破砕術（一連につき）
K823-6　尿失禁手術（ボツリヌス毒素によるもの）
K834-3　顕微鏡下精索静脈瘤手術
K867　子宮頸部（腟部）切除術
K872-3　子宮鏡下有茎粘膜下筋腫切出術，子宮内膜ポリープ切除術　1　電解質溶液利用のもの
K872-3　子宮鏡下有茎粘膜下筋腫切出術，子宮内膜ポリープ切除術　2　その他のもの
K873　子宮鏡下子宮筋腫摘出術　1　電解質溶液利用のもの
K873　子宮鏡下子宮筋腫摘出術　2　その他のもの
K890-3　腹腔鏡下卵管形成術
M001-2　ガンマナイフによる定位放射線治療

別表第12

脊髄損傷
筋ジストロフィー症
多発性硬化症
重症筋無力症
スモン
筋萎縮性側索硬化症
脊髄小脳変性症
パーキンソン病関連疾患〔進行性核上性麻痺，大脳皮質基底核変性症及びパーキンソン病（ホーエン・ヤールの重症度分類がステージ3以上であって生活機能障害度がⅡ度又はⅢ度の状態に限る）〕
ハンチントン病
多系統萎縮症（線条体黒質変性症，オリーブ橋小脳萎縮症，シャイ・ドレーガー症候群）
プリオン病（クロイツフェルト・ヤコブ病，ゲルストマン・ストロイスラー・シャインカー病，致死性家族性不眠症）
亜急性硬化性全脳炎
仮性球麻痺
脳性麻痺

別表第13　在宅患者緊急入院診療加算に規定する別に厚生労働大臣が定める疾病等

多発性硬化症
重症筋無力症
スモン
筋萎縮性側索硬化症
脊髄小脳変性症
ハンチントン病
進行性筋ジストロフィー症
パーキンソン病関連疾患〔進行性核上性麻痺，大脳皮質基底核変性症及びパーキンソン病（ホーエン・ヤールの重症度分類がステージ3以上であって生活機能障害度がⅡ度又はⅢ度のものに限る）〕
多系統萎縮症（線条体黒質変性症，オリーブ橋小脳萎縮症及びシャイ・ドレーガー症候群）
プリオン病
亜急性硬化性全脳炎
ライソゾーム病
副腎白質ジストロフィー
脊髄性筋萎縮症
慢性炎症性脱髄性多発神経炎
後天性免疫不全症候群
頸髄損傷
15歳未満の者であって人工呼吸器を使用している状態のもの又は15歳以上のものであって人工呼吸器を使用している状態が15歳未満から継続しているもの（体重が20kg未満である場合に限る）

別表第14　新生児特定集中治療室管理料の注1，総合周産期特定集中治療室管理料の注1及び新生児治療回復室入院医療管理料の注1に規定する別に厚生労働大臣が定める疾患

先天性水頭症
全前脳胞症
二分脊椎（脊椎破裂）
アーノルド・キアリ奇形
後鼻孔閉鎖
先天性喉頭軟化症
先天性気管支軟化症
先天性のう胞肺
肺低形成
食道閉鎖
十二指腸閉鎖
小腸閉鎖
鎖肛
ヒルシュスプルング病

- 総排泄腔遺残
- 頭蓋骨早期癒合症
- 骨（軟骨を含む）無形成・低形成・異形成
- 腹壁破裂
- 臍帯ヘルニア
- ダウン症候群
- 18トリソミー
- 13トリソミー
- 多発奇形症候群
- 先天性心疾患（人工呼吸，一酸化窒素吸入療法，経皮的冠動脈インターベンション治療若しくは開胸手術を実施したもの又はプロスタグランジンE_1製剤を投与したものに限る）

別表第14の2　新生児特定集中治療室重症児対応体制強化管理料の注1に規定する別に厚生労働大臣が定める状態【新】

- 体外式膜型人工肺を実施している状態
- 腎代替療法を実施している状態
- 交換輸血を実施している状態
- 低体温療法を実施している状態
- 人工呼吸器を使用している状態（出生時体重が750g未満である場合に限る）
- 人工呼吸器を使用している状態であって，一酸化窒素吸入療法を実施している状態
- 人工呼吸器を使用している状態であって，胸腔・腹腔ドレーン管理を実施している状態
- 手術後に人工呼吸器を使用している状態
- 感染症患者であって厳重な感染対策を行いながら人工呼吸器を使用している状態

別表第15　特定入院料のみで届出可能な対象入院料

A304　地域包括医療病棟入院料

A307　小児入院医療管理料5
A308　回復期リハビリテーション病棟入院料
A308-3　地域包括ケア病棟入院料1，地域包括ケア病棟入院料2，地域包括ケア病棟入院料3又は地域包括ケア病棟入院料4〔許可病床数が200床（別表第6の2に掲げる地域に所在する保険医療機関にあっては280床）未満の保険医療機関が算定する場合に限る〕
A309　特殊疾患病棟入院料1又は特殊疾患病棟入院料2
A310　緩和ケア病棟入院料
A311　精神科救急急性期医療入院料
A311-2　精神科急性期治療病棟入院料1又は精神科急性期治療病棟入院料2（他の特定入院料を届け出ている保険医療機関が算定する場合に限る）
A311-3　精神科救急・合併症入院料
A311-4　児童・思春期精神科入院医療管理料
A312　精神療養病棟入院料
A314　認知症治療病棟入院料1又は認知症治療病棟入院料2
A315　精神科地域包括ケア病棟入院料
A317　特定一般病棟入院料1又は特定一般病棟入院料2
A318　地域移行機能強化病棟入院料

附　則
（適用期日）
第1条　この告示は，令和6年6月1日から適用する。ただし，第1条の規定は，同年4月1日から適用する。
（経過措置）
第2条　この告示の適用の日から令和6年9月30日までの間，第2条の規定による改正後の基本診療料の施設基準等第3の3の8の(6)中「健康保険法第3条第13項に規定する電子資格確認に係る実績を一定程度有していること」とあるのは，「削除」とする。

【通知】基本診療料の施設基準等及びその届出に関する手続きの取扱いについて

（令6保医発0305・5，0820・1，1119・11）（令6.3.29，令6.5.1，令6.5.17，令6.5.30）

（編注）以下の通知の別添1～6のうち，個々の診療報酬に対応する部分は，該当する告示（p.1067以下の「厚生労働省告示第62号」）の直下に移動させています。

第1　基本診療料の施設基準等

基本診療料の施設基準等については，「基本診療料の施設基準等の一部を改正する告示」による改正後の「基本診療料の施設基準等」（平成20年厚生労働省告示第62号）に定めるもののほか，下記のとおりとし，下記の施設基準等を歯科診療について適用する場合にあっては，必要に応じて，当該基準等中「医師」とあるのは，「歯科医師」と読み替えて適用する。
1　初・再診料の施設基準等は別添1のとおりとする。
2　入院基本料等の施設基準等は別添2のとおりとする。
3　入院基本料等加算の施設基準等は別添3のとおりとする。
4　特定入院料の施設基準等は別添4のとおりとする。
5　短期滞在手術等基本料の施設基準等は別添5のとおりとする。
6　基本診療料の施設基準等及び本通知において規定する診療科については，医療法施行令（昭和23年政令第326号）及び医療法施行規則（昭和23年厚生省令第50号）の規定に基づき，当該診療科名に他の事項を組み合わせて標榜する場合も含む。
7　診療等に要する書面等は別添6のとおりである。
なお，当該書面による様式として示しているものは，参考として示しているものであり，示している事項が全て記載されている様式であれば，別添6の様式と同じでなくても差し支えない。
また，当該様式の作成や保存方法等に当たっては，医師事務作業の負担軽減等の観点から各保険医療機関において工夫されたい。
8　基本診療料の施設基準等における常勤配置とは，従事者が労働基準法（昭和22年法律第49号）第65条に規定する休業（以下「産前産後休業」という），育児休業，介護休業等育児又は家族介護を行う労働者の福祉に関する法律（平成3年法律第76号。以下「育児・介護休業法」という）第2条第1号に規定する育児休業（以下「育児休業」という），同条第2号に規定する介護休業（以下「介護休業」という）又は育児・介護休業法第23条第2項に規定する育児休業に関する制度に準ずる措置若しくは育児・介護休業法第24条第1項の規定により同項第2号に規定する育児休業に関する制度に準じて講ずる措置による休業（以下「育児休業に準ずる休業」という）を取得中の期間において，当該施設基準等において求められる資質を有する複数の非常勤従事者の常勤換算後の人員数を原則として含める。

また，正職員として勤務する者について，育児・介護休業法第23条第1項若しくは第3項又は第24条の規定による措置が講じられ，当該労働者の所定労働時間が短縮された場合にあっては，週30時間以上の勤務で常勤扱いとする。

9 カンファレンス等をリアルタイムでの画像を介したコミュニケーション（以下「ビデオ通話」という）が可能な機器を用いて実施する場合には，患者の個人情報を当該ビデオ通話の画面上で共有する際は，患者の同意を得ている。また，保険医療機関の電子カルテなどを含む医療情報システムと共通のネットワーク上の端末においてカンファレンスを実施する場合には，厚生労働省「医療情報システムの安全管理に関するガイドライン」に対応している。

10 平成31年4月1日から当分の間，以下のいずれかの要件に該当する者を公認心理師とみなす。
 ア 平成31年3月31日時点で，臨床心理技術者として保険医療機関に従事していた者
 イ 公認心理師に係る国家試験の受験資格を有する者

11 区分番号は，例えばA000初診料におけるA000を指す。なお，以下区分番号という記載は省略し，A000のみ記載する。

第2 届出に関する手続き

1 「基本診療料の施設基準等」に係る届出に際しては，特に規定のある場合を除き，当該保険医療機関単位で行う。

2 「基本診療料の施設基準等」の各号に掲げる施設基準に係る届出を行おうとする保険医療機関の開設者は，当該保険医療機関の所在地の地方厚生（支）局長に対して，**別添7**（→Web版）の当該施設基準に係る届出書（届出書添付書類を含む。以下同じ）を1通提出する。なお，国立高度専門医療研究センター等の内部で権限の委任が行われているときは，病院の管理者が届出書を提出しても差し支えない。また，当該保険医療機関は，提出した届出書の写しを適切に保管する。

3 届出書の提出があった場合は，**地方厚生（支）局**は届出書を基に，「基本診療料の施設基準等」及び本通知の**第1**に規定する基準に適合するか否かについて要件の審査を行い，記載事項等を確認した上で受理又は不受理を決定する。また，補正が必要な場合は適宜補正を求めるものとする。なお，この要件審査に要する期間は原則として2週間以内を標準とし，遅くとも概ね1か月以内（提出者の補正に要する期間を除く）とする。

4 届出に当たっては，当該届出に係る基準について，特に規定する場合を除き，届出前1か月の実績を有している。ただし，次に掲げる入院料に係る実績については，それぞれ以下に定めるところによる。なお，特に規定するものの他，単なる名称変更，移転等で実体的に開設者及び従事者に変更がないと考えられるものについては実績を要しない。特定集中治療室管理料の施設基準のうち1の(12)及び3の(5)については届出前3か月，精神科急性期治療病棟入院料，精神科救急急性期医療入院料及び精神科救急・合併症入院料の施設基準については届出前4か月，回復期リハビリテーション病棟入院料1，回復期リハビリテーション病棟入院料2，回復期リハビリテーション病棟入院料3，回復期リハビリテーション病棟入院料4及び回復期リハビリテーション入院医療管理料の施設基準については届出前6か月，精神科地域包括ケア病棟入院料の施設基準については届出前7か月，地域移行機能強化病棟入院料の施設基準については届出前1年間の実績を有している。

5 基本診療料の施設基準等に係る届出を行う保険医療機関が，次のいずれかに該当する場合にあっては当該届出の受理は行わない。
 (1) 当該届出を行う前6か月間において当該届出に係る事項に関し，不正又は不当な届出（法令の規定に基づくものに限る）を行ったことがある保険医療機関である場合。
 (2) 当該届出を行う前6か月間において療担規則及び薬担規則並びに療担基準に基づき厚生労働大臣が定める掲示事項等（平成18年厚生労働省告示第107号）に違反したことがある保険医療機関である場合。
 (3) 当該届出を行う前6か月間において，健康保険法（大正11年法律第70号）第78条第1項（同項を準用する場合を含む）及び高齢者の医療の確保に関する法律（昭和57年法律第80号。以下「高齢者医療確保法」という）第72条第1項の規定に基づく検査等の結果，診療内容又は診療報酬の請求に関し，不正又は不当な行為が認められた保険医療機関である場合。なお，「診療内容又は診療報酬の請求に関し，不正又は不当な行為が認められた場合」とは，「保険医療機関及び保険医等の指導及び監査について」（平成12年5月31日保発第105号厚生省保険局長通知）に規定する監査要綱に基づき，戒告若しくは注意又はその他の処分を受けた場合をいう。
 (4) 地方厚生（支）局長に対して当該届出を行う時点において，厚生労働大臣の定める入院患者数の基準及び医師等の員数の基準並びに入院基本料の算定方法（平成18年厚生労働省告示第104号）に該当している保険医療機関である場合。

事務連絡 基本診療料の施設基準等

問 「基本診療料の施設基準等及びその届出に関する手続きの取扱いについて」第2の5に該当する医療機関（不正を行って新たな届出が6か月できない医療機関等）については，**第4の表1及び表2**に係る届出を受理して良いか。

答 良い。 （平20.3.28）

6 届出の要件を満たしている場合は届出を受理し，次の受理番号を決定し，提出者に対して受理番号を付して通知するとともに，審査支払機関に対して受理番号を付して通知する。なお，入院基本料等区分があるものについては，区分も付して通知する。

情報通信機器を用いた診療に係る基準（情報通信）第　号
機能強化加算　　　　　　　　　　　　（機能強化）第　号
外来感染対策向上加算　　　　　　　　（外来感染）第　号
連携強化加算　　　　　　　　　　　　（連携強化）第　号
サーベイランス強化加算　　　　　　　（サ強化）第　号
抗菌薬適正使用体制加算　　　　　　　（抗薬適）第　号
医療DX推進体制整備加算　　　　　　　（医療DX）第　号
看護師等遠隔診療補助加算　　　　　　（看遠診）第　号
時間外対応加算1　　　　　　　　　　（時間外1）第　号
時間外対応加算2　　　　　　　　　　（時間外2）第　号
時間外対応加算3　　　　　　　　　　（時間外3）第　号
時間外対応加算4　　　　　　　　　　（時間外4）第　号
地域包括診療加算　　　　　　　　　　（地包加）第　号
初診料（歯科）の注1に掲げる基準　　（歯初診）第　号
地域歯科診療支援病院歯科初診料　　　（病初診）第　号
歯科外来診療医療安全対策加算1　　　（外安全1）第　号
歯科外来診療医療安全対策加算2　　　（外安全2）第　号
歯科外来診療感染対策加算1　　　　　（外感染1）第　号
歯科外来診療感染対策加算2　　　　　（外感染2）第　号
歯科外来診療感染対策加算3　　　　　（外感染3）第　号
歯科外来診療感染対策加算4　　　　　（外感染4）第　号
歯科診療特別対応連携加算　　　　　　（歯特連）第　号
初診料（歯科）の注16及び再診料（歯科）の注12に掲げる基準　　　　　　　　　　（歯情報通信）第　号
一般病棟入院基本料　　　　　　　　　（一般入院）第　号
療養病棟入院基本料　　　　　　　　　（療養入院）第　号
結核病棟入院基本料　　　　　　　　　（結核入院）第　号
精神病棟入院基本料　　　　　　　　　（精神入院）第　号
特定機能病院入院基本料　　　　　　　（特定入院）第　号
専門病院入院基本料　　　　　　　　　（専門入院）第　号
障害者施設等入院基本料　　　　　　　（障害入院）第　号
有床診療所入院基本料　　　　　　　　（診入院）第　号
有床診療所入院基本料在宅復帰機能強化加算　　　　　　　　　　　　　　　　　　（診入帰）第　号
有床診療所療養病床入院基本料　　　　（診療養入院）第　号
有床診療所療養病床入院基本料在宅復帰機能強化加算　　　　　　　　　　　　　　（診療養入帰）第　号
総合入院体制加算1　　　　　　　　　（総合1）第　号
総合入院体制加算2　　　　　　　　　（総合2）第　号

項目	略称	番号
総合入院体制加算3	（総合3）	第　号
急性期充実体制加算1	（急充実1）	第　号
急性期充実体制加算2	（急充実2）	第　号
救急医療管理加算	（救急医療）	第　号
超急性期脳卒中加算	（超急性期）	第　号
診療録管理体制加算1	（診療録1）	第　号
診療録管理体制加算2	（診療録2）	第　号
診療録管理体制加算3	（診療録3）	第　号
医師事務作業補助体制加算1	（事補1）	第　号
医師事務作業補助体制加算2	（事補2）	第　号
急性期看護補助体制加算	（急性看補）	第　号
看護職員夜間配置加算	（看夜配）	第　号
特殊疾患入院施設管理加算	（特施）	第　号
看護配置加算	（看配）	第　号
看護補助加算	（看補）	第　号
療養環境加算	（療）	第　号
重症者等療養環境特別加算	（重）	第　号
療養病棟療養環境加算1	（療養1）	第　号
療養病棟療養環境加算2	（療養2）	第　号
療養病棟療養環境改善加算1	（療養改1）	第　号
療養病棟療養環境改善加算2	（療養改2）	第　号
診療所療養病床療養環境加算	（診療養）	第　号
診療所療養病床療養環境改善加算	（診療養改）	第　号
無菌治療室管理加算1	（無菌1）	第　号
無菌治療室管理加算2	（無菌2）	第　号
放射線治療病室管理加算（治療用放射性同位元素による場合）	（放射治療）	第　号
放射線治療病室管理加算（密封小線源による場合）	（放射密封）	第　号
緩和ケア診療加算	（緩診）	第　号
有床診療所緩和ケア診療加算	（診緩診）	第　号
小児緩和ケア診療加算	（小緩診）	第　号
精神科応急入院施設管理加算	（精応）	第　号
精神病棟入院時医学管理加算	（精入学）	第　号
精神科地域移行実施加算	（精移行）	第　号
精神科身体合併症管理加算	（精合併加算）	第　号
精神科リエゾンチーム加算	（精リエ）	第　号
依存症入院医療管理加算	（依存管理）	第　号
摂食障害入院医療管理加算	（摂食障害）	第　号
リハビリテーション・栄養・口腔連携体制加算	（リハ栄腔）	第　号
栄養サポートチーム加算	（栄養チ）	第　号
医療安全対策加算1	（医療安全1）	第　号
医療安全対策加算2	（医療安全2）	第　号
感染対策向上加算1	（感染対策1）	第　号
感染対策向上加算2	（感染対策2）	第　号
感染対策向上加算3	（感染対策3）	第　号
患者サポート体制充実加算	（患サポ）	第　号
重症患者初期支援充実加算	（重症初期）	第　号
報告書管理体制加算	（報告管）	第　号
褥瘡ハイリスク患者ケア加算	（褥瘡ケア）	第　号
ハイリスク妊娠管理加算	（ハイ妊娠）	第　号
ハイリスク分娩管理加算	（ハイ分娩）	第　号
地域連携分娩管理加算	（地域分娩）	第　号
精神科救急搬送患者地域連携紹介加算	（精救急紹介）	第　号
精神科救急搬送患者地域連携受入加算	（精救急受入）	第　号
呼吸ケアチーム加算	（呼吸チ）	第　号
術後疼痛管理チーム加算	（術後疼痛）	第　号
後発医薬品使用体制加算1	（後発使1）	第　号
後発医薬品使用体制加算2	（後発使2）	第　号
後発医薬品使用体制加算3	（後発使3）	第　号
バイオ後続品使用体制加算	（バ後使）	第　号
病棟薬剤業務実施加算1	（病棟薬1）	第　号
病棟薬剤業務実施加算2	（病棟薬2）	第　号
データ提出加算	（データ提）	第　号
入退院支援加算	（入退支）	第　号
精神科入退院支援加算	（精入退支）	第　号
医療的ケア児（者）入院前支援加算	（医ケア支）	第　号
認知症ケア加算	（認ケア）	第　号
せん妄ハイリスク患者ケア加算	（せん妄ケア）	第　号
精神疾患診療体制加算	（精疾診）	第　号
精神科急性期医師配置加算	（精急医配）	第　号
排尿自立支援加算	（排自支）	第　号
地域医療体制確保加算	（地医確保）	第　号
協力対象施設入所者入院加算	（協力施設）	第　号
地域歯科診療支援病院入院加算	（地歯入院）	第　号
救命救急入院料1	（救1）	第　号
救命救急入院料2	（救2）	第　号
救命救急入院料3	（救3）	第　号
救命救急入院料4	（救4）	第　号
特定集中治療室管理料1	（集1）	第　号
特定集中治療室管理料2	（集2）	第　号
特定集中治療室管理料3	（集3）	第　号
特定集中治療室管理料4	（集4）	第　号
特定集中治療室管理料5	（集5）	第　号
特定集中治療室管理料6	（集6）	第　号
ハイケアユニット入院医療管理料1	（ハイケア1）	第　号
ハイケアユニット入院医療管理料2	（ハイケア2）	第　号
脳卒中ケアユニット入院医療管理料	（脳卒中ケア）	第　号
小児特定集中治療室管理料	（小集）	第　号
新生児特定集中治療室管理料1	（新1）	第　号
新生児特定集中治療室管理料2	（新2）	第　号
新生児特定集中治療室重症児対応体制強化管理料	（新重）	第　号
総合周産期特定集中治療室管理料	（周）	第　号
新生児治療回復室入院医療管理料	（新回復）	第　号
一類感染症患者入院医療管理料	（一類）	第　号
特殊疾患入院医療管理料	（特入）	第　号
小児入院医療管理料1	（小入1）	第　号
小児入院医療管理料2	（小入2）	第　号
小児入院医療管理料3	（小入3）	第　号
小児入院医療管理料4	（小入4）	第　号
小児入院医療管理料5	（小入5）	第　号
地域包括医療病棟入院料	（地包医）	第　号
回復期リハビリテーション病棟入院料1	（回1）	第　号
回復期リハビリテーション病棟入院料2	（回2）	第　号
回復期リハビリテーション病棟入院料3	（回3）	第　号
回復期リハビリテーション病棟入院料4	（回4）	第　号
回復期リハビリテーション病棟入院料5	（回5）	第　号
回復期リハビリテーション入院医療管理料	（回管）	第　号
地域包括ケア病棟入院料1及び地域包括ケア入院医療管理料1	（地包ケア1）	第　号
地域包括ケア病棟入院料2及び地域包括ケア入院医療管理料2	（地包ケア2）	第　号
地域包括ケア病棟入院料3及び地域包括ケア入院医療管理料3	（地包ケア3）	第　号
地域包括ケア病棟入院料4及び地域包括ケア入院医療管理料4	（地包ケア4）	第　号
特殊疾患病棟入院料1	（特疾1）	第　号
特殊疾患病棟入院料2	（特疾2）	第　号
緩和ケア病棟入院料1	（緩1）	第　号
緩和ケア病棟入院料2	（緩2）	第　号
精神科救急急性期医療入院料	（精救）	第　号
精神科急性期治療病棟入院料1	（精急1）	第　号
精神科急性期治療病棟入院料2	（精急2）	第　号
精神科救急・合併症入院料	（精合併）	第　号
児童・思春期精神科入院医療管理料	（児春入）	第　号
精神療養病棟入院料	（精療）	第　号
認知症治療病棟入院料1	（認治1）	第　号
認知症治療病棟入院料2	（認治2）	第　号
精神科地域包括ケア病棟入院料	（精地ケ）	第　号
特定一般病棟入院料1	（特般1）	第　号

特定一般病棟入院料2　　　　　　（特般2）第　　号
　　　地域移行機能強化病棟入院料　　　（移機強）第　　号
　　　特定機能病院リハビリテーション病棟入院料
　　　　　　　　　　　　　　　　　　（特定リハ）第　　号
　　　短期滞在手術等基本料1　　　　　（短手1）第　　号
　7　各月の末日までに要件審査を終え，届出を受理した場合は，翌月の1日から当該届出に係る診療報酬を算定する。また，月の最初の開庁日に要件審査を終え，届出を受理した場合には当該月の1日から算定する。<u>なお，令和6年6月1日からの算定に係る届出については，令和6年5月2日以降に届出書の提出を行うことができる。</u>
　8　届出の不受理の決定を行った場合は，速やかにその旨を提出者に対して通知する。

事務連絡 保険医療機関等の遡及指定に係る施設基準の届出
1．旧医療機関等において届出が受理されていた施設基準
　　新医療機関等として旧医療機関等の患者を引き続き診療すること等，診療実態が変わらないため新医療機関等としての保険医療機関等の指定を遡って行う遡及指定（以下「遡及指定」という）の趣旨を踏まえ，遡及して新医療機関等として指定される日（以下「遡及指定日」という）時点では，新医療機関等として保険医療機関等の指定は受けていないものであるが，旧医療機関等において既に届出が受理されていた施設基準であって，新医療機関等においても当該要件を満たしているものに係る診療報酬は，新医療機関等において引き続き遡及指定日から算定できる。
2．旧医療機関等では届出がされておらず，新医療機関等において新たに届出をされた施設基準
(1)　届出を行うにあたって実績を要しない施設基準
　　「基本診療料の施設基準等及びその届出に関する手続きの取扱いについて」（以下「基本診療料通知」という）及び「特掲診療料の施設基準等及びその届出に関する手続きの取扱いについて」（以下「特掲診療料通知」という）に掲げる届出を行うにあたって実績を要しない施設基準の診療報酬については，遡及指定日の属する月の最初の開庁日に要件審査を終え，施設基準の要件を満たしているものとして届出があった場合に限り，遡及指定日の属する月から算定できる。
(2)　届出を行うにあたって実績を要する施設基準
　　基本診療料通知及び特掲診療料通知に掲げる届出を行うにあたって実績を要する施設基準の診療報酬については，旧医療機関等における実績を基本診療料通知及び特掲診療料通知の「第2届出に関する手続き」における実績として取り扱った上で，(1)と同様，遡及指定日の属する月の最初の開庁日に要件審査を終え，施設基準の要件を満たしているものとして届出があった場合に限り，遡及指定日の属する月から算定できる。
　　なお，旧医療機関等で当該実績を有していない場合は，基本診療料通知及び特掲診療料通知のとおり，新医療機関等において届出にあたり実績を有していることが必要となる。
3．留意点
　　上記1及び2に係る届出については，新医療機関等において，再度又は新たに届出を要し，基本診療料通知及び特掲診療料通知に基づき適正に取り扱う。　　（平29.6.2）

事務連絡　問　令和6年度診療報酬改定に係る新設又は要件変更となった施設基準について網羅的な一覧はないか。
答　「令和6年度診療報酬改定に係る施設基準届出チェックリストの送付について」（令和6年3月25日事務連絡）別添のチェックリスト（<u>厚生労働省HP</u>）を参照のこと。　（令6.4.12）

第3　届出受理後の措置等
　1　届出を受理した後において，届出の内容と異なった事情が生じ，当該施設基準を満たさなくなった場合又は当該施設基準の届出区分が変更となった場合には，保険医療機関の開設者は遅滞なく変更の届出等を行う。また，病床数に著しい増減があった場合にはその都度届出を行う。<u>なお，病床数の著しい増減とは，病棟数の変更や，病棟の種別ごとの病床数に対して1割以上の病床数の増減があった場合等のことであるが，これに該当しない病床数の変更の場合</u>であっても，病床数の増減により届出の基準を満たさなくなった場合には，当然，変更の届出は必要である。
　　ただし，次に掲げる事項についての一時的な変動についてはこの限りではない。
　(1)　平均在院日数及び月平均夜勤時間数については，暦月で3か月を超えない期間の1割以内の一時的な変動
　(2)　医師と患者の比率については，暦月で3か月を超えない期間の次に掲げる範囲の一時的な変動
　　ア　医療法（昭和23年法律第205号）に定める標準数を満たしていることが届出に係る診療料の算定要件とされている場合
　　　　当該保険医療機関における医師の配置数が，医療法に定める標準数から1を減じた数以上である範囲
　　イ　「基本診療料の施設基準等」第5の2の(1)のイの②の4，6の(1)のイの④及び6の(2)のイの⑤の場合
　　　　常勤の医師の員数が，当該病棟の入院患者数に100分の10を乗じて得た数から1を減じた数以上
　(3)　1日当たり勤務する看護師及び准看護師又は看護補助者（以下「看護要員」という）の数，看護要員の数と入院患者の比率並びに看護師及び准看護師（以下「看護職員」という）の数に対する看護師の比率については，暦月で1か月を超えない期間の1割以内の一時的な変動。
　(4)　医療法上の許可病床数（感染症病床を除く）が100床未満の病院及び特別入院基本料（月平均夜勤時間超過減算により算定する場合を除く）を算定する保険医療機関にあっては，1日当たり勤務する看護要員の数，看護要員の数と入院患者の比率並びに看護職員の数に対する看護師の比率については，暦月で3か月を超えない期間の1割以内の一時的な変動。
　(5)　算定要件〔一般病棟用の重症度，医療・看護必要度Ⅰ又はⅡ（以下「重症度，医療・看護必要度Ⅰ又はⅡ」という）の評価方法を用いる要件<u>を除き，特定集中治療室管理料の施設基準のうち1の(12)及び3の(5)の要件を含む</u>〕中の該当患者の割合については，暦月で3か月を超えない期間の1割以内の一時的な変動。
　(6)　算定要件中の紹介割合及び逆紹介割合については，暦月で3か月間の一時的な変動。
　2　1による変更の届出は，1のただし書の場合を除き，届出の内容と異なった事情が生じた日の属する月の翌月に速やかに行う。その場合においては，変更の届出を行った日の属する月の翌月（変更の届出について，月の最初の開庁日に要件審査を終え，届出を受理された場合には当該月の1日）から変更後の入院基本料等を算定する。ただし，面積要件や常勤職員の配置要件のみの変更の場合など月単位で算出する数値を用いた要件を含まない施設基準に係る場合には，当該施設基準を満たさなくなった日の属する月に速やかに変更の届出を行い，当該変更の届出を行った日の属する月の翌月から変更後の入院基本料等を算定する。
　3　届出を受理した保険医療機関については，適時調査を行い（原則として年1回，受理後6か月以内を目途），届出の内容と異なる事情等がある場合には，届出の受理の変更を行うなど適正の適正を期する。
　4　「基本診療料の施設基準等」に適合しないことが判明した場合は，所要の指導の上，変更の届出を行わせる。その上で，なお改善がみられない場合は，当該届出は無効となるが，その際には当該保険医療機関の開設者に弁明を行う機会を与える。
　5　届出を行った保険医療機関は，<u>毎年8月1日現在で施設基準の適合性を確認し，その結果について報告を行う。</u>
　6　地方厚生（支）局においては，届出を受理した後，当該届出事項に関する情報を都道府県に提供し，相互に協力するよう努める。
　7　届出事項については，被保険者等の便宜に供するため，地方厚生（支）局において閲覧（ホームページへの掲載等を含む）に供するとともに，当該届出事項を適宜とりまとめて，保険者等に提供するよう努める。また，保険医療機関においても，保険医療機関及び保険医療養担当規則（昭

和32年厚生省令第15号）及び高齢者の医療の確保に関する法律の規定による療養の給付等の取扱い及び担当に関する基準（昭和58年厚生省告示第14号）の規定に基づき，院内の見やすい場所に届出内容の掲示を行うよう指導をする。

（掲示例）
(1) 入院患者数42人の一般病棟で，一般病棟入院基本料の急性期一般入院料6を算定している病院の例
「当病棟では，1日に13人以上の看護職員（看護師及び准看護師）が勤務しています。なお，時間帯毎の配置は次のとおりです」
・朝9時から夕方17時まで，看護職員1人当たりの受け持ち数は6人以内です。
・夕方17時から深夜1時まで，看護職員1人当たりの受け持ち数は14人以内です。
・深夜1時から朝9時まで，看護職員1人当たりの受け持ち数は14人以内です。
(2) 有床診療所入院基本料1を算定している診療所の例
「当診療所には，看護職員が7人以上勤務しています」

事務連絡 届出の変更

問 基本診療料及び特掲診療料において，従来の届出と異なる区分への変更届出を行う場合には，いつまでに届出を行い，いつから新たな報酬を算定するのか。従来より低い区分への変更届出の場合には，どのように取り扱うのか。

答 従来の届出区分より上の区分への変更であるか下の区分の変更であるかを問わず，以下のとおり取り扱う。
・月単位で算出する数値を用いた要件に関する施設基準の場合は，その変更を生じた月の翌月に変更の届出を行い，当該届出を行った月の翌月より新たな報酬を算定する。ただし，月の初日に変更の届出を行った場合には，当該月より新たな報酬を算定する。
・面積要件や常勤職員の配置要件等，月単位で算出する数値を用いた要件を含まない施設基準の場合は，その変更を生じた月の属する月に速やかに変更の届出を行い，当該届出を行った月の翌月より新たな報酬を算定する。ただし，月の初日に変更の届出を行った場合には，当該月より新たな報酬を算定する。
（平20.5.9，一部修正）

第4 経過措置等

1 第2及び第3の規定にかかわらず，令和6年5月31日現在において現に入院基本料等を算定している保険医療機関において，引き続き当該入院基本料等を算定する場合（名称のみが改正されたものを算定する場合を含む）には，新たな届出を要しない。ただし，令和6年6月以降の実績により，届出を行っている入院基本料等の施設基準等の内容と異なる事情が生じた場合は，変更の届出を行う。また，令和6年度診療報酬改定において，新設された又は施設基準が創設された入院基本料等（表1）及び施設基準が改正された入院基本料等のうち届出が必要なもの（表2）については，令和6年6月1日以降の算定に当たり届出を行う必要がある。なお，表2における経過措置期間については，令和6年3月31日時点で改正前の当該入院基本料等の届出を行っている保険医療機関についてのみ適用される。

2 精神病棟入院基本料の特別入院基本料の施設基準のうち「当該病棟の入院患者の数が25又はその端数を増すごとに1以上であること」については，看護職員の確保が特に困難であると認められる保険医療機関であって，看護職員の確保に関する具体的な計画が定められているものについては，当該施設基準の規定にかかわらず，なお従前の例によることができる。

事務連絡 施行時期後ろ倒し

問1 令和6年度の診療報酬改定において，施行時期が令和6年6月1日に変更になったが，令和6年4月又は5月に新規の届出又は変更の届出を行った場合における，令和6年6月以降の経過措置の取扱い如何。

答 令和6年4月以降に令和6年度診療報酬改定前の施設基準による届出を行った保険医療機関又は保険薬局については，令和6年度診療報酬改定における施設基準（以下「新施設基準」という）の経過措置であって，令和6年3月31日において現に届出を行っていることを要件としている経過措置の対象にならない。

問2 問1について，令和6年4月又は5月に新規の届出又は変更の届出を行った保険医療機関又は保険薬局における令和6年6月1日以降の届出についてどのように考えればよいか。

答 ① 施設基準で改正がない場合（名称のみが改正された場合を含む）又は施設基準が改正された場合であって届出が必要でない場合
令和6年6月3日以降に再度届出を行う必要はない。
② 施設基準が改正された場合であって届出が必要な場合（経過措置が置かれているものであって，令和6年3月31日において現に届出を行っていることを要件としている場合を含む）
令和6年6月3日までに新施設基準による届出を行う必要がある。なお，当該届出を行った保険医療機関については，経過措置終了時期（例えば令和6年10月1日）の再度の届出は必要ない。

問3 問1及び問2について，例えば令和6年4月に急性期一般入院料1から急性期一般入院料4に変更の届出を行った保険医療機関又は急性期一般入院料4から急性期一般入院料1に変更の届出を行った保険医療機関における新施設基準の重症度，医療・看護必要度の基準の経過措置及び届出についてどのように考えればよいか。

答 いずれの保険医療機関についても，令和6年6月3日までに新施設基準の届出を行う必要があり，経過措置については適用されない。
（令6.3.28）

問4 施設基準の経過措置について，令和6年3月31日において現に入院基本料等の届出を行っていることとされているが，単に届出を行っていれば経過措置の対象となるのか。

答 当該施設基準の届出を行ったうえで，令和6年3月31日において現に当該診療報酬を算定している場合は，経過措置の対象となる。
（令6.4.26）

表1 新設された又は施設基準が創設された入院基本料等

初診料の注14及び再診料の注18に規定する抗菌薬適正使用体制加算

初診料（医科）の注16及び初診料（歯科）の注15に規定する医療DX推進体制整備加算

再診料の注10に規定する時間外対応加算2

再診料の注20及び外来診療料の注11に規定する看護師等遠隔診療補助加算

歯科外来診療感染対策加算2

歯科外来診療感染対策加算4

初診料（歯科）の注16及び再診料（歯科）の注12に掲げる基準

療養病棟入院基本料の注11に規定する経腸栄養管理加算

療養病棟入院基本料の注13に規定する看護補助体制充実加算1及び2

障害者施設等入院基本料の注10に規定する看護補助体制充実加算1及び2

急性期充実体制加算1及び2

急性期充実体制加算の注2に規定する小児・周産期・精神科充実体制加算

診療録管理体制加算1

急性期看護補助体制加算の注4に規定する看護補助体制充実加算1

看護補助加算の注4に規定する看護補助体制充実加算1

小児緩和ケア診療加算

リハビリテーション・栄養・口腔連携体制加算

感染対策向上加算の注5に規定する抗菌薬適正使用体制加算

バイオ後続品使用体制加算

病棟薬剤業務実施加算の注2に規定する薬剤業務向上加算
精神科入退院支援加算
医療的ケア児（者）入院前支援加算
医療的ケア児（者）入院前支援加算の注2に規定する情報通信機器を用いた入院前支援
協力対象施設入所者入院加算
特定集中治療室管理料5及び6
特定集中治療室管理料の注7に規定する特定集中治療室遠隔支援加算
新生児特定集中治療室重症児対応体制強化管理料
地域包括医療病棟入院料
地域包括医療病棟入院料の注3に規定する夜間看護体制特定日減算
地域包括医療病棟入院料の注5に規定する看護補助体制加算〔25対1看護補助体制加算（看護補助者5割以上），25対1看護補助体制加算（看護補助者5割未満），50対1看護補助体制加算及び75対1看護補助体制加算〕
地域包括医療病棟入院料の注6に規定する夜間看護補助体制加算（夜間30対1看護補助体制加算，夜間50対1看護補助体制加算及び夜間100対1看護補助体制加算）
地域包括医療病棟入院料の注7に規定する夜間看護体制加算
地域包括医療病棟入院料の注8に規定する看護補助体制充実加算1，2及び3
地域包括医療病棟入院料の注9に規定する看護職員夜間配置加算（看護職員夜間12対1配置加算1，看護職員夜間12対1配置加算2，看護職員夜間16対1配置加算1及び看護職員夜間16対1配置加算2）
地域包括医療病棟入院料の注10に規定するリハビリテーション・栄養・口腔連携加算
小児入院医療管理料の注2に規定する加算（保育士2名以上の場合）
小児入院医療管理料の注4に規定する重症児受入体制加算2
小児入院医療管理料の注9に規定する看護補助加算
小児入院医療管理料の注10に規定する看護補助体制充実加算
回復期リハビリテーション入院医療管理料
地域包括ケア病棟入院料の注5に規定する看護補助体制充実加算1及び2
児童・思春期精神科入院医療管理料の注3に規定する精神科養育支援体制加算
精神科地域包括ケア病棟入院料

表2　施設基準が改正された入院基本料等

外来感染対策向上加算（令和7年1月1日以降に引き続き算定する場合に限る）
地域包括診療加算（令和6年10月1日以降に引き続き算定する場合に限る）
歯科外来診療医療安全対策加算1〔令和6年3月31日時点で「診療報酬の算定方法の一部を改正する告示」による改正前の診療報酬の算定方法（以下「旧算定方法」という）**別表第2 A 000**に掲げる初診料の注9に規定する歯科外来診療環境体制加算1に係る届出を行っている保険医療機関において，令和7年6月1日以降に引き続き算定する場合に限る〕
歯科外来診療医療安全対策加算2（令和6年3月31日時点で旧算定方法**別表第2 A 000**に掲げる初診料の注9に規定する歯科外来診療環境体制加算2に係る届出を行っている保険医療機関において，令和7年6月1日以降に引き続き算定する場合に限る）
歯科外来診療感染対策加算1（令和6年3月31日時点で旧算定方法**別表第2 A 000**に掲げる初診料の注9に規定する歯科外来診療環境体制加算1に係る届出を行っている保険医療機関において，令和7年6月1日以降に引き続き算定する場合に限る）
歯科外来診療感染対策加算3（令和6年3月31日時点で旧算定方法**別表第2 A 000**に掲げる初診料の注9に規定する歯科外来診療環境体制加算2に係る届出を行っている保険医療機関において，令和7年6月1日以降に引き続き算定する場合に限る）
一般病棟入院基本料（急性期一般入院料6，地域一般入院基本料及び特別入院基本料を除く）（令和6年10月1日以降に引き続き算定する場合に限る）
結核病棟入院基本料（7対1入院基本料に限る）（令和6年10月1日以降に引き続き算定する場合に限る）
特定機能病院入院基本料（一般病棟に限る）（7対1入院基本料に限る）（令和6年10月1日以降に引き続き算定する場合に限る）
特定機能病院入院基本料の注5に掲げる看護必要度加算（令和6年10月1日以降に引き続き算定する場合に限る）
専門病院入院基本料（7対1入院基本料に限る）（令和6年10月1日以降に引き続き算定する場合に限る）
専門病院入院基本料の注3に掲げる看護必要度加算（令和6年10月1日以降に引き続き算定する場合に限る）
精神病棟入院基本料（10対1入院基本料及び13対1入院基本料に限る）（令和8年6月1日以降に引き続き算定する場合に限る）
有床診療所療養病床入院基本料（令和6年10月1日以降に引き続き算定する場合に限る）
総合入院体制加算1，2及び3（令和6年10月1日以降に引き続き算定する場合に限る）
急性期充実体制加算1及び2（令和7年6月1日以降に引き続き算定する場合に限る）
急性期充実体制加算1及び2（許可病床数が300床未満の保険医療機関に限る）（令和8年6月1日以降に引き続き算定する場合に限る）
急性期充実体制加算1（令和8年6月1日以降に引き続き算定する場合に限る）
超急性期脳卒中加算（別添3の第3の1の(1)のイに該当する場合であって，令和7年6月1日以降に引き続き算定する場合に限る）
急性期看護補助体制加算（急性期一般入院料6又は10対1入院基本料に限る）（令和6年10月1日以降に引き続き算定する場合に限る）
看護職員夜間配置加算（急性期一般入院料6又は10対1入院基本料に限る）（令和6年10月1日以降に引き続き算定する場合に限る）
看護補助加算1（地域一般入院料1若しくは地域一般入院料2又は13対1入院基本料に係る届出を行っている保険医療機関に限る）（令和6年10月1日以降に引き続き算定する場合に限る）
感染対策向上加算（令和7年1月1日以降に引き続き算定する場合に限る）
入退院支援加算1（令和6年10月1日以降に引き続き算定する場合に限る）
救命救急入院料1（令和7年6月1日以降に引き続き算定する場合に限る）
救命救急入院料2（令和6年10月1日以降に引き続き算定する場合に限る）
救命救急入院料3（令和7年6月1日以降に引き続き算定する場合に限る）
救命救急入院料4（令和6年10月1日以降に引き続き算定する場合に限る）

特定集中治療室管理料1, 2, 3及び4（令和6年10月1日以降に引き続き算定する場合に限る）
ハイケアユニット入院医療管理料1及び2（令和6年10月1日以降に引き続き算定する場合に限る）
脳卒中ケアユニット入院医療管理料（令和7年6月1日以降に引き続き算定する場合に限る）
小児特定集中治療室管理料（令和7年6月1日以降に引き続き算定する場合に限る）
新生児特定集中治療室管理料（令和7年6月1日以降に引き続き算定する場合に限る）
総合周産期特定集中治療室管理料（令和7年6月1日以降に引き続き算定する場合に限る）
回復期リハビリテーション病棟入院料1（令和6年10月1日以降に引き続き算定する場合に限る）
回復期リハビリテーション病棟入院料2（令和7年6月1日以降に引き続き算定する場合に限る）
回復期リハビリテーション病棟入院料3（令和6年10月1日以降に引き続き算定する場合に限る）
地域包括ケア病棟入院料（令和6年10月1日以降に引き続き算定する場合に限る）
地域包括ケア入院医療管理料（令和6年10月1日以降に引き続き算定する場合に限る）
精神科急性期治療病棟入院料（令和8年6月1日以降に引き続き算定する場合に限る）
児童・思春期精神科入院医療管理料（令和8年6月1日以降に引き続き算定する場合に限る）
特定一般病棟入院料（地域包括ケア1、地域包括ケア2及び地域包括ケア3）（令和6年10月1日以降に引き続き算定する場合に限る）
回復期リハビリテーション病棟入院料5
特殊疾患病棟入院料
特定一般病棟入院料の注5に規定する一般病棟看護必要度評価加算
地域移行機能強化病棟入院料

表4 施設基準等の名称が変更されたが、令和6年5月31日において現に当該点数を算定していた保険医療機関であれば新たに届出が必要でないもの

診療録管理体制加算1	→	診療録管理体制加算2
診療録管理体制加算2	→	診療録管理体制加算3
療養病棟入院基本料の注12に規定する看護補助体制充実加算	→	療養病棟入院基本料の注13に規定する看護補助体制充実加算3
障害者施設等入院基本料の注9に規定する看護補助体制充実加算	→	障害者施設等入院基本料の注10に規定する看護補助体制充実加算3
急性期看護補助体制加算の注4に規定する看護補助体制充実加算	→	急性期看護補助体制加算の注4に規定する看護補助体制充実加算2
看護補助加算の注4に規定する看護補助体制充実加算	→	看護補助加算の注4に規定する看護補助体制充実加算2
地域包括ケア病棟入院料の注4に規定する看護補助体制充実加算	→	地域包括ケア病棟入院料の注5に規定する看護補助体制充実加算3

表3 施設基準が改正された入院基本料等（届出を必要としないもの）

情報通信機器を用いた診療
時間外対応加算1, 3及び4
特定妥結率初診料、特定妥結率再診料及び特定妥結率外来診療料
初診料（歯科）の注1に掲げる基準
地域歯科診療支援病院歯科初診料
入院基本料又は特定入院料（療養病棟入院基本料、有床診療所在宅患者支援病床初期加算、地域包括ケア病棟入院料特定一般入院料の注7の届出を行っている保険医療機関を除く）
障害者施設等入院基本料
障害者施設等入院基本料の注11に規定する夜間看護体制加算
有床診療所在宅患者支援病床初期加算
救急医療管理加算
医師事務作業補助体制加算
急性期看護補助体制加算の注3に規定する夜間看護体制加算
特殊疾患入院施設管理加算
看護補助加算の注3に規定する夜間看護体制加算
緩和ケア診療加算
がん拠点病院加算
後発医薬品使用体制加算
入退院支援加算3
地域医療体制確保加算
新生児治療回復室入院医療管理料
特殊疾患入院医療管理料
小児入院医療管理料
回復期リハビリテーション病棟入院料4

別添1　初・再診料の施設基準等

第1　別掲（→p.1068）

別添2　入院基本料等の施設基準等

第1　入院基本料〔特別入院基本料、月平均夜勤時間超過減算、夜勤時間特別入院基本料及び重症患者割合特別入院基本料（以下「特別入院基本料等」という）及び特定入院基本料を含む〕及び特定入院料に係る入院診療計画、院内感染防止対策、医療安全管理体制、褥瘡対策、栄養管理体制、意思決定支援及び身体的拘束最小化の基準（→p.1083）
第2　病院の入院基本料等に関する施設基準（→p.1100）
第3　診療所の入院基本料等に関する施設基準（→p.1138）
第4　削除
第5　入院基本料の届出に関する事項
1　病院の入院基本料の施設基準に係る届出について
(1) 病院の入院基本料の施設基準に係る届出は、別添7（→Web版）の様式5から様式11（様式11については、一般病棟において感染症病床を有する場合に限る）までを用いる。なお、別添7の様式6の2については、療養病棟入院基本料を届け出る場合に用い、別添7の様式10、様式10の2及び様式10の5については、急性期一般入院料1及び7対1入院基本料を届け出る場合に用い、別添7の様式10については、急性期一般入院料2から6まで、10対1入院基本料、看護必要度加算又は一般病棟看護必要度評価加算を届け出る場合に用い、別添7の様式10の8については、在宅復帰機能強化加算を届け出る場合に用い、別添7の様式10の7については、精神保健福祉士配置加算を届け出る場合（精神病棟入院基本料を算定している病院に限る）に用い、別添7の仕様式5の9については、経腸栄養管理加算を届け出る場合に用いる。ただし、一般病棟、療養病棟及び結核病棟の特別入院基本料等の届出は、別添7の様式6及び様式7を用いる。
(2) 令和6年10月1日以降において、急性期一般入院料2から5までの届出を行うに当たっては、現に急性期一般

入院基本料を届け出ている病棟であって，重症度，医療・看護必要度に係る基準以外の施設基準を満たしている場合に限り，(1)の規定にかかわらず，様式10のみを用いて届け出れば足りることとする。

(3) 療養病棟入院基本料の「注12」に規定する夜間看護加算及び「注13」に規定する看護補助体制充実加算並びに障害者施設等入院基本料の「注9」に規定する看護補助加算及び「注10」に規定する看護補助体制充実加算を届け出る場合は，別添7の様式9，様式13の3及び様式18の3を用い，当該加算に係る看護職員の負担の軽減及び処遇の改善に資する体制について，毎年8月において，前年度における看護職員の負担の軽減及び処遇の改善に資する計画の取組状況を評価するため，別添7の様式13の3を届け出る。また，当該加算の変更の届出にあたり直近の8月に届け出た内容と変更がない場合は，「夜間における看護業務の負担軽減に資する業務管理等」の該当項目数が要件にない場合に限り様式13の3の届出を略すことができる。

(4) 一般病棟入院基本料，療養病棟入院基本料，特定機能病院入院基本料（一般病棟に限る），専門病院入院基本料，障害者施設等入院基本料又は精神病棟入院基本料（10対1入院基本料及び13対1入院基本料に限る）を届け出る際にはデータ提出加算の届出の写しを添付する。

(5) 療養病棟入院基本料の施設基準における「中心静脈注射用カテーテルに係る感染を防止するにつき十分な体制」に係る第2の4の12のアの届出については，別添7の様式5の6を用いる。

(6) 特定機能病院入院基本料の「注10」に規定する入院栄養管理体制加算の届出は，別添7の様式5の8を用いる。

2 一般病棟入院基本料（特別入院基本料を除く），特定機能病院入院基本料（一般病棟に限る）又は専門病院入院基本料を算定する病棟のうち，当該病棟に90日を超えて入院する患者について，療養病棟入院料1の例により算定を行う病棟については，別添7の様式10の6により地方厚生（支）局長に届け出る。

3 診療所の入院基本料の施設基準に係る届出は，別添7の様式5及び様式12から様式12の10までを用いる。ただし，有床診療所（療養病床に限る）の特別入院基本料の届出は，別添7の様式12を用い，有床診療所（一般病床に限る）の介護障害連携加算の届出は，別添7の様式12の3を用い，有床診療所の栄養管理実施加算の届出は，別添7の様式12の8を用いる。また，有床診療所の在宅復帰機能強化加算の届出は入院基本料の届出とは別に行うこととし，一般病床については別添7の様式12の9を用い，療養病床については別添7の様式12の10を用いる。

4 管理栄養士の離職又は長期欠勤のため栄養管理体制の基準を満たせなくなった病院については，栄養管理体制の基準が一部満たせなくなった保険医療機関として，別添7の様式5の3及び様式6を用いて届出を行う。

5 届出は，病院である保険医療機関において，全病棟包括的に行うことを原則とするが，一般病棟，療養病棟，結核病棟及び精神病棟を有する保険医療機関については，一般病棟，療養病棟，結核病棟及び精神病棟につき，それぞれ区分し，当該病棟種別の病棟全体につき包括的に届出を行う。

6 5の規定にかかわらず，別紙2（別表第6の2，p.1309）に掲げる医療を提供しているが医療資源の少ない地域に属する保険医療機関（特定機能病院，許可病床数が400床以上の病院，DPC対象病院及び一般病棟入院基本料に係る届出において急性期一般入院料1のみを届け出ている病院を除く）において，一般病棟入院基本料の届出を行う場合には，病棟全体で包括的に届出を行うのではなく，看護配置が異なる病棟ごとに届出を行っても差し支えない。

7 病棟内に特定入院料の各区分に該当する入院医療を行う病床を有する場合（特殊疾患入院医療管理料，小児入院医療管理料4，回復期リハビリテーション入院医療管理料及び地域包括ケア入院医療管理料1，2，3又は4を算定している病床を除く）は，これらの病床以外の病棟全体（複数の病棟種別がある場合は，当該病床種別の病棟全体）を単位として行う。

8 有床診療所入院基本料の届出は，当該診療所の全病床（療養病床に係る病床を除く）について包括的に行い，有床診療所療養病床入院基本料の届出は，療養病床に係る病床について包括的に行う。

9 入院基本料等の施設基準の届出に当たっては，届出を行おうとする基準について，特に規定がある場合を除き，届出前1か月の実績を有していること。なお，届出前1か月の実績は，例えば一般病床である特殊疾患病棟入院料を算定していた病棟を，療養病床に転換し療養病棟入院基本料の施設基準の届出を行う場合に，特殊疾患病棟入院料を算定していた期間の人員配置基準を実績として用いるなど，入院料の種別の異なる期間の実績であっても差し支えない。なお，有床診療所入院基本料の夜間看護配置加算1又は2の届出を行う場合の届出前1か月の実績には，入院患者がいない日を除くことができる。

10 平均在院日数の要件は満たしていないものの，看護職員の数及びその他の要件を全て満たしている保険医療機関の開設者から，届出直後の3か月間における平均在院日数を所定の日数以内とすることができることを明らかにした病棟運営計画書を添付した場合には，届出の受理を行うことができる。この場合，届出直後の3か月間における平均在院日数が，所定の日数以内とならなかったことが判明したときには，当該届出は無効となる。

11 新たに開設された保険医療機関が入院基本料の施設基準に係る届出を行う場合は，届出時点で，精神病棟入院基本料の特別入院基本料の基準を満たしていれば，実績がなくても入院基本料の特別入院基本料の届出を行うことができる。また，有床診療所入院基本料にあっては，有床診療所入院基本料6の基準を満たしていれば，実績がなくても有床診療所入院基本料6の届出を行うことができる。ただし，この場合は，1か月後に適時調査を行い，所定の基準を満たしていないことが判明したときは，当該届出は無効となる。

12 当該保険医療機関が届け出ている入院基本料を算定する病棟において，増床又は減床が行われ，届出の内容と異なる事情等が生じた場合には，速やかに変更の届出を行う。なお，増床に伴い，既に届け出ている入院基本料以外の入院基本料の届出の必要が生じた場合には，実績がなくても基準を満たす入院基本料の届出を行うことができる。ただし，この場合は，1か月後に適時調査を行い，所定の基準を満たしていないことが判明したときは，当該届出は無効となる。

13 第2の2の(1)〔「病院の入院基本料等に関する施設基準」の2の(1)，p.1100〕の1病棟の病床数の標準を上回る場合の届出に係る取扱いは次のとおりである。

(1) 第2の2の(2)に該当することが確認された場合には，届出を受理する。なお，当該事情が解消され次第，標準規模の病棟になるよう指導する。

(2) 既に標準を超えた規模の届出が受理されている病棟については，新たな届出を行う際に改善をさせた上で届出を受理する。ただし，第2の2の(2)の①から③までに掲げたやむを得ない理由が存在する場合には，届出を受理しても差し支えない。なお，当該事情が解消され次第，標準規模のものとなるよう指導する。

14 医療法及び感染症の予防及び感染症の患者に対する医療に関する法律（平成10年法律第114号。以下「感染症法」という）の規定に基づき，感染症指定医療機関の指定を受けようとする保険医療機関は，その旨を届け出る。

参考 一般病床と療養病床を有する有床診療所の相互算定
問 届出にあたっては特別な様式があるのか。
答 別添7の様式12など，通常の入院基本料と同じ様式を用いて届け出る。 （平24.4.2全国保険医団体連合会）

別添3　入院基本料等加算の施設基準等

入院基本料等加算に関する基準は，「基本診療料の施設基準

等」の他，下記のとおりとする。なお，病棟単位で届出を行う入院基本料等加算を算定する病棟が複数ある場合であっても，それぞれの病棟において当該入院基本料等加算の施設基準の要件を満たすことが必要である。
第1～第27　別掲　（→p.1145～1218）

別添4　特定入院料の施設基準等

特定入院料に関する施設基準は，「基本診療料の施設基準等」の他，下記のとおりとする。
1　特定入院料の施設基準に係る届出は，各入院料につき個別に規定するもののほか，**別添7**（→Web版）の**様式5**，**様式6**及び**様式7**を用いる。
2　特定入院料の施設基準は，治療室，病床又は病棟ごとに要件を満たすことが必要である。
3　特定入院料を算定する病棟及び治療室等のみの保険医療機関又は特定入院料を算定する病棟及び治療室等以外に算定する入院基本料等が特別入院基本料等のみの保険医療機関において，届出及び算定可能な特定入院料は，回復期リハビリテーション病棟入院料1，2，3，4及び5並びに<u>回復期リハビリテーション入院医療管理料</u>，地域包括ケア病棟入院料1，2，3及び4（地域包括ケア入院医療管理料を含む），<u>地域包括医療病棟入院料</u>，精神科救急急性期医療入院料，精神科急性期治療病棟入院料1及び2，精神療養病棟入院料，認知症治療病棟入院料1及び2，<u>精神科地域包括ケア病棟入院料，</u>地域移行機能強化病棟入院料，特定一般病棟入院料1及び2，小児入院医療管理料5，特殊疾患病棟入院料1及び2，緩和ケア病棟入院料1及び2，精神科救急・合併症入院料，児童・思春期精神科入院医療管理料に限る。このうち精神科急性期治療病棟入院料1及び2は，他の特定入院料を届け出ている場合に限る。なお，小児入院医療管理料5，特殊疾患病棟入院料1及び2，緩和ケア病棟入院料1及び2，精神科救急・合併症入院料，児童・思春期精神科入院医療管理料については，当該保険医療機関において，このうち2種類の特定入院料まで，かつ，これらの届出病床数の合計が200床までに限る。
第1～第22　別掲　（→p.1219～1302）

別添5　短期滞在手術等基本料の施設基準等

短期滞在手術等基本料に関する施設基準は，「基本診療料の施設基準等」の他，下記のとおりとする。
1，2　別掲　（→p.1302～1303）

別添6

<通則>
医科診療報酬点数表に記載する診療等に要する書面等は**別紙**のとおりである。
なお，当該**別紙**は，参考として示しているものであり，示している事項が全て記載されていれば，当該**別紙**と同じでなくても差し支えない。
また，当該**別紙**の作成や保存等に当たっては，医師事務作業の負担軽減等の観点から各保険医療機関において工夫されたい。
自筆の署名がある場合には印は不要である。
※別紙9，10，11，15，22は欠番である。
別紙1　（略）〔令6保医発0305・4の別紙「様式11」（p.333）と同じ〕
❶別紙2（p.1083）～⓰別紙24（p.1190）

別添7　基本診療料の施設基準等に係る届出書

※web版にて参照，ダウンロード可能です。
〈医学通信社 HP：https://www.igakutushin.co.jp〉

→認知症治療病棟の施設基準の運用について

(平18保医発0306011，最終改定：平22保医発0319・4)

1　基本施設基準通知の**別添4**の**第19**の1（編注：「認知症治療病棟入院料の施設基準等」。以下同）（p.1291）の(3)のイ及びウに規定する看護師等の要件については，当該病院の看護師及び准看護師の員数が，医療法の標準に満たない場合は，当該要件に該当しない。
2　基本施設基準通知の**別添4**の**第19**の1の(3)のオ及び(4)のウに規定する1看護単位をもって1病棟として取り扱う。
3　基本施設基準通知の**別添4**の**第19**の1の(3)のカ及び(4)のエに規定する患者1人当たりの床面積については，次により算定した面積を当該病棟の入院患者数で除して算定する。
(1) 当該病棟が整備基準に適合する場合は，整備基準の第2の3に規定する各施設に係る面積と昭和44年6月23日衛発第431号都道府県知事あて厚生省公衆衛生局長通知の別紙「精神病院建築基準」（以下「建築基準」という）の第3の1の(3)に規定する各施設（専ら当該病棟に入院する患者のために設けられているものに限り，整備基準の第2の3の各施設と重複するものを除く）に係る面積を合算した面積
(2) 当該病棟が整備基準に適合していない場合は，建築基準の第3の1の(3)に規定する各施設（専ら当該病棟に入院する患者のために設けられているものに限る）に係る面積と基本施設基準通知の**別添4**の**第19**の1の(3)のキに規定する廊下及び基本施設基準通知の**別添4**の**第19**の1の(3)のク及び(4)のオに規定する生活機能回復訓練室に係る面積を合算した面積
4　基本施設基準通知の**別添4**の**第19**の1の(3)のキに規定する廊下は，整備基準の第2の3の(8)に規定する廊下の要件を満たすものであること。
5　基本施設基準通知の**別添4**の**第19**の1の(3)のク及び(4)のオに規定する生活機能回復訓練室は，当該病棟との連絡に十分考慮した適切な配置が行われている場合は，当該病棟の外部に設けられていて差し支えない。
6　施設基準に係る届出の受理をされた病棟に設けられた合併症室等の個室に患者を入院させた場合にあっては，「厚生労働大臣の定める評価療養及び選定療養」（平成18年厚生労働省告示第495号）第2条第1号の特別の療養環境の提供には該当しない。

告示4 特掲診療料の施設基準等

第1　届出の通則 …………………1325
第2　施設基準の通則 ……………1326
第3　医学管理等 …………………1326
1　特定疾患療養管理料に規定する疾患 ……………………………1326
1の2　特定疾患療養管理料の注5に規定する施設基準 ……………1326
2　特定疾患治療管理料に規定する施設基準等 ……………………1327
3　小児科外来診療料の注2に規定する薬剤 ………………………1338
3の2　小児科外来診療料の注4に規定する小児抗菌薬適正使用支援加算 ………………………………1338
4　地域連携小児夜間・休日診療料 …………………………………1339
4の2　乳幼児育児栄養指導料の注2に規定する施設基準 …………1339
4の3　地域連携夜間・休日診療料 …………………………………1339
4の4　院内トリアージ実施料 ……1340
4の5　夜間休日救急搬送医学管理料 …………………………………1340
4の6　外来リハビリテーション診療料 ………………………………1341
4の7　外来放射線照射診療料 ……1341
4の8　地域包括診療料 ……………1341
4の8の2　認知症地域包括診療料 …………………………………1342
4の8の3　小児かかりつけ診療料 …………………………………1342
4の8の4　外来腫瘍化学療法診療料 …………………………………1343
4の9　生活習慣病管理料（Ⅰ）及び生活習慣病管理料（Ⅱ）………1345
5　ニコチン依存症管理料 …………1346
5の1の2　療養・就労両立支援指導料 ………………………………1346
5の2　開放型病院共同指導料（Ⅰ） …………………………………1347
6　在宅療養支援診療所 ……………1347
6の2　退院時共同指導料1及び2を2回算定できる疾病等の患者 …………………………………1353
6の2の2　退院時共同指導料1の注2に規定する別に厚生労働大臣が定める特別な管理を要する状態等にある患者 ……………………1353
9　ハイリスク妊産婦共同管理料（Ⅰ）及びハイリスク妊産婦共同管理料（Ⅱ）……………………1353
9の2　がん治療連携計画策定料 …1354
9の3　がん治療連携指導料 ………1354
9の4　がん治療連携管理料 ………1354
9の4の2　外来がん患者在宅連携指導料 ………………………………1355
9の5　認知症専門断管理料 ……1355
9の6　肝炎インターフェロン治療計画料 ………………………………1355
9の7　外来排尿自立指導料 ………1355
9の7の2　ハイリスク妊産婦連携指導料1及び2 …………………1356
9の7の3　遠隔連携診療料 ………1356
9の7の4　こころの連携指導料（Ⅰ） ………………………………1356
9の7の5　こころの連携指導料（Ⅱ） ………………………………1356
9の7の6　プログラム医療機器等指導管理料 …………………………1357
9の8　退院後訪問指導料に規定する状態の患者 ……………………1357
10　薬剤管理指導料 ………………1357
10の2　薬剤総合評価調整管理料の注3に規定する施設基準 ………1358
10の2の2　診療情報提供料（Ⅰ）の地域連携診療計画加算 ……1358
10の2の3　診療情報提供料（Ⅰ）の検査・画像情報提供加算及び電子的診療情報評価料 ……………1358
10の2の4　連携強化診療情報提供料 …………………………………1358
10の2の5　医療機器安全管理料 …………………………………1359
10の2の6　がんゲノムプロファイリング評価提供料 ………………1360
10の3　精神科退院時共同指導料 …………………………………1360

第4　在宅医療 ……………………1360
1　在宅療養支援病院 ………………1360
1の2　在宅療養支援診療所又は在宅療養支援病院 ……………………1364
1の3　往診料に規定する時間 ……1365
1の3の2　往診料に規定する患者 …………………………………1365
1の3の3　往診料注10に規定する施設基準 ……………………………1366
1の4　往診料の注3ただし書及び注8，在宅患者訪問診療料（Ⅰ）及び（Ⅱ）の在宅ターミナル加算，在宅時医学総合管理料の注7及び12，施設入居時等医学総合管理料の注3並びに在宅がん医療総合診療料の注5に規定する施設基準等 …………………………………1366
1の5　在宅患者訪問診療料（Ⅰ）及び（Ⅱ）に規定する疾病等 …1367
1の5の2　在宅患者訪問診療料（Ⅰ）の注12に規定する基準 ……1367
1の5の3　在宅患者訪問診療料（Ⅰ）の注13，在宅がん医療総合診療料の注8に規定する施設基準 …………………………………1367
1の6　在宅時医学総合管理料及び施設入居時等医学総合管理料 …1368
1の6の2　在宅時医学総合管理料の注15，在宅がん医療総合診療料の注9に規定する施設基準 ……1370

2　在宅がん医療総合診療料 ………1370
2の2　救急搬送診療料の注4に規定する施設基準 ……………………1371
2の3　救急患者連携搬送料 ………1371
4　在宅患者訪問看護・指導料及び同一建物居住者訪問看護・指導料 …………………………………1372
4の2　在宅患者訪問看護・指導料の注7及び同一建物居住者訪問看護・指導料の注4に規定する複数名訪問看護・指導加算に係る者及び場合 ……………………1372
4の3　在宅患者訪問看護・指導料の注1，同一建物居住者訪問看護・指導料の注1及び訪問看護指示料の注2に規定する者 ………1373
4の3の2　在宅患者訪問看護・指導料の注13に規定する者 ………1373
4の3の3　在宅患者訪問看護・指導料の注14及び注18に規定する地域 ……………………………………1373
4の3の4　在宅患者訪問看護・指導料の注15に規定する訪問看護・指導体制充実加算 ………………1373
4の3の5　在宅患者訪問看護・指導料の注16に規定する専門管理加算 ………………………………1373
4の3の6　在宅患者訪問看護・指導料の注17に規定する施設基準 …………………………………1373
4の3の7　在宅患者訪問看護・指導料の注18に規定する遠隔死亡診断補助加算 …………………………1373
4の4　介護職員等喀痰吸引等指示料に規定する者 ……………………1375
5　在宅患者訪問栄養食事指導料に規定する患者 ……………………1376
5の2　在宅療養後方支援病院 ……1376
5の3　在宅患者訪問褥瘡管理指導料 …………………………………1376
5の4　在宅療養指導管理料に規定する患者 …………………………1377
6　在宅自己注射指導管理料，間歇注入シリンジポンプ加算，持続血糖測定器加算及び注入器用注射針加算に規定する注射薬 …………1377
6の2　在宅自己注射指導管理料の注5に規定する施設基準 ………1377
6の2の2　在宅妊娠糖尿病患者指導管理料1及び血糖自己測定器加算に規定する者 ……………………1377
6の3　在宅血液透析指導管理料 …………………………………1377
6の3の2　在宅酸素療法指導管理料の遠隔モニタリング加算 ……1378
6の4　在宅小児経管栄養法指導管理料に規定する者 ………………1378
6の4の2　在宅半固形栄養経管栄養法指導管理料に規定する者 …1378

6の4の3　在宅持続陽圧呼吸療法指導管理料の施設基準 …… 1378
6の4の4　在宅強心剤持続投与指導管理料に規定する注射薬 …… 1378
6の5　在宅悪性腫瘍患者共同指導管理料に規定する保険医 …… 1378
6の5の2　在宅舌下神経電気刺激療法指導管理料 …… 1378
6の6　在宅難治性皮膚疾患処置指導管理料に規定する疾患 …… 1378
6の7　在宅植込型補助人工心臓（非拍動流型）指導管理料 …… 1378
6の7の2　在宅腫瘍治療電場療法指導管理料 …… 1378
6の7の3　在宅経肛門的自己洗腸指導管理料 …… 1379
6の7の4　注入器加算に規定する注射薬 …… 1379
6の8　持続血糖測定器加算 …… 1379
6の9　経腸投薬用ポンプ加算に規定する内服薬 …… 1379
6の9の2　持続皮下注入シリンジポンプ加算に規定する注射薬 …… 1379
6の10　注入ポンプ加算に規定する注射薬 …… 1379
6の11　横隔神経電気刺激装置加算 …… 1379

第5　検査 …… 1379
1　検体検査実施料に規定する検体検査 …… 1379
3　造血器腫瘍遺伝子検査 …… 1379
3の1の2　遺伝学的検査 …… 1380
3の1の2の2　染色体検査の注2に規定する施設基準 …… 1380
3の1の3　骨髄微小残存病変量測定 …… 1380
3の1の3の2　BRCA1/2遺伝子検査 …… 1381
3の1の3の3　がんゲノムプロファイリング検査 …… 1381
3の1の3の4　角膜ジストロフィー遺伝子検査 …… 1382
3の1の3の5　遺伝子相同組換え修復欠損検査 …… 1382
3の1の3の6　染色体構造変異解析 …… 1382
3の1の3の7　Y染色体微小欠失検査 …… 1382
3の1の3の8　先天性代謝異常症検査 …… 1382
3の1の4　デングウイルス抗原定性及びデングウイルス抗原・抗体同時測定定性 …… 1382
3の1の4の2　抗アデノ随伴ウイルス9型（AAV9）抗体 …… 1383
3の1の5　抗HLA抗体（スクリーニング検査）及び抗HLA抗体（抗体特異性同定検査） …… 1383
3の2　HPV核酸検出及びHPV核酸検出（簡易ジェノタイプ判定） …… 1383
3の2の2　ウイルス・細菌核酸多項目同時検出（SARS-CoV-2核酸検出を含まないもの） …… 1383
3の2の3　細菌核酸・薬剤耐性遺伝子同時検出 …… 1383
3の2の3の2　ウイルス・細菌核酸多項目同時検出（髄液） …… 1384
3の2の4　クロストリジオイデス・ディフィシルのトキシンB遺伝子検出 …… 1384
4　検体検査管理加算 …… 1384
4の2　国際標準検査管理加算 …… 1385
5　遺伝カウンセリング加算 …… 1385
5の2　遺伝性腫瘍カウンセリング加算 …… 1386
6　心臓カテーテル法による諸検査の血管内視鏡検査加算及び長期継続頭蓋内脳波検査 …… 1386
6の2　植込型心電図検査 …… 1386
6の3　時間内歩行試験 …… 1386
6の3の2　シャトルウォーキングテスト …… 1386
6の4　胎児心エコー法 …… 1386
6の5　ヘッドアップティルト試験 …… 1387
6の6　皮下連続式グルコース測定 …… 1387
6の7　人工膵臓検査 …… 1387
6の8　長期脳波ビデオ同時記録検査1 …… 1387
7　光トポグラフィー …… 1387
8　脳磁図 …… 1388
8の2　終夜睡眠ポリグラフィーの安全精度管理下で行うもの …… 1388
8の3　脳波検査判断料1 …… 1388
8の4　脳波検査判断料の注3 …… 1389
9　中枢神経磁気刺激による誘発筋電図 …… 1389
9の2　単線維筋電図 …… 1389
10　神経学的検査 …… 1389
10の2　補聴器適合検査 …… 1389
10の3　黄斑局所網膜電図及び全視野精密網膜電図 …… 1389
11　コンタクトレンズ検査料 …… 1390
11の2　ロービジョン検査判断料 …… 1390
12　小児食物アレルギー負荷検査 …… 1391
13　内服・点滴誘発試験 …… 1391
14　センチネルリンパ節生検 …… 1391
14の1の2　経頸静脈的肝生検 …… 1391
14の2　前立腺針生検検査の注に規定する施設基準 …… 1391
15　CT透視下気管支鏡検査加算 …… 1392
15の2　経気管支凍結生検法 …… 1392

第6　画像診断 …… 1392
1　画像診断管理加算 …… 1392
2　遠隔画像診断による写真診断、基本的エックス線診断料、核医学診断及びコンピューター断層診断 …… 1394
3　ポジトロン断層撮影、ポジトロン断層・コンピューター断層複合撮影、ポジトロン断層・磁気共鳴コンピューター断層複合撮影及び乳房用ポジトロン断層撮影 …… 1394
4　CT撮影及びMRI撮影 …… 1395
5　冠動脈CT撮影加算、血流予備量比コンピューター断層撮影、心臓MRI撮影加算、乳房MRI撮影加算、小児鎮静下MRI撮影加算、頭部MRI撮影加算、全身MRI撮影加算及び肝エラストグラフィ加算 …… 1395
5の2　外傷全身CT加算 …… 1397
5の3　大腸CT撮影加算 …… 1397

第7　投薬 …… 1397
1　処方料及び処方箋料に規定する薬剤 …… 1397
1の2　特定疾患処方管理加算に規定する疾患 …… 1397
2　抗悪性腫瘍剤処方管理加算 …… 1398
3　処方料の注7、薬剤の注4及び処方箋料の注2に規定する薬剤 …… 1398
4　外来後発医薬品使用体制加算 …… 1398
5　処方箋料の注6に規定する一般名処方加算 …… 1399

第8　注射 …… 1399
1　外来化学療法加算 …… 1399
2　中心静脈注射用カテーテル挿入の注3に規定する対象患者 …… 1399
3　無菌製剤処理料 …… 1399

第9　リハビリテーション …… 1400
1　心大血管疾患リハビリテーション料、脳血管疾患等リハビリテーション料、廃用症候群リハビリテーション料、運動器リハビリテーション料及び呼吸器リハビリテーション料 …… 1400
1の2　摂食機能療法の注3に規定する施設基準 …… 1408
2　難病患者リハビリテーション料 …… 1410
3　障害児（者）リハビリテーション料 …… 1410
3の2　がん患者リハビリテーション料 …… 1411
3の3　認知症患者リハビリテーション料 …… 1413
3の3の2　リンパ浮腫複合的治療料 …… 1413
4　集団コミュニケーション療法料 …… 1415

第10　精神科専門療法 …… 1415
1　経頭蓋磁気刺激療法 …… 1415
1の1の2　通院・在宅精神療法の児童思春期精神科専門管理加算 …… 1415
1の1の3　通院・在宅精神療法の注6に規定する要件 …… 1417
1の1の5　通院・在宅精神療法の注8に規定する施設基準 …… 1417
1の1の6　通院・在宅精神療法の注9に規定する患者 …… 1417
1の1の7　通院・在宅精神療法の注10に規定する施設基準 …… 1417
1の1の8　通院・在宅精神療法の注11に規定する施設基準 …… 1418
1の1の9　通院・在宅精神療法の注12に規定する施設基準 …… 1418
1の2　精神科継続外来支援・指導料の注5に規定する要件 …… 1418
1の3　救急患者精神科継続支援料 …… 1418
1の4　認知療法・認知行動療法

告示④ 特掲診療料の施設基準等〔第1 届出の通則〕 1325

……………………………………1419	加算1及び深夜加算1 ………1459	2の2 高エネルギー放射線治療の一回線量増加加算 ………1473
1の5 依存症集団療法 ………1419	2の3 通則第16号に掲げる手術における適合していない場合には所定点数の100分の80に相当する点数により算定することとなる施設基準 ………1459	2の3 強度変調放射線治療（IMRT） ………1473
1の6 精神科作業療法，精神科ショート・ケア，精神科デイ・ケア，精神科ナイト・ケア若しくは精神科デイ・ナイト・ケア又は重度認知症患者デイ・ケア ………1420		2の4 画像誘導放射線治療加算 ………1474
		2の5 体外照射呼吸性移動対策加算 ………1475
	2の4 通則第17号に掲げる手術 ………1460	3 定位放射線治療 ………1475
1の7 精神科訪問看護・指導料の注5に規定する長時間の訪問を要する者 ………1423	2の5 通則第18号に掲げる手術 ………1460	3の2 定位放射線治療呼吸性移動対策加算 ………1475
	2の6 通則第19号に掲げる手術 ………1467	4 粒子線治療 ………1476
1の8 精神科訪問看護・指導料の注11に規定する者 ………1423	2の7 通則第20号に規定する周術期栄養管理実施加算 ………1467	5 粒子線治療適応判定加算 ………1476
1の9 精神科訪問看護・指導料の注12に規定する地域 ………1423	2の8 通則第21号に規定する再製造単回使用医療機器使用加算 ………1468	6 粒子線治療医学管理加算 ………1477
1の9の2 精神科訪問看護・指導料の注17に規定する施設基準 ………1424		6の2 ホウ素中性子捕捉療法 ………1477
	3 手術の所定点数に含まれる薬剤 ………1468	6の3 ホウ素中性子捕捉療法適応判定加算 ………1478
1の10 治療抵抗性統合失調症治療指導管理料 ………1424	3の2 不整脈手術の注1に規定する対象患者 ………1468	6の4 ホウ素中性子捕捉療法医学管理加算 ………1478
2 医療保護入院等診療料 ………1424	3の2の2 輸血管理料 ………1468	7 画像誘導密封小線源治療加算 ………1479
3 重度認知症患者デイ・ケア料の夜間ケア加算 ………1424	3の2の2の2 コーディネート体制充実加算 ………1469	**第14の2 病理診断** ………1479
4 精神科在宅患者支援管理料 ………1424	3の2の3 自己生体組織接着剤作成術，自己クリオプレシピテート作製術（用手法）及び同種クリオプレシピテート作製術 ………1469	1 連携による病理診断 ………1479
5 精神科オンライン在宅管理料 ………1425		2 連携におけるデジタル病理画像による術中迅速病理組織標本作製及び迅速細胞診 ………1479
第11 処置 ………1425		2の2 病理標本のデジタル病理画像による病理診断 ………1480
1 医科点数表第2章第9部処置通則に規定する施設基準 ………1425	3の2の4 人工肛門・人工膀胱造設術前処置加算 ………1470	
1の2 静脈圧迫処置（慢性静脈不全に対するもの） ………1427	3の2の5 胃瘻造設時嚥下機能評価加算における適合していない場合には所定点数の100分の80に相当する点数により算定することとなる施設基準 ………1470	2の3 ミスマッチ修復タンパク免疫染色（免疫抗体法）病理組織標本作製の注に規定する病理診断の遺伝カウンセリング加算 ………1480
1の3 多血小板血漿処置 ………1428		
1の4 硬膜外自家血注入 ………1428		3 病理診断管理加算 ………1480
2 エタノールの局所注入 ………1428		3の2 悪性腫瘍病理組織標本加算 ………1481
2の2 人工腎臓に規定する施設基準等 ………1428	3の2の6 凍結保存同種組織加算 ………1470	**第14の3 その他** ………1481
2の2の2 血漿交換療法 ………1430	3の7 レーザー機器加算 ………1470	1 看護職員処遇改善評価料 ………1481
2の2の2の2 ストーマ合併症加算 ………1431	**第12の2 麻酔** ………1470	2 外来・在宅ベースアップ評価料（Ⅰ） ………1481
2の2の3 人工膵臓療法 ………1431	1 マスク又は気管内挿管による閉鎖循環式全身麻酔に規定する麻酔が困難な患者 ………1470	4 外来・在宅ベースアップ評価料（Ⅱ） ………1481
2の2の3の2 人工呼吸の注5に規定する対象患者 ………1431	1の2 神経ブロック併施加算のイの対象患者 ………1471	6 入院ベースアップ評価料 ………1481
2の3 磁気による膀胱等刺激法 ………1431	2 麻酔管理料（Ⅰ） ………1471	**第16 介護老人保健施設入所者について算定できない検査等** ………1494
4 一酸化窒素吸入療法 ………1432	3 麻酔管理料（Ⅱ） ………1471	**第17 経過措置** ………1495
4の2 心不全に対する遠赤外線温熱療法 ………1432	3の2 周術期薬剤管理加算 ………1471	別表第1 ～ 別表第12 …1496～1503
5 歩行運動処置 ………1432	**第13 放射線治療** ………1471	**通知** 特掲診療料の施設基準等及びその届出に関する手続きの取扱いについて ………1503
第12 手術 ………1432	1 放射線治療専任加算 ………1472	
1 通則第4号に掲げる手術等 ………1432	1の2 遠隔放射線治療計画加算 ………1472	
2 通則第5号及び第6号に掲げる手術 ………1457	2 高エネルギー放射線治療 ………1473	
2の2 手術の休日加算1，時間外		

（編注）「特掲診療料の施設基準等」の告示（紫色・黄色囲みの部分）の直下に関連通知（令6保医発0305・6）を掲載しています。届出については、後掲「特掲診療料の施設基準等及びその届出に関する手続きの取扱いについて」（通知）(p.1503) を参照してください。

●**厚生労働省告示第63号**
（平20.3.5）（改定：告示59，令6.3.5／告示87，令6.3.15／告示154，令6.3.29／告示188，令6.4.16／告示52，令7.3.7／告示58，令7.3.18）

　診療報酬の算定方法（平成20年厚生労働省告示第59号）の規定に基づき，特掲診療料の施設基準等（平成20年厚生労働省告示第63号）の一部を次のように改正し，<u>令和6年6月1日</u>から適用する。

特掲診療料の施設基準等

第1 届出の通則

1　保険医療機関〔健康保険法（大正11年法律第70号）第63条第3項第1号に規定する保険医療機関をいう。以下同じ〕及び保険薬局（同号に規定する保険薬局をいう。以下同じ）（以下「保険医療機関等」という）は，第2から第15までに規定する施設基準に従い，適正に届出を行わなけ

ればならないこと。
2　保険医療機関等は，届出を行った後に，当該届出に係る内容と異なる事情が生じた場合には，速やかに届出の内容の変更を行わなければならないこと。
3　届出の内容又は届出の変更の内容が第2から第15までに規定する施設基準に適合しない場合は，当該届出又は届出の変更は無効であること。
4　届出については，届出を行う保険医療機関等の所在地を管轄する地方厚生局長又は地方厚生支局長（以下「地方厚生局長等」という）に対して行うこと。ただし，当該所在地を管轄する地方厚生局又は地方厚生支局の分室がある場合には，当該分室を経由して行うこと。

第2　施設基準の通則

1　地方厚生局長等に対して当該届出を行う前6月間において当該届出に係る事項に関し，不正又は不当な届出（法令の規定に基づくものに限る）を行ったことがないこと。
2　地方厚生局長等に対して当該届出を行う前6月間において療担規則及び薬担規則並びに療担基準に基づき厚生労働大臣が定める掲示事項等（平成18年厚生労働省告示第107号）第3に規定する基準に違反したことがなく，かつ現に違反していないこと。
3　地方厚生局長等に対して当該届出を行う前6月間において，健康保険法第78条第1項及び高齢者の医療の確保に関する法律（昭和57年法律第80号）第72条第1項の規定に基づく検査等の結果，診療内容又は診療報酬の請求に関し，不正又は不当な行為が認められたことがないこと。
4　地方厚生局長等に対して当該届出を行う時点において，厚生労働大臣の定める入院患者数の基準及び医師等の員数の基準並びに入院基本料の算定方法（平成18年厚生労働省告示第104号）〔告示5，p.1519〕に規定する入院患者数の基準に該当する保険医療機関又は医師等の員数の基準に該当する保険医療機関でないこと。

事務連絡　問1　週3日以上かつ週22時間以上の勤務を行っている複数の非常勤職員を組み合わせた常勤換算による配置が可能である項目について，週3日以上かつ週22時間以上の隔週勤務者を組み合わせてもよいか。
答　隔週勤務者は常勤換算の対象にならない。
問2　安全管理の責任者等で構成される委員会，院内感染防止対策委員会及び医療安全対策加算に規定するカンファレンスについて，対面によらない方法でも開催可能とするとされたが，具体的にはどのような実施方法が可能か。
答　例えば，書面による会議や，予め議事事項を配布しメール等で採決をとる方法，電子掲示板を利用する方法が可能である。ただし，議事について，構成員が閲覧したことを確認でき，かつ，構成員の間で意見を共有できる方法であること。　　　　　　　　　　　　　　　　　（令2.3.31）
問3　外来における常勤医師の要件について，「常勤」の定義は何か。
答　原則として，各医療機関で作成する就業規則において定められた医師の勤務時間の全てを勤務する医師を指す。なお，常時10人以上の従業員を使用する医療機関の使用者は，労働基準法第89条の規定により，就業規則を作成しなければならないこと。
問4　週3日以上常態として勤務しており，かつ，所定労働時間が週22時間以上の勤務を行っている非常勤職員を常勤換算する場合については，換算する分母は当該保険医療機関の常勤職員の所定労働時間としてよいか。
答　そのとおり。　　　　　　　　　　（平30.3.30，一部修正）
問5　カンファレンス等の実施について，複数のカンファレンス等を同時に実施することは可能か。
答　それぞれの要件を満たしていれば可能である。ただし，実施の記録の管理を適切に行うこと。
問6　オンライン会議システムやe-learning形式等を活用し，研修を実施することは可能か。
答　可能。なお，オンライン会議システム，動画配信やe-learning形式を活用して研修を実施する場合は，それぞれ以下の点に留意する。
＜オンライン会議システムを活用した実施に係る留意点＞
○出席状況の確認（例）
・受講生は原則として，カメラをオンにし，講義中，事務局がランダムな時間でスクリーンショットを実施し，出席状況を確認する。
・講義中，講師等がランダムにキーワードを表示し，受講生に研修終了後等にキーワードを事務局に提出させる。
○双方向コミュニケーション・演習方法（例）
・受講生からの質問等については，チャットシステムや音声発信を活用する。
・ブレイクアウトルーム機能を活用してグループごとに演習を実施後，全体の場に戻って受講生に検討内容を発表させる。
○理解度の確認（例）
・確認テストを実施し，課題を提出させる。
＜動画配信又はe-learning形式による実施に係る留意点＞
○研修時間の確保・進捗の管理（例）
・主催者側が，受講生の学習時間，進捗状況，テスト結果を把握する。
・早送り再生を不可とし，全講義の動画を視聴しなければレポート提出ができないようにシステムを構築する。
○双方向コミュニケーション（例）
・質問を受け付け，適宜講師に回答を求めるとともに，質問・回答について講習会のWebページに掲載する。
・演習を要件とする研修については，オンライン会議システムと組み合わせて実施する。
○理解度の把握（例）
・読み飛ばし防止と理解度の確認のため，講座ごとに知識習得確認テストを設定する。　　　　　　　　（令4.3.31）

第3　医学管理等

1　特定疾患療養管理料に規定する疾患

平成27年総務省告示第35号（統計法第28条の規定に基づき，疾病，傷害及び死因に関する分類を定める件）の「6(1)基本分類表」（以下「分類表」という）に規定する疾病のうち別表第1（p.1496）に掲げる疾病

1の2　特定疾患療養管理料の注5に規定する施設基準

情報通信機器を用いた診療を行うにつき十分な体制が整備されていること。

→　特定疾患療養管理料の「注5」に関する施設基準
「基本診療料の施設基準等及びその届出に関する手続きの取扱いについて」（令和6年3月5日保医発0305第5号。以下「基本診療料施設基準通知」という）別添1の第1〔「初・再診料の施設基準等」の「情報通信機器を用いた診療に係る施設基準」，p.1069〕に掲げる情報通信機器を用いた診療の届出を行っている（以下単に「情報通信機器を用いた診療の届出を行っている」という）。
【届出に関する事項】　特定疾患療養管理料の「注5」に関す

る施設基準については，情報通信機器を用いた診療の届出を行っていればよく，特定疾患療養管理料の「注5」として特に地方厚生（支）局長に対して，届出を行う必要はない．

2　特定疾患治療管理料に規定する施設基準等

(1)　ウイルス疾患指導料の注2に規定する施設基準
　イ　当該保険医療機関内に当該療養を行うにつき十分な経験を有する専任の医師が配置されていること．
　ロ　当該保険医療機関内に当該療養を行うにつき十分な経験を有する専任の看護師が配置されていること．
　ハ　当該保険医療機関内に当該療養を行うにつき必要な専任の薬剤師が配置されていること．
　ニ　当該療養を行うにつき十分な体制が整備されていること．
　ホ　当該療養を行うにつき十分な構造設備を有していること．

(1)の2　ウイルス疾患指導料の注3に規定する施設基準
　情報通信機器を用いた診療を行うにつき十分な体制が整備されていること．

(2)　特定薬剤治療管理料1の対象患者
　別表第2の1（p.1496）に掲げる患者

(2)の2　小児特定疾患カウンセリング料の対象患者
　別表第2の2（p.1496）に掲げる患者

(2)の2の2　小児特定疾患カウンセリング料の注2に規定する施設基準
　情報通信機器を用いた診療を行うにつき十分な体制が整備されていること．

(2)の3　小児科療養指導料の注6に規定する施設基準
　情報通信機器を用いた診療を行うにつき十分な体制が整備されていること．

(2)の4　てんかん指導料の注6に規定する施設基準
　情報通信機器を用いた診療を行うにつき十分な体制が整備されていること．

(3)　難病外来指導管理料の対象疾患
　難病の患者に対する医療等に関する法律（平成26年法律第50号）第5条第1項に規定する指定難病〔同法第7条第4項に規定する医療受給者証を交付されている患者（同条第1項各号に規定する特定医療費の支給認定に係る基準を満たすものとして診断を受けたものを含む）に係るものに限る〕その他これに準ずる疾患

(3)の2　難病外来指導管理料の注6に規定する施設基準
　情報通信機器を用いた診療を行うにつき十分な体制が整備されていること．

(4)　皮膚科特定疾患指導管理料（Ⅰ）の対象疾患
　分類表に規定する疾病のうち別表第2の4（p.1496）に掲げる疾病

(5)　皮膚科特定疾患指導管理料（Ⅱ）の対象疾患
　分類表に規定する疾病のうち別表第2の5（p.1497）に掲げる疾病

(5)の2　皮膚科特定疾患指導管理料の注4に規定する施設基準
　情報通信機器を用いた診療を行うにつき十分な体制が整備されていること．

(6)　外来栄養食事指導料の注2に規定する施設基準
　イ　連携充実加算に係る届出を行っている保険医療機関であること．
　ロ　外来化学療法を実施している悪性腫瘍の患者に対する栄養食事指導を行うにつき，十分な体制が確保されていること．

(6)の2　外来栄養食事指導料及び入院栄養食事指導料の対象患者
　疾病治療の直接手段として，医師の発行する食事箋に基づき提供された適切な栄養量及び内容を有する別表第3（p.1497）に掲げる特別食を必要とする患者，がん患者，摂食機能若しくは嚥下機能が低下した患者又は低栄養状態にある患者

(6)の2の2　外来栄養食事指導料の注3に規定する施設基準
　悪性腫瘍の患者の栄養管理に係る専門の研修を修了し，当該患者の栄養管理を行うにつき十分な経験を有する専任の常勤の管理栄養士が配置されていること．

(6)の3　集団栄養食事指導料に規定する特別食
　疾病治療の直接手段として，医師の発行する食事箋に基づき提供された適切な栄養量及び内容を有する別表第3（p.1497）に掲げる特別食

(6)の4　心臓ペースメーカー指導管理料の注4に規定する施設基準
　当該療養を行うにつき十分な体制が整備されていること．

(6)の5　心臓ペースメーカー指導管理料の注5に規定する施設基準
　イ　心臓植込型電気デバイスの管理を行うにつき必要な体制が整備されていること．
　ロ　循環器疾患の診療につき十分な経験を有する常勤の医師が配置されていること．

(7)　高度難聴指導管理料の施設基準
　次のいずれかに該当すること．
　イ　人工内耳植込術の施設基準を満たしていること．
　ロ　当該療養を行うにつき十分な経験を有する常勤の医師が耳鼻咽喉科に配置されていること．

(7)の2　慢性維持透析患者外来医学管理料の注3に規定する腎代替療法実績加算の施設基準
　イ　腎代替療法を行うにつき十分な説明を行っていること．
　ロ　腎代替療法を行うにつき必要な実績を有していること．

(8)　喘息治療管理料の注2に規定する施設基準
　イ　当該保険医療機関内に専任の看護師又は准看護師（以下「看護職員」という）が常時1人以上配置されていること．
　ロ　喘息治療管理を行うにつき必要な器械・器具が具備されていること．
　ハ　緊急時の入院体制が確保されていること．

(8)の2　小児悪性腫瘍患者指導管理料の注5に規定する施設基準
　情報通信機器を用いた診療を行うにつき十分な体制が整備されていること．

(9)　糖尿病合併症管理料の施設基準
　イ　当該保険医療機関内に糖尿病足病変の指導を担当する専任の常勤医師（当該指導について相当な経験を有するものに限る）が配置されていること．
　ロ　当該保険医療機関内に糖尿病足病変の指導を担当する専任の看護師（当該指導について相当な経験を有し，かつ，当該指導に係る研修を受けたものに限る）が配置されていること．

(10)　耳鼻咽喉科特定疾患指導管理料の対象患者
　15歳未満の滲出性中耳炎（疾患の反復や遷延がみられるものに限る）の患者

(11) がん性疼痛緩和指導管理料の施設基準
　　当該保険医療機関内に緩和ケアを担当する医師（歯科医療を担当する保険医療機関にあっては，医師又は歯科医師）（緩和ケアに係る研修を受けたものに限る）が配置されていること。

(11)の2　がん性疼痛緩和指導管理料の注2に規定する施設基準
　　がん患者に対するがん性疼痛の症状緩和を目的とした放射線治療及び神経ブロックを実施する体制及び実績を有していること。

(11)の3　がん性疼痛緩和指導管理料の注4に規定する施設基準
　　情報通信機器を用いた診療を行うにつき十分な体制が整備されていること。

(12) がん患者指導管理料の施設基準等
　イ　がん患者指導管理料のイの施設基準
　　①　がん患者に対して指導管理を行うにつき十分な体制が整備されていること。
　　②　当該保険医療機関において，適切な意思決定支援に関する指針を定めていること。
　ロ　がん患者指導管理料のロからニまでの施設基準
　　イの①を満たすものであること。
　ハ　がん患者指導管理料の注4に規定する患者
　　乳癌，卵巣癌又は卵管癌と診断された患者のうち，遺伝性乳癌卵巣癌症候群が疑われる患者
　ニ　がん患者指導管理料の注7に規定する施設基準
　　情報通信機器を用いた診療を行うにつき十分な体制が整備されていること。

(13) 外来緩和ケア管理料の施設基準等
　イ　外来緩和ケア管理料の注1に規定する施設基準
　　①　緩和ケア診療を行うにつき十分な体制が整備されていること。
　　②　当該体制において，身体症状の緩和を担当する医師，精神症状の緩和を担当する医師，緩和ケアに関する相当の経験を有する看護師及び薬剤師が適切に配置されていること。
　ロ　外来緩和ケア管理料の注4に規定する厚生労働大臣が定める地域
　　基本診療料の施設基準等（平成20年厚生労働省告示第62号）別表第6の2（p.1309）に掲げる地域
　ハ　外来緩和ケア管理料の注4に規定する施設基準
　　①　一般病棟入院基本料（急性期一般入院料1を除く）を算定する病棟を有する病院〔特定機能病院及び許可病床数が400床以上の病院並びに診療報酬の算定方法（平成20年厚生労働省告示第59号）第1号ただし書に規定する別に厚生労働大臣が指定する病院の病棟を有する病院を除く〕であること。
　　②　緩和ケア診療を行うにつき必要な体制が整備されていること。
　ニ　外来緩和ケア管理料の注5に規定する施設基準
　　情報通信機器を用いた診療を行うにつき十分な体制が整備されていること。

(14) 移植後患者指導管理料の施設基準等
　イ　移植後患者指導管理料の注1に規定する施設基準
　　①　当該療養を行うにつき十分な体制が整備されていること。
　　②　当該保険医療機関内に当該療養を行うにつき十分な経験を有する専任の常勤医師が配置されていること。
　　③　当該保険医療機関内に当該療養を行うにつき十分な経験を有する専任の常勤看護師（臓器移植又は造血幹細胞移植に係る研修を受けたものに限る）が配置されていること。
　　④　当該保険医療機関内に常勤の薬剤師が配置されていること。
　ロ　移植後患者指導管理料の注3に規定する施設基準
　　情報通信機器を用いた診療を行うにつき十分な体制が整備されていること。

(15) 糖尿病透析予防指導管理料の施設基準等
　イ　糖尿病透析予防指導管理料の注1に規定する施設基準
　　①　当該療養を行うにつき十分な体制が整備されていること。
　　②　当該保険医療機関内に糖尿病に関する指導について十分な経験を有する専任の医師及び看護師又は保健師並びに管理栄養士が適切に配置されていること。
　ロ　糖尿病透析予防指導管理料の注1に規定する厚生労働大臣が定める者
　　透析を要する状態となることを予防するために重点的な指導管理を要する患者
　ハ　糖尿病透析予防指導管理料の注3に規定する厚生労働大臣が定める地域
　　基本診療料の施設基準等の別表第6の2（p.1309）に掲げる地域
　ニ　糖尿病透析予防指導管理料の注3に規定する施設基準
　　①　一般病棟入院基本料（急性期一般入院料1を除く）を算定する病棟を有する病院（特定機能病院及び許可病床数が400床以上の病院並びに診療報酬の算定方法第1号ただし書に規定する別に厚生労働大臣が指定する病院の病棟を有する病院を除く）であること。
　　②　当該療養を行うにつき必要な体制が整備されていること。
　ホ　糖尿病透析予防指導管理料の注4に規定する施設基準
　　当該療養について，相当の実績を有していること。
　ヘ　糖尿病透析予防指導管理料の注5に規定する施設基準
　　情報通信機器を用いた診療を行うにつき十分な体制が整備されていること。

(16) 小児運動器疾患指導管理料の施設基準
　イ　当該保険医療機関内に当該療養を行うにつき十分な経験を有する整形外科を担当する常勤の医師が配置されていること。
　ロ　当該療養を行うにつき必要な体制が整備されていること。

(17) 乳腺炎重症化予防ケア・指導料の施設基準
　イ　当該保険医療機関内に乳腺炎に係る包括的なケア及び指導を行うにつき十分な経験を有する医師が配置されていること。
　ロ　当該保険医療機関内に乳腺炎に係る包括的なケア及び指導を行うにつき十分な経験を有する専任の助産師が配置されていること。

(18) 婦人科特定疾患治療管理料の施設基準
　イ　婦人科又は産婦人科を標榜する保険医療機関であること。
　ロ　当該保険医療機関内に婦人科疾患の診療を行うにつき十分な経験を有する医師が配置されていること。

(19) 腎代替療法指導管理料の施設基準等
　イ　腎代替療法指導管理料の施設基準

① 当該療法を行うにつき十分な体制が整備されていること。
② 当該療法を行うにつき必要な実績を有していること。
③ 当該保険医療機関内に当該療養を行うにつき十分な経験を有する腎臓内科を担当する常勤の医師が配置されていること。
④ 当該保険医療機関内に腎臓病に関する指導について十分な経験を有する看護師が適切に配置されていること。
ロ 腎代替療法指導管理料の対象患者
① 腎代替療法の指導管理を要する慢性腎臓病の患者
② 急速に腎機能が低下しており，腎代替療法の指導管理を要する患者
ハ 腎代替療法指導管理料の注3に規定する施設基準
情報通信機器を用いた診療を行うにつき十分な体制が整備されていること。

⒇ 一般不妊治療管理料の施設基準
イ 産科，婦人科，産婦人科又は泌尿器科を標榜する保険医療機関であること。
ロ 当該保険医療機関内に一般不妊治療を行うにつき十分な経験を有する医師が配置されていること。
ハ 一般不妊治療を行うにつき必要な体制が整備されていること。

(21) 生殖補助医療管理料の施設基準
イ 生殖補助医療管理料1の施設基準
① 産科，婦人科，産婦人科又は泌尿器科を標榜する保険医療機関であること。
② 当該保険医療機関内に生殖補助医療を行うにつき十分な経験を有する医師が配置されていること。
③ 生殖補助医療を行うにつき十分な体制が整備されていること。
④ 生殖補助医療を行うにつき必要な構造設備を有していること。
ロ 生殖補助医療管理料2の施設基準
① イの①，②及び④を満たすものであること。
② 生殖補助医療を行うにつき必要な体制が整備されていること。

(22) 二次性骨折予防継続管理料の施設基準
イ 二次性骨折予防継続管理料1の施設基準
① 骨粗鬆症の診療を行うにつき十分な体制が整備されていること。
② 当該体制において，骨粗鬆症の診療を担当する医師，看護師及び薬剤師が適切に配置されていること。
③ 一般病棟入院基本料，7対1入院基本料若しくは10対1入院基本料〔特定機能病院入院基本料（一般病棟に限る）又は専門病院入院基本料に限る〕，有床診療所入院基本料又は地域包括医療病棟入院料に係る届出を行っている保険医療機関であること。
ロ 二次性骨折予防継続管理料2の施設基準
① イの①及び②を満たすものであること。
② 回復期リハビリテーション病棟入院料又は地域包括ケア病棟入院料に係る届出を行っている保険医療機関であること。
ハ 二次性骨折予防継続管理料3の施設基準
イの①及び②を満たすものであること。

(23) アレルギー性鼻炎免疫療法治療管理料に関する施設基準
イ 当該保険医療機関内に当該療養を行うにつき十分な経験を有する常勤の医師が配置されていること。
ロ 当該療養を行うにつき必要な体制が整備されていること。

(24) 下肢創傷処置管理料の施設基準
イ 当該保険医療機関内に当該療養を行うにつき十分な経験を有する整形外科，形成外科，皮膚科，外科，心臓血管外科又は循環器内科を担当する常勤の医師が配置されていること。
ロ 当該療養を行うにつき必要な体制が整備されていること。

(25) 慢性腎臓病透析予防指導管理料の施設基準等
イ 慢性腎臓病透析予防指導管理料の注1に規定する施設基準
① 当該療養を行うにつき十分な体制が整備されていること。
② 当該保険医療機関内に慢性腎臓病に関する指導について十分な経験を有する専任の医師及び看護師又は保健師並びに管理栄養士が適切に配置されていること。
ロ 慢性腎臓病透析予防指導管理料の注1に規定する厚生労働大臣が定める者
透析を要する状態となることを予防するために重点的な指導管理を要する患者
ハ 慢性腎臓病透析予防指導管理料の注3に規定する施設基準
情報通信機器を用いた診療を行うにつき十分な体制が整備されていること。

→ 1 ウイルス疾患指導料の「注2」に規定する加算に関する施設基準
(1) HIV感染者の診療に従事した経験を5年以上有する専任の医師が1名以上配置されている。
(2) HIV感染者の看護に従事した経験を2年以上有する専任の看護師が1名以上配置されている。
(3) HIV感染者の服薬指導を行う専任の薬剤師が1名以上配置されている。
(4) 社会福祉士又は精神保健福祉士が1名以上勤務している。
(5) プライバシーの保護に配慮した診察室及び相談室が備えられている。

2 ウイルス疾患指導料の「注3」に関する施設基準
情報通信機器を用いた診療の届出を行っている。
【届出に関する事項】
(1) ウイルス疾患指導料の「注2」に関する施設基準に係る届出は，別添2（→Web版）の様式1を用いる。
(2) 1の(1)から(3)までに掲げる医師，看護師，薬剤師及び1の(4)に掲げる社会福祉士又は精神保健福祉士の氏名，勤務の態様（常勤・非常勤，専従・非専従，専任・非専任の別）及び勤務時間を別添2の様式4を用いて提出する。
(3) ウイルス疾患指導料の「注3」に関する施設基準については，情報通信機器を用いた診療の届出を行っていればよく，ウイルス疾患指導料の「注3」として特に地方厚生（支）局長に対して，届出を行う必要はない。

→ 小児特定疾患カウンセリング料の「注2」に関する施設基準
情報通信機器を用いた診療の届出を行っている。
【届出に関する事項】 小児特定疾患カウンセリング料の「注2」に関する施設基準については，情報通信機器を用いた診療の届出を行っていればよく，小児特定疾患カウンセリング料の「注2」として特に地方厚生（支）局長に対して，届出を行う必要はない。

→　小児科療養指導料の「注6」に関する施設基準
　情報通信機器を用いた診療の届出を行っている。
　【届出に関する事項】　小児科療養指導料の「注6」に関する施設基準については，情報通信機器を用いた診療の届出を行っていればよく，小児科療養指導料の「注6」として特に地方厚生（支）局長に対して，届出を行う必要はない。

→　てんかん指導料の「注6」に関する施設基準
　情報通信機器を用いた診療の届出を行っている。
　【届出に関する事項】　てんかん指導料の「注6」に関する施設基準については，情報通信機器を用いた診療の届出を行っていればよく，てんかん指導料の「注6」として特に地方厚生（支）局長に対して，届出を行う必要はない。

→1　難病外来指導管理料の対象患者
　「特掲診療料の施設基準等」第3の2の(3)難病外来指導管理料の対象疾患に定める「その他これに準ずる疾患」とは，「特定疾患治療研究事業について」（昭和48年4月17日衛発第242号）に掲げる疾患（当該疾患に罹患している患者として都道府県知事から受給者証の交付を受けているものに係るものに限る。ただし，スモンについては過去に公的な認定を受けたことが確認できる場合等を含む）又は「先天性血液凝固因子障害等治療研究事業実施要綱について」（平成元年7月24日健医発第896号）に掲げる疾患（当該疾患に罹患している患者として都道府県知事から受給者証の交付を受けているものに係るものに限る）をいう。

　2　難病外来指導管理料の「注6」に関する施設基準
　情報通信機器を用いた診療の届出を行っている。
　【届出に関する事項】　難病外来指導管理料の「注6」に関する施設基準については，情報通信機器を用いた診療の届出を行っていればよく，難病外来指導管理料の「注6」として特に地方厚生（支）局長に対して，届出を行う必要はない。

→　皮膚科特定疾患指導管理料の「注4」に関する施設基準
　情報通信機器を用いた診療の届出を行っている。
　【届出に関する事項】　皮膚科特定疾患指導管理料の「注4」に関する施設基準については，情報通信機器を用いた診療の届出を行っていればよく，皮膚科特定疾患指導管理料の「注4」として特に地方厚生（支）局長に対して，届出を行う必要はない。

→1　外来栄養食事指導料の「注2」に規定する施設基準
(1)　外来化学療法を実施するための専用のベッド（点滴注射による化学療法を実施するに適したリクライニングシート等を含む）を有する治療室を保有し，外来化学療法を実施している保険医療機関に5年以上勤務し，栄養管理（悪性腫瘍患者に対するものを含む）に係る3年以上の経験を有する専任の常勤管理栄養士が1人以上配置されている。
(2)　(1)に掲げる管理栄養士は，医療関係団体等が実施する悪性腫瘍に関する栄養管理方法等の習得を目的とした研修を修了していることが望ましい。

　2　外来栄養食事指導料の「注3」に規定する施設基準
(1)　悪性腫瘍の栄養管理に関する研修を修了し，かつ，栄養管理（悪性腫瘍患者に対するものを含む）に係る3年以上の経験を有する専任の常勤の管理栄養士が配置されている。
(2)　(1)に掲げる悪性腫瘍の栄養管理に関する研修とは，次の事項に該当する研修のことをいう。
　ア　医療関係団体等が実施する300時間以上の研修である。
　イ　悪性腫瘍の栄養管理のための専門的な知識・技術を有する管理栄養士の養成を目的とした研修である。なお，当該研修には，次の内容を含むものである。
　　(イ)　栄養アセスメント・栄養評価結果に基づいた栄養管理（栄養スクリーニング，栄養アセスメント，計画の作成，栄養介入，栄養モニタリング及び再評価等）
　　(ロ)　フードサービスマネジメント（病態に合わせた食事の調整等）
　　(ハ)　栄養食事指導の実践（患者等への支援，病態，治療に合わせた指導等）
　　(ニ)　症状と栄養管理（各症状と栄養アセスメント，適切な栄養・食事療法の提案と実施，モニタリングと再評価等）
　　(ホ)　がん臨床検査の理解
　　(ヘ)　術前・術後の栄養管理
　　(ト)　がん放射線療法の栄養管理（治療法の理解，消化吸収機能への影響，有害事象に対する栄養・食事療法等）
　　(チ)　がん化学療法時の栄養管理（治療法の理解，支持療法，予測される副作用等と栄養食事療養等）
　　(リ)　がん治療で用いられる薬剤の理解と食事への影響
　　(ヌ)　がん患者の心の動きと栄養管理
　　(ル)　地域医療連携の取り組み，在宅支援（地域での栄養管理のあり方，栄養連携の実際，栄養情報提供書の活用）
　　(ヲ)　チームアプローチの実際等
　　(ワ)　栄養マネジメントとリーダーシップ（栄養マネジメントの企画運営等）
　　(カ)　症例検討の手法

　【届出に関する事項】　外来栄養食事指導料の「注2」及び「注3」に規定する施設基準に係る届出は，別添2（→Web版）の様式1の2を用いる。

　事務連絡　問　B001の「9」外来栄養食事指導料の「注3」に規定する施設基準における「悪性腫瘍の栄養管理に関する研修を修了」とは，具体的にはどのようなことを指すのか。
　答　現時点では，日本病態栄養学会及び日本栄養士会が共同して認定している「がん病態栄養専門管理栄養士」に係る研修を修了し，認定証が発行されていることを指す。
（令4.3.31）

→1　心臓ペースメーカー指導管理料の「注4」植込型除細動器移行期加算に関する施設基準
　下記のいずれかの施設基準の届出を行っている保険医療機関である。
(1)　K599植込型除細動器移植術，K599-2植込型除細動器交換術及びK599-5経静脈電極抜去術（レーザーシースを用いるもの）
(2)　K599-3両室ペーシング機能付き植込型除細動器移植術及びK599-4両室ペーシング機能付き植込型除細動器交換術

　2　遠隔モニタリング加算に関する施設基準
(1)　循環器内科，小児循環器内科又は心臓血管外科についての専門の知識及び5年以上の経験を有する常勤の医師が配置されている。なお，不整脈及び心臓植込み型電気デバイスについての専門的な臨床経験を3年以上有していることが望ましい。
(2)　届出保険医療機関又は連携する別の保険医療機関（循環器内科，小児循環器内科又は心臓血管外科を標榜するものに限る）においてK597ペースメーカー移植術，K597-2ペースメーカー交換術，K598両心室ペースメーカー移植術からK599-4両室ペーシング機能付き植込型除細動器交換術までのいずれかの施設基準の届出を行っている。
(3)　関連学会から示されているガイドライン等を遵守する。

【届出に関する事項】
(1)　植込型除細動器移行期加算の施設基準に係る取扱いについては，植込型除細動器移植術，植込型除細動器交換術及び経静脈電極抜去術（レーザーシースを用いるもの）又は両室ペーシング機能付き植込型除細動器移植術及び両室ペーシング機能付き植込型除細動器交換術のいずれかの届出を行っていればよく，植込型除細動器移行期加算として特に地方厚生（支）局長に対して，届出を行う必要はない。
(2)　遠隔モニタリング加算の施設基準に係る届出は，別添2（→Web版）の様式1の3を用いる。

→　高度難聴指導管理料に関する施設基準
　次の(1)又は(2)に該当する保険医療機関である。
(1)　人工内耳植込術の施設基準を満たしている。
(2)　5年以上の耳鼻咽喉科の診療経験を有する常勤の耳鼻咽喉科の医師が1名以上配置されている。なお，週3日以上

常態として勤務しており，かつ，所定労働時間が週22時間以上の勤務を行っている耳鼻咽喉科の非常勤医師（5年以上の耳鼻咽喉科の診療経験を有する医師に限る）を2名以上組み合わせることにより，常勤医師の勤務時間帯と同じ時間帯にこれらの非常勤医師が配置されている場合には，当該基準を満たしていることとみなすことができる。

また，当該常勤又は非常勤の耳鼻咽喉科の医師は，補聴器に関する指導に係る適切な研修を修了した医師であることが望ましい。

【届出に関する事項】 高度難聴指導管理料の施設基準に係る取扱いについては，当該基準を満たしていればよく，特に地方厚生（支）局長に対して，届出を行う必要はない。

事務連絡 問 B001の「14」高度難聴指導管理料の施設基準における「補聴器に関する指導に係る適切な研修」には，具体的にはどのようなものがあるか。
答 現時点では，以下の研修が該当する。
① 厚生労働省「補聴器適合判定医師研修会」
② 一般社団法人日本耳鼻咽喉科頭頸部外科学会『「補聴器相談医」委嘱のための講習会（秋季大会，地方部会）』
（令4.3.31）

→ **慢性維持透析患者外来医学管理料の腎代替療法実績加算に関する施設基準**
慢性維持透析患者外来医学管理料の腎代替療法実績加算に関する施設基準及び届出に関する事項は，**第57の2**〔「人工腎臓」の施設基準〕における2の(2)導入期加算2及び(3)導入期加算3（p.1428）の例による。

→ **喘息治療管理料の「注2」に規定する加算に関する施設基準**
(1) 専任の看護師又は准看護師が常時1人以上配置され，患者からの問い合わせ等に24時間対応できる体制を整えている。
(2) ピークフロー値及び1秒量等を計測する機器を備えるとともに，患者から定期的に報告される検査値等の情報を適切に蓄積，解析し，管理できる体制を整えている。
(3) 当該保険医療機関において，又は別の保険医療機関との連携により，緊急入院を受け入れる体制を常に確保している。
【届出に関する事項】
(1) 喘息治療管理料の「注2」に規定する施設基準に係る届出は，**別添2**（→Web版）の様式3を用いる。
(2) 1の(1)から(3)までに掲げる事項についてその概要を記載する。

→ **小児悪性腫瘍患者指導管理料の「注5」に関する施設基準**
情報通信機器を用いた診療の届出を行っている。
【届出に関する事項】 小児悪性腫瘍患者指導管理料の「注5」に関する施設基準については，情報通信機器を用いた診療の届出を行っていればよく，小児悪性腫瘍患者指導管理料の「注5」として特に地方厚生（支）局長に対して，届出を行う必要はない。

→ **糖尿病合併症管理料に関する施設基準**
(1) 当該保険医療機関内に糖尿病治療及び糖尿病足病変の診療に従事した経験を5年以上有する専任の常勤医師が1名以上配置されている。
なお，週3日以上常態として勤務しており，かつ，所定労働時間が週22時間以上の勤務を行っている専任の非常勤医師（糖尿病治療及び糖尿病足病変の診療に従事した経験を5年以上有する医師に限る）を2名以上組み合わせることにより，常勤医師の勤務時間帯と同じ時間帯にこれらの非常勤医師が配置されている場合には，当該基準を満たしていることとみなすことができる。
(2) 当該保険医療機関内に糖尿病足病変患者の看護に従事した経験を5年以上有する専任の看護師であって，糖尿病足病変の指導に係る適切な研修を修了した者が1名以上配置されている。

なお，ここでいう適切な研修とは，次のものをいう。
ア 国又は医療関係団体等〔糖尿病重症化予防（フットケア）研修を行っている日本糖尿病教育・看護学会等〕が主催する研修である。
イ 糖尿病患者へのフットケアの意義・基礎知識，糖尿病足病変に対する評価方法，フットケア技術，セルフケア支援及び事例分析・評価等の内容が含まれるものである。
ウ 糖尿病足病変に関する患者指導について十分な知識及び経験のある看護師等が行う演習が含まれるものである。
エ 通算して16時間以上のものである。
【届出に関する事項】 糖尿病合併症管理料の施設基準に係る届出は，**別添2の2**（→Web版）を用いる。

事務連絡 問 B001「20」糖尿病合併症管理料の要件である「適切な研修」には，どのようなものがあるのか。
答 平成20年5月9日事務連絡で示した研修（※下記参照）に加え，現時点では，平成19年度までに開催した，
①北海道（一部研修を除く），青森県，香川県，長崎県（厚生労働省による委託事業）――「専門分野（がん・糖尿病）における質の高い看護師育成研修『糖尿病専門分野看護師育成事業実務研修』」
②社会保険看護研修センター「糖尿病ケア研修」（補講を含む）
および，平成20年度に開催した
①日本糖尿病教育・看護学会「糖尿病重症化予防（フットケア）研修会」
②日本看護協会看護教育研究センター「糖尿病フットケア研修」
③香川県（厚生労働省による委託事業）――「専門分野（がん・糖尿病）における質の高い看護師育成研修」，「糖尿病専門分野看護師育成事業実務研修」
④北海道看護協会「糖尿病フットケア研修会」
⑤埼玉県看護協会「今日からはじめるフットケア」（追加研修を含む）
⑥神奈川県看護協会「糖尿病足病変看護従事者研修」
⑦独立行政法人国立病院機構「糖尿病フットケア研修」
⑧社会保険看護研修センター「糖尿病ケア研修」 等の研修が要件を満たしている。
※ ①日本看護協会認定看護師教育課程「糖尿病看護」の研修
②日本看護協会認定看護師教育課程「皮膚・排泄ケア〔旧創傷・オストミー・失禁（WOC）看護〕」の研修
③日本看護協会が認定している看護系大学院の「慢性疾患看護」の専門看護師教育課程 （平20.7.10，一部修正）

→ **1 がん性疼痛緩和指導管理料に関する施設基準**
当該保険医療機関内に，緩和ケアの経験を有する医師が配置されている。なお，緩和ケアの経験を有する医師とは，次に掲げるいずれかの研修を修了した者である。
(1) 「がん等の診療に携わる医師等に対する緩和ケア研修会の開催指針」に準拠した緩和ケア研修会
(2) 緩和ケアの基本教育のための都道府県指導者研修会（国立研究開発法人国立がん研究センター主催）等

2 がん性疼痛緩和指導管理料の「注2」に関する施設基準
次に掲げる基準を全て満たしている。
(1) 高エネルギー放射線治療の届出を行っている。
(2) 神経ブロック（神経破壊剤，高周波凝固法又はパルス高周波法使用）を年間合計10例以上実施している。
(3) がん性疼痛の症状緩和を目的とした放射線治療及び神経ブロックをがん患者に提供できる体制について，当該保険医療機関の見やすい場所に掲示している。
(4) (3)の掲示事項について，原則として，ウェブサイトに掲載している。自ら管理するホームページ等を有しない場合については，この限りではない。

→ **3 がん性疼痛緩和指導管理料の「注4」に関する施設基準**

情報通信機器を用いた診療の届出を行っている。
【届出に関する事項】
(1) がん性疼痛緩和指導管理料の施設基準に係る届出は，別添2の2（→Web版）を用いる。
(2) がん性疼痛緩和指導管理料の「注2」の施設基準に係る届出は，別添2の様式5を用いる。
(3) がん性疼痛緩和指導管理料の「注4」に関する施設基準については，情報通信機器を用いた診療の届出を行っていればよく，がん性疼痛緩和指導管理料の「注4」として特に地方厚生（支）局長に対して，届出を行う必要はない。
(4) 令和7年5月31日までの間に限り，2の(4)に該当するものとみなす。

1 がん患者指導管理料イに関する施設基準
(1) 緩和ケアの研修を修了した医師及び専任の看護師がそれぞれ1名以上配置されている。なお，診断結果及び治療方針の説明等を行う際には両者が同席して行う。
(2) (1)に掲げる医師は，次に掲げるいずれかの研修を修了した者である。
　ア 「がん等の診療に携わる医師等に対する緩和ケア研修会の開催指針」に準拠した緩和ケア研修会（平成29年度までに開催したものであって，「がん診療に携わる医師に対する緩和ケア研修会の開催指針」に準拠したものを含む）
　イ 緩和ケアの基本教育のための都道府県指導者研修会（国立がん研究センター主催）等
(3) (1)に掲げる看護師は，5年以上がん患者の看護に従事した経験を有し，がん患者へのカウンセリング等に係る適切な研修を修了した者である。なお，ここでいうがん患者へのカウンセリング等に係る適切な研修とは，次の事項に該当する研修のことをいう。
　ア 国又は医療関係団体等が主催する研修である（600時間以上の研修期間で，修了証が交付されるものに限る）。
　イ 看護師又はがん看護関連領域における専門的な知識・技術を有する看護師の養成を目的とした研修である。
　ウ 講義及び演習により，次の内容を含むものである。
　　(イ) がん看護又はがん看護関連領域に必要な看護理論及び医療制度等の概要
　　(ロ) 臨床倫理（告知，意思決定，インフォームド・コンセントにおける看護師の役割）
　　(ハ) がん看護又はがん看護関連領域に関するアセスメントと看護実践
　　(ニ) がん看護又はがん看護関連領域の患者及び家族の心理過程
　　(ホ) セルフケアへの支援及び家族支援の方法
　　(ヘ) がん患者のための医療機関における組織的取組とチームアプローチ
　　(ト) がん看護又はがん看護関連領域におけるストレスマネジメント
　　(チ) コンサルテーション方法
　エ 実習により，事例に基づくアセスメントとがん看護又はがん看護関連領域に必要な看護実践
(4) 患者に対して診断結果及び治療方針の説明等を行う場合に，患者の希望に応じて，患者の心理状況及びプライバシーに十分配慮した構造の個室を使用できるように備えている。
(5) 当該保険医療機関において，厚生労働省「人生の最終段階における医療・ケアの決定プロセスに関するガイドライン」等の内容を踏まえ，適切な意思決定支援に関する指針を定めている。

2 がん患者指導管理料ロに関する施設基準
(1) 緩和ケアの研修を修了した医師及び専任の看護師がそれぞれ1名以上配置されている。
(2) (1)に掲げる医師は，1の(2)を満たす。
(3) (1)に掲げる看護師は，1の(3)を満たす。
(4) 当該管理に従事する公認心理師については，1の(2)のアに掲げる研修を修了した者である。
(5) 患者の希望に応じて，患者の心理状況及びプライバシーに十分配慮した構造の個室を使用できるように備えている。

3 がん患者指導管理料ハに関する施設基準
(1) 化学療法の経験を5年以上有する医師及び専任の薬剤師がそれぞれ1名以上配置されている。
(2) (1)に掲げる薬剤師は，5年以上薬剤師としての業務に従事した経験及び3年以上化学療法に係る業務に従事した経験を有し，40時間以上のがんに係る適切な研修を修了し，がん患者に対する薬剤管理指導の実績を50症例（複数のがん種であることが望ましい）以上有するものである。
(3) 患者の希望に応じて，患者の心理状況及びプライバシーに十分配慮した構造の個室を使用できるように備えている。

4 がん患者指導管理料ニに関する施設基準
(1) BRCA1/2遺伝子検査の血液を検体とするものの施設基準に係る届出を行っている。
(2) 患者のプライバシーに十分配慮した構造の個室を備えている。

5 がん患者指導管理料の「注7」に関する施設基準
情報通信機器を用いた診療の届出を行っている。
【届出に関する事項】
(1) がん患者指導管理料の施設基準に係る届出は，別添2（→Web版）の様式5の3を用いる。
(2) がん患者指導管理料の「注7」に関する施設基準については，情報通信機器を用いた診療の届出を行っていればよく，がん患者指導管理料の「注7」として特に地方厚生（支）局長に対して，届出を行う必要はない。

事務連絡　がん患者指導管理料

問1　がん患者指導管理料イの要件である「がん患者へのカウンセリング等に係る適切な研修」には，どのようなものがあるのか。
答　現時点では，以下のいずれかの研修と考えている。
　① 日本看護協会認定看護師教育課程「緩和ケア」，「がん性疼痛看護」，「がん化学療法看護」，「がん放射線療法看護」，「乳がん看護」，「摂食・嚥下障害看護」又は「皮膚・排泄ケア」の研修
　② 日本看護協会が認定している看護系大学院の「がん看護」又は「精神看護」の専門看護師教育課程　　（平22.3.29）
問2　がん患者指導管理料ロの看護師の研修とはどのような研修か。
答　現時点では，日本看護協会認定看護師教育課程「緩和ケア」，「がん性疼痛看護」，「がん化学療法看護」，「がん放射線療法看護」，「乳がん看護」の研修。日本看護協会が認定している看護系大学院の「がん看護」又は「精神看護」の専門看護師教育課程。
問3　病棟薬剤業務実施加算における病棟専任の薬剤師は，がん患者指導管理料ハの要件である専任の薬剤師と兼務することは可能か。
答　可能。ただし，病棟薬剤業務の実施時間には，がん患者指導管理料ハ算定のための業務に要する時間は含まれないものであること。　　（平26.3.31，4.4，一部修正）
問4　がん患者指導管理料ハの要件である「40時間以上のがんに係る適切な研修」には，どのようなものがあるのか。また，様式5の3について，がん患者指導管理料ハの要件である「5年以上薬剤師としての業務に従事した経験及び3年以上化学療法に係る業務に従事した経験を有し，40時間以上のがんにかかる適切な研修を修了し，がん患者に対する薬剤管理指導の実績を50症例（複数のがん種であることが望ましい）以上有することが確認できる文書」とは何を指すのか。
答　日本病院薬剤師会，日本臨床腫瘍薬学会又は日本医療薬学会が認定するがんに係る研修を指す。様式5の3の提出に当たっては，日本病院薬剤師会が認定するがん薬物療法認定薬剤師，日本臨床腫瘍薬学会が認定する外来がん治療認定薬剤師，又は日本医療薬学会が認定するがん専門薬剤師であることを証する文書を添付する。　　（平26.4.4，一部修正）
問5　例えば，一般病棟入院基本料の届出を行っている病棟に勤務している専任の看護師が，当該病棟に入院している患者に対し，がん患者指導管理料に係る説明及び相談を専

任の医師等と同席して行った場合，この勤務時間を当該病棟での勤務時間として算入することができるか。また，外来患者に対して行った場合は，勤務時間をどのように扱えばよいのか。

答　一般病棟入院基本料の届出病棟に入院している患者に対して，当該病棟の看護師が行うがん患者指導管理料の算定に係る業務の時間は当該病棟の勤務時間として計上することができる。一方，外来の患者に対して当該病棟の看護師が行うがん患者指導管理料の算定に係る業務の時間については，病棟勤務と外来勤務を兼務する場合に該当し，勤務計画表による病棟勤務の時間を比例計算の上，看護要員の数に算入することができる。
(平22.3.29．一部修正)

→1　外来緩和ケア管理料に関する施設基準
(1)　当該保険医療機関内に，以下の4名から構成される緩和ケアに係るチーム（以下「緩和ケアチーム」という）が設置されている。
ア　身体症状の緩和を担当する専任の常勤医師
イ　精神症状の緩和を担当する専任の常勤医師
ウ　緩和ケアの経験を有する専任の常勤看護師
エ　緩和ケアの経験を有する専任の薬剤師
　なお，アからエまでのうちいずれか1人は専従であること。ただし，当該緩和ケアチームが診療する患者数が1日に15人以内である場合は，いずれも専任で差し支えない。
　また，「注4」に規定する点数を算定する場合は，以下から構成される緩和ケアチームにより，緩和ケアに係る専門的な診療が行われている。
オ　身体症状の緩和を担当する常勤医師
カ　精神症状の緩和を担当する医師
キ　緩和ケアの経験を有する看護師
ク　緩和ケアの経験を有する薬剤師
(2)　緩和ケアチームの構成員は，緩和ケア診療加算に係る緩和ケアチームの構成員及び小児緩和ケア診療加算に係る小児緩和ケアチームの構成員と兼任であって差し支えない。
　また，悪性腫瘍患者に係る緩和ケアの特性に鑑みて，専従の医師にあっては，緩和ケア診療加算を算定すべき診療，小児緩和ケア診療加算を算定すべき診療及び外来緩和ケア管理料を算定すべき診療に影響のない範囲においては，専門的な緩和ケアに関する外来診療を行って差し支えない（ただし，専門的な緩和ケアに関する外来診療に携わる時間は，所定労働時間の2分の1以下である）。
(3)　(1)の緩和ケアチームの専従の職員について，介護保険施設等又は指定障害者支援施設等からの求めに応じ，当該介護保険施設等又は指定障害者支援施設等において緩和ケアの専門性に基づく助言を行う場合には，緩和ケアチームの業務について専従とみなすことができる。ただし，介護保険施設等又は指定障害者支援施設等に赴いて行う助言に携わる時間は，原則として月10時間以下である。また介護保険施設等又は指定障害者支援施設は次に掲げるものをいう。
イ　指定介護老人福祉施設
ロ　指定地域密着型介護老人福祉施設
ハ　介護老人保健施設
ニ　介護医療院
ホ　指定特定施設入居者生活介護事業所
ヘ　指定地域密着型特定施設入居者生活介護事業所
ト　指定介護予防特定施設入居者生活介護事業所
チ　指定認知症対応型共同生活介護事業所
リ　指定介護予防認知症対応型共同生活介護事業所
ヌ　指定障害者支援施設
ル　指定共同生活援助事業所
ヲ　指定福祉型障害児入所施設
(4)　(1)のア又はオに掲げる医師は，悪性腫瘍の患者又は後天性免疫不全症候群の患者を対象とした症状緩和治療を主たる業務とした3年以上の経験を有する者である。なお，末期心不全の患者を対象とする場合には，末期心不全の患者を対象とした症状緩和治療を主たる業務とした3年以上の経験を有する者であっても差し支えない。また，週3日以上常態として勤務しており，かつ，所定労働時間が週22時間以上の勤務を行っている専任の非常勤医師〔悪性腫瘍患者又は後天性免疫不全症候群の患者を対象とした症状緩和治療を主たる業務とした3年以上の経験を有する医師に限る（末期心不全の患者を対象とする場合には，末期心不全の患者を対象とした症状緩和治療を主たる業務とした3年以上の経験を有する者であっても差し支えない）〕を2名組み合わせることにより，常勤医師の勤務時間帯と同じ時間帯にこれらの非常勤医師が配置されている場合には，当該2名の非常勤医師が緩和ケアチームの業務に従事する場合に限り，当該基準を満たしていることとみなすことができる。
(5)　(1)のイ又はカに掲げる医師は，3年以上がん専門病院又は一般病院での精神医療に従事した経験を有する者である。また，イに掲げる医師については，週3日以上常態として勤務しており，かつ，所定労働時間が週22時間以上の勤務を行っている専任の非常勤医師（3年以上がん専門病院又は一般病院での精神医療に従事した経験を有する医師に限る）を2名組み合わせることにより，常勤医師の勤務時間帯と同じ時間帯にこれらの非常勤医師が配置されている場合には，当該2名の非常勤医師が緩和ケアチームの業務に従事する場合に限り，当該基準を満たしていることとみなすことができる。
(6)　(1)のア，イ，オ及びカに掲げる医師のうち，悪性腫瘍の患者に対して緩和ケアに係る診療を行う場合には，以下のア又はイのいずれかの研修を修了している者である。また，末期心不全症候群の患者に対して緩和ケアに係る診療を行う場合には，ア，イ又はウのいずれかの研修を修了している者であること。なお，後天性免疫不全症候群の患者に対して緩和ケアに係る診療を行う場合には下記研修を修了していなくてもよい。
ア　がん等の診療に携わる医師等に対する緩和ケア研修会の開催指針に準拠した緩和ケア研修会
イ　緩和ケアの基本教育のための都道府県指導者研修会（国立研究開発法人国立がん研究センター主催）等
ウ　日本心不全学会により開催される基本的心不全緩和ケアトレーニングコース
(7)　(1)のウ又はキに掲げる看護師は，5年以上悪性腫瘍の患者の看護に従事した経験を有し，緩和ケア病棟等における研修を修了している者である。なお，ここでいう緩和ケア病棟等における研修とは，次の事項に該当する研修のことをいう。
ア　国又は医療関係団体等が主催する研修である（600時間以上の研修期間で，修了証が交付されるものに限る）。
イ　緩和ケアのための専門的な知識・技術を有する看護師の養成を目的とした研修である。
ウ　講義及び演習により，次の内容を含むものである。
　(イ)　ホスピスケア・疼痛緩和ケア総論及び制度等の概要
　(ロ)　悪性腫瘍又は後天性免疫不全症候群のプロセスとその治療
　(ハ)　悪性腫瘍又は後天性免疫不全症候群患者の心理過程
　(ニ)　緩和ケアのためのアセスメント並びに症状緩和のための支援方法
　(ホ)　セルフケアへの支援及び家族支援の方法
　(ヘ)　ホスピス及び疼痛緩和のための組織的取組とチームアプローチ
　(ト)　ホスピスケア・緩和ケアにおけるリーダーシップとストレスマネジメント
　(チ)　コンサルテーション方法
　(リ)　ケアの質を保つためのデータ収集・分析等について
エ　実習により，事例に基づくアセスメントとホスピスケア・緩和ケアの実践
(8)　(1)のエ又はクに掲げる薬剤師は，麻薬の投薬が行われている悪性腫瘍の患者に対する薬学的管理及び指導などの緩和ケアの経験を有する者である。
(9)　(1)のア，イ，オ及びカに掲げる医師については，緩和ケア病棟入院料の届出に係る担当医師と兼任ではないこと。ただし，緩和ケア病棟入院料の届出に係る担当医師が複数

名である場合は，緩和ケアチームに係る業務に関し専任である医師については，緩和ケア病棟入院料の届出に係る担当医師と兼任であっても差し支えない。
(10) 症状緩和に係るカンファレンスが週1回程度開催されており，緩和ケアチームの構成員及び必要に応じて，当該患者の診療を担う保険医，看護師，薬剤師などが参加している。
(11) 当該医療機関において緩和ケアチームが組織上明確に位置づけられている。
(12) 院内の見やすい場所に緩和ケアチームによる診療が受けられる旨の掲示をするなど，患者に対して必要な情報提供がなされている。

2 外来緩和ケア管理料の「注5」に関する施設基準
情報通信機器を用いた診療の届出を行っている。

【届出に関する事項】
(1) 外来緩和ケア管理料の施設基準に係る届出は，別添2（→Web版）の様式5の4を用いる。
(2) 外来緩和ケア管理料の「注5」に関する施設基準については，情報通信機器を用いた診療の届出を行っていればよく，外来緩和ケア管理料の「注5」として特に地方厚生（支）局長に対して，届出を行う必要はない。

事務連絡 外来緩和ケア管理料
問1 緩和ケア診療加算及び外来緩和ケア管理料の施設基準における「精神症状の緩和を担当する医師」は，心療内科医であってもよいか。
答 差し支えない。　(平30.3.30)
問2 外来緩和ケア管理料の看護師の要件である研修の内容が通知に示されているが，具体的にはどのような研修があるのか。
答 現時点では，緩和ケア診療加算の要件にある研修と同様で以下のいずれかの研修である。
① 日本看護協会認定看護師教育課程「緩和ケア」，「がん性疼痛看護」，「がん化学療法看護」，「乳ガン看護」又は「がん放射線療法看護」の研修
② 日本看護協会が認定している看護系大学院の「がん看護」の専門看護師教育課程　(平24.3.30)

→ 移植後患者指導管理料
1 臓器移植後に関する施設基準
(1) 当該保険医療機関内に，以下の職種が連携して，診療を行う体制がある。
ア 臓器移植に従事した経験を2年以上有し，下記のいずれかの経験症例を持つ専任の常勤医師
なお，週3日以上常態として勤務しており，かつ，所定労働時間が週22時間以上の勤務を行っている専任の非常勤医師（臓器移植に従事した経験を2年以上有し，下記のいずれかの経験症例を持つ医師に限る）を2名以上組み合わせることにより，常勤医師の勤務時間帯と同じ時間帯にこれらの非常勤医師が配置されている場合には，当該基準を満たしていることとみなすことができる。
(イ) 腎臓移植領域10例以上
(ロ) 肝臓移植領域10例以上
(ハ) (イ)及び(ロ)以外の臓器移植領域3例以上
イ 臓器移植に従事した経験を2年以上有し，移植医療に係る適切な研修を修了した専任の常勤看護師
ウ 免疫抑制状態の患者の薬剤管理の経験を有する常勤薬剤師
(2) (1)のイにおける移植医療に係る適切な研修とは，次に掲げる全ての事項に該当するものをいう。
ア 医療関係団体が主催するものである。
イ 移植医療に関する業務を実施する上で必要な内容を含み，通算して3日間以上の，講義，演習又は実習等からなる研修である。ただし，実習を除く，講義又は演習等は10時間以上のものとする。
ウ 講義又は演習等により，臓器移植の特性に応じた，移植の適応，免疫反応，感染症等の合併症，移植プロセスに応じたコーディネーション等について研修するものである。
(3) 移植医療に特化した専門外来が設置されている。

2 造血幹細胞移植後に関する施設基準
(1) 当該保険医療機関内に，以下の職種が連携して，診療を行う体制がある。
ア 造血幹細胞移植に従事した経験を2年以上有し，造血幹細胞移植を10例以上（小児科の場合は7例以上）の経験症例を持つ専任の常勤医師
なお，週3日以上常態として勤務しており，かつ，所定労働時間が週22時間以上の勤務を行っている専任の非常勤医師〔造血幹細胞移植に従事した経験を2年以上有し，造血幹細胞移植を10例以上（小児科の場合は7例以上）の経験症例を持つ医師に限る〕を2名以上組み合わせることにより，常勤医師の勤務時間帯と同じ時間帯にこれらの非常勤医師が配置されている場合には，当該基準を満たしていることとみなすことができる。
イ 造血幹細胞移植に従事した経験を2年以上有し，移植医療に係る適切な研修を修了した専任の常勤看護師
ウ 免疫抑制状態の患者の薬剤管理の経験を有する常勤薬剤師
(2) (1)のイにおける移植医療に係る適切な研修とは，次に掲げる全ての事項に該当するものをいう。
ア 医療関係団体が主催するものである。
イ 移植医療に関する業務を実施する上で必要な内容を含み，通算して3日間以上の，講義，演習又は実習等からなる研修である。ただし，実習を除く，講義又は演習等は10時間以上のものとする。
ウ 講義又は演習等により，造血幹細胞移植の特性に応じた，移植の適応，免疫反応，感染症等の合併症，移植プロセスに応じたコーディネーション等について研修するものである。
(3) 移植医療に特化した専門外来が設置されている。

3 移植後患者指導管理料の「注3」に関する施設基準
情報通信機器を用いた診療の届出を行っている。
【届出に関する事項】
(1) 移植後患者指導管理料の施設基準に係る届出は，別添2（→Web版）の様式5の5を用いる。
(2) 移植後患者指導管理料の「注3」に関する施設基準については，情報通信機器を用いた診療の届出を行っていればよく，移植後患者指導管理料の「注3」として特に地方厚生（支）局長に対して，届出を行う必要はない。

事務連絡 問1 施設基準にある臓器移植に従事した経験を有する専任の常勤看護師に求められる「移植医療に係る適切な研修」とは，どのようなものがあるか。
答 現時点では，以下の研修である。
・日本看護協会主催の看護研修学校又は神戸研修センターで行われている3日間以上で演習を含む臓器移植に関する研修
・日本移植コーディネーター協議会が主催する日本移植コーディネーター協議会（JATCO）総合研修会
問2 施設基準にある造血幹細胞移植に従事した経験を有する専任の常勤看護師に求められる「移植医療に係る適切な研修」とは，どのようなものがあるか。
答 現時点では，以下の研修であり，その研修時間の合計が10時間以上の場合，届出を行うことができる。
・日本造血細胞移植学会が主催する看護教育セミナー
・日本造血細胞移植学会が主催する，造血細胞移植後フォローアップのための看護師研修会　(平24.4.20，4.27，一部修正)

→ 1 糖尿病透析予防指導管理料に関する施設基準
(1) 当該保険医療機関内に，以下から構成される透析予防診療チームが設置されている。
ア 糖尿病指導の経験を有する専任の医師
イ 糖尿病指導の経験を有する専任の看護師又は保健師
ウ 糖尿病指導の経験を有する専任の管理栄養士
(2) (1)のアに掲げる医師は，糖尿病及び糖尿病性腎症の予防

指導に従事した経験を5年以上有する者である。
(3) (1)のイに掲げる看護師は，次のいずれかに該当する者である。
　ア　糖尿病及び糖尿病性腎症の予防指導に従事した経験を2年以上有し，かつ，この間に通算1,000時間以上糖尿病患者の療養指導を行った者であって，適切な研修を修了した者
　　なお，ここでいう適切な研修とは，次の要件を満たすものをいう。
　　(イ)　国又は医療関係団体等が主催する研修である。
　　(ロ)　糖尿病患者への生活習慣改善の意義・基礎知識，評価方法，セルフケア支援及び事例分析・評価等の内容が含まれる。
　　(ハ)　糖尿病患者の療養指導について十分な知識及び経験のある医師，看護師等が行う演習が含まれる。
　　(ニ)　通算して10時間以上のものである。
　イ　糖尿病及び糖尿病性腎症の予防指導に従事した経験を5年以上有する者
(4) (1)のイに掲げる保健師は，糖尿病及び糖尿病性腎症の予防指導に従事した経験を2年以上有する者である。
(5) (1)のウに掲げる管理栄養士は，糖尿病及び糖尿病性腎症の栄養指導に従事した経験を5年以上有する者である。
(6) (2)から(4)までに規定する医師，看護師又は保健師のうち，少なくとも1名以上は常勤である。
(7) (2)から(5)までに規定する医師，看護師又は保健師及び管理栄養士のほか，薬剤師，理学療法士が配置されていることが望ましい。
(8) 「注3」に規定する点数を算定する場合は，以下から構成される透析予防診療チームにより，透析予防に係る専門的な診療が行われている。
　ア　糖尿病指導の経験を有する医師〔(2)を満たす〕
　イ　糖尿病指導の経験を有する看護師又は保健師〔看護師にあっては，(3)のアを満たす。保健師にあっては，(4)を満たす〕
　ウ　糖尿病指導の経験を有する管理栄養士〔(5)を満たす〕
(9) 「注4」に規定する高度腎機能障害患者指導加算を算定する場合は，次に掲げるイのアに対する割合が5割を超えていること。
　ア　4月前までの3か月間に糖尿病透析予防指導管理料を算定した患者で，同期間内に算出したeGFRcr又はeGFRcys（mL/分/1.73㎡）が30未満であったもの（死亡したもの，透析を導入したもの及び腎臓移植を受けたものを除き6人以上が該当する場合に限る）
　イ　アの算定時点（複数ある場合は最も早いもの。以下同じ）から3月以上経過した時点で以下のいずれかに該当している患者
　　(イ)　血清クレアチニン又はシスタチンCがアの算定時点から不変又は低下している
　　(ロ)　尿たんぱく排泄量がアの算定時点から20%以上低下している
　　(ハ)　アでeGFRcr又はeGFRcysを算出した時点から前後3月時点のeGFRcr又はeGFRcysを比較し，その1月当たりの低下が30%以上軽減している
(10) 糖尿病教室を定期的に実施すること等により，糖尿病について患者及びその家族に対して説明が行われている。
(11) 糖尿病透析予防指導管理料を算定した患者の状態の変化等について，別添2（→Web版）の様式5の7を用いて，地方厚生（支）局長に報告している。
2　糖尿病透析予防指導管理料の「注5」に関する施設基準
　情報通信機器を用いた診療の届出を行っている。
【届出に関する事項】
(1) 糖尿病透析予防指導管理料の施設基準に係る届出は，別添2（→Web版）の様式5の6を用いる。なお，高度腎機能障害患者指導加算に係る届出は，別添2の様式5の8を用いる。
(2) 糖尿病透析予防指導管理料の「注5」に関する施設基準については，情報通信機器を用いた診療の届出を行っていればよく，糖尿病透析予防指導管理料の「注5」として特に地方厚生（支）局長に対して，届出を行う必要はない。

▶事務連絡◀　問1　施設基準にある管理栄養士の経験として必要な栄養指導とは何か。
答　栄養指導とは，患者の栄養状態や食行動等の評価・判定を踏まえ，療養に必要な食事や栄養に関する指導を行うこと等が含まれる。なお，食事の提供にかかる業務のみを行っている場合は，栄養指導を行っていないため，当該経験として必要な栄養指導には該当しない。
問2　施設基準で求められている医師，看護師，保健師及び管理栄養士のそれぞれの経験は，複数の施設で必要な経験年数を満たしていてもいいのか。
答　そのとおり。
問3　糖尿病透析予防指導管理料の医師，看護師，管理栄養士は栄養サポートチーム加算の専任の医師，看護師，管理栄養士との兼任は可能か。
答　栄養サポートチームの専従ではない医師，看護師，管理栄養士は兼任が可能である。
問4　糖尿病透析予防指導管理料の看護師の要件である研修の内容が通知に示されているが，具体的にはどのような研修があるのか。
答　現時点では，以下のいずれかの研修である。
　①　日本看護協会認定看護師教育課程「糖尿病看護」「透析看護」の研修
　②　日本看護協会が認定している看護系大学院の「慢性疾患看護」の専門看護師教育課程
　③　日本糖尿病療養指導士認定機構が認定している糖尿病療養指導士の受講者用講習会　　　　　　　　　　（平24.3.30）
問5　糖尿病透析予防指導管理料における別添2の様式5の7による報告について，平成25年度以降の報告はどのように行うのか。
答　平成25年度以降の報告においては，前年度（前年の4月から当年の3月まで）の患者の状態の変化等について報告を行う。ただし，新規に当該指導管理料の届出を行うなど，1年に満たない場合は，その届出日以降から当年の3月までの期間の結果について記入する。　　　（平24.7.3，一部改正）
問6　B001の「27」糖尿病透析予防指導管理料の看護師の要件である「適切な研修」として，特定行為に係る看護師の研修制度により厚生労働大臣が指定する指定研修機関において行われる研修は該当するか。
答　特定行為に係る看護師の研修制度により厚生労働大臣が指定する指定研修機関において行われる「血糖コントロールに係る薬剤投与関連」の区分の研修は該当する。　（平30.3.30）

→ 小児運動器疾患指導管理料に関する施設基準
(1) 以下の要件をいずれも満たす常勤の医師が1名以上勤務している。
　ア　整形外科の診療に従事した経験を5年以上有している。
　イ　小児の運動器疾患に係る適切な研修を修了している。
(2) 当該保険医療機関において，小児の運動器疾患の診断・治療に必要な単純撮影を行う体制を有している。
(3) 必要に応じて，当該保険医療機関の病床又は連携する保険医療機関の病床において，入院可能な体制を有している。
【届出に関する事項】　小児運動器疾患指導管理料の施設基準に係る届出は，別添2（→Web版）の様式5の8の2を用いる。
▶事務連絡◀　問　施設基準における常勤の医師に係る「小児の運動器疾患に係る適切な研修」とは何を指すのか。
答　現時点では，日本整形外科学会が主催する「小児運動器疾患指導管理医師セミナー」を指す。　　　　　　　　　　（平30.3.30）

→ 乳腺炎重症化予防ケア・指導料に関する施設基準
(1) 当該保険医療機関内に，乳腺炎の重症化及び再発予防の指導並びに乳房に係る疾患の診療の経験を有する医師が配置されている。
(2) 当該保険医療機関内に，乳腺炎の重症化及び再発予防並びに母乳育児に係るケア及び指導に従事した経験を5年以

上有し，助産に関する専門の知識や技術を有することについて医療関係団体等から認証された専任の助産師が，1名以上配置されている。
【届出に関する事項】 乳腺炎重症化予防ケア・指導料の施設基準に係る届出は，別添2の2（→Web版）を用いる。

■事務連絡■ 問 B001の「29」乳腺炎重症化予防ケア・指導料の施設基準で求める「助産に関する専門の知識や技術を有することについて医療関係団体等から認証された専任の助産師」とは，どのような者か。
答 現時点では，一般財団法人日本助産評価機構により「アドバンス助産師」の認証を受けた助産師である。 （平30.3.30）

→ **婦人科特定疾患治療管理料に関する施設基準**
(1) 当該保険医療機関内に婦人科疾患の診療を行うにつき十分な経験を有する常勤の医師が1名以上配置されている。
(2) (1)に掲げる医師は，器質性月経困難症の治療に係る適切な研修を修了している。なお，ここでいう適切な研修とは次のものをいう。
　ア 国又は医療関係団体等が主催する研修である。
　イ 器質性月経困難症の病態，診断，治療及び予防の内容が含まれるものである。
　ウ 通算して6時間以上のものである。
【届出に関する事項】 婦人科特定疾患治療管理料の施設基準に係る届出は，別添2（→Web版）の様式5の10を用いる。

■事務連絡■ 問 婦人科特定疾患治療管理料の施設基準について，器質性月経困難症の治療に係る適切な研修とは何を指すのか。
答 現時点では，以下のいずれかの研修である。
　① 日本産科婦人科学会の主催する器質性月経困難症に対する適正なホルモン療法等に係る研修
　② 日本産婦人科医会の主催する器質性月経困難症に対する適正なホルモン療法等に係る研修 （令2.3.31，一部修正）

→1 **腎代替療法指導管理料に関する施設基準**
(1) 以下の要件を満たしている。
　ア 説明に当たっては，関連学会の作成した腎代替療法選択に係る資料又はそれらを参考に作成した資料に基づき説明を行う。
　イ C102在宅自己腹膜灌流指導管理料を過去1年間で12回以上算定している。
　ウ 腎移植について，患者の希望に応じて適切に相談に応じており，かつ，腎移植に向けた手続きを行った患者が前年に3人以上いる。なお，腎移植に向けた手続き等を行った患者とは，日本臓器移植ネットワークに腎臓移植希望者として新規に登録された患者，先行的腎移植が実施された患者又は腎移植が実施され透析を離脱した患者をいう。
(2) 当該保険医療機関内に，以下の職種が連携して診療を行う体制がある。
　ア 腎臓内科の診療に3年以上従事した経験を有する専任の常勤医師
　イ 5年以上看護師として医療に従事し，腎臓病患者の看護について3年以上の経験を有する専任の常勤看護師
(3) 腎臓病について患者及びその家族等に対する説明を目的とした腎臓病教室を定期的に実施する。

2 **腎代替療法指導管理料の「注3」に関する施設基準**
情報通信機器を用いた診療の届出を行っている。
【届出に関する事項】
(1) 腎代替療法指導管理料の施設基準に係る届出は，別添2（→Web版）の様式2の2を用いる。
(2) 腎代替療法指導管理料の「注3」に関する施設基準については，情報通信機器を用いた診療の届出を行っていればよく，腎代替療法指導管理料の「注3」として特に地方厚生（支）局長に対して，届出を行う必要はない。

■事務連絡■ 問1 腎代替療法指導管理料の施設基準における「関連学会の作成した腎代替療法選択に係る資料」とは具体的に何を指すのか。

答 現時点では，日本腎臓学会・日本透析医学会・日本移植学会・日本臨床腎移植学会・日本腹膜透析医学会により作成された「腎不全 治療選択とその実際」を指す。
問2 施設基準通知において，「腎臓病教室を定期的に実施すること」とあるが，定期的とはどの程度の頻度か。
答 腎臓病教室は年に1回以上の開催が必要。 （令2.3.31）

→ **一般不妊治療管理料に関する施設基準**
(1) 産科，婦人科，産婦人科又は泌尿器科を標榜する保険医療機関である。
(2) 当該保険医療機関内に，産科，婦人科若しくは産婦人科について合わせて5年以上又は泌尿器科について5年以上の経験を有する常勤の医師が1名以上配置されている。また，そのうち1名以上は，不妊症の患者に係る診療を主として実施する医師として20例以上の症例を実施している。
(3) 以下のいずれかを満たす施設である。
　ア 生殖補助医療管理料の施設基準に係る届出を行っている。
　イ 生殖補助医療管理料の施設基準に係る届出を行っている保険医療機関との連携体制を構築している。
(4) 国が示す不妊症に係る医療機関の情報提供に関する事業に協力する。
【届出に関する事項】 一般不妊治療管理料の施設基準に係る届出は，別添2（→Web版）の様式5の11を用いる。

■事務連絡■ 問1 B001の「32」一般不妊治療管理料の施設基準において，「当該保険医療機関において，不妊症の患者に係る診療を年間20例以上実施している」とされているが，保険医療機関が当該管理料の新規届出を行う場合について，どのように考えればよいか。
答 保険医療機関が当該管理料について新規届出を行う場合については，届出前6月以内の実施件数が，要件とされる年間実施件数の半数である10例以上であれば届出可能。
問2 問1において，保険医療機関を新規に開設し診療実績がない場合は，どのように考えればよいか。
答 新規に医療機関を開設し診療実績がない場合については，様式5の11の診療実績を除く項目を記入の上，届出を行った場合に限り，当該様式を届け出た日の属する月から最大6か月の間は，当該管理料を算定可能とする。6か月を超えて当該管理料を算定する場合は，改めて届出を行う。なお，再度の届出にかかる診療実績の考え方については，問1のとおり。 （令5.1.12）

→1 **生殖補助医療管理料1に関する施設基準**
(1) 産科，婦人科，産婦人科又は泌尿器科を標榜する保険医療機関である。
(2) 当該保険医療機関内に，産科，婦人科若しくは産婦人科について合わせて5年以上又は泌尿器科について5年以上の経験を有し，かつ，生殖補助医療に係る2年以上の経験を有する常勤の医師が1名以上配置されている。
(3) 当該保険医療機関内に，日本産科婦人科学会の体外受精・胚移植に関する登録施設における生殖補助医療に係る1年以上の経験を有する常勤の医師が1名以上配置されている。
(4) 当該保険医療機関内に，配偶子・胚の管理に係る責任者が1名以上配置されている。
(5) 当該保険医療機関内に，関係学会による配偶子・胚の管理に係る研修を受講した者が1名以上配置されていることが望ましい。
(6) 日本産科婦人科学会の体外受精・胚移植に関する登録施設である。また，日本産科婦人科学会のARTオンライン登録へのデータ入力を適切に実施する。
(7) 採卵を行う専用の室を備えているとともに，患者の緊急事態に対応するための以下の装置・器具等を有している。ただし，採卵，培養及び凍結保存を行う専用の室は，同一のものであって差し支えない。
　ア 酸素供給装置
　イ 吸引装置
　ウ 心電計

エ　呼吸循環監視装置
オ　救急蘇生セット
(8)　培養を行う施錠可能な専用の室を備えている。
(9)　凍結保存を行う施錠可能な専用の室を備えている。また，凍結保存に係る記録について，**診療録**と合わせて保存する。
(10)　当該保険医療機関において，医療に係る安全管理を行う体制が整備されている。
(11)　安全管理のための指針が整備されている。また，安全管理に関する基本的な考え方，医療事故発生時の対応方法等が文書化されている。
(12)　安全管理のための医療事故等の院内報告制度が整備されている。また，報告された医療事故，インシデント等について分析を行い，改善策を講ずる体制が整備されている。
(13)　安全管理の責任者等で構成される委員会が月1回程度開催されている。なお，安全管理の責任者の判断により，当該委員会を対面によらない方法で開催しても差し支えない。
(14)　安全管理の体制確保のための職員研修が定期的に開催されている。
(15)　配偶子・胚の管理を専ら担当する複数の常勤の医師又は配偶子・胚の管理に係る責任者が確認を行い，配偶子・胚の取り違えを防ぐ体制が整備されている。
(16)　緊急時の対応のため，時間外・夜間救急体制が整備されている又は他の保険医療機関との連携により時間外・夜間救急体制が整備されている。
(17)　胚移植術を実施した患者の出産に係る経過について把握する体制を有している。
(18)　胚移植術の回数を含む患者の治療経過について把握する体制を有している。また，当該保険医療機関において実施した胚移植術の実施回数について，他の保険医療機関から情報提供を求められた場合には，それに応じる。
(19)　以下のいずれかを満たす施設であることが望ましい。
　　ア　精巣内精子採取術に係る届出を行っている。
　　イ　精巣内精子採取術に係る届出を行っている他の保険医療機関との連携体制を構築している。
(20)　国が示す不妊症に係る医療機関の情報提供に関する事業に協力する。
(21)　以下の体制を有している。
　　ア　看護師，公認心理師等の患者からの相談に対応する専任の担当者を配置している。
　　イ　社会福祉士等の保健医療サービス及び福祉サービスとの連携調整を担当する者を配置している。
　　ウ　他の保健医療サービス及び福祉サービスとの連携調整及びこれらのサービスに関する情報提供に努める。
(22)　当面の間，(6)から(9)の基準については，他の保険医療機関との契約を行っている場合又は他の保険医療機関と特別の関係にある場合であって，当該他の保険医療機関が生殖補助医療管理料1又は2に係る届出を行っている場合には，当該他の保険医療機関との連係により要件を満たすものとして差し支えない。

2　生殖補助医療管理料2に関する施設基準
(1)　1の(1)から(20)までの基準を全て満たしている。
(2)　当面の間，(6)から(9)の基準については，他の保険医療機関との契約を行っている場合又は他の保険医療機関と特別の関係にある場合であって，当該他の保険医療機関が生殖補助医療管理料1又は2に係る届出を行っている場合には，当該他の保険医療機関との連係により要件を満たすものとして差し支えない。
【届出に関する事項】　生殖補助医療管理料の施設基準に係る届出は，**別添2**（→Web版）の様式5の12を用いる。また，**毎年8月**において，前年度における症例数等について，**別添2の様式5の12の2**により届け出る。　（令4.3.31事務連絡・一部修正）

■事務連絡　問1　生殖補助医療管理料の施設基準における「他の保健医療サービス及び福祉サービス」とは，具体的には何を指すのか。
答　都道府県等において実施されている不妊症・不育症に関する相談支援（令和4年度からは「性と健康の相談センター事業」）や，不妊症・不育症支援ネットワーク事業（※）等を指す。
※　不妊症・不育症支援ネットワーク事業（国庫補助事業）都道府県等において，以下の(1)〜(4)を実施することとされている。
　(1)　不妊症・不育症の診療を行う医療機関や，相談支援等を行う自治体，当事者団体等の関係者等で構成される協議会等の開催
　(2)　当事者団体等によるピア・サポート活動などへの支援の実施
　(3)　不妊症・不育症の心理社会的支援に係るカウンセラーを設置し，相談支援を実施
　(4)　不妊症・不育症患者への里親制度・特別養子縁組制度の紹介の実施
　　　　　　　　　　　　　　　（令4.3.31）
問2　B001の「32」一般不妊治療管理料，B001の「33」生殖補助医療管理料，及びK838-2精巣内精子採取術の施設基準における「国が示す不妊症に係る医療機関の情報提供に関する事業に協力すること」とは，具体的には何を指すのか。
答　現時点では，令和6年6月19日にこども家庭庁成育局母子保健課より発出された事務連絡「不妊症に係る医療機関の情報提供に関する協力依頼について」が示す事業に協力することを指す。　　　　　（令6.6.20）

→　**二次性骨折予防継続管理料に関する施設基準**
(1)　当該保険医療機関内に，以下の職種が連携して診療を行う体制が整備されている。
　　ア　骨粗鬆症の診療を担当する専任の常勤医師
　　イ　専任の常勤看護師
　　ウ　専任の常勤薬剤師
(2)　(1)のウに掲げる専任の常勤薬剤師については，当該保険医療機関内に常勤の薬剤師が配置されていない場合に限り，地域の保険医療機関等と連携し，診療を行う体制が整備されていることで差し支えない。
(3)　当該保険医療機関内において「骨粗鬆症の予防と治療ガイドライン」及び「骨折リエゾンサービス（FLS）クリニカルスタンダード」を参照した上で，院内職員を対象とした「骨粗鬆症に対する知識の共有とFLSの意義について」の研修会を年に1回以上実施する。
(4)　二次性骨折予防継続管理料1については，急性期一般入院基本料，地域一般入院基本料又は7対1入院基本料若しくは10対1入院基本料〔特定機能病院入院基本料（一般病棟に限る）又は専門病院入院基本料に限る〕，有床診療所入院基本料又は地域包括医療病棟入院料に係る届出を行っている保険医療機関である。
(5)　二次性骨折予防継続管理料2については，地域包括ケア病棟入院料，地域包括ケア入院医療管理料，回復期リハビリテーション病棟入院料又は回復期リハビリテーション入院医療管理料に係る届出を行っている保険医療機関の病棟である。
【届出に関する事項】
(1)　二次性骨折予防継続管理料の施設基準に係る届出は，**別添2**（→Web版）の様式5の13を用いる。
(2)　新たに届出を行う保険医療機関については，当該届出を行う日から起算して1年以内に(1)の(3)による研修会等を開催することが決まっている場合にあっては，(3)の要件を満たしているものとする。なお，当該届出時に研修会等の開催予定日がわかる書類を添付する。　（令4.3.31事務連絡・一部修正）

■事務連絡　問1　二次性骨折予防継続管理料の施設基準において，「地域の保険医療機関等と連携し」とあるが，「地域の保険医療機関等」には，地域の保険薬局は含まれるか。
答　含まれる。
問2　二次性骨折予防継続管理料について，二次性骨折予防継続管理料1又は2の届出を行っている保険医療機関が，二次性骨折予防継続管理料3を算定しようとする場合は，新たに届出が必要か。
答　必要。
問3　二次性骨折予防継続管理料1の施設基準において，「一般病棟入院基本料又は7対1入院基本料若しくは10対1入

院基本料〔特定機能病院入院基本料（一般病棟に限る）又は専門病院入院基本料に限る〕に係る届出を行っている保険医療機関である」とされているが，特別入院基本料を算定する病棟は対象に含まれるか。
答 含まれない。(令4.3.31)
問4 二次性骨折予防継続管理料2の施設基準における「骨粗鬆症の診療を担当する専任の常勤医師」について，A 308回復期リハビリテーション病棟入院料の「注4」に掲げる体制強化加算1の施設基準における「当該病棟に専従の常勤医師」と兼任することは可能か。
答 不可。(令4.5.13)

→ **アレルギー性鼻炎免疫療法治療管理料に関する施設基準**
(1) 当該保険医療機関内にアレルギーの診療に従事した経験を3年以上有する常勤医師が1名以上配置されている。なお，週3日以上常態として勤務しており，かつ，所定労働時間が週22時間以上の勤務を行っている非常勤医師（アレルギーの診療に従事した経験を3年以上有する医師に限る）を2名以上組み合わせることにより，常勤医師の勤務時間帯と同じ時間帯にこれらの非常勤医師が配置されている場合には，当該基準を満たしていることとみなすことができる。
(2) アレルゲン免疫療法に伴う副作用が生じた場合に対応できる体制が整備されている。
(3) 院内の見やすい場所にアレルゲン免疫療法を行っている旨の掲示をするなど，患者に対して必要な情報提供がなされている。
【届出に関する事項】 アレルギー性鼻炎免疫療法治療管理料の施設基準については，当該基準を満たしていればよく，特に地方厚生（支）局長に対して，届出を行う必要はない。

→ **下肢創傷処置管理料に関する施設基準**
以下の要件を全て満たす常勤の医師が1名以上勤務している。
(1) 整形外科，形成外科，皮膚科，外科，心臓血管外科又は循環器内科の診療に従事した経験を5年以上有している。
(2) 下肢創傷処置に関する適切な研修を修了している。
【届出に関する事項】 下肢創傷処置管理料の施設基準に係る届出は，別添2（→Web版）の様式5の14を用いる。
事務連絡 問1 下肢創傷処置管理料の施設基準において求める医師の「下肢創傷処置に関する適切な研修」には，具体的にはどのようなものがあるか。
答 現時点では，一般社団法人日本フットケア・足病医学会「日本フットケア足病医学会認定師 講習会」のうち「Ver.2」が該当する。(令4.3.31)
問2 下肢創傷処置管理料の施設基準において求める医師の「下肢創傷処置に関する適切な研修」については，「疑義解釈資料（その1）」（令和4年3月31日事務連絡）別添1の問145（上記「問1」）で示された研修の他，一般社団法人日本フットケア・足病医学会「下肢創傷処置・管理のための講習会」は該当するか。
答 該当する。(令4.9.27)

→ **1 慢性腎臓病透析予防指導管理料に関する施設基準**
(1) 当該保険医療機関内に，以下から構成される透析予防診療チームが設置されている。
　ア 慢性腎臓病指導の経験を有する専任の医師
　イ 慢性腎臓病指導の経験を有する専任の看護師又は保健師
　ウ 慢性腎臓病指導の経験を有する専任の管理栄養士
(2) (1)のアに掲げる医師は，慢性腎臓病の予防指導に従事した経験を5年以上有する者である。
(3) (1)のイに掲げる看護師は，慢性腎臓病の予防指導に従事した経験を3年以上有する者である。
(4) (1)のイに掲げる保健師は，慢性腎臓病の予防指導に従事した経験を2年以上有する者である。
(5) (1)のウに掲げる管理栄養士は，慢性腎臓病の栄養指導に従事した経験を3年以上有する者である。
(6) (1)のア，イ及びウに掲げる透析予防診療チームに所属する者のいずれかは，慢性腎臓病の予防指導に係る適切な研修を修了した者であることが望ましい。
(7) (2)から(4)までに規定する医師，看護師又は保健師のうち，少なくとも1名以上は常勤である。
(8) (2)から(5)までに規定する医師，看護師又は保健師及び管理栄養士のほか，薬剤師，理学療法士が配置されていることが望ましい。
(9) 腎臓病教室を定期的に実施すること等により，腎臓病について患者及びその家族に対して説明が行われている。ただし，当該教室はB 001の「27」糖尿病透析予防指導管理料に規定する糖尿病教室（腎臓病についての内容が含まれる場合に限る）の実施により代えることとしても差し支えない。
(10) 慢性腎臓病透析予防指導管理料を算定した患者の状態の変化等について，別添2の様式13の10を用いて，地方厚生（支）局長に報告している。

2 慢性腎臓病透析予防指導管理料の「注3」に関する施設基準
情報通信機器を用いた診療の届出を行っている。
【届出に関する事項】
(1) 慢性腎臓病透析予防指導管理料の施設基準に係る届出は，別添2（→Web版）の様式13の9を用いる。
(2) 慢性腎臓病透析予防指導管理料の「注3」に関する施設基準については，情報通信機器を用いた診療の届出を行っていればよく，慢性腎臓病透析予防指導管理料の「注3」として特に地方厚生（支）局長に対して，届出を行う必要はない。

事務連絡 問1 慢性腎臓病透析予防指導管理料の施設基準で求められている医師，看護師，保健師及び管理栄養士のそれぞれの経験は，過去に複数の施設で必要な経験年数を満たしていてもいいのか。
答 そのとおり。
問2 慢性腎臓病透析予防指導管理料の医師，看護師，保健師，管理栄養士は，A 233-2栄養サポートチーム加算の専任の医師，看護師，管理栄養士，B 001の「27」糖尿病透析予防指導管理料の専任の医師，看護師，保健師，管理栄養士との兼任は可能か。
答 栄養サポートチームの専従ではない医師，看護師，管理栄養士は兼任が可能である。また，糖尿病透析予防指導管理料の専任の医師，看護師，保健師，管理栄養士は兼任が可能である。(令6.3.28)

参考 問 透析予防診療チームの管理栄養士について，
① 自院の管理栄養士でなければならないか。
② 常勤でなければならないか。
答 ① そのとおり。
② 常勤である必要はない。(令6.6.1 全国保険医団体連合会)

3 小児科外来診療料の注2に規定する厚生労働大臣が定める薬剤

パリビズマブ

3の2 小児科外来診療料の注4に規定する小児抗菌薬適正使用支援加算の施設基準

(1) 抗菌薬の適正な使用を推進するための体制が整備されていること。
(2) 当該保険医療機関が病院の場合にあっては，データ提出加算2に係る届出を行っていること。

→ **小児抗菌薬適正使用支援加算の施設基準**
薬剤耐性（AMR）対策アクションプラン（平成28年4月5日 国際的に脅威となる感染症対策関係閣僚会議）に位置づけられた「地域感染症対策ネットワーク（仮称）」に係る活動に参加し，又は感染症にかかる研修会等に定期的に参加している。

【届出に関する事項】　当該基準を満たしていればよく，特に地方厚生（支）局長に対して，届出を行う必要はない。

事務連絡 **問1**　感染症対策ネットワーク（仮称）に係る活動とは何か。
答　複数の医療機関や介護施設，自治体等と連携し，感染予防・管理についての情報共有や研修の実施などを定期的に行うこと。

問2　「感染症に係る研修会等に定期的に参加していること」について，研修会等とは，どのようなものが該当するか。また，定期的な期間は，どれくらいの期間か。
答　小児科もしくは感染症に関係する学会や医師会等が開催する抗菌薬の適正使用に資する研修会等に1年に1回以上参加していること。なお，病院においては保険医療機関内で行う抗菌薬の適正使用に資する研修会でも差し支えないが，この場合は，当該保険医療機関以外の医師も参加対象とした研修会であること。
(平30.3.30)

4　地域連携小児夜間・休日診療料の施設基準等

(1)　地域連携小児夜間・休日診療料の施設基準
イ　地域連携小児夜間・休日診療料1の施設基準
① 当該保険医療機関において，別の保険医療機関を主たる勤務先とする専ら小児科を担当する保険医及び当該保険医療機関を主たる勤務先とする専ら小児科を担当する保険医により，6歳未満の小児を夜間〔(2)に規定する時間をいう〕，休日又は深夜（午後10時から午前6時までの時間をいう。以下同じ）に診療することができる体制が整備されていること。
② 地域医療との連携体制が確保されていること。
③ 小児夜間・休日診療を行うにつき十分な体制が整備されていること。
④ 小児夜間・休日診療を行うにつき十分な構造設備を有していること。
⑤ 緊急時の入院体制が整備されていること。

ロ　地域連携小児夜間・休日診療料2の施設基準
① 当該保険医療機関において，専ら小児科を担当する保険医が常時1人以上配置されていること。
② 当該保険医療機関において，別の保険医療機関を主たる勤務先とする専ら小児科を担当する保険医及び当該保険医療機関を主たる勤務先とする専ら小児科を担当する保険医により，6歳未満の小児を24時間診療することができる体制が整備されていること。
③ 地域医療との連携体制が確保されていること。
④ 小児夜間・休日診療を行うにつき十分な構造設備を有していること。
⑤ 緊急時の入院体制が整備されていること。

(2)　地域連携小児夜間・休日診療料に規定する時間
当該地域において一般の保険医療機関がおおむね診療応需の態勢を解除した後，翌日に診療応需の態勢を再開するまでの時間（深夜及び休日を除く）

→ **1　地域連携小児夜間・休日診療料1に関する施設基準**
(1) 小児を夜間，休日又は深夜において診療することができる体制を有している。
(2) 夜間，休日又は深夜に小児科を担当する医師（近隣の保険医療機関を主たる勤務先とするものに限る）として3名以上を届け出ており，うち2名以上は専ら小児科を担当する医師である。
(3) 地域に，夜間，休日又は深夜であって小児の救急医療の確保のために当該保険医療機関があらかじめ定めた時間が周知されている。
(4) 緊急時に小児が入院できる体制が確保されている又は他の保険医療機関との連携により緊急時に小児が入院できる体制が整備されている。

2　地域連携小児夜間・休日診療料2に関する施設基準
(1) 小児を24時間診療することができる体制を有している。
(2) 専ら小児科を担当する医師（近隣の診療所等の保険医療機関を主たる勤務先とするものに限る）として3名以上を届け出ている。
(3) 地域に，小児の救急医療の確保のために当該保険医療機関が6歳未満の小児を24時間診療することが周知されている。
(4) 緊急時に小児が入院できる体制が確保されている又は他の保険医療機関との連携により緊急時に小児が入院できる体制が整備されている。

【届出に関する事項】
(1) 地域連携小児夜間・休日診療料1及び2の施設基準に係る届出は，別添2（→Web版）の様式7を用いる。
(2) 開放利用に関わる地域の医師会等との契約及び当該医療機関の運営規程等を記載する。
(3) 2の(1)に掲げる事項については，その体制の概要を添付する。

事務連絡 **問1**　地域連携小児夜間・休日診療料の要件にある3名の小児科医は，当該夜間，休日又は深夜の診療時間に常時勤務している必要があるのか。
答　3名の小児科医の登録があればよく，夜間，休日又は深夜の診療時間に3名の小児科医が常時勤務している必要はない。
(平22.3.29)

問2　施設基準の「小児を夜間，休日又は深夜において診療できる体制」について，週1日（例えば日曜日）のみ体制を有している場合も基準を満たすのか。
答　基準を満たすが，夜間，休日又は深夜であって，小児の救急医療の確保のためにあらかじめ地域住民に周知した時間に行われた診療が算定の対象となる。

問3　施設基準通知の「(3)地域に，夜間，休日又は深夜であって小児の救急医療の確保のために当該保険医療機関があらかじめ定めた時間が周知されていること」とは，どのような媒体で地域住民に周知されていることが必要なのか。
答　地域住民が通常アクセス可能な情報媒体で周知されていることが必要である。
(平16.3.30，一部修正)

4の2　乳幼児育児栄養指導料の注2に規定する施設基準

　情報通信機器を用いた診療を行うにつき十分な体制が整備されていること。

→ **乳幼児育児栄養指導料の「注2」に関する施設基準**
　情報通信機器を用いた診療の届出を行っている。

【届出に関する事項】　乳幼児育児栄養指導料の「注2」に関する施設基準については，情報通信機器を用いた診療の届出を行っていればよく，乳幼児育児栄養指導料の「注2」として特に地方厚生（支）局長に対して，届出を行う必要はない。

4の3　地域連携夜間・休日診療料の施設基準等

(1)　地域連携夜間・休日診療料の施設基準
イ　当該保険医療機関において，別の保険医療機関を主たる勤務先とする保険医及び当該保険医療機関を主たる勤務先とする保険医により，夜間〔(2)に規定する時間をいう〕，休日又は深夜に診療することができる体制が整備されていること。
ロ　地域医療との連携体制が確保されていること。
ハ　夜間・休日診療を行うにつき十分な体制が整備されていること。
ニ　夜間・休日診療を行うにつき十分な構造設備を

有していること。
　　ホ　緊急時の入院体制が整備されていること。
　(2)　地域連携夜間・休日診療料に規定する時間
　　　当該地域において一般の保険医療機関がおおむね診療応需の態勢を解除した後，翌日に診療応需の態勢を再開するまでの時間（深夜及び休日を除く）

→　地域連携夜間・休日診療料に関する施設基準
(1)　救急患者を夜間，休日又は深夜において診療することができる体制を有している。
(2)　夜間，休日又は深夜に診療を担当する医師（近隣の保険医療機関を主たる勤務先とするものに限る）として3名以上届け出る。また診療を行う時間においては，当該保険医療機関内に常時医師が2名以上配置されており，患者の来院状況に応じて速やかに対応できる体制を有している。届出医師，診療に当たる医師については地域連携小児夜間・休日診療料における届出医師，診療に当たる医師と兼務可能であるが，成人を診療できる体制である。
(3)　地域に，夜間，休日又は深夜であって救急医療の確保のために当該保険医療機関があらかじめ定めた時間が周知されている。
(4)　緊急時に患者が入院できる体制が確保されている又は他の保険医療機関との連携により緊急時に入院できる体制が整備されている。
(5)　当該保険医療機関において，末梢血液一般検査，エックス線撮影を含む必要な診療が常時実施できる。なお，末梢血液一般検査及びエックス線撮影を含む必要な診療が常時実施できる体制をとっていれば，当該保険医療機関と同一の敷地内にある別の保険医療機関の設備を用いても差し支えない。

【届出に関する事項】
(1)　地域連携夜間・休日診療料の施設基準に係る届出は，別添2（→Web版）の様式7の2を用いる。
(2)　開放利用に関わる地域の医師会等との契約及び当該医療機関の運営規程等を記載する。

4の4　院内トリアージ実施料の施設基準等

(1)　院内トリアージ実施料の施設基準
　　イ　院内トリアージを行うにつき十分な体制が整備されていること。
　　ロ　院内トリアージの実施基準を定め，当該保険医療機関の見やすい場所に掲示していること。
　　ハ　ロの掲示事項について，原則として，ウェブサイトに掲載していること。
(2)　院内トリアージ実施料に規定する時間
　　　当該地域において一般の保険医療機関がおおむね診療応需の態勢を解除した後，翌日に診療応需の態勢を再開するまでの時間（深夜及び休日を除く）

→　院内トリアージ実施料に関する施設基準
(1)　以下の項目を含む院内トリアージの実施基準を定め，定期的に見直しを行っている。
　　ア　トリアージ目標開始時間及び再評価時間
　　イ　トリアージ分類
　　ウ　トリアージの流れ
　　なお，トリアージの流れの中で初回の評価から一定時間後に再評価する。
(2)　患者に対して，院内トリアージの実施について説明を行い，院内の見やすい場所への掲示等により周知を行っている。
(3)　(2)の掲示事項について，原則として，ウェブサイトに掲載している。自ら管理するホームページ等を有しない場合については，この限りではない。
(4)　専任の医師又は救急医療に関する3年以上の経験を有する専任の看護師が配置されている。

【届出に関する事項】
(1)　院内トリアージ実施料の施設基準に係る届出は，別添2（→Web版）の様式7の3を用いる。
(2)　令和7年5月31日までの間に限り，1の(3)に該当するものとみなす。

事務連絡　問1　夜間休日診療所のみ届出可能なのか。
答　夜間休日診療所に限らず，施設基準を満たす保険医療機関であれば，届出可能である。　　　　　　（平24.3.30）
問2　看護師の要件である「救急医療に関する3年以上の経験」とは具体的にはどのようなものか。
答　医療機関における入院や外来の救急部門での経験をいう。この経験には，一次救命処置の知識，技術を有していることも含まれる。　　　　　　　（平22.3.29，一部修正）

4の5　夜間休日救急搬送医学管理料の施設基準等

(1)　夜間休日救急搬送医学管理料の施設基準
　　　休日及び夜間における救急医療の確保のための診療を行っていること。
(2)　夜間休日救急搬送医学管理料の注3に規定する救急搬送看護体制加算1の施設基準
　　イ　救急搬送について，十分な実績を有していること。
　　ロ　救急患者の受入れを担当する専任の看護師が複数名配置されていること。
(3)　夜間休日救急搬送医学管理料の注3に規定する救急搬送看護体制加算2の施設基準
　　イ　救急搬送について，相当の実績を有していること。
　　ロ　救急患者の受入れを担当する専任の看護師が配置されていること。

→1　夜間休日救急搬送医学管理料に関する施設基準
(1)　休日又は夜間における救急医療の確保のために診療を行っていると認められる次に掲げる保険医療機関であって，医療法（昭和23年法律第205号）第30条の4の規定に基づき都道府県が作成する医療計画に記載されている第2次救急医療機関である又は都道府県知事の指定する精神科救急医療施設である。
　　ア　地域医療支援病院（医療法第4条第1項に規定する地域医療支援病院）
　　イ　救急病院等を定める省令（昭和39年厚生省令第8号）に基づき認定された救急病院又は救急診療所
　　ウ　「救急医療対策の整備事業について」に規定された病院群輪番制病院，病院群輪番制に参加している有床診療所又は共同利用型病院
　　　なお，精神科救急医療施設の運営については，平成7年10月27日健医発第1321号厚生省保健医療局長通知に従い実施されたい。
(2)　第2次救急医療施設として必要な診療機能及び専用病床を確保するとともに，診療体制として通常の当直体制のほかに重症救急患者の受入れに対応できる医師等を始めとする医療従事者を確保している。
(3)　夜間又は休日において入院治療を必要とする重症患者に対して救急医療を提供する日を地域の行政部門，医師会等の医療関係者及び救急搬送機関等にあらかじめ周知している。

2　救急搬送看護体制加算1に関する施設基準
(1)　救急用の自動車〔消防法（昭和23年法律第186号）及び消防法施行令（昭和36年政令第37号）に規定する市町村又は都道府県の救急業務を行うための救急隊の救急自動車並びに道路交通法（昭和35年法律第105号）及び道路交通法施行令（昭和35年政令第270号）に規定する緊急自動車（傷病者の緊急搬送に用いるものに限る）をいう〕又は救急医療用ヘリコプターを用いた救急医療の確保に関する特別措置法（平成19年法律第103号）第2条に規定する救急医療用ヘリコプターによる搬送件数（以下この区分において「救急搬

送件数」という）が，年間で1,000件以上である。
(2) 救急患者の受入への対応に係る専任の看護師が複数名配置されている。当該専任の看護師は，B001-2-5院内トリアージ実施料に係る専任の看護師を兼ねることができる。

3 救急搬送看護体制加算2に関する施設基準
(1) 救急搬送件数が年間で200件以上である。
(2) 救急患者の受入への対応に係る専任の看護師が配置されている。当該専任の看護師は，B001-2-5院内トリアージ実施料に係る専任の看護師を兼ねることができる。

【届出に関する事項】　夜間休日救急搬送医学管理料の施設基準に係る取扱いについては，当該基準を満たしていればよく，特に地方厚生（支）局長に対して，届出を行う必要はない。ただし，救急搬送看護体制加算1又は2の施設基準に係る届出は，別添2（→Web版）の様式7の3により届け出る。

事務連絡　問1　夜間休日救急搬送医学管理料の注3の救急搬送看護体制加算1及び2について，病棟において夜間の看護配置の必要数を超えて配置されている看護師や，外来業務を行っている看護師が，当番制により夜間・休日の救急患者の受入に対応している場合は，当該看護師全員を専任として届け出ていれば当該加算の算定が可能か。
答　専任の看護師であれば算定可能であるので，届出時点の専任の看護師を全て記載し，届出を行うこと（ただし，当該施設基準を満たさなくなった場合又は届出区分が変更となった場合でなければ，届出時点の看護師から変更があった場合であっても変更の届出は不要である）。

問2　救急搬送看護体制加算1及び2の施設基準で求める「救急搬送件数」について，
① 「年間」とは届出前1年間のことを指すか。
② 届出受理後は，当該件数について毎月確認をした上で，件数が施設基準を下回った場合には，届出の辞退が必要か。
答　① そのとおり。
② そのとおり。
(令2.3.31)

4の6　外来リハビリテーション診療料の施設基準

(1) 理学療法士，作業療法士等が適切に配置されていること。
(2) リハビリテーションを適切に実施するための十分な体制が確保されていること。

→ **外来リハビリテーション診療料に関する施設基準**
(1) 心大血管疾患リハビリテーション料，脳血管疾患等リハビリテーション料，運動器リハビリテーション料又は呼吸器リハビリテーション料の届出を行っている。
(2) 当該診療料を算定する患者がリハビリテーションを実施している間，患者の急変時等に連絡を受けるとともに，リハビリテーションを担当する医師が直ちに診察を行える体制にある。

【届出に関する事項】　心大血管疾患リハビリテーション料，脳血管疾患等リハビリテーション料，運動器リハビリテーション料又は呼吸器リハビリテーション料の届出を行っていればよく，外来リハビリテーション診療料として特に地方厚生（支）局長に対して，届出を行う必要はない。

4の7　外来放射線照射診療料の施設基準

(1) 放射線治療を行うにつき必要な医師，看護師及び診療放射線技師等が適切に配置されていること。
(2) 緊急時における放射線治療を担当する医師との連絡体制等放射線治療を適切に実施するための十分な体制が確保されていること。

→ **外来放射線照射診療料に関する施設基準**
(1) 放射線照射の実施時において，当該保険医療機関に放射線治療医（放射線治療の経験を5年以上有するものに限る）が配置されている。

(2) 専従の看護師及び専従の診療放射線技師がそれぞれ1名以上勤務している。なお，当該専従の診療放射線技師は，放射線治療専任加算，外来放射線治療加算，遠隔放射線治療計画加算，1回線量増加加算，強度変調放射線治療（IMRT），画像誘導放射線治療加算，体外照射呼吸性移動対策加算，定位放射線治療，定位放射線治療呼吸性移動対策加算，粒子線治療，粒子線治療医学管理加算，ホウ素中性子捕捉療法，ホウ素中性子捕捉療法医学管理加算及び画像誘導密封小線源治療加算に係る常勤の診療放射線技師を兼任することができる。なお，専従の看護師は，粒子線治療医学管理加算及びホウ素中性子捕捉療法医学管理加算に係る常勤の看護師を兼任することはできない。
(3) 放射線治療に係る医療機器の安全管理，保守点検及び安全使用のための精度管理を専ら担当する技術者（放射線治療の経験を5年以上有するものに限る）が1名以上勤務している。なお，当該技術者は，放射線治療専任加算，外来放射線治療加算，遠隔放射線治療計画加算，1回線量増加加算，強度変調放射線治療（IMRT），画像誘導放射線治療加算，体外照射呼吸性移動対策加算，定位放射線治療，定位放射線治療呼吸性移動対策加算，粒子線治療，粒子線治療医学管理加算，ホウ素中性子捕捉療法，ホウ素中性子捕捉療法医学管理加算及び画像誘導密封小線源治療加算に係る常勤の診療放射線技師との兼任はできないが，医療機器安全管理料2に係る技術者を兼任することができる。また，遠隔放射線治療計画加算，強度変調放射線治療（IMRT），画像誘導放射線治療加算，体外照射呼吸性移動対策加算，定位放射線治療，定位放射線治療呼吸性移動対策加算，粒子線治療，ホウ素中性子捕捉療法及び画像誘導密封小線源治療加算に係る担当者との兼任もできない。
(4) 合併症の発生により速やかに対応が必要である場合等，緊急時に放射線治療医が対応できる連絡体制をとる。

【届出に関する事項】　外来放射線照射診療料の施設基準に係る届出は，別添2（→Web版）の様式7の6を用いる。

4の8　地域包括診療料の施設基準

(1) **地域包括診療料1の施設基準**
イ　当該保険医療機関において，脂質異常症，高血圧症，糖尿病，慢性心不全，慢性腎臓病（慢性維持透析を行っていないものに限る）又は認知症のうち2以上の疾患を有する患者に対して，療養上必要な指導等を行うにつき必要な体制が整備されていること。
ロ　往診又は訪問診療を行っている患者のうち，継続的に外来診療を行っていた患者が一定数いること。
ハ　当該保険医療機関において，適切な意思決定支援に関する指針を定めていること。
ニ　地域包括診療加算の届出を行っていないこと。

(2) **地域包括診療料2の施設基準**
(1)のイ，ハ及びニを満たすものであること。

→ **1 地域包括診療料1に関する施設基準**
(1)から(11)までの基準を全て満たしている。
(1) 診療所又は許可病床数が200床未満の病院である。
(2) 当該医療機関に，慢性疾患の指導に係る適切な研修を修了した医師（以下この区分において「担当医」という）を配置している。なお，担当医は認知症に係る適切な研修を修了していることが望ましい。
(3) 次に掲げる事項を院内の見やすい場所に掲示している。
ア　健康相談及び予防接種に係る相談を実施している旨を院内掲示している。
イ　当該保険医療機関に通院する患者について，介護支援専門員及び相談支援専門員からの相談に適切に対応することが可能である。
ウ　患者の状態に応じ，28日以上の長期の投薬を行うこと

又はリフィル処方箋を交付することについて，当該対応が可能である。
(4) (3)のア，イ及びウの掲示事項について，原則として，ウェブサイトに掲載している。自ら管理するホームページ等を有しない場合については，この限りではない。
(5) 診療所において，当該患者に対し院外処方を行う場合は，24時間対応をしている薬局と連携をしている。
(6) 当該保険医療機関の敷地内における禁煙の取扱いについて，次の基準を満たしている。
　ア　当該保険医療機関の敷地内が禁煙である。
　イ　保険医療機関が建造物の一部分を用いて開設されている場合は，当該保険医療機関の保有又は借用している部分が禁煙である。
(7) 介護保険制度の利用等に関する相談を実施している旨を院内掲示し，かつ，要介護認定に係る主治医意見書を作成しているとともに，以下のいずれか1つを満たしている。
　ア　介護保険法（平成9年法律第123号）第46条第1項に規定する指定居宅介護支援事業者の指定を受けており，かつ，常勤の介護支援専門員（同法第7条第5項に規定するものをいう）を配置している。
　イ　介護保険法第8条第6項に規定する居宅療養管理指導又は同条第10項に規定する短期入所療養介護等を提供した実績がある。
　ウ　当該医療機関において，同一敷地内に介護サービス事業所（介護保険法に規定する事業を実施するものに限る）を併設している。
　エ　担当医が，「地域包括支援センターの設置運営について」（平成18年10月18日付老計発1018001号・老振発1018001号・老老発1018001号厚生労働省老健局計画課長・振興課長・老人保健課長通知）に規定する地域ケア会議に年1回以上出席している。
　オ　介護保険によるリハビリテーション（介護保険法第8条第5項に規定する訪問リハビリテーション，同条第8項に規定する通所リハビリテーション，第8条の2第4項に規定する介護予防訪問リハビリテーション，同条第6項に規定する介護予防通所リハビリテーションに限る）を提供している（なお，要介護被保険者等に対して，維持期の運動器リハビリテーション料，脳血管疾患等リハビリテーション料又は廃用症候群リハビリテーション料を原則として算定できないことに留意する）。
　カ　担当医が，介護保険法第14条に規定する介護認定審査会の委員の経験を有する。
　キ　担当医が，都道府県等が実施する主治医意見書に関する研修会を受講している。
　ク　担当医が，介護支援専門員の資格を有している。
　ケ　病院の場合は，A246入退院支援加算の「注8」に規定する総合機能評価加算の届出を行っている又は介護支援等連携指導料を算定している。
　コ　担当医が，「認知症初期集中支援チーム」等，市区町村が実施する認知症施策に協力している実績がある。
(8) 以下の全てを満たしている。
　ア　診療所の場合
　　(イ)　時間外対応加算1の届出を行っている。
　　(ロ)　常勤換算2名以上の医師が配置されており，うち1名以上が常勤の医師である。
　　(ハ)　在宅療養支援診療所である。
　イ　病院の場合
　　(イ)　地域包括ケア病棟入院料の届出を行っている。
　　(ロ)　在宅療養支援病院の届出を行っている。
(9) 以下のア～ウのいずれかを満たす。
　ア　担当医が，指定居宅介護支援等の事業の人員及び運営に関する基準（平成11年厚生省令第38号）第13条第9号に規定するサービス担当者会議に参加した実績がある。
　イ　担当医が，地域ケア会議に出席した実績がある。
　ウ　保険医療機関において，介護支援専門員と対面あるいはICT等を用いた相談の機会を設けている。なお，対面で相談できる体制を構築していることが望ましい。

(10) 外来診療から訪問診療への移行に係る実績について，以下の全てを満たしている。
　ア　直近1年間に，当該保険医療機関での継続的な外来診療を経て，C001在宅患者訪問診療料（Ⅰ）の「1」，C001-2在宅患者訪問診療料（Ⅱ）（「注1」のイの場合に限る）又はC000往診料を算定した患者の数の合計が，10人以上である。
　イ　直近1か月に初診，再診，往診又は訪問診療を実施した患者のうち，往診又は訪問診療を実施した患者の割合が70％未満である。
(11) 当該保険医療機関において，厚生労働省「人生の最終段階における医療・ケアの決定プロセスに関するガイドライン」等の内容を踏まえ，適切な意思決定支援に関する指針を定めている。
　2　地域包括診療料2に関する施設基準
　1の(1)から(9)まで及び(11)の基準を全て満たしている。
【届出に関する事項】
(1) 地域包括診療料1又は2の施設基準に係る届出は，別添2（→Web版）の様式7の7を用いる。
(2) 令和6年3月31日において現に地域包括診療料の届出を行っている保険医療機関については，令和6年9月30日までの間に限り，1の(3)，(9)及び(11)を満たしているものとする。
(3) 令和6年3月31日において現に地域包括診療料の届出を行っている保険医療機関については，令和7年5月31日までの間に限り，1の(4)を満たしているものとする。
　（編注）地域包括ケア診療料の施設基準に関する事務連絡は「再診料／地域包括ケア加算」の項（p.1080）に掲載。

4の8の2　認知症地域包括診療料の施設基準

(1) 認知症地域包括診療料1の施設基準
　　地域包括診療料1に係る届出を行っている保険医療機関であること。
(2) 認知症地域包括診療料2の施設基準
　　地域包括診療料2に係る届出を行っている保険医療機関であること。

→**1　認知症地域包括診療料1に関する基準**
第6の8〔「地域包括診療料に関する施設基準」，p.1341〕に掲げる地域包括診療料1の届出を行っている。
　2　認知症地域包括診療料2に関する基準
第6の8に掲げる地域包括診療料2の届出を行っている。
【届出に関する事項】　地域包括診療料1又は2の届出を行っていればよく，認知症地域包括診療料1又は2として特に地方厚生（支）局長に対して，届出を行う必要はない。

4の8の3　小児かかりつけ診療料の施設基準等

(1) 小児かかりつけ診療料1の施設基準
　イ　小児科を標榜する保険医療機関であること。
　ロ　当該保険医療機関において，小児の患者のかかりつけ医として療養上必要な指導等を行うにつき必要な体制が整備されていること。
　ハ　当該保険医療機関の表示する診療時間以外の時間において，患者又はその家族等から電話等により療養に関する意見を求められた場合に，十分な対応ができる体制が整備されていること。
(2) 小児かかりつけ診療料2の施設基準
　イ　(1)のイ及びロを満たすものであること。
　ロ　当該保険医療機関の表示する診療時間以外の時間において，患者又はその家族等から電話等により療養に関する意見を求められた場合に，必要な対応ができる体制が整備されていること。
(3) 小児かかりつけ診療料の注4に規定する小児抗菌薬適正使用支援加算の施設基準

抗菌薬の適正な使用を推進するための体制が整備されていること。

→1 小児かかりつけ診療料1に関する施設基準
(1) 専ら小児科又は小児外科を担当する常勤の医師が1名以上配置されている。
(2) B001-2小児科外来診療料を算定している。
(3) A001の「注10」に規定する時間外対応加算1又は時間外対応加算3に係る届出を行っている。
(4) (1)に掲げる医師が，以下の項目のうち，2つ以上に該当する。
　ア　母子保健法（昭和40年法律第141号）第12条又は13条の規定による乳幼児の健康診査（市町村を実施主体とする1歳6か月，3歳児等の乳幼児の健康診査）を実施している
　イ　予防接種法（昭和23年法律第68号）第5条第1項の規定による予防接種（定期予防接種）を実施している
　ウ　過去1年間に15歳未満の超重症児又は準超重症児に対して在宅医療を提供した実績を有している
　エ　幼稚園の園医，保育所の嘱託医又は小学校若しくは中学校の学校医に就任している
(5) (1)に掲げる医師は，発達障害等に関する適切な研修及び虐待に関する適切な研修を修了していることが望ましい。

2　小児かかりつけ診療料2に関する施設基準
(1) 1の(1)，(2)，(4)及び(5)の基準を満たしている。
(2) 次のいずれかの基準を満たしている。
　ア　A001の「注10」に規定する時間外対応加算2又は時間外対応加算4に係る届出を行っている。
　イ　以下のいずれも満たすものである。
　　(イ)　在宅当番医制等により，初期小児救急医療に参加し，休日又は夜間の診療を年6回以上の頻度で行っている。
　　(ロ)　当該保険医療機関が表示する診療時間以外の時間にあっては，留守番電話等により，地域において夜間・休日の小児科外来診療を担当する医療機関や都道府県等が設置する小児医療に関する電話相談の窓口（♯8000等）等の案内を行うなど，対応に配慮する。

3　小児抗菌薬適正使用支援加算に関する施設基準
薬剤耐性（AMR）対策アクションプラン（平成28年4月5日国際的に脅威となる感染症対策関係閣僚会議）に位置づけられた「地域感染症対策ネットワーク（仮称）」に係る活動に参加し，又は感染症にかかる研修会等に定期的に参加している。

【届出に関する事項】　小児かかりつけ診療料1又は2の施設基準に係る届出は，別添2（→Web版）の様式7の8を用いる。小児抗菌薬適正使用支援加算の施設基準については，当該基準を満たしていればよく，特に地方厚生（支）局長に対して，届出を行う必要はない。

事務連絡　問1　過去1年間に15歳未満の超重症児又は準超重症児に対して在宅医療を提供した実績を有していることが要件となっているが，1度でも往診に行っていれば実績として数えることができるか。
答　実績とは数えられない。3回以上定期的な訪問診療を実施し，C002在宅時医学総合管理料又はC002-2施設入居時等医学総合管理料を算定していることが必要。　(平28.3.31)
問2　小児かかりつけ診療料の施設基準における「発達障害等に関する適切な研修」とは具体的にはどのようなものか。
答　現時点では，以下の研修が該当する。
・日本小児科医会「『子どもの心』研修会」
・日本小児保健協会，日本小児科学会，日本小児精神神経学会「小児かかりつけ医のための発達障害スキルアップ講座」
・日本小児神経学会「子どものこころのプライマリケア・セミナー」
問3　小児かかりつけ診療料の施設基準における「虐待に関する適切な研修」とは具体的にはどのようなものがあるか。
答　現時点では，以下の研修が該当する。
・日本子ども虐待医学会「BEAMS Stage1」　(令6.3.28)

4の8の4　外来腫瘍化学療法診療料の施設基準等

(1) 外来腫瘍化学療法診療料1の施設基準
　イ　外来化学療法及び当該外来化学療法に伴う副作用等に係る検査又は投薬等を行うにつき十分な体制が整備されていること。
　ロ　外来化学療法を行うにつき必要な機器及び十分な専用施設を有していること。
　ハ　外来化学療法の評価に係る委員会を設置していること。
　ニ　当該保険医療機関内に外来化学療法を担当する医師（歯科医療を担当する保険医療機関にあっては，医師又は歯科医師）であって，緩和ケアに関する適切な研修を受けたものが配置されていること。
　ホ　がん患者に対して指導管理を行うにつき十分な体制が整備されていること。
(2) 外来腫瘍化学療法診療料2の施設基準
　イ　外来化学療法及び当該外来化学療法に伴う副作用等に係る検査又は投薬等を行うにつき必要な体制が整備されていること。
　ロ　(1)のロを満たすものであること。
(3) 外来腫瘍化学療法診療料3の施設基準
　イ　外来化学療法及び当該外来化学療法に伴う副作用等に係る検査又は投薬等を行う体制が整備されていること。
　ロ　外来化学療法及び当該外来化学療法に伴う副作用等に係る検査又は投薬等を行うにつき十分な体制が整備されている他の保険医療機関との連携体制が確保されていること。
　ハ　(1)のロを満たすものであること。
(4) 外来腫瘍化学療法診療料の注1に規定する厚生労働大臣が定める外来化学療法
　診療報酬の算定方法別表第1医科診療報酬点数表（以下「医科点数表」という）第2章第6部注射に掲げる診療に係る費用のうち次に掲げるものについて，入院中の患者以外の患者に対して，抗悪性腫瘍剤の投与を行う化学療法
　イ　G001静脈内注射
　ロ　G002動脈注射
　ハ　G003抗悪性腫瘍剤局所持続注入
　ニ　G003-3肝動脈塞栓を伴う抗悪性腫瘍剤肝動脈内注入
　ホ　G004点滴注射
　ヘ　G005中心静脈注射
　ト　G006植込型カテーテルによる中心静脈注射
(5) 外来腫瘍化学療法診療料の注8に規定する連携充実加算の施設基準
　イ　化学療法を実施している患者の栄養管理を行うにつき必要な体制が整備されていること。
　ロ　他の保険医療機関及び保険薬局との連携体制が確保されていること。
(6) 外来腫瘍化学療法診療料の注9に規定するがん薬物療法体制充実加算の施設基準
　化学療法を実施している患者の薬学的管理を行うにつき必要な体制が整備されていること。

→1　外来腫瘍化学療法診療料1に関する施設基準
(1) 外来化学療法を実施するための専用のベッド（点滴注射による化学療法を実施するに適したリクライニングシート等を含む）を有する治療室を保有している。なお，外来化学療法を実施している間は，当該治療室を外来化学療法その他の点滴注射（輸血を含む）以外の目的で使用することは認められないものである。
(2) 化学療法の経験を5年以上有する専任の常勤医師が勤務

している。
(3) 化学療法の経験を5年以上有する専任の看護師が化学療法を実施している時間帯において常時当該治療室に勤務している。
(4) 化学療法に係る調剤の経験を5年以上有する専任の常勤薬剤師が勤務している。
(5) 専任の医師、看護師又は薬剤師が院内に常時1人以上配置され、本診療料を算定している患者から電話等による緊急の相談等に24時間対応できる連絡体制が整備されている。
(6) 急変時等の緊急時に当該患者が入院できる体制が確保されている又は他の保険医療機関との連携により緊急時に当該患者が入院できる体制が整備されている。
(7) 実施される化学療法のレジメン(治療内容)の妥当性を評価し、承認する委員会を開催する。
　　当該委員会は、化学療法に携わる各診療科の医師の代表者〔代表者数は、複数診療科の場合は、それぞれの診療科で1名以上(1診療科の場合は、2名以上)の代表者であること〕、業務に携わる看護師、薬剤師及び必要に応じてその他の職種から構成されるもので、少なくとも年1回開催されるものとする。
(8) B001の「22」がん性疼痛緩和指導管理料の届出を行っている。
(9) B001の「23」がん患者指導管理料のロの届出を行っていることが望ましい。
(10) (2)に掲げる医師は、次に掲げるいずれかの研修を修了した者である。
　ア　がん等の診療に携わる医師等に対する緩和ケア研修会の開催指針に準拠した緩和ケア研修会
　イ　緩和ケアの基本教育のための都道府県指導者研修会(国立研究開発法人国立がん研究センター主催)等
(11) 患者と患者を雇用する事業者が共同して作成した勤務情報を記載した文書の提出があった場合に、就労と療養の両立に必要な情報を提供すること並びに診療情報を提供した後の勤務環境の変化を踏まえ療養上必要な指導を行うことが可能である旨をウェブサイトに掲載していることが望ましい。
(12) 患者の急変時の緊急事態等に対応するための指針が整備されていることが望ましい。
(13) 外来腫瘍化学療法診療料3の届出を行っている他の保険医療機関において外来化学療法を実施している患者が、緊急時に当該保険医療機関に受診できる体制を確保している場合については、連携する保険医療機関の名称等をあらかじめ地方厚生(支)局長に届け出ている。また、連携する保険医療機関の名称等については、当該保険医療機関の見やすい場所に掲示している。
(14) (5)、(6)及び(7)に係る対応を行っていることについて、当該保険医療機関の見やすい場所に掲示している。
(15) (13)及び(14)の掲示事項について、原則として、ウェブサイトに掲載している。自ら管理するホームページ等を有しない場合については、この限りではない。

2　外来腫瘍化学療法診療料2に関する施設基準
(1) 1の(1)、(5)、(6)、(11)及び(12)を満たしている。
(2) 化学療法の経験を有する専任の看護師が化学療法を実施している時間帯において常時当該治療室に勤務している。
(3) 当該化学療法につき専任の常勤薬剤師が勤務している。

3　外来腫瘍化学療法診療料3に関する施設基準
(1) 1の(1)、(6)、(11)及び(12)を満たしている。
(2) 2の(2)及び(3)を満たしている。
(3) 当該保険医療機関において外来化学療法を実施する患者に対して、外来腫瘍化学療法診療料1の届出を行っている他の保険医療機関との連携により、緊急時に有害事象等の診療ができる連携体制を確保している。また、当該他の連携する医療機関の名称等については、あらかじめ地方厚生(支)局長に届出を行い、かつ、その情報を当該保険医療機関の見やすい場所に掲示している。
(4) (3)の掲示事項について、原則として、ウェブサイトに掲載している。自ら管理するホームページ等を有しない場合については、この限りではない。
(5) 標榜時間外において、当該保険医療機関で外来化学療法を実施している患者に関する電話等の問合せに応じる体制を整備する。また、やむを得ない事由により電話等による問い合わせに応じることができなかった場合であっても、速やかにコールバックすることができる体制がとられている。
(6) 令和7年5月31日までの間に限り、(4)の基準を満たしているものとする。

4　連携充実加算に関する施設基準
(1) 外来腫瘍化学療法診療料1に係る届出を行っている。
(2) 1の(7)に規定するレジメンに係る委員会に管理栄養士が参加している。
(3) 地域の保険医療機関及び保険薬局との連携体制として、次に掲げる体制が整備されている。
　ア　当該保険医療機関で実施される化学療法のレジメンを当該保険医療機関のホームページ等で閲覧できるようにしておく。
　イ　当該保険医療機関において外来化学療法に関わる職員及び地域の保険薬局に勤務する薬剤師等を対象とした研修会等を年1回以上実施する。
　ウ　他の保険医療機関及び保険薬局からのレジメンに関する照会や患者の状況に関する相談及び情報提供等に応じる体制を整備する。また、当該体制について、ホームページや研修会等で周知する。
(4) 外来化学療法を実施している保険医療機関に5年以上勤務し、栄養管理(悪性腫瘍患者に対するものを含む)に係る3年以上の経験を有する専任の常勤管理栄養士が勤務している。

5　がん薬物療法体制充実加算に関する施設基準
(1) 外来腫瘍化学療法診療料1に係る届出を行っている。
(2) 化学療法に係る調剤の経験を5年以上有しており、40時間以上のがんに係る適切な研修を修了し、がん患者に対する薬剤管理指導の実績を50症例(複数のがん種であることが望ましい)以上有する専任の常勤薬剤師が配置されている。
(3) 患者の希望に応じて、患者の心理状況及びプライバシーに十分配慮した構造の個室を使用できるように備えている。
(4) 薬剤師が、医師の診察前に患者から服薬状況、副作用等の情報収集及び評価を実施し、情報提供や処方提案等を行った上で、医師がそれを踏まえて、より適切な診療方針を立てることができる体制が整備されている。

【届出に関する事項】
(1) 外来腫瘍化学療法診療料1、2及び3の施設基準に係る届出は、別添2(→Web版)の様式39を用いる。
(2) 連携充実加算の施設基準に係る届出は、別添2の様式39の2を用いる。
(3) がん薬物療法体制充実加算の施設基準に係る届出は、別添2の様式39の3を用いる。
(4) 当該治療室の平面図を添付する。
(5) 令和6年3月31日時点で外来腫瘍化学療法診療料1の届出を行っている保険医療機関については、同年9月30日までの間、1の(10)及び(13)の基準を満たしているものとする。
(6) 令和6年3月31日時点で外来腫瘍化学療法診療料1の届出を行っている保険医療機関については、令和7年5月31日までの間、1の(15)の基準を満たしているものとする。

事務連絡 問1　外来腫瘍化学療法診療料又は第6部注射「通則6」外来化学療法加算の届出を行う場合、それぞれの施設基準における「外来化学療法を実施するための専用のベッドを有する治療室」及び「実施される化学療法のレジメン(治療内容)の妥当性を評価し、承認する委員会」については、外来腫瘍化学療法診療料に係るものと外来化学療法加算に係るものを別に整備する必要があるか。
答　いずれについても、外来腫瘍化学療法診療料に係るものと外来化学療法加算に係るものを併せて整備して差し支えない。
問2　B001-2-12外来腫瘍化学療法診療料1及び第2章第6部注射の「通則6」に規定する外来化学療法加算1におけ

る「実施される化学療法のレジメン（治療内容）の妥当性を評価し，承認する委員会」については，外来腫瘍化学療法診療料1又は外来化学療法加算1を算定する患者に係るレジメンのみを評価・承認することで差し支えないか。
答　当該委員会においては，外来腫瘍化学療法診療料1又は外来化学療法加算1の算定の有無にかかわらず，当該保険医療機関で実施される全ての化学療法のレジメンの妥当性を評価・承認する必要がある。
問3　外来腫瘍化学療法診療料において，「専任の医師，看護師又は薬剤師が院内に常時1人以上配置され，本診療料を算定している患者等からの電話等による緊急の相談等に24時間対応できる連絡体制が整備されている」とあるが，
　①　当該医師，看護師及び薬剤師は，化学療法の経験等を有している必要があるか。
　②　「院内に常時1人以上配置」における常時とは，24時間ということか。
答①　必ずしも化学療法の経験等を有している必要はないが，その場合であっても，当該医師等が緊急の相談等に適切に対応できるよう，状況に応じた対応方針等について，化学療法の経験を有する医師等を含めて協議し，あらかじめ定めておく。
　②　そのとおり。 (令4.3.31)
問4　外来腫瘍化学療法診療料の施設基準において，「患者と患者を雇用する事業者が共同して作成した勤務情報を記載した文書の提出があった場合に，就労と療養の両立に必要な情報を提供すること並びに診療情報を提供した後の勤務環境の変化を踏まえ療養上必要な指導を行うことが可能である旨をウェブサイトに掲載していることが望ましい」とあるが，当該指導を行った場合にB001-9療養・就労両立支援指導料は算定可能か。
答　要件を満たせば算定可能。
問5　外来腫瘍化学療法診療料の施設基準において，「患者の急変時の緊急事態等に対応するための指針が整備されていることが望ましい」とされているが，当該指針について，具体的にはどのような内容が必要となるか。
答　少なくとも患者からの副作用等に係る相談等に24時間対応するための連絡体制について記載されていること。また，血管外漏出や過敏症出現時等におけるそれぞれの具体的な対応方法についても記載されていることが望ましい。
問6　外来腫瘍化学療法診療料3について，「外来腫瘍化学療法診療料1の届出を行っている他の連携する保険医療機関に対して，緊急時に当該他の連携する保険医療機関に受診を希望する患者について，あらかじめ治療等に必要な情報を文書により，少なくとも治療開始時に1回は提供し，以降は適宜必要に応じて提供している」とされているが，「治療等に必要な情報を文書により提供」とは具体的にどのようなものを指すのか。また，「適宜必要に応じて提供」とは，定期的に提供が必要ということか。
答　具体的には，診療情報提供書等の文書により，外来腫瘍化学療法診療料1の届出を行っている他の連携する保険医療機関における，外来化学療法を主として実施する医師等に対して，実施中である及び今後実施を考慮しているレジメンの情報，患者に投与する抗悪性腫瘍剤の投与量，患者の既往歴，内服薬等の情報提供を行うことを指す。後段については，例えばレジメン内容の切り替え等のタイミングにおいて，医学的な判断のもと，必要に応じて提供する。
問7　問6について，「少なくとも治療開始時に1回は提供」とあるが，治療開始時とは具体的にいつのことを指すのか。
答　抗悪性腫瘍剤による化学療法を計画し始めたときから，初回の抗悪性腫瘍剤投与までの期間を指す。
問8　外来腫瘍化学療法診療料3の施設基準について，「当該保険医療機関において外来化学療法を実施する患者に対して，外来腫瘍化学療法診療料1の届出を行っている他の保険医療機関との連携により，緊急時に有害事象等の診療ができる連携体制を確保している」とあるが，有害事象等の診療とは具体的にはどのようなことを指すのか。
答　外来化学療法を実施している悪性腫瘍又は外来化学療法に伴う副作用に対する診療を指す。
問9　外来腫瘍化学療法診療料1及び外来腫瘍化学療法診療料3の届出施設において，ウェブサイトに掲載することを求めている事項のうち，連携する保険医療機関に係る事項については，具体的にはどのような内容を掲載するのか。
答　少なくとも連携保険医療機関の名称，所在地及び電話番号を記載する。 (令6.3.28)
問10　外来腫瘍化学療法診療料「注9」がん薬物療法体制充実加算の施設基準における「40時間以上のがんに係る適切な研修を修了する」とは，具体的にどのようなことか。また様式39の3について，「がんに係る適切な研修を修了し，がん患者に対する薬剤管理指導の実績を50症例（複数のがん種であることが望ましい）以上有することが確認できる文書」とは，具体的に何を指すのか。
答　B001「23」がん患者指導管理料「ハ」と同様に，現時点では，日本病院薬剤師会，日本臨床腫瘍薬学会又は日本医療薬学会が認めるがんに係る研修について修了していることを指す。また，様式39の3の届出に当たり添付する文書としては，現時点では，日本病院薬剤師会が認定するがん薬物療法認定薬剤師，日本臨床腫瘍薬学会が認定する外来がん治療認定薬剤師又は日本医療薬学会が認定するがん専門薬剤師であることを証する文書を指す。 (令6.4.12)

4の9　生活習慣病管理料（Ⅰ）及び生活習慣病管理料（Ⅱ）の施設基準

(1)　生活習慣病管理料（Ⅰ）及び生活習慣病管理料（Ⅱ）の注1に規定する施設基準
　　生活習慣病管理を行うにつき必要な体制が整備されていること。
(2)　生活習慣病管理料（Ⅰ）及び生活習慣病管理料（Ⅱ）の注4に規定する施設基準
　　外来患者に係る診療内容に関するデータを継続的かつ適切に提出するために必要な体制が整備されていること。
(3)　生活習慣病管理料（Ⅱ）の注6に規定する施設基準
　　情報通信機器を用いた診療を行うにつき十分な体制が整備されていること。

→1　生活習慣病管理料（Ⅰ）の「注1」及び生活習慣病管理料（Ⅱ）の「注1」に関する施設基準
(1)　生活習慣に関する総合的な治療管理ができる体制を有している。なお，治療計画に基づく総合的な治療管理は，歯科医師，看護師，薬剤師，管理栄養士等の多職種と連携して実施することが望ましい。
(2)　患者の状態に応じ，28日以上の長期の投薬を行うこと又はリフィル処方箋を交付することについて，当該対応が可能であることを当該保険医療機関の見やすい場所に掲示する。

2　生活習慣病管理料（Ⅰ）の「注4」及び生活習慣病管理料（Ⅱ）の「注4」に関する施設基準
(1)　厚生労働省が毎年実施する「外来医療，在宅医療，リハビリテーション医療の影響評価に係る調査」（以下「外来医療等調査」という）に適切に参加できる体制を有する。また，厚生労働省保険局医療課及び厚生労働省が外来医療等調査の一部事務を委託する外来医療等調査事務局（以下「外来医療等調査事務局」という）と電子メール及び電話での連絡可能な担当者を必ず1名指定する。
(2)　外来医療等調査に適切に参加し，調査に準拠したデータを提出する。
(3)　診療記録（過去5年間の**診療録**及び過去3年間の手術記録，看護記録等）の全てが保管・管理されている。
(4)　診療記録の保管・管理につき，厚生労働省「医療情報システムの安全管理に関するガイドライン」に準拠した体制であることが望ましい。

(5) 診療記録の保管・管理のための規定が明文化されている。
(6) 患者についての疾病統計には，ICD大分類程度以上の疾病分類がされている。
(7) 保管・管理された診療記録が疾病別に検索・抽出できる。

3 生活習慣病管理料（Ⅰ）の「注4」及び生活習慣病管理料（Ⅱ）の「注4」に係るデータ提出に関する事項

(1) データの提出を希望する保険医療機関は，令和6年5月20日，8月20日，11月20日，令和7年2月20日，5月20日，8月20日，11月20日又は令和8年2月20日までに別添2（→Web版）の様式7の10について，地方厚生（支）局医療課長を経由して，厚生労働省保険局医療課長へ届出する。

(2) (1)の届出を行った保険医療機関は，当該届出の期限となっている月の翌月から起算して2月分のデータ（例として，令和6年7月に届出を行った場合は，令和6年8月20日の期限に合わせた届出となるため，試行データは令和6年9月，10月の2月分となる）（以下「試行データ」という）を厚生労働省が提供するチェックプログラムにより作成し，外来医療，在宅医療，リハビリテーション医療の影響評価に係る調査実施説明資料（以下「調査実施説明資料」という）に定められた方法に従って厚生労働省保険局医療課が別途通知する期日までに外来医療等調査事務局へ提出する。

(3) 試行データが適切に提出されていた場合は，データ提出の実績が認められた保険医療機関として，厚生労働省保険局医療課より事務連絡を1の(1)の担当者宛てに電子メールにて発出する。なお，当該連絡のあった保険医療機関においては，この連絡以後，外来データ提出加算の届出を行うことが可能となる。

4 生活習慣病管理料（Ⅱ）の「注6」に関する施設基準

情報通信機器を用いた診療の届出を行っている。

【届出に関する事項】 生活習慣病管理料（Ⅰ）の「注4」及び生活習慣病管理料（Ⅱ）の「注4」の施設基準に係る届出については，次のとおり。なお，生活習慣病管理料（Ⅰ）の「注1」及び生活習慣病管理料（Ⅱ）の「注1」の施設基準については，当該基準を満たしていればよく，特に地方厚生（支）局長に対して，届出を行う必要はない。また，生活習慣病管理料（Ⅱ）の「注6」に関する施設基準については，情報通信機器を用いた診療の届出を行っていればよく，生活習慣病管理料（Ⅱ）の「注6」として特に地方厚生（支）局長に対して，届出を行う必要はない。

(1) 外来データ提出加算の施設基準に係る届出は別添2（→Web版）の様式7の11を用いる。

(2) 各調査年度において，累積して3回のデータ提出の遅延等が認められた場合は，適切なデータ提出が継続的に行われていないことから，3回目の遅延等が認められた日の属する月に速やかに変更の届出を行うこととし，当該変更の届出を行った日の属する月の翌月からは算定できない。

(3) データ提出を取りやめる場合，2の(2)の基準を満たさなくなった場合及び(2)に該当した場合については，別添2の様式7の12を提出する。

(4) (3)の届出を行い，その後に再度データ提出を行う場合にあっては，2の(1)の手続きより開始する。

5 ニコチン依存症管理料の施設基準等

(1) ニコチン依存症管理料の施設基準
  イ ニコチン依存症管理を適切に実施できる保険医療機関であること。
  ロ ニコチン依存症管理料を算定した患者のうち喫煙を止めたものの割合等を地方厚生局長等に報告していること。

(2) ニコチン依存症管理料の注1に規定する基準
  当該保険医療機関における過去1年間のニコチン依存症管理料の平均継続回数が2回以上であること。ただし，過去1年間にニコチン依存症管理料の算定の実績を有しない場合は，この限りでない。

→1 ニコチン依存症管理料に関する施設基準
(1) 禁煙治療を行っている旨を保険医療機関内の見やすい場所に掲示している。
(2) 禁煙治療の経験を有する医師が1名以上勤務している。なお，当該医師の診療科は問わない。
(3) 禁煙治療に係る専任の看護師又は准看護師を1名以上配置している。
(4) 禁煙治療を行うための呼気一酸化炭素濃度測定器を備えている。
(5) 保険医療機関の敷地内が禁煙である。なお，保険医療機関が建造物の一部分を用いて開設されている場合は，当該保険医療機関の保有又は借用している部分が禁煙である。
(6) 情報通信機器を用いて診療を行う保険医療機関にあっては，厚生労働省「オンライン診療の適切な実施に関する指針」（以下「オンライン指針」という）に沿って診療を行う体制を有する。
(7) ニコチン依存症管理料を算定した患者の指導の平均継続回数及び喫煙を止めたものの割合等を，別添2（→Web版）の様式8の2を用いて，地方厚生（支）局長に報告している。

2 ニコチン依存症管理料の「注1」に規定する基準

(1) ニコチン依存症管理料を算定した患者の指導に関する過去1年間の平均継続回数は，次のアに掲げる数及びイに掲げる数を合計した数をウに掲げる数で除して算出する。ただし，過去1年間に当該医療機関において当該管理料を算定している患者が5人以下である場合は，当年3月に初回の治療を行った患者を，アからウまでの数から除くことができる。
  ア 1年間の当該保険医療機関において実施したニコチン依存症管理料1の延べ算定回数（初回から5回目までの治療を含む）
  イ 1年間の当該保険医療機関においてニコチン依存症管理料2を算定した患者の延べ指導回数
  ウ ニコチン依存症管理料1のイに掲げる初回の治療の算定回数及びニコチン依存症管理料2の算定回数を合計した数

(2) ニコチン依存症管理料を算定した患者の指導に関する過去1年間の平均継続回数の計算期間は，前年4月1日から当年3月31日までとし，当該平均継続回数の実績に基づく所定点数の算定は，当年7月1日より行う。

(3) 「注1」に規定する基準を満たさない場合には，ニコチン依存症管理料の所定点数の100分の70に相当する点数を算定することとなるが，過去1年間に当該管理料の算定の実績が無い場合は，この限りでない。

【届出に関する事項】
(1) ニコチン依存症管理料の施設基準に係る届出は，別添2（→Web版）の様式8を用いる。
(2) 当該治療管理に従事する医師及び看護師又は准看護師の氏名，勤務の態様（常勤・非常勤，専従・非専従，専任・非専任の別）及び勤務時間を別添2の様式4を用いて提出する。

事務連絡 ニコチン依存症管理料の施設基準に規定する呼気一酸化炭素濃度測定器は，薬事法により医療機器として呼気中の一酸化炭素濃度の測定に係る承認等を受けているものでなければならない。 (平18.8.4)

事務連絡 問 禁煙治療の経験を有する医師が担当すれば，診療科は問わないのか。
答 診療科は問わない。 (平18.3.31)

5の1の2 療養・就労両立支援指導料の施設基準等

(1) 療養・就労両立支援指導料の注1に規定する疾患別表第3の1の2 (p.1497) に掲げる疾患

(2) 療養・就労両立支援指導料の注3に規定する相談支援加算の施設基準
  患者の就労と療養に係る支援を行うにつき十分な

体制が整備されていること。
(3) 療養・就労両立支援指導料の注5に規定する施設基準
　　情報通信機器を用いた診療を行うにつき十分な体制が整備されていること。

→1　特掲診療料の施設基準等別表第3の1の2に掲げる療養・就労両立支援指導料の「注1」に規定する疾患
　特掲診療料の施設基準等別表第3の1の2に掲げる「その他これに準ずる疾患」とは，「特定疾患治療研究事業について」（昭和48年4月17日衛発第242号）に掲げる疾患（当該疾患に罹患している患者として都道府県知事から受給者証の交付を受けているものに係るものに限る。ただし，スモンについては過去に公的な認定を受けたことが確認できる場合等を含む）又は「先天性血液凝固因子障害等治療研究事業実施要綱について」（平成元年7月24日健医発第896号）に掲げる疾患（当該疾患に罹患している患者として都道府県知事から受給者証の交付を受けているものに係るものに限る）をいう。

2　療養・就労両立支援指導料の「注3」に規定する相談支援加算に関する基準
　専任の看護師，社会福祉士，精神保健福祉士又は公認心理師を配置している。なお，当該職員はA234-3患者サポート体制充実加算に規定する職員と兼任であっても差し支えない。また，当該職員は，国又は医療関係団体等が実施する研修であって，厚生労働省の定める両立支援コーディネーター養成のための研修カリキュラムに即した研修を修了している。

3　療養・就労両立支援指導料の「注5」に関する施設基準
　情報通信機器を用いた診療の届出を行っている。
【届出に関する事項】
(1) 相談支援加算の施設基準に係る届出は，**別添2**（→Web版）の**様式8の3**を用いる。
(2) 療養・就労両立支援指導料の「注5」に関する施設基準については，情報通信機器を用いた診療の届出を行っていればよく，療養・就労両立支援指導料の「注5」として特に地方厚生（支）局長に対して，届出を行う必要はない。

事務連絡　問　相談支援加算の施設基準で求める「厚生労働省の定める両立支援コーディネーター養成のための研修カリキュラムに即した研修」とあるが，当該研修にはどのようなものがあるか。
答　現時点では，独立行政法人労働者健康安全機構の実施する両立支援コーディネーター基礎研修及び応用研修が該当する。
(令2.3.31)

5の2　開放型病院共同指導料（Ⅰ）の施設基準

(1) 病院であること。
(2) 当該病院が当該病院の存する地域の全ての医師又は歯科医師の利用のために開放されていること。
(3) (2)の目的のための専用の病床が適切に備えられていること。

→　開放型病院共同指導料に関する施設基準
(1) 当該病院の施設・設備の開放について，開放利用に関わる地域の医師会等との合意（契約等）があり，かつ，病院の運営規程等にこれが明示されている。
(2) 次のア又はイのいずれかに該当している。
　ア　当該2次医療圏の当該病院の開設者と直接関係のない（雇用関係にない）10以上の診療所の医師若しくは歯科医師が登録又は当該地域の医師若しくは歯科医師の5割以上が登録している。
　イ　当該2次医療圏の1つの診療科を主として標榜する，当該病院の開設者と関係のない（雇用関係のない）5以上の診療所の医師若しくは歯科医師が登録している又は当該地域の当該診療科の医師若しくは歯科医師の5割以上が登録している。この場合には，当該診療科の医師が常時勤務していること（なお，医師が24時間，365日勤務することが必要であり，医師の宅直は認めない）。
(3) 開放病床は概ね3床以上ある。
(4) 次の項目に関する届出前30日間の実績を有する。
　ア　実績期間中に当該病院の開設者と直接関係のない複数の診療所の医師又は歯科医師が，開放病床を利用した実績がある。
　イ　これらの医師又は歯科医師が当該病院の医師と共同指導を行った実績がある。
　ウ　次の計算式により計算した実績期間中の開放病床の利用率が2割以上である。ただし，地域医療支援病院においてはこの限りではない。
　　開放病床利用率
　　　＝（30日間の開放型病院に入院した患者の診療を担当している診療所の保険医の紹介による延べ入院患者数）÷（開放病床×30日間）
(5) 地域医療支援病院にあっては，上記(1)から(4)までを満たしているものとして取り扱う。
【届出に関する事項】
(1) 開放型病院共同指導料の施設基準に係る届出は，**別添2**（→Web版）の**様式9**を用いる。
(2) 届出前30日間における医師又は歯科医師の開放病床使用及び共同指導の実績並びに当該基準の1の(4)のウにより計算した開放病床利用率を記載する。
(3) 開放利用に係る地域医師会等との契約，当該病院の運営規程等を記載する。
(4) 登録医師又は歯科医師の名簿（登録医師等の所属する保険医療機関名を含む）を**別添2**の**様式10**を用いて提出する。
(5) 当該届出に係る病棟の配置図及び平面図（開放病床が明示されていること）を記載する。
(6) 地域医療支援病院にあっては，上記(2)から(5)までの記載を要せず，地域医療支援病院である旨を記載する。

6　在宅療養支援診療所の施設基準

次のいずれかに該当するものであること。
(1) 次のいずれの基準にも該当するものであること。
（編注：機能強化型・単独型の在宅療養支援診療所）
　イ　保険医療機関である診療所であること。
　ロ　在宅医療を担当する常勤の医師が3名以上配置されていること。
　ハ　当該診療所において，24時間連絡を受ける保険医又は看護職員をあらかじめ指定し，その連絡先を文書で患家に提供していること。
　ニ　当該診療所において，患家の求めに応じて，24時間往診が可能な体制を確保し，往診担当医の氏名，担当日等を文書により患家に提供していること。ただし，基本診療料の施設基準等別表第6の2に掲げる地域に所在する診療所にあっては，看護師等といる患者に対して情報通信機器を用いた診療を行うことが24時間可能な体制を確保し，担当医及び担当看護師等の氏名，担当日等を文書により患家に提供している場合は，この限りでない。
　ホ　当該診療所において，又は別の保険医療機関若しくは訪問看護ステーションとの連携により，患家の求めに応じて，当該診療所の保険医の指示に基づき，24時間訪問看護の提供が可能な体制を確保し，訪問看護の担当者の氏名，担当日等を文書により患家に提供していること。
　ヘ　有床診療所にあっては当該診療所において，無床診療所にあっては別の保険医療機関との連携により，緊急時に在宅での療養を行っている患者が入院できる病床を常に確保し，受入医療機関の名称等をあらかじめ地方厚生局長等に届け出ていること。

ト　連携する保険医療機関又は訪問看護ステーションにおいて緊急時に円滑な対応ができるよう，あらかじめ患家の同意を得て，その療養等に必要な情報を文書で当該保険医療機関又は訪問看護ステーションに提供できる体制をとっていること。
チ　患者に関する診療記録管理を行うにつき必要な体制が整備されていること。
リ　当該地域において，他の保健医療サービス及び福祉サービスとの連携調整を担当する者と連携していること。
ヌ　定期的に，在宅看取り数等を地方厚生局長等に報告していること。
ル　緊急の往診及び在宅における看取り等について，相当の実績を有していること。
ヲ　主として往診又は訪問診療を実施する診療所にあっては，次のいずれにも該当するものであること。
　①　他の保険医療機関から文書による紹介を受けた患者の訪問診療について，相当の実績を有していること。
　②　看取り等について，十分な実績を有していること。
　③　施設入居者等以外の患者の診療及び重症の患者の診療について，相当の実績を有していること。
ワ　当該診療所において，適切な意思決定支援に関する指針を定めていること。
カ　訪問栄養食事指導を行うことが可能な体制をとっていること。
ヨ　介護老人保健施設，介護医療院及び特別養護老人ホーム（以下この号において「介護保険施設等」という）との協力が可能な体制をとっていること。
タ　訪問診療の回数が一定数以上の場合にあっては，在宅データ提出加算に係る届出を行っている医療機関であること。

(2)　他の保険医療機関《診療所又は許可病床数が200床〔基本診療料の施設基準等の別表第6の2（p.1309）に掲げる地域に所在する保険医療機関にあっては280床〕未満の病院に限る》と地域における在宅療養の支援に係る連携体制を構築している保険医療機関である診療所であって，次のいずれの基準にも該当するものであること。
（編注：機能強化型・連携型の在宅療養支援診療所）
イ　当該診療所及び当該連携体制を構成する他の保険医療機関において，在宅医療を担当する常勤の医師が合わせて3名以上配置されていること。
ロ　当該連携体制を構成する他の保険医療機関との連携により，24時間連絡を受ける保険医又は看護職員をあらかじめ指定し，その連絡先を文書で患家に提供していること。
ハ　当該連携体制を構成する他の保険医療機関との連携により，患家の求めに応じて，24時間往診が可能な体制を確保し，往診担当医の氏名，担当日等を文書により患家に提供していること。ただし，基本診療料の施設基準等別表第6の2に掲げる地域に所在する診療所にあっては，看護師等といる患者に対して情報通信機器を用いた診療を行うことが24時間可能な体制を確保し，担当医及び担当看護師等の氏名，担当日等を文書により患家に提供している場合は，この限りでない。
ニ　当該診療所において，又は当該連携体制を構成する他の保険医療機関若しくは訪問看護ステーションとの連携により，患家の求めに応じて，当該診療所の保険医の指示に基づき，24時間訪問看護の提供が可能な体制を確保し，訪問看護の担当者の氏名，担当日等を文書により患家に提供していること。
ホ　当該診療所又は当該連携体制を構成する他の保険医療機関において，緊急時に在宅での療養を行っている患者が入院できる病床を常に確保し，受入医療機関の名称等をあらかじめ地方厚生局長等に届け出ていること。ただし，当該診療所及び当該連携体制を構成する他の保険医療機関のいずれも病床を有しない場合には，別の保険医療機関との連携により，必要な緊急時の病床の確保及び地方厚生局長等への届出を行っていること。
ヘ　連携する保険医療機関又は訪問看護ステーションにおいて緊急時に円滑な対応ができるよう，あらかじめ患家の同意を得て，その療養等に必要な情報を文書で当該保険医療機関又は訪問看護ステーションに提供できる体制をとっていること。
ト　患者に関する診療記録管理を行うにつき必要な体制が整備されていること。
チ　当該地域において，他の保健医療サービス及び福祉サービスとの連携調整を担当する者と連携していること。
リ　定期的に，在宅看取り数等を地方厚生局長等に報告していること。
ヌ　緊急の往診及び在宅における看取り等について，当該連携体制を構成する他の保険医療機関と合わせて，相当の実績を有していること。
ル　主として往診又は訪問診療を実施する診療所にあっては，次のいずれにも該当するものであること。
　①　他の保険医療機関から文書による紹介を受けた患者の訪問診療について，相当の実績を有していること。
　②　看取り等について，十分な実績を有していること。
　③　施設入居者等以外の患者の診療及び重症の患者の診療について，相当の実績を有していること。
ヲ　当該診療所において，適切な意思決定支援に関する指針を定めていること。
ワ　訪問栄養食事指導を行うことが可能な体制をとっていること。
カ　介護保険施設等との協力が可能な体制をとっていること。
ヨ　訪問診療の回数が一定数以上の場合にあっては，在宅データ提出加算に係る届出を行っている医療機関であること。

(3)　次のいずれにも該当するものであること。
（編注：従来型の在宅療養支援診療所）
イ　保険医療機関である診療所であること。
ロ　当該診療所において，24時間連絡を受ける保険医又は看護職員をあらかじめ指定し，その連絡先を文書で患家に提供していること。
ハ　当該診療所において，又は別の保険医療機関の保険医との連携により，患家の求めに応じて，24時間往診が可能な体制を確保し，往診担当医の氏名，担当日等を文書により患家に提供していること。ただし，基本診療料の施設基準等別表第6の2に掲げる地域に所在する診療所にあっては，看護師等といる患者に対して情報通信機器を用いた診療を行うことが24時間可能な体制を確保し，担

当医及び担当看護師等の氏名，担当日等を文書により患家に提供している場合は，この限りでない。
ニ 当該診療所において，又は別の保険医療機関若しくは訪問看護ステーションとの連携により，患家の求めに応じて，当該診療所の保険医の指示に基づき，24時間訪問看護の提供が可能な体制を確保し，訪問看護の担当者の氏名，担当日等を文書により患家に提供していること。
ホ 当該診療所において，又は別の保険医療機関との連携により，緊急時に在宅での療養を行っている患者が入院できる病床を常に確保し，受入医療機関の名称等をあらかじめ地方厚生局長等に届け出ていること。
ヘ 連携する保険医療機関又は訪問看護ステーションにおいて緊急時に円滑な対応ができるよう，あらかじめ患家の同意を得て，その療養等に必要な情報を文書で当該保険医療機関又は訪問看護ステーションに提供できる体制をとっていること。
ト 患者に関する診療記録管理を行うにつき必要な体制が整備されていること。
チ 当該地域において，他の保健医療サービス及び福祉サービスとの連携調整を担当する者と連携していること。
リ 定期的に，在宅看取り数等を地方厚生局長等に報告していること。
ヌ 主として往診又は訪問診療を実施する診療所にあっては，次のいずれにも該当するものであること。
① 他の保険医療機関から文書による紹介を受けた患者の訪問診療について，相当の実績を有していること。
② 看取り等について，十分な実績を有していること。
③ 施設入居者等以外の患者の診療及び重症の患者の診療について，相当の実績を有していること。
ル 当該診療所において，適切な意思決定支援に関する指針を定めていること。
ヲ 訪問栄養食事指導を行うことが可能な体制をとっていること。
ワ 介護保険施設等との協力が可能な体制をとっていること。

→1 在宅療養支援診療所の施設基準

次の(1)から(3)までのいずれかに該当するものを在宅療養支援診療所という。
なお，(1)又は(2)のいずれかに該当するものが，C000往診料の「注1」に規定する加算，C000往診料の「注3」に規定する在宅ターミナルケア加算，C001在宅患者訪問診療料（Ⅰ）の「注6」に規定する在宅ターミナルケア加算，C001-2在宅患者訪問診療料（Ⅱ）の「注5」に規定する在宅ターミナルケア加算，C002在宅時医学総合管理料，C002-2施設入居時等医学総合管理料及びC003在宅がん医療総合診療料（以下「往診料の加算等」という）に規定する「在宅療養支援診療所であって別に厚生労働大臣が定めるもの」である。

《機能強化型・単独型の在宅療養支援診療所》

(1) 診療所であって，当該診療所単独で以下の要件のいずれにも該当し，緊急時の連絡体制及び24時間往診できる体制等を確保している。
ア 在宅医療を担当する常勤の医師が3名以上配置されている。
なお，在宅医療を担当する医師とは，入院診療又は外来診療のみに限らず，現に在宅医療に関わる医師をいう。
イ 当該診療所において，24時間連絡を受ける保険医又は

看護職員をあらかじめ指定するとともに，当該担当者及び当該担当者と直接連絡がとれる連絡先電話番号等，緊急時の注意事項等について，事前に患者又はその看護を行う家族に対して説明の上，文書により提供している。なお，曜日，時間帯ごとに担当者が異なる場合には，それぞれ曜日，時間帯ごとの担当者及び当該担当者と直接連絡がとれる連絡先電話番号等を文書上に明示する。
ウ 当該診療所において，患家の求めに応じて，24時間往診が可能な体制を確保し，往診担当医の氏名，担当日等を文書により患家に提供している。ただし，基本診療料の施設基準等の別表第6の2に掲げる地域に所在する保険医療機関にあっては，看護師等といる患者に対して情報通信機器を用いた診療を行うことが24時間可能な体制を確保し，担当医及び担当看護師等の氏名，担当日等を文書により患家に提供している場合は，この限りでない。
エ 当該診療所において，又は別の保険医療機関若しくは訪問看護ステーションの看護師等との連携により，患家の求めに応じて，当該診療所の保険医の指示に基づき，24時間訪問看護の提供が可能な体制を確保し，訪問看護の担当者の氏名，担当日等を文書により患家に提供している。
オ 有床診療所にあっては当該診療所において，無床診療所にあっては別の保険医療機関（許可病床数が200床以上の病院を含む）との連携により，緊急時に居宅において療養を行っている患者が入院できる病床を常に確保し，受入医療機関の名称等をあらかじめ地方厚生（支）局長に届け出ている。
カ 別の保険医療機関又は訪問看護ステーションと連携する場合には，緊急時に円滑な対応ができるよう，あらかじめ患家の同意を得て，当該患者の病状，治療計画，直近の診療内容等緊急の対応に必要な診療情報を文書（電子媒体を含む）により随時提供している。
キ 患者に関する診療記録管理を行うにつき必要な体制が整備されている。
ク 当該地域において，他の保健医療サービス及び福祉サービスとの連携調整を担当する者と連携している。
ケ 年に1回，在宅看取り数及び地域ケア会議等への出席状況等を別添2（→Web版）の様式11の3を用いて，地方厚生（支）局長に報告している。
コ 当該診療所において，過去1年間の緊急の往診の実績を10件以上有する。
なお，緊急の往診とは，C000の「注1」に規定する緊急又は夜間，深夜若しくは休日に行う往診のことをいう。
サ 当該診療所において，過去1年間の在宅における看取りの実績を4件以上又は過去1年間の15歳未満の超重症児及び準超重症児に対する在宅医療の実績（3回以上定期的な訪問診療を実施し，C002在宅時医学総合管理料又はC002-2施設入居時等医学総合管理料を算定している場合に限る）を4件以上有している。なお，あらかじめ聴取した患者・家族の意向に基づき，オにおける受入医療機関で7日以内の入院を経て死亡した患者に対し，当該診療所が，当該入院日を含む直近6月間において訪問診療を実施していた場合〔当該保険医療機関が，C001在宅患者訪問診療料（Ⅰ）の「1」，C001-2在宅患者訪問診療料（Ⅱ）の「イ」又はC003在宅がん医療総合診療料を算定している場合に限る〕も，在宅における看取りの実績に含めることができる。
シ 直近1か月に初診，再診，往診又は訪問診療を実施した患者のうち，往診又は訪問診療を実施した患者の割合が9割5分以上の保険医療機関にあっては，上記アからサまでの基準に加え，次の要件のいずれも満たす。
(イ) 直近1年間に5つ以上の病院又は診療所から，文書による紹介を受けて訪問診療を開始した実績がある。
(ロ) 当該診療所において，過去1年間の在宅における看取りの実績を20件以上有している又は重症児の十分な診療実績等を有している。なお，ここでいう重症児の十分な診療実績とは，過去1年間の15歳未満の超重症

児及び準超症児に対する在宅医療の実績（3回以上の定期的な訪問診療を実施し，C002在宅時医学総合管理料又はC002-2施設入居時等医学総合管理料を算定している場合に限る）を10件以上有していることをいう。
(ハ) 直近1か月に在宅時医学総合管理料又は施設入居時等医学総合管理料を算定した患者のうち，施設入居時等医学総合管理料を算定した患者の割合が7割以下である。
(ニ) 直近1か月に在宅時医学総合管理料又は施設入居時等医学総合管理料を算定した患者のうち，要介護3以上又は「特掲診療料の施設基準等」別表第8の2（p.1498）に掲げる別に厚生労働大臣が定める状態の患者の割合が5割以上である。
ス 市町村が実施する在宅医療・介護連携推進事業等において，在宅療養支援診療所以外の診療所及び介護保険施設等と連携し，地域ケア会議，在宅医療・介護に関するサービス担当者会議又は病院若しくは介護保険施設等で実施される他職種連携に係る会議に出席していることが望ましい。
セ 在宅療養移行加算を算定する診療所の往診体制及び連絡体制の構築に協力していることが望ましい。
ソ 当該診療所において，厚生労働省「人生の最終段階における医療・ケアの決定プロセスに関するガイドライン」等の内容を踏まえ，適切な意思決定支援に関する指針を作成している。
タ 当該診療所において，当該診療所の管理栄養士又は当該診療所以外（公益社団法人日本栄養士会若しくは都道府県栄養士会が設置し，運営する「栄養ケア・ステーション」又は他の保険医療機関に限る）の管理栄養士との連携により，医師が栄養管理の必要性を認めた患者に対して訪問栄養食事指導を行うことが可能な体制を整備することが望ましい。
チ 地域において，介護老人保健施設，介護医療院及び特別養護老人ホーム（以下この項において「介護保険施設等」という）から協力医療機関となることを求められた場合，その求めに応じて当該介護保険施設の協力医療機関として定められることが望ましい。
ツ 各年度5月から7月の訪問診療を実施した回数が2,100回を超える診療所にあっては，次年の1月までに在宅データ提出加算に係る届出を行う。

《機能強化型・連携型の在宅療養支援診療所》
(2) 他の保険医療機関と地域における在宅療養の支援に係る連携体制〔診療所又は許可病床数が200床（「基本診療料の施設基準等」別表第6の2（p.1309）に掲げる地域に所在する保険医療機関にあっては280床）未満の病院により構成されたものに限る。以下この項において「在宅支援連携体制」という〕を構築している診療所であって，以下の要件のいずれにも該当し，緊急時の連絡体制及び24時間往診できる体制等を確保している。
ただし，在宅支援連携体制を構築する複数の保険医療機関の数は，当該診療所を含めて10未満とする。
なお，当該在宅支援連携体制は，これを構成する診療所及び病院〔許可病床数が200床（「基本診療料の施設基準等」別表第6の2に掲げる地域に所在する保険医療機関にあっては280床）未満のものに限る〕が，診療所にあっては以下の要件，病院にあっては第14の2〔「在宅療養支援病院の施設基準」，p.1361〕の1(2)の要件を全て満たし，在宅療養支援診療所又は在宅療養支援病院となることを想定しているものである。
ア 当該在宅支援連携体制を構築する他の保険医療機関と併せて，在宅医療を担当する常勤の医師が3名以上配置されている。
なお，在宅医療を担当する医師とは，入院診療又は外来診療のみに限らず，現に在宅医療に関わる医師をいう。
イ 当該在宅支援連携体制を構築する他の保険医療機関と協力して，24時間連絡を受ける保険医又は看護職員をあらかじめ指定するとともに，当該在宅支援連携体制を構築する保険医療機関間で24時間直接連絡がとれる連絡先電話番号等を一元化した上で，当該担当者及び当該連絡先，緊急時の注意事項等について，事前に患者又はその看護を行う家族に対して説明の上，文書により提供している。なお，曜日，時間帯ごとに担当者が異なる場合には，それぞれ曜日，時間帯ごとの担当者を文書上に明示する。
ウ 当該在宅支援連携体制を構築する他の保険医療機関と協力して，患家の求めに応じて，24時間往診が可能な体制を確保し，往診担当医の氏名，担当日等を文書により患家に提供している。ただし，基本診療料の施設基準等の別表第6の2に掲げる地域に所在する保険医療機関にあっては，看護師等といる患者に対して情報通信機器を用いた診療を行うことが24時間可能な体制を確保し，担当医及び担当看護師等の氏名，担当日等を文書により患家に提供している場合は，この限りでない。
エ 当該診療所又は当該在宅支援連携体制を構築する他の保険医療機関若しくは訪問看護ステーションの看護師等との連携により，患家の求めに応じて，24時間訪問看護の提供が可能な体制を確保し，訪問看護の担当者の氏名，担当日等を文書により患家に提供している。
オ 当該診療所又は当該在宅支援連携体制を構築する他の保険医療機関において，緊急時に居宅において療養を行っている患者が入院できる病床を常に確保し，受入医療機関の名称等をあらかじめ地方厚生（支）局長に届け出ている。ただし，当該診療所又は当該在宅支援連携体制を構築する他の保険医療機関のいずれも病床を有しない場合には，別の保険医療機関（許可病床数が200床以上の病院を含む）との連携により，緊急時に居宅において療養を行っている患者が入院できる病床を常に確保し，受入医療機関の名称等をあらかじめ地方厚生（支）局長に届け出ている。
カ 当該在宅支援連携体制を構築する他の保険医療機関又は訪問看護ステーションと連携する場合には，緊急時に円滑な対応ができるよう，あらかじめ患家の同意を得て，当該患者の病状，治療計画，直近の診療内容等緊急の対応に必要な診療情報を文書（電子媒体を含む）により随時提供している。
なお，当該在宅支援連携体制を構築する保険医療機関間において，診療を行う患者の診療情報の共有を図るため，月1回以上の定期的なカンファレンスを実施する。
キ 患者に関する診療記録管理を行うにつき必要な体制が整備されている。
ク 当該地域において，他の保健医療サービス及び福祉サービスとの連携調整を担当する者と連携している。
ケ 年に1回，在宅看取り数及び地域ケア会議等への出席状況等を別添2（→Web版）の様式11の3を用いて，地方厚生（支）局長に報告している。また，当該在宅支援連携体制を構築する他の保険医療機関の実績を含めた在宅看取り数等を，別途，別添2の様式11の4を用いて，地方厚生（支）局長に報告している。なお，報告に当たっては，当該連携体制を構築する複数の保険医療機関のうち，1つの保険医療機関が取りまとめて報告することで差し支えない。
コ 当該在宅支援連携体制を構築する他の保険医療機関と併せて，過去1年間の緊急の往診の実績を10件以上有し，かつ，当該診療所において4件以上有する。
なお，緊急の往診とは，C000の「注1」に規定する緊急又は夜間，深夜若しくは休日に行う往診のことをいう。
サ 当該在宅支援連携体制を構築する他の保険医療機関と併せて，過去1年間の在宅における看取りの実績を4件以上有している。また，当該診療所において過去1年間の在宅における看取りの実績を2件以上又は過去1年間の15歳未満の超重症児及び準超症児に対する在宅医療の実績（3回以上定期的な訪問診療を実施し，C002在宅時医学総合管理料又はC002-2施設入居時等医学総合管理料を算定している場合に限る）を2件以上有する。なお，あらかじめ聴取した患者・家族の意向に基づき，当該診

告示4 特掲診療料の施設基準等〔第3 医学管理等〕 *1351*

療所又はオにおける受入医療機関で7日以内の入院を経て死亡した患者に対し，当該診療所が，当該入院日を含む直近6月間において訪問診療を実施していた場合〔当該保険医療機関が，C001在宅患者訪問診療料（Ⅰ）の「1」，C001-2在宅患者訪問診療料（Ⅱ）の「イ」又はC003在宅がん医療総合診療料を算定している場合に限る〕も，当該診療所における在宅における看取りの実績に含めることができる。
シ 直近1か月に初診，再診，往診又は訪問診療を実施した患者のうち，往診又は訪問診療を実施した患者の割合が9割5分以上の保険医療機関にあっては，上記アからサまでの基準に加え，(1)のシの(イ)から(ニ)までの要件のいずれも満たす。
ス 市町村が実施する在宅医療・介護連携推進事業等において，在宅療養支援診療所以外の診療所及び介護保険施設等と連携し，地域ケア会議，在宅医療・介護に関するサービス担当者会議又は病院若しくは介護保険施設等で実施される他職種連携に係る会議に出席していることが望ましい。
セ 在宅療養移行加算を算定する診療所の往診体制及び連絡体制の構築に協力していることが望ましい。
ソ 当該診療所において，厚生労働省「人生の最終段階における医療・ケアの決定プロセスに関するガイドライン」等の内容を踏まえ，適切な意思決定支援に関する指針を作成している。
タ 当該診療所において，当該診療所の管理栄養士又は当該診療所以外（公益社団法人日本栄養士会若しくは都道府県栄養士会が設置し，運営する「栄養ケア・ステーション」又は他の保険医療機関に限る）の管理栄養士との連携により，医師が栄養管理の必要性を認めた患者に対して訪問栄養食事指導を行うことが可能な体制を整備することが望ましい。
チ 地域において，介護保険施設等から協力医療機関となることを求められた場合，その求めに応じて当該介護保険施設等の協力医療機関として定められることが望ましい。
ツ 各年度5月から7月の訪問診療を実施した回数が2,100回を超える診療所にあっては，次年の1月までに在宅データ提出加算に係る届出を行う。

《従来型の在宅療養支援診療所》
(3) 以下の要件のいずれにも該当し，緊急時の連絡体制及び24時間往診できる体制等を確保している。
ア 当該診療所において，24時間連絡を受ける保険医又は看護職員をあらかじめ指定するとともに，当該担当者及び当該担当者と直接連絡がとれる連絡先電話番号等，緊急時の注意事項等について，事前に患者又はその看護を行う家族に対して説明の上，文書により提供している。なお，曜日，時間帯ごとに担当者が異なる場合には，それぞれ曜日，時間帯ごとの担当者及び当該担当者と直接連絡がとれる連絡先電話番号等を文書上に明示する。
イ 当該診療所において，又は別の保険医療機関の保険医との連携により，患家の求めに応じて，24時間往診が可能な体制を確保し，往診担当医の氏名，担当日等を文書により患家に提供している。ただし，基本診療料の施設基準等の別表第6の2に掲げる地域に所在する保険医療機関にあっては，看護師等といる患者に対して情報通信機器を用いた診療を行うことが24時間可能な体制を確保し，担当医及び担当看護師等の氏名，担当日等を文書により患家に提供している場合は，この限りでない。
ウ 当該診療所において，又は別の保険医療機関若しくは訪問看護ステーションの看護師等との連携により，患家の求めに応じて，当該診療所の保険医の指示に基づき，24時間訪問看護の提供が可能な体制を確保し，訪問看護の担当者の氏名，担当日等を文書により患家に提供している。
エ 当該診療所において，又は別の保険医療機関との連携により，緊急時に居宅において療養を行っている患者が入院できる病床を常に確保し，受入医療機関の名称等をあらかじめ地方厚生（支）局長に届け出ている。
オ 他の保険医療機関又は訪問看護ステーションと連携する場合には，連携する保険医療機関又は訪問看護ステーションにおいて緊急時に円滑な対応ができるよう，あらかじめ患家の同意を得て，当該患者の病状，治療計画，直近の診療内容等緊急の対応に必要な診療情報を連携保険医療機関等に文書（電子媒体を含む）により随時提供している。
カ 患者に関する診療記録管理を行うにつき必要な体制が整備されている。
キ 当該地域において，他の保健医療サービス及び福祉サービスとの連携調整を担当する者と連携している。
ク 年に1回，在宅看取り数等を別添2（→Web版）の様式11の3を用いて，地方厚生（支）局長に報告している。
ケ 直近1か月に初診，再診，往診又は訪問診療を実施した患者のうち，往診又は訪問診療を実施した患者の割合が9割5分以上の保険医療機関にあっては，上記アからクまでの基準に加え，(1)のシの(イ)から(ニ)までの要件のいずれも満たす。
なお，I016精神科在宅患者支援管理料の届出を行っている診療所であって，GAF尺度による判定が40以下の統合失調症の患者を10人以上診療している保険医療機関にあっては，(1)のシの(イ)から(ニ)までの要件を満たしていなくても差し支えないものとする。
コ 当該診療所において，厚生労働省「人生の最終段階における医療・ケアの決定プロセスに関するガイドライン」等の内容を踏まえ，適切な意思決定支援に関する指針を作成している。
サ 当該診療所において，当該診療所の管理栄養士又は当該診療所以外（公益社団法人日本栄養士会若しくは都道府県栄養士会が設置し，運営する「栄養ケア・ステーション」又は他の保険医療機関に限る）の管理栄養士との連携により，医師が栄養管理の必要性を認めた患者に対して訪問栄養食事指導を行うことが可能な体制を整備することが望ましい。
シ 地域において，介護保険施設等から協力医療機関となることを求められた場合，その求めに応じて当該介護保険施設等の協力医療機関として定められることが望ましい。
(4) 令和6年3月31日時点で在宅療養支援診療所の届出を行っている診療所については，(1)のツ又は(2)のツについては，令和7年5月31日の間に限り，基準を満たしているものとする。

2 往診料の加算等の適用
(1) 往診料の加算等に規定する「病床を有する場合」とは，1の(1)のオに規定する有床診療所，1の(2)のオに規定する当該診療所又は在宅支援連携体制を構築する他の保険医療機関において緊急時に居宅において療養を行っている患者が入院できる病床を常に確保している場合をいう。
なお，1の(2)のオに規定する在宅支援連携体制を構築する複数の保険医療機関において1つでも病床を有する保険医療機関が存在する場合，当該在宅支援連携体制を構築する全ての保険医療機関が，往診料の加算等に規定する「病床を有する場合」に該当するものとする。
(2) 往診料の加算等に規定する「病床を有しない場合」とは，1の(1)のオに規定する無床診療所，1の(2)のオに規定する当該診療所又は在宅支援連携体制を構築する他の保険医療機関のいずれも病床を有しない場合をいう。
(3) 往診料の加算等に規定する**在宅緩和ケア充実診療所・病院加算**の施設基準
ア 1の(1)又は(2)に規定する在宅療養支援診療所であって，過去1年間の緊急の往診の実績を15件以上有し，かつ，過去1年間の在宅における看取りの実績を20件以上有している。
イ 末期の悪性腫瘍等の患者であって，鎮痛剤の経口投与では疼痛が改善しないものに対し，患者が自ら注射によ

りオピオイド系鎮痛薬の注入を行う鎮痛療法を実施した実績を，過去1年間に2件以上有している，又は過去に5件以上実施した経験のある常勤の医師が配置されており，適切な方法によってオピオイド系鎮痛薬を投与（投与経路は問わないが，定期的な投与と頓用により患者が自ら疼痛を管理できるものに限る）した実績を過去1年間に10件以上有している。
　　ウ　第4の2がん性疼痛緩和指導管理料の施設基準に定める「がん等の診療に携わる医師等に対する緩和ケア研修会の開催指針に準拠した緩和ケア研修会」又は「緩和ケアの基本教育のための都道府県指導者研修会等」を修了している常勤の医師がいる。
　　エ　緩和ケア病棟又は在宅での1年間の看取り実績が10件以上の保険医療機関において，3か月以上の勤務歴がある常勤の医師（在宅医療を担当する医師に限る）がいる。
　　オ　院内の見やすい場所等に，過去1年間の看取り実績及び十分な緩和ケアが受けられる旨の掲示をするなど，患者に対して必要な情報提供が行われている。
⑷　往診料の加算等に規定する**在宅療養実績加算1**の施設基準
　　1の(3)に規定する在宅療養支援診療所であって，過去1年間の緊急の往診の実績を10件以上有し，かつ，過去1年間の在宅における看取りの実績を4件以上有している。
⑸　往診料の加算等に規定する**在宅療養実績加算2**の施設基準
　　ア　1の(3)に規定する在宅療養支援診療所であって，過去1年間の緊急の往診の実績を4件以上有し，かつ，過去1年間の在宅における看取りの実績を2件以上有している。
　　イ　第4の2がん性疼痛緩和指導管理料の施設基準に定める「がん等の診療に携わる医師等に対する緩和ケア研修会の開催指針に準拠した緩和ケア研修会」又は「緩和ケアの基本教育のための都道府県指導者研修会等」を修了している常勤の医師がいる。

3　在宅患者訪問診療料（Ⅰ）及び在宅患者訪問診療料（Ⅱ）に規定する場合の施設基準

　1の(1)から(3)に規定する在宅療養支援診療所において次のアに掲げる数をイに掲げる数で除した値が12未満である。なお，アの数が120を超えない場合はこの限りではない。
　　ア　直近3月に訪問診療を行った回数（**別表第7**に掲げる別に厚生労働大臣の定める疾病等の患者，死亡した者，末期心不全の患者，呼吸器疾患の終末期患者，当該期間中に訪問診療を新たに開始した患者又は終了した患者に行う場合を除く）
　　イ　直近3月に訪問診療を行った患者の数（**別表第7**に掲げる別に厚生労働大臣の定める疾病等の患者，死亡した者，末期心不全の患者，呼吸器疾患の終末期患者，当該期間中に訪問診療を新たに開始した患者又は終了した患者に行う場合を除く）
【届出に関する事項】　1の(1)の在宅療養支援診療所の施設基準に係る届出は，**別添2**（→Web版）の**様式11**及び**様式11の3**を用いる。1の(2)の在宅療養支援診療所の施設基準に係る届出は，**別添2**の**様式11**，**様式11の3**及び**様式11の4**を用いる。1の(3)の在宅療養支援診療所の施設基準に係る届出は，**別添2**の**様式11**を用いる。2の(3)の在宅緩和ケア充実診療所・病院加算の施設基準に係る届出は，**別添2**の**様式11**及び**様式11の3**を用いる。2の(4)の在宅療養実績加算1及び2の(5)の在宅療養実績加算2の施設基準に係る届出は，**別添2**の**様式11**及び**様式11の5**を用いる。

事務連絡　在宅療養支援診療所・病院

問1　複数の診療所と連携して機能を強化した在宅療養支援診療所となる場合，当該診療所が複数のグループに属することは可能か。
答　可能である。
問2　機能を強化した在宅療養支援診療所について，複数のグループに属する診療所の場合，往診，看取りの実績要件の計上はどうなるのか。
答　当該診療所が複数の連携グループに属することは差し支えないが，その場合，実績要件は重複して計上できない。
　（例）過去1年間の緊急の往診実績4件，看取り実績2件を有するA診療所が，BグループとCグループの2つのグループに属する場合，往診実績4件，看取り実績2件をBグループにおける実績として計上した場合，Cグループにおいて計上できる実績は，往診0件，看取り0件である。
問3　在宅療養支援診療所・病院の過去1年の実績要件とは，年度単位での実績か。
答　年度単位ではなく，直近1年間の暦月単位での実績である。（例）24年6月に届出を行う場合は，23年6月～24年5月までの1年間の実績。なお，実績に係る届出については，年に1回でよいが，施設基準を満たさなくなった場合は，直ちに届出を行うこと。
（平24.3.30，一部修正）
問4　別添2様式11「在宅療養支援診療所の施設基準に係る届出書添付書類」，様式11の2「在宅療養支援病院の施設基準に係る届出書添付書類」及び様式11の4「在宅支援連携体制に係る報告書」について，他の医療機関と連携して，在宅支援連携体制を構築する場合，連携する全ての保険医療機関が届出を行う必要があるのか。
答　当該連携に係る届出については，一つの保険医療機関がとりまとめて届出を行うことで差し支えない。
問5　在宅療養支援診療所の届出について，連携して対応する場合，当該在宅支援連携体制を構築する保険医療機関間において，診療を行う患者の診療情報の共有を図るため，月1回以上の定期的なカンファレンスを実施することとされているが，定期的なカンファレンスは，テレビ会議システムでのカンファレンスでも可能か。
答　原則として，対面によるカンファレンスを行う。
問6　複数の医療機関で，地域における在宅療養の支援に係る連携体制を構築し，在宅療養支援診療所となる場合，連携する医療機関間の距離に係る要件はあるのか。
答　他の医療機関との連携により，緊急時の対応及び24時間往診できる体制等確保できる範囲であれば連携を行うことが可能であり，具体的な距離の要件はない。例えば，近接に医療機関が少ない地域等においては，地域の実態にあわせた連携を行うことが可能である。
問7　複数の医療機関が連携して機能を強化した在宅療養支援診療所，病院として届出を行う場合，医療機関間で一元化した24時間直接連絡がとれる連絡先電話番号等を患家に提供する必要があるが，当該電話番号等以外の番号を用いて患家と連絡してはならないのか。
答　24時間連絡が取れる連絡先として患家に提供した電話番号等は在宅支援連携体制を構築する各保険医療機関と24時間直接連絡が取れる必要があるが，その他の連絡手段に制限を求めるものではない。
（平24.4.20）
問8　複数の医療機関で地域における在宅療養の支援に係る連携体制を構築し，在宅療養支援診療所となる場合，患家に提供する医療機関間で一元化した24時間直接連絡がとれる連絡先電話番号等は一でなければならないか。
答　原則として患家に提供する24時間直接連絡がとれる連絡先電話番号等は一とする。ただし，曜日，時間帯ごとに担当者が異なる場合には，それぞれ曜日，時間帯ごとの担当者を明示したうえで，患家がその他の担当者に連絡した場合であっても留守番電話等により担当者の案内を行うなど，対応に配慮を行うことで，切れ目なく24時間直接連絡が取れる体制を確保している場合に限り，複数の連絡先を提供しても差し支えない。
（平24.4.27）
問9　複数の医療機関で地域における在宅療養の支援に係る連携体制を構築し，在宅療養支援診療所となる場合，患家に提供する医療機関間で一元化した24時間直接連絡がとれる連絡先について，切れ目なく24時間直接連絡が取れる体制を確保している場合は，外部委託のコールセンターを一元化した連絡先として対応することは可能か。
答　患者等から電話連絡があった場合に，外部委託のコールセンターが相談を受ける体制は認められない。ただし，コールセンターから担当者に転送するなどの対応を行い，切

れ目なく24時間直接医療機関の担当者と連絡が取れる体制を確保している場合に限り，外部委託のコールセンターを一元化した連絡先として差し支えない。　　　　　(平24.7.3)

問10　同一患者に対して複数の保険医療機関が在宅療養支援診療所になることはできるのか。

答　できない。　　　　　　　　　　　　　　　(平18.4.28)

問11　往診料の加算等の適用において，「病床を有する場合」とは，通知において，「1の(1)のオに規定する有床診療所，1の(2)のオに規定する当該診療所又は在宅支援連携体制を構築する他の保険医療機関において緊急時に居宅において療養を行っている患者が入院できる病床を常に確保している場合」とあるが，確保する病床は何らかの入院料（入院基本料，特定入院料）の届出を行っている必要があるか。

答　そのとおり。　　　　　　　　　　　　　(平26.10.10)

問12　在宅療養支援診療所及び在宅療養支援病院の施設基準において，「各年度5月から7月の訪問診療を実施した回数が2,100回を超える病院にあっては，次年の1月までに在宅データ提出加算に係る届出を行う」とあるが，「訪問診療を実施した回数」とは以下の場合の算定回数の合計を指すのか。

① C001在宅患者訪問診療料（Ⅰ）（同一の患家において2人以上の患者を診療している場合であって，2人目以降の患者についてA000初診料又はA001再診料を算定している場合を含む）
② C001-2在宅患者訪問診療料（Ⅱ）
③ C003在宅がん医療総合診療料（ただし，訪問診療を行った場合に限る）

答　そのとおり。　　　　　　　　　　　　　(令6.4.26)

問13　機能強化型の在宅療養支援診療所及び在宅療養支援病院の施設基準において，各年度5月から7月の訪問診療を実施した回数が2,100回を超える場合は，次年の1月までに在宅データ提出加算に係る届出を行うこととされているが，この「届出」の取扱い如何。

答　様式7の11を用いて，地方厚生（支）局長を経由して，厚生労働省保険局医療課長に届出を行う。また，様式7の11を提出するにあたっては，事前に，様式7の10の届出を行ったうえで，試行データを外来医療等調査事務局に提出し，データ提出の実績が認められる必要がある。

なお，令和6年3月31日時点で在宅療養支援診療所又は在宅療養支援病院の届出を行っている医療機関においては，令和7年5月31日までの間に限り基準を満たしているものとされていることから，令和7年6月2日までに様式7の11の届出を行う。令和7年6月2日までに様式7の11の届出を行おうとする場合，遅くとも令和7年2月20日までに様式7の10を届出する必要があるため，留意する。　(令6.5.31)

事務連絡　**1．在宅療養支援診療所・在宅療養支援病院（届出）**

(1) 地域における在宅療養の支援体制を構築することにより在宅療養支援診療所・在宅療養支援病院の要件を満たす場合の届出及びこれらの在宅療養支援診療所・在宅療養支援病院に係る在宅看取り数等の実績の届出については，当該体制を構築する複数の保険医療機関のうち一つの保険医療機関が届出を実施することで足りる。

(2) (1)の場合において，当該複数の保険医療機関に，当該届出が行われた都道府県事務所の管轄地以外の都道府県に所在する保険医療機関が含まれている場合には，届出が行われた都道府県事務所から当該保険医療機関を管轄する他の都道府県事務所に，届出書の写しを送付すること等により共有し，受理通知については，各保険医療機関に対して，それぞれ所管する都道府県事務所より発出を行う。

2．（略）

3．がん治療連携計画策定料・がん治療連携指導料（届出）

がん治療連携計画策定料，がん治療連携指導料の施設基準に係る届出は，計画策定病院において，がん治療連携指導料の算定を行う連携医療機関に係る届出を併せて行っても差し支えないこととされているが，当該連携医療機関に，当該届出が行われた都道府県事務所の管轄地以外の都道府県に所在する保険医療機関が含まれている場合には，届出が行われた都道府県事務所から当該保険医療機関を管轄する他の都道府県事務所に，届出書の写しを送付することとす等により共有し，受理通知については，各保険医療機関に対して，それぞれ所管する都道府県事務所より発出を行う。

4．留意事項

届出を行う保険医療機関においては，他の連携する保険医療機関に対して，届出を行った内容等について提供する等，情報共有を図るよう助言を行う。　(平24.5.10，一部修正)

（編注）在宅療養支援診療所のその他の事務連絡はp.354

6の2　退院時共同指導料1及び退院時共同指導料2を2回算定できる疾病等の患者

別表第3の1の3（p.1497）に掲げる患者

6の2の2　退院時共同指導料1の注2に規定する別に厚生労働大臣が定める特別な管理を要する状態等にある患者

別表第8（p.1498）に掲げる者

7から8の2まで　削除

9　ハイリスク妊産婦共同管理料（Ⅰ）及びハイリスク妊産婦共同管理料（Ⅱ）の施設基準等

(1) ハイリスク妊産婦共同管理料（Ⅰ）及びハイリスク妊産婦共同管理料（Ⅱ）の施設基準

イ　産科又は産婦人科を標榜する保険医療機関であること。
ロ　ハイリスク分娩管理を共同で行う保険医療機関の名称等を当該保険医療機関の見やすい場所に掲示していること。
ハ　ロの掲示事項について，原則として，ウェブサイトに掲載していること。

(2) ハイリスク妊産婦共同管理料（Ⅰ）に規定する状態等にある患者

妊婦又は妊産婦であって，別表第3の2（p.1497）に掲げるもの

→1　ハイリスク妊産婦共同管理料（Ⅰ）及び（Ⅱ）に関する施設基準

(1) ハイリスク妊産婦共同管理を共同で行う保険医療機関の名称，住所及び電話番号を当該保険医療機関の見やすい場所に掲示している。

(2) (1)の掲示事項について，原則として，ウェブサイトに掲載している。自ら管理するホームページ等を有しない場合については，この限りではない。

2　都道府県により周産期医療ネットワークが設置されており，それを介して患者を紹介し共同管理を行う場合

そのネットワークの運営会議等において，当該保険医療機関若しくは当該保険医療機関の所属する団体（各地域の産婦人科医会等）の代表と他の保険医療機関との間でハイリスク妊産婦の医療に関する情報交換を行っていれば，届出時に，周産期ネットワークの概要，運営会議への参加医療機関及び運営会議への参加団体に所属する保険医療機関の分かる書類を添付すれば，様式に個別の医療機関を記載することを要しない。その場合には，1の規定にかかわらず，当該保険医療機関が所在する地域の周産期医療ネットワーク名を院内に掲示する。

3　ハイリスク妊産婦共同管理料の算定対象となる患者

(1) 治療中のものとは，対象疾患について専門的治療が行わ

れているものを指し,単なる経過観察のために年に数回程度通院しているのみの患者は算定できない。
(2) 妊娠30週未満の切迫早産の患者とは,子宮収縮,子宮出血,頸管の開大,短縮又は軟化のいずれかの切迫早産の兆候を示しかつ以下のいずれかを満たすものに限る。
　ア　前期破水を合併したもの
　イ　羊水過多症又は羊水過少症を合併したもの
　ウ　経腟超音波検査で子宮頸管長が20㎜未満のもの
　エ　切迫早産の診断で他の医療機関より搬送されたもの
　オ　早産指数(tocolysis index)が3点以上のもの
［早産指数(tocolysis index)］

スコア	0	1	2	3	4
子宮収縮	無	不規則	規則的	—	—
破水	無	—	高位破水	—	低位破水
出血	無	有	—	—	—
子宮口の開大度	無	1cm	2cm	3cm	4cm以上

(3) 精神療法が実施されているものとは,当該保険医療機関で精神療法が実施されているもの又は他の保険医療機関で精神療法が実施されており,当該保険医療機関に対して当該患者の診療情報が文書により提供されているものを指す。
(4) 妊産婦とは産褥婦を含み,妊婦とは産褥婦を含まない。
【届出に関する事項】
(1) ハイリスク妊産婦共同管理料(Ⅰ)の施設基準に係る届出は,**別添2**(→Web版)の**様式13**を用いる。
(2) 令和7年5月31日までの間に限り,1の(2)に該当するものとみなす。

9の2　がん治療連携計画策定料の施設基準

(1) がん治療連携計画策定料の注1に規定する施設基準
　イ　がん診療の拠点となる病院又はそれに準じる病院であること。
　ロ　当該地域において当該病院からの退院後の治療を担う複数の保険医療機関を記載した地域連携診療計画をあらかじめ作成し,地方厚生局長等に届け出ていること。
(2) がん治療連携計画策定料の注5に規定する施設基準
　情報通信機器を用いた診療を行うにつき十分な体制が整備されていること。

9の3　がん治療連携指導料の施設基準

(1) 地域連携診療計画において連携する保険医療機関として定められている保険医療機関であって,当該地域連携診療計画をがん治療連携計画策定料を算定する病院と共有するとともに,あらかじめ地方厚生局長等に届け出ていること。
(2) がん治療連携計画策定料を算定する病院の紹介を受けて,当該地域連携診療計画の対象となる患者に対して,当該地域連携診療計画に基づいた治療を行うことができる体制が整備されていること。
→1　がん治療連携計画策定料,がん治療連携指導料の施設基準
　あらかじめ計画策定病院において疾患や患者の状態等に応じた地域連携診療計画が作成され,連携医療機関と共有されている。
　2　がん治療連携計画策定料の施設基準
　がん診療の拠点となる病院とは,「がん診療連携拠点病院等の整備について」(平成30年健発0731第1号厚生労働省健康局長通知)に基づき,がん診療連携拠点病院等〔がん診療連携拠点病院(都道府県がん診療連携拠点病院及び地域がん診療連携拠点病院),特定領域がん診療連携拠点病院及び地域がん診療病院〕の指定を受けた病院又は「小児がん拠点病院の整備について」(平成30年健発第0731第2号厚生労働省健康局長通知)に基づき小児がん拠点病院の指定を受けた病院をいう。特定領域がん診療連携拠点病院については,当該特定領域の悪性腫瘍の患者についてのみ,がん診療連携拠点病院に準じたものとして取り扱う(以下同じ)。また,がん診療連携拠点病院に準じる病院とは,都道府県が当該地域においてがん診療の中核的な役割を担うと認めた病院をいう。
　3　がん治療連携計画策定料の「注5」に関する施設基準
　情報通信機器を用いた診療の届出を行っている。
【届出に関する事項】
(1) がん治療連携計画策定料,がん治療連携指導料の施設基準に係る届出は,**別添2**(→Web版)の**様式13の2**を用いる。なお,届出に当たっては,計画策定病院において,がん治療連携指導料の算定を行う連携医療機関に係る届出を併せて行っても差し支えない。
(2) 計画策定病院が当該届出を行う際には,がんの種類や治療法ごとに作成され,連携医療機関とあらかじめ共有されている地域連携診療計画を添付する。なお,その様式は**別添2**の**様式13の3**を参考にする。
(3) がん治療連携計画策定料の「注5」に関する施設基準については,情報通信機器を用いた診療の届出を行っていればよく,がん治療連携計画策定料の「注5」として特に地方厚生(支)局長に対して,届出を行う必要はない。
■事務連絡■　問1　B005-6-2がん治療連携指導料を算定する連携医療機関は自院が必ず届出を行う必要があるのか。
答　B005-6がん治療連携計画策定料を算定する計画策定病院が一括して届出を行えば,連携医療機関も届出を行ったものとして取り扱う(連携医療機関は届出を行う必要はない)。
問2　がん治療連携計画策定料及びがん治療連携指導料について,連携計画書の内容変更の度に届出る必要があるか。
答　年に1回,7月1日時点のものを届出る。　　(平24.3.30)

9の4　がん治療連携管理料の施設基準

　がん診療の拠点となる病院であること。
→1　がん治療連携管理料の1に関する施設基準
　「がん診療連携拠点病院等の整備について」に基づき,がん診療連携拠点病院の指定を受けている。なお,キャンサーボードについては,看護師,薬剤師等の医療関係職種が参加していることが望ましい。
　2　がん治療連携管理料の2に関する施設基準
　「がん診療連携拠点病院等の整備について」に基づき,地域がん診療病院の指定を受けている。
　3　がん治療連携管理料の3に関する施設基準
　「小児がん拠点病院の整備について」に基づき,小児がん拠点病院の指定を受けている。なお,キャンサーボードについては,看護師,薬剤師等の医療関係職種が参加していることが望ましい。
【届出に関する事項】　がん治療連携管理料の施設基準に係る取扱いについては,当該基準を満たしていればよく,特に地方厚生(支)局長に対して,届出を行う必要はない。

9の4の2　外来がん患者在宅連携指導料の施設基準

(1) 外来がん患者在宅連携指導料の注1に規定する施設基準
　外来緩和ケア管理料又は外来腫瘍化学療法診療料2の施設基準を満たしていること。
(2) 外来がん患者在宅連携指導料の注3に規定する施設基準
　情報通信機器を用いた診療を行うにつき十分な体制が整備されていること。

→1　外来がん患者在宅連携指導料に関する保険医療機関の基準
　外来緩和ケア管理料又は外来腫瘍化学療法診療料1若しくは2の届出を行っている。
2　外来がん患者在宅連携指導料の「注3」に関する施設基準
　情報通信機器を用いた診療の届出を行っている。
【届出に関する事項】
(1) 外来緩和ケア管理料又は外来腫瘍化学療法診療料1若しくは2の届出を行っていればよく，外来がん患者在宅連携指導料として，特に地方厚生（支）局長に対して，届出を行う必要はない。
(2) 外来がん患者在宅連携指導料の「注3」に関する施設基準については，情報通信機器を用いた診療の届出を行っていればよく，外来がん患者在宅連携指導料の「注3」として特に地方厚生（支）局長に対して，届出を行う必要はない。

9の5　認知症専門診断管理料の施設基準

(1) 認知症に関する専門の保険医療機関であること。
(2) 当該保険医療機関内に認知症に係る診療を行うにつき十分な経験を有する専任の医師が配置されていること。

→認知症専門診断管理料に関する施設基準
　「認知症疾患医療センター運営事業実施要綱について」（平成26年7月9日老発0709第3号）の別添2認知症疾患医療センター運営事業実施要綱における認知症疾患医療センターである。
【届出に関する事項】　認知症専門診断管理料の施設基準に係る取扱いについては，当該基準を満たしていればよく，特に地方厚生（支）局長に対して，届出を行う必要はない。

9の6　肝炎インターフェロン治療計画料の施設基準

(1) 肝炎インターフェロン治療計画料の注1に規定する施設基準
　イ　肝疾患に関する専門の保険医療機関であること。
　ロ　当該保険医療機関内に肝炎インターフェロン治療を行うにつき十分な経験を有する専任の医師が配置されていること。
(2) 肝炎インターフェロン治療計画料の注3に規定する施設基準
　情報通信機器を用いた診療を行うにつき十分な体制が整備されていること。

→1　肝炎インターフェロン治療計画料に関する施設基準
(1) 肝疾患に関する専門的な知識を持つ常勤の医師による診断（活動度及び病期を含む）と治療方針の決定が行われている。
(2) インターフェロン等の抗ウイルス療法を適切に実施できる体制を有している。
(3) 肝がんの高危険群の同定と早期診断を適切に実施できる体制を有している。
2　肝炎インターフェロン治療計画料の「注3」に関する施設基準
　情報通信機器を用いた診療の届出を行っている。
【届出に関する事項】
(1) 肝炎インターフェロン治療計画料の施設基準に係る届出は，別添2（→Web版）の様式13の6を用いる。
(2) 肝炎インターフェロン治療計画料の「注3」に関する施設基準については，情報通信機器を用いた診療の届出を行っていればよく，肝炎インターフェロン治療計画料の「注3」として特に地方厚生（支）局長に対して，届出を行う必要はない。

9の7　外来排尿自立指導料の施設基準等

(1) 外来排尿自立指導料の施設基準
　排尿に関するケアを行うにつき十分な体制が整備されていること。
(2) 外来排尿自立指導料の対象患者
　当該保険医療機関の入院中に排尿自立支援加算を算定していた患者のうち，尿道カテーテル抜去後に下部尿路機能障害の症状を有する患者又は尿道カテーテル留置中の患者であって，尿道カテーテル抜去後に下部尿路機能障害を生ずると見込まれるもの。

→外来排尿自立指導料の施設基準
(1) 保険医療機関内に，以下から構成される排尿ケアに係るチーム（以下「排尿ケアチーム」という）が設置されている。
　ア　下部尿路機能障害を有する患者の診療について経験を有する医師
　イ　下部尿路機能障害を有する患者の看護に従事した経験を3年以上有し，所定の研修を修了した専任の常勤看護師
　ウ　下部尿路機能障害を有する患者のリハビリテーション等の経験を有する専任の常勤理学療法士又は専任の常勤作業療法士
(2) (1)のアに掲げる医師は，3年以上の勤務経験を有する泌尿器科の医師又は排尿ケアに係る適切な研修を修了した者である。なお，他の保険医療機関を主たる勤務先とする医師（3年以上の勤務経験を有する泌尿器科の医師又は排尿ケアに係る適切な研修を修了した医師に限る）が対診等により当該チームに参画しても差し支えない。また，ここでいう適切な研修とは，次の事項に該当する研修のことをいう。
　ア　国又は医療関係団体等が主催する研修である。
　イ　下部尿路機能障害の病態，診断，治療，予防及びケアの内容が含まれるものである。
　ウ　通算して6時間以上のものである。
(3) (1)のイに掲げる所定の研修とは，次の事項に該当する研修のことをいう。
　ア　国又は医療関係団体等が主催する研修である。
　イ　下部尿路機能障害の病態生理，その治療と予防，評価方法，排尿ケア及び事例分析の内容が含まれるものである。
　ウ　排尿日誌による評価，エコーを用いた残尿測定，排泄用具の使用，骨盤底筋訓練及び自己導尿に関する指導を含む内容であり，下部尿路機能障害患者の排尿自立支援について十分な知識及び経験のある医師及び看護師が行う演習が含まれるものである。
　エ　通算して16時間以上のものである。
(4) 排尿ケアチームの構成員は，A251排尿自立支援加算に規定する排尿ケアチームの構成員と兼任であっても差し支えない。
(5) 包括的排尿ケアの計画及び実施に当たっては，下部尿路機能の評価，治療及び排尿ケアに関するガイドライン等を遵守する。
【届出に関する事項】　当該指導料の施設基準に係る届出は，別添2（→Web版）の様式13の4を用いる。

事務連絡　問1　B005-9外来排尿自立指導料の施設基準で求める医師の「排尿ケアに係る適切な研修」及び看護師の「所定の研修」には，どのようなものがあるか。
答　令和2年度診療報酬改定前の排尿自立指導料と同様である（以下「問2」）。　　　　　　　　　　　　　　(令2.3.31)
問2　B005-9排尿自立指導料の医師及び看護師の要件である研修の内容が施設基準通知に示されているが，具体的にはどのような研修があるのか。
答　現時点では，以下のいずれかの研修である。
　医師については，日本慢性期医療協会「排尿機能回復のための治療とケア講座」，看護師については，①日本看護協会認定看護師教育課程「皮膚・排泄ケア」の研修，②日本

創傷・オストミー・失禁管理学会，日本老年泌尿器科学会，日本排尿機能学会「下部尿路症状の排尿ケア講習会」，③日本慢性期医療協会「排尿機能回復のための治療とケア講座」なお，特定非営利活動法人日本コンチネンス協会が行っている「コンチネンス中級セミナー」及び認定特定非営利法人愛知排泄ケア研究会が行っている「排泄機能指導士養成講座」は，排尿自立指導料にある所定の研修の内容としては不十分であり，所定の研修とは認められないが，「コンチネンス中級セミナー」と併せて，「コンチネンス中級セミナー追加研修」を修了した場合又は「排泄機能指導士養成講座」と併せて「下部尿路機能障害の排尿自立支援指導講習」を修了した場合には，必要な研修内容を満たすものとなるため，排尿自立指導料にある所定の研修とみなすことができる。

(平28.3.31)

9の7の2 ハイリスク妊産婦連携指導料1及びハイリスク妊産婦連携指導料2の施設基準

精神疾患を有する妊産婦の診療について，十分な実績を有していること。

→ 1 ハイリスク妊産婦連携指導料1の施設基準
(1) 患者の同意を得た上で，支援を要する妊産婦の情報（産婦健康診査の結果を含む）が速やかに市町村に報告されるよう，市町村等との連携体制の整備を図るよう努める。
(2) 原則として当該保険医療機関を受診する全ての妊産婦を対象に，エジンバラ産後うつ病質問票（EPDS）等を参考にしてメンタルヘルスのスクリーニングを適切に実施している。

2 ハイリスク妊産婦連携指導料2の施設基準
患者の同意を得た上で，支援を要する妊産婦の情報が速やかに市町村等に報告されるよう，市町村等との連携体制の整備を図るよう努める。

【届出に関する事項】 ハイリスク妊産婦連携指導料の施設基準に係る届出は，別添2の2（→Web版）を用いる。

事務連絡 問1 B005-10ハイリスク妊産婦連携指導料1について，「原則として当該保険医療機関を受診する全ての妊産婦を対象に，エジンバラ産後うつ病質問票（EPDS）等を参考にしてメンタルヘルスのスクリーニングを適切に実施していること」とあるが，妊産婦が急性外傷等で救急外来を受診した場合や感冒等で内科外来を受診した場合についてもスクリーニングを実施する必要があるか。
答 産科又は産婦人科以外の診療科を受診した場合については，原則としてスクリーニングを実施する必要はない。
問2 「原則として当該保険医療機関を受診する全ての妊産婦を対象に，エジンバラ産後うつ病質問票（EPDS）等を参考にしてメンタルヘルスのスクリーニングを適切に実施していること」とあるが，市町村等において妊産婦にメンタルヘルスのスクリーニングが実施されている場合についても，当該保険医療機関で重複してスクリーニングを実施する必要があるか。
答 妊娠中及び産後それぞれにおいて，メンタルヘルスのスクリーニングを適切に実施していることが必要であり，市町村等においてメンタルヘルスのスクリーニングが実施されている場合については，必ずしも当該保険医療機関で重複してスクリーニングを実施する必要はないが，市町村等とメンタルヘルスのスクリーニングの結果に関して適切に情報共有することが望ましい。

(平30.4.25)

9の7の3 遠隔連携診療料の施設基準等

(1) 遠隔連携診療料の施設基準
情報通信機器を用いた診療を行うにつき十分な体制が整備されていること。
(2) 遠隔連携診療料の注1に規定する対象患者
イ 難病の患者に対する医療等に関する法律第5条第1項に規定する指定難病の疑いがある患者
ロ てんかん（外傷性のてんかん及び知的障害を有する者に係るものを含む）の疑いがある患者
(3) 遠隔連携診療料の注2に規定する対象患者
イ てんかんの患者（知的障害を有するものに限る）
ロ 難病の患者に対する医療等に関する法律第5条第1項に規定する指定難病の患者

→ 遠隔連携診療料の施設基準
オンライン指針に沿って診療を行う体制を有する保険医療機関である。

【届出に関する事項】 遠隔連携診療料の施設基準に係る取扱いについては，当該基準を満たしていればよく，特に地方厚生（支）局長に対して，届出を行う必要はない。

9の7の4 こころの連携指導料（Ⅰ）の施設基準

孤独・孤立の状況等を踏まえ，精神科又は心療内科への紹介が必要であると認められる患者に対する診療を行うにつき必要な体制が整備されていること。

→ こころの連携指導料（Ⅰ）の施設基準
(1) 精神科又は心療内科を標榜する保険医療機関との連携体制を構築している。
(2) 当該保険医療機関に，自殺対策等に関する適切な研修を受講した医師が配置されている。また，上記研修を受講した医師が，当該診療及び療養上必要な指導を行う。
なお，ここでいう適切な研修とは，自殺ハイリスク者ケアの専門家・教育者が関わって実施されるものでかかりつけ医における自殺ハイリスク者への対応を学ぶことができるものであり，以下のものをいう。
ア 講義等により次の内容を含むものである。
(イ) 自殺企図の定義・対応の原則
(ロ) 情報収集の方法，面接の要点
(ハ) 自殺の同定方法
(ニ) 危険因子・危険性の評価，危険性を減らす方法，治療計画
(ホ) 精神障害，精神科的対応，心理社会的介入の方法
(ヘ) 家族への対応
(ト) 医療機関・自治体等への紹介・連携，情報提供
(チ) ポストベンション（遺族への心のケア）
イ 自殺未遂者支援の根拠となる自殺対策基本法等について学ぶ項目
ウ うつ病等のスクリーニング法を症例検討等により実践的に学ぶ項目
エ 自殺ハイリスク患者に関する症例を用いた講師者・受講者による双方向の事例検討

【届出に関する事項】 こころの連携指導料（Ⅰ）の施設基準に係る届出は，別添2（→Web版）の様式13の7を用いる。

事務連絡 問 B005-12こころの連携指導料（Ⅰ）の施設基準において求める医師の「自殺対策等に関する適切な研修」には，具体的にはどのようなものがあるか。
答 現時点では，以下の研修が該当する。
・厚生労働大臣指定法人・一般社団法人いのち支える自殺対策推進センターが主催する自殺未遂者ケア研修（かかりつけ医版），自殺未遂者ケア研修（精神科救急版）又は自殺未遂者ケア研修（一般救急版）
・日本臨床救急医学会等が実施するPEECコース
また，自殺未遂者等支援拠点医療機関整備事業で各事業者が主催する研修を令和6年5月31日以前に修了した者については，当該研修を修了したものとする。

(令6.3.28)

9の7の5 こころの連携指導料（Ⅱ）の施設基準

(1) 精神科又は心療内科を標榜する保険医療機関であること。

(2) 孤独・孤立の状況等を踏まえ，精神科又は心療内科に紹介された精神疾患を有する患者等に対する診療を行うにつき必要な体制が整備されていること。

→　こころの連携指導料（Ⅱ）の施設基準
(1) 精神科又は心療内科を標榜している保険医療機関である。
(2) 当該保険医療機関内に精神保健福祉士が1名以上配置されている。
【届出に関する事項】　こころの連携指導料（Ⅱ）の施設基準に係る届出は，別添2（→Web版）の様式13の8を用いる。

9の7の6　プログラム医療機器等指導管理料の施設基準

プログラム医療機器等の指導管理を行うにつき十分な体制が整備されていること。

→　プログラム医療機器等指導管理料に関する施設基準
(1) ニコチン依存症治療補助アプリを用いる場合
　ニコチン依存症管理料の「注1」に規定する基準を満たしている。
(2) 高血圧症治療補助アプリを用いる場合
　A001再診料の「注12」の「イ」地域包括診療加算1若しくは「ロ」地域包括診療加算2，B001-2-9地域包括診療料を算定している患者に対して高血圧症に係る治療管理を実施している又はB001-3生活習慣病管理料（Ⅰ）の「2」高血圧症を主病とする場合を算定する患者（入院中の患者を除く）のうち，高血圧症に係る治療管理を実施している患者をこれまでに治療している保険医療機関又は地域の保険医療機関と連携する，関係学会が認定した高血圧症診療に係る専門施設である保険医療機関である。
【届出に関する事項】　プログラム医療機器等指導管理料の施設基準に係る届出は，別添2（→Web版）の様式8の4を用いる。

事務連絡　問1　「地域の医療機関と連携する，関係学会が認定した高血圧症診療に係る専門施設である医療機関」は，具体的にどのような医療機関を指すのか。そのような医療機関での算定に当たってどのような点に留意すべきか。
答　日本高血圧学会が指定する高血圧認定研修施設であって，医療法に基づく外来機能報告制度における紹介受診重点医療機関を指す。
　なお，当該医療機関でアプリを活用して治療を行うにあたり，例えば，地域のかかりつけ医機能を担う医療機関からの紹介で治療する場合や心筋梗塞等の救急治療で入院後に当該医療機関において一定期間外来でフォローする場合など，具体的な理由について明細書の摘要欄に記載する。
　また，地域のかかりつけ医機能を担う医療機関での治療が可能かどうか検討を行い，その検討結果について請求時毎に明細書の摘要欄に記載するとともに，可能となった場合には，速やかに地域の医療機関に紹介する。
問2　当該管理料の算定時点において，日本高血圧学会が指定する高血圧認定研修施設や医療法に基づく外来機能報告制度における紹介受診重点医療機関に指定されている必要があるのか。
答　そのとおり。具体的には，算定時点において，学会や行政のホームページに掲載されている又は学会や行政に問い合わせれば確認できる状態となっていること。　〈令4.8.31〉
問3　プログラム医療機器等指導管理料に関する施設基準のうち高血圧症治療補助アプリを用いる場合及び特定保険医療材料「227高血圧症治療補助アプリ」の算定留意事項に『B001-3生活習慣病管理料（Ⅰ）の「2」高血圧症を主病とする場合を算定する患者（入院中の患者を除く）』とあるが，当該患者には，令和6年度診療報酬改定前のB001-3を算定する患者（「2」高血圧症を主病とする場合を算定する患者（入院中の患者を除く））が含まれると考えてよいか。
答　そのとおり。　〈令6.5.31〉

9の8　退院後訪問指導料に規定する別に厚生労働大臣が定める状態の患者

(1) 別表第8（p.1498）に掲げる状態の患者
(2) 認知症又は認知症の症状を有し，日常生活を送る上で介助が必要な状態の患者

→　退院後訪問指導料
退院後訪問指導料の対象の患者は，「特掲診療料の施設基準等」別表第8に掲げる状態の患者又は『「認知症高齢者の日常生活自立度判定基準」の活用について』（平成18年4月3日老発第0403003号）におけるランクⅢ以上の患者である。

10　薬剤管理指導料の施設基準等

(1) 薬剤管理指導料の施設基準
　イ　当該保険医療機関内に薬剤管理指導を行うにつき必要な薬剤師が配置されていること。
　ロ　薬剤管理指導を行うにつき必要な医薬品情報の収集及び伝達を行うための専用施設を有していること。
　ハ　入院中の患者に対し，患者ごとに適切な薬学的管理（副作用に関する状況の把握を含む）を行い，薬剤師による服薬指導を行っていること。
(2) 薬剤管理指導料の対象患者
　別表第3の3（p.1498）に掲げる医薬品が投薬又は注射されている患者

→　1　薬剤管理指導料に関する施設基準
(1) 当該保険医療機関に常勤の薬剤師が，2名以上配置されているとともに，薬剤管理指導に必要な体制がとられている。なお，週3日以上常態として勤務しており，かつ，所定労働時間が週22時間以上の勤務を行っている非常勤薬剤師を2人組み合わせることにより，当該常勤薬剤師の勤務時間帯と同じ時間帯にこれらの非常勤薬剤師が配置されている場合には，これらの非常勤薬剤師の実労働時間を常勤換算し常勤薬剤師数に算入することができる。ただし，常勤換算し常勤薬剤師に算入することができるのは，常勤薬剤師のうち1名までに限る。
(2) 医薬品情報の収集及び伝達を行うための専用施設（以下「医薬品情報管理室」という）を有し，院内からの相談に対応できる体制が整備されている。なお，院内からの相談に対応できる体制とは，当該保険医療機関の医師等からの相談に応じる体制があることを当該医師等に周知していればよく，医薬品情報管理室に薬剤師が常時配置されている必要はない。
(3) 医薬品情報管理室の薬剤師が，有効性，安全性等薬学的情報の管理及び医師等に対する情報提供を行っている。
(4) 当該保険医療機関の薬剤師は，入院中の患者ごとに薬剤管理指導記録を作成し，投薬又は注射に際して必要な薬学的管理指導（副作用に関する状況把握を含む）を行い，必要事項を記入するとともに，当該記録に基づく適切な患者指導を行っている。
(5) 投薬・注射の管理は，原則として，注射薬についてもその都度処方箋により行うものとするが，緊急やむを得ない場合においてはこの限りではない。
(6) 当該基準については，やむを得ない場合に限り，特定の診療科につき区分して届出を受理して差し支えない。
2　薬剤管理指導料の対象患者
薬剤管理指導料の「1」に掲げる「特に安全管理が必要な医薬品が投薬又は注射されている患者」とは，抗悪性腫瘍剤，免疫抑制剤，不整脈用剤，抗てんかん剤，血液凝固阻止剤，ジギタリス製剤，テオフィリン製剤，カリウム製剤（注射薬に限る），精神神経用剤，糖尿病用剤，膵臓ホルモン剤又は抗

HIV薬が投薬又は注射されている患者をいう。

【届出に関する事項】
(1) 薬剤管理指導料の施設基準に係る届出は，別添2（→Web版）の様式14を用いる。
(2) 当該保険医療機関に勤務する薬剤師の氏名，勤務の態様（常勤・非常勤，専従・非専従，専任・非専任の別）及び勤務時間を別添2の様式4を用いて提出する。
(3) 調剤，医薬品情報管理，病棟薬剤業務，薬剤管理指導，又は在宅患者訪問薬剤管理指導のいずれに従事しているかを（兼務の場合はその旨を）備考欄に記載する。
(4) 調剤所及び医薬品情報管理室の平面図を提出する。

10の2 薬剤総合評価調整管理料の注3に規定する施設基準

情報通信機器を用いた診療を行うにつき十分な体制が整備されていること。

→薬剤総合評価調整管理料の「注3」に関する施設基準
　情報通信機器を用いた診療の届出を行っている。
【届出に関する事項】薬剤総合評価調整管理料の「注3」に関する施設基準については，情報通信機器を用いた診療の届出を行っていればよく，薬剤総合評価調整管理料の「注3」として特に地方厚生（支）局長に対して，届出を行う必要はない。

10の2の2 診療情報提供料（Ⅰ）の地域連携診療計画加算の施設基準

連携する保険医療機関等とあらかじめ地域連携診療計画を共有しており，診療情報を含めて評価等を行うための機会を定期的に設けていること。

10の2の3 診療情報提供料（Ⅰ）の検査・画像情報提供加算及び電子的診療情報評価料の施設基準

(1) 他の保険医療機関等と連携し，患者の医療情報に関する電子的な送受が可能なネットワークを構築していること。
(2) 他の保険医療機関と標準的な方法により安全に情報の共有を行う体制が具備されていること。

→1 診療情報提供料（Ⅰ）の地域連携診療計画加算に関する施設基準
(1) あらかじめ疾患や患者の状態等に応じた地域連携診療計画が作成され，連携保険医療機関等と共有されている。
(2) 連携保険医療機関等の職員と当該保険医療機関の職員が，地域連携診療計画に係る情報交換のために，年3回以上の頻度で面会し，情報の共有，地域連携診療計画の評価と見直しが適切に行われている。

2 診療情報提供料（Ⅰ）の検査・画像情報提供加算及び電子的診療情報評価料に関する施設基準
(1) 他の医療機関等と連携し，患者の医療情報に関する電子的な送受信又は閲覧が可能なネットワークを構築している。なお，電子的な送受信又は閲覧が可能な情報には，原則として，検査結果，画像情報，投薬内容，注射内容及び退院時要約が含まれていること（診療所にあっては，画像情報・退院時要約については閲覧できるのみでもよい）。また，画像診断の所見についても含まれていることが望ましい。
(2) 常時データを閲覧できるネットワークを用いる際に，ストレージを活用する場合には，原則として厚生労働省標準規格に基づく標準化されたストレージ機能を有する情報蓄積環境を確保する（ただし，当該規格を導入するためのシステム改修が必要な場合は，それを行うまでの間はこの限りでない）。また，診療情報提供書を送付する際には，原則として，厚生労働省標準規格に基づく診療情報提供書様式を用いる。
(3) 情報の提供側の保険医療機関においては，提供した診療情報又は閲覧可能とした情報の範囲及び日時が記録されており，必要に応じ随時確認できる。また，情報を提供された側の保険医療機関においては，提供を受けた情報を保管している，又は閲覧した情報及び閲覧者名を含むアクセスログを1年間記録している。これらの記録について，(1)のネットワークを運営する事務局が保険医療機関に代わって記録を行っている場合は，当該加算・評価料を算定する保険医療機関は，当該事務局から必要に応じて随時記録を取り寄せることができる。

【届出に関する事項】
(1) 地域連携診療計画加算の施設基準に係る届出は別添2（→Web版）の様式12により届け出る。これに添付する地域連携診療計画は別添2の様式12の2に準じた様式を用いる。
(2) 検査・画像情報提供加算及び電子的診療情報評価料の施設基準に係る届出は，別添2の様式14の2を用いる。

10の2の4 連携強化診療情報提供料の施設基準等

(1) 連携強化診療情報提供料の注1に規定する施設基準
　当該保険医療機関の敷地内において喫煙が禁止されていること。
(2) 連携強化診療情報提供料の注1に規定する他の保険医療機関の基準
　次のいずれかに係る届出を行っていること。
　イ　A001の注12に規定する地域包括診療加算
　ロ　B001-2-9地域包括診療料
　ハ　B001-2-11小児かかりつけ診療料
　ニ　C002在宅時医学総合管理料〔在宅療養支援診療所（B004退院時共同指導料1に規定する在宅療養支援診療所をいう。以下同じ）又は在宅療養支援病院（C000往診料の注1に規定する在宅療養支援病院をいう。以下同じ）に限る〕
　ホ　C002-2施設入居時等医学総合管理料（在宅療養支援診療所又は在宅療養支援病院に限る）
(3) 連携強化診療情報提供料の注3に規定する施設基準
　イ　当該保険医療機関の敷地内において喫煙が禁止されていること。
　ロ　次のいずれかに係る届出を行っていること。
　　① A001の注12に規定する地域包括診療加算
　　② B001-2-9地域包括診療料
　　③ B001-2-11小児かかりつけ診療料
　　④ C002在宅時医学総合管理料（在宅療養支援診療所又は在宅療養支援病院に限る）
　　⑤ C002-2施設入居時等医学総合管理料（在宅療養支援診療所又は在宅療養支援病院に限る）
(4) 連携強化診療情報提供料の注4に規定する施設基準
　イ　当該保険医療機関の敷地内において喫煙が禁止されていること。
　ロ　次のいずれかの指定を受けている保険医療機関であること。
　　① 難病診療連携拠点病院又は難病診療分野別拠点病院（難病の患者に対する医療等に関する法律第5条第1項に規定する指定難病の患者に係る場合に限る）
　　② てんかん支援拠点病院（てんかんの患者に係る場合に限る）
(5) 連携強化診療情報提供料の注5に規定する施設基

準〔診療報酬の算定方法別表第２歯科診療報酬点数表(以下「歯科点数表」という)においては注３〕
　当該保険医療機関内に妊娠中の患者の診療を行うにつき十分な体制が整備されていること。

→１　連携強化診療情報提供料の「注１」に関する施設基準
　当該保険医療機関の敷地内における禁煙の取扱いについて，次の基準を満たしている。
(1)　当該保険医療機関の敷地内が禁煙である。
(2)　敷地内禁煙を行っている旨を保険医療機関内の見やすい場所に掲示している。
(3)　保険医療機関が建造物の一部分を用いて開設されている場合は，当該保険医療機関の保有又は借用している部分が禁煙である。
(4)　緩和ケア病棟入院料，精神病棟入院基本料，特定機能病院入院基本料(精神病棟に限る)，精神科救急急性期医療入院料，精神科急性期治療病棟入院料，精神科救急・合併症入院料，精神療養病棟入院料又は地域移行機能強化病棟入院料を算定している病棟を有する場合は，敷地内に喫煙所を設けても差し支えない。
(5)　敷地内に喫煙所を設ける場合は，喫煙場所から非喫煙場所にたばこの煙が流れないことを必須とし，さらに，適切な受動喫煙防止措置を講ずるよう努める。喫煙可能区域を設定した場合においては，禁煙区域と喫煙可能区域を明確に表示し，周知を図り，理解と協力を求めるとともに，喫煙可能区域に未成年者や妊婦が立ち入ることがないように，措置を講ずる。例えば，喫煙可能区域において，たばこの煙への曝露があり得ることを注意喚起するポスター等を掲示する等の措置を行う。

２　連携強化診療情報提供料の「注３」に関する施設基準
　当該保険医療機関の敷地内における禁煙の取扱いについて，１を満たす。

３　連携強化診療情報提供料の「注４」に関する施設基準
(1)　当該保険医療機関の敷地内における禁煙の取扱いについて，１を満たす。
(2)　次のいずれかの指定を受けている保険医療機関である。
　ア　難病診療連携拠点病院又は難病診療分野別拠点病院〔難病の患者に対する医療等に関する法律(平成26年法律第50号)第５条第１項に規定する指定難病の患者に係る場合に限る〕
　イ　てんかん支援拠点病院(てんかんの患者に係る場合に限る)

４　連携強化診療情報提供料の「注５」に関する施設基準
(1)　当該保険医療機関の敷地内における禁煙の取扱いについて，１を満たす。
(2)　当該保険医療機関内に，産科若しくは産婦人科を担当している医師又は妊娠している者の診療に係る適切な研修を修了した医師を配置していることが望ましい。
(3)　(2)の適切な研修とは，次の要件を満たすものをいう。
　ア　都道府県又は医療関係団体等が主催する研修である。
　イ　研修内容に以下の内容を含む。
　　(イ)　妊娠前後及び産後の生理的変化と検査値異常
　　(ロ)　妊娠している者の診察時の留意点
　　(ハ)　妊娠している者に頻度の高い合併症や診断が困難な疾患
　　(ニ)　妊娠している者に対する画像検査(エックス線撮影やコンピューター断層撮影)の可否の判断
　　(ホ)　胎児への影響に配慮した薬剤の選択

【届出に関する事項】　連携強化診療情報提供料の施設基準に係る取扱いについては，当該基準を満たしていればよく，特に地方厚生(支)局長に対して届出を行う必要はない。

事務連絡　問　検査・画像情報提供加算と電子的診療情報評価料の施設基準に定める「厚生労働省標準規格に基づく標準化されたストレージ機能」について，厚生労働省標準規格とは具体的には何を指すのか。
答　「保健医療情報分野の標準規格(厚生労働省標準規格)について」の一部改正について(平成28年医政発0328第６号・政社発0328第１号)に定める標準規格を指す。ストレージ機能については，当該通知において，SS-MIX2が含まれることとされている点に留意する。
　　　　　　　　　　　　　　　　　　　　(平28.4.25)

10の２の５　医療機器安全管理料の施設基準

(1)　**臨床工学技士が配置されている保険医療機関において，生命維持管理装置を用いて治療を行う場合の施設基準**
　イ　当該保険医療機関内に生命維持管理装置等の医療機器の管理及び保守点検を行う常勤の臨床工学技士が１名以上配置されていること。
　ロ　生命維持管理装置等の医療機器の安全管理につき十分な体制が整備されていること。

(2)　**放射線治療機器の保守管理，精度管理等の体制が整えられている保険医療機関において，放射線治療計画を策定する場合の施設基準**
　イ　当該保険医療機関内に放射線治療を専ら担当する常勤の医師又は歯科医師(放射線治療について，相当の経験を有するものに限る)が１名以上配置されていること。
　ロ　当該治療を行うにつき必要な体制が整備されていること。
　ハ　当該治療を行うにつき十分な機器及び施設を有していること。

→１　医療機器安全管理料１に関する施設基準
(1)　医療機器安全管理に係る常勤の臨床工学技士が１名以上配置されている。
(2)　医療に係る安全管理を行う部門(以下「医療安全管理部門」という)を設置している。
(3)　当該保険医療機関において，医療機器の安全使用のための責任者(以下「医療機器安全管理責任者」という)が配置されている。
(4)　当該保険医療機関において，従業者に対する医療機器の安全使用のための研修が行われている。
(5)　当該保険医療機関において医療機器の保守点検が適切に行われている。

２　医療機器安全管理料２に関する施設基準
(1)　放射線治療を専ら担当する常勤の医師(放射線治療の経験を５年以上有するものに限る)が１名以上いる。なお，当該常勤の医師は，放射線治療専任加算，外来放射線治療加算，遠隔放射線治療計画加算，一回線量増加加算，強度変調放射線治療(IMRT)，画像誘導放射線治療加算，体外照射呼吸性移動対策加算，定位放射線治療，定位放射線治療呼吸性移動対策加算，粒子線治療，粒子線治療適応判定加算，粒子線治療医学管理加算，ホウ素中性子捕捉療法，ホウ素中性子捕捉療法適応判定加算，ホウ素中性子捕捉療法医学管理加算及び画像誘導密封小線源治療加算に係る常勤の医師を兼任することができる。
(2)　放射線治療に係る医療機器の安全管理，保守点検及び安全使用のための精度管理を専ら担当する技術者(放射線治療の経験を５年以上有するものに限る)が１名以上いる。なお，当該技術者は，外来放射線照射診療料，放射線治療専任加算，外来放射線治療加算，遠隔放射線治療計画加算，一回線量増加加算，強度変調放射線治療(IMRT)，画像誘導放射線治療加算，体外照射呼吸性移動対策加算，定位放射線治療，定位放射線治療呼吸性移動対策加算，粒子線治療，粒子線治療医学管理加算，ホウ素中性子捕捉療法，ホウ素中性子捕捉療法医学管理加算及び画像誘導密封小線源治療加算に係る常勤の診療放射線技師との兼任はできないが，外来放射線照射診療料に係る技術者を兼任することができる。また，遠隔放射線治療計画加算，強度変調放射線治療(IMRT)，画像誘導放射線治療加算，体外照射呼吸性移動対策加算，定位放射線治療，定位放射線治療呼吸性移動対

策加算，粒子線治療，ホウ素中性子捕捉療法及び画像誘導密封小線源治療加算に係る担当者との兼任もできない。
(3) 当該保険医療施設において高エネルギー放射線治療装置，ガンマナイフ装置又は密封小線源治療機器を備えている。
【届出に関する事項】 医療機器安全管理料の施設基準に係る届出は，別添2（→Web版）の様式15を用いる。
なお，歯科診療に係る医療機器安全管理料の施設基準に係る届出は，医療機器安全管理料2に準じて行う。

10の2の6 がんゲノムプロファイリング評価提供料の施設基準

がんゲノムプロファイリング検査に係る届出を行っている保険医療機関であること。

→ がんゲノムプロファイリング評価提供料の施設基準
がんゲノムプロファイリング検査の施設基準の届出を行っている。
【届出に関する事項】 がんゲノムプロファイリング評価提供料の施設基準については，がんゲノムプロファイリング検査の届出を行っていればよく，がんゲノムプロファイリング評価提供料として特に地方厚生（支）局長に対して，届出を行う必要はない。

10の3 精神科退院時共同指導料の施設基準

精神科退院時共同指導を行うにつき十分な体制が整備されていること。

→1 精神科退院時共同指導料の施設基準
当該保険医療機関内に，専任の精神保健福祉士が1名以上配置されている。

2 精神科退院時共同指導料1に関する保険医療機関の施設基準
精神科又は心療内科を標榜する保険医療機関である。

3 精神科退院時共同指導料2に関する保険医療機関の施設基準
精神科を標榜する保険医療機関である病院である。
【届出に関する事項】 精神科退院時共同指導料の施設基準に係る届出は別添2（→Web版）の様式16を用いる。

第4 在宅医療

1 在宅療養支援病院の施設基準

次のいずれかに該当するものであること。
(1) 次のいずれの基準にも該当するものであること。
（編注：機能強化型・単独型の在宅療養支援病院）
イ 保険医療機関である病院であって，許可病床数が200床〔基本診療料の施設基準等別表第6の2（p.1309）に掲げる地域に所在する保険医療機関にあっては280床〕未満のもの又は当該病院を中心とした半径4km以内に診療所が存在しないものであること。
ロ 在宅医療を担当する常勤の医師が3名以上配置されていること。
ハ 当該病院において，24時間連絡を受ける担当者をあらかじめ指定し，その連絡先を文書で患家に提供していること。
ニ 当該病院において，患家の求めに応じて，24時間往診が可能な体制を確保し，往診担当医の氏名，担当日等を文書により患家に提供していること。ただし，基本診療料の施設基準等別表第6の2に掲げる地域に所在する病院にあっては，看護師等といる患者に対して情報通信機器を用いた診療を行うことが24時間可能な体制を確保し，担当医及び担当看護師等の氏名，担当日等を文書により患家に提供している場合は，この限りでない。
ホ 往診担当医は，当該保険医療機関の当直体制を担う医師とは別の者であること。
ヘ 当該病院において，又は訪問看護ステーションとの連携により，患家の求めに応じて，当該病院の保険医の指示に基づき，24時間訪問看護の提供が可能な体制を確保し，訪問看護の担当者の氏名，担当日等を文書により患家に提供していること。
ト 当該病院において，緊急時に在宅での療養を行っている患者が入院できる病床を常に確保していること。
チ 訪問看護ステーションと連携する場合にあっては，当該訪問看護ステーションが緊急時に円滑な対応ができるよう，あらかじめ患家の同意を得て，その療養等に必要な情報を文書で当該訪問看護ステーションに提供できる体制をとっていること。
リ 患者に関する診療記録管理を行うにつき必要な体制が整備されていること。
ヌ 当該地域において，他の保健医療サービス及び福祉サービスとの連携調整を担当する者と連携していること。
ル 定期的に，在宅看取り数等を地方厚生局長等に報告していること。
ヲ 緊急の往診及び在宅における看取り等について，相当の実績を有していること。
ワ 当該病院において，適切な意思決定支援に関する指針を定めていること。
カ 訪問栄養食事指導を行うにつき十分な体制が整備されていること。
ヨ 介護老人保健施設，介護医療院及び特別養護老人ホーム（以下この号において「介護保険施設等」という）との協力が可能な体制をとっていること。
タ 訪問診療の回数が一定数以上の場合にあっては，在宅データ提出加算に係る届出を行っている医療機関であること。

(2) 他の保険医療機関〔診療所又は許可病床数が200床〔基本診療料の施設基準等別表第6の2（p.1309）に所在する保険医療機関にあっては280床〕未満の病院に限る〕と地域における在宅療養の支援に係る連携体制を構築している病院であって，次のいずれの基準にも該当するものであること。
（編注：機能強化型・連携型の在宅療養支援病院）
イ 保険医療機関である病院であって，許可病床数が200床〔基本診療料の施設基準等別表第6の2（p.1309）に掲げる地域に所在する保険医療機関にあっては280床〕未満のものであること。
ロ 当該病院及び当該連携体制を構成する他の保険医療機関において，在宅医療を担当する常勤の医師が合わせて3名以上配置されていること。
ハ 当該連携体制を構成する他の保険医療機関との連携により，24時間連絡を受ける担当者をあらかじめ指定し，その連絡先を文書で患家に提供していること。
ニ 当該連携体制を構成する他の保険医療機関との連携により，患家の求めに応じて，24時間往診が可能な体制を確保し，往診担当医の氏名，担当日等を文書により患家に提供していること。ただし，基本診療料の施設基準等別表第6の2に掲げる地域に所在する病院にあっては，看護師等といる患

者に対して情報通信機器を用いた診療を行うことが24時間可能な体制を確保し，担当医及び担当看護師等の氏名，担当日等を文書により患家に提供している場合は，この限りでない。
ホ　往診担当医は，当該保険医療機関の当直体制を担う医師とは別の者であること。
ヘ　当該病院において，又は当該連携体制を構成する他の保険医療機関若しくは訪問看護ステーションとの連携により，患家の求めに応じて，当該病院の保険医の指示に基づき，24時間訪問看護の提供が可能な体制を確保し，訪問看護の担当者の氏名，担当日等を文書により患家に提供していること。
ト　当該病院において，緊急時に在宅での療養を行っている患者が入院できる病床を常に確保していること。
チ　連携する保険医療機関又は訪問看護ステーションにおいて緊急時に円滑な対応ができるよう，あらかじめ患家の同意を得て，その療養等に必要な情報を文書で当該保険医療機関又は訪問看護ステーションに提供できる体制をとっていること。
リ　患者に関する診療記録管理を行うにつき必要な体制が整備されていること。
ヌ　当該地域において，他の保健医療サービス及び福祉サービスとの連携調整を担当する者と連携していること。
ル　定期的に，在宅看取り数等を地方厚生局長等に報告していること。
ヲ　緊急の往診及び在宅における看取り等について，当該連携体制を構成する他の保険医療機関と合わせて，相当の実績を有していること。
ワ　当該病院において，適切な意思決定支援に関する指針を定めていること。
カ　訪問栄養食事指導を行うにつき十分な体制が整備されていること。
ヨ　介護保険施設等との協力が可能な体制をとっていること。
タ　訪問診療の回数が一定数以上の場合にあっては，在宅データ提出加算に係る届出を行っている医療機関であること。
(3)　次のいずれの基準にも該当するものであること。
（編注：従来型の在宅療養支援病院）
イ　保険医療機関である病院であって，許可病床数が200床〔基本診療料の施設基準等別表第6の2（p.1309）に掲げる地域に所在する保険医療機関にあっては280床〕未満のもの又は当該病院を中心とした半径4km以内に診療所が存在しないものであること。
ロ　当該病院において，24時間連絡を受ける担当者をあらかじめ指定し，その連絡先を文書で患家に提供していること。
ハ　当該病院において，患家の求めに応じて，24時間往診が可能な体制を確保し，往診担当医の氏名，担当日等を文書により患家に提供していること。ただし，基本診療料の施設基準等別表第6の2に掲げる地域に所在する病院にあっては，看護師等といる患者に対して情報通信機器を用いた診療を行うことが24時間可能な体制を確保し，担当医及び担当看護師等の氏名，担当日等を文書により患家に提供している場合は，この限りでない。
ニ　往診担当医は，当該保険医療機関の当直体制を担う医師とは別の者であること。
ホ　当該病院において，又は訪問看護ステーションとの連携により，患家の求めに応じて，当該病院の保険医の指示に基づき，24時間訪問看護の提供が可能な体制を確保し，訪問看護の担当者の氏名，担当日等を文書により患家に提供していること。
ヘ　当該病院において，緊急時に在宅での療養を行っている患者が入院できる病床を常に確保していること。
ト　訪問看護ステーションと連携する場合にあっては，当該訪問看護ステーションが緊急時に円滑な対応ができるよう，あらかじめ患家の同意を得て，その療養等に必要な情報を文書で当該訪問看護ステーションに提供できる体制をとっていること。
チ　患者に関する診療記録管理を行うにつき必要な体制が整備されていること。
リ　当該地域において，他の保健医療サービス及び福祉サービスとの連携調整を担当する者と連携していること。
ヌ　定期的に，在宅看取り数等を地方厚生局長等に報告していること。
ル　当該病院において，適切な意思決定支援に関する指針を定めていること。
ヲ　訪問栄養食事指導を行うにつき十分な体制が整備されていること。
ワ　介護保険施設等との協力が可能な体制をとっていること。

→1　在宅療養支援病院の施設基準
　次の(1)から(3)までのいずれかに該当するものを在宅療養支援病院という。
　なお，(1)又は(2)のいずれかに該当するものが，C000往診料の「注1」に規定する加算，C000往診料の「注3」に規定する在宅ターミナルケア加算，C001在宅患者訪問診療料（Ⅰ）の「注6」に規定する在宅ターミナルケア加算，C001-2在宅患者訪問診療料（Ⅱ）の「注5」に規定する在宅ターミナルケア加算，C002在宅時医学総合管理料，C002-2施設入居時等医学総合管理料及びC003在宅がん医療総合診療料（以下「往診料の加算等」という）に規定する「在宅療養支援病院であって別に厚生労働大臣が定めるもの」である。
《機能強化型・単独型の在宅療養支援病院》
(1)　病院であって，当該病院単独で以下の要件のいずれにも該当し，緊急時の連絡体制及び24時間往診できる体制等を確保している。
ア　許可病床数が200床（「基本診療料の施設基準等」別表第6の2（p.1309）に掲げる地域に所在する保険医療機関にあっては280床）未満の病院であること又は当該病院を中心とした半径4km以内に診療所が存在しないものである。なお，半径4km以内に当該病院以外の病院が存在しても差し支えない。また，当該病院が届出を行った後に半径4km以内に診療所が開設された場合にあっても，当分の間，当該病院を在宅療養支援病院として取り扱うこととして差し支えない。
イ　在宅医療を担当する常勤の医師が3名以上配置されている。
　なお，在宅医療を担当する医師とは，入院診療又は外来診療のみに限らず，現に在宅医療に関わる医師をいう。
ウ　当該病院において，24時間連絡を受ける担当者をあらかじめ指定するとともに，当該担当者及び当該担当者と直接連絡がとれる連絡先電話番号等，緊急時の注意事項等について，事前に患者又はその看護を行う家族に対して説明の上，文書により提供している。この場合において連絡を受ける担当者とは当該病院の24時間連絡を受けることができる部門を指定することで差し支えない。なお，担当者として個人を指定している場合であって，曜日，時間帯ごとに担当者が異なる場合には，それぞれ曜日，時間帯ごとの担当者及び当該担当者と直接連絡がとれる

連絡先電話番号等を文書上に明示する。
エ　当該病院において，患家の求めに応じて，24時間往診が可能な体制を確保し，往診担当医の氏名，担当日等を文書により患家に提供している。ただし，基本診療料の施設基準等の別表第6の2に掲げる地域に所在する保険医療機関にあっては，看護師等といる患者に対して情報通信機器を用いた診療を行うことが24時間可能な体制を確保し，担当医及び担当看護師等の氏名，担当日等を文書により患家に提供している場合は，この限りでない。往診担当医，当該情報通信機器を用いた診療を行う担当医及び当該担当看護師等が複数名にわたる場合にあっても，それらの者及び「カ」に規定する訪問看護の担当者との間で患者に関する診療情報が共有されている。
オ　往診を担当する医師は当該保険医療機関の当直体制を担う医師とは別のものである。なお，往診を担当する医師については，緊急時の連絡体制及び24時間往診できる体制を確保していれば，必ずしも当該保険医療機関内に待機していなくても良いものとする。
カ　当該病院において，又は訪問看護ステーションの看護師等との連携により，患家の求めに応じて，当該病院の保険医の指示に基づき，24時間訪問看護の提供が可能な体制を確保し，訪問看護の担当者の氏名，担当日等を文書により患家に提供している。訪問看護の担当者が複数名にわたる場合であっても，それらの者及び「エ」に規定する往診担当医との間で当該患者の診療情報が共有されている。
キ　当該病院において，緊急時に在宅での療養を行っている患者が入院できる病床を常に確保している。
ク　訪問看護ステーションと連携する場合には，当該訪問看護ステーションにおいて緊急時に円滑な対応ができるよう，あらかじめ患家の同意を得て，当該患者の病状，治療計画，直近の診療内容等緊急の対応に必要な診療情報を訪問看護ステーションに文書（電子媒体を含む）により随時提供している。
ケ　患者に関する診療記録管理を行うにつき必要な体制が整備されている。
コ　当該地域において，他の保健医療サービス及び福祉サービスとの連携調整を担当する者と連携している。
サ　年に1回，在宅看取り数及び地域ケア会議等への出席状況等を別添2（→Web版）の様式11の3を用いて，地方厚生（支）局長に報告している。
シ　以下のいずれかの要件を満たす。
　①　当該病院において，過去1年間の緊急の往診の実績を10件以上有する。なお，緊急の往診とは，C000の「注1」に規定する緊急又は夜間，深夜若しくは休日に行う往診のことをいう。
　②　在宅療養支援診療所等からの要請により患者の受入れを行う病床を常に確保していること及び在宅療養支援診療所等からの要請により患者の緊急の受入れを行った実績が過去1年間で31件以上ある。
　③　地域包括ケア病棟入院料・入院医療管理料1又は3を届け出ている。
ス　当該病院において，過去1年間の在宅における看取りの実績を4件以上又は過去1年間の15歳未満の超重症児及び準超重症児に対する在宅医療の実績（3回以上定期的な訪問診療を実施し，C002在宅時医学総合管理料又はC002-2施設入居時等医学総合管理料を算定している場合に限る）を4件以上有している。なお，あらかじめ聴取した患者・家族の意向に基づき，当該病院における7日以内の入院を経て死亡した患者に対し，当該病院が，当該入院日を含む直近6月間において訪問診療を実施していた場合〔当該保険医療機関が，C001在宅患者訪問診療料（Ⅰ）の「1」，C001-2在宅患者訪問診療料（Ⅱ）の「イ」又はC003在宅がん医療総合診療料を算定している場合に限る〕も，在宅における看取りの実績に含めることができる。
セ　市町村が実施する在宅医療・介護連携推進事業等において，在宅療養支援診療所以外の診療所及び介護保険施設等と連携し，地域ケア会議，在宅医療・介護に関するサービス担当者会議又は病院若しくは介護保険施設等で実施される他職種連携に係る会議に出席していることが望ましい。
ソ　在宅療養移行加算を算定する診療所の往診体制及び連絡体制の構築に協力していることが望ましい。
タ　当該保険医療機関において，厚生労働省「人生の最終段階における医療・ケアの決定プロセスに関するガイドライン」等の内容を踏まえ，適切な意思決定支援に係る指針を作成している。
チ　当該病院において，当該病院の管理栄養士により，医師が栄養管理の必要性を認めた患者に対して訪問栄養食事指導を行うことが可能な体制を有している。
ツ　地域において，介護老人保健施設，介護医療院及び特別養護老人ホーム（以下この項において「介護保険施設等」という）等から協力医療機関となることを求められた場合，その求めに応じて当該介護保険施設等の協力医療機関として定められることが望ましい。
テ　各年度5月から7月の訪問診療を実施した回数が2,100回を超える病院にあっては，次年の1月までに在宅データ提出加算に係る届出を行う。

《機能強化型・連携型の在宅療養支援病院》
(2)　他の保険医療機関と地域における在宅療養の支援に係る連携体制〔診療所又は許可病床数が200床（「基本診療料の施設基準等」別表第6の2 (p.1309) に掲げる地域に所在する保険医療機関にあっては280床）未満の病院により構成されたものに限る。以下この項において「在宅支援連携体制」という〕を構築している病院であって，以下の要件のいずれにも該当し，緊急時の連絡体制及び24時間往診できる体制等を確保している。
　ただし，在宅支援連携体制を構築する複数の保険医療機関の数は，当該病院を含めて10未満とする。
　なお，当該在宅支援連携体制は，これを構成する診療所及び病院〔許可病床数が200床（「基本診療料の施設基準等」別表第6の2に掲げる地域に所在する保険医療機関にあっては280床）未満のものに限る〕が，診療所にあっては第9の1〔「在宅療養支援診療所の施設基準」，p.1350〕(2)の要件，病院にあっては以下の要件を全て満たし，在宅療養支援診療所又は在宅療養支援病院となることを想定しているものである。
ア　許可病床数が200床（「基本診療料の施設基準等」別表第6の2に掲げる地域に所在する保険医療機関にあっては280床）未満の病院である。
イ　当該在宅支援連携体制を構築する他の保険医療機関と併せて，在宅医療を担当する常勤の医師が3名以上配置されている。
　なお，在宅医療を担当する医師とは，入院診療又は外来診療のみに限らず，現に在宅医療に関わる医師をいう。
ウ　当該在宅支援連携体制を構築する他の保険医療機関と協力して，24時間連絡を受ける担当者をあらかじめ指定するとともに，当該在宅支援連携体制を構築する保険医療機関間で24時間直接連絡がとれる連絡先電話番号等を一元化した上で，当該担当者及び当該連絡先，緊急時の注意事項等について，事前に患者又はその看護を行う家族に対して説明の上，文書により提供している。この場合において連絡を受ける担当者とは当該病院の24時間連絡を受けることができる部門を指定することで差し支えない。なお，担当者として個人を指定している場合であって，曜日，時間帯ごとに担当者が異なる場合には，それぞれ曜日，時間帯ごとの担当者を文書上に明示する。
エ　当該在宅支援連携体制を構築する他の保険医療機関と協力して，患家の求めに応じて，24時間往診が可能な体制を確保し，往診担当医の氏名，担当日等を文書により患家に提供している。ただし，基本診療料の施設基準等の別表第6の2に掲げる地域に所在する保険医療機関にあっては，看護師等といる患者に対して情報通信機器を

用いた診療を行うことが24時間可能な体制を確保し，担当医及び担当看護師等の氏名，担当日等を文書により患家に提供している場合は，この限りでない。往診担当医，当該情報通信機器を用いた診療を行う担当医及び当該担当看護師等が複数名にわたる場合にあっても，それらの者及び「カ」に規定する訪問看護の担当者との間で患者に関する診療情報が共有されている。
- オ 往診を担当する医師は当該保険医療機関の当直体制を担う医師とは別のものである。なお，往診を担当する医師については，緊急時の連絡体制及び24時間往診できる体制を確保していれば，必ずしも当該保険医療機関内に待機していなくても良いものとする。
- カ 当該病院又は当該在宅支援連携体制を構築する他の保険医療機関若しくは訪問看護ステーションの看護師等との連携により，患家の求めに応じて，24時間訪問看護の提供が可能な体制を確保し，訪問看護の担当者の氏名，担当日等を文書により患家に提供している。訪問看護の担当者が複数名にわたる場合であっても，それらの者及び「エ」に規定する往診担当医との間で当該患者の診療情報が共有されている。
- キ 当該病院において，緊急時に在宅での療養を行っている患者が入院できる病床を常に確保している。
- ク 当該在宅支援連携体制を構築する他の保険医療機関又は訪問看護ステーションと連携する場合には，緊急時に円滑な対応ができるよう，あらかじめ患家の同意を得て，当該患者の病状，治療計画，直近の診療内容等緊急の対応に必要な診療情報を文書（電子媒体を含む）により随時提供している。

  なお，在宅支援連携体制を構築する保険医療機関間においては，診療を行う患者の診療情報の共有を図るため，月1回以上の定期的なカンファレンスを実施する。
- ケ 患者に関する診療記録管理を行うにつき必要な体制が整備されている。
- コ 当該地域において，他の保健医療サービス及び福祉サービスとの連携調整を担当する者と連携している。
- サ 年に1回，在宅看取り数及び地域ケア会議等への出席状況等を別添2（→Web版）の様式11の3を用いて，地方厚生（支）局長に報告している。

  また，当該在宅療養支援体制を構築する他の保険医療機関の実績を含めた在宅看取り数等を別途，別添2の様式11の4を用いて，地方厚生（支）局長に報告している。なお，報告に当たっては，当該連携体制を構築する複数の保険医療機関のうち，1つの保険医療機関が取りまとめて報告することで差し支えない。
- シ 以下のいずれかの要件を満たす。
  - ① 当該在宅支援連携体制を構築する他の保険医療機関と併せて，過去1年間の緊急の往診の実績を10件以上有し，かつ，当該病院において4件以上有すること。

    なお，緊急の往診とは，C000の「注1」に規定する緊急又は夜間，深夜若しくは休日に行う往診のことをいう。
  - ② 在宅療養支援診療所等からの要請により患者の受入れを行う病床を常に確保している及び在宅療養支援診療所等からの要請により患者の緊急の受入れを行った実績が過去1年間で31件以上ある。
  - ③ 地域包括ケア病棟入院料・入院医療管理料1又は3を届け出ている。
- ス 当該在宅支援連携体制を構築する他の保険医療機関と併せて，過去1年間の在宅における看取りの実績を4件以上有している。また，当該病院において過去1年間の在宅における看取りの実績を2件以上又は過去1年間の15歳未満の超重症児及び準超重症児に対する在宅医療の実績（3回以上定期的な訪問診療を実施し，C002在宅時医学総合管理料又はC002-2施設入居時等医学総合管理料を算定している場合に限る）を2件以上有する。なお，あらかじめ聴取した患者・家族の意向に基づき，当該病院における7日以内の入院を経て死亡した患者に対し，

当該病院が，当該入院日を含む直近6月間において訪問診療を実施していた場合〔当該保険医療機関が，C001在宅患者訪問診療料（Ⅰ）の「1」，C001-2在宅患者訪問診療料（Ⅱ）の「イ」又はC003在宅がん医療総合診療料を算定している場合に限る〕も，当該病院による在宅における看取りの実績に含めることができる。
- セ 市町村が実施する在宅医療・介護連携推進事業等において，在宅療養支援診療所以外の診療所及び介護保険施設等と連携し，地域ケア会議，在宅医療・介護に関するサービス担当者会議又は病院若しくは介護保険施設等で実施される他職種連携に係る会議に出席していることが望ましい。
- ソ 在宅療養移行加算を算定する診療所の往診体制及び連絡体制の構築に協力していることが望ましい。
- タ 当該保険医療機関において，厚生労働省「人生の最終段階における医療・ケアの決定プロセスに関するガイドライン」等の内容を踏まえ，適切な意思決定支援に係る指針を作成している。
- チ 当該病院において，当該病院の管理栄養士により，医師が栄養管理の必要性を認めた患者に対して訪問栄養食事指導を行うことが可能な体制を有している。
- ツ 地域において，介護保険施設等から協力医療機関となることを求められた場合，その求めに応じて当該介護保険施設等の協力医療機関として定められることが望ましい。
- テ 各年度5月から7月の訪問診療を実施した回数が2,100回を超える病院にあっては，次年の1月までに在宅データ提出加算に係る届出を行う。

《従来型の在宅療養支援病院》
(3) 以下の要件のいずれにも該当し，緊急時の連絡体制及び24時間往診できる体制等を確保している。
- ア 許可病床数が200床（「基本診療料の施設基準等」別表第6の2（p.1309）に掲げる地域に所在する保険医療機関にあっては280床）未満の病院である又は当該病院を中心とした半径4km以内に診療所が存在しないものである。なお，半径4km以内に当該病院以外の病院が存在しても差し支えない。また，当該病院が届出を行った後に半径4km以内に診療所が開設された場合にあっても，当分の間，当該病院を在宅療養支援病院として取り扱うこととして差し支えない。
- イ 当該病院において，24時間連絡を受ける担当者をあらかじめ指定するとともに，当該担当者及び当該担当者と直接連絡がとれる連絡先電話番号等，緊急時の注意事項等について，事前に患者又はその看護を行う家族に対して説明の上，文書により提供している。この場合において連絡を受ける担当者とは当該病院の24時間連絡を受けることができる部門を指定することで差し支えない。なお，担当者として個人を指定している場合であって，曜日，時間帯ごとに担当者が異なる場合には，それぞれ曜日，時間帯ごとの担当者及び当該担当者と直接連絡がとれる連絡先電話番号等を文書上に明示する。
- ウ 当該病院において，患家の求めに応じて，24時間往診が可能な体制を確保し，往診担当医の氏名，担当日等を文書により患家に提供している。ただし，基本診療料の施設基準等の別表第6の2に掲げる地域に所在する保険医療機関にあっては，看護師等いる患者に対して情報通信機器を用いた診療を行うことが24時間可能な体制を確保し，担当医及び担当看護師等の氏名，担当日等を文書により患家に提供している場合は，この限りでない。往診担当医，当該情報通信機器を用いた診療を行う担当医及び当該担当看護師等が複数名にわたる場合にあっても，それらの者及び「オ」に規定する訪問看護の担当者との間で患者に関する診療情報が共有されている。
- エ 往診を担当する医師は当該保険医療機関の当直体制を担う医師とは別のものである。なお，往診を担当する医師については，緊急時の連絡体制及び24時間往診できる体制を確保していれば，必ずしも当該保険医療機関内に

待機していなくても良いものとする。
オ 当該病院において又は訪問看護ステーションの看護師等との連携により，患家の求めに応じて，当該病院の保険医の指示に基づき，24時間訪問看護の提供が可能な体制を確保し，訪問看護の担当者の氏名，担当日等を文書により患家に提供している。訪問看護の担当者が複数名にわたる場合であっても，それらの者及び「ウ」に規定する往診担当医との間で当該患者の診療情報が共有されている。
カ 当該病院において，緊急時に在宅での療養を行っている患者が入院できる病床を常に確保している。
キ 訪問看護ステーションと連携する場合には，当該訪問看護ステーションにおいて緊急時に円滑な対応ができるよう，あらかじめ患家の同意を得て，当該患者の病状，治療計画，直近の診療内容等緊急の対応に必要な診療情報を訪問看護ステーションに文書（電子媒体を含む）により随時提供している。
ク 患者に関する診療記録管理を行うにつき必要な体制が整備されている。
ケ 当該地域において，他の保健医療サービス及び福祉サービスとの連携調整を担当する者と連携している。
コ 年に1回，在宅看取り数等を別添2（→Web版）の様式11の3を用いて，地方厚生（支）局長に報告している。
サ 当該保険医療機関において，厚生労働省「人生の最終段階における医療・ケアの決定プロセスに関するガイドライン」等の内容を踏まえ，適切な意思決定支援に係る指針を作成している。
シ 当該病院において，当該病院の管理栄養士により，医師が栄養管理の必要性を認めた患者に対して訪問栄養食事指導を行うことが可能な体制を有している。
ス 地域において，介護保険施設等から協力医療機関となることを求められた場合，その求めに応じて当該介護保険施設等の協力医療機関として定められることが望ましい。

(4) 令和6年3月31日時点で在宅療養支援病院の届出を行っている病院について，(1)のチ，(1)のテ，(2)のチ，(2)のテ及び(3)のシについては，令和7年5月31日までの間に限り基準を満たしているものとする。

2 往診料の加算等の適用

(1) 1の(1)及び(2)に規定する在宅療養支援病院は，往診料の加算等に規定する「病床を有する場合」に該当するものとする。

(2) 往診料の加算等に規定する**在宅緩和ケア充実診療所・病院加算**の施設基準
1の(1)又は(2)に規定する在宅療養支援病院であって，第9の2の(3)〔「在宅療養支援診療所」の「2 往診料の加算等の適用」(3)，p.1351〕に規定する要件を満たしている。

(3) 往診料の加算等に規定する**在宅療養実績加算1**の施設基準
1の(3)に規定する在宅療養支援病院であって，過去1年間の緊急の往診の実績を10件以上有し，かつ，過去1年間の在宅における看取りの実績を4件以上有している。

(4) 往診料の加算等に規定する**在宅療養実績加算2**の施設基準
1の(3)に規定する在宅療養支援病院であって，第9の2の(5)〔「在宅療養支援診療所」の「2 往診料の加算等の適用」(5)，p.1352〕に規定する要件を満たしている。

3 在宅患者訪問診療料（Ⅰ）及び在宅患者訪問診療料（Ⅱ）に規定する場合の施設基準

1の(1)から(3)に規定する在宅療養支援病院において次のアに掲げる数をイに掲げる数で除した値が12未満である。なお，アの数が120を超えない場合はこの限りではない。
ア 直近3月に訪問診療を行った回数（別表第7に掲げる別に厚生労働大臣の定める疾病等の患者，死亡した者，末期心不全の患者，呼吸器疾患の終末期患者，当該期間中に訪問診療を新たに開始した患者又は終了した患者に行う場合を除く）
イ 直近3月に訪問診療を行った患者の数（別表第7に掲げる別に厚生労働大臣の定める疾病等の患者，死亡した者，末期心不全の患者，呼吸器疾患の終末期患者，当該期間中に訪問診療を新たに開始した患者又は終了した患者に行う場合を除く）

【届出に関する事項】 1の(1)の在宅療養支援病院の施設基準に係る届出は，別添2（→Web版）の様式11の2及び様式11の3を用いる。1の(2)の在宅療養支援病院の施設基準に係る届出は，別添2の様式11の2，様式11の3及び様式11の4を用いる。1の(3)の在宅療養支援病院の施設基準に係る届出は，別添2の様式11の2及び様式11の3を用いる。2の(2)の在宅緩和ケア充実診療所・病院加算の施設基準に係る届出は，別添2の様式11の2及び様式11の3を用いる。2の(3)の在宅療養実績加算1及び2の(4)の在宅療養実績加算2の施設基準に係る届出は，別添2の様式11の2及び様式11の5を用いる。

事務連絡 在宅療養支援病院

問1 病院の半径4km以内にある診療所が在宅医療を全く行っていない保険医療機関である診療所であっても，当該病院（許可病床数200床以上）は在宅療養支援病院の施設基準を満たさないのか。
答 在宅療養支援病院の施設基準を満たすものではない。
問2 在宅療養支援病院の施設基準を満たすものとして届出を行った後，半径4km以内に診療所が設立された場合でも，在宅療養支援病院として診療報酬を算定できるのか。
答 算定できる。 (平20.3.28，一部修正)
問3 機能強化型の在宅療養支援病院の施設基準における「在宅療養支援診療所等からの要請により患者の緊急の受入れを行った実績が過去1年間で31件以上ある」について，特別の関係にある在宅療養支援診療所等からの要請による受入れについても，当該実績に含めてよいか。
答 不可。 (令4.3.31)
（編注）関連する事務連絡をp.354，p.1353に掲載

事務連絡 在宅患者訪問診療料

問 C001在宅患者訪問診療料（Ⅰ）の「注12」に規定する別に厚生労働大臣が定める基準に掲げる「末期心不全の患者」及び「呼吸器疾患の終末期の患者」について，具体的にどのような患者のことをいうか。
答 ○ 末期心不全の患者は，以下の①及び②の基準並びに③又は④のいずれかの基準に該当するもの
① 心不全に対して適切な治療が実施されている。
② 器質的な心機能障害により，適切な治療にかかわらず，慢性的にNYHA重症度分類Ⅳ度の症状に該当し，頻回又は持続的に点滴薬物療法を必要とする状態である。
③ 左室駆出率が20%以下である。
④ 医学的に終末期であると判断される状態である。
○ 呼吸器疾患の終末期の患者は，以下の①，②及び③のすべてに該当するもの
① 呼吸器疾患に対して適切な治療が実施されている。
② 在宅酸素療法やNPPV（非侵襲的陽圧換気）を継続的に実施している。
③ 過去半年以内に10%以上の体重減少を認める。 (令6.3.28)

1の2 往診料の注1及び往診料の在宅ターミナルケア加算，在宅患者訪問診療料（Ⅰ）及び在宅患者訪問診療料（Ⅱ）の在宅ターミナルケア加算，在宅時医学総合管理料，施設入居時等医学総合管理料並びに在宅がん医療総合診療料に規定する在宅療養支援診療所又は在宅療養支援病院であって別に厚生労働大臣が定めるもの

第3の6(1)及び(2)に該当する在宅療養支援診療所及び**第4の1**(1)及び(2)に該当する在宅療養支援病院

（編注）関連する保医発通知「往診料の加算等の適用」はp.1351，p.1364に掲載。

1の3　往診料に規定する時間

保険医療機関において専ら診療に従事している一部の時間

1の3の2　往診料に規定する別に厚生労働大臣が定める患者

次のいずれかに該当するものであること。
(1) 往診を行う保険医療機関において過去60日以内に在宅患者訪問診療料（Ⅰ），在宅患者訪問診療料（Ⅱ）又は在宅がん医療総合診療料を算定しているもの
(2) 往診を行う保険医療機関と連携体制を構築している他の保険医療機関において，過去60日以内に在宅患者訪問診療料（Ⅰ），在宅患者訪問診療料（Ⅱ）又は在宅がん医療総合診療料を算定しているもの
(3) 往診を行う保険医療機関の外来において継続的に診療を受けている患者
(4) 往診を行う保険医療機関と平時からの連携体制を構築している介護老人保健施設，介護医療院及び特別養護老人ホームに入所する患者

→　往診料に規定する患者

以下のいずれかに該当する者であって，当該患者又はその家族等の患者の看護等に当たる者が，往診を行う医療機関（以下この項において「往診医療機関」という）に対し電話等で直接往診を求め，当該往診医療機関の医師が往診の必要性を認めたもの。
1　往診医療機関において，過去60日間に在宅患者訪問診療料（Ⅰ），在宅患者訪問診療料（Ⅱ）又は在宅がん医療総合診療料を算定しているもの〔「診療報酬の算定方法の一部改正に伴う実施上の留意事項について」（令和6年3月5日保医発0305第4号）の別添1「医科診療報酬点数表に関する事項」第2章第2部第1節C001在宅患者訪問診療料（Ⅰ）(5)において，A000初診料又はA001再診料若しくはA002外来診療料及び第2章特掲診療料のみを算定した場合を含む。以下この区分において同じ。〕。
2　往診医療機関と連携する保険医療機関（以下この項において「連携医療機関」という）において，過去60日間に在宅患者訪問診療料（Ⅰ），在宅患者訪問診療料（Ⅱ）又は在宅がん医療総合診療料を算定しているもの。ただし，この場合において，連携医療機関は以下のいずれも満たしていること。
(1) 計画的な医学管理の下，主治医として定期的に訪問診療を実施している保険医の所属する保険医療機関であって，往診医療機関と連携体制を構築している。
(2) 当該保険医療機関において，連携する往診医療機関が往診を行う場合に，当該患者の疾患名，患者の状態，治療方針及び急変時の対応方針等（以下この項において「診療情報等」という）を，あらかじめ患者の同意を得た上で往診医療機関がICT等を用いて確認できるように，適切な情報提供を行う体制を有している。
(3) 連携医療機関が患者に対し，当該保険医療機関において往診を行うことが困難な時間帯等に対応を行う他の保険医療機関の名称，電話番号及び担当者の氏名等を文書により提供している。
3　過去180日間に往診医療機関の外来を受診し，再診料，外来診療料，小児科外来診療料（再診時に限る），地域包括診療料，認知症地域包括診療料，小児かかりつけ診療料（再診時に限る）又は外来腫瘍化学療法診療料（再診時に限る）を3回以上算定しているもの。
4　介護老人保健施設，介護医療院及び特別養護老人ホーム（以下この項において「介護保険施設等」という）に入所している患者であって，当該患者又は当該介護保険施設等の従事者等が，介護保険施設等の協力医療機関として定められている当該往診医療機関に対し電話等で直接往診を求め，当該往診医療機関の医師が往診の必要性を認めたもの。ただし，この場合において介護保険施設等は以下のいずれかに該当する患者である。
(1) 次のア及びイに該当している。
ア　介護保険施設等において，当該往診医療機関が往診を行う場合に，往診を行う患者の診療情報等を，あらかじめ患者の同意を得た上で，当該介護保険施設から往診医療機関に適切に提供されており，必要に応じて往診医療機関がICTを活用して患者の診療情報等を常に確認可能な体制を有している。
イ　往診を受ける患者が入所している介護保険施設等と当該往診医療機関において，当該入所者の診療情報等の共有を図るため，年3回以上の頻度でカンファレンスを実施している。なお，当該カンファレンスは，ビデオ通話が可能な機器を用いて実施しても差し支えない。
(2) 当該患者が入所している介護保険施設等と当該往診医療機関において，当該入所者の診療情報等の共有を図るため，月1回以上の頻度でカンファレンスを実施している。なお，当該カンファレンスは，ビデオ通話が可能な機器を用いて実施しても差し支えない。

事務連絡 問1　C000往診料の「注1」に規定する別に厚生労働大臣が定める患者について，施設基準通知の第14の4の2(1)において，連携医療機関については，「計画的な医学管理の下，主治医として定期的に訪問診療を実施している保険医の所属する保険医療機関であって，往診医療機関と連携体制を構築している」とされているが，どのような連携体制を構築している必要があるか。

答　連携医療機関と往診医療機関との間で，連携医療機関が往診を行うことが困難な時間において，往診医療機関が当該患者又は家族等患者の看護に当たる者から電話等で直接往診の求めを受けた場合に適切に対応する旨及び患家からの連絡方法等について，あらかじめ取り決めを行っていること。なお，当該取り決めの内容については連携医療機関及び往診医療機関において文書で保存し，患家の希望があった場合等に提供できる体制を有している必要がある。

問2　問1における取り決めについて，連携医療機関が，地域の自治体又は医師会等の協力により往診医療機関と取り決めを行った場合についてどのように考えればよいか。

答　取り決めについては連携医療機関及び往診医療機関において作成及び保存し，患家の希望があった場合等に必要に応じて当該文書を提供できる体制を有している必要があり，当該体制を有していない場合は要件を満たさない。

問3　往診料の「注1」に規定する別に厚生労働大臣が定める患者について，施設基準通知の第14の4の2(2)において，「患者の疾患名，患者の状態，治療方針及び急変時の対応方針等の最新の情報（以下この項において「診療情報等」とする）を，あらかじめ患者の同意を得た上で往診医療機関がICT等を用いて確認できるように，適切な情報提供を行う体制を有している」とされているが，例えば，在宅療養支援診療所・在宅療養支援病院でない連携医療機関が往診を行うことが困難な時間帯に，往診医療機関が当該患者又は家族等患者の看護に当たる者から電話等で直接往診の求めを受け，連携医療機関に電話等により当該患者の診療情報等を確認した場合であって，連携医療機関が診療情報等を提供した場合についても該当するか。

答　連携医療機関の医師又は看護師等の医療関係種が当該患者の最新の診療録等を確認の上，往診医療機関に当該診療情報等を適切に提供した場合は該当する。ただし，往診医療機関は，当該連携医療機関に対し電話を行った時間及び得られた情報の要点について，当該患者の診療録に記録するとともに，当該患者に対する往診を実施したこと，当該患者の状態及び実施した診療内容について，往診後に速やかに連携医療機関に情報共有を行う。

問4 往診料「注1」に規定する別に厚生労働大臣が定める患者について，施設基準通知の第14の4の2⑵に規定する診療情報等の「ICT等を用いて確認」は，例えば，在宅療養支援診療所・在宅療養支援病院でない主治医の所属する医療機関が往診を行うことが困難な時間帯に，往診医療機関が当該患者又は家族等患者の看護に当たる者から往診の求めを受けた際に，当該患者の診療情報等を，都道府県が構築する地域医療介護総合確保基金の「ICTを活用した地域医療ネットワーク基盤の整備」事業を活用した，地域医療情報連携ネットワーク等（以下「地連NW等」という）にアクセスして取得している状態は該当するか。

答 該当する。ただし，往診医療機関が地連NW等の活用のみで診療情報等を確認する場合は最新の診療情報等を常に取得できる状態である必要があり，地連NW等を活用した日時及び得られた情報の概要については当該患者の診療録に記録するとともに，当該患者に対する往診を実施したこと，当該患者の状態及び実施した診療内容については，往診後に速やかに連携医療機関に情報共有を行う。　　　　　　　　　　　　　　　　（令6.3.28）

問5 往診料に規定する別に厚生労働大臣が定める患者における「往診を行う保険医療機関において過去60日以内に在宅患者訪問診療料（Ⅰ），在宅患者訪問診療料（Ⅱ）又は在宅がん医療総合診療料を算定しているもの」について，同一の患家において2人以上の患者を診療している場合であって，2人目以降としてA001再診料等のみを算定している場合は当該患者に該当するとみなしてよいか。

答 みなしてよい。ただし，当該患者に対して往診を行い，当該患者に該当するものとして緊急往診加算等を算定する場合には，同一の患家における2人目以降の患者である旨を診療報酬明細書の摘要欄に記載する。
　　　　　　　　　　　　　　　　　　　　　　（令6.4.12）

1の3の3　往診料注10に規定する別に厚生労働大臣が定める施設基準

⑴　介護老人保健施設，介護医療院及び特別養護老人ホーム（以下この号において「介護保険施設等」という）において，協力医療機関として定められている保険医療機関であって，当該介護保険施設等から24時間連絡を受ける担当者をあらかじめ指定し，その連絡先を当該介護保険施設等に提供していること。
⑵　当該介護保険施設等と連携体制が確保されていること。
⑶　⑵に規定する連携体制を構築していることについて，当該保険医療機関の見やすい場所に掲示していること。
⑷　⑶の掲示事項について，原則として，ウェブサイトに掲載していること。

→　介護保険施設等連携往診加算に関する施設基準

⑴　当該保険医療機関単独で以下の要件のいずれにも該当し，緊急時の連絡体制及び往診体制等を確保している。
　ア　介護老人保健施設，介護医療院及び特別養護老人ホーム（以下この項において「介護保険施設等」という）から協力医療機関として定められている保険医療機関である。なお，当該保険医療機関は，当該介護保険施設等との間で取り決めを行っていること。
　　㈠　当該介護保険施設等の入所者の病状が急変した場合等において，当該保険医療機関の医師又は看護職員が相談対応を行う体制を常時確保している。
　　㈡　当該介護保険施設等の求めがあった場合において，当該保険医療機関が診療を行う体制を常時確保している。
　イ　当該保険医療機関において，24時間連絡を受ける担当者をあらかじめ指定するとともに，当該担当者及び当該担当者と直接連絡がとれる連絡先電話番号等，緊急時の注意事項等について，事前に介護保険施設等の管理者等に対して説明の上，提供している。この場合において連絡を受ける担当者とは当該医療機関の24時間連絡を受けることができる部門を指定することで差し支えない。なお，担当者として個人を指定している場合であって，曜日，時間帯ごとに担当者が異なる場合には，それぞれ曜日，時間帯ごとの担当者及び当該担当者と直接連絡がとれる連絡先電話番号等を提供した文書等に明示する。
　ウ　当該保険医療機関において，当該介護保険施設等の求めに応じて，24時間往診が可能な体制を確保し，往診担当医の氏名，担当日等を文書により当該介護保険施設等に提供している。
⑵　次のいずれかの要件を満たすもの。
　ア　次の㈠及び㈡に該当している。
　　㈠　往診を行う患者の診療情報及び急変時の対応方針等をあらかじめ患者の同意を得た上で当該介護保険施設等の協力医療機関として定められている保険医療機関に適切に提供され，必要に応じて往診を行う医師が所属する保険医療機関がICTを活用して当該診療情報及び急変時の対応方針等を常に確認可能な体制を有している。
　　㈡　往診を行う患者が入所している介護保険施設等と当該介護保険施設等の協力医療機関として定められている医療機関において，当該入所者の診療情報及び急変時の対応方針等の共有を図るため，年3回以上の頻度でカンファレンスを実施している。なお，当該カンファレンスは，ビデオ通話が可能な機器を用いて実施しても差し支えない。
　イ　往診を行う患者が入所している介護保険施設等と当該介護保険施設等の協力医療機関として定められている医療機関において，当該入所者の診療情報及び急変時の対応方針等の共有を図るため，月1回以上の頻度でカンファレンスを実施している。なお，当該カンファレンスは，ビデオ通話が可能な機器を用いて実施しても差し支えない。
⑶　介護保険施設等に協力医療機関として定められており，当該介護保険施設等において療養を行っている患者の病状の急変等に対応すること及び協力医療機関として定められている介護保険施設等の名称について，当該保険医療機関の見やすい場所及びホームページ等に掲示している。なお，当該カンファレンスは，ビデオ通話が可能な機器を用いて実施しても差し支えない。
⑷　⑶の掲示事項について，原則として，ウェブサイトに掲載している。自ら管理するホームページ等を有しない場合については，この限りではない。

【届出に関する事項】
⑴　介護保険施設等連携往診加算の施設基準に関する届出は，別添2（→Web版）の様式18の3を用いる。
⑵　令和7年5月31日までの間に限り，1の⑷に該当するものとみなす。

事務連絡 問　往診料の「注10」に規定する介護保険施設等連携往診加算の施設基準において，「24時間連絡を受ける担当者をあらかじめ指定するとともに，当該担当者及び当該担当者と直接連絡がとれる連絡先電話番号等，緊急時の注意事項等について，事前に介護保険施設等の管理者等に対して説明の上，提供している」及び「当該介護保険施設等の求めに応じて，24時間往診が可能な体制を確保し，往診担当医の氏名，担当日等を文書により当該介護保険施設等に提供している」とされているが，連絡を受ける担当者及び往診担当医について，在宅療養支援診療所及び在宅療養支援病院の施設基準で規定されている連絡を受ける担当者及び往診担当医と兼任することは可能か。

答　可能。　　　　　　　　　　　（令6.3.28）

1の4　往診料の注3ただし書及び注8，在宅患者訪問診療料（Ⅰ）及び在宅患者訪問診療料（Ⅱ）の在宅ターミナルケア加算，在宅時医学総合管理料の注7及び注12，施設入居時等医学総合管理料

の注3並びに在宅がん医療総合診療料の注5に規定する別に厚生労働大臣が定める施設基準等

(1) **在宅緩和ケア充実診療所・病院加算の施設基準**
在宅緩和ケアを行うにつき十分な体制が整備され，相当の実績を有していること。

(2) **在宅療養実績加算1の施設基準**
緊急の往診及び在宅における看取りについて，相当の実績を有していること。

(3) **在宅療養実績加算2の施設基準**
イ 緊急の往診及び在宅における看取りについて，相当の実績を有していること。
ロ 当該保険医療機関内に在宅医療を担当する医師であって，緩和ケアに関する適切な研修を受けたものが配置されていること。

(編注) 関連する保医発通知「往診料の加算等の適用」はp.1351, p.1364に掲載。

1の5 在宅患者訪問診療料（Ⅰ）及び在宅患者訪問診療料（Ⅱ）に規定する疾病等

別表第7（p.1498）に掲げる疾病等

(編注) 関連する通知・事務連絡をp.1353, p.1364に掲載。

1の5の2 在宅患者訪問診療料（Ⅰ）の注12〔在宅患者訪問診療料（Ⅱ）の注6の規定により準用する場合を含む〕に規定する別に厚生労働大臣が定める基準

患者1人当たりの直近3月の訪問診療の回数が一定数未満であること。

1の5の3 在宅患者訪問診療料（Ⅰ）の注13〔在宅患者訪問診療料（Ⅱ）の注6の規定により準用する場合を含む〕，在宅がん医療総合診療料の注8及び歯科訪問診療料の注20に規定する別に厚生労働大臣が定める施設基準

(1) **在宅医療DX情報活用加算1の施設基準**
イ 療養の給付及び公費負担医療に関する費用の請求に関する命令（昭和51年厚生省令第36号）第1条に規定する電子情報処理組織の使用による請求を行っていること。
ロ 健康保険法第3条第13項に規定する電子資格確認を行う体制を有していること。
ハ 電磁的記録をもって作成された処方箋を発行する体制又は調剤した薬剤に関する情報を電磁的記録として登録する体制を有していること。
ニ 電磁的方法により診療情報を共有し，活用する体制を有していること。
ホ 医療DX推進の体制に関する事項及び質の高い診療を実施するための十分な情報を取得し，及び活用して診療を行うことについて，当該保険医療機関の見やすい場所に掲示していること。
ヘ ホの掲示事項について，原則として，ウェブサイトに掲載していること。

(2) **在宅医療DX情報活用加算2の施設基準**
(1)のイ，ロ及びニからヘまでに掲げる施設基準を満たすものであること。

→ **1 在宅医療DX情報活用加算1に関する施設基準**
(1) 電子情報処理組織を使用した診療報酬請求を行っている。
(2) 健康保険法第3条第13項に規定する電子資格確認（以下「オンライン資格確認」という）を行う体制を有している。なお，オンライン資格確認の導入に際しては，医療機関等向けポータルサイトにおいて，運用開始日の登録を行う。
(3) 居宅同意取得型のオンライン資格確認等システムの活用により，医師等が患者の診療情報等を取得及び活用できる体制を有している。
(4) 「電子処方箋管理サービスの運用について」（令和4年10月28日付け薬生発1028第1号医政発1028第1号保発1028第1号厚生労働省医薬・生活衛生局長・医政局長・保険局長通知）に基づく電子処方箋（以下「電子処方箋」という）を発行する体制又は調剤情報を電子処方箋管理サービスに登録する体制を有している。
(5) 国等が提供する電子カルテ情報共有サービスにより取得される診療情報等を活用する体制を有している。
(6) 医療DX推進の体制に関する事項及び質の高い診療を実施するための十分な情報を取得・活用して診療を行うことについて，当該保険医療機関の見やすい場所に掲示している。具体的には次に掲げる事項を掲示している。
ア 医師が居宅同意取得型のオンライン資格確認等システムにより取得した診療情報等を活用して，計画的な医学管理の下に，訪問して診療を実施している保険医療機関である。
イ マイナ保険証の利用を促進する等，医療DXを通じて質の高い医療を提供できるよう取り組んでいる保険医療機関である。
ウ 電子処方箋の発行及び電子カルテ情報共有サービスなどの医療DXにかかる取組を実施している保険医療機関である。
(7) (6)の掲示事項について，原則として，ウェブサイトに掲載している。自ら管理するホームページ等を有しない場合については，この限りではない。

2 在宅医療DX情報活用加算2に関する施設基準
(1) 1の(1)から(3)まで及び(5)から(7)まで〔(6)のウの電子処方箋に係る事項を除く〕の基準を満たす。

【届出に関する事項】
(1) 在宅医療DX情報活用加算の施設基準に係る届出は，別添2（→Web版）の様式11の6を用いる。
(2) 1の(5)については令和7年9月30日までの間に限り，当該基準を満たしているものとみなす。
(3) 令和7年9月30日までの間に限り，1の(6)のウの事項について，掲示を行っているものとみなす。
(4) 1の(7)については，令和7年5月31日までの間に限り，当該基準を満たしているものとみなす。

事務連絡 在宅医療DX情報活用加算

問1 在宅医療DX情報活用加算の施設基準において，「居宅同意取得型のオンライン資格確認等システムの活用により，医師等が患者の診療情報等を取得及び活用できる体制を有していること」とあるが，具体的にどのような体制を有していればよいか。

答 オンライン資格確認等システムを通じて取得された診療情報等について，電子カルテシステム等により医師等が閲覧又は活用できる体制あるいはその他の方法により医師等が診療計画の作成において診療情報等を閲覧又は活用できる体制を有している必要があり，単にオンライン資格確認等システムにより診療情報等を取得できる体制のみを有している場合は該当しない。

問2 在宅医療DX情報活用加算の施設基準において，「医療DX推進の体制に関する事項及び質の高い診療を実施するための十分な情報を取得・活用して診療を行うことについて，当該保険医療機関の見やすい場所に掲示していること」とされており，ア～ウの事項が示されているが，ア～ウの事項は別々に掲示する必要があるか。また，掲示内容について，参考にするものはあるか。

答 まとめて掲示しても差し支えない。掲示内容については，

以下のURLに示す様式を参考にされたい。
◎オンライン資格確認に関する周知素材について
｜施設内での掲示ポスター
　これらのポスターは「在宅医療DX情報活用加算」、「在宅医療DX情報活用加算（歯科）」及び「訪問看護医療DX情報活用加算」の掲示に関する施設基準を満たします。
https://www.mhlw.go.jp/stf/index_16745.html

問3　在宅医療DX情報活用加算の施設基準において、「マイナ保険証を促進する等、医療DXを通じて質の高い医療を提供できるよう取り組んでいる保険医療機関であること」を医療機関の見やすい場所に掲示することとしているが、「マイナ保険証を促進する等、医療DXを通じて質の高い医療を提供できるよう取り組んでいる」については、具体的にどのような取組を行い、どのような掲示を行えばよいか。

答　当該保険医療機関又は患家において「マイナ保険証をお出しください」等、マイナ保険証の提示を求める案内や掲示（問2に示す掲示の例を含む）を行う必要があり、「保険証をお出しください」等、単に従来の保険証の提示のみを求める案内や掲示を行うことは該当しない。また、訪問診療等を行う際に、問2に示す掲示内容を含む書面を持参して利用者等に提示するといった対応がとられていることが望ましい。

問4　居宅同意取得型のオンライン資格確認等において、マイナンバーカードを読み取れない場合や利用者が4桁の暗証番号を忘れた場合はどのように対応すればよいのか。

答　医療機関等向け総合ポータルサイトのオンライン資格確認・オンライン請求ページに掲載されている訪問診療等に関するよくある質問（FAQ）を参照されたい。　　　（令6.5.31）

問5　令和7年3月31日時点で既に在宅医療DX情報活用加算の施設基準を届け出ている保険医療機関は、同年4月1日からの在宅医療DX情報活用加算の評価の見直しに伴い、施設基準の届出を改めて行う必要があるか。

答　同年4月1日以降に在宅医療DX情報活用加算2を算定する場合には届出直しは不要であるが、同加算1を算定する場合には同年4月1日までに新たな様式で届出直しが必要である。
　　　　　　　　　　　　　　　　　　　　（令7.2.28）

1の6　在宅時医学総合管理料及び施設入居時等医学総合管理料の施設基準等

(1)　在宅時医学総合管理料及び施設入居時等医学総合管理料の施設基準
　イ　当該保険医療機関内に在宅医療の調整担当者が1名以上配置されていること。
　ロ　患者に対して医療を提供できる体制が継続的に確保されていること。

(2)　在宅時医学総合管理料及び施設入居時等医学総合管理料に規定する別に厚生労働大臣が定める状態の患者
　　別表第8の2　(p.1498)　に掲げる患者

(3)　在宅時医学総合管理料及び施設入居時等医学総合管理料に規定する診療に係る費用
　　医科点数表の第2章第1部医学管理等、第2部在宅医療及び第9部処置に掲げる診療に係る費用のうち次に掲げるもの
　イ　B000特定疾患療養管理料
　ロ　B001の4小児特定疾患カウンセリング料
　ハ　B001の5小児科療養指導料
　ニ　B001の6てんかん指導料
　ホ　B001の7難病外来指導管理料
　ヘ　B001の8皮膚科特定疾患指導管理料
　ト　B001の18小児悪性腫瘍患者指導管理料
　チ　B001の27糖尿病透析予防指導管理料
　リ　B001の37慢性腎臓病透析予防指導管理料
　ヌ　B001-3生活習慣病管理料（Ⅰ）
　ル　B001-3-3生活習慣病管理料（Ⅱ）
　ヲ　C007の注4に規定する衛生材料等提供加算
　ワ　C109在宅寝たきり患者処置指導管理料
　カ　I012-2の注4に規定する衛生材料等提供加算
　ヨ　J000創傷処置
　タ　J001-7爪甲除去
　レ　J001-8穿刺排膿後薬液注入
　ソ　J018喀痰吸引
　ツ　J018-3干渉低周波去痰器による喀痰排出
　ネ　J043-3ストーマ処置
　ナ　J053皮膚科軟膏処置
　ラ　J060膀胱洗浄
　ム　J060-2後部尿道洗浄（ウルツマン）
　ウ　J063留置カテーテル設置
　ヰ　J064導尿（尿道拡張を要するもの）
　ノ　J118介達牽引
　オ　J118-2矯正固定
　ク　J118-3変形機械矯正術
　ヤ　J119消炎鎮痛等処置
　マ　J119-2腰部又は胸部固定帯固定
　ケ　J119-3低出力レーザー照射
　フ　J119-4肛門処置
　コ　J120鼻腔栄養

(4)　頻回訪問加算に規定する状態等にある患者
　　別表第3の1の3　(p.1497)　に掲げる者

(5)　在宅時医学総合管理料の注8（施設入居時等医学総合管理料の注5の規定により準用する場合を含む）に規定する基準
　　保険医療機関であって、主として往診又は訪問診療を実施する診療所以外の診療所であるものとして、地方厚生局長等に届け出たものであること。

(6)　在宅時医学総合管理料の注10（施設入居時等医学総合管理料の注5の規定により準用する場合を含む）に規定する別に厚生労働大臣が定める状態の患者
　　別表第8の3　(p.1498)　に掲げる患者

(7)　在宅時医学総合管理料の注11及び施設入居時等医学総合管理料の注4に規定する別に厚生労働大臣が定める状態の患者
　　別表第8の4　(p.1499)　に掲げる患者

(8)　在宅時医学総合管理料の注12及び施設入居時等医学総合管理料の注6に規定する施設基準
　　情報通信機器を用いた診療を行うにつき十分な体制が整備されていること。

(9)　在宅時医学総合管理料の注13及び施設入居時等医学総合管理料の注7に規定する施設基準
　　在宅患者に係る診療内容に関するデータを継続的かつ適切に提出するために必要な体制が整備されていること。

(10)　在宅時医学総合管理料の注14（施設入居時等医学総合管理料の注5の規定により準用する場合を含む）に規定する別に厚生労働大臣が定める基準
　　当該保険医療機関の訪問診療の回数及び当該保険医療機関と特別の関係にある保険医療機関（令和6年3月31日までに開設した保険医療機関を除く）の訪問診療の回数の合計が一定数を超えないこと。

→1　在宅時医学総合管理料及び施設入居時等医学総合管理料に関する施設基準
(1)　次の要件のいずれをも満たすものである。
　ア　介護支援専門員（ケアマネジャー）、社会福祉士等の保健医療サービス及び福祉サービスとの連携調整を担当す

る者を配置している。
　イ　在宅医療を担当する常勤医師が勤務し，継続的に訪問診療等を行うことができる体制を確保している。
(2)　他の保健医療サービス及び福祉サービスとの連携調整に努めるとともに，当該保険医療機関は，市町村，在宅介護支援センター等に対する情報提供にも併せて努める。
(3)　地域医師会等の協力・調整等の下，緊急時等の協力体制を整えることが望ましい。

2　在宅時医学総合管理料の「注8」（施設入居時等医学総合管理料の「注5」の規定により準用する場合を含む）に規定する基準
　直近1か月に初診，再診，往診又は訪問診療を実施した患者のうち，往診又は訪問診療を実施した患者の割合が9割5分未満の保険医療機関（診療所に限る）である。

3　在宅時医学総合管理料の「注14」（施設入居時等医学総合管理料の「注5」の規定により準用する場合を含む）に規定する基準
　直近3月間の当該保険医療機関及び当該保険医療機関と特別の関係にある保険医療機関（令和6年3月31日以前に開設されたものを除く）の訪問診療回数の合算が2,100回未満である。なお，次の要件をいずれも満たす場合は当該基準に該当するものとする。
(1)　当該保険医療機関において，直近1年間に5つ以上の保険医療機関から，文書による紹介を受けて訪問診療を開始した実績がある。
(2)　当該保険医療機関において，直近1年間の在宅における看取りの実績を20件以上有している又は重症児の十分な診療実績等を有している。なお，ここでいう重症児の十分な診療実績とは，直近3月間において，15歳未満の超重症児及び準超重症児に対する在宅医療の実績（3回以上の定期的な訪問診療を実施し，C002在宅時医学総合管理料又はC002-2施設入居時等医学総合管理料を算定している場合に限る）を10件以上有していることをいう。
(3)　当該保険医療機関において，直近3か月に在宅時医学総合管理料又は施設入居時等医学総合管理料を算定した患者のうち，施設入居時等医学総合管理料を算定した患者（特掲診療料の施設基準等の別表第7に掲げる別に厚生労働大臣の定める疾病等の患者等を除く）の割合が7割以下である。
(4)　当該保険医療機関において，直近3か月に在宅時医学総合管理料又は施設入居時等医学総合管理料を算定した患者のうち，要介護3以上又は「特掲診療料の施設基準等」別表第8の2に掲げる別に厚生労働大臣が定める状態の患者等の割合が5割以上である。

【届出に関する事項】
(1)　在宅時医学総合管理料及び施設入居時等医学総合管理料の施設基準に係る届出は別添2（→Web版）の様式19を用いる。ただし，「2」については，当該基準を満たしていればよく，当該基準を満たしている場合には，改めて地方厚生（支）局長に届出を行う必要はない。
(2)　「3」については，在宅時医学総合管理料の「注14」（施設入居時等医学総合管理料の「注5」の規定により準用する場合を含む）に規定する基準を満たさない場合には，満たさなくなった月の翌月に別添2の様式19の2を用いて届出を行う。
(3)　令和6年3月31日時点で在宅時医学総合管理料又は施設入居時等医学総合管理料の届出を行っている保険医療機関については，同年9月30日までの間に限り，「3」に該当するものとみなす。

〈事務連絡〉**問1**　在宅時医学総合管理料の「注14」（施設入居時等医学総合管理料の「注5」の規定により準用する場合を含む。以下同じ）の施設基準において，「直近3月間の当該保険医療機関及び当該保険医療機関と特別の関係にある保険医療機関（令和6年3月31日以前に開設されたものを除く）の訪問診療回数の合算が2,100回未満である」とされているが，基準を満たすことの確認方法及び基準を満たさない場合の取扱いについて，どのように考えれば良いか。
答　訪問診療回数については，各月の1日時点の直近3ヶ月の訪問診療の算定回数を算出し，確認出来る様に記録しておく。また，当該基準を満たさない場合は，速やかに届出を行い，翌月からC002在宅時医学総合管理料「注14」に掲げる点数を算定する。

問2　『在宅時医学総合管理料の「注14」（施設入居時等医学総合管理料の「注5」の規定により準用する場合を含む）に規定する基準施設における『要介護3以上又は「特掲診療料の施設基準等」別表第8の2に掲げる別に厚生労働大臣が定める状態の患者等』の「等」にはどのような患者が含まれるか。
答　認知症高齢者の日常生活自立度におけるランクⅢ以上と診断した状態の患者及び障害者総合支援法における障害支援区分において障害支援区分2以上と認定されている状態の患者が該当する。
(令6.3.28)

問3　在宅時医学総合管理料「注14」（施設入居時等医学総合管理料「注5」の規定により準用する場合を含む）の施設基準において，「直近3か月に在宅時医学総合管理料又は施設入居時等医学総合管理料を算定した患者のうち，施設入居時等医学総合管理料を算定した患者（特掲診療料の施設基準等の別表第7に掲げる別に厚生労働大臣の定める疾病等の患者等を除く）の割合が7割以下」とあるが，「患者等」にはどのような患者が含まれるか。
答　特掲診療料の施設基準等の別表第7に掲げる患者のほか，以下の患者を指す。
・特掲診療料の施設基準等の別表第8の2に掲げる別に厚生労働大臣が定める状態の患者。
・C000往診料の「注3」，C001在宅患者訪問診療料（Ⅰ）の「注6」又はC001-2在宅患者訪問診療料（Ⅱ）の「注5」に規定する在宅ターミナルケア加算を算定した患者（算定した月に限る）。
・C000往診料の「注4」又はC001在宅患者訪問診療料（Ⅰ）の「注7」〔C001-2在宅患者訪問診療料（Ⅱ）の「注6」の規定により準用する場合を含む〕に規定する看取り加算を算定した患者（算定した月に限る）。
・C000往診料の「注5」又はC001在宅患者訪問診療料（Ⅰ）の「注8」〔C001-2在宅患者訪問診療料（Ⅱ）の「注6」の規定により準用する場合を含む〕死亡診断加算を算定した患者（算定した月に限る）。
・令和6年3月に施設入居時等医学総合管理料を算定した患者（令和7年3月31日までの間に限る）。ただし，「直近3か月に在宅時医学総合管理料又は施設入居時等医学総合管理料を算定した患者のうち，施設入居時等医学総合管理料を算定した患者等の割合」を令和7年3月31日までに7割以下とするための計画を立て，当該計画書を，在宅時医学総合管理料の「注14」に係る届出を行う時点及びその時点から令和7年3月まで3か月ごとに地方厚生（支）局長に届出を行う必要がある。

問4　問3において，「直近3か月に在宅時医学総合管理料又は施設入居時等医学総合管理料を算定した患者のうち，施設入居時等医学総合管理料を算定した患者（特掲診療料の施設基準等の別表第7に掲げる別に厚生労働大臣の定める疾病等の患者等を除く）の割合」を令和7年3月31日までに7割以下とするための計画書には，どのような事項を含めるのか。
答　以下の事項を含める。なお，様式等は問わない。
・届出月以降，令和7年3月31日までの各月の在宅時医学総合管理料及び施設入居時等医学総合管理料の算定回数の推移。
・施設入居時等医学総合管理料を算定した患者等の割合を減少させるための具体的な方法。
(令6.5.17)

→　**情報通信機器を用いた診療に関する施設基準**
　情報通信機器を用いた診療の届出を行っている。
【届出に関する事項】　情報通信機器を用いた診療の届出を行っていればよく，在宅時医学総合管理料の「注12」及び施設入居時等医学総合管理料の「注6」に規定する情報通信機器を用いた診療として特に地方厚生（支）局長に対して，届出を行う必要はない。

→ 在宅データ提出加算の施設基準

(1) 外来医療等調査に適切に参加できる体制を有する。また、厚生労働省保険局医療課及び外来医療等調査事務局と電子メール及び電話での連絡可能な担当者を必ず1名指定する。
(2) 外来医療等調査に適切に参加し、調査に準拠したデータを提出する。
(3) 診療記録（過去5年間の**診療録**及び過去3年間の手術記録、看護記録等）の全てが保管・管理されている。
(4) 診療記録の保管・管理につき、厚生労働省「医療情報システムの安全管理に関するガイドライン」に準拠した体制であることが望ましい。
(5) 診療記録の保管・管理のための規定が明文化されている。
(6) 患者についての疾病統計には、ICD大分類程度以上の疾病分類がされている。
(7) 保管・管理された診療記録が疾病別に検索・抽出できる。

2 データ提出に関する事項

(1) データの提出を希望する保険医療機関は、<u>令和6年5月20日、8月20日、11月20日、令和7年2月20日、5月20日、8月20日、11月20日又は令和8年2月20日</u>までに別添2（→Web版）の様式7の10について、地方厚生（支）局医療課長を経由して、厚生労働省保険局医療課長へ届出する。
(2) (1)の届出を行った保険医療機関は、試行データを厚生労働省が提供するチェックプログラムにより作成し、調査実施説明資料に定められた方法に従って厚生労働省保険局医療課が別途通知する期日までに外来医療等調査事務局へ提出する。
(3) 試行データが適切に提出されていた場合は、データ提出の実績が認められた保険医療機関として、厚生労働省保険局医療課より事務連絡を1の(1)の担当者宛てに電子メールにて発出する。なお、当該連絡のあった保険医療機関においては、この連絡以後、在宅データ提出加算の届出を行うことが可能となる。

【届出に関する事項】　在宅時医学総合管理料の「注13」及び施設入居時等医学総合管理料の「注7」に規定する在宅データ提出加算の施設基準に係る届出については、次のとおり。
(1) 在宅データ提出加算の施設基準に係る届出は別添2（→Web版）の様式7の11を用いる。
(2) 各調査年度において、累積して3回のデータ提出の遅延等が認められた場合は、適切なデータ提出が継続的に行われていないことから、3回目の遅延等が認められた日の属する月に速やかに変更の届出を行うこととし、当該変更の届出を行った日の属する月の翌月からは算定できない。
(3) データ提出を取りやめる場合、2(2)の基準を満たさなくなった場合及び(2)に該当した場合については、別添2の様式7の12を提出する。
(4) (3)の届出を行い、その後に再度データ提出を行う場合にあっては、2(1)の手続きより開始すること。

> **参考**　問　在宅時医学総合管理料の施設基準の、「介護支援専門員（ケアマネジャー）、社会福祉士等の保健医療サービス及び福祉サービスとの連携調整を担当する者を配置」の「等」は、医療機関の職員を配置している場合も含まれるか。
> 答　そのとおり。
> （平28.4.4 全国保険医団体連合会）

1の6の2　在宅時医学総合管理料の注15（施設入居時等医学総合管理料の注5の規定により準用する場合を含む）、在宅がん医療総合診療料の注9、歯科疾患在宅療養管理料の注7、在宅患者訪問口腔リハビリテーション指導管理料の注8及び小児在宅患者訪問口腔リハビリテーション指導管理料の注8に規定する施設基準

(1) 在宅での療養を行っている患者であって通院が困難なものの診療情報等について、電子情報処理組織を使用する方法その他の情報通信の技術を利用する方法を用いて常時確認できる体制を有し、関係機関と平時からの連携体制を構築していること。
(2) 診療情報等を活用した上で計画的な医学管理を行うにつき十分な体制が整備されていること。
(3) (1)に規定する連携体制を構築している医療機関であることについて、当該保険医療機関の見やすい場所に掲示していること。
(4) (3)の掲示事項について、原則として、ウェブサイトに掲載していること。

→ 在宅医療情報連携加算及び在宅歯科医療情報連携加算の施設基準

(1) 在宅での療養を行っている患者の診療情報等について、在宅医療情報連携加算又は在宅歯科医療情報連携加算を算定する保険医療機関と連携する他の保険医療機関、介護保険法に定める居宅サービス事業者、地域密着型サービス事業者、居宅介護支援事業者若しくは施設サービス事業者又は障害者の日常生活及び社会生活を総合的に支援するための法律に基づく指定特定相談支援事業者若しくは児童福祉法に基づく指定障害児相談支援事業者等（以下「連携機関」という）とICTを用いて共有し、当該情報について常に確認できる体制を有している医療機関である。
(2) 当該医療機関と患者の診療情報等を共有している連携機関（特別の関係にあるものを除く）の数が、5以上である。
(3) 地域において、連携機関以外の保険医療機関等が、当該ICTを用いた情報を共有する連携体制への参加を希望した場合には連携体制を構築する。ただし、診療情報等の共有について同意していない患者の情報については、この限りでない。
(4) (1)に規定する連携体制を構築していること及び実際に患者の情報を共有している実績のある連携機関の名称等について、当該保険医療機関の見やすい場所に掲示している。
(5) (4)の掲示事項について、原則として、ウェブサイトに掲載している。自ら管理するホームページ等を有しない場合については、この限りではない。

【届出に関する事項】
(1) 在宅医療情報連携加算及び在宅歯科医療情報連携加算の施設基準に関する届出は、別添2（→Web版）の様式19の3を用いること。
(2) 令和7年5月31日までの間に限り、(5)の要件を満たすものとみなす。

2　在宅がん医療総合診療料の施設基準

(1) 在宅がん医療総合診療料の注1に規定する施設基準
　　イ　在宅がん医療を提供するにつき必要な体制が整備されていること。
　　ロ　緊急時の入院体制が整備されていること。
(2) 在宅がん医療総合診療料の注7に規定する施設基準
　　在宅患者に係る診療内容に関するデータを継続的かつ適切に提出するために必要な体制が整備されていること。

→ 在宅がん医療総合診療料に関する施設基準

(1) 在宅療養支援診療所又は在宅療養支援病院に係る施設基準の届出を行っている。
(2) 居宅において療養を行っている末期の悪性腫瘍患者であって通院が困難なものに対して、計画的な医学管理の下に総合的な医療を提供できる。
(3) 患者に対し、定期的に訪問診療及び訪問看護を実施できる体制がある。
(4) 患者の症状急変等により、患者等から求めがあった場合に、常時対応ができる体制がある。

(5) 上記(3)における訪問看護及び(4)については,当該保険医療機関と連携を有する保険医療機関又は訪問看護ステーションと共同して,これに当たっても差し支えない。

【届出に関する事項】
(1) 在宅がん医療総合診療料の施設基準に係る届出は,別添2(→Web版)の様式20を用いる。
(2) 当該保険医療機関において主として在宅がん医療総合診療に当たる医師,看護師の氏名を記載する。
(3) 緊急時の連絡・対応方法について患者等への説明文書の例を添付する。
(4) 悪性腫瘍患者の過去1か月間の診療状況について下記の事項を記載する。
 ア 入院患者数(延べ患者数)
 イ 外来患者数(延べ患者数)
 ウ 往診,訪問診療,訪問看護を行った患者の数(延べ患者数)

→ 在宅データ提出加算の施設基準及びデータ提出に関する事項
 当該加算の要件については,第15の3の1及び2と同様である。

【届出に関する事項】 在宅がん医療総合診療料の「注7」に規定する在宅データ提出加算の施設基準に係る届出については,次のとおり。
(1) 在宅データ提出加算の施設基準に係る届出は別添2(→Web版)の様式7の11を用いる。
(2) 各調査年度において,累積して3回のデータ提出の遅延等が認められた場合は,適切なデータ提出が継続的に行われていないことから,3回目の遅延等が認められた日の属する月に速やかに変更の届出を行うこととし,当該変更の届出を行った日の属する月の翌月からは算定できない。
(3) データ提出を取りやめる場合,第15の3の2の(2)の基準を満たさなくなった場合及び(2)に該当した場合については,別添2の様式7の12を提出する。
(4) (3)の届出を行い,その後に再度データ提出を行う場合にあっては,第15の3の2の(1)の手続きより開始する。

→ 在宅医療情報連携加算に関する事項
 第15の4に掲げる在宅医療情報連携加算の届出を行っている。

【届出に関する事項】 第15の4に掲げる在宅医療情報連携加算の届出を行っていればよく,在宅時がん医療総合診療料の「注9」に規定する在宅医療情報連携加算として特に地方厚生(支)局長に対して,届出を行う必要はない。

2の2 救急搬送診療料の注4に規定する施設基準

 重症患者の搬送を行うにつき十分な体制が整備されていること。

→ 救急搬送診療料の「注4」に関する施設基準
(1) 当該保険医療機関内に,以下から構成される重症患者搬送チームが設置されている。
 ア 集中治療の経験を5年以上有する医師
 イ 看護師
 ウ 臨床工学技士
(2) (1)のアに掲げる集中治療の経験を5年以上有する医師は,重症の小児患者を搬送する場合にあっては,小児の特定集中治療の経験を5年以上有することが望ましい。
(3) (1)のイに掲げる看護師は,集中治療を必要とする患者の看護に従事した経験を5年以上有し,集中治療を必要とする患者の看護に係る適切な研修を修了した専任の看護師であることが望ましい。また,ここでいう「適切な研修」とは,国又は医療関係団体等が主催する600時間以上の研修(修了証が交付されるものに限る)であり,講義及び演習により集中治療を必要とする患者の看護に必要な専門的な知識及び技術を有する看護師の養成を目的とした研修又は保健師助産師看護師法(昭和23年法律第203号)第37条の2第2項第5号に規定する指定研修機関において行われる集中治療を必要とする患者の看護に係る研修である。
(4) (1)のウに掲げる臨床工学技士は,A300救命救急入院料,A301特定集中治療室管理料,A301-2ハイケアユニット入院医療管理料,A301-3脳卒中ケアユニット入院医療管理料又はA301-4小児特定集中治療室管理料を届け出た病棟を有する保険医療機関で5年以上の経験を有することが望ましい。
(5) 関係学会により認定された施設である。
(6) 日本集中治療医学会から示されている指針等に基づき,重症患者搬送が適切に実施されている。
(7) (1)に掲げるチームにより,重症患者搬送に関わる職員を対象として,重症患者搬送に関する研修を年2回以上実施する。

【届出に関する事項】 重症患者搬送加算の施設基準に関する届出は,別添2(→Web版)の様式20の1の2を用いる。

 事務連絡 問1 C004救急搬送診療料の「注4」に規定する重症患者搬送加算の施設基準における「関係学会により認定された施設」とは,具体的には何を指すのか。
答 日本集中治療医学会学会専門医研修施設を指す。
問2 重症患者搬送加算の施設基準における重症患者搬送チームの看護師は,重症患者対応体制強化加算の施設基準における専従看護師が兼ねることとしてよいか。
答 不可。
問3 重症患者搬送加算の施設基準において求める看護師の「集中治療を必要とする患者の看護に係る適切な研修」には,具体的にはどのようなものがあるか。
答 現時点では,以下の研修が該当する。
(1) 日本看護協会の認定看護師教育課程「クリティカルケア※」,「新生児集中ケア」,「小児プライマリケア※」
(2) 日本看護協会が認定している看護系大学院の「急性・重症患者看護」の専門看護師教育課程
(3) 特定行為に係る看護師の研修制度により厚生労働大臣が指定する指定研修機関において行われる研修(以下の8区分の研修を全て修了した場合に限る)
 ①呼吸器(気道確保に係るもの)関連,②呼吸器(人工呼吸療法に係るもの)関連,③栄養及び水分管理に係る薬剤投与関連,④血糖コントロールに係る薬剤投与関連,⑤循環動態に係る薬剤投与関連,⑥術後疼痛関連,⑦循環器関連,⑧精神及び神経症状に係る薬剤投与関連
(4) 特定行為に係る看護師の研修制度により厚生労働大臣が指定する指定研修機関において行われる以下の領域別パッケージ研修
 ①集中治療領域,②救急領域,③術後麻酔管理領域,④外科術後病棟管理領域
※ 平成30年度の認定看護師制度改正前の教育内容による研修を含む。

問4 A301特定集中治療室管理料1及び2の施設基準における「特定集中治療の経験を5年以上有する医師」については,「疑義解釈資料の送付(その1)」(平成26年3月31日)の問43(p.1229「問11」)において,「集中治療部門での勤務経験を5年以上有しているほか,特定集中治療に習熟していることを証明する資料を提出する」とされているが,C004救急搬送診療料「注4」に規定する重症患者搬送加算の施設基準における重症患者搬送チームの「集中治療の経験を5年以上有する医師」についても,「特定集中治療に習熟していることを証明する資料」を提出する必要があるか。
答 不要。集中治療での勤務経験を5年以上有する医師であればよく,関係学会が行う特定集中治療に係る講習会の受講を証明する資料の提出を行う必要はない。
(令4.3.31)

2の3 救急患者連携搬送料に規定する施設基準

(1) 救急搬送について,相当の実績を有していること。
(2) 救急患者の転院体制について,連携する他の保険医療機関等との間であらかじめ協議を行っているこ

(3) 連携する他の保険医療機関へ搬送を行った患者の状態について，転院搬送先の保険医療機関から診療情報の提供が可能な体制が整備されていること。
(4) 連携する他の保険医療機関へ搬送した患者の病状の急変に備えた緊急の診療提供体制を確保していること。

→ **救急患者連携搬送料に関する施設基準**
(1) 救急用の自動車又は救急医療用ヘリコプターによる救急搬送件数が，年間で2,000件以上である。
(2) 受入先の候補となる他の保険医療機関において受入が可能な疾患や病態について，当該保険医療機関が地域のメディカルコントロール協議会等と協議を行った上で，候補となる保険医療機関のリストを作成している。
(3) 搬送を行った患者の診療についての転院搬送先からの相談に応じる体制及び搬送を行った患者が急変した場合等に必要に応じて再度当該患者を受け入れる体制を有する。
(4) 毎年8月において，救急外来等における初期診療を実施した患者の他の保険医療機関への搬送の状況について別添2の様式20の1の3により報告する。
【届出に関する事項】 救急患者連携搬送料の施設基準に関する届出は，別添2（→Web版）の様式20の1の3を用いる。

事務連絡 問 C004-2救急患者連携搬送料の施設基準において，「受入先の候補となる他の保険医療機関において受入が可能な疾患や病態について，当該保険医療機関が地域のメディカルコントロール協議会等と協議を行った上で，候補となる保険医療機関のリストを作成していること」とあるが，保険医療機関間の協議には，地域のメディカルコントロール協議会が必ず参加する必要があるのか。
答 受入先の候補となる保険医療機関のリストの作成のために必要な保険医療機関間の協議に，地域のメディカルコントロール協議会が参加することは必須ではない。ただし，メディカルコントロール協議会は，地域の救急患者搬送体制等について連携・協議を行う役割を担っていることから，これらの協議にも参加することや，参加しない場合であっても，保険医療機関間で協議した救急患者の搬送に係る連携体制に関する取り決め等について，メディカルコントロール協議会に報告がなされることが望ましい。 (令6.4.26)

3 削除

4 在宅患者訪問看護・指導料及び同一建物居住者訪問看護・指導料の施設基準等

(1) 在宅患者訪問看護・指導料の注1及び同一建物居住者訪問看護・指導料の注1に規定する疾病等
　イ 別表第7（p.1498）に掲げる疾病等
　ロ 別表第8（p.1498）に掲げる状態等
(2) 在宅患者訪問看護・指導料の注2及び同一建物居住者訪問看護・指導料の注2に規定する施設基準
　　緩和ケア，褥瘡ケア又は人工肛門ケア及び人工膀胱ケアに係る専門の研修を受けた看護師が配置されていること。
(3) 在宅患者訪問看護・指導料の注5（同一建物居住者訪問看護・指導料の注6の規定により準用する場合を含む）に規定する長時間の訪問を要する者及び厚生労働大臣が定める者
　イ 長時間の訪問を要する者
　　① 15歳未満の小児であって，超重症児（者）入院診療加算・準超重症児（者）入院診療加算の注1に規定する超重症の状態又は超重症児（者）入院診療加算・準超重症児（者）入院診療加算の注2に規定する準超重症の状態にあるもの
　　② 別表第8（p.1498）に掲げる者
　　③ 医師が，診療に基づき，患者の急性増悪等により一時的に頻回の訪問看護・指導を行う必要を認めた者
　ロ 厚生労働大臣が定める者
　　① 15歳未満の小児であって，超重症児（者）入院診療加算・準超重症児（者）入院診療加算の注1に規定する超重症の状態又は超重症児（者）入院診療加算・準超重症児（者）入院診療加算の注2に規定する準超重症の状態にあるもの
　　② 15歳未満の小児であって，別表第8（p.1498）に掲げる者
(4) 在宅患者訪問看護・指導料の注11（同一建物居住者訪問看護・指導料の注6の規定により準用する場合を含む）に規定する状態等にある患者
　　別表第8（p.1498）に掲げる者
(5) 在宅患者訪問看護・指導料の注11（同一建物居住者訪問看護・指導料の注6の規定により準用する場合を含む）に規定する状態等にある患者のうち重症度等の高いもの
　　別表第8第1号（p.1498）に掲げる者
(6) 在宅患者訪問看護・指導料の注6（同一建物居住者訪問看護・指導料の注6の規定により準用する場合を含む）に規定する厚生労働大臣が定める者
　イ 超重症児又は準超重症児
　ロ 別表第7に掲げる疾病等の者
　ハ 別表第8に掲げる者

4の2 在宅患者訪問看護・指導料の注7及び同一建物居住者訪問看護・指導料の注4に規定する複数名訪問看護・指導加算に係る厚生労働大臣が定める者及び厚生労働大臣が定める場合

(1) 厚生労働大臣が定める者
　　1人の保健師，助産師，看護師又は准看護師（以下「看護師等」という）による訪問看護・指導が困難な者であって，次のいずれかに該当するもの
　イ 別表第7（p.1498）に掲げる疾病等の患者
　ロ 別表第8（p.1498）に掲げる者
　ハ 医師が，診療に基づき，患者の急性増悪等により一時的に頻回の訪問看護・指導を行う必要を認めた患者
　ニ 暴力行為，著しい迷惑行為，器物破損行為等が認められる患者
　ホ 患者の身体的理由により1人の看護師等による訪問看護・指導が困難と認められる者（在宅患者訪問看護・指導料の注7のハ及び同一建物居住者訪問看護・指導料の注4のハに規定する場合に限る）
　ヘ その他患者の状況等から判断して，イからホまでのいずれかに準ずると認められる者（在宅患者訪問看護・指導料の注7のハ及び同一建物居住者訪問看護・指導料の注4のハに規定する場合に限る）
(2) 厚生労働大臣が定める場合
　イ 別表第7（p.1498）に掲げる疾病等の患者に対して訪問看護・指導を行う場合
　ロ 別表第8（p.1498）に掲げる者に対して訪問看護・指導を行う場合
　ハ 医師が，診療に基づき，患者の急性増悪等により一時的に頻回の訪問看護・指導を行う必要を認めた患者に対して訪問看護・指導を行う場合

4の3　在宅患者訪問看護・指導料の注1，同一建物居住者訪問看護・指導料の注1及び訪問看護指示料の注2に規定する者

気管カニューレを使用している状態にある者又は真皮を越える褥瘡の状態にある者

4の3の2　在宅患者訪問看護・指導料の注13（同一建物居住者訪問看護・指導料の注6の規定により準用する場合を含む）に規定する厚生労働大臣が定める者

口腔内の喀痰吸引，鼻腔内の喀痰吸引，気管カニューレ内部の喀痰吸引，胃瘻若しくは腸瘻による経管栄養又は経鼻経管栄養を必要とする者

4の3の3　在宅患者訪問看護・指導料の注14及び注18（同一建物居住者訪問看護・指導料の注6の規定により準用する場合を含む）に規定する厚生労働大臣が定める地域

(1) 離島振興法（昭和28年法律第72号）第2条第1項の規定により離島振興対策実施地域として指定された離島の地域
(2) 奄美群島振興開発特別措置法（昭和29年法律第189号）第1条に規定する奄美群島の地域
(3) 山村振興法（昭和40年法律第64号）第7条第1項の規定により振興山村として指定された山村の地域
(4) 小笠原諸島振興開発特別措置法（昭和44年法律第79号）第4条第1項に規定する小笠原諸島の地域
(5) 過疎地域の持続的発展の支援に関する特別措置法（令和3年法律第19号）第2条第1項に規定する過疎地域
(6) 沖縄振興特別措置法（平成14年法律第14号）第3条第3号に規定する離島

4の3の4　在宅患者訪問看護・指導料の注15（同一建物居住者訪問看護・指導料の注6の規定により準用する場合を含む）に規定する訪問看護・指導体制充実加算の施設基準

訪問看護・指導について，十分な体制が整備され，相当の実績を有していること。〔関連通知は p.1374〕

4の3の5　在宅患者訪問看護・指導料の注16（同一建物居住者訪問看護・指導料の注6の規定により準用する場合を含む）に規定する専門管理加算の施設基準

次のいずれかに該当するものであること。
(1) 緩和ケア，褥瘡ケア又は人工肛門ケア及び人工膀胱ケアに係る専門の研修を受けた看護師が配置されていること。
(2) 保健師助産師看護師法（昭和23年法律第203号）第37条の2第2項第5号に規定する指定研修機関において，同項第1号に規定する特定行為のうち訪問看護において専門の管理を必要とするものに係る研修を修了した看護師が配置されていること。

4の3の6　在宅患者訪問看護・指導料の注17（同一建物居住者訪問看護・指導料の注6の規定により準用する場合を含む）に規定する別に厚生労働大臣が定める施設基準

(1) 療養の給付及び公費負担医療に関する費用の請求に関する命令第1条に規定する電子情報処理組織の使用による請求を行っていること。
(2) 健康保険法第3条第13項に規定する電子資格確認を行う体制を有していること。
(3) 医療DX推進の体制に関する事項及び質の高い訪問看護・指導を実施するための十分な情報を取得し，及び活用して訪問看護・指導を行うことについて，当該保険医療機関の見やすい場所に掲示していること。
(4) (3)の掲示事項について，原則として，ウェブサイトに掲載していること。

4の3の7　在宅患者訪問看護・指導料の注18（同一建物居住者訪問看護・指導料の注6の規定により準用する場合を含む）に規定する遠隔死亡診断補助加算の施設基準

情報通信機器を用いた在宅での看取りに係る研修を受けた看護師が配置されていること。

→1　在宅患者訪問看護・指導料の「注2」及び同一建物居住者訪問看護・指導料の「注2」に関する施設基準

　当該保険医療機関において，緩和ケア，褥瘡ケア又は人工肛門ケア及び人工膀胱ケアを行うにつき，専門の研修を受けた看護師が配置されている。
　なお，ここでいう緩和ケア，褥瘡ケア又は人工肛門ケア及び人工膀胱ケアに係る専門の研修とは，それぞれ，次に該当するものをいう。
(1) 緩和ケアに係る専門の研修
　ア　国又は医療関係団体等が主催する研修である（600時間以上の研修期間で，修了証が交付されるものに限る）。
　イ　緩和ケアのための専門的な知識・技術を有する看護師の養成を目的とした研修である。
　ウ　講義及び演習により，次の内容を含むものである。
　　(イ) ホスピスケア・疼痛緩和ケア総論及び制度等の概要
　　(ロ) 悪性腫瘍又は後天性免疫不全症候群のプロセスとその治療
　　(ハ) 悪性腫瘍又は後天性免疫不全症候群患者の心理過程
　　(ニ) 緩和ケアのためのアセスメント並びに症状緩和のための支援方法
　　(ホ) セルフケアへの支援及び家族支援の方法
　　(ヘ) ホスピス及び疼痛緩和のための組織的取組とチームアプローチ
　　(ト) ホスピスケア・緩和ケアにおけるリーダーシップとストレスマネジメント
　　(チ) コンサルテーション方法
　　(リ) ケアの質を保つためのデータ収集・分析等について
　　(ヌ) 実習により，事例に基づくアセスメントとホスピスケア・緩和ケアの実践
(2) 褥瘡ケアに係る専門の研修
　ア　国又は医療関係団体等が主催する研修であって，褥瘡管理者として業務を実施する上で必要な褥瘡等の創傷ケア知識・技術を習得することができる600時間以上の研修（修了証が交付されるものに限る）又は保健師助産師看護

師法第37条の2第2項第5号に規定する指定研修機関において行われる褥瘡等の創傷ケアに係る研修
イ 講義及び演習等により，褥瘡予防管理のためのリスクアセスメント並びにケアに関する知識・技術の習得，コンサルテーション方法，質保証の方法等を具体例に基づいて実施する研修
(3) 人工肛門ケア及び人工膀胱ケアに係る専門の研修
ア 国又は医療関係団体等が主催する研修であって，必要な人工肛門及び人工膀胱のケアに関する知識・技術が習得できる600時間以上の研修（修了証が交付されるものに限る）
イ 講義及び演習等により，人工肛門及び人工膀胱管理のための皮膚障害に関するアセスメント並びにケアに関する知識・技術の習得，コンサルテーション方法，質保証の方法等を具体例に基づいて実施する研修

事務連絡 問 C005在宅患者訪問看護・指導料の3及びC005-1-2同一建物居住者訪問看護・指導料の3の専門性の高い看護師による訪問看護の要件として人工肛門ケア及び人工膀胱ケアに関する専門の研修を受けた看護師とあるが，専門の研修とはどのような研修か。
答 現時点では，日本看護協会の認定看護師教育課程「皮膚・排泄ケア」が該当する。
(平30.3.30)

2 在宅患者訪問看護・指導料の「注15」（同一建物居住者訪問看護・指導料の「注6」の規定により準用する場合を含む）に規定する訪問看護・指導体制充実加算に関する施設基準

(1) 当該保険医療機関において，又は別の保険医療機関若しくは訪問看護ステーションの看護師等との連携により，患家の求めに応じて，当該保険医療機関の保険医の指示に基づき，24時間訪問看護の提供が可能な体制を確保し，訪問看護を担当する保険医療機関又は訪問看護ステーションの名称，担当日等を文書により患家に提供している。
(2) 次に掲げる項目のうち少なくとも2つを満たしている。ただし，許可病床数が400床以上の病院にあっては，アを含めた2項目以上を満たしている。
ア 在宅患者訪問看護・指導料3又は同一建物居住者訪問看護・指導料3の前年度の算定回数が計5回以上である。
イ 在宅患者訪問看護・指導料の「注6」（同一建物居住者訪問看護・指導料の「注6」の規定により準用する場合を含む）に掲げる乳幼児加算の前年度の算定回数が計25回以上である。
ウ 特掲診療料の施設基準等**別表第7**に掲げる疾病等の患者について，在宅患者訪問看護・指導料又は同一建物居住者訪問看護・指導料の前年度の算定回数が計25回以上である。
エ 在宅患者訪問看護・指導料の「注10」（同一建物居住者訪問看護・指導料の「注6」の規定により準用する場合を含む）に掲げる在宅ターミナルケア加算の前年度の算定回数が計4回以上である。
オ 退院時共同指導料1又は2の前年度の算定回数が計25回以上である。
カ 開放型病院共同指導料（Ⅰ）又は（Ⅱ）の前年度の算定回数が計40回以上である。

3 在宅患者訪問看護・指導料の「注16」（同一建物居住者訪問看護・指導料の「注6」の規定により準用する場合を含む）に規定する専門管理加算に関する施設基準

次のいずれかに該当する保険医療機関である。
(1) 緩和ケア，褥瘡ケア又は人工肛門ケア及び人工膀胱ケアに係る専門の研修を受けた看護師が配置されている。なお，ここでいう緩和ケアに係る専門の研修とはアの要件を，褥瘡ケアに係る専門の研修とはイの要件を，人工肛門ケア及び人工膀胱ケアに係る専門の研修とはウの要件を満たすものである。
ア 緩和ケアに係る専門の研修
1の(1)のアからウまでを満たすものである。
イ 褥瘡ケアに係る専門の研修
次のいずれの要件も満たすものである。
(イ) 国又は医療関係団体等が主催する研修であって，褥瘡管理者として業務を実施する上で必要な褥瘡等の創傷ケア知識・技術を習得することができる600時間以上の研修（修了証が交付されるものに限る）
(ロ) 講義及び演習等により，褥瘡予防管理のためのリスクアセスメント並びにケアに関する知識・技術の習得，コンサルテーション方法，質保証の方法等を具体例に基づいて実施する研修
ウ 人工肛門ケア及び人工膀胱ケアに係る専門の研修
1の(3)のア及びイを満たすものである。
(2) 保健師助産師看護師法第37条の2第2項第5号に規定する指定研修機関において，同項第1号に規定する特定行為のうち訪問看護において専門の管理を必要とするものに係る研修を修了した看護師が配置されている。なお，特定行為のうち訪問看護において専門の管理を必要とするものは，以下のアからキまでに掲げるものをいう。
ア 気管カニューレの交換
イ 胃ろうカテーテル若しくは腸ろうカテーテル又は胃ろうボタンの交換
ウ 膀胱ろうカテーテルの交換
エ 褥瘡又は慢性創傷の治療における血流のない壊死組織の除去
オ 創傷に対する陰圧閉鎖療法
カ 持続点滴中の高カロリー輸液の投与量の調整
キ 脱水症状に対する輸液による補正

4 在宅患者訪問看護・指導料の「注17」（同一建物居住者訪問看護・指導料の「注6」の規定により準用する場合を含む）に規定する訪問看護医療DX情報活用加算に関する施設基準

(1) 電子情報処理組織を使用した診療報酬請求を行っている。
(2) オンライン資格確認を行う体制を有している。なお，オンライン資格確認の導入に際しては，医療機関等向け総合ポータルサイトにおいて，運用開始日の登録を行う。
(3) 居宅同意取得型のオンライン資格確認等システムの活用により，看護師等が患者の診療情報等を取得及び活用できる体制を有している。
(4) 医療DX推進の体制に関する事項及び質の高い訪問看護を実施するための十分な情報を取得・活用して訪問看護を行うことについて，当該保険医療機関の見やすい場所に掲示している。具体的には，次に掲げる事項を掲示している。
ア 看護師等が居宅同意取得型のオンライン資格確認等システムにより取得した診療情報等を活用して訪問看護・指導を実施している保険医療機関であること。
イ マイナ保険証の利用を促進する等，医療DXを通じて質の高い医療を提供できるよう取組を実施している保険医療機関であること。
(5) (4)の掲示事項について，原則として，ウェブサイトに掲載している。自ら管理するホームページ等を有しない場合については，この限りではない。

5 在宅患者訪問看護・指導料の「注18」（同一建物居住者訪問看護・指導料の「注6」の規定により準用する場合を含む）に規定する遠隔死亡診断補助加算に関する施設基準

当該保険医療機関において，情報通信機器を用いて主治医の死亡診断の補助を行うにつき，情報通信機器を用いた在宅での看取りに係る研修を受けた看護師が配置されている。
なお，情報通信機器を用いた在宅での看取りに係る研修とは，厚生労働省「情報通信機器（ICT）を利用した死亡診断等ガイドライン」に基づく「法医学等に関する一定の教育」である。

【届出に関する事項】
(1) 1の在宅患者訪問看護・指導料の「注2」及び同一建物居住者訪問看護・指導料の「注2」に係る届出は，**別添2**（→Web版）の**様式20の2**の2を用いる。2の在宅患者訪問看護・指導料の「注15」（同一建物居住者訪問看護・指導料の「注6」の規定により準用する場合を含む）に規定する訪問看護・指導体制充実加算に係る届出は，**別添2**の様

式20の3を用いる。3の在宅患者訪問看護・指導料の「注16」（同一建物居住者訪問看護・指導料の「注6」の規定により準用する場合を含む）に規定する専門管理加算に係る届出は，別添2の様式20の3の3を用いる。4の在宅患者訪問看護・指導料の「注17」（同一建物居住者訪問看護・指導料の「注6」の規定により準用する場合を含む）に規定する訪問看護医療DX情報活用加算に係る届出は，別添2の様式20の3の4を用いる。5の在宅患者訪問看護・指導料の「注18」（同一建物居住者訪問看護・指導料の「注6」の規定により準用する場合を含む）に規定する遠隔死亡診断補助加算に係る届出は，別添2の様式20の3の5を用いる。

(2) 令和7年9月30日までの間に限り，4の(4)のイの事項について，掲示を行っているものとみなす。

(3) 4の(5)については，令和7年5月31日までの間に限り，当該基準を満たしているものとみなす。

（編注）届出に際しては，専門の研修を修了したことが確認できる文書の添付が必要である。

事務連絡 問1 C005在宅患者訪問看護・指導料の注15の訪問看護・指導体制充実加算（C005-1-2同一建物居住者訪問看護・指導料の注6の規定により準用する場合を含む）の施設基準で求める「24時間訪問看護の提供が可能な体制」の確保について，当該保険医療機関が訪問看護ステーションと連携することにより体制を確保する場合，連携する訪問看護ステーションは，訪問看護管理療養費における24時間対応体制加算の届出を行っている必要があるか。

答 連携する訪問看護ステーションについて，24時間対応体制加算の届出は不要である。
(令2.3.31)

問2 C005在宅患者訪問看護・指導料の「注18」に掲げる遠隔死亡診断補助加算（C005-1-2の「注6」の規定により準用する場合を含む）の施設基準において求める看護師の「情報通信機器を用いた在宅での看取りに係る研修」には，具体的にはどのようなものがあるか。

答 現時点では，厚生労働省「在宅看取りに関する研修事業」（平成29～31年度）及び「ICTを活用した在宅看取りに関する研修推進事業」（令和2年度～）により実施されている研修が該当する。
(令6.3.28)

参考 問1 訪問看護・指導体制充実加算の施設基準の中にあるターミナルケア加算の算定回数は，在宅患者訪問看護・指導料又は同一建物居住者訪問看護・指導料のターミナルケア加算の算定回数に限られるか。

答 その通り。介護保険における訪問看護費のターミナルケア加算を算定しても当該施設基準の算定回数には入らない。

問2 訪問看護・指導体制充実加算の施設基準における算定回数の考え方について，一人の患者に対して複数回算定した回数もカウントしてよいのか。

答 よい。一人の患者に対して，在宅患者訪問看護・指導料又は同一建物居住者訪問看護・指導料の乳幼児加算を複数回算定した場合も当該施設基準の算定回数にカウントする。

問3 実績要件は，前年度満たしていれば，今年度の実績にかかわらず当該加算を算定できるという考えでよいか。

答 よい。
(令2.4.20 全国保険医団体連合会)

4の4 介護職員等喀痰吸引等指示料に規定する別に厚生労働大臣が定める者

(1) 介護保険法（平成9年法律第123号）第42条第1項第2号及び第3号の規定による特例居宅介護サービス費の支給に係る同法第8条第2項に規定する訪問介護，同条第3項に規定する訪問入浴介護，同条第7項に規定する通所介護，同条第9項に規定する短期入所生活介護（医師が置かれていない場合に限る）又は同条第11項に規定する特定施設入居者生活介護を行う者

(2) 介護保険法第42条の3第1項第2号の規定による特例地域密着型介護サービス費の支給に係る地域密着型サービス（地域密着型介護老人福祉施設入所者生活介護を除く）を行う者

(3) 介護保険法第53条第1項に規定する指定介護予防サービス事業者〔同法第8条の2第2項に規定する介護予防訪問入浴介護又は同条第9項に規定する介護予防特定施設入居者生活介護（以下「介護予防訪問入浴介護等」という）に係る指定を受けている者に限る〕

(4) 介護保険法第54条第1項第2号及び第3号の規定による特例介護予防サービス費の支給に係る介護予防訪問入浴介護等又は同法第8条の2第7項に規定する介護予防短期入所生活介護（医師が置かれていない場合に限る）を行う者

(5) 介護保険法第54条の2第1項に規定する指定地域密着型介護予防サービス事業者

(6) 介護保険法第54条の3第1項第2号の規定による特例地域密着型介護予防サービス費の支給に係る地域密着型介護予防サービスを行う者

(7) 介護保険法第115条の45第1項第1号イに規定する第1号訪問事業若しくは同号ロに規定する第1号通所事業を行う者

(8) 障害者の日常生活及び社会生活を総合的に支援するための法律に基づく指定障害福祉サービスの事業等の人員，設備及び運営に関する基準（平成18年厚生労働省令第171号）第4条第1項に規定する指定居宅介護の事業，同条第2項に規定する重度訪問介護に係る指定障害福祉サービスの事業，同条第3項に規定する同行援護に係る指定障害福祉サービスの事業又は同条第4項に規定する行動援護に係る指定障害福祉サービスの事業を行う者，同令第43条の2に規定する共生型居宅介護の事業を行う者，同令第43条の3に規定する共生型重度訪問介護の事業を行う者，同令第44条第1項に規定する基準該当居宅介護事業者，同令第48条第2項の重度訪問介護，同行援護及び行動援護に係る基準該当障害福祉サービスの事業を行う者，同令第78条第1項に規定する指定生活介護事業者，同令第93条の2に規定する共生型生活介護の事業を行う者，同令第94条第1項に規定する基準該当生活介護事業者，同令第118条第1項に規定する指定短期入所事業者（医療機関が行う場合及び医師を置くこととされている場合を除く），同令第125条の2に規定する共生型短期入所の事業を行う者，同令第125条の5に規定する基準該当短期入所事業者（医療機関が行う場合及び医師を置くこととされている場合を除く），同令第127条第1項に規定する指定重度障害者等包括支援事業者，同令第156条第1項に規定する指定自立訓練（機能訓練）事業者，同令第162条の2に規定する共生型自立訓練（機能訓練）の事業を行う者，同令第163条に規定する基準該当自立訓練（機能訓練）事業者，同令第166条第1項に規定する指定自立訓練（生活訓練）事業者，同令第171条の2に規定する共生型自立訓練（生活訓練）の事業を行う者，同令第172条第1項に規定する基準該当自立訓練（生活訓練）事業者，同令第175条第1項に規定する指定就労移行支援事業者，同令第186条第1項に規定する指定就労継続支援A型事業者，同令第201条第1項に規定する指定就労継続支援B型事業者，同令第203条第1項に規定する基準該当就労継続支援B型事業者，同令第208条に規定する指定共同生活援助事業者，同令第213条の2に規定する日中サービス支援型指定共同生活援助事業者及び同令第213条の14に規定する外部サービス利用型指定共同生活援助事業者

(9) 児童福祉法に基づく指定通所支援の事業等の人員，設備及び運営に関する基準（平成24年厚生労働省令第15号）第4条に規定する指定児童発達支援の事業を行う者〔当該事業を行う事業所が児童福祉法（昭和22年法律第164号）第43条に規定する児童発達支援センター又は主として重症心身障害児（同法第7条第2項に規定する重症心身障害児をいう。以下同じ）を通わせるものである場合を除く〕，同令第54条の2に規定する共生型児童発達支援の事業を行う者，同令第54条の6に規定する基準該当児童発達支援事業者，同令第65条に規定する指定放課後等デイサービスの事業を行う者（当該事業を行う事業所が主として重症心身障害児を通わせるものである場合を除く），同令第71条の2に規定する共生型放課後等デイサービスの事業を行う者及び同令第71条の3に規定する基準該当放課後等デイサービス事業者

(10) 障害者の日常生活及び社会生活を総合的に支援するための法律（平成17年法律第123号。以下「障害者総合支援法」という）第5条第26項に規定する移動支援事業を行う者，同条第27項に規定する地域活動支援センターを経営する事業を行う者，同条第28項に規定する福祉ホームを経営する事業を行う者並びに障害者総合支援法第77条及び第78条に規定する地域生活支援事業を行う者（障害者総合支援法第5条第26項に規定する移動支援事業を行う者，同条第27項に規定する地域活動支援センターを経営する事業を行う者及び同条第28項に規定する福祉ホームを経営する事業を行う者を除く）

(11) 学校教育法（昭和22年法律第26号）第1条に規定する学校〔社会福祉士及び介護福祉士法（昭和62年法律第30号）附則第27条第1項の登録を受けた登録特定行為事業者に限る〕

5 在宅患者訪問栄養食事指導料に規定する別に厚生労働大臣が定める患者

疾病治療の直接手段として，医師の発行する食事箋に基づき提供された適切な栄養量及び内容を有する**別表第3**（p.1497）に掲げる特別食を必要とする患者，がん患者，摂食機能若しくは嚥下機能が低下した患者又は低栄養状態にある患者

5の2 在宅療養後方支援病院の施設基準等

(1) **在宅療養後方支援病院の施設基準**
　イ　許可病床数が200床〔基本診療料の施設基準等**別表第6の2**（p.1309）に掲げる地域に所在する保険医療機関にあっては160床〕以上の保険医療機関である病院であること。
　ロ　在宅療養後方支援を行うにつき十分な体制が整備されていること。
　ハ　介護老人保健施設，介護医療院及び特別養護老人ホームとの協力が可能な体制をとっていること。
(2) **在宅患者共同診療料に規定する別に厚生労働大臣が定める疾病等**
　基本診療料の施設基準等**別表第13**（p.1313）に掲げる疾病等

→ 在宅療養後方支援病院の施設基準
(1) 許可病床数が200床〔「基本診療料の施設基準等」別表第6の2（p.1309）に掲げる地域に所在する保険医療機関にあっては160床〕以上の病院である。
(2) 在宅医療を提供する医療機関（以下「連携医療機関」という）と連携している。その際，当該病院において，24時間連絡を受ける担当者をあらかじめ指定し，その連絡先を文書で連携医療機関に対して提供している。
(3) 連携医療機関の求めに応じて入院希望患者（連携医療機関が在宅医療を行っており，緊急時に当該病院への入院を希望するものとして，あらかじめ**別添2**（→Web版）の**様式20の6**又はこれに準じた様式の文書を用いて当該病院に届け出た患者をいう）の診療が24時間可能な体制を確保し，当該体制についてあらかじめ入院希望患者に説明を行っている（連携医療機関を通じて説明を行ってもよい）。なお，入院希望患者が届け出た文書については，連携医療機関及び入院希望患者にそれぞれ写しを交付するとともに，当該医療機関において保管しておくこととし，届出内容に変更があった場合については，適宜更新する。
　また，入院希望患者の届出は1病院につき1患者を想定したものであり，1人の患者が複数の医療機関に当該届出を行うことは想定されないため，当該届出を受理する際は患者が他に当該届出を行っている病院がないか，十分に連携医療機関及び患者に確認する。
(4) 当該病院において，入院希望患者に緊急入院の必要が生じた場合に入院できる病床を常に確保している。入院希望患者に緊急入院の必要が生じたにもかかわらず，やむを得ず当該病院に入院させることができなかった場合は，当該病院が他に入院可能な病院を探し，入院希望患者を紹介する。
(5) 連携医療機関との間で，3月に1回以上患者の診療情報の交換をしている。なお，その際，B009診療情報提供料（Ⅰ）は算定できない。また，当該診療情報は，詳細な診療内容が記載されている必要はないが，現時点において患者が引き続き当該病院に緊急に入院することを希望しているか等，(3)の届出内容の変更の有無及び期間中の特記すべき出来事の有無（ある場合はその内容）が記載されている必要がある。なお，ファクシミリや電子メール等を用いた情報交換でも差し支えないが，記録の残らない電話等は認められない。
(6) (5)に規定する診療情報等に基づき，当該病院の入院希望患者の最新の一覧表を作成している。
(7) 年に1回，在宅療養患者の受入状況等を**別添2**の**様式20の5**を用いて，地方厚生（支）局長に報告している。
【届出に関する事項】　在宅療養後方支援病院の施設基準に係る届出は，**別添2**（→Web版）の**様式20の4**及び**様式20の5**を用いる。

事務連絡　問1　在宅療養後方支援病院の届出については，在宅療養支援病院であっても届出が可能か。
答　在宅療養支援病院は届出することができない。　（平26.3.31）
問2　入院希望患者に対して在宅医療を提供している医療機関と連携し，3月に1回以上，診療情報の交換を行う要件があるが，在宅医療の状況を逐一報告するのか。
答　詳細な診療内容が記載されている必要はないが，現時点において患者が引き続き当該病院に緊急時に入院することを希望しているか等，事前の届出内容の変更の有無及び期間中の特記すべき出来事の有無（ある場合はその内容）が記載されている必要がある。　（平26.4.4）
問3　3月に1回以上患者の情報交換をしていることとあるが，どのような形式で情報交換をしなければならないのか。
答　FAXやメールでの情報交換でも差し支えないが，記録の残らない電話等は認められない。　（平26.4.23）

5の3 在宅患者訪問褥瘡管理指導料の施設基準

(1) 医師，看護師及び管理栄養士からなる在宅褥瘡対策チームを構成していること。
(2) 在宅褥瘡対策チームに，在宅褥瘡管理者を配置すること。
(3) 在宅における重症化予防等のための褥瘡管理対策を行うにつきふさわしい体制が整備されていること。

→ **在宅患者訪問褥瘡管理指導料に関する施設基準**
(1) 当該保険医療機関に以下の3名から構成される在宅褥瘡対策チームが設置されている。
　ア　常勤の医師
　イ　保健師，助産師，看護師又は准看護師
　ウ　管理栄養士
　当該保険医療機関の医師と管理栄養士又は当該保険医療機関以外（公益社団法人日本栄養士会若しくは都道府県栄養士会が設置し，運営する「栄養ケア・ステーション」又は他の保険医療機関に限る）の管理栄養士が，当該患者に対して継続的に訪問看護を行う訪問看護ステーションの看護師と連携して在宅褥瘡対策を行う場合及び他の保険医療機関等の看護師（准看護師を除く）を(2)に掲げる褥瘡管理者とする場合に限り，当該看護師を在宅褥瘡対策チームの構成員とすることができる。なお，必要に応じて，理学療法士，薬剤師等が配置されていることが望ましい。

(2) 在宅褥瘡対策チームのア又はイ（准看護師を除く）のいずれか1名以上については，以下のいずれの要件も満たす在宅褥瘡管理者である。
　ア　5年以上医師又は看護師として医療に従事し，褥瘡対策について1年以上の経験を有する者
　イ　在宅褥瘡ケアに係る所定の研修を修了している者
　ただし，当該保険医療機関に在宅褥瘡管理者の要件を満たす者がいない場合にあっては，C005在宅患者訪問看護・指導料及び「訪問看護療養費に係る指定訪問看護の費用の額の算定方法（平成20年厚生労働省告示第67号）」の「01」訪問看護基本療養費の「注2」に規定される他の保険医療機関等の褥瘡ケアに係る専門の研修を修了した看護師を在宅褥瘡管理者とすることができる。

(3) (2)のイにおける在宅褥瘡ケアに係る所定の研修とは，学会等が実施する在宅褥瘡管理のための専門的な知識，技術を有する医師，看護師等の養成を目的とした6時間以上を要する講義及び褥瘡予防・管理ガイドラインに準拠した予防，治療，ケアの実施に関する症例報告5事例以上の演習を含む研修であり，当該学会等より修了証が交付される研修である。
　なお，当該学会等においては，症例報告について適切な予防対策・治療であったことを審査する体制が整備されている。また，当該研修の講義に係る内容については，次の内容を含むものである。
　ア　管理の基本
　イ　褥瘡の概要
　ウ　褥瘡の予防方法
　エ　褥瘡の治療
　オ　発生後の褥瘡ケア
　カ　在宅褥瘡医療の推進
　また，(2)の在宅褥瘡管理者について，C005在宅患者訪問看護・指導料及び「訪問看護療養費に係る指定訪問看護の費用の額の算定方法」の「01」訪問看護基本療養費の「注2」に規定される褥瘡ケアに係る専門の研修を修了した看護師については，当該研修を修了したものとみなすものである。

【届出に関する事項】　在宅患者訪問褥瘡管理指導料の施設基準に係る届出は，別添2（→Web版）の様式20の7を用いる。なお，当該管理指導料の届出については実績を要しない。また，毎年8月において，前年における実績を別添2の様式20の8により届け出る。

（事務連絡）**問1**　在宅褥瘡ケアに係る所定の研修とは何か。
答　現時点では，日本褥瘡学会が実施する褥瘡在宅セミナー，在宅褥瘡管理者研修対応と明記された教育セミナー並びに学術集会の教育講演を指す。また，日本褥瘡学会認定師，日本褥瘡学会在宅褥瘡予防・管理師は，所定の研修を修了したとみなされる。なお，看護師については，皮膚・排泄ケア認定看護師の研修についても所定の研修を修了したとみなされる。
　　　　　　　　　　　　　　　　　　　　（平26.3.31，4.4）
問2　在宅患者訪問褥瘡管理指導料における在宅褥瘡管理に係る在宅褥瘡管理者は，入院基本料等加算の褥瘡ハイリスク患者ケア加算の専従の看護師（褥瘡管理者）が兼務して

もよいか。
答　よい（当該医療機関において在宅褥瘡管理者となっている場合でも，褥瘡ハイリスク患者ケア加算の専従の看護師の専従業務に支障が生じなければ差し支えない）。　（平26.5.1）
問3　在宅患者訪問褥瘡管理指導料の要件である「所定の研修」として，特定行為に係る看護師の研修制度により厚生労働大臣が指定する研修機関で行われる研修は該当するか。
答　特定行為に係る看護師の研修制度により厚生労働大臣が指定する指定研修機関において行われる「創傷管理関連」の区分の研修は該当する。　　　　　　（平30.3.30）

5の4　在宅療養指導管理料に規定する別に厚生労働大臣の定める患者

　15歳未満の者であって人工呼吸器を使用している状態のもの又は15歳以上の者であって人工呼吸器を使用している状態が15歳未満から継続しているもの（体重が20kg未満である場合に限る）

6　在宅自己注射指導管理料，間歇注入シリンジポンプ加算，持続血糖測定器加算及び注入器用注射針加算に規定する注射薬

　別表第9（p.1499）に掲げる注射薬

6の2　在宅自己注射指導管理料の注5に規定する施設基準

　情報通信機器を用いた診療を行うにつき十分な体制が整備されていること。

→ **在宅自己注射指導管理料の「注5」に関する施設基準**
　情報通信機器を用いた診療の届出を行っている。
【届出に関する事項】　在宅自己注射指導管理料の「注5」に関する施設基準については，情報通信機器を用いた診療の届出を行っていればよく，在宅自己注射指導管理料の「注5」として特に地方厚生（支）局長に対して，届出を行う必要はない。

6の2の2　在宅妊娠糖尿病患者指導管理料1及び血糖自己測定器加算に規定する厚生労働大臣が定める者

　妊娠中の糖尿病患者又は妊娠糖尿病の患者であって周産期における合併症の危険性が高い者（血糖の自己測定を必要としたものに限る）

6の3　在宅血液透析指導管理料の施設基準

　在宅血液透析に係る医療を提供するにつき必要な体制が整備されていること。

→ **在宅血液透析指導管理料の施設基準**
(1) 在宅血液透析指導管理を実施する保険医療機関は専用透析室及び人工腎臓装置を備えなければならない。
(2) 当該保険医療機関又は別の保険医療機関との連携により，患者が当該管理料に係る疾患について緊急に入院を要する状態となった場合に入院できる病床を確保している。
(3) 患者が血液透析を行う時間においては緊急時に患者からの連絡を受けられる体制をとっている。
【届出に関する事項】　在宅血液透析指導管理料の施設基準に

係る届出は別添2（→Web版）の様式20の2を用いる。

6の3の2　在宅酸素療法指導管理料の遠隔モニタリング加算の施設基準

(1) 情報通信機器を用いた診療を行うにつき十分な体制が整備されていること。
(2) 呼吸器疾患の診療につき十分な経験を有する常勤の医師及び看護師が配置されていること。

→　遠隔モニタリング加算の施設基準
(1) オンライン指針に沿って診療を行う体制を有する保険医療機関である。
(2) 呼吸器内科について3年以上の経験を有する常勤の医師を配置している。
(3) 呼吸器内科について3年以上の経験を有する看護師を配置している。
【届出に関する事項】　在宅酸素療法指導管理料遠隔モニタリング加算の施設基準に係る届出は別添2（→Web版）の様式20の3の2を用いる。

6の4　在宅小児経管栄養法指導管理料に規定する厚生労働大臣が定める者

次のいずれかに該当する者
(1) 経口摂取が著しく困難な15歳未満の者
(2) 15歳以上の者であって経口摂取が著しく困難である状態が15歳未満から継続しているもの（体重が20kg未満である場合に限る）

6の4の2　在宅半固形栄養経管栄養法指導管理料に規定する厚生労働大臣が定める者

経口摂取が著しく困難なため胃瘻を造設している者であって，医師が，経口摂取の回復に向けて在宅半固形栄養経管栄養法を行う必要を認め，胃瘻造設術後1年以内に当該栄養法を開始するもの。

6の4の3　在宅持続陽圧呼吸療法指導管理料の施設基準

(1) 在宅持続陽圧呼吸療法指導管理料の遠隔モニタリング加算の施設基準
　電話以外による指導を行う場合は，情報通信機器を用いた診療を行うにつき十分な体制が整備されていること。
(2) 在宅持続陽圧呼吸療法指導管理料の注3に規定する施設基準
　情報通信機器を用いた診療を行うにつき十分な体制が整備されていること。

→1　遠隔モニタリング加算の施設基準
リアルタイムでの画像を介したコミュニケーション（ビデオ通話）が可能な情報通信機器を用いて指導を行う場合は，オンライン指針に沿って診療を行う体制を有する保険医療機関である。
2　在宅持続陽圧呼吸療法指導管理料の「注3」に関する施設基準
情報通信機器を用いた診療の届出を行っている。
【届出に関する事項】　遠隔モニタリング加算の施設基準に係る届出は別添2の2（→Web版）を用いる。
在宅持続陽圧呼吸療法指導管理料の「注3」に関する施設基準については，情報通信機器を用いた診療の届出を行っていればよく，在宅持続陽圧呼吸療法指導管理料の「注3」として特に地方厚生（支）局長に対して，届出を行う必要はない。

6の4の4　在宅強心剤持続投与指導管理料に規定する厚生労働大臣が定める注射薬

別表第9の1の2に掲げる注射薬

6の5　在宅悪性腫瘍患者共同指導管理料に規定する厚生労働大臣が定める保険医療機関の保険医

緩和ケアに関する研修を受けた医師

6の5の2　在宅舌下神経電気刺激療法指導管理料の施設基準

在宅舌下神経電気刺激療法を行うにつき十分な体制が整備されていること。

→　舌下神経電気刺激療法指導管理料の施設基準
D237終夜睡眠ポリグラフィーの「3」1及び2以外の「イ」安全精度管理下で行うものの施設基準に準ずる。
【届出に関する事項】　D237終夜睡眠ポリグラフィーの「3」1及び2以外の「イ」安全精度管理下で行うものの届出を行っていればよく，舌下神経電気刺激療法指導管理料として特に地方厚生（支）局長に対して，届出を行う必要はない。

6の6　在宅難治性皮膚疾患処置指導管理料に規定する疾患

別表第9の1の2（p.1499）に掲げる疾患

6の7　在宅植込型補助人工心臓（非拍動流型）指導管理料の施設基準

在宅植込型補助人工心臓（非拍動流型）指導管理を行うにつき十分な体制が整備されていること。

→　在宅植込型補助人工心臓（非拍動流型）指導管理料の施設基準
以下のいずれかを満たす施設である。
(1) 植込型補助人工心臓（非拍動流型）に係る施設基準に適合しているものとして地方厚生（支）局長に届け出た保険医療機関である。
(2) 当該指導管理を行うに当たり関係学会から認定され，その旨が当該学会のホームページ等で広く周知された施設である。
【届出に関する事項】　在宅植込型補助人工心臓（非拍動流型）指導管理料の施設基準に関する届出は，別添2（→Web版）の様式20の9を用いる。

6の7の2　在宅腫瘍治療電場療法指導管理料の施設基準

在宅腫瘍治療電場療法を行うにつき十分な体制が整備されていること。

→　在宅腫瘍治療電場療法指導管理料の施設基準
(1) 脳神経外科を標榜している病院である。
(2) 膠芽腫の治療を過去5年間に5例以上実施している。

(3) 膠芽腫の治療の経験を過去5年間に5例以上有し，脳神経外科の経験を5年以上有する常勤の医師が1名以上配置されている。
(4) 関係学会から示されている指針に基づいた所定の研修を修了した医師が1名以上配置されている。
(5) 関連学会から示されている基準に基づき，当該治療が適切に実施されている。

【届出に関する事項】
(1) 在宅腫瘍治療電場療法指導管理料に係る届出は，別添2（→Web版）の様式52及び様式20の10を用いる。
(2) 関係学会から示されている指針に基づいた所定の研修を修了した医師が配置されていることを証する文書の写しを添付する。

6の7の3　在宅経肛門的自己洗腸指導管理料の施設基準

経肛門的自己洗腸の指導を行うにつき十分な体制が整備されていること。

→ 在宅経肛門的自己洗腸指導管理料の施設基準
(1) 脊髄障害を原因とする排便障害を含めた大腸肛門疾患の診療について5年以上の経験を有する常勤の医師が配置されている。
(2) 脊髄障害を原因とする排便障害を有する患者の看護について3年以上の経験を有する専任の看護師が配置されている。

【届出に関する事項】　当該指導管理料の施設基準に係る届出は，別添2（→Web版）の様式20の11を用いる。

6の7の4　注入器加算に規定する注射薬

別表第9の1の3（p.1499）に掲げる注射薬

6の8　持続血糖測定器加算の施設基準

(1) 間歇注入シリンジポンプと連動する持続血糖測定器を用いる場合
　イ　当該保険医療機関内に当該測定器の使用につき必要な医師が配置されていること。
　ロ　当該測定器の使用につき十分な体制が整備されていること。
(2) 間歇注入シリンジポンプと連動しない持続血糖測定器を用いる場合
　イ　当該保険医療機関内に当該測定器の使用につき必要な医師が配置されていること。
　ロ　当該測定器の使用につき十分な体制が整備されていること。

→ 持続血糖測定器加算に関する施設基準
(1) 間歇注入シリンジポンプと連動する持続血糖測定器を用いる場合
　ア　糖尿病の治療に関し，専門の知識及び少なくとも5年以上の経験を有する常勤の医師が1名以上配置されている。
　イ　持続皮下インスリン注入療法を行っている保険医療機関である。
(2) 間歇注入シリンジポンプと連動しない持続血糖測定器を用いる場合
　ア　糖尿病の治療に関し，専門の知識及び5年以上の経験を有し，持続血糖測定器に係る適切な研修を修了した常勤の医師が1名以上配置されている。
　イ　持続皮下インスリン注入療法を行っている保険医療機関である。
　ウ　糖尿病の治療に関し，持続皮下インスリン注入療法に従事した経験を2年以上有し，持続血糖測定器に係る適切な研修を修了した常勤の看護師又は薬剤師が1名以上配置されている。
　エ　ア及びウに掲げる適切な研修とは，次の事項に該当する研修のことをいう。
　　(イ)　医療関係団体が主催する研修である。
　　(ロ)　糖尿病患者への生活習慣改善の意義・基礎知識，評価方法，セルフケア支援，持続血糖測定器に関する理解・活用及び事例分析・評価等の内容が含まれているものである。

【届出に関する事項】　持続血糖測定器加算の施設基準に係る届出は，別添2（→Web版）の様式24の5を用いる。

6の9　経腸投薬用ポンプ加算に規定する内服薬

別表第9の1の4（p.1500）に掲げる内服薬

6の9の2　持続皮下注入シリンジポンプ加算に規定する注射薬

別表第9の1の4の2（p.1500）に掲げる注射薬

6の10　注入ポンプ加算に規定する注射薬

別表第9の1の5（p.1499）に掲げる注射薬

6の11　横隔神経電気刺激装置加算の施設基準

横隔神経電気刺激装置の使用につき十分な体制が整備されていること。

→ 横隔神経電気刺激装置加算に関する施設基準
H003呼吸器リハビリテーション料の「1」呼吸器リハビリテーション料（Ⅰ）又は「2」呼吸器リハビリテーション料（Ⅱ）の施設基準に準ずる。

【届出に関する事項】　H003呼吸器リハビリテーション料の「1」呼吸器リハビリテーション料（Ⅰ）又は「2」呼吸器リハビリテーション料（Ⅱ）の届出を行っていればよく，横隔神経電気刺激装置加算として特に地方厚生（支）局長に対して，届出を行う必要はない。

第5　検査

1　検体検査実施料に規定する検体検査

別表第9の2（p.1500）に掲げる検査

2　削除

3　造血器腫瘍遺伝子検査の施設基準

検体検査管理加算（Ⅱ）の施設基準を満たしていること。

→ 造血器腫瘍遺伝子検査に関する施設基準
検体検査管理加算（Ⅱ），（Ⅲ）又は（Ⅳ）の施設基準に準ずる。

【届出に関する事項】　検体検査管理加算（Ⅱ），（Ⅲ）又は（Ⅳ）の届出を行っていればよく，造血器腫瘍遺伝子検査として特

に地方厚生（支）局長に対して，届出を行う必要はない。

3の1の2　遺伝学的検査の施設基準等

(1) **遺伝学的検査の注1に規定する施設基準**
　当該検査を行うにつき十分な体制が整備されていること。
(2) **遺伝学的検査の注1に規定する疾患**
　難病の患者に対する医療等に関する法律第5条第1項に規定する指定難病のうち，当該疾患に対する遺伝学的検査の実施に当たって十分な体制が必要なもの
(3) **遺伝学的検査の注2に規定する施設基準**
　イ　当該検査を行うにつき十分な体制が整備されていること。
　ロ　当該保険医療機関内に当該検査を行うにつき必要な医師が配置されていること。
　ハ　遺伝カウンセリング加算に係る届出を行っている保険医療機関であること。

→1　遺伝学的検査の「注1」に規定する施設基準の対象疾患
　「診療報酬の算定方法の一部改正に伴う実施上の留意事項について」（令和6年3月5日保医発0305第4号）の別添1「医科診療報酬点数表に関する事項」第2章第3部第1節第1款D006-4遺伝学的検査(1)のエ又はオ（p.467）に掲げる疾患
　2　遺伝学的検査の「注1」に規定する施設基準
　関係学会の作成する遺伝学的検査の実施に関する指針を遵守し検査を実施している。なお，当該検査の一部を他の保険医療機関又は衛生検査所〔臨床検査技師等に関する法律（昭和33年法律第76号）第20条の3第1項に規定する衛生検査所をいう。以下同じ〕に委託する場合は，当該施設基準の届出を行っている他の保険医療機関又は関係学会の作成する遺伝学的検査の実施に関する指針を遵守し検査を実施していることが公表されている衛生検査所にのみ委託する。
　3　遺伝学的検査の「注2」に規定する施設基準
(1) 遺伝学的検査の「注1」に規定する施設基準に係る届出を行っている。
(2) 臨床遺伝学の診療に係る経験を5年以上有する常勤の医師が1名以上配置されている。なお，当該医師は難病のゲノム医療に係る所定の研修を修了している。
(3) 遺伝カウンセリング加算の施設基準に係る届出を行っている。
【届出に関する事項】　遺伝学的検査の施設基準に係る届出は，別添2（→Web版）の様式23を用いる。
　事務連絡　問　D006-4遺伝学的検査の「注2」の施設基準における医師の「難病のゲノム医療に係る所定の研修」には，具体的にはどのようなものがあるか。
　答　現時点では，厚生労働省委託事業「難病ゲノム医療専門職養成研修」が該当する。
（令6.3.28）

3の1の2の2　染色体検査の注2に規定する施設基準

(1) 当該保険医療機関内に当該検査を行うにつき必要な医師が配置されていること。
(2) 当該検査を行うにつき十分な体制が整備されていること。

→染色体検査の「注2」に規定する施設基準
(1) 当該検査を当該保険医療機関内で実施する場合においては，次に掲げる基準を全て満たしている。
　ア　産婦人科，産科又は婦人科を標榜する保険医療機関である。
　イ　専ら産婦人科，産科又は婦人科に従事し，当該診療科について10年以上の経験を有する医師が配置されている。また，当該医師は，流産検体を用いた絨毛染色体検査を主として実施する医師として20例以上の症例を実施している。
　ウ　看護師及び臨床検査技師が配置されている。
　エ　緊急手術が可能な体制を有している。ただし，緊急手術が可能な保険医療機関との連携（当該連携について，文書による契約が締結されている場合に限る）により，緊急事態に対応するための体制が整備されている場合は，この限りでない。
　オ　遺伝カウンセリング加算の施設基準に係る届出を行っている。ただし，遺伝カウンセリング加算の施設基準に係る届出を行っている保険医療機関と連携体制をとっており，当該患者に対して遺伝カウンセリングを実施することが可能である場合はこの限りでない。
(2) 当該検査を衛生検査所に委託する場合においては，次に掲げる基準を全て満たしている。
　ア　産婦人科，産科又は婦人科を標榜する保険医療機関である。
　イ　専ら産婦人科，産科又は婦人科に従事し，当該診療科について10年以上の経験を有する医師が配置されている。また，当該医師は，流産検体を用いた絨毛染色体検査を主として実施する医師として20例以上の症例を実施している。
　ウ　看護師が配置されている。
　エ　緊急手術が可能な体制を有している。ただし，緊急手術が可能な保険医療機関との連携（当該連携について，文書による契約が締結されている場合に限る）により，緊急事態に対応するための体制が整備されている場合は，この限りでない。
　オ　遺伝カウンセリング加算の施設基準に係る届出を行っている。ただし，遺伝カウンセリング加算の施設基準に係る届出を行っている保険医療機関と連携体制をとっており，当該患者に対して遺伝カウンセリングを実施することが可能である場合はこの限りでない。
【届出に関する事項】
　染色体検査の「注2」に規定する施設基準に係る届出は，**別添2**（→Web版）の**様式23の1の2及び様式52**を用いる。

3の1の3　骨髄微小残存病変量測定の施設基準

(1) 当該保険医療機関内に当該検査を行うにつき必要な医師が配置されていること。
(2) 当該検査を行うにつき十分な体制が整備されていること。

→　骨髄微小残存病変量測定に関する施設基準
(1) 当該検査を当該保険医療機関内で実施する場合においては，次に掲げる基準を全て満たしている。
　ア　内科又は小児科を標榜する保険医療機関である。
　イ　内科又は小児科の5年以上の経験を有する常勤の医師が配置されている。
　ウ　血液内科の経験を5年以上有している常勤医師が3名以上配置されている。
　エ　関係学会により認定された施設である。
　オ　関係学会の定める遺伝子関連検査検体品質管理マニュアルを遵守し検査を実施している。
(2) 当該検査を当該保険医療機関以外の施設に委託する場合においては，次に掲げる基準を全て満たしている。
　ア　内科又は小児科を標榜する保険医療機関である。
　イ　内科又は小児科の5年以上の経験を有する常勤の医師が配置されている。
　ウ　血液内科の経験を5年以上有している常勤医師が1名以上配置されている。
　エ　(1)を全て満たすものとして地方厚生（支）局長に届出を行っている他の保険医療機関又は関係学会による認定を受けている衛生検査所にのみ委託する。

【届出に関する事項】　骨髄微小残存病変量測定の施設基準に係る届出は，別添2（→Web版）の様式23の2を用いる。

事務連絡　問　骨髄微小残存病変量測定の施設基準における「関係学会により認定された施設」及び「関係学会による認定を受けている衛生検査所」とはそれぞれ何を指すか。
答　日本小児血液・がん学会に認定された保険医療機関及び同学会に認定された衛生検査所を指す。
(平30.3.30)

3の1の3の2　BRCA1/2遺伝子検査の施設基準

当該検査を行うにつき十分な体制が整備されていること。

→ 1　BRCA1/2遺伝子検査の腫瘍細胞を検体とするものに関する施設基準
(1)　卵巣癌患者に対して，抗悪性腫瘍剤による治療法の選択を目的として検査を実施する場合には，化学療法の経験を5年以上有する常勤医師又は産婦人科及び婦人科腫瘍の専門的な研修の経験を合わせて6年以上有する常勤医師が1名以上配置されている。
(2)　前立腺癌患者に対して，抗悪性腫瘍剤による治療法の選択を目的として検査を実施する場合には，化学療法の経験を5年以上有する常勤医師又は泌尿器科について専門の知識及び5年以上の経験を有する常勤医師が1名以上配置されている。
(3)　遺伝カウンセリング加算の施設基準に係る届出を行っている。ただし，遺伝カウンセリング加算の施設基準に係る届出を行っている保険医療機関と連携体制をとっており，当該患者に対して遺伝カウンセリングを実施することが可能である場合はこの限りでない。

2　BRCA1/2遺伝子検査の血液を検体とするものに関する施設基準
(1)　卵巣癌患者に対して，抗悪性腫瘍剤による治療法の選択を目的として検査を実施する場合には，化学療法の経験を5年以上有する常勤医師又は産婦人科及び婦人科腫瘍の専門的な研修の経験を合わせて6年以上有する常勤医師が1名以上配置されている。
(2)　乳癌患者に対して，抗悪性腫瘍剤による治療法の選択を目的として検査を実施する場合には，化学療法の経験を5年以上有する常勤医師又は乳腺外科の専門的な研修の経験を5年以上有する常勤医師が1名以上配置されている。
(3)　膵癌患者に対して，抗悪性腫瘍剤による治療法の選択を目的として検査を実施する場合には，化学療法の経験を5年以上有する常勤医師又は膵腫瘍について専門の知識及び5年以上の経験を有する常勤医師が1名以上配置されている。
(4)　前立腺癌患者に対して，抗悪性腫瘍剤による治療法の選択を目的として検査を実施する場合には，化学療法の経験を5年以上有する常勤医師又は泌尿器科について専門の知識及び5年以上の経験を有する常勤医師が1名以上配置されている。
(5)　乳癌又は卵巣癌患者に対して，遺伝性乳癌卵巣癌症候群の診断を目的として検査を実施する場合には，(1)又は(2)のいずれかを満たす。
(6)　遺伝カウンセリング加算の施設基準に係る届出を行っている。ただし，遺伝カウンセリング加算の施設基準に係る届出を行っている保険医療機関と連携体制をとっており，当該患者に対して遺伝カウンセリングを実施することが可能である場合はこの限りでない。

【届出に関する事項】　BRCA1/2遺伝子検査の施設基準に係る届出は，別添2（→Web版）の様式23の3を用いる。

事務連絡　問1　施設基準に「遺伝カウンセリング加算の施設基準に係る届出を行っている保険医療機関と連携体制をとっており」とあるが，連携体制とは何を指すのか。
答　遺伝カウンセリングが必要な患者を紹介先に紹介できるよう事前に医療機関同士で合意がとれている状態を指す。
問2　施設基準に「産婦人科及び婦人科腫瘍の専門的な研修の経験を合わせて6年以上有する常勤医師が1名以上配置」とあるが，当該専門的な研修とは何を指すのか。
答　産婦人科の専門的な研修施設での臨床経験及び婦人科腫瘍の専門的な研修施設での臨床経験を指す。
問3　施設基準に「乳腺外科の専門的な研修の経験を5年以上有する常勤医師が1名以上配置されていること」とあるが，当該専門的な研修とは何を指すのか。
答　乳腺外科の専門的な研修施設での臨床経験を指す。
(令2.3.31)

3の1の3の3　がんゲノムプロファイリング検査の施設基準

当該検査を行うにつき十分な体制が整備されていること。

→　がんゲノムプロファイリング検査に関する施設基準
(1)　がんゲノム医療中核拠点病院，がんゲノム医療拠点病院又はがんゲノム医療連携病院である。
(2)　次世代シーケンシングを用いた検査に係る適切な第三者認定を受けている。ただし，当該検査を同様の第三者認定を受けた衛生検査所に委託する場合はこの限りでない。
(3)　患者からの求めに応じて，当該患者のシークエンスデータ（FASTQ又はBAM），解析データ（VCF，XML又はYAML）等を患者に提供できる体制を整備する。
(4)　がんゲノムプロファイルの解析により得られた遺伝子のシークエンスデータ（FASTQ又はBAM），解析データ（VCF，XML又はYAML）及び臨床情報等については，患者の同意に基づき，医療機関又は検査会社等からがんゲノム情報管理センター（C-CAT）に全例を提出している（当該患者の同意が得られなかった場合，当該患者が予期せず死亡した場合その他やむを得ない場合を除く）。なお，提出に当たっては，C-CAT検査データ転送システム利用規約を遵守していること。
(5)　臨床情報等の提出に当たっては，医療関連団体が定める「がんゲノム情報レポジトリー臨床情報収集項目一覧表」に則って提出している。
(6)　当該検査で得られた包括的なゲノムプロファイルの結果について，患者が予期せず死亡した場合その他やむを得ない場合を除き，エキスパートパネルでの検討を経た上で，全ての対象患者に提供し，治療方針等について文書を用いて説明している。
(7)　次に掲げる事項を記載した管理簿等を作成し，当該検査を実施した全ての患者について管理簿等により管理する。
ア　検査を実施した者の氏名及びID
イ　検体を衛生検査所等に発送した年月日
ウ　衛生検査所等からの解析結果の受取の有無及び受け取った年月日
エ　エキスパートパネルが開催された年月日
オ　エキスパートパネルから検査結果を受け取った年月日
カ　検査結果を患者に説明した年月日
キ　検査結果を説明した後，がんゲノム情報管理センター（C-CAT）等からの情報に基づいた，臨床試験又は治験等の新たな治療方針の説明の有無及び説明した年月日
ク　C-CATへのデータ提出及びデータの二次利用に係る患者の同意の有無
ケ　C-CATに対してシークエンスデータ，解析データ及び臨床情報等を提出した年月日
(8)　エキスパートパネルの開催に際しては，「がんゲノム医療中核拠点病院等の整備について」（令和4年8月1日健発0801第18号）及び「エキスパートパネルの実施要件について」（令和4年3月3日健が発0303第1号）に基づき開催している。

【届出に関する事項】
(1)　がんゲノムプロファイリング検査の施設基準に係る届出は，別添2（→Web版）の様式23の4を用いる。

(2) 毎年8月において，当該保険医療機関における当該検査の実施件数，C-CATへのデータ提出件数，当該保険医療機関で実施した検査に係るエキスパートパネルの実施件数及び当該検査の結果を患者に説明した件数等について，別添2の様式23の4の2により地方厚生（支）局長に報告する。

事務連絡 問 施設基準に「(2) 次世代シーケンシングを用いた検査に係る適切な第三者認定を受けていること」とあるが，第三者認定とは具体的に何を指すのか。

答 遺伝子関連検査のうち，特にシークエンサーシステムを用いた検査の精度管理に係る認定をもつ第三者認定である必要があり，現時点ではISO15189又は米国病理医協会（CAP）の第三者認定が該当する。　　　　　　（令2.3.31）

3の1の3の4　角膜ジストロフィー遺伝子検査の施設基準

(1) 当該保険医療機関内に当該検査を行うにつき必要な医師が配置されていること。
(2) 当該検査を行うにつき十分な体制が整備されていること。

→ 角膜ジストロフィー遺伝子検査に関する施設基準
(1) 当該検査を当該保険医療機関内で実施する場合においては，次に掲げる基準を全て満たしている。
　ア　眼科を標榜している病院である。
　イ　眼科の経験を5年以上有する常勤の医師が1名以上配置されている。
　ウ　常勤の臨床検査技師が配置されている。
　エ　当該検査に用いる医療機器について，適切に保守管理がなされている。
　オ　D026検体検査判断料の「注6」遺伝カウンセリング加算の施設基準に係る届出を行っている，又は当該基準の届出を行っている他の保険医療機関との間の連携体制が整備されている。
(2) 当該検査を当該保険医療機関以外の施設に委託する場合においては，次に掲げる基準を全て満たしている。
　ア　眼科を標榜している病院である。
　イ　眼科の経験を5年以上有する常勤の医師が1名以上配置されている。
　ウ　D026検体検査判断料の「注6」遺伝カウンセリング加算の施設基準に係る届出を行っている，又は当該基準の届出を行っている他の保険医療機関との間の連携体制が整備されている。
　エ　(1)を全て満たすものとして地方厚生（支）局長に届出を行っている他の保険医療機関又は関係学会の作成する遺伝学的検査の実施に関する指針を遵守し検査を実施していることが公表されている衛生検査所にのみ委託する。
【届出に関する事項】　角膜ジストロフィー遺伝子検査の施設基準に係る届出は，別添2（→Web版）の様式23の5を用いる。

3の1の3の5　遺伝子相同組換え修復欠損検査の施設基準

BRCA1/2遺伝子検査の施設基準を満たしていること。

→ 遺伝子相同組換え修復欠損検査に関する施設基準
BRCA1/2遺伝子検査の施設基準に準ずる。
【届出に関する事項】　BRCA1/2遺伝子検査の届出を行っていればよく，遺伝子相同組換え修復欠損検査として特に地方厚生（支）局長に対して，届出を行う必要はない。

3の1の3の6　染色体構造変異解析の施設基準

遺伝カウンセリング加算の施設基準を満たしていること。

→ 染色体構造変異解析に関する施設基準
遺伝カウンセリング加算の施設基準に準ずる。
【届出に関する事項】　遺伝カウンセリング加算の届出を行っていればよく，染色体構造変異解析として特に地方厚生（支）局長に対して，届出を行う必要はない。

3の1の3の7　Y染色体微小欠失検査の施設基準

当該検査を行うにつき十分な体制が整備されていること。

→ Y染色体微小欠失検査に関する施設基準
(1) 次のいずれかの施設基準の届出を行った保険医療機関である。
　ア　B001の「33」生殖補助医療管理料の生殖補助医療管理料1又は2のいずれか
　イ　K838-2精巣内精子採取術
(2) D026検体検査判断料の「注6」遺伝カウンセリング加算の施設基準に係る届出を行っている，又は当該基準の届出を行っている他の保険医療機関との間の連携体制が整備されていることが望ましい。
【届出に関する事項】　1（上記）の(1)のいずれかの届出を行っていればよく，Y染色体微小欠失検査として特に地方厚生（支）局長に対して，届出を行う必要はない。

3の1の3の8　先天性代謝異常症検査の施設基準

(1) 当該保険医療機関内に当該検査を行うにつき必要な医師が配置されていること。
(2) 当該検査を行うにつき十分な体制が整備されていること。

→ 先天性代謝異常症検査に関する施設基準
(1) 小児科を標榜している保険医療機関である。
(2) 児童福祉法（昭和22年法律第164号）第19条の3第1項に規定する指定医である常勤医師が1名以上配置されている。
【届出に関する事項】　先天性代謝異常症検査の施設基準に係る届出は，別添2（→Web版）の様式23の6を用いる。

3の1の4　デングウイルス抗原定性及びデングウイルス抗原・抗体同時測定定性の施設基準

基本診療料の施設基準等第9の2の(1)のイの救命救急入院料1，ロの救命救急入院料2，ハの救命救急入院料3若しくはニの救命救急入院料4，3の(1)のイの特定集中治療室管理料1，ロの特定集中治療室管理料2，ハの特定集中治療室管理料3，ニの特定集中治療室管理料4，ホの特定集中治療室管理料5若しくはヘの特定集中治療室管理料6，4の(1)のハイケアユニット入院医療管理料1若しくは(2)のハイケアユニット入院医療管理料2又は5の2の小児特定集中治療室管理料の施設基準を満たしていること。

→ デングウイルス抗原定性及びデングウイルス抗原・抗体同時測定定性に関する施設基準
下記のいずれかの施設基準の届出を行った保険医療機関において算定できる。
(1) A300救命救急入院料の「1」から「4」までのいずれか
(2) A301特定集中治療室管理料の「1」から「6」までのいずれか
(3) A301-2ハイケアユニット入院医療管理料の「1」又は「2」のいずれか
(4) A301-4小児特定集中治療室管理料

【届出に関する事項】 1（上記）のいずれかの届出を行っていればよく，デングウイルス抗原定性及びデングウイルス抗原・抗体同時測定定性として特に地方厚生（支）局長に対して，届出を行う必要はない。

3の1の4の2 抗アデノ随伴ウイルス9型（AAV9）抗体の施設基準

当該検査を行うにつき十分な体制が整備されていること。

→ 抗アデノ随伴ウイルス9型（AAV9）抗体に関する施設基準
関連学会の定める適正使用指針において定められた実施施設基準に準じている。
【届出に関する事項】 抗アデノ随伴ウイルス9型（AAV9）抗体の施設基準に係る届出は，別添2（→Web版）の様式23の7を用いる。

3の1の5 抗HLA抗体（スクリーニング検査）及び抗HLA抗体（抗体特異性同定検査）の施設基準

当該検査を行うにつき十分な体制が整備されていること。

→ 抗HLA抗体（スクリーニング検査）及び抗HLA抗体（抗体特異性同定検査）に関する施設基準
(1) 当該検査を当該保険医療機関内で実施する場合においては，次に掲げる基準を全て満たしている。
　ア　B001の「25」移植後患者指導管理料（臓器移植後の場合に限る）に関する施設基準の届出を行っている。
　イ　関係学会の作成する指針を遵守し検査を実施している。
(2) 当該検査を当該保険医療機関以外の施設に委託する場合においては，次に掲げる基準を全て満たしている。
　ア　B001の「25」移植後患者指導管理料（臓器移植後の場合に限る）に関する施設基準の届出を行っている。
　イ　(1)を全て満たすものとして地方厚生（支）局長に届出を行っている他の保険医療機関又は関係学会の作成する指針を遵守し当該検査を実施していることが公表されている衛生検査所にのみ委託する。
【届出に関する事項】 抗HLA抗体（スクリーニング検査）及び抗HLA抗体（抗体特異性同定検査）の施設基準に係る届出は，別添2（→Web版）の様式5の5を用いる。
[事務連絡] 問　抗HLA抗体（スクリーニング検査）及び抗HLA抗体（抗体特異性同定検査）の施設基準における「関係学会による指針」とは何を指すか。
答　日本組織適合性学会による「QCWS参考プロトコル集」を指す。
(平30.3.30)

3の2 HPV核酸検出及びHPV核酸検出（簡易ジェノタイプ判定）の施設基準

(1) 当該保険医療機関内に当該検査を行うにつき必要な医師が配置されていること。
(2) 当該検査を行うにつき十分な体制が整備されていること。

→ HPV核酸検出及びHPV核酸検出（簡易ジェノタイプ判定）に関する施設基準
(1) 産婦人科の経験を5年以上有している医師が配置されている。
(2) 当該保険医療機関が産婦人科を標榜しており，当該診療科において常勤の医師が配置されている。
【届出に関する事項】 HPV核酸検出及びHPV核酸検出（簡易ジェノタイプ判定）の施設基準に係る届出は，別添2（→Web版）の様式22の2を用いる。

3の2の2 ウイルス・細菌核酸多項目同時検出（SARS-CoV-2核酸検出を含まないもの）の施設基準等

(1) ウイルス・細菌核酸多項目同時検出（SARS-CoV-2核酸検出を含まないもの）の施設基準
　イ　当該保険医療機関内に当該検査を行うにつき必要な医師が配置されていること。
　ロ　当該検査の対象患者の治療を行うにつき十分な体制が整備されていること。
(2) ウイルス・細菌核酸多項目同時検出（SARS-CoV-2核酸検出を含まないもの）の対象患者
次のいずれにも該当する患者
　イ　重症の呼吸器感染症と診断された，又は疑われる患者
　ロ　集中治療を要する患者

→ 1　ウイルス・細菌核酸多項目同時検出（SARS-CoV-2核酸検出を含まないもの）に関する施設基準
(1) 感染症に係る診療を専ら担当する常勤の医師（専ら感染症に係る診療の経験を5年以上有するものに限る）が1名以上又は臨床検査を専ら担当する常勤の医師（専ら臨床検査を担当した経験を5年以上有するものに限る）が1名以上配置されている。なお，臨床検査を専ら担当する医師とは，勤務時間の大部分において検体検査結果の判断の補助を行うとともに，検体検査全般の管理・運営並びに院内検査に用いる検査機器及び試薬の管理についても携わる者をいう。
(2) 次のいずれかの施設基準の届出を行った保険医療機関である。
　ア　A300救命救急入院料「1」から「4」までのいずれか
　イ　A301特定集中治療室管理料「1」から「6」までのいずれか
　ウ　A301-4小児特定集中治療室管理料「1」又は「2」のいずれか
　エ　A302新生児特定集中治療室管理料「1」又は「2」のいずれか
　オ　A303総合周産期特定集中治療室管理料「2」新生児集中治療室管理料

2　ウイルス・細菌核酸多項目同時検出（SARS-CoV-2核酸検出を含まないもの）の対象患者
「重症の呼吸器感染症と診断された，又は疑われる患者」とは，次のいずれかに該当するものをいう。
ア　小児においては，日本小児呼吸器学会及び日本小児感染症学会の「小児呼吸器感染症診療ガイドライン」における上気道炎の重症度分類であるWestleyのクループスコア若しくは気道狭窄の程度の評価で重症以上又は小児市中肺炎の重症度分類で重症と判定される患者
イ　成人においては，日本呼吸器学会の「成人肺炎診療ガイドライン」における市中肺炎若しくは医療・介護関連肺炎の重症度分類で重症以上又は院内肺炎の重症度分類で中等症以上と判定される患者
【届出に関する事項】 ウイルス・細菌核酸多項目同時検出（SARS-CoV-2核酸検出を含まないもの）の施設基準に係る届出は，別添2（→Web版）の様式22の3を用いる。

3の2の3 細菌核酸・薬剤耐性遺伝子同時検出の施設基準

基本診療料の施設基準等第8の29の2の(1)の感染対策向上加算1又は(2)の感染対策向上加算2の施設基準を満たしていること。

→ 細菌核酸・薬剤耐性遺伝子同時検出に関する施設基準

A234-2感染対策向上加算の「1」又は「2」の施設基準に準ずる。
【届出に関する事項】 A234-2感染対策向上加算の「1」又は「2」の届出を行っていればよく，細菌核酸・薬剤耐性遺伝子同時検出として特に地方厚生（支）局長に対して，届出を行う必要はない。

3の2の3の2　ウイルス・細菌核酸多項目同時検出（髄液）の施設基準

(1) 当該保険医療機関内に当該検査を行うにつき必要な医師が配置されていること。
(2) 当該検査を行うにつき十分な体制が整備されていること。

→ **ウイルス・細菌核酸多項目同時検出（髄液）に関する施設基準**
(1) 感染症に係る診療を専ら担当する常勤の医師（専ら感染症に係る診療の経験を5年以上有するものに限る）が1名以上又は臨床検査を専ら担当する常勤の医師（専ら臨床検査を担当した経験を5年以上有するものに限る）が1名以上配置されている。なお，臨床検査を専ら担当する医師とは，勤務時間の大部分において検体検査結果の判断の補助を行うとともに，検体検査全般の管理・運営並びに院内検査に用いる検査機器及び試薬の管理についても携わる者をいう。
(2) 小児科，脳神経内科，脳神経外科又は救急医療の経験を5年以上有する常勤の医師が1名以上配置されている。
(3) 次のいずれかの施設基準の届出を行った保険医療機関である。
　ア　A300救命救急入院料「1」から「4」までのいずれか
　イ　A301特定集中治療室管理料「1」から「6」までのいずれか
　ウ　A301-4小児特定集中治療室管理料「1」又は「2」のいずれか
　エ　A302新生児特定集中治療室管理料「1」又は「2」のいずれか
　オ　A303総合周産期特定集中治療室管理料「2」新生児集中治療室管理料
【届出に関する事項】　ウイルス・細菌核酸多項目同時検出（髄液）の施設基準に係る届出は，**別添2の様式22の3**を用いる。

3の2の4　クロストリジオイデス・ディフィシルのトキシンB遺伝子検出の施設基準

(1) 検体検査管理加算（Ⅱ）の施設基準を満たしていること。
(2) 基本診療料の施設基準等の第8の29の2の(1)の感染対策向上加算1の施設基準を満たしていること。

→ **クロストリジオイデス・ディフィシルのトキシンB遺伝子検出に関する施設基準**
(1) D026検体検査判断料の「注4」の「ロ」検体検査管理加算（Ⅱ），「ハ」検体検査管理加算（Ⅲ）又は「ニ」検体検査管理加算（Ⅳ）の施設基準に準ずる。
(2) A234-2感染対策向上加算の「1」の施設基準に準ずる。
【届出に関する事項】　D026検体検査判断料の「注4」の「ロ」検体検査管理加算（Ⅱ），「ハ」検体検査管理加算（Ⅲ）又は「ニ」検体検査管理加算（Ⅳ）及びA234-2感染対策向上加算の「1」の届出を行っていればよく，クロストリジオイデス・ディフィシルのトキシンB遺伝子検出として特に地方厚生（支）局長に対して，届出を行う必要はない。

4　検体検査管理加算の施設基準

(1) **検体検査管理加算（Ⅰ）の施設基準**
　イ　院内検査を行っている病院又は診療所であること。
　ロ　当該検体検査管理を行うにつき十分な体制が整備されていること。
(2) **検体検査管理加算（Ⅱ）の施設基準**
　イ　院内検査を行っている病院又は診療所であること。
　ロ　当該保険医療機関内に臨床検査を担当する常勤の医師が配置されていること。
　ハ　当該検体検査管理を行うにつき十分な体制が整備されていること。
(3) **検体検査管理加算（Ⅲ）の施設基準**
　イ　院内検査を行っている病院又は診療所であること。
　ロ　当該保険医療機関内に臨床検査を専ら担当する常勤の医師が配置されていること。
　ハ　当該保険医療機関内に常勤の臨床検査技師が4名以上配置されていること。
　ニ　当該検体検査管理を行うにつき十分な体制が整備されていること。
(4) **検体検査管理加算（Ⅳ）の施設基準**
　イ　院内検査を行っている病院又は診療所であること。
　ロ　当該保険医療機関内に臨床検査を専ら担当する常勤の医師が配置されていること。
　ハ　当該保険医療機関内に常勤の臨床検査技師が10名以上配置されていること。
　ニ　当該検体検査管理を行うにつき十分な体制が整備されていること。

→ **検体検査管理加算（Ⅰ）に関する施設基準**
検体検査管理加算（Ⅳ）の施設基準のうち(3)から(6)までの全てを満たしている。
【届出に関する事項】
(1) 検体検査管理加算（Ⅰ）の施設基準に係る届出は，**別添2**（→Web版）の**様式22**を用いる〔「1　臨床検査を（専ら）担当する常勤医師の氏名」を除く〕。
(2) 「3　検体検査を常時実施できる検査に係る器具・装置等の名称・台数等」については，受託業者から提供されているものを除く。

→ **検体検査管理加算（Ⅱ）に関する施設基準**
(1) 臨床検査を担当する常勤の医師が1名以上配置されている。なお，臨床検査を担当する医師とは，検体検査結果の判断の補助を行うとともに，検体検査全般の管理及び運営並びに院内検査に用いる検査機器及び試薬の管理についても携わる者である。
(2) 検体検査管理加算（Ⅳ）の施設基準のうち(3)から(6)までの全てを満たしている。
【届出に関する事項】
(1) 検体検査管理加算（Ⅱ）の施設基準に係る届出は，**別添2**（→Web版）の**様式22**を用いる。
(2) 「3　検体検査を常時実施できる検査に係る器具・装置等の名称・台数等」については，受託業者から提供されているものを除く。

参考　検体検査管理加算（Ⅰ）（Ⅱ）
問　院内検査に用いる全ての機器及び試薬を受託業者から提供されている場合でも，（Ⅰ）（Ⅱ）を届出及び算定することはできるか。
答　受託業者から提供されている，いないにかかわらず，届出及び算定が可能である。　（平20.4.5　全国保険医団体連合会）

→ **検体検査管理加算（Ⅲ）に関する施設基準**
(1) 臨床検査を専ら担当する常勤の医師が1名以上，常勤の臨床検査技師が4名以上配置されている。なお，臨床検査を専ら担当する医師とは，勤務時間の大部分において検体

検査結果の判断の補助を行うとともに，検体検査全般の管理及び運営並びに院内検査に用いる検査機器及び試薬の管理についても携わる者をいう。
(2) 検体検査管理加算（Ⅳ）の施設基準のうち(2)から(6)までの全てを満たしている。
【届出に関する事項】
(1) 検体検査管理加算（Ⅲ）の施設基準に係る届出は，**別添2**（→Web版）の**様式22**を用いる。
(2) 「3　検体検査を常時実施できる検査に係る器具・装置等の名称・台数等」については，受託業者から提供されているものを除く。

→ **検体検査管理加算（Ⅳ）に関する施設基準**
(1) 臨床検査を専ら担当する常勤の医師が1名以上，常勤の臨床検査技師が10名以上配置されている。なお，臨床検査を専ら担当する医師とは，勤務時間の大部分において検体検査結果の判断の補助を行うとともに，検体検査全般の管理及び運営並びに院内検査に用いる検査機器及び試薬の管理についても携わる者をいう。
(2) 院内検査に用いる検査機器及び試薬の全てが受託業者から提供されていない。
(3) 次に掲げる緊急検査が当該保険医療機関内で常時実施できる体制にある。
　ア　血液学的検査のうち末梢血液一般検査
　イ　生化学的検査のうち次に掲げるもの
　　総ビリルビン，総蛋白，尿素窒素，クレアチニン，グルコース，アミラーゼ，クレアチンキナーゼ（CK），ナトリウム及びクロール，カリウム，カルシウム，アスパラギン酸アミノトランスフェラーゼ（AST），アラニンアミノトランスフェラーゼ（ALT），血液ガス分析
　ウ　免疫学的検査のうち以下に掲げるもの
　　ABO血液型，Rh（D）血液型，Coombs試験（直接，間接）
　エ　微生物学的検査のうち以下に掲げるもの
　　排泄物，滲出物又は分泌物の細菌顕微鏡検査（その他のものに限る）
(4) 定期的に臨床検査の精度管理を行っている。
(5) 外部の精度管理事業に参加している。
(6) 臨床検査の適正化に関する委員会が設置されている。
【届出に関する事項】
(1) 検体検査管理加算（Ⅳ）の施設基準に係る届出は，**別添2**（→Web版）の**様式22**を用いる。
(2) 「3　検体検査を常時実施できる検査に係る器具・装置等の名称・台数等」については，受託業者から提供されているものを除く。

　事務連絡　**検体検査管理加算**
問1　施設基準の項目として，「次に掲げる緊急検査が当該保険医療機関内で常時実施できる体制にあること」とあるが，これらの検査項目について，当該保険医療機関内で常時実施されていることが必要なのか。
答　緊急検査を常時実施できる体制を求めるものであり，必ずしもこれらの検査項目について，毎回院内で実施されることを求めるものではない。
問2　検体検査管理加算（Ⅱ）（Ⅲ）（Ⅳ）の施設基準において，「検体検査結果の判断の補助」「院内検査に用いる検査機器及び試薬の管理」とあるが，具体的には何を指すか。
答　「検体検査結果の判断の補助」とは，例えば，以下のようなものを指す。
・検査をオーダーした医師に迅速に報告すべき緊急異常値（いわゆるパニック値）の設定及び運用に係る判断
・検査結果の解釈や追加すべき検査等に関する助言など
「院内検査に用いる検査機器及び試薬の管理」とは，例えば，以下のようなものを指す。
・院内において臨床検査の適正化に関する委員会を運営し，検査室での検査の精度管理に関与すること
・適切な機器・試薬の選定に係る判断など
問3　検体検査管理加算（Ⅲ）（Ⅳ）の施設基準における「臨床検査を専ら担当する医師」，画像診断管理加算「1」及び

「2」の施設基準における「画像診断を専ら担当する医師」並びに病理診断管理加算の施設基準における「病理診断を専ら担当する医師」について，勤務時間のうち少しでも外来診療を担当している場合は，一切認められないのか。
答　勤務時間の大部分において，それぞれ臨床検査，画像診断又は病理診断に携わる業務を行っていれば差し支えない。
（平28.3.31）

　参考　問1　検体検査管理加算（Ⅲ）（Ⅳ）の施設基準通知に「院内検査に用いる検査機器及び試薬のすべてが受託業者から提供されていないこと」とあるが，一部が受託業者から提供されている場合には届出（算定）可能か。
答　（Ⅲ）（Ⅳ）は，受託業者から一部でも提供されている場合は算定不可。（Ⅰ）（Ⅱ）は受託業者から提供されている場合でも届出（算定）可。（平20.4.5 全国保険医団体連合会・一部修正）
問2　同じく，検査機器が受託業者以外からのリース契約である場合はこの施設要件を満たすのか。
答　施設要件を満たす。（平24.4.5 全国保険医団体連合会）

4の2　国際標準検査管理加算の施設基準

国際標準化機構が定めた臨床検査に関する国際規格に基づく技術能力の認定を受けている保険医療機関であること。

→ **国際標準検査管理加算に関する施設基準**
(1) 国際標準化機構が定めた臨床検査に関する国際規格に基づく技術能力の認定を受けている。
(2) 検査を当該保険医療機関以外の施設に委託する場合においては，同様の認定を受けている他の保険医療機関又は衛生検査所に委託していることが望ましい。
【届出に関する事項】
(1) 国際標準検査管理加算の施設基準に係る届出は，**別添2**（→Web版）の**様式22**を用いる。
(2) 国際標準化機構が定めた臨床検査に関する国際規格に基づく技術能力の認定を受けていることを証する文書の写しを添付する。

　事務連絡　問　施設基準に「国際標準化機構が定めた臨床検査に関する国際規格に基づく技術能力の認定を受けていること」とあるが，どのような認定が必要なのか。
答　ISO15189に基づく臨床検査室の認定について，「基幹項目」及び「非基幹項目」を対象として認定を取得することが必要。
（平28.4.25）

5　遺伝カウンセリング加算の施設基準等

(1) **遺伝カウンセリング加算の施設基準**
　イ　当該保険医療機関内に遺伝カウンセリングを要する治療に係る十分な経験を有する常勤の医師が配置されていること。
　ロ　当該遺伝カウンセリングを行うにつき十分な体制が整備されていること。
(2) **遠隔連携遺伝カウンセリングの施設基準**
　イ　遺伝カウンセリング加算に係る届出を行っている保険医療機関であること。
　ロ　情報通信機器を用いた診療を行うにつき十分な体制が整備されていること。

→ 1　**遺伝カウンセリング加算に関する施設基準**
(1) 遺伝カウンセリングを要する診療に係る経験を3年以上有する常勤の医師が1名以上配置されている。なお，週3日以上常態として勤務しており，かつ，所定労働時間が週22時間以上の勤務を行っている非常勤医師（遺伝カウンセリングを要する診療に係る経験を3年以上有する医師に限る）を2名以上組み合わせることにより，常勤医師の勤務時間帯と同じ時間帯にこれらの非常勤医師が配置されている場合には，当該基準を満たしていることとみなすことが

できる。
(2) 遺伝カウンセリングを年間合計20例以上実施している。

2 遠隔連携遺伝カウンセリングに係る施設基準
(1) 1に係る届出を行っている保険医療機関である。
(2) オンライン指針に沿って診療を行う体制を有する保険医療機関である。

【届出に関する事項】
(1) 遺伝カウンセリング加算の施設基準に係る届出は別添2（→Web版）の様式23を用いる。
(2) 「2」については，当該基準を満たしていればよく，特に地方厚生（支）局長に対して，届出を行う必要はない。

事務連絡 問 遺伝カウンセリング加算の施設基準に，「遺伝カウンセリングを年間合計20例以上実施」とあるが，当該加算の届出様式23の記載上の注意「2」には「新規届出の場合は届出前3カ月間の件数を記入すること」となっている。この場合，3カ月間で5例以上遺伝カウンセリングを実施していれば要件を満たすこととなるのか。
答 そのとおり。
(平20.7.10)

5の2 遺伝性腫瘍カウンセリング加算の施設基準
当該カウンセリングを行うにつき十分な体制が整備されていること。

→ **遺伝性腫瘍カウンセリング加算に関する施設基準**
がんゲノム医療中核拠点病院，がんゲノム医療拠点病院又はがんゲノム医療連携病院である。
【届出に関する事項】 遺伝性腫瘍カウンセリング加算の施設基準に係る届出は別添2（→Web版）の様式23の4を用いる。

6 心臓カテーテル法による諸検査の血管内視鏡検査加算及び長期継続頭蓋内脳波検査の施設基準
(1) 当該検査を行うにつき十分な専用施設を有している病院であること。
(2) 当該保険医療機関内に当該検査を行うにつき必要な医師及び看護師が配置されていること。
(3) 緊急事態に対応するための体制その他当該療養につき必要な体制が整備されていること。

→ **心臓カテーテル法による諸検査の血管内視鏡検査加算に関する施設基準**
(1) 循環器内科の経験を5年以上有する医師が1名以上配置されている。
(2) 当該医療機関が心臓血管外科を標榜しており，心臓血管外科の経験を5年以上有する常勤の医師が配置されている。ただし，心臓血管外科を標榜しており，かつ，心臓血管外科の経験を5年以上有する常勤の医師が1名以上配置されている他の保険医療機関と必要かつ密接な連携体制をとっており，緊急時に対応が可能である場合は，この限りでない。
【届出に関する事項】 心臓カテーテル法による諸検査の血管内視鏡検査加算の施設基準に係る届出は，別添2（→Web版）の様式24を用いる。

→ **長期継続頭蓋内脳波検査に関する施設基準**
(1) 脳神経外科を標榜している病院である。
(2) 脳神経外科の常勤医師が1名以上配置されている。なお，週3日以上常態として勤務しており，かつ，所定労働時間が週22時間以上の勤務を行っている脳神経外科の非常勤医師を2名以上組み合わせることにより，常勤医師の勤務時間帯と同じ時間帯にこれらの非常勤医師が配置されている場合には，当該基準を満たしていることとみなすことができる。
【届出に関する事項】 長期継続頭蓋内脳波検査の施設基準に係る届出は，別添2（→Web版）の様式25を用いる。

6の2 植込型心電図検査の施設基準
当該検査を行うにつき十分な体制が整備されていること。

→ **植込型心電図検査に関する施設基準**
次のいずれかの施設基準の届出を行っている保険医療機関である。
(1) K597ペースメーカー移植術及びK597-2ペースメーカー交換術
(2) K598両心室ペースメーカー移植術及びK598-2両心室ペースメーカー交換術
(3) K599植込型除細動器移植術及びK599-2植込型除細動器交換術
(4) K599-3両室ペーシング機能付き植込型除細動器移植術及びK599-4両室ペーシング機能付き植込型除細動器交換術

【届出に関する事項】 ペースメーカー移植術及びペースメーカー交換術，両心室ペースメーカー移植術及び両心室ペースメーカー交換術，植込型除細動器移植術及び植込型除細動器交換術又は両室ペーシング機能付き植込型除細動器移植術及び両室ペーシング機能付き植込型除細動器交換術のいずれかの届出を行っていればよく，植込型心電図検査として特に地方厚生（支）局長に対して，届出を行う必要はない。

6の3 時間内歩行試験の施設基準
(1) 当該保険医療機関内に当該検査を行うにつき必要な医師が配置されていること。
(2) 当該検査を行うにつき十分な体制が整備されていること。

6の3の2 シャトルウォーキングテストの施設基準
(1) 当該保険医療機関内に当該検査を行うにつき必要な医師が配置されていること。
(2) 当該検査を行うにつき十分な体制が整備されていること。

→ **時間内歩行試験及びシャトルウォーキングテストに関する施設基準**
(1) 当該検査の経験を有し，循環器内科又は呼吸器内科の経験を5年以上有する常勤の医師が1名以上配置されている。
(2) 急変時等の緊急事態に対応するための体制その他当該検査を行うための体制が整備されている。
(3) 次に掲げる緊急の検査及び画像診断が当該保険医療機関内で実施できる体制にある。
　ア 生化学的検査のうち，血液ガス分析
　イ 画像診断のうち，単純撮影（胸部）
【届出に関する事項】 時間内歩行試験及びシャトルウォーキングテストの施設基準に係る届出については，別添2（→Web版）の様式24の6を用いる。

6の4 胎児心エコー法の施設基準
(1) 当該保険医療機関内に当該検査を行うにつき必要な医師が配置されていること。
(2) 当該検査を行うにつき十分な体制が整備されていること。

→ **胎児心エコー法に関する施設基準**
(1) 循環器内科，小児科又は産婦人科の経験を5年以上有し，胎児心エコー法を20症例以上経験している医師が配置されている。
(2) 当該保険医療機関が産婦人科を標榜しており，当該診療

科において常勤の医師が2名以上配置されている。ただし，胎児心エコー法を実施する医師が専ら循環器内科又は小児科に従事している場合にあっては，当該診療科において常勤の医師が配置されている。
(3) 倫理委員会が設置されており，必要なときは事前に開催する。

【届出に関する事項】 胎児心エコー法の施設基準に係る届出については，別添2（→Web版）の様式24の3及び様式52を用いる。

6の5　ヘッドアップティルト試験の施設基準

(1) 当該保険医療機関内に当該検査を行うにつき必要な医師が配置されていること。
(2) 当該検査を行うにつき十分な体制が整備されていること。

→ ヘッドアップティルト試験に関する施設基準
(1) 当該試験の経験を有し，脳神経内科，循環器内科又は小児科（専ら神経疾患又は循環器疾患に係る診療を行う小児科）の経験を5年以上有する常勤の医師が配置されている。
(2) 急変時等の緊急事態に対応するための体制その他当該試験を行うための体制が整備されている。

【届出に関する事項】 ヘッドアップティルト試験の施設基準に係る届出については，別添2（→Web版）の様式24の7を用いる。

6の6　皮下連続式グルコース測定の施設基準

(1) 当該保険医療機関内に当該検査を行うにつき必要な医師が配置されていること。
(2) 当該検査を行うにつき十分な体制が整備されていること。

→ 皮下連続式グルコース測定に関する施設基準
(1) 糖尿病の治療に関し，専門の知識及び5年以上の経験を有する常勤の医師が1名以上配置されている。
(2) 持続皮下インスリン注入療法を行っている保険医療機関である。

【届出に関する事項】 皮下連続式グルコース測定の施設基準に係る届出は，別添2（→Web版）の様式24の5を用いる。

6の7　人工膵臓検査の施設基準

(1) 当該保険医療機関内に当該検査を行うにつき必要な医師及び看護師が配置されていること。
(2) 緊急事態に対応するための体制その他当該療養につき必要な体制が整備されていること。

→ 人工膵臓検査に関する施設基準
(1) 患者の緊急事態に対応する緊急検査が可能な検査体制を有している。
(2) 担当する医師が常時待機しており，糖尿病の治療に関し，専門の知識及び5年以上の経験を有する常勤の医師が2名以上配置されている。
(3) 人工膵臓検査を行うために必要な次に掲げる検査が当該保険医療機関内で常時実施できるよう必要な機器を備えている。
　ア　血液学的検査
　　　赤血球数，白血球数，血小板数，ヘマトクリット値
　イ　生化学的検査
　　　グルコース，尿素窒素，インスリン，ナトリウム，クロール，カリウム
(4) 100人以上の糖尿病患者を入院又は外来で現に管理している。
(5) 入院基本料（特別入院基本料を除く）を算定している。

(6) 前記各項でいう「常時」とは，勤務態様の如何にかかわらず，午前0時より午後12時までの間のことである。
(7) 医療法第30条の4第1項に規定する医療計画との連携も図りつつ，地域における当該検査に使用する機器の配置の適正にも留意されている。

【届出に関する事項】
(1) 人工膵臓検査の施設基準に係る届出は，別添2（→Web版）の様式24の4を用いる。
(2) 当該治療に従事する医師の氏名，勤務の態様（常勤・非常勤，専従・非専従，専任・非専任の別）及び勤務時間を別添2の様式4を用いて提出する。
(3) 当該地域における必要性を記載する（理由書）。

6の8　長期脳波ビデオ同時記録検査1の施設基準

(1) 当該保険医療機関内に当該検査を行うにつき必要な医師が配置されていること。
(2) 当該検査を行うにつき十分な体制が整備されていること。
(3) てんかんに係る診療を行うにつき十分な体制が整備されていること。

→ 長期脳波ビデオ同時記録検査1に関する施設基準
(1) 小児科，脳神経内科，脳神経外科，精神科，神経科又は心療内科を標榜している保険医療機関である。
(2) 長期脳波ビデオ同時記録検査を年間50例以上実施している。
(3) てんかんの治療を目的とする手術を年間10例以上実施している。ただし，てんかんの治療を目的とする手術を年間10例以上実施している保険医療機関との連携体制が整備されている場合は，この限りではない。
(4) 3テスラ以上のMRI装置，ポジトロン断層撮影装置及びシングルホトンエミッションコンピューター断層撮影装置を有している。ただし，これらの装置を有している保険医療機関との連携体制が整備されている場合は，この限りでない。
(5) てんかんに係る診療の経験を5年以上有する常勤の医師が1名以上配置されている。
(6) 長期脳波ビデオ同時記録検査の経験を1年以上有する常勤の看護師及び常勤の臨床検査技師がそれぞれ1名以上配置されている。
(7) てんかん発作の常時監視及びてんかん発作に対する迅速な対応が可能な体制がとられている。
(8) 複数診療科によるてんかん診療に関するカンファレンス，内科的治療と外科的治療との連携等，専門的で高度なてんかん医療を行っている。
(9) 関係学会により教育研修施設として認定された施設である。
(10) 当該保険医療機関以外の施設に脳波診断を委託していない。

【届出に関する事項】 長期脳波ビデオ同時記録検査1の施設基準に係る届出は，別添2（→Web版）の様式25の2及び様式52を用いる。

事務連絡　問　長期脳波ビデオ同時記録検査1の施設基準に「関係学会により教育研修施設として認定された施設であること」とあるが，具体的には何を指すのか。
答　日本神経学会の教育施設，日本臨床神経生理学会の教育施設又は日本てんかん学会の研修施設として認定された施設を指す。
(平30.3.30)

7　光トポグラフィーの施設基準

(1) 抑うつ症状の鑑別診断の補助に使用する場合の診療料を算定するための施設基準
　イ　当該保険医療機関内に当該検査を行うにつき必要な医師が配置されていること。

ロ 当該検査を行うにつき十分な体制が整備されていること。
(2) **適合していない場合には所定点数の100分の80に相当する点数により算定することとなる施設基準**
イ 当該検査を行うにつき十分な機器及び施設を有していること。
ロ イに掲げる検査機器での検査を目的とした別の保険医療機関からの依頼により検査を行った症例数が，当該検査機器の使用症例数の一定割合以上であること。

→ 1 抑うつ症状の鑑別診断の補助に使用する場合の診療料を算定するための施設基準
(1) 精神科又は心療内科及び脳神経内科又は脳神経外科を標榜する病院である。
(2) 当該療法に習熟した医師の指導の下に，当該療法を5例以上実施した経験を有する常勤の精神保健及び精神障害者福祉に関する法律（昭和25年法律第123号。以下「精神保健福祉法」という）第18条第1項の規定による指定を受けた精神保健指定医（以下「精神保健指定医」という）が2名以上配置されている。
(3) 脳神経内科又は脳神経外科において，常勤の医師が配置されている。
(4) 常勤の臨床検査技師が配置されている。
(5) 当該療養に用いる医療機器について，適切に保守管理がなされている。
(6) 国立精神・神経医療研究センターが実施している所定の研修を修了した常勤の医師が1名以上配置されている。
(7) 当該療法の実施状況を別添2（→Web版）の様式26の3により毎年地方厚生（支）局長に報告している。

2 **適合していない場合には所定点数の100分の80に相当する点数により算定することとなる施設基準**
施設共同利用率について別添2（→Web版）の様式26の2に定める計算式により算出した数値が100分の20以上である。
【届出に関する事項】 光トポグラフィーの施設基準に係る届出は，別添2の様式26の2及び様式52を用いる。

8 脳磁図の施設基準
(1) **自発活動を測定するものの施設基準**
イ 当該検査を行うにつき十分な機器及び施設を有していること。
ロ 当該検査を行うにつき十分な体制が整備されていること。
ハ てんかんに係る診療を行うにつき十分な体制が整備されていること。
(2) **その他のものの施設基準**
イ 当該検査を行うにつき十分な機器及び施設を有していること。
ロ 当該検査を行うにつき十分な体制が整備されていること。

→ 1 自発活動を測定するものに関する施設基準
(1) 脳磁図に係る診療の経験を3年以上有する常勤の医師が1名以上配置されている。なお，週3日以上常態として勤務しており，かつ，所定労働時間が週22時間以上の勤務を行っている非常勤医師（脳磁図に係る診療の経験を3年以上有する医師に限る）を2名以上組み合わせることにより，常勤医師の勤務時間帯と同じ時間帯にこれらの非常勤医師が配置されている場合には，当該基準を満たしていることとみなすことができる。
(2) 他の保険医療機関からの依頼による診断が行われている。
(3) D235-3の「1」長期脳波ビデオ同時記録検査1の施設基準に係る届出を行っている。

2 その他のものに関する施設基準
(1) 脳磁図に係る診療の経験を3年以上有する常勤の医師が1名以上配置されている。なお，週3日以上常態として勤務しており，かつ，所定労働時間が週22時間以上の勤務を行っている非常勤医師（脳磁図に係る診療の経験を3年以上有する医師に限る）を2名以上組み合わせることにより，常勤医師の勤務時間帯と同じ時間帯にこれらの非常勤医師が配置されている場合には，当該基準を満たしていることとみなすことができる。
(2) 他の保険医療機関からの依頼による診断が行われている。
【届出に関する事項】 脳磁図の施設基準に係る届出は，別添2（→Web版）の様式27を用いる。

8の2 終夜睡眠ポリグラフィーの安全精度管理下で行うものの施設基準
(1) 当該保険医療機関内に当該検査を行うにつき必要な医師が配置されていること。
(2) 当該検査を行うにつき十分な体制が整備されていること。

→ 安全精度管理下で行うものに関する施設基準
(1) 睡眠障害又は睡眠呼吸障害に係る診療の経験を5年以上有し，日本睡眠学会等が主催する研修会を受講した常勤の医師が1名以上配置されている。
(2) 当該保険医療機関の検査部門において，常勤の臨床検査技師が3名以上配置されている。
(3) 終夜睡眠ポリグラフィーの「3」1及び2以外の場合を年間50症例以上及び反復睡眠潜時試験（MSLT）を年間5件以上実施している。
(4) 当該保険医療機関内で，睡眠検査に関する安全管理マニュアルを策定し，これを遵守する。
(5) 日本睡眠学会から示されている指針等に基づき，当該検査が適切に実施されている。
【届出に関する事項】 終夜睡眠ポリグラフィーの安全精度管理下で行うものの施設基準に係る届出は，別添2（→Web版）の様式27の2の2及び様式52を用いる。

事務連絡 問 終夜睡眠ポリグラフィーに係る安全精度管理下で行うものに関する施設基準における「日本睡眠学会等が主催する研修会」とは具体的にどういうものか。
答 現時点では，日本睡眠学会による「睡眠検査安全精度管理セミナー」が該当する。 (令2.3.31，令2.8.25)

8の3 脳波検査判断料1の施設基準
てんかんに係る診療を行うにつき十分な体制が整備されていること。

→ 脳波検査判断料1に関する施設基準
(1) 小児科，脳神経内科，脳神経外科，精神科，神経科又は心療内科を標榜している保険医療機関である。
(2) MRI装置を有している。ただし，MRI装置を有している保険医療機関との連携体制が整備されている場合は，この限りでない。
(3) 脳波診断に係る診療の経験を5年以上有する常勤の医師が1名以上配置されている。
(4) 脳波検査の経験を1年以上有する常勤の臨床検査技師が1名以上配置されている。
(5) 関係学会により教育研修施設として認定された施設である。
(6) 当該保険医療機関以外の施設に脳波診断を委託していない。
【届出に関する事項】 脳波検査判断料1の施設基準に係る届出は，別添2（→Web版）の様式27の2を用いる。

事務連絡 問 D238脳波検査判断料「1」の施設基準に「関係学会により教育研修施設として認定されている施設であること」とあるが，具体的には何を指すのか。
答 日本てんかん学会認定研修施設，日本神経学会認定施設，

日本脳神経外科学会専門研修施設，日本小児神経学会小児神経専門医研修認定施設及び日本臨床神経生理学会認定研修施設を指す。
(平28.3.31)

8の4　脳波検査判断料の注3（編注：遠隔脳波診断）に規定する別に厚生労働大臣が定める施設基準

(1) 送信側
脳波検査の実施及び送受信を行うにつき十分な機器及び施設を有していること。
(2) 受信側
てんかんに係る診療を行うにつき十分な体制が整備されていること。

→ 遠隔脳波診断に関する施設基準
(1) 送信側（脳波検査が実施される保険医療機関）においては，脳波検査の実施及び送受信を行うにつき十分な装置・機器を有している。
(2) 受信側（脳波検査の結果について診断が行われる病院である保険医療機関）においては，脳波検査判断料1に関する届出を行っている保険医療機関である。
【届出に関する事項】　遠隔脳波診断の施設基準に係る届出は，別添2（→Web版）の様式27の3を用いる。なお，届出については，送信側，受信側の双方の医療機関がそれぞれ届出を行うことが必要であり，また，送信側の医療機関の届出書については，受信側に係る事項についても記載する。

9　中枢神経磁気刺激による誘発筋電図の施設基準

(1) 当該検査を行うにつき十分な機器及び施設を有していること。
(2) (1)に掲げる検査機器での検査を目的とした別の保険医療機関からの依頼により検査を行った症例数が，当該検査機器の使用症例数の一定割合以上であること。

→ 中枢神経磁気刺激による誘発筋電図に関する施設基準
施設共同利用率について別添2（→Web版）の様式26に定める計算式により算出した数値が100分の20以上である。
【届出に関する事項】　中枢神経磁気刺激による誘発筋電図の施設基準に係る届出は，別添2の様式26を用いる。

9の2　単線維筋電図の施設基準

(1) 当該保険医療機関内に当該検査を行うにつき必要な医師が配置されていること。
(2) 当該検査を行うにつき十分な体制が整備されていること。

→ 単線維筋電図に関する施設基準
(1) 脳神経内科，リハビリテーション科又は小児科を標榜している保険医療機関である。
(2) 脳神経内科，リハビリテーション科又は小児科を担当する常勤の医師（専ら神経系疾患の診療を担当した経験を10年以上有するものに限る）が1名以上配置されている。
(3) 筋電図・神経伝導検査を100例以上実施した経験を有する常勤の医師が1名以上配置されている。なお，当該医師は(2)に掲げる医師と同一の者であっても差し支えない。
(4) 筋電図・神経伝導検査を年間50例以上実施している。
(5) 日本神経学会から示されている重症筋無力症に係る診療ガイドラインに基づき，当該検査が適切に実施されている。
【届出に関する事項】　単線維筋電図の施設基準に係る届出は，別添2（→Web版）の様式27の4及び様式52を用いる。

10　神経学的検査の施設基準

(1) 当該保険医療機関内に当該検査を行うにつき必要な医師が配置されていること。
(2) 当該検査を行うにつき十分な体制が整備されていること。

→ 神経学的検査に関する施設基準
(1) 脳神経内科，脳神経外科又は小児科を標榜している保険医療機関である。
(2) 神経学的検査に関する所定の研修を修了した脳神経内科，脳神経外科又は小児科を担当する常勤の医師（専ら神経系疾患の診療を担当した経験を10年以上有するものに限る）が1名以上配置されている。なお，週3日以上常態として勤務しており，かつ，所定労働時間が週22時間以上の勤務を行っている脳神経内科，脳神経外科又は小児科を担当する非常勤医師（神経学的検査に関する所定の研修を修了し，専ら神経系疾患の診療を担当した経験を10年以上有するものに限る）を2名以上組み合わせることにより，常勤医師の勤務時間帯と同じ時間帯にこれらの非常勤医師が配置されている場合には，当該基準を満たしていることとみなすことができる。
【届出に関する事項】　神経学的検査の施設基準に係る届出は，別添2（→Web版）の様式28を用いる。

10の2　補聴器適合検査の施設基準

(1) 当該保険医療機関内に当該検査を行うにつき必要な医師が配置されていること。
(2) 当該検査を行うにつき十分な装置・器具を有していること。

→ 補聴器適合検査に関する施設基準
(1) 耳鼻咽喉科を標榜している保険医療機関であり，厚生労働省主催補聴器適合判定医師研修会を修了した耳鼻咽喉科を担当する常勤の医師が1名以上配置されている。なお，週3日以上常態として勤務しており，かつ，所定労働時間が週22時間以上の勤務を行っている耳鼻咽喉科を担当する非常勤医師（厚生労働省主催補聴器適合判定医師研修会を修了した医師に限る）を2名以上組み合わせることにより，常勤医師の勤務時間帯と同じ時間帯にこれらの非常勤医師が配置されている場合には，当該基準を満たしていることとみなすことができる。
(2) 当該検査を行うために必要な次に掲げる装置・器具を常時備えている。
　ア　音場での補聴器装着実耳検査に必要な機器並びに装置（スピーカー法による聴覚検査が可能なオージオメータ等）
　イ　騒音・環境音・雑音などの検査用音源又は発生装置
　ウ　補聴器周波数特性測定装置
【届出に関する事項】　補聴器適合検査の施設基準に係る届出は，別添2（→Web版）の様式29又はそれに準ずる様式を用いる。

事務連絡　届出書に厚生労働省主催補聴器適合判定医師研修会修了証書の写しを添付することとされているが，紛失などにより当該修了証書の写しの添付が困難な場合は，当該研修会修了の事実を示す書面（日本耳鼻咽喉科学会理事長により作成されたもの）により確認する。
(平12.4.28)

10の3　黄斑局所網膜電図及び全視野精密網膜電図の施設基準

(1) 当該検査を行うにつき十分な機器及び施設を有していること。
(2) 当該検査を行うにつき十分な体制が整備されていること。

→ 1　黄斑局所網膜電図に関する施設基準

(1) 眼科を標榜している保険医療機関であって，眼科の経験を5年以上有する常勤の医師が1名以上配置されている。
(2) 黄斑局所網膜電図を記録する装置を有する施設である。

2 全視野精密網膜電図に関する施設基準
(1) 眼科を標榜している保険医療機関であって，眼科の経験を5年以上有する常勤の医師が1名以上配置されている。
(2) 国際臨床視覚電気生理学会の推奨する刺激条件で，全視野刺激により網膜の杆体系と錐体系の網膜電図をそれぞれ分離して記録する装置を有する施設である。

【届出に関する事項】 黄斑局所網膜電図及び全視野精密網膜電図に係る届出は，別添2（→Web版）の様式29の3を用いる。

11 コンタクトレンズ検査料の施設基準
(1) 通則
  イ 当該検査を含む診療に係る費用について，当該保険医療機関の見やすい場所に掲示していること。
  ロ イの掲示事項について，原則として，ウェブサイトに掲載していること。
  ハ 当該検査を受けている全ての患者に対して，当該検査を含む診療に係る費用について説明がなされていること。
(2) コンタクトレンズ検査料1の施設基準
  イ 次のいずれかに該当すること。
   ① 当該保険医療機関を受診した患者のうち，コンタクトレンズに係る検査を実施した患者の割合が3割未満であること。
   ② 当該保険医療機関を受診した患者のうち，コンタクトレンズに係る検査を実施した患者の割合が4割未満であり，かつ，当該保険医療機関内に眼科診療を専ら担当する常勤の医師が配置されていること。
  ロ 次のいずれかに該当すること。
   ① 入院施設を有すること。
   ② 当該保険医療機関を受診した患者のうち，コンタクトレンズ検査料を算定した患者数が年間1万人未満であること。
   ③ コンタクトレンズに係る検査を実施した患者のうち，自施設においてコンタクトレンズを交付した割合が9割5分未満であること。
(3) コンタクトレンズ検査料2の施設基準
  イ (2)のイに該当すること。
  ロ (2)のロに該当しないこと。
(4) コンタクトレンズ検査料3の施設基準
  イ (2)のイに該当しないこと。
  ロ (2)のロに該当すること。

→ コンタクトレンズ検査料に関する施設基準
(1) コンタクトレンズ検査料1から4までに関する施設基準
次の基準を満たしている。
  ア 次に掲げる事項を内容とするコンタクトレンズ検査料を含む診療に係る費用について，保険医療機関の外来受付（複数診療科を有する場合は，コンタクトレンズに係る診療を行う診療科の外来受付）及び支払窓口の分かりやすい場所に掲示するとともに，原則として，ウェブサイトに掲載している。自ら管理するホームページ等を有しない場合については，この限りではない。
   ① 初診料及び再診料（許可病床のうち一般病床に係るものの数が200以上の保険医療機関にあっては外来診療料）の点数
      当該保険医療機関又は当該保険医療機関と特別の関係（p.72）にある保険医療機関において過去にコンタクトレンズ検査料が算定されている場合には，再診料を算定する旨
   ② 当該保険医療機関において算定するコンタクトレンズ検査料の区分の点数
      当該診療日にコンタクトレンズ診療を行っている医師の氏名及び眼科診療経験
   ③ 以上の項目について，患者の求めがあった場合には，説明を行う旨
  イ アについて，患者の求めがあった場合には説明を行っている。
(2) コンタクトレンズ検査料1に関する施設基準
  ア 次のうちいずれかの基準を満たしている。
   ① コンタクトレンズに係る診療を行う診療科（複数の診療科を有する場合は，コンタクトレンズに係る診療を行う診療科）において，初診料，再診料又は外来診療料を算定した患者（複数の診療科を有する保険医療機関において，同一日に他の診療科を併せて受診していることにより初診料，再診料又は外来診療料を算定しない患者を含む）のうち，コンタクトレンズに係る検査〔コンタクトレンズの装用を目的に受診した患者（既装用の場合を含む。以下同じ）に対する眼科学的検査〕を実施した患者の割合が3割未満である。
   ② コンタクトレンズに係る診療を行う診療科（複数の診療科を有する場合は，コンタクトレンズに係る診療を行う診療科）において，初診料，再診料又は外来診療料を算定した患者（複数の診療科を有する保険医療機関において，同一日に他の診療科を併せて受診していることにより初診料，再診料又は外来診療料を算定しない患者を含む）のうち，コンタクトレンズに係る検査（コンタクトレンズの装用を目的に受診した患者に対する眼科学的検査）を実施した患者の割合が4割未満であり，かつ当該保険医療機関に眼科診療を専ら担当する常勤の医師（眼科診療の経験を10年以上有する者に限る）が配置されている。
  イ 次のうちいずれかに該当する。
   ① 眼科の病床を有する。
   ② コンタクトレンズ検査料を算定した患者が年間10,000人未満である。
   ③ コンタクトレンズの自施設交付割合が9割5分未満である。
(3) コンタクトレンズ検査料2に関する施設基準
  ア コンタクトレンズ検査料1の施設基準のうち「ア」を満たしている。
  イ コンタクトレンズ検査料1の施設基準のうち「イ」に該当しない。
(4) コンタクトレンズ検査料3に関する施設基準
  ア コンタクトレンズ検査料1の施設基準のうち「ア」を満たしていない。
  イ コンタクトレンズ検査料1の施設基準のうち「イ」に該当する。

【届出に関する事項】
(1) コンタクトレンズ検査料1から3までの施設基準に係る届出は，別添2（→Web版）の様式30を用いる。
(2) 1の(1)のアについては，令和7年5月31日までの間に限り，当該基準を満たしているものとみなす。

11の2 ロービジョン検査判断料の施設基準
当該保険医療機関内に当該療養を行うにつき必要な常勤の医師が配置されていること。

→ ロービジョン検査判断料に関する施設基準
眼科を標榜している保険医療機関であり，厚生労働省主催視覚障害者用補装具適合判定医師研修会（眼鏡等適合判定医師研修会）（以下「視覚障害者用補装具適合判定医師研修会」という）を修了した眼科を担当する常勤の医師が1名以上配置されている。なお，週3日以上常態として勤務しており，かつ，所定労働時間が週22時間以上の勤務を行っている非常勤医師（視覚障害者用補装具適合判定医師研修会を修了した

医師に限る）を2名以上組み合わせることにより，常勤医師の勤務時間帯と同じ時間帯にこれらの非常勤医師が配置されている場合には，当該基準を満たしていることとみなすことができる。

【届出に関する事項】 ロービジョン検査判断料の施設基準に係る届出は，別添2（→Web版）の様式29の2に準ずる様式を用いる。

事務連絡 問 D270-2ロービジョン検査判断料の施設基準に係る届出において，修了証を添付することとしているが，紛失等の事情により添付不可能な場合には，国立障害者リハビリテーションセンター学院長が発行する修了証書発行証明書に代えても構わないか。
答 差し支えない。
(平24.4.20)

12　小児食物アレルギー負荷検査の施設基準

(1) 当該保険医療機関内に当該検査を行うにつき必要な医師が配置されていること。
(2) 当該検査を行うにつき十分な体制が整備されていること。

→ 小児食物アレルギー負荷検査に関する施設基準
(1) 小児科を標榜している保険医療機関である。
(2) 小児食物アレルギーの診断及び治療の経験を10年以上有する小児科を担当する常勤の医師が1名以上配置されている。なお，週3日以上常態として勤務しており，かつ，所定労働時間が週22時間以上の勤務を行っている小児科を担当する非常勤医師（小児食物アレルギーの診断及び治療の経験を10年以上有する医師に限る）を2名以上組み合わせることにより，常勤医師の勤務時間帯と同じ時間帯にこれらの非常勤医師が配置されている場合には，当該基準を満たしていることとみなすことができる。
(3) 急変時等の緊急事態に対応するための体制その他当該検査を行うための体制が整備されている。

【届出に関する事項】
(1) 小児食物アレルギー負荷検査の施設基準に係る届出は，別添2（→Web版）の様式31を用いる。
(2) 小児科を担当する医師の小児食物アレルギーの診断及び治療経験が分かるものを添付する。

13　内服・点滴誘発試験の施設基準

(1) 当該保険医療機関内に当該検査を行うにつき必要な医師が配置されていること。
(2) 当該検査を行うにつき十分な体制が整備されていること。

→ 内服・点滴誘発試験に関する施設基準
(1) 皮膚科を標榜している保険医療機関である。
(2) 薬疹の診断及び治療の経験を10年以上有する皮膚科を担当する常勤の医師が1名以上配置されている。
(3) 急変時等の緊急事態に対応するための体制その他当該検査を行うための体制が整備されている。

【届出に関する事項】
(1) 内服・点滴誘発試験の施設基準に係る届出は，別添2（→Web版）の様式31の2を用いる。
(2) 皮膚科を担当する医師の薬疹の診断及び治療の経験が分かるものを添付する。

14　センチネルリンパ節生検（片側）の施設基準

(1) 当該保険医療機関内に当該検査を行うにつき必要な医師が配置されていること。
(2) 当該検査を行うにつき十分な体制が整備されていること。

→ センチネルリンパ節生検（片側）に関する施設基準
(1) 乳腺外科又は外科の経験を5年以上有しており，乳癌センチネルリンパ節生検を，当該手術に習熟した医師の指導の下に，術者として5症例以上経験している医師が配置されている。
(2) 当該保険医療機関が乳腺外科又は外科及び放射線科を標榜しており，当該診療科において常勤の医師が2名以上配置されている。ただし，「2　単独法」のうち，色素のみによるもののみを実施する施設にあっては，放射線科を標榜していなくても差し支えない。
(3) 麻酔科標榜医が配置されている。
(4) 病理部門が設置され，病理医が配置されている。

【届出に関する事項】 センチネルリンパ節生検（片側）の施設基準に係る届出は，別添2（→Web版）の様式31の3及び様式52を用いる。

事務連絡 問 D409-2センチネルリンパ節生検とK476乳腺悪性腫瘍手術「注1」乳がんセンチネルリンパ節加算の施設基準通知に「当該保険医療機関が乳腺外科又は外科及び放射線科を標榜しており，当該診療科において常勤の医師が2名以上配置されていること」とあるが，放射線科の常勤医師は必ず2名の配置が必要なのか。
答 乳腺外科又は外科の常勤の医師，放射線科の常勤の医師それぞれ1名以上の配置が必要である。
(平22.7.28)

14の1の2　経頸静脈的肝生検の施設基準

(1) 当該保険医療機関内に当該検査を行うにつき必要な医師が配置されていること。
(2) 当該検査を行うにつき十分な体制が整備されていること。

→ 経頸静脈的肝生検に関する施設基準
(1) 放射線科又は消化器内科を標榜している保険医療機関である。
(2) 以下のアからウの手術等について，合わせて50例以上（ただし，アの検査を1例以上含む）を術者として実施した経験を有する，放射線科又は消化器内科の経験を5年以上有する常勤の医師が配置されている。
　ア　D412-3経頸静脈的肝生検
　イ　K615血管塞栓術（頭部，胸腔，腹腔内血管等）
　ウ　K668-2バルーン閉塞下逆行性経静脈的塞栓術
(3) 診療放射線技師が配置されている。
(4) 急変時等の緊急事態に対応するための体制その他当該検査を行うための体制が整備されている。

【届出に関する事項】 経頸静脈的肝生検の施設基準に係る届出は，別添2（→Web版）の様式31の3の2及び様式52を用いる。

14の2　前立腺針生検法の注に規定する施設基準

(1) 当該保険医療機関内に当該検査を行うにつき必要な医師が配置されていること。
(2) 当該検査を行うにつき十分な体制が整備されていること。

→ 前立腺針生検法のMRI撮影及び超音波検査融合画像によるものに関する施設基準
(1) 泌尿器科を標榜している保険医療機関である。
(2) 専ら泌尿器科に従事し，当該診療科について4年以上の経験を有する医師が配置されている。また，当該医師は，前立腺針生検法（MRI撮影及び超音波検査融合画像によるもの）を主として実施する医師として5例以上の症例を実施している。
(3) 放射線科の経験を5年以上有している医師が1名以上配置されている。

(4) 当該療法に用いる医療機器について，適切に保守管理がなされている。
(5) 1.5テスラ以上のMRI装置を有している。
【届出に関する事項】 前立腺針生検法（MRI撮影及び超音波検査融合画像によるもの）の施設基準に係る届出は，別添2（→Web版）の様式31の4及び様式52を用いる。

15 CT透視下気管支鏡検査加算の施設基準

(1) 当該検査を行うにつき十分な体制が整備されていること。
(2) 当該検査を行うにつき十分な機器を有していること。

→ CT透視下気管支鏡検査加算に関する施設基準
(1) E200コンピューター断層撮影の「1」CT撮影の「イ」64列以上のマルチスライス型の機器による場合又は「ロ」16列以上64列未満のマルチスライス型の機器による場合に係る施設基準のいずれかを現に届け出ている。
(2) 専ら呼吸器内科又は呼吸器外科に従事し，呼吸器系疾患の診療の経験を5年以上有する常勤の医師が配置されている。
(3) 診療放射線技師が配置されている。
【届出に関する事項】 CT透視下気管支鏡検査加算の施設基準に係る届出は，別添2（→Web版）の様式38を用いる。

15の2 経気管支凍結生検法の施設基準

(1) 当該保険医療機関内に当該検査を行うにつき必要な医師が配置されていること。
(2) 当該検査を行うにつき十分な体制が整備されていること。

→ 経気管支凍結生検法に関する施設基準
(1) 専ら呼吸器内科又は呼吸器外科に従事し，呼吸器系疾患の診療の経験を5年以上有する常勤の医師が2名以上配置されている。そのうち少なくとも1名は10年以上の経験を有している。
(2) 診療放射線技師が配置されている。
(3) 急変時等の緊急事態に対応するための体制その他当該検査を行うための体制が整備されている。
【届出に関する事項】 経気管支凍結生検法の施設基準に係る届出は，別添2（→Web版）の様式38の4を用いる。

第6 画像診断

1 画像診断管理加算の施設基準

(1) **画像診断管理加算1の施設基準**
　イ 放射線科を標榜している保険医療機関であること。
　ロ 当該保険医療機関内に画像診断を専ら担当する常勤の医師が1名以上配置されていること。
　ハ 画像診断管理を行うにつき十分な体制が整備されていること。

(2) **画像診断管理加算2の施設基準**
　イ 放射線科を標榜している病院であること。
　ロ 当該保険医療機関内に画像診断を専ら担当する常勤の医師が1名以上配置されていること。
　ハ 当該保険医療機関において実施される全ての核医学診断及びコンピューター断層撮影診断について，ロに規定する医師の指示の下に画像情報等の管理を行っていること。
　ニ 当該保険医療機関における核医学診断及びコンピューター断層撮影診断のうち，少なくとも8割以上のものの読影結果が，ロに規定する医師により遅くとも撮影日の翌診療日までに主治医に報告されていること。

(3) **画像診断管理加算3の施設基準**
　イ 放射線科を標榜している病院であること。
　ロ 都道府県が定める救急医療に関する計画に基づいて運営される救命救急センターを有している保険医療機関であること。
　ハ 当該保険医療機関内に画像診断を専ら担当する常勤の医師が3名以上配置されていること。
　ニ 当該保険医療機関において実施される全ての核医学診断及びコンピューター断層撮影診断について，ハに規定する医師の指示の下に画像情報等の管理を行っていること。
　ホ 当該保険医療機関における核医学診断及びコンピューター断層撮影診断のうち，少なくとも8割以上のものの読影結果が，ハに規定する医師により遅くとも撮影日の翌診療日までに主治医に報告されていること。
　ヘ 当該保険医療機関において，夜間及び休日に読影を行う体制が整備されていること。

(4) **画像診断管理加算4の施設基準**
　イ 放射線科を標榜している特定機能病院であること。
　ロ 当該保険医療機関内に画像診断を専ら担当する常勤の医師が6名以上配置されていること。
　ハ 当該保険医療機関において実施される全ての核医学診断及びコンピューター断層撮影診断について，ロに規定する医師の指示の下に画像情報等の管理を行っていること。
　ニ 当該保険医療機関における核医学診断及びコンピューター断層撮影診断のうち，少なくとも8割以上のものの読影結果が，ロに規定する医師により遅くとも撮影日の翌診療日までに主治医に報告されていること。
　ホ 当該保険医療機関において，夜間及び休日に読影を行う体制が整備されていること。

→ 1 画像診断管理加算1に関する施設基準
(1) 放射線科を標榜している保険医療機関である。
(2) 画像診断を専ら担当する常勤の医師〖専ら画像診断を担当した経験を10年以上有するもの又は当該療養について関係学会から示されている2年以上の所定の研修〔専ら放射線診断に関するものとし，画像診断，Interventional Radiology（IVR）及び核医学に関する事項を全て含むものである〕を修了し，その旨が登録されている医師に限る〗が1名以上配置されている。なお，画像診断を専ら担当する医師とは，勤務時間の大部分において画像情報の撮影又は読影に携わっている者をいう。
(3) 画像診断管理を行うにつき十分な体制が整備されている。
(4) 当該保険医療機関以外の施設に読影又は診断を委託していない。

→ 2 画像診断管理加算2に関する施設基準
(1) 放射線科を標榜している病院である。
(2) 画像診断を専ら担当する常勤の医師〖専ら画像診断を担当した経験を10年以上有するもの又は当該療養について関係学会から示されている2年以上の所定の研修〔専ら放射線診断に関するものとし，画像診断，Interventional Radiology（IVR）及び核医学に関する事項を全て含むものである〕を修了し，その旨が登録されている医師に限る〗が1名以上配置されている。なお，画像診断を専ら担当する医師とは，勤務時間の大部分において画像情報の撮影又は読影に携わっている者をいう。

(3) 当該保険医療機関において実施される全ての核医学診断，CT撮影及びMRI撮影について，(2)に規定する医師の下に画像情報の管理が行われている。
(4) 当該保険医療機関における核医学診断及びコンピューター断層診断のうち，少なくとも8割以上の読影結果が，(2)に規定する医師により遅くとも撮影日の翌診療日までに当該患者の診療を担当する医師に報告されている。
(5) 画像診断管理を行うにつき十分な体制が整備されている。
(6) 当該保険医療機関以外の施設に読影又は診断を委託していない。
(7) 関係学会の定める指針を遵守し，MRI装置の適切な安全管理を行っている。

3 画像診断管理加算3に関する施設基準
(1) 放射線科を標榜している病院である。
(2) 「救急医療対策事業実施要綱」（昭和52年7月6日医発第692号）に定める第3「救命救急センター」又は第4「高度救命救急センター」を設置している保険医療機関である。
(3) 画像診断を専ら担当する常勤の医師〔専ら画像診断を担当した経験を10年以上有するもの又は当該療養について関係学会から示されている2年以上の所定の研修〔専ら放射線診断に関するものとし，画像診断，Interventional Radiology（IVR）及び核医学に関する事項を全て含むものである〕を修了し，その旨が登録されている医師に限る〕が3名以上配置されている。なお，画像診断を専ら担当する医師とは，勤務時間の大部分において画像情報の撮影又は読影に携わっている者をいう。
(4) 当該保険医療機関において実施される全ての核医学診断，CT撮影及びMRI撮影について，(3)に規定する医師の下に画像情報の管理が行われている。
(5) 当該保険医療機関における核医学診断及びコンピューター断層診断のうち，少なくとも8割以上の読影結果が，(3)に規定する医師により遅くとも撮影日の翌診療日までに当該患者の診療を担当する医師に報告されている。
(6) 当該保険医療機関において，関係学会の定める指針に基づく夜間及び休日の読影体制が整備されている。
(7) 画像診断管理を行うにつき十分な体制が整備されている。
(8) 当該保険医療機関以外の施設に読影又は診断を委託していない。
(9) 関係学会の定める指針を遵守し，MRI装置の適切な安全管理を行っている。
(10) 関係学会の定める指針に基づいて，人工知能関連技術が活用された画像診断補助ソフトウェアの適切な安全管理を行っている。その際，画像診断を専ら担当する常勤の医師〔専ら画像診断を担当した経験を10年以上有するもの又は当該療養について関係学会から示されている2年以上の所定の研修〔専ら放射線診断に関するものとし，画像診断，Interventional Radiology（IVR）及び核医学に関する事項を全て含むものである〕を修了し，その旨が登録されている医師に限る〕が責任者として配置されている。

4 画像診断管理加算4に関する施設基準
(1) 放射線科を標榜している特定機能病院である。
(2) 画像診断を専ら担当する常勤の医師〔専ら画像診断を担当した経験を10年以上有するもの又は当該療養について関係学会から示されている2年以上の所定の研修〔専ら放射線診断に関するものとし，画像診断，Interventional Radiology（IVR）及び核医学に関する事項を全て含むものである〕を修了し，その旨が登録されている医師に限る〕が6名以上配置されている。なお，画像診断を専ら担当する医師とは，勤務時間の大部分において画像情報の撮影又は読影に携わっている者をいう。
(3) 当該保険医療機関において実施される全ての核医学診断，CT撮影及びMRI撮影について，(2)に規定する医師の下に画像情報の管理が行われている。
(4) 当該保険医療機関における核医学診断及びコンピューター断層診断のうち，少なくとも8割以上の読影結果が，(2)に規定する医師により遅くとも撮影日の翌診療日までに当該患者の診療を担当する医師に報告されている。
(5) 当該保険医療機関において，関係学会の定める指針に基づく夜間及び休日の読影体制が整備されている。
(6) 画像診断管理を行うにつき十分な体制が整備されており，当該保険医療機関において実施される全ての核医学診断，CT撮影及びMRI撮影について，夜間及び休日を除く，検査前の画像診断管理を行っている。
(7) 当該保険医療機関以外の施設に読影又は診断を委託していない。
(8) 関係学会の定める指針を遵守し，MRI装置の適切な安全管理を行っている。
(9) 関係学会の定める指針に基づいて，適切な被ばく線量管理を行っている。その際，施設内の全てのCT検査の線量情報を電子的に記録し，患者単位及び検査プロトコル単位で集計・管理の上，被ばく線量の最適化を行っている。
(10) 関係学会の定める指針に基づいて，人工知能関連技術が活用された画像診断補助ソフトウェアの適切な安全管理を行っている。その際，画像診断を専ら担当する常勤の医師〔専ら画像診断を担当した経験を10年以上有するもの又は当該療養について関係学会から示されている2年以上の所定の研修〔専ら放射線診断に関するものとし，画像診断，Interventional Radiology（IVR）及び核医学に関する事項を全て含むものである〕を修了し，その旨が登録されている医師に限る〕が責任者として配置されている。

【届出に関する事項】 画像診断管理の施設基準に係る届出は，別添2（→Web版）の様式32を用いる。なお，画像診断管理加算1の施設基準の届出については，画像診断管理加算2，3又は4の届出をもってこれに代えることができる。

事務連絡 問1 第4部「通則5」画像診断管理加算2及び3の施設基準において，「関係学会の定める指針を遵守し，MRI装置の適切な安全管理を行っていること」とあるが，「関連学会の定める指針」とは具体的に何を指すのか。
答 日本医学放射線学会，日本磁気共鳴医学会，日本放射線技術学会の臨床MRI安全運用のための指針を指す。

問2 画像診断管理加算2及び3の施設基準に係る届出について，様式32において，「関連学会の定める指針に基づいて，MRI装置の適切な安全管理を行っていること等を証明する書類を添付する」とあるが，証明する書類とは具体的には何を指すのか。
答 日本医学放射線学会の画像診断管理認証制度において，MRI安全管理に関する事項の認証施設として認定された施設であることを証する書類を指す。　　　(令2.4.16)

問3 画像診断管理加算3又は頭部MRI撮影加算について，「夜間及び休日に読影を行う体制が整備されている」とあるが，当該体制には放射線科医の当直体制，放射線科医が自宅で待機し必要に応じて登院する体制及び遠隔画像読影装置等を用いて自宅等で読影を行う体制を含むか。
答 そのとおり。

問4 画像診断管理加算3又は頭部MRI撮影加算について，「夜間及び休日に読影を行う体制が整備されている」とあるが，夜間及び休日に撮像された全ての画像を読影しなくてもよいか。また，夜間及び休日に読影を行った場合，正式な画像診断報告書を作成するのは翌診療日でもよいか。
答 いずれもよい。

問5 画像診断管理加算3又は頭部MRI撮影加算について，「夜間及び休日に読影を行う体制が整備されている」とあるが，夜間及び休日に読影を行う医師は画像診断を専ら担当する医師である必要があるか。
答 画像診断を専ら担当する医師によって適切に管理されていれば，夜間及び休日に読影を行う医師は必ずしも画像診断を専ら担当する医師でなくてもよい。

問6 画像診断管理加算3又は頭部MRI撮影加算について，「検査前の画像診断管理を行っている」とあるが，具体的にはどのようなことを行えばよいか。
答 検査依頼に対して放射線科医がその適応を判断し，CTやMRI等の適切な撮像法や撮像プロトコルについて，臨床情報，被ばく管理情報又は臨床検査データ値等を参考に，事前に確認及び決定する。当該管理を行ったことについて，

口頭等で指示をした場合も含み，適切に診療録に記録する。

問7 画像診断管理加算3又は頭部MRI撮影加算について，「関連学会の定める指針」とあるが，具体的には何を指すか。

答 日本医学放射線学会のエックス線CT被ばく線量管理指針等を指す。

問8 画像診断管理加算について，自宅等の当該保険医療機関以外の場所で読影を行うことができる医師とは別に，当該保険医療機関において勤務する専ら画像診断を担当する常勤の医師が1名（画像診断管理加算3を算定する場合にあっては6名）以上必要と考えてよいか。

答 そのとおり。　　　　　　　　　　　　　　（平30.3.30）

問9 画像診断管理加算3の施設基準に「関係学会の定める指針に基づいて，人工知能関連技術が活用された画像診断補助ソフトウェアの適切な安全管理を行っている」とあるが，「関係学会の定める指針」とは具体的に何を指すのか。

答 現時点では，公益社団法人日本医学放射線学会の「人工知能技術を活用した放射線画像診断補助ソフトウェアの臨床使用に関する管理指針」を指す。（令4.3.31）

問10 画像診断管理加算3，画像診断管理加算4，頭部MRI撮影加算及び肝エラストグラフィ加算の施設基準において，「当該保険医療機関において，関係学会の定める指針に基づく夜間及び休日の読影体制が整備されている」とあるが，
① 「関係学会の定める指針」とは具体的に何を指すのか。
② 夜間及び休日に読影を行う医師は「画像診断を専ら担当する医師」である必要があるか。
③ 夜間及び休日に撮像された全ての画像について読影を行う必要があるか。
④ 夜間及び休日に読影を行った場合において，暫定的な読影の結果を報告し，翌診療日に改めて画像診断の結果を報告しても差し支えないか。

答 ① 現時点では，日本医学放射線学会の「夜間及び休日の画像診断体制に関する指針」を指す。
② 画像診断を専ら担当する医師によって適切に管理されていれば，夜間及び休日に読影を行う医師は必ずしも「画像診断を専ら担当する医師」でなくてもよい。
③ 医学的判断に基づき適切に読影を行う体制が整備されていれば，必ずしも全ての画像について読影を行う必要はない。
④ 差し支えない。　　　　　　　　　　　　　（令6.3.28）

2 遠隔画像診断による写真診断（歯科診療以外の診療に係るものに限る），基本的エックス線診断料（歯科診療以外の診療に係るものに限る），核医学診断及びコンピューター断層診断の施設基準

(1) 送信側
　離島等に所在する保険医療機関その他の保険医療機関であって，画像の撮影及び送受信を行うにつき十分な機器及び施設を有していること。
(2) 受信側
　イ　当該保険医療機関内に画像診断を専ら担当する常勤の医師が配置されており，高度の医療を提供するものと認められる病院であること。
　ロ　遠隔画像診断を行うにつき十分な体制が整備されていること。

→ **遠隔画像診断に関する施設基準**
(1) 送信側（画像の撮影が行われる保険医療機関）においては以下の基準を全て満たす。
　ア　画像の撮影及び送受信を行うにつき十分な装置・機器を有しており，受信側の保険医療機関以外の施設へ読影又は診断を委託していない。
　イ　関係学会の定める指針に基づく画像診断管理を行っていることが望ましい。
(2) 受信側（画像診断が行われる病院である保険医療機関）においては以下の基準を全て満たす。ただし，歯科診療に係る画像診断については，歯科画像診断管理加算の要件を満たしていれば足りる。
　ア　画像診断管理加算1，2，3又は4に関する施設基準を満たす。
　イ　特定機能病院，臨床研修指定病院，へき地医療拠点病院又は基本診療料の施設基準等別表第6の2に規定する地域に所在する病院である。
　ウ　関係学会の定める指針に基づく画像診断管理を行っていることが望ましい。

【届出に関する事項】 遠隔画像診断の施設基準に係る届出は，別添2（→Web版）の様式34又は様式35（略）を用いる。なお，届出については，送信側，受信側の双方の医療機関がそれぞれ届出を行うことが必要であり，また，送信側の医療機関の届出書については，受信側に係る事項についても記載する。

事務連絡 問 遠隔画像診断による画像診断の施設基準において，「関係学会の定める指針に基づく画像診断管理を行っていることが望ましい」とあるが，「関係学会の定める指針」とは，具体的には何を指すのか。

答 現時点では，日本医学放射線学会の「保険診療における遠隔画像診断の管理に関する指針」を指す。（令6.3.28）

3 ポジトロン断層撮影，ポジトロン断層・コンピューター断層複合撮影，ポジトロン断層・磁気共鳴コンピューター断層複合撮影及び乳房用ポジトロン断層撮影の施設基準

(1) ポジトロン断層撮影，ポジトロン断層・コンピューター断層複合撮影若しくはポジトロン断層・磁気共鳴コンピューター断層複合撮影（アミロイドPETイメージング剤を用いた場合を除く）又は乳房用ポジトロン断層撮影に係る診療料を算定するための施設基準
　イ　画像診断を担当する常勤の医師（核医学診断について，相当の経験を有し，かつ，核医学診断に係る研修を受けた者に限る）が配置されていること。
　ロ　当該断層撮影を行うにつき十分な機器及び施設を有していること。
　ハ　当該断層撮影を行うにつき十分な体制が整備されていること。

(2) ポジトロン断層撮影，ポジトロン断層・コンピューター断層複合撮影又はポジトロン断層・磁気共鳴コンピューター断層複合撮影（アミロイドPETイメージング剤を用いた場合に限る）に係る診療料を算定するための施設基準
　イ　画像診断を担当する常勤の医師（核医学診断について，相当の経験を有し，かつ，核医学診断に係る研修を受けた者に限る）が配置されていること。
　ロ　当該断層撮影を行うにつき十分な機器及び施設を有していること。
　ハ　当該断層撮影を行うにつき十分な体制が整備されていること。

(3) 適合していない場合には所定点数の100分の80に相当する点数により算定することとなる施設基準
　次のいずれかに該当すること。
　イ　(1)のロ又は(2)のロに掲げる診断撮影機器での撮影を目的とした別の保険医療機関からの依頼により撮影を行った症例数が，当該診断撮影機器の使用症例数の一定割合以上であること。
　ロ　特定機能病院，がん診療の拠点となる病院，高度専門医療に関する研究等を行う国立研究開発法人に関する法律（平成20年法律第93号）第3条の2

に規定する国立高度専門医療研究センターの設置する医療機関又は国立健康危機管理研究機構の設置する医療機関であること。

→1 ポジトロン断層撮影，ポジトロン断層・コンピューター断層複合撮影若しくはポジトロン断層・磁気共鳴コンピューター断層複合撮影（アミロイドPETイメージング剤を用いた場合を除く）又は乳房用ポジトロン断層撮影に係る費用を算定するための施設基準
(1) 核医学診断の経験を3年以上有し，かつ，所定の研修を修了した常勤医師が1名以上いる。
(2) 診断撮影機器ごとに，PET製剤の取扱いに関し，専門の知識及び経験を有する専任の診療放射線技師が1名以上いる。

2 ポジトロン断層撮影，ポジトロン断層・コンピューター断層複合撮影又はポジトロン断層・磁気共鳴コンピューター断層複合撮影（アミロイドPETイメージング剤を用いた場合に限る）に係る費用を算定するための施設基準
(1) 1の(1)及び(2)を満たしている。
(2) 関連学会の定める「アミロイドPETイメージング剤の適正使用ガイドライン」における「診断用PET薬剤製造施設認証」（放射性医薬品合成設備を用いる場合に限る）及び「PET撮像施設認証」を受けている施設である。

3 該当しない場合は所定点数の100分の80に相当する点数を算定することとなる施設基準
ポジトロン断層撮影，ポジトロン断層・コンピューター断層複合撮影，ポジトロン断層・磁気共鳴コンピューター断層複合撮影又は乳房用ポジトロン断層撮影に使用する画像診断機器の施設共同利用率について，別添2（→Web版）の様式36に定める計算式により算出した数値が100分の30以上である〔ただし，特定機能病院，がん診療の拠点となる病院又は高度専門医療に関する研究等を行う独立行政法人に関する法律（平成20年法律第93号）第4条第1項に規定する国立高度専門医療研究センターの設置する保険医療機関を除く〕。がん診療の拠点となる病院とは，第11の2がん治療連携計画策定料，がん治療連携指導料の2と同様である。

【届出に関する事項】 ポジトロン断層撮影，ポジトロン断層・コンピューター断層複合撮影，ポジトロン断層・磁気共鳴コンピューター断層複合撮影又は乳房用ポジトロン断層撮影の施設基準に係る届出は，別添2（→Web版）の様式36を用いる。

事務連絡 問1 E101-2ポジトロン断層撮影，E101-3ポジトロン断層・コンピューター断層複合撮影又はE101-4ポジトロン断層・磁気共鳴コンピューター断層複合撮影（アミロイドPETイメージング剤を用いた場合に限る）に係る施設基準通知において，『「アミロイドPETイメージング剤の適正使用ガイドライン」における（中略）「PET撮像施設認証」を受けている施設であること』とあるが，PET装置の更新等により再度認証を受ける必要がある場合，再度認証を受けるまでの期間の取扱いをどう考えればよいか。
答 PET装置の更新等の以前に受けていたPET撮像施設認証に係るアミロイドPET検査（当該認証を受けていた撮影区分であって，当該認証を受けていた装置と同種の装置を用いる検査に限る）について，再度認証が必要となった時点から起算して3月以内に限り，当該要件を満たしているものとみなす。

問2 E101-2ポジトロン断層撮影，E101-3ポジトロン断層・コンピューター断層複合撮影又はE101-4ポジトロン断層・磁気共鳴コンピューター断層複合撮影（アミロイドPETイメージング剤を用いた場合に限る）に係る施設基準通知において，『「アミロイドPETイメージング剤の適正使用ガイドライン」における（中略）「PET撮像施設認証」を受けている施設であること』とあるが，現時点で関係学会による認証基準が定められていないPET／MRI装置又は頭部専用PET装置を用いる場合についてはどう考えればよいか。
答 PET／MRI装置又は頭部専用PET装置を用いる場合については，令和6年12月31日までの間に限り，当該要件を満たしているものとみなす。

(令6.4.26)

4 CT撮影及びMRI撮影の施設基準
(1) 通則
当該撮影を行うにつき十分な機器及び施設を有していること。
(2) 64列以上のマルチスライス型の機器によるCT撮影及び3テスラ以上の機器によるMRI撮影に関する施設基準
イ 画像診断管理加算2，画像診断管理加算3又は画像診断管理加算4に係る届出を行っている保険医療機関であること。
ロ 専従の診療放射線技師が1名以上配置されていること。
(3) CT撮影の注8及びMRI撮影の注6に規定する別に厚生労働大臣が定める施設基準
(1)に掲げる診断撮影機器での撮影を目的とした別の保険医療機関からの依頼により撮影を行った症例数が，当該診断撮影機器の使用症例数の1割以上であること。

→1 CT撮影及びMRI撮影に関する施設基準
(1) 64列以上，16列以上64列未満若しくは4列以上16列未満のマルチスライスCT装置又は3テスラ以上若しくは1.5テスラ以上3テスラ未満のMRI装置のいずれかを有している。
(2) 64列以上のマルチスライスCT装置又は3テスラ以上のMRI装置においては，画像診断管理加算2，3又は4に関する施設基準の届出を行っている。
(3) 64列以上のマルチスライスCT装置又は3テスラ以上のMRI装置においては，CT撮影に係る部門又はMRI撮影に係る部門にそれぞれ専従の診療放射線技師が1名以上勤務している。

2 CT撮影の「注8」及びMRI撮影の「注6」に規定する施設基準
CT撮影及びMRI撮影に使用する画像診断機器の施設共同利用率について，別添2（→Web版）の様式37に定める計算式により算出した数値が100分の10以上である。

【届出に関する事項】
(1) CT撮影及びMRI撮影の施設基準に係る届出は，別添2（→Web版）の様式37を用いる。
(2) 当該撮影を行う画像診断機器の機種名，型番，メーカー名，テスラ数（MRIの場合）を記載する。
(3) CT撮影及びMRI撮影に係る安全管理責任者の氏名を記載し，CT撮影装置，MRI撮影装置及び造影剤注入装置の保守管理計画を添付する。

5 冠動脈CT撮影加算，血流予備量比コンピューター断層撮影，心臓MRI撮影加算，乳房MRI撮影加算，小児鎮静下MRI撮影加算，頭部MRI撮影加算，全身MRI撮影加算及び肝エラストグラフィ加算の施設基準
(1) 当該保険医療機関内に画像診断を専ら担当する常勤の医師が配置されていること。
(2) 当該撮影を行うにつき十分な機器及び施設を有していること。
(3) 当該撮影を行うにつき十分な体制が整備されていること。

→ 冠動脈CT撮影加算に関する施設基準
(1) 64列以上のマルチスライス型のCT装置を有している。
(2) 以下のいずれかの要件を満たす。
ア 画像診断管理加算2，3又は4に関する基準を満たす。

イ　以下のいずれも満たすものである。
　　(イ)　画像診断管理加算1に関する基準を満たす。
　　(ロ)　循環器疾患を専ら担当する常勤の医師（専ら循環器疾患の診療を担当した経験を10年以上有するもの）又は画像診断を専ら担当する常勤の医師（専ら画像診断を担当した経験を10年以上有するもの）が合わせて3名以上配置されている。
　　(ハ)　当該保険医療機関において実施される全ての核医学診断，CT撮影及びMRI撮影について，画像診断管理加算1に関する施設基準の(2)に規定する医師の下に画像情報の管理が行われている。

【届出に関する事項】　冠動脈CT撮影加算の施設基準に係る届出は，別添2（→Web版）の様式38を用いる。

→　**血流予備量比コンピューター断層撮影に関する施設基準**
(1)　64列以上のマルチスライス型のCT装置を有している。
(2)　以下のいずれの要件も満たす。
　ア　画像診断管理加算2，3又は4に関する基準を満たす。
　イ　以下のいずれも満たすものである。
　　(イ)　画像診断管理加算1に関する基準を満たす。
　　(ロ)　当該保険医療機関において実施される全ての核医学診断，CT撮影及びMRI撮影について，画像診断管理加算1に関する施設基準の(2)に規定する医師の下に画像情報の管理が行われている。
(3)　次のいずれにも該当する。
　ア　許可病床数が200床以上の病院である。
　イ　循環器内科及び放射線科を標榜している保険医療機関である。
　ウ　5年以上の循環器内科の経験を有する常勤の医師が2名以上配置されている。
　エ　5年以上の心血管インターベンション治療の経験を有する常勤の医師が1名以上配置されている。なお，ウに掲げる医師と同一の者であっても差し支えない。
　オ　K546からK550までに掲げる手術を合わせて年間100例以上実施している。
　カ　冠動脈狭窄が認められた病変に対して冠動脈血流予備能測定検査又は血流予備量比コンピューター断層撮影等により機能的虚血の有無を確認した結果，経皮的冠動脈形成術又は冠動脈バイパス手術のいずれも行わなかった症例が前年に10例以上ある。
　キ　日本循環器学会の研修施設に該当し，かつ，日本心血管インターベンション治療学会の研修施設又は研修関連施設に該当する病院である。

【届出に関する事項】　血流予備量比コンピューター断層撮影の施設基準に係る届出は，別添2（→Web版）の様式37の2及び様式52を用いる。

事務連絡　問　E200-2血流予備量比コンピューター断層撮影の施設基準において，「血流予備量比コンピューター断層撮影により冠動脈狭窄が認められたにもかかわらず，経皮的冠動脈形成術又は冠動脈バイパス手術のいずれも行わなかった症例が前年に10例以上ある」とあるが，新たに届出を行う場合について，どのように考えればよいか。
答　機能的虚血の評価を実施しているものとして，D206の「注4」に規定する冠動脈血流予備能測定検査加算，D215の「3」の「ホ」負荷心エコー法，E101の「注3」に規定する断層撮影負荷試験加算及びE202の「注4」に規定する心臓MRI撮影加算の前年の算定回数を当該症例の数に含めても差し支えない。
(令4.3.31)

→　**心臓MRI撮影加算に関する施設基準**
(1)　1.5テスラ以上のMRI装置を有している。
(2)　以下のいずれかの要件を満たす。
　ア　画像診断管理加算2，3又は4に関する施設基準を満たす。
　イ　以下のいずれも満たすものである。
　　(イ)　画像診断管理加算1に関する基準を満たす。
　　(ロ)　循環器疾患を専ら担当する常勤の医師（専ら循環器疾患の診療を担当した経験を10年以上有するもの）又は画像診断を専ら担当する常勤の医師（専ら画像診断を担当した経験を10年以上有するもの）が合わせて3名以上配置されている。
　　(ハ)　当該保険医療機関において実施される全ての核医学診断，CT撮影及びMRI撮影について，画像診断管理加算1に関する施設基準の(2)に規定する医師の下に画像情報の管理が行われている。

【届出に関する事項】　心臓MRI撮影加算の施設基準に係る届出は，別添2（→Web版）の様式38を用いる。

→　**乳房MRI撮影加算に関する施設基準**
(1)　1.5テスラ以上のMRI装置を有している。
(2)　画像診断管理加算2，3又は4に関する施設基準を満たす。
(3)　関係学会より乳癌の専門的な診療が可能として認定された施設である。

【届出に関する事項】　乳房MRI撮影加算の施設基準に係る届出は，別添2（→Web版）の様式38を用いる。

→　**小児鎮静下MRI撮影加算に関する施設基準**
(1)　1.5テスラ以上のMRI装置を有している。
(2)　画像診断管理加算2，3又は4に関する施設基準を満たす。
(3)　小児救急医療を行うにつき十分な体制が整備されている。
(4)　小児のMRI撮影及び画像診断に関して十分な知識と経験を有する常勤の医師及び小児の麻酔・鎮静に十分な知識と経験を有する常勤の医師が，それぞれ1名以上配置されている。
(5)　関係学会から示されているMRI撮影時の鎮静に関する指針に基づき，鎮静下のMRI撮影を適切に実施している。

【届出に関する事項】　小児鎮静下MRI撮影加算の施設基準に係る届出は，別添2（→Web版）の様式38を用いる。

事務連絡　問　小児鎮静下MRI撮影加算について，「MRI撮影時の鎮静に関する指針」とは具体的に何を指すか。
答　日本小児科学会，日本小児麻酔学会及び日本小児放射線学会によるMRI検査時の鎮静に関する共同提言等を指す。
(平30.3.30)

→　**頭部MRI撮影加算に関する施設基準**
(1)　3テスラ以上のMRI装置を有している。
(2)　画像診断管理加算2，3又は4に関する施設基準を満たす。
(3)　画像診断を専ら担当する常勤の医師〖専ら画像診断を担当した経験を10年以上有するもの又は当該療養について関係学会から示されている2年以上の所定の研修〔専ら放射線診断に関するものとし，画像診断，Interventional Radiology（IVR）及び核医学に関する事項を全て含むものである〕を修了し，その旨が登録されているものに限る〗が3名以上配置されている。なお，画像診断を専ら担当する医師とは，勤務時間の大部分において画像情報の撮影又は読影に携わっている者をいう。
(4)　当該保険医療機関において，関係学会の定める指針に基づく夜間及び休日の読影体制が整備されている。
(5)　当該保険医療機関において実施される全ての核医学診断，CT撮影及びMRI撮影について，夜間及び休日を除いて，検査前の画像診断管理を行っている。
(6)　関係学会の定める指針に基づき，適切な被ばく線量管理を行っている。その際，施設内の全てのCT検査の線量情報を電子的に記録し，患者単位及び検査プロトコル単位で集計・管理の上，被ばく線量の最適化を行っている。

【届出に関する事項】　頭部MRI撮影加算の施設基準に係る届出は，別添2（→Web版）の様式38を用いる。

→　**全身MRI撮影加算に関する施設基準**
(1)　1.5テスラ以上のMRI装置を有している。
(2)　画像診断管理加算2，3又は4に関する施設基準を満たす。
(3)　画像診断を専ら担当する常勤の医師〖専ら画像診断を担当した経験を10年以上有するもの又は当該療養について関係学会から示されている2年以上の所定の研修〔専ら放射線診断に関するものとし，画像診断，Interventional Radiology（IVR）及び核医学に関する事項を全て含むものである〕を修了し，その旨が登録されているものに限る〗が3名以上配置されている。なお，画像診断を専ら担当する医師とは，勤務時間の大部分において画像情報の撮影又は読影に携わっている者をいう。

(4) 当該保険医療機関において実施される全ての核医学診断，CT撮影及びMRI撮影について，夜間及び休日を除いて，検査前の画像診断管理を行っている。
(5) 関係学会の定める指針に基づいて，適切な被ばく線量管理を行っている。その際，施設内の骨シンチグラフィの線量情報を電子的に記録し，患者単位で集計・管理の上，被ばく線量の最適化を行っている。

【届出に関する事項】 全身MRI撮影加算の施設基準に係る届出は，**別添2（→Web版）**の**様式38**を用いる。

→ 肝エラストグラフィ加算に関する施設基準
(1) 1.5テスラ以上のMRI装置を有している。
(2) 画像診断管理加算2，3又は4に関する施設基準を満たす。
(3) 画像診断を専ら担当する常勤の医師〔専ら画像診断を担当した経験を10年以上有するもの又は当該療養について関係学会から示されている2年以上の所定の研修〔専ら放射線診断に関するものとし，画像診断，Interventional Radiology（IVR）及び核医学に関する事項を全て含むものであること〕を修了し，その旨が登録されている医師に限る〕が3名以上配置されている。なお，画像診断を専ら担当する医師とは，勤務時間の大部分において画像情報の撮影又は読影に携わっている者をいう。
(4) 当該保険医療機関において，関係学会の定める指針に基づく夜間及び休日の読影体制が整備されている。
(5) 当該保険医療機関において実施される全ての核医学診断，CT撮影及びMRI撮影について，夜間及び休日を除いて，検査前の画像診断管理を行っている。
(6) 関係学会の定める指針に基づいて，肝エラストグラフィ撮影を適切に実施している。

【届出に関する事項】 肝エラストグラフィ加算の施設基準に係る届出は，**別添2（→Web版）**の**様式38**を用いる。

事務連絡 磁気共鳴コンピューター断層撮影（MRI撮影）

問1 磁気共鳴コンピューター断層撮影（MRI撮影）の注8の頭部MRI撮影加算又は注9の全身MRI撮影加算の施設基準において，「検査前の画像診断管理を行っていること」とあるが，具体的にはどのようなことを行えばよいか。
答 検査依頼を受けた放射線科医が，臨床情報，被ばく管理情報又は臨床検査データ値等を参考に，その適応を判断し，CTやMRI等の適切な撮像法や撮像プロトコールについて，事前に確認及び決定する。なお，当該医師は，当該管理を行ったことについて，口頭等で指示をした場合も含め，診療録に記載する。

問2 注8の頭部MRI撮影加算又は注9の全身MRI撮影加算の施設基準において，「関係学会の定める指針に基づいて，適切な被ばく線量管理を行っていること」とあるが，「関連学会の定める指針」とは具体的には何を指すのか。
答 日本医学放射線学会のエックス線CT被ばく線量管理指針等を指す。

問3 注9の全身MRI撮影加算における「関連学会の定める指針」とは，具体的には何を指すのか。
答 日本医学放射線学会・日本磁気共鳴医学会の前立腺癌の骨転移検出のための全身MRI撮像の指針を指す。（令2.3.31）

問4 冠動脈CT撮影加算及び心臓MRI撮影加算について，画像診断管理加算2の基準を満たしてはいないが，当該画像診断を行うに十分な体制がとられている場合，算定できないのか。
答 画像診断管理加算1を算定しており，かつ，循環器疾患を専ら担当する常勤の医師（専ら循環器疾患の診療を担当した経験を10年以上有するもの）又は画像診断を専ら担当する常勤の医師（専ら画像診断を担当した経験を10年以上有するもの）が合わせて3名以上配置されている医療機関においては，画像診断管理加算2に関する施設基準に準じるものであり，当該施設基準を満たすものとして差し支えない。（平20.7.10）

問5 E202磁気共鳴コンピューター断層撮影（MRI撮影）の注10に規定する肝エラストグラフィ加算の施設基準における「関係学会の定める指針に基づいて，肝エラストグラフィ撮影を適切に実施していること」について，「関係学会の

定める指針」とは具体的には何を指すのか。
答 現時点では，日本医学放射線学会及び日本磁気共鳴医学会が作成した「肝MRエラストグラフィ撮像・管理指針」を指す。（令4.6.7）

5の2 外傷全身CT加算の施設基準

(1) 都道府県が定める救急医療に関する計画に基づいて運営される救命救急センターを有している病院であること。
(2) 当該保険医療機関内に画像診断を専ら担当する常勤の医師が配置されていること。
(3) 当該撮影を行うにつき十分な機器及び施設を有していること。
(4) 当該撮影を行うにつき十分な体制が整備されていること。

→ 外傷全身CT加算に関する施設基準
(1) 救命救急入院料の施設基準の届出を行っている。
(2) 64列以上のマルチスライス型のCT装置を有している。
(3) 画像診断管理加算2，3又は4に関する施設基準の届出を行っている。

【届出に関する事項】 外傷全身CT加算の施設基準に係る届出は，**別添2（→Web版）**の**様式38**を用いる。

5の3 大腸CT撮影加算の施設基準

当該撮影を行うにつき十分な機器を有していること。

→ 大腸CT撮影加算に関する施設基準
E200コンピューター断層撮影の「1」CT撮影の「イ」64列以上のマルチスライス型の機器による場合又は「ロ」16列以上64列未満のマルチスライス型の機器による場合に係る施設基準を現に届け出ている。

【届出に関する事項】 コンピューター断層撮影の「1」CT撮影の「イ」64列以上のマルチスライス型の機器による場合又は「ロ」16列以上64列未満のマルチスライス型の機器による場合の届出を行っていればよく，大腸CT撮影加算として特に地方厚生（支）局長に対して，届出を行う必要はない。

第7 投薬

1 処方料及び処方箋料に規定する別に厚生労働大臣が定める薬剤

抗不安剤，催眠鎮静剤，精神神経用剤又はその他の中枢神経系用薬のいずれかに該当する医薬品のうち，不安又は不眠症の効能又は効果を有し，医師による特別な医学管理を必要とするものであること。

1の2 処方料及び処方箋料の特定疾患処方管理加算に規定する疾患

(1) 医科点数表の処方料並びに処方箋料の特定疾患処方管理加算に規定する疾患
分類表に規定する疾病のうち**別表第1**（p.1496）に掲げる疾病
(2) 歯科点数表の処方料及び処方箋料の特定疾患処方管理加算に規定する疾患
分類表に規定する疾病のうち**別表第4**（略）に掲げる疾病

2 処方料及び処方箋料に規定する抗悪性腫瘍剤処方管理加算の施設基準

抗悪性腫瘍剤処方管理を行うにつき必要な体制が整備されていること。

→ 抗悪性腫瘍剤処方管理加算に関する施設基準
(1) 許可病床数が200床以上の病院である。
(2) 化学療法の経験を5年以上有する専任の常勤医師が1名以上勤務している。
【届出に関する事項】
(1) 抗悪性腫瘍剤処方管理加算の施設基準に係る届出は，別添2（→Web版）の様式38の2を用いる。
(2) 1の(2)に掲げる医師の経験が確認できる文書を添付する。

3 処方料の注7，薬剤の注4及び処方箋料の注2に規定する別に厚生労働大臣が定める薬剤

投与期間が30日以上必要なものであること。

4 外来後発医薬品使用体制加算の施設基準

(1) 外来後発医薬品使用体制加算1の施設基準
　イ　保険薬局及び保険薬剤師療養担当規則（昭和32年厚生省令第16号。以下「薬担規則」という）第7条の2に規定する後発医薬品（以下単に「後発医薬品」という）の使用を促進するための体制が整備されている診療所であること。
　ロ　当該保険医療機関において調剤した後発医薬品のある薬担規則第7条の2に規定する新医薬品（以下「先発医薬品」という）及び後発医薬品を合算した薬剤の使用薬剤の薬価（薬価基準）（平成20年厚生労働省告示第60号）別表に規定する規格単位ごとに数えた数量（以下「規格単位数量」という）に占める後発医薬品の規格単位数量の割合が9割以上であること。
　ハ　当該保険医療機関において調剤した薬剤の規格単位数量に占める後発医薬品のある先発医薬品及び後発医薬品を合算した規格単位数量の割合が5割以上であること。
　ニ　医薬品の供給が不足した場合に，医薬品の処方等の変更等に関して適切な対応ができる体制が整備されていること。
　ホ　後発医薬品の使用に積極的に取り組んでいる旨並びにニの体制に関する事項並びに医薬品の供給状況によって投与する薬剤を変更する可能性があること及び変更する場合には患者に十分に説明することについて，当該保険医療機関の見やすい場所に掲示していること。
　ヘ　ホの掲示事項について，原則として，ウェブサイトに掲載していること。

(2) 外来後発医薬品使用体制加算2の施設基準
　イ　後発医薬品の使用を促進するための体制が整備されている診療所であること。
　ロ　当該保険医療機関において調剤した後発医薬品のある先発医薬品及び後発医薬品を合算した規格単位数量に占める後発医薬品の規格単位数量の割合が8割5分以上であること。
　ハ　当該保険医療機関において調剤した薬剤の規格単位数量に占める後発医薬品のある先発医薬品及び後発医薬品を合算した規格単位数量の割合が5割以上であること。
　ニ　(1)のニからヘまでの要件を満たしていること。

(3) 外来後発医薬品使用体制加算3の施設基準
　イ　後発医薬品の使用を促進するための体制が整備されている診療所であること。
　ロ　当該保険医療機関において調剤した後発医薬品のある先発医薬品及び後発医薬品を合算した規格単位数量に占める後発医薬品の規格単位数量の割合が7割5分以上であること。
　ハ　当該保険医療機関において調剤した薬剤の規格単位数量に占める後発医薬品のある先発医薬品及び後発医薬品を合算した規格単位数量の割合が5割以上であること。
　ニ　(1)のニからヘまでの要件を満たしていること。

→ 外来後発医薬品使用体制加算に関する施設基準
(1) 診療所であって，薬剤部門又は薬剤師が後発医薬品の品質，安全性，安定供給体制等の情報を収集・評価し，その結果を踏まえ後発医薬品の採用を決定する体制が整備されている。
(2) 当該保険医療機関において調剤した後発医薬品のある先発医薬品及び後発医薬品について，当該薬剤を合算した使用薬剤の薬価（薬価基準）（平成20年厚生労働省告示第60号）別表に規定する規格単位ごとに数えた数量（以下「規格単位数量」という）に占める後発医薬品の規格単位数量の割合が，外来後発医薬品使用体制加算1にあっては90％以上，外来後発医薬品使用体制加算2にあっては85％以上90％未満，外来後発医薬品使用体制加算3にあっては75％以上85％未満である。
(3) 当該保険医療機関において調剤した薬剤〔(4)に掲げる医薬品を除く〕の規格単位数量に占める後発医薬品のある先発医薬品及び後発医薬品を合算した規格単位数量の割合が50％以上である。
(4) 後発医薬品の規格単位数量の割合を算出する際に除外する医薬品
　① 経腸成分栄養剤：エレンタール配合内用剤，エレンタールP乳幼児用配合内用剤，エンシュア・リキッド，エンシュア・H，ツインラインNF配合経腸用液，ラコールNF配合経腸用液，エネーボ配合経腸用液，ラコールNF配合経腸用半固形剤，イノラス配合経腸用液及びイノソリッド配合経腸用半固形剤
　② 特殊ミルク製剤：フェニルアラニン除去ミルク配合散「雪印」及びロイシン・イソロイシン・バリン除去ミルク配合散「雪印」
　③ 生薬（薬効分類番号510）
　④ 漢方製剤（薬効分類番号520）
　⑤ その他の生薬及び漢方処方に基づく医薬品（薬効分類番号590）
(5) 後発医薬品（ジェネリック医薬品）の使用に積極的に取り組んでいる旨を当該保険医療機関の受付及び支払窓口の見やすい場所に掲示している。
(6) 医薬品の供給が不足した場合に，医薬品の処方等の変更等に関して適切な対応ができる体制が整備されている。
(7) (6)の体制に関する事項並びに医薬品の供給状況によって投与する薬剤が変更となる可能性があること及び変更する場合には患者に十分に説明することについて，当該保険医療機関の見やすい場所に掲示している。
(8) (5)及び(7)の掲示事項について，原則として，ウェブサイトに掲載している。自ら管理するホームページ等を有しない場合については，この限りではない。
【届出に関する事項】
(1) 外来後発医薬品使用体制加算の施設基準に係る届出は，別添2（→Web版）の様式38の3を用いる。
(2) 令和7年5月31日までの間に限り，1（上記）の(8)に該当するものとみなす。
（編注）関連する事務連絡を「後発医薬品使用体制加算の施設基準」の項に掲載（p.1202）。

5 医科点数表区分番号F400に掲げる処方箋料の注6及び歯科点数表区分番号F400に掲げる処方箋料の注5に規定する一般名処方加算の施設基準

(1) 薬剤の一般的名称を記載する処方箋を交付する場合には，医薬品の供給状況等を踏まえつつ，一般名処方の趣旨を患者に十分に説明することについて，当該保険医療機関の見やすい場所に掲示していること。
(2) (1)の掲示事項について，原則として，ウェブサイトに掲載していること。

→ 一般名処方加算に関する施設基準
(1) 医薬品の供給状況や，令和6年10月より長期収載品について医療上の必要性があると認められない場合に患者の希望を踏まえ処方等した場合は選定療養となること等を踏まえつつ，一般名処方の趣旨を患者に十分に説明することについて，当該保険医療機関の見やすい場所に掲示している。
(2) (1)の掲示事項について，原則として，ウェブサイトに掲載している。ただし，自ら管理するホームページ等を有しない場合については，この限りではない。

【届出に関する事項】
(1) 一般名処方加算の施設基準に係る取扱いについては，当該基準を満たしていればよく，特に地方厚生（支）局長に対して，届出を行う必要はない。
(2) 令和7年5月31日までの間に限り，1 (上記)の(2)に該当するものとみなす。

第8 注射

1 外来化学療法加算の施設基準

(1) 外来化学療法を行う体制がそれぞれの加算に応じて整備されていること。
(2) 外来化学療法を行うにつき必要な機器及び十分な専用施設を有していること。

→ 1 外来化学療法加算1に関する施設基準
(1) 外来化学療法を実施するための専用のベッド（点滴注射による化学療法を実施するに適したリクライニングシート等を含む）を有する治療室を保有している。なお，外来化学療法を実施している間は，当該治療室を外来化学療法その他の点滴注射（輸血を含む）以外の目的で使用することは認められない。
(2) 化学療法の経験を5年以上有する専任の常勤医師が勤務している。
(3) 化学療法の経験を5年以上有する専任の看護師が化学療法を実施している時間帯において常時当該治療室に勤務している。
(4) 化学療法に係る調剤の経験を5年以上有する専任の常勤薬剤師が勤務している。
(5) 急変時等の緊急時に当該患者が入院できる体制が確保されていること又は他の保険医療機関との連携により緊急時に当該患者が入院できる体制が整備されている。
(6) 実施される化学療法のレジメン（治療内容）の妥当性を評価し，承認する委員会を開催している。
当該委員会は，化学療法に携わる各診療科の医師の代表者〔代表者数は，複数診療科の場合は，それぞれの診療科で1名以上（1診療科の場合は，2名以上）の代表者である〕，業務に携わる看護師，薬剤師及び必要に応じてその他の職種から構成されるもので，少なくとも年1回開催されるものとする。

事務連絡 問 「実施される化学療法のレジメンの妥当性を評価し，承認する委員会」は，化学療法に携わる各診療科の医師の代表者数がそれぞれの診療科で1名以上（1診療科の場合は，2名以上）が必要となっているが，診療所等において人数が満たなく当該委員会の要件を満たしていない場合は，外来化学療法加算1は算定できないのか。
答 他の保険医療機関と連携し，共同で開催することにより施設基準の求める委員会を実施してもさしつかえなく，他の施設基準等の要件を満たせば，外来化学療法加算1を算定できる。 (平20.3.28)

2 外来化学療法加算2に関する施設基準

(1) 外来化学療法を実施するための専用のベッド（点滴注射による化学療法を実施するに適したリクライニングシート等を含む）を有する治療室を保有している。なお，外来化学療法を実施している間は，当該治療室を外来化学療法その他の点滴注射（輸血を含む）以外の目的で使用することは認められない。
(2) 化学療法の経験を有する専任の看護師が化学療法を実施している時間帯において常時当該治療室に勤務している。
(3) 当該化学療法につき専任の常勤薬剤師が勤務している。
(4) 急変時等の緊急時に当該患者が入院できる体制が確保されている又は他の保険医療機関との連携により緊急時に当該患者が入院できる体制が整備されている。
(5) (3)については，常勤薬剤師の確保が直ちに困難な場合であって，既に関節リウマチ患者及びクローン病患者の診療を行っており，改正前から外来化学療法加算の届出を行っていた診療所については，外来化学療法加算2の届出を行うことができる。

事務連絡 問1 「当該保険医療機関において外来化学療法に関わる職員及び地域の保険薬局に勤務する薬剤師等を対象とした研修会等」とは，どのようなものか。
答 連携充実加算の届出を行っている保険医療機関のレジメン（治療内容）の解説等を行う研修会である。なお，当該研修会は，連携充実加算の届出を行っている保険医療機関が主催する場合のほか，地域の医師会又は薬剤師会と当該保険医療機関が共同で開催する場合も想定される。 (令2.4.16)

問2 連携充実加算の施設基準について，「当該保険医療機関において外来化学療法に関わる職員及び地域の保険薬局に勤務する薬剤師等を対象とした研修会等を年1回以上実施すること」とされているが，当該施設基準を新規に届け出る場合，どのような取扱いとなるか。
答 当該施設基準の届出時点で，届出日から1年以内に当該研修会等を開催することが決まっている場合については，「当該保険医療機関において外来化学療法に関わる職員及び地域の保険薬局に勤務する薬剤師等を対象とした研修会等を年1回以上実施すること」の要件を満たしているものとしてよい。なお，届出時に研修会等の開催予定日が分かる書類を添付すること。 (令2.9.1，一部略)

【届出に関する事項】
(1) 外来化学療法加算1及び2の施設基準に係る届出は，別添2 (→Web版)の様式39を用いる。
(2) 当該治療室の平面図を添付する。

2 中心静脈注射用カテーテル挿入の注3に規定する対象患者

別表第9の2の2 (p.1500) に掲げる者

3 無菌製剤処理料の施設基準等

(1) 無菌製剤処理料の施設基準
イ 無菌製剤処理を行うにつき十分な施設を有していること。
ロ 無菌製剤処理を行うにつき必要な体制が整備されていること。
(2) 無菌製剤処理料の対象患者
イ 無菌製剤処理料1の対象患者

悪性腫瘍に対して用いる薬剤であって細胞毒性を有するものに関し，皮内注射，皮下注射，筋肉内注射，動脈注射，抗悪性腫瘍剤局所持続注入，肝動脈塞栓を伴う抗悪性腫瘍剤肝動脈内注入，点滴注射又は脳脊髄腔注射が行われる患者
　□　無菌製剤処理料2の対象患者
　　動脈注射若しくは点滴注射が行われる入院中の患者であって次の①から③までに掲げるもの又は中心静脈注射若しくは植込型カテーテルによる中心静脈注射が行われる患者
　　①　無菌治療室管理加算を算定する患者
　　②　HIV感染者療養環境特別加算を算定する患者
　　③　①又は②に準ずる患者

→1　無菌製剤処理料に関する施設基準
(1)　2名以上の常勤の薬剤師がいる。
(2)　無菌製剤処理を行うための専用の部屋（内法による測定で5m²以上）を有している。なお，平成26年3月31日において，現に当該処理料の届出を行っている保険医療機関については，当該専用の部屋の増築又は全面的な改築を行うまでの間は，内法の規定を満たしているものとする。
(3)　無菌製剤処理を行うための無菌室，クリーンベンチ又は安全キャビネットを備えている。

2　無菌製剤処理料の対象患者
(1)　無菌製剤処理料1の対象患者は，悪性腫瘍に対して用いる薬剤であって細胞毒性を有するものに関し，皮内注射，皮下注射，筋肉内注射，動脈注射，抗悪性腫瘍剤局所持続注入，肝動脈塞栓を伴う抗悪性腫瘍剤肝動脈内注入，点滴注射又は脳脊髄腔注射が行われる患者であり，この場合において，「悪性腫瘍に対して用いる薬剤であって細胞毒性を有するもの」とは，医薬品等副作用被害救済制度の対象とならない医薬品等（平成16年厚生労働省告示第185号）に掲げる医薬品のうち，悪性腫瘍に対して用いる注射剤をいう。
(2)　無菌製剤処理料2の対象患者は，以下のア又はイに該当する患者である。
　ア　動脈注射又は点滴注射が行われる入院中の患者のうち，白血病，再生不良性貧血，骨髄異形成症候群，重症複合型免疫不全症等の患者及び後天性免疫不全症候群の病原体に感染し抗体の陽性反応がある患者であって，無菌治療室管理加算若しくはHIV感染者療養環境特別加算を算定する患者又はこれらの患者と同等の状態にある患者
　イ　中心静脈注射又は植込型カテーテルによる中心静脈注射が行われる患者

【届出に関する事項】
(1)　無菌製剤処理料の施設基準に係る届出は，別添2（→Web版）の様式40を用いる。
(2)　当該保険医療機関に勤務する薬剤師の氏名，勤務の態様（常勤・非常勤，専従・非専従，専任・非専任の別）及び勤務時間を別添2の様式4を用いて提出する。なお，調剤，医薬品情報管理，病棟薬剤業務，薬剤管理指導又は在宅患者訪問薬剤管理指導のいずれに従事しているか（兼務の場合はその旨）並びに無菌製剤処理業務に従事している場合はその旨を備考欄に記載する。

第9　リハビリテーション

事務連絡　問1　疾患別リハビリテーション料等の施設基準において「当該リハビリテーションの実施時間以外に他の業務に従事することは差し支えない」とあるが，介護保険によるリハビリテーションは「他の業務」に含まれるか。
答　含まれる。 (平28.3.31)
問2　疾患別リハビリテーションの施設基準に定められている専任の医師については，他の疾患別リハビリテーションと兼任できるか。
答　各疾患別リハビリテーションの施設基準に規定する医師の要件をそれぞれ満たす場合には，兼任できる。

問3　所定労働時間とは，週40時間か。
答　医療機関の定める所定労働時間であり，必ずしも週40時間でなくてよい。
問4　各疾患別リハビリテーションの届出に係る専従の理学療法士，作業療法士，言語聴覚士については，各疾患別リハビリテーションを実施しない日において訪問リハビリテーションを行っている場合であれば専従の従事者として届け出てよいか。
答　よい。
問5　疾患別リハビリテーションに規定されている「経験を有する」という規定は，具体的にはどのようなことか。例えば，「心大血管疾患リハビリテーションの経験を有する専従の常勤理学療法士又は常勤看護師」とあるが，ここにいう経験とはどのようなものか。
答　専門的な研修の例としては，平成18年4月1日現在では，心大血管疾患リハビリテーションについては，日本心臓リハビリテーション学会の認定する心臓リハビリテーション指導士の研修，呼吸器リハビリテーションについては，日本呼吸器学会等の認定する呼吸療法認定士の研修等がある。
問6　機能訓練室の面積要件については，階が離れていても合算して基準の面積を確保することでもよいか。
答　適切に従事者を配置し，適切にリハビリを実施できる場合は，合算により確保してもよい。 (平18.3.31)
問7　疾患別リハビリテーションの専用機能訓練室は，他の疾患別リハビリテーションと兼用する際に，疾患別ごとに使用範囲を区切る必要はあるのか。
答　そのような必要はない。 (平20.3.28)
問8　保険医療機関において，脳血管疾患リハビリテーション，運動器リハビリテーション又は呼吸器リハビリテーション（以下「疾患別リハビリテーションという」）と介護保険の1時間以上2時間未満の通所リハビリテーションを同時に行う場合，部屋は別々に必要なのか。また，疾患別リハビリテーションに求められている施設基準に加えて，通所リハビリテーションに求められている面積が必要なのか。
答　疾患別リハビリテーションと1時間以上2時間未満の通所リハビリテーションを同時に行う場合に必要な面積は，当該機能訓練室が，当該医療機関が届出を行っている疾患別リハビリテーションに規定される面積基準を満たし，また，通所リハビリテーションが提供される時間帯において，通所リハビリテーションの利用者の数で満たすべき面積基準を満たしていればよい。なお，介護保険の機能訓練室と疾患別リハビリテーションの機能訓練室は分ける必要はなく，疾患別リハビリテーションの機能訓練室の一部で通所リハビリテーションを行うことは差し支えない。 (平22.3.29)
問9　リハビリテーションの初期加算について，リハビリテーション科を標榜している必要があるか。
答　原則として標榜している必要がある。ただし，リハビリテーションに専ら従事している常勤の医師が勤務している場合は，リハビリテーション科を標榜していない場合であっても，当該加算を算定出来る。
　また，心大血管疾患リハビリテーションについては，当該リハビリテーションの経験を有する常勤の医師が勤務している循環器科又は心臓血管外科，呼吸器リハビリテーションについては，呼吸器リハビリテーションの経験を有する常勤の医師が勤務している呼吸器内科，呼吸器外科を標榜していることで差し支えない。 (平24.3.30)

1　心大血管疾患リハビリテーション料，脳血管疾患等リハビリテーション料，廃用症候群リハビリテーション料，運動器リハビリテーション料及び呼吸器リハビリテーション料の施設基準等

(1)　医科点数表第2章第7部リハビリテーション通則第4号に規定する患者
　　別表第9の3 (p.1500) に掲げる患者

(2) 心大血管疾患リハビリテーション料，脳血管疾患等リハビリテーション料，廃用症候群リハビリテーション料，運動器リハビリテーション料及び呼吸器リハビリテーション料の施設基準
　イ　心大血管疾患リハビリテーション料，脳血管疾患等リハビリテーション料，廃用症候群リハビリテーション料，運動器リハビリテーション料又は呼吸器リハビリテーション料を担当する専任の常勤医師がそれぞれ適切に配置されていること。
　ロ　心大血管疾患リハビリテーション料，脳血管疾患等リハビリテーション料，廃用症候群リハビリテーション料，運動器リハビリテーション料又は呼吸器リハビリテーション料を担当する常勤の看護師，理学療法士，作業療法士又は言語聴覚士がそれぞれ適切に配置されていること。
　ハ　心大血管疾患リハビリテーション料，脳血管疾患等リハビリテーション料，廃用症候群リハビリテーション料，運動器リハビリテーション料又は呼吸器リハビリテーション料を行うにつきそれぞれ十分な施設を有していること。
　ニ　心大血管疾患リハビリテーション料，脳血管疾患等リハビリテーション料，廃用症候群リハビリテーション料，運動器リハビリテーション料又は呼吸器リハビリテーション料を行うにつきそれぞれ必要な器械・器具が具備されていること。
　ホ　脳血管疾患等リハビリテーション料，廃用症候群リハビリテーション料及び運動器リハビリテーション料を行う保険医療機関においては，指定居宅サービス等の事業の人員，設備及び運営に関する基準（平成11年厚生省令第37号）第111条第1項に規定する指定通所リハビリテーション事業所，同令第76条第1項に規定する指定訪問リハビリテーション事業所等とのリハビリテーションに係る連携を行うにつき必要な体制が整備されていること。
　ヘ　他の保険医療機関とのリハビリテーションに係る連携を行うにつき必要な体制が整備されていること。

(3) 心大血管疾患リハビリテーション料の対象患者
　　別表第9の4（p.1500）に掲げる患者
(4) 脳血管疾患等リハビリテーション料の対象患者
　　別表第9の5（p.1500）に掲げる患者
(5) 運動器リハビリテーション料の対象患者
　　別表第9の6（p.1501）に掲げる患者
(6) 呼吸器リハビリテーション料の対象患者
　　別表第9の7（p.1501）に掲げる患者
(7) 心大血管疾患リハビリテーション料，脳血管疾患等リハビリテーション料，廃用症候群リハビリテーション料，運動器リハビリテーション料及び呼吸器リハビリテーション料に規定する算定日数の上限の除外対象患者
　　別表第9の8（p.1501）に掲げる患者
(8) 心大血管疾患リハビリテーション料，脳血管疾患等リハビリテーション料，廃用症候群リハビリテーション料，運動器リハビリテーション料及び呼吸器リハビリテーション料に規定する別に厚生労働大臣が定める場合
　　別表第9の9（p.1501）に掲げる場合
(9) 心大血管疾患リハビリテーション料，脳血管疾患等リハビリテーション料，廃用症候群リハビリテーション料，運動器リハビリテーション料及び呼吸器リハビリテーション料に規定する初期加算及び急性期リハビリテーション加算の施設基準
　　当該保険医療機関内にリハビリテーション科の常勤医師が配置されていること。
(10) 心大血管疾患リハビリテーション料，脳血管疾患等リハビリテーション料，廃用症候群リハビリテーション料，運動器リハビリテーション料及び呼吸器リハビリテーション料に規定する急性期リハビリテーション加算の対象となる患者
　　別表第9の10（p.1501）に掲げる患者
(11) 心大血管疾患リハビリテーション料，脳血管疾患等リハビリテーション料，廃用症候群リハビリテーション料，運動器リハビリテーション料及び呼吸器リハビリテーション料に規定するリハビリテーションデータ提出加算の施設基準
　　リハビリテーションを実施している患者に係る診療内容に関するデータを継続的かつ適切に提出するために必要な体制が整備されていること。
(12) リハビリテーション総合計画評価料の注4に規定する患者
　　脳卒中又は脊髄障害の急性発症に伴う上肢又は下肢の運動機能障害を有する患者であって，発症日から起算して60日以内のもの

《第38 心大血管疾患リハビリテーション料（Ｉ）》
→ 1　心大血管疾患リハビリテーション料（Ｉ）に関する施設基準

(1) 届出保険医療機関（循環器内科又は心臓血管外科を標榜するものに限る。以下この項において同じ）において，循環器内科又は心臓血管外科の医師が，心大血管疾患リハビリテーションを実施している時間帯において常時勤務しており，心大血管疾患リハビリテーションの経験を有する専任の常勤医師が1名以上勤務している。この場合において，心大血管疾患リハビリテーションを受ける患者の急変時等に連絡を受けるとともに，当該保険医療機関又は連携する保険医療機関において適切な対応ができるような体制を有する。
(2) 心大血管疾患リハビリテーションの経験を有する専従の常勤理学療法士及び専従の常勤看護師が合わせて2名以上勤務している又は専従の常勤理学療法士若しくは専従の常勤看護師のいずれか一方が2名以上勤務している。なお，いずれの組合せの場合であっても，うち1名は専任の従事者でも差し支えない。また，これらの者については，リハビリテーション・栄養・口腔連携体制加算，地域包括医療病棟入院料，回復期リハビリテーション病棟入院料及び地域包括ケア病棟入院料を算定する病棟並びに回復期リハビリテーション入院医療管理料及び地域包括ケア入院医療管理料を算定する病室を有する病棟の配置従事者との兼任はできないが，心大血管疾患リハビリテーションを実施しない時間帯において，他の疾患別リハビリテーション，障害児（者）リハビリテーション及びがん患者リハビリテーションに従事することは差し支えない。加えて，心大血管疾患リハビリテーションとその他のリハビリテーションの実施日・時間が異なる場合にあっては，別のリハビリテーションの専従者として届け出ることは可能である。また，必要に応じて，心機能に応じた日常生活活動に関する訓練等の心大血管疾患リハビリテーションに係る経験を有する作業療法士が勤務していることが望ましい。
(3) 専用の機能訓練室（少なくとも，病院については，内法による測定で30m²以上，診療所については，内法による測定で20m²以上）を有している。専用の機能訓練室は，当該療法を実施する時間帯以外の時間帯において，他の用途に使用することは差し支えない。また，当該療法を実施する時間帯に，他の疾患別リハビリテーション，障害児（者）リハビリテーション又はがん患者リハビリテーションを同一の機能訓練室で行う場合には，それぞれの施設基準を満たしていれば差し支えない。それぞれの施設基準を満たす場合とは，例えば，心大血管疾患リハビリテーションと脳

血管疾患等リハビリテーションを同一の時間帯に実施する場合には，機能訓練室の面積は，それぞれのリハビリテーションの施設基準で定める面積を合計したもの以上である必要があり，必要な器械・器具についても，兼用ではなく，それぞれのリハビリテーション専用のものとして備える必要がある。
(4) 平成26年3月31日において，現に当該リハビリテーション料の届出を行っている保険医療機関については，当該機能訓練室の増築又は全面的な改築を行うまでの間は，(3)の内法の規定を満たしているものとする。
(5) 専用の機能訓練室には，当該療法を行うために必要な以下の器械・器具を備えている。
　ア　酸素供給装置
　イ　除細動器
　ウ　心電図モニター装置
　エ　トレッドミル又はエルゴメータ
　オ　血圧計
　カ　救急カート
また，当該保険医療機関内に以下の器械を備えている。
　運動負荷試験装置
(6) リハビリテーションに関する記録(医師の指示，運動処方，実施時間，訓練内容，担当者等)は患者ごとに一元的に保管され，常に医療従事者により閲覧が可能である。
(7) 定期的に担当の多職種が参加するカンファレンスが開催されている。
(8) 届出保険医療機関又は連携する別の保険医療機関(循環器内科又は心臓血管外科を標榜するものに限る。以下この項において同じ。)において，緊急手術や，緊急の血管造影検査を行うことができる体制が確保されている。
(9) 届出保険医療機関又は連携する別の保険医療機関において，救命救急入院料又は特定集中治療室管理料の届出がされており，当該治療室が心大血管疾患リハビリテーションの実施上生じた患者の緊急事態に使用できる。
(10) 心大血管疾患リハビリテーションを実施した患者であって，他の保険医療機関でリハビリテーションが継続される予定であるものについて，当該患者の同意を得た上で，当該他の保険医療機関に対して，リハビリテーション実施計画書又はリハビリテーション総合実施計画書等を文書により提供できる体制を整備している。
(11) (1)の専任の常勤医師について，週3日以上常態として勤務しており，かつ，所定労働時間が週22時間以上の勤務を行っている専任の非常勤医師を2名以上組み合わせることにより，常勤医師の勤務時間帯と同じ時間帯にこれらの非常勤医師が配置されている場合には，当該医師の実労働時間を常勤換算し常勤医師数に算入することができる。ただし，この項において，心大血管疾患リハビリテーションの経験を有する非常勤医師に限る。
(12) (2)の専従の常勤理学療法士及び専従の常勤看護師について，週3日以上常態として勤務しており，かつ，所定労働時間が週22時間以上の勤務を行っている専従の非常勤理学療法士又は専従の非常勤看護師をそれぞれ2名以上組み合わせることにより，常勤理学療法士又は常勤看護師の勤務時間帯と同じ時間帯にこれらの非常勤理学療法士又は非常勤看護師がそれぞれ配置されている場合には，これらの非常勤理学療法士又は非常勤看護師の実労働時間を常勤換算し常勤理学療法士数又は常勤看護師数にそれぞれ算入することができる。ただし，この項において，常勤換算し常勤理学療法士数又は常勤看護師数に算入することができるのは，心大血管疾患リハビリテーションの経験を有する理学療法士又は看護師であって，それぞれ常勤配置のうち1名までに限る。

2　初期加算及び急性期リハビリテーション加算に関する施設基準

当該保険医療機関にリハビリテーション科の常勤の医師が1名以上配置されている。なお，週3日以上常態として勤務しており，かつ，所定労働時間が週22時間以上の勤務を行っているリハビリテーション科の非常勤医師を2名以上組み合わせることにより，常勤医師の勤務時間帯と同じ時間帯にこれらの非常勤医師が配置されている場合には，当該基準を満たしていることとみなすことができる。

3　リハビリテーションデータ提出加算に関する施設基準

(1) 外来医療等調査に適切に参加できる体制を有する。また，厚生労働省保険局医療課及び外来医療等調査事務局と電子メール及び電話での連絡可能な担当者を必ず1名指定する。
(2) 外来医療等調査に適切に参加し，調査に準拠したデータを提出する。
(3) 診療記録(過去5年間の診療録及び過去3年間の手術記録，看護記録等)の全てが保管・管理されている。
(4) 診療記録の保管・管理につき，厚生労働省「医療情報システムの安全管理に関するガイドライン」に準拠した体制であることが望ましい。
(5) 診療記録の保管・管理のための規定が明文化されている。
(6) 患者についての疾病統計には，ICD大分類程度以上の疾病分類がされている。
(7) 保管・管理された診療記録が疾病別に検索・抽出できる。

4　リハビリテーションデータ提出加算に関する事項

(1) データの提出を希望する保険医療機関は，令和6年5月20日，8月20日，11月20日，令和7年2月20日，5月20日，8月20日，11月20日又は令和8年2月20日までに別添2(→Web版)の様式7の10について，地方厚生(支)局医療課長を経由して，厚生労働省保険局医療課長へ届出する。
(2) (1)の届出を行った保険医療機関は，試行データを厚生労働省が提供するチェックプログラムにより作成し，調査実施説明資料に定められた方法に従って厚生労働省保険局医療課が別途通知する期日までに外来医療等調査事務局へ提出する。
(3) 試行データが適切に提出されていた場合は，データ提出の実績が認められた保険医療機関として，厚生労働省保険局医療課より事務連絡を3の(1)の担当者宛てに電子メールにて発出する。なお，当該連絡のあった保険医療機関においては，この連絡以後，リハビリテーションデータ提出加算の届出を行うことが可能となる。

【届出に関する事項】
(1) 心大血管疾患リハビリテーション料(Ⅰ)の施設基準に係る届出は，別添2(→Web版)の様式41を用いる。
(2) 当該治療に従事する医師，理学療法士，作業療法士及び看護師の氏名，勤務の態様(常勤・非常勤，専従・非専従，専任・非専任の別)等について別添2の様式44の2を用いて提出する。
(3) 当該治療が行われる専用の機能訓練室の平面図を添付する。
(4) リハビリテーションデータ提出加算の施設基準に係る届出は別添2の様式7の11を用いる。
(5) 各調査年度において，累積して3回のデータ提出の遅延等が認められた場合は，適切なデータ提出が継続的に行われていないことから，3回目の遅延等が認められた日の属する月に速やかに変更の届出を行うこととし，当該変更の届出を行った日の属する月の翌月からは算定できない。
(6) データ提出を取りやめる場合，4の(2)の基準を満たさなくなった場合及び(5)に該当した場合については，別添2の様式7の12を提出する。
(7) (6)の届出を行い，その後に再度データ提出を行う場合にあっては，4の(1)の手続きより開始する。

《第39　心大血管疾患リハビリテーション料(Ⅱ)》

1　心大血管疾患リハビリテーション料(Ⅱ)に関する施設基準

(1) 届出保険医療機関において，心大血管疾患リハビリテーションを実施する時間帯に循環器内科又は心臓血管外科を担当する医師(非常勤を含む。)及び心大血管疾患リハビリテーションの経験を有する医師(非常勤を含む。)が1名以上勤務している。
(2) 心大血管疾患リハビリテーションの経験を有する専従の理学療法士又は看護師のいずれか1名以上が勤務している。

兼任の取扱いについては**第38の1**〔心大血管疾患リハビリテーション料（Ⅰ）の「1」，p.1401〕の(2)と同様である。また，必要に応じて，心機能に応じた日常生活活動に関する訓練等の心大血管疾患リハビリテーションに係る経験を有する作業療法士が勤務していることが望ましい。

(3) 第38の1の(3)から(10)までを満たしている。

2　初期加算及び急性期リハビリテーション加算に関する施設基準

当該加算の要件については，第38の2と同様である。

3　リハビリテーションデータ提出加算に関する施設基準

当該加算の要件については，第38の3と同様である。

4　リハビリテーションデータ提出加算に関する事項

当該加算に関する事項については，第38の4と同様である。

【届出に関する事項】　当該届出に関する事項については，第38の5（届出に関する事項）と同様である。

事務連絡　心大血管疾患リハビリテーション料

問1　心大血管疾患リハビリテーション料の施設基準に規定する専従の看護師は，外来業務と兼任してよいか。

答　心大血管疾患リハビリテーションの実施日以外については，兼務することも可能である。ただし，心大血管疾患リハビリテーション実施日と外来勤務日とが異なることが確認できる添付書類を添えて届け出ること。　　（平18.3.31, 一部修正）

問2　H000心大血管疾患リハビリテーション料（Ⅰ）の施設基準通知(2)には，「心大血管疾患リハビリテーションの経験を有する専従の常勤理学療法士及び専従の常勤看護師が合わせて2名以上勤務していること又は専従の常勤理学療法士もしくは専従の常勤看護師のいずれか一方が2名以上勤務していること。（中略）ただし，いずれの場合であっても，2名のうち1名は専任の従事者でも差し支えないこと。（中略）また，心大血管疾患リハビリテーションとその他のリハビリテーションの実施日・時間が異なる場合にあっては，別のリハビリテーションの専従者として届け出ることは可能である」とあるが，心大血管疾患リハビリテーション料の専従者及び専任者は他の疾患別リハビリテーションの専従者と兼任できるか。

答　心大血管疾患リハビリテーションとその他のリハビリテーションの実施日・時間が異なる場合にあっては，通知の通り兼任できる。心大血管疾患リハビリテーションとその他のリハビリテーションの実施日・時間が重複する場合は兼任できない。

問3　心大血管疾患リハビリテーション料（Ⅰ）の施設基準において，「循環器科又は心臓血管外科の医師が，心大血管疾患リハビリテーションを実施している時間帯において常時勤務しており，心大血管疾患リハビリテーションの経験を有する専任の常勤医師が1名以上勤務していること」とあるが，前者が後者を兼ねることはできるか。同様に，心大血管疾患リハビリテーション料（Ⅱ）の施設基準において，「心大血管疾患リハビリテーションを実施する時間帯に循環器科又は心臓血管外科を担当する医師（非常勤を含む）及び心大血管疾患リハビリテーションの経験を有する医師（非常勤を含む）が1名以上勤務していること」とあるが，前者が後者を兼ねることはできるか。

答　それぞれの要件を満たしていれば兼ねることができる。
　　　　　　　　　　　　　　　　　　　　　　（平28.3.31）

《第40　脳血管疾患等リハビリテーション料（Ⅰ）》

→ **1　脳血管疾患等リハビリテーション料（Ⅰ）に関する施設基準**

(1) 当該保険医療機関において，専任の常勤医師が2名以上勤務している。ただし，そのうち1名は，脳血管疾患等のリハビリテーション医療に関する3年以上の臨床経験又は脳血管疾患等のリハビリテーション医療に関する研修会，講習会の受講歴（又は講師歴）を有する。なお，**第38の1**〔心大血管疾患リハビリテーション料（Ⅰ）の「1」，p.1402〕の(11)の例により，所定労働時間が週22時間以上の勤務を行っている非常勤医師を専任の常勤医師数に算入することができる。ただし，この項において，脳血管疾患等のリハビリテーション医療に関する3年以上の臨床経験又は脳血管疾患等のリハビリテーション医療に関する研修会，講習会の受講歴（又は講師歴）を有する常勤医師についてこれらの非常勤医師による常勤換算を行う場合にあっては，当該経験又は受講歴（又は講師歴）を有する非常勤医師に限る。

(2) 次のアからエまでを全て満たしている。

ア　専従の常勤理学療法士が5名以上勤務している。ただし，リハビリテーション・栄養・口腔連携体制加算，地域包括医療病棟入院料，回復期リハビリテーション病棟入院料及び地域包括ケア病棟入院料を算定する病棟並びに回復期リハビリテーション入院医療管理料及び地域包括ケア入院医療管理料を算定する病室を有する病棟における常勤理学療法士との兼任はできないが，廃用症候群リハビリテーション料（Ⅰ），（Ⅱ）又は（Ⅲ），運動器リハビリテーション料（Ⅰ），（Ⅱ）又は（Ⅲ），呼吸器リハビリテーション料（Ⅰ）又は（Ⅱ），障害児（者）リハビリテーション料及びがん患者リハビリテーション料における常勤理学療法士との兼任は可能である。

イ　専従の常勤作業療法士が3名以上勤務している。兼任の取扱いについては**第40の1の(2)のア**と同様である。

ウ　言語聴覚療法を行う場合は，専従の常勤言語聴覚士が1名以上勤務している。なお，第7部リハビリテーション第1節の各項目のうち専従の常勤言語聴覚士を求める別の項目について，別に定めがある場合を除き，兼任は可能である。

エ　アからウまでの専従の従事者が合わせて10名以上勤務する。なお，当該保険医療機関において，疾患別リハビリテーション（心大血管疾患リハビリテーションを除く），障害児（者）リハビリテーション及びがん患者リハビリテーションが行われる時間が当該保険医療機関の定める所定労働時間に満たない場合には，当該リハビリテーションの実施時間以外に他の業務に従事することは差し支えない。また，**第38の1の(12)**により，専従の非常勤理学療法士，専従の非常勤作業療法士又は専従の非常勤言語聴覚士を常勤理学療法士数，常勤作業療法士数又は常勤言語聴覚士数にそれぞれ算入することができる。ただし，常勤換算し常勤理学療法士数，常勤作業療法士数又は常勤言語聴覚士数に算入することができるのは，常勤配置のうち理学療法士は4名，作業療法士は2名，言語聴覚士は1名までに限る。

オ　次の(イ)又は(ロ)の要件を満たす場合であって，アからウまでの専従の従事者が疾患別リハビリテーションを提供すべき患者がいない時間帯には，脳血管疾患等リハビリテーションの実施時間中であっても，当該専従の従事者が，当該保険医療機関が行う通所リハビリテーション又は障害者の日常生活及び社会生活を総合的に支援するための法律施行規則（平成18年厚生労働省令第19号）第6条の6第1号に規定する自立訓練（機能訓練）〔以下，「自立訓練（機能訓練）」という〕に従事しても差し支えない。

(イ)　疾患別リハビリテーション料の施設基準における専従の従事者以外の全ての理学療法士，作業療法士及び言語聴覚士が，介護保険のリハビリテーション，自立訓練（機能訓練），その他疾患別リハビリテーション以外の業務に従事している。

(ロ)　当該保険医療機関に配置された全ての理学療法士，作業療法士及び言語聴覚士が，いずれかの疾患別リハビリテーション料の施設基準における専従の従事者である。

(3) 治療・訓練を十分実施し得る専用の機能訓練室（少なくとも，内法による測定で160m²以上）を有している。専用の機能訓練室は，当該療法を実施する時間帯以外の時間帯において，他の用途に使用することは差し支えない。また，専用の機能訓練室は，疾患別リハビリテーション，障害児（者）リハビリテーション又はがん患者リハビリテーションを実施している時間帯において「専用」ということであり，疾患別リハビリテーション，障害児（者）リハビリテーション又はがん患者リハビリテーションを同一の機能訓練室

において同時に行うことは差し支えない。ただし，同一の時間帯において心大血管疾患リハビリテーションを行う場合にあっては，それぞれの施設基準を満たしている。なお，言語聴覚療法を行う場合は，遮蔽等に配慮した専用の個別療法室（内法による測定で8m²以上）1室以上を別に有している。
(4) 当該療法を行うために必要な施設及び器械・器具として，以下のものを具備している。これらの器械等については，当該保険医療機関が，指定通所リハビリテーション又は自立訓練（機能訓練）を実施する場合であって，リハビリテーションの提供に支障が生じない場合に，指定通所リハビリテーション事業所又は自立訓練（機能訓練）事業所の利用者が使用しても差し支えない。
　　歩行補助具，訓練マット，治療台，砂嚢などの重錘，各種測定用器具（角度計，握力計等），血圧計，平行棒，傾斜台，姿勢矯正用鏡，各種車椅子，各種歩行補助具，各種装具（長・短下肢装具等），家事用設備，各種日常生活動作用設備等。ただし，言語聴覚療法を行う場合は，聴力検査機器，音声録音再生装置，ビデオ録画システム等を有する。必要に応じ，麻痺側の関節の屈曲・伸展を補助し運動量を増加させるためのリハビリテーション用医療機器を備える。
(5) 言語聴覚療法のみを実施する場合において，以下のアからエまでの基準を全て満たす場合は，上記基準にかかわらず，脳血管疾患等リハビリテーション料（I）の基準を満たすものとする。
　ア　専任の常勤医師が1名以上勤務している。なお，第38の1の(11)の例により，所定労働時間が週22時間以上の勤務を行っている非常勤医師を専任の常勤医師数に算入することができる。
　イ　専従の常勤言語聴覚士が3名以上勤務している。なお，第38の1の(12)の例により，専従の非常勤言語聴覚士を常勤言語聴覚士数に算入することができる。ただし，常勤換算し常勤言語聴覚士数に算入することができるのは，常勤配置のうち2名までに限る。
　ウ　遮蔽等に配慮した専用の個別療法室（内法による測定で8m²以上）を有している。
　エ　言語聴覚療法に必要な，聴力検査機器，音声録音再生装置，ビデオ録画システム等の器械・器具を具備している。
(6) 平成26年3月31日において，現に当該リハビリテーション料の届出を行っている保険医療機関については，当該機能訓練室等の増築又は全面的な改築を行うまでの間は，(3)及び(5)の内法の規定を満たしているものとする。
(7) リハビリテーションに関する記録（医師の指示，実施時間，訓練内容，担当者等）は患者ごとに一元的に保管され，常に医療従事者により閲覧が可能である。
(8) 定期的に担当の多職種が参加するカンファレンスが開催されている。
(9) (2)のアからウまでの専従の従事者以外の理学療法士，作業療法士及び言語聴覚士については，疾患別リハビリテーションに従事している時間帯を除き，当該保険医療機関が行う通所リハビリテーション又は自立訓練（機能訓練）に従事可能である。
(10) 要介護認定を申請中の者又は介護保険法第62条に規定する要介護被保険者等であって，介護保険によるリハビリテーションへの移行を予定しているものについて，当該患者の同意を得た上で，利用を予定している指定通所リハビリテーション事業所，指定訪問リハビリテーション事業所，指定介護予防通所リハビリテーション事業所又は指定介護予防訪問リハビリテーション事業所（以下「指定通所リハビリテーション事業所等」という）に対して，リハビリテーション実施計画書又はリハビリテーション総合実施計画書等を文書により提供できる体制を整備している。
(11) 脳血管疾患等リハビリテーションを実施した患者であって，他の保険医療機関でリハビリテーションが継続される予定であるものについて，当該他の医療機関に対して，当該患者の同意を得た上で，リハビリテーション実施計画書又はリハビリテーション総合実施計画書等を文書により提

供できる体制を整備している。
2　初期加算及び急性期リハビリテーション加算に関する施設基準
当該加算の要件については，第38の2〔心大血管疾患リハビリテーション料（I）の「2」，p.1402〕と同様である。
3　リハビリテーションデータ提出加算に関する施設基準
当該加算の要件については，第38の3と同様である。
4　リハビリテーションデータ提出加算に関する事項
当該加算に関する事項については，第38の4と同様である。
【届出に関する事項】
(1) 脳血管疾患等リハビリテーション料（I）の施設基準に係る届出は，別添2（→Web版）の様式42を用いる。
(2) 当該治療に従事する医師，理学療法士，作業療法士，言語聴覚士の氏名，勤務の態様（常勤・非常勤，専従・非専従，専任・非専任の別）等を別添2の様式44の2を用いて提出する。
(3) 当該治療が行われる専用の機能訓練室の平面図を添付する。
(4) リハビリテーションデータ提出加算の施設基準に係る届出については，第38の5（届出に関する事項）の(4)から(7)までと同様である。

《第40の2　脳血管疾患等リハビリテーション料（II）》
→**1　脳血管疾患等リハビリテーション料（II）に関する施設基準**
(1) 当該保険医療機関において，専任の常勤医師が1名以上勤務している。なお，第38の1の(11)の例により，所定労働時間が週22時間以上の勤務を行っている非常勤医師を専任の常勤医師数に算入することができる。
(2) 次のアからエまでを全て満たしている。
　ア　専従の常勤理学療法士が1名以上勤務している。兼任の取扱いについては第40の1〔「脳血管疾患等リハビリテーション料（I）に関する施設基準」，p.1403〕の(2)のアと同様である。
　イ　専従の常勤作業療法士が1名以上勤務している。兼任の取扱いについては第40の1の(2)のアと同様である。
　ウ　言語聴覚療法を行う場合は，専従の常勤言語聴覚士が1名以上勤務している。なお，第7部リハビリテーション第1節の各項目のうち専従の常勤言語聴覚士を求める別の項目について，別に定めがある場合を除き，兼任は可能である。
　エ　アからウまでの専従の従事者が合わせて4名以上勤務している。なお，当該保険医療機関において，疾患別リハビリテーション（心大血管疾患リハビリテーションを除く），障害児（者）リハビリテーション及びがん患者リハビリテーションが行われる時間が当該保険医療機関の定める所定労働時間に満たない場合には，当該リハビリテーションの実施時間以外に他の業務に従事することは差し支えない。なお，第38の1の(12)の例により，専従の非常勤理学療法士，専従の非常勤作業療法士又は専従の非常勤言語聴覚士を常勤理学療法士数，常勤作業療法士数又は常勤言語聴覚士数にそれぞれ算入することができる。ただし，常勤換算し常勤理学療法士数，常勤作業療法士数又は常勤言語聴覚士数に算入することができるのは，常勤配置のうちそれぞれ1名までに限る。
　オ　アからウまでの専従の従事者が，当該保険医療機関が行う通所リハビリテーション又は自立訓練（機能訓練）に従事する場合については，第40の1の(2)のオの例による。
(3) 治療・訓練を十分実施し得る専用の機能訓練室（少なくとも，病院については内法による測定で100m²以上，診療所については内法による測定で45m²以上）を有している。なお，専用の機能訓練室に係る面積以外の規定は，第40の1の(3)の例による。
(4) 平成26年3月31日において，現に当該リハビリテーション料の届出を行っている保険医療機関については，当該機能訓練室の増築又は全面的な改築を行うまでの間は，(3)の内法の規定を満たしているものとする。

(5) 当該療法を行うために必要な施設及び器械・器具として、以下のものを具備している。これらの器械等については、当該保険医療機関が、指定通所リハビリテーション又は自立訓練（機能訓練）を実施する場合については、第40の1の(4)の例による。

　歩行補助具、訓練マット、治療台、砂嚢などの重錘、各種測定用器具（角度計、握力計等）、血圧計、平行棒、傾斜台、姿勢矯正用鏡、各種車椅子、各種歩行補助具、各種装具（長・短下肢装具等）、家事用設備、各種日常生活動作用設備等。ただし、言語聴覚療法を行う場合は、聴力検査機器、音声録音再生装置、ビデオ録画システム等を有する。

(6) 言語聴覚療法のみを実施する場合において、以下のアからエまでの基準を全て満たす場合は、上記基準にかかわらず、脳血管疾患等リハビリテーション料（Ⅱ）の基準を満たすものとする。

　ア　専任の常勤医師が1名以上勤務している。なお、第38の1の(11)の例により、所定労働時間が週22時間以上の勤務を行っている非常勤医師を専任の常勤医師数に算入することができる。

　イ　専従の常勤言語聴覚士が2名以上勤務している。第38の1の(12)の例により、専従の非常勤言語聴覚士を常勤言語聴覚士数に算入することができる。ただし、常勤換算し常勤言語聴覚士数に算入することができるのは、常勤配置のうち1名までに限る。

　ウ　遮蔽等に配慮した専用の個別療法室（内法による測定で8㎡以上）を有している。

　エ　言語聴覚療法に必要な聴力検査機器、音声録音再生装置、ビデオ録画システム等の器械・器具を具備している。

［事務連絡］問1　言語聴覚療法のみを実施する場合は、脳血管疾患等リハビリテーション料（Ⅰ）を算定する基準施設であっても脳血管疾患等リハビリテーション料（Ⅱ）として算定するものか。

　答　脳血管疾患等リハビリテーション料（Ⅰ）の施設基準を満たす医療機関において実施される言語聴覚療法については、脳血管疾患等リハビリテーション料（Ⅰ）を算定できる。

問2　「言語聴覚療法のみを実施する場合」とは、当該患者が言語聴覚療法のみを実施することを示すのか、または当該医療機関が言語聴覚療法のみを実施する場合を示すのか。

　答　当該医療機関において、脳血管疾患等リハビリテーションのうち言語聴覚療法のみを実施する場合を示す。（令2.3.31）

(7) 第40の1の(7)から(11)までを満たしている。

2　初期加算及び急性期リハビリテーション加算に関する施設基準

当該加算の要件については、第38の2と同様である。

3　リハビリテーションデータ提出加算に関する施設基準

当該加算の要件については、第38の3と同様である。

4　リハビリテーションデータ提出加算に関する事項

当該加算に関する事項については、第38の4と同様である。

【届出に関する事項】　当該届出に関する事項については、第40の5（届出に関する事項）と同様である。

《第41　脳血管疾患等リハビリテーション料（Ⅲ）》

→ 1　脳血管疾患等リハビリテーション料（Ⅲ）に関する施設基準

(1) 第40の2〔「脳血管疾患等リハビリテーション料（Ⅱ）に関する施設基準」、p.1403〕の(1)を満たしている。

(2) 専従の常勤理学療法士、常勤作業療法士又は常勤言語聴覚士のいずれか1名以上勤務している。兼任の取扱いについては第40の1の(2)のアと同様である。また、言語聴覚士の場合にあっては、第7部リハビリテーション第1節の各項目のうち専従の常勤言語聴覚士を求める別の項目について、別に定めがある場合を除き、兼任は可能である。なお、当該保険医療機関において、疾患別リハビリテーション（心大血管疾患リハビリテーションを除く）、障害児（者）リハビリテーション及びがん患者リハビリテーションが行われる時間が当該保険医療機関の定める所定労働時間に満たない場合には、当該リハビリテーションの実施時間以外に他の業務に従事することは差し支えない。また、第38の1の(12)の例により、専従の非常勤理学療法士、専従の非常勤作業療法士又は専従の非常勤言語聴覚士をそれぞれ常勤理学療法士数、常勤作業療法士数又は常勤言語聴覚士数に算入することができる。専従の従事者が、当該保険医療機関が行う通所リハビリテーション又は自立訓練（機能訓練）に従事する場合については、第40の1の(2)のオの例による。

(3) 第40の2の1の(3)及び(4)を満たしている。なお、言語聴覚療法を行う場合は、遮蔽等に配慮した専用の個別療法室（内法による測定で8㎡以上）1室以上を別に有していることとし、言語聴覚療法のみを行う場合は、当該個別療法室があれば前段に規定する専用の施設は要しない。

(4) 当該療法を行うために必要な施設及び器械・器具として以下のものを具備している。これらの器械等については、当該保険医療機関が、指定通所リハビリテーション又は自立訓練（機能訓練）を実施する場合については、第40の1の(4)の例による。

　歩行補助具、訓練マット、治療台、砂嚢などの重錘、各種測定用器具等。ただし、言語聴覚療法を行う場合は、聴力検査機器、音声録音再生装置、ビデオ録画システム等を有する。

(5) 第40の1の(7)及び(8)を満たしている。

(6) (2)の専従の従事者以外の理学療法士、作業療法士及び言語聴覚士については、疾患別リハビリテーションに従事している時間帯を除き、当該保険医療機関が行う通所リハビリテーション又は自立訓練（機能訓練）に従事可能である。

(7) 第40の1の(10)及び(11)を満たしている。

2　初期加算及び急性期リハビリテーション加算に関する施設基準

当該加算の要件については、第38の2と同様である。

3　リハビリテーションデータ提出加算に関する施設基準

当該加算の要件については、第38の3と同様である。

4　リハビリテーションデータ提出加算に関する事項

当該加算に関する事項については、第38の4と同様である。

【届出に関する事項】　当該届出に関する事項については、第40の5（届出に関する事項）と同様である。

《第41の2　廃用症候群リハビリテーション料（Ⅰ）》

→ 1　廃用症候群リハビリテーション料（Ⅰ）に関する施設基準

(1) 脳血管疾患等リハビリテーション料（Ⅰ）を届け出ている。なお、言語聴覚療法のみを実施する保険医療機関で、第40の1〔脳血管疾患等リハビリテーション料（Ⅰ）に関する施設基準、p.1403〕の(1)から(4)までのいずれかを満たさず、(5)のアからエまでを全て満たすことで脳血管疾患等リハビリテーション料（Ⅰ）の基準を満たしたものについては、言語聴覚療法のみについて廃用症候群リハビリテーション料（Ⅰ）を算定できる。

(2) 脳血管疾患等リハビリテーション料（Ⅰ）の施設基準における専任の医師、専従の理学療法士、専従の作業療法士及び専従の言語聴覚士は、それぞれ廃用症候群リハビリテーション料（Ⅰ）の専任者又は専従者を兼ねるものとする。

(3) 要介護認定を申請中の者又は介護保険法第62条に規定する要介護被保険者等であって、介護保険によるリハビリテーションへの移行を予定しているものについて、当該患者の同意を得た上で、利用を予定している指定通所リハビリテーション事業所等に対して、リハビリテーション実施計画書又はリハビリテーション総合実施計画書等を文書により提供できる体制を整備している。

(4) 廃用症候群リハビリテーションを実施した患者であって、他の保険医療機関でリハビリテーションが継続される予定であるものについて、当該他の医療機関に対して、当該患者の同意を得た上で、リハビリテーション実施計画書又はリハビリテーション総合実施計画書等を文書により提供できる体制を整備している。

2　初期加算及び急性期リハビリテーション加算に関する

施設基準
当該加算の要件については，第38の2と同様である。
　3　リハビリテーションデータ提出加算に関する施設基準
当該加算の要件については，第38の3と同様である。
　4　リハビリテーションデータ提出加算に関する事項
当該加算に関する事項については，第38の4と同様である。
【届出に関する事項】
(1)　脳血管疾患等リハビリテーション料（Ⅰ）の届出を行っていればよく，廃用症候群リハビリテーション料（Ⅰ）として特に地方厚生（支）局長に対して，届出を行う必要はない。
(2)　リハビリテーションデータ提出加算の施設基準に係る届出については，第38の5（届出に関する事項）の(4)から(7)までと同様である。

《第41の3　廃用症候群リハビリテーション料（Ⅱ）》
→1　廃用症候群リハビリテーション料（Ⅱ）に関する施設基準
(1)　脳血管疾患等リハビリテーション料（Ⅱ）を届け出ている。なお，言語聴覚療法のみを実施する保険医療機関で，第40の2の1〔脳血管疾患等リハビリテーション料（Ⅱ）に関する施設基準〕，p.1404〕の(1)から(3)まで又は(5)のいずれかを満たさず，(6)のアからエまでを全て満たすことで脳血管疾患等リハビリテーション料（Ⅱ）の基準を満たしたものについては，言語聴覚療法のみについて廃用症候群リハビリテーション料（Ⅱ）を算定できる。
(2)　脳血管疾患等リハビリテーション料（Ⅱ）の施設基準における専任の医師，専従の理学療法士，専従の作業療法士及び専従の言語聴覚士は，それぞれ廃用症候群リハビリテーション料（Ⅱ）の専任者又は専従者を兼ねるものとする。
(3)　第41の2の1の(3)及び(4)を満たしている。
　2　初期加算及び急性期リハビリテーション加算に関する施設基準
当該加算の要件については，第38の2と同様である。
　3　リハビリテーションデータ提出加算に関する施設基準
当該加算の要件については，第38の3と同様である。
　4　リハビリテーションデータ提出加算に関する事項
当該加算に関する事項については，第38の4と同様である。
【届出に関する事項】
(1)　脳血管疾患等リハビリテーション料（Ⅱ）の届出を行っていればよく，廃用症候群リハビリテーション料（Ⅱ）として特に地方厚生（支）局長に対して，届出を行う必要はない。
(2)　リハビリテーションデータ提出加算の施設基準に係る届出については，第38の5（届出に関する事項）の(4)から(7)までと同様である。

《第41の4　廃用症候群リハビリテーション料（Ⅲ）》
→1　廃用症候群リハビリテーション料（Ⅲ）に関する施設基準
(1)　脳血管疾患等リハビリテーション料（Ⅲ）を届け出ている。
(2)　脳血管疾患等リハビリテーション料（Ⅲ）の施設基準における専任の医師，専従の理学療法士，専従の作業療法士及び専従の言語聴覚士は，それぞれ廃用症候群リハビリテーション料（Ⅲ）の専任者又は専従者を兼ねるものとする。
(3)　第41の2の1の(3)及び(4)を満たしている。
　2　初期加算及び急性期リハビリテーション加算に関する施設基準
当該加算の要件については，第38の2と同様である。
　3　リハビリテーションデータ提出加算に関する施設基準
当該加算の要件については，第38の3〔心大血管疾患リハビリテーション料（Ⅰ）の「3」，p.1402〕と同様である。
　4　リハビリテーションデータ提出加算に関する事項
当該加算に関する事項については，第38の4〔心大血管疾患リハビリテーション料（Ⅰ）の「4」，p.1402〕と同様である。
【届出に関する事項】
(1)　脳血管疾患等リハビリテーション料（Ⅲ）の届出を行っていればよく，廃用症候群リハビリテーション料（Ⅲ）として特に地方厚生（支）局長に対して，届出を行う必要はない。
(2)　リハビリテーションデータ提出加算の施設基準に係る届出については，第38の5（届出に関する事項）の(4)から(7)までと同様である。

《第42　運動器リハビリテーション料（Ⅰ）》
→1　運動器リハビリテーション料（Ⅰ）に関する施設基準
(1)　当該保険医療機関において，運動器リハビリテーションの経験を有する専任の常勤医師が1名以上勤務している。なお，第38の1の(11)の例により，所定労働時間が週22時間以上の勤務を行っている運動器リハビリテーションの経験を有する非常勤医師を専任の常勤医師数に算入することができる。なお，運動器リハビリテーションの経験を有する医師とは，運動器リハビリテーションの経験を3年以上有する医師又は適切な運動器リハビリテーションに係る研修を修了した医師であることが望ましい。
(2)　専従の常勤理学療法士又は専従の常勤作業療法士が合わせて4名以上勤務している。なお，当該専従の従事者は，リハビリテーション・栄養・口腔連携体制加算，地域包括医療病棟入院料，回復期リハビリテーション病棟入院料及び地域包括ケア病棟入院料を算定する病棟並びに回復期リハビリテーション入院医療管理料及び地域包括ケア入院医療管理料を算定する病室を有する病棟における常勤理学療法士又は常勤作業療法士との兼任はできないが，脳血管疾患等リハビリテーション料（Ⅰ），（Ⅱ）又は（Ⅲ），廃用症候群リハビリテーション料（Ⅰ），（Ⅱ）又は（Ⅲ），呼吸器リハビリテーション料（Ⅰ）又は（Ⅱ），障害児（者）リハビリテーション料及びがん患者リハビリテーション料における常勤理学療法士又は常勤作業療法士との兼任は可能である。なお，当該保険医療機関において，疾患別リハビリテーション（心大血管疾患リハビリテーションを除く），障害児（者）リハビリテーション及びがん患者リハビリテーションが行われる時間が当該保険医療機関の定める所定労働時間に満たない場合には，当該リハビリテーションの実施時間以外に他の業務に従事することは差し支えない。なお，第38の1の(12)の例により，専従の非常勤理学療法士又は専従の非常勤作業療法士を常勤理学療法士数又は常勤作業療法士数にそれぞれ算入することができる。ただし，常勤換算し常勤理学療法士数又は常勤作業療法士数に算入することができるのは，常勤配置のうちそれぞれ1名までに限る。専従の従事者が，当該保険医療機関が行う通所リハビリテーション又は自立訓練（機能訓練）に従事する場合については，第40の1〔脳血管疾患等リハビリテーション料（Ⅰ）に関する施設基準〕，p.1403〕の(2)のオの例による。
(3)　治療・訓練を十分実施し得る専用の機能訓練室（少なくとも，病院については内法による測定で100m²以上，診療所については内法による測定で45m²以上）を有している。なお，専用の機能訓練室に係る面積以外の規定は，第40の1の(3)の例による。
(4)　平成26年3月31日において，現に当該リハビリテーション料の届出を行っている保険医療機関については，当該機能訓練室等の増築又は全面的な改築を行うまでの間は，(3)の内法の規定を満たしているものとする。
(5)　治療・訓練を行うための以下の器具等を具備している。これらの器械等については，当該保険医療機関が，指定通所リハビリテーション又は自立訓練（機能訓練）を実施する場合については，第40の1の(4)の例による。
　　各種測定用器具（角度計，握力計等），血圧計，平行棒，姿勢矯正用鏡，各種車椅子，各種歩行補助具等
(6)　リハビリテーションに関する記録（医師の指示，実施時間，訓練内容，担当者等）は患者ごとに一元的に保管され，常に医療従事者により閲覧が可能である。
(7)　定期的に担当の多職種が参加するカンファレンスが開催されている。
(8)　(2)の専従の従事者以外の理学療法士及び作業療法士については，疾患別リハビリテーションに従事している時間帯

を除き，当該保険医療機関が行う通所リハビリテーション又は自立訓練（機能訓練）に従事可能である。
⑼ 要介護認定を申請中の者又は介護保険法第62条に規定する要介護被保険者等であって，介護保険によるリハビリテーションへの移行を予定しているものについて，当該患者の同意を得た上で，利用を予定している指定通所リハビリテーション事業所等に対して，リハビリテーション実施計画書又はリハビリテーション総合実施計画書等を文書により提供できる体制を整備している。
⑽ 運動器リハビリテーションを実施した患者であって，他の保険医療機関でリハビリテーションが継続される予定であるものについて，当該他の医療機関に対して，当該患者の同意を得た上で，リハビリテーション実施計画書又はリハビリテーション総合実施計画書等を文書により提供できる体制を整備している。

2 初期加算及び急性期リハビリテーション加算に関する施設基準
当該加算の要件については，第38の2と同様である。
3 リハビリテーションデータ提出加算に関する施設基準
当該加算の要件については，第38の3と同様である。
4 リハビリテーションデータ提出加算に関する事項
当該加算に関する事項については，第38の4と同様である。
【届出に関する事項】
⑴ 運動器リハビリテーション料（Ⅰ）及び「注5」の施設基準に係る届出は，別添2（→Web版）の様式42を用いる。
⑵ 当該治療に従事する医師，理学療法士，作業療法士その他の従事者の氏名，勤務の態様（常勤・非常勤，専従・非専従，専任・非専任の別）等を別添2の様式44の2を用いて提出する。
⑶ 当該治療が行われる専用の機能訓練室の平面図を添付する。
⑷ リハビリテーションデータ提出加算の施設基準に係る届出については，第38の5（届出に関する事項）の⑷から⑺までと同様である。

《第42の2　運動器リハビリテーション料（Ⅱ）》
1 運動器リハビリテーション料（Ⅱ）に関する施設基準
⑴ 第42の1の⑴を満たしている。
⑵ 次のアからウまでのいずれかを満たしている。兼任の取扱いについては第42の⑵と同様である。なお，当該保険医療機関において，疾患別リハビリテーション（心大血管疾患リハビリテーションを除く），障害児（者）リハビリテーション及びがん患者リハビリテーションが行われる時間が当該保険医療機関の定める所定労働時間に満たない場合には，当該リハビリテーションの実施時間以外に他の業務に従事することは差し支えない。
　ア　専従の常勤理学療法士が2名以上勤務している。
　イ　専従の常勤作業療法士が2名以上勤務している。
　ウ　専従の常勤理学療法士及び専従の常勤作業療法士が合わせて2名以上勤務している。
　なお，第38の1の⑿の例により，専従の非常勤理学療法士又は専従の非常勤作業療法士を常勤理学療法士数又は常勤作業療法士数にそれぞれ算入することができる。ただし，常勤換算し常勤理学療法士数又は常勤作業療法士数に算入することができるのは，常勤配置のうちそれぞれ1名までに限る。また，当分の間，適切な運動器リハビリテーションに係る研修を修了した看護師，准看護師，あん摩マッサージ指圧師又は柔道整復師が，専従の常勤職員として勤務している場合であって，運動器リハビリテーションの経験を有する医師の監督下に当該療法を実施する体制が確保されている場合に限り，理学療法士が勤務しているものとして届け出ることができる。ただし，当該あん摩マッサージ指圧師等は，呼吸器リハビリテーション料（Ⅱ）等との兼任はできない。専従の従事者が，当該保険医療機関が行う通所リハビリテーション又は自立訓練（機能訓練）に従事する場合については，第40の1の⑵のオの例による。
⑶ 第42の1の⑶から⑽を満たしている。

2 初期加算及び急性期リハビリテーション加算に関する施設基準
当該加算の要件については，第38の2と同様である。
3 リハビリテーションデータ提出加算に関する施設基準
当該加算の要件については，第38の3と同様である。
4 リハビリテーションデータ提出加算に関する事項
当該加算に関する事項については，第38の4と同様である。
【届出に関する事項】　当該届出に関する事項については，第42の5（届出に関する事項）と同様である。

事務連絡　運動器リハビリテーション料（Ⅰ）（Ⅱ）
問1　運動器リハビリテーション料（Ⅰ）（Ⅱ）の医師要件とされている，「適切な運動器リハビリテーションに係る研修」とはどのような研修か。
答　運動器リハビリテーションに関する理論，評価法及び医療保険等に関する総合的な内容を含む数日程度の研修会であって，関係学会等により開催されているものを指す。平成18年4月1日現在では，日本運動器リハビリテーション学会の行う運動器リハビリテーション医師研修会等。
問2　「適切な運動器リハビリテーションに係る研修を修了したあん摩マッサージ指圧師等の従事者」とあるが，「等」には看護師，准看護師，柔道整復師，はり師，きゅう師は含まれるのか。
答　はり師，きゅう師は含まれない。看護師，准看護師，柔道整復師は含まれる。
問3　運動器リハビリテーション料（Ⅱ）の従事者の要件とされている，「適切な運動器リハビリテーションに係る研修」とはどのような研修か。
答　運動器リハビリテーションに関する理論，評価法等に関する基本的内容を含む研修会であって，関係学会等により開催されているものを指す。平成18年4月1日現在では，①日本運動器リハビリテーション学会の行う運動器リハビリテーションセラピスト研修，②全国病院理学療法協会の行う運動療法機能訓練技能講習会。
問4　運動器リハビリテーション料（Ⅱ）の施設基準に規定されているあん摩マッサージ指圧師等を専従の常勤従事者として届け出ている場合は，他の疾患別リハビリテーションの施設基準に規定されている専従の常勤理学療法士についても同様に届出ができるか。
答　できない。特例的に，適切な研修を修了したあん摩マッサージ指圧師等を専従の常勤従事者として届け出ることができるのは，運動器リハビリテーション料（Ⅱ）だけである。他の疾患別リハビリテーションの専従の常勤理学療法士として届け出ることはできない。
（平18.3.31，一部修正）

《第43　運動器リハビリテーション料（Ⅲ）》
1 運動器リハビリテーション料（Ⅲ）に関する施設基準
⑴ 第42の1の⑴を満たしている。
⑵ 専従の常勤理学療法士又は常勤作業療法士がいずれか1名以上勤務している。兼任の取扱いについては第42の⑵の例による。なお，第38の1の⑿の例により，専従の非常勤理学療法士又は専従の非常勤作業療法士を常勤理学療法士数又は常勤作業療法士数にそれぞれ算入することができる。専従の従事者が，当該保険医療機関が行う通所リハビリテーション又は自立訓練（機能訓練）に従事する場合については，第40の1の⑵のオの例による。
⑶ 治療・訓練を十分実施し得る専用の機能訓練室（少なくとも，内法による測定で45m²以上とする）を有している。なお，専用の機能訓練室に係る面積以外の規定は，第40の1の⑶の例による。
⑷ 平成26年3月31日において，現に当該リハビリテーション料の届出を行っている保険医療機関については，当該機能訓練室の増築又は全面的な改築を行うまでの間は，⑶の内法の規定を満たしているものとする。
⑸ 治療・訓練を行うための以下の器具等を具備している。これらの器械等については，当該保険医療機関が，指定通所リハビリテーション又は自立訓練（機能訓練）を実施する場合については，第40の1の⑷の例による。

歩行補助具，訓練マット，治療台，砂嚢などの重錘，各種測定用器具等
(6) 第42の1の(6)から(10)までを満たしている。
　2　初期加算及び急性期リハビリテーション加算に関する施設基準
　当該加算の要件については，第38の2と同様である。
　3　リハビリテーションデータ提出加算に関する施設基準
　当該加算の要件については，第38の3と同様である。
　4　リハビリテーションデータ提出加算に関する事項
　当該加算に関する事項については，第38の4と同様である。
【届出に関する事項】　当該届出に関する事項については，第42の5（届出に関する事項）と同様である。

《第44　呼吸器リハビリテーション料（Ⅰ）》
→1　呼吸器リハビリテーション料（Ⅰ）に関する施設基準
(1)　当該保険医療機関において，呼吸器リハビリテーションの経験を有する専任の常勤医師が1名以上勤務している。なお，第38の1の(11)の例により，所定労働時間が週22時間以上の勤務を行っている呼吸器リハビリテーションの経験を有する非常勤医師を専任の常勤医師数に算入することができる。
(2)　呼吸器リハビリテーションの経験を有する専従の常勤理学療法士1名を含む常勤理学療法士，常勤作業療法士又は常勤言語聴覚士が合わせて2名以上勤務している。ただし，専従の常勤理学療法士1名については，リハビリテーション・栄養・口腔連携体制加算，地域包括医療病棟入院料，回復期リハビリテーション病棟入院料及び地域包括ケア病棟入院料を算定する病棟並びに回復期リハビリテーション入院医療管理料及び地域包括ケア入院医療管理料を算定する病室を有する病棟における常勤理学療法士との兼任はできないが，脳血管疾患等リハビリテーション料（Ⅰ），（Ⅱ）又は（Ⅲ），廃用症候群リハビリテーション料（Ⅰ），（Ⅱ）又は（Ⅲ），運動器リハビリテーション料（Ⅰ），（Ⅱ）又は（Ⅲ），障害児（者）リハビリテーション料及びがん患者リハビリテーション料における常勤理学療法士との兼任は可能である。なお，当該保険医療機関において，疾患別リハビリテーション（心大血管疾患リハビリテーションを除く），障害児（者）リハビリテーション及びがん患者リハビリテーションが行われる時間が当該保険医療機関の定める所定労働時間に満たない場合には，当該リハビリテーションの実施時間以外に他の業務に従事することは差し支えない。なお，第38の1の(12)の例により，専従の非常勤理学療法士，専従の非常勤作業療法士又は専従の非常勤言語聴覚士を常勤理学療法士数，常勤作業療法士数又は常勤言語聴覚士数にそれぞれ算入することができる。ただし，常勤換算し常勤理学療法士数，常勤作業療法士数又は常勤言語聴覚士数に算入することができるのは，常勤配置のうちそれぞれ1名までに限る。また，呼吸器リハビリテーションの経験を有する専従の常勤理学療法士について当該非常勤理学療法士による常勤換算を行う場合にあっては，当該経験を有する専従の非常勤理学療法士に限る。
(3)　治療・訓練を十分実施し得る専用の機能訓練室（少なくとも，病院については内法による測定で100m²以上，診療所については内法による測定で45m²以上とする）を有している。なお，専用の機能訓練室に係る面積以外の規定は，第40の1の(3)の例による。
(4)　平成26年3月31日において，現に当該リハビリテーション料の届出を行っている保険医療機関については，当該機能訓練室の増築又は全面的な改築を行うまでの間は，(3)の内法の規定を満たしているものとする。
(5)　治療・訓練を行うための以下の各種計測器具等を具備している。
　　呼吸機能検査機器，血液ガス検査機器等
(6)　リハビリテーションに関する記録（医師の指示，実施時間，訓練内容，担当者等）は患者ごとに一元的に保管され，常に医療従事者により閲覧が可能である。
(7)　定期的に担当の多職種が参加するカンファレンスが開催

されている。
(8)　呼吸器リハビリテーションを実施した患者であって，他の保険医療機関でリハビリテーションが継続される予定であるものについて，当該他の医療機関に対して，当該患者の同意を得た上で，リハビリテーション実施計画書又はリハビリテーション総合実施計画書等を文書により提供できる体制を整備している。
　2　初期加算及び急性期リハビリテーション加算に関する施設基準
　当該加算の要件については，第38の2と同様である。
　3　リハビリテーションデータ提出加算に関する施設基準
　当該加算の要件については，第38の3と同様である。
　4　リハビリテーションデータ提出加算に関する事項
　当該加算に関する事項については，第38の4と同様である。
【届出に関する事項】
(1)　呼吸器リハビリテーション料（Ⅰ）の施設基準に係る届出は，別添2（→Web版）の様式42を用いる。
(2)　当該治療に従事する医師，理学療法士，作業療法士，言語聴覚士の氏名，勤務の態様（常勤・非常勤，専従・非専従，専任・非専任の別）等を別添2の様式44の2を用いて提出する。
(3)　当該治療が行われる専用の機能訓練室の平面図を添付する。
(4)　リハビリテーションデータ提出加算の施設基準に係る届出については，第38の5（届出に関する事項）の(4)から(7)までと同様である。

《第45　呼吸器リハビリテーション料（Ⅱ）》
→1　呼吸器リハビリテーション料（Ⅱ）に関する施設基準
(1)　第44の1の(1)を満たしている。
(2)　専従の常勤理学療法士，常勤作業療法士又は常勤言語聴覚士のいずれか1名以上が勤務している。兼任の取扱いについては第44の1の(2)と同様である。なお，第38の1の(12)の例により，専従の非常勤理学療法士，専従の非常勤作業療法士又は専従の非常勤言語聴覚士を常勤理学療法士数，常勤作業療法士数又は常勤言語聴覚士数にそれぞれ算入することができる。
(3)　治療・訓練を十分実施し得る専用の機能訓練室（少なくとも，内法による測定で45m²以上とする）を有している。なお，専用の機能訓練室に係る面積以外の規定は，第40の1の(3)の例による。
(4)　平成26年3月31日において，現に当該リハビリテーション料の届出を行っている保険医療機関については，当該機能訓練室の増築又は全面的な改築を行うまでの間は，(3)の内法の規定を満たしているものとする。
(5)　第44の1の(5)から(8)までを満たしている。
　2　初期加算及び急性期リハビリテーション加算に関する施設基準
　当該加算の要件については，第38の2と同様である。
　3　リハビリテーションデータ提出加算に関する施設基準
　当該加算の要件については，第38の3と同様である。
　4　リハビリテーションデータ提出加算に関する事項
　当該加算に関する事項については，第38の4と同様である。
【届出に関する事項】　当該届出に関する事項については，第44の5（届出に関する事項）と同様である。
事務連絡　問　呼吸器リハビリテーション料の施設基準中の血液ガス検査機器は，機能訓練室に設置しなければならないのか。
答　同一医療機関内にあれば，機能訓練室に設置する必要はない。
(平18.4.28)

1の2　摂食機能療法の施設基準

(1)　摂食嚥下機能回復体制加算1の施設基準
　イ　摂食機能又は嚥下機能の回復のために必要な指導管理を行うにつき十分な体制が整備されている

こと。
ロ　摂食機能又は嚥下機能に係る療養についての実績等を地方厚生局長等に報告していること。
ハ　摂食機能又は嚥下機能に係る療養について相当の実績を有していること。
(2)　**摂食嚥下機能回復体制加算2の施設基準**
　　(1)のイ及びロを満たすものであること。
(3)　**摂食嚥下機能回復体制加算3の施設基準**
　イ　摂食機能又は嚥下機能の回復のために必要な指導管理を行うにつき必要な体制が整備されていること。
　ロ　(1)のロを満たすものであること。
　ハ　療養病棟入院料1又は2を算定する病棟を有する病院であること。
　ニ　摂食機能又は嚥下機能に係る療養について相当の実績を有していること。

→　摂食嚥下機能回復体制加算1に関する施設基準
(1)　保険医療機関内に、以下の摂食機能及び嚥下機能の回復の支援に係る専門知識を有した多職種により構成されたチーム(以下「摂食嚥下支援チーム」という)が設置されている。なお、歯科医師が摂食嚥下支援チームに参加している場合には、歯科衛生士が必要に応じて参加している。
　ア　専任の常勤医師又は常勤歯科医師
　イ　摂食嚥下機能障害を有する患者の看護に従事した経験を5年以上有する看護師であって、摂食嚥下障害看護に係る適切な研修を修了した専任の常勤看護師又は専従の常勤言語聴覚士
　ウ　専任の常勤管理栄養士
(2)　(1)のイに掲げる摂食嚥下障害看護に係る適切な研修とは、次の事項に該当する研修のことをいう。
　ア　国又は医療関係団体等が主催する研修である(600時間以上の研修期間で、修了証が交付されるものに限る)。
　イ　摂食嚥下障害看護に必要な専門的な知識・技術を有する看護師の養成を目的とした研修である。
　ウ　講義及び演習は、次の内容を含むものである。
　　(イ)　摂食嚥下障害の原因疾患・病態及び治療
　　(ロ)　摂食嚥下機能の評価とその方法、必要なアセスメント
　　(ハ)　摂食嚥下障害に対する援助と訓練
　　(ニ)　摂食嚥下障害におけるリスクマネジメント
　　(ホ)　摂食嚥下障害のある患者の権利擁護と患者家族の意思決定支援
　　(ヘ)　摂食嚥下障害者に関連する社会資源と関連法規
　　(ト)　摂食嚥下リハビリテーションにおける看護の役割とチームアプローチ
　エ　実習により、事例に基づくアセスメントと摂食嚥下障害看護関連領域に必要な看護実践を含むものである。
(3)　摂食嚥下支援チームの構成員は、内視鏡下嚥下機能検査又は嚥下造影の検査結果を踏まえて実施する週1回以上のカンファレンスに参加していること。なお、摂食嚥下支援チームの構成員以外の職種については、必要に応じて参加することが望ましい。
(4)　当該保険医療機関において経口摂取以外の栄養方法を行っている患者であって、以下のいずれかに該当するもの(転院又は退院した患者を含む)の合計数に占める鼻腔栄養を導入した日、胃瘻を造設した日又は中心静脈栄養を開始した日から1年以内に経口摂取のみの栄養方法を行っている状態へ回復させた患者の割合が、前年において3割5分以上である。
　ア　他の保険医療機関等から紹介された鼻腔栄養を実施している患者、胃瘻を造設している患者又は中心静脈栄養を実施している患者であって、当該保険医療機関において摂食機能療法を実施したもの
　イ　当該保険医療機関において鼻腔栄養を導入した患者、胃瘻を造設した患者又は中心静脈栄養を開始した患者
(5)　以下のいずれかに該当する患者は、(4)の合計数には含まない。ただしエからカまでに該当する患者は、摂食機能療法を当該保険医療機関で算定した場合であって、胃瘻造設した日から1年を経過していない場合は、(4)の合計数に含む。
　ア　鼻腔栄養を導入した日、胃瘻を造設した日又は、中心静脈栄養を開始した日から起算して1年以内に死亡した患者(栄養方法が経口摂取のみの状態に回復した患者を除く)
　イ　鼻腔栄養を導入した日、胃瘻を造設した日又は、中心静脈栄養を開始した日から起算して1か月以内に栄養方法が経口摂取のみの状態へ回復した患者
　ウ　(4)のアに該当する患者であって、当該保険医療機関に紹介された時点で、鼻腔栄養を導入した日、胃瘻を造設した日又は、中心静脈栄養を開始した日から起算して1年以上が経過している患者
　エ　消化器疾患等の患者であって、減圧ドレナージ目的で胃瘻造設を行う患者
　オ　炎症性腸疾患の患者であって、成分栄養剤の経路として胃瘻造設が必要な患者
　カ　食道、胃噴門部の狭窄、食道穿孔等の食道や胃噴門部の疾患によって胃瘻造設が必要な患者
(6)　年に1回、摂食嚥下機能回復体制加算を算定した患者について、摂食嚥下支援計画書作成時及び直近の嚥下機能の評価及び実績を、別添2(→Web版)の様式43の6の2を用いて、地方厚生(支)局長に報告している。

2　摂食嚥下機能回復体制加算2に関する施設基準
(1)　1の(1)から(3)までの基準を満たしている。
(2)　年に1回、摂食嚥下機能回復体制加算を算定した患者について、摂食嚥下支援計画書作成時及び直近の嚥下機能の評価を、別添2(→Web版)の様式43の6の2を用いて、地方厚生(支)局長に報告している。

3　摂食嚥下機能回復体制加算3に関する施設基準
(1)　当該保険医療機関において、専任の常勤医師、専任の常勤看護師又は専任の常勤言語聴覚士が1名以上勤務している。
(2)　当該医師、看護師又は言語聴覚士は、内視鏡下嚥下機能検査又は嚥下造影の検査結果を踏まえて実施する週1回以上のカンファレンスに参加している。なお、その他の職種については、必要に応じて参加することが望ましい。
(3)　当該保険医療機関において中心静脈栄養を実施していた患者(療養病棟入院料1又は2を算定する病棟の入院患者に限る)のうち、嚥下機能評価を実施した上で嚥下リハビリテーション等を行い、嚥下機能が回復し、中心静脈栄養を終了した者の数の前年の実績が、2名以上である。
(4)　年に1回、摂食嚥下機能回復体制加算を算定した患者について、摂食嚥下支援計画書作成時及び直近の嚥下機能の評価及び実績を、別添2(→Web版)の様式43の6の2を用いて、地方厚生(支)局長に報告している。

【届出に関する事項】
(1)　摂食嚥下機能回復体制加算の施設基準に係る届出は、別添2(→Web版)の様式43の6及び様式43の6の2を用いる。
(2)　摂食嚥下支援チームの医師その他の従事者の氏名、勤務の態様(常勤・非常勤、専従・非専従、専任・非専任の別)等を別添2の様式44の2を用いて提出する。

事務連絡　摂食機能療法(摂食嚥下機能回復体制加算)
問1　摂食嚥下支援チームに構成されている職員は病棟専従者等を兼務しても差し支えないか。
答　病棟業務に専従することとされている職員については、専従する業務の範囲に「摂食嚥下支援チーム」の業務が含まれないと想定されるため、兼務はできない。　(令2.3.31)
問2　H004の「注3」の「イ」摂食嚥下機能回復体制加算1について、経口摂取回復率に係る「栄養方法が経口摂取のみである状態に回復した患者」とは、どのような患者を指すのか。
答　1か月以上栄養方法が経口摂取のみである患者を指す。
問3　H004の「注3」の「イ」摂食嚥下機能回復体制加算1及び「ロ」摂食嚥下機能回復体制加算2について、摂食嚥

下支援チームを構成する必要な職種として示されていない職種（薬剤師，理学療法士，作業療法士等）の参加については，どのように考えればよいか。
答　必要に応じて参加すること。
問4　H004の「注3」の「イ」摂食嚥下機能回復体制加算1及び「ロ」摂食嚥下機能回復体制加算2の施設基準において求める看護師の「摂食嚥下障害看護に係る適切な研修」には，具体的にはどのようなものがあるか。
答　現時点では，日本看護協会の認定看護教育課程「摂食嚥下障害看護※」又は「脳卒中看護※」が該当する。
　　※　平成30年度の認定看護師制度改正前の教育内容による研修を含む。
(令4.3.31)
問5　H004の注3に規定する摂食嚥下機能回復体制加算について，同一保険医療機関において，療養病棟入院基本料及び療養病棟入院基本料以外の入院基本料をそれぞれ届け出ている場合，摂食嚥下機能回復体制加算3と摂食嚥下機能回復体制加算1又は2を，いずれも届け出ることは可能か。
答　不可。摂食嚥下機能回復体制加算は保険医療機関単位で届出を行うものであり，同一保険医療機関が摂食嚥下機能回復体制加算1又は2の届出と摂食嚥下機能回復体制加算3の届出を併せて行うことはできない。
(令4.6.1)
問6　H004の注3に規定する摂食嚥下機能回復体制加算1及び2の施設基準において求める，摂食嚥下支援チームの「専従の常勤言語聴覚士」は，疾患別リハビリテーションの専従又は専任の言語聴覚士を兼ねることは可能か。
答　不可。
(令4.7.13)

2　難病患者リハビリテーション料の施設基準等

(1) 難病患者リハビリテーション料の施設基準
　イ　当該保険医療機関内に難病患者リハビリテーションを担当する専任の常勤医師が1名以上配置されていること。
　ロ　当該保険医療機関内に難病患者リハビリテーションを担当する専従の看護師，理学療法士，作業療法士又は言語聴覚士が適切に配置されていること。
　ハ　患者数は，看護師，理学療法士，作業療法士又は言語聴覚士を含む従事者の数に対し適切なものであること。
　ニ　難病患者リハビリテーションを行うにつき十分な専用施設を有していること。
　ホ　難病患者リハビリテーションを行うにつき必要な器械・器具が具備されていること。
(2) 難病患者リハビリテーション料に規定する疾患及び状態
　イ　難病患者リハビリテーション料に規定する疾患
　　　別表第10（p.1501）に掲げる疾患
　ロ　難病患者リハビリテーション料に規定する状態
　　　別表第10に掲げる疾患を原因として日常生活動作に著しい支障を来している状態〔身体障害者福祉法（昭和24年法律第283号）第15条に規定する身体障害者手帳の交付を受けている場合を除く〕

→　難病患者リハビリテーション料に関する施設基準
(1) 当該保険医療機関において，専任の常勤医師が勤務している。なお，第38の1の(11)（p.1402）の例により，所定労働時間が週22時間以上の勤務を行っている非常勤医師を専任の常勤医師数に算入することができる。
(2) 専従する2名以上の従事者（理学療法士，作業療法士又は言語聴覚士が1名以上であり，かつ，看護師が1名以上）が勤務している。ただし，リハビリテーション・栄養・口腔連携体制加算，地域包括医療病棟入院料，回復期リハビリテーション病棟入院料及び地域包括ケア病棟入院料を算定する病棟並びに回復期リハビリテーション入院医療管理料及び地域包括ケア入院医療管理料を算定する病室を有する病棟における常勤理学療法士，常勤作業療法士又は常勤言語聴覚士との兼任ではない。なお，あらかじめ難病患者リハビリテーションを行う日を決めている場合，第7部リハビリテーション第1節の各項目のうち，施設基準において，専従の理学療法士，作業療法士，言語聴覚士又は看護師の勤務を要するものであって，あらかじめ当該難病患者リハビリテーションを行う日には実施しないこととしているものについては兼任できる。また，当該保険医療機関において難病患者リハビリテーションが行われる時間が当該保険医療機関の定める所定労働時間に満たない場合には，当該リハビリテーションの実施時間以外に他の業務に従事することは差し支えない。
(3) 取り扱う患者数は，従事者1人につき1日20人を限度とする。
(4) 難病患者リハビリテーションを行うにふさわしい専用の機能訓練室を有しており，当該機能訓練室の広さは，内法による測定で60m²以上とし，かつ，患者1人当たりの面積は，内法による測定で4.0m²を標準とする。なお，専用の機能訓練室には疾患別リハビリテーション又は障害児（者）リハビリテーションを行う機能訓練室を充てて差し支えない。
(5) 平成26年3月31日において，現に当該リハビリテーション料の届出を行っている保険医療機関については，当該機能訓練室の増築又は全面的な改築を行うまでの間は，(4)の内法の規定を満たしているものとする。
(6) 当該訓練を行うために必要な専用の器械・器具として，以下のものを具備している。
　ア　訓練マットとその付属品
　イ　姿勢矯正用鏡
　ウ　車椅子
　エ　各種杖
　オ　各種測定用器具（角度計，握力計等）

【届出に関する事項】
(1) 難病患者リハビリテーション料の施設基準に係る届出は，別添2（→Web版）の様式43を用いる。
(2) 当該治療に従事する医師，看護師，理学療法士，作業療法士，言語聴覚士その他の従事者の氏名，勤務の態様（常勤・非常勤，専従・非専従，専任・非専任の別）等を別添2の様式44の2を用いて提出する。
(3) 当該治療が行われる専用の機能訓練室の平面図を添付する。

3　障害児（者）リハビリテーション料の施設基準等

(1) 障害児（者）リハビリテーション料の施設基準
　イ　児童福祉法第42条第2号に規定する医療型障害児入所施設（主として肢体不自由のある児童又は重症心身障害児を入所させるものに限る）若しくは同法第6条の2の2第3項に規定する指定発達支援医療機関又は保険医療機関であって当該保険医療機関においてリハビリテーションを実施している患者のうち，おおむね8割以上が別表第10の2（p.1502）に該当する患者（加齢に伴って生ずる心身の変化に起因する疾病の者を除く）であること。
　ロ　当該保険医療機関内に障害児（者）リハビリテーションを担当する専任の常勤医師が1名以上配置されていること。
　ハ　当該保険医療機関内に障害児（者）リハビリテーションを担当する専従の常勤看護師，常勤理学療法士又は常勤作業療法士が適切に配置されていること。
　ニ　言語聴覚療法を行う場合にあっては，ハに加え，常勤の言語聴覚士が適切に配置されていること。

ホ 障害児（者）リハビリテーションを行うにつき十分な専用施設を有していること。
ヘ 障害児（者）リハビリテーションを行うにつき必要な器械・器具が具備されていること。

(2) **障害児（者）リハビリテーション料の対象患者**
別表第10の2（p.1502）に掲げる患者

→ **障害児（者）リハビリテーション料に関する施設基準**
(1) 当該リハビリテーションを実施する保険医療機関は、次のいずれかである。
　ア 児童福祉法第42条第2号に規定する医療型障害児入所施設〔主として肢体不自由のある児童又は重症心身障害児（同法第7条第2項に規定する重症心身障害児をいう）を入所させるものに限る〕
　イ 児童福祉法第6条の2の2に規定する指定発達支援医療機関
　ウ 当該保険医療機関においてリハビリテーションを実施している外来患者のうち、概ね8割以上が別表第10の2（p.1502）に該当する患者（加齢に伴って生ずる心身の変化に起因する疾病の者を除く）である医療機関（概ね8割であることの要件については、暦月で3か月を超えない期間の1割以内の変動である場合には、要件を満たす）

(2) 当該保険医療機関において、専任の常勤医師が1名以上勤務している。なお、第38の1〔心大血管疾患リハビリテーション料（Ⅰ）の「1」、p.1402〕の(11)の例により、所定労働時間が週22時間以上の勤務を行っている非常勤医師を専任の常勤医師数に算入することができる。

(3) ア又はイのいずれかに該当している。
　ア 専従の常勤理学療法士又は常勤作業療法士が合わせて2名以上勤務している。
　イ 専従の常勤理学療法士又は常勤作業療法士のいずれか1名以上及び障害児（者）リハビリテーションの経験を有する専従の常勤看護師1名以上で、合わせて2名以上が勤務している。
　ただし、リハビリテーション・栄養・口腔連携体制加算、地域包括医療病棟入院料、回復期リハビリテーション病棟入院料及び地域包括ケア病棟入院料を算定する病棟並びに回復期リハビリテーション入院医療管理料及び地域包括ケア入院医療管理料を算定する病室を有する病棟における常勤従事者との兼任はできないが、心大血管疾患リハビリテーション料（Ⅰ）又は（Ⅱ）、脳血管疾患等リハビリテーション料（Ⅰ）、（Ⅱ）又は（Ⅲ）、廃用症候群リハビリテーション料（Ⅰ）、（Ⅱ）又は（Ⅲ）、運動器リハビリテーション料（Ⅰ）又は（Ⅱ）及び呼吸器リハビリテーション料（Ⅰ）又は（Ⅱ）における常勤従事者との兼任は可能である。なお、当該保険医療機関において、疾患別リハビリテーション（心大血管疾患リハビリテーションを除く）、障害児（者）リハビリテーション及びがん患者リハビリテーションが行われる時間が当該保険医療機関の定める所定労働時間に満たない場合には、当該リハビリテーションの実施時間以外に他の業務に従事することは差し支えない。また、第38の1の(12)の例により、専従の非常勤理学療法士、専従の非常勤作業療法士又は専従の非常勤看護師を常勤理学療法士数、常勤作業療法士数又は常勤看護師数にそれぞれ算入することができる。ただし、常勤換算し常勤理学療法士数、常勤作業療法士数又は常勤看護師数に算入することができるのは、常勤配置のうちそれぞれ1名までに限る。

(4) 言語聴覚療法を行う場合は、専従の常勤言語聴覚士が1名以上勤務している。なお、第7部リハビリテーション第1節の各項目のうち専従の常勤言語聴覚士を求める別の項目について、別に定めがある場合を除き、兼任は可能である。また、第38の1の(12)の例により、専従の非常勤言語聴覚士を常勤言語聴覚士数にそれぞれ算入することができる。

(5) (3)及び(4)の専従の従事者が、当該保険医療機関が行う通所リハビリテーション又は自立訓練（機能訓練）に従事する場合については、第40の1〔脳血管疾患等リハビリテーション料（Ⅰ）に関する施設基準、p.1403〕の(2)のオの例による。

(6) 障害児（者）リハビリテーションを行うにふさわしい専用の機能訓練室（少なくとも、病院については、内法による測定で60m²以上、診療所については、内法による測定で45m²以上とする）を有する。なお、専用の機能訓練室に係る面積以外の規定は、第40の1の(3)の例による。

(7) 平成26年3月31日において、現に当該リハビリテーション料の届出を行っている保険医療機関については、当該機能訓練室等の増築又は全面的な改築を行うまでの間は、(5)の内法の規定を満たしているものとする。

(8) 当該訓練を行うために必要な専用の器械・器具として、以下のものを具備している。これらの器械等については、当該保険医療機関が、指定通所リハビリテーション又は自立訓練（機能訓練）を実施する場合については、第40の1の(4)の例による。
　ア 訓練マットとその付属品
　イ 姿勢矯正用鏡
　ウ 車椅子
　エ 各種杖
　オ 各種測定用器具（角度計、握力計等）

(9) リハビリテーションに関する記録（医師の指示、実施時間、訓練内容、担当者等）は患者ごとに一元的に保管され、常に医療従事者により閲覧が可能であるようにする。

(10) 定期的に担当の多職種が参加するカンファレンスが開催されている。

(11) (3)及び(4)の専従の従事者以外の理学療法士、作業療法士及び言語聴覚士については、疾患別リハビリテーションに従事している時間帯を除き、当該保険医療機関が行う通所リハビリテーション又は自立訓練（機能訓練）に従事可能である。

【届出に関する事項】
(1) 障害児（者）リハビリテーション料の施設基準に係る届出は、別添2（→Web版）の様式43を用いる。
(2) 当該治療に従事する医師、看護師、理学療法士、作業療法士、言語聴覚士その他の従事者の氏名、勤務の態様（常勤・非常勤、専従・非専従、専任・非専任の別）等を別添2の様式44の2を用いて提出する。
(3) 当該治療が行われる専用の機能訓練室の平面図を添付する。

▶事務連絡 **障害児（者）リハビリテーション料**
問 施設基準について「当該保険医療機関において、疾患別リハビリテーション（心大血管疾患リハビリテーションを除く）、障害児（者）リハビリテーション及びがん患者リハビリテーションが行われる時間が当該保険医療機関の定める所定労働時間に満たない場合には、当該リハビリテーションの実施時間以外に他の業務に従事することは差し支えない」となったが、他の業務には疾患別リハビリテーション料の他、（介護保険を含む）訪問リハビリテーションや障害福祉サービス等で実施するサービスの提供も差し支えないか。
答 所定労働時間に満たない時間に限り、他の業務に従事することは差し支えない。なお、「他の業務」の範囲については、特段の規定を設けていない。
（令2.3.31）

3の2　がん患者リハビリテーション料の施設基準等

(1) **がん患者リハビリテーション料の施設基準**
　イ 当該保険医療機関内にがん患者に対するリハビリテーションを行うにつき十分な経験を有する専任の常勤医師が1名以上配置されていること。
　ロ 当該保険医療機関にがん患者に対するリハビリテーションを行うにつき十分な経験を有する専従の常勤理学療法士、常勤作業療法士又は常勤言語聴覚士が2名以上配置されていること。

ハ 当該患者について，リハビリテーション総合計画評価料に規定するリハビリテーション計画を月1回以上作成していること。
ニ がん患者に対するリハビリテーションを行うにつき十分な専用施設を有していること。
ホ がん患者に対するリハビリテーションを行うにつき必要な機械・器具が具備されていること。
(2) がん患者リハビリテーション料の対象患者
別表第10の2の2 (p.1502) に掲げる患者

→ がん患者リハビリテーション料に関する施設基準
(1) 当該保険医療機関において，がん患者のリハビリテーションを行うにつき，十分な経験を有する専任の常勤医師が1名以上勤務している。なお，第38の1〔心大血管疾患リハビリテーション料（Ⅰ）の「1」，p.1402〕の(11)の例により，所定労働時間が週22時間以上の勤務を行っている非常勤医師（がん患者のリハビリテーションを行うにつき，十分な経験を有する医師に限る）を専任の常勤医師数に算入することができる。十分な経験を有する専任の常勤医師とは，以下のいずれも満たす者のことをいう。
 ア リハビリテーションに関して十分な経験を有する。
 イ がん患者のリハビリテーションに関し，適切な研修を修了している。なお，適切な研修とは以下の要件を満たすものをいう。
  (イ) 医療関係団体等が主催するものである。
  (ロ) 研修期間は通算して14時間程度のものである。
  (ハ) 研修内容に以下の内容を含む。
   (a) がん患者のリハビリテーションの概要
   (b) 周術期リハビリテーションについて
   (c) 化学療法及び放射線療法中あるいは療法後のリハビリテーションについて
   (d) がん患者の摂食・嚥下・コミュニケーションの障害に対するリハビリテーションについて
   (e) がんやがん治療に伴う合併症とリハビリテーションについて
   (f) 進行癌患者に対するリハビリテーションについて
  (ニ) 研修にはワークショップや，実際のリハビリテーションに係る手技についての実技等を含む。
  (ホ) リハビリテーションに関するチーム医療の観点から，同一の医療機関から，医師，病棟においてがん患者のケアに当たる看護師，リハビリテーションを担当する理学療法士等がそれぞれ1名以上参加して行われるものである。
(2) 当該保険医療機関内にがん患者リハビリテーションを行うにつき十分な経験を有する専従の常勤理学療法士，常勤作業療法士又は常勤言語聴覚士が2名以上配置されている。なお，十分な経験を有するとは，(1)のイに規定する研修を修了した者のことをいう。また，専従する言語聴覚士がいる場合，第7部リハビリテーション第1節の各項目のうち専従の常勤言語聴覚士を求める別の項目について，別に定めがある場合を除き，兼任は可能である。なお，当該保険医療機関において，疾患別リハビリテーション（心大血管疾患リハビリテーションを除く），障害児（者）リハビリテーション及びがん患者リハビリテーションが行われる時間が当該保険医療機関の定める所定労働時間に満たない場合には，当該リハビリテーションの実施時間以外に他の業務に従事することは差し支えない。また，第38の1の(12)の例により，専従の非常勤理学療法士，専従の非常勤作業療法士又は専従の非常勤言語聴覚士を常勤理学療法士数，常勤作業療法士数又は常勤言語聴覚士数にそれぞれ算入することができる。ただし，常勤換算し常勤理学療法士数，常勤作業療法士数又は常勤言語聴覚士数に算入することができるのは，常勤配置のうちそれぞれ1名までに限る。
(3) 治療・訓練を十分実施し得る専用の機能訓練室（少なくとも，内法による測定で100m²以上）を有している。なお，専用の機能訓練室に係る面積以外の規定は，第40の1〔「脳血管疾患等リハビリテーション料（Ⅰ）に関する施設基準」，p.1403〕の(3)の例による。
(4) 平成26年3月31日において，現に当該リハビリテーション料の届出を行っている保険医療機関については，当該機能訓練室の増築又は全面的な改築を行うまでの間は，(3)の内法の規定を満たしているものとする。
(5) 当該療法を行うために必要な施設及び器械・器具として，以下のものを具備している。
歩行補助具，訓練マット，治療台，砂嚢などの重錘，各種測定用器具等

【届出に関する事項】
(1) がん患者リハビリテーション料の施設基準に係る届出は，別添2（→Web版）の様式43の2を用いる。
(2) 当該治療に従事する医師，理学療法士，作業療法士，言語聴覚士その他の従事者の氏名，勤務の態様及び勤務時間等を別添2の様式44の2を用いて提出する。
(3) 当該治療が行われる専用の機能訓練室の平面図を添付する。

事務連絡 がん患者リハビリテーション料
問1 H007-2がん患者リハビリテーション料の医療関係団体等が主催するがん患者のリハビリテーションに係る適切な研修とは具体的になにか。
答 現時点では，一般財団法人ライフ・プランニング・センターが主催する「がんのリハビリテーション研修」，一般財団法人ライフ・プランニング・センターが主催する「がんのリハビリテーション」企画者研修修了者が主催する研修，又は公益社団法人日本理学療法士協会が主催する「がんのリハビリテーション研修会」を指す。 (平26.3.31, 4.4)
問2 がん患者のリハビリテーションに係る適切な研修とは，疑義解釈資料（その1）（上記「問1」）で示した研修以外に，具体的にどのような研修があるのか。
答 現時点では，一般社団法人日本作業療法士協会が主催する「がんのリハビリテーション研修会」がある。なお今後，当該研修に該当するかどうかは，その都度当局に内議したい。 (平26.4.23)
問3 施設基準にある「適切な研修」の要件について，「リハビリテーションに関するチーム医療の観点から，同一の医療機関から，医師，病棟においてがん患者のケアに当たる看護師，リハビリテーションを担当する理学療法士等がそれぞれ1名以上参加して行われるものである」とされているが，ある回の研修に参加した職員のうち一部が退職した場合，当該職員と同じ日の研修に参加していた他の職員は，再度，研修を修了する必要があるか。
答 再度研修を修了する必要はない。施設基準の「適切な研修」の要件を満たす研修のうち，同一日に行われたもの（Aとする）に参加した職員のうち一部が後日欠けても，Aの研修に参加した残りの職員は引き続き「適切な研修を修了した」ものとしてよい。このような取扱いにより，
①残りの職員で引き続き施設基準を満たす場合
②残りの職員と，Aの研修とは日程や主催者等が異なる他の「適切な研修」を修了した職員とを併せて施設基準を満たす場合
は，Aの研修に参加した残りの職員は引き続き当該診療に従事できる。 (平27.6.30)
問4 がん患者リハビリテーションの専任の医師について，「リハビリテーションに関して十分な経験を有すること」とはどのような要件を満たせば十分な経験と言えるか。
答 リハビリテーション医学会専門医，認定臨床医，リハビリテーション医学会等関係団体が主催するリハビリテーション医学に関する研修の受講歴があるもの等が該当する。
問5 施設基準に定める専従従事者については，疾患別リハビリテーションの専従従事者と兼任することは可能か。
答 脳血管疾患等リハビリテーション料（Ⅰ）（Ⅱ）（Ⅲ），運動器リハビリテーション料（Ⅰ）（Ⅱ）（Ⅲ），呼吸器リハビリテーション料（Ⅰ）（Ⅱ），障害児（者）リハビリテーション料における常勤の従事者との兼任は可能である。また，心大血管疾患リハビリテーション料（Ⅰ）（Ⅱ）とがん患者リハビリテーションを含む上記のリハビリテーションの実

施日・時間が異なる場合にあっては，心大血管疾患リハビリテーション（Ⅰ）（Ⅱ）の専従者との兼任が可能である。

問6 ① がん患者のリハビリテーションに関し，専任の常勤医師が適切な研修を修了していることが施設基準であるが，特掲診療料の施設基準通知（p.1411）にあるとおり，病棟においてがん患者のケアに当たる看護師も1名以上がその研修に参加する必要があるのか。
② 届出の際に，「がん患者のリハビリテーションについて研修を修了していることがわかる書類を添付すること」とあるが，この書類には，病棟においてがん患者のケアに当たる看護師，リハビリテーションを担当する理学療法士等がそれぞれ1名以上参加していることを示す必要があるか。

答 ① そのとおり。
② 受講した研修の構成が，同一の医療機関から，医師，病棟においてがん患者のケアに当たる看護師，リハビリテーションを担当する理学療法士等がそれぞれ1名以上参加して行われるものであることを示す書類を添付する必要がある。
(平22.3.29)

3の3 認知症患者リハビリテーション料の施設基準

(1) 認知症治療病棟入院料を算定する保険医療機関又は認知症疾患医療センターであること。
(2) 当該保険医療機関内に重度認知症患者に対するリハビリテーションを行うにつき，十分な経験を有する専任の常勤医師が1名以上配置されていること。
(3) 当該保険医療機関内に重度認知症患者に対するリハビリテーションを担当する専従の常勤理学療法士，常勤作業療法士又は常勤言語聴覚士が1名以上配置されていること。
(4) 当該患者について，リハビリテーション総合計画評価料に規定するリハビリテーション計画を月1回以上作成していること。
(5) 重度認知症患者に対するリハビリテーションを行うにつき十分な専用施設を有していること。
(6) 重度認知症患者に対するリハビリテーションを行うにつき必要な器械・器具が具備されていること。

→ 認知症患者リハビリテーション料に関する施設基準
(1) 認知症患者のリハビリテーションを行うにつき，十分な経験を有する専任の常勤医師が1名以上勤務している。なお，第38の1〔心大血管疾患リハビリテーション料（Ⅰ）の「1」，p.1402〕の(11)の例により，所定労働時間が週22時間以上の勤務を行っている非常勤医師（認知症患者のリハビリテーションを行うにつき，十分な経験を有する医師に限る）を専任の常勤医師数に算入することができる。十分な経験を有する専任の常勤医師とは，以下のいずれかの者をいう。
ア 認知症患者の診療の経験を5年以上有する者
イ 認知症患者のリハビリテーションに関し，適切な研修を修了した者
なお，適切な研修とは，次の事項に該当する研修である。
(イ) 国又は医療関係団体等が主催する研修である（6時間以上の研修期間であるもの）。
(ロ) 認知症患者のリハビリテーションについて専門的な知識・技能を有する医師の養成を目的とした研修である。
(ハ) 講義及び演習により次の内容を含むものである。
(a) 認知症医療の方向性
(b) 認知症のリハビリテーションの概要
(c) 認知症の非薬物療法について
(d) 認知症の鑑別と適する非薬物療法
(e) 認知症の生活機能障害の特徴とリハビリテーショ

(f) 進行期認知症のリハビリテーションの考え方
(ニ) ワークショップや，実際の認知症患者へのリハビリテーションに係る手技についての実技等を含む。
(2) 専従の常勤理学療法士，常勤作業療法士又は常勤言語聴覚士が1名以上勤務している。ただし，リハビリテーション・栄養・口腔連携体制加算，地域包括医療病棟入院料，回復期リハビリテーション病棟入院料及び地域包括ケア病棟入院料を算定する病棟並びに回復期リハビリテーション入院医療管理料及び地域包括ケア入院医療管理料を算定する病室を有する病棟における常勤理学療法士，常勤作業療法士又は常勤言語聴覚士との兼任はできない。なお，当該保険医療機関において，認知症患者リハビリテーションが行われる時間が当該保険医療機関の所定労働時間に満たない場合には，当該リハビリテーションの実施時間以外に他の業務に従事することは差し支えない。また，専従する言語聴覚士がいる場合，第7部リハビリテーション第1節の各項目のうち専従の常勤言語聴覚士を求める別の項目について，別に定めがある場合を除き，兼任は可能である。なお，第38の1の(12)の例により，専従の非常勤理学療法士，専従の非常勤作業療法士及び専従の非常勤言語聴覚士を常勤理学療法士数，常勤作業療法士数，常勤言語聴覚士数にそれぞれ算入することができる。
(3) 治療・訓練を十分実施し得る専用の機能訓練室を有している。専用の機能訓練室は，当該療法を実施する時間帯において「専用」ということであり，当該療法を実施する時間帯以外の時間帯において，他の用途に使用することは差し支えない。
(4) 当該療法を行うために必要な専用の器械・器具を対象患者の状態と当該療法の目的に応じて具備する。
(5) 認知症疾患医療センターとは，「認知症対策等総合支援事業の実施について」（平成26年7月9日老発0709第3号老健局長通知）における，基幹型センター及び地域型センターとして，都道府県知事又は指定都市市長が指定した保険医療機関である。

【届出に関する事項】
(1) 認知症患者リハビリテーション料の施設基準に係る届出は，別添2（→Web版）の様式43の3を用いる。
(2) 当該治療に従事する医師，理学療法士，作業療法士，言語聴覚士その他の従事者の氏名，勤務の態様及び勤務時間等を別添2の様式44の2を用いて提出する。
(3) 当該治療が行われる専用の機能訓練室の平面図を添付する。

事務連絡 問1 H007-3認知症患者リハビリテーション料の施設基準の規定にある「認知症患者のリハビリテーションに関する適切な研修」とはどのようなものがあるか。
答 現時点では，全国老人保健施設協会が行う「認知症ケア研修会～認知症短期集中リハビリテーション研修（医師対象）～」である。
(平26.3.31)
問2 認知症患者リハビリテーションに専従の作業療法士として，認知症治療病棟入院料に専従の作業療法士を届け出ることは可能か。
答 不可。
(平26.4.23)

3の3の2 リンパ浮腫複合的治療料の施設基準

リンパ浮腫の患者に対する複合的治療を行うにつき十分な体制が整備されていること。

→ リンパ浮腫複合的治療料に関する施設基準
(1) 当該保険医療機関に，次の要件を全て満たす専任の常勤医師1名以上及び専任の常勤看護師，常勤理学療法士又は常勤作業療法士1名以上が勤務している。なお，週3日以上常態として勤務しており，かつ，所定労働時間が週22時間以上の勤務を行っている専任の非常勤医師，非常勤看護師，非常勤理学療法士又は非常勤作業療法士（それぞれ次の要件を全て満たす者に限る）をそれぞれ2名以上組み合わせることにより，常勤医師，常勤看護師，常勤理学療法

士又は常勤作業療法士の勤務時間帯と同じ時間帯にこれらの非常勤医師，非常勤看護師，非常勤理学療法士又は非常勤作業療法士がそれぞれ配置されている場合には，それぞれの基準を満たしていることとみなすことができる。
    ア それぞれの資格を取得後2年以上経過している。
    イ 直近2年以内にリンパ浮腫を5例以上経験している。
    ウ リンパ浮腫の複合的治療について下記(イ)から(ハ)までの要件を全て満たす研修を修了している。なお，座学の研修を実施した主体と実技を伴う研修を実施した主体が異なっても，それぞれが下記(イ)から(ハ)までの要件を全て満たしていれば差し支えない。
        (イ) 国，関係学会，医療関係団体等で，過去概ね3年以上にわたり医師，看護師，理学療法士又は作業療法士を対象とした教育・研修の実績があるものが主催し，修了証が交付されるものである。
        (ロ) 内容，実施時間等について「専門的なリンパ浮腫研修に関する教育要綱」（厚生労働省委託事業「がんのリハビリテーション研修」リンパ浮腫研修委員会）に沿ったものである。ただし，医師（専らリンパ浮腫複合的治療に携わる他の従事者の監督を行い，自身では直接治療を行わないものに限る）については，座学の研修のみを修了すればよい。
        (ハ) 研修の修了に当たっては原則として試験を実施し，理解が不十分な者については再度の受講等を求めるものである。
(2) 当該保険医療機関が，直近1年間にリンパ浮腫指導管理料を50回以上算定している又はリンパ浮腫の診断等に係る連携先として届け出た保険医療機関において，直近1年間にリンパ浮腫指導管理料を50回以上算定している。
(3) 当該保険医療機関又は合併症治療に係る連携先として届け出た別の保険医療機関において，入院施設を有し，内科，外科又は皮膚科を標榜し，蜂窩織炎等のリンパ浮腫に係る合併症に対する診療を適切に行うことができる。
(4) 治療を行うために必要な施設及び器械・器具として以下のものを具備している。
    歩行補助具，治療台，各種測定用器具（巻尺等）
(5) 治療に関する記録（医師の指示，実施時間，実施内容，担当者等）は患者ごとに一元的に保管され，常に医療従事者により閲覧が可能である。

【届出に関する事項】 リンパ浮腫複合的治療料の施設基準に係る届出は，別添2（→Web版）の様式43の7を用いる。

■事務連絡■ リンパ浮腫複合的治療料
問1 リンパ浮腫複合的治療料に関する施設基準の(1)ウについて，以下の研修を修了した者は，「専門的なリンパ浮腫研修に関する教育要綱」にかかる要件を満たすものと考えてよいか。
（座学部分のみ要件を満たす研修として）
・厚生労働省委託事業「新リンパ浮腫研修」（平成25年度）
・一般社団法人ライフ・プランニング・センター「新リンパ浮腫研修」（平成26～28年度）
・日本DLM技術者会「DVTM研修」（平成22～24年度）
（実習部分のみ要件を満たす研修として）
・フランシラセラピストスクール日本校「リンパ浮腫セラピスト」認定コース（平成26～28年度）
・一般社団法人ICAA「リンパドレナージセラピスト育成講座」（平成26～28年度）
・一般社団法人日本浮腫緩和療法協会「上級コース（リンパ浮腫コース）」（平成26～28年度）
・特定非営利活動法人日本リンパドレナージスト協会「リンパ浮腫セラピスト実技研修コースB 基礎講習＋基礎補完」（平成26年度）
（座学部分，実習とも要件を満たす研修として）
・フランシラセラピストスクール日本校「リンパ浮腫セラピスト」認定コース（平成22～25年度）
・公益財団法人がん研究会有明病院リンパ浮腫セラピスト養成講習会（平成23～28年度）
・日本DLM技術者会「DVTM研修」（平成25～28年度）
・特定非営利活動法人日本リンパドレナージスト協会「MLD/CDT技能者（リンパ浮腫）養成講座」（平成24年度又は25年度），「リンパ浮腫セラピスト養成講座」（平成26～28年度）
・一般社団法人ICAA「リンパドレナージセラピスト育成講座」（平成24年度）
・東京医療専門学校「リンパ浮腫療法士・資格取得講習会」（平成25～28年度）
・特定非営利活動法人日本医療リンパドレナージ協会「養成講習会」（平成11～28年度）
・一般社団法人リンパ浮腫指導技能者養成協会「リンパ浮腫指導技能者養成講座」（平成20～25年度）
答 よい。
(平28.6.14)
問2 リンパ浮腫複合的治療料に関する施設基準の(1)ウについて，「専門的なリンパ浮腫研修に関する教育要綱」にかかる要件を満たす研修として示したもの（上記「問1」）以外に，どのような研修があるか。
答 「専門的なリンパ浮腫研修に関する教育要綱」においては，多層包帯法（MLLB）30時間以上，用手的リンパドレナージ（MLD）28時間以上等の研修とされており，当該要件への該当の可否については，個別に各地方厚生（支）局に確認されたい。
(平28.11.17)
問3 リンパ浮腫複合的治療料に関する施設基準の(1)ウについて，「疑義解釈資料（その4）」（平成28年6月14日事務連絡）の問23（上記「問1」）で「専門的なリンパ浮腫研修に関する教育要綱」にかかる要件を満たす研修として示したもの以外に，以下の研修（平成30年度に実施されたものに限る）を修了した者は，「専門的なリンパ浮腫研修に関する教育要綱」にかかる要件を満たすものと考えてよいか。
（座学部分のみ要件を満たす研修として）
・一般財団法人ライフ・プランニング・センターによる「新リンパ浮腫研修」
・特定非営利活動法人日本医療リンパドレナージ協会による「医師対象理論講習会」
（実習部分のみ要件を満たす研修として）
・フランシラナチュラルセラピストスクール日本校による『認定「リンパ浮腫セラピスト」実技コース』
・一般社団法人ICAAによる「一般社団法人ICAA 認定リンパ浮腫専門医療従事者資格取得コース」
・一般社団法人日本浮腫緩和療法協会による「日本浮腫緩和療法協会 定期実技講座 全コース課程」
・特定非営利活動法人日本リンパドレナージスト協会による「リンパ浮腫セラピスト養成講座」実技105時間コース
・日本DLM技術者会による『リンパ浮腫セラピスト「DVTM研修」（新リンパ浮腫研修対応コース）』
・特定非営利活動法人日本医療リンパドレナージ協会による「新リンパ浮腫研修修了者対象実技講習会」
・学校法人呉竹学園東京医療専門学校による「リンパ浮腫治療講習会A：リンパ浮腫治療・実技コース」
・MLDトレーニングセンターによる「Dr.Vodder's MLDリンパ浮腫治療専科課程（セラピー2＆3）」
・公益社団法人日本理学療法士協会及び一般社団法人日本作業療法士協会の共催による「リンパ浮腫複合的治療料実技研修会」
・一般社団法人THAC医療従事者研究会による「リンパ浮腫セラピスト育成講座」
（座学部分，実習とも要件を満たす研修として）
・公益財団法人がん研究会有明病院による「リンパ浮腫セラピスト養成講習会」
・日本DLM技術者会による『リンパ浮腫セラピスト「DVTM研修」（年間コース）』
・特定非営利活動法人日本リンパドレナージスト協会による「リンパ浮腫セラピスト養成講座」座学45時間，実技105時間コース
・学校法人呉竹学園東京医療専門学校による「リンパ浮腫治療講習会B：リンパ浮腫治療・座学実技コース」
・特定非営利活動法人日本医療リンパドレナージ協会によ

る「医療リンパドレナージセラピスト養成講習会」
答　よい。
問4　リンパ浮腫複合的治療料に関する施設基準の(1)ウについて，「専門的なリンパ浮腫研修に関する教育要綱」にかかる要件を満たす研修とは何か。
答　関連学会・団体等による「リンパ浮腫研修運営委員会」が規定する基準を満たす研修をいう。　　　　　（令2.3.31）

4　集団コミュニケーション療法料の施設基準等

(1)　集団コミュニケーション療法料の施設基準
イ　脳血管疾患等リハビリテーション料（Ⅰ），脳血管疾患等リハビリテーション料（Ⅱ）若しくは脳血管疾患等リハビリテーション料（Ⅲ）又は障害児（者）リハビリテーション料の届出を行っている施設であること。
ロ　当該保険医療機関内に集団コミュニケーション療法である言語聴覚療法を担当する専任の常勤医師が1名以上配置されていること。
ハ　当該保険医療機関内に集団コミュニケーション療法である言語聴覚療法を担当する専従の言語聴覚士が適切に配置されていること。
ニ　患者数は，言語聴覚士の数に対し適切なものであること。
ホ　集団コミュニケーション療法である言語聴覚療法を行うにつき十分な専用施設を有していること。
ヘ　集団コミュニケーション療法である言語聴覚療法を行うにつき必要な器械・器具が具備されていること。

(2)　集団コミュニケーション療法の対象患者
別表第10の2の3（p.1502）に掲げる患者

→ 集団コミュニケーション療法料に関する施設基準
(1)　専任の常勤医師が1名以上勤務している。なお，週3日以上常態として勤務しており，かつ，所定労働時間が週22時間以上の勤務を行っている専任の非常勤医師を2名以上組み合わせることにより，常勤医師の勤務時間帯と同じ時間帯にこれらの非常勤医師が配置されている場合には，当該基準を満たしていることとみなすことができる。
(2)　専従する常勤言語聴覚士が1名以上勤務する。なお，当該言語聴覚士は，第7部リハビリテーション第1節の各項目のうち専従の常勤言語聴覚士を求める他の項目について，別に定めがある場合を除き，兼任は可能である。なお，週3日以上常態として勤務しており，かつ，所定労働時間が週22時間以上の勤務を行っている専従の非常勤言語聴覚士を2名以上組み合わせることにより，常勤言語聴覚士の勤務時間帯と同じ時間帯にこれらの非常勤言語聴覚士が配置されている場合は，当該基準を満たしていることとみなすことができる。
(3)　次に掲げる当該療法を行うための専用の療法室及び必要な器械・器具を有している。
ア　専用の療法室
集団コミュニケーション療法を行うに当たっては，集団コミュニケーション療法室（内法による測定で8m²以上）を1室以上有している（言語聴覚療法以外の目的で使用するものは集団コミュニケーション療法室に該当しないものとする。なお言語聴覚療法における個別療法室と集団コミュニケーション療法室の共用は可能なものとする）。
イ　必要な器械・器具（主なもの）
簡易聴力スクリーニング検査機器，音声録音再生装置，ビデオ録画システム，各種言語・心理・認知機能検査機器・用具，発声発語検査機器・用具，各種診断・治療材料（絵カード他）
(4)　平成26年3月31日において，現に集団コミュニケーション療法料の届出を行っている保険医療機関については，当該療法室の増築又は全面的な改築を行うまでの間は，(3)の内法の規定を満たしているものとする。
(5)　リハビリテーションに関する記録（医師の指示，実施時間，訓練内容，担当者等）は患者ごとに一元的に保管され，常に医療従事者により閲覧が可能であるようにする。
【届出に関する事項】
(1)　集団コミュニケーション療法料の施設基準に係る届出は，別添2（→Web版）の様式44を用いる。
(2)　当該治療に従事する医師及び言語聴覚士の氏名，勤務の態様（常勤・非常勤，専従・非専従，専任・非専任の別）等を別添2の様式44の2を用いて提出する。
(3)　当該治療が行われる専用の療法室の配置図及び平面図を添付する。

第10　精神科専門療法

1　経頭蓋磁気刺激療法の施設基準
経頭蓋磁気刺激療法を行うにつき十分な体制が整備されていること。

→ 経頭蓋磁気刺激療法に関する施設基準
(1)　精神科を標榜している病院である。
(2)　うつ病の治療に関し，専門の知識及び少なくとも5年以上の経験を有し，本治療に関する所定の研修を修了している常勤の精神科の医師が1名以上勤務している。
(3)　認知療法・認知行動療法に関する研修を修了した専任の認知療法・認知行動療法に習熟した医師が1名以上勤務している。
(4)　次のいずれかの施設基準に係る届出を行っている病院である。
　(イ)　A230-4精神科リエゾンチーム加算
　(ロ)　A238-6精神科救急搬送患者地域連携紹介加算
　(ハ)　A238-7精神科救急搬送患者地域連携受入加算
　(ニ)　A249精神科急性期医師配置加算
　(ホ)　A311精神科救急急性期医療入院料
　(ヘ)　A311-2精神科急性期治療病棟入院料
　(ト)　A311-3精神科救急・合併症入院料
【届出に関する事項】　経頭蓋磁気刺激療法に関する施設基準に係る届出は，別添2（→Web版）の様式44の8を用いる。

1の1の2　通院・在宅精神療法の児童思春期精神科専門管理加算の施設基準
20歳未満の精神疾患を有する患者の診療を行うにつき十分な体制及び相当の実績を有していること。

→ 1　通院・在宅精神療法の児童思春期精神科専門管理加算に関する施設基準
20歳未満の精神疾患を有する患者の診療を行うにつき相当の実績を有している保険医療機関である。なお，「相当の実績を有する」とは以下のことをいう。
(1)　当該保険医療機関に，精神保健指定医に指定されてから5年以上にわたって主として20歳未満の患者に対する精神医療に従事した経験を有する専任の常勤精神保健指定医が1名以上勤務している。なお，週3日以上常態として勤務しており，かつ，所定労働時間が週22時間以上の勤務を行っている専任の非常勤医師（精神保健指定医に指定されてから5年以上にわたって主として20歳未満の患者に対する精神医療に従事した経験を有する精神保健指定医に限る）を2名以上組み合わせることにより，常勤医師の勤務時間帯と同じ時間帯にこれらの非常勤医師が配置されている場合には，当該基準を満たしていることとみなすことができる。
(2)　(1)の他，主として20歳未満の患者に対する精神医療に従事した経験1年以上を含む精神科の経験3年以上の専任の常勤精神科医が，1名以上勤務している。なお，週3日以

上常態として勤務しており，かつ，所定労働時間が週22時間以上の勤務を行っている専任の非常勤精神科医（主として20歳未満の患者に対する精神医療に従事した経験1年以上を含む精神科の経験3年以上の医師に限る）を2名以上組み合わせることにより，常勤医師の勤務時間帯と同じ時間帯にこれらの非常勤医師が配置されている場合には，当該基準を満たしていることとみなすことができる。
(3) 20歳未満の患者に対する当該療法に専任の精神保健福祉士又は公認心理師が1名以上配置されている。
(4) 当該保険医療機関が過去6か月間に当該療法を実施した16歳未満の患者の数が，月平均40人以上である。
(5) 診療所である保険医療機関の場合は，(1)から(4)までに加え，当該保険医療機関が過去6か月間に当該療法を実施した患者のうち，50％以上が16歳未満の者である。

2 通院・在宅精神療法の療養生活継続支援加算の施設基準

(1) 当該保険医療機関内に，当該支援に専任の精神保健福祉士が1名以上勤務している。
(2) 当該支援を行う保健師，看護師又は精神保健福祉士が同時に担当する療養生活継続支援の対象患者の数は1人につき30人以下である。また，それぞれの保健師，看護師又は精神保健福祉士が担当する患者の一覧を作成している。

3 通院・在宅精神療法の児童思春期支援指導加算の施設基準

(1) 児童思春期の患者に対する精神医療に係る適切な研修を修了した精神科の専任の常勤医師が1名以上配置されている。ただし，週3日以上常態として勤務しており，かつ，所定労働時間が週22時間以上の勤務を行っている専任の非常勤医師を2名以上組み合わせることにより，常勤医師の勤務時間帯と同じ時間帯にこれらの非常勤医師が配置されている場合には，当該基準を満たしていることとみなすことができる。
(2) 児童思春期の患者に対する当該支援に専任の保健師，看護師，理学療法士，作業療法士，言語聴覚士，精神保健福祉士又は公認心理師が2名以上かつ2職種以上配置されており，そのうち1名以上は児童思春期の患者に対する精神医療に係る適切な研修を修了した者である。
(3) (1)及び(2)における適切な研修とは以下のものをいう。
 ア 国又は医療関係団体等が主催する研修である（15時間以上の研修期間であるものに限る）。
 イ 講義及び演習により次の内容を含むものである。
  (イ) 児童・思春期の精神医療における診察
  (ロ) 児童・思春期の精神医療における治療
  (ハ) 家族面接
  (ニ) 発達障害の支援
  (ホ) 児童・思春期の精神医療における多職種の業務及び連携
 ウ 研修には，複数職種によるグループワークやディスカッション等を含む。
(4) 当該保険医療機関が過去6か月間に初診を実施した20歳未満の患者の数が，月平均8人以上である。

4 通院・在宅精神療法の早期診療体制充実加算の施設基準

(1) 常勤の精神保健指定医が1名以上配置されている。
(2) 当該保険医療機関が過去6か月間に実施した通院・在宅精神療法の算定回数に占める，通院・在宅精神療法の「1」のロ若しくはハの(1)又は「2」のロ若しくはハの(1)若しくは(2)の算定回数の合計の割合が5％以上である。
(3) 診療所にあっては，当該保険医療機関が過去6か月間に実施した通院・在宅精神療法の「1」のロ又は「2」のロの算定回数の合計を，当該保険医療機関に勤務する精神科を担当する医師の数で除した数が60以上である。
(4) 地域の精神科救急医療体制の確保に協力している保険医療機関である。具体的には，アからウまでのいずれかを満たしている。
 ア 「精神科救急医療体制整備事業の実施について」（平成20年5月26日障発第0526001号）に規定する精神科救急医療確保事業（以下「精神科救急医療確保事業」という）において常時対応型施設として指定を受けている医療機関又は身体合併症救急医療確保事業において指定を受けている医療機関である。
 イ 精神科救急医療確保事業において病院群輪番型施設として指定を受けている医療機関であって，(イ)又は(ロ)のいずれかに該当する。
  (イ) 時間外，休日又は深夜における入院件数が年4件以上である。そのうち1件以上は，精神科救急医療体制整備事業における精神科救急情報センター（以下「精神科救急情報センター」という），精神障害にも対応した地域包括ケアシステムの構築推進事業における精神医療相談窓口（以下「精神医療相談窓口」という），救急医療情報センター，他の医療機関，都道府県〔政令市の地域を含むものとする。以下(4)において同じ〕，市町村，保健所，警察又は消防（救急車）からの依頼である。
  (ロ) 時間外，休日又は深夜における外来対応件数が年10件以上である。なお，精神科救急情報センター，精神医療相談窓口，救急医療情報センター，他の医療機関，都道府県，市町村，保健所，警察又は消防（救急車）等からの依頼の場合は，日中の対応であっても件数に含む。
 ウ 次の(イ)及び(ロ)又は(ロ)及び(ハ)を満たしている。
  (イ) 精神科救急医療確保事業において外来対応施設として指定を受けている医療機関である。
  (ロ) 時間外対応加算1の届出を行っている。
  (ハ) 精神科救急情報センター，都道府県，市町村，保健所，警察，消防（救急車），救命救急センター，一般医療機関等からの患者に関する問合せに対し，原則として当該保険医療機関において，常時対応できる体制がとられている。また，やむを得ない事由により，電話等による問合せに応じることができなかった場合であっても，速やかにコールバックすることができる体制がとられている。
(5) 当該保険医療機関の常勤の精神保健指定医が，精神保健福祉法上の精神保健指定医として業務等を年1回以上行っている。なお，当該保険医療機関に常勤の精神保健指定医が2名以上勤務している場合は，少なくとも2名が精神保健福祉法上の精神保健指定医として業務等を年1回以上行っている。
(6) 次のいずれかを満たしている。
 ア 1，2又は3に規定する各加算に係る届出を行っている保険医療機関である。
 イ A230-4精神科リエゾンチーム加算に係る届出を行っている保険医療機関である。
 ウ A231-3依存症入院医療管理加算に係る届出を行っている保険医療機関である。
 エ A231-4摂食障害入院医療管理加算に係る届出を行っている保険医療機関である。
 オ A246-2精神科入退院支援加算に係る届出を行っている保険医療機関である。
 カ A311-4児童・思春期精神科入院医療管理料に係る届出を行っている保険医療機関である。
 キ I003-2認知療法・認知行動療法に係る届出を行っている保険医療機関である。
 ク I006-2依存症集団療法1，2又は3に係る届出を行っている保険医療機関である。
 ケ I016精神科在宅患者支援管理料に係る届出を行っている保険医療機関である。

5 情報通信機器を用いた精神療法の施設基準

(1) 情報通信機器を用いた診療の届出を行っている。
(2) 厚生労働省令和4年度障害者総合福祉推進事業「情報通信機器を用いた精神療法を安全・適切に実施するための指針の策定に関する検討」において作成された，「情報通信機器を用いた精神療法に係る指針」（以下「オンライン精神療法指針」という）に沿って診療を行う体制を有する保険医

療機関である。
(3) オンライン精神療法指針において「オンライン精神療法を実施する医師や医療機関については，精神障害にも対応した地域包括ケアシステムに資するよう，地域における精神科医療の提供体制への貢献が求められる」とされていることから，以下のア及びイを満たす。
　ア　地域の精神科救急医療体制の確保に協力している保険医療機関である。具体的には，(イ)から(ハ)までのいずれかを満たしている。
　　(イ)　精神科救急医療確保事業において常時対応型施設として指定を受けている医療機関又は身体合併症救急医療確保事業において指定を受けている医療機関である。
　　(ロ)　精神科救急医療確保事業において病院群輪番型施設として指定を受けている医療機関であって，①又は②のいずれかに該当する。
　　　①　時間外，休日又は深夜における入院件数が年4件以上である。そのうち1件以上は，精神科救急情報センター，精神医療相談窓口，救急医療情報センター，他の医療機関，都道府県（政令市の地域を含むものとする。以下アにおいて同じ），市町村，保健所，警察又は消防（救急車）からの依頼である。
　　　②　時間外，休日又は深夜における外来対応件数が年10件以上である。なお，精神科救急情報センター，精神医療相談窓口，救急医療情報センター，他の医療機関，都道府県，市町村，保健所，警察又は消防（救急車）等からの依頼の場合は，日中の対応であっても件数に含む。
　　(ハ)　次の①及び③又は②及び③を満たしている。
　　　①　精神科救急医療確保事業において外来対応施設として指定を受けている医療機関である。
　　　②　時間外対応加算1の届出を行っている。
　　　③　精神科救急情報センター，都道府県，市町村，保健所，警察，消防（救急車），救命救急センター，一般医療機関等からの患者に関する問合せ等に対し，原則として当該保険医療機関において，常時対応できる体制がとられている。また，やむを得ない事由により，電話等による問合せに応じることができなかった場合であっても，速やかにコールバックすることができる体制がとられている。
　イ　当該保険医療機関において情報通信機器を用いた精神療法を実施する精神保健指定医が，精神科救急医療体制の確保への協力を行っている。具体的には，(イ)又は(ロ)のいずれかの実績がある。
　　(イ)　時間外，休日又は深夜における外来対応施設（自治体等の夜間・休日急患センター等を含む）での外来診療又は救急医療機関への診療協力（外来，当直又は対診）を年6回以上行う（いずれも精神科医療を必要とする患者の診療を行う）。
　　(ロ)　精神保健福祉法上の精神保健指定医として業務等を年1回以上行っている。

【届出に関する事項】
(1) 通院・在宅精神療法の児童思春期精神科専門管理加算に関する施設基準に係る届出は，別添2（→Web版）の様式4及び様式44の5を用いる。
(2) 通院・在宅精神療法の療養生活継続支援加算に関する施設基準に係る届出は，別添2の様式44の5の2を用いる。
(3) 通院・在宅精神療法の児童思春期支援指導加算に関する施設基準に係る届出は，別添2の様式44の5の2を用いる。
(4) 通院・在宅精神療法の早期診療体制充実加算に関する施設基準に係る届出は，別添2の様式44の5の3を用いる。また，毎年8月において，精神科救急医療体制の確保への協力に係る実績等について，別添2の様式44の5の3により届け出る。
(5) 情報通信機器を用いた精神療法に関する施設基準に係る届出は，別添2の様式44の5の3を用いる。また，毎年8月において，精神科救急医療体制の確保への協力に係る実績等について，別添2の様式44の5の4により届け出る。

事務連絡　問　児童思春期精神科専門管理加算の施設基準における，16歳未満の患者の数について，のべ患者数と実患者数のいずれをいうのか。
答　のべ患者数をいう。
（平28.6.14）

1の1の3　通院・在宅精神療法の注6に規定する別に厚生労働大臣が定める要件

別表第10の2の4（p.1502）に掲げる要件

1の1の4　削除

1の1の5　通院・在宅精神療法の注8に規定する施設基準

療養生活を継続するための支援を行うにつき十分な体制が確保されていること。

事務連絡　問　I 002通院・在宅精神療法の「注8」に規定する療養生活継続支援加算の施設基準において求める看護師の「精神看護関連領域に係る適切な研修」には，具体的にはどのようなものがあるか。
答　現時点では，以下の研修が該当する。
①日本看護協会の認定看護師教育課程「認知症看護」
②日本看護協会が認定している看護系大学院の「老年看護」及び「精神看護」の専門看護師教育課程
③日本精神科看護協会の精神科認定看護師教育課程　（令4.3.31）

1の1の6　通院・在宅精神療法の注9に規定する別に厚生労働大臣が定める患者

心的外傷に起因する症状を有する患者

1の1の7　通院・在宅精神療法の注10に規定する施設基準

20歳未満の精神疾患を有する患者の支援を行うにつき必要な体制及び実績を有していること。

事務連絡　問1　I 002通院・在宅精神療法の「注10」に規定する児童思春期支援指導加算の施設基準について，児童思春期の患者に対する当該支援指導に専任の精神保健福祉士は，「注8」に規定する療養生活継続支援加算の施設基準における当該支援に専任の精神保健福祉士と兼ねることは可能か。
答　可能。
（令6.3.28）
問2　I 002通院・在宅精神療法の「注10」児童思春期支援指導加算の施設基準における「初診を実施した20歳未満の患者の数」は，どのように考えればよいか。
答　初診を実施した20歳未満の患者の数とは，A 000初診料の算定の有無に関わらず，患者の傷病について医学的に初診といわれる診療行為が行われた20歳未満の患者の数を指す。
問3　I 002通院・在宅精神療法の「注10」児童思春期支援指導加算の施設基準における「当該保険医療機関が過去6か月間に初診を実施した20歳未満の患者の数が，月平均8人以上であること」とあるが，既に当該加算の算定を開始している医療機関において，過去6か月間に初診を実施した20歳未満の患者の数が月平均8人未満となった場合の取扱如何。
答　令和8年5月31日までの間に限り，過去1年以内の連続する6月において，初診を実施した20歳未満の患者の数が月平均8人以上であれば，当該基準を満たすものとする。
（令6.5.31）
問4　I 002通院・在宅精神療法の「注10」に規定する児童思春期支援指導加算の施設基準において求める医師等の「児童思春期の患者に対する精神医療に係る適切な研修」には，具体的にはどのようなものがあるか。

答　現時点では，以下の研修が該当する。
○　日本精神科病院協会が実施する「児童・思春期精神医学対策講習会スタンダードコース」
○　日本児童青年精神医学会が実施する「児童思春期精神医療研修」
○　国立国際医療研究センター国府台病院が実施する以下の研修（①及び②の両方を受講した場合に限る）。
①　以下のいずれかの研修。
・平成22年度～平成26年度に実施された，「思春期精神保健対策医療従事者専門研修(1)」
・平成22年度～平成26年度に実施された，「思春期精神保健対策医療従事者専門研修(2)」
・平成22年度～平成25年度に実施された，「思春期精神保健対策コメディカル専門研修」
・平成27年度～令和5年度に実施された，「思春期精神保健対策医療従事者専門研修」
・「児童・思春期精神保健対策医療従事者専門研修」
②　以下のいずれかの研修。
・平成26年度～令和5年度に実施された，「医療従事者研修応用・症例コース」
・「児童・思春期精神保健対策医療従事者専門研修　応用・症例コース」
○　令和5年に実施された，障害者総合福祉推進事業「児童思春期精神医療における多職種実践研修（仮）」（令6.8.29）

1の1の8　通院・在宅精神療法の注11に規定する施設基準

精神疾患の早期発見及び症状の評価等の必要な診療を行うにつき十分な体制が確保されていること。

事務連絡　問1　I002通院・在宅精神療法の「注11」に規定する早期診療体制充実加算の施設基準について，『当該保険医療機関が過去6か月間に実施した通院・在宅精神療法の算定回数に占める，通院・在宅精神療法の「1」のロ若しくはハの(1)又は「2」のロ若しくはハの(1)若しくは(2)の算定回数の合計の割合が5％以上である』とされているが，「1」のハの(1)には，情報通信機器を用いて行った場合の算定回数も含まれるのか。
答　含まれる。
問2　早期診療体制充実加算の施設基準について，「精神保健福祉法上の精神保健指定医として業務等を年1回以上行っている」とあるが，精神保健福祉法第19条の4に規定する職務は含まれるのか。
答　含まれる。
問3　早期診療体制充実加算の施設基準について，「精神保健指定医として業務等を年1回以上行っている」とされているが，国又は地方公共団体における精神医療に関する審議会の委員としての業務は含まれるのか。
答　含まれる。ただし，その場合について，委員として参加する医師は精神保健指定医であること。また，委員としての出席状況等については，照会に対し速やかに回答できるように医療機関において保管する。
問4　早期診療体制充実加算の施設基準について，『診療所にあっては，当該保険医療機関が過去6か月間に実施した通院・在宅精神療法の「1」のロ又は「2」のロの算定回数の合計を，当該保険医療機関に勤務する医師の数で除した数が60以上である』とされているが，「当該保険医療機関に勤務する医師の数」の計算方法如何。
答　常勤の医師の数及び非常勤の医師を常勤換算した数の合計により算出する。（令6.3.28）
問5　I002通院・在宅精神療法の「注11」早期診療体制充実加算児童思春期支援指導加算の施設基準に「当該保険医療機関が過去6か月間に実施した通院・在宅精神療法の算定回数に占める，通院・在宅精神療法の「1」のロ若しくはハの(1)又は「2」のロ若しくはハの(1)若しくは(2)の算定回

数の合計の割合が5％以上であること」とあるが，計算の分母に，精神科ショート・ケア，精神科デイ・ケア，精神科ナイト・ケア，精神科デイ・ナイト・ケア及び重度認知症患者デイ・ケアの算定回数は含まれるのか。
答　含まれない。（令6.5.31）

1の1の9　通院・在宅精神療法の注12に規定する施設基準

情報通信機器を用いた精神療法を行うにつき十分な体制が整備されていること。

事務連絡　問1　I002通院・在宅精神療法の「注12」に規定する情報通信機器を用いて行う場合の施設基準について，「精神保健福祉法上の精神保健指定医として業務等を年1回以上行っている」とあるが，精神保健福祉法第19条の4に規定する職務は含まれるのか。
答　含まれる。
問2　通院・在宅精神療法の「注12」に規定する情報通信機器を用いて行う場合の施設基準について，「精神保健指定医として業務等を年1回以上行っている」とされているが，国又は地方公共団体における精神医療に関する審議会の委員としての業務は含まれるのか。
答　含まれる。ただし，その場合について，委員として参加する医師は精神保健指定医であること。なお，委員としての出席状況等については，照会に対し速やかに回答できるように医療機関で保管する。（令6.3.28）

1の2　精神科継続外来支援・指導料の注5に規定する別に厚生労働大臣が定める要件

別表第10の2の4（p.1502）に掲げる要件

1の3　救急患者精神科継続支援料の施設基準

自殺企図後の精神疾患の患者に対する指導を行うにつき必要な体制が整備されていること。

→ 救急患者精神科継続支援料に関する施設基準
(1)　A230-4精神科リエゾンチーム加算の届出を行っている。
(2)　自殺企図等により入院となった患者に対する生活上の課題等について指導等を行うための適切な研修を修了した専任の常勤医師が1名以上配置されている。なお，週3日以上常態として勤務しており，かつ，所定労働時間が週22時間以上の勤務を行っている専任の非常勤医師（自殺企図等により入院となった患者に対する生活上の課題等について指導等を行うための適切な研修を修了した医師に限る）を2名以上組み合わせることにより，常勤医師の勤務時間帯と同じ時間帯にこれらの非常勤医師が配置されている場合には，当該基準を満たしていることとみなすことができる。
(3)　自殺企図等により入院となった患者に対する生活上の課題等について指導等を行うための適切な研修を修了した専任の常勤精神保健福祉士及び専任の常勤看護師，専任の常勤作業療法士，専任の常勤公認心理師又は専任の常勤社会福祉士が，1名以上配置されている。
(4)　(2)及び(3)における適切な研修とは，次のものをいう。
ア　国又は医療関係団体等が主催する研修である（16時間以上の研修期間であるものに限る）。
イ　講義及び演習により次の内容を含むものである。
(イ)　自殺死亡者及び自殺企図後の患者についての基本的事項
(ロ)　救急搬送された自殺企図後の患者のケースマネジメントの概要
(ハ)　自殺企図のリスク因子と防御因子について
(ニ)　自殺企図後の患者とのコミュニケーション技法について

(ホ)　初回ケースマネジメント面接について
　　(ヘ)　定期ケースマネジメントについて
　　(ト)　ケースマネジメントの終了について
　　(チ)　インシデント対応について
　　(リ)　ポストベンションについて
　　(ヌ)　チーム医療とセルフケアについて
　ウ　研修にはグループワークや，救急搬送された自殺企図後の患者のケースマネジメントを豊富に経験している者による実技指導やロールプレイ等を含む。

【届出に関する事項】
　救急患者精神科継続支援料の施設基準に係る届出は，別添2（→Web版）の様式44の6を用いる。

■事務連絡■　問1　救急患者精神科継続支援料について，「自殺企図等により入院となった患者に対する生活上の課題等について指導等を行うための適切な研修」にはどのようなものがあるのか。

答　現時点では，「救命救急センターに搬送された自殺未遂者の自殺企図の再発防止に対する複合的ケース・マネジメントに関する研修会（平成27〜29年度厚生労働省自殺未遂者再企図防止事業の一部として実施されたものに限る）」及び「自殺再企図防止のための救急患者精神科継続支援研修会（一般社団法人　日本自殺予防学会が実施するものに限る）」が相当する。　　　　　　　(平30.7.10)

問2　「自殺企図等により入院となった患者に対する生活上の課題等について指導等を行うための適切な研修」にはどのようなものがあるのか。

答　現時点では，「救命救急センターに搬送された自殺未遂者の自殺企図の再発防止に対する複合的ケース・マネジメントに関する研修会（国立精神・神経医療センターが実施するもの又は厚生労働省自殺未遂者再企図防止事業の一部として実施するものに限る）」が相当する。　　　　(平28.3.31)

1の4　認知療法・認知行動療法の施設基準

(1)　当該保険医療機関における認知療法・認知行動療法に関する講習を受けた医師の有無を地方厚生局長等に届け出ていること。
(2)　認知療法・認知行動療法2にあっては，(1)の基準に加え，当該保険医療機関内に認知療法・認知行動療法について経験等を有する専任の常勤看護師が1名以上配置されていること。

→1　認知療法・認知行動療法1に関する施設基準
　当該保険医療機関内に，専任の認知療法・認知行動療法に習熟した医師が1名以上勤務している。
2　認知療法・認知行動療法2に関する施設基準
(1)　1を満たしている。
(2)　当該保険医療機関内に，以下の全てを満たす専任の看護師が1名以上勤務している。
　ア　認知療法・認知行動療法1の届出医療機関における外来に2年以上勤務し，治療に係る面接に120回以上同席した経験がある。
　イ　うつ病等の気分障害の患者に対して，当該看護師が認知療法・認知行動療法の手法を取り入れた面接を過去に10症例120回以上実施し，その内容のうち5症例60回以上のものについて，患者の同意を得て，面接を録画，録音等の方法により記録して，1の専任の医師又はウの研修の講師が確認し，必要な指導を受けている。
　ウ　認知療法・認知行動療法について下記の要件を全て満たす研修を修了している。
　　(イ)　国，関係学会，医療関係団体等が主催し修了証が交付されるものである。
　　(ロ)　厚生労働科学研究班作成の「うつ病の認知療法・認知行動療法治療者用マニュアル」（平成21年度厚生労働省こころの健康科学研究事業「精神療法の実施方法と有効性に関する研究」）に準拠したプログラムによる2

日以上のものである。
　　(ハ)　講師に，厚生労働省による「認知行動療法研修事業」においてスーパーバイザーを経験した者が含まれている。

【届出に関する事項】　認知療法・認知行動療法の施設基準に係る届出は，別添2（→Web版）の様式44の3を用いる。

■事務連絡■　問1　I 003-2認知療法・認知行動療法2の要件である認知療法・認知行動療法についての研修として，具体的にはどのような研修が該当するのか。

答　現時点では，
・厚生労働省認知行動療法研修事業による2日間の「認知療法・認知行動療法ワークショップ」（平成24年度に国立精神・神経医療研究センター，滋賀医科大学において実施したもの及び平成25年度以降に一般社団法人認知行動療法研修開発センターが実施したものに限る）
・日本精神科病院協会による2日間の「認知行動療法研修会」（平成29年度以降に実施したものに限る）
・特定非営利活動法人北海道認知行動療法センターによる2日間の「認知行動療法基礎ワークショップ」（平成29年度以降に実施したものに限る）が該当する。　(平30.10.9)

問2　認知療法・認知行動療法2の施設基準通知において，「認知療法・認知行動療法1の届出医療機関における外来に2年以上勤務し，治療に係る面接に120回以上同席した経験があること」が要件とされているが，同席する面接は医師によるものでなくてもよいか。

答　同席の対象は認知療法・認知行動療法1を算定する面接に限る。従って，医師によって行われる面接のみが対象となる。　　　　　　　　　　　(平28.3.31，一部修正)

問3　認知療法・認知行動療法2の施設基準について，「うつ病等の気分障害の患者に対して，当該看護師が認知療法・認知行動療法の手法を取り入れた面接を過去に10症例120回以上実施し，その内容のうち5症例60回以上のものについて，患者の同意を得て，面接を録画，録音等の方法により記録して，「1」の専任の医師又はウの研修の講師が確認し，必要な指導を受けていること」とあるが，「ウの研修の講師」による確認を行う講師は医師でなければならないか。

答　必ずしも医師である必要はないが，「ウ」の研修において，研修後，受講生による面接を確認する者として定められたものである必要がある。　(平28.4.25，一部修正)

問4　認知療法・認知行動療法3の施設基準において専任の看護師が受講することとされている研修については，「認知療法・認知行動療法1又は2を行う外来に1年以上勤務し，治療に係る面接に60回以上同席した経験を持つ看護師を対象としたものであること」が満たすべき要件の1つとして規定されている。ここでいう「治療に係る面接」は，認知療法・認知行動療法に係る面接に限定されるのか。

答　通院・在宅精神療法に係る面接など，認知療法・認知行動療法に係る面接以外の医師が行う面接も含む。
　　　　　　　　　　　　　　　(平29.3.31，一部修正)

1の5　依存症集団療法の施設基準

(1)　**薬物依存症の場合の施設基準**
　　当該療法を行うにつき必要な常勤医師及び常勤看護師又は常勤作業療法士が適切に配置されていること。
(2)　**ギャンブル依存症の場合の施設基準**
　イ　(1)を満たすものであること。
　ロ　ギャンブル依存症に関する専門の保険医療機関であること。
(3)　**アルコール依存症の場合の施設基準**
　(1)を満たすものであること。

→1　依存症集団療法（薬物依存の場合）に関する施設基準
(1)　当該保険医療機関に，専任の精神科医及び専任の看護師又は専任の作業療法士がそれぞれ1名以上勤務している（い

ずれも薬物依存症に対する集団療法に係る適切な研修を修了した者に限る)。
(2) (1)における適切な研修とは以下のものをいう。
　ア　国又は医療関係団体等が主催する研修である（14時間以上の研修期間であるものに限る)。
　イ　研修内容に以下の内容を含む。
　　(イ)　依存症の疫学，依存性薬物の薬理学的特徴と乱用の動向
　　(ロ)　依存症患者の精神医学的特性
　　(ハ)　薬物の使用に対する司法上の対応
　　(ニ)　依存症に関連する社会資源
　　(ホ)　依存症に対する集団療法の概要と適応
　　(ヘ)　集団療法参加患者に対する外来対応上の留意点
　ウ　研修にはデモセッションの見学や，実際のプログラム実施法に関するグループワーク等を含む。

2　依存症集団療法（ギャンブル依存症の場合）に関する施設基準
(1) 「依存症専門医療機関及び依存症治療拠点機関の整備について」（平成29年6月13日障発0613第4号）における依存症専門医療機関である。
(2) 当該保険医療機関に，専任の精神科医及び専任の看護師又は専任の作業療法士がそれぞれ1名以上勤務している（ギャンブル依存症に対する集団療法に係る適切な研修を修了した者に限る)。
(3) (2)における適切な研修とは以下のものをいう。
　ア　国又は医療関係団体等が主催する研修である（8時間以上の研修時間であるものに限る)。
　イ　研修内容に以下の内容を含む。
　　(イ)　ギャンブル依存症の疫学，ギャンブル依存症の特徴
　　(ロ)　ギャンブル依存症患者の精神医学的特性
　　(ハ)　ギャンブル依存症に関連する社会資源
　　(ニ)　ギャンブル依存症に対する集団療法の概要と適応
　　(ホ)　集団療法参加患者に対する外来対応上の留意点
　ウ　研修にはデモセッションの見学や，実際のプログラム実施法に関するグループワーク等を含む。

3　依存症集団療法（アルコール依存症の場合）に関する施設基準
(1) 当該保険医療機関に，専任の精神科医及び専任の看護師又は専任の作業療法士がそれぞれ1名以上勤務している（いずれもアルコール依存症に対する集団療法に係る適切な研修を修了した者に限る)。
(2) (1)における適切な研修とは以下のものをいう。
　ア　国又は医療関係団体等が主催する研修である（8時間以上の研修時間であるものに限る)。
　イ　医師の研修については，研修内容に以下の内容を含む。
　　(イ)　アルコール精神医学
　　(ロ)　アルコールの公衆衛生学
　　(ハ)　アルコール依存症と家族
　　(ニ)　再飲酒予防プログラム
　　(ホ)　アルコール関連問題の予防
　　(ヘ)　アルコール内科学及び生化学
　　(ト)　グループワーク
　ウ　看護師の研修については，研修内容に以下の内容を含む。
　　(イ)　アルコール依存症の概念と治療
　　(ロ)　アルコール依存症者の心理
　　(ハ)　アルコール依存症の看護・事例検討
　　(ニ)　アルコール依存症と家族
　　(ホ)　アルコールの内科学
　　(ヘ)　グループワーク
　エ　作業療法士の研修については，研修内容に以下の内容を含む。
　　(イ)　アルコール依存症の概念と治療
　　(ロ)　アルコール依存症のインテーク面接
　　(ハ)　アルコール依存症と家族
　　(ニ)　アルコールの内科学
　　(ホ)　アルコール依存症のケースワーク・事例検討
　　(ヘ)　グループワーク
　オ　研修にはデモセッションの見学や，実際のプログラム実施法に関するグループワーク等を含む。

【届出に関する事項】　依存症集団療法の施設基準に係る届出は，別添2（→Web版）の様式44の7を用いる。

■事務連絡■　依存症集団療法
問1　「薬物依存症に対する集団療法に係る適切な研修」にはどのようなものがあるのか。
答　現時点では，以下のいずれかの研修が相当する。
　①独立行政法人精神・神経医療研究センターが実施する「認知行動療法の手法を活用した薬物依存症に対する集団療法研修」
　②日本アルコール・アディクション医学会が実施する「認知行動療法の手法を活用した薬物依存症に対する集団療法研修」　（平28.3.31，一部改正）
問2　「2」ギャンブル依存症の場合の施設基準における依存症専門医療機関とは，何を指すのか。
答　「依存症専門医療機関及び依存症治療拠点機関の整備について」（平成29年6月13日障発0613第4号）の別紙「依存症専門医療機関及び依存症治療拠点機関　選定基準」に基づき都道府県等に選定された依存症専門医療機関をいう。
問3　「2」ギャンブル依存症の場合の施設基準におけるギャンブル依存症に対する適切な研修とは何を指すのか。
答　現時点では，以下の研修である。
　・独立行政法人国立病院機構久里浜医療センターの主催するギャンブル障害の標準的治療プログラム研修　（令2.3.31）
問4　「3」アルコール依存症の場合の施設基準における「アルコール依存症に対する集団療法に係る適切な研修」には，具体的にはどのようなものがあるか。
答　現時点では，以下の研修が該当する。
　・独立行政法人国立病院機構久里浜医療センターが実施する「依存症入院管理加算（アルコール依存症の場合）に関する研修」
　・独立行政法人国立病院機構久里浜医療センターが実施する「アルコール依存症に対する集団療法研修」　（令4.3.31）

1の6　精神科作業療法，精神科ショート・ケア，精神科デイ・ケア，精神科ナイト・ケア若しくは精神科デイ・ナイト・ケア又は重度認知症患者デイ・ケアの施設基準

(1) 当該保険医療機関内に精神科作業療法については作業療法士が，精神科ショート・ケア，精神科デイ・ケア，精神科ナイト・ケア若しくは精神科デイ・ナイト・ケア又は重度認知症患者デイ・ケアについては必要な従事者が，それぞれ適切に配置されていること。
(2) 患者数は，精神科作業療法については作業療法士の数に対して，精神科ショート・ケア，精神科デイ・ケア，精神科ナイト・ケア若しくは精神科デイ・ナイト・ケア又は重度認知症患者デイ・ケアについては必要な従事者の数に対して，それぞれ適切なものであること。
(3) 当該精神科作業療法，精神科ショート・ケア，精神科デイ・ケア，精神科ナイト・ケア若しくは精神科デイ・ナイト・ケア又は重度認知症患者デイ・ケアを行うにつき十分な専用施設を有していること。

→　精神科作業療法に関する施設基準
(1) 作業療法士は，専従者として最低1人が必要である。ただし，精神科作業療法を実施しない時間帯において，精神科ショート・ケア，精神科デイ・ケア，精神科ナイト・ケア，精神科デイ・ナイト・ケア及び重度認知症患者デイ・ケア（以下この項において「精神科ショート・ケア等」という）に従事することは差し支えない。また，精神科作業療法と精神科ショート・ケア等の実施日・時間が異なる場合にあっ

ては，精神科ショート・ケア等の専従者として届け出ることは可能である。
(2) 患者数は，作業療法士1人に対しては，1日50人を標準とする。
(3) 作業療法を行うためにふさわしい専用の施設を有しており，当該専用の施設の広さは，作業療法士1人に対して50m²（内法による測定による）を基準とする。なお，当該専用の施設は，精神科作業療法を実施している時間帯において「専用」ということであり，当該療法を実施する時間帯以外の時間帯において，他の用途に使用することは差し支えない。
(4) 平成26年3月31日において，現に精神科作業療法の届出を行っている保険医療機関については，当該専用の施設の増築又は全面的な改築を行うまでの間は，(3)の内法の規定を満たしているものとする。
(5) 当該療法を行うために必要な専用の器械・器具を対象患者の状態と当該療法の目的に応じて具備する。
　代表的な諸活動：創作活動（手工芸，絵画，音楽等），日常生活活動（調理等），通信・コミュニケーション・表現活動（パーソナルコンピュータ等によるものなど），各種余暇・身体活動（ゲーム，スポーツ，園芸，小児を対象とする場合は各種玩具等），職業関連活動等
(6) 精神科病院又は精神病棟を有する一般病院にあって，入院基本料（特別入院基本料を除く），精神科急性期治療病棟入院料，精神療養病棟入院料又は精神科地域包括ケア病棟入院料を算定する入院医療を行っている。ただし，当分の間，精神病棟入院基本料の特別入院基本料を算定している場合も算定できることとする。
【届出に関する事項】
(1) 精神科作業療法の施設基準に係る届出は，別添2（→Web版）の様式45を用いる。
(2) 当該治療に従事する作業療法士の氏名，勤務の態様（常勤・非常勤，専従・非専従，専任・非専任の別）及び勤務時間を別添2の様式4を用いて提出する。
(3) 当該治療が行われる専用の施設の配置図及び平面図を添付する。

→ **精神科ショート・ケア「大規模なもの」に関する施設基準**
(1) 精神科ショート・ケアであって大規模なものを実施するに当たっては，その従事者及び1日当たり患者数の限度が次のいずれかである。ただし，専従者については，精神科ショート・ケアを実施しない時間帯において，精神科作業療法，精神科デイ・ケア，精神科ナイト・ケア，精神科デイ・ナイト・ケア及び重度認知症患者デイ・ケア（以下この項において「精神科作業療法等」という）に従事することは差し支えない。また，精神科ショート・ケアと精神科作業療法等の実施日・時間が異なる場合にあっては，精神科作業療法等の専従者として届け出ることは可能である。
　ア　精神科の医師及び専従する3人の従事者（作業療法士又は精神科ショート・ケア若しくは精神科デイ・ケアの経験を有する看護師のいずれか1人，看護師1人，公認心理師，精神保健福祉士のいずれか1人を含む）の4人で構成される場合にあっては，患者数は，当該従事者4人に対して1回50人を限度とする。
　イ　アに規定する4人で構成される従事者に，更に，精神科医師1人及びアに規定する精神科医師以外の従事者1人を加えて，6人で従事者を構成する場合にあっては，患者数は，当該従事者6人に対して1回70人を限度とする。
(2) 精神科ショート・ケアを行うにふさわしい専用の施設（内法による測定で広さ60m²以上とし，かつ，患者1人当たりの面積は，内法による測定で4.0m²を標準とする）又は同等の面積を有する精神科デイ・ケア，精神科ナイト・ケア若しくは精神科デイ・ナイト・ケアと兼用の施設を有する。
(3) 平成26年3月31日において，現に精神科ショート・ケアの届出を行っている保険医療機関については，当該専用の施設の増築又は全面的な改築を行うまでの間は，(2)の内法の規定を満たしているものとする。
(4) (1)で規定する従事者が共同して，別添2（→Web版）の様式46の2又はこれに準じる様式により疾患等に応じた診療計画が作成されている。
【届出に関する事項】
(1) 精神科ショート・ケア「大規模なもの」の施設基準に係る届出については，別添2（→Web版）の様式46を用いる。
(2) 当該ケアの従事者の氏名，勤務の態様（常勤・非常勤，専従・非専従，専任・非専任の別）及び勤務時間を別添2の様式4を用いて提出する。なお，精神科ショート・ケア，精神科デイ・ケア，精神科ナイト・ケア又は精神科デイ・ナイト・ケアの経験を有する看護師については，その旨を備考欄に記載する。
(3) 当該治療が行われる専用の施設の平面図を添付する。

事務連絡 問　I 008-2精神科ショート・ケア，I 009精神科デイ・ケアの「大規模なもの」を算定する際の「疾患等に応じた診療計画」について，「特掲診療料の施設基準等及びその届出に関する手続きの取扱いについて」で示されている，様式46の2に準じたものであれば，それぞれの医療機関ごとの様式でよいか。
答　様式46の2で示した内容がすべて含まれるものであれば，差し支えない。
(平24.3.30，一部修正)

→ **精神科ショート・ケア「小規模なもの」に関する施設基準**
(1) 精神科医師及び専従する1人の従事者（看護師，作業療法士，精神保健福祉士又は公認心理師のいずれか1人）の2人で構成される場合には，患者数は，当該従事者2人に対しては1回20人を限度とする。なお，看護師は精神科ショート・ケア又は精神科デイ・ケアの経験を有していることが望ましい。ただし，専従者については，精神科ショート・ケアを実施しない時間帯において，精神科作業療法，精神科デイ・ケア，精神科ナイト・ケア，精神科デイ・ナイト・ケア及び重度認知症患者デイ・ケア（以下この項において「精神科作業療法等」という）に従事することは差し支えない。また，精神科ショート・ケアと精神科作業療法等の実施日・時間が異なる場合にあっては，精神科作業療法等の専従者として届け出ることは可能である。
(2) 精神科ショート・ケアを行うにふさわしい専用の施設（内法による測定で広さ30m²以上とし，患者1人当たりの面積は，内法による測定で3.3m²を標準とする）又は同等の面積を有する精神科デイ・ケア，精神科ナイト・ケア若しくは精神科デイ・ナイト・ケアと兼用の施設を有する。
(3) 平成26年3月31日において，現に精神科ショート・ケアの届出を行っている保険医療機関については，当該専用の施設の増築又は全面的な改築を行うまでの間は，(2)の内法の規定を満たしているものとする。
【届出に関する事項】
(1) 精神科ショート・ケア「小規模なもの」の施設基準に係る届出については，別添2（→Web版）の様式46を用いる。
(2) 当該ケアの従事者の氏名，勤務の態様（常勤・非常勤，専従・非専従，専任・非専任の別）及び勤務時間を別添2の様式4を用いて提出する。なお，精神科ショート・ケア，精神科デイ・ケア，精神科ナイト・ケア又は精神科デイ・ナイト・ケアの経験を有する看護師については，その旨を備考欄に記載する。
(3) 当該治療が行われる専用の施設の平面図を添付する。

事務連絡 問　精神科ショート・ケアは，精神科デイ・ケアと同一時間帯に同一場所で行えるのか。また，精神科ショート・ケアの専従の従事者は，精神科デイ・ケアを兼務できるのか。
答　同時実施は可能である。また，要件を満たす範囲で，デイ・ケアとの兼務も可能である。
(平18.3.28)

→ **精神科デイ・ケア「大規模なもの」に関する施設基準**
(1) 精神科デイ・ケアであって大規模なものを実施するに当

たっては，その従事者及び1日当たり患者数の限度が次のいずれかである。ただし，専従者については，精神科デイ・ケアを実施しない時間帯において，精神科作業療法，精神科ショート・ケア，精神科ナイト・ケア，精神科デイ・ナイト・ケア及び重度認知症患者デイ・ケア（以下この項において「精神科作業療法等」という）に従事することは差し支えない。また，精神科デイ・ケアと精神科作業療法等の実施日・時間が異なる場合にあっては，精神科作業療法等の専従者として届け出ることは可能である。
　ア　精神科医師及び専従する3人の従事者（作業療法士又は精神科ショート・ケア，精神科デイ・ケアの経験を有する看護師のいずれか1人，看護師1人，公認心理師，精神保健福祉士の1人）の4人で構成される場合にあっては，患者数は，当該従事者4人に対して1日50人を限度とする。
　イ　アに規定する4人で構成される従事者に，更に，精神科医師1人及びアに規定する精神科医師以外の従事者1人を加えて，6人で従事者を構成する場合にあっては，患者数は，当該従事者6人に対して1日70人を限度とする。
(2)　精神科デイ・ケアを行うにふさわしい専用の施設又は精神科ショート・ケア，精神科ナイト・ケア若しくは精神科デイ・ナイト・ケアと兼用の施設を有しており，当該専用の施設の広さは，内法による測定で60m²以上とし，かつ，患者1人当たりの面積は内法による測定で4.0m²を標準とする。
(3)　平成26年3月31日において，現に精神科デイ・ケアの届出を行っている保険医療機関については，当該専用の施設の増築又は全面的な改築を行うまでの間は，(2)の内法の規定を満たしているものとする。
(4)　(1)で規定する従事者が共同して，**別添2**（→Web版）の**様式46の2**又はこれに準じる様式により疾患等に応じた診療計画が作成されている。
(5)　精神科デイ・ケアと精神科ナイト・ケアを同一施設で実施する保険医療機関にあっては，両者を同一時間帯に混在して実施してはならない。
【届出に関する事項】
(1)　精神科デイ・ケア「大規模なもの」の施設基準に係る届出については，**別添2**（→Web版）の**様式46**を用いる。
(2)　当該ケアの従事者の氏名，勤務の態様（常勤・非常勤，専従・非専従，専任・非専任の別）及び勤務時間を**別添2**の**様式4**を用いて提出する。なお，精神科ショート・ケア，精神科デイ・ケア，精神科ナイト・ケア又は精神科デイ・ナイト・ケアの経験を有する看護師については，その旨を備考欄に記載する。
(3)　当該治療が行われる専用の施設の配置図及び平面図を添付する。

→　**精神科デイ・ケア「小規模なもの」に関する施設基準**
(1)　精神科医師及び専従する2人の従事者（作業療法士，精神保健福祉士又は公認心理師等のいずれか1人，看護師1人）の3人で構成される場合には，患者数は，当該従事者3人に対しては1日30人を限度とする。なお，看護師は精神科ショート・ケア又は精神科デイ・ケアの経験を有していることが望ましい。ただし，専従者については，精神科デイ・ケアを実施しない時間帯において，精神科作業療法，精神科ショート・ケア，精神科ナイト・ケア，精神科デイ・ナイト・ケア及び重度認知症患者デイ・ケア（以下この項において「精神科作業療法等」という）に従事することは差し支えない。また，精神科デイ・ケアと精神科作業療法等の実施日・時間が異なる場合にあっては，精神科作業療法等の専従者として届け出ることは可能である。
(2)　精神科デイ・ケアを行うにふさわしい専用の施設又は精神科ショート・ケア，精神科ナイト・ケア若しくは精神科デイ・ナイト・ケアと兼用の施設を有しており，当該専用の施設の広さは，内法による測定で40m²以上とし，かつ，患者1人当たりの面積は，内法による測定で3.3m²を標準とする。
(3)　平成26年3月31日において，現に精神科デイ・ケアの届出を行っている保険医療機関については，当該専用の施設の増築又は全面的な改築を行うまでの間は，(2)の内法の規定を満たしているものとする。
(4)　精神科デイ・ケアと精神科ナイト・ケアを同一施設で実施する保険医療機関にあっては，両者を同一時間帯に混在して実施してはならない。
【届出に関する事項】
(1)　精神科デイ・ケア「小規模なもの」の施設基準に係る届出については，**別添2**（→Web版）の**様式46**を用いる。
(2)　当該ケアの従事者の氏名，勤務の態様（常勤・非常勤，専従・非専従，専任・非専任の別）及び勤務時間を**別添2**の**様式4**を用いて提出する。なお，精神科ショート・ケア，精神科デイ・ケア，精神科ナイト・ケア又は精神科デイ・ナイト・ケアの経験を有する看護師については，その旨を備考欄に記載する。
(3)　当該治療が行われる専用の施設の配置図及び平面図を添付する。

→　**精神科ナイト・ケアに関する施設基準**
(1)　精神科医師及び専従する2人の従事者（作業療法士又は精神科ショート・ケア，精神科デイ・ケア若しくは精神科ナイト・ケアの経験を有する看護師のいずれか1人，看護師又は精神保健福祉士若しくは公認心理師等のいずれか1人）の3人で構成される場合には，患者数は，当該従事者3人に対しては，1日20人を限度とする。ただし，専従者については，精神科ナイト・ケアを実施しない時間帯において，精神科作業療法，精神科ショート・ケア，精神科デイ・ケア，精神科デイ・ナイト・ケア及び重度認知症患者デイ・ケア（以下この項において「精神科作業療法等」という）に従事することは差し支えない。また，精神科ナイト・ケアと精神科作業療法等の実施日・時間が異なる場合にあっては，精神科作業療法等の専従者として届け出ることは可能である。
(2)　精神科ナイト・ケアを行うにふさわしい専用の施設又は精神科ショート・ケア，精神科デイ・ケア若しくは精神科デイ・ナイト・ケアと兼用の施設を有しており，当該専用の施設の広さは，内法による測定で40m²以上とし，かつ，患者1人当たりの面積は，内法による測定で3.3m²を標準とする。
(3)　平成26年3月31日において，現に精神科ナイト・ケアの届出を行っている保険医療機関については，当該専用の施設の増築又は全面的な改築を行うまでの間は，(2)の内法の規定を満たしているものとする。
(4)　精神科デイ・ケアと精神科ナイト・ケアを同一施設で実施する保険医療機関にあっては，両者を同一時間帯に混在して実施してはならない。
【届出に関する事項】
(1)　精神科ナイト・ケアの施設基準に係る届出については，**別添2**（→Web版）の**様式46**を用いる。
(2)　当該ケアの従事者の氏名，勤務の態様（常勤・非常勤，専従・非専従，専任・非専任の別）及び勤務時間を**別添2**の**様式4**を用いて提出する。なお，精神科ショート・ケア，精神科デイ・ケア，精神科ナイト・ケア又は精神科デイ・ナイト・ケアの経験を有する看護師については，その旨を備考欄に記載する。
(3)　当該治療が行われる専用の施設の配置図及び平面図を添付する。

→　**精神科デイ・ナイト・ケアに関する施設基準**
(1)　精神科デイ・ナイト・ケアを実施するに当たっては，その従事者及び1日当たり患者数の限度が次のいずれかである。ただし，専従者については，精神科デイ・ナイト・ケアを実施しない時間帯において，精神科作業療法，精神科ショート・ケア，精神科デイ・ケア，精神科ナイト・ケア及び重度認知症患者デイ・ケア（以下この項において「精神科作業療法等」という）に従事することは差し支えない。

また，精神科デイ・ナイト・ケアと精神科作業療法等の実施日・時間が異なる場合にあっては，精神科作業療法等の専従者として届け出ることは可能である。
　ア　精神科医師及び専従する2人の従事者（作業療法士又は精神科ショート・ケア，精神科デイ・ケア，精神科ナイト・ケア若しくは精神科デイ・ナイト・ケアの経験を有する看護師のいずれか1人及び看護師，精神保健福祉士，公認心理師又は栄養士のいずれか1人）の3人で構成する場合にあっては，患者数が当該従事者3人に対して1日30人を限度とする。
　イ　精神科医師及び専従する3人の従事者（作業療法士又は精神科ショート・ケア，精神科デイ・ケア，精神科ナイト・ケア若しくは精神科デイ・ナイト・ケアの経験を有する看護師のいずれか1人，看護師又は准看護師のいずれか1人及び精神保健福祉士，公認心理師又は栄養士のいずれか1人）の4人で構成する場合にあっては，患者数が当該従事者4人に対して1日50人を限度とする。
　ウ　イに規定する4人に，イに規定する精神科医師以外の従事者2人を加えて，6人で従事者を構成する場合にあっては，患者数が当該従事者6人に対して1日70人を限度とする。ただし，イにおいていずれか1人と規定されている従事者の区分ごとに同一区分の従事者が2人を超えない。なお，看護師又は准看護師の代わりに，1名に限り，看護補助者をもって充てることができる。
(2)　精神科デイ・ナイト・ケアを行うにふさわしい専用の施設又は精神科ショート・ケア，精神科デイ・ケア若しくは精神科デイ・ナイト・ケアと兼用の施設を有しているものであり，当該施設の広さは，内法による測定で40m²以上とし，かつ，患者1人当たりの面積は，内法による測定で3.3m²を標準とする。なお，当該施設には調理設備を有することが望ましい。
(3)　平成26年3月31日において，現に精神科デイ・ケアの届出を行っている保険医療機関については，当該専用の施設の増築又は全面的な改築を行うまでの間は，(2)の内法の規定を満たしているものとする。
【届出に関する事項】
(1)　精神科デイ・ナイト・ケアの施設基準に係る届出については，**別添2**（→Web版）の**様式46**を用いる。
(2)　当該ケアの従事者の氏名，勤務の態様（常勤・非常勤，専従・非専従，専任・非専任の別）及び勤務時間を**別添2**の**様式4**を用いて提出する。なお，精神科ショート・ケア，精神科デイ・ケア，精神科ナイト・ケア又は精神科デイ・ナイト・ケアの経験を有する看護師については，その旨を備考欄に記載する。
(3)　当該治療が行われる専用の施設の配置図及び平面図を添付する。

→ **重度認知症患者デイ・ケア料に関する施設基準**

(1)　重度認知症患者デイ・ケアを実施するに当たっては，その従事者及び1日当たりの患者数の限度が次のいずれかである。ただし，専従者については，重度認知症患者デイ・ケアを実施しない時間帯において，精神科作業療法，精神科ショート・ケア，精神科デイ・ケア，精神科ナイト・ケア及び精神科デイ・ナイト・ケア（以下この項において「精神科作業療法等」という）に従事することは差し支えない。
　また，重度認知症患者デイ・ケア料と精神科作業療法等の実施日・時間が異なる場合にあっては，精神科作業療法等の専従者として届け出ることは可能である。
　ア　精神科医師及び専従する3人の従事者（作業療法士1人，看護師1人及び精神科病棟に勤務した経験を有する看護師，精神保健福祉士又は公認心理師のいずれか1人）の4人で構成する場合にあっては，患者数が当該従事者4人に対して1日25人を限度とする。
　イ　アに規定する4人で構成される従事者に加えて，精神科医師1人及び専従する3人の従事者（作業療法士1人，看護師1人及び精神科病棟に勤務した経験を有する看護師，精神保健福祉士又は公認心理師のいずれか1人）の8人で構成する場合にあっては，患者数が当該従事者8人に対し1日50人を限度とする。
　ウ　夜間ケアを実施するに当たっては，アに規定する4人に，アに規定する精神科医師以外の専従の従事者1人を加えて，5人で従事者を構成する場合にあっては，患者数が当該従事者5人に対し1日25人を限度とする。
　エ　夜間ケアを実施するに当たっては，イに規定する8人に，イに規定する精神科医師以外の専従の従事者2人を加えて，10人で従事者を構成する場合にあっては，患者数が当該従事者10人に対し1日50人を限度とする。
(2)　重度認知症患者デイ・ケアを行うにふさわしい専用の施設を有しているものであり，当該専用施設の広さは，内法による測定で60m²以上とし，かつ，患者1人当たりの面積は，内法による測定で4.0m²を基準とする。
(3)　平成26年3月31日において，現に重度認知症患者デイ・ケア料の届出を行っている保険医療機関については，当該専用の施設の増築又は全面的な改築を行うまでの間は，(2)の内法の規定を満たしているものとする。
(4)　重度認知症患者デイ・ケアを行うために必要な専用の器械・器具を具備している。
【届出に関する事項】
(1)　重度認知症患者デイ・ケア料の施設基準に係る届出は，**別添2**（→Web版）の**様式47**を用いる。
(2)　重度認知症患者デイ・ケア料の施設基準に係る届出の受理は，医療法第70条に規定する精神科を診療科名として標榜している保険医療機関を単位として行うものである。
(3)　当該治療が行われる専用の施設の配置図及び平面図を添付する。

1の7　精神科訪問看護・指導料の注5に規定する長時間の訪問を要する者及び厚生労働大臣が定める者

(1)　**長時間の訪問を要する者**
　イ　15歳未満の小児であって，超重症児（者）入院診療加算・準超重症児（者）入院診療加算の注1に規定する超重症の状態又は超重症児（者）入院診療加算・準超重症児（者）入院診療加算の注2に規定する準超重症の状態にあるもの
　ロ　**別表第8**（p.1498）に掲げる者
　ハ　医師が，診療に基づき，患者の急性増悪等により一時的に頻回の訪問看護・指導を行う必要を認めた者
(2)　**厚生労働大臣が定める者**
　イ　15歳未満の小児であって，超重症児（者）入院診療加算・準超重症児（者）入院診療加算の注1に規定する超重症の状態又は超重症児（者）入院診療加算・準超重症児（者）入院診療加算の注2に規定する準超重症の状態にあるもの
　ロ　15歳未満の小児であって，**別表第8**（p.1498）に掲げる者

1の8　精神科訪問看護・指導料の注11に規定する厚生労働大臣が定める者

口腔内の喀痰吸引，鼻腔内の喀痰吸引，気管カニューレ内部の喀痰吸引，胃瘻若しくは腸瘻による経管栄養又は経鼻経管栄養を必要とする者

1の9　精神科訪問看護・指導料の注12に規定する厚生労働大臣が定める地域

(1) 離島振興法第2条第1項の規定により離島振興対策実施地域として指定された離島の地域
(2) 奄美群島振興開発特別措置法第1条に規定する奄美群島の地域
(3) 山村振興法第7条第1項の規定により振興山村として指定された山村の地域
(4) 小笠原諸島振興開発特別措置法第4条第1項に規定する小笠原諸島の地域
(5) 過疎地域の持続的発展の支援に関する特別措置法第2条第1項に規定する過疎地域
(6) 沖縄振興特別措置法第3条第3号に規定する離島

1の9の2　精神科訪問看護・指導料の注17に規定する別に厚生労働大臣が定める施設基準

(1) 療養の給付及び公費負担医療に関する費用の請求に関する命令第1条に規定する電子情報処理組織の使用による請求を行っていること。
(2) 健康保険法第3条第13項に規定する電子資格確認を行う体制を有していること。
(3) 医療DX推進の体制に関する事項及び質の高い精神科訪問看護・指導を実施するための十分な情報を取得し，及び活用して精神科訪問看護・指導を行うことについて，当該保険医療機関の見やすい場所に掲示していること。
(4) (3)の掲示事項について，原則として，ウェブサイトに掲載していること。

→ 訪問看護医療DX情報活用加算に関する施設基準
(1) 電子情報処理組織を使用した診療報酬請求を行っている。
(2) オンライン資格確認を行う体制を有している。なお，オンライン資格確認の導入に際しては，医療機関等向け総合ポータルサイトにおいて，運用開始日の登録を行う。
(3) 居宅同意取得型のオンライン資格確認等システムの活用により，看護師等が患者の診療情報等を取得及び活用できる体制を有している。
(4) 医療DX推進の体制に関する事項及び質の高い訪問看護を実施するための十分な情報を取得・活用して訪問看護を行うことについて，当該保険医療機関の見やすい場所に掲示している。具体的には，次に掲げる事項を掲示している。
　ア　看護師等が居宅同意取得型のオンライン資格確認等システムにより取得した診療情報等を活用して訪問看護・指導を実施している保険医療機関である。
　イ　マイナ保険証の利用を促進する等，医療DXを通じて質の高い医療を提供できるよう取り組んでいる保険医療機関である。
(5) (4)の掲示事項について，原則として，ウェブサイトに掲載している。自ら管理するホームページ等を有しない場合については，この限りではない。

【届出に関する事項】
(1) 訪問看護医療DX情報活用加算の施設基準に係る届出は別添2（→Web版）の様式20の3の4を用いる。
(2) 令和7年9月30日までの間に限り，1の(4)のイの事項について，掲示を行っているものとみなす。
(3) 1の(5)については，令和7年5月31日までの間に限り，当該基準を満たしているものとみなす。

1の10　治療抵抗性統合失調症治療指導管理料の施設基準

(1) 当該保険医療機関に統合失調症の診断及び治療に関する十分な経験を有する常勤医師及び常勤の薬剤師が配置されていること。
(2) 薬剤による副作用が発現した場合に適切に対応するための体制が整備されていること。

→ 治療抵抗性統合失調症治療指導管理料に関する施設基準
(1) 当該保険医療機関において，統合失調症の治療，診断を行うにつき十分な経験を有する常勤医師と常勤薬剤師がそれぞれ1名以上配置されている。なお，週3日以上常態として勤務しており，かつ，所定労働時間が週22時間以上の勤務を行っている非常勤医師（統合失調症の治療，診断を行うにつき十分な経験を有する医師に限る）を2名以上組み合わせることにより，常勤医師の勤務時間帯と同じ時間帯にこれらの非常勤医師が配置されている場合には，当該基準を満たしていることとみなすことができる。
(2) 副作用に対応できる体制が整備されている。

【届出に関する事項】　治療抵抗性統合失調症治療指導管理料の施設基準に係る届出は別添2（→Web版）の様式46の3を用いる。

2　医療保護入院等診療料の施設基準

(1) 当該保険医療機関内に精神保健指定医〔精神保健及び精神障害者福祉に関する法律（昭和25年法律第123号）第18条第1項の規定による指定を受けた医師をいう〕が適切に配置されていること。
(2) 医療保護入院等に係る患者に対する行動制限を必要最小限のものとするため，医師，看護師及び精神保健福祉士等で構成された委員会を設置していること。

→ 医療保護入院等診療料に関する施設基準
(1) 常勤の精神保健指定医が1名以上配置されている。ただし，週3日以上常態として勤務しており，かつ，所定労働時間が週22時間以上の勤務を行っている精神保健指定医である非常勤医師を2名以上組み合わせることにより，常勤医師の勤務時間帯と同じ時間帯にこれらの非常勤医師が配置されている場合には，当該基準を満たしていることとみなすことができる。
(2) 行動制限最小化に係る委員会において次の活動を行っている。
　ア　行動制限についての基本的考え方や，やむを得ず行動制限する場合の手順等を盛り込んだ基本指針の整備。
　イ　措置入院，緊急措置入院，医療保護入院及び応急入院に係る患者の病状，院内における行動制限患者の状況に係るレポートをもとに，月1回程度の病状改善，行動制限の状況の適切性及び行動制限最小化のための検討会議。
　ウ　当該保険医療機関における精神科診療に携わる職員全てを対象とした，精神保健及び精神障害者福祉に関する法律，隔離拘束の早期解除及び危機予防のための介入技術等に関する研修会の年2回程度の実施。

【届出に関する事項】　医療保護入院等診療料の施設基準に係る届出は別添2（→Web版）の様式48を用いる。

3　重度認知症患者デイ・ケア料の夜間ケア加算の施設基準

夜間において，必要な従事者が適切に配置されていること。

4　精神科在宅患者支援管理料の施設基準等

(1) 精神科在宅患者支援管理料の施設基準
　イ　当該保険医療機関内に精神科の常勤医師，常勤の精神保健福祉士及び作業療法士が適切に配置されていること。

ロ　当該保険医療機関において，又は訪問看護ステーションとの連携により訪問看護の提供が可能な体制を確保していること。
ハ　患者に対して計画的かつ継続的な医療を提供できる体制が確保されていること。
(2)　**精神科在宅患者支援管理料に規定する別に厚生労働大臣が定める患者**
　重度の精神障害を有する者

→　**1　精神科在宅患者支援管理料に関する施設基準**
(1)　当該保険医療機関において，以下の要件を満たしている。
　ア　在宅医療を担当する精神科の常勤医師を配置している。なお，週3日以上常態として勤務しており，かつ，所定労働時間が週22時間以上の勤務を行っている精神科の非常勤医師（在宅医療を担当する医師に限る）を2名以上組み合わせることにより，常勤医師の勤務時間帯と同じ時間帯にこれらの非常勤医師が配置されている場合には，当該基準を満たしていることとみなすことができる。
　イ　常勤精神保健福祉士を配置している。
　ウ　作業療法士を配置している。
(2)　当該保険医療機関において精神科訪問看護・指導を担当する常勤の保健師若しくは看護師を配置している又は精神科訪問看護基本療養費を算定する訪問看護ステーションとして届出を行っている訪問看護ステーションと連携している。
(3)　精神科在宅患者支援管理料を算定する医療機関においては，以下のいずれにも該当し，緊急の連絡体制を確保すると共に，24時間の往診又は24時間の精神科訪問看護若しくは24時間の精神科訪問看護・指導を行うことができる体制を確保している。
　ア　当該保険医療機関において24時間連絡を受ける担当者をあらかじめ指定するとともに，当該担当者及び当該担当者と直接連絡が取れる連絡先電話番号等，緊急時の注意事項等について，事前に患者又はその家族等に対して説明の上，文書により提供している。なお，曜日，時間帯ごとに担当者が異なる場合には，それぞれ曜日，時間帯ごとの担当者及び当該担当者と直接連絡が取れる連絡先電話番号等を明示する。
　イ　当該保険医療機関において，患者又はその家族等から電話等により意見を求められた場合に常時対応でき，かつ，必要に応じて往診又は精神科訪問看護若しくは精神科訪問看護・指導を行うことができる体制を有する。なお，当該保険医療機関が24時間往診の体制を有さない場合には，連携する訪問看護ステーション等による24時間の精神科訪問看護又は当該保険医療機関による24時間の精神科訪問看護・指導を行うことができる体制を確保する。
　ウ　往診又は精神科訪問看護・指導を行う者は，当該保険医療機関の当直体制を担う者とは別の者である。なお，往診を担当する医師については，緊急時の連絡体制及び24時間往診できる体制を確保していれば，必ずしも当該保険医療機関内に待機していなくても良いものとする。
　エ　標榜時間外において，当該保険医療機関を継続的に受診している患者に関する電話等の問合せに応じる体制を整備するとともに，必要に応じてあらかじめ連携している保険医療機関に紹介できる体制を有している。具体的には，(イ)又は(ロ)のいずれかの要件を満たしている。
　　(イ)　A001再診料の「注10」に規定する時間外対応加算1の届出を行っている。
　　(ロ)　精神科救急情報センター，都道府県，市町村，保健所，警察，消防（救急車），救命救急センター，一般医療機関等からの患者に関する問合せ等に対し，原則として当該保険医療機関において，常時対応できる体制がとられている。また，やむを得ない事由により電話等による問い合わせに応じることができなかった場合であっても，速やかにコールバックすることができる体制がとられている。

2　精神科在宅患者支援管理料「3」に関する施設基準
精神科在宅患者支援管理料「1」又は「2」の届出を行っている。
【届出に関する事項】
(1)　精神科在宅患者支援管理料「1」及び「2」の施設基準に係る届出は別添2（→Web版）の様式47の2を用いる。
(2)　精神科在宅患者支援管理料「3」の施設基準に係る届出は別添2の2（→Web版）を用いる。

5　精神科オンライン在宅管理料の施設基準

情報通信機器を用いた診療を行うにつき十分な体制が整備されていること。

→　**精神科オンライン在宅管理料に関する施設基準**
情報通信機器を用いた診療の届出を行っている。
【届出に関する事項】　情報通信機器を用いた診療の届出を行っていればよく，精神科オンライン在宅管理料として特に地方厚生（支）局長に対して，届出を行う必要はない。

第11　処置

1　医科点数表第2章第9部処置通則に規定する施設基準

(1)　休日加算1，時間外加算1及び深夜加算1の施設基準
　イ　休日，保険医療機関の表示する診療時間以外の時間及び深夜の処置に対応するための十分な体制が整備されていること。
　ロ　急性期医療に係る実績を相当程度有している病院であること。
　ハ　病院勤務医の負担の軽減及び処遇の改善に資する体制が整備されていること。
(2)　耳鼻咽喉科小児抗菌薬適正使用支援加算の施設基準
　イ　抗菌薬の適正な使用を推進するための体制が整備されていること。
　ロ　当該保険医療機関が病院の場合にあっては，データ提出加算2に係る届出を行っていること。

→　**処置の休日加算1，時間外加算1及び深夜加算1の施設基準**
1　処置の休日加算1，時間外加算1及び深夜加算1を算定する診療科を届け出ている。
2　次のいずれかを満たしている。
(1)　「救急医療対策事業実施要綱」（昭和52年7月6日医発第692号）に規定する第三次救急医療機関，小児救急医療拠点病院又は「疾病・事業及び在宅医療に係る医療提供体制について」（平成29年3月31日医政地発0331第3号）の別紙「疾病・事業及び在宅医療に係る医療体制の構築に係る指針」に規定する「周産期医療の体制構築に係る指針」による総合周産期母子医療センターを設置している保険医療機関である。
(2)　「災害時における医療体制の充実強化について」（平成24年3月31日医政地発0331第3号）に規定する災害拠点病院，「へき地保健医療対策事業について」（平成13年5月16日医政発第529号）に規定するへき地医療拠点病院又は地域医療支援病院の指定を受けている。
(3)　基本診療料の施設基準等**別表第6の2**に規定する地域に所在する保険医療機関である。
(4)　年間の緊急入院患者数が200名以上の実績を有する病院である。
(5)　全身麻酔による手術の件数が年間800件以上の実績を有する病院である。

3 緊急入院患者数とは，救急搬送〔特別の関係（p.72）にある保険医療機関に入院する患者を除く〕により緊急入院した患者数及び当該保険医療機関を受診した次に掲げる状態の患者であって，医師が診察等の結果，緊急に入院が必要と認めた重症患者のうち，緊急入院した患者数の合計をいう。なお，「周産期医療対策整備事業の実施について」（平成21年3月30日医政発第0330011号厚生労働省医政局長通知）に規定される周産期医療を担う医療機関において救急搬送となった保険診療の対象となる妊産婦については，母体数と胎児数を別に数える。
 (1) 吐血，喀血又は重篤な脱水で全身状態不良の状態
 (2) 意識障害又は昏睡
 (3) 呼吸不全又は心不全で重篤な状態
 (4) 急性薬物中毒
 (5) ショック
 (6) 重篤な代謝異常（肝不全，腎不全，重症糖尿病等）
 (7) 広範囲熱傷，顔面熱傷又は気道熱傷
 (8) 外傷，破傷風等で重篤な状態
 (9) 緊急手術，緊急カテーテル治療・検査又はt-PA療法を必要とする状態
 (10) 消化器疾患で緊急処置を必要とする重篤な状態
 (11) 蘇生術を必要とする重篤な状態
 (12) (1)から(11)までに準ずるような状態又はその他の重症な状態であって，医師が診察等の結果，緊急に入院が必要であると認めた重症患者

4 医師の負担の軽減及び処遇の改善に資する体制として，次の体制を整備している。なお，総合入院体制加算や急性期看護補助体制加算等を届け出ている保険医療機関において，医療従事者の負担の軽減及び処遇の改善に資する体制又は看護職員の負担の軽減及び処遇の改善に資する体制を整備する場合は，当該加算等に係る体制と合わせて整備して差し支えない。
 (1) 当該保険医療機関内に，医師の負担の軽減及び処遇の改善に関し，当該保険医療機関に勤務する医師の勤務状況を把握し，その改善の必要性等について提言するための責任者を配置する。
 (2) 特別の関係（p.72）にある保険医療機関での勤務時間も含めて，医師の勤務時間及び当直を含めた夜間の勤務状況を把握している。その上で，業務の量や内容を勘案し，特定の個人に業務負担が集中しないよう配慮した勤務体系を策定し，職員に周知徹底している。
 (3) 当該保険医療機関内に，多職種からなる役割分担推進のための委員会又は会議（以下この項において「委員会等」という）を設置し，「医師の負担の軽減及び処遇の改善に資する計画」を作成する。当該委員会等は，当該計画の達成状況の評価を行う際，その他適宜必要に応じて開催している。また，当該委員会等において，当該保険医療機関の管理者が年1回以上出席する。なお，当該委員会等は，当該保険医療機関における労働安全衛生法（昭和47年法律第57号）第19条に規定する安全衛生委員会等，既存の委員会を活用することで差し支えない。
 (4) (3)の計画は，現状の勤務状況等を把握し，問題点を抽出した上で，具体的な取組み内容と目標達成年次等を含めた医師の負担の軽減及び処遇の改善に資する計画とする。また，当該計画を職員に対して周知徹底している。
 (5) 当該計画には以下の項目を含む。
  ア 医師と医療関係職種，医療関係職種と事務職員等における役割分担の具体的内容（例えば，初診時の予診の実施，静脈採血等の実施，入院の説明の実施，検査手順の説明の実施，服薬指導など）について計画に記載し，院内の職員に向けて周知徹底するとともに，(3)に規定する委員会等で取組状況を定期的に評価し，見直しを行う
  イ 予定手術前日の当直や夜勤に対する配慮等
 (6) 当該計画には，医師（当該加算を算定している診療科以外の医師も含む）の勤務体制等に係る取組について，次に掲げる項目のうち少なくとも2項目以上を含んでいる。
  ① 勤務計画上，連続当直を行わない勤務体制の実施
  ② 前日の終業時刻と翌日の始業時刻の間の一定時間の休息時間の確保（勤務間インターバル）
  ③ 当直翌日の業務内容に対する配慮
  ④ 交替勤務制・複数主治医制の実施
  ⑤ 育児休業・介護休業法第23条第1項若しくは第3項又は第24条の規定による措置を活用した短時間正規雇用医師の活用
 (7) 医師の負担の軽減及び処遇の改善に関する取組事項を当該保険医療機関内に掲示する等の方法で公開する。

5 静脈採血，静脈注射及び留置針によるルート確保について，次のいずれも実施している。
 (1) 静脈採血，静脈注射及び留置針によるルート確保について，原則として医師以外の医療従事者が実施することとし，以下のアからウまでのいずれかの場合のみ医師が対応することとしている。
  ア 教育的観点から，臨床研修の責任者が必要とあらかじめ認める場合であって，臨床研修1年目の医師が実施する場合（ただし，当該臨床研修医が所属する診療科において行われるものであって，研修プログラムに支障のない範囲に留まる場合に限る）
  イ 医師以外の医療従事者が，実際に患者に静脈採血，静脈注射及び留置針によるルート確保を試みたが，実施が困難であると判断した場合（患者を実際に観察し，穿刺を行う前に判断する場合を含む）
  ウ 新生児に対して実施する場合
 (2) 静脈採血，静脈注射又は留置針によるルート確保が実施可能な医師以外の者が各部門又は病棟ごとに常時1名以上配置されており，当該医師以外の者の氏名について，院内掲示等により，職員に周知徹底されている。

6 当該加算を算定している全ての診療科において，予定手術前日における医師の当直や夜勤に対する配慮として，次のいずれも実施している。
 (1) 年間の当直表（当該保険医療機関全体の当直の実績が分かるもの）及び当該加算を算定している全ての診療科における予定手術に係る術者，第一助手の実績一覧及び緊急呼出し当番表（勤務実績が分かるもの）を少なくとも5年間保管している。
 (2) 以下のア及びイの事項について記録している。
  ア 当該加算を算定している全ての診療科において予定手術に係る術者及び第一助手について，その手術の前日の夜勤時間帯（午後10時から翌日の午前5時までをいう。以下，同様とする）に当直，夜勤及び緊急呼出し当番（以下「当直等」という）を行った者がある場合は，該当する手術と当直等を行った日
  イ 当該加算を算定している全ての診療科において2日以上連続で夜勤時間帯に当直を行った者がある場合は，該当する当直を行った日
 (3) (2)のアの当直等を行った日が届出を行っている診療科の各医師について年間4日以内であり，かつ，(2)のイの2日以上連続で夜勤時間帯に当直を行った回数が，それぞれについて届出を行っている診療科の各医師について年間4回以内である。ただし，緊急呼出し当番を行う者について，当番日の夜勤時間帯に当該保険医療機関内で診療を行わなかった場合は，翌日の予定手術に係る術者及び第一助手となっていても，(2)のアの当直等を行った日には数えない。

7 当該加算を算定する全ての診療科において，(1)又は(2)のいずれか及び(3)を実施している（編注：2024年改定により，(3)が必須要件となった。経過措置により2026年5月末までは猶予される）。
 (1) 交代勤務制を導入しており，以下のアからキまでのいずれも実施している。
  ア 当該診療科に常勤の医師が3名以上配置されている。
  イ 夜勤時間帯において，1名以上の医師が勤務している。
  ウ 夜勤を行った医師については，翌日の日勤帯は，休

エ　日勤から連続して夜勤を行う場合は，当該夜勤時間帯に2名以上の医師が勤務していることとし，夜勤時間帯に，日勤から連続して勤務している者1名につき，4時間以上の休憩を確保する。

オ　原則として，当該診療科において夜勤時間帯に行われる診療については，夜勤を行う医師のみによって実施されている。また，緊急呼出し当番を担う医師を置かなくても差し支えない。ただし，同時に2列以上の手術を行う場合は，夜勤を行う医師以外の医師が行ってもよい。また，同時に2列以上の手術を行う場合，手術を行う医師（夜勤を行っている医師を除く）は，6(2)のアにおける当直等を行っている者には数えない。

カ　交代勤務の勤務実績を少なくとも5年間保管している。また，6(1)に加え，交代勤務制を導入している全ての診療科について，予定手術以外の手術の一覧（術者及び全ての助手の医師の氏名並びに開始時間及び終了時間が分かるもの）を作成し，少なくとも5年間保管している。

キ　交代勤務制の概要を，診療科ごとにとりまとめ，地方厚生（支）局長に報告している。

(2) チーム制を導入しており以下のアからカまでのいずれも実施している。

ア　休日，時間外又は深夜（以下「休日等」という。）において，当該診療科に配置されている医師の数が5名又はその端数を増すごとに1名の緊急呼出し当番を担う医師を置いている。

イ　休日等において，当該診療科における診療が必要な場合は，原則として緊急呼出し当番又は当直医（当該診療科以外の医師を含む）が行う（ただし，当該診療科において，緊急手術を行う場合は，緊急呼出し当番以外の者が手術に参加しても良い。

ウ　夜勤時間帯に緊急呼出し当番を行った者について，翌日を休日としている。ただし，夜勤時間帯に当該保険医療機関内で診療を行わなかった場合は，翌日を休日としなくても差し支えない。

エ　夜勤時間帯において，緊急手術を行った医師（術者及び全ての助手をいう）について，翌日の予定手術を行う場合は，6(2)のアにおける当直等を行っている者として数える。

オ　6(1)に加え，チーム制を導入している全ての診療科について，予定手術以外の手術の一覧（術者及び全ての助手の医師の氏名並びに開始時間及び終了時間が分かるもの）及び緊急呼出しを実施した実績一覧（実際に保険医療機関内で診療を行ったもの全てを含む。また，保険医療機関内で診療を行った医師の氏名及び保険医療機関内の診療を開始した時間と終了した時間が分かるものである）を作成し，少なくとも5年間保管している。

カ　緊急呼出し当番の方法等に関する概要を診療科ごとにとりまとめ，地方厚生（支）局長に報告している。

(3) 医師が時間外，休日又は深夜の手術等を行った場合の手当等を支給しており，以下のア又はイのいずれかを実施するとともに実施内容について就業規則に記載を行い，その写しを地方厚生（支）局長に届け出ている。また，休日等において，当該診療科に1名以上の緊急呼出し当番を担う医師を置いている。ただし，休日等において，当該診療科における緊急呼出し当番以外の医師の診療も必要な場合は，緊急呼出し当番以外の医師も診療を行ってもよい。この場合，緊急呼出し当番以外の医師が夜勤時間帯において手術を行っていても，6(2)のアにおける当直等を行っている者としては数えないが，特定の医師に夜勤時間帯の手術が集中しないような配慮を行い，4の負担の軽減及び処遇の改善に資する体制に反映する。

ア　当該診療科において，医師が，休日等の手術又は処置（所定点数が1,000点以上の処置に限る）を行った場合，その都度，休日手当，時間外手当，深夜手当，当直手当等とは別の手当を支給しており，その内容を当該保険医療機関内の全ての医師に周知している。

イ　当該診療科において，医師が，休日等の手術又は処置（所定点数が1,000点以上の処置に限る）を年間に行った数に応じた手当を支給しており，その内容を当該保険医療機関内の全ての医師に周知している。

8 「夜勤」とは，各保険医療機関が定める午後10時から翌日の午前5時までの時間を含めた連続する16時間の間において，現に勤務することをいう。

【届出に関する事項】

(1) 施設基準の届出は別添2（→Web版）の様式48の2，48の2の2，48の3及び48の4を用いる。また，毎年8月において，前年度における病院勤務医の負担の軽減及び処遇の改善に資する計画の取組状況を評価するため，基本診療料の施設基準等及びその届出に関する手続きの取扱いについて（令和6年3月5日保医発0305第5号）の別添7（→Web版）の様式13の4により届け出る。

(2) 静脈採血，静脈注射又は留置針によるルート確保が実施可能な医師以外の者の氏名を，別添2の様式4を用いて提出する。

(3) 当該加算の変更の届出に当たり，医師の負担の軽減及び処遇の改善の取組状況について，直近7月に届け出た内容と変更がない場合は，様式13の4の届出を略すことができる。

(4) 令和6年3月31日時点で休日加算1，時間外加算1及び深夜加算1の届出を行っている保険医療機関については，7に係る規定は令和8年5月31日までの間に限り，なお従前の例による。

→ 耳鼻咽喉科小児抗菌薬適正使用支援加算の施設基準

(1) 耳鼻咽喉科を標榜している保険医療機関である。

(2) 薬剤耐性（AMR）対策アクションプラン（平成28年4月5日 国際的に脅威となる感染症対策関係閣僚会議）に位置づけられた「地域感染症対策ネットワーク（仮称）」に係る活動に参加し，又は感染症にかかる研修会等に定期的に参加している。

【届出に関する事項】　当該基準を満たしていればよく，特に地方厚生（支）局長に対して，届出を行う必要はない。

事務連絡　問　処置の「通則8」に規定する耳鼻咽喉科小児抗菌薬適正使用支援加算について，『薬剤耐性（AMR）対策アクションプラン（平成28年4月5日国際的に脅威となる感染症対策関係閣僚会議）に位置づけられた「地域感染症対策ネットワーク（仮称）」に係る活動に参加し，又は感染症にかかる研修会等に定期的に参加している』とあるが，
①「疑義解釈資料（その1）」（平成30年3月30日事務連絡）の問127及び問128（編注：「小児科外来診療料の注4に規定する小児抗菌薬適正使用支援加算」に係る事務連絡の問1，問2，p.283）と同様の取扱いであると考えてよいか。
②「地域感染症対策ネットワーク（仮称）」に係る活動や感染症に係る研修会等には，耳鼻咽喉科を担当する医師が参加する必要があるか。
答　それぞれ以下のとおり。
①よい。②耳鼻咽喉科を担当する医師が参加している必要がある。

(令4.3.31)

1の2　静脈圧迫処置（慢性静脈不全に対するもの）の施設基準

慢性静脈不全の患者に対する静脈圧迫処置を行うにつき十分な体制が整備されていること。

→ 静脈圧迫処置の施設基準

(1) 血管外科，心臓血管外科，皮膚科，形成外科又は循環器内科を専ら担当する専任の常勤医師1名以上及び専任の常勤看護師1名以上が勤務している。

(2) 静脈疾患に係る3年以上の経験を有しており，所定の研修を修了した専任の常勤医師が1名以上配置されている。

(3) 静脈疾患の診断に必要な検査機器を備えている又は当該検査機器を備えている他の医療機関と連携している。

【届出に関する事項】 静脈圧迫処置の施設基準に係る届出は，**別添2**（→Web版）の**様式48の5**を用いる。

事務連絡 問 静脈圧迫処置の施設基準における常勤医師の所定の研修とは具体的にどういうものか。
答 現時点では，日本静脈学会による「弾性ストッキング・圧迫療法コンダクター講習会」及び「弾性ストッキング・圧迫療法コンダクター講習会・静脈圧迫処置追加講習会」が該当する。
(令2.3.31)

1の3 多血小板血漿処置の施設基準

当該療養を行うにつき必要な体制が整備されていること。

→ 多血小板血漿処置の施設基準
(1) 形成外科，血管外科又は皮膚科を標榜している保険医療機関である。
(2) 形成外科，血管外科又は皮膚科の常勤医師が2名以上配置されている。また，このうち1名以上は当該診療科について5年以上の経験を有している。
(3) 常勤の薬剤師又は臨床工学技士が1名以上配置されている。また，臨床検査技師が配置されていることが望ましい。
(4) 当該処置の実施に当たり，再生医療等の安全性の確保等に関する法律第3条に規定する再生医療等提供基準を遵守している（ただし，自己多血小板血漿ゲルを用いた創傷治癒の促進に用いるものとして薬事承認を得ている医療機器を用いて実施した場合を除く）。
(5) 関係学会等から示されている指針に基づき，当該処置を適切に実施している。

【届出に関する事項】
(1) 多血小板血漿処置に係る届出は，**別添2**（→Web版）の**様式48の7**を用いる。
(2) 再生医療等の安全性の確保等に関する法律第3条に規定する再生医療等提供基準を遵守していることを証する文書として，地方厚生（支）局で受理された再生医療等提供計画の写しを添付する。

事務連絡 問 J003-4多血小板血漿処置の施設基準における関係学会等から示されている指針とは何を指すのか。
答 現時点では，日本皮膚科学会の「多血小板血漿（PRP）を用いた難治性皮膚潰瘍の治療について」，多血小板血漿（PRP）療法研究会の「手順書：多血小板血漿（PRP）を用いた難治性皮膚潰瘍の治療」，又は日本フットケア・足病医学会，日本形成外科学会，日本皮膚科学会，日本褥瘡学会が作成した「既存治療が奏功しない創傷に対するオートロジェルシステムを用いた多血症板血漿治療の適正使用指針」を指す。
(令6.12.18)

1の4 硬膜外自家血注入の施設基準

当該療養を行うにつき必要な体制が整備されていること。

→ 硬膜外自家血注入の施設基準
(1) 脳神経外科，整形外科，神経内科又は麻酔科を標榜している保険医療機関である。
(2) 脳神経外科，整形外科，神経内科又は麻酔科について5年以上及び当該療養について1年以上の経験を有している常勤の医師が1名以上配置されている。また，当該医師は，当該療養を術者として実施する医師として3例以上の症例を実施している。
(3) 病床を有している。
(4) 当直体制が整備されている。
(5) 緊急手術体制が整備されている。
(6) 当該処置後の硬膜下血腫等の合併症等に対応するため，(2)について脳神経外科又は整形外科の医師が配置されていない場合にあっては，脳神経外科又は整形外科の専門的知識及び技術を有する医師が配置された医療機関との連携体制を構築している。

【届出に関する事項】 硬膜外自家血注入に係る届出は，**別添2**（→Web版）の**様式48の6**及び**様式52**を用いる。

2 エタノールの局所注入の施設基準

(1) 甲状腺又は副甲状腺に対するエタノールの局所注入を行うにつき必要な器械・器具が具備されていること。
(2) 甲状腺又は副甲状腺に対するエタノールの局所注入を行うにつき必要な体制が整備されていること。

→ 1 甲状腺に対する局所注入の診療料を算定するための施設基準
(1) 甲状腺治療に関し，専門の知識及び5年以上の経験を有する医師が1名以上いる。
(2) カラードプラエコー（解像度 7.5MHz以上）を備えている。

2 副甲状腺に対する局所注入の診療料を算定するための施設基準
(1) 副甲状腺治療に関し，専門の知識及び5年以上の経験を有する医師が1名以上いる。
(2) カラードプラエコー（解像度 7.5MHz以上）を備えている。

【届出に関する事項】 エタノールの局所注入の施設基準に係る届出は**別添2**（→Web版）の**様式49**又は**様式49の2**を用いる。

2の2 人工腎臓に規定する厚生労働大臣が定める施設基準等

(1) 導入期加算の施設基準
イ 導入期加算1の施設基準
当該療法を行うにつき必要な説明を行っていること。
ロ 導入期加算2の施設基準
① 導入期加算1の施設基準を満たしていること。
② 当該療法を行うにつき必要な実績を有していること。
③ 当該療法を行うにつき十分な説明を行っていること。
ハ 導入期加算3の施設基準
① 導入期加算1の施設基準を満たしていること。
② 当該療法を行うにつき十分な実績を有していること。
③ 当該療法を行うにつき十分な説明を行っていること。
(2) 人工腎臓に規定する薬剤
別表第10の3（p.1502）に掲げる薬剤
(3) 人工腎臓の注8に規定する算定回数上限の除外患者
妊娠中の患者
(4) 透析液水質確保加算の施設基準
透析治療に用いる透析液の水質を管理するにつき十分な体制が整備されていること。
(5) 下肢末梢動脈疾患指導管理加算の施設基準
人工腎臓を実施している患者に係る下肢末梢動脈疾患の重症度等を評価し，療養上必要な指導管理を行うための十分な体制が整備されていること。
(6) 人工腎臓の施設基準
イ 慢性維持透析を行った場合1の施設基準
① 次のいずれかに該当すること。
1 当該保険医療機関における透析用監視装置が一定数未満であること。
2 当該保険医療機関における透析用監視装置

の台数に対する人工腎臓を行う患者の数の割合が一定割合未満であること。
② 透析液の水質を管理する専任の医師又は専任の臨床工学技士が1名以上配置されていること。
ロ 慢性維持透析を行った場合2の施設基準
① 当該保険医療機関における透析用監視装置が一定数以上であること。
② 当該保険医療機関における透析用監視装置の台数に対する人工腎臓を行う患者の数の割合が一定割合であること。
③ 透析液の水質を管理する専任の医師又は専任の臨床工学技士が1名以上配置されていること。
(7) **慢性維持透析濾過加算の施設基準**
複雑な慢性維持透析濾過を行うにつき十分な体制が整備されていること。

→ 1 人工腎臓の施設基準
(1) 慢性維持透析を行った場合1の施設基準
ア 次のいずれかに該当する保険医療機関である。
① 透析用監視装置の台数が26台未満である。
② 透析用監視装置1台当たりのJ038人工腎臓の「1」から「3」を算定した患者数（外来患者に限る）の割合が3.5未満である。
イ 関連学会から示されている基準に基づき、水質管理が適切に実施されている。
ウ 透析機器安全管理委員会を設置し、その責任者として専任の医師又は専任の臨床工学技士が1名以上配置されている。
(2) 慢性維持透析を行った場合2の施設基準
ア 次のいずれにも該当する保険医療機関である。
① 透析用監視装置の台数が26台以上である。
② 透析用監視装置1台当たりのJ038人工腎臓の「1」から「3」を算定した患者数（外来患者に限る）の割合が3.5以上4.0未満である。
イ 関連学会から示されている基準に基づき、水質管理が適切に実施されている。
ウ 透析機器安全管理委員会を設置し、その責任者として専任の医師又は専任の臨床工学技士が1名以上配置されている。
(3) 透析用監視装置の台数
透析用監視装置の台数の計算に当たり、以下のいずれも満たす透析用監視装置を台数に数えることとする。
ア 透析室に配置されている。
イ 患者に対して使用できる状態である。
なお、直近12か月の各月はじめの人工腎臓を行う日の透析用監視装置の台数の合計を12で除した値をもって透析用監視装置の台数とする。
(4) (1)のアの②及び(2)のアの②における**人工腎臓を算定した患者数**
直近12か月の各月の患者数（外来患者に限る）の合計を12で除した値をもって患者数とする。なお、人工腎臓を算定した患者数の計算に当たり、外来で人工腎臓を実施した回数が当該月において5回以下の患者は、当該月の患者数の合計に数えないこととする。
2 **導入期加算の施設基準**
(1) 導入期加算1の施設基準
ア 関連学会の作成した資料又はそれらを参考に作成した資料に基づき、患者ごとの適応に応じて、腎代替療法について、患者に対し必要な説明を行っている。
イ 腎代替療法に係る所定の研修を修了した者が配置されていることが望ましい。
(2) 導入期加算2の施設基準
次の全てを満たしている。
ア (1)のアを満たしている。
イ 腎代替療法に係る所定の研修を修了した者が配置されている。

ウ 腎代替療法に係る所定の研修を修了した者が、導入期加算3を算定している施設が実施する腎代替療法に係る研修を定期的に受講している。
エ C102在宅自己腹膜灌流指導管理料を過去1年間で24回以上算定している。
オ 腎移植について、患者の希望に応じて適切に相談に応じており、かつ、腎移植に向けた手続きを行った患者が前年に2人以上いる。なお、腎移植に向けた手続きを行った患者とは、日本臓器移植ネットワークに腎臓移植希望者として新規に登録された患者、先行的腎移植が実施された患者又は腎移植が実施され透析を離脱した患者をいう。
カ 腎代替療法を導入するに当たって、(1)のアに加え、心血管障害を含む全身合併症の状態及び当該合併症について選択することができる治療法について、患者に対し十分な説明を行っている。
(3) 導入期加算3の施設基準
次の全てを満たしている。
ア (1)のア及び(2)のイを満たしている。
イ 腎臓移植実施施設として、日本臓器移植ネットワークに登録されており、移植医と腎代替療法に係る所定の研修を修了した者が連携して診療を行っている。
ウ 導入期加算1又は2を算定している施設と連携して、腎代替療法に係る研修を実施し、必要に応じて、当該連携施設に対して移植医療等に係る情報提供を行っている。
エ C102在宅自己腹膜灌流指導管理料を過去1年間で36回以上算定している。
オ 腎移植について、患者の希望に応じて適切に相談に応じており、かつ、腎移植に向けた手続きを行った患者が前年に5人以上いる。なお、腎移植に向けた手続きを行った患者とは、日本臓器移植ネットワークに腎臓移植希望者として新規に登録された患者、先行的腎移植が実施された患者又は腎移植が実施され透析を離脱した患者をいう。
カ 当該保険医療機関において献腎移植又は生体腎移植を実施した患者が前年に2人以上いる。
キ (2)のカを満たしている。
3 **透析液水質確保加算の施設基準**
月1回以上水質検査を実施し、関連学会から示されている基準を満たした血液透析濾過用の置換液を作製し、使用している。
4 **慢性維持透析濾過加算の施設基準**
慢性維持透析濾過加算の施設基準及び届出に関する事項は、**第57の2**の「3」透析液水質確保加算の例による。
【届出に関する事項】
(1) 人工腎臓の施設基準に係る届出は**別添2**（→Web版）の**様式87の4**を用いる。なお、透析機器安全管理委員会において作成した透析機器及び水処理装置の管理計画を添付する。
(2) 導入期加算1、2及び3の施設基準に係る届出は**別添2**の**様式2の2**を用いる。
(3) 透析液水質確保加算及び慢性維持透析濾過加算の施設基準に係る届出は**別添2**の**様式49の3**を用いる。

→ **下肢末梢動脈疾患指導管理加算に関する施設基準**
(1) 当該保険医療機関において慢性維持透析を実施している全ての患者に対し、下肢末梢動脈疾患に関するリスク評価を行っている。また、当該内容をもとに当該保険医療機関において慢性維持透析を実施している全ての患者に指導管理等を行い、臨床所見、検査実施日、検査結果及び指導内容等を診療録に記載している。
(2) 検査の結果、ABI検査0.7以下又はSPP検査40mmHg以下の患者については、患者や家族に説明を行い、同意を得た上で、専門的な治療体制を有している保険医療機関へ紹介を行っている。また、当該保険医療機関が専門的な治療体制を有している保険医療機関の要件を満たしている場合は、

当該保険医療機関内の専門科と連携を行っている。
(3) 専門的な治療体制を有している連携先の保険医療機関をあらかじめ定めた上で、当該医療機関について事前に届出を行っている。また、連携先の保険医療機関について、院内掲示をする。なお、専門的な治療体制を有している保険医療機関とは、次に掲げるアからウまでの全ての診療科を標榜している病院のことをいう。
　ア　循環器内科
　イ　胸部外科又は血管外科
　ウ　整形外科、皮膚科又は形成外科

【届出に関する事項】　下肢末梢動脈疾患指導管理加算の施設基準に係る届出は別添2（→Web版）の様式49の3の2を用いる。

事務連絡　**人工腎臓**

問1　各月はじめの人工腎臓を行う日に、透析室に配置されており、患者に対して使用できる状態である透析用監視装置の台数を数えるのか。
答　そのとおり。

問2　保険医療機関内に複数の透析室がある場合には、それぞれの透析室の透析用監視装置の台数を合計するのか。
答　そのとおり。

問3　透析用監視装置が「患者に対して使用できる状態」とは、どのような状態か。
答　定期的なメンテナンスがなされており、必要な配管等と接続されている状態を指す。

問4　入院患者しか使用しない透析室に配置されている透析用監視装置は、台数に数えるのか。また、外来患者と入院患者の両方が人工腎臓を受ける透析室に配置されており、入院患者に対してしか使用されない透析用監視装置は、台数に数えるのか。
答　いずれも入院患者しか使用しないことが明らかな場合には数えない。

問5　導入期加算1及び2の施設基準における「関連学会の作成した資料」とは、どのような資料を指すのか。
答　日本腎臓学会、日本透析医学会、日本移植学会、日本臨床腎移植学会作成の「腎不全　治療選択とその実際」等、患者の治療選択に活用することを目的として作成された資料を指す。

問6　人工腎臓の施設基準に該当する保険医療機関であって、当該施設基準の届出を行わなかった保険医療機関は、「慢性維持透析を行った場合3」により算定するのか。
答　そのとおり。

問7　透析液水質確保加算及び慢性維持透析濾過加算に係る届出又は導入期加算2及び腎代替療法実績加算に係る届出は、当該加算ごとに別々の届出を行う必要があるのか。
答　ない。いずれかの届出を行っていればよい。　　(平30.3.30)

問8　透析液水質確保について、関係学会の定める「透析液水質基準」とは何か。
答　日本透析医学会学術委員会による「透析液水質基準と血液浄化器性能評価基準」を指す。

問9　「1」「2」の施設基準において、透析機器安全管理委員会を設置することとなっているが、構成委員や開催頻度の要件はあるか。
答　関係学会の定める基準を参考にする。　(平22.3.29、一部修正)

問10　「疑義解釈資料の送付（その1）」（平成22年3月29日付事務連絡）の問145（上記「問9」）では、「関係学会の定める基準を参考にすること」とされているが、日本透析医学会の「透析液水質基準と血液浄化器性能評価基準」のみではサンプリング方法等が規定されていないが、何か参考となるものはないか。
答　日本臨床工学技士会の定める「透析液清浄化ガイドライン」Ver 1.06を参考にすること。

問11　「透析液清浄化ガイドライン」Ver 1.06には、原水や透析用水の検査等、透析医学会の「透析液水質基準と血液浄化器性能評価基準」にない基準が示されているが、その他の基準も遵守することが加算の要件か。
答　日本透析医学会の「透析液水質基準と血液浄化器性能評価基準」が基本であり、各種基準値についても当該基準に則った適切な水質管理を行うこと。日本臨床工学技士会の「透析液清浄化ガイドライン」Ver 1.06はさらなる水質管理の実地にあたり、参考としていただきたい。　(平22.4.30)

問12　人工腎臓の「注2」に規定する導入期加算の施設基準における「腎代替療法に係る所定の研修」には、具体的にはどのようなものがあるか。
答　現時点では、日本腎代替療法医療専門職推進協会「腎代替療法専門指導士」の研修が該当する。

問13　人工腎臓の「注2」導入期加算について、「導入期加算3を算定している施設が実施する腎代替療法に係る研修を定期的に受講している」とあるが、「定期的に受講」とは、具体的にはどのくらいの頻度で受講する必要があるのか。
答　年1回以上の受講が必要である。

問14　B001の「31」腎代替療法指導管理料並びに人工腎臓の「注2」導入期加算2及び3について、「腎移植に向けた手続きを行った患者とは、日本臓器移植ネットワークに腎移植希望者として新規に登録された患者、（中略）腎移植が実施され透析を離脱した患者をいう」とあるが、腎臓移植希望者として日本臓器移植ネットワークに登録されてから1年以上経過した患者であって、当該登録を更新したものについても、「腎移植に向けた手続きを行った患者」に含まれるか。
答　含まれる。　(令4.3.31)

問15　人工腎臓の「注2」導入期加算2及び3の施設基準について、それぞれ「導入期加算3を算定している施設が実施する腎代替療法に係る研修を定期的に受講していること」、「導入期加算1又は2を算定している施設と連携して、腎代替療法に係る研修を実施」とあるが、「腎代替療法に係る研修」とは、どのようなものが該当するか。
答　次の要件を満たすものが該当する。
　(イ)　導入期加算3を算定している施設が主催する研修である。
　(ロ)　当該研修を実施又は受講する各施設に配置されている「腎代替療法に係る所定の研修を修了した者」が参加している。
　(ハ)　在宅血液透析、腹膜透析及び腎移植に関する基礎知識、腎代替療法の特性に応じた情報提供、腎代替療法に係る意思決定支援等の内容が含まれる研修である。　(令4.7.26)

問16　J038人工腎臓の「注2」導入期加算2及び3の施設基準において、腎代替療法を導入するに当たって、「心血管障害を含む全身合併症の状態及び当該合併症について選択することができる治療法について、患者に対し十分な説明を行っていること」とされているが、例えば心臓弁膜症の患者に対しては具体的にどのような説明を行う必要があるのか。
答　例えば、日本透析医学会、日本胸部外科学会等による説明文書においては、透析患者の心臓弁膜症に対する治療としては、自己心膜を用いた弁形成術や経カテーテル的大動脈弁植込術が例示されているため、日本透析医学会ホームページにて公開されている説明文書を参考とする。

問17　J038人工腎臓の「注2」導入期加算2及び3の施設基準において、腎代替療法を導入するに当たって、「心血管障害を含む全身合併症の状態及び当該合併症について選択することができる治療法について、患者に対し十分な説明を行っていること」とされているが、必ず医師が説明を行う必要があるのか。
答　腎代替療法指導士が、医師の指示のもと、パンフレット等を用いて説明することは可能。ただし、腎代替療法指導士が当該説明を行った場合は、説明時の状況等を当該医療機関内で共有し、必要に応じて主治医が患者に説明する。
　　(令6.5.31)

2の2の2　血漿交換療法に規定する施設基準

(1) 難治性高コレステロール血症に伴う重度尿蛋白を

呈する糖尿病性腎症に対するLDLアフェレシス療法の施設基準
　イ　当該保険医療機関内に難治性高コレステロール血症に伴う重度尿蛋白を呈する糖尿病性腎症に対するLDLアフェレシス療法を行うにつき必要な医師，看護師及び臨床工学技士が配置されていること。
　ロ　緊急事態に対応するための体制その他当該療法につき必要な体制が整備されていること。
(2) 移植後抗体関連型拒絶反応治療における血漿交換療法の施設基準
　イ　当該保険医療機関内に移植後抗体関連型拒絶反応治療における血漿交換療法を行うにつき必要な医師，看護師及び臨床工学技士が配置されていること。
　ロ　緊急事態に対応するための体制その他当該療法につき必要な体制が整備されていること。

→ 難治性高コレステロール血症に伴う重度尿蛋白を呈する糖尿病性腎症に対するLDLアフェレシス療法の施設基準
(1) 内科又は泌尿器科を標榜している病院である。
(2) 腎臓内科について5年以上の経験を有している医師が2名以上配置されている。
(3) (2)のうち，1名は専ら腎臓内科又は泌尿器科に従事し，当該診療科について5年以上の経験を有する医師である。また，当該医師は，リポソーバーを用いた血液浄化療法について1年以上の経験を有しており，当該療養を術者として実施する医師として2例以上の症例を実施している。
(4) 当該保険医療機関においてリポソーバーを用いた血液浄化療法が5例以上実施されている。
(5) 臨床工学技士が1名以上配置されている。
(6) 当該療法に用いる医療機器について，適切に保守管理がなされている。
【届出に関する事項】　難治性高コレステロール血症に伴う重度尿蛋白を呈する糖尿病性腎症に対するLDLアフェレシス療法に係る届出は，別添2（→Web版）の様式49の3の3及び様式52を用いる。

→ 移植後抗体関連型拒絶反応治療における血漿交換療法の施設基準
(1) 内科，外科又は泌尿器科を標榜している保険医療機関である。
(2) 血液浄化療法について1年以上の経験を有する医師が配置されている。
(3) 看護師及び臨床工学技士がそれぞれ1名以上配置されている。
【届出に関する事項】　移植後抗体関連型拒絶反応治療における血漿交換療法に係る届出は，別添2（→Web版）の様式49の3の4を用いる。

2の2の2の2　ストーマ合併症加算の施設基準

ストーマ合併症を有する患者に対するストーマ処置を行うにつき必要な体制が整備されていること。

→ ストーマ合併症加算に関する施設基準
(1) 関係学会から示されている指針等に基づき，当該処置が適切に実施されている。
(2) 排泄ケア関連領域における適切な研修を修了した常勤の看護師が配置されている。
【届出に関する事項】　ストーマ合併症加算に係る届出は，別添2の様式49の10を用いる。

事務連絡　問1　J043-3ストーマ処置の「注4」に規定するストーマ合併症加算の施設基準において求める常勤の看護師の「排泄ケア関連領域における適切な研修」には，具体的にはどのようなものがあるか。
答　現時点では，以下の研修が該当する。
① 日本看護協会の認定看護師教育課程「皮膚・排泄ケア」
② 日本ストーマ・排泄リハビリテーション学会「ストーマリハビリテーション講習会」
(令6.3.28)
問2　J043-3ストーマ処置の「注4」に規定するストーマ合併症加算の施設基準において「関係学会から示されている指針等に基づき，当該処置が適切に実施されている」とあるが，「関係学会から示されている指針等」とはどのようなものを指すか。
答　現時点では，日本ストーマ・排泄リハビリテーション学会，日本創傷・オストミー・失禁管理学会，日本大腸肛門病学会，日本泌尿器科学会が共同で示している「ストーマ合併症の処置に関する指針（2025年2月5日改訂版）」を指す。
(令7.2.26)

2の2の3　人工膵臓療法の施設基準

(1) 当該保険医療機関内に人工膵臓療法を行うにつき必要な医師及び看護師が配置されていること。
(2) 緊急事態に対応するための体制その他当該療法につき必要な体制が整備されていること。

→ 人工膵臓療法に関する施設基準
(1) 患者の緊急事態に対応する緊急検査が可能な検査体制を有している。
(2) 担当する医師が常時待機しており，糖尿病の治療に関し，専門の知識及び少なくとも5年以上の経験を有する常勤の医師が2名以上配置されている。
(3) 人工膵臓療法を行うために必要な次に掲げる検査が当該保険医療機関内で常時実施できるよう必要な機器を備えている。
　ア　血液学的検査
　　　赤血球数，白血球数，血小板数，ヘマトクリット値
　イ　生化学的検査
　　　グルコース，尿素窒素，インスリン，ナトリウム，クロール，カリウム
(4) 100人以上の糖尿病患者を入院又は外来で現に管理している。
(5) 入院基本料（特別入院基本料を除く）を算定している。
(6) 前記各項でいう「常時」とは，勤務態様の如何にかかわらず，午前0時より午後12時までの間のことである。
(7) 医療法第30条の4第1項に規定する医療計画との連携も図りつつ，地域における当該療法に使用する機器の配置の適正にも留意されている。
【届出に関する事項】
(1) 人工膵臓療法の施設基準に係る届出は，別添2（→Web版）の様式24の4を用いる。
(2) 当該治療に従事する医師の氏名，勤務の態様（常勤・非常勤，専従・非専従，専任・非専任の別）及び勤務時間を別添2の様式4を用いて提出する。
(3) 当該地域における必要性を記載する（理由書）。

2の2の3の2　人工呼吸の注5に規定する対象患者

別表第10の3の2に掲げる患者

2の3　磁気による膀胱等刺激法の施設基準

磁気による膀胱等刺激法を行うにつき必要な体制が整備されていること。

→ 磁気による膀胱等刺激法に関する施設基準
5年以上の泌尿器科の経験又は5年以上の産婦人科の経験を有する常勤の医師が合わせて2名以上配置されている。

【届出に関する事項】 磁気による膀胱等刺激法に関する施設基準に係る届出は別添2（→Web版）の様式49の4を用いる。

4 一酸化窒素吸入療法（新生児の低酸素性呼吸不全に対して実施するものに限る）の施設基準

当該療法を行うに当たり、必要な体制が整備されていること。

→ 一酸化窒素吸入療法（新生児の低酸素呼吸不全に対して実施するものに限る）に関する施設基準

A302新生児特定集中治療室管理料又はA303総合周産期特定集中治療室管理料の届出を行っている保険医療機関である。

【届出に関する事項】 A302新生児特定集中治療室管理料又はA303総合周産期特定集中治療室管理料の届出を行っていればよく、一酸化窒素吸入療法（新生児の低酸素呼吸不全に対して実施するものに限る）として特に地方厚生（支）局長に対して、届出を行う必要はない。

4の2 心不全に対する遠赤外線温熱療法に規定する厚生労働大臣が定める施設基準等

(1) 心不全に対する遠赤外線温熱療法に規定する施設基準
　イ 当該療法を行うにつき必要な医師が1名以上配置されていること。
　ロ 当該療法を行うにつき十分な機器及び施設を有していること。
　ハ 当該療法を行うにつき必要な体制が整備されていること。
　ニ 心大血管疾患リハビリテーション料に係る届出を行っている病院であること。
(2) 心不全に対する遠赤外線温熱療法に規定する患者
慢性心不全により、一定程度以上の呼吸循環機能の低下及び日常生活能力の低下を来している患者

→ 心不全に対する遠赤外線温熱療法に関する施設基準
(1) H000心大血管疾患リハビリテーション料（Ⅰ）又は（Ⅱ）に係る届出を行っている。
(2) 当該療法の経験を有し、循環器内科又は心臓血管外科の経験を5年以上有する常勤の医師が2名以上配置されている。
(3) 関係学会が主催又は後援する所定の研修を修了した医師が1名以上配置されている。
(4) 当該療法に用いる医療機器について、適切に保守管理がなされている。
(5) 関係学会から示されている指針に基づき、当該療法が適切に実施されている。

【届出に関する事項】 心不全に対する遠赤外線温熱療法の施設基準に係る届出は、別添2（→Web版）の様式49の4の2及び様式52を用いる。

事務連絡 問 心不全に対する遠赤外線温熱療法に関する施設基準における医師の所定の研修とは具体的にどういうものか。

答 現時点では、和温療法研修センターによる「和温療法研修会」が該当する。
（令2.3.31）

5 歩行運動処置（ロボットスーツによるもの）の施設基準

(1) 当該療法を行うに当たり、必要な医師その他の従事者が1名以上配置されていること。
(2) 当該療法を行うにつき十分な機器及び施設を有していること。
(3) 当該療法を行うにつき必要な体制が整備されていること。

→ 歩行運動処置（ロボットスーツによるもの）に関する施設基準
(1) 当該保険医療機関において、神経・筋疾患の診療及びリハビリテーションに3年以上の経験を有しており、所定の研修を修了した専任の常勤医師が1名以上勤務している。
(2) 従事者の職種、人数及び勤務形態並びに訓練室の具備すべき条件（装置、広さ等）について、関連学会が監修する適正使用ガイドに規定される基準を満たす。
(3) 定期的に、担当の複数職種が参加し、当該処置による歩行運動機能改善効果を検討するカンファレンスが開催されている。
(4) 当該処置に関する記録（医師の指示、実施時間、訓練内容、担当者、歩行運動機能改善効果に係る検討結果等）は患者ごとに一元的に保管され、常に医療従事者により閲覧が可能であるようにする。

【届出に関する事項】
(1) 歩行運動処置（ロボットスーツによるもの）の施設基準に係る届出は、別添2（→Web版）の様式49の6を用いる。
(2) 当該処置に従事する医師の氏名、勤務の態様（常勤・非常勤、専従・非専従、専任・非専任の別）及び勤務時間を別添2の様式4を用いて提出する。
(3) 当該処置に従事する理学療法士、作業療法士、看護師等の氏名、勤務の態様（常勤・非常勤、専従・非専従、専任・非専任の別）等を別添2の様式49の7を用いて提出する。
(4) 当該処置が行われる機能訓練室及び歩行路の平面図を添付する。

第12 手術

1 医科点数表第2章第10部手術通則第4号に掲げる手術等の施設基準等

(1) 通則
　緊急事態に対応するための体制その他当該療養を行うにつき必要な体制が整備されていること。
(2) 皮膚悪性腫瘍切除術（皮膚悪性腫瘍センチネルリンパ節生検加算を算定する場合に限る）、皮膚移植術（死体）、自家脂肪注入、組織拡張器による再建手術〔乳房（再建手術）の場合に限る〕、四肢・躯幹軟部悪性腫瘍手術（処理骨再建加算を算定する場合に限る）、骨折観血的手術（緊急整復固定加算を算定する場合に限る）、骨悪性腫瘍手術（処理骨再建加算を算定する場合に限る）、骨悪性腫瘍、類骨骨腫及び四肢軟部腫瘍ラジオ波焼灼療法、骨移植術（軟骨移植術を含む）〔同種骨移植（非生体）〔同種骨移植（特殊なもの）に限る〕及び自家培養軟骨移植術に限る〕、人工骨頭挿入術（緊急挿入加算を算定する場合に限る）、人工股関節置換術（手術支援装置を用いるもの）、後縦靱帯骨化症手術（前方進入によるもの）、椎間板内酵素注入療法、腫瘍脊椎骨全摘術、緊急穿頭血腫除去術、頭蓋内腫瘍摘出術（脳腫瘍覚醒下マッピング加算又は原発性悪性脳腫瘍光線力学療法加算を算定する場合に限る）、内視鏡下脳腫瘍生検術、内視鏡下脳腫瘍摘出術、経皮的脳血栓回収術（脳血栓回収療法連携加算を算定する場合に限る）、頭蓋骨形成手術（骨移動を伴うものに限る）、脳刺激装置植込術、脳刺激装置交換術、頭蓋内電極植込術〔脳深部電極によるもの（7本以上の電極による場合に限る）に限る〕、癒着性脊髄くも膜炎手術（脊髄くも膜剝離操作を行うもの）、脊髄刺激装置植込術、脊髄刺激装置交換術、仙骨神経刺激装置植込術、仙骨神経刺激装置交換術、舌下神経電気刺激装置植込術、角結

膜悪性腫瘍切除術，治療的角膜切除術（エキシマレーザーによるものに限る），角膜移植術（内皮移植加算を算定する場合に限る），羊膜移植術，緑内障手術〔流出路再建術（眼内法に限る），緑内障治療用インプラント挿入術（プレートのあるもの），水晶体再建術併用眼内ドレーン挿入術及び濾過胞再建術（needle法）の場合に限る〕，毛様体光凝固術（眼内内視鏡を用いるものに限る），網膜付着組織を含む硝子体切除術（眼内内視鏡を用いるもの），網膜再建術，植込型骨導補聴器（直接振動型）植込術，耳管用補綴材挿入術，経外耳道的内視鏡下鼓室形成術，人工中耳植込術，人工内耳植込術，植込型骨導補聴器移植術，植込型骨導補聴器交換術，内視鏡下鼻・副鼻腔手術V型（拡大副鼻腔手術），経鼻内視鏡下鼻副鼻腔悪性腫瘍手術（頭蓋底郭清，再建を伴うものに限る），鏡視下咽頭悪性腫瘍手術（軟口蓋悪性腫瘍手術を含む），内喉頭筋内注入術（ボツリヌス毒素によるもの），鏡視下喉頭悪性腫瘍手術，喉頭形成手術（甲状軟骨固定用器具を用いたものに限る），上顎骨形成術（骨移動を伴う場合に限る），下顎骨形成術（骨移動を伴う場合に限る），顎関節人工関節全置換術，内視鏡下甲状腺部分切除，腺腫摘出術，内視鏡下バセドウ甲状腺全摘（亜全摘）術（両葉），内視鏡下甲状腺悪性腫瘍手術，内視鏡下副甲状腺（上皮小体）腺腫過形成手術，頭頸部悪性腫瘍光線力学療法，乳房腫瘍画像ガイド下吸引術（一連につき）（MRIによるものに限る），乳房切除術〔1の(3)に規定する患者に対して行う場合に限る〕，乳腺悪性腫瘍手術〔単純乳房切除術（乳腺全摘術），乳房部分切除術（腋窩部郭清を伴わないもの），乳房切除術（腋窩部郭清を伴わないもの），乳房部分切除術〔腋窩部郭清を伴うもの（内視鏡下によるものを含む）〕，乳房切除術（腋窩鎖骨下部郭清を伴うもの）・胸筋切除を併施しないもの，乳房切除術（腋窩鎖骨下部郭清を伴うもの）・胸筋切除を併施するもの及び拡大乳房切除術（胸骨傍，鎖骨上，下窩など郭清を併施するもの）については，乳癌センチネルリンパ節生検加算1又は乳癌センチネルリンパ節生検加算2を算定する場合に限る〕，ゲル充填人工乳房を用いた乳房再建術（乳房切除後），乳腺悪性腫瘍ラジオ波焼灼療法，気管支バルブ留置術，肺悪性腫瘍手術〔壁側・臓側胸膜全切除（横隔膜，心膜合併切除を伴うもの）に限る〕，胸腔鏡下肺悪性腫瘍手術（気管支形成を伴う肺切除に限る），同種死体肺移植術，生体部分肺移植術，肺悪性腫瘍及び胸腔内軟部腫瘍ラジオ波焼灼療法，食道縫合術（穿孔，損傷）（内視鏡によるものに限る），内視鏡下筋層切開術，経皮的冠動脈形成術，経皮的冠動脈形成術（特殊カテーテルによるもの），経皮的冠動脈ステント留置術，胸腔鏡下弁形成術，経カテーテル弁置換術，胸腔鏡下弁置換術，経皮的僧帽弁クリップ術，胸腔鏡下動脈管開存閉鎖術，胸腔鏡下心房中隔欠損閉鎖術，不整脈手術〔左心耳閉鎖術（胸腔鏡下によるもの及び経カテーテル的手術によるもの）に限る〕，経皮的カテーテル心筋焼灼術（磁気ナビゲーション加算を算定する場合に限る），経皮的中隔心筋焼灼術，ペースメーカー移植術，ペースメーカー交換術，植込型心電図記録計移植術，植込型心電図記録計摘出術，両心室ペースメーカー移植術，両心室ペースメーカー交換術，植込型除細動器移植術，植込型除細動器交換術，両室ペーシング機能付き植込型除細動器移植術，両室ペーシング機能付き植込型除細動器交換術，経静脈電極抜去術，大動脈バルーンパンピング法（IABP法），経皮的循環補助法（ポンプカテーテルを用いたもの），補助人工心臓，小児補助人工心臓，植込型補助人工心臓（非拍動流型），同種心移植術，同種心肺移植術，骨格筋由来細胞シート心表面移植術，経皮的大動脈遮断術，経皮的下肢動脈形成術，内視鏡下下肢静脈瘤不全穿通枝切離術，腹腔鏡下リンパ節群郭清術（後腹膜，傍大動脈及び側方に限る），腹腔鏡下小切開骨盤内リンパ節群郭清術，腹腔鏡下小切開後腹膜リンパ節群郭清術，ダメージコントロール手術，腹腔鏡下小切開後腹膜腫瘍摘出術，腹腔鏡下小切開後腹膜悪性腫瘍手術，骨盤内悪性腫瘍及び腹腔内軟部腫瘍ラジオ波焼灼療法，内視鏡下胃，十二指腸穿孔瘻孔閉鎖術，内視鏡的逆流防止粘膜切除術，腹腔鏡下十二指腸局所切除術（内視鏡処置を併施するもの），腹腔鏡下胃切除術〔悪性腫瘍手術（内視鏡手術用支援機器を用いるもの）に限る〕，腹腔鏡下噴門側胃切除術〔悪性腫瘍手術（内視鏡手術用支援機器を用いるもの）に限る〕，腹腔鏡下胃全摘術〔悪性腫瘍手術（内視鏡手術用支援機器を用いるもの）に限る〕，腹腔鏡下胃縮小術，胃瘻閉鎖術（内視鏡によるものに限る），バルーン閉塞下逆行性経静脈的塞栓術，腹腔鏡下胆嚢悪性腫瘍手術（胆嚢床切除を伴うもの），胆管悪性腫瘍手術〔膵頭十二指腸切除及び肝切除（葉以上）を伴うものに限る〕，体外衝撃波胆石破砕術，腹腔鏡下胆道閉鎖症手術，腹腔鏡下肝切除術，移植用部分肝採取術（生体）（腹腔鏡によるものに限る），生体部分肝移植術，同種死体肝移植術，体外衝撃波膵石破砕術，腹腔鏡下膵腫瘍摘出術，腹腔鏡下膵中央切除術，腹腔鏡下膵体尾部腫瘍切除術，腹腔鏡下膵頭部腫瘍切除術，同種死体膵移植術，同種死体膵腎移植術，同種死体膵島移植術，生体部分小腸移植術，同種死体小腸移植術，早期悪性腫瘍大腸粘膜下層剥離術，内視鏡的小腸ポリープ切除術，小腸瘻閉鎖術（内視鏡によるものに限る），結腸瘻閉鎖術（内視鏡によるものに限る），腹腔鏡下小切開副腎摘出術，副腎腫瘍ラジオ波焼灼療法，体外衝撃波腎・尿管結石破砕術，腹腔鏡下小切開腎部分切除術，腹腔鏡下小切開腎摘出術，腹腔鏡下小切開腎（尿管）悪性腫瘍手術，腎腫瘍凝固・焼灼術（冷凍凝固によるもの），腹腔鏡下腎悪性腫瘍手術（内視鏡手術用支援機器を用いるもの），腹腔鏡下尿管悪性腫瘍手術（内視鏡手術用支援機器を用いるもの），腎悪性腫瘍ラジオ波焼灼療法，腎（腎盂）腸瘻閉鎖術（内視鏡によるものに限る），同種死体腎移植術，生体腎移植術，腹腔鏡下小切開尿管腫瘍摘出術，尿管腸瘻閉鎖術（内視鏡によるものに限る），膀胱水圧拡張術，ハンナ型間質性膀胱炎手術（経尿道），腹腔鏡下小切開膀胱腫瘍摘出術，腹腔鏡下膀胱悪性腫瘍手術，腹腔鏡下小切開膀胱悪性腫瘍手術，膀胱腸瘻閉鎖術（内視鏡によるものに限る），腹腔鏡下膀胱尿管逆流手術（膀胱外アプローチ），尿道形成手術〔前部尿道〔1の(3)に規定する患者に対して行う場合に限る〕に限る〕，尿道下裂形成手術〔1の(3)に規定する患者に対して行う場合に限る〕，陰茎形成術〔1の(3)に規定する患者に対して行う場合に限る〕，尿道狭窄グラフト再建術，人工尿道括約筋植込・置換術，膀胱頸部形成術（膀胱頸部吊上術以外），陰茎全摘術〔1の(3)に規定する患者に対して行う場合に限る〕，埋没陰茎手術，精巣摘出術〔1の(3)に規定する患者に対して行う場合に限る〕，精巣温存手術，陰嚢水腫手術（鼠径部切開によるものに限る），精巣内精子採取術，焦点式高エネルギー超音波療法，腹腔鏡下前立腺悪性腫瘍手術，腹腔鏡下小切開前立腺悪性腫瘍手術，腹腔鏡下前立腺悪性腫瘍手術（内視鏡手術用支援機器を用いるもの），女子外性器悪性腫瘍手術（女子外性器悪性腫瘍センチネルリンパ節生検加算を算定する場合に限る），会陰形成手術〔筋層に及ばないもの〔1の(3)に規定する患者に対して行う場合に限る〕に限る〕，膣

腸瘻閉鎖術（内視鏡によるものに限る），造腟術，腟閉鎖症術〔遊離植皮によるもの，腸管形成によるもの及び筋皮弁移植によるもの〔1の(3)に規定する患者に対して行う場合に限る〕に限る〕，腹腔鏡下仙骨腟固定術，子宮全摘術〔1の(3)に規定する患者に対して行う場合に限る〕，腹腔鏡下腟式子宮全摘術〔1の(3)に規定する患者に対して行う場合に限る〕，腹腔鏡下子宮悪性腫瘍手術，腹腔鏡下子宮瘢痕部修復術，人工授精，胚移植術，子宮附属器腫瘍摘出術（両側）〔1の(3)に規定する患者に対して行う場合に限る〕，採卵術，内視鏡的胎盤吻合血管レーザー焼灼術，胎児胸腔・羊水腔シャント術，無心体双胎焼灼術，胎児輸血術，臍帯穿刺，体外式膜型人工肺管理料，体外受精・顕微授精管理料，受精卵・胚培養管理料，胚凍結保存管理料，採取精子調整管理料及び精子凍結保存管理料の施設基準

イ 当該療養を行うにつき十分な専用施設を有している病院であること。ただし，人工股関節置換術（手術支援装置を用いるもの），椎間板内酵素注入療法，脊髄刺激装置植込術，脊髄刺激装置交換術，治療的角膜切除術（エキシマレーザーによるものに限る），組織拡張器による再建手術〔乳房（再建手術）の場合に限る〕，角膜移植術（内皮移植加算を算定する場合に限る），緑内障手術〔流出路再建術（眼内法に限る），緑内障治療用インプラント挿入術（プレートのあるもの），水晶体再建術併用眼内ドレーン挿入術及び濾過胞再建術（needle法）〕，毛様体光凝固術（眼内内視鏡を用いるものに限る），網膜付着組織を含む硝子体切除術（眼内内視鏡を用いるもの），乳腺悪性腫瘍手術〔単純乳房切除術（乳腺全摘術），乳房部分切除術（腋窩部郭清を伴わないもの），乳房切除術（腋窩部郭清を伴わないもの），乳房部分切除術〔腋窩部郭清を伴うもの（内視鏡によるものを含む）〕，乳房切除術（腋窩鎖骨下部郭清を伴うもの）・胸筋切除を併施しないもの，乳房切除術（腋窩鎖骨下部郭清を伴うもの）・胸筋切除を併施するもの及び拡大乳房切除術（胸骨旁，鎖骨上，下窩など郭清を併施するもの）については，乳癌センチネルリンパ節生検加算1又は乳癌センチネルリンパ節生検加算2を算定する場合に限る〕，ゲル充填人工乳房を用いた乳房再建術（乳房切除後），経皮的冠動脈形成術，経皮的冠動脈ステント留置術，植込型心電図記録計移植術，植込型心電図記録計摘出術，腹腔鏡下胃縮小術，膀胱水圧拡張術，ハンナ型間質性膀胱炎手術（経尿道），女子外性器悪性腫瘍手術（女子外性器悪性腫瘍センチネルリンパ節生検加算を算定する場合に限る），ペースメーカー移植術，ペースメーカー交換術，大動脈バルーンパンピング法（IABP法），腹腔鏡下仙骨腟固定術，耳管用補綴材挿入術，精巣内精子採取術，人工授精，胚移植術，採卵術，体外受精・顕微授精管理料，受精卵・胚培養管理料，胚凍結保存管理料，採取精子調整管理料及び精子凍結保存管理料については，診療所〔人工股関節置換術（手術支援装置を用いるもの），椎間板内酵素注入療法，脊髄刺激装置植込術，脊髄刺激装置交換術，乳腺悪性腫瘍手術，膀胱水圧拡張術，ハンナ型間質性膀胱炎手術（経尿道）及び腹腔鏡下仙骨腟固定術については有床診療所に限り，植込型心電図記録計移植術及び植込型心電図記録計摘出術についてはペースメーカー移植術及びペースメーカー交換術に係る届出を行っている診療所に限る〕でもよいこととする。

ロ 当該保険医療機関内に当該療養を行うにつき必要な医師及び看護師が配置されていること。

ハ 胸腔鏡下肺悪性腫瘍手術（気管支形成を伴う肺切除に限る），胸腔鏡下弁形成術，経カテーテル弁置換術，胸腔鏡下弁置換術，経皮的僧帽弁クリップ術，胸腔鏡下動脈管開存閉鎖術，胸腔鏡下心房中隔欠損閉鎖術，不整脈手術〔左心耳閉鎖術（胸腔鏡下によるもの及び経カテーテル的手術によるものに限る）に限る〕，腹腔鏡下リンパ節群郭清術（後腹膜，傍大動脈及び側方に限る），腹腔鏡下小切開骨盤内リンパ節群郭清術，腹腔鏡下小切開後腹膜リンパ節群郭清術，腹腔鏡下小切開後腹膜腫瘍摘出術，腹腔鏡下小切開後腹膜悪性腫瘍手術，腹腔鏡下十二指腸局所切除術（内視鏡処置を併施するもの），腹腔鏡下胃切除術〔悪性腫瘍手術（内視鏡手術用支援機器を用いるもの）に限る〕，腹腔鏡下噴門側胃切除術〔悪性腫瘍手術（内視鏡手術用支援機器を用いるもの）に限る〕，腹腔鏡下胃全摘術〔悪性腫瘍手術（内視鏡手術用支援機器を用いるもの）に限る〕，腹腔鏡下胃縮小術，腹腔鏡下胆嚢悪性腫瘍手術（胆嚢床切除を伴うもの），腹腔鏡下胆道閉鎖症手術，腹腔鏡下肝切除術，移植用部分肝採取術（生体）（腹腔鏡によるものに限る），腹腔鏡下膵腫瘍摘出術，腹腔鏡下膵中央切除術，腹腔鏡下膵体尾部腫瘍切除術，腹腔鏡下膵頭部腫瘍切除術，腹腔鏡下小切開副腎摘出術，腹腔鏡下小切開腎部分切除術，腹腔鏡下小切開腎摘出術，腹腔鏡下小切開腎（尿管）悪性腫瘍手術，腹腔鏡下腎悪性腫瘍手術（内視鏡手術用支援機器を用いるもの），腹腔鏡下尿管悪性腫瘍手術（内視鏡手術用支援機器を用いるもの），腹腔鏡下小切開尿管腫瘍摘出術，腹腔鏡下小切開膀胱腫瘍摘出術，腹腔鏡下膀胱悪性腫瘍手術，腹腔鏡下小切開膀胱悪性腫瘍手術，腹腔鏡下膀胱尿管逆流手術（膀胱外アプローチ），腹腔鏡下前立腺悪性腫瘍手術，腹腔鏡下小切開前立腺悪性腫瘍手術，腹腔鏡下前立腺悪性腫瘍手術（内視鏡手術用支援機器を用いるもの），腹腔鏡下仙骨腟固定術，腹腔鏡下腟式子宮全摘術（1の(3)に規定する患者に対して行う場合に限る），腹腔鏡下子宮悪性腫瘍手術及び腹腔鏡下子宮瘢痕部修復術については，医療安全対策加算1に係る届出を行っている保険医療機関であること。

(3) 医科点数表第2章第10部手術通則第4号に規定する患者
性同一性障害の患者

→ **皮膚悪性腫瘍切除術（皮膚悪性腫瘍センチネルリンパ節生検加算を算定する場合に限る）の施設基準**（K007）

(1) 皮膚科，形成外科，耳鼻咽喉科又は歯科口腔外科の経験を5年以上有しており，皮膚悪性腫瘍切除術における皮膚悪性腫瘍センチネルリンパ節生検を，当該手術に習熟した医師の指導の下に術者として5症例以上経験している医師が配置されている。
(2) 当該保険医療機関が皮膚科，形成外科，耳鼻咽喉科又は歯科口腔外科及び放射線科を標榜しており，当該診療科において常勤の医師が配置されている。
(3) 麻酔科標榜医が配置されている。
(4) 病理部門が設置され，病理医が配置されている。

【届出に関する事項】 皮膚悪性腫瘍切除術（皮膚悪性腫瘍センチネルリンパ節生検加算を算定する場合に限る）の施設基準に係る届出は，別添2（→Web版）の様式50の4及び様式52を用いる。

→ **皮膚移植術（死体）に関する施設基準**（K014-2）

(1) 広範囲熱傷及び重症熱傷の治療の実績を有する施設である。
(2) 関連学会の主催する講習会を受講し，同種皮膚移植の十分な経験を有する常勤の医師が1名以上配置されている。
(3) 日本組織移植学会の認定する，採取して保存した組織を

他施設へ供給できる組織バンクと，当該保存同種組織の適切な使用及び保存方法等について契約している保険医療機関である。
【届出に関する事項】 皮膚移植術（死体）に係る届出は，別添2（→Web版）の様式87の6及び様式52を用いる。なお，1（上記）の(3)に係る契約に関する文書の写しも併せて提出する。

→ 自家脂肪注入に関する施設基準（K019-2）
(1) 形成外科を標榜している病院である。
(2) 形成外科の経験を5年以上有する常勤の医師が2名以上配置されており，そのうち1名以上が形成外科について10年以上の経験を有している。
(3) 関係学会から示されている指針に基づいた所定の研修を修了し，その旨が登録されている医師が1名以上配置されている。
(4) 耳鼻咽喉科の専門的な研修の経験を10年以上有している常勤の医師が1名以上配置されており，連携して手術を行う。
(5) 緊急手術の体制が整備されている。
(6) 関係学会から示されている指針に基づき，自家脂肪注入が適切に実施されている。
【届出に関する事項】 自家脂肪注入の施設基準に係る届出は，別添2（→Web版）の様式87の24を用いる。

事務連絡 問1 皮膚移植術（死体）について，「関連学会の主催する講習会」とあるが，具体的に何を指すのか。
答 日本熱傷学会の主催するスキンバンク提出・保存講習会又は日本組織移植学会の主催する専門医・認定コーディネーター講習会等を指す。 （平30.3.30）

問2 K019-2自家脂肪注入の施設基準において，
①「関係学会から示されている指針」とは，具体的には何を指すのか。
②医師に求める「関係学会から示されている指針に基づいた所定の研修」には，具体的にはどのようなものがあるか。
答 それぞれ以下のとおり。
①現時点では，日本形成外科学会及び日本乳房オンコプラスティックサージャリー学会が作成した「再建を目的とした自家脂肪注入に対する適正施行基準（2017年版）」を指す。
②現時点では，「日本形成外科学会E-learning自家脂肪注入術特別セミナー」が該当する。 （令4.6.7）

→ 組織拡張器による再建手術（一連につき）〔乳房（再建手術）の場合に限る〕に関する施設基準（K022）
(1) 形成外科又は乳腺外科の専門的な研修の経験を5年以上有している医師若しくはその指導下で研修を行う医師が1名以上配置されている。
(2) 関係学会から示されている指針に基づいた所定の研修を修了し，その旨が登録されている医師が1名以上配置されている。
(3) 一次再建の場合は，乳腺外科の専門的な研修の経験を5年以上有している常勤の医師が1名以上及び形成外科の専門的な研修の経験を5年以上有している常勤又は非常勤の医師が配置されており，連携して手術を行う。
(4) 二次再建の場合は，形成外科の専門的な研修の経験を5年以上有している常勤の医師が1名以上配置されている又は乳腺外科の専門的な研修の経験を5年以上有している常勤の医師が1名以上及び形成外科の専門的な研修の経験を5年以上有している常勤又は非常勤の医師が1名以上配置されており，連携して手術を行う。
(5) 関係学会から示されている指針に基づき，乳房再建術が適切に実施されている。
【届出に関する事項】 組織拡張器による再建手術（一連につき）〔乳房（再建手術）の場合に限る〕の施設基準に係る届出は，別添2（→Web版）の様式50の5を用いる。

→ 処理骨再建加算に関する施設基準（K031，K053）
(1) 整形外科を標榜している病院である。
(2) 整形外科について5年以上の経験を有する常勤の医師が1名以上配置されている。
(3) 骨・軟部腫瘍手術を術者として50例（このうち10例は骨・軟部悪性腫瘍手術である）以上実施した経験を有する常勤の整形外科の医師が1名以上配置されている。
(4) 処理骨を作製するにつき，必要な設備や機器等を備えている。
(5) 病理部門が設置され，病理医が配置されている。
(6) 緊急手術が可能な体制を有している。
(7) 関係学会から示されている指針等に基づき，当該手術が適切に実施されている。
【届出に関する事項】 処理骨再建加算に係る届出は，別添2（→Web版）の様式50の5の3及び様式52を用いる。

→ 緊急整復固定加算及び緊急挿入加算に関する施設基準（K046，K081）
(1) 整形外科，内科及び麻酔科を標榜している病院である。
(2) 整形外科について5年以上の経験を有する常勤の医師が2名以上配置されている。
(3) 麻酔科標榜医が配置されている。
(4) 常勤の内科の医師が1名以上配置されている。
(5) 緊急手術が可能な体制を有している。
(6) 大腿骨近位部骨折患者に対する，前年のK046骨折観血的手術及びK081人工骨頭挿入術の算定回数の合計が60回以上である。
(7) 当該施設における大腿骨近位部骨折後48時間以内に手術を実施した前年の実績について，院内掲示する。
(8) 関係学会等と連携の上，手術適応等の治療方針の決定及び術後の管理等を行っている。
(9) 多職種連携を目的とした，大腿骨近位部骨折患者に対する院内ガイドライン及びマニュアルを作成する。
(10) 速やかな術前評価を目的とした院内の内科受診基準を作成する。
(11) H002運動器リハビリテーション料（Ⅰ）又は（Ⅱ）の施設基準に適合しているものとして地方厚生（支）局長に届け出ている。
(12) 二次性骨折予防継続管理料1の施設基準に適合しているものとして地方厚生（支）局長に届け出ている。
(13) 関係学会から示されているガイドライン等に基づき，当該手術が適切に実施されている。
【届出に関する事項】 緊急整復固定加算又は緊急挿入加算に係る届出は，別添2（→Web版）の様式87の25を用いる。

事務連絡 問1 K046骨折観血的手術の「注」に規定する緊急整復固定加算及びK081人工骨頭挿入術の「注」に規定する緊急挿入加算（以下単に「緊急整復固定加算及び緊急挿入加算」という）の施設基準における「関係学会等と連携」とは，具体的にはどのようなことを指すのか。
答 現時点では，日本脆弱性骨折ネットワークのレジストリに症例を登録することを指す。
問2 緊急整復固定加算及び緊急挿入加算の施設基準における「多職種連携を目的とした，大腿骨近位部骨折患者に対する院内ガイドライン及びマニュアル」とは，具体的には何を指すのか。
答 例えば，
・術後管理の観点から，整形外科以外の診療科の医師との連携
・骨粗鬆症に対する薬物治療の観点から，薬剤師との連携
・早期のリハビリテーションの実施の観点から，理学療法士との連携
・誤嚥防止の観点から，看護師との連携
・骨粗鬆症に対する栄養指導の観点から，管理栄養士との連携
・退院又は転院支援の観点から，社会福祉士との連携
等を目的として作成されたものを指す。
なお，作成に当たっては，現時点では，「骨折リエゾンサ

ービス（FLS）クリニカルスタンダード」，「日本脆弱性骨折ネットワーク（FNN）クリニカルツールキット」等の内容を参照されたい。

問3 緊急整復固定加算及び緊急挿入加算の施設基準における「速やかな術前評価を目的とした院内の内科受診基準を作成」とは，具体的にはどのようなことを指すのか。

答 例えば，
- 心機能に応じた循環器内科の受診基準
- 呼吸機能に応じた呼吸器内科の受診基準
- 腎機能に応じた腎臓内科の受診基準
- 耐糖能に応じた内分泌内科の受診基準

等をあらかじめ定めておくことを指す。 (令4.3.31)

→ 骨悪性腫瘍，類骨骨腫及び四肢軟部腫瘍ラジオ波焼灼療法に関する施設基準（K053-2）

(1) 整形外科及び麻酔科を標榜している保険医療機関である病院である。
(2) 整形外科について専門の知識及び5年以上の経験を有する常勤の医師が2名以上配置されている。
(3) 麻酔科標榜医が配置されている。
(4) 悪性骨腫瘍手術を年間10例以上実施している。
(5) 緊急手術が可能な体制を有している。

【届出に関する事項】 骨悪性腫瘍，類骨骨腫及び四肢軟部腫瘍ラジオ波焼灼療法の施設基準に係る届出は，**別添2**（→Web版）の**様式52**及び**様式87の53**を用いる。

→ 骨移植術（軟骨移植術を含む）〔同種骨移植（非生体）〔同種骨移植（特殊なものに限る）〕〕に関する施設基準（K059）

(1) 整形外科を標榜している病院である。
(2) 整形外科について5年以上の経験を有する常勤の医師が1名以上配置されている。
(3) 日本組織移植学会の認定する採取して保存した組織を他施設へ供給できる組織バンクを有している。当該バンクを有していない場合は，当該バンクを有する保険医療機関とあらかじめ当該保存同種組織の適切な使用及び保存方法について契約を有している。

【届出に関する事項】 骨移植術（軟骨移植術を含む）〔同種骨移植（非生体）〔同種骨移植（特殊なものに限る）〕〕に係る届出は，**別添2**（→Web版）の**様式50の5の2**を用いる。なお，1（上記）の(3)に係る契約に関する文書の写しも併せて提出する。

→ 骨移植術（軟骨移植術を含む）（自家培養軟骨移植術に限る）に関する施設基準（K059）

次のいずれにも該当する保険医療機関において実施する。
(1) CT撮影及びMRI撮影の施設基準に適合しているものとして地方厚生（支）局長に届け出ている。
(2) H002運動器リハビリテーション料（Ⅰ）又は（Ⅱ）の施設基準に適合しているものとして地方厚生（支）局長に届け出ている。
(3) 関節軟骨修復術を含む骨切り術，関節鏡下靱帯再建術，半月板手術，人工膝関節置換術等の膝関節手術を年間100症例以上実施していること又は大学病院本院である。
(4) 整形外科の経験を5年以上有しており，関節軟骨修復術10症例以上を含む膝関節手術を術者として100症例以上実施した経験を有する常勤の医師であって，所定の研修を修了している常勤の整形外科の医師が1名以上配置されている。なお，当該研修は次の内容を含むものである。
　ア　自家培養軟骨の適応に関する事項
　イ　変形性膝関節症との鑑別点に関する事項
　ウ　軟骨採取法に関する事項
　エ　周術期管理に関する事項
　オ　合併症への対策に関する事項
　カ　リハビリテーションに関する事項
　キ　全例調査方法に関する事項
　ク　手術方法に関する事項（自家培養軟骨に類似した人工物を用いた手技を含む）

【届出に関する事項】 骨移植術（軟骨移植術を含む）（自家培養軟骨移植術に限る）の施設基準に係る届出は，**別添2**（→Web版）の**様式50の6**及び**様式52**を用いる。

→ 人工股関節置換術（手術支援装置を用いるもの）の施設基準（K082-7）

(1) 整形外科を標榜している保険医療機関である。
(2) 当該保険医療機関において，人工関節置換術に係る手術〔K082の「1」（股関節に限る）又はK082-3の「1」（股関節に限る）〕を年間10例以上実施している。
(3) 整形外科について専門の知識及び5年以上の経験を有する常勤の医師が2名以上配置されている。
(4) 当該手術に用いる機器について，保守管理の計画を作成し，適切に保守管理がなされている。
(5) 当該手術を実施する患者について，関連学会と連携の上，手術適応等の治療方針の決定及び術後の管理等を行っている。

【届出に関する事項】 人工股関節置換術（手術支援装置を用いるもの）の施設基準に係る届出は，**別添2**（→Web版）の**様式52**及び**様式87の54**を用いる。

事務連絡 人工股関節置換術（手術支援装置を用いるもの）

問1 K082-7人工股関節置換術（手術支援装置を用いるもの）について，「術中に光学的に計測した術野及び手術器具の位置関係をリアルタイムに表示し，寛骨臼及び大腿骨の切削を支援する手術支援装置」は何が含まれるか。

答 「特定診療報酬算定医療機器の定義等」（令和6年保医発0305第11号）に掲げる定義に適合する医療機器が該当する。

問2 K082-7人工股関節置換術（手術支援装置を用いるもの）に関する施設基準において，関連学会と連携の上，手術適応等の治療方針の決定及び術後の管理等を行っていることは具体的には何を指すのか。

答 現時点では，日本整形外科学会のデータベースであるJapanese Orthopaedic Association National Registryに症例を登録し，手術適応等の治療方針の決定及び術後の管理等を行っている場合を指す。 (令6.5.31)

→ 後縦靱帯骨化症手術に関する施設基準（K133-2）

(1) 整形外科又は脳神経外科を標榜している保険医療機関である。
(2) 脊椎又は脊髄に係る手術について100例以上の経験を有し，かつ，後縦靱帯骨化症に係る手術について20例以上の経験を有する医師が配置されている。
(3) 整形外科又は脳神経外科について10年以上の経験を有する常勤の医師が1名以上配置されている。
(4) 顕微鏡下に手術が実施できる体制を有している。
(5) 緊急手術が可能な体制を有している。

【届出に関する事項】 後縦靱帯骨化症手術（前方進入によるもの）に係る届出は，**別添2**（→Web版）の**様式52**及び**様式87の7**を用いる。

→ 椎間板内酵素注入療法に関する施設基準（K134-4）

(1) 整形外科又は脳神経外科を標榜している保険医療機関である。
(2) 整形外科又は脳神経外科について10年以上の経験を有する常勤の医師が1名以上配置されている。
(3) 緊急手術が可能な体制を有している。ただし，緊急手術が可能な保険医療機関との連携（当該連携について，文書による契約が締結されている場合に限る）により，緊急事態に対応するための体制が整備されている場合は，この限りでない。
(4) 椎間板内酵素注入療法を行うに当たり関係学会より認定された施設である。
(5) 病床を有している。

【届出に関する事項】
(1) 椎間板内酵素注入療法に係る届出は，**別添2**（→Web版）の**様式50の7**を用いる。

(2) 関係学会より認定された施設であることを証する文書の写しを添付する。

事務連絡 問　K134-4椎間板内酵素注入療法に関する施設基準における関係学会より認定された施設とは具体的にどの学会が認定した施設なのか。
答　現時点では、日本脊椎脊髄病学会及び日本脊髄外科学会が認定した施設を指す。
（令2.3.31）

→ 腫瘍脊椎骨全摘術に関する施設基準（K136-2）
(1) 整形外科を標榜している病院である。
(2) 当該保険医療機関において、常勤の整形外科の医師が2名以上配置されている。
(3) K118、K131-2からK136まで、K138、K139、K142及びK142-2に掲げる脊椎手術を、術者として300例以上実施した経験を有する常勤の整形外科の医師が1名以上配置されている。
(4) 当該手術に熟練した医師の指導の下に、術者として、当該手術を3例以上実施した経験を有する常勤の整形外科の医師が1名以上配置されている。
(5) 手術の際の緊急事態に対応可能な体制を有している。

【届出に関する事項】　腫瘍脊椎骨全摘術に係る届出は、別添2（→Web版）の様式51及び様式52を用いる。

→ 緊急穿頭血腫除去術に関する施設基準（K147-3）
(1) A300救命救急入院料、A301特定集中治療室管理料、A301-2ハイケアユニット入院医療管理料、A301-3脳卒中ケアユニット入院医療管理料又はA301-4小児特定集中治療室管理料の届出を行った保険医療機関である。
(2) 脳神経外科を標榜している保険医療機関である病院である。
(3) 脳神経外科の常勤医師が2名以上配置されており、そのうち1名以上が5年以上の脳神経外科の経験を有している。
(4) 救急医療に関する3年以上の経験を有する専任の看護師が配置されている。

【届出に関する事項】　緊急穿頭血腫除去術に係る届出は別添2（→Web版）の様式87の55を用いる。

→ 頭蓋内腫瘍摘出術（脳腫瘍覚醒下マッピング加算を算定する場合に限る）に関する施設基準（K169）
(1) 脳神経外科及び麻酔科を標榜している病院である。
(2) 当該手術を行うに当たり関係学会から認定された施設である。
(3) 5年以上の脳神経外科の経験を有しており、所定の研修を修了している常勤の医師が2名以上配置されており、そのうち1名以上は当該手術を主として実施する医師又は補助を行う医師として合わせて5例以上実施した経験を有する。
(4) 5年以上の麻酔科の経験を有しており、所定の研修を修了している常勤の医師が1名以上配置されている。
(5) 頭蓋内腫瘍摘出術を年間5例以上実施している。

【届出に関する事項】
(1) 頭蓋内腫瘍摘出術（脳腫瘍覚醒下マッピング加算を算定する場合に限る）に係る届出は、別添2（→Web版）の様式51の2及び様式52を用いる。
(2) 関係学会より認定された施設であることを証する文書の写しを添付する。

→ 頭蓋内腫瘍摘出術（原発性悪性脳腫瘍光線力学療法加算を算定する場合に限る）に関する施設基準（K169）
(1) 脳神経外科を標榜している病院である。
(2) 5年以上の脳神経外科の経験を有する常勤の医師が1名以上配置されており、このうち1名以上は関係学会から示されている悪性脳腫瘍患者に対する光線力学療法に関する所定の研修を修了している。
(3) 脳腫瘍摘出術中の病理検査が可能な体制が整っている。
(4) 脳腫瘍摘出術に伴う合併症への対応ができる体制が整っている。
(5) 当該手術に用いる機器について、適切に使用管理区域の設定がなされている。
(6) 悪性脳腫瘍患者に対する光線力学療法の研修プログラムを受講した機器管理責任者（医師又は臨床工学技士）が選定されており、当該手術に用いる装置について、保守管理の計画を作成し、適切に保守管理されている。
(7) 実際の手技に当たって、5年以上の脳神経外科の経験を有する常勤の医師であって関係学会から示されている所定の研修を修了している医師が1名以上参加する。

【届出に関する事項】　頭蓋内腫瘍摘出術（原発性悪性脳腫瘍光線力学療法加算を算定する場合に限る）に係る届出は、別添2（→Web版）の様式51の3を用いる。

→ 内視鏡下脳腫瘍生検術及び内視鏡下脳腫瘍摘出術に関する施設基準（K169-2、K169-3）
(1) 脳神経外科及び麻酔科を標榜している病院である。
(2) 内視鏡下脳腫瘍生検術又は内視鏡下脳腫瘍摘出術を、当該手術に習熟した医師の補助として合わせて10例以上経験し、当該手術に習熟した医師の指導の下に術者として合わせて10例以上実施した経験を有する常勤の脳神経外科の医師（当該診療科について5年以上の経験を有するものに限る）が術者として1名以上配置されている。
(3) 5年以上の脳神経外科の経験を有している常勤の医師が2名以上配置されている。
(4) 常勤の麻酔科標榜医が1名以上配置されている。
(5) 内視鏡下脳腫瘍生検術及び内視鏡下脳腫瘍摘出術に伴う合併症への対応ができる体制が整っている。

【届出に関する事項】　内視鏡下脳腫瘍生検術及び内視鏡下脳腫瘍摘出術に係る届出は、別添2（→Web版）の様式87の26を用いる。

→ 脳血栓回収療法連携加算の施設基準（K178-4「注」）
(1) A205-2超急性期脳卒中加算に関する施設基準における(1)のアを満たすものとして当該加算の届出を行っている施設である。
(2) 関係学会の定める指針に基づき、A205-2超急性期脳卒中加算に関する施設基準における(1)のイを満たすものとして当該加算の届出を行っている他の保険医療機関との間で、脳梗塞患者に対する経皮的脳血栓回収術の適応の可否の判断における連携について協議し、手順書を整備した上で、対象となる患者について当該他の保険医療機関に対して助言を行っている。

【届出に関する事項】　脳血栓回収療法連携加算に係る届出は、別添2（→Web版）の様式87の56を用いる。

→ 頭蓋骨形成手術（骨移動を伴うものに限る）に関する施設基準（K180）
(1) 形成外科及び脳神経外科を標榜している病院である。
(2) 頭蓋骨形成手術を、当該手術に習熟した医師の指導の下に、術者として5例以上実施した経験を有する常勤の形成外科及び脳神経外科の医師（当該診療科について5年以上の経験を有するものに限る）がそれぞれ1名以上配置されている。
(3) 当該保険医療機関において頭蓋骨形成手術（骨移動を伴うものに限る）が5例以上実施されている。
(4) 関係学会から示されている指針に基づき当該手術が適切に実施されている。

【届出に関する事項】　頭蓋骨形成手術（骨移動を伴うものに限る）に係る届出は、別添2（→Web版）の様式52及び様式54を用いる。

→ 脳刺激装置植込術及び脳刺激装置交換術、脊髄刺激装置植込術及び脊髄刺激装置交換術に関する施設基準（K181、K181-2、K190、K190-2）
(1) 脳刺激装置植込術及び脳刺激装置交換術
第24の長期継続頭蓋内脳波検査の施設基準（p.1386）に

準ずる。
(2) 脊髄刺激装置植込術及び脊髄刺激装置交換術
　　脳神経外科，整形外科又は麻酔科を標榜しており，当該診療科の常勤医師が1名以上配置されている。なお，診療所である保険医療機関においても届出が可能である。
【届出に関する事項】 脳刺激装置植込術，脳刺激装置交換術，脊髄刺激装置植込術又は脊髄刺激装置交換術の施設基準に係る届出は，**別添2**（→Web版）の**様式25**を用いる。

→ 頭蓋内電極植込術〔脳深部電極によるもの（7本以上の電極による場合）に限る〕に関する施設基準（K181-6）

(1) 脳神経外科及び脳神経内科を標榜している病院である。
(2) 5年以上の脳神経外科の経験を有する常勤の医師及びてんかんに係る診療の経験を5年以上有する常勤の医師がそれぞれ1名以上配置されており，このうち1名以上は関係学会から示されている頭蓋内電極植込術に関する所定の研修を修了している。
(3) 頭蓋内電極植込術に伴う合併症への対応ができる体制が整っている。
(4) 常勤の臨床工学技士が1名以上配置されている。
(5) 当該手術に用いる機器について，保守管理の計画を作成し，適切に保守管理がなされている。
(6) 関連学会の定める指針に基づき，当該手術が適切に実施されている。
【届出に関する事項】 頭蓋内電極植込術〔脳深部電極によるもの（7本以上の電極による場合）に限る〕に係る届出は，**別添2**（→Web版）の**様式25の3**を用いて提出する。
事務連絡 問 K181-6頭蓋内電極植込術に関する施設基準における医師の所定の研修とは具体的にどういうものか。
答 現時点では，当該手術に係る医療機器の製造販売業者による「定位手術ロボット技術講習会」が該当する。　（令2.3.31）

→ 癒着性脊髄くも膜炎手術（脊髄くも膜剥離操作を行うもの）に関する施設基準（K188-3）

(1) 脳神経外科又は整形外科を標榜している保険医療機関である。
(2) 10年以上の脳神経外科又は整形外科の経験を有するものであって，脊椎又は脊髄に係る専門的知識を有する医師が配置されている。
(3) 緊急事態に対応するための体制が整備されている。
(4) 当該保険医療機関においてK930脊髄誘発電位測定等加算又はK939画像等手術支援加算をあわせて年間5回以上算定している。
【届出に関する事項】 癒着性脊髄くも膜炎手術に係る届出は，**別添2**（→Web版）の**様式87の27**を用いて提出する。

→ 1　仙骨神経刺激装置植込術，仙骨神経刺激装置交換術（便失禁に対して実施する場合）に関する施設基準（K190-6，K190-7）

(1) 大腸肛門疾患の診療の経験を5年以上有する常勤の医師が2名以上配置されており，そのうち1名以上は所定の研修を修了している。
(2) 大腸肛門疾患の診療の経験を5年以上有する常勤の医師で，所定の研修を修了している者が実施する。
(3) 緊急事態に対応するための体制が整備されている。
(4) 関係学会から示されている指針に基づき，当該手術が適切に実施されている。

2　仙骨神経刺激装置植込術，仙骨神経刺激装置交換術（過活動膀胱に対して実施する場合）に関する施設基準

(1) 下部尿路機能障害の診療の経験を5年以上有する常勤の医師が2名以上配置されており，そのうち1名以上は所定の研修を修了している。
(2) 下部尿路機能障害の診療の経験を5年以上有する常勤の医師で，所定の研修を修了している者が実施する。
(3) 緊急事態に対応するための体制が整備されている。
(4) 関係学会から示されている指針に基づき，当該手術が適切に実施されている。
【届出に関する事項】 仙骨神経刺激装置植込術及び仙骨神経刺激装置交換術に係る届出は，**別添2**（→Web版）の**様式53**を用いて適応ごとにそれぞれ提出する。

→ 舌下神経電気刺激装置植込術に関する施設基準（K190-8）

(1) 耳鼻咽喉科又は頭頸部外科を標榜している病院である。
(2) 耳鼻咽喉科又は頭頸部外科の経験を5年以上有する常勤の医師が1名以上配置されており，そのうち1名以上は所定の研修を修了している。
(3) 耳鼻咽喉科又は頭頸部外科の経験を5年以上有する常勤の医師で，所定の研修を修了している者が実施する。
(4) 関係学会から示されている指針に基づき，当該手術が適切に実施されている。
【届出に関する事項】 舌下神経電気刺激装置植込術に係る届出は，**別添2**（→Web版）の**様式87の28**を用いて提出する。
事務連絡 問 K190-8舌下神経電気刺激装置植込術の施設基準における「関係学会から示されている指針」とは，具体的には何を指すのか。
答 現時点では，日本循環器学会，日本耳鼻咽喉科学会，日本呼吸器学会及び日本睡眠学会の「舌下神経電気刺激装備適正使用指針」を指す。　（令4.3.31）

→ 角結膜悪性腫瘍切除術に関する施設基準（K225-4）

(1) 眼科を標榜している保険医療機関である。
(2) 眼科の経験を5年以上有する常勤の医師が1名以上配置されている。
(3) 当該手術を担当する診療科において，常勤の医師が3名以上配置されている。
(4) 病理部門が設置され，病理医が配置されている。
【届出に関する事項】 角結膜悪性腫瘍切除術に係る届出は，**別添2**（→Web版）の**様式87の50**を用いる。
事務連絡 問 仙骨神経刺激装置植込術及び仙骨神経刺激装置交換術の要件にある所定の研修とはどのような研修か。
答 現時点では，日本大腸肛門病学会の開催する仙骨神経刺激療法講習会である。　（平26.5.1）

→ 治療的角膜切除術に関する施設基準（エキシマレーザーによるものに限る）（K254）

(1) 眼科の経験を5年以上有しており，エキシマレーザーによる治療的角膜切除術を，当該手術に習熟した医師の指導の下に，術者として10症例以上経験している医師が配置されている。
(2) 当該保険医療機関が眼科を標榜しており，当該診療科において常勤の医師が1名以上配置されている。
【届出に関する事項】 治療的角膜切除術に係る届出は，**別添2**（→Web版）の**様式52**及び**様式54の2**を用いる。

→ 内皮移植加算に関する施設基準（K259）

(1) 眼科を標榜している保険医療機関である。
(2) 眼科の経験を5年以上有する常勤の医師が1名以上配置されている。
(3) 当該手術を担当する診療科において，常勤の医師が2名以上配置されている。
(4) 当該保険医療機関において，角膜移植術を年間5例以上実施している。
【届出に関する事項】 内皮移植に係る届出は，**別添2**（→Web版）の**様式52**及び**様式54の2の2**を用いる。

→ 羊膜移植術に関する施設基準（K260-2）

(1) 眼科の経験を5年以上有し，かつ，当該手術について主として実施する医師又は補助を行う医師として6例以上の経験を有する常勤の医師が1名以上配置されている。
(2) 当該手術を担当する診療科において，常勤の医師が3名以上配置されている。

(3) 日本組織移植学会が作成した「ヒト組織を利用する医療行為の安全性確保・保存・使用に関するガイドライン」等関連学会から示されている基準等を遵守している旨を届け出ている。

【届出に関する事項】 羊膜移植術に係る届出は，別添2（→Web版）の様式52及び様式54の3を用いる。

→ 緑内障手術〔緑内障治療用インプラント挿入術（プレートのあるもの）〕に関する施設基準（K268）
(1) 眼科を標榜している保険医療機関である。
(2) 眼科の経験を5年以上有する常勤の医師が1名以上配置されている。
(3) 当該保険医療機関において，濾過手術又は緑内障インプラント手術が合わせて50例以上実施されている。
(4) 関係学会から示されている指針に基づき，当該手術が適切に実施されている。

【届出に関する事項】 緑内障手術〔緑内障治療用インプラント挿入術（プレートのあるもの）〕に係る届出は，別添2（→Web版）の様式52及び様式54の4を用いる。

→ 緑内障手術〔流出路再建術（眼内法）及び（水晶体再建術併用眼内ドレーン挿入術）〕に関する施設基準（K268）
(1) 眼科を標榜している保険医療機関である。
(2) 眼科の経験を5年以上有し，水晶体再建術の手術を100例以上及び観血的緑内障手術を10例以上経験している常勤の医師が1名以上配置されている。
(3) 緑内障手術（水晶体再建術併用眼内ドレーン挿入術）については，関係学会から示されている指針に基づき，当該手術が適切に実施されている。

【届出に関する事項】 緑内障手術〔流出路再建術（眼内法）〕又は緑内障手術（水晶体再建術併用眼内ドレーン挿入術）の施設基準に係る届出は，別添2（→Web版）の様式52及び様式54の8を用いる。

→ 緑内障手術〔濾過胞再建術（needle法）〕に関する施設基準（K268）
(1) 眼科を標榜している保険医療機関である。
(2) 眼科の経験を5年以上有する常勤の医師が1名以上配置されている。

【届出に関する事項】 緑内障手術〔濾過胞再建術（needle法）〕の施設基準に係る届出は，別添2（→Web版）の様式52及び様式54の8を用いる。

(事務連絡) 問1 緑内障手術「2」流出路再建術の「イ」眼内法及び「7」濾過胞再建術（needle法）の施設基準に係る届出について，病院だけでなく診療所でも届出可能か。
答 届出可能。
問2 K268緑内障手術の「7」濾過胞再建術（needle法）の施設基準に係る届出において，施設基準通知別添2の様式52はどのように取り扱えばよいか。
答 緑内障手術の濾過胞再建術（needle法）について，様式52の提出は不要である。
(令4.4.28)

→ 毛様体光凝固術（眼内内視鏡を用いるものに限る）に関する施設基準（K271「1」）
(1) 眼科を標榜している保険医療機関である。
(2) 眼科の経験を5年以上有し，水晶体再建術の手術を100例以上及び観血的緑内障手術を10例以上経験している常勤の医師が配置されている。
(3) 当該手術に必要なモニター，眼内内視鏡等の設備を有しており，当該手術に用いる機器について，保守管理の計画を作成し，適切に保守管理がなされている。なお，当該設備は，リース等であっても差し支えない。

【届出に関する事項】 毛様体光凝固術の施設基準に係る届出は，別添2の様式52及び様式54の8を用いる。

→ 網膜付着組織を含む硝子体切除術（眼内内視鏡を用いるもの）に関する施設基準（K280-2）
(1) 眼科に係る診療の経験を10年以上有し，K277-2，K280の「1」，K280の「2」又はK281の手術を，1年間に，主たる術者として合わせて30例以上行った常勤の医師が1名以上配置されている。
(2) 眼科を標榜している医療機関である。
(3) 当該手術に必要なモニター，眼内内視鏡等の設備を有しており，当該手術に用いる機器について，保守管理の計画を作成し，適切に保守管理がなされている。なお，当該設備は，リース等であっても差し支えない。

【届出に関する事項】 網膜付着組織を含む硝子体切除術（眼内内視鏡を用いるもの）に係る届出は，別添2（→Web版）の様式52及び様式54の5を用いる。

→ 網膜再建術に関する施設基準（K281-2）
(1) 眼科及び麻酔科を標榜している保険医療機関である。
(2) 常勤の眼科の医師が2名以上配置されており，このうち1名以上は当該手術に習熟した医師の指導の下に3例以上実施した経験を有する医師（当該診療科について10年以上の経験を有するものに限る）である。
(3) 常勤の麻酔科標榜医が1名以上配置されている。
(4) 当該保険医療機関において増殖性硝子体網膜症手術が10例以上実施されている。
(5) 緊急手術が可能な体制を有している。

【届出に関する事項】 網膜再建術に係る届出は，別添2（→Web版）の様式52及び様式54の6を用いる。

→ 経外耳道的内視鏡下鼓室形成術に関する施設基準（K319-2）
(1) 耳鼻咽喉科を標榜している病院である。
(2) 鼓室形成に係る手術を年間20例以上実施している。
(3) 常勤の耳鼻咽喉科の医師が3名以上配置されており，このうち2名以上は耳鼻咽喉科の経験を5年以上有している。

【届出に関する事項】 経外耳道的内視鏡下鼓室形成術の施設基準に係る届出は，別添2（→Web版）の様式52及び様式87の29を用いる。

→ 植込型骨導補聴器（直接振動型）植込術，人工中耳植込術，人工内耳植込術，植込型骨導補聴器移植術及び植込型骨導補聴器交換術に関する施設基準（K305-2，K320-2，K328，K328-2，K328-3）
(1) 耳鼻咽喉科を標榜している病院である。
(2) 内耳又は中耳の手術が年間30例以上ある。
(3) 常勤の耳鼻咽喉科の医師が3名以上配置されており，このうち2名以上は耳鼻咽喉科の経験を5年以上有しており，1名は少なくとも1例以上の人工内耳植込術の経験を有している。
(4) 言語聴覚療法に専従する職員が2名以上配置されている。なお，届出を行う保険医療機関と密接な連携を有する保険医療機関で植込型骨導補聴器（直接振動型）植込術，人工中耳植込術，人工内耳植込術，植込型骨導補聴器移植術及び植込型骨導補聴器交換術を実施した患者のリハビリテーションを行う場合は，リハビリテーションを実施する施設に常勤の耳鼻咽喉科医師が1名以上及び言語聴覚療法に専従する職員が2名以上配置されていれば差し支えない。

【届出に関する事項】 植込型骨導補聴器（直接振動型）植込術，人工中耳植込術，人工内耳植込術，植込型骨導補聴器移植術及び植込型骨導補聴器交換術の施設基準に係る届出は，別添2（→Web版）の様式52及び様式55を用いる。

→ 耳管用補綴材挿入術に関する施設基準（K308-3）
(1) 耳鼻咽喉科を標榜している保険医療機関である。
(2) 耳鼻咽喉科について5年以上の経験を有する常勤の医師が1名以上配置されている。
(3) (2)のうち1名以上が，鼓膜形成術又は鼓室形成術を術者として合わせて20例以上実施した経験を有し，関係学会よ

(4) 関係学会より認定された施設である。
【届出に関する事項】 耳管用補綴材挿入術に係る届出は，別添2（→Web版）の様式87の49及び様式52を用いる。
事務連絡 問 K308-3耳管用補綴材挿入術の施設基準における「関係学会」とは，具体的には何を指すのか。
答 現時点では，「日本耳科学会」を指す。(令4.3.31)

→ 内視鏡下鼻・副鼻腔手術Ⅴ型（拡大副鼻腔手術）及び経鼻内視鏡下鼻副鼻腔悪性腫瘍手術（頭蓋底郭清，再建を伴うものに限る）に関する施設基準（K340-7，K343-2）
(1) 耳鼻咽喉科，脳神経外科及び眼科を標榜している病院である。
(2) 耳鼻咽喉科の経験を5年以上有する常勤の医師が2名以上配置されており，このうち1名以上は少なくとも5例以上の内視鏡下鼻・副鼻腔手術Ⅴ型（拡大副鼻腔手術）の経験を有している。
(3) 脳神経外科又は眼科の経験を5年以上有する常勤の医師がそれぞれ1名以上配置されている。
(4) 緊急手術が可能な体制を有している。
【届出に関する事項】 内視鏡下鼻・副鼻腔手術Ⅴ型（拡大副鼻腔手術）及び経鼻内視鏡下鼻副鼻腔悪性腫瘍手術（頭蓋底郭清，再建を伴うものに限る）に係る届出は，別添2（→Web版）の様式52及び様式54の7を用いる。

→ 鏡視下咽頭悪性腫瘍手術（軟口蓋悪性腫瘍手術を含む）に関する施設基準（K374-2）
(1) 耳鼻咽喉科又は頭頸部外科を標榜している病院である。
(2) 耳鼻咽喉科又は頭頸部外科について10年以上の経験を有し，K374咽頭悪性腫瘍手術（軟口蓋悪性腫瘍手術を含む）又はK394喉頭悪性腫瘍手術の術者として合わせて5例以上実施した経験及びK374-2鏡視下咽頭悪性腫瘍手術（軟口蓋悪性腫瘍手術を含む）又はK394-2鏡視下喉頭悪性腫瘍手術を術者として3例以上実施した経験を有している常勤の医師が1名以上配置されている。
(3) 緊急手術の体制が整備されている。
【届出に関する事項】
(1) 鏡視下咽頭悪性腫瘍手術（軟口蓋悪性腫瘍手術を含む）に係る届出は，別添2（→Web版）の様式56の7及び様式52を用いる。
(2) （略）

→ 内喉頭筋内注入術（ボツリヌス毒素によるもの）に関する施設基準（K388-3）
(1) 耳鼻咽喉科又は神経内科を標榜している病院である。
(2) 耳鼻咽喉科又は神経内科の経験を5年以上有する常勤の医師が2名以上配置されており，そのうち1名以上が耳鼻咽喉科又は神経内科について10年以上の経験を有している。
(3) 緊急手術の体制が整備されている。
【届出に関する事項】 内喉頭筋内注入術（ボツリヌス毒素によるもの）に係る届出は，別添2（→Web版）の様式87の31を用いる。

→ 喉頭形成手術（甲状軟骨固定用器具を用いたもの）に関する施設基準（K400）
(1) 耳鼻咽喉科の経験を5年以上有する常勤の医師が2名以上配置されており，そのうち1名以上が耳鼻咽喉科について10年以上の経験を有している。
(2) (1)の医師のうち1名以上は，20例以上の喉頭形成手術の手術経験を有し，関係学会による手術講習会を受講している。
(3) 音声障害に対する言語聴覚士による指導・訓練を実施できる十分な体制を整えている。
【届出に関する事項】 喉頭形成手術（甲状軟骨固定用器具を用いたもの）に係る届出は，別添2（→Web版）の様式52及び様式87の5を用いる。
事務連絡 問 K400の「3」喉頭形成手術（甲状軟骨固定用器具を用いたもの）について，「関係学会による手術講習会」とあるが，具体的には何を指すのか。
答 日本耳鼻咽喉科学会及び日本喉頭科学会が主催する手術講習会を指す。(平30.3.30)

→ 上顎骨形成術（骨移動を伴う場合に限る）及び下顎骨形成術（骨移動を伴う場合に限る）に関する施設基準（K443，K444）
(1) 形成外科又は耳鼻咽喉科を標榜している病院である。
(2) 上顎骨形成術又は下顎骨形成術を，当該手術に習熟した医師の指導の下に，術者として合わせて5例以上実施した経験を有する常勤の形成外科又は耳鼻咽喉科の医師（当該診療科について5年以上の経験を有するものに限る）が1名以上配置されている。
(3) 当該保険医療機関において当該手術が5例以上実施されている。
(4) 関係学会から示されている指針に基づき，当該手術が適切に実施されている。
【届出に関する事項】 上顎骨形成術（骨移動を伴う場合に限る）及び下顎骨形成術（骨移動を伴う場合に限る）に係る届出は，別添2（→Web版）の様式52及び様式56を用いる。

→ 顎関節人工関節全置換術に関する施設基準（K445-2）
(1) 形成外科又は耳鼻咽喉科を標榜している病院である。
(2) 関連学会から示されている指針に基づいた所定の研修を修了し，形成外科又は耳鼻咽喉科について5年以上の経験を有する常勤医師が1名以上配置されている。
【届出に関する事項】 顎関節人工関節全置換術に係る届出は，別添2（→Web版）の様式56の8を用いる。
事務連絡 問 K445-2顎関節人工関節全置換術の施設基準における所定の研修とは何が該当するのか。
答 現時点では，日本口腔外科学会，日本顎関節学会が作成した顎関節人工全置換術の適正臨床指針に定められたものを指す。(令2.3.31)

→ 内視鏡下甲状腺部分切除，腺腫摘出術，内視鏡下バセドウ甲状腺全摘（亜全摘）術（両葉），内視鏡下副甲状腺（上皮小体）腺腫過形成手術に関する施設基準（K461-2，K462-2，K464-2）
(1) 外科，頭頸部外科，耳鼻咽喉科又は内分泌外科を標榜している病院である。
(2) 外科，頭頸部外科，耳鼻咽喉科又は内分泌外科について10年以上及びK461-2，K462-2及びK464-2の手術を術者として合わせて5例以上実施した経験を有している常勤の医師が1名以上配置されている。
(3) 緊急手術体制が整備されている。
【届出に関する事項】 内視鏡下甲状腺部分切除，腺腫摘出術，内視鏡下バセドウ甲状腺全摘（亜全摘）術（両葉），内視鏡下副甲状腺（上皮小体）腺腫過形成手術に係る届出は，別添2（→Web版）の様式52及び様式56の4を用いる。

→ 内視鏡下甲状腺悪性腫瘍手術に関する施設基準（K463-2）
(1) 外科，頭頸部外科，耳鼻咽喉科又は内分泌外科を標榜している病院である。
(2) 外科，頭頸部外科，耳鼻咽喉科又は内分泌外科について10年以上の経験を有し，K461-2，K462-2及びK464-2の手術を術者として合わせて5例以上実施した経験及び内視鏡下甲状腺悪性腫瘍手術を術者として3例以上実施した経験を有している常勤の医師が1名以上配置されている。
(3) 緊急手術体制が整備されている。
【届出に関する事項】 内視鏡下甲状腺悪性腫瘍手術に係る届出は，別添2（→Web版）の様式52及び様式56の4を用いる。

→ 頭頸部悪性腫瘍光線力学療法に関する施設基準（K470-2）
(1) 関係学会により教育研修施設として認定された施設であ

る。
(2) 頭頸部外科について5年以上の経験を有し，所定の研修を修了している常勤の医師が1名以上配置されている。
(3) 常勤の麻酔科標榜医が配置されている。
(4) 緊急手術の体制が整備されている。
(5) 当該療養に用いる機器について，保守管理の計画を作成し，適切に保守管理がなされている。

【届出に関する事項】 頭頸部悪性腫瘍光線力学療法の施設基準に係る届出は，別添2（→Web版）の様式87の46を用いる。

 事務連絡 問 K470-2頭頸部悪性腫瘍光線力学療法の施設基準における「関係学会」とは，具体的には何を指すのか。
答 現時点では，「日本頭頸部外科学会」を指す。 （令4.3.31）

→ 乳腺腫瘍画像ガイド下吸引術（MRIによるもの）に関する施設基準（K474-3）
(1) 1.5テスラ以上のMRI装置を有している。
(2) 画像診断管理加算1，2，3又は4に関する施設基準を満たす。
(3) 関係学会より乳癌の専門的な診療が可能として認定された施設である。

【届出に関する事項】 乳腺腫瘍画像ガイド下吸引術（MRIによるもの）の施設基準に係る届出は，別添2（→Web版）の様式38を用いる。

→ 1 乳腺悪性腫瘍手術（乳癌センチネルリンパ節生検加算1又は乳癌センチネルリンパ節生検加算2を算定する場合に限る）に関する施設基準（K476）
(1) 乳腺外科又は外科の経験を5年以上有しており，乳房悪性腫瘍手術における乳癌センチネルリンパ節生検を，当該手術に習熟した医師の指導の下に，術者として5症例以上経験している医師が配置されている。
(2) 当該保険医療機関が乳腺外科又は外科及び放射線科を標榜しており，当該診療科において常勤の医師が2名以上配置されている。ただし，「注1」の乳癌センチネルリンパ節生検加算1のうち，インドシアニングリーンによるもの及び「注2」の乳癌センチネルリンパ節生検加算2のうち，色素のみによるもののみを算定する保険医療機関にあっては，放射線科を標榜していなくても差し支えない。
(3) 麻酔科標榜医が配置されている。
(4) 病理部門が設置され，病理医が配置されている。

2 乳腺悪性腫瘍手術〔乳輪温存乳房切除術（腋窩郭清を伴わないもの）及び乳輪温存乳房切除術（腋窩郭清を伴うもの）〕に関する施設基準
(1) 乳腺悪性腫瘍手術が年間20例以上ある。
(2) 乳腺外科又は外科の経験を5年以上有しており，乳輪温存乳房切除術を，当該手術に習熟した医師の指導の下に，術者として10症例以上経験している医師が配置されている。
(3) 当該保険医療機関が乳腺外科又は外科を標榜しており，当該診療科において常勤の医師が2名以上配置されている。
(4) 麻酔科標榜医が配置されている。
(5) 病理部門が設置され，病理医が配置されかつ迅速病理検査の体制が整っている。

【届出に関する事項】 乳腺悪性腫瘍手術〔単純乳房切除術（乳腺全摘術），乳房部分切除術（腋窩部郭清を伴わないもの），乳房切除術（腋窩郭清を伴わないもの），乳房部分切除術〔腋窩部郭清を伴うもの（内視鏡下によるものを含む）〕，乳房切除術（腋窩鎖骨下部郭清を伴うもの）・胸筋切除を併施しないもの，乳房切除術（腋窩鎖骨下部郭清を伴うもの）・胸筋切除を併施するもの及び拡大乳房切除術（胸骨旁，鎖骨上，下窩など郭清を併施するもの），乳癌センチネルリンパ節生検加算1又は乳癌センチネルリンパ節生検加算2を算定する場合に限る〕の施設基準に係る届出は，別添2（→Web版）の様式52及び様式56の2を用いる。乳腺悪性腫瘍手術〔乳輪温存乳房切除術（腋窩郭清を伴わないもの）及び乳輪温存乳房切除術（腋窩郭清を伴うもの）〕に関する施設基準については，別添2の様式52及び様式56の5を用いる。

 事務連絡 問 D409-2センチネルリンパ節生検とK476乳腺悪性腫瘍手術の「注1」の乳がんセンチネルリンパ節加算の施設基準については，「特掲診療料の施設基準等及びその届出に関する手続きの取扱いについて」に「当該保険医療機関が乳腺外科又は外科及び放射線科を標榜しており，当該診療科において常勤の医師が2名以上配置されていること」とあるが，放射線科の常勤医師は必ず2名の配置が必要なのか。
答 乳腺外科又は外科の常勤の医師，放射線科の常勤の医師それぞれ1名以上の配置が必要である。 （平22.7.28）

→ ゲル充填人工乳房を用いた乳房再建術（乳房切除後）に関する施設基準（K476-4）
(1) 形成外科又は乳腺外科の専門的な研修の経験を5年以上有している医師若しくはその指導下で研修を行う医師が1名以上配置されている。
(2) 関係学会から示されている指針に基づいた所定の研修を修了し，その旨が登録されている医師が1名以上配置されている。
(3) 一次一期的再建の場合は，乳腺外科の専門的な研修の経験を5年以上有している常勤の医師が1名以上及び形成外科の専門的な研修の経験を5年以上有している常勤又は非常勤の医師が1名以上配置されており，両者が術者となり共同して手術を行う。
(4) 一次二期的再建の場合は，形成外科の専門的な研修の経験を5年以上有している常勤の医師が1名以上配置されていること又は乳腺外科の専門的な研修の経験を5年以上有している常勤の医師が1名以上及び形成外科の専門的な研修の経験を5年以上有している常勤又は非常勤の医師が1名以上配置されており，両者が術者となり共同して手術を行う。
(5) 二次再建の場合は，形成外科の専門的な研修の経験を5年以上有している常勤の医師が1名以上配置されている。
(6) 関係学会から示されている指針に基づき，乳房再建術が適切に実施されている。

【届出に関する事項】 ゲル充填人工乳房を用いた乳房再建術（乳房切除後）に係る届出は，別添2（→Web版）の様式50の5を用いる。

→ 乳腺悪性腫瘍ラジオ波焼灼療法に関する施設基準（K476-5）
(1) 乳腺外科又は外科を標榜している保険医療機関である病院である。
(2) 乳腺外科又は外科について専門の知識及び5年以上の経験を有する常勤の医師が2名以上配置されている。
(3) 乳腺手術を年間10例以上実施している。
(4) 緊急手術が可能な体制を有している。
(5) 乳癌センチネルリンパ節生検加算1又は乳癌センチネルリンパ節生検加算2は次に掲げる要件をいずれも満たす場合に限り算定する。
ア 乳腺外科又は外科の経験を5年以上有しており，乳癌センチネルリンパ節生検を，当該手術に習熟した医師の指導の下に，術者として5症例以上経験している医師が配置されている。
イ 当該保険医療機関が乳腺外科又は外科のいずれか及び放射線科を標榜しており，当該診療科において常勤の医師が合わせて2名以上配置されている。ただし，「2 単独法」のうち，色素のみによるもののみを実施する施設にあっては，放射線科を標榜していなくても差し支えない。
ウ 麻酔科標榜医が配置されている。
エ 病理部門が設置され，病理医が配置されている。

【届出に関する事項】 乳腺悪性腫瘍ラジオ波焼灼療法の施設基準に係る届出は，別添2（→Web版）の様式52及び様式87の57を用いる。

→ 気管支バルブ留置術に関する施設基準（K508-4）
(1) 呼吸器内科，呼吸器外科及び麻酔科を標榜している保険

医療機関である病院である。
(2) 呼吸器内科，呼吸器外科又は気管支鏡手技に関する専門の知識及び5年以上の経験を有する常勤の医師が2名以上配置されている。
(3) 常勤の呼吸器外科の医師が配置されている。
(4) 麻酔科標榜医が配置されている。
(5) 緊急手術が可能な体制を有している。
【届出に関する事項】 気管支バルブ留置術の施設基準に係る届出は，別添2（→Web版）の様式87の58を用いる。

→ **肺悪性腫瘍手術〔壁側・臓側胸膜全切除（横隔膜，心膜合併切除を伴うもの）に限る〕に関する施設基準**（K514）
(1) 呼吸器外科の経験を15年以上有しており，悪性胸膜中皮腫に係る手術に習熟した医師の指導下に，術者として5例以上経験している常勤の医師が配属されている。
(2) 当該保険医療機関に呼吸器内科及び放射線科の経験を5年以上有している常勤の医師がそれぞれ1名以上配置されている。
【届出に関する事項】 肺悪性腫瘍手術〔壁側・臓側胸膜全切除（横隔膜，心膜合併切除を伴うもの）に限る〕の施設基準に係る届出は，別添2（→Web版）の様式52及び様式56の6を用いる。

→ **胸腔鏡下肺悪性腫瘍手術（気管支形成を伴う肺切除）に関する施設基準**（K514-2）
(1) 呼吸器外科及び麻酔科を標榜している病院である。
(2) 胸腔鏡下肺悪性腫瘍手術を術者として，合わせて50例以上実施した経験を有する常勤の医師が1名以上配置されている。
(3) 当該保険医療機関において，肺悪性腫瘍に係る手術を年間50例以上実施されており，このうち胸腔鏡下手術を年間20例以上実施している。
(4) 5年以上の呼吸器外科の経験及び専門的知識を有する常勤の医師が2名以上配置されており，そのうち1名以上は10年以上の呼吸器外科の経験を有している。
(5) 緊急手術が実施可能な体制が整備されている。
【届出に関する事項】 胸腔鏡下肺悪性腫瘍手術（気管支形成を伴う肺切除）の施設基準に係る届出は，別添2（→Web版）の様式52及び様式87の51を用いる。

→ **同種死体肺移植術に関する施設基準**（K514-4）
移植関係学会合同委員会において，肺の移植実施施設として選定された施設である。
【届出に関する事項】
(1) 同種死体肺移植術の施設基準に係る届出は，別添2（→Web版）の様式57を用いる。
(2) 移植関係学会合同委員会により選定された施設であることを証する文書の写しを添付する。

→ **生体部分肺移植術に関する施設基準**（K514-6）
(1) 肺切除術が年間20例以上ある。
(2) 当該手術を担当する診療科の常勤医師が5名以上配置されており，このうち少なくとも1名は臓器移植の経験を有している。
(3) 生体部分肺移植術の実施に当たり，臓器の移植に関する法律の運用に関する指針（ガイドライン），世界保健機関「ヒト臓器移植に関する指針」，国際移植学会倫理指針並びに日本移植学会倫理指針及び日本移植学会「生体部分肺移植ガイドライン」を遵守している。
【届出に関する事項】
(1) 生体部分肺移植術の施設基準に係る届出は，別添2（→Web版）の様式52及び様式58を用いる。
(2) 臓器の移植に関する法律の運用に関する指針（ガイドライン），世界保健機関「ヒト臓器移植に関する指針」，国際移植学会倫理指針並びに日本移植学会倫理指針及び日本移植学会「生体部分肺移植ガイドライン」を遵守する旨の文書（様式任意）を添付する。

→ **肺悪性腫瘍及び胸腔内軟部腫瘍ラジオ波焼灼療法に関する施設基準**（K514-7）
(1) 呼吸器外科及び麻酔科を標榜している保険医療機関である病院である。
(2) 呼吸器外科について専門の知識及び5年以上の経験を有する常勤の医師が2名以上配置されている。
(3) 麻酔科標榜医が配置されている。
(4) 肺悪性腫瘍手術を年間10例以上実施している。
(5) 緊急手術が可能な体制を有している。
【届出に関する事項】 肺悪性腫瘍及び胸腔内軟部腫瘍ラジオ波焼灼療法の施設基準に係る届出は，別添2（→Web版）の様式52及び様式87の59を用いる。

→ **内視鏡下筋層切開術に関する施設基準**（K530-3）
(1) 消化器内科又は消化器外科及び麻酔科を標榜している病院である。
(2) 当該医療機関において，当該手術が10例以上実施されている。
(3) 消化器外科又は消化器内科について5年以上の経験を有し，内視鏡的食道粘膜切開術（早期悪性腫瘍粘膜下層剥離術に限る）について20例以上の経験を有する常勤の医師が1名以上配置されている。また，当該医師は，当該手術について術者として又は補助を行う医師として15例（このうち5例は術者として実施しているものに限る）以上の経験を有している。
(4) 実施診療科において，常勤の医師が3名以上配置されている。ただし，消化器外科において，医師が1名以上配置されている。
(5) 常勤の麻酔科標榜医が配置されている。
(6) 緊急手術体制が整備されている。
【届出に関する事項】 内視鏡下筋層切開術の施設基準に係る届出は，別添2（→Web版）の様式52及び様式58の2を用いる。

→ **食道縫合術（穿孔，損傷）（内視鏡によるもの），内視鏡下胃，十二指腸穿孔瘻孔閉鎖術，胃瘻閉鎖術（内視鏡によるもの），小腸瘻閉鎖術（内視鏡によるもの），結腸瘻閉鎖術（内視鏡によるもの），腎（腎盂）腸瘻閉鎖術（内視鏡によるもの），尿管腸瘻閉鎖術（内視鏡によるもの），膀胱腸瘻閉鎖術（内視鏡によるもの）及び腟腸瘻閉鎖術（内視鏡によるもの）に関する施設基準**（K520，K647-3，K665，K730，K731，K777，K792，K808，K858）
(1) 消化器内科又は消化器外科を標榜している病院である。
(2) 消化器外科において，医師が1名以上配置されている。
(3) 関係学会により認定された施設である。
(4) 緊急手術の体制が整備されている。
【届出に関する事項】
(1) 食道縫合術（穿孔，損傷）（内視鏡によるもの），内視鏡下胃，十二指腸穿孔瘻孔閉鎖術，胃瘻閉鎖術（内視鏡によるもの），小腸瘻閉鎖術（内視鏡によるもの），結腸瘻閉鎖術（内視鏡によるもの），腎（腎盂）腸瘻閉鎖術（内視鏡によるもの），尿管腸瘻閉鎖術（内視鏡によるもの），膀胱腸瘻閉鎖術（内視鏡によるもの）及び腟腸瘻閉鎖術（内視鏡によるもの）の施設基準に係る届出は，別添2（→Web版）の様式87の9を用いる。
(2) 関係学会より認定された施設であることを証する文書の写しを添付する。

事務連絡 問 食道縫合術（穿孔，損傷）（内視鏡によるもの），内視鏡下胃・十二指腸穿孔瘻孔閉鎖術，胃瘻閉鎖術（内視鏡によるもの），小腸瘻閉鎖術（内視鏡によるもの），結腸瘻閉鎖術（内視鏡によるもの），腎（腎盂）腸瘻閉鎖術（内視鏡によるもの），尿管腸瘻閉鎖術（内視鏡によるもの），膀胱腸瘻閉鎖術（内視鏡によるもの）及び腟腸瘻閉鎖術（内視鏡によるもの）の施設基準に「関係学会により認定された施設」とあるが，具体的には何を指すのか。
答 日本消化器内視鏡学会の指導施設として認定された施設

及び日本外科学会の外科専門医制度修練施設として認定された施設を指す。
(平30.3.30)

→ 経皮的冠動脈形成術に関する施設基準（K546）
当該手術について，前年（1月から12月まで）の以下の手術件数を院内掲示する。
(1) 急性心筋梗塞に対するもの
(2) 不安定狭心症に対するもの
(3) その他のもの
【届出に関する事項】　経皮的冠動脈形成術の施設基準に係る取扱いについては，当該基準を満たしていればよく，特に地方厚生（支）局長に対して，届出を行う必要はない。

→ 経皮的冠動脈形成術（特殊カテーテルによるもの）に関する施設基準（K548）
(1) 循環器内科を標榜している病院である。
(2) 開心術又は冠動脈，大動脈バイパス移植術に係る緊急手術が実施可能な体制を有している。ただし，緊急手術が可能な保険医療機関との連携（当該連携について，文書による契約が締結されている場合に限る）により，緊急事態に対応するための体制が整備されている場合は，この限りでない。
(3) 5年以上の循環器内科の経験を有する医師が1名以上配置されている。
(4) 経皮的冠動脈形成術について術者として実施する医師として300例以上の経験を有する常勤の医師が1名以上配置されている。
(5) 日本心血管インターベンション治療学会の定める指針を遵守している。
(6) 「3　アテローム切除アブレーション式血管形成術用カテーテルによるもの」については，既に経皮的冠動脈形成術（特殊カテーテルによるもの）の施設基準に係る届出を行っており，複数の高速回転式経皮経管アテレクトミーカテーテルを設置している又は1種類のみの高速回転式経皮経管アテレクトミーカテーテルの導入施設で過去2年間25例以上の使用実績のある保険医療機関である。
【届出に関する事項】　経皮的冠動脈形成術（特殊カテーテルによるもの）の施設基準に係る届出は，別添2（→Web版）の様式52及び様式59を用いて提出する。

→ 経皮的冠動脈ステント留置術に関する施設基準（K549）
当該手術について，前年（1月から12月まで）の以下の手術件数を院内掲示する。
(1) 急性心筋梗塞に対するもの
(2) 不安定狭心症に対するもの
(3) その他のもの
【届出に関する事項】　経皮的冠動脈ステント留置術の施設基準に係る取扱いについては，当該基準を満たしていればよく，特に地方厚生（支）局長に対して，届出を行う必要はない。

→ 胸腔鏡下弁形成術及び胸腔鏡下弁置換術に関する施設基準（K554-2，K555-3）
(1) 心臓血管外科及び麻酔科を標榜している保険医療機関である。
(2) 体外循環を使用する手術を年間50例以上（心臓弁膜症手術30例以上を含む）実施していること又は心臓弁膜症手術を術者として200例以上実施した経験を有する常勤の医師が1名以上配置されている。
(3) 5年以上の心臓血管外科の経験及び専門的知識を有する常勤の医師が2名以上配置されており，そのうち1名以上は10年以上の心臓血管外科の経験を有している。
(4) 経食道心エコーを年間100例以上実施している。
(5) 麻酔科標榜医が配置されている。
(6) 常勤の臨床工学技士が2名以上配置されており，そのうち1名以上は手術における体外循環の操作を30例以上実施した経験を有している。
(7) 当該手術を実施する患者について，関連学会と連携の上，手術適応等の治療方針の決定及び術後の管理等を行っている。
【届出に関する事項】　胸腔鏡下弁形成術，胸腔鏡下弁置換術及び胸腔鏡下弁形成術（内視鏡手術用支援機器を用いる場合）及び胸腔鏡下弁置換術（内視鏡手術用支援機器を用いる場合）に係る届出は，別添2（→Web版）の様式52及び様式87の11を用いる。

→ 1　経カテーテル弁置換術（経心尖大動脈弁置換術及び経皮的大動脈弁置換術）に関する施設基準（K555-2）
(1) 循環器内科及び心臓血管外科を標榜している病院である。
(2) 次のいずれにも該当する。
　ア　緊急開心・胸部大動脈手術の経験がある。
　イ　大動脈弁置換術（大動脈基部置換術を含む）を年間20例以上実施している。かつ，大動脈に対するステントグラフト内挿術を年間10例以上実施している。
　ウ　冠動脈に関する血管内治療（PCI）を年間100例以上実施している。
　エ　経食道心エコー検査を年間200例以上実施している。
(3) 5年以上の循環器内科の経験を有する常勤の医師が3名以上配置されており，かつ，5年以上の心臓血管外科の経験を有する常勤の医師が3名以上配置されている。
(4) 5年以上の心血管インターベンション治療の経験を有する常勤の医師が1名以上配置されている。なお，(3)に掲げる医師と同一の者であっても差し支えない。
(5) 関係学会より認定された施設である。
(6) 以下のいずれも満たす手術室を有している。
　ア　設置型透視装置を備えている。
　イ　高性能フィルタを使用して空気浄化を行い，周辺諸室に対して適切な空気圧と気流の方向を維持している。
　ウ　必要な設備及び装置を清潔下で使用できる十分なスペースがある。
　エ　速やかに開胸手術に移行可能である。
(7) 術中経食道心エコー検査，経皮的心肺補助装置及び緊急開心・胸部大動脈手術が実施可能である。
(8) 実際の手技に当たって，5年以上の循環器内科の経験を有する常勤の医師と5年以上の心臓血管外科の経験を有する常勤の医師がそれぞれ1名以上参加する。
(9) 関係学会の策定する実施施設基準を遵守する。

2　経カテーテル弁置換術（経皮的肺動脈弁置換術）に関する施設基準
(1) 循環器内科又は小児循環器内科及び心臓血管外科を標榜している病院である。
(2) 経カテーテル人工生体弁セットを用いる場合は，人工心肺を使用する開心術を年間40例以上実施している。
(3) 経カテーテル人工生体弁セット（ステントグラフト付き）を用いる場合は，人工心肺を使用する開心術（先天性心疾患に係るものに限る）を年間30例以上実施している。
(4) 5年以上の循環器内科又は小児循環器内科の経験を有する常勤の医師が2名以上配置されており，かつ，5年以上の心臓血管外科の経験を有する常勤の医師が2名以上配置されている。
(5) 先天性心疾患について2年以上の経験を有する常勤の医師が1名以上配置されている。なお，(4)に掲げる医師と同一の者であっても差し支えない。
(6) 関係学会より認定された施設である。
(7) 以下のいずれかの設備を有している。
　ア　設置型透視装置を備えており，速やかに開胸手術に移行可能である手術室
　イ　2方向以上の透視が可能な装置を備えている血管造影室
(8) 経皮的心肺補助装置及び緊急開心・胸部大動脈手術が実施可能である。
(9) 関係学会の策定する実施施設基準を遵守する。
【届出に関する事項】
(1) 経カテーテル弁置換術（経心尖大動脈弁置換術及び経皮

的大動脈弁置換術)の施設基準に係る届出は，**別添2**（→Web版）の**様式52**及び**様式59の2**を用いる。
(2) 経カテーテル弁置換術(経皮的肺動脈弁置換術)の施設基準に係る届出は，**別添2**の**様式52**及び**様式59の2の2**を用いる。
(3) 関係学会より認定された施設であることを証する文書の写しを添付する。

→ 経皮的僧帽弁クリップ術に関する施設基準（K 559-3）

(1) 循環器内科及び心臓血管外科を標榜している病院である。
(2) 次のいずれにも該当する。
　ア　経皮的冠動脈形成術を年間100例以上実施している。
　イ　経食道心エコー検査を年間100例以上実施している。
(3) 5年以上の循環器内科の経験を有する医師が3名以上配置されており，かつ心臓血管外科の経験を有する医師が3名以上配置されており，うち2名以上は5年以上の心臓血管外科の経験を有する医師である。
(4) 5年以上の心血管インターベンション治療の経験を有する常勤の医師が1名以上配置されている。なお，(3)に掲げる医師と同一の者であっても差し支えない。
(5) 経皮的僧帽弁クリップ術を行うに当たり関係学会より認定された施設である。
(6) 関係学会から示されている指針に基づき，経皮的僧帽弁クリップ術が適切に実施されている。

【届出に関する事項】
(1) 経皮的僧帽弁クリップ術の施設基準に係る届出は，**別添2**（→Web版）の**様式52**及び**様式87の12**を用いる。
(2) 関係学会より認定された施設であることを証する文書の写しを添付する。

→ 胸腔鏡下動脈管開存閉鎖術に関する施設基準（K 562-2）

(1) 心臓血管外科，麻酔科及び小児科を標榜している病院である。
(2) 当該手術を担当する診療科において，常勤の医師が2名以上配置されている。
(3) 常勤の麻酔科標榜医が配置されている。
(4) 直視下又は胸腔鏡下の動脈管開存閉鎖術を3年間に10例以上実施している。
(5) K 552からK 605-4までに掲げる手術〔経皮的手術，K 591，K 596からK 602までに掲げるもの及び2日目以降の補助人工心臓(植込型を含む)に係るものを除く〕を年間50例以上（16歳未満に実施したものに限る）実施している。
(6) 心臓血管外科の経験を5年以上有し，当該療法を術者として又は補助を行う医師として10例（このうち5例は術者として実施しているものに限る）以上実施した経験及び直視下動脈管開存閉鎖術を術者として20例以上実施した経験を有する常勤の心臓血管外科医が1名以上配置されている。
(7) 緊急手術が可能な体制を有している。

【届出に関する事項】　胸腔鏡下動脈管開存閉鎖術の施設基準に係る届出は，**別添2**（→Web版）の**様式52**及び**様式59の3**を用いる。

→ 胸腔鏡下心房中隔欠損閉鎖術に関する施設基準（K 574-4）

(1) 心臓血管外科，麻酔科及び小児科を標榜している保険医療機関である病院である。
(2) 当該手術を担当する診療科において，常勤の医師が2名以上配置されている。
(3) 常勤の麻酔科標榜医が配置されている。
(4) 直視下又は胸腔鏡下の心房中隔欠損閉鎖術を5年間に10例以上実施している。
(5) K 552からK 605-4までに掲げる手術〔経皮的手術，K 591，K 596からK 602までに掲げるもの及び2日目以降の補助人工心臓(植込型を含む)に係るものを除く〕を年間50例以上（16歳未満に実施したものに限る）実施している。
(6) 心臓血管外科の経験を5年以上有し，当該療法を術者として又は補助を行う医師として10例（このうち5例は術者として実施しているものに限る）以上実施した経験及び直視下心房中隔欠損閉鎖術を術者として20例以上実施した経験を有する常勤の心臓血管外科医が配置されている。
(7) 緊急手術が可能な体制を有している。

【届出に関する事項】　胸腔鏡下心房中隔欠損閉鎖術の施設基準に係る届出は，**別添2**（→Web版）の**様式52**及び**様式87の60**を用いる。

→ 1 不整脈手術〔左心耳閉鎖術（胸腔鏡下によるもの）に限る〕に関する施設基準（K 594）

(1) 心臓血管外科及び麻酔科を標榜している保険医療機関である。
(2) 5年以上の心臓血管外科の経験及び専門的知識を有する常勤の医師が2名以上配置されており，そのうち1名以上は10年以上の心臓血管外科の経験を有している。
(3) 経食道心エコーを年間100例以上実施している。
(4) 緊急手術が可能な体制を有している。
(5) 常勤の臨床工学技士が1名以上配置されている。

2 不整脈手術〔左心耳閉鎖術（経カテーテル的手術によるもの）に限る〕に関する施設基準

(1) 循環器内科及び心臓血管外科を標榜している病院である。
(2) 経カテーテル大動脈弁置換術，経皮的大動脈弁拡張術，経皮的僧帽弁拡張術，経皮的僧帽弁クリップ術，経皮的動脈管開存閉鎖術，経皮的大動脈形成術，経皮的肺動脈弁拡張術，経皮的肺動脈形成術，経皮的肺動脈穿通・拡大術，心房中隔欠損作成術（経皮的心房中隔欠損作成術に限る），経皮的心房中隔欠損閉鎖術，経皮的卵円孔開存閉鎖術，不整脈手術〔左心耳閉鎖術（経カテーテル的手術によるもの）に限る〕，経皮的カテーテル心筋焼灼術又は経皮的中隔心筋焼灼術を合わせて年間50例以上実施している。
(3) 5年以上の循環器内科の経験を有する医師が2名以上配置されている。
(4) 心臓血管外科の経験を有する医師が2名以上配置されており，うち1名以上は5年以上の心臓血管外科の経験を有する医師である。
(5) 5年以上の心血管インターベンション治療の経験を有する常勤の医師及び5年以上の不整脈についての治療の経験を有している常勤の医師がそれぞれ1名以上配置されている。なお，(3)に掲げる医師と同一の者であっても差し支えない。
(6) 緊急手術が可能な体制を有している。
(7) 常勤の臨床工学技士が1名以上配置されている。
(8) 不整脈手術〔左心耳閉鎖術（経カテーテル的手術によるもの）に限る〕を行うに当たり関係学会より認定された施設である。
(9) 関係学会から示されている指針に基づき，不整脈手術〔左心耳閉鎖術（経カテーテル的手術によるもの）に限る〕が適切に実施されている。

【届出に関する事項】
(1) 不整脈手術〔左心耳閉鎖術（胸腔鏡下によるもの）に限る〕の施設基準に係る届出は，**別添2**（→Web版）の**様式52**及び**様式87の32**を用いる。
(2) 不整脈手術〔左心耳閉鎖術（経カテーテル的手術によるもの）に限る〕の施設基準に係る届出は，**別添2**の**様式52**及び**様式59の3の2**を用いる。
(3) 不整脈手術〔左心耳閉鎖術（経カテーテル的手術によるもの）に限る〕の施設基準に係る届出は，関連学会より認定された施設であることを証する文書の写しを添付する。

事務連絡　問　K 594不整脈手術〔左心耳閉鎖術（経カテーテル的手術によるもの）に限る〕に関する施設基準に「関係学会より認定された施設」とあるが，具体的には何を指すのか。また，「関係学会より示されている指針」とあるが，具体的には何を指すのか。

答　当該手術を行うにあたって日本循環器学会が定める「左心耳閉鎖システムに関する適正使用指針」に示されている実施施設基準を満たしているものとして日本循環器学会よ

り認定された施設を指す。また，「関係学会より示されている指針」は日本循環器学会が定める「左心耳閉鎖システムに関する適正使用指針」を指す。
(令2.3.31)

→ 経皮的カテーテル心筋焼灼術（磁気ナビゲーション加算を算定する場合に限る）に関する施設基準（K595）
(1) 循環器内科及び麻酔科を標榜している病院である。
(2) 経皮的カテーテル心筋焼灼術を年間50例以上実施している。
(3) 循環器内科についての専門の知識及び5年以上の経験を有する常勤の医師が2名以上配置されており，このうち1名以上は5名以上の不整脈についての治療の経験を5年以上有している。
(4) 麻酔科の標榜医が1名以上配置されている。
(5) 緊急手術が可能な体制を有している。
(6) 常勤の臨床工学技士が1名以上配置されている。
(7) 当該手術に用いる機器について，保守管理の計画を作成し，適切に保守管理がなされている。
【届出に関する事項】 経皮的カテーテル心筋焼灼術（磁気ナビゲーション加算を算定する場合に限る）の施設基準に係る届出は，別添2（→Web版）の様式52及び様式59の4を用いる。

→ 経皮的中隔心筋焼灼術に関する施設基準（K595-2）
(1) 循環器内科を標榜している保険医療機関である。
(2) 経皮的冠動脈形成術，経皮的冠動脈粥腫切除術又は経皮的冠動脈ステント留置術に関し，10年以上の経験を有する常勤の医師が1名以上配置されている。
(3) 5年以上の心臓血管外科の経験を有する常勤の医師が1名以上配置されている。ただし，5年以上の心臓血管外科の経験を有する常勤の医師が配置されている保険医療機関との連携（当該連携について，文書による契約が締結されている場合に限る）により，緊急事態に対応するための体制が整備されている場合は，この限りでない。
(4) 常勤の臨床工学技士が1名以上配置されている。
(5) 経皮的冠動脈形成術，経皮的冠動脈粥腫切除術又は経皮的冠動脈ステント留置術を年間合計100例以上実施している。
【届出に関する事項】
(1) 経皮的中隔心筋焼灼術の施設基準に係る届出及び届出前1年間の経皮的冠動脈形成術，経皮的冠動脈粥腫切除術及び経皮的冠動脈ステント留置術の実施件数は，別添2（→Web版）の様式52及び様式60を用いて提出する。
(2) 経皮的中隔心筋焼灼術に係る届出を行う場合であって，他の保険医療機関との連携により1（上記）の(3)に掲げる要件を充足するものとする場合は，当該他の保険医療機関との連携に係る契約に関する文書の写しを提出する。
なお，当該契約においては，緊急事態が発生したときは，当該他の保険医療機関が即時に適切な対応を図ることが明記されているものである。

→ ペースメーカー移植術及びペースメーカー交換術に関する施設基準（K597, K597-2）
(1) 循環器内科又は心臓血管外科の経験を5年以上有する医師が1名以上配置されている。なお，診療所である保険医療機関においても届出が可能である。
(2) リードレスペースメーカーの場合には，K597ペースメーカー移植術又はK597-2ペースメーカー交換術を合わせて年間10例以上実施している。
(3) リードレスペースメーカーの場合には，緊急手術が可能な体制を有している。ただし，緊急手術が可能な保険医療機関との連携（当該連携について，文書による契約が締結されている場合に限る）により，緊急事態に対応するための体制が整備されている場合は，この限りでない。
【届出に関する事項】 ペースメーカー移植術及びペースメーカー交換術の施設基準に係る届出は，別添2（→Web版）の様式24及び様式52を用いる。

→ 植込型心電図記録計移植術及び植込型心電図記録計摘出術に関する施設基準（K597-3, K597-4）
下記のいずれかの施設基準の届出を行った保険医療機関において算定できる。
(1) K597ペースメーカー移植術及びK597-2ペースメーカー交換術
(2) K598両心室ペースメーカー移植術及びK598-2両心室ペースメーカー交換術
(3) K599植込型除細動器移植術及びK599-2植込型除細動器交換術
(4) K599-3両室ペーシング機能付き植込型除細動器移植術及びK599-4両室ペーシング機能付き植込型除細動器交換術
【届出に関する事項】 ペースメーカー移植術及びペースメーカー交換術，両心室ペースメーカー移植術及び両心室ペースメーカー交換術，植込型除細動器移植術及び植込型除細動器交換術又は両室ペーシング機能付き植込型除細動器移植術及び両室ペーシング機能付き植込型除細動器交換術のいずれかの届出を行っていればよく，植込型心電図記録計移植術及び植込型心電図記録計摘出術として特に地方厚生（支）局長に対して，届出を行う必要はない。

→ 1 両心室ペースメーカー移植術（心筋電極の場合）及び両心室ペースメーカー交換術（心筋電極の場合）に関する施設基準（K598, K598-2）
(1) 循環器内科又は小児循環器内科及び心臓血管外科を標榜している病院である。
(2) 心臓電気生理学的検査又は体外式ペースメーカーを用いた循環器集中管理を年間50例以上実施している。
(3) 開心術，冠動脈バイパス術，大血管（ただし，動脈管開存に対する根治術を除く），弁疾患又は短絡手術を合わせて年間30例以上実施しており，かつ，経静脈電極によるペースメーカー移植術を年間10例以上又は心筋電極によるペースメーカー移植術を3年間に3例以上実施している。
(4) 体外式を含む補助人工心臓等の経験又はA301特定集中治療室管理料若しくはA301-4小児特定集中治療室管理料の届出を行っている十分な体制や設備を備えた，重症心不全治療に対して適切に対応できる施設である。
(5) 常勤の循環器内科又は小児循環器内科及び心臓血管外科の医師がそれぞれ2名以上配置されており，そのうち2名以上は，所定の研修を修了している。
(6) 当該手術を行うために必要な次に掲げる検査等が，当該保険医療機関内で常時実施できるよう，必要な機器を備えている。
ア 血液学的検査
イ 生化学的検査
ウ 画像診断
(7) 定期的に循環器内科又は小児循環器内科の医師と心臓血管外科の医師が参加する，重症心不全患者又は不整脈患者の治療方針を決定するカンファレンスが開催されている。
事務連絡 問 K598両心室ペースメーカー移植術（心筋電極の場合）及びK598-2両心室ペースメーカー交換術（心筋電極の場合）に関する施設基準における医師の所定の研修とは具体的にどういうものか。
答 現時点では，日本不整脈心電学会による「ICD／CRT 合同研修セミナー」が該当する。
(令2.3.31)
2 両心室ペースメーカー移植術（経静脈電極の場合）及び両心室ペースメーカー交換術（経静脈電極の場合）に関する施設基準
(1) 循環器内科及び心臓血管外科を標榜している病院である。
(2) 心臓電気生理学的検査を年間50例以上実施している。
(3) 開心術又は冠動脈，大動脈バイパス移植術を合わせて年間30例以上実施しており，かつ，ペースメーカー移植術を年間10例以上実施している。
(4) 体外式を含む補助人工心臓等を用いた重症心不全治療の十分な経験のある施設である。
(5) 常勤の循環器内科及び心臓血管外科の医師がそれぞれ2名以上配置されており，そのうち2名以上は，所定の研修を修了している。

(6) 当該手術を行うために必要な次に掲げる検査等が，当該保険医療機関内で常時実施できるよう，必要な機器を備えている。
　ア　血液学的検査
　イ　生化学的検査
　ウ　画像診断

【届出に関する事項】　両心室ペースメーカー移植術及び両心室ペースメーカー交換術の施設基準に係る届出は，別添2（→Web版）の様式52及び様式61を用いる。

▶事務連絡　問1　「心臓電気生理学的検査」とは具体的に何を指すのか。

答　「心臓カテーテル検査　1　右心カテーテル」に関して注2に掲げる「伝導機能検査，ヒス束心電図，診断ペーシング，期外（早期）刺激法による測定・誘発試験加算」のいずれかを算定しているものを指す（加算点数を算定しない場合でも，実施数としてカウントできる）。（平14.4.24，一部修正）

問2　両心室ペースメーカー移植術の施設基準で，「体外式を含む補助人工心臓等を用いた重症心不全治療の十分な経験のある施設」とあるが，「等」には何が含まれるのか。

答　具体的な治療方法は示していない。医学的に重症心不全の患者に対する治療であれば該当する。

問3　両心室ペースメーカー移植術に関する施設基準に「所定の研修を終了している常勤の医師」とあるが，どのような研修が該当するのか。

答　例えば，日本心臓ペーシング・電気生理学会，日本心不全学会等が主催する研修やセミナーが該当する。（平16.7.7）

→1　植込型除細動器移植術（心筋リードを用いるもの）及び植込型除細動器交換術（心筋リードを用いるもの）に関する施設基準（K599，K599-2）

(1) 循環器内科又は小児循環器内科及び心臓血管外科を標榜している病院である。
(2) 心臓電気生理学的検査又は体外式ペースメーカーを用いた循環器集中管理を年間50例以上実施している。なお，このうち5例以上は致死性不整脈（心室性頻拍性不整脈症例又は開心術後不整脈）に対するものである。
(3) 開心術又は冠動脈，大動脈バイパス移植術を合わせて年間30例以上実施しており，かつ，経静脈電極によるペースメーカー移植術を年間10例以上又は心筋電極によるペースメーカー移植術を3年間に3例以上実施している。
(4) 常勤の循環器内科又は小児循環器内科及び心臓血管外科の医師がそれぞれ2名以上配置されており，そのうち2名以上は，所定の研修を修了している。
(5) 当該手術を行うために必要な次に掲げる検査等が，当該保険医療機関内で常時実施できるよう，必要な機器を備えている。
　ア　血液学的検査
　イ　生化学的検査
　ウ　画像診断
(6) 定期的に循環器内科又は小児循環器内科の医師と心臓血管外科の医師が参加する，重症心不全患者又は不整脈患者の治療方針を決定するカンファレンスが開催されている。

▶事務連絡　問　K599植込型除細動器移植術（心筋リードを用いるもの）及びK599-2植込型除細動器交換術（心筋リードを用いるもの）に関する施設基準における医師の所定の研修とは具体的にどういうものか。

答　現時点では，日本不整脈心電学会による「ICD／CRT　合同研修セミナー」が該当する。（令2.3.31）

2　植込型除細動器移植術（経静脈リードを用いるもの又は皮下植込型リードを用いるもの），植込型除細動器交換術（その他のもの）及び経静脈電極抜去術に関する施設基準（K599，K599-2，K599-5）

(1) 循環器内科及び心臓血管外科を標榜している病院である。
(2) 心臓電気生理学的検査を年間50例以上実施している。なお，このうち5例以上は心室性頻拍性不整脈症例に対するものである。
(3) 開心術又は冠動脈，大動脈バイパス移植術を合わせて年間30例以上実施しており，かつ，ペースメーカー移植術を年間10例以上実施している。
(4) 常勤の循環器内科及び心臓血管外科の医師がそれぞれ2名以上配置されており，そのうち2名以上は，所定の研修を修了している。
(5) 当該手術を行うために必要な次に掲げる検査等が，当該保険医療機関内で常時実施できるよう，必要な機器を備えている。
　ア　血液学的検査
　イ　生化学的検査
　ウ　画像診断

【届出に関する事項】　植込型除細動器移植術，植込型除細動器交換術及び経静脈電極抜去術の施設基準に係る届出は，別添2（→Web版）の様式52及び様式62を用いる。

→1　両室ペーシング機能付き植込型除細動器移植術（心筋電極の場合）及び両室ペーシング機能付き植込型除細動器交換術（心筋電極の場合）に関する施設基準（K599-3，K599-4）

(1) 循環器内科又は小児循環器内科及び心臓血管外科を標榜している病院である。
(2) 心臓電気生理学的検査又は体外式ペースメーカーを用いた循環器集中管理を年間50例以上実施している。なお，このうち5例以上は致死性不整脈（心室性頻拍性不整脈症例又は開心術後不整脈）に対するものである。
(3) 開心術又は冠動脈，大動脈バイパス移植術を合わせて年間30例以上実施しており，かつ，経静脈電極によるペースメーカー移植術を年間10例以上又は心筋電極によるペースメーカー移植術を3年間に3例以上実施している。
(4) 常勤の循環器内科又は小児循環器内科及び心臓血管外科の医師がそれぞれ2名以上配置されており，そのうち2名以上は，所定の研修を修了している。
(5) 当該手術を行うために必要な次に掲げる検査等が，当該保険医療機関内で常時実施できるよう，必要な機器を備えている。
　ア　血液学的検査
　イ　生化学的検査
　ウ　画像診断
(6) 定期的に循環器内科又は小児循環器内科の医師と心臓血管外科の医師が参加する，重症心不全患者又は不整脈患者の治療方針を決定するカンファレンスが開催されている。

2　両室ペーシング機能付き植込型除細動器移植術（経静脈電極の場合）及び両室ペーシング機能付き植込型除細動器交換術（経静脈電極の場合）に関する施設基準

(1) 循環器内科及び心臓血管外科を標榜している病院である。
(2) 心臓電気生理学的検査を年間50例以上実施しており，このうち5例以上は心室性頻拍性不整脈症例に対するものである。
(3) 開心術又は冠動脈，大動脈バイパス移植術を合わせて年間30例以上実施しており，かつ，ペースメーカー移植術を年間10例以上実施している。
(4) 常勤の循環器内科及び心臓血管外科の医師がそれぞれ2名以上配置されており，そのうち2名以上は，所定の研修を修了している。
(5) 当該手術を行うために必要な次に掲げる検査等が，当該保険医療機関内で常時実施できるよう，必要な機器を備えている。
　ア　血液学的検査
　イ　生化学的検査
　ウ　画像診断

▶事務連絡　問1　K599-3両室ペーシング機能付き植込型除細動器移植術（経静脈電極の場合）及びK599-4両室ペーシング機能付き植込型除細動器交換術（経静脈電極の場合）に関する施設基準における医師の所定の研修とは具体的にどういうものか。

答　現時点では，日本不整脈心電学会による「ICD／CRT　合同研修セミナー」が該当する。（令2.3.31）

【届出に関する事項】　両室ペーシング機能付き植込型除細動器移植術及び両室ペーシング機能付き植込型除細動器交換術の施設基準に係る届出は，**別添2**（→Web版）の**様式52**及び**様式63**を用いる。

→　**大動脈バルーンパンピング法（IABP法）に関する施設基準**（K600）

　循環器内科，心臓血管外科又は麻酔科のうち，いずれか1つの診療科の経験を5年以上有する医師が1名以上配置されている。

【届出に関する事項】　大動脈バルーンパンピング法（IABP法）の施設基準に係る届出は，**別添2**（→Web版）の**様式24**及び**様式52**を用いる。

→　**経皮的循環補助法（ポンプカテーテルを用いたもの）に関する施設基準**（K602-2）

(1) 循環器内科の経験を5年以上有する常勤医師及び心臓血管外科の経験を5年以上有する常勤医師（小児を対象とする場合は小児循環器内科の経験を5年以上有する常勤の医師）がそれぞれ1名以上配置されている。
(2) 次のいずれにも該当する。
　ア　心臓血管手術の症例が年間100例以上であり，小児を対象とする場合は，そのうち18歳未満の症例に対する心臓手術が年間50例以上である。
　イ　経皮的冠動脈形成術を3年間に300例以上実施している。ただし，小児を対象とする場合を除く。
　ウ　K600大動脈バルーンパンピング法を3年間に30例以上及びK602経皮的心肺補助法を3年間に20例以上実施している。ただし，小児を対象とする場合を除く。
　エ　小児を対象とする場合は11歳未満の症例に対する機械的循環補助を過去5年間で3例以上経験している。なお，機械的循環補助とは，補助人工心臓，左心バイパス又は左心系脱血を伴う膜型人工肺の装着を指す。
(3) 経皮的循環補助法（ポンプカテーテルを用いたもの）を行うに当たり関係学会より認定された施設である。
(4) 関係学会から示されている指針に基づき，経皮的循環補助法（ポンプカテーテルを用いたもの）が適切に実施されている。

【届出に関する事項】
(1) 経皮的循環補助法（ポンプカテーテルを用いたもの）に係る届出は，**別添2**（→Web版）の**様式52**及び**様式87の13**を用いる。
(2) 関係学会より認定された施設であることを証する文書の写しを添付する。
(3) 経皮的循環補助法の施設基準に係る届出書添付書類及び経皮的循環補助法（小児を対象とする場合）の施設基準に係る届出書添付書類ともに届出を行う場合は別にそれぞれ届け出る。

→　**補助人工心臓に関する施設基準**（K603）

(1) 心臓血管外科を標榜している病院である。
(2) 開心術（冠動脈，大動脈バイパス移植術を含む）の症例が年間100例以上ある。
(3) 常勤の心臓血管外科の医師が5名以上配置されており，このうち2名以上は心臓血管外科の経験を5年以上有しており，1名は少なくとも1例以上の補助人工心臓の経験を有している。
(4) 当該手術を行うために必要な次に掲げる検査等が，当該保険医療機関内で常時実施できるよう，必要な機器を備えている。
　ア　血液学的検査
　イ　生化学的検査
　ウ　画像診断

【届出に関する事項】　補助人工心臓の施設基準に係る届出は，**別添2**（→Web版）の**様式52**及び**様式64**を用いる。

→　**小児補助人工心臓に関する施設基準**（K603-2）

(1) 心臓血管手術の症例が年間100例以上であり，そのうち18歳未満の症例に対する心臓手術が年間50例以上である。
(2) 11歳未満の症例に対する機械的循環補助を過去5年間で3例以上経験している。なお，機械的循環補助とは，補助人工心臓，左心バイパス又は左心系脱血を伴う膜型人工肺の装着を指す。
(3) 常勤の心臓血管外科の医師が3名以上配置されており，このうち2名以上は心臓血管外科の経験を5年以上有しており，1名は少なくとも1例以上の補助人工心臓の経験を有している。
(4) 5年以上の経験を有する小児循環器内科の医師が1名以上配置されている。
(5) 当該療養を行うに当たり関係学会から認定され，その旨が当該学会のホームページ等で広く周知された施設である。

【届出に関する事項】　小児補助人工心臓の施設基準に関する届出は，**別添2**（→Web版）の**様式52**及び**様式64の2**を用いる。

事務連絡　問　K603-2小児補助人工心臓（1日につき）の施設基準通知における関連学会とは，どの学会を指すのか。
答　日本臨床補助人工心臓研究会を指す。　（平28.3.31）

→　**植込型補助人工心臓（非拍動流型）に関する施設基準**（K604-2）

(1) 心臓血管外科を標榜している病院である。
(2) 開心術の症例が年間100例以上である。
(3) 常勤の心臓血管外科の医師が5名以上配置されており，このうち2名以上は心臓血管外科の経験を5年以上有しており，1名は少なくとも1例以上の補助人工心臓の経験を有している。
(4) 補助人工心臓の装着経験が5例以上あり，うち3例は過去3年間に経験している。そのうち1例は90日以上連続して補助人工心臓を行った経験がある。
(5) 当該療養を行うに当たり関係学会から認定された施設である。
(6) 所定の研修を修了している常勤医師が2名以上配置されている。
(7) 当該手術を行うために必要な次に掲げる検査等が，当該保険医療機関内で常時実施できるよう，必要な機器を備えている。
　ア　血液学的検査
　イ　生化学的検査
　ウ　画像診断
(8) 補助人工心臓装着の適応を検討する循環器内科医を含めた委員会が組織され，装着患者を統合的に治療・看護する体制が組める。
(9) 体外設置型補助人工心臓駆動装置について，緊急時の装着がいつでも施行可能な体制を確保している。

【届出に関する事項】
(1) 植込型補助人工心臓（非拍動流型）の施設基準に関する届出は，**別添2**（→Web版）の**様式52**及び**様式65の3**を用いる。
(2) 関係学会より認定された施設であることを証する文書の写しを添付する。

→　**同種心移植術に関する施設基準**（K605-2）

　移植関係学会合同委員会において，心臓移植実施施設として選定された施設である。

【届出に関する事項】
(1) 同種心移植術の施設基準に係る届出は，**別添2**（→Web版）の**様式57**を用いる。
(2) 移植関係学会合同委員会により選定された施設であることを証する文書の写しを添付する。

→　**同種心肺移植術に関する施設基準**（K605-4）

　移植関係学会合同委員会において，心肺同時移植実施施設として選定された施設である。

【届出に関する事項】
(1) 同種心肺移植術の施設基準に係る届出は，**別添2**（→Web

版）の**様式57**を用いる。
(2) 移植関係学会合同委員会により選定された施設であることを証する文書の写しを添付する。

→ **骨格筋由来細胞シート心表面移植術に関する施設基準**（K605-5）
(1) 植込型補助人工心臓（非拍動流型）の実施施設として届出のある施設又は植込型補助人工心臓（非拍動流型）の実施施設として届出のある施設と連携可能な施設である。
(2) 医薬品医療機器等法に基づく薬局等構造設備規則又は再生医療等の安全性の確保等に関する法律（平成25年法律第85号）に基づく細胞培養加工施設の構造設備に関する基準に則った設備を有する。
(3) 循環器内科の経験を5年以上有する常勤医師及び心臓血管外科の経験を5年以上有する常勤医師がそれぞれ1名以上配置され，これらの医師は所定の研修を修了している。
(4) 定期的に循環器内科の医師と心臓血管外科の医師が参加する心臓移植を含む重症心不全患者の治療方針を決定するカンファレンスが開催されている。
(5) 関連学会の定める「ヒト（自己）骨格筋由来細胞シートの使用要件等の基準について」において定められた実施施設基準に準じている。
【届出に関する事項】
(1) 骨格筋由来細胞シート心表面移植術の施設基準に係る届出は，**別添2**（→Web版）の**様式65の3の2**を用いる。
(2) 過去1年間に実施した，心臓移植を含む重症心不全患者の治療方針を決定するカンファレンスの議事録を，個人情報をマスクした上で，添付する。

→ **経皮的大動脈遮断術に関する施設基準**（K615-2）
A300救命救急入院料又はA301特定集中治療室管理料の届出を行った保険医療機関である。
【届出に関する事項】 救命救急入院料又は特定集中治療室管理料の届出を行っていればよく，経皮的大動脈遮断術として特に地方厚生（支）局長に対して，届出を行う必要はない。

→ **経皮的下肢動脈形成術に関する施設基準**（K616-6）
(1) 外科又は心臓血管外科を標榜している病院である。
(2) 当該保険医療機関に日本IVR学会，日本心血管インターベンション治療学会又は日本血管外科学会が認定する常勤の医師が1名以上配置されている。
(3) 緊急手術が可能な体制を有している。
(4) 日本IVR学会，日本心血管インターベンション治療学会又は日本血管外科学会により認定された施設である。
(5) 日本IVR学会，日本心血管インターベンション治療学会及び日本血管外科学会から示されている指針に基づき，当該手術が適切に実施されている。
【届出に関する事項】
(1) 経皮的下肢動脈形成術の施設基準に係る届出は，**別添2**（→Web版）の**様式65の3の3**を用いる。
(2) 日本IVR学会，日本心血管インターベンション治療学会又は日本血管外科学会により選定された施設であることを証する文書の写しを添付する。

事務連絡 問 K616-6経皮的下肢動脈形成術に係る施設基準の「日本IVR学会，日本心血管インターベンション治療学会又は日本血管外科学会により認定された施設」とはどのような施設か。
答 日本IVR学会の専門医修練施設として認定された施設，日本心血管インターベンション治療学会の学会認定研修施設及び研修関連施設又は日本血管外科学会の心臓血管外科専門医認定機構認定修練施設として認定された施設を指す。
（令2.3.31）

→ **内視鏡下下肢静脈瘤不全穿通枝切離術に関する施設基準**（K617-5）
(1) 外科，血管外科又は心臓血管外科を標榜している病院である。
(2) 当該保険医療機関において，血管外科又は心臓血管外科の経験を合わせて5年以上有し，かつ，当該療法を術者として10例以上実施した経験を有する常勤の医師が配置されている。
(3) 下肢静脈瘤手術（抜去切除術，硬化療法及び高位結紮術をいう），大伏在静脈抜去術，下肢静脈瘤血管内焼灼術及び内視鏡下下肢静脈瘤不全穿通枝切離術を合わせて年間50例以上実施している。
【届出に関する事項】 内視鏡下下肢静脈瘤不全穿通枝切離術の施設基準に係る届出は，**別添2**（→Web版）の**様式52**及び**様式65の4**を用いる。

→ **1 腹腔鏡下リンパ節群郭清術（後腹膜）に関する施設基準**（K627-2）
(1) 泌尿器科を標榜している病院である。
(2) 以下のアからキまでの手術を術者として，合わせて20例以上実施した経験を有する常勤の泌尿器科の医師が2名以上配置されている。
ア 腹腔鏡下リンパ節群郭清術（骨盤）
イ 腹腔鏡下リンパ節群郭清術（後腹膜）
ウ 腹腔鏡下後腹膜腫瘍摘出術
エ 腹腔鏡下腎摘出術
オ 腹腔鏡下副腎摘出術
カ 腹腔鏡下腎（尿管）悪性腫瘍手術
キ 腹腔鏡下前立腺悪性腫瘍手術
(3) 当該手術に習熟した医師の指導の下に，当該手術，腹腔鏡下リンパ節群郭清術（骨盤）又は腹腔鏡下後腹膜腫瘍摘出術を術者として合わせて10例以上実施した経験を有する常勤の泌尿器科の医師が1名以上配置されている。
(4) 当該保険医療機関において当該手術，腹腔鏡下リンパ節群郭清術（骨盤）又は腹腔鏡下小切開後腹膜リンパ節群郭清術が合わせて10例以上実施されている。
(5) 関係学会から示されている指針に基づき適切に実施されている。

2 腹腔鏡下リンパ節群郭清術（傍大動脈）に関する施設基準
腹腔鏡下子宮悪性腫瘍手術（子宮体がんに限る）及び病理診断管理加算2に係る届出を行っている施設である。

3 腹腔鏡下リンパ節群郭清術（側方）に関する施設基準
(1) 外科又は消化器外科を標榜している病院である。
(2) 外科又は消化器外科について専門の知識及び5年以上の経験を有する常勤の医師が2名以上配置されており，そのうち1名以上が，外科又は消化器外科について10年以上の経験を有する。
【届出に関する事項】
(1) 腹腔鏡下リンパ節群郭清術（後腹膜）の施設基準に係る届出は，**別添2**（→Web版）の**様式52**及び**様式65の4の2**を用いる。
(2) 腹腔鏡下リンパ節群郭清術（傍大動脈）の施設基準に係る届出は，**別添2の2**（→Web版）を用いる。
(3) 腹腔鏡下リンパ節群郭清術（側方）の施設基準に係る届出は，**別添2の87の33**を用いる。

→ **腹腔鏡下小切開骨盤内リンパ節群郭清術に関する施設基準**（K627-3）
(1) 泌尿器科を標榜している病院である。
(2) 以下のアからタまでの手術を術者として，合わせて20例以上実施した経験を有する常勤の泌尿器科の医師が2名以上配置されている。
ア 腹腔鏡下リンパ節群郭清術
イ 腹腔鏡下小切開骨盤内リンパ節群郭清術
ウ 腹腔鏡下小切開後腹膜リンパ節群郭清術
エ 腹腔鏡下後腹膜腫瘍摘出術
オ 腹腔鏡下小切開後腹膜腫瘍摘出術
カ 腹腔鏡下小切開後腹膜悪性腫瘍手術
キ 腹腔鏡下腎摘出術
ク 腹腔鏡下小切開腎摘出術

ケ　腹腔鏡下副腎摘出術
　コ　腹腔鏡下小切開副腎摘出術
　サ　腹腔鏡下小切開尿管腫瘍摘出術
　シ　腹腔鏡下腎(尿管)悪性腫瘍手術
　ス　腹腔鏡下小切開腎(尿管)悪性腫瘍手術
　セ　腹腔鏡下小切開膀胱腫瘍摘出術
　ソ　腹腔鏡下前立腺悪性腫瘍手術
　タ　腹腔鏡下小切開前立腺悪性腫瘍手術
(3)　当該手術に習熟した医師の指導の下に，当該手術を術者として10例以上実施した経験を有する常勤の泌尿器科の医師が1名以上配置されている。
(4)　当該保険医療機関において当該手術が10例以上実施されている。
(5)　関係学会から示されている指針に基づき適切に実施されている。
【届出に関する事項】　腹腔鏡下小切開骨盤内リンパ節群郭清術の施設基準に係る届出は，別添2（→Web版）の様式52及び様式65の5を用いる。

→　**腹腔鏡下小切開後腹膜リンパ節群郭清術の施設基準及び届出に関する事項**（K627-4）
　腹腔鏡下小切開骨盤内リンパ節群郭清術（p.1448）の例による。

→　**ダメージコントロール手術に関する施設基準**（K636-2）
　A300救命救急入院料又はA301特定集中治療室管理料の届出を行った保険医療機関である。
【届出に関する事項】　救命救急入院料又は特定集中治療室管理料の届出を行っていればよく，ダメージコントロール手術として特に地方厚生(支)局長に対して，届出を行う必要はない。

→　**腹腔鏡下小切開後腹膜腫瘍摘出術及び腹腔鏡下小切開後腹膜悪性腫瘍手術の施設基準及び届出に関する事項**（K642-3, K643-2）
　腹腔鏡下小切開骨盤内リンパ節群郭清術（p.1448）の例による。

→　**骨盤内悪性腫瘍及び腹腔内軟部腫瘍ラジオ波焼灼療法に関する施設基準**（K645-3）
(1)　消化器外科及び麻酔科を標榜している保険医療機関である病院である。
(2)　消化器外科について専門の知識及び5年以上の経験を有する常勤の医師が2名以上配置されている。
(3)　麻酔科標榜医が配置されている。
(4)　消化器悪性腫瘍手術を年間10例以上実施している。
(5)　緊急手術が可能な体制を有している。
【届出に関する事項】　骨盤内悪性腫瘍及び腹腔内軟部腫瘍ラジオ波焼灼療法の施設基準に係る届出は，別添2（→Web版）の様式52及び様式87の61を用いる。

→　**内視鏡的逆流防止粘膜切除術に関する施設基準**（K653-6）
(1)　消化器内科，外科又は消化器外科を標榜している保険医療機関である。
(2)　消化管内視鏡手術について5年以上の経験を有し，早期悪性腫瘍に係る消化管内視鏡手術（K526-2の「2」，K653の「2」，「3」及びK721-4）を術者として30例以上実施した経験を有する常勤の医師が1名以上配置されている。
(3)　消化器内科又は消化器外科について5年以上の経験を有する常勤の医師が2名以上配置されている。
【届出に関する事項】　内視鏡的逆流防止粘膜切除術の施設基準に係る届出については，別添2（→Web版）の様式52及び様式87の34を用いる。

→　**腹腔鏡下十二指腸局所切除術（内視鏡処置を併施するもの）の施設基準**（K654-4）
(1)　当該保険医療機関において，胃悪性腫瘍に係る手術〔K654-2, K654-3, K655, K655-2（「1　単純切除術」については，内視鏡手術用支援機器を用いる場合を含む），K655-4, K655-5（「1　単純切除術」については，内視鏡手術用支援機器を用いる場合を含む），K657及びK657-2（「1　単純全摘術」については，内視鏡手術用支援機器を用いる場合を含む）〕を年間40例以上施行している。
(2)　当該保険医療機関において，腹腔鏡手術を年間50例以上実施している。
(3)　当該保険医療機関において，膵頭十二指腸切除術（K703及びK703-2）を年間10例以上施行している。
(4)　当該保険医療機関において，粘膜下層剥離術（K526-2の「2」又はK653の「2」）を年間20例以上実施している。
(5)　外科又は消化器外科，消化器内科及び麻酔科を標榜している保険医療機関である。
(6)　外科又は消化器外科について専門の知識及び5年以上の経験を有する常勤の医師が2名以上配置されており，そのうち1名以上が外科又は消化器外科について10年以上の経験を有している。
(7)　消化管内視鏡手術について5年以上の経験を有する常勤の医師が配置されている。
(8)　緊急手術が実施可能な体制が整備されている。
(9)　当該手術を実施する患者について，関連学会と連携の上，手術適応等の治療方針の決定及び術後の管理等を行っている。
【届出に関する事項】　腹腔鏡下十二指腸局所切除術（内視鏡処置を併施するもの）の施設基準に係る届出は，別添2（→Web版）の様式52及び様式65の8を用いる。

→　**腹腔鏡下胃切除術〔悪性腫瘍手術（内視鏡手術用支援機器を用いるもの）〕の施設基準**（K655-2）
(1)　外科又は消化器外科，消化器内科，放射線科及び麻酔科を標榜している病院である。
(2)　当該保険医療機関において，以下のアからカまでの手術を年間30例以上実施しており，このうちイ，エ及びカの手術を合わせて年間15例以上実施している。
　ア　胃切除術
　イ　腹腔鏡下胃切除術
　ウ　噴門側胃切除術
　エ　腹腔鏡下噴門側胃切除術
　オ　胃全摘術
　カ　腹腔鏡下胃全摘術
(3)　外科又は消化器外科について専門の知識及び5年以上の経験を有する常勤の医師が2名以上配置されており，そのうち1名以上が外科又は消化器外科について10年以上の経験を有している。
(4)　緊急手術が実施可能な体制が整備されている。
(5)　常勤の臨床工学技士が1名以上配置されている。
(6)　当該手術に用いる機器について，保守管理の計画を作成し，適切に保守管理がなされている。
(7)　当該手術を実施する患者について，関連学会と連携の上，手術適応等の治療方針の決定及び術後の管理等を行っている。
(8)　関係学会から示されている指針に基づき，当該手術が適切に実施されている。
【届出に関する事項】　腹腔鏡下胃切除術〔悪性腫瘍手術（内視鏡手術用支援機器を用いるもの）〕の施設基準に係る届出は，別添2（→Web版）の様式52及び様式87の14を用いる。

→　**腹腔鏡下噴門側胃切除術〔悪性腫瘍手術（内視鏡手術用支援機器を用いるもの）〕の施設基準**（K655-5）
(1)　外科又は消化器外科，消化器内科，放射線科及び麻酔科を標榜している病院である。
(2)　当該保険医療機関において，以下のアからカまでの手術を年間30例以上実施しており，このうちイ，エ及びカの手

術を合わせて年間15例以上実施している。
　　ア　胃切除術
　　イ　腹腔鏡下胃切除術
　　ウ　噴門側胃切除術
　　エ　腹腔鏡下噴門側胃切除術
　　オ　胃全摘術
　　カ　腹腔鏡下胃全摘術
(3)　外科又は消化器外科について専門の知識及び5年以上の経験を有する常勤の医師が2名以上配置されており，そのうち1名以上が外科又は消化器外科について10年以上の経験を有している。
(4)　緊急手術が実施可能な体制が整備されている。
(5)　常勤の臨床工学技士が1名以上配置されている。
(6)　当該手術に用いる機器について，保守管理の計画を作成し，適切に保守管理がなされている。
(7)　当該手術を実施する患者について，関連学会と連携の上，手術適応等の治療方針の決定及び術後の管理等を行っている。
(8)　関係学会から示されている指針に基づき，当該手術が適切に実施されている。
【届出に関する事項】　腹腔鏡下噴門側胃切除術〔悪性腫瘍手術（内視鏡手術用支援機器を用いるもの）〕の施設基準に係る届出は，別添2（→Web版）の様式52及び様式87の14を用いる。

→　**腹腔鏡下胃縮小術に関する施設基準**（K 656-2）
(1)　外科又は消化器外科，麻酔科及び内科，循環器内科，内分泌内科，代謝内科又は糖尿病内科を標榜している保険医療機関である。
(2)　「1　スリーブ状切除によるもの」については，以下のア又はイのいずれも満たしている。
　　ア　腹腔鏡を使用した胃の手術〔K 647-2, K 649-2, K 654-3, K 655-2（「1　単純切除術」については，内視鏡手術用支援機器を用いる場合を含む），K 655-5（「1　単純切除術」については，内視鏡手術用支援機器を用いる場合を含む），K 656-2, K 657-2（「1　単純全摘術」については，内視鏡手術用支援機器を用いる場合を含む），K 662-2, K 666-2, K 667-2又はK 667-3〕を1年間に合わせて10例以上実施している。
　　イ　外科又は消化器外科について5年以上の経験を有し，当該手術に習熟した医師の指導の下に，当該手術を術者として5例以上実施した経験を有する常勤の医師が1名以上配置されている。
(3)　「2　スリーブ状切除によるもの（バイパス術を併施するもの）」については，以下のア又はイのいずれも満たしている。
　　ア　「1　スリーブ状切除によるもの」を1年間に合わせて10例以上実施している。
　　イ　外科又は消化器外科について5年以上の経験を有し，当該手術に習熟した医師の指導の下に，当該手術を術者として5例以上実施した経験を有する常勤の医師が1名以上配置されている。
(4)　当該手術を担当する診療科において，医師が2名以上配置されている。
(5)　常勤の麻酔科標榜医が配置されている。
(6)　高血圧症，脂質異常症，糖尿病又は肥満症に関する診療について合わせて5年以上の経験を有する常勤の医師1名が配置されている。
(7)　常勤の管理栄養士が配置されている。
(8)　緊急手術が実施可能な体制が整備されている。
(9)　前年度の実績等を地方厚生（支）局長に届け出ている。
(10)　当該保険医療機関において当該手術を実施した患者に対するフォローアップ（年に1回，体重，生活習慣病の重症度等を把握することをいう）を行っており，フォローアップの内容が一元的に記録されている。なお，術後5年目の捕捉率が7割5分以上であることが望ましい。
【届出に関する事項】　腹腔鏡下胃縮小術の施設基準に係る届出は，別添2（→Web版）の様式52及び様式65の6を用いる。

→　**腹腔鏡下胃全摘術〔悪性腫瘍手術（内視鏡手術用支援機器を用いるもの）〕の施設基準**（K 657-2）
(1)　外科又は消化器外科，消化器内科，放射線科及び麻酔科を標榜している病院である。
(2)　当該保険医療機関において，以下のアからカまでの手術を年間30例以上実施しており，このうちイ，エ及びカの手術を合わせて年間15例以上実施している。
　　ア　胃切除術
　　イ　腹腔鏡下胃切除術
　　ウ　噴門側胃切除術
　　エ　腹腔鏡下噴門側胃切除術
　　オ　胃全摘術
　　カ　腹腔鏡下胃全摘術
(3)　外科又は消化器外科について専門の知識及び5年以上の経験を有する常勤の医師が2名以上配置されており，そのうち1名以上が外科又は消化器外科について10年以上の経験を有している。
(4)　緊急手術が実施可能な体制が整備されている。
(5)　常勤の臨床工学技士が1名以上配置されている。
(6)　当該手術に用いる機器について，保守管理の計画を作成し，適切に保守管理がなされている。
(7)　当該手術を実施する患者について，関連学会と連携の上，手術適応等の治療方針の決定及び術後の管理等を行っている。
(8)　関係学会から示されている指針に基づき，当該手術が適切に実施されている。
【届出に関する事項】　腹腔鏡下胃全摘術〔悪性腫瘍手術（内視鏡手術用支援機器を用いるもの）〕の施設基準に係る届出は，別添2（→Web版）の様式52及び様式87の14を用いる。

→　**バルーン閉塞下逆行性経静脈的塞栓術に関する施設基準**（K 668-2）
(1)　当該手術を術者として5例以上実施した経験を有する常勤の医師が配置されている。
(2)　消化器内科の経験を5年以上有している常勤の医師が1名以上配置されており，そのうち1名以上が消化管内視鏡検査について5年以上の経験を有している。
(3)　放射線科の経験を5年以上有している常勤の医師が1名以上配置されている。
(4)　外科又は消化器外科，内科又は消化器内科及び放射線科を標榜している保険医療機関である。
(5)　緊急手術が実施可能な体制が整備されている。
【届出に関する事項】　バルーン閉塞下逆行性経静脈的塞栓術の施設基準に係る届出は，別添2（→Web版）の様式52及び様式87の15を用いる。

→　**腹腔鏡下胆嚢悪性腫瘍手術（胆嚢床切除を伴うもの）に関する施設基準**（K 675-2）
(1)　当該保険医療機関において肝切除術又は腹腔鏡下肝切除術を，1年間に10例以上実施している。
(2)　腹腔鏡を用いる手術について十分な経験を有する医師が配置されている。
(3)　当該保険医療機関が外科又は消化器外科及び麻酔科を標榜しており，消化器外科において常勤の医師が3名以上配置されており，そのうち1名以上が消化器外科について5年以上の経験を有している。
(4)　病理部門が設置され，病理医が配置されている。
(5)　緊急手術が可能な体制を有している。
【届出に関する事項】　腹腔鏡下胆嚢悪性腫瘍手術（胆嚢床切除を伴うもの）の施設基準に係る届出は，別添2（→Web版）の様式87の36及び様式52を用いる。

→　**胆管悪性腫瘍手術〔膵頭十二指腸切除及び肝切除（葉以上**

を伴うものに限る〕に関する施設基準（K677）
(1) 当該医療機関において，膵頭十二指腸切除術又は肝切除術を年間20例以上実施している。
(2) 外科又は消化器外科について5年以上の経験を有する常勤の医師が2名以上配置されている。
【届出に関する事項】 胆管悪性腫瘍手術〔膵頭十二指腸切除及び肝切除（葉以上）を伴うものに限る〕の施設基準に係る届出については，**別添2**（→Web版）の**様式52**及び**様式65の7**を用いる。

→ 体外衝撃波胆石破砕術に関する施設基準（K678）
(1) 体外衝撃波胆石破砕術を行う専用の室を備えているとともに，患者の緊急事態に対応するため緊急手術が可能な手術室を有している。ただし，体外衝撃波胆石破砕術，体外衝撃波膵石破砕術及び体外衝撃波腎・尿管結石破砕術を行う専用の室は同一のものであって差し支えない。
(2) 担当する医師が常時待機しており，胆石症の治療に関し専門の知識及び少なくとも5年以上の経験を有する常勤の医師が2名以上配置されている。
(3) 当該手術を行うために必要な次に掲げる検査等が，当該保険医療機関内で常時実施できるよう，必要な機器を備えている。
　ア　生化学的検査
　イ　血液学的検査
　ウ　微生物学的検査
　エ　画像診断
(4) 医療法第30条の4第1項に規定する医療計画との連携も図りつつ，地域における当該手術に使用する機器の配置の適正にも留意されている。
【届出に関する事項】
(1) 体外衝撃波胆石破砕術の施設基準に係る届出は，**別添2**（→Web版）の**様式66**を用いる。
(2) 当該治療が行われる専用の施設の平面図を添付する。
(3) 当該地域における必要性を記載した理由書を添付する。

→ 腹腔鏡下胆道閉鎖症手術の施設基準（K684-2）
(1) 当該手術を5例以上実施した経験を有する常勤の医師が配置されている。
(2) 当該保険医療機関において，胆道閉鎖症に係る手術（K684先天性胆道閉鎖症手術又はK684-2腹腔鏡下胆道閉鎖症手術）が1年間に合わせて2例以上実施されている。
(3) 当該保険医療機関において，腹腔鏡を用いる手術〔16歳未満に実施したものに限る。K634腹腔鏡下鼠径ヘルニア手術（両側）を除く〕が1年間に50例以上実施されている。
【届出に関する事項】 腹腔鏡下胆道閉鎖症手術の施設基準に係る届出は，**別添2**（→Web版）の**様式52**及び**様式87の16**を用いる。

→ 1 腹腔鏡下肝切除術（部分切除及び外側区域切除）に関する施設基準（K695-2）
(1) 当該保険医療機関において肝切除術又は腹腔鏡下肝切除術を，1年間に10例以上実施している。
(2) 腹腔鏡を用いる手術について，関連学会から示されているガイドライン等を踏まえ，手術適応等の治療方針についての検討を適切に実施する。
(3) 腹腔鏡を用いる手術について十分な経験を有する医師が配置されている。
(4) 当該保険医療機関が消化器外科及び麻酔科を標榜しており，消化器外科において常勤の医師が3名以上配置されており，そのうち1名以上が消化器外科について5年以上の経験を有している。
(5) 病理部門が設置され，病理医が配置されている。
(6) 緊急手術が可能な体制を有している。

2 腹腔鏡下肝切除術〔亜区域切除，1区域切除（外側区域切除を除く），2区域切除及び3区域切除以上のもの〕に関する施設基準
(1) 当該保険医療機関において肝切除術又は腹腔鏡下肝切除術を，1年間に20例以上実施している。
(2) 当該保険医療機関において腹腔鏡手術を年間100例以上実施している。
(3) 腹腔鏡を用いる手術について，関連学会から示されているガイドライン等を踏まえ，手術適応等の治療方針についての検討を適切に実施する。
(4) 腹腔鏡下肝切除を術者として10例以上実施した経験を有する常勤の医師が配置されている。
(5) 当該保険医療機関が消化器外科及び麻酔科を標榜しており，消化器外科において常勤の医師が3名以上配置されており，そのうち1名以上が消化器外科について5年以上の経験を有している。
(6) 病理部門が設置され，病理医が配置されている。
(7) 緊急手術が可能な体制を有している。
(8) 当該手術を実施する患者について，関連学会と連携の上，手術適応等の治療方針の決定及び術後の管理等を行っている。
【届出に関する事項】 腹腔鏡下肝切除術の施設基準に係る届出は，**別添2**（→Web版）の**様式52**及び**様式66の2**を用いる。

事務連絡 問1　K695-2腹腔鏡下肝切除術〔亜区域切除，1区域切除（外側区域切除を除く），2区域切除及び3区域切除以上のもの〕に関する施設基準において，関連学会と連携の上，手術適応等の治療方針の決定及び術後の管理等を行っていることは具体的には何を指すのか。
答　現時点では，日本外科学会系のデータベースNational Clinical Databaseに症例を登録し，手術適応等の治療方針の決定及び術後の管理等を行っている場合を指す。(平30.11.19)
問2　腹腔鏡下肝切除術の施設基準の届出において，外科系の標榜科名は「消化器外科」以外では認められないのか。
答　大学付属病院等であって，当該手術に必要な専門性が確保されていると認められる場合（例：肝臓外科）は，認められる。
(平22.4.30)

→ 移植用部分肝採取術（生体）（腹腔鏡によるもの）に関する施設基準（K697-4）
(1) 腹腔鏡を用いる手術について，関連学会から示されているガイドライン等を踏まえ，手術適応等の治療方針についての検討を適切に実施する。
(2) 移植用部分肝採取術（生体）と生体部分肝移植術，又は移植用肝採取術（死体）と同種死体肝移植術を術者として合計10例以上実施したものであって，腹腔鏡下肝切除を術者として50例以上実施した経験を有する医師が配置されている。
(3) 当該保険医療機関が外科，消化器外科又は小児外科及び麻酔科を標榜しており，外科，消化器外科又は小児外科において常勤の医師が3名以上配置されており，そのうち1名以上が当該診療科について5年以上の経験を有している。
(4) 病理部門が設置され，病理医が配置されている。
(5) 緊急手術が可能な体制を有している。
(6) 当該手術を実施する患者について，関連学会と連携の上，手術適応等の治療方針の決定及び術後の管理等を行っている。
(7) 生体部分肝移植術の施設基準に適合しているものとして地方厚生（支）局長に届け出ている。
【届出に関する事項】 移植用部分肝採取術（生体）（腹腔鏡によるもの）の施設基準に係る届出は，**別添2**（→Web版）の**様式87の38**及び**様式52**を用いる。

→ 生体部分肝移植術に関する施設基準（K697-5）
(1) 肝切除術が年間20例以上ある，又は小児科及び小児外科の病床数が合わせて100床以上の保険医療機関については肝切除術及び先天性胆道閉鎖症手術が合わせて年間10例以上ある。
(2) 当該手術を担当する診療科の常勤医師数が5名以上配置されており，このうち少なくとも1名は臓器移植の経験を有している。

(3) 生体部分肝移植術の実施に当たり，臓器の移植に関する法律の運用に関する指針（ガイドライン），世界保健機関「ヒト臓器移植に関する指針」，国際移植学会倫理指針，日本移植学会倫理指針，日本移植学会「肝移植ガイドライン」及び日本肝移植研究会「生体肝提供手術に関する指針」を遵守している。

【届出に関する事項】
(1) 生体部分肝移植術の施設基準に係る届出は，別添2（→Web版）の様式52及び様式67を用いる。
(2) 臓器の移植に関する法律の運用に関する指針（ガイドライン），世界保健機関「ヒト臓器移植に関する指針」，国際移植学会倫理指針，日本移植学会倫理指針，日本移植学会「肝移植ガイドライン」及び日本肝移植研究会「生体肝提供手術に関する指針」を遵守する旨の文書（様式任意）を添付する。

→ 同種死体肝移植術に関する施設基準（K697-7）
移植関係学会合同委員会において，肝臓移植実施施設として選定された施設である。

【届出に関する事項】
(1) 同種死体肝移植術の施設基準に係る届出は，別添2（→Web版）の様式57を用いる。
(2) 移植関係学会合同委員会により選定された施設であることを証する文書の写しを添付する。

→ 体外衝撃波膵石破砕術（一連につき）に関する施設基準（K699-2）
(1) 体外衝撃波膵石破砕術を行う専用の室を備えているとともに，患者の緊急事態に対応するため緊急手術が可能な手術室を有している。ただし，体外衝撃波胆石破砕術，体外衝撃波膵石破砕術及び体外衝撃波・尿管結石破砕術を行う専用の室は同一のものであって差し支えない。
(2) 担当する医師が常時待機（院外での対応も含む）しており，膵石の治療に関し，専門の知識及び少なくとも5年以上の経験を有する常勤の医師が2名以上配置されている。
(3) 当該手術を行うために必要な次に掲げる検査等が，当該保険医療機関内で常時実施できるよう，必要な機器を備えている。
　ア　生化学的検査
　イ　血液学的検査
　ウ　微生物学的検査
　エ　画像診断
(4) 膵石に対する内視鏡的治療が可能な体制を有している。
(5) 医療法第30条の4第1項に規定する医療計画との連携も図りつつ，地域における当該手術に使用する機器の配置の適正にも留意されている。

【届出に関する事項】　体外衝撃波膵石破砕術（一連につき）の施設基準に係る届出は，別添2（→Web版）の様式66を用いる。

→ 腹腔鏡下膵腫瘍摘出術及び腹腔鏡下膵体尾部腫瘍切除術の施設基準（K700-3，K702-2）
(1) 当該保険医療機関において，膵臓手術（内視鏡によるものを除く）を1年間に5例以上実施している。
(2) 腹腔鏡を用いる手術について，関連学会から示されているガイドライン等を踏まえ，手術適応等の治療方針についての検討を適切に実施する。
(3) 腹腔鏡を用いる手術について十分な経験を有する医師が配置されている。
(4) 当該保険医療機関において，消化器外科及び麻酔科を標榜しており，消化器外科において，医師が3名以上配置されており，そのうち1名以上が消化器外科について5年以上の経験を有している。
(5) 病理部門が設置され，病理医が配属されている。
(6) 緊急手術が可能な体制を有している。

【届出に関する事項】
(1) 腹腔鏡下膵腫瘍摘出術及び腹腔鏡下膵体尾部腫瘍切除術の施設基準に係る届出は，別添2（→Web版）の様式52及び様式67の2を用いる。
(2) （略）

事務連絡　問　K702-2腹腔鏡下膵体尾部腫瘍切除術の施設基準の届出において，外科系の標榜科名は「消化器外科」以外では認められないのか。
答　当該手術に必要な専門性が確保されていると認められる場合（例：膵臓外科）は，認められる。
　　　　　　　　　　　　　　　　　　　　　　（平24.8.9）

→ 腹腔鏡下膵頭部腫瘍切除術及び腹腔鏡下膵中央切除術の施設基準（K703-2，K700-4）
(1) 当該保険医療機関で膵臓に係る手術を年間50例以上施行しており，そのうち膵頭十二指腸切除術を年間20例以上施行している。
(2) 当該保険医療機関において腹腔鏡手術を年間100例以上，かつ，胆嚢摘出術を除く腹腔鏡下上腹部手術を年間20例以上実施している。
(3) 腹腔鏡下膵頭部腫瘍切除術又は腹腔鏡下膵体尾部切除術を術者として20例以上実施した経験を有する常勤医師が配置されている。
(4) 外科又は消化器外科，消化器内科，放射線科及び麻酔科を標榜している保険医療機関である。
(5) 病理部門が設置され，病理医が配属されている。
(6) 外科又は消化器外科において常勤の医師が5名以上配置されており，そのうち1名以上が消化器外科について15年以上の経験を有している。
(7) 麻酔科標榜医が配置されている。
(8) 当該手術を実施する患者について，関連学会と連携の上，手術適応等の治療方針の決定及び術後の管理等を行っている。

【届出に関する事項】
(1) 腹腔鏡下膵頭部腫瘍切除術及び腹腔鏡下膵中央切除術の施設基準に係る届出については，別添2（→Web版）の様式52及び様式67の2の3を用いる。
(2) （略）

事務連絡　問　K703-2腹腔鏡下膵頭部腫瘍切除術に関する施設基準において，関連学会と連携の上，手術適応等の治療方針の決定及び術後の管理等を行っていることとは具体的には何を指すのか。
答　現時点では，日本外科学会系のデータベースNational Clinical Databaseに症例を登録し，手術適応等の治療方針の決定及び術後の管理等を行っている場合を指す。
　　　　　　　　　　　　　　　（平28.3.31，平28.4.25，一部修正）

→ 同種死体膵移植術，同種死体膵腎移植術に関する施設基準（K709-3，K709-5）
移植関係学会合同委員会において，膵臓移植実施施設として選定された施設である。

【届出に関する事項】
(1) 同種死体膵移植術，同種死体膵腎移植術の施設基準に係る届出は，別添2（→Web版）の様式57を用いる。
(2) 移植関係学会合同委員会により選定された施設であることを証する文書の写しを添付する。

→ 同種死体膵島移植術に関する施設基準（K709-6）
(1) 当該保険医療機関において，同種死体膵移植術，同種死体膵腎移植術又は同種死体膵島移植術を合わせて3年間に5例以上実施している。
(2) 当該手術を担当する診療科の常勤医師数が2名以上配置されており，このうち1名以上は3例以上の同種死体膵島移植術の経験を有している。
(3) 糖尿病の治療に関し，専門の知識及び5年以上の経験を有する常勤の医師が2名以上配置されており，このうち1名以上は膵臓移植又は膵島移植患者の診療の経験を有している。
(4) 同種死体膵島移植術を行うに当たり医療関係団体より認定された施設である。

(5) 日本組織移植学会が作成した「ヒト組織を利用する医療行為の安全性確保・保存・使用に関するガイドライン」等関連学会から示されている基準等を遵守している旨を届け出ている。
(6) 同種死体膵島移植術の実施に当たり，再生医療等の安全性の確保等に関する法律第3条に規定する再生医療等提供基準を遵守している。
【届出に関する事項】
(1) 同種死体膵島移植術の施設基準に係る届出は，別添2（→Web版）の様式52及び様式57の2を用いる。
(2) 医療関係団体より認定された施設であることを証する文書の写しを添付する。
(3) 再生医療等の安全性の確保等に関する法律第3条に規定する再生医療等提供基準を遵守していることを証する文書として，地方厚生（支）局で受理された再生医療等提供計画の写しを添付する。

⬛事務連絡 問 K709-6同種死体膵島移植術の施設基準における「医療関係団体より認定された施設」とは，具体的には何を指すのか。
答 現時点では，日本膵・膵島移植研究会により膵島分離・移植施設として認定された施設を指す。 (令2.3.31)

→ **生体部分小腸移植術に関する施設基準**（K716-4）
(1) 当該保険医療機関において，生体部分肝移植術又は生体部分小腸移植術を合わせて1年間に5例以上実施している。
(2) 当該手術を担当する診療科の常勤医師数が5名以上配置されており，このうち少なくとも1名は生体部分小腸移植術又は同種死体小腸移植術の経験を有している。
(3) 生体部分小腸移植術の実施に当たり，臓器の移植に関する法律の運用に関する指針（ガイドライン），世界保健機関「ヒト臓器移植に関する指針」，国際移植学会倫理指針，日本移植学会倫理指針及び日本移植学会「生体小腸移植実施指針」を遵守している。
【届出に関する事項】
(1) 生体部分小腸移植術の施設基準に係る届出は，別添2（→Web版）の様式52及び様式87の17の2を用いる。
(2) 臓器の移植に関する法律の運用に関する指針（ガイドライン），世界保健機関「ヒト臓器移植に関する指針」，国際移植学会倫理指針，日本移植学会倫理指針及び日本移植学会「生体小腸移植実施指針」を遵守する旨の文書（様式任意）を添付する。

→ **同種死体小腸移植術に関する施設基準**（K716-6）
移植関係学会合同委員会において，小腸移植実施施設として選定された施設である。
【届出に関する事項】
(1) 同種死体小腸移植術の施設基準に係る届出は，別添2（→Web版）の様式57を用いる。
(2) 移植関係学会合同委員会により選定された施設であることを証する文書の写しを添付する。

→ **早期悪性腫瘍大腸粘膜下層剥離術に関する施設基準**（K721-4）
(1) 当該保険医療機関において，粘膜下層剥離術（K526-2の「2」，K653の「2」若しくは「3」及びK721-4）を年間20件以上実施している。
(2) 消化器内科，消化器外科，内視鏡内科又は内視鏡外科を標榜している。
(3) 当該保険医療機関において，消化管内視鏡手術について5年以上の経験を有する常勤の医師が配置されている。
(4) 緊急手術が可能な体制を有している。
【届出に関する事項】 早期悪性腫瘍大腸粘膜下層剥離術の施設基準に係る届出は，別添2（→Web版）の様式52及び様式67の3を用いる。

⬛事務連絡 問 早期悪性腫瘍大腸粘膜下層剥離術の施設基準の届出において，標榜科名は消化器内科，消化器外科，内視鏡内科又は内視鏡外科以外では認められないのか。
答 当該手術に必要な専門性が確保されていると認められる場合（例：大腸外科）は，認められる。 (平24.8.9)

→ **内視鏡的小腸ポリープ切除術の施設基準**（K721-5）
(1) 消化器内科，消化器外科，内視鏡内科又は内視鏡外科を標榜している。
(2) 当該保険医療機関において，消化管内視鏡手術について5年以上の経験を有する常勤の医師が配置されている。
(3) 緊急手術が可能な体制を有している。
【届出に関する事項】 内視鏡的小腸ポリープ切除術の施設基準に係る取扱いについては，当該基準を満たしていればよく，特に地方厚生（支）局長に対して，届出を行う必要はない。

→ **腹腔鏡下小切開副腎摘出術の施設基準及び届出に関する事項**（K754-3）
腹腔鏡下小切開骨盤内リンパ節群郭清術（p.1448）の例による。

→ **副腎腫瘍ラジオ波焼灼療法に関する施設基準**（K755-3）
(1) 放射線科を標榜している病院である。
(2) 内分泌内科又は高血圧症について専門の知識及び3年以上の経験を有する常勤の医師，泌尿器科について専門の知識及び5年以上の経験を有する常勤の医師並びに放射線科について専門の経験及び5年以上の経験を有する常勤の医師がそれぞれ1名以上配置されている。
(3) 副腎静脈サンプリングが年間20例以上実施されている。
(4) 副腎手術が年間10例以上実施されている又は原発性アルドステロン症に対する副腎手術が年間5例以上実施されている。
(5) 緊急手術が可能な体制を有している。
【届出に関する事項】 副腎腫瘍ラジオ波焼灼療法の施設基準に係る届出は，別添2（→Web版）の様式52及び様式87の47を用いる。

→ **体外衝撃波腎・尿管結石破砕術に関する施設基準**（K768）
(1) 体外衝撃波腎・尿管結石破砕術を行う専用の室を備えているとともに，患者の緊急事態に対応するため緊急手術が可能な手術室を有している。ただし，体外衝撃波胆石破砕術，体外衝撃波膵石破砕術及び体外衝撃波腎・尿管結石破砕術を行う専用の室は同一のものであって差し支えない。
(2) 担当する医師が常時待機（院外での対応も含む）しており，腎・尿管結石の治療に関し，専門の知識及び少なくとも5年以上の経験を有する常勤の医師が2名以上配置されている。
(3) 当該手術を行うために必要な次に掲げる検査等が，当該保険医療機関内で常時実施できるよう，必要な機器を備えている。
　ア　生化学的検査
　イ　血液学的検査
　ウ　微生物学的検査
　エ　画像診断
(4) なお，医療法第30条の4第1項に規定する医療計画との連携も図りつつ，地域における当該手術に使用する機器の配置の適正にも留意されている。
【届出に関する事項】
(1) 体外衝撃波腎・尿管結石破砕術の施設基準に係る届出は，別添2（→Web版）の様式66を用いる。
(2) 当該治療が行われる専用の施設の平面図を添付する。
(3) 当該地域における必要性を記載した理由書を添付する。

→ **腹腔鏡下小切開腎部分切除術，腹腔鏡下小切開腎摘出術，腹腔鏡下小切開腎（尿管）悪性腫瘍手術の施設基準及び届出に関する事項**（K769-3，K772-3，K773-3）
腹腔鏡下小切開骨盤内リンパ節群郭清術（p.1448）の例による。

→ **腎腫瘍凝固・焼灼術（冷凍凝固によるもの）の施設基準**（K773-4）
(1) 泌尿器科を標榜している病院である。
(2) 当該手術を担当する医師が常時待機（院外での対応を含む）しており、腎腫瘍の治療に関し、専門の知識及び少なくとも5年以上の経験を有する常勤の泌尿器科の医師が2名以上配置されている。
【届出に関する事項】 腎腫瘍凝固・焼灼術（冷凍凝固によるもの）の施設基準に係る扱いについては、当該基準を満たしていればよく、特に地方厚生（支）局長に対して、届出を行う必要はない。

→ **腹腔鏡下腎悪性腫瘍手術（内視鏡手術用支援機器を用いるもの）及び腹腔鏡下尿管悪性腫瘍手術（内視鏡手術用支援機器を用いるもの）に関する施設基準**（K773-5、K773-6）
(1) 泌尿器科及び麻酔科を標榜している病院である。
(2) 泌尿器科について5年以上の経験を有しており、また、当該手術について10例以上の経験を有する常勤の医師が配置されている。
(3) 泌尿器科において常勤の医師2名を有し、いずれも泌尿器科について専門の知識及び5年以上の経験を有する。
(4) 麻酔科の標榜医が配置されている。
(5) 当該保険医療機関において、腎悪性腫瘍、尿管悪性腫瘍に係る手術に係る手術（K773、K773-2、K773-3、K773-4、K773-5又はK773-6）が1年間に合わせて10例以上実施されている。
(6) 緊急手術体制が整備されている。
(7) 常勤の臨床工学技士が1名以上配置されている。
(8) 当該手術に用いる機器について、保守管理の計画を作成し、適切に保守管理がなされている。
【届出に関する事項】 腹腔鏡下腎悪性腫瘍手術（内視鏡手術用支援機器を用いるもの）及び腹腔鏡下尿管悪性腫瘍手術（内視鏡手術用支援機器を用いるもの）に係る届出は、別添2（→Web版）の様式52及び様式68の3を用いる。

事務連絡 問 腹腔鏡下腎悪性腫瘍手術（内視鏡手術用支援機器を用いるもの）の施設基準に規定されている「当該療養」とは、「腹腔鏡下腎悪性腫瘍手術（内視鏡手術用支援機器を用いるもの）」を示しているのか。
答 そのとおり。
(平28.3.31)

→ **腎悪性腫瘍ラジオ波焼灼療法に関する施設基準**（K773-7）
(1) 泌尿器科及び麻酔科を標榜している保険医療機関である病院である。
(2) 泌尿器科について専門の知識及び5年以上の経験を有する常勤の医師が2名以上配置されている。
(3) 麻酔科標榜医が配置されている。
(4) 腎悪性腫瘍手術を年間10例以上実施している。
(5) 緊急手術が可能な体制を有している。
【届出に関する事項】 腎悪性腫瘍ラジオ波焼灼療法の施設基準に係る届出は、別添2（→Web版）の様式52及び様式87の62を用いる。

→ **同種死体腎移植術に関する施設基準**（K780）
腎臓移植実施施設として、日本臓器移植ネットワークに登録された施設である。
【届出に関する事項】
(1) 同種死体腎移植術の施設基準に係る届出は、別添2（→Web版）の様式57を用いる。
(2) 日本臓器移植ネットワークに登録された施設であることを証する文書の写しを添付する。

→ **生体腎移植術に関する施設基準**（K780-2）
(1) 腎尿路系手術（L008マスク又は気管内挿管による閉鎖循環式全身麻酔を伴うものに限る）が年間10例以上ある。
(2) 当該手術を担当する診療科の常勤の医師が2名以上配置されており、このうち少なくとも1名は、1例以上の死体腎移植又は5例以上の生体腎移植の経験を有している。
(3) 生体腎移植術の実施に当たり、臓器の移植に関する法律の運用に関する指針（ガイドライン）、世界保健機関「ヒト臓器移植に関する指針」、国際移植学会倫理指針並びに日本移植学会倫理指針及び日本移植学会「生体腎移植ガイドライン」を原則として遵守している。
【届出に関する事項】
(1) 生体腎移植術の施設基準に係る届出は、別添2（→Web版）の様式52及び様式69を用いる。
(2) 臓器の移植に関する法律の運用に関する指針（ガイドライン）、世界保健機関「ヒト臓器移植に関する指針」、国際移植学会倫理指針並びに日本移植学会倫理指針及び日本移植学会「生体腎移植ガイドライン」を遵守する旨の文書（様式任意）を添付する。

→ **腹腔鏡下小切開尿管腫瘍摘出術の施設基準及び届出に関する事項**（K785-2）
腹腔鏡下小切開骨盤内リンパ節群郭清術（p.1448）の例による。

→ **膀胱水圧拡張術及びハンナ型間質性膀胱炎手術（経尿道）に関する施設基準**（K800-3、K800-4）
(1) 泌尿器科の経験を5年以上有しており、膀胱水圧拡張術を、当該手術に習熟した医師の指導の下に、術者として、5例以上実施した経験を有する医師が配置されている。
(2) 当該保険医療機関が泌尿器科を標榜しており、当該診療科において常勤の医師が配置されている。
(3) 麻酔科標榜医が配置されている。
(4) 緊急手術が可能な体制を有している。
【届出に関する事項】 膀胱水圧拡張術及びハンナ型間質性膀胱炎手術（経尿道）の施設基準に係る届出は、別添2（→Web版）の様式52及び様式69の2を用いる。

→ **腹腔鏡下小切開膀胱腫瘍摘出術の施設基準及び届出に関する事項**（K802-4）
腹腔鏡下小切開骨盤内リンパ節群郭清術（p.1448）の例による。

→ **腹腔鏡下膀胱悪性腫瘍手術に関する施設基準**（K803-2）
(1) 当該保険医療機関において、膀胱悪性腫瘍手術〔K803、K803-2（内視鏡手術用支援機器を用いる場合を含む）及びK803-3〕を1年間に10例以上実施している。
(2) 腹腔鏡を用いる手術について、関連学会から示されているガイドライン等を踏まえ、手術適応等の治療方針についての検討を適切に実施する。
(3) 腹腔鏡を用いる手術について十分な経験を有する医師が配置されている。
(4) 当該保険医療機関が泌尿器科及び麻酔科を標榜している医療機関であり、泌尿器科において常勤の医師が2名以上配置されており、そのうち少なくとも1名は、5年以上の経験を有する。
(5) 病理部門が設置され、病理医が配置されている。
(6) 緊急手術が可能な体制を有している。
【届出に関する事項】 腹腔鏡下膀胱悪性腫瘍手術の施設基準に係る届出は、別添2（→Web版）の様式52及び様式69の3を用いる。

→ **腹腔鏡下小切開膀胱悪性腫瘍手術の施設基準及び届出に関する事項**（K803-3）
腹腔鏡下膀胱悪性腫瘍手術（p.1454）の例による。

→ **腹腔鏡下膀胱尿管逆流手術（膀胱外アプローチ）の施設基準**（K809-4）
(1) 泌尿器科又は小児外科及び麻酔科を標榜している保険医療機関である。

(2) 泌尿器科又は小児外科について5年以上の経験を有し，当該手術に習熟した医師の指導の下に，当該手術を術者として5例以上実施した経験を有する常勤の医師が配置されている。
(3) 当該手術を担当する診療科において，常勤の医師が2名以上配置されている。
(4) 麻酔科標榜医が配置されている。
(5) 緊急手術が可能な体制を有している。
【届出に関する事項】 腹腔鏡下膀胱尿管逆流手術（膀胱外アプローチ）の施設基準に係る届出は，別添2（→Web版）の様式52及び様式87の63を用いる。

→ 尿道狭窄グラフト再建術に関する施設基準（K821-4）
(1) 泌尿器科及び麻酔科を標榜している保険医療機関である。
(2) 5年以上の経験を有する泌尿器科の常勤医師が配置されている。
(3) 麻酔科標榜医が配置されている。
【届出に関する事項】 尿道狭窄グラフト再建術の施設基準に係る届出は，別添2（→Web版）の様式69の4を用いる。

→ 人工尿道括約筋植込・置換術の施設基準（K823-5）
(1) 泌尿器科を標榜している医療機関であり，泌尿器科において常勤の医師が2名以上配置されており，そのうち少なくとも1名は，5年以上の経験を有する。
(2) 緊急手術体制が整備されている。
【届出に関する事項】 人工尿道括約筋植込・置換術の施設基準に係る届出は，別添2（→Web版）の様式69の4を用いる。

→ 膀胱頸部形成術（膀胱頸部吊上術以外），埋没陰茎手術及び陰嚢水腫手術（鼠径部切開によるもの）に関する施設基準（K823-7，K828-3，K835）
(1) 泌尿器科，小児外科，外科又は形成外科を標榜している病院である。
(2) 泌尿器科において常勤の医師が2名以上配置されており，そのうち少なくとも1名は，5年以上の経験を有する。
【届出に関する事項】 膀胱頸部形成術（膀胱頸部吊上術以外），埋没陰茎手術及び陰嚢水腫手術（鼠径部切開によるもの）の施設基準に係る扱いについては，当該基準を満たしていればよく，特に地方厚生（支）局長に対して，届出を行う必要はない。

→ 精巣温存手術の施設基準（K830-3）
(1) 泌尿器科又は小児外科について5年以上の経験を有する常勤の医師が配置されている。
(2) 病理部門が設置され，常勤の病理医が配置されている。
(3) 関係学会の定めるガイドラインに基づき，当該治療を適切に実施している。
【届出に関する事項】 精巣温存手術の施設基準に係る届出は，別添2（→Web版）の様式87の64を用いる。

→ 精巣内精子採取術の施設基準（K838-2）
(1) 次のいずれかに該当する。
　ア 次のいずれの基準にも該当する。
　　① 泌尿器科を標榜している保険医療機関である。
　　② 泌尿器科について5年以上の経験を有する常勤の医師が1名以上配置されている。
　　③ 生殖補助医療管理料に係る届出を行っている又は生殖補助医療管理料に係る届出を行っている他の保険医療機関と連携している。
　イ 次のいずれの基準にも該当する。
　　① 産科，婦人科又は産婦人科を標榜している保険医療機関である。
　　② 精巣内精子採取術について過去2年に10例以上の経験を有する常勤の医師又は泌尿器科について5年以上の経験を有する医師が1名以上配置されている。
　　③ 生殖補助医療管理料に係る届出を行っている保険医療機関である。
　　④ 泌尿器科を標榜している他の保険医療機関との連携体制を構築している。
(2) 緊急時の対応のため，時間外・夜間救急体制が整備されていること又は他の保険医療機関との連携により時間外・夜間救急体制が整備されている。
(3) 国が示す不妊症に係る医療機関の情報提供に関する事業に協力する。
【届出に関する事項】 精巣内精子採取術の施設基準に係る届出は，別添2の様式87の42を用いる。また，毎年8月において，医療安全管理体制等について，別添2（→Web版）の様式87の42の2により届け出る。

→ 焦点式高エネルギー超音波療法に関する施設基準（K841-4）
(1) 泌尿器科を標榜している病院である。
(2) 当該手術を主として実施する医師及び補助を行う医師としてそれぞれ5例以上実施した経験を有する常勤の泌尿器科の医師（当該診療科について5年以上の経験を有するものに限る）が1名以上配置されている。
(3) 当該保険医療機関において当該手術が5例以上実施されている。
(4) 関係学会から示されている指針に基づき，当該手術が適切に実施されている。
【届出に関する事項】 焦点式高エネルギー超音波療法の施設基準に係る届出は，別添2（→Web版）の様式52及び様式70を用いる。

→ 腹腔鏡下前立腺悪性腫瘍手術に関する施設基準（K843-2）
(1) 当該保険医療機関において，前立腺悪性腫瘍手術又は腹腔鏡下前立腺悪性腫瘍手術を，1年間に合わせて10例以上実施している。
(2) 当該保険医療機関が，泌尿器科及び麻酔科を標榜している医療機関であり，泌尿器科において5年以上の経験を有する常勤の医師が2名以上配置されており，このうち1名は少なくとも10年以上の経験を有する。
(3) 腹腔鏡を用いる手術について十分な経験を有する医師が配置されており，当該手術に習熟した医師の指導の下に，当該手術を術者として10例以上実施した経験を有する常勤の泌尿器科の医師が1名以上配置されており，少なくとも1名以上は手術に参加する。
(4) 病理部門が設置され，病理医が配置されている。
(5) 緊急手術が可能な体制を有している。
(6) 関係学会から示されている指針に基づき，当該手術が適切に実施されている。
【届出に関する事項】 腹腔鏡下前立腺悪性腫瘍手術に係る届出は，別添2（→Web版）の様式52及び様式71を用いる。

→ 腹腔鏡下小切開前立腺悪性腫瘍手術の施設基準及び届出に関する事項（K843-3）
腹腔鏡下小切開骨盤内リンパ節群郭清術（p.1448）の例による。

→ 腹腔鏡下前立腺悪性腫瘍手術（内視鏡手術用支援機器を用いるもの）に関する施設基準（K843-4）
(1) 泌尿器科及び麻酔科を標榜している病院である。
(2) 泌尿器科において常勤の医師2名を有し，いずれも泌尿器科について専門の知識及び5年以上の経験を有する。
(3) 麻酔科の標榜医が配置されている。
(4) 当該保険医療機関において前立腺悪性腫瘍手術に係る手術（K843，K843-2，K843-3又はK843-4）が1年間に合わせて20例以上実施されている。
(5) 緊急手術が可能な体制を有している。
(6) 常勤の臨床工学技士が1名以上配置されている。
(7) 当該手術に用いる機器について，保守管理の計画を作成し，適切に保守管理がなされている。

【届出に関する事項】　腹腔鏡下前立腺悪性腫瘍手術（内視鏡手術用支援機器を用いるもの）に係る届出は，別添2（→Web版）の様式52及び様式71の1の2を用いる。

→ 女子外性器悪性腫瘍手術（女子外性器悪性腫瘍手術センチネルリンパ節生検加算を算定する場合に限る）に関する施設基準（K850「注」）

(1) 産婦人科又は婦人科の経験を5年以上有しており，女子外性器悪性腫瘍手術における女子外性器悪性腫瘍手術センチネルリンパ節生検を，当該手術に習熟した医師の指導の下に，術者として3例以上経験している医師が配置されている。
(2) 産婦人科又は婦人科及び放射線科を標榜している保険医療機関であり，当該診療科において常勤の医師が配置されている。
(3) 病理部門が設置され，病理医が配置されている。

【届出に関する事項】　女子外性器悪性腫瘍手術（女子外性器悪性腫瘍手術センチネルリンパ節生検加算を算定する場合に限る）の施設基準に係る届出は，別添2（→Web版）の様式52及び様式87の65を用いる。

→ 腹腔鏡下仙骨腟固定術に関する施設基準（K865-2）

(1) 産婦人科，婦人科又は泌尿器科を標榜している保険医療機関である。
(2) 当該保険医療機関において当該手術が5例以上実施されている。
(3) 産婦人科又は泌尿器科について5年以上の経験を有し，当該手術を術者として5例以上の経験を有する常勤の医師が1名以上配置されている。
(4) 実施診療科において常勤の医師が2名以上配置されている。
(5) 麻酔科標榜医が配置されている。
(6) 緊急手術体制が整備されている。
(7) 病床を有している。

【届出に関する事項】　腹腔鏡下仙骨腟固定術に係る届出は，別添2（→Web版）の様式52及び様式71の1の3を用いる。

→ 1 腹腔鏡下子宮悪性腫瘍手術（子宮体がんに限る）の施設基準（K879-2）

(1) 産婦人科又は婦人科を標榜している保険医療機関である。
(2) 産婦人科又は婦人科について合わせて5年以上の経験を有し，開腹の子宮悪性腫瘍手術について20例以上実施した経験，腹腔鏡下腟式子宮全摘術（内視鏡手術用支援機器を用いる場合を除く）について20例以上実施した経験及び腹腔鏡下子宮悪性腫瘍手術（子宮体がんに限る。内視鏡手術用支援機器を用いる場合を除く）について術者として5例以上実施した経験を有する常勤の医師が1名以上配置されている。
(3) 当該手術を担当する診療科において，常勤の医師が2名以上配置されている。
(4) 常勤の麻酔科標榜医が配置されている。
(5) 病理部門が設置され，常勤の病理医が配置されている。
(6) 子宮悪性腫瘍手術又は腹腔鏡下子宮悪性腫瘍手術（子宮体がんに対して内視鏡手術用支援機器を用いる場合を含む）が1年間に合わせて20例以上実施されている。
(7) 緊急手術が可能な体制を有している。
(8) 関係学会から示されている指針に基づき，当該手術が適切に実施されている。

2 腹腔鏡下子宮悪性腫瘍手術（子宮頸がんに限る）の施設基準

(1) 産婦人科又は婦人科を標榜している保険医療機関である。
(2) 産婦人科又は婦人科について合わせて5年以上の経験を有し，開腹の子宮悪性腫瘍手術について20例以上実施した経験，腹腔鏡下腟式子宮全摘術（内視鏡手術用支援機器を用いる場合を除く）について20例以上実施した経験及び腹腔鏡下子宮悪性腫瘍手術（子宮頸がんに限る）について術者として3例以上実施した経験を有する常勤の医師が1名以上配置されている。
(3) 当該手術を担当する診療科において，常勤の医師が2名以上配置されている。
(4) 常勤の麻酔科標榜医が配置されている。
(5) 病理部門が設置され，常勤の病理医が配置されている。
(6) 子宮悪性腫瘍手術又は腹腔鏡下子宮悪性腫瘍手術（子宮体がんに対して内視鏡手術用支援機器を用いる場合を含む）が1年間に合わせて20例以上実施されている。
(7) 緊急手術が可能な体制を有している。
(8) 関係学会から示されている指針に基づき，当該手術が適切に実施されている。

【届出に関する事項】　腹腔鏡下子宮悪性腫瘍手術（子宮体がんに限る）及び腹腔鏡下子宮悪性腫瘍手術（子宮頸がんに限る）の施設基準に係る届出は，別添2（→Web版）の様式52及び様式71の2を，腹腔鏡下子宮悪性腫瘍手術（子宮体がんに対して内視鏡手術用支援機器を用いる場合）の施設基準に係る届出は，別添2の様式52及び様式71の5を用いる。

事務連絡　問　K879-2腹腔鏡下子宮悪性腫瘍手術の施設基準（子宮頸がんに限る）における「関係学会から示されている指針」には，公益社団法人日本産科婦人科学会等が示した「子宮頸癌に対する腹腔鏡下広汎子宮全摘出術に関する指針」（平成31年3月4日）は含まれるか。

答　含まれる。また，当該学会等から示された「子宮頸癌に対する腹腔鏡下広汎子宮全摘出術について」（平成31年1月22日）についても参照する。

※　公益社団法人日本産科婦人科学会等が示した指針等
・子宮頸癌に対する腹腔鏡下広汎子宮全摘出術に関する指針
・子宮頸癌に対する腹腔鏡下広汎子宮全摘出術について

(平31.4.3)

→ 腹腔鏡下子宮瘢痕部修復術の施設基準（K882-2）

(1) 産科又は産婦人科を標榜している保険医療機関である。
(2) 産科又は産婦人科について5年以上の経験を有する常勤の医師が1名以上配置されている。
(3) 当該保険医療機関において腹腔鏡手術が年間20例以上実施されている。
(4) 腹腔鏡を用いる手術について十分な経験を有する医師が配置されている。
(5) 実施診療科において常勤の医師が2名以上配置されている。
(6) 麻酔科標榜医が配置されている。

【届出に関する事項】　腹腔鏡下子宮瘢痕部修復術に係る届出は，別添2（→Web版）の様式52及び様式87の43を用いる。

事務連絡　問　K882-2腹腔鏡下子宮瘢痕部修復術の施設基準において，「産科又は産婦人科」とあるが，婦人科であっても当該要件を満たすものと考えてよいか。

答　よい。

(令4.6.7)

→ 人工授精の施設基準（K884-2）

(1) 産科，婦人科，産婦人科又は泌尿器科を標榜している保険医療機関である。
(2) B001の「32」一般不妊治療管理料の施設基準に係る届出を行った保険医療機関である。

【届出に関する事項】　一般不妊治療管理料の届出を行っていればよく，人工授精として特に地方厚生（支）局長に対して届出を行う必要はない。

→ 採取精子調整管理料及び精子凍結保存管理料の施設基準（K917-4，K917-5）

(1) 産科，婦人科，産婦人科又は泌尿器科を標榜している保険医療機関である。
(2) B001の「33」生殖補助医療管理料又はK838-2精巣内精子採取術の施設基準に係る届出を行った保険医療機関である。

【届出に関する事項】　生殖補助医療管理料又は精巣内精子採

取術の届出を行っていればよく，採取精子調整管理料及び精子凍結保存管理料として特に地方厚生（支）局長に対して届出を行う必要はない。

→ **胚移植術，採卵術，体外受精・顕微授精管理料，受精卵・胚培養管理料及び胚凍結保存管理料の施設基準**（K884-3，K890-4，K917，K917-2，K917-3）
(1) 産科，婦人科又は産婦人科を標榜している保険医療機関である。
(2) B001の「33」生殖補助医療管理料の施設基準に係る届出を行った保険医療機関である。
【届出に関する事項】 生殖補助医療管理料の届出を行っていればよく，胚移植術，採卵術，体外受精・顕微授精管理料，受精卵・胚培養管理料及び胚凍結保存管理料として特に地方厚生（支）局長に対して届出を行う必要はない。

→ **内視鏡的胎盤吻合血管レーザー焼灼術の施設基準**（K910-2）
(1) 産科又は産婦人科，小児科及び麻酔科を標榜している。
(2) 当該保険医療機関において，双胎間輸血症候群に関する十分な経験を有した常勤の医師が配置されている。
(3) A303総合周産期特定集中治療室管理料の届出を行った保険医療機関である又は緊急帝王切開に対応できる体制を有しており，A302新生児特定集中治療室管理料の届出を行った保険医療機関である。
(4) 倫理委員会が設置されており，必要なときは事前に開催する。
【届出に関する事項】
(1) 内視鏡的胎盤吻合血管レーザー焼灼術の施設基準に係る届出は，**別添2**（→Web版）の**様式71の3**を用いる。
(2) 倫理委員会の開催要綱（運営規定等）の写しを添付する。

→ **胎児胸腔・羊水腔シャント術（一連につき）に関する施設基準**（K910-3）
(1) 産科又は産婦人科，小児科及び麻酔科を標榜し，それぞれの診療科において2名以上の医師が配置されており，そのうち1名以上は5年以上の経験を有する医師である。
(2) 5例以上の胎児胸水症例を経験した常勤の医師が配置されている。
(3) A303総合周産期特定集中治療室管理料の届出を行った保険医療機関である又は緊急帝王切開に対応できる体制を有しており，A302新生児特定集中治療室管理料の届出を行った保険医療機関である。
【届出に関する事項】 胎児胸腔・羊水腔シャント術（一連につき）に係る届出は，**別添2**（→Web版）の**様式52**及び**様式71の4**を用いる。

→ **無心体双胎焼灼術の施設基準**（K910-4）
(1) 産科又は産婦人科，小児科及び麻酔科を標榜している。
(2) 当該保険医療機関において，無心体双胎に関する十分な経験を有した常勤の医師が配置されている。
(3) A303総合周産期特定集中治療室管理料の届出を行った保険医療機関である又は緊急帝王切開に対応できる体制を有しており，A302新生児特定集中治療室管理料の届出を行った保険医療機関である。
(4) 倫理委員会が設置されており，必要なときは事前に開催する。
【届出に関する事項】
(1) 無心体双胎焼灼術の施設基準に係る届出は，**別添2**（→Web版）の**様式71の4**を用いる。
(2) 医師が経験した当該手術の症例数が分かる書類を添付する。
(3) 倫理委員会の開催要綱（運営規定等）の写しを添付する。

→ **胎児輸血術（一連につき）及び臍帯穿刺に関する施設基準**（K910-5，K910-6）
(1) 産科又は産婦人科，小児科及び麻酔科を標榜し，それぞれの診療科において2名以上の医師が配置されており，そのうち1名以上は5年以上の経験を有する医師である。
(2) 超音波ガイド下の胎児治療に十分な治療経験を有し，2例以上の臍帯穿刺又は胎児輸血を経験した常勤の医師が配置されている。
(3) A303総合周産期特定集中治療室管理料の届出を行った保険医療機関である又は緊急帝王切開に対応できる体制を有しており，A302新生児特定集中治療室管理料の届出を行った保険医療機関である。
【届出に関する事項】 胎児輸血術（一連につき）又は臍帯穿刺に係る届出は，**別添2**（→Web版）の**様式52**及び**様式71の4**を用いる。

→ **体外式膜型人工肺管理料の施設基準**（K916）
(1) 下記のいずれかの施設基準に係る届出を行った保険医療機関である。
　ア　A300救命救急入院料
　イ　A301特定集中治療室管理料
　ウ　A301-4小児特定集中治療室管理料
(2) 当該保険医療機関内に専任の臨床工学技士が常時1名以上配置されている。
【届出に関する事項】 体外式膜型人工肺管理料の施設基準に係る届出は，**別添2**（→Web版）の**様式87の44**を用いる。

→ **医科点数表第2章第10部手術の通則4（性同一性障害の患者に対して行うものに限る）に掲げる手術の施設基準**
(1) 形成外科，泌尿器科又は産婦人科を標榜している一般病床を有する病院である。
(2) 当該保険医療機関に関連学会が認定する常勤又は非常勤の医師が1名以上配置されている。
(3) 当該保険医療機関において，医科点数第2章第10部手術の通則4（性同一性障害の患者に対して行うものに限る）に掲げる手術を合わせて20例以上実施している。ただし，当該保険医療機関において，形成外科，泌尿器科又は産婦人科について5年以上の経験を有し当該手術を合わせて20例以上実施した経験を有する関連学会が認定する常勤の医師が1名以上配置されている場合は，この限りではない。
(4) 関連学会のガイドラインを遵守している。
(5) 当該手術を実施する患者について，関連学会と連携の上，手術適応等の治療方針の決定及び術後の管理等を行っている。
【届出に関する事項】 医科点数表第2章第10部手術の通則4（性同一性障害の患者に対して行うものに限る）に掲げる手術の施設基準に係る届出は，**別添2**（→Web版）の**様式52**及び**様式87の20**を用いる。

事務連絡 **問1** 第2章第10部手術の通則4（性同一性障害の患者に対して行うものに限る）に掲げる手術について，「関連学会が認定する常勤又は非常勤の医師」における「関連学会」とは具体的には何を指すのか。
答 性同一性障害学会を指す。
問2 第2章第10部手術の通則4（性同一性障害の患者に対して行うものに限る）に掲げる手術について，「関連学会のガイドライン」とは具体的には何を指すのか。
答 日本精神神経学会の，性同一性障害に関する診断と治療のガイドラインを指す。
問3 第2章第10部手術の通則4（性同一性障害の患者に対して行うものに限る）に掲げる手術について，「当該手術を実施する患者について，関連学会と連携の上，手術適応等の治療方針の決定及び術後の管理等を行っていること」とは具体的には何を指すのか。
答 性同一性障害学会のデータベースに症例を登録し，手術適応等の治療方針の決定及び術後の管理等を行っていることを指す。
（平30.3.30）

2　医科点数表第2章第10部手術通則第5号及び第

6号並びに歯科点数表第2章第9部手術通則第4号に掲げる手術の施設基準

(1) 緊急事態に対応するための体制その他当該療養を行うにつき必要な体制が整備されていること。
(2) 当該保険医療機関内に当該療養を行うにつき必要な医師が配置されていること。
(3) 当該手術の1年間の実施件数を当該保険医療機関の見やすい場所に掲示していること。
(4) (3)の掲示事項について、原則として、ウェブサイトに掲載していること。
(5) 手術を受ける全ての患者に対して、それぞれの患者が受ける手術の内容が文書により交付され、説明がなされていること。

事務連絡 問　実施件数には、当該手術に関する領域の手術の実施件数を含めてよいか。
答　含められない。 (平14.4.24)
問2　手術を受けるすべての患者に対して、手術内容等を文書を用いて説明するとあるが、手術の部の「通則5」及び「6」に掲げる手術以外であっても説明が必要か。
答　文書による説明はすべての手術について実施する。
(平18.3.28、一部修正)

→ 医科点数表第2章第10部手術の通則の5及び6（歯科点数表第2章第9部手術の通則4を含む）に掲げる手術

1　手術を受ける全ての患者に対して、当該手術の内容、合併症及び予後等を文書を用いて詳しく説明を行い、併せて、患者から要望のあった場合、その都度手術に関して十分な情報を提供する。

2　患者への説明を要する全ての手術とは、手術の施設基準を設定されている手術だけではなく、当該医療機関において行われる全ての手術を対象とする。
なお、患者への説明は、図、画像、映像、模型等を用いて行うことも可能であるが、説明した内容については文書（書式様式は自由）で交付、診療録に添付する。また、患者への説明が困難な状況にあっては、事後の説明又は家族等関係者に説明を行っても差し支えない。ただし、その旨を診療録に記載する。

3　当該手術について、以下の区分ごとに前年（1月から12月まで）の手術件数を院内掲示する。

(1) 区分1に分類される手術
ア　頭蓋内腫瘍摘出術等〔頭蓋内腫瘍摘出術、頭蓋内腫瘍摘出術、経鼻的下垂体腫瘍摘出術、脳動脈瘤被包術、脳動脈瘤流入血管クリッピング、脳硬膜血管結紮術、脳動脈瘤頸部クリッピング、緊急穿頭血腫除去術、広範囲頭蓋底腫瘍切除・再建術、機能的定位脳手術、顕微鏡使用によるてんかん手術、脳刺激装置植込術、脊髄刺激装置植込術、脊髄刺激装置交換術及び脳神経手術（開頭して行うもの）をいう〕
イ　黄斑下手術等〔黄斑下手術、硝子体茎顕微鏡下離断術、増殖性硝子体網膜症手術、眼窩内腫瘍摘出術（表在性）、眼窩内腫瘍摘出術（深在性）、眼窩悪性腫瘍手術、眼窩内異物除去術（表在性）、眼窩内異物除去術（深在性）、眼筋移動術、毛様体腫瘍切除術及び脈絡膜腫瘍切除術をいう〕
ウ　鼓室形成手術等（鼓室形成手術、内耳窓閉鎖術、経耳的聴神経腫瘍摘出術及び経迷路的内耳道開放術をいう）
エ　肺悪性腫瘍手術等〔肺悪性腫瘍手術、胸腔鏡下肺悪性腫瘍手術、肺切除術、胸壁悪性腫瘍摘出術、醸膿胸膜、胸膜胼胝切除術（通常のものと胸腔鏡下のもの）、胸膜外肺剥皮術、胸腔鏡下膿胸腔掻爬術、膿胸腔有茎筋弁充填術、膿胸腔有茎大網充填術、胸郭形成手術（膿胸手術の場合）及び気管支形成手術をいう〕
オ　経皮的カテーテル心筋焼灼術、肺静脈隔離術

(2) 区分2に分類される手術
ア　靱帯断裂形成手術等〔靱帯断裂形成手術、関節鏡下靱帯断裂形成手術、観血的関節授動術、関節鏡下関節授動術、関節鏡下肩関節授動術（関節鏡下肩腱板断裂手術を伴うもの）、骨悪性腫瘍手術及び脊椎、骨盤悪性腫瘍手術をいう〕
イ　水頭症手術等（水頭症手術、髄液シャント抜去術、脳血管内手術及び経皮的脳血管形成術をいう）
ウ　鼻副鼻腔悪性腫瘍手術等〔涙嚢鼻腔吻合術、鼻副鼻腔悪性腫瘍手術、経鼻内視鏡下鼻副鼻腔悪性腫瘍手術（頭蓋底郭清、再建を伴うものを除く）及び上咽頭悪性腫瘍手術をいう〕
エ　尿道形成手術等〔尿道下裂形成手術、陰茎形成術、前立腺悪性腫瘍手術、尿道上裂形成手術、尿道狭窄グラフト再建術、尿道形成術、経皮的尿路結石除去術、経皮的腎盂腫瘍切除術、膀胱単純摘除術及び膀胱悪性腫瘍手術（経尿道的手術を除く）をいう〕
オ　角膜移植術
カ　肝切除術等〔腹腔鏡下胆嚢悪性腫瘍手術（胆嚢床切除を伴うもの）、肝切除術、腹腔鏡下肝切除術、移植用部分肝採取術（生体）（腹腔鏡によるもの）、膵体尾部腫瘍切除術、腹腔鏡下膵頭部腫瘍切除術、膵頭部腫瘍切除術、骨盤内臓全摘術（通常のものと腹腔鏡下のもの）、胆管悪性腫瘍手術、肝門部胆管悪性腫瘍手術及び副腎悪性腫瘍手術をいう〕
キ　子宮附属器悪性腫瘍手術等〔子宮附属器悪性腫瘍手術（両側）、卵管鏡下卵管形成術、腟壁悪性腫瘍手術、造腟術、腟閉鎖症術（拡張器利用によるものを除く）、女子外性器悪性腫瘍手術及び子宮鏡下子宮内膜焼灼術をいう〕

(3) 区分3に分類される手術
ア　上顎骨形成術等（顔面神経麻痺形成手術、上顎骨形成術、頬骨変形治癒骨折矯正術及び顔面多発骨折観血的手術をいう）
イ　上顎骨悪性腫瘍手術等（耳下腺悪性腫瘍手術、上顎骨悪性腫瘍手術、喉頭、下咽頭悪性腫瘍手術、舌悪性腫瘍手術及び口腔、顎、顔面悪性腫瘍切除術をいう）
ウ　バセドウ甲状腺全摘（亜全摘）術（両葉）
エ　母指化手術等〔自家遊離複合組織移植術（顕微鏡下血管柄付きのもの）、神経血管柄付植皮術（手・足）、母指化手術及び指移植手術をいう〕
オ　内反足手術等（内反足手術及び先天性気管狭窄症手術をいう）
カ　食道切除再建術等〔食道切除再建術、食道腫瘍摘出術（開胸又は開腹手術によるもの、腹腔鏡下、縦隔鏡下又は胸腔鏡下によるもの）、食道悪性腫瘍手術（単に切除のみのもの）、食道悪性腫瘍手術（消化管再建手術を併施するもの）、喉頭温存頸部食道悪性腫瘍手術（消化管再建手術を併施するもの）、食道切除後2次の再建術、食道裂孔ヘルニア手術及び腹腔鏡下食道裂孔ヘルニア手術をいう〕
キ　同種死体腎移植術等〔移植用腎採取術（生体）、腹腔鏡下移植用腎採取術（生体）、同種死体腎移植術及び生体腎移植術をいう〕

(4) 区分4に分類される手術
胸腔鏡下交感神経節切除術（両側）、漏斗胸手術（胸腔鏡によるもの）、胸腔鏡下試験開胸術、胸腔鏡下試験切除術、胸腔鏡下胸管結紮術（乳糜胸手術）、胸腔鏡下縦隔切開術、胸腔鏡下拡大胸腺摘出術、胸腔鏡下縦隔悪性腫瘍手術、胸腔鏡下肺切除術、胸腔鏡下良性縦隔腫瘍手術、胸腔鏡下良性胸壁腫瘍手術、胸腔鏡下肺縫縮術、胸腔鏡下食道憩室切除術、腹腔鏡下食道憩室切除術、胸腔鏡下先天性食道閉鎖症根治手術、胸腔鏡下食道悪性腫瘍手術、縦隔鏡下食道悪性腫瘍手術、腹腔鏡下食道アカラシア形成手術、腹腔鏡下食道静脈瘤手術（胃上部血行遮断術）、胸腔鏡下（腹腔鏡下を含む）横隔膜縫合術、胸腔鏡下心膜開窓術、心腫瘍摘出術、心腔内粘液腫摘出術（胸腔鏡下によるものに限る）、不整脈手術〔左心耳閉鎖術（胸腔鏡下によるものに限る）に限る〕、腹腔鏡下リンパ節群郭

清術（骨盤及び側方に限る），腹腔鏡下ヘルニア手術，腹腔鏡下鼠径ヘルニア手術（両側），腹腔鏡下連続携行式腹膜灌流用カテーテル腹腔内留置術，腹腔鏡下試験開腹術，腹腔鏡下試験切除術，腹腔鏡下汎発性腹膜炎手術，腹腔鏡下大網，腸間膜，後腹膜腫瘍摘出術，腹腔鏡下胃，十二指腸潰瘍穿孔縫合術，腹腔鏡下胃吊上げ固定術（胃下垂症手術），胃捻転症手術，腹腔鏡下胃局所切除術，腹腔鏡下胃切除術，腹腔鏡下噴門側胃切除術，腹腔鏡下胃全摘術，腹腔鏡下食道下部迷走神経切断術（幹迷切），腹腔鏡下食道下部迷走神経選択的切除術，腹腔鏡下胃腸吻合術，腹腔鏡下幽門形成術，腹腔鏡下噴門形成術，腹腔鏡下食道噴門部縫縮術，腹腔鏡下胆管切開結石摘出術，腹腔鏡下胆嚢摘出術，腹腔鏡下総胆管拡張症手術，腹腔鏡下肝嚢胞切開術，腹腔鏡下脾固定術，腹腔鏡下脾摘出術，腹腔鏡下腸管癒着剥離術，腹腔鏡下腸重積症整復術，腹腔鏡下小腸切除術，腹腔鏡下虫垂切除術，腹腔鏡下結腸切除術，腹腔鏡下結腸悪性腫瘍切除術，腹腔鏡下全結腸・直腸切除嚢肛門吻合術，腹腔鏡下人工肛門造設術，腹腔鏡下腸瘻，虫垂瘻造設術，腹腔鏡下腸閉鎖症手術，腹腔鏡下人工肛門閉鎖術（悪性腫瘍に対する直腸切除術後のものに限る），腹腔鏡下腸回転異常症手術，腹腔鏡下先天性巨大結腸症手術，腹腔鏡下直腸切除・切断術，腹腔鏡下直腸脱手術，腹腔鏡下鎖肛手術（腹会陰，腹仙骨式），腹腔鏡下副腎摘出術，腹腔鏡下副腎髄質腫瘍摘出術（褐色細胞腫），腹腔鏡下副腎悪性腫瘍手術，腹腔鏡下腎部分切除術，腹腔鏡下腎嚢胞切除縮小術，腹腔鏡下腎嚢胞切除術，腹腔鏡下腎摘出術，腹腔鏡下腎（尿管）悪性腫瘍手術，腹腔鏡下腎盂形成手術，腹腔鏡下移植用腎採取術（生体），腹腔鏡下膀胱部分切除術，腹腔鏡下膀胱脱手術，腹腔鏡下尿膜管摘出術，腹腔鏡下膀胱内手術，腹腔鏡下尿失禁手術，腹腔鏡下内精巣静脈結紮術，腹腔鏡下腹腔内停留精巣陰嚢内固定術，腹腔鏡下停留精巣内精巣動静脈結紮術，腹腔鏡下造腟術，腹腔鏡下腟断端挙上術，腹腔鏡下子宮内膜症病巣除去術，腹腔鏡下子宮筋腫摘出（核出）術，腹腔鏡下子宮腟上部切断術，腹腔鏡下式子宮全摘術，腹腔鏡下広靱帯内腫瘍摘出術，子宮附属器癒着剥離術（両側）（腹腔鏡によるもの），卵巣部分切除術（腟式を含む）（腹腔鏡によるもの），卵管結紮術（腟式を含む）（両側）（腹腔鏡によるものに限る），卵管口切開術（腹腔鏡によるもの），腹腔鏡下多嚢胞性卵巣焼灼術，子宮附属器腫瘍摘出術（両側）（腹腔鏡によるもの），卵管全摘除術，卵管腫瘤全摘除術，子宮卵管留血腫手術（両側）（腹腔鏡によるもの），腹腔鏡下卵管形成術，子宮外妊娠手術（腹腔鏡によるもの），性腺摘出術（腹腔鏡によるもの）

(5) その他の区分
ア 人工関節置換術及び人工股関節置換術（手術支援装置を用いるもの）
イ 1歳未満の乳児に対する先天性食道閉鎖症根治術，胸腔鏡下先天性食道閉鎖症根治術，胸腹裂孔ヘルニア手術，経皮的肺動脈穿通・拡大術，単心室症又は三尖弁閉鎖症手術（心室中隔造成術），大血管転位症手術，左心低形成症候群手術（ノルウッド手術），先天性胆道閉鎖症手術，肝切除術，鎖肛手術（仙骨会陰式及び腹仙骨式），仙尾部奇形腫手術，副腎悪性腫瘍手術及び腎（尿管）悪性腫瘍手術（以下「乳児外科施設基準対象手術」という）
ウ ペースメーカー移植術及びペースメーカー交換術
エ 冠動脈，大動脈バイパス移植術（人工心肺を使用しないものを含む）及び体外循環を要する手術
オ 経皮的冠動脈形成術，経皮的冠動脈粥腫切除術及び経皮的冠動脈ステント留置術

4 3の掲示事項について，原則として，ウェブサイトに掲載している。自ら管理するホームページ等を有しない場合については，この限りではない。

5 同種死体腎移植術等〔移植用腎採取術（生体），腹腔鏡下移植用腎採取術（生体），同種死体腎移植術及び生体腎移植術をいう〕の実施に当たっては，臓器の移植に関する法律の運用に関する指針（ガイドライン），世界保健機関「ヒト臓器移植に関する指針」，国際移植学会倫理指針，日本移植学会倫理指針，日本移植学会「生体腎移植実施までの手順」を遵守している。

6 3の(1)区分1から(3)区分3までに分類される手術であって胸腔鏡又は腹腔鏡を用いる手術及び3の(4)区分4に分類される手術の実施に当たっては，次のいずれにも該当する。
(1) 速やかに開胸手術や開腹手術に移行できる体制を整えている。
(2) 関連学会から示されているガイドライン等を踏まえ，手術適応等の治療方針についての検討を適切に実施する。
(3) 胸腔鏡又は腹腔鏡を用いる手術について十分な経験を有する医師が配置されている。

【届出に関する事項】
(1) 当該施設基準を満たしていればよく，特に地方厚生（支）局長に対して，届出を行う必要はない。
(2) 同種死体腎移植術等〔移植用腎採取術（生体），腹腔鏡下移植用腎採取術（生体），同種死体腎移植術及び生体腎移植術をいう〕の実施に当たっては，臓器の移植に関する法律の運用に関する指針（ガイドライン），世界保健機関「ヒト臓器移植に関する指針」，国際移植学会倫理指針，日本移植学会倫理指針，日本移植学会「生体腎移植実施までの手順」を遵守する旨の文書（様式任意）を添付する。
(3) 令和7年5月31日までの間に限り，4に該当するものとみなす。

2の2 手術の休日加算1，時間外加算1及び深夜加算1の施設基準

(1) 休日，保険医療機関の表示する診療時間以外の時間及び深夜の手術に対応するための十分な体制が整備されていること。
(2) 急性期医療に係る実績を相当程度有している病院であること。
(3) 病院勤務医の負担の軽減及び処遇の改善に資する体制が整備されていること。

→ 手術の休日加算1，時間外加算1及び深夜加算1の施設基準及び届出に関する事項
処置の休日加算1，時間外加算1及び深夜加算1 (p.1425)の例による。この場合において，同1中「処置」とあるのは，「手術」と読み替える。

（事務連絡） 問 処置の「通則5」及び手術の「通則12」に掲げる休日加算1，時間外加算1及び深夜加算1の施設基準通知に，「当直等を行った日が年間12日以内であること」とあるが，12日とは，診療科単位と考えて良いか。
答 上記要件は，2022年改定により，「診療科の各医師について年間4日以内」等に変更された。
(平26.11.5，一部修正)

2の3 医科点数表第2章第10部手術通則第16号に掲げる手術における適合していない場合には所定点数の100分の80に相当する点数により算定することとなる施設基準

(1) 摂食機能に係る療養を行うにつき相当の実績を有していること。
(2) 摂食機能に係る療養を行うにつき十分な体制が整備されていること。

→ 該当しない場合は所定点数の100分の80に相当する点数を算定することとなる施設基準
次のいずれかに該当する。
(1) 胃瘻造設術（内視鏡下胃瘻造設術，腹腔鏡下胃瘻造設術を含む）（以下「胃瘻造設術」という）を実施した症例数（K664-3薬剤投与用胃瘻造設術の症例数及び頭頸部悪性腫瘍患

者に対して行った胃瘻造設術の症例数を除く。ただし，薬剤投与用の胃瘻から栄養剤投与を行った場合は，その時点で当該症例数に計上する）が１年間に50未満である。
(2) 胃瘻造設術を実施した症例数（K664-3薬剤投与用胃瘻造設術の症例数及び頭頸部悪性腫瘍患者に対して行った胃瘻造設術の症例数を除く。ただし，薬剤投与用の胃瘻から栄養剤投与を行った場合は，その時点で当該症例数に計上する）が１年間に50以上である場合であって，以下のア又はイのいずれも満たしている。
  ア 当該保険医療機関において胃瘻造設術を行う全ての患者（以下の①から⑥までに該当する患者を除く）に対して，事前に嚥下造影又は内視鏡下嚥下機能検査を行っている。
    ① 消化器疾患等の患者であって，減圧ドレナージ目的で胃瘻造設を行う患者
    ② 炎症性腸疾患の患者であって，成分栄養剤の経路として胃瘻造設が必要な患者
    ③ 食道，胃噴門部の狭窄，食道穿孔等の食道や胃噴門部の疾患によって胃瘻造設が必要な患者
    ④ 意識障害等がある場合，認知症等で検査上の指示が理解できない場合，誤嚥性肺炎を繰り返す場合等嚥下造影又は内視鏡下嚥下機能検査の実施が危険であると判断される患者（ただし，意識障害が回復し，安全に嚥下造影又は内視鏡下嚥下機能検査の実施が可能と判断された場合は，速やかに実施する）
    ⑤ 顔面外傷により嚥下が困難な患者
    ⑥ 筋萎縮性側索硬化症，多系統萎縮症，脊髄小脳変性症又は６歳未満の乳幼児であって，明らかに嚥下が困難と判断される患者
  イ 以下の①又は②のいずれかを満たしている。
    ① 経口摂取以外の栄養方法を使用している患者であって，以下の(ｱ)又は(ｲ)のいずれかに該当する患者（転院又は退院した患者を含む）の合計数（ウに該当する患者を除く）の３割５分以上について，鼻腔栄養を導入した日又は胃瘻を造設した日から起算して１年以内に栄養方法が経口摂取のみである状態へ回復させている。
      (ｱ) 他の保険医療機関等から紹介された患者で，鼻腔栄養又は胃瘻を使用している者であって，当該保険医療機関において，摂食機能療法を実施した患者
      (ｲ) 当該保険医療機関で新たに鼻腔栄養を導入又は胃瘻を造設した患者
    ② 当該保険医療機関において胃瘻造設術を行う全ての患者に対して，以下(ｱ)及び(ｲ)のいずれも実施している。
      (ｱ) 胃瘻造設術を行う患者に対し多職種による術前カンファレンスを行っている。なお，カンファレンスの出席者については，当該患者を担当する医師１名，当該手術を実施する診療科に属する医師１名，リハビリテーション医療に関する経験を３年以上有する医師，耳鼻咽喉科に関する経験を３年以上有する医師又は神経内科に関する経験を３年以上有する医師のうち１名の合計３名以上の出席を必須とし，その他歯科医師，看護師，言語聴覚士，管理栄養士などが参加することが望ましい。また，カンファレンスを実施した際には，当該カンファレンスの概要及び出席者を**診療録**に記載している。更に，当該カンファレンスに出席した医師については，その診療科名及び経験年数も記録している。
      (ｲ) 胃瘻造設術を行う患者に対し，当該患者の臨床症状，検査所見及び経口摂取回復の見込み等を記した計画書を作成し，本人又はその家族等に十分に説明を行った上で胃瘻造設術を実施している。
  ウ 以下の①から⑥までの患者はイの①の合計数には含まないものとする。
    ① 鼻腔栄養を導入した日又は胃瘻を造設した日から起算して１年以内に死亡した患者（栄養方法が経口摂取のみの状態に回復した患者を除く）
    ② 鼻腔栄養を導入した日又は胃瘻を造設した日から起算して１か月以内に栄養方法が経口摂取のみである状態へ回復した患者
    ③ (2)イ①の(ｱ)に該当する患者であって，当該保険医療機関に紹介された時点で，鼻腔栄養を導入した日又は胃瘻を造設した日から起算して１年以上が経過している患者
    ④ 消化器疾患等の患者であって，減圧ドレナージ目的で胃瘻造設を行う患者
    ⑤ 炎症性腸疾患の患者であって，成分栄養剤の経路として胃瘻造設が必要な患者
    ⑥ 食道，胃噴門部の狭窄，食道穿孔等の食道や胃噴門部の疾患によって胃瘻造設が必要な患者
(3) (2)イの①でいう「栄養方法が経口摂取のみである状態」とは，以下のア又はイの状態をいう。
  ア 鼻腔栄養の患者にあっては，経鼻経管を抜去した上で，１か月以上にわたって栄養方法が経口摂取のみである状態。
  イ 胃瘻を造設している患者にあっては，胃瘻抜去術又は胃瘻閉鎖術を実施しており，かつ，１か月以上にわたって栄養方法が経口摂取のみである状態。
(4) 栄養方法が経口摂取である状態に回復した日とは，鼻腔栄養の患者にあっては，経鼻経管を抜去した日，胃瘻の患者にあっては，胃瘻抜去術又は胃瘻閉鎖術を実施した日とする。ただし，(3)の条件を満たすこと。

【届出に関する事項】 胃瘻造設術に係る届出は別添２（→Web版）の様式43の４及び様式43の５を用いる。

事務連絡 問１ 施設基準通知第79の３（医科点数表第２章第10部手術の通則の16に掲げる手術）について，「K664-3薬剤投与用胃瘻造設術の症例数及び頭頸部悪性腫瘍患者に対して行った胃瘻造設術の症例数を除く。ただし，薬剤投与用の胃瘻から栄養剤投与を行った場合は，その時点で当該症例数に計上する」とあるが，様式43の５の「胃瘻造設の実施年月日」欄には何を記載すればよいか。
答 薬剤投与用として造設した胃瘻から栄養剤投与を開始した日付を記載する。 (平30.3.30)

問２ 「通則16」に掲げる手術の施設基準におけるカンファレンス要件について，主治の医師が，「リハビリテーション医療に関する経験を３年以上有する医師，耳鼻咽喉科に関する経験を３年以上有する医師又は神経内科に関する経験を３年以上有する医師」である場合，当該患者を担当する医師と兼務することができるか。また，この場合，カンファレンスの出席者は，当該手術を実施する診療科に属する医師と併せて少なくとも２名が出席することとして良いか。
答 そのとおり。 (平28.3.31)

２の４ 医科点数表第２章第10部手術通則第17号に掲げる手術

医科点数表の人工関節置換術，人工股関節置換術（手術支援装置を用いるもの）若しくは人工関節再置換術（股関節に対して実施したものに限る），第６款（顔面・口腔・頸部），第７款（胸部）及び第９款（腹部）に掲げる悪性腫瘍手術若しくは第８款〔心・脈管（動脈及び静脈を除く）〕に掲げる手術をそれぞれ全身麻酔下で実施した場合又は造血幹細胞移植を実施した場合

２の５ 医科点数表第２章第10部手術通則第18号に掲げる手術の施設基準等

(1) 通則
  緊急事態に対応するための体制その他当該療養を行うにつき必要な体制が整備されていること。
(2) 鏡視下咽頭悪性腫瘍手術（軟口蓋悪性腫瘍手術を含む），鏡視下喉頭悪性腫瘍手術，胸腔鏡下拡大胸腺摘出術，胸腔鏡下縦隔悪性腫瘍手術，胸腔鏡下肺切

除術(区域切除及び肺葉切除又は1肺葉を超えるものに限る),胸腔鏡下良性縦隔腫瘍手術,胸腔鏡下肺悪性腫瘍手術(区域切除及び肺葉切除又は1肺葉を超えるものに限る),胸腔鏡下食道悪性腫瘍手術,縦隔鏡下食道悪性腫瘍手術,胸腔鏡下弁形成術,胸腔鏡下弁置換術,腹腔鏡下胃切除術(単純切除術に限る),腹腔鏡下噴門側胃切除術(単純切除術に限る),腹腔鏡下胃全摘術(単純切除術に限る),腹腔鏡下総胆管拡張症手術,腹腔鏡下肝切除術,腹腔鏡下膵体尾部腫瘍切除術,腹腔鏡下膵頭部腫瘍切除術,腹腔鏡下結腸悪性腫瘍切除術,腹腔鏡下直腸切除・切断術,腹腔鏡下副腎摘出術,腹腔鏡下副腎髄質腫瘍摘出術(褐色細胞腫),腹腔鏡下腎盂形成手術,腹腔鏡下膀胱悪性腫瘍手術,腹腔鏡下腟断端挙上術,腹腔鏡下仙骨腟固定術,腹腔鏡下腟式子宮全摘術,腹腔鏡下子宮悪性腫瘍手術(子宮体がんに限る)の施設基準
 イ 当該療養を行うにつき十分な専用施設を有している病院であること。
 ロ 当該保険医療機関内に当該療養を行うにつき必要な医師及び看護師が配置されていること。
 ハ 医療安全対策加算1に係る届出を行っている保険医療機関であること。

(事務連絡) 問1 施設基準において,手術の実施件数に係る要件について,内視鏡手術用支援機器を用いて行った場合にも算定できることとされている手術については,内視鏡を用いて行った実績と内視鏡手術用支援機器を用いて行った実績とを合算して届け出てよいか。
 例 K657-2腹腔鏡下胃全摘術について,腹腔鏡を用いた実績が5例,内視鏡手術用支援機器を用いた実績が5例の場合は,腹腔鏡下胃全摘術及び腹腔鏡下胃全摘術(内視鏡手術用支援機器を用いる場合)に係る実績はどのように計算すればよいか。
答 別に規定する場合を除き,内視鏡を用いて行った実績と内視鏡手術用支援機器を用いて行った実績とを合算してよい。ただし,「内視鏡手術用支援機器を用いる場合」に係る実績については,当該手術の実績のみで届け出る。
 例の場合については,腹腔鏡下胃全摘術に係る実績は10例,腹腔鏡下胃全摘術(内視鏡手術用支援機器を用いる場合)に係る実績は5例とする。 (令2.3.31)
問2 K504-2,K513-2,K514-2の3,K529-2,K554-2,K655-2,K655-5,K657-2,K740-2,K803-2,K877-2及びK879-2(子宮体がんに限る)に掲げる手術を内視鏡手術用支援機器を用いて行う場合の施設基準における「当該手術を実施する患者について,関連学会と連携の上,手術適応等の治療方針の決定及び術後の管理等を行っていること」とは具体的には何を指すのか。
答 日本外科学会等のデータベースであるNational Clinical Databaseに症例を登録し,手術適応等の治療方針の決定及び術後の管理等を行っていることを指す。
問3 National Clinical Databaseが症例登録の受付を開始する前に,K504-2,K513-2,K514-2の3,K529-2,K554-2,K655-2,K655-5,K657-2,K740-2,K803-2,K877-2及びK879-2(子宮体がんに限る)に掲げる手術を内視鏡手術用支援機器を用いて行う場合は,National Clinical Databaseが症例登録の受付を開始した時点で,症例の登録を行うこととしてよいか。
答 差し支えない。 (平30.3.30)

→ 鏡視下咽頭悪性腫瘍手術(軟口蓋悪性腫瘍手術を含む)(内視鏡手術用支援機器を用いる場合)及び鏡視下喉頭悪性腫瘍手術(内視鏡手術用支援機器を用いる場合)に関する施設基準(K374-2,K394-2)
(1) 耳鼻咽喉科又は頭頸部外科並びに放射線科及び麻酔科を標榜している病院である。

(2) 耳鼻咽喉科又は頭頸部外科について10年以上の経験を有しており,以下のア又はイの手術を術者として,合わせて3例以上実施した経験を有する常勤の医師が1名以上配置されている。
 ア 鏡視下咽頭悪性腫瘍手術(軟口蓋悪性腫瘍手術を含む)(内視鏡手術用支援機器を用いる場合)
 イ 鏡視下喉頭悪性腫瘍手術(内視鏡手術用支援機器を用いる場合)
(3) 耳鼻咽喉科又は頭頸部外科について専門の知識及び5年以上の経験を有する常勤の医師が2名以上配置されており,そのうち1名以上が10年以上の経験を有する。
(4) 麻酔科の標榜医が配置されている。
(5) 当該保険医療機関において,咽頭悪性腫瘍又は喉頭悪性腫瘍に係る手術(K374,K374-2,K394,K394-2又はK395)が1年間に合わせて10例以上実施されている。
(6) 緊急手術の体制が整備されている。
(7) 常勤の臨床工学技士が1名以上配置されている。
(8) 当該手術に用いる機器について,保守管理の計画を作成し,適切に保守管理がなされている。
(9) 当該手術を実施する患者について,関連学会と連携の上,手術適応等の治療方針の決定及び術後の管理等を行っている。
【届出に関する事項】
(1) (略)
(2) 鏡視下咽頭悪性腫瘍手術(軟口蓋悪性腫瘍手術を含む)(内視鏡手術用支援機器を用いる場合)及び鏡視下喉頭悪性腫瘍手術(内視鏡手術用支援機器を用いる場合)に係る届出は,別添2(→Web版)の様式87の30及び様式52を用いる。
(事務連絡) 問 K374-2鏡視下咽頭悪性腫瘍手術(軟口蓋悪性腫瘍手術を含む)(内視鏡手術用支援機器を用いる場合)及びK394-2鏡視下喉頭悪性腫瘍手術(内視鏡手術用支援機器を用いる場合)の施設基準における「関連学会と連携」とは,具体的にはどのようなことを指すのか。
答 現時点では,日本頭頸部外科学会のデータベースである「咽喉頭癌に対するロボット支援手術症例レジストリ」に症例登録することを指す。 (令4.7.26)

→ 鏡視下喉頭悪性腫瘍手術に関する施設基準(K394-2)
(1) 耳鼻咽喉科又は頭頸部外科を標榜している病院である。
(2) 耳鼻咽喉科又は頭頸部外科について10年以上の経験を有し,K374咽頭悪性腫瘍手術(軟口蓋悪性腫瘍手術を含む)又はK394喉頭悪性腫瘍手術の術者として合わせて5例以上実施した経験及びK374-2鏡視下咽頭悪性腫瘍手術(軟口蓋悪性腫瘍手術を含む)又はK394-2鏡視下喉頭悪性腫瘍手術を術者として3例以上実施した経験を有している常勤の医師が1名以上配置されている。
(3) 緊急手術の体制が整備されている。
【届出に関する事項】 鏡視下喉頭悪性腫瘍手術に係る届出は,別添2(→Web版)の様式56の7及び様式52を用いる。

→ 胸腔鏡下拡大胸腺摘出術(内視鏡手術用支援機器を用いる場合)の施設基準(K502-5)
(1) 呼吸器外科及び麻酔科を標榜している病院である。
(2) 以下のアからエまでの手術を術者として,合わせて10例以上実施した経験を有する常勤の医師が1名以上配置されている。
 ア 胸腔鏡下拡大胸腺摘出術(内視鏡手術用支援機器を用いる場合)
 イ 胸腔鏡下縦隔悪性腫瘍手術(内視鏡手術用支援機器を用いる場合)
 ウ 胸腔鏡下良性縦隔腫瘍手術(内視鏡手術用支援機器を用いる場合)
 エ 胸腔鏡下肺悪性腫瘍手術(区域切除及び肺葉切除又は1肺葉を超えるものに限る)(内視鏡手術用支援機器を用いる場合)
(3) 当該保険医療機関において,胸腺関連疾患に係る手術

年間5例以上施行しており，このうち当該手術又は胸腔鏡下手術を3例以上実施している。
(4) 5年以上の呼吸器外科の経験及び専門的知識を有する常勤の医師が2名以上配置されており，そのうち1名以上は10年以上の呼吸器外科の経験を有している。
(5) 緊急手術が実施可能な体制が整備されている。
(6) 常勤の臨床工学技士が1名以上配置されている。
(7) 当該手術に用いる機器について，保守管理の計画を作成し，適切に保守管理がなされている。
(8) 当該手術を実施する患者について，関連学会と連携の上，手術適応等の治療方針の決定及び術後の管理等を行っている。
(9) 関連学会の定める指針に基づき，当該手術が適切に実施されている。

【届出に関する事項】 胸腔鏡下拡大胸腺摘出術（内視鏡手術用支援機器を用いる場合）の施設基準に係る届出は，別添2（→Web版）の様式52及び様式87の22を用いる。

→ **胸腔鏡下縦隔悪性腫瘍手術及び胸腔鏡下良性縦隔腫瘍手術（内視鏡手術用支援機器を用いる場合）の施設基準**（K504-2，K513-2）
(1) 呼吸器外科及び麻酔科を標榜している病院である。
(2) 以下のアからエまでの手術を術者として，合わせて5例以上実施した経験を有する常勤の医師が1名以上配置されている。
　ア　胸腔鏡下縦隔悪性腫瘍手術（内視鏡手術用支援機器を用いる場合）
　イ　胸腔鏡下良性縦隔腫瘍手術（内視鏡手術用支援機器を用いる場合）
　ウ　胸腔鏡下肺悪性腫瘍手術（区域切除及び肺葉切除又は1肺葉を超えるものに限る）（内視鏡手術用支援機器を用いる場合）
　エ　胸腔鏡下拡大胸腺摘出術（内視鏡手術用支援機器を用いる場合）
(3) 当該保険医療機関において，縦隔腫瘍に係る手術を年間10例以上施行しており，このうち当該手術又は胸腔鏡下手術を年間5例以上実施している。
(4) 5年以上の呼吸器外科の経験及び専門的知識を有する常勤の医師が2名以上配置されており，そのうち1名以上は10年以上の呼吸器外科の経験を有している。
(5) 緊急手術が実施可能な体制が整備されている。
(6) 常勤の臨床工学技士が1名以上配置されている。
(7) 当該手術に用いる機器について，保守管理の計画を作成し，適切に保守管理がなされている。
(8) 当該手術を実施する患者について，関連学会と連携の上，手術適応等の治療方針の決定及び術後の管理等を行っている。
(9) 関連学会の定める指針に基づき，当該手術が適切に実施されている。

【届出に関する事項】 胸腔鏡下縦隔悪性腫瘍手術及び胸腔鏡下良性縦隔腫瘍手術（内視鏡手術用支援機器を用いる場合）の施設基準に係る届出は，別添2（→Web版）の様式52及び様式87の8を用いる。

→ **胸腔鏡下肺切除術（区域切除及び肺葉切除術又は1肺葉を超えるものに限る）（内視鏡手術用支援機器を用いる場合）の施設基準**（K513）
(1) 呼吸器外科及び麻酔科を標榜している保険医療機関である病院である。
(2) 胸腔鏡下肺悪性腫瘍手術（区域切除及び肺葉切除又は1肺葉を超えるものに限る）（内視鏡手術用支援機器を用いる場合）又は胸腔鏡下肺切除術（区域切除及び肺葉切除術又は1肺葉を超える場合）（内視鏡手術用支援機器を用いる場合）の手術を術者として，合わせて10例以上実施した経験を有する常勤の医師が配置されている。
(3) 当該保険医療機関において，肺良性腫瘍，炎症性肺疾患及び肺悪性腫瘍に係る手術を年間50例以上実施しており，このうち胸腔鏡下手術を年間20例以上実施している。
(4) 5年以上の呼吸器外科の経験及び専門的知識を有する常勤の医師が2名以上配置されており，そのうち1名以上は10年以上の呼吸器外科の経験を有している。
(5) 緊急手術が実施可能な体制が整備されている。
(6) 麻酔科標榜医が配置されている。
(7) 常勤の臨床工学技士が配置されている。
(8) 当該手術に用いる機器について，保守管理の計画を作成し，適切に保守管理がなされている。
(9) 当該手術を実施する患者について，関連学会と連携の上，手術適応等の治療方針の決定及び術後の管理等を行っている。
(10) 関連学会が定める指針に基づき，当該手術が適切に実施されている。

【届出に関する事項】 胸腔鏡下肺悪性腫瘍手術（区域切除及び肺葉切除又は1肺葉を超えるものに限る）（内視鏡手術用支援機器を用いる場合）の施設基準に係る届出は，別添2（→Web版）の様式52及び様式87の17を用いる。

→ **胸腔鏡下肺悪性腫瘍手術（区域切除及び肺葉切除又は1肺葉を超えるものに限る）（内視鏡手術用支援機器を用いる場合）の施設基準**（K514-2）
(1) 呼吸器外科及び麻酔科を標榜している病院である。
(2) 胸腔鏡下肺悪性腫瘍手術（区域切除及び肺葉切除又は1肺葉を超えるものに限る）（内視鏡手術用支援機器を用いる場合）の手術を術者として，合わせて10例以上実施した経験を有する常勤の医師が1名以上配置されている。
(3) 当該保険医療機関において，肺悪性腫瘍に係る手術を年間50例以上実施されており，このうち胸腔鏡下手術を年間20例以上実施している。
(4) 5年以上の呼吸器外科の経験及び専門的知識を有する常勤の医師が2名以上配置されており，そのうち1名以上は10年以上の呼吸器外科の経験を有している。
(5) 緊急手術が実施可能な体制が整備されている。
(6) 麻酔科標榜医が配置されている。
(7) 常勤の臨床工学技士が1名以上配置されている。
(8) 当該手術に用いる機器について，保守管理の計画を作成し，適切に保守管理がなされている。
(9) 当該手術を実施する患者について，関連学会と連携の上，手術適応等の治療方針の決定及び術後の管理等を行っている。
(10) 関連学会の定める指針に基づき，当該手術が適切に実施されている。

【届出に関する事項】 胸腔鏡下肺悪性腫瘍手術（区域切除及び肺葉切除又は1肺葉を超えるものに限る）（内視鏡手術用支援機器を用いる場合）の施設基準に係る届出は，別添2（→Web版）の様式52及び様式87の17を用いる。

→ **胸腔鏡下食道悪性腫瘍手術（内視鏡手術用支援機器を用いる場合）に関する施設基準**（K529-2）
(1) 外科又は消化器外科，消化器内科，放射線科及び麻酔科を標榜している病院である。
(2) 当該保険医療機関において，以下のアからエまでの手術を合わせて年間10例以上実施しており，このうちウ又はエの手術を合わせて年間10例以上実施している。
　ア　食道悪性腫瘍手術（単に切除のみのもの）
　イ　食道悪性腫瘍手術（消化管再建手術を併施するもの）
　ウ　胸腔鏡下食道悪性腫瘍手術
　エ　縦隔鏡下食道悪性腫瘍手術
(3) 外科又は消化器外科について専門の知識及び5年以上の経験を有する常勤の医師が2名以上配置されており，そのうち1名以上が外科又は消化器外科について10年以上の経験を有する。
(4) 緊急手術が実施可能な体制が整備されている。
(5) 常勤の臨床工学技士が1名以上配置されている。
(6) 当該手術に用いる機器について，保守管理の計画を作成し，適切に保守管理がなされている。

(7) 当該手術を実施する患者について，関連学会と連携の上，手術適応等の治療方針の決定及び術後の管理等を行っている。
(8) 関係学会から示されている指針に基づき，当該手術が適切に実施されている。

【届出に関する事項】 胸腔鏡下食道悪性腫瘍手術（内視鏡手術用支援機器を用いる場合）の施設基準に係る届出は，**別添2**（→Web版）の**様式52**及び**様式87の10**を用いる。

→ 縦隔鏡下食道悪性腫瘍手術（内視鏡手術用支援機器を用いる場合）に関する施設基準（K 529-3）
(1) 外科又は消化器外科，消化器内科，放射線科及び麻酔科を標榜している病院である。
(2) 当該保険医療機関において，以下のアからエまでの手術を合わせて年間10例以上実施しており，このうちウ又はエの手術を合わせて年間10例以上実施している。
　ア　食道悪性腫瘍手術（単に切除のみのもの）
　イ　食道悪性腫瘍手術（消化管再建手術を併施するもの）
　ウ　胸腔鏡下食道悪性腫瘍手術
　エ　縦隔鏡下食道悪性腫瘍手術
(3) 外科又は消化器外科について専門の知識及び5年以上の経験を有する常勤の医師が2名以上配置されており，そのうち1名以上が外科又は消化器外科について10年以上の経験を有する。
(4) 緊急手術が実施可能な体制が整備されている。
(5) 常勤の臨床工学技士が1名以上配置されている。
(6) 当該手術に用いる機器について，保守管理の計画を作成し，適切に保守管理がなされている。
(7) 当該手術を実施する患者について，関連学会と連携の上，手術適応等の治療方針の決定及び術後の管理等を行っている。
(8) 関係学会から示されている指針に基づき，当該手術が適切に実施されている。

【届出に関する事項】 縦隔鏡下食道悪性腫瘍手術（内視鏡手術用支援機器を用いる場合）の施設基準に係る届出は，**別添2**（→Web版）の**様式52**及び**様式87の10の2**を用いる。

→ 1 胸腔鏡下弁形成術（内視鏡手術用支援機器を用いる場合）に関する施設基準（K 554-2）
(1) 心臓血管外科及び麻酔科を標榜している病院である。
(2) 体外循環を使用する手術を年間100例以上（心臓弁膜症手術60例以上を含む）実施している。
(3) 胸腔鏡下弁形成術を年間20例以上実施している。
(4) 胸腔鏡下弁形成術（内視鏡手術用支援機器を用いる場合）を術者として，5例以上実施した経験を有する常勤の医師が1名以上配置されている。
(5) 麻酔科標榜医が配置されている。
(6) 5年以上の心臓血管外科の経験及び専門的知識を有する常勤の医師が2名以上配置されており，そのうち1名以上は10年以上の心臓血管外科の経験を有している。
(7) 経食道心エコーを年間100例以上実施している。
(8) 常勤の臨床工学技士が2名以上配置されており，そのうち1名以上は手術における体外循環の操作を30例以上実施した経験を有している。
(9) 緊急手術が実施可能な体制が整備されている。
(10) 当該手術に用いる機器について，保守管理の計画を作成し，適切に保守管理がなされている。
(11) 関連学会の定める指針に基づき，当該手術が適切に実施されている。
(12) 当該手術を実施する患者について，関連学会と連携の上，手術適応等の治療方針の決定及び術後の管理等を行っている。

→ 2 胸腔鏡下弁置換術（内視鏡手術支援機器を用いる場合）（K 555-3）
(1) 心臓血管外科及び麻酔科を標榜している保険医療機関である病院である。
(2) 体外循環を使用する手術を年間100例以上（心臓弁膜症手術60例以上を含む）実施している。
(3) 胸腔鏡下弁置換術を年間20例以上実施している。
(4) 胸腔鏡下弁置換術（内視鏡手術用支援機器を用いる場合）を術者として，5例以上実施した経験を有する常勤の医師が配置されている。
(5) 5年以上の心臓血管外科の経験及び専門的知識を有する常勤の医師が2名以上配置されており，そのうち1名以上は10年以上の心臓血管外科の経験を有している。
(6) 麻酔科標榜医が配置されている。
(7) 経食道心エコーを年間100例以上実施している。
(8) 常勤の臨床工学技士が2名以上配置されており，そのうち1名以上は手術における体外循環の操作を30例以上実施した経験を有している。
(9) 緊急手術が実施可能な体制が整備されている。
(10) 当該手術に用いる機器について，保守管理の計画を作成し，適切に保守管理がなされている。
(11) 関連学会の定める指針に基づき，当該手術が適切に実施されている。
(12) 当該手術を実施する患者について，関連学会と連携の上，手術適応等の治療方針の決定及び術後の管理等を行っている。

【届出に関する事項】 胸腔鏡下弁形成術，胸腔鏡下弁置換術及び胸腔鏡下弁形成術（内視鏡手術用支援機器を用いる場合）及び胸腔鏡下弁置換術（内視鏡手術用支援機器を用いる場合）に係る届出は，**別添2**（→Web版）の**様式52**及び**様式87の11**を用いる。

→ 腹腔鏡下胃切除術〔単純切除術（内視鏡手術用支援機器を用いる場合）〕の施設基準（K 655-2）
(1) 外科又は消化器外科，消化器内科，放射線科及び麻酔科を標榜している病院である。
(2) 当該保険医療機関において，以下のアからカまでの手術を年間30例以上実施しており，このうちイ，エ及びカの手術を合わせて年間15例以上実施している。
　ア　胃切除術
　イ　腹腔鏡下胃切除術
　ウ　噴門側胃切除術
　エ　腹腔鏡下噴門側胃切除術
　オ　胃全摘術
　カ　腹腔鏡下胃全摘術
(3) 外科又は消化器外科について専門の知識及び5年以上の経験を有する常勤の医師が2名以上配置されており，そのうち1名以上が外科又は消化器外科について10年以上の経験を有している。
(4) 緊急手術が実施可能な体制が整備されている。
(5) 常勤の臨床工学技士が1名以上配置されている。
(6) 当該手術に用いる機器について，保守管理の計画を作成し，適切に保守管理がなされている。
(7) 当該手術を実施する患者について，関連学会と連携の上，手術適応等の治療方針の決定及び術後の管理等を行っている。
(8) 関係学会から示されている指針に基づき，当該手術が適切に実施されている。

【届出に関する事項】 腹腔鏡下胃切除術〔単純切除術（内視鏡手術用支援機器を用いる場合）〕の施設基準に係る届出は，**別添2**（→Web版）の**様式52**及び**様式87の14**を用いる。

→ 腹腔鏡下噴門側胃切除術〔単純切除術（内視鏡手術用支援機器を用いる場合）〕の施設基準（K 655-5）
(1) 外科又は消化器外科，消化器内科，放射線科及び麻酔科を標榜している病院である。
(2) 当該保険医療機関において，以下のアからカまでの手術を年間30例以上実施しており，このうちイ，エ及びカの手術を合わせて年間15例以上実施している。
　ア　胃切除術
　イ　腹腔鏡下胃切除術
　ウ　噴門側胃切除術

エ　腹腔鏡下噴門側胃切除術
　　オ　胃全摘術
　　カ　腹腔鏡下胃全摘術
(3) 外科又は消化器外科について専門の知識及び5年以上の経験を有する常勤の医師が2名以上配置されており、そのうち1名以上が外科又は消化器外科について10年以上の経験を有している。
(4) 緊急手術が実施可能な体制が整備されている。
(5) 常勤の臨床工学技士が1名以上配置されている。
(6) 当該手術に用いる機器について、保守管理の計画を作成し、適切に保守管理がなされている。
(7) 当該手術を実施する患者について、関連学会と連携の上、手術適応等の治療方針の決定及び術後の管理等を行っている。
(8) 関係学会から示されている指針に基づき、当該手術が適切に実施されている。

【届出に関する事項】　腹腔鏡下噴門側胃切除術〔単純切除術（内視鏡手術用支援機器を用いる場合）〕の施設基準に係る届出は、別添2（→Web版）の様式52及び様式87の14を用いる。

→　**腹腔鏡下胃全摘術〔単純全摘術（内視鏡手術用支援機器を用いる場合）〕の施設基準**（K657-2）
(1) 外科又は消化器外科、消化器内科、放射線科及び麻酔科を標榜している病院である。
(2) 当該保険医療機関において、以下のアからカまでの手術を年間30例以上実施しており、このうちイ、エ及びカの手術を合わせて年間15例以上実施している。
　　ア　胃切除術
　　イ　腹腔鏡下胃切除術
　　ウ　噴門側胃切除術
　　エ　腹腔鏡下噴門側胃切除術
　　オ　胃全摘術
　　カ　腹腔鏡下胃全摘術
(3) 外科又は消化器外科について専門の知識及び5年以上の経験を有する常勤の医師が2名以上配置されており、そのうち1名以上が外科又は消化器外科について10年以上の経験を有している。
(4) 緊急手術が実施可能な体制が整備されている。
(5) 常勤の臨床工学技士が1名以上配置されている。
(6) 当該手術に用いる機器について、保守管理の計画を作成し、適切に保守管理がなされている。
(7) 当該手術を実施する患者について、関連学会と連携の上、手術適応等の治療方針の決定及び術後の管理等を行っている。
(8) 関係学会から示されている指針に基づき、当該手術が適切に実施されている。

【届出に関する事項】　腹腔鏡下胃全摘術〔単純全摘術（内視鏡手術用支援機器を用いる場合）〕の施設基準に係る届出は、別添2（→Web版）の様式52及び様式87の14を用いる。

→　**腹腔鏡下総胆管拡張症手術（内視鏡手術用支援機器を用いる場合）に関する施設基準**（K674-2）
(1) 小児外科、外科若しくは消化器外科及び麻酔科を標榜している病院である。
(2) 腹腔鏡下総胆管拡張症手術（内視鏡手術用支援機器を用いる場合）を術者として、3例以上実施した経験を有する常勤の医師が1名以上配置されている。
(3) 小児外科、外科又は消化器外科について専門の知識及び5年以上の経験を有する常勤の医師が2名以上配置されており、そのうち1名以上が10年以上の経験を有する。
(4) 麻酔科の標榜医が配置されている。
(5) 当該保険医療機関において、総胆管拡張症に係る手術〔K674又はK674-2（内視鏡手術用支援機器を用いる場合）を含む〕が1年間に合わせて2例以上実施されている。
(6) 緊急手術の体制が整備されている。
(7) 常勤の臨床工学技士が1名以上配置されている。
(8) 当該手術に用いる機器について、保守管理の計画を作成し、適切に保守管理がなされている。
(9) 当該手術を実施する患者について、関連学会と連携の上、手術適応等の治療方針の決定及び術後の管理等を行っている。

【届出に関する事項】　腹腔鏡下総胆管拡張症手術（内視鏡手術用支援機器を用いる場合）の施設基準に係る届出は、別添2（→Web版）の様式87の35及び様式52を用いる。

→　**腹腔鏡下肝切除術（内視鏡手術用支援機器を用いる場合）に関する施設基準**（K695-2）
(1) 外科又は消化器外科及び麻酔科を標榜している病院である。
(2) 「腹腔鏡下肝切除術」（内視鏡手術用支援機器を用いる場合）を術者として、10例以上実施した経験を有する常勤の医師が1名以上配置されている。
(3) 消化器外科について専門の知識及び5年以上の経験を有する常勤の医師が2名以上配置されており、そのうち1名以上が10年以上の経験を有する。
(4) 麻酔科の標榜医が配置されている。
(5) 当該保険医療機関において、腹腔鏡下肝切除術（内視鏡手術用支援機器を用いる場合）を通算3例以上実施している。また、以下のアからエまでの手術を合わせて年間20例以上実施しており、このうち、ウ又はエの手術を10例以上実施している。
　　ア　肝切除術（部分切除及び外側区域切除）
　　イ　肝切除術〔亜区域切除、1区域切除（外側区域切除を除く）、2区域切除及び3区域切除以上のもの〕
　　ウ　腹腔鏡下肝切除術（部分切除及び外側区域切除）
　　エ　腹腔鏡下肝切除術〔亜区域切除、1区域切除（外側区域切除を除く）、2区域切除及び3区域切除以上のもの〕
(6) 緊急手術の体制が整備されている。
(7) 常勤の臨床工学技士が1名以上配置されている。
(8) 当該手術に用いる機器について、保守管理の計画を作成し、適切に保守管理がなされている。
(9) 当該手術を実施する患者について、関連学会と連携の上、手術適応等の治療方針の決定及び術後の管理等を行っている。

【届出に関する事項】　腹腔鏡下肝切除術（内視鏡手術用支援機器を用いる場合）の施設基準に係る届出は、別添2（→Web版）の様式87の37及び様式52を用いる。

→　**腹腔鏡下膵体尾部腫瘍切除術（内視鏡手術用支援機器を用いる場合）の施設基準**（K702-2）
(1) 外科又は消化器外科、消化器内科、放射線科及び麻酔科を標榜している病院である。
(2) 以下のア又はイの手術を術者として、合わせて5例以上実施した経験を有する常勤の医師が1名以上配置されている。
　　ア　腹腔鏡下膵体尾部腫瘍切除術（内視鏡手術用支援機器を用いる場合）
　　イ　腹腔鏡下膵頭部腫瘍切除術（内視鏡手術用支援機器を用いる場合）
(3) 当該保険医療機関において、膵臓に係る手術を年間20例以上実施している。
(4) 外科又は消化器外科について専門の知識及び5年以上の経験を有する常勤の医師が3名以上配置されている。
(5) 緊急手術が実施可能な体制が整備されている。
(6) 麻酔科標榜医が配置されている。
(7) 常勤の臨床工学技士が1名以上配置されている。
(8) 当該手術に用いる機器について、保守管理の計画を作成し、適切に保守管理がなされている。
(9) 当該手術を実施する患者について、関連学会と連携の上、手術適応等の治療方針の決定及び術後の管理等を行っている。
(10) 関係学会から示されている指針に基づき、当該手術が適

切に実施されている。
【届出に関する事項】
(1) （略）
(2) 腹腔鏡下膵体尾部腫瘍切除術（内視鏡手術用支援機器を用いる場合）の施設基準に係る届出は，別添2（→Web版）の様式52及び様式67の2の2を用いる。

→ 腹腔鏡下膵頭部腫瘍切除術（内視鏡手術用支援機器を用いる場合）の施設基準（K703-2）

(1) 外科又は消化器外科，消化器内科，放射線科及び麻酔科を標榜している病院である。
(2) 以下のア又はイの手術を術者として，合わせて5例以上実施した経験を有する常勤の医師が1名以上配置されている。
　ア　腹腔鏡下膵体尾部腫瘍切除術（内視鏡手術用支援機器を用いる場合）
　イ　腹腔鏡下膵頭部腫瘍切除術（内視鏡手術用支援機器を用いる場合）
(3) 腹腔鏡下膵頭部腫瘍切除術又は腹腔鏡下膵体尾部切除術を術者として20例以上実施した経験を有する常勤医師が配置されている。
(4) 当該保険医療機関において膵臓に係る手術を年間50例以上実施しており，そのうち膵頭十二指腸切除術を年間20例以上実施している。
(5) 当該保険医療機関において腹腔鏡手術を年間100例以上，かつ，胆嚢摘出術を除く腹腔鏡下上腹部手術を年間20例以上実施している。
(6) 病理部門が設置され，病理医が配属されている。
(7) 緊急手術が実施可能な体制が整備されている。
(8) 麻酔科標榜医が配置されている。
(9) 常勤の臨床工学技士が1名以上配置されている。
(10) 当該手術に用いる機器について，保守管理の計画を作成し，適切に保守管理がなされている。
(11) 当該手術を実施する患者について，関連学会と連携の上，手術適応等の治療方針の決定及び術後の管理等を行っている。
(12) 関係学会から示されている指針に基づき，当該手術が適切に実施されている。

【届出に関する事項】
(1) （略）
(2) 腹腔鏡下膵頭部腫瘍切除術（内視鏡手術用支援機器を用いる場合）の施設基準に係る届出については，別添2（→Web版）の様式52及び様式67の2の4を用いる。

→ 腹腔鏡下結腸悪性腫瘍切除術（内視鏡手術用支援機器を用いる場合）の施設基準（K719-3）

(1) 外科又は消化器外科，消化器内科，放射線科及び麻酔科を標榜している病院である。
(2) 腹腔鏡下結腸悪性腫瘍切除術（内視鏡手術用支援機器を用いる場合）を術者として，10例以上実施した経験を有する常勤の医師が1名以上配置されている。
(3) 当該保険医療機関において，結腸悪性腫瘍に係る手術（K719の「3」又はK719-3）を年間30例以上実施している。
(4) 外科又は消化器外科について専門の知識及び5年以上の経験を有する常勤の医師が2名以上配置されており，そのうち1名以上が，外科又は消化器外科について10年以上の経験を有する。
(5) 緊急手術が実施可能な体制が整備されている。
(6) 常勤の臨床工学技士が1名以上配置されている。
(7) 当該手術に用いる機器について，保守管理の計画を作成し，適切に保守管理がなされている。
(8) 当該手術を実施する患者について，関連学会と連携の上，手術適応等の治療方針の決定及び術後の管理等を行っている。
(9) 関係学会から示されている指針に基づき，当該手術が適切に実施されている。

【届出に関する事項】　腹腔鏡下結腸悪性腫瘍切除術（内視鏡手術用支援機器を用いる場合）の施設基準に係る届出は，別添2（→Web版）の様式52及び様式87の39を用いる。

→ 腹腔鏡下直腸切除・切断術（内視鏡手術用支援機器を用いる場合）の施設基準（K740-2）

(1) 外科又は消化器外科，消化器内科，放射線科及び麻酔科を標榜している病院である。
(2) 当該保険医療機関において，以下のア及びイの手術を年間30例以上実施しており，このうちイの手術を年間10例以上実施している。
　ア　直腸切除・切断術
　イ　腹腔鏡下直腸切除・切断術
(3) 外科又は消化器外科について専門の知識及び5年以上の経験を有する常勤の医師が2名以上配置されており，そのうち1名以上が，外科又は消化器外科について10年以上の経験を有する。
(4) 緊急手術が実施可能な体制が整備されている。
(5) 常勤の臨床工学技士が1名以上配置されている。
(6) 当該手術に用いる機器について，保守管理の計画を作成し，適切に保守管理がなされている。
(7) 当該手術を実施する患者について，関連学会と連携の上，手術適応等の治療方針の決定及び術後の管理等を行っている。
(8) 関係学会から示されている指針に基づき，当該手術が適切に実施されている。

【届出に関する事項】　腹腔鏡下直腸切除・切断術（内視鏡手術用支援機器を用いる場合）の施設基準に係る届出は，別添2（→Web版）の様式52及び様式87の18を用いる。

→ 腹腔鏡下副腎摘出手術（内視鏡手術用支援機器を用いるもの）及び腹腔鏡下副腎髄質腫瘍摘出手術（褐色細胞腫）（内視鏡手術用支援機器を用いるもの）の施設基準（K754-2，K755-2）

(1) 泌尿器科及び麻酔科を標榜している病院である。
(2) 以下のア又はイの手術を術者として，合わせて5例以上実施した経験を有する常勤の医師が1名以上配置されている。
　ア　腹腔鏡下副腎摘出手術（内視鏡手術用支援機器を用いるもの）
　イ　腹腔鏡下副腎髄質腫瘍摘出手術（褐色細胞腫）（内視鏡手術用支援機器を用いるもの）
(3) 泌尿器科において常勤の医師2名を有し，いずれも泌尿器科について専門の知識及び5年以上の経験を有する。
(4) 麻酔科の標榜医が配置されている。
(5) 当該保険医療機関において，副腎腫瘍に係る手術（K754，K754-2，K754-3，K755又はK755-2）が1年間に合わせて10例以上実施されている。
(6) 緊急手術体制が整備されている。
(7) 常勤の臨床工学技士が1名以上配置されている。
(8) 当該手術に用いる機器について，保守管理の計画を作成し，適切に保守管理がなされている。
(9) 当該手術を実施する患者について，関連学会と連携の上，手術適応等の治療方針の決定及び術後の管理等を行っている。

【届出に関する事項】　腹腔鏡下副腎摘出手術（内視鏡手術用支援機器を用いるもの）及び腹腔鏡下副腎髄質腫瘍摘出手術（褐色細胞腫）（内視鏡手術用支援機器を用いるもの）に係る届出は，別添2（→Web版）の様式52及び様式87の48を用いる。

→ 腹腔鏡下腎盂形成手術（内視鏡手術用支援機器を用いる場合）に関する施設基準（K778-2）

(1) 泌尿器科及び麻酔科を標榜している病院である。
(2) 以下のアからウの手術を術者として，合わせて10例以上実施した経験を有する常勤の医師が1名以上配置されている。

ア　腹腔鏡下腎悪性腫瘍手術（内視鏡手術用支援機器を用いるもの）
　　イ　腹腔鏡下尿管悪性腫瘍手術（内視鏡手術用支援機器を用いるもの）
　　ウ　腹腔鏡下腎盂形成手術（内視鏡手術用支援機器を用いる場合）
(3)　当該保険医療機関において，以下のアからクまでの手術を合わせて年間10例以上実施しており，このうちキ又はクの手術を年間1例以上実施している。
　　ア　腎（尿管）悪性腫瘍手術
　　イ　腹腔鏡下腎（尿管）悪性腫瘍手術
　　ウ　腹腔鏡下小切開腎（尿管）悪性腫瘍手術
　　エ　腎腫瘍凝固・焼灼術（冷凍凝固によるもの）
　　オ　腹腔鏡下腎悪性腫瘍手術（内視鏡手術用支援機器を用いるもの）
　　カ　腹腔鏡下尿管悪性腫瘍手術（内視鏡手術用支援機器を用いるもの）
　　キ　腎盂形成手術
　　ク　腹腔鏡下腎盂形成手術
(4)　泌尿器科において常勤の医師2名を有し，いずれも泌尿器科について専門の知識及び5年以上の経験を有する。
(5)　緊急手術体制が整備されている。
(6)　常勤の臨床工学技士が1名以上配置されている。
(7)　当該手術に用いる機器について，保守管理の計画を作成し，適切に保守管理がなされている。
【届出に関する事項】　腹腔鏡下腎盂形成手術（内視鏡手術用支援機器を用いる場合）に係る届出は，別添2（→Web版）の様式52及び様式68の4を用いる。

→　**腹腔鏡下膀胱悪性腫瘍手術（内視鏡手術用支援機器を用いる場合）に係る施設基準**（K803-2）
(1)　泌尿器科，放射線科及び麻酔科を標榜している病院である。
(2)　腹腔鏡下膀胱悪性腫瘍手術（内視鏡手術用支援機器を用いる場合）を術者として，5例以上実施した経験を有する常勤の医師が1名以上配置されている。
(3)　当該保険医療機関において，以下のアからウまでの手術を合わせて年間5例以上実施している。
　　ア　膀胱悪性腫瘍手術〔全摘（腸管等を利用して尿路変更を行わないもの，尿管S状結腸吻合を利用して尿路変更を行うもの，回腸若しくは結腸導管を利用して尿路変更を行うもの又は代用膀胱を利用して尿路変更を行うもの）に限る〕
　　イ　腹腔鏡下膀胱悪性腫瘍手術
　　ウ　腹腔鏡下小切開膀胱悪性腫瘍手術
(4)　泌尿器科において常勤の医師が2名以上配置され，いずれも泌尿器科について専門の知識及び5年以上の経験を有する。
(5)　緊急手術体制が整備されている。
(6)　常勤の臨床工学技士が1名以上配置されている。
(7)　当該手術に用いる機器について，保守管理の計画を作成し，適切に保守管理がなされている。
(8)　当該手術を実施する患者について，関連学会と連携の上，手術適応等の治療方針の決定及び術後の管理等を行っている。
(9)　関係学会から示されている指針に基づき，当該手術が適切に実施されている。
【届出に関する事項】
(1)　（略）
(2)　腹腔鏡下膀胱悪性腫瘍手術（内視鏡手術用支援機器を用いる場合）に係る届出
　　腹腔鏡下膀胱悪性腫瘍手術（内視鏡手術用支援機器を用いる場合）に係る届出は，別添2（→Web版）の様式52及び様式69の5を用いる。

→　**腹腔鏡下腟断端挙上術（内視鏡手術用支援機器を用いる場合）の施設基準**（K860-3）
(1)　産婦人科又は婦人科及び麻酔科を標榜している保険医療機関である病院である。
(2)　腹腔鏡下腟断端挙上術（内視鏡手術用支援機器を用いる場合）を術者として5例以上を実施した経験を有する常勤の医師が配置されている。
(3)　当該保険医療機関において腟断端挙上術，腹腔鏡下腟断端挙上術又は子宮腫瘍に係る手術を合わせて年間30例以上実施しており，このうち腟断端挙上術及び腹腔鏡下腟断端挙上術を合わせて年間3例以上実施している。
(4)　産婦人科，婦人科について専門の知識及び5年以上の経験を有する常勤の医師が2名以上配置されており，このうち1名以上が産婦人科，婦人科について10年以上の経験を有している。
(5)　麻酔科標榜医が配置されている。
(6)　緊急手術が実施可能な体制が整備されている。
(7)　常勤の臨床工学技士が配置されている。
(8)　当該手術に用いる機器について，保守管理の計画を作成し，適切に保守管理がなされている。
(9)　当該手術を実施する患者について，関連学会と連携の上，手術適応等の治療方針の決定及び術後の管理等を行っている。
(10)　関係学会から示されている指針に基づき，当該手術が適切に実施されている。
【届出に関する事項】　腹腔鏡下腟断端挙上術（内視鏡手術用支援機器を用いる場合）に係る届出は，別添2（→Web版）の様式52及び様式87の66を用いる。

→　**腹腔鏡下仙骨腟固定術（内視鏡手術用支援機器を用いる場合）に関する施設基準**（K865-2）
(1)　産婦人科又は婦人科，泌尿器科，放射線科及び麻酔科を標榜している病院である。
(2)　以下のアからウまでの手術について，イの手術を3例以上含む，合わせて10例以上を術者として実施した経験を有する常勤の医師が1名以上配置されている。
　　ア　腹腔鏡下膀胱悪性腫瘍手術（内視鏡手術用支援機器を用いる場合）
　　イ　腹腔鏡下仙骨腟固定術（内視鏡手術用支援機器を用いる場合）
　　ウ　腹腔鏡下腟式子宮全摘術（内視鏡手術用支援機器を用いる場合）
(3)　当該保険医療機関において，膀胱瘤，膀胱悪性腫瘍，子宮脱又は子宮腫瘍に係る手術を合わせて年間30例以上実施しており，このうち腹腔鏡下仙骨腟固定術を年間5例以上実施している。
(4)　産婦人科，婦人科又は泌尿器科について専門の知識及び5年以上の経験を有する常勤の医師が2名以上配置されており，このうち1名以上が産婦人科，婦人科又は泌尿器科について10年以上の経験を有している。
(5)　麻酔科標榜医が配置されている。
(6)　緊急手術が実施可能な体制が整備されている。
(7)　常勤の臨床工学技士が1名以上配置されている。
(8)　当該手術に用いる機器について，保守管理の計画を作成し，適切に保守管理がなされている。
(9)　当該手術を実施する患者について，関連学会と連携の上，手術適応等の治療方針の決定及び術後の管理等を行っている。
(10)　関係学会から示されている指針に基づき，当該手術が適切に実施されている。
【届出に関する事項】
(1)　（略）
(2)　腹腔鏡下仙骨腟固定術（内視鏡手術用支援機器を用いる場合）に係る届出は，別添2（→Web版）の様式52及び様式71の1の4を用いる。

→　**腹腔鏡下腟式子宮全摘術（内視鏡手術用支援機器を用いる場合）の施設基準**（K877-2）
(1)　産婦人科又は婦人科，放射線科及び麻酔科を標榜している病院である。

(2) 腹腔鏡下腟式子宮全摘術（内視鏡手術用支援機器を用いる場合）を術者として5例以上実施した経験を有する常勤の医師が1名以上配置されている。
(3) 当該保険医療機関において，以下のアからエまでの手術を年間30例以上実施しており，このうちイの手術を年間10例以上実施している。
　ア　子宮全摘術
　イ　腹腔鏡下腟式子宮全摘術
　ウ　子宮悪性腫瘍手術
　エ　腹腔鏡下子宮悪性腫瘍手術
(4) 産婦人科又は婦人科について専門の知識及び5年以上の経験を有する常勤の医師が2名以上配置されており，そのうち1名以上が産婦人科又は婦人科について10年以上の経験を有している。
(5) 緊急手術が実施可能な体制が整備されている。
(6) 常勤の臨床工学技士が1名以上配置されている。
(7) 当該手術に用いる機器について，保守管理の計画を作成し，適切に保守管理がなされている。
(8) 当該手術を実施する患者について，関連学会と連携の上，手術適応等の治療方針の決定及び術後の管理等を行っている。
(9) 関係学会から示されている指針に基づき，当該手術が適切に実施されている。
【届出に関する事項】　腹腔鏡下腟式子宮全摘術（内視鏡手術用支援機器を用いる場合）に係る届出は，別添2（→Web版）の様式52及び様式87の19を用いる。

→　腹腔鏡下子宮悪性腫瘍手術（子宮体がんに対して内視鏡手術用支援機器を用いる場合）の施設基準（K879-2）
(1) 産婦人科又は婦人科，放射線科及び麻酔科を標榜している病院である。
(2) 腹腔鏡下子宮悪性腫瘍手術（子宮体がんに対して内視鏡手術用支援機器を用いる場合）を術者として，10例以上実施した経験を有する常勤の医師が1名以上配置されている。
(3) 当該保険医療機関において，以下のア又はイの手術を年間20例以上実施しており，このうちイの手術を年間5例以上実施している。
　ア　子宮悪性腫瘍手術
　イ　腹腔鏡下子宮悪性腫瘍手術
(4) 産婦人科又は婦人科について専門の知識及び5年以上の経験を有する常勤の医師が2名以上配置されており，そのうち1名以上が産婦人科又は婦人科について10年以上の経験を有する。
(5) 緊急手術が実施可能な体制が整備されている。
(6) 常勤の臨床工学技士が1名以上配置されている。
(7) 当該手術に用いる機器について，保守管理の計画を作成し，適切に保守管理がなされている。
(8) 当該手術を実施する患者について，関連学会と連携の上，手術適応等の治療方針の決定及び術後の管理等を行っている。
(9) 関係学会から示されている指針に基づき，当該手術が適切に実施されている。
【届出に関する事項】
腹腔鏡下子宮悪性腫瘍手術（子宮体がんに対して内視鏡手術用支援機器を用いる場合）の施設基準に係る届出は，別添2（→web版）の様式52及び様式71の5を用いる。

2の6　医科点数表第2章第10部手術通則第19号に掲げる手術の施設基準

当該手術を行うにつき十分な体制が整備されていること。

→　1　乳房切除術（遺伝性乳癌卵巣癌症候群の患者に対して行うものに限る）の施設基準
(1) 乳腺外科又は外科を標榜しており，乳腺外科の専門的な研修の経験を5年以上有する常勤医師が配置されている。なお，当該医師は医療関係団体が主催する遺伝性乳癌卵巣癌症候群に関する研修を修了している。
(2) 臨床遺伝学の診療に係る経験を3年以上有する常勤の医師が配置されている。なお，当該医師は医療関係団体が主催する遺伝性乳癌卵巣癌症候群に関する研修を修了している。
(3) 乳房切除術を行う施設においては乳房MRI加算の施設基準に係る届出を行っている。ただし，次の項目をいずれも満たす場合においては，当該施設基準を満たすものとして差し支えない。
　ア　関係学会より乳癌の専門的な診療が可能として認定された施設である。
　イ　遺伝性乳癌卵巣癌症候群の患者の診療に当たり，1.5テスラ以上のMRI装置を有する他の保険医療機関と連携し，当該患者に対してMRI撮影ができる等，乳房MRI撮影加算の施設基準を満たす保険医療機関と同等の診療ができる。なお，当該連携について文書による契約が締結されており，届出の際に当該文書を提出する。
(4) 病理部門が設置され，病理医が配置されている。
(5) 遺伝カウンセリング加算の施設基準に係る届出を行っている。

2　子宮附属器腫瘍摘出術（遺伝性乳癌卵巣癌症候群の患者に対して行うものに限る）の施設基準
(1) 産婦人科又は婦人科及び麻酔科を標榜しており，産婦人科及び婦人科腫瘍の専門的な研修の経験を合わせて6年以上有する常勤医師が配置されている。なお，当該医師は医療関係団体が主催する遺伝性乳癌卵巣癌症候群に関する研修を修了している。
(2) 臨床遺伝学の診療に係る経験を3年以上有する常勤の医師が配置されている。なお，当該医師は医療関係団体が主催する遺伝性乳癌卵巣癌症候群に関する研修を修了している。
(3) 病理部門が設置され，病理医が配置されている。
(4) 麻酔科標榜医が配置されている。
(5) 遺伝カウンセリング加算の施設基準に係る届出を行っている。

【届出に関する事項】　医科点数表第2章第10部手術の「通則19」に掲げる手術に係る届出は別添2（→Web版）の様式87の23を用いる。
(令4.4.28)

事務連絡　問1　手術の「通則19」に関する施設基準に「当該医師は医療関係団体が主催する遺伝性乳癌卵巣癌症候群に関する研修を修了している」とあるが，この研修とは具体的に何を指すのか。
答　現時点では，日本遺伝性乳癌卵巣癌総合診療制度機構が行う教育セミナーを指す。
(令2.3.31)
問2　手術の「通則19」に関する施設基準において，「乳房切除術を行う施設においては乳房MRI撮影加算の施設基準に係る届出を行っている」とあるが，乳房MRI撮影加算の施設基準を満たさないが，当該診療を行うに十分な体制が取られている場合，算定できないのか。
答　画像診断管理加算2又は3を算定しており，関連学会より乳癌の専門的な診療が可能として認定されている保険医療機関が，遺伝性乳癌卵巣癌症候群の患者の診療に当たり，1.5テスラ以上のMRI装置を有する他の保険医療機関と連携し，当該患者に対してMRI撮影ができる等，乳房MRI撮影加算の施設基準を満たす保険医療機関と同等の診療ができる場合においては，当該施設基準を満たすものとして差し支えない。ただし，当該連携については文書による契約が締結されている場合に限り認められるものであり，届出の際に当該文書を提出すること。
(令2.7.20)

2の7　医科点数表第2章第10部手術通則第20号及び歯科点数表第2章第9部手術通則第17号に規定する周術期栄養管理実施加算の施設基準

> (1) 当該保険医療機関内に周術期の栄養管理を行うにつき十分な経験を有する専任の常勤の管理栄養士が配置されていること。
> (2) 総合入院体制加算又は急性期充実体制加算に係る届出を行っている保険医療機関であること。

→ **周術期栄養管理実施加算の施設基準**
(1) 基本診療料施設基準通知別添3の第19の1の(2)に規定する研修を修了した医師が配置されていることが望ましい。
(2) 基本診療料施設基準通知別添3の第19の1の(3)に規定する研修を修了し，栄養サポートチームにおいて，栄養管理に係る3年以上の経験を有する常勤の管理栄養士が配置されている。
(3) A200総合入院体制加算又は，A200-2急性期充実体制加算に係る届出を行っている保険医療機関である。
【届出に関する事項】周術期栄養管理実施加算の施設基準に係る届出は，別添2（→Web版）の様式87の45を用いる。
▪事務連絡▪ 問 第2章第10部手術の「通則20」に規定する周術期栄養管理実施加算の施設基準における常勤の管理栄養士は，A233-2栄養サポートチーム加算等における専任の常勤管理栄養士と兼務することは可能か。
答 可能。
(令4.3.31)

2の8 医科点数表第2章第10部手術通則第21号に規定する再製造単回使用医療機器使用加算の施設基準

> (1) 再製造単回使用医療機器の使用につき必要な実績を有していること。
> (2) 再製造単回使用医療機器の使用につき必要な体制が整備されていること。

→ **再製造単回使用医療機器使用加算の施設基準**
(1) 再製造単回使用医療機器（特定保険医療材料に限る）を手術に使用した実績が5例以上ある。
(2) 再製造単回使用医療機器を使用することについて，あらかじめ文書を用いて患者に説明を行っている。
(3) 再製造単回使用医療機器の原型医療機器の回収等について，再製造単回使用医療機器基準（平成29年厚生労働省告示第261号）第4の1(5)に規定する「再製造単回使用医療機器の製造販売の承認の際に交付される承認書に記載された方法」に基づき，適切に実施している。
【届出に関する事項】 再製造単回使用医療機器使用加算に係る届出は，別添2（→Web版）の様式87の52を用いる。
▪事務連絡▪ 問1 第10部手術の通則「注21」に規定する再製造単回使用医療機器使用加算の施設基準において「再製造単回使用医療機器（特定保険医療材料に限る）を手術に使用した実績が5例以上あること」とあるが，これまでに手術に使用した再製造単回使用医療機器（特定保険医療材料に限る。以下同じ）の個数が5以上であることではなく，再製造単回使用医療機器を使用した手術が5例以上であることを要件としているのか。
答 そのとおり。
問2 第10部手術の通則「注21」に規定する再製造単回使用医療機器使用加算の施設基準において「再製造単回使用医療機器を使用することについて，あらかじめ文書を用いて患者に説明を行っていること」とあるが，例えば，手術説明文書の中に「再製造単回使用医療機器を使用することがある」と記載しその旨を患者へ説明した上で，再製造単回使用医療機器についての説明文書を交付することにより，この要件を満たすものと考えてよいか。
答 差し支えない。なお，再製造単回使用医療機器の説明文書については，再製造単回使用医療機器の制度に加え，原型医療機器との違い，手術に使用した場合の影響等の説明を含む。
問3 第10部手術の通則「注21」に規定する再製造単回使用医療機器使用加算の施設基準において『再製造単回使用医療機器の原型医療機器の回収等について，再製造単回使用医療機器基準（平成29年厚生労働省告示第261号）第4の1(5)に規定する「再製造単回使用医療機器の製造販売の承認の際に交付される承認書に記載された方法」に基づき，適切に実施していること』とあるが，現時点で原型医療機器を使用していない施設においては，原型医療機器を使用する際に適切に回収を実施すれば施設基準を満たすと考えてよいか。
答 そのとおり。
(令6.3.28)

3 手術の所定点数に含まれる薬剤

> 外皮用消毒剤に係る薬剤

3の2 不整脈手術の注1に規定する対象患者

> 開胸式心大血管手術を受ける患者のうち，手術前に心房細動又は心房粗動と診断され，特に左心耳閉鎖術を併せて実施することが適当と認められるもの

3の2の2 輸血管理料の施設基準

> (1) 輸血管理料Ⅰの施設基準
>   イ 当該保険医療機関内に臨床検査技師が常時1名以上配置されていること。
>   ロ 輸血管理を行うにつき十分な体制が整備されていること。
> (2) 輸血管理料Ⅱの施設基準
>   輸血管理を行うにつき十分な体制が整備されていること。
> (3) 輸血適正使用加算の施設基準
>   輸血製剤が適正に使用されていること。
> (4) 貯血式自己血輸血管理体制加算の施設基準
>   貯血式自己血輸血管理を行うにつき十分な体制が整備されていること。

→ **1 輸血管理料Ⅰに関する施設基準**
(1) 当該保険医療機関の輸血部門において，当該保険医療機関の輸血業務全般に関する責任者として専任の常勤医師が配置されている。
(2) 当該保険医療機関の輸血部門において，臨床検査技師が常時配置されており，専従の常勤臨床検査技師が1名以上配置されている。
(3) 当該保険医療機関の輸血部門において，輸血用血液製剤及びアルブミン製剤（加熱人血漿たん白を含む）の一元管理がなされている。
(4) 次に掲げる輸血用血液検査が常時実施できる体制が構築されている。
　　ABO血液型，Rh（D）血液型，血液交叉試験又は間接Coombs検査，不規則抗体検査
(5) 輸血療法委員会が設置され，年6回以上開催されるとともに，血液製剤の使用実態の報告がなされる等，輸血実施に当たっての適正化の取組がなされている。
(6) 輸血前後の感染症検査の実施又は輸血前の検体の保存が行われ，輸血に係る副作用監視体制が構築されている。
(7) (5)，(6)及び血液製剤の使用に当たっては，『「輸血療法の実施に関する指針」及び「血液製剤の使用指針」の一部改正について』（平成26年11月12日付薬食発1112第12号厚生労働省医薬食品局長通知）を遵守し適正に実施されている。特に，血液製剤の使用に当たっては，投与直前の検査値の把握に努めるとともに，これらの検査値及び患者の病態を踏まえ，その適切な実施に配慮されている。

→ **2 輸血管理料Ⅱに関する施設基準**

(1) 当該保険医療機関の輸血部門において，当該保険医療機関の輸血業務全般に責任を有する常勤医師を配置している。
(2) 当該保険医療機関の輸血部門において，専任の常勤臨床検査技師が1名以上配置されている。
(3) 当該保険医療機関の輸血部門において輸血用血液製剤の一元管理がなされている。
(4) 輸血管理料Ⅰの施設基準のうち，(4)から(7)までの全てを満たしている。

3 輸血適正使用加算の施設基準

(1) 「1」の輸血管理料Ⅰを算定する保険医療機関において，新鮮凍結血漿（FFP）の使用量を赤血球濃厚液（MAP）の使用量で除した値が0.54未満であり，かつ，アルブミン製剤の使用量を赤血球濃厚液（MAP）の使用量で除した値が2未満である。なお，新鮮凍結血漿（FFP）及びアルブミン製剤の使用量を赤血球濃厚液（MAP）の使用量で除した値は次により算出する。
① 赤血球濃厚液（MAP）の使用量
② 新鮮凍結血漿（FFP）の全使用量
③ 血漿交換療法における新鮮凍結血漿（FFP）の使用量
④ アルブミン製剤の使用量
⑤ 血漿交換療法におけるアルブミン製剤の使用量
　（②－③／2）／①＝0.54未満
　（④－⑤）／①＝2未満

(2) 「2」の輸血管理料Ⅱを算定する保険医療機関において，新鮮凍結血漿（FFP）の使用量を赤血球濃厚液（MAP）の使用量で除した値が0.27未満であり，かつ，アルブミン製剤の使用量を赤血球濃厚液（MAP）の使用量で除した値が2未満である。なお，新鮮凍結血漿（FFP）及びアルブミン製剤の使用量を赤血球濃厚液（MAP）の使用量で除した値は次により算出する。
① 赤血球濃厚液（MAP）の使用量
② 新鮮凍結血漿（FFP）の全使用量
③ 血漿交換療法における新鮮凍結血漿（FFP）の使用量
④ アルブミン製剤の使用量
⑤ 血漿交換療法におけるアルブミン製剤の使用量
　（②－③／2）／①＝0.27未満
　（④－⑤）／①＝2未満

4 貯血式自己血輸血管理体制加算の施設基準

(1) 関係学会から示されている指針に基づき，貯血式自己血輸血が十分な体制のもとに適正に管理及び保存されている。
(2) 関係学会から示された指針の要件を満たし，その旨が登録されている常勤の医師及び看護師がそれぞれ1名以上配置されている。

【輸血管理料の届出に関する事項】　輸血管理料Ⅰ，Ⅱ，輸血適正使用加算及び貯血式自己血輸血管理体制加算の施設基準に係る届出は，別添2（→Web版）の様式73を用いる。

事務連絡 問　貯血式自己血輸血管理体制加算の施設基準に，「関係学会から示された指針の要件を満たし，その旨が登録されている常勤の医師及び看護師がそれぞれ1名以上配置」とあるが，「関係学会から示された指針」，「その旨が登録されている」とはそれぞれどのようなものを指すのか。
答　「関係学会から示された指針」とは日本自己血輸血学会の貯血式自己血輸血実施指針を指す。
　「その旨が登録されている」とは，現時点では，学会認定・自己血輸血医師看護師制度協議会が発行している学会認定・自己血輸血責任医師認定証が交付され，当該認定証が確認できる場合を指すものとする。
（平26.11.5，一部修正）

3の2の2の2　コーディネート体制充実加算の施設基準

> 造血幹細胞移植における同種移植のコーディネートを行うにつき十分な体制が整備されていること。

→ コーディネート体制充実加算に関する施設基準

(1) 当該療養について専門の知識及び10年以上の経験を有する常勤の医師が1名以上配置されている。
(2) 同種移植のコーディネート体制が十分に整備されている。
(3) 当該手術を担当する診療科が関係学会による認定を受けている。

【届出に関する事項】
(1) コーディネート体制充実加算に係る届出は，別添2（→Web版）の様式87の21を用いる。
(2) 当該手術を担当する診療科が関係学会により認定されていることを証する文書の写しを添付する。

事務連絡 問　K922造血幹細胞移植のコーディネート体制充実加算の施設基準における「当該手術を担当する診療科が関係学会による認定を受けていること」とは何を指すか。
答　当該手術を担当する診療科が，日本造血細胞移植学会より，認定カテゴリー1として認定されていることを指す。
（平30.3.30）

3の2の3　自己生体組織接着剤作成術，自己クリオプレシピテート作製術（用手法）及び同種クリオプレシピテート作製術の施設基準

> (1) 当該療養を行うにつき十分な体制が整備されている病院であること。
> (2) 当該保険医療機関内に当該療養を行うにつき必要な医師が配置されていること。

→ 自己生体組織接着剤作成術に関する施設基準

(1) 当該保険医療機関の輸血部門において，当該保険医療機関の輸血業務全般に関する責任を有する常勤医師が配置されている。
(2) 当該保険医療機関の輸血部門において，専任の常勤臨床検査技師が1名以上配置されている。
(3) 血液製剤の使用に当たって『「輸血療法の実施に関する指針」及び「血液製剤の使用指針」の一部改正について』を遵守し適正に実施されている。特に血液製剤の使用に当たっては，投与直前の検査値の把握に努めるとともに，これらの検査値及び患者の病態を踏まえ，その適切な実施に配慮されている。
(4) 当該技術の適応の判断及び実施に当たって，関連学会から示されているガイドラインを遵守している。

【届出に関する事項】
(1) 自己生体組織接着剤作成術の施設基準に係る届出は，別添2（→Web版）の様式73の2を用いる。
(2) 臨床検査技師の勤務状況について具体的に分かるものを添付する。

→ 自己クリオプレシピテート作製術（用手法）及び同種クリオプレシピテート作製術に関する施設基準

(1) 当該保険医療機関の輸血部門において，当該保険医療機関の輸血業務全般に関する責任を有する常勤医師が配置されている。
(2) 当該保険医療機関の輸血部門において，専任の常勤臨床検査技師が1名以上配置されている。
(3) 血液製剤の使用に当たって『「輸血療法の実施に関する指針」及び「血液製剤の使用指針」の一部改正について』を遵守し適正に実施されている。特に血液製剤の使用に当たっては，投与直前の検査値の把握に努めるとともに，これらの検査値及び患者の病態を踏まえ，その適切な実施に配慮されている。
(4) 当該技術の適応の判断及び実施に当たって，関連学会から示されているガイドラインを遵守している。

【届出に関する事項】
(1) 自己クリオプレシピテート作製術（用手法）及び同種クリオプレシピテート作製術の施設基準に係る届出は，別添2（→Web版）の様式73の2を用いる。
(2) 臨床検査技師の勤務状況について具体的に分かるものを添付する。

事務連絡 問 K924自己生体組織接着剤作成術又はK924-2自己クリオプレシピテート作製術（用手法）について，「関連学会から示されているガイドライン」とあるが，具体的には何を指すのか。
答 日本自己血輸血学会及び日本輸血・細胞治療学会の自動機器による自己フィブリン糊の使用マニュアル及び用手法による自己フィブリン糊作成および使用マニュアル等を指す。
(平30.3.30)

3の2の4　人工肛門・人工膀胱造設術前処置加算の施設基準

当該保険医療機関内に当該療養を行うにつき必要な医師及び看護師が配置されていること。

→　人工肛門・人工膀胱造設術前処置加算に関する施設基準
(1) 人工肛門又は人工膀胱造設に関する十分な経験を有する常勤の医師が配置されている。
(2) 5年以上の急性期患者の看護に従事した経験を有し，急性期看護又は排泄ケア関連領域における適切な研修を修了した常勤の看護師が配置されている。なお，ここでいう急性期看護又は排泄ケア等に係る適切な研修とは，次の事項に該当する研修のことをいう。
　ア　医療関係団体等が認定する教育施設において実施され，20時間以上を要し，当該団体より修了証が交付される研修である。
　イ　急性期看護又は排泄ケア関連領域における専門的な知識・技術を有する看護師の養成を目的とした研修である。
【届出に関する事項】
(1) 人工肛門・人工膀胱造設術前処置加算の施設基準に係る届出は，別添2（→Web版）の様式73の3を用いる。
(2) 人工肛門又は人工膀胱造設に関する十分な経験を有する常勤の医師の勤務状況について具体的に分かるものを添付する。

事務連絡 問1 K939-3人工肛門・人工膀胱造設術前処置加算の施設基準における「常勤の看護師」は，A236褥瘡ハイリスク患者ケア加算における専従の看護師（褥瘡管理者）との兼任は可能か。
答 兼任不可。ただし，A236褥瘡ハイリスク患者ケア加算における専従の看護師の要件に該当する者を複数配置し，常に褥瘡の早期発見及び重症化予防のための総合的な褥瘡管理対策を継続的に実施できる体制が確保されている場合であって，そのうちの1人が専従の褥瘡管理者として従事している場合には，それ以外の者については褥瘡ハイリスク患者ケア加算における専従の看護師（褥瘡管理者）の業務に支障がない範囲でK939-3人工肛門・人工膀胱造設術前処置加算に係る業務と兼任することは可能である。(平24.8.9)
問2 人工肛門・人工膀胱造設術前処置加算の看護師の要件にある「5年以上の急性期患者の看護に従事した経験を有し，急性期看護又は排泄ケア関連領域における適切な研修」とは，どのような研修か。
答 研修については以下の内容を満たすものであり，現時点では，日本看護協会認定看護師教育課程「皮膚・排泄ケア」及び日本ストーマリハビリテーション学会の周手術期ストーマケア研修（20時間以上）の研修が該当する。
なお，研修には，講義及び演習により，次の内容を含むものであること。
　(イ)　急性期看護又は排泄ケア関連領域に必要な看護理論および医療制度等の概要
　(ロ)　急性期看護又は排泄ケア関連領域に関するアセスメントと看護実践
　(ハ)　急性期看護又は排泄ケア関連領域の患者及び家族の支援方法
(平24.3.30)

3の2の5　胃瘻造設時嚥下機能評価加算における

適合していない場合には所定点数の100分の80に相当する点数により算定することとなる施設基準

(1) 摂食機能に係る療養を行うにつき相当の実績を有していること。
(2) 摂食機能に係る療養を行うにつき十分な体制が整備されていること。

→　胃瘻造設時嚥下機能評価加算の施設基準及び届出に関する事項
医科点数表第2章第10部手術の「通則16」に掲げる手術（p.1459）の例による。

3の2の6　凍結保存同種組織加算の施設基準

(1) 当該療養を行うにつき十分な経験を有する医師が1名以上配置されていること。
(2) 当該療養を行うにつき十分な体制が整備されていること。

→　凍結保存同種組織加算に関する施設基準
(1) 外科，心臓血管外科又は小児外科及び麻酔科を標榜している病院である。
(2) 当該医療機関において，当該療養が3例以上実施されている。
(3) 外科，心臓血管外科又は小児外科について10年以上及び当該療養について5年以上の経験を有し，また，当該療養について術者として実施する医師又は補助を行う医師として8例以上の経験を有する常勤の医師が配置されている。そのうち，術者として5例以上の経験を有する常勤の医師が配置されている。
(4) 実施診療科において常勤の医師が3名以上配置されている。
(5) 常勤の麻酔科標榜医が配置されている。
(6) 臨床検査技師が配置されている。
(7) 緊急手術体制が整備されている。
(8) 日本組織移植学会の認定する採取して保存した組織を他施設へ供給できる組織バンクを有している。当該バンクを有していない場合は，当該バンクを有する保険医療機関とあらかじめ当該同種保存組織の適切な使用及び保存方法等について契約を有している。
【届出に関する事項】　凍結保存同種組織加算に係る届出は，別添2（→Web版）の様式52及び様式73の5を用いる。なお，1（上記）の凍結保存同種組織加算に関する施設基準の(8)に係る契約に関する文書の写しも併せて提出する。

3の7　レーザー機器加算の施設基準

(1) 当該療養を行うにつき十分な体制が整備されていること。
(2) 当該療養を行うにつき十分な機器を有していること。

→　レーザー機器加算に関する施設基準
(1) 当該レーザー治療に係る専門の知識及び3年以上の経験を有する医師又は歯科医師が1名以上配置されている。
(2) 口腔内の軟組織の切開，止血，凝固及び蒸散を行うことが可能なレーザー機器を備えている。
【届出に関する事項】　レーザー機器加算に係る届出は別添2（→Web版）の様式49の9を用いる。

第12の2　麻酔

1　マスク又は気管内挿管による閉鎖循環式全身麻酔に規定する麻酔が困難な患者

別表第11の2（p.1502）に掲げる患者であって，麻酔が困難なもの

1の2　神経ブロック併施加算のイの対象患者

手術後の疼痛管理を目的とした硬膜外麻酔が適応となる手術を受ける患者であって，当該麻酔の代替として神経ブロックが必要と医学的に認められるもの

2　麻酔管理料（Ⅰ）の施設基準

(1) 麻酔科を標榜している保険医療機関であること。
(2) 常勤の麻酔に従事する医師〔麻酔科につき医療法（昭和23年法律第205号）第6条の6第1項に規定する厚生労働大臣の許可を受けた者に限る。以下「麻酔科標榜医」という〕が配置されていること。
(3) 麻酔管理を行うにつき十分な体制が整備されていること。

→ **麻酔管理料（Ⅰ）の施設基準**
(1) 麻酔科を標榜している保険医療機関である。
(2) 麻酔科標榜医が1名以上配置されている。
(3) 常勤の麻酔科標榜医により，麻酔の安全管理体制が確保されている。

【届出に関する事項】　麻酔管理料（Ⅰ）の施設基準に係る届出は，**別添2**（→Web版）の**様式75**を用いる。

3　麻酔管理料（Ⅱ）の施設基準

(1) 麻酔科を標榜している保険医療機関であること。
(2) 常勤の麻酔科標榜医が5名以上配置されていること。
(3) 麻酔管理を行うにつき十分な体制が整備されていること。

→ **麻酔管理料（Ⅱ）の施設基準**
(1) 麻酔科を標榜している保険医療機関である。
(2) 常勤の麻酔科標榜医が5名以上配置されている。なお，週3日以上常態として勤務しており，かつ，所定労働時間が週22時間以上の勤務を行っている麻酔科標榜医である非常勤医師を2名以上組み合わせることにより，常勤医師の勤務時間帯と同じ時間帯にこれらの非常勤医師が配置されている場合には，当該医師の実労働時間を常勤換算し常勤医師数に算入することができる。ただし，常勤換算し常勤医師数に算入することができるのは，常勤配置のうち4名までに限る。
(3) 常勤の麻酔科標榜医により麻酔の安全管理体制が確保されている。
(4) 24時間緊急手術の麻酔に対応できる体制を有している。
(5) 麻酔科標榜医と麻酔科標榜医以外の医師が共同して麻酔を実施する体制が確保されている。なお，ここでいう「麻酔科標榜医以外の医師」とは，当該保険医療機関において常態として週3日以上かつ週22時間以上の勤務を行っている医師であって，当該保険医療機関の常勤の麻酔科標榜医の指導の下に麻酔を担当するもの（以下この項において，単に「担当医師」という）をいう。
(6) 担当医師が実施する一部の行為を，麻酔中の患者の看護に係る適切な研修を修了した常勤看護師が実施する場合にあっては，当該研修を修了した専任の常勤看護師が1名以上配置されている。ここでいう「適切な研修」とは，保健師助産師看護師法第37条の2第2項第5号に規定する指定研修機関において行われる麻酔中の患者の看護に係る研修である。
(7) 担当医師が実施する一部の行為を，(6)に規定する看護師が実施する場合にあっては，麻酔科標榜医又は担当医師と連携することが可能な体制が確保されている。

【届出に関する事項】　麻酔管理料（Ⅱ）の施設基準に係る届出は，**別添2**（→Web版）の**様式75**を用いる。

事務連絡 麻酔管理料（Ⅱ）
問1　施設基準で求める「麻酔中の患者の看護に係る適切な研修」には，どのようなものがあるか。
答　現時点では，特定行為に係る看護師の研修制度により厚生労働大臣が指定する指定研修機関において行われる以下のいずれかの研修である。
① 「呼吸器（気道確保に係るもの）関連」「呼吸器（人工呼吸療法に係るもの）関連」「動脈血液ガス分析関連」「栄養及び水分管理に係る薬剤投与関連」「術後疼痛管理関連」「循環動態に係る薬剤投与関連」の6区分の研修
② 「術中麻酔管理領域パッケージ研修」
なお，①については，6区分全ての研修が修了した場合に該当する。
問2　担当医師が実施する一部の行為を，麻酔中の患者の看護に係る適切な研修を修了した常勤看護師が実施する場合には，「麻酔科標榜医又は担当医師と連携することが可能な体制が確保されていること」とされているが，具体的にはどのような体制を確保すればよいのか。
答　特定行為研修修了者は，「看護師に診療の補助を行わせる患者の病状の範囲」「診療の補助の内容」「当該手順書に係る特定行為の対象となる患者」「特定行為を行うときに確認すべき事項」「医療の安全を確保するために医師又は歯科医師との連絡が必要となった場合の連絡体制」「特定行為を行った後の医師又は歯科医師に対する報告の方法」が記載された手順書に基づき特定行為を実施することとされており，麻酔科標榜医等との連携は当該手順書に基づき実施されていれば満たされるものである。
（令2.3.31）

3の2　周術期薬剤管理加算の施設基準

(1) 当該保険医療機関内に周術期の薬学的管理を行うにつき必要な専任の薬剤師が配置されていること。
(2) 病棟薬剤業務実施加算1に係る届出を行っている保険医療機関であること。

→ **周術期薬剤管理加算の施設基準**
(1) 周術期薬剤管理に関するプロトコルを整備している。なお，周術期薬剤管理の実施状況を踏まえ，定期的なプロトコルの見直しを行う。
(2) 周術期薬剤管理加算の施設基準における専任の薬剤師，A244病棟薬剤業務実施加算の施設基準における専任の薬剤師及び医薬品情報管理室の薬剤師が必要に応じカンファレンス等を行い，周術期薬剤管理における問題点等の情報を共有するとともに，各薬剤師が周術期薬剤管理を実施するにつき必要な情報が提供されている。
(3) 医薬品の安全使用や，重複投与・相互作用・アレルギーのリスクを回避するための手順等を盛り込んだ薬剤の安全使用に関する手順書（マニュアル）を整備し，必要に応じて当直等の薬剤師と連携を行っている。なお，周術期薬剤管理の実施状況等を踏まえ，定期的に当該手順書の見直しを行う。

【届出に関する事項】　周術期薬剤管理加算の施設基準に係る届出は，**別添2**（→Web版）の**様式75の3**を用いる。

事務連絡　問　L009麻酔管理料（Ⅰ）の「注5」及びL010麻酔管理料（Ⅱ）の「注2」に規定する周術期薬剤管理加算の施設基準における「周術期薬剤管理に関するプロトコル」と「薬剤の安全使用に関する手順書」は同一のものでよいか。
答　「周術期薬剤管理」及び「医薬品の安全使用や，重複投与・相互作用・アレルギーのリスクを回避するための手順等」が盛り込まれた内容であれば同一のものでも差し支えない。
（令4.3.31）

第13　放射線治療

1　放射線治療専任加算の施設基準

(1)　当該保険医療機関内に放射線治療を専ら担当する常勤の医師又は歯科医師（放射線治療について，相当の経験を有するものに限る）が1名以上配置されていること。
(2)　当該治療を行うにつき必要な体制が整備されていること。
(3)　当該治療を行うにつき十分な機器及び施設を有していること。

→　**放射線治療専任加算に関する施設基準**
(1)　放射線治療を専ら担当する常勤の医師（放射線治療の経験を5年以上有するものに限る）が配置されている。なお，当該常勤の医師は，医療機器安全管理料2，外来放射線治療加算，遠隔放射線治療計画加算，一回線量増加加算，強度変調放射線治療（IMRT），画像誘導放射線治療加算，体外照射呼吸性移動対策加算，定位放射線治療，定位放射線治療呼吸性移動対策加算，粒子線治療，粒子線治療適応判定加算，粒子線治療医学管理加算，ホウ素中性子捕捉療法，ホウ素中性子捕捉療法適応判定加算，ホウ素中性子捕捉療法医学管理加算及び画像誘導密封小線源治療加算に係る常勤の医師を兼任することができる。
(2)　放射線治療を専ら担当する常勤の診療放射線技師（放射線治療の経験を5年以上有するものに限る）が配置されている。なお，当該常勤の診療放射線技師は，外来放射線照射診療料，外来放射線治療加算，遠隔放射線治療計画加算，一回線量増加加算，強度変調放射線治療（IMRT），画像誘導放射線治療加算，体外照射呼吸性移動対策加算，定位放射線治療，定位放射線治療呼吸性移動対策加算，粒子線治療，粒子線治療医学管理加算，ホウ素中性子捕捉療法，ホウ素中性子捕捉療法医学管理加算及び画像誘導密封小線源治療加算に係る常勤の診療放射線技師を兼任することができる。ただし，外来放射線照射診療料及び医療機器安全管理料2における技術者との兼任はできない。
(3)　当該管理を行うために必要な次に掲げる機器，施設を備えている。
　ア　高エネルギー放射線治療装置
　イ　X線あるいはCTを用いた位置決め装置
　ウ　放射線治療計画システム

【届出に関する事項】　放射線治療専任加算の施設基準に係る届出は，別添2（→Web版）の様式76を用いる。

→　**外来放射線治療加算に関する施設基準**
(1)　放射線治療を専ら担当する常勤の医師（放射線治療の経験を5年以上有するものに限る）が配置されている。なお，当該常勤の医師は，医療機器安全管理料2，放射線治療専任加算，遠隔放射線治療計画加算，一回線量増加加算，強度変調放射線治療（IMRT），画像誘導放射線治療加算，体外照射呼吸性移動対策加算，定位放射線治療，定位放射線治療呼吸性移動対策加算，粒子線治療，粒子線治療適応判定加算，粒子線治療医学管理加算，ホウ素中性子捕捉療法，ホウ素中性子捕捉療法適応判定加算，ホウ素中性子捕捉療法医学管理加算及び画像誘導密封小線源治療加算に係る常勤の医師を兼任することができる。
(2)　放射線治療を専ら担当する常勤の診療放射線技師（放射線治療の経験を5年以上有するものに限る）が配置されている。なお，当該常勤の診療放射線技師は，外来放射線照射診療料，放射線治療専任加算，遠隔放射線治療計画加算，一回線量増加加算，強度変調放射線治療（IMRT），画像誘導放射線治療加算，体外照射呼吸性移動対策加算，定位放射線治療，定位放射線治療呼吸性移動対策加算，粒子線治療，粒子線治療医学管理加算，ホウ素中性子捕捉療法，ホウ素中性子捕捉療法医学管理加算及び画像誘導密封小線源治療加算に係る常勤の診療放射線技師を兼任することができる。ただし，外来放射線照射診療料及び医療機器安全管理料2における技術者との兼任はできない。
(3)　当該治療を行うために必要な次に掲げる機器，施設を備えている。
　ア　高エネルギー放射線治療装置
　イ　X線又はCTを用いた位置決め装置
　ウ　放射線治療計画システム
　エ　患者が休憩できるベッド等

【届出に関する事項】　外来放射線治療加算の施設基準に係る届出は，別添2（→Web版）の様式76を用いる。

事務連絡　問　外来放射線治療加算の施設基準に「患者が休憩できるベッド等」を備えていることとあるが，このベッド等とは，たとえば外来化学療法で使用されるようなリクライニングシートでもよいのか。
答　療養上適切であれば差し支えない。　　　　（平24.3.30）

1の2　遠隔放射線治療計画加算の施設基準

(1)　放射線科を標榜している保険医療機関であること。
(2)　当該治療を行うにつき必要な体制が整備されていること。
(3)　当該治療を行うにつき十分な機器及び施設を有していること。

→　**遠隔放射線治療計画加算に関する施設基準**
(1)　放射線治療を行う施設は，次の施設基準を満たしている。
　ア　放射線科を標榜している保険医療機関である。
　イ　専ら放射線治療を担当する常勤の医師が配置されていない。
　ウ　放射線治療を担当する常勤の診療放射線技師が2名以上配置されており，そのうち1名は放射線治療を専ら担当し，かつ，5年以上の経験を有する。なお，当該常勤の診療放射線技師は，外来放射線照射診療料，放射線治療専任加算，外来放射線治療加算，一回線量増加加算，強度変調放射線治療（IMRT），画像誘導放射線治療加算，体外照射呼吸性移動対策加算，定位放射線治療，定位放射線治療呼吸性移動対策加算，粒子線治療，粒子線治療医学管理加算，ホウ素中性子捕捉療法，ホウ素中性子捕捉療法医学管理加算及び画像誘導密封小線源治療加算に係る常勤の診療放射線技師を兼任することができる。
　エ　当該治療を行うために必要な次に掲げる機器及び施設を備えている。
　　①　直線加速器
　　②　治療計画用CT装置及び三次元放射線治療計画システム
　　③　セキュリティ対策を講じた遠隔放射線治療システム
　　④　第三者機関による直線加速器の出力線量の評価
　オ　遠隔放射線治療の支援施設の放射線治療を専ら担当する医師と，常時連絡がとれる体制にある。
　カ　遠隔放射線治療及び医療情報のセキュリティ対策に関する指針が策定されている。
　キ　関係学会の定めるガイドラインに基づき，当該治療を適切に実施している。
(2)　放射線治療を支援する施設は，次の施設基準を満たしている。
　ア　放射線治療を専ら担当する常勤の医師が2名以上配置されており，そのうち1名は5年以上の放射線治療の経験を有する。なお，当該常勤の医師は，医療機器安全管理料2，放射線治療専任加算，外来放射線治療加算，一回線量増加加算，強度変調放射線治療（IMRT），画像誘導放射線治療加算，体外照射呼吸性移動対策加算，定位放射線治療，定位放射線治療呼吸性移動対策加算及び画像誘導密封小線源治療加算に係る常勤の医師を兼任することができるが，粒子線治療，粒子線治療適応判定加算，粒子線治療医学管理加算，ホウ素中性子捕捉療法，ホウ素中性子捕捉療法適応判定加算及びホウ素中性子捕捉療法医学管理加算に係る常勤の医師を兼任することはできない。

イ 照射計画補助作業等を専ら担当する者（診療放射線技師その他の技術者等）が1名以上配置されている。なお，当該担当者は強度変調放射線治療（IMRT），画像誘導放射線治療加算，体外照射呼吸性移動対策加算，定位放射線治療，定位放射線治療呼吸性移動対策加算，粒子線治療，粒子線治療医学管理加算，ホウ素中性子捕捉療法，ホウ素中性子捕捉療法医学管理加算及び画像誘導密封小線源治療加算に係る担当者を兼任することができる。ただし，外来放射線照射診療料及び医療機器安全管理料2における技術者との兼任はできない。
ウ セキュリティ対策を講じた遠隔放射線治療システムを備えている。
エ 遠隔放射線治療及び医療情報のセキュリティ対策に関する指針が策定されており，実際の遠隔放射線治療の支援が当該指針に沿って行われているとともに，公開可能な遠隔放射線治療の実施に係る記録が保存されている。
オ 関係学会の定めるガイドラインに基づき，当該支援を適切に実施している。

【届出に関する事項】 遠隔放射線治療計画加算の施設基準に係る届出は，別添2（→Web版）の様式76の2を用いる。

事務連絡 問1 遠隔放射線治療計画加算，強度変調放射線治療（IMRT），画像誘導放射線治療加算，体外照射呼吸性移動対策加算，定位放射線治療，定位放射線治療呼吸性移動対策加算，粒子線治療，粒子線治療医学管理加算，画像誘導密封小線源治療加算の施設基準に掲げる「その他の技術者」とは，具体的に何を指すのか。
答 医学物理士等を指す。 (令2.3.31)
問2 M000放射線治療管理料の遠隔放射線治療計画加算について，「第三者機関」とあるが，具体的には何を指すのか。
答 医用原子力技術研究振興財団等を指す。
問3 遠隔放射線治療計画加算について，「関係学会の定めるガイドライン」とあるが，具体的には何を指すのか。
答 日本放射線腫瘍学会の遠隔放射線治療計画ガイドライン等を指す。 (平30.3.30)

2 高エネルギー放射線治療の施設基準

当該治療を行うにつき必要な体制が整備されていること。

→ 高エネルギー放射線治療に関する施設基準
照射方法を問わず，高エネルギー放射線治療を年間合計100例以上実施又は小児入院医療管理料1を届け出ている。

【届出に関する事項】 高エネルギー放射線治療の施設基準に係る届出は，別添2（→Web版）の様式77を用いる。

事務連絡 問 高エネルギー放射線治療の症例数は，年間に実施された症例すべてを算入してよいか。
答 当該年内に開始された症例を算入する。（前年から一連として続けられている症例については算入しない） (平14.4.24)
(編注)「照射回数」ではなく「症例数」である。

2の2 高エネルギー放射線治療の一回線量増加算の施設基準

(1) 当該保険医療機関内に放射線治療を専ら担当する常勤の医師（放射線治療について，相当の経験を有するものに限る）が1名以上配置されていること。
(2) 高エネルギー放射線治療による全乳房照射を行うにつき必要な体制が整備されていること。

→ 高エネルギー放射線治療の一回線量増加算に関する施設基準
(1) 照射方法を問わず，高エネルギー放射線治療を年間100例以上実施している。
(2) 放射線治療を専ら担当する常勤の医師（放射線治療の経験を5年以上有するものに限る）が配置されている。なお，当該常勤の医師は，医療機器安全管理料2，放射線治療専任加算，外来放射線治療加算，遠隔放射線治療計画加算，強度変調放射線治療（IMRT），画像誘導放射線治療加算，体外照射呼吸性移動対策加算，定位放射線治療，定位放射線治療呼吸性移動対策加算，粒子線治療，粒子線治療適応判定加算，粒子線治療医学管理加算，ホウ素中性子捕捉療法，ホウ素中性子捕捉療法適応判定加算，ホウ素中性子捕捉療法医学管理加算及び画像誘導密封小線源治療加算に係る常勤の医師を兼任することができる。
(3) 放射線治療を専ら担当する常勤の診療放射線技師（放射線治療の経験を5年以上有するものに限る）が配置されている。なお，当該常勤の診療放射線技師は，外来放射線照射診療料，放射線治療専任加算，外来放射線治療加算，遠隔放射線治療計画加算，強度変調放射線治療（IMRT），画像誘導放射線治療加算，体外照射呼吸性移動対策加算，定位放射線治療，定位放射線治療呼吸性移動対策加算，粒子線治療，粒子線治療医学管理加算，ホウ素中性子捕捉療法，ホウ素中性子捕捉療法医学管理加算及び画像誘導密封小線源治療加算に係る常勤の診療放射線技師を兼任することができる。ただし，外来放射線照射診療料及び医療機器安全管理料2における技術者との兼任はできない。

【届出に関する事項】 一回線量増加算の施設基準に係る届出は，別添2（→Web版）の様式77を用いる。

2の3 強度変調放射線治療（IMRT）の施設基準等

(1) 強度変調放射線治療（IMRT）の施設基準
イ 当該保険医療機関内に放射線治療を専ら担当する常勤の医師又は歯科医師が2名以上配置されており，うち1名以上は放射線治療について相当の経験を有するものであること。
ロ 当該治療を行うにつき必要な体制が整備されていること。
ハ 当該治療を行うにつき十分な機器及び施設を有していること。
(2) 強度変調放射線治療（IMRT）の対象患者
別表第11の3 (p.1502) に掲げる患者
(3) 強度変調放射線治療（IMRT）の一回線量増加算の施設基準
イ 当該保険医療機関内に放射線治療を専ら担当する常勤の医師（放射線治療について，相当の経験を有するものに限る）が1名以上配置されていること。
ロ 強度変調放射線治療（IMRT）による前立腺照射を行うにつき必要な体制が整備されていること。

→ 強度変調放射線治療（IMRT）に関する施設基準
(1) 放射線科を標榜している保険医療機関である。
(2) 放射線治療を専ら担当する常勤の医師が2名以上配置されており，このうち1名は放射線治療の経験を5年以上有する者である。なお，当該常勤の医師は，医療機器安全管理料2，放射線治療専任加算，外来放射線治療加算，遠隔放射線治療計画加算，一回線量増加算，画像誘導放射線治療加算，体外照射呼吸性移動対策加算，定位放射線治療，定位放射線治療呼吸性移動対策加算，粒子線治療，粒子線治療医学管理加算，粒子線治療適応判定加算，ホウ素中性子捕捉療法，ホウ素中性子捕捉療法適応判定加算，ホウ素中性子捕捉療法医学管理加算及び画像誘導密封小線源治療加算に係る常勤の医師を兼任することができる。
また，週3日以上常態として勤務しており，かつ，所定労働時間が週22時間以上の勤務を行っている専任の非常勤医師を2名以上組み合わせることにより，常勤医師の勤務時間帯と同じ時間帯にこれらの非常勤医師が配置されている場合には，当該医師の実労働時間を常勤換算し常勤医師数に算入することができる。ただし，常勤換算し常勤医師数に算入することができるのは，常勤配置のうち1名（放射線治療の経験を5年以上有する者1名を除く）に限る。

また，この場合には強度変調放射線治療（IMRT）は年間50例を限度として実施できる。
(3) 放射線治療を専ら担当する常勤の診療放射線技師（放射線治療の経験を5年以上有するものに限る）が1名以上配置されている。なお，当該常勤の診療放射線技師は，外来放射線照射診療料，放射線治療専任加算，外来放射線治療加算，遠隔放射線治療計画加算，一回線量増加加算，画像誘導放射線治療加算，体外照射呼吸性移動対策加算，定位放射線治療，定位放射線治療呼吸性移動対策加算，粒子線治療，粒子線治療医学管理加算，ホウ素中性子捕捉療法，ホウ素中性子捕捉療法医学管理加算及び画像誘導密封小線源治療加算に係る常勤の診療放射線技師を兼任することができる。
(4) 放射線治療における機器の精度管理，照射計画の検証，照射計画補助作業等を専ら担当する者（診療放射線技師その他の技術者等）が1名以上配置されている。なお，当該担当者は遠隔放射線治療計画加算，画像誘導放射線治療加算，体外照射呼吸性移動対策加算，定位放射線治療，定位放射線治療呼吸性移動対策加算，粒子線治療，粒子線治療医学管理加算，ホウ素中性子捕捉療法，ホウ素中性子捕捉療法医学管理加算及び画像誘導密封小線源治療加算に係る担当者を兼任することができる。ただし，外来放射線照射診療料及び医療機器安全管理料2における技術者との兼任はできない。
(5) 強度変調放射線治療（IMRT）を年間10例以上実施している。
(6) 当該治療を行うために必要な次に掲げる機器，施設を備えている。
　ア　直線加速器
　イ　治療計画用CT装置
　ウ　インバースプラン（逆方向治療計画）の可能な三次元放射線治療計画システム
　エ　照射中心に対する患者の動きや臓器の体内移動を制限する装置
　オ　平面上の照射強度を変化させることができる装置
　カ　微小容量電離箱線量計又は半導体線量計（ダイヤモンド線量計を含む）及び併用する水ファントム又は水等価固体ファントム
　キ　二次元以上で相対的な線量分布を測定・比較できる機器
(7) 当該保険医療機関において，強度変調放射線治療（IMRT）に関する機器の精度管理に関する指針が策定されており，実際の線量測定等の精度管理が当該指針に沿って行われているとともに，公開可能な精度管理に係る記録が保存されている。

→ **強度変調放射線治療（IMRT）の一回線量増加加算に関する施設基準**
(1) 照射方法を問わず，高エネルギー放射線治療を年間100例以上実施している。
(2) 放射線治療を専ら担当する常勤の医師（放射線治療の経験を5年以上有するものに限る）が配置されている。なお，当該常勤の医師は，医療機器安全管理料2，放射線治療専任加算，外来放射線治療加算，遠隔放射線治療計画加算，強度変調放射線治療（IMRT），画像誘導放射線治療加算，体外照射呼吸性移動対策加算，定位放射線治療，定位放射線治療呼吸性移動対策加算，粒子線治療，粒子線治療適応判定加算，粒子線治療医学管理加算，ホウ素中性子捕捉療法，ホウ素中性子捕捉療法適応判定加算，ホウ素中性子捕捉療法医学管理加算及び画像誘導密封小線源治療加算に係る常勤の医師を兼任することができる。
(3) 放射線治療を専ら担当する常勤の診療放射線技師（放射線治療の経験を5年以上有するものに限る）が配置されている。なお，当該常勤の診療放射線技師は，外来放射線照射診療料，放射線治療専任加算，外来放射線治療加算，遠隔放射線治療計画加算，強度変調放射線治療（IMRT），画像誘導放射線治療加算，体外照射呼吸性移動対策加算，定位放射線治療，定位放射線治療呼吸性移動対策加算，粒子線治療，粒子線治療医学管理加算，ホウ素中性子捕捉療法，ホウ素中性子捕捉療法医学管理加算及び画像誘導密封小線源治療加算に係る常勤の診療放射線技師を兼任することができる。ただし，外来放射線照射診療料及び医療機器安全管理料2における技術者との兼任はできない。
(4) 強度変調放射線治療（IMRT）を行うために必要な機器及び施設を備えている。
(5) 強度変調放射線治療（IMRT）を年間10例以上実施しており，かつM001の「注4」の「ハ」画像誘導放射線治療（腫瘍の位置情報によるもの）を年間10例以上実施している。

【届出に関する事項】　強度変調放射線治療（IMRT）の施設基準に係る届出は，**別添2**（→Web版）の**様式52**及び**様式78**を用いる。
一回線量増加加算の施設基準に係る届出は，**別添2**の**様式77**を用いる。

2の4　画像誘導放射線治療加算の施設基準

(1) 当該保険医療機関内に放射線治療を専ら担当する常勤の医師又は歯科医師（放射線治療について，相当の経験を有するものに限る）が1名以上配置されていること。
(2) 当該治療を行うにつき必要な体制が整備されていること。
(3) 当該治療を行うにつき十分な機器及び施設を有していること。

→ **画像誘導放射線治療加算に関する施設基準**
(1) 放射線科を標榜している保険医療機関である。
(2) 放射線治療を専ら担当する常勤の医師又は歯科医師（放射線治療の経験を5年以上有するものに限る）が配置されている。なお，当該常勤の医師は，医療機器安全管理料2，放射線治療専任加算，外来放射線治療加算，遠隔放射線治療計画加算，一回線量増加加算，強度変調放射線治療（IMRT），体外照射呼吸性移動対策加算，定位放射線治療，定位放射線治療呼吸性移動対策加算，粒子線治療，粒子線治療適応判定加算，粒子線治療医学管理加算，ホウ素中性子捕捉療法，ホウ素中性子捕捉療法適応判定加算，ホウ素中性子捕捉療法医学管理加算及び画像誘導密封小線源治療加算に係る常勤の医師を兼任することができる。
(3) 放射線治療を専ら担当する常勤の診療放射線技師（放射線治療の経験を5年以上有するものに限る）が1名以上配置されている。なお，当該常勤の診療放射線技師は，外来放射線照射診療料，放射線治療専任加算，外来放射線治療加算，遠隔放射線治療計画加算，一回線量増加加算，強度変調放射線治療（IMRT），体外照射呼吸性移動対策加算，定位放射線治療，定位放射線治療呼吸性移動対策加算，粒子線治療，粒子線治療医学管理加算，ホウ素中性子捕捉療法，ホウ素中性子捕捉療法医学管理加算及び画像誘導密封小線源治療加算に係る常勤の診療放射線技師を兼任することができる。
(4) 放射線治療における機器の精度管理，照射計画の検証，照射計画補助作業等を専ら担当する者（診療放射線技師その他の技術者等）が1名以上配置されている。なお，当該担当者は，遠隔放射線治療計画加算，強度変調放射線治療（IMRT），体外照射呼吸性移動対策加算，定位放射線治療，定位放射線治療呼吸性移動対策加算，粒子線治療，粒子線治療医学管理加算，ホウ素中性子捕捉療法，ホウ素中性子捕捉療法医学管理加算及び画像誘導密封小線源治療加算に係る担当者を兼任することができる。ただし，外来放射線照射診療料及び医療機器安全管理料2における技術者との兼任はできない。
(5) 当該治療を行うために必要な次に掲げるいずれかの機器が当該治療を行う室内に設置されている。
　ア　2方向以上の透視が可能な装置
　イ　画像照合可能なCT装置

ウ　画像照合可能な超音波診断装置
(6)　当該治療を行うために必要な次に掲げるいずれかの機器が当該治療を行う室内に設置されている。
　ア　体表面の位置情報により位置照合可能な装置
　イ　骨構造の位置情報により位置照合可能な装置
　ウ　腫瘍の位置情報により位置照合可能な装置
(7)　当該保険医療機関において，画像誘導放射線治療（IGRT）に関する手法と機器の精度管理に関する指針が策定されており，実際の画像誘導の精度管理が当該指針に沿って行われているとともに，公開可能な実施記録と精度管理に係る記録が保存されている。
【届出に関する事項】　画像誘導放射線治療加算の施設基準に係る届出は，別添2（→Web版）の様式78の2を用いる。

2の5　体外照射呼吸性移動対策加算の施設基準

(1)　当該保険医療機関内に放射線治療を専ら担当する医師（放射線治療について，相当の経験を有するものに限る）が配置されていること。
(2)　当該治療を行うにつき必要な体制が整備されていること。
(3)　当該治療を行うにつき十分な機器及び施設を有していること。

→ 体外照射呼吸性移動対策加算の施設基準
(1)　放射線治療を専ら担当する常勤の医師が1名以上配置されている。なお，当該常勤の医師は，医療機器安全管理料2，放射線治療専任加算，外来放射線治療加算，遠隔放射線治療計画加算，一回線量増加加算，強度変調放射線治療（IMRT），画像誘導放射線治療加算，定位放射線治療，定位放射線治療呼吸性移動対策加算，粒子線治療，粒子線治療適応判定加算，粒子線治療医学管理加算，ホウ素中性子捕捉療法，ホウ素中性子捕捉療法適応判定加算，ホウ素中性子捕捉療法医学管理加算及び画像誘導密封小線源治療加算に係る医師を兼任することができる。
(2)　放射線治療を専ら担当する常勤の診療放射線技師（放射線治療の経験を5年以上有するものに限る）が1名以上配置されている。なお，当該診療放射線技師は，外来放射線照射診療料，放射線治療専任加算，外来放射線治療加算，遠隔放射線治療計画加算，一回線量増加加算，強度変調放射線治療（IMRT），画像誘導放射線治療加算，定位放射線治療，定位放射線治療呼吸性移動対策加算，粒子線治療，粒子線治療医学管理加算，ホウ素中性子捕捉療法，ホウ素中性子捕捉療法医学管理加算及び画像誘導密封小線源治療加算に係る診療放射線技師を兼任することができる。
(3)　放射線治療における機器の精度管理，照射計画の検証，照射計画補助作業等を専ら担当する者（診療放射線技師その他の技術者等）が1名以上配置されている。なお，当該担当者は遠隔放射線治療計画加算，強度変調放射線治療（IMRT），画像誘導放射線治療加算，定位放射線治療，定位放射線治療呼吸性移動対策加算，粒子線治療，粒子線治療医学管理加算，ホウ素中性子捕捉療法，ホウ素中性子捕捉療法医学管理加算及び画像誘導密封小線源治療加算に係る担当者を兼任することができる。ただし，外来放射線照射診療料及び医療機器安全管理料2における技術者との兼任はできない。
(4)　当該治療を行うために必要な次に掲げる機器が当該治療を行う室内に設置されている。
　ア　呼吸性移動が10mm以上の腫瘍（左乳癌に対して行う場合は，標的）に対して，呼吸性移動を補償するために必要な照射範囲の拡大が5mm以下とするために必要な装置
　イ　実際の照射野内に腫瘍（左乳癌に対して行う場合は，標的）が含まれていることを毎回の照射直前又は照射中に確認・記録するために必要な装置
(5)　当該保険医療機関において，当該治療に係る公開可能な実施記録と精度管理に係る記録が保存されている。
【届出に関する事項】　体外照射呼吸性移動対策加算の施設基準に係る届出は別添2（→Web版）の様式78の3を用いる。

3　定位放射線治療の施設基準

(1)　当該保険医療機関内に放射線治療を専ら担当する常勤の医師（放射線治療について，相当の経験を有するものに限る）が1名以上配置されていること。
(2)　当該治療を行うにつき必要な体制が整備されていること。
(3)　当該治療を行うにつき十分な機器及び施設を有していること。

→ 定位放射線治療に関する施設基準
(1)　放射線科を標榜している保険医療機関である。
(2)　放射線治療を専ら担当する常勤の医師（放射線治療の経験を5年以上有するものに限る）が配置されている。なお，当該常勤の医師は，医療機器安全管理料2，放射線治療専任加算，外来放射線治療加算，遠隔放射線治療計画加算，一回線量増加加算，強度変調放射線治療（IMRT），画像誘導放射線治療加算，体外照射呼吸性移動対策加算，定位放射線治療呼吸性移動対策加算，粒子線治療，粒子線治療適応判定加算，粒子線治療医学管理加算，ホウ素中性子捕捉療法，ホウ素中性子捕捉療法適応判定加算，ホウ素中性子捕捉療法医学管理加算及び画像誘導密封小線源治療加算に係る常勤の医師を兼任することができる。
(3)　放射線治療を専ら担当する常勤の診療放射線技師（放射線治療の経験を5年以上有するものに限る）が1名以上配置されている。なお，当該常勤の診療放射線技師は，外来放射線照射診療料，放射線治療専任加算，外来放射線治療加算，遠隔放射線治療計画加算，一回線量増加加算，強度変調放射線治療（IMRT），画像誘導放射線治療加算，体外照射呼吸性移動対策加算，定位放射線治療呼吸性移動対策加算，粒子線治療，粒子線治療医学管理加算，ホウ素中性子捕捉療法，ホウ素中性子捕捉療法医学管理加算及び画像誘導密封小線源治療加算に係る常勤の診療放射線技師を兼任することができる。
(4)　放射線治療における機器の精度管理，照射計画の検証，照射計画補助作業等を専ら担当する者（診療放射線技師その他の技術者等）が1名以上配置されている。なお，当該担当者は，遠隔放射線治療計画加算，強度変調放射線治療（IMRT），画像誘導放射線治療加算，体外照射呼吸性移動対策加算，定位放射線治療呼吸性移動対策加算，粒子線治療，粒子線治療医学管理加算，ホウ素中性子捕捉療法，ホウ素中性子捕捉療法医学管理加算及び画像誘導密封小線源治療加算に係る担当者を兼任することができる。ただし，外来放射線照射診療料及び医療機器安全管理料2における技術者との兼任はできない。
(5)　当該治療を行うために必要な次に掲げる機器，施設を備えている。
　ア　直線加速器
　イ　治療計画用CT装置
　ウ　三次元放射線治療計画システム
　エ　照射中心に対する患者の動きや臓器の体内移動を制限する装置
　オ　微小容量電離箱線量計又は半導体線量計（ダイヤモンド線量計を含む）及び併用する水ファントム又は水等価固体ファントム
【届出に関する事項】　定位放射線治療の施設基準に係る届出は，別添2（→Web版）の様式79を用いる。

3の2　定位放射線治療呼吸性移動対策加算の施設基準

(1)　当該保険医療機関内に放射線治療を専ら担当する

医師（放射線治療について，相当の経験を有するものに限る）が配置されていること。
(2) 当該治療を行うにつき必要な体制が整備されていること。
(3) 当該治療を行うにつき十分な機器及び施設を有していること。

→ 1 定位放射線治療呼吸性移動対策加算（動体追尾法）の施設基準
(1) 放射線治療を専ら担当する常勤の医師が2名以上配置されており，このうち1名は放射線治療の経験を5年以上有する者である。なお，当該常勤の医師は，医療機器安全管理料2，放射線治療専任加算，外来放射線治療加算，遠隔放射線治療計画加算，一回線量増加加算，強度変調放射線治療（IMRT），画像誘導放射線治療加算，体外照射呼吸性移動対策加算，定位放射線治療，粒子線治療，粒子線治療適応判定加算，粒子線治療医学管理加算，ホウ素中性子捕捉療法，ホウ素中性子捕捉療法適応判定加算，ホウ素中性子捕捉療法医学管理加算及び画像誘導密封小線源治療加算に係る医師を兼任することができる。
(2) 体外照射呼吸性移動対策加算の(2)から(5)までを満たす。ただし，「定位放射線治療呼吸性移動対策加算」は「体外照射呼吸性移動対策加算」と読み替えるものとする。

2 定位放射線治療呼吸性移動対策加算（その他のもの）の施設基準
体外照射呼吸性移動対策加算の(1)から(5)までを満たす。ただし，「定位放射線治療呼吸性移動対策加算」は「体外照射呼吸性移動対策加算」と読み替えるものとする。

【届出に関する事項】 定位放射線治療呼吸性移動対策加算の施設基準に係る届出は，別添2（→Web版）の様式78の3を用いる。

4 粒子線治療の施設基準等

(1) 粒子線治療の施設基準
イ 当該保険医療機関内に放射線治療を専ら担当する常勤の医師が2名以上配置されており，うち1名以上は放射線治療について相当の経験を有するものであること。
ロ 当該治療を行うにつき必要な体制が整備されていること。
ハ 当該治療を行うにつき十分な機器及び施設を有していること。
(2) 粒子線治療の注1に規定する患者
別表第11の4（p.1502）に掲げる患者

→ 粒子線治療に関する施設基準
(1) 放射線科を標榜している保険医療機関である。
(2) 放射線治療を専ら担当する常勤の医師が2名以上配置されている。このうち1名は，放射線治療の経験を10年以上有するとともに，陽子線治療については陽子線治療の経験を，重粒子線治療については重粒子線治療の経験を2年以上〔放射線治療〔4門以上の照射，運動照射，原体照射又は強度変調放射線治療（IMRT）による体外照射に限る〕による療養について1年以上の経験を有する者については，1年以上〕有する。なお，当該常勤の医師は，医療機器安全管理料2，放射線治療専任加算，外来放射線治療加算，一回線量増加加算，強度変調放射線治療（IMRT），画像誘導放射線治療加算，体外照射呼吸性移動対策加算，定位放射線治療，定位放射線治療呼吸性移動対策加算，粒子線治療適応判定加算，粒子線治療医学管理加算，ホウ素中性子捕捉療法，ホウ素中性子捕捉療法適応判定加算，ホウ素中性子捕捉療法医学管理加算及び画像誘導密封小線源治療加算に係る常勤の医師を兼任することができるが，遠隔放射線治療計画加算に係る常勤の医師を兼任することはできない。
(3) 放射線治療を専ら担当する常勤の診療放射線技師が配置されている。なお，当該常勤の診療放射線技師は，外来放射線照射診療料，放射線治療専任加算，外来放射線治療加算，遠隔放射線治療計画加算，一回線量増加加算，強度変調放射線治療（IMRT），画像誘導放射線治療加算，体外照射呼吸性移動対策加算，定位放射線治療，定位放射線治療呼吸性移動対策加算，粒子線治療医学管理加算，ホウ素中性子捕捉療法，ホウ素中性子捕捉療法医学管理加算及び画像誘導密封小線源治療加算に係る常勤の診療放射線技師を兼任することができる。
(4) 放射線治療における機器の精度管理，照射計画の検証，照射計画補助作業等を専ら担当する者（診療放射線技師その他の技術者等）が1名以上配置されている。なお，当該担当者は，遠隔放射線治療計画加算，強度変調放射線治療（IMRT），画像誘導放射線治療加算，体外照射呼吸性移動対策加算，定位放射線治療，定位放射線治療呼吸性移動対策加算，粒子線治療医学管理加算，ホウ素中性子捕捉療法，ホウ素中性子捕捉療法医学管理加算及び画像誘導密封小線源治療加算に係る担当者を兼任することができる。ただし，外来放射線照射診療料及び医療機器安全管理料2における技術者との兼任はできない。
(5) 当該治療を行うために必要な次に掲げる機器，施設を備えている。
  ア 粒子線治療装置
  イ 治療計画用CT装置
  ウ 粒子線治療計画システム
  エ 照射中心に対する患者の動きや臓器の体内移動を制限する装置
  オ 微小容量電離箱線量計又は半導体線量計（ダイヤモンド線量計を含む）及び併用する水ファントム又は水等価固体ファントム
(6) 当該治療に用いる医療機器について，適切に保守管理がなされている。
(7) 重粒子線治療については重粒子線治療の実績を，陽子線治療については陽子線治療の実績を10例以上有している。

【届出に関する事項】 粒子線治療の施設基準に係る届出は，別添2（→Web版）の様式52及び様式79の1の2を用いる。

5 粒子線治療適応判定加算の施設基準

(1) 当該保険医療機関内に放射線治療を専ら担当する専従の常勤医師（放射線治療について，相当の経験を有するものに限る）が2名以上配置されていること。
(2) 当該治療の適応判定を行うにつき必要な体制が整備されていること。

→ 粒子線治療適応判定加算に関する施設基準
(1) 放射線治療に専従の常勤の医師（放射線治療の経験を5年以上有するものに限る）が2名以上配置されている。なお，当該常勤の医師は，医療機器安全管理料2，放射線治療専任加算，外来放射線治療加算，一回線量増加加算，強度変調放射線治療（IMRT），画像誘導放射線治療加算，体外照射呼吸性移動対策加算，定位放射線治療，定位放射線治療呼吸性移動対策加算，粒子線治療，粒子線治療医学管理加算，ホウ素中性子捕捉療法，ホウ素中性子捕捉療法適応判定加算，ホウ素中性子捕捉療法医学管理加算及び画像誘導密封小線源治療加算に係る常勤の医師を兼任することができるが，遠隔放射線治療計画加算に係る常勤の医師を兼任することはできない。
(2) 粒子線治療に係るキャンサーボードについて，以下のいずれかを満たしている。
  ア 当該保険医療機関において「がん診療連携拠点病院等の整備について」に準拠したキャンサーボード（手術，放射線診断，放射線治療，化学療法，病理診断及び緩和ケアに携わる専門的な知識及び技能を有する医師その他の専門を異にする医師等によるがん患者の症状，状態及び治療方針等を意見交換，共有，検討，確認等を行うた

めのカンファレンスをいう。以下同じ）が開催され，当該キャンサーボードによって，当該保険医療機関で当該治療を受ける患者に対して，粒子線治療の適応判定等が実施される体制を有する。なお，当該キャンサーボードについては，月に１回以上開催されており，手術，放射線診断，放射線治療，化学療法，病理診断及び緩和ケアの分野に携わる専門的な知識及び技能を有する医師のうち３分野以上の医師が毎回出席している。

イ　連携体制のあるがん診療連携拠点病院のキャンサーボードに，当該保険医療機関の医師が参加することによって，当該保険医療機関で当該治療を受ける患者に対して，粒子線治療の適応判定等が実施される体制を有する。

【届出に関する事項】　粒子線治療適応判定加算の施設基準に係る届出は，別添２（→Web版）の様式79の１の３を用いる。

事務連絡　問　M001-4の「注３」粒子線治療適応判定加算に係るキャンサーボードの届出の様式は自由とされているが，どのような項目の記載が必要なのか。
答　自施設のキャンサーボードに係る様式については，キャンサーボードの目的，構成者の情報（診療科，職種，氏名等）及び開催頻度が記載されているとともに，開催記録（開催日時，参加者名及び症例毎の検討内容等）を適切に保存することが規定されていることが必要。また，がん連携拠点病院のキャンサーボードと連携する場合の様式については，当該がん診療連携拠点病院との連携を示す契約書等の文書を提出すること。なお，当該文書には，連携先のキャンサーボードに参加する医師の情報（氏名，診療科，参加頻度）が記載されているとともに，開催記録（開催日時，参加者名及び症例毎の検討内容等）を適切に保存することが規定されていることが必要。
(平28.3.31)

6　粒子線治療医学管理加算の施設基準

(1)　当該保険医療機関内に放射線治療を担当する専従の常勤医師（放射線治療について，相当の経験を有するものに限る）が２名以上配置されていること。
(2)　当該医学管理を行うにつき必要な体制が整備されていること。
(3)　当該医学管理を行うにつき必要な機器を有していること。

→　粒子線治療医学管理加算に関する施設基準

(1)　放射線治療に専従の常勤の医師（放射線治療の経験を５年以上有するものに限る）が２名以上配置されている。なお，当該常勤の医師は，医療機器安全管理料２，放射線治療専任加算，外来放射線治療加算，一回線量増加加算，強度変調放射線治療（IMRT），画像誘導放射線治療加算，体外照射呼吸性移動対策加算，定位放射線治療，定位放射線治療呼吸性移動対策加算，粒子線治療，粒子線治療適応判定加算，ホウ素中性子捕捉療法，ホウ素中性子捕捉療法適応判定加算，ホウ素中性子捕捉療法医学管理加算及び画像誘導密封小線源治療加算に係る常勤の医師を兼任することができるが，遠隔放射線治療計画加算に係る常勤の医師を兼任することはできない。

(2)　放射線治療を専ら担当する常勤の診療放射線技師（放射線治療の経験を５年以上有するものに限る）が粒子線治療室１つにつき２名以上，かつ当該保険医療機関に合計３名以上配置されている。なお，当該常勤の診療放射線技師は，外来放射線照射診療料，放射線治療専任加算，外来放射線治療加算，遠隔放射線治療計画加算，一回線量増加加算，強度変調放射線治療（IMRT），画像誘導放射線治療加算，体外照射呼吸性移動対策加算，定位放射線治療，定位放射線治療呼吸性移動対策加算，粒子線治療，ホウ素中性子捕捉療法，ホウ素中性子捕捉療法医学管理加算及び画像誘導密封小線源治療加算に係る常勤の診療放射線技師を兼任することができる。ただし，外来放射線照射診療料及び医療機器安全管理料２における技術者との兼任はできない。

(3)　放射線治療における機器の精度管理，照射計画の検証，照射計画補助作業等を専ら担当する者（診療放射線技師その他の技術者等）が１名以上配置されている。なお，当該担当者は，遠隔放射線治療計画加算，強度変調放射線治療（IMRT），画像誘導放射線治療加算，体外照射呼吸性移動対策加算，定位放射線治療，定位放射線治療呼吸性移動対策加算，粒子線治療，ホウ素中性子捕捉療法，ホウ素中性子捕捉療法医学管理加算及び画像誘導密封小線源治療加算に係る担当者を兼任することができる。ただし，外来放射線照射診療料及び医療機器安全管理料２における技術者との兼任はできない。

(4)　放射線治療に専従の常勤の看護師が１名以上配置されている。なお，当該常勤の看護師は，外来放射線照射診療料に係る常勤の看護師を兼任することはできない。

(5)　次に掲げる機器を備えている。なお，アとイについては，患者ごとのスキャニング法による照射を行う場合にはこの限りではない。
ア　患者毎のコリメーターを用いる照射野形成装置
イ　患者毎のボーラスを用いる深部線量分布形成装置
ウ　２方向以上の透視が可能な装置，画像照合可能なCT装置，又は画像照合可能な超音波装置（いずれも治療室内に設置されているものに限る）

【届出に関する事項】　粒子線治療適応判定加算の施設基準に係る届出は，別添２（→Web版）の様式79の１の３を用いる。

事務連絡　問　M001-4粒子線治療の「注３」粒子線治療医学管理加算の施設基準に定める医学物理士については，外来放射線照射診療料，放射線治療専任加算等に定める診療放射線技師との兼任は可能であるか。
答　粒子線治療医学管理加算の施設基準に定める医学物理士については，外来放射線照射診療料，放射線治療専任加算，外来放射線治療加算，１回線量増加加算，強度変調放射線治療（IMRT），画像誘導放射線治療加算，体外照射呼吸性移動対策加算，定位放射線治療，定位放射線治療呼吸性移動対策加算，粒子線治療，粒子線治療医学管理加算及び画像誘導密封小線源治療加算に係る常勤の診療放射線技師を兼任することができない。
(平28.3.31)

6の2　ホウ素中性子捕捉療法の施設基準

(1)　当該保険医療機関内に当該療法を行うにつき必要な医師が配置されていること。
(2)　当該療法を行うにつき必要な体制が整備されていること。
(3)　当該療法を行うにつき十分な機器及び施設を有していること。

→　ホウ素中性子捕捉療法に関する施設基準

(1)　放射線科を標榜している保険医療機関である。
(2)　関連学会が認定する常勤の医師が１名以上配置されている。なお，当該常勤の医師は，医療機器安全管理料２，放射線治療専任加算，外来放射線治療加算，一回線量増加加算，強度変調放射線治療（IMRT），画像誘導放射線治療加算，体外照射呼吸性移動対策加算，定位放射線治療，定位放射線治療呼吸性移動対策加算，粒子線治療適応判定加算，粒子線治療医学管理加算，ホウ素中性子捕捉療法適応判定加算，ホウ素中性子捕捉療法医学管理加算及び画像誘導密封小線源治療加算に係る常勤の医師を兼任することができるが，遠隔放射線治療計画加算に係る常勤の医師を兼任することはできない。

(3)　放射線治療を専ら担当する常勤の診療放射線技師が配置されている。なお，当該常勤の診療放射線技師は，外来放射線照射診療料，放射線治療専任加算，外来放射線治療加算，遠隔放射線治療計画加算，一回線量増加加算，強度変調放射線治療（IMRT），画像誘導放射線治療加算，体外照射呼吸性移動対策加算，定位放射線治療，定位放射線治療呼吸性移動対策加算，粒子線治療医学管理加算，ホウ素中性子

捕捉療法医学管理加算及び画像誘導密封小線源治療加算に係る常勤の診療放射線技師を兼任することができる。
(4) 放射線治療における機器の精度管理，照射計画の検証，照射計画補助作業等を専ら担当する者（診療放射線技師その他の技術者等）が1名以上配置されている。なお，当該担当者は，遠隔放射線治療計画加算，強度変調放射線治療（IMRT），画像誘導放射線治療加算，体外照射呼吸性移動対策加算，定位放射線治療，定位放射線治療呼吸性移動対策加算，粒子線治療医学管理加算，ホウ素中性子捕捉療法医学管理加算及び画像誘導密封小線源治療加算に係る担当者を兼任することができる。ただし，外来放射線照射診療料及び医療機器安全管理料2における技術者との兼任はできない。
(5) 当該療法を行うために必要な次に掲げる機器，施設を備えている。
ア ホウ素中性子捕捉療法装置
イ 治療計画用CT装置
ウ ホウ素中性子捕捉療法計画システム
エ 照射中心に対する患者の動きや臓器の体内移動を制限する装置
オ ホウ素中性子捕捉療法装置での中性子計測の放射化法に適した検出器及び併用する水ファントム又は固体ファントム
(6) 当該療法に用いる医療機器について，適切に保守管理がなされている。
(7) 当該療法の実績を10例以上有している。
(8) 関係学会から示されている指針に基づき，当該療法が適切に実施されている。
【届出に関する事項】 ホウ素中性子捕捉療法の施設基準に係る届出は，別添2（→Web版）の様式52及び様式79の1の4を用いる。

事務連絡 問1 M001-5ホウ素中性子捕捉療法（「注2」ホウ素中性子捕捉療法適応判定加算及び「注3」ホウ素中性子捕捉療法医学管理加算を含む）の施設基準における「関連学会」とは，具体的には何を指すのか。
答 現時点では，「日本中性子捕捉療法学会」を指す。
問2 M001-5ホウ素中性子捕捉療法の施設基準における「関係学会から示されている指針」とは，具体的には何を指すのか。
答 現時点では，日本中性子捕捉療法学会及び日本放射線腫瘍学会の「加速器BPA-BNCTに係るガイドブック」を指す。
(令4.3.31)

6の3　ホウ素中性子捕捉療法適応判定加算の施設基準

(1) 当該保険医療機関内に当該療法の適応判定を行うにつき必要な医師が配置されていること。
(2) 当該療法の適応判定を行うにつき必要な体制が整備されていること。

→ ホウ素中性子捕捉療法適応判定加算に関する施設基準
(1) 関連学会が認定する常勤の医師が1名以上配置されている。なお，当該常勤の医師は，医療機器安全管理料2，放射線治療専任加算，外来放射線治療加算，一回線量増加加算，強度変調放射線治療（IMRT），画像誘導放射線治療加算，体外照射呼吸性移動対策加算，定位放射線治療，定位放射線治療呼吸性移動対策加算，粒子線治療，粒子線治療医学管理加算，ホウ素中性子捕捉療法，ホウ素中性子捕捉療法医学管理加算及び画像誘導密封小線源治療加算に係る常勤の医師を兼任することができるが，遠隔放射線治療計画加算に係る常勤の医師を兼任することはできない。
(2) ホウ素中性子捕捉療法に係るキャンサーボードについて，以下のいずれかを満たしている。
ア 当該保険医療機関において「がん診療連携拠点病院等の整備について」に準拠したキャンサーボード（手術，放射線診断，放射線治療，化学療法，病理診断及び緩和ケアに携わる専門的な知識及び技能を有する医師その他の専門を異にする医師等によるがん患者の症状，状態及び治療方針等を意見交換，共有，検討，確認等を行うためのカンファレンスをいう。以下同じ）が開催され，当該キャンサーボードによって，当該保険医療機関で当該療法を受ける患者に対して，ホウ素中性子捕捉療法の適応判定等が実施される体制を有する。なお，当該キャンサーボードについては，月に1回以上開催されており，手術，放射線診断，放射線治療，化学療法，病理診断及び緩和ケアの分野に携わる専門的な知識及び技能を有する医師のうち3分野以上の医師が毎回出席している。
イ 連携体制のあるがん診療連携拠点病院のキャンサーボードに，当該保険医療機関の医師が参加することによって，当該保険医療機関で当該療法を受ける患者に対して，ホウ素中性子捕捉療法の適応判定等が実施される体制を有する。

【届出に関する事項】 ホウ素中性子捕捉療法適応判定加算の施設基準に係る届出は，別添2（→Web版）の様式79の1の4を用いる。

6の4　ホウ素中性子捕捉療法医学管理加算の施設基準

(1) 当該保険医療機関内に当該医学管理を行うにつき必要な医師が配置されていること。
(2) 当該医学管理を行うにつき必要な体制が整備されていること。
(3) 当該医学管理を行うにつき必要な機器を有していること。

→ ホウ素中性子捕捉療法医学管理加算に関する施設基準
(1) 関連学会が認定する常勤の医師が1名以上配置されている。なお，当該常勤の医師は，医療機器安全管理料2，放射線治療専任加算，外来放射線治療加算，一回線量増加加算，強度変調放射線治療（IMRT），画像誘導放射線治療加算，体外照射呼吸性移動対策加算，定位放射線治療，定位放射線治療呼吸性移動対策加算，粒子線治療，粒子線治療適応判定加算，ホウ素中性子捕捉療法，ホウ素中性子捕捉療法適応判定加算及び画像誘導密封小線源治療加算に係る常勤の医師を兼任することができるが，遠隔放射線治療計画加算に係る常勤の医師を兼任することはできない。
(2) 放射線治療を専ら担当する常勤の診療放射線技師（放射線治療の経験を5年以上有するものに限る）が2名以上配置されている。なお，当該常勤の診療放射線技師は，外来放射線照射診療料，放射線治療専任加算，外来放射線治療加算，遠隔放射線治療計画加算，一回線量増加加算，強度変調放射線治療（IMRT），画像誘導放射線治療加算，体外照射呼吸性移動対策加算，定位放射線治療，定位放射線治療呼吸性移動対策加算，粒子線治療，ホウ素中性子捕捉療法及び画像誘導密封小線源治療加算に係る常勤の診療放射線技師を兼任することができる。ただし，外来放射線照射診療料及び医療機器安全管理料2における技術者との兼任はできない。
(3) 放射線治療における機器の精度管理，照射計画の検証，照射計画補助作業等を専ら担当する者（診療放射線技師その他の技術者等）が1名以上配置されている。なお，当該担当者は，遠隔放射線治療計画加算，強度変調放射線治療（IMRT），画像誘導放射線治療加算，体外照射呼吸性移動対策加算，定位放射線治療，定位放射線治療呼吸性移動対策加算，粒子線治療，ホウ素中性子捕捉療法及び画像誘導密封小線源治療加算に係る担当者を兼任することができる。ただし，外来放射線照射診療料及び医療機器安全管理料2における技術者との兼任はできない。
(4) 放射線治療に専従の常勤の看護師が1名以上配置されて

いる。なお，当該常勤の看護師は，外来放射線照射診療料に係る常勤の看護師を兼任することはできない。
【届出に関する事項】 ホウ素中性子捕捉療法医学管理加算の施設基準に係る届出は，別添2（→Web版）の様式79の1の4を用いる。

7　画像誘導密封小線源治療加算の施設基準

(1)　当該保険医療機関内に放射線治療を専ら担当する常勤の医師又は歯科医師（放射線治療について，相当の経験を有するものに限る）が1名以上配置されていること。
(2)　当該治療を行うにつき必要な体制が整備されていること。
(3)　当該治療を行うにつき十分な機器及び施設を有していること。

→ 画像誘導密封小線源治療加算に関する施設基準
(1)　放射線科を標榜している保険医療機関である。
(2)　放射線治療を専ら担当する常勤の医師又は歯科医師（放射線治療の経験を5年以上有するものに限る）が配置されている。なお，当該常勤の医師又は歯科医師は，医療機器安全管理料2，放射線治療専任加算，外来放射線治療加算，遠隔放射線治療計画加算，一回線量増加加算，強度変調放射線治療（IMRT），画像誘導放射線治療加算，体外照射呼吸性移動対策加算，定位放射線治療，定位放射線治療呼吸性移動対策加算，粒子線治療，粒子線治療適応判定加算，粒子線治療医学管理加算，ホウ素中性子捕捉療法，ホウ素中性子捕捉療法適応判定加算及びホウ素中性子捕捉療法医学管理加算に係る常勤の医師又は歯科医師を兼任することができる。
(3)　放射線治療を専ら担当する常勤の診療放射線技師（放射線治療の経験を5年以上有するものに限る）及び看護師がそれぞれ1名以上配置されている。なお，当該常勤の診療放射線技師は，外来放射線照射診療料，放射線治療専任加算，外来放射線治療加算，遠隔放射線治療計画加算，一回線量増加加算，強度変調放射線治療（IMRT），画像誘導放射線治療加算，体外照射呼吸性移動対策加算，定位放射線治療，定位放射線治療呼吸性移動対策加算，粒子線治療，粒子線治療医学管理加算，ホウ素中性子捕捉療法及びホウ素中性子捕捉療法医学管理加算に係る常勤の診療放射線技師を兼任することができる。
(4)　放射線治療における機器の精度管理，照射計画の検証，照射計画補助作業等を専ら担当する者（診療放射線技師その他の技術者等）が1名以上配置されている。なお，当該担当者は，遠隔放射線治療計画加算，強度変調放射線治療（IMRT），画像誘導放射線治療加算，体外照射呼吸性移動対策加算，定位放射線治療，定位放射線治療呼吸性移動対策加算，粒子線治療，粒子線治療医学管理加算，ホウ素中性子捕捉療法及びホウ素中性子捕捉療法医学管理加算に係る担当者を兼任することができる。ただし，外来放射線照射診療料及び医療機器安全管理料2における技術者との兼任はできない。
(5)　当該治療を行うために必要な次に掲げる機器を有している。
　ア　画像照合可能なCT又はMRI装置
　イ　遠隔操作式密封小線源治療装置
　ウ　小線源治療用三次元的治療計画装置
(6)　当該保険医療機関において，画像誘導密封小線源治療に関する手法と機器の精度管理に関する指針が策定されており，実際の画像誘導の精度管理が当該指針に沿って行われているとともに，公開可能な実施記録と精度管理に係る記録が保存されている。
【届出に関する事項】　画像誘導密封小線源治療加算の施設基準に係る届出は，別添2（→Web版）の様式78の2を用いる。

第14の2　病理診断

1　保険医療機関間の連携による病理診断の施設基準

(1)　標本の送付側
　　離島等に所在する保険医療機関その他の保険医療機関であって，病理標本の作製につき十分な体制が整備されていること。
(2)　標本の受取側
　　次のいずれにも該当するものであること。
　イ　病理診断管理加算又は口腔病理診断管理加算に係る届出を行っている施設であること。
　ロ　病理診断を行うにつき十分な体制が整備された医療機関であること。
　ハ　衛生検査所〔臨床検査技師等に関する法律（昭和33年法律第76号）第20条の3第1項に規定する衛生検査所をいう。以下同じ〕で作製され，送付された病理標本のうち，同一の者が開設する衛生検査所で作製された病理標本が一定割合以下であること。

→ 保険医療機関間の連携による病理診断に関する施設基準
(1)　標本，検体又はデジタル病理画像（以下「標本等」という）の送付又は送信側（検体採取が行われる保険医療機関）においては，病理診断業務について5年以上の経験を有し，病理標本作製を行うことが可能な常勤の検査技師（臨床検査技師又は衛生検査技師）が1名以上配置されていることが望ましい。
(2)　標本等の受取又は受信側（病理標本等の観察及び評価が行われる保険医療機関）においては，次に掲げる基準を全て満たしている。
　ア　病理診断管理加算，悪性腫瘍病理組織標本加算又は口腔病理診断管理加算の届出を行っている施設である。
　イ　特定機能病院，臨床研修指定病院，へき地医療拠点病院，基本診療料の施設基準等別表第6の2に規定する地域に所在する保険医療機関又は病理診断科を標榜する医療機関である。
　ウ　イに掲げる医療機関のうち，特定機能病院，臨床研修指定病院，へき地医療拠点病院及び基本診療料の施設基準等別表第6の2に規定する地域に所在する保険医療機関以外の医療機関であって，病理診断科を標榜する医療機関における病理診断に当たっては，同一の病理組織標本等について，病理診断を専ら担当する複数の常勤の医師又は常勤の歯科医師が観察を行い，診断を行う体制が整備されている。なお，診断に当たる医師又は歯科医師のうち少なくとも1名以上は，病理診断の経験を7年以上有している。
　エ　病理標本が送付される場合においては，受取側の保険医療機関に送付される病理標本について，別添2（→Web版）の様式79の2に定める計算式により算出した数値が100分の80以下である。
　オ　デジタル病理画像の観察及び評価を行う場合は，デジタル病理画像による病理診断の施設基準に係る届出を行っている。
【届出に関する事項】　保険医療機関間の連携による病理診断の施設基準に係る届出は，別添2（→Web版）の様式79の2を用いる。

2　保険医療機関間の連携におけるデジタル病理画像による術中迅速病理組織標本作製及び迅速細胞診の施設基準

(1)　送信側
　　離島等に所在する保険医療機関その他の保険医療

機関であって，病理標本の作製を行うにつき十分な体制が整備されていること。
(2) 受信側
当該保険医療機関内に病理診断を担当する常勤の医師又は歯科医師が配置されており，病理診断を行うにつき十分な体制が整備された病院であること。

→ 保険医療機関間の連携におけるデジタル病理画像による術中迅速病理組織標本作製に関する施設基準
(1) 送信側（検体採取が行われる保険医療機関）においては，病理診断業務の経験5年以上を有し，凍結切片を作製することが可能な常勤の検査技師（臨床検査技師又は衛生検査技師）が1名以上配置されている。
(2) 受信側（病理診断が行われる保険医療機関）においては，病理診断を専ら担当する常勤の医師又は歯科医師が勤務する特定機能病院，臨床研修指定病院又はへき地医療拠点病院である。
【届出に関する事項】 保険医療機関間の連携におけるデジタル病理画像による術中迅速病理組織標本作製の施設基準に係る届出は，**別添2**（→Web版）の**様式80**を用いる。

→ 保険医療機関間の連携におけるデジタル病理画像による迅速細胞診に関する施設基準
(1) 送信側（検体採取が行われる保険医療機関）においては，病理診断業務の経験5年以上を有し，細胞診の経験を十分に有する常勤の検査技師（臨床検査技師又は衛生検査技師）が1名以上配置されている。
(2) 受信側（病理診断が行われる保険医療機関）においては，病理診断を専ら担当する常勤の医師又は歯科医師が勤務する特定機能病院，臨床研修指定病院，へき地医療拠点病院又は基本診療料の施設基準等**別表第6の2**に規定する地域に所在する保険医療機関である。
【届出に関する事項】 保険医療機関間の連携におけるデジタル病理画像による迅速細胞診の施設基準に係る届出は，**別添2**（→Web版）の**様式80**を用いる。

2の2 病理標本のデジタル病理画像による病理診断の施設基準
(1) 病理診断管理加算又は口腔病理診断管理加算に係る届出を行っている施設であること。
(2) デジタル病理画像の管理を行うにつき十分な体制が整備されていること。

→ デジタル病理画像による病理診断に関する施設基準
(1) 病理診断管理加算又は口腔病理診断管理加算に係る届出を行っている施設である。
(2) デジタル病理画像の作成及び管理を行うにつき，十分な体制を整備している。
【届出に関する事項】 デジタル病理画像による病理診断の施設基準に係る届出は，**別添2**（→Web版）の**様式80の2**を用いる。

2の3 ミスマッチ修復タンパク免疫染色（免疫抗体法）病理組織標本作製の注に規定する病理診断の遺伝カウンセリング加算の施設基準
(1) 当該保険医療機関内に遺伝カウンセリングを要する治療に係る十分な経験を有する常勤の医師が配置されていること。
(2) 当該遺伝カウンセリングを行うにつき十分な体制が整備されていること。

→ ミスマッチ修復タンパク免疫染色（免疫抗体法）病理組織標本作製の「注」に規定する病理診断の遺伝カウンセリング加算に関する施設基準
第21の遺伝カウンセリング加算の施設基準に係る届出を行っている。
【届出に関する事項】 第21の遺伝カウンセリング加算の届出を行っていればよく，ミスマッチ修復タンパク免疫染色（免疫抗体法）病理組織標本作製の注に規定する病理診断の遺伝カウンセリング加算として特に地方厚生（支）局長に対して，届出を行う必要はない。

3 病理診断管理加算の施設基準
(1) 病理診断管理加算1の施設基準
イ 当該保険医療機関内に病理診断を専ら担当する常勤の医師が1名以上配置されていること。
ロ 病理診断管理を行うにつき十分な体制が整備された保険医療機関であること。
(2) 病理診断管理加算2の施設基準
イ 当該保険医療機関内に病理診断を専ら担当する常勤の医師が2名以上配置されていること。
ロ 病理診断管理を行うにつき十分な体制が整備された病院であること。

→ 1 病理診断管理加算1に関する施設基準
(1) 病理診断科を標榜している保険医療機関である。
(2) 病理診断を専ら担当する常勤の医師（専ら病理診断を担当した経験を5年以上有するものに限る）が1名以上配置されている。なお，病理診断を専ら担当する医師とは，勤務時間の大部分において病理標本の作製又は病理診断に携わっている者をいう。
(3) 病理標本作製及び病理診断の精度管理を行うにつき十分な体制が整備されている。
(4) 年間の剖検数・生検数が十分にあること，剖検室等の設備や必要な機器等を備えていること等を満たしていることが望ましい。

→ 2 病理診断管理加算2に関する施設基準
(1) 病理診断科を標榜している保険医療機関である。
(2) 病理診断を専ら担当する常勤の医師（専ら病理診断を担当した経験を5年以上有するものに限る）が1名以上及び病理診断を専ら担当する常勤の医師（専ら病理診断を担当した経験を7年以上有するものに限る）が1名以上配置されている。なお，病理診断を専ら担当する医師とは，勤務時間の大部分において病理標本の作製又は病理診断に携わっている者をいう。
(3) 病理標本作製及び病理診断の精度管理を行うにつき十分な体制が整備されている病院である。
(4) 年間の剖検数・生検数が十分にある，剖検室等の設備や必要な機器等を備えていること等を満たしている。
(5) 臨床医及び病理医が参加し，個別の剖検例について病理学的見地から検討を行うための会合（CPC：Clinicopathological Conference）を少なくとも年2回以上行っている。
(6) 同一の病理組織標本について，病理診断を専ら担当する複数の常勤の医師が鏡検し，診断を行う体制が整備されている。なお，診断に当たる医師のうち少なくとも1名以上は専ら病理診断を担当した経験を5年以上有する。
【届出に関する事項】 病理診断管理加算の施設基準に係る届出は，**別添2**（→Web版）の**様式80の2**を用いる。

事務連絡 問1 病理診断を専ら担当する医師が，検体検査管理加算（Ⅱ）の施設基準である「臨床検査を担当する常勤の医師」を兼ねることは可能か。
答 要件を満たせば可能である。 (平22.3.29)
問2 病理診断料の病理診断管理加算の施設基準にある「病理診断を専ら担当する常勤の医師」は，検体検査管理加算（Ⅲ）及び（Ⅳ）の施設基準にある「臨床検査を専ら担当する医師」と兼任でもよいか。
答 兼任不可。 (平24.3.30)
問3 保険医療機関間の連携による病理診断及び病理診断管理加算2において，同一の病理組織標本について，病理診断を専ら担当する複数の常勤の医師が鏡検し，診断を行う

体制が整備されていることとあるが，全ての病理組織診断に関して，複数の常勤の医師の鏡検が行われ，2名以上の署名が必要があるのか。
答　病理診断を専ら担当する複数の常勤の医師が鏡検し，診断を行う体制を求めるものであり，全ての病理組織標本に関して，複数の常勤の医師の鏡検が行われ，2名以上の署名を必要とするものではないが，臨床上の鑑別が困難な症例や頻度が低い症例等，複数医師による鏡検が必要と考えられる場合にあっては，複数の常勤の医師が鏡検し，それらの医師が署名をする必要がある。
(平28.3.31)

問4　病理診断管理加算1及び2の施設基準において，従前「病理部門が設置されており」とされていた部分が「病理診断科を標榜している保険医療機関であること」と変更されたが，病理診断科を標榜していることを保健所に届け出ている必要があるのか。
答　そのとおり。
(平26.4.10・一部修正)

3の2　悪性腫瘍病理組織標本加算の施設基準

(1) 当該保険医療機関内に病理診断を専ら担当する医師が1名以上配置されていること。
(2) 病理診断管理を行うにつき十分な体制が整備された保険医療機関であること。

→ 悪性腫瘍病理組織標本加算に関する施設基準
病理診断管理加算又は口腔病理診断管理加算に係る届出を行っている施設であるか，以下の全てを満たす施設である。
(1) 病理診断科を標榜している保険医療機関である。
(2) 専ら病理診断を担当した経験を7年以上有する医師が1名以上配置されている。
(3) 病理標本作製及び病理診断の精度管理を行うにつき十分な体制が整備されている。
(4) 年間の剖検数・生検数が十分にあること，剖検室等の設備や必要な機器等を備えていること等を満たしていることが望ましい。

【届出に関する事項】　悪性腫瘍病理組織標本加算の施設基準に係る届出は，別添2（→Web版）の様式80の2を用いる。

第14の3　その他　新

1　看護職員処遇改善評価料の施設基準

(1) 次のいずれかに該当すること。
　イ　救急医療管理加算に係る届出を行っている保険医療機関であって，救急搬送に係る実績を一定程度有しているものであること。
　ロ　都道府県が定める救急医療に関する計画に基づいて運営される救命救急センターその他の急性期医療を提供するにつき十分な体制が整備されている保険医療機関であること。
(2) それぞれの評価料に対応する数〔当該保険医療機関の保健師，助産師，看護師及び准看護師（以下「看護職員等」という）の数を入院患者の数で除して得た数をいう〕を算出していること。
(3) 看護職員等の処遇の改善に係る計画を作成していること。
(4) (3)の計画に基づく看護職員等の処遇の改善に係る状況について，定期的に地方厚生局長等に報告すること。

2　外来・在宅ベースアップ評価料（Ⅰ）の施設基準

(1) 外来医療又は在宅医療を実施している保険医療機関であること。
(2) 主として医療に従事する職員（医師及び歯科医師を除く。この号において「対象職員」という）が勤務していること。
(3) 対象職員の賃金の改善を実施するにつき必要な体制が整備されていること。

3　歯科外来・在宅ベースアップ評価料（Ⅰ）の施設基準（歯科・略）

4　外来・在宅ベースアップ評価料（Ⅱ）の施設基準

(1) 医科点数表又は歯科点数表第1章第2部第1節の入院基本料（特別入院基本料等を含む），同部第3節の特定入院料又は同部第4節の短期滞在手術等基本料（短期滞在手術等基本料1を除く）を算定していない保険医療機関であること。
(2) 外来・在宅ベースアップ評価料（Ⅰ）の届出を行っている保険医療機関であること。
(3) 外来・在宅ベースアップ評価料（Ⅰ）及び歯科外来・在宅ベースアップ評価料（Ⅰ）により算定する見込みの点数を合算した点数に10円を乗じて得た額が，主として医療に従事する職員（医師及び歯科医師を除く。この号において「対象職員」という）の給与総額の1分2厘未満であること。
(4) 当該保険医療機関における常勤の対象職員の数が，2以上であること。ただし，基本診療料の施設基準等別表第6の2に掲げる地域に所在する保険医療機関にあっては，この限りでない。
(5) 主として保険診療等から収入を得る保険医療機関であること。
(6) 対象職員の賃金の改善を行うにつき十分な体制が整備されていること。

5　歯科外来・在宅ベースアップ評価料（Ⅱ）の施設基準（歯科・略）

6　入院ベースアップ評価料の施設基準

(1) 医科点数表又は歯科点数表第1章第2部第1節の入院基本料（特別入院基本料等を含む），同部第3節の特定入院料又は同部第4節の短期滞在手術等基本料（短期滞在手術等基本料1を除く）を算定している保険医療機関であること。
(2) 外来・在宅ベースアップ評価料（Ⅰ）又は歯科外来・在宅ベースアップ評価料（Ⅰ）の届出を行っている保険医療機関であること。
(3) 外来・在宅ベースアップ評価料（Ⅰ）及び歯科外来・在宅ベースアップ評価料（Ⅰ）により算定する見込みの点数を合算した点数に10円を乗じて得た額が，主として医療又は歯科医療に従事する職員（医師及び歯科医師を除く。この号において「対象職員」という）の給与総額の2分3厘未満であること。
(4) 主として保険診療等から収入を得る保険医療機関であること。
(5) 対象職員の賃金の改善を行うにつき十分な体制が整備されていること。

→ 看護職員処遇改善評価料の施設基準
(1) 以下のいずれかに該当する。
　ア　次の(イ)及び(ロ)のいずれにも該当する。
　　(イ)　A205救急医療管理加算に係る届出を行っている保険医療機関である。
　　(ロ)　救急用の自動車〔消防法（昭和23年法律第186号）及

び消防法施行令（昭和36年政令第37号）に規定する市町村又は都道府県の救急業務を行うための救急隊の救急自動車並びに道路交通法（昭和35年法律第105号）及び道路交通法施行令（昭和35年政令第270号）に規定する緊急自動車（傷病者の緊急搬送に用いるものに限る）をいう〕又は救急医療用ヘリコプター〔救急医療用ヘリコプターを用いた救急医療の確保に関する特別措置法（平成19年法律第103号）第2条に規定する救急医療用ヘリコプターをいう〕による搬送件数（以下「救急搬送実績」という）が，年間で200件以上である。

イ 「救急医療対策事業実施要綱」（昭和52年7月6日医発第692号）に定める第3「救命救急センター」，第4「高度救命救急センター」又は第5「小児救命救急センター」を設置している保険医療機関である。

(2) 救急搬送実績については，以下の取扱いとする。
ア 救急搬送実績は，賃金の改善を実施する期間を含む年度（以下「賃金改善実施年度」という）の前々年度1年間における実績とする。
イ アにかかわらず，新規届出を行う保険医療機関については，新規届出を行った年度に限り，賃金改善実施年度の前年度1年間における実績とする。
ウ 現に看護職員処遇改善評価料を算定している保険医療機関については，賃金改善実施年度の前々年度1年間の救急搬送実績が(1)のアの(ロ)の基準を満たさない場合であっても，賃金改善実施年度の前年度のうち連続する6か月間における救急搬送実績が100件以上である場合は，同(ロ)の基準を満たすものとみなす。ただし，本文の規定を適用した年度の翌年度においては，本文の規定は，適用しない。

(3) 当該評価料を算定する場合は，当該保険医療機関に勤務する看護職員等〔保健師，助産師，看護師及び准看護師（非常勤職員を含む）をいう。以下同じ〕に対して，当該評価料の算定額に相当する賃金〔基本給，手当，賞与等（退職手当を除く）を含む。以下同じ〕の改善を実施しなければならない。
この場合において，賃金の改善措置の対象者については，当該保険医療機関に勤務する看護職員等に加え，当該保険医療機関の実情に応じて，当該保険医療機関に勤務する看護補助者，理学療法士，作業療法士その他別表1（p.1491）に定めるコメディカルである職員（非常勤職員を含む）も加えることができる。

(4) (3)について，賃金の改善は，基本給，手当，賞与等のうち対象とする賃金項目を特定した上で行うとともに，特定した賃金項目以外の賃金項目（業績等に応じて変動するものを除く）の水準を低下させてはならない。
また，賃金の改善は，当該保険医療機関における「当該評価料による賃金の改善措置が実施されなかった場合の賃金総額」と，「当該評価料による賃金の改善措置が実施された場合の賃金総額」との差分により判断する。

(5) (3)について，安定的な賃金改善を確保する観点から，当該評価料による賃金改善の合計額の3分の2以上は，基本給又は決まって毎月支払われる手当（以下「基本給等」という）の引上げ（以下「ベア等」という）により改善を図る。
ただし，令和6年度及び令和7年度に，翌年度以降のベア等の改善のために繰り越しを行った場合においては，当該評価料の算定額から当該繰り越しを行った額を控除した額のうち3分の2以上をベア等により改善を図ることで足りるものとする。

(6) (5)について，原則として，賃金改善実施期間内に賃金の改善措置を行う必要がある。ただし，届出時点の計画を上回る収入が生じた場合又は看護職員が減った場合であって，当該計画に基づく収入の3分の2以上を賃金の改善措置を行っている場合に限り，当該差分については，翌年度の12月までに賃金の改善措置を行えばよいものとする。

(7) 当該評価料を算定する場合は，当該保険医療機関における看護職員等の数（保健師，助産師，看護師及び准看護師の常勤換算の数をいう。以下同じ）及び延べ入院患者数〔入院基本料，特定入院料又は短期滞在手術等基本料（短期滞在手術等基本料1を除く）を算定している患者の延べ人数をいう。以下同じ〕を用いて次の式により算出した数【A】に基づき，別表2（p.1491）に従い該当する区分を届け出る。
常勤の職員の常勤換算数は1とする。常勤でない職員の常勤換算数は，「当該常勤でない職員の所定労働時間」を「当該保険医療機関において定めている常勤職員の所定労働時間」で除して得た数（当該常勤でない職員の常勤換算数が1を超える場合は，1）とする。

$$【A】 = \frac{看護職員等の賃上げ必要額（当該保険医療機関の看護職員等の数 \times 12,000円 \times 1.165）}{当該保険医療機関の延べ入院患者数 \times 10円}$$

(8) (7)について，算出を行う月，その際に用いる「看護職員等の数」及び「延べ入院患者数」の対象となる期間，算出した【A】に基づき届け出た区分に従って算定を開始する月は別表3（p.1493）のとおりとする。「看護職員等の数」は，別表3の対象となる3か月の期間の各月1日時点における看護職員等の数の平均の数値を用いる。「延べ入院患者数」は別表3の対象となる3か月の期間の1月あたりの延べ入院患者数の平均の数値を用いる。
また，別表3のとおり，毎年3，6，9，12月に上記の算定式により新たに算出を行い，区分に変更がある場合は算出を行った月内に地方厚生（支）局長に届出を行った上で，翌月（毎年4，7，10，1月）から変更後の区分に基づく点数を算定する。新規届出時（区分変更により新たな区分を届け出る場合を除く。以下この項において同じ）は，直近の別表3の「算出を行う月」における対象となる期間の数値を用いる。
ただし，前回届け出た時点と比較して，別表3の対象となる3か月の「看護職員等の数」，「延べ入院患者数」及び【A】のいずれの変化も1割以内である場合においては，区分の変更を行わないものとする。

(9) 当該保険医療機関は，当該評価料の趣旨を踏まえ，労働基準法等を遵守する。

(10) 当該保険医療機関は，(3)の賃金の改善措置の対象者に対して，賃金改善を実施する方法等について，2〔下記【届出に関する事項】〕の届出に当たり作成する「賃金改善計画書」の内容を用いて周知するとともに，就業規則等の内容についても周知する。また，当該対象者から当該評価料に係る賃金改善に関する照会を受けた場合には，当該対象者についての賃金改善の内容について，書面を用いて説明すること等により分かりやすく回答する。

【届出に関する事項】
(1) 看護職員処遇改善評価料の施設基準に係る届出及び1の(7)及び(8)に基づき，新規届出時及び毎年3，6，9，12月において算出した該当する区分に係る届出は，別添2（→Web版）の様式93を用いる。

(2) 1の(7)に基づき算出した看護職員処遇改善評価料の見込額，賃金改善の見込額，賃金改善実施期間，賃金改善を行う賃金項目及び方法等について記載した「賃金改善計画書」を，別添2（→Web版）の様式93の2により新規届出時及び毎年4月に作成し，新規届出時及び毎年6月において，地方厚生（支）局長に届け出る。

(3) 毎年8月において，前年度における賃金改善の取組状況を評価するため，「賃金改善実績報告書」を別添2（→Web版）の様式93の3により作成し，地方厚生（支）局長に報告する。

(4) 事業の継続を図るため，職員の賃金水準（看護職員処遇改善評価料，外来・在宅ベースアップ評価料（Ⅰ）及び（Ⅱ），歯科外来・在宅ベースアップ評価料（Ⅰ）及び（Ⅱ）並びに入院ベースアップ評価料による賃金改善分を除く）を引き下げた上で，賃金改善を行う場合には，当該保険医療機関の収支状況，賃金水準の引下げの内容等について記載した「特別事情届出書」を，別添2（→Web版）の様式94により作成し，届け出る。

なお，年度を超えて看護職員等の賃金を引き下げることとなった場合は，次年度に(2)の「賃金改善計画書」を提出する際に，「特別事情届出書」を再度届け出る必要がある。
(5) 保険医療機関は，看護職員処遇改善評価料の算定に係る書類（「賃金改善計画書」等の記載内容の根拠となる資料等）を，当該評価料を算定する年度の終了後3年間保管する。

事務連絡 看護職員処遇改善評価料

問1 看護職員処遇改善評価料の施設基準における「看護職員等の数（保健師，助産師，看護師及び准看護師の常勤換算の数をいう）」に，看護部長等（専ら，病院全体の看護管理に従事する者），外来勤務，手術室勤務又は中央材料室勤務等の保健師，助産師，看護師及び准看護師も含むのか。
答 含む。

問2 「看護職員等の数（保健師，助産師，看護師及び准看護師の常勤換算の数をいう）」に，派遣職員など，当該保険医療機関に直接雇用されていない保健師，助産師，看護師及び准看護師も含むのか。
答 対象とすることは可能。
ただし，賃金改善を行う方法等について派遣元と相談した上で，「賃金改善計画書」や「賃金改善実績報告書」について，対象とする派遣労働者を含めて作成する。

問3 「看護職員等の数（保健師，助産師，看護師及び准看護師の常勤換算の数をいう）」について，育児・介護休業法第23条第1項若しくは第3項又は第24条の規定による措置が講じられ，当該労働者の所定労働時間が短縮された者の場合，常勤とみなしてよいか。
答 週30時間以上勤務している者であれば，常勤とみなす。

問4 看護職員等（保健師，助産師，看護師及び准看護師）以外の職種を賃金の改善措置の対象に加える場合，当該職種の職員についても，「看護職員等の数」に計上してよいか。
答 不可。

問5 「延べ入院患者数」は，どのように算出するのか。
答 第1節入院基本料，第3節特定入院料又は第4節短期滞在手術等基本料（短期滞在手術等基本料1を除く）を算定している患者を対象として，毎日24時現在で当該保険医療機関に入院していた患者の延べ数を計上する。
ただし，退院日は延べ入院患者数に含め，また，入院日に退院又は死亡した患者も延べ入院患者数に含める。

問6 問5について，自由診療や労災保険による患者について，「延べ入院患者数」に計上するのか。
答 自由診療の患者については，計上しない。公費負担医療や労災保険制度等，診療報酬点数表に従って医療費が算定される患者については，計上する。

問7 問5について，救急患者として受け入れた患者が処置室，手術室等において死亡した場合，「延べ入院患者数」に計上するのか。
答 計上する。

問8 施設基準・別表1のテ「その他医療サービスを患者に直接提供している職種」とは，具体的にどのような職種か。
答 診療エックス線技師，衛生検査技師，メディカルソーシャルワーカー，医療社会事業従事者，介護支援専門員，医師事務作業補助者等が想定される。

問9 別表1のテ「その他医療サービスを患者に直接提供している職種」について，医療サービスを患者に直接提供していない一般の事務職員は対象となるか。
答 対象とならない。

問10 看護職員処遇改善評価料による賃金の改善措置の対象に，薬剤師を加えることは可能か。
答 不可。なお，看護職員処遇改善評価料によらずに賃金の改善措置を実施することは可能であるが，その場合には，当該評価料における「賃金改善計画書」及び「賃金改善実績報告書」における，賃金改善の見込額及び実績額に計上しない。

問11 賃金の改善については，算定開始月から実施する必要があるか。
答 貴見のとおり。

問12 基本給等について，常勤職員へは当月払いし，非常勤職員へは翌月払いしている場合，賃金の実績額及び改善実施期間はどのように判断すべきか。
答 いずれについても，基本給等の支払われた月ではなく，対象となった月で判断する。

問13 看護職員処遇改善評価料による収入の全額について，賃金改善実施期間内に看護職員等の賃金の改善措置を行う必要があるか。
答 原則として，賃金改善実施期間内に賃金の改善措置を行う必要がある。ただし，想定を上回る収入が生じたなど，やむを得ない場合に限り，当該差分については，翌年度7月に「賃金改善実績報告書」を提出するまでに賃金の改善措置を行えばよいものとする。

問14 ベア等による賃金改善を開始した後に，看護職員処遇改善評価料による収入が計画書作成時の見込額を上回り，ベア等に3分の2以上充てる要件を満たさなくなった場合，再度就業規則等を改正し，基本給又は決まって毎月支払われる手当を更に引き上げる必要があるか。
答 貴見のとおり。
（編注）令和6年度・7年度に，翌年度以降のベア等の改善のために繰越しを行った場合は，施設基準通知(5)（p.1482）によることができる。

問15 看護職員等（保健師，助産師，看護師及び准看護師）の賃金の改善措置を実施する具体的方法（金額・割合等）について，職員に応じて区分することは可能か。
答 可能。各保険医療機関の実情に応じて，賃金の改善措置の方法を決定する。なお，その場合であっても，「看護職員等の数」は当該保険医療機関に勤務する全ての保健師，助産師，看護師及び准看護師を対象とする。

問16 賃金改善の実績額の算出に当たって，賃金改善実施期間内における定期昇給や人事院勧告等に伴う給与変動は，どのように取り扱うべきか。
答 定期昇給や人事院勧告等に伴う給与変動については，当該評価料の算定の有無にかかわらず措置されるものであり，賃金改善の実施額に含まれないため，「当該評価料による賃金改善措置が実施されなかった場合の賃金総額」及び「当該評価料を取得し賃金の改善措置が実施された場合の賃金総額」の双方において考慮する。

問17 賃金改善に伴い増加する賞与，時間外勤務手当等，法定福利費等の事業者負担分及び退職手当についても，賃金改善の実績額とみなしてよいか。
答 いずれについても，基本給等の引き上げにより増加した分については，賃金改善の実績額に含めてよい。ただし，ベア等には含めない。
なお，退職手当の増加分については，当該評価料による賃金改善実施期間に退職した者に係るものに限る。

問18 問17における，賃金改善に伴い増加する法定福利費等の事業者負担分について，どのような範囲を指すのか。
答 次の①及び②を想定している。
① 健康保険料，介護保険料，厚生年金保険料，児童手当拠出金，雇用保険料，労災保険料等における，賃金改善に応じた事業者負担増加分
② 退職手当共済制度等における掛金等が増加する場合の増加分
なお，算出に当たっては，以下の算式により算出した金額を標準とするが，対象保険医療機関の実情に応じて，以下の算式以外の合理的な方法に基づく概算によって算出しても差し支えない。
＜算式＞
「前事業年度における法定福利費等の事業者負担分の総額」÷「前事業年度における賃金の総額」×「賃金改善額」

問19 看護職員等（保健師，助産師，看護師及び准看護師）を含めず，看護職員等以外の職種の職員のみ賃金の改善措置を行うことでも良いか。
答 看護職員の処遇改善を目的としている当該評価料の趣旨に鑑み，賃金の改善措置の対象者には，看護職員等（保健師，助産師，看護師及び准看護師）を含める必要がある。

問20 「決まって毎月支払われる手当」を支払う場合に，その金額を割増賃金（超過勤務手当）や賞与に反映させる必要はあるのか。
答 労働基準法第37条第5項及び労働基準法施行規則第21条で列挙されている手当に該当しない限り，割増賃金の基礎となる賃金に算入して割増賃金を支払う必要がある。当該評価料に係る「決まって毎月支払われる手当」については，その性質上，上記手当には該当しないことから，割増賃金の基礎となる賃金に算入して割増賃金を支払う必要がある。
　なお，「決まって毎月支払われる手当」をいわゆる賞与の算定に際して反映させるか否かは，各医療機関の定めによる。
問21 看護職員処遇改善評価料において，区分変更を行う場合はどのような届出が必要か。
答 「基本診療料の施設基準等に係る届出書」及び「看護職員処遇改善評価料の施設基準に係る届出書添付書類」の届出が必要。なお，「賃金改善計画書」については，更新する必要はない。
問22 「対象医療機関は，当該評価料の趣旨を踏まえ，労働基準法等を遵守する」とあるが，具体的にどのような対応が必要か。
答 当該評価料による賃金改善を行うための就業規則等の変更について労働者の過半数を代表する者の意見を聴くことや，賃金改善に当たって正当な理由なく差別的な取扱いをしないことなど，労働基準法やその他関係法令を遵守した対応が必要である。その他，賃金改善を行うための具体的な方法については，労使で適切に話し合った上で決定することが望ましい。

(令4.9.5)

【事務連絡】 **看護職員処遇改善評価料，ベースアップ評価料**

問1 医科点数表O 000及び歯科点数表P 000看護職員処遇改善評価料（以下単に「看護職員処遇改善評価料」という）並びにベースアップ評価料の施設基準において，「決まって毎月支払われる手当」を支払う場合に，その金額を割増賃金（超過勤務手当）や賞与に反映させる必要はあるのか。
答 労働基準法第37条第5項及び労働基準法施行規則第21条で列挙されている手当に該当しない限り，割増賃金の基礎となる賃金に算入して割増賃金を支払う必要がある。当該評価料に係る「決まって毎月支払われる手当」については，その性質上，上記手当には該当しないことから，割増賃金の基礎となる賃金に算入して割増賃金を支払う必要がある。
　なお，「決まって毎月支払われる手当」をいわゆる賞与の算定に際して反映させるか否かは，各医療機関の定めによる。
問2 看護職員処遇改善評価料及びベースアップ評価料において，対象職員の賃金の改善措置を実施する具体的方法（金額・割合等）について，職員に応じて区分することは可能か。
答 可能。各保険医療機関又は訪問看護ステーションの実情に応じて，賃金の改善措置の方法を決定する。
問3 看護職員処遇改善評価料及びベースアップ評価料において，基本給等について，常勤職員へは当月払いし，非常勤職員へは翌月払いしている場合，賃金の実績額及び改善実施期間はどのように判断すべきか。
答 いずれについても，基本給等の支払われた月ではなく，対象となった月で判断する。
問4 看護職員処遇改善評価料，ベースアップ評価料についての施設基準における対象職員には，「特掲診療料の施設基準等及びその届出に関する手続きの取扱いについて」別表4又は「訪問看護ステーションの基準に係る届出に関する手続きの取扱いについて」別表1に含まれる職種であって，派遣職員など，当該保険医療機関又は当該訪問看護ステーションに直接雇用されていないものも含むのか。
答 対象とすることは可能。
　ただし，賃金改善を行う方法等について派遣元と相談した上で，「賃金改善計画書」や「賃金改善実績報告書」について，対象とする派遣労働者を含めて作成する。
問5 看護職員処遇改善評価料，外来・在宅ベースアップ評価料（Ⅱ），歯科外来・在宅ベースアップ評価料）（Ⅱ），入院ベースアップ評価料及び訪問看護ベースアップ評価料（Ⅱ）の対象となる職員には，労働基準法（昭和22年法律第49号）第65条に規定する休業，育児休業，介護休業等育児又は家族介護を行う労働者の福祉に関する法律（平成3年法律第76号。以下「育児・介護休業法」という）第2条第1号に規定する育児休業，同条第2号に規定する介護休業又は育児・介護休業法第23条第2項に規定する育児休業に関する制度に準ずる措置若しくは育児・介護休業法第24条第1項の規定により同項第2号に規定する育児休業に関する制度に準じて講ずる措置による休業を取得中の職員等も含むのか。
答 含まない。
問6 看護職員処遇改善評価料及びベースアップ評価料の施設基準において，「対象医療機関は，当該評価料の趣旨を踏まえ，労働基準法等を遵守すること」とあるが，具体的にどのような対応が必要か。
答 当該評価料による賃金改善を行うための就業規則等の変更について労働者の過半数を代表する者の意見を聴くことや，賃金改善に当たって正当な理由なく差別的な取扱いをしないことなど，労働基準法やその他関係法令を遵守した対応が必要である。その他，賃金改善を行うための具体的な方法については，労使で適切に話し合った上で決定することが望ましい。
問7 外来・在宅ベースアップ評価料（Ⅰ），外来・在宅ベースアップ評価料（Ⅱ）及び入院ベースアップ評価料を届け出ている保険医療機関において，看護職員処遇改善評価料に係る賃金改善計画書及び賃金改善実績報告書の記載はどのようにすればよいか。
答 外来・在宅ベースアップ評価料（Ⅰ），外来・在宅ベースアップ評価料（Ⅱ）及び入院ベースアップ評価料による賃金改善の見込み額については，賃金改善計画書における「Ⅲ.賃金改善の見込額」及び賃金改善実績報告書における「Ⅱ.賃金改善の実績額」には含めない。
問8 看護職員処遇改善評価料及び入院ベースアップ評価料において，「延べ入院患者数」については，どのように算出するのか。
答 延べ入院患者数は，第1節入院基本料，第3節特定入院料又は第4節短期滞在手術等基本料（短期滞在手術等基本料1を除く）を算定している患者を対象として，毎日24時現在で当該保険医療機関に入院していた患者の延べ数を計上する。ただし，退院日は延べ入院患者数に含め，また，入院日に退院又は死亡した患者も延べ入院患者数に含める。
問9 問8について，自由診療や労災保険による患者について，「延べ入院患者数」に計上するのか。
答 自由診療の患者については，計上しない。公費負担医療や労災保険制度等，診療報酬点数表に従って医療費が算定される患者については，計上する。
問10 問8について，救急患者として受け入れた患者が処置室，手術室等において死亡した場合，「延べ入院患者数」に計上するのか。
答 計上する。
問11 問8について，「直近3か月の1月あたり平均延べ入院患者数が30人未満の保険医療機関については，当該要件に該当するものとみなして差し支えない」とされているが，当該要件に該当しない保険医療機関において，入院ベースアップ評価料の届出を行うことは可能か。
答 可能。ただし，外来ベースアップ評価料（Ⅱ）と両方の届出を行うことはできない。

(令6.3.28)

問12 看護職員処遇改善評価料の施設基準における「特定した賃金項目以外の賃金項目（業績等に応じて変動するものを除く）の水準を低下させてはならない」並びにO 100外来・在宅ベースアップ評価料（Ⅰ），O 101外来・在宅ベースアップ評価料（Ⅱ）及びO 102入院ベースアップ評価料（中略）の施設基準における「賃金の改善を実施する項目以外の賃金項目（業績等に応じて変動するものを除く）の水準を低下させてはならない」について，新型コロナウイルス感染症対応を行った場合における手当について，感染状況を踏まえて減額・廃止する場合は，業績等に応じて変動するものとして賃金項目の水準低下には当たらないものと考えて

よいか。
答　差し支えない。
(令6.4.12)

問13　医科点数表におけるO000看護職員処遇改善評価料，歯科点数表におけるP000看護職員処遇改善評価料（以下「看護職員処遇改善評価料」という），医科点数表におけるO100外来・在宅ベースアップ評価料（Ⅰ），O101外来・在宅ベースアップ評価料（Ⅱ）及びO102入院ベースアップ評価料，歯科点数表におけるP100歯科外来・在宅ベースアップ評価料（Ⅰ），P101歯科外来・在宅ベースアップ評価料（Ⅱ）及びP102入院ベースアップ評価料並びに「訪問看護療養費に係る指定訪問看護の費用の額の算定方法」における「06」訪問看護ベースアップ評価料（以下「ベースアップ評価料」という）の施設基準において，賃金の改善を実施する項目以外の賃金項目（業績等に応じて変動するものを除く）の水準を低下させてはならないとされているが，令和6年人事院勧告を踏まえ，配偶者手当の段階的廃止及び地域手当の引下げを行う場合においても，看護職員処遇改善評価料及びベースアップ評価料は算定可能か。

答　令和6年人事院勧告を踏まえ，一部の対象職員の賃金水準が低下した場合であっても，当該医療機関全体の賃金総額にかかる要件を含め，看護職員処遇改善評価料又はベースアップ評価料の要件を満たしていれば算定可能である。すなわち，当該医療機関全体の賃金改善の総額が看護職員処遇改善評価料及びベースアップ評価料を算定することによって得られる収入の総額以上となるようにしなければならない。
　なお，この場合において，既に看護職員処遇改善評価料又はベースアップ評価料の届出を行っている保険医療機関については，修正した「賃金改善計画書」の提出は必須ではないが，再度地方厚生（支）局長に提出しても差し支えない。

問14　問1の場合において，賃金の改善を判断する際の①当該評価料による賃金の改善措置が実施されなかった場合の賃金総額又は給与総額，②当該評価料による賃金の改善措置が実施された場合の賃金総額又は給与総額はどのように考えればよいか。

答　①は各医療機関における賃金改善措置及び令和6年人事院勧告を踏まえた配偶者手当の段階的廃止・地域手当の引下げが行われる前の賃金総額又は給与総額，②は各医療機関における賃金改善措置及び令和6年人事院勧告を踏まえた配偶者手当の段階的廃止・地域手当の引下げを行った後の賃金総額又は給与総額とする。すなわち，賃金改善の総額は②から①を引いた金額となる。

問15　看護職員処遇改善評価料の施設基準において，「届出時点の計画を上回る収入が生じた場合又は看護職員が減った場合であって，当該計画に基づく収入の3分の2以上を賃金の改善措置を行っている場合に限り，当該差分については，翌年度の12月までに賃金の改善措置を行えばよいものとする」とあるが，翌年度の8月時点で，前年度の収入にかかる賃金の改善措置が完了していない場合，賃金改善実績報告書の作成はどのように行えばよいか。

答　翌年度の8月に，その時点における前年度の収入にかかる賃金の改善措置の状況にかかる賃金改善実績報告書を作成し，地方厚生（支）局長に報告する。その上で，翌年度の1月までに当該賃金の改善措置完了後の状況について，改めて地方厚生（支）局長に報告する。

問16　ベースアップ評価料において，賃金の改善については，算定開始月から実施する必要があるか。

答　原則算定開始月から賃金改善を実施し，算定する月においては実施する必要がある。なお，令和6年4月より賃金の改善を行った保険医療機関又は訪問看護ステーションについては，令和6年4月以降の賃金の改善分についても，当該評価料による賃金改善の実績の対象に含めてよい。
　ただし，届出時点において「賃金改善計画書」の作成を行っているものの，条例の改正が必要であること等やむを得ない理由により算定開始月からの賃金改善が実施困難な場合は，同年度末までに算定開始月まで遡及して賃金改善を実施する場合に限り，算定開始月から賃金改善を実施したものとみなすことができる。
(令6.11.5)

→　**外来・在宅ベースアップ評価料（Ⅰ）の施設基準**

(1)　外来医療又は在宅医療を実施している保険医療機関である。

(2)　主として医療に従事する職員（医師及び歯科医師を除く。以下，この項において「対象職員」という）が勤務している。対象職員は別表4（p.1493）に示す職員であり，専ら事務作業（医師事務作業補助者，看護補助者等の医療を専門とする職員の補助として行う事務作業を除く）を行うものは含まれない。

(3)　当該評価料を算定する場合は，令和6年度及び令和7年度において対象職員の賃金（役員報酬を除く）の改善（定期昇給によるものを除く）を実施しなければならない。

(4)　(3)について，ベア等により改善を図るため，当該評価料は，対象職員のベア等及びそれに伴う賞与，時間外手当，法定福利費（事業者負担分等を含む）等の増加分に用いる。ただし，ベア等を行った保険医療機関において，患者数等の変動等により当該評価料による収入が上記の増加分に用いた額を上回り，追加でベア等を行うことが困難な場合であって，賞与等の手当によって賃金の改善を行った場合又は令和6年度及び令和7年度において翌年度の賃金の改善のために繰り越しを行う場合（令和8年12月までに賃金の改善措置を行う場合に限る）についてはこの限りではない。いずれの場合においても，賃金の改善の対象とする項目を特定して行う。なお，当該評価料によって賃金の改善を実施する項目以外の賃金項目（業績等に応じて変動するものを除く）の水準を低下させてはならない。
　また，賃金の改善は，当該保険医療機関における「当該評価料による賃金の改善措置が実施されなかった場合の賃金総額」と，「当該評価料による賃金の改善措置が実施された場合の賃金総額」との差分により判断する。

(5)　令和6年度に対象職員の基本給等を令和5年度と比較して2分5厘以上引き上げ，令和7年度に対象職員の基本給等を令和5年度と比較して4分5厘以上引き上げた場合については，40歳未満の勤務医及び勤務歯科医並びに事務職員等の当該保険医療機関に勤務する職員の賃金（役員報酬を除く）の改善（定期昇給によるものを除く）を実績に含めることができる。

(6)　令和6年度及び令和7年度における当該保険医療機関に勤務する職員の賃金の改善に係る計画（以下「賃金改善計画書」という）を作成している。

(7)　当該保険医療機関は，当該評価料の趣旨を踏まえ，労働基準法等を遵守する。

(8)　当該保険医療機関は，対象職員に対して，賃金改善を実施する方法等について，2〔下記【届出に関する事項】〕の届出に当たり作成する「賃金改善計画書」の内容を用いて周知するとともに，就業規則等の内容についても周知する。また，対象職員から当該評価料に係る賃金改善に関する照会を受けた場合には，当該対象者についての賃金改善の内容について，書面を用いて説明すること等により分かりやすく回答する。

【届出に関する事項】
(1)　外来・在宅ベースアップ評価料（Ⅰ）の施設基準に係る届出は，別添2（→Web版）の様式95を用いる。

(2)　1の(6)の「賃金改善計画書」を，別添2の様式95により新規届出時及び毎年4月に作成し，新規届出時及び毎年6月において，地方厚生（支）局長に届け出る。

(3)　毎年8月において，前年度における賃金改善の取組状況を評価するため，「賃金改善実績報告書」を別添2の様式98により作成し，地方厚生（支）局長に報告する。

(4)　事業の継続を図るため，対象職員の賃金水準〔看護職員処遇改善評価料，外来・在宅ベースアップ評価料（Ⅰ）及び（Ⅱ），歯科外来・在宅ベースアップ評価料（Ⅰ）及び（Ⅱ）並びに入院ベースアップ評価料による賃金改善分を除く〕を引き下げた上で，賃金改善を行う場合には，当該保険医療機関の収支状況，賃金水準の引下げの内容等について記

載した「特別事情届出書」を，別添2の様式94により作成し，届け出る。
　なお，年度を超えて対象職員の賃金を引き下げることとなった場合は，次年度に(2)の「賃金改善計画書」を提出する際に，「特別事情届出書」を再度届け出る必要がある。
(5) 保険医療機関は，外来・在宅ベースアップ評価料（Ⅰ）の算定に係る書類（「賃金改善計画書」等の記載内容の根拠となる資料等）を，当該評価料を算定する年度の終了後3年間保管する。

→ **外来・在宅ベースアップ評価料（Ⅱ）の施設基準**
(1) 医科点数表又は歯科点数表第1章第2部第1節の入院基本料（特別入院基本料等を含む），同部第3節の特定入院料又は同部第4節の短期滞在手術等基本料（短期滞在手術等基本料1を除く）を算定していない保険医療機関である。
(2) 外来・在宅ベースアップ評価料（Ⅰ）の届出を行っている保険医療機関である。
(3) 外来・在宅ベースアップ評価料（Ⅰ）及び歯科外来・在宅ベースアップ評価料（Ⅰ）により算定される点数の見込みを合算した数に10円を乗じた額が，主として医療に従事する職員（医師及び歯科医師を除く。以下，この項において「対象職員」という）の給与総額の1分2厘未満である。対象職員は**別表4**（p.1493）に示す職員であり，専ら事務作業（医師事務作業補助者，看護補助者等が医療を専門とする職員の補助として行う事務作業を除く）を行うものは含まれない。
(4) 外来・在宅ベースアップ評価料（Ⅱ）の保険医療機関ごとの区分については，当該保険医療機関における対象職員の給与総額，外来・在宅ベースアップ評価料（Ⅰ）及び歯科外来・在宅ベースアップ評価料（Ⅰ）により算定される点数の見込み並びに外来・在宅ベースアップ評価料（Ⅱ）及び歯科外来・在宅ベースアップ評価料（Ⅱ）の算定回数の見込みを用いて算出した数【B】に基づき，**別表5**（p.1493）に従い該当するいずれかの区分を届け出る。ただし，医科歯科併設の保険医療機関であって，歯科外来・在宅ベースアップ評価料（Ⅱ）の施設基準についても届出を行う保険医療機関については，同一の区分により届け出る〔例えば歯科外来・在宅ベースアップ評価料（Ⅱ）2の届出を行う場合は，外来・在宅ベースアップ評価料（Ⅱ）2を届け出る〕。

$$【B】 = \frac{対象職員の給与総額 \times 1分2厘 - (外来・在宅ベースアップ評価料（Ⅰ）及び歯科外来・在宅ベースアップ評価料（Ⅰ）により算定される点数の見込み) \times 10円}{(外来・在宅ベースアップ評価料（Ⅱ）イの算定回数の見込み \times 8 + 外来・在宅ベースアップ評価料（Ⅱ）ロの算定回数の見込み + 歯科外来・在宅ベースアップ評価料（Ⅱ）イの算定回数の見込み \times 8 + 歯科外来・在宅ベースアップ評価料（Ⅱ）ロの算定回数の見込み) \times 10円}$$

(5) (4)について，算出を行う月，その際に用いる「対象職員の給与総額」，「外来・在宅ベースアップ評価料（Ⅰ）及び歯科外来・在宅ベースアップ評価料（Ⅰ）により算定される点数の見込み」及び「外来・在宅ベースアップ評価料（Ⅱ）及び歯科外来・在宅ベースアップ評価料（Ⅱ）の算定回数の見込み」の対象となる期間，算出した【B】に基づき届け出た区分に従って算定を開始する月は**別表7**（p.1494）のとおりとする。
　「対象職員の給与総額」は，**別表7**の対象となる12か月の期間の1月あたりの平均の数値を用いる。「外来・在宅ベースアップ評価料（Ⅰ）及び歯科外来・在宅ベースアップ評価料（Ⅰ）により算定される点数の見込み」及び「外来・在宅ベースアップ評価料（Ⅱ）及び歯科外来・在宅ベースアップ評価料（Ⅱ）の算定回数の見込み」は，初診料等の算定回数を用いて計算し，**別表7**の対象となる3か月の期間の1月あたりの平均の数値を用いる。
　また，**別表7**のとおり，毎年3，6，9，12月に上記の算定式により新たに算出を行い，区分に変更がある場合は算出を行った月内に地方厚生（支）局長に届出を行った上で，翌月（毎年4，7，10，1月）から変更後の区分に基づく点数を算定する。なお，区分の変更に係る届出においては，「当該評価料による賃金の改善措置が実施されなかった場合の賃金総額」によって対象職員の賃金総額を算出する。
　ただし，前回届け出た時点と比較して，**別表7**の対象となる12か月の「対象職員の給与総額」並びに**別表7**の対象となる3か月の「外来・在宅ベースアップ評価料（Ⅰ）及び歯科外来・在宅ベースアップ評価料（Ⅰ）により算定される点数の見込み」，「外来・在宅ベースアップ評価料（Ⅱ）及び歯科外来・在宅ベースアップ評価料（Ⅱ）の算定回数の見込み」及び【B】のいずれの変化も1割以内である場合においては，区分の変更を行わないものとする。
　新規届出時（区分変更により新たな区分を届け出る場合を除く。以下この項において同じ）は，直近の**別表7**の「算出を行う月」における対象となる期間の数値を用いる。ただし，令和6年6月3日までに届出を行った場合は，令和6年6月に区分の変更を行わないものとする。
(6) 当該評価料を算定する場合は，令和6年度及び令和7年度において対象職員の賃金（役員報酬を除く）の改善（定期昇給によるものを除く）を実施しなければならない。
(7) (6)について，ベア等により改善を図るため，当該評価料は，対象職員のベア等及びそれに伴う賞与，時間外手当，法定福利費（事業者負担分等を含む）等の増加分に用いる。ただし，ベア等を行った保険医療機関において，患者数等の変動等により当該評価料による収入が上記の増加分に用いた額を上回り，追加でベア等を行うことが困難な場合であって，賞与等の手当によって賃金の改善を行った場合又は令和6年度及び令和7年度における翌年度の賃金の改善のために繰り越しを行う場合（令和8年12月までに賃金の改善措置を行う場合に限る）についてはこの限りではない。ただし，いずれの場合においても，賃金の改善の対象とする項目を特定して行う。なお，当該評価料によって賃金の改善を実施する項目以外の賃金項目（業績等に応じて変動するものを除く）の水準を低下させてはならない。
　また，賃金の改善は，当該保険医療機関における「当該評価料による賃金の改善措置が実施されなかった場合の賃金総額」と，「当該評価料による賃金の改善措置が実施された場合の賃金総額」との差分により判断する。
(8) 令和6年度及び令和7年度における「賃金改善計画書」を作成している。
(9) 常勤換算2名以上の対象職員が勤務している。ただし，「基本診療料の施設基準等」別表第6の2（p.1309）に掲げる地域に所在する保険医療機関にあっては，この限りでない。
(10) 当該保険医療機関において，以下に掲げる社会保険診療等に係る収入金額（以下，「社会保険診療等収入金額」という）の合計額が，総収入の100の80を超える。
　ア　社会保険診療〔租税特別措置法（昭和32年法律第26号）第26条第2項に規定する社会保険診療をいう。以下同じ〕に係る収入金額〔労働者災害補償保険法（昭和22年法律第50号）に係る患者の診療報酬〔当該診療報酬が社会保険診療報酬と同一の基準によっている場合又は当該診療報酬が少額（全収入金額のおおむね100の10以下の場合をいう）の場合に限る〕を含む〕
　イ　健康増進法（平成14年法律第103号）第6条各号に掲げる健康増進事業実施者が行う同法第4条に規定する健康増進事業（健康診査に係るものに限る。以下同じ）に係る収入金額（当該収入金額が社会保険診療報酬と同一の基準により計算されている場合に限る）
　ウ　予防接種〔予防接種法（昭和23年法律第68号）第2条第6項に規定する定期の予防接種等その他医療法施行規則第30条の35の3第1項第2号ロの規定に基づき厚生労働大臣が定める予防接種（平成29年厚生労働省告示第314号）に規定する予防接種をいう〕に係る収入金額
　エ　助産（社会保険診療及び健康増進事業に係るものを除く）に係る収入金額（1の分娩に係る助産に係る収入金額が50万円を超えるときは，50万円を限度とする）

オ　介護保険法の規定による保険給付に係る収入金額（租税特別措置法第26条第2項第4号に掲げるサービスに係る収入金額を除く）

カ　障害者の日常生活及び社会生活を総合的に支援するための法律第6条に規定する介護給付費，特例介護給付費，訓練等給付費，特例訓練等給付費，特定障害者特別給付費，特例特定障害者特別給付費，地域相談支援給付費，特例地域相談支援給付費，計画相談支援給付費，特例計画相談支援給付費及び基準該当療養介護医療費並びに同法第77条及び第78条に規定する地域生活支援事業に係る収入金額

キ　児童福祉法第21条の5の2に規定する障害児通所給付費及び特例障害児通所給付費，同法第24条の2に規定する障害児入所給付費，同法第24条の7に規定する特定入所障害児食費等給付費並びに同法第24条の25に規定する障害児相談支援給付費及び特例障害児相談支援給付費に係る収入金額

ク　国，地方公共団体及び保険者等が交付する補助金等に係る収入金額

⑾　当該保険医療機関は，当該評価料の趣旨を踏まえ，労働基準法等を遵守する。

⑿　当該保険医療機関は，対象職員に対して，賃金改善を実施する方法等について，2【下記【届出に関する事項】】の届出に当たり作成する「賃金改善計画書」の内容を用いて周知するとともに，就業規則等の内容についても周知する。また，対象職員から当該評価料に係る賃金改善に関する照会を受けた場合には，当該対象者についての賃金改善の内容について，書面を用いて説明すること等により分かりやすく回答する。

【届出に関する事項】
(1)　外来・在宅ベースアップ評価料（Ⅱ）の施設基準に係る届出は，別添2（→Web版）の様式96を用いる。
(2)　1（上記）の(8)の「賃金改善計画書」を，別添2の様式96により新規届出時及び毎年4月に作成し，新規届出時及び毎年6月において，地方厚生（支）局長に届け出る。
(3)　毎年8月において，前年度における賃金改善の取組状況を評価するため，「賃金改善実績報告書」を別添2の様式98により作成し，地方厚生（支）局長に報告する。
(4)　事業の継続を図るため，対象職員の賃金水準〔看護職員処遇改善評価料，外来・在宅ベースアップ評価料（Ⅰ）及び（Ⅱ），歯科外来・在宅ベースアップ評価料（Ⅰ）及び（Ⅱ）並びに入院ベースアップ評価料による賃金改善分を除く〕を引き下げた上で，賃金改善を行う場合には，当該保険医療機関の収支状況，賃金水準の引下げの内容等について記載した「特別事情届出書」を，別添2の様式94により作成し，届け出る。

　なお，年度を超えて対象職員の賃金を引き下げることとなった場合は，次年度に(2)の「賃金改善計画書」を提出する際に，「特別事情届出書」を再度届け出る必要がある。
(5)　保険医療機関は，外来・在宅ベースアップ評価料（Ⅱ）の算定に係る書類（「賃金改善計画書」等の記載内容の根拠となる資料等）を，当該評価料を算定する年度の終了後3年間保管する。

→ 入院ベースアップ評価料の施設基準
(1)　医科点数表又は歯科点数表第1章第2部第1節の入院基本料（特別入院基本料等を含む），同部第3節の特定入院料又は同部第4節の短期滞在手術等基本料（短期滞在手術等基本料1を除く）を算定している保険医療機関である。
(2)　外来・在宅ベースアップ評価料（Ⅰ）又は歯科外来・在宅ベースアップ評価料（Ⅰ）の届出を行っている保険医療機関である。
(3)　外来・在宅ベースアップ評価料（Ⅰ）及び歯科外来・在宅ベースアップ評価料（Ⅰ）により算定される点数の見込みを合算した数に10円を乗じた額が，主として医療に従事する職員（医師及び歯科医師を除く。以下，この項において「対象職員」という）の給与総額の2分3厘未満である。対象職員は別表4（p.1493）に示す職員であり，専ら事務作業（医師事務作業補助者，看護補助者等が医療を専門とする職員の補助として行う事務作業を除く）を行うものは含まれない。
(4)　入院ベースアップ評価料の保険医療機関ごとの点数については，当該保険医療機関における対象職員の給与総額，外来・在宅ベースアップ評価料（Ⅰ）及び歯科外来・在宅ベースアップ評価料（Ⅰ）により算定される点数の見込み並びに延べ入院患者数の見込みを用いて次の式により算出した数【C】に基づき，別表6（p.1493）に従い該当する区分を届け出る。

$$【C】 = \frac{対象職員の給与総額 \times 2分3厘 - （外来・在宅ベースアップ評価料（Ⅰ）及び歯科外来・在宅ベースアップ評価料（Ⅰ）により算定される点数の見込み）\times 10円}{当該保険医療機関の延べ入院患者数 \times 10円}$$

(5)　(4)について，算出を行う月，その際に用いる「対象職員の給与総額」，「外来・在宅ベースアップ評価料（Ⅰ）及び歯科外来・在宅ベースアップ評価料（Ⅰ）により算定される点数の見込み」及び「延べ入院患者数」の対象となる期間，算出した【C】に基づき届け出た区分に従って算定を開始する月は別表7（p.1494）のとおりとする。

　「対象職員の給与総額」は，別表7の対象となる12か月の期間の1月あたりの平均の数値を用いる。「外来・在宅ベースアップ評価料（Ⅰ）及び歯科外来・在宅ベースアップ評価料（Ⅰ）により算定される点数の見込み」は，初診料等の算定回数を用いて計算し，別表7の対象となる3か月の期間の1月あたりの平均の数値を用いる。「延べ入院患者数」は，別表7の対象となる3か月の期間の1月あたりの延べ入院患者数の平均の数値を用いる。

　また，毎年3，6，9，12月に上記の算定式により新たに算出を行い，区分に変更がある場合は地方厚生（支）局長に届出を行った上で，翌月（毎年4，7，10，1月）から変更後の区分に基づく点数を算定する。なお，区分の変更に係る届出においては，「当該評価料による賃金の改善措置が実施されなかった場合の賃金総額」について対象職員の賃金総額を算出する。

　ただし，前回届け出た時点と比較して，別表7の対象となる12か月の「対象職員の給与総額」並びに別表7の対象となる3か月の「外来・在宅ベースアップ評価料（Ⅰ）及び歯科外来・在宅ベースアップ評価料（Ⅰ）により算定される点数の見込み」，「延べ入院患者数」及び【C】のいずれの変化も1割以内である場合においては，区分の変更を行わないものとする。

　新規届出時（区分変更により新たな区分を届け出る場合を除く。以下この項において同じ）は，直近の別表7の「算出を行う月」における対象となる期間の数値を用いる。ただし，令和6年6月3日までに届出を行った場合は，令和6年6月に区分の変更を行わないものとする。

(6)　当該評価料を算定する場合は，令和6年度及び令和7年度において対象職員の賃金（役員報酬を除く）の改善（定期昇給によるものを除く）を実施しなければならない。

(7)　(6)について，ベア等により改善を図るため，当該評価料は，対象職員のベア等及びそれに伴う賞与，時間外手当，法定福利費（事業者負担分等を含む）等の増加分に用いる。ただし，ベア等を行った保険医療機関において，患者数等の変動等により当該評価料による収入が上記の増加分に用いた額を上回り，追加でベア等を行うことが困難な場合であって，賞与等の手当によって賃金の改善を行った場合又は令和6年度及び令和7年度において翌年度の賃金の改善のために繰り越しを行う場合（令和8年12月までに賃金の改善措置を行う場合に限る）についてはこの限りではない。ただし，いずれの場合においても，賃金の改善の対象とする項目を特定して行う。なお，当該評価料によって賃金の改善を実施する項目以外の賃金項目（業績等に応じて変動するものを除く）の水準を低下させてはならない。

また，賃金の改善は，当該保険医療機関における「当該評価料による賃金の改善措置が実施されなかった場合の賃金総額」と，「当該評価料による賃金の改善措置が実施された場合の賃金総額」との差分により判断する。
(8) 令和6年度及び令和7年度における「賃金改善計画書」を作成している。
(9) 常勤換算2名以上の対象職員が勤務している。ただし，「基本診療料の施設基準等」別表第6の2 (p.1309) に掲げる地域に所在する保険医療機関にあっては，この限りでない。
(10) 当該保険医療機関において，以下に掲げる社会保険診療等に係る収入金額（以下，「社会保険診療等収入金額」という）の合計額が，総収入の100の80を超える。
　ア　社会保険診療〔租税特別措置法（昭和32年法律第26号）第26条第2項に規定する社会保険診療をいう。以下同じ〕に係る収入金額〔労働者災害補償保険法（昭和22年法律第50号）に係る患者の診療報酬〔当該診療報酬が社会保険診療報酬と同一の基準によっている場合又は当該診療報酬が少額（全収入金額のおおむね100の10以下の場合をいう）の場合に限る〕を含む〕
　イ　健康増進法（平成14年法律第103号）第6条各号に掲げる健康増進事業実施者が行う同法第4条に規定する健康増進事業（健康診査に係るものに限る。以下同じ）に係る収入金額（当該収入金額が社会保険診療報酬と同一の基準により計算されている場合に限る）
　ウ　予防接種〔予防接種法（昭和23年法律第68号）第3条第6項に規定する定期の予防接種等その他医療法施行規則第30条の35の3第2項第2号ロの規定に基づき厚生労働大臣が定める予防接種（平成29年厚生労働省告示第314号）に規定する予防接種をいう〕に係る収入金額
　エ　助産（社会保険診療及び健康増進事業に係るものを除く）に係る収入金額（1の分娩に係る助産に係る収入金額が50万円を超えるときは，50万円を限度とする）
　オ　介護保険法の規定による保険給付に係る収入金額（租税特別措置法第26条第2項第4号に掲げるサービスに係る収入金額を除く）
　カ　障害者の日常生活及び社会生活を総合的に支援するための法律第6条に規定する介護給付費，特例介護給付費，訓練等給付費，特例訓練等給付費，特定障害者特別給付費，特例特定障害者特別給付費，地域相談支援給付費，特例地域相談支援給付費，計画相談支援給付費，特例計画相談支援給付費及び基準該当療養介護医療費並びに同法第77条及び第78条に規定する地域生活支援事業に係る収入金額
　キ　児童福祉法第21条の5の2に規定する障害児通所給付費及び特例障害児通所給付費，同法第24条の2に規定する障害児入所給付費，同法第24条の7に規定する特定入所障害児食費等給付費並びに同法第24条の25に規定する障害児相談支援給付費及び特例障害児相談支援給付費に係る収入金額
　ク　国，地方公共団体及び保険者等が交付する補助金等に係る収入金額
(11) 当該保険医療機関は，当該評価料の趣旨を踏まえ，労働基準法等を遵守する。
(12) 当該保険医療機関は，対象職員に対して，賃金改善を実施する方法等について，2〔下記 届出に関する事項〕の届出に当たり作成する「賃金改善計画書」の内容を用いて周知するとともに，就業規則等の内容についても周知する。また，対象職員から当該評価料に係る賃金改善に関する照会を受けた場合には，当該対象者についての賃金改善の内容について，書面を用いて説明すること等により分かりやすく回答する。

【届出に関する事項】
(1) 入院ベースアップ評価料の施設基準に係る届出は，別添2（→Web版）の様式97を用いる。
(2) 1の(8)の「賃金改善計画書」を，別添2の様式97により新規届出時及び毎年4月に作成し，新規届出時及び毎年6月において，地方厚生（支）局長に届け出る。
(3) 毎年8月において，前年度における賃金改善の取組状況を評価するため，「賃金改善実績報告書」を別添2の様式98により作成し，地方厚生（支）局長に報告する。
(4) 事業の継続を図るため，対象職員の賃金水準〔看護職員処遇改善評価料，外来・在宅ベースアップ評価料（Ⅰ）及び（Ⅱ），歯科外来・在宅ベースアップ評価料（Ⅰ）及び（Ⅱ）並びに入院ベースアップ評価料による賃金改善分を除く〕を引き下げた上で，賃金改善を行う場合には，当該保険医療機関の収支状況，賃金水準の引下げの内容等について記載した「特別事情届出書」を，別添2の様式98により作成し，届け出る。
　なお，年度を超えて対象職員の賃金を引き下げることとなった場合は，次年度に(2)の「賃金改善計画書」を提出する際に，「特別事情届出書」を再度届け出る必要がある。
(5) 保険医療機関は，入院ベースアップ評価料の算定に係る書類（「賃金改善計画書」等の記載内容の根拠となる資料等）を，当該評価料を算定する年度の終了後3年間保管する。

事務連絡　ベースアップ評価料

問1　医科点数表O100外来・在宅ベースアップ評価料（Ⅰ），O101外来・在宅ベースアップ評価料（Ⅱ）及びO102入院ベースアップ評価料，歯科点数表P100歯科外来・在宅ベースアップ評価料（Ⅰ），P101歯科外来・在宅ベースアップ評価料（Ⅱ）及びP102入院ベースアップ評価料並びに「訪問看護療養費に係る指定訪問看護の費用の額の算定方法」における06訪問看護ベースアップ評価料（以下単に「ベースアップ評価料」という）の施設基準において，「令和6年度及び令和7年度において対象職員の賃金（役員報酬を除く）の改善（定期昇給によるものを除く）を実施しなければならない」とあるが，ベースアップ評価料による収入について，人事院勧告に伴う給与の増加分に用いてよいか。
答　差し支えない。
問2　「看護職員処遇改善評価料の取扱いに関する疑義解釈資料（その1）」（令和4年9月5日事務連絡）別添の問18（p.1483「問17」）において，看護職員処遇改善評価料について，賃金改善に伴い増加する賞与，時間外勤務手当等，法定福利費等の事業者負担分及び退職手当については，「基本給等の引き上げにより増加した分については，賃金改善の実績額に含めてよい。ただし，ベア等には含めないこと」とされていたが，ベースアップ評価料についても同様か。
答　ベースアップ評価料は，対象職員のベア等及びそれに伴う賞与，時間外手当，法定福利費（事業者負担分等を含む）等の増加分に用いる。
問3　ベースアップ評価料の施設基準において，対象職員に対して，賃金改善を実施する方法等について，『賃金改善計画書』の内容を用いて周知するとともに，就業規則等の内容についても周知することとされているが，周知の具体的方法如何。
答　例えば，「賃金改善計画書」及び就業規則等を書面で配布する方法や職員が確認できる箇所に掲示する方法が挙げられる。
問4　ベースアップ評価料について，区分変更を行う場合はどのような届出が必要か。
答　それぞれ以下のとおり。
　○　保険医療機関（医科）については，「特掲診療料の施設基準等に係る届出書」及び「外来・在宅ベースアップ評価料（Ⅱ）に係る届出書添付書類」又は「入院ベースアップ評価料に係る届出書添付書類」の届出が必要
　○　保険医療機関（歯科）については，「特掲診療料の施設基準等に係る届出書」及び「歯科外来・在宅ベースアップ評価料（Ⅱ）に係る届出書添付書類」又は「入院ベースアップ評価料に係る届出書添付書類」の届出が必要
　○　訪問看護ステーションについては，「訪問看護ベースアップ評価料（Ⅱ）の施設基準に係る届出書添付書類」が必要
　なお，いずれの場合についても「賃金改善計画書」については，更新する必要はない。
問5　O100外来・在宅ベースアップ評価料（Ⅰ），P100歯科

外来・在宅ベースアップ評価料（Ⅰ），06訪問看護ベースアップ評価料（Ⅰ）の施設基準において，令和6年度に対象職員の基本給等を令和5年度と比較して2分5厘以上引き上げ，令和7年度に対象職員の基本給等を令和5年度と比較して4分5厘以上引き上げた場合については，40歳未満の勤務医，勤務歯科医，事務職員等の当該保険医療機関又は当該訪問看護ステーションに勤務する職員の賃金（役員報酬を除く）の改善（定期昇給によるものを除く）を実績に含めることができることとされているが，基本給等の引き上げ率についてどのように考えればよいか。

答　引き上げ率の確認は，次のいずれかの方法で行う。
① 給与表等に定める対象職員の基本給等について，令和5年度と比較し，令和6年度に2.5％又は令和7年度に4.5％の引き上げになっているかを確認する。
② 以下の計算式により基本給等の改善率を算出する。

$$\frac{\text{当該年度において基本給等が引き上げられた後の対象職員の1月当たりの基本給等の総額}-\text{令和5年度における1月当たりの対象職員の基本給等の総額}-\text{定期昇給がある場合にあっては1月あたりの対象職員の基本給等の引き上げ額のうち定期昇給相当額の総額}}{\text{令和5年度における1月当たりの基本給等の総額}} \times 100(\%)$$

問6　ベースアップ評価料において，賃金の改善については，算定開始月から実施する必要があるか。

答　原則算定開始月から賃金改善を実施し，算定する月においては実施する必要がある。なお，令和6年4月より賃金の改善を行った保険医療機関又は訪問看護ステーションについては，令和6年4月以降の賃金の改善分についても，当該評価料による賃金改善の実績の対象に含めてよい。

ただし，届出時点において「賃金改善計画書」の作成を行っているものの，条例の改正が必要であること等やむを得ない理由により算定開始月からの賃金改善が実施困難な場合は，令和6年12月までに算定開始月まで遡及して賃金改善を実施する場合に限り，算定開始月から賃金改善を実施したものとみなすことができる。

問7　問5について，給与表等の存在しない医療機関又は訪問看護ステーションにおいて，令和5年度と令和6年度及び令和7年度を比較して対象職員の変動がある場合，計算式中の対象職員の基本給等の総額について，どのように考えたらよいか。

答　令和5年度及び令和6年度又は令和7年度のいずれの年度においても在籍している対象職員について，計算式に則り算出を行う。ただし，いずれの年度においても在籍している対象職員が存在しない等の理由でこの方法による算出が困難な場合においては，各年度における全ての対象職員の基本給等の総額を用いて算出を行ってもよい。

問8　ベースアップ評価料において，「特掲診療料の施設基準等及びその届出に関する手続きの取扱いについて」（令和6年保医発0305第6号）の別表4のミ及び「訪問看護ステーションの基準に係る届出に関する手続きの取扱いについて」（令和6年保医発0305第7号）の別表1のミ「その他医療に従事する職員（医師及び歯科医師を除く）」とは，具体的にどのような職員か。

答　別表4又は別表1のア～マに該当しない職種の職員であって，医療機関又は訪問看護ステーションにおける業務実態として，主として医療に従事しているものを指す。ただし，専ら事務作業（医師事務作業補助者，歯科業務補助者，看護補助者等が医療を専門とする職員の補助として行う事務作業を除く）を行うものは含まれない。

問9　外来・在宅ベースアップ評価料（Ⅱ）及び歯科外来・在宅ベースアップ評価料（Ⅱ）の施設基準において，「【B】に基づき，別表5に従い該当するいずれかの区分を届け出ること」とあるが，「該当するいずれかの区分」について，どのように考えればよいか。

答　例えば，【B】の値が3.0である場合については，保険医療機関（医科）は「外来・在宅ベースアップ評価料（Ⅱ）1」，「外来・在宅ベースアップ評価料（Ⅱ）2」又は「外来・在宅ベースアップ評価料（Ⅱ）3」のいずれか，保険医療機関（歯科）は「歯科外来・在宅ベースアップ評価料（Ⅱ）1」，「歯科外来・在宅ベースアップ評価料（Ⅱ）2」又は「歯科外来・在宅ベースアップ評価料（Ⅱ）3」のいずれかを届け出ることができる。なお，訪問看護ベースアップ評価料（Ⅱ）についても同様の取扱いとなる。

問10　外来・在宅ベースアップ評価料（Ⅱ），歯科外来・在宅ベースアップ評価料（Ⅱ），入院ベースアップ評価料及び訪問看護ベースアップ評価料（Ⅱ）の施設基準における「国，地方公共団体及び保険者等が交付する補助金等に係る収入金額」について，具体的な範囲如何。

答　国，地方公共団体及び保険者等が交付する収入金額であって，保険医療機関等に交付されているものを指す。例えば，地方自治体による単独の補助事業，保険者が委託する健診，病院の運営に当てられる地方自治体からの繰入金等が含まれる。

問11　外来・在宅ベースアップ評価料（Ⅱ），歯科外来・在宅ベースアップ評価料（Ⅱ），入院ベースアップ評価料及び訪問看護ベースアップ評価料（Ⅱ）の施設基準において，「常勤換算2名以上の対象職員が勤務していること」とされているが，当該保険医療機関又は当該訪問看護ステーションの職員の退職又は休職等により，要件を満たさなくなった場合についてどのように考えれば良いか。

答　常勤換算の職員が2名を下回った場合は，速やかに地方厚生（支）局長に届出の変更を行い，当該変更の届出を行った日の属する月の翌月から算定を行わないこと。ただし，暦月で3か月を超えない期間の一時的な変動の場合はこの限りではない。

問12　外来・在宅ベースアップ評価料（Ⅱ）の施設基準において，「医科点数表又は歯科点数表第一章第二部第一節の入院基本料（特別入院基本料等を含む），同部第3節の特定入院料又は同部第4節の短期滞在手術等基本料（短期滞在手術等基本料1を除く）を算定していない保険医療機関であること」とされているが，算定していない期間等，具体的内容如何。

答　直近3か月において入院料等を算定していない保険医療機関をいう。ただし，直近3か月の1月あたり平均延べ入院患者数が30人未満の保険医療機関については，当該要件に該当するものとみなして差し支えない。　（令6.3.28）

問13　O100外来・在宅ベースアップ評価料（Ⅰ），O101外来・在宅ベースアップ評価料（Ⅱ）（中略）の施設基準において「常勤換算2名以上の対象職員が勤務している」とあるが，育児休業，介護休業等育児又は家族介護を行う労働者の福祉に関する法律（平成3年法律第76号）第23条第1項若しくは第3項又は第24条の規定による措置が講じられ，当該労働者の所定労働時間が短縮された者の場合，常勤とみなしてよいか。

答　週30時間以上勤務している者であれば，常勤とみなす。

問14　ベースアップ評価料の届出はどのように行うのか。

答　医療機関等の所在地を管轄する地方厚生（支）局都道府県事務所ごとに設定されたメールアドレスに，エクセルファイルを提出することにより行う。ただし，自ら管理するメールアドレスを有しない等の場合には，書面による提出を妨げない。なお，メールアドレスについては各地方厚生（支）局のホームページを参照する。

問15　ベースアップ評価料の施設基準において，「対象職員のベア等及びそれに伴う賞与，時間外手当，法定福利費（事業者負担分等を含む）等の増加分に用いる」とあるが，時給制で労働する対象職員について，時給の引き上げによって賃上げを実施してもよいか。

答　差し支えない。また，この場合において，労働時間短縮により月の給与総額が減少していても差し支えない。ただし，届出等に係る「対象職員の給与総額」の記入においては，

実際に対象職員に対し支払った給与総額を用いる。

問16 「疑義解釈資料の送付（その1）」（令和6年3月28日事務連絡）別添2の問1において，ベースアップ評価料による収入について，人事院勧告に伴う給与の増加分に用いて差し支えない旨があり，さらに同問6において，「届出時点において『賃金改善計画書』の作成を行っているものの，条例の改正が必要であること等やむを得ない理由により算定開始月からの賃金改善が実施困難な場合は，令和6年12月までに算定開始月まで遡及して賃金改善を実施する場合に限り，算定開始月から賃金改善を実施したものとみなすことができる」とあるが，ベースアップ評価料の届出及び算定を開始した後，算定開始月まで遡及して賃金改善を実施する以前に，人事院勧告を踏まえ，ベースアップ評価料による収入の一部を令和7年度の賃金の改善等に繰り越すために，賃金改善計画書を修正してもよいか。

答 差し支えない。この場合において，修正した賃金改善計画書を速やかに地方厚生（支）局長に届け出る。　　　　（令6.4.12）

問17 新設した医療機関又は訪問看護ステーションにおいて，「医科点数表」における○100外来・在宅ベースアップ評価料（Ⅰ），○101外来・在宅ベースアップ評価料（Ⅱ），○102入院ベースアップ評価料，「歯科点数表」におけるP100歯科外来・在宅ベースアップ評価料（Ⅰ），P101歯科外来・在宅ベースアップ評価料（Ⅱ），P102入院ベースアップ評価料，「訪問看護療養費に係る指定訪問看護の費用の額の算定方法」における「06」訪問看護ベースアップ評価料（以下単に「ベースアップ評価料」という）の届出を行うに当たり，対象職員に対する給与の支払い実績は必要か。

答 必要。ベースアップ評価料の種類に応じて，給与の支払い実績として必要な期間は以下のとおりとする。
○ 外来・在宅ベースアップ評価料（Ⅰ），歯科外来・在宅ベースアップ評価料（Ⅰ），訪問看護ベースアップ評価料（Ⅰ）については届出前の最低1月における給与の支払い実績が必要。
○ 外来・在宅ベースアップ評価料（Ⅱ），歯科外来・在宅ベースアップ評価料（Ⅱ），入院ベースアップ評価料，訪問看護ベースアップ評価料（Ⅱ）については，届出様式における「前年3月～2月」，「前年6月～5月」，「前年9月～8月」，「前年12月～11月」とあるのは，それぞれ「前年12月～2月」，「3月～5月」，「6月～8月」，「9月～11月」と読み替え，当該期間の給与の支払い実績が必要。

問18 保険医療機関又は指定訪問看護ステーションが合併又は分割等を行ったために，ベースアップ評価料の届出に当たって対象職員の人数及び給与総額が実態と大きく異なる場合について，どのように考えたらよいか。

答 ベースアップ評価料の届出に当たっては，原則として合併又は分割等を行った後の保険医療機関又は指定訪問看護ステーションにおける対象職員の人数及び給与総額に基づく。ただし，合併又は分割する前の対象職員の人数及び給与総額を合算又は按分することにより，当該保険医療機関又は指定訪問看護ステーションの実態に応じた人数及び給与総額を計算できる場合には，当該人数及び給与総額を用いて差し支えない。

問19 ベースアップ評価料と政府目標（令和6年度＋2.5％，令和7年度＋2.0％のベースアップ）の関係如何。

答 当該評価料の算定にあたっては，施設基準において，その収入の全額を対象職員のベースアップ等及びそれに伴う賞与，時間外手当，法定福利費（事業者負担分等を含む）等の増加分に用いることが要件とされている。その上で，さらに当該評価料以外の収入や，賃上げ促進税制などの活用により，政府目標の達成を目指すことが望ましい。

問20 ベースアップ評価料による収入を対象職員の賃上げに用いる場合，例えば現行の賃金水準が低い職員・職種に重点的に配分するなど，対象職員ごとに賃金改善額に差をつけてよいか。

答 差し支えない。

問21 ベースアップ評価料の届出及び賃金改善計画書若しくは賃金改善実績報告書の作成を行うに当たり，対象職員の給与総額に法定福利費等の事業主負担分を含めて計上するに当たって，○000看護職員処遇改善評価料と同様に，法定福利費が必要な対象職員の給与総額に16.5％（事業主負担相当額）を含めて計上してもよいか。

答 差し支えない。

問22 「疑義解釈資料（その1）」（令和6年3月28日）別添2の問12（p.1484左段「問4」）において，看護職員処遇改善評価料及びベースアップ評価料の対象職員として派遣職員など，医療機関又は訪問看護ステーションに直接雇用されていないものを含むとしているが，どのような方法で当該職員の賃上げを行えばよいか。

答 例えば派遣職員については，保険医療機関から派遣会社に支払う派遣料金の増額等により，派遣会社が派遣職員へ支払う給与を増額する。　　　　（令6.4.26）

問23 ○100外来・在宅ベースアップ評価料（Ⅰ），P100歯科外来・在宅ベースアップ評価料（Ⅰ），「06」訪問看護ベースアップ評価料（Ⅰ）の施設基準において，令和6年度に対象職員の基本給等を令和5年度と比較して2分5厘以上引き上げ，令和7年度に対象職員の基本給等を令和5年度と比較して4分5厘以上引き上げた場合については，40歳未満の勤務医，勤務歯科医，事務職員等の当該医療機関又は当該訪問看護ステーションに勤務する職員の賃金（役員報酬を除く）の改善（定期昇給によるものを除く）を実績に含めることができるとされているが，どの時点から40歳未満の勤務医，勤務歯科医，事務職員等の賃金の改善を行うことができるのか。

答 令和6年度に対象職員の基本給等を令和5年度と比較して2.5％以上引き上げた月又は令和7年度に対象職員の基本給等を令和5年度と比較して4.5％以上引き上げた月以降に可能となる。具体的には，以下の時点以降から40歳未満の勤務医，勤務歯科医，事務職員等の賃金の改善を行うことが考えられる。
① 令和6年度において，「賃金改善計画書」の「Ⅳ. 対象職員（全体）の基本給等に係る事項」に示す「⑲ベア等による賃金増率」で算出される値を2.5％以上として，当該計画書を地方厚生（支）局長に届け出た上で，算定を開始した月。
② 患者数等の変動等により当該評価料による収入が，「賃金改善計画書」において予定していた額を上回った場合において，ベースアップ評価料を算定した月まで遡及して，対象職員の基本給等を令和5年度と比較して令和6年度に2.5％以上引き上げ，令和7年度に4.5％以上引き上げた時点。

なお，令和6年4月より賃金の改善を行った保険医療機関又は訪問看護ステーションについては，令和6年4月以降の賃金の改善分についても，当該評価料による賃金改善の実績の対象に含めてよい。

問24 「ベースアップ評価料」を算定する医療機関又は訪問看護ステーションに勤務する職員が，介護報酬における「介護職員等処遇改善加算」又は障害福祉サービス等報酬における「福祉・介護職員等処遇改善加算」を算定する介護サービス事業所等の従事者を兼務している場合であって，当該加算を原資とする賃金改善の対象となっている場合について，ベースアップ評価料における対象職員及び給与総額はどのように考えればよいか。

答 当該医療機関又は訪問看護ステーションにおける業務実態として，主として医療に従事しているものについて，対象職員として含めて差し支えない。ただし，対象職員ごとの給与総額について，業務実態に応じて常勤換算方法等により按分して計算することを想定している。

また，「介護職員等処遇改善加算」及び「福祉・介護職員等処遇改善加算」による賃上げ分については，外来・在宅ベースアップ評価料（Ⅱ），歯科外来・在宅ベースアップ評価料（Ⅱ），入院ベースアップ評価料及び訪問看護ベースアップ評価料（Ⅱ）の算出の際に用いる「対象職員の給与総額」の計算にあたり，含めないものとする。

なお，当該「介護職員等処遇改善加算」及び「福祉・介

護職員等処遇改善加算」による賃上げ分については，ベースアップ評価料に係る「賃金改善計画書」及び「賃金改善実績報告書」における賃金改善の見込み額及び実績額の記載において，ベースアップ評価料による算定金額以外の適切な欄に記載する。

　なお，令和6年4月及び5月分の「介護職員処遇改善加算」，「介護職員等特定処遇改善加算」，「介護職員等ベースアップ等加算」，「福祉・介護職員処遇改善加算」，「福祉・介護職員等特定処遇改善加算」及び「福祉・介護職員等ベースアップ等加算」についても，同様の取扱いとする。

(令6.5.10)

問25　「疑義解釈資料（その1）」（令和6年3月28日）別添2の問6（p.1489「問6」）において，「届出時点において『賃金改善計画書』の作成を行っているものの，条例の改正が必要であること等やむを得ない理由により算定開始月からの賃金改善が実施困難な場合は，令和6年12月までに算定開始月まで遡及して賃金改善を実施する場合に限り，算定開始月から賃金改善を実施したものとみなすことができる」とあるが，「条例の改正が必要であること等やむを得ない理由」に労使交渉を行っているものの，やむを得ず妥結していない場合も含まれるか。

答　含まれるが，届出時点において「賃金改善計画書」の提出が必要。ただし，「疑義解釈資料（その2）」（令和6年4月12日）別添2の問5（p.1490「問16」）のとおり，労使交渉妥結後に修正した場合は，「賃金改善計画書」含む届出様式一式を速やかに再度地方厚生（支）局長に届け出る。

問26　「疑義解釈資料（その1）」（令和6年3月28日）別添2の問6（p.1489「問6」）において，「原則算定開始月から賃金改善を実施し，算定する月においては実施する必要がある。なお，令和6年4月より賃金の改善を行った保険医療機関又は訪問看護ステーションについては，令和6年4月以降の賃金の改善分についても，当該評価料による賃金改善の実績の対象に含めてよい」とあるが，令和6年7月以降に届出を行った場合も令和6年4月以降の賃金改善分について，当該評価料による賃金改善の実績の対象に含めてよいか。

答　令和6年6月から令和7年3月までに算定を開始した場合，令和6年4月以降の賃金改善分について，当該評価料による賃金改善の実績の対象に含めてよい。

(令6.6.18)

問27　「疑義解釈資料（その1）」（令和6年3月28日）別添2の問1（p.1488「問1」）において，ベースアップ評価料による収入について，人事院勧告に伴う給与の増加分に用いて差し支えない旨があるが，当該評価料による収入が人事院勧告に伴う引き上げ水準を上回る場合であっても，人事院勧告のベア水準を理由として当該評価料の算定を見送るのではなく，当該評価料を算定した上でその収入による賃上げを実施することは可能か。

答　自治体病院の職員の給与については，関係法令に定める均衡の原則等の給与決定原則に基づき，人事委員会勧告等を踏まえ，各地方公共団体において適切に対応することとなる。

(令6.6.20)

問28　本事務連絡による届出様式の改定趣旨如何。

答　届出を行う医療機関の負担を軽減し円滑な届出を可能とする観点から，以下について改定を行った。
○　「賃金改善計画書」のベースアップ評価料対象外職種の基本給等に係る事項における給与総額の記載項目の削除。
○　「（診療所）賃金改善計画書」及び「（歯科診療所）賃金改善計画書」の基本給等に係る事項における職種グループ別の記載項目の削除。
○　「（参考）賃金引き上げ計画書作成のための計算シート（Ⅱを算定しない診療所向け）」の届出種別欄の削除及び届出を行う月の記載方法の簡略化。
○　その他，記載上の注意等の文言に係る修正。

　なお，既に届出を行っている医療機関については，改定後の様式で改めて届出を行う必要はない。

問29　改定前の届出様式で届出を行うことは可能か。

答　可能。

問30　外来・在宅ベースアップ評価料（Ⅰ），歯科外来・在宅ベースアップ評価料（Ⅰ）を届け出ている医療機関又は訪問看護ベースアップ評価料（Ⅰ）を届け出ている訪問看護ステーションが，その翌月以降に外来・在宅ベースアップ評価料（Ⅱ），歯科外来・在宅ベースアップ評価料（Ⅱ），入院ベースアップ評価料又は訪問看護ベースアップ評価料（Ⅱ）の届出を新たに行う場合は，どのような届出が必要か。

答　それぞれ以下のとおり。
○　保険医療機関（医科）については，「特掲診療料の施設基準等に係る届出書」及び「外来・在宅ベースアップ評価料（Ⅱ）に係る届出書添付書類」又は「入院ベースアップ評価料に係る届出書添付書類」の届出が必要
○　保険医療機関（歯科）については，「特掲診療料の施設基準等に係る届出書」及び「歯科外来・在宅ベースアップ評価料（Ⅱ）に係る届出書添付書類」又は「入院ベースアップ評価料に係る届出書添付書類」の届出が必要
○　訪問看護ステーションについては，「訪問看護ベースアップ評価料（Ⅱ）の施設基準に係る届出添付書類」の届出が必要

問31　問30の場合において，修正した「賃金改善計画書」を提出する必要はあるか。

答　既に外来・在宅ベースアップ評価料（Ⅰ），歯科外来・在宅ベースアップ評価料（Ⅰ）又は訪問看護ベースアップ評価料（Ⅰ）の届出を行った際に提出がなされているため，修正した「賃金改善計画書」の提出は必須ではないが，再度地方厚生（支）局長に提出しても差し支えない。

問32　「ベースアップ評価料」を算定する医療機関又は訪問看護ステーションにおいて，既に提出した「賃金改善計画書」に記載している内容に変更が生じた際も問31と同様の取扱いとなるのか。

答　そのとおり。

問33　「ベースアップ評価料」を算定する医療機関又は訪問看護ステーションが，届出の取り下げを行った場合においても「賃金改善実績報告書」を提出する必要はあるか。

答　ベースアップ評価料の届出を取り下げた場合も，翌年度の8月において，ベースアップ評価料を算定していた期間に係る賃金改善実績報告書を提出する。

(令6.9.11)

別表1（看護職員処遇改善評価料において，看護補助者，理学療法士及び作業療法士以外の賃金の改善措置の対象とすることができるコメディカル）

ア	視能訓練士
イ	言語聴覚士
ウ	義肢装具士
エ	歯科衛生士
オ	歯科技工士
カ	診療放射線技師
キ	臨床検査技師
ク	臨床工学技士
ケ	管理栄養士
コ	栄養士
サ	精神保健福祉士
シ	社会福祉士
ス	介護福祉士
セ	保育士
ソ	救急救命士
タ	あん摩マッサージ指圧師，はり師，きゅう師
チ	柔道整復師
ツ	公認心理師
テ	その他医療サービスを患者に直接提供している職種

別表2（看護職員処遇改善評価料の区分）

[A]		看護職員処遇改善評価料の区分	点数
	1.5 未満	看護職員処遇改善評価料1	1点
1.5 以上	2.5 未満	看護職員処遇改善評価料2	2点
2.5 以上	3.5 未満	看護職員処遇改善評価料3	3点

以上	未満	区分	点数	以上	未満	区分	点数
3.5	4.5	看護職員処遇改善評価料4	4点	81.5	82.5	看護職員処遇改善評価料82	82点
4.5	5.5	看護職員処遇改善評価料5	5点	82.5	83.5	看護職員処遇改善評価料83	83点
5.5	6.5	看護職員処遇改善評価料6	6点	83.5	84.5	看護職員処遇改善評価料84	84点
6.5	7.5	看護職員処遇改善評価料7	7点	84.5	85.5	看護職員処遇改善評価料85	85点
7.5	8.5	看護職員処遇改善評価料8	8点	85.5	86.5	看護職員処遇改善評価料86	86点
8.5	9.5	看護職員処遇改善評価料9	9点	86.5	87.5	看護職員処遇改善評価料87	87点
9.5	10.5	看護職員処遇改善評価料10	10点	87.5	88.5	看護職員処遇改善評価料88	88点
10.5	11.5	看護職員処遇改善評価料11	11点	88.5	89.5	看護職員処遇改善評価料89	89点
11.5	12.5	看護職員処遇改善評価料12	12点	89.5	90.5	看護職員処遇改善評価料90	90点
12.5	13.5	看護職員処遇改善評価料13	13点	90.5	91.5	看護職員処遇改善評価料91	91点
13.5	14.5	看護職員処遇改善評価料14	14点	91.5	92.5	看護職員処遇改善評価料92	92点
14.5	15.5	看護職員処遇改善評価料15	15点	92.5	93.5	看護職員処遇改善評価料93	93点
15.5	16.5	看護職員処遇改善評価料16	16点	93.5	94.5	看護職員処遇改善評価料94	94点
16.5	17.5	看護職員処遇改善評価料17	17点	94.5	95.5	看護職員処遇改善評価料95	95点
17.5	18.5	看護職員処遇改善評価料18	18点	95.5	96.5	看護職員処遇改善評価料96	96点
18.5	19.5	看護職員処遇改善評価料19	19点	96.5	97.5	看護職員処遇改善評価料97	97点
19.5	20.5	看護職員処遇改善評価料20	20点	97.5	98.5	看護職員処遇改善評価料98	98点
20.5	21.5	看護職員処遇改善評価料21	21点	98.5	99.5	看護職員処遇改善評価料99	99点
21.5	22.5	看護職員処遇改善評価料22	22点	99.5	100.5	看護職員処遇改善評価料100	100点
22.5	23.5	看護職員処遇改善評価料23	23点	100.5	101.5	看護職員処遇改善評価料101	101点
23.5	24.5	看護職員処遇改善評価料24	24点	101.5	102.5	看護職員処遇改善評価料102	102点
24.5	25.5	看護職員処遇改善評価料25	25点	102.5	103.5	看護職員処遇改善評価料103	103点
25.5	26.5	看護職員処遇改善評価料26	26点	103.5	104.5	看護職員処遇改善評価料104	104点
26.5	27.5	看護職員処遇改善評価料27	27点	104.5	105.5	看護職員処遇改善評価料105	105点
27.5	28.5	看護職員処遇改善評価料28	28点	105.5	106.5	看護職員処遇改善評価料106	106点
28.5	29.5	看護職員処遇改善評価料29	29点	106.5	107.5	看護職員処遇改善評価料107	107点
29.5	30.5	看護職員処遇改善評価料30	30点	107.5	108.5	看護職員処遇改善評価料108	108点
30.5	31.5	看護職員処遇改善評価料31	31点	108.5	109.5	看護職員処遇改善評価料109	109点
31.5	32.5	看護職員処遇改善評価料32	32点	109.5	110.5	看護職員処遇改善評価料110	110点
32.5	33.5	看護職員処遇改善評価料33	33点	110.5	111.5	看護職員処遇改善評価料111	111点
33.5	34.5	看護職員処遇改善評価料34	34点	111.5	112.5	看護職員処遇改善評価料112	112点
34.5	35.5	看護職員処遇改善評価料35	35点	112.5	113.5	看護職員処遇改善評価料113	113点
35.5	36.5	看護職員処遇改善評価料36	36点	113.5	114.5	看護職員処遇改善評価料114	114点
36.5	37.5	看護職員処遇改善評価料37	37点	114.5	115.5	看護職員処遇改善評価料115	115点
37.5	38.5	看護職員処遇改善評価料38	38点	115.5	116.5	看護職員処遇改善評価料116	116点
38.5	39.5	看護職員処遇改善評価料39	39点	116.5	117.5	看護職員処遇改善評価料117	117点
39.5	40.5	看護職員処遇改善評価料40	40点	117.5	118.5	看護職員処遇改善評価料118	118点
40.5	41.5	看護職員処遇改善評価料41	41点	118.5	119.5	看護職員処遇改善評価料119	119点
41.5	42.5	看護職員処遇改善評価料42	42点	119.5	120.5	看護職員処遇改善評価料120	120点
42.5	43.5	看護職員処遇改善評価料43	43点	120.5	121.5	看護職員処遇改善評価料121	121点
43.5	44.5	看護職員処遇改善評価料44	44点	121.5	122.5	看護職員処遇改善評価料122	122点
44.5	45.5	看護職員処遇改善評価料45	45点	122.5	123.5	看護職員処遇改善評価料123	123点
45.5	46.5	看護職員処遇改善評価料46	46点	123.5	124.5	看護職員処遇改善評価料124	124点
46.5	47.5	看護職員処遇改善評価料47	47点	124.5	125.5	看護職員処遇改善評価料125	125点
47.5	48.5	看護職員処遇改善評価料48	48点	125.5	126.5	看護職員処遇改善評価料126	126点
48.5	49.5	看護職員処遇改善評価料49	49点	126.5	127.5	看護職員処遇改善評価料127	127点
49.5	50.5	看護職員処遇改善評価料50	50点	127.5	128.5	看護職員処遇改善評価料128	128点
50.5	51.5	看護職員処遇改善評価料51	51点	128.5	129.5	看護職員処遇改善評価料129	129点
51.5	52.5	看護職員処遇改善評価料52	52点	129.5	130.5	看護職員処遇改善評価料130	130点
52.5	53.5	看護職員処遇改善評価料53	53点	130.5	131.5	看護職員処遇改善評価料131	131点
53.5	54.5	看護職員処遇改善評価料54	54点	131.5	132.5	看護職員処遇改善評価料132	132点
54.5	55.5	看護職員処遇改善評価料55	55点	132.5	133.5	看護職員処遇改善評価料133	133点
55.5	56.5	看護職員処遇改善評価料56	56点	133.5	134.5	看護職員処遇改善評価料134	134点
56.5	57.5	看護職員処遇改善評価料57	57点	134.5	135.5	看護職員処遇改善評価料135	135点
57.5	58.5	看護職員処遇改善評価料58	58点	135.5	136.5	看護職員処遇改善評価料136	136点
58.5	59.5	看護職員処遇改善評価料59	59点	136.5	137.5	看護職員処遇改善評価料137	137点
59.5	60.5	看護職員処遇改善評価料60	60点	137.5	138.5	看護職員処遇改善評価料138	138点
60.5	61.5	看護職員処遇改善評価料61	61点	138.5	139.5	看護職員処遇改善評価料139	139点
61.5	62.5	看護職員処遇改善評価料62	62点	139.5	140.5	看護職員処遇改善評価料140	140点
62.5	63.5	看護職員処遇改善評価料63	63点	140.5	141.5	看護職員処遇改善評価料141	141点
63.5	64.5	看護職員処遇改善評価料64	64点	141.5	142.5	看護職員処遇改善評価料142	142点
64.5	65.5	看護職員処遇改善評価料65	65点	142.5	143.5	看護職員処遇改善評価料143	143点
65.5	66.5	看護職員処遇改善評価料66	66点	143.5	144.5	看護職員処遇改善評価料144	144点
66.5	67.5	看護職員処遇改善評価料67	67点	144.5	147.5	看護職員処遇改善評価料145	145点
67.5	68.5	看護職員処遇改善評価料68	68点	147.5	155.0	看護職員処遇改善評価料146	150点
68.5	69.5	看護職員処遇改善評価料69	69点	155.0	165.0	看護職員処遇改善評価料147	160点
69.5	70.5	看護職員処遇改善評価料70	70点	165.0	175.0	看護職員処遇改善評価料148	170点
70.5	71.5	看護職員処遇改善評価料71	71点	175.0	185.0	看護職員処遇改善評価料149	180点
71.5	72.5	看護職員処遇改善評価料72	72点	185.0	195.0	看護職員処遇改善評価料150	190点
72.5	73.5	看護職員処遇改善評価料73	73点	195.0	205.0	看護職員処遇改善評価料151	200点
73.5	74.5	看護職員処遇改善評価料74	74点	205.0	215.0	看護職員処遇改善評価料152	210点
74.5	75.5	看護職員処遇改善評価料75	75点	215.0	225.0	看護職員処遇改善評価料153	220点
75.5	76.5	看護職員処遇改善評価料76	76点	225.0	235.0	看護職員処遇改善評価料154	230点
76.5	77.5	看護職員処遇改善評価料77	77点	235.0	245.0	看護職員処遇改善評価料155	240点
77.5	78.5	看護職員処遇改善評価料78	78点	245.0	255.0	看護職員処遇改善評価料156	250点
78.5	79.5	看護職員処遇改善評価料79	79点	255.0	265.0	看護職員処遇改善評価料157	260点
79.5	80.5	看護職員処遇改善評価料80	80点	265.0	275.0	看護職員処遇改善評価料158	270点
80.5	81.5	看護職員処遇改善評価料81	81点	275.0	285.0	看護職員処遇改善評価料159	280点

告示4 特掲診療料の施設基準等〔第14の3 その他〕1493

285.0	以上	295.0	未満	看護職員処遇改善評価料160	290点
295.0	以上	305.0	未満	看護職員処遇改善評価料161	300点
305.0	以上	315.0	未満	看護職員処遇改善評価料162	310点
315.0	以上	325.0	未満	看護職員処遇改善評価料163	320点
325.0	以上	335.0	未満	看護職員処遇改善評価料164	330点
335.0	以上			看護職員処遇改善評価料165	340点

別表3（算出を行う月，その際に用いる「看護職員等の数」及び「延べ入院患者数」の対象となる期間，算出した【A】に基づき届け出た区分に従って算定する期間）

算出を行う月	算出の際に用いる「看護職員等の数」及び「延べ入院患者数」の対象となる期間	算出した【A】に基づき届け出た区分に従って算定を開始する月
3月	前年12月～2月	4月
6月	3～5月	7月
9月	6～8月	10月
12月	9～11月	翌年1月

別表4(ベースアップ評価料における対象職員)

ア	薬剤師
イ	保健師
ウ	助産師
エ	看護師
オ	准看護師
カ	看護補助者
キ	理学療法士
ク	作業療法士
ケ	視能訓練士
コ	言語聴覚士
サ	義肢装具士
シ	歯科衛生士
ス	歯科技工士
セ	歯科業務補助者
ソ	診療放射線技師
タ	診療エックス線技師
チ	臨床検査技師
ツ	衛生検査技師
テ	臨床工学技士
ト	管理栄養士
ナ	栄養士
ニ	精神保健福祉士
ヌ	社会福祉士
ネ	介護福祉士
ノ	保育士
ハ	救急救命士
ヒ	あん摩マッサージ指圧師，はり師，きゅう師
フ	柔道整復師
ヘ	公認心理師
ホ	診療情報管理士
マ	医師事務作業補助者
ミ	その他医療に従事する職員(医師及び歯科医師を除く)

別表5

【B】	外来・在宅ベースアップ評価料（Ⅱ）及び歯科外来・在宅ベースアップ評価料（Ⅱ）の区分	点数（イ）	点数（ロ）
0を超える	外来・在宅ベースアップ評価料（Ⅱ）1及び歯科外来・在宅ベースアップ評価料（Ⅱ）1	8点	1点
1.5以上	外来・在宅ベースアップ評価料（Ⅱ）2及び歯科外来・在宅ベースアップ評価料（Ⅱ）2	16点	2点
2.5以上	外来・在宅ベースアップ評価料（Ⅱ）3及び歯科外来・在宅ベースアップ評価料（Ⅱ）3	24点	3点
3.5以上	外来・在宅ベースアップ評価料（Ⅱ）4及び歯科外来・在宅ベースアップ評価料（Ⅱ）4	32点	4点
4.5以上	外来・在宅ベースアップ評価料（Ⅱ）5及び歯科外来・在宅ベースアップ評価料（Ⅱ）5	40点	5点
5.5以上	外来・在宅ベースアップ評価料（Ⅱ）6及び歯科外来・在宅ベースアップ評価料（Ⅱ）6	48点	6点
6.5以上	外来・在宅ベースアップ評価料（Ⅱ）7及び歯科外来・在宅ベースアップ評価料（Ⅱ）7	56点	7点
7.5以上	外来・在宅ベースアップ評価料（Ⅱ）8及び歯科外来・在宅ベースアップ評価料（Ⅱ）8	64点	8点

別表6

【C】				入院ベースアップ評価料の区分	点数
0	を超え	1.5	未満	入院ベースアップ評価料1	1点
1.5	以上	2.5	未満	入院ベースアップ評価料2	2点
2.5	以上	3.5	未満	入院ベースアップ評価料3	3点
3.5	以上	4.5	未満	入院ベースアップ評価料4	4点
4.5	以上	5.5	未満	入院ベースアップ評価料5	5点
5.5	以上	6.5	未満	入院ベースアップ評価料6	6点
6.5	以上	7.5	未満	入院ベースアップ評価料7	7点
7.5	以上	8.5	未満	入院ベースアップ評価料8	8点
8.5	以上	9.5	未満	入院ベースアップ評価料9	9点
9.5	以上	10.5	未満	入院ベースアップ評価料10	10点
10.5	以上	11.5	未満	入院ベースアップ評価料11	11点
11.5	以上	12.5	未満	入院ベースアップ評価料12	12点
12.5	以上	13.5	未満	入院ベースアップ評価料13	13点
13.5	以上	14.5	未満	入院ベースアップ評価料14	14点
14.5	以上	15.5	未満	入院ベースアップ評価料15	15点
15.5	以上	16.5	未満	入院ベースアップ評価料16	16点
16.5	以上	17.5	未満	入院ベースアップ評価料17	17点
17.5	以上	18.5	未満	入院ベースアップ評価料18	18点
18.5	以上	19.5	未満	入院ベースアップ評価料19	19点
19.5	以上	20.5	未満	入院ベースアップ評価料20	20点
20.5	以上	21.5	未満	入院ベースアップ評価料21	21点
21.5	以上	22.5	未満	入院ベースアップ評価料22	22点
22.5	以上	23.5	未満	入院ベースアップ評価料23	23点
23.5	以上	24.5	未満	入院ベースアップ評価料24	24点
24.5	以上	25.5	未満	入院ベースアップ評価料25	25点
25.5	以上	26.5	未満	入院ベースアップ評価料26	26点
26.5	以上	27.5	未満	入院ベースアップ評価料27	27点
27.5	以上	28.5	未満	入院ベースアップ評価料28	28点
28.5	以上	29.5	未満	入院ベースアップ評価料29	29点
29.5	以上	30.5	未満	入院ベースアップ評価料30	30点
30.5	以上	31.5	未満	入院ベースアップ評価料31	31点
31.5	以上	32.5	未満	入院ベースアップ評価料32	32点
32.5	以上	33.5	未満	入院ベースアップ評価料33	33点
33.5	以上	34.5	未満	入院ベースアップ評価料34	34点
34.5	以上	35.5	未満	入院ベースアップ評価料35	35点
35.5	以上	36.5	未満	入院ベースアップ評価料36	36点
36.5	以上	37.5	未満	入院ベースアップ評価料37	37点
37.5	以上	38.5	未満	入院ベースアップ評価料38	38点
38.5	以上	39.5	未満	入院ベースアップ評価料39	39点
39.5	以上	40.5	未満	入院ベースアップ評価料40	40点
40.5	以上	41.5	未満	入院ベースアップ評価料41	41点
41.5	以上	42.5	未満	入院ベースアップ評価料42	42点
42.5	以上	43.5	未満	入院ベースアップ評価料43	43点
43.5	以上	44.5	未満	入院ベースアップ評価料44	44点
44.5	以上	45.5	未満	入院ベースアップ評価料45	45点
45.5	以上	46.5	未満	入院ベースアップ評価料46	46点
46.5	以上	47.5	未満	入院ベースアップ評価料47	47点
47.5	以上	48.5	未満	入院ベースアップ評価料48	48点
48.5	以上	49.5	未満	入院ベースアップ評価料49	49点
49.5	以上	50.5	未満	入院ベースアップ評価料50	50点
50.5	以上	51.5	未満	入院ベースアップ評価料51	51点
51.5	以上	52.5	未満	入院ベースアップ評価料52	52点
52.5	以上	53.5	未満	入院ベースアップ評価料53	53点

以上	未満	項目	点数
53.5 以上	54.5 未満	入院ベースアップ評価料54	54点
54.5 以上	55.5 未満	入院ベースアップ評価料55	55点
55.5 以上	56.5 未満	入院ベースアップ評価料56	56点
56.5 以上	57.5 未満	入院ベースアップ評価料57	57点
57.5 以上	58.5 未満	入院ベースアップ評価料58	58点
58.5 以上	59.5 未満	入院ベースアップ評価料59	59点
59.5 以上	60.5 未満	入院ベースアップ評価料60	60点
60.5 以上	61.5 未満	入院ベースアップ評価料61	61点
61.5 以上	62.5 未満	入院ベースアップ評価料62	62点
62.5 以上	63.5 未満	入院ベースアップ評価料63	63点
63.5 以上	64.5 未満	入院ベースアップ評価料64	64点
64.5 以上	65.5 未満	入院ベースアップ評価料65	65点
65.5 以上	66.5 未満	入院ベースアップ評価料66	66点
66.5 以上	67.5 未満	入院ベースアップ評価料67	67点
67.5 以上	68.5 未満	入院ベースアップ評価料68	68点
68.5 以上	69.5 未満	入院ベースアップ評価料69	69点
69.5 以上	70.5 未満	入院ベースアップ評価料70	70点
70.5 以上	71.5 未満	入院ベースアップ評価料71	71点
71.5 以上	72.5 未満	入院ベースアップ評価料72	72点
72.5 以上	73.5 未満	入院ベースアップ評価料73	73点
73.5 以上	74.5 未満	入院ベースアップ評価料74	74点
74.5 以上	75.5 未満	入院ベースアップ評価料75	75点
75.5 以上	76.5 未満	入院ベースアップ評価料76	76点
76.5 以上	77.5 未満	入院ベースアップ評価料77	77点
77.5 以上	78.5 未満	入院ベースアップ評価料78	78点
78.5 以上	79.5 未満	入院ベースアップ評価料79	79点
79.5 以上	80.5 未満	入院ベースアップ評価料80	80点
80.5 以上	81.5 未満	入院ベースアップ評価料81	81点
81.5 以上	82.5 未満	入院ベースアップ評価料82	82点
82.5 以上	83.5 未満	入院ベースアップ評価料83	83点
83.5 以上	84.5 未満	入院ベースアップ評価料84	84点
84.5 以上	85.5 未満	入院ベースアップ評価料85	85点
85.5 以上	86.5 未満	入院ベースアップ評価料86	86点
86.5 以上	87.5 未満	入院ベースアップ評価料87	87点
87.5 以上	88.5 未満	入院ベースアップ評価料88	88点
88.5 以上	89.5 未満	入院ベースアップ評価料89	89点
89.5 以上	90.5 未満	入院ベースアップ評価料90	90点
90.5 以上	91.5 未満	入院ベースアップ評価料91	91点
91.5 以上	92.5 未満	入院ベースアップ評価料92	92点
92.5 以上	93.5 未満	入院ベースアップ評価料93	93点
93.5 以上	94.5 未満	入院ベースアップ評価料94	94点
94.5 以上	95.5 未満	入院ベースアップ評価料95	95点
95.5 以上	96.5 未満	入院ベースアップ評価料96	96点
96.5 以上	97.5 未満	入院ベースアップ評価料97	97点
97.5 以上	98.5 未満	入院ベースアップ評価料98	98点
98.5 以上	99.5 未満	入院ベースアップ評価料99	99点
99.5 以上	100.5 未満	入院ベースアップ評価料100	100点
100.5 以上	101.5 未満	入院ベースアップ評価料101	101点
101.5 以上	102.5 未満	入院ベースアップ評価料102	102点
102.5 以上	103.5 未満	入院ベースアップ評価料103	103点
103.5 以上	104.5 未満	入院ベースアップ評価料104	104点
104.5 以上	105.5 未満	入院ベースアップ評価料105	105点
105.5 以上	106.5 未満	入院ベースアップ評価料106	106点
106.5 以上	107.5 未満	入院ベースアップ評価料107	107点
107.5 以上	108.5 未満	入院ベースアップ評価料108	108点
108.5 以上	109.5 未満	入院ベースアップ評価料109	109点
109.5 以上	110.5 未満	入院ベースアップ評価料110	110点
110.5 以上	111.5 未満	入院ベースアップ評価料111	111点
111.5 以上	112.5 未満	入院ベースアップ評価料112	112点
112.5 以上	113.5 未満	入院ベースアップ評価料113	113点
113.5 以上	114.5 未満	入院ベースアップ評価料114	114点
114.5 以上	115.5 未満	入院ベースアップ評価料115	115点
115.5 以上	116.5 未満	入院ベースアップ評価料116	116点
116.5 以上	117.5 未満	入院ベースアップ評価料117	117点
117.5 以上	118.5 未満	入院ベースアップ評価料118	118点
118.5 以上	119.5 未満	入院ベースアップ評価料119	119点
119.5 以上	120.5 未満	入院ベースアップ評価料120	120点
120.5 以上	121.5 未満	入院ベースアップ評価料121	121点
121.5 以上	122.5 未満	入院ベースアップ評価料122	122点
122.5 以上	123.5 未満	入院ベースアップ評価料123	123点
123.5 以上	124.5 未満	入院ベースアップ評価料124	124点
124.5 以上	125.5 未満	入院ベースアップ評価料125	125点
125.5 以上	126.5 未満	入院ベースアップ評価料126	126点
126.5 以上	127.5 未満	入院ベースアップ評価料127	127点
127.5 以上	128.5 未満	入院ベースアップ評価料128	128点
128.5 以上	129.5 未満	入院ベースアップ評価料129	129点
129.5 以上	130.5 未満	入院ベースアップ評価料130	130点
130.5 以上	131.5 未満	入院ベースアップ評価料131	131点
131.5 以上	132.5 未満	入院ベースアップ評価料132	132点
132.5 以上	133.5 未満	入院ベースアップ評価料133	133点
133.5 以上	134.5 未満	入院ベースアップ評価料134	134点
134.5 以上	135.5 未満	入院ベースアップ評価料135	135点
135.5 以上	136.5 未満	入院ベースアップ評価料136	136点
136.5 以上	137.5 未満	入院ベースアップ評価料137	137点
137.5 以上	138.5 未満	入院ベースアップ評価料138	138点
138.5 以上	139.5 未満	入院ベースアップ評価料139	139点
139.5 以上	140.5 未満	入院ベースアップ評価料140	140点
140.5 以上	141.5 未満	入院ベースアップ評価料141	141点
141.5 以上	142.5 未満	入院ベースアップ評価料142	142点
142.5 以上	143.5 未満	入院ベースアップ評価料143	143点
143.5 以上	144.5 未満	入院ベースアップ評価料144	144点
144.5 以上	145.5 未満	入院ベースアップ評価料145	145点
145.5 以上	146.5 未満	入院ベースアップ評価料146	146点
146.5 以上	147.5 未満	入院ベースアップ評価料147	147点
147.5 以上	148.5 未満	入院ベースアップ評価料148	148点
148.5 以上	149.5 未満	入院ベースアップ評価料149	149点
149.5 以上	150.5 未満	入院ベースアップ評価料150	150点
150.5 以上	151.5 未満	入院ベースアップ評価料151	151点
151.5 以上	152.5 未満	入院ベースアップ評価料152	152点
152.5 以上	153.5 未満	入院ベースアップ評価料153	153点
153.5 以上	154.5 未満	入院ベースアップ評価料154	154点
154.5 以上	155.5 未満	入院ベースアップ評価料155	155点
155.5 以上	156.5 未満	入院ベースアップ評価料156	156点
156.5 以上	157.5 未満	入院ベースアップ評価料157	157点
157.5 以上	158.5 未満	入院ベースアップ評価料158	158点
158.5 以上	159.5 未満	入院ベースアップ評価料159	159点
159.5 以上	160.5 未満	入院ベースアップ評価料160	160点
160.5 以上	161.5 未満	入院ベースアップ評価料161	161点
161.5 以上	162.5 未満	入院ベースアップ評価料162	162点
162.5 以上	163.5 未満	入院ベースアップ評価料163	163点
163.5 以上	164.5 未満	入院ベースアップ評価料164	164点
164.5 以上		入院ベースアップ評価料165	165点

別表7

算出を行う月	算出の際に用いる「対象職員の給与総額」の対象となる期間	算出の際に用いる「外来・在宅ベースアップ評価料（Ⅰ）及び歯科外来・在宅ベースアップ評価料（Ⅰ）により算定される点数の見込み」、「外来・在宅ベースアップ評価料（Ⅱ）及び歯科外来・在宅ベースアップ評価料（Ⅱ）の算定回数の見込み」及び「延べ入院患者数」の対象となる期間	算出した【B】及び【C】に基づき届け出た区分に従って算定を開始する月
3月	前年3月～2月	前年12月～2月	4月
6月	前年6月～5月	3～5月	7月
9月	前年9月～8月	6～8月	10月
12月	前年12月～11月	9～11月	翌年1月

第16　介護老人保健施設入所者について算定できない検査等

1　介護老人保健施設入所者について算定できない検査

別表第12第1号（p.1503）に掲げる検査

2　介護老人保健施設入所者について算定できる投薬

F400処方箋料（3に規定する薬剤を投与した場合に限る）

3　介護老人保健施設入所者について算定できる内

服薬及び外用薬の費用

抗悪性腫瘍剤（悪性新生物に罹患している患者に対して投与された場合に限る）の費用
HIF-PH阻害剤（人工腎臓又は腹膜灌流を受けている患者のうち腎性貧血状態にあるものに対して投与された場合に限る）の費用
疼痛コントロールのための医療用麻薬の費用
抗ウイルス剤（B型肝炎又はC型肝炎の効能若しくは効果を有するもの及び後天性免疫不全症候群又はHIV感染症の効能若しくは効果を有するものに限る）の費用

4　介護老人保健施設入所者について算定できる注射及び注射薬等の費用

B001-2-12外来腫瘍化学療法診療料の1のイ，2のイ又は3のイ
注射通則第6号に規定する外来化学療法加算
G000皮内，皮下及び筋肉内注射〔B001-22がん性疼痛緩和指導管理料又はB001-24外来緩和ケア管理料（悪性腫瘍の患者に限る）を算定するものに限る〕
G001静脈内注射〔保険医療機関の保険医が平成18年7月1日から令和6年3月31日までの間に介護老人保健施設の人員，施設及び設備並びに運営に関する基準（平成11年厚生省令第40号）附則第13条に規定する転換を行って開設した介護老人保健施設（以下「療養病床から転換した介護老人保健施設」という）に赴いて行うもの，B001-22がん性疼痛緩和指導管理料，B001-24外来緩和ケア管理料（悪性腫瘍の患者に限る），B001-2-12外来腫瘍化学療法診療料の1のイ，2のイ若しくは3のイ又は注射通則第6号に規定する外来化学療法加算を算定するものに限る〕
G002動脈注射（B001-2-12外来腫瘍化学療法診療料の1のイ，2のイ若しくは3のイ又は注射通則第6号に規定する外来化学療法加算を算定するものに限る）
G003抗悪性腫瘍剤局所持続注入（B001-2-12外来腫瘍化学療法診療料の1のイ，2のイ又は3のイを算定するものに限る）
G003-3肝動脈塞栓を伴う抗悪性腫瘍剤肝動脈内注入（B001-2-12外来腫瘍化学療法診療料の1のイ，2のイ又は3のイを算定するものに限る）
G004点滴注射〔保険医療機関の保険医が療養病床から転換した介護老人保健施設に赴いて行うもの，B001-22がん性疼痛緩和指導管理料，B001-24外来緩和ケア管理料（悪性腫瘍の患者に限る），B001-2-12外来腫瘍化学療法診療料の1のイ，2のイ若しくは3のイ又は注射通則第6号に規定する外来化学療法加算を算定するものに限る〕
G005中心静脈注射〔B001-22がん性疼痛緩和指導管理料，B001-24外来緩和ケア管理料（悪性腫瘍の患者に限る），B001-2-12外来腫瘍化学療法診療料の1のイ，2のイ若しくは3のイ又は注射通則第6号に規定する外来化学療法加算を算定するものに限る〕
G006植込型カテーテルによる中心静脈注射〔B001-22がん性疼痛緩和指導管理料，B001-24外来緩和ケア管理料（悪性腫瘍の患者に限る），B001-2-12外来腫瘍化学療法診療料の1のイ，2のイ若しくは3のイ又は注射通則第6号に規定する外来化学療法加算を算定するものに限る〕
エリスロポエチン（人工腎臓又は腹膜灌流を受けている患者のうち腎性貧血状態にあるものに対して投与された場合に限る）の費用
ダルベポエチン（人工腎臓又は腹膜灌流を受けている患者のうち腎性貧血状態にあるものに対して投与された場合に限る）の費用
エポエチンベータペゴル（人工腎臓又は腹膜灌流を受けている患者のうち腎性貧血状態にあるものに対して投与された場合に限る）の費用
抗悪性腫瘍剤（悪性新生物に罹患している患者に対して投与された場合に限る）の費用
疼痛コントロールのための医療用麻薬の費用
インターフェロン製剤（B型肝炎又はC型肝炎の効能又は効果を有するものに限る）の費用
抗ウイルス剤（B型肝炎又はC型肝炎の効能又は効果を有するもの及び後天性免疫不全症候群又はHIV感染症の効能又は効果を有するものに限る）の費用
血友病の患者に使用する医薬品（血友病患者における出血傾向の抑制の効能又は効果を有するものに限る）

5　介護老人保健施設入所者について算定できないリハビリテーション

別表第12第2号（p.1503）に掲げるリハビリテーション

6　介護老人保健施設入所者について算定できない処置

別表第12第3号（p.1503）に掲げる処置

7　介護老人保健施設入所者について算定できない手術

別表第12第4号（p.1503）に掲げる手術

8　介護老人保健施設入所者について算定できない麻酔

別表第12第5号（p.1503）に掲げる麻酔

第17　経過措置　（編注）「経過措置一覧」をp.17に掲載

1　令和6年3月31日において現に地域包括診療料に係る届出を行っている保険医療機関については，同年9月30日までの間に限り，第3の4の8の(1)のハ又は(2)〔(1)のハに限る〕に該当するものとみなす。
2　令和6年3月31日において現にかかりつけ歯科医機能強化型歯科診療所に係る届出を行っている保険医療機関については，令和7年5月31日までの間に限り，第3の6の2の3の(4)に該当するものとみなす。
3　令和6年3月31日において現に在宅療養支援病院に係る届出を行っている保険医療機関については，令和7年5月31日までの間に限り，第4の1の(1)のカ，(2)のカ又は(3)のヲに該当するものとみなす。
4　令和6年3月31日において現に在宅療養支援診療所又は在宅療養支援病院に係る届出を行っている保険医療機関については，令和7年5月31日までの間に限り，第3の6の(1)のタ，(2)のヨ並びに第4の1の(1)のタ又は(2)のタに該当するものとみなす。
5　令和6年3月31日において現に在宅療養支援診療

所又は在宅療養支援病院に係る届出を行っている保険医療機関については，同年9月30日までの間に限り，第4の1の5の2に該当するものとみなす。

6 令和6年3月31日において現に在宅時医学総合管理料又は施設入居時等医学総合管理料に係る届出を行っている保険医療機関については，同年9月30日までの間に限り，第4の1の6の⑩に該当するものとみなす。

7 令和6年3月31日において医科点数表第2章第10部手術の通則の第4号又は第18号に係る届出を行っている場合については，令和7年5月31日までの間に限り，第12の1の(2)のハ又は2の5の(2)のハに該当するものとみなす。

8 令和6年3月31日において現に調剤基本料の連携強化加算の施設基準に係る届出を行っている保険薬局については，同年12月31日までの間に限り，第15の4の2の(1)の基準を満たしているものとみなす。

9 令和7年5月31日までの間に限り，第3の4の4の(1)のハ及び第3の9の(1)のハ中「ロの掲示事項について，原則として，ウェブサイトに掲載していること」とあるのは「削除」と，第4の1の3の3の(4)，第4の1の6の2の(4)，第4の4の3の6の(4)，第10の1の9の2の(4)，第12の2の(4)，第13の2の2の(4)，第15の9の5の(4)中「(3)の掲示事項について，原則として，ウェブサイトに掲載していること」とあるのは「削除」と，第4の1の5の3の(6)中「(5)の掲示事項について，原則として，ウェブサイトに掲載していること」とあるのは「削除」と，第5の11の(1)のロ中「イの掲示事項について，原則として，ウェブサイトに掲載していること」とあるのは「削除」と，第7の4の(1)のヘ中「ホの掲示事項について，原則として，ウェブサイトに掲載していること」とあるのは「削除」と，第7の5の(2)中「(1)の掲示事項について，原則として，ウェブサイトに掲載していること」とあるのは「削除」と，第15の5の4の(1)のリ中「チの掲示事項について，原則として，ウェブサイトに掲載していること」とあるのは「削除」とする。

10 基本診療料の施設基準等の一部を改正する件（令和6年厚生労働省告示第58号）による改正前の基本診療料の施設基準等別表第6の2に規定する地域に所在する保険医療機関であって，令和6年3月31日において現に外来緩和ケア管理料の注4，糖尿病透析予防指導管理料の注3，在宅療養支援診療所，在宅療養支援病院，在宅療養後方支援病院又は調剤基本料の注1ただし書に係る届出を行っているものは，令和8年5月31日までの間に限り，基本診療料の施設基準等別表第6の2に規定する地域に所在するものとみなす。

11 令和6年9月30日までの間に限り，第15の5の4の(7)中「健康保険法第3条第13項に規定する電子資格確認に係る実績を一定程度有していること」とあるのは，「削除」とする。

別表第1　特定疾患療養管理料並びに処方料及び処方箋料の特定疾患処方管理加算に規定する疾患

結核
悪性新生物
甲状腺障害
処置後甲状腺機能低下症
スフィンゴリピド代謝障害及びその他の脂質蓄積障害
ムコ脂質症
リポ蛋白代謝障害及びその他の脂（質）血症（家族性高コレステロール血症等の遺伝性疾患に限る）
リポジストロフィー
ローノア・ベンソード腺脂肪腫症
虚血性心疾患
不整脈
心不全
脳血管疾患
一過性脳虚血発作及び関連症候群
単純性慢性気管支炎及び粘液膿性慢性気管支炎
詳細不明の慢性気管支炎
その他の慢性閉塞性肺疾患
肺気腫
喘息
喘息発作重積状態
気管支拡張症
胃潰瘍
十二指腸潰瘍
胃炎及び十二指腸炎
肝疾患（経過が慢性なものに限る）
慢性ウイルス肝炎
アルコール性慢性膵炎
その他の慢性膵炎
思春期早発症
性染色体異常
アナフィラキシー
ギラン・バレー症候群

別表第2　特定疾患治療管理料に規定する疾患等

1 特定薬剤治療管理料1の対象患者
　(1) テオフィリン製剤を投与している患者
　(2) 不整脈用剤を投与している患者
　(3) ハロペリドール製剤又はブロムペリドール製剤を投与している患者
　(4) リチウム製剤を投与している患者
　(5) 免疫抑制剤を投与している患者
　(6) サリチル酸系製剤を投与している若年性関節リウマチ，リウマチ熱又は関節リウマチの患者
　(7) メトトレキサートを投与している悪性腫瘍の患者
　(8) アミノ配糖体抗生物質，グリコペプチド系抗生物質又はトリアゾール系抗真菌剤を投与している入院中の患者
　(9) イマチニブを投与している患者
　⑩ シロリムス製剤を投与している患者
　⑪ スニチニブを投与している患者
　⑫ 治療抵抗性統合失調症治療薬を投与している患者
　⑬ ブスルファンを投与している患者
　⑭ (1)から⑬までに掲げる患者に準ずるもの
2 小児特定疾患カウンセリング料の対象患者
　　18歳未満の気分障害，神経症性障害，ストレス関連障害及び身体的要因に関連した行動症候群，心理的発達の障害又は小児期及び青年期に通常発症する行動及び情緒の障害の患者
3 削除
4 皮膚科特定疾患指導管理料（Ｉ）の対象疾患
　　天疱瘡
　　類天疱瘡

エリテマトーデス（紅斑性狼瘡）
紅皮症
尋常性乾癬
掌蹠膿疱症
先天性魚鱗癬
類乾癬
扁平苔癬
結節性痒疹その他の痒疹（慢性型で経過が1年以上のものに限る）

5 皮膚科特定疾患指導管理料（Ⅱ）の対象疾患
帯状疱疹
じんま疹
アトピー性皮膚炎（16歳以上の患者が罹患している場合に限る）
尋常性白斑
円形脱毛症
脂漏性皮膚炎

別表第3　外来栄養食事指導料，入院栄養食事指導料，集団栄養食事指導料及び在宅患者訪問栄養食事指導料に規定する特別食

腎臓食
肝臓食
糖尿食
胃潰瘍食
貧血食
膵臓食
脂質異常症食
痛風食
てんかん食
フェニールケトン尿症食
楓糖尿症食
ホモシスチン尿症食
尿素サイクル異常症食
メチルマロン酸血症食
プロピオン酸血症食
極長鎖アシル－CoA脱水素酵素欠損症食
糖原病食
ガラクトース血症食
治療乳
無菌食
小児食物アレルギー食（外来栄養食事指導料及び入院栄養食事指導料に限る）
特別な場合の検査食（単なる流動食及び軟食を除く）

別表第3の1の2　療養・就労両立支援指導料の注1に規定する疾患

悪性新生物
脳梗塞，脳出血，くも膜下出血その他の急性発症した脳血管疾患
肝疾患（経過が慢性なものに限る）
心疾患
糖尿病
若年性認知症
難病の患者に対する医療等に関する法律第5条第1項に規定する指定難病〔同法第7条第4項に規定する医療受給者証を交付されている患者（同条第1項各号に規定する特定医療費の支給認定に係る基準を満たすものとして診断を受けたものを含む）に係るものに限る〕その他これに準ずる疾病

別表第3の1の3　退院時共同指導料1及び退院時共同指導料2を2回算定できる疾病等の患者並びに頻回訪問加算に規定する状態等にある患者

1　末期の悪性腫瘍の患者（在宅がん医療総合診療料を算定している患者を除く）
2　(1)であって，(2)又は(3)の状態である患者
(1)　在宅自己腹膜灌流指導管理，在宅血液透析指導管理，在宅酸素療法指導管理，在宅中心静脈栄養法指導管理，在宅成分栄養経管栄養法指導管理，在宅人工呼吸指導管理，在宅麻薬等注射指導管理，在宅腫瘍化学療法注射指導管理，在宅強心剤持続投与指導管理，在宅自己疼痛管理指導管理，在宅肺高血圧症患者指導管理又は在宅気管切開患者指導管理を受けている状態にある者
(2)　ドレーンチューブ又は留置カテーテルを使用している状態
(3)　人工肛門又は人工膀胱を設置している状態
3　在宅での療養を行っている患者であって，高度な指導管理を必要とするもの

別表第3の2　ハイリスク妊産婦共同管理料（Ⅰ）に規定する状態等である患者

1　妊婦であって次に掲げる状態にあるもの
分娩時の妊娠週数が22週から32週未満の早産である患者
妊娠高血圧症候群重症の患者
前置胎盤（妊娠28週以降で出血等の病状を伴うものに限る）の患者
妊娠30週未満の切迫早産（子宮収縮，子宮出血，頚管の開大，短縮又は軟化のいずれかの兆候を示すもの等に限る）の患者
多胎妊娠の患者
子宮内胎児発育遅延の患者
心疾患（治療中のものに限る）の患者
糖尿病（治療中のものに限る）の患者
甲状腺疾患（治療中のものに限る）の患者
腎疾患（治療中のものに限る）の患者
膠原病（治療中のものに限る）の患者
特発性血小板減少性紫斑病（治療中のものに限る）の患者
白血病（治療中のものに限る）の患者
血友病（治療中のものに限る）の患者
出血傾向のある状態（治療中のものに限る）の患者
HIV陽性の患者
Rh不適合の患者
当該妊娠中に帝王切開術以外の開腹手術を行った患者又は行うことを予定している患者
精神疾患の患者（精神療法が実施されているものに限る）
2　妊産婦であって次に掲げる状態にあるもの
妊娠22週から32週未満の早産の患者
40歳以上の初産婦の患者
分娩前のBMIが35以上の初産婦の患者
妊娠高血圧症候群重症の患者
常位胎盤早期剥離の患者
前置胎盤（妊娠28週以降で出血等の病状を伴うものに限る）の患者
双胎間輸血症候群の患者
多胎妊娠の患者
子宮内胎児発育遅延の患者
心疾患（治療中のものに限る）の患者

糖尿病（治療中のものに限る）の患者
特発性血小板減少性紫斑病（治療中のものに限る）の患者
白血病（治療中のものに限る）の患者
血友病（治療中のものに限る）の患者
出血傾向のある状態（治療中のものに限る）の患者
HIV陽性の患者
当該妊娠中に帝王切開術以外の開腹手術を行った患者又は行うことを予定している患者
精神疾患の患者（精神療法が実施されているものに限る）

別表第3の3　薬剤管理指導料の対象患者並びに服薬管理指導料及びかかりつけ薬剤師指導料に規定する医薬品

抗悪性腫瘍剤
免疫抑制剤
不整脈用剤
抗てんかん剤
血液凝固阻止剤（内服薬に限る）
ジギタリス製剤
テオフィリン製剤
カリウム製剤（注射薬に限る）
精神神経用剤
糖尿病用剤
膵臓ホルモン剤
抗HIV薬

別表第7　在宅患者訪問診療料（Ⅰ）及び在宅患者訪問診療料（Ⅱ）並びに在宅患者訪問看護・指導料及び同一建物居住者訪問看護・指導料に規定する疾病等

末期の悪性腫瘍
多発性硬化症
重症筋無力症
スモン
筋萎縮性側索硬化症
脊髄小脳変性症
ハンチントン病
進行性筋ジストロフィー症
パーキンソン病関連疾患〔進行性核上性麻痺，大脳皮質基底核変性症及びパーキンソン病（ホーエン・ヤールの重症度分類がステージ3以上であって生活機能障害度がⅡ度又はⅢ度のものに限る）〕
多系統萎縮症（線条体黒質変性症，オリーブ橋小脳萎縮症及びシャイ・ドレーガー症候群）
プリオン病
亜急性硬化性全脳炎
ライソゾーム病
副腎白質ジストロフィー
脊髄性筋萎縮症
球脊髄性筋萎縮症
慢性炎症性脱髄性多発神経炎
後天性免疫不全症候群
頸髄損傷
人工呼吸器を使用している状態

別表第8　退院時共同指導料1の注2に規定する特別な管理を要する状態等にある患者並びに退院後訪問指導料，在宅患者訪問看護・指導料及び同一建物居住者訪問看護・指導料に規定する状態等にある患者

1　在宅麻薬等注射指導管理，在宅腫瘍化学療法注射指導管理又は在宅強心剤持続投与指導管理若しくは在宅気管切開患者指導管理を受けている状態にある者又は気管カニューレ若しくは留置カテーテルを使用している状態にある者
2　在宅自己腹膜灌流指導管理，在宅血液透析指導管理，在宅酸素療法指導管理，在宅中心静脈栄養法指導管理，在宅成分栄養経管栄養法指導管理，在宅自己導尿指導管理，在宅人工呼吸指導管理，在宅持続陽圧呼吸療法指導管理，在宅自己疼痛管理指導管理又は在宅肺高血圧症患者指導管理を受けている状態にある者
3　人工肛門又は人工膀胱を設置している状態にある者
4　真皮を越える褥瘡の状態にある者
5　在宅患者訪問点滴注射管理指導料を算定している者

別表第8の2　在宅時医学総合管理料及び施設入居時等医学総合管理料に規定する別に厚生労働大臣が定める状態の患者

1　次に掲げる疾患に罹患している患者
　末期の悪性腫瘍
　スモン
　難病の患者に対する医療等に関する法律第5条第1項に規定する指定難病
　後天性免疫不全症候群
　脊髄損傷
　真皮を越える褥瘡
2　次に掲げる状態の患者
　在宅自己連続携行式腹膜灌流を行っている状態
　在宅血液透析を行っている状態
　在宅酸素療法を行っている状態
　在宅中心静脈栄養法を行っている状態
　在宅成分栄養経管栄養法を行っている状態
　在宅自己導尿を行っている状態
　在宅人工呼吸を行っている状態
　植込型脳・脊髄刺激装置による疼痛管理を行っている状態
　肺高血圧症であって，プロスタグランジンI_2製剤を投与されている状態
　気管切開を行っている状態
　気管カニューレを使用している状態
　ドレーンチューブ又は留置カテーテルを使用している状態
　人工肛門又は人工膀胱を設置している状態

別表第8の3　在宅時医学総合管理料の注10（施設入居時等医学総合管理料の注5の規定により準用する場合を含む）に規定する別に厚生労働大臣が定める状態の患者

要介護3以上の状態又はこれに準ずる状態
日常生活に支障を来たすような症状・行動や意思疎通の困難さが見られ，介護を必要とする認知症の状態
頻回の訪問看護を受けている状態
訪問診療又は訪問看護において処置を受けている状態
介護保険法第8条第11項に規定する特定施設等看護職員が配置された施設に入居し，医師の指示を受けた看護職員による処置を受けている状態
麻薬の投薬を受けている状態

告示4 特掲診療料の施設基準等〔別表〕 **1499**

その他関係機関との調整等のために訪問診療を行う医師による特別な医学管理を必要とする状態

別表第8の4 在宅時医学総合管理料の注11及び施設入居時等医学総合管理料の注4に規定する別に厚生労働大臣が定める状態の患者

別表第8の2（p.1498）に掲げる状態
要介護2以上の状態又はこれに準ずる状態
訪問診療又は訪問看護において処置を受けている状態
介護保険法第8条第11項に規定する特定施設等看護職員が配置された施設に入居し，医師の指示を受けた看護職員による処置を受けている状態
がんの治療を受けている状態
精神疾患以外の疾患の治療のために訪問診療を行う医師による特別な医学管理を必要とする状態

別表第9 在宅自己注射指導管理料，間歇注入シリンジポンプ加算，持続血糖測定器加算及び注入器用注射針加算に規定する注射薬

インスリン製剤
性腺刺激ホルモン製剤
ヒト成長ホルモン剤
遺伝子組換え活性型血液凝固第Ⅶ因子製剤
遺伝子組換え型血液凝固第Ⅷ因子製剤
遺伝子組換え型血液凝固第Ⅸ因子製剤
乾燥濃縮人血液凝固第Ⅹ因子加活性化第Ⅶ因子製剤
乾燥人血液凝固第Ⅷ因子製剤
乾燥人血液凝固第Ⅸ因子製剤
顆粒球コロニー形成刺激因子製剤
性腺刺激ホルモン放出ホルモン剤
ソマトスタチンアナログ
ゴナドトロピン放出ホルモン誘導体
グルカゴン製剤
グルカゴン様ペプチド-1受容体アゴニスト
ヒトソマトメジンC製剤
インターフェロンアルファ製剤
インターフェロンベータ製剤
エタネルセプト製剤
ペグビソマント製剤
スマトリプタン製剤
グリチルリチン酸モノアンモニウム・グリシン・L-システイン塩酸塩配合剤
アダリムマブ製剤
テリパラチド製剤
アドレナリン製剤
ヘパリンカルシウム製剤
アポモルヒネ塩酸塩製剤
セルトリズマブペゴル製剤
トシリズマブ製剤
メトレレプチン製剤
アバタセプト製剤
pH4処理酸性人免疫グロブリン（皮下注射）製剤
アスホターゼ アルファ製剤
グラチラマー酢酸塩製剤
セクキヌマブ製剤
エボロクマブ製剤
ブロダルマブ製剤
アリロクマブ製剤
ベリムマブ製剤
イキセキズマブ製剤
ゴリムマブ製剤
エミシズマブ製剤
イカチバント製剤
サリルマブ製剤
デュピルマブ製剤
インスリン・グルカゴン様ペプチド-1受容体アゴニスト配合剤
ヒドロコルチゾンコハク酸エステルナトリウム製剤
遺伝子組換えヒトvon Willebrand因子製剤
ブロスマブ製剤
メポリズマブ製剤
オマリズマブ製剤
テデュグルチド製剤
サトラリズマブ製剤
ガルカネズマブ製剤
オファツムマブ製剤
ボソリチド製剤
エレヌマブ製剤
アバロパラチド酢酸塩製剤
カプラシズマブ製剤
乾燥濃縮人C1-インアクチベーター製剤
フレマネズマブ製剤
メトトレキサート製剤
チルゼパチド製剤
ビメキズマブ製剤
ホスレボドパ・ホスカルビドパ水和物配合剤
ペグバリアーゼ製剤
ラナデルマブ製剤
ネモリズマブ製剤
ペグセタコプラン製剤
ジルコプランナトリウム製剤
コンシズマブ製剤
テゼペルマブ製剤
オゾラリズマブ製剤
トラロキヌマブ製剤
エフガルチギモド アルファ・ボルヒアルロニダーゼ アルファ配合剤
ベドリズマブ製剤
ミリキズマブ製剤
乾燥濃縮人プロテインC製剤
メコバラミン製剤
ベンラリズマブ製剤
マルスタシマブ製剤
ロザノリキシズマブ製剤

別表第9の1の1の2 在宅強心剤持続投与指導管理料に規定する注射薬 新

ドブタミン塩酸塩製剤
ドパミン塩酸塩製剤
ノルアドレナリン製剤

別表第9の1の2 在宅難治性皮膚疾患処置指導管理料に規定する疾患

表皮水疱症
水疱型先天性魚鱗癬様紅皮症

別表第9の1の3 注入器加算に規定する注射薬

別表第9（p.1499）に規定する注射薬のうち，pH4処理酸性人免疫グロブリン（皮下注射）製剤，ペグセタコ

プラン製剤及びロザノリキシズマブ製剤以外のもの

別表第9の1の4　経腸投薬用ポンプ加算に規定する内服薬

レボドパ・カルビドパ水和物製剤

別表第9の1の4の2　持続皮下注入シリンジポンプ加算に規定する注射薬 〔新〕

ホスレボドパ・ホスカルビドパ水和物配合剤

別表第9の1の5　注入ポンプ加算に規定する注射薬

pH4処理酸性人免疫グロブリン（皮下注射）製剤
ペグセタコプラン製剤
ロザノリキシズマブ製剤

別表第9の2　検体検査実施料に規定する検体検査

1　D000尿中一般物質定性半定量検査
2　D002尿沈渣（鏡検法）
3　D003糞便検査のうち次のもの
　　糞便中ヘモグロビン
4　D005血液形態・機能検査のうち次のもの
　　赤血球沈降速度（ESR）
　　末梢血液一般検査
　　ヘモグロビンA1c（HbA1c）
5　D006出血・凝固検査のうち次のもの
　　プロトロンビン時間（PT）
　　フィブリン・フィブリノゲン分解産物（FDP）定性
　　フィブリン・フィブリノゲン分解産物（FDP）半定量
　　フィブリン・フィブリノゲン分解産物（FDP）定量
　　Dダイマー
6　D007血液化学検査のうち次のもの
　　総ビリルビン
　　総蛋白
　　アルブミン（BCP改良法・BCG法）
　　尿素窒素
　　クレアチニン
　　尿酸
　　アルカリホスファターゼ（ALP）
　　コリンエステラーゼ（ChE）
　　γ-グルタミルトランスフェラーゼ（γ-GT）
　　中性脂肪
　　ナトリウム及びクロール
　　カリウム
　　カルシウム
　　グルコース
　　乳酸デヒドロゲナーゼ（LD）
　　クレアチンキナーゼ（CK）
　　HDL-コレステロール
　　総コレステロール
　　アスパラギン酸アミノトランスフェラーゼ（AST）
　　アラニンアミノトランスフェラーゼ（ALT）
　　LDL-コレステロール
　　グリコアルブミン
7　D008内分泌学的検査のうち次のもの
　　甲状腺刺激ホルモン（TSH）
　　遊離サイロキシン（FT$_4$）
　　遊離トリヨードサイロニン（FT$_3$）
8　D009腫瘍マーカーのうち次のもの
　　癌胎児性抗原（CEA）
　　α-フェトプロテイン（AFP）
　　前立腺特異抗原（PSA）
　　CA19-9
9　D015血漿蛋白免疫学的検査のうち次のもの
　　C反応性蛋白（CRP）
10　D017排泄物、滲出物又は分泌物の細菌顕微鏡検査のうち次のもの
　　その他のもの

別表第9の2の2　中心静脈注射用カテーテル挿入の注3に規定する患者

3歳未満の乳幼児であって次の疾患である者
　先天性小腸閉鎖症
　鎖肛
　ヒルシュスプルング病
　短腸症候群

別表第9の3　医科点数表第2章第7部リハビリテーション通則第4号に規定する患者

回復期リハビリテーション病棟入院料又は特定機能病院リハビリテーション病棟入院料を算定する患者（運動器リハビリテーション料を算定するものを除く）
脳血管疾患等の患者のうち発症後60日以内のもの
入院中の患者であって、その入院する病棟等において早期歩行、ADLの自立等を目的として心大血管疾患リハビリテーション料（Ⅰ）、脳血管疾患等リハビリテーション料（Ⅰ）、廃用症候群リハビリテーション料（Ⅰ）、運動器リハビリテーション料（Ⅰ）又は呼吸器リハビリテーション料（Ⅰ）を算定するもの

別表第9の4　心大血管疾患リハビリテーション料の対象患者

1　急性心筋梗塞、狭心症発作その他の急性発症した心大血管疾患又はその手術後の患者
2　慢性心不全、末梢動脈閉塞性疾患その他の慢性の心大血管疾患により、一定程度以上の呼吸循環機能の低下及び日常生活能力の低下を来している患者

別表第9の5　脳血管疾患等リハビリテーション料の対象患者

1　脳梗塞、脳出血、くも膜下出血その他の急性発症した脳血管疾患又はその手術後の患者
2　脳腫瘍、脳膿瘍、脊髄損傷、脊髄腫瘍その他の急性発症した中枢神経疾患又はその手術後の患者
3　多発性神経炎、多発性硬化症、末梢神経障害その他の神経疾患の患者
4　パーキンソン病、脊髄小脳変性症その他の慢性の神経筋疾患の患者
5　失語症、失認及び失行症並びに高次脳機能障害の患者

6 難聴や人工内耳植込手術等に伴う聴覚・言語機能の障害を有する患者
7 顎・口腔の先天異常に伴う構音障害を有する患者
8 舌悪性腫瘍等の手術による構音障害を有する患者
9 リハビリテーションを要する状態の患者であって、一定程度以上の基本動作能力、応用動作能力、言語聴覚能力及び日常生活能力の低下を来しているもの〔心大血管疾患リハビリテーション料、廃用症候群リハビリテーション料、運動器リハビリテーション料、呼吸器リハビリテーション料、障害児（者）リハビリテーション料又はがん患者リハビリテーション料の対象患者に該当するものを除く〕

別表第9の6　運動器リハビリテーション料の対象患者

1 上・下肢の複合損傷、脊椎損傷による四肢麻痺その他の急性発症した運動器疾患又はその手術後の患者
2 関節の変性疾患、関節の炎症性疾患その他の慢性の運動器疾患により、一定程度以上の運動機能及び日常生活能力の低下を来している患者

別表第9の7　呼吸器リハビリテーション料の対象患者

1 肺炎、無気肺、その他の急性発症した呼吸器疾患の患者
2 肺腫瘍、胸部外傷その他の呼吸器疾患又はその手術後の患者
3 慢性閉塞性肺疾患（COPD）、気管支喘息その他の慢性の呼吸器疾患により、一定程度以上の重症の呼吸困難や日常生活能力の低下を来している患者
4 食道癌、胃癌、肝臓癌、咽・喉頭癌、大腸癌、卵巣癌、膵癌等の手術前後の呼吸機能訓練を要する患者

別表第9の8　心大血管疾患リハビリテーション料、脳血管疾患等リハビリテーション料、廃用症候群リハビリテーション料、運動器リハビリテーション料及び呼吸器リハビリテーション料に規定する算定日数の上限の除外対象患者

1 失語症、失認及び失行症の患者
　高次脳機能障害の患者
　重度の頚髄損傷の患者
　頭部外傷及び多部位外傷の患者
　慢性閉塞性肺疾患（COPD）の患者
　心筋梗塞の患者
　狭心症の患者
　軸索断裂の状態にある末梢神経損傷（発症後1年以内のものに限る）の患者
　外傷性の肩関節腱板損傷（受傷後180日以内のものに限る）の患者
　回復期リハビリテーション病棟入院料又は特定機能病院リハビリテーション病棟入院料を算定する患者
　回復期リハビリテーション病棟又は特定機能病院リハビリテーション病棟において在棟中に回復期リハビリテーション病棟入院料又は特定機能病院リハビリテーション病棟入院料を算定した患者であって、当該病棟を退棟した日から起算して3月以内の患者（保険医療機関に入院中の患者、介護老人保健施設又は介護医療院に入所する患者を除く）
　難病患者リハビリテーション料に規定する患者（先天性又は進行性の神経・筋疾患の者を除く）
　障害児（者）リハビリテーション料に規定する患者（加齢に伴って生ずる心身の変化に起因する疾病の者に限る）
　その他別表第9の4（p.1500）から別表第9の7（p.1501）までに規定する患者又は廃用症候群リハビリテーション料に規定する患者であって、リハビリテーションを継続して行うことが必要であると医学的に認められるもの
2 先天性又は進行性の神経・筋疾患の患者
　障害児（者）リハビリテーション料に規定する患者（加齢に伴って生ずる心身の変化に起因する疾病の者を除く）

別表第9の9　心大血管疾患リハビリテーション料、脳血管疾患等リハビリテーション料、廃用症候群リハビリテーション料、運動器リハビリテーション料及び呼吸器リハビリテーション料に規定する別に厚生労働大臣が定める場合

1 別表第9の8（p.1501）第1号に規定する患者については、治療を継続することにより状態の改善が期待できると医学的に判断される場合
2 別表第9の8（p.1501）第2号に規定する患者については、患者の疾患、状態等を総合的に勘案し、治療上有効であると医学的に判断される場合

別表第9の10　心大血管疾患リハビリテーション料、脳血管疾患等リハビリテーション料、廃用症候群リハビリテーション料、運動器リハビリテーション料及び呼吸器リハビリテーション料に規定する急性期リハビリテーション加算の対象となる患者　新

1 相当程度以上の日常生活能力の低下を来している患者
2 重度認知症の状態にあり、日常生活を送る上で介助が必要な患者
3 特別な管理を要する処置等を実施している患者
4 リハビリテーションを実施する上で感染対策が特に必要な感染症並びにそれらの疑似症患者

別表第10　難病患者リハビリテーション料に規定する疾患

ベーチェット病
多発性硬化症
重症筋無力症
全身性エリテマトーデス
スモン
筋萎縮性側索硬化症
強皮症、皮膚筋炎及び多発性筋炎
結節性動脈周囲炎
ビュルガー病
脊髄小脳変性症
悪性関節リウマチ
パーキンソン病関連疾患（進行性核上性麻痺、大脳皮質基底核変性症及びパーキンソン病）
アミロイドーシス

後縦靱帯骨化症
ハンチントン病
モヤモヤ病（ウィリス動脈輪閉塞症）
ウェゲナー肉芽腫症
多系統萎縮症（線条体黒質変性症，オリーブ橋小脳萎縮症，シャイ・ドレーガー症候群）
広範脊柱管狭窄症
特発性大腿骨頭壊死症
混合性結合組織病
プリオン病
ギラン・バレー症候群
黄色靱帯骨化症
シェーグレン症候群
成人発症スチル病
関節リウマチ
亜急性硬化性全脳炎
ライソゾーム病
副腎白質ジストロフィー
脊髄性筋萎縮症
球脊髄性筋萎縮症
慢性炎症性脱髄性多発神経炎

別表第10の2　障害児（者）リハビリテーション料の対象患者

脳性麻痺の患者
胎生期若しくは乳幼児期に生じた脳又は脊髄の奇形及び障害の患者
顎・口腔の先天異常の患者
先天性の体幹四肢の奇形又は変形の患者
先天性神経代謝異常症，大脳白質変性症の患者
先天性又は進行性の神経筋疾患の患者
神経障害による麻痺及び後遺症の患者
言語障害，聴覚障害又は認知障害を伴う自閉症等の発達障害の患者

別表第10の2の2　がん患者リハビリテーション料の対象患者

1　がん患者であって，がんの治療のために入院している間に手術，化学療法（骨髄抑制が見込まれるものに限る），放射線治療若しくは造血幹細胞移植が行われる予定のもの又は行われたもの
2　緩和ケアを目的とした治療を行っている進行がん又は末期がんの患者であって，症状の増悪により入院している間に在宅復帰を目的としたリハビリテーションが必要なもの

別表第10の2の3　集団コミュニケーション療法料の対象患者

別表第9の5（p.1500）若しくは別表第10の2（p.1502）に掲げる患者又は廃用症候群リハビリテーション料に規定する患者であって，言語・聴覚機能の障害を有するもの

別表第10の2の4　通院・在宅精神療法の注6及び精神科継続外来支援・指導料の注5に規定する別に厚生労働大臣が定める要件

次に掲げる要件をいずれも満たすこと。

1　当該保険医療機関における3種類以上の抗うつ薬及び3種類以上の抗精神病薬の投与の頻度が低いこと。
2　当該患者に対し，適切な説明及び医学管理が行われていること。
3　当該処方が臨時の投薬等のもの又は患者の病状等によりやむを得ないものであること。

別表第10の3　人工腎臓に規定する薬剤

エリスロポエチン
ダルベポエチン
エポエチンベータペゴル
HIF-PH阻害剤

別表10の3の2　人工呼吸の注5に規定する対象患者 【新】

A300救命救急入院料2又は4を算定する患者
A301特定集中治療室管理料1又は2を算定する患者
A301-4小児特定集中治療室管理料を算定する患者
A302新生児特定集中治療室管理料1を算定する患者
A302-2新生児特定集中治療室重症児対応体制強化管理料を算定する患者
A303総合周産期特定集中治療室管理料の新生児集中治療室管理料を算定する患者

別表第11の2　マスク又は気管内挿管による閉鎖循環式全身麻酔に規定する麻酔が困難な患者

心不全の患者
冠動脈疾患の患者
弁膜症の患者
不整脈の患者
先天性心疾患の患者
肺動脈性肺高血圧症の患者
呼吸不全の患者
呼吸器疾患の患者
糖尿病の患者
腎不全の患者
肝不全の患者
血球減少の患者
血液凝固異常の患者
出血傾向のある患者
敗血症の患者
神経障害の患者
BMIが35以上の患者

別表第11の3　強度変調放射線治療（IMRT）の対象患者

限局性の固形悪性腫瘍の患者

別表第11の4　粒子線治療の注1に規定する対象患者

小児腫瘍（限局性の固形悪性腫瘍に限る）の患者
手術による根治的な治療が困難な骨軟部腫瘍の患者
頭頸部悪性腫瘍（口腔・咽喉頭の扁平上皮癌を除く）の患者
手術による根治的な治療が困難な早期肺癌（日本肺癌学会が定める「肺癌取扱い規約」におけるⅠ期からⅡA期まで

の肺癌に限る）の患者
手術による根治的な治療が困難な肝細胞癌（長径4cm以上のものに限る）の患者
手術による根治的な治療が困難な肝内胆管癌の患者
手術による根治的な治療が困難な局所進行性膵癌の患者
手術による根治的な治療が困難な局所大腸癌（手術後に再発したものに限る）の患者
手術による根治的な治療が困難な局所進行性子宮頸部腺癌の患者
手術による根治的な治療が困難な局所進行性子宮頸部扁平上皮癌（長径6cm以上のものに限る）の患者
手術による根治的な治療が困難な悪性黒色腫（婦人科領域の臓器から発生した悪性黒色腫に限る）の患者
限局性及び局所進行性前立腺癌（転移を有するものを除く）の患者

別表第12　介護老人保健施設入所者について算定できない検査，リハビリテーション，処置，手術及び麻酔

1　算定できない検査
(1) 検体検査〔D007の36血液ガス分析及び当該検査に係るD026の4生化学的検査（Ⅰ）判断料並びにD419の3動脈血採取であって，保険医療機関の保険医が療養病床から転換した介護老人保健施設に赴いて行うものを除く〕
(2) 呼吸循環機能検査等のうちD208心電図検査及びD209負荷心電図検査（心電図検査の注に掲げるもの又は負荷心電図検査の注1に掲げるものであって，保険医療機関の保険医が療養病床から転換した介護老人保健施設に赴いて行う診療に係るものを除く）
(3) 負荷試験等のうち肝及び腎のクリアランステスト，内分泌負荷試験及び糖負荷試験
(4) (1)から(3)までに掲げる検査に最も近似するものとして医科点数表により点数の算定される特殊な検査

2　算定できないリハビリテーション
(1) 脳血管疾患等リハビリテーション
(2) 廃用症候群リハビリテーション
(3) 運動器リハビリテーション
(4) 摂食機能療法
(5) 視能訓練
(6) (1)から(5)までに掲げるリハビリテーションに最も近似するものとして医科点数表により点数の算定される特殊なリハビリテーション

3　算定できない処置
(1) 一般処置のうち次に掲げるもの
イ　創傷処置〔6,000cm²以上のもの（褥瘡に係るものを除く）を除く〕
ロ　手術後の創傷処置
ハ　ドレーン法（ドレナージ）
ニ　腰椎穿刺
ホ　胸腔穿刺（洗浄，注入及び排液を含む）（保険医療機関の保険医が療養病床から転換した介護老人保健施設に赴いて行うものを除く）
ヘ　腹腔穿刺（洗浄，注入及び排液を含む）（保険医療機関の保険医が療養病床から転換した介護老人保健施設に赴いて行うものを除く）
ト　喀痰吸引
チ　高位浣腸，高圧浣腸，洗腸
リ　摘便
ヌ　酸素吸入
ル　酸素テント
ヲ　間歇的陽圧吸入法
ワ　肛門拡張法（徒手又はブジーによるもの）
カ　非還納性ヘルニア徒手整復法（保険医療機関の保険医が療養病床から転換した介護老人保健施設に赴いて行うものを除く）
ヨ　痔核嵌頓整復法（脱肛を含む）
(2) 救急処置のうち次に掲げるもの
イ　救命のための気管内挿管
ロ　人工呼吸
ハ　非開胸的心マッサージ
ニ　気管内洗浄
ホ　胃洗浄
(3) 泌尿器科処置のうち次に掲げるもの
イ　膀胱洗浄（薬液注入を含む）
ロ　留置カテーテル設置
ハ　嵌頓包茎整復法（陰茎絞扼等）
(4) 整形外科的処置（鋼線等による直達牽引を除く）
(5) 栄養処置のうち次に掲げるもの
イ　鼻腔栄養
ロ　滋養浣腸
(6) (1)から(5)までに掲げる処置に最も近似するものとして医科点数表により点数の算定される特殊な処置

4　算定できない手術
(1) 創傷処理（長径5cm以上で筋肉，臓器に達するもの及び保険医療機関の保険医が療養病床から転換した介護老人保健施設に赴いて行うものを除く）
(2) 皮膚切開術（長径20cm未満のものに限る）
(3) デブリードマン（100cm²未満のものに限る）
(4) 爪甲除去術
(5) ひょう疽手術
(6) 外耳道異物除去術（複雑なものを除く）
(7) 咽頭異物摘出術（保険医療機関の保険医が療養病床から転換した介護老人保健施設に赴いて行うものであって，複雑なものを除く）
(8) 顎関節脱臼非観血的整復術（保険医療機関の保険医が療養病床から転換した介護老人保健施設に赴いて行うものを除く）
(9) 血管露出術
(10) (1)から(9)までに掲げる手術に最も近似するものとして医科点数表により点数の算定される特殊な手術

5　算定できない麻酔
(1) 静脈麻酔
(2) 神経ブロックにおける麻酔剤の持続的注入
(3) (1)及び(2)に掲げる麻酔に最も近似するものとして医科点数表により点数の算定される特殊な麻酔

【通知】特掲診療料の施設基準等及びその届出に関する手続きの取扱いについて

（令6保医発0305・6，0930・7，1119・11）（令6.3.29，令6.5.1，令6.5.17，令6.5.30）

（編注）以下の通知の別添1のうち，個々の診療報酬に対応する部分を，該当する告示（p.1325以下の「厚生労働省告示第63号」）の直下に移動した。

第1　特掲診療料の施設基準等

1　特掲診療料の施設基準等は，「特掲診療料の施設基準等の一部を改正する件」による改正後の特掲診療料の施設基準等（平成20年厚生労働省告示第63号）に定めるものの他，**別添1**（p.1518）のとおりとする。

2　**別添1**に定める施設基準を歯科診療について適用する場合にあっては，必要に応じ，当該基準中「医師」とあるのは，「歯科医師」と読み替えて適用するものとする。

3　特掲診療料の施設基準等及び本通知において規定する診療科については，医療法施行令（昭和23年政令第326号）及び医療法施行規則（昭和23年厚生省令第50号）の規定に基づき，当該診療科名に他の事項を組み合わせて標榜する場合も含む。

4　特掲診療料の施設基準等における常勤配置とは，従事者が労働基準法（昭和22年法律第49号）第65条に規定する休業，育児休業，介護休業等育児又は家族介護を行う労働者の福祉に関する法律（平成3年法律第76号。以下「育児・介護休業法」という）第2条第1号に規定する育児休業，同条第2号に規定する介護休業又は育児・介護休業法第23条第2項に規定する育児休業に関する制度に準ずる措置若しくは育児・介護休業法第24条第1項の規定により同項第2号に規定する育児休業に関する制度に準じて講ずる措置による休業を取得中の期間において，当該施設基準等において求められる資質を有する複数の非常勤従事者の常勤換算後の人員数を原則として含めるものである。

　　また，正職員として勤務する者について，育児・介護休業法第23条第1項若しくは第3項又は第24条の規定による措置が講じられ，当該労働者の所定労働時間が短縮された場合にあっては，週30時間以上の勤務で常勤扱いとする。

5　カンファレンス等をリアルタイムでの画像を介したコミュニケーション（以下「ビデオ通話」という）が可能な機器を用いて実施する場合において，患者の個人情報を当該ビデオ通話の画面上で共有する際は，患者の同意を得ている。また，保険医療機関の電子カルテなどを含む医療情報システムと共通のネットワーク上の端末においてカンファレンスを実施する場合又は電子的方法によって，個々の患者の診療に関する情報等を他の保険医療機関に提供する場合には，厚生労働省「医療情報システムの安全管理に関するガイドライン」に対応するとともに安全な通信環境を確保している。

6　平成31年4月1日から当分の間，以下のいずれかの要件に該当する者を公認心理師とみなす。
　　ア　平成31年3月31日時点で，臨床心理技術者として保険医療機関に従事していた者
　　イ　公認心理師に係る国家試験の受験資格を有する者

7　区分番号は，例えばA000初診料におけるA000を指す。なお，以下区分番号という記載は省略し，A000のみ記載する。

第2　届出に関する手続き

1　「特掲診療料の施設基準等」に係る届出に際しては，特に規定のある場合を除き，当該保険医療機関単位又は当該保険薬局単位で行う。

2　「特掲診療料の施設基準等」の各号に掲げる施設基準に係る届出を行おうとする保険医療機関又は保険薬局の開設者は，当該保険医療機関又は保険薬局の所在地の地方厚生（支）局長に対して，**別添2**（→Web版）の当該施設基準に係る届出書（届出書添付書類を含む。以下同じ）を1通提出する。なお，国立高度専門医療研究センター等で内部で権限の委任が行われているときは，病院の管理者が届出書を提出しても差し支えない。また，当該保険医療機関は，提出した届出書の写しを適切に保管するものである。

3　届出書の提出があった場合は，届出書を基に，「特掲診療料の施設基準等」及び本通知に規定する基準に適合するか否かについて要件の審査を行い，記載事項等を確認した上で受理又は不受理を決定する。また，補正が必要な場合は適宜補正を求める。なお，この要件審査に要する期間は原則として2週間以内を標準とし，遅くとも概ね1か月以内（提出者の補正に要する期間を除く）とする。

4　届出に当たっては，当該届出に係る基準について，特に定めがある場合を除き，実績期間を要しない。
　　ただし，以下に定める施設基準については，それぞれ以下に定めるところによる。
(1)　開放型病院の施設基準
　　　届出前30日間の実績を有している。
(2)　中枢神経磁気刺激による誘発筋電図，光トポグラフィー，ポジトロン断層撮影，ポジトロン断層・コンピューター断層複合撮影，ポジトロン断層・磁気共鳴コンピューター断層複合撮影，乳房用ポジトロン断層撮影，コンピューター断層撮影，磁気共鳴コンピューター断層撮影に係る施設共同利用率，輸血管理料に係る新鮮凍結血漿・赤血球濃厚液割合等及び保険医療機関間の連携による病理診断に係る病理標本割合

　ア　1月から12月までの1年間の実績をもって施設基準の適合性を判断し，当該要件及び他の要件を満たしている場合は，翌年の4月1日から翌々年の3月末日まで所定点数を算定できる。
　イ　アにかかわらず，新規届出の場合は，届出前6月の実績を有していれば足りるものとし，届出のあった月の末日までに要件審査を終え，届出を受理した場合は，翌月の1日から翌年の3月末日まで所定点数を算定することができる。また，月の最初の開庁日に要件審査を終え，届出を受理した場合には当該月の1日から翌年の3月末日まで所定点数を算定することができる。なお，施設基準に適合しなくなったため所定点数を算定できなくなった後に，再度届出を行う場合は，新規届出に該当しない。
　ウ　既に施設基準の要件を満たし所定点数を算定している場合であって，当該基準に係る機器を増設する場合にあっては，実績期間を要しない。この場合において，届出のあった月の末日までに要件審査を終え，届出を受理した場合は，翌月の1日から翌年の3月末日までは，当該機器についても所定点数を算定することができる。また，月の最初の開庁日に要件審査を終え，届出を受理した場合には当該月の1日から翌年の3月末日まで当該機器についても所定点数を算定することができる。
　エ　イ又はウに該当する場合は，所定点数を算定し始めた月の初日から同年12月の末日までの実績をもって施設基準の適合性を判断し，当該要件及び他の要件を満たしている場合は，翌年の4月1日から翌々年の3月末日まで所定点数を算定できる。

新規届出の場合
例1：8月1日から算定を開始した場合
・翌年3月末（③の前日）までは算定可
・①〜②までの実績により施設共同利用率に係る基準の適合性を判断
　・施設基準に適合している場合は，③〜⑤までの期間算定可
　・施設基準に適合していない場合は，③〜⑤までの期間算定不可
・⑤の翌日以後の期間の算定の可否は，②の翌日から④までの期間における実績で判断する。

①8月1日　②12月末日　③4月1日　④12月末日　⑤3月末日

例2：2月1日から算定を開始した場合
・翌年の3月末（③の前日）までは算定可

・①〜②までの実績により施設共同利用率に係る基準の適合性を判断
・施設基準に適合している場合は，③〜⑤までの期間算定可
・施設基準に適合していない場合は，③〜⑤までの期間算定不可
・⑤の翌日以後の期間の算定の可否は，②の翌日から④までの期間における実績で判断する．

┠─────┼──┼──────┼──┨
①2月1日　②12月末日　③4月1日　④12月末日　⑤3月末日

(3) 在宅腫瘍治療電場療法指導管理料，長期脳波ビデオ同時記録検査1，光トポグラフィー，終夜睡眠ポリグラフィー（1及び2以外の場合）（安全精度管理下で行うもの），筋電図検査〔単線維筋電図（一連につき）〕，緊急整復固定加算及び緊急挿入加算，骨悪性腫瘍，類骨骨腫及び四肢軟部腫瘍ラジオ波焼灼療法，骨移植術（軟骨移植術を含む）（自家培養軟骨移植術），人工股関節置換術（手術支援装置を用いるもの），脳腫瘍覚醒下マッピング加算，癒着性脊髄くも膜炎手術（脊髄くも膜剥離操作を行うもの），角膜移植術（内皮移植による角膜移植を実施した場合），網膜付着組織を含む硝子体切除術（眼内内視鏡を用いるもの），経外耳道的内視鏡下鼓室形成術，植込型骨導補聴器（直接振動型）植込術，人工中耳植込術，人工内耳植込術，植込型骨導補聴器移植術，植込型骨導補聴器交換術，鏡視下咽頭悪性腫瘍手術（軟口蓋悪性腫瘍手術を含む）（内視鏡手術用支援機器を用いる場合），鏡視下喉頭悪性腫瘍手術（内視鏡手術用支援機器を用いる場合），乳腺悪性腫瘍手術〔乳輪温存乳房切除術（腋窩郭清を伴わないもの）及び乳輪温存乳房切除術（腋窩郭清を伴うもの）〕，乳腺悪性腫瘍ラジオ波焼灼療法，胸腔鏡下拡大胸腺摘出術（内視鏡手術用支援機器を用いる場合），胸腔鏡下縦隔悪性腫瘍手術（内視鏡手術用支援機器を用いる場合），胸腔鏡下肺切除術（区域切除及び肺葉切除術又は1肺葉を超えるもので内視鏡手術用支援機器を用いる場合），胸腔鏡下良性縦隔腫瘍手術（内視鏡手術用支援機器を用いる場合），胸腔鏡下肺悪性腫瘍手術（区域切除及び肺葉切除又は1肺葉を超えるもので内視鏡手術用支援機器を用いる場合），胸腔鏡下肺悪性腫瘍手術（気管支形成を伴う肺切除），生体部分肺移植術，肺悪性腫瘍及び胸腔内軟部腫瘍ラジオ波焼灼療法，胸腔鏡下食道悪性腫瘍手術（内視鏡手術用支援機器を用いる場合），縦隔鏡下食道悪性腫瘍手術（内視鏡手術用支援機器を用いる場合），胸腔鏡下弁形成術，胸腔鏡下弁形成術（内視鏡手術用支援機器を用いる場合），胸腔鏡下弁置換術，胸腔鏡下弁置換術（内視鏡手術支援機器を用いる場合），経カテーテル弁置換術，経皮的僧帽弁クリップ術，胸腔鏡下動脈管開存閉鎖術，胸腔鏡下心房中隔欠損閉鎖術，不整脈手術（左心耳閉鎖術）（胸腔鏡によるもの及び経カテーテル的手術によるもの），磁気ナビゲーション加算，経皮的中隔心筋焼灼術，ペースメーカー移植術（リードレスペースメーカーの場合），両心室ペースメーカー移植術（心筋電極の場合）及び両心室ペースメーカー交換術（心筋電極の場合），両心室ペースメーカー移植術（経静脈電極の場合）及び両心室ペースメーカー交換術（経静脈電極の場合），植込型除細動器移植術（心筋リードを用いるもの）及び植込型除細動器交換術（心筋リードを用いるもの），植込型除細動器移植術（経静脈リードを用いるもの又は皮下植込型リードを用いるもの）及び植込型除細動器交換術（その他のもの），経静脈電極抜去術，両室ペーシング機能付き植込型除細動器移植術（心筋電極の場合）及び両室ペーシング機能付き植込型除細動器交換術（心筋電極の場合），両室ペーシング機能付き植込型除細動器移植術（経静脈電極の場合）及び両室ペーシング機能付き植込型除細動器交換術（経静脈電極の場合），経皮的循環補助法（ポンプカテーテルを用いたもの），補助人工心臓，小児補助人工心臓，植込型補助人工心臓（非拍動流型），内視鏡下下肢静脈瘤不全穿通枝切離術，骨盤内悪性腫瘍及び腹腔内軟部腫瘍ラジオ波焼灼療法，腹腔鏡下十二指腸局所切除術（内視鏡処置を併施するもの），腹腔鏡下胃切除術〔単純切除術（内視鏡手術用支援機器を用いる場合）〕，腹腔鏡下胃切除術〔悪性腫瘍手術（内視鏡手術用支援機器を用いるもの）〕，腹腔鏡下噴門側胃切除術〔単純切除術（内視鏡手術用支援機器を用いるもの）〕腹腔鏡下噴門側胃切除術〔悪性腫瘍手術（内視鏡手術用支援機器を用いるもの）〕，腹腔鏡下胃全摘術〔単純全摘術（内視鏡手術用支援機器を用いるもの）〕，腹腔鏡下胃全摘術〔悪性腫瘍手術（内視鏡手術用支援機器を用いるもの）〕，腹腔鏡下胃縮小術，腹腔鏡下総胆管拡張症手術（内視鏡手術用支援機器を用いる場合），腹腔鏡下胆嚢悪性腫瘍手術（胆嚢床切除を伴うもの），腹腔鏡下胆道閉鎖症手術，腹腔鏡下肝切除術（内視鏡手術用支援機器を用いる場合を含む），移植用部分肝採取術（生体）（腹腔鏡によるもの），生体部分肝移植術，腹腔鏡下膵腫瘍摘出術，腹腔鏡下膵中央切除術，腹腔鏡下膵体尾部腫瘍切除術，腹腔鏡下膵体尾部腫瘍切除術（内視鏡手術用支援機器を用いる場合），腹腔鏡下膵頭部腫瘍切除術，腹腔鏡下膵頭部腫瘍切除術（内視鏡手術用支援機器を用いる場合），同種死体膵島移植術，生体部分小腸移植術，早期悪性腫瘍大腸粘膜下層剥離術，腹腔鏡下結腸悪性腫瘍切除術（内視鏡手術用支援機器を用いる場合），腹腔鏡下直腸切除・切断術（切除術，低位前方切除術及び切断術に限る）（内視鏡手術用支援機器を用いる場合），腹腔鏡下副腎摘出術（内視鏡手術用支援機器を用いるもの），腹腔鏡下副腎髄質腫瘍摘出術（褐色細胞腫）（内視鏡手術用支援機器を用いるもの），副腎腫瘍ラジオ波焼灼療法，腹腔鏡下腎悪性腫瘍手術（内視鏡手術用支援機器を用いるもの），腹腔鏡下尿管悪性腫瘍手術（内視鏡手術用支援機器を用いるもの），腎悪性腫瘍ラジオ波焼灼療法，腹腔鏡下腎盂形成手術（内視鏡手術用支援機器を用いる場合），生体腎移植術，腹腔鏡下膀胱悪性腫瘍手術，腹腔鏡下膀胱悪性腫瘍手術（内視鏡手術用支援機器を用いるもの），腹腔鏡下小切開膀胱悪性腫瘍手術，腹腔鏡下前立腺悪性腫瘍手術，腹腔鏡下前立腺悪性腫瘍手術（内視鏡手術用支援機器を用いるもの），腹腔鏡下腟断端挙上術（内視鏡手術用支援機器を用いる場合），腹腔鏡下仙骨腟固定術，腹腔鏡下仙骨腟固定術（内視鏡手術用支援機器を用いた場合），腹腔鏡下腟式子宮全摘術（内視鏡手術用支援機器を用いる場合），腹腔鏡下子宮悪性腫瘍手術（子宮体がんに限る），腹腔鏡下子宮悪性腫瘍手術（子宮頸がんに限る），腹腔鏡下子宮悪性腫瘍手術（子宮体がんに対して内視鏡手術用支援機器を用いる場合），腹腔鏡下子宮瘢痕部修復術，高エネルギー放射線治療，一回線量増加加算，強度変調放射線治療（IMRT），腎代替療法指導管理料並びに導入期加算2及び3に係る年間実施件数

ア 1月から12月までの1年間の実績をもって施設基準の適合性を判断し，当該要件及び他の要件を満たしている場合は，翌年の4月1日から翌々年3月末日まで所定点数を算定できる．
イ アにかかわらず，新規届出の場合は，届出前6月以内の実施件数が，要件とされる年間実施件数の半数以上であれば足りるものとし，届出のあった月の末日までに要件審査を終え，届出を受理した場合は，翌月の1日から翌年の3月末日まで所定点数を算定することができる．また，月の最初の開庁日に要件審査を終え，届出を受理した場合には当該月の1日から翌年の3月末日まで所定点数を算定することができる．なお，施設基準に適合しなくなったため所定点数を算定できなくなった後に，再度届出を行う場合は，新規届出に該当しない．ただし，建物の工事等に伴いやむを得ず当該治療を実施できなくなり，施設基準に適合しなくなった後，再度届出を行う場合には，新規届出として取り扱う．
ウ イに該当する場合は，所定点数を算定し始めた月の

初日から同年12月末までの実施件数をもって施設基準の適合性を判断し（実施件数が，各施設基準に規定する年間実施件数を12で除して得た数に所定点数を算定した月数を乗じて得た数以上であれば，施設基準に適合しているものと判断する），当該要件及び他の要件を満たしている場合は，翌年の4月1日から翌々年3月末日まで所定点数を算定できる。
　　エ　医科点数表第2章第10部第1節手術料に掲げる手術のうち，通則18に掲げる内視鏡手術用支援機器を用いて行った場合にも算定できることとされているものにおける実施件数は，別に規定する場合を除き，内視鏡又は内視鏡手術用支援機器による実施件数を合算して施設基準の適合性を判断するものとする。
　新規届出の場合
　　例1：8月1日から算定を開始した場合
　　・翌年3月末（③の前日）までは算定可
　　・①〜②までの実績により実施件数に係る基準の適合性を判断（実施件数が，各施設基準に規定する年間実施件数を12で除して得た数に所定点数を算定した月数を乗じて得た数以上であれば，施設基準に適合しているものと判断する）
　　　・施設基準に適合している場合は，③〜⑤までの期間算定可
　　　・施設基準に適合していない場合は，③〜⑤までの期間算定不可
　　　・⑤の翌日以後の期間の算定の可否は，②の翌日から④までの期間における実績で判断する。

　　　①8月1日　　②12月末日　　③4月1日　　　　④12月末日　⑤3月末日

　　例2：2月1日から算定を開始した場合
　　・翌年3月末（③の前日）までは算定可
　　・①〜②までの実績により実施件数に係る基準の適合性を判断（実施件数が，各施設基準に規定する年間実施件数を12で除して得た数に所定点数を算定した月数を乗じて得た数以上であれば，施設基準に適合しているものと判断する）
　　　・施設基準に適合している場合は，③〜⑤までの期間算定可
　　　・施設基準に適合していない場合は，③〜⑤までの期間算定不可
　　　・⑤の翌日以後の期間の算定の可否は，②の翌日から④までの期間における実績で判断する。

　　　①2月1日　　　②12月末日　③4月1日　　　　④12月末日　⑤3月末日

(4)　コンタクトレンズ検査料1から3までに係る検査割合及び院内交付割合
　　ア　1月から12月までの1年間の実績をもって施設基準の適合性を判断し，当該要件を満たしている場合は，翌年の4月1日から翌々年3月末日まで所定点数を算定できる。
　　イ　アにかかわらず，新規に届出をする場合は，届出前6月の実績（当該保険医療機関の新規開設又は眼科学的検査を実施する診療科を新規開設する場合であって，当該新規開設後6月以内に届け出る場合は，届出前3月の実績）をもって施設基準の適合性を判断し，届出のあった月の末日までに要件審査を終え，届出を受理した場合は，翌月の1日から翌年の3月末日まで所定点数を算定することができる。また，月の最初の開庁日に要件審査を終え，届出を受理した場合には当該月の1日から翌年の3月末日まで所定点数を算定することができる。なお，施設基準に適合しなくなったため所定点数を算定できなくなった後に，再度届出を行う場合は，新規に届出をする場合には該当しない。
　　ウ　イに該当する場合は，所定点数を算定し始めた月の初日から同年12月末までの実績をもって施設基準の適合性を判断（コンタクトレンズ検査料を算定した患者数については，施設基準に規定する年間患者数を12で除して得た数に所定点数を算定した月数を乗じて得た数をもって判断する。なお，エに該当する場合においても同様の取扱いとする）し，当該要件を満たしている場合は，翌年の4月1日から翌々年3月末日まで所定点数を算定できる。
　　エ　アにかかわらず，コンタクトレンズに係る検査（コンタクトレンズ装用のための眼科学的検査及びコンタクトレンズの既装用者に対する眼科学的検査）を実施した患者の診療報酬明細書の件数が，届出時の実績が1月当たり平均500件を超える保険医療機関にあっては，1月から6月までの6か月間の実績（イに該当し，かつ，6月までに所定点数の算定を開始した場合は，ウにかかわらず，所定点数の算定を開始した月の初日から同年6月末日までの実績）をもって施設基準の適合性を判断し，当該要件を満たしている場合は，同年の10月1日から翌年3月末日まで所定点数を算定できるものとし，7月から12月までの6か月間の実績（イに該当し，かつ，12月までに所定点数の算定を開始した場合は，ウにかかわらず，所定点数の算定を開始した月の初日から同年12月末日までの実績）をもって施設基準の適合性を判断し，当該要件を満たしている場合は，翌年の4月1日から9月末日まで所定点数を算定できる。
　　オ　コンタクトレンズに係る検査（コンタクトレンズ装用のための眼科学的検査及びコンタクトレンズの既装用者に対する眼科学的検査）に係る患者数の割合が，暦月1月間で33％（又は44％）を超えた場合又は30％（又は40％）以上33％（又は44％）未満の場合が暦月で3か月を超えた場合は，遅滞なく変更の届出を行う。
　新規届出の場合
　　例1：8月1日から算定を開始した場合
　　・翌年3月末（③の前日）までは算定可
　　・①〜②までの実績により適合性を判断
　　　・施設基準に適合している場合は，③〜⑤までの期間算定可
　　　・施設基準に適合していない場合は，③〜⑤までの期間算定不可
　　　・⑤の翌日以後の期間の算定の可否は，②の翌日から④までの期間における実績で判断する。

　　　①8月1日　②12月末日　③4月1日　　　　④12月末日　⑤3月末日

　　例2：2月1日から算定を開始した場合
　　・翌年3月末（③の前日）までは算定可
　　・①〜②までの実績により適合性を判断
　　　・施設基準に適合している場合は，③〜⑤までの期間算定可
　　　・施設基準に適合していない場合は，③〜⑤までの期間算定不可
　　　・⑤の翌日以後の期間の算定の可否は，②の翌日から④までの期間における実績で判断する。

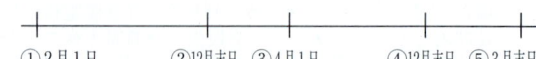

　　　①2月1日　　　②12月末日　③4月1日　　　　④12月末日　⑤3月末日

(5)　後発医薬品調剤体制加算及び外来後発医薬品使用体制加算の施設基準
　　届出前3月間の実績を有している。
(6)　高度腎機能障害患者指導加算に係る施設基準
　　ア　新規に届出をする場合は，届出のあった月の4月前までの3か月間に糖尿病透析予防指導管理料を算定した患者で，別添1第4の6(9)のアの他の要件に該当するもののうち，イに該当するものの割合をもって施設基準の適合性を判断し，当該要件を満たす場合は，当該月の翌月から2か月間に限り所定点数を算定できる。また，月の最初の開庁日に要件審査を終え，届出

を受理した場合には当該月の1日から起算して3か月間に限り所定点数を算定することができる。
　イ　継続して所定点数を算定しようとする場合は，その月の4月前までの3か月間に糖尿病透析予防指導管理料を算定した患者で，別添1第4の6(9)のアの他の要件に該当するもののうち，イに該当するものの割合をもって施設基準の適合性を判断し，当該要件を満たしている場合は，当該月の1日から起算して3か月間に限り所定点数を算定することができる。
(7)　処置の休日加算1，時間外加算1及び深夜加算1に係る年間実施日数
　ア　緊急入院患者及び全身麻酔による手術の患者の実績数
　　　1月から12月までの1年間の実績をもって施設基準の適合性を判断し，当該要件及びイを含む他の要件を満たしている場合は，翌年の4月1日から翌々年3月末日まで所定点数を算定できる。
　イ　処置の休日加算1，時間外加算1及び深夜加算1を算定する全ての診療科における予定手術に係る術者及び第1助手について，その手術の前日に当直等を行っている者がある日数及び2日以上連続で夜勤時間帯に当直を行った回数
　　(イ)　1月から12月までの1年間の実績をもって施設基準の適合性を判断し，当該要件及び他の要件を満たしている場合は，翌年の4月1日から翌々年3月末日まで所定点数を算定できる。
　　(ロ)　(イ)にかかわらず，新規届出の場合は実績期間を要しない。なお，届出のあった月の末日までに要件審査を終え，届出を受理した場合は，翌月の1日から翌年の3月末日まで所定点数を算定することができる。また，月の最初の開庁日に要件審査を終え，届出を受理した場合には当該月の1日から翌年の3月末日まで所定点数を算定することができる。なお，施設基準に適合しなくなったため所定点数を算定できなくなった後に，再度届出を行う場合は，新規届出に該当しない。
　　(ハ)　(ロ)に該当する場合は，所定点数の算定を開始した月の初日から同年12月末日までの実績をもって施設基準の適合性を判断し（実施日数が，施設基準に規定する年間実施日数を12で除して得た数に所定点数を算定した月数を乗じて得た数以下であれば，施設基準に適合しているものと判断する），当該要件及び他の要件を満たしている場合は，翌年の4月1日から翌々年3月末日まで所定点数を算定できる。

例1：イの(ハ)による届出の場合
8月1日から新規に算定を開始した場合
・翌年3月末（③の前日）までは算定可
・①〜②までの実績により実施日数に係る基準の適合性を判断（実施日数が，各施設基準に規定する年間実施日数を12で除して得た数に所定点数を算定した月数を乗じて得た数以下であれば，施設基準に適合しているものと判断する）
　・施設基準に適合している場合は，③〜⑤までの期間算定可
　・施設基準に適合していない場合は，③〜⑤までの期間算定不可
・⑤の翌日以後の期間の算定の可否は，②の翌日から④までの期間における実績で判断する。

①8月1日　②12月末日　③4月1日　④12月末日　⑤3月末日

例2：2月1日から新規に算定を開始した場合
・翌年3月末（③の前日）までは算定可
・①〜②までの実績により適合性を判断
　・施設基準に適合している場合は，③〜⑤までの期間算定可
　・施設基準に適合していない場合は，③〜⑤までの期間算定不可
・⑤の翌日以後の期間の算定の可否は，②の翌日から④までの期間における実績で判断する。

①2月1日　②12月末日　③4月1日　④12月末日　⑤3月末日

(8)　手術の休日加算1，時間外加算1及び深夜加算1に係る年間実施日数
　　手術の休日加算1，時間外加算1及び深夜加算1については，(7)処置の休日加算1，時間外加算1及び深夜加算1の例による。
(9)　人工腎臓（慢性維持透析を行った場合1及び2に限る）に係る透析用監視装置1台あたりのJ038人工腎臓を算定した患者数の割合
　ア　1月から12月までの1年間の実績をもって施設基準の適合性を判断し，当該要件を満たしている場合は，翌年の4月1日から翌々年の3月末まで所定点数を算定できるものとする。
　イ　アにかかわらず，新規に届出をする場合は，届出前12月の実績（届出前12月の実績がない場合は届出前3月の実績）をもって施設基準の適合性を判断し，届出のあった月の末日までに要件審査を終え，届出を受理した場合は，翌月の1日から所定点数を算定することができるものとする。また，月の最初の開庁日に要件審査を終え，届出を受理した場合には当該月の1日から所定点数を算定することができるものとする。
　ウ　イに該当する場合は，所定点数を算定し始めた月の翌月初日から同年12月末までの実績をもって施設基準の適合性を判断（透析用監視装置1台あたりのJ038人工腎臓を算定した患者数については，施設基準に規定する透析用監視装置の台数及びJ038人工腎臓を算定した患者数の各月の合計を月数で除して得た値を用いて求める）し，当該要件を満たしている場合は，翌年の4月1日から翌々年3月末まで所定点数を算定できるものとする。
　エ　アにかかわらず，届出前12月の実績をもって施設基準の適合性を判断し，適合する施設基準に変更が生じた場合は，変更の届出を行うことができるものとする。
(10)　胃瘻造設術（経皮的内視鏡下胃瘻造設術，腹腔鏡下胃瘻造設術）及び胃瘻造設時嚥下機能評価加算に係る年間実施件数
　ア　胃瘻造設術（経皮的内視鏡下胃瘻造設術及び腹腔鏡下胃瘻造設術を含む）を実施した症例数
　　　1月から12月までの1年間の患者数をもって施設基準の適合性を判断し，当該要件及びその他の要件を満たしている場合は，翌年4月1日から翌々年3月末日まで所定点数を算定できる。
　イ　経口摂取回復率
　　(イ)　1月から12月までの1年間に別添1の第79の3の1の(2)のイの①の(ｱ)又は(ｲ)のいずれかに該当することとなった患者（以下「鼻腔栄養を導入した患者又は胃瘻を造設した患者等」という）のうち，1年以内に栄養方法が経口摂取のみである状態に回復した患者の割合をもって施設基準の適合性を判断し，当該要件及びアを含む他の要件を満たしている場合は，翌年4月1日から翌々年3月末日まで所定点数を算定できる。
　　(ロ)　胃瘻造設術等に係る新規に届出をする場合は，(イ)にかかわらず，4月から6月（直近2年以内）までの3か月間に鼻腔栄養を導入した患者又は胃瘻を造設した患者等のうち，1年以内に栄養方法が経口摂取のみである状態に回復した患者の割合をもって施設基準の適合性を判断することができるものとし，当該要件及びアを含む他の要件と合わせて，届出のあった月の末日までに要件審査を終え，届出を受理した場合は，翌月の1日から翌年3月末日まで所定点数を算定することができる。また，月の最初の開

庁日に要件審査を終え，届出を受理した場合には当該月の1日から翌年3月末日まで所定点数を算定することができる。なお，施設基準に適合しなくなったため所定点数を算定できなくなった後に，再度届出を行う場合は新規に届出をする場合には該当しない。

(ハ) (ロ)に該当する場合であって，継続して所定点数を算定しようとする場合は，(イ)に規定するところによる他，所定点数の算定を開始した年の1月から12月までの1年間に鼻腔栄養を導入した患者又は胃瘻を造設した患者等のうち，1年以内に栄養方法が経口摂取のみである状態に回復した患者の割合をもって施設基準の適合性を判断することができるものとし，当該要件及びアを含む他の要件を満たしている場合は，翌年4月1日から翌々年3月末日まで所定点数を算定できる。

例1：イ(イ)による届出の場合
・令和6年1月1日から12月末日までの期間（下図①）に鼻腔栄養を導入した患者又は胃瘻を造設した患者等にかかる回復の割合をもって適合性を判断し，適合している場合は令和8年4月1日から令和9年3月31日まで（②）算定可

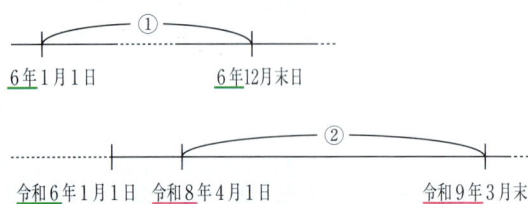

例2：イ(ロ)による新規届出の場合
・令和6年4月1日から6月末日までの期間（①）に鼻腔栄養を導入した患者又は胃瘻を造設した患者等にかかる回復の割合をもって適合性を判断し，適合している場合は，算定開始月から令和7年3月末日まで（②）算定可

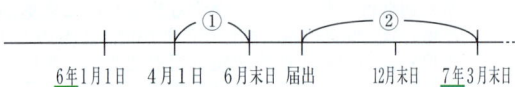

※算定開始が令和6年1月以降である場合は，令和7年3月末日まで算定可

例3：イ(ハ)による届出の場合
・令和6年1月1日から12月末日までの期間（①）に鼻腔栄養を導入した患者又は胃瘻を造設した患者等にかかる回復の割合をもって適合性を判断し，適合している場合は令和7年4月1日から令和8年3月末日まで（②）算定可

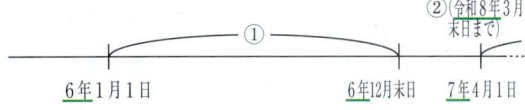

(11) 摂食嚥下機能回復体制加算に係る施設基準
ア 摂食嚥下回復体制加算1に係る経口摂取回復率
(イ) 1月から12月までの1年間に別添1の第45の2の1の(4)のア又はイのいずれかに該当することとなった患者（以下「鼻腔栄養を導入した患者，胃瘻を造設した患者又は中心静脈栄養を実施している患者等」という）のうち，1年以内に栄養方法が経口摂取のみである状態に回復した患者の割合をもって施設基準の適合性を判断し，当該要件及び他の要件を満たしている場合は，翌々年4月1日から翌々年3月末日まで所定点数を算定できるものとする。
(ロ) 新規に届出をする場合は，(イ)にかかわらず，4月から6月（直近2年以内）までの3か月間に鼻腔栄養を導入した患者，胃瘻を造設した患者又は中心静脈栄養を実施している患者等のうち，1年以内に栄

養方法が経口摂取のみである状態に回復した患者の割合をもって施設基準の適合性を判断することができるものとし，当該要件及び他の要件と合わせて，届出のあった月の末日までに要件審査を終え，届出を受理した場合は，翌月の1日から翌年3月末日まで所定点数を算定することができるものとする。また，月の最初の開庁日に要件審査を終え，届出を受理した場合には当該月の1日から翌年3月末日まで所定点数を算定することができるものとする。なお，施設基準に適合しなくなったため所定点数を算定できなくなった後に，再度届出を行う場合は新規に届出をする場合には該当しないものである。

(ハ) (ロ)に該当する場合であって，継続して所定点数を算定しようとする場合は，(イ)に規定するところによる他，所定点数の算定を開始した年の1月から12月までの1年間に鼻腔栄養を導入した患者，胃瘻を造設した患者又は中心静脈栄養を実施している患者等のうち，1年以内に栄養方法が経口摂取のみである状態に回復した患者の割合をもって施設基準の適合性を判断することができるものとし，当該要件及び他の要件を満たしている場合は，翌年4月1日から翌々年3月末日まで所定点数を算定できるものとする。

イ 摂食嚥下回復体制加算3に係る患者数
1月から12月までの1年間の患者数をもって別添1の第45の2の3の(3)の施設基準の適合性を判断し，当該要件及びその他の要件を満たしている場合は，翌年4月1日から翌々年3月末日まで所定点数を算定できるものとする。

例1：ア(イ)による届出の場合
・令和6年1月1日から12月末日までの期間（下図①）に鼻腔栄養を導入した患者，胃瘻を造設した患者又は中心静脈栄養を実施している患者等にかかる回復の割合をもって適合性を判断し，適合している場合は令和8年4月1日から令和9年3月31日まで（②）算定可

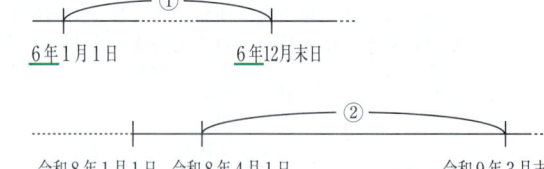

例2：ア(ロ)による新規届出の場合
・令和6年4月1日から6月末日までの期間（①）に鼻腔栄養を導入した患者，胃瘻を造設した患者又は中心静脈栄養を実施している患者等にかかる回復の割合をもって適合性を判断し，適合している場合は，算定開始月から令和7年3月末日まで（②）算定可

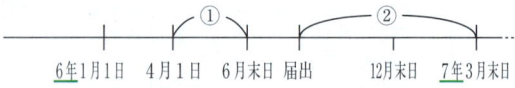

※算定開始が令和6年1月以降である場合は，令和7年3月末日まで算定可

例3：ア(ハ)による届出の場合
・令和6年1月1日から12月末日までの期間（①）に鼻腔栄養を導入した患者，胃瘻を造設した患者又は中心静脈栄養を実施している患者等にかかる回復の割合をもって適合性を判断し，適合している場合は令和7年4月1日から令和8年3月末日まで（②）算定可

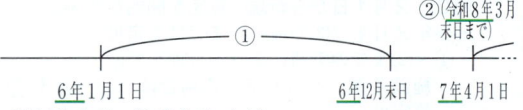

(12) 調剤基本料の施設基準（略）
(13) 調剤基本料の「注1」ただし書に規定する施設基準（略）

(14) 妥結率の実績（略）
(15) 調剤基本料の「注8」に規定する保険薬局（略）
5 特掲診療料の施設基準等に係る届出を行う保険医療機関又は保険薬局が，次のいずれかに該当する場合にあっては当該届出の受理は行わない。
(1) 当該届出を行う前6か月間において当該届出に係る事項に関し，不正又は不当な届出（法令の規定に基づくものに限る）を行ったことがある保険医療機関又は保険薬局である場合。
(2) 当該届出を行う前6か月間において療担規則及び薬担規則並びに療担基準に基づき厚生労働大臣が定める掲示事項等（平成18年厚生労働省告示第107号）に違反したことがある保険医療機関又は保険薬局である場合。
(3) 地方厚生（支）局長に対して当該届出を行う時点において，厚生労働大臣の定める入院患者数の基準及び医師等の員数の基準並びに入院基本料の算定方法（平成18年厚生労働省告示第104号）に規定する基準のいずれかに該当している保険医療機関である場合。
(4) 当該届出を行う前6か月間において，健康保険法（大正11年法律第70号）第78条第1項（同項を準用する場合を含む）及び高齢者の医療の確保に関する法律（昭和57年法律第80号）第72条第1項の規定に基づく検査等の結果，診療内容若しくは調剤内容又は診療報酬若しくは調剤報酬の請求に関し，不正又は不当な行為が認められた保険医療機関又は保険薬局である場合。なお，「診療内容又は診療報酬の請求に関し，不正又は不当な行為が認められた場合」とは，「保険医療機関及び保険医等の指導及び監査について」（平成12年5月31日保発第105号厚生省保険局長通知）に規定する監査要綱に基づき，戒告若しくは注意又はその他の処分を受けた場合をいう。

6 届出の要件を満たしている場合は届出を受理し，次の受理番号を決定し，提出者に対して受理番号を付して通知するとともに，審査支払機関に対して受理番号を付して通知する。

ウイルス疾患指導料	（ウ指）第	号
外来栄養食事指導料の「注2」に規定する基準	（外栄食指）第	号
外来栄養食事指導料の「注3」に規定する基準	（がん専栄）第	号
心臓ペースメーカー指導管理料の「注5」に規定する遠隔モニタリング加算	（遠隔ペ）第	号
喘息治療管理料	（喘管）第	号
糖尿病合併症管理料	（糖管）第	号
がん性疼痛緩和指導管理料	（がん疼）第	号
がん性疼痛緩和指導管理料の「注2」に規定する難治性がん性疼痛緩和指導管理加算	（難がん疼）第	号
がん患者指導管理料イ	（がん指イ）第	号
がん患者指導管理料ロ	（がん指ロ）第	号
がん患者指導管理料ハ	（がん指ハ）第	号
がん患者指導管理料ニ	（がん指ニ）第	号
外来緩和ケア管理料	（外緩）第	号
移植後患者指導管理料（臓器移植後）	（移植管臓）第	号
移植後患者指導管理料（造血幹細胞移植後）	（移植管造）第	号
糖尿病透析予防指導管理料	（糖防管）第	号
小児運動器疾患指導管理料	（小運指管）第	号
乳腺炎重症化予防ケア・指導料	（乳腺ケア）第	号
婦人科特定疾患治療管理料	（婦特管）第	号
腎代替療法指導管理料	（腎代替管）第	号
一般不妊治療管理料	（一妊管）第	号
生殖補助医療管理料1	（生補管1）第	号
生殖補助医療管理料2	（生補管2）第	号
二次性骨折予防継続管理料1	（二骨継1）第	号
二次性骨折予防継続管理料2	（二骨継2）第	号
二次性骨折予防継続管理料3	（二骨継3）第	号
下肢創傷処置管理料	（下創管）第	号
慢性腎臓病透析予防指導管理料	（腎防管）第	号
地域連携小児夜間・休日診療料1	（小夜1）第	号
地域連携小児夜間・休日診療料2	（小夜2）第	号
地域連携夜間・休日診療料	（夜）第	号
院内トリアージ実施料	（トリ）第	号
夜間休日救急搬送医学管理料の「注3」に規定する救急搬送看護体制加算	（救搬看体）第	号
外来放射線照射診療料	（放射診）第	号
地域包括診療料	（地包診）第	号
小児かかりつけ診療料1	（小か診1）第	号
小児かかりつけ診療料2	（小か診2）第	号
外来腫瘍化学療法診療料1	（外化診1）第	号
外来腫瘍化学療法診療料2	（外化診2）第	号
外来腫瘍化学療法診療料3	（外化診3）第	号
連携充実加算	（外化連）第	号
外来腫瘍化学療法診療料の「注9」に規定するがん薬物療法体制充実加算	（外化薬）第	号
外来データ提出加算	（外データ提）第	号
ニコチン依存症管理料	（ニコ）第	号
療養・就労両立支援指導料の「注3」に規定する相談支援加算	（両立支援）第	号
開放型病院共同指導料	（開）第	号
別添1の「第9」の1の(1)に規定する在宅療養支援診療所	（支援診1）第	号
別添1の「第9」の1の(2)に規定する在宅療養支援診療所	（支援診2）第	号
別添1の「第9」の1の(3)に規定する在宅療養支援診療所	（支援診3）第	号
別添1の「第9」の2の(3)に規定する在宅緩和ケア充実診療所・病院加算	（在緩診実）第	号
別添1の「第9」の2の(4)に規定する在宅療養実績加算1	（在診実1）第	号
別添1の「第9」の2の(5)に規定する在宅療養実績加算2	（在診実2）第	号
ハイリスク妊産婦共同管理料（Ⅰ）	（ハイⅠ）第	号
がん治療連携計画策定料	（がん計）第	号
がん治療連携指導料	（がん指）第	号
外来排尿自立指導料	（外排自）第	号
ハイリスク妊産婦連携指導料1	（ハイ妊連1）第	号
ハイリスク妊産婦連携指導料2	（ハイ妊連2）第	号
肝炎インターフェロン治療計画料	（肝炎）第	号
こころの連携指導料（Ⅰ）	（こ連指Ⅰ）第	号
こころの連携指導料（Ⅱ）	（こ連指Ⅱ）第	号
プログラム医療機器等指導管理料	（プログラム）第	号
薬剤管理指導料	（薬）第	号
地域連携診療計画加算	（地連計）第	号
検査・画像情報提供加算及び電子的診療情報評価料	（電情）第	号
医療機器安全管理料1	（機安1）第	号
医療機器安全管理料2	（機安2）第	号
医療機器安全管理料（歯科）	（機安歯）第	号
精神科退院時共同指導料1及び2	（精退共）第	号
歯科治療時医療管理料	（医管）第	号
小児口腔機能管理料の「注3」に規定する口腔管理体制強化加算	（口管強）第	号
在宅療養支援歯科診療所1	（歯援診1）第	号
在宅療養支援歯科診療所2	（歯援診2）第	号
在宅療養支援歯科病院	（歯援病）第	号
別添1の「第14の2」の1の(1)に規定する在宅療養支援病院	（支援病1）第	号
別添1の「第14の2」の1の(2)に規定する在宅療養支援病院	（支援病2）第	号
別添1の「第14の2」の1の(3)に規定する在宅療養支援病院	（支援病3）第	号
別添1の「第14の2」の2の(2)に規定する在宅緩和		

項目	略称	番号
ケア充実診療所・病院加算 （在緩診病）		第　号
別添1の「第14の2」の2の(3)に規定する在宅療養実績加算1	（在病実1）	第　号
別添1の「第14の2」の2の(4)に規定する在宅療養実績加算2	（在病実2）	第　号
在宅患者歯科治療時医療管理料	（在歯管）	第　号
往診料の「注9」に規定する介護保険施設等連携往診加算	（介保連）	第　号
在宅患者訪問診療料（Ⅰ）の「注13」〔在宅患者訪問診療料（Ⅱ）の「注6」の規定により準用する場合を含む〕，在宅がん医療総合診療料の「注8」及び歯科訪問診療料の「注20」に規定する在宅医療DX情報活用加算	（在宅DX）	第　号
在宅時医学総合管理料及び施設入居時等医学総合管理料	（在医総管1）	第　号
在宅データ提出加算	（在データ提）	第　号
在宅時医学総合管理料の注14（施設入居時等医学総合管理料の「注5」の規定により準用する場合を含む）に規定する基準	（在医総管2）	第　号
在宅時医学総合管理料の「注15」（施設入居時等医学総合管理料の「注5」の規定により準用する場合を含む）及び在宅がん医療総合診療料の「注9」に規定する在宅医療情報連携加算	（医情連）	第　号
歯科疾患在宅療養管理料の「注7」，在宅患者訪問口腔リハビリテーション指導管理料の「注8」及び小児在宅患者訪問口腔リハビリテーション指導管理料の「注8」に規定する在宅歯科医療情報連携加算	（歯医情連）	第　号
在宅がん医療総合診療料	（在総）	第　号
救急搬送診療料の「注4」に規定する重症患者搬送加算	（重患搬）	第　号
救急患者連携搬送料	（救患搬）	第　号
在宅患者訪問看護・指導料及び同一建物居住者訪問看護・指導料の「注2」	（在看）	第　号
在宅患者訪問看護・指導料の「注15」（同一建物居住者訪問看護・指導料の「注6」の規定により準用する場合を含む）に規定する訪問看護・指導体制充実加算	（訪看充）	第　号
在宅患者訪問看護・指導料の「注16」（同一建物居住者訪問看護・指導料の「注6」の規定により準用する場合を含む）に規定する専門管理加算	（訪看専）	第　号
在宅患者訪問看護・指導料の「注17」（同一建物居住者訪問看護・指導料の「注6」の規定により準用する場合を含む）及び精神科訪問看護・指導料の「注17」に規定する訪問看護医療DX情報活用加算	（訪看DX）	第　号
在宅患者訪問看護・指導料の「注18」（同一建物居住者訪問看護・指導料の「注6」の規定により準用する場合を含む）に規定する遠隔死亡診断補助加算	（訪看遠隔）	第　号
在宅療養後方支援病院	（在後病）	第　号
在宅患者訪問褥瘡管理指導料	（在訪褥）	第　号
在宅血液透析指導管理料	（在血液）	第　号
在宅酸素療法指導管理料の「注2」に規定する遠隔モニタリング加算	（遠隔酸素）	第　号
在宅持続陽圧呼吸療法指導管理料の「注2」に規定する遠隔モニタリング加算	（遠隔持陽）	第　号
在宅植込型補助人工心臓（非拍動流型）指導管理料	（在植補心）	第　号
在宅腫瘍治療電場療法指導管理料	（在電場）	第　号
在宅経肛門的自己洗腸指導管理料	（在洗腸）	第　号
持続血糖測定器加算（間歇注入シリンジポンプと連動する持続血糖測定器を用いる場合）及び皮下連続式グルコース測定	（持血測1）	第　号
持続血糖測定器加算（間歇注入シリンジポンプと連動しない持続血糖測定器を用いる場合）	（持血測2）	第　号
地域医療連携体制加算	（歯地連）	第　号
歯科訪問診療料の「注15」に規定する基準	（歯訪診）	第　号
在宅歯科医療推進加算	（在推進）	第　号
遺伝学的検査の「注1」に規定する施設基準	（遺伝検1）	第　号
遺伝学的検査の「注2」に規定する施設基準	（遺伝検2）	第　号
染色体検査の「注2」に規定する基準	（染色体）	第　号
骨髄微小残存病変量測定	（骨残測）	第　号
BRCA1/2遺伝子検査	（BRCA）	第　号
がんゲノムプロファイリング検査	（がんプロ）	第　号
角膜ジストロフィー遺伝子検査	（角ジ遺）	第　号
先天性代謝異常症検査	（先代異）	第　号
抗アデノ随伴ウイルス9型（AAV9）抗体	（AAV9）	第　号
抗HLA抗体（スクリーニング検査）及び抗HLA抗体（抗体特異性同定検査）	（抗HLA）	第　号
HPV核酸検出及びHPV核酸検出（簡易ジェノタイプ判定）	（HPV）	第　号
ウイルス・細菌核酸多項目同時検出（SARS-CoV-2核酸検出を含まないもの）	（ウ細多同）	第　号
ウイルス・細菌核酸多項目同時検出（髄液）	（ウ細髄液）	第　号
検体検査管理加算（Ⅰ）	（検Ⅰ）	第　号
検体検査管理加算（Ⅱ）	（検Ⅱ）	第　号
検体検査管理加算（Ⅲ）	（検Ⅲ）	第　号
検体検査管理加算（Ⅳ）	（検Ⅳ）	第　号
国際標準検査管理加算	（国標）	第　号
遺伝カウンセリング加算	（遺伝カ）	第　号
遺伝性腫瘍カウンセリング加算	（遺伝腫カ）	第　号
心臓カテーテル法による諸検査の血管内視鏡検査加算	（血内）	第　号
時間内歩行試験及びシャトルウォーキングテスト	（歩行）	第　号
胎児心エコー法	（胎心エコ）	第　号
ヘッドアップティルト試験	（ヘッド）	第　号
人工膵臓検査，人工膵臓療法	（人膵）	第　号
長期継続頭蓋内脳波検査	（長）	第　号
長期脳波ビデオ同時記録検査1	（脳ビ）	第　号
中枢神経磁気刺激による誘発筋電図	（中磁誘）	第　号
単線維筋電図	（単筋電）	第　号
光トポグラフィー	（光ト）	第　号
脳磁図（自発活動を測定するもの）	（脳磁診1）	第　号
脳磁図（その他のもの）	（脳磁診2）	第　号
終夜睡眠ポリグラフィー（安全精度管理下で行うもの）	（終夜睡安）	第　号
脳波検査判断料1	（脳判）	第　号
遠隔脳波診断	（遠脳）	第　号
神経学的検査	（神経）	第　号
補聴器適合検査	（補聴）	第　号
黄斑局所網膜電図	（黄網電）	第　号
全視野精密網膜電図	（全網電）	第　号
ロービジョン検査判断料	（ロー検）	第　号
コンタクトレンズ検査料1	（コン1）	第　号
コンタクトレンズ検査料2	（コン2）	第　号
コンタクトレンズ検査料3	（コン3）	第　号
小児食物アレルギー負荷検査	（小検）	第　号
内服・点滴誘発試験	（誘発）	第　号
経頸静脈的肝生検	（肝生検）	第　号
前立腺針生検法（MRI撮影及び超音波検査融合画像によるもの）	（前立腺）	第　号
CT透視下気管支鏡検査加算	（C気鏡）	第　号
経気管支凍結生検法	（経気凍）	第　号
口腔細菌定量検査	（口菌検）	第　号

項目	略称	番号
有床義歯咀嚼機能検査1のイ	（咀嚼機能1）	第　号
有床義歯咀嚼機能検査1のロ及び咀嚼能力検査	（咀嚼能力）	第　号
有床義歯咀嚼機能検査2のイ	（咀嚼機能2）	第　号
有床義歯咀嚼機能検査2のロ及び咬合圧検査	（咬合圧）	第　号
精密触覚機能検査	（精密触覚）	第　号
睡眠時歯科筋電図検査	（歯筋電図）	第　号
画像診断管理加算1	（画1）	第　号
画像診断管理加算2	（画2）	第　号
画像診断管理加算3	（画3）	第　号
画像診断管理加算4	（画4）	第　号
歯科画像診断管理加算1	（歯画1）	第　号
歯科画像診断管理加算2	（歯画2）	第　号
遠隔画像診断	（遠画）	第　号
ポジトロン断層撮影（アミロイドPETイメージング剤を用いた場合を除く）	（ポ断）	第　号
ポジトロン断層撮影（アミロイドPETイメージング剤を用いた場合に限る）	（ポ断P）	第　号
ポジトロン断層・コンピューター断層複合撮影（アミロイドPETイメージング剤を用いた場合を除く）	（ポ断コ複）	第　号
ポジトロン断層・コンピューター断層複合撮影（アミロイドPETイメージング剤を用いた場合に限る）	（ポ断コ複P）	第　号
ポジトロン断層・磁気共鳴コンピューター断層複合撮影（アミロイドPETイメージング剤を用いた場合を除く）	（ポ断磁複）	第　号
ポジトロン断層・磁気共鳴コンピューター断層複合撮影（アミロイドPETイメージング剤を用いた場合に限る）	（ポ断磁複P）	第　号
乳房用ポジトロン断層撮影	（乳ポ断）	第　号
CT撮影及びMRI撮影	（C・M）	第　号
冠動脈CT撮影加算	（冠動C）	第　号
血流予備量比コンピューター断層撮影	（血予備断）	第　号
外傷全身CT加算	（外傷C）	第　号
心臓MRI撮影加算	（心臓M）	第　号
乳房MRI撮影加算	（乳房M）	第　号
小児鎮静下MRI撮影加算	（小児M）	第　号
頭部MRI撮影加算	（頭部M）	第　号
全身MRI撮影加算	（全身M）	第　号
肝エラストグラフィ加算	（肝エラ）	第　号
抗悪性腫瘍剤処方管理加算	（抗悪処方）	第　号
外来後発医薬品使用体制加算	（外後発使）	第　号
外来化学療法加算1	（外化1）	第　号
外来化学療法加算2	（外化2）	第　号
無菌製剤処理料	（菌）	第　号
心大血管疾患リハビリテーション料（Ⅰ）	（心Ⅰ）	第　号
リハビリテーションデータ提出加算	（リデータ提）	第　号
心大血管疾患リハビリテーション料（Ⅱ）	（心Ⅱ）	第　号
脳血管疾患等リハビリテーション料（Ⅰ）	（脳Ⅰ）	第　号
脳血管疾患等リハビリテーション料（Ⅱ）	（脳Ⅱ）	第　号
脳血管疾患等リハビリテーション料（Ⅲ）	（脳Ⅲ）	第　号
運動器リハビリテーション料（Ⅰ）	（運Ⅰ）	第　号
運動器リハビリテーション料（Ⅱ）	（運Ⅱ）	第　号
運動器リハビリテーション料（Ⅲ）	（運Ⅲ）	第　号
呼吸器リハビリテーション料（Ⅰ）	（呼Ⅰ）	第　号
呼吸器リハビリテーション料（Ⅱ）	（呼Ⅱ）	第　号
摂食機能療法の「注3」に規定する摂食嚥下機能回復体制加算1	（摂嚥回1）	第　号
摂食機能療法の「注3」に規定する摂食嚥下機能回復体制加算2	（摂嚥回2）	第　号
摂食機能療法の「注3」に規定する摂食嚥下機能回復体制加算3	（摂嚥回3）	第　号
難病患者リハビリテーション料	（難）	第　号
障害児（者）リハビリテーション料	（障）	第　号
がん患者リハビリテーション料	（がんリハ）	第　号
認知症患者リハビリテーション料	（認リハ）	第　号
リンパ浮腫複合的治療料	（リン複）	第　号
集団コミュニケーション療法料	（集コ）	第　号
歯科口腔リハビリテーション料2	（歯リハ2）	第　号
経頭蓋磁気刺激療法	（頭磁刺）	第　号
通院・在宅精神療法の「注4」に規定する児童思春期精神科専門管理加算	（児春専）	第　号
通院・在宅精神療法の「注8」に規定する療養生活継続支援加算	（療活継）	第　号
通院・在宅精神療法の「注10」に規定する児童思春期支援指導加算	（児春支）	第　号
通院・在宅精神療法の「注11」に規定する早期診療体制充実加算	（早充実）	第　号
通院・在宅精神療法の「注12」に規定する情報通信機器を用いた精神療法の施設基準	（情通精）	第　号
救急患者精神科継続支援料	（急精支）	第　号
認知療法・認知行動療法1	（認1）	第　号
認知療法・認知行動療法2	（認2）	第　号
依存症集団療法1	（依集1）	第　号
依存症集団療法2	（依集2）	第　号
依存症集団療法3	（依集3）	第　号
精神科作業療法	（精）	第　号
精神科ショート・ケア「大規模なもの」	（ショ大）	第　号
精神科ショート・ケア「小規模なもの」	（ショ小）	第　号
精神科デイ・ケア「大規模なもの」	（デ大）	第　号
精神科デイ・ケア「小規模なもの」	（デ小）	第　号
精神科ナイト・ケア	（ナ）	第　号
精神科デイ・ナイト・ケア	（デナ）	第　号
抗精神病特定薬剤治療指導管理料（治療抵抗性統合失調症治療指導管理料に限る）	（抗治療）	第　号
重度認知症患者デイ・ケア料	（認デ）	第　号
精神科在宅患者支援管理料	（精在宅援）	第　号
医療保護入院等診療料	〔医療保護〕	第　号
医科点数表第2章第9部処置の通則の5に掲げる処置の休日加算1	（医処休）	第　号
医科点数表第2章第9部処置の通則の5に掲げる処置の時間外加算1	（医処外）	第　号
医科点数表第2章第9部処置の通則の5に掲げる処置の深夜加算1	（医処深）	第　号
歯科点数表第2章第8部処置の通則第6号に掲げる処置の休日加算1	（歯処休）	第　号
歯科点数表第2章第8部処置の通則第6号に掲げる処置の時間外加算1	（歯処外）	第　号
歯科点数表第2章第8部処置の通則第6号に掲げる処置の深夜加算1	（歯処深）	第　号
静脈圧迫処置（慢性静脈不全に対するもの）	（静圧）	第　号
多血小板血漿処置	（多血）	第　号
硬膜外自家血注入	（血入）	第　号
エタノールの局所注入（甲状腺）	（エタ甲）	第　号
エタノールの局所注入（副甲状腺）	（エタ副甲）	第　号
人工腎臓	（人工腎臓）	第　号
導入期加算1	（導入1）	第　号
導入期加算2及び腎代替療法実績加算	（導入2）	第　号
導入期加算3及び腎代替療法実績加算	（導入3）	第　号
透析液水質確保加算及び慢性維持透析濾過加算	（透析水）	第　号
下肢末梢動脈疾患指導管理加算	（肢梢）	第　号

難治性高コレステロール血症に伴う重度尿蛋白を呈する糖尿病性腎症に対するLDLアフェレシス療法 （難重尿）第　号
移植後抗体関連型拒絶反応治療における血漿交換療法 （移後拒）第　号
ストーマ合併症加算 （スト合）第　号
磁気による膀胱等刺激法 （磁膀刺）第　号
心不全に対する遠赤外線温熱療法 （心遠温）第　号
歩行運動処置（ロボットスーツによるもの） （歩行ロボ）第　号
手術用顕微鏡加算 （手顕微）第　号
口腔粘膜処置 （口腔粘膜）第　号
う蝕無痛的窩洞形成加算 （う蝕無痛）第　号
歯科技工士連携加算1及び光学印象歯科技工士連携加算 （歯技連1）第　号
歯科技工士連携加算2 （歯技連2）第　号
光学印象 （光印象）第　号
CAD／CAM冠及びCAD／CAMインレー （歯CAD）第　号
歯科技工加算1及び2 （歯技工）第　号
皮膚悪性腫瘍センチネルリンパ節生検加算 （皮セ節）第　号
皮膚移植術（死体） （皮膚植）第　号
自家脂肪注入 （自脂注）第　号
組織拡張器による再建手術〔乳房（再建手術）の場合に限る〕 （組再乳）第　号
四肢・躯幹軟部悪性腫瘍手術及び骨悪性腫瘍手術の「注」に掲げる処置骨再建加算 （処骨）第　号
緊急整復固定加算及び緊急挿入加算 （緊整固）第　号
骨悪性腫瘍，類骨骨腫及び四肢軟部腫瘍ラジオ波焼灼療法 （骨悪ラ）第　号
骨移植術（軟骨移植術を含む）〔同種骨移植（非生体）〔同種骨移植（特殊なものに限る）〕〕 （同種）第　号
骨移植術（軟骨移植術を含む）（自家培養軟骨移植術に限る） （自家）第　号
人工股関節置換術（手術支援装置を用いるもの） （人関支）第　号
後縦靱帯骨化症手術（前方進入によるもの） （後縦骨）第　号
椎間板内酵素注入療法 （椎酵注）第　号
腫瘍脊椎骨全摘術 （脊椎摘）第　号
緊急穿頭血腫除去術 （緊穿除）第　号
脳腫瘍覚醒下マッピング加算 （脳覚）第　号
原発性悪性脳腫瘍光線力学療法加算 （脳光）第　号
内視鏡下脳腫瘍生検術及び内視鏡下脳腫瘍摘出術 （内脳腫）第　号
脳血栓回収療法連携加算 （脳回）第　号
頭蓋骨形成手術（骨移動を伴うものに限る） （頭移）第　号
脳刺激装置植込術及び脳刺激装置交換術 （脳刺）第　号
脊髄刺激装置植込術及び脊髄刺激装置交換術 （脊刺）第　号
頭蓋内電極植込術〔脳深部電極によるもの（7本以上の電極による場合）に限る〕 （頭深電）第　号
癒着性脊髄くも膜炎手術（脊髄くも膜剥離操作を行うもの） （癒脊膜）第　号
仙骨神経刺激装置植込術及び仙骨神経刺激装置交換術（便失禁） （仙神交便）第　号
仙骨神経刺激装置植込術及び仙骨神経刺激装置交換術（便過活動膀胱） （仙神交膀）第　号
舌下神経電気刺激装置植込術 （舌刺）第　号
角結膜悪性腫瘍切除術 （角結悪）第　号
治療的角膜切除術〔エキシマレーザーによるもの（角膜ジストロフィー又は帯状角膜変性に係るものに限る）〕 （角膜切）第　号
角膜移植術（内皮移植加算） （内移）第　号
羊膜移植術 （羊膜移）第　号

緑内障手術〔緑内障治療用インプラント挿入術（プレートのあるもの）〕 （緑内イ）第　号
緑内障手術《緑内障手術〔流出路再建術（眼内法）及び水晶体再建術併用眼内ドレーン挿入術〕》 （緑内眼ド）第　号
緑内障手術〔濾過胞再建術（needle法）〕 （緑内ne）第　号
毛様体光凝固術（眼内内視鏡を用いるものに限る） （毛光）第　号
網膜付着組織を含む硝子体切除術（眼内内視鏡を用いるもの） （硝切）第　号
網膜再建術 （網膜再）第　号
経外耳道的内視鏡下鼓室形成術 （経内鼓）第　号
人工中耳植込術 （人工中耳）第　号
植込型骨導補聴器（直接振動型）植込術，人工内耳植込術，植込型骨導補聴器移植術及び植込型骨導補聴器交換術 （植補聴）第　号
耳管用補綴材挿入術 （耳補挿）第　号
内視鏡下鼻・副鼻腔手術Ⅴ型（拡大副鼻腔手術）及び経鼻内視鏡下鼻副鼻腔悪性腫瘍手術（頭蓋底郭清，再建を伴うものに限る） （内鼻Ⅴ腫）第　号
鏡視下咽頭悪性腫瘍手術（軟口蓋悪性腫瘍手術を含む） （鏡咽悪）第　号
鏡視下咽頭悪性腫瘍手術（軟口蓋悪性腫瘍手術を含む）（内視鏡手術用支援機器を用いる場合）及び鏡視下喉頭悪性腫瘍手術（内視鏡手術用支援機器を用いる場合） （鏡咽喉悪）第　号
内喉頭筋内注入術（ボツリヌス毒素によるもの） （内筋ボ）第　号
鏡視下喉頭悪性腫瘍手術 （鏡喉悪）第　号
喉頭形成手術（甲状軟骨固定用器具を用いたもの） （喉頭形成）第　号
上顎骨形成術（骨移動を伴う場合に限る），下顎骨形成術（骨移動を伴う場合に限る） （顎移）第　号
上顎骨形成術（骨移動を伴う場合に限る）（歯科），下顎骨形成術（骨移動を伴う場合に限る）（歯科） （歯顎移）第　号
顎関節人工関節全置換術 （顎人工）第　号
顎関節人工関節全置換術（歯科） （歯顎人工）第　号
内視鏡下甲状腺部分切除，腺腫摘出術，内視鏡下バセドウ甲状腺全摘（亜全摘）術（両葉），内視鏡下副甲状腺（上皮小体）腺腫過形成手術 （内下）第　号
内視鏡下甲状腺悪性腫瘍手術 （内甲悪）第　号
乳腺腫瘍画像ガイド下吸引術（一連につき）（MRIによるもの） （乳腺ガ）第　号
頭頸部悪性腫瘍光線力学療法 （頭頸悪光）第　号
頭頸部悪性腫瘍光線力学療法（歯科） （歯頭頸悪光）第　号
乳房切除術（性同一性障害の患者に対して行う場合に限る） （乳切性障）第　号
乳癌センチネルリンパ節生検加算1及びセンチネルリンパ節生検（併用） （乳セ1）第　号
乳癌センチネルリンパ節生検加算2及びセンチネルリンパ節生検（単独） （乳セ2）第　号
乳腺悪性腫瘍手術〔乳輪温存乳房切除術（腋窩郭清を伴わないもの）及び乳輪温存乳房切除術（腋窩郭清を伴うもの）〕 （乳腫）第　号
ゲル充填人工乳房を用いた乳房再建術（乳房切除後） （ゲル乳再）第　号
乳腺悪性腫瘍ラジオ波焼灼療法 （乳腺ラ）第　号
胸腔鏡下拡大胸腺摘出術（内視鏡手術用支援機器を用いる場合） （胸拡胸支）第　号
胸腔鏡下縦隔悪性腫瘍手術（内視鏡手術用支援機器を用いる場合） （胸腔縦悪支）第　号
胸腔鏡下良性縦隔腫瘍手術（内視鏡手術用支援機器を用いる場合） （胸腔縦支）第　号
気管支バルブ留置術 （気バ留）第　号

胸腔鏡下肺切除術（区域切除及び肺葉切除術又は1肺葉を超えるもので内視鏡手術用支援機器を用いる場合）　　　　　　　　（胸腔肺支）第　　号
胸腔鏡下悪性腫瘍手術（区域切除で内視鏡支援機器を用いる場合）　　　（胸腔肺悪区）第　　号
肺悪性腫瘍手術〔壁側・臓側胸膜全切除（横隔膜，心膜合併切除を伴うもの）に限る〕　　　（肺腫）第　　号
胸腔鏡下肺悪性腫瘍手術（肺葉切除又は1肺葉を超えるもので内視鏡手術用支援機器を用いる場合）　　　　　　　　　　　　（胸腔肺悪）第　　号
胸腔鏡下肺悪性腫瘍手術（気管支形成を伴う肺切除）　　　　　　　　　　　　　　（胸腔形成）第　　号
同種死体肺移植術　　　　　　　　（肺植）第　　号
生体部分肺移植術　　　　　　　　（生肺）第　　号
肺悪性腫瘍及び胸腔内軟部腫瘍ラジオ波焼灼療法
　　　　　　　　　　　　　　　　（肺ラ）第　　号
胸腔鏡下食道悪性腫瘍手術（内視鏡手術用支援機器を用いる場合）　　　（胸腔食支）第　　号
縦隔鏡下食道悪性腫瘍手術（内視鏡手術用支援機器を用いる場合）　　　（縦隔食支）第　　号
内視鏡下筋層切開術　　　　　　　（内筋）第　　号
食道縫合術（穿孔，損傷）（内視鏡によるもの），内視鏡下胃，十二指腸穿孔瘻孔閉鎖術，胃瘻閉鎖術（内視鏡によるもの），小腸瘻閉鎖術（内視鏡によるもの），結腸瘻閉鎖術（内視鏡によるもの），腎（腎盂）瘻閉鎖術（内視鏡によるもの），尿管腸瘻閉鎖術（内視鏡によるもの），膀胱腸瘻閉鎖術（内視鏡によるもの），腟腸瘻閉鎖術（内視鏡によるもの）
　　　　　　　　　　　　　　　　（穿瘻閉）第　　号
経皮的冠動脈形成術（特殊カテーテルによるもの）
　　　　　　　　　　　　　　　　（経特）第　　号
胸腔鏡下弁形成術　　　　　　　（胸腔弁形）第　　号
胸腔鏡下弁形成術（内視鏡手術用支援機器を用いる場合）　　　　　　　　　　（胸弁形内支）第　　号
胸腔鏡下弁置換術　　　　　　　（胸腔下置）第　　号
胸腔鏡下弁置換術（内視鏡手術用支援機器を用いる場合）　　　　　　　　　　（胸下置内支）第　　号
経カテーテル弁置換術（経心尖大動脈弁置換術及び経皮的大動脈弁置換術）　　　（カ大弁置）第　　号
経カテーテル弁置換術（経皮的肺動脈弁置換術）
　　　　　　　　　　　　　　　（カ肺弁置）第　　号
経皮的僧帽弁クリップ術　　　　　（経僧帽）第　　号
胸腔鏡下動脈管開存閉鎖術　　　　（脈動開）第　　号
胸腔鏡下心房中隔欠損閉鎖術　　　（胸下房）第　　号
不整脈手術　左心耳閉鎖術（胸腔鏡下によるもの）
　　　　　　　　　　　　　　　（不整胸腔）第　　号
不整脈手術　左心耳閉鎖術（経カテーテル的手術によるもの）　　　　　　　　　　（不整経カ）第　　号
磁気ナビゲーション加算　　　　　（磁場心）第　　号
経皮的中隔心筋焼灼術　　　　　　（経中）第　　号
ペースメーカー移植術及びペースメーカー交換術
　　　　　　　　　　　　　　　　　（ペ）第　　号
ペースメーカー移植術及びペースメーカー交換術（リードレスペースメーカー）　　（ペリ）第　　号
両心室ペースメーカー移植術（心筋電極の場合）及び両心室ペースメーカー交換術（心筋電極の場合）
　　　　　　　　　　　　　　　　（両ペ心）第　　号
両心室ペースメーカー移植術（経静脈電極の場合）及び両心室ペースメーカー交換術（経静脈電極の場合）　　　　　　　　　　　　　　（両ペ静）第　　号
植込型除細動器移植術（心筋リードを用いるもの）及び植込型除細動器交換術（心筋リードを用いるもの）　　　　　　　　　　　　　（除心）第　　号
植込型除細動器移植術（経静脈リードを用いるもの又は皮下植込型リードを用いるもの），植込型除細動器交換術（その他のもの）及び経静脈電極抜去術　　　　　　　　　　　　　　（除静）第　　号
両室ペーシング機能付き植込型除細動器移植術（心筋電極の場合）及び両室ペーシング機能付き植込型除細動器交換術（心筋電極の場合）
　　　　　　　　　　　　　　　　（両除心）第　　号
両室ペーシング機能付き植込型除細動器移植術（経静脈電極の場合）及び両室ペーシング機能付き植込型除細動器交換術（経静脈電極の場合）
　　　　　　　　　　　　　　　　（両除静）第　　号
大動脈バルーンパンピング法（IABP法）（大）第　　号
経皮的循環補助法（ポンプカテーテルを用いたもの）
　　　　　　　　　　　　　　　　（経循補）第　　号
補助人工心臓　　　　　　　　　　（補心）第　　号
小児補助人工心臓　　　　　　　　（小補心）第　　号
植込型補助人工心臓（非拍動流型）（植補心非）第　　号
同種心移植術　　　　　　　　　　（心植）第　　号
同種心肺移植術　　　　　　　　　（心肺植）第　　号
骨格筋由来細胞シート心表面移植術（筋シ心移）第　　号
経皮的下肢動脈形成術　　　　　（経下肢動）第　　号
内視鏡下下肢静脈瘤不全穿通枝切離術
　　　　　　　　　　　　　　　　（内下不切）第　　号
腹腔鏡下リンパ節群郭清術（後腹膜）
　　　　　　　　　　　　　　　　（腹リ後腹）第　　号
腹腔鏡下リンパ節群郭清術（傍大動脈）
　　　　　　　　　　　　　　　　（腹リ傍大）第　　号
腹腔鏡下リンパ節群郭清術（側方）（腹リ傍側）第　　号
腹腔鏡下小切開骨盤内リンパ節群郭清術，腹腔鏡下小切開後腹膜リンパ節群郭清術，腹腔鏡下小切開後腹膜腫瘍摘出術，腹腔鏡下小切開後腹膜悪性腫瘍手術，腹腔鏡下小切開副腎摘出術，腹腔鏡下小切開腎部分切除術，腹腔鏡下小切開腎摘出術，腹腔鏡下小切開尿管腫瘍摘出術，腹腔鏡下小切開腎（尿管）悪性腫瘍手術，腹腔鏡下小切開膀胱腫瘍摘出術及び腹腔鏡下小切開前立腺悪性腫瘍手術
　　　　　　　　　　　　　　　　（腹小切）第　　号
骨盤内悪性腫瘍及び腹腔内軟部腫瘍ラジオ波焼灼療法　　　　　　　　　　　　（骨盤ラ）第　　号
内視鏡的逆流防止粘膜切除術　　　（内胃切）第　　号
腹腔鏡下十二指腸局所切除術（内視鏡処置を併施するもの）　　　　　　　　　（腹十二局）第　　号
腹腔鏡下胃切除術〔単純切除術（内視鏡手術用支援機器を用いる場合）〕及び腹腔鏡下胃切除術〔悪性腫瘍手術（内視鏡手術用支援機器を用いるもの）〕
　　　　　　　　　　　　　　　　（腹胃切支）第　　号
腹腔鏡下噴門側胃切除術〔単純切除術（内視鏡手術用支援機器を用いる場合）〕及び腹腔鏡下噴門側胃切除術〔悪性腫瘍手術（内視鏡手術用支援機器を用いるもの）〕　　　　　　　　　　　（腹側胃切支）第　　号
腹腔鏡下胃全摘術〔単純全摘術（内視鏡手術用支援機器を用いる場合）〕及び腹腔鏡下胃全摘術〔悪性腫瘍手術（内視鏡手術用支援機器を用いるもの）〕
　　　　　　　　　　　　　　　　（腹胃全）第　　号
腹腔鏡下胃縮小術　　　　　　　（腹胃縮）第　　号
バルーン閉塞下逆行性経静脈的塞栓術
　　　　　　　　　　　　　　　　（バ経静脈）第　　号
腹腔鏡下総胆管拡張症手術（内視鏡手術用支援機器を用いる場合）　　　　　（腹総拡支）第　　号
腹腔鏡下胆嚢悪性腫瘍手術（胆嚢床切除を伴うもの）
　　　　　　　　　　　　　　　　（腹胆床）第　　号
胆管悪性腫瘍手術〔膵頭十二指腸切除及び肝切除（葉以上）を伴うものに限る〕　　（胆腫）第　　号
体外衝撃波胆石破砕術　　　　　　　（胆）第　　号
腹腔鏡下肝切除術　　　　　　　　（腹肝）第　　号
腹腔鏡下肝切除術（内視鏡手術用支援機器を用いる場合）　　　　　　　　　　（腹肝支）第　　号
腹腔鏡下胆道閉鎖症手術　　　　（腹胆閉鎖）第　　号
移植用部分肝採取術（生体）（腹腔鏡によるもの）
　　　　　　　　　　　　　　　　（腹移肝）第　　号

術式・加算名	略称	番号
生体部分肝移植術	（生）	第　号
同種死体肝移植術	（肝植）	第　号
体外衝撃波膵石破砕術	（膵石破）	第　号
腹腔鏡下膵腫瘍摘出術	（腹膵腫瘍）	第　号
腹腔鏡下膵体尾部腫瘍切除術	（腹膵切）	第　号
腹腔鏡下膵体尾部腫瘍切除術（内視鏡手術用支援機器を用いる場合）	（腹膵切支）	第　号
腹腔鏡下膵中央切除術	（腹膵中切）	第　号
腹腔鏡下膵頭部腫瘍切除術	（腹膵頭）	第　号
腹腔鏡下膵頭部腫瘍切除術（内視鏡手術用支援機器を用いる場合）	（腹膵頭支）	第　号
同種死体膵移植術，同種死体膵腎移植術	（膵植）	第　号
同種死体膵島移植術	（膵島）	第　号
生体部分小腸移植術	（生小腸植）	第　号
同種死体小腸移植術	（小腸移植）	第　号
早期悪性腫瘍大腸粘膜下層剥離術	（早大腸）	第　号
腹腔鏡下結腸悪性腫瘍切除術（内視鏡手術用支援機器を用いる場合）	（腹結悪支）	第　号
腹腔鏡下副腎摘出術（内視鏡手術用支援機器を用いるもの）及び腹腔鏡下副腎髄質腫瘍摘出術（褐色細胞腫）（内視鏡手術用支援機器を用いるもの）	（腹腎摘出支）	第　号
腹腔鏡下直腸切除・切断術（内視鏡手術用支援機器を用いる場合）	（腹直腸切支）	第　号
副腎腫瘍ラジオ波焼灼療法	（副腎ラ）	第　号
体外衝撃波腎・尿管結石破砕術	（腎）	第　号
腹腔鏡下腎悪性腫瘍手術（内視鏡手術用支援機器を用いるもの）及び腹腔鏡下尿管悪性腫瘍手術（内視鏡手術用支援機器を用いるもの）	（腹腎尿支）	第　号
腎悪性腫瘍ラジオ波焼灼療法	（腎悪ラ）	第　号
腹腔鏡下腎盂形成手術（内視鏡手術用支援機器を用いる場合）	（腹腎形支）	第　号
同種死体腎移植術	（腎植）	第　号
生体腎移植術	（生腎）	第　号
膀胱水圧拡張術及びハンナ型間質性膀胱炎手術（経尿道）	（膀胱ハ）	第　号
腹腔鏡下膀胱悪性腫瘍手術（内視鏡手術用支援機器を用いる場合）	（腹膀胱支）	第　号
腹腔鏡下膀胱悪性腫瘍手術	（腹膀）	第　号
腹腔鏡下小切開膀胱悪性腫瘍手術	（腹小膀悪）	第　号
腹腔鏡下膀胱尿管逆流手術（膀胱外アプローチ）	（腹膀尿）	第　号
尿道狭窄グラフト再建術	（尿狭再）	第　号
人工尿道括約筋植込・置換術	（人工尿）	第　号
精巣温存手術	（精温）	第　号
精巣内精子採取術	（精精採）	第　号
焦点式高エネルギー超音波療法	（焦超）	第　号
腹腔鏡下前立腺悪性腫瘍手術	（腹前）	第　号
腹腔鏡下前立腺悪性腫瘍手術（内視鏡手術用支援機器を用いるもの）	（腹前支）	第　号
女子外性器悪性腫瘍手術センチネルリンパ節生検加算	（女外セ）	第　号
腹腔鏡下腟断端挙上術（内視鏡手術用支援機器を用いる場合）	（腹断端支）	第　号
腹腔鏡下仙骨腟固定術	（腹仙骨固）	第　号
腹腔鏡下仙骨腟固定術（内視鏡手術用支援機器を用いる場合）	（腹仙骨固支）	第　号
腹腔鏡下腟式子宮全摘術（内視鏡手術用支援機器を用いる場合）	（腹腟子宮支）	第　号
腹腔鏡下子宮悪性腫瘍手術（子宮体がんに対して内視鏡手術用支援機器を用いる場合）	（腹子悪内支）	第　号
腹腔鏡下子宮悪性腫瘍手術（子宮体がんに限る）	（腹子）	第　号
腹腔鏡下子宮悪性腫瘍手術（子宮頸がんに限る）	（腹子頸）	第　号
腹腔鏡下子宮瘢痕部修復術	（腹瘢修）	第　号
内視鏡的胎盤吻合血管レーザー焼灼術	（内胎）	第　号
胎児胸腔・羊水腔シャント術	（胎羊）	第　号
無心体双胎焼灼術	（無心）	第　号
胎児輸血術及び臍帯穿刺	（胎輸臍穿）	第　号
体外式膜型人工肺管理料	（体膜肺）	第　号
尿道形成手術（前部尿道）（性同一性障害の患者に対して行う場合に限る）	（尿形障）	第　号
尿道下裂形成手術（性同一性障害の患者に対して行う場合に限る）	（尿裂障）	第　号
陰茎形成術（性同一性障害の患者に対して行う場合に限る）	（陰形障）	第　号
陰茎全摘術（性同一性障害の患者に対して行う場合に限る）	（陰全性障）	第　号
精巣摘出術（性同一性障害の患者に対して行う場合に限る）	（精摘性障）	第　号
会陰形成手術（筋層に及ばないもの）（性同一性障害の患者に対して行う場合に限る）	（会形性障）	第　号
造腟術，腟閉鎖症術（遊離植皮によるもの，腸管形成によるもの，筋皮弁移植によるもの）（性同一性障害の患者に対して行う場合に限る）	（造腟閉障）	第　号
子宮全摘術（性同一性障害の患者に対して行う場合に限る）	（子宮全性障）	第　号
腹腔鏡下腟式子宮全摘術（性同一性障害患者に対して行う場合に限る）	（腹腟子性障）	第　号
子宮附属器腫瘍摘出術（両側）（性同一性障害の患者に対して行う場合に限る）	（子宮附障）	第　号
医科点数表第2章第10部手術の通則の12に掲げる手術の休日加算1	（医手休）	第　号
医科点数表第2章第10部手術の通則の12に掲げる手術の時間外加算1	（医手外）	第　号
医科点数表第2章第10部手術の通則の12に掲げる手術の深夜加算1	（医手深）	第　号
歯科点数表第2章第9部手術の通則第9号に掲げる手術の休日加算1	（歯手休）	第　号
歯科点数表第2章第9部手術の通則第9号に掲げる手術の時間外加算1	（歯手外）	第　号
歯科点数表第2章第9部手術の通則第9号に掲げる手術の深夜加算1	（歯手深）	第　号
医科点数表第2章第10部手術の通則の16に掲げる手術	（胃瘻造）	第　号
医科点数表第2章第10部手術の通則の19に掲げる手術（遺伝性乳癌卵巣癌症候群患者に対する乳房切除術に限る）	（乳切遺伝）	第　号
医科点数表第2章第10部手術の通則の19に掲げる手術（遺伝性乳癌卵巣癌症候群患者に対する子宮附属器腫瘍摘出術）	（子宮附遺伝）	第　号
周術期栄養管理実施加算	（周栄管）	第　号
再製造単回使用医療機器使用加算	（再単器）	第　号
輸血管理料Ⅰ	（輸血Ⅰ）	第　号
輸血管理料Ⅱ	（輸血Ⅱ）	第　号
輸血適正使用加算	（輸適）	第　号
貯血式自己血輸血管理体制加算	（貯輸）	第　号
コーディネート体制充実加算	（コ体充）	第　号
自己生体組織接着剤作成術	（自生接）	第　号
自己クリオプレシピテート作製術（用手法）	（自己ク）	第　号
同種クリオプレシピテート作製術	（同種ク）	第　号
人工肛門・人工膀胱造設術前処置加算	（造設前）	第　号
胃瘻造設時嚥下機能評価加算	（胃瘻造嚥）	第　号
凍結保存同種組織加算	（凍保組）	第　号
歯周組織再生誘導手術	（GTR）	第　号
手術時歯根面レーザー応用加算	（手術歯根）	第　号
広範囲顎骨支持型装置埋入手術	（人工歯根）	第　号
歯根端切除手術の「注3」	（根切顕微）	第　号
口腔粘膜血管腫凝固術	（口血凝）	第　号

レーザー機器加算	（手光機）	第　号
麻酔管理料（Ⅰ）	（麻管Ⅰ）	第　号
麻酔管理料（Ⅱ）	（麻管Ⅱ）	第　号
周術期薬剤管理加算	（周薬管）	第　号
歯科麻酔管理料	（歯麻管）	第　号
放射線治療専任加算	（放専）	第　号
外来放射線治療加算	（外放）	第　号
遠隔放射線治療計画加算	（遠隔放）	第　号
高エネルギー放射線治療	（高放）	第　号
一回線量増加加算	（増線）	第　号
強度変調放射線治療（IMRT）	（強度）	第　号
画像誘導放射線治療（IGRT）	（画誘）	第　号
体外照射呼吸性移動対策加算	（体対策）	第　号
定位放射線治療	（直放）	第　号
定位放射線治療呼吸性移動対策加算	（定対策）	第　号
粒子線治療	（粒）	第　号
粒子線治療適応判定加算	（粒適）	第　号
粒子線治療医学管理加算	（粒医）	第　号
ホウ素中性子捕捉療法	（ホ中）	第　号
ホウ素中性子捕捉療法適応判定加算	（ホ中適）	第　号
ホウ素中性子捕捉療法医学管理加算	（ホ中医）	第　号
画像誘導密封小線源治療加算	（誘密）	第　号
保険医療機関間の連携による病理診断	（連携診）	第　号
保険医療機関間の連携におけるデジタル病理画像による術中迅速病理組織標本作製	（連組織）	第　号
保険医療機関間の連携におけるデジタル病理画像による迅速細胞診	（連細胞）	第　号
デジタル病理画像による病理診断	（デ病診）	第　号
病理診断管理加算1	（病理診1）	第　号
病理診断管理加算2	（病理診2）	第　号
悪性腫瘍病理組織標本加算	（悪病組）	第　号
看護職員処遇改善評価料（1～165）	（看処遇1～165）	第　号
外来・在宅ベースアップ評価料（Ⅰ）	（外在ベⅠ）	第　号
外来・在宅ベースアップ評価料（Ⅱ）（1～8）	（外在ベⅡ1～8）	第　号
入院ベースアップ評価料（1～165）	（入ベ1～165）	第　号

（以下，歯科・調剤　略）

7 次の(1)から(16)までに掲げるものについては，それらの点数のうちいずれか1つについて届出を行っていれば，当該届出を行った点数と同一の区分に属する点数も算定できるものであり，点数ごとに別々の届出を行う必要はない。
(1) 持続血糖測定器加算（間歇注入シリンジポンプと連動する持続血糖測定器を用いる場合），皮下連続式グルコース測定
(2) 腹腔鏡下小切開骨盤内リンパ節群郭清術，腹腔鏡下小切開後腹膜リンパ節群郭清術，腹腔鏡下小切開後腹膜腫瘍摘出術，腹腔鏡下小切開後腹膜悪性腫瘍手術，腹腔鏡下小切開副腎摘出術，腹腔鏡下小切開腎部分切除術，腹腔鏡下小切開腎摘出術，腹腔鏡下小切開尿管腫瘍摘出術，腹腔鏡下小切開腎（尿管）悪性腫瘍手術，腹腔鏡下小切開膀胱腫瘍摘出術，腹腔鏡下小切開前立腺悪性腫瘍手術
(3) センチネルリンパ節生検（併用），乳癌センチネルリンパ節生検加算1
(4) センチネルリンパ節生検（単独），乳癌センチネルリンパ節生検加算2
(5) 人工膵臓検査，人工膵臓療法
(6) 時間内歩行試験，シャトルウォーキングテスト
(7) 検査・画像情報提供加算，電子的診療情報評価料
(8) 導入期加算2，導入期加算3，腎代替療法実績加算
(9) 透析液水質確保加算，慢性維持透析濾過加算
(10) 緊急整復固定加算，緊急挿入加算
(11) 食道縫合術（穿孔，損傷）（内視鏡によるもの），内視鏡下胃，十二指腸穿孔瘻孔閉鎖術，胃瘻閉鎖術（内視鏡によるもの），小腸瘻閉鎖術（内視鏡によるもの），結腸瘻閉鎖術（内視鏡によるもの），腎（腎盂）腸瘻閉鎖術（内視鏡によるもの），尿管腸瘻閉鎖術（内視鏡によるもの），膀胱腸瘻閉鎖術（内視鏡によるもの），腟腸瘻閉鎖術（内視鏡によるもの）
(12) 腹腔鏡下膵体尾部腫瘍切除術（内視鏡手術用支援機器を用いる場合を除く），腹腔鏡下膵中央切除術
(13) 腹腔鏡下副腎摘出術（内視鏡手術用支援機器を用いるもの），腹腔鏡下副腎髄質腫瘍摘出術（褐色細胞腫）（内視鏡手術用支援機器を用いるもの）
(14) 腹腔鏡下腎悪性腫瘍手術（内視鏡手術用支援機器を用いるもの），腹腔鏡下尿管悪性腫瘍手術（内視鏡手術用支援機器を用いるもの）
(15) 膀胱水圧拡張術，ハンナ型間質性膀胱炎術（経尿道）
(16) 採取精子調整管理料，精子凍結保存管理料
(17) 胎児輸血術（一連につき），臍帯穿刺

8 4に定めるもののほか，各月の末日までに要件審査を終え，届出を受理した場合は，翌月の1日から当該届出に係る診療報酬を算定する。また，月の最初の開庁日に要件審査を終え，届出を受理した場合には当該月の1日から算定する。令和6年6月1日からの算定に係る届出については，令和6年5月2日以降に届出書の提出を行うことができる。
9 届出の不受理の決定を行った場合は，速やかにその旨を提出者に対して通知する。

事務連絡 保険医療機関等の遡及指定に係る施設基準の届出
1．旧医療機関等において届出が受理されていた施設基準
　新医療機関等として旧医療機関等の患者を引き続き診療すること等，診療実態が変わらないため新医療機関等としての保険医療機関等の指定を遡って行う遡及指定（以下「遡及指定」という）の趣旨を踏まえ，遡及して新医療機関等として指定される日（以下「遡及指定日」という）時点では，新医療機関等として保険医療機関等の指定は受けていないものであるが，旧医療機関等において既に届出が受理されていた施設基準であって，新医療機関等においても当該要件を満たしているものに係る診療報酬は，新医療機関等において引き続き遡及指定日から算定できる。
2．旧医療機関等では届出がされておらず，新医療機関等において新たに届出をされた施設基準
(1) 届出を行うにあたって実績を要しない施設基準
　「基本診療料の施設基準等及びその届出に関する手続きの取扱いについて」（以下「基本診療料通知」という）及び「特掲診療料の施設基準等及びその届出に関する手続きの取扱いについて」（以下「特掲診療料通知」という）に掲げる届出を行うにあたって実績を要しない施設基準の診療報酬については，遡及指定日の属する月の最初の開庁日に要件審査を終え，施設基準の要件を満たしているものとして届出があった場合に限り，遡及指定日の属する月から算定できる。
(2) **届出を行うにあたって実績を要する施設基準**
　基本診療料通知及び特掲診療料通知に掲げる届出を行うにあたって実績を要する施設基準の診療報酬については，旧医療機関等における実績を基本診療料通知及び特掲診療料通知の「第2　届出に関する手続き」における実績として取り扱った上で，(1)と同様，遡及指定日の属する月の最初の開庁日に要件審査を終え，施設基準の要件を満たしているものとして届出があった場合に限り，遡及指定日の属する月から算定できる。なお，旧医療機関等において当該実績を有していない場合は，基本診療料通知及び特掲診療料通知のとおり，新医療機関等において届出にあたり実績を有していることが必要となる。
3．留意点：上記1及び2に係る届出については，新医療機関等において，再度又は新たに届出を要し，基本診療料通知及び特掲診療料通知等に基づき適正に取り扱う。　（平29.6.2）

第3　届出受理後の措置等
1 届出を受理した後において，届出の内容と異なった事情が生じ，当該施設基準を満たさなくなった場合又は当該施設基準の届出区分が変更となった場合には，保険医療機関

又は保険薬局の開設者は届出の内容と異なった事情が生じた日の属する月の翌月に変更の届出を行う。ただし，神経学的検査，精密触覚機能検査，画像診断管理加算1，2，3及び4，歯科画像診断管理加算1及び2，麻酔管理料（Ⅰ），歯科麻酔管理料，歯科矯正診断料並びに顎口腔機能診断料について届け出ている医師に変更があった場合にはその都度届出を行い，届出にあたり使用する機器を届け出ている施設基準については，当該機器に変更があった場合には，その都度届出を行う。また，CT撮影及びMRI撮影について届け出ている撮影に使用する機器に変更があった場合にはその都度届出を行う。その場合においては，変更の届出を行った日の属する月の翌月（変更の届出について，月の最初の開庁日に要件審査を終え，届出を受理された場合には当該月の1日）から変更後の特掲診療料を算定する。ただし，面積要件や常勤職員の配置要件等の変更の場合など月単位で算出する数値を用いた要件を含まない施設基準の場合には，当該施設基準を満たさなくなった日の属する月に速やかに変更の届出を行い，当該変更の届出を行った日の属する月の翌月から変更後の特掲診療料を算定する。

2　届出を受理した保険医療機関又は保険薬局については，適時調査を行い（原則として年1回，受理後6か月以内を目途），届出の内容と異なる事情等がある場合には，届出の受理の変更を行うなど運用の適正を期する。

3　「特掲診療料の施設基準等」に適合しないことが判明した場合は，所要の指導の上，変更の届出を行わせるものである。その上で，なお改善がみられない場合は，当該届出は無効となるものであるが，その際には当該保険医療機関又は当該保険薬局の開設者に弁明を行う機会を与える。

4　届出を行った保険医療機関又は保険薬局は，毎年8月1日現在で届出の基準の適合性を確認し，その結果について報告を行う。

5　地方厚生（支）局においては，届出を受理した後，当該届出事項に関する情報を都道府県に提供し，相互に協力するよう努める。

6　届出事項については，被保険者等の便宜に供するため，地方厚生（支）局において閲覧（ホームページへの掲載等を含む）に供するとともに，当該届出事項を適宜とりまとめて，保険者等に提供するよう努める。また，保険医療機関及び保険薬局においても，保険医療機関及び保険医療養担当規則（昭和32年厚生省令第15号。以下「療担規則」という），高齢者の医療の確保に関する法律の規定による療養の給付等の取扱い及び担当に関する基準（昭和58年厚生省告示第14号。以下「療担基準」という）及び保険薬局及び保険薬剤師療養担当規則（昭和32年厚生省令第16号）の規定に基づき，院内の見やすい場所に届出内容の掲示を行うよう指導をする。

事務連絡　届出受理後の措置
問　施設基準の変更の届出について，「届出受理後の措置」において変更の届出が必要なものが列記されているが，以下については，変更の届出が必要か。
・一般病棟入院基本料の「注11」及び特定一般入院料の「注9」における90日を超える入院患者の算定
・リンパ浮腫複合的治療料
・処置・手術の時間外加算1
・無菌製剤処理加算
答　必要である。
（平30.3.30）

事務連絡　届出の変更
問　基本診療料及び特掲診療料において，従来の届出と異なる区分への変更の届出を行う場合には，いつまでに届出を行い，いつから新たな報酬を算定するのか。特に，従来より低い区分への変更の届出の場合には，どのように取り扱うのか。
答　従来の届出区分より上の区分への変更であるか下の区分の変更であるかを問わず，以下のとおり取り扱うこととしたものである。
・月単位で算出する数値を用いた要件に関する施設基準の場合は，その変更を生じた月の翌月に変更の届出を行い，当該届出を行った月の翌月より新たな報酬を算定する。ただし，月の初日に変更の届出を行った場合には，当該月より新たな報酬を算定する。
・面積要件や常勤職員の配置要件等，月単位で算出する数値を用いた要件を含まない施設基準の場合は，その変更を生じた日の属する月に速やかに変更の届出を行い，当該届出を行った月の翌月より新たな報酬を算定する。ただし，月の初日に変更の届出を行った場合には，当該月より新たな報酬を算定する。
（平20.5.9，一部修正）

第4　経過措置等

第2及び第3の規定にかかわらず，令和6年5月31日現在において現に特掲診療料を算定している保険医療機関及び保険薬局において，引き続き当該特掲診療料を算定する場合（名称のみが改正されたものを算定する場合を含む）には，新たな届出を要しない。ただし，令和6年6月以降の実績により，届出を行っている特掲診療料の施設基準等の内容と異なる事情等が生じた場合は，変更の届出を行う。また，令和6年度診療報酬改定において，新設された又は施設基準が創設された特掲診療料（表1）及び施設基準が改正された特掲診療料のうち届出が必要なもの（表2）については，令和6年6月1日以降の算定に当たり届出を行う必要がある。なお，表2における経過措置期間については，令和6年3月31日時点で改正前の特掲診療料の届出を行っている保険医療機関についてのみ適用される。

表1　新設された又は施設基準が創設された特掲診療料

がん性疼痛緩和指導管理料の注2に規定する難治性がん性疼痛緩和指導管理加算
慢性腎臓病透析予防指導管理料
外来腫瘍化学療法診療料3
外来腫瘍化学療法診療料の注9に規定するがん薬物療法体制充実加算
プログラム医療機器等指導管理料
在宅療養支援歯科病院
往診料の注9に規定する介護保険施設等連携往診加算
在宅患者訪問診療料（Ⅰ）の注13〔在宅患者訪問診療料（Ⅱ）の注6の規定により準用する場合を含む〕，在宅がん医療総合診療料の注8及び歯科訪問診療料の注20に規定する在宅医療DX情報活用加算
在宅時医学総合管理料の注15（施設入居時等医学総合管理料の注5の規定により準用する場合を含む）及び在宅がん医療総合診療料の注9に規定する在宅医療情報連携加算
歯科疾患在宅療養管理料の注7，在宅患者訪問口腔リハビリテーション指導管理料の注8及び小児在宅患者訪問口腔リハビリテーション指導管理料の注8に規定する在宅歯科医療情報連携加算
救急患者連携搬送料
在宅患者訪問看護・指導料の注17（同一建物居住者訪問看護・指導料の注6の規定により準用する場合を含む）及び精神科訪問看護・指導料の注17に規定する訪問看護医療DX情報活用加算
在宅患者訪問看護・指導料の注18（同一建物居住者訪問看護・指導料の注6の規定により準用する場合を含む）に規定する遠隔死亡診断補助加算
遺伝学的検査の注2に規定する施設基準
ウイルス・細菌核酸多項目同時検出（髄液）
経頸静脈的肝生検
画像診断管理加算3
ポジトロン断層撮影，ポジトロン断層・コンピューター断層複合撮影又はポジトロン断層・磁気共鳴コンピューター断層複合撮影（アミロイドPETイメージング剤を用いた場合に限る）に係る費用を算定するための施設基準
通院・在宅精神療法の注10に規定する児童思春期支援指

導加算
通院・在宅精神療法の注11に規定する早期診療体制充実加算
通院・在宅精神療法の注12に規定する情報通信機器を用いた精神療法の施設基準
ストーマ合併症加算
歯科技工士連携加算1
歯科技工士連携加算2
光学印象
光学印象歯科技工士連携加算
骨悪性腫瘍、類骨骨腫及び四肢軟部腫瘍ラジオ波焼灼療法
人工股関節置換術(手術支援装置を用いるもの)
緊急穿頭血腫除去術
脳血栓回収療法連携加算
毛様体光凝固術(眼内内視鏡を用いるものに限る)
頭頸部悪性腫瘍光線力学療法(歯科)
乳腺悪性腫瘍ラジオ波焼灼療法
気管支バルブ留置術
胸腔鏡下肺切除術(区域切除及び肺葉切除術又は1肺葉を超えるものに限る)(内視鏡手術用支援機器を用いる場合)
肺悪性腫瘍及び胸腔内軟部腫瘍ラジオ波焼灼療法
胸腔鏡下弁置換術(内視鏡手術支援機器を用いる場合)
経皮的冠動脈形成術(特殊カテーテルによるもの)
胸腔鏡下心房中隔欠損閉鎖術
骨盤内悪性腫瘍及び腹腔内軟部腫瘍ラジオ波焼灼療法
腹腔鏡下膵中央切除術
腎悪性腫瘍ラジオ波焼灼療法
腹腔鏡下膀胱尿管逆流手術(膀胱外アプローチ)
尿道狭窄グラフト再建術
精巣温存手術
女子外性器悪性腫瘍手術(女子外性器悪性腫瘍手術センチネルリンパ節生検加算を算定する場合に限る)
腹腔鏡下膣断端挙上術(内視鏡手術用支援機器を用いる場合)
再製造単回使用医療機器使用加算
在宅薬学総合体制加算
医療DX推進体制整備加算
看護職員処遇改善評価料(令和6年度診療報酬改定前の看護職員処遇改善評価料の届出を行っていた保険医療機関を除く)
外来・在宅ベースアップ評価料(Ⅰ)
外来・在宅ベースアップ評価料(Ⅱ)
歯科外来・在宅ベースアップ評価料(Ⅰ)
歯科外来・在宅ベースアップ評価料(Ⅱ)
入院ベースアップ評価料

表2 施設基準の改正された特掲診療料(届出が必要なもの)

地域包括診療料(令和6年10月以降に引き続き算定する場合に限る)
外来腫瘍化学療法診療料1(令和6年10月以降に引き続き算定する場合に限る)
在宅時医学総合管理料の注14(施設入居時等医学総合管理料の注5の規定により準用する場合を含む)に規定する基準(令和6年10月以降に算定する場合に限る)
小児口腔機能管理料の注3に規定する口腔管理体制強化加算(令和6年3月31日時点で「診療報酬の算定方法の一部を改正する告示」による改正前の診療報酬の算定方法別表第二B000-4に掲げる歯科疾患管理料の注10に規定するかかりつけ歯科医機能強化型歯科診療所に係る届出を行っている保険医療機関において、令和7年6月1日以降に引き続き算定する場合に限る)
医科点数表第2章第9部処置の通則の5並びに歯科点数

表第2章第8部処置の通則の6に掲げる処置の休日加算1、時間外加算1及び深夜加算1(令和8年6月1日以降に引き続き算定する場合に限る)
特別調剤基本料A
調剤基本料の注1ただし書に規定する施設基準(処方箋集中率等の状況によらず例外的に調剤基本料1を算定することができる保険薬局)(令和8年6月1日以降に引き続き算定する場合に限る)
地域支援体制加算(令和6年9月1日以降に引き続き算定する場合に限る)
連携強化加算(令和7年1月1日以降に引き続き算定する場合に限る)

表3 施設基準の改正された特掲診療料(届出が必要でないもの)

外来緩和ケア管理料
一般不妊治療管理料
二次性骨折予防継続管理料
小児かかりつけ診療料
外来腫瘍化学療法診療料2
生活習慣病管理料(Ⅰ)
在宅療養支援診療所
こころの連携指導料(Ⅰ)
在宅療養支援歯科診療所1
在宅療養支援歯科診療所2
在宅療養支援病院
がんゲノムプロファイリング検査
国際標準検査管理加算
遠隔画像診断
冠動脈CT撮影加算
血流予備量比コンピューター断層撮影
心臓MRI撮影加算
外来後発医薬品使用体制加算
心大血管疾患リハビリテーション料(Ⅰ)
心大血管疾患リハビリテーション料(Ⅱ)
脳血管疾患等リハビリテーション料(Ⅰ)
脳血管疾患等リハビリテーション料(Ⅱ)
脳血管疾患等リハビリテーション料(Ⅲ)
廃用症候群リハビリテーション料(Ⅰ)
廃用症候群リハビリテーション料(Ⅱ)
廃用症候群リハビリテーション料(Ⅲ)
運動器リハビリテーション料(Ⅰ)
運動器リハビリテーション料(Ⅱ)
運動器リハビリテーション料(Ⅲ)
呼吸器リハビリテーション料(Ⅰ)
呼吸器リハビリテーション料(Ⅱ)
障害児(者)リハビリテーション料
通院・在宅精神療法の注8に規定する療養生活継続支援加算
導入期加算1,2及び3
歯科技工加算1
歯科技工加算2
頭蓋内腫瘍摘出術(原発性悪性脳腫瘍光線力学療法加算を算定する場合に限る)
頭蓋内電極植込術〔脳深部電極によるもの(7本以上の電極による場合)に限る〕
網膜付着組織を含む硝子体切除術(眼内内視鏡を用いるもの)
鏡視下咽頭悪性腫瘍手術(軟口蓋悪性腫瘍手術を含む)(内視鏡手術用支援機器を用いる場合)及び鏡視下喉頭悪性腫瘍手術(内視鏡手術用支援機器を用いる場合)
頭頸部悪性腫瘍光線力学療法
乳腺悪性腫瘍手術(乳癌センチネルリンパ節生検加算1又は乳癌センチネルリンパ節生検加算2を算定する場合に限る)

- 胸腔鏡下拡大胸腺摘出術（内視鏡手術用支援機器を用いる場合）
- 胸腔鏡下縦隔悪性腫瘍手術及び胸腔鏡下良性縦隔腫瘍手術（内視鏡手術用支援機器を用いる場合）
- 胸腔鏡下肺悪性腫瘍手術（区域切除及び肺葉切除又は1肺葉を超えるものに限る）（内視鏡手術用支援機器を用いる場合）
- 胸腔鏡下食道悪性腫瘍手術（内視鏡手術用支援機器を用いる場合）
- 縦隔鏡下食道悪性腫瘍手術（内視鏡手術用支援機器を用いる場合）
- 胸腔鏡下弁形成術及び胸腔鏡下弁置換術
- 不整脈手術〔左心耳閉鎖術（胸腔鏡下によるもの及び経カテーテル的手術によるもの）に限る〕
- 経皮的カテーテル心筋焼灼術（磁気ナビゲーション加算を算定する場合に限る）
- 腹腔鏡下胃切除術〔単純切除術（内視鏡手術用支援機器を用いる場合）〕及び腹腔鏡下胃切除術〔悪性腫瘍手術（内視鏡手術用支援機器を用いるもの）〕
- 腹腔鏡下胃縮小術
- 腹腔鏡下総胆管拡張症手術（内視鏡手術用支援機器を用いる場合）
- 腹腔鏡下肝切除術（内視鏡手術用支援機器を用いる場合）
- 腹腔鏡下膵体尾部腫瘍切除術（内視鏡手術用支援機器を用いる場合）
- 腹腔鏡下膵頭部腫瘍切除術
- 腹腔鏡下結腸悪性腫瘍切除術（内視鏡手術用支援機器を用いる場合）
- 腹腔鏡下直腸切除・切断術（内視鏡手術用支援機器を用いる場合）
- 腹腔鏡下副腎摘出手術（内視鏡手術用支援機器を用いるもの）及び腹腔鏡下副腎髄質腫瘍摘出手術（褐色細胞腫）（内視鏡手術用支援機器を用いるもの）
- 腹腔鏡下腎悪性腫瘍手術（内視鏡手術用支援機器を用いるもの）及び腹腔鏡下尿管悪性腫瘍手術（内視鏡手術用支援機器を用いるもの）
- 腹腔鏡下腎盂形成手術（内視鏡手術用支援機器を用いる場合）
- 腹腔鏡下膀胱悪性腫瘍手術（内視鏡手術用支援機器を用いる場合）
- 腹腔鏡下前立腺悪性腫瘍手術（内視鏡手術用支援機器を用いるもの）
- 腹腔鏡下仙骨腟固定術
- 腹腔鏡下腟式子宮全摘術（内視鏡手術用支援機器を用いる場合）
- 腹腔鏡下子宮悪性腫瘍手術（子宮体がんに対して内視鏡手術用支援機器を用いる場合）
- 医科点数表第2章第10部手術の通則の5及び6（歯科点数表第2章第9部手術の通則4を含む）に掲げる手術
- 医科点数表第2章第10部手術の通則の19に掲げる手術
- 調剤基本料2
- 調剤基本料の注2に規定する保険薬局
- 調剤基本料の注4に規定する保険薬局
- 調剤管理加算
- 医療情報取得加算
- 服薬管理指導料の注14に規定する保険薬剤師（かかりつけ薬剤師と連携する他の薬剤師が対応した場合）

表4 施設基準等の名称が変更されたが，令和6年5月31日において現に当該点数を算定していた保険医療機関及び保険薬局であれば新たに届出が必要でないもの

ウイルス・細菌核酸多項目同時検出	→ ウイルス・細菌核酸多項目同時検出（SARS-CoV-2核酸検出を含まないもの）
画像診断管理加算3	→ 画像診断管理加算4
センチネルリンパ節加算	→ 皮膚悪性腫瘍センチネルリンパ節生検加算
内視鏡下鼻・副鼻腔手術Ⅴ型（拡大副鼻腔手術）及び経鼻内視鏡下鼻副鼻腔悪性腫瘍手術（頭蓋底郭清，再建を伴うもの）	→ 内視鏡下鼻・副鼻腔手術Ⅴ型（拡大副鼻腔手術）及び経鼻内視鏡下鼻副鼻腔悪性腫瘍手術（頭蓋底郭清，再建を伴うものに限る）

別添1　特掲診療料の施設基準等

第1～第91　別掲（p.1326）～（p.1494）

別添2　特掲診療料の施設基準に係る届出書

※web版にて参照，ダウンロード可能です。
〈医学通信社HP：https://www.igakutushin.co.jp〉

【目次】（関連告示・通知等）

告示5	入院患者数・医師等の員数の基準等 …………1519
告示6	特定疾患療養管理料・特定疾患処方管理加算の対象疾病 …………1522
《参考》	特定疾患療養管理料等の対象疾患及び対象外疾患 …………1525
告示7	医療保険と介護保険の給付調整 …………1536
通知	特別養護老人ホーム等における療養の給付の取扱いについて …………1559
通知	高齢者の医療の確保に関する法律に基づく療養の給付と公害健康被害の補償等に関する法律に基づく療養の給付との調整について …………1564

告示5　入院患者数・医師等の員数の基準等

●厚生労働省告示第104号　（平18.3.6）（改定：告示159, 令3.3.31）

診療報酬の算定方法（平成20年厚生労働省告示第59号）の規定に基づき，厚生労働大臣の定める入院患者数の基準及び医師等の員数の基準並びに入院基本料の算定方法（平成18年厚生労働省告示第104号）の一部を次のように改正し，平成22年4月1日から適用する。

厚生労働大臣の定める入院患者数の基準及び医師等の員数の基準並びに入院基本料の算定方法

1　厚生労働大臣の定める入院患者数の基準

別表第1の左欄に掲げる基準とする。

1の2　厚生労働大臣の定める入院患者数の基準に該当する場合における入院基本料の算定方法

厚生労働大臣の定める入院患者数の基準に該当する場合における入院基本料については，別表第1の右欄に掲げる基準により算定した額とする。

2　厚生労働大臣の定める医師又は歯科医師の員数の基準

別表第2の左欄に掲げる基準とする。

2の2　厚生労働大臣の定める医師又は歯科医師の員数の基準に該当する場合における入院基本料の算定方法

厚生労働大臣の定める医師又は歯科医師の員数の基準に該当する場合における入院基本料については，それぞれ該当する別表第2の右欄に掲げる基準により算定した額とする。

別表第1

厚生労働大臣の定める入院患者数の基準	厚生労働大臣の定める入院基本料の基準
1　保険医療機関の月平均の入院患者数が，医療法（昭和23年法律第205号）第1条の5第1項に規定する病院（以下「病院」という。）にあっては，同法の規定に基づき許可を受け，若しくは届出をし，又は承認を受けた病床数に100分の105を乗じて得た数以上 2　保険医療機関の月平均の入院患者数が，医療法第1条の5第2項に規定する患者を入院させるための施設を有する診療所にあっては，同法の規定に基づき許可を受け，若しくは届出をし，又は通知をした病床数に3を加えて得た数以上	診療報酬の算定方法（以下「算定告示」という。）別表第1（以下「医科点数表」という。）又は別表第2（以下「歯科点数表」という。）の所定点数に100分の80（療養病棟入院基本料，有床診療所療養病床入院基本料及び特定入院基本料については，100分の90）を乗じて得た点数を用いて，算定告示の算定方法の例により算定した額

別表第2

厚生労働大臣の定める医師又は歯科医師の員数の基準	厚生労働大臣の定める入院基本料の基準
病院である保険医療機関の医師又は歯科医師の員数が医療法第21条第1項第1号又は第22条の2第1号の規定により有しなければならない厚生労働省令に定める医師又は歯科医師の員数に100分の50を乗じて得た数を超え100分の70を乗じて得た数以下	医科点数表又は歯科点数表の所定点数に**100分の90**〔別表第3に定める地域に所在する保険医療機関（医師又は歯科医師の確保に関する計画を都道府県知事に届け出たものに限る）については，**100分の98**〕を乗じて得た点数を用いて，算定告示の例により算定した額
病院である保険医療機関の医師又は歯科医師の員数が医療法第21条第1項第1号又は第22条の2第1号の規定により有しなければならない厚生労働省令に定める医師又は歯科医師の員数に100分の50を乗じて得た数以下	医科点数表又は歯科点数表の所定点数に**100分の85**〔別表第3に定める地域に所在する保険医療機関（医師又は歯科医師の確保に関する計画を都道府県知事に届け出たものに限る）については，**100分の97**〕を乗じて得た点数を用いて，算定告示の例により算定した額

別表第3

別表第2に規定する地域は，人口5万人未満の市町村であって次に掲げる地域をその区域内に有する市町村の区域とする。

1　離島振興法（昭和28年法律第72号）第2条第1項の規定により離島振興対策実施地域として指定された離島の地域
2　奄美群島振興開発特別措置法（昭和29年法律第189号）第1

条に規定する奄美群島の地域
3 辺地に係る公共的施設の総合整備のための財政上の特例措置等に関する法律（昭和37年法律第88号）第2条第1項に規定する辺地
4 山村振興法（昭和40年法律第64号）第7条第1項の規定により振興山村として指定された山村
5 小笠原諸島振興開発特別措置法（昭和44年法律第79号）第2条第1項に規定する小笠原諸島の地域
6 過疎地域の持続的発展の支援に関する特別措置法（令和3年法律第19号）第2条第1項に規定する過疎地域
7 沖縄振興特別措置法（平成14年法律第14号）第3条第3号に規定する離島

➡厚生労働大臣の定める入院患者数の基準及び医師等の員数の基準並びに入院基本料の算定方法について

（平18保医発0323003，最終改定：平22保医発0319・3，平22.5.17 事務連絡，令3保医発0331・1）

第1 入院患者数の基準及び入院基本料の算定方法

1 入院患者数の基準については次のとおりである。ただし，入院患者数は1月間（暦月）の平均入院患者数とし，その計算方法は**別紙1**に定めるところによる。
  (1) 病院の場合
    医療法（昭和23年法律第205号）の規定に基づき許可を受け，若しくは届出をし，又は承認を受けた病床数（以下「許可病床数」という）のうち病床の種別ごとの病床数にそれぞれ100分の105を乗じて得た数以上
  (2) 有床診療所の場合
    許可病床数に3を加えて得た数以上
2 入院基本料〔**第3の3**により届出された入院基本料及び特別入院基本料（7対1特別入院基本料及び10対1特別入院基本料を含む）を含む。以下**第1の2**及び**第2**において同じ〕の計算方法については，当該保険医療機関に入院する患者について算定すべき入院基本料の種別ごとに次のとおりとする。
  (1) 療養病棟入院基本料（特別入院基本料を含む），有床診療所療養病床入院基本料（特別入院基本料を含む）及び特定入院基本料の場合
    診療報酬の算定方法別表第1医科診療報酬点数表（以下「医科点数表」という）又は別表第2歯科診療報酬点数表（以下「歯科点数表」という）に規定する入院基本料の所定点数の100分の90に相当する点数
  (2) (1)以外の入院基本料の場合
    医科点数表又は歯科点数表の所定点数の100分の80に相当する点数
3 災害等やむを得ない事情で1の基準に該当した場合には，当該入院した月については，2の措置は適用しない。

第2 医師又は歯科医師の員数の基準及び入院基本料の算定方法

1 離島等所在保険医療機関以外の場合
  2に該当する保険医療機関以外の保険医療機関であって，**別紙2**に規定する基準に該当するものについては，医科点数表又は歯科点数表に規定する入院基本料の所定点数に，**別紙2**の各欄に規定する数を乗じて得た点数とする。
2 離島等所在保険医療機関の場合
  次に掲げる地域を含む市町村に所在する保険医療機関（以下「離島等所在保険医療機関」という）であって，**別紙2**に規定する基準に該当するものについては，医科点数表又は歯科点数表に規定する入院基本料の所定点数に，**別紙2**の各欄に規定する数を乗じて得た点数とする。
  ア 離島振興法（昭和28年法律第72号）第2条第1項に基づいて指定された離島振興対策実施地域
  イ 奄美群島振興開発特別措置法（昭和29年法律第189号）第1条に規定する奄美群島の地域

別紙1

入院患者数に係る平均入院患者数の計算方法

1 1月間の平均入院患者数は，当該月の全入院者の入院日数の総和を当該月の日数で除して得た数とする。
2 入院日数には，当該患者が入院した日を含む。ただし，退院した日は含まない。
3 精神科病院における医療観察法入院患者〔心神喪失等の状態で重大な他害行為を行った者の医療及び観察等に関する法律（平成15年法律第110号）第42条第1項第1号又は第61条第1項第1号の決定による入院患者をいう〕，措置入院患者，緊急措置入院患者及び鑑定入院患者については，当該入院した月においては1の入院患者数に算入しない。
4 保険診療の対象とならない新生児は入院患者数に算入しない。ただし，その場合であっても，適切な看護が実施されるものであること。

  ウ 辺地に係る公共的施設の総合整備のための財政上の特別措置等に関する法律（昭和37年法律第88号）第2条第1項に規定する辺地
  エ 山村振興法（昭和40年法律第64号）第7条第1項に基づいて指定された振興山村
  オ 小笠原諸島振興開発特別措置法（昭和44年法律第79号）第2条第1項に規定する小笠原諸島の地域
  カ 過疎地域の持続的発展の支援に関する特別措置法（令和3年法律第19号）第2条第1項に基づいて公示された過疎地域
  キ 沖縄振興特別措置法（平成14年法律第14号）第3条第3号に規定する離島

第3 届出等との関連

1 次に掲げる保険医療機関については，入院基本料〔特別入院基本料（7対1特別入院基本料及び10対1特別入院基本料を含む）を含む。以下**第3**において同じ〕に係る届出及び特定入院料に係る届出並びに入院時食事療養（Ⅰ）又は入院時生活療養（Ⅰ）の届出を受理しない。
  ア **第1の1**又は**第2の1**の基準に該当している保険医療機関
  イ **第2の2**の基準に該当する離島等所在保険医療機関（医師又は歯科医師の確保に関する具体的な計画が定められているものを除く）
2 指導・監査等で，**第1の1**，**第2の1**又は**第2の2**の基準に該当することが明らかになった保険医療機関については，それぞれ当該基準に該当する保険医療機関の入院料は，それぞれ**第1の2**，**第2の1**又は**第2の2**の定めるところにより算定し，これを超える額について返還を求めるものとする。
3 特定入院料については，**第1の1**，**第2の1**又は**第2の2**の基準に該当する保険医療機関は，「基本診療料の施設基準等」（平成20年厚生労働省告示第62号）の**第9の1の(4)**の基準を満たさないものであり，速やかに，変更等の届出を行う。
  なお，基準を満たさずに算定した場合については，特定入院料の返還を求める。
4 **第1の1**，**第2の1**又は**第2の2**の基準に該当しなくなった場合には，当該月の翌月から通常の入院基本料を算定することができる。
5 保険医療機関における定数超過入院及び医師等の員数の把握については，指導・監査，入院基本料の定時報告，入院基本料に係る届出の受理後における調査，社会保険診療報酬支払基金又は国民健康保険団体連合会に提出される診

別紙2

1　医療法標準による医師等の員数の基準と入院基本料（第3の3により届出された入院基本料及び特別入院基本料を含む）の算定方法

	医師又は歯科医師の員数の基準	
	70/100以下	50/100以下
離島等所在保険医療機関以外の場合	90/100	85/100
離島等所在保険医療機関の場合	98/100	97/100

2　1に関する計算方法

(1)　医師の基準の分母は，医療法第21条第1項第1号又は第22条の2第1号の規定により有しなければならない厚生労働省令に定める医師の員数とする。

(2)　歯科医師の基準の分母は，医療法第21条第1項第1号又は第22条の2第1号の規定により有しなければならない厚生労働省令に定める歯科医師の員数とする。

(3)　第1の2の措置を受けている保険医療機関にあっては，医療法による(1)及び(2)の員数の計算の基礎となる通常の平均入院患者数に代えて，当該数に80/100を乗じて得た数をもって医師等の員数を計算して得られた数とする。

(4)　(1)から(3)について分子となる医師又は歯科医師の現員の計算方法は，医療法の例による。

3　経過措置

当分の間は，医師の員数については，医療法施行規則（昭和23年厚生省令第50号）第49条及び第50条の規定の適用を受ける病院にあっては，これらの規定の適用を受ける間，それぞれこれらの規定により有しなければならない医師の員数とする。

療報酬明細書に記載された診療実日数等のデータを活用するとともに，衛生部局との連携を図る。

第4　その他

第1の2，第2の1又は第2の2による計算結果について，1点未満の端数があるときは，小数点以下第一位を四捨五入する。

事務連絡　定数超過

問　定数超過の基準において，許可病床数のうち病床種別ごとの病床数を基準として計算することが明確になったが，例えば，複数の一般病棟がある場合はどのように計算するのか。

答　あくまで病床種別で計算するものであるので，設問では複数の一般病棟の病床数を合計した数を基準として計算する。

（平16.3.30）

事務連絡　入院患者数の基準の取扱い／端数処理

「1月間の平均入院患者数」及び「医療法（昭和23年法律第205号）の規定に基づき許可を受け，若しくは届出をし，又は承認を受けた病床数のうち病床の種別ごとの病床数にそれぞれ100分の105を乗じて得た数」に端数が生じた場合，その端数については，処理の必要はない。

（平16.11.1）

事務連絡　定数超過入院に該当する保険医療機関，医療法に定める人員標準を著しく下回る保険医療機関

問　定数超過入院又は標欠に該当する場合における入院基本料については，入院基本料の所定点数に，点数表告示の別表第1（又は別表第2）の所定点数の一定割合を乗じて得た額を算定することとされているが，「入院基本料の所定点数」及び「別表第1（又は別表第2）の所定点数」とは具体的には何か。

答　いずれも各区分における入院基本料の「注1」により算定する点数に，入院期間に応じた加算を行ったものをいう。

（編注：ただし，特別入院基本料等を算定している医療機関にあっては，当該特別入院基本料等の入院期間に応じた加算を行ったものをいう）

（平12.6.23，一部修正）

告示6 特定疾患療養管理料・特定疾患処方管理加算の対象疾病

疾病，傷害及び死因の統計分類基本分類表

(平成21年3月23日　総務庁告示第176号)

〈編注〉
(1) 水色の■■■■■で示した項目は，「特掲診療料の施設基準等」の別表第1（特定疾患療養管理料並びに処方料並びに処方箋料の特定疾患処方管理加算に規定する疾患，p.1496）に掲げられた疾患名である。
(2) 水色で示した疾患より分類が下位の疾患名は対象疾病となるが，上位の分類名は便宜上掲げたものであり，対象疾病とはならない。また，医療機関で呼称される疾病名が異なっていても，医学的内容が同様である場合は対象となる。
(3) 結核，悪性新生物等について，〔分類コード（A15，A16，…）に包括される疾病が明らかなものについては，〕細分類コード（A15.0，A15.1，…）の疾病名を省略した。

第1章　感染症及び寄生虫症

●結核（A15～A19）
A15　呼吸器結核，細菌学的又は組織学的に確認されたもの
A16　呼吸器結核，細菌学的又は組織学的に確認されていないもの
A17†　神経系結核
A18　その他の臓器の結核
A19　粟粒結核

●ウイルス肝炎（B15～B19）
B18　慢性ウイルス肝炎
　B18.0　慢性B型ウイルス肝炎，デルタ因子（重複感染）を伴うもの
　B18.1　慢性B型ウイルス肝炎，デルタ因子（重複感染）を伴わないもの
　B18.2　慢性C型ウイルス肝炎
　B18.8　その他の慢性ウイルス肝炎
　B18.9　慢性ウイルス肝炎，詳細不明

第2章　新生物

《悪性新生物（C00～C97）》
●口唇，口腔及び咽頭の悪性新生物（C00～C14）
C00　口唇の悪性新生物
C01　舌根〈基底〉部の悪性新生物
C02　舌のその他及び部位不明の悪性新生物
C03　歯肉の悪性新生物
C04　口（腔）底の悪性新生物
C05　口蓋の悪性新生物
C06　その他及び部位不明の口腔の悪性新生物
C07　耳下腺の悪性新生物
C08　その他及び部位不明の大唾液腺の悪性新生物
C09　扁桃の悪性新生物
C10　中咽頭の悪性新生物
C11　鼻〈上〉咽頭の悪性新生物
C12　梨条陥凹〈洞〉の悪性新生物
C13　下咽頭の悪性新生物
C14　その他及び部位不明確の口唇，口腔及び咽頭の悪性新生物

●消化器の悪性新生物（C15～C26）
C15　食道の悪性新生物
C16　胃の悪性新生物
C17　小腸の悪性新生物
C18　結腸の悪性新生物
C19　直腸S状結腸移行部の悪性新生物
C20　直腸の悪性新生物
C21　肛門及び肛門管の悪性新生物
C22　肝及び肝内胆管の悪性新生物
C23　胆のう〈嚢〉の悪性新生物
C24　その他及び部位不明の胆道の悪性新生物
C25　膵の悪性新生物
C26　その他及び部位不明確の消化器の悪性新生物

●呼吸器及び胸腔内臓器の悪性新生物（C30～C39）
C30　鼻腔及び中耳の悪性新生物
C31　副鼻腔の悪性新生物
C32　喉頭の悪性新生物
C33　気管の悪性新生物
C34　気管支及び肺の悪性新生物
C37　胸腺の悪性新生物
C38　心臓，縦隔及び胸膜の悪性新生物
C39　その他及び部位不明確の呼吸器及び胸腔内臓器の悪性新生物

●骨及び関節軟骨の悪性新生物（C40～C41）
C40　（四）肢の骨及び関節軟骨の悪性新生物
C41　その他及び部位不明の骨及び関節軟骨の悪性新生物

●皮膚の黒色腫及びその他の皮膚の悪性新生物（C43～C44）
C43　皮膚の悪性黒色腫
C44　皮膚のその他及び部位不明の悪性新生物

●中皮及び軟部組織の悪性新生物（C45～C49）
C45　中皮腫
C46　カポジ〈Kaposi〉肉腫
C47　末梢神経及び自律神経系の悪性新生物
C48　後腹膜及び腹膜の悪性新生物
C49　その他の結合組織及び軟部組織の悪性新生物

●乳房の悪性新生物（C50）
C50　乳房の悪性新生物

●女性生殖器の悪性新生物（C51～C58）
C51　外陰（部）の悪性新生物
C52　腟の悪性新生物
C53　子宮頸部の悪性新生物
C54　子宮体部の悪性新生物
C55　子宮の悪性新生物，部位不明
C56　卵巣の悪性新生物
C57　その他及び部位不明の女性生殖器の悪性新生物
C58　胎盤の悪性新生物

●男性生殖器の悪性新生物（C60～C63）
C60　陰茎の悪性新生物
C61　前立腺の悪性新生物
C62　精巣〈睾丸〉の悪性新生物
C63　その他及び部位不明の男性生殖器の悪性新生物

●腎尿路の悪性新生物（C64～C68）
C64　腎盂を除く腎の悪性新生物
C65　腎盂の悪性新生物
C66　尿管の悪性新生物
C67　膀胱の悪性新生物
C68　その他及び部位不明の尿路の悪性新生物

●眼，脳及びその他の中枢神経系の部位の悪性新生物（C69～C72）
C69　眼及び付属器の悪性新生物
C70　髄膜の悪性新生物
C71　脳の悪性新生物
C72　脊髄，脳神経及びその他の中枢神経系の部位の悪性新生物

●甲状腺及びその他の内分泌腺の悪性新生物（C73～C75）
C73　甲状腺の悪性新生物
C74　副腎の悪性新生物
C75　その他の内分泌腺及び関連組織の悪性新生物

●部位不明確，続発部位及び部位不明の悪性新生物（C76～C80）

C76 その他及び部位不明確の悪性新生物
C77 リンパ節の続発性及び部位不明の悪性新生物
C78 呼吸器及び消化器の続発性悪性新生物
C79 その他の部位の続発性悪性新生物
C80 部位の明示されない悪性新生物

●リンパ組織，造血組織及び関連組織の悪性新生物（C81～C96）
C81 ホジキン＜Hodgkin＞病
C82 ろ＜沪＞胞性［結節性］非ホジキン＜non-Hodgkin＞リンパ腫
C83 びまん性非ホジキン＜non-Hodgkin＞リンパ腫
C84 末梢性及び皮膚T細胞リンパ腫
C85 非ホジキン＜non-Hodgkin＞リンパ腫のその他及び詳細不明の型
C88 悪性免疫増殖性疾患
C90 多発性骨髄腫及び悪性形質細胞性新生物
C91 リンパ性白血病
C92 骨髄性白血病
C93 単球性白血病
C94 細胞型の明示されたその他の白血病
C95 細胞型不明の白血病
C96 リンパ組織，造血組織及び関連組織のその他及び詳細不明の悪性新生物

●独立した（原発性）多部位の悪性新生物（C97）
C97 独立した（原発性）多部位の悪性新生物

●上皮内新生物（D00～D09）
D00 口腔，食道および胃の上皮内癌
D01 その他および部位不明の消化器の上皮内癌
D02 中耳および呼吸器系の上皮内癌
D03 上皮内黒色腫
D04 皮膚の上皮内癌
D05 乳房の上皮内癌
D06 子宮頸（部）の上皮内癌
D07 その他および部位不明の生殖器の上皮内癌
D09 その他および部位不明の上皮内癌

第4章　内分泌，栄養及び代謝疾患

●甲状腺障害（E00～E07）
E00 先天性ヨード欠乏症候群
E01 ヨード欠乏による甲状腺障害及び類縁病態
E02 無症候性ヨード欠乏性甲状腺機能低下症
E03 その他の甲状腺機能低下症
E04 その他の非中毒性甲状腺腫
E05 甲状腺中毒症［甲状腺機能亢進症］
E06 甲状腺炎
E07 その他の甲状腺障害

（編注）2024年改定により，糖尿病（E10～E14）が対象外となった。

●その他の内分泌腺障害（E20～E35）
E30 思春期障害，他に分類されないもの
　E30.1 思春期早発症

●代謝障害（E70～E90）
E75 スフィンゴリピド代謝障害及びその他の脂質蓄積障害
　E75.0 GM2ガングリオシドーシス＜ガングリオシド症＞
　E75.1 その他のガングリオシドーシス＜ガングリオシド症＞
　E75.2 その他のスフィンゴリピドーシス
　E75.3 スフィンゴリピドーシス，詳細不明
　E75.4 神経系セロイドリポフスチン症
　E75.5 その他の脂質蓄積障害
　E75.6 脂質蓄積障害，詳細不明
E77 糖たんぱく＜蛋白＞代謝障害
　E77.0 リソソーム酵素の翻訳後修飾における欠陥
　E77.1 糖たんぱく＜蛋白＞分解における欠陥
E78 リポたんぱく＜蛋白＞代謝障害及びその他の脂（質）血症
（編注）2024年改定により，家族性高コレステロール血症等の遺伝性疾患に限るとされた。
　E78.0 純型高コレステロール血症
　E78.1 純型高グリセリド血症
　E78.2 混合型高脂（質）血症
　E78.3 高カイロミクロン血症
　E78.4 その他の高脂（質）血症
　E78.6 リポたんぱく＜蛋白＞欠乏症
　E78.8 その他のリポたんぱく＜蛋白＞代謝障害
　E78.9 リポたんぱく＜蛋白＞代謝障害，詳細不明
E88 その他の代謝障害
　E88.1 リポジストロフィー＜脂肪異栄養症＞，他に分類されないもの
　E88.8 その他の明示された代謝障害
　　ローノア・ベンソード＜Launois-Bensaude＞腺脂肪腫症
E89 治療後内分泌及び代謝障害，他に分類されないもの
　E89.0 治療後甲状腺機能低下症

第6章　神経系の疾患

●挿間性及び発作性障害（G40～G47）
G45 一過性脳虚血発作及び関連症候群
　G45.0 椎骨脳底動脈症候群
　G45.1 頸動脈症候群（半球性）
　G45.2 多発性及び両側性脳（実質）外動脈症候群
　G45.3 一過性黒内障
　G45.4 一過性全健忘
　G45.8 その他の一過性脳虚血発作及び関連症候群
　G45.9 一過性脳虚血発作，詳細不明

●多発性ニューロパチー及びその他の末梢神経系の障害（G60～G64）
（G61　炎症性多発ニューロパチー）
　G61.0 ギラン・バレー症候群

第9章　循環器系の疾患

（編注）2024年改定により，高血圧性疾患（I10～I15）が対象外となった。

●虚血性心疾患（I20～I25）
I20 狭心症
I21 急性心筋梗塞
I22 再発性心筋梗塞
I23 急性心筋梗塞の続発合併症
I24 その他の急性虚血性心疾患
　I24.0 冠（状）（動脈）血栓症，心筋梗塞に至らなかったもの
　I24.1 ドレッスラー＜Dressler＞症候群
　I24.8 その他の型の急性虚血性心疾患
　I24.9 急性虚血性心疾患，詳細不明
I25 慢性虚血性心疾患
　I25.0 アテローム＜じゅく＜粥＞状＞硬化性心血管疾患と記載されたもの
　I25.1 アテローム＜じゅく＜粥＞状＞硬化性心疾患
　I25.2 陳旧性心筋梗塞
　I25.3 心室瘤
　I25.4 冠（状）動脈瘤
　I25.5 虚血性心筋症
　I25.6 無痛性＜無症候性＞心筋虚血
　I25.8 その他の型の慢性虚血性心疾患
　I25.9 慢性虚血性心疾患，詳細不明

●その他の型の心疾患（I30～I52）
（編注）本分類表には"不整脈"の名称がないため，I47～I49を"不整脈"に相当する項目として掲載した。
I47 発作性頻拍（症）
　I47.0 リエントリー性心室性不整脈
　I47.1 上室（性）頻拍（症）
　I47.2 心室（性）頻拍（症）
　I47.9 発作性頻拍（症），詳細不明
I48 心房細動及び粗動
I49 その他の不整脈
　I49.0 心室細動及び粗動
　I49.1 心房（性）早期脱分極
　I49.2 房室接合部早期脱分極
　I49.3 心室早期脱分極
　I49.4 その他及び詳細不明の早期脱分極
　I49.5 洞不全症候群
　I49.8 その他の明示された不整脈
　I49.9 不整脈，詳細不明
I50 心不全
　I50.0 うっ血性心不全
　I50.1 左室不全
　I50.9 心不全，詳細不明

●脳血管疾患（I60～I69）
I60 くも膜下出血
I61 脳内出血
I62 その他の非外傷性頭蓋内出血
I63 脳梗塞
I64 脳卒中，脳出血又は脳梗塞と明示

I65 脳実質外動脈の閉塞及び狭窄，脳梗塞に至らなかったもの
I66 脳動脈の閉塞及び狭窄，脳梗塞に至らなかったもの
I67 その他の脳血管疾患
　I67.0 脳動脈壁の解離，非＜未＞破裂性
　I67.1 脳動脈瘤，非＜未＞破裂性
　I67.2 脳動脈のアテローム＜じゅく＜粥＞状＞硬化（症）
　I67.3 進行性血管性白質脳症
　I67.4 高血圧性脳症
　I67.5 もやもや病＜ウイリス動脈輪閉塞症＞
　I67.6 頭蓋内静脈系の非化膿性血栓症
　I67.7 脳動脈炎，他に分類されないもの
　I67.8 その他の明示された脳血管疾患
　I67.9 脳血管疾患，詳細不明
I68* 他に分類される疾患における脳血管障害
　I68.0* 脳アミロイド血管症（E85.-†）
　I68.1* 他に分類される感染症及び寄生虫症における脳動脈炎
　I68.2* 他に分類されるその他の疾患における脳動脈炎
　I68.8* 他に分類される疾患におけるその他の脳血管障害
I69 脳血管疾患の続発・後遺症
（編注）一過性脳虚血発作及び関連症候群は，G45に掲載。

第10章　呼吸器系の疾患

●慢性下気道疾患（J40～J47）
J41 単純性慢性気管支炎及び粘液膿性慢性気管支炎
J42 詳細不明の慢性気管支炎
J43 肺気腫
　J43.0 マクロード＜MacLeod＞症候群
　J43.1 汎小葉性肺気腫
　J43.2 中心小葉性肺気腫
　J43.8 その他の肺気腫
　J43.9 肺気腫，詳細不明
J44 その他の慢性閉塞性肺疾患
J45 喘息
J46 喘息発作重積状態
J47 気管支拡張症

第11章　消化器系の疾患

●食道，胃及び十二指腸の疾患（K20～K31）
K25 胃潰瘍
K26 十二指腸潰瘍
K29 胃炎及び十二指腸炎
　K29.0 急性出血性胃炎
　K29.1 その他の急性胃炎
　K29.2 アルコール性胃炎
　K29.3 慢性表層性胃炎
　K29.4 慢性萎縮性胃炎
　K29.5 慢性胃炎，詳細不明
　K29.6 その他の胃炎
　K29.7 胃炎，詳細不明
　K29.8 十二指腸炎
　K29.9 胃十二指腸炎，詳細不明

●肝疾患（K70～K77）
（編注）対象となる肝疾患は"経過が慢性なもの"に限られる。
K70 アルコール性肝疾患
　K70.0 アルコール性脂肪肝
　K70.1 アルコール性肝炎
　K70.2 アルコール性肝線維症及び肝硬化症
K71 中毒性肝疾患
K72 肝不全，他に分類されないもの
K73 慢性肝炎，他に分類されないもの
K74 肝線維症及び肝硬変
K75 その他の炎症性肝疾患
　K75.0 肝膿瘍
　K75.1 門脈の静脈炎
　K75.2 非特異的反応性肝炎
　K75.3 肉芽腫性肝炎，他に分類されないもの
　K75.8 その他の明示された炎症性肝疾患
　K75.9 炎症性肝疾患，詳細不明
K76 その他の肝疾患
　K76.0 脂肪肝＜肝の脂肪化＞，他に分類されないもの
　K76.1 慢性（受動性）うっ血肝
　K76.2 中心性出血性肝え＜壊＞死
　K76.3 肝梗塞
　K76.4 肝臓紫斑病
　K76.5 肝静脈閉塞性疾患
　K76.6 門脈圧亢進（症）
　K76.7 肝腎症候群
　K76.8 その他の明示された肝疾患
　K76.9 肝疾患，詳細不明
K77* 他に分類される疾患における肝障害
　K77.0* 他に分類される感染症及び寄生虫症における肝障害
　K77.8* 他に分類されるその他の疾患における肝障害
（編注）慢性ウイルス肝炎は，B18に掲載。

●胆のう＜胆嚢＞，胆管及び膵の障害（K80～K87）
K86 その他の膵疾患
　K86.0 アルコール性慢性膵炎
　K86.1 その他の慢性膵炎

第17章　先天奇形，変形及び染色体異常

●染色体異常，他に分類されないもの（Q90～Q99）
Q96 ターナー＜Turner＞症候群
Q97 その他の性染色体異常，女性表現型，他に分類されないもの
Q98 その他の性染色体異常，男性表現型，他に分類されないもの
Q99 その他の染色体異常，他に分類されないもの
（編注）性染色体異常は，主なものを掲載した。

第19章　損傷，中毒およびその他の外因の影響

●外因のその他及び詳細不明の作用（T66～T78）
（T78　有毒作用，他に分類されないもの）
　T78.0 有害食物反応によるアナフィラキシーショック
　T78.2 アナフィラキシーショック，詳細不明

（編注）2024年改定により，「高血圧症」，「糖尿病」，（遺伝性のものではない）「脂質異常症」が対象外となり，「アナフィラキシー」と「ギラン・バレー症候群」が新たに対象となった。

特定疾患療養管理料等の対象疾患及び対象外疾患

《参考》

この一覧表に例示した疾患名は，主な対象疾患を掲載したものであり，すべての対象疾患を掲載したものではないことを予めご了承ください。また，特定疾患療養管理料等の対象疾患の解釈については，都道府県の各審査委員会において見解が多少異なることもあり得ますので，詳細は各審査機関にご確認ください。

なお，一覧表において疾患名は原則として「標準病名」に統一しています（青色文字の病名を除く）。

【表中の記号】
① 特：B000 特定疾患療養管理料，F100・F400 特定疾患処方管理加算の対象疾患
　　※　肝疾患については経過が慢性なものに限る〔表中，（※）と表記〕。
② ウイ：B001「1」ウイルス疾患指導料の対象疾患（肝炎はウイルス性であることが明らかな疾患のみ表示）
③ 小特：B001「4」小児特定疾患カウンセリング料の対象疾患
④ 難入：A210「1」難病患者等入院診療加算の対象疾患
⑤ 難リ：H006 難病患者リハビリテーション料の対象疾患
⑥ 皮Ⅰ：B001「8」皮膚科特定疾患指導管理料（Ⅰ）の対象疾患
⑦ 皮Ⅱ：B001「8」皮膚科特定疾患指導管理料（Ⅱ）の対象疾患
⑧ 生習：B001-3 生活習慣病管理料（Ⅰ），B001-3-3 生活習慣病管理料（Ⅱ）の対象疾患
⑨ ×印：上記①〜⑧のいずれにも該当しない疾患

疾患名	ICD-10	算定可否	
数字・欧文			
1型糖尿病	E10	生習	
2型糖尿病	E11	生習	
AH アミロイドーシス	E858	難リ	
AIDS	B24	ウイ	難入
AIDS 関連症候群	B24	ウイ	難入
AIDS 検査陽性	R75	ウイ	難入
AL アミロイドーシス	E858	難リ	
A 型肝炎	B159	ウイ	
A 型劇症肝炎	B150	ウイ	
B 型インスリン受容体異常症	E13	生習	
B 型肝炎（※）	B169	特	ウイ
B 型肝炎ウイルス感染（※）	B169	特	
B 型急性肝炎	B169	ウイ	
B 型劇症肝炎	B169	ウイ	
B 型慢性肝炎	B181	特	ウイ
B 細胞リンパ腫	C851	特	
C 型肝炎（※）	B182	特	ウイ
C 型肝炎ウイルス感染（※）	B182	特	
C 型急性肝炎	B171	ウイ	
C 型劇症肝炎	B171	ウイ	
C 型慢性肝炎	B182	特	ウイ
DIC 症候群（播種性血管内凝固）	D65	×	
D 型肝炎	B178	特	ウイ
E 型肝炎（※）	B172	特	ウイ
E 型劇症肝炎	B172	ウイ	
GM1 ガングリオシドーシス	E751	特	難入
		難リ	
GM2 ガングリオシドーシス	E750	特	難入
		難リ	
GM3 ガングリオシドーシス	E751	特	
HB ウイルス腎症（※）	B169	特	ウイ
HC ウイルス腎症（※）	B171	特	ウイ
HIV 感染症	B24	ウイ	難入
HIV 検査陽性	R75	ウイ	難入
I 細胞病	E770	特	
		難リ	
LDL リポ蛋白血症（高 LDL 血症）	E780	生習	
LE 皮疹	L930	皮Ⅰ	
LGL 症候群	I456	×	
MALT リンパ腫	C884	特	
MRSA 感染症	A490	難入	

疾患名	ICD-10	算定可否	
NSAID 胃潰瘍	K259	特	
NSAID 十二指腸潰瘍	K269	特	
QT 短縮症候群	I498	特	
RS3PE 症候群	M0600	難リ	
SLE（全身性エリテマトーデス）	M329	難リ	
SLE 眼底	M321	難リ	
S 状結腸炎	A099	×	
S 状結腸過長症	Q438	×	
TBG 異常症	E078	特	
TSH 受容体異常症	E078	特	
VLD リポ蛋白血症（脂質異常症）	E785	生習	
XO 症候群	Q969	特	
XXX 症候群	Q970	特	
XXY 症候群	Q980	特	
（あ）			
アヴェリス症候群	I650	特	
アカラジア（食道アカラジア）	K220	×	
亜急性海綿状脳症	A810	難入	難リ
亜急性硬化性全脳炎	A811	難入	難リ
亜急性甲状腺炎	E061	特	
亜急性膵炎	K859	×	
悪性関節リウマチ	M0530	難リ	
悪性高血圧症	I10	生習	
悪性黒色腫	C439	特	
悪性絨毛上皮腫（絨毛癌）	C58	特	
悪性腫瘍	C809	特	
悪性腫瘍合併皮膚筋炎	C809	特	難リ
悪性腎硬化症	I129	生習	
悪性貧血	D510	×	
悪性リンパ腫	C859	特	
アシドーシス	E872	×	
アスパルチルグルコサミン尿症	E771	難入	難リ
アスペルガー症候群	F845	小特	
アセトン血性嘔吐症	R11	小特	
アダムス・ストークス症候群	I459	×	
アテローム血栓性脳梗塞	I633	特	
アテローム動脈硬化症	I709	×	
アトピー性紅皮症	L539	皮Ⅰ	
アトピー性喘息	J450	特	小特
アトピー性皮膚炎	L209	皮Ⅱ	
アナフィラキシー	T782	特	

病名	コード	区分1	区分2	病名	コード	区分1	区分2
アナフィラキシー様紫斑病（シェーンライン・ヘノッホ紫斑病）	D690	×		胃ポリープ	K317	×	
				イレウス	K567	×	
アブサンス（欠神発作）	G403	×		インスリノーマ	D377	×	
アミロイドーシス	E859	難リ		インスリンレセプター異常症	E13	生習	
アミロイドニューロパチー	E851	難リ		咽頭上皮内癌	D000	特	
アルカプトン尿症	E702			陰のうヘルニア	K409	×	
アルカローシス	E873	×		（う）			
アルコール性胃炎	K292	特		ウィリス動脈輪周囲炎	I677	特	
アルコール性肝炎（※）	K701	特		ウィリス動脈輪閉塞症（もやもや病）	I675	特	難リ
アルコール性肝硬変（※）	K703	特		ウイルス性肝炎（慢性）	B199	特	ウイ
アルコール性肝疾患（※）	K709	特		ウイルソン病	E830	×	
アルコール性脂肪肝（※）	K700	特		ウイルムス腫瘍	C64	特	
アルコール性ペラグラ	E52	×		ウェーバー症候群	I679	特	
アルコール性慢性膵炎	K860	特		ウェジナー肉芽腫症	M313	難リ	
アルツハイマー病	G309	特		ウェルナー症候群	E348	×	
アルドステロン症（高アルドステロン症）	E269			ウォールマン病	E755	特	難入
アルファリポ蛋白欠乏症	E786	特				難リ	
アレキサンダー病	E752	特		ウォーターハウスフリードリクセン症候群	A391	×	
アレルギー性胃炎	K296	特		右脚ブロック	I451		
アレルギー性気管支炎	J450	特	小特	右室不全	I500	特	
アレルギー性血管炎	D690	×		右心不全	I500	特	
アレルギー性じんま疹	L500	皮Ⅱ		うっ血性心不全	I500	特	
アレルギー性喘息（アトピー性喘息）	J450	特	小特	うっ血肺（肺水腫）	J81	×	
アレルギー性肉芽腫性血管炎	M301	×		うつ病	F329	小特	
アレルギー性肺炎	J82			運動時狭心症（労作性狭心症）	I208	特	
アレルギー性鼻炎	J304	×		運動ニューロン疾患	G122	×	
安静時狭心症	I208	特		運動発達遅滞	F82	小特	
（い）				（え）			
胃アトニー（胃腸虚弱）	K318	×		栄養失調	E46	×	
イートン・ランバート症候群	C809	特		壊疽	R02	×	
胃炎	K297	特		エリテマトーデス（紅斑性狼瘡）	L930	皮Ⅰ	
萎黄病（鉄欠乏性貧血）	D509	×		円形脱毛症	L639	皮Ⅱ	
胃潰瘍	K259	特		嚥下性肺炎	J690	×	
胃潰瘍手術後		特		炎症性多発性関節障害	M0640	難リ	
胃潰瘍瘢痕	K259	特		延髄外側症候群	I663	特	
胃下垂	K318	×		延髄梗塞	I635	特	
胃カタル（急性胃炎）	K291	特		延髄出血	I613		
胃カルチノイド	C169	特		延髄性うつ病	I663	特	
胃癌	C169	特		（お）			
胃癌手術後		特		横隔膜ヘルニア	K449	×	
胃空腸周囲炎	K291	特		黄色肝萎縮（肝萎縮）（※）	K729	特	
胃憩室症	K314	×		黄色腫症	E755	特	
胃痙攣	K318	×		黄色靱帯骨化症	M4889	難リ	
胃酸過多症（過酸症）	K318	×		黄体機能不全	E283		
胃酸減少症（低酸症）	K318	×		横紋筋腫	D219		
胃弛緩症（胃腸虚弱）	K318	×		横紋筋肉腫	C499	特	
胃周囲炎	K291	特		太田母斑	D223		
胃十二指腸炎	K299	特		オステオポローシス（骨粗鬆症）	M8199	特	
胃十二指腸潰瘍	K279	特		オディ括約筋収縮	K834		
萎縮腎	N26	×		オリーブ橋小脳萎縮症	G238	難入	難リ
萎縮性胃炎	K294			（か）			
胃出血	K922	特		カーレル病（形質細胞性骨髄腫）	C900	特	
胃上皮内癌	D002	特		外陰癌	C519	特	
胃切除後症候群	K911	特		外因性喘息	J450	特	小特
胃穿孔	K255	特		外陰部パジェット（ページェット）病	C519	特	
胃腺腫	D131	×		外陰ベーチェット病	M352	難リ	
異染性白質ジストロフィー	E752	特	難入	壊血病（ビタミンC欠乏症）	E54	×	
		難リ		外骨腫	D169	×	
胃腸機能障害（消化不良症）	K30			回腸炎	A099	×	
胃腸虚弱	K318	×		海綿芽細胞腫	C719	特	
胃腸神経症	F453	小特		海綿静脈洞症候群	I676	特	
一過性黒内障	G453	特		潰瘍性狼瘡	A184	特	難入
一過性全健忘症	G454	特		解離性障害	F449	小特	
一過性脳虚血発作（TIA）	G459	特		解離性大動脈瘤	I710		
胃粘膜下腫瘍	K319	×		解離性脳動脈瘤	I670	特	
胃のう胞	K318	×		過換気症候群	F453	小特	
胃びらん	K259	特		角結膜乾燥症	H188	×	

告示6 特定疾患療養管理料・特定疾患処方管理加算の対象疾病

疾病名	コード	区分1	区分2
学習障害	F819	小特	
過コレステロール血症（高コレステロール血症）	E780	生習	
過酸症	K318	×	
下肢静脈炎	I803	×	
下垂体性TSH分泌亢進症	E058	特	
下垂体性甲状腺機能亢進症	E058	特	
下垂体性甲状腺機能低下症	E038	特	
下垂体腺腫	D352	×	
ガストリノーマ	D377	×	
仮性球麻痺	G122	×	
家族性LCAT欠損症	E786	特	
家族性高コレステロール血症	E780	特	生習
家族性高コレステロール血症・ホモ接合体	E780	特	生習
家族性高トリグリゼライド血症	E781	特	生習
家族性高リポ蛋白血症（1型～5型）	E780～E783	特	生習
家族性周期性四肢麻痺	G723	×	
カタプレキシー	G474	×	
過長結腸	Q438	×	
顎下腺癌	C080	特	
脚気	E511	×	
活動性慢性肝炎	K732	特	
果糖血症	E741	×	
カナー症候群	F840	小特	
化膿性肝膿瘍（※）	K750	特	
化膿性髄膜炎（急性細菌性髄膜炎）	G009	×	
化膿性腹膜炎	K650	×	
過敏性血管炎	M310	×	
過敏性大腸炎（過敏性腸症候群）	K589	×	
過敏性腸症候群	K589	×	
過敏性肺臓炎	J679	×	
花粉症	J301	×	
カポジ肉腫	C469		
仮面うつ病	F328	小特	
ガラクトース血症	E742	×	
ガラクトシアリドーシス	E751	特	難入／難リ
顆粒球減少症	D70	×	
顆粒球肉腫	C923	特	
カルシウム代謝障害	E835	×	
カルシトニンの分泌過多	E070	特	
カルチノイド	C809	特	
肝悪性腫瘍	C229	特	
肝萎縮（※）	K729	特	
肝壊死（※）	K729	特	
肝芽腫	C222	特	
肝下垂症（※）	K768	特	
肝カルチノイド	C229	特	
肝癌（ヘパトーマ）	C220	特	
ガングリオシドーシス	E751	特	
間欠性跛行	I739	×	
眼瞼ヘルペス	B023	皮Ⅱ	
肝硬変症（※）	K746	特	
ガンサー症候群	F448	小特	
神崎病	E742	難入	難リ
肝サルコイドーシス（※）	D868	特	
間質性肺炎	J849	×	
肝脂肪変性（脂肪肝）（※）	K760	特	
肝出血（※）	K768	特	
冠状粥腫（冠状動脈アテローム性硬化症）	I251	特	
冠状動静脈フィステル（冠動静脈瘻）	I254	特	
冠状動脈アテローム（冠状動脈アテローム性硬化症）	I251	特	
冠状動脈アテローム性硬化症	I251	特	
冠状動脈炎	I258	特	
冠状動脈狭窄症	I251	特	
冠状動脈血栓症	I219	特	
冠状動脈硬化症	I251	特	
冠状動脈口閉鎖	I219	特	
冠状動脈細動（冠状動脈不全）	I248	特	
冠状動脈塞栓症	I240	特	
冠状動脈不全	I248	特	
冠状動脈瘤	I254	特	
冠状動脈瘤破裂	I219	特	
肝静脈閉塞症（※）	K765	特	
乾性胸膜炎	R091	×	
肝性昏睡（※）	K729	特	
乾性症候群（シェーグレン症候群）	M350	難リ	
関節炎	M1399	×	
関節結核	A180	特	難入
関節リウマチ	M0690	難リ	
肝線維症（※）	K740	特	
汗腺癌	C449	特	
間代性痙攣	R568	×	
冠動静脈瘻	I254	特	
冠動脈硬化性心疾患	I251	特	
冠動脈石灰化	I251	特	
肝内結石症	K805	×	
肝内胆汁うっ滞（※）	K710	特	
肝のう胞	K768	特	
肝膿瘍（※）	K750	特	
肝浮腫（※）	K768	特	
肝不全（※）	K729	特	
眼ベーチェット病	M352	難リ	
ガンマ重鎖病	C882	特	
顔面神経麻痺（ベル麻痺）	G510	×	
顔面チック	F958	小特	
乾酪性肺炎	A162	特	難入
寒冷じんま疹	L502	皮Ⅱ	

（き）

疾病名	コード	区分1	区分2
期外収縮	I494	特	
気管支拡張症	J47	特	
気管支狭窄症	J980	×	
気管支結核	A164	特	難入
気管支結石症	J980	×	
気管支喘息	J459	特	小特
気管支喘息重積発作	J46	特	
気胸	J939	特	
気腫性肺のう胞	J439	特	
基底核変性症	G239	×	
気分障害	F34～F39	小特	
脚ブロック	I454	×	
逆流性食道炎	K210	×	
丘疹症	L412	皮Ⅰ	
急性A型肝炎（A型肝炎）	B15	ウイ	
急性B型肝炎（B型急性肝炎）	B169	ウイ	
急性C型肝炎（C型急性肝炎）	B171	ウイ	
急性E型肝炎	B172	ウイ	
急性HIV感染症候群	B230	ウイ	難入
急性アルコール性肝炎	K701	特	
急性胃炎	K291	特	
急性肝炎	B179	特	
急性細菌性髄膜炎	G009	×	
急性心内膜下梗塞	I214	特	
急性心不全	I509	特	
急性腎不全	N179	×	
急性心膜炎	I309	×	
急性膵炎	K859	×	
急性多発性硬化症	G35	難入	難リ
急性汎発性腹膜炎	K650	×	
急性副腎不全症（副腎クリーゼ）	E272	×	

関連

疾患名	コード				疾患名	コード		
急性リウマチ熱	I00	×			頸部脊柱管狭窄症	M4802	難リ	
急性リンパ性白血病	C910	特			頸部リンパ節結核	A182	特	難リ
球脊髄性筋萎縮症	G121	難入	難リ		劇症肝炎	B199	ウイ	
球麻痺	G122	×			下血	K921	×	
境界型高血圧症	I10	生習			結核（結核後遺症及び陳旧性を除く）	A169	特	難入
橋梗塞	I635	特			結核腫	A169	特	難入
橋出血	I613	特			結核性アジソン病	A187	特	難入
狭心症	I209	特			結核性角膜炎	A185	特	難入
胸腺機能亢進症（胸腺症）	E329	×			結核性胸膜炎	A165	特	難入
胸腺腫	D150	×			結核性硬結性紅斑	A184	特	難入
胸腺症	E329	×			結核性虹彩炎	A185	特	難入
胸腺肥大（胸腺腫大）	E320	×			結核性腎盂腎炎	A181	特	難入
協調運動障害	R278	×			結核性中耳炎	A186	特	難入
強直性筋萎縮症（筋強直性ジストロフィー）	G711	×			結核性脳脊髄炎	A178	特	難入
					結核性リンパ節炎	A182	特	難入
強直性脊椎炎	M45-9	×			血管芽細胞腫	D481	特	
強皮症	M349	難リ			血管脂肪腫	D179	×	
胸膜炎	R091	×			血管腫	D180	×	
胸膜肥厚	J929	×			血管周囲細胞腫（血管周皮腫）	D481	特	
虚血性心疾患	I259	特			血管周皮腫	D481	特	
虚血性脳血管障害	I678	特			血管肉腫	C499	特	
虚血性脳卒中	I639	特			血管ベーチェット病	M352	難リ	
巨細胞性甲状腺炎	E061	特			血色素症（ヘモクロマトーシス）	E831	×	
拒食症	F508	小特			血腫脳室内穿破	I615	特	
巨人症	E220	×			血小板減少症	D696	×	
巨赤芽球性貧血	D531	×			欠神発作（アブサンス）	G403	×	
巨大結腸	K593	×			血清肝炎（輸血後肝障害）	B199	特	ウイ
魚鱗癬	Q809	皮Ⅰ			結節性黄色腫	E782	生習	
ギラン・バレー症候群	G610	特	難リ		結節性甲状腺腫	E049	特	
起立性調節障害	I951	×			結節性多発動脈炎	M300	難リ	
起立性調律障害	I499	特			結節性動脈周囲炎（結節性多発動脈炎）	M300	難リ	
起立性低血圧症	I951	×			結節性痒疹	L281	皮Ⅰ	
筋萎縮性側索硬化症	G122	難入	難リ		血栓性静脈炎	I809	×	
筋緊張性障害	G711	×			血栓性脳梗塞	I633	特	
菌状息肉症	C840	特			結腸アトニー	K598	×	
キンメルスチール・ウイルソン症候群	E142	生習			結腸潰瘍	K633	×	
（く）					結腸過長症	Q438	×	
空腸癌	C171	特			結腸癌	C189	特	
クッシング症候群	E249	×			結腸狭窄症	K566	×	
グッドパスチャー症候群	M310	×			結腸憩室炎	K573	×	
クフス病	E754	特	難入		結腸上皮内癌	D010	特	
		難リ			ゲルストマン・シュトロイスラー・シャインカー症候群	A818	難入	難リ
くも膜下出血	I609	特						
クラインフェルター症候群	Q984	特			ゲルストマン症候群	F812	小特	
クラッベ病	E752	特	難入		言語障害	F809	小特	
		難リ			原発性アルドステロン症	E260	×	
クリュヴリエ・バウムガルテン症候群（※）	K766	特			原発性高血圧症（本態性高血圧症）	I10	生習	
グルカゴノーマ	D377	×			原発性胆汁性肝硬変（※）	K743	特	
くる病	E550	×			原発性マクログロブリン血症	C880	特	
グレーブス病	E050	特			**（こ）**			
クレスト症候群	M341	難リ			高HDL血症	E780	生習	
クレチン病	E009	×			高LDL血症	E780	生習	
クロイツフェルト・ヤコブ病	A810	難入	難リ		高アルドステロン症	E269	×	
クロード症候群	I668	×			高カイロミクロン血症	E783	生習	
クワシオルコル	E40	×			膠芽腫	C719	特	
（け）					高ガストリン血症	E164	×	
形質細胞腫	C903	特			硬化性狼瘡	A184	特	難入
形質細胞性骨髄腫	C900	特			高果糖血症（果糖血症）	E741	×	
痙性斜頚	G243	×			高カリウム血症	E875	×	
痙性麻痺	G839	×			睾丸結核（精巣結核）	A181	特	難入
軽躁病	F300	小特			交感神経芽細胞腫（神経節芽細胞腫）	C729	特	
頸椎黄色靱帯骨化症	M4882	難リ			高ガンマグロブリン血症	D892	×	
頸椎後縦靱帯骨化症	M4882	難リ			口顔面ジストニア	G244	×	
頸動脈狭窄（内頸動脈狭窄症）	I652	特			高グリセリド血症（高トリグリセリド血症）	E781	生習	
頸動脈硬化症	I652	特						
珪肺結核	J65	特	難入		高グルカゴン血症	E163	×	
珪肺症	J628	×			高血圧症	I10	生習	

告示 6 特定疾患療養管理料・特定疾患処方管理加算の対象疾病

疾患名	コード	区分1	区分2
高血圧性心疾患	I119	生習	
高血圧性腎疾患	I129	生習	
高血圧性腎不全	I120	生習	
高血圧性脳症	I674	特	
高血圧性網膜症	H350	生習	
膠原病	M359	×	
高コレステロール血症	E780	生習	
高コレステロール血症性黄色腫	E780	生習	
好酸球性肺炎	J82	×	
高脂血症	E785	生習	
後縦靱帯骨化症	M4889	難リ	
甲状腺炎	E069	特	
甲状腺機能亢進症	E059	特	
甲状腺機能低下症	E039	特	
甲状腺クリーゼ	E055	特	
甲状腺腫	E049	特	
甲状腺出血	E078	特	
甲状腺中毒症	E059	特	
甲状腺のう胞（甲状腺のう腫）	E041	特	
口唇ジスキネジア	G244	×	
梗塞前期性狭心症（不安定狭心症）	I200	特	
梗塞前症候群（不安定狭心症）	I200	特	
後天性免疫不全症候群（HIV 感染含む）	B24	難入	ウイ
後頭蓋窩血腫	I618	特	
喉頭癌	C329	特	
喉頭結核	A164	特	難入
行動障害（素行障害）	F919	小特	
喉頭上皮内癌	D020	特	
高トリグリセライド血症	E781	生習	
膠肉腫	C719	特	
高尿酸血症	E790	×	
更年期症候群	N951	×	
紅斑性天疱瘡	L104	皮Ⅰ	
紅斑性狼瘡（エリテマトーデス）	L930	皮Ⅰ	
広範脊柱管狭窄症	M4800	難リ	
高比重リポ蛋白欠乏症	E786	特	
紅皮症	L539	皮Ⅰ	
高ベータリポ蛋白血症（高コレステロール血症）	E780	生習	
硬膜外膿瘍	G062	×	
硬膜下出血	I620	特	
肛門癌	C210	特	
肛門狭窄	K624	×	
肛門周囲膿瘍	K610	×	
肛門出血	K625	×	
肛門脱	K622	×	
肛門部びらん	K628	×	
肛門ポリープ	K620	×	
高リポ蛋白血症	E785	生習	
高レニン性高血圧症	I10	生習	
誤嚥性肺炎	J690	×	
ゴーシェ病	E752	特 / 難リ	難入
股関節結核（関節結核）	A180	特	難入
骨結核	A180	特	難入
骨腫	D169	×	
骨髄腫症（形質細胞性骨髄腫）	C900	特	
骨髄性白血病	C929	特	
骨髄線維症	D474	×	
骨線維肉腫	C419	特	
骨粗鬆症（骨多孔症）	M8199	×	
骨軟化症	M8399	×	
骨軟骨腫	D169	×	
骨軟骨肉腫	C419	特	
骨肉腫	C419	特	
骨パジェット（ページェット）病	M8899	×	
小人症（低身長症）	E343	×	
コレステロールエステル蓄積症	E755	特 / 難リ	難入
コレステロール血症（高コレステロール血症）	E780	生習	
混合型高脂質血症	E782	生習	
混合性結合組織病	M351	難リ	
コン症候群（原発性アルドステロン症）	E260	×	

（さ）

疾患名	コード	区分1	区分2
細気管支拡張症	J47	特	
細菌疹	L403	皮Ⅰ	
細菌性肝膿瘍（※）	K750	特	
細菌性髄膜炎	G009	×	
細動脈硬化性萎縮腎	I129	特	
サイトメガロウイルス性肝炎	B251	特	
臍ヘルニア	K429	×	
鎖肛	Q423b	×	
左室肥大	I517	×	
左室不全	I501	特	
左心不全	I501	特	
サラ病	E888	難入	難リ
三叉神経帯状疱疹	B022	皮Ⅱ	
サンドホフ病（GM2 ガングリオシドーシス2型）	E750	特 / 難リ	難入

（し）

疾患名	コード	区分1	区分2
シアリドーシス	E771	特 / 難リ	難入
ジーベ症候群（※）	K700	特	
シェーグレン症候群	M350	難リ	
シェーンライン・ヘノッホ紫斑病	D690	×	
子宮癌	C55	特	
子宮筋腫	D259	×	
子宮頚部上皮内癌	D069	特	
糸球体腎炎	N059	×	
自己免疫性甲状腺炎	E063	特	
脂質異常症	E785	生習	
脂質代謝異常	E789	生習	
脂質蓄積障害（リピドーシス）	E756	特	
四肢麻痺	G825	×	
思春期情緒障害	F989	小特	
思春期早発症	E301	特	
視床出血	I610	特	
視神経脊髄炎	G360	難入	難リ
視神経脊髄型多発性硬化症	G360	難入	難リ
シスチン尿症	E720	×	
自然気胸	J931	×	
持続性身体表現性疼痛障害	F454	小特	
肢端紅痛症	I738	×	
湿性胸膜炎	J90	×	
紫斑病	D692	×	
自閉症	F840	小特	
脂肪異栄養症	E881	特	
脂肪肝（※）	K760	特	
脂肪腫	D179	×	
脂肪肉腫	C499	特	
シャイエ症候群	E760	難入	難リ
シャイ・ドレーガー症候群	G903	難入	難リ
ジャクソンてんかん	G401	特	
周期性嘔吐症（アセトン血性嘔吐症）	R11	小特	
周期性四肢麻痺	G723	×	
重鎮病	C882	特	
重症筋無力症	G700	難入	難リ
十二指腸炎	K298	特	
十二指腸潰瘍	K269	特	
十二指腸カルチノイド	C170	特	
十二指腸癌	C170	特	
十二指腸憩室症	K571	×	
十二指腸周囲炎	K298	特	

疾患名	コード	区分1	区分2
十二指腸穿孔	K265	特	
十二指腸腺腫	D132	×	
十二指腸乳頭炎	K298	特	
十二指腸びらん	K269	特	
十二指腸閉塞	K315	×	
十二指腸ポリープ	K317	×	
絨毛癌	C58	特	
絨毛上皮腫（絨毛癌）	C58	特	
出血傾向	D699	×	
術後甲状腺機能低下症	E890	特	
腫瘍随伴性天疱瘡	L108	皮Ⅰ	
純粋性腺形成異常症	Q991	特	
上衣芽細胞腫	C719	特	
上衣腫	C719	特	
消化管カルチノイド	C269	特	
小窩性卒中	I668	特	
松果体芽腫	C753	特	
消化不良症	R101	×	
上行結腸カルチノイド	C182	特	
症候性捻転ジストニア	G242	×	
上室期外収縮	I494	特	
上室頻拍	I471	特	
掌蹠膿疱症	L403	皮Ⅰ	
小腸カルチノイド	C179	特	
小腸軸捻転症	K562	×	
小児黄色腫症	E755	特	
小児型ポンペ病	E740	難入	難リ
小児心身症	F459	小特	
小児喘息	J450	特	小特
小児麻痺（脊髄性小児麻痺）	A803	×	
小脳梗塞	I635	特	
小脳出血	I614	特	
小脳動脈狭窄	I663	特	
小脳動脈塞栓症	I663	特	
小脳変性症	G319	×	
上皮腫	C809	特	
上皮内癌	D099	特	
上皮内黒色腫	D039	特	
静脈炎	I809	×	
食道アカラシア	K220	×	
食道炎	K20	×	
食道潰瘍	K221	×	
食道カルチノイド	C159	特	
食道癌	C159	特	
食道憩室	Q396	×	
食道痙攣	K224	×	
食道上皮内癌	D001	特	
食道平滑筋腫	D130	×	
ショック肺	J80	×	
徐脈	R001	特	
徐脈頻脈症候群	I495	特	
自律神経失調症	G909	×	
ジルベール症候群（ギルバート症候群）	E804	×	
脂漏性乾癬	L400	皮Ⅰ	
脂漏性皮膚炎	L219	皮Ⅱ	
腎萎縮（萎縮腎）	N26	×	
心因性胃痙攣	F453	小特	
心因性高血圧症	F453	特	小特
心因性呼吸困難発作	F453	小特	
心因性振戦	F444	小特	
心因性喘息	J451	特	小特
心因性難聴	F446	小特	
腎盂腎炎	N12	×	
腎炎	N059	×	
腎芽細胞腫（ウイルムス腫瘍）	C64	特	
腎カルチノイド	C64	特	
腎感染症	N159	×	
腎機能低下	N289	×	
心筋炎	I514	×	
心筋虚血	I255	特	
心筋梗塞	I219	特	
心筋梗塞後症候群	I241	特	
心筋症	I429	×	
心筋線維症	I514	×	
心筋不全	I509	特	
神経因性膀胱	N319	×	
神経芽腫	C749	特	
神経膠腫	C719	特	
神経症性障害	F40〜F48	小特	
神経節芽細胞腫	C729	特	
神経セロイドリポフスチン症	E754	特	難入
		難リ	
神経ベーチェット病	M352	難リ	
腎結核	A181	特	難リ
腎硬化症	N26	×	
進行性核上性麻痺	G231	難入	難リ
進行性球麻痺	G122	難入	難リ
進行性筋萎縮（脊髄性筋萎縮症）	G122	難入	難リ
進行性筋ジストロフィー	G710	×	
進行性脂肪異栄養症	E881	特	
進行性全身性硬化症（全身性強皮症）	M340	難リ	
進行性リポジストロフィー（進行性脂肪異栄養症）	E881	特	
進行麻痺	A521	×	
深在性エリテマトーデス	L932	皮Ⅰ	
心室期外収縮	I493	特	
心室細動	I490	特	
心室粗動	I490	特	
心室頻拍	I472	特	
心室瘤	I253	特	
尋常性乾癬	L400	皮Ⅰ	
尋常性天疱瘡	L100	皮Ⅰ	
尋常性白斑	L80	皮Ⅱ	
尋常性狼瘡	A184	特	難入
心身症	F459	小特	
腎性高血圧症	I151	生習	
新生児皮脂漏	L211	×	
腎性糖尿	E748	×	
振戦麻痺（パーキンソン病）	G20	難入	難リ
心臓横紋筋腫	D151	×	
心臓衰弱（慢性心不全）	I509	特	
心臓性浮腫	I500	特	
心臓喘息	I501	特	
心臓粘液腫	D151	×	
心臓弁膜症	I38	×	
身体表現性障害	F459	小特	
心タンポナーデ	I319	×	
シンドラー病	E742	難入	難リ
心内血栓症	I513	×	
心内膜炎	I38	×	
心内膜下梗塞（急性心内膜下梗塞）	I214	特	
塵肺症	J64	×	
心肥大	I517	×	
深部カリエス	A180	特	難入
心不全	I509	特	
腎不全	N19	×	
心ブロック	I459	×	
心房期外収縮	I491	特	
心房細動	I489	特	
心房粗動	I489	特	
心房内血栓症	I513	×	
心房瘤	I253	特	
心膜炎	I319	×	

病名	コード		
じんま疹	L509	皮Ⅱ	
(す)			
膵萎縮	K868	×	
膵壊死	K868	×	
髄芽腫	C716	特	
膵癌	C259	特	
水腎症	N133	×	
膵石	K868	×	
水頭症	G919	×	
膵頭部カルチノイド	C250	特	
膵のう腫	D136	×	
水疱型先天性魚鱗癬様紅皮症	Q803	皮Ⅰ	
水疱性扁平苔癬	L431	皮Ⅰ	
水疱性類天疱瘡	L120	皮Ⅰ	
髄膜炎	G039	×	
髄膜炎菌性髄膜炎	A390	×	
髄膜出血	I608	特	
スチル病	M0820	×	
ステロイド潰瘍	K254	特	
ストークス・アダムス症候群	I459	×	
スピルマイヤー・フォークト病	E754	特	難入
		難リ	
スフィンゴリピドーシス	E753	特	
スモン	G620	難入	難リ
スリム病	B222	ウイ	難入
スルファターゼ欠損症	E752	特	難入
		難リ	
(せ)			
性器結核	A181	特	難入
正色素性貧血	D649	×	
星状芽細胞腫	C719	特	
精上皮腫	C629	特	
成人T細胞白血病リンパ腫	C915	特	ウイ
成人T細胞リンパ腫	C915	特	ウイ
精神運動発作	G402	×	
成人型GM1ガングリオシドーシス	E751	特	難入
		難リ	
成人型GM2ガングリオシドーシス	E750	特	難入
		難リ	
成人型クラッベ病	E752	特	難入
		難リ	
成人型ポンペ病	E740	難入	難リ
成人スチル病	M0610	難リ	
成人もやもや病	I675	特	難リ
性染色体異常	Q998	特	
精巣機能不全症	E291	×	
精巣結核	A181	特	難入
精巣セミノーマ	C629	特	
赤芽球ろう	D610	×	
脊索腫	C809	特	
脊髄炎	G049	×	
脊髄症	G959	×	
脊髄小脳変性症	G319	難入	難リ
脊髄神経膠腫	C720	特	
脊髄性筋萎縮症	G122	難入	難リ
脊髄性小児麻痺	A803	×	
脊髄多発性硬化症	G35	難入	難リ
脊髄膿瘍	G061	×	
脊髄膜炎	G039	×	
脊髄麻痺	G838	×	
脊髄ろう	A521	特	
脊柱管狭窄症	M4809	難リ	
脊椎カリエス(脊椎結核)	A180	特	難入
脊椎結核	A180	特	難入
脊椎披裂症	Q059	×	
赤白血病	C940	特	
石綿肺	J61	×	

病名	コード		
セザリー症候群	C841	特	
セスタン－シュネ症候群	I630	特	
舌癌	C029	特	
赤血球増加症	D751	×	
摂食障害	F509	小特	
セミノーマ(精上皮腫)	C629	特	
線維脂肪肉腫	C499	特	
線維腫	D219	×	
線維肉腫	C499	特	
穿孔性胃潰瘍	K255	特	
前交通動脈閉塞症	I668	特	
仙骨狭窄症	M4808	難リ	
線条体黒質変性症	G232	難入	難リ
全身性エリテマトーデス	M329	難リ	
全身性エリテマトーデス性脳動脈炎	M321	特	難リ
全身性強皮症	M340	難リ	
喘息(気管支喘息)	J459	特	小特
喘息性気管支炎	J459	特	小特
喘息発作重積状態(気管支喘息重積発作)	J46	特	
前大脳動脈狭窄	I661	特	
前大脳動脈血栓症	I661	特	
前大脳動脈瘤	I671	特	
先天性魚鱗癬(魚鱗癬)	Q809	皮Ⅰ	
先天性筋無緊張症	G702	×	
先天性クレチン病(先天性甲状腺機能低下症)	E031	特	
先天性甲状腺機能低下症	E031	特	
先天性白皮症	E703	×	
先天性副腎過形成	E250	×	
先天性ヨード欠乏症候群	E009	特	
前立腺結核	A181	特	難入
前立腺肥大症	N40	×	
(そ)			
早熟症	E301	特	
早発閉経	E283	×	
早老症	E348	×	
塞栓性脳梗塞	I634	特	
続発性赤血球増加症	D751	×	
粟粒結核	A199	特	難入
鼡径パジェット病	C445	特	
鼠径ヘルニア	K409	×	
素行障害	F919	小特	
組織球症症候群	D763	×	
ゾリンジャー・エリソン症候群	E164	×	
(た)			
ターナー症候群	Q969	特	
帯状疱疹	B029	皮Ⅱ	
苔癬状類乾癬	L411	皮Ⅰ	
大腿ヘルニア	K419	×	
大腸アトニー(結腸アトニー)	K598	×	
大腸炎(慢性)	A099	×	
大腸潰瘍(結腸潰瘍)	K633	×	
大腸カルチノイド	C189	特	
大腸癌	C189	特	
大腸狭窄症(結腸狭窄症)	K566	特	
大腸腺腫	D126	×	
大腸捻転症	K562	×	
大動脈硬化症	I700	×	
大動脈塞栓症	I741	×	
大動脈瘤	I719	×	
大脳萎縮症	G319	×	
大脳皮質基底核変性症	G238	難入	難リ
唾液腺癌	C089	特	
多系統萎縮症	G903	難入	難リ
多血症	D751	×	
多剤耐性結核	A169	特	難入
脱肛(肛門脱)	K622	×	

疾患名	コード		
多動性障害	F909	小特	
ダノン病	E740	難入	難リ
多発性関節炎	M1300	×	
多発性筋炎	M332	難リ	
多発性血管炎	M319	×	
多発性硬化症	G35	難入	難リ
多発性骨髄腫	C900	特	
多発性神経炎	G629	×	
多発性動脈炎(結節性多発動脈炎)	M300	難リ	
多発性リウマチ性関節炎	M0690	難リ	
胆管炎	K830	×	
胆管癌	C240	特	
タンジール病(アルファリポ欠乏症)	E786	特	
胆汁性肝硬変(※)	K745	特	
単純性甲状腺腫	E040	特	
単純性慢性気管支炎	J410	特	
胆石症(胆のう結石症)	K802	×	
胆道ジスキネジア	K838	×	
胆のう炎	K819	×	
胆のうカルチノイド	C23	特	
胆のう癌	C23	特	
胆のう結石症	K802	×	
胆のう肥大	K828	×	
ダンピング症候群	K911	×	
(ち)			
膣癌	C52	特	
チビエルジュ・ワイゼンバッハ症候群	M348	難リ	
虫垂炎	K37	×	
中枢神経ループス	M321	難リ	
中枢性協調障害(協調運動障害)	R278	×	
中枢性思春期早発症	E228	特	
中大脳動脈狭窄症	I660	特	
中大脳動脈血栓症	I660	特	
中大脳動脈閉塞症	I660	特	
中毒性胃炎	K296	特	
中毒性肝炎(※)	K716	特	
中毒性甲状腺腫	E050	特	
中皮腫	C459	特	
腸炎	A09	×	
腸潰瘍	K633	×	
腸管ベーチェット病	M352	難リ	
腸間膜のう腫	D201	×	
腸間膜リンパ節炎	I880	×	
腸管癒着	K660	×	
腸機能障害	K599	×	
腸狭窄	K566	×	
腸ジスキネジア	K598	×	
腸重積症	K561	×	
腸捻転症(小腸軸捻転症)	K562	×	
腸閉塞(イレウス)	K567	×	
腸麻痺	K560	×	
直腸炎	K628	×	
直腸カルチノイド	C20	特	
直腸癌	C20	特	
直腸出血	K625	×	
直腸上皮内癌	D012	特	
直腸腺腫	D128	×	
直腸脱	K623	×	
直腸ポリープ	K621	×	
直腸瘻	K604	×	
(つ)			
椎間板ヘルニア	M512	×	
椎骨動脈狭窄症	I650	特	
椎骨動脈症候群(椎骨脳底動脈循環不全)	G450	特	
椎骨動脈閉塞症	I650	特	
椎骨脳底動脈循環不全	G450	特	
痛風	M1099	×	

疾患名	コード		
(て)			
低T3症候群	E039	特	
低アルファリポ蛋白血症	E786	特	
低カリウム血症	E876	×	
低カルシウム血症	E835	×	
低ガンマグロブリン血症	D801	×	
低血圧症	I959	×	
低血糖	E162	×	
テイ・サックス病(GM2ガングリオシドーシス1型)	E750	特 難入	難リ
低酸症	K318	×	
低色素性貧血	D509	×	
低脂血症	E789	生習	
低出生体重児	P071b	×	
低身長症	E343	×	
低ベータリポ蛋白血症	E786	生習	
低レニン性高血圧症	I10	生習	
デスモイド	D481	×	
鉄欠乏性貧血	D509	×	
デュシェンヌ型筋ジストロフィー	G710	×	
てんかん	G409	×	
天疱瘡	L109	皮I	
(と)			
動静脈瘻	I770	×	
洞徐脈	R001	特	
糖尿病	E14	生習	
糖尿病性壊疽	E145	生習	
糖尿病性筋萎縮症	E144	生習	
糖尿病性神経痛	E144	生習	
糖尿病性腎症	E142	生習	
糖尿病性ニューロパチー	E144	生習	
糖尿病性白内障	E143	生習	
糖尿病網膜症	E143	生習	
洞頻脈	R000	特	
頭部脂漏	L210	×	
洞不整脈	I498	特	
洞不全症候群	I495	特	
動脈炎	I776	×	
動脈血栓症	I749	×	
動脈硬化症	I709	×	
動脈硬化腎	I129	生習	
動脈硬化性壊疽	I7021	×	
動脈硬化性冠不全	I251	特	
動脈硬化性脳症	I672	特	
動脈周囲炎(結節性多発動脈炎)	M300	難リ	
動脈塞栓症	I749	×	
動脈内膜炎	I776	×	
動脈瘤	I729	×	
特発性壊疽	R02	×	
特発性気胸	J931	×	
特発性大腿骨頭壊死	M8705	難リ	
特発性末梢性顔面神経麻痺	G510	×	
特発性門脈圧亢進症(※)	K766	特	
吐血	K920	×	
閉じこめ症候群	I679	特	
ドレッスラー症候群	I241	特	
(な)			
内頚動脈狭窄症	I652	特	
内頚動脈血栓症	I652	特	
内頚動脈塞栓症	I652	特	
内臓下垂	K634	×	
内分泌性高血圧症	I152	生習	
那須・ハコラ病	E881	特	
ナルコレプシー	G474	×	
軟骨肉腫	C419	特	
(に)			

疾患名	コード			疾患名	コード		
ニーマン・ピック病	E752	特	難入	パーキンソン病	G20	難入	難リ
		難リ		パーキンソン病 Yahr1	G20		難リ
肉腫	C499	特		パーキンソン病 Yahr2	G20		難リ
二次性高血圧症	I159	生習		パーキンソン病 Yahr3	G20	難入	難リ
二次性高脂血症	E784	生習		パーキンソン病 Yahr4	G20	難入	難リ
二分脊椎（脊椎披裂症）	Q059	×		パーキンソン病 Yahr5	G20	難入	難リ
日本脳炎	A830	×		バージャー病（ビュルガー病）	I731	難リ	
乳癌	C509	特		ハーラー症候群	E760	難入	難リ
乳管内上皮内癌	D051	特		肺壊疽	J850	×	
乳腺腫	D24	×		肺炎	J189	×	
乳房パジェット（ページェット）病	C500	特		肺化膿症	J852	×	
尿毒症	N19	×		肺カルチノイド	C349	特	
尿崩症	E232	×		肺癌	C349	特	
認知症	F03	×		肺気腫	J439	特	
（ね）				肺結核	A162	特	難入
ネザートン症候群	Q808	皮Ⅰ		肺好酸球浸潤症候群（好酸球性肺炎）	J82	×	
粘液腫	D219	×		肺好酸球性肉芽腫	C966	特	
粘液水腫	E039	特		胚細胞腫	C809	特	
粘液水腫型先天性ヨード欠乏症候群	E001	特		肺水腫	J81	×	
粘液膿性慢性気管支炎	J411	特		肺性心	I279	×	
（の）				肺線維症	J841	×	
脳アミロイド血管症	E859	特	難リ	肺塞栓症	I269	×	
脳萎縮（大脳萎縮症）	G319	×		ハイデンハイン疾患	A810	難入	難リ
脳壊死	I678	特		肺動脈血栓塞栓症	I269	×	
脳炎	G049	×		梅毒性心内膜炎	A520	×	
脳幹梗塞	I635	特		梅毒性髄膜炎	A521	×	
脳幹多発性硬化症	G35	難入	難リ	梅毒性大動脈炎	A520	×	
脳幹部出血	I613	特		梅毒性大動脈瘤	A520	×	
膿胸	J869	×		梅毒性脳動脈炎	A520 / I681	特	
脳虚血症	I678	特					
脳虚血性発作（一過性脳虚血発作）	G459	特		梅毒性パーキンソン症候群	A521	×	
脳血管硬化症（脳動脈硬化症）	I672	特		肺のう胞	J984	×	
脳血管障害	I679	特		肺膿瘍	J852	×	
脳血管発作	I64	特		肺門リンパ節結核	A163	特	難入
脳血管攣縮	G459	特		肺門リンパ節腫脹	R590	×	
脳血栓症	I669	特		バイラー病（※）	K710	特	
脳梗塞	I639	特		白質ジストロフィー	E752	特	
脳梗塞後遺症	I693	特		白斑	L80	皮Ⅱ	
脳出血	I619	特		白皮症（先天性白皮症）	E703	×	
脳出血後遺症	I691	特		バザン硬結性紅斑（結核性硬結性紅斑）	A184	特	難入
脳循環不全	I678	特		ハシトキシコーシス	E063	特	
脳水腫	G919	×		橋本病	E063	特	
脳性半身不隨（片麻痺）	G819	×		播種性結核	A199	特	難入
脳性麻痺	G809	×		播種性血管内凝固	D65	×	
脳脊髄炎	G049	×		バセドウ病	E050	特	
脳脊髄膜炎（髄膜炎）	G039	×		白血球減少症	D70	×	
脳塞栓症	I669	特		白血病	C959	特	
脳卒中	I64	特		発達障害	F89	小特	
脳卒中後遺症	I694	特		バッテン病（スピルマイヤー・フォークト病）	E754	特	難入
脳底動脈狭窄症	I651	特				難リ	
脳底動脈血栓症	I651	特		パニック障害	F410	小特	
脳底動脈先端症候群	I635	特		馬尾症候群	G834	×	
脳底動脈閉塞症	I651	特		パリスター・キリアン症候群	Q998	特	
脳動静脈奇形	Q282	×		バルトリン腺腫	D280	×	
脳動脈炎	I677	特		バロー病	G375	難入	難リ
脳動脈狭窄症	I669	特		パンコースト症候群	C341	特	
脳動脈硬化症	I672	特		半身不隨（片麻痺）	G819	×	
脳動脈閉塞症	I669	特		ハンター症候群（ムコ多糖症Ⅱ型）	E761	難入	難リ
脳動脈瘤	I671	特		バンチ病（特発性門脈圧亢進症）（※）	K766	特	
脳動脈瘤破裂	I609	特		ハンチントン病	G10	難入	難リ
脳軟化症	I639	特		ハント症候群	B022	皮Ⅱ	
脳梅毒	A521	×		汎発性腹膜炎（急性汎発性腹膜炎）	K650	×	
脳皮質下出血	I610	特		（ひ）			
脳浮腫	G936	×		ビールショウスキー・ヤンスキー病	E754	特	難入
脳リピドーシスの認知症	E756	特				難リ	
（は）				鼻咽頭結核	A168	特	難入
バーキットリンパ腫	C837	特		被殻出血	I610	特	

疾患名	コード			疾患名	コード		
粃糠疹	L210	×		閉塞性血栓血管炎	I731	難リ	
ヒスチオサイトーシスX	D760	×		閉塞性肺気腫	J439	特	
ヒスチジン血症	E708	×		ベーチェット病	M352	難リ	
ヒステリー反応	F449	小特		ベネディクト症候群	I679	特	
脾臓炎	D738	×		ヘモクロマトーシス	E831	×	
肥大性胃炎（慢性胃炎）	K295	特		ペラグラ	E52	×	
ビタミン欠乏症	E569	×		ペリツェウス・メルツバッヘル病	E752	特	
非中毒性多結節性甲状腺腫	E042	特		ベリリウム肺症性肝肉芽腫	J632	特	
非中毒性単結節性甲状腺腫	E041	特		ベル麻痺（特発性末梢性顔面神経麻痺）	G510	×	
皮膚エリテマトーデス	L932	皮Ⅰ		片頭痛	G439	×	
皮膚癌	C449	特		ペンドレッド症候群	E071	特	
皮膚筋炎	M339	難リ		扁平苔癬	L439	皮Ⅰ	
皮膚結核	A184	特	難入	扁平母斑	D229	×	
皮膚上皮内癌	D049	特		片麻痺	G819	×	
皮膚腺病	A184	特	難入	**（ほ）**			
肥満症	E669	×		膀胱癌	C679	特	
びまん性間質性肺炎	J841	×		膀胱結核	A181	特	難入
びまん性間質性肺線維症（肺線維症）	J841	×		膀胱上皮内癌	D090	特	
ビュルガー病（バージャー病）	I731	難リ		房室解離	I458	×	
表層性胃炎	K293	特		房室ブロック	I443	×	
びらん性胃炎	K296	特		放射線治療後甲状腺機能低下症	E890	特	
ヒルシュスプルング病	Q431	×		疱疹状天疱瘡	L108	皮Ⅰ	
貧血	D649	×		ボーエン病	D049	特	
ビンスワンガー病	I673	特		ホジキンリンパ腫（ホジキン病）	C819	特	
頻脈・徐脈症候群（徐脈頻脈症候群）	I495	特		発作性頻拍	I479	特	
（ふ）				ホフマン症候群	E039	特	
ファーバー病	E752	特	難入	ポルフィリン症	E802	×	
		難リ		本態性高血圧症	I10	生習	
ファブリー病	E752	特	難入	本態性高コレステロール血症	E780	生習	
		難リ		本態性高脂血症	E785	生習	
不安神経症	F411	小特		本態性貧血	D649	×	
不安定狭心症	I200	特		ポンペ病	E740	難入	難リ
風疹脳炎	B060	×		**（ま）**			
フェニルケトン尿症	E701	×		マクロード症候群（一側性肺気腫）	J430	特	
フェルティー症候群	M0500	難リ		マシャド・ジョセフ病	G112	難入	難リ
フォヴィル症候群	I678	特		マックル・ウエルズ症候群	D898	難リ	
副睾丸結核（精巣上体結核）	A181	特	難入	末梢循環障害（末梢血管障害）	I739	×	
副収縮	I493	特		末梢神経障害	G629	×	
副腎癌	C749	特		麻痺性イレウス	K560	×	
副腎クリーゼ	E272	×		マリネスコ・シェーグレン症候群	G111	難入	難リ
副腎性器症候群	E259	×		マルチプルスルファターゼ欠損症	E752	特	難入
副腎白質ジストロフィー	E713	難入	難リ			難リ	
副腎皮質機能亢進症	E249	×		慢性B型ウイルス肝炎（B型慢性肝炎）	B181	特	ウイ
副腎皮質機能低下症	E274	×		慢性C型ウイルス肝炎（C型慢性肝炎）	B182	特	ウイ
腹膜炎	K659	×		慢性胃炎	K295	特	
腹膜癒着	K660	×		慢性ウイルス肝炎	B189	特	ウイ
フコース症	E771	難入	難リ	慢性炎症性脱髄性多発神経炎	G618	難入	難リ
不整脈	I499	特		慢性肝炎	K739	特	
不定愁訴症	F459	小特		慢性関節リウマチ（関節リウマチ）	M0690	難リ	
舞踏病	G255	×		慢性気管支炎	J42	特	
ブプレ症候群	I479	特		慢性喉頭炎	J370	×	
ブプレ・ホフマン症候群（ブプレ症候群）	I479	特		慢性喉頭気管炎	J371	×	
ブランマー病	E052	特		慢性腎盂腎炎	N119	×	
フリードライヒ運動失調症	G111	難入	難リ	慢性心不全	I509	特	
プリオン病（亜急性海綿状脳症）	A810	難入	難リ	慢性腎不全	N189	特	
ブリケー障害	F450	小特		慢性膵炎	K861	特	
ブルガダ症候群	I490	特		慢性喘息性気管支炎	J448	特	
プロゲリア（早老症）	E348	×		慢性大腸炎	K529	×	
吻合部潰瘍	K289	×		慢性腸炎	K529	×	
分水界梗塞	I638	特		慢性肺気腫	J439	特	
噴門癌	C160	特		慢性腹膜炎	K658	×	
噴門狭窄	K222	×		慢性閉塞性肺疾患	J449	特	
噴門痙攣（食道アカラシア）	K220	×		慢性リンパ性白血病	C911	特	
（へ）				慢性リンパ節炎	I881	×	
平滑筋腫	D219	×		マンノシドーシス	E771	難入	難リ
平滑筋肉腫	C499	特		**（み）**			
閉塞性気管支炎	J448	特		ミエロパチー（脊髄症）	G959	×	

疾患名	コード			疾患名	コード		
ミオクローヌス	G253	×		卵巣欠落症状	E283	×	
ミオパチー	G729	×		(り)			
未熟児（低出生体重児）	P071b	×		リウマチ性滑液包炎	M0620	難リ	
ミヤール・ギュブレール症候群	I679	特		リウマチ性血管炎	M0520	難リ	
(む)				リウマチ性心筋炎	I090	×	
ムコ脂質症（ムコリピドーシス）	E779	特		リウマチ性心膜炎	I010	×	
ムコ多糖症	E763	難入	難リ	リウマチ性肺疾患	M0510	難リ	
ムコリピドーシス	E779	特		リウマチ性皮下結節	M0630	難リ	
ムコリピドーシス１型（シアリドーシス）	E771	特	難入	リウマチ熱	I00	×	
		難リ		リウマチ様関節炎	M0690	難リ	
ムコピリドーシス２型（I細胞病）	E770	特	難入	リエントリー性心室性不整脈	I470	特	
		難リ		リピドーシス	E756	特	
ムコピリドーシス３型	E770	特	難入	リブマン・サックス心内膜炎	M321	難リ	
		難リ		リポジストロフィー	E881	特	
無酸症	K318	×		リポ蛋白欠乏症	E786	特	
ムチランス変形	M0680	難リ		リポ蛋白代謝障害（脂質代謝異常）	E789	生習	
無痛性甲状腺炎	E063	特		良性対称性脂肪腫症	E888	特	
無ベータリポ蛋白血症	E786	特		緑色腫（顆粒球肉腫）	C923	特	
(め)				リンパ芽球性リンパ腫	C835	特	
メチシリン耐性黄色ブドウ球菌感染症（MRSA感染症）	A490	難入		リンパ管腫	D181	×	
				リンパ管肉腫	C499	特	
メトヘモグロビン血症	D749	×		リンパ腫	C859	特	
メニエール病	H810	×		リンパ上皮性のう胞	K098	×	
メネトリエ病	K296	特		リンパ性白血病	C919	特	
メラノーマ（悪性黒色腫）	C439	特		リンパ節炎	I889	×	
メレナ（下血）	K921	×		リンパ節結核（結核性リンパ節炎）	A182	特	難入
免疫不全	D849	×		(る)			
(も)				類宦官症	E291	×	
毛細血管拡張性運動失調症	G113	難入	難リ	類乾癬	L419	皮I	
毛細血管疾患	I789	×		るいそう	E41	×	
盲腸カルチノイド	C180	特		類天疱瘡	L129	皮I	
網膜芽細胞腫	C692	特		るいれき（頚部リンパ節結核）	A182	特	難入
網膜動脈閉塞症	H342	×		ループス胸膜炎	M321	難リ	
もやもや病	I675	特	難リ	ループス腎炎	M321	難リ	
門脈圧亢進症（※）	K766	特		ループス腸炎	M321	難リ	
門脈炎	K751	特		ループス肺臓炎	M321	難リ	
門脈拡張症（※）	K766	特		ループス膀胱炎	M321	難リ	
(や)				ルリッシュ症候群	I740	×	
薬剤誘発性ループス	M320	難リ		(れ)			
夜尿症	F980	小特		レイノー病	I730	×	
ヤンスキー・ビールショウスキー病	E754	特	難入	レッテラー・ジーベ病	C960	特	
		難リ		レノックス・ガストー症候群	G404	×	
(ゆ)				レフェトフ症候群	E078	特	
ユーイング肉腫	C419	特		レフレル症候群	J82	×	
有棘赤血球舞踏病	E786	特		連鎖球菌性膿瘍疹	L100	皮I	
幽門癌	C164	特		(ろ)			
幽門痙攣	K313	×		ロイケミー（白血病）	C959	特	
輸血後肝炎	B199	特	ウイ	労作性狭心症	I208	特	
輸血後肝障害	B199	特	ウイ	老人性気管支炎	J42	特	
癒着性心膜炎	I310	特		老人性動脈炎（閉塞性血管炎）	I709	×	
癒着性腹膜炎（慢性腹膜炎）	K658	×		老人性脳変性	G311	×	
(よ)				老人性肺気腫	J439	特	
葉酸欠乏性貧血	D529	×		狼瘡（全身性エリテマトーデス）	M329	難リ	
痒疹（慢性型で１年以上経過）	L282	皮I		ローノア・ベンソード腺脂肪腫症（良性対称性脂肪腫症）	E888	特	
腰痛症	M5456	×					
ヨード欠乏性甲状腺機能低下症	E018	特		肋骨カリエス	A180	特	難入
(ら)				濾胞性リンパ腫	C829	特	
ライソゾーム病	E74〜E76等	難入	難リ	ワルデンストレームマクログロブリン血症（原発性マクログロブリン血症）	C880	特	
ライター症候群	M0239	×					
ラクナ梗塞	I638	特		ワレンベルグ症候群	I663	特	
落葉状天疱瘡	L102	皮I					
ラムゼイハント病（ハント症候群）	B002	皮II					
卵巣カルチノイド	C56	特					
卵巣癌	C56	特					
卵巣奇形腫	D27	×					
卵巣機能障害	E289	×					

告示7　医療保険と介護保険の給付調整

●厚生労働省告示第126号

(令6.3.27)

厚生労働大臣が定める療養（平成18年厚生労働省告示第142号）は，令和6年3月31日限り廃止する。ただし，同日以前の日に行われた療養の費用の額の算定については，なお従前の例による。

（編注）「厚生労働大臣が定める療養」は，介護保険法の指定を受けている療養病床等で，健康保険法または高齢者医療確保法による療養の給付が受けられる場合を規定したものであったが，2024年3月末の介護療養型医療施設（介護療養病床）の廃止に伴い，当該規定（告示）も廃止された。

●厚生労働省告示第128号

(平20.3.27)　　　最終改正：告示125，令6.3.27／令6.10.15一部訂正）

要介護の患者で療養の費用を算定できる場合

診療報酬の算定方法（平成20年厚生労働省告示第59号）第6号の規定に基づき，要介護被保険者等である患者について療養に要する費用の額を算定できる場合（平成20年厚生労働省告示第128号）の一部を次のように改正する。この告示は令和6年6月1日から適用する。この告示の適用の日前に行われた療養の費用の額の算定については，なお従前の例による。

要介護被保険者等である患者について療養に要する費用の額を算定できる場合

診療報酬の算定方法第6号に規定する厚生労働大臣が定める場合は，別表第1（p.1536）の左欄各号に掲げる患者の区分に従い，同表の右欄に掲げる診療報酬の算定方法に掲げる療養を行った場合とする。ただし，別表第2（p.1539）の左欄各号に掲げる診療報酬の算定方法に掲げる療養に要する費用を算定する場合にあっては，同表の右欄に規定する算定方法による。

別表第1〔編注：左欄の要介護被保険者等である患者について，右欄は医療保険で算定・請求できる点数〕

患者の区分	診療報酬の算定方法に掲げる療養（「医科診療報酬点数表」の区分）
1　入院中の患者以外の患者であって，次のいずれにも該当しないもの（以下「入院中の患者以外の患者」という） 　イ　短期入所生活介護，介護予防短期入所生活介護，短期入所療養介護又は介護予防短期入所療養介護を受けている患者 　ロ　地域密着型介護老人福祉施設，介護老人福祉施設，介護老人保健施設又は介護医療院に入所している患者	次に掲げる点数が算定されるべき療養 1　第1章第1部（初・再診料）に規定する点数 2　第2章第1部（医学管理等）に規定する点数 3　第2章第2部（在宅医療）に規定する点数であって，次に掲げる点数以外のもの 　イ　C008在宅患者訪問薬剤管理指導料 　ロ　C009在宅患者訪問栄養食事指導料 　ハ　C010在宅患者連携指導料 4　第2章第3部（検査）から第14部（その他）までに規定する点数 5，6（歯科，調剤　略）（以下同）
2　入院している患者（短期入所療養介護又は介護予防短期入所療養介護を受けている患者を除く）	次に掲げる点数が算定されるべき療養 1　別表第1（医科診療報酬点数表）及び別表第2（歯科診療報酬点数表）に規定する点数

患者の区分	診療報酬の算定方法に掲げる療養（「医科診療報酬点数表」の区分）
3　短期入所療養介護〔介護老人保健施設又は介護医療院の療養室（以下「療養室」という）において行われるものを除く〕又は介護予防短期入所療養介護（療養室において行われるものを除く）を受けている患者	次に掲げる療養 1　次に掲げる点数が算定されるべき療養 　イ　第2章第1部（医学管理等）に規定する点数であって，次に掲げる点数以外のもの 　　①B001の10入院栄養食事指導料 　　②B004退院時共同指導料1 　　③B005退院時共同指導料2 　　④B005-1-2介護支援等連携指導料 　　⑤B005-6がん治療連携計画策定料 　　⑥B005-6-2がん治療連携指導料 　　⑦B005-6-4外来がん患者在宅連携指導料 　　⑧B005-7認知症専門診断管理料 　　⑨B005-7-2認知症療養指導料 　　⑩B005-8肝炎インターフェロン治療計画料 　　⑪B007退院前訪問指導料 　　⑫B007-2退院後訪問指導料 　　⑬B008薬剤管理指導料 　　⑭B008-2薬剤総合評価調整管理料 　　⑮B009診療情報提供料（Ⅰ）（注1，注3，注4，注8，注9及び注11から注18までに規定する場合に限る） 　　⑯B009-2電子的診療情報評価料 　　⑰B010診療情報提供料（Ⅱ） 　　⑱B011連携強化診療情報提供料 　　⑲B011-5がんゲノムプロファイリング評価提供料 　　⑳B011-6栄養情報連携料 　　㉑B014退院時薬剤情報管理指導料 　　㉒B015精神科退院時共同指導料 　ロ　C004-2救急患者連携搬送料 　ハ　第2章第4部（画像診断）に規定する点数であって，次に掲げる点数以外のもの 　　①第1節通則第4号のイに規定する点数 　　②E001の1に掲げる単純撮影 　　③E002の1に掲げる単純撮影

告示⑦ 医療保険と介護保険の給付調整

	ニ	第2章第5部（投薬）第3節（薬剤料）に規定する点数〔特掲診療料の施設基準等（平成20年厚生労働省告示第63号）第16第3号（介護老人保健施設入所者について算定できる内服薬及び外用薬の費用）に掲げる薬剤に係るものに限る〕及び同部第5節（処方箋料）に規定する点数〔特掲診療料の施設基準等第16第2号〔処方箋料（第3号に規定する薬剤を投与した場合に限る）〕に掲げる処方箋料に限る〕
	ホ	第2章第6部（注射）第2節（薬剤料）に規定する点数〔特掲診療料の施設基準等第16第3号（介護老人保健施設入所者について算定できる注射及び注射薬の費用）に掲げる薬剤（抗悪性腫瘍剤を除く）に係るものに限る〕
	ヘ	H005視能訓練及びH006難病患者リハビリテーション料
	ト	第2章第8部（精神科専門療法）に規定する点数であって，次に掲げる点数以外のもの ① I 002通院・在宅精神療法　　⑥ I 008-2精神科ショート・ケア（注5に規定する場合を除く） ② I 003-2認知療法・認知行動療法 ③ I 005入院集団精神療法　　　⑦ I 009精神科デイ・ケア（注6に規定する場合を除く） ④ I 007精神科作業療法 ⑤ I 008入院生活技能訓練療法　⑧ I 012精神科訪問看護・指導料 　　　　　　　　　　　　　　⑨ I 016精神科在宅患者支援管理料
	チ	第2章第9部（処置）に規定する点数〔基本診療料の施設基準等（平成20年厚生労働省告示第62号）別表第5第2号に掲げる処置に係るものを除く〕
	リ	第2章第10部（手術）から第12部（放射線治療）までに規定する点数

4 次に掲げる患者 イ 介護医療院に入所している患者 ロ 介護医療院において短期入所療養介護又は介護予防短期入所療養介護を受けている患者	次に掲げる療養 1 次に掲げる点数が算定されるべき療養（指定施設サービス等に要する費用の額の算定に関する基準別表の4のイからヘまでの注13（編注：2025年8月1日からは「注14」）に規定する所定単位数を算定した日に行われたものを除く）	
	イ 第1章第1部（初・再診料）に規定する点数であって，次に掲げる点数以外のもの（併設保険医療機関以外の保険医療機関に係るものに限る） ① A001再診料の注20に規定する点数 ② A002外来診療料の注11に規定する点数	ノ B001-2-6夜間休日救急搬送医学管理料（併設保険医療機関以外の保険医療機関に係るものに限る） オ B001-2-8外来放射線照射診療料 ク B001-2-12外来腫瘍化学療法診療料
	ロ 第2章第1部（医学管理等）通則第3号（外来感染対策向上加算）から第6号（抗菌薬適正使用体制加算）までに規定する加算	ヤ B001-3生活習慣病管理料の注3に規定する点数 マ B001-3-3生活習慣病管理料（Ⅱ）の注3に規定する点数
	ハ B001の1ウイルス疾患指導料 ニ B001の2特定薬剤治療管理料 ホ B001の3悪性腫瘍特異物質治療管理料	ケ B001-7リンパ浮腫指導管理料（注2に規定する場合に限る）
	ヘ B001の6てんかん指導料 ト B001の7難病外来指導管理料 チ B001の8皮膚科特定疾患指導管理料 リ B001の9外来栄養食事指導料 ヌ B001の11集団栄養食事指導料	フ B005-6がん治療連携計画策定料 コ B005-6-2がん治療連携指導料 エ B005-6-3がん治療連携指導料 テ B005-7認知症専門診断管理料 ア B005-8肝炎インターフェロン治療計画料
	ル B001の12心臓ペースメーカー指導管理料 ヲ B001の14高度難聴指導管理料 ワ B001の15慢性維持透析患者外来医学管理料	サ B009診療情報提供料（Ⅰ）（注1，注6，注8，注10から注15まで及び注18に規定する場合に限る）
	カ B001の16喘息治療管理料 ヨ B001の22がん性疼痛緩和指導管理料 タ B001の23がん患者指導管理料 レ B001の24外来緩和ケア管理料 ソ B001の25移植後患者指導管理料 ツ B001の26植込型輸液ポンプ持続注入療法指導管理料	キ B009-2電子的診療情報評価料（併設保険医療機関以外の保険医療機関に係るものに限る） ユ B010-2診療情報連携共有料（併設保険医療機関以外の保険医療機関に係るものに限る） メ B011連携強化診療情報提供料 ミ B012傷病手当金意見書交付料 シ C000往診料（併設保険医療機関以外の保険医療機関に係るものに限る）
	ネ B001の32一般不妊治療管理料 ナ B001の33生殖補助医療管理料 ラ B001の34のハに掲げる二次性骨折予防継続管理料3 ム B001の35アレルギー性鼻炎免疫療法治療管理料 ウ B001-2-4地域連携夜間・休日診療料（併設保険医療機関以外の保険医療機関に係るものに限る） ヰ B001-2-5院内トリアージ実施料（併設保険医療機関以外の保険医療機関に係るものに限る）	ヱ C004-2救急患者連携搬送料 ヒ C116在宅植込型補助人工心臓（非拍動流型）指導管理料 モ 第2章第2部（在宅医療）第2節（在宅療養指導管理料）第2款（在宅療養指導管理材料加算）に規定する点数 セ 第2章第4部（画像診断）に規定する点数であって，次に掲げる点数以外のもの

① 第1節通則第4号のイに規定する点数
② E001の1に掲げる単純撮影
③ E002の1に掲げる単純撮影

ス　第2章第5部（投薬）第3節（薬剤料）に規定する点数〔特掲診療料の施設基準等第16第3号（介護老人保健施設入所者について算定できる内服薬及び外用薬の費用）に掲げる薬剤に係るものに限る〕

ン　第2章第5部（投薬）第5節（処方箋料）に規定する点数（特掲診療料の施設基準等第16第2号に掲げる処方箋料に限る）

イイ　第2章第6部（注射）第2節（薬剤料）に規定する点数〔特掲診療料の施設基準等第16第4号（介護老人保健施設入所者について算定できる注射及び注射薬の費用）に掲げる薬剤（抗悪性腫瘍剤を除く）に係るものに限る〕

イロ　H005視能訓練及びH006難病患者リハビリテーション料

イハ　第2章第9部（処置）に規定する点数（基本診療料の施設基準等別表第5第2号に掲げる処置に係るものを除く）

イニ　第2章第10部（手術）から第13部（病理診断）までに規定する点数

イホ　O100外来・在宅ベースアップ評価料（Ⅰ）（併設保険医療機関以外の保険医療機関に係るものであって，初診時及び再診時に限る）

イヘ　O101外来・在宅ベースアップ評価料（Ⅱ）（併設保険医療機関以外の保険医療機関に係るものであって，初診時及び再診時に限る）

2　次に掲げる点数が算定されるべき療養（指定施設サービス等に要する費用の額の算定に関する基準別表の4のイからへまでの注13（編注：2025年8月1日からは「注14」）に規定する所定単位数を算定した日に行われたものに限る）

イ　第1章第1部（初・再診料）に規定する点数であって，次に掲げる点数以外のもの
　① A001再診料の注20に規定する点数
　② A002外来診療料の注11に規定する点数

ロ　A400の1短期滞在手術等基本料1

ハ　第2章第1部（医学管理等）通則第3号（外来感染対策向上加算）から第6号（抗菌薬適正使用体制加算）までに規定する加算

ニ　B001の1ウイルス疾患指導料
ホ　B001の2特定薬剤治療管理料
ヘ　B001の3悪性腫瘍特異物質治療管理料
ト　B001の6てんかん指導料
チ　B001の7難病外来指導管理料
リ　B001の8皮膚科特定疾患指導管理料
ヌ　B001の9外来栄養食事指導料
ル　B001の11集団栄養食事指導料
ヲ　B001の12心臓ペースメーカー指導管理料
ワ　B001の14高度難聴指導管理料
カ　B001の15慢性維持透析患者外来医学管理料
ヨ　B001の16喘息治療管理料
タ　B001の20糖尿病合併症管理料
レ　B001の22がん性疼痛緩和指導管理料
ソ　B001の23がん患者指導管理料
ツ　B001の24外来緩和ケア管理料
ネ　B001の25移植後患者指導管理料
ナ　B001の26植込型輸液ポンプ持続注入療法指導管理料
ラ　B001の27糖尿病透析予防指導管理料
ム　B001の32一般不妊治療管理料
ウ　B001の33生殖補助医療管理料
ヰ　B001の34のハに掲げる二次性骨折予防継続管理料3
ノ　B001の35アレルギー性鼻炎免疫療法治療管理料
オ　B001の36下肢創傷処置管理料
ク　B001の37慢性腎臓病透析予防指導管理料
ヤ　B001-2-4地域連携夜間・休日診療料（併設保険医療機関以外の保険医療機関に係るものに限る）
マ　B001-2-5院内トリアージ実施料（併設保険医療機関以外の保険医療機関に係るものに限る）
ケ　B001-2-6夜間休日救急搬送医学管理料（併設保険医療機関以外の保険医療機関に係るものに限る）
フ　B001-2-8外来放射線照射診療料
コ　B001-2-12外来腫瘍化学療法診療料
エ　B001-3生活習慣病管理料の注3に規定する点数
テ　B001-3-3生活習慣病管理料（Ⅱ）の注3に規定する点数
ア　B001-3-2ニコチン依存症管理料
サ　B001-7リンパ浮腫指導管理料（注2に規定する場合に限る）
キ　B005-6がん治療連携計画策定料
ユ　B005-6-2がん治療連携指導料
メ　B005-6-3がん治療連携管理料
ミ　B005-7認知症専門診断管理料
シ　B005-8肝炎インターフェロン治療計画料
ヱ　B009診療情報提供料（Ⅰ）（注1，注6，注8，注10から注15まで及び注18に規定する場合に限る）
ヒ　B009-2電子的診療情報評価料（併設保険医療機関以外の保険医療機関に係るものに限る）
モ　B010-2診療情報連携共有料（併設保険医療機関以外の保険医療機関に係るものに限る）
セ　B011連携強化診療情報提供料
ス　B011-3薬剤情報提供料（併設保険医療機関以外の保険医療機関に係るものに限る）
ン　B011-5がんゲノムプロファイリング評価提供料
イイ　B012傷病手当金意見書交付料
イロ　C000往診料（併設保険医療機関以外の保険医療機関に係るものに限る）
イハ　C004-2救急患者連携搬送料
イニ　C116在宅植込型補助人工心臓（非拍動流型）指導管理料
イホ　第2章第2部（在宅医療）第2節（在宅療養指導管理料）第2款（在宅療養指導管理材料加算）に規定する点数
イヘ　第2章第3部（検査）及び第4部（画像診断）に規定する点数
イト　第2章第5部（投薬）に規定する点数（専門的な診療に特有の薬剤に係るものに限る）
イチ　第2章第6部（注射）に規定する点数（専門的な診療に特有の薬剤に係るものに限る）
イリ　H005視能訓練及びH006難病患者リハビリテーション料

	イヌ	I000精神科電気痙攣療法	
	イル	I000-2経頭蓋磁気刺激療法	
	イヲ	I002通院・在宅精神療法	
	イワ	I003-2認知療法・認知行動療法	
	イカ	I006通院集団精神療法（併設保険医療機関以外の保険医療機関に係るものに限る）	
	イヨ	I007精神科作業療法（併設保険医療機関以外の保険医療機関に係るものに限る）	
	イタ	I008-2精神科ショート・ケア（注5に規定する場合を除く）（併設保険医療機関以外の保険医療機関に係るものに限る）	
	イレ	I009精神科デイ・ケア（注6に規定する場合を除く）（併設保険医療機関以外の保険医療機関に係るものに限る）	
	イソ	I015重度認知症患者デイ・ケア料（併設保険医療機関以外の保険医療機関に係るものに限る）	
	イツ	第2章第9部（処置）から第13部（病理診断）までに規定する点数	
	イネ	O100外来・在宅ベースアップ評価料（Ⅰ）（初診時及び再診時等に限る）	
	イナ	O101外来・在宅ベースアップ評価料（Ⅱ）（初診時及び再診時等に限る）	

患者の区分	診療報酬の算定方法に掲げる療養（「医科診療報酬点数表」の区分）
5 次に掲げる患者 　イ　介護老人保健施設に入所している患者 　ロ　介護老人保健施設において短期入所療養介護又は介護予防短期入所療養介護を受けている患者	次に掲げる点数が算定されるべき療養 1　第3章（介護老人保健施設入所者に係る診療料）第1部（併設保険医療機関の療養に関する事項）に規定する点数 2　第3章第2部（併設保険医療機関以外の保険医療機関の療養に関する事項）に規定する点数であって，次に掲げる点数以外のもの 　イ　A001再診料の注20の例により算定する点数 　ロ　A002外来診療料の注11の例により算定する点数 　ハ　B004退院時共同指導料1の例により算定する点数 　ニ　B010診療情報提供料（Ⅱ）の例により算定する点数
6 次に掲げる患者（以下「介護老人福祉施設入所者」という） 　イ　地域密着型介護老人福祉施設又は介護老人福祉施設に入所している患者 　ロ　短期入所生活介護又は介護予防短期入所生活介護を受けている患者	次に掲げる点数が算定されるべき療養 1　別表第1（医科診療報酬点数表）に規定する点数（当該患者が入所する施設における医師により行われる医学的管理に相当する療養に係るものを除く）

備考
1　この表において「法」とは，介護保険法（平成9年法律第123号）をいう。
2　「患者」とは，法第62条に規定する要介護被保険者等である患者をいう。
3　「短期入所生活介護」とは，法第8条第9項に規定する短期入所生活介護をいう。
4　「介護予防短期入所生活介護」とは，法第8条の2第7項に規定する介護予防短期入所生活介護をいう。
5　「短期入所療養介護」とは，法第8条第10項に規定する短期入所療養介護をいう。
6　「介護予防短期入所療養介護」とは，法第8条の2第8項に規定する介護予防短期入所療養介護をいう。
7　「地域密着型介護老人福祉施設」とは，法第8条第22項に規定する地域密着型介護老人福祉施設をいう。
8　「介護老人福祉施設」とは，法第8条第27項に規定する介護老人福祉施設をいう。
9　「介護老人保健施設」とは，法第8条第28項に規定する介護老人保健施設をいう。
10　「介護医療院」とは，法第8条第29項に規定する介護医療院をいう。
11　「別表第1」とは，診療報酬の算定方法別表第1をいい，「別表第2」とは，診療報酬の算定方法別表第2をいい，「別表第3」とは，診療報酬の算定方法別表第3をいう。

別表第2

診療報酬の算定方法に掲げる療養	算定方法
1　次に掲げる点数が算定されるべき療養 　イ　A001再診料の注20に規定する点数 　ロ　A002外来診療料の注11に規定する点数	入院中の患者以外の患者であって，特定施設若しくは地域密着型特定施設に入居しているもの又は小規模多機能型居宅介護，認知症対応型共同生活介護，複合型サービス若しくは介護予防認知症対応型共同生活介護を受けているものについては，算定できない。
2　次に掲げる点数が算定されるべき療養 　イ　B001の9外来栄養食事指導料 　ロ　B001の11集団栄養食事指導料	介護医療院入所者については，指定施設サービス等に要する費用の額の算定に関する基準別表の4のイからヘまでの注5に掲げる減算を算定した場合に限り，算定できる。
3　B009診療情報提供料（Ⅰ）（注2に規定する場合に限る）が算定されるべき療養	入院中の患者以外の患者について，同一月において，居宅療養管理指導又は介護予防居宅療養管理指導（医師が行う場合に限る）を行い，居宅療養管理指導費又は介護予防居宅療養管理指導費を算定した場合には，算定できない。
4　B009診療情報提供料（Ⅰ）（注3，注14及び注15に規定する場合に限る）が算定されるべき療養	同一月において，居宅療養管理指導又は介護予防居宅療養管理指導（医師が行う場合に限る）を行い，居宅療養管理指導費又は介護予防居宅療養管理指導費を算定した場合には，算定できない。

5	次に掲げる点数が算定されるべき療養 イ　C001在宅患者訪問診療料（Ⅰ） ロ　C001-2在宅患者訪問診療料（Ⅱ） ハ　C002在宅時医学総合管理料 ニ　C003在宅がん医療総合診療料	入院中の患者以外の患者であって，小規模多機能型居宅介護又は複合型サービスを受けているものについては，当該患者が当該サービスの利用を開始した日より前30日の間に患家を訪問し，C001在宅患者訪問診療料（Ⅰ），C001-2在宅患者訪問診療料（Ⅱ），C002在宅時医学総合管理料，C002-2施設入居時等医学総合管理料又はC003在宅がん医療総合診療料（以下「在宅患者訪問診療料等」という）を算定した保険医療機関の医師が診察した場合（当該サービスを提供する施設における医師により行われる場合を除く）に限り，算定できる（末期の悪性腫瘍の患者以外の患者については，利用開始後30日までの間に限る）。 　また，保険医療機関の退院日から当該サービスの利用を開始した患者については，当該サービス利用開始前の在宅患者訪問診療料等の算定にかかわらず，退院日を除き算定できる（末期の悪性腫瘍の患者以外の患者については，利用開始後30日までの間に限る）。
6	C003在宅がん医療総合診療料が算定されるべき療養	特定施設又は地域密着型特定施設に入居している患者（外部サービス利用型指定特定施設入居者生活介護及び外部サービス利用型指定介護予防特定施設入居者生活介護を受けている患者を除く）については，算定できない。
7	次に掲げる点数が算定されるべき療養 イ　C005在宅患者訪問看護・指導料 ロ　C005-1-2同一建物居住者訪問看護・指導料	1　特掲診療料の施設基準等別表第7に掲げる疾病等の患者又は急性増悪等により一時的に頻回の訪問看護が必要である患者に係るものである場合に限り，算定できる。 2　入院中の患者以外の患者であって，小規模多機能型居宅介護又は複合型サービスを受けているものについては，当該患者が当該サービスの利用を開始した日より前30日の間に患家を訪問し，C005在宅患者訪問看護・指導料又はC005-1-2同一建物居住者訪問看護・指導料を算定した保険医療機関の保健師，助産師，看護師又は准看護師が看護又は指導を行った場合に限り，算定できる（末期の悪性腫瘍の患者以外の患者については，利用開始後30日までの間に限る）。
8	次に掲げる加算が算定されるべき療養 イ　C005在宅患者訪問看護・指導料の注10（C005-1-2同一建物居住者訪問看護・指導料の注6の規定により準用する場合を含む）に規定する加算 ロ　C005在宅患者訪問看護・指導料の注18（C005-1-2同一建物居住者訪問看護・指導料の注6の規定により準用する場合を含む）に規定する加算	特掲診療料の施設基準等別表第7に掲げる疾病等の患者又は急性増悪等により一時的に頻回の訪問看護が必要である患者に係るものである場合（当該患者について，同一月において，ターミナルケア加算を算定している場合を除く）に限り，算定できる。
9	C005在宅患者訪問看護・指導料の注11（C005-1-2同一建物居住者訪問看護・指導料の注6の規定により準用する場合を含む）に規定する加算が算定されるべき療養	特掲診療料の施設基準等別表第7に掲げる疾病等の患者又は急性増悪等により一時的に頻回の訪問看護が必要である患者に係るものである場合（当該患者について，同一月において，特別管理加算を算定している場合を除く）に限り，算定できる。
10	C005在宅患者訪問看護・指導料の注13（C005-1-2同一建物居住者訪問看護・指導料の注6の規定により準用する場合を含む）に規定する加算が算定されるべき療養	入院中の患者以外の患者であって，特定施設若しくは地域密着型特定施設に入居しているもの又は小規模多機能型居宅介護，認知症対応型共同生活介護，複合型サービス若しくは介護予防認知症対応型共同生活介護を受けているものについては，算定できない。
11	C005-2在宅患者訪問点滴注射管理指導料が算定されるべき療養	入院中の患者以外の患者であって，特定施設若しくは地域密着型特定施設に入居しているもの又は小規模多機能型居宅介護，認知症対応型共同生活介護，複合型サービス若しくは介護予防認知症対応型共同生活介護を受けているものについては，特掲診療料の施設基準等別表第7に掲げる疾病等の患者又は急性増悪等により一時的に頻回の訪問看護が必要である患者に限り，算定できる。
12	C006在宅患者訪問リハビリテーション指導管理料が算定されるべき療養	入院中の患者以外の患者であって，急性増悪等により一時的に頻回の訪問リハビリテーション指導管理が必要であるものに係るものである場合に限り，算定できる。
13	C012在宅患者共同診療料の2又は3に掲げる点数が算定されるべき療養	入院中の患者以外の患者であって，小規模多機能型居宅介護又は複合型サービスを受けているものについては，算定できない。

14	次に掲げる点数が算定されるべき療養 イ　H000心大血管疾患リハビリテーション料 ロ　H001脳血管疾患等リハビリテーション料 ハ　H001-2廃用症候群リハビリテーション料 ニ　H002運動器リハビリテーション料 ホ　H003呼吸器リハビリテーション料	入院中の患者以外の患者及び介護老人福祉施設入所者については，訪問リハビリテーション費，通所リハビリテーション費，介護予防訪問リハビリテーション費又は介護予防通所リハビリテーション費を算定した日を含む月から3月目（左欄に掲げるリハビリテーション料を算定する保険医療機関において，これらのリハビリテーション費を算定した場合には，翌月）以降については，算定できない。
15	I006通院集団精神療法が算定されるべき療養	介護医療院入所者については，同一日において，精神科作業療法又は認知症老人入所精神療法を行い，特別診療費を算定した場合には，算定できない。
16	I012精神科訪問看護・指導料が算定されるべき療養	入院中の患者以外の患者については，認知症でない患者（I016に掲げる精神科在宅患者支援管理料を算定する者を除く）に限り，算定できる。ただし，小規模多機能型居宅介護又は複合型サービスを受けている患者については，当該患者が当該サービスの利用を開始した日より前30日の間に患家を訪問し，I012精神科訪問看護・指導料を算定した保険医療機関の保健師，看護師，准看護師，作業療法士又は精神保健福祉士が看護又は指導を行った場合に，当該サービスの利用を開始した日から30日の間に限り，算定できる。
17	次に掲げる点数が算定されるべき療養 イ　I012精神科訪問看護・指導料 ロ　I012-2精神科訪問看護指示料	介護老人福祉施設入所者については，認知症でない患者に限り，算定できる。
18	I012精神科訪問看護・指導料の注11に規定する加算が算定されるべき療養	入院中の患者以外の患者であって，特定施設若しくは地域密着型特定施設に入居しているもの又は小規模多機能型居宅介護，認知症対応型共同生活介護，複合型サービス若しくは介護予防認知症対応型共同生活介護を受けているものについては，算定できない。
19～27	（歯科，調剤　略）	

備考
1. この表において「法」とは，介護保険法をいう。
2. 「患者」とは，法第62条に規定する要介護被保険者等である患者をいう。
3. 削除
4. 「居宅療養管理指導」とは，法第8条第6項に規定する居宅療養管理指導をいう。
5. 「介護予防居宅療養管理指導」とは，法第8条の2第5項に規定する介護予防居宅療養管理指導をいう。
6. 「居宅療養管理指導費」とは，指定居宅サービスに要する費用の額の算定に関する基準（平成12年厚生省告示第19号）別表の5に規定する居宅療養管理指導費をいう。
7. 「介護予防居宅療養管理指導費」とは，指定介護予防サービスに要する費用の額の算定に関する基準（平成18年厚生労働省告示第127号）別表の4に規定する介護予防居宅療養管理指導費をいう。
8. 「短期入所療養介護」とは，法第8条第10項に規定する短期入所療養介護（療養室において行われるものを除く）をいう。
9. 「介護予防短期入所療養介護」とは，法第8条の2第8項に規定する介護予防短期入所療養介護（療養室において行われるものを除く）をいう。
10. 「小規模多機能型居宅介護」とは，法第8条第19項に規定する小規模多機能型居宅介護をいう。
11. 「複合型サービス」とは，法第8条第23項に規定する複合型サービスをいう。
12. 「特定施設」とは，法第8条第11項に規定する特定施設をいう。
13. 「地域密着型特定施設」とは，法第8条第21項に規定する地域密着型特定施設をいう。
14. 「外部サービス利用型指定特定施設入居者生活介護」とは，指定居宅サービス等の事業の人員，設備及び運営に関する基準第192条の2に規定する外部サービス利用型指定特定施設入居者生活介護をいう。
15. 「外部サービス利用型指定介護予防特定施設入居者生活介護」とは，指定介護予防サービス等の事業の人員，設備及び運営並びに指定介護予防サービス等に係る介護予防のための効果的な支援の方法に関する基準（平成18年厚生労働省令第35号）第253条に規定する外部サービス利用型指定介護予防特定施設入居者生活介護をいう。
16. 「ターミナルケア加算」とは，指定居宅サービスに要する費用の額の算定に関する基準別表の3の注12に規定するターミナルケア加算，指定地域密着型サービスに要する費用の額の算定に関する基準（平成18年厚生労働省告示第126号）別表の1の注11に規定するターミナルケア加算及び同表の8のカに規定するターミナルケア加算をいう。
17. 「特別管理加算」とは，指定居宅サービスに要する費用の額の算定に関する基準別表の3の注11に規定する特別管理加算，指定介護予防サービスに要する費用の額の算定に関する基準別表の2の注10に規定する特別管理加算，指定地域密着型サービスに要する費用の額の算定に関する基準別表の1の注10に規定する特別管理加算及び同表の8のワに規定する特別管理加算をいう。
18. 「認知症対応型共同生活介護」とは，法第8条第20項に規定する認知症対応型共同生活介護をいう。
19. 「介護予防認知症対応型共同生活介護」とは，法第8条の2第15項に規定する介護予防認知症対応型共同生活介護をいう。
20. 「訪問リハビリテーション費」とは，指定居宅サービスに要する費用の額の算定に関する基準別表の4に規定する訪問リハビリテーション費をいう。
21. 「通所リハビリテーション費」とは，指定居宅サービスに要する費用の額の算定に関する基準別表の7に規定する通所リハビリテーション費をいう。
22. 「介護予防訪問リハビリテーション費」とは，指定介護予防サービスに要する費用の額の算定に関する基準別表の3に規定する介護予防訪問リハビリテーション費をいう。
23. 「介護予防通所リハビリテーション費」とは，指定介護予防サービスに要する費用の額の算定に関する基準別表の5に規定する介護予防通所リハビリテーション費をいう。

24 「精神科作業療法」とは，厚生労働大臣が定める特定診療費及び特別診療費に係る指導管理等及び単位数（平成12年厚生省告示第30号）別表第1の16に規定する精神科作業療法をいう。
25 「認知症老人入院精神療法」とは，厚生労働大臣が定める特定診療費及び特別診療費に係る指導管理等及び単位数別表第1の17に規定する認知症老人入院精神療法をいう。
26 「特別診療費」とは，指定居宅サービスに要する費用の額の算定に関する基準別表の9のホの(12)に掲げる特別診療費，指定施設サービス等に要する費用の額の算定に関する基準別表の4のタに掲げる特別診療費及び指定介護予防サービスに要する費用の額の算定に関する基準別表の7のホの(10)に掲げる特別診療費をいう。
27 「別表第1」とは，診療報酬の算定方法別表第1をいい，「別表第2」とは，診療報酬の算定方法別表第2をいい，「別表第3」とは，診療報酬の算定方法別表第3をいう。

➡医療保険と介護保険の給付調整に関する留意事項及び医療保険と介護保険の相互に関連する事項等について

（平18保医発0428001，改定：令6保医発0327・8）

第1 保険医療機関に係る留意事項

1 介護保険における短期入所療養介護を利用中に医療保険からの給付を受けた場合の取扱い

(1) 介護保険における短期入所療養介護において，緊急その他の場合において療養の給付を受けた場合において，当該医療保険における請求については，「入院外」のレセプトを使用する。

(2) この場合において，医療保険における患者の一部負担の取扱いについても通常の外来に要する費用負担による。

2 医療保険の診療項目と介護保険の特定診療費，特別療養費及び特別診療費の算定における留意事項

(1) 保険医療機関の病床から，同一建物内の介護医療院若しくは介護療養型老人保健施設に入所した者又は当該医療機関と一体的に運営されるサテライト型小規模介護療養型老人保健施設に入所した者にあっては，特別療養費又は特別診療費に定める初期入所診療加算は算定できない。ただし，当該施設の入所期間及び当該施設入所前の医療保険適用病床における入所期間が通算して6月以内の場合であって，当該入所した者の病状の変化等により，診療方針に重要な変更があり，診療計画を見直す必要が生じた場合においては，この限りでない。

(2) 保険医療機関の病床から介護医療院又は介護療養型老人保健施設に入所した場合，当該入所した週において，医療保険の薬剤管理指導料を算定している場合には，特別療養費又は特別診療費として定められた薬剤管理指導は算定できない。また，介護医療院若しくは介護療養型老人保健施設から医療保険適用病床に入院した場合についても同様である。

(3) 特定診療費又は特別診療費として定められた理学療法，作業療法，言語聴覚療法，集団コミュニケーション療法及び精神科作業療法並びに特別療養費として定められた言語聴覚療法及び精神科作業療法を行う施設については，医療保険の疾患別リハビリテーション及び精神科作業療法を行う施設と同一の場合及びこれらと共用する場合も認められる。ただし，共用する場合にあっては，施設基準及び人員配置基準等について，特定診療費，特別療養費又は特別診療費及び医療保険のそれぞれにおいて定められた施設基準の両方を同時に満たす必要がある。

第2 介護調整告示

要介護被保険者等である患者（介護医療院に入所中の患者を除く）に対し算定できる診療報酬点数表に掲げる療養については，介護調整告示によるものとし，別紙1（p.1544～1554）を参照。

なお，要介護被保険者等であって，特別養護老人ホーム等の入所者であるものに対する診療報酬の取扱いについては，「特別養護老人ホーム等における療養の給付の取扱いについて」（p.1559）も併せて参照する。

第3 介護医療院に入所中の患者の医療保険における保険医療機関への受診等

1 介護医療院の入所者が，入所者の病状からみて当該介護医療院において自ら必要な医療を提供することが困難であると認めた場合には，協力医療機関その他の医療機関へ転医又は対診を求めることを原則とする。

2 介護医療院サービス費を算定している患者について，当該介護医療院サービス費に含まれる診療を他保険医療機関で行った場合には，当該他保険医療機関は当該費用を算定できない。

3 介護医療院サービス費を算定する患者に対し専門的な診療が必要となった場合には，保険医療機関において当該診療に係る費用を算定できる。算定できる費用については介護調整告示によるもとし，別紙2（p.1555）を参照。

4 医療保険適用の療養病床（以下「医療療養病床」という）及び介護保険適用の療養病床が混在する病棟の一部を介護医療院に転換した場合，夜間勤務等の体制については，病棟ごとに届出を行うことが可能であるが，1病棟を医療療養病床と介護医療院とに分ける場合には，各保険適用の病床又は療養床ごとに，1病棟全てを当該保険適用の病床又は療養床とみなした場合に満たすことのできる夜間勤務等の体制を採用する。

【2024年改定による主な変更点】　介護医療院に入所する患者に対して，C116在宅植込型補助人工心臓（非拍動流型）指導管理料，F400処方箋料（抗悪性腫瘍剤，HIF-PH阻害剤，疼痛コントロールのための医療用麻薬，抗ウイルス薬の処方に限る）――が新たに算定可とされた。

第4 医療保険における在宅医療と介護保険における指定居宅サービス等に関する留意事項

1 同一日算定

診療報酬点数表の別表第1第2章第2部（在宅医療）に掲げる療養に係る同一日算定に関する考え方については，介護保険の指定居宅サービスは対象とするものではない。

2 月の途中で要介護被保険者等となる場合等の留意事項

要介護被保険者等となった日から，同一の傷害又は疾病等についての給付が医療保険から介護保険へ変更されることとなるが，この場合において，1月あたりの算定回数に制限がある場合（医療保険における訪問歯科衛生指導と介護保険における歯科衛生士が行う居宅療養管理指導の場合など）については，同一保険医療機関において，両方の保険からの給付を合算した回数で制限回数を考慮する。

3 訪問診療に関する留意事項

(1) 指定特定施設〔指定居宅サービス等の事業の人員，設備及び運営に関する基準（平成11年厚生省令第37号）第174条第1項〕，指定地域密着型特定施設〔指定地域密着型サービスの事業の人員，設備及び運営に関する基準（平成18年厚生労働省令第34号）第109条第1項〕又は指定介護予防特定施設〔指定介護予防サービス等の事業の人員，設備及び運営並びに指定介護予防サービス等に係る介護予防のための効果的な支援の方法に関する基準（平成18年厚生労働省令第35号）第230条第1項〕のいずれかに入居する患者（指定居宅サービス等の事業の人員，設備及び運営に関する基準第192条の2に規定する外部サービス利用型指定特定施設入居者生活介護及び指定介護予防サービス等の事業の人員，設備及び運営並びに指定介護予防サービス等に係る介護予防のための効果的な支援の方法に関する基準第253条に規定する外部サービス利用型指定介護予防特定施設入居者生活介護を受けている患者を除く）については在宅がん医療総合診療料は算定できない。

(2) 要介護被保険者等については，在宅患者連携指導料は

(3) 特別養護老人ホーム入居者に対しては，「特別養護老人ホーム等における療養の給付の取扱いについて」（平成18年保医発第0331002号）に定める場合を除き，在宅患者訪問診療料を算定できない。

4 在宅患者訪問看護・指導料及び同一建物居住者訪問看護・指導料に関する留意事項

介護保険におけるターミナルケア加算を算定した場合は，在宅患者訪問看護・指導料の在宅ターミナルケア加算及び同一建物居住者訪問看護・指導料の同一建物居住者ターミナルケア加算，介護保険における看護・介護職員連携強化加算を算定している月にあっては，在宅患者訪問看護・指導料及び同一建物居住者訪問看護・指導料の看護・介護職員連携強化加算を算定できない。

5 在宅患者緊急時等共同指導料に関する留意事項

介護保険における居宅療養管理指導費又は介護予防居宅療養管理指導費を算定した日は調剤に係る在宅患者緊急時等共同指導料を算定できない。

6 在宅患者訪問点滴注射管理指導料に関する留意事項

小規模多機能型居宅介護事業所，複合型サービス事業所において通所サービス中に実施される点滴注射には算定できない。

7 精神科訪問看護・指導料に関する留意事項

精神疾患を有する患者について，精神科訪問看護指示書が交付された場合は，要介護被保険者等の患者であっても算定できる。ただし，認知症が主傷病である患者（精神科在宅患者支援管理料を算定する者を除く）については算定できない。

事務連絡 問 訪問看護療養費を算定した月及び日について，精神科訪問看護・指導料は一部を除き算定できないとされたが，精神疾患と精神疾患以外の疾患を有する要介護者は，医療保険の精神障害を有する者に対する訪問看護（精神科訪問看護・指導料又は精神科訪問看護基本療養費）と，介護保険による訪問看護とを同一日又は同一月に受けることができるか。

答 精神疾患とそれ以外の疾患とを併せて訪問看護を受ける利用者については，医療保険の精神障害を有する者に対する訪問看護（精神科訪問看護・指導料又は精神科訪問看護基本療養費）（以下「精神科訪問看護」という）を算定することができる。同利用者が，介護保険で訪問看護費を算定する場合は，主として精神疾患（認知症を除く）に対する訪問看護が行われる利用者でないことから，医療保険の精神科訪問看護を算定することはできない。すなわち，同一日に医療保険と介護保険とを算定することはできない。

なお，月の途中で利用者の状態が変化したことにより，医療保険の精神科訪問看護から介護保険の訪問看護に変更することは可能であるが，こうした事情によらず恣意的に医療保険と介護保険の訪問看護を変更することはできないものであり，例えば数日単位で医療保険と介護保険の訪問看護を交互に利用するといったことは認められない。

(平28.6.14)

8 訪問看護等に関する留意事項

(1) 訪問看護療養費は，要介護被保険者等である患者については，原則として算定できないが，特別訪問看護指示書に係る指定訪問看護を行う場合，訪問看護療養費に係る訪問看護ステーションの基準等（平成18年厚生労働省告示第103号。以下「基準告示」という）第2の1の(1)に規定する疾病等の利用者に対する指定訪問看護を行う場合〔退院支援指導加算については，退院後行う初回の訪問看護が特別訪問看護指示書に係る指定訪問看護である場合又は基準告示第2の1の(1)に規定する疾病等の利用者に対する指定訪問看護である場合，訪問看護情報提供療養費1については，同一月に介護保険による訪問看護を受けていない場合に限る〕，精神科訪問看護基本療養費が算定される指定訪問看護を行う場合（認知症でない患者に指定訪問看護を行う場合に限る）及び入院中（外泊日を含む）に退院に向けた指定訪問看護を行う場合には，算定できる。

ただし，その場合であっても，介護保険の訪問看護等において緊急時訪問看護加算，緊急時介護予防訪問看護加算又は緊急時対応加算を算定している月にあっては24時間対応体制加算，介護保険における特別管理加算を算定している月にあっては医療保険の特別管理加算，介護保険における看護・介護職員連携強化加算を算定している月にあっては医療保険の看護・介護職員連携強化加算，介護保険における専門管理加算を算定している月にあっては医療保険の専門管理加算は算定できない。また，介護保険の訪問看護等においてターミナルケア加算（遠隔死亡診断補助加算を含む）を算定した場合は，訪問看護ターミナルケア療養費（遠隔死亡診断補助加算を含む）は算定できない。

(2) 要介護被保険者等については，在宅患者連携指導加算は算定できない。

9 訪問リハビリテーションに関する留意事項

在宅患者訪問リハビリテーション指導管理料は，要介護被保険者等である患者については，原則として算定できないが，急性増悪等により一時的に頻回の訪問リハビリテーションの指導管理を行う必要がある場合には，6月に1回，14日間に限り算定できる。

10 リハビリテーションに関する留意事項

要介護被保険者等である患者に対して行うリハビリテーションは，同一の疾患等について，医療保険における心大血管疾患リハビリテーション料，脳血管疾患等リハビリテーション料，廃用症候群リハビリテーション料，運動器リハビリテーション料又は呼吸器リハビリテーション料（以下「医療保険における疾患別リハビリテーション料」という）を算定するリハビリテーション（以下「医療保険における疾患別リハビリテーション」という）を行った後，介護保険における訪問リハビリテーション若しくは通所リハビリテーション又は介護予防訪問リハビリテーション若しくは介護予防通所リハビリテーション（以下「介護保険におけるリハビリテーション」という）の利用開始日を含む月の翌月以降は，当該リハビリテーションに係る疾患等について，手術，急性増悪等により医療保険における疾患別リハビリテーション料を算定する患者に該当することとなった場合を除き，医療保険における疾患別リハビリテーション料は算定できない。

ただし，医療保険における疾患別リハビリテーションを実施する施設とは別の施設で介護保険におけるリハビリテーションを提供することになった場合には，一定期間，医療保険における疾患別リハビリテーションと介護保険のリハビリテーションを併用して行うことで円滑な移行が期待できることから，介護保険におけるリハビリテーションの利用開始日を含む月の翌々月まで，併用が可能である。併用する場合には，診療録及び診療報酬明細書に「介護保険におけるリハビリテーションの利用開始日」を記載することにより，同一の疾患等について介護保険におけるリハビリテーションを行った日以外の日に医療保険における疾患別リハビリテーション料を算定することが可能である。ただし，当該利用開始日の翌月及び翌々月に算定できる疾患別リハビリテーション料は1月7単位までとする。

なお，目標設定等支援・管理料を算定してから3月以内に，当該支援によって紹介された事業所において介護保険におけるリハビリテーションを体験する目的で，同一の疾患等について医療保険における疾患別リハビリテーションを行った日以外に1月に5日を超えない範囲で介護保険におけるリハビリテーションを行った場合は，診療録及び診療報酬明細書に「介護保険におけるリハビリテーションの利用開始日」を記載する必要はなく，医療保険における疾患別リハビリテーションから介護保険におけるリハビリテーションへ移行したものとはみなさない。

11 重度認知症患者デイ・ケア等に関する留意事項

(1) 医療保険における重度認知症患者デイ・ケア料，精神科ショート・ケア，精神科デイ・ケア，精神科ナイト・

告示7 医療保険と介護保険の給付調整

（別紙1）要介護被保険者等に対する療養の給付

――は算定対象外を示す

区分			1. 入院中の患者以外の患者（次の施設に入居又は入所する者を含み，3の患者を除く）				
			自宅 社会福祉施設 身体障害者施設等		認知症対応型グループホーム	特定施設	
			（短期入所生活介護，介護予防短期入所生活介護，短期入所療養介護又は介護予防短期入所療養介護を受けているものを除く）※1	うち，小規模多機能型居宅介護又は複合型サービスを受けている患者（宿泊サービスに限る）	（認知症対応型共同生活介護又は介護予防認知症対応型共同生活介護）	（指定特定施設，指定地域密着型特定施設及び指定介護予防特定施設に限る）	うち，外部サービス利用型指定特定施設入居者生活介護又は外部サービス利用型指定介護予防特定施設入居者生活介護を受ける者が入居する施設
基本	初・再診料		○				
		看護師等遠隔診療補助加算	○	×	×	×	×
	入院料等		×				
特掲	医学管理等	通則第3号　外来感染対策向上加算	○				
		通則第3号ただし書　発熱患者等対応加算	○				
		通則第4号　連携強化加算	○				
		通則第5号　サーベイランス強化加算	○				
		通則第6号　抗菌薬適正使用体制加算	○				
		B001の10　入院栄養食事指導料	――				
		B001の22　がん性疼痛緩和指導管理料	○				
		B001の24　外来緩和ケア管理料	○				
		B001の25　移植後患者指導管理料	○				
		B001の26　植込型輸液ポンプ持続注入療法指導管理料	○				
		B001の27　糖尿病透析予防指導管理料	○				
		B001の32　一般不妊治療管理料	○				
		B001の33　生殖補助医療管理料	○				
		B001の34　ハ　二次性骨折予防継続管理料3	○				
		B001の37　慢性腎臓病透析予防指導管理料	○				
		B001-2-5　院内トリアージ実施料	○				
		B001-2-6　夜間休日救急搬送医学管理料	○				
		B001-2-7　外来リハビリテーション診療料	○				
		B001-2-8　外来放射線照射診療料	○				
		B001-2-12　外来腫瘍化学療法診療料	○				
		B004　退院時共同指導料1	――				
		B005　退院時共同指導料2	――				
		B005-1-2　介護支援等連携指導料	――				
		B005-6　がん治療連携計画策定料	○				
		B005-6-2　がん治療連携指導料	○				
		B005-6-4　外来がん患者在宅連携指導料	○				
		B005-7　認知症専門診断管理料	○				

告示⑦ 医療保険と介護保険の給付調整

（緑色部分は2024年改定での変更部分）

2. 入院中の患者		3. 入所中の患者		
保険医療機関（短期入所療養介護又は介護予防短期入所療養介護を受けている患者を除く）	短期入所療養介護及び介護予防短期入所療養介護（介護老人保健施設又は介護医療院の療養室を除く）を受けている患者	ア．介護老人保健施設 イ．短期入所療養介護又は介護予防短期入所療養介護（介護老人保健施設の療養室に限る）を受けている患者		ア．地域密着介護老人福祉施設又は介護老人福祉施設 イ．短期入所生活介護又は介護予防短期入所生活介護を受けている患者
		併設保険医療機関	併設保険医療機関以外の保険医療機関	
—	×	×	○（入院に係るものを除く）	○（配置医師が行う場合を除く）
—	×	×	×	×
○	×	×	—	—
—	—		○（B001-2-8外来放射線照射診療料又はB001-2-12外来腫瘍化学療法診療料を算定する場合に限る）	○（配置医師が行う場合を除く）
—	—		○（B001-2-8外来放射線照射診療料又はB001-2-12外来腫瘍化学療法診療料を算定する場合に限る）	○（配置医師が行う場合を除く）
—	—		○（B001-2-8外来放射線照射診療料又はB001-2-12外来腫瘍化学療法診療料を算定する場合に限る）	○（配置医師が行う場合を除く）
—	—		○（B001-2-8外来放射線照射診療料又はB001-2-12外来腫瘍化学療法診療料を算定する場合に限る）	○（配置医師が行う場合を除く）
—	—		○（B001-2-8外来放射線照射診療料又はB001-2-12外来腫瘍化学療法診療料を算定する場合に限る）	○（配置医師が行う場合を除く）
○	×	×		—
○	○	○		○
—	—	○（悪性腫瘍の患者に限る）		—
—	—	×		—
—	—	×		—
—	—	×		—
—	—	×		—
—	—	×		—
—	—	×		○（配置医師が行う場合を除く）
—	—	○		○（配置医師が行う場合を除く）
—	—	○		○
○	×	×		—
○	×	×		—
○	×	×		—
○	×	×		—
—	×	×		○
—	×	×		○（配置医師が行う場合を除く）
○（療養病棟に入院中の者に限る）	×	×		○

関連

告示[7] 医療保険と介護保険の給付調整

区　分		1．入院中の患者以外の患者 (次の施設に入居又は入所する者を含み，3の患者を除く)			
		自宅 社会福祉施設 身体障害者施設等		認知症対応型 グループホーム	特定施設	
		(短期入所生活介護，介護予防短期入所生活介護，短期入所療養介護又は介護予防短期入所療養介護を受けているものを除く)※1	うち，小規模多機能型居宅介護又は複合型サービスを受けている患者（宿泊サービスに限る）	(認知症対応型共同生活介護又は介護予防認知症対応型共同生活介護)	(指定特定施設，指定地域密着型特定施設及び指定介護予防特定施設に限る)	うち，外部サービス利用型指定特定施設入居者生活介護又は外部サービス利用型指定介護予防特定施設入居者生活介護を受ける者が入居する施設
特掲	**医学管理等**					
	B005-7-2　認知症療養指導料			○		
	B005-8　肝炎インターフェロン治療計画料			○		
	B005-12　こころの連携指導料（Ⅰ）			○		
	B005-13　こころの連携指導料（Ⅱ）			○		
	B007　退院前訪問指導料			──		
	B007-2　退院後訪問指導料			○		
	B008　薬剤管理指導料					
	B008-2　薬剤総合評価調整管理料			○		
	B009　診療情報提供料（Ⅰ）					
	「注1」			○		
	「注2」	(同一月において，居宅療養管理指導費又は介護予防居宅療養管理指導費が算定されている場合を除く)		○		
	「注3」	〔同一月において，居宅療養管理指導費又は介護予防居宅療養管理指導費（医師が行う場合に限る）が算定されている場合を除く〕				
	「注4」			○		
	「注5」及び「注6」			○		
	「注8」加算及び「注9」加算			○		
	「注10」加算（認知症専門医療機関紹介加算）			○		
	「注11」加算（認知症専門医療機関連携加算） 　「注12」加算（精神科連携加算） 　「注13」加算（肝炎インターフェロン治療連携加算）			○		
	「注14」加算（歯科医療機関連携加算1） 　「注15」加算（歯科医療機関連携加算2）	〔同一月において，居宅療養管理指導費又は介護予防居宅療養管理指導費（医師が行う場合に限る）が算定されている場合を除く〕				
	「注16」加算（地域連携診療計画加算）			○		
	「注17」加算（療養情報提供加算）			○		
	「注18」加算（検査・画像情報提供加算）			○		
	B009-2　電子的診療情報評価料			○		
	B010　診療情報提供料（Ⅱ）			○		
	B010-2　診療情報連携共有料			○		
	B011　連携強化診療情報提供料			○		
	B011-5　がんゲノムプロファイリング評価提供料			○		
	B011-6　栄養情報連携料			──		
	B014　退院時薬剤情報管理指導料					
	B015　精神科退院時共同指導料			──		
	上記以外			○		
関連	**在宅医療**					
	C000　往診料			○		
	C001　在宅患者訪問診療料（Ⅰ） （同一建物において同一日に2件以上医療保険から給付される訪問診療を行うか否かにより該当する区分を算定）	○	○ ※10		○	
	C001-2　在宅患者訪問診療料（Ⅱ）	○	○ ※10		○	

告示⑦ 医療保険と介護保険の給付調整

2. 入院中の患者		3. 入所中の患者		
保険医療機関（短期入所療養介護又は介護予防短期入所療養介護を受けている患者を除く）	短期入所療養介護及び介護予防短期入所療養介護（介護老人保健施設又は介護医療院の療養室を除く）を受けている患者	ア．介護老人保健施設 イ．短期入所療養介護又は介護予防短期入所療養介護（介護老人保健施設の療養室に限る）を受けている患者		ア．地域密着型介護老人福祉施設又は介護老人福祉施設 イ．短期入所生活介護又は介護予防短期入所生活介護を受けている患者
		併設保険医療機関	併設保険医療機関以外の保険医療機関	
○（療養病棟に入院中の者に限る）	×	×		○
○	×	×		○
─	─	×		○
─	─	×		○
○	×	×		─
─	×	×		○（配置医師が行う場合を除く）
○	×	×		○
─	×	×		○（配置医師が行う場合を除く）
○	×	×		─
○	○	×		─
○	×	×		○
○	×	× ○		○
○	×	×		○
○	×	×		○
─	×	×		○
○	×	×		○
○	×	×		○
○	×	×		○
○	×	×		○
○	○	×		○
○	×	×		○
○	×	×		○
○	×	×		─
○	×	×		─
○	×	×		─
○	○	×		○※1
─	×	× ○		○（配置医師が行う場合を除く）
─	×	×		ア：○※8〔死亡日からさかのぼって30日以内の患者及び末期の悪性腫瘍の患者に限る。ただし，看取り介護加算（II）を算定している場合には看取り加算は算定できない〕 イ：○※10
─	×	×		ア：○※8〔死亡日からさかのぼって30日以内の患者及び末期の悪性腫瘍の患者に限る。ただし，看取り介護加算（II）を算定している場合には看取り加算は算定できない〕 イ：○※10

関連

告示 7 医療保険と介護保険の給付調整

区　分	1．入院中の患者以外の患者 (次の施設に入居又は入所する者を含み，3の患者を除く)				
	自宅 社会福祉施設 身体障害者施設等		認知症対応型 グループホーム	特定施設	
	(短期入所生活介護，介護予防短期入所生活介護，短期入所療養介護又は介護予防短期入所療養介護を受けているものを除く)※1	うち，小規模多機能型居宅介護又は複合型サービスを受けている患者(宿泊サービスに限る)	(認知症対応型共同生活介護又は介護予防認知症対応型共同生活介護)	(指定特定施設，指定地域密着型特定施設及び指定介護予防特定施設に限る)	うち，外部サービス利用型指定特定施設入居者生活介護又は外部サービス利用型指定介護予防特定施設入居者生活介護を受ける者が入居する施設
特掲 在宅医療 C002　在宅時医学総合管理料	○ (養護老人ホーム,軽費老人ホームA型,特別養護老人ホーム,有料老人ホーム及びサービス付き高齢者向け住宅の入所者を除く)	○ ※10		──	
C002-2　施設入居時等医学総合管理料	──			○ 〔定員110名以下の養護老人ホーム,軽費老人ホームA型,有料老人ホーム及びサービス付き高齢者向け住宅の入所者並びに特別養護老人ホームの入所者(末期の悪性腫瘍のものに限る)に限る〕	
C003　在宅がん医療総合診療料	○	○※10	○	×	○
C004　救急搬送診療料			○		
C004-2　救急患者連携搬送料			○		
C005　在宅患者訪問看護・指導料 C005-1-2　同一建物居住者訪問看護・指導料 (同一建物において同一日に2件以上医療保険から給付される訪問指導を行うか否かにより該当する区分を算定)	○ ※2	○ ※2及び※11		○ ※2	
在宅ターミナルケア加算及び同一建物居住者ターミナルケア加算	○ ※2 〔同一月において,介護保険のターミナルケア加算(遠隔死亡診断補助加算を含む)を算定していない場合に限る〕	○ ※2及び※11 〔同一月において,介護保険のターミナルケア加算(遠隔死亡診断補助加算を含む)を算定していない場合に限る〕		○ ※2 (ただし,看取り介護加算を算定している場合には,在宅ターミナルケア加算のロ又は同一建物居住者ターミナルケア加算のロを算定する)	
在宅移行管理加算	○※2 (同一月において,介護保険の特別管理加算を算定していない場合に限る)	○※2及び※11 (同一月において,介護保険の特別管理加算を算定していない場合に限る)		○※2 (同一月において,介護保険の特別管理加算を算定していない場合に限る)	
看護・介護職員連携強化加算	○		×		
専門管理加算	○ ※2 (同一月において,介護保険の専門管理加算を算定していない場合に限る)	○ ※2及び※11 (同一月において,介護保険の専門管理加算を算定していない場合に限る)		○ ※2 (同一月において,介護保険の専門管理加算を算定していない場合に限る)	
遠隔死亡診断補助加算	○ ※2 〔同一月において,介護保険のターミナルケア加算(遠隔死亡診断補助加算を含む)を算定していない場合に限る〕	○ ※2及び※11 〔同一月において,介護保険のターミナルケア加算(遠隔死亡診断補助加算を含む)を算定していない場合に限る〕		○ (ただし,看取り介護加算を算定している場合には,在宅ターミナルケア加算のロ又は同一建物居住者ターミナルケア加算のロを算定する)	
その他の加算	○ ※2	○ ※2及び※11		○ ※2	
C005-2　在宅患者訪問点滴注射管理指導料	○	○ ※2		○ ※2	
C006　在宅患者訪問リハビリテーション指導管理料(同一建物において同一日に2件以上医療保険から給付される訪問指導を行うか否かにより該当する区分を算定)	○ (急性増悪等により一時的に頻回の訪問リハビリテーションが必要な患者に限る)				
関連 C007　訪問看護指示料	○				
C007-2　介護職員等喀痰吸引等指示料	○				
C008　在宅患者訪問薬剤管理指導料(当該患者が居住する建築物に居住する者のうち当該保険医療機関が当該指導料を算定する者の人数等により該当する区分を算定)	×				
C009　在宅患者訪問栄養食事指導料(当該患者が居住する建築物に居住する者のうち当該保険医療機関が当該指導料を算定する者の人数等により該当する区分を算定)	×				
C010　在宅患者連携指導料	×				

告示[7] 医療保険と介護保険の給付調整

2. 入院中の患者		3. 入所中の患者		
保険医療機関（短期入所療養介護又は介護予防短期入所療養介護を受けている患者を除く）	短期入所療養介護及び介護予防短期入所療養介護（介護老人保健施設又は介護医療院の療養室を除く）を受けている患者	ア．介護老人保健施設 イ．短期入所療養介護又は介護予防短期入所療養介護（介護老人保健施設の療養室に限る）を受けている患者		ア．地域密着型介護老人福祉施設又は介護老人福祉施設 イ．短期入所生活介護又は介護予防短期入所生活介護を受けている患者
		併設保険医療機関	併設保険医療機関以外の保険医療機関	
──	×	×		
──	×	×		ア：○※8 （死亡日からさかのぼって30日以内の患者及び末期の悪性腫瘍の患者に限る） イ：○※10
──	×	×		
──	×	×		○
○	○	○		○
──	×	×		ア：○ （末期の悪性腫瘍の患者に限る） イ：○※12
──	×	×		ア：○ （末期の悪性腫瘍の患者に限る。ただし、看取り介護加算を算定している場合には、在宅ターミナルケア加算のロ又は同一建物居住者ターミナルケア加算のロを算定する） イ：○※12
──	×	×		ア：○ （末期の悪性腫瘍の患者に限る） イ：○※12
──	×	×		──
──	×	×		ア：○ （末期の悪性腫瘍の患者に限る） イ：○※12
──	×	×		ア：○ （末期の悪性腫瘍の患者に限る） イ：○※12
──	×	×		ア：○ （末期の悪性腫瘍の患者に限る） イ：○※12
──	×	×		○ （末期の悪性腫瘍の患者に限る）
──	×	×		
──	×	×		○ （末期の悪性腫瘍の患者に限る）
──	×	×		
──	×	×		○ （末期の悪性腫瘍の患者に限る）
──	×	×		
──	×	×		──

告示 7　医療保険と介護保険の給付調整

			1．入院中の患者以外の患者 （次の施設に入居又は入所する者を含み，3の患者を除く）				
	区　分		自宅 社会福祉施設 身体障害者施設等 （短期入所生活介護,介護予防短期入所生活介護,短期入所療養介護又は介護予防短期入所療養介護を受けているものを除く）※1	うち，小規模多機能型居宅介護又は複合型サービスを受けている患者（宿泊サービスに限る）	認知症対応型グループホーム （認知症対応型共同生活介護又は介護予防認知症対応型共同生活介護）	特定施設 （指定特定施設,指定地域密着型特定施設及び指定介護予防特定施設に限る）	うち，外部サービス利用型指定特定施設入居者生活介護又は外部サービス利用型指定介護予防特定施設入居者生活介護を受ける者が入居する施設
特掲	在宅医療	C011　在宅患者緊急時等カンファレンス料			○		
		C012　在宅患者共同診療料の1			○		
		C012　在宅患者共同診療料の2 C012　在宅患者共同診療料の3 （同一建物において同一日に2件以上医療保険から給付される訪問診療を行うか否かにより該当する区分を算定）	○	×		○	
		C013　在宅患者訪問褥瘡管理指導料			○		
		C014　外来在宅共同指導料	○		—		
		第2節第1款に掲げる在宅療養指導管理料　C116　在宅植込型補助人工心臓（非拍動流型）指導管理料			○		
		その他の指導管理料			○		
		第2節第2款に掲げる在宅療養指導管理材料加算			○		
		上記以外			○		
	検査				○		
	画像診断				○		
	投薬				○		
	注射				○		
	リハビリテーション		○ 〔同一の疾患等について，介護保険におけるリハビリテーションの利用開始月の翌月以降は算定不可（ただし，別の施設で介護保険におけるリハビリテーションを行う場合には，利用開始月の3月目以降は算定不可）〕				
関連	精神科専門療法	I002　通院・在宅精神療法（1通院精神療法に限る）			○		
		I002　通院・在宅精神療法（2在宅精神療法に限る）			○		
		I003-2　認知療法・認知行動療法			○		
		I005　入院集団精神療法			—		
		I007　精神科作業療法			○		
		I008　入院生活技能訓練療法			—		

2. 入院中の患者		3. 入所中の患者		
保険医療機関（短期入所療養介護又は介護予防短期入所療養介護を受けている患者を除く）	短期入所療養介護及び介護予防短期入所療養介護（介護老人保健施設又は介護医療院の療養室を除く）を受けている患者	ア．介護老人保健施設 イ．短期入所療養介護又は介護予防短期入所療養介護（介護老人保健施設の療養室に限る）を受けている患者		ア．地域密着型介護老人福祉施設又は介護老人福祉施設 イ．短期入所生活介護又は介護予防短期入所生活介護を受けている患者
		併設保険医療機関	併設保険医療機関以外の保険医療機関	
─	×	×	×	○（末期の悪性腫瘍の患者に限る）
─	×	×	×	○（配置医師が行う場合を除く）
─	×	×	×	─
─	×	×	×	─
─	─	─	─	─
─	○	○	○	○※1
─	×	×	×	○※1
─	×	×	○	○※1
─	×	×	×	○※1
○	×	○※7		─
○	○（単純撮影に係るものを除く）	○		─
○	○（第3節及び第5節に限る）※3	○※3		○
○	○（第2節に限る）※4	○※5		─
○	○（H005視能訓練及びH006難病患者リハビリテーション料に限る）	○※7		○〔同一の疾患等について，介護保険におけるリハビリテーションの利用開始月の翌月以降は算定不可（ただし，別の施設で介護保険におけるリハビリテーションを行う場合には，利用開始月の3月目以降は算定不可）〕
─	×	×		○※1
─	×	×		（ただし，往診時に行う場合には精神療法が必要な理由を診療録に記載すること）
─	×	×		（ただし，往診時に行う場合には精神療法が必要な理由を診療録に記載すること）
○	×	×		─
○	×	×		○
○	×	×		─

関連

告示⑦ 医療保険と介護保険の給付調整

区分	1．入院中の患者以外の患者（次の施設に入居又は入所する者を含み，3の患者を除く）				
	自宅 社会福祉施設 身体障害者施設等		認知症対応型グループホーム	特定施設	
	（短期入所生活介護,介護予防短期入所生活介護,短期入所療養介護又は介護予防短期入所療養介護を受けているものを除く）※1	うち，小規模多機能型居宅介護又は複合型サービスを受けている患者（宿泊サービスに限る）	（認知症対応型共同生活介護又は介護予防認知症対応型共同生活介護）	（指定特定施設,指定地域密着型特定施設及び指定介護予防特定施設に限る）	うち，外部サービス利用型指定特定施設入居者生活介護又は外部サービス利用型指定介護予防特定施設入居者生活介護を受ける者が入居する施設
特掲 精神科専門療法 I008-2 精神科ショート・ケア	（認知症対応型通所介護費又は通所リハビリテーション費を算定した日以外の日は算定可）	○		○ （当該療法を行っている期間内において，認知症対応型通所介護費又は通所リハビリテーション費を算定した場合は算定不可）	
「注5」					
I009 精神科デイ・ケア	（認知症対応型通所介護費又は通所リハビリテーション費を算定した日以外の日は算定可）	○		○ （当該療法を行っている期間内において，認知症対応型通所介護費又は通所リハビリテーション費を算定した場合は算定不可）	
「注6」			―		
I010 精神科ナイト・ケア I010-2 精神科デイ・ナイト・ケア	（認知症対応型通所介護費又は通所リハビリテーション費を算定した日以外の日は算定可）	○		○ （当該療法を行っている期間内において，認知症対応型通所介護費又は通所リハビリテーション費を算定した場合は算定不可）	
I011 精神科退院指導料 I011-2 精神科退院前訪問指導料			―		
I012 精神科訪問看護・指導料（Ⅰ）及び（Ⅲ）（同一建物において同一日に2件以上医療保険から給付される訪問看護を行うか否かにより該当する区分を算定）（看護・介護職員連携強化加算以外の加算を含む）	○ ※9	○ ※9及び※13		○ ※9	
看護・介護職員連携強化加算	○			×	
I012-2 精神科訪問看護指示料			○		
I015 重度認知症患者デイ・ケア料	○ （認知症対応型通所介護費又は通所リハビリテーション費を算定した日以外の日は算定可）	○	○ （認知症である老人であって日常生活自立度判定基準がランクMのものに限る）	○ （重度認知症患者デイ・ケアを行っている期間内において，認知症対応型通所介護費又は通所リハビリテーション費を算定した場合は算定不可）	
I016 精神科在宅患者支援管理料			○		
上記以外			○		
処置			○		
手術			○		
麻酔			○		
放射線治療			○		
病理診断			○		
関連 その他 O000 看護職員処遇改善評価料			―		
O100 外来・在宅ベースアップ評価料（Ⅰ）			○※18		
O101 外来・在宅ベースアップ評価料（Ⅱ）			○※18		
O102 入院ベースアップ評価料			―		

告示⑦ 医療保険と介護保険の給付調整

2. 入院中の患者		3. 入所中の患者		
保険医療機関（短期入所療養介護又は介護予防短期入所療養介護を受けている患者を除く）	短期入所療養介護及び介護予防短期入所療養介護（介護老人保健施設又は介護医療院の療養室を除く）を受けている患者	ア．介護老人保健施設 イ．短期入所療養介護又は介護予防短期入所療養介護（介護老人保健施設の療養室に限る）を受けている患者		ア．地域密着型介護老人福祉施設又は介護老人福祉施設 イ．短期入所生活介護又は介護予防短期入所生活介護を受けている患者
		併設保険医療機関	併設保険医療機関以外の保険医療機関	
○（精神科退院指導料又は地域移行機能強化病棟入院料を算定したものに限る）	×	×		○
○	○	○	×	—
○（精神科退院指導料又は地域移行機能強化病棟入院料を算定したものに限る）	×	×		○
○	○	○	×	—
—	—	×		○
○	○	○	×	—
—	×	×		ア：○（認知症患者を除く） イ：○ ※13（認知症患者を除く）
—	×	×		—
—	—	×		○（認知症患者を除く）
—	—	×		○
—	×	×		○（精神科在宅患者支援管理料1のハを算定する場合を除く）
○	○	×		○ ※1
○	○ ※6	○ ※7		○
○	○	○ ※7		○
○	○	○ ※7		○
○	○	○		○
○	×	○		○
○	×	×	×	—
—	×	○ ※18	○ ※18	○ ※18
—	×	○ ※18	○ ※18	○ ※18
○	×	×	×	—

（※　以下「歯科」「調剤」「訪問看護療養費」は略）

注）　○：要介護被保険者等である患者について療養に要する費用の額を算定できる場合（平成20年厚生労働省告示第128号）の規定により算定されるべき療養としているもの　×：診療報酬の算定方法（平成20年厚生労働省告示第59号）第6号の規定により算定できないもの　――：診療報酬の算定方法の算定要件を満たし得ないもの

※1　社会福祉施設，身体障害者施設等，養護老人ホーム及び特別養護老人ホームに入居又は入所する者に係る診療報酬の算定については，「特別養護老人ホーム等における療養の給付の取扱いについて」（平成18年3月31日保医発第0331002号）に特段の規定がある場合には，当該規定が適用される。
※2　末期の悪性腫瘍等の患者及び急性増悪等により一時的に頻回の訪問看護が必要である患者に限る。
※3　次に掲げる薬剤の薬剤料及び当該薬剤の処方に係る処方箋料に限る。
・抗悪性腫瘍剤（悪性新生物に罹患している患者に対して投与された場合に限る）
・HIF-PH 阻害剤（人工腎臓又は腹膜灌流を受けている患者のうち腎性貧血状態にあるものに対して投与された場合に限る）
・疼痛コントロールのための医療用麻薬
・抗ウイルス剤（B型肝炎又はC型肝炎の効能若しくは効果を有するもの及び後天性免疫不全症候群又はHIV感染症の効能若しくは効果を有するものに限る）
※4　次に掲げる薬剤の薬剤料に限る。
・エリスロポエチン（人工腎臓又は腹膜灌流を受けている患者のうち腎性貧血状態にあるものに投与された場合に限る）
・ダルベポエチン（人工腎臓又は腹膜灌流を受けている患者のうち腎性貧血状態にあるものに投与された場合に限る）
・エポエチンベータペゴル（人工腎臓又は腹膜灌流を受けている患者のうち腎性貧血状態にあるものに投与された場合に限る）
・疼痛コントロールのための医療用麻薬
・インターフェロン製剤（B型肝炎又はC型肝炎の効能又は効果を有するものに限る）
・抗ウイルス剤（B型肝炎又はC型肝炎の効能又は効果を有するもの及び後天性免疫不全症候群又はHIV感染症の効能又は効果を有するものに限る）
・血友病の患者に使用する医薬品（血友病患者における出血傾向の抑制の効能又は効果を有するものに限る）
※5　次に掲げる費用に限る。
・外来腫瘍化学療法診療料の1のイ，2のイ又は3のイ
・外来化学療法加算
・皮内，皮下及び筋肉内注射〔がん性疼痛緩和指導管理料又は外来緩和ケア管理料（悪性腫瘍の患者に限る）を算定するものに限る〕
・静脈内注射〔保険医が療養病床から転換した介護老人保健施設に赴いて行うもの又はがん性疼痛緩和指導管理料，外来緩和ケア管理料（悪性腫瘍の患者に限る），外来腫瘍化学療法診療料の1のイ，2のイ若しくは3のイ若しくは外来化学療法加算を算定するものに限る〕
・動脈注射（外来腫瘍化学療法診療料の1のイ，2のイ若しくは3のイ又は外来化学療法加算を算定するものに限る）
・抗悪性腫瘍剤局所持続注入（外来腫瘍化学療法診療料の1のイ，は2のイ又は3のイを算定するものに限る）
・肝動脈塞栓を伴う抗悪性腫瘍剤肝動脈内注入（外来腫瘍化学療法診療料の1のイ，2のイ又は3のイを算定するものに限る）
・点滴注射〔保険医が療養病床から転換した介護老人保健施設に赴いて行うもの又はがん性疼痛緩和指導管理料，外来緩和ケア管理料（悪性腫瘍の患者に限る），外来腫瘍化学療法診療料の1のイ，2のイ若しくは3のイ若しくは外来化学療法加算を算定するものに限る〕
・中心静脈注射〔がん性疼痛緩和指導管理料，外来緩和ケア管理料（悪性腫瘍の患者に限る），外来腫瘍化学療法診療料の1のイ，2のイ若しくは3のイ又は外来化学療法加算を算定するものに限る〕
・植込型カテーテルによる中心静脈注射〔がん性疼痛緩和指導管理料，外来緩和ケア管理料（悪性腫瘍の患者に限る），外来腫瘍化学療法診療料の1のイ，2のイ若しくは3のイ又は外来化学療法加算を算定するものに限る〕
・エリスロポエチン（人工腎臓又は腹膜灌流を受けている患者のうち腎性貧血状態にあるものに投与された場合に限る）の費用
・ダルベポエチン（人工腎臓又は腹膜灌流を受けている患者のうち腎性貧血状態にあるものに投与された場合に限る）の費用
・エポエチンベータペゴル（人工腎臓又は腹膜灌流を受けている患者のうち腎性貧血状態にあるものに投与された場合に限る）の費用
・HIF-PH 阻害剤（人工腎臓又は腹膜灌流を受けている患者のうち腎性貧血状態にあるものに対して投与された場合に限る）の費用
・抗悪性腫瘍剤（悪性新生物に罹患している患者に対して投与された場合に限る）の費用
・疼痛コントロールのための医療用麻薬の費用
・インターフェロン製剤（B型肝炎又はC型肝炎の効能又は効果を有するものに限る）の費用
・抗ウイルス剤（B型肝炎又はC型肝炎の効能又は効果を有するもの及び後天性免疫不全症候群又はHIV感染症の効能又は効果を有するものに限る）の費用
・血友病の患者に使用する医薬品（血友病患者における出血傾向の抑制の効能又は効果を有するものに限る）
※6　創傷処置（手術日から起算して14日以内の患者に対するものを除く），喀痰吸引，酸素吸入，酸素テント，皮膚科軟膏処置，膀胱洗浄，留置カテーテル設置，導尿，腟洗浄，眼処置，耳処置，耳管処置，鼻処置，口腔，咽頭処置，間接喉頭鏡下喉頭処置，ネブライザ，超音波ネブライザ，介達牽引，消炎鎮痛等処置，鼻腔栄養及び長期療養患者褥瘡等処置を除く。
※7　検査，リハビリテーション，処置，手術又は麻酔について，それぞれ，特掲診療料の施設基準（平成20年厚生労働省告示第63号）別表第12第1号，第2号，第3号，第4号又は第5号に掲げるものを除く。
※8　死亡日からさかのぼって30日以内の患者については，当該患者を当該特別養護老人ホーム（看取り介護加算の施設基準に適合しているものに限る）において看取った場合（在宅療養支援診療所又は在宅療養支援病院若しくは当該特別養護老人ホームの協力医療機関の医師により行われたものに限る）に限る。
※9　認知症患者を除く（ただし，精神科在宅患者支援管理料を算定する患者にあってはこの限りではない）。
※10　当該患者によるサービス利用前30日以内に患家を訪問し，在宅患者訪問診療料，在宅時医学総合管理料，施設入居時等医学総合管理料又は在宅がん医療総合診療料（以下「在宅患者訪問診療料等」という）を算定した保険医療機関の医師（配置医師を除く）が診察した場合に限り，算定することができる（末期の悪性腫瘍の患者以外の患者においては，利用開始後30日までの間に限る）。
　　　また，保険医療機関の退院日から当該サービスの利用を開始した患者については，当該サービス利用開始前の在宅患者訪問診療料等の算定にかかわらず，退院日を除き算定できる（末期の悪性腫瘍の患者以外の患者においては，利用開始後30日までの間に限る）。
※11　当該患者によるサービス利用前30日以内に患家を訪問し，在宅患者訪問看護・指導料を算定した保険医療機関の看護師等が訪問看護・指導を実施した場合に限り，算定することができる（末期の悪性腫瘍の患者以外の患者においては，利用開始後30日までの間に限る）。
※12　末期の悪性腫瘍の患者であって，当該患者によるサービス利用前30日以内に患家を訪問し，在宅患者訪問看護・指導料を算定した保険医療機関の看護師等が訪問看護・指導を実施した場合に限り，算定することができる。
※13　当該患者によるサービス利用前30日以内に患家を訪問し，精神科訪問看護・指導料を算定した保険医療機関の看護師等が訪問看護・指導を実施した場合に限り，利用開始後30日までの間，算定することができる。
※18　当該ベースアップ評価料について，診療報酬の算定方法において，算定することが要件とされている点数を算定した場合に限る。

（別紙2）介護医療院サービス費と医療保険の給付調整

区　分	ア．介護医療院に入所中の患者 イ．短期入所療養介護又は介護予防短期入所療養介護（介護医療院の療養床に限る）を受けている患者			
	介護医療院サービス費のうち，他科受診時費用（362単位）を算定しない日の場合		介護医療院サービス費のうち，他科受診時費用（362単位）を算定した日の場合	
	併設保険医療機関	併設保険医療機関以外の保険医療機関	併設保険医療機関	併設保険医療機関以外の保険医療機関
初・再診料	×	○	○	○
看護師等遠隔診療補助加算	colspan×4 ×			
入院料等	×	×	○（A400の1 短期滞在手術等基本料1に限る）	
通則の3　外来感染対策向上加算		○		
通則第3号ただし書　発熱患者等対応加算		○		
通則の4　連携強化加算		○		
通則の5　サーベイランス強化加算		○		
通則の6　抗菌薬適正使用体制加算		○		
B001の1　ウイルス疾患指導料		○		
B001の2　特定薬剤治療管理料		○		
B001の3　悪性腫瘍特異物質治療管理料		○		
B001の6　てんかん指導料		○		
B001の7　難病外来指導管理料		○		
B001の8　皮膚科特定疾患指導管理料		○		
B001の9　外来栄養食事指導料		○ ※1		
B001の11　集団栄養食事指導料		○ ※1		
B001の12　心臓ペースメーカー指導管理料		○		
B001の14　高度難聴指導管理料		○		
B001の15　慢性維持透析患者外来医学管理料		○		
B001の16　喘息治療管理料		○		
B001の20　糖尿病合併症管理料	×		○	
B001の22　がん性疼痛緩和指導管理料		○		
B001の23　がん患者指導管理料		○		
B001の24　外来緩和ケア管理料		○		
B001の25　移植後患者指導管理料		○		
B001の26　植込型輸液ポンプ持続注入療法指導管理料		○		
B001の27　糖尿病透析予防指導管理料	×		○	
B001の32　一般不妊治療管理料		○		
B001の33　生殖補助医療管理料		○		
B001の34　ハ　二次性骨折予防継続管理料3		○		
B001の35　アレルギー性鼻炎免疫療法治療管理料		○		
B001の36　下肢創傷処置管理料	×		○	
B001の37　慢性腎臓病透析予防指導管理料	×		○	
B001-2-4　地域連携夜間・休日診療料	×	○	×	○
B001-2-5　院内トリアージ実施料	×	○	×	○
B001-2-6　夜間休日救急搬送医学管理料	×	○	×	○
B001-2-8　外来放射線照射診療料		○		
B001-2-12　外来腫瘍化学療法診療料		○		

医学管理等

区分	ア．介護医療院に入所中の患者 / イ．短期入所療養介護又は介護予防短期入所療養介護（介護医療院の療養床に限る）を受けている患者			
	介護医療院サービス費のうち，他科受診時費用（362単位）を算定しない日の場合		介護医療院サービス費のうち，他科受診時費用（362単位）を算定した日の場合	
	併設保険医療機関	併設保険医療機関以外の保険医療機関	併設保険医療機関	併設保険医療機関以外の保険医療機関
医学管理等				
B001-3　生活習慣病管理料（Ⅰ）		○（注3に規定する加算に限る）		
B001-3-3　生活習慣病管理料（Ⅱ）		○（注3に規定する加算に限る）		
B001-3-2　ニコチン依存症管理料		○		
B001-7　リンパ浮腫指導管理料（「注2」の場合に限る）		○		
B005-6　がん治療連携計画策定料		○		
B005-6-2　がん治療連携指導料		○		
B005-6-3　がん治療連携管理料		○		
B005-7　認知症専門診断管理料		○		
B005-8　肝炎インターフェロン治療計画料		○		
B009　診療情報提供料（Ⅰ） 注1 注6 注8加算 注10加算（認知症専門医療機関紹介加算） 注11加算（認知症専門医療機関連携加算） 注12加算（精神科医連携加算） 注13加算（肝炎インターフェロン治療連携加算） 注14加算（歯科医療機関連携加算1） 注15加算（歯科医療機関連携加算2） 注18加算（検査・画像情報提供加算）		○		
B009-2　電子的診療情報評価料	×	○	×	○
B010-2　診療情報連携共有料	×	○	×	○
B011　連携強化診療情報提供料		○		
B011-3　薬剤情報提供料		○		
B011-5　がんゲノムプロファイリング評価提供料	×		○	
B012　傷病手当金意見書交付料		○		
上記以外		×		
在宅医療				
C000　往診料	×	○	×	○
C004-2　救急患者連携搬送料		○		
C014　外来在宅共同指導料	—			
C116　在宅植込型補助人工心臓（非拍動流型）指導管理料		○		
第2節第2款に掲げる在宅療養指導管理材料加算		○		
上記以外		×		
検査	×		○	
画像診断	○（単純撮影に係るものを除く）		○	
投薬	○ ※2		○（専門的な診療に特有の薬剤に係るものに限る）	
注射	○ ※3		○（専門的な診療に特有の薬剤に係るものに限る）	
リハビリテーション	○（H005視能訓練及びH006難病患者リハビリテーション料に限る）			
精神科専門療法				
I000　精神科電気痙攣療法	×		○	
I000-2　経頭蓋磁気刺激療法	×		○	
I002　通院・在宅精神療法	×		○	
I003-2　認知療法・認知行動療法	×		○	

告示7 医療保険と介護保険の給付調整

区　分	ア．介護医療院に入所中の患者 イ．短期入所療養介護又は介護予防短期入所療養介護（介護医療院の療養床に限る）を受けている患者			
	介護医療院サービス費のうち，他科受診時費用（362単位）を算定しない日の場合		介護医療院サービス費のうち，他科受診時費用（362単位）を算定した日の場合	
	併設保険医療機関	併設保険医療機関以外の保険医療機関	併設保険医療機関	併設保険医療機関以外の保険医療機関
精神科専門療法 I006 通院集団精神療法	×		×	○（同一日において，特別診療費を算定する場合を除く）
精神科専門療法 I007 精神科作業療法	×		×	○
精神科専門療法 I008-2 精神科ショート・ケア（「注5」の場合を除く）	×		×	○
精神科専門療法 I009 精神科デイ・ケア（「注6」の場合を除く）	×		×	○
精神科専門療法 I015 重度認知症患者デイ・ケア料	×		×	○
精神科専門療法 上記以外	×			
処置	○ ※4		○	
手術	○			
麻酔	○			
放射線治療	○			
病理診断	○			
その他 O100 外来・在宅ベースアップ評価料（Ⅰ）	×	○ ※6		○ ※6
その他 O101 外来・在宅ベースアップ評価料（Ⅱ）	×	○ ※6		○ ※6
その他 上記以外	×			
B008-2 薬剤総合評価調整管理料	×			
B014 退院時共同指導料1	×			
C003 在宅患者訪問薬剤管理指導料	×			
C007 在宅患者連携指導料	×			
C008 在宅患者緊急時等カンファレンス料	×			
上記以外	○			
第1節に規定する調剤技術料	○			
10の2 調剤管理料	○			
10の3 服薬管理指導料	○			
14の2の2 外来服薬支援料2	○			
15の2 在宅患者緊急訪問薬剤管理指導料	○（「注10」に規定する場合に限る）			
第3節に規定する薬剤料	○ ※2		○（専門的な診療に特有の薬剤に係るものに限る）	
上記以外	×			
訪問看護療養費	×			
退院時共同指導加算	○ ※5 又は精神科訪問看護基本療養費を算定できる者			

※1　介護報酬において，指定施設サービス等に要する費用の額の算定に関する基準（平成12年厚生省告示第21号）の別表（指定施設サービス等介護給付費単位数表）の4のイからへまでの「注7」に掲げる減算を算定した場合に限る。
※2　次に掲げる薬剤の薬剤料と当該薬剤の処方に係る処方箋料に限る。
・抗悪性腫瘍剤（悪性新生物に罹患している患者に対して投与された場合に限る）
・HIF-PH阻害剤（人工腎臓又は腹膜灌流を受けている患者のうち腎性貧血状態にあるものに対して投与された場合に限る）
・疼痛コントロールのための医療用麻薬
・抗ウイルス剤（B型肝炎又はC型肝炎の効能若しくは効果を有するもの及び後天性免疫不全症候群又はＨＩＶ感染症の効能若しくは効果を有するものに限る）
※3　次に掲げる薬剤の薬剤料に限る。
・エリスロポエチン（人工腎臓又は腹膜灌流を受けている患者のうち腎性貧血状態にあるものに投与された場合に限る）
・ダルベポエチン（人工腎臓又は腹膜灌流を受けている患者のうち腎性貧血状態にあるものに投与された場合に限る）
・エポエチンベータペゴル（人工腎臓又は腹膜灌流を受けている患者のうち腎性貧血状態にあるものに投与された場合に限る）

- ・疼痛コントロールのための医療用麻薬
- ・インターフェロン製剤（Ｂ型肝炎又はＣ型肝炎の効能又は効果を有するものに限る）
- ・抗ウイルス剤（Ｂ型肝炎又はＣ型肝炎の効能又は効果を有するもの及び後天性免疫不全症候群又はＨＩＶ感染症の効能又は効果を有するものに限る）
- ・血友病の患者に使用する医薬品（血友病患者における出血傾向の抑制の効能又は効果を有するものに限る）

※4　創傷処置（手術日から起算して14日以内の患者に対するものを除く。），喀痰吸引，摘便，酸素吸入，酸素テント，皮膚科軟膏処置，膀胱洗浄，留置カテーテル設置，導尿，膣洗浄，眼処置，耳処置，耳管処置，鼻処置，口腔，咽頭処置，間接喉頭鏡下喉頭処置，ネブライザ，超音波ネブライザ，介達牽引，消炎鎮痛等処置，鼻腔栄養及び長期療養患者褥瘡等処置を除く。

※5　末期の悪性腫瘍等の患者及び急性増悪等により一時的に頻回の訪問看護が必要である患者に限る。

※6　当該ベースアップ評価料について，診療報酬の算定方法において，算定することが要件とされている点数を算定した場合に限る。

ケア又は精神科デイ・ナイト・ケア（以下「重度認知症患者デイ・ケア料等」という）を算定している患者に対しては，当該重度認知症患者デイ・ケア料等を，同一の環境において反復継続して行うことが望ましいため，患者が要介護被保険者等である場合であっても，重度認知症患者デイ・ケア料等を行っている期間内においては，介護保険における認知症対応型通所介護費及び通所リハビリテーション費を算定できない。

ただし，要介護被保険者等である患者であって，特定施設（指定特定施設，指定地域密着型特定施設又は指定介護予防特定施設に限る。）の入居者及びグループホーム（認知症対応型共同生活介護又は介護予防認知症対応型共同生活介護の受給者の入居施設）の入居者以外のものに対して行う重度認知症患者デイ・ケア等については，介護保険における指定認知症対応型通所介護又は通所リハビリテーションを行った日以外の日に限り，医療保険における重度認知症患者デイ・ケア料等を算定できる。

（2）　グループホーム（認知症対応型共同生活介護又は介護予防認知症対応型共同生活介護の受給者の入居施設）の入居者については，医療保険の重度認知症患者デイ・ケア料は算定できない。ただし，認知症である老人であって日常生活自立度判定基準がランクＭに該当するものについては，この限りではない。

12　人工腎臓等に関する留意事項

介護老人保健施設の入所者について，人工腎臓の「１」から「３」までのいずれかを算定する場合（「注13」の加算を算定する場合を含む）の取扱いは，介護老人保健施設の入所者以外の者の場合と同様であり，透析液（灌流液），血液凝固阻止剤，生理食塩水，エリスロポエチン，ダルベポエチン，エポエチンベータペゴル及びHIF-PH阻害剤の費用は人工腎臓の所定点数に含まれており，別に算定できない。なお，生理食塩水には，回路の洗浄・充填，血圧低下時の補液，回収に使用されるもの等が含まれ，同様の目的で使用される電解質補液，ブドウ糖液等についても別に算定できない。また，HIF-PH阻害剤は，原則として人工腎臓を算定する保険医療機関において院内処方する。

> ➡要介護被保険者等である患者に対する入院外の維持期・生活期の疾患別リハビリテーションに係る経過措置の終了に当たっての必要な対応について

（平31保医発0308・１号等）

1　保険医療機関においては，維持期・生活期リハビリテーション料は，平成31年４月１日以降は算定できないことから，患者やその家族等に対して，十分な説明や情報提供を行う。

ただし，医療保険から介護保険への円滑な移行を促進する観点から，平成31年３月中に維持期・生活期リハビリテーション料を算定している患者が，別の施設で介護保険における訪問リハビリテーション若しくは通所リハビリテーション又は介護予防訪問リハビリテーション若しくは介護予防通所リハビリテーション（以下「介護保険におけるリハビリテーション」という）を同一月に併用する場合に限り，介護保険のリハビリテーション利用開始日を含む月の翌々月まで引き続き維持期・生活期リハビリテーション料を１月７単位まで算定することができる。

2　維持期・生活期リハビリテーション料を算定している保険医療機関は，平成31年４月１日以降，要介護被保険者等である患者が，介護保険におけるリハビリテーションを希望する場合，当該患者を担当する居宅介護支援事業所又は介護予防支援事業所（以下「居宅介護支援事業所等」という）に対してリハビリテーションのサービスが必要である旨を指示する。

なお，保険医療機関が，当該患者の同意を得て，介護保険におけるリハビリテーションへ移行するに当たり，居宅介護支援事業所等の介護支援専門員が必要に応じて，介護保険におけるリハビリテーションを当該患者に対して提供する事業所の従事者と連携し，居宅サービス計画及び介護予防サービス計画（以下「居宅サービス計画等」という）の作成を支援した上で，介護保険におけるリハビリテーションを開始し，維持期・生活期の疾患別リハビリテーション料を算定するリハビリテーションを終了した場合は，介護保険リハビリテーション移行支援料を算定できる。

3　保険医療機関から指示を受けた居宅介護支援事業所等は，要介護被保険者等の介護保険におけるリハビリテーションへの移行等が適切にできるよう，居宅サービス計画等の作成や変更について居宅サービス事業所等との調整等を行う。また，居宅サービス計画等の作成にあたっては，居宅介護支援事業所等の介護支援専門員等が作成した居宅サービス計画等の原案に位置付けた居宅サービス事業所等の担当者を召集して行う会議（以下「サービス担当者会議」という）を開催し，専門的な見地からの意見を求めることが必要であるが，サービス担当者会議を開催することにより，当該要介護被保険者等に対して継続した介護保険のリハビリテーションの提供に支障が生じる等のやむを得ない理由がある場合には，担当者に対する照会等により意見を求めることも可能である。

なお，居宅介護支援事業所等は，当該要介護被保険者等に対して，契約の有無に関わらず過去２月以上居宅介護支援又は介護予防支援を提供していない場合には，初回加算を算定できる。

4　当該経過措置の終了に伴い，医療保険から介護保険への移行状況を把握するため，保険医療機関等に対して，別途調査を行うので，御了知いただきたい。

【通知】 特別養護老人ホーム等における療養の給付の取扱いについて

(平18保医発0331002，改定：令6保医発0327・9)

1 保険医が，次の(1)から(6)までのいずれかに該当する医師（以下「配置医師」という）である場合は，それぞれの配置されている施設に入所している患者に対して行った診療（特別の必要があって行う診療を除く）については，介護報酬，自立支援給付，措置費等の他給付（以下「他給付」という）において評価されているため，診療報酬の算定方法（平成20年厚生労働省告示第59号）別表第1医科診療報酬点数表（以下「医科点数表」という）A000 初診料，A001 再診料，A002 外来診療料，B001-2 小児科外来診療料及びC000 往診料を算定できない。

(1) 養護老人ホームの設備及び運営に関する基準（昭和41年厚生省令第19号）第12条第1項第2号，特別養護老人ホームの設備及び運営に関する基準（平成11年厚生省令第46号）第12条第1項第2号，指定居宅サービス等の事業の人員，設備及び運営に関する基準（平成11年厚生省令第37号）第121条第1項第1号又は指定介護予防サービス等の事業の人員，設備及び運営並びに指定介護予防サービス等に係る介護予防のための効果的な支援の方法に関する基準（平成18年厚生労働省令第35号）第129条第1項第1号の規定に基づき，養護老人ホーム（定員111名以上の場合に限る。以下同じ），特別養護老人ホーム，指定短期入所生活介護事業所又は指定介護予防短期入所生活介護事業所に配置されている医師

(2) 病院又は診療所と特別養護老人ホームが併設されている場合の当該病院又は診療所（以下「併設医療機関」という）の医師

なお，病院又は診療所と養護老人ホーム，指定短期入所生活介護事業所，指定介護予防短期入所生活介護事業所，指定障害者支援施設〔障害者の日常生活及び社会生活を総合的に支援するための法律（平成17年法律第123号。以下「障害者総合支援法」という）第5条第7項に規定する生活介護を行う施設に限る。(3)において同じ〕，盲導犬訓練施設，救護施設又は児童心理治療施設が合築又は併設されている場合についても同様の取扱いとする。

(3) 障害者の日常生活及び社会生活を総合的に支援するための法律に基づく指定障害者支援施設等の人員，設備及び運営に関する基準（平成18年厚生労働省令第172号）第4条第1項第1号の規定に基づき，指定障害者支援施設に配置されている医師

(4) 障害者総合支援法第5条第6項に規定する療養介護を行う事業所（以下「療養介護事業所」という）に配置されている医師

(5) 救護施設，更生施設，授産施設及び宿所提供施設の設備及び運営に関する最低基準（昭和41年厚生省令第18号）第11条第1項第2号の規定に基づき，救護施設（定員111名以上の場合に限る。以下同じ）に配置されている医師

(6) 児童福祉施設の設備及び運営に関する基準（昭和23年厚生省令第63号）第73条第1項の規定に基づき，児童心理治療施設に配置されている医師

2 保険医が次の表（表1, p.1560）の左欄に掲げる医師に該当する場合は，それぞれ当該保険医（併設医療機関の医師を含む）の配置されている施設に入所している患者に対する一部の診療については他給付で評価されていることから，同表の右欄に掲げる診療報酬を算定できない。

3 配置医師以外の保険医が，養護老人ホーム，特別養護老人ホーム，指定短期入所生活介護事業所，指定介護予防短期入所生活介護事業所，指定障害者支援施設（生活介護を行う施設に限る），療養介護事業所，救護施設又は児童心理治療施設（以下「特別養護老人ホーム等」という）に入所している患者を診療する場合については，次の(1)又は(2)の取扱いとする。

(1) 患者の傷病が配置医師の専門外にわたるものであり，入所者又はその家族等の求め等を踏まえ，入所者の状態に応じた医学的判断による配置医師の求めがある場合に限り，医科点数表第1章第1部の初・再診料，C000往診料，医科点数表第2章第3部の検査，医科点数表第2章第9部の処置等に係る診療報酬を算定できる。

(2) (1)にかかわらず，入所者又はその家族等の求めや入所者の状態に応じた医学的判断による配置医師の求めが明らかではない場合であっても，緊急の場合であって，特別養護老人ホーム等の管理者の求めに応じて行った診療については，医科点数表第1章第1部の初・再診料，C000往診料，医科点数表第2章第3部の検査，医科点数表第2章第9部の処置等に係る診療報酬を同様に算定できる。

事務連絡 問 特養入所者に対する配置医師以外の保険医の診療については，緊急の場合を除き，配置医師の求めがあった場合のみ診療報酬を算定できるとされたが，文書による求めが必要か。

答 必ずしも文書によるものではない。例えば，入所者本人又は入所者の家族を通じ，配置医師が当該保険医による診療の必要性を認めていることが確認できる場合には，配置医師の求めがあったものとして取り扱う。　(平30.4.25)

4 特別養護老人ホーム等に入所している患者については，次に掲げる診療報酬等の算定の対象としない。

なお，介護保険法（平成9年法律第123号）第62条に規定する要介護被保険者等に対する診療報酬の取扱いについて，この通知に特に記載がないものについては，「医療保険と介護保険の給付調整に関する留意事項及び医療保険と介護保険の相互に関連する事項等について」（平成18年老老発第0428001号・保医発第0428001号）の取扱いに従う。

・A001再診料の「注20」及びA002外来診療料の「注11」に規定する看護師等遠隔診療補助加算
・B001「9」外来栄養食事指導料
・B001「11」集団栄養食事指導料
・B001「13」在宅療養指導料
・B001-2-3 乳幼児育児栄養指導料
・B004 退院時共同指導料1
・B009 診療情報提供料（Ⅰ）（「注2」，「注4」及び「注16」に該当する場合に限る）
・C001 在宅患者訪問診療料（Ⅰ）及びC001-2 在宅患者訪問診療料（Ⅱ）

ただし，短期入所生活介護又は介護予防短期入所生活介護を利用している患者については，当該患者のサービス利用前30日以内に患家を訪問し，C001在宅患者訪問診療料（Ⅰ），C001-2在宅患者訪問診療料（Ⅱ），C002在宅時医学総合管理料，C002-2施設入居時等医学総合管理料又はC003在宅がん医療総合診療料を算定した保険医療機関の医師（配置医師を除く）が診察した場合に限り，当該患者のサービス利用開始後30日までの間，在宅患者訪問診療料を算定することができる。また，特別養護老人ホームの入所者については，以下のア又はイのいずれかに該当する場合，指定障害者支援施設（生活介護を行う施設に限る）については，以下のアに該当する場合には，それぞれ在宅患者訪問診療料を算定することができる。ただし，看取り加算については，当該患者が介護福祉施設サービス又は地域密着型介護老人福祉施設入所者生活介護に係る看取り介護加算（以下「看取り介護加算」という）のうち，看取り介護加算（Ⅱ）を算定していない場合に限り算定できる。

ア 当該患者が末期の悪性腫瘍である場合
イ 当該患者を当該特別養護老人ホーム（看取り介護加

表1　配置医師が算定できない診療報酬

保険医	診療報酬（※左欄の配置医師の配置施設では算定不可）
・配置医師（全施設共通）	・B000特定疾患療養管理料 ・B001-2-9地域包括診療料 ・B001-2-10認知症地域包括診療料 ・B001-2-11小児かかりつけ診療料 ・B001-3生活習慣病管理料（Ⅰ） ・B001-3-3生活習慣病管理料（Ⅱ） ・B007退院前訪問指導料 ・C101在宅自己注射指導管理料 ・C101-2在宅小児低血糖症患者指導管理料 ・C101-3在宅妊娠糖尿病患者指導管理料 ・C102在宅自己腹膜灌流指導管理料 ・C102-2在宅血液透析指導管理料 ・C103在宅酸素療法指導管理料 ・C104在宅中心静脈栄養法指導管理料 ・C105在宅成分栄養経管栄養法指導管理料 ・C105-2在宅小児経管栄養法指導管理料 ・C105-3在宅半固形栄養経管栄養法指導管理料 ・C106在宅自己導尿指導管理料 ・C107在宅人工呼吸指導管理料 ・C107-2在宅持続陽圧呼吸療法指導管理料 ・C107-3在宅ハイフローセラピー指導管理料 ・C108在宅麻薬等注射指導管理料 ・C108-2在宅腫瘍化学療法注射指導管理料 ・C108-3在宅強心剤持続投与指導管理料 ・C108-4在宅悪性腫瘍患者共同指導管理料 ・C109在宅寝たきり患者処置指導管理料 ・C110在宅自己疼痛管理指導管理料 ・C110-2在宅振戦等刺激装置治療指導管理料 ・C110-3在宅迷走神経電気刺激治療指導管理料 ・C110-4在宅仙骨神経刺激療法指導管理料 ・C110-5在宅舌下神経電気刺激療法指導管理料 ・C111在宅肺高血圧症患者指導管理料 ・C112在宅気管切開患者指導管理料 ・C112-2在宅喉頭摘出患者指導管理料 ・C114在宅難治性皮膚疾患処置指導管理料 ・C116在宅植込型補助人工心臓（非拍動流型）指導管理料 ・C117在宅経腸投薬指導管理料 ・C118在宅腫瘍治療電場療法指導管理料 ・C119在宅経肛門的自己洗腸指導管理料 ・C120在宅中耳加圧療法指導管理料 ・C121在宅抗菌薬吸入療法指導管理料
・指定障害者支援施設の配置医師（生活介護を行う施設に限る）	・B001「5」小児科療養指導料
・児童心理治療施設の配置医師	・I002通院・在宅精神療法 ・I002-3救急患者精神科継続支援料 ・I004心身医学療法 ・I006通院集団精神療法 ・I007精神科作業療法 ・I008-2精神科ショート・ケア ・I009精神科デイ・ケア ・I010精神科ナイト・ケア ・I010-2精神科デイ・ナイト・ケア
・児童心理治療施設の配置医師	・B001「4」小児特定疾患カウンセリング料

算の施設基準に適合しているものに限る）において看取った場合（在宅療養支援診療所，在宅療養支援病院又は当該特別養護老人ホームの協力医療機関の医師により，死亡日から遡って30日間に行われたものに限る）

・C002 在宅時医学総合管理料
・C002-2 施設入居時等医学総合管理料
　ただし，短期入所生活介護又は介護予防短期入所生活介護を利用している患者については，当該患者のサービス利用前30日以内に患家を訪問し，C001在宅患者訪問診療料（Ⅰ），C001-2在宅患者訪問診療料（Ⅱ），C002在宅時医学総合管理料，C002-2施設入居時等医学総合管理料又はC003在宅がん医療総合診療料を算定した保険医療機関の医師（配置医師を除く）が診察した場合に限り，当該患者のサービス利用開始後30日までの間，施設入居時等医学総合管理料を算定することができる。また，特別養護老人ホームの入所者については，以下のア又はイのいずれかに該当する場合，指定障害者支援施設（生活介護を行う施設に限る）については，以下のアに該当する場合には，それぞれ施設入居時等医学総合管理料を算定することができる。
　ア　当該患者が末期の悪性腫瘍である場合
　イ　当該患者を当該特別養護老人ホーム（看取り介護加算の施設基準に適合しているものに限る）において看取った場合（在宅療養支援診療所，在宅療養支援病院又は当該特別養護老人ホームの協力医療機関の医師により，死亡日から遡って30日間に行われたものに限る）

・C003 在宅がん医療総合診療料
　ただし，看取り加算の取扱いについては，在宅患者訪問診療料の例によること。
・C005 在宅患者訪問看護・指導料及びC005-1-2 同一建物居住者訪問看護・指導料（特別養護老人ホームの入所者であって，末期の悪性腫瘍であるものを除く。また，短期入所生活介護又は介護予防短期入所生活介護を利用している者であって，末期の悪性腫瘍であるものについては，当該患者のサービス利用前30日以内に患家を訪問し，C005在宅患者訪問看護・指導料又はC005-1-2同一建物居住者訪問看護・指導料を算定した保険医療機関の看護師等が訪問看護・指導を実施した場合に限り，算定することができる。
・C005-2 在宅患者訪問点滴注射管理指導料（特別養護老人ホームの入所者であって，末期の悪性腫瘍であるものを除く）
・C006 在宅患者訪問リハビリテーション指導管理料
・C007 訪問看護指示料（特別養護老人ホームの入所者であって，末期の悪性腫瘍であるものを除く）
・C007-2 介護職員等喀痰吸引等指示料
・C008 在宅患者訪問薬剤管理指導料（特別養護老人ホームの入所者であって，末期の悪性腫瘍であるものを除く）
・C009 在宅患者訪問栄養食事指導料
・C010 在宅患者連携指導料
・C011 在宅患者緊急時等カンファレンス料（特別養護老人ホームの入所者であって，末期の悪性腫瘍であるものを除く）
・C012 在宅患者共同診療料2及び3
・C013 在宅患者訪問褥瘡管理指導料
・I012 精神科訪問看護・指導料（特別養護老人ホームの入所者であって認知症の患者以外の患者を除く。また，短期入所生活介護又は介護予防短期入所生活介護を利用している者であって，認知症の患者以外の患者については，当該患者のサービス利用前30日以内に患家を訪問し，

精神科訪問看護・指導料を算定した保険医療機関の看護師等が訪問看護・指導を実施した場合に限り，利用開始後30日までの間，算定することができる）
- I012-2 精神科訪問看護指示料（特別養護老人ホームの入所者であって認知症の患者以外の患者を除く）
- (調剤点数表) 服薬管理指導料の注14に規定する点数
- (調剤点数表) かかりつけ薬剤師指導料
- (調剤点数表) かかりつけ薬剤師包括管理料
- (調剤点数表) 在宅患者訪問薬剤管理指導料（特別養護老人ホームの入所者であって，末期の悪性腫瘍であるものを除く）
- (調剤点数表) 在宅患者緊急訪問薬剤管理指導料（特別養護老人ホームの入所者であって，末期の悪性腫瘍であるものを除く）
- (調剤点数表) 在宅患者緊急時等共同指導料（特別養護老人ホームの入所者であって，末期の悪性腫瘍であるものを除く）
- (訪問看護療養費) 訪問看護基本療養費（特別養護老人ホームの入所者であって，末期の悪性腫瘍であるものを除く。また，短期入所生活介護又は介護予防短期入所生活介護を利用している者であって，末期の悪性腫瘍であるものについては，当該患者のサービス利用前30日以内に患家を訪問し，訪問看護療養費を算定した訪問看護ステーションの看護師等が指定訪問看護を実施した場合に限り，算定することができる）
- (訪問看護療養費) 精神科訪問看護基本療養費（特別養護老人ホームの入所者であって認知症の患者以外の患者を除く。ただし，認知症の患者以外の患者であって，短期入所生活介護又は介護予防短期入所生活介護を利用している患者については，当該患者のサービス利用前30日以内に患家を訪問し，精神科訪問看護基本療養費を算定した訪問看護ステーションの看護師等が指定訪問看護を実施した場合に限り，利用開始後30日までの間，算定することができる）
- (訪問看護療養費) 訪問看護管理療養費（24時間対応体制加算，特別管理加算，退院時共同指導加算，退院支援指導加算，在宅患者緊急時等カンファレンス加算，看護・介護職員連携強化加算，専門管理加算及び訪問看護医療DX情報活用加算を含む）〔特別養護老人ホームの入所者であって，末期の悪性腫瘍であるもの又は精神科訪問看護基本療養費を算定できるもの（認知症であるものを除く）を除く。ただし，その場合であっても，看護・介護職員連携強化加算は算定できない。また，短期入所生活介護又は介護予防短期入所生活介護を利用している者であって，末期の悪性腫瘍であるもの又は精神科訪問看護基本療養費を算定できるもの（認知症であるものを除く）については，当該患者のサービス利用前30日以内に患家を訪問し，訪問看護療養費を算定した訪問看護ステーションの看護師等が指定訪問看護を実施した場合に限り〔精神科訪問看護基本療養費を算定できるもの（認知症であるものを除く）においては，利用開始後30日までの間〕，算定することができる〕
- (訪問看護療養費) 訪問看護管理療養費（在宅患者連携指導加算を算定する場合に限る）
- (訪問看護療養費) 訪問看護情報提供療養費
- (訪問看護療養費) 訪問看護ターミナルケア療養費（遠隔死亡診断補助加算を含む）〔特別養護老人ホームの入所者であって末期の悪性腫瘍のもの又は精神科訪問看護基本療養費を算定できるもの（認知症であるものを除く）を除く〕
- (訪問看護療養費) 訪問看護ベースアップ評価料（特別養護老人ホームの入所者であって，末期の悪性腫瘍であるもの又は精神科訪問看護基本療養費を算定できるもの（認知症であるものを除く）を除く。また，短期入所生活介護又は介護予防短期入所生活介護を利用している者であって，末期の悪性腫瘍であるもの又は精神科訪問看護基

本療養費を算定できるもの（認知症であるものを除く）については，当該患者のサービス利用前30日以内に患家を訪問し，訪問看護療養費を算定した訪問看護ステーションの看護師等が指定訪問看護を実施した場合に限り〔精神科訪問看護基本療養費を算定できるもの（認知症であるものを除く）においては，利用開始後30日までの間〕，算定することができる）

5 指定障害者支援施設（生活介護を行う施設に限る）のうち，障害者の日常生活及び社会生活を総合的に支援するための法律に基づく指定障害者支援施設等の人員，設備及び運営に関する基準について（平成19年1月26日障発0126001号）第3の1により医師を配置しない取扱いとしている場合における当該施設に入所している者に対して行った診療については，1及び4による取扱いの対象としない。ただし，次に掲げる診療報酬等の算定の対象としない。
- C005 在宅患者訪問看護・指導料
- C005-1-2 同一建物居住者訪問看護・指導料
- C005-2 在宅患者訪問点滴注射管理指導料
- C007 訪問看護指示料
- I012 精神科訪問看護・指導料
- I012-2 精神科訪問看護指示料
- (訪問看護療養費) 訪問看護基本療養費
- (訪問看護療養費) 精神科訪問看護基本療養費
- (訪問看護療養費) 訪問看護管理療養費（24時間対応体制加算，特別管理加算，退院時共同指導加算，退院支援指導加算，在宅患者緊急時等カンファレンス加算，看護・介護職員連携強化加算，専門管理加算及び訪問看護医療DX情報活用加算を含む）
- (訪問看護療養費) 訪問看護管理療養費（在宅患者連携指導加算を算定する場合に限る）
- (訪問看護療養費) 訪問看護情報提供療養費
- (訪問看護療養費) 訪問看護ターミナルケア療養費（遠隔死亡診断補助加算を含む）

6 指定障害者支援施設のうち，障害者の日常生活及び社会生活を総合的に支援するための法律施行規則（平成18年2月28日厚生労働省令第19号）第6条の7第1号に規定する自立訓練（機能訓練）を行う施設及び児童福祉法に基づく指定障害児入所施設等の人員，設備及び運営に関する基準（平成24年厚生労働省令第16号）第2条第1号に規定する指定福祉型障害児入所施設については，5ただし書を準用する。

7 特別養護老人ホーム等の職員（看護師，理学療法士等）が行った医療行為については，診療報酬を算定できない。ただし，特別養護老人ホーム等に入所中の患者の診療を担う保険医の指示に基づき，当該保険医の診療日以外の日に当該施設の看護師等が当該患者に対し点滴又は処置等を実施した場合に，使用した薬剤の費用については，医科点数表第2章第2部第3節薬剤料を，使用した特定保険医療材料の費用については，同部第4節特定保険医療材料料を，当該患者に対し使用した分に限り算定できる。また，同様に当該看護師等が検査のための検体採取等を実施した場合には，同章第3部第1節第1款検体検査実施料を算定できる。なお，当該保険医の診療日以外の点滴又は処置等を実施する場合に必要となる衛生材料等についても，指示を行った当該保険医の属する保険医療機関が当該施設に提供する。これらの場合にあっては，当該薬剤等が使用された日及び検体採取が実施された日を診療報酬明細書の摘要欄に記載する。

8 保険医が，特別養護老人ホーム等に入所中の患者について診療を行った場合は，診療報酬明細書の欄外上部に，施又は（施）の表示をする。また，特別養護老人ホーム等に入所中の患者に対して，往診して通院・在宅精神療法又は認知療法・認知行動療法に係る精神療法を行った場合には，当該精神療法が必要な理由を診療録に記載する。

9 各都道府県知事は，別紙様式（略）により，特別養護老人ホーム等の配置医師に係る情報を把握し，必要に応じ市町村等に対して周知するよう努める。ただし，指定障害者

参考 特別養護老人ホーム等（※1）の入所者について算定できない診療報酬

1．特別養護老人ホーム等の入所者について算定できない診療報酬

《初・再診料》
A001 再診料「注20」・A002外来診療料「注11」看護師等遠隔診療補助加算

《医学管理等》
B001「9」外来栄養食事指導料
B001「11」集団栄養食事指導料
B001「13」在宅療養指導料
B001-2-3 乳幼児育児栄養指導料
B004 退院時共同指導料1
B009 診療情報提供料（Ⅰ）（「注2」「注4」「注16」に該当するもの）

《在宅医療》
C001・C001-2 在宅患者訪問診療料（Ⅰ）（Ⅱ）（※2）（※3）
C012 在宅患者共同診療料「2」「3」
C002 在宅時医学総合管理料
C002-2 施設入居時等医学総合管理料（※2）（※3）
C003 在宅がん医療総合診療料（※4）
C005 在宅患者訪問看護・指導料（※3）（※5）
C005-1-2 同一建物居住者訪問看護・指導料（※3）（※5）
C005-2 在宅患者訪問点滴注射管理指導料（※5）
C006 在宅患者訪問リハビリテーション指導管理料
C007 訪問看護指示料（※5）

C007-2 介護職員等喀痰吸引等指示料
C008 在宅患者訪問薬剤管理指導料（※5）
C009 在宅患者訪問栄養食事指導料
C010 在宅患者連携指導料
C011 在宅患者緊急時等カンファレンス料（※5）
C012 在宅患者共同診療料2・3
C013 在宅患者訪問褥瘡管理指導料

《精神科専門療法》
I012 精神科訪問看護・指導料（※3）（※6）
I012-2 精神科訪問看護指示料（※6）

調剤報酬
服薬管理指導料「注14」，かかりつけ薬剤師指導料，かかりつけ薬剤師包括管理料
在宅患者訪問薬剤管理指導料，在宅患者緊急訪問薬剤管理指導料（※5）
在宅患者緊急時等共同指導料（※5）

訪問看護療養費
訪問看護基本療養費（※3）（※5）
精神科訪問看護基本療養費（※3）（※6）
訪問看護管理療養費（※3）（※7）
訪問看護情報提供療養費
訪問看護ターミナルケア療養費（※7）

2．特別養護老人ホーム等の「配置医師」「併設医療機関の医師」が算定できない診療報酬（※8）

(1) 全施設共通

A000 初診料
A001 再診料 ｜
A002 外来診療料 ｜ 特別の必要が
B001-2 小児科外来診療料 ｜ あって行う
C000 往診料 ｜ 診療を除く
B000 特定疾患療養管理料
B001-2-9 地域包括診療料
B001-2-10 認知症地域包括診療料
B001-2-11 小児かかりつけ診療料
B001-3 生活習慣病管理料（Ⅰ）
B001-3-3 生活習慣病管理料（Ⅱ）
B007 退院前訪問指導料
在宅療養指導管理料の各項目（C100除く）
　C101在宅自己注射指導管理料～C121在宅抗菌薬吸入療法指導管理料

(2) 指定障害者支援施設（生活介護を行う施設）（※9）
B001「5」小児科療養指導料

(3) 児童心理治療施設
B001「4」小児特定疾患カウンセリング料
I002 通院・在宅精神療法
I002-3 救急患者精神科継続支援料
I004 心身医学療法
I006 通院集団精神療法
I007 精神科作業療法
I008-2 精神科ショート・ケア
I009 精神科デイ・ケア
I010 精神科ナイト・ケア
I010-2 精神科デイ・ナイト・ケア

※1 特別養護老人ホーム等：①養護老人ホーム，②特別養護老人ホーム，③指定短期入所生活介護事業所，④指定介護予防短期入所生活介護事業所，⑤指定障害者支援施設（生活介護を行う施設に限る），⑥療養介護事業所，⑦救護施設，⑧児童心理治療施設

※2 ①末期悪性腫瘍患者（上記※1の②，⑤の入所患者）と②特別養護老人ホーム（看取り介護加算の施設基準適合）において看取った場合（在宅療養支援診療所・病院または特別養護老人ホームの協力医療機関の医師により，死亡日から遡り30日間に行われたものに限る）――については算定可〔在宅患者訪問診療料（Ⅰ）（Ⅱ）の看取り加算は看取り介護加算（Ⅱ）を算定していない場合に限り算定可〕

※3 短期入所生活介護・介護予防短期入所生活介護の利用者：サービス利用前30日以内に患家を訪問して当該診療等を実施した場合に限り，利用開始後30日までは算定可（C005，C005-1-2，訪問看護基本療養費，訪問看護管理療養費については末期悪性腫瘍の患者に限り，I012，精神科訪問看護基本療養費については認知症以外の患者に限る）

※4 看取り加算については，看取り介護加算（Ⅱ）を算定していない場合に限り算定可

※5 特別養護老人ホームに入所する末期悪性腫瘍患者については算定可

※6 特別養護老人ホームに入所する認知症の患者以外は算定可（認知症患者のみ算定不可）

※7 特別養護老人ホームに入所する末期悪性腫瘍患者または精神科訪問看護基本療養費を算定できる者（認知症患者を除く）については算定可（訪問看護管理療養費の「看護・介護職員連携強化加算」は算定不可）

※8 「配置医師以外の医師」の診療は，患者の傷病が配置医師の専門外あるいは緊急の場合などにおいて算定可

※9 指定障害者支援施設（生活介護を行う施設）で，医師を配置しない取扱いとしている場合は，上記の表の対象外となる（表に掲げられた診療報酬が算定可）。ただし，以下の項目は算定不可〔自立訓練（機能訓練）を行う施設又は福祉型障害児入所施設も以下の項目は算定不可〕
　C005在宅患者訪問看護・指導料，C005-1-2同一建物居住者訪問看護・指導料，C005-2在宅患者訪問点滴注射管理指導料，C007訪問看護指示料，I012精神科訪問看護・指導料，I012-2精神科訪問看護指示料，訪問看護基本療養費，精神科訪問看護基本療養費，訪問看護管理療養費，訪問看護情報提供療養費，訪問看護ターミナルケア療養費

※　特別養護老人ホーム等の職員（看護師，理学療法士等）が行った医療行為
　①原則として**診療報酬は算定できない**。ただし，入所患者の担当医の指示に基づき，当該医師の診療日以外の日に施設の看護師等が点滴または処置等を行った場合，使用した**薬剤・特定保険医療材料**については在宅の項にて算定可。
　②同様に当該看護師等が検査のための検体採取等を行った場合，検査の部の第1節第1款「**検体検査実施料**」が算定可。

支援施設のうち，5に該当する施設については不要とする。

事務連絡　「特別養護老人ホーム等における療養の給付（医療の取扱いについて）」の運用上の留意事項について

1　特別養護老人ホームに配置されている医師は，入所者の継続的かつ定期的な医学的健康管理を行うことを含め，常に入所者の健康の状況に注意し，必要に応じて健康保持のための適切な措置を採らなければならないこととされており，特別養護老人ホームと配置医師との契約においては，その旨が明確にされる必要があることに，改めて留意されたい。なお，通知の4において，保険医が配置医師であるか否かにかかわらず，在宅療養指導料，外来栄養食事指導料等を算定できないこととされているが，これは，これらの指導等は，配置医師が行うべきものであり，配置医師でない保険医にこれらの指導等を行わせた場合であっても，診療報酬は請求できない趣旨である。

2　通知の3の趣旨は，緊急の場合や専門外にわたる場合に，入所者からの求め（入所者のニーズを踏まえた家族や施設側からの求めによる場合を含む。以下同じ）に応じ，配置医師でない保険医が往診を行うことを妨げるものではない。

3　ただし，入所者からの求めによってではなく，医学的健康管理のために定期的に特別養護老人ホームを訪問して診療する場合は，その保険医は，通知の1に規定する配置医師とみなされ，初診料，再診料及び往診料が算定できない。

4　指導に当たっては，定期的な医学的健康管理を目的としたものなのか，個別的な入所者からの求めに対応するためのものなのか確認の上実施する。

(平18.4.24，一部修正)

病院又は診療所と介護保険施設等との併設等について

(平30医政発0327・1)

1　介護保険施設等の範囲について

本通知における介護保険施設等とは，介護保険法（平成9年法律第123号）又は老人福祉法（昭和38年法律第133号）に規定する介護医療院，介護老人保健施設，指定介護老人福祉施設その他の要介護者，要支援者その他の者を入所，入居又は通所させるための施設並びにサービス付き高齢者向け住宅，高齢者向け優良賃貸住宅及び生活支援ハウスとする。

2　病院又は診療所と介護保険施設等との併設について

(1)　病院又は診療所と介護保険施設等との区分について

病院又は診療所と介護保険施設等とを併設〔病院又は診療所の同一敷地内又は隣接する敷地内（公道をはさんで隣接している場合を含む）に介護保険施設を開設していることを言う〕する場合には，患者等に対する治療，介護その他のサービスに支障がないよう，表示等により病院又は診療所と介護保険施設等との区分を可能な限り明確にする。

(2)　病院又は診療所に係る施設及び構造設備と介護保険施設等に係る施設及び設備との共用について

①　病院又は診療所に係る施設及び構造設備と介護保険施設等に係る施設及び設備は，それぞれの基準を満たし，かつ，各施設等の患者等に対する治療，介護その他のサービスに支障がない場合に限り，共用が認められる。ただし，この場合にあっても，各施設等を管理する者を明確にしなければならない。また，次に掲げる施設等の共用は，認められない。

　イ　病院又は診療所の診察室（1の診療科において，2以上の診察室を有する病院又は診療所の当該診療科の1の診察室を除く）と介護保険施設等の診察室（介護医療院にあっては，医師が診察を行う施設を言う）又は医務室
　ロ　手術室
　ハ　処置室（機能訓練室を除く）
　ニ　病院又は診療所の病室と介護医療院等の療養室又は居室
　ホ　エックス線装置等

なお，イ，ハ及びホについて，病院又は診療所に併設される介護保険施設等が介護医療院の場合にあっては，共用は認められることとする。

ただし，イについては現に存する病院又は診療所（介護療養型医療施設等から転換した介護老人保健施設を含む）の建物の一部を介護医療院に転用する場合に共用を認めるものとし，介護医療院に係る建物を新たに設置する場合は原則，共用は認められないものの実情に応じて，個別具体的に判断されたい。

②　①の判断に当たっては，共用を予定する施設についての利用計画等を提出させるなどにより，十分に精査する。

③　共用を予定する病院又は診療所に係る施設及び構造設備に対して医療法（昭和23年法律第205号）第27条の規定に基づく使用前検査，使用許可を行うに当たっては，共用することによって同法に定める基準を下回ることのないよう十分に注意する。

④　現に存する病院又は診療所に係る施設及び構造設備と現に存する介護保険施設等に係る施設及び設備とを共用する場合には，医療法等に定める所要の変更手続を要する。

事務連絡　問　療養病棟療養環境加算の施設基準である食堂等の床面積について，介護医療院と共用する食堂等の床面積を算入しても良いか。

答　算入して差し支えない。

(令2.3.31)

3　病院又は診療所の建物の介護保険施設等への転用について

(1)　病院又は診療所の建物の全部を転用する場合

転用するに当たっては，医療法第9条の規定に基づく廃止の届出を要する。

(2)　病院又は診療所の建物の一部を転用する場合

①　転用は，病院又は診療所における患者等に対する治療その他のサービスの提供に支障が生じるおそれがない場合に限り認められる。

②　転用するに当たっては，医療法に定める所要の変更手続を要する。

③　その他については，2の併設についての注意点を参照する。

4　人員について

(1)　病院又は診療所の医師，看護師その他の従業者と介護保険施設等の医師，薬剤師，看護師その他の従業者とを兼務するような場合は，それぞれの施設の人員に関する要件を満たすとともに，兼務によって患者等に対する治療その他のサービスの提供に支障がないように注意する。

(2)　病院又は診療所に係る施設及び構造設備と介護保険施設等に係る施設及び設備との共用，建物の転用により，従業者の人員配置に変更のあるときは，医療法等に定める所要の変更手続を要する。

(3)　従業者数の算定に当たっては，それぞれの施設における勤務実態に応じて按分すること。ただし，管理者が常勤を要件とする場合について，病院又は診療所と併設する介護保険施設等の管理者を兼ねている場合にあっては，当該者を常勤とみなして差し支えない。

5　関係課間の協議について

2又は3の場合について，関係法令の規定に基づく許可等を行うに当たっては，病院，診療所，介護保険施設等それぞれを所管する関係課間で十分協議の上，取り扱う。

【通知】 高齢者の医療の確保に関する法律に基づく療養の給付と公害健康被害の補償等に関する法律に基づく療養の給付との調整について

(平10.3.31保険発51・老健発70, 最終改定：平24保医発0319・5)

1 この通知において、「包括点数」とは以下の診療料をいう。
　診療報酬の算定方法（平成20年厚生労働省告示第59号）（以下「診療報酬点数表」という）に掲げる次の診療料
　ア　外来診療料
　イ　一般病棟入院基本料
　ウ　療養病棟入院基本料
　エ　有床診療所療養病床入院基本料
　オ　特定入院料
　カ　生活習慣病管理料
　キ　在宅時医学総合管理料
　ク　在宅がん医療総合診療料

2 調整方法
　包括点数の算定対象となる患者について、高齢者の医療の確保に関する法律（昭和57年法律第80号。以下「高齢者医療確保法」という）又は健保法に基づく療養の給付と公害補償法に基づく療養の給付の両方を受けることができる場合の、高齢者医療確保法若しくは健保法又は公害補償法に基づいて支払う費用は、次のとおりとする。
　(1) 高齢者医療確保法又は健保法に基づき支払う費用
　　包括点数の算定対象となる患者について、診療報酬点数表により算定した額の合計額から、下記(2)により公害補償法に基づき支払う費用として算定した額を控除した額（控除後の額が0円以下である場合にあっては0円）
　(2) 公害補償法に基づき支払う費用
　　当該包括点数にその費用が含まれている診療行為のうち、公害補償法の支給対象となるものについて、公害健康被害の補償等に関する法律の規定による診療報酬の額の算定方法（平成4年環境庁告示第40号。以下「公害補償法点数表」という）に基づき算定した額の合計額
　(例) 一般病棟入院基本料に係る調整方法
　　イ　高齢者医療確保法に基づき支払う費用
　　　診療報酬点数表に基づき、一般病棟入院基本料を算定した額から、下記ロに基づき公害補償法に基づき支払う費用として算定した額を控除した額（控除後の額が0円以下である場合にあっては0円）
　　ロ　公害補償法に基づき支払う費用
　　　公害補償法点数表に基づき、下記に掲げる診療料について算定した額の合計額
　　　　入院料（主たる疾病が公害補償法の対象となる疾病である場合に限る）
　　　　検査料（公害補償法の対象となる疾病に係るものに限る）
　　　　投薬料（公害補償法の対象となる疾病に係るものに限る）
　　　　注射料（公害補償法の対象となる疾病に係るものに限る）
　　　　病理診断料（公害補償法の対象となる疾病に係るものに限る）
　　　　一般病棟入院基本料に含まれる画像診断及び処置に係る費用（公害補償法の対象となる疾病に係るものに限る）
　　ハ　診療報酬明細書の記載例
　　　㈠「入院」欄には、当該月の診療報酬点数表に基づいて上記イについて算定した点数の合計点数から、当該月のうち高齢者医療確保法に基づく療養の給付と公害補償法に基づく療養の給付の両方を受けることができる日における、公害補償法点数表に基づいて上記ロについて算定した額を10で除して得た数の合計数を控除した点数を、次のように記載する。

【記載例】

⑨⑩ 入院	入院年月日　　　　年　月　日		
	病	診	⑨⑩入院基本料・加算　　〇〇〇点
	一般7		× 　　　日間（控除後の点数）
			× 　　　日間
			× 　　　日間
			× 　　　日間
			× 　　　日間
	⑨② 特定入院料・その他　　〇〇〇点		
	（控除後の点数）		

　　　㈡「摘要」欄には、当該月の診療報酬点数の合計点数及びその内訳並びに高齢者医療確保法に基づく療養の給付と公害補償法に基づく療養の給付の両方を受けることができる日における公害合計点数の内訳及びその対象疾患名を次のように記載する。

【記載例】

一般病棟入院基本料　　　　　　　入　院　料〇〇点
　〇〇×〇〇日間＝〇〇点　　　　検　査　料〇〇点
　　　　　　　　　　　　　　　　投　薬　料〇〇点
　　　　　　　　　　　　　　　　注　射　料〇〇点
　　　　　　　　　　　　　　　　画像診断料〇〇点
処置料　　　　　　〇〇点
合　　　計　　　　〇〇点　　　　合　　　計〇〇点

　　　㈢　その他の項目については、従前どおり、「診療報酬請求書等の記載要領等について（昭和51年8月7日保険発第82号）」に基づき記載する。

3 入院時食事療養費に係る食事療養及び入院時生活療養費に係る生活療養の費用については、主たる疾病が公害補償法の対象である場合には、公害補償法に基づく請求を行い、高齢者医療確保法又は健保法に基づく請求は行わない（ただし、高齢者医療確保法又は健保法に基づいて特別食のみの給付を行う場合を除く）。

4 公害補償法に基づく療養の給付と高齢者医療確保法又は健保法に基づく療養の給付の両方を受けられない事態が生じないよう指導されたい。

省令　保険医療機関及び保険医療養担当規則

●省令第15号
(昭32.4.30)（改正：省令35,令6.3.5／省令154,令6.11.29／省令32,令7.3.31）

健康保険法（大正11年法律第70号）第70条第1項及び第72条第1項（これらの規定を同法第85条第9項，第85条の2第5項，第86条第4項，第110条第7項及び第149条において準用する場合を含む）並びに第92条第2項（第111条第3項及び第149条において準用する場合を含む）並びに高齢者の医療の確保に関する法律（昭和57年法律第80号）第79条第1項の規定に基づき，保険医療機関及び保険医療養担当規則の一部を改正する省令を次のように定める。

【2024年改定による主な変更点】掲示事項について，「原則として，ウェブサイトに掲載しなければならない」と規定された（【経過措置】2025年5月末まで猶予）。

第1章　保険医療機関の療養担当

（療養の給付の担当の範囲）

第1条　保険医療機関が担当する療養の給付並びに被保険者及び被保険者であった者並びにこれらの者の被扶養者の療養（以下単に「療養の給付」という）の範囲は，次のとおりとする。
1. 診察
2. 薬剤又は治療材料の支給
3. 処置，手術その他の治療
4. 居宅における療養上の管理及びその療養に伴う世話その他の看護
5. 病院又は診療所への入院及びその療養に伴う世話その他の看護

（療養の給付の担当方針）

第2条　保険医療機関は，懇切丁寧に療養の給付を担当しなければならない。
2　保険医療機関が担当する療養の給付は，被保険者及び被保険者であった者並びにこれらの者の被扶養者である患者（以下単に「患者」という）の療養上妥当適切なものでなければならない。

（診療に関する照会）

第2条の2　保険医療機関は，その担当した療養の給付に係る患者の疾病又は負傷に関し，他の保険医療機関から照会があった場合には，これに適切に対応しなければならない。

（適正な手続の確保）

第2条の3　保険医療機関は，その担当する療養の給付に関し，厚生労働大臣又は地方厚生局長若しくは地方厚生支局長に対する申請，届出等に係る手続及び療養の給付に関する費用の請求に係る手続を適正に行わなければならない。

（健康保険事業の健全な運営の確保）

第2条の4　保険医療機関は，その担当する療養の給付に関し，健康保険事業の健全な運営を損なうことのないよう努めなければならない。

（経済上の利益の提供による誘引の禁止）

第2条の4の2　保険医療機関は，患者に対して，第5条の規定により受領する費用の額に応じて当該保険医療機関が行う収益業務に係る物品の対価の額の値引きをすることその他の健康保険事業の健全な運営を損なうおそれのある経済上の利益の提供により，当該患者が自己の保険医療機関において診療を受けるように誘引してはならない。
2　保険医療機関は，事業者又はその従業員に対して，患者を紹介する対価として金品を提供することその他の健康保険事業の健全な運営を損なうおそれのある経済上の利益を提供することにより，患者が自己の保険医療機関において診療を受けるように誘引してはならない。

（特定の保険薬局への誘導の禁止）（p.1612）

第2条の5　保険医療機関は，当該保険医療機関において健康保険の診療に従事している保険医（以下「保険医」という）の行う処方箋の交付に関し，患者に対して特定の保険薬局において調剤を受けるべき旨の指示等を行ってはならない。
2　保険医療機関は，保険医の行う処方箋の交付に関し，患者に対して特定の保険薬局において調剤を受けるべき旨の指示等を行うことの対償として，保険薬局から金品その他の財産上の利益を収受してはならない。

（掲示）

第2条の6　保険医療機関は，その病院又は診療所内の見やすい場所に，第5条の3第4項，第5条の3の2第4項及び第5条の4第2項に規定する事項のほか，別に**厚生労働大臣が定める事項**（告示8第1，p.1577）を掲示しなければならない。
2　保険医療機関は，原則として，前項の厚生労働大臣が定める事項をウェブサイトに掲載しなければならない。

（受給資格の確認等）

第3条　保険医療機関は，患者から療養の給付を受けることを求められた場合には，次に掲げるいずれかの方法によって療養の給付を受ける資格があることを確認しなければならない。ただし，緊急やむを得ない事由によって当該確認を行うことができない患者であって，療養の給付を受ける資格が明らかなものについては，この限りでない。
1. 健康保険法（大正11年法律第70号。以下「法」という）第3条第13項に規定する電子資格確認（以下「電子資格確認」という）
2. 患者の提出し，又は提示する資格確認書
3. 当該保険医療機関が，過去に取得した当該患者の被保険者又は被扶養者の資格に係る情報（保険給付に係る費用の請求に必要な情報を含む）を用いて，保険者に対し，電子情報処理組織を使用する方法その他の情報通信の技術を利用する方法により，あらかじめ照会を行い，保険者から回答を受けて取得した直近の当該情報を確認する方法〔当該患者が当該保険医療機関から療養の給付（居宅における療養上の管理及びその療養に伴う世話その他の看護に限る）を受けようとする場合であつて，当該保険医療機関から電子資格確認による確認を受けてから継続的な療養の給付を受けている場合に限る〕
4. その他厚生労働大臣が定める方法

2 　患者が電子資格確認により療養の給付を受ける資格があることの確認を受けることを求めた場合における前項の規定の適用については、同項中「次に掲げるいずれかの」とあるのは「第一号又は第三号に掲げる」と、「事由によつて」とあるのは「事由によつて第一号又は第三号に掲げる方法により」とする。

3 　療養の給付及び公費負担医療に関する費用の請求に関する命令（昭和51年厚生省令第36号）附則第3条の4第1項の規定により同項に規定する書面による請求を行つている保険医療機関及び同令附則第3条の5第1項の規定により届出を行つた保険医療機関については、前項の規定は、適用しない。

4 　保険医療機関（前項の規定の適用を受けるものを除く）は、第2項に規定する場合において、患者が電子資格確認によって療養の給付を受ける資格があることの確認を受けることができるよう、あらかじめ必要な体制を整備しなければならない。

（要介護被保険者等の確認）

第3条の2 　保険医療機関等は、患者に対し、訪問看護、訪問リハビリテーションその他の介護保険法（平成9年法律第123号）第8条第1項に規定する居宅サービス又は同法第8条の2第1項に規定する介護予防サービスに相当する療養の給付を行うに当たっては、同法第12条第3項に規定する被保険者証の提示を求めるなどにより、当該患者が同法第62条に規定する要介護被保険者等であるか否かの確認を行うものとする。

（資格確認書の返還）

第4条 　保険医療機関は、患者の提出する資格確認書（書面に限る。以下この条において同じ）により、療養の給付を受ける資格があることを確認した患者に対する療養の給付を担当しなくなったとき、その他正当な理由により当該患者から資格確認書の返還を求められたときは、これを遅滞なく当該患者に返還しなければならない。ただし、当該患者が死亡した場合は、法第100条、第105条又は第113条の規定により埋葬料、埋葬費又は家族埋葬料を受けるべき者に返還しなければならない。

（一部負担金等の受領）

第5条 　保険医療機関は、被保険者又は被保険者であった者については法第74条の規定による一部負担金（p.12）、法第85条に規定する食事療養標準負担額（同条第2項の規定により算定した費用の額が標準負担額に満たないときは、当該費用の額とする。以下単に「食事療養標準負担額」という）（p.1063）、法第85条の2に規定する生活療養標準負担額（同条第2項の規定により算定した費用の額が生活療養標準負担額に満たないときは、当該費用の額とする。以下単に「生活療養標準負担額」という）（p.1064）又は法第86条の規定による療養〔法第63条第2項第1号に規定する食事療養（以下「食事療養」という）及び同項第2号に規定する生活療養（以下「生活療養」という）を除く〕についての費用の額に法第74条第1項各号に掲げる場合の区分に応じ、同項各号に定める割合を乗じて得た額（食事療養を行った場合においては食事療養標準負担額を加えた額とし、生活療養を行った場合においては生活療養標準負担額を加えた額とする）の支払を、被扶養者については法第76条第2項、第85条第2項、第85条の2第2項又は第86条第2項第1号の費用の額の算定の例により算定された費用の額から法第110条の規定による家族療養費として支給される額に相当する額を控除した額の支払を受けるものとする。

2 　保険医療機関は、食事療養に関し、当該療養に要する費用の範囲内において法第85条第2項又は第110条第3項の規定により算定した費用の額を超える金額の支払を、生活療養に関し、当該療養に要する費用の範囲内において法第85条の2第2項又は第110条第3項の規定により算定した費用の額を超える金額の支払を、法第63条第2項第3号に規定する評価療養（以下「評価療養」という）、同項第4号に規定する患者申出療養（以下「患者申出療養」という）又は同項第5号に規定する選定療養（以下「選定療養」という）に関し、当該療養に要する費用の範囲内において法第86条第2項又は第110条第3項の規定により算定した費用の額を超える金額の支払を受けることができる。ただし、厚生労働大臣が定める療養に関しては、厚生労働大臣が定める額の支払を受けるものとする。

（編注）患者申出療養に関しては、p.1587、p.1618参照。

3 　保険医療機関のうち、医療法（昭和23年法律第205号）第7条第2項第5号に規定する一般病床（以下「一般病床」という）を有する同法第4条第1項に規定する地域医療支援病院（一般病床の数が200未満であるものを除く）、同法第4条の2第1項に規定する特定機能病院及び同法第30条の18の2第1項に規定する外来機能報告対象病院等（同法第30条の18の5第1項第2号の規定に基づき、同法第30条の18の2第1項第1号の厚生労働省令で定める外来医療を提供する基幹的な病院として都道府県が公表したものに限り、一般病床の数が200未満であるものを除く）であるものは、法第70条第3項に規定する保険医療機関相互間の機能の分担及び業務の連携のための措置として、次に掲げる措置を講ずるものとする。

一 　患者の病状その他の患者の事情に応じた適切な他の保険医療機関を当該患者に紹介すること。

二 　選定療養（厚生労働大臣の定めるものに限る）に関し、当該療養に要する費用の範囲内において厚生労働大臣の定める金額以上の金額の支払を求めること（厚生労働大臣の定める場合を除く）。

（編注）特定機能病院及び一般病床200床以上の地域医療支援病院・紹介受診重点医療機関の初診・再診に関しては、p.1578に関連告示、p.1592、p.1594等に関連通知あり。

（領収証等の交付）

第5条の2 　保険医療機関は、前条の規定により患者から費用の支払を受けるときは、正当な理由がない限り、個別の費用ごとに区分して記載した領収証を無償で交付しなければならない。

2 　厚生労働大臣の定める保険医療機関は、前項に規定する領収証を交付するときは、正当な理由がない限り、当該費用の計算の基礎となった項目ごとに記載した明細書を交付しなければならない。

3 　前項に規定する明細書の交付は、無償で行わなければならない。

（編注）2012年4月より原則として明細書を無償交付することが義務付けられたが、診療所では当分の間、それを猶予する経過措置が設けられている。診療所では、明細書を常に交付することが困難である正当な理由がある場合、患者から求められたときに明細書を交付することで足りる。また、明細書交付を無償で行うことが困難である正当な理由がある場合、当分の間、有償で発行することができる。

第5条の2の2 　前条第2項の厚生労働大臣の定める保険医療機関は、公費負担医療（厚生労働大臣の定めるものに限る）を担当した場合（第5条第1項の規定により患者から費用の支払を受ける場合を除く）において、正当な理由がない限り、当該公費負担医療に関する費用の請求に係

る計算の基礎となった項目ごとに記載した明細書を交付しなければならない。
2 前項に規定する明細書の交付は，無償で行わなければならない。

（食事療養）

第5条の3 保険医療機関は，その入院患者に対して食事療養を行うに当たっては，病状に応じて適切に行うとともに，その提供する食事の内容の向上に努めなければならない。
2 保険医療機関は，食事療養を行う場合には，次項に規定する場合を除き，食事療養標準負担額の支払を受けることにより食事を提供するものとする。
3 保険医療機関は，第5条第2項の規定による支払を受けて食事療養を行う場合には，当該療養にふさわしい内容のものとするほか，当該療養を行うに当たり，あらかじめ，患者に対しその内容及び費用に関して説明を行い，その同意を得なければならない。
4 保険医療機関は，その病院又は診療所の病棟等の見やすい場所に，前項の療養の内容及び費用に関する事項を掲示しなければならない。
5 保険医療機関は，原則として，前項の療養の内容及び費用に関する事項をウェブサイトに掲載しなければならない。

（生活療養）

第5条の3の2 保険医療機関は，その入院患者に対して生活療養を行うに当たっては，病状に応じて適切に行うとともに，その提供する食事の内容の向上並びに温度，照明及び給水に関する適切な療養環境の形成に努めなければならない。
2 保険医療機関は，生活療養を行う場合には，次項に規定する場合を除き，生活療養標準負担額の支払を受けることにより食事を提供し，温度，照明及び給水に関する適切な療養環境を形成するものとする。
3 保険医療機関は，第5条第2項の規定による支払を受けて生活療養を行う場合には，当該療養にふさわしい内容のものとするほか，当該療養を行うに当たり，あらかじめ，患者に対しその内容及び費用に関して説明を行い，その同意を得なければならない。
4 保険医療機関は，その病院又は診療所の病棟等の見やすい場所に，前項の療養の内容及び費用に関する事項を掲示しなければならない。
5 保険医療機関は，原則として，前項の療養の内容及び費用に関する事項をウェブサイトに掲載しなければならない。

（保険外併用療養費に係る療養の基準等）

第5条の4 保険医療機関は，評価療養，患者申出療養又は選定療養に関して第5条第2項又は第3項第2号の規定による支払を受けようとする場合において，当該療養を行うに当たり，その種類及び内容に応じて**厚生労働大臣の定める基準**（告示8第2・第3，p.1579・p.1588）に従わなければならないほか，あらかじめ，患者に対しその内容及び費用に関して説明を行い，その同意を得なければならない。
2 保険医療機関は，その病院又は診療所の見やすい場所に，前項の療養の内容及び費用に関する事項を掲示しなければならない。
3 保険医療機関は，原則として，前項の療養の内容及び費用に関する事項をウェブサイトに掲載しなければならない。

（証明書等の交付）

第6条 保険医療機関は，患者から保険給付を受けるために必要な保険医療機関又は保険医の証明書，意見書等の交付を求められたときは，無償で交付しなければならない。ただし，法第87条第1項の規定による療養費（柔道整復を除く施術に係るものに限る），法第99条第1項の規定による傷病手当金，法第101条の規定による出産育児一時金，法第102条第1項の規定による出産手当金又は法第114条の規定による家族出産育児一時金に係る証明書又は意見書については，この限りでない。

（指定訪問看護の事業の説明）

第7条 保険医療機関は，患者が指定訪問看護事業者〔法第88条第1項に規定する指定訪問看護事業者及び介護保険法第41条第1項本文に規定する指定居宅サービス事業者（訪問看護事業を行う者に限る）及び同法第53条第1項に規定する指定介護予防サービス事業者（介護予防訪問看護事業を行う者に限る）をいう。以下同じ〕から指定訪問看護〔法第88条第1項に規定する指定訪問看護並びに介護保険法第41条第1項本文に規定する指定居宅サービス（同法第8条第4項に規定する訪問看護の場合に限る）及び同法第53条第1項に規定する指定介護予防サービス（同法第8条の2第3項に規定する介護予防訪問看護の場合に限る）をいう。以下同じ〕を受ける必要があると認めた場合には，当該患者に対しその利用手続，提供方法及び内容等につき十分説明を行うよう努めなければならない。

（診療録の記載及び整備）

第8条 保険医療機関は，第22条の規定による診療録に療養の給付の担当に関し必要な事項を記載し，これを他の診療録と区別して整備しなければならない。

（帳簿等の保存）

第9条 保険医療機関は，療養の給付の担当に関する帳簿及び書類その他の記録をその完結の日から3年間保存しなければならない。ただし，患者の診療録にあっては，その完結の日から5年間とする。

（通知）

第10条 保険医療機関は，患者が次の各号の一に該当する場合には，遅滞なく，意見を付して，その旨を全国健康保険協会又は当該健康保険組合に通知しなければならない。
1 家庭事情等のため退院が困難であると認められたとき。
2 闘争，泥酔又は著しい不行跡によって事故を起したと認められたとき。
3 正当な事由がなくて，療養に関する指揮に従わないとき。
4 詐欺その他不正な行為により，療養の給付を受け，又は受けようとしたとき。

（入院）

第11条 保険医療機関は，患者の入院に関しては，療養上必要な寝具類を具備し，その使用に供するとともに，その病状に応じて適切に行い，療養上必要な事項について適切な注意及び指導を行わなければならない。
2 保険医療機関は，病院にあっては，医療法の規定に基づき許可を受け，若しくは届出をし，又は承認を受けた病床の数の範囲内で，診療所にあっては，同法の規定に基づき許可を受け，若しくは届出をし，又は通知をした病床数の範囲内で，それぞれ患者を入院させなければならない。ただし，災害その他のやむを得ない事情がある場合は，この限りでない。

(看護)
第11条の2 保険医療機関は，その入院患者に対して，患者の負担により，当該保険医療機関の従業者以外の者による看護を受けさせてはならない。

2 保険医療機関は，当該保険医療機関の従業者による看護を行うため，従業者の確保等必要な体制の整備に努めなければならない。

(報告)
第11条の3 保険医療機関は，**厚生労働大臣が定める療養**の給付の担当に関する事項について，地方厚生局長又は地方厚生支局長に定期的に**報告**（告示⑧第4，p.1606）を行わなければならない。

2 前項の規定による報告は，当該保険医療機関の所在地を管轄する地方厚生局又は地方厚生支局の分室がある場合においては，当該分室を経由して行うものとする。

第2章 保険医の診療方針等

(診療の一般的方針)
第12条 保険医の診療は，一般に医師又は歯科医師として診療の必要があると認められる疾病又は負傷に対して，適確な診断をもととし，患者の健康の保持増進上妥当適切に行われなければならない。

(療養及び指導の基本準則)
第13条 保険医は，診療に当っては，懇切丁寧を旨とし，療養上必要な事項は理解し易いように指導しなければならない。

(指導)
第14条 保険医は，診療にあたっては常に医学の立場を堅持して，患者の心身の状態を観察し，心理的な効果をも挙げることができるよう適切な指導をしなければならない。

第15条 保険医は，患者に対し予防衛生及び環境衛生の思想のかん養に努め，適切な指導をしなければならない。

(転医及び対診)
第16条 保険医は，患者の疾病又は負傷が自己の専門外にわたるものであるとき，又はその診療について疑義があるときは，他の保険医療機関へ転医させ，又は他の保険医の対診を求める等診療について適切な措置を講じなければならない。

(診療に関する照会)
第16条の2 保険医は，その診療した患者の疾病又は負傷に関し，他の保険医療機関又は保険医から照会があった場合には，これに適切に対応しなければならない。

(施術の同意)
第17条 保険医は，患者の疾病又は負傷が自己の専門外にわたるものであるという理由によって，みだりに，施術業者の施術を受けさせることに同意を与えてはならない。

(特殊療法等の禁止)
第18条 保険医は，特殊な療法又は新しい療法等については，**厚生労働大臣の定めるもの**（告示⑧第5，p.1606）のほか行ってはならない。

(使用医薬品及び歯科材料)
第19条 保険医は，**厚生労働大臣の定める医薬品**（告示⑧第6，p.1607）以外の薬物を患者に施用し，又は処方してはならない。ただし，医薬品，医療機器等の品質，有効性及び安全性の確保等に関する法律（昭和35年法律第145号）第2条第17項に規定する治験（以下「治験」という）に係る診療において，当該治験の対象とされる薬物を使用する場合その他厚生労働大臣が定める場合（告示⑧第7，p.1608）においては，この限りでない。

2 歯科医師である保険医は，**厚生労働大臣の定める歯科材料**（略）以外の歯科材料を歯冠修復及び欠損補綴において使用してはならない。ただし，治験に係る診療において，当該治験の対象とされる機械器具等を使用する場合その他厚生労働大臣が定める場合（略）においては，この限りでない。

(健康保険事業の健全な運営の確保)
第19条の2 保険医は，診療に当たっては，健康保険事業の健全な運営を損なう行為を行うことのないよう努めなければならない。

(特定の保険薬局への誘導の禁止)（p.1612）
第19条の3 保険医は，処方箋の交付に関し，患者に対して特定の保険薬局において調剤を受けるべき旨の指示等を行ってはならない。

2 保険医は，処方箋の交付に関し，患者に対して特定の保険薬局において調剤を受けるべき旨の指示等を行うことの対償として，保険薬局から金品その他の財産上の利益を収受してはならない。

(指定訪問看護事業との関係)
第19条の4 医師である保険医は，患者から訪問看護指示書の交付を求められ，その必要があると認めた場合には，速やかに，当該患者の選定する訪問看護ステーション（指定訪問看護事業者が当該指定に係る訪問看護事業を行う事業所をいう。以下同じ）に交付しなければならない。

2 医師である保険医は，訪問看護指示書に基づき，適切な訪問看護が提供されるよう，訪問看護ステーション及びその従業者からの相談に際しては，当該指定訪問看護を受ける者の療養上必要な事項について適切な注意及び指導を行わなければならない。

(診療の具体的方針)
第20条 医師である保険医の診療の具体的方針は，前12条の規定によるほか，次に掲げるところによるものとする。

1 診 察
 イ 診察は，特に患者の職業上及び環境上の特性等を顧慮して行う。
 ロ 診察を行う場合は，患者の服薬状況及び薬剤服用歴を確認しなければならない。ただし，緊急やむを得ない場合については，この限りではない。
 ハ 健康診断は，療養の給付の対象として行ってはならない。
 ニ 往診は，診療上必要があると認められる場合に行う。
 ホ 各種の検査は，診療上必要があると認められる場合に行う。
 ヘ ホによるほか，各種の検査は，研究の目的をもって行ってはならない。ただし，治験に係る検査については，この限りでない。

2 投 薬
 イ 投薬は，必要があると認められる場合に行う。
 ロ 治療上1剤で足りる場合には1剤を投与し，必要があると認められる場合に2剤以上を投与する。
 ハ 同一の投薬は，みだりに反覆せず，症状の経過に応じて投薬の内容を変更する等の考慮をしなければならない。

ニ 投薬を行うに当たっては，医薬品，医療機器等の品質，有効性及び安全性の確保等に関する法律第14条の4第1項各号に掲げる医薬品（以下「新医薬品等」という）とその有効成分，分量，用法，用量，効能及び効果が同一性を有する医薬品として，同法第14条又は第19条の2の規定による製造販売の承認（以下「承認」という）がなされたもの（ただし，同法第14条の4第1項第2号に掲げる医薬品並びに新医薬品等に係る承認を受けている者が，当該承認に係る医薬品と有効成分，分量，用法，用量，効能及び効果が同一であってその形状，有効成分の含量又は有効成分以外の成分若しくはその含量が異なる医薬品に係る承認を受けている場合における当該医薬品を除く）（以下「後発医薬品」という）の使用を考慮するとともに，患者に後発医薬品を選択する機会を提供すること等患者が後発医薬品を選択しやすくするための対応に努めなければならない。

ホ 栄養，安静，運動，職場転換その他療養上の注意を行うことにより，治療の効果を挙げることができると認められる場合は，これらに関し指導を行い，みだりに投薬をしてはならない。

ヘ 投薬量は，予見することができる必要期間に従ったものでなければならない。この場合において，**厚生労働大臣が定める内服薬及び外用薬**（告示8第10・2，p.1609）については当該厚生労働大臣が定める内服薬及び外用薬ごとに1回14日分，30日分又は90日分を限度とする。

ト 注射薬は，患者に療養上必要な事項について適切な注意及び指導を行い，**厚生労働大臣の定める注射薬**（告示8第10・1，p.1608）に限り投与することができることとし，その投与量は，症状の経過に応じたものでなければならず，**厚生労働大臣が定めるもの**（告示8第10・2，p.1609）については当該厚生労働大臣が定めるものごとに1回14日分，30日分又は90日分を限度とする。

●省令20 　　　　　　　　　　　　　　　（平10.3.16）

> 船員保険法第26条ノ2（編注：現行の第54条）第2項の規定に基づき船員保険の療養の給付の担当又は船員保険の診療の準則を定める省令
> 　長期の航海に従事する船舶に乗り組む被保険者に対し投薬の必要があると認められる場合の投薬量の基準は，保険医療機関及び保険医療養担当規則（昭和32年厚生省令第15号）第20条第2号ヘの規定にかかわらず，航海日程その他の事情を考慮し，必要最小限の範囲において，1回180日分を限度として投与することとする。

3 処方箋の交付
イ 処方箋の使用期間は，交付の日を含めて4日以内とする。ただし，長期の旅行等特殊な事情があると認められる場合は，この限りでない。
ロ イの規定にかかわらず，リフィル処方箋〔保険医が診療に基づき，別に厚生労働大臣が定める医薬品以外の医薬品を処方する場合に限り，複数回（3回までに限る）の使用を認めた処方箋をいう。以下同じ〕の2回目以降の使用期間は，直近の当該リフィル処方箋の使用による前号ヘの必要期間が終了する日の前後7日以内とする。

ハ イ及びロによるほか，処方箋の交付に関しては，前号に定める投薬の例による。ただし，当該処方箋がリフィル処方箋である場合における同号の規定の適用については，同号ヘ中「投薬量」とあるのは，「リフィル処方箋の1回の使用による投薬量及び当該リフィル処方箋の複数回の使用による合計の投薬量」とし，同号ヘ後段の規定は，適用しない。

4 注 射
イ 注射は，次に掲げる場合に行う。
（1）経口投与によって胃腸障害を起すおそれがあるとき，経口投与をすることができないとき，又は経口投与によっては治療の効果を期待することができないとき。
（2）特に迅速な治療の効果を期待する必要があるとき。
（3）その他注射によらなければ治療の効果を期待することが困難であるとき。
ロ 注射を行うに当たっては，後発医薬品の使用を考慮するよう努めなければならない。
ハ 内服薬との併用は，これによって著しく治療の効果を挙げることが明らかな場合又は内服薬の投与だけでは治療の効果を期待することが困難である場合に限って行う。
ニ 混合注射は，合理的であると認められる場合に行う。
ホ 輸血又は電解質若しくは血液代用剤の補液は，必要があると認められる場合に行う。

5 手術及び処置
イ 手術は，必要があると認められる場合に行う。
ロ 処置は，必要の程度において行う。

6 リハビリテーション
リハビリテーションは，必要があると認められる場合に行う。

6の2 居宅における療養上の管理等
居宅における療養上の管理及び看護は，療養上適切であると認められる場合に行う。

7 入 院
イ 入院の指示は，療養上必要があると認められる場合に行う。
ロ 単なる疲労回復，正常分べん又は通院の不便等のための入院の指示は行わない。
ハ 保険医は，患者の負担により，患者に保険医療機関の従業者以外の者による看護を受けさせてはならない。

第21条　（歯科診療の具体的方針）（略）

（診療録の記載）
第22条　保険医は，患者の診療を行った場合には，遅滞なく，**様式第1号**（略）又はこれに準ずる様式の診療録に，当該診療に関し必要な事項を記載しなければならない。

（処方箋の交付）
第23条　保険医は，処方箋を交付する場合には，**様式第2号**(p.1572)若しくは**第2号の2**又はこれに準ずる様式の処方箋に必要な事項を記載しなければならない。
2　保険医は，リフィル処方箋を交付する場合には，様式第2号又はこれに準ずる様式の処方箋にその旨及び当該リフィル処方箋の使用回数の上限を記載しなければならない。

3　保険医は，その交付した処方箋に関し，保険薬剤師からの疑義の照会があった場合には，これに適切に対応しなければならない。

（適正な費用の請求の確保）
第23条の2　保険医は，その行った診療に関する情報の提供等について，保険医療機関が行う療養の給付に関する費用の請求が適正なものとなるよう努めなければならない。

第3章　雑則（略）

附　則

●省令26（平24.3.5）
（経過措置）
第2条　保険医療機関（病院を除く）において，領収証を交付するに当たり明細書を常に交付することが困難であることについて正当な理由がある場合は，第1条の規定による改正後の保険医療機関及び保険医療養担当規則（以下「新療担規則」という）第5条の2第2項の規定にかかわらず，当分の間，患者から求められたときに明細書を交付することで足りるものとする。
2　保険医療機関（病院を除く）において，明細書の交付を無償で行うことが困難であることについて正当な理由がある場合は，新療担規則第5条の2第3項の規定にかかわらず，当分の間，明細書の交付を有償で行うことができる。

●省令27（平28.3.4）／省令24（令2.3.5）により一部改正
（経過措置）
第3条　新療担規則第5条の2の2第1項に規定する保険医療機関又は第2条の規定による改正後の保険薬局及び保険薬剤師療養担当規則（以下「新薬担規則」という）第4条の2の2第1項に規定する保険薬局において，新療担規則第5条の2の2第1項又は新薬担規則第4条の2の2第1項の明細書を常に交付することが困難であることについて正当な理由がある場合は，新療担規則第5条の2の2第1項又は新薬担規則第4条の2の2第1項の規定にかかわらず，平成30年3月31日までの間（診療所にあっては，当面の間），新療担規則第5条の2の2第1項又は新薬担規則第4条の2の2第1項の明細書を患者から求められたときに交付することで足りるものとする。
2　新療担規則第5条の2の2第1項に規定する保険医療機関又は新薬担規則第4条の2の2第1項に規定する保険薬局において，新療担規則第5条の2の2第1項又は新薬担規則第4条の2の2第1項の明細書の交付を無償で行うことが困難であることについて正当な理由がある場合は，新療担規則第5条の2の2第2項又は新薬担規則第4条の2の2第2項の規定にかかわらず，平成30年3月31日までの間（診療所にあっては，当面の間），新療担規則第5条の2の2第1項又は新薬担規則第4条の2の2第1項の明細書の交付を有償で行うことができる。

●省令31（令4.3.5）（改正：省令32，令7.3.31）
（施行期日）
第1条　この省令は，令和4年4月1日から施行する。ただし，第2条の規定は，令和4年10月1日から施行する。
（経過措置）
第2条　この省令の施行の際現にある第1条の規定による改正前の様式（次項において「旧様式」という）により使用されている書類は，この省令による改正後の様式によるものとみなす。
2　この省令の施行の際現にある旧様式による用紙は，当分の間，これを取り繕って使用することができる。
3　第2条の規定による改正後の保険医療機関及び保険医療養担当規則（以下この項において「新療担規則」という）第5条第3項の規定により，同項各号に掲げる措置を講ずることを要する保険医療機関〔医療法（昭和23年法律第205号）第30条の18の5第1項第2号の規定に基づき，同法第30条の18の2第1項第1号の厚生労働省令で定める外来医療を提供する基幹的な病院として都道府県が新たに公表したものに限る〕において，新療担規則第5条第3項第2号に掲げる措置を講ずることが困難であることについて正当な理由がある場合は，同項の規定にかかわらず，当該公表があった日から起算して6月を経過する日までの間は，同号に掲げる措置を講ずることを要しない。

●省令3（令5.1.17）
（施行期日）
第1条　この省令は，令和5年4月1日から施行する。ただし，附則第3条の規定は，保険医療機関及び保険医療養担当規則及び保険薬局及び保険薬剤師療養担当規則の一部を改正する省令の一部を改正する省令（令和5年厚生労働省令第3号）の公布の日から施行する。
（受給資格の確認等に係る経過措置）
第2条　第1条の規定による改正後の保険医療機関及び保険医療養担当規則（以下「新療担規則」という）第3条第2項から第4項までの規定及び第2条の規定による改正後の保険薬局及び保険薬剤師療養担当規則（以下「新薬担規則」という）第3条第2項から第4項までの規定（新薬担規則第11条において読み替えて適用する場合を含む）は，次の表の左欄に掲げる保険医療機関又は保険薬局であって，あらかじめ，その旨を電磁的記録（電子的方式，磁気的方式その他人の知覚によっては認識することができない方式で作られる記録であって，電子計算機による情報処理の用に供されるものをいう）に記録し電子情報処理組織を使用して提出する方法その他の適切な方法により地方厚生局長又は地方厚生支局長（以下「地方厚生局長等」という）に届け出たものについて，同表の右欄に掲げる期間においては，適用しない。

一　患者が健康保険法（大正11年法律第70号）第3条第13項に規定する電子資格確認（以下「電子資格確認」という）によって保険医療機関及び保険医療養担当規則第1条に規定する療養の給付又は保険薬局及び保険薬剤師療養担当規則第1条に規定する療養の給付（以下「療養の給付」という）を受ける資格があることの確認を受けることができる体制の整備に係る事業を行う者との間で当該体制の整備に係る契約（令和5年2月28日までに締結されたものに限る）を締結している保険医療機関又は保険薬局であって，当該事業者による当該体制の整備に係る作業が完了していないもの	左欄の体制の整備に係る作業が完了する日又は令和5年9月30日のいずれか早い日までの間
二　電子資格確認に必要な電気通信回線（光回線に限る）が整備されていない保険医療機関又は保険薬局	左欄の電気通信回線が整備された日から起算して6月が経過した日までの間
三　居宅における療養上の管理及びその療養に伴う世話その他の看護のみを行う保険医療機関	居宅における療養上の管理及びその療養に伴う世話その他の看護のみを行う場合にあって患者が電子資格確認によって療養の給付を受ける資格があることの確認を受けることができる仕組みの運用が開始されるまでの間

四　改築の工事中である施設又は臨時の施設において診療又は調剤を行っている保険医療機関又は保険薬局	当該改築の工事中である施設又は臨時の施設において診療又は調剤を行っている間
五　廃止又は休止に関する計画を定めている保険医療機関又は保険薬局	廃止又は休止するまでの間
六　その他患者が電子資格確認によって療養の給付を受ける資格があることの確認を受けることができる体制を整備することが特に困難な事情がある保険医療機関又は保険薬局	左欄の特に困難な事情が解消されるまでの間

2　新療担規則第3条第2項の規定及び新薬担規則第3条第2項の規定（新薬担規則第11条において読み替えて適用する場合を含む）は、保険医療機関又は保険薬局（前項の規定の適用を受けるものを除く）が次の各号に掲げる療養の給付を担当する場合において、次の各号に掲げる場合にあって患者が電子資格確認によって療養の給付を受ける資格があることの確認を受けることができる仕組みの運用が開始されるまでの期間、適用しない。
　一　居宅における療養上の管理及びその療養に伴う世話その他の看護又は居宅における薬学的管理及び指導を行う場合
　二　電話又は情報通信機器を用いた診療又は薬学的管理及び指導を行う場合
3　保険医療機関又は保険薬局は、第1項の届出を行う際、当該届出の内容を確認できる必要な資料を添付するものとする。ただし、同項の届出を行うに当たり、資料の添付を併せて行うことができないことについてやむを得ない事情がある場合には、当該届出の事後において、速やかに地方厚生局長等に提出するものとする。
4　第1項の届出は、当該保険医療機関又は保険薬局の所在地を管轄する地方厚生局又は地方厚生支局の分室がある場合においては、当該分室を経由して行うものとする。
（準備行為）
第3条　前条第1項の表の左欄に掲げる保険医療機関又は保険薬局は、この省令の施行の日前においても、同条の規定の例により、その届出を行うことができる。
（資料の提供）
第4条　地方厚生局長等は、療養の給付に関して必要があると認めるときは、審査支払機関に対し、新療担規則第3条第2項から第4項までの規定及び新薬担規則第3条第2項から第4項までの規定（新薬担規則第11条において読み替えて適用する場合を含む）並びに前2条に関して必要な資料の提供を求めることができる。
2　社会保険診療報酬支払基金法（昭和23年法律第129号）による社会保険診療報酬支払基金は、保険医療機関又は保険薬局において患者が電子資格確認によって療養の給付を受ける資格があることの確認を受けることができる体制を整備できるよう、地域における医療及び介護の総合的な確保の促進に関する法律（平成元年法律第64号）第24条第1号に規定する業務及びこれに附帯する業務並びに同法附則第1条の3第1項各号に掲げる業務を行うため、地方厚生局長等に対して、前2条に規定する届出を行った保険医療機関又は保険薬局の名称及び所在地その他の必要な資料の提供を求めることができる。
附則　この省令は、公布の日から施行する。

●省令147（令5.11.30）
（施行期日）
第1条　この省令は、令和5年12月1日から施行する。ただし、次の各号に掲げる規定は、当該各号に定める日から施行する。
　1　附則第2条及び第4条の規定　公布の日
　2　第2条及び第4条の規定　令和6年4月1日
　3　第6条並びに附則第3条及び第5条　行政手続における特定の個人を識別するための番号の利用等に関する法律等の一部を改正する法律（令和5年法律第48号）附則第1条第2号の政令で定める日
（受給資格の確認等に係る経過措置）
第2条　保険医療機関、保険薬局又は指定訪問看護事業者は、この省令の施行の日前においても、第1条の規定による改正前の療担規則第3条第1項、第3条の規定による改正前の薬担規則第3条第1項又は第5条の規定による改正前の訪看基準第8条の規定にかかわらず、第1条の規定による改正後の療担規則第3条第1項第3号、第3条の規定による改正後の薬担規則第3条第1項第四号又は第5条の規定による改正後の訪看基準第8条第三号に掲げる方法によって、療養の給付又は指定訪問看護を受ける資格があることを確認することができる。

●省令35（令6.3.5）（令6.3.29）
（施行期日）
第1条　この省令は、令和6年6月1日から施行する。ただし、第2条、第4条及び附則第3条の規定は、令和6年10月1日から施行する。
（ウェブサイトへの掲載に係る経過措置）
第2条　この省令の施行の日から令和7年5月31日までの間、第1条の規定による改正後の療担規則（以下「新療担規則」という）第2条の6第2項の規定の適用については、同項中「保険医療機関は、原則として、前項の厚生労働大臣が定める事項をウェブサイトに掲載しなければならない」とあるのは「削除」と、新療担規則第5条の3第5項、第5条の3の2第5項及び第5条の4第3項の規定の適用については、これらの規定中「保険医療機関は、原則として、前項の療養の内容及び費用に関する事項をウェブサイトに掲載しなければならない」とあるのは「削除」と、第3条の規定による改正後の薬担規則（以下「新薬担規則」という）第2条の4第2項の規定の適用については、同項中「保険薬局は、原則として、前項の厚生労働大臣が定める事項をウェブサイトに掲載しなければならない」とあるのは「削除」と、新薬担規則第4条の3第3項の規定の適用については、同項中「保険薬局は、原則として、前項の療養の内容及び費用に関する事項をウェブサイトに掲載しなければならない」とあるのは「削除」と、第5条の規定による改正後の指定訪問看護の事業の人員及び運営に関する基準（以下「新訪看基準」という）第24条第2項の規定の適用については、同項中「指定訪問看護事業者は、原則として、重要事項をウェブサイトに掲載しなければならない」とあるのは「削除」とする。
（処方箋に係る経過措置）
第3条　この省令の施行の際現にある第2条の規定による改正前の様式（次項において「旧様式」という）により使用されている書類は、この省令による改正後の様式によるものとみなす。
2　この省令の施行の際現にある旧様式による用紙は、当分の間、これを取り繕って使用することができる。

●省令154（令6.11.29）　新
（施行期日）
第1条　この省令は、行政手続における特定の個人を識別するための番号の利用等に関する法律等の一部を改正する法律附則第1条第2号に掲げる規定の施行の日（令和6年12月2日）から施行する。
（経過措置）
第2条　この省令の施行の際現に全国健康保険協会又は健康保険組合から被保険者証の交付を受けている被保険者又はその被扶養者が、この省令の施行の日（以下「施行日」という）以後に保険医療機関等（健康保険法第63条第3項第1号に規定する保険医療機関又は保険薬局をいう）から療養を受ける場合又は指定訪問看護事業者（同法第88条第1

様式第2号(第23条関係)

処 方 箋
(この処方箋は,どの保険薬局でも有効です。)

| 公費負担者番号 | | | | | | | | 保険者番号 | | | | | | | |

| 公費負担医療の受給者番号 | | | | | | | | 被保険者資格に係る記号・番号 | ・ | (枝番) | |

患者
- 氏名
- 生年月日 明・大・昭・平・令 年 月 日 男・女
- 区分 被保険者 / 被扶養者

保険医療機関の所在地及び名称
電話番号
保険医氏名 ㊞
都道府県番号 / 点数表番号 / 医療機関コード

| 交付年月日 | 令和 年 月 日 | 処方箋の使用期間 | 令和 年 月 日 | 特に記載のある場合を除き,交付の日を含めて4日以内に保険薬局に提出すること。 |

処方
- 変更不可（医療上必要）／ 患者希望
- 個々の処方薬について,医療上の必要性があるため,後発医薬品(ジェネリック医薬品)への変更に差し支えがあると判断した場合には,「変更不可」欄に「✓」又は「×」を記載し,「保険医署名」欄に署名又は記名・押印すること。また,患者の希望を踏まえ,先発医薬品を処方した場合には,「患者希望」欄に「✓」又は「×」を記載すること。
- リフィル可 □ (回)

備考
- 保険医署名　「変更不可」欄に「✓」又は「×」を記載した場合は,署名又は記名・押印すること。
- 保険薬局が調剤時に残薬を確認した場合の対応(特に指示がある場合は「✓」又は「×」を記載すること。)
  □保険医療機関へ疑義照会した上で調剤　□保険医療機関へ情報提供
- 調剤実施回数(調剤回数に応じて,□に「✓」又は「×」を記載するとともに,調剤日及び次回調剤予定日を記載すること。)
  □1回目調剤日(年 月 日)　□2回目調剤日(年 月 日)
  □3回目調剤日(年 月 日)
  次回調剤予定日(年 月 日)　次回調剤予定日(年 月 日)

| 調剤済年月日 | 令和 年 月 日 | 公費負担者番号 | | | | | | | |
| 保険薬局の所在地及び名称 保険薬剤師氏名 | ㊞ | 公費負担医療の受給者番号 | | | | | | | |

備考
1. 「処方」欄には,薬名,分量,用法及び用量を記載すること。
2. この用紙は,A列5番を標準とすること。
3. 療養の給付及び公費負担医療に関する費用の請求に関する命令(昭和51年厚生省令第36号)第1条の公費負担医療については,「保険医療機関」とあるのは「公費負担医療の担当医療機関」と,「保険医氏名」とあるのは「公費負担医療の担当医氏名」と読み替えるものとすること。

項に規定する指定訪問看護事業者をいう)から指定訪問看護(同項に規定する指定訪問看護をいう)を受ける場合における当該被保険者証については,行政手続における特定の個人を識別するための番号の利用等に関する法律等の一部を改正する法律の一部の施行に伴う厚生労働省関係省令の整備に関する省令(令和6年厚生労働省令第119号。以下「改正省令」という)第1条の規定による改正前の健康保険法施行規則(大正15年内務省令第36号)又は改正省令第2条の規定による改正前の船員保険法施行規則(昭和15年厚生省令第5号)の規定により当該被保険者証が効力を有するとされた間(当該期間の末日が施行日から起算して1年を経過する日の翌日以後であるときは,施行日から起算して1年間とする)は,なお従前の例による。

第3条 この省令の施行の際現にあるこの省令による改正前の様式により使用されている書類は,この省令による改正後の様式によるものとみなす。

2　この省令による改正前の様式は,当分の間,この省令による改正後の様式に代えて使用することができる。

(編注)「療養担当基準」(高齢者の医療の確保に関する法律の規定による療養の給付等の取扱い及び担当に関する基準)(略)も,上記の「保険医療機関及び保険医療養担当規則」とほぼ同様。

事務連絡 経済上の利益の提供による誘引の禁止
問1　「保険医療機関及び保険医療養担当規則」,「保険薬局及び保険薬剤師療養担当規則」の改正により,患者紹介料の支払いが禁止されたが,禁止行為に該当するかどうかについて,どのような基準で判断されるのか。
答　今回の改正により,基本的には,
①保険医療機関又は保険薬局が,事業者又はその従業員に

保険医療機関及び保険医療養担当規則　**1573**

様式第2号の2（第23条関係）

処　方　箋
（この処方箋は，どの保険薬局でも有効です。）

分割指示に係る処方箋　＿分割の＿回目

公費負担者番号								保険者番号							
公費負担医療の受給者番号								被保険者資格に係る記号・番号			．		（枝番）		

患者	氏　名						保険医療機関の所在地及び名称	
	生年月日	明大昭平令	年　月　日	男・女			電話番号	
							保険医氏名　　　　　　　㊞	
	区分	被保険者		被扶養者		都道府県番号	点数表番号	医療機関コード

交付年月日	令和　年　月　日	処方箋の使用期間	令和　年　月　日	特に記載のある場合を除き，交付の日を含めて4日以内に保険薬局に提出すること。

処方	変更不可 （医療上必要）	患者希望	個々の処方薬について，医療上の必要性があるため，後発医薬品（ジェネリック医薬品）への変更に差し支えがあると判断した場合には，「変更不可」欄に「✓」又は「×」を記載し，「保険医署名」欄に署名又は記名・押印すること。また，患者の希望を踏まえ，先発医薬品を処方した場合には，「患者希望」欄に「✓」又は「×」を記載すること。

備考	保険医署名	［「変更不可」欄に「✓」又は「×」を記載した場合は，署名又は記名・押印すること。］
	保険薬局が調剤時に残薬を確認した場合の対応（特に指示がある場合は「✓」又は「×」を記載すること。）□保険医療機関へ疑義照会した上で調剤　　□保険医療機関へ情報提供	

調剤済年月日	令和　年　月　日	公費負担者番号	
保険薬局の所在地及び名称　保険薬剤師氏名　　　　　　㊞		公費負担医療の受給者番号	

備考　1．「処方」欄には，薬名，分量，用法及び用量を記載すること。
　　　2．この用紙は，A列5番を標準とすること。
　　　3．療養の給付及び公費負担医療に関する費用の請求に関する命令（昭和51年厚生省令第36号）第1条の公費負担医療については，「保険医療機関」とあるのは「公費負担医療の担当医療機関」と，「保険医氏名」とあるのは「公費負担医療の担当医氏名」と読み替えるものとすること。

様式第2号の2

分割指示に係る処方箋（別紙）

（発行保険医療機関情報）
処方箋発行医療機関の保険薬局からの連絡先
電話番号＿＿＿＿＿＿　FAX番号＿＿＿＿＿＿
その他の連絡先＿＿＿＿＿＿＿＿＿＿＿

（受付保険薬局情報）
1回目を受け付けた保険薬局
　名称＿＿＿＿＿＿＿＿＿＿＿＿＿＿＿
　所在地＿＿＿＿＿＿＿＿＿＿＿＿＿＿
　保険薬剤師氏名＿＿＿＿＿＿＿＿　㊞
　調剤年月日＿＿＿＿＿＿＿＿＿

2回目を受け付けた保険薬局
　名称＿＿＿＿＿＿＿＿＿＿＿＿＿＿＿
　所在地＿＿＿＿＿＿＿＿＿＿＿＿＿＿
　保険薬剤師氏名＿＿＿＿＿＿＿＿　㊞
　調剤年月日＿＿＿＿＿＿＿＿＿

3回目を受け付けた保険薬局
　名称＿＿＿＿＿＿＿＿＿＿＿＿＿＿＿
　所在地＿＿＿＿＿＿＿＿＿＿＿＿＿＿
　保険薬剤師氏名＿＿＿＿＿＿＿＿　㊞
　調剤年月日＿＿＿＿＿＿＿＿＿

対して，患者紹介の対価として，経済上の利益の提供を行うこと
②①により，患者が自己の保険医療機関又は保険薬局において診療又は調剤を受けるように誘引すること
のいずれにも該当する場合は，禁止行為に該当すると判断される。
①については，患者紹介の対価として，経済上の利益が提供されているか否かで判断されるものである。
患者紹介とは，保険医療機関等と患者を引き合わせることであり，保険医療機関等に患者の情報を伝え，患者への接触の機会を与えること，患者に保険医療機関等の情報を伝え，患者の申出に応じて，保険医療機関等と患者を引き合わせること等も含まれる。患者紹介の対象には，集合住宅・施設の入居者だけでなく，戸建住宅の居住者もなり得るものである。
経済上の利益とは，金銭，物品，便益，労務，饗応等を指すものであり，商品又は労務を通常の価格よりも安く購入できる利益も含まれる。経済上の利益の提供を受ける者としては，患者紹介を行う仲介業者又はその従業者，患者が入居する集合住宅・施設の事業者又はその従業者等が考えられる。
禁止行為に該当すると判断されることを避ける意図をもって，外形的には，経済上の利益の提供を患者紹介の対価として明示しないことも予想される。例えば，訪問診療の広報業務，施設との連絡・調整業務，訪問診療の際の車の運転業務等の委託料に上乗せされている場合，診察室等の貸借料に上乗せされている場合も考えられ，契約書上の名目に関わらず，実質的に，患者紹介の対価として，経済上

の利益が提供されていると判断される場合は，①に該当するものとして取り扱うものである。
　このため，保険医療機関等が支払っている委託料・貸借料について，患者紹介の対価が上乗せされていると疑われる場合は，当該地域における通常の委託料・貸借料よりも高くはないこと，社会通念上合理的な計算根拠があること等が示される必要がある。
　また，患者紹介を受けており，保険医療機関等が支払っている委託料・貸借料について，診療報酬の一定割合と設定されている場合は，実質的に，患者紹介の対価として支払われているものと考えられる。同様に委託料・貸借料について，患者数に応じて設定されている場合は，業務委託・貸借の費用と患者数が関係しており，社会通念上合理的な計算根拠があること等が示される必要がある。
　集合住宅・施設に入る保険医療機関等を決定・制限することができる者が，保険医療機関等に対して診療又は調剤に必ずしも必要ではない業務委託・貸借を条件として求めている場合は，患者紹介の対価として委託料・貸借料が支払われている蓋然性が高いと考えられる。
　②については，①により，患者が自己の保険医療機関又は保険薬局において診療又は調剤を受けるように誘引しているか否かで判断されるが，保険医療機関又は保険薬局が，患者紹介を受けて，当該患者の診療又は調剤を行っている場合は，基本的には，②に該当するものと考えられる。なお，これについては，訪問診療の同意書，診療時間，診療場所，診療人数等も参考にするものである。
問2　集合住宅の入居要件として，併設された診療所の月2回以上の訪問診療を受けることを入居者に求め，保険医療機関が入居者に一律に訪問診療を行うことは，健康保険法上，認められるのか。
答　集合住宅の入居要件として，特定の保険医療機関の訪問診療を受けることを入居者に求め，保険医療機関が入居者に一律に訪問診療を行うことについては，訪問診療は通院が困難な患者に対してその状態に応じて行うものであること，「保険医療機関及び保険医療養担当規則」において「居宅における療養上の管理及び看護は，療養上適切であると認められる場合に行う」とされていること，保険医療機関は患者が自由に選択できるものである必要があること等から，あってはならないものである。
問3　集合住宅の関連会社が，入居者に訪問薬剤管理指導を行う保険薬局を実質的に決定している。保険薬局が，当該関連会社から，一部負担金の患者からの徴収業務，コンサルタント業務，広告掲載業務等を委託することが求められ，委託料を支払っている場合は，患者紹介料の支払いの禁止に該当するのか。
答　集合住宅に入る保険薬局を決定することができる者が，保険薬局に対して調剤に必ずしも必要ではない業務委託を条件として求めている蓋然性が高く，基本的には，患者紹介料の支払いの禁止に該当するものと考えられる。
問4　集合住宅に併設された診療所が，集合住宅から，診察室等を貸借し，貸借料を診療報酬の一定割合と設定して支払っている場合は，患者紹介料の支払いの禁止に該当するのか。
答　診察室等の貸借料に患者紹介の対価が上乗せされている場合も考えられ，契約書上の名目に関わらず，実質的に，患者紹介の対価として，経済上の利益が提供されていないかどうかを確認する必要があり，診療所が支払っている貸借料について，患者紹介の対価が上乗せされていると疑われる場合は，当該地域における通常の貸借料よりも高くはないこと，社会通念上合理的な計算根拠があること等が示される必要がある。
　また，診療所が支払っている貸借料について，診療報酬の一定割合と設定されている場合は，実質的に，患者紹介の対価として支払われているものと考えられる。
問5　施設から仲介業者に，歯科訪問診療を行う保険医療機関の紹介が依頼され，仲介業者が紹介した保険医療機関が入居者に歯科訪問診療を行っている。保険医療機関が，仲介業者に，歯科訪問診療の広報業務，施設との連絡・調整業務，歯科訪問診療の際の車の運転業務等を委託しており，委託料を患者数に応じて設定して支払っている場合は，患者紹介料の支払いの禁止に該当するのか。
答　歯科訪問診療の広報業務，施設との連絡・調整業務，歯科訪問診療の際の車の運転業務等の委託料に患者紹介の対価が上乗せされている場合も考えられ，契約書上の名目に関わらず，実質的に，患者紹介の対価として，経済上の利益が提供されていないかどうかを確認する必要があり，保険医療機関が支払っている委託料について，患者紹介の対価が上乗せされていると疑われる場合は，当該地域における通常の委託料よりも高くはないこと，社会通念上合理的な計算根拠があること等が示される必要がある。
　また，保険医療機関が支払っている委託料について，患者数に応じて設定されている場合は，業務委託の費用と患者数が関係しており，社会通念上合理的な計算根拠があること等が示される必要がある。
(平26.7.10)

事務連絡　重度訪問介護のヘルパーによる支援
問　障害者総合支援法の改正により，平成30年4月から，重度訪問介護(重度障害者のホームヘルプ)のヘルパーによる支援を受けている最重度(障害支援区分6)の障害者が入院するときに，入院中の病院等においてコミュニケーション支援ができることとなったが，入院する患者から，当該ヘルパーの付き添いを求められた場合，医療機関としてはどのように対応すべきか。
答　患者が，重度訪問介護のヘルパーによる支援を希望する場合の取り扱いについては，「特別なコミュニケーション支援が必要な障害者の入院における支援について」(平成28年6月28日保医発0628第2号)を踏まえて対応されたい。なお，重度訪問介護以外にも，各市町村によっては「意思疎通支援事業」等の名称により，最重度の障害者以外の障害者にもコミュニケーション支援を行う場合があるが，この場合も当該通知を踏まえて対応されたい。
(平30.3.30)

●告示351
(令6.11.29)

保険医療機関及び保険医療養担当規則第3条第1項第4号等に規定する厚生労働大臣が定める方法 新

　保険医療機関及び保険医療養担当規則(昭和32年厚生省令第15号)第3条第1項第4号，保険薬局及び保険薬剤師療養担当規則(昭和32年厚生省令第16号)第3条第1項第5号及び指定訪問看護の事業の人員及び運営に関する基準(平成12年厚生省令第80号)第8条第1項第4号に規定する厚生労働大臣が定める方法は，当分の間，健康保険法(大正11年法律第70号)第3条第13項に規定する電子資格確認によって療養の給付を受ける資格があることを確認できない場合に限り，次の各号に掲げるものとする。
一　患者の提示する個人番号カード〔行政手続における特定の個人を識別するための番号の利用等に関する法律(平成25年法律第27号。次号において「番号利用法」という)第2条第7項に規定する個人番号カードをいう。同号において同じ〕及び資格情報通知書〔健康保険法施行規則(大正15年内務省令第36号)第51条の3第1項，船員保険法施行規則(昭和15年厚生省令第5号)第40条の3第1項，国民健康保険法施行規則(昭和33年厚生省令第53号)第7条の3第1項及び高齢者の医療の確保に関する法律施行規則(平成19年厚生労働省令第129号)第20条第1項に規定する資格情報通知書をいう〕
二　患者の提示する個人番号カード及び番号利用法附則

第6条第3項に規定する情報提供等記録開示システムを通じて取得した当該患者の被保険者又は被扶養者の資格に係る情報が記録されたもの
三　保険医療機関等（健康保険法第63条第3項第1号に規定する保険医療機関又は保険薬局をいう）又は指定訪問看護事業者（同法第88条第1項に規定する指定訪問看護事業者をいう）が，利用者証明用電子証明書〔電子署名等に係る地方公共団体情報システム機構の認証業務に関する法律（平成14年法律第153号）第22条第1項に規定する利用者証明用電子証明書をいう。以下同じ〕の発行を受けた患者であって，当該利用者証明用電子証明書の有効期間が満了した日から当該日の属する月の末日から起算して3月を経過した日までの間にあるものについて，当該利用者証明用電子証明書に記録された利用者証明利用者検証符号（同法第2条第5項に規定する利用者証明利用者検証符号をいう）に対応する利用者証明利用者符号（同項に規定する利用者証明利用者符号をいう）を用いた本人確認を行った上で，保険者に対し，電子情報処理組織を使用する方法その他の情報通信の技術を利用する方法により，当該患者の被保険者又は被扶養者の資格に係る情報（保険給付に係る費用の請求に必要な情報を含む）の照会を行い，保険者から回答を受けることによりその資格を確認する方法

（事務連絡）　情報通信機器を用いた診療

問1　A000初診料の「注1」及びA001再診料の「注1」に規定する情報通信機器を用いた診療における資格確認方法として，令和6年12月1日までは居宅同意取得型のオンライン資格確認等システムを活用したオンライン資格確認と，被保険者証の画面上への提示があったところ，令和6年12月2日に施行される療担規則等の改正により，保険医療機関等における資格確認方法の一部が変更されるが，情報通信機器を用いた診療における資格確認方法はどのように変更されるか。

答　情報通信機器を用いた診療における患者の資格確認方法は，①居宅同意取得型のオンライン資格確認等システムを活用したオンライン資格確認又は②資格確認書の画面上への提示等により行うこととし，①については，次の点について留意する。
・あらかじめ，保険医療機関又は保険薬局において，オンライン資格確認等システムで「マイナ在宅受付WEB」のURL又は二次元コードを生成・取得すること等が必要である。
・患者が自らのモバイル端末等を用いて，当該URL等から「マイナ在宅受付WEB」にアクセスし，マイナンバーカードによる本人確認を行うことで，オンライン資格確認が可能となり，医療情報等の提供について，同意を登録することが可能となる。
・なお，マイナ保険証の電子証明書の有効期限が過ぎても3か月間は引き続き資格確認を行うことが可能である。ただし，この場合は医療情報等の取得は不可能であることに留意する。
　仮に何らかの事情でオンライン資格確認を行えなかった場合は，次に掲げるいずれかの方法により資格確認を行う。
・マイナンバーカード及び資格情報のお知らせの画面上への提示
・マイナンバーカード及びマイナポータル画面（PDF含む）の画面上への提示
（参考）オンライン診療等におけるオンライン資格確認の概要
https://iryohokenjyoho.service-now.com/csm?id=kb_article_view&sysparm_article=KB0010235　　　　（令6.11.29）

告示⑧　療担規則及び薬担規則並びに療担基準に基づき厚生労働大臣が定める掲示事項等

- 第1　厚生労働大臣が定める掲示事項 …………1577
- 第1の1の2　厚生労働大臣が定める療養 ……1578
- 第1の1の3　厚生労働大臣が定める額 ………1578
- 第1の2　厚生労働大臣の定める選定療養 ……1578
- 第1の3　（紹介状なしの大病院受診時の定額負担に係る）厚生労働大臣の定める金額 …1578
- 第1の4　（紹介状なしの大病院受診時の定額負担に係る）厚生労働大臣の定める場合 …1578
- 第1の5　明細書を交付しなければならない保険医療機関 …………1579
- 第1の6　厚生労働大臣の定める公費負担医療 …1579
- 第2　評価療養に関して支払を受けようとする場合の厚生労働大臣の定める基準 …………1579
  - 1　先進医療に関する基準 …………1579
  - 2　医薬品の治験に係る診療に関する基準 …1579
  - 3　医療機器の治験に係る診療に関する基準 1581
  - 3の2　再生医療等製品の治験に係る診療に関する基準 …1581
  - 4　医薬品医療機器等法に基づく承認を受けた医薬品の投与に関する基準 …1582
  - 5　医薬品医療機器等法に基づく承認等を受けた医療機器の使用等に関する基準 …1583
  - 5の2　医薬品医療機器等法に基づく承認を受けた再生医療等製品の使用又は支給に関する基準 …1583
  - 6　薬価基準収載医薬品の医薬品医療機器等法承認に係る用法用量等と異なる用法用量等に係る投与に関する基準 …1584
  - 7　保険適用されている医療機器の医薬品医療機器等法承認に係る使用目的・方法等と異なる使用目的・方法等に係る使用に関する基準 …1585
  - 7の2　保険適用されている再生医療等製品の医薬品医療機器等法に基づく承認に係る用法，用量，使用方法，効能，効果又は性能と異なる用法，用量，使用方法，効能，効果又は性能に係る使用又は支給に関する基準 …1585
- 第2の2　患者申出療養に関して支払を受けようとする場合の厚生労働大臣の定める基準 …1587
- 第3　選定療養に関して支払を受けようとする場合の厚生労働大臣の定める基準 …………1588
  - 1　通則 …………1588
  - 2　特別の療養環境の提供に関する基準 …1588
  - ◆　病院の初診に関する基準 …………1591
  - 3　予約に基づく診察 …………1593
  - 4　保険医療機関が表示する診療時間以外の時間における診察 …………1594
  - ◆　病院の再診に関する基準 …………1594
  - 5　医科点数表及び歯科点数表に規定する回数を超えて受けた診療であって別に厚生労働大臣が定めるものに関する基準 …1595
  - 6　入院期間が180日を超える入院に関する基準 …1596
  - 10　白内障に罹患している患者に対する水晶体再建に使用する眼鏡装用率の軽減効果を有する多焦点眼内レンズの支給に関する基準 …1598
  - 11　主として患者が操作等を行うプログラム医療機器の保険適用期間の終了後における使用に関する基準 …1599
  - 12　間歇スキャン式持続血糖測定器の使用に関する基準 …1599
  - 13　医療上必要があると認められない，患者の都合による精子の凍結又は融解に関する基準 …1600
  - 14　後発医薬品のある先発医薬品の処方等又は調剤に関する基準 …1600
- 第4　厚生労働大臣が定める報告事項 …………1606
- 第5　特殊療法に係る厚生労働大臣が定める療法等 …1606
- 第6　厚生労働大臣の定める保険医の使用医薬品 …1607
- 第7　（医薬品の使用に係る）厚生労働大臣が定める場合 …1608
- 第10　厚生労働大臣が定める注射薬等 …………1608
- 第10の2　厚生労働大臣が定める医薬品 ………1610
- 第12　処方箋の交付に係る厚生労働大臣が定める場合 …1611
- 通知　保険医療機関及び保険医療養担当規則の一部改正等に伴う実施上の留意事項について 1611
- 通知　療養の給付と直接関係ないサービス等の取扱い …………1616

※「保険外併用療養費関連告示」は p.1618 に掲載

（編注）療養担当規則等に基づき厚生労働大臣が定める掲示事項等（告示第107号）（紫色・黄色囲みの部分）の直下に関連通知（平18保医発0313003，最終改定：令6保医発0327・10）を掲載しています。

◯厚生労働省告示第107号　(平18.3.6)

（改定：告示56,令6.3.5／告示190,令6.4.16／告示207,令6.5.31／告示335,令6.11.19／告示54,令7.3.7）

保険医療機関及び保険医療養担当規則（昭和32年厚生省令第15号）第19条第1項本文及び第21条第9号ただし書，高齢者の医療の確保に関する法律の規定による療養の給付等の取扱い及び担当に関する基準（昭和58年厚

生省告示第14号）第19条第１項本文の規定に基づき，療担規則及び薬担規則並びに療担基準に基づき厚生労働大臣が定める掲示事項等の一部を次のように改正する告示を次のように定める。

第１　保険医療機関及び保険医療養担当規則（以下「療担規則」という）第２条の６及び高齢者の医療の確保に関する法律の規定による療養の給付等の取扱い及び担当に関する基準（以下「療担基準」という）第２条の６の厚生労働大臣が定める掲示事項

1. 診療報酬の算定方法（平成20年厚生労働省告示第59号）別表第１医科診療報酬点数表（以下「医科点数表」という）の第１章第２部第１節に規定する入院基本料及び別表第２歯科診療報酬点数表（以下「歯科点数表」という）の第１章第２部第１節に規定する入院基本料に関する事項
2. 厚生労働大臣が指定する病院の病棟並びに厚生労働大臣が定める病院，基礎係数，機能評価係数Ⅰ，機能評価係数Ⅱ，救急補正係数及び激変緩和係数（平成24年厚生労働省告示第165号）別表第１から別表第３までの病院の欄に掲げる病院であること
3. 診療報酬の算定方法及び入院時食事療養費に係る食事療養及び入院時生活療養に係る生活療養の費用の額の算定に関する基準（平成18年厚生労働省告示第99号）に基づき，地方厚生局長又は地方厚生支局長（以下「地方厚生局長等」という）に届け出た事項に関する事項（１に掲げるものを除く）
4. 療担規則第５条の２第２項及び第５条の２の２第１項並びに療担基準第５条の２第２項及び第５条の２の２第１項に規定する明細書の発行状況に関する事項
5. 役務の提供及び物品の販売等であって患者から費用の支払を受けるものに関する事項（当該費用の支払が法令の規定に基づくものを除く）
6. 療担規則第３条第４項及び療担基準第３条第４項に規定する体制に関する事項

【2024年改定による主な変更点】
(1) 「評価療養」に下記が追加された。
  ① 薬事上の第１段階承認を取得しているが保険適用されていないプログラム医療機器の使用・支給（p.1586）
  ② 既に保険適用されているプログラム医療機器の保険適用外の範囲に関する使用・支給（p.1586）
(2) 「選定療養」に下記が追加された。
  ① 主として患者が操作等を行うプログラム医療機器を，保険適用期間終了後に使用する場合（p.1599）
  ② 間歇スキャン式持続血糖測定器を診療報酬上対象とならない患者が使用する場合（p.1600）
  ③ 医療上必要があると認められない，患者の都合による精子の凍結又は融解（p.1600）
  ④ 長期収載品（後発医薬品の上市後５年以上経過したもの又は後発医薬品の置換率が50％以上となったもの）の処方・調剤（2024年10月１日から適用）。後発医薬品の最高価格帯との価格差の４分の３までを療養費の給付対象とする（残る４分の１を特別の料金として患者から徴収することができる）(p.1601)

➡「療担規則及び薬担規則並びに療担基準に基づき厚生労働大臣が定める掲示事項等」及び「保険外併用療養費に係る厚生労働大臣が定める医薬品等」の実施上の留意事項

（平18保医発0313003，最終改定：令６保医発0327・10）（令6.5.1)

→第１　厚生労働大臣が定める掲示事項（掲示事項等告示第１関係）

1. 保険医療機関が提供する医療サービスの内容及び費用に関する事項について，患者に対する情報の提供の促進を図る観点から，療養担当規則上院内掲示が義務付けられている保険外併用療養費に係るものを除き，届出事項等を院内掲示の対象とした。
   また，当該掲示事項について，原則として，ウェブサイトに掲載しなければならない。ただし，自ら管理するホームページ等を有しない保険医療機関については，この限りではない。なお，ウェブサイトへの掲載について，令和７年５月31日までの間，経過措置を設けている。
2. 具体的には，従来から院内掲示とされていたものを含め，以下の５つの事項を院内掲示事項及びウェブサイト掲載事項として定めた。
   (1) 入院基本料に関する事項
      保険医療機関は，入院基本料に係る届出内容の概要（看護要員の対患者割合，看護要員の構成）を掲示するとともに，原則としてウェブサイトに掲載する。
      (掲示例)
      ① 入院患者数42人の一般病棟で，一般病棟入院基本料の急性期一般入院料６を算定している病院の例
         「当病棟では，１日に13人以上の看護職員（看護師及び准看護師）が勤務しています。なお，時間帯毎の配置は次のとおりです。」
         ・朝９時～夕方17時まで，看護職員１人当たりの受け持ち数は６人以内です。
         ・夕方17時～深夜１時まで，看護職員１人当たりの受け持ち数は14人以内です。
         ・深夜１時～朝９時まで，看護職員１人当たりの受け持ち数は14人以内です。
      ② 有床診療所入院基本料１を算定している診療所の例
         「当診療所には，看護職員が７名以上勤務しています。」
   (2) 厚生労働大臣が指定する病院の病棟並びに厚生労働大臣が定める病院，基礎係数，機能評価係数Ⅰ，機能評価係数Ⅱ，救急補正係数及び激変緩和係数（平成24年厚生労働省告示第165号）別表第１から第３までの病院の欄に掲げる病院（編注：DPC対象病院）であること。
   (3) 地方厚生（支）局長への届出事項に関する事項
      ① 診療報酬の算定方法（平成20年厚生労働省告示第59号。以下「算定告示」という）又は入院時食事療養費に係る食事療養及び入院時生活療養に係る生活療養の費用の額の算定に関する基準（平成18年厚生労働省告示第99号）に基づき，保険医療機関が地方厚生（支）局長へ届け出ることとされている事項を届け出た場合は，当該届け出た事項を掲示するとともに，原則としてウェブサイトに掲載する。
      ② 具体的には，各種施設基準及び入院時食事療養（Ⅰ）又は入院時生活療養（Ⅰ）の基準に適合するものとして届け出た内容のうち，当該届出を行ったことにより患者が受けられるサービス等を分かりやすく掲示するとともに，原則としてウェブサイトに掲載する。
      (掲示例) 入院時食事療養（Ⅰ）に係る食事療養を実施している病院の例
         「入院時食事療養（Ⅰ）の届出を行っており，管理栄養士又は栄養士によって管理された食事を適時（夕食については午後６時以降），適温で提供しています。」
   (4) 明細書の発行状況に関する事項
      ① 保険医療機関及び保険医療養担当規則（昭和32年厚生省令第15号。以下「療担規則」という）第５条の２第２項及び第５条の２の２第１項並びに高齢者の医療の確保に関する法律の規定による療養の給付等の取扱い及び担当に関する基準（昭和58年厚生省告示第14号。以下「療担基準」という）第５条の２第２項及び第５条の２の２第１項に規定する明細書の発行状況に関す

る事項について，院内掲示するとともに，原則としてウェブサイトに掲載する。
② 具体的には，「医療費の内容の分かる領収証及び個別の診療報酬の算定項目の分かる明細書の交付について」（令和6年3月5日保発0305第11号）による。
(5) 保険外負担に関する事項
① いわゆる保険外負担については，その適切な運用を期するため，院内掲示及びウェブサイト掲載の対象とすることとした。なお，保険外負担の在り方については，「療養の給付と直接関係ないサービス等の取扱いについて」（平成17年9月1日保医発第0901002号）（p.1616）等を参考にされたい。
② 具体的には，次に掲げる事項を掲示するとともに，原則としてウェブサイトに掲載する。
　ア 法令の規定に基づかず，患者から費用の支払を受けている個々の「サービス」又は「物」について，その項目とそれに要する実費
　イ 「介護料」「衛生材料費」等の，治療（看護）行為及びそれに密接に関連した「サービス」又は「物」については，患者から費用を徴収することは認められていない。
　　また，「施設管理費」「雑費」等曖昧な名目での費用徴収は認められていない。
（掲示例）
『当院では，以下の項目について，その使用量，利用回数に応じた実費の負担をお願いしています。
　　紙おむつ代　　1枚につき　　　　○○円
　　理髪代　　　　1回につき　　　　○○○○円
なお，衛生材料等の治療（看護）行為及びそれに密接に関連した「サービス」や「物」についての費用の徴収や，「施設管理費」等の曖昧な名目での費用の徴収は，一切認められていません。』
③ なお，保険外併用療養費に係る事項については，療担規則第5条の4第2項及び療担基準第5条の4第2項に基づき，その内容及び費用につき院内掲示を行う旨定められているところであるが，今後とも当該事項を院内の見やすい場所に掲示するとともに，原則としてウェブサイトに掲載することの徹底が図られるべきものである。

第2　　　（→p.1579）
第3　　1～30　（→p.1579～1601）
第4　　　（→p.1606）
第5　　　（→p.1606）
第6　　　（→p.1607）
第7　　　（→p.1608）
第10　　（→p.1609）
第10の2　（→p.1610）
第11　　（→p.1611）
第15　　（→p.1611）
第8・第9・第12～第14　（歯科・調剤関係・略）

事務連絡 問　看護要員の対患者割合や看護要員の構成について，A101療養病棟入院基本料の注12の夜間看護加算及びA106障害者施設等入院基本料の注9の看護補助加算に係る内容も掲示する必要があるか。
答　掲示していなくても差し支えない。
(令2.3.31)

第1の1の2　療担規則第5条第2項，薬担規則第4条第2項並びに療担基準第5条第2項及び第26条の4第2項の厚生労働大臣が定める療養

厚生労働大臣の定める評価療養，患者申出療養及び選定療養（平成18年厚生労働省告示第495号）第2条第15号に掲げるもの

第1の1の3　療担規則第5条第2項，薬担規則第4条第2項並びに療担基準第5条第2項及び第26条の4第2項の厚生労働大臣が定める額

第1の1の2に規定する療養に係る厚生労働大臣の定める評価療養，患者申出療養及び選定療養第2条第15号に規定する後発医薬品（以下「後発医薬品」という）のある同号に規定する新医薬品等（以下「先発医薬品」という）の薬価から当該先発医薬品の後発医薬品の薬価を控除して得た価格に4分の1を乗じて得た価格を用いて診療報酬の算定方法の例により算定した点数に10円を乗じて得た額

第1の2　療担規則第5条第3項第2号及び療担基準第5条第3項第2号の厚生労働大臣の定める選定療養

厚生労働大臣の定める評価療養，患者申出療養及び選定療養（平成18年厚生労働省告示第495号）第2条第4号及び第5号に掲げるもの

第1の3　療担規則第5条第3項第2号及び療担基準第5条第3項第2号の厚生労働大臣の定める金額

1　厚生労働大臣の定める評価療養，患者申出療養及び選定療養第2条第4号の初診に係る厚生労働大臣が定める金額
　(1)　医師である保険医による初診の場合
　　　　　　　　　　　(22.10.1～)　7000円
　(2)　歯科医師である保険医による初診の場合
　　　　　　　　　　　(22.10.1～)　5000円
2　厚生労働大臣の定める評価療養，患者申出療養及び選定療養第2条第5号の再診に係る厚生労働大臣が定める金額
　(1)　医師である保険医による再診の場合
　　　　　　　　　　　(22.10.1～)　3000円
　(2)　歯科医師である保険医による再診の場合
　　　　　　　　　　　(22.10.1～)　1900円

（編注）特定機能病院及び一般病床200床以上の地域医療支援病院・紹介受診重点医療機関の初診・再診に関して，p.1592, p.1594等に関連通知あり。

第1の4　療担規則第5条第3項第2号及び療担基準第5条第3項第2号の厚生労働大臣の定める場合

1　厚生労働大臣の定める評価療養，患者申出療養及び選定療養第2条第4号の初診にあっては，他の病院又は診療所からの文書による紹介がない患者に対して，療担規則第5条第3項第2号又は療担基準第5条第3項第2号に規定する金額以上の金額の支払を求めないことについて，正当な理由がある場合
2　厚生労働大臣の定める評価療養，患者申出療養及び選定療養第2条第5号の再診にあっては，他の病院（療担規則第5条第3項及び療担基準第5条第3項に規定する保険医療機関を除く）又は診療所に対して文書によ

る紹介を行う旨の申出を行った患者に対して，療担規則第5条第3項第2号又は療担基準第5条第3項第2号に規定する金額以上の金額の支払を求めないことについて，正当な理由がある場合

第1の5　療担規則第5条の2第2項及び療担基準第5条の2第2項に規定する明細書を交付しなければならない保険医療機関

療養の給付及び公費負担医療に関する費用の請求に関する命令（昭和51年厚生省令第36号）第1条の規定に基づき電子情報処理組織の使用による請求又は附則第3条の2の規定に基づき光ディスク等を用いた請求を行っている保険医療機関（同令附則第3条の4第1項，第3条の5第1項又は第4条第1項若しくは第2項の規定に基づき書面による請求を行うことができる保険医療機関を除く）

→**第2　明細書を交付しなければならない保険医療機関（掲示事項告示第1の5及び第1の6関係）**
1 領収証を交付するときは，正当な理由がない限り，個別の診療報酬点数の算定項目（投薬等に係る薬剤又は特定保険医療材料の名称を含む）が分かる明細書を無償で交付しなければならない保険医療機関として，電子情報処理組織の使用による請求又は光ディスク等を用いた請求により療養の給付費等の請求を行うことが義務付けられた保険医療機関を定めた。
2 明細書の発行に当たっては，「医療費の内容の分かる領収証及び個別の診療報酬の算定項目の分かる明細書の交付について」(p.25)による。

第1の6　療担規則第5条の2の2第1項及び療担基準第5条の2の2第1項の厚生労働大臣の定める公費負担医療

療養の給付及び公費負担医療に関する費用の請求に関する命令第1条第1項各号に掲げる医療に関する給付（当該給付に関する費用の負担の全額が公費により行われるものを除く）

第2　療担規則第5条の4第1項及び療担基準第5条の4第1項の評価療養に関して支払を受けようとする場合の厚生労働大臣の定める基準

1　通則
(1) 療養は，適切に行われる体制が整っている等保険医療機関が特別の料金を徴収するのにふさわしいものでなければならないものとする。
(2) 当該療養は，患者への情報提供を前提とし，患者の自由な選択と同意がなされたものに限られるものとする。
(3) 患者への情報提供に資するため，特別の料金等の内容を定め，又は変更しようとする場合は，地方厚生局長等に報告するものとする。この場合において，当該報告は，報告を行う保険医療機関の所在地を管轄する地方厚生局長等に対して行うものとする。ただし，当該所在地を管轄する地方厚生局又は地方厚生支局の分室がある場合には，当該分室を経由して行うものとする。
2　先進医療に関する基準
(1) 施設基準の設定を求める旨の厚生労働大臣への届出に基づき，施設基準が設定された先進医療であること〔厚生労働大臣の定める先進医療及び患者申出療養並びに施設基準（平成20年厚生労働省告示第129号）第3に規定するものを除く〕。
(2) 当該診療を実施しようとする場合は，先進医療ごとに，当該診療を適切に行うことのできる体制が整っている旨を地方厚生局長等に届け出るものとする。この場合において，当該届出は，届出を行う保険医療機関の所在地を管轄する地方厚生局長等に対して行うものとする。ただし，当該所在地を管轄する地方厚生局又は地方厚生支局の分室がある場合には，当該分室を経由して行うものとする。

1　先進医療に関する基準
→**第3　保険外併用療養費に係る厚生労働大臣が定める基準等（掲示事項等告示第2，第2の2及び第3並びに医薬品等告示関係）**
→**1　別に厚生労働大臣が定める先進医療（先進医療ごとに別に厚生労働大臣が定める施設基準に適合する保険医療機関において行われるものに限る）に関する事項**
(1) 保険外併用療養費の支給対象となる先進医療は，先進医療ごとに別に厚生労働大臣が定める施設基準の設定を求める旨の厚生労働大臣への届出に基づき，施設基準が設定されたものとする。
(2) 保険外併用療養費の支給対象となる先進医療の実施に当たっては，先進医療ごとに，保険医療機関が別に厚生労働大臣が定める施設基準に適合していることを地方厚生（支）局長に届け出る。
(3) 保険外併用療養費の支給額には，診療報酬上評価されていない手術及び処置等並びに歯冠修復及び欠損補綴等並びに薬価基準に収載されていない医薬品，保険適用されていない医療機器及び保険適用されていない再生医療等製品の費用については含まれない。
(4) 保険医療機関は，保険外併用療養費の支給対象となる先進医療を行うに当たり，あらかじめ患者に対し，その内容及び費用に関して説明を行い，患者の自由な選択に基づき，文書によりその同意を得る。したがって，先進医療の内容を患者等に説明することが医療上好ましくないと認められる等の場合にあっては，保険外併用療養費の支給対象としない。
(5) 患者から先進医療に係る費用を特別の料金として徴収する場合，当該特別の料金の徴収を行った保険医療機関は，患者に対し，保険外併用療養費の一部負担に係る徴収額と特別の料金に相当する自費負担に係る徴収額を明確に区分した当該特別の料金の徴収に係る領収書を交付する。
(6) 特別の料金については，その徴収の対象となる療養に要するものとして社会的にみて妥当適切な額とする。
(7) 保険外併用療養費の支給対象となる先進医療を実施する保険医療機関は，特別の料金等の内容を定め又は変更しようとする場合の報告及び定期的な報告を，「厚生労働大臣の定める先進医療及び施設基準の制定等に伴う実施上の留意事項及び先進医療に係る届出等の取扱いについて」（平成28年3月4日医政0304第2号，薬生発0304第2号，保発0304第16号）により行う。
（編注）「告示129　厚生労働大臣の定める先進医療及び施設基準」はp.1628に掲載。
事務連絡 問　先進医療又は患者申出療養において発生した副作用等に係る診療の費用について，保険外併用療養費の支給はどのようになるのか。
答　先進医療又は患者申出療養において発生した副作用等に係る診療については，原則として保険給付の対象である。
(平29.5.26)

2　医薬品の治験に係る診療に関する基準

〔→告示496「別表第1」(p.1620) 参照〕
(以下はp.1577の保医発通知の「第3」中「2」)
→2 医薬品の治験に係る診療に関する事項
(1) 保険外併用療養費の支給対象となる治験は，医薬品，医療機器等の品質，有効性及び安全性の確保等に関する法律（昭和35年法律第145号。以下「医薬品医療機器等法」という）第2条第17項の規定による（人体に直接使用される薬物に係るものに限る）。
(2) したがって，治験の実施に当たっては，医薬品医療機器等法及び医薬品，医療機器等の品質，有効性及び安全性の確保等に関する法律施行規則（昭和36年厚生省令第1号。以下「医薬品医療機器等法施行規則」という）の関係規定によるほか，医薬品の臨床試験の実施の基準に関する省令（平成9年厚生省令第28号）による。
(3) 保険外併用療養費の支給対象となる期間については，治験の対象となる患者ごとに当該治験を実施した期間とする。
(4) 保険外併用療養費の支給対象となる診療は，治験依頼者の依頼による治験においては，医療保険制度と治験依頼者との適切な費用分担を図る観点から，治験に係る診療のうち，検査及び画像診断に係る費用については，保険外併用療養費の支給対象とはせず，また，投薬及び注射に係る費用については，当該治験の被験薬の予定される効能又は効果と同様の効能又は効果を有する医薬品（以下「同種同効薬」という）並びに当該治験の被験薬及び対照薬に係る診療については，保険外併用療養費の支給対象とはしない。また，自ら治験を実施する者による治験においては，治験に係る診療のうち，当該治験の被験薬及び対照薬（ただし，同種同効薬を除く）に係る投薬及び注射に係る費用については，保険外併用療養費の支給対象とはしない。なお，いずれの場合においても，これらの項目が包括化された点数を算定している保険医療機関において治験が行われた場合の当該包括点数の取扱いについては，当該包括点数から，当該診療において実施した保険外併用療養費の支給対象とはならない項目のうち当該包括点数に包括されている項目の所定点数を合計した点数を差し引いた点数に係るものについて，保険外併用療養費の支給対象とする。
(5) 保険外併用療養費の支給対象となる治験は，患者に対する情報提供を前提として，患者の自由な選択と同意がなされたものに限られるものとし，したがって，治験の内容を患者等に説明することが医療上好ましくないと認められる等の場合にあっては，保険外併用療養費の支給対象としない。
(6) 保険外併用療養費の支給対象となる治験において，患者から当該治験の被験薬の薬剤料等を特別の料金として徴収する場合，当該特別の料金の徴収を行った保険医療機関は，患者に対し，保険外併用療養費の一部負担に係る徴収額と特別の料金に相当する自費負担に係る徴収額を明確に区分した当該特別の料金の徴収に係る領収書を交付する。
(7) 特別の料金については，その徴収の対象となる療養に要するものとして社会的にみて妥当適切な範囲の額とする。
(8) 保険外併用療養費の支給対象となる治験を実施した保険医療機関については，毎年の定例報告の際に，治験の実施状況について別紙様式6（→Web版）により地方厚生（支）局長に報告する。また，特別の料金等の内容を定め又は変更しようとする場合は，別紙様式6の2（→Web版）により地方厚生（支）局長にその都度報告する。

事務連絡 問1 治験に係る診療を保険外併用療養費の支給対象としているのは，どのような趣旨からであるのか。
答 治験に係る診療については，患者に対する適切な情報提供により患者の自由な選択と同意がなされた上で，医療としての質，治験の科学的な質等が確保されていることを前提として，当該治験に参加している患者の診療に係る費用について，医療保険制度と治験依頼者及び自ら治験を実施する者の適切な費用分担を図る観点から，評価療養として，保険外併用療養費の支給になじむ部分について医療保険制度から委託するものであり，その支給対象となる診療の範囲について明確化するとともに，保険請求上の取扱いの簡素化を図り，かつ恣意性を排除する観点から，診療報酬点数表上の各部ごとの項目によることとしているものである。

問2 医薬品の治験において，保険外併用療養費の支給対象となる「当該治験を実施した期間」とは具体的にどのような期間を指すのか。
答 当該治験を実施した期間（以下「治験実施期間」という）とは，医薬品の臨床試験の実施の基準に関する省令（平成9年厚生省令第28号）第2条第7項に規定する治験薬の投与を開始した日から，投与を終了した日までをいう。
＜参考：医薬品の臨床試験の実施の基準に関する省令＞
第2条5 この省令において「被験薬」とは，治験の対象とされる薬物又は製造販売後臨床試験の対象とされる医薬品をいう。
 6 この省令において「対照薬」とは，治験又は製造販売後臨床試験において被験薬と比較する目的で用いられる医薬品又は薬物その他の物質をいう。
 7 この省令において「治験薬」とは，被験薬及び対照薬（治験に係るものに限る）をいう。

問3 プラセボ期のように，治験のプロトコールにおいてプラセボのみが投与される期間も治験実施期間となるのか。
答 そのとおり。

問4 治験薬の投与は単回であり，その後，検査により安全性の確認等を行うような場合の治験実施期間は，投与日のみとすることでよいか。
答 投与が単回であり，かつ，当該治験薬の効果が投与当日限りであるものについては，当該治験薬の投与日のみを治験実施期間とされたい。

問5 治験薬の投与が連日ではなく，一定間隔を置いて投与が繰り返されるようなプロトコールの場合，治験実施期間をどのように考えればよいか。
答 治験実施期間は，治験薬の投与を開始した日から投与を終了した日までをいうが，このような場合には，最初に治験薬を投与した日から最後に治験薬を投与した日までを治験実施期間とされたい。

問6 例えば，持続性注射剤のように，有効成分が一定期間にわたって体内に残存し，持続的に効果を発揮するような治験薬の場合，治験実施期間をどのように考えればよいか。
答 治験実施期間は，治験薬の投与を開始した日から投与を終了した日までをいうが，このような場合には，当該治験薬の予定される用法又は用量に従って，当該治験薬を投与した日からの治験実施期間を設定されたい。なお，この場合においては，その旨を診療報酬明細書に添付する治験の概要に記載すること。

問7 医薬品の治験において，治験を中止又は治験から脱落した症例については，治験実施期間をどう考えればよいか。
答 治験薬の投与を開始した日から，治験薬が最後に投与された日までを治験実施期間とされたい。ただし，有効成分が一定期間にわたって体内に残存し，持続的に効果を発揮するような治験薬を投与する場合にあっては，本疑義解釈資料の問216（上記「問6」）に示すとおりである。

問8 治験実施期間中に，当該治験とは関係のない疾病（他科に属するものを含む）に係る診療が実施された場合，保険外併用療養費の支給はどのようになるのか。
答 当該治験とは関係のない疾病に係る診療を含めて，保険外併用療養費の支給対象については，治験に係る診療と同様の扱いとなる。

問9 治験において発生した副作用等に係る診療の費用について，保険外併用療養費の支給はどのようになるのか。
答 治験において発生した副作用等に係る診療についても，原則として保険給付の対象であり，治験実施期間中であれば治験に係る診療と同様の扱いとなる。

問10 治験実施期間中に，治験のプロトコールにより，入院の上で検査が必要になる場合には，入院料等の基本診療料は保険外併用療養費の支給対象となるのか。
答 治験実施期間中であれば，保険外併用療養費の支給対象から除外されていない項目については，その支給対象となる。

問11 治験を実施する治験薬，治験機器又は治験製品を用いる医療技術が，当該治験を実施する時点の医学的知見にお

いて，診療報酬点数表に収載されている技術として実施されると判断される場合には，保険外併用療養費として当該技術に係る費用を算定してもよいか。
答　保険外併用療養費の支給対象から除外されていない項目であれば算定できる。ただし，当該治験薬等が薬事承認され保険収載される際には，当該製品又は当該製品に係る技術の評価の結果として，新たな医療技術として診療報酬点数表に収載される場合がある。
(平28.3.31)

診療項目	企業主導	医師主導
すべての検査，画像診断	企業負担	保険給付
被験薬の予定効能と類似効能の医薬品に係る投薬，注射	企業負担	保険給付
被験薬及び対照薬に係る費用	企業負担	患者負担可
上記以外の費用	保険給付	保険給付

3　医療機器の治験に係る診療に関する基準
〔→告示496「別表第１」(p.1620)参照〕
(以下はp.1577の保医発通知の「第３」中「３」)

→3　医療機器の治験に係る診療に関する事項
(1)　保険外併用療養費の支給対象となる治験は，医薬品医療機器等法第２条第17項の規定による（機械器具等に係るものに限る）。
(2)　したがって，治験の実施に当たっては，医薬品医療機器等法及び医薬品医療機器等法施行規則の関係規定によるほか，医療機器の臨床試験の実施の基準に関する省令（平成17年厚生労働省令第36号）による。
(3)　保険外併用療養費の支給対象となる診療については，治験依頼者の依頼による治験においては，医療保険制度と治験依頼者との適切な費用分担を図る観点から，治験に係る診療のうち，手術若しくは処置又は歯冠修復及び欠損補綴の前後１週間（２以上の手術若しくは処置又は歯冠修復及び欠損補綴が行われた場合は，最初の手術若しくは処置又は歯冠修復及び欠損補綴が行われた日から起算して８日目に当たる日から最後の手術若しくは処置又は歯冠修復及び欠損補綴が行われた日から起算して８日を経過する日までの間とする）に行われた検査及び画像診断，当該治験の被験機器及び対照機器（以下「当該治験機器」という）並びに診療報酬上評価されていない手術，処置，歯冠修復及び欠損補綴に係る費用については，保険外併用療養費の支給対象とはしない。また，自ら治験を実施する者による治験においては，治験に係る診療のうち，当該治験機器並びに診療報酬上評価されていない手術，処置，歯冠修復及び欠損補綴に係る費用については，保険外併用療養費の支給対象とはしない。なお，いずれの場合においても，保険外併用療養費の支給対象とされない検査等が包括化された点数を算定している保険医療機関において治験が行われた場合の当該包括点数の取扱いについては，当該包括点数から，次の点数を差し引いた点数に係るものについて，保険外併用療養費の支給対象とする。
　ア　当該診療において実施した当該検査等の所定点数
　イ　当該治験機器を使用するために通常要する費用に基づき算定した点数
(4)　保険外併用療養費の支給対象となる治験は，患者に対する情報提供を前提として，患者の自由な選択と同意がなされたものに限られるものとし，したがって，治験の内容を患者等に説明することが医療上好ましくないと認められる等の場合にあっては，保険外併用療養費の支給対象としない。
(5)　保険外併用療養費の支給対象となる治験において，患者から当該治験の被験機器の費用等を特別の料金として徴収する場合，当該特別の料金の徴収を行った保険医療機関は，患者に対し，保険外併用療養費の一部負担に係る徴収額と特別の料金に相当する自費負担に係る徴収額を明確に区分した当該特別の料金の徴収に係る領収書を交付する。
(6)　特別の料金については，その徴収の対象となる療養に要するものとして社会的にみて妥当適切な範囲の額とする。
(7)　保険外併用療養費の支給対象となる治験を実施した保険医療機関については，毎年の定例報告の際に，治験の実施状況について，**別紙様式８**（→Web版）により地方厚生（支）局長に報告する。また，特別の料金等の内容を定め又は変更しようとする場合は，**別紙様式８の２**（→Web版）により地方厚生（支）局長にその都度報告する。

参考　医薬品の治験に係る診療の保険外併用療養費の扱い

参考　医療機器・再生医療等製品の治験に係る診療の保険外併用療養費の扱い

診療項目	企業主導	医師主導
検査，画像診断（当該機械器具・加工細胞等を使用した手術・処置を行った日前後１週間に行ったもの等）	企業負担	保険給付
当該機械器具等に係る点数表で評価されていない手術・処置	企業負担	患者負担可
治験に係る機械器具・加工細胞等（対照機器等含む）の費用	企業負担	患者負担可
上記以外の費用	保険給付	保険給付

3の2　再生医療等製品の治験に係る診療に関する基準
(以下はp.1577の保医発通知の「第３」中「４」)

→4　再生医療等製品の治験に係る診療に関する事項
(1)　保険外併用療養費の支給対象となる治験は，医薬品医療機器等法第２条第17項の規定による〔加工細胞等（医薬品医療機器等法施行規則第275条の２の加工細胞等をいう）に係るものに限る〕。
(2)　したがって，治験の実施に当たっては，医薬品医療機器等法及び医薬品医療機器等法施行規則の関係規定によるほか，再生医療等製品の臨床試験の実施の基準に関する省令（平成26年厚生労働省令第89号）による。
(3)　保険外併用療養費の支給対象となる診療については，治験依頼者の依頼による治験においては，医療保険制度と治験依頼者との適切な費用分担を図る観点から，治験に係る診療のうち，手術若しくは処置又は歯冠修復及び欠損補綴の前後１週間（２以上の手術若しくは処置又は歯冠修復及び欠損補綴が行われた場合は，最初の手術若しくは処置又は歯冠修復及び欠損補綴が行われた日から起算して８日目に当たる日から最後の手術若しくは処置又は歯冠修復及び欠損補綴が行われた日から起算して８日を経過する日までの間とする）に行われた検査及び画像診断，当該治験の被験製品及び対照製品（以下「当該治験製品」という）並びに診療報酬上評価されていない手術，処置，歯冠修復及び欠損補綴に係る費用については，保険外併用療養費の支給対象とはしない。また，自ら治験を実施する者による治験においては，治験に係る診療のうち，当該治験製品並びに診療報酬上評価されていない手術，処置，歯冠修復及び欠損補綴に係る費用については，保険外併用療養費の支給対象とはしない。なお，いずれの場合においても，保険外併用療養費の支給対象とされない検査等が包括化された点数を算定している保険医療機関において治験が行われた場合の当該包括点数の取扱いについては，当該包括点数から，次の点数を差し引いた点数に係るものについて，保険外併用療養費の支給対象とする。
　ア　当該診療において実施した当該検査等の所定点数
　イ　当該治験製品を使用するために通常要する費用に基づき算定した点数
(4)　保険外併用療養費の支給対象となる治験は，患者に対する情報提供を前提として，患者の自由な選択と同意がなされたものに限られるものとし，したがって，治験の内容を患者等に説明することが医療上好ましくないと認められる等の場合にあっては，保険外併用療養費の支給対象としない。

(5) 保険外併用療養費の支給対象となる治験において，患者から当該治験の被験製品の費用等を特別の料金として徴収する場合，当該特別の料金の徴収を行った保険医療機関は，患者に対し，保険外併用療養費の一部負担に係る徴収額と特別の料金に相当する自費負担に係る徴収額を明確に区分した当該特別の料金の徴収に係る領収書を交付する。
(6) 特別の料金については，その徴収の対象となる療養に要するものとして社会的にみて妥当適切な範囲の額とする。
(7) 保険外併用療養費の支給対象となる治験を実施した保険医療機関については，毎年の定例報告の際に，治験の実施状況について別紙様式15（→Web版）により地方厚生（支）局長に報告する。また，特別の料金等の内容を定め又は変更しようとする場合は，別紙様式15の2（→Web版）により地方厚生（支）局長にその都度報告する。

4 医薬品医療機器等法に基づく承認を受けた医薬品の投与に関する基準

〔→告示498「1」「2」（p.1621）参照〕
（以下はp.1577の保医発通知の「第3」中「5」）

→5 医薬品医療機器等法に基づく承認を受けた医薬品の投与に関する事項

(1) 医薬品医療機器等法上の承認（同法第14条第1項又は第19条の2第1項の規定による承認）を受けた者が製造販売した当該承認に係る医薬品のうち，使用薬剤の薬価（薬価基準）（平成20年厚生労働省告示第60号。以下「薬価基準」という）に収載されていないものに対する患者のニーズに対応する観点から，医薬品医療機器等法上の承認を受けた医薬品の投与について，当該投与に係る薬剤料に相当する療養部分についてその費用を患者から徴収することができる。
(2) 保険外併用療養費の支給額には，薬剤料そのものの費用は含まれない。
(3) 病院又は診療所にあっては，以下の要件を満たすものである。
　ア 当該病院又は診療所に常勤の薬剤師が，2名以上配置されている。
　イ 医薬品情報の収集及び伝達を行うための専用施設（以下「医薬品情報管理室」という）を有し，常勤の薬剤師が1人以上配置されている。
　ウ 医薬品情報管理室の薬剤師が，有効性，安全性等薬学的情報の管理及び医師等に対する情報提供を行っている。
(4) 薬局にあっては，算定告示別表第3調剤報酬点数表（以下「調剤報酬点数表」という）第1節に規定する調剤基本料の「注5」の規定に基づく届出を行った薬局であって，(3)の要件を満たす病院又は診療所の医師又は歯科医師から交付された処方箋に基づき医薬品を投与する。
(5) 医薬品医療機器等法上の承認を受けた日から起算して90日以内に行われた投薬について特別の料金を徴収することができる。なお，投薬時点が90日以内であれば，服用時点が91日目以後になる場合であっても特別の料金を徴収することができる。
(6) 特別の料金の徴収は，患者への十分な情報提供が前提とされるものであり，患者に対し当該医薬品の名称，用法，用量，効能，効果，副作用及び相互作用に関する主な情報を文書により提供しなければならない。したがって，患者の自由な選択と同意がなされたものと認められない場合は，特別の料金の徴収は認められない。
(7) 処方箋を交付する場合であっても，(6)の情報の提供は医療機関において行う。また，処方箋を交付する場合は，患者の希望する薬局において当該医薬品の交付が可能であるか事前に確認する。この場合，処方箋を交付する場合も特別の料金を徴収することは認められるが，薬局においても特別の料金を徴収されることがある旨の説明を行う。
(8) 特別の料金については，その徴収の対象となる療養に要するものとして社会的にみて妥当適切な範囲の額とする。
(9) 特別の料金等の内容を定め又は変更しようとする場合は，

参考 医薬品・医療機器等に関する診療の保険外併用療養費の対象となる期間

A　治験に係る診療
B　拡大治験に係る診療
C　医薬品医療機器等法承認後の"保険収載までの期間"の保険外併用療養費

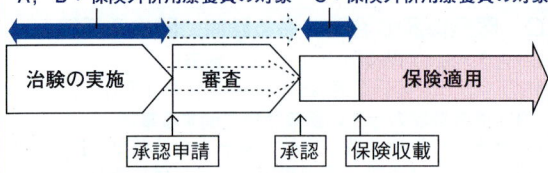

D　保険適用の医薬品・医療機器等の"効能・用法等"追加に係る保険外併用療養費

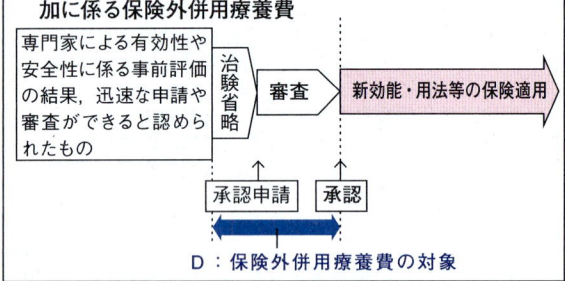

別紙様式9（→Web版）により地方厚生（支）局長にその都度報告する。

事務連絡　薬価基準収載前の医薬品の投与

問1　90日の間に患者の希望により当該医薬品の交付を目的とした医療機関の変更は可能か。
答　本制度が患者のニーズに対応する観点から制定されたものであり，患者の意志により医療機関を変更することは問題ない。ただし，他の医療機関を紹介した場合においても，医療機関毎に施設の要件が満たされており，かつ医療機関毎に患者への十分な情報提供と当該医薬品に係る情報が文書で提供されることが必要である。
問2　患者に対し提供する文書に関し，留意すべき事項は何か。
答　文書の様式については，文書中に「当該医薬品の名称」，「用法・用量」，「効能・効果」，「副作用及び相互作用」に関する情報が含まれていれば，その様式は問わない。なお，患者への説明にあたっては，医師又は薬剤師から行い，文書のみ交付されることのないよう留意する。
問3　本制度における保険薬局の施設要件は何か。
答　交付された処方せんを調剤することができる保険薬局は，別に厚生労働大臣が定める施設基準に適合しているものとして地方厚生（支）局長に届け出た保険薬局であり，基準調剤加算1又は2を算定している薬局である。
問4　報告様式に薬剤師の氏名，勤務時間を記入する欄があるが，具体的には何を記載するのか。
答　施設要件の確認のため当該医療機関に勤務するすべての薬剤師の氏名及び各々の薬剤師の勤務時間を記載する。
問5　地方厚生（支）局への報告はどの時点で行うのか。
答　本制度により特別の料金等の内容を定める場合は，患者への投薬前に事前に報告することとなる。当然ながら地方厚生（支）局において報告時に当該医療機関に対する施設要件，患者からの徴収額などが確認される。
問6　特別の料金の徴収は，患者への十分な情報提供が前提とあるが具体的にはどのような情報か。
答　本制度が患者の自由な選択と同意に基づくものであることから，当該薬剤の必要性及び当該医薬品に係る情報提供をはじめ自己負担となる費用等についての説明を行った上で，「当該医薬品の名称」，「用法・用量」，「効能・効果」，「副作用及び相互作用」に関する主な情報を文書により提供す

問7 患者からの徴収額は患者毎に違ってもよいか。
答 基本的には，同一医療機関において同じ医薬品が投薬される場合，投与量，投与日数が同じであれば患者から徴収する額は，一律になるものと考える。

問8 レセプト請求の電算化に伴い薬剤名等を入力しなければ，調剤料等が入力できない仕組みとなっている場合，保険請求上の薬剤料欄の記載はどのようにすればよいか。
答 保険請求上の取り扱いとして，診療報酬明細書の処方欄には，当該医薬品名・規格・用量・剤形・用法を記入し，薬剤料欄は「0」と記載しても差し支えない。

問9 「薬剤料に相当する費用」以外は保険請求することが可能と考えて良いか。
答 その通りである。診療報酬点数表に基づき保険請求することができる。

問10 保険適用された時点で患者が持つ残薬について保険が適用されるのか。
答 保険適用の有無は投薬が行われた時点で判断されるものであるため，患者の持つ残薬について，後日，保険が適用されることはない。
なお，あらかじめ患者に十分この旨説明を行うこと。

問11 処方箋を交付する場合，処方箋上に保険外併用療養費の適用に関する記載が必要か。
答 特に必要ない。

問12 処方箋を交付する場合，留意すべき事項はあるか。
答 「保険医療機関及び保険医療養担当規則」により，処方箋の交付に関し，患者に対して特定の保険薬局において調剤を受けるべき旨の指示等は行ってはならない。よって，処方箋を交付する場合は，患者の希望する薬局において当該医薬品の交付が可能であるか事前に確認する必要がある。

(平14.7.5，一部修正)

5 医薬品医療機器等法に基づく承認等を受けた医療機器の使用等に関する基準

〔→告示498「3」「4」(p.1622) 参照〕
(以下はp.1577の保医発通知の「第3」中「6」)

→6 医薬品医療機器等法に基づく承認等を受けた医療機器又は体外診断用医薬品の使用等に関する事項

(1) 医薬品医療機器等法上の承認（同法第23条の2の5第1項又は第23条の2の17第1項の規定による承認）又は認証（同法第23条の2の23第1項の規定による認証）を受けた者が製造販売した当該承認又は認証に係る医療機器又は体外診断用医薬品のうち，保険適用されていないものに対する患者のニーズに対応する観点から，医薬品医療機器等法上の承認又は認証を受けた医療機器又は体外診断用医薬品の使用又は支給について，当該医療機器又は体外診断用医薬品に係る費用等に相当する療養部分についてその費用を患者から徴収することができる。

(2) (1)の医療機器のうち，医薬品医療機器等法に基づく承認（第1段階承認）を受けたプログラム医療機器及び保険適用されていない範囲における使用に係る有効性に関する使用成績を踏まえた再評価を目指すプログラム医療機器の使用又は支給については，それぞれ「11」及び「12」に定めるとおりとする。

(3) 保険外併用療養費の支給額には，当該医療機器及び当該体外診断用医薬品に係る診療のうち診療報酬上評価されていないもの並びに当該医療機器及び当該体外診断用医薬品の費用については含まれない。

(4) 病院又は診療所にあっては，医療機器については以下のア及びイの要件を，体外診断用医薬品についてはウ及びエの要件を，それぞれ満たすことが望ましい。
　ア 医療機器の保守管理等を行うための専用施設（以下「医療機器管理室」という）を有し，臨床工学技士等の医療機器の専門家（以下「臨床工学技士等」という）が配置されている。
　イ 医療機器管理室の臨床工学技士等が，医療機関内における医療機器の保守管理等を一括して実施し，医療機器の操作方法，安全性情報等の医師等に対する情報提供を行っている。
　ウ 体外診断用医薬品の管理等を行うための施設（以下「体外診断用医薬品管理室」という）を有し，臨床検査技師等の体外診断用医薬品の専門家（以下「臨床検査技師等」という）が配置されている。
　エ 体外診断用医薬品管理室の臨床検査技師等が，体外診断用医薬品の有効性等に関する情報の管理及び医師等に対する情報提供を行っている。

(5) 薬局にあっては，調剤報酬点数表第1節に規定する調剤基本料の「注5」の規定に基づく届出を行った薬局であって，(4)のア及びイの要件を満たす病院又は診療所の医師又は歯科医師から交付された処方箋に基づき医療機器又は体外診断用医薬品を支給する。

(6) 「医療機器の保険適用等に関する取扱いについて」（令和6年2月14日産情発0214第5号，保発0214第4号）又は「体外診断用医薬品の保険適用に関する取扱いについて」（令和6年2月14日産情発0214第6号，保発0214第6号）に規定する保険適用希望書が受理された日から当該保険適用希望に係る保険適用上の取扱いが決定されるまでの期間（240日を上限とする）の範囲内で行われた医療機器又は体外診断用医薬品の使用又は支給について特別の料金を徴収することができる。なお，支給時点が240日以内であれば，使用時点がそれ以後になる場合であっても特別の料金を徴収することができる。

(7) 医療技術の保険適用について保険医療材料等専門組織で審議する場合において，保険適用希望内容のうちその全部又は一部について，新たな技術料の設定や技術料の見直しに当たり，分野横断的な幅広い観点からの評価や他の既存技術に対する評価の見直しがあわせて必要と考えられる場合は，保険医療材料等専門組織は医療技術評価分科会での審議を求めることができることとされているところ，医療技術評価分科会での審議を行う医療機器については，(6)に規定する保険適用希望書が受理された日から当該保険適用希望に係る保険適用上の取扱いが決定されるまでの期間の上限は，2年とする。この場合において，支給時点が2年以内であれば，使用時点がそれ以後になる場合であっても特別の料金を徴収することができる。

(8) 特別の料金の徴収は，患者への十分な情報提供が前提とされるものであり，患者に対し当該医療機器又は体外診断用医薬品の名称，使用目的又は効果，使用方法，不具合等に関する主な情報を文書により提供しなければならない。したがって，患者の自由な選択と同意がなされたものと認められない場合は，特別の料金の徴収は認められない。

(9) 処方箋を交付する場合であっても，(8)の情報の提供は医療機関において行う。また，処方箋を交付する場合は，患者の希望する薬局において当該医療機器又は体外診断用医薬品の支給が可能であるか事前に確認する。この場合，処方箋を交付する場合も特別の料金を徴収することは認められるが，薬局においても特別の料金を徴収されることがある旨の説明を行う。

(10) 特別の料金については，その徴収の対象となる療養に要するものとして社会的にみて妥当適切な範囲の額とする。

(11) 特別の料金等の内容を定め又は変更しようとする場合は，別紙様式12（→Web版）により地方厚生（支）局長にその都度報告する。

5の2 医薬品医療機器等法に基づく承認を受けた再生医療等製品の使用又は支給に関する基準

〔告示498「4の2」「4の3」(p.1622) 参照〕
(以下はp.1577の保医発通知の「第3」中「7」)

→7 医薬品医療機器等法に基づく承認を受けた再生医療等製品の使用又は支給に関する事項

(1) 医薬品医療機器等法上の承認（同法第23条の25第1項又は第23条の37第1項の規定による承認）を受けた者が製造販売した当該承認に係る再生医療等製品のうち，保険適用

されていないものに対する患者のニーズに対応する観点から，医薬品医療機器等法上の承認を受けた再生医療等製品の使用又は支給について，当該再生医療等製品に係る費用等に相当する療養部分についてその費用を患者から徴収することができる。
(2) 保険外併用療養費の支給額には，<u>当該再生医療等製品に係る診療のうち診療報酬上評価されていないもの並びに当該再生医療等製品の費用</u>については含まれない。
(3) 病院又は診療所にあっては，以下の要件を満たすことが望ましい。
　ア 再生医療等製品の安全性等に関する情報の収集及び伝達を行うための専用施設（以下「再生医療等製品管理室」という）を有し，再生医療等製品の安全性等に関して十分な知識を持つ常勤の担当者が1名以上配置されている。
　イ 再生医療等製品管理室の担当者が，再生医療等製品の品質，有効性，安全性等に関する情報の管理及び医師等に対する情報提供を行っている。
(4) 薬局にあっては，調剤報酬点数表第1節に規定する調剤基本料の「注5」の規定に基づく届出を行った薬局であって，(3)のア及びイの要件を満たす病院又は診療所の医師又は歯科医師から交付された処方箋に基づき再生医療等製品を投与又は支給する。
(5) 保険適用希望書が受理された日から当該保険適用希望に係る保険適用上の取扱いが決定されるまでの期間（240日を上限とする）の範囲内で行われた再生医療等製品の使用又は支給について特別の料金を徴収することができる。なお，支給時点が240日以内であれば，使用時点がそれ以後になる場合であっても特別の料金を徴収することができる。
(6) 医療技術の保険適用について保険医療材料等専門組織で審議する場合において，保険適用希望内容のうちその全部又は一部について，新たな技術料の設定や技術料の見直しに当たり，分野横断的な幅広い観点からの評価や他の既存技術に対する評価の見直しがあわせて必要と考えられる場合は，保険医療材料等専門組織は医療技術評価分科会での審議を求めることができることとされているところ，医療技術評価分科会での審議を行う再生医療等製品については，(5)に規定する保険適用希望書が受理された日から当該保険適用希望に係る保険適用上の取扱いが決定されるまでの期間の上限は，2年とする。この場合において，支給時点が2年以内であれば，使用時点がそれ以後になる場合であっても特別の料金を徴収することができる。
(7) 特別の料金の徴収は，患者への十分な情報提供が前提とされるものであり，患者に対し当該再生医療等製品の名称，用法，用量，使用方法，効能，効果，性能，不具合等に関する主な情報を文書により提供しなければならない。したがって，患者の自由な選択と同意がなされたものと認められない場合は，特別の料金の徴収は認められない。
(8) 処方箋を交付する場合であっても，(7)の情報の提供は医療機関において行う。また，処方箋を交付する場合は，患者の希望する薬局において当該再生医療等製品の投与又は支給が可能であるかを事前に確認する。この場合，処方箋を交付する場合も特別の料金の徴収は認められるが，薬局においても特別の料金を徴収されることがある旨の説明を行う。
(9) 特別の料金については，その徴収の対象となる療養に要するものとして社会的にみて妥当適切な範囲の額とする。
(10) 特別の料金等の内容を定め又は変更しようとする場合は，**別紙様式16**（→Web版）により地方厚生（支）局長にその都度報告する。

6 薬価基準収載医薬品の医薬品医療機器等法承認に係る用法用量等と異なる用法用量等に係る投与に関する基準

〔→告示498「5」「6」「7」（p.1622）参照〕
（以下はp.1577の保医発通知の「第3」中「8」）
→8 薬価基準に収載されている医薬品の医薬品医療機器等法に基づく承認に係る用法，用量，効能又は効果と異なる用法，用量，効能又は効果に係る投与に関する事項

(1) 薬価基準に収載されている医薬品の医薬品医療機器等法第14条第1項又は第19条の2第1項の規定による承認に係る用法，用量，効能又は効果と異なる用法，用量，効能又は効果に係る投与に対する患者のニーズに対応する観点から，当該投与に係る薬剤料に相当する療養部分についてその費用を患者から徴収することができる。
(2) 保険外併用療養費の支給額には，薬剤料そのものの費用は含まれない。
(3) 医薬品医療機器等法第14条第9項（同法第19条の2第5項において準用する場合を含む）の規定による承認事項（用法，用量，効能又は効果に限る）の一部変更の承認（以下「医薬品一部変更承認」という）の申請（申請書に添付しなければならない資料について，当該申請に係る事項が医学薬学上公知であると認められる場合その他資料の添付を必要としない合理的理由がある場合において，申請者が依頼して実施された臨床試験の試験成績に関する資料の添付を省略して行われるものに限る）を行うことが適当と認められるものとして厚生労働省設置法（平成11年法律第97号）第11条に規定する<u>薬事審議会</u>が事前の評価を開始した医薬品（当該評価期間が終了したものを除く）の投与にあっては，当該評価が開始された日から6月，医薬品一部変更承認の申請（申請書に添付しなければならない資料について，当該申請に係る事項が医学薬学上公知であると認められる場合その他資料の添付を必要としない合理的理由がある場合において，申請者が依頼して実施された臨床試験の試験成績に関する資料の添付を省略して行われるものに限る）が受理された医薬品（薬事・食品衛生審議会の事前評価が終了したものを除く）の投与にあっては，当該申請が受理された日から2年（当該期間内に当該申請に対する処分があったとき又は当該申請の取下げがあったときは，当該処分又は取下げがあった日までの期間）の範囲内で行われたものについて特別の料金を徴収することができる。なお，投薬時点が上記期間内であれば，服用時点が上記期間を超える場合であっても特別の料金を徴収することができる。
(4) 特別の料金の徴収は，患者への十分な情報提供が前提とされるものであり，患者に対し当該医薬品の名称，医薬品医療機器等法に基づく承認に係る用法，用量，効能又は効果と異なる用法，用量，効能又は効果，副作用及び相互作用に関する主な情報を文書により提供しなければならない。したがって，患者の自由な選択と同意がなされたものと認められない場合は，特別の料金の徴収は認められない。
(5) 処方箋を交付する場合であっても，(4)の情報の提供は医療機関において行う。
(6) 特別の料金については，当該医薬品について薬価基準の別表に定める価格を標準とする。
(7) 特別の料金等の内容を定め又は変更しようとする場合は，**別紙様式11**（→Web版）により地方厚生（支）局長にその都度報告する。

（編注）薬価基準既収載の医薬品の追加効能・用法について，公知申請——有効性や安全性が「公知」であるとして，臨床試験を省略して承認申請が可能であると，厚労省の薬事・食品衛生審議会で事前評価が終了した追加効能・用法については，評価が終了した時点から追加効能・用法を保険適用とする。

→薬価基準に収載されている医薬品の適応外投与

1 医薬品の適応外投与に係る選定療養は，薬価基準に収載されている医薬品について，薬事法上の承認を受けた用法，用量，効能又は効果と異なる用法，用量，効能又は効果に係る投与に対する患者のニーズに対応し，患者負担を軽減する観点から導入されたものであることから，有効性及び安全性の確認された医薬品を薬理作用に基づいて処方した場合については，従来どおり適切に扱うべきものである。
2 今般，薬事・食品衛生審議会において事前の評価が行われた抗がん剤の併用療法についても，薬理作用に基づいて処方した場合については，既に適切に取り扱われているものであることから，今後とも同様の取扱いとすべきもので

ある。
(平16保医発0709･7)

(参考)保険診療における医薬品の取扱いについて
1　保険診療における医薬品の取扱いについては，厚生大臣が承認した効能又は効果，用法及び用量(以下「効能効果等」という)によることとされているが，有効性及び安全性の確認された医薬品(副作用報告義務期間又は再審査の終了した医薬品をいう)を薬理作用に基づいて処方した場合の取扱いについては，学術上誤りなきを期し一層の適正化を図る。
2　診療報酬明細書の医薬品の審査に当たっては，厚生大臣の承認した効能効果等を機械的に適用することによって都道府県の間においてアンバランスを来すことのないようにする。
(昭和55年9月4日保険発第69号)

事務連絡　問　臨床研究法の施行後，同法第2条第2項第2号ロに規定する「用法等」と異なる用法等で用いる医薬品等の安全性及び有効性を評価する臨床研究については，特定臨床研究に該当することとなったが，こうした臨床研究の保険診療上の取扱いに変更はあるか。
答　特定臨床研究への該当の有無によって，保険診療上の取扱いに変更が生じることはない。
(平31.4.3)

7　保険適用されている医療機器の医薬品医療機器等法承認に係る使用目的・方法等と異なる使用目的・方法等に係る使用に関する基準

〔→告示498「7の2」「7の3」「7の4」(p.1622)参照〕
(以下はp.1577の保医発通知の「第3」中「9」)

→9　保険適用されている医療機器の医薬品医療機器等法に基づく承認に係る使用目的若しくは効果又は操作方法若しくは使用方法と異なる使用目的若しくは効果又は操作方法若しくは使用方法に係る使用に関する事項
(1)　保険適用されている医療機器の医薬品医療機器等法第23条の2の5第1項若しくは第23条の2の17第1項の規定による承認又は同法第23条の2の23第1項の規定による認証に係る使用目的若しくは効果又は操作方法若しくは使用方法(以下「使用目的等」という)と異なる使用目的等に係る使用<u>又は支給</u>に対する患者のニーズに対応する観点から，当該医療機器に係る費用等に相当する療養部分についてその費用を患者から徴収することができる。
(2)　保険外併用療養費の支給額には，<u>当該医療機器に係る診療のうち診療報酬上評価されていないもの及び当該医療機器</u>の費用については含まれない。
(3)　病院又は診療所にあっては，以下の要件を満たすことが望ましい。
　ア　医療機器管理室を有し，臨床工学技士等が配置されている。
　イ　医療機器管理室の臨床工学技士等が，医療機関内における医療機器の保守管理等を一括して実施し，医師等に対する医療機器の操作方法，安全性情報等の情報提供を行っている。
(4)　薬局にあっては，調剤報酬点数表第1節に規定する調剤基本料の「注5」の規定に基づく届出を行った薬局であって，(3)のア及びイの要件を満たす病院又は診療所の医師又は歯科医師から交付された処方箋に基づき医療機器を支給する。
(5)　医薬品医療機器等法第23条の2の5<u>第15項</u>(同法第23条の2の17第5項において準用する場合を含む)の規定による承認事項(使用目的等に限る)の一部変更の承認(以下「医療機器一部変更承認」という)の申請(申請書に添付しなければならない資料について，当該申請に係る事項が医学薬学上公知であると認められる場合その他資料の添付を必要としない合理的理由がある場合において，申請者が依頼して実施された臨床試験の試験成績に関する資料の添付を省略して行われるものに限る)を行うことが適当と認められるものとして厚生労働省設置法第11条に規定する薬事審議会が事前の評価を開始した医療機器の使用<u>又は支給</u>にあっては，当該評価が開始された日から6月(当該期間内に医療機器一部変更承認の申請が受理されたときは，当該申

請が受理された日までの期間)，医療機器一部変更承認の申請(申請書に添付しなければならない資料について，当該申請に係る事項が医学薬学上公知であると認められる場合その他資料の添付を必要としない合理的理由がある場合において，申請者が依頼して実施された臨床試験の試験成績に関する資料の添付を省略して行われるものに限る)が受理された医療機器の使用又は支給にあっては，当該申請が受理された日から2年(当該期間内に当該申請に対する処分があったとき又は当該申請の取下げがあったときは，当該処分又は取下げがあった日までの期間)の範囲内で行われたものについて特別の料金を徴収することができる。なお，支給時点が上記期間内であれば，患者による使用時点が上記期間を超える場合であっても特別の料金を徴収することができる。
(6)　特別の料金の徴収は，患者への十分な情報提供が前提とされるものであり，患者に対し当該医療機器の名称，医薬品医療機器等法に基づく承認に係る使用目的等，不具合等に関する主な情報を文書により提供しなければならない。したがって，患者の自由な選択と同意がなされたものと認められない場合は，特別の料金の徴収は認められない。
(7)　処方箋を交付する場合であっても，(6)の情報の提供は医療機関において行う。また，処方箋を交付する場合は，患者の希望する薬局において当該医療機器の支給が可能であるか事前に確認する。この場合，処方箋を交付する場合も特別の料金を徴収することは認められるが，薬局においても特別の料金を徴収されることがある旨の説明を行う。
(8)　特別の料金については，その徴収の対象となる療養に要するものとして社会的にみて妥当適切な範囲の額とする。
(9)　特別の料金等の内容を定め又は変更しようとする場合は，**別紙様式12の2**(→Web版)により地方厚生(支)局長にその都度報告する。

7の2　保険適用されている再生医療等製品の医薬品医療機器等法に基づく承認に係る用法，用量，使用方法，効能，効果又は性能と異なる用法，用量，使用方法，効能，効果又は性能に係る使用又は支給に関する基準

〔告示498「7の5」(p.1623)参照〕
(以下はp.1577の保医発通知の「第3」中「10」「11」「12」)

→10　保険適用されている再生医療等製品の医薬品医療機器等法に基づく承認に係る用法，用量，使用方法，効能，効果又は性能と異なる用法，用量，使用方法，効能，効果又は性能に係る使用又は支給に関する事項
(1)　保険適用されている再生医療等製品の医薬品医療機器等法第23条の25第1項又は第23条の37第1項の規定による承認に係る用法，用量，使用方法，効能，効果又は性能(以下「用法等」という)と異なる用法等に係る使用又は支給に対する患者のニーズに対応する観点から，当該再生医療等製品に係る費用等に相当する療養部分についてその費用を患者から徴収することができることとした。
(2)　保険外併用療養費の支給額には，<u>当該再生医療等製品に係る診療のうち診療報酬上評価されていないもの及び当該</u>再生医療等製品の費用については含まれない。
(3)　病院又は診療所にあっては，以下の要件を満たすことが望ましい。
　ア　再生医療等製品管理室を有し，再生医療等製品の安全性等に関して十分な知識を持つ常勤の担当者が1名以上配置されている。
　イ　再生医療等製品管理室の担当者が，再生医療等製品の品質，有効性，安全性等に関する情報の管理及び医師等に対する情報提供を行っている。
(4)　薬局にあっては，調剤報酬点数表第1節に規定する調剤基本料の「注5」の規定に基づく届出を行った薬局であって，(3)のア及びイの要件を満たす病院又は診療所の医師又は歯科医師から交付された処方箋に基づき再生医療等製品を投与又は支給する。

(5) 医薬品医療機器等法第23条の25第9項（同法第23条の37第5項において準用する場合を含む）の規定による承認事項（用法等に限る）の一部変更の承認（以下「再生医療等製品一部変更承認」という）の申請（申請書に添付しなければならない資料について，当該申請に係る事項が医学薬学上公知であると認められる場合その他資料の添付を必要としない合理的理由がある場合において，申請者が依頼して実施された臨床試験の試験成績に関する資料の添付を省略して行われるものに限る）を行うことが適当と認められるものとして厚生労働省設置法第11条に規定する薬事審議会が事前の評価を開始した再生医療等製品の使用又は支給にあっては，当該評価が開始された日から6月（当該期間内に再生医療等製品一部変更承認の申請が受理されたときは，当該申請が受理された日までの期間），再生医療等製品一部変更承認の申請（申請書に添付しなければならない資料について，当該申請に係る事項が医学薬学上公知であると認められる場合その他資料の添付を必要としない合理的理由がある場合において，申請者が依頼して実施された臨床試験の試験成績に関する資料の添付を省略して行われるものに限る）が受理された再生医療等製品の使用又は支給にあっては，当該申請が受理された日から2年（当該期間内に当該申請に対する処分があったとき又は当該申請の取下げがあったときは，当該処分又は取下げがあった日までの期間）の範囲内で行われたものについて特別の料金を徴収することができる。なお，支給時点が上記期間内であれば，患者による使用時点が上記期間を超える場合であっても特別の料金を徴収することができる。

(6) 特別の料金の徴収は，患者への十分な情報提供が前提とされるものであり，患者に対し当該再生医療等製品の名称，医薬品医療機器等法に基づく承認に係る用法等，不具合等に関する主な情報を文書により提供しなければならない。したがって，患者の自由な選択と同意がなされたものと認められない場合は，特別の料金の徴収は認められない。

(7) 処方箋を交付する場合であっても，(6)の情報の提供は医療機関において行う。また，処方箋を交付する場合は，患者の希望する薬局において当該再生医療等製品の投与又は支給が可能であるか事前に確認する。この場合，処方箋を交付する場合も特別の料金を徴収することは認められるが，薬局においても特別の料金を徴収されることがある旨の説明を行う。

(8) 特別の料金については，その徴収の対象となる療養に要するものとして社会的にみて妥当適切な範囲の額とする。

(9) 特別の料金等の内容を定め又は変更しようとする場合は，別紙様式17（→Web版）により地方厚生（支）局長にその都度報告する。

→11 医薬品医療機器等法に基づく承認（第1段階承認）を受けたプログラム医療機器の使用等に関する事項

(1) 医薬品医療機器等法第23条の2の5第1項又は第23条の2の17第1項の規定による承認（第1段階承認）を受けたプログラム医療機器であって，同法第23条の2の5第1項又は第23条の2の17第1項の規定による改めての承認（使用目的等を変更する場合に限る）又は同法第23条の2の5第15項（同法第23条の2の17第5項において準用する場合を含む）の規定による一部変更承認（使用目的等を変更する場合に限る）（第2段階承認）を受けて，保険適用されることを目指しているものの使用又は支給に対する患者のニーズ等に対応する観点から，当該プログラム医療機器に係る費用等に相当する療養部分についてその費用を患者から徴収することができる。

(2) 保険外併用療養費の支給額には，当該プログラム医療機器の使用又は支給に係る診療のうち診療報酬上評価されていないもの及び当該プログラム医療機器の費用については含まれない。

(3) 病院又は診療所にあっては，医療機関内におけるプログラム医療機器の保守管理等の実施並びに医療機器の操作方法及び安全性情報等の確認が可能な体制を有している。

(4) 薬局にあっては，(3)の要件を満たす病院又は診療所の医師又は歯科医師から交付された処方箋に基づきプログラム医療機器を支給する。

(5) 第2段階承認の申請前のプログラム医療機器の使用又は支給については，中央社会保険医療協議会総会において認められた範囲において，中央社会保険医療協議会総会において認められた期間に行われるものについて特別の料金を徴収することができる。なお，支給時点が上記期間内であれば，患者による使用時点が上記期間を超える場合であっても特別の料金を徴収することができる。

(6) 第2段階承認の申請中のプログラム医療機器の使用又は支給については，厚生労働省設置法第11条に規定する薬事審議会において第2段階承認の申請が受理された日から2年（当該期間内に当該申請に対する処分があったとき又は当該申請の取下げがあったときは，当該処分又は取下げがあった日までの期間）の範囲内で行われたものについて特別の料金を徴収することができる。なお，支給時点が上記期間内であれば，患者による使用時点が上記期間を超える場合であっても特別の料金を徴収することができる。

(7) 第2段階承認を受けたプログラム医療機器の使用又は支給については，「医療機器の保険適用等に関する取扱いについて」（令和6年2月14日産情発0214第5号，保発0214第4号）に規定する保険適用希望書が受理された日から当該保険適用希望に係る保険適用上の取扱いが決定されるまでの期間（240日を上限とする）の範囲内で行われたプログラム医療機器の使用又は支給について特別の料金を徴収することができる。なお，支給時点が240日以内であれば，使用時点がそれ以後になる場合であっても特別の料金を徴収することができる。

(8) 医療技術の保険適用について保険医療材料等専門組織で審議する場合において，保険適用希望内容のうちその全部又は一部について，新たな技術料の設定や技術料の見直しに当たり，分野横断的な幅広い観点からの評価や他の既存技術に対する評価の見直しがあわせて必要と考えられる場合は，保険医療材料等専門組織は医療技術評価分科会での審議を求めることができることとされているところ，医療技術評価分科会での審議を行うプログラム医療機器については，(7)に規定する保険適用希望書が受理された日から当該保険適用希望に係る保険適用上の取扱いが決定されるまでの期間の上限は，2年とする。この場合において，支給時点が2年以内であれば，使用時点がそれ以後になる場合であっても特別の料金を徴収することができる。

(9) 特別の料金の徴収は，患者への十分な情報提供が前提とされるものであり，患者に対し当該プログラム医療機器の名称，医薬品医療機器等法に基づく承認に係る使用目的等，不具合等に関する主な情報を文書により提供しなければならない。したがって，患者の自由な選択と同意がなされたものと認められない場合は，特別の料金の徴収は認められない。

(10) 処方箋を交付する場合であっても，(9)の情報の提供は医療機関において行うものとする。また，処方箋を交付する場合は，患者の希望する薬局において当該プログラム医療機器の支給が可能であるか事前に確認する。この場合，処方箋を交付する場合も特別の料金を徴収することは認められるが，薬局においても特別の料金を徴収されることがある旨の説明を行う。

(11) 特別の料金については，その徴収の対象となる療養に要するものとして社会的にみて妥当適切な範囲の額とする。

(12) 特別の料金等の内容を定め又は変更しようとする場合は，別紙様式19（→Web版）により地方厚生（支）局長にその都度報告する。

(13) 本評価療養の対象となるプログラム医療機器については，別途通知する。

→12 保険適用されていない範囲における使用に係る有効性に関する使用成績を踏まえた再評価を目指すプログラム医療機器の使用等について

(1) 現に保険適用されており，保険適用されていない範囲における使用に係る有効性に関する使用成績を踏まえた再評

価を目指すプログラム医療機器の使用又は支給に対する患者のニーズ等に対応する観点から，当該プログラム医療機器に係る費用等に相当する療養部分についてその費用を患者から徴収することができる。
(2) 保険外併用療養費の支給額には，当該プログラム医療機器の使用又は支給に係る診療のうち診療報酬上評価されていないもの及び当該プログラム医療機器の費用については含まれない。
(3) 病院又は診療所にあっては，医療機関内におけるプログラム医療機器の保守管理等の実施並びに医療機器の操作方法及び安全性情報等の確認が可能な体制を有している。
(4) 薬局にあっては，(3)の要件を満たす病院又は診療所の医師又は歯科医師から交付された処方箋に基づきプログラム医療機器を支給する。
(5) 使用成績を踏まえた再評価に係る申請（チャレンジ申請）を行うことの妥当性判断に係る申請を行い，チャレンジ申請を行うことが妥当であると判断されたプログラム医療機器の使用又は支給については，当該判断の際に付された条件の下で，中央社会保険医療協議会総会において認められた範囲において，中央社会保険医療協議会総会において認められた期間に行われるものについて特別の料金を徴収することができる。なお，支給時点が上記期間内であれば，患者による使用時点が上記期間を超える場合であっても特別の料金を徴収することができる。
(6) チャレンジ申請を現に行っているプログラム医療機器の使用又は支給については，「医療機器の保険適用等に関する取扱いについて」（令和6年2月14日産情発0214第5号，保発0214第4号）に規定する保険適用希望書が受理された日から当該保険適用希望に係る保険適用上の取扱いが決定されるまでの期間（240日を上限とする）の範囲内で行われたプログラム医療機器の使用又は支給について特別の料金を徴収することができる。なお，支給時点が240日以内であれば，使用時点がそれ以後になる場合であっても特別の料金を徴収することができる。
(7) 医療技術の保険適用について保険医療材料等専門組織で審議する場合において，保険適用希望内容のうちその全部又は一部について，新たな技術料の設定や技術料の見直しに当たり，分野横断的な幅広い観点からの評価や他の既存技術に対する評価の見直しがあわせて必要と考えられる場合は，保険医療材料等専門組織は医療技術評価分科会での審議を求めることができることとされているところ，医療技術評価分科会での審議を行うプログラム医療機器については，(6)に規定する保険適用希望書が受理された日から当該保険適用希望に係る保険適用上の取扱いが決定されるまでの期間の上限は，2年とする。この場合において，支給時点が2年以内であれば，使用時点がそれ以後になる場合であっても特別の料金を徴収することができる。
(8) 特別の料金の徴収は，患者への十分な情報提供が前提とされるものであり，患者に対し当該プログラム医療機器の名称，医薬品医療機器等法に基づく承認に係る使用目的等，不具合等に関する主な情報を文書により提供しなければならない。したがって，患者の自由な選択と同意がなされたものでない場合は，特別の料金の徴収は認められない。
(9) 処方箋を交付する場合であっても，(8)の情報の提供は医療機関において行う。また，処方箋を交付する場合は，患者の希望する薬局において当該プログラム医療機器の支給が可能であるか事前に確認する。この場合，処方箋を交付する場合も特別の料金を徴収することは認められるが，薬局においても特別の料金を徴収されることがある旨の説明を行うものとする。
(10) 特別の料金については，その徴収の対象となる療養に要するものとして社会的にみて妥当適切な範囲の額とし，当該プログラム医療機器の保険適用されている範囲における使用又は支給に係る所定点数相当額を標準とする。
(11) 特別の料金等の内容を定め又は変更しようとする場合は，別紙様式20（→Web版）により地方厚生（支）局長にその都度報告する。
(12) 本評価療養の対象となるプログラム医療機器については，別途通知する。

第2の2　療担規則第5条の4第1項及び療担基準5条の4第1項の患者申出療養に関して支払を受けようとする場合の厚生労働大臣の定める基準

1　療養は，適切に行われる体制が整っている等保険医療機関が特別の料金を徴収するのにふさわしいものでなければならないものとする。
2　当該療養は，患者への情報提供を前提とし，患者の自由な選択と同意がなされたものに限られるものとする。
3　患者への情報提供に資するため，特別の料金等の内容を定め，又は変更しようとする場合は，地方厚生局長等に報告するものとする。この場合において，当該報告は，報告を行う保険医療機関の所在地を管轄する地方厚生局長等に対して行うものとする。ただし，当該所在地を管轄する地方厚生局又は地方厚生支局の分室がある場合には，当該分室を経由して行うものとする。

（以下はp.1577の保医発通知の「第3」中「13」）
→13　別に厚生労働大臣が定める患者申出療養（当該療養を適切に実施できるものとして厚生労働大臣に個別に認められた病院又は診療所において行われるものに限る）に関する事項
(1) 保険外併用療養費の支給対象となる患者申出療養は，厚生労働大臣に個別に認められたものとする。
(2) 保険外併用療養費の支給額には，診療報酬上評価されていない手術及び処置等並びに歯冠修復及び欠損補綴等並びに薬価基準に収載されていない医薬品，保険適用されていない医療機器及び保険適用されていない再生医療等製品の費用については含まれない。
(3) 保険医療機関は，保険外併用療養費の支給対象となる患者申出療養を行うに当たり，あらかじめ患者に対し，その内容及び費用に関して説明を行い，患者の自由な選択に基づき，文書によりその同意を得る。
(4) 患者から患者申出療養に係る費用を特別の料金として徴収する場合，当該特別の料金の徴収を行った保険医療機関は，患者に対し，保険外併用療養費の一部負担に係る徴収額と特別の料金に相当する自己負担に係る徴収額を明確に区分した当該特別の料金の徴収に係る領収書を交付する。
(5) 特別の料金については，その徴収の対象となる療養に要するものとして社会的にみて妥当適切な範囲の額とする。
(6) 患者申出療養について，患者の希望に基づき，保険医療機関において申出に係る相談を実施した場合及び臨床研究中核病院において健康保険法第63条第4項又は高齢者の医療の確保に関する法律第64条第4項に規定する意見書その他必要な書類を作成した場合には，当該相談及び書類作成に係る費用について，患者から徴収しても差し支えない。ただし，この場合，「療養の給付と直接関係のないサービス等の取扱いについて」（平成17年9月1日保医発第0901002号）に定める費用徴収する場合の手続に従う。

（編注）患者申出療養についてはp.1625等を参照。

事務連絡　問1　通常の保険診療の一連の流れにおいて，患者から患者申出療養に係る相談を受け，患者が患者申出療養を受けるための相談をセカンドオピニオンとして希望したため，特定機能病院又は臨床研究中核病院に対して患者を紹介する場合に，照会元の医療機関において診療情報提供料（Ⅱ）を算定することが可能か。
答　算定要件を満たしていれば，算定できる。
問2　特別の料金を徴収する患者申出療養に係る費用につい

て，当該療養に関係するとして当該患者に現に必要とされる臨床研究の運営等に係る費用を請求することは可能か。
答 患者申出療養に係る自己負担額において，診療報酬点数表の例によらない部分については，当該患者に対する患者申出療養の実施に現に必要とされるもので，社会的にみて妥当適切な範囲のものであれば徴収することは可能である。ただし，事前に患者に十分な説明を行い，患者の自由な選択に基づき，文書によりその同意を得ること。
問3 患者申出療養の申出は家族等が行うことができるか。
答 患者申出療養の申出は，治療を受けようとする患者本人が行うこととされている。ただし，患者本人が未成年者又は成年被後見人である場合にあっては，法定代理人が患者本人に代わって書類の提出等を行うことができる。
問4 特定機能病院であれば，全て患者の相談について専門的・総合的に対応する窓口を有することが求められるのか。
答 各特定機能病院の実情に応じ判断されるものであるが，患者の相談に係る利便性等の観点からは，特定機能病院においてできる限り対応窓口が設置されることが望ましい。
問5 臨床研究中核病院において意見書の作成が困難な場合も，患者に相談等の費用を請求することは可能なのか。
答 患者申出療養に係る相談の費用については，意見書の作成の有無にかかわらず，社会的にみて妥当適切な範囲のものであれば患者から徴収しても差し支えない。
問6 申出に係る相談を実施中に，患者が亡くなった場合でも申出を行うことはできるのか。
答 患者申出療養の申出は，治療を受けようとする本人が行うこととされているが，既に行われた申出は，全ての被保険者に対し影響を及ぼすものである。したがって，申出に係る相談の段階で患者が亡くなった場合，申出を行うことはできないが，申出を行った後に亡くなった場合には，その効力は引き続き有するものである。

(平28.3.31)

第3 療担規則第5条の4第1項，薬担規則第4条の3第1項並びに療担基準第5条の4第1項及び第26条の6第1項の選定療養に関して支払を受けようとする場合の厚生労働大臣の定める基準

1 通則

(1) 療養は，適切に行われる体制が整っている等保険医療機関が特別の料金を徴収するのにふさわしいものでなければならないものとする。
(2) 当該療養は，患者への情報提供を前提とし，患者の自由な選択と同意がなされたものに限られるものとする。
(3) 患者への情報提供に資するため，特別の料金等の内容を定め，又は変更しようとする場合は，第14号に規定する療養を除き，地方厚生局長等に報告するものとする。この場合において，当該報告は，報告を行う保険医療機関又は保険薬局の所在地を管轄する地方厚生局長等に対して行うものとする。ただし，当該所在地を管轄する地方厚生局又は地方厚生支局の分室がある場合には，当該分室を経由して行うものとする。

2 特別の療養環境の提供に関する基準

(1) 特別の療養環境に係る一の病室の病床数は，4床以下でなければならないものとする。
(2) 特別の療養環境に係る病床数は，当該保険医療機関の有する病床〔健康保険法（大正11年法律第70号）第63条第3項第1号の指定に係る病床に限る。以下この号において

て同じ〕の数の5割以下でなければならないものとする。ただし，厚生労働大臣が次に掲げる要件を満たすものとして承認した保険医療機関にあっては，当該承認に係る病床割合以下とする。

イ 当該保険医療機関の所在地を含む区域〔医療法（昭和23年法律第205号）第30条の4第2項第10号に規定する区域をいう〕における療養病床（同法第7条第2項第4号に規定する療養病床をいう）及び一般病床（同法第7条第2項第5号に規定する一般病床をいう）の数が，同法第30条の4第1項に規定する医療計画において定める当該区域の療養病床及び一般病床に係る基準病床数に既に達しており，かつ，特別の療養環境に係る病床数の当該保険医療機関の病床数に対する割合を増加しても患者が療養の給付を受けることに支障を来すおそれがないこと。

ロ 経験を有する常勤の相談員により，特別の療養環境の提供に係る病室への入退室及び特別の料金等に関する相談体制が常時とられていること。

ハ 必要に応じ，患者を適切かつ迅速に他の保険医療機関に紹介することができる等の他の保険医療機関との連携体制がとられていること。

ニ 当該保険医療機関における特別の療養環境の提供に係る病室のすべてについて，一の病室の病床数が2床以下であり，かつ，一の病室の病床数が2床である病室のすべてについて，病床ごとのプライバシーが十分に確保されていること。

ホ 医科点数表第1章第2部第1節又は歯科点数表第1章第2部第1節に規定する急性期一般入院基本料，7対1入院基本料及び10対1入院基本料，療養病棟入院基本料（特別入院基本料及び夜勤時間特別入院基本料を除く）並びに有床診療所入院基本料の入院基本料1又は入院基本料4を算定する保険医療機関であること。

ヘ 医療法施行規則（昭和23年厚生省令第50号）第19条第1項第1号及び第2号に定める医師及び歯科医師の員数を満たしていること。

ト 厚生労働大臣から当該承認を受ける前6月間において第3の基準に違反したことがなく，かつ，現に違反していないこと。

(3) (2)の規定にかかわらず，特別の療養環境に係る病床数は，医療法第4条の2第1項に規定する特定機能病院以外の保険医療機関であって国が開設するものについては当該保険医療機関の有する病床数の2割以下とし，地方公共団体が開設するものについては当該保険医療機関の有する病床数の3割以下とする。

（以下はp.1577の保医発通知の「第3」中「14」）
→**14 特別の療養環境の提供に係る基準に関する事項**
ⅰ）入院医療に係る特別の療養環境の提供
(1) 療養環境の向上に対するニーズが高まりつつあることに対応して，患者の選択の機会を広げるために，(2)の要件を満たす病床について保険医療機関の病床〔健康保険法（大正11年法律第70号）第63条第3項第1号の指定に係る病床に限る。以下第3において同じ〕の数の5割まで患者に妥当な範囲の負担を求めることを認める。
(2) 療養環境については，患者が特別の負担をする上でふさわしい療養環境である必要があり，次の①から④までの要件を充足するものでなければならない。
① 特別の療養環境に係る一の病室の病床数は4床以下である。
② 病室の面積は1人当たり6.4m²以上である。
③ 病床ごとのプライバシーの確保を図るための設備を備えている。

④ 特別の療養環境として適切な設備を有する。
(3) (1)にかかわらず、厚生労働大臣が次に掲げる要件を満たすものとして承認した保険医療機関にあっては、当該承認に係る病床割合まで患者に妥当な範囲の負担を求めることを認める。
① 当該保険医療機関の所在地を含む区域〔医療法（昭和23年法律第205号）第30条の4第2項第14号に規定する区域をいう〕における療養病床（同法第7条第2項第4号に規定する療養病床をいう）及び一般病床（同項第5号に規定する一般病床をいう。以下同じ）の数が、同法第30条の4第1項に規定する医療計画において定める当該区域の療養病床及び一般病床に係る基準病床数に既に達しており、かつ、特別の療養環境に係る病床数の当該保険医療機関の病床数に対する割合を増加しても患者が療養の給付を受けることに支障を来すおそれがない。
　　この場合においては、当該保険医療機関におけるこれまでの特別の病室の稼働の状況、特別の病室の申し込みの状況等を勘案し、当該保険医療機関の特別の病室を増加しても、患者が療養の給付を受けることに支障を来すおそれがないかどうか判断する。
② 経験を有する常勤の相談員により、特別の療養環境の提供に係る病室への入退室及び特別の料金等に関する相談体制が常時とられている。
③ 必要に応じ、患者を適切かつ迅速に他の保険医療機関に紹介することができる等の他の保険医療機関との連携体制が整えられている。
④ 当該保険医療機関における特別の療養環境の提供に係る病室の全てについて、一の病室の病床数が2床以下であり、かつ、病室の面積及び設備については(2)の②から④までの要件を充足する。
⑤ 算定告示別表第1医科診療報酬点数表（以下「医科点数表」という）第1章第2部第1節又は別表第2歯科診療報酬点数表第1章第2部第1節に規定する急性期一般入院基本料、7対1入院基本料及び10対1入院基本料、療養病棟入院基本料（特別入院基本料等を除く）並びに有床診療所入院基本料1及び有床診療所入院基本料4を算定する保険医療機関である。
⑥ 医療法施行規則（昭和23年厚生省令第50号）第19条第1項第1号及び第2号に定める医師及び歯科医師の員数を満たしている。
⑦ 厚生労働大臣から当該承認を受ける前6月間において掲示事項等告示第3の基準に違反したことがなく、かつ現に違反していない。
(4) (3)の承認に係る病床割合については、次の事項を基準として設定する。
① 医科点数表又は歯科点数表に掲げる療養環境加算、重症者等療養環境特別加算等を算定する病室として当該保険医療機関が届出を行っている病室における病床は、承認に係る病床から除外する。
② 特定集中治療室、小児特定集中治療室、新生児特定集中治療室、母体・胎児集中治療室、一類感染症患者入院医療管理治療室等患者の治療上の必要があるために入院するものとして設けられている病室における病床は、承認に係る病床から除外する。
③ 地域医療支援病院（医療法第4条第1項に規定する地域医療支援病院をいう。以下同じ）、救急病院等を定める省令（昭和39年厚生省令第8号）に基づき認定された救急病院等、「救急医療対策の整備事業について」（昭和52年医発第692号）に規定された保険医療機関等において救急患者のために設けられた専用病床等は、承認に係る病床から除外する。
④ ①から③までのほか、当該保険医療機関におけるこれまでの特別療養環境室以外の病床への入院状況、特別療養環境室への入院希望の状況、救急患者の割合等を総合的に勘案し、特別療養環境室に係る病床以外の病床を一定割合確保する。
(5) (1)及び(3)にかかわらず、特定機能病院（医療法第4条の2第1項に規定する特定機能病院をいう。以下同じ）以外の保険医療機関であって、国又は地方公共団体が開設するものにあっては、その公的性格等に鑑み、国が開設するものにあっては病床数の2割以下、地方公共団体が開設するものにあっては病床数の3割以下とした。
(6) 特別の療養環境の提供は、患者への十分な情報提供を行い、患者の自由な選択と同意に基づいて行われる必要があり、患者の意に反して特別療養環境室に入院させられることのないようにしなければならない。
(7) 特別療養環境室へ入院させた場合においては、次の事項を履行する。
① 保険医療機関内の見やすい場所、例えば、受付窓口、待合室等に特別療養環境室の各々についてそのベッド数、特別療養環境室の場所及び料金を患者にとって分かりやすく掲示しておく。<u>また、当該掲示事項について、原則として、ウェブサイトに掲載しなければならない。ただし、自ら管理するホームページ等を有しない保険医療機関については、この限りではない。なお、ウェブサイトへの掲載について、令和7年5月31日までの間、経過措置を設けている。</u>
② 特別療養環境室への入院を希望する患者に対しては、特別療養環境室の設備構造、料金等について明確かつ懇切丁寧に説明し、患者側の同意を確認のうえ入院させる。
③ この同意の確認は、料金等を明示した文書に患者側の署名を受けることにより行う。なお、この文書は、当該保険医療機関が保存し、必要に応じ提示できるようにしておく。
(8) 患者に特別療養環境室に係る特別の料金を求めてはならない場合としては、具体的には以下の例が挙げられる。なお、③に掲げる「実質的に患者の選択によらない場合」に該当するか否かは、患者又は保険医療機関から事情を聴取した上で、適宜判断する。
① 同意書による同意の確認を行っていない場合（当該同意書が、室料の記載がない、患者側の署名がない等内容が不十分である場合を含む）
② 患者本人の「治療上の必要」により特別療養環境室へ入院させる場合
（例）・救急患者、術後患者等であって、病状が重篤なため安静を必要とする者、又は常時監視を要し、適時適切な看護及び介助を必要とする者
・免疫力が低下し、感染症に罹患するおそれのある患者
・集中治療の実施、著しい身体的・精神的苦痛を緩和する必要のある終末期の患者
・後天性免疫不全症候群の病原体に感染している患者（患者が通常の個室よりも特別の設備の整った個室への入室を特に希望した場合を除く）
・クロイツフェルト・ヤコブ病の患者（患者が通常の個室よりも特別の設備の整った個室への入室を特に希望した場合を除く）
③ 病棟管理の必要性等から特別療養環境室に入院させた場合であって、実質的に患者の選択によらない場合
（例）・<u>MRSA等に感染している患者及び当該感染症の疑似症患者</u>であって、主治医等が他の入院患者の院内感染を防止するため、実質的に患者の選択によらず入院させたと認められる者の場合
・特別療養環境室以外の病室の病床が満床であるため、特別療養環境室に入院させた患者の場合
　なお、「治療上の必要」に該当しなくなった場合等上記②又は③に該当しなくなったときは、(6)及び(7)に示した趣旨に従い、患者の意に反して特別療養環境室への入院が続けられることがないよう改めて同意書により患者の意思を確認する等、その取扱いに十分に配慮する。
(9) 患者が事実上特別の負担なしでは入院できないような運営を行う保険医療機関については、患者の受診の機会が妨げられるおそれがあり、保険医療機関の性格から当を得ないものと認められるので、保険医療機関の指定又は更新に

よる再指定に当たっては，十分改善がなされた上で，これを行う等の措置も考慮する。(3)に掲げる保険医療機関については，特に留意する。

⑽ 平成6年3月31日現在，従来の特別の病室として特別の料金を徴収している病室が(2)の②に掲げる要件を満たしていない場合は，当該病床を含む病棟の改築又は建替までは経過的に当該要件を課さないこととするが，早急に改善されるべきものである。

⑾ 保険医療機関は，特別の療養環境の提供に係る病床数，特別の料金等を定期的に地方厚生(支)局長に報告するとともに，当該事項を定め又は変更しようとする場合には，別紙様式1（→Web版）により地方厚生(支)局長にその都度報告する。

ⅱ）外来医療に係る特別の療養環境の提供

(1) 外来医療においても療養環境の向上に対するニーズが高まりつつあることに対応することに，患者の選択の機会を広げるために，一定の要件を満たす診察室等について，患者に妥当な範囲の負担を求めることを認める。

(2) 特別の療養環境の適切な提供を確保するため，診療に要する時間が長時間にわたる場合に限り特別の療養環境を提供することができる。具体的には，一連の診療に要する時間が概ね1時間を超える場合をいう。

(3) 療養環境については，患者が特別の負担をする上でふさわしい療養環境である必要があり，次の①及び②の要件を充足するものでなければならない。
　① 特別療養環境室は完全な個室環境を生じさせることができるものに限られ，間仕切り等により個人の区画を確保するようなものは認められない。
　② 患者が静穏な環境下で受診できる構造設備等が確保されている。

(4) 特別の療養環境の提供は，患者への十分な情報提供を行い，患者の自由な選択と同意に基づいて行われる必要があり，患者の意に反して特別療養環境室における受診が強いられることのないようにしなければならない。このため，特別療養環境室は通常の診察室等における応需態勢を確保した上で提供される必要があり，通常の診察室が空いていない等の理由により特別療養環境室での受診が求められることのないようにしなければならない。なお，一定期間における複数回の受診について包括的に同意を得ることは差し支えないが，その際には期間等を明示した上で同意を確認する。

(5) 特別の療養環境の提供を受ける患者は他の患者に比べ予約の順位が優先されるなど，療養環境の提供以外の便宜を図ることは認められない。

(6) ⅰ）(7)から(9)まで及び⑾に掲げる事項について，外来医療における特別の療養環境の提供においても準用する〔様式については別紙様式1の2（→Web版）による〕。

➡特別の療養環境の提供に係る基準に関する届出について

(平16保医発0330013，改定：平26保医発0326・2)

別添　特別の療養環境の提供に係る承認における留意事項

１．承認に要する添付書類

「留意事項通知」第3の1の(3)における「(1)にかかわらず，厚生労働大臣が次に掲げる要件を満たすものとして承認した保険医療機関にあっては，当該承認に係る病床割合まで患者に妥当な範囲の負担を求めることを認めることとするもの」における申請に要する書類は，次のとおりである。

(1) 「留意事項通知」第3の1の(3)の①における「当該保険医療機関におけるこれまでの特別の病室の稼働の状況，特別の病室の申し込みの状況等を勘案し，当該保険医療機関の特別の病室を増加しても，患者が療養の給付を受けることに支障を来すおそれがないかどうか判断すること」を確認する書類として，次の状況を記載した文書を添付させる。
　① 増床を希望する特別の病室の病床数
　② 当該保険医療機関全体の病床数
　③ 当該保険医療機関全体の入院患者数
　④ 特別の病室以外の病床数
　⑤ 特別の病室以外の入院患者数
　⑥ 特別の病室の病床数
　⑦ 特別の病室の入院患者数
　⑧ 特別の病室の申し込み状況
　⑨ 救急患者の数（診療時間内に緊急入院した患者数，診療時間外に来院した患者数及び診療時間外に来院した患者数のうち緊急入院した患者数）
　なお，③，⑤及び⑦から⑨までについては，それぞれ届出時の直近1年間における1日当たりの平均数が記載されている。

(2) 「留意事項通知」第3の1の(3)の②における「特別の療養環境に係る病室への入退室及び特別の料金等に関する相談体制が常時とられていること」を確認する書類として，相談員のタイムカード等相談員の勤務状態のわかる書類，個室入室の申込書，患者向けのパンフレット，患者への対応マニュアル等を添付させる。

(3) 「留意事項通知」第3の1の(3)の③における「必要に応じ，患者を適切かつ迅速に他の保険医療機関に紹介することができる等の他の保険医療機関との連携体制がとられていること」を確認する書類として，連携先の保険医療機関名，紹介体制等を記載した文書を添付させる。

(4) 「留意事項通知」第3の1の(3)の④における「当該保険医療機関における特別の療養環境の提供に係る病室のすべてについて，一の病床の病室数が2床以下であり，かつ，病室の面積及び設備については(2)の②から④までの要件を充足すること」を確認する書類として，当該保険医療機関より病棟，病室の間取り図を添付させる。
　なお，当該間取り図については，特別の病室に係る間取り図が明記されている。

(5) 「留意事項通知」第3の1の(3)の⑥における「医療法施行規則第19条第1項第1号及び第2号に定める医師及び歯科医師の員数を満たしていること」を確認する書類として，当該保険医療機関より勤務医の名簿等を添付させる。

(6) 「留意事項通知」第3の1の(3)の⑦における『厚生労働大臣から当該承認を受ける前6月間において，「療担規則及び薬担規則並びに療担基準に基づき厚生労働大臣が定める掲示事項等」（平成18年厚生労働省告示第107号）第3の基準に違反したことがないこと，かつ現に違反していないこと』を確認する書類として，当該保険医療機関より申立書を添付させる。

２．承認における留意事項

(1) 当該保険医療機関の所在地を含む医療法（昭和23年法律第205号）第30条の4第2項第10号に規定する区域（以下「当該区域」という）における療養病床（同法第7条第2項第4号に規定する療養病床をいう）及び一般病床（同法第7条第2項第4号に規定する一般病床をいう）の数が，当該区域の療養病床及び一般病床に係る基準病床数に既に達しているか確認する。

(2) 1の(1)における文書により，当該保険医療機関の特別の病室を増加した後における特別の病室以外の病床数が1の(1)の⑤における入院患者数を下回る場合にあっては，承認できない。
　ただし，当該区域における他の保険医療機関の特別の病室以外の病床数，入院患者数を添付させ，別紙1による算出の結果，他の保険医療機関において受け入れが可能である場合にあっては，承認しても差し支えない。
　なお，当該区域における他の保険医療機関とは，1の(3)における連携体制がとられている保険医療機関である。

(3) 「留意事項通知」第3の1の(3)の⑤における「算定告示別表第1医科診療報酬点数表第1章第2部第1節又は別表第2歯科診療報酬点数表第1章第2部第1節に規定する7対1入院基本料及び10対1入院基本料，療養病棟入院基本料並びに有床診療所入院基本料1及び有床診療所入院基本料4（特別入院基本料を除く）を算定する保険医療機関であること」の確認については，当該医療機関から届出されて

（別紙様式）

　　　　　　　　　　　　　　　○○発第　　　号
　　　　　　　　　　　　保険医療機関の
　　　　　　　　　　　　所在地及び名称
　　　　　　　　　　　　開　設　者　名

　平成○○年○月○○日付けの申請については，療担規則及び薬担規則並びに療担基準に基づき厚生労働大臣が定める掲示事項等（平成18年厚生労働省告示第107号）第三の二の㈡の規定に基づき，下記のとおり承認する。

　　平成○○年○月○○日

　　　　　　　　　　　　　　地方厚生（支）局長

　　　　　　　　　　　記

　　　特別の療養環境の提供に係る病床
　　　許可病床数（○○床）の○割○分（○○床）

いる「入院基本料等の施設基準に係る届出」により行う。

3．その他
(1) 特別の病室の増加が承認された医療機関に対しては，特別の病室への入退室及び特別の料金等に関する相談及び患者等への十分な説明を行う等，適切に対応するよう指導する。
(2) 特別の病室の増加が承認された医療機関に対し，別紙様式を参考に承認通知書を作成し，送付する。

[別紙1]　特別の病室における入院患者等の算出方法
1．当該保険医療機関における入院患者の算出
　　　　①に掲げる数　－　②に掲げる数
　①当該保険医療機関の特別の病室以外の1日当たりの平均入院患者数
　②特別の病室が増加した後における当該保険医療機関の特別の病室以外の病床数
2．当該地域の他の保険医療機関における病床の算出
　　　　①に掲げる数　－　②に掲げる数
　①当該地域の他の保険医療機関の特別の病室以外の病床数
　②当該地域の他の保険医療機関の1日当たりの平均入院患者数
3．受け入れ可能の入院患者の積算
　　　1により算出された数　＜　2により算出された数

➡HIV感染者の入院に係る特別の療養環境の提供に係る取扱い

（平8.4.24 保険発64，平12.7.10 保険発137）

1　特別の療養環境の提供に係る取扱いについて
(1) 後天性免疫不全症候群の病原体に感染している者（以下「HIV感染者」という）が個室に入院した場合には，HIV感染者本人の希望の有無にかかわらず，治療上の必要から入室したものとみなして，基本的にHIV感染者療養環境特別加算（編注：現行の点数表ではA220 HIV感染者療養環境特別加算）の対象とすることとし，特別の料金の徴収を行ってはならない。
(2) ただし，HIV感染者が通常の個室よりも特別の設備の整った個室（専用の浴室，台所，電話等が備えられており，「特室」等と称されているものをいう）への入室を特に希望した場合には，当該HIV感染者から特別の料金の徴収を行うことは差し支えない。この際，患者の同意を確認する文書については，従来どおり必要なものとするが，その場合には，患者の希望する内容を十分に確認することとし，その希望する個室の内容を具体的に文書に患者に記載させた上で，患者の署名を受けることとする。なお，この場合にあっても，医療機関の側から当該個室しか空いていないなどとしてHIV感染者に対し当該個室への入室を勧めることのないようにする。

2　厚生労働省及び各都道府県への相談窓口の設置（略）

➡クロイツフェルト・ヤコブ病の患者の入院に係る特別の療養環境の提供に係る取扱い等

（平12.11.13 保険発188，改定：平20保医発0319003）

1．特別の療養環境の提供に係る取扱いについて
(1) クロイツフェルト・ヤコブ病の患者が個室に入院した場合には，クロイツフェルト・ヤコブ病の患者本人の希望の有無にかかわらず，治療上の必要から入室したものとみなして，基本的に重症者等療養環境特別加算の対象とする。また，重症者等療養環境特別加算を算定した場合には，特別の料金の徴収を行ってはならない。
(2) ただし，クロイツフェルト・ヤコブ病の患者が通常の個室よりも特別の設備の整った個室への入室を特に希望した場合には，当該患者から特別の料金の徴収を行うことは差し支えない。その場合には，患者の希望する内容を十分に確認することとし，個室の内容を具体的に文書で患者に説明した上で，患者の署名を受けることとする。なお，この場合にあっても，医療機関の側から当該個室しか空いていないなどとしてクロイツフェルト・ヤコブ病の患者に対して当該個室への入室を勧めることのないようにする。
(3) （略）

2．特殊疾患入院医療管理料等との関係について
　クロイツフェルト・ヤコブ病の患者については，在院日数による逓減措置のない特殊疾患病棟入院料及び特殊疾患入院医療管理料並びに在院日数による逓減制がゆるやかな障害者施設等入院基本料の算定対象となる。
　特に，特殊疾患入院医療管理料については，病院である保険医療機関において，病棟単位ではなく病室を単位として行うものであり，また，平均在院日数の計算においても，特殊疾患入院医療管理料を算定する患者については，計算対象から除外される。
　なお，特殊疾患病棟入院料，特殊疾患入院医療管理料及び障害者施設等入院基本料の具体的な算定要件及び手続については，「診療報酬の算定方法」（平成20年厚生労働省告示第59号）等を参照する。

（別紙）クロイツフェルト・ヤコブ病に関する正しい知識の普及啓発について

（平12.11.13 健医疾発96）

1　CJD患者への対応については，通常の接触ではCJDの感染は起こらないため，他の患者への二次感染防止という観点からは，原則として，隔離する必要はない。なお「クロイツフェルト・ヤコブ病診療マニュアル」においても，「病室は，CJD患者には原則として個室の必要はない。ただし吐・下血，重症の下痢，気道感染症などの症状が重い患者では個室が必要な場合がある。なお，家族等の面会は特に制限する必要はない。」旨を記載している。
2　厚生労働省においては，今後，ホームページにCJDの正しい知識を掲載するなど，一層の普及啓発を進めていくこととしている。

◆ 病院の初診に関する基準

（以下はp.1577の保医発通知の「第3」中「17」）

→17　200床（一般病床に係るものに限る）以上の病院の初診に関する事項
(1) 病院と診療所の機能分担の推進を図る観点から，他の保険医療機関等からの紹介なしに一般病床の数が200床以上の病院を受診した患者については，自己の選択に係るものとして，初診料を算定する初診に相当する療養部分についてその費用を患者から徴収することができることとしたところであるが，当該療養の取扱いについては，以下のとおりとする。なお，病床数の計算の仕方は，外来診療料に係る病床数の計算方法の例による。
① 患者の疾病について医学的に初診といわれる診療行為が行われた場合に徴収できるものであり，自ら健康診断

を行った患者に診療を開始した場合等には，徴収できない。
② 同時に２以上の傷病について初診を行った場合においても，１回しか徴収できない。
③ １傷病の診療継続中に他の傷病が発生して初診を行った場合においても，第１回の初診時にしか徴収できない。
④ 医科・歯科併設の病院においては，お互いに関連のある傷病の場合を除き，医科又は歯科においてそれぞれ別に徴収できる。
⑤ ①から④までによるほか，初診料の算定の取扱いに準ずる。
(2) 初診に係る特別の料金を徴収しようとする場合は，患者への十分な情報提供を前提として，患者の自由な選択と同意があった場合に限られるものであり，当該情報提供に資する観点から，「他の保険医療機関等からの紹介によらず，当該病院に直接来院した患者については初診に係る費用として○○○○円を徴収する。ただし，緊急その他やむを得ない事情により，他の保険医療機関からの紹介によらず来院した場合にあっては，この限りでない」旨を病院の見やすい場所に患者にとって分かりやすく明示する。
(3) 特別の料金については，その徴収の対象となる療養に要するものとして社会的にみて妥当適切な範囲の額とする。
(4) 特別の料金等の内容を定め又は変更しようとする場合は，**別紙様式２**（→Web版）により地方厚生（支）局長にその都度報告する。また，特別の料金を徴収した患者数並びに特別の料金を徴収しなかった場合における当該患者数及びその理由等特別の料金の徴収に係る状況について，記録しておく。
　患者から特別の料金を徴収した保険医療機関については，毎年の定例報告の際に，上記を含む実施状況について地方厚生（支）局長に報告する。
(5) 国の公費負担医療制度の受給対象者については，「やむを得ない事情がある場合」に該当するものとして，初診に係る特別の料金の徴収を行うことは認められない。
(6) いわゆる地方単独の公費負担医療（以下「地方単独事業」という）の受給対象者については，当該地方単独事業の趣旨が，特定の障害，特定の疾病等に着目しているものである場合には，(5)と同様の取扱いとする。
(7) 社会福祉法（昭和26年法律第45号）第２条第３項第９号に規定するいわゆる無料低額診療事業の実施医療機関において当該制度の対象者について初診に係る特別の料金の徴収を行うこと，及びエイズ拠点病院においてHIV感染者について初診に係る特別の料金の徴収を行うことは，「やむを得ない事情がある場合」に該当するものとして認められない。

【事務連絡】 初・再診時の特別の料金
問　海外旅行に行くため常用薬の長期処方を希望する患者，虫刺されがかゆいと言って来院する患者，指に刺さった小さなトゲを抜いてほしいと言って来院する患者が救急車で来院した場合，緊急その他やむを得ない事情により当該病院を受診したものではないものとして，200床以上の初診料にかかる選定療養の徴収は可能か。
答　徴収可能である。
（平22.3.29）

（以下はp.1577の保医発通知の「第３」中「18」）

→**18　特定機能病院，地域医療支援病院（一般病床に係るものの数が200床未満の病院を除く）及び外来機能報告対象病院等〔医療法第30条の18の４第１項第２号の規定に基づき，同法第30条の18の２第１項第１号の厚生労働省令で定める外来医療を提供する基幹的な病院として都道府県が公表したもの（以下「紹介受診重点医療機関」という）に限り，一般病床に係るものの数が200床未満の病院を除く〕の初診に関する事項**
(1) 特定機能病院，地域医療支援病院（一般病床の数が200床未満の病院を除く）及び紹介受診重点医療機関（一般病床の数が200床未満の病院を除く）は，健康保険法第70条第３項に規定する保険医療機関相互間の機能の分担及び業務の連携のための措置として，患者の病状その他の患者の事情に応じた適切な他の保険医療機関を当該患者に紹介することと併せて，他の保険医療機関等からの紹介なしに受診した患者については，選定療養として，初診時に7,000円（歯科医師である保険医による初診の場合は5,000円）以上の金額の支払を受けることとしたところであるが，その取扱いについては，(2)から(7)までに定めるとおりとする。なお，当該初診の取扱い及び病床数の計算の仕方については，**17**の(1)と同様の取扱いとする。
(2) (1)の措置は，厚生労働大臣の定める評価療養，患者申出療養及び選定療養（平成18年厚生労働省告示第495号）第２条第４号に掲げる初診として行われるものであり，(1)の金額の支払を受ける場合には，その徴収の対象となる療養に要するものとして社会的にみて妥当適切な範囲の額とする。
(3) 救急の患者その他17の(5)から(7)までに定める患者については，「緊急やむを得ない場合」に該当するものとして，特別の料金の徴収を行うことは認められない。
(4) (3)に定める場合のほか，正当な理由がある場合は，他の保険医療機関等からの紹介なしに受診した患者について，(1)の金額の支払を求めないことができる。なお，正当な理由がある場合とは，次に掲げる患者に初診を行う場合である。
① 自施設の他の診療科から院内紹介されて受診する患者
② 医科と歯科との間で院内紹介された患者
③ 特定健康診査，がん検診等の結果により精密検査受診の指示を受けた患者
④ 救急医療事業，周産期事業等における休日夜間受診患者
⑤ 外来受診から継続して入院した患者
⑥ 地域に他に当該診療科を標榜する保険医療機関がなく，当該保険医療機関が外来診療を実質的に担っているような診療科を受診する患者
⑦ 治験協力者である患者
⑧ 災害により被害を受けた患者
⑨ 労働災害，公務災害，交通事故，自費診療の患者
⑩ その他，保険医療機関が当該保険医療機関を直接受診する必要性を特に認めた患者（急を要しない時間外の受診及び単なる予約受診等，患者の都合により受診する場合を除く）
(5) (1)の金額の支払を求めた患者に対する保険外併用療養費の支給額は，当該初診に係る所定点数から，200点（歯科医師である保険医による初診の場合においても同じ）を控除した点数を用いて算定することとしたものである。
(6) その他，17の(2)及び(4)に定める取扱いに準ずるものとする。
(7) 新たに紹介受診重点医療機関として公表された保険医療機関については，保険医療機関及び保険医療養担当規則の一部を改正する省令（令和４年厚生労働省令第31号。以下「令和４年改正省令」という）附則第２条第３項及び高齢者の医療の確保に関する法律の規定による療養の給付等の取扱い及び担当に関する基準等の一部を改正する告示（令和４年厚生労働省告示第52号。以下「令和４年改正告示」という）附則第２項に規定する正当な理由があるものとして，当該公表があった日から起算して６か月を経過する日までの間に限り，(1)の金額の支払を受けることを要しない。

【事務連絡】問１　定額負担の徴収が義務化されている病院において，例えば，障害福祉サービス等の支援を受けている患者であって児童福祉法第７条第２項に規定される重症心身障害児や重症心身障害者などの患者が紹介状なしで受診した場合には，定額負担を徴収しなければならないのか。
答　従来から，「保険医療機関が当該保険医療機関を直接受診する必要性を特に認めた患者」については，正当な理由があるものとして徴収しないことができることになっている。従って，当該医療機関が必要性を認めた場合には，徴収しないことができる。
問２　定額負担を徴収することが認められないと規定されている「救急の患者」とはどのような患者を指すのか。
答　原則として，保険医療機関における個別の判断となる。なお，少なくとも単に軽症の患者が救急車により来院し受診した場合は，当該要件には該当しない。
（平30.3.30）
問３　定額負担には，消費税分は含まれるのか。例えば，医

科の初診の金額について，消費税分を含めて7,000円とすることは許容されるのか。

答　含まれる。消費税分を含めて，告示で定める金額以上の金額を社会的にみて妥当適切な範囲で徴収していれば良い。

問4　地方単独の公費負担医療の対象となる患者は，今回の定額負担の対象となるのか。

答　地方単独の公費負担医療のうち，特定の疾病又は障害に着目したものの対象となる患者については，定額負担を求めてはならないこととしている。

問5　「特定健康診査，がん検診等の結果により精密検査受診の指示を受けた患者」について，「がん検診等」の「等」には具体的に何が含まれるのか。例えば，人間ドックで精密検査の指示を受けた場合は含まれるのか。

答　特定健康診査，がん検診のほか，公的な制度に基づく健康診断が含まれる。

問6　「地域に他に当該診療科を標榜する保険医療機関がなく，当該保険医療機関が外来診療を実質的に担っているような診療科を受診する患者」への該当性は，具体的にどのような基準で判断すれば良いのか。

答　原則として，保険医療機関において個別に判断いただくものと考えている。なお，少なくとも以下のような場合は，近隣の医療機関との機能分化を行うことが必要又は可能と考えられることから，当該要件には該当しない。
・当該地域において通常用いる交通手段によって当該保険医療機関から15分程度で移動できる距離に当該診療科を標榜する保険医療機関がある場合
・当該診療科において，紹介状を有しない患者に対し，選定療養として定額負担の徴収の実績を有する場合
　ただし，近隣の医療機関における応需体制が乏しい等，実態上近隣の医療機関との機能分化を行うことが困難と地域医師会等が認めた場合にはこの限りでない。

問7　標榜する診療科の区分は，地方公営企業の設置条例で定める診療科という認識でかまわないか（内科の場合，「呼吸器内科」，「消化器内科」，「循環器内科」，「腎臓内科」，「神経内科」，「血液内科」，「肝臓内科」，「緩和ケア内科」，「腫瘍内科」，「糖尿病内科」）。

答　医療法施行令第3条の2に定める広告することができる診療科に当たるため，差し支えない。

問8　定額負担を求めなくて良い場合の「自費診療の患者」の定義は何か。例えば，保険証を未持参で受診した場合に自費扱いとした場合にも負担を求めることは可能か。

答　保険診療の対象とならない患者をいう。なお，例示されているケースは本来保険診療として取り扱うべきであるから，「自費診療の患者」には当たらない。

問9　地方自治体による条例制定だけでなく，条例改正，規則・告示改正が必要となる場合も対象となるのか。

答　定額負担の定めに必要なものであれば，対象となる。

問10　①初診時に紹介状を持たず受診したため初診の定額負担を徴収した患者の再診時に，他医療機関に紹介する旨の申出を行ったにもかかわらず当院での受診を希望した場合には，定額負担の対象となるのか。
　②再診の定額負担については，受診の都度徴収を行うのか。

答　①・②とも他の病院又は診療所に紹介する旨の申出を行ったにもかかわらず受診した場合は，『「療担規則及び薬担規則並びに療担基準に基づき厚生労働大臣が定める掲示事項等」及び「保険外併用療養費に係る厚生労働大臣が定める医薬品等」の実施上の留意事項』に定める例外に該当しない限り，受診の都度徴収が必要。　　　　　（平28.3.31，一部修正）

問11　「特別の料金」を新たに定める又は変更する場合に，どのような手続きを行えばよいのか。

答　『「療担規則及び薬担規則並びに療担基準に基づき厚生労働大臣が定める掲示事項等」及び「保険外併用療養費に係る厚生労働大臣が定める医薬品等」の実施上の留意事項について』の別紙様式2により地方厚生（支）局に報告をする必要がある。

問12　紹介状なしで一定規模以上の病院を受診する場合等にかかる「特別の料金」について，令和4年10月より厚生労働大臣が定める額が5,000円から7,000円に増額されるが，消費税については，平成28年3月31日に発出された疑義解釈資料（「問3」）と同様の取扱いでよいか。

答　そのとおり。消費税を含めて，告示で定める金額（7,000円）以上の金額を社会的にみて妥当適切な範囲で徴収していれば良い。
（令4.9.27）

3　予約に基づく診察

(1)　当該診察は，当該保険医療機関において対面で行われるものであって，予約診察を行う日時があらかじめ決められていなければならないものとする。
(2)　当該保険医療機関において，予約に基づかない診察が受けられる体制が十分整っていなければならないものとする。
(3)　予約診察を行う日時及び予約料を当該保険医療機関の見やすい場所に掲示しなければならないものとする。
(4)　原則として，予約診療を行う日時及び予約料をウェブサイトに掲載しなければならないものとする。

（以下はp.1577の保医発通知の「第3」中「15」）
→15　予約に基づく診察に関する事項
(1)　予約診察による特別の料金の徴収については，当該予約診察が保険医療機関において対面で行われるものでなければ認められないものである。
(2)　予約診察による特別の料金の徴収に当たっては，それぞれの患者が予約した時刻に診療を適切に受けられるような体制が確保されていることが必要であり，予約時間から一定時間（30分程度）以上患者を待たせた場合は，予約料の徴収は認められない。
(3)　予約を徴収しない時間を各診療科ごとに少なくとも延べ外来診療時間の2割程度確保するものとする。なお，この時間帯の確保に当たっては，各診療科における各医師又は歯科医師の同一診療時間帯に，予約患者とそうでない患者を混在させる方法によっても差し支えない。
(4)　予約患者でない患者についても，概ね2時間以上待たせることのないよう，適宜診察を行う。
(5)　予約患者については，予約診察として特別の料金を徴収するのにふさわしい診療時間（10分程度以上）の確保に努めるものとし，医師又は歯科医師1人につき1日に診察する予約患者の数は概ね40人を限度とする。
(6)　上記の趣旨を患者に適切に情報提供する観点から，当該事項について院内に患者にとって分かりやすく掲示するとともに，保険医療機関の受付窓口の区分，予約でない患者に対する受付窓口での説明，予約患者でない患者への番号札の配布等，各保険医療機関に応じた方法により，予約患者とそうでない患者のそれぞれについて，当該取扱いが理解されるよう配慮する。
　また，原則として，ウェブサイトに掲載しなければならない。ただし，自ら管理するホームページ等を有しない保険医療機関については，この限りではない。なお，ウェブサイトへの掲載について，令和7年5月31日までの間，経過措置を設けている。
(7)　予約料の徴収は，患者の自主的な選択に基づく予約診察についてのみ認められるものであり，病院側の一方的な都合による徴収は認められない。
(8)　予約料の額は，曜日・時間帯，標榜科等に応じて複数定めても差し支えないが，社会的に見て妥当適切なものでなければならない。
(9)　特別の料金等の内容を定め又は変更しようとする場合は，別紙様式3（→Web版）により地方厚生（支）局長にその都度報告する。
(10)　専ら予約患者の診察に当たる医師又は歯科医師がいても差し支えない。
(11)　予約診察を行う時刻は夜間，休日又は深夜であっても差し支えない。ただし，この場合には，当該予約患者につい

ては保険医療機関において診療応需の態勢をとっているといえることから，医科点数表又は歯科点数表に規定する時間外加算，休日加算及び深夜加算は算定できない。

4 保険医療機関が表示する診療時間以外の時間における診察

(1) 当該診察は，当該保険医療機関において対面で行われるものであって，患者が当該保険医療機関の診療時間以外の時間に診察を受けることを希望した場合にのみ認められるものとする。
(2) 当該診察は，医科点数表の第1章A000の注7，A001の注5及びA002の注8並びに歯科点数表の第1章A000の注7及び注8並びにA002の注5及び注6に規定する保険医療機関が表示する診療時間以外の時間における診察に係る加算の対象となるものであってはならないものとする。

(以下はp.1577の保医発通知の「第3」中「16」)
→16 保険医療機関が表示する診療時間以外の時間における診察（以下単に「時間外診察」という）に関する事項
(1) 本制度は，国民の生活時間帯の多様化や時間外診察に係るニーズの動向を踏まえて創設されたものであり，したがって，本制度の対象となるのは，緊急の受診の必要性はないが患者が自由な選択に基づき，自己の都合により時間外診察を希望した場合に限られ，緊急やむを得ない事情による時間外の受診については従前通り診療報酬点数表上の時間外加算の対象となり，患者からの費用徴収は認められない。
(2) 時間外診察に係る特別の料金の徴収については，当該時間外診察が保険医療機関において対面で行われるものでなければ認められないものである。
(3) 本制度に基づき時間外診察に係る費用徴収を行おうとする保険医療機関は，時間外診察に係る費用徴収についての掲示をあらかじめ院内の見やすい場所に患者にとって分かりやすく示しておかなければならない。また，当該掲示事項について，原則として，ウェブサイトに掲載しなければならない。ただし，自ら管理するホームページ等を有しない保険医療機関については，この限りではない。なお，ウェブサイトへの掲載について，令和7年5月31日までの間，経過措置を設けている。
(4) 社会通念上時間外とされない時間帯（例えば平日の午後4時）であっても，当該保険医療機関の標榜診療時間帯以外であれば，診療報酬上の時間外加算とは異なり，本制度に基づく時間外診察に係る費用徴収は認められる。
(5) 患者からの徴収額については，診療報酬点数表における時間外加算の所定点数相当額を標準とする。
(6) 患者からの徴収額及び標榜診療時間帯を定め又は変更しようとする場合は，別紙様式4（→Web版）により地方厚生（支）局長にその都度報告する。

◆ 病院の再診に関する基準

(以下はp.1577の保医発通知の「第3」中「19」)
→19 200床（一般病床に係るものに限る）以上の病院の再診に関する事項
(1) 病院と診療所の機能分担の推進を図る観点から，他の病院又は診療所に対し文書による紹介を行う旨の申出を行ったにもかかわらず，当該病院を受診した患者については，自己の選択に係るものとして，外来診療料又は再診料に相当する療養部分についてその費用を患者から徴収することができる。また，同時に2以上の傷病についてそれぞれ別の診療科で再診を行った患者であっても，ある傷病に係る診療科において，他の病院又は診療所に対し文書による紹介を行う旨の申出（以下「逆紹介」という）が行われたにもかかわらず，当該診療科を受診した場合には，別の傷病に係る診療科において逆紹介が行われていない場合であっても，特別の料金を徴収することができるものである。なお，病床数の計算の仕方は，外来診療料に係る病床数の計算方法の例による。
(2) 外来診療料又は地域歯科診療支援病院歯科再診料を算定する療養に相当する療養が行われた場合に特別の料金を徴収することができる。
(3) 再診に係る特別の料金を徴収しようとする場合は，患者への十分な情報提供を前提とされるものであり，当該情報提供に資する観点から，必要な情報を病院の見やすい場所に患者にとって分かりやすく明示する。
(4) 他の病院又は診療所に対する文書による紹介を行う旨の申出については，当該医療機関と事前に調整した上で行うものとし，以下の事項を記載した文書を交付することにより行う。また，当該文書による申出を行った日については，特別の料金の徴収は認められない。
　ア 他の病院又は診療所に対し文書により紹介を行う用意があること
　イ 紹介先の医療機関名
　ウ 次回以降特別の料金として○○円を徴収することとなること
(5) その他，200床（一般病床に係るものに限る）以上の病院の初診に関する事項の(3)から(7)までの取扱いに準ずる。

(以下はp.1577の保医発通知の「第3」中「20」)
→20 特定機能病院，地域医療支援病院（一般病床に係るものの数が200床未満の病院を除く）及び紹介受診重点医療機関（一般病床に係るものの数が200床未満の病院を除く）の再診に関する事項
(1) 特定機能病院，地域医療支援病院（一般病床の数が200床未満の病院を除く）及び紹介受診重点医療機関（一般病床の数が200床未満の病院を除く）は，健康保険法第70条第3項に規定する保険医療機関相互間の機能の分担及び業務の連携のための措置として，患者の病状その他の患者の事情に応じた適切な他の保険医療機関を当該患者に紹介することと併せて，逆紹介を行ったにもかかわらず，当該病院を受診した患者については，選定療養として，再診時に3,000円（歯科医師である保険医による再診の場合は1,900円）以上の金額の支払を受けることとしたところであるが，その取扱い等については，(2)から(8)までに定めるとおりとする。
(2) 特定機能病院，地域医療支援病院（一般病床の数が200床未満の病院を除く）及び紹介受診重点医療機関（一般病床の数が200床未満の病院を除く）は，患者の病状が安定している場合その他当該保険医療機関以外の病院又は診療所に紹介することが適当と認めたときは，逆紹介を行うものとし，当該申出を行ったにもかかわらず患者が受診した場合には，(1)の金額の支払を受ける。
(3) (1)の措置は，厚生労働大臣の定める評価療養，患者申出療養及び選定療養第2条第5号に掲げる再診として行われるものであり，(1)の金額の支払を受ける場合には，その徴収の対象となる療養に要するものとして社会的にみて妥当適切な範囲の額とする。
(4) 救急の患者その他の17の(5)から(7)までに定める患者については，「緊急やむを得ない場合」に該当するものとして，特別の料金の徴収を行うことは認められないものであること。
(5) (4)に定める場合のほか，正当な理由がある場合は，(1)の金額の支払を求めないことができること。なお，正当な理由がある場合とは，次に掲げる患者に再診を行う場合であること。
　① 救急医療事業，周産期事業等における休日夜間受診患者
　② 外来受診から継続して入院した患者
　③ 災害により被害を受けた患者
　④ 労働災害，公務災害，交通事故，自費診療の患者
　⑤ その他，保険医療機関が当該保険医療機関を直接受診する必要性を特に認めた患者（急を要しない時間外の受診及び単なる予約受診等，患者の都合により受診する場合を除く）
(6) (1)の金額の支払を求めた患者に対する保険外併用療養費

の支給額は，当該再診に係る所定点数から，50点（歯科医師である保険医による再診の場合は40点）を控除した点数を用いて算定することとしたものであること。
(7) その他，19〔p.1594の保医発通知「19 200床（略）以上の病院の再診に関する事項」（前項）の取扱いに準ずる。
(8) 新たに紹介受診重点医療機関として公表された保険医療機関については，令和4年改正政令附則第2条第3項及び令和4年改正告示附則第2項に規定する正当な理由を有するものとして，当該公表があった日から起算して6か月を経過する日までの間に限り，(1)の金額の支払を受けることを要しないこと。

5 医科点数表及び歯科点数表に規定する回数を超えて受けた診療であって別に厚生労働大臣が定めるものに関する基準

> 医科点数表及び歯科点数表において回数が定められている診療であって別に厚生労働大臣が定めるもの〔→告示498の「7の15」，p.1624〕であること。

（以下はp.1577の保医発通知の「第3」中「21」）

→21 医科点数表等に規定する回数を超えて受けた診療であって別に厚生労働大臣が定めるものに関する事項
摘要欄 p.1705 p.1717

(1) 本制度は，患者の要望に従い，患者の自己の選択に係るものとして，医科点数表等に規定する回数を超えて行う診療であって，①検査〔腫瘍マーカーのうち，「α-フェトプロテイン（AFP）」及び「癌胎児性抗原（CEA）」，「前立腺特異抗原（PSA）」及び「CA19-9」〕，②リハビリテーション（「心大血管疾患リハビリテーション料」，「脳血管疾患等リハビリテーション料」，「廃用症候群リハビリテーション料」，「運動器リハビリテーション料」及び「呼吸器リハビリテーション料」），③精神科専門療法（「精神科ショート・ケア」，「精神科デイ・ケア」，「精神科ナイト・ケア」及び「精神科デイ・ナイト・ケア」）について，その費用を患者から徴収することができる。
　ただし，①については，患者の不安を軽減する必要がある場合，②については，患者の治療に対する意欲を高める必要がある場合，③については，患者家族の負担を軽減する必要がある場合に限り実施される。
　なお，当該診療の実施に当たっては，その旨を診療録に記載する。
(2) 本制度に基づき医科点数表等に規定する回数を超えて行う診療を実施する場合において，「特掲診療料の施設基準等」（平成20年厚生労働省告示第63号）等により施設基準が定められている場合には，これに適合する旨を地方厚生（支）局長に届け出ている。
(3) 医科点数表等に規定する回数を超えて行う診療に係る特別の料金の徴収を行おうとする保険医療機関は，本制度の趣旨を患者に適切に情報提供する観点から，当該事項について院内の見やすい場所に分かりやすく掲示しておかなければならない。また，当該掲示事項について，原則として，ウェブサイトに掲載しなければならない。ただし，自ら管理するホームページ等を有しない保険医療機関については，この限りではない。なお，ウェブサイトへの掲載について，令和7年5月31日までの間，経過措置を設けている。
(4) 保険医療機関は，医科点数表等に規定する回数を超えて行う診療を実施するに当たり，あらかじめ患者に対し，その内容及び費用に関して明確かつ懇切に説明を行い，患者の自由な選択に基づき，文書によりその同意を得るものとし，この同意の確認は，特別の料金等を明示した文書に患者側の署名を受けることにより行う。
(5) 患者から，医科点数表等に規定する回数を超えて行う診療に係る費用を特別の料金として徴収する場合，当該特別の料金の徴収を行った保険医療機関は，患者に対し，保険外併用療養費の一部負担に係る徴収額と特別の料金に相当する自費負担に係る徴収額を明確に区分した当該特別の料金の徴収に係る領収書を交付する。
(6) 特別の料金については，その徴収の対象となる療養に要するものとして社会的にみて妥当適切な範囲の額とし，医科点数表等に規定する基本点数をもとに計算される額を標準とする。
(7) 特別の料金等の内容を定め又は変更しようとする場合は，別紙様式13（→Web版）により地方厚生（支）局長にその都度報告する。また，患者から特別の料金を徴収した保険医療機関については，毎年の定例報告の際に，その実施状況について地方厚生（支）局長に報告する。

（編注）規定回数を超えて行う診療について，患者負担とできる場合は下記の3つである。
(1) 悪性腫瘍の診断の確定又は転帰の決定までの間に（患者の不安を軽減する必要がある場合に）2回以上の腫瘍マーカー（AFP, CEA, PSA, CA19-9）を行う場合
(2) 心大血管疾患，運動器，脳血管疾患等，廃用症候群，呼吸器の各リハビリを（患者の治療に対する意欲を高める必要がある場合に）1日上限単位数を超えて行う場合，及び上記リハビリテーション料の標準的算定日数を超えた場合で，①継続により改善が期待できる場合，②治療上有効と判断される場合に該当しない場合（維持期のリハビリ）で1月13単位を超えて行われる場合
(3) 精神科ショート・ケア，デイ・ケア，ナイト・ケア，デイ・ナイト・ケアを（患者家族の負担を軽減する必要がある場合に）1年を超える期間に週5日を超えて行う場合

【事務連絡】医科点数表等に規定する回数を超えて行う診療
問1 「医科点数表等に規定する回数を超えて受けた診療」の実施に当たりその旨を診療録に記載するとのことであるが，どのような内容を記載するのか。
答 規定する回数を超えて行う診療について，選定療養の主旨に沿った観点から実施する旨を実施する都度，診療録に記載する。
問2 「医科点数表等に規定する回数を超えて受けた診療」に係る特別の料金は，医療機関が自由に設定して良いか。
答 特別の料金は，医科点数表等に規定する基本点数を標準に社会的にみて妥当適切な範囲の額を医療機関が独自で設定できる。なお，特別の料金を徴収しようとする医療機関は，予め地方厚生（支）局長への報告が必要である。

【検査】腫瘍マーカー
問3 「医科点数表等に規定する回数を超えて受けた診療」とはどのような場合に実施されることが想定されるのか。
答 本来，悪性腫瘍の診断の確定または転帰の決定までの間に1回を限度として算定するが，患者の希望により，患者の不安を軽減する必要がある場合。
問4 悪性腫瘍の診断が確定した場合であっても，肝硬変，HBs抗原陽性の慢性肝炎又はHCV抗体陽性の慢性肝炎の患者については，「悪性腫瘍特異物質治療管理料」とは別に「α-フェトプロテイン（AFP）」を算定できるが，同一月に患者の希望に基づき，「α-フェトプロテイン（AFP）」を追加的に実施することは可能か。
答 本項目は，「悪性腫瘍特異物質治療管理料」を算定している患者であって，その必要性から例外的に認められているものであり，選定療養の対象となっていないため，不可。
問5 患者の希望に基づき，「α-フェトプロテイン（AFP）」，「癌胎児性抗原（CEA）」を追加的に実施した場合，「D026検体検査判断料」の「生化学的検査（Ⅱ）判断料」は算定（保険請求）できるか。
答 算定（保険請求）できる。なお，同一月に生化学的検査（Ⅱ）に係る検査を実施した場合，別に「生化学的検査（Ⅱ）判断料」を算定（保険請求）することはできない。
問6 患者の希望に基づき，血液採取により，「α-フェトプロテイン（AFP）」，「癌胎児性抗原（CEA）」を追加的に実施した場合，「血液採取」は算定（保険請求）できるか。
答 算定（保険請求）できる。

【リハビリテーション】
問7 「医科点数表等に規定する回数を超えて受けた診療」とはどのような場合に実施されることが想定されるのか。
答 疾患別リハビリテーションのそれぞれ個別療法について，患者の希望に基づき，患者の治療に対する意欲を高める必要がある場合に1日6単位を超えて実施する場合及び疾患

別リハビリテーションにおいて，標準的算定日数を超えて，さらに算定可能とされている1月13単位の限度を超えて選定療養として行われるリハビリの場合。
(編注) (1) 心大血管疾患・脳血管疾患等・廃用症候群・運動器・呼吸器の各リハビリテーション料の1日の上限単位数を超えて行う場合が該当する。
(2) 従事者1人が行うことができる1日の上限単位数，1週間の上限単位数が定められているが，「規定する単位数を超えて行った単位数」も含めるものとされる。

【精神科専門療法】
問8 「医科点数表等に規定する回数を超えて受けた診療」とはどのような場合に実施されることが想定されるのか。
答 精神科ショート・ケア，精神科デイ・ケア，精神科ナイト・ケア，精神科デイ・ナイト・ケアを最初に算定した日から起算して1年を超えて行う期間であって，患者家族の負担を軽減する必要がある場合に週5日を超えて当該療法を実施する場合。
問9 精神科ショート・ケア，精神科デイ・ケア，精神科ナイト・ケア，精神科デイ・ナイト・ケアを規定する回数を超えて実施する場合，「外来管理加算」の算定（保険請求）は可能か。
答 不可。
問10 精神科ショート・ケア，精神科デイ・ケア，精神科ナイト・ケア，精神科デイ・ナイト・ケアの施設基準において，1日に実施できる患者数の限度が示されているが，規定する回数を超えて実施した分の患者数も加えるのか。
答 加える。
(平17.10.21，一部修正)

6 入院期間が180日を超える入院に関する基準

〔→告示496「別表第2」(p.1621)，告示498「8」「9」「10」(p.1624) 参照〕

> 療担規則第5条第2項又は療担基準第5条第2項の規定により受け取る金額は，当該療養に要するものとして適正なものでなければならないものとする。

(以下はp.1577の保医発通知の「第3」中「22」)
→22 入院期間が180日を超える入院に関する事項
(1) 入院医療の必要性が低いが患者側の事情により長期にわたり入院している者への対応を図る観点から，通算対象入院料〔一般病棟入院基本料〔特別入院基本料，月平均夜勤時間超過減算及び夜勤時間特別入院基本料を含み，医科点数表の「注11」に規定する療養病棟入院料1の例により算定する場合（歯科点数表第1章第2部第1節通則1の規定により医科点数表の例により算定する場合を含む）を除く〕，特定機能病院入院基本料〔一般病棟の場合に限り，医科点数表の「注9」に規定する療養病棟入院料1の例により算定する場合（歯科点数表第1章第2部第1節通則1の規定により医科点数表の例により算定する場合を含む）を除く〕及び専門病院入院基本料〔医科点数表の「注8」に規定する療養病棟入院料1の例により算定する場合（歯科点数表第1章第2部第1節通則1の規定により医科点数表の例により算定する場合を含む）を除く〕をいう。以下同じ〕を算定する保険医療機関への180日を超える入院〔(6)に定める患者の入院を除く〕については，患者の自己の選択に係るものとして，その費用を患者から徴収することができる。
(2) 入院期間は，以下の方法により計算されるものであり，医科点数表及び歯科点数表（以下「医科点数表等」という）の例により計算されるものではないことに留意する。
　① 保険医療機関を退院した後，同一の疾病又は負傷により，当該保険医療機関又は他の保険医療機関に入院した場合〔当該疾病又は負傷が一旦治癒し，又は治癒に近い状態（寛解状態を含む）になった後に入院した場合を除く〕にあっては，これらの保険医療機関において通算対象入院料を算定していた期間を通算する。
　② ①の場合以外の場合にあっては，現に入院している保険医療機関において通算対象入院料を算定していた期間を通算する。
(3) 退院の日から起算して3月以上〔悪性腫瘍，難病の患者に対する医療等に関する法律（平成26年法律第50号）第5条第1項に規定する指定難病〔同法第7条第4項に規定する医療受給者証を交付されている患者（同条第1項各号に規定する特定医療費の支給認定に係る基準を満たすものとして診断を受けたものを含む）に係るものに限る〕又は「特定疾病治療研究事業について」（昭和48年4月17日衛発第242号）に掲げる疾患（当該疾患に罹患しているものとして都道府県知事から受給者証の交付を受けているものに限る。ただし，スモンについては過去に公的な認定を受けたことが確認できる場合等を含む）に罹患している患者については1月以上。以下同じ〕の期間，同一傷病について，いずれの保険医療機関に入院することなく経過した後に，当該保険医療機関又は他の保険医療機関に入院した場合は，(2)の②に該当するものであり，入院期間の計算方法は，現に入院している保険医療機関において通算対象入院料を算定していた期間を通算する。
(4) 入院期間の確認については，「診療報酬の算定方法の一部改正に伴う実施上の留意事項について」（令和6年3月5日保医発0305第4号）別添1第1章第2部通則3に従う。
(5) 保険外併用療養費の支給額は，所定点数から通算対象入院料の基本点数の100分の15に相当する点数を控除した点数をもとに計算されるものであるが，通算対象入院料の基本点数とは，それぞれの区分の「注1」（特別入院基本料，月平均夜勤時間超過減算及び夜勤時間特別入院基本料の場合は「注2」）に掲げられている点数である。なお，控除する点数に1点未満の端数があるときは，小数点以下第一位を四捨五入して計算する。また，外泊期間中は，保険外併用療養費は支給しない。なお，外泊期間中であっても，特別の料金を徴収することができることとし，その標準については，(9)に規定するところによる。
(6) 当該制度は，入院医療の必要性が低いが患者側の事情により入院しているものへの対応を図るためのものであることから，下の表の左欄に掲げる状態等にあって，中欄の診療報酬点数に係る療養のいずれかについて，右欄に定める期間等において実施している患者の入院については，選定療養には該当せず，特別の料金を徴収することは認められない。なお，左欄に掲げる状態等にある患者が，退院等により右欄に定める実施期間等を満たさない場合においては，当該月の前月において選定療養に該当していない場合に限り，当該月においても同様に取り扱う。他の病院から転院してきた患者についても同様の取扱いとする。

状態等	診療報酬点数	実施の期間等
1 難病患者等入院診療加算を算定する患者	難病患者等入院診療加算	当該加算を算定している期間
2 重症者等療養環境特別加算を算定する患者	重症者等療養環境特別加算	当該加算を算定している期間
3 重度の肢体不自由者（脳卒中の後遺症の患者及び認知症の患者を除く），脊椎損傷等の重度障害者（脳卒中の後遺症の患者及び認知症の患者を除く），重度の意識障害者，筋ジストロフィー患者及び難病患者等(注1参照)	―	左欄の状態にある患者
4 悪性新生物に対する腫瘍用薬（重篤な副作用を有するものに限る）を投与している状態(注2参照)	動脈注射 抗悪性腫瘍剤局所持続注入 点滴注射 中心静脈注射 骨髄内注射	左欄治療により，集中的な入院加療を要する期間

5	悪性新生物に対する放射線治療を実施している状態	放射線治療（エックス線表在治療又は血液照射を除く）	
6	ドレーン法又は胸腔若しくは腹腔の洗浄を実施している状態（注3参照）	ドレーン法（ドレナージ） 胸腔穿刺 腹腔穿刺	当該月において2週以上実施していること
7	人工呼吸器を使用している状態	間歇的陽圧吸入法，体外式陰圧人工呼吸器治療 人工呼吸	当該月において1週以上使用していること
8	人工腎臓，持続緩徐式血液濾過又は血漿交換療法を実施している状態	人工腎臓，持続緩徐式血液濾過	各週2日以上実施していること（注4参照）
		血漿交換療法	当該月において2日以上実施していること
9	全身麻酔その他これに準ずる麻酔を用いる手術を実施し，当該疾病に係る治療を継続している状態（当該手術を実施した日から起算して30日までの間に限る）	脊椎麻酔 開放点滴式全身麻酔 マスク又は気管内挿管による閉鎖循環式全身麻酔	――――
10	末期の悪性新生物に対する治療を実施している状態	薬剤料（麻薬に限る）（注5参照） 神経ブロック（注6参照）	左欄の状態にある期間
11	呼吸管理を実施している状態	救命のための気管内挿管（注7参照） 気管切開術（注8参照） 酸素吸入（注9参照）	
12	頻回に喀痰吸引・排出を実施している状態（注10参照）	喀痰吸引，干渉低周波去痰器による喀痰排出 気管支カテーテル薬液注入法	当該月において1日あたり8回（夜間を含め約3時間に1回程度）以上実施している日が20日を超えること
13	肺炎等に対する治療を実施している状態	薬剤料（抗生剤に限る）（注11参照）	左欄の状態にある期間
14	集中的な循環管理が実施されている先天性心疾患等の患者（注12参照）	薬剤料（強心剤等に限る）	
15	15歳未満の患者	――――	左欄の年齢にある期間
16	児童福祉法第6条の2第3項に規定する小児慢性特定疾病医療支援を受けている患者	――――	当該支援を受けている期間
17	児童福祉法第20条第1項の療育の給付を受けている患者	――――	当該給付を受けている期間
18	造血幹細胞移植又は臓器移植後の拒絶反応に対する治療を実施している患者	――――	左欄の状態にある期間

注1　3の左欄に掲げる状態等にある患者は具体的には以下のような状態等にあるものをいう。
　a　重度の肢体不自由者（脳卒中の後遺症の患者及び認知症の患者を除く），脊髄損傷等の重度障害者（脳卒中の後遺症の患者及び認知症の患者を除く）
　　なお，脳卒中の後遺症の患者及び認知症の患者については，当該傷病が主たる傷病である患者のことをいう。
　b　重度の意識障害者
　　重度の意識障害者とは，次に掲げる者をいう。なお，病因が脳卒中の後遺症であっても，次の状態である場合には，重度の意識障害者となる。
　　ア　意識障害レベルがJCS（Japan Coma Scale）でⅡ-3（又は30）以上又はGCS（Glasgow Coma Scale）で8点以下の状態が2週以上持続している患者
　　イ　無動症の患者（閉じ込め症候群，無動性無言，失外套症候群等）
　c　以下の疾患に罹患している患者
　　筋ジストロフィー，多発性硬化症，重症筋無力症，スモン，筋萎縮性側索硬化症，脊髄小脳変性症，ハンチントン病，パーキンソン病関連疾患〔進行性核上性麻痺，大脳皮質基底核変性症，パーキンソン病（ホーエン・ヤールの重症度分類がステージ3以上でかつ生活機能障害度Ⅱ度又はⅢ度のものに限る）〕，多系統萎縮症（線条体黒質変性症，オリーブ橋小脳萎縮症，シャイ・ドレーガー症候群），プリオン病，亜急性硬化性全脳炎，ライソゾーム病，副腎白質ジストロフィー，脊髄性筋萎縮症，球脊髄性筋萎縮症，慢性炎症性脱髄性多発神経炎及びもやもや病（ウイリス動脈輪閉塞症）
　d　重度の肢体不自由者については，『「障害老人の日常生活自立度（寝たきり度）判定基準」の活用について』（平成3年11月18日老健第102-2号）(p.1136)においてランクB（以下「ランクB」という）以上に該当するものが対象となるものであり，ランクB以上に該当する旨を診療報酬明細書に記載する。
　　　　　　　　　　　　　　　　　　　　　　　　　摘要欄　p.1720

2　4の「重篤な副作用を有するもの」とは，肝障害，間質性肺炎，骨髄抑制，心筋障害等の生命予後に影響を与えうる臓器障害を有する腫瘍用薬である。

3　6に係る胸腔穿刺又は腹腔穿刺を算定した場合は，当該胸腔穿刺又は腹腔穿刺に関し洗浄を行った旨を診療報酬明細書に記載する。
　　　　　　　　　　　　　　　　　　　　　　　　　摘要欄　p.1720

4　8の「人工腎臓を実施している状態」にある患者については，ランクB以上に該当するものが対象となるものであり，ランクB以上に該当する旨を診療報酬明細書に記載する。

5　10の中欄に規定する「麻薬」については，使用薬剤を診療報酬明細書に記載する。

6　10の中欄に規定する「神経ブロック」とは，医科点数表第2章第11部第2節 L100神経ブロック（局所麻酔剤又はボツリヌス毒素使用），L101神経ブロック（神経破壊剤又は高周波凝固法使用）又は L105硬膜外ブロックにおける麻酔剤の持続的注入である。

7　11の中欄に規定する「救命のための気管内挿管」を実施している患者については，気管内挿管を実施している旨を診療報酬明細書に記載する。

8　11の中欄に規定する「気管切開術」を実施している患者については，ランクB以上に該当するものが対象となるものであり，ランクB以上に該当する旨及び気管切開術を実施している旨を診療報酬明細書に記載する。

9　11の中欄に規定する「酸素吸入」を実施している患者については，ランクB以上に該当し，かつ，酸素吸入を実施しない場合には経皮的動脈血酸素飽和度が90％以下となるものが対象となるものであり，ランクB以上に該当する旨及び酸素吸入を実施しない場合の経皮的動脈血酸素飽和度の値及び酸素吸入を実施している旨を診療報酬明細書に記載する。

10　12の左欄に規定する「頻回に喀痰吸引・排出を実施している状態」については，ランクB以上に該当するものが対象となるものであり，ランクB以上に該当する旨及び喀痰吸引又は干渉低周波去痰器による喀痰排出の内容（喀痰吸引等の頻度，喀痰吸引に伴う排痰処置等）について，診療報酬明細書に記載する。

また，頻回の喀痰吸引を長期間必要とする理由（気管切開等の呼吸管理を行っておらず，かつ，長期間喀痰吸引を実施している場合は，特にその理由を診療録に記載する）及びその内容（喀痰吸引等の頻度，喀痰吸引に伴う排痰処置等）を診療録に記載する。

11　13の中欄に規定する抗生剤（病原生物に対する医薬品をいう）は，主として全身性の感染症に対する治療のために投与される注射薬に限るものとし，使用薬剤並びに当該治療に係る細菌培養同定検査等及び薬剤感受性検査の結果を診療報酬明細書に記載又は添付する。

12　14の「集中的な循環管理が実施されている先天性心疾患等の患者」については，常時モニタリング下に，塩酸ドパミン，塩酸ドブタミン，ミルリノン，アムリノン，塩酸オルプリノン，不整脈用剤又はニトログリセリン（いずれも注射薬に限る）を投与されている先天性心疾患等の患者が対象となるものであり，循環管理の内容（モニタリングの内容，使用薬剤等）を診療報酬明細書に記載する。

(7)　急性増悪のため，通算対象入院料を算定する病棟から，一般病棟に転棟させた場合（一般病棟に入院中の患者が急性増悪した場合を含む）は当該転棟の日（一般病棟に入院中の患者については急性増悪の日）から30日間は，特別の料金を徴収することは認められない取扱いとする。ただし，30日間を経過した後は，(6)に規定する基準に従い，当該者の入院が選定療養となるか否かを判断する。なお，この場合においては，一般病棟に転棟させた理由を診療報酬明細書に詳細に記載する。

(8)　特別の料金を徴収しようとする場合は，患者への十分な情報提供が前提とされるものであり，特別の料金の額等に関する情報を文書により提供しなければならない。

(9)　特別の料金については，その徴収の対象となる療養に要するものとして社会的にみて妥当適切な範囲の額とし，通算対象入院料の基本点数の100分の15に相当する点数をもとに計算される額を標準とする。

(10)　特別の料金等の内容を定め又は変更しようとする場合は，別紙様式10（→Web版）により地方厚生（支）局長にその都度報告する。また，患者から特別の料金を徴収した保険医療機関については，毎年の定例報告の際に，その実施状況について別紙様式10により地方厚生（支）局長に報告する。

事務連絡　診療報酬の算定

問　180日超の長期入院患者に係る選定療養の対象であるか否かを判断する場合には，DPCの包括評価の対象期間は180日の日数に含めるのか。

答　180日超の長期入院患者に係る選定療養は，「通算対象入院料」の算定日数に応じて判断するため，包括評価の対象期間は180日の日数に含めない。
（平24.4.27）

7　金属床による総義歯の提供に関する基準　（略）

8　う蝕に罹患している患者の指導管理に関する基準　（略）

9　前歯部の金属歯冠修復に使用する金合金又は白金加金の支給に関する基準　（略）

10　白内障に罹患している患者に対する水晶体再建に使用する眼鏡装用率の軽減効果を有する多焦点眼内レンズの支給に関する基準

(1)　眼鏡装用率の軽減効果を有する多焦点眼内レンズの支給は，白内障に罹患している患者に対して眼内レンズによる水晶体再建を必要とする場合に行われるものに限られるものとする。

(2)　眼鏡装用率の軽減効果を有する多焦点眼内レンズによらない水晶体再建が行われる体制が十分整っている保険医療機関において行うものとする。

(3)　眼鏡装用率の軽減効果を有する多焦点眼内レンズの支給に係る特別の料金その他必要な事項を当該保険医療機関内の見やすい場所に掲示しなければならないものとする。

(4)　原則として，眼鏡装用率の軽減効果を有する多焦点眼内レンズの支給に係る特別の料金その他必要な事項をウェブサイトに掲載しなければならないものとする。

→26　白内障に罹患している患者に対する水晶体再建に使用する眼鏡装用率の軽減効果を有する多焦点眼内レンズの支給に関する事項

(1)　本制度は，患者の要望に従い，患者の自己の選択に係るものとして，白内障に対する水晶体再建に使用する眼鏡装用率の軽減効果を有する多焦点眼内レンズの支給について，眼鏡装用率の軽減に係る費用に相当する療養部分についてその費用を患者から徴収することができることとしたものである。

(2)　関係学会から示されている指針に基づき，眼鏡装用率の軽減効果を有する多焦点眼内レンズの支給を適切に実施する。

(3)　眼鏡装用率の軽減効果を有する多焦点眼内レンズとは，白内障に罹患している患者に対する水晶体再建において水晶体の代用として視力補正を目的に挿入されるものであって，多焦点機構を有する後房レンズとして医薬品医療機器等法上の承認（同法第23条の2の5第1項又は第23条の2の17第1項による承認）を受けた眼内レンズのうち，眼鏡装用率又は眼鏡依存度の軽減効果を有するとして承認されたもの又は令和2年3月31日までに先進医療において眼鏡装用率の軽減効果を有すると評価されたものである。

(4)　眼鏡装用率の軽減効果を有する多焦点眼内レンズの支給に係る特別の料金の徴収を行おうとする保険医療機関は，本制度の趣旨を患者に適切に情報提供する観点から，(1)に示す本制度の趣旨及び特別の料金について院内の見やすい場所に患者にとって分かりやすく掲示しておかなければならない。また，当該掲示事項について，原則として，ウェブサイトに掲載しなければならない。ただし，自ら管理するホームページ等を有しない保険医療機関については，この限りではない。なお，ウェブサイトへの掲載について，令和7年5月31日までの間，経過措置を設けている。

(5)　保険医療機関は，眼鏡装用率の軽減効果を有する多焦点眼内レンズを支給するに当たり，あらかじめ患者に対し，本療養によって生じる利益及び不利益並びに費用に関して明確かつ懇切に説明を行い，患者の自由な選択に基づき，文書によりその同意を得るものとし，この同意の確認は，特別の料金等を明示した文書に患者側の署名を受けることにより行う。

(6)　患者から眼鏡装用率の軽減効果を有する多焦点眼内レンズの支給に係る費用徴収を行った保険医療機関は，患者に対し，保険外併用療養費の一部負担に係る徴収額と特別の料金に相当する自費負担に係る徴収額を明確に区分した当該費用徴収に係る領収書を交付するものとする。

(7)　特別の料金については，保険医療機関における眼鏡装用率の軽減効果を有する多焦点眼内レンズの費用から医科点数表に規定する水晶体再建術において使用する眼内レンズ（その他のものに限る）の費用を控除した額に，眼鏡装用率の軽減効果を有する多焦点眼内レンズの支給に必要な検査に係る費用を合算したものを標準として，社会的にみて妥当適切な範囲の額とすることとする。なお，当該検査に係る費用については，医科点数表に規定する基本点数をもとに計算される額を標準とする。

(8)　特別の料金等の内容を定め又は変更しようとする場合は，別紙様式18（→Web版）により地方厚生（支）局長にその都度報告する。また，患者から特別の料金を徴収した保険医療機関については，毎年の定例報告の際に，その実施状況について，地方厚生（支）局長に報告する。

（最終改定：令2保医発0327・5）

事務連絡 **問1** 「白内障に罹患している患者に対する水晶体再建に使用する眼鏡装用率の軽減効果を有する多焦点眼内レンズの支給」について、関係学会から示されている指針に基づき適切に実施するとあるが、「関係学会等から示されている指針」とは何を指すのか。

答 日本眼科学会の「多焦点眼内レンズに係る選定療養に関する指針」を指す。

問2 「白内障に罹患している患者に対する水晶体再建に使用する眼鏡装用率の軽減効果を有する多焦点眼内レンズの支給」に必要な検査に係る費用について、特別の料金として患者から徴収可能とあるが、「必要な検査」とは何か。

答 D263-2コントラスト感度検査及びD265-2角膜形状解析検査を指す。なお、当該検査の算定要件に合致する患者に対して、当該検査を実施した場合には、予め定めた特別の料金から当該検査に係る費用を控除した額を患者から徴収し、医科点数表の規定に従って当該検査を算定する。

問3 「白内障に罹患している患者に対する水晶体再建に使用する眼鏡装用率の軽減効果を有する多焦点眼内レンズの支給」に係る特別の料金については、保険医療機関が自由に設定して良いか。

答 特別の料金は、眼鏡装用率の軽減効果を有する多焦点眼内レンズの費用から医科点数表に規定する水晶体再建術において使用する眼内レンズ(その他のものに限る)の費用を控除した額及び眼鏡装用率の軽減効果を有する多焦点眼内レンズの支給に必要な検査に係る費用を合算したものを標準として、社会的にみて妥当適切な範囲の額を保険医療機関が独自に設定できる。
なお、特別の料金を徴収しようとする保険医療機関は、地方厚生(支)局長への報告が必要である。 (令2.3.31)

問4 「白内障に罹患している患者に対する水晶体再建に使用する眼鏡装用率の軽減効果を有する多焦点眼内レンズの支給」について、「患者からの徴収額」が社会的にみて妥当適切な額であることを示す資料として、眼鏡装用率の軽減効果を有する多焦点眼内レンズ及び当該医療機関で医科点数表に規定する水晶体再建術において使用する主たる眼内レンズ(その他のものに限る)の購入価格を示す資料をそれぞれ添付するとあるが、具体的にどのような資料を添付すればよいか。

答 様式は問わないが、当該価格が確認できる資料を添付されたい。

問5 「白内障に罹患している患者に対する水晶体再建に使用する眼鏡装用率の軽減効果を有する多焦点眼内レンズの支給」の対象となる多焦点眼内レンズのうち、眼鏡装用率又は眼鏡依存度の軽減効果についての薬事承認がないものであって、令和2年3月31日までに先進医療において眼鏡装用率の軽減効果を有すると評価されたものとは、具体的にどのようなものが該当するのか。

答 以下の多焦点眼内レンズ(販売名)が該当する。
・アルコン アクリソフIQ レストア＋2.5D シングルピース
・アルコン アクリソフIQ レストア＋2.5D トーリック シングルピース
・エイエフ−1 アイシー
・テクニス マルチフォーカル アクリル
・テクニス マルチフォーカル ワンピース
(令2.4.16)

11 主として患者が操作等を行うプログラム医療機器の保険適用期間の終了後における使用に関する基準

(1) 当該使用は、患者が当該プログラム医療機器の使用を希望した場合に行われるものに限られるものとする。

(2) 当該プログラム医療機器の使用に係る費用徴収その他必要な事項を当該保険医療機関内の見やすい場所に掲示しなければならないものとする。

(3) 原則として、当該プログラム医療機器の使用に係る費用徴収その他必要な事項をウェブサイトに掲載しなければならないものとする。

→**27** 主として患者が操作等を行うプログラム医療機器であって、保険適用期間の終了後において患者の希望に基づき使用することが適当と認められるものの使用に関する事項

(1) 本制度は、主に患者自身が使用するものとして保険適用されているプログラム医療機器であって保険適用期間が定められているものについて、保険適用期間終了後に患者が自身の生活習慣の管理等のために継続的な使用を行うことに対するニーズの動向を踏まえて創設されたものである。

(2) 当該プログラム医療機器の使用にあたり、当該プログラム医療機器の保険適用期間において、保険医療機関が満たすべき施設基準又は条件が設けられていた場合には、保険適用期間終了後の使用に当たって、当該施設基準を満たす保険医療機関において、当該条件を遵守する必要がある。保険薬局にあっては、要件を満たす病院又は診療所の医師又は歯科医師から交付された処方箋に基づきプログラム医療機器を支給するものである。

(3) 特別の料金については、その徴収の対象となる療養に要するものとして社会的にみて妥当適切な範囲の額とする。保険医療機関においては、当該プログラム医療機器の保険適用期間中における診療報酬点数表のプログラム医療機器等指導管理料及び特定保険医療材料料等の所定点数相当額を標準とする。

(4) 本制度に基づき、主として患者が操作等を行うプログラム医療機器の保険適用期間の終了後における使用に係る費用を徴収する保険医療機関は、当該プログラム医療機器の使用に係る費用について、あらかじめ院内の見やすい場所に患者にとって分かりやすく掲示しておかなければならない。また、当該掲示事項について、原則として、ウェブサイトに掲載しなければならない。ただし、自ら管理するホームページ等を有しない保険医療機関については、この限りではない。なお、ウェブサイトへの掲載について、令和7年5月31日までの間、経過措置を設ける。

(5) 本制度が適用されるのは、患者に対してプログラム医療機器の保険適用期間の終了後における使用に関する十分な情報提供がなされ、医療機関との関係において患者の自由な選択と同意があった場合に限られるものである。

(6) 処方箋を交付する場合であっても、(5)の情報の提供は医療機関において行うものとする。また、処方箋を交付する場合は、患者の希望する薬局において当該プログラム医療機器の支給が可能であるか事前に確認する。この場合、処方箋を交付する場合も特別の料金を徴収することは認められるが、薬局においても特別の料金を徴収されることがある旨の説明を行うものとする。

(7) 保険医療機関又は保険薬局が、プログラム医療機器の保険適用期間の終了後における使用に係る費用等を定めた場合又は変更しようとする場合は、別紙様式21(→Web版)により地方厚生(支)局長にその都度報告する。

(8) 患者からプログラム医療機器の保険適用期間の終了後における使用に係る費用徴収を行った保険医療機関又は保険薬局は、患者に対し、保険外併用療養費の一部負担に係る徴収額と特別の料金に相当する自費負担に係る徴収額を明確に区分した当該費用徴収に係る領収書を交付する。

(9) 本制度に基づき、プログラム医療機器の保険適用期間の終了後における使用の提供を行った保険医療機関は、毎年定期的にプログラム医療機器の保険適用期間の終了後における使用に係る費用を含めたプログラム医療機器の保険適用期間の終了後における使用の実施状況について地方厚生(支)局長に報告する。

12 間歇スキャン式持続血糖測定器の使用に関する基準

(1) 当該使用は、医科点数表の第2章区分番号C150

の注3に規定する患者以外の患者が，間歇スキャン式持続血糖測定器の使用を希望した場合に行われるものに限られるものとする。
(2) 当該間歇スキャン式持続血糖測定器の使用に係る費用徴収その他必要な事項を当該保険医療機関内の見やすい場所に掲示しなければならないものとする。
(3) 原則として，当該間歇スキャン式持続血糖測定器の使用に係る費用徴収その他必要な事項をウェブサイトに掲載しなければならないものとする。

→28 間歇スキャン式持続血糖測定器の使用（算定告示に掲げる療養としての使用を除く）に関する事項

(1) 本制度は，間歇スキャン式持続血糖測定器の使用について，診療報酬上対象とならない患者が自身の生活習慣の管理等のために使用を行うことに対するニーズの動向等を踏まえて創設されたものである。
(2) 本制度による間歇スキャン式持続血糖測定器の使用は，医科点数表C150血糖自己測定器加算の「注3」の算定要件を満たさない患者に対して，C150血糖自己測定器加算の「注3」に係る人員に関する要件（「診療報酬の算定方法の一部改正に伴う実施上の留意事項について」別添1第2章第2部第2節第2款C150の(5)に規定する要件をいう）を満たす保険医療機関において行われるもの又は要件を満たす保険医療機関の医師若しくは歯科医師から交付された処方箋に基づき間歇スキャン式持続血糖測定器を支給する保険薬局において行われるものに限られる。
(3) 特別の料金については，その徴収の対象となる療養に要するものとして社会的にみて妥当適切な範囲の額とし，医科点数表のC150血糖自己測定器加算の7の所定点数相当額を標準とする。
(4) 本制度に基づき，間歇スキャン式持続血糖測定器の使用に係る費用を徴収する保険医療機関は，間歇スキャン式持続血糖測定器の使用に係る費用について，あらかじめ院内の見やすい場所に患者にとって分かりやすく掲示しておかなければならない。また，当該掲示事項について，原則として，ウェブサイトに掲載しなければならない。ただし，自ら管理するホームページ等を有しない保険医療機関については，この限りではない。なお，ウェブサイトへの掲載について，令和7年5月31日までの間，経過措置を設けている。
(5) 本制度が適用されるのは，患者に対して間歇スキャン式持続血糖測定器の使用に関する十分な情報提供がなされ，医療機関との関係において患者の自由な選択と同意があった場合に限られる。
(6) 処方箋を交付する場合であっても，(5)の情報の提供は医療機関において行うものとする。また，処方箋を交付する場合は，患者の希望する薬局において当該間歇スキャン式持続血糖測定器の支給が可能であるか事前に確認する。この場合，処方箋を交付する場合も特別の料金を徴収することは認められるが，薬局においても特別の料金を徴収されることがある旨の説明を行うものとする。
(7) 保険医療機関又は保険薬局が，間歇スキャン式持続血糖測定器の使用に係る費用等を定めた場合又は変更しようとする場合は，別紙様式22（→Web版）により地方厚生（支）局長にその都度報告する。
(8) 患者から間歇スキャン式持続血糖測定器の使用に係る費用徴収を行った保険医療機関又は保険薬局は，患者に対し，保険外併用療養費の一部負担に係る徴収額と特別の料金に相当する自費負担に係る徴収額を明確に区分した当該費用徴収に係る領収書を交付する。
(9) 本制度に基づき，間歇スキャン式持続血糖測定器の使用の提供を行った保険医療機関は，毎年定期的に間歇スキャン式持続血糖測定器の使用に係る費用を含めた間歇スキャン式持続血糖測定器の使用の実施状況について地方厚生（支）局長に報告する。

13 医療上必要があると認められない，患者の都合による精子の凍結又は融解に関する基準

(1) 当該精子の凍結又は融解は，医療上必要があると認められず，患者の都合により行われるものに限られるものとする。
(2) 当該精子の凍結又は融解に係る費用徴収その他必要な事項を当該保険医療機関内の見やすい場所に掲示しなければならないものとする。
(3) 原則として，当該精子の凍結又は融解に係る費用徴収その他必要な事項をウェブサイトに掲載しなければならないものとする。

→29 医療上必要があると認められない，患者の都合による精子の凍結又は融解に関する事項

(1) 本制度は，医療上必要があると認められない，患者の都合による精子の凍結又は融解に対するニーズの動向等を踏まえて創設されたものである。
(2) 本制度による精子の凍結又は融解は，算定告示別表第一医科点数表K917-5精子凍結保存管理料の算定対象とならない患者であって，当該患者の都合により，採卵時に射出精子を持参することが困難であるものについて，K917-5精子凍結保存管理料の施設基準を満たす保険医療機関において行われるものに限られるものである。
(3) 精子の凍結又は融解に係る特別の料金については，K917-5精子凍結保存管理料の1の所定点数相当額を標準とする。
(4) 本制度に基づき，精子の凍結又は融解に係る費用を徴収する保険医療機関は，精子の凍結又は融解に係る費用について，あらかじめ院内の見やすい場所に患者にとって分かりやすく掲示しておかなければならない。また，当該掲示事項について，原則として，ウェブサイトに掲載しなければならない。ただし，自ら管理するホームページ等を有しない保険医療機関については，この限りではない。なお，ウェブサイトへの掲載について，令和7年5月31日までの間，経過措置を設けている。
(5) 本制度が適用されるのは，患者に対して精子の凍結又は融解に関する十分な情報提供がなされ，医療機関との関係において患者の自由な選択と同意があった場合に限られるものである。
(6) 保険医療機関が，精子の凍結又は融解に係る費用等を定めた場合又は変更しようとする場合は，別紙様式23（→Web版）により地方厚生（支）局長にその都度報告する。
(7) 患者から精子の凍結又は融解に係る費用徴収を行った保険医療機関は，患者に対し，保険外併用療養費の一部負担に係る徴収額と特別の料金に相当する自費負担に係る徴収額を明確に区分した当該費用徴収に係る領収書を交付する。
(8) 本制度に基づき，精子の凍結又は融解の提供を行った保険医療機関は，毎年定期的に精子の凍結又は融解に係る費用を含めた精子の凍結又は融解の実施状況について地方厚生（支）局長に報告する。

14 後発医薬品のある先発医薬品の処方等又は調剤に関する基準

(1) 当該処方等又は調剤は，次に掲げる要件を満たす場合に行われるものに限られるものとする。
　イ 患者が後発医薬品のある先発医薬品の処方等又は調剤を希望していること。
　ロ 当該後発医薬品のある先発医薬品を処方等又は調剤することに医療上必要があると認められる場合に該当しないこと。
　ハ 当該保険医療機関又は保険薬局において後発医薬品を提供することが困難な場合に該当しないこと。

ニ　後発医薬品のある先発医薬品の薬価が当該後発医薬品の薬価を超えること。
(2)　療担規則第5条第2項，薬担規則第4条第2項並びに療担基準第5条第2項及び第26条の4第2項の規定により受け取る金額は，第1の1の3に規定する額とする。
(3)　後発医薬品のある先発医薬品の処方等又は調剤に係る費用徴収その他必要な事項を当該保険医療機関及び当該保険薬局内の見やすい場所に掲示しなければならないものとする。
(4)　原則として，当該後発医薬品のある先発医薬品の処方等又は調剤に係る費用徴収その他必要な事項をウェブサイトに掲載しなければならないものとする。

→30　長期収載品の処方等又は調剤に関する事項

(1)　創薬力強化に向けて，革新的な医薬品等の開発強化，研究開発型のビジネスモデルへの転換促進等を行うため，イノベーションの適切な評価などの更なる薬価上の措置等を推進することとしているところ，医療保険財政の中で，こうしたイノベーションを推進するため，後発医薬品の安定供給を図りつつ，長期収載品の保険給付の在り方の見直しを行うこととしている。本制度は，こうした政策的な要素を考慮した上で，具体的には，医療上の必要性があると認められる場合等は，保険給付するという前提に立ちつつ，後発医薬品が存在する中においても，薬剤工夫による付加価値等への患者の選好により使用されることがある等の長期収載品の使用実態も踏まえ，長期収載品の処方等又は調剤について，患者の自己の選択に係るものとして，その費用を患者から徴収することとしたものである。
(2)　長期収載品とは，後発医薬品のある先発医薬品〔昭和42年9月30日以前の薬事法（現行の医薬品医療機器等法）の規定による製造の承認がされた医薬品であって，価格差のある後発医薬品があるもの（いわゆる「準先発品」）を含む〕をいうものである。
(3)　本制度の対象となる長期収載品は，次の①又は②の要件を満たす医薬品であって，当該長期収載品の薬価が，当該長期収載品の後発医薬品（組成，剤形及び規格が同一であるものに限る。以下同じ）のうち最も薬価が高いものの薬価を超えているものである。
①　当該長期収載品に係る後発医薬品が初めて薬価基準に収載された日の属する月の翌月の初日から起算して5年を経過した長期収載品（バイオ医薬品を除く）
②　当該長期収載品に係る後発医薬品が初めて薬価基準に収載された日の属する月の翌月の初日から起算して5年を経過しない長期収載品であって，当該長期収載品に係る後発医薬品の数量を，当該長期収載品に係る後発医薬品の数量に当該長期収載品の数量を加えて得た数で除して得た数（以下「後発品置換え率」という）が50％以上であるもの（バイオ医薬品を除く）

　ただし，①の要件を満たす医薬品であっても，(6)③に記載のとおり，保険医療機関又は保険薬局において後発医薬品を提供することが困難な場合には選定療養の対象外とすることを踏まえ，後発品置換え率が極めて低い長期収載品（後発品置換え率が1％未満の長期収載品）は，対象外とする。

　なお，対象となる長期収載品の具体的な品目の一覧（長期収載品の薬価，当該長期収載品の後発医薬品のうち最も薬価が高いものの薬価等を含む）は別途作成し，厚生労働省のウェブサイトに掲載予定である。
（編注）対象医薬品一覧は厚労省HPに掲載されている。
(4)　保険外併用療養費の支給額は，所定点数から次に掲げる点数を控除した点数に，当該療養に係る長期収載品の薬価から，先発医薬品の薬価から当該先発医薬品の後発医薬品のうち最も薬価が高いものの薬価を控除して得た価格に4分の1を乗じて得た価格を控除して得た価格を用いて次の各区分の例により算定した点数を加えた点数をもとに計算される。

①　別表第一C200に掲げる薬剤
②　別表第一F200に掲げる薬剤
③　別表第一G100に掲げる薬剤
④　別表第二F200に掲げる薬剤
⑤　別表第二G100に掲げる薬剤
⑥　別表第三20に掲げる使用薬剤料

(5)　長期収載品の処方等又は調剤を行おうとする保険医療機関又は保険薬局は，本制度の趣旨を患者に適切に情報提供する観点から，(1)に示す本制度の趣旨及び特別の料金について院内の見やすい場所に患者にとって分かりやすく掲示しておかなければならない。

　また，当該掲示事項について，原則として，ウェブサイトに掲載しなければならない。ただし，自ら管理するホームページ等を有しない保険医療機関又は保険薬局については，この限りではない。なお，ウェブサイトへの掲載について，令和7年5月31日までの間，経過措置を設けている。
(6)　本制度が適用されるのは，次の①から③までのすべてを満たす場合に限られるものである。
①　患者に対して長期収載品の処方等又は調剤に関する十分な情報提供がなされ，医療機関又は薬局との関係において患者の自由な選択と同意があった場合に限られるものである。なお，今般，本制度の導入にあたっては，院外処方や院内処方等及びそれを踏まえた調剤時における患者の希望による長期収載品の選択を対象とし，入院中の患者については対象外とする。
②　長期収載品を処方等又は調剤することに医療上必要があると認められる場合に該当しない。具体的には，処方箋の「変更不可（医療上必要）」欄に「✓」又は「×」が記載された長期収載品は，医療上必要があると認められるため保険給付の対象となり，選定療養の対象にはならない。他方，患者の希望を踏まえ銘柄名処方され，「患者希望」欄に「✓」又は「×」を記載された長期収載品や，一般名処方され，患者が調剤を希望した長期収載品は，選定療養の対象となる。
③　当該保険医療機関又は保険薬局において，後発医薬品の在庫状況等を踏まえ，後発医薬品を提供することが困難な場合に該当しない。
(7)　患者から長期収載品の処方等又は調剤に係る特別の料金の費用徴収を行った保険医療機関又は保険薬局は，患者に対し，保険外併用療養費の一部負担に係る徴収額と特別の料金に相当する自費負担に係る徴収額を明確に区分した当該費用徴収に係る領収書を交付する。
(8)　特別の料金については，医療上の必要性等の場合は長期収載品の薬価で保険給付されることや，市場実勢価格等を踏まえて長期収載品の薬価が定められていることを踏まえ，長期収載品と後発医薬品の価格差の一定割合とする。また，後発医薬品の使用促進を進めていく観点からも，当該一定割合分を徴収しなければならない。

　具体的には，当該長期収載品の薬価から，当該長期収載品の後発医薬品の薬価を控除して得た価格に4分の1を乗じて得た価格を用いて算定告示の例により算定した点数に10円を乗じて得た額とする。ここでいう当該長期収載品の後発医薬品の薬価とは，該当する後発医薬品のうち最も薬価が高いものの薬価をいう。

　なお，「選定療養」に係る費用として徴収する特別の料金は消費税の課税対象であるところ，前述で算定方法を示している長期収載品の特別の料金の額に消費税分は含まれておらず，前述の額に消費税分を加えて徴収する必要がある。
(9)　30における取扱については，「厚生労働大臣の定める評価療養，患者申出療養及び選定療養等の一部を改正する告示」（令和6年厚生労働省告示第122号）等における長期収載品の処方等又は調剤に係る規定の適用期日を踏まえ，令和6年10月1日より適用する。

➡長期収載品の処方等又は調剤について

第1 処方箋様式に関する事項

1 改正の趣旨
(1) 令和6年10月1日より、長期収載品〘後発医薬品のある先発医薬品〘昭和42年9月30日以前の薬事法〔現行の医薬品、医療機器等の品質、有効性及び安全性の確保等に関する法律（昭和35年法律第145号）〕の規定による製造の承認がされた医薬品であって、価格差のある後発医薬品があるもの（いわゆる「準先発品」）を含む〙をいう。以下同じ。〙の処方等又は調剤について、選定療養の仕組みを導入とする。

これに伴い、医療上の必要性があって処方していること又は患者の希望を踏まえ処方していることが処方箋において明確になるよう、処方箋様式の改正を行う。

(2) 具体的には、次に掲げる改正を行う。
① 「変更不可」欄に「（医療上必要）」を追加し、処方を行う保険医（以下「処方医」という）が、処方箋に記載した医薬品（長期収載品）について、医療上の必要性があるため、後発医薬品に変更することに差し支えがあると判断した場合に、「変更不可（医療上必要）」欄に「✓」又は「×」を医薬品ごとに記載し、かつ、「保険医署名」欄に署名又は記名・押印する。
② 「患者希望」欄を新設し、患者の希望を踏まえ、長期収載品を銘柄名処方する場合には、「患者希望」欄に「✓」又は「×」を医薬品ごとに記載する。

2 長期収載品の処方箋の交付等に係る基本的な考え方
(1) 長期収載品について、処方箋が交付され、保険薬局において調剤される場合について、医療上必要があると認められる場合及び後発医薬品の在庫状況等を踏まえ後発医薬品を提供することが困難な場合は、引き続き保険給付としつつ、それ以外の場合に患者が長期収載品を希望する場合は、選定療養の対象とし、保険給付は、長期収載品の薬価と後発医薬品の最高価格帯の価格差の4分の3までとする。

長期収載品の処方等又は調剤の選定療養について、対象品目の要件や運用等に係る詳細については、『「療担規則及び薬担規則並びに療担基準に基づき厚生労働大臣が定める掲示事項等」及び「保険外併用療養費に係る厚生労働大臣が定める医薬品等」の実施上の留意事項について』の一部改正について』の第3の30による。

(2) 処方医は、選定療養に係る処方に当たり、後発医薬品が選択可能であること、長期収載品を患者が希望した場合には特別の料金が生じ得ること等に関し、患者に十分な説明を行う。また、保険薬局の薬剤師も、調剤時に同様の事項を説明し、患者の希望を確認する。

3 長期収載品を銘柄名処方する場合における取扱
(1) 銘柄名処方をされた長期収載品であって、「変更不可（医療上必要）」欄に「✓」又は「×」が記載されたものは、保険給付の対象となる。

また、「変更不可（医療上必要）」欄に「✓」又は「×」を記載した場合においては、「患者希望」欄には「✓」又は「×」は記載しない。

(2) 患者の希望を踏まえ銘柄名処方され、「患者希望」欄に「✓」又は「×」を記載された長期収載品については、選定療養の対象となる。

(3) 銘柄名処方された長期収載品であって、「変更不可（医療上必要）」欄及び「患者希望」欄のいずれにも「✓」又は「×」が記載されない場合には、保険薬局における調剤の段階で後発医薬品を調剤することができる一方で、患者が長期収載品を希望すれば選定療養の対象となる。

(4) (1)から(3)までを踏まえ、保険薬局においては、処方箋に記載のある「変更不可（医療上必要）」欄又は「患者希望」欄の「✓」又は「×」の記載の有無に基づき、長期収載品を調剤した場合に選定療養の対象となるか否か判断する。

ただし、保険薬局において、次の場合において、次のような判断をすることは差し支えない。なお、これらの場合において、患者に対して調剤する薬剤を変更すること等を説明の上、同意を得る。
・ 後発医薬品の在庫状況等を踏まえ、当該保険薬局において後発医薬品の提供が困難であり、長期収載品を調剤せざるを得ない場合には、患者が希望して長期収載品を選択したことにはならないため、保険給付とする。
・ 処方の段階では後発医薬品も使用可能としていたが、保険薬局の薬剤師において、患者が服用しにくい剤形である、長期収載品と後発医薬品で効能・効果等の差異がある等、後発医薬品では適切な服用等が困難であり、長期収載品を服用すべきと判断した場合には、医療上必要がある場合に該当し、保険給付とすることも想定される。
・ 処方箋において「患者希望」欄に「✓」又は「×」の記載がされていたが、調剤時に選定療養について説明した結果、患者が後発医薬品を希望した場合に、後発医薬品を調剤し、保険給付とする。

(5) なお、医療上の必要性の観点からは処方医が後発医薬品を使用することに差し支えがないと判断し、長期収載品について患者の希望がない場合には、一般名処方がされることが望ましい。

4 一般名処方する場合における取扱
(1) 一般名処方の場合には、「変更不可（医療上必要）」欄及び「患者希望」欄のいずれにも、「✓」又は「×」を記載しない。
(2) 一般名処方の処方箋を保険薬局に持参した患者が長期収載品を希望した場合には、選定療養の対象となる。

5 経過措置
療担規則等改正省令の施行の際現にある改正前の保険医療機関及び保険医療養担当規則様式第2号による処方箋（以下「改正前処方箋」という）については、当分の間、これを手書き等で修正することにより、使用することができる。

改正前処方箋を使用する場合には、医療上の必要性があるため、後発医薬品に変更ができないと処方医が判断した場合には、「変更不可」欄に「✓」又は「×」を医薬品ごとに記載するとともに「医療上必要」の記載をし、かつ、「保険医署名」欄に署名又は記名・押印する。また、患者の希望を踏まえ、長期収載品を銘柄名処方する場合には、処方薬の近傍に「患者希望」の記載をすること等により、医薬品ごとに、当該判断が保険薬局へ明確に伝わるようにする。なお、銘柄名処方された長期収載品であって、「変更不可」欄に「✓」又は「×」が記載されておらず、また、「患者希望」の記載がない長期収載品の取扱いについては、3(4)のとおりとする。

6 院内処方時の留意点
長期収載品を院内処方する場合においても、医療上必要があると認められる場合及び後発医薬品を提供することが困難な場合は引き続き保険給付としつつ、それ以外の場合に患者が長期収載品を希望する場合は選定療養の対象とする。

院内処方の場合においては、保険医療機関において、長期収載品に係る「特別の料金」を徴収することとなるため、『「療担規則及び薬担規則並びに療担基準に基づき厚生労働大臣が定める掲示事項等」及び「保険外併用療養費に係る厚生労働大臣が定める医薬品等」の実施上の留意事項について』の一部改正について』に規定する要件等に留意する。

第2 特別の料金の支払い
長期収載品を患者が選択したことにより患者が支払う特別の料金について、『「療担規則及び薬担規則並びに療担基準に基づき厚生労働大臣が定める掲示事項等」及び「保険外併用療養費に係る厚生労働大臣が定める医薬品等」の実施上の留意事項について』の一部改正について』の第3の30の(8)に規定する額の支払いを受けるものとする。

第3 その他
処方箋における長期収載品に関する記載方法については、「診療報酬請求書等の記載要領等について」（昭和51年8月7日保険発第82号）別紙2の第5「処方せんの記載上の注意事項」によるものである。

事務連絡　長期収載品の処方等又は調剤

【医療上の必要性について】

問1　医療上の必要があると認められるのは，どのような場合が想定されるのか。

答　保険医療機関の医師又は歯科医師（以下，医師等）において，次のように判断する場合が想定される。

① 長期収載品と後発医薬品で薬事上承認された効能・効果に差異がある場合（※）であって，当該患者の疾病に対する治療において長期収載品を処方等する医療上の必要があると医師等が判断する場合。

（※）効能・効果の差異に関する情報が掲載されているサイトの一例
　　PMDAの添付文書検索サイト
　　日本ジェネリック製薬協会が公開する「効能効果，用法用量等に違いのある後発医薬品リスト」

② 当該患者が後発医薬品を使用した際に，副作用や，他の医薬品との飲み合わせによる相互作用，先発医薬品との間で治療効果に差異があったと医師等が判断する場合であって，安全性の観点等から長期収載品の処方等をする医療上の必要があると判断する場合。

③ 学会が作成しているガイドラインにおいて，長期収載品を使用している患者について後発医薬品へ切り替えないことが推奨されており，それを踏まえ，医師等が長期収載品を処方等する医療上の必要があると判断する場合

④ 後発医薬品の剤形では飲みにくい，吸湿性により一包化ができないなど，剤形上の違いにより，長期収載品を処方等をする医療上の必要があると判断する場合。ただし，単に剤形の好みによって長期収載品を選択することは含まれない。

また，保険薬局の薬剤師においては，

・①，②及び③に関して，医療上の必要性について懸念することがあれば，医師等に疑義照会することが考えられ，

・また，④に関しては，医師等への疑義照会は要さず，薬剤師が判断することも考えられる。なお，この場合においても，調剤した薬剤の銘柄等について，当該調剤に係る処方箋を発行した保険医療機関に情報提供する。

問2　治療ガイドライン上で後発医薬品に切り替えないことが推奨されている場合については，長期収載品を使うことについて，医療上の必要性が認められるということでよいか。例えば，てんかん診療ガイドライン2018（一般社団法人日本神経学会）では，「後発医薬品への切り替えに関して，発作が抑制されている患者では，服用中の薬剤を切り替えないことを推奨する」，「先発医薬品と後発医薬品の治療的同等性を検証した質の高いエビデンスはない。しかし，一部の患者で，先発医薬品と後発医薬品の切り替えに際し，発作再発，発作の悪化，副作用の出現が報告されている」とされているところ，この場合に医療上の必要性は認められるか。

答　医師等が問1の③に該当すると判断し，長期収載品を処方等する医療上の必要があると判断する場合であれば，保険給付となる。

問3　使用感など，有効成分等と直接関係のない理由で，長期収載品の医療上の必要性を認めることは可能か。

答　基本的には使用感などについては医療上の必要性としては想定していない。なお，医師等が問1の①～④に該当すると判断し，長期収載品を処方等する医療上の必要があると判断する場合であれば，保険給付となる。

問4　問1の②において，「当該患者が後発医薬品を使用した際に」とあるが，後発医薬品の添付文書において，当該患者への投与が禁忌とされている場合も，実際に当該患者に使用したうえで判断する必要があるのか。

答　後発医薬品の添付文書において禁忌とされている患者に対しては，当該後発医薬品を使用したうえで判断する必要はなく，この場合は問1の②に該当するとみなして差し支えない。

問5　複数の医薬品を混合する際，後発医薬品を用いると配合変化により薬剤が分離する場合であって，長期収載品を用いることにより配合変化が回避できるときは，医療上の必要性があると認められるか。

答　問1の④に該当するため，医療上の必要性があると認められる。
(令6.9.25, 9.26)

【薬局における医療上の必要性の判断について】

問6　「長期収載品の処方等又は調剤について」（令和6年3月27日保医発0327第11号）の「第1　処方箋様式に関する事項」の「3　長期収載品を銘柄名処方する場合における取扱について」の(4)において，「処方の段階では後発医薬品も使用可能としていたが，保険薬局の薬剤師において，患者が服用しにくい剤形である，長期収載品と後発医薬品で効能・効果の差異がある等，後発医薬品では適切な服用等が困難であり，長期収載品を服用すべきと判断した場合には，医療上必要がある場合に該当し，保険給付とすることも想定されること」とあるが，このような場合には処方医へ疑義照会することなく，薬剤師の上記判断に基づいて，従来通りの保険給付が可能という理解でよいか。

また，医師等が後発医薬品を銘柄名処方した場合であって，「変更不可（医療上必要）」欄に「✓」又は「×」が記載されていない場合に，長期収載品を調剤する医療上の必要があると考えられる場合は，処方医へ疑義照会することなく，薬剤師の判断で従来通りの保険給付は可能か。

答　それぞれの場合について，考え方は次のとおりである。

○ 医師等が長期収載品を銘柄名処方し，「変更不可（医療上必要）」欄に「✓」又は「×」が記載されていない場合に，薬剤師として長期収載品を調剤する医療上の必要があると考える場合
・医療上の必要性の判断の観点から，問1において保険薬局の薬剤師について記載するとおりの取扱いとなる。

○ 医師等が後発医薬品を銘柄名処方し，「変更不可（医療上必要）」欄に「✓」又は「×」が記載されていない場合に，薬剤師として長期収載品を調剤する医療上の必要があると考える場合
・変更調剤に該当するところ，「現下の医療用医薬品の供給状況における変更調剤の取扱いについて」（令和6年3月15日厚生労働省保険局医療課事務連絡）において，当面の間，疑義照会なく，変更調剤できることとしている。
・その上で，医療上の必要性の判断の観点から，問1において保険薬局の薬剤師について記載するとおりの取扱いとなる。

【一般名処方について】

問7　「長期収載品の処方等又は調剤について」の「第1　処方箋様式に関する事項」の「4　一般名処方する場合における取扱について」の(2)において「一般名処方の処方箋を保険薬局に持参した患者が長期収載品を希望した場合には，選定療養の対象となること」とあるが，一般名処方された患者が薬局で長期収載品を希望し，薬剤師がその理由を聴取した際に，患者希望ではあるものの，患者の疾病に関し，長期収載品と後発医薬品における効能・効果等の違いがある等の理由と考えられる場合には，保険薬局の判断で従来通りの保険給付とすることは可能か。

答　問6の後段に記載する通り。

【院内処方その他の処方について】

問8　院内処方用の処方箋がない医療機関において「医療上の必要性」により長期収載品を院内処方して保険給付する場合，単に医師等がその旨の判断をすれば足りるのか。あるいは「医療上の必要性」について，何らかの記録の作成・保存が必要なのか。

答　診療報酬を請求する際に，『「診療報酬請求書等の記載要領等について」等の一部改正について』（令和6年7月12日保医発0712第1号）の別表Iを踏まえ，診療報酬請求書等の「摘要」欄に理由を選択して記載する。

問9　院内採用品に後発医薬品がない場合は，「後発医薬品を提供することが困難な場合」に該当すると考えて保険給付してよいか。

答　患者が後発医薬品を選択することが出来ないため，従来通りの保険給付として差し支えない。

なお，後発医薬品の使用促進は重要であり，外来後発医薬品使用体制加算等を設けているところ，後発医薬品も院内処方できるようにすることが望ましい。

問10　長期収載品の選定療養について，入院は対象外とされているが，入院期間中であって，退院間際に処方するいわゆる「退院時処方」については，選定療養の対象となるのか。

答　留意事項通知において「退院時の投薬については，服用の日の如何にかかわらず入院患者に対する投薬として扱う」とされているところであり，入院と同様に取り扱う。

問11　在宅医療において，在宅自己注射を処方した場合も対象となるか。

答　そのとおり。

【後発医薬品を提供することが困難な場合について】

問12　「当該保険医療機関又は保険薬局において，後発医薬品の在庫状況等を踏まえ，後発医薬品を提供することが困難な場合」について，出荷停止，出荷調整等の安定供給に支障が生じている品目かどうかで判断するのではなく，あくまで，現に，当該保険医療機関又は保険薬局において，後発医薬品を提供することが困難かどうかで判断するということでよいか。

答　そのとおり。

【公費負担医療について】

問13　医療保険に加入している患者であって，かつ，国の公費負担医療制度により一部負担金が助成等されている患者が長期収載品を希望した場合について，長期収載品の選定療養の対象としているか。

答　長期収載品の選定療養の制度趣旨は，医療上必要があると認められる場合等は，従来通りの保険給付としつつ，それ以外の場合に患者が長期収載品を希望する場合は，選定療養の対象とすることとしたものであることから，今般，対象外の者は設けておらず，国の公費負担医療制度の対象となっている患者が長期収載品を希望した場合についても，他の患者と同様に，長期収載品の選定療養の対象となる。

　なお，医療上必要があると認められる場合に該当する場合は，従来通りの保険給付として差し支えない。

問14　医療保険に加入している患者であって，かつ，こども医療費助成等のいわゆる地方単独の公費負担医療の対象となっている患者が長期収載品を希望した場合について，長期収載品の選定療養の対象としているか。

答　長期収載品の選定療養の制度趣旨は，医療上必要があると認められる場合等は，従来通りの保険給付としつつ，それ以外の場合に患者が長期収載品を希望する場合は，選定療養の対象とすることとしたものであることから，今般，対象外の者は設けておらず，こども医療費助成等のいわゆる地方単独の公費負担医療が対象となっている患者が長期収載品を希望した場合についても，他の患者と同様に，長期収載品の選定療養の対象となる。

　なお，医療上必要があると認められる場合に該当する場合は，従来通りの保険給付として差し支えない。

問15　生活保護受給者である患者が長期収載品を希望した場合は，どのように取り扱うことになるのか。

答　「生活保護法第52条第2項の規定による診療方針及び診療報酬」（昭和34年厚生省告示第125号）第2に基づき，生活保護受給者については，長期入院選定療養以外の選定療養は医療扶助の支給対象とはならないとしている。

　このため，生活保護受給者である患者が，医療上必要があると認められないにもかかわらず，単にその嗜好から長期収載品の処方等又は調剤を希望する場合は，当該長期収載品は医療扶助の支給対象とはならないため，生活保護法（昭和25年法律第144号）第34条第3項に基づき，後発医薬品処方等又は調剤を行うこととなる。

　長期収載品の処方等を行うことに医療上必要があると認められる場合は，当該長期収載品は医療扶助の支給対象となる。

問16　生活保護受給者である患者が，単にその嗜好から長期収載品を選択した場合，「特別の料金」を徴収するのか。

答　生活保護受給者である患者について，医療上の必要性が

あると認められず，かつ，保険医療機関又は保険薬局において後発医薬品を提供することが可能である場合は，長期収載品を医療扶助又は保険給付の支給対象として処方等又は調剤することはできないため，当該患者が単にその嗜好から長期収載品を希望した場合であっても，後発医薬品を処方等又は調剤することとなる。そのため，「特別の料金」を徴収するケースは生じない。

【処方箋の記載について】

問17　「変更不可（医療上必要）」欄及び「患者希望」欄の双方に「✓」又は「×」がついた場合，保険薬局においてはどのような取扱いになるか。

答　「変更不可（医療上必要）」欄及び「患者希望」欄の双方に「✓」又は「×」がつくことは，通常は想定されず，医療機関のシステムにおいても双方に「✓」又は「×」を入力することはできないと考えられるが，仮にそのような場合があれば，保険薬局から処方医師に対して疑義照会を行う等の対応を行う。

　なお，医療機関では，「長期収載品の処方等又は調剤について」（令和6年3月27日保医発0327第11号）において，『「変更不可（医療上必要）」欄に「✓」又は「×」を記載した場合においては，「患者希望」欄には「✓」又は「×」は記載しないこと』としているところであり，医療上の必要性がある場合は，「変更不可（医療上必要）」欄にのみ「✓」又は「×」を記載する。

問18　令和6年10月1日以降に旧様式の処方箋で処方された長期収載品であって，後発品変更不可にチェックがあるものの，理由について記載がされていないものについてどう扱えばよいか。

答　保険薬局から処方医師に対して疑義照会を行う等の対応を行う。

問19　「療担規則及び薬担規則並びに療担基準に基づき厚生労働大臣が定める掲示事項等」（平成18年厚生労働省告示第107号）第3の14(3)において，「後発医薬品のある先発医薬品の処方等又は調剤に係る費用徴収その他必要な事項を当該保険医療機関及び当該保険薬局内の見やすい場所に掲示しなければならないものとする」とされているが，掲示内容について参考にするものはあるか。

答　院内及びウェブサイトに掲示する内容については，以下のURLに示すポスターを参考にされたい。

https://www.mhlw.go.jp/stf/newpage_39830.html

【診療報酬明細書の記載について】

問20　医事会計システムの電算化が行われていないものとして地方厚生（支）局長に届け出た保険医療機関及び保険薬局については，薬剤料に掲げる所定単位当たりの薬価が175円以下の場合は，薬剤名，投与量等を記載する必要はないとされているが，医療上の必要性等により長期収載品を処方等又は調剤した場合の理由は記載が必要となるのか。

答　記載不要。

（令6.8.21）

【入院中の患者以外の患者に対する注射について】

問21　「別表第1区分番号C 200に掲げる薬剤」，「別表第1区分番号G 100に掲げる薬剤」及び「別表第2区分番号G 100に掲げる薬剤」が選定療養の対象となるとされているが，入院中の患者以外の患者（往診又は訪問診療を行った患者も含む）に対して医療機関が注射を行った場合も，長期収載品の選定療養の対象となるのか。

答　長期収載品の選定療養の対象とはならない。

　なお，在宅自己注射を処方した場合については，「長期収載品の処方等又は調剤の取扱いに関する疑義解釈資料の送付について（その1）」（令和6年7月12日厚生労働省保険局医療課事務連絡。以下「疑義解釈その1」という）問9に記載するとおり，長期収載品の選定療養の対象となる。

（令6.9.25，9.26）

【医療費控除】

問22　患者が長期収載品を希望した場合に支払うことになる「特別の料金」について，医療費控除の対象になるか。

答　「特別の料金」については，対象となる先発医薬品の価格の一部に相当する金額を支払うものであり，治療又は療養

に必要な医薬品の購入の対価として，医療費控除の対象となる。

なお，マイナポータル連携により取得する「医療費通知情報」には，「特別の料金」は含まれないため，医療費控除の申告においては，保険医療機関又は保険薬局が発行する領収証を患者が適切に保存する必要がある。
(参考) 国税庁ホームページ
https://www.nta.go.jp/taxes/shiraberu/taxanswer/shotoku/1122_qa.htm#q6

【包括される薬剤料】
問23 薬剤料が包括される小児科外来診療料，在宅時医学総合管理料，在宅がん医療総合診療料等を算定し院内処方を行った場合も長期収載品の選定療養の対象となるか。
答 長期収載品の選定療養の対象とはならない。

【医療上の必要性】
問24 同一性への固執が症状として見られる精神疾患や精神障害のため，普段から同じ機能の物についても形や色の変化を受け入れて生活することができないことから，医薬品の剤形や色などを変更することによって安定的な服薬ができないと医師が判断する場合には，医療上の必要性があると認められるか。
答 「長期収載品の処方等又は調剤の取扱いに関する疑義解釈資料の送付について（その１）」（令和６年７月12日厚生労働省保険局医療課事務連絡）問１の１の④に該当するため，医療上の必要性が認められる。
(令7.3.14)

■事務連絡 **長期収載品の処方等又は調剤に係る選定療養における費用の計算方法**

第１ 計算方法の概要
１ 基本的な考え方
○ 患者の診療に係る費用は，大きく次の(1)及び(2)から構成される。
　(1) 選定療養による「特別の料金」となる費用（長期収載品と後発医薬品の価格差の４分の１に相当する費用）
　(2) 選定療養を除く保険対象となる費用（保険外併用療養費と患者自己負担の合計額）
○ 患者負担の総額は，(1)である選定療養による「特別の料金」と，(2)のうち「患者自己負担」の合計となる。
○ 費用の計算に用いる数値のうち，医薬品の規格単位ごとの，「長期収載品と後発医薬品の価格差の４分の１」と，「保険外併用療養費の算出に用いる価格」については，厚生労働省ホームページで公表している対象医薬品リスト（以下「厚労省マスタ」という）において示す数値を用いる。

２ 計算の手順
○ １の基本的な考え方を踏まえた計算の手順は次のようなイメージとなる。
　(1) 選定療養による「特別の料金」となる費用（長期収載品と後発医薬品の価格差の４分の１に相当する費用）
　　① 長期収載品の規格単位ごとの「長期収載品と後発医薬品の価格差の４分の１」の価格を用い（厚労省マスタで「長期収載品と後発医薬品の価格差の４分の１に相当する費用」として公表）（単位：円）
　　② ①の価格に基づき，数量等を踏まえ診療報酬の算定方法（平成20年厚生労働省告示第59号。以下「算定告示」という）の例により薬剤料に係る点数を算定（単位：点）
　　③ ②に10円を乗じた額に消費税分を加える。（単位：円）
　(2) 選定療養を除く保険対象となる費用（保険外併用療養費と患者自己負担の合計額）
　　① 長期収載品の規格単位ごとの「選定療養を除く保険対象となる費用」に係る価格を用い（厚労省マスタで「保険外併用療養費の算出に用いる価格」として公表）（単位：円）
　　② ①の価格に基づき，数量等を踏まえ算定告示の例により薬剤料に係る点数を算定（単位：点）
　　③ ②の長期収載品の薬剤料に係る点数に10円を乗じる。（単位：円）（※）
　　④ ③に，患者に応じた自己負担率を乗じた額が「患者自己負担」となり（単位：円），③に，１から自己負担率を控除した率を乗じた額が「保険外併用療養費」となる。
　　(※) 当該長期収載品に係る分
　(3) 患者負担の総額
　　○ ２(2)④で求めた「患者自己負担」の額に２(1)③で求めた額を加えた額が「患者負担の総額」となる。

第２ 詳細な計算方法
(1) 「特別の料金」に係る費用の計算方法
　「特別の料金」に係る費用は，以下のとおり計算する。
１．第１の２(1)①で公表されている「長期収載品と後発医薬品の価格差の４分の１」の額を用い，算定告示の例により「特別の料金」に係る点数を算定する。なお，点数は算定告示における所定単位ごとに算定するため，以下の点に留意する。
　ア 所定単位に選定療養の対象となる長期収載品が複数含まれる場合にあっては，各長期収載品について「長期収載品と後発医薬品の価格差の４分の１」（当該長期収載品が内服薬の場合，１日の処方等又は調剤における数量を乗じた額）を合算した上で点数を算定する。
　イ 所定単位に選定療養の対象となる長期収載品以外の医薬品が含まれる場合にあっては，当該選定療養の対象となる長期収載品以外の医薬品の規格単位ごとの薬価（当該医薬品が内服薬の場合，１日の処方等又は調剤における数量を乗じた額）を合算した上で点数を算定する。
　ウ 選定療養の対象となる所定単位が複数存在する場合は，所定単位ごとに点数を算定し，当該算定後に各点数を合算する。
２．「特別の料金」は消費税の課税対象であるところ，「長期収載品と後発医薬品の価格差の４分の１」の額，及びこの額を用いて算定した点数には消費税分は含まれていないため，上記１．で算定した点数に10円を乗じて得た額に消費税分を加え，「特別の料金」に係る費用（以下「Ａ」という）を求める。

算式
「特別の料金」に係る費用（Ａ）
＝「特別の料金」に係る点数×10×（１＋消費税率）（円）

(2) 選定療養を除く保険対象となる費用の計算方法
　選定療養を除く保険対象となる費用は，以下のとおり計算されるものである。
１．第１の２(2)①で公表されている「保険外併用療養費の算出に用いる価格」を用いて算定告示の例により薬剤料に係る点数を算定する。この場合において，第２の(1)１．ア～ウに記載の点に留意する。
２．上記１．で算定した「選定療養の対象となる長期収載品の薬剤料に係る点数」に，10円を乗じて得た額が，「選定療養を除く保険対象となる費用（以下「Ｂ」という）」である。

算式
選定療養を除く保険対象となる費用（Ｂ）＝選定療養の対象となる長期収載品の薬剤料に係る点数×10（円）

３．患者自己負担の計算方法
　上記で求めたＢに自己負担率を乗じ，保険対象となる費用のうち患者自己負担（以下「Ｃ」という）を求める。

算式
患者自己負担（Ｃ）＝Ｂ×自己負担率（円）

(参考) 保険外併用療養費の計算方法
　Ｂに１から自己負担率を控除した率を乗じると，保険外併用療養費となる。

算式
保険外併用療養費＝Ｂ×（１－自己負担率）（円）

(3) 患者負担の総額の計算方法
　患者負担の総額は，(1)で求めたＡと(2)で求めたＣの合計となる。

第３ 厚労省マスタについて

別添1　長期収載品の処方等又は調剤に係る選定療養における費用の計算方法（イメージ）

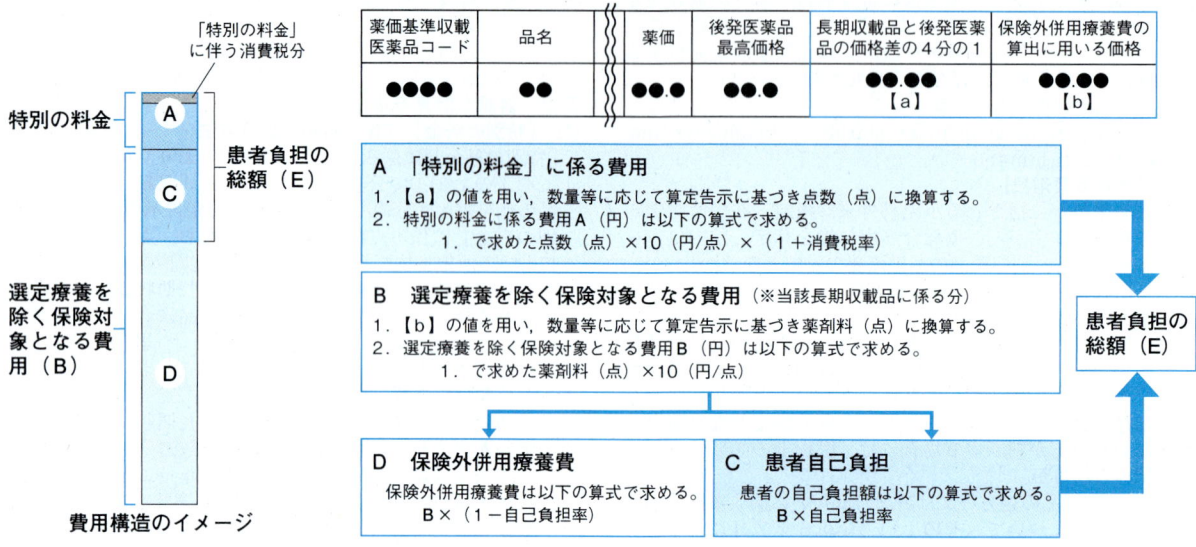

厚労省マスタにおける「長期収載品と後発医薬品の価格差の4分の1」及び「保険外併用療養費の算出に用いる価格」については，診療報酬の算出に当たってのシステムの関係により，以下のとおり，小数点以下の計算を調整した数値を公表する。

(1) 「長期収載品と後発医薬品の価格差の4分の1」
　長期収載品と後発医薬品（該当する後発医薬品のうち最も薬価が高いもの）の価格差の4分の1の数値は，価格差の4分の1が小数を含む場合，小数第3位を四捨五入したものを用いる。ただし，薬価基準における長期収載品の規格単位が 10〔例：イソジン液10％（規格単位10％10mL）〕の品目については，小数第2位を四捨五入したものを用いる。

（計算例）
長期収載品の規格単位ごとの薬価＝100.0円
後発医薬品の規格単位ごとの薬価＝49.3円の場合，
　価格差の1／4は，（100.0－49.3）×1／4＝12.675であり，公表する数値は小数第3位を四捨五入した12.68円となる。

(2) 「保険外併用療養費の算出に用いる価格」
　長期収載品の規格単位ごとの薬価から，上記(1)で計算した価格を控除した価格を用いる。

（計算例）(1)の場合
100.0－12.68＝87.32円となる。

(令6.7.12)

第4　療担規則第11条の3第1項及び療担基準第11条の3の厚生労働大臣が定める報告事項

1　健康保険法第63条第2項及び高齢者の医療の確保に関する法律（昭和57年法律第80号）第64条第2項に規定する評価療養，患者申出療養及び選定療養に関する事項
2　酸素及び窒素の購入価格に関する事項
3　歯科点数表の第2章第1部B001-2に掲げる歯科衛生実地指導料に関する事項
4　診療報酬の算定方法及び入院時食事療養費に係る食事療養及び入院時生活療養に係る生活療養の費用の額の算定に関する基準に基づき，地方厚生局長等に届け出た事項に関する事項
5　療担規則第5条の2第2項及び第5条の2の2第1項並びに療担基準第5条の2第2項及び第5条の2の2第1項に規定する明細書の発行状況に関する事項

(以下はp.1577の保医発通知中の「第4」)
→第4　療担規則第11条の3第1項及び療担基準第11条の3の厚生労働大臣が定める報告事項（掲示事項等告示第4関係）

1　健康保険法第63条第2項及び高齢者の医療の確保に関する法律（昭和57年法律第80号）第64条第2項に規定する評価療養，患者申出療養及び選定療養に関する事項
2　酸素及び窒素の購入価格に関する事項
3　歯科点数表の第2章第1部B001-2歯科衛生実地指導料に関する事項
4　算定告示及び「入院時食事療養費に係る食事療養及び入院時生活療養費に係る生活療養の費用の額の算定に関する基準」に基づき，地方厚生（支）局長に届け出た事項に関する事項
5　療担規則第5条の2第2項及び第5条の2の2第1項並びに療担基準第5条の2第2項及び第5条の2の2第1項に規定する明細書の発行状況に関する事項
6　保険医療機関が，地方厚生（支）局長に届け出た事項については，毎年8月1日現在の届出事項に係る状況等を地方厚生（支）局長に報告する。この中には，算定告示に係る届出に関する事項が含まれている。

第5　療担規則第18条及び療担基準第18条の特殊療法に係る厚生労働大臣が定める療法等

厚生労働大臣の定める評価療養，患者申出療養及び選定療養第1条各号に掲げる評価療養及び第1条の2に規定する患者申出療養

(以下はp.1577の保医発通知中の「第5」)
→第5　特殊療法に係る厚生労働大臣が定める療法等（掲示事項等告示第5関係）

特殊療法等の禁止の例外である療担規則第18条及び療担基準第18条の厚生労働大臣が定める療法等として，次の療法を定めた。

別添2　計算の具体例（イメージ）

XX錠10mg（内服薬），1日2錠30日分に係る費用（自己負担率が3割の場合）は以下のとおり計算される。
ただし，「厚労省マスタ」における該当行は表のとおりとする。

薬価基準収載医薬品コード	品名	〜	薬価	後発医薬品最高価格	長期収載品と後発医薬品の価格差の4分の1	保険外併用療養費の算出に用いる価格
●●●●	XX錠10mg	〜	100.0	49.3	12.68【a】	87.32【b】

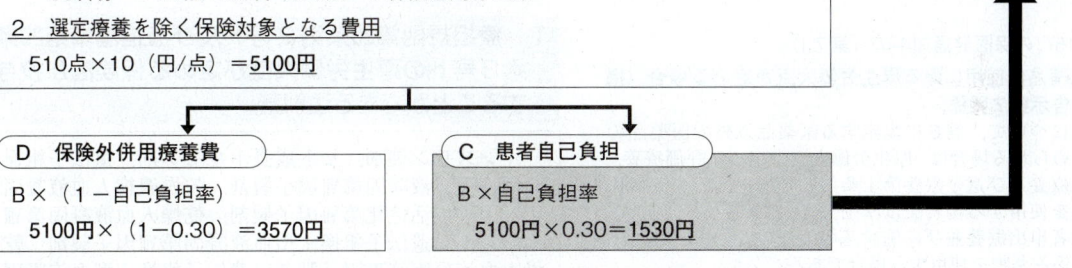

A 「特別の料金」に係る費用
1. 算定告示に基づき点数に換算
   ・所定単位（1剤1日分）あたり　12.68円【a】×2錠＝25.36円 ➡ 3点
   ・30日分　3点×30日＝90点
2. 「特別の料金」に係る費用（※課税対象，消費税率10%）
   90点×10（円/点）×（1+0.10）＝990円

B 選定療養を除く保険対象となる費用　　（注）当該長期収載品に係る分
1. 算定告示に基づき薬剤料に係る点数に換算
   ・所定単位（1剤1日分）あたり　87.32円【b】×2錠＝174.64円 ➡ 17点
   ・30日分　17点×30日＝510点　※保険適用分点数
2. 選定療養を除く保険対象となる費用
   510点×10（円/点）＝5100円

D 保険外併用療養費
B×（1−自己負担率）
5100円×（1−0.30）＝3570円

C 患者自己負担
B×自己負担率
5100円×0.30＝1530円

E 患者負担の総額
A＋C
990円＋1530円＝2520円

厚生労働大臣の定める評価療養，患者申出療養及び選定療養第1条各号に掲げる評価療養及び1条の2に規定する患者申出療養に係る療法

第6　療担規則第19条第1項本文及び療担基準第19条第1項本文の厚生労働大臣の定める保険医の使用医薬品

使用薬剤の薬価（薬価基準）（平成20年厚生労働省告示第60号）の別表に収載されている医薬品（令和7年10月1日以降においては**別表第1**（略）に収載されている医薬品を，令和8年4月1日以降においては**別表第2**（略）に収載されている医薬品を除く）並びに投薬又は注射の適否に関する反応試験に用いる医薬品，焼セッコウ及び**別表第3**（p.1607）に収載されている医薬品（令和8年4月1日以降においては**別表第4**（略）に収載されている医薬品を除く）

（以下はp.1577の保医発通知中の「第6」）
→第6　保険医の使用医薬品（掲示事項等告示第6関係）
薬価基準に収載されている医薬品等について，保険医が施用し又は処方することができる。その他保険医の使用医薬品に係る留意事項については，別途通知する。

→保険医の使用医薬品（掲示事項等告示第6関係）及び保険薬剤師の使用医薬品（掲示事項等告示第14関係）に係る留意事項について
1　使用薬剤の薬価（薬価基準）の一部を改正する件（令和7年厚生労働省告示第53号）の別表及び掲示事項等告示の**別表第3**に収載されている医薬品について，保険医が施用し又は処方すること及び保険薬剤師が使用して調剤することができることとした。
2　医療上の需要がなくなる等の理由により，製造販売業者から今後供給する予定がなく，既に製造販売承認及び許可

の廃止の手続がとられた医薬品について，掲示事項等告示の別表第1，別表第2又は別表第4に収載し，経過措置品目とした。
なお，経過措置品目とされた医薬品の使用期限は，別表第1については令和7年9月30日限りとし，別表第2及び別表第4については令和8年3月31日限りとした。

（令7保医発0307・3）

別表第3

第1部　注射薬	
FDGスキャン注	10MBq
フルデオキシグルコース（^{18}F）静注「FRI」	10MBq
無水エタノール注「VTRS」	5mL1管
無水エタノール注「フソー」	5mL1管
第2部　外用薬	
アイノフロー吸入用800ppm	
オラネジン液1.5%　OR消毒用アプリケータ 10mL	1.5% 10mL 1管
<u>オラネジン液1.5%消毒用アプリケータ10mL</u>	<u>1.5%10mL 1管</u>
オラネジン液1.5%　OR消毒用アプリケータ 25mL	1.5% 25mL 1管
オラネジン液1.5%消毒用アプリケータ25mL	1.5%25mL 1管
オラネジン消毒液1.5%	1.5%10mL
オラネジン消毒液1.5% OR	1.5% 10mL
第3部　歯科用薬剤（略）	

（編注）別表第3は，保険医の使用医薬品として認められているが，薬剤の費用が手技の所定点数に含まれ，別に算定できない医薬品。そのほかの別表第1，第2は使用期限の定め

られている医薬品〔いわゆる「経過措置品目」。本書では省略。別に医薬品関連書籍（『薬価・効能早見表2024』等）を参照されたい〕。

第7　療担規則第19条第1項ただし書及び療担基準第19条第1項ただし書の厚生労働大臣が定める場合

> 1　厚生労働大臣の定める評価療養、患者申出療養及び選定療養第1条第4号に掲げる療養に係る医薬品を使用する場合
> 2　厚生労働大臣の定める先進医療及び患者申出療養並びに施設基準第3項各号に掲げる先進医療に係る薬物を使用する場合
> 3　厚生労働大臣の定める先進医療及び患者申出療養並びに施設基準第4項各号に掲げる患者申出療養に係る薬物を使用する場合

（編注）「評価療養、患者申出療養及び選定療養第1条第4号に掲げる療養に係る医薬品」とは「薬事承認後の薬価基準収載までの期間における医薬品」〔告示495第1条「4」(p.1618)〕を指す。

（以下はp.1577の保医発通知中の「第7」）
→**第7　医薬品の使用に係る厚生労働大臣が定める場合（掲示事項等告示第7関係）**

1　保険医について、第6に規定する医薬品以外の医薬品の使用が認められる場合は、厚生労働大臣の定める評価療養、患者申出療養及び選定療養第1条第4号に掲げる療養に係る医薬品を使用する場合又は厚生労働大臣の定める先進医療及び患者申出療養並びに施設基準第3項各号に掲げる先進医療に係る薬物を使用する場合である。
2　1のほか、他医薬品の使用等に関し留意すべき事項は以下のとおりである。
(1)　我が国の健康保険制度においては、一連の診療の中で、①保険医が保険診療と特殊療法等を併せて行うこと、②保険診療と自由診療とを併せて行い、保険医療機関が、自由診療部分について患者から追加的な負担を求めることは、原則として禁止されており、これを行った場合には、当該診療は健康保険制度の対象としない（全て自由診療とする）こととしているため、日本で承認を受けていない医薬品を医師が個人的に輸入し、患者に処方した場合、当該診療は健康保険制度の対象とならない。
　ただし、患者自身が、自己の責任においてこのような医薬品を輸入し、これを使用すること自体は禁止されておらず、また、このような患者に対する保険給付が一律に制限されるものではない。
　なお、このような医薬品の輸入・使用は、患者個人の責任において行われるものであり、当該医薬品の使用により生ずる副作用等については、公的な補償の対象とならない。
(2)　保険医が使用することが認められる医薬品は、掲示事項等告示第6に定められており、当該告示に規定されている医薬品を、当該医薬品の医薬品医療機器等法上の承認に係る効能・効果の範囲外で使用すること自体は禁止されているものではない。
(3)　保険薬局において、患者の希望に基づき次の①から③までに定めるサービスを提供した場合には、当該サービスについて、患者からその費用を徴収しても差し支えない。ただし、患者から費用を徴収する場合には、「療養の給付と直接関係ないサービス等の取扱いについて」(p.1616)に定める手続きを経る必要がある。
①　患者の希望に基づく内服薬の一包化（治療上の必要性がない場合に限る）
ア　一包化とは、服用時点の異なる2種類以上の内服用固形剤又は1剤であっても3種類以上の内服用固形剤が処方されているとき、その種類にかかわらず服用時点毎に一包として患者に投与することである。なお、一包化に当たっては、錠剤等は直接の被包から取り出した後行う。
イ　治療上の必要性の有無について疑義がある場合には、処方箋を交付した医師に確認する。
ウ　患者の服薬及び服用する薬剤の識別を容易にすること等の観点から、錠剤と散剤を別々に一包化した場合、臨時の投薬に係る内服用固形剤とそれ以外の内服用固形剤を別々に一包化した場合等は、その理由を調剤録に記載する。
②　患者の希望に基づく甘味剤等の添加（治療上の必要性がなく、かつ、治療上問題がない場合に限る）
　治療上の必要性及び治療上の問題点の有無について疑義がある場合には、処方箋を交付した医師に確認する。
③　患者の希望に基づく服薬カレンダー（日付、曜日、服用時点等の別に薬剤を整理することができる資材をいう）の提供

第8，第9　（歯科関係・略）

第10　厚生労働大臣が定める注射薬等

> 1　療担規則第20条第2号ト及び療担基準第20条第3号トの厚生労働大臣が定める保険医が投与することができる注射薬

> インスリン製剤、ヒト成長ホルモン剤、遺伝子組換え活性型血液凝固第Ⅶ因子製剤、乾燥濃縮人血液凝固第Ⅹ因子加活性化第Ⅶ因子製剤、乾燥人血液凝固第Ⅷ因子製剤、遺伝子組換え型血液凝固第Ⅷ因子製剤、乾燥人血液凝固第Ⅸ因子製剤、遺伝子組換え型血液凝固第Ⅸ因子製剤、活性化プロトロンビン複合体、乾燥人血液凝固因子抗体迂回活性複合体、性腺刺激ホルモン放出ホルモン剤、性腺刺激ホルモン製剤、ゴナドトロピン放出ホルモン誘導体、ソマトスタチンアナログ、顆粒球コロニー形成刺激因子製剤、自己連続携行式腹膜灌流用灌流液、在宅中心静脈栄養法用輸液、インターフェロンアルファ製剤、インターフェロンベータ製剤、ブプレノルフィン製剤、抗悪性腫瘍剤、グルカゴン製剤、グルカゴン様ペプチド-1受容体アゴニスト、ヒトソマトメジンC製剤、人工腎臓用透析液〔在宅血液透析を行っている患者（以下「在宅血液透析患者」という）に対して使用する場合に限る〕、血液凝固阻止剤（在宅血液透析患者に対して使用する場合に限る）、生理食塩水（在宅血液透析患者に対して使用する場合及び本号に掲げる注射薬を投与するに当たりその溶解又は希釈に用いる場合に限る）、プロスタグランジンI₂製剤、モルヒネ塩酸塩製剤、エタネルセプト製剤、注射用水（本号に掲げる注射薬を投与するに当たりその溶解又は希釈に用いる場合に限る）、ペグビソマント製剤、スマトリプタン製剤、フェンタニルクエン酸塩製剤、複方オキシコドン製剤、ベタメタゾンリン酸エステルナトリウム製剤、デキサメタゾンリン酸エステルナトリウム製剤、デキサメタゾンメタスルホ安息香酸エステルナトリウム製剤、プロトンポンプ阻害剤、H₂遮断剤、カルバゾクロムスルホン酸ナトリウム製剤、トラネキサム酸製剤、フルルビプロフェンアキセチル製剤、メトクロプラミド製剤、プロクロルペラジン製剤、ブチルスコポラミン臭化物製剤、グリチルリチン酸モノアンモニウム・グリシン・L-システイン塩酸塩配合剤、アダリムマブ製剤、エリスロポエチン（在宅血液透析又は在宅腹膜灌流を行っている患者のうち腎性貧血状態にあるものに対して使用する場合に限る）、ダ

ベポエチン（在宅血液透析又は在宅腹膜灌流を行っている患者のうち腎性貧血状態にあるものに対して使用する場合に限る），テリパラチド製剤，アドレナリン製剤，ヘパリンカルシウム製剤，オキシコドン塩酸塩製剤，アポモルヒネ塩酸塩製剤，セルトリズマブペゴル製剤，トシリズマブ製剤，メトレレプチン製剤，アバタセプト製剤，pH4処理酸性人免疫グロブリン（皮下注射）製剤，電解質製剤，注射用抗菌薬，エダラボン製剤（筋萎縮性側索硬化症患者に対して使用する場合に限る），アスホターゼ アルファ製剤，グラチラマー酢酸塩製剤，脂肪乳剤，セクキヌマブ製剤，エボロクマブ製剤，ブロダルマブ製剤，アリロクマブ製剤，ベリムマブ製剤，イキセキズマブ製剤，ゴリムマブ製剤，エミシズマブ製剤，イカチバント製剤，サリルマブ製剤，デュピルマブ製剤，ヒドロモルフォン塩酸塩製剤，インスリン・グルカゴン様ペプチド-1受容体アゴニスト配合剤，ヒドロコルチゾンコハク酸エステルナトリウム製剤，遺伝子組換えヒトvon Willebrand因子製剤，ブロスマブ製剤，アガルシダーゼ アルファ製剤，アガルシダーゼ ベータ製剤，アルグルコシダーゼ アルファ製剤，イデュルスルファーゼ製剤，イミグルセラーゼ製剤，エロスルファーゼ アルファ製剤，ガルスルファーゼ製剤，セベリパーゼ アルファ製剤，ベラグルセラーゼ アルファ製剤，ラロニダーゼ製剤，メポリズマブ製剤，オマリズマブ製剤（季節性アレルギー性鼻炎の治療のために使用する場合を除く），テデュグルチド製剤，サトラリズマブ製剤，ビルトラルセン製剤，レムデシビル製剤，ガルカネズマブ製剤，オファツムマブ製剤，ボソリチド製剤，エレヌマブ製剤，アバロパラチド酢酸塩製剤，カプラシズマブ製剤，乾燥濃縮人C1-インアクチベーター製剤，フレマネズマブ製剤（4週間に1回投与する場合に限る），メトトレキサート製剤，チルゼパチド製剤，ビメキズマブ製剤（4週間を超える間隔で投与する場合を除く），ホスレボドパ・ホスカルビドパ水和物配合剤，ペグバリアーゼ製剤，パピナフスプ アルファ製剤，アバルグルコシダーゼ アルファ製剤，ラナデルマブ製剤，ネモリズマブ製剤，ペグセタコプラン製剤，ジルコプランナトリウム製剤，コンシズマブ製剤，テゼペルマブ製剤，オゾラリズマブ製剤，トラロキヌマブ製剤，エフガルチギモド アルファ・ボルヒアルロニダーゼ アルファ配合剤，ドブタミン塩酸塩製剤，ドパミン塩酸塩製剤，ノルアドレナリン製剤，ベドリズマブ製剤，ミリキズマブ製剤，乾燥濃縮人プロテインC製剤，メコバラミン製剤，ベンラリズマブ製剤（4週間を超える間隔で投与する場合を除く），マルスタシマブ製剤及びロザノリキシズマブ製剤

2 投薬期間に上限が設けられている医薬品

(1) 療担規則第20条第2号ヘ及びト並びに第21条第2号ヘ並びに療担基準第20条第3号ヘ及びト並びに第21条第3号ヘの厚生労働大臣が定める投薬量又は投与量が**14日分を限度**とされる内服薬及び外用薬並びに注射薬
   - イ 麻薬及び向精神薬取締法（昭和28年法律第14号）第2条第1項第1号に規定する麻薬〔(2)に掲げるものを除く〕
   - ロ 麻薬及び向精神薬取締法第2条第1項第6号に規定する向精神薬〔(2)及び(3)に掲げるものを除く〕
   - ハ 新医薬品〔医薬品，医療機器等の品質，有効性及び安全性の確保等に関する法律（昭和35年法律第145号）第14条の4第1項第1号に規定する新医薬品をいう〕であって，使用薬剤の薬価（薬価基準）への収載の日の属する月の翌月の初日から起算して1年（厚生労働大臣が指定するものにあっては，厚生労働大臣が指定する期間）を経過していないもの（次に掲げるものを除く）
     エブリスディドライシロップ60mg，シアリス錠5mg，シアリス錠10mg，シアリス錠20mg，バイアグラ錠25mg，バイアグラ錠50mg，バイアグラODフィルム25mg，バイアグラODフィルム50mg，ガニレスト皮下注0.25mgシリンジ，セトロタイド注射用0.25mg，ウトロゲスタン腟用カプセル200mg，ルティナス腟錠100mg，ルテウム腟用坐剤400mg，ワンクリノン腟用ゲル90mg，ボカブリア錠30mg，コセルゴカプセル10mg（1回の投薬量が28日分以内である場合に限る），コセルゴカプセル25mg（1回の投薬量が28日分以内である場合に限る），リバゼブ配合錠LD，リバゼブ配合錠HD，グラアルファ配合点眼液，ゾキンヴィカプセル50mg，ゾキンヴィカプセル75mg，アリッサ配合錠及びユバシン配合錠

   (編注) 上記薬剤は，薬価基準収載から1年未満の薬剤の投薬制限（14日分を限度）の例外とされる。

(2) 療担規則第20条第2号ヘ及びト並びに第21条第2号ヘ並びに療担基準第20条第3号ヘ及びト並びに第21条第3号ヘの厚生労働大臣が定める投薬量又は投与量が**30日分を限度**とされる内服薬及び外用薬並びに注射薬
   - イ 内服薬
     アルプラゾラム，エスタゾラム，エチゾラム，オキシコドン塩酸塩，オキシコドン塩酸塩水和物，オキサゾラム，クアゼパム，クロキサゾラム，クロチアゼパム，クロルジアゼポキシド，コデインリン酸塩，ジヒドロコデインリン酸塩，ゾピクロン，ゾルピデム酒石酸塩，タペンタドール，トリアゾラム，ニメタゼパム，ハロキサゾラム，ヒドロモルフォン，プラゼパム，フルジアゼパム，フルニトラゼパム，フルラゼパム塩酸塩，ブロチゾラム，ブロマゼパム，ペモリン，メダゼパム，メチルフェニデート塩酸塩，モダフィニル，モルヒネ塩酸塩，モルヒネ硫酸塩，リスデキサンフェタミンメシル酸塩，ロフラゼプ酸エチル，ロラゼパム又はロルメタゼパムを含有する内服薬並びにメペンゾラート臭化物・フェノバルビタール配合剤及びプロキシフィリン・エフェドリン配合剤
   - ロ 外用薬
     フェンタニル，フェンタニルクエン酸塩又はモルヒネ塩酸塩を含有する外用薬
   - ハ 注射薬
     フェンタニルクエン酸塩，ブプレノルフィン塩酸塩又はモルヒネ塩酸塩を含有する注射薬

(3) 療担規則第20条第2号ヘ及びト並びに第21条第2号ヘ並びに療担基準第20条第3号ヘ及びト並びに第21条第3号ヘの厚生労働大臣が定める投薬量が**90日分を限度**とされる内服薬
   ジアゼパム，ニトラゼパム，フェノバルビタール，クロナゼパム又はクロバザムを含有する内服薬及びフェニトイン・フェノバルビタール配合剤

（以下はp.1577の保医発通知中の「第10」）

→**第10 厚生労働大臣が定める注射薬等**（掲示事項等告示第10関係）

1 保険医が投与することができる注射薬として電解質製剤

等を定めた。
2　在宅血液透析を行っている患者とは以下に定めるものである。
① 在宅血液透析指導管理料を算定している患者
② 介護老人保健施設入所者であって，当該介護老人保健施設内で人工腎臓を行っている患者
③ 「特別養護老人ホーム等における療養の給付の取扱いについて」（平成18年3月31日保医発第0331002号）の1の(1)から(6)に規定される施設に入所している者又はサービスを利用している者であって，当該施設内で人工腎臓を行っている患者
3　在宅腹膜灌流を行っている患者とは以下に定めるものである。
① 在宅自己腹膜灌流指導管理料を算定している患者
② 介護老人保健施設入所者であって，当該介護老人保健施設内で腹膜灌流を行っている患者
③ 「特別養護老人ホーム等における療養の給付の取扱いについて」の1の(1)から(6)に規定される施設に入所している者又はサービスを利用している者であって，当該施設内で腹膜灌流を行っている患者
4　投薬期間に上限が設けられている医薬品
(1) 投薬量又は投与量が14日分を限度とされる内服薬及び外用薬並びに注射薬として，麻薬及び向精神薬取締法（昭和28年法律第14号）第2条第1号に規定する麻薬等を定めた。
(2) 投薬量又は投与量が30日分を限度とされる内服薬及び外用薬並びに注射薬として，アルプラゾラム等を定めた。
(3) 投薬量が90日分を限度とされる内服薬として，ジアゼパム等を定めた。
(4) 投与期間に上限が設けられている麻薬又は向精神薬の処方は，薬物依存症候群の有無等，患者の病状や疾患の兆候に十分注意した上で，病状が安定し，その変化が予見できる患者に限って行う。
そのほか，当該医薬品の処方に当たっては，当該患者に既に処方した医薬品の残量及び他の医療機関における同一医薬品の重複処方の有無について患者に確認し，診療録に記載する。

→掲示事項告示の一部改正
新医薬品（医薬品医療機器等法第14条の4第1項第1号に規定する新医薬品をいう）については，掲示事項等告示第10第2号(1)に規定する新医薬品に係る投薬期間制限（14日分を限度とする）が適用されるが，新たに当該制限の例外とした新医薬品は，次のとおりであること。
・ゾキンヴィカプセル50mg，ゾキンヴィカプセル75mg

→掲示事項等告示の一部改正
ベドリズマブ製剤及びミリキズマブ製剤について，掲示事項等告示第10第1号の「療担規則第20条第2号ト及び療担基準第20条第3号トの厚生労働大臣が定める保険医が投与することができる注射薬」として定めたものである。
（令6保医発0531・1）

→掲示事項等告示の一部改正
掲示事項等告示第10第1号の「療担規則第20条第2号ト及び療担基準第20条第3号トの厚生労働大臣が定める保険医が投与することができる注射薬」であるビメキズマブ製剤について，「4週間に1回投与する場合に限る」を「4週間を超える間隔で投与する場合を除く」に改めたものである。
（令6保医発0925・3）

→掲示事項等告示の一部改正
(1) 乾燥濃縮人プロテインC製剤及びメコバラミン製剤について，掲示事項等告示第10第1号の「療担規則第20条第2号ト及び療担基準第20条第3号トの厚生労働大臣が定める保険医が投与することができる注射薬」として定めたものである。
(2) 新医薬品（医薬品医療機器等法第14条の4第1項第1号に規定する新医薬品をいう）については，掲示事項等告示第10第2号(1)に規定する新医薬品に係る投薬期間制限（14日分を限度とする）が適用されるが，新たに当該制限の例外とした新医薬品は，次のとおりである。
・ユバンシ配合錠
・アリッサ配合錠（ただし，1回の投薬量が30日分以内である場合に限る。
（令6保医発1119・11）

（編注）新医薬品に係る投薬期間制限（1回14日間限度）の例外：配合品（既収載成分を組み合わせたもの）のうち「既収載品によって1年以上の臨床使用経験がある」と認められる新医薬品，また14日限度という処方日数制限が合理的でないと認められる新医薬品については，処方日数制限を設けない扱いである。

→掲示事項等告示の一部改正
ベンラリズマブ製剤，マルスタシマブ製剤及びロザノリキシズマブ製剤について，掲示事項等告示第10第1号の「療担規則第20条第2号ト及び療担基準第20条第3号トの厚生労働大臣が定める保険医が投与することができる注射薬」として定めたものである。
（令7保医発0318・4）

→内服薬及び外用薬の投与量について
内服薬及び外用薬の投与量については，「保険医療機関及び保険医療養担当規則及び保険薬局及び保険薬剤師療養担当規則の一部を改正する省令」（平成14年厚生労働省令第23号）により，「予見することができる必要期間に従ったものでなければならないこととし，厚生労働大臣が定める内服薬及び外用薬については当該厚生労働大臣が定める内服薬及び外用薬ごとに1回14日分，30日分又は90日分を限度とする」こととされたところであるが，長期の旅行等特殊な事情がある場合において，必要があると認められるときは，1回14日分を限度とされている内服薬又は外用薬についても，従来どおり，旅程その他の事情を考慮し，必要最小限の範囲において，1回30日分を限度として投与して差し支えないものとするので，その取扱いに遺漏のないよう，関係者に対し周知徹底を図られたい。
（平14保医発0404・1）

（編注）① 1回14日分を限度とする新薬，向精神薬，麻薬に係る「長期の旅行等の場合の30日分投与」の主旨は，海外への渡航，年末・年始，（法定の）連休等により，保険医療機関（の休診等のため）受診が困難な場合の緊急避難的な措置として設けられた。
② "長期の航海に従事する（船員保険の）被保険者については，14日，30日，90日を限度とする薬剤についても必要最小限の範囲において，1回180日分を限度として投与することができる"〔療養担当規則第20条の「2」(p.1568)参照〕。

事務連絡　長期の投薬が不適切になされた事例の取扱い
薬剤の投薬量については，保険医療機関及び保険医療養担当規則第20条第2号ホの規定において，特に定めるものを除き，予見することができる必要期間に従ったものでなければならないとされているところであるが，1回の処方にて長期の投薬が不適切になされる事例が散見されている。
ついては，そのような不適切な事例が疑われる場合には，各審査委員会において，医学的判断に基づき適切に審査していただくようお願いする。
なお，長期の投薬が不適切になされた具体的事例について，下記にまとめたので参考にされたい。
（平18.3.3）

薬剤名	処方期間	審査結果
①経皮吸収型消炎鎮痛貼付剤	140枚	査定
【備考】医学的必要性を踏まえつつ，症状の経過に応じ処方すべき		
②不整脈用薬	90日	査定
【備考】症状の経過及び副作用等の状況に応じ処方すべき		
③腫瘍用薬	56日	査定
【備考】症状の経過及び副作用等の状況に応じ処方すべき		

第10の2　療担規則第20条第3号ロ及び療担基準第20条第4号ロの厚生労働大臣が定める医薬品

第10第2号に規定する医薬品及び貼付剤

→**第10の2　リフィル処方箋に係る厚生労働大臣が定める医薬品（掲示事項等告示第10の2関係）**

療担規則第20条第3号ロ及び療担基準第20条第4号ロに規定するリフィル処方箋により処方することができない医薬品として，第10の4の①から③までに掲げる投薬期間に上限が設けられている医薬品及び鎮痛・消炎に係る効能・効果を有する貼付剤（麻薬若しくは向精神薬であるもの又は専ら皮膚疾患に用いるものを除く）を定めた。

(令4保医発0304・5)

第11　（歯科関係・略）

第12　療担基準第20条第4号ハの処方箋の交付に係る厚生労働大臣が定める場合

1　悪性新生物に罹患している患者に対して抗悪性腫瘍剤（注射薬を除く）の支給を目的とする処方箋を交付する場合
2　疼痛コントロールのための医療用麻薬の支給を目的とする処方箋を交付する場合
3　抗ウイルス剤（B型肝炎又はC型肝炎の効能若しくは効果を有するもの及び後天性免疫不全症候群又はHIV感染症の効能若しくは効果を有するものに限る）の支給を目的とする処方箋を交付する場合
4　インターフェロン製剤（B型肝炎又はC型肝炎の効能若しくは効果を有するものに限る）の支給を目的とする処方箋を交付する場合
5　血友病の患者に使用する医薬品（血友病患者における出血傾向の抑制の効能又は効果を有するものに限る）の支給を目的とする処方箋を交付する場合
6　自己連続携行式腹膜灌流に用いる薬剤の支給を目的とする処方箋を交付する場合
7　診療報酬の算定方法別表第3調剤報酬点数表（以下「調剤点数表」という）第4節区分番号30に掲げる特定保険医療材料の支給を目的とする処方箋を交付する場合
8　エリスロポエチン（在宅血液透析又は在宅腹膜灌流を行っている患者のうち腎性貧血状態にあるものに対して使用する場合に限る）の支給を目的とする処方箋を交付する場合
9　ダルベポエチン（在宅血液透析又は在宅腹膜灌流を行っている患者のうち腎性貧血状態にあるものに対して使用する場合に限る）の支給を目的とする処方箋を交付する場合
10　エポエチンベータペゴル（在宅血液透析又は在宅腹膜灌流を行っている患者のうち腎性貧血状態にあるものに対して使用する場合に限る）の支給を目的とする処方箋を交付する場合
11　人工腎臓用透析液（在宅血液透析患者に対して使用する場合に限る）の支給を目的とする処方箋を交付する場合
12　血液凝固阻止剤（在宅血液透析患者に対して使用する場合に限る）の支給を目的とする処方箋を交付する場合
13　生理食塩水（在宅血液透析患者に対して使用する場合に限る）の支給を目的とする処方箋を交付する場合

（以下はp.1577の保険発通知中の「第11」）

→**第11　処方箋の交付に係る厚生労働大臣が定める場合（掲示事項等告示第12関係）**

介護老人保健施設の入所者である患者に対する薬剤又は治療材料の支給を目的とした処方箋の交付の禁止の例外として，次の場合を定めた。

① 悪性新生物に罹患している患者に対して抗悪性腫瘍剤（注射薬を除く）の支給を目的とする処方箋を交付する場合
② 疼痛コントロールのための医療用麻薬の支給を目的とする処方箋を交付する場合
③ 抗ウイルス剤（B型肝炎又はC型肝炎の効能若しくは効果を有するもの及び後天性免疫不全症候群又はHIV感染症の効能若しくは効果を有するものに限る）の支給を目的とする処方箋を交付する場合
④ インターフェロン製剤（B型肝炎又はC型肝炎の効能若しくは効果を有するものに限る）の支給を目的とする処方箋を交付する場合
⑤ 血友病の患者に使用する医薬品（血友病患者における出血傾向の抑制の効能又は効果を有するものに限る）の支給を目的とする処方箋を交付する場合
⑥ 自己連続携行式腹膜灌流に用いる薬剤の支給を目的とする処方箋を交付する場合
⑦ 調剤報酬点数表第4節区分番号「30」特定保険医療材料の支給を目的とする処方箋を交付する場合
⑧ エリスロポエチン（在宅血液透析又は在宅腹膜灌流を行っている患者のうち腎性貧血状態にあるものに対して使用する場合に限る）の支給を目的とする処方箋を交付する場合
⑨ ダルベポエチン（在宅血液透析又は在宅腹膜灌流を行っている患者のうち腎性貧血状態にあるものに対して使用する場合に限る）の支給を目的とする処方箋を交付する場合
⑩ エポエチンベータペゴル（在宅血液透析又は在宅腹膜灌流を行っている患者のうち腎性貧血状態にあるものに対して使用する場合に限る）の支給を目的とする処方箋を交付する場合
⑪ 人工腎臓用透析液（在宅血液透析患者に対して使用する場合に限る）の支給を目的とする処方箋を交付する場合
⑫ 血液凝固阻止剤（在宅血液透析患者に対して使用する場合に限る）の支給を目的とする処方箋を交付する場合
⑬ 生理食塩水（在宅血液透析患者に対して使用する場合に限る）の支給を目的とする処方箋を交付する場合

第13〜15　（調剤関係・略）

→**第15　その他**

1　署名又は記名・押印を要する文書については，自筆の署名（電子的な署名を含む）がある場合には印は不要である。
2　文書による提供等をすることとされている個々の患者の診療に関する情報等を，電磁的方法によって，患者，他の保険医療機関，保険薬局，指定訪問看護事業者等に提供等をする場合は，厚生労働省「医療情報システムの安全管理に関するガイドライン」を遵守し，安全な通信環境を確保するとともに，書面における署名又は記名・押印に代わり，本ガイドラインに定められた電子署名《厚生労働省の定める準拠性監査基準を満たす保健医療福祉分野PKI認証局の発行する電子証明書を用いた電子署名，認定認証事業者〔電子署名及び認証業務に関する法律（平成12年法律第102号）第2条第3項に規定する特定認証業務を行う者をいう〕又は認証事業者〔同条第2項に規定する認証業務を行う者（認定認証事業者を除く）をいう〕の発行する電子証明書を用いた電子署名，電子署名等に係る地方公共団体情報システム機構の認証業務に関する法律（平成14年法律第153号）に基づき，平成16年1月29日から開始されている公的個人認証サービスを用いた電子署名等》を施す。

（以下，療養担当規則関連通知等）

→**保険医療機関及び保険医療養担当規則の一部改正等に伴う実施上の留意事項について**

(平8.3.8 保険発22)

第1　保険医療機関及び保険医療養担当規則（昭和32年厚生省令第15号。以下「療養担当規則」という）の一部改正

に関する事項
1 特定の保険薬局への誘導の禁止（第2条の5及び第19条の3）関係
 (1) 従来から，保険医が処方せんの交付に関し，患者に対して特定の保険薬局において調剤を受けるべき旨の指示等を行うことは禁止されているところであるが，今般，保険医療機関についても，当該保険医療機関において診療に従事する保険医の行う処方せんの交付に関し，患者に対して特定の保険薬局において調剤を受けるべき旨の指示等を行うことを禁止したものである。具体的には，保険医療機関内に掲示した特定の保険薬局への案内図や，保険医療機関の受付において配布した特定の保険薬局への地図等を用いることにより，患者を特定の保険薬局へ誘導すること等を禁止する。
 (2) 保険医療機関が，保険医の行う処方せんの交付に関し，患者に対し特定の保険薬局において調剤を受けるべき旨の指示等を行うことの対償として，保険薬局から金品その他の財産上の利益を受け取ることについても，特定の調剤薬局への患者誘導につながる蓋然性が極めて高く，また，行為それ自体が医薬分業の本旨にもとるものであることから，禁止することとしたものである。この場合において，金品その他の財産上の利益とは，金銭，物品，便益，労務，饗応，患者一部負担金の減免等を指す。
 (3) 保険医についても，(2)と同様の観点により，保険薬局から金品その他の財産上の利益を受け取ることを禁止する。
2，3，4 （略）

➡保険医療機関及び保険医療養担当規則の一部改正等に伴う実施上の留意事項について
(平20保医発0319001)

第1 患者の服薬状況及び薬剤服用歴の確認に関する事項
（以下略）
 1 保険医である医師又は歯科医師は，診察を行う場合は，緊急やむを得ない場合を除き，患者の服薬状況及び薬剤服用歴を確認しなければならない。
  この場合において，特に後期高齢者である患者の服薬状況等の確認に当たっては，複数の診療科を受診し，服用する薬剤の種類数も多くなるという後期高齢者の特性にかんがみ，重複投薬や相互作用を防止するため，問診等による確認に加えて，当該患者が，経時的に薬剤服用歴が管理できる手帳を持参しているか否かを確認し，持参している場合には，それを活用するよう努める。
 2 （略）
 3 1及び2にいう「手帳」とは，経時的に薬剤の記録が記入でき，かつ次に掲げる事項を記録する欄があり，薬剤の記録に用いられるものをいう。
  (1) 患者の氏名，生年月日，連絡先等患者に関する記録
  (2) 患者のアレルギー歴，副作用歴等薬物療法の基礎となる記録
  (3) 患者の主な既往歴等疾病に関する記録
第2～第4 （略）

➡保険医療機関及び保険医療養担当規則等の一部改正に伴う実施上の留意事項について
(平22保医発0305・11)

第1 後発医薬品の使用に関する事項（以下略）
 保険医である医師又は歯科医師は，投薬又は処方せんの交付を行うに当たっては，後発医薬品の使用を考慮するよう努めるとともに，患者に後発医薬品を選択する機会を提供すること等患者が後発医薬品を選択しやすくするための対応に努めなければならない。
 患者が後発医薬品を選択しやすくするための対応としては，例えば，診察時に後発医薬品の使用に関する患者の意向を確認すること，保険薬局において後発医薬品に変更して調剤することや後発医薬品の使用に関する相談の対応等が可能な旨を患者に伝えること等をいう。
第2，第3 （略）

➡保険医療機関及び保険医療養担当規則等の一部改正に伴う実施上の留意事項について
(平26保医発0305・10)

第1 経済上の利益の提供による誘引の禁止に関する事項
（以下略）
 保険医療機関及び保険薬局が，事業者又はその従業員に対して，患者を紹介する対価として金品を提供することにより，患者が自己の保険医療機関において診療又は調剤を受けるように誘引することを禁止する。
 今般の改正は，金品の提供が伴った患者の紹介により，過剰な診療が惹起されることを防ぎ，また，患者による保険医療機関の自由な選択を確保することを趣旨とするものである。従って，当該規定に基づく指導等を実施する場合は，金品を提供した事実とともに，その事実により患者の誘引につながるおそれがあるか否かについて留意する必要がある。具体的には，以下の①から④を参考にされたい。
 ① 金品を提供し，患者の誘引を行っている場合とは，具体的に以下のような事例である。
  （例）事業者に対して診療報酬の額に応じた所定の金額を支払うこと等により，特定の同一建物居住者（建築基準法第2条第1項に掲げる建築物に居住する複数の者のことをいう）の紹介を独占的に受けて，それらの者に対して，一律に訪問診療を行っている場合
  なお，患者の紹介は，同一建物居住者以外の患者（自宅の患者）に関して行われる場合もある。
 ② 患者の誘引が行われているか否かについては，保険医療機関が有する診療録に添付された訪問診療の同意書，診療時間（開始時刻及び終了時刻），診療場所又は診療人数等を参考とする。
 ③ 金品の提供を受ける事業者には，患者の紹介を行う株式会社等の第三者だけでなく，①の同一建物を自ら運営する事業者やその従業員も含まれる。
 ④ 金品の提供は，保険医療機関と事業者の間で契約書に基づき明示的に行われる場合のほか，医療機関の土地貸借料に金額が上乗せされて提供される場合等，様々な方法により行われる場合がある。
第2 明細書の交付に関する事項（以下略）
 療養の給付等に係る一部負担金等の計算の基礎となった項目ごとに記載した明細書の交付については，「医療費の内容の分かる領収証及び個別の診療報酬の算定項目の分かる明細書の交付について」（平成26年3月5日保発0305第2号）による（平成28年4月1日施行）。
第3 特定の保険薬局への誘導の禁止に関する事項（療担規則第2条の5第1項及び療担基準第2条の5第1項関係）
 保険医療機関が患者を特定の保険薬局へ誘導することについては，療担規則第2条の5第1項及び療担基準第2条の5第1項において禁止されているところである。また，「保険医療機関及び保険医療養担当規則の一部改正等に伴う実施上の留意事項について」（平成6年3月16日保険発26号及び平成8年3月8日保険発22号）において，保険医療機関内に掲示した特定の保険薬局への案内図や，保険医療機関の受付において配布した特定の保険薬局への地図等を用いることにより，患者を特定の保険薬局へ誘導すること等が禁止されているところであるが，以下の場合には，これに該当しない。
 1．地域包括診療加算に係る院外処方を行う場合
  「診療報酬の算定方法の一部改正に伴う実施上の留意事項について」（平成26年3月5日保発0305第3号）（以下「留意事項通知」という）第1章第1部第2節の再診料の(10)のエの(二)に基づき，患者に対して，連携薬局の中から患者自らが選択した薬局において処方を受けるよう

説明をすること，又は，時間外において対応できる薬局のリストを文書により提供すること．
２．地域包括診療料に係る院外処方を行う場合
　留意事項通知の第2章第1部の地域包括診療料の(4)のエ(ハ)又はオに基づき，患者に対して，連携薬局の中から患者自らが選択した薬局において処方を受けるよう説明をすること，又は，時間外において対応できる薬局のリストを文書により提供すること．
３．在宅での療養を行っている患者に院外処方を行う場合
　当該患者に対して，地方厚生（支）局長に対して在宅患者訪問薬剤管理指導を行う旨の届出を行った薬局のリストを文書により提供すること．

➡保険医療機関及び保険医療養担当規則の一部改正に伴う実施上の留意事項について

（平28保医発0331・6，改定：令6保医発0305・15）

第2　保険薬局及び保険薬剤師療養担当規則（昭和32年厚生省令第16号）の一部改正に関する事項

1　健康保険事業の健全な運営の確保（第2条の3）関係
(1)　平成6年の保険薬局及び保険薬剤師療養担当規則の一部改正において，「調剤薬局の取扱いについて」（昭和57年5月27日薬発第506号，保発第34号）に基づき行われていた保険薬局の保険医療機関からの独立性に関する取扱いを明確化する観点から必要な改正が行われたところであるが，その後も，保険薬局の保険医療機関からの独立性に関して問題のみられる事例が発生し，社会問題化している実情に鑑み，保険薬局は保険医療機関と一体的な構造とし，又は保険医療機関と一体的な経営を行ってはならないこと，及び，保険薬局は保険医又は保険医療機関に対し，患者に対して特定の保険薬局において調剤を受けるべき旨の指示等を行うことの対償として，金品その他の財産上の利益を供与してはならないことを明確化するものであること．
(2)　この場合において，保険医療機関と一体的な構造とは，次のアからウまでに掲げるような構造を指すものであること．
　ア　保険医療機関の建物内にあるものであって，当該保険医療機関の調剤所と同様とみられるもの
　イ　保険医療機関の建物と専用通路等で接続されているもの
　ウ　ア又はイに該当しないが，保険医療機関と同一敷地内に存在するものであって，当該保険薬局の存在や出入口を公道等から容易に確認できないもの，当該保険医療機関の休診日に公道等から当該保険薬局に行き来できなくなるもの，実際には当該保険医療機関を受診した患者の来局しか想定できないもの等，患者を含む一般人が当該保険薬局に自由に行き来できるような構造を有しないもの
　なお，ウへの該当の有無については，現地の実態を踏まえ，地方社会保険医療協議会に諮った上，個別に判断すること．また，保険薬局の独立性の確保の観点からは，いわゆる医療ビルのような形態は好ましくないが，このような場合にあっては，当該建物について，患者を含む一般人が自由に行き来できるような構造になっている旨を十分に確認すること．加えて，このような形態の場合には，患者誘導が行われるような実態のないよう，併せて留意すること．
(3)　保険医療機関と一体的な経営を行う場合とは，(2)のまた以下に該当する場合等保険医療機関と保険薬局が一定の近接的な位置関係にあり，かつ，次のアからエまでに規定するような経営主体の実質的同一性が認められる場合又は機能上医療機関とのつながりが強いとみなされる場合を指すものであること．
　ア　保険薬局の開設者（法人たる保険薬局の役員を含む）が特定の保険医療機関の開設者（当該保険医療機関の開設者が法人の場合にあっては，当該法人の役員を含む）又は開設者と同居又は開設者と生計を一にする近親者であるもの
　イ　保険薬局の開設者と保険医療機関の開設者の間の資本関係が実質的に同一であるもの（法人の場合にあっては当該法人の役員が経営するものを含む）
　ウ　職員の勤務体制，医薬品の購入管理，調剤報酬の請求事務，患者の一部負担金の徴収に係る経理事務等が特定保険医療機関と明確に区分されていないもの
　エ　特定の保険医療機関との間で，いわゆる約束処方，患者誘導等が行われているもの
　オ　特定の保険医療機関から，夜間，休日等における開局，医薬品の備蓄又は管理，当該医療機関の薬剤関連業務への協力等の保険薬局としての機能に関して具体的な指示がされているもの．特に，保険医療機関と不動産取引関係を有する薬局を開設するにあたり，保険医療機関からこのような薬局の機能に関して具体的な指示又は要請を明示的に受けた上で開設するような場合は，保険薬局の保険医療機関からの独立性の観点から，機能上医療機関とのつながりが強いとみなされる場合があることに留意すること．
　なお，保険薬局の指定の更新に当たっては，新規指定時と同様，不動産の賃貸借関連書類等の経営に関する書類等の提出を求め，一体的な経営に当たらないことを確認すること．特に，保険医療機関と不動産取引関係を有する保険薬局に関しては，その際に当該保険薬局が当該保険医療機関から土地又は建物を賃借する際の賃料（賃料の名目以外でも，賃貸借に関連して保険薬局から保険医療機関に支払われる費用も含む）について確認する．
(4)　金品その他の財産上の利益とは，第1の1の(2)と同様であること．
(5)　本条の規定に照らし，総合的に判断して医療機関の調剤所と同様とみられるものについては，保険薬局としての適格性に欠けるものであるから，地方社会保険医療協議会に諮った上，保険薬局の新規指定を行わないこと．また，現に存するものについては，次回更新時までに改善を指導し，これに従わない場合は，地方社会保険医療協議会に諮った上，更新を行わないこと．特に，保険医療機関の敷地内に所在する保険薬局にあっては，地方社会保険医療協議会に当該保険薬局の指定又は更新を諮る際に，当該公募に係る資料（新規指定時にあっては，薬局開設に当たって医療機関から提示された条件，契約に係る関係費用の詳細，更新時にあっては，これまでの土地又は建物を賃貸借する際の賃料に係る資料を含む）及び当該保険薬局が当該公募に応じた際に提出した資料も確認できるようにする．

【事務連絡】　一体的な構造関係と経営関係

問1　「保険薬局の指定について」（平成28年3月31日事務連絡）における事例1について，「保険医療機関及び保険医療養担当規則の一部改正等に伴う実施上の留意事項について」（保医発0331第6号）（前掲の通知）の(2)アに該当するかの判断にあたり，保険医療機関と同一の建物内にある保険薬局の構造上，最低限満たす基準等はどのようなものか．

答　保険医療機関と同一の建物内に保険薬局がある場合は，建物外への出入口を保険薬局，保険医療機関それぞれ別に設置する必要がある．ただし，事例5に示すとおり，保険医療機関と同一の建物内に保険薬局があって，当該保険薬局から保険医療機関への建物内部の出入口（または通路）が存在することは，一体的な構造と解されるため認められない．

問2　「保険医療機関及び保険医療養担当規則の一部改正等に伴う実施上の留意事項について」（保医発0331第6号）の(2)ウの「保険薬局の存在や出入口を公道等から容易に確認できないもの」とはどのような場合を指すか．

答　公道等から保険薬局であることを目視により認識できない場合をいう．

問3　保険薬局と保険医療機関との一体的な構造に係る解釈

が変更され，平成28年10月１日から適用されることとなったが，既に指定されている保険薬局が10月１日以降，現在保険薬局と保険医療機関等を区切っているフェンス等を撤去する場合は，再指定が必要になるか。

答　再指定は不要であるが，指定更新時等において，確認が必要となる。

問４　既に指定されている保険薬局の指定更新の際は，「保険薬局の指定について」（平成28年３月31日厚生労働省保険局医療課事務連絡）の別紙２を活用し「一体的な経営」に当たらないことを確認することとなっているが，健康保険法第68条第２項に規定するみなし更新の対象の保険薬局についても，更新時において，別紙２の確認を求めるのか。

答　健康保険法第68条第２項に規定するみなし更新の対象の保険薬局については，更新時に別紙２の申請は不要であるが，集団指導時等の機会を捉えて必要な確認をすることが適当である。
(平28.8.10)

問５　「保険医療機関及び保険医療養担当規則の一部改正等に伴う実施上の留意事項について」（平成28年保医発0331第６号）において，「一体的な構造」の解釈を改め，公道等を介することを一律に求める運用を改め，平成28年10月１日より適用となるが，既に指定されている保険薬局が保険医療機関と保険薬局の間を仕切っているフェンス等を撤去する場合は，地方厚生（支）局へ報告する必要があるか。

答　フェンス等を撤去したことのみをもって，地方厚生（支）局へ報告することは不要である。ただし，フェンス等を撤去することにより「保険医療機関及び保険医療養担当規則の一部改正等に伴う実施上の留意事項について」（平成28年保医発0331第６号）における「一体的な構造」に該当する場合があり得るので留意する。なお，疑義が生じる場合には，事前に地方厚生（支）局へ相談されたい。
(平28.9.15)

問６　「保険薬局の指定等について」（平成28年８月10日厚生労働省保険局医療課事務連絡）の問２において，「公道等から保険薬局であることを目視により認識できない場合をいう」とあるが，保険医療機関の敷地内に公共交通機関の路線バスの停留所が存在し，当該敷地内が当該バスの通行路になっている場合は，当該敷地内のバス運行路は「公道等」の「等」にあたるか。

答　保険医療機関の利用者以外の者の利用が想定される公共交通機関の路線バスが当該保険医療機関の敷地内を通行しており，敷地内に当該バス停留所が存在する場合においては，当該敷地内のバス通行路は公道に準じるものであり，「公道等」の「等」にあたると解される。
なお，今後，敷地内にバス停留所及びバス運行路が存在する具体的事案において，指定にあたり疑義が生じる場合については，保険局医療課へ確認されたい。

問７　「保険医療機関及び保険医療養担当規則の一部改正等に伴う実施上の留意事項について」（保医発0331第６号）における改正前においては，「保険医療機関と一体的な構造とは，保険薬局の土地又は建物が保険医療機関の土地又は建物と分離しておらず，公道又はこれに準ずる道路等を介さずに専用通路等により患者が行き来するような形態のもの」とされていたが，保険医療機関と保険薬局が同一の敷地内にあるが，公道等を介することにより患者が行き来できる構造となっているものについては，保険医療機関と一体的な構造にあたるか。

答　従来どおり一体的な構造にはあたらない。
(平28.12.15)

問８　薬局が保険医療機関から土地又は建物を賃借する際，当該賃貸借契約が薬局における受付処方せん枚数に応じて賃料を変動させるようなものについては，保険薬局の新規指定は認められるか。

答　受付処方せん枚数に応じた変動賃料については，保険薬局の受付処方せん枚数が増えれば，保険医療機関の賃料収入も増えることから，特定の保険医療機関から薬局へ患者を誘導するおそれが否定できない。保険医療機関から特定の保険薬局への患者誘導は，「保険医療機関及び保険医療養担当規則」（昭和32年厚生省令第15号）第２条の５で禁止されており，また，「保険薬局及び保険薬剤師療養担当規則」（昭和32年厚生省令第16号）第２条の３では，「保険薬局は，その担当する療養の給付に関し，健康保険事業の健全な運営を損なうことのないよう努めなければならない」とされている。このため，保険医療機関と保険薬局間の契約として変動賃料の契約方法は適切ではなく，新規指定は認められない。
(平29.4.27)

問９　薬局が保険医療機関から土地又は建物を賃借又は買受けする際，薬局が備える医薬品の決定や在庫等の管理について，当該保険医療機関の合意を得ること等を条件とした契約を結んでいる場合は，「保険医療機関及び保険医療養担当規則の一部改正等に伴う実施上の留意事項について」（保医発0331第６号）の(3)のウにおける「職員の勤務体制，医薬品の購入管理，診療報酬の請求事務，患者の一部負担金の徴収に係る経理事務等が特定保険医療機関と明確に区分されていないもの」に該当するのか。

答　薬局が備える医薬品の決定や在庫管理については，保険医療機関から独立して行うことが必要であり，これについて保険医療機関の合意を得ること等は，「医薬品の購入管理が特定保険医療機関と明確に区分されていないもの」に該当する。そのため，薬局が備える医薬品の決定や在庫等の管理について，当該保険医療機関の合意を得ること等を賃借又は買受けの条件としていないか及び医薬品の購入管理が特定の保険医療機関と明確に区分されているかを指定申請の事前相談や指定申請・更新時において適切に確認されたい。
(平29.10.19)

➡保険医療機関及び保険医療養担当規則等の一部改正に伴う実施上の留意事項

（令５保連発0127・1，保医発0127・3／最終改正：令６保連発0222・1，保医発0222・1）

第２　改正の内容
１　オンライン資格確認の導入の原則義務化の経過措置
やむを得ない事情がある保険医療機関・薬局について，以下のとおり，期限付きの経過措置を設ける。経過措置対象の保険医療機関・薬局は，あらかじめ，地方厚生（支）局に猶予届出書を届け出る（具体的な届出方法については，「３　猶予届出書の届出について」を確認する）。

（オンライン資格確認の経過措置について）

やむを得ない事情	期限
(1)令和５年２月末までにシステム事業者と契約締結したが，導入に必要なシステム整備が未完了の保険医療機関・薬局（システム整備中）	システム整備が完了する日まで（遅くとも令和５年９月末まで）
(2)オンライン資格確認に接続可能な光回線のネットワーク環境が整備されていない保険医療機関・薬局（ネットワーク環境事情）	オンライン資格確認に接続可能な光回線のネットワーク環境が整備されてから６か月後まで
(3)訪問診療のみを実施する保険医療機関	令和６年12月１日まで
(4)改築工事中，臨時施設の保険医療機関・薬局	改築工事が完了するまで。臨時施設が終了するまで
(5)廃止・休止に関する計画を定めている保険医療機関・薬局	廃止・休止するまで（遅くとも令和６年12月１日まで）
(6)その他特に困難な事情がある保険医療機関・薬局	特に困難な事情が解消されるまで

(1)　令和５年２月末までにシステム事業者と契約締結したが，導入に必要なシステム整備が未完了の保険医療機関・薬局（システム整備中）
関係者それぞれがオンライン資格確認の原則義務化に向け取組を加速させてきたが，PC・ルーター不足やシステム事業者の人材不足等により，システム整備が完了し

ない施設が一定見込まれる。
　こうした状況を踏まえ，当該施設については，オンライン資格確認に必要な体制の整備を行うシステム事業者との間で当該体制の整備に係る契約（令和5年2月28日までに締結されたものに限る）を締結している保険医療機関・薬局を対象に，システム整備が完了するまで（遅くとも令和5年9月30日まで）の経過措置を設ける。
　当該施設については，猶予届出書に，システム事業者との契約日（遅くとも令和5年2月28日まで）及びシステム整備が完了する見込み（予定月。遅くとも令和5年9月30日まで）を記入する。必要な添付書類は，契約書・注文書の写しなどシステム事業者と契約したことが確認できる書類である。
　なお，システム整備中であることを理由とした経過措置は，期限を区切って更にオンライン資格確認の導入を加速化することを目指したものであることから，保険医療機関・薬局やシステム事業者，導入支援事業者においては，その趣旨を踏まえ，更なる導入に向けた取組を行い，令和5年9月30日までにシステム整備を完了させることが重要である。
(2)　オンライン資格確認に接続可能な光回線のネットワーク環境が整備されていない保険医療機関・薬局
　オンライン資格確認には，オンライン資格確認に接続可能な光回線（IP-VPN接続方式）のネットワーク環境が必要であるが，離島・山間地域や，施設がある建物によっては，こうしたネットワーク環境が敷設されていない施設がある。
　こうした状況を踏まえ，当該施設については，オンライン資格確認に接続可能な光回線のネットワーク環境が整備された後，オンライン資格確認のシステム整備を完了させる猶予期間として，オンライン資格確認に接続可能な光回線が整備されてから6か月後までの経過措置を設ける。
　当該施設については，猶予届出書に，オンライン資格確認に必要な光回線のネットワークの整備状況及び既に整備されている場合には整備された時期を記入する。
　なお，オンライン資格確認を用いるには，インターネット回線を用いる方法（IPSEC＋IKE方式）も可能である。オンライン資格確認に接続可能な光回線が使用できない場合には，こうした方式による導入が望ましい。
(3)　訪問診療のみを実施する保険医療機関
　厚生労働省では，居宅におけるオンライン資格確認の仕組み（居宅同意取得型）の構築を進めている。こうした状況を踏まえ，訪問診療のみを実施する保険医療機関については，令和6年12月1日までの経過措置を設ける。
　当該施設については，猶予届出書に，訪問診療のみを実施する保険医療機関（在宅医療のみを実施する医療機関であって，「在宅医療のみを実施する医療機関に係る保険医療機関の指定の取扱いについて」（平成28年3月4日保医発0304第16号）の2に規定する要件を全て満たす保険医療機関をいう）であることを記入する。
(4)　改築工事中，臨時施設の保険医療機関・薬局
　改築工事中，臨時施設については，オンライン資格確認を導入できないやむを得ない事由であると考えられる。改築工事中，臨時施設の期間中の施設については，「改築工事が完了するまで」「臨時施設が終了するまで」の経過措置を設ける。
　当該施設については，猶予届出書に，改築工事又は臨時施設の開始日及び改築工事又は臨時施設の終了予定日を記入する。
(5)　廃止・休止に関する計画を定めている保険医療機関・薬局
　令和6年12月2日以降は現行の健康保険証が発行されなくなり，マイナ保険証を基本とする仕組みに移行する。
　こうした状況を踏まえ，令和6年12月1日までの廃止・休止を決めている場合については，オンライン資格確認を導入できないやむを得ない事由であると考えられる（具体的な廃止，休止時期が定まっていない場合は該当しない）。
　令和6年12月1日までの廃止・休止を決めている施設については，廃止・休止に関する計画を提出の上，廃止・休止の間までの経過措置を設ける。
　当該施設については，猶予届出書に，廃止又は休止予定日を記入する。
(6)　その他特に困難な事情がある保険医療機関・薬局
　オンライン資格確認の導入義務化の例外措置（※）又は上記(1)～(5)の類型と同視できるか個別に判断するバスケットクローズの経過措置を設ける。
　（※）現在紙レセプトでの請求が認められている保険医療機関・薬局（手書きでレセプトを作成している保険医療機関・薬局又は電子請求の義務化時点で65歳以上の医師等の保険医療機関・薬局）
　「特に困難な事情」は，例えば，以下の場合が想定される。個々の事例について疑義が生じた場合には，地方厚生（支）局を通じて厚生労働省保険局医療介護連携政策課保険データ企画室に照会する。
ア．自然災害等により継続的に導入が困難となる場合
イ．高齢の医師等でレセプト取扱件数が少ない場合（目安として，令和5年4月時点で常勤の医師等が高齢であって，月平均レセプト件数が50件以下である）
ウ．その他例外措置又は上記(1)～(5)の類型と同視できる特に困難な事情がある場合
　当該施設については，猶予届出書にア～ウのうち特に困難な事情として該当するものを選択して記入する。困難な事情を確認できる書類がある場合はその書類を添付することができる。
　なお，イと記入した場合は，(ア)常勤の医師等のうち最も若い者の令和5年4月時点の年齢及び(イ)特に困難な事情〔※(ア)の年齢が70歳以上である場合は記載不要〕を記入する。月平均レセプト件数が50件以下であることについては，地方厚生（支）局において，令和3年12月から令和4年11月までにNDBに取り込まれた請求実績を基に確認することとしている。個々の保険医療機関・薬局が該当するか否かについては，保険医療機関・薬局の所在地を所管する地方厚生（支）局に照会する。
　ウと記入した場合は，その具体的な内容を記入する。例えば，上記(1)～(5)又はア・イの条件を満たす項目と同視できる事情を複数抱えている場合（「常勤の医師等が65～69歳でレセプト件数が月平均50件を若干超える」かつ「令和7年内に閉院を予定している」といった場合等）は，個別判断がされ，経過措置の対象となる場合がある。
　また，特にイ又はウと記入して届出を行った場合には，経過措置の対象となるかについて個別の判断を要するため，確認の後，保険医療機関・薬局に経過措置の対象とならない旨の連絡をする場合があることについて留意する。
2　オンライン資格確認の経過措置
　保険医療機関・薬局が，患者からオンライン資格確認を求められた場合に応じる義務については，訪問診療若しくは訪問薬剤管理指導又はオンライン診療若しくはオンライン服薬指導の場合には，令和6年12月1日までの経過措置を設ける。
3　猶予届出書の届出について
　経過措置対象の保険医療機関・薬局は，あらかじめ，保険医療機関・薬局の所在地を所管する地方厚生（支）局（分室がある場合には分室。以下同じ）に猶予届出書（別添2）（略）を届け出る。
　具体的には，保険医療機関・薬局の指定を受ける時点からオンライン資格確認の経過措置に該当するやむを得ない事情がある医療機関・薬局は，指定申請の際に併せて猶予届出書を届け出る。
　経過措置対象の保険医療機関・薬局は，上記(1)～(6)の類型に必要な書類を添付する。ただし，やむを得ない事情によって必要な書類が添付できない場合には，届出の事後に，

速やかに必要な書類を地方厚生（支）局に提出する。
　　適切な届出先に提出されなかった猶予届出書は，有効な届出として取り扱われないことがある。猶予届出書については，内容の不備等に係る確認に時間を要する可能性がある。

4　地方厚生（支）局・社会保険診療報酬支払基金との情報共有
　地方厚生（支）局は，療養の給付に関して必要があるときは，社会保険診療報酬支払基金に対して，必要な資料の提供を求めることができる。
　社会保険診療報酬支払基金は，オンライン資格確認の体制整備を促進するため必要があるときは，地方厚生（支）局に対して，必要な資料の提供を求めることができる。

➡療養の給付と直接関係ないサービス等の取扱い

（平17保医発0901002，改定：令6保医発0321・5）

1．費用徴収する場合の手続について
　療養の給付と直接関係ないサービス等については，社会保険医療とは別に提供されるものであることから，もとより，その提供及び提供に係る費用の徴収については，関係法令を遵守した上で，保険医療機関等と患者の同意に基づき行われるものであるが，保険医療機関等は，その提供及び提供に係る費用の徴収に当たっては，患者の選択に資するよう次の事項に留意する。
(1)　保険医療機関等内の見やすい場所，例えば，受付窓口，待合室等に費用徴収に係るサービス等の内容及び料金について患者にとって分かりやすく掲示しておく。なお，掲示の方法については，『療担規則及び薬担規則並びに療担基準に基づき厚生労働大臣が定める掲示事項等』及び『保険外併用療養費に係る厚生労働大臣が定める医薬品等』の制定に伴う実施上の留意事項について」（平成18年3月13日保医発第0313003号）第1の2(5)に示す掲示例による。
(2)　(1)の掲示事項については，原則として，ウェブサイトに掲載しなければならない。ただし，自ら管理するホームページ等を有しない場合については，この限りではない。なお，ウェブサイトへの掲載について，令和7年5月31日までの間，経過措置を設けている。
(3)　患者からの費用徴収が必要となる場合には，患者に対し，徴収に係るサービスの内容や料金等について明確かつ懇切に説明し，同意を確認の上徴収する。この同意の確認は，徴収に係るサービスの内容及び料金を明示した文書に患者側の署名を受けることにより行う。ただし，この同意書による確認は，費用徴収の必要が生じるごとに逐次行う必要はなく，入院に係る説明等の際に具体的な内容及び料金を明示した同意書により包括的に確認する方法で差し支えない。なお，このような場合でも，以後別途費用徴収する事項が生じたときは，その都度，同意書により確認する。
　　また，徴収する費用については，社会的にみて妥当適切なものとする。
(4)　患者から費用徴収した場合は，他の費用と区別した内容のわかる領収証を発行する。
(5)　なお，「保険（医療）給付と重複する保険外負担の是正について」及び『療担規則及び薬担規則並びに療担基準に基づき厚生労働大臣が定める掲示事項等』及び『保険外併用療養費に係る厚生労働大臣が定める医薬品等』の制定に伴う実施上の留意事項について」に示したとおり，「お世話料」「施設管理料」「雑費」等の曖昧な名目での費用徴収は認められないので，改めて留意されたい。

2．療養の給付と直接関係ないサービス等（編注：実費徴収が認められるもの）
　療養の給付と直接関係ないサービス等の具体例としては，次に掲げるものが挙げられる。
(1)　日常生活上のサービスに係る費用
　ア　おむつ代，尿とりパット代，腹帯，T字帯代
　イ　病衣貸与代（手術，検査等を行う場合の病衣貸与を除く）
　ウ　テレビ代
　エ　理髪代
　オ　クリーニング代
　カ　ゲーム機，パソコン（インターネットの利用等）の貸出し
　キ　MD，CD，DVD各プレイヤー等の貸出し及びそのソフトの貸出し
　ク　患者図書館の利用料　等
(2)　公的保険給付とは関係のない文書の発行に係る費用
　ア　証明書代
　　（例）産業医が主治医に依頼する職場復帰等に関する意見書，生命保険等に必要な診断書等の作成代　等
　イ　診療録の開示手数料（閲覧，写しの交付等に係る手数料）
　ウ　外国人患者が自国の保険請求等に必要な診断書等の翻訳料　等
(3)　診療報酬点数表上実費徴収が可能なものとして明記されている費用
　ア　在宅医療に係る交通費
　イ　薬剤の容器代　等
(4)　医療行為ではあるが治療中の疾病又は負傷に対するものではないものに係る費用
　ア　インフルエンザ等の予防接種，感染症の予防に適応を持つ医薬品の投与
　イ　美容形成（しみとり等）
　ウ　禁煙補助剤の処方〔ニコチン依存症管理料の算定対象となるニコチン依存症（以下「ニコチン依存症」という）以外の疾病について保険診療により治療中の患者に対し，スクリーニングテストを実施し，ニコチン依存症と診断されなかった場合であって，禁煙補助剤を処方する場合に限る〕
　エ　治療中の疾病又は負傷に対する医療行為とは別に実施する検診（治療の実施上必要と判断し検査等を行う場合を除く）　等
(5)　その他
　ア　保険薬局における患家等への調剤した医薬品の持参料及び郵送代
　イ　保険医療機関における患家等への処方箋及び薬剤の郵送代
　ウ　日本語を理解できない患者に対する通訳料
　エ　他院より借りたフィルムの返却時の郵送代
　オ　院内併設プールで行うマタニティースイミングに係る費用
　カ　患者都合による検査のキャンセルに伴い使用することのできなくなった当該検査に使用する薬剤等の費用（現に生じた物品等に係る損害の範囲内に限る。なお，検査の予約等に当たり，患者都合によるキャンセルの場合には費用徴収がある旨を事前に説明し，同意を得ること）
　キ　院内託児所・託児サービス等の利用料
　ク　手術後のがん患者等に対する美容・整容の実施・講習
　ケ　有床義歯等の名入れ（刻印・プレートの挿入等）
　コ　画像・動画情報の提供に係る費用〔B010診療情報提供料（Ⅱ）を算定するべき場合を除く〕
　サ　公的な手続き等の代行に係る費用　等

3．療養の給付と直接関係ないサービス等とはいえないもの（編注：実費徴収が認められないもの）
　療養の給付と直接関係ないサービス等とはいえないものとしては，具体的には次に掲げるものが挙げられる。
(1)　手技料等に包括されている材料やサービスに係る費用
　ア　入院環境等に係るもの
　　（例）シーツ代，冷暖房代，電気代（ヘッドホンステレオ等を使用した際の充電に係るもの等），清拭用タオル代，おむつの処理費用，電気アンカ・電気毛布の使用料，在宅療養者の電話診療，医療相談，血液検査など検査結果の印刷費用代　等
　イ　材料に係るもの
　　（例）衛生材料代（ガーゼ代，絆創膏代等），おむつ交換や吸引などの処置時に使用する手袋代，手術に通常使

用する材料代（縫合糸代等），ウロバッグ代，皮膚過敏症に対するカブレ防止テープの提供，骨折や捻挫などの際に使用するサポーターや三角巾，医療機関が提供する在宅医療で使用する衛生材料等，医師の指示によるスポイト代，散剤のカプセル充填のカプセル代，一包化した場合の分包紙代及びユニパック代　等
　ウ　サービスに係るもの
　　（例）手術前の剃毛代，医療法等において設置が義務付けられている相談窓口での相談，車椅子用座布団等の消毒洗浄費用，インターネット等より取得した診療情報の提供，食事時のとろみ剤やフレーバーの費用　等
(2) 診療報酬の算定上，回数制限のある検査等を規定回数以上に行った場合の費用（費用を徴収できるものとして，別に厚生労働大臣の定めるものを除く）
(3) 新薬，新医療機器，先進医療等に係る費用
　ア　医薬品，医療機器等の品質，有効性及び安全性の確保等に関する法律（昭和35年法律第145号）上の承認前の医薬品・医療機器（治験に係るものを除く）
　イ　適応外使用の医薬品（評価療養を除く）
　ウ　保険適用となっていない治療方法（先進医療を除く）　等

4．その他
　上記1．から3．までに掲げる事項のほか，費用徴収する場合の具体的取扱いについては，「保険（医療）給付と重複する保険外負担の是正について」及び『療担規則及び薬担規則並びに療担基準に基づき厚生労働大臣が定める掲示事項等』及び『保険外併用療養費に係る厚生労働大臣が定める医薬品等』の制定に伴う実施上の留意事項について」を参考にされたい。
　なお，上記に関連するものとして，入院時や松葉杖等の貸与の際に事前に患者から預託される金銭（いわゆる「預り金」）については，その取扱いが明確になっていなかったところであるが，将来的に発生することが予想される債権を適正に管理する観点から，保険医療機関が患者から「預り金」を求める場合にあっては，当該保険医療機関は，患者側への十分な情報提供，同意の確認や内容，金額，精算方法等の明示などの適正な手続を確保する。

■事務連絡　問1　保険医療機関において，薬剤又は治療材料等の支給を行う場合に，一部負担金とは別に自主的取組としてプラスチック製買物袋の費用を徴収することは，「保険医療機関及び保険医療養担当規則」に抵触するか。
答　患者に交付するプラスチック製買物袋に係る費用は，療養の給付と直接関係ないサービス等の費用に該当するため，抵触しない。ただし，この場合，予め患者に対し，サービスの内容や料金等について明確かつ懇切に説明し，同意を確認の上徴収するなど「療養の給付と直接関係ないサービス等の取扱いについて」に従い運用する（なお，保険医療機関内に設置された別法人による小売業者は，プラスチック製買物袋の有料化が必須である）。
問2　令和2年3月23日付の一部改正通知において，療養の給付と直接関係ないサービス等の具体例として「保険薬局における患家等への薬剤の持参料及び郵送代」及び「保険医療機関における患家等への処方箋及び薬剤の郵送代」が記載されているが，衛生材料又は保険医療材料の持参料及び郵送代も同様に，患者から徴収してよいのか。
答　保険医療機関又は保険薬局における患家等への衛生材料又は保険医療材料の持参料及び郵送代についても，薬剤と同様に取り扱って差し支えない。
　　　　　　　　　　　　　　（令2.6.30，一部修正）
問3　患者の自己利用目的によるレントゲンのコピー代は，セカンド・オピニオン以外の利用目的（例えば，裁判や保険会社への提出物として利用する場合など）である場合には，患者から費用を徴収してよいのか。
答　そのとおり。　　　　　　（平18.4.28，一部修正）
問4　託児室の使用料等の診療と直接関係ないサービスに係る料金を別途徴収してよいか。
答　「療養の給付と直接関係ないサービス等の取り扱いについて」に沿って実施される場合には，よい。
　　　　　　　　　　　　　　　　　　（令4.3.31）
■事務連絡　消費税

問1　消費税率の引き上げに伴い，すでに入院している患者に対して，差額室料やオムツ代の同意書は，あらためて取り直す必要があるか。
答　徴収額に変更がある場合は，改めて同意書を取り直す必要がある。
問2　徴収する額がすべて変わることになるが，選定療養費分など各厚生局に届け出ている額については，改めて各厚生局への届出が必要となるか。
答　各厚生局に届け出ている額について変更がある場合は，改めて届出を行う必要がある。　　（平26.4.4）
問3　消費税率の引き上げに伴い，既に入院している患者に対しての差額室料やおむつ代の同意書の取扱いについて，「疑義解釈資料の送付について（その2）」（平成26年4月4日付け事務連絡）別添1の問54（上記「問1」）と同様か。
答　そのとおり。徴収額に変更がある場合は，改めて同意書を取り直す必要がある。なお，選定療養に係る届出等，各厚生局に届け出ている額について，変更がある場合は，改めて届出を行う必要がある〔同事務連絡の別添1の問55（上記「問2」）参照〕。　　　　　　　　　　　　　（令1.8.19）

➡保険（医療）給付と重複する保険外負担の是正
（平4.4.8 老健79）

1　保険外負担の取扱いについて
(1) 一部負担金〔特定療養費（現・保険外併用療養費）に係るものを含む〕を除く患者負担のうち保険（医療）給付と重複する「サービス」又は「物」については，その名目の如何を問わず患者から費用を徴収することは認められない。この場合において保険（医療）給付と重複する「サービス」又は「物」とは，原則として治療（看護）行為及びそれに密接に関連した「サービス」又は「物」をいう。したがって，「介護料」，「衛生材料費」等の費用徴収は認められない。
(2) 前記(1)以外で家庭においても日常生活上の利便として必要な治療（看護）とは直接関連のない「サービス」又は「物」について，その実費を徴収することは原則として差し支えない。
　　ただし，当該実費の額は，社会常識上妥当適正な額でなければならない。
　　なお，この場合，保険医療機関はその病院又は診療所の見やすい場所に当該実費に係る費用の内容及び金額等に関する事項を掲示するとともに，当該実費の徴収に当たってはあらかじめ患者又はその家族等に対してそれらの実費に関して十分説明を行い承諾を得る。
(3) 前記(2)の場合であっても，曖昧な名目（例えば「お世話料」，「管理協力費」，「雑費」等）での費用徴収は行ってはならない。
　　また，当該実費を徴収した場合には，医療費控除の適用等の趣旨に鑑み，それぞれ個別の費用ごとに名称及び金額を区分して記載した領収書を交付する。
2　保険医療機関等の指導について
　　患者から徴収する費用は，雑多な名目が付されているので必ずしも名目にとらわれることなく関係者から費用の内容を聴取したうえ，保険（医療）給付と重複する費用を徴収していることが判明した場合には，ただちに是正するよう指示する。

➡入院時食事療養に係る標準負担額の改定
（平10.3.27 保険発43, 老企9・庁保険発7）

労働災害による疾病の治療のため入院している患者が，入院中，労災保険が適用されない業務外の疾病（私傷病）を併発して，その治療のために健康保険等から特別食による食事療養に係る給付を受けた場合など，現に食事療養に要した費用の額が標準負担額に満たない場合には，当該食事療養に要した費用の額を標準負担額として徴収すべき旨を明確化すること。（保険医療機関及び保険医療養担当規則第5条関係）

告示 9　保険外併用療養費関連告示

- ●告示495　厚生労働大臣の定める評価療養，患者申出療養及び選定療養 …… 1618
- ●告示496　保険外併用療養費に係る療養についての費用の額の算定方法 …… 1620
- ●告示498　保険外併用療養費に係る厚生労働大臣が定める医薬品等 …… 1621
  - 通知　患者申出療養の実施上の留意事項及び申出等の取扱いについて …… 1625
- ●告示129　厚生労働大臣の定める先進医療及び患者申出療養並びに施設基準 …… 1628
  - 第1　総則 …… 1628
  - 第2　先進医療ごとに定める施設基準に適合する病院又は診療所において実施する先進医療 …… 1628
    - 1　陽子線治療 …… 1628
    - 2　重粒子線治療 …… 1629
    - 3　家族性アルツハイマー病の遺伝子診断 …… 1629
    - 5　ウイルスに起因する難治性の眼感染疾患に対する迅速診断（PCR法） …… 1629
    - 6　細菌又は真菌に起因する難治性の眼感染疾患に対する迅速診断（PCR法） …… 1630
    - 7　多項目迅速ウイルスPCR法によるウイルス感染症の早期診断 …… 1630
    - 8　CYP2D6遺伝子多型検査 …… 1630
    - 9　糖鎖ナノテクノロジーを用いた高感度ウイルス検査 …… 1631
    - 10　血中TARC濃度の迅速測定 …… 1631
    - 12　内視鏡的憩室隔壁切開術 …… 1631
    - 13　内視鏡的胃局所切除術 …… 1631
    - 14　子宮内膜刺激術 …… 1632
    - 15　タイムラプス撮像法による受精卵・胚培養 …… 1632
    - 16　子宮内膜擦過術 …… 1632
    - 17　ヒアルロン酸を用いた生理学的精子選択術 …… 1632
    - 18　子宮内膜受容能検査1 …… 1632
    - 19　子宮細菌叢検査1 …… 1633
    - 20　強拡大顕微鏡を用いた形態学的精子選択術 …… 1633
    - 21　二段階胚移植術 …… 1633
    - 22　子宮内細菌叢検査2 …… 1633
    - 23　子宮内膜受容能検査2 …… 1633
    - 24　流死産検体を用いた遺伝子検査 …… 1634
    - 25　膜構造を用いた生理学的精子選択術 …… 1634
    - 26　血中循環腫瘍DNAを用いた微小残存病変量の測定 …… 1634
    - 27　子宮腺筋症病巣除去術 …… 1634
    - 28　腹腔鏡下卵巣悪性腫瘍手術 …… 1634
  - 第3　先進医療を適切に実施できる体制を整えているものとして厚生労働大臣に個別に認められた病院又は診療所において実施する先進医療 …… 1635
  - 第4　患者申出療養を適切に実施できる体制を整えているものとして厚生労働大臣に個別に認められた病院又は診療所において実施する患者申出療養 …… 1636

●告示495

（平18.9.12）（改定：告示122,令6.3.27）

厚生労働大臣の定める評価療養，患者申出療養及び選定療養

第1条　健康保険法（大正11年法律第70号）第63条第2項第3号及び高齢者の医療の確保に関する法律（昭和57年法律第80号。以下「高齢者医療確保法」という）第64条第2項第3号に規定する評価療養は，次の各号に掲げるものとする。

1　別に厚生労働大臣が定める先進医療〔先進医療ごとに別に厚生労働大臣が定める施設基準（告示129，p.1628）に適合する病院又は診療所において行われるものに限る〕（→p.1579）

2　医薬品，医療機器等の品質，有効性及び安全性の確保等に関する法律（昭和35年法律第145号。以下「医薬品医療機器等法」という）第2条第17項に規定する治験（人体に直接使用される薬物に係るものに限る）に係る診療（→p.1579）

3　医薬品医療機器等法第2条第17項に規定する治験（機械器具等に係るものに限る）に係る診療（→p.1581）

3の2　医薬品医療機器等法第2条第17項に規定する治験〔加工細胞等〔医薬品，医療機器等の品質，有効性及び安全性の確保等に関する法律施行規則（昭和36年厚生省令第1号）第275条の2の加工細胞等をいう〕に係るものに限る〕に係る診療（→p.1581）

4　医薬品医療機器等法14条第1項又は第19条の2第1項の規定による承認を受けた者が製造販売した当該承認に係る医薬品〔人体に直接使用されるものに限り，別に厚生労働大臣が定めるもの（告示498「1」，p.1621）を除く〕の投与〔別に厚生労働大臣が定める施設基準（告示498「2」，p.1621）に適合する病院若しくは診療所又は薬局において当該承認を受けた日から起算して90日以内に行われるものに限る〕 薬評（→p.1582）

5　医薬品医療機器等法第23条の2の5第1項又は第23条の2の17第1項の規定による承認を受けた者が製造販売した当該承認に係る医療機器又は体外診断用医薬品〔別に厚生労働大臣が定めるもの（告示498「3」，p.1622）を除く〕の使用又は支給〔別に厚生労働大臣が定める施設基準（告示498「4」，p.1622）に適合する病院若しくは診療所又は薬局において保険適用を希望した日から起算して240日以内〔当該医療機器又は体外診断用医薬品を活用する技術の評価に当たって，当該技術と類似する他の技術の評価，当該技術を用いた医療の提供の方法その他の当該技術に関連する事項と一体的な検討が必要と認められる技術（以下「評価に当たって他の事項と一体的な検討を要する技術」という）を活用した医療機器又は体外診断用医薬品の使用又は支給にあっては，保険適用を希望した日から起算して2年以内〕に行われるものに限り，第8号に掲げるプログラム医療機器の使用又は支

給を除く〕（→p.1583）

5の2 医薬品医療機器等法第23条の25第1項又は第23条の37第1項の規定による承認を受けた者が製造販売した当該承認に係る再生医療等製品〔別に厚生労働大臣が定めるもの（告示498「4の2」，p.1622）を除く〕の使用又は支給〔別に厚生労働大臣が定める施設基準（告示498「4の3」，p.1622）に適合する病院若しくは診療所又は薬局において保険適用を希望した日から起算して240日以内<u>（評価に当たって他の事項と一体的な検討を要する技術を活用した再生医療等製品の使用又は支給にあっては，保険適用を希望した日から起算して2年以内）</u>に行われるものに限る〕（→p.1583）

6 使用薬剤の薬価（薬価基準）（平成20年厚生労働省告示第60号）に収載されている医薬品〔別に厚生労働大臣が定めるもの（告示498「5」，p.1622）に限る〕の投与であって，医薬品医療機器等法第14条第1項又は第19条の2第1項の規定による承認に係る用法，用量，効能又は効果と異なる用法，用量，効能又は効果に係るもの〔別に<u>厚生労働大臣が定める条件及び期間</u>（告示498「6」「7」，p.1622）の範囲内で行われるものに限る〕
薬評（→p.1584）

7 医薬品医療機器等法第23条の2の5第1項又は第23条の2の17第1項の規定による承認を受けた者が製造販売した当該承認に係る医療機器〔別に<u>厚生労働大臣が定めるもの</u>（告示498「7の2」，p.1622）に限る〕の使用又は支給であって，当該承認に係る使用目的，効果又は使用方法と異なる使用目的，効果又は使用方法に係るもの〔別に<u>厚生労働大臣が定める条件及び期間</u>（告示498「7の3」「7の4」，p.1622）の範囲内で行われるものに限る〕（→p.1585）

7の2 医薬品医療機器等法第23条の25第1項又は第23条の37第1項の規定による承認を受けた者が製造販売した当該承認に係る再生医療等製品〔別に<u>厚生労働大臣が定めるもの</u>（告示498「7の5」，p.1623）に限る〕の使用又は支給であって，当該承認に係る用法，用量，使用方法，効能，効果又は性能と異なる用法，用量，使用方法，効能，効果又は性能に係るもの〔別に<u>厚生労働大臣が定める条件及び期間</u>（告示498「7の6」「7の7」，p.1623）の範囲内で行われるものに限る〕（→p.1585）

8 医薬品医療機器等法第23条の2の5第1項又は第23条の2の17第1項の規定による承認を受けた者が製造販売した当該承認に係るプログラム医療機器の使用又は支給（次の各号に掲げるプログラム医療機器の区分に応じ，それぞれ当該各号に掲げる条件及び期間の範囲内で行われるものに限る）（→p.1586，p.1586）

　イ 医薬品医療機器等法第23条の2の5第1項若しくは第23条の2の17第1項の規定による承認〔医薬品医療機器等法第23条の2の5第1項又は第23条の2の17第1項の規定による承認を受けた後に，改めて承認を受ける場合（使用目的，効果又は使用方法が変更される場合に限る）における当該承認に限る。以下「医療機器承認」という〕又は同法第23条の2の5第15項（第23条の2の17第5項において準用する場合を含む）の規定により承認を受けた事項の一部を変更しようとする場合（使用目的，効果又は使用方法を変更しようとする場合に限る）における承認（以下「医療機器一部変更承認」という）を受けようとする，又は受けた者が製造販売した当該医療機器承認又は医療機器一部変更承認に係るプログラム医療機器（保険適用を希望するものに限る）であって，評価療養としてその使用又は支給を行うことが適当と認

められるものとして別に厚生労働大臣が定めるもの（告示498「7の8」，p.1623）(1)の条件及び(2)の期間
　(1) 別に<u>厚生労働大臣が定める施設基準</u>（告示498「7の10」，p.1623）に適合する病院若しくは診療所又は薬局におけるプログラム医療機器の使用又は支給に係る別に<u>厚生労働大臣が定める条件</u>（告示498「7の11」，p.1623）
　(2) 保険適用を希望した日から起算して240日以内（評価に当たって他の事項と一体的な検討を要する技術を活用したプログラム医療機器にあっては，保険適用を希望した日から起算して2年以内）であって別に<u>厚生労働大臣が定める期間</u>（告示498「7の13」，p.1623）
　ロ 現に保険適用されているプログラム医療機器のうち，使用成績を踏まえた再評価（当該プログラム医療機器における保険適用されていない範囲における使用又は支給に係る有効性に関するものに限る）に係る申請を行い，又は行おうとするものであって，評価療養としてその使用又は支給を行うことが適当と認められるものとして別に<u>厚生労働大臣が定めるもの</u>（告示498「7の9」，p.1623）
(1)の条件及び(2)の期間
　(1) 別に<u>厚生労働大臣が定める条件</u>（告示498「7の12」，p.1623）
　(2) 当該申請を行った日から起算して240日以内（評価に当たって他の事項と一体的な検討を要する技術を活用したプログラム医療機器にあっては，保険適用を希望した日から起算して2年以内）であって別に<u>厚生労働大臣が定める期間</u>（告示498「7の14」，p.1623）

第1条の2　健康保険法第63条第2項第4号及び高齢者医療確保法第64条第2項第4号に規定する患者申出療養は，別に厚生労働大臣が定める患者申出療養（別に厚生労働大臣が定める施設基準に適合する病院又は診療所であって，当該療養を適切に実施できるものとして厚生労働大臣に個別に認められたものにおいて行われるものに限る）とする。
（編注）<u>患者申出療養</u>は，p.1587，p.1625等に関連規定あり。

第2条　健康保険法第63条第2項第5号及び高齢者医療確保法第64条第2項第5号に規定する選定療養は，次の各号に掲げるものとする。

1　特別の療養環境の提供（→p.1588）
2　予約に基づく診察（→p.1593）
3　保険医療機関が表示する診療時間以外の時間における診察（→p.1594）
4　病床数が200以上の病院について受けた初診（他の病院又は診療所からの文書による紹介がある場合及び緊急その他やむを得ない事情がある場合に受けたものを除く）（→p.1591）
5　病床数が200以上の病院について受けた再診〔当該病院が他の病院（病床数が200未満のものに限る）又は診療所に対して文書による紹介を行う旨の申出を行っていない場合及び緊急その他やむを得ない事情がある場合に受けたものを除く〕（→p.1594）
6　診療報酬の算定方法（平成20年厚生労働省告示第59号）に規定する回数を超えて受けた診療であって別に<u>厚生労働大臣が定めるもの</u>（→p.1624）

7 別に厚生労働大臣が定める方法（告示498「8」, p.1624）により計算した入院期間が180日を超えた日以後の入院及びその療養に伴う世話その他の看護〔別に厚生労働大臣が定める状態等にある者（告示498「9」, p.1624）の入院及びその療養に伴う世話その他の看護を除く〕（→p.1596）
8 前歯部の金属歯冠修復に使用する金合金又は白金加金の支給
9 金属床による総義歯の提供
10 う蝕に罹患している患者（う蝕多発傾向を有しないものに限る）であって継続的な指導管理を要するものに対する指導管理
11 白内障に罹患している患者に対する水晶体再建に使用する眼鏡装用率の軽減効果を有する多焦点眼内レンズの支給
12 主として患者が操作等を行うプログラム医療機器であって、保険適用期間の終了後において患者の希望に基づき使用することが適当と認められるものの使用（→p.1599）
13 間歇スキャン式持続血糖測定器の使用（診療報酬の算定方法に掲げる療養としての使用を除く）（→p.1600）
14 医療上必要があると認められない、患者の都合による精子の凍結又は融解（→p.1600）
15 保険薬局及び保険薬剤師療養担当規則（昭和32年厚生省令第16号。以下「薬担規則」という）第7条の2に規定する後発医薬品のある薬担規則第7条の2に規定する新医薬品等〔昭和42年9月30日以前の薬事法の規定による製造の承認（以下この号において「旧承認」という）に係る医薬品であって、当該医薬品とその有効成分、分量、用法、用量、効能及び効果が同一性を有するものとして、医薬品医療機器等法第14条又は第19条の2の規定による製造販売の承認（旧承認を含む）がなされたものがあるものを含む〕であって別に厚生労働大臣が定めるもの（告示498「9の2」, p.1624）の処方等又は調剤（別に厚生労働大臣が定める場合（告示498「9の3」, p.1624）を除く）（→p.1601）

（編注）「15」は令和6年10月1日より適用する。

●告示496

（平18.9.12）（改定：告122,令6.3.27）

保険外併用療養費に係る療養についての費用の額の算定方法

健康保険法（大正11年法律第70号）第86条第1項に規定する療養（同法第63条第2項第1号に規定する食事療養及び同項第2号に規定する生活療養を除く）及び高齢者の医療の確保に関する法律（昭和57年法律第80号）第76条第1項に規定する療養（同法第64条第2項第1号に規定する食事療養及び同項第2号に規定する生活療養を除く）についての費用の額の算定については、診療報酬の算定方法（平成20年厚生労働省告示第59号）の例による。この場合において、別表第1の左欄に掲げる療養を行った場合にあっては同表の右欄に掲げる療養を行ったものとみなし、別表第2の左欄に掲げる療養を行った場合にあっては同表の右欄に掲げる点数を用いて、それぞれ算定するものとする。

別表第1

医薬品、医療機器等の品質、有効性及び安全性の確保等に関する法律（昭和35年法律第145号。以下「医薬品医療機器等法」という）第2条第17項に規定する治験（人体に直接使用される薬物に係るものに限り、医薬品医療機器等法第80条の2第2項に規定する自ら治験を実施しようとする者によるものを除く）に係る診療	左欄の診療のうち検査、画像診断、投薬及び注射に係る診療（投薬及び注射に係る診療にあっては、当該治験の対象とされる薬物の予定される効能又は効果と同様の効能又は効果を有する医薬品に係る診療に限る）を行わないもの。
医薬品医療機器等法第2条第17項に規定する治験（機械器具等に係るものに限り、医薬品医療機器等法第80条の2第2項に規定する自ら治験を実施しようとする者によるものを除く）に係る診療	左欄の診療のうち検査及び画像診断に係る診療〔当該治験の対象とされる機械器具等を使用した処置若しくは手術又は歯冠修復及び欠損補綴が行われた日から起算して前8日目に当たる日から当該処置若しくは手術又は歯冠修復及び欠損補綴が行われた日から起算して8日を経過する日までの間（2以上の処置若しくは手術又は歯冠修復及び欠損補綴が行われた場合にあっては、最初の処置若しくは手術又は歯冠修復及び欠損補綴が行われた日から起算して前8日目に当たる日から最後の処置若しくは手術又は歯冠修復及び欠損補綴が行われた日から起算して8日を経過する日までの間とする）に行われたものに限る〕を行わないもの
医薬品医療機器等法第2条第17項に規定する治験〔加工細胞等〔医薬品、医療機器等の品質、有効性及び安全性の確保等に関する法律施行規則（昭和36年厚生省令第1号）第275条の2の加工細胞等をいう。以下同じ〕に係るものに限り、医薬品医療機器等法第80条の2第2項に規定する自ら治験を実施しようとする者によるものを除く〕に係る診療	左欄の診療のうち検査及び画像診断に係る診療〔当該治験の対象とされる加工細胞等を使用した処置若しくは手術又は歯冠修復及び欠損補綴が行われた日から起算して前8日目に当たる日から当該処置若しくは手術又は歯冠修復及び欠損補綴が行われた日から起算して8日を経過する日までの間（2以上の処置若しくは手術又は歯冠修復及び欠損補綴が行われた場合にあっては、最初の処置若しくは手術又は歯冠修復及び欠損補綴が行われた日から起算して前8日目に当たる日から最後の処置若しくは手術又は歯冠修復及び欠損補綴が行われた日から起算して8日を経過する日までの間とする）に行われたものに限る〕を行わないもの
前歯部の金属歯冠修復に金合金又は白金加金を使用した療養	前歯部の金属歯冠修復に歯科鋳造用金銀パラジウム合金を使用した療養
総義歯の床部に金属を使用した療養	総義歯の床部に熱可塑性樹脂を使用した療養

水晶体再建に眼鏡装用率の軽減効果を有する多焦点眼内レンズを使用した療養	水晶体再建に眼内レンズ（その他のものに限る）を使用した療養

別表第2

病床数が200以上の病院における初診〔保険医療機関及び保険医療養担当規則（昭和32年厚生省令第15号。以下「療担規則」という）第5条第3項第2号又は高齢者の医療の確保に関する法律の規定による療養の給付等の取扱い及び担当に関する基準（昭和58年厚生省告示第14号。以下「療担基準」という）第5条第3項第2号の規定に基づき厚生労働大臣の定める金額以上の支払を求めた患者に対するものに限る〕	上欄の初診に係る所定点数から，200点を控除した点数
病床数が200以上の病院における再診（療担規則第5条第3項第2号又は療担基準第5条第3項第2号の規定に基づき厚生労働大臣の定める金額以上の支払を求めた患者に対するものに限る）	上欄の再診に係る所定点数から，医師である保険医による再診にあっては50点を，歯科医師である保険医による再診にあっては40点を，それぞれ控除した点数
入院期間が180日を超えた日以後の入院に係る療養	左欄の療養に係る所定点数から，当該所定点数を構成する点数であって別に厚生労働大臣が定めるもの（告示498「10」，p.1625）に100分の15を乗じた点数を控除した点数
厚生労働大臣の定める評価療養，患者申出療養及び選定療養（平成18年厚生労働省告示第495号）第2条第15号に規定する後発医薬品（右欄において単に「後発医薬品」という）のある同号に規定する新医薬品等（右欄において単に「先発医薬品」という）の処方等又は調剤に係る療養（編注）令和6年10月1日より適用する。	左欄の療養に係る所定点数から当該療養に係る診療報酬の算定方法別表第一F200に掲げる薬剤その他の診療報酬の算定方法に掲げる別に厚生労働大臣が定める点数（告示498「9の4」，p.1624）を控除した点数に，当該療養に係る医薬品の薬価から，先発医薬品の薬価から当該先発医薬品の後発医薬品の薬価を控除して得た価格に4分の1を乗じて得た価格を控除して得た価格を用いて当該各区分の例により算定した点数を加えた点数

（編注）保険外併用療養における保険外負担に係る消費税は，「評価療養」「患者申出療養」に係るものは非課税（ただし，企業依頼の治験において被保険者以外から徴収する場合は課税），「選定療養」に係るものは課税として扱う。（平19.2.23事務連絡「評価療養に係る費用の消費税の取扱いについて」参照）

《保険外併用療養と消費税》

【評価療養／患者申出療養】

非課税		
保険外併用療養費	患者一部負担金	保険外負担金

【選定療養】

非課税		課税
保険外併用療養費	患者一部負担金	保険外負担金

●告示498

（平18.9.12）（改定：告示59,平28.3.4／告示265,平28.6.24／告示295,令2.8.1／告示292,令3.7.30）

持続可能な医療保険制度を構築するための国民健康保険法等の一部を改正する法律（平成27年法律第31号）等の施行に伴い，保険外併用療養費に係る厚生労働大臣が定める医薬品等（平成18年厚生労働省告示第498号）の一部を次のように改正し，平成28年4月1日から適用する。

保険外併用療養費に係る厚生労働大臣が定める医薬品等

1　厚生労働大臣の定める評価療養，患者申出療養及び選定療養（平成18年厚生労働省告示第495号。以下「告示」という）第1条第4号（→p.1618）に規定する別に厚生労働大臣が定める医薬品
　イ　使用薬剤の薬価（薬価基準）（平成20年厚生労働省告示第60号。以下「薬価基準」という）に収載されている医薬品
　ロ　医薬品，医療機器等の品質，有効性及び安全性の確保等に関する法律（昭和35年法律第145号。以下「医薬品医療機器等法」という）第14条第1項又は第19条の2第1項の規定による承認を受けた者が薬価基準への収載を希望している医薬品（当該承認に係る医薬品に限る）以外の医薬品

2　告示第1条第4号（→p.1618）に規定する別に厚生労働大臣が定める施設基準
　イ　病院及び診療所にあっては，告示第1条第4号に規定する医薬品の投与を行うにつき必要な薬剤師が配置されており，かつ，当該医薬品の投与を行うにつき必要な医薬品情報の収集及び伝達を行うための専用施設を有していること。
　ロ　薬局にあっては，診療報酬の算定方法（平成20年厚生労働省告示第59号）別表第3調剤報酬点数表第1節に規定する調剤基本料の注5の規定に基づく届出を行った薬局であって，イに規定する基準に適合している病院又は診療所において健康保険の診療に従事している医師又は歯科医師から交付された処方箋に基づき告示第1条第4号に規定する医薬品を投与するものであること。

3　告示第1条第5号（→p.1618）に規定する別に厚生労働大臣が定める医療機器又は体外診断用医薬品
　　イ　保険適用されている医療機器又は体外診断用医薬品
　　ロ　医薬品医療機器等法第23条の2の5第1項又は第23条の2の17第1項の規定による承認を受けた者が保険適用を希望している医療機器又は体外診断用医薬品（当該承認に係る医療機器又は体外診断用医薬品に限る）以外の医療機器又は体外診断用医薬品

4　告示第1条第5号（→p.1618）に規定する別に厚生労働大臣が定める施設基準
　　イ　病院及び診療所にあっては，告示第1条第5号に規定する医療機器又は体外診断用医薬品の使用又は支給を行うにつき必要な体制が整備されていること。
　　ロ　薬局にあっては，診療報酬の算定方法別表第3調剤報酬点数表第1節に規定する調剤基本料の「注5」の規定に基づく届出を行った薬局であって，イに規定する基準に適合している病院又は診療所において健康保険の診療に従事している医師又は歯科医師から交付された処方箋に基づき告示第1条第5号に規定する医療機器又は体外診断用医薬品を支給するものであること。

4の2　告示第1条第5号の2（→p.1619）に規定する別に厚生労働大臣が定める再生医療等製品
　　イ　保険適用されている再生医療等製品
　　ロ　医薬品医療機器等法第23条の25第1項又は第23条の37第1項の規定による承認を受けた者が保険適用を希望している再生医療等製品（当該承認に係る再生医療等製品に限る）以外の再生医療等製品

4の3　告示第1条第5号の2（→p.1619）に規定する別に厚生労働大臣が定める施設基準
　　イ　病院及び診療所にあっては，告示第1条第5号の2に規定する再生医療等製品の使用又は支給を行うにつき必要な体制が整備されていること。
　　ロ　薬局にあっては，診療報酬の算定方法別表第3調剤報酬点数表第1節に規定する調剤基本料の「注5」の規定に基づく届出を行った薬局であって，イに規定する基準に適合している病院又は診療所において健康保険の診療に従事している医師又は歯科医師から交付された処方箋に基づき告示第1条第5号の2に規定する再生医療等製品を投与又は支給するものであること。

5　告示第1条第6号（→p.1619）に規定する別に厚生労働大臣が定める医薬品
　　イ　医薬品医療機器等法第14条第15項（同法第19条の2第5項において準用する場合を含む）の規定による承認事項（用法，用量，効能又は効果に限る）の一部変更の承認（以下「医薬品一部変更承認」という）の申請（申請書に添付しなければならない資料について，当該申請に係る事項が医学薬学上公知であると認められる場合その他資料の添付を必要としない合理的理由がある場合において，申請者が依頼して実施された臨床試験の試験成績に関する資料の添付を省略して行われるものに限る）を行うことが適当と認められるものとして薬事・食品衛生審議会〔厚生労働省設置法（平成11年法律第97号）第11条に規定する薬事・食品衛生審議会をいう。第7号の2イ及び第7号の5イにおいて同じ〕が事前の評価を開始した医薬品（当該評価が終了したものを除く）
　　ロ　医薬品一部変更承認の申請（申請書に添付しなければならない資料について，当該申請に係る事項が医学薬学上公知であると認められる場合その他資料の添付を必要としない合理的理由がある場合において，申請者が依頼して実施された臨床試験の試験成績に関する資料の添付を省略して行われるものに限る）が受理された医薬品（イの評価が終了したものを除く）

（編注）薬価基準既収載の医薬品の追加効能・用法について，公知申請──有効性や安全性が「公知」であるとして，臨床試験を省略して承認申請が可能であると，厚労省の薬事・食品衛生審議会で事前評価が終了した追加効能・用法については，評価が終了した時点から追加効能・用法を保険適用とする。

6　告示第1条第6号（→p.1619）に規定する別に厚生労働大臣が定める条件
　　イ　前号イに規定する医薬品の投与にあっては，当該評価が開始された際に付された条件に従うこと。
　　ロ　前号ロに規定する医薬品の投与にあっては，当該申請に係る用法，用量，効能又は効果に従うこと。

7　告示第1条第6号（→p.1619）に規定する別に厚生労働大臣が定める期間
　　イ　第5号イに規定する医薬品の投与にあっては，当該評価が開始された日から6月
　　ロ　第5号ロに規定する医薬品の投与にあっては，当該申請が受理された日から2年（当該期間内に当該申請に対する処分があったとき又は当該申請の取下げがあったときは，当該処分又は取下げがあった日までの期間）

7の2　告示第1条第7号（→p.1619）に規定する別に厚生労働大臣が定める医療機器
　　イ　保険適用されている医療機器であって，医薬品医療機器等法第23条の2の5第15項（同法第23条の2の17第5項において準用する場合を含む）の規定による承認事項（使用目的，効果又は使用方法に限る）の一部変更の承認（以下この号及び第7号の4において「医療機器一部変更承認」という）の申請（申請書に添付しなければならない資料について，当該申請に係る事項が医学薬学上公知であると認められる場合その他資料の添付を必要としない合理的理由がある場合において，申請者が依頼して実施された臨床試験の試験成績に関する資料の添付を省略して行われるものに限る）を行うことが適当と認められるものとして薬事・食品衛生審議会が事前の評価を開始したもの
　　ロ　保険適用されている医療機器であって，医療機器一部変更承認の申請（申請書に添付しなければならない資料について，当該申請に係る事項が医学薬学上公知であると認められる場合その他資料の添付を必要としない合理的理由がある場合において，申請者が依頼して実施された臨床試験の試験成績に関する資料の添付を省略して行われるものに限る）が受理されたもの

7の3　告示第1条第7号（→p.1619）に規定する別に厚生労働大臣が定める条件
　　イ　前号イに規定する医療機器の使用又は支給にあっては，当該評価が開始された際に付された条件に従うこと。
　　ロ　前号ロに規定する医療機器の使用又は支給にあっては，当該申請に係る使用方法，効果又は使用方法に従うこと。

7の4　告示第1条第7号（→p.1619）に規定する別に厚生労働大臣が定める期間
　　イ　第7号の2イに規定する医療機器の使用又は支給

にあっては，当該評価が開始された日から6月（当該期間内に医療機器一部変更承認の申請が受理されたときは，当該申請が受理された日までの期間）
ロ　第7号の2ロに規定する医療機器の使用又は支給にあっては，当該申請が受理された日から2年（当該期間内に当該申請に対する処分があったとき又は当該申請の取下げがあったときは，当該処分又は取下げがあった日までの期間）

7の5　告示第1条第7号の2（→p.1619）に規定する別に厚生労働大臣が定める再生医療等製品
イ　保険適用されている再生医療等製品であって，医薬品医療機器等法第23条の25第11項（同法第23条の37第5項において準用する場合を含む）の規定による承認事項（用法，用量，使用方法，効能，効果又は性能に限る）の一部変更の承認（以下「再生医療等製品一部変更承認」という）の申請（申請書に添付しなければならない資料について，当該申請に係る事項が医学薬学上公知であると認められる場合その他資料の添付を必要としない合理的理由がある場合において，申請者が依頼して実施された臨床試験の試験成績に関する資料の添付を省略して行われるものに限る）を行うことが適当と認められるものとして薬事・食品衛生審議会が事前の評価を開始したもの
ロ　保険適用されている再生医療等製品であって，再生医療等製品一部変更承認の申請（申請書に添付しなければならない資料について，当該申請に係る事項が医学薬学上公知であると認められる場合その他資料の添付を必要としない合理的理由がある場合において，申請者が依頼して実施された臨床試験の試験成績に関する資料の添付を省略して行われるものに限る）が受理されたもの

7の6　告示第1条第7号の2（→p.1619）に規定する別に厚生労働大臣が定める条件
イ　前号イに規定する再生医療等製品の使用又は支給にあっては，当該評価が開始された際に付された条件に従うこと。
ロ　前号ロに規定する再生医療等製品の使用又は支給にあっては，当該申請に係る用法，用量，使用方法，効能，効果又は性能に従うこと。

7の7　告示第1条第7号の2（→p.1619）に規定する別に厚生労働大臣が定める期間
イ　第7号の5イに規定する再生医療等製品の使用又は支給にあっては，当該評価が開始された日から6月（当該期間内に再生医療等製品一部変更承認の申請が受理されたときは，当該申請が受理された日までの期間）
ロ　第7号の5ロに規定する再生医療等製品の使用又は支給にあっては，当該申請が受理された日から2年（当該期間内に当該申請に対する処分があったとき又は当該申請の取下げがあったときは，当該処分又は取下げがあった日までの期間）

7の8　告示第1条第8号イ（→p.1619）に規定する別に厚生労働大臣が定めるプログラム医療機器
イ　医薬品医療機器等法第23条の2の5第1項若しくは第23条の2の17第1項の規定による承認〔医薬品医療機器等法第23条の2の5第1項又は第23条の2の17第1項の規定による承認を受けた後に，改めて承認を受ける場合（使用目的，効果又は使用方法が変更される場合に限る）における当該承認に限る。以下「医療機器承認」という〕又は同法第23条の2の5第15項（第23条の2の17第5項において準用する場合を含む）の規定により承認を受けた事項の一部を変更しようとする場合（使用目的，効果又は使用方法を変更しようとする場合に限る）における承認（以下「医療機器一部変更承認」という）の申請前のもの
ロ　医療機器承認又は医療機器一部変更承認の申請を現に行っているもの
ハ　医療機器承認又は医療機器一部変更承認を受けた者が製造販売した当該医療機器承認又は医療機器一部変更承認に係るプログラム医療機器であって，現に保険適用されておらず，保険適用を希望しているもの

7の9　告示第1条第8号ロ（→p.1619）に規定する別に厚生労働大臣が定めるプログラム医療機器
イ　現に保険適用されており，使用成績を踏まえた再評価（保険適用されていない範囲における使用又は支給に係る有効性に関するものに限る。以下「使用成績を踏まえた再評価」という）に係る申請前のもの
ロ　現に保険適用されており，使用成績を踏まえた再評価に係る申請を現に行っているもの

7の10　告示第1条第8号イ(1)（→p.1619）に規定する別に厚生労働大臣が定める施設基準
イ　病院及び診療所にあっては，告示第1条第8号イに規定するプログラム医療機器の使用又は支給を行うにつき必要な体制が整備されていること。
ロ　薬局にあっては，イに規定する基準に適合している病院又は診療所において健康保険の診療に従事している医師又は歯科医師から交付された処方箋に基づき告示第1条第8号イに規定するプログラム医療機器を支給するものであること。

7の11　告示第1条第8号イ(1)（→p.1619）に規定する別に厚生労働大臣が定める条件
第7号の8ロに規定するプログラム医療機器の使用又は支給にあっては，当該医療機器承認又は医療機器一部変更承認の申請に係る使用目的，効果又は使用方法に従うこと。

7の12　告示第1条第8号ロ(1)（→p.1619）に規定する別に厚生労働大臣が定める条件
第7号の9イに規定するプログラム医療機器の使用又は支給にあっては，当該再評価のための申請に係る権利の取得の際に付された条件に従うこと。

7の13　告示第1条第8号イ(2)（→p.1619）に規定する別に厚生労働大臣が定める期間
イ　第7号の8イに規定するプログラム医療機器の使用又は支給にあっては，当該医療機器承認又は医療機器一部変更承認及び保険適用のための準備に必要と認められる期間
ロ　第7号の8ロに規定するプログラム医療機器の使用又は支給にあっては，当該申請が受理された日から2年（当該期間内に当該申請に対する処分があったとき又は当該申請の取下げがあったときは，当該処分又は取下げがあった日までの期間）
ハ　第7号の8ハに規定するプログラム医療機器の使用又は支給にあっては，保険適用を希望した日から起算して240日（評価に当たって他の事項と一体的な検討を要する技術を活用したプログラム医療機器にあっては，保険適用を希望した日から起算して2年）

7の14　告示第1条第8号ロ(2)（→p.1619）に規定する別

に厚生労働大臣が定める期間
　イ　第7号の9イに規定するプログラム医療機器の使用又は支給にあっては，当該プログラム医療機器に係る再評価のための準備に必要と認められる期間
　ロ　第7号の9ロに規定するプログラム医療機器の使用又は支給にあっては，当該プログラム医療機器に係る再評価の申請を行った日から起算して240日（評価に当たって他の事項と一体的な検討を要する技術を活用したプログラム医療機器にあっては，保険適用を希望した日から起算して2年）

7の15　告示第2条第6号（→p.1619）に規定する別に厚生労働大臣が定めるもの
　イ　診療報酬の算定方法別表第1医科診療報酬点数表（以下「医科点数表」という）区分番号D 009の3に掲げる癌胎児性抗原（CEA）〔同告示別表第2歯科診療報酬点数表（以下「歯科点数表」という）第2章第3部検査通則第5号においてその例による場合を含む〕
　ロ　D 009の2に掲げるα-フェトプロテイン（AFP）（歯科点数表第2章第3部検査通則第5号においてその例による場合を含む）
　ハ　D 009の9に掲げる前立腺特異抗原（PSA）（歯科点数表第2章第3部検査通則第5号においてその例による場合を含む）
　ニ　D 009の9に掲げるCA19-9（歯科点数表第2章第3部検査通則第5号においてその例による場合を含む）
　ホ　H 000に掲げる心大血管疾患リハビリテーション料
　ヘ　H 001に掲げる脳血管疾患等リハビリテーション料
　ト　H 001-2に掲げる廃用症候群リハビリテーション料
　チ　H 002に掲げる運動器リハビリテーション料
　リ　H 003に掲げる呼吸器リハビリテーション料
　ヌ　I 008-2に掲げる精神科ショート・ケア
　ル　I 009に掲げる精神科デイ・ケア
　ヲ　I 010に掲げる精神科ナイト・ケア
　ワ　I 010-2に掲げる精神科デイ・ナイト・ケア
　カ　歯科点数表区分番号H 000に掲げる脳血管疾患等リハビリテーション料
　ヨ　歯科点数表区分番号H 000-3に掲げる廃用症候群リハビリテーション料

8　告示第2条第7号（→p.1620）に規定する別に厚生労働大臣が定める入院期間の計算方法
　イ　病院又は診療所を退院した後，同一の疾病又は負傷により，当該病院若しくは診療所又は他の病院若しくは診療所に入院した場合（当該疾病又は負傷が治癒し，又はこれに準ずる状態になった後に入院した場合を除く）にあっては，これらの病院又は診療所において通算対象入院料〔医科点数表又は歯科点数表に規定する一般病棟入院基本料〔特別入院基本料，月平均夜勤時間超過減算，特定入院基本料及び夜勤時間特別入院基本料を含み，医科点数表に規定する一般病棟入院基本料の「注11」の規定により算定する場合（歯科点数表第1章第2部第1節「通則1」の規定により医科点数表の例により算定する場合を含む）を除く〕，特定機能病院入院基本料（一般病棟の場合に限る）及び専門病院入院基本料をいう。以下同じ〕を算定していた期間を通算する。
　ロ　イの場合以外の場合にあっては，現に入院している病院又は診療所において通算対象入院料を算定していた期間を通算する。

9　告示第2条第7号（→p.1620）に規定する別に厚生労働大臣が定める状態等にある者
　イ　通算対象入院料を算定する病棟又は診療所に入院している患者以外の患者
　ロ　医科点数表第1章第2部第2節に規定する難病患者等入院診療加算を算定する患者
　ハ　医科点数表第1章第2部第2節及び歯科点数表第1章第2部第2節に規定する重症者等療養環境特別加算を算定する患者
　ニ　重度の肢体不自由者（平成20年10月1日以降においては，脳卒中の後遺症の患者及び認知症の患者を除く），脊髄損傷等の重度障害者（平成20年10月1日以降においては，脳卒中の後遺症の患者及び認知症の患者を除く），重度の意識障害者，筋ジストロフィー患者，難病患者等
　ホ　悪性新生物に対する腫瘍用薬（重篤な副作用を有するものに限る）を投与している状態にある患者
　ヘ　悪性新生物に対する放射線治療を実施している状態にある患者
　ト　ドレーン法又は胸腔若しくは腹腔の洗浄を実施している状態にある患者　洗浄
　チ　人工呼吸器を使用している状態にある患者
　リ　人工腎臓又は血漿交換療法を実施している状態にある患者
　ヌ　全身麻酔その他これに準ずる麻酔を用いる手術を実施し，当該疾病に係る治療を継続している状態（当該手術を実施した日から起算して30日までの間に限る）にある患者
　ル　15歳未満の患者
　ヲ　児童福祉法（昭和22年法律第164号）第19条の3第3項に規定する医療費支給認定に係る小児慢性特定疾病児童等（同法第6条の2第2項に規定する小児慢性特定疾病児童等をいう）又は障害者の日常生活及び社会生活を総合的に支援するための法律施行令（平成18年政令第10号）第1条第1号の育成医療の給付を受けている患者
　ワ　ロからヌまでに掲げる状態に準ずる状態にある患者

9の2　告示第2条第15号（→p.1620）に規定する別に厚生労働大臣が定める医薬品
　イ　告示第2条第15号に規定する新医薬品等（以下単に「先発医薬品」という）に係る告示第2条第15号に規定する後発医薬品（以下単に「後発医薬品」という）が初めて薬価基準に収載された日の属する月の翌月の初日から起算して5年を経過した先発医薬品（バイオ医薬品を除く）
　ロ　先発医薬品に係る後発医薬品が初めて薬価基準に収載された日の属する月の翌月の初日から起算して5年を経過しない先発医薬品であって，当該先発医薬品に係る後発医薬品の数量を，当該先発医薬品に係る後発医薬品の数量に当該先発医薬品の数量を加えて得た数で除して得た数が100分の50以上であるもの（バイオ医薬品を除く）

9の3　告示第2条第15号（→p.1620）に規定する別に厚生労働大臣が定める場合
　イ　医療上必要があると認められる場合
　ロ　病院若しくは診療所又は薬局において後発医薬品を提供することが困難な場合
　ハ　先発医薬品の薬価が後発医薬品の薬価以下の場合

9の4　保険外併用療養費に係る療養についての費用の

額の算定方法（平成18年厚生労働省告示第496号）別表第2（→p.1621）に規定する診療報酬の算定方法に掲げる別に厚生労働大臣が定める点数
- イ　別表第1区分番号C200に掲げる薬剤
- ロ　別表第1区分番号F200に掲げる薬剤
- ハ　別表第1区分番号G100に掲げる薬剤
- ニ　別表第2区分番号F200に掲げる薬剤
- ホ　別表第2区分番号G100に掲げる薬剤
- ヘ　別表第3区分番号20に掲げる使用薬剤料

（編注）9の2～9の4の規定は、令和6年10月1日から適用する。

10　保険外併用療養費に係る療養についての費用の額の算定方法別表第2（→p.1621）に規定する180日を超えた日以後の入院に係る別に厚生労働大臣が定める点数
通算対象入院料の基本点数

11　健康保険法（大正11年法律第70号）第63条第2項第4号及び高齢者の医療の確保に関する法律（昭和57年法律第80号）第64条第2項第4号に規定する患者申出療養の申出に係る書類等
(1)　健康保険法第63条第2項第4号及び高齢者の医療の確保に関する法律第64条第2項第4号の申出（以下単に「申出」という）は、厚生労働大臣に対し、次に掲げる事項を記載した申出書を提出することによって行う。
- イ　申出に係る者（以下「患者」という）の氏名、生年月日及び住所又は居所
- ロ　申出に係る療養の名称
- ハ　ロの療養について申出を行う理由

(2)　(1)の申出書には、次に掲げる書類を添付すること。
- イ　患者が未成年者又は成年被後見人である場合にあっては、その法定代理人の同意書
- ロ　申出に係る療養を行う医療法（昭和23年法律第205号）第4条の3に規定する臨床研究中核病院（保険医療機関であるものに限る。以下単に「臨床研究中核病院」という）の開設者の意見書
- ハ　申出に係る療養を行う保険医療機関において診療に従事する保険医が、患者に対し申出に係る療養の内容及び費用に関して説明を行い、その同意を得たことを証する書類
- ニ　患者がロ及びハの書類の確認を行ったことを証する書類

(3)　(2)ロの意見書には、臨床研究中核病院の開設者及び(2)ハの説明を行った保険医の氏名を記載する。

➡健康保険法及び高齢者の医療の確保に関する法律に規定する患者申出療養の実施上の留意事項及び申出等の取扱いについて

（平28保発0304・18）（改定：平30保発0326・2、令3保発0702・2、令7保発0312・21）
（編注）患者申出療養に関しては、p.1587等に関連規定あり。

第1　患者申出療養に係る基本的な考え方
我が国においては、国民皆保険の理念の下、必要かつ適切な医療は基本的に保険収載している。その上で、保険収載されていないものの、将来的な保険収載を目指す先進的な医療等については、保険外併用療養費制度として、安全性・有効性等を確認するなどの一定のルールにより保険診療との併用を認めている。

患者申出療養は、困難な病気と闘う患者の思いに応えるため、先進的な医療について、患者の申出を起点とし、安全性・有効性等を確認しつつ、身近な医療機関で迅速に受けられるようにするものである。

これは、国において安全性・有効性等を確認すること、保険収載に向けた実施計画の作成を臨床研究中核病院に求め、国において確認すること、及び実施状況等の報告を臨床研究中核病院に求めることとした上で、保険外併用療養費制度の中に位置づけるものであるため、いわゆる「混合診療」を無制限に解禁するものではなく、国民皆保険の堅持を前提とするものである。

第2　患者申出療養に係る申出の対象となる医療技術の分類
患者申出療養に係る申出の対象となる医療技術については、以下のとおり分類する。
1　未承認等の医薬品、医療機器若しくは再生医療等製品（以下「医薬品等」という）の使用又は医薬品等の適応外使用を伴わない医療技術
2　未承認等の医薬品等の使用又は医薬品等の適応外使用を伴う医療技術

第3　患者申出療養の実施上の留意事項
次の1から5までの要件を全て満たす保険医療機関において実施する。
1　以下のいずれかを満たす保険医療機関である。
(1)　医療法（昭和23年法律第205号）第4条の3に規定する臨床研究中核病院である。
(2)　実施に当たり必要な以下の全ての体制を有する保険医療機関である。なお、その具体的な内容については、患者申出療養評価会議において、医療技術ごとに要件を設定する。
① 緊急時の対応が可能な体制
② 医療安全管理委員会を設置していることその他の医療安全対策に必要な体制
③ 医療機器を使用する医療技術の場合は、医療機器の保守管理体制

2　医療技術の内容に応じた指針、臨床研究法（平成29年法律第16号）又は再生医療等を提供する場合にあっては再生医療等の安全性の確保等に関する法律（平成25年法律第85号。以下「再生医療等安全性確保法」という）に適合する実施体制を有する。
3　実施される医療技術において使用する医薬品等の管理体制、入手方法等が適切である。
4　臨床研究のデータの信頼性確保のため、次の体制を確保する。
(1)　データマネジメント体制
(2)　多施設共同研究を行う場合は、多施設共同研究として実施可能なモニタリング体制等
5　当該患者申出療養の実施が認められた医療機関（以下「実施医療機関」という）の開設者は、院内で行われる全ての患者申出療養について実施責任医師、研究内容等を把握し、臨床研究中核病院及び厚生労働省に報告できる体制を確保する。

第4　患者申出療養に係る患者からの相談の取扱い
申出を行うに当たり、患者は必要に応じて、かかりつけ医等の保険医療機関の支援を受け、特定機能病院又は臨床研究中核病院に相談することができる。その際、患者が安全性・有効性等について理解・納得した上で申出が行われることが重要であり、臨床研究中核病院等はそうした観点から申出の支援を行う。
1　臨床研究中核病院における申出の支援について
臨床研究中核病院においては、患者申出療養に係る患者の相談について、専門的・総合的に対応することとし、申出の支援を行う際には、安全性・有効性等の科学的な根拠を用いた説明を行う。安全性・有効性等の科学的な根拠が不足している場合や患者に対して安全性上の問題等が懸念される場合などにより、申出に必要な意見書の作成が困難と考えられる場合には、患者にその旨を説明する。
2　特定機能病院における申出の支援
患者申出療養に係る患者の相談について専門的・総合的に対応する窓口を有する特定機能病院においては、患者から相談のあった療養について、臨床研究中核病院に対して、当該特定機能病院を含む多施設共同研究として行う旨の提案を行うことができる。その際、患者に対して、安全性・

有効性等の科学的な根拠を用いた説明を行うとともに，安全性・有効性等の科学的な根拠が不足している場合や患者に対して安全性上の問題等が懸念される場合などにより，申出に必要な臨床研究中核病院による意見書の作成が困難と考えられる場合には，その旨を説明する。

なお，特定機能病院における対応窓口については，以下のとおりとするとともに，患者からの相談に対応できない場合には，必要に応じて，対応可能な医療機関に紹介を行う。
(1) 患者申出療養に係る相談に対応する窓口であることが分かりやすく掲示されている。
(2) 患者申出療養に係る医学的な相談への対応とともに，その他関係する相談にも総合的に対応できる。

第5 患者申出療養として告示されていない医療技術に係る申出等の取扱い

1 患者申出療養として告示されていない医療技術に係る申出の取扱い

患者申出療養として告示されていない医療技術に係る申出については，健康保険法（大正11年法律第70号）第63条第4項及び高齢者の医療の確保に関する法律（昭和57年法律第80号）第64条第4項の規定に基づき，以下のとおり行う。
(1) 医薬品等告示11(1)に規定する申出書として別に定める様式により作成されたものを提出する。
(2) 申出書には，医薬品等告示11(2)に掲げる書類として別に定める様式により作成されたものを添付する。
(3) 医薬品等告示11(2)のロに掲げる臨床研究中核病院の意見書は，以下の書類を含めるとともに，臨床研究中核病院の開設者及び医薬品等告示11(2)のハの説明を行った保険医において記名を行うこととし，別に定める様式により作成する。
　① 当該申出に係る療養の実施計画（以下「患者申出療養実施計画」という）
　② 当該医療技術の実施の適否を審議した概要
(4) 医薬品等告示11(2)のハに掲げる書類については，申出に先立ち臨床研究中核病院等において実施された面談等を踏まえ，別に定める方法により作成する。
(5) (1)から(4)に基づき作成した書類は，(3)の意見書を作成した臨床研究中核病院を経由し，保険局医療課に提出する。

2 意見書を作成する臨床研究中核病院は，その作成に当たり，次の(1)から(3)までの要件を満たす。
(1) 国内外の使用実績（国内外の承認状況を含む），有用性を示す文献等の科学的な根拠に基づき，当該申出に係る療養について，安全性・有効性等の確保が期待できる医療技術であることを示す。
(2) 当該申出に係る療養を臨床研究として実施する場合，次の内容を全て満たす臨床研究計画を作成する。なお，未承認等又は適応外の医薬品等の入手等については，「臨床研究において使用される未承認の医薬品，医療機器及び再生医療等製品の提供等に係る医薬品，医療機器等の品質，有効性及び安全性の確保等に関する法律の適用について」（平成30年4月6日薬生発0406第3号）の考え方に基づき，適切に行う。
　① 医療技術の内容に応じた指針，臨床研究法又は再生医療等安全性確保法に適合している。
　② 重篤な有害事象等の可能性並びに健康被害が生じた場合の補償，治療の内容及び費用並びに臨床研究計画における患者適格基準を逸脱した患者に係る具体的対応等について，臨床研究計画に記載する。さらに，事前に患者又は家族に説明し文書により同意を得る。
　③ 実施責任医師を明示する。また，当該実施責任医師の下に，実施する医師が管理されている。
　④ 安全性・有効性等が客観的に確認でき，倫理審査委員会〔人を対象とする生命科学・医学系研究に関する倫理指針（令和3年文部科学省・厚生労働省・経済産業省告示第1号）第8章に規定する倫理審査委員会に準じるもの，臨床研究法に規定する認定臨床研究審査委員会及び再生医療等安全性確保法に規定する認定再生医療等委員会をいう〕において認められた臨床研究計画である。
　⑤ 多施設共同研究の場合は，実施医療機関の実施責任医師の氏名，所属科及び役職についても明示されている。
　⑥ 国内で実施中の治験の状況を事前に確認し，当該臨床研究計画と同様の試験計画の治験が実施されていない。
(3) 当該申出に係る療養を臨床研究として実施できない場合にも，(1)を満たし，(2)に準じた患者申出療養実施計画を作成する。

3 患者申出療養の適否に係る審議について

患者申出療養の実施の適否については，患者申出療養評価会議を開催して審議を行い，患者申出療養評価会議において実施が承認されたものを告示する。また，厚生労働大臣は，患者申出療養評価会議の審議結果について，意見書を作成した臨床研究中核病院に通知するとともに，当該臨床研究中核病院は速やかにその旨（承認されなかった場合にあっては，その理由を含む）について申出を行った患者に通知する。

告示は，厚生労働大臣が申出を受理した日から起算して原則6週間以内に適用する。申出を受理した日から起算して6週間以内に告示を適用することができない場合には，その理由を厚生労働省において公開する。

第6 患者申出療養として告示されている医療技術に係る申出等の取扱い

1 患者申出療養の実施について

患者申出療養として告示されている医療技術については，意見書を作成した臨床研究中核病院において，患者申出療養評価会議において認められた患者申出療養実施計画に沿って実施することが可能な場合は，同一の患者申出療養として実施できる。なお，患者申出療養実施計画で定められている適応疾患，用法・用量又は患者適格基準から外れる等，患者申出療養実施計画対象外の患者に対しては，同一の患者申出療養として実施することはできない。

2 実施医療機関の取扱いについて

患者申出療養として告示されている医療技術は，以下の医療機関において実施できる。
(1) 意見書を作成した臨床研究中核病院
(2) 患者申出療養評価会議で審議された際に，あらかじめ実施医療機関として患者申出療養実施計画に記載されている医療機関
(3) 意見書を作成した臨床研究中核病院が審査し，追加することが認められた医療機関

3 実施医療機関の追加に係る手続きについて

(1) 実施医療機関の追加について患者が申出を行う場合について

患者申出療養評価会議における審議の結果，告示されて患者申出療養として実施が可能となった医療技術については，実施医療機関を臨床研究中核病院が個別に審査し，追加することが可能となる。追加を行う場合は，患者が，告示された患者申出療養に係る意見書を作成した臨床研究中核病院に対して，実施医療機関として追加されることを希望する医療機関を経由して，以下の書類を添えて申出を行う。
　① 申出書〔医薬品等告示11(1)に規定する申出書に準ずるものとして，別に定める様式において作成されたものである〕
　② 申出書には，次に掲げる書類を添付する。
　　イ　患者が未成年者又は成年被後見人である場合にあっては，その法定代理人の同意書
　　ロ　申出に係る療養を行う保険医療機関において診療に従事する保険医が，患者に対し当該療養の内容及び費用に関して説明を行い，その同意を得たことを証する書類として，別に定める様式において作成されたもの
　　ハ　患者がロの書類の確認を行ったことを証する書類として，別に定める様式において作成されたもの
　③ その他，医療機関の審査に必要な書類として別に定めるもの
(2) 実施医療機関の追加に係る審査について
実施医療機関の追加の適否については，申出を受理し

た臨床研究中核病院の審査を経て決定する。臨床研究中核病院による実施医療機関の追加に係る審査結果については，臨床研究中核病院が適否を決定した日から起算して7日以内に地方厚生（支）局に届け出る。届出の結果，厚生労働大臣に実施が認められた医療機関においては，患者申出療養実施計画に沿って当該患者申出療養を実施することができる。地方厚生（支）局は，審査結果を当該医療機関に通知するとともに，速やかにその旨（承認されなかった場合にあっては，その理由を含む）について申出を行った患者に通知する。実施医療機関の追加の適否については，第6の3(1)の申出が受理された日から起算して原則2週間以内に審査を行う。2週間を超えて審査が必要な場合は，その理由を臨床研究中核病院から当該医療機関に対し通知する。
  (3) 実施医療機関の遵守すべき事項
    ① 当該医療技術に係る全ての事項において，患者申出療養実施計画において定めた実施責任医師の指示に従う。
    ② 実施した患者申出療養について，意見書を作成した臨床研究中核病院がデータを一元的に管理できるよう，協力を行う。
4 告示された患者申出療養の患者申出療養実施計画対象外の患者について
  (1) 患者の申出について
    患者申出療養として告示されている医療技術について，患者申出療養実施計画対象外の患者が実施を希望する場合には，当該患者が以下のとおり申出を行う。なお，当該申出に当たっては，第5の1及び2に規定する手続きを準用する。
    ① 医薬品等告示11(1)に定める申出書に準ずるものとして，別に定める様式により作成されたものを提出する。
    ② 申出書には，医薬品等告示11(2)に掲げる書類に準ずるものとして，別に定める様式により作成されたものを添付する。また，臨床研究中核病院の意見書に含まれる患者申出療養実施計画については，患者申出療養として告示されている医療技術における患者申出療養実施計画を変更する場合と，当該患者申出療養実施計画とは別の新たな患者申出療養実施計画となる場合がある。
    ③ 意見書を作成した臨床研究中核病院を経由し，厚生労働大臣あてに行う。
  (2) 患者申出療養実施計画対象外の患者の申出に係る審査について
    患者申出療養実施計画対象外の患者からの申出があった場合は，患者申出療養評価会議を開催して審議を行い，患者申出療養評価会議において実施の承認について決定するものとし，告示の改正が必要とされた場合には，告示を改正する。また，厚生労働大臣は，患者申出療養評価会議の審議結果について，意見書を作成した臨床研究中核病院に通知するとともに，当該臨床研究中核病院は速やかにその旨（承認されなかった場合にあっては，その理由を含む）について申出を行った患者に通知する。
    告示は，厚生労働大臣が申出を受理した日から起算して原則6週間以内に適用する。申出を受理した日から起算して6週間以内に告示を適用することができない場合には，その理由を厚生労働省において公開する。

第7 患者申出療養実施後の報告等の取扱い
1 届出書の変更及び取下げについて
  患者申出療養が告示された後に，何らかの理由により内容を変更する場合（第6の4に係る申出による場合を除く）には，速やかに保険局医療課に届け出る。また，何らかの理由により告示された患者申出療養の実施を取り下げる場合には，当該療養を実施しないこととなる日をもって速やかに保険局医療課に届け出る。
2 患者申出療養において使用される未承認等又は適応外使用の医薬品等について承認があった場合の取扱い
  患者申出療養において使用される医薬品，医療機器又は再生医療等製品の全てについて医薬品，医療機器等の品質，有効性及び安全性の確保等に関する法律（昭和35年法律第145号。以下「医薬品医療機器等法」という）上の承認等が得られた結果，当該患者申出療養が保険適用の対象となる場合には，当該患者申出療養について，告示から削除する。
3 患者申出療養の定期・総括報告等
  (1) 定期・総括報告等
    実施している患者申出療養については，実施医療機関が患者申出療養の実施状況等について公表する。
    また，臨床研究中核病院は，別に定める方法に従い，実施医療機関において実施した申出に係る支援の内容，臨床研究中核病院で意見書を作成できなかった医療技術の内容も含めた毎年の実施状況等について保険局医療課に報告する。患者申出療養評価会議において承認された試験期間若しくは症例登録が終了した場合又は試験期間若しくは症例登録が終了していなくても試験を終了する場合には別に定める方法により総括報告を行う。
    なお，患者申出療養評価会議において求められた場合は，速やかに別に定める方法により実績報告等を行う。
  (2) 安全性報告等
    患者申出療養の実施に伴う重篤な有害事象又は不具合が発生した場合，実施医療機関は，意見書を作成した臨床研究中核病院を経由し，別に定める方法により，地方厚生（支）局及び保険局医療課に安全性報告を行う。また，実施医療機関は，国内外を問わず，自ら実施する患者申出療養に係る国民の生命，健康の安全に直接係わる危険情報（以下「健康危険情報」という）の収集に努め，健康危険情報を把握した場合は別に定める方法により，直ちに地方厚生（支）局及び保険局医療課に報告する。いずれの場合も，臨床研究中核病院以外の実施医療機関は臨床研究中核病院にも報告するとともに，臨床研究中核病院は，当該患者申出療養を実施している医療機関に対して速やかに周知を行う。
  (3) 治験が開始された場合，企業から医薬品医療機器等法に基づく申請等が行われた場合又は企業が医薬品医療機器等法に基づく製造販売承認を受けた場合の報告
    患者申出療養に係る医薬品等について，治験が開始された場合，企業から医薬品医療機器等法に基づく申請等が行われた場合又は企業が医薬品医療機器等法に基づく製造販売承認を受けた場合は，保険局医療課に報告する。
  (4) 立入調査
    実施医療機関は，患者申出療養実施中の患者申出療養実施計画，症例記録の確認，各種法又は，指針に規定する要件への適合状況の確認等のため，厚生労働省が事前の通告なく行う立入調査等に応じる。
  (5) 説明責任
    患者申出療養の個別の医療技術に関する説明責任は，実施医療機関にあるものとし，当該実施医療機関の開設者は，適切に説明責任を果たせるよう，予め，十分な検討を行い，必要な措置を講ずる。
  (6) その他
    厚生労働省からの指示等があった場合には，実施医療機関は，当該指示等に従う。
4 実施後の取扱い
  (1) 患者申出療養の実施状況等に係る審議について
    患者申出療養評価会議においては，実施医療機関からの毎年の実施状況の報告等に基づき，検討を行う。
  (2) 保険適用に係る審議について
    患者申出療養については，診療報酬改定及び所定の試験期間等の終了に合わせて，患者申出療養評価会議において，その安全性・有効性等を評価するとともに，医薬品医療機器等法上の承認の状況等を踏まえ，必要に応じて保険導入等（患者申出療養実施計画の変更を含む）についての検討を行う。
  (3) 患者申出療養の実施が不適当と考えられる場合について
    患者申出療養評価会議における検討の結果，当該患者

申出療養の実施が不適当と判断された場合には，告示から削除できる。
5　取消しに係る手続
　地方厚生（支）局は，厚生労働大臣から患者申出療養を告示から削除する旨の通知を受けた場合は，当該患者申出療養に係る届出を行っている臨床研究中核病院を経由して，実施医療機関に対して文書によりその旨を速やかに通知する。なお，実施医療機関への通知に当たっては，告示から削除された日から，保険診療との併用ができない旨を併せて通知する。
6　国における情報公開
　医療機関から報告された以下の事項については，原則として国で公開する。
（1）臨床研究中核病院が実施医療機関として認めた医療機関
（2）第7の3(1)に定める臨床研究中核病院から報告された実施状況等
（3）臨床研究中核病院及び特定機能病院で実施した患者の申出に係る支援の内容並びに臨床研究中核病院で意見書を作成できなかった医療技術

第8　患者申出療養による成果の活用
1　治験に先立って実施される未承認の医薬品や再生医療，個別化医療に係る患者申出療養の成果については，独立行政法人医薬品医療機器総合機構におけるレギュラトリーサイエンス総合相談及びレギュラトリーサイエンス戦略相談（以下「RS戦略相談等」という）を活用することにより，医薬品医療機器等法上の承認の申請の効率化を可能とする。
2　適応外の医薬品に係る患者申出療養の成果については，国際的な論文等として公表された場合，効能追加に係る医薬品医療機器等法上の承認の申請の効率化を可能とする。
3　未承認又は適応外の医療機器に係る患者申出療養の成果については，国際的な論文等として公表された場合，医薬品医療機器等法上の承認の申請の効率化を可能とする。なお，独立行政法人医薬品医療機器総合機構におけるRS戦略相談等を活用することも可能である。
4　医薬品，医療機器又は再生医療等製品の医薬品医療機器等法上の承認を目指す技術については，企業が医薬品医療機器等法上の承認の取得及び保険適用について必要な手続きを進める。

●告示129

（平20.3.27）（最終改定：告示45, 令6.2.29／告示124, 令6.3.27／告示6, 令7.1.31／告示47, 令7.2.28）

厚生労働大臣の定める先進医療及び患者申出療養並びに施設基準

　厚生労働大臣の定める評価療養，患者申出療養及び選定療養（平成18年厚生労働省告示第495号）第1条第1号の規定に基づき，厚生労働大臣の定める先進医療及び患者申出療養並びに施設基準（平成20年厚生労働省告示第129号）の一部を次の表のように改正し，令和4年4月1日から適用する。

第1　総則
1　厚生労働大臣の定める評価療養，患者申出療養及び選定療養（平成18年厚生労働省告示第495号）第1条第1号に規定する厚生労働大臣の定める先進医療は，第2各号又は第3各号に掲げる先進医療（第2各号又は第3各号に掲げる先進医療ごとに，それぞれ第2各号イ又は第3各号に規定する負傷，疾病又はそれらの症状の患者に対して行われるものに限る）とする。
2　厚生労働大臣の定める評価療養，患者申出療養及び選定療養第1条第1号に規定する厚生労働大臣の定める施設基準は，次に掲げる基準に加え，第2各号に掲げる先進医療にあっては第2各号ロに規定する施設基準とし，第3各号に掲げる先進医療にあっては当該先進医療を適切に実施できる体制を整えているものとして厚生労働大臣に個別に認められた病院又は診療所であることとする。
イ　療担規則及び薬担規則並びに療担基準に基づき厚生労働大臣が定める掲示事項等（平成18年厚生労働省告示第107号。以下「掲示事項等告示」という）第2第2号(2)に規定する届出を行う際に，次のいずれにも該当している。
（1）地方厚生局長又は地方厚生支局長（以下「地方厚生局長等」という）に対して当該届出を行う前6月間において当該届出に係る事項に関し，不正又は不当な届出（法令の規定に基づくものに限る）を行ったことがない。
（2）地方厚生局長等に対して当該届出を行う前6月間において掲示事項等告示第2に規定する基準に違反したことがなく，かつ現に違反していない。
（3）地方厚生局長等に対して当該届出を行う前6月間において，健康保険法（大正11年法律第70号）第78条第1項及び高齢者の医療の確保に関する法律（昭和57年法律第80号）第72条第1項の規定に基づく検査等の結果，診療内容又は診療報酬の請求に関し，不正又は不当な行為が認められたことがない。
（4）地方厚生局長等に対して当該届出を行う時点において，厚生労働大臣の定める入院患者数の基準及び医師等の員数の基準並びに入院基本料の算定方法（平成18年厚生労働省告示第104号）に規定する入院患者数の基準に該当する保険医療機関又は医師若しくは歯科医師の員数の基準に該当する保険医療機関でない。
ロ　当該先進医療を実施するに当たっては，次のいずれにも該当している。
（1）保険医療機関において，当該療養を実施する。
（2）当該療養を主として実施する医師又は歯科医師は，当該療養を実施する診療科（以下「実施診療科」という）において，常勤の医師又は歯科医師である。
3　厚生労働大臣の定める評価療養，患者申出療養及び選定療養第1条の2に規定する厚生労働大臣が定める患者申出療養は，第4に掲げる患者申出療養（第4に規定する負傷，疾病又はそれらの症状の患者に対して行われるものに限る）とする。
4　厚生労働大臣の定める評価療養，患者申出療養及び選定療養第1条の2に規定する厚生労働大臣が定める施設基準は，前号に規定する患者申出療養を実施するに当たって，次のいずれにも該当していることとする。
イ　保険医療機関において，当該療養を実施すること。
ロ　当該療養を主として実施する医師又は歯科医師は，当該療養を実施する診療科において，常勤の医師又は歯科医師であること。
5　第2各号に規定する報告は，報告を行う保険医療機関の所在地を管轄する地方厚生局長等に対して行うものとする。ただし，当該所在地を管轄する地方厚生局又は地方厚生支局の分室がある場合には，当該分室を経由して行うものとする。

事務連絡　問　陽子線治療及び重粒子線治療について，令和6年6月1日から保険診療において実施可能となる腫瘍に係る治療を，同年5月31日以前に開始した患者に対して，同年6月1日以降も当該治療を継続する場合は，同日以降の治療に係る費用は，保険診療として請求可能か。
答　不可。令和6年5月31日以前に先進医療による治療を開始した患者については，同年6月1日以降の治療についても先進医療の枠組みにおいて実施し，費用の請求を行う。なお，同年5月31日時点において，先進医療による治療に係る同意を取得しているが，一連の治療を開始していない患者が，同年6月1日以降に保険診療による治療を開始することを希望する場合には，改めて保険診療による治療に係る同意を取得することで，保険診療に切り替えて治療を開始して差し支えない。
(令6.4.26)

第2　先進医療ごとに定める施設基準に適合する病院又は診療所において実施する先進医療
1　陽子線治療
イ　対象となる負傷，疾病又はそれらの症状
　頭頸部腫瘍（脳腫瘍を含む），肺・縦隔腫瘍，骨軟部腫瘍，消化管腫瘍，肝胆膵腫瘍，泌尿器腫瘍，乳腺・婦人科腫瘍又

は転移性腫瘍（いずれも根治的な治療法が可能なものに限る）
ロ　施設基準
(1)　主として実施する医師に係る基準
① 　専ら放射線科に従事し，当該診療科について10年以上の経験を有する。
② 　放射線科専門医（一般社団法人日本専門医機構又は公益社団法人日本医学放射線学会が認定したものをいう。以下同じ）である。
③ 　当該療養について2年以上〔放射線治療〔4門以上の照射，運動照射，原体照射又は強度変調放射線治療（IMRT）による体外照射に限る〕による療養について1年以上の経験を有する者については，1年以上〕の経験を有する。
④ 　当該療養について，当該療養を主として実施する医師又は補助を行う医師として10例以上（効果があると認められるものに限る。以下同じ）の症例を実施しており，そのうち当該療養を主として実施する医師として5例以上の症例を実施している。
(2)　保険医療機関に係る基準
① 　放射線科を標榜している。
② 　実施診療科において，放射線治療専門医（公益社団法人日本放射線腫瘍学会及び公益社団法人日本医学放射線学会が認定したものをいう。以下同じ）であって，放射線治療に専従する常勤の医師が2名以上配置されている。
③ 　実施診療科において，放射線治療に専従する常勤の医学物理士（一般財団法人医学物理士認定機構が認定したものをいう。以下同じ）及び放射線治療に専従する常勤の看護師が配置されている。
④ 　放射線治療専門放射線技師（日本放射線治療専門放射線技師認定機構が認定したものをいう。以下同じ）を含む放射線治療に専従する診療放射線技師が3名以上配置されており，粒子線治療室1室当たり2名以上の診療放射線技師が配置されている。
⑤ 　医療法施行規則（昭和23年厚生省令第50号）第1条の11第2項第3号ロに掲げる医療機器の保守点検に関する計画の策定及び保守点検の適切な実施を確保するための体制（以下「医療機器保守管理体制」という）が整備されている。
⑥ 　当該療養の実施又は継続の適否について倫理的観点及び科学的観点から調査審議するため置かれた合議制の委員会（以下「倫理委員会」という）が設置されており，必要な場合に事前に開催する。
⑦ 　医療法施行規則第1条の11第1項第2号に掲げる医療に係る安全管理のための委員会（以下「医療安全管理委員会」という）が設置されている。
⑧ 　当該療養について10例以上の症例を実施している。
⑨ 　公益社団法人日本放射線腫瘍学会が作成した同意説明文書及び統一治療方針に基づいた治療を実施している。
⑩ 　公益社団法人日本放射線腫瘍学会に対して症例の登録及び実施状況を報告する。
⑪ 　公益社団法人日本放射線腫瘍学会の訪問調査に応じる。
⑫ 　キャンサーボードが設置されている，又はがん診療連携拠点病院の有するキャンサーボードにおける治療方針等に基づいて実施する体制を有している。

2　重粒子線治療
イ　対象となる負傷，疾病又はそれらの症状
肺・縦隔腫瘍，消化管腫瘍，肝胆膵腫瘍，泌尿器腫瘍，乳腺・婦人科腫瘍又は転移性腫瘍（いずれも根治的な治療法が可能なものに限る）
ロ　施設基準
(1)　主として実施する医師に係る基準
① 　専ら放射線科に従事し，当該診療科について10年以上の経験を有する。
② 　放射線科専門医である。
③ 　当該療養について2年以上〔放射線治療〔4門以上の照射，運動照射，原体照射又は強度変調放射線治療（IMRT）による体外照射に限る〕による療養について1年以上の経験を有する者については，1年以上〕の経験を有する。
④ 　当該療養について，当該療養を主として実施する医師又は補助を行う医師として10例以上の症例を実施しており，そのうち当該療養を主として実施する医師として5例以上の症例を実施している。
(2)　保険医療機関に係る基準
① 　放射線科を標榜している。
② 　実施診療科において，放射線治療専門医であって，放射線治療に専従する常勤の医師が2名以上配置されている。
③ 　実施診療科において，放射線治療に専従する常勤の医学物理士及び放射線治療に専従する常勤の看護師が配置されている。
④ 　放射線治療専門放射線技師を含む放射線治療に専従する診療放射線技師が3名以上配置されており，粒子線治療室1室当たり2名以上の診療放射線技師が配置されている。
⑤ 　医療機器保守管理体制が整備されている。
⑥ 　倫理委員会が設置されており，必要な場合に事前に開催する。
⑦ 　医療安全管理委員会が設置されている。
⑧ 　当該療養について10例以上の症例を実施している。
⑨ 　公益社団法人日本放射線腫瘍学会が作成した同意説明文書及び統一治療方針に基づいた治療を実施している。
⑩ 　公益社団法人日本放射線腫瘍学会に対して症例の登録及び実施状況を報告する。
⑪ 　公益社団法人日本放射線腫瘍学会の訪問調査に応じる。
⑫ 　キャンサーボードが設置されている，又はがん診療連携拠点病院の有するキャンサーボードにおける治療方針等に基づいて実施する体制を有している。

3　家族性アルツハイマー病の遺伝子診断
イ　対象となる負傷，疾病又はそれらの症状
家族性アルツハイマー病
ロ　施設基準
(1)　主として実施する医師に係る基準
① 　専ら神経内科又は精神科に従事し，当該診療科について5年以上の経験を有する。
② 　神経内科専門医（一般社団法人日本神経学会が認定したものをいう），精神科専門医（一般社団法人日本専門医機構又は公益社団法人日本精神神経学会が認定したものをいう）又は臨床遺伝専門医（一般社団法人日本人類遺伝学会及び日本遺伝カウンセリング学会が認定したものをいう）である。
③ 　当該療養について1年以上の経験を有する。
④ 　当該療養について，当該療養を主として実施する医師として10例以上の症例を実施している。
(2)　保険医療機関に係る基準
① 　神経内科又は精神科を標榜している。
② 　実施診療科において，常勤の医師が2名以上配置されている。
③ 　臨床検査技師が配置されている。
④ 　医療機器保守管理体制が整備されている。
⑤ 　倫理委員会が設置されており，届出後〔地方厚生局長等が届出を受理した日の属する月の翌月（その日が月の初日であるときは，その日の属する月。以下「届出月」という）以降をいう。以下同じ〕当該療養を初めて実施するときは，必ず事前に開催する。
⑥ 　医療安全管理委員会が設置されている。
⑦ 　遺伝カウンセリングの実施体制を有している。
⑧ 　神経疾患の遺伝子診断ガイドライン2009に準拠した遺伝子診断を実施する体制を有している。
⑨ 　遺伝子関連検査検体品質管理マニュアル（公益社団法人日本臨床検査標準協議会が平成23年12月に作成したものをいう。以下同じ）に従って検体の品質管理が行われている。
⑩ 　当該療養について症例を実施している。

4　削除〔末梢血単核球移植による血管再生治療〕

5　ウイルスに起因する難治性の眼感染疾患に対する迅速診断（PCR法）
イ　対象となる負傷，疾病又はそれらの症状
豚脂様角膜後面沈着物若しくは眼圧上昇の症状を有する片眼性の前眼部疾患（ヘルペス性角膜内皮炎又はヘルペス性虹彩炎が疑われるものに限る）又は網膜に壊死病巣を有する眼底疾患（急

性網膜壊死，サイトメガロウイルス網膜炎又は進行性網膜外層壊死が疑われるものに限る）

ロ　施設基準
(1) 主として実施する医師に係る基準
① 専ら眼科に従事し，当該診療科について5年以上の経験を有する。
② 眼科専門医(一般社団法人日本専門医機構又は公益財団法人日本眼科学会が認定したものをいう。以下同じ)である。
③ 当該療養について1年以上の経験を有する。
④ 当該療養について，当該療養を主として実施する医師として10例以上の症例を実施している。
(2) 保険医療機関に係る基準
① 眼科を標榜している。
② 実施診療科において，常勤の医師が3名以上配置されている。
③ 臨床検査技師が配置されている。
④ 医療機器保守管理体制が整備されている。
⑤ 倫理委員会が設置されており，届出後当該療養を初めて実施するときは，必ず事前に開催する。
⑥ 医療安全管理委員会が設置されている。
⑦ 当該療養について15例以上の症例を実施している。
⑧ 届出月から起算して6月が経過するまでの間又は届出後当該療養を15例実施するまでの間は，1月に1回，地方厚生局長等に対し当該療養の実施状況について報告する。
⑨ 当該療養を実施した結果について，当該療養を実施している他の保険医療機関と共有する体制が整備されている。

6　細菌又は真菌に起因する難治性の眼感染疾患に対する迅速診断（PCR法）

イ　対象となる負傷，疾病又はそれらの症状
前房蓄膿，前房フィブリン，硝子体混濁又は網膜病変を有する眼内炎

ロ　施設基準
(1) 主として実施する医師に係る基準
① 専ら眼科に従事し，当該診療科について5年以上の経験を有する。
② 眼科専門医である。
③ 当該療養について1年以上の経験を有する。
④ 当該療養について，当該療養を主として実施する医師として10例以上の症例を実施している。
(2) 保険医療機関に係る基準
① 眼科を標榜している。
② 実施診療科において，常勤の医師が3名以上配置されている。
③ 臨床検査技師が配置されている。
④ 医療機器保守管理体制が整備されている。
⑤ 倫理委員会が設置されており，届出後当該療養を初めて実施するときは，必ず事前に開催する。
⑥ 医療安全管理委員会が設置されている。
⑦ 当該療養について15例以上の症例を実施している。
⑧ 届出月から起算して6月が経過するまでの間又は届出後当該療養を15例実施するまでの間は，1月に1回，地方厚生局長等に対し当該療養の実施状況について報告する。
⑨ 当該療養を実施した結果について，当該療養を実施している他の保険医療機関と共有する体制が整備されている。

7　多項目迅速ウイルスPCR法によるウイルス感染症の早期診断

イ　対象となる負傷，疾病又はそれらの症状
ウイルス感染症が疑われるもの〔造血幹細胞移植（自家骨髄移植，自家末梢血幹細胞移植，同種骨髄移植，同種末梢血幹細胞移植又は臍帯血移植）後の患者に係るものに限る〕

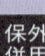

ロ　施設基準
(1) 主として実施する医師に係る基準
① 専ら血液内科又は小児科に従事し，当該診療科について10年以上の経験を有する。
② 血液専門医（一般社団法人日本血液学会が認定したものをいう。以下同じ），造血細胞移植認定医（一般社団法人日本造血細胞移植学会が認定したものをいう。以下同じ）又は小児血液・がん専門医（一般社団法人日本小児血液・がん学会が認定したものをいう。以下同じ）である。
③ 当該療養について1年以上の経験を有する。
④ 当該療養について，当該療養を主として実施する医師又は補助を行う医師として15例以上の症例を実施しており，そのうち当該療養を主として実施する医師として10例以上の症例を実施している。
(2) 保険医療機関に係る基準
① 血液内科又は小児科を標榜している。
② 実施診療科において，血液専門医，造血細胞移植認定医又は小児血液・がん専門医の医師が4名以上配置されている。
③ 薬剤師，臨床検査技師又は臨床工学技士が配置されている。
④ 病床を200床以上有している。
⑤ 当該療養を実施する病棟において，1日に看護を行う看護職員の数が，常時，入院患者の数が7又はその端数を増すごとに1以上である。ただし，当該病棟において，1日に看護を行う看護職員の数が本文に規定する数に相当する数以上である場合には，当該病棟における夜勤を行う看護職員の数が，本文の規定にかかわらず，2以上である。
⑥ 当直体制が整備されている。
⑦ 緊急の場合における手術を実施する体制（以下「緊急手術体制」という）が整備されている。
⑧ 24時間院内検査を実施する体制が整備されている。
⑨ 医療機器保守管理体制が整備されている。
⑩ 倫理委員会が設置されており，必要な場合に事前に開催する。
⑪ 医療安全管理委員会が設置されている。
⑫ PCR法を実施できる医療機器が設置されている。
⑬ 当該療養について50例以上の症例を実施している。

8　CYP2D6遺伝子多型検査

イ　対象となる負傷，疾病又はそれらの症状
ゴーシェ病

ロ　施設基準
(1) 保険医療機関が自らその全部を実施する場合の当該保険医療機関の施設基準
① 主として実施する医師に係る基準
(イ) 専ら小児科に従事し，当該診療科について1年以上の経験を有する。
(ロ) 小児科専門医(一般社団法人日本専門医機構又は公益社団法人日本小児科学会が認定したものをいう。以下同じ)である。
(ハ) ゴーシェ病の診療経験を有する。
② 保険医療機関に係る基準
(イ) 小児科を標榜している。
(ロ) 実施診療科において，ゴーシェ病の診療経験を有する医師が1名以上配置されている。
(ハ) 薬剤師が配置されている。
(ニ) 臨床検査技師が配置されている。
(ホ) 病床を200床以上有している。
(ヘ) 当該療養を実施する病棟において，1日に看護を行う看護職員の数が，常時，入院患者の数が10又はその端数を増すごとに1以上である。ただし，当該病棟において，1日に看護を行う看護職員の数が本文に規定する数に相当する数以上である場合には，当該病棟における夜勤を行う看護職員の数が，本文の規定にかかわらず，2以上である。
(ト) 当直体制が整備されている。
(チ) 24時間院内検査を実施する体制が整備されている。
(リ) 医療機器保守管理体制が整備されている。
(ヌ) 倫理委員会が設置されており，必要な場合に事前に開催する。

(ル) 医療安全管理委員会が設置されている。
(2) 保険医療機関が他の保険医療機関に対して検体の採取以外の業務を委託して実施する場合の当該保険医療機関の施設基準
　① 主として実施する医師に係る基準
　　(イ) 専ら小児科に従事し、当該診療科について1年以上の経験を有する。
　　(ロ) 小児科専門医である。
　　(ハ) ゴーシェ病の診療経験を有する。
　② 保険医療機関に係る基準
　　(イ) 小児科を標榜している。
　　(ロ) 実施診療科において、ゴーシェ病の診療経験を有する医師が1名以上配置されている。
　　(ハ) 薬剤師が配置されている。
　　(ニ) 病床を200床以上有している。
　　(ホ) 当該療養を実施する病棟において、1日に看護を行う看護職員の数が、常時、入院患者の数が10又はその端数を増すごとに1以上である。ただし、当該病棟において、1日に看護を行う看護職員の数が本文に規定する数に相当する数以上である場合には、当該病棟における夜勤を行う看護職員の数が、本文の規定にかかわらず、2以上である。
　　(ヘ) 倫理委員会が設置されており、必要な場合に事前に開催する。
　　(ト) 医療安全管理委員会が設置されている。
(3) (2)に規定する保険医療機関から検体の採取以外の業務を受託する保険医療機関の施設基準
　　(1)に規定する施設基準に適合している旨を地方厚生局長等に届け出ている保険医療機関である。

9 糖鎖ナノテクノロジーを用いた高感度ウイルス検査
イ 対象となる負傷、疾病又はそれらの症状
　インフルエンザ
ロ 施設基準
(1) 主として実施する医師に係る基準
　RT-PCR検査の経験を有する。
(2) 保険医療機関に係る基準
　① 医師自らがRT-PCR検査を実施できない場合には、RT-PCR検査の経験を有する臨床検査技師が配置されている。
　② 医療機器保守管理体制が整備されている。
　③ 倫理委員会が設置されており、必要な場合に事前に開催する。

10 血中TARC濃度の迅速測定
イ 対象となる負傷、疾病又はそれらの症状
　汎発型の皮疹〔皮膚科専門医(一般社団法人日本専門医機構又は公益社団法人日本皮膚科学会が認定したものをいう。以下同じ)が重症又は重症化の可能性があると判断したものであって、薬疹が疑われるものに限る〕
ロ 施設基準
(1) 主として実施する医師に係る基準
　① 専ら皮膚科に従事し、当該診療科について10年以上の経験を有する。
　② 皮膚科専門医である。
(2) 保険医療機関に係る基準
　① 皮膚科を標榜している。
　② 実施診療科において、常勤の医師が2名以上配置されており、そのうち1名は当該診療科について10年以上の経験を有する皮膚科専門医である。
　③ 内科において常勤の医師が配置されている。
　④ 臨床検査技師が配置されている。
　⑤ 病床を100床以上有している。
　⑥ 当該療養を実施する病棟において、1日に看護を行う看護職員の数が、常時、入院患者の数が10又はその端数を増すごとに1以上である。ただし、当該病棟において、1日に看護を行う看護職員の数が本文に規定する数に相当する数以上である場合には、当該病棟における夜勤を行う看護職員の数が、本文の規定にかかわらず、2以上である。
　⑦ 当直体制が整備されている。
　⑧ 24時間院内検査を実施する体制が整備されている。
　⑨ 医療機器保守管理体制が整備されている。
　⑩ 倫理委員会が設置されており、届出後当該療養を初めて実施するときは、必ず事前に開催する。
　⑪ 医療安全管理委員会が設置されている。

11 削除〔細胞診検体を用いた遺伝子検査〕

12 内視鏡的憩室隔壁切開術
イ 対象となる負傷、疾病又はそれらの症状
　zenker憩室
ロ 施設基準
(1) 主として実施する医師に係る基準
　① 専ら消化器内科又は内視鏡内科に従事し、当該診療科について10年以上の経験を有する。
　② 消化器内視鏡専門医(一般社団法人日本消化器内視鏡学会が認定したものをいう。以下同じ)である。
　③ 当該療養について、当該療養を経験した医師の指導の下に、主として実施する医師として2例以上の症例を実施している。
　④ 食道又は胃の内視鏡的粘膜下層剥離術を主として実施する医師として50例以上の経験を有する。
(2) 保険医療機関に係る基準
　① 消化器内科又は内視鏡内科を標榜している。
　② 実施診療科において、常勤の医師が3名以上配置されている。
　③ 消化器外科において、緊急手術に対応できる常勤の医師が3名以上配置されている。
　④ 病床を300床以上有している。
　⑤ 当該療養を実施する病棟において、1日に看護を行う看護職員の数が、常時、入院患者の数が10又はその端数を増すごとに1以上である。ただし、当該病棟において、1日に看護を行う看護職員の数が本文に規定する数に相当する数以上である場合には、当該病棟における夜勤を行う看護職員の数が、本文の規定にかかわらず、2以上である。
　⑥ 当直体制が整備されている。
　⑦ 緊急手術体制が整備されている。
　⑧ 24時間院内検査を実施する体制が整備されている。
　⑨ 医療機器保守管理体制が整備されている。
　⑩ 倫理委員会が設置されており、届出後当該療養を初めて実施するときは、必ず事前に開催する。
　⑪ 医療安全管理委員会が設置されている。
　⑫ 24時間画像検査を実施する体制が整備されている。
　⑬ 届出後当該療養を5例実施するまでの間は、1月に1回、地方厚生局長等に対し当該療養の実施状況について報告する。

13 内視鏡的胃局所切除術
イ 対象となる負傷、疾病又はそれらの症状
　胃粘膜下腫瘍(長径が1.1cm以上であり、かつ、3cm以下のものに限る)
ロ 施設基準
(1) 主として実施する医師に係る基準
　① 専ら消化器内科又は消化器外科に従事し、当該診療科について5年以上の経験を有する。
　② 消化器内視鏡専門医である。
　③ 当該療養について、当該療養を主として実施する医師として3例以上の症例を実施している。
　④ 食道又は胃の内視鏡的粘膜下層剥離術を主として実施する医師として300例以上の症例を実施している。
(2) 保険医療機関に係る基準
　① 消化器内科及び消化器外科を標榜している。
　② 消化器内科において、常勤の医師が2名以上配置されている。
　③ 消化器外科において、常勤の医師が2名以上配置されており、そのうち1名以上は一般社団法人日本内視鏡外科学会の認定を受け、腹腔鏡下胃切除術について50例以

上，腹腔鏡下胃局所切除術（内視鏡処置を併施するものに限る）について10例以上の症例を実施している。
④ 常勤の麻酔に従事する医師（麻酔科につき医療法第6条の6第1項に規定する厚生労働大臣の許可を受けた者に限る。以下「麻酔科標榜医」という）が1名以上配置されている。
⑤ 病床を有している。
⑥ 当該療養を実施する病棟において，1日に看護を行う看護職員の数が，常時，入院患者の数が10又はその端数を増すごとに1以上である。ただし，当該病棟において，1日に看護を行う看護職員の数が本文に規定する数に相当する数以上である場合には，当該病棟における夜勤を行う看護職員の数が，本文の規定にかかわらず，2以上である。
⑦ 当直体制が整備されている。
⑧ 緊急手術体制が整備されている。
⑨ 24時間院内検査を実施する体制が整備されている。
⑩ 医療機器保守管理体制が整備されている。
⑪ 倫理委員会が設置されており，届出後当該療養を初めて実施するときは，必ず事前に開催する。
⑫ 医療安全管理委員会が設置されている。
⑬ がん診療連携拠点病院の有するキャンサーボードにおける治療方針等に基づいて実施する体制を有している。
⑭ 届出月から起算して6月が経過するまでの間又は届出後当該療養を5例実施するまでの間は，1月に1回，地方厚生局長等に対し当該療養の実施状況について報告する。

14 子宮内膜刺激術
イ 対象となる負傷，疾病又はそれらの症状
　不妊症（卵管性不妊，男性不妊，機能性不妊又は一般不妊治療が無効であるものに限る）
ロ 施設基準
(1) 主として実施する医師に係る基準
　① 専ら産婦人科，産科，婦人科又は女性診療科に従事し，当該診療科について5年以上の経験を有する。
　② 産婦人科専門医（一般社団法人日本専門医機構又は公益社団法人日本産科婦人科学会が認定したものをいう。以下同じ）であり，かつ，生殖医療専門医（一般社団法人日本生殖医学会が認定したものをいう。以下同じ）である。
　③ 当該療養について，当該療養を主として実施する医師として10例以上の症例を実施している。
(2) 保険医療機関に係る基準
　① 産婦人科，産科，婦人科又は女性診療科を標榜している。
　② 実施診療科において，常勤の産婦人科専門医が配置されている。
　③ 配偶子及び胚の管理に係る責任者が配置されている。
　④ 緊急の場合その他当該療養について必要な場合に対応するため，他の保険医療機関との連携体制を整備している。
　⑤ 医療機器保守管理体制が整備されている。
　⑥ 倫理委員会が設置されており，必要な場合に事前に開催する。
　⑦ 医療安全管理委員会が設置されている。
　⑧ 当該療養について10例以上の症例を実施している。

15 タイムラプス撮像法による受精卵・胚培養
イ 対象となる負傷，疾病又はそれらの症状
　不妊症（卵管性不妊，男性不妊，機能性不妊又は一般不妊治療が無効であるものに限る）
ロ 施設基準
(1) 主として実施する医師に係る基準
　① 専ら産婦人科，産科，婦人科又は女性診療科に従事し，当該診療科について5年以上の経験を有する。
　② 産婦人科専門医であり，かつ，生殖医療専門医である。
　③ 当該療養について，当該療養を主として実施する医師として10例以上の症例を実施している。
(2) 保険医療機関に係る基準
　① 産婦人科，産科，婦人科又は女性診療科を標榜している。
　② 実施診療科において，常勤の産婦人科専門医が配置されている。
　③ 配偶子及び胚の管理に係る責任者が配置されている。
　④ 緊急の場合その他当該療養について必要な場合に対応するため，他の保険医療機関との連携体制を整備している。
　⑤ 倫理委員会が設置されており，必要な場合に事前に開催する。
　⑥ 医療安全管理委員会が設置されている。
　⑦ 当該療養について10例以上の症例を実施している。

16 子宮内膜擦過術
イ 対象となる負傷，疾病又はそれらの症状
　不妊症（卵管性不妊，男性不妊，機能性不妊又は一般不妊治療が無効であるものであって，これまで反復して着床又は妊娠に至っていない患者に係るものに限る）
ロ 施設基準
(1) 主として実施する医師に係る基準
　① 専ら産婦人科，産科，婦人科又は女性診療科に従事し，当該診療科について5年以上の経験を有する。
　② 産婦人科専門医であり，かつ，生殖医療専門医である。
　③ 当該療養について，当該療養を主として実施する医師として5例以上の症例を実施している。
(2) 保険医療機関に係る基準
　① 産婦人科，産科，婦人科又は女性診療科を標榜している。
　② 実施診療科において，常勤の産婦人科専門医が配置されている。
　③ 配偶子及び胚の管理に係る責任者が配置されている。
　④ 緊急の場合その他当該療養について必要な場合に対応するため，他の保険医療機関との連携体制を整備している。
　⑤ 医療機器保守管理体制が整備されている。
　⑥ 倫理委員会が設置されており，必要な場合に事前に開催する。
　⑦ 医療安全管理委員会が設置されている。
　⑧ 当該療養について5例以上の症例を実施している。

17 ヒアルロン酸を用いた生理学的精子選択術
イ 対象となる負傷，疾病又はそれらの症状
　不妊症（卵管性不妊，男性不妊，機能性不妊又は一般不妊治療が無効であるものに限る）
ロ 施設基準
(1) 主として実施する医師に係る基準
　① 専ら産婦人科，産科，婦人科又は女性診療科に従事し，当該診療科について5年以上の経験を有する。
　② 産婦人科専門医であり，かつ，生殖医療専門医である。
(2) 保険医療機関に係る基準
　① 産婦人科，産科，婦人科又は女性診療科を標榜している。
　② 実施診療科において，常勤の産婦人科専門医が配置されている。
　③ 配偶子及び胚の管理に係る責任者が配置されている。
　④ 緊急の場合その他当該療養について必要な場合に対応するため，他の保険医療機関との連携体制を整備している。
　⑤ 倫理委員会が設置されており，必要な場合に事前に開催する。
　⑥ 医療安全管理委員会が設置されている。

18 子宮内膜受容能検査1
イ 対象となる負傷，疾病又はそれらの症状
　不妊症（卵管性不妊，男性不妊，機能性不妊又は一般不妊治療が無効であるものであって，これまで反復して着床又は妊娠に至っていない患者に係るものに限る）
ロ 施設基準
(1) 主として実施する医師に係る基準
　① 専ら産婦人科，産科，婦人科又は女性診療科に従事し，当該診療科について5年以上の経験を有する。
　② 産婦人科専門医であり，かつ，生殖医療専門医である。
　③ 当該療養について，当該療養を主として実施する医師として5例以上の症例を実施している。
(2) 保険医療機関に係る基準
　① 産婦人科，産科，婦人科又は女性診療科を標榜している。
　② 実施診療科において，常勤の産婦人科専門医が配置されている。
　③ 配偶子及び胚の管理に係る責任者が配置されている。

④ 緊急の場合その他当該療養について必要な場合に対応するため，他の保険医療機関との連携体制を整備している。
⑤ 医療機器保守管理体制が整備されている。
⑥ 倫理委員会が設置されており，必要な場合に事前に開催する。
⑦ 医療安全管理委員会が設置されている。
⑧ 当該療養について5例以上の症例を実施している。
⑨ 検査を委託して実施する場合には，臨床検査技師等に関する法律（昭和33年法律第76号）第20条の3第1項に規定する衛生検査所（以下単に「衛生検査所」という）であって，当該検査の実施に当たり適切な医療機器等を用いるものに委託する。

19 子宮内細菌叢検査1
イ 対象となる負傷，疾病又はそれらの症状
慢性子宮内膜炎が疑われるもの
ロ 施設基準
(1) 主として実施する医師に係る基準
① 専ら産婦人科，産科，婦人科又は女性診療科に従事し，当該診療科について5年以上の経験を有する。
② 産婦人科専門医であり，かつ，生殖医療専門医である。
③ 当該療養について，当該療養を主として実施する医師として10例以上の症例を実施している。
(2) 保険医療機関に係る基準
① 産婦人科，産科，婦人科又は女性診療科を標榜している。
② 実施診療科において，常勤の産婦人科専門医が配置されている。
③ 配偶子及び胚の管理に係る責任者が配置されている。
④ 緊急の場合その他当該療養について必要な場合に対応するため，他の保険医療機関との連携体制を整備している。
⑤ 医療機器保守管理体制が整備されている。
⑥ 倫理委員会が設置されており，必要な場合に事前に開催する。
⑦ 医療安全管理委員会が設置されている。
⑧ 当該療養について10例以上の症例を実施している。
⑨ 検査を委託して実施する場合には，衛生検査所であって，当該検査の実施に当たり適切な医療機器等を用いるものに委託する。

20 強拡大顕微鏡を用いた形態学的精子選択術
イ 対象となる負傷，疾病又はそれらの症状
不妊症（卵管性不妊，男性不妊，機能性不妊又は一般不妊治療が無効であるものに限る）
ロ 施設基準
(1) 主として実施する医師に係る基準
① 専ら産婦人科，産科，婦人科又は女性診療科に従事し，当該診療科について5年以上の経験を有する。
② 産婦人科専門医であり，かつ，生殖医療専門医である。
③ 当該療養について，当該療養を主として実施する医師として10例以上の症例を実施している。
(2) 保険医療機関に係る基準
① 産婦人科，産科，婦人科又は女性診療科を標榜している。
② 実施診療科において，常勤の産婦人科専門医が配置されている。
③ 配偶子及び胚の管理に係る責任者が配置されている。
④ 緊急の場合その他当該療養について必要な場合に対応するため，他の保険医療機関との連携体制を整備している。
⑤ 倫理委員会が設置されており，必要な場合に事前に開催する。
⑥ 医療安全管理委員会が設置されている。
⑦ 当該療養について10例以上の症例を実施している。

21 二段階胚移植術
イ 対象となる負傷，疾病又はそれらの症状
不妊症〔卵管性不妊，男性不妊，機能性不妊又は一般不妊治療が無効であるものであって，これまで反復して着床又は妊娠に至っていない患者（子宮内膜刺激術が実施されたものに限る）に係るものに限る〕
ロ 施設基準
(1) 主として実施する医師に係る基準
① 専ら産婦人科，産科，婦人科又は女性診療科に従事し，当該診療科について5年以上の経験を有する。
② 産婦人科専門医であり，かつ，生殖医療専門医である。
③ 当該療養について，当該療養を主として実施する医師として10例以上の症例を実施している。
(2) 保険医療機関に係る基準
① 産婦人科，産科，婦人科又は女性診療科を標榜している。
② 実施診療科において，常勤の産婦人科専門医が配置されている。
③ 配偶子及び胚の管理に係る責任者が配置されている。
④ 緊急の場合その他当該療養について必要な場合に対応するため，他の保険医療機関との連携体制を整備している。
⑤ 医療機器保守管理体制が整備されている。
⑥ 倫理委員会が設置されており，届出後当該療養を初めて実施するときは，必ず事前に開催する。
⑦ 医療安全管理委員会が設置されている。
⑧ 当該療養について10例以上の症例を実施している。

22 子宮内細菌叢検査2
イ 対象となる負傷，疾病又はそれらの症状
不妊症（卵管性不妊，男性不妊，機能性不妊又は一般不妊治療が無効であるものであって，これまで反復して着床又は妊娠に至っていない患者に係るものに限る），慢性子宮内膜炎が疑われるもの又は難治性細菌性腟症
ロ 施設基準
(1) 主として実施する医師に係る基準
① 専ら産婦人科，産科，婦人科又は女性診療科に従事し，当該診療科について5年以上の経験を有する。
② 産婦人科専門医であり，かつ，生殖医療専門医である。
③ 当該療養について，当該療養を主として実施する医師として10例以上の症例を実施している。
(2) 保険医療機関に係る基準
① 産婦人科，産科，婦人科又は女性診療科を標榜している。
② 実施診療科において，常勤の産婦人科専門医が配置されている。
③ 配偶子及び胚の管理に係る責任者が配置されている。
④ 緊急の場合その他当該療養について必要な場合に対応するため，他の保険医療機関との連携体制を整備している。
⑤ 医療機器保守管理体制が整備されている。
⑥ 倫理委員会が設置されており，必要な場合に事前に開催する。
⑦ 医療安全管理委員会が設置されている。
⑧ 当該療養について10例以上の症例を実施している。
⑨ 検査を委託して実施する場合には，衛生検査所であって，当該検査の実施に当たり適切な医療機器等を用いるものに委託する。

23 子宮内膜受容能検査2
イ 対象となる負傷，疾病又はそれらの症状
不妊症（卵管性不妊，男性不妊，機能性不妊又は一般不妊治療が無効であるものであって，これまで反復して着床又は妊娠に至っていない患者に係るものに限る）
ロ 施設基準
(1) 主として実施する医師に係る基準
① 専ら産婦人科，産科，婦人科又は女性診療科に従事し，当該診療科について5年以上の経験を有する。
② 産婦人科専門医であり，かつ，生殖医療専門医である。
③ 当該療養について，当該療養を主として実施する医師として5例以上の症例を実施している。
(2) 保険医療機関に係る基準
① 産婦人科，産科，婦人科又は女性診療科を標榜している。
② 実施診療科において，常勤の産婦人科専門医が配置されている。
③ 配偶子及び胚の管理に係る責任者が配置されている。
④ 緊急の場合その他当該療養について必要な場合に対応するため，他の保険医療機関との連携体制を整備している。
⑤ 医療機器保守管理体制が整備されている。
⑥ 倫理委員会が設置されており，必要な場合に事前に開催する。

⑦ 医療安全管理委員会が設置されている。
⑧ 当該療養について5例以上の症例を実施している。
⑨ 検査を委託して実施する場合には、衛生検査所であって、当該検査の実施に当たり適切な医療機器等を用いるものに委託する。

24 流死産検体を用いた遺伝子検査
イ 対象となる負傷，疾病又はそれらの症状
　自然流産（自然流産の既往歴を有するもの）又は死産
ロ 施設基準
(1) 主として実施する医師に係る基準
① 専ら産婦人科，産科，婦人科又は女性診療科に従事し，当該診療科について5年以上の経験を有する。
② 産婦人科専門医である。
③ 当該療養について，当該療養を主として実施する医師として3例以上の症例を実施している。
(2) 保険医療機関に係る基準
① 産婦人科，産科，婦人科又は女性診療科を標榜している。
② 実施診療科において，常勤の産婦人科専門医が配置されている。
③ 看護師が配置されている。
④ 緊急の場合その他当該療養について必要な場合に対応するため，他の保険医療機関との連携体制を整備している。
⑤ 医療機器保守管理体制が整備されている。
⑥ 倫理委員会が設置されており，必要な場合に事前に開催する。
⑦ 遺伝カウンセリングの実施体制を有している又は遺伝カウンセリングの実施体制を有している他の保険医療機関との連携体制を整備している。

25 膜構造を用いた生理学的精子選択術
イ 対象となる負傷，疾病又はそれらの症状
　不妊症（卵管性不妊，男性不妊，機能性不妊又は一般不妊治療が無効であるものに限る）
ロ 施設基準
(1) 主として実施する医師に係る基準
① 専ら産婦人科，産科，婦人科又は女性診療科に従事し，当該診療科について5年以上の経験を有する。
② 産婦人科専門医であり，かつ，生殖医療専門医である。
(2) 保険医療機関に係る基準
① 産婦人科，産科，婦人科又は女性診療科を標榜している。
② 実施診療科において，常勤の産婦人科専門医が配置されている。
③ 配偶子及び胚の管理に係る責任者が配置されている。
④ 緊急の場合その他当該療養について必要な場合に対応するため，他の保険医療機関との連携体制を整備している。
⑤ 倫理委員会が設置されており，必要な場合に事前に開催する。
⑥ 医療安全管理委員会が設置されている。

26 血中循環腫瘍DNAを用いた微小残存病変量の測定
イ 対象となる負傷，疾病又はそれらの症状
　切除が可能な食道扁平上皮がん
ロ 施設基準
(1) 主として実施する医師に係る基準
① 専ら消化器外科に従事し，当該診療科について5年以上の経験を有する。
② 外科専門医（一般社団法人日本専門医機構又は一般社団法人日本外科学会が認定したものをいう）である。
(2) 保険医療機関に係る基準
① 消化器外科を標榜している。
② 実施診療科において，常勤の医師が2名以上配置されている。
③ がんゲノムプロファイリング検査について2年以上の経験を有する医師が2名以上配置されている。
④ 臨床検査技師が配置されている。
⑤ 医療機器保守管理体制が整備されている。
⑥ 倫理委員会が設置されており，必要な場合に事前に開催する。
⑦ 医療安全管理委員会が設置されている。
⑧ 遺伝カウンセリングの実施体制を有している。

27 子宮腺筋症病巣除去術
イ 対象となる負傷，疾病又はそれらの症状
　子宮腺筋症（閉経前，かつ，月経がある患者であって，妊孕性の温存を希望するものに係るものに限る）
ロ 施設基準
(1) 主として実施する医師に係る基準
① 専ら産婦人科又は婦人科に従事し，当該診療科について5年以上の経験を有する。
② 産婦人科専門医である。
③ 当該療養について3年以上の経験を有する。
④ 当該療養について，当該療養を主として実施する医師として5例以上の症例を実施している。
(2) 保険医療機関に係る基準
① 産婦人科又は婦人科を標榜している。
② 実施診療科において，常勤の医師が2名以上配置されている。
③ 麻酔科標榜医が配置されている。
④ 臨床工学技士が配置されている。
⑤ 病床を有している。
⑥ 当直体制が整備されている。
⑦ 緊急手術体制が整備されている。
⑧ 24時間院内検査を実施する体制が整備されている。
⑨ 医療機器保守管理体制が整備されている。
⑩ 倫理委員会が設置されており，必要な場合に事前に開催する。
⑪ 医療安全管理委員会が設置されている。

28 腹腔鏡下卵巣悪性腫瘍手術
イ 対象となる負傷，疾病又はそれらの症状
　卵巣がん，卵管がん，腹膜がん又は境界悪性卵巣腫瘍（摘出が可能なものに限る）
ロ 施設基準
(1) 主として実施する医師に係る基準
① 専ら産婦人科又は婦人科に従事し，当該診療科について7年以上の経験を有する。
② 婦人科腫瘍専門医（公益社団法人日本婦人科腫瘍学会が認定したものをいう）である。
③ 当該療養について，当該療養を主として実施する医師として3例以上の症例を実施している。
(2) 保険医療機関に係る基準
① 産婦人科又は婦人科を標榜し，かつ，病理診断科及び麻酔科を標榜している。
② 実施診療科において，常勤の医師が2名以上配置されており，そのうち1名は腹腔鏡技術認定医（一般社団法人日本産科婦人科内視鏡学会が認定したものをいう）である。
③ 病理の検査を実施する部門が設置され，専ら病理の診断を実施する医師が配置されており，かつ，麻酔科標榜医が配置されている。
④ 臨床工学技士及び診療放射線技師が配置されている。
⑤ 病床を100床以上有している。
⑥ 当該療養を実施する病棟において，1日に看護を行う看護職員の数が，常時，入院患者の数が10又はその端数を増すごとに1以上である。ただし，当該病棟において，1日に看護を行う看護職員の数が本文に規定する数に相当する数以上である場合には，当該病棟における夜勤を行う看護職員の数が，本文の規定にかかわらず，2以上である。
⑦ 当直体制が整備されている。
⑧ 緊急手術体制が整備されている。
⑨ 24時間院内検査を実施する体制が整備されている。
⑩ 緊急の場合その他当該療養について必要な場合に対応するため，他の保険医療機関との連携体制を整備している。

⑪ 医療機器保守管理体制が整備されている。
⑫ 倫理委員会が設置されており、必要な場合に事前に開催する。
⑬ 医療安全管理委員会が設置されている。
⑭ 当該療養について3例以上の症例を実施している。
⑮ 日本産科婦人科学会が策定した当該技術の指針に基づいて実施する体制を有している。

第3 先進医療を適切に実施できる体制を整えているものとして厚生労働大臣に個別に認められた病院又は診療所において実施する先進医療

1 インターフェロンα皮下投与及びジドブジン経口投与の併用療法〔成人T細胞白血病リンパ腫(症候を有するくすぶり型又は予後不良因子を有さない慢性型のものに限る)〕
2 腹腔鏡下センチネルリンパ節生検(早期胃がん)
3 削除(全身性エリテマトーデスに対する初回副腎皮質ホルモン治療におけるクロピドグレル硫酸塩、ピタバスタチンカルシウム及びトコフェロール酢酸エステル併用投与の大腿骨頭壊死発症抑制療法)
4 削除(テモゾロミド用量強化療法)
5 ハイパードライヒト乾燥羊膜を用いた外科的再建術〔再発翼状片(増殖組織が角膜輪部を超えるものに限る)〕
6 重粒子線治療〔非小細胞肺がん(ステージがⅠ期であって、肺の末梢に位置するものであり、かつ肺切除術が困難なものに限る)〕
7 ゲムシタビン静脈内投与、ナブーパクリタキセル静脈内投与及びパクリタキセル腹腔内投与の併用療法(腹膜播種を伴う膵臓がん)
8 術後のカペシタビン内服投与及びオキサリプラチン静脈内投与の併用療法〔小腸腺がん(ステージがⅠ期、Ⅱ期又はⅢ期であって、肉眼による観察及び病理学的見地から完全に切除されたと判断されるものに限る)〕
9 S-1内服投与並びにパクリタキセル静脈内及び腹腔内投与の併用療法〔膵臓がん(遠隔転移しておらず、かつ、腹膜転移を伴うものに限る)〕
10 陽子線治療〔根治切除が可能な肝細胞がん(初発のものであり、単独で発生したものであって、その長径が3cmを超え、かつ、12cm未満のものに限る)〕
11 シクロホスファミド静脈内投与及び自家末梢血幹細胞移植術の併用療法〔全身性強皮症(ステロイド又は少なくとも1種類のステロイド以外の免疫抑制剤に抵抗性を有するものに限る)〕
12 術後のアスピリン経口投与療法〔下部直腸を除く大腸がん(ステージがⅢ期であって、肉眼による観察及び病理学的見地から完全に切除されたと判断されるものに限る)〕
13 削除(TRPV2阻害薬経口投与療法)
14 腎悪性腫瘍手術により摘出された腎臓を用いた腎移植〔末期腎不全(慢性維持透析が困難なものに限る)〕
15 反復経頭蓋磁気刺激療法(薬物療法に反応しない双極性障害の抑うつエピソード)
16 自己軟骨細胞シートによる軟骨再生治療〔変形性膝関節症(軟骨欠損を伴うものであって、高位脛骨骨切り術の適応となるものに限る)〕
17 自家末梢血CD34陽性細胞移植による下肢血管再生療法〔下肢閉塞性動脈硬化症(疼痛又は潰瘍を伴う重症虚血を呈するものであって、維持透析治療を行っているものに限る)〕
18 不可逆電気穿孔法〔肝細胞がん(肝内における長径3cm以下の腫瘍が3個以下又は長径5cm以下の腫瘍が1個であって、肝切除術又はラジオ波焼灼療法による治療が困難であり、かつChild-Pugh分類による点数が9点以下のものに限る)〕
19 プローブ型共焦点レーザー顕微内視鏡による胃上皮性病変の診断(胃上皮性病変)
20 ボツリヌス毒素の膀胱内局所注入療法〔神経因性排尿筋過活動による膀胱機能障害(5歳以上18歳未満の患者に係るものに限る)〕
21 イマチニブ経口投与及びペムブロリズマブ静脈内投与の併用療法〔進行期悪性黒色腫(KIT遺伝子変異を有するものであって、従来の治療法に抵抗性を有するものに限る)〕
22 削除(偽腔拡大に対する血管内治療)
23 削除(糞便微生物叢移植)
24 周術期デュルバルマブ静脈内投与療法〔肺尖部胸壁浸潤がん(化学放射線療法後のものであって、同側肺門リンパ節・縦隔リンパ節転移、同一肺葉内・同側の異なる肺葉内の肺内転移及び遠隔転移のないものに限る)〕
25 マルチプレックス遺伝子パネル検査進行再発固形がん(非小細胞肺がん、乳がん、胃がん、大腸がん、膵がん又は胆道がんに限る)
26 肺動脈自律神経叢除神経療法〔肺高血圧症(薬物療法に抵抗性を有するものに限る)〕
27 遺伝子組換え活性型血液凝固第Ⅶ因子製剤静脈内投与療法〔脳出血(発症から2時間以内のものに限る)〕
28 抗腫瘍自己リンパ球移入療法〔子宮頸がん(切除が不能と判断されたもの又は術後に再発したものであって、プラチナ製剤に抵抗性を有するものに限る)〕
29 メトホルミン経口投与及びテモゾロミド経口投与の併用療法〔膠芽腫(初発のものであって、テモゾロミド経口投与及び放射線治療の併用療法後のものに限る)〕
30 シクロホスファミド静脈内投与療法〔成人T細胞白血病(末梢血幹細胞の非血縁者間移植が行われたものに限る)〕
31 腫瘍治療電場療法〔膠芽腫(当該疾病が発症した時点における年齢が18歳未満の患者に係るものであって、テント上に位置するものに限る)〕
32 自家骨髄単核球移植による血管再生治療〔全身性強皮症(難治性皮膚潰瘍を伴うものに限る)〕
33 シスプラチン静脈内投与及び強度変調陽子線治療の併用療法〔頭頸部扁平上皮がん〔喉頭がん、中咽頭がん又は下咽頭がんであって、ステージがⅡ期(p16陽性中咽頭がんに限る)、Ⅲ期又はⅣ期のものに限る)〕
34 テネクテプラーゼ静脈内投与療法〔脳梗塞(発症から4.5時間以内のものに限る)〕
35 アスピリン経口投与療法(家族性大腸腺腫症)
36 自己骨髄由来培養間葉系細胞移植による完全自家血管新生療法〔閉塞性動脈硬化症(血行再建術が困難なものであって、フォンタン分類Ⅲ度又はⅣ度のものに限る)〕
37 ラメルテオン経口投与療法〔悪性腫瘍(65歳以上の患者に係るものに限る)〕
38 反復経頭蓋磁気刺激療法〔うつ病(急性期において当該療法が実施された患者に係るものであって、薬物療法に抵抗性を有するものに限る)〕
39 セボフルラン吸入療法〔急性呼吸窮迫症候群(従来の治療法に抵抗性を有するものに限る)〕
40 自家膵島移植術〔慢性膵炎(疼痛を伴うものであって、従来の治療法に抵抗性を有するものに限る)又は膵動静脈奇形(従来の治療法に抵抗性を有するものに限る)〕
41 タクロリムス経口投与療法〔不妊症(卵管性不妊、男性不妊、機能性不妊又は一般不妊治療が無効であるものであって、これまで反復して着床又は妊娠に至っていない患者に係るものに限る)〕
42 ネシツムマブ静脈内投与療法〔切除が不可能なEGFR遺伝子増幅陽性固形がん(食道がん、胃がん、小腸がん、尿路上皮がん又は乳がんに限る)〕
43 生体肝移植術(切除が不可能な肝門部胆管がん)
44 術前のゲムシタビン静脈内投与及びナブーパクリタキセル静脈内投与の併用療法〔切除が可能な膵臓がん(70歳以上80歳未満の患者に係るものに限る)〕
45 自家濃縮骨髄液局所注入療法〔特発性大腿骨頭壊死症(非圧潰病期に限る)〕
46 アモキシシリン、ホスホマイシン及びメトロニダゾール経口投与並びに同種糞便微生物叢移植の併用療法〔潰瘍性大腸炎(軽症から中等症までの左側大腸炎型又は全大腸炎型に限る)〕
47 集束超音波治療器を用いた前立腺がん局所焼灼・凝固療法〔前立腺がん(限局性のものに限る)〕

48 着床前胚異数性検査１〔不妊症（卵管性不妊，男性不妊，機能性不妊又は一般不妊治療が無効であるものであって，これまで反復して着床若しくは妊娠に至っていない患者若しくは流産若しくは死産の既往歴を有する患者に係るもの又は患者若しくはその配偶者（届出をしていないが，事実上婚姻関係と同様の事情にある者を含む）が染色体構造異常を持つことが確認されているものに限る）〕

49 生体肝移植術〔切除が不可能な転移性肝がん（大腸がんから転移したものであって，大腸切除後の患者に係るものに限る）〕

50 タミバロテン経口投与及びペムブロリズマブ静脈内投与の併用療法〔切除が不可能な膵臓がん（２種類の従来の治療法に抵抗性を有するもの又は薬物療法が困難なものに限る）〕

51 経皮的前立腺がんマイクロ波焼灼・凝固療法〔前立腺がん（限局性のものに限る）〕

52 アルゴンプラズマ高周波焼灼・凝固療法〔切除が不可能な食道表在がん〕

53 脂肪組織由来の多系統前駆細胞を用いた歯周組織再生療法〔重度歯周炎（従来の歯周組織再生療法ではその治療に係る効果が認められないものに限る）〕

54 自家骨髄単核球移植による血管再生治療〔包括的高度慢性下肢虚血（閉塞性動脈硬化症を伴うものに限る）〕

55 アナモレリン塩酸塩経口投与〔体重減少（食道がんに対する食道亜全摘胃管再建術又は胃がんに対する噴門側胃切除術若しくは胃全摘術を実施したものに限る）〕

56 脊髄髄膜瘤手術〔脊髄髄膜瘤（胎児期の患者に係るものに限る）〕

57 着床前胚異数性検査２〔不妊症（卵管性不妊，男性不妊，機能性不妊又は一般不妊治療が無効であるものであって，これまで反復して着床若しくは妊娠に至っていない患者若しくは流産若しくは死産の既往歴を有する患者に係るもの又は患者若しくはその配偶者（届出をしていないが，事実上婚姻関係と同様の事情にある者を含む）が染色体構造異常を持つことが確認されているものに限る）〕

第４ 患者申出療養を適切に実施できる体制を整えているものとして厚生労働大臣に個別に認められた病院又は診療所において実施する患者申出療養

1 インフィグラチニブ経口投与療法〔進行固形がん（線維芽細胞増殖因子受容体に変化を認めるものであって，従来の治療法が無効であり，かつ，インフィグラチニブによる治療を行っているものに限る）〕

2 マルチプレックス遺伝子パネル検査による遺伝子プロファイリングに基づく分子標的治療（ダブラフェニブ経口投与及びトラメチニブ経口投与の併用療法を除く）〔根治切除が不可能な進行固形がん（遺伝子プロファイリングにより，治療対象となる遺伝子異常が確認されたものに限る）〕

3 トラスツズマブ エムタンシン静脈内投与療法〔乳房外パジェット病（HER2が陽性であって，切除が困難な進行性のものであり，かつ，トラスツズマブ静脈内投与が行われたものに限る）〕

4 削除（ダブラフェニブ経口投与及びトラメチニブ経口投与の併用療法）

5 タゼメトスタット経口投与療法〔悪性固形腫瘍（従来の治療法に抵抗性を有するものであって，生後６月以上30歳未満の患者に係るものに限る）〕

6 経皮的胸部悪性腫瘍凍結融解壊死療法〔肺悪性腫瘍，縦隔悪性腫瘍，胸膜悪性腫瘍又は胸壁悪性腫瘍〕

7 EPI-589経口投与療法〔筋萎縮性側索硬化症（過去にEPI-589が投与された患者に係るものに限る）〕

8 ペミガチニブ経口投与療法〔進行固形がん（過去に線維芽細胞増殖因子受容体阻害薬が投与された患者に係るものに限る）〕

9 遺伝子パネル検査結果等に基づく分子標的治療〔悪性腫瘍（従来の治療法に抵抗性を有するものであって，30歳未満の患者に係るものに限る）〕

診療報酬請求書・明細書の記載要領

告示	厚生労働大臣が定める様式	1638
通知	診療報酬請求書等の記載要領等について	1641

別紙1 診療報酬請求書等の記載要領 ……………………………… 1641
　第1　診療報酬請求書（医科・歯科，入院・入院外併用）に関する事項 … 1641
　第2　診療報酬請求書（医科・入院外）に関する事項 ………… 1644
　第2の2　診療報酬請求書（医科・歯科）に関する事項 ………… 1644
　第3　診療報酬明細書の記載要領 ………………………………… 1644
　　(1)「令和　年　月分」欄～(19)「点数」欄 …………… 1645～1652
　　(20) ア　通則 ……………………………………………………… 1652
　　　　イ「初診」欄 ……………………………………………… 1652
　　　　ウ「再診」欄 ……………………………………………… 1652
　　　　エ「医学管理」欄 ………………………………………… 1652
　　　　オ「在宅」欄 ……………………………………………… 1652
　　　　カ「投薬」欄 ……………………………………………… 1654
　　　　キ「注射」欄 ……………………………………………… 1656
　　　　ク「処置」欄又は「手術・麻酔」欄 …………………… 1656
　　　　ケ「検査・病理」欄 ……………………………………… 1657
　　　　コ「画像診断」欄 ………………………………………… 1657
　　　　サ「その他」欄 …………………………………………… 1658
　　　　シ「入院」欄 ……………………………………………… 1659
　　(21)「療養の給付」欄 …………………………………………… 1659
　　(22)「食事・生活」欄 …………………………………………… 1661
　　(23)「食事・生活療養」欄 ……………………………………… 1661
　　(24)「摘要」欄 …………………………………………………… 1661
　　(25)「公費分点数」欄 …………………………………………… 1662
　　(26) その他 ……………………………………………………… 1662
　　(27) 後期高齢者医療におけるその他 ………………………… 1665

別紙2 診療録等の記載上の注意事項 …………………………… 1666

通知	診療録等の記載方法等について	1666
通知	診療録等の保存を行う場所	1666
省令	〔国保被保険者資格証明書による療養〕	1667

別表Ⅰ　「摘要」欄への記載事項等一覧（医科）……………… 1668
別表Ⅲ　「摘要」欄への記載事項等一覧（検査値）…………… 1730
別表Ⅳ　診療行為名称等の略号一覧 …………………………… 1734

●厚生労働省告示第126号（平20.3.27，最終改定：告示14，令5.11.30）

療養の給付及び公費負担医療に関する費用の請求に関する命令附則第4条の2第2項の規定に基づきこども家庭庁長及び厚生労働大臣が定める様式

療養の給付及び公費負担医療に関する費用の請求に関する命令附則第4条の2第2項の規定に基づきこども家庭庁長及び厚生労働大臣が定める様式は，次の表の区分によるものとする。

診療報酬請求書（国民健康保険又は後期高齢者医療の被保険者に係るものを除く）	様式第一	略
診療報酬明細書（様式第三又は様式第十二に係るものを除く）	様式第二	p.1639
診療報酬明細書（歯科に係るものに限る）	様式第三	略
調剤報酬請求書（国民健康保険又は後期高齢者医療の被保険者に係るものを除く）	様式第四	略
調剤報酬明細書	様式第五	略
診療報酬請求書（国民健康保険の被保険者に係るものに限る）	様式第六	略
調剤報酬請求書（国民健康保険の被保険者に係るものに限る）	様式第七	略
診療報酬請求書（後期高齢者医療の被保険者に係るものに限る）	様式第八	略
調剤報酬請求書（後期高齢者医療の被保険者に係るものに限る）	様式第九	略
診療報酬明細書〔厚生労働大臣が指定する病院の病棟における療養に要する費用の額の算定方法（平成20年厚生労働省告示第93号）により算定する場合に限る〕	様式第十	略

参考　特別審査の対象となるレセプト

1　入院に係る診療報酬明細書（歯科診療以外の診療に係るものに限る）のうち合計点数（心・脈管に係る手術を含む診療に係るものについては特定治療材料に係る点数を除いた合計点数）が38万点（特定機能病院及び臨床研究中核病院にあっては35万点）以上のものを対象とする（2022年10月1日以降の診療に係る診療報酬請求書について適用する）。
（告示172，昭59.9.28）（最終改定：告示307，令4.9.30）

なお，「心・脈管に係る手術」とは，具体的には現行診療報酬点数表「第10部　手術」第8款「心・脈管」の（心，心膜，肺動静脈，冠血管等）中の全項目並びに（動脈）中の血管移植術，バイパス移植術の「1」の大動脈のことをいう。

2　K514-4同種死体肺移植術，K514-6生体部分肺移植術，K605-2同種心移植術，K605-4同種心肺移植術，K697-5生体部分肝移植術，K697-7同種死体肝移植術――を含むレセプトも特別審査の対象となる。
（告示348，平30.10.1）

参考　診察日ごとの診療内容等の資料・日計表が必要となるレセプト

医科35万点以上（心・脈管に係る手術を含む場合は特定保険医療材料料を除く。歯科は20万点以上）のレセプトには，「診療日ごとの症状，経過及び診療内容を明らかにすることができる資料」を添付する。

具体的には下記の資料をいう。

1）患者の主たる疾患（合併症含む）の診断根拠となった臨床症状，その診察・検査所見及び実施された主な治療行為（手術，処置，薬物治療等）の必要性並びにこれらの経過につき担当医が記載したもの

また，診療報酬明細書の合計点数が100万点以上である場合は，次に掲げる薬剤及び処置に係る症状等について，担当医が別に記載したもの

(1) 薬剤関係：①血栓溶解剤，②遺伝子組替え製剤，③人免疫グロブリン製剤，④人血清アルブミン製剤・血漿蛋白製剤，⑤乾燥濃縮人アンチトロンビンⅢ製剤，⑥プロスタグランディン製剤，⑦新鮮凍結人血漿，⑧抗生物質製剤

(2) 処置関係：①血漿交換療法（J039），②吸着式血液浄化法（J041），③人工腎臓（J038）

2）所定単位当たりの価格が205円以下の薬剤（投薬・注射に係る20点以下の薬剤）を除く全ての使用薬剤について，別紙様式により，投薬，注射，処置及び手術の区分ごとに（該当する項目を○で囲むこと），各薬剤の日々の使用量を記載した日計表>
（告示345，平6.10.14）（最終改定：告示481，平21.11.25）
（平10.10.28 保発132・保険発160，最終改定：平24保医発0326・7）

（別紙様式）

日　計　表

平成　　年　　月診療分
（投薬　注射　処置　手術）

医療機関コード＿＿＿＿＿＿
患者名＿＿＿＿＿＿

品名・規格	1	2	3	4	5	6	7	8	9	10	11	12	13	14	15	16	17	18	19	20	21	22	23	24	25	26	27	28	29	30	31

様式第二（一）（第二条関係）（医科入院）

診療報酬明細書（医科入院）

令和　　年　　月分

1640 明細書様式

様式第二（二）（第二条関係）（医科入院外）

○ 診療報酬明細書
（医科入院外） 令和　年　月分

| 都道府県番号 | 医療機関コード | | 1 医科 | 1 社・国　3 後期　
2 公費 | 1 単独　2 本外　8 高外一
2 2併　4 六外　
3 3併　6 家外　0 高外7 | 保険者番号 | | | 給付割合 10 9 8
7 ( ) |

公費負担者番号①		公費負担医療の受給者番号①	
公費負担者番号②		公費負担医療の受給者番号②	

被保険者資格に係る記号・番号　　　　　　　　　　（枝番）

氏名		特記事項	保険医療機関の所在地及び名称
	1男 2女　1明 2大 3昭 4平 5令　．．生		
職務上の事由	1 職務上　2 下船後3月以内　3 通勤災害		

傷病名	(1) (2) (3)	診療開始日	(1)　年　月　日 (2)　年　月　日 (3)　年　月　日	転帰	治癒 死亡 中止	診療実日数	保険　　　　日 公費①　　日 公費②　　日

（　床）

⑪	初　診	時間外・休日・深夜	回　　点	公費分点数
⑫ 再診	再　診 外来管理加算 時間外 休　日 深　夜	× × × × ×	回 回 回 回 回	
⑬	医学管理			
⑭ 在宅	往　診 夜　間 深夜・緊急 在宅患者訪問診療 その他 薬　剤		回 回 回 回	
⑳ 投薬	㉑ 内服｛薬剤／調剤 ㉒ 屯服 薬剤 ㉓ 外用｛薬剤／調剤 ㉕ 処　方 ㉖ 麻　毒 ㉗ 調　基	× × ×	単位 回 単位 単位 回 回	
㉚ 注射	㉛ 皮下筋肉内 ㉜ 静脈内 ㉝ その他		回 回 回	
㊵ 処置	薬　剤		回	
㊿ 手術麻酔	薬　剤		回	
⑥⓪ 検査病理	薬　剤		回	
⑦⓪ 画像診断	薬　剤		回	
⑧⓪ その他	処方箋 薬　剤		回	

療養の給付	保険	請求　　点	※決定　　点	一部負担金額　円 減額 割(円) 免除・支払猶予
	公費①	点	※　　点	円
	公費②	点	※　　点	円

※高額療養費　　円　※公費負担点数　点　※公費負担点数　点

備考　1．この用紙は，日本工業規格A列4番とすること。
　　　2．※印の欄は，記入しないこと。

診療報酬請求書・明細書の記載要領

診療報酬請求書等の記載要領等について
(昭51.8.7 保険発82、直近改定：令6保医発0712・1)

別紙1　診療報酬請求書等の記載要領

Ⅰ　一般的事項

1　診療報酬請求書，診療報酬明細書，調剤報酬請求書及び調剤報酬明細書（以下「診療報酬請求書等」という）については，「療養の給付及び公費負担医療に関する費用の請求に関する命令附則第4条の2第2項の規定に基づきこども家庭庁長官及び厚生労働大臣が定める様式」（平成20年厚生労働省告示第126号）に定める様式により扱うものとするが，「療養の給付及び公費負担医療に関する費用の請求に関する命令附則第4条の2第2項の規定に基づきこども家庭庁長官及び厚生労働大臣が定める様式の一部を改正する件」（令和6年こども家庭庁・厚生労働省告示第4号）により改正のあった様式については，令和6年7月1日（6月診療分）から新様式により扱うものとし，令和6年5月診療分までは旧様式によっても差し支えない。

2　診療報酬請求書等の用紙の大きさはA列4番とする。
　　ただし，電子計算機により作成する場合は，A列4番と±6mm（縦方向），＋6mm，－4mm（横方向）の差は差し支えない。

3　診療報酬請求書等は，別添1「診療報酬請求書等一覧表」の区分による。

4　診療報酬請求書等においては，単に保険医療機関又は保険薬局とのみ表示しているが，高齢者の医療の確保に関する法律（昭和57年法律第80号。以下「高齢者医療確保法」という）の規定による療養の給付（以下「後期高齢者医療」という）又は公費負担医療に係るもの（後期高齢者医療のうち保険医療機関におけるものを除く）については「保険医療機関」とあるのは「後期高齢者医療又はそれぞれの公費負担医療の担当医療機関」と，「保険薬局」とあるのは「後期高齢者医療又はそれぞれの公費負担医療の担当薬局」と読み替え，また，「保険医氏名」とあるのは「後期高齢者医療又はそれぞれの公費負担医療の担当医氏名」と読み替える。

5　診療報酬請求書及び診療報酬明細書に記載した数字等の訂正を行うときは，修正液を使用することなく，誤って記載した数字等を＝線で抹消の上，正しい数字等を記載する。
　　なお，診療報酬請求書等の記載に当たっては，黒若しくは青色のインク又はボールペン等を使用する。

6　「※」が付されている欄には，記載する必要がない。

Ⅱ　診療報酬請求書及び診療報酬明細書の記載要領

第1　診療報酬請求書（医科・歯科，入院・入院外併用）に関する事項〔様式第1(1)〕

1　「令和　年　月分」欄
診療年月を記載する。したがって，診療年月の異なる診療報酬明細書（以下「明細書」という）がある場合には，それぞれの診療年月分について診療報酬請求書を作成する。なお，診療年月の異なる明細書であっても，返戻分の再請求等やむを得ぬ事由による請求遅れ分についてはこの限りではない。

2　「医療機関コード」欄
それぞれの医療機関について定められた医療機関コード7桁を記載する〔別添2「保険者番号，公費負担者番号，公費負担医療の受給者番号並びに医療機関コード及び薬局コード設定要領」（略）（以下「設定要領」という）の第4を参照〕。

3　「別記　殿」欄
保険者名，市町村名及び公費負担者名を下記例のとおり備考欄に記載することを原則とするが，省略しても差し支えない。
　　（例）　　別記　　全国健康保険協会理事長
　　　　　　　　　　　千代田区長
　　　　　　　　　　　東京都知事

4　「令和　年　月　日」欄
診療報酬請求書を提出する年月日を記載する。

5　「保険医療機関の所在地及び名称，開設者氏名」欄
(1)　保険医療機関の所在地及び名称，開設者氏名については，保険医療機関指定申請の際等に地方厚生（支）局長に届け出た所在地，名称及び開設者氏名を記載する。なお，開設者氏名については，開設者から診療報酬請求等につき委任を受けている場合は，保険医療機関の管理者の氏名であっても差し支えない。

(2)　保険医療機関自体で診療報酬請求書用紙の調製をしない場合において，記名の労を省くため，保険医療機関の所在地，名称及び開設者氏名のゴム印を製作の上，これを押捺することは差し支えない。

6　「入・外」欄
入院・外来については，入院・外来別にそれぞれ請求することとしたことに伴い入院に係る分は「入」の文字を，入院外に係る分は「外」の文字を○で囲む。なお，「入」又は「外」のみを印刷した様式を用いても差し支えない。

なお，救急患者として受け入れた患者が，処置室，手術室等において死亡した場合で，当該保険医療機関が救急医療を担う施設として確保することとされている専用病床（救急医療管理加算又は救命救急入院料を算定する病床に限る）に入院したものとみなす場合は，入院に係るものとして取り扱う。

7　「医療保険」欄
(1)　医療保険と公費負担医療の併用の者に係る明細書のうち医療保険に係る分及び医療保険単独の者に係る明細書について記載することとし，医療保険単独の者に係る分については医療保険制度ごとに記載する。なお，「区分」欄の法別番号及び制度の略称は，別添2の別表1「法別番号及び制度の略称表」(p.1643)に示すとおりである。

(2)　入院分の「療養の給付」欄については，「件数」欄には明細書の医療保険に係る件数の合計を，「診療実日数」欄には明細書の診療実日数の合計を，「点数」欄には明細書の「療養の給付」欄の「保険」の項に係る「請求」の項の合計を，「一部負担金」欄には明細書の「療養の給付」欄の「保険」の項に係る「負担金額」の項の合計を記載する。

「食事療養・生活療養」欄については，「件数」欄には明細書の医療保険の食事療養及び生活療養に係る件数の合計を，「回数」欄には明細書の「食事・生活療養」欄の「保険」の項に記載されている回数の合計を，「金額」欄には明細書の「食事・生活療養」欄の「保険」の項に係る「請求」の項に記載されている金額の合計を，「標準負担額」欄には明細書の「食事・生活療養」欄の「保険」の項に係る「標準負担額」の項に記載されている金額の合計を記載する。

(3)　入院外分の「療養の給付」欄については，「件数」欄には明細書の医療保険に係る件数の合計を，「診療実日数」欄には明細書の診療実日数の合計を，「点数」欄には明細書の「療養の給付」欄の「保険」の項に係る「請求」の項の点数の合計を，「一部負担金」欄には明細書の「療養の給付」欄の「保険」の項に係る「一部負担金額」の項の一部負担金額の合計を記載する。

(4)　「医保単独（七〇以上一般・低所得）」欄の「小計」欄，「医

別添1　診療報酬請求書等一覧表

区　　　分			様式番号	
診　療　報　酬　請　求　書	医科・歯科，入院・入院外併用　（国保の被保険者及び後期高齢者を除く）		様式第1	(1)
	医科，入院外　　　　　　　　　（　〃　）		〃	(2)
	歯科，入院外　　　　　　　　　（　〃　）		〃	(3)
	医科・歯科　　　　　　　　　　（国保の被保険者に限る）		様式第6	
	医科，歯科　　　　　　　　　　（後期高齢者に限る）		様式第8	
診　療　報　酬　明　細　書（p.1639,1640）	算定告示別表第1（医科），入院時食事療養費及び入院時生活療養費の告示又は保険外併用療養費の告示（医科の例による場合）	入　院	様式第2	(1)
		入院外	様式第2	(2)
	算定告示別表第2（歯科），入院時食事療養費及び入院時生活療養費の告示又は保険外併用療養費の告示（歯科の例による場合）	──	様式第3	
調　剤　報　酬　請　求　書	（国保の被保険者及び後期高齢者を除く）		様式第4	
	（国保の被保険者に限る）		様式第7	
	（後期高齢者に限る）		様式第9	
調剤報酬明細書	算定告示別表第3（調剤）	──	様式第5	

保単独（七〇以上七割）」欄の「小計」欄，「医保単独（本人）」欄の「小計」欄，「医保単独（家族）」欄の「小計」欄，「医保単独（六歳）」欄の「小計」欄にはそれぞれの合計を記載する。

(5)　「①合計」欄には，「医保（70以上一般・低所得）と公費の併用」欄と「医保単独七〇以上一般・低所得」欄の「小計」欄と，「医保（70以上7割）と公費の併用」欄と「医保単独（七〇以上七割）」欄の「小計」欄と，「医保本人と公費の併用」欄と「医保単独（本人）」欄の「小計」欄と，「医保家族と公費の併用」欄と「医保単独（家族）」欄の「小計」欄と，「医保（6歳）と公費の併用」欄と「医保単独（六歳）」欄の「小計」欄とを合計して記載する。

(6)　医事会計システムの電算化が行われていない保険医療機関等にあっては，「医保単独（七〇以上一般・低所得）」欄と，「医保単独（七〇以上七割）」欄とに記載すべき各項の数字を合算し，その合計を「医保単独（七〇以上一般・低所得）」欄に記載することをもって請求することができる。この場合には，当該合算を実施した上で各項を記載していることがわかるように「備考」欄に合算している旨を記載する。

8 「公費負担」欄の「公費と医保の併用」欄

(1)　医療保険と公費負担医療の併用の者に係る明細書のうち，公費負担医療に係る分を公費負担医療制度ごとに記載することとし，「区分」欄に不動文字が記載されていない公費負担医療がある場合には区分の空欄に法別番号を記載し，当該制度の公費負担医療に係る分を記載する。なお，「区分」欄の法別番号及び制度の略称は，**別添2の別表1**「法別番号及び制度の略称表」(p.1643)に示すとおりである。

(2)　「件数」欄には，公費負担医療制度ごとに明細書の件数を合計して，それぞれの制度の該当欄に記載する。したがって，医療保険と2種の公費負担医療〔例えば，感染症の予防及び感染症の患者に対する医療に関する法律（平成10年法律第114号。以下「感染症法」という）による結核患者の適正医療と障害者の日常生活及び社会生活を総合的に支援する法律（平成17年法律第123号。以下「障害者総合支援法」という）による精神通院医療，更生医療，育成医療，療養介護医療及び基準該当療養介護医療（以下「精神通院医療等」という）〕の併用の場合は，1枚の明細書であっても公費負担医療に係る件数は2件となる。

(3)　「点数」欄には，明細書の「療養の給付」欄の「公費」の項に係る「請求」の項に記載した点数を，公費負担医療制度ごとに合計してそれぞれの制度の該当欄に記載する。ただし，「公費」の項に係る「請求」の項の記載を省略した明細書については，「保険」又は「公費①」の項に係る「請求」の項に記載した点数が当該公費負担医療の点数と同じであるので，これを加えて合計する。

(4)　「一部負担金（控除額）」欄には，入院分については，明細書の「療養の給付」欄の「公費①」及び「公費②」の項に係る「負担金額」の項に記載した金額を公費負担医療制度ごとに合計して，それぞれの制度の該当欄に記載する。また，入院外分については，明細書の「療養の給付」欄の「公費①」及び「公費②」の項に係る「一部負担金額」の項に記載した金額を公費負担医療制度ごとに合計して，それぞれの制度の該当欄に記載する。

(5)　「食事療養・生活療養」欄については，「件数」欄には，公費負担医療制度ごとに明細書の食事療養及び生活療養に係る件数を合計して，それぞれの制度の該当欄に記載する。また，「金額」欄には明細書の「食事・生活療養」欄の「公費①」及び「公費②」の項に係る「請求」の項に記載されている金額を，「標準負担額」欄には，明細書の「食事・生活療養」欄の「公費①」及び「公費②」の項に係る「標準負担額」の項に記載されている金額を，それぞれ公費負担医療制度ごとに合計して，それぞれの制度の該当欄に記載する。ただし，「公費」の項に係る記載を省略した明細書については，「保険」又は「公費①」の項に記載した金額が当該公費負担医療の金額と同じであるので，これを加えて合計する。

9 「公費負担」欄の「公費と公費の併用」欄

(1)　公費負担医療のみで2種以上の公費負担医療の併用が行われた場合には，当該併用の者に係る明細書分を記載する。公費負担医療が2種の場合，例えば生活保護法（昭和25年法律第144号）による医療扶助に係る分と感染症法による結核患者の適正医療に係る分とを併せて請求する場合には「１２（生保）」／「１０（感37の2）」欄に記載することとし，これ以外の公費負担医療の組合せについて請求する場合には，空欄にそれぞれの公費負担医療の法別番号を記載し，当該公費負担医療に係る分を記載する。

　なお，特例的に，生活保護法による医療扶助，感染症法による結核患者の適正医療及び障害者総合支援法による精神通院医療等の3種の公費負担医療の併用の場合があるが，この場合は，空欄を取り繕ってそれぞれの公費負担医療の法別番号を記載し，当該公費負担医療に係る分を記載する。

(2)　「件数」欄には，公費負担医療制度ごとに明細書並びに食事療養及び生活療養に係る明細書の件数を合計して，それぞれの制度の該当欄に記載する。したがって，1枚の明細書であっても，公費負担医療に係る件数は，2件ないし3件となる。

(3)　「点数」欄には，明細書の「療養の給付」欄の「公費①」及び「公費②」の項に係る「請求」の項に記載した点数を，公費負担医療制度ごとに合計してそれぞれの制度の該当欄に記載する。ただし，「公費②」の項に係る「請求」の項の記載を省略した明細書については，「公費①」の項に係る「請求」の項に記載した点数が当該公費負担医療の点数と同じであるので，これを加えて合計する。また，特例的に3種の公費負担医療の併用を行った場合は，生活保護法による医療扶助に係る点数は「療養の給付」欄の「保険」の項に係る「請求」の項の点数をも合計して記載する。

(4)　「一部負担金（控除額）」欄の記載方法は，8の(4)と同様である。

(5)　「金額」欄には，明細書の「食事・生活療養」欄の「公費①」及び「公費②」の項に係る「請求」の項に記載されて

別表1　法別番号及び制度の略称表

(1)

	区分		法別番号	制度の略称
社会保険	全国健康保険協会管掌健康保険（日雇特例被保険者の保険を除く）		01	（協会）
	船員保険		02	（船）
	日雇特例被保険者の保険	○一般療養（法第129条,第131条及び第140条関係）	03	（日）
		○特別療養費（法第145条関係）	04	（日特）又は（特）
	組合管掌健康保険		06	（組）
	防衛省職員給与法による自衛官等の療養の給付（法第22条関係）		07	（自）
	高齢者の医療の確保に関する法律による療養の給付		39	（高）

	区分	法別番号	制度の略称
制度	国家公務員共済組合	31	（共）
	地方公務員等共済組合	32	
	警察共済組合	33	
	公立学校共済組合　日本私立学校振興・共済事業団	34	
	特定健康保険組合	63	
	国家公務員特定共済組合	72	（退）
	地方公務員等特定共済組合	73	
	警察特定共済組合	74	
	公立学校特定共済組合　日本私立学校振興・共済事業団	75	

（注）　63・72～75は，特例退職被保険者，特例退職組合員及び特例退職加入者に係る法別番号である。

(2)

	区分		法別番号	制度の略称
公費負担医療制度	戦傷病者特別援護法による	○療養の給付（法第10条関係）	13	―
		○更生医療（法第20条関係）	14	―
	原子爆弾被爆者に対する援護に関する法律による	○認定疾病医療（法第10条関係）	18	―
	感染症の予防及び感染症の患者に対する医療に関する法律による	○新感染症の患者の入院（法第37条関係）	29	―
		○新感染症外出自粛対象者の医療（法第50条の3関係）		
	心神喪失等の状態で重大な他害行為を行った者の医療及び観察等に関する法律による医療の実施に係る医療の給付（法第81条関係）		30	―
	感染症の予防及び感染症の患者に対する医療に関する法律による	○結核患者の適正医療（法第37条の2関係）	10	（感37の2）
		○結核患者の入院（法第37条関係）	11	（結核入院）
	精神保健及び精神障害者福祉に関する法律による	○措置入院（法第29条関係）	20	（精29）
		○精神通院医療（法第5条関係）	21	（精神通院）
	障害者総合支援法による	○更生医療（法第5条関係）	15	―
		○育成医療（法第5条関係）	16	―
		○療養介護医療（法第70条関係）及び基準該当療養介護医療（法第71条関係）	24	―
	麻薬及び向精神薬取締法による入院措置（法第58条の8関係）		22	―
	感染症の予防及び感染症の患者に対する医療に関する法律による	○一類感染症等の患者の入院（法第37条関係）	28	（感染症入院）
		○新型インフルエンザ等感染症外出自粛対象者の医療（法第44条の3の2関係）		
	児童福祉法による	○療育の給付（法第20条関係）	17	―
		○肢体不自由児通所医療（法第21条の5の29関係）及び障害児入所医療（法第24条の20関係）	79	―
	原子爆弾被爆者に対する援護に関する法律による	○一般疾病医療費（法第18条関係）	19	―
	母子保健法による養育医療（法第20条関係）		23	―
	児童福祉法による小児慢性特定疾病医療支援（法第19条の2関係）		52	―
	難病の患者に対する医療等に関する法律による	○特定医療（法第5条関係）	54	―
	特定疾患治療費，先天性血液凝固因子障害等治療費，水俣病総合対策費の国庫補助による療養費及び研究治療費，茨城県神栖町における有機ヒ素化合物による環境汚染及び健康被害に係る緊急措置事業要綱による医療費及びメチル水銀の健康影響による治療研究費		51	―
	肝炎治療特別促進事業に係る医療の給付及び肝がん・重度肝硬変治療研究促進事業による高療該当肝がん・重度肝硬変入院関係医療に係る医療費の支給		38	―
	児童福祉法の措置等に係る医療の給付		53	―
	石綿による健康被害の救済に関する法律による医療費の支給（法第4条関係）		66	―
	特定B型肝炎ウイルス感染症給付費等の支給に関する特別措置法による定期検査費及び母子感染症防止医療費の支給（法第12条第1項及び第13条第1項関係）		62	―
	中国残留邦人等の円滑な帰国の促進並びに永住帰国した中国残留邦人等及び特定配偶者の自立の支援に関する法律第14条第4項に規定する医療支援給付（中国残留邦人等の円滑な帰国の促進及び永住帰国後の自立の支援に関する法律の一部を改正する法律附則第4条第2項において準用する場合を含む）		25	―
	生活保護法による医療扶助（法第15条関係）		12	（生保）

いる金額を，それぞれ公費負担医療制度ごとに合計して，それぞれの制度の該当欄に記載する。ただし，「公費②」の項に係る記載を省略した明細書については，「公費①」の項に記載した金額が当該公費負担医療の金額と同じであるので，これを加えて合計する。また，特例的に3種の公費負担医療の併用を行った場合は，生活保護法による医療扶助に係る金額は明細書の「食事・生活療養」欄の「保険」の項に係る「請求」の項の金額を合計して記載する。

10 「公費負担」欄の「公費単独」欄
(1) 公費負担医療単独の者に係る明細書分を公費負担医療制度ごとに記載することとし，「区分」欄に不動文字が記載されていない公費負担医療がある場合には区分の空欄に法別番号を記載し，当該制度の公費負担医療に係る分を記載する。
　なお，公費負担医療に係る法別番号及び制度の略称は，**別添2**の**別表1**「法別番号及び制度の略称表」(p.1643) に示すとおりである。
(2) 「件数」欄には，公費負担医療制度ごとに明細書並びに食事療養及び生活療養に係る明細書の件数を合計して，それぞれの制度の該当欄に記載する。
(3) 「点数」欄には，明細書の「療養の給付」欄の「公費①」の項に係る「請求」の項に記載した点数を，公費負担医療制度ごとに合計してそれぞれの制度の該当欄に記載する。
(4) 「一部負担金（控除額）」欄には，入院分については，明細書の「療養の給付」欄の「公費①」の項に係る「負担金額」の項に記載した金額を公費負担医療制度ごとに合計して，それぞれの制度の該当欄に記載する。また，入院外分については，公費負担医療制度ごとに明細書の「療養の給付」欄の「公費①」の項に係る「一部負担金額」の項の金額を合計して，それぞれの制度の該当欄に記載する。
(5) 「金額」欄には，明細書の「食事・生活療養」欄の「公費①」の項に係る「請求」の項に記載されている金額をそれぞれ公費負担医療制度ごとに合計して，それぞれの制度の該当欄に記載する。

11 「②合計」欄
「公費と公保の併用」，「公費と公費の併用」及び「公費単独」欄の「件数」欄の請求件数を合計して記載する。

12 「総件数①＋②」欄
「①合計」欄及び「②合計」欄の請求件数を合計して記載する。

13 「備考」欄
(1) 定数超過入院に該当する保険医療機関にあっては，超過（略称の□囲みについては，○囲みでもよい。以下同じ）と記載する。
(2) 医療法（昭和23年法律第205号）の人員標準を満たさない保険医療機関にあっては，標欠と記載する。

第2 診療報酬請求書（医科・入院外）に関する事項〔様式第1(2)〕

診療報酬請求書（医科・入院外）の記載要領については，第1の例による。この場合において，入院分と入院外分に係る記載がなされている事項の場合にあっては，入院外分の記載に係る例による。

第2の2 診療報酬請求書（医科・歯科）に関する事項（様式第8）

診療報酬請求書（医科・歯科）の記載要領については，次に掲げる事項を除き，第1の例による。なお，『3「別記殿」欄について』は，各広域連合殿と読み替える。

1 「後期高齢者医療」欄
(1) 後期高齢者医療と公費負担医療の併用の者に係る明細書のうち後期高齢者医療に係る分及び後期高齢者医療単独の者に係る明細書について記載する。
(2) 療養の給付の「件数」欄，「診療実日数」欄，「点数」欄及び「一部負担金」欄，食事療養・生活療養の「件数」欄，

「回数」欄，「金額」欄及び「標準負担額」欄については，第1の7の(2)及び(3)と同様である。この場合，「医療保険」とあるのは「後期高齢者医療」と，「船員保険の被保険者に係る通勤災害時の初診料（災害発生時が平成21年12月31日以前のものに限る）」とあるのは「高齢者医療確保法第69条第1項の規定に基づき減額された一部負担金」と読み替える。
(3) 医事会計システムの電算化が行われていない保険医療機関等にあっては，「後期高齢一般・低所得」欄と，「後期高齢七割」欄とに記載すべき各項の数字を合算し，その合計を「後期高齢一般・低所得」欄に記載することをもって請求することができる。この場合には，合計を記載していることがわかるように「備考」欄に合算している旨を記載する。

2 「公費負担」欄の「公費と後期高齢者医療の併用」欄
(1) 後期高齢者医療と公費負担医療の併用の者に係る明細書のうち，公費負担医療に係る分を公費負担医療制度ごとに記載することとし，「区分」欄に不動文字が記載されていない公費負担医療がある場合には区分の空欄に法別番号を記載し，当該制度の公費負担医療に係る分を記載する。
　なお，「区分」欄の法別番号及び制度の略称は，**別添2**の**別表1**「法別番号及び制度の略称表」(p.1643) に示すとおりである。
(2) 「件数」欄には，公費負担医療制度ごとに明細書の件数を合計して，それぞれの制度の該当欄に記載する。したがって，医療保険と2種の公費負担医療（例えば，感染症法による結核患者の適正医療と障害者総合支援法による精神通院医療等）の併用の場合は，1枚の明細書であっても公費負担医療に係る件数は2件となる。
(3) 「点数」欄には，明細書の「療養の給付」欄の「公費」の項に係る「請求」の項に記載した点数を，公費負担医療制度ごとに合計してそれぞれの制度の該当欄に記載する。ただし，「公費」の項に係る「請求」の項の記載を省略した明細書については，「保険」又は「公費①」の項に係る「請求」の項に記載した点数が当該公費負担医療の点数と同じであるので，これを加えて合計する。
(4) 「一部負担金」欄には，入院分については，明細書の「療養の給付」欄の「公費①」及び「公費②」の項に係る「負担金額」の項に記載した金額を公費負担医療制度ごとに合計して，それぞれの制度の該当欄に記載する。また，入院外分については，明細書の「療養の給付」欄の「公費①」及び「公費②」の項に係る「一部負担金額」の項に記載した金額を公費負担医療制度ごとに合計して，それぞれの制度の該当欄に記載する。
(5) 「食事療養・生活療養」欄については，「件数」欄には，公費負担医療制度ごとに明細書の食事療養及び生活療養に係る件数を合計して，それぞれの制度の該当欄に記載する。また，「金額」欄には明細書の「食事・生活療養」欄の「公費①」及び「公費②」の項に係る「請求」の項に記載されている金額を，「標準負担額」欄には，明細書の「食事・生活療養」欄の「公費①」及び「公費②」の項に係る「標準負担額」の項に記載されている金額を，それぞれ公費負担医療制度ごとに合計して，それぞれの制度の該当欄に記載する。ただし，「公費」の項に係る記載を省略した明細書については，「保険」又は「公費①」の項に記載した金額が当該公費負担医療の金額と同じであるので，これを加えて合計する。

第3 診療報酬明細書の記載要領（様式第2）

1 診療報酬明細書の記載要領に関する一般的事項
(1) 明細書は，白色紙黒色刷りとする。
(2) 左上の隅より右へ12mm，下へ12mmの位置を中心に半径2mmの穴をあけて，綴じ穴とする。
(3) 同一の被保険者等が2以上の傷病について診療を受けた場合においても，1枚の明細書に併せて記載する。
(4) 同一月に同一患者につき，入院診療と入院外診療とが継続してある場合には，入院，入院外についてそれぞれ別個

の明細書に記載する。

なお，初診から直ちに入院した場合は，入院分のみの明細書に記載する。

また，再診から直ちに入院した場合であって，入院の明細書において，再診料又は外来診療料の時間外加算，休日加算若しくは深夜加算を算定する場合は「特定入院料・その他」の項に点数及び回数を記載し，「摘要」欄に当該加算の名称を記載する。ただし，入院基本料を算定する入院の場合は「入院基本料・加算」の項に点数及び回数を記載し，「摘要」欄に当該加算の名称を記載する。

(5) 入院中の患者（DPC算定病棟に入院している患者を除く）が，やむを得ず他の保険医療機関の外来を受診した場合は，入院医療機関の明細書の「摘要」欄に「他医療機関を受診した理由」，「診療科」及び「他」（受診日数：○日）」を記載する。ただし，特定入院料，一般病棟入院基本料（療養病棟入院料1の例により算定する場合に限る），特定機能病院入院基本料（療養病棟入院料1の例により算定する場合に限る），専門病院入院基本料（療養病棟入院料1の例により算定する場合に限る），療養病棟入院基本料，有床診療所療養病床入院基本料又は特定入院基本料を10％減算する場合〔他の保険医療機関において，シングルホトンエミッションコンピューター断層撮影，ポジトロン断層撮影，ポジトロン断層・コンピューター断層複合撮影，ポジトロン断層・磁気共鳴コンピューター断層複合撮影，乳房用ポジトロン断層撮影，体外照射の強度変調放射線治療（IMRT），ガンマナイフによる定位放射線治療，直線加速器による放射線治療の定位放射線治療の場合又は粒子線治療に係る費用を算定し，5％減算する場合を含む〕には，受診した他の保険医療機関のレセプトの写しを下端を50mm程度切りとって添付する。レセプトの写しの添付が困難である場合には，受診した他の保険医療機関の名称，所在都道府県名（都道府県番号でも可）及び医療機関コードを記載する。外来診療を行った保険医療機関は，レセプトの「摘要」欄に，「入院医療機関名」，「当該患者の算定する入院料」，「受診した理由」，「診療科」及び「他」（受診日数：○日）」を記載する。

また，入院中の患者（DPC算定病棟に入院している患者であって「診療報酬の算定方法」により入院料を算定する患者に限る）が，やむを得ず他の保険医療機関の外来を受診した場合は，入院医療機関のレセプトの「摘要」欄に「他医療機関を受診した理由」，「診療科」，受診した他の保険医療機関の名称，所在都道府県名（都道府県番号でも可）及び医療機関コードを記載する。また，他の保険医療機関で行われた診療行為の近傍に「他」とそれぞれ記載する。他の保険医療機関を受診した際の費用の一切を入院医療機関において算定する場合は，入院医療機関のレセプトの「摘要」欄に「他医療機関を受診した理由」，「診療科」，受診した他の保険医療機関の名称，所在都道府県名（都道府県番号でも可）及び医療機関コードを記載する。また，他の保険医療機関で行われた診療行為の近傍に「他」とそれぞれ記載する。

(6) 月の途中において保険者番号又は本人・家族等の種別の変更があった場合は，保険者番号ごとに，それぞれ別の明細書を作成する。高齢受給者証又は後期高齢者の被保険者証が月の途中に発行されること等により給付額を調整する必要がある場合又は公費負担医療単独の場合において公費負担者番号若しくは公費負担医療の受給者番号の変更があった場合も，同様とする。

なお，それぞれ別の明細書を作成する場合は，変更後の明細書の「摘要」欄にその旨を記載する。

(7) 同一月に同一患者につき，介護老人保健施設又は介護医療院に入所中の診療と介護老人保健施設又は介護医療院に入所中以外の外来分の診療がある場合は，それぞれ別個の明細書に記載する。

(8) 短期滞在手術等基本料1を算定する場合は，入院外の明細書〔様式第2(2)〕(p.1640)を使用する。

(9) 電子計算機の場合は，以下による。

ア 欄の名称を簡略化して記載しても差し支えない。また，複数の選択肢から○を用いて選択する欄については，特段の定めのある場合を除き，選択した項目のみ記載し，それ以外の項目は省略しても差し支えない。

イ 枠をその都度印刷することとしても差し支えない。

ウ 用紙下端の空白部分は，OCR処理等審査支払機関の事務処理に供するため，その他の目的には使用しない。

エ 電子計算機用のOCR関連事項は，「レセプト基本フォーマット集（平成9年8月版）」（社会保険庁運営部編）によることが望ましい。

オ 記載する文字は，JISX0208において文字コードが設定された範囲とすることが望ましい。

2 診療報酬明細書の記載要領に関する事項

(1) 「令和 年 月分」欄
診療年月を記載する。

(2) 「都道府県番号」欄
別添2「設定要領」（略）の別表2に掲げる都道府県番号表に従い，保険医療機関の所在する都道府県の番号を記載する。

(3) 「医療機関コード」欄
それぞれの医療機関について定められた医療機関コード7桁を記載する〔別添2「設定要領」（略）の第4を参照〕。

(4) 「保険種別1」，「保険種別2」及び「本人・家族」欄

ア 「保険種別1」欄については，以下の左に掲げる保険の種別に応じ，右の番号のうち1つを○で囲む。
- 健康保険（船員保険を含む。以下同じ）又は国民健康保険　　　　　　　　　　　　　1 社・国
- 公費負担医療（健康保険，国民健康保険又は後期高齢者医療との併用の場合を除く）　2 公費
- 後期高齢者医療　　　　　　　　　　　3 後期

イ 「保険種別2」欄については，「保険種別1」欄のそれぞれについて，以下の左の別に応じ，右の番号を○で囲む。
- 単独　　　　　　　　　　　　　　　　　1 単独
- 1種の公費負担医療との併用　　　　　　2 2併
- 2種以上の公費負担医療との併用　　　　3 3併

（注）公費負担医療には，地方公共団体が独自に行う医療費助成事業（審査支払機関へ医療費を請求するものに限る）を含む。

ウ ア及びイについては，○で囲むことを省略しても差し支えない。

エ 「本人・家族」欄については，以下の左に掲げる種別に応じて，右の番号のうち1つを○で囲む。なお，未就学者である患者（6歳に達する日以後最初の3月31日以前の患者をいう。以下同じ）は「3」又は「4」，高齢受給者又は後期高齢者医療受給対象者は「7」，「8」，「9」又は「0」を○で囲むこととし，また，公費負担医療については本人に該当するものとする。

ただし，国民健康保険の場合は，市町村国民健康保険であって被保険者（世帯主）と被保険者（その他）の給付割合が異なるもの及び国民健康保険組合については被保険者〔世帯主（高齢受給者を除く）〕は「1」又は「2」，被保険者〔その他（未就学者である患者及び高齢受給者を除く）〕は「5」又は「6」を○で囲むこととし，それ以外（未就学者である患者及び高齢受給者を除く）はいずれか一方を○で囲む。

なお，入院の場合は，「1　本入」（若しくは「1　本」），「3　六入」（若しくは「3　六」），「5　家入」（若しくは「5　家」），「7　高入一」（若しくは「7　高一」）又は「9　高入7」（若しくは「9　高7」），外来の場合は，「2　本外」（若しくは「2　本」），「4　六外」（若しくは「4　六」），「6　家外」（若しくは「6　家」），「8　高外一」（若しくは「8　高一」）又は「0　高外7」（若しくは「0　高7」）の項のみを印刷したものを使用しても差し支えない。

1	本人入院	1	本入
2	本人外来	2	本外
3	未就学者入院	3	六入
4	未就学者外来	4	六外
5	家族入院	5	家入
6	家族外来	6	家外
7	高齢受給者・後期高齢者医療一般・低所得者入院	7	高入一
8	高齢受給者・後期高齢者医療一般・低所得者外来	8	高外一
9	高齢受給者・後期高齢者医療7割給付入院	9	高入7
0	高齢受給者・後期高齢者医療7割給付外来	0	高外7

(注1) 後期高齢者医療一般のうち，1割負担の者と，2割負担の者の判別については，「特記事項」欄に記載される所得区分により行うため，特段の記載は必要ない。

オ 電子計算機の場合は，以下のいずれかの方法による。
(ｱ) 当該欄の上に選択する番号及び保険種別等のみを記載する。
(ｲ) 選択肢をすべて記載した上で，選択しないものをすべて＝線で抹消する。

(5) 「保険者番号」欄

ア 設定された保険者番号8桁（国民健康保険については6桁）を記載する〔別添2「設定要領」（略）の第1を参照〕。なお，国民健康保険の場合は右詰めで記載する。

イ 公費負担医療単独の場合及び公費負担医療と公費負担医療の併用の場合（以下「公費負担医療のみの場合」という）は，別段の定めのある場合を除き，記載しない。

(6) 「給付割合」欄

国民健康保険の場合，該当する給付割合を○で囲むか，（ ）の中に給付割合を記載する。ただし，自県分の場合は，記載を省略しても差し支えない。

(7) 「被保険者証・被保険者手帳等の記号・番号」欄

ア 健康保険被保険者証，国民健康保険被保険者証，船員保険被保険者証，受給資格者票及び特別療養費受給票等（以下「被保険者証等」という）の「記号及び番号」欄の記号及び番号を記載する。また，後期高齢者医療被保険者証の「被保険者番号」欄の「被保険者番号」を記載する。被保険者証等の「記号及び番号」欄に枝番の記載がある場合は，併せて枝番を記載する。なお，電子資格確認の場合は，オンラインにより提供された資格情報から，これらの記載を行う。

イ 記号と番号の間にスペース，「・」若しくは「-」を挿入するか，又は上段に記号，下段に番号を記載する。また，枝番は「（枝番）」の後ろに記載する。

ウ 当該記号及び番号のうち○で囲んだ文字に代えて当該文字を（ ）で囲んだものを使用して記載することも差し支えなく，記載枠に書ききれない等の場合は，（ ）を省略しても差し支えない。なお，被保険者が，月の途中において，記号若しくは番号を変更した場合又は任意継続に変更した場合（給付割合に変更がない場合に限る）は，変更後の記号又は番号を記載する。

(8) 「公費負担者番号①」欄及び「公費負担者番号②」欄

ア 医療券等に記入されている公費負担者番号8桁を記載する〔別添2「設定要領」（略）の第2を参照〕。

イ 別添2の別表1「法別番号及び制度の略称表」（p.1643）に示す順番により，先順位の公費負担者番号を「公費負担者番号①」欄に（以下「公費負担者番号①」欄に記載される公費負担医療を「第1公費」という），後順位の公費負担者番号を「公費負担者番号②」欄に（以下「公費負担者番号②」欄に記載される公費負担医療を「第2公費」という）記載する。

ウ 保険者番号の変更はないが，同種の公費負担医療で住所変更により月の途中において公費負担者番号の変更があった場合は，変更前の公費負担医療に係る分を第1公費とし，変更後の公費負担医療に係る分を第2公費として取り扱う。

(9) 「公費負担医療の受給者番号①」欄及び「公費負担医療の受給者番号②」欄

医療券等に記入されている受給者番号7桁を，第1公費については「公費負担医療の受給者番号①」欄に，第2公費については「公費負担医療の受給者番号②」欄に記載する〔別添2「設定要領」（略）の第3を参照〕。

(10) 「区分」欄

当該患者が入院している病院又は病棟の種類に応じ，該当する文字を○で囲む。また，月の途中において病棟を移った場合は，そのすべてに○を付す。

なお，電子計算機の場合は，コードと名称又は次の略称を記載することとしても差し支えない。

01精神（精神病棟），02結核（結核病棟），07療養（療養病棟）

(11) 「氏名」欄

ア 姓名を記載する。ただし，健康保険の被保険者については，姓のみの記載で差し支えない。

なお，電子計算機の場合は，例外的に漢字を読み替えたカタカナを使用すること又はひらがなをカタカナに読み替えて記載することも差し支えないこととするが，この場合には被保険者であっても姓名を記載することとし，姓と名の間にスペースをとる。

イ 性別は該当するものを○で囲む。なお，電子計算機の場合は，「1 男」，「2 女」と記載しても差し支えない。

ウ 生年月日は以下による。
(ｱ) 該当する元号を○で囲み，生まれた年月日を記載する。
(ｲ) 電子計算機の場合は，元号については「1 明」，「2 大」，「3 昭」，「4 平」，「5 令」と記載する。

エ 電子レセプトによる請求を行う場合は，アによる姓名と別にカタカナによる姓名を記録することが望ましい。

(12) 「職務上の事由」欄

船員保険の被保険者については，「1 職務上」，「2 下船後3月以内」又は「3 通勤災害」のうち該当するものを○で囲む。ただし，「1 職務上」及び「3 通勤災害」については，災害発生時が平成21年12月31日以前のものに限る。共済組合の船員組合員については，下船後3月以内の傷病で職務上の取扱いとなる場合に「2 下船後3月以内」の番号を○で囲む。なお，同一月に職務上の取扱いとなる傷病及び職務外の取扱いとなる傷病が生じた場合は，入院外分についてはそれぞれ1枚，入院分については，それぞれに係る診療が区分できない場合に限り職務上として1枚の診療報酬明細書の取扱いとする。

電子計算機の場合は，番号と名称又は次の略号を記載することとしても差し支えない。

1 職上（職務上），2 下3（下船後3月以内），3 通災（通勤災害）

(13) 「特記事項」欄

記載する略号をまとめると，以下のとおりである。なお，電子計算機の場合はコードと略号を記載する。

コード	略号	内容
01	公	医療保険単独の者及び後期高齢者医療単独の者に係る明細書で，「公費負担医療が行われる療養に係る高額療養費の支給について」（昭和48年10月30日付保発第42号，庁保発第26号）による公費負担医療が行われる療養に要する費用の額が，健康保険法施行令（大正15年勅令第243号）第42条及び高齢者の医療の確保に関する法律施行令（平成19年政令第318号。以下「高齢者医療確保法施行令」という）第15条に規定する金額を超える場合
02	長	以下のいずれかに該当する場合

		① 高額長期疾病に係る特定疾病療養受療証を提出又は特定疾病療養受療証情報を提供した患者の負担額が，健康保険法施行令第42条第9項第1号に規定する金額を超えた場合（ただし，患者が特定疾病療養受療証の提出又は特定疾病療養受療証情報の提供を行った際に，既に同号に規定する金額を超えて受領している場合であって，現物給付化することが困難な場合を除く） ② 後期高齢者医療特定疾病療養受療証を提示又は後期高齢者医療特定疾病療養受療証情報を提供した患者の負担額が，高齢者医療確保法施行令第15条第6項に規定する金額を超えた場合（ただし，患者が後期高齢者医療特定疾病療養受療証の提示又は後期高齢者医療特定疾病療養受療証情報の提供を行った際に，既に同項に規定する金額を超えて受領している場合であって，現物給付化することが困難な場合を除く） ③ 後期高齢者医療特定疾病療養受療証を提示又は後期高齢者医療特定疾病療養受療証情報を提供した患者であって，特記事項「41」に該当する患者の入院外分の負担額が，高齢者医療確保法施行令第15条第6項に規定する金額以下である場合
03	長処	慢性腎不全に係る自己連続携行式腹膜灌流（CAPD）を行っている患者に対して，同一月内の投薬を院外処方箋のみにより行い，保険医療機関では当該患者の負担金を受領しない場合
04	後保	公費負担医療のみの場合であって，請求点数を高齢者医療確保法の規定による医療の提供をする場合
07	老併	介護老人保健施設に入所中の患者の診療料を，併設保険医療機関において算定した場合（なお，同一月に同一患者につき，介護老人保健施設に入所中の診療と介護老人保健施設に入所中以外の外来分の診療がある場合は，それぞれ別個の明細書に記載する）
08	老健	介護老人保健施設に入所中の患者の診療料を，併設保険医療機関以外の保険医療機関において算定した場合（なお，同一月に同一患者につき，介護老人保健施設に入所中の診療と介護老人保健施設に入所中以外の外来分の診療がある場合は，それぞれ別個の明細書に記載する）
09	施	平成18年3月31日保医発第0331002号に規定する特別養護老人ホーム等に入所中の患者について診療報酬を算定した場合（なお，同一月に同一患者につき，特別養護老人ホーム等に赴き行った診療と，それ以外の外来分の診療がある場合は，それぞれ明確に区分できるよう「摘要」欄に記載する）
10	第三	患者の疾病又は負傷が，第三者の不法行為（交通事故等）によって生じたと認められる場合
11	薬治	厚生労働大臣の定める評価療養，患者申出療養及び選定療養（平成18年厚生労働省告示第495号）第1条第2号の規定に基づく医薬品，医療機器等の品質，有効性及び安全性の確保等に関する法律（昭和35年法律第145号）（以下「医薬品医療機器等法」という）に規定する治験（人体に直接使用される薬物に係るものに限る）に係る診療報酬の請求である場合
12	器治	厚生労働大臣の定める評価療養，患者申出療養及び選定療養第1条第3号の規定に基づく医薬品医療機器等法に規定する治験（機械器具等に係るものに限る）に係る診療報酬の請求である場合
13	先進	地方厚生(支)局長に届け出て別に厚生労働大臣が定める先進医療を実施した場合（この場合にあっては，当該先進医療の名称及び当該先進医療について徴収した特別の料金の額を「摘要」欄の最上部に記載する）
14	制超	「診療報酬の算定方法」に規定する回数を超えて行った診療であって「保険外併用療養費に係る厚生労働大臣が定める医薬品等」（平成18年厚生労働省告示第498号）の第7の5に規定する診療（以下「制限回数を超えて行う診療」という）に係る診療報酬の請求である場合（この場合にあっては，当該「制限回数を超えて行う診療」の名称，徴収した特別の料金及び回数を「摘要」欄へ記載する）
16	長2	高額長期疾病に係る特定疾病療養受療証を提出又は特定疾病療養受療証情報を提供した患者の負担額が，健康保険法施行令第42条第9項第2号に規定する金額を超えた場合（ただし，患者が特定疾病療養受療証の提出又は特定疾病療養受療証情報の提供を行った際に，既に同号に規定する金額を超えて受領している場合であって，現物給付化することが困難な場合を除く）
21	高半	月の初日以外の日に75歳に到達し後期高齢者医療の被保険者となったことにより被用者保険の被保険者でなくなった者の被扶養者であった者又は月の初日以外の日に75歳に到達し後期高齢者医療の被保険者となったことにより国民健康保険組合の組合員でなくなった者の世帯に属する組合員以外の被保険者であった者（いずれも市町村国保に加入することになる）であって，当該後期高齢者医療の被保険者が75歳に到達した月に療養を受けた者（以下「自己負担限度額特例対象被扶養者等」という）の場合
25	出産	平成23年1月31日保発0131第2号から4号までにより定める『「出産育児一時金等の医療機関等への直接支払制度」実施要綱』に基づき，直接支払制度を利用する者の出産に係る診療報酬請求である場合
26	区ア	70歳未満で以下のいずれかに該当する場合 ① 「標準報酬月額83万円以上（国民健康保険にあっては，旧ただし書き所得901万円超）の世帯」の限度額適用認定証〔適用区分が(ア)〕が提示又は限度額適用認定証情報が提供された場合 ② 「標準報酬月額83万円以上（国民健康保険にあっては，旧ただし書き所得901万円超）の世帯」の適用区分(ア)の記載のある難病の患者に対する医療等に関する法律（平成26年法律第50号。以下「難病法」という）に基づく医療受給者証（以下「特定医療費受給者証」という），特定疾患医療受給者証又は小児慢性特定疾病医療受給者証が提示された場合（特記事項「31」に該当する場合を除く） 70歳以上で以下のいずれかに該当する場合

		① 「標準報酬月額83万円以上（国民健康保険及び後期高齢者医療にあっては，課税所得690万円以上）の世帯」の高齢受給者証若しくは後期高齢者医療被保険者証〔一部負担金の割合（3割）〕の提示のみ又は高齢受給者証情報若しくは後期高齢者医療被保険者証情報の提供のみの場合 ② 「標準報酬月額83万円以上（国民健康保険及び後期高齢者医療にあっては，課税所得690万円以上）の世帯」の適用区分（Ⅵ）の記載のある特定医療費受給者証又は特定疾患医療受給者証が提示された場合（特記事項「31」に該当する場合を除く）
27	区イ	70歳未満で以下のいずれかに該当する場合 ① 「標準報酬月額53万～79万円（国民健康保険にあっては，旧ただし書き所得600万円超～901万円以下）の世帯」の限度額適用認定証〔適用区分が(イ)〕が提示又は限度額適用認定証情報が提供された場合 ② 「標準報酬月額53万～79万円（国民健康保険にあっては，旧ただし書き所得600万円超～901万円以下）の世帯」の適用区分(イ)の記載のある特定医療費受給者証，特定疾患医療受給者証又は小児慢性特定疾病医療受給者証が提示された場合（特記事項「32」に該当する場合を除く） 70歳以上で以下のいずれかに該当する場合 ① 「標準報酬月額53万～79万円（国民健康保険及び後期高齢者医療にあっては，課税所得380万円以上）の世帯」の限度額適用認定証〔適用区分が（現役並みⅡ又は現役Ⅱ）〕が提示又は限度額適用認定証情報が提供された場合 ② 「標準報酬月額53万～79万円（国民健康保険及び後期高齢者医療にあっては，課税所得380万円以上）の世帯」の適用区分（Ⅴ）の記載のある特定医療費受給者証又は特定疾患医療受給者証が提示された場合（特記事項「32」に該当する場合を除く）
28	区ウ	70歳未満で以下のいずれかに該当する場合 ① 「標準報酬月額28万～50万円（国民健康保険にあっては，旧ただし書き所得210万円超～600万円以下）の世帯」の限度額適用認定証〔適用区分が(ウ)〕が提示又は限度額適用認定証情報が提供された場合 ② 「標準報酬月額28万～50万円（国民健康保険にあっては，旧ただし書き所得210万円超～600万円以下）の世帯」の適用区分(ウ)の記載のある特定医療費受給者証，特定疾患医療受給者証又は小児慢性特定疾病医療受給者証が提示された場合（特記事項「33」に該当する場合を除く） 70歳以上で以下のいずれかに該当する場合 ① 「標準報酬月額28万～50万円（国民健康保険及び後期高齢者医療にあっては，課税所得145万円以上）の世帯」の限度額適用認定証〔適用区分が（現役並みⅠ又は現役Ⅰ）〕が提示又は限度額適用認定証情報が提供された場合 ② 「標準報酬月額28万～50万円（国民健康保険及び後期高齢者医療にあっては，課税所得145万円以上）の世帯」の適用区分（Ⅳ）の記載のある特定医療費受給者証又は特定疾患医療受給者証が提示された場合（特記事項「33」に該当する場合を除く）
29	区エ	70歳未満で以下のいずれかに該当する場合 ① 「標準報酬月額26万円以下（国民健康保険にあっては，旧ただし書き所得210万円以下）の世帯」の限度額適用認定証〔適用区分が(エ)〕が提示又は限度額適用認定証情報が提供された場合 ② 「標準報酬月額26万円以下（国民健康保険にあっては，旧ただし書き所得210万円以下）の世帯」の適用区分(エ)の記載のある特定医療費受給者証，特定疾患医療受給者証，小児慢性特定疾病医療受給者証又は肝がん・重度肝硬変治療研究促進事業参加者証が提示された場合（特記事項「34」に該当する場合を除く） 70歳以上で以下のいずれかに該当する場合 ① 「標準報酬月額26万円以下（国民健康保険にあっては，課税所得145万円未満）の世帯」の高齢受給者証〔一部負担金の割合（2割）〕の提示のみ又は高齢受給者証情報の提供のみの場合 ② 「標準報酬月額26万円以下（国民健康保険にあっては，課税所得145万円未満）の世帯」の適用区分（Ⅲ）の記載のある特定医療費受給者証，特定疾患医療受給者証又は肝がん・重度肝硬変治療研究促進事業参加者証が提示された場合（特記事項「34」に該当する場合を除く）
30	区オ	70歳未満で以下のいずれかに該当する場合 ① 「低所得者の世帯」の限度額適用認定証若しくは限度額適用・標準負担額減額認定証〔適用区分が(オ)〕が提示又は限度額適用認定証情報若しくは限度額適用・標準負担額減額認定証情報が提供された場合 ② 「低所得者の世帯」の適用区分(オ)の記載のある特定医療費受給者証，特定疾患医療受給者証，小児慢性特定疾病医療受給者証又は肝がん・重度肝硬変治療研究促進事業参加者証が提示された場合（特記事項「35」に該当する場合を除く） 70歳以上で以下のいずれかに該当する場合 ① 「低所得者の世帯」の限度額適用認定証若しくは限度額適用・標準負担額減額認定証〔適用区分が（Ⅰ又はⅡ）〕が提示又は限度額適用認定証情報若しくは限度額適用・標準負担額減額認定証情報が提供された場合 ② 「低所得者の世帯」の適用区分（Ⅰ又はⅡ）の記載のある特定医療費受給者証，特定疾患医療受給者証又は肝がん・重度肝硬変治療研究促進事業参加者証が提示された場合
31	多ア	以下のいずれかに該当する場合 ① 70歳未満で「標準報酬月額83万円以上（国民健康保険にあっては，旧ただし書き所得901万円超）の世帯」の適用区分(ア)の記載のある特定医療費受給者証，特定疾患医療受給者証又は小児慢性特定疾病医療受給者証が提示された場合であって，難病法による特定医療，特定疾患治療研究事業，小児慢性特定疾病医療支援又は肝がん・重度肝硬変治療研究促進事業に係る公費負担医療（入院に限る）の自院における高額療養費の支給が直近12か月間において4月目以上である場合（以下「特定疾病給付対象療養高額療養費多数回該当の場合」という。ただし，肝がん・重度肝硬変治療研究促進事業については，特記事項「34」及び同「35」に限る）

		② 70歳以上で「標準報酬月額83万円以上（国民健康保険及び後期高齢者医療にあっては，課税所得690万円以上）の世帯」の適用区分（Ⅵ）の記載のある特定医療費受給者証又は特定疾患医療受給者証が提示された場合であって，特定疾病給付対象療養高額療養費多数回該当の場合（小児慢性特定疾病医療支援を除く）
32	多イ	以下のいずれかに該当する場合 ① 70歳未満で「標準報酬月額53万～79万円（国民健康保険にあっては，旧ただし書き所得600万円超～901万円以下）の世帯」の適用区分(イ)の記載のある特定医療費受給者証，特定疾患医療受給者証又は小児慢性特定疾病医療受給者証が提示された場合であって，特定疾病給付対象療養高額療養費多数回該当の場合 ② 70歳以上で「標準報酬月額53万～79万円（国民健康保険及び後期高齢者医療にあっては，課税所得380万円以上）の世帯」の適用区分（Ⅴ）の記載のある特定医療費受給者証又は特定疾患医療受給者証が提示された場合であって，特定疾病給付対象療養高額療養費多数回該当の場合（小児慢性特定疾病医療支援を除く）
33	多ウ	以下のいずれかに該当する場合 ① 70歳未満で「標準報酬月額28万～50万円（国民健康保険にあっては，旧ただし書き所得210万円超～600万円以下）の世帯」の適用区分(ウ)の記載のある特定医療費受給者証，特定疾患医療受給者証又は小児慢性特定疾病医療受給者証が提示された場合であって，特定疾病給付対象療養高額療養費多数回該当の場合 ② 70歳以上で「標準報酬月額28万～50万円（国民健康保険及び後期高齢者医療にあっては，課税所得145万円以上）の世帯」の適用区分（Ⅳ）の記載のある特定医療費受給者証又は特定疾患医療受給者証が提示された場合であって，特定疾病給付対象療養高額療養費多数回該当の場合（小児慢性特定疾病医療支援を除く）
34	多エ	以下のいずれかに該当する場合 ① 70歳未満で「標準報酬月額26万円以下（国民健康保険にあっては，旧ただし書き所得210万円以下）の世帯」の適用区分(エ)の記載のある特定医療費受給者証，特定疾患医療受給者証，小児慢性特定疾病医療受給者証又は肝がん・重度肝硬変治療研究促進事業参加者証が提示された場合であって，特定疾病給付対象療養高額療養費多数回該当の場合 ② 70歳以上で「標準報酬月額26万円以下（国民健康保険にあっては，課税所得145万円未満）の世帯」の適用区分（Ⅲ）の記載のある特定医療費受給者証，特定疾患医療受給者証又は肝がん・重度肝硬変治療研究促進事業参加者証が提示された場合であって，特定疾病給付対象療養高額療養費多数回該当の場合（小児慢性特定疾病医療支援を除く）
35	多オ	70歳未満で「低所得者の世帯」の適用区分(オ)の記載のある特定医療費受給者証，特定疾患医療受給者証，小児慢性特定疾病医療受給者証又は肝がん・重度肝硬変治療研究促進事業参加者証が提示された場合であって，特定疾病給付対象療養高額療養費多数回該当の場合
36	加治	厚生労働大臣の定める評価療養，患者申出療養及び選定療養第1条第3号の2の規定に基づく医薬品医療機器等法に規定する治験『加工細胞等〔医薬品，医療機器等の品質，有効性及び安全性の確保等に関する法律施行規則（昭和36年厚生省令第1号）第275条の2に規定する加工細胞等をいう。以下同じ〕に係るものに限る』に係る診療報酬の請求である場合
37	申出	別に厚生労働大臣が定める患者申出療養（当該療養を適切に実施できるものとして厚生労働大臣に個別に認められた病院又は診療所において行われるものに限る）を実施した場合（この場合にあっては，当該療養の名称及び当該療養について徴収した特別の料金の額を「摘要」欄の最上部に記載する）
38	医併	介護医療院に入所中の患者の診療料を，併設保険医療機関において算定した場合（なお，同一月に同一患者につき，介護医療院に入所中の診療と介護医療院に入所中以外の外来分の診療がある場合は，それぞれ別個の明細書に記載する）
39	医療	介護医療院に入所中の患者の診療料を，併設保険医療機関以外の保険医療機関において算定した場合（なお，同一月に同一患者につき，介護医療院に入所中の診療と介護医療院に入所中以外の外来分の診療がある場合は，それぞれ別個の明細書に記載する）
41	区カ	後期高齢者医療で以下のいずれかに該当する場合 ① 課税所得28万円以上145万円未満で年金収入とその他の合計所得金額が単身世帯で200万円以上（後期高齢者が2人以上の世帯の場合は320万円以上）の後期高齢者医療被保険者証〔一部負担金の割合（2割）〕の提示のみ又は後期高齢者医療被保険者証情報の提供のみの場合 ② 課税所得28万円以上145万円未満で年金収入とその他の合計所得金額が単身世帯で200万円以上（後期高齢者が2人以上の世帯の場合は320万円以上）の後期高齢者医療被保険者証〔一部負担金の割合（2割）〕かつ適用区分（Ⅲ）の記載のある特定医療費受給者証，特定疾患医療受給者証若しくは肝がん・重度肝硬変治療研究促進事業参加者証が提示又は後期高齢者医療被保険者証情報が提供かつ適用区分（Ⅲ）の記載のある特定医療費受給者証，特定疾患医療受給者証若しくは肝がん・重度肝硬変治療研究促進事業参加者証が提示された場合（特記事項「43」に該当する場合を除く）
42	区キ	後期高齢者医療で以下のいずれかに該当する場合 ① 課税所得28万円未満（「低所得者の世帯」を除く）若しくは課税所得28万円以上145万円未満で年金収入とその他の合計所得金額が単身世帯で200万円未満（後期高齢者が2人以上の世帯の場合は320万円未満）の後期高齢者医療被保険者証〔一部負担金の割合（1割）〕の提示のみ又は後期高齢者医療被保険者証情報の提供のみの場合

		② 課税所得28万円未満（「低所得者の世帯」を除く）若しくは課税所得28万円以上145万円未満で年金収入とその他の合計所得金額が単身世帯で200万円未満（後期高齢者が2人以上の世帯の場合は320万円未満）の後期高齢者医療被保険者証〔一部負担金の割合（1割）〕かつ適用区分（Ⅲ）の記載のある特定医療費受給者証，特定疾患医療受給者証若しくは肝がん・重度肝硬変治療研究促進事業参加者証が提示又は後期高齢者医療被保険者証情報が提供かつ適用区分（Ⅲ）の記載のある特定医療費受給者証，特定疾患医療受給者証若しくは肝がん・重度肝硬変治療研究促進事業参加者証が提示された場合（特記事項「44」に該当する場合を除く）
43	多カ	後期高齢者医療で課税所得28万円以上145万円未満で年金収入とその他の合計所得金額が単身世帯で200万円以上（後期高齢者が2人以上の世帯の場合は320万円以上）の後期高齢者医療被保険者証〔一部負担金の割合（2割）〕かつ適用区分（Ⅲ）の記載のある特定医療費受給者証，特定疾患医療受給者証若しくは肝がん・重度肝硬変治療研究促進事業参加者証が提示又は後期高齢者医療被保険者証情報が提供かつ適用区分（Ⅲ）の記載のある特定医療費受給者証，特定疾患医療受給者証若しくは肝がん・重度肝硬変治療研究促進事業参加者証が提示された場合であって，特定疾病給付対象療養高額療養費多数回該当の場合（小児慢性特定疾病医療支援を除く）
44	多キ	後期高齢者医療で課税所得28万円未満（「低所得者の世帯」を除く）若しくは課税所得28万円以上145万円未満で年金収入とその他の合計所得金額が単身世帯で200万円未満（後期高齢者が2人以上の世帯の場合は320万円未満）の後期高齢者医療被保険者証〔一部負担金の割合（1割）〕かつ適用区分（Ⅲ）の記載のある特定医療費受給者証，特定疾患医療受給者証若しくは肝がん・重度肝硬変治療研究促進事業参加者証が提示又は後期高齢者医療被保険者証情報が提供かつ適用区分（Ⅲ）の記載のある特定医療費受給者証，特定疾患医療受給者証若しくは肝がん・重度肝硬変治療研究促進事業参加者証が提示された場合であって，特定疾病給付対象療養高額療養費多数回該当の場合（小児慢性特定疾病医療支援を除く）

※ 「区カ」，「区キ」，「多カ」及び「多キ」については，令和4年10月1日から適用する。令和4年9月30日までの間は，後期高齢者医療にあっては従前どおり「区エ」及び「多エ」を使用されたい。

（編注）「09 施」中の「特別養護老人ホーム等」の規定は，「特別養護老人ホーム等における療養の給付の取扱いについて（p.1559）」参照。

⑭ 「保険医療機関の所在地及び名称」欄

保険医療機関指定申請の際等に地方厚生（支）局長に届け出た所在地及び名称を記載する。この場合，所在地とともに，連絡先電話番号を記載することが望ましい。

なお，外来診療料を算定する場合は，「（　床）」の欄に，医療法の規定に基づき許可を受け，若しくは届出をし，又は承認を受けた病床（以下「許可病床」という）のうち一般病床に係るものの数を記載する。また，特定疾患療養管理料を算定する場合，病院である保険医療機関にあっては，「（　床）」の欄に，許可病床の数を記載する。また，月の途中において当該病床数が変更した場合は，当該欄には変更後の病床数（以下「病床数」という）を記載し，「摘要」欄に変更日と変更前の病床数を記載する。

⑮ 「傷病名」欄

ア 傷病名については，原則として，「電子情報処理組織の使用による費用の請求に関して厚生労働大臣が定める事項及び方式並びに光ディスク等を用いた費用の請求に関して厚生労働大臣が定める事項，方式及び規格について」（令和4年4月22日付保発0422第1号）(本通知が改正された場合は改正後の通知による)別添3に規定する傷病名を用いる。別添3に規定する傷病名と同一の傷病でありながら名称が異なる傷病名については，「傷病名コードの統一の推進について」（令和6年3月27日医療課事務連絡）に取りまとめたので，これを参照し，原則として，傷病名コードに記載されたものを用いる。

イ 主傷病，副傷病の順に記載する。主傷病については原則として1つ，副傷病については主なものについて記載することとし，主傷病が複数ある場合は，主傷病と副傷病の間を線で区切るなど，主傷病と副傷病とが区別できるようにする。

ウ 薬剤料に係る所定単位当たりの薬価が175円以下の薬剤の投与又は使用の原因となった傷病のうち，健胃消化剤，鎮咳剤などの投与又は使用の原因となった傷病など，イに基づき記載した傷病名から判断して，その発症が類推できる傷病については，傷病名を記載する必要はない。ただし，強心剤，糖尿病薬などの投与又は使用の原因となった傷病名についてはこの限りでない。

エ 傷病名が4以上ある場合には，「傷病名」欄の余白に順次番号を付し，傷病名を記載し，又は当該欄に記載しきれない場合は，「摘要」欄に順次番号を付して記載し，最終行の下に実線を引いてその他の記載事項と区別し，記載した傷病名に対応する診療開始日を，傷病名の右側（傷病名の右側に余白がない場合は，当該傷病名の次の行の行末）に記載する。

オ 心身医学療法を算定する場合にあっては，例えば「胃潰瘍（心身症）」のように，心身症による当該身体的傷病の次に「（心身症）」と記載する。

事務連絡 診療報酬請求書等の記載要領等の一部改正

問1　傷病名の記載に関し，主傷病・副傷病の区別の方法について，主傷病と副傷病の間を線で区切る方法以外の方法としてどのような方法があるのか。

答　例えば，主傷病の傷病名に接頭語若しくは接尾語として「（主）」と記載する方法又は主傷病の傷病名を○で囲む方法が考えられる。

問2　傷病名の記載は，必ず主傷病，副傷病の順に記載しなければならないのか。

答　主傷病，副傷病の順に記載することを原則とするが，この順に記載することが困難な場合は，この限りでない。ただし，その場合にあっては，主傷病の傷病名に接頭語又は接尾語として「（主）」と記載，主傷病の傷病名を○で囲むなどして，主傷病と副傷病とが区別できるようにすること。

問3　主傷病としての記載が複数ある場合には，ある疾患を主病とする場合に限り算定できる点数を2種類以上算定できることとなるのか。例えば，主傷病として「糖尿病」及び「ベーチェット病」という記載がある場合には，「特定疾患処方管理加算」及び「難病外来指導管理料」の双方を算定することが認められることとなるのか。

答　レセプト上主傷病が複数記載されている場合であっても，ある疾患を主病とする場合に限り算定できる点数を2種類以上算定することは認められない。このような場合は，主傷病として記載されている疾患のうち，どの疾病が主病であるかを医療機関に判断させることとなる。

問4　副傷病については，主なものについて記載することとされているが，その具体的な範囲如何。

答　副傷病として記載する範囲については，実際に行った検査・処置等の原因となる傷病のうち，他の傷病名の記載から医学的に判断して，その発症が類推できるものについて

は，記載する必要はないものである。　　＞（平14.3.28）
問5 傷病名をメタボリックシンドロームのみで診療報酬を請求することはできるのか。
答 メタボリックシンドロームには，生活習慣病予防のために用いられる概念であり，かならずしも疾病ではないものが含まれるため，これのみを傷病名として診療報酬を請求することは認められない。
　　ただし，脂質異常症や2型糖尿病等の直接診療に当たった傷病名が記載されているのであれば，併せてメタボリックシンドロームを記載することは差し支えない。　（平20.7.10）

→低薬価薬剤の審査等の具体的取扱い方針
(1) 「健胃消化剤，鎮咳剤など」の範囲
　　参考1文中には「175円以下の薬剤の投与又は使用の原因となった傷病のうち，健胃消化剤，鎮咳剤などの投与又は使用の原因となった傷病など，記載した傷病名から判断して，その発症が類推できる傷病については，傷病名を記載する必要はないものとすること。」とあるが，この例示から判断すると，さらに別紙1にあるような薬剤が該当すると考えられる。これらは，いわゆる佐薬や一過性の症状に対する薬剤などである。しかしながら，「類推できる傷病名」の範囲は広範であり，更には臨床現場の医師による判断に幅が生ずることも想定されることから，個々の薬剤について限定的に列挙することは実務的でないと考える。
(2) 「強心剤，糖尿病薬など」の範囲
　　同参考1文中には「ただし，強心剤，糖尿病薬などの投与又は使用の原因となった傷病名についてはこの限りでないこと。」とある。この薬剤の対象疾患は心臓疾患及び糖尿病であり，いずれも本来，主傷病名若しくは副傷病名としてレセプト記載されるべきものである。適正な審査の観点から，これに追加するとすれば，**別紙2**にあるような効能効果が多様で，しかも長期に使用する可能性の高い薬剤については，レセプトに傷病名の記載は必要であると考える。
(3) 主傷病名，副傷病名の区分のないレセプト
　　主傷病名及び副傷病名については，医療機関への周知徹底が十分になされていないことなどから，これらの区分がないことをもってただちに返戻することは，当分の間，差し控えるものとする。
(4) 調剤レセプト
　　調剤レセプトについても上記と同様に取り扱う。
（以下略）
　　別紙1
　1．消化器官用剤
　2．下剤，浣腸剤
　3．眠剤
　4．解熱鎮痛消炎剤
　5．去たん剤及び鎮咳去たん剤
　6．感冒薬　　　　　　　　　　　など
　　別紙2
　1．血管拡張剤
　2．血圧降下剤
　3．副腎ホルモン剤
　4．高脂血症用剤
　　　　　　　　　　　　　　（平14保医発0521・1）

⑯ 「診療開始日」欄
ア　当該保険医療機関において，保険診療を開始した年月日を和暦により記載する。ただし，「傷病名」欄が単一病名の場合であって請求に係る診療月において診療を開始し，かつ，同月中に治癒又は死亡したものについては，記載を省略しても差し支えない。
イ　同月中に保険種別等の変更があった場合には，その変更があった日を診療開始日として記載し，「摘要」欄にその旨を記載する。

参考 問　月の途中で後期高齢者医療へ変更になった場合，診療開始日の変更は必要か。

答　保険種別の変更になるので，診療開始日の変更は必要である。　（平20.4.5 全国保険医団体連合会）
ウ　同一の患者に対する診療継続中に，当該保険医療機関において，開設者，名称，所在地等の変更があった場合については，当該保険医療機関の診療内容の継続性が認められて継続して保険医療機関の指定を受けた場合を除き，新たに保険医療機関の指定を受けた日を診療開始日として記載し，「摘要」欄にその旨を記載する。

⑰ 「転帰」欄
　治癒した場合には「治ゆ」の字句を，死亡した場合には「死亡」の字句を，中止又は転医の場合には「中止」の字句をそれぞれ○で囲む。
　なお，2以上の傷病にわたる場合は「傷病名」欄の番号を付して「転帰」欄に区分して記載する。
　電子計算機の場合は，それぞれの傷病名と同じ行に「治ゆ」，「死亡」又は「中止」の字句を記載することとしても差し支えない。

⑱ 「診療実日数」欄
ア　「保険」，「公費①」及び「公費②」の項に，それぞれ医療保険（健康保険，国民健康保険及び後期高齢者医療をいう。以下同じ），第1公費及び第2公費に係る診療実日数を記載する。なお，公費負担医療のみの場合の第1公費の診療実日数は，「公費①」の項に記載する。
　　ただし，第1公費に係る診療実日数が医療保険に係るものと同じ場合は，第1公費に係る診療実日数を省略しても差し支えない。また，第2公費がある場合において，当該第2公費に係る診療実日数が第1公費に係る診療実日数と同じ場合は，第2公費に係る診療実日数の記載を省略しても差し支えない。
イ　入院外分については，診療を行った日数〔小児科外来診療料，地域包括診療料，認知症地域包括診療料，小児かかりつけ診療料，開放型病院共同指導料（Ⅰ），退院時共同指導料1及びハイリスク妊産婦共同管理料（Ⅰ）を算定した日数並びに外来リハビリテーション診療料又は外来放射線照射診療料を算定した患者に対する，疾患別リハビリテーション又は放射線照射に係る初診料，再診料又は外来診療料が算定できない期間に行われた疾患別リハビリテーション，放射線照射，の日数を含む〕を記載する。
ウ　患者又はその看護に当たっている者から電話等によって治療上の意見を求められて指示した場合（以下「電話等再診」という）の実日数は1日として数える。この場合，その回数を「摘要」欄に再掲する。
　　なお，平成30年3月31日以前から継続的に情報通信機器を用いて行った診療について電話等再診を算定していた患者であって，平成30年度改定後も引き続き一連の診療として情報通信機器を用いて行った診療について電話等再診を算定する場合は，その旨を「摘要」欄に記載し，その回数と，それ以外で電話等再診を算定する場合の回数を，それぞれ「摘要」欄に記載する。
エ　同一日に初診，再診（電話等再診を含む）が2回以上行われた場合の実日数は，1日として数える。
　　なお，この場合，その回数を「摘要」欄に再掲する。
オ　入院分については，入院日数を記載する。
　　なお，入退院日は，それぞれ1日として数える。
カ　⑯のアのただし書きの場合，診療開始日の記載を省略しても差し支えないが，この場合においても，診療実日数は記載する。
キ　同一日に複数科を受診した場合の初診料・再診料・外来診療料を算定しない科に係る診療実日数については，初診料・再診料・外来診療料を算定しない日を含め実際に診療を行った日数を記載する。
ク　小児特定疾患カウンセリング料のロ，外来栄養食事指導料，集団栄養食事指導料，在宅療養指導料，がん患者指導管理料のロ若しくはハ，乳腺炎重症化予防ケア・指導料，退院時共同指導料1，外来排尿自立指導料，傷病手当金意見書交付料，療養費同意書交付料，精神科退院時共同指導

料1，在宅がん医療総合診療料，在宅患者訪問看護・指導料，同一建物居住者訪問看護・指導料，在宅患者訪問点滴注射管理指導料，在宅患者訪問リハビリテーション指導管理料，訪問看護指示料，介護職員等喀痰吸引等指示料，在宅患者訪問薬剤管理指導料，在宅患者訪問栄養食事指導料，精神科訪問看護・指導料又は精神科訪問看護指示料を算定した同一日に医師の診療が行われない場合は，実日数として数えない。

ケ 初診又は再診に附随する一連の行為とみなされる次に掲げるような場合は，当該行為を行った日は実日数として数えない。
  (ア) 初診又は再診時に行った検査，画像診断の結果のみを後日聞きに来た場合
  (イ) 往診等の後に薬剤のみを後日取りに来た場合
  (ウ) 初診又は再診の際検査，画像診断等の必要を認めたが，一旦帰宅し，後日検査，画像診断等を受けに来た場合

コ 初診，再診又は在宅医療において，患者の診療を担う保険医の指示に基づき，当該保険医の診療日以外の日に訪問看護ステーション等の看護師等が，当該患者に対し点滴又は処置等を実施した場合について，これに用いた薬剤又は特定保険医療材料が使用された日は実日数として数えない。また，当該患者に対し検査のための検体採取等を実施した場合について，当該検体採取が実施された日は実日数として数えない。

⑲ 「点数」欄

ア 診療行為等の名称又は略称，所定点数，回数及び合計点数を記載する。「×」がない場合及び「×」があっても算定した所定点数が複数の場合は，所定点数及び回数の記載は省略して差し支えない。なお，「回」，「単位」又は「日間」がない場合は合計点数のみとする。

イ 「点数」欄に記載すべき診療行為等の名称又は略称，回数，所定点数その他の事項を欄内に書ききれない等の場合は，それらの事項を「摘要」欄に記載する。なお，それ以外の場合も，それらの事項を「摘要」欄に記載することは差し支えない。

ウ 公費負担医療のみの場合であっても，当月診療に係るすべての回数及び点数を記載する。感染症法による結核患者の適正医療と生活保護法による医療扶助との併用の場合は，生活保護法による医療扶助に係る診療内容が該当する。

⑳ 「初診」，「再診」，「医学管理」，「在宅」，「投薬」，「注射」，「処置」，「手術・麻酔」，「検査・病理」，「画像診断」，「その他」及び「入院」欄

ア 通則
  各欄又は「摘要」欄への診療行為等の名称（以下この項において単に「名称」という），回数及び点数の記載方法は，次のイからシまでのとおりである。また，名称，回数及び点数以外の「摘要」欄に記載する事項等は次のとおりである。ただし，(ウ)に掲げる別表Ⅲについては，診療報酬の算定方法第1号ただし書に規定する厚生労働大臣が指定する病院からの電子レセプト請求による場合に限る。
  (ア) 別表Ⅰ『診療報酬明細書の「摘要」欄への記載事項等一覧（医科）』(p.1668)
  (イ) 別表Ⅱ『診療報酬明細書の「摘要」欄への記載事項等一覧（薬価基準）』(→Web版)
  (ウ) 別表Ⅲ『診療報酬明細書の「摘要」欄への記載事項等一覧（検査値）』(p.1730)
  なお，電子レセプトによる請求の場合，別表Ⅰから別表Ⅲまでの「レセプト電算処理システム用コード」欄にコードが記載された項目については，「電子情報処理組織の使用による費用の請求に関して厚生労働大臣が定める事項及び方式並びに光ディスク等を用いた費用の請求に関して厚生労働大臣が定める事項，方式及び規格」に基づき，該当するコードを選択する。ただし，別表Ⅰから別表Ⅲにおいて，令和6年6月1日適用の旨が表示されたコードについては，令和6年10月診療分以降に選択するものとして差し支えない。
  書面による請求を行う場合においては，名称について，別表Ⅳ「診療行為名称等の略号一覧（医科）」に示す略号を使用して差し支えない。

イ 「初診」欄
  (ア) 診療時間内の初診の場合には回数及び点数を記載し，時間外，休日又は深夜に該当する場合は，該当する文字を○で囲み，その回数及び点数を記載する。
    また，時間外加算の特例を算定した場合は，通常の時間外加算と同様に記載するとともに「摘要」欄に名称を，小児科を標榜する保険医療機関における夜間，休日又は深夜加算の特例を算定した場合は，通常の時間外，休日又は深夜加算と同様に記載するとともに「摘要」欄に名称を，夜間・早朝等加算を算定した場合は，通常の時間外加算と同様に記載するとともに「摘要」欄に名称をそれぞれ記載する。
  (イ) 6歳未満の乳幼児に対し初診を行った場合は，当該加算を加算した点数を記載し，乳幼児加算等の表示は必要がない。
  (ウ) 機能強化加算，外来感染対策向上加算，発熱患者等対応加算，連携強化加算，サーベイランス強化加算，抗菌薬適正使用体制加算，医療情報取得加算，医療DX推進体制整備加算を算定した場合は，当該加算を加算した点数を記載し，「摘要」欄に名称を記載する。

ウ 「再診」欄
  (ア) 外来診療料については，本欄に所要の事項を記載する。
  (イ) 再診及び外来管理加算の項には，回数及び合計点数を記載する。
  (ウ) 時間外，休日，深夜の項には，それぞれの回数及び加算点数を別掲する。また，時間外加算の特例を算定した場合は通常の時間外加算と同様に記載するとともに「摘要」欄に名称を，小児科を標榜する保険医療機関における夜間，休日又は深夜加算の特例を算定した場合は，通常の時間外，休日又は深夜加算と同様に記載するとともに「摘要」欄に名称を，夜間・早朝等加算を算定した場合は通常の時間外加算と同様に記載するとともに「摘要」欄に名称をそれぞれ記載する。
  (エ) 乳幼児加算を算定した場合は，再診の項に再診料に当該加算を加算した点数を記載し，乳幼児加算の表示は必要がない。
  (オ) 時間外対応加算，明細書発行体制等加算，地域包括診療加算，認知症地域包括診療加算，薬剤適正使用連携加算，外来感染対策向上加算，発熱患者等対応加算，連携強化加算，サーベイランス強化加算，抗菌薬適正使用体制加算，医療情報取得加算，看護師等遠隔診療補助加算を算定した場合には，再診の項に当該加算を加算した点数を記載し，「摘要」欄に名称を記載する。

エ 「医学管理」欄
  (ア) 名称，回数及び点数を記載する。
  (イ) 小児科外来診療料，地域包括診療料，認知症地域包括診療料，小児かかりつけ診療料又は外来腫瘍化学療法診療料を算定した場合において，初診，再診料若しくは外来診療料の時間外加算，休日加算，深夜加算，時間外加算の特例，小児科を標榜する保険医療機関における夜間，休日若しくは深夜加算の特例，機能強化加算，医療情報取得加算又は医療DX推進体制整備加算を算定した場合は，当該加算を加算した点数及び回数を記載する。

オ 「在宅」欄
  (ア) 往診の項，夜間の項又は深夜・緊急の項については，それぞれ，通常の往診，夜間若しくは休日の往診又は深夜若しくは緊急の往診の回数と点数を記載する。
    往診の在宅ターミナルケア加算を算定した場合は，当該加算点数を記載し，「往診」の字句の次に名称を記載する。また，看取り加算を算定した場合は，当該加算点数を記載する。
  (イ) 特別往診料を算定する場合には，往診の字句の左に特，その内訳の最後尾に「波浪」，「滞在」又は「波浪・滞在」と記載し，所定点数（往診料の項に定める基本点数に「注1」，「注2」及び「注3」の点数を加算した点数）と特別加算点数（波浪及び滞在に対する加算点数）とを併記する。
  (ウ) 在宅患者訪問診療の項については，回数及び総点数を記

載するほか，次による。
① 同一の患者について，同一月内に，在宅患者訪問診療料（Ⅰ）の「1」のイ，ロ，「2」のイ，ロ又は在宅患者訪問診療料（Ⅱ）のうち複数算定する場合には，在宅患者訪問診療の項には総点数を記載し，「摘要」欄にその内訳（それぞれの名称，回数及び総点数）を記載する。また，乳幼児加算又は幼児加算を算定した場合は，当該加算を加算した点数を記載する。
② 在宅患者訪問診療料（Ⅰ）の在宅ターミナルケア加算のイ若しくはロを算定した場合又は在宅患者訪問診療料（Ⅱ）の在宅ターミナルケア加算を算定した場合は，当該加算点数を記載し，「在宅患者訪問診療」の字句の次にそれぞれ名称を記載する。また，看取り加算を算定した場合は，当該加算点数を記載する。
③ 患家との直線距離が16kmを超えた場合又は海路の場合であって，特殊の事情があったときの在宅患者訪問診療料（Ⅰ）を算定する場合には，在宅患者訪問診療の字句の左に「特」，その内訳の最後尾に「波浪」，「滞在」又は「波浪・滞在」と記載し，所定点数に在宅患者訪問診療料（Ⅰ）の「注4」から「注8」までの点数を加算した点数と特別加算点数（波浪及び滞在に対する加算点数）とを併記する。
㋔ 在宅時医学総合管理料又は施設入居時等医学総合管理料を算定した場合は，その他の項に名称を記載する。なお，頻回訪問加算，在宅移行早期加算，在宅療養移行加算，包括的支援加算，在宅データ提出加算又は在宅医療情報連携加算を算定した場合は，その他の項に名称及び点数を記載する。
また，在宅時医学総合管理料又は施設入居時等医学総合管理料の100分の80に相当する点数を算定する場合は，名称及び点数を記載する。
㋕ 在宅がん医療総合診療料を算定した場合は，その他の項に名称，日数及び点数を記載する。なお，小児加算，在宅データ提出加算，在宅医療DX情報活用加算又は在宅医療情報連携加算を算定した場合は，その他の項に名称及び点数を記載する。
㋖ 救急搬送診療料，救急患者連携搬送料，在宅患者訪問点滴注射管理指導料，在宅患者訪問リハビリテーション指導管理料，訪問看護指示料，特別訪問看護指示加算，手順書加算，衛生材料等提供加算，介護職員等喀痰吸引等指示料，在宅患者訪問薬剤管理指導料，在宅患者訪問栄養食事指導料，在宅患者連携指導料，在宅患者緊急時等カンファレンス料，在宅患者共同診療料，在宅患者訪問褥瘡管理指導料，外来在宅共同指導料又は在宅がん患者緊急時医療情報連携指導料を算定した場合は，その他の項に名称，回数（単位数）及び総点数を記載する。
在宅患者訪問看護・指導料又は同一建物居住者訪問看護・指導料（注の加算を含む）を算定した場合は，名称，回数及び点数を記載する。
難病等複数回訪問加算，在宅ターミナルケア加算のイ若しくはロ又は同一建物居住者ターミナルケア加算のイ若しくはロを算定した場合は，当該加算点数を記載し，「訪問看護」の字句の次にそれぞれ名称を記載する。
在宅移行管理加算又は在宅移行管理重症者加算を算定した場合は，所定点数に当該加算を加算した点数を記載し，「訪問看護」の字句の次に名称を記載する。
夜間・早朝訪問看護加算又は深夜訪問看護加算を算定した場合は，所定点数に当該加算を加算した点数を記載し，「訪問看護」の字句の次に名称を記載する。
遠隔死亡診断補助加算又は訪問看護医療DX情報活用加算を算定した場合は，所定点数に当該加算を加算した点数を記載し，「訪問看護」の字句の次に名称を記載する。
㋖ 在宅自己注射指導管理料を算定した場合は，その他の項に名称及び所定点数を記載する。血糖自己測定器加算，注入器加算，間歇注入シリンジポンプ加算，持続血糖測定器加算の「1」，持続血糖測定器加算の「2」又は注入器用注射針加算を算定した場合は，併せてそれぞれ名称及び当該加算を加算した点数を記載する。在宅自己注射に用いる薬剤を支給した場合は，薬剤の項に総点数を記載する。
㋗ 在宅小児低血糖症患者指導管理料を算定した場合は，その他の項に名称及び所定点数を記載する。また，血糖自己測定器加算を算定した場合は名称及び当該加算を加算した点数を記載する。
㋘ 在宅妊娠糖尿病患者指導管理料を算定した場合は，その他の項に名称及び所定点数を記載する。また，血糖自己測定器加算を算定した場合は，名称及び当該加算を加算した点数を記載する。
㋙ 在宅自己腹膜灌流指導管理料を算定した場合は，その他の項に名称及び点数を記載する。また，紫外線殺菌器加算又は自動腹膜灌流装置加算を算定した場合は，併せてそれぞれ名称及び当該加算を加算した点数を記載する。在宅自己連続携行式腹膜灌流に用いる薬剤又は特定保険医療材料を支給した場合は，薬剤の項に総点数を記載する。
㋚ 在宅血液透析指導管理料を算定した場合は，その他の項に名称及び点数を記載する。また，透析液供給装置加算を算定した場合は，併せて名称及び当該加算を加算した点数を記載する。在宅血液透析指導管理料に用いる薬剤又は特定保険医療材料を支給した場合は，薬剤の項に総点数を記載する。
㋛ 在宅酸素療法指導管理料を算定した場合は，その他の項に名称及び点数を記載する。
なお，酸素ボンベ加算，酸素濃縮装置加算，液化酸素装置加算，呼吸同調式デマンドバルブ加算，在宅酸素療法材料加算又は遠隔モニタリング加算を算定した場合は，併せてそれぞれ名称及び当該加算を加算した点数を記載する。また，酸素ボンベ加算及び液化酸素装置加算について携帯用又は携帯型を用いた場合は，併せて名称を記載する。
㋜ 在宅中心静脈栄養法指導管理料を算定した場合は，その他の項に名称及び点数を記載する。在宅中心静脈栄養法用輸液セット加算又は注入ポンプ加算を算定した場合は，併せてそれぞれ名称及び当該加算を加算した点数を記載する。在宅中心静脈栄養法に用いる薬剤又は特定保険医療材料を支給した場合は，薬剤の項に総点数を記載する。
㋝ 在宅成分栄養経管栄養法指導管理料を算定した場合は，その他の項に名称及び点数を記載する。在宅経管栄養法用栄養管セット加算又は注入ポンプ加算を算定した場合は，併せてそれぞれ名称及び当該加算を加算した点数を記載する。在宅経管栄養法に用いる薬剤を支給した場合は，薬剤の項に総点数を記載する。
㋞ 在宅小児経管栄養法指導管理料を算定した場合は，その他の項に名称及び点数を記載する。在宅経管栄養法用栄養管セット加算又は注入ポンプ加算を算定した場合は，併せてそれぞれ名称及び当該加算を加算した点数を記載する。在宅小児経管栄養法に用いる薬剤を支給した場合は，薬剤の項に総点数を記載する。
㋟ 在宅半固形栄養経管栄養法指導管理料を算定した場合は，その他の項に名称及び点数を記載する。在宅経管栄養法用栄養管セット加算を算定した場合は，併せて名称及び当該加算を加算した点数を記載する。在宅半固形栄養経管栄養法に用いる薬剤を支給した場合は，薬剤の項に総点数を記載する。
㋠ 在宅自己導尿指導管理料を算定した場合は，その他の項に名称及び点数を記載する。特殊カテーテル加算の「1」，特殊カテーテル加算の「2」，特殊カテーテル加算の「3」又は携帯型精密ネブライザ加算を算定した場合は，併せて名称及び当該加算を加算した点数を記載する。在宅自己導尿に用いる薬剤を支給した場合は，薬剤の項に総点数を記載する。
㋡ 在宅人工呼吸指導管理料を算定した場合は，その他の項に名称及び点数を記載する。人工呼吸器加算のうち，陽圧式人工呼吸器，鼻マスク・顔マスクを介した人工呼吸器又は陰圧式人工呼吸器を使用した場合は，併せてそれぞれ名称及び当該加算を加算した点数を記載する。また，排痰補助装置加算又は横隔神経電気刺激装置加算を算定した場合

は併せて名称及び当該加算を加算した点数を記載する。
(テ) 在宅持続陽圧呼吸療法指導管理料を算定した場合は，その他の項に名称及び点数を記載する。在宅持続陽圧呼吸療法用治療器加算の「1」，「2」，在宅持続陽圧呼吸療法材料加算又は遠隔モニタリング加算を算定した場合は，併せて名称及び当該加算を加算した点数を記載する。
(ト) 在宅ハイフローセラピー指導管理料を算定した場合は，その他の項に名称及び点数を記載する。在宅ハイフローセラピー材料加算又は在宅ハイフローセラピー装置加算を算定した場合は，併せてそれぞれ名称及び当該加算を加算した点数を記載する。在宅ハイフローセラピー指導管理に用いる薬剤又は特定保険医療材料を支給した場合は，薬剤の項に総点数を記載する。
(ナ) 在宅麻薬等注射指導管理料，在宅腫瘍化学療法注射指導管理料，在宅強心剤持続投与指導管理料又は在宅悪性腫瘍患者共同指導管理料を算定した場合は，その他の項に名称及び点数を記載する。携帯型ディスポーザブル注入ポンプ加算又は注入ポンプ加算を算定した場合は，併せてそれぞれ名称及び当該加算を加算した点数を記載する。当該指導管理に用いる薬剤又は特定保険医療材料を支給した場合は，薬剤の項に総点数を記載する。
(ニ) 在宅寝たきり患者処置指導管理料を算定した場合は，その他の項に名称及び点数を記載する。在宅寝たきり患者処置に用いる薬剤又は特定保険医療材料を支給した場合は，薬剤の項に総点数を記載する。
(ヌ) 在宅自己疼痛管理指導管理料を算定した場合は，その他の項に名称及び点数を記載する。また，疼痛等管理用送信器加算を算定した場合は，名称及び当該加算を加算した点数を記載する。
(ネ) 在宅振戦等刺激装置治療指導管理料を算定した場合は，その他の項に名称及び点数を記載する。また，疼痛等管理用送信器加算を算定した場合は，名称及び当該加算を加算した点数を記載する。導入期加算を算定した場合は，名称及び当該加算を加算した点数を記載する。
(ノ) 在宅迷走神経電気刺激治療指導管理料を算定した場合は，その他の項に名称及び点数を記載する。また，疼痛等管理用送信器加算を算定した場合は，名称及び当該加算を加算した点数を記載する。導入期加算を算定した場合は，名称及び当該加算を加算した点数を記載する。
(ハ) 在宅仙骨神経刺激療法指導管理料を算定した場合は，その他の項に名称及び点数を記載する。
(ヒ) 在宅舌下神経電気刺激療法指導管理料を算定した場合は，その他の項に名称及び点数を記載する。
(フ) 在宅肺高血圧症患者指導管理料を算定した場合は，その他の項に名称及び点数を記載する。また，携帯型精密輸液ポンプ加算を算定した場合は，名称及び当該加算を加算した点数を記載する。
(ヘ) 在宅気管切開患者指導管理料を算定した場合は，その他の項に名称及び点数を記載する。また，気管切開患者用人工鼻加算を算定した場合は，名称及び当該加算を加算した点数を記載する。
(ホ) 在宅喉頭摘出患者指導管理料を算定した場合は，その他の項に名称及び点数を記載する。
(マ) 在宅難治性皮膚疾患処置指導管理料を算定した場合は，その他の項に名称及び点数を記載する。在宅難治性皮膚疾患処置に用いる薬剤又は特定保険医療材料を支給した場合は，薬剤の項に総点数を記載する。
(ミ) 在宅植込型補助人工心臓（非拍動流型）指導管理料を算定した場合は，その他の項に名称及び点数を記載する。在宅植込型補助人工心臓（非拍動流型）指導管理料に用いる特定保険医療材料を支給した場合は，薬剤の項に総点数を記載する。
(ム) 在宅経腸投薬指導管理料を算定した場合は，その他の項に名称及び点数を記載する。また，経腸投薬用ポンプ加算を算定した場合は，名称及び当該加算を加算した点数を記載する。
(メ) 在宅腫瘍治療電場療法指導管理料を算定した場合は，その他の項に名称及び点数を記載する。在宅腫瘍治療電場療法に用いる薬剤又は特定保険医療材料を支給した場合は，薬剤の項に総点数を記載する。
(モ) 在宅経肛門的自己洗腸指導管理料を算定した場合は，その他の項に名称及び点数を記載する。また，在宅経肛門的自己洗腸用材料加算を算定した場合は，名称及び当該加算を加算した点数を記載する。導入初期加算を算定した場合は，名称及び当該加算を加算した点数を記載する。
(ヤ) 在宅中耳加圧療法指導管理料を算定した場合は，その他の項に名称及び点数を記載する。
(ユ) 在宅抗菌薬吸入療法指導管理料を算定した場合は，その他の項に名称及び点数を記載する。導入初期加算を算定した場合は，名称及び当該加算を加算した点数を記載する。また，在宅抗菌薬吸入療法用ネブライザ加算を算定した場合は，名称及び当該加算を加算した点数を記載する。
(ヨ) 在宅療養指導管理料のいずれかの所定点数に併せて他の在宅療養指導管理材料加算のみを算定した場合は，その他の項に(キ)から(ユ)まで〔(ニ)，(ハ)，(ヘ)，(ホ)から(ミ)まで，(メ)及び(ヤ)を除く〕に掲げる当該加算の名称を記載し，当該加算点数を記載する。
(ラ) 退院前在宅療養指導管理料を算定した場合は，名称及び点数を記載する。また，乳幼児加算を算定した場合は，当該加算を加算した点数を記載する。なお，退院前在宅療養指導管理に用いる薬剤又は特定保険医療材料を支給した場合は，その点数を記載する。
(リ) 入院中の患者に対して，救急搬送診療料を算定した場合は，(カ)の例により記載する。また，入院中の患者に対して退院の日に在宅療養指導管理料を算定した場合は，「退院時在宅指導」と記載した上で(キ)から(ユ)までの例により記載する。
(ル) 施設入所者自己腹膜灌流薬剤を算定した場合は，「在宅」欄に名称及び総点数を記載する。
(レ) 厚生労働大臣の定める評価療養，患者申出療養及び選定療養第2条第15号に基づき，選定療養として長期収載品を処方等した場合の記載については，カの(エ)の例による。

事務連絡 問 C100退院前在宅療養指導管理料，C101在宅自己注射指導管理料等について，薬剤を支給した場合に，薬剤の総点数，所定単位当たりの薬剤名及び支給量等を診療報酬明細書の「摘要」欄への記載を求めているが，院外処方の場合も同様の記載が必要か。
答 不要。

カ 「投薬」欄

(ア) 入院分について
① 内服薬及び浸煎薬を投与した場合は内服の項に，屯服薬を投与した場合は屯服の項に，外用薬を投与した場合は外用の項にそれぞれの調剤単位数及び薬剤料の総点数を記載し，その内訳については，「摘要」欄に所定単位当たりの薬剤名，投与量及び投与日数等を記載する。
また，調剤料を算定する場合は，調剤の項に日数及び点数を記載する。
② 薬剤名，規格単位（％又はmg等）及び投与量を「摘要」欄に記載する。
ただし，医事会計システムの電算化が行われていないものとして地方厚生（支）局長に届け出た保険医療機関（以下「届出保険医療機関」という）については，薬剤料に掲げる所定単位当たりの薬価が175円以下の場合は，薬剤名，投与量等を記載する必要はない。
なお，複数の規格単位のある薬剤について最も小さい規格単位を使用する場合は，規格単位は省略して差し支えない。
③ 麻薬，向精神薬，覚醒剤原料又は毒薬を処方調剤した場合は，麻毒の項に日数及び点数を記載する。
④ 調剤技術基本料を算定した場合は，調基の項に所定点数を記載する。なお，院内製剤加算を算定した場合は，調基の項に名称及び当該加算を加算した点数を記載する。

事務連絡 問 医事会計システムの電算化が行われていない保険医療機関又は保険薬局の届出に関し，届出書の様式は定められていないのか。

事務連絡 薬剤料・調剤料の算定日の記録

問1 入院中の患者に対する薬剤料及び調剤料の算定日の記録については，次のいずれの場合においても認められるのか。
例1 （レセプト摘要欄の記載薬剤×31，調剤料×31）

算定日情報	1	2	3	4	5	6	7	8	9	10	11	12	13	14	15	16	17	18	19	20	21	22	23	24	25	26	27	28	29	30	31
薬剤	①	①	①	①	①	①	①	①	①	①	①	①	①	①	①	①	①	①	①	①	①	①	①	①	①	①	①	①	①	①	①
調剤	①	①	①	①	①	①	①	①	①	①	①	①	①	①	①	①	①	①	①	①	①	①	①	①	①	①	①	①	①	①	①

例2 （レセプト摘要欄の記載薬剤×35，調剤料×31）

算定日情報	1	2	3	4	5	6	7	8	9	10	11	12	13	14	15	16	17	18	19	20	21	22	23	24	25	26	27	28	29	30	31
薬剤								⑦							⑦							⑦						⑦			
調剤								⑦							⑦							⑦						③			

例3 （レセプト摘要欄の記載薬剤×35，調剤料×31）

算定日情報	1	2	3	4	5	6	7	8	9	10	11	12	13	14	15	16	17	18	19	20	21	22	23	24	25	26	27	28	29	30	31
薬剤								⑦							⑦							⑦						⑦			
調剤	①	①	①	①	①	①	①	①	①	①	①	①	①	①	①	①	①	①	①	①	①	①	①	①	①	①	①	①	①	①	①

答 認められる。

問2 例2及び例3の翌月診療分において，薬剤の投与がない場合，調剤料のみを記録することでよろしいか。
答 差し支えない。（平24.3.30）

答 特段の様式は定めていないところであるが，別添様式を参考とされたい。なお，医事会計システムの電算化が行われていないものとして届出のあった保険医療機関及び保険薬局の数については，定期的に報告を求める予定である旨を申し添える。

（別添様式）

```
「診療報酬請求書等の記載要領等について」
（昭和51年8月7日保険発第28号）に基づき，
診療報酬の請求に当たり，薬剤名，投与量等の
記載を一部省略する旨を届け出ます。

平成  年  月  日
保険医療機関又は保険薬局の所在地及び名称

           開設者名         印
_____殿
```

（平14.3.28）

(イ) 入院外分について
① 内服薬及び浸煎薬を投与した場合は内服の「薬剤」の項に，屯服薬を投与した場合は屯服の項に，外用薬を投与した場合は外用の「薬剤」の項にそれぞれの薬剤料の所定単位による総投与単位数と総点数を記載し，その内訳については，「摘要」欄に所定単位当たりの薬剤名，投与量及び投与日数等を記載する。
② 内服の「調剤」の項には内服薬，浸煎薬及び屯服薬の投与回数及び点数を，外用の「調剤」の項には，外用薬の投与回数及び点数を記載する。
③ 処方の項は，処方箋を交付しない場合において処方回数及び点数を記載する。
④ 薬剤名，規格単位（%又はmg等）及び投与量を「摘要」欄に記載する。
　ただし，届出保険医療機関については，薬剤料に掲げる所定単位当たりの薬価が175円以下の場合は，薬剤名，投与量等を記載する必要はない。
　なお，複数の規格単位のある薬剤について最も小さい規格単位を使用する場合は，規格単位は省略して差し支えない。
⑤ 1回の処方において，抗不安薬を3種類以上，睡眠薬を3種類以上，抗うつ薬を3種類以上，抗精神病薬を3種類以上又は抗不安薬及び睡眠薬を4種類以上投与した場合であって，薬剤料（抗不安薬，睡眠薬，抗うつ薬及び抗精神病薬に係るものに限る）を所定点数の100分の80に相当する点数で算定した場合は，「摘要」欄に，薬剤名の下に算定点数を記載（合計点数のみを記載）し又は算定点数から所定点数の合計を控除して得た点数を△書きにより記載し，その区分の前に 精減 と表示する。

⑥ 常態として，内服薬7種類以上を処方し，薬剤料を所定点数の合計の100分の90に相当する点数で算定した場合は，「摘要」欄の当該処方に係る薬剤名を区分して記載するとともに，薬剤名の下に算定点数を記載（合計点数のみを記載）し又は算定点数から所定点数の合計を控除して得た点数を△書きにより記載し，その区分の前に 減 と表示する。
⑦ また，初診料の「注2」，「注3」又は外来診療料の「注2」，「注3」を算定する保険医療機関において投与期間が30日以上の処方をし，薬剤料を所定点数の合計の100分の40に相当する点数で算定した場合は，「摘要」欄の当該処方に係る薬剤名を区分して記載するとともに，薬剤名の下に算定点数を記載（合計点数のみを記載）し又は算定点数から所定点数の合計を控除して得た点数を△書きにより記載し，その区分の前に 減 と表示する。
⑧ 麻薬，向精神薬，覚醒剤原料又は毒薬を処方調剤した場合は，麻毒の項に処方回数及び点数を記載する。
⑨ 調剤技術基本料を算定した場合は，調基の項に所定点数を記載する。
⑩ 乳幼児加算を算定した場合は，処方の項に当該加算を加算した点数を記載する。この場合，乳幼児加算の表示は必要がない。
⑪ 特定疾患処方管理加算を算定した場合は，処方の項に当該加算を加算した点数を記載し，「摘要」欄に名称，回数及び点数を記載する。
⑫ 抗悪性腫瘍剤処方管理加算を算定した場合は，処方の項に当該加算を加算した点数を記載し，「摘要」欄に名称を記載する。
⑬ 外来後発医薬品使用体制加算1，2又は3を算定した場合は，処方の項に当該加算を加算した点数を記載し，「摘要」欄に名称を記載する。
⑭ 向精神薬調整連携加算を算定した場合は，処方の項に当該加算を加算した点数を記載し，「摘要」欄に名称を記載する。

(ウ) 厚生労働大臣の定める評価療養，患者申出療養及び選定療養（p.1618）第1条第4号又は第6号に係る医薬品を投与した場合は，次の例により「摘要」欄に 薬評 と記載し，当該医薬品名を他の医薬品と区別して記載する。
〔記載例〕

ラシックス錠20mg	1錠	
アルダクトンA錠25mg	1錠	2×5
リピトール錠10mg	1錠	3×5
（薬評）		
エフピーOD錠2.5		

(エ) 厚生労働大臣の定める評価療養，患者申出療養及び選定療養第2条第15号に基づき，長期収載品を選定療養として処方した場合（処方箋を交付する場合を除く）は，当該医

薬品名の後に「(選)」を記載し，所定単位につき，選定療養に係る額を除いた薬価を用いて算出した点数を記載する。
〔記載例〕
　　●●●錠（選）　　　　　　　　1錠
　　△△△錠　　　　　　　　　　 1錠　　17×5
　また，長期収載品について，医療上の必要性があるため「変更不可」欄に「レ」又は「×」を記載して処方箋を交付する場合は，理由について，今後，別表Ⅰに示す項目を参照して記載する。

キ 「注射」欄

(ｱ) 外来化学療法加算を算定した場合は，当該加算を加算した点数を記載し，「摘要」欄に名称及び算定回数を記載する。

(ｲ) 皮内，皮下及び筋肉内注射，及び静脈内注射を行った場合は，皮下筋肉内及び静脈内の他に，その他の注射を行った場合は，その他の項に，注射の種類を記して，それぞれ回数及び点数を記載し，その内訳については，「摘要」欄に所要単位当たりの使用薬剤の薬名，使用量及び回数等を記載する。

　なお，注射の手技料を包括する点数を算定するに当たって，併せて当該注射に係る薬剤料を算定する場合は，「注射」欄及び「摘要」欄に同様に記載する。

(ｳ) 点滴注射及び中心静脈注射に係る血漿成分製剤加算を算定した場合は，当該加算を加算した点数を記載し，「摘要」欄に名称を記載する。

(ｴ) 皮内，皮下及び筋肉内注射，及び静脈内注射等については，入院外分はそれぞれ1回分ごとに，入院分はそれぞれ1日分ごとに，点滴注射及び中心静脈注射等については1日分ごとに，使用した薬名，規格単位（%，mL又はmg等）及び使用量を「摘要」欄に記載する。

　ただし，届出保険医療機関については，注射の各手技料の算定単位（1回又は1日）当たりの薬価が175円以下の場合は，使用薬の薬名，使用量等を記載する必要はない。

　なお，複数の規格単位のある薬剤について最も小さい規格単位を使用する場合は，規格単位は省略して差し支えない。

(ｵ) 特別入院基本料を算定している病棟を有する病院に入院している患者であって入院期間が1年を超えるものに対する同一月の投薬に係る薬剤料と注射に係る薬剤料とを合算して得た点数が上限点数を超える場合は，当該上限点数から合算点数を控除して得た点数を「注射」欄のその他の項の「摘要」欄に「その他薬剤」と表示して△書きにより記載し，その合計点数をその他の項に記載する。

(ｶ) 特定保険医療材料を使用した場合は，クの(ｲ)の例により「摘要」欄に記載する。

(ｷ) 乳幼児加算を算定した場合は，当該加算を加算した点数を記載する。この場合，乳幼児加算の表示は必要がない。

(ｸ) 無菌製剤処理料の「1」又は「2」を算定した場合は，「摘要」欄にそれぞれ名称及び算定回数を記載する。

(ｹ) 厚生労働大臣の定める評価療養，患者申出療養及び選定療養（p.1618）第1条第4号又は第6号に係る医薬品を投与した場合は，カの(ｳ)の例により「摘要」欄に「薬評」と記載し，当該医薬品は他の医薬品と区別して記載する。

(ｺ) 厚生労働大臣の定める評価療養，患者申出療養及び選定療養第2条第15号に基づき，選定療養として長期収載品を処方等した場合の記載については，カの(ｴ)の例による。

ク 「処置」欄又は「手術・麻酔」欄

(ｱ) 処置又は手術については，名称（処置名又は手術名），回数及び点数を，麻酔については，麻酔の種類，回数及び点数を記載する。麻酔を処置又は検査・画像診断に伴って行った場合は，当該処置又は検査・画像診断の種類を「摘要」欄に記載する。対称器官の両側に対し，処置又は手術（ともに片側の点数が告示されているものに限る）を行った場合は，左右別にそれぞれ処置名又は手術名，回数及び点数を記載する。

(ｲ) 麻酔等（麻酔に伴う前処置を含む）に伴って薬剤を使用した場合は，それぞれ使用した薬剤総量の薬価が15円を超えるものについては，個々の処置，手術又は麻酔ごとに，当該薬価から15円を控除して算定した点数を薬剤の項に記載し，使用した薬剤の薬名，規格単位（%，mL又はmg等）及び使用量を個々の処置，手術及び麻酔別に「摘要」欄に記載する。ただし，神経破壊剤については，薬価にかかわらず使用した薬剤の薬名及び規格単位を「摘要」欄に記載する。麻酔中のショック等に対する治療等に伴う薬剤については，注射等当該治療等の該当欄に記載する。また，処置等に伴って使用した酸素又は窒素の費用を請求する場合は，地方厚生（支）局長に届け出た単価（単位　円・銭）（酸素のみ）及び当該請求に係る使用量（単位　リットル）を「摘要」欄に，手術等において特定保険医療材料等を使用した場合は，「摘要」欄にそれぞれ以下のように記載する（酸素について，複数の単価で請求する場合は，単価ごとに，単価及び使用量を記載する）。

a 手術，処置，検査等の名称は告示名又は通知名を使用する。

b 手術，処置，検査等の手技料については，必ず点数を明記する。

c 材料は商品名及び告示の名称又は通知の名称，規格又はサイズ，材料価格及び使用本数又は個数の順に記載する。
　なお，告示の名称又は通知の名称については（　）書きとする。

d 保険医療機関における購入価格によるとなっているものは，定価ではなく保険医療機関が実際に購入した価格で請求する。

e 処置，手術等の名称，手技の加算，処置（手術）医療機器等加算，薬剤，特定保険医療材料等の順に処置，手術等ごとに記載する。

〔記載例〕
例1　手術以外に使用された特定保険医療材料等
　①処置名　　　　　人工腎臓　4　その他の場合
　　手技の加算　　　導入期加算1　　　　　　　　1,580×1
　②薬剤料　　　　　使用薬剤　　　　　　　　　　 点数×1
　③特定保険医療材料〔商品名〕○○○○　1.4m²
　〔ダイアライザー（Ⅰa型）1,440円〕1個　　　144×1
例2　手術に使用された特定保険医療材料
　(1) ③特定保険医療材料〔商品名〕○○○○
　　〔ペースメーカー〔デュアルチャンバ（Ⅳ型）〕
　　561,000円〕1個　　　　　　　　　　　56,100×1
　(2) ③特定保険医療材料〔商品名〕△△△△
　　〔輸血用血液フィルター（微小凝集塊除去用）
　　2,500円〕1個　　　　　　　　　　　　　250×1

f 酸素の費用に係る請求については，地方厚生（支）局長に届け出た液化酸素（CE，LGC），酸素ボンベ（大型，小型）の酸素区分，当該請求に係る単価及び使用量並びに補正率を以下の例により記載する。

〔記載例（単価0.19円の場合の酸素購入価格）〕
　処置名　酸素吸入　　　　　　　　　　　　　　65×1
　酸素の加算（液化酸素CE）　　　　　　　　 　7×1
　〔0.19円（請求単価）×300ﾘｯﾄﾙ（使用量）×1.3（補正率）〕÷10＝7点
　(注)〔　〕において端数整理を行った後，10円で除して再度端数整理を行う。

(ｳ) 処置の手技料を包括する点数を算定するに当たって併せて当該処置に係る材料，薬剤等の費用を算定する場合は，「処置」欄及び「摘要」欄に(ｲ)の例により記載する。

(ｴ) 輸血を行った場合は，回数，点数，その他必要な事項を記載する。なお，輸血に当たって使用した生血，自己血，保存血の別に1日の使用量及び原材料として使用した血液の総量並びに薬剤について，その薬名，使用量の内訳及び加算点数を「摘要」欄に記載する。輸血に当たって，血液交叉試験等の加算を行った場合は，「摘要」欄にその旨を記載する。輸血管理料を算定した場合は，「摘要」欄に名称を記載する。

(ｵ) 時間外加算，休日加算，深夜加算又は時間外加算の特例を算定した場合は，加算して得た点数を「点数」欄に記載し，「摘要」欄に名称を記載する。

(ｶ) 処置の新生児・乳児・乳幼児（6歳未満）加算，麻酔の

未熟児・新生児・乳児・幼児（1歳以上3歳未満）加算を算定した場合は，加算して得た点数を「点数」欄に記載し，「摘要」欄に名称を記載する。
(キ) 手術の1,500g未満の児・新生児（1,500g未満の児を除く。以下この項において同じ）・乳幼児（3歳未満）・幼児（3歳以上6歳未満）加算を算定した場合は，加算して得た点数を「点数」欄に記載し，「摘要」欄に名称を記載する。
(ク) HIV抗体陽性の患者に対して観血的手術を行った場合は，観血的加算を算定した旨の表示は省略する。
(ケ) 人工腎臓について導入期加算を算定した場合は，加算して得た点数を「点数」欄に記載する。
　　障害者等加算又は透析液水質確保加算を算定した場合は，「摘要」欄に名称を記載の上，当該加算を加算した点数を「点数」欄に記載する。
(コ) 生体腎移植術を行った場合は，「手術・麻酔」欄の余白に 腎 と，生体部分肺移植術を行った場合は 肺 と表示して腎提供者又は肺提供者の療養上の費用に係る点数及び食事に要した費用の額を10円で除して得た点数につき1点未満の端数を四捨五入して得た点数を合算した点数を記載する。
　　この場合，食事に要した費用の額については，「入院時食事療養費に係る食事療養及び入院時生活療養費に係る生活療養の費用の額の算定に関する基準」（平成18年厚生労働省告示第99号）の別表「食事療養及び生活療養の費用額算定表」による額とする。
　　また，腎提供者又は肺提供者の療養上の費用に係る点数を記載した明細書（氏名，保険者番号及び被保険者証・被保険者手帳等の記号・番号を除いたもの）を「摘要」欄に添付する。
　　造血幹細胞移植のうち同種移植を行った場合，皮膚移植術（生体・培養）を行った場合，生体部分肝移植を行った場合又は生体部分小腸移植術を行った場合においては，「手術・麻酔」欄の余白にそれぞれ 造 ， 膚 ， 肝 又は 小 と表示するほか，生体腎の移植と同様に記載し，明細書の添付を行う。
(サ) 連続携行式腹膜灌流について導入期加算を算定した場合は，加算して得た点数を「点数」欄に記載する。
(シ) 180日を超える期間通算対象入院料を算定している患者であって厚生労働大臣が定める状態にあるもの〔「保険外併用療養費に係る厚生労働大臣が定める医薬品等」（平成18年厚生労働省告示第498号）第9のトに該当する患者〕について胸腔穿刺又は腹腔穿刺を算定した場合は，「処置」欄に 洗浄 と表示して回数及び合計点数を記載する。
(ス) 「複数手術に係る費用の特例を定める件」（平成30年厚生労働省告示第72号）に規定する複数手術を同時に行った場合は，「摘要」欄に従たる手術の名称を「（併施）」を付して記載し，所定点数の100分の50に相当する点数を記載する。
(セ) マスク又は気管内挿管による閉鎖循環式全身麻酔を算定した場合には，各区分ごとの麻酔時間を「摘要」欄に記載する。
(ソ) 厚生労働大臣の定める評価療養，患者申出療養及び選定療養第2条第11号に規定する「白内障に罹患している患者に対する水晶体再建に使用する眼鏡装用率の軽減効果を有する多焦点眼内レンズの支給」に係る診療報酬の請求を行う場合については，その旨を「摘要」欄へ記載する。

ケ 「検査・病理」欄

(ア) 名称（検査・病理診断名），回数及び点数を記載する。所定点数の100分の90に相当する点数により算定する場合は，検査名の右に 減 と表示し，他と分けて記載する。検査に当たって薬剤を使用した場合は，薬剤の項に点数を記載し，薬名及び使用量については「摘要」欄に記載する。
　　また，特定保険医療材料を使用した場合は，クの(イ)の例により「摘要」欄に記載する。
(イ) 時間外緊急院内検査加算を算定した場合には，加算点数として得た点数を「点数」欄に記載し，「摘要」欄に名称を記載する。また，特殊染色加算，嫌気性培養加算，血管内超音波加算，血管内光断層撮影加算，冠動脈血流予備能測定検査加算，血管内視鏡検査加算，心腔内超音波検査加算，超音波内視鏡検査加算，大腿骨同時撮影加算，広角眼底撮影加算，小児矯正視力検査加算，狭帯域光強調加算，バルーン内視鏡加算，内視鏡的留置術加算，粘膜点墨法加算，ガイドシース加算，CT透視下気管支腔検査加算又は顕微内視鏡加算を算定した場合は，それぞれ名称及び当該加算を加算した点数を記載する。
(ウ) 外来迅速検体検査加算を算定した場合は，当該加算を加算した点数を「点数」欄に記載するとともに，「摘要」欄に名称を記載する。また，外来診療料を算定した場合であって，当該診療料に包括される検査のみに対して当該加算を算定した場合は，加算点数のみを「点数」欄に記載するとともに，「摘要」欄に名称を記載する。
(エ) 検体検査判断料，病理診断料又は病理判断料を算定した場合には，判断料等の区分名，名称及び所定点数を「点数」欄に記載する。また，生体検査料の各判断を算定した場合は，検体検査判断料と同様に記載する。
(オ) 出血・凝固検査，血液化学検査，内分泌学的検査，腫瘍マーカーに掲げる検査（「制限回数を超えて行う診療」に係るものを除く），肝炎ウイルス関連検査又は自己抗体検査（これらの所定点数を準用する場合を含む）をそれぞれ多項目の包括の規定を適用して算定した場合であっても，回数と点数を「点数」欄に記載し，「摘要」欄にそれらの検査名又は略称を他の検査と区別して記載する。これらの所定点数を準用する場合は，準用した旨を記載し，当該項目数を内訳として示す。例えば尿と血液を用いてそれぞれ生化学的検査（Ⅰ）に掲げる項目について検査を行った場合は，判断料については「判生Ⅰ」と表示し，「摘要」欄に項目名，項目数を尿を用いて行った検査，血液を用いて行った検査に分けて記載し，合計項目数も記載する。
(カ) 基本的検体検査実施料を算定した場合は，名称を記載し，入院日数（外泊期間を除く）及び点数を次の例により「点数」欄に記載する。

〔記載例〕
　基検 （15日）　　　　　　　　　　　　　2,100
　判 基　　　　　　　　　　　　　　　　　　604

(キ) 検体検査管理加算（Ⅰ），（Ⅱ），（Ⅲ）又は（Ⅳ）を算定した場合は，当該加算を加算した点数を記載し，「摘要」欄に名称を記載する。また，遺伝カウンセリング加算，遺伝性腫瘍カウンセリング加算，骨髄像診断加算，免疫電気泳動法診断加算又は国際標準検査管理加算を算定した場合は，当該加算を加算した点数を記載し，「摘要」欄に名称を記載する。
(ク) 免疫染色（免疫抗体法）病理組織標本作製について，確定診断のために4種類以上の抗体を用いた免疫染色が必要な患者に対して，標本作製を実施した場合に，「摘要」欄に名称を記載する。
(ケ) 病理診断管理加算1又は2を算定した場合は，当該加算を加算した点数を記載し，「摘要」欄に名称を記載する。

コ 「画像診断」欄

(ア) 画像診断の種類（撮影部位を含む），回数及び点数を記載する。
(イ) 時間外緊急院内画像診断加算を算定した場合は，加算点数として得た点数を「点数」欄に記載し，「摘要」欄に名称を記載する。
(ウ) 写真診断に係る場合は，写真の部位，種類，回数及び点数を記載する。
(エ) 電子画像管理加算（エックス線診断料，核医学診断料又はコンピューター断層撮影診断料）を算定した場合には，当該加算を加算した点数を記載し，「摘要」欄に名称を記載する。
(オ) 画像診断に当たって，特定保険医療材料を使用した場合は，クの(イ)の例により「摘要」欄に記載する。
(カ) フィルムを使用した場合にあっては，フィルムの種類，枚数及び大きさを記載する。
(キ) 画像診断に当たって薬剤を使用した場合は，薬剤の項に点数を記載し，薬剤名及び使用量については「摘要」欄に記載する。

(ク) 基本的エックス線診断料を算定した場合は名称を記載し，入院日数（外泊期間を除く）及び点数を次の例により「点数」欄に記載する。

〔記載例〕
　　基エ　（15日）　　　　　　　　　　　　　825

(ケ) 写真診断，基本的エックス線診断，核医学診断又はコンピューター断層診断について，画像診断管理加算1を算定した場合は，当該加算を加算した点数を記載し，「摘要」欄に名称を記載する。また，核医学診断又はコンピューター断層診断について，画像診断管理加算2又は3を算定した場合は，当該加算を加算した点数を記載し，「摘要」欄に名称を記載する。

サ　「その他」欄
(ア) 外来患者に対し処方箋を交付した場合は，処方箋の項に回数及び点数を記載し，その内訳を「摘要」欄に記載する。
　乳幼児加算を算定した場合は，処方箋の項に当該加算を加算した点数を記載する。この場合，乳幼児加算の表示は必要がない。また，特定疾患処方管理加算を算定した場合は，処方箋の項に当該加算を加算した点数を記載し，「摘要」欄に名称，回数及び点数を記載する。また，抗悪性腫瘍剤処方管理加算，一般名処方加算1又は2，向精神薬調整連携加算を算定した場合は，処方箋の項に当該加算を加算した点数を記載し，「摘要」欄に名称を記載する。

(イ) リハビリテーションを算定した場合は，名称（理学療法士，作業療法士，言語聴覚士又は医師のいずれによるものかを含む），回数・算定単位数及び合計点数を記載する。
　脳血管疾患等リハビリテーション料，廃用症候群リハビリテーション料又は運動器リハビリテーション料について，100分の90に相当する点数により算定する場合は，「摘要」欄に リ減 と表示して，合計点数を記載する。

(ウ) 早期リハビリテーション加算，初期加算，急性期リハビリテーション加算を算定した場合は，「摘要」欄に名称及び点数を記載する。

(エ) リハビリテーション総合計画評価料の「1」・「2」，目標設定等支援・管理料の「1」・「2」，リンパ浮腫複合的治療料の「1」・「2」を算定した場合は，「摘要」欄に名称及び点数を記載する。

(オ) 難病患者リハビリテーション料の短期集中リハビリテーション実施加算を算定した場合は，「摘要」欄に名称及び点数を記載する。

(カ) 精神科専門療法を算定した場合は，名称，回数及び合計点数を記載する。抗精神病特定薬剤治療指導管理料の持続性抗精神病注射薬剤治療指導管理料を算定した場合，治療抵抗性統合失調症治療指導管理料を算定した場合は，名称を記載する。精神科ショート・ケア，精神科デイ・ケア，精神科ナイト・ケア又は精神科デイ・ナイト・ケアの早期加算を算定した場合は，「摘要」欄に名称を記載する。精神科デイ・ナイト・ケアの疾患別等診療計画加算を算定した場合は，「摘要」欄に名称を記載する。
　精神科デイ・ケア，精神科ナイト・ケア又は精神科デイ・ナイト・ケアの100分の90に相当する点数を算定する場合は，精長減 と表示して，点数を記載する。
　精神科継続外来支援・指導料の療養生活環境を整備するための加算を算定した場合は，「摘要」欄に名称を記載する。
　通院・在宅精神療法又は精神科継続外来支援・指導料の特定薬剤副作用評価加算を算定した場合は，「摘要」欄に名称を記載する。
　入院中の患者に精神科ショート・ケア又は精神科デイ・ケアを算定した場合は，「摘要」欄に 他精シ 又は 他精デ と記載する。
　（編注：精神科退院指導料の）精神科地域移行支援加算を算定した場合は，「摘要」欄に名称を記載する。
　精神科退院前訪問指導料について，必要があって複数の職種が共同して指導を行った場合は 複職 と表示して当該加算を加算した点数を記載する。
　精神科訪問看護・指導料（Ⅰ）又は精神科訪問看護・指導料（Ⅲ）（加算を含む）を算定した場合は，「摘要」欄に名称を記載し，当該加算を加算した点数を記載する。
　精神科訪問看護指示料，衛生材料等提供加算，精神科特別訪問看護指示料を算定した場合は，「摘要」欄に名称を記載する。
　家族等に対する入院精神療法，通院・在宅精神療法又は精神科退院指導料を算定した場合は，「摘要」欄に 家族 と表示する。
　重度認知症患者デイ・ケア料を算定した場合は，名称，回数及び合計点数を記載する。また，重度認知症患者デイ・ケア料の早期加算，夜間ケア加算を算定した場合は，「摘要」欄に名称を記載する。
　精神科在宅患者支援管理料を算定した場合は，名称を記載する。

(キ) リハビリテーション及び精神科専門療法に当たって薬剤を使用した場合は，薬剤の項に点数を記載し，薬剤名及び使用量については「摘要」欄に記載する。

(ク) 放射線治療管理料を算定した場合は，名称及び所定点数を記載する。

(ケ) 放射性同位元素内用療法管理料を算定した場合は，「摘要」欄に名称を記載する。

(コ) 画像誘導放射線治療加算又は体外照射呼吸性移動対策加算を算定した場合は，「摘要」欄に名称及び点数を記載する。

(サ) 放射線治療料を算定した場合は，名称，照射部位，回数及び点数を記載する。

(シ) 小児放射線治療加算を算定した場合は，新生児，3歳未満の乳幼児（新生児を除く），3歳以上6歳未満の幼児又は6歳以上15歳未満の小児の区分について，「摘要」欄に名称及び点数を記載する。

(ス) 定位放射線治療呼吸性移動対策加算を算定した場合は，「摘要」欄に名称及び点数を記載する。

(セ) 看護職員処遇改善評価料，外来・在宅ベースアップ評価料（Ⅰ），外来・在宅ベースアップ評価料（Ⅱ）及び入院ベースアップ評価料を算定した場合は，「摘要」欄に名称及び点数を記載する。

(ソ) 施設入所者共同指導料を算定した場合は，名称及び点数を記載する。

(タ) 都道府県知事が厚生労働大臣の承認を得て別に療養担当手当を定めた場合における療養担当手当を算定した場合は，「その他」欄に合算して記載する。なお，医療法の一部を改正する法律（平成9年法律第125号）による改正前の医療法第4条の規定による承認を受けている病院である保険医療機関（以下「旧総合病院」という）の入院外診療分については，当分の間，従前どおり，次表に掲げる各診療科〔平成20年4月以降において医療法施行令（昭和23年政令第326号）及び医療法施行規則（昭和23年厚生省令第50号）の規定に基づき，次表に定める診療科以外の診療科名がある場合には，最も近似する次表に定める診療科〕ごとに療養担当手当を算定できるものであるため，次表に掲げる診療科のうち複数診療科を受診した患者の場合には，「摘要」欄に受診した診療科名を記載する。

診療科		
内　　　科	心臓血管外科	心療内科
精　　神　　科	小　児　外　科	アレルギー科
神　　経　　科	皮膚泌尿器科	リウマチ科
神　経　内　科	皮　　膚　　科	リハビリテーション科
呼　吸　器　科	泌　尿　器　科	
消　化　器　科	性　　病　　科	
胃　　　腸　　　科	こ　う　門　科	
循　環　器　科	産　婦　人　科	
小　　児　　科	産　　　　科	
外　　　　科	婦　　人　　科	
整　形　外　科	眼　　　　科	
形　成　外　科	耳鼻いんこう科	
美　容　外　科	気管食道科	
脳　神　経　外　科	放　射　線　科	
呼　吸　器　外　科	麻　　酔　　科	

シ 「入院」欄

(ア) 病院・診療所別の該当する文字を○で囲み，入院基本料について，該当する入院基本料の種類別を病院・診療所別欄の下の空欄（以下「入院基本料種別欄」という）に別表Ⅳの略号を用いて記載する。なお，入院基本料種別欄に書ききれない場合は「摘要」欄に記載し，また，電子計算機で該当する文字のみを印字する場合は，様式の区分，配字等を変更することとして差し支えない。

(イ) 管理栄養士の配置について基準を満たせない場合の経過措置に該当する場合は，入院基本料種別欄に記載する略号の後に経措と記載する。

(ウ) 医科点数表第1章第2部通則第8号により，栄養管理体制に関する基準を満たすことができない場合又は同通則第9号により，身体的拘束最小化に関する基準を満たすことができない場合は，入院基本料種別欄に記載する略号の後に栄40減，拘40減と記載する。

(エ) 一般病棟入院基本料，特定機能病院入院基本料の一般病棟又は専門病院入院基本料を算定している患者について，退院が特定の時間帯に集中している又は入院日及び退院日が特定の日に集中していることにより，減算された入院基本料を算定した場合は，入院基本料種別欄に記載する略号の後に午前減又は土日減と記載する。

(オ) 「入院年月日」の項は，当該医療機関における入院基本料の起算日としての入院年月日を記載する。

(カ) 「入院基本料・加算」の項について
① 入院基本料・加算の項には，入院基本料に係る1日当たりの所定点数（入院基本料及び入院基本料等加算の合計），日数及び合計点数を記載し，「摘要」欄に当該所定点数の内訳を記載する。ただし，入院基本料が月の途中で変更した場合は，同項において行を改めて，それぞれの入院基本料について同様に記載し，「摘要」欄に，変更の前後に分けて，当該所定点数の内訳を記載する。
　なお，入院基本料と入院基本料等加算を区分して，同項において行を改めて，同様に記載することも差し支えない。また，名称については，別表Ⅳの略号を参照する。
② 有床診療所入院基本料又は有床診療所療養病床入院基本料を算定している患者について，看取り加算を算定した場合は，「摘要」欄に名称を記載する。また，在宅療養支援診療所の場合には，「摘要」欄に看取在支と表示する。
③ 一般病棟入院基本料，結核病棟入院基本料，精神病棟入院基本料，障害者施設等入院基本料について月平均夜勤時間72時間の要件を満たさない場合は，入院基本料種別欄に記載する略号の後に夜減と記載する。

(キ) 外泊した場合は，行を改めて入院基本料又は特定入院料を算定する日ごとに1日当たりの所定点数，日数並びに合計点数を記載し「摘要」欄に外泊した日数を記載する。
　なお，外泊した日の記載については，連続して3日を超える場合にあっては，外泊の開始日と終了日を「～」等で結ぶことにより記載して差し支えない。

(ク) 入院患者について，専門的な診療が必要となり，他医療機関において外来を受診した場合の記載は，第3の1の(5)(p.1645)による。

(ケ) 180日を超える期間通算対象入院料を算定している患者について，月の途中で通算対象入院料を算定する期間が180日を超えた場合は，行を改めて減額された通算対象入院料の所定点数，算定日数及び合計点数を記載する。

(コ) 特別の関係(p.72)にある保険医療機関等に入院又は入所していたことのある患者であって，入院期間を当該保険医療機関等の初回入院日を起算日として計算する場合は，「摘要」欄に特別と表示する。

(サ) 「厚生労働大臣の定める入院患者数の基準及び医師等の員数の基準並びに入院基本料の算定方法（平成18年厚生労働省告示第104号）」に規定する入院患者数の基準に該当する保険医療機関にあっては，当該入院基本料の1日当たり点数（特定入院基本料，療養病棟入院基本料，有床診療所療養病床入院基本料及び一般病棟入院基本料の療養病棟入院料1の例により算定する入院基本料の場合は所定点数に100分の90を乗じて得た点数，それ以外の入院基本料の場合は所定点数に100分の80を乗じて得た点数），日数及び合計点数を記載し，「摘要」欄に超過と表示する。

(シ) 「厚生労働大臣の定める入院患者数の基準及び医師等の員数の基準並びに入院基本料の算定方法」に規定する医師等の員数の基準に該当する保険医療機関にあっては，当該入院基本料の1日当たりの所定点数（離島等所在保険医療機関以外の場合は所定点数に100分の90又は100分の85を乗じて得た点数を，離島等所在保険医療機関の場合は所定点数から所定点数に100分の98又は100分の97を乗じて得た点数），日数及び合計点数を記載し，「摘要」欄に標欠7，標欠5と表示する。

(ス) 「診療報酬の算定方法」第1号ただし書に規定する厚生労働大臣が指定する病院の病棟に入院する患者であって，「厚生労働大臣が指定する病棟における療養に要する費用の額の算定方法の一部改正等に伴う実施上の留意事項について」第2の1の(1)に規定する，診断群分類区分に該当しないと判断された患者等，診断群分類点数表により診療報酬を算定しない患者については，「厚生労働大臣が定める病院の診療報酬請求書等の記載要領について」（平成18年3月30日保医発第0330007号）に従い，「摘要」欄に医科点数表に基づき算定することとなった理由等を記載する。

(セ) 「特定入院料・その他」の項について
① 特定入院料については，算定した特定入院料の種別を別表Ⅳの略号を用いて記載し，それぞれの日数及び合計点数（①地域加算該当施設である場合，②離島加算該当施設である場合，③救命救急入院料を算定している患者について加算がある場合，④特定集中治療室管理料を算定している患者について加算がある場合又は⑤地域包括医療病棟入院料，特殊疾患入院医療管理料，小児入院医療管理料，回復期リハビリテーション病棟入院料，地域包括ケア病棟入院料，特殊疾患病棟入院料，精神科救急急性期医療入院料，精神科急性期治療病棟入院料，精神科救急・合併症入院料，精神科療養病棟入院料，認知症治療病棟入院料，精神科地域包括ケア病棟入院料，特定一般病棟入院料，地域移行機能強化病棟入院料若しくは特定機能病院リハビリテーション病棟入院料を算定している患者について加算がある場合にあっては，それぞれの加算を加えた点数）を記載する。
② 特定一般病棟入院料を算定している患者について，地域包括ケア入院医療管理が行われた場合には，特定入院料の種別の略号の後に包1又は包2と記載し，所定点数を記載する。

(21) 「療養の給付」欄

ア 「請求」の項には，「保険」，「公費①」及び「公費②」の項に，それぞれ医療保険，第1公費及び第2公費の療養の給付（医療の給付を含む。以下同じ）に係る合計点数を記載する。なお，公費負担医療のみの場合の第1公費の合計点数は，「公費①」の項に記載する。
　ただし，第1公費に係る合計点数が医療保険に係るものと同じ場合は，第1公費に係る合計点数の記載を省略しても差し支えない。また，第2公費がある場合において，当該第2公費に係る合計点数が第1公費に係る合計点数と同じ場合は，第2公費に係る記載を省略しても差し支えない。

イ 医療保険〔高齢受給者及び高齢受給者以外であって限度額適用認定証若しくは限度額適用・標準負担額減額認定証又は特定医療費受給者証，特定疾患医療受給者証若しくは小児慢性特定疾病医療受給者証（特定医療費受給者証，特定疾患医療受給者証及び小児慢性特定疾病医療受給者証にあっては，適用区分に所得区分の記載があるものに限る）の提示又は限度額適用認定証情報若しくは限度額適用・標準負担額減額認定証情報の提供があった者で高額療養費が現物給付された者に係るものを除く〕に係る入院における「負担金額」の項，入院外における「一部負担金額」の項については，以下による。

(ア) 船員保険の被保険者について，「職務上の事由」欄中「通

勤災害」に該当する場合には，初診時における一部負担金の金額を記載する。ただし，災害発生時が平成21年12月31日以前のものに限る。
　(ｲ)　健康保険及び国民健康保険の場合は，患者の負担金額が「割」の単位で減額される場合には，減額割合を記載して「**割**」の字句を○で囲み，「**円**」単位で減額される場合には，減額される金額を記載して「**円**」の字句を○で囲む。
　　　また，負担額が免除される場合は「**免除**」の字句を○で囲み，支払いが猶予される場合は「**支払猶予**」の字句を○で囲む。
ウ　医療保険〔高齢受給者及び高齢受給者以外であって限度額適用認定証若しくは限度額適用・標準負担額減額認定証又は特定疾病療養受給者証，特定疾患医療受給者証，小児慢性特定疾病医療受給者証若しくは肝がん・重度肝硬変治療研究促進事業参加者証（特定医療費受給者証，特定疾患医療受給者証，小児慢性特定疾病医療受給者証及び肝がん・重度肝硬変治療研究促進事業参加者証にあっては，適用区分に所得区分の記載があるものに限る）の提示又は限度額適用認定証情報若しくは限度額適用・標準負担額減額認定証情報の提供があった者で高額療養費が現物給付された者に係るものに限る）及び後期高齢者医療に係る入院における「負担金額」の項，入院外における「一部負担金額」の項については，以下による。
　(ｱ)　「負担金額」の項は，一部負担金の支払いを受けた場合にはその金額を記載する。なお，一部負担金相当額の一部を公費負担医療が給付するときは，公費負担医療に係る給付対象額を「負担金額」の項の「保険」の項の上段に（　）で再掲するものとし，「負担金額」の項には，支払いを受けた一部負担金と公費負担医療が給付する額とを合算した金額を記載する。
　(ｲ)　「一部負担金額」の項は，高額療養費が現物給付された者に限り記載することとし，支払いを受けた一部負担金の額を記載する。なお，この場合において，一部負担金相当額の一部を公費負担医療が給付するときは，公費負担医療に係る給付対象額を「一部負担金額」の項の「保険」の項の上段に（　）で再掲するものとし，「一部負担金額」の項には，支払いを受けた一部負担金と公費負担医療が給付する額とを合算した金額を記載する。
　(ｳ)　健康保険法施行令第43条第1項並びに同条第5項，国民健康保険法施行令（昭和33年政令第362号）第29条の4第1項並びに同条第3項又は高齢者医療確保法施行令第16条第1項並びに同条第3項の規定が適用される者の場合は，「負担金額」及び「一部負担金額」の項には，これらの規定により算定した額（この額に1円未満の端数がある場合において，その端数金額が50銭未満であるときは，これを切り捨て，その端数金額が50銭以上であるときは，これを切り上げた額）を記載する。
　(ｴ)　健康保険法施行令第43条第1項第2号ヘ，国民健康保険法施行令第29条の4第1項第3号ヘに掲げる者又は高齢者医療確保法施行令第16条第1項第1号ヘに掲げる者の場合は，入院分にあっては，「**Ⅰ**」の字句を○で囲むこととし，入院外分にあっては，高額療養費が現物給付された者に限り，「摘要」欄に，「**低所得Ⅰ**」と記載する。
　(ｵ)　健康保険法施行令第43条第1項第2号ホに掲げる者，国民健康保険法施行令第29条の4第1項第3号ホに掲げる者又は高齢者医療確保法施行令第16条第1項第1号ホに掲げる者の場合は，入院分にあっては，「**Ⅱ**」の字句を○で囲むこととし，入院外分にあっては，高額療養費が現物給付された者に限り，「摘要」欄に，「**低所得Ⅱ**」と記載する。
　(ｶ)　健康保険及び国民健康保険の場合は，患者の負担額が「割」の単位で減額される場合には，減額割合を記載して「**割**」の字句を○で囲み，「**円**」単位で減額される場合には，減額後の一部負担金の金額を記載して「**円**」の字句を○で囲む。
　　　また，負担額が免除される場合は「**免除**」の字句を○で囲み，支払いが猶予される場合は「**支払猶予**」の字句を○で囲む。
　(ｷ)　後期高齢者医療の場合で，高齢者医療確保法第69条第1項の規定に基づき広域連合長から一部負担金の減額を受けた者の場合は，「割」の単位で減額される場合には，減額割合を記載して「**割**」の字句を○で囲み，「円」の単位で減額される場合には，減額後の一部負担金の金額を記載して「**円**」の字句を○で囲む。また，負担額が免除される場合は「**免除**」の字句を○で囲み，支払いが猶予される場合は「**支払猶予**」の字句を○で囲む。
エ　「公費①」及び「公費②」の項には，それぞれ第1公費及び第2公費に係る医療券等に記入されている公費負担医療に係る患者の負担額〔一部負担金（食事療養標準負担額及び生活療養標準負担額を含む）の額が医療券等に記載されている公費負担医療に係る患者の負担額を下回る場合で，「負担金額」の項又は「一部負担金額」の項に金額を記載するものの場合はウの(ｱ)又は(ｲ)により記載した額（食事療養標準負担額及び生活療養標準負担額を含む）を，金額の記載を要しないものの場合は10円未満の端数を四捨五入する前の一部負担金の額（食事療養標準負担額及び生活療養標準負担額を含む）〕を記載する。ただし，障害者総合支援法による精神通院医療等，児童福祉法（昭和22年法律第164号）による小児慢性特定疾病医療支援，肢体不自由児通所医療及び障害児入所医療（以下「小児慢性特定疾病医療支援等」という）並びに難病法による特定医療に係る患者の負担額（一部負担金）については，食事療養標準負担額及び生活療養標準負担額を含まない額とする。なお，後期高齢者医療又は医療保険（高齢受給者及び高齢受給者以外であって限度額適用認定証若しくは限度額適用・標準負担額減額認定証の提示又は限度額適用認定証情報若しくは限度額適用・標準負担額減額認定証情報の提供があった者で高額療養費が現物給付された者に係るものに限る）と感染症法による結核患者の適正医療との併用の場合（入院の場合及び入院外分であって，高額療養費が現物給付された場合に限る）には，一部負担金から同負担金のうち当該公費負担医療が給付する額を控除した額（即ち，窓口で徴収した額）を記載する。また，障害者総合支援法による精神通院医療等，児童福祉法による小児慢性特定疾病医療支援等並びに難病法による特定医療に係る患者の負担額については，10円未満の端数を四捨五入する前の一部負担金の額を記載し，後期高齢者医療又は医療保険（高齢受給者に係るものに限る）と障害者総合支援法による精神通院医療等，児童福祉法による肢体不自由児通所医療及び障害児入所医療並びに難病法による特定医療との併用の場合（入院の場合及び入院外分であって，高額療養費が現物給付された場合に限る）には，10円未満の端数を四捨五入した後の一部負担金の額を記載する。
　　ただし，後期高齢者医療又は医療保険（高齢受給者に係るものに限る）と感染症法による結核患者の適正医療との併用の場合（入院の場合及び入院外分であって，高額療養費が現物給付された場合を除く）及び医療保険（高齢受給者以外であって限度額適用認定証若しくは限度額適用・標準負担額減額認定証の提示又は限度額適用認定証情報若しくは限度額適用・標準負担額減額認定証情報の提供があった者で高額療養費が現物給付された者に係るものを除く）と感染症法による結核患者の適正医療との併用の場合には，当該公費に係る患者負担額は「公費①」及び「公費②」の項には記載することを要しない。
　　高齢受給者の一般所得者及び低所得者であって，難病法による特定医療，特定疾患治療研究事業又は肝炎治療特別促進事業に係る公費負担医療受給者については，医療券に記載されている公費負担医療に係る患者の負担額を記載する。ただし，当該公費負担医療の給付対象額の2割相当（食事療養標準負担額及び生活療養標準負担額を含む。ただし，難病法による特定医療の給付対象額については含まない）の額が，当該医療券に記載されている公費負担医療に係る患者の負担額を下回る場合は，当該2割相当（「負担金額」

の項又は「一部負担金額」の項に金額を記載するものの場合は，10円未満の端数を四捨五入した後の額を，金額の記載を要しないものの場合は，10円未満の端数を四捨五入する前の額。特定疾患治療研究事業については食事療養標準負担額及び生活療養標準負担額を含む）の額を記載する。

⑵ 「食事・生活」欄
ア 「基準」の項には，入院時食事療養費に係る食事療養について算定した項目について次の略号を用いて記載する。ただし，複数の食事療養を算定し，「基準」の項に複数の略号を記載することが困難な場合は，「摘要」欄への記載でも差し支えない。
　　Ⅰ〔入院時食事療養Ⅰ(1)〕，Ⅱ〔入院時食事療養Ⅱ(1)〕，
　　Ⅲ〔入院時食事療養Ⅰ(2)〕，Ⅳ〔入院時食事療養Ⅱ(2)〕
イ 「基準」の項の右の項には，入院時食事療養費に係る食事療養について1食当たりの所定金額及び回数を記載する。ただし，算定した所定金額が複数の場合は，「摘要」欄への記載でも差し支えない。
　　なお，特別食加算を算定した場合には，「特別」の項の右の項に1食当たりの所定金額及び回数を記載する。
ウ 「食堂」の項の右の項には，入院時食事療養費に係る食事療養又は入院時生活療養費に係る生活療養の食事の提供たる療養に係る食堂加算を算定した場合に，1日当たりの所定金額及び日数を記載する。
エ 「環境」の項の右の項には，入院時生活療養費に係る生活療養の温度，照明及び給水に関する適切な療養環境の形成たる療養に係る1日当たりの所定金額及び日数を記載する。
オ 「基準（生）」の項には，入院時生活療養費に係る生活療養について算定した項目を次の略号を用いて記載する。ただし，複数の生活療養を算定し，「基準（生）」の項に複数の略号を記載することが困難な場合は，「摘要」欄への記載でも差し支えない。
　　Ⅰ〔入院時生活療養Ⅰ(1)イ〕，Ⅱ〔入院時生活療養Ⅱ〕，
　　Ⅲ〔入院時生活療養Ⅰ(1)ロ〕
カ 「基準（生）」の項の右の項には，入院時生活療養費に係る生活療養の食事の提供たる療養に係る1食当たりの所定金額及び回数を記載する。ただし，算定した所定金額が複数の場合は，「摘要」欄への記載でも差し支えない。
　　なお，特別食加算を算定した場合には，「特別（生）」の項の右の項に1食当たりの所定金額及び回数を記載する。
キ 後期高齢者医療に係る食事療養又は生活療養の内容が公費負担医療に係る食事療養又は生活療養の内容と異なる場合には，「摘要」欄に公費負担医療に係る事項を記載する。
ク 月の途中で公費負担医療の受給資格の変更があった場合又は公費負担医療に係る食事療養の給付若しくは生活療養の給付の内容が医療保険（後期高齢者医療を除く）と異なる場合は，「摘要」欄に公費負担医療に係る事項を記載する。

⑶ 「食事・生活療養」欄
ア 「請求」の項には，「保険」，「公費①」及び「公費②」の項に，それぞれ医療保険，第1公費及び第2公費に係る食事療養又は生活療養の食事の提供たる療養を行った回数及び当該食事療養又は生活療養に係る金額合計を記載する。なお，公費負担医療のみの場合の第1公費の金額合計は，「公費①」の項に記載する。
　　ただし，第1公費に係る食事療養又は生活療養が医療保険に係るものと同じ場合は，第1公費に係る「請求」の項の記載を省略して差し支えない。また，第2公費がある場合において，当該第2公費に係る請求金額が第1公費に係る請求金額と同じ場合は，第2公費に係る「請求」の項の記載を省略しても差し支えない。なお，当該食事療養又は生活療養が公費の給付対象とならない場合は，当該公費の項には「0」と記載する。
イ 「標準負担額」の項には，「保険」，「公費①」及び「公費②」の項に，それぞれ医療保険，第1公費及び第2公費の食事療養標準負担額又は生活療養標準負担額（生活療養標準負担額を記載した場合には，生活療養の食事の提供たる療養に係る負担額と生活療養の温度，照明及び給水に関する適

切な療養環境の形成たる療養に係る負担額の内訳を「摘要」欄に記載する）を記載する。なお，公費負担医療のみの場合の第1公費の負担額は，「公費①」の項に記載する。
　　ただし，第1公費に係る負担額が医療保険に係るものと同じ場合は，第1公費に係る負担額の記載を省略しても差し支えない。また，第2公費がある場合において，当該第2公費に係る負担額が第1公費に係る負担額と同じ場合は，第2公費に係る負担額の記載を省略しても差し支えない。なお，当該食事療養又は生活療養が公費の給付対象とならない場合は，当該公費の項には「0」と記載する。
ウ 健康保険法施行令第42条第3項第4号，国民健康保険法施行令第29条の3第4項第4号に掲げる者又は高齢者医療確保法施行令第15条第1項第4号に掲げる者の場合は，㉑のウの(エ)（p.1660）と同様とする。ただし，高齢者医療確保法施行令第15条第1項第4号に掲げる者のうち，同令第14条第6項に規定する老齢福祉年金の受給者であって，かつ，生活療養を受ける者の場合は，「摘要」欄に，「老福」と記載する。
エ 健康保険法施行令第42条第3項第3号，国民健康保険法施行令第29条の3第4項第3号又は高齢者医療確保法施行令第15条第1項第3号に掲げる者の場合は，㉑のウの(オ)（p.1660）と同様とする。なお，入院日数が90日を超えた場合の特例の対象となる場合は，併せて「3月超」の字句を○で囲む。
オ 平成28年3月31日において，1年以上継続して精神病床に入院していた者であって，平成28年4月1日以後引き続き医療機関に入院している者（当該者が一の医療機関を退院した日において他の医療機関に入院する場合を含む）として，平成28年厚生労働省告示第23号附則第3項に規定する同告示による改正前の食事療養標準負担額又は生活療養標準負担額を適用した場合は，「摘要」欄に，「標準負担額経過措置（精神）入院年月日：年　月　日」と記載し，入院年月日については，同項に規定する者に該当することとなった起算日となる精神病床への入院年月日を記載する。
カ 健康保険法施行規則第62条の3第6号に掲げる者に該当し，適用区分欄に「オ」若しくは「Ⅰ」に加え「（境）」又は「オ（境）」若しくは「Ⅰ（境）」の記載のある限度額適用・標準負担額減額認定証，限度額適用認定証が提示又は限度額適用・標準負担額減額認定証情報，限度額適用認定証情報が提供された場合又は高齢者医療確保法施行規則第40条第6号に掲げる者に該当し，適用区分欄に「区分Ⅰ」に加え「（境）」の記載のある限度額適用・標準負担額減額認定証が提示又は限度額適用・標準負担額減額認定証情報，限度額適用認定証情報が提供された場合は，「摘要」欄に「境界層該当」又は「（境）」と記載する。

⑷ 「摘要」欄
ア 介護保険に相当するサービスのある診療を行った場合に，当該患者が要介護者又は要支援者である場合には，「摘要」欄に 介 と記載する。また，介護保険の適用病床において，患者の急性増悪等により，緊急に診療を行った場合についても，同様とし，この場合においては，介護保険適用の病床において，医療保険からの給付が必要となった理由（急性肺炎の治療のためなど）を簡潔に記載する。
イ 特別養護老人ホームの入所者（末期の悪性腫瘍の患者に限る）について，在宅療養支援診療所，在宅療養支援病院又は当該特別養護老人ホームの協力医療機関の医師が看取り，死亡日から遡って30日間に行われた診療行為に限り医療保険からの給付する場合には，「摘要」欄に死亡日を記載する。
ウ 内訳を記載するに当たっては，項目との対応関係が明らかになるような形で記載する。なお，診療項目名に代えて項目の番号を用いて差し支えない。この場合，「摘要」欄の左側点線内に当該番号を記載する。
エ 内訳を記載するに当たって，「摘要」欄に書ききれない場合は，明細書又は明細書と同じ大きさの用紙に，診療年月，医療機関コード，患者氏名，保険種別（例：1社・国　1

単独　1本入)，保険者番号（公費負担医療のみの場合は第1公費の公費負担者番号），被保険者証・保険者手帳等の記号・番号（公費負担医療のみの場合は第1公費の公費負担医療の受給者番号）を記載した上，所定の内容を記載し，続紙として，当該明細書の次に重ね，左上端を貼り付ける。

オ　同一明細書において医療保険と公費負担医療の給付の内容が異なる場合又は医療保険と公費負担医療の診療実日数が異なる場合は，「摘要」欄に記載された内訳のうち，公費負担医療に係る分にアンダーラインを付す。また，公費負担医療と公費負担医療の併用の場合も同様である。

なお，医療保険と公費負担医療の診療実日数が異なる場合において，「公費分点数」欄との対応が明らかである場合はアンダーラインを省略しても差し支えない。

カ　レセプト作成作業を電算化していない保険医療機関が，高齢受給者の一般所得者及び低所得者に係る難病法による特定医療，特定疾患治療研究事業又は肝炎治療特別促進事業の公費負担医療の請求を行う場合には，医療券等に記載されている公費負担医療に係る患者の負担額を記載する。

キ　特別養護老人ホーム等に入所中の患者の診療を担う保険医の指示に基づき，当該保険医の診療日以外の日に当該施設の看護師等が，当該患者に対し，点滴若しくは処置等を実施又は検査のための検体採取等を実施した場合においては，これに用いた薬剤若しくは特定保険医療材料が使用された日又は当該検体採取が実施された日を「摘要」欄に記載する。また，当該保険医の診療日を「摘要」欄に記載する。

ク　介護医療院の入所者に対し，保険医療機関が，介護医療院サービス費に含まれない診療行為を行った場合には，入所介護医療院名，受診した理由及び診療科を「摘要」欄に記載する。

ケ　介護医療院の入所者については，他科受診時費用の算定の有無を「摘要」欄に記載する。

㉕「公費分点数」欄

「公費分点数」欄には，併用する公費負担医療に係る請求点数を記載することとするが，併用する公費負担医療に係る請求点数が「初診」欄から「入院」欄のすべてに係る請求点数と同じ場合は省略しても差し支えない。

なお，月の途中で公費負担医療の受給資格に変更があった場合又は公費負担医療に係る給付の内容が「点数」欄に係る給付と異なる場合は，併用する公費負担医療に係る請求点数が「点数」欄に係る請求点数と異なることとなるので，この場合には「公費分点数」欄に当該公費負担医療に係る請求点数を必ず記載する。この場合において，「点数」欄に係る請求点数と異なる公費負担医療が2種以上あるときは，「公費分点数」欄を縦に区分し，左から順次「第1公費」，「第2公費」の順で当該公費に係る請求点数を記載する。

ただし，「点数」欄に係る請求点数と第1公費又は第2公費の請求点数が同じ場合は，縦に区分すること及び当該第1公費又は第2公費の請求点数を記載することを省略しても差し支えない。

㉖　その他

ア　3種の公費負担医療の併用の者に係る明細書の記載要領の特例について

特例的に，生活保護法による医療扶助，感染症法による結核患者の適正医療及び障害者総合支援法による精神通院医療等の3種の公費負担医療の併用の場合があるが，この場合にあっては，法別番号順等によらず，次の記載要領による。

(ｱ)　生活保護法による医療扶助に係る公費負担者番号は「保険者番号」欄に，公費負担医療の受給者番号は「被保険者証・被保険者手帳等の記号・番号」欄に記載し，感染症法による結核患者の適正医療に係る分は「公費負担者番号①」欄に，障害者総合支援法による精神通院医療等に係る分は「公費負担者番号②」欄に記載する。

(ｲ)　「職務上の事由」欄は記載しない。

(ｳ)　生活保護法による医療扶助に係る診療実日数は「診療実日数」欄の「保険」の項に，感染症法による結核患者の適正医療に係る分は「公費①」の項に，障害者総合支援法による精神通院医療等に係る分は「公費②」の項にそれぞれ記載する。

なお，感染症法による結核患者の適正医療又は障害者総合支援法による精神通院医療等に係る診療実日数が，生活保護法による医療扶助に係る診療実日数と同じ場合は，当該診療実日数の記載を省略しても差し支えない。

(ｴ)　「初診」欄から「入院」欄には生活保護法による医療扶助に係る回数及び点数を記載する。

(ｵ)　「公費分点数」欄は縦に2区分し，左欄に感染症法による結核患者の適正医療，右欄に障害者総合支援法による精神通院医療等に係る請求点数を記載することとするが，生活保護法による医療扶助に係る請求点数と同じ請求点数の公費負担医療がある場合は，縦に2区分すること及び当該請求点数を記載することを省略しても差し支えない。

(ｶ)　生活保護法による医療扶助に係る合計点数及び合計金額は，それぞれ「療養の給付」欄及び「食事・生活療養」欄の「保険」の項に，感染症法による結核患者の適正医療に係る合計点数及び合計金額は，それぞれ「療養の給付」欄及び「食事・生活療養」欄の「公費①」の項に，障害者総合支援法による精神通院医療等に係る合計点数及び合計金額は，それぞれ「療養の給付」欄及び「食事・生活療養」欄の「公費②」の項にそれぞれ記載する。

イ　医療保険と3種の公費負担医療の併用の者に係る記載要領の特例について

別添2の別表1「法別番号及び制度の略称表」(p.1643)に示す順番により，先順位の公費負担医療を「第1公費」とし，後順位の公費負担医療を順次「第2公費」，「第3公費」として，第3公費に係る公費負担者番号，受給者番号及び診療実日数を，「摘要」欄に「第3公費」と表示して，次の略称を用いて記載する。また，第3公費に係る療養の給付の合計点数，負担金額，食事療養及び生活療養を行った日数及び当該療養に係る金額の合計額並びに標準負担額は，「療養の給付」欄及び「食事・生活療養」欄の「公費②」の項をそれぞれ上下に区分し，上欄には第2公費に係る事項を，下欄には第3公費に係る事項を記載する。

なお，4種以上の公費負担医療の併用の場合においても，これに準じて記載する。

公3（公費負担者番号），受（受給者番号），実（診療実日数）

ウ　高額長期疾病に係る特定疾病療養受療証を提出又は特定疾病療養受療証情報を提供した患者の負担額が，健康保険法施行令第42条第9項第1号又は同項第2号に規定する金額を超えた場合にあっては，「特記事項」欄に，それぞれ「長」又は「長2」と記載する。

ただし，患者が特定疾病療養受療証の提出又は特定疾病療養受療証情報の提供を行った際に，既に健康保険法施行令第42条第6項第1号又は同項第2号に規定する金額を超えて受領している場合であって，現物給付化することが困難な場合を除く。

エ　当該患者のうち慢性腎不全に係る自己連続携行式腹膜灌流（CAPD）を行っている患者に対して，同一月内の投薬を院外処方箋のみにより行い，保険医療機関では当該患者の負担額を受領しない場合にあっては，「特記事項」欄に「長処」と記載する。

オ　平成18年保医発第0331002号通知（p.1559）に規定する特別養護老人ホーム等に入所中の患者について診療報酬を算定した場合は，「特記事項」欄に「施」と記載する。

なお，当該診療が同通知に規定する配置医師による場合は，「摘要」欄に「配」と表示して回数を記載する。

また，同一月内に同一患者につき，特別養護老人ホーム等に赴き行った診療と，それ以外の外来分の診療がある場合は，それぞれ明確に区分できるよう「摘要」欄に記載する。

カ　患者の疾病又は傷病が，交通事故等第三者の不法行為によって生じたと認められる場合は，「特記事項」欄に「第三」と記載する。なお，「交」等従来行われていた記載によるこ

とも差し支えない。
キ 厚生労働大臣の定める評価療養，患者申出療養及び選定療養第1条第2号の規定に基づく医薬品医療機器等法に規定する治験（人体に直接使用される薬物に係るものに限る）に係る診療報酬の請求については，次に掲げる方法による。
　(ア) 1月中に治験期間とそれ以外の期間が併存する場合であっても，明細書は1枚として請求する。
　(イ) 「特記事項」欄に「薬治」と記載する。
　(ウ) 治験依頼者の依頼による治験の場合は，明細書に以下の事項を記載した治験の概要を添付する。
　　　なお，この場合，治験の概要には「企業依頼」と記載する。
　　a 治験の依頼者の氏名及び連絡先
　　b 治験薬等の名称及び予定される効能効果
　　c 当該患者に対する治験実施期間（開始日及び終了日）
　(エ) 自ら治験を実施する者による治験の場合は，明細書に以下の事項を記載した治験の概要を添付する。
　　　なお，この場合，治験の概要には「医師主導」と記載する。
　　a 治験責任医師の氏名及び連絡先
　　b 治験薬等の名称及び予定される効能効果
　　c 当該患者に対する治験実施期間（開始日及び終了日）
　(オ) 上記(ア)の場合であって，治験依頼者の依頼による治験においては，治験期間外に実施し請求の対象となる検査，画像診断，投薬及び注射（投薬及び注射については，当該治験の対象とされる薬物の予定されている効能又は効果と同様の効能又は効果を有する医薬品に係るものに限る）について，その実施日を「摘要」欄に記載する。
　(カ) 特定入院料等いわゆる包括化されていた項目を算定している保険医療機関の場合の当該項目に係る記載については，当該項目の点数から当該項目に包括されるもののうち診療報酬の請求ができない項目の所定点数の合計を差し引いた点数を記載するとともに，「摘要」欄に診療報酬の請求ができない項目及び所定点数を記載する（別葉にしても差し支えない）。
ク 厚生労働大臣の定める評価療養，患者申出療養及び選定療養第1条第3号の規定に基づく医薬品医療機器等法に規定する治験（機械器具等に係るものに限る）に係る診療報酬請求については，次に掲げる方法による。
　(ア) 1月中に治験期間とそれ以外の期間が併存する場合であっても，明細書は1枚として請求する。
　(イ) 「特記事項」欄に「器治」と記載する。
　(ウ) 治験依頼者の依頼による治験の場合は，明細書に以下の事項を記載した治験の概要を添付する。
　　　なお，この場合，治験の概要には「企業依頼」と記載する。
　　a 治験の依頼者の氏名及び連絡先
　　b 治験機器の名称
　　c 当該患者に対する治験実施期間（開始日及び終了日）及び治験機器を用いた手術又は処置が行われた日
　(エ) 自ら治験を実施する者による治験の場合は，明細書に以下の事項を記載した治験の概要を添付する。
　　　なお，この場合，治験の概要には「医師主導」と記載する。
　　a 治験責任医師の氏名及び連絡先
　　b 治験機器の名称
　　c 当該患者に対する治験実施期間（開始日及び終了日）及び治験機器を用いた手術又は処置が行われた日
　(オ) 上記(ア)の場合であって，治験依頼者の依頼による治験の場合においては，請求の対象となる検査，画像診断，処置及び手術について，その実施日を「摘要」欄に記載する。
　(カ) 治験依頼者の依頼による治験の場合であって，特定入院料等いわゆる包括化されていた項目を算定している保険医療機関の場合の当該項目に係る記載については，当該項目の点数から当該項目に包括されるもののうち診療報酬の請求ができない項目の所定点数の合計を差し引いた点数を記載するとともに，「摘要」欄に診療報酬の請求ができない項目及び所定点数を記載する（別葉にしても差し支えない）。
ケ 厚生労働大臣の定める評価療養，患者申出療養及び選定療養第1条第5号，第7号又は第8号に規定する医療機器を使用又は支給した場合は，「摘要」欄に「器評」と記載し，当該医療機器名を他の特定保険医療材料と区別して記載する。厚生労働大臣の定める評価療養，患者申出療養及び選定療養第1条第5号に規定する体外診断用医薬品を使用又は支給した場合は，「摘要」欄に「体評」と記載し，当該体外診断用医薬品名を他の診療報酬請求項目と区別して記載する。厚生労働大臣の定める評価療養，患者申出療養及び選定療養第2条第12号に規定する医療機器を使用又は支給した場合は，「摘要」欄に「器選」と記載し，当該医療機器名を他の特定保険医療材料と区別して記載する。
コ 地方厚生（支）局長に届け出て別に厚生労働大臣が定める先進医療を実施した場合には，「特記事項」欄に「先進」と記載するとともに，当該先進医療の名称及び当該先進医療について徴収した特別の料金の額を「摘要」欄の最上部に記載する。
サ 「制限回数を超えて行う診療」に係る診療報酬の請求については，「特記事項」欄に「制超」と記載する。また，実施した検査，リハビリテーション又は精神科専門療法ごとに，「摘要」欄に「検選」，「リハ選」又は「精選」と記載し，併せて当該「制限回数を超えて行う診療」の名称，徴収した特別の料金及び回数を記載する。
シ 自己負担限度額特例対象被扶養者等の場合には，「特記事項」欄に「高半」と記載する。
ス 平成21年保発第0529005号から第0529010号までにより定める『「出産育児一時金等の医療機関等への直接支払制度」実施要綱』（以下単に「実施要領」という）に基づき直接支払制度を利用する者に関する診療報酬請求であって，かつ，実施要領に定める専用請求書中「一部負担金等」の欄に記入する金額の一部又は全部に相当する診療報酬請求である場合には，「特記事項」欄に「出産」と記載する。
セ 救急用の自動車〔消防法（昭和23年法律第186号）及び消防法施行令（昭和36年政令第37号）に規定する市町村又は都道府県の救急業務を行うための救急隊の救急自動車，並びに道路交通法（昭和35年法律第105号）及び道路交通法施行令（昭和35年政令第270号）に規定する緊急自動車（傷病者の緊急搬送に用いるものに限る）をいう〕及び救急医療用ヘリコプターを用いた救急医療の確保に関する特別措置法（平成19年号外法律第103号）第2条に規定する救急医療用ヘリコプターにより搬送された患者であって，医師の診察等の結果，緊急に入院した場合には，「摘要」欄に「緊入」と記載する。
ソ 電子情報処理組織の使用による請求又は光ディスク等を用いた請求により療養の給付等の請求を行う場合については，請求する各点数の算定日ごとに回数を記録して請求するものとし，各規定で「摘要」欄に算定日（初回算定日及び前回算定日等の当該請求月以外の算定日を除く）を記載することとされている点数については，その記録を省略することができる。
タ 厚生労働大臣の定める評価療養，患者申出療養及び選定療養第1条第3号の2の規定に基づく医薬品医療機器等法に規定する治験（加工細胞等に係るものに限る）に係る診療報酬請求については，次に掲げる方法による。
　(ア) 1月中に治験期間とそれ以外の期間が併存する場合であっても，明細書は1枚として請求する。
　(イ) 「特記事項」欄に「加治」と記載する。
　(ウ) 治験依頼者の依頼による治験の場合は，明細書に以下の事項を記載した治験の概要を添付する。
　　　なお，この場合，治験の概要には「企業依頼」と記載する。
　　a 治験の依頼者の氏名及び連絡先
　　b 治験製品の名称
　　c 当該患者に対する治験実施期間（開始日及び終了日）

及び治験製品を用いた手術又は処置が行われた日
　(エ)　自ら治験を実施する者による治験の場合は，明細書に以下の事項を記載した治験の概要を添付する。
　　なお，この場合，治験の概要には「**医師主導**」と記載する。
　　　a　治験責任医師の氏名及び連絡先
　　　b　治験製品の名称
　　　c　当該患者に対する治験実施期間（開始日及び終了日）及び治験製品を用いた手術又は処置が行われた日
　(オ)　上記(ア)の場合であって，治験依頼者の依頼による治験の場合においては，請求の対象となる検査，画像診断，処置及び手術について，その実施日を「摘要」欄に記載する。
　(カ)　治験依頼者の依頼による治験の場合であって，特定入院料等いわゆる包括化されていた項目を算定している保険医療機関の場合の当該項目に係る記載については，当該項目の点数から当該項目に包括されるもののうち診療報酬の請求ができない項目の所定点数の合計を差し引いた点数を記載するとともに，「摘要」欄に診療報酬の請求ができない項目及び所定点数を記載する（別葉にしても差し支えない）。
チ　厚生労働大臣の定める評価療養，患者申出療養及び選定療養第1条第5号の2又は第7号の2に規定する再生医療等製品を使用又は支給した場合は，「摘要」欄に「**加評**」と記載し，当該再生医療等製品名を他の再生医療等製品と区別して記載する。
ツ　70歳未満の場合であって，「標準報酬月額83万円以上（国民健康保険にあっては，旧ただし書き所得901万円超）の世帯」の限度額適用認定証〔適用区分が(ア)であるもの〕が提示若しくは限度額適用認定証情報が提供された場合又は「標準報酬月額83万円以上（国民健康保険にあっては，旧ただし書き所得901万円超）の世帯」の特定医療費受給者証，特定疾患医療受給者証若しくは小児慢性特定疾病医療受給者証〔適用区分が(ア)であるもの〕が提示された場合（特定疾病給付対象療養高額療養費多数回該当の場合を除く），又は70歳以上の場合であって，「標準報酬月額83万円以上（国民健康保険及び後期高齢者医療にあっては，課税所得690万円以上）の世帯」の高齢受給者証若しくは後期高齢者医療被保険者証〔一部負担金の割合（3割）〕の提示のみ若しくは高齢受給者証情報若しくは後期高齢者医療被保険者証情報の提供のみの場合又は「標準報酬月額83万円以上（国民健康保険及び後期高齢者医療にあっては，課税所得690万円以上）の世帯」の適用区分（Ⅵ）の記載のある特定医療費受給者証若しくは特定疾患医療受給者証が提示された場合〔特定疾病給付対象療養高額療養費多数回該当の場合（小児慢性特定疾病医療支援を除く）を除く〕には，「特記事項」欄に「**区ア**」と記載する。
テ　70歳未満の場合であって，「標準報酬月額53万～79万円（国民健康保険にあっては，旧ただし書き所得600万円超～901万円以下）の世帯」の限度額適用認定証〔適用区分が(イ)であるもの〕が提示若しくは限度額適用認定証情報が提供された場合又は「標準報酬月額53万～79万円（国民健康保険にあっては，旧ただし書き所得600万円超～901万円以下）の世帯」の特定医療費受給者証，特定疾患医療受給者証若しくは小児慢性特定疾病医療受給者証〔適用区分が(イ)であるもの〕が提示された場合（特定疾病給付対象療養高額療養費多数回該当の場合を除く），又は70歳以上の場合であって，「標準報酬月額53万～79万円（国民健康保険及び後期高齢者医療にあっては，課税所得380万円以上）の世帯」の限度額適用認定証〔適用区分が（現役並みⅡ又は現役Ⅱ）〕が提示若しくは限度額適用認定証情報が提供された場合又は「標準報酬月額53万～79万円（国民健康保険及び後期高齢者医療にあっては，課税所得380万円以上）の世帯」の適用区分（Ⅴ）の記載のある特定医療費受給者証若しくは特定疾患医療受給者証が提示された場合〔特定疾病給付対象療養高額療養費多数回該当の場合（小児慢性特定疾病医療支援を除く）を除く〕には，「特記事項」欄に「**区イ**」と記載する。
ト　70歳未満の場合であって，「標準報酬月額28万～50万円（国民健康保険にあっては，旧ただし書き所得210万円超～600万円以下）の世帯」の限度額適用認定証〔適用区分が(ウ)であるもの〕が提示若しくは限度額適用認定証情報が提供された場合又は「標準報酬月額28万～50万円（国民健康保険にあっては，旧ただし書き所得210万円超～600万円以下）の世帯」の特定医療費受給者証，特定疾患医療受給者証若しくは小児慢性特定疾病医療受給者証〔適用区分が(ウ)であるもの〕が提示された場合（特定疾病給付対象療養高額療養費多数回該当の場合を除く），又は70歳以上の場合であって，「標準報酬月額28万～50万円（国民健康保険及び後期高齢者医療にあっては，課税所得145万円以上）の世帯」の限度額適用認定証〔適用区分が（現役並みⅠ又は現役Ⅰ）〕が提示若しくは限度額適用認定証情報が提供された場合又は「標準報酬月額28万～50万円（国民健康保険及び後期高齢者医療にあっては，課税所得145万円以上）の世帯」の適用区分（Ⅳ）の記載のある特定医療費受給者証若しくは特定疾患医療受給者証が提示された場合〔特定疾病給付対象療養高額療養費多数回該当の場合（小児慢性特定疾病医療支援を除く）を除く〕には，「特記事項」欄に「**区ウ**」と記載する。
ナ　70歳未満の場合であって，「標準報酬月額26万円以下（国民健康保険にあっては，旧ただし書き所得210万円以下）の世帯」の限度額適用認定証〔適用区分が(エ)であるもの〕が提示若しくは限度額適用認定証情報が提供された場合又は「標準報酬月額26万円以下（国民健康保険にあっては，旧ただし書き所得210万円以下）の世帯」の特定医療費受給者証，特定疾患医療受給者証，小児慢性特定疾病医療受給者証若しくは肝がん・重度肝硬変治療研究促進事業参加者証〔適用区分が(エ)であるもの〕が提示された場合（特定疾病給付対象療養高額療養費多数回該当の場合を除く），又は70歳以上の場合であって，「標準報酬月額26万円以下（国民健康保険にあっては課税所得145万円未満）の世帯」の高齢受給者証〔一部負担金の割合（2割）〕の提示のみ若しくは高齢受給者証情報の提供のみの場合又は「標準報酬月額26万円以下（国民健康保険にあっては課税所得145万円未満）の世帯」の適用区分（Ⅲ）の記載のある特定医療費受給者証，特定疾患医療受給者証若しくは肝がん・重度肝硬変治療研究促進事業参加者証が提示された場合〔特定疾病給付対象療養高額療養費多数回該当の場合（小児慢性特定疾病医療支援を除く）を除く〕には，「特記事項」欄に「**区エ**」と記載する。
ニ　70歳未満の場合であって，「低所得者の世帯」の限度額適用認定証若しくは限度額適用・標準負担額減額認定証〔適用区分が(オ)であるもの〕が提示若しくは限度額適用認定証情報若しくは限度額適用・標準負担額減額認定証情報が提供された場合又は「低所得者の世帯」の特定医療費受給者証，特定疾患医療受給者証，小児慢性特定疾病医療受給者証若しくは肝がん・重度肝硬変治療研究促進事業参加者証〔適用区分が(オ)であるもの〕が提示された場合（特定疾病給付対象療養高額療養費多数回該当の場合を除く），又は70歳以上の場合であって，「低所得者の世帯」の限度額適用認定証又は限度額適用・標準負担額減額認定証〔適用区分が（Ⅰ又はⅡ）〕が提示若しくは限度額適用認定証情報若しくは限度額適用・標準負担額減額認定証情報が提供された場合又は「低所得者の世帯」の適用区分（Ⅰ又はⅡ）の記載のある特定医療費受給者証，特定疾患医療受給者証若しくは肝がん・重度肝硬変治療研究促進事業参加者証が提示された場合には，「特記事項」欄に「**区オ**」と記載する。
ヌ　70歳未満において「標準報酬月額83万円以上（国民健康保険にあっては，旧ただし書き所得901万円超）の世帯」の適用区分の記載のある特定医療費受給者証，特定疾患医療受給者証又は小児慢性特定疾病医療受給者証が提示された場合であって，特定疾病給付対象療養高額療養費多数回該当の場合，又は70歳以上において「標準報酬月額83万円以上（国民健康保険及び後期高齢者医療にあっては，課税所

得690万円以上）の世帯」の適用区分（Ⅵ）の記載のある特定医療費受給者証又は特定疾患医療受給者証が提示された場合であって，特定疾病給付対象療養高額療養費多数回該当の場合（小児慢性特定疾病医療支援を除く）には，「特記事項」欄に「**多ア**」と記載する。

ネ　70歳未満において「標準報酬月額53万～79万円（国民健康保険にあっては，旧ただし書き所得600万円超～901万円以下）の世帯」の適用区分の記載のある特定医療費受給者証，特定疾患医療受給者証又は小児慢性特定疾病医療受給者証が提示された場合であって，特定疾病給付対象療養高額療養費多数回該当の場合，又は70歳以上において「標準報酬月額53万～79万円（国民健康保険及び後期高齢者医療にあっては，課税所得380万円以上）の世帯」の適用区分（Ⅴ）の記載のある特定医療費受給者証又は特定疾患医療受給者証が提示された場合であって，特定疾病給付対象療養高額療養費多数回該当の場合（小児慢性特定疾病医療支援を除く）には，「特記事項」欄に「**多イ**」と記載する。

ノ　70歳未満において「標準報酬月額28万～50万円（国民健康保険にあっては，旧ただし書き所得210万円超～600万円以下）の世帯」の適用区分の記載のある特定医療費受給者証，特定疾患医療受給者証又は小児慢性特定疾病医療受給者証が提示された場合であって，特定疾病給付対象療養高額療養費多数回該当の場合，又は70歳以上において「標準報酬月額28万～50万円（国民健康保険及び後期高齢者医療にあっては，課税所得145万円以上）の世帯」の適用区分（Ⅳ）の記載のある特定医療費受給者証又は特定疾患医療受給者証が提示された場合であって，特定疾病給付対象療養高額療養費多数回該当の場合（小児慢性特定疾病医療支援を除く）には，「特記事項」欄に「**多ウ**」と記載する。

ハ　70歳未満において「標準報酬月額26万円以下（国民健康保険にあっては，旧ただし書き所得210万円以下）の世帯」の適用区分の記載のある特定医療費受給者証，特定疾患医療受給者証，小児慢性特定疾病医療受給者証又は肝がん・重度肝硬変治療研究促進事業参加者証が提示された場合であって，特定疾病給付対象療養高額療養費多数回該当の場合，又は70歳以上において「標準報酬月額26万円以下（国民健康保険にあっては課税所得145万円未満）の世帯」の適用区分（Ⅲ）の記載のある特定医療費受給者証，特定疾患医療受給者証又は肝がん・重度肝硬変治療研究促進事業参加者証が提示された場合であって，特定疾病給付対象療養高額療養費多数回該当の場合（小児慢性特定疾病医療支援を除く）には，「特記事項」欄に「**多エ**」と記載する。

ヒ　70歳未満において「低所得者の世帯」の適用区分の記載のある特定医療費受給者証，特定疾患医療受給者証，小児慢性特定疾病医療受給者証又は肝がん・重度肝硬変治療研究促進事業参加者証が提示された場合であって，特定疾病給付対象療養高額療養費多数回該当の場合には，「特記事項」欄に「**多オ**」と記載する。

フ　後期高齢者医療において「課税所得28万円以上145万円未満で年金収入とその他の合計所得金額が単身世帯で200万円以上（後期高齢者が2人以上の世帯の場合は320万円以上）」の後期高齢者医療被保険者証〔一部負担金の割合（2割）〕が提示若しくは後期高齢者医療被保険者証情報が提供された場合（特定疾病給付対象療養高額療養費多数回該当の場合を除く），又は「課税所得28万円以上145万円未満で年金収入とその他の合計所得金額が単身世帯で200万円以上（後期高齢者が2人以上の世帯の場合は320万円以上）」の後期高齢者医療被保険者証〔一部負担金の割合（2割）〕かつ適用区分（Ⅲ）の記載のある特定医療費受給者証，特定疾患医療受給者証若しくは肝がん・重度肝硬変治療研究促進事業参加者証が提示若しくは後期高齢者医療被保険者証情報が提供かつ適用区分（Ⅲ）の記載のある特定医療費受給者証，特定疾患医療受給者証若しくは肝がん・重度肝硬変治療研究促進事業参加者証が提示された場合〔特定疾病給付対象療養高額療養費多数回該当の場合（小児慢性特定疾病医療支援を除く）を除く〕には，「特記事項」欄に「**区カ**」と記載する。

ヘ　後期高齢者医療において「課税所得28万円未満（「低所得者の世帯」を除く）若しくは課税所得28万円以上145万円未満で年金収入とその他の合計所得金額が単身世帯で200万円未満（後期高齢者が2人以上の世帯の場合は320万円未満）」の後期高齢者医療被保険者証〔一部負担金の割合（1割）〕が提示若しくは後期高齢者医療被保険者証情報が提供された場合（特定疾病給付対象療養高額療養費多数回該当の場合を除く），又は「課税所得28万円未満（「低所得者の世帯」を除く）若しくは課税所得28万円以上145万円未満で年金収入とその他の合計所得金額が単身世帯で200万円未満（後期高齢者が2人以上の世帯の場合は320万円未満）」の後期高齢者医療被保険者証〔一部負担金の割合（1割）〕かつ適用区分（Ⅲ）の記載のある特定医療費受給者証，特定疾患医療受給者証若しくは肝がん・重度肝硬変治療研究促進事業参加者証が提示若しくは後期高齢者医療被保険者証情報が提供かつ適用区分（Ⅲ）の記載のある特定医療費受給者証，特定疾患医療受給者証若しくは肝がん・重度肝硬変治療研究促進事業参加者証が提示された場合〔特定疾病給付対象療養高額療養費多数回該当の場合（小児慢性特定疾病医療支援を除く）を除く〕には，「特記事項」欄に「**区キ**」と記載する。

ホ　後期高齢者医療において「課税所得28万円以上145万円未満で年金収入とその他の合計所得金額が単身世帯で200万円以上（後期高齢者が2人以上の世帯の場合は320万円以上）」の後期高齢者医療被保険者証〔一部負担金の割合（2割）〕かつ適用区分（Ⅲ）の記載のある特定医療費受給者証，特定疾患医療受給者証若しくは肝がん・重度肝硬変治療研究促進事業参加者証が提示又は後期高齢者医療被保険者証情報が提供かつ適用区分（Ⅲ）の記載のある特定医療費受給者証，特定疾患医療受給者証若しくは肝がん・重度肝硬変治療研究促進事業参加者証が提示された場合であって，特定疾病給付対象療養高額療養費多数回該当の場合（小児慢性特定疾病医療支援を除く）には，「特記事項」欄に「**多カ**」と記載する。

マ　後期高齢者医療において「課税所得28万円未満（「低所得者の世帯」を除く）若しくは課税所得28万円以上145万円未満で年金収入とその他の合計所得金額が単身世帯で200万円未満（後期高齢者が2人以上の世帯の場合は320万円未満）」の後期高齢者医療被保険者証〔一部負担金の割合（1割）〕かつ適用区分（Ⅲ）の記載のある特定医療費受給者証，特定疾患医療受給者証若しくは肝がん・重度肝硬変治療研究促進事業参加者証が提示又は後期高齢者医療被保険者証情報が提供かつ適用区分（Ⅲ）の記載のある特定医療費受給者証，特定疾患医療受給者証若しくは肝がん・重度肝硬変治療研究促進事業参加者証が提示された場合であって，特定疾病給付対象療養高額療養費多数回該当の場合（小児慢性特定疾病医療支援を除く）には，「特記事項」欄に「**多キ**」と記載する。

※　フからマまでについては，令和4年10月1日から適用する。令和4年9月30日までの間は，後期高齢者医療にあってはナ及びハに従い，従前どおり「**区エ**」及び「**多エ**」を使用されたい。

ミ　別に厚生労働大臣が定める患者申出療養（当該療養を適切に実施できるものとして厚生労働大臣に個別に認められた病院又は診療所において行われるものに限る）を実施した場合には，「特記事項」欄に「**申出**」と記載するとともに，当該療養の名称及び当該療養について徴収した特別の料金の額を「摘要」欄の最上部に記載する。

ム　医療法第30条の13に規定する病床機能報告制度において，医療法施行規則第30条の33の6第1項に規定するレセプト情報による方法の場合であって，病棟情報を電子レセプトに記録する場合は，「病床機能報告制度に関する電子レセプトへの病棟情報の記録の通年化について」（令和2年3月16日医政地発0316第1号）による。

(27) 後期高齢者医療におけるその他

ア　後期高齢者医療特定疾病療養受療証を提示又は後期高齢

者医療特定疾病療養受療証情報を提供した患者の負担額が，高齢者医療確保法施行令第15条第6項に規定する金額を超えた場合にあっては，「特記事項」欄に「長」と表示する。
ただし，患者が後期高齢者医療特定疾病療養受療証の提示又は後期高齢者医療特定疾病療養受療証情報の提供を行った際に，既に同項に規定する金額を超えて受領している場合であって，現物給付化することが困難な場合を除く。
イ　介護老人保健施設に入所中の患者の診療料を，併設保険医療機関において算定した場合は「老併」と，併設保険医療機関以外の保険医療機関において算定した場合は「老健」と，「特記事項」欄に記載する。
　なお，同一月に同一患者につき，介護老人保健施設又は介護医療院に入所中の診療と，介護老人保健施設又は介護医療院に入所中以外の外来分の診療がある場合は，それぞれ個別の明細書に記載する。
ウ　後期高齢者医療の対象者において，公費負担医療のみの場合は，「特記事項」欄に「後保」と表示する。
エ　高齢者医療確保法第50条第2号に該当する者（65歳から75歳未満の者であって，後期高齢者医療広域連合の障害認定を受けた者）が75歳に到達した月に療養を受けた場合（自己負担限度額が2分の1とならない場合）には，「摘要」欄に「障害」と表示する。
オ　その他は，⑳のア，イ，オからサまで及びセ，ソと同様である。

Ⅲ　歯科診療に係る診療報酬請求書及び診療報酬明細書の記載要領　（略）

Ⅳ　調剤報酬請求書及び調剤報酬明細書に関する事項　（略）

別紙2　診療録等の記載上の注意事項

第1　一般的事項
1　診療録，歯科診療録及び処方箋（以下「診療録等」という）の様式については，「保険医療機関及び保険医療養担当規則」（昭和32年厚生省令第15号）による。保険薬局に分割調剤を指示する場合は，様式第2号の2を用いる。
2　処方箋の用紙は，A列5番を標準とする。なお，診療録及び歯科診療録の用紙については，用紙の大きさに特段の定めはないが，A列4番とすることが望ましい。
3　医療保険単独の者に係る診療録等については公費負担医療に係る欄は空欄のままとし，公費負担医療単独の者に係る診療録等については療養の給付に係る欄は空欄のままとして差し支えない。
4　公費負担医療に係る診療録等については，「保険医療機関」とあるのは公費負担医療の担当医療機関と，「保険医氏名」とあるのは公費負担医療の担当医氏名と読み替える。
第2　診療録等の記載上の注意事項（共通）（略）
第3　診療録の記載上の注意事項（略）
第4　歯科診療録の記載上の注意事項（略）
第5　処方箋の記載上の注意事項（p.598）

➡診療録等の記載方法等について
（昭63.5.6 保険発43）
(1)　診療録等の記載方法について
　医師法第24条及び歯科医師法第23条に基づく診療録並びに薬剤師法第28条に基づく調剤録等の記載については，作成した医師，歯科医師又は薬剤師の責任が明白であれば，ワードプロセッサー等所謂OA機器により作成することができる。
　なお，この場合には，作成の基礎となった情報の管理体制について十分留意する。
(2)　保険診療録等の記載方法について
　保険医療機関及び保険医療養担当規則第8条及び第22条の適用を受ける診療録並びに保険薬局及び保険薬剤師療養担当規則第5条及び第10条の適用を受ける調剤録記載についても(1)と同様であるが，この場合にあっては，保険医及び保険薬剤師等の署名又は記名押印を要する。
(3)　処方せんの記載方法について
　薬剤師法第23条に規定する処方せんの記載についても(1)と同様とする。
　なお，患者に交付する処方せんについては，医師等の署名又は記名押印を要するものである。
　また，病院又は診療所の管理者は，処方せんに係るOA機器の導入に当たっては，処方せんについては患者等への交付が原則であることに十分留意しなくてはならない。
(4)　助産録の記載方法
　保健師助産師看護師法第42条に規定する助産録の記載についても(1)と同様とする。
(5)　その他
　診療録及び処方せん以外の医療法第21条第1項第14号の診療に関する諸記録についても(1)に準じて取扱って良い。

➡診療録等の保存を行う場所
（平14医政発0329003・保発0329001／最終改正：平25医政発0325・15，保発0325・5）
1　外部保存通知第1に掲げる診療録等の電子媒体による外部保存については，外部保存通知第2の1及び第3に掲げる事項を遵守する。特に，今回の外部保存通知の改正は「医療情報システムの安全管理に関するガイドライン」，「ASP・SaaSにおける情報セキュリティ対策ガイドライン」，「ASP・SaaS事業者が医療情報を取り扱う際の安全管理に関するガイドライン」及び「医療情報を受託管理する情報処理事業者向けガイドライン」が整備されたことを前提に行うものであることから，これらのガイドラインについての遵守を徹底する。
2　外部保存を受託する事業者による不正な利用を防止するための措置については，「医療情報システムの安全管理に関するガイドライン」第8章を遵守する。
3　本通知は，診療録等の外部保存を義務づけるものではない。
（別紙）
第1　外部保存を認める記録等
1　医師法第24条に規定されている診療録
2　歯科医師法第23条に規定されている診療録
3　保健師助産師看護師法（昭和23年法律第203号）第42条に規定されている助産録
4　医療法（昭和23年法律第205号）第46条第2項に規定されている財産目録，同法第51条の2第1項に規定されている事業報告書等，監事の監査報告書及び定款又は寄附行為，同条第2項に規定されている書類及び公認会計士等の監査報告書並びに同法第54条の7において読み替えて準用する会社法（平成17年法律第86号）第684条第1項に規定されている社会医療法人債原簿及び同法第731条第2項に規定されている議事録
5　医療法第21条，第22条及び第22条の2に規定されている診療に関する諸記録及び同法第22条及び第22条の2に規定されている病院の管理及び運営に関する諸記録
6　診療放射線技師法（昭和26年法律第226号）第28条に規定されている照射録
7　歯科技工士法（昭和30年法律第168号）第19条に規定されている指示書
8　薬剤師法（昭和35年法律第146号）第27条に規定されている調剤済みの処方せん
9　薬剤師法第28条に規定されている調剤録
10　外国医師等が行う臨床修練に係る医師法第17条等の特例等に関する法律（昭和62年法律第29号）第11条に規定されている診療録
11　救急救命士法（平成3年法律第36号）第46条に規定されている救急救命処置録
12　医療法施行規則（昭和23年厚生省令第50号）第30条の23第1項及び第2項に規定されている帳簿
13　保険医療機関及び保険医療養担当規則（昭和32年厚生省

令第15号）第9条に規定されている診療録等
14 保険薬局及び保険薬剤師療養担当規則（昭和32年厚生省令第16号）第6条に規定されている調剤済みの処方せん及び調剤録
15 臨床検査技師等に関する法律施行規則（昭和33年厚生省令第24号）第12条の3に規定されている書類
16 歯科衛生士法施行規則（平成元年厚生省令第46号）第18条に規定されている歯科衛生士の業務記録
17 高齢者の医療の確保に関する法律の規定による療養の給付の取扱い及び担当に関する基準（昭和58年厚生省告示第14号）第9条に規定されている診療録等
18 高齢者の医療の確保に関する法律の規定による療養の給付の取扱い及び担当に関する基準第28条に規定されている調剤済みの処方せん及び調剤録

第2 診療録等の外部保存を行う際の基準

1 電子媒体により外部保存を行う場合
(1) 「民間事業者等が行う書面の保存等における情報通信の技術の利用に関する法律等の施行等について」第2(3)に掲げる基準（第1に掲げる記録の真正性，見読性及び保存性の確保をいう）を満たさなければならない。
(2) 電気通信回線を通じて外部保存を行う場合にあっては，保存に係るホストコンピュータ，サーバ等の情報処理機器が医療法第1条の5第1項に規定する病院又は同条第2項に規定する診療所その他これに準ずるものとして医療法人等が適切に管理する場所，行政機関等が開設したデータセンター等，及び医療機関等が民間事業者等との契約に基づいて確保した安全な場所に置かれるものである。
なお，当該電気通信回線を通じて行う外部保存を委託する医療機関等においては，「医療情報システムの安全管理に関するガイドライン」，受託する民間事業者等においては，「医療情報を受託管理する情報処理事業者向けガイドライン」，さらにASP・SaaSを利用する事業者の場合においては，「ASP・SaaSにおける情報セキュリティ対策ガイドライン」及び「ASP・SaaS事業者が医療情報を取り扱う際の安全管理に関するガイドライン」が遵守されることが前提条件である。
なお，上記ガイドラインについては，必要に応じて見直しが行われるため留意する。
(3) 個人情報の保護に関する法律（平成15年法律第57号。以下「個人情報保護法」という）等を遵守する等により，患者のプライバシー保護に十分留意し，個人情報の保護が担保される。
(4) 外部保存は，診療録等の保存の義務を有する病院，診療所等の責任において行う。また，事故等が発生した場合における責任の所在を明確にしておく。
2 紙媒体のままで外部保存を行う場合
(1) 第1に掲げる記録が診療の用に供するものであることにかんがみ，必要に応じて直ちに利用できる体制を確保しておく。
(2) 個人情報保護法等を遵守する等により，患者のプライバシー保護に十分留意し，個人情報の保護が担保される。
(3) 外部保存は，診療録等の保存の義務を有する病院，診療所等の責任において行う。また，事故等が発生した場合における責任の所在を明確にしておく。

第3 電子媒体により外部保存を行う際の留意事項

1 外部保存を行う病院，診療所等の管理者は運用管理規程を定め，これに従い実施する。なお，既に平成11年通知により運用管理規程を定めている場合は，適宜これを修正する。
2 1の運用管理規程の作成にあたっては，「民間事業者等が行う書面の保存等における情報通信の技術の利用に関する法律等の施行等について」の第3に掲げられている事項を定める。

事務連絡 問 診療記録は紙カルテに記入しているが，診療情報提供書や画像診断の読影結果等は，電子保存の三原則（真正性，見読性，保存性）及び「医療情報システムの安全管理に関するガイドライン」を遵守した上で，電子的に作成・保存している場合，「診療録に貼付する（添付する）こと」とされている書類等は別途，印刷して紙カルテに貼付する必要があるか。
答 ガイドライン等を遵守した上で，電子的に作成・保存された書類が，必要時に端末画面から速やかに閲覧できるように医療情報システムが構成されていれば，貼付（添付）されているものとみなす。
(平22.3.29)

○国民健康保険法施行規則第27条の6 (省令53号)
（国保被保険者資格証明書による療養）
（特別療養費に係る療養に関する届出等）

第27条の6 保険医療機関等は，特別療養費に係る療養を取り扱ったときは，次に掲げる事項を記載した届書を，当該療養を受けた被保険者に係る保険者に提出しなければならない。
一 当該保険医療機関等の名称及び所在地
二 療養を受けた被保険者の氏名，男女の別及び生年
三 傷病名，診療開始日，診療実日数，転帰及び療養内容
四 療養につき算定した費用の額
五 保険者番号及び被保険者資格証明書の記号番号
2 前項の届書の様式は，療養の給付及び公費負担医療に関する費用の請求に関する省令（昭和51年厚生省令第36号）に定める診療報酬明細書又は調剤報酬明細書の様式の例によるものとする。
3 第1項の届書は，各月分について翌月10日までに送付するものとする。
4 保険者は，第1項の届書につき，当該療養が法第54条の3第2項の規定により読み替えて準用する法第40条に規定する特別療養費に係る療養に関する準則並びに法第54条の3第2項において読み替えて準用する法第53条第2項に規定する額の算定方法及び法第54条の3第2項の規定により読み替えて準用する法第45条第3項の定めに照らして審査し，当該療養につき算定した費用の額その他の審査の結果を当該保険医療機関等に書面により通知するものとする。

（編注） 国保保険料滞納者に対する措置として，保険証を回収し，「国保被保険者資格証明書」を交付する。この場合，医療機関での患者負担金は医療費全額（点数の10倍）となり，保険料滞納分支払後に「特別療養費」として保険給付相当分が還付される。医療機関は「診療報酬明細書」に準じた上記の様式により，診療内容等を記した届書を保険者（国保連合会）に提出する。

別表I　診療報酬明細書の「摘要」欄への記載事項等一覧　（医科）

（編注） 以下の一覧では，新規の項目と「記載事項」に一部変更があったものについて，緑色のアミを付して区別しています。
🈑マークは紙レセプトのみ記載が必要な項目です。

《初診料／再診料／外来診療料》

レセプト電算処理システム用コード

区分	診療行為名称等	記載事項	レセプトコード	左記コードによるレセプト表示文言
A000	初診料	（初診の後，当該初診に附随する一連の行為を後日行った場合であって当該初診日が前月である場合）通則2（A000の保医発通知）のアからウまでに規定するものの中から，該当するものを選択して記載する	820100001	ア　初診又は再診時に行った検査，画像診断の結果のみを聞きに来院
			820100002	イ　往診等の後に薬剤のみを取りに来院
			820100003	ウ　一旦帰宅し，後刻又は後日検査，画像診断，手術等を受けに来院
		（注5のただし書に規定する2つ目の診療科に係る初診料を算定した場合）2つ目の診療科の診療科名を記載する	830100002	2つ目の診療科（初診料）；******
		（情報通信機器を用いた診療を行う際に，厚生労働省「オンライン診療の適切な実施に関する指針」に沿って診療を行う場合）当該指針において示されている一般社団法人日本医学会連合が作成した「オンライン診療の初診に適さない症状」等を踏まえ，当該診療が指針に沿った適切な診療であることを記載する	820100990	オンライン診療の適切な実施に関する指針に沿った適切な診療である（初診料）
		（情報通信機器を用いた処方を行う際に，厚生労働省「オンライン診療の適切な実施に関する指針」に沿って処方を行う場合）一般社団法人日本医学会連合が作成した「オンライン診療の初診での投与について十分な検討が必要な薬剤」等の関係学会が定める診療ガイドラインを踏まえ，当該処方が指針に沿った適切な処方であることを記載する	820100816	オンライン診療の適切な実施に関する指針に沿った適切な処方である（初診料）
A001	再診料	（再診の後，当該再診に附随する一連の行為を後日行った場合であって当該再診日が前月である場合）通則2（A000の保医発通知）のアからウまでに規定するものの中から，該当するものを選択して記載する	820100001	ア　初診又は再診時に行った検査，画像診断の結果のみを聞きに来院
			820100002	イ　往診等の後に薬剤のみを取りに来院
			820100003	ウ　一旦帰宅し，後刻又は後日検査，画像診断，手術等を受けに来院
		〔同一日に2回以上の再診（電話等再診を含む）がある場合〕同一日に2回以上の再診（電話等再診を含む）がある旨を記載する	112008350	同日再診料　🈑
			112024950	同日再診料（情報通信機器）　🈑
			112016850	同日特定妥結率再診料　🈑
			112025150	同日特定妥結率再診料（情報通信機器）　🈑
			112008850	同日電話等再診料　🈑
			112023450	同日電話等再診料（30年3月以前継続）　🈑
			112016950	同日電話等特定妥結率再診料　🈑
			112023750	同日電話等特定妥結率再診料（30年3月以前継続）　🈑
		（注3に規定する2つ目の診療科において再診を行った場合）2つ目の診療科の診療科名を記載する	830100003	2つ目の診療科（再診料）；******
		（情報通信機器を用いた診療を行う際に，厚生労働省「オンライン診療の適切な実施に関する指針」に沿って診療を行う場合）当該指針において示されている一般社団法人日本医学会連合が作成した「オンライン診療の初診に適さない症状」等を踏まえ，当該診療が指針に沿った適切な診療であったことを記載する	820100817	オンライン診療の適切な実施に関する指針に沿った適切な診療である（再診料）
		（情報通信機器を用いた処方を行う際に，厚生労働省「オンライン診療の適切な実施に関する指針」に沿って処方を行う場合）一般社団法人日本医学会連合が作成した「オンライン診療の初診での投与について十分な検討が必要な薬剤」等の関係学会が定める診療ガイドラインを踏まえ，当該処方が指針に沿った適切な処方であったことを記載する	820100818	オンライン診療の適切な実施に関する指針に沿った適切な処方である（再診料）
A001 注20	看護師等遠隔診療補助加算	（へき地療養所の医師又はへき地医療拠点病院の医師が，看護師等といる患者に対して情報通信機器を用いた診療を実施した場合）前回の対面診療を実施した年月日（初回である場合は初回である旨）を記載する	850190207	前回の対面診療を実施した年月日〔再診料（看護師等遠隔診療補助加算）〕；（元号）yy"年"mm"月"dd"日"
			820190492	初回〔再診料（看護師等遠隔診療補助加算）〕
A002	外来診療料	（再診の後，当該再診に附随する一連の行為を後日行った場合であって当該再診日が前月である場合）通則2（A000の保医発通知）のアからウまでに規定するものの中から，該当するものを選択して記載する	820100001	ア　初診又は再診時に行った検査，画像診断の結果のみを聞きに来院
			820100002	イ　往診等の後に薬剤のみを取りに来院
			820100003	ウ　一旦帰宅し，後刻又は後日検査，画像診断，手術等を受けに来院
		（注5に規定する2つ目の診療科において再診を行った場合）2つ目の診療科の診療科名を記載する	830100004	2つ目の診療科（外来診療料）；******
		（情報通信機器を用いた診療を行う際に，厚生労働省「オンライン診療の適切な実施に関する指針」に沿って診療を行う場合）当該指針において示されている一般社団法人日本医学会連合が作成した「オンライン診療の初診に適さない症状」等を踏まえ，当該診療が指針に沿った適切な診療であることを記載する	820100819	オンライン診療の適切な実施に関する指針に沿った適切な診療である（外来診療料）
		（情報通信機器を用いた処方を行う際に，厚生労働省「オンライン診療の適切な実施に関する指針」に沿って処方を行う場合）一般社団法人日本医学会連合が作成した「オンライン診療の初診での投与について十分な検討が必要な薬剤」等の関係学会が定める診療ガイドラインを踏まえ，当該処方が指針に沿った適切な処方であることを記載する	820100820	オンライン診療の適切な実施に関する指針に沿った適切な処方である（外来診療料）

区分	診療行為名称等	記載事項	レセプトコード	左記コードによるレセプト表示文言
A002 注11	看護師等遠隔診療補助加算	(へき地診療所の医師又はへき地医療拠点病院の医師が，看護師等といる患者に対して情報通信機器を用いた診療を実施した場合)前回の対面診療を実施した年月日(初回である場合は初回である旨)を記載する	850190208	前回の対面診療を実施した年月日〔外来診療料(看護師等遠隔診療補助加算)〕；(元号)yy"年"mm"月"dd"日
			820190493	初回〔外来診療料(看護師等遠隔診療補助加算)〕

《入院基本料》

区分	診療行為名称等	記載事項	レセプトコード	左記コードによるレセプト表示文言
A100	一般病棟入院基本料の救急・在宅等支援病床初期加算	入院元を記載する	830100005	入院元(一般病棟入院基本料)(救急・在宅等支援病床初期加算)；******
		(入院元が急性期医療を担う病院である場合)当該加算の算定対象である旨，過去に当該患者が当該病院(病棟)から転院(転棟)した回数を記載する [記載例1] 入院元であるXXX病院は地域一般入院料2を算定しており，かつ救急医療管理加算の届出を行っている。本患者がXXX病院から当院に転院したことは，過去に2回ある。(転院日：○年○月○日及び○年○月○日)	830100006	算定対象である旨及び転院(転棟)回数(救急・在宅等支援病床初期加算)；******
		(入院元が介護保健施設，介護医療院，居住系施設又は自宅である場合)直近の入院医療機関名及び退院日を記載する [記載例2] 入院元は自宅である。本患者はXXX病院から○年○月○日に退院後，自宅療養していた。	830100007	直近の入院医療機関名及び退院年月日(救急・在宅等支援病床初期加算)；******
A101	療養病棟入院基本料	(必要があって患者を他の病棟又は病床へ移動させた場合)その医療上の必要性を記載する	830100008	他の病棟又は病床へ移動させた医療上の必要性(療養病棟入院基本料)；******
		(患者の急性増悪により，療養病棟入院基本料を算定する病棟において，同一の保険医療機関の一般病棟へ転棟又は別の保険医療機関の一般病棟へ転院する場合であって，療養病棟入院基本料の入院料27を算定した場合)その医療上の必要性を記載する	830100009	医療上の必要性(療養病棟入院基本料)；******
		(回復期リハビリテーション入院料又は地域包括ケア病棟入院料を算定する療養病棟において当該入院料に係る算定要件に該当しない患者について，療養病棟入院基本料の入院料27を算定する場合)非該当患者である旨を記載する	820100392	非該当患者(療養病棟入院基本料)
A101	療養病棟入院基本料の急性期患者支援療養病床初期加算又は在宅患者支援療養病床初期加算	入院元を記載する	830100010	入院元(急性期患者支援療養病床初期加算)；******
			830100011	入院元(在宅患者支援療養病床初期加算)；******
		(入院元が急性期医療を担う病院である場合)当該加算の算定対象である旨，過去に当該患者が当該病院(病棟)から転院(転棟)した回数を記載する [記載例1] 入院元であるXXX病院は地域一般入院料2を算定しており，かつ救急医療管理加算の届出を行っている。本患者がXXX病院から当院に転院したことは，過去に2回ある。(転院日：○年○月○日及び○年○月○日)	830100012	算定対象である旨及び転院(転棟)回数(急性期患者支援療養病床初期加算)；******
		(入院元が介護保健施設，介護医療院，居住系施設又は自宅である場合)直近の入院医療機関名及び退院日を記載する [記載例2] 入院元は自宅である。本患者はXXX病院から○年○月○日に退院後，自宅療養していた。	830100015	直近の入院医療機関名及び退院年月日(在宅患者支援療養病床初期加算)；******
A103	精神病棟入院基本料の重度認知症加算	当該加算を当月に算定した根拠となる評価(当該加算の施設基準に基づくランク等)及び評価日を記載する(月の途中で加算点数に変更がある場合には，その都度，評価及び評価日を記載する)	830100016	算定根拠となる評価〔重度認知症加算(精神病棟入院基本料)〕；******
			850100013	評価年月日〔重度認知症加算(精神病棟入院基本料)〕；(元号)yy"年"mm"月"dd"日
A104	特定機能病院入院基本料の重度認知症加算	当該加算を当月に算定した根拠となる評価(当該加算の施設基準に基づくランク等)及び評価日を記載する(月の途中で加算点数に変更がある場合には，その都度，評価及び評価日を記載する)	830100455	算定根拠となる評価〔重度認知症加算(特定機能病院精神病棟入院基本料)〕；******
			850100386	評価年月日〔重度認知症加算(特定機能病院精神病棟入院基本料)〕；(元号)yy"年"mm"月"dd"日
A106	障害者施設等入院基本料	(一般病棟における入院期間が90日を超える患者のうち，いわゆる「特定患者」に該当する場合)「特」と記載する	190161210	特定入院基本料(障害者施設等入院基本料) ㊙
			190161310	特定入院基本料(障害者施設等入院基本料)(夜勤時間超過減算) ㊙
		(一般病棟における入院期間が90日を超える患者のうち，いわゆる「特定患者」に該当しない場合)「特外」と記載し，その理由(悪性新生物に対する治療を行っている，など)を簡潔に記載する	830100472	「特外」理由(障害者施設等入院基本料)；******
A109	有床診療所療養病床入院基本料	(必要があって患者を他の病棟又は病床へ移動させた場合)その医療上の必要性を記載する	830100018	他の病棟又は病床へ移動した医療上の必要性(有床診療所療養病床入院基本料)；******
		(患者の急性増悪により，有床診療所療養病床入院基本料を算定する病室において，同一の保険医療機関の療養病床以外へ転室又は別の保険医療機関の一般病棟若しくは有床診療所の療養病床以外の病室へ転室する場合であって，有床診療所療養病床入院基本料の入院基本料Eを算定した場合)その医療上の必要性を記載する	830100019	同一の保険医療機関の療養病床以外又は別の保険医療機関の一般病棟等以外へ転院する医療上の必要性(有床診療所療養病床入院基本料)；******
A108	有床診療所入院基本料の有床診療所急性期患者支援病床初期加算	入院元を記載する	830100800	入院元(有床診療所急性期患者支援病床初期加算)；******
		(入院元が急性期医療を担う病院である場合)当該加算の算定対象である旨，過去に当該患者が当該病院(病棟)から転院(転棟)した回数を記載する(記載例1参照) [記載例1] 入院元であるXXX病院は地域一般入院料2を算定しており，かつ救急医療管理加算の届出を行っている。本患者がXXX病院から当院に転院したことは，過去に2回ある。(転院日：○年○月○日及び○年○月○日)。	830100801	算定対象である旨及び転院(転棟)回数(有床診療所急性期患者支援病床初期加算)；******

区分	診療行為名称等	記載事項	レセプトコード	左記コードによるレセプト表示文言
A108	有床診療所入院基本料の有床診療所在宅患者支援病床初期加算	入院元を記載する	830100802	入院元（有床診療所在宅患者支援病床初期加算）；******
		（入院元が介護老人保健施設，介護医療院，居住系施設等又は自宅である場合）直近の入院医療機関名及び退院日を記載する（記載例2参照） ［記載例2］入院元は自宅である。本患者はXXX病院から○年○月○日に退院後，自宅療養していた。	830100803	直近の入院医療機関名及び退院年月日（有床診療所在宅患者支援病床初期加算）；******
A109	有床診療所療養病床入院基本料の有床診療所急性期患者支援療養病床初期加算	入院元を記載する	830100020	入院元（有床診療所急性期患者支援療養病床初期加算）；******
		（入院元が急性期医療を担う病院である場合）当該加算の算定対象である旨，過去に当該患者が当該病院（病棟）から転院（転棟）した回数を記載する ［記載例1］入院元であるXXX病院は地域一般入院料2を算定しており，かつ救急医療管理加算の届出を行っている。本患者がXXX病院から当院に転院したことは，過去に2回ある。（転院日：○年○月○日及び○年○月○日）	830100021	算定対象である旨及び転院（転棟）回数（有床診療所急性期患者支援療養病床初期加算）；******
A109	有床診療所療養病床入院基本料の有床診療所在宅患者支援療養病床初期加算	入院元を記載する	830100779	入院元（有床診療所在宅患者支援療養病床初期加算）；******
		（入院元が介護老人保健施設，介護医療院，居住系施設等又は自宅である場合）直近の入院医療機関名及び退院日を記載する ［記載例2］入院元は自宅である。本患者はXXX病院から○年○月○日に退院後，自宅療養していた。	830100022	直近の入院医療機関名及び退院年月日（有床診療所在宅患者支援療養病床初期加算）；******

《入院基本料等加算》

区分	診療行為名称等	記載事項	レセプトコード	左記コードによるレセプト表示文言
A200-2	急性期充実体制加算	（当該加算の算定を開始した入院年月日と「入院年月日」の項の入院年月日が異なる場合）当該加算の算定を開始した入院年月日を記載する	850100487	加算の算定を開始した入院年月日（急性期充実体制加算）；（元号）yy"年"mm"月"dd"日"
A205の1	救急医療管理加算1	（他の保険医療機関に入院中の患者が転院により入院する場合）転院前の入院における主傷病名を記載する	830100804	転院前の入院における主傷病名（救急医療管理加算1）；******
		以下の内容について，記載する。 ア 「基本診療料の施設基準等」の別表7の3（以下この項において「別表」という）別表の1から12までのうち該当する状態 イ 別表の2，3，4，6，7又は8の状態に該当する場合は，それぞれの入院時の状態に係る指標（P/F比は，酸素投与前の値とする。ただし，酸素投与前の測定が困難である場合は，酸素投与後の値である旨及び酸素投与後の値を記載する。また，酸素投与前の測定が困難であって，かつ，別表の3に掲げる状態であってP/F比400以上の場合は，呼吸不全と判断する根拠となった理学的所見について記載する） ウ 当該重症な状態に対して，入院後3日以内に実施した検査，画像診断，処置又は手術のうち主要なもの エ 重症患者の状態のうち，別表の2に掲げる状態であってJCS（Japan Coma Scale）0の状態，別表の3に掲げる状態であってP/F比400以上の状態，別表の4に掲げる状態であってNYHA I度の状態，又は別表の八に掲げる状態（顔面熱傷若しくは気道熱傷を除く）Burn Index0の状態について，緊急入院が必要であると判断した医学的根拠	820100393	一 吐血，喀血又は重篤な脱水で全身状態不良の状態（救急医療管理加算1）
			820101043	二 意識障害又は昏睡（救急医療管理加算1）：JCS0
			820100395	二 意識障害又は昏睡（救急医療管理加算1）：JCS1
			820100396	二 意識障害又は昏睡（救急医療管理加算1）：JCS2
			820100397	二 意識障害又は昏睡（救急医療管理加算1）：JCS3
			820100398	二 意識障害又は昏睡（救急医療管理加算1）：JCS10
			820100399	二 意識障害又は昏睡（救急医療管理加算1）：JCS20
			820100400	二 意識障害又は昏睡（救急医療管理加算1）：JCS30
			820100401	二 意識障害又は昏睡（救急医療管理加算1）：JCS100
			820100402	二 意識障害又は昏睡（救急医療管理加算1）：JCS200
			820100403	二 意識障害又は昏睡（救急医療管理加算1）：JCS300
			820101044	三 呼吸不全で重篤な状態（救急医療管理加算1）：P／F比400以上（酸素投与前）
			820100408	三 呼吸不全で重篤な状態（救急医療管理加算1）：P／F比300以上400未満（酸素投与前）
			820100409	三 呼吸不全で重篤な状態（救急医療管理加算1）：P／F比200以上300未満（酸素投与前）
			820100410	三 呼吸不全で重篤な状態（救急医療管理加算1）：P／F比200未満（酸素投与前）
			820101045	三 呼吸不全で重篤な状態（救急医療管理加算1）：P／F比400以上（酸素投与後）
			820101046	三 呼吸不全で重篤な状態（救急医療管理加算1）：P／F比300以上400未満（酸素投与後）
			820101047	三 呼吸不全で重篤な状態（救急医療管理加算1）：P／F比200以上300未満（酸素投与後）
			820101048	三 呼吸不全で重篤な状態（救急医療管理加算1）：P／F比200未満（酸素投与後）
			842100116	呼吸不全で重篤な状態（救急医療管理加算1）であって，酸素投与後の場合におけるFiO2の値（％）
			830100805	P／F比400以上であって呼吸不全と判断する根拠となった理学的所見（救急医療管理加算1）；******
			820100404	四 心不全で重篤な状態（救急医療管理加算1）：NYHA1
			820100405	四 心不全で重篤な状態（救急医療管理加算1）：NYHA2
			820100406	四 心不全で重篤な状態（救急医療管理加算1）：NYHA3
			820100407	四 心不全で重篤な状態（救急医療管理加算1）：NYHA4
			820100411	五 急性薬物中毒（救急医療管理加算1）
			820100412	六 ショック（救急医療管理加算1）：平均血圧70mmHg以上
			820100413	六 ショック（救急医療管理加算1）：平均血圧70mmHg未満
			820100414	六 ショック（救急医療管理加算1）：昇圧剤利用なし
			820100415	六 ショック（救急医療管理加算1）：昇圧剤利用あり
			842100001	七 重篤な代謝障害（肝不全）（救急医療管理加算1）AST値；******

			コード	項目名
A205の1	救急医療管理加算1		842100002	七 重篤な代謝障害（肝不全）（救急医療管理加算1）ALT値;******
			842100003	七 重篤な代謝障害（腎不全）（救急医療管理加算1）eGFR値;******
			842100004	七 重篤な代謝障害（重症糖尿病）（救急医療管理加算1）JDS値;******
			842100005	七 重篤な代謝障害（重症糖尿病）（救急医療管理加算1）NGSP値;******
			842100006	七 重篤な代謝障害（重症糖尿病）（救急医療管理加算1）随時血糖値;******
			830100023	七 重篤な代謝障害（その他）（救急医療管理加算1）具体的な状態;******
			820100416	八 広範囲熱傷，顔面熱傷又は気道熱傷（救急医療管理加算1）:Burn Index 9以上
			820100417	八 広範囲熱傷，顔面熱傷又は気道熱傷（救急医療管理加算1）:Burn Index 4以上9未満
			820100418	八 広範囲熱傷，顔面熱傷又は気道熱傷（救急医療管理加算1）:Burn Index 1以上4未満
			820101049	八 広範囲熱傷，顔面熱傷又は気道熱傷（救急医療管理加算1）:Burn Index 0
			820100419	八 広範囲熱傷，顔面熱傷又は気道熱傷（救急医療管理加算1）:気道熱傷なし
			820100420	八 広範囲熱傷，顔面熱傷又は気道熱傷（救急医療管理加算1）:気道熱傷あり
			820100421	九 外傷，破傷風等で重篤な状態（救急医療管理加算1）
			820100808	十 緊急手術，緊急カテーテル治療・検査又はt-PA療法を必要とする状態（救急医療管理加算1）
			820100822	十一 消化器疾患で緊急処置を必要とする重篤な状態（救急医療管理加算1）
			820100823	十二 蘇生術を必要とする重篤な状態（救急医療管理加算1）
			830100473	緊急入院が必要であると判断した医学的根拠（救急医療管理加算1）;******
		当該重症な状態に対して，入院後3日以内に実施した検査，画像診断，処置又は手術のうち主要なものについて，「電子情報処理組織の使用による費用の請求に関して厚生労働大臣が定める事項及び方式並びに光ディスク等を用いた費用の請求に関して厚生労働大臣が定める事項，方式及び規格について」の別添5に掲げる医科診療行為コードを記載する	831110001	入院後3日以内に実施した主要な診療行為（救急医療管理加算1）;********* （医科診療行為コード）
		（当該加算を算定した入院年月日と「入院年月日」の項の入院年月日が異なる場合）当該加算を算定した入院年月日を記載する	850100017	救急医療管理加算1を算定した入院年月日;（元号）yy"年"mm"月"dd"日"
A205の2	救急医療管理加算2	（他の保険医療機関に入院中の患者が転院により入院する場合）転院前の入院における主傷病名を記載する	830100806	転院前の入院における主傷病名（救急医療管理加算2）;******
		以下の内容について，記載する。 ア 別表の1から12までに準ずる状態又は13の状態として該当するもの イ 別表の2，3，4，6，7又は8に準ずる状態に該当する場合は，それぞれの入院時の状態に係る指標（P/F比は，酸素投与前の値とする。ただし，酸素投与前の測定が困難である場合は，酸素投与後の値である旨及び酸素投与後の値を記載する。また，酸素投与前の測定が困難であって，かつ，別表の3に掲げる状態に準ずる状態であってP/F比400以上の場合は，呼吸不全と判断した根拠となった理学的所見について記載する） ウ 当該重症な状態に対して，入院後3日以内に実施した検査，画像診断，処置又は手術のうち主要なもの	820100422	一 吐血，喀血又は重篤な脱水で全身状態不良の状態（救急医療管理加算2）
			820101050	二 意識障害又は昏睡（救急医療管理加算2）:JCS0
			820100423	二 意識障害又は昏睡（救急医療管理加算2）:JCS1
			820100424	二 意識障害又は昏睡（救急医療管理加算2）:JCS2
			820100425	二 意識障害又は昏睡（救急医療管理加算2）:JCS3
			820100426	二 意識障害又は昏睡（救急医療管理加算2）:JCS10
			820100427	二 意識障害又は昏睡（救急医療管理加算2）:JCS20
			820100428	二 意識障害又は昏睡（救急医療管理加算2）:JCS30
			820100429	二 意識障害又は昏睡（救急医療管理加算2）:JCS100
			820100430	二 意識障害又は昏睡（救急医療管理加算2）:JCS200
			820100431	二 意識障害又は昏睡（救急医療管理加算2）:JCS300
			820100436	三 呼吸不全で重篤な状態（救急医療管理加算2）:P／F比400以上（酸素投与前）
			820100437	三 呼吸不全で重篤な状態（救急医療管理加算2）:P／F比300以上400未満（酸素投与前）
			820100438	三 呼吸不全で重篤な状態（救急医療管理加算2）:P／F比200以上300未満（酸素投与前）
			820100439	三 呼吸不全で重篤な状態（救急医療管理加算2）:P／F比200未満（酸素投与前）
			820101051	三 呼吸不全で重篤な状態（救急医療管理加算2）:P／F比400以上（酸素投与後）
			820101052	三 呼吸不全で重篤な状態（救急医療管理加算2）:P／F比300以上400未満（酸素投与後）
			820101053	三 呼吸不全で重篤な状態（救急医療管理加算2）:P／F比200以上300未満（酸素投与後）

A205の2	救急医療管理加算2		820101054	三　呼吸不全で重篤な状態（救急医療管理加算2）；P／F比 200 未満（酸素投与後）
			842100117	呼吸不全で重篤な状態（救急医療管理加算2）であって，酸素投与後の場合におけるFiO2 の値（％）
			830100807	P／F比 400 以上であって呼吸不全と判断する根拠となった理学的所見（救急医療管理加算2）；******
			820100432	四　心不全で重篤な状態（救急医療管理加算2）：NYHA1
			820100433	四　心不全で重篤な状態（救急医療管理加算2）：NYHA2
			820100434	四　心不全で重篤な状態（救急医療管理加算2）：NYHA3
			820100435	四　心不全で重篤な状態（救急医療管理加算2）：NYHA4
			820100440	五　急性薬物中毒（救急医療管理加算2）
			820100441	六　ショック（救急医療管理加算2）：平均血圧 70mmHg 以上
			820100442	六　ショック（救急医療管理加算2）：平均血圧 70mmHg 未満
			820100443	六　ショック（救急医療管理加算2）：昇圧剤利用なし
			820100444	六　ショック（救急医療管理加算2）：昇圧剤利用あり
		エ　重症患者の状態のうち，別表の2に掲げる状態に準ずる状態であって JCS（Japan Coma Scale）0 の状態，別表の3に掲げる状態に準ずる状態であって P/F 比 400 以上の状態，別表の4に掲げる状態に準ずる状態であって NYHA I 度の状態，又は別表の8に掲げる状態に準ずる状態（顔面熱傷若しくは気道熱傷を除く）であって Burn Index 0 の状態について，緊急入院が必要であると判断した医学的根拠	842100007	七　重篤な代謝障害（肝不全）（救急医療管理加算2）AST 値；******
			842100008	七　重篤な代謝障害（肝不全）（救急医療管理加算2）ALT 値；******
			842100009	七　重篤な代謝障害（腎不全）（救急医療管理加算2）eGFR 値；******
			842100010	七　重篤な代謝障害（重症糖尿病）（救急医療管理加算2）JDS 値；******
			842100011	七　重篤な代謝障害（重症糖尿病）（救急医療管理加算2）NGSP 値；******
			842100012	七　重篤な代謝障害（重症糖尿病）（救急医療管理加算2）随時血糖値；******
			830100025	七　重篤な代謝障害（その他）（救急医療管理加算2）具体的な状態；******
			820100445	八　広範囲熱傷，顔面熱傷又は気道熱傷（救急医療管理加算2）：Burn Index 9 以上
			820100446	八　広範囲熱傷，顔面熱傷又は気道熱傷（救急医療管理加算2）：Burn Index 4 以上 9 未満
			820100447	八　広範囲熱傷，顔面熱傷又は気道熱傷（救急医療管理加算2）：Burn Index 1 以上 4 未満
			820101055	八　広範囲熱傷，顔面熱傷又は気道熱傷（救急医療管理加算2）：Burn Index 0
			820100448	八　広範囲熱傷，顔面熱傷又は気道熱傷（救急医療管理加算2）：気道熱傷なし
			820100449	八　広範囲熱傷，顔面熱傷又は気道熱傷（救急医療管理加算2）：気道熱傷あり
			830100642	八　広範囲熱傷，顔面熱傷又は気道熱傷（救急医療管理加算2）Burn Index 0；顔面熱傷又は気道熱傷なしの場合は，緊急入院が必要であると判断した医学的根拠；******
			820100450	九　外傷，破傷風等で重篤な状態（救急医療管理加算2）
			820100451	十　緊急手術，緊急カテーテル治療・検査又は t-PA 療法を必要とする状態（救急医療管理加算2）
			820100824	十一　消化器疾患で緊急処置を必要とする重篤な状態（救急医療管理加算2）
			820100825	十二　蘇生術を必要とする重篤な状態（救急医療管理加算2）
			820101056	十三　その他の重症な状態（救急医療管理加算2）
			830100808	緊急入院が必要であると判断した医学的根拠（救急医療管理加算2）；******
		当該重症な状態に対して，入院後3日以内に実施した検査，画像診断，処置又は手術のうち主要なものについて，「電子情報処理組織の使用による費用の請求に関して厚生労働大臣が定める事項及び方式並びに光ディスク等を用いた費用の請求に関して厚生労働大臣が定める事項，方式及び規格について」別添5に掲げる医科診療行為コードを記載する	831110002	入院後3日以内に実施した主要な診療行為（救急医療管理加算2）；*********（医科診療行為コード）
		（当該加算を算定した入院年月日と「入院年月日」の項の入院年月日が異なる場合）当該加算を算定した入院年月日を記載する	850100387	加算を算定した入院年月日（救急医療管理加算2）；(元号)yy"年"mm"月"dd"日"
A209	特定感染症入院医療管理加算	院内感染対策において感染管理の必要性が特に高い次に掲げる感染症の患者及び疑似症患者に係る感染症について，記載する	820101057	ア　狂犬病（特定感染症入院医療管理加算）
			820101058	イ　鳥インフルエンザ（特定鳥インフルエンザを除く）（特定感染症入院医療管理加算）
			820101059	ウ　エムポックス（特定感染症入院医療管理加算）
			820101060	エ　重症熱性血小板減少症候群（病原体がフレボウイルス属 SFTS ウイルスであるものに限る）（特定感染症入院医療管理加算）
			820101061	オ　腎症候性出血熱（特定感染症入院医療管理加算）
			820101062	カ　ニパウイルス感染症（特定感染症入院医療管理加算）
			820101063	キ　ハンタウイルス肺症候群（特定感染症入院医療管理加算）
			820101064	ク　ヘンドラウイルス感染症（特定感染症入院医療管理加算）
			820101065	ケ　インフルエンザ（鳥インフルエンザ及び新型インフルエンザ等感染症を除く）（特定感染症入院医療管理加算）
			820101066	コ　後天性免疫不全症候群（ニューモシスチス肺炎に限る）（特定感染症入院医療管理加算）

区分	項目	記載事項	コード	内容
A209	特定感染症入院医療管理加算	院内感染対策において感染管理の必要性が特に高い次に掲げる感染症の患者及び疑似患者に係る感染症について、記載する	820101067	サ 麻しん（特定感染症入院医療管理加算）
			820101068	シ メチシリン耐性黄色ブドウ球菌感染症（特定感染症入院医療管理加算）
			820101069	ス RSウイルス感染症（特定感染症入院医療管理加算）
			820101070	セ カルバペネム耐性腸内細菌目細菌感染症（特定感染症入院医療管理加算）
			820101071	ソ 感染性胃腸炎（特定感染症入院医療管理加算）
			820101072	タ 急性弛緩性麻痺（急性灰白髄炎を除く。病原体がエンテロウイルスによるものに限る）（特定感染症入院医療管理加算）
			820101073	チ 新型コロナウイルス感染症（特定感染症入院医療管理加算）
			820101074	ツ 侵襲性髄膜炎菌感染症（特定感染症入院医療管理加算）
			820101075	テ 水痘（特定感染症入院医療管理加算）
			820101076	ト 先天性風しん症候群（特定感染症入院医療管理加算）
			820101077	ナ バンコマイシン耐性黄色ブドウ球菌感染症（特定感染症入院医療管理加算）
			820101078	ニ バンコマイシン耐性腸球菌感染症（特定感染症入院医療管理加算）
			820101079	ヌ 百日咳（特定感染症入院医療管理加算）
			820101080	ネ 風しん（特定感染症入院医療管理加算）
			820101081	ノ ペニシリン耐性肺炎球菌感染症（特定感染症入院医療管理加算）
			820101082	ハ 無菌性髄膜炎（特定感染症入院医療管理加算）
			820101083	ヒ 薬剤耐性アシネトバクター感染症（特定感染症入院医療管理加算）
			820101084	フ 薬剤耐性緑膿菌感染症（特定感染症入院医療管理加算）
			820101085	ヘ 流行性耳下腺炎（特定感染症入院医療管理加算）
			820101086	ホ 感染症法第6条第8項に規定する指定感染症（特定感染症入院医療管理加算）
		（7日を超えて算定する場合）病原体検査の結果及び他の患者への感染の危険性が特に高いと判断する根拠を記載する	830100809	病原体検査の結果及び他の患者への感染の危険性が特に高いと判断する根拠（特定感染症入院医療管理加算）；******
A212	超重症児（者）入院診療加算・準超重症児（者）入院診療加算	当該加算の算定開始日を記載する	850100020	算定開始年月日〔超重症児（者）入院診療加算〕；(元号)yy"年"mm"月"dd"日"
			850100021	算定開始年月日〔準超重症児（者）入院診療加算〕；(元号)yy"年"mm"月"dd"日"
A220-2	特定感染症患者療養環境特別加算の個室加算	個室管理を必要とする原因となった感染症について、記載する	820101087	ア 狂犬病〔個室加算（特定感染症患者療養環境特別加算）〕
			820101088	イ 鳥インフルエンザ（特定鳥インフルエンザを除く）〔個室加算（特定感染症患者療養環境特別加算）〕
			820101089	ウ エムポックス〔個室加算（特定感染症患者療養環境特別加算）〕
			820101090	エ 重症熱性血小板減少症候群（病原体がフレボウイルス属SFTSウイルスであるものに限る）〔個室加算（特定感染症患者療養環境特別加算）〕
			820101091	オ 腎症候性出血熱〔個室加算（特定感染症患者療養環境特別加算）〕
			820101092	カ ニパウイルス感染症〔個室加算（特定感染症患者療養環境特別加算）〕
			820101093	キ ハンタウイルス肺症候群〔個室加算（特定感染症患者療養環境特別加算）〕
			820101094	ク ヘンドラウイルス感染症〔個室加算（特定感染症患者療養環境特別加算）〕
			820101095	ケ インフルエンザ（鳥インフルエンザ及び新型インフルエンザ等感染症を除く）〔個室加算（特定感染症患者療養環境特別加算）〕
			820101096	コ 麻しん〔個室加算（特定感染症患者療養環境特別加算）〕
			820101097	サ メチシリン耐性黄色ブドウ球菌感染症〔個室加算（特定感染症患者療養環境特別加算）〕
			820101098	シ RSウイルス感染症〔個室加算（特定感染症患者療養環境特別加算）〕
			820101099	ス カルバペネム耐性腸内細菌目細菌感染症〔個室加算（特定感染症患者療養環境特別加算）〕
			820101100	セ 感染性胃腸炎（病原体がノロウイルスであるものに限る）〔個室加算（特定感染症患者療養環境特別加算）〕
			820101101	ソ 急性弛緩性麻痺（急性灰白髄炎を除く。病原体がエンテロウイルスによるものに限る）〔個室加算（特定感染症患者療養環境特別加算）〕
			820101102	タ 新型コロナウイルス感染症〔個室加算（特定感染症患者療養環境特別加算）〕
			820101103	チ 侵襲性髄膜炎菌感染症〔個室加算（特定感染症患者療養環境特別加算）〕
			820101104	ツ 水痘〔個室加算（特定感染症患者療養環境特別加算）〕
			820101105	テ 先天性風しん症候群〔個室加算（特定感染症患者療養環境特別加算）〕
			820101106	ト バンコマイシン耐性黄色ブドウ球菌感染症〔個室加算（特定感染症患者療養環境特別加算）〕
			820101107	ナ バンコマイシン耐性腸球菌感染症〔個室加算（特定感染症患者療養環境特別加算）〕
			820101108	ニ 百日咳〔個室加算（特定感染症患者療養環境特別加算）〕
			820101109	ヌ 風しん〔個室加算（特定感染症患者療養環境特別加算）〕
			820101110	ネ ペニシリン耐性肺炎球菌感染症〔個室加算（特定感染症患者療養環境特別加算）〕
			820101111	ノ 無菌性髄膜炎（病原体がパルボウイルスB19によるものに限る）〔個室加算（特定感染症患者療養環境特別加算）〕
			820101112	ハ 薬剤耐性アシネトバクター感染症〔個室加算（特定感染症患者療養環境特別加算）〕
			820101113	ヒ 薬剤耐性緑膿菌感染症〔個室加算（特定感染症患者療養環境特別加算）〕
			820101114	フ 流行性耳下腺炎〔個室加算（特定感染症患者療養環境特別加算）〕
			820101115	ヘ 感染症法第6条第3項に規定する二類感染症（急性灰白髄炎）〔個室加算（特定感染症患者療養環境特別加算）〕

A220-2	特定感染症患者療養環境特別加算の個室加算	個室管理を必要とする原因となった感染症について、記載する	820101116	ヘ　同・二類感染症（結核）〔個室加算（特定感染症患者療養環境特別加算）〕
			820101117	ヘ　同・二類感染症（ジフテリア）〔個室加算（特定感染症患者療養環境特別加算）〕
			820101118	ヘ　同・二類感染症〔重症急性呼吸器症候群（病原体がベータコロナウイルス属 SARS コロナウイルスであるものに限る）〕〔個室加算（特定感染症患者療養環境特別加算）〕
			820101119	ヘ　同・二類感染症〔中東呼吸器症候群（病原体がベータコロナウイルス属 MERS コロナウイルスであるものに限る）〕〔個室加算（特定感染症患者療養環境特別加算）〕
			820101120	ヘ　同・二類感染症（特定鳥インフルエンザ）〔個室加算（特定感染症患者療養環境特別加算）〕
			820101121	ホ　感染症法第6条第7項に規定する新型インフルエンザ等感染症〔個室加算（特定感染症患者療養環境特別加算）〕
			820101122	マ　感染症法第6条第8項に規定する指定感染症〔個室加算（特定感染症患者療養環境特別加算）〕
A220-2	特定感染症患者療養環境特別加算の陰圧室加算	陰圧室管理を必要とする原因となった感染症について、記載する	820101123	ア　鳥インフルエンザ（特定鳥インフルエンザを除く）〔陰圧室加算（特定感染症患者療養環境特別加算）〕
			820101124	イ　麻しん〔陰圧室加算（特定感染症患者療養環境特別加算）〕
			820101125	ウ　新型コロナウイルス感染症〔陰圧室加算（特定感染症患者療養環境特別加算）〕
			820101126	エ　水痘〔陰圧室加算（特定感染症患者療養環境特別加算）〕
			820101127	オ　感染症法第6条第3項に規定する二類感染症（急性灰白髄炎）〔陰圧室加算（特定感染症患者療養環境特別加算）〕
			820101128	オ　同・二類感染症（結核）〔陰圧室加算（特定感染症患者療養環境特別加算）〕
			820101129	オ　同・二類感染症（ジフテリア）〔陰圧室加算（特定感染症患者療養環境特別加算）〕
			820101130	オ　同・二類感染症〔重症急性呼吸器症候群（病原体がベータコロナウイルス属 SARS コロナウイルスであるものに限る）〕〔陰圧室加算（特定感染症患者療養環境特別加算）〕
			820101131	オ　同・二類感染症〔中東呼吸器症候群（病原体がベータコロナウイルス属 MERS コロナウイルスであるものに限る）〕〔陰圧室加算（特定感染症患者療養環境特別加算）〕
			820101132	オ　同・二類感染症（特定鳥インフルエンザ）〔陰圧室加算（特定感染症患者療養環境特別加算）〕
			820101133	カ　感染症法第6条第7項に規定する新型インフルエンザ等感染症〔陰圧室加算（特定感染症患者療養環境特別加算）〕
			820101134	キ　感染症法第6条第8項に規定する指定感染症〔陰圧室加算（特定感染症患者療養環境特別加算）〕
A221-2	小児療養環境特別加算	A221-2 小児療養環境特別加算（保医発通知）の（1）のア又はイに規定するもののうち、対象患者として該当するものを選択して記載する	820100025	ア　麻疹等に感染しており、他の患者への感染の危険性が高い患者
			820100026	イ　易感染性により、感染症罹患の危険性が高い患者
A226	重症皮膚潰瘍管理加算	患者の皮膚潰瘍に係るSheaの分類を記載する	830100027	皮膚潰瘍に係るSheaの分類（重症皮膚潰瘍管理加算）；******
A228	精神科応急入院施設管理加算	精神保健及び精神障害者福祉に関する法律第33条の7第1項に規定する応急入院患者及び同法第34条第1項から第3項までの規定により移送された患者（応急入院患者等）である旨を記載する	820100452	規定により移送された患者（応急入院患者等）（精神科応急入院施設管理加算）
A229	精神科隔離室管理加算	算定日を記載する	算定日情報	（算定日）
A230-3	精神科身体合併症管理加算	対象患者について基本診療料の施設基準等別表第7の2の各号に掲げるものの中からいずれか該当するものを選択して記載する	820100453	呼吸器系疾患の患者（精神科身体合併症管理加算）
			820100454	心疾患の患者（精神科身体合併症管理加算）
			820100455	手術又は直達・介達牽引を要する骨折の患者（精神科身体合併症管理加算）
			820100456	脊髄損傷の患者（精神科身体合併症管理加算）
			820100457	重篤な内分泌・代謝性疾患の患者（精神科身体合併症管理加算）
			820100458	重篤な栄養障害の患者（精神科身体合併症管理加算）
			820100459	意識障害の患者（精神科身体合併症管理加算）
			820100460	全身感染症の患者（精神科身体合併症管理加算）
			820100461	中枢神経系の感染症の患者（精神科身体合併症管理加算）
			820100462	急性腹症の患者（精神科身体合併症管理加算）
			820100463	劇症肝炎又は重症急性膵炎の患者（精神科身体合併症管理加算）
			820100464	悪性症候群又は横紋筋融解症の患者（精神科身体合併症管理加算）
			820100465	広範囲（半肢以上）熱傷の患者（精神科身体合併症管理加算）
			820100466	手術、化学療法若しくは放射線療法を要する状態又は末期の悪性腫瘍の患者（精神科身体合併症管理加算）
			820100467	透析導入時の患者（精神科身体合併症管理加算）
			820100468	重篤な血液疾患の患者（精神科身体合併症管理加算）
			820100469	急性かつ重篤な腎疾患の患者（精神科身体合併症管理加算）
			820100470	手術室での手術を必要とする状態の患者（精神科身体合併症管理加算）
			820100471	膠原病の患者（精神科身体合併症管理加算）
			820100472	妊産婦である患者（精神科身体合併症管理加算）
			820100473	指定難病の患者（精神科身体合併症管理加算）

区分	項目	記載要領	コード	内容
A230-4	精神科リエゾンチーム加算	算定日を記載する	算定日情報	(算定日)
A231-2	強度行動障害入院医療管理加算	強度行動障害スコア及び医療度判定スコアの値を記載する	830100028	強度行動障害スコア（強度行動障害入院医療管理加算）;******
			830100029	医療度判定スコア（強度行動障害入院医療管理加算）;******
A231-4	摂食障害入院医療管理加算	初回算定時のBMIの値を記載する	842100013	初回算定時のBMI値（摂食障害入院医療管理加算）;******
A233-2	栄養サポートチーム加算	算定日を記載する	算定日情報	(算定日)
A234-2	感染対策向上加算3	（初回算定後，90日を超えて再度算定した場合）当該加算を算定した入院年月日を記載する	850100401	加算を算定した入院年月日（感染対策向上加算3）;(元号)yy"年"mm"月"dd"日"
A234-4	重症患者初期支援充実加算	（当該加算を算定した入院年月日と「入院年月日」の項の入院年月日が異なる場合）当該加算を算定した入院年月日を記載する	850190197	加算を算定した入院年月日（重症患者初期支援充実加算）;(元号)yy"年"mm"月"dd"日"
A236	褥瘡ハイリスク患者ケア加算	（当該加算を算定した入院年月日と「入院年月日」の項の入院年月日が異なる場合）当該加算を算定した入院年月日を記載する	850100026	加算を算定した入院年月日（褥瘡ハイリスク患者ケア加算）;(元号)yy"年"mm"月"dd"日"
		A236 褥瘡ハイリスク患者ケア加算（保医発通知）の(3)のアからケまでに規定するものの中から，該当するものを選択して記載する	820100826	ア　ショック状態のもの
			820100902	イ　重度の末梢循環不全のもの
			820100827	ウ　麻薬等の鎮痛・鎮静剤の持続的な使用が必要であるもの
			820100903	エ　6時間以上の全身麻酔下による手術を受けたもの
			820100828	オ　特殊体位による手術を受けたもの
			820100904	カ　強度の下痢が続く状態であるもの
			820100829	キ　極度の皮膚の脆弱（低出生体重児，GVHD，黄疸等）であるもの
			820100830	ク　皮膚に密着させる医療関連機器の長期かつ持続的な使用が必要であるもの
			820100831	ケ　褥瘡に関する危険因子（病的骨突出，皮膚湿潤，浮腫等）があって既に褥瘡を有するもの
A242	呼吸ケアチーム加算	算定日を記載する	算定日情報	(算定日)
A244	病棟薬剤業務実施加算	算定日を記載する	算定日情報	(算定日)
A246-3	医療的ケア児（者）入院前支援加算	入院前支援を行った年月日を記載する	850190209	入院前支援を行った年月日〔医療的ケア児（者）入院前支援加算〕;(元号)yy"年"mm"月"dd"日"
A247-2	せん妄ハイリスク患者ケア加算	せん妄のリスク因子の確認結果について，「診療報酬の算定方法の一部改正に伴う実施上の留意事項について」別紙様式7の3に規定するものの中から，該当するものを選択して記載する	820100832	せん妄のリスク因子：70歳以上
			820100905	せん妄のリスク因子：脳器質的障害
			820100833	せん妄のリスク因子：認知症
			820100906	せん妄のリスク因子：アルコール多飲
			820100907	せん妄のリスク因子：せん妄の既往
			820100834	せん妄のリスク因子：リスクとなる薬剤（特にベンゾジアゼピン系薬剤）の使用
			820100835	せん妄のリスク因子：全身麻酔を要する手術後又はその予定があること
			820100836	せん妄のリスク因子：その他
		リスク因子に1項目以上該当する場合は，「診療報酬の算定方法の一部改正に伴う実施上の留意事項について」別紙様式7の3に規定するものの中から，該当するものを選択して記載する	820100908	ハイリスク患者に対するせん妄対策：認知機能低下に対する介入（見当識の維持等）
			820100909	ハイリスク患者に対するせん妄対策：脱水の治療・予防（適切な補液と水分摂取）
			820100837	ハイリスク患者に対するせん妄対策：リスクとなる薬剤（特にベンゾジアゼピン系薬剤）の漸減・中止
			820100838	ハイリスク患者に対するせん妄対策：早期離床の取組
			820100839	ハイリスク患者に対するせん妄対策：疼痛管理の強化（痛みの客観的評価の併用等）
			820100840	ハイリスク患者に対するせん妄対策：適切な睡眠管理（非薬物的な入眠の促進等）
			820100841	ハイリスク患者に対するせん妄対策：本人及び家族へのせん妄に関する情報提供
			820100842	ハイリスク患者に対するせん妄対策：その他
A250 注2	薬剤調整加算	内服薬が減少する前後の内服薬の種類数（クロルプロマジン換算の評価による場合はクロルプロマジン換算した量）を記載する	842100014	調整前の内服薬の種類数（薬剤調整加算）;******
			842100015	調整前の内服薬の種類数〔クロルプロマジン換算量(mg)〕（薬剤調整加算）;******
			842100016	調整後の内服薬の種類数（薬剤調整加算）;******
			842100017	調整後の内服薬の種類数〔クロルプロマジン換算量(mg)〕（薬剤調整加算）;******
		（当該保険医療機関及び他の保険医療機関で処方された内服薬を合計した種類数から2種類以上減少した場合）当該他の保険医療機関名及び各保険医療機関における調整前後の薬剤の種類数を記載する	830100030	他の保険医療機関名（薬剤調整加算）;******
			842100018	当該保険医療機関における調整前の内服薬の種類数（薬剤調整加算）;******
			842100019	他の保険医療機関における調整前の内服薬の種類数（薬剤調整加算）;******
			842100020	当該保険医療機関における調整後の内服薬の種類数（薬剤調整加算）;******
			842100021	他の保険医療機関における調整後の内服薬の種類数（薬剤調整加算）;******

区分	診療行為名称等	記載事項	レセプトコード	左記コードによるレセプト表示文言
A251	排尿自立支援加算	当該加算の初回算定日及び初回からの通算算定回数（当該月に実施されたものを含む）を記載する	850100027	初回算定年月日（排尿自立支援加算）；（元号）yy"年"mm"月"dd"日
			842100022	通算算定回数（排尿自立支援加算）；******
A253	協力対象施設入所者入院加算	当該入院患者の入所していた介護保険施設等の名称	830100810	入所していた介護保険施設等；******

《特定入院料》

区分	診療行為名称等	記載事項	レセプトコード	左記コードによるレセプト表示文言
A300	救命救急入院料	（救命救急入院料の算定に係る入院年月日と「入院年月日」の項の入院年月日が異なる場合）救命救急入院料の算定に係る入院年月日を記載する	850100028	救命救急入院料の算定に係る入院年月日（救命救急入院料）；（元号）yy"年"mm"月"dd"日
A300 注5	急性薬毒物中毒加算1	急性薬毒物中毒の原因物質として同定した薬物を記載する	820101135	急性薬毒物中毒の原因物質として同定した薬物（急性薬毒物中毒加算1）：バルビタール系薬物
			820101136	急性薬毒物中毒の原因物質として同定した薬物（急性薬毒物中毒加算1）：ブロムバリル尿素
			820101137	急性薬毒物中毒の原因物質として同定した薬物（急性薬毒物中毒加算1）：三環系・四環系抗うつ薬
			820101138	急性薬毒物中毒の原因物質として同定した薬物（急性薬毒物中毒加算1）：アセトアミノフェン
			820101139	急性薬毒物中毒の原因物質として同定した薬物（急性薬毒物中毒加算1）：サリチル酸
			820101140	急性薬毒物中毒の原因物質として同定した薬物（急性薬毒物中毒加算1）：有機リン系農薬
			820101141	急性薬毒物中毒の原因物質として同定した薬物（急性薬毒物中毒加算1）：カーバメート系農薬
			820101142	急性薬毒物中毒の原因物質として同定した薬物（急性薬毒物中毒加算1）：グルホシネート
			820101143	急性薬毒物中毒の原因物質として同定した薬物（急性薬毒物中毒加算1）：パラコート
			820101144	急性薬毒物中毒の原因物質として同定した薬物（急性薬毒物中毒加算1）：メタンフェタミン
			820101145	急性薬毒物中毒の原因物質として同定した薬物（急性薬毒物中毒加算1）：メタノール
			820101146	急性薬毒物中毒の原因物質として同定した薬物（急性薬毒物中毒加算1）：青酸化合物
			820101147	急性薬毒物中毒の原因物質として同定した薬物（急性薬毒物中毒加算1）：ヒ素化合物
			830100811	急性薬毒物中毒の原因物質として同定した薬物（急性薬毒物中毒加算1）：その他；******
A302	新生児特定集中治療室管理料	（総合周産期特定集中治療室管理料の新生児集中治療室管理料及び新生児治療回復室入院医療管理料と合計して22日以上算定した場合）出生時体重について、「1,500g以上」、「1,000g以上1,500g未満」、「1,000g未満」、「500g以上750g未満」又は「500g未満」の中から該当するものを選択して記載する 慢性肺疾患の新生児の出生時体重について、「500g以上750g未満」、「500g未満」の中から該当するものを選択して記載する	820100027	出生時体重　1,500g以上
			820100028	出生時体重　1,000g以上1,500g未満
			820100029	出生時体重　1,000g未満
			820101040	出生時体重　500g以上750g未満
			820101041	出生時体重　500g未満
		A302 新生児特定集中治療室管理料（保医発通知）の（1）のアからスまでのいずれに該当するか選択して記載する	820100474	該当するもの（新生児特定集中治療室管理料）：ア　高度の先天奇形
			820100475	該当するもの（新生児特定集中治療室管理料）：イ　低体温
			820100476	該当するもの（新生児特定集中治療室管理料）：ウ　重症黄疸
			820100477	該当するもの（新生児特定集中治療室管理料）：エ　未熟児
			820100478	該当するもの（新生児特定集中治療室管理料）：オ　意識障害又は昏睡
			820100479	該当するもの（新生児特定集中治療室管理料）：カ　急性呼吸不全又は慢性呼吸不全の急性増悪
			820100480	該当するもの（新生児特定集中治療室管理料）：キ　急性心不全（心筋梗塞を含む）
			820100481	該当するもの（新生児特定集中治療室管理料）：ク　急性薬物中毒
			820100482	該当するもの（新生児特定集中治療室管理料）：ケ　ショック
			820100483	該当するもの（新生児特定集中治療室管理料）：コ　重篤な代謝障害（肝不全，腎不全，重症糖尿病等）
			820100484	該当するもの（新生児特定集中治療室管理料）：サ　大手術後
			820100485	該当するもの（新生児特定集中治療室管理料）：シ　救急蘇生後
			820100486	該当するもの（新生児特定集中治療室管理料）：ス　その他外傷，破傷風等で重篤な状態

A302-2	新生児特定集中治療室重症児対応体制強化管理料	A302-2 新生児特定集中治療室重症児対応体制強化管理料（保医発通知）の（1）のアからケまでのいずれに該当するか選択して記載する	820101148	該当するもの（新生児特定集中治療室重症児対応体制強化管理料）：ア　体外式膜型人工肺を実施している状態
			820101149	該当するもの（新生児特定集中治療室重症児対応体制強化管理料）：イ　腎代替療法（血液透析、腹膜透析等）を実施している状態
			820101150	該当するもの（新生児特定集中治療室重症児対応体制強化管理料）：ウ　交換輸血を実施している状態
			820101151	該当するもの（新生児特定集中治療室重症児対応体制強化管理料）：エ　低体温療法を実施している状態
			820101152	該当するもの（新生児特定集中治療室重症児対応体制強化管理料）：オ　人工呼吸器を使用している状態（出生時体重が750g未満である場合に限る）
			820101153	該当するもの（新生児特定集中治療室重症児対応体制強化管理料）：カ　人工呼吸器を使用している状態であって、一酸化窒素吸入療法を実施している状態
			820101154	該当するもの（新生児特定集中治療室重症児対応体制強化管理料）：キ　人工呼吸器を使用している状態であって、胸腔・腹腔ドレーン管理を実施している状態
			820101155	該当するもの（新生児特定集中治療室重症児対応体制強化管理料）：ク　手術術後に人工呼吸器を使用している状態
			820101156	該当するもの（新生児特定集中治療室重症児対応体制強化管理料）：ケ　新興感染症や先天性感染症等の感染症患者であって、陰圧個室管理など厳重な感染対策を行いながら人工呼吸器を使用している状態（合併症として発生した感染症は除く）
A303の1	総合周産期特定集中治療室管理料 1　母体・胎児集中治療室管理料	A303 総合周産期特定集中治療室管理料（保医発通知）の（2）のアからカまでのいずれに該当するか選択して記載する	820100487	該当するもの（母体・胎児集中治療室管理料）：ア　合併症妊娠
			820100488	該当するもの（母体・胎児集中治療室管理料）：イ　妊娠高血圧症候群
			820100489	該当するもの（母体・胎児集中治療室管理料）：ウ　多胎妊娠
			820100490	該当するもの（母体・胎児集中治療室管理料）：エ　胎盤位置異常
			820100491	該当するもの（母体・胎児集中治療室管理料）：オ　切迫流早産
			820100492	該当するもの（母体・胎児集中治療室管理料）：カ　胎児発育遅延や胎児奇形などの胎児異常を伴うもの
A303の2	総合周産期特定集中治療室管理料 2　新生児集中治療室管理料	（新生児特定集中治療室管理料及び新生児治療回復室入院医療管理料と合計して22日以上算定した場合）出生時体重について、「1,500g以上」、「1,000g以上1,500g未満」、「1,000g未満」、「500g以上750g未満」又は「500g未満」の中から該当するものを選択して記載する 慢性肺疾患の新生児の出生時体重について、「500g以上750g未満」、「500g未満」の中から該当するものを選択して記載する	820100027	出生時体重　1,500g以上
			820100028	出生時体重　1,000g以上1,500g未満
			820100029	出生時体重　1,000g未満
			820101040	出生時体重　500g以上750g未満
			820101041	出生時体重　500g未満
		A302 新生児特定集中治療室管理料（保医発通知）の（1）のアからスまでのいずれに該当するか選択して記載する	820100493	該当するもの（新生児集中治療室管理料）：ア　高度の先天奇形
			820100494	該当するもの（新生児集中治療室管理料）：イ　低体温
			820100495	該当するもの（新生児集中治療室管理料）：ウ　重症黄疸
			820100496	該当するもの（新生児集中治療室管理料）：エ　未熟児
			820100497	該当するもの（新生児集中治療室管理料）：オ　意識障害又は昏睡
			820100498	該当するもの（新生児集中治療室管理料）：カ　急性呼吸不全又は慢性呼吸不全の急性増悪
			820100499	該当するもの（新生児集中治療室管理料）：キ　急性心不全（心筋梗塞を含む）
			820100500	該当するもの（新生児集中治療室管理料）：ク　急性薬物中毒
			820100501	該当するもの（新生児集中治療室管理料）：ケ　ショック
			820100502	該当するもの（新生児集中治療室管理料）：コ　重篤な代謝障害（肝不全、腎不全、重症糖尿病等）
			820100503	該当するもの（新生児集中治療室管理料）：サ　大手術後
			820100504	該当するもの（新生児集中治療室管理料）：シ　救急蘇生後
			820100505	該当するもの（新生児集中治療室管理料）：ス　その他外傷、破傷風等で重篤な状態
A303-2	新生児治療回復室入院医療管理料	（新生児特定集中治療室管理料及び総合周産期特定集中治療室管理料の新生児集中治療室管理料と合わせて31日以上算定した場合）出生時体重について、「1,500g以上」、「1,000g以上1,500g未満」、「1,000g未満」、「500g以上750g未満」又は「500g未満」の中から該当するものを選択して記載する 慢性肺疾患の新生児の出生時体重について、「500g以上750g未満」、「500g未満」の中から該当するものを選択して記載する	820100027	出生時体重　1,500g以上
			820100028	出生時体重　1,000g以上1,500g未満
			820100029	出生時体重　1,000g未満
			820101040	出生時体重　500g以上750g未満
			820101041	出生時体重　500g未満
		A303-2 新生児治療回復室入院医療管理料（保医発通知）の、（2）のアからスまでのいずれに該当するか選択して記載する	820100506	該当するもの（新生児治療回復室入院医療管理料）：ア　高度の先天奇形
			820100507	該当するもの（新生児治療回復室入院医療管理料）：イ　低体温
			820100508	該当するもの（新生児治療回復室入院医療管理料）：ウ　重症黄疸
			820100509	該当するもの（新生児治療回復室入院医療管理料）：エ　未熟児

A303-2	新生児治療回復室入院医療管理料	A303-2 新生児治療回復室入院医療管理料（保医発通知）の，（2）のアからスまでのいずれに該当するか選択して記載する	820100510	該当するもの（新生児治療回復室入院医療管理料）：オ　意識障害又は昏睡
			820100511	該当するもの（新生児治療回復室入院医療管理料）：カ　急性呼吸不全又は慢性呼吸不全の急性増悪
			820100512	該当するもの（新生児治療回復室入院医療管理料）：キ　急性心不全（心筋梗塞を含む）
			820100513	該当するもの（新生児治療回復室入院医療管理料）：ク　急性薬物中毒
			820100514	該当するもの（新生児治療回復室入院医療管理料）：ケ　ショック
			820100515	該当するもの（新生児治療回復室入院医療管理料）：コ　重篤な代謝障害（肝不全，腎不全，重症糖尿病等）
			820100516	該当するもの（新生児治療回復室入院医療管理料）：サ　大手術後
			820100517	該当するもの（新生児治療回復室入院医療管理料）：シ　救急蘇生後
			820100518	該当するもの（新生児治療回復室入院医療管理料）：ス　その他外傷，破傷風等で重篤な状態
A306	特殊疾患入院医療管理料	（必要があって患者が他の病棟等へ移動した場合）その医療上の必要性を詳細に記載する	830100031	患者が他の病棟等へ移動した医療上の必要性（特殊疾患入院医療管理料）；******
A308	回復期リハビリテーション病棟入院料	対象となる疾患の発症年月日，手術年月日又は損傷年月日及び入棟年月日並びに退棟年月日を記載する	850100029	対象疾患の発症年月日（回復期リハビリテーション病棟入院料）；(元号) yy" 年 "mm" 月 "dd" 日
			850100030	対象疾患の手術年月日（回復期リハビリテーション病棟入院料）；(元号) yy" 年 "mm" 月 "dd" 日
			850100031	対象疾患の損傷年月日（回復期リハビリテーション病棟入院料）；(元号) yy" 年 "mm" 月 "dd" 日
			850100032	入棟年月日（回復期リハビリテーション病棟入院料）；(元号) yy" 年 "mm" 月 "dd" 日
			850100033	退棟年月日（回復期リハビリテーション病棟入院料）；(元号) yy" 年 "mm" 月 "dd" 日
		（入院までの間に算定開始日数控除対象入院料等において1日6単位以上の重点的なリハビリテーションが提供された場合）当該日数を記載する	842100023	1日6単位以上のリハビリテーション提供日数（回復期リハビリテーション病棟入院料）；******
		（回復期リハビリテーション病棟入院料を算定する病棟から転院してきた患者であって，転院後継続して回復期リハビリテーション病棟入院料を算定する場合）転院前の保険医療機関における当該入院料の算定日数を記載する	842100024	転院前の算定日数（回復期リハビリテーション病棟入院料）；******
		〔A308 回復期リハビリテーション病棟入院料（保医発通知）の (12) のウ及びエにおいて，当該患者をリハビリテーション実績指数の算出から除外する場合〕当該患者の入棟月の診療報酬明細書に，実績指数の算出から除外する旨及びその理由を記載する	830100032	実績指数算出から除外する理由（回復期リハビリテーション病棟入院料）；******
		（必要があって患者が他の病棟等へ移動した場合）その医療上の必要性を詳細に記載する	830100033	患者が他の病棟等へ移動した医療上の必要性（回復期リハビリテーション病棟入院料）；******
A308-3	地域包括ケア病棟入院料	（必要があって患者が他の病棟等へ移動した場合）その医療上の必要性を詳細に記載する	830100034	患者が他の病棟等へ移動した医療上の必要性（地域包括ケア病棟入院料）；******
A308-3	地域包括ケア病棟入院料の急性期患者支援病床初期加算又は在宅患者支援病床初期加算	入院元を記載する	830100035	入院元（急性期患者支援病床初期加算）；******
			830100036	入院元（在宅患者支援病床初期加算）；******
		（入院元が急性期医療を担う病院である場合）当該加算の算定対象である旨，過去に当該患者が当該病院（病棟）から転院（転棟）した回数を記載する ［記載例1］　入院元であるXXX病院は地域一般入院料2を算定しており，かつ救急医療管理加算の届出を行っている。本患者がXXX病院から当院に転院したことは，過去に2回ある。（転院日：〇年〇月〇日及び〇年〇月〇日）	830100037	算定対象である旨及び転院（転棟）回数（急性期患者支援病床初期加算）；******
		（入院元が介護保健施設，介護医療院，居住系施設等又は自宅である場合）直近の入院医療機関名及び退院日を記載する ［記載例2］　入院元は自宅である。本患者はXXX病院から〇年〇月〇日に退院後，自宅療養していた。	830100040	直近の入院医療機関名及び退院年月日（在宅患者支援病床初期加算）；******
A309	特殊疾患病棟入院料	（必要があって患者が他の病棟等へ移動した場合）その医療上の必要性を詳細に記載する	830100041	患者が他の病棟等へ移動した医療上の必要性（特殊疾患病棟入院料）；******
A311 A311-2 A311-3	精神科救急急性期医療入院料 精神科急性期治療病棟入院料 精神科救急・合併症入院料	算定を開始した年月日を記載する	850100034	精神科救急急性期医療入院料の算定開始年月日；(元号) yy" 年 "mm" 月 "dd" 日
			850100035	精神科急性期治療病棟入院料の算定開始年月日；(元号) yy" 年 "mm" 月 "dd" 日
			850100036	精神科救急・合併症入院料の算定開始年月日；(元号) yy" 年 "mm" 月 "dd" 日

A311 A311-2 A311-3	精神科救急急性期医療入院料 精神科急性期治療病棟入院料 精神科救急・合併症入院料	（転棟患者等が精神科急性期治療病棟入院料を算定する場合）転棟の必要性を記載する	830100042 830100043 830100044	転棟の必要性（精神科救急急性期医療入院料）；****** 転棟の必要性（精神科急性期治療病棟入院料）；****** 転棟の必要性（精神科救急・合併症入院料）；******
		〔医療観察法入院患者〔心神喪失等の状態で重大な他害行為を行った者の医療及び観察等に関する法律第42条第1項第1号又は第61条第1項第1号の決定による入院患者〕であった者が，引き続き精神科救急急性期医療入院料，精神科急性期治療病棟入院料又は精神科救急・合併症入院料を算定する場合〕医療観察法による入院の開始日及び終了日（年月日）を記載する	850100037 850100038	医療観察法による入院開始年月日；(元号) yy" 年 "mm" 月 "dd" 日" 医療観察法による入院終了年月日；(元号) yy" 年 "mm" 月 "dd" 日"
A311 A311-2 A311-3 A315	精神科救急急性期医療入院料 精神科急性期治療病棟入院料 精神科救急・合併症入院料 精神科地域包括ケア病棟入院料の非定型抗精神病薬加算	非定型，定型を含めて投与している向精神病薬をすべて記載する	830100045 830100046 830100047 830100922	向精神病薬名〔非定型抗精神病薬加算（精神科救急急性期医療入院料）〕；****** 向精神病薬名〔非定型抗精神病薬加算（精神科急性期治療病棟入院料）〕；****** 向精神病薬名〔非定型抗精神病薬加算（精神科救急・合併症入院料）〕；****** 向精神病薬名〔非定型抗精神病薬加算（精神科地域包括ケア病棟入院料）〕；******
A311	精神科救急急性期医療入院料	当該病棟におけるクロザピンの初回投与日（年月日）を記載する	850100039	当該病棟におけるクロザピンの初回投与年月日（精神科救急急性期医療入院料）；(元号) yy" 年 "mm" 月 "dd" 日"
		（当該病棟においてクロザピンの投与を中止した場合）投与中止日及び投与中止の理由について，A311 精神科救急急性期医療入院料（保医発通知）の (3) のア又はイの理由のうち該当するものを記載する	850100040 820100519 820100520	当該病棟におけるクロザピンの投与中止年月日（精神科救急急性期医療入院料）；(元号) yy" 年 "mm" 月 "dd" 日" クロザピンの投与中止の理由（精神科救急急性期医療入院料）：ア クロザピンの副作用等の事由により，投与を中止 クロザピンの投与中止の理由（精神科救急急性期医療入院料）：イ 患者事由により，投与を中止
		（他の病棟又は他の保険医療機関においてクロザピンを中止したことがある場合）他の病棟又は他の保険医療機関における直近のクロザピンの投与中止日及び当該保険医療機関におけるクロザピンの投与中止回数	850100041 842100025	他の病棟又は他の保険医療機関におけるクロザピンの投与中止年月日（精神科救急急性期医療入院料）；(元号) yy" 年 "mm" 月 "dd" 日" クロザピンの投与中止回数（精神科救急急性期医療入院料）；******
A311-2	精神科急性期治療病棟入院料	当該病棟におけるクロザピンの初回投与日（年月日）を記載する	850100042	当該病棟におけるクロザピンの初回投与年月日（精神科急性期治療病棟入院料）；(元号) yy" 年 "mm" 月 "dd" 日"
		（当該病棟においてクロザピンの投与を中止した場合）投与中止日及び投与中止の理由について，A311-2 精神科急性期治療病棟入院料（保医発通知）の (4) のア又はイの理由のうち該当するものを記載する	850100043 820100521 820100522	当該病棟におけるクロザピンの投与中止年月日（精神科急性期治療病棟入院料）；(元号) yy" 年 "mm" 月 "dd" 日" クロザピンの投与中止の理由（精神科急性期治療病棟入院料）：ア クロザピンの副作用等の事由により，投与を中止 クロザピンの投与中止の理由（精神科急性期治療病棟入院料）：イ 患者事由により，投与を中止
		（他の病棟又は他の保険医療機関においてクロザピンを中止したことがある場合）他の病棟又は他の保険医療機関における直近のクロザピンの投与中止日及び当該保険医療機関におけるクロザピンの投与中止回数	850100044 842100026	他の病棟又は他の保険医療機関におけるクロザピンの投与中止年月日（精神科急性期治療病棟入院料）；(元号) yy" 年 "mm" 月 "dd" 日" クロザピンの投与中止回数（精神科急性期治療病棟入院料）；******
A311-3	精神科救急・合併症入院料	当該病棟におけるクロザピンの初回投与日（年月日）を記載する	850100045	当該病棟におけるクロザピンの初回投与年月日（精神科救急・合併症入院料）；(元号) yy" 年 "mm" 月 "dd" 日"
		（当該病棟においてクロザピンの投与を中止した場合）投与中止日及び投与中止の理由について，A311-3 精神科救急・合併症入院料（保医発通知）の (3) のア又はイの理由のうち該当するものを記載する	850100046 820100523 820100524	当該病棟におけるクロザピンの投与中止年月日（精神科救急・合併症入院料）；(元号) yy" 年 "mm" 月 "dd" 日" クロザピンの投与中止の理由（精神科救急・合併症入院料）：ア クロザピンの副作用等の事由により，投与を中止 クロザピンの投与中止の理由（精神科救急・合併症入院料）：イ 患者事由により，投与を中止
		（他の病棟又は他の保険医療機関においてクロザピンを中止したことがある場合）他の病棟又は他の保険医療機関における直近のクロザピンの投与中止日及び当該保険医療機関におけるクロザピンの投与中止回数	850100047 842100027	他の病棟又は他の保険医療機関におけるクロザピンの投与中止年月日（精神科救急・合併症入院料）；(元号) yy" 年 "mm" 月 "dd" 日" クロザピンの投与中止回数（精神科救急・合併症入院料）；******
A312	精神療養病棟入院料	（必要があって患者が他の病棟等へ移動した場合）その医療上の必要性を詳細に記載する	830100048	患者が他の病棟等へ移動した医療上の必要性（精神療養病棟入院料）；******
A312	精神療養病棟入院料の非定型抗精神病薬加算	非定型，定型を含めて投与している向精神病薬をすべて記載する	830100049	向精神病薬名〔非定型抗精神病薬加算（精神療養病棟入院料）〕；******
A312	精神療養病棟入院料の重症者加算	算定日を記載する	算定日情報	（算定日）
A314	認知症治療病棟入院料	（必要があって患者が他の病棟等へ移動した場合）その医療上の必要性を詳細に記載する	830100050	患者が他の病棟等へ移動した医療上の必要性（認知症治療病棟入院料）；******

区分	診療行為名称等	記載事項	レセプトコード	左記コードによるレセプト表示文言
A317	特定一般病棟入院料の救急・在宅等支援病床初期加算	入院元を記載する	830100051	入院元（特定一般病棟入院料）（救急・在宅等支援病床初期加算）；******
		（入院元が急性期医療を担う病院である場合）当該加算の算定対象である旨，過去に当該患者が当該病院（病棟）から転院（転棟）した回数を記載する ［記載例１］　入院元であるＸＸＸ病院は地域一般入院料２を算定しており，かつ救急医療管理加算の届出を行っている。本患者がＸＸＸ病院から当院に転院したことは，過去に２回ある。（転院日：○年○月○日及び○年○月○日）	830100006	算定対象である旨及び転院（転棟）回数（救急・在宅等支援病床初期加算）；******
		（入院元が介護保健施設，介護医療院，居住系施設等又は自宅である場合）直近の入院医療機関名及び退院日を記載する ［記載例２］　入院元は自宅である。本患者はＸＸＸ病院から○年○月○日に退院後，自宅療養していた。	830100007	直近の入院医療機関名及び退院年月日（救急・在宅等支援病床初期加算）；******
A317	特定一般病棟入院料を算定している患者について，地域包括ケア入院医療管理が行われた場合	地域包括ケア入院医療管理を行う病室に入室した年月日を記載する	850100048	特定一般病棟入院料（地域包括ケア）を行う病室への入室年月日；(元号) yy"年"mm"月"dd"日"
		（必要があって患者を他の病棟等へ移動した場合）その医療上の必要性を記載する	830100054	患者を他の病棟等へ移動した医療上の必要性（特定一般病棟入院料）（地域包括ケア）；******
A318	地域移行機能強化病棟入院料の非定型抗精神病薬加算	非定型，定型を含めて投与している向精神病薬をすべて記載する	830100055	向精神病薬名（地域移行機能強化病棟入院料）（非定型抗精神病薬加算）；******
A318	地域移行機能強化病棟入院料の重症者加算	算定した日を記載する	算定日情報	（算定日）
A319	特定機能病院リハビリテーション病棟入院料	（医療上特に必要がある場合であって，特定機能病院リハビリテーション病棟から他の病棟へ患者が移動した場合）その医療上の必要性について詳細に記載する	830100476	他の病棟へ患者が移動した医療上の必要性（特定機能病院リハビリテーション病棟入院料）；******
		転院前の保険医療機関における特定機能病院リハビリテーション病棟入院料又は回復期リハビリテーション病棟入院料の算定日数を記載する	830100477	転院前の保険医療機関における算定日数（特定機能病院リハビリテーション病棟入院料）；******

《短期滞在手術等基本料》

区分	診療行為名称等	記載事項	レセプトコード	左記コードによるレセプト表示文言
A400の1	短期滞在手術等基本料1	短手1と表示し，算定日及び手術名を記載する	算定日情報	（算定日）
			820100992	対象手術（短手1）：内分泌負荷試験　1　下垂体前葉負荷試験　イ　成長ホルモン（GH）（一連として）
			820100993	対象手術（短手1）：小児食物アレルギー負荷検査
			820100525	対象手術（短手1）：皮膚，皮下腫瘍摘出術（露出部）　3　長径4cm以上（6歳未満に限る）
			820100526	対象手術（短手1）：皮膚，皮下腫瘍摘出術（露出部以外）　3　長径6cm以上12cm未満（6歳未満に限る）
			820100527	対象手術（短手1）：皮膚，皮下腫瘍摘出術（露出部以外）　4　長径12cm以上（6歳未満に限る）
			820100528	対象手術（短手1）：腋臭症手術
			820100994	対象手術（短手1）：四肢・躯幹軟部腫瘍摘出術　2　手，足（手に限る）
			820100995	対象手術（短手1）：骨内異物（挿入物を含む）除去術　4　鎖骨，膝蓋骨，手，足，指（手，足）その他（手に限る）
			820100529	対象手術（短手1）：半月板切除術
			820100530	対象手術（短手1）：関節鏡下半月板切除術
			820100996	対象手術（短手1）：ガングリオン摘出術　1　手，足，指（手，足）（手に限る）
			820100531	対象手術（短手1）：手根管開放手術
			820100532	対象手術（短手1）：関節鏡下手根管開放手術
			820100997	対象手術（短手1）：涙管チューブ挿入術　1　涙道内視鏡を用いるもの
			820100998	対象手術（短手1）：眼瞼内反症手術　2　皮膚切開法
			820100999	対象手術（短手1）：眼瞼下垂症手術　1　眼瞼挙筋前転法
			820101000	対象手術（短手1）：眼瞼下垂症手術　3　その他のもの
			820101001	対象手術（短手1）：翼状片手術（弁の移植を要するもの）
			820101002	対象手術（短手1）：治療的角膜切除術　1　エキシマレーザーによるもの（角膜ジストロフィー又は帯状角膜変性に係るものに限る）
			820101003	対象手術（短手1）：緑内障手術　6　水晶体再建術併用眼内ドレーン挿入術
			820100533	対象手術（短手1）：水晶体再建術　1　眼内レンズを挿入する場合　イ　縫着レンズを挿入するもの
			820101157	対象手術（短手1）：水晶体再建術　1　眼内レンズを挿入する場合　ロ　その他のもの
			820101158	対象手術（短手1）：水晶体再建術　2　眼内レンズを挿入しない場合

診療報酬請求書・明細書の記載要領 **1681**

区分	診療行為名称等	記載事項	レセプトコード	左記コードによるレセプト表示文言
A400の1	短期滞在手術等基本料1	短手1と表示し，算定日及び手術名を記載する	820101159	対象手術（短手1）：水晶体再建術　3　計画的後嚢切開を伴う場合
			820100534	対象手術（短手1）：乳腺腫瘍摘出術　1　長径5cm未満
			820101160	対象手術（短手1）：乳腺腫瘍摘出術　2　長径5cm以上
			820100535	対象手術（短手1）：気管支狭窄拡張術（気管支鏡によるもの）
			820100536	対象手術（短手1）：気管支腫瘍摘出術（気管支鏡又は気管支ファイバースコープによるもの）
			820101004	対象手術（短手1）：経皮的シャント拡張術・血栓除去術　1　初回
			820101005	対象手術（短手1）：経皮的シャント拡張術・血栓除去術　2　1の実施後3月以内に実施する場合
			820101006	対象手術（短手1）：下肢静脈瘤手術　1　抜去切除術
			820101007	対象手術（短手1）：下肢静脈瘤手術　2　硬化療法（一連として）
			820101008	対象手術（短手1）：下肢静脈瘤手術　3　高位結紮術
			820101009	対象手術（短手1）：下肢静脈瘤血管内焼灼術
			820101010	対象手術（短手1）：下肢静脈瘤血管内塞栓術
			820100537	対象手術（短手1）：内視鏡的胃，十二指腸ポリープ・粘膜切除術　1　早期悪性腫瘍粘膜切除術
			820100538	対象手術（短手1）：内視鏡的大腸ポリープ・粘膜切除術　1　長径2cm未満
			820101011	対象手術（短手1）：痔核手術（脱肛を含む）　2　硬化療法（四段階注射法によるもの）
			820101012	対象手術（短手1）：肛門良性腫瘍，肛門ポリープ，肛門尖圭コンジローム切除術（肛門ポリープ，肛門尖圭コンジローム切除に限る）
			820101013	対象手術（短手1）：尿失禁手術（ボツリヌス毒素によるもの）
			820101014	対象手術（短手1）：顕微鏡下精索静脈瘤手術
			820100539	対象手術（短手1）：経尿道的レーザー前立腺切除・蒸散術　1　ホルミウムレーザー又は倍周波数レーザーを用いるもの
			820101161	対象手術（短手1）：経尿道的レーザー前立腺切除・蒸散術　2　ツリウムレーザーを用いるもの
			820101162	対象手術（短手1）：経尿道的レーザー前立腺切除・蒸散術　3　その他のもの
		（短期滞在手術等基本料1の届出を行った保険医療機関が，短期滞在手術等基本料の対象となる手術を行った場合であって入院基本料を算定する場合）短期滞在手術等基本料を算定しない理由を記載する	830100056	非算定理由（短手1）；******
		（短期滞在手術等基本料1を算定する患者について，当該手術とは別の目的で実施した，検査及び当該検査項目等に係る判断料並びに画像診断項目の費用を算定する場合）その旨を記載する	820100540	対象手術とは別目的で実施した検査等（短手1）
A400の3	短期滞在手術等基本料3	短手3と表示し，検査日又は手術日及び検査名又は手術名を記載する	算定日情報	（算定日）

《その他入院料関連》

区分	診療行為名称等	記載事項	レセプトコード	左記コードによるレセプト表示文言
A	180日を超える期間通算対象入院料を算定する場合	〔「保険外併用療養費に係る厚生労働大臣の定める医薬品等」（平成18年9月12日厚生労働省告示第498号）の9のいずれにも該当しない場合〕「選」と記載する	190117810	（選）急性期一般入院料1
			190214510	（選）急性期一般入院料2
			190214610	（選）急性期一般入院料3
			190214710	（選）急性期一般入院料4
			190214810	（選）急性期一般入院料5
			190214910	（選）急性期一般入院料6
			190215010	（選）地域一般入院料1
			190111910	（選）地域一般入院料2
			190112010	（選）地域一般入院料3
			190113410	（選）一般病棟特別入院基本料
			190118710	（選）特定機能病院一般病棟7対1入院基本料
			190114710	（選）特定機能病院一般病棟10対1入院基本料
			190119410	（選）専門病院7対1入院基本料
			190115710	（選）専門病院10対1入院基本料
			190115810	（選）専門病院13対1入院基本料
			190122890	選定療養（入院180日超）減算（入院基本料）
		（「保険外併用療養費に係る厚生労働大臣の定める医薬品等」の9のいずれかに該当する場合）「選外」と記載し，「保険外併用療養費に係る厚生労働大臣の定める医薬品等」第9のイからワまでに規定するものの中から，該当するものを選択して記載する	820100030	イ　通算対象入院料算定患者以外の患者
			820100031	ロ　難病患者等入院診療加算を算定する患者
			820100032	ハ　重症者等療養環境特別加算を算定する患者
			820100033	ニ　厚生労働省告示に規定する難病患者等
			820100034	ホ　悪性新生物に対する腫瘍用薬を投与している状態にある患者
			820100035	ヘ　悪性新生物に対する放射線治療を実施している状態にある患者
			820100036	ト　ドレーン法等を実施している状態にある患者

区分	診療行為名称等	記載事項	レセプトコード	左記コードによるレセプト表示文言
A	180日を超える期間通算対象入院料を算定する場合	（「保険外併用療養費に係る厚生労働大臣の定める医薬品等」の9のいずれかに該当する場合）「選外」と記載し，「保険外併用療養費に係る厚生労働大臣の定める医薬品等」第9のイからワまでに規定するものの中から，該当するものを選択して記載する	820100037	チ　人工呼吸器を使用している状態にある患者
			820100038	リ　人工腎臓又は血漿交換療法を実施している状態にある患者
			820100039	ヌ　全身麻酔その他これに準ずる麻酔を用いる手術患者
			820100040	ル　15歳未満の患者
			820100041	ヲ　小児慢性特定疾病児童等患者又は育成医療給付患者
			820100042	ワ　ロからヌまでに掲げる状態に準ずる状態にある患者
A	救急患者として受け入れた患者が，処置室，手術室等において死亡した場合で，当該保険医療機関が救急医療を担う施設として確保することとされている専用病床（救急医療管理加算又は救命救急入院料を算定する病床に限る）に入院したものとみなす場合	死亡年月日及び死亡を確認した場所として，「処置室で死亡」，「手術室で死亡」，「処置室・手術室以外で死亡」の中から該当するものを選択して記載する　なお，「処置室・手術室以外で死亡」を選択した場合は，死亡を確認した場所を記載する	820100043	処置室で死亡
			820100044	手術室で死亡
			820100045	処置室・手術室以外で死亡
			830100057	死亡を確認した場所；******

《医学管理等》

区分	診療行為名称等	記載事項	レセプトコード	左記コードによるレセプト表示文言
B001の2	特定薬剤治療管理料1	B001の2特定薬剤治療管理料（保医発通知）の(1)のアの(イ)から(ナ)までに規定するものの中から，該当するものを選択して記載する　また，初回の算定年月を記載する。ただし，抗てんかん剤及び免疫抑制剤以外の薬剤を投与している患者について4月目以降の特定薬剤治療管理料1を算定する場合又は抗てんかん剤若しくは免疫抑制剤を投与している患者について特定薬剤治療管理料1を算定する場合には，初回の算定年月の記載を省略して差し支えない。	820100046	(イ)　心疾患患者でジギタリス製剤を投与
			820100047	(ロ)　てんかん患者で抗てんかん剤を投与
			820100558	(ハ)　臓器移植術を受けた患者で免疫抑制剤を投与
			820100559	(ニ)　気管支喘息等の患者でテオフィリン製剤を投与
			820100560	(ホ)　不整脈の患者に対して不整脈用剤を継続的に投与
			820100561	(ヘ)　統合失調症の患者でハロペリドール製剤等を投与
			820100562	(ト)　躁うつ病の患者でリチウム製剤を投与
			820100563	(チ)　躁うつ病又は躁病の患者でバルプロ酸ナトリウム等を投与
			820100054	(リ)　留意事項通知に規定する患者でシクロスポリンを投与
			820100564	(ヌ)　留意事項通知に規定する患者でタクロリムス水和物を投与
			820100565	(ル)　若年性関節リウマチ等の患者でサリチル酸系製剤を継続投与
			820100566	(ヲ)　悪性腫瘍の患者でメトトレキサートを投与
			820100567	(ワ)　留意事項通知に規定する患者でエベロリムスを投与
			820100568	(カ)　入院中の患者であってアミノ配糖体抗生物質等を数日間以上投与
			820100569	(ヨ)　重症又は難治性真菌感染症又は造血幹細胞移植の患者であってトリアゾール系抗真菌剤を投与
			820100570	(タ)　イマチニブを投与
			820100062	(レ)　リンパ脈管筋腫症の患者でシロリムス製剤を投与
			820100063	(ソ)　腎細胞癌の患者で抗悪性腫瘍剤としてスニチニブを投与
			820100572	(ツ)　片頭痛の患者であってバルプロ酸ナトリウムを投与
			820100843	(ネ)　統合失調症の患者であって治療抵抗性統合失調症治療薬を投与
			820101163	(ナ)　ブスルファンを投与
B001の2	特定薬剤治療管理料1の臓器移植加算	当該臓器移植を行った年月日を記載する	850100049	臓器移植年月日（臓器移植加算）（特定薬剤治療管理料1）；(元号)yy"年"mm"月"dd"日"
B001の2	特定薬剤治療管理料1の注9加算	ミコフェノール酸モフェチルの血中濃度測定の必要性を記載する	830100058	ミコフェノール酸モフェチルの血中濃度測定の必要性（特定薬剤治療管理料1）；******
B001の2	特定薬剤治療管理料1の注10加算	（エベロリムスの初回投与から3月の間に算定する場合）エベロリムスの初回投与日	850100050	エベロリムスの初回投与年月日（特定薬剤治療管理料1）；(元号)yy"年"mm"月"dd"日"
		（エベロリムスの初回投与から3月の間に算定する場合）エベロリムスの血中濃度測定の必要性	830100059	エベロリムスの血中濃度測定の必要性（特定薬剤治療管理料1）；******
B001の3	悪性腫瘍特異物質治療管理料	行った腫瘍マーカーの検査名を記載する	830100060	検査名（悪性腫瘍特異物質治療管理料）；******
B001の4	小児特定疾患カウンセリング料	同一患者に対し初めてのカウンセリングを行った年月日を記載する	850100051	同一患者に対し初めてのカウンセリング実施年月日（小児特定疾患カウンセリング料）；(元号)yy"年"mm"月"dd"日"
B001の9	外来栄養食事指導料の「注2」の場合	指導した年月日を記載する	850100052	指導した年月日〔外来栄養食事指導料（注2）〕；(元号)yy"年"mm"月"dd"日"
B001の12	心臓ペースメーカー指導管理料の導入期加算	ペースメーカー移植術，両心室ペースメーカー移植術，植込型除細動器移植術又は両室ペーシング機能付き植込型除細動器移植術を行った年月日を記載する	850100053	導入期加算（心臓ペースメーカー指導管理料）移植年月日；(元号)yy"年"mm"月"dd"日"
B001の12	心臓ペースメーカー指導管理料の植込型除細動器移行期加算	直近の算定年月日及び使用開始日を記載する。また，B001の12心臓ペースメーカー指導管理料（保医発通知）の(5)のア又はイに規定するもののうち該当するものを選択して記載する	850100054	直近の算定年月日（植込型除細動器移行期加算）；(元号)yy"年"mm"月"dd"日"
			850100055	使用開始年月日（植込型除細動器移行期加算）；(元号)yy"年"mm"月"dd"日"
			820100064	ア　留意事項通知に規定する患者でICD適否確定までの間使用
			820100065	イ　留意事項通知に規定する患者でICD植え込みまでの間使用

診療報酬請求書・明細書の記載要領　1683

B001の12	心臓ペースメーカー指導管理料の遠隔モニタリング加算	当該指導管理料の直近の算定年月を記載する	850190001	直近の算定年月〔遠隔モニタリング加算（心臓ペースメーカー指導管理料）〕；(元号) yy" 年 "mm" 月
B001の14	高度難聴指導管理料のイ	人工内耳植込術を行った年月日を記載する	850100056	人工内耳植込術実施年月日〔高度難聴指導管理料（術後3月以内）〕；(元号) yy" 年 "mm" 月 "dd" 日
B001の14	高度難聴指導管理料のロ	前回算定年月日（初回である場合は初回である旨）を記載する	850100488	前回算定年月日〔高度難聴指導管理料（その他の患者）〕；(元号) yy" 年 "mm" 月 "dd" 日
			820190488	初回〔高度難聴指導管理料（その他の患者）〕
B001の14	高度難聴指導管理料の人工内耳機器調整加算	前回算定年月日（初回である場合は初回である旨）を記載する	850190043	前回算定年月日（人工内耳機器調整加算）；(元号) yy" 年 "mm" 月 "dd" 日
			820190043	初回（人工内耳機器調整加算）
B001の15	慢性維持透析患者外来医学管理料	（慢性維持透析患者外来医学管理料に含まれる検査以外の検査を別に算定した場合）その必要性を記載する	830100061	管理料に含まれる検査以外の検査を別に算定した必要性（慢性維持透析患者外来医学管理料）；******
		（慢性維持透析患者外来医学管理料に含まれる検査であって特例として算定を認められた検査を別に算定した場合）B001の15慢性維持透析患者外来医学管理料（保医発通知）の(10)のアからカまでに規定するものの中から該当するものを選択して記載する	820100066	ア　出血性合併症患者の退院月翌月の月2回目以後の末梢血液一般検査
			820100067	イ　パルス療法施行時の月2回目以後のカルシウム等の検査
			820100068	ウ　副甲状腺切除を行った患者の月2回目以後のカルシウム等の検査
			820100069	エ　シナカルセト塩酸塩投与患者の月2回目以後のカルシウム等の検査
			820100070	オ　透析アミロイド症の月2回目以後のβ2-マイクログロブリン検査
			820100071	カ　デフェロキサミンメシル酸塩投与患者のアルミニウムの検査
B001の16	喘息治療管理料1の重度喘息患者治療管理加算	当該加算に係る第1回目の治療管理を行った年月日を記載する	850100058	第1回目の治療管理を行った年月日（重度喘息患者治療管理加算）；(元号) yy" 年 "mm" 月 "dd" 日
B001の17	慢性疼痛疾患管理料	（当該患者に対し最初に当該管理料を算定した場合）算定年月日を記載する	850100059	算定年月日（慢性疼痛疾患管理料）；(元号) yy" 年 "mm" 月 "dd" 日
B001の23	がん患者指導管理料のロ	当該患者に対して過去に当該指導管理料を算定した年月日を記載する	850100060	過去に算定した年月日（がん患者指導管理料ロ）；(元号) yy" 年 "mm" 月 "dd" 日
B001の23	がん患者指導管理料のハ	当該患者に対して過去に当該指導管理料を算定した年月日を記載する	850100061	過去に算定した年月日（がん患者指導管理料ハ）；(元号) yy" 年 "mm" 月 "dd" 日
B001の26	植込型輸液ポンプ持続注入療法指導管理料の導入期加算	植込術を行った年月日を記載する	850100062	植込術の実施年月日〔導入期加算（植込型輸液ポンプ持続注入療法指導管理料）〕；(元号) yy" 年 "mm" 月 "dd" 日
B001の27	糖尿病透析予防指導管理料	ヘモグロビンA1cの値又は内服薬やインスリン製剤を使用している旨を記載する	842100028	ヘモグロビンA1c値（糖尿病透析予防指導管理料）；******
			820100574	内服薬やインスリン製剤使用（糖尿病透析予防指導管理料）
B001の28	小児運動器疾患指導管理料	前回算定年月（初回である場合は初回である旨）を記載する	850190002	前回算定年月（小児運動器疾患指導管理料）；(元号) yy" 年 "mm" 月
			820190002	初回（小児運動器疾患指導管理料）
B001の29	乳腺炎重症化予防ケア・指導料	通算算定回数（当該月に実施されたものを含む）を記載する	842100029	乳腺炎重症化予防ケア・指導料1の通算実施回数；******
			842100111	乳腺炎重症化予防ケア・指導料2の通算実施回数；******
B001の31	腎代替療法指導管理料	（腎代替療法指導管理料を2回算定する場合）その医療上の必要性を詳細に記載する	830100065	2回算定する医療上の必要性（腎代替療法指導管理料）；******
		〔B001の31腎代替療法指導管理料（保医発通知）の(2)のアに該当する場合〕直近の血液検査におけるeGFRの検査値について，B001の31腎代替療法指導管理料（保医発通知）の(6)の(イ)から(ハ)のうちいずれか該当するものを選択して記載する	820100575	eGFRの検査値（腎代替療法指導管理料）：(イ)　25mL/min/1.73m^{2}以上　30mL/min/1.73m^{2}未満
			820100576	eGFRの検査値（腎代替療法指導管理料）：(ロ)　15mL/min/1.73m^{2}以上　25mL/min/1.73m^{2}未満
			820100577	eGFRの検査値（腎代替療法指導管理料）：(ハ)　15mL/min/1.73m^{2}未満
		〔B001の31腎代替療法指導管理料（保医発通知）の(2)のイに該当する場合〕腎代替療法指導管理料の実施について適切な時期と判断とした理由を記載する	830100066	腎代替療法指導管理料の実施について適切な時期と判断とした理由；******
B001の32	一般不妊治療管理料	前回算定年月（初回である場合は初回である旨）を記載する	850100402	前回算定年月（一般不妊治療管理料）；(元号) yy" 年 "mm" 月
			820190049	初回（一般不妊治療管理料）
B001の33	生殖補助医療管理料	生殖補助医療の開始日における年齢（初回である場合は初回である旨）を記載する	830100478	生殖補助医療の開始日における年齢（生殖補助医療管理料）；******
			820190061	初回（生殖補助医療管理料）
		治療計画の作成時点における胚移植術の実施回数の合計について確認した上で，当該時点における実施回数の合計及び確認した年月日を記載する	830100479	治療計画の作成時点における胚移植術の実施回数の合計（生殖補助医療管理料）；******
			850100403	胚移植術の実施回数を確認した年月日（生殖補助医療管理料）；(元号) yy" 年 "mm" 月 "dd" 日
		治療計画を作成し，又は見直した場合における当該患者及びそのパートナーに説明して同意を得た年月日を記載する	850100404	治療計画の同意を得た年月日（生殖補助医療管理料）；(元号) yy" 年 "mm" 月 "dd" 日
		（2回目以降の胚移植術に向けた治療計画を作成した場合）当該患者及びそのパートナーに説明して同意を得た年月日を記載する	850100405	治療計画の同意を得た年月日（2回目以降）（生殖補助医療管理料）；(元号) yy" 年 "mm" 月 "dd" 日

B001の34のハ	二次性骨折予防継続管理料3	初回算定年月日を記載する	850100406	初回算定年月日（二次性骨折予防継続管理料3）；（元号）yy"年"mm"月"dd"日
B001の35	アレルギー性鼻炎免疫療法治療管理料	初回算定年月日を記載する	850100407	初回算定年月日（アレルギー性鼻炎免疫療法治療管理料）；（元号）yy"年"mm"月"dd"日
B001の36	下肢創傷処置管理料	下肢創傷処置を実施した年月日を記載する	850190198	下肢創傷処置実施年月日（下肢創傷処置管理料）；（元号）yy"年"mm"月"dd"日
B001の37	慢性腎臓病透析予防指導管理料	初回算定年月日を記載する	850190210	初回算定年月日（慢性腎臓病透析予防指導管理料）；（元号）yy"年"mm"月"dd"日
B001-2	小児科外来診療料	（院外処方せんを交付している者に対し，夜間緊急の受診等やむを得ない場合において院内投薬を行った場合）その理由を記載する	830100067	夜間緊急の受診等やむを得ない院内投与理由（小児科外来診療料）；******
		（他の保険医療機関において在宅療養指導管理料を算定しているため小児科外来診療料を算定しない場合）他の保険医療機関において在宅療養指導管理料を算定している旨記載する	820100578	小児科外来診療料非算定理由：他の保険医療機関で在宅療養指導管理料算定
B001-2-2	地域連携小児夜間・休日診療料	（病態の度重なる変化等による複数回の受診のため2回以上算定する場合）その理由を詳細に記載する	830100068	2回以上算定する理由（地域連携小児夜間・休日診療料）；******
B001-2-4	地域連携夜間・休日診療料	（病態の度重なる変化等による複数回の受診のため2回以上算定する場合）その理由を詳細に記載する	830100069	2回以上算定する理由（地域連携夜間・休日診療料）；******
B001-2-7	外来リハビリテーション診療料	算定日を記載する	算定日情報	（算定日）
B001-2-8	外来放射線照射診療料	算定日を記載する	算定日情報	（算定日）
		（所定点数の100分の50に相当する点数により算定する場合）算定日を記載する	算定日情報	（算定日）
		（100分の50に相当する点数を算定したにもかかわらず，その後も治療を継続する場合）治療を継続する医学的理由を記載する	830100070	治療を継続する医学的理由（外来放射線照射診療料）；******
		（外来放射線照射診療料を算定したにもかかわらず予定の期間よりも早期に外来放射線照射を終了する場合）早期に治療終了となった医学的理由を記載する	830100071	早期に治療終了となった医学的理由（外来放射線照射診療料）；******
B001-2-11	小児かかりつけ診療料	（院外処方せんを交付している者に対し，夜間緊急の受診等やむを得ない場合において院内投薬を行った場合）その理由を記載する	830100072	夜間緊急の受診等やむを得ない院内投与理由（小児かかりつけ診療料）；******
B001-3-2	ニコチン依存症管理料	初回の当該管理料を算定した年月日を記載する	850100064	初回算定年月日（ニコチン依存症管理料）；（元号）yy"年"mm"月"dd"日
B001-7	リンパ浮腫指導管理料（入院）	手術日（手術前に当該指導を実施した場合であって，診療報酬明細書を作成する時点で手術を実施していない場合には，手術予定日）（年月日）を記載する	850100065	手術実施年月日〔リンパ浮腫指導管理料（入院）〕；（元号）yy"年"mm"月"dd"日
			850100066	手術予定年月日〔リンパ浮腫指導管理料（入院）〕；（元号）yy"年"mm"月"dd"日
B001-7	リンパ浮腫指導管理料（入院外）	（退院後に再度算定する場合）退院日（年月日）及び実施した手術名を記載する	850100067	退院年月日〔リンパ浮腫指導管理料（入院外）〕；（元号）yy"年"mm"月"dd"日
			830100073	手術名〔リンパ浮腫指導管理料（入院外）〕；******
		（地域連携診療計画に基づいた治療を担う他の保険医療機関において算定する場合）入院中に当該指導管理料を算定した保険医療機関名及び実施した手術名を記載する	830100074	入院中にリンパ浮腫指導管理料（入院外）を算定した保険医療機関名〔リンパ浮腫指導管理料（入院外）〕；******
			830100075	入院中に実施した手術名〔リンパ浮腫指導管理料（入院外）〕；******
B001-9	療養・就労両立支援指導料	前回算定年月（初回である場合は初回である旨）を記載する	850190003	前回算定年月（療養・就労両立支援指導料）；（元号）yy"年"mm"月
			820190003	初回（療養・就労両立支援指導料）
B004	退院時共同指導料1の特別管理指導加算	算定日を記載する	算定日情報	（算定日）
B005	退院時共同指導料2	共同指導を行った年月日を記載する	850100071	共同指導を行った日（退院時共同指導料2）；（元号）yy"年"mm"月"dd"日
		（同一日に退院時共同指導料2と退院時リハビリテーション指導料又は退院時薬剤情報管理指導料を算定した場合）共同指導を行った者の職種及び年月日を記載する	830100076	共同指導を行った者の職種；******
			850100072	指導年月日；（元号）yy"年"mm"月"dd"日
B005-1-2	介護支援等連携指導料	算定年月日（当該入院中に既に算定している場合は併せて初回算定日）を記載する	算定日情報	（算定日）
			850100073	初回算定年月日（介護支援等連携指導料）；（元号）yy"年"mm"月"dd"日
B005-1-3	介護保険リハビリテーション移行支援料	介護保険によるリハビリテーションを開始した年月日及び維持期のリハビリテーションを終了した年月日を記載する	850100074	介護保険によるリハビリテーションの開始年月日（介護保険リハビリテーション移行支援料）；（元号）yy"年"mm"月"dd"日
			850100075	維持期リハビリテーションの終了年月日（介護保険リハビリテーション移行支援料）；（元号）yy"年"mm"月"dd"日
B005-4	ハイリスク妊産婦共同管理料（I）	ハイリスク妊娠又はハイリスク分娩に関する医学管理を行った年月日を記載する	850100076	医学管理を行った年月日〔ハイリスク妊産婦共同管理料（1）〕；（元号）yy"年"mm"月"dd"日

区分	名称	記載要領	コード	記載項目
B005-6の1	がん治療連携計画策定料1	退院年月日を記載する	850100077	退院年月日（がん治療連携計画策定料1）；（元号）yy"年"mm"月"dd"日
B005-7の2	認知症専門診断管理料2	前回算定年月日（初回の場合は初回である旨）を記載する	850190004	前回算定年月日（認知症専門診断管理料2）；（元号）yy"年"mm"月"dd"日
			820190004	初回（認知症専門診断管理料2）
B005-7-2	認知症療養指導料1（入院）	認知症療養計画に基づく最初の治療を行った年月日を記載する	850100078	認知症療養計画に基づく初回治療年月日〔認知症療養指導料1（入院）〕；（元号）yy"年"mm"月"dd"日
B005-7-2	認知症療養指導料1（入院外）	治療を行った年月日を記載する	850100079	治療年月日〔認知症療養指導料1（入院外）〕；（元号）yy"年"mm"月"dd"日
B005-7-2	認知症療養指導料2	治療を行った年月日を記載する	850100080	治療開始年月日（認知症療養指導料2）；（元号）yy"年"mm"月"dd"日
B005-7-2	認知症療養指導料3	治療を行った年月日を記載する	850100081	治療開始年月日（認知症療養指導料3）；（元号）yy"年"mm"月"dd"日
B005-7-3	認知症サポート指導料	前回算定年月（初回である場合は初回である旨）を記載する	850190005	前回算定年月（認知症サポート指導料）；（元号）yy"年"mm"月
			820190005	初回（認知症サポート指導料）
B005-9	外来排尿自立指導料	A251排尿自立支援加算の初回算定日並びにA251排尿自立支援加算の初回算定日からのA251排尿自立支援加算及び当該指導料の通算算定回数（当該月に実施されたものを含む）を記載する	850100082	排尿自立支援加算の初回算定年月日（外来排尿自立指導料）；（元号）yy"年"mm"月"dd"日
			842100030	排尿自立支援加算及び外来排尿自立指導料の通算算定回数（外来排尿自立指導料）；******
B005-10	ハイリスク妊産婦連携指導料1	精神疾患が疑われるものとして精神科若しくは心療内科を標榜する保険医療機関に対して診療情報が文書により提供された妊婦又は出産日（年月日）を記載する	820100844	診療情報が文書により提供された妊婦（ハイリスク妊産婦連携指導料1）
			850100409	出産日（ハイリスク妊産婦連携指導料1）；（元号）yy"年"mm"月"dd"日
B005-10-2	ハイリスク妊産婦連携指導料2	当該保険医療機関で精神療法が実施されている又は精神疾患が疑われるものとして産科若しくは産婦人科を担当する医師から紹介された妊婦又は出産日（年月日）を記載する	820100845	産科若しくは産婦人科を担当する医師から紹介された妊婦（ハイリスク妊産婦連携指導料2）
			850100410	出産日（ハイリスク妊産婦連携指導料2）；（元号）yy"年"mm"月"dd"日
B005-11の1	遠隔連携診療料1 診断を目的とする場合	（2回以上算定する場合）「未確」と表示し、前回算定年月日を記載する	850100411	前回算定年月日（遠隔連携診療料1 診断を目的とする場合）；（元号）yy"年"mm"月"dd"日
			820100846	未確（遠隔連携診療料1 診断を目的とする場合）
B005-12	こころの連携指導料（1）	初回算定年月日を記載する	850100413	初回算定年月日〔こころの連携指導料（1）〕；（元号）yy"年"mm"月"dd"日
B005-13	こころの連携指導料（2）	初回算定年月日を記載する	850100414	初回算定年月日〔こころの連携指導料（2）〕；（元号）yy"年"mm"月"dd"日
B005-14	プログラム医療機器等指導管理料	プログラム医療機器等指導管理料を算定する際に用いる特定保険医療材料について記載する	820101164	ニコチン依存症治療補助アプリ（プログラム医療機器等指導管理料）
			820101165	高血圧治療補助アプリ（プログラム医療機器等指導管理料）
		〔地域の医療機関と連携する，関係学会が認定した高血圧症診療に係る専門施設である医療機関において高血圧治療補助アプリを用いる場合（例えば，地域のかかりつけ医機能を担う医療機関からの紹介で治療する場合や心筋梗塞等の救急治療で入院後に当該医療機関において一定期間外来でフォローする場合）〕当該医療機関でアプリを活用して治療を行う具体的な理由について記載するとともに，地域のかかりつけ医機能を担う医療機関での治療が可能かどうか検討を行い，その検討結果について記載する	830100812	当該保険医療機関においてアプリを活用して治療を行う理由（プログラム医療機器等指導管理料）；******
			830100813	地域のかかりつけ医機能を担う保険医療機関での治療が可能かどうかの検討結果（プログラム医療機器等指導管理料）；******
B007	退院前訪問指導料	（2回算定した場合）各々の訪問指導年月日を記載する	850100084	訪問指導年月日（退院前訪問指導料）；（元号）yy"年"mm"月"dd"日
B007-2	退院後訪問指導料	退院日（年月日）を記載する	850100085	退院年月日（退院後訪問指導料）；（元号）yy"年"mm"月"dd"日
B008の1	薬剤管理指導料1	算定日及び薬剤名を記載する	算定日情報	（算定日）
			830100078	薬剤名（薬剤管理指導料1）；******
B008の2	薬剤管理指導料2	算定日を記載する	算定日情報	（算定日）
B008-2	薬剤総合評価調整管理料	（当該保険医療機関及び他の保険医療機関で処方された内服薬を合計した種類数から2種類以上減少した場合）当該他の保険医療機関名及び各保険医療機関における調整前後の薬剤の種類数を記載する	830100079	他の保険医療機関名（薬剤総合評価調整管理料）；******
			842100031	当該保険医療機関における調整前の内服薬の種類数（薬剤総合評価調整管理料）；******
			842100032	他の保険医療機関における調整前の内服薬の種類数（薬剤総合評価調整管理料）；******
			842100033	当該保険医療機関における調整後の内服薬の種類数（薬剤総合評価調整管理料）；******
			842100034	他の保険医療機関における調整後の内服薬の種類数（薬剤総合評価調整管理料）；******
B009	診療情報提供料（Ⅰ）	算定日を記載する	算定日情報	（算定日）
		（保険医療機関以外の機関へ診療情報を提供した場合）情報提供先を記載する	830100080	情報提供先〔診療情報提供料（1）〕；******

区分	項目	記載事項	コード	内容
B009	診療情報提供料（Ⅰ）の注8に規定する加算	退院年月日を記載する	850100087	退院年月日〔注8加算〔診療情報提供料（1）〕〕；（元号）yy"年"mm"月"dd"日
B009	診療情報提供料（Ⅰ）の検査・画像情報提供加算のイ	退院年月日を記載する	850100088	退院年月日〔検査・画像情報提供加算イ〔診療情報提供料（1）〕〕；（元号）yy"年"mm"月"dd"日
B009	診療情報提供料（Ⅰ）の療養情報提供加算	療養に係る情報を得た訪問看護ステーション名を記載する	830100081	訪問看護ステーション名〔療養情報提供加算〔診療情報提供料（1）〕〕；******
B010	診療情報提供料（Ⅱ）	算定日を記載する	算定日情報	（算定日）
B010-2	診療情報連携共有料	連携先の保険医療機関名を記載する	830100082	連携先保険医療機関名（診療情報連携共有料）；******
B011	連携強化診療情報提供料	（妊婦である場合）当該患者が妊娠している者である旨記載する	820100579	妊娠中（連携強化診療情報提供料）
B011	連携強化診療情報提供料	（産科若しくは産婦人科を標榜する保険医療機関等と他の保険医療機関が連携した場合）前回算定年月（初回である場合は初回である旨）を記載する	850100415	前回算定年月（連携強化診療情報提供料）；（元号）yy"年"mm"月
B011	連携強化診療情報提供料		820190050	初回（連携強化診療情報提供料）
B011の注5	連携強化診療情報提供料	〔注5に規定する注1から注4までのいずれにも該当しない場合（頻回の情報提供の必要性を認め，当該患者を紹介した他の保険医療機関に情報提供を行った場合を除く）〕前回算定年月（初回である場合は初回である旨）を記載する	850190199	前回算定年月〔注5（頻回の情報提供を行う場合以外）〕；（元号）yy"年"mm"月
B011の注5	連携強化診療情報提供料		820190062	初回〔注5（頻回の情報提供を行う場合以外）〕
B012	傷病手当金意見書交付料	交付年月日を記載する	850100089	交付年月日（傷病手当金意見書交付料）；（元号）yy"年"mm"月"dd"日
B012	傷病手当金意見書交付料	（当該月前に受療した傷病について傷病手当金意見書の交付のみの求めがあった場合）当該意見書の対象となった傷病名及びその傷病についての診療を開始した日を「傷病名」欄及び「診療開始日」欄にそれぞれ記載する	傷病名コード	（傷病名を表示する）
B012	傷病手当金意見書交付料		修飾語コード	（修飾語を表示する）
B012	傷病手当金意見書交付料	（遺族等に対して意見書を交付した場合で遺族等が他に療養の給付を受けていない場合）当該遺族等の診療報酬明細書に相続と表示し，意見書の対象となった傷病名を「傷病名」欄に記載する	傷病名コード	（傷病名を表示する）
B012	傷病手当金意見書交付料		修飾語コード	（修飾語を表示する）
B012	傷病手当金意見書交付料	（遺族等に対して意見書を交付した場合で遺族等が他に療養の給付を受けている場合）当該遺族等の診療報酬明細書に相続と表示し，遺族等自身の傷病名と意見書の対象となった傷病名の両方を「傷病名」欄に記載する	傷病名コード	（傷病名を表示する）
B012	傷病手当金意見書交付料		修飾語コード	（修飾語を表示する）
B012	感染症法による公費負担申請に係る診断書料及び協力料	感染症法による公費負担申請に係る診断書料及び協力料を算定した旨記載する	180000850	感染症法申請診断書交付料
B012	感染症法による公費負担申請に係る診断書料及び協力料		180000950	感染症法申請手続代行料
B012	感染症法による公費負担申請に係る診断書料及び協力料		180001030	感染症法申請診断書交付・申請手続代行料
B013	療養費同意書交付料	交付年月日及び同意書又は診断書の病名欄に記載した病名を記載する	850100090	交付年月日（療養費同意書交付料）；（元号）yy"年"mm"月"dd"日
B013	療養費同意書交付料		830100083	同意書又は診断書に記載した病名（療養費同意書交付料）；******
B014	退院時薬剤情報管理指導料	退院年月日を記載する	850100091	退院年月日（退院時薬剤情報管理指導料）；（元号）yy"年"mm"月"dd"日
B015	精神科退院時共同指導料1のイ	対象となる患者の状態について記載する	820100581	対象患者の状態（精神科退院時共同指導料1のイ）：措置入院にかかる患者
B015	精神科退院時共同指導料1のイ		820100582	対象患者の状態（精神科退院時共同指導料1のイ）：緊急措置入院にかかる患者
B015	精神科退院時共同指導料1のイ		820100583	対象患者の状態（精神科退院時共同指導料1のイ）：医療観察法による入院又は通院をしたことがある患者
B015	精神科退院時共同指導料1のイ		820100584	対象患者の状態（精神科退院時共同指導料1のイ）：入院の期間が1年以上の患者
B015	精神科退院時共同指導料1のロ	対象となる患者の状態について記載する	820100585	対象患者の状態（精神科退院時共同指導料1のロ）：6ヶ月間継続して社会的役割を遂行することに重大な問題がある。
B015	精神科退院時共同指導料1のロ		820100586	対象患者の状態（精神科退院時共同指導料1のロ）：自分1人で地域生活に必要な課題を遂行することに重大な問題がある。
B015	精神科退院時共同指導料1のロ		820100587	対象患者の状態（精神科退院時共同指導料1のロ）：家族以外への暴力行為，器物破損，迷惑行為，近隣とのトラブル等がある。
B015	精神科退院時共同指導料1のロ		820100588	対象患者の状態（精神科退院時共同指導料1のロ）：行方不明，住居を失う，立ち退きを迫られる，ホームレスになったことがある。
B015	精神科退院時共同指導料1のロ		820100589	対象患者の状態（精神科退院時共同指導料1のロ）：自傷や自殺を企てたことがある。
B015	精神科退院時共同指導料1のロ		820100590	対象患者の状態（精神科退院時共同指導料1のロ）：家族への暴力，暴言，拒絶がある。
B015	精神科退院時共同指導料1のロ		820100591	対象患者の状態（精神科退院時共同指導料1のロ）：警察・保健所介入歴がある。
B015	精神科退院時共同指導料1のロ		820100592	対象患者の状態（精神科退院時共同指導料1のロ）：定期的な服薬ができていなかったことが2か月以上あった。
B015	精神科退院時共同指導料1のロ		820100593	対象患者の状態（精神科退院時共同指導料1のロ）：外来受診をしないことが2か月以上あった。
B015	精神科退院時共同指導料1のロ		820100594	対象患者の状態（精神科退院時共同指導料1のロ）：自分の病気についての知識や理解に乏しい，治療の必要性を理解していない。
B015	精神科退院時共同指導料1のロ		820100595	精神科退院時共同指導料1のロの対象患者：直近の入院は措置入院である。

区分	診療行為名称等	記載事項	レセプトコード	左記コードによるレセプト表示文言
B015	精神科退院時共同指導料1のロ	対象となる患者の状態について記載する	820100596	対象患者の状態（精神科退院時共同指導料1のロ）：日常必需品の購入，光熱費／医療費等の支払いに関して，経済的な問題がある。
			820100597	対象患者の状態（精神科退院時共同指導料1のロ）：家賃の支払いに経済的な問題を抱えている。
			820100598	対象患者の状態（精神科退院時共同指導料1のロ）：支援をする家族がいない。
			820100599	対象患者の状態（精神科退院時共同指導料1のロ）：同居家族が支援を要する困難な問題を抱えている。
B015	精神科退院時共同指導料2	対象となる患者の状態について記載する	820100600	対象患者の状態（精神科退院時共同指導料2）：措置入院にかかる患者
			820100601	対象患者の状態（精神科退院時共同指導料2）：緊急措置入院にかかる患者
			820100602	対象患者の状態（精神科退院時共同指導料2）：医療観察法による入院又は通院をしたことがある患者
			820100603	対象患者の状態（精神科退院時共同指導料2）：入院の期間が1年以上の患者
			820100604	対象患者の状態（精神科退院時共同指導料2）：6ヶ月間継続して社会的役割を遂行することに重大な問題がある。
			820100605	対象患者の状態（精神科退院時共同指導料2）：自分1人で地域生活に必要な課題を遂行することに重大な問題がある。
			820100606	対象患者の状態（精神科退院時共同指導料2）：家族以外への暴力行為，器物破損，迷惑行為，近隣とのトラブル等がある。
			820100607	対象患者の状態（精神科退院時共同指導料2）：行方不明，住居を失う，立ち退きを迫られる，ホームレスになったことがある。
			820100608	対象患者の状態（精神科退院時共同指導料2）：自傷や自殺を企てたことがある。
			820100609	対象患者の状態（精神科退院時共同指導料2）：家族への暴力，暴言，拒絶がある。
			820100610	対象患者の状態（精神科退院時共同指導料2）：警察・保健所介入歴がある。
			820100611	対象患者の状態（精神科退院時共同指導料2）：定期的な服薬ができていなかったことが2か月以上あった。
			820100612	対象患者の状態（精神科退院時共同指導料2）：外来受診をしないことが2か月以上あった。
			820100613	対象患者の状態（精神科退院時共同指導料2）：自分の病気についての知識や理解に乏しい，治療の必要性を理解していない。
			820100614	対象患者の状態（精神科退院時共同指導料2）：直近の入院は措置入院である。
			820100615	対象患者の状態（精神科退院時共同指導料2）：日常必需品の購入，光熱費／医療費等の支払いに関して，経済的な問題がある。
			820100616	対象患者の状態（精神科退院時共同指導料2）：家賃の支払いに経済的な問題を抱えている。
			820100617	対象患者の状態（精神科退院時共同指導料2）：支援をする家族がいない。
			820100618	対象患者の状態（精神科退院時共同指導料2）：同居家族が支援を要する困難な問題を抱えている。

《在宅医療》

区分	診療行為名称等	記載事項	レセプトコード	左記コードによるレセプト表示文言
C	在宅患者診療・指導料	（在宅療養支援診療所と連携する保険医療機関が，在宅療養支援診療所の保険医の指示により往診又は訪問看護を行った場合）「支援」と記載し，当該指示のあった在宅療養支援診療所の名称を記載する	830100085	指示のあった在宅療養支援診療所名；******
C	乳幼児呼吸管理材料加算	（1月に3回分又は2回分の算定を行う場合）当月分に加え，翌々月分，翌月分，前月分，前々月分のいずれを算定したのか又は当月分に加え，翌月分，前月分のいずれを算定したのかを選択して記載する	820100619	当月以外の算定月（乳幼児呼吸管理材料加算）：当月分
			820100620	当月以外の算定月（乳幼児呼吸管理材料加算）：翌月分
			820100621	当月以外の算定月（乳幼児呼吸管理材料加算）：翌々月分
			820100622	当月以外の算定月（乳幼児呼吸管理材料加算）：前月分
			820100623	当月以外の算定月（乳幼児呼吸管理材料加算）：前々月分
C000	往診料等	〔往診を行う保険医療機関と連携体制を構築している他の保険医療機関において，過去60日以内に在宅患者訪問診療料（Ⅰ），在宅患者訪問診療料（Ⅱ）又は在宅がん医療総合診療料を算定している患者に往診料を算定した場合〕当該他の保険医療機関の名称を記載する	830100814	訪問診療を行っている保険医療機関名；******
		（往診を行う保険医療機関と平時からの連携体制を構築している介護老人保健施設，介護医療院及び特別養護老人ホームに入所する患者に往診料を算定した場合）当該介護老人保健施設，介護医療院及び特別養護老人ホームの名称を記載する	830100815	入所する介護保険施設等の名称；******
		〔在宅患者訪問診療料（Ⅰ）又は（Ⅱ）を算定した日と同一日に往診料を算定した場合〕患者の病状の急変等往診が必要となった理由を記載する	830100086	患者の病状の急変等往診が必要となった理由；******
C000	往診料 特別往診料	往診地域，海路距離，往，復，往復の波浪の別，滞在時間を記載する	830100087	往診地域，海路距離，往，復，往復の波浪の別及び滞在時間（特別往診料）；******
C000	往診料の患家診療時間加算	診療時間を記載する	114000970	患家診療時間加算（往診料）
			114002470	患家診療時間加算（特別往診）
C000	往診料 在宅ターミナルケア加算	死亡年月日を記載する	850100098	死亡年月日（在宅ターミナルケア加算）；(元号)yy"年"mm"月"dd"日"
C001	在宅患者訪問診療料（Ⅰ）	（「1」の在宅患者訪問診療料1を算定する場合で，患者の急性増悪等により一時的に週4回以上の頻回な在宅患者訪問診療を行った場合）その必要性，必要を認めた診療年月日及び当該訪問診療を行った年月日を記載する	830100088	頻回な在宅患者訪問診療を行った必要性〔在宅患者訪問診療料（1）〕；******
			850100094	必要性を認めた診療年月日〔在宅患者訪問診療料（1）〕；(元号)yy"年"mm"月"dd"日"
			850100095	訪問診療年月日〔在宅患者訪問診療料（1）〕；(元号)yy"年"mm"月"dd"日"

C001	在宅患者訪問診療料（Ⅰ）	〔「2」の在宅患者訪問診療料2を算定する場合〕他の保険医療機関からの求めがあった年月を記載する	850100096	他医療機関から依頼があった年月〔在宅患者訪問診療料（1）〕；（元号）yy" 年 "mm" 月
		〔「2」の在宅患者訪問診療料2について，C001在宅患者訪問診療料（Ⅰ）（保医発通知）の（7）のただし書きに該当する場合〕他の保険医療機関から求めがあった診療内容について，（7）のア又はイのうち，該当するものを記載する。また，6月を超えて訪問診療を行った場合は，継続的な訪問診療の必要性を記載する	820100072	ア　その診療科の医師でなければ困難な診療
			820100073	イ　既に診療した傷病等とは明らかに異なる傷病に対する診療
			830100089	継続的な訪問診療の必要性（在宅患者訪問診療料2）；******
		〔「2」の在宅患者訪問診療料2について，C001在宅患者訪問診療料（Ⅰ）（保医発通知）の（8）の規定により，他の保険医療機関からの求めがあった月から6月を超えて算定する場合〕末期の悪性腫瘍，多発性硬化症，重症筋無力症，スモン，筋萎縮性側索硬化症，脊髄小脳変性症，ハンチントン病，進行性筋ジストロフィー症，パーキンソン病関連疾患〔進行性核上性麻痺，大脳皮質基底核変性症，パーキンソン病（ホーエン・ヤールの重症度分類がステージ3以上かつ生活機能障害度がⅡ度又はⅢ度のものに限る）〕，多系統萎縮症（線条体黒質変性症，オリーブ橋小脳萎縮症，シャイ・ドレーガー症候群），プリオン病，亜急性硬化性全脳炎，ライソゾーム病，副腎白質ジストロフィー，脊髄性筋萎縮症，球脊髄性筋萎縮症，慢性炎症性脱髄性多発神経炎，後天性免疫不全症候群若しくは頸髄損傷の患者又は人工呼吸器を使用している状態の患者の中から，該当するものを選択して記載する	820100074	末期の悪性腫瘍
			820100075	多発性硬化症
			820100076	重症筋無力症
			820100077	スモン
			820100078	筋萎縮性側索硬化症
			820100079	脊髄小脳変性症
			820100080	ハンチントン病
			820100081	進行性筋ジストロフィー症
			820100082	パーキンソン病関連疾患（留意事項通知に規定するもの）
			820100083	多系統萎縮症（留意事項通知に規定するもの）
			820100084	プリオン病
			820100085	亜急性硬化性全脳炎
			820100086	ライソゾーム病
			820100087	副腎白質ジストロフィー
			820100088	脊髄性筋萎縮症
			820100089	球脊髄性筋萎縮症
			820100090	慢性炎症性脱髄性多発神経炎
			820100091	後天性免疫不全症候群
			820100092	頸髄損傷の患者
			820100093	人工呼吸器を使用している状態の患者
C001	在宅患者訪問診療料（Ⅰ）の患家診療時間加算	診療時間を記載する	114001470	患家診療時間加算〔在宅患者訪問診療料（1）・（2）〕
C001	在宅患者訪問診療料（Ⅰ）（「1」に限る）の在宅ターミナルケア加算	死亡年月日を記載する	850100098	死亡年月日（在宅ターミナルケア加算）；（元号）yy" 年 "mm" 月 "dd" 日
		（当該患者が自宅以外で死亡した場合）死亡前24時間以内に行った訪問診療の年月日及び時刻を記載する	850100100	死亡前24時間以内に行った訪問診療年月日（在宅ターミナルケア加算）；（元号）yy" 年 "mm" 月 "dd" 日
			851100038	死亡前24時間以内に行った訪問診療時刻（在宅ターミナルケア加算）
C001	在宅患者訪問診療料（Ⅰ）（「1」に限る）の死亡診断加算	〔「情報通信機器（ICT）を利用した死亡診断等ガイドライン（平成29年9月厚生労働省）」に基づき，ICTを利用した看護師との連携による死亡診断を行い，死亡診断加算のみを算定する場合〕ICTを利用した看護師との連携による死亡診断を行った旨を記載する	820100624	ICTを利用した看護師との連携による死亡診断
C001	在宅患者訪問診療料（Ⅰ）注9の規定により算定する場合（患家との距離が16kmを超えた場合等）	訪問地域（距離），海路距離，往，復，往復の波浪の別，滞在時間を記載する	830100090	訪問地域，海路距離，往，復，往復の波浪の別及び滞在時間〔在宅患者訪問診療料（1）〕；******
C001-2	在宅患者訪問診療料（Ⅱ）	（注1のイの場合で，患者の急性増悪等により一時的に週4回以上の頻回な在宅患者訪問診療を行った場合）その必要性，必要を認めた診療年月日及び当該訪問診療を行った年月日を記載する	830100091	頻回な在宅患者訪問診療を行った必要性〔在宅患者訪問診療料（2）〕；******
			850100102	必要を認めた診療年月日〔在宅患者訪問診療料（2）〕；（元号）yy" 年 "mm" 月 "dd" 日
			850100103	訪問診療年月日〔在宅患者訪問診療料（2）〕；（元号）yy" 年 "mm" 月 "dd" 日
C001-2	在宅患者訪問診療料（Ⅱ）の患家診療時間加算	診療時間を記載する	114001470	患家診療時間加算〔在宅患者訪問診療料（1）・（2）〕
C001-2	在宅患者訪問診療料（Ⅱ）（注1のイの場合に限る）の在宅ターミナルケア加算	死亡年月日を記載する	850100098	死亡年月日（在宅ターミナルケア加算）；（元号）yy" 年 "mm" 月 "dd" 日
		（当該患者が有料老人ホーム等以外で死亡した場合）死亡前24時間以内に行った訪問診療の年月日及び時刻を記載する	850100100	死亡前24時間以内に行った訪問診療年月日（在宅ターミナルケア加算）；（元号）yy" 年 "mm" 月 "dd" 日
			851100038	死亡前24時間以内に行った訪問診療時刻（在宅ターミナルケア加算）
C001-2	在宅患者訪問診療料（Ⅱ）（注1のイの場合に限る）の死亡診断加算	〔「情報通信機器（ICT）を利用した死亡診断等ガイドライン（平成29年9月厚生労働省）」に基づき，ICTを利用した看護師との連携による死亡診断を行い，死亡診断加算のみを算定する場合〕ICTを利用した看護師との連携による死亡診断を行った旨を記載する	820100624	ICTを利用した看護師との連携による死亡診断

診療報酬請求書・明細書の記載要領

C002 C002-2	在宅時医学総合管理料 施設入居時等医学総合管理料	当該月において往診又は訪問診療を行った年月日を記載する	850100106	往診又は訪問診療年月日（在医総管）；(元号) yy" 年 "mm" 月 "dd" 日
			850100107	往診又は訪問診療年月日（施医総管）；(元号) yy" 年 "mm" 月 "dd" 日
		当該月において情報通信機器を用いた診療を行った年月日を記載する	850100492	情報通信機器を用いた診療年月日（在医総管）；(元号) yy" 年 "mm" 月 "dd" 日
			850100493	情報通信機器を用いた診療年月日（施医総管）；(元号) yy" 年 "mm" 月 "dd" 日
		（単一建物診療患者が2人以上の場合）その人数を記載する	842100035	単一建物診療患者数（在医総管）；******
			842100036	単一建物診療患者数（施医総管）；******
		〔在宅患者訪問診療料（I）の「同一建物居住者以外の場合」を算定する場合であって，同居する同一世帯の複数の患者に対して診察をした場合など，同一の患家において2人以上の患者を診療した場合に，2人目以降の患者について，A000 初診料又は A001 再診料又は A002 外来診療料及び第2章特掲診療料のみを算定した場合において，2人目の患者の診療に要した時間が1時間を超えた場合〕その旨を記載する	820100847	2人目患者診療時間が1時間超
		（在宅医学総合管理料について，当該建築物において当該保険医療機関が在宅医学管理を行う患者数が，当該建築物の戸数の10%以下の場合又は当該建築物の戸数が20戸未満で在宅医学管理を行う患者が2人以下の場合，また，ユニット数が3以下の認知症対応型共同生活介護事業所のそれぞれのユニットにおいて施設入居時等医学総合管理料を算定する人数を単一建物診療患者の人数とみなす場合）「ユニット数が3以下の認知症対応型共同生活介護事業所」，「在宅医学管理を行う患者数が当該建築物の戸数の10%以下」，「当該建築物の戸数が20戸未満で在宅医学管理を行う患者が2人以下」の中から，該当するものを選択して記載する	820100094	ユニット数が3以下の認知症対応型共同生活介護事業所
			820100095	在宅医学管理を行う患者数が当該建築物の戸数の10%以下
			820100096	当該建築物の戸数が20戸未満で在宅医学管理を行う患者が2人以下
C002 C002-2	在宅時医学総合管理料 施設入居時等医学総合管理料の在宅移行早期加算	初回の当該管理料を算定した年月日を記載する	850100108	初回算定年月日〔在宅移行早期加算（在医総管）〕；(元号) yy" 年 "mm" 月 "dd" 日
			850100109	初回算定年月日〔在宅移行早期加算（施医総管）〕；(元号) yy" 年 "mm" 月 "dd" 日
C002 C002-2	在宅時医学総合管理料 施設入居時等医学総合管理料の包括的支援加算	C002 在宅時医学総合管理料及び C002-2 施設入居時等医学総合管理料（保医発通知）の（23）に規定するもののうち，該当するものを選択して記載する．なお，（23）に規定するものについては，以下のとおりである 〔1 要介護3以上の状態又はこれに準ずる状態〕 1-1 要介護3　　1-3 要介護5 1-2 要介護4　　1-4 障害支援区分2以上 〔2 認知症高齢者の日常生活自立度におけるランクⅢ以上〕 2-1 ランクⅢa　　2-3 ランクⅣ 2-2 ランクⅢb　　2-4 ランクM 3 頻回の訪問看護を受けている状態 4 訪問診療又は訪問看護において処置を受けている状態 5 介護保険法第8条第11項に規定する特定施設等介護職員が配置された施設に入居し，医師の指示を受けた看護職員による処置を受けている状態 6 麻薬投薬を受けている状態 〔7 その他関係機関との調整等のために訪問診療を行う医師による特別な医学管理を必要とする状態〕 7-1 脳性麻痺等，小児慢性特定疾病，障害児に該当する15歳未満の患者 7-2 出生時体重が1,500g未満であった1歳未満の患者 7-3 「超重症児（者）・準超重症児（者）の判定基準」による判定スコアが10以上である患者 7-4 訪問診療を行う医師又は当該医師の指示を受けた看護職員の指導管理に基づき，家族等患者の看護に当たる者が注射又は喀痰吸引，経管栄養等の処置を行っている患者	820100626	該当する状態（包括的支援加算）：1-1 要介護3
			820100627	該当する状態（包括的支援加算）：1-2 要介護4
			820100628	該当する状態（包括的支援加算）：1-3 要介護5
			820100629	該当する状態（包括的支援加算）：1-4 障害支援区分2以上
			820100631	該当する状態（包括的支援加算）：2-1 ランク3a
			820100632	該当する状態（包括的支援加算）：2-2 ランク3b
			820100633	該当する状態（包括的支援加算）：2-3 ランク4
			820100634	該当する状態（包括的支援加算）：2-4 ランクM
			820100635	該当する状態（包括的支援加算）：3 頻回の訪問看護を受けている状態
			820100636	該当する状態（包括的支援加算）：4 訪問診療又は訪問看護において処置を受けている状態
			820100637	該当する状態（包括的支援加算）：5 施設に入居し，看護職員による処置を受けている状態
			820101318	該当する状態（包括的支援加算）：6 麻薬投薬を受けている状態
			820100638	該当する状態（包括的支援加算）：7-1 脳性麻痺等，小児慢性特定疾病，障害児に該当する15歳未満の患者
			820100639	該当する状態（包括的支援加算）：7-2 出生時体重が1,500g未満であった1歳未満の患者
			820100640	該当する状態（包括的支援加算）：7-3 「超重症児（者）・準超重症児（者）の判定基準」による判定スコアが10以上である患者
			820100641	該当する状態（包括的支援加算）：7-4 家族等患者の看護に当たる者が注射又は喀痰吸引，経管栄養等の処置を行っている患者
C003	在宅がん医療総合診療料	在宅がん医療総合診療料を算定した週において，訪問診療，訪問看護を行った年月日を記載する 連携保険医療機関又は訪問看護ステーションが行った訪問看護についても同様である	850100111	訪問診療年月日（在宅がん医療総合診療料）；(元号) yy" 年 "mm" 月 "dd" 日
			850100112	訪問看護年月日（在宅がん医療総合診療料）；(元号) yy" 年 "mm" 月 "dd" 日
C004	救急搬送診療料の長時間加算	診療に要した時間を記載する	852100004	診療に要した時間〔長時間加算（救急搬送診療料）〕
C004-2	救急患者連携搬送料	搬送先の保険医療機関名について記載する	830100816	搬送先の保険医療機関名（救急患者連携搬送料）；******

コード	項目	記載要領	レセ電コード	レセ電記載内容
C005 C005-1-2	在宅患者訪問看護・指導料，同一建物居住者訪問看護・指導料	（在宅療養支援診療所と連携する保険医療機関等が、在宅療養支援診療所の保険医の指示により訪問看護を行った場合）支援と記載し、当該指示のあった在宅療養支援診療所の名称を記載する	830100092	支援　訪問看護の指示を行った在宅療養支援診療所名（在宅患者訪問看護・指導料）;******
			830100093	訪問看護の指示を行った在宅療養支援診療所名（同一建物居住者訪問看護・指導料）;******
		（月の初日が週の途中にある場合）前月の最終の週における訪問回数を記載する	842100037	前月最終週の訪問回数（在宅患者訪問看護・指導料）;******
			842100038	前月最終週の訪問回数（同一建物居住者訪問看護・指導料）;******
		（保健師、助産師、看護師又は准看護師のそれぞれが別に当該月に在宅患者訪問看護・指導を行った場合）それぞれの回数を記載する	842100039	指導回数（在宅患者訪問看護・指導料）;******
			842100040	指導回数（同一建物居住者訪問看護・指導料）;******
C005 C005-1-2	在宅患者訪問看護・指導料，同一建物居住者訪問看護・指導料の難病等複数回訪問加算	頻回な在宅患者訪問看護・指導を行う必要を認めた診療年月日、訪問看護・指導を行った年月日及びその必要を認めた理由を記載する	850100113	頻回な在宅患者訪問看護・指導を行う必要を認めた診療年月日（難病等複数回訪問加算）;(元号)yy"年"mm"月"dd"日
			850100114	訪問看護・指導を行った年月日（難病等複数回訪問加算）;(元号)yy"年"mm"月"dd"日
			830100094	頻回な訪問看護・指導の必要を認めた理由（難病等複数回訪問加算）;******
C005 C005-1-2	在宅患者訪問看護・指導料，同一建物居住者訪問看護・指導料の在宅患者連携指導加算・同一建物居住者連携指導加算	情報共有を行った年月日及び共有された情報を踏まえて療養上必要な指導を行った年月日を記載する	850100117	情報共有年月日（在宅患者連携指導加算）;(元号)yy"年"mm"月"dd"日
			850100118	指導年月日（在宅患者連携指導加算）;(元号)yy"年"mm"月"dd"日
C005 C005-1-2	在宅患者訪問看護・指導料，同一建物居住者訪問看護・指導料の在宅患者緊急時等カンファレンス加算・同一建物居住者緊急時等カンファレンス加算	カンファレンスを実施した年月日及びカンファレンスの参加者と共同で療養上必要な指導を行った年月日を記載する	850100119	カンファレンス実施年月日（緊急時等カンファレンス加算）;(元号)yy"年"mm"月"dd"日
			850100120	共同指導年月日（緊急時等カンファレンス加算）;(元号)yy"年"mm"月"dd"日
C005 C005-1-2	在宅患者訪問看護・指導料，同一建物居住者訪問看護・指導料の在宅ターミナルケア加算・同一建物居住者ターミナルケア加算	訪問看護を実施した年月日及び時刻、患者が死亡した場所として在宅又は在宅以外のうち該当するもの及び日時（年月日及び時刻）を記載する	820100097	在宅で死亡
			820100098	在宅以外で死亡
			850100098	死亡年月日（在宅ターミナルケア加算）;(元号)yy"年"mm"月"dd"日
			851100001	患者死亡時刻（在宅ターミナルケア加算）
C005 C005-1-2	在宅患者訪問看護・指導料，同一建物居住者訪問看護・指導料の在宅移行管理加算又は在宅移行管理重症者加算	使用している医療機器等の名称（当該診療報酬明細書において医療機器の使用等が明らかである場合を除く）を記載する	特定器材コード	（特定器材名を表示する）
C005 C005-1-2	在宅患者訪問看護・指導料，同一建物居住者訪問看護・指導料の夜間・早朝訪問看護加算又は深夜訪問看護加算	訪問看護を実施した日時（年月日及び時刻）を記載する	850100121	訪問看護年月日（夜間・早朝訪問看護加算）;(元号)yy"年"mm"月"dd"日
			850100122	訪問看護年月日（深夜訪問看護加算）;(元号)yy"年"mm"月"dd"日
			851100002	訪問看護実施時刻（夜間・早朝訪問看護加算）
			851100003	訪問看護実施時刻（深夜訪問看護加算）
C005 C005-1-2	在宅患者訪問看護・指導料，同一建物居住者訪問看護・指導料の看護・介護職員連携強化加算	介護職員等と同行訪問した年月日を記載する	850100123	同行訪問年月日（看護・介護職員連携強化加算）;(元号)yy"年"mm"月"dd"日
C005 C005-1-2	在宅患者訪問看護・指導料，同一建物居住者訪問看護・指導料の特別地域訪問看護加算	患者の住所並びに通常の経路及び方法で訪問に要する時間（片道）を記載する	830100095	患者住所（特別地域訪問看護加算）;******
			852100005	訪問に要する時間（片道）（特別地域訪問看護加算）
C005 C005-1-2	在宅患者訪問看護・指導料，同一建物居住者訪問看護・指導料の緊急訪問看護加算	加算を算定する理由を詳細に記載する	830100817	緊急訪問看護の理由（緊急訪問看護加算）;******
		緊急の訪問看護を行った年月日を記載する	850190211	緊急訪問年月日（緊急訪問看護加算）;(元号)yy"年"mm"月"dd"日
C005-2	在宅患者訪問点滴注射管理指導料	点滴注射を行った年月日を記載する	850100124	点滴注射年月日（在宅患者訪問点滴注射管理指導料）;(元号)yy"年"mm"月"dd"日
		（在宅患者訪問点滴注射管理指導料に用いる注射薬を支給した場合）「注射」欄の例により記載し、在宅患者訪問点滴注射管理指導料に係る注射薬である旨の「訪点」を表示する なお、在宅患者訪問点滴注射管理指導料に係る指示を行った後に算定要件を満たさず薬剤料のみを算定する場合についても同様に記載する	820100642	訪点
C006	在宅患者訪問リハビリテーション指導管理料		算定日情報	（算定日）
		訪問指導を行った日及び単位数を記載する	114006410	在宅患者訪問リハビリテーション指導管理料（同一建物居住者以外）
			114015010	在宅患者訪問リハビリテーション指導管理料（同一建物居住者）
		（急性増悪等により、一時的に頻回の訪問リハビリテーション指導管理を必要とする患者に対して行った場合）「急性」と表示する	820100643	急性
C007	訪問看護指示料	算定日を記載する	算定日情報	（算定日）

区分	項目	記載要領	コード	内容
C007	訪問看護指示料の特別訪問看護指示加算	算定日を記載する。また，頻回の指定訪問看護を行う必要性を認めた理由として，「急性増悪」，「終末期」，「退院直後」，「その他」の中から該当するものを選択して記載する。なお，「その他」を選択した場合は，具体的な理由を記載する	820100099	急性増悪
			820100100	終末期
			820100101	退院直後
			830100469	その他具体的理由（特別訪問看護指示加算）；******
C007 注3	訪問看護指示料の手順書加算	前回の算定日（初回の場合は初回である旨）を記載する	850100418	前回算定年月日（手順書加算）；(元号) yy" 年 "mm" 月 "dd" 日
			820190052	初回（手順書加算）
C007 -2	介護職員等喀痰吸引等指示料	前回の指示書を交付した年月日（初回の場合は初回である旨）を記載する	850190006	指示書の前回交付年月日（介護職員等喀痰吸引等指示料）；(元号) yy" 年 "mm" 月 "dd" 日
			820190006	初回（介護職員等喀痰吸引等指示料）
C008	在宅患者訪問薬剤管理指導料	（月2回以上算定した場合）算定日を記載する	算定日情報	（算定日）
		（単一建物診療患者が2人以上の場合）その人数を記載する	842100041	単一建物患者数（在宅患者訪問薬剤管理指導料）；******
		（1つの患家に当該指導料の対象となる同居する同一世帯の患者が2人以上いる場合，保険医療機関が在宅患者訪問薬剤管理指導料を算定する患者の数が当該建築物の戸数の10％以下の場合，当該建築物の戸数が20戸未満で保険医療機関が在宅患者訪問薬剤管理指導料を算定する患者が2人以下の場合又はユニット数が3以下の認知症対応型共同生活介護事業所のそれぞれのユニットにおいて在宅患者訪問薬剤管理指導料を算定する人数を単一建物診療患者の人数とみなす場合）「同居する同一世帯の患者が2人以上」，「管理指導を行う患者数が当該建築物の戸数の10％以下」，「当該建築物の戸数が20戸未満で管理指導を行う患者が2人以下」又は「ユニット数が3以下の認知症対応型共同生活介護事業所」の中から，該当するものを選択して記載する	820100103	同居する同一世帯の患者が2人以上
			820100104	管理指導を行う患者数が当該建築物の戸数の10％以下
			820100105	当該建築物の戸数が20戸未満で管理指導を行う患者が2人以下
			820100094	ユニット数が3以下の認知症対応型共同生活介護事業所
C009	在宅患者訪問栄養食事指導料	（単一建物診療患者が2人以上の場合）その人数を記載する	842100042	単一建物患者数（在宅患者訪問栄養食事指導料）；******
		（1つの患家に当該指導料の対象となる同居する同一世帯の患者が2人以上いる場合，保険医療機関が在宅患者訪問栄養食事指導料を算定する者の数が当該建築物の戸数の10％以下の場合，当該建築物の戸数が20戸未満で当該保険医療機関が在宅患者訪問栄養食事指導料を算定する者が2人以下の場合又はユニット数が3以下の認知症対応型共同生活介護事業所のそれぞれのユニットにおいて在宅患者訪問栄養食事指導料を算定する人数を単一建物診療患者の人数とみなす場合）「同居する同一世帯の患者が2人以上」，「指導料を算定する者の数が当該建築物の戸数の10％以下」，「当該建築物の戸数が20戸未満で指導料を算定する者が2人以下」又は「ユニット数が3以下の認知症対応型共同生活介護事業所」の中から，該当するものを選択して記載する	820100103	同居する同一世帯の患者が2人以上
			820100106	指導料を算定する者の数が当該建築物の戸数の10％以下
			820100107	当該建築物の戸数が20戸未満で指導料を算定する者が2人以下
			820100094	ユニット数が3以下の認知症対応型共同生活介護事業所
C010	在宅患者連携指導料	情報共有を行った年月日及び共有された情報を踏まえて療養上必要な指導を行った年月日を記載する	850100125	情報共有年月日（在宅患者連携指導料）；(元号) yy" 年 "mm" 月 "dd" 日
			850100126	指導年月日（在宅患者連携指導料）；(元号) yy" 年 "mm" 月 "dd" 日
C011	在宅患者緊急時等カンファレンス料	カンファレンスを実施した年月日及びカンファレンスの参加者と共同で療養上必要な指導を行った年月日を記載する	850100127	カンファレンス実施年月日（在宅患者緊急時等カンファレンス料）；(元号) yy" 年 "mm" 月 "dd" 日
			850100128	指導年月日（在宅患者緊急時等カンファレンス料）；(元号) yy" 年 "mm" 月 "dd" 日
C012	在宅患者共同診療料	初回算定年月日を記載する	850100129	初回算定年月日（在宅患者共同診療料）；(元号) yy" 年 "mm" 月 "dd" 日
		（15歳未満の人工呼吸器装着患者，15歳未満から引き続き人工呼吸を実施しており体重が20kg未満の患者又は神経難病等の患者を対象とした場合）当該診療の初回算定年月日及び初回からの通算算定回数（当該月に実施されたものを含む）を記載する	842100043	通算算定回数（在宅患者共同診療料）；******
C013	在宅患者訪問褥瘡管理指導料	〔C013 在宅患者訪問褥瘡管理指導料（保医発通知）の(8)又は(9)により当該指導管理料を算定する場合〕カンファレンスの実施年月日，DESIGN-R2020による深さの評価及び本通知C 013 (2)のいずれに該当するかを記載する	850100130	初回カンファレンスの実施年月日（在宅患者訪問褥瘡管理指導料）；(元号) yy" 年 "mm" 月 "dd" 日
			850100131	2回目のカンファレンスの実施年月日（在宅患者訪問褥瘡管理指導料）；(元号) yy" 年 "mm" 月 "dd" 日
			850100132	3回目のカンファレンスの実施年月日（在宅患者訪問褥瘡管理指導料）；(元号) yy" 年 "mm" 月 "dd" 日
			820100644	DESIGN-R2020による深さの評価（在宅患者訪問褥瘡管理指導料）：d0（皮膚損傷・発赤なし）
			820100645	DESIGN-R2020による深さの評価（在宅患者訪問褥瘡管理指導料）：d1（持続する発赤）

区分	項目	記載要領	コード	内容
C013	在宅患者訪問褥瘡管理指導料	〔C013 在宅患者訪問褥瘡管理指導料（保医発通知）の（8）又は（9）により当該指導管理料を算定する場合〕カンファレンスの実施年月日，DESIGN-R2020による深さの評価及び本通知C013（2）のいずれに該当するのかを記載する	820100646	DESIGN-R2020による深さの評価（在宅患者訪問褥瘡管理指導料）：d2（真皮までの損傷）
			820100647	DESIGN-R2020による深さの評価（在宅患者訪問褥瘡管理指導料）：D3（皮下組織までの損傷）
			820100648	DESIGN-R2020による深さの評価（在宅患者訪問褥瘡管理指導料）：D4（皮下組織を越える損傷）
			820100649	DESIGN-R2020による深さの評価（在宅患者訪問褥瘡管理指導料）：D5（関節腔，体腔に至る損傷）
			820100650	DESIGN-R2020による深さの評価（在宅患者訪問褥瘡管理指導料）：DU（深さ判定が不能の場合）
			820100651	該当項目（在宅患者訪問褥瘡管理指導料）：ア　重度の末梢循環不全のもの
			820100652	該当項目（在宅患者訪問褥瘡管理指導料）：イ　麻薬等の鎮痛・鎮静剤の持続的な使用が必要であるもの
			820100653	該当項目（在宅患者訪問褥瘡管理指導料）：ウ　強度の下痢が続く状態であるもの
			820100654	該当項目（在宅患者訪問褥瘡管理指導料）：エ　極度の皮膚脆弱であるもの
			820100655	該当項目（在宅患者訪問褥瘡管理指導料）：オ　皮膚に密着させる医療関連機器の長期かつ持続的な使用が必要であるもの
C014	外来在宅共同指導料	共同指導を行った者の属する保険医療機関の名称及び年月日を記載する	830100643	共同指導を行った者の属する保険医療機関の名称（外来在宅共同指導料）；******
			850100490	共同指導を行った年月日（外来在宅共同指導料）；（元号）yy"年"mm"月"dd"日"
C015	在宅がん患者緊急時医療情報連携指導料	ICTを用いて活用された当該患者の情報の記録された年月日を記載する	850190212	ICTを用いて活用された当該患者の情報の記録された年月日（在宅がん患者緊急時医療情報連携指導料）；（元号）yy"年"mm"月"dd"日"
C100	退院前在宅療養指導管理料	〔退院前在宅療養指導管理に用いる薬剤又は特定保険医療材料を支給した場合（院外処方の場合を除く）〕薬剤の総点数，所定単位当たりの薬剤名，支給量，特定保険医療材料の総点数，名称及びセット数等を記載する	医薬品コード	（医薬品名を表示する）
			特定器材コード	（特定器材名を表示する）
C101	在宅自己注射指導管理料	〔在宅自己注射に用いる薬剤を支給した場合（院外処方の場合を除く）〕薬剤の総点数，所定単位当たりの薬剤名及び支給日数等を記載する	医薬品コード	（医薬品名を表示する）
			830100480	薬剤支給日数（在宅自己注射指導管理料）；******
			820100656	算定理由（在宅自己注射指導管理料）：緊急時
		（緊急時に受診した場合の注射に係る費用を算定する場合）緊急時の受診である旨及びその年月日を記載する	850100133	緊急受診した年月日（在宅自己注射指導管理料）；（元号）yy"年"mm"月"dd"日"
C101 注4	在宅自己注射指導管理料　バイオ後続品導入初期加算	初回処方年月日を記載する	850100408	初回使用年月日（バイオ後続品導入初期加算）；（元号）yy"年"mm"月"dd"日"
C101-3	在宅妊娠糖尿病患者指導管理料2	分娩日（年月日）を記載する	850100134	分娩日（在宅妊娠糖尿病患者指導管理料2）；（元号）yy"年"mm"月"dd"日"
C102	在宅自己腹膜灌流指導管理料	（1月に2回以上在宅自己腹膜灌流指導管理料を算定した場合）C102 在宅自己腹膜灌流指導管理料（保医発通知）の（1）のアからオまでに規定するものの中から，該当するものを選択して記載する	820100110	ア　在宅自己連続携行式腹膜灌流の導入期にあるもの
			820100111	イ　糖尿病で血糖コントロールが困難であるもの
			820100112	ウ　腹膜炎の疑い，トンネル感染及び出口感染のあるもの
			820100113	エ　腹膜の透析効率及び除水効率が著しく低下しているもの
			820100114	オ　その他医師が特に必要と認めるもの
		〔人工腎臓又は腹膜灌流（連続携行式腹膜灌流に限る）を算定した場合（院外処方の場合を除く）〕算定した日を記載する	算定日情報	（算定日）
			算定日情報	（算定日）
		（在宅自己連続携行式腹膜灌流に用いる薬剤又は特定保険医療材料を支給した場合）薬剤の総点数，所定単位当たりの薬剤名，支給量，特定保険医療材料の総点数，名称及びセット数等を記載する	医薬品コード	（医薬品名を表示する）
			特定器材コード	（特定器材名を表示する）
		（他の保険医療機関において人工腎臓を行った場合）J038 人工腎臓を算定している他の保険医療機関名	830100096	人工腎臓を算定している他の保険医療機関名（在宅自己腹膜灌流指導管理料）；******
		（他の保険医療機関において人工腎臓を行った場合）他の保険医療機関での実施の必要性	830100097	他の保険医療機関で人工腎臓を実施する必要性（在宅自己腹膜灌流指導管理料）；******
C102-2	在宅血液透析指導管理料	（1月に2回以上在宅血液透析指導管理料を算定した場合）初回の指導管理を行った年月日を記載するとともに，C102-2 在宅血液透析指導管理料（保医発通知）の（3）のアからウまでに規定するものの中から，該当するものを選択して記載する	850100137	初回算定年月日（在宅血液透析指導管理料）；（元号）yy"年"mm"月"dd"日"
			820100115	ア　在宅血液透析の導入期にあるもの
			820100116	イ　合併症の管理が必要なもの
			820100117	ウ　その他医師が特に必要と認めるもの
		（人工腎臓を算定した場合）算定した日を記載する	算定日情報	（算定日情報）

C102-2	在宅血液透析指導管理料	〔在宅血液透析指導管理料に用いる薬剤又は特定保険医療材料を支給した場合（院外処方の場合を除く）〕薬剤の総点数，所定単位当たりの薬剤名，支給量，特定保険医療材料の総点数，名称及びセット数等を記載する	医薬品コード	（医薬品名を表示する）
			特定器材コード	（特定器材名を表示する）
C103	在宅酸素療法指導管理料	当該月の動脈血酸素分圧又は動脈血酸素飽和度を記載する	842100072	動脈血酸素分圧（在宅酸素療法指導管理料）；******
			842100044	動脈血酸素飽和度（％）（在宅酸素療法指導管理料）；******
		（慢性心不全で適用になった患者の場合）初回の指導管理を行った月において，終夜睡眠ポリグラフィーの実施日及び無呼吸低呼吸指数を記載する	850100139	終夜睡眠ポリグラフィーの実施年月日（在宅酸素療法指導管理料）；（元号）yy"年"mm"月"dd"日"
			842100045	無呼吸低呼吸指数（在宅酸素療法指導管理料）；******
C103	在宅酸素療法指導管理料の遠隔モニタリング加算	当該指導管理料の直近の算定年月を記載する	850100140	在宅酸素療法指導管理料の前回算定年月（遠隔モニタリング加算）；（元号）yy"年"mm"月"
C103 C107 C107-2	在宅療養指導管理材料加算の乳幼児呼吸管理材料加算	（6歳未満の乳幼児に対する在宅呼吸管理を行い，専用の経皮的動脈血酸素飽和度測定器その他附属品を貸与又は支給した場合）貸与又は支給した機器等の名称及びその数量を記載する	830100819	貸与又は支給した機器等の名称及びその数量〔在宅療養指導管理材料加算（乳幼児呼吸管理材料加算）〕；******
C104	在宅中心静脈栄養法指導管理料	〔在宅中心静脈栄養法に用いる薬剤又は特定保険医療材料を支給した場合（院外処方の場合を除く）〕薬剤の総点数，所定単位当たりの薬剤名，支給量，特定保険医療材料の総点数，名称及びセット数等を記載する	医薬品コード	（医薬品名を表示する）
			特定器材コード	（特定器材名を表示する）
C105	在宅成分栄養経管栄養法指導管理料	〔在宅経管栄養法に用いる薬剤を支給した場合（院外処方の場合を除く）〕薬剤の総点数，所定単位当たりの薬剤名及び支給量等を記載する	医薬品コード	（医薬品名を表示する）
C105-2	在宅小児経管栄養法指導管理料	〔15歳以上の患者であって経口摂取が著しく困難である状態が15歳未満から継続しているもの（体重が20kg未満である場合に限る）に算定した場合〕体重を記載する	842100046	患者体重（kg）（在宅小児経管栄養法指導管理料）；******
		〔在宅小児経管栄養法に用いる薬剤を支給した場合（院外処方の場合を除く）〕薬剤の総点数，所定単位当たりの薬剤名及び支給量等を記載する	医薬品コード	（医薬品名を表示する）
C105-3	在宅半固形栄養経管栄養法指導管理料	胃瘻造設年月日及び初回算定年月日を記載する	850100141	胃瘻造設年月日（在宅半固形栄養経管栄養法指導管理料）；（元号）yy"年"mm"月"dd"日"
			850100142	初回算定年月日（在宅半固形栄養経管栄養法指導管理料）；（元号）yy"年"mm"月"dd"日"
		〔在宅半固形栄養経管栄養法に用いる薬剤を支給した場合（院外処方の場合を除く）〕薬剤の総点数，所定単位当たりの薬剤名及び支給量等を記載する	医薬品コード	（医薬品名を表示する）
		〔半固形状の流動食（市販されているものに限る）に係る指導管理を行った場合〕当該流動食の製品名を記載する	医薬品コード	（医薬品名を表示する）
C106	在宅自己導尿指導管理料	〔在宅自己導尿に用いる薬剤を支給した場合（院外処方の場合を除く）〕薬剤の総点数，所定単位当たりの薬剤名及び支給量等を記載する	医薬品コード	（医薬品名を表示する）
C107-2 C107-2 注3	在宅持続陽圧呼吸療法指導管理料 情報通信機器を用いた在宅持続陽圧呼吸療法指導管理料	一連の治療期間における初回の指導管理を行った年月日，直近の無呼吸低呼吸指数及び睡眠ポリグラフィー上の所見並びに実施年月日及び当該管理料を算定する日の自覚症状等の所見を記載する。ただし，C107-2在宅持続陽圧呼吸療法指導管理料（保医発通知）の（3）のイに該当する場合は，直近の無呼吸低呼吸指数及び睡眠ポリグラフィー上の所見並びに実施年月日の記載は不要である ※注3における「初診日」は一連の治療期間における初回の指導管理を行った年月日を指す	850100143	一連の治療期間における初回の指導管理年月日（在宅持続陽圧呼吸療法指導管理料）；（元号）yy"年"mm"月"dd"日"
			842100047	直近の無呼吸低呼吸指数（在宅持続陽圧呼吸療法指導管理料）；******
			830100099	睡眠ポリグラフィー上の所見（在宅持続陽圧呼吸療法指導管理料）；******
			850100144	睡眠ポリグラフィー実施年月日（在宅持続陽圧呼吸療法指導管理料）；（元号）yy"年"mm"月"dd"日"
			830100100	算定日の自覚症状（在宅持続陽圧呼吸療法指導管理料）；******
		（注3を算定する場合）CPAP療法を開始したことにより睡眠時無呼吸症候群の症状である眠気やいびきなどの症状が改善していることを対面診療で確認した日を記載する	850190214	症状が改善していることを対面診療で確認した年月日（情報通信機器を用いた在宅持続陽圧呼吸療法指導管理料）；（元号）yy"年"mm"月"dd"日"
		（2月を超えて当該療法の継続が可能であると認める場合）その理由を記載する	830100101	療法の継続が可能であると認める理由（在宅持続陽圧呼吸療法指導管理料）；******
C107-2	在宅持続陽圧呼吸療法指導管理料の遠隔モニタリング加算	当該指導管理料の直近の算定年月を記載する	850100145	遠隔モニタリング加算（在宅持続陽圧呼吸療法指導管理料）前回算定年月；（元号）yy"年"mm"月"
C108	在宅麻薬等注射指導管理料	〔在宅麻薬等注射に用いる薬剤又は特定保険医療材料を支給した場合（院外処方の場合を除く）〕薬剤の総点数，所定単位当たりの薬剤名，支給量，特定保険医療材料の総点数，名称及びセット数等を記載する	医薬品コード	（医薬品名を表示する）
			特定器材コード	（特定器材名を表示する）

C108-2	在宅腫瘍化学療法注射指導管理料	〔在宅腫瘍化学療法注射に用いる薬剤又は特定保険医療材料を支給した場合（院外処方の場合を除く）〕薬剤の総点数，所定単位当たりの薬剤名，支給量，特定保険医療材料の総点数，名称及びセット数等を記載する	医薬品コード	（医薬品名を表示する）
			特定器材コード	（特定器材名を表示する）
C108-3	在宅強心剤持続投与指導管理料	〔在宅強心剤持続投与に用いる薬剤又は特定保険医療材料を支給した場合（院外処方の場合を除く）〕薬剤の総点数，所定単位当たりの薬剤名，支給量，特定保険医療材料の総点数，名称及びセット数等を記載する	医薬品コード	（医薬品名を表示する）
			特定器材コード	（特定器材名を表示する）
C108-4	在宅悪性腫瘍患者共同指導管理料	在宅麻薬等注射指導管理料（悪性腫瘍の場合）又は在宅腫瘍化学療法注射指導管理料を算定する保険医療機関と連携して指導管理を行った年月日及び連携して指導管理を行った保険医療機関名を記載する	850100146	連携指導管理年月日（在宅悪性腫瘍患者共同指導管理料）；(元号) yy" 年 "mm" 月 "dd" 日
			830100102	連携指導保険医療機関名（在宅悪性腫瘍患者共同指導管理料）；******
		〔在宅麻薬注射又は在宅腫瘍化学療法注射に用いる薬剤又は特定保険医療材料を支給した場合（院外処方の場合を除く）〕薬剤の総点数，所定単位当たりの薬剤名，支給量，特定保険医療材料の総点数，名称及びセット数等を記載する	医薬品コード	（医薬品名を表示する）
			特定器材コード	（特定器材名を表示する）
C109	在宅寝たきり患者処置指導管理料	〔在宅寝たきり患者処置に用いる薬剤又は特定保険医療材料を支給した場合（院外処方の場合を除く）〕薬剤の総点数，所定単位当たりの薬剤名，支給量，特定保険医療材料の総点数，名称及びセット数等を記載する	医薬品コード	（医薬品名を表示する）
			特定器材コード	（特定器材名を表示する）
C110-2	在宅振戦等刺激装置治療指導管理料の導入期加算	植込術を行った年月日を記載する	850100147	植込術実施年月日（導入期加算）；(元号) yy" 年 "mm" 月 "dd" 日
C110-3	在宅迷走神経電気刺激治療指導管理料の導入期加算	植込術を行った年月日を記載する	850100147	植込術実施年月日（導入期加算）；(元号) yy" 年 "mm" 月 "dd" 日
C114	在宅難治性皮膚疾患処置指導管理料	〔在宅難治性皮膚疾患処置に用いる薬剤又は特定保険医療材料を支給した場合（院外処方の場合を除く）〕薬剤の総点数，所定単位当たりの薬剤名，支給量，特定保険医療材料の総点数，名称及びセット数等を記載する	医薬品コード	（医薬品名を表示する）
			特定器材コード	（特定器材名を表示する）
C116	在宅植込型補助人工心臓（非拍動流型）指導管理料	〔在宅植込型補助人工心臓（非拍動流型）指導管理料に用いる特定保険医療材料を支給した場合（院外処方の場合を除く）〕特定保険医療材料の総点数，名称及びセット数等を記載する	特定器材コード	（特定器材名を表示する）
C118	在宅腫瘍治療電場療法指導管理料	〔在宅腫瘍治療電場療法に用いる薬剤又は特定保険医療材料を支給した場合（院外処方の場合を除く）〕薬剤の総点数，所定単位当たりの薬剤名，支給量，特定保険医療材料の総点数，名称及びセット数等を記載する	医薬品コード	（医薬品名を表示する）
			特定器材コード	（特定器材名を表示する）
C150	血糖自己測定器加算	（「7 間歇スキャン式持続血糖測定器によるもの」以外を算定する場合）1月の血糖自己測定の回数を記載する	842100048	1月の血糖自己測定回数（血糖自己測定器加算）；******
			114009910	血糖自己測定器加算（20回以上）（1型糖尿病・小児低血糖症等）
			114046110	血糖自己測定器加算（30回以上）（1型糖尿病・小児低血糖症等）
		（1型糖尿病の患者等に対し算定する場合）1型糖尿病の患者等である旨を記載する	114010010	血糖自己測定器加算（40回以上）（1型糖尿病・小児低血糖症等）
			114010110	血糖自己測定器加算（60回以上）（1型糖尿病・小児低血糖症等）
			114010210	血糖自己測定器加算（90回以上）（1型糖尿病・小児低血糖症等）
			114015610	血糖自己測定器加算（120回以上）（1型糖尿病・小児低血糖症等）
C150 C157 C158 C159 C159-2 C163 C165 C171 C171-2 C171-3 C172 C174	血糖自己測定器加算 酸素ボンベ加算 酸素濃縮装置加算 液化酸素装置加算 呼吸同調式デマンドバルブ加算 特殊カテーテル加算 在宅持続陽圧呼吸療法用治療器加算 在宅酸素療法材料加算 在宅持続陽圧呼吸療法材料加算 在宅ハイフローセラピー材料加算 在宅経肛門的自己洗腸用材料加算 在宅ハイフローセラピー装置加算	（1月に2回分又は3回分の算定を行う場合）　当月分に加え，翌月分，翌翌月分，前月分，前々月分のいずれを算定したのか又は当月分に加え，翌月分，前月分のいずれかを算定したのかを選択して記載する	820100122	当月分
			820100123	翌々月分
			820100124	翌月分
			820100125	前月分
			820100126	前々月分
C152-2	持続血糖測定器加算	C152-2 持続血糖測定器（保医発通知）の（1）に規定するもののうち，該当するものを選択して記載する	820100657	該当する患者（持続血糖測定器）：1型糖尿病患者の患者（間歇注入シリンジポンプと連動する持続血糖測定器を用いる場合）
			820100658	該当する患者（持続血糖測定器）：膵全摘後の患者（間歇注入シリンジポンプと連動する持続血糖測定器を用いる場合）
			820100659	該当する患者（持続血糖測定器）：2型糖尿病患者（間歇注入シリンジポンプと連動する持続血糖測定器を用いる場合）

診療報酬請求書・明細書の記載要領 1695

区分	診療行為名称等	記載事項	レセプトコード	左記コードによるレセプト表示文言
C152-2	持続血糖測定器加算	C152-2持続血糖測定器（保医発通知）の（1）に規定するもののうち，該当するものを選択して記載する	820100660	該当する患者（持続血糖測定器）：1型糖尿病患者の患者（間歇注入シリンジポンプと連動しない持続血糖測定器を用いる場合）
			820100661	該当する患者（持続血糖測定器）：膵全摘後の患者（間歇注入シリンジポンプと連動しない持続血糖測定器を用いる場合）
			820100662	該当する患者（持続血糖測定器）：2型糖尿病患者（間歇注入シリンジポンプと連動しない持続血糖測定器を用いる場合
		（2型糖尿病患者に対して，間歇注入シリンジポンプと連動しない持続血糖測定器を用いる場合）直近の空腹時血清Cペプチドの測定結果を記載する	830100103	直近の空腹時血清Cペプチドの測定結果（持続血糖測定器）；******
		（1月に2回分の算定を行う場合）当月分に加え，翌月分，前月分のいずれを算定したのかを選択して記載する	820100122	当月分
			820100124	翌月分
			820100125	前月分
C153の1	注入器用注射針加算の1	C153注入器用注射針加算（保医発通知）の（2）のア又はイに規定するもののうち，該当するものを選択して記載する	820100120	ア　糖尿病等で1日概ね4回以上自己注射が必要
			820100121	イ　血友病で自己注射が必要
C163	特殊カテーテル加算「2」の「イ」親水性コーティング	C163の「特殊カテーテル加算」（保医発通知）の（3）のアからエまでの中から該当するものを選択して記載するとともに，要件を満たす医学的根拠を記載する	830100104	ア　脊髄障害の要件を満たす医学的根拠；********
			830100105	イ　二分脊椎の要件を満たす医学的根拠；********
			830100106	ウ　他の中枢神経を原因とする神経因性膀胱の要件を満たす医学的根拠；********
			830100107	エ　その他の要件を満たす医学的根拠；********
C165の1	在宅持続陽圧呼吸療法用治療器加算1	〔C107-2在宅持続陽圧呼吸療法指導管理料（保医発通知）の（3）のア又はイの要件に該当する患者に対し算定する場合〕（3）のア又はイのうち該当するものを選択して記載する。また，イの要件を根拠に算定する場合は，当該患者に対するASV療法の実施開始日も併せて記載する	820100127	ア　留意事項通知アの慢性心不全患者にASV療法を実施した場合
			820100128	イ　留意事項通知イの心不全患者にASV療法を実施した場合
			850100148	留意事項通知イの心不全患者　ASV療法開始年月日（在宅持続陽圧呼吸療法用治療器加算1）；（元号）yy"年"mm"月"dd"日"
C175	在宅抗菌薬吸入療法用ネブライザ加算	初回算定日（初回の場合は初回である旨）を記載する	850100419	初回算定年月日（在宅抗菌薬吸入療法用ネブライザ加算）；（元号）yy"年"mm"月"dd"日"
			820190053	初回（在宅抗菌薬吸入療法用ネブライザ加算）
C200 C300		初診，再診又は在宅医療において，患者の診療を担う保険医の指示に基づき，当該保険医の診療日以外の日に訪問看護ステーション等の看護師等が，当該患者に対し点滴又は処置等を実施した場合	（初診，再診又は在宅医療において，患者の診療を担う保険医の指示に基づき，当該保険医の診療日以外の日に訪問看護ステーション等の看護師等に対し点滴又は処置等を実施した場合）これに用いた薬剤又は特定保険医療材料が使用された日を記載する	850190200	訪問看護ステーション等の看護師等が薬剤を使用した年月日（C200）；（元号）yy"年"mm"月"dd"日"
			850190201	訪問看護ステーション等の看護師等が特定保険医療材料を使用した年月日（C300）；（元号）yy"年"mm"月"dd"日"
C		在宅療養支援診療所，在宅療養支援病院から患者の紹介を受けて在宅療養指導管理を行う場合	（「診療報酬の算定方法」第2章第2部第2節第1款の通則3の規定に基づき，在宅療養支援診療所，在宅療養支援病院から患者の紹介を受けて在宅療養指導管理を行う場合）紹介元医療機関名及び当該在宅療養指導管理料を算定した理由を記載する	830100108	紹介元医療機関名；******
			830100109	在宅療養指導管理料の算定理由；******
C		退院した患者に対して，当該退院月に，退院日に在宅療養指導管理料を算定した保険医療機関以外の保険医療機関において在宅療養指導管理料を算定した場合	（退院した患者に対して，当該退院月に，退院日に在宅療養指導管理料を算定した保険医療機関以外の保険医療機関において在宅療養指導管理料を算定した場合）当該在宅療養指導管理料を算定した理由を記載する	830100109	在宅療養指導管理料の算定理由；******
C		在宅療養指導管理料のいずれかの所定点数に併せて特定保険医療材料のうち「皮膚欠損用創傷被覆材」又は「非固着性シリコンガーゼ」を支給した場合	〔在宅療養指導管理料のいずれかの所定点数に併せて特定保険医療材料のうち「皮膚欠損用創傷被覆材」又は「非固着性シリコンガーゼ」を支給した場合（在宅難治性皮膚疾患処置指導管理料を除く）〕特定保険医療材料の総点数，名称及びセット数を記載する	特定器材コード	（特定器材名を表示する）

《検査》

区分	診療行為名称等	記載事項	レセプトコード	左記コードによるレセプト表示文言
D	時間外緊急院内検査加算	検査開始日時を記載する	853100001	検査開始日時（時間外緊急院内検査加算）；dd"日"hh"時"mm"分"
		（引き続き入院した場合）引き続き入院した場合である旨を記載する	820100129	引き続き入院
D	外来迅速検体検査加算	（外来診療料を算定した場合であって，当該診療料に包括される検査のみに対して当該加算を算定した場合）当該加算を算定した日に行った検体検査の項目名を記載する	830100111	検体検査名（外来迅速検体検査加算）；******
		（引き続き入院した場合）引き続き入院した場合である旨を記載する	820100129	引き続き入院
D001の10	トリプシノーゲン2（尿）	急性膵炎を疑う医学的根拠について記載する	830100481	急性膵炎を疑う医学的根拠〔トリプシノーゲン2（尿）〕；******

D001の17	プロスタグランジンE主要代謝物（尿）	（医学的な必要性から，本検査を1月に1回行う場合）その詳細な理由及び検査結果を記載する	830100820	1月に1回行う詳細な理由〔プロスタグランジンE主要代謝物（尿）〕；＊＊＊＊＊＊
			830100821	検査結果〔プロスタグランジンE主要代謝物（尿）〕；＊＊＊＊＊＊
D001の19	L型脂肪酸結合蛋白（L-FABP）（尿）	（3月に2回以上算定する場合）その詳細な理由を記載する	830100112	3月に2回以上算定した詳細な理由〔L型脂肪酸結合蛋白（L-FABP）（尿）〕；＊＊＊＊＊＊
D001の19	好中球ゼラチナーゼ結合性リポカリン（NGAL）（尿）	（医学的必要性から4回以上算定する場合）その詳細な理由を記載する	830100113	医学的必要性から4回以上算定した詳細な理由（好中球ゼラチナーゼ結合性リポカリン〔NGAL〕（尿）〕；＊＊＊＊＊＊
D003の9	カルプロテクチン（糞便）	〔慢性的な炎症性腸疾患（潰瘍性大腸炎やクローン病等）の診断補助を目的として測定する場合〕要旨を記載する	830100116	慢性的な炎症性腸疾患の診断補助を目的として測定した要旨〔カルプロテクチン（糞便）要旨〕；＊＊＊＊＊＊
		（潰瘍性大腸炎又はクローン病の病態把握を目的として測定する場合で医学的な必要性から1月に1回行う場合）詳細な理由及び検査結果を記載する	830100117	詳細理由〔カルプロテクチン（糞便）〕；＊＊＊＊＊＊
			830100118	検査結果〔カルプロテクチン（糞便）〕；＊＊＊＊＊＊
D004の15	アミロイドβ 42/40比（髄液）	〔レカネマブ（遺伝子組換え）製剤の投与中止後に初回投与から18か月を超えて再開する場合〕必要と判断した医学的根拠を記載する	830100822	必要と判断した医学的根拠〔アミロイドβ 42／40比（髄液）〕；＊＊＊＊＊＊
		認知機能スコア　MMSEスコアを記載する（他の保険医療機関からの紹介により検査を実施する場合は，紹介元医療機関において測定したスコアを記載する）	820101166	画像診断を実施する時点におけるMMSEスコア：22点以上
			820101167	画像診断を実施する時点におけるMMSEスコア：21点以下
		臨床認知症尺度　CDR全般尺度の評価を記載する（他の保険医療機関からの紹介により検査を実施する場合は，紹介元医療機関において測定したスコアを記載する）	820101168	画像診断を実施する時点におけるCDR全般尺度：0
			820101169	画像診断を実施する時点におけるCDR全般尺度：0.5又は1
			820101170	画像診断を実施する時点におけるCDR全般尺度：2又は3
			820101171	画像診断を実施する時点におけるCDR全般尺度：評価困難
		検査の結果におけるAβ病理を示唆する所見の有無について記載する	820101172	検査の結果，Aβ病理を示唆する所見あり
			820101173	検査の結果，Aβ病理を示唆する所見なし
D004-2の1	悪性腫瘍組織検査1 悪性腫瘍遺伝子検査	D004-2 悪性腫瘍組織検査（保医発通知）の（2）から（4）までに掲げる遺伝子検査の中から該当するものを選択して記載する	820100663	該当する遺伝子検査（悪性腫瘍遺伝子検査）：悪性黒色腫におけるBRAF遺伝子検査（PCR－rSSO法）
			820100664	該当する遺伝子検査（悪性腫瘍遺伝子検査）：肺癌におけるKRAS遺伝子検査
			820100665	該当する遺伝子検査（悪性腫瘍遺伝子検査）：肺癌におけるBRAF遺伝子検査（次世代シーケンシング）
			820100666	該当する遺伝子検査（悪性腫瘍遺伝子検査）：膵癌におけるKRAS遺伝子検査
			820100667	該当する遺伝子検査（悪性腫瘍遺伝子検査）：大腸癌におけるRAS遺伝子検査
			820100668	該当する遺伝子検査（悪性腫瘍遺伝子検査）：大腸癌におけるBRAF遺伝子検査
			820100669	該当する遺伝子検査（悪性腫瘍遺伝子検査）：大腸癌におけるEGFR遺伝子検査
			820100670	該当する遺伝子検査（悪性腫瘍遺伝子検査）：大腸癌におけるKRAS遺伝子検査
			820100671	該当する遺伝子検査（悪性腫瘍遺伝子検査）：リンチ症候群におけるマイクロサテライト不安定性検査
			820100672	該当する遺伝子検査（悪性腫瘍遺伝子検査）：乳癌におけるHER2遺伝子検査
			820100673	該当する遺伝子検査（悪性腫瘍遺伝子検査）：固形癌におけるマイクロサテライト不安定性検査
			820100674	該当する遺伝子検査（悪性腫瘍遺伝子検査）：悪性骨軟部組織腫瘍におけるEWS-Fli1遺伝子検査
			820100675	該当する遺伝子検査（悪性腫瘍遺伝子検査）：悪性骨軟部組織腫瘍におけるTLS-CHOP遺伝子検査
			820100676	該当する遺伝子検査（悪性腫瘍遺伝子検査）：悪性骨軟部組織腫瘍におけるSYT-SSX遺伝子検査
			820100677	該当する遺伝子検査（悪性腫瘍遺伝子検査）：消化管間葉系腫瘍におけるc-kit遺伝子検査
			820100678	該当する遺伝子検査（悪性腫瘍遺伝子検査）：悪性黒色腫におけるセンチネルリンパ節生検に係る遺伝子検査
			820100680	該当する遺伝子検査（悪性腫瘍遺伝子検査）：固形癌におけるNTRK融合遺伝子検査
			820100803	該当する遺伝子検査（悪性腫瘍遺伝子検査）：肺癌におけるEGFR遺伝子検査
			820100804	該当する遺伝子検査（悪性腫瘍遺伝子検査）：肺癌におけるROS1融合遺伝子検査
			820100848	該当する遺伝子検査（悪性腫瘍遺伝子検査）：肺癌におけるBRAF遺伝子検査（次世代シーケンシングを除く）
			820100849	該当する遺伝子検査（悪性腫瘍遺伝子検査）：肺癌におけるMETex 14遺伝子検査（次世代シーケンシングを除く）
			820100850	該当する遺伝子検査（悪性腫瘍遺伝子検査）：濾胞性リンパ腫におけるEZH2遺伝子検査

D004-2の1	悪性腫瘍組織検査 1 悪性腫瘍遺伝子検査	D004-2 悪性腫瘍組織検査（保医発通知）の（2）から（4）までに掲げる遺伝子検査の中から該当するものを選択して記載する	820100853	該当する遺伝子検査（悪性腫瘍遺伝子検査）：肺癌におけるMETex 14 遺伝子検査（次世代シーケンシング）
			820100854	該当する遺伝子検査（悪性腫瘍遺伝子検査）：肺癌におけるRET融合遺伝子検査
			820100855	該当する遺伝子検査（悪性腫瘍遺伝子検査）：悪性黒色腫におけるBRAF遺伝子検査（リアルタイムPCR法）
			820100856	該当する遺伝子検査（悪性腫瘍遺伝子検査）：固形癌における腫瘍遺伝子変異量検査
			820100857	該当する遺伝子検査（悪性腫瘍遺伝子検査）：胆道癌におけるFGFR2融合遺伝子検査
			820101174	該当する遺伝子検査（悪性腫瘍遺伝子検査）：肺癌におけるKRAS遺伝子変異（G12C）検査
			820101175	該当する遺伝子検査（悪性腫瘍遺伝子検査）：肺癌におけるHER2遺伝子検査（次世代シーケンシング）
			820101176	該当する遺伝子検査（悪性腫瘍遺伝子検査）：悪性黒色腫におけるBRAF遺伝子検査（PCR-rSSO法）
			820101177	該当する遺伝子検査（悪性腫瘍遺伝子検査）：甲状腺癌におけるRET融合遺伝子検査
			820101178	該当する遺伝子検査（悪性腫瘍遺伝子検査）：甲状腺髄様癌におけるRET遺伝子変異検査
			820101179	該当する遺伝子検査（悪性腫瘍遺伝子検査）：固形腫瘍（肺癌及び大腸癌を除く）におけるBRAF遺伝子検査（PCR-rSSO法）
			820101180	該当する遺伝子検査（悪性腫瘍遺伝子検査）：悪性リンパ腫におけるBRAF遺伝子検査（PCR-rSSO法）
		（早期大腸癌におけるリンチ症候群の除外を目的としてBRAF遺伝子検査を実施した場合）マイクロサテライト不安定性検査又は「N005-4」ミスマッチ修復タンパク免疫染色（免疫抗体法）病理組織標本作製を実施した年月日を記載する	850100150	マイクロサテライト不安定性検査の実施年月日（悪性腫瘍遺伝子検査）；（元号）yy" 年 "mm" 月 "dd" 日 "
			850190215	ミスマッチ修復タンパク免疫染色（免疫抗体法）病理組織標本作製の実施年月日（悪性腫瘍遺伝子検査）；（元号）yy" 年 "mm" 月 "dd" 日 "
D006の33	ADAMTS13 活性	（血栓性血小板減少性紫斑病と診断された患者又はその再発が認められた患者に対して，診断した日又は再発を確認した日から起算して1月以内に算定する場合）血栓性血小板減少性紫斑病と診断された年月日又はその再発を確認した年月日を記載する	850100151	血栓性血小板減少性紫斑病の診断年月日（ADAMTS13活性）；（元号）yy" 年 "mm" 月 "dd" 日 "
			850100152	血栓性血小板減少性紫斑病の再発年月日（ADAMTS13活性）；（元号）yy" 年 "mm" 月 "dd" 日 "
		（血栓性血小板減少性紫斑病に対し，血漿交換療法，免疫抑制療法及びカプラシズマブ製剤による治療を行った際に治療の継続の要否を判定することを目的として測定を行った場合）30日間を超え1週間に1回に別に算定する，その医学的な必要性を記載する	830100823	医学的な必要性（ADAMTS13 活性）；******
D006の34	血小板凝集能	（先天性血小板機能低下症が疑われる患者に対し，当該疾患の鑑別診断の補助を目的として，3種類以上の試薬を用いて血小板凝集能を測定した場合）2回以上算定する場合は，その医学的必要性について記載する	830100824	2 回以上算定する医学的必要性（血小板凝集能　イ　鑑別診断の補助に用いるもの）；******
D006の35	ADAMTS13 インヒビター	（後天性血栓性血小板減少性紫斑病と診断された患者又はその再発が認められた患者に対して，診断した日又は再発を確認した日から起算して1月以内に算定する場合）後天性血栓性血小板減少性紫斑病と診断した年月日又はその再発を確認した年月日を記載する	850100153	後天性血栓性血小板減少性紫斑病の診断年月日（ADAMTS13 インヒビター）；（元号）yy" 年 "mm" 月 "dd" 日 "
			850100154	後天性血栓性血小板減少性紫斑病の再発年月日（ADAMTS13 インヒビター）；（元号）yy" 年 "mm" 月 "dd" 日 "
D006-4	遺伝学的検査	D006-4 遺伝学的検査（保医発通知）の（1）に掲げる遺伝子疾患の中から該当するものを選択して記載する	830100825	遺伝子疾患の名称；******
		（2回以上実施する場合）その医療上の必要性を記載する	830100119	遺伝学的検査を2回以上実施する医療上の必要性（遺伝学的検査）；******
		〔D006-4 遺伝学的検査（保医発通知）の（1）のオに掲げる遺伝子疾患に対する検査を実施する場合〕臨床症状や他の検査等では当該疾患の診断がつかないこと及びその医学的な必要性を記載する	830100120	臨床症状や他の検査等では当該疾患の診断がつかないこと及びその医学的な必要性（遺伝学的検査）；******
D006-4 注2	遺伝学的検査の注2加算	検査の対象となった全ての遺伝子疾患の名称及び検査の実施の必要性について，記載する	830100826	遺伝子疾患の名称（遺伝学的検査注2）；******
			830100827	実施の必要性（遺伝学的検査2）；******
D006-5	染色体検査1　FISH法を用いた場合	（びまん性大細胞型B細胞リンパ腫又は多発性骨髄腫の診断の目的で2回以上検査を行った場合）「未確」と表示し，前回算定日を記載する	850100420	前回算定年月日（染色体検査1　FISH法を用いた場合）；（元号）yy" 年 "mm" 月 "dd" 日 "
			820100858	未確（染色体検査1　FISH法を用いた場合）
D006-10	CCR4 タンパク（フローサイトメトリー法）	〔CCR4 タンパク（フローサイトメトリー法）及びCCR4 タンパクを併せて算定した場合〕その理由及び医学的根拠を記載する	830100121	併せて算定した理由及び医学的根拠〔CCR4 タンパク（フローサイトメトリー法）〕；******
D006-11	FIP1L1-PDGFRα 融合遺伝子検査	本検査を必要と判断した理由を記載する	830100122	必要理由（FIP1L1-PDGFRα融合遺伝子検査）；******
		（本検査を再度実施した場合）その理由を記載する	830100123	再実施理由（FIP1L1-PDGFRα融合遺伝子検査）；******
D006-12	EGFR 遺伝子検査（血漿）	肺癌の組織を検体とした検査が実施困難である医学的な理由を記載する	830100124	肺癌の組織検体検査が実施困難である医学的理由〔EGFR 遺伝子検査（血漿）〕；******

項目		記載要領	コード	記載内容
D006-15	膀胱がん関連遺伝子検査	上皮内癌（CIS）と診断された病理所見を記載する	830100125	上皮内癌（CIS）と診断された病理所見（膀胱がん関連遺伝子検査）；******
		K803膀胱悪性腫瘍手術の「6」経尿道的手術の実施年月日を記載する	850100155	膀胱悪性腫瘍手術（経尿道的手術）の実施年月日（膀胱がん関連遺伝子検査）；(元号) yy"年"mm"月"dd"日"
		（本検査を過去に算定している場合）過去の算定日を記載する	850100156	過去の算定年月日（膀胱がん関連遺伝子検査）；(元号) yy"年"mm"月"dd"日"
D006-18	BRCA1/2遺伝子検査	その医療上の必要性を記載する	830100126	医療上の必要性（BRCA1/2遺伝子検査）；******
D006-19	がんゲノムプロファイリング検査	（血液を検体とする場合であって，医学的理由により，固形腫瘍の腫瘍細胞を検体としてがんゲノムプロファイリング検査を行うことが困難な場合）固形腫瘍の腫瘍細胞を検体とした検査が実施困難である医学的な理由を記載する	830100761	固形腫瘍の腫瘍細胞を検体とした検査が実施困難である医学的な理由（血液を検体とする）（がんゲノムプロファイリング検査）；******
		（血液を検体とする場合であって，固形腫瘍の腫瘍細胞を検体として実施したがんゲノムプロファイリング検査において，包括的なゲノムプロファイルの結果を得られなかった場合）その旨を記載する	820100859	包括的なゲノムプロファイルの結果を得られない（血液を検体とする）（がんゲノムプロファイリング検査）
		（抗悪性腫瘍剤による治療法の選択を目的として他の検査を実施した場合）包括的なゲノムプロファイルの結果を併せて取得した検査の実施年月日を記載する	850100421	肺癌におけるEGFR遺伝子検査の実施年月日（がんゲノムプロファイリング検査）；(元号) yy"年"mm"月"dd"日"
			850100422	肺癌におけるROS1融合遺伝子検査の実施年月日（がんゲノムプロファイリング検査）；(元号) yy"年"mm"月"dd"日"
			850100423	肺癌におけるALK融合遺伝子検査の実施年月日（がんゲノムプロファイリング検査）；(元号) yy"年"mm"月"dd"日"
			850190216	肺癌におけるRAS遺伝子検査の実施年月日（がんゲノムプロファイリング検査）；(元号) yy"年"mm"月"dd"日"
			850190217	肺癌におけるHER2遺伝子検査の実施年月日（がんゲノムプロファイリング検査）；(元号) yy"年"mm"月"dd"日"
			850100424	大腸癌におけるRAS遺伝子検査の実施年月日（がんゲノムプロファイリング検査）；(元号) yy"年"mm"月"dd"日"
			850190218	大腸癌におけるHER2遺伝子検査の実施年月日（がんゲノムプロファイリング検査）；(元号) yy"年"mm"月"dd"日"
			850190219	大腸癌におけるBRAF遺伝子検査の実施年月日（がんゲノムプロファイリング検査）；(元号) yy"年"mm"月"dd"日"
			850100425	乳癌におけるHER2遺伝子検査の実施年月日（がんゲノムプロファイリング検査）；(元号) yy"年"mm"月"dd"日"
			850100426	固形癌におけるマイクロサテライト不安定性検査の実施年月日（がんゲノムプロファイリング検査）；(元号) yy"年"mm"月"dd"日"
			850100427	肺癌におけるMETex14遺伝子検査の実施年月日（がんゲノムプロファイリング検査）；(元号) yy"年"mm"月"dd"日"
			850100428	悪性黒色腫におけるBRAF遺伝子検査の実施年月日（がんゲノムプロファイリング検査）；(元号) yy"年"mm"月"dd"日"
			850100429	固形癌におけるNTRK融合遺伝子検査の実施年月日（がんゲノムプロファイリング検査）；(元号) yy"年"mm"月"dd"日"
			850100430	固形癌における腫瘍遺伝子変異量検査の実施年月日（がんゲノムプロファイリング検査）；(元号) yy"年"mm"月"dd"日"
			850100431	胆道癌におけるFGFR2融合遺伝子検査の実施年月日（がんゲノムプロファイリング検査）；(元号) yy"年"mm"月"dd"日"
			850100432	卵巣癌におけるBRCA1遺伝子検査の実施年月日（がんゲノムプロファイリング検査）；(元号) yy"年"mm"月"dd"日"
			850100433	前立腺癌におけるBRCA1遺伝子検査の実施年月日（がんゲノムプロファイリング検査）；(元号) yy"年"mm"月"dd"日"
			850100434	卵巣癌におけるBRCA2遺伝子検査の実施年月日（がんゲノムプロファイリング検査）；(元号) yy"年"mm"月"dd"日"
			850100435	前立腺癌におけるBRCA2遺伝子検査の実施年月日（がんゲノムプロファイリング検査）；(元号) yy"年"mm"月"dd"日"
D006-20	角膜ジストロフィー遺伝子検査	その医学的な必要性を記載する	830100127	医学的な必要性（角膜ジストロフィー遺伝子検査）；******
D006-22	RAS遺伝子検査（血漿）	大腸癌の組織を検体とした検査が実施困難である医学的な理由を記載する	830100483	大腸癌の組織を検体とした検査が実施困難である医学的な理由〔RAS遺伝子検査（血漿）〕；******
D006-25	CYP2C9遺伝子多型	必要と判断した医学的根拠を記載する	830100484	必要と判断した医学的根拠（CYP2C9遺伝子多型）；******
D006-26	染色体構造変異解析	検査を実施する医学的な理由を記載する	830100485	検査を実施する医学的な理由（染色体構造変異解析）；******
D006-27の1	悪性腫瘍遺伝子検査（血液・血漿）ROS1融合遺伝子検査	肺癌の組織を検体とした検査が実施困難である医学的な理由を記載する	830100486	肺癌の組織を検体とした検査が実施困難である医学的な理由（ROS1融合遺伝子検査）；******
D006-27の2	悪性腫瘍遺伝子検査（血液・血漿）ALK融合遺伝子検査	肺癌の組織を検体とした検査が実施困難である医学的な理由を記載する	830100487	肺癌の組織を検体とした検査が実施困難である医学的な理由（ALK融合遺伝子検査）；******

項目	名称	記載事項	コード	記載例
D006-27の3	悪性腫瘍遺伝子検査（血液・血漿）METex 14遺伝子検査	肺癌の組織を検体とした検査が実施困難である医学的な理由を記載する	830100488	肺癌の組織を検体とした検査が実施困難である医学的な理由（METex14遺伝子検査）；******
D006-27の4	悪性腫瘍遺伝子検査（血液・血漿）NTRK融合遺伝子検査	固形癌の組織を検体とした検査が実施困難である医学的な理由を記載する	830100489	固形癌の組織を検体とした検査が実施困難である医学的な理由（NTRK融合遺伝子検査）；******
D006-27の5	悪性腫瘍遺伝子検査（血液・血漿）RAS遺伝子検査	D006-27（保医発通知）イに該当する医学的な理由を記載する	830100828	医学的な理由〔イの（イ）に該当〕（RAS遺伝子検査）；******
			830100829	医学的な理由〔イの（ロ）に該当〕（RAS遺伝子検査）；******
			830100830	医学的な理由〔イの（ハ）に該当〕（RAS遺伝子検査）；******
D006-27の6	悪性腫瘍遺伝子検査（血液・血漿）BRAF遺伝子検査	大腸癌の組織を検体とした検査が実施困難である医学的な理由を記載する	830100831	大腸癌の組織を検体とした検査が実施困難である医学的な理由（BRAF遺伝子検査）；******
D006-27の8	悪性腫瘍遺伝子検査（血液・血漿）HER2遺伝子検査（肺癌に係るもの）	肺癌の組織を検体とした検査が実施困難である医学的な理由を記載する	830100832	肺癌の組織を検体とした検査が実施困難である医学的な理由〔HER2遺伝子検査（肺癌に係るもの）〕；******
D006-27の9	悪性腫瘍遺伝子検査（血液・血漿）マイクロサテライト不安定性検査	固形癌の組織を検体とした検査が実施困難である医学的な理由を記載する	830100833	固形癌の組織を検体とした検査が実施困難である医学的な理由（マイクロサテライト不安定性検査）；******
D006-29	乳癌悪性度判定検査	（医学的な必要性から患者1人につき2回以上実施した場合）その理由を記載する	830100834	患者1人につき2回以上実施した理由（乳癌悪性度判定検査）；******
		本検査の実施に当たっては、ホルモン受容体、HER2の検査結果及びリンパ節転移の状況について記載する	830100835	ホルモン受容体の検査結果（乳癌悪性度判定検査）；******
			830100836	HER2の検査結果（乳癌悪性度判定検査）；******
			830100837	リンパ節転移の状況（乳癌悪性度判定検査）；******
D007の8	マンガン（Mn）	高カロリー静脈栄養法を開始した年月日を記載する	850100157	高カロリー静脈栄養法の開始年月日（Mn）；(元号)yy"年"mm"月"dd"日"
D007の38	アルブミン非結合型ビリルビン	（早産児にあって、生後2週間を超えて、修正週数として正期産に相当する期間まで経過観察を行う場合）検査を実施した日に相当する修正週数を記載する	842100112	検査を実施した日に相当する修正週数（アルブミン非結合型ビリルビン）；******
D007の57	ロイシンリッチα2グリコプロテイン	前回の実施年月日（初回の場合は初回である旨）を記載する	850190049	前回実施年月日（ロイシンリッチα2グリコプロテイン）；(元号)yy"年"mm"月"dd"日"
			820190054	初回（ロイシンリッチα2グリコプロテイン）
		医学的な必要性から、本検査を1月に1回行う場合には、その詳細な理由及び検査結果を記載する	830100490	1月に1回行う詳細な理由（ロイシンリッチα2グリコプロテイン）；******
			830100491	検査結果（ロイシンリッチα2グリコプロテイン）；******
D008の18	脳性Na利尿ペプチド（BNP）	〔脳性Na利尿ペプチド（BNP）、脳性Na利尿ペプチド前駆体N端フラグメント（NT-proBNP）及び心房性Na利尿ペプチド（ANP）のうち2項目以上を実施した場合〕各々の検査の実施日を記載する	算定日情報	（算定日）
D008の20	脳性Na利尿ペプチド前駆体N端フラグメント（NT-proBNP）	〔脳性Na利尿ペプチド（BNP）、脳性Na利尿ペプチド前駆体N端フラグメント（NT-proBNP）及び心房性Na利尿ペプチド（ANP）のうち2項目以上を実施した場合〕各々の検査の実施日を記載する	算定日情報	（算定日）
D008の24	低カルボキシル化オステオカルシン（ucOC）	（2回目を算定した場合）前回算定年月日を記載する	850100161	前回算定年月日（ucOC）；(元号)yy"年"mm"月"dd"日"
D008の25	酒石酸抵抗性酸ホスファターゼ（TRACP-5b）	（診断補助として実施した後、6月以内の治療経過観察時の補助的指標として実施した場合）診断補助として実施した日を記載する	850100159	診断補助の実施年月日（TRACP-5b）；(元号)yy"年"mm"月"dd"日"
		（治療方針を変更した際に実施した場合）治療方針の変更年月日を記載する	850100160	治療方針変更年月日（TRACP-5b）；(元号)yy"年"mm"月"dd"日"
D008の43	抗IA-2抗体	抗グルタミン酸デカルボキシラーゼ抗体（抗GAD抗体）の結果、陰性を確認した年月日を記載する	850100163	抗GAD抗体陰性の確認年月日（抗IA-2抗体）；(元号)yy"年"mm"月"dd"日"
D008の46	心房性Na利尿ペプチド（ANP）	〔脳性Na利尿ペプチド（BNP）、脳性Na利尿ペプチド前駆体N端フラグメント（NT-proBNP）及び心房性Na利尿ペプチド（ANP）のうち2項目以上を実施した場合〕各々の検査の実施日を記載する	算定日情報	（算定日）
D008の52	抗ミュラー管ホルモン（AMH）	前回の実施日（初回の場合は初回である旨）を記載する	850190050	前回実施年月日〔抗ミュラー管ホルモン（AMH）〕；(元号)yy"年"mm"月"dd"日"
			820190055	初回〔抗ミュラー管ホルモン（AMH）〕
D008の53	レプチン	脂肪萎縮の発症時期及び全身性脂肪萎縮症を疑う医学的な理由を記載する	830100492	脂肪萎縮の発症時期（レプチン）；******
			830100493	全身性脂肪萎縮症を疑う医学的な理由（レプチン）；******
D009の9	前立腺特異抗原（PSA）	〔前立腺癌の確定診断がつかず前立腺特異抗原（PSA）を2回以上算定する場合〕「未確」と表示し、当該検査の実施年月日及び検査値をすべて記載する	850100164	検査の実施年月日〔前立腺特異抗原（PSA）〕；(元号)yy"年"mm"月"dd"日"
			842100049	未確 検査値〔前立腺特異抗原（PSA）〕；******

区分	項目	記載事項	コード	記録
D009の30	可溶性メソテリン関連ペプチド	(悪性中皮腫の診断の補助を目的として実施する場合) 本検査が必要である理由を記載する	820100809	(イ) 石綿曝露歴があり,胸水,腹水等の貯留が認められる患者(可溶性メソテリン関連ペプチド)
			820100810	(ロ) 体腔液細胞診で悪性中皮腫が疑われる患者(可溶性メソテリン関連ペプチド)
			820100811	(ハ) 画像診断で胸膜腫瘍,腹膜腫瘍等の漿膜腫瘍が認められる患者(可溶性メソテリン関連ペプチド)
D009の31	S2, 3PSA%	(前立腺針生検法等により前立腺癌の確定診断がつかない場合) 前回の実施日(初回の場合は初回である旨)を記載する	850190220	前回実施年月日(S2, 3PSA%);(元号) yy" 年 "mm" 月 "dd" 日"
			820190494	初回(S2, 3PSA%)
		前立腺特異原(PSA)の測定年月日及び測定結果を記載する	850190221	前立腺特異原(PSA)の測定年月日(S2, 3PSA%);(元号) yy" 年 "mm" 月 "dd" 日"
			830100838	前立腺特異原(PSA)の測定結果(S2, 3PSA%);******
		(2回以上算定する場合) 必要性を記載する	830100839	2回以上算定する必要性(S2, 3PSA%);******
D009の32	プロステートヘルスインデックス(phi)	(前立腺針生検法等により前立腺癌の確定診断がつかない場合) 前回の実施日(初回の場合は初回である旨)を記載する	850190051	前回実施年月日〔プロステートヘルスインデックス(phi)〕;(元号) yy" 年 "mm" 月 "dd" 日"
			820190056	初回〔プロステートヘルスインデックス(phi)〕
		前立腺特異原(PSA)の測定年月日及び測定結果を記載する	850100436	前立腺特異原(PSA)の測定年月日〔プロステートヘルスインデックス(phi)〕;(元号) yy" 年 "mm" 月 "dd" 日"
			830100494	前立腺特異原(PSA)の測定結果〔プロステートヘルスインデックス(phi)〕;******
		(2回以上算定する場合) 必要性を記載する	830100495	2回以上算定する必要性〔プロステートヘルスインデックス(phi)〕;******
D009の35	アポリポ蛋白A2(APOA2)アイソフォーム	本検査が必要と判断した医学的根拠を記載する	830100840	必要と判断した医学的根拠(アポリポ蛋白A2(APOA2)アイソフォーム);******
		〔本検査を,D009腫瘍マーカー(保医発通知)の(26) アの(イ)に実施する場合〕CA19-9の測定年月日及び測定結果を,記載する	850190222	CA19-9の測定年月日〔アの(イ)に実施〕〔アポリポ蛋白A2(APOA2)アイソフォーム〕;(元号) yy" 年 "mm" 月 "dd" 日"
			830100841	CA19-9の測定結果〔アの(イ)に実施〕〔アポリポ蛋白A2(APOA2)アイソフォーム〕;******
		〔本検査を,D009腫瘍マーカー(保医発通知)の(26) アの(ロ)及び(ハ)に実施する場合〕癌胎児性抗原(CEA)及びCA19-9の測定年月日並びに測定結果を,記載する	850190223	癌胎児性抗原(CEA)の測定年月日(アの(ロ)(ハ)に実施)(アポリポ蛋白A2(APOA2)アイソフォーム);(元号) yy" 年 "mm" 月 "dd" 日"
			850190224	CA19-9の測定年月日(アの(ロ)(ハ)に実施)(アポリポ蛋白A2(APOA2)アイソフォーム);(元号) yy" 年 "mm" 月 "dd" 日"
			830100842	癌胎児性抗原(CEA)の測定結果(アの(ロ)(ハ)に実施)(アポリポ蛋白A2(APOA2)アイソフォーム);******
			830100843	CA19-9の測定結果(アの(ロ)(ハ)に実施)(アポリポ蛋白A2(APOA2)アイソフォーム);******
D011の4	不規則抗体	輸血歴あり又は妊娠歴ありのうち該当するものを選択して記載する	820100137	輸血歴あり
			820100138	妊娠歴あり
D012の16	HIV-1,2抗体定性 HIV-1,2抗体半定量 HIV-1,2抗原・抗体同時測定定性	〔K920輸血料(「4」の自己血輸血を除く)を算定した患者又は血漿成分製剤(新鮮液状血漿,新鮮凍結人血漿等)の輸注を行った患者の場合〕当該輸血又は輸注が行われた最終年月日を記載する	850100165	輸血又は輸注最終年月日(HIV-1,2抗体定性);(元号) yy" 年 "mm" 月 "dd" 日"
			850100166	輸血又は輸注最終年月日(HIV-1,2抗体半定量);(元号) yy" 年 "mm" 月 "dd" 日"
			850100167	輸血又は輸注最終年月日(HIV-1,2抗原・抗体同時測定定性);(元号) yy" 年 "mm" 月 "dd" 日"
D012の17	HIV-1抗体	〔K920輸血料(「4」の自己血輸血を除く)を算定した患者又は血漿成分製剤(新鮮液状血漿,新鮮凍結人血漿等)の輸注を行った患者の場合〕当該輸血又は輸注が行われた最終年月日を記載する	850100168	輸血又は輸注最終年月日(HIV-1抗体);(元号) yy" 年 "mm" 月 "dd" 日"
D012の20	HIV-1,2抗原・抗体同時測定定量 HIV-1,2抗体定量	〔K920輸血料(「4」の自己血輸血を除く)を算定した患者又は血漿成分製剤(新鮮液状血漿,新鮮凍結人血漿等)の輸注を行った患者の場合〕当該輸血又は輸注が行われた最終年月日を記載する	850100169	輸血又は輸注最終年月日(HIV-1,2抗原・抗体同時測定定量);(元号) yy" 年 "mm" 月 "dd" 日"
			850100170	輸血又は輸注最終年月日(HIV-1,2抗体定量);(元号) yy" 年 "mm" 月 "dd" 日"
—D012の28	SARS-CoV-2抗原定性	(本検査の結果が陰性であったものの,COVID-19以外の診断がつかない場合であって,さらに1回算定した場合) 検査が必要と判断した医学的根拠を記載する	830100500	検査が必要と判断した医学的根拠(SARS-CoV-2抗原定性);******
D012の39	単純ヘルペスウイルス抗原定性(皮膚)	(医学的な必要性から,本検査を2回目以上算定する場合) その理由を記載する	830100844	2回目以上算定する理由〔単純ヘルペスウイルス抗原定性(皮膚)〕;******
—D012の50	SARS-CoV-2・インフルエンザウイルス抗原同時検出定性	(本検査の結果が陰性であったものの,COVID-19以外の診断がつかない場合であって,さらに1回算定した場合) 検査が必要と判断した医学的根拠を記載する	830100503	検査が必要と判断した医学的根拠〔SARS-CoV-2・インフルエンザウイルス抗原同時検出(定性)〕;******
D012の53	白癬菌抗原定性	(KOH直接鏡検が陰性であったものの,臨床所見等から爪白癬が疑われる場合) 検査を実施した医学的な必要性を記載する	830100496	医学的な必要性(白癬菌抗原定性);******
		(KOH直接鏡検が実施できない場合) KOH直接鏡検を実施できない理由を記載する	830100497	KOH直接鏡検を実施できない理由(白癬菌抗原定性);******
D012の57	サイトメガロウイルスpp65抗原定性	(高度細胞性免疫不全の患者に対して算定した場合) 当該検査が必要であった理由を記載する	830100456	高度細胞性免疫不全に対して算定した必要性理由(サイトメガロウイルスpp65抗原定性必要理由);******

D012の59	SARS-CoV-2・RSウイルス抗原同時検出定性	(本検査の結果が陰性であったものの，COVID-19又はRSウイルス感染以外の診断がつかない場合であって，さらに1回算定した場合) 検査が必要と判断した医学的根拠を記載する	830100845	検査が必要と判断した医学的根拠 (SARS-CoV-2・RSウイルス抗原同時検出定性)；******
D012の59	SARS-CoV-2・インフルエンザウイルス・RSウイルス抗原同時検出定性	(本検査の結果が陰性であったものの，COVID-19以外の診断がつかない場合であって，さらに1回算定した場合) 検査が必要と判断した医学的根拠を記載する	830100846	検査が必要と判断した医学的根拠 (SARS-CoV-2・インフルエンザウイルス・RSウイルス抗原同時検出定性)；******
D012の61	SARS-CoV-2抗原検出定量	(本検査の結果が陰性であったものの，COVID-19以外の診断がつかない場合であって，さらに1回算定した場合) 検査が必要と判断した医学的根拠を記載する	830100501	検査が必要と判断した医学的根拠〔SARS-CoV-2抗原検出 (定量)〕；******
D012の65	鳥特異的IgG抗体	検査が必要と判断した医学的根拠を記載する	830100498	検査が必要と判断した医学的根拠 (鳥特異的IgG抗体)；******
D012の66	抗アデノ随伴ウイルス9型 (AAV9) 抗体	(2回以上算定する場合) 必要性を記載する	830100499	2回以上算定する必要性〔抗アデノ随伴ウイルス9型 (AAV9) 抗体〕；******
D014の24	抗シトルリン化ペプチド抗体定性 抗シトルリン化ペプチド抗体定量	(関節リウマチの確定診断がつかず抗シトルリン化ペプチド抗体定性又は定量を2回以上算定する場合)「未確」と表示し，当該検査の実施年月日及び検査値をすべて記載する	850100171	検査の実施年月日 (抗シトルリン化ペプチド抗体定性)；(元号) yy"年"mm"月"dd"日"
			850100172	検査の実施年月日 (抗シトルリン化ペプチド抗体定量)；(元号) yy"年"mm"月"dd"日"
			842100050	未確 検査値 (抗シトルリン化ペプチド抗体定性)；******
			842100051	未確 検査値 (抗シトルリン化ペプチド抗体定量)；******
		(再度治療薬を選択する必要があり抗シトルリン化ペプチド抗体定性又は定量を2回以上算定する場合) その医学的な必要性を記載する	830100128	検査を2回以上算定する医学的な必要性 (抗シトルリン化ペプチド抗体定性)；******
			830100129	検査を2回以上算定する医学的な必要性 (抗シトルリン化ペプチド抗体定量)；******
D014の28	抗LKM-1抗体	抗核抗体陰性を確認した年月日を記載する	850100173	抗核抗体陰性確認年月日 (抗LKM-1抗体)；(元号) yy"年"mm"月"dd"日"
D014の47	抗アクアポリン4抗体	(抗アクアポリン4抗体を再度実施した場合) 前回の検査実施日及び検査を再度実施する医学的な必要性を記載する	850100174	前回実施年月日 (抗アクアポリン4抗体)；(元号) yy"年"mm"月"dd"日"
			830100130	再度実施する医学的な必要性 (抗アクアポリン4抗体)；******
D014の47	抗P／Q型電位依存性カルシウムチャネル抗体 (抗P／Q型VGCC抗体)	(反復刺激誘発筋電図検査において異常所見を認めない患者を対象として実施する場合) その詳細な理由を記載する	830100504	医学的な必要性〔抗P／Q型電位依存性カルシウムチャネル抗体 (抗P／Q型VGCC抗体)〕；******
D014の48	抗HLA抗体 (スクリーニング検査)	(1年に2回以上実施する場合) その理由及び医学的な必要性を記載する	830100131	1年に2回以上実施する医学的な必要性〔抗HLA抗体 (スクリーニング検査)〕；******
D014の49	抗HLA抗体 (抗体特異性同定検査)	(1年に2回以上実施する場合) その理由及び医学的な必要性を記載する	830100132	1年に2回以上実施する医学的な必要性〔抗HLA抗体 (抗体特異性同定検査)〕；******
D015の17	インターロイキン-6 (IL-6)	実施した年月日を記載する	850100437	実施年月日〔インターロイキン-6 (IL-6)〕；(元号) yy"年"mm"月"dd"日"
		(3回以上算定する場合) その詳細な理由を記載する	830100762	3回以上算定する詳細な理由〔インターロイキン-6 (IL-6)〕；******
D015の28	sFlt-1／PlGF比	リスク因子のいずれに該当するかを記載する	820100860	(イ) 収縮期血圧が130mmHg以上又は拡張期血圧80mmHg以上 (sFlt-1／PlGF比)
			820100861	(ロ) 蛋白尿 (sFlt-1／PlGF比)
			820100862	(ハ) 妊娠高血圧腎症を疑う臨床症状又は検査所見 (sFlt-1／PlGF比)
			820100863	(ニ) 子宮内胎児発育遅延 (sFlt-1／PlGF比)
			820100864	(ホ) 子宮内胎児発育遅延を疑う検査所見 (sFlt-1／PlGF比)
		〔(ハ) 妊娠高血圧腎症を疑う臨床症状又は検査所見に該当する場合〕医学的根拠を記載する	830100506	(ハ) に該当する医学的根拠 (sFlt-1／PlGF比)；******
		〔(ホ) 子宮内胎児発育遅延を疑う検査所見に該当する場合〕医学的根拠を記載する	830100507	(ホ) に該当する医学的根拠 (sFlt-1／PlGF比)；******
		(リスク因子を2つ以上有する妊婦において算定する場合) 詳細な理由を記載する	830100508	医学的必要性 (リスク因子を2つ以上有する妊婦) (sFlt-1／PlGF比)；******
		(一連の妊娠につき2回以上算定する場合) 詳細な理由を記載する	830100509	医学的必要性 (一連の妊娠につき2回以上算定) (sFlt-1／PlGF比)；******
D016の8	顆粒球表面抗原検査	本検査を実施した場合には，「指定難病に係る診断基準及び重症度分類等について」(平成26年健発1112第1号) において示されている診断基準に基づいて，当該疾患を疑う根拠を記載する	830100847	先天性グリコシルホスファチジルイノシトール (GPI) 欠損症を疑う根拠 (顆粒球表面抗原検査)；******
D017	排泄物，滲出物又は分泌物の細菌顕微鏡検査	〔排泄物，滲出物又は分泌物の細菌顕微鏡検査，尿沈渣 (鏡検法) 又は尿沈渣 (フローサイトメトリー法) を同一日に併せて算定する場合〕当該検査に用いた検体の種類を記載する	830100133	検体の種類 (S-蛍光M，位相差M，暗視野M)；******
			830100134	検体の種類 (S-M)；******
			830100135	検体の種類 (S-保温装置使用アメーバM)；******

項目	名称	記載事項	コード	内容
D023の4	HBV核酸定量	（B型肝炎ウイルス既感染者であって，免疫抑制剤の投与や化学療法を行っている悪性リンパ腫等の患者に対して，B型肝炎の再活性化を考慮し，「4」のHBV核酸定量を行った場合）治療中又は治療終了年月日を記載する	850100438	治療終了年月日（HBV核酸定量）；（元号）yy"年"mm"月"dd"日"
			820100865	B型肝炎ウイルス既感染者であって，免疫抑制剤の投与や化学療法を行っている悪性リンパ腫等の患者の治療中（HBV核酸定量）
D023の6	インフルエンザ核酸検出	当該検査が必要である理由を記載する	820101181	ア　5歳未満の幼児（インフルエンザ核酸検出）
			820101182	イ　65歳以上の高齢者（インフルエンザ核酸検出）
			820101183	ウ　妊婦（インフルエンザ核酸検出）
			820101184	エ　その他重症化リスクのある患者（インフルエンザ核酸検出）
D023の8	EBウイルス核酸定量	D023 微生物核酸同定・定量検査（保医発通知）の(7)のアからクまでに規定するものの中から該当するものを選択して記載し，併せて，該当するものに応じ，以下の事項を記載する ・アに該当する場合，臓器移植の実施年月日 ・イに該当する場合，造血幹細胞移植の実施年月日 ・ウに該当する場合，抗胸腺細胞グロブリンの投与開始日 ・エのうち移植後リンパ増殖性疾患の経過観察を目的として実施する場合，移植後リンパ増殖性疾患と診断された年月日及び医学的根拠 ・オのうちEBウイルス陽性が確認された後の経過観察を目的として実施する場合，EBウイルス陽性を確認した年月日及び医学的根拠 ・カに該当する場合，抗胸腺細胞グロブリンの投与開始日 ・キに該当する場合，医学的根拠	820100139	ア　臓器移植後の患者
			820100140	イ　造血幹細胞移植後の患者で留意事項通知に規定するもの
			820100141	ウ　留意事項通知に規定する抗胸腺細胞グロブリンが投与された患者
			820100142	エ　移植後リンパ増殖性疾患患者（経過観察目的）
			820100143	オ　悪性リンパ腫又は白血病の患者（経過観察目的）
			820100144	カ　再生不良性貧血の患者で抗胸腺細胞グロブリンが投与されたもの
			820100145	キ　慢性活動性EBウイルス感染症等の患者
			820101185	ク　上咽頭癌の患者
			850100175	臓器移植実施年月日（EBウイルス核酸定量）；（元号）yy"年"mm"月"dd"日"
			850100176	造血幹細胞移植実施年月日（EBウイルス核酸定量）；（元号）yy"年"mm"月"dd"日"
			850100177	移植後リンパ増殖性疾患と診断された年月日（EBウイルス核酸定量）；（元号）yy"年"mm"月"dd"日"
			850100178	EBウイルス陽性を確認した年月日（EBウイルス核酸定量）；（元号）yy"年"mm"月"dd"日"
			850100179	抗胸腺細胞グロブリンの投与開始年月日（EBウイルス核酸定量）；（元号）yy"年"mm"月"dd"日"
			830100136	移植後リンパ増殖性疾患と診断した医学的根拠（EBウイルス核酸定量）；******
			830100137	EBウイルス陽性を確認した医学的根拠（EBウイルス核酸定量）；******
			830100848	留意事項通知キに該当する医学的根拠（EBウイルス核酸定量）；******
D023の17	HTLV-1核酸検出	HTLV-I抗体（ウエスタンブロット法及びラインブロット法）の判定保留を確認した年月日を記載する	850100180	HTLV-1抗体判定保留確認年月日（HTLV-1核酸検出）；（元号）yy"年"mm"月"dd"日"
D023の17	サイトメガロウイルス核酸定量	（高度細胞性免疫不全の患者に算定する場合）検査が必要であった理由について記載する	830100513	検査が必要な理由（サイトメガロウイルス核酸定量）；******
— D023の19	SARS-CoV-2核酸検出	（本検査の結果が陰性であったものの，COVID-19以外の診断がつかない場合であって，さらに1回算定した場合）検査が必要と判断した医学的根拠を記載する	830100511	検査が必要と判断した医学的根拠（SARS-CoV-2核酸検出）；******
— D023の19	SARS-CoV-2・インフルエンザ核酸同時検出	（本検査の結果が陰性であったものの，COVID-19以外の診断がつかない場合であって，さらに1回算定した場合）検査が必要と判断した医学的根拠を記載する	830100518	検査が必要と判断した医学的根拠（SARS-CoV-2・インフルエンザ核酸同時検出）；******
D023の19	SARS-CoV-2・RSウイルス核酸同時検出	（本検査の結果が陰性であったものの，COVID-19以外の診断がつかない場合であって，さらに1回算定した場合）検査が必要と判断した医学的根拠を記載する	830100849	検査が必要と判断した医学的根拠（SARS-CoV-2・RSウイルス核酸同時検出）；******
D023の19	SARS-CoV-2・インフルエンザ・RSウイルス核酸同時検出	（本検査の結果が陰性であったものの，COVID-19以外の診断がつかない場合であって，さらに1回算定した場合）検査が必要と判断した医学的根拠を記載する	830100850	検査が必要と判断した医学的根拠（SARS-CoV-2・インフルエンザ・RSウイルス核酸同時検出）；******
D023の22	ウイルス・細菌核酸多項目同時検出（SARS-CoV-2核酸検出を含まないもの）	検査を実施した年月日を記載する	850100181	検査実施年月日〔ウイルス・細菌核酸多項目同時検出（SARS-CoV-2核酸検出を含まないもの）〕；（元号）yy"年"mm"月"dd"日"
		〔D023の17ウイルス・細菌核酸多項目同時検出（SARS-CoV-2核酸検出を含まないもの）（保医発通知）の(32)のイの(ロ)に該当する場合〕治療内容を記載する	830100140	治療内容〔ウイルス・細菌核酸多項目同時検出（SARS-CoV-2核酸検出を含まないもの）〕；******
— D023の23	ウイルス・細菌核酸多項目同時検出（SARS-CoV-2核酸検出を含む）	検査が必要と判断した医学的根拠を記載する	830100515	検査が必要と判断した医学的根拠〔ウイルス・細菌核酸多項目同時検出（SARS-CoV-2核酸検出を含む）〕；******
D023の24	細菌核酸・薬剤耐性遺伝子同時検出	関連学会が定める敗血症診断基準に基づいて，敗血症を疑う根拠を記載する	830100141	敗血症を疑う根拠（細菌核酸・薬剤耐性遺伝子同時検出）；******
D023の24	ウイルス・細菌核酸多項目同時検出（髄液）	髄膜炎又は脳炎を疑う臨床症状又は検査所見及び医学的必要性を詳細に記載する	830100851	髄膜炎又は脳炎を疑う臨床症状又は検査所見及び医学的な必要性〔ウイルス・細菌核酸多項目同時検出（髄液）〕；******

区分	項目	記載事項	コード	内容
D023の25	HPVジェノタイプ判定	あらかじめ行われた組織診断の実施日及び組織診断の結果，CIN1又はCIN2のいずれに該当するかを記載する	850190225	あらかじめ行われた組織診断の実施日（HPVジェノタイプ判定）；（元号）yy"年"mm"月"dd"日
			820100146	CIN1
			820100147	CIN2
		（当該検査の2回目以降を算定した場合）前回実施年月日を記載する	850100182	前回実施年月日（HPVジェノタイプ判定）；（元号）yy"年"mm"月"dd"日
D026	検体検査判断料の遺伝カウンセリング加算	（BRCA1/2遺伝子検査を行った保険医療機関と遺伝カウンセリングを行った保険医療機関とが異なる場合）遺伝カウンセリングを行った保険医療機関名と当該医療機関を受診した年月日を記載する	830100142	遺伝カウンセリングを行った保険医療機関名（遺伝カウンセリング加算）；******
			850100183	遺伝カウンセリングを行った保険医療機関の受診年月日（遺伝カウンセリング加算）；（元号）yy"年"mm"月"dd"日
D210-3	植込型心電図検査	心電図が記録されていた時間を記載する	852100006	心電図が記録されていた時間（植込型心電図検査）
D211-3	時間内歩行試験	過去の実施年月日を記載する	850100184	過去実施年月日（時間内歩行試験）；（元号）yy"年"mm"月"dd"日
D211-4	シャトルウォーキングテスト	過去の実施年月日，在宅酸素療法の実施の有無又は流量の変更を含む患者の治療方針を記載する	850100185	過去実施年月日（シャトルウォーキングテスト）；（元号）yy"年"mm"月"dd"日
			830100143	在宅酸素療法の実施の有無又は流量の変更を含む患者の治療方針（シャトルウォーキングテスト）；******
D215	超音波検査（記録に要する費用を含む）2 断層撮影法（心臓超音波検査を除く）ロ その他の場合（1） 胸腹部	検査を行った領域を記載する	820100681	超音波検査（断層撮影法）（胸腹部）：ア　消化器領域
			820100682	超音波検査（断層撮影法）（胸腹部）：イ　腎・泌尿器領域
			820100683	超音波検査（断層撮影法）（胸腹部）：ウ　女性生殖器領域
			820100684	超音波検査（断層撮影法）（胸腹部）：エ　血管領域（大動脈・大静脈等）
			820100685	超音波検査（断層撮影法）（胸腹部）：オ　腹腔内・胸腔内の貯留物等
			820100686	超音波検査（断層撮影法）（胸腹部）：カ　その他
		（カに該当する場合）具体的な臓器又は領域を記載する	830100144	具体的な臓器又は領域；********
D215-2	肝硬度測定	（3月に2回以上算定する場合）その理由及び詳細な医学的根拠を記載する	830100145	3月に2回以上算定する理由・医学的根拠（肝硬度測定）；******
		（肝硬度測定，超音波エラストグラフィー及び超音波減衰法検査について，同一の患者につき，当該検査実施日より3月以内において，医学的な必要性から別に算定する必要がある場合）その理由及び医学的根拠を詳細に記載する	830100147	別に算定する理由及び医学的根拠（肝硬度測定）；******
D215-3	超音波エラストグラフィー	（3月に2回以上算定する場合）その理由及び詳細な医学的根拠を記載する	830100146	3月に2回以上算定する理由・医学的根拠（超音波エラストグラフィー）；******
		（肝硬度測定，超音波エラストグラフィー及び超音波減衰法検査について，同一の患者につき，当該検査実施日より3月以内において，医学的な必要性から別に算定する必要がある場合）その理由及び医学的根拠を詳細に記載する	830100148	別に算定する理由及び医学的根拠（超音波エラストグラフィー）；******
D215-4	超音波減衰法検査	（肝硬度測定，超音波エラストグラフィー及び超音波減衰法検査について，同一の患者につき，当該検査実施日より3月以内において，医学的な必要性から別に算定する必要がある場合）その理由及び医学的根拠を詳細に記載する	830100619	別に算定する理由及び医学的根拠（超音波減衰法検査）；******
		（脂肪性肝疾患の患者であって慢性肝炎又は肝硬変の疑いがある者に対し，肝臓の脂肪量を評価した場合）前回の実施年月日（初回の場合は初回である旨）を記載する	850190052	前回実施年月日（超音波減衰法検査）；（元号）yy"年"mm"月"dd"日
			820190057	初回（超音波減衰法検査）
D220	呼吸心拍監視，新生児心拍・呼吸監視，カルジオスコープ（ハートスコープ），カルジオタコスコープ	算定開始年月日を記載する	850100186	算定開始年月日（呼吸心拍監視等）；（元号）yy"年"mm"月"dd"日
D231-2	皮下連続式グルコース測定	D231-2皮下連続式グルコース測定（保医発通知）の（2）のア又はイに規定するもののうち，該当するものを選択して記載する	820100151	ア　留意事項通知に規定する1型糖尿病患者（検査）
			820100152	イ　留意事項通知に規定する2型糖尿病患者（検査）
D236-2の1	光トポグラフィー 1　脳外科手術の術前検査に使用するもの	手術実施年月日又は手術実施予定年月日を記載する	850100187	手術実施年月日〔光トポグラフィー（脳外科手術前検査）〕；（元号）yy"年"mm"月"dd"日
			850100188	手術予定年月日〔光トポグラフィー（脳外科手術前検査）〕；（元号）yy"年"mm"月"dd"日
		（手術が行われなかった場合）その理由を記載する	830100149	手術が行われなかった理由〔光トポグラフィー（脳外科手術前検査）〕；******
D236-2の2	光トポグラフィー 2　抑うつ症状の鑑別診断の補助に使用するもの	当該検査が必要な理由及び前回の実施年月日（該当する患者に限る）を記載する	830100150	検査の必要理由〔光トポグラフィー（抑うつ症状の鑑別診断）〕；******
			850100189	前回実施年月日〔光トポグラフィー（抑うつ症状の鑑別診断）〕；（元号）yy"年"mm"月"dd"日

区分	項目	記載事項	コード	内容
D236-3の1	脳磁図 1 自発活動を測定するもの	手術実施年月日又は手術実施予定年月日を記載する	850100190	手術実施日〔脳磁図（自発活動を測定するもの）〕（元号）yy"年"mm"月"dd"日"
			850100191	手術実施予定日〔脳磁図（自発活動を測定するもの）〕（元号）yy"年"mm"月"dd"日"
		（手術が行われなかった場合）その理由を記載する	830100151	手術の行われなかった理由〔脳磁図（その他のもの）〕；******
D236-3の2	脳磁図 2 その他のもの	検査の医学的な必要性及び結果の概要を記載する	830100152	検査の医学的な必要性〔脳磁図（その他のもの）〕；******
			830100153	結果の概要〔脳磁図（その他のもの）〕；******
D237の3のイ	終夜睡眠ポリグラフィー 3 1及び2以外の場合 イ 安全精度管理下で行うもの	D237 終夜睡眠ポリグラフィー（保医発通知）の（3）の（イ）から（ホ）までのいずれかの要件を満たす医学的根拠を記載する	830100154	（イ）の要件を満たす医学的根拠〔終夜睡眠ポリグラフィー（1及び2以外）（安全精度管理下）〕；******
			830100155	（ロ）の要件を満たす医学的根拠〔終夜睡眠ポリグラフィー（1及び2以外）（安全精度管理下）〕；******
			830100156	（ハ）の要件を満たす医学的根拠〔終夜睡眠ポリグラフィー（1及び2以外）（安全精度管理下）〕；******
			830100157	（ニ）の要件を満たす医学的根拠〔終夜睡眠ポリグラフィー（1及び2以外）（安全精度管理下）〕；******
			830100778	（ホ）の要件を満たす医学的根拠〔終夜睡眠ポリグラフィー（1及び2以外）（安全精度管理下）〕；******
		次の事項を記載する	830100521	安全精度管理を要した患者の診断名（疑い病名を含む）〔終夜睡眠ポリグラフィー（1及び2以外）（安全精度管理下）〕；******
			830100522	検査中の安全精度管理に係る検査結果の要点〔終夜睡眠ポリグラフィー（1及び2以外）（安全精度管理下）〕；******
		（合併症を有する睡眠関連呼吸障害の患者に対して実施した場合）継続的な治療の内容，BMI又は日常生活の状況等の当該検査を実施する医学的な必要性について記載する	830100523	継続的な治療の内容〔終夜睡眠ポリグラフィー（1及び2以外）（安全精度管理下）〕；******
			830100524	BMI〔終夜睡眠ポリグラフィー（1及び2以外）（安全精度管理下）〕；******
			830100525	医学的な必要性〔終夜睡眠ポリグラフィー（1及び2以外）（安全精度管理下）〕；******
D239の2	筋電図検査 2 誘発筋電図	検査を行った神経名を記載する（感覚・運動の別，左・右の別を記載する）	830100158	正中神経（誘発筋電図）；******
			830100159	尺骨神経（誘発筋電図）；******
			830100160	腓腹神経（誘発筋電図）；******
			830100161	脛骨神経（誘発筋電図）；******
			830100162	腓骨神経（誘発筋電図）；******
			830100163	顔面神経（誘発筋電図）；******
			830100164	橈骨神経（誘発筋電図）；******
			830100165	三叉神経（誘発筋電図）；******
			830100166	腋窩神経（誘発筋電図）；******
			830100167	その他（誘発筋電図）；********
D239の4	筋電図検査 4 単線維筋電図（一連につき）	検査実施年月日，実施医療機関の名称，診断名（疑いを含む）及び当該検査を行う医学的必要性の症状詳記を記載する。ただし，記載可能であれば，「摘要」欄への記載でも差し支えない	850190226	検査実施年月日（単線維筋電図）；（元号）yy"年"mm"月"dd"日"
			830100852	実施医療機関の名称（単線維筋電図）；********
			830100853	診断名（疑いを含む）（単線維筋電図）；********
			830100854	検査を行う医学的必要性（単線維筋電図）；********
D245	鼻腔通気度検査	当該検査に関連する手術名及び手術実施年月日（手術前に当該検査を実施した場合においては手術実施予定年月日）を記載する	830100168	鼻腔通気度検査に関連する手術名（鼻腔通気度検査）；******
			850100192	手術実施年月日（鼻腔通気度検査）；（元号）yy"年"mm"月"dd"日"
			850100193	手術予定年月日（鼻腔通気度検査）；（元号）yy"年"mm"月"dd"日"
D258-2	網膜機能精密電気生理検査	D258-2 網膜機能精密電気生理検査（保医発通知）の（1）から（3）までに規定するものの中から該当するものを選択して記載する。（1）又は（2）を記載した場合は，直近の算定日（初回であればその旨）を，（3）を記載した場合は手術施行（予定を含む）年月日を記載する	820100153	（1）留意事項通知に規定する患者に対する黄斑疾患の診断目的
			820100154	（2）黄斑ジストロフィーの診断目的
			820100155	（3）網膜手術の前後
			850190007	前回算定年月日（網膜機能精密電気生理検査）；（元号）yy"年"mm"月"dd"日"
			820190007	初回（網膜機能精密電気生理検査）
			850100194	手術実施年月日（網膜機能精密電気生理検査）；（元号）yy"年"mm"月"dd"日"
			850100195	手術予定年月日（網膜機能精密電気生理検査）；（元号）yy"年"mm"月"dd"日"
D258-3	黄斑局所網膜電図，全視野精密網膜電図	（黄斑局所網膜電図又は全視野精密網膜電図を年2回以上算定する場合）その医学的必要性を記載する	830100169	年2回以上算定する医学的必要性（黄斑局所網膜電図）；********
			830100170	年2回以上算定する医学的必要性（全視野精密網膜電図）；********
D282-4	ダーモスコピー	（新たに他の病変で検査を行う場合）医学的な必要性から4月に2回以上算定するときはその理由を記載する	830100763	新たな他の病変で4月に2回以上算定する理由（ダーモスコピー）；********

区分	項目	記載事項	コード	記載項目
D285	認知機能検査その他の心理検査 1 操作が容易なもの イ 簡易なもの	（3月以内に2回以上算定する場合）その理由及び医学的根拠を詳細に記載する	830100171	その理由及び医学的根拠（認知機能検査1　簡易なもの）；********
		前回の実施年月日（初回の場合は初回である旨）を記載する	850190053	前回実施年月日（認知機能検査その他の心理検査1　操作が容易なもの　イ　簡易なもの）；(元号)yy"年"mm"月"dd"日"
			820190058	初回（認知機能検査その他の心理検査1操作が容易なものイ簡易なもの）
D310 の3	小腸内視鏡検査 3 カプセル型内視鏡によるもの	当該患者の症状詳記を記載する。ただし、記載可能であれば、「摘要」欄への記載でも差し支えない。	830100172	小腸内視鏡検査（カプセル型内視鏡）症状詳記；******
D310 注2	小腸内視鏡検査 内視鏡的留置術加算	当該患者の症状詳記を記載する。ただし、記載可能であれば、「摘要」欄への記載でも差し支えない。	830100527	小腸内視鏡検査（内視鏡的留置術加算）症状詳記；******
D313 の2	大腸内視鏡検査 2 カプセル型内視鏡によるもの	当該患者の症状詳記を記載する。さらに、D313 大腸内視鏡検査（保医発通知）の（2）のアからウまでに規定するもののうち、該当するものを選択して記載するとともに、アの場合は実施日を、イ又はウの場合は実施困難な理由を記載する。症状詳記については、記載可能であれば、「摘要」欄への記載でも差し支えない。	820100156	ア　大腸ファイバースコピーでは回盲部まで到達できなかった患者
			820100157	イ　器質的異常により大腸ファイバースコピーが困難と判断された患者
			820100805	ウ　身体的負担により大腸ファイバースコピーが実施困難であると判断された患者
			850100196	大腸内視鏡検査の実施年月日〔大腸内視鏡検査（カプセル型内視鏡）〕；(元号)yy"年"mm"月"dd"日"
			830100173	大腸内視鏡検査が困難な理由〔大腸内視鏡検査（カプセル型内視鏡）〕；******
D313 注3	大腸内視鏡検査 バルーン内視鏡加算	当該患者の症状詳記を記載する。ただし、記載可能であれば、「摘要」欄への記載でも差し支えない。	830100528	大腸内視鏡検査（バルーン内視鏡加算）症状詳記；******
D313 注4	大腸内視鏡検査 内視鏡的留置術加算	当該患者の症状詳記を添付する。ただし、記載可能であれば、「摘要」欄への記載でも差し支えない。	830100529	大腸内視鏡検査（内視鏡的留置術加算）症状詳記；******
D414	内視鏡下生検法	「1臓器」の取扱いについては、N000 病理組織標本作製（1臓器につき）に準ずる。N000 病理組織標本作製（保医発通知）の（1）の（ア）から（ケ）までのいずれかを選択し記載する。なお、選択する臓器又は部位がない場合は（コ）その他を選択し、具体的部位等を記載する	820100866	ア　気管支及び肺臓
			820100867	イ　食道
			820100868	ウ　胃及び十二指腸
			820100869	エ　小腸
			820100870	オ　盲腸
			820100871	カ　上行結腸、横行結腸及び下行結腸
			820100872	キ　S状結腸
			820100873	ク　直腸
			820100874	ケ　子宮体部及び子宮頸部
			830100612	コ　その他；******
D	算定回数が複数月に1回のみとされている検査	（算定回数が複数月に1回又は年1回のみとされている検査を実施した場合）前回の実施年月日（初回の場合は初回である旨）を記載する	850190008	前回実施年月日〔アルブミン定量（尿）〕；(元号)yy"年"mm"月"dd"日"
			820190008	初回〔アルブミン定量（尿）〕
			850190009	前回実施年月日〔ミオイノシトール（尿）〕；(元号)yy"年"mm"月"dd"日"
			820190009	初回〔ミオイノシトール（尿）〕
			850190227	前回実施年月日〔プロスタグランジンE主要代謝物（尿）〕；(元号)yy"年"mm"月"dd"日"
			820190495	初回〔プロスタグランジンE主要代謝物（尿）〕
			850190010	前回実施年月日〔4型コラーゲン（尿）〕；(元号)yy"年"mm"月"dd"日"
			820190010	初回〔4型コラーゲン（尿）〕
			850190011	前回実施年月日〔シュウ酸（尿）〕；(元号)yy"年"mm"月"dd"日"
			820190011	初回〔シュウ酸（尿）〕
			850190012	前回実施年月日〔L型脂肪酸結合蛋白（L-FABP）（尿）〕；(元号)yy"年"mm"月"dd"日"
			820190012	初回〔L-FABP（尿）〕
			850190013	前回実施年月日〔カルプロテクチン（糞便）〕；(元号)yy"年"mm"月"dd"日"
			820190013	初回〔カルプロテクチン（糞便）〕
			850190014	前回実施年月日〔免疫関連遺伝子再構成〕；(元号)yy"年"mm"月"dd"日"
			820190014	初回〔免疫関連遺伝子再構成〕
			850190015	前回実施年月日（Mn）；(元号)yy"年"mm"月"dd"日"
			820190015	初回（Mn）
			850190016	前回実施年月日（遊離カルニチン）；(元号)yy"年"mm"月"dd"日"
			820190016	初回（遊離カルニチン）
			850190017	前回実施年月日（総カルニチン）；(元号)yy"年"mm"月"dd"日"
			820190017	初回（総カルニチン）
			850190018	前回実施年月日〔リポ蛋白（a）〕；(元号)yy"年"mm"月"dd"日"
			820190018	初回〔リポ蛋白（a）〕
			850190019	前回実施年月日（ペントシジン）；(元号)yy"年"mm"月"dd"日"
			820190019	初回（ペントシジン）
			850190020	前回実施年月日（イヌリン）；(元号)yy"年"mm"月"dd"日"
			820190020	初回（イヌリン）
			850190021	前回実施年月日（シスタチンC）；(元号)yy"年"mm"月"dd"日"
			820190021	初回（シスタチンC）

区分	診療行為名称等	記載事項	レセプトコード	左記コードによるレセプト表示文言
D	算定回数が複数月に1回のみとされている検査	（算定回数が複数月に1回又は年1回のみとされている検査を実施した場合）前回の実施年月日（初回の場合は初回である旨）を記載する	850190022	前回実施年月日（RLP-C）；(元号) yy" 年 "mm" 月 "dd" 日 "
			820190022	初回（RLP-C）
			850190228	前回実施年月日（ELF スコア）；(元号) yy" 年 "mm" 月 "dd" 日 "
			820190496	初回（ELF スコア）
			850190023	前回実施年月日（MDA-LDL）；(元号) yy" 年 "mm" 月 "dd" 日 "
			820190023	初回（MDA-LDL）
			850190054	前回実施年月日〔β-CTX（尿）〕；(元号) yy" 年 "mm" 月 "dd" 日 "
			820190059	初回〔β-CTX（尿）〕
			850190024	前回実施年月日（β-CTX）；(元号) yy" 年 "mm" 月 "dd" 日 "
			820190024	初回（β-CTX）
			850190025	前回実施年月日（抗 RNA ポリメラーゼ 3 抗体）；(元号) yy" 年 "mm" 月 "dd" 日 "
			820190025	初回（抗 RNA ポリメラーゼ 3 抗体）
			850190026	前回実施年月日〔抗 HLA 抗体（スクリーニング検査）〕；(元号) yy" 年 "mm" 月 "dd" 日 "
			820190026	初回〔抗 HLA 抗体（スクリーニング検査）〕
			850190027	前回実施年月日〔抗 HLA 抗体（抗体特異性同定検査）〕；(元号) yy" 年 "mm" 月 "dd" 日 "
			820190027	初回〔抗 HLA 抗体（抗体特異性同定検査）〕
			850190028	前回実施年月日〔トランスフェリン（尿）〕；(元号) yy" 年 "mm" 月 "dd" 日 "
			820190028	初回〔トランスフェリン（尿）〕
			850190029	前回実施年月日（HIV ジェノタイプ薬剤耐性）；(元号) yy" 年 "mm" 月 "dd" 日 "
			820190029	初回（HIV ジェノタイプ薬剤耐性）
			850190030	前回実施年月日（肝硬度測定）；(元号) yy" 年 "mm" 月 "dd" 日 "
			820190030	初回（肝硬度測定）
			850190031	前回実施年月日（超音波エラストグラフィー）；(元号) yy" 年 "mm" 月 "dd" 日 "
			820190031	初回（超音波エラストグラフィー）
			850190032	前回実施年月日〔骨塩定量検査（DEXA 法による腰椎撮影）〕；(元号) yy" 年 "mm" 月 "dd" 日 "
			820190032	初回〔骨塩定量検査（DEXA 法による腰椎撮影）〕
			850190229	前回実施年月日〔骨塩定量検査（REMS 法（腰椎））〕；(元号) yy" 年 "mm" 月 "dd" 日 "
			820190497	初回〔骨塩定量検査（REMS 法（腰椎））〕
			850190033	前回実施年月日〔骨塩定量検査（MD 法、SEXA 法等）〕；(元号) yy" 年 "mm" 月 "dd" 日 "
			820190033	初回〔骨塩定量検査（MD 法、SEXA 法等）〕
			850190034	前回実施年月日〔骨塩定量検査（超音波法）〕；(元号) yy" 年 "mm" 月 "dd" 日 "
			820190034	初回〔骨塩定量検査（超音波法）〕
			850190035	前回実施年月日（経皮的酸素ガス分圧測定）；(元号) yy" 年 "mm" 月 "dd" 日 "
			820190035	初回（経皮的酸素ガス分圧測定）
			850190036	前回実施年月日（皮下連続式グルコース測定（診療所））；(元号) yy" 年 "mm" 月 "dd" 日 "
			820190036	初回（皮下連続式グルコース測定（診療所））
			850190037	前回実施年月日〔網膜機能精密電気生理検査（多局所網膜電位図）〕；(元号) yy" 年 "mm" 月 "dd" 日 "
			820190037	初回〔網膜機能精密電気生理検査（多局所網膜電位図）〕
			850190038	前回実施年月日（ダーモスコピー）；(元号) yy" 年 "mm" 月 "dd" 日 "
			820190038	初回（ダーモスコピー）
			850190039	前回実施年月日（イヌリンクリアランス測定）；(元号) yy" 年 "mm" 月 "dd" 日 "
			820190039	初回（イヌリンクリアランス測定）
			850190041	前回実施年月日（内服・点滴誘発試験）；(元号) yy" 年 "mm" 月 "dd" 日 "
			820190041	初回（内服・点滴誘発試験）
D	初診，再診又は在宅医療において，患者の診療を担う保険医の指示に基づき，当該保険医の診療日以外の日に訪問看護ステーション等の看護師等が，当該患者に対し検査のための検体採取等を実施した場合	（初診，再診又は在宅医療において，患者の診療を担う保険医の指示に基づき，当該保険医の診療日以外の日に訪問看護ステーション等の看護師等が，当該患者に対し検査のための検体採取等を実施した場合）当該検体採取が実施された年月日を記載する	850100197	訪問看護ステーション等の看護師等による検体採取実施年月日；(元号) yy" 年 "mm" 月 "dd" 日 "
D	「制限回数を超えて行う診療」に係る検査を実施した場合	（「制限回数を超えて行う診療」に係る検査を実施した場合）次の例により「検選」と記載し，当該「制限回数を超えて行う診療」の名称，徴収した特別の料金及び回数を他の検査と区別して記載する ［記載例］　末梢血液一般検査　　21×1 　　　　　末梢血液像（鏡検法）　25×1 　　　　　（検選）　AFP　1,070 円×1	830100457	検選；******

《画像診断》

区分	診療行為名称等	記載事項	レセプトコード	左記コードによるレセプト表示文言
E	画像診断	撮影部位を記載する ※E001 写真診断，E 200 コンピューター断層撮影，E 202 磁気共鳴コンピューター断層撮影は（編注：下記の該当項目で示すとおり）選択して記載する	830189300	撮影部位（写真診断，コンピューター断層撮影及び磁気共鳴コンピューター断層撮影以外）：その他；******

E	時間外緊急院内画像診断加算	撮影開始日時を記載する	853100003	撮影開始日時（時間外緊急院内画像診断加算）；dd"日"hh"時"mm"分"
E001	写真診断 1 単純撮影	撮影部位を選択して記載する 選択する撮影部位がない場合はその他を選択し、具体的部位を記載する なお、四肢については、左・右・両側の別を記載する	820181000	撮影部位（単純撮影）：頭部（副鼻腔を除く）
			820183620	撮影部位（単純撮影）：頭部（副鼻腔に限る）
			820181100	撮影部位（単純撮影）：頸部（頸椎を除く）
			820181220	撮影部位（単純撮影）：胸部（肩を除く）
			820181300	撮影部位（単純撮影）：腹部
			820181340	撮影部位（単純撮影）：骨盤（仙骨部・股関節を除く）
			820181120	撮影部位（単純撮影）：頸椎
			820181240	撮影部位（単純撮影）：胸椎
			820181310	撮影部位（単純撮影）：腰椎
			820181320	撮影部位（単純撮影）：仙骨部
			830181200	撮影部位（単純撮影）：肩__；******
			830181400	撮影部位（単純撮影）：上腕__；******
			830181410	撮影部位（単純撮影）：肘関節__；******
			830181420	撮影部位（単純撮影）：前腕__；******
			830181430	撮影部位（単純撮影）：手関節__；******
			830181440	撮影部位（単純撮影）：手__；******
			830181370	撮影部位（単純撮影）：股関節__；******
			830181500	撮影部位（単純撮影）：膝__；******
			830181510	撮影部位（単純撮影）：大腿__；******
			830181520	撮影部位（単純撮影）：下腿__；******
			830181530	撮影部位（単純撮影）：足関節__；******
			830181540	撮影部位（単純撮影）：足__；******
			830189000	撮影部位（単純撮影）：その他；******
E	コンピューター断層撮影診断料 通則4 新生児頭部外傷撮影加算	医学的な理由について診療報酬明細書の摘要欄に該当項目を記載する。また、カに該当する場合は、その詳細な理由及び医学的な必要性を記載する	820100696	該当する項目（新生児頭部外傷撮影加算）：ア　GCS≦14
			820100697	該当する項目（新生児頭部外傷撮影加算）：イ　頭蓋骨骨折の触知又は徴候
			820100698	該当する項目（新生児頭部外傷撮影加算）：ウ　意識変容（興奮、傾眠、会話の反応が鈍い等）
			820100699	該当する項目（新生児頭部外傷撮影加算）：エ　受診後の症状所見の悪化
			820100700	該当する項目（新生児頭部外傷撮影加算）：オ　家族等の希望
			820100701	該当する項目（新生児頭部外傷撮影加算）：カ　その他
			830100187	詳細な理由及び医学的な必要性〔新生児頭部外傷撮影加算（カ　その他）〕；******
E	コンピューター断層撮影診断料 通則4 乳幼児頭部外傷撮影加算	医学的な理由について診療報酬明細書の摘要欄に該当項目を記載する。また、カに該当する場合は、その詳細な理由及び医学的な必要性を記載する	820100702	該当する項目（乳幼児頭部外傷撮影加算）：ア　GCS≦14
			820100703	該当する項目（乳幼児頭部外傷撮影加算）：イ　頭蓋骨骨折の触知又は徴候
			820100704	該当する項目（乳幼児頭部外傷撮影加算）：ウ　意識変容（興奮、傾眠、会話の反応が鈍い等）
			820100705	該当する項目（乳幼児頭部外傷撮影加算）：エ　受診後の症状所見の悪化
			820100706	該当する項目（乳幼児頭部外傷撮影加算）：オ　家族等の希望
			820100707	該当する項目（乳幼児頭部外傷撮影加算）：カ　その他
			830100188	詳細な理由及び医学的な必要性〔乳幼児頭部外傷撮影加算（カ　その他）〕；******
E	コンピューター断層撮影診断料 通則4 幼児頭部外傷撮影加算	医学的な理由について診療報酬明細書の摘要欄に該当項目を記載する。また、カに該当する場合は、その詳細な理由及び医学的な必要性を記載する	820100708	該当する項目（幼児頭部外傷撮影加算）：ア　GCS≦14
			820100709	該当する項目（幼児頭部外傷撮影加算）：イ　頭蓋骨骨折の触知又は徴候
			820100710	該当する項目（幼児頭部外傷撮影加算）：ウ　意識変容（興奮、傾眠、会話の反応が鈍い等）
			820100711	該当する項目（幼児頭部外傷撮影加算）：エ　受診後の症状所見の悪化
			820100712	該当する項目（幼児頭部外傷撮影加算）：オ　家族等の希望
			820100806	該当する項目（幼児頭部外傷撮影加算）：カ　その他
			830100189	詳細な理由及び医学的な必要性〔幼児頭部外傷撮影加算（カ　その他）〕；******
E101-2の5	ポジトロン断層撮影 5 アミロイドPETイメージング剤を用いた場合	〔レカネマブ（遺伝子組換え）製剤の投与中止後に初回投与から18か月を超えて再開する場合において、さらに1回に限り算定する場合〕本撮影が必要と判断した医学的根拠を記載する	830100855	本撮影が必要と判断した医学的根拠〔ポジトロン断層撮影（5　アミロイドPETイメージング剤を用いた場合）〕；******
		認知機能スコア　MMSEスコアを記載する（他の保険医療機関からの紹介により画像診断を実施する場合は、紹介元医療機関において測定したスコアを記載する）	820101166	画像診断を実施する時点におけるMMSEスコア：22点以上
			820101167	画像診断を実施する時点におけるMMSEスコア：21点以下
		臨床認知症尺度　CDR全般尺度の評価を記載する（他の保険医療機関からの紹介により画像診断を実施する場合は、紹介元医療機関において測定したスコアを記載する）	820101168	画像診断を実施する時点におけるCDR全般尺度：0
			820101169	画像診断を実施する時点におけるCDR全般尺度：0.5又は1
			820101170	画像診断を実施する時点におけるCDR全般尺度：2又は3
			820101171	画像診断を実施する時点におけるCDR全般尺度：評価困難
		画像診断の結果におけるAβ病理を示唆する所見の有無について記載する	820101186	画像診断の結果、Aβ　病理を示唆する所見あり
			820101187	画像診断の結果、Aβ　病理を示唆する所見なし

区分	項目	記載事項	コード	選択項目
検査・画像	E101-3の4 ポジトロン断層・コンピューター断層複合撮影 4 アミロイドPETイメージング剤を用いた場合	〔レカネマブ（遺伝子組換え）製剤の投与中止後に初回投与から18か月を超えて再開する場合において，さらに1回に限り算定する場合〕本撮影が必要と判断した医学的根拠を記載する	830100856	本撮影が必要と判断した医学的根拠〔ポジトロン断層・コンピューター断層複合撮影（4 アミロイドPETイメージング剤を用いた場合）〕；******
		認知機能スコア MMSEスコアを記載する（他の保険医療機関からの紹介により画像診断を実施する場合は，紹介元医療機関において測定したスコアを記載する）	820101166	画像診断を実施する時点におけるMMSEスコア：22点以上
			820101167	画像診断を実施する時点におけるMMSEスコア：21点以下
		臨床認知症尺度 CDR全般尺度の評価を記載する（他の保険医療機関からの紹介により画像診断を実施する場合は，紹介元医療機関において測定したスコアを記載する）	820101168	画像診断を実施する時点におけるCDR全般尺度：0
			820101169	画像診断を実施する時点におけるCDR全般尺度：0.5又は1
			820101170	画像診断を実施する時点におけるCDR全般尺度：2又は3
			820101171	画像診断を実施する時点におけるCDR全般尺度：評価困難
		画像診断の結果におけるAβ病理を示唆する所見の有無について記載する	820101186	画像診断の結果，Aβ病理を示唆する所見あり
			820101187	画像診断の結果，Aβ病理を示唆する所見なし
	E101-4の3 ポジトロン断層・磁気共鳴コンピューター断層複合撮影 3 アミロイドPETイメージング剤を用いた場合	〔レカネマブ（遺伝子組換え）製剤の投与中止後に初回投与から18か月を超えて再開する場合において，さらに1回に限り算定する場合〕本撮影が必要と判断した医学的根拠を記載する	830100857	本撮影が必要と判断した医学的根拠〔ポジトロン断層・磁気共鳴コンピューター断層複合撮影（3 アミロイドPETイメージング剤を用いた場合）〕；******
		認知機能スコア MMSEスコアを記載すること（他の保険医療機関からの紹介により画像診断を実施する場合は，紹介元医療機関において測定したスコアを記載する）	820101166	画像診断を実施する時点におけるMMSEスコア：22点以上
			820101167	画像診断を実施する時点におけるMMSEスコア：21点以下
		臨床認知症尺度 CDR全般尺度の評価を記載する（他の保険医療機関からの紹介により画像診断を実施する場合は，紹介元医療機関において測定したスコアを記載する）	820101168	画像診断を実施する時点におけるCDR全般尺度：0
			820101169	画像診断を実施する時点におけるCDR全般尺度：0.5又は1
			820101170	画像診断を実施する時点におけるCDR全般尺度：2又は3
			820101171	画像診断を実施する時点におけるCDR全般尺度：評価困難
		画像診断の結果におけるAβ病理を示唆する所見の有無について記載する	820101186	画像診断の結果，Aβ病理を示唆する所見あり
			820101187	画像診断の結果，Aβ病理を示唆する所見なし
	E200 コンピューター断層撮影	（コンピューター断層撮影及び磁気共鳴コンピューター断層撮影を同一月に行った場合）それぞれ初回の算定日を記載する	算定日情報	（算定日情報）
		（別の保険医療機関と共同でCT又はMRIを利用している保険医療機関が，当該機器を利用してコンピューター断層撮影を算定した場合）画診共同と表示する	170040210	CT撮影（64列以上）共同利用施設（画診共同）
			170040310	CT撮影（64列以上）共同利用施設・頭部外傷（画診共同）
			170040410	CT撮影（64列以上）（その他）（画診共同）
			170040510	CT撮影（64列以上）（その他）頭部外傷（画診共同）
			170040610	CT撮影（16列以上64列未満）（画診共同）
			170040710	CT撮影（16列以上64列未満）頭部外傷（画診共同）
			170040810	CT撮影（4列以上16列未満）（画診共同）
			170040910	CT撮影（4列以上16列未満）頭部外傷（画診共同）
			170041010	CT撮影（イ，ロ又はハ以外）（画診共同）
			170041110	CT撮影（イ，ロ又はハ以外）頭部外傷（画診共同）
			170041210	脳槽CT撮影（造影含む）（画診共同）
			170041310	脳槽CT撮影（造影含む）頭部外傷（画診共同）
		撮影部位を選択して記載する 選択する撮影部位がない場合はその他を選択し，具体的部位を記載する	820182000	撮影部位（CT撮影）：頭部（副鼻腔を除く）
			820182800	撮影部位（CT撮影）：頭部（副鼻腔）
			820182110	撮影部位（CT撮影）：頚部
			820182210	撮影部位（CT撮影）：胸部・肩
			820182300	撮影部位（CT撮影）：腹部
			820182350	撮影部位（CT撮影）：骨盤・股関節
			820182600	撮影部位（CT撮影）：四肢
			820182700	撮影部位（CT撮影）：全身
			820182250	撮影部位（CT撮影）：心臓
			820182230	撮影部位（CT撮影）：脊椎
			830189100	撮影部位（CT撮影）：（その他）；*******
明細	E200 注4 冠動脈CT撮影加算	E200 コンピューター断層撮影（CT撮影）（保医発通知）の（8）のアからオまでの該当するものを選択して記載する。なお，オに該当する場合はその詳細な理由を記載する	820100723	該当する医学的根拠（冠動脈CT撮影加算）：ア 諸種の原因による冠動脈の構造的・解剖学的異常
			820100724	該当する医学的根拠（冠動脈CT撮影加算）：イ 急性冠症候群
			820100725	該当する医学的根拠（冠動脈CT撮影加算）：ウ 狭心症
			820100726	該当する医学的根拠（冠動脈CT撮影加算）：エ 狭心症等が疑われ，冠動脈疾患のリスク因子が認められる場合
			820100727	該当する医学的根拠（冠動脈CT撮影加算）：オ その他，冠動脈CT撮影が医学的に必要と認められる場合
			830100191	その詳細な理由（冠動脈CT撮影加算）；******
	E200-2 血流予備量比コンピューター断層撮影	血流予備比コンピューター断層撮影による血流予備量比の値を記載する	842100052	血流予備量比の値（血流予備量比コンピューター断層撮影）；******

区分	診療行為名称等	記載事項	レセプトコード	左記コードによるレセプト表示文言
E202	磁気共鳴コンピューター断層撮影	（コンピューター断層撮影及び磁気共鳴コンピューター断層撮影を同一月に行った場合）それぞれ初回の算定日を記載する	算定日情報	（算定日情報）
		（別の保険医療機関と共同でCT又はMRIを利用している保険医療機関が、当該機器を利用してコンピューター断層撮影を算定した場合）画診共同と表示する	170041410	MRI撮影（3テスラ以上）共同利用施設（画診共同）
			170041510	MRI撮影（3テスラ以上）（その他）（画診共同）
			170041610	MRI撮影（1.5テスラ以上3テスラ未満）（画診共同）
			170041710	MRI撮影（1又は2以外）（画診共同）
E202	磁気共鳴コンピューター断層撮影	撮影部位を選択して記載する 選択する撮影部位がない場合はその他を選択し、具体的部位を記載する	820183020	撮影部位（MRI撮影）：頭部（脳）
			820183630	撮影部位（MRI撮影）：頭部（副鼻腔）
			820183010	撮影部位（MRI撮影）：頭部（脳・副鼻腔を除く）
			820183110	撮影部位（MRI撮影）：頸部
			820183200	撮影部位（MRI撮影）：肩
			820183220	撮影部位（MRI撮影）：胸部（肩を除く）
			820183300	撮影部位（MRI撮影）：腹部
			820183360	撮影部位（MRI撮影）：骨盤・股関節
			820183610	撮影部位（MRI撮影）：四肢（膝を除く）
			820183500	撮影部位（MRI撮影）：膝
			820183120	撮影部位（MRI撮影）：頸椎
			820183240	撮影部位（MRI撮影）：胸椎
			820183330	撮影部位（MRI撮影）：腰椎・仙骨部
			830189200	撮影部位（MRI撮影）（その他）；＊＊＊＊＊＊＊
E202 注10	肝エラストグラフィー加算	前回算定年月日（初回である場合は初回である旨）を記載する	850190055	前回実施年月日（肝エラストグラフィー加算）；（元号）yy"年"mm"月"dd"日
			820190060	初回（肝エラストグラフィー加算）

《投薬／注射》

区分	診療行為名称等	記載事項	レセプトコード	左記コードによるレセプト表示文言
F100 F400	処方料 処方箋料	〔F100処方料（保医発通知）の（3）のアの（イ）から（ニ）に定める内容に該当し、処方料又は処方箋料について「1」の点数を算定しない場合〕その理由を記載する	830100193	1を算定しない理由（処方料）；＊＊＊＊＊＊＊
			830100194	1を算定しない理由（処方箋料）；＊＊＊＊＊＊＊
		（精神疾患を有する患者が、当該疾患の治療のため、当該保険医療機関を初めて受診した日において、他の保険医療機関で既に向精神薬多剤投与されている場合の連続した6か月間の場合）当該保険医療機関の初診年月日を記載する	850100200	初診年月日（処方料）；（元号）yy"年"mm"月"dd"日
			850100201	初診年月日（処方箋料）；（元号）yy"年"mm"月"dd"日
		（向精神薬多剤投与に該当しない期間が1か月以上継続しており、向精神薬が投与されている患者について、当該患者の症状の改善が不十分又はみられず、薬剤の切り替えが必要であり、既に投与されている薬剤と新しく導入する薬剤を一時的に併用する場合の連続した3か月間の場合）薬剤の切り替えの開始年月日、切り替え対象となる薬剤名及び新しく導入する薬剤名を記載する	850100202	薬剤切替開始年月日（処方料）；（元号）yy"年"mm"月"dd"日
			850100203	薬剤切替開始年月日（処方箋料）；（元号）yy"年"mm"月"dd"日
			830100195	切替対象薬剤名（処方料）；＊＊＊＊＊＊
			830100196	切替対象薬剤名（処方箋料）；＊＊＊＊＊＊
			830100197	新しく導入する薬剤名（処方料）；＊＊＊＊＊＊
			830100198	新しく導入する薬剤名（処方箋料）；＊＊＊＊＊＊
		（向精神薬多剤投与に関する臨時に投与した場合）臨時の投与の開始年月日を記載する	850100204	臨時投与開始年月日（処方料）；（元号）yy"年"mm"月"dd"日
			850100205	臨時投与開始年月日（処方箋料）；（元号）yy"年"mm"月"dd"日
		（複数の診療科を標榜する保険医療機関において、2以上の診療科で、異なる医師が処方した場合）その旨を記載する	820100741	複数診療科で処方
F100 F400	処方料及び処方箋料の特定疾患処方管理加算	（隔日、漸増・減等で投与する場合）その旨を記載する	820100742	隔日投与
			820100743	漸増投与
			820100744	漸減投与
			820100875	週1回投与
F200	薬剤〈入院分〉	〔入院患者に対し退院時に投薬（内服薬）を行った場合〕「退院時　日分投薬」と記載する	840000006	退院時　　　日分投薬
		〔入院患者に対し退院時に投薬（屯服薬）を行った場合〕「退院時　回分投薬」と記載する	840000634	退院時　　　回分投薬（屯服薬）
		〔入院患者に対し退院時に投薬（外用薬）を行った場合〕「退院時投薬」と記載する	820101042	退院時投薬（外用薬）
		（入院時食事療養費に係る食事療養又は入院時生活療養費に係る生活療養の食事の提供たる療養を受けている入院患者に対してビタミン剤を投与した場合）当該ビタミン剤の投与が必要かつ有効と判断した趣旨を記載する。ただし、病名によりビタミン剤の投与が必要かつ有効と判断できる場合はこの限りではない。	830100201	ビタミン剤の投与趣旨（薬剤）；＊＊＊＊＊＊
F200 F400	薬剤等〈入院外分〉 処方箋料	（ビタミン剤を投与した場合）当該ビタミン剤の投与が必要かつ有効と判断した趣旨を記載する。ただし、病名によりビタミン剤の投与が必要かつ有効と判断できる場合はこの限りではない。	830100202	ビタミン剤の投与趣旨（薬剤等・処方箋料）；＊＊＊＊＊＊
		（臨時薬を追加投与し、その結果投与する内服薬が7種類以上となる場合）臨時薬の投与の必要性を記載する。ただし、病名によりその必要性が判断できる場合は、この限りでない。	830100203	臨時薬の投与の必要性（薬剤等・処方箋料）；＊＊＊＊＊＊

区分	診療行為名称等	記 載 事 項	レセプトコード	左記コードによるレセプト表示文言
F200 F400	薬剤等〈入院外分〉処方箋料	（鎮痛・消炎に係る効能・効果を有する貼付剤を投与した場合）所定単位当たりの薬剤名，貼付剤の枚数としての投与量を記載した上で，貼付剤の枚数としての1日用量又は投与日数を記載する	830100204	鎮痛・消炎に係る効能・効果を有する貼付剤の1日用量又は投与日数（薬剤等）；******
		（1回の処方において，63枚を超えて鎮痛・消炎に係る効能・効果を有する貼付剤を投与した場合）当該貼付剤の投与が必要であると判断した趣旨を記載する	830000052	63枚を超えて鎮痛・消炎に係る効能・効果を有する貼付剤を投与した理由；******
		（緊急やむを得ず，同一の患者に対して，同一診療日に一部の薬剤を院内において投薬し，他の薬剤を処方せんにより投薬した場合）その年月日及び理由を記載する	850100206	同日に院内処方及び処方箋による投薬を行った年月日；(元号) yy" 年 "mm" 月 "dd" 日 "
			830100205	同日に院内処方及び処方箋による投薬を行った理由（処方箋料）；******
		（長期の旅行等特殊の事情がある場合において，必要があると認め，必要最小限の範囲において，投薬量が1回14日分を限度とされる内服薬及び外用薬を14日を超えて投与した場合）当該長期投与の理由を記載する	830100206	長期投与理由（薬剤等・処方箋料）；******
G通則7	バイオ後続品導入初期加算	初回使用年月日を記載する	850100408	初回使用年月日（バイオ後続品導入初期加算）；(元号) yy" 年 "mm" 月 "dd" 日 "
G004	点滴注射の血漿成分製剤加算	1回目の注射の実施年月日を記載する	850100207	血漿成分製剤加算（点滴注射）1回目注射年月日；(元号) yy" 年 "mm" 月 "dd" 日 "
G005	中心静脈注射の血漿成分製剤加算	1回目の注射の実施年月日を記載する	850100208	血漿成分製剤加算（中心静脈注射）1回目注射年月日；(元号) yy" 年 "mm" 月 "dd" 日 "
G100	薬剤	（入院時食事療養費に係る食事療養又は入院時生活療養費に係る生活療養の食事の提供たる療養を受けている入院患者又は入院中の患者以外の患者に対してビタミン剤を投与した場合）当該ビタミン剤の投与が必要かつ有効と判断した趣旨を記載する。ただし，病名によりビタミン剤の投与が必要かつ有効と判断できる場合はこの限りではない。	830100201	ビタミン剤の投与趣旨（薬剤）；******

《リハビリテーション》

区分	診療行為名称等	記 載 事 項	レセプトコード	左記コードによるレセプト表示文言
H000	心大血管疾患リハビリテーション料	算定単位数及び実施日数を記載する	180744210 ～ 180745110	心大血管疾患リハビリテーション料(1)（理学療法士による場合） ～ 心大血管疾患リハビリテーション料(2)（集団療法による場合）
		疾患名及び治療開始年月日を記載する	830100208	疾患名（心大血管疾患リハビリテーション料）；******
			850100209	治療開始年月日（心大血管疾患リハビリテーション料）；(元号) yy" 年 "mm" 月 "dd" 日 "
		〔標準的算定日数を超えて月13単位を超えて疾患別リハビリテーションを行う患者のうち，治療を継続することにより状態の改善が期待できると医学的に判断される場合（特掲診療料の施設基準等別表第9の8第1号に掲げる患者であって，別表第9の9第1号に掲げる場合）〕①これまでのリハビリテーションの実施状況（期間及び内容），②前月の状態との比較をした当月の患者の状態，③将来的な状態の到達目標を示した今後のリハビリテーション計画と改善に要する見込み期間，④機能的自立度評価法（Functional Independence Measure:FIM），基本的日常生活活動度（Barthel Index:BI），関節の可動域，歩行速度及び運動耐用能などの指標を用いた具体的な改善の状態等を示した継続の理由を記載する。ただし，リハビリテーション実施計画書を作成した月にあっては，改善に要する見込み期間とリハビリテーション継続の理由を記載した上で，当該計画書の写しを添付することでも差し支えない。なお，継続の理由については，具体的には 次の例を参考にして記載する。 ［記載例］　本患者は，2023年9月21日に脳出血を発症し，同日開頭血腫除去術を施行した。右片麻痺を認めたが，術後に水頭症及び敗血症を合併したため，積極的なリハビリテーションが実施できるようになったのは術後40日目からであった。2024年2月中旬まで1日5単位週4日程度のリハビリテーションを実施し，BIは45点から65点に改善を認めた。3月末に標準的算定日数を超えるが，BIの改善を引き続き認めており，リハビリ開始が合併症のために遅れたことを考えると，1か月程度のリハビリテーション継続により，更なる改善が見込めると判断される。	830100209	継続理由（心大血管疾患リハビリテーション料）；******
		（新たな疾患が発症し，新たに他の疾患別リハビリテーションを要する状態となった場合）新たな疾患名及び治療開始日又は発症年月日等を記載する	830100210	新たな疾患名（心大血管疾患リハビリテーション料）；******
			850100210	新たに他の疾患別リハビリテーションを要する状態　治療開始年月日（心大血管疾患リハビリテーション料）；(元号) yy" 年 "mm" 月 "dd" 日 "
			850100211	新たに他の疾患別リハビリテーションを要する状態　発症年月日（心大血管疾患リハビリテーション料）；(元号) yy" 年 "mm" 月 "dd" 日 "

H000 注2	心大血管疾患リハビリテーション料の早期リハビリテーション加算	発症，手術又は急性増悪の年月日を記載する	850100212	発症年月日（早期リハビリテーション加算）；(元号) yy" 年 "mm" 月 "dd" 日
			850100213	手術年月日（早期リハビリテーション加算）；(元号) yy" 年 "mm" 月 "dd" 日
			850100214	急性増悪年月日（早期リハビリテーション加算）；(元号) yy" 年 "mm" 月 "dd" 日
H000 注3	心大血管疾患リハビリテーション料の初期加算	発症，手術又は急性増悪の年月日を記載する	850100215	発症年月日（初期加算）；(元号) yy" 年 "mm" 月 "dd" 日
			850100216	手術年月日（初期加算）；(元号) yy" 年 "mm" 月 "dd" 日
			850100217	急性増悪年月日（初期加算）；(元号) yy" 年 "mm" 月 "dd" 日
H000 注4 H001 注4 H001-2 注4 H002 注4 H003 注4	心大血管疾患リハビリテーション料・脳血管疾患等リハビリテーション料・廃用症候群リハビリテーション料・運動器リハビリテーション料・呼吸器リハビリテーション料の急性期リハビリテーション加算	算定の根拠となった要件〔H000（11）に掲げるアからエまでのいずれか〕を日毎に記載する	850190230	算定の根拠となった要件アの年月日（急性期リハビリテーション加算）；(元号) yy" 年 "mm" 月 "dd" 日
			850190231	算定の根拠となった要件イの年月日（急性期リハビリテーション加算）；(元号) yy" 年 "mm" 月 "dd" 日
			850190232	算定の根拠となった要件ウの年月日（急性期リハビリテーション加算）；(元号) yy" 年 "mm" 月 "dd" 日
			850190233	算定の根拠となった要件エの年月日（急性期リハビリテーション加算）；(元号) yy" 年 "mm" 月 "dd" 日
H001	脳血管疾患等リハビリテーション料	算定単位数及び実施日数を記載する	180745310	脳血管疾患等リハビリテーション料（1）（理学療法士による場合）
			～	～
			180750430	脳血管疾患等リハビリテーション料（3）要介護・1から4以外・リ減
		疾患名及び発症年月日，手術年月日，急性増悪した年月日又は最初に診断された年月日を記載する	830100211	疾患名（脳血管疾患等リハビリテーション料）；******
			850100218	発症年月日（脳血管疾患等リハビリテーション料）；(元号) yy" 年 "mm" 月 "dd" 日
			850100389	手術年月日（脳血管疾患等リハビリテーション料）；(元号) yy" 年 "mm" 月 "dd" 日
			850100390	急性増悪年月日（脳血管疾患等リハビリテーション料）；(元号) yy" 年 "mm" 月 "dd" 日
			850100439	最初に診断された年月日（脳血管疾患等リハビリテーション料）；(元号) yy" 年 "mm" 月 "dd" 日
		〔標準的算定日数を超えて月13単位を超えて疾患別リハビリテーションを行う患者のうち，治療を継続することにより状態の改善が期待できると医学的に判断される場合（特掲診療料の施設基準等別表第9の8第1号に掲げる患者であって，別表第9の9第1号に掲げる場合）〕心大血管疾患リハビリテーション料と同様。	830100212	継続理由（脳血管疾患等リハビリテーション料）；******
		（新たな疾患が発症し，新たに他の疾患別リハビリテーションを要する状態となった場合）新たな疾患名及び治療開始年月日又は発症年月日等を記載する	830100213	新たな疾患名（脳血管疾患等リハビリテーション料）；******
			850100219	新たに他の疾患別リハビリテーションを要する状態 治療開始年月日（脳血管疾患等リハビリテーション料）；(元号) yy" 年 "mm" 月 "dd" 日
			850100220	新たに他の疾患別リハビリテーションを要する状態 発症年月日（脳血管疾患等リハビリテーション料）；(元号) yy" 年 "mm" 月 "dd" 日
H001 注2	脳血管疾患等リハビリテーション料の早期リハビリテーション加算	（入院中の患者以外の患者が当該加算を算定する場合）地域連携診療計画加算の算定患者である旨を記載する	820100158	地域連携診療計画加算の算定患者
H001 注3	脳血管疾患等リハビリテーション料の初期加算	（入院中の患者以外の患者が当該加算を算定する場合）地域連携診療計画加算の算定患者である旨を記載する	820100158	地域連携診療計画加算の算定患者
H001-2	廃用症候群リハビリテーション料	算定単位数及び実施日数を記載する	180750510	廃用症候群リハビリテーション料（1）（理学療法士による場合）
			～	～
			180755630	廃用症候群リハビリテーション料（3）（要介護）イからニ以外・リ減
		廃用症候群の診断又は急性増悪した年月日を記載する。廃用症候群に係る評価表を添付する又は同様の情報を「摘要」欄に記載する	830100214	疾患名（廃用症候群リハビリテーション料）；******
			850100221	治療開始年月日（廃用症候群リハビリテーション料）；(元号) yy" 年 "mm" 月 "dd" 日
		〔標準的算定日数を超えて月13単位を超えて疾患別リハビリテーションを行う患者のうち，治療を継続することにより状態の改善が期待できると医学的に判断される場合（特掲診療料の施設基準等別表第9の8第1号に掲げる患者であって，別表第9の9第1号に掲げる場合）〕心大血管疾患リハビリテーション料と同様。	830100215	継続理由（廃用症候群リハビリテーション料）；******
		（新たな疾患が発症し，新たに他の疾患別リハビリテーションを要する状態となった場合）新たな疾患名及び治療開始月日又は発症月日等を記載する	830100216	新たな疾患名（廃用症候群リハビリテーション料）；******

区分	項目	記載事項	コード	左記コードによるレセプト表示文言
H001-2	廃用症候群リハビリテーション料	（新たな疾患が発症し，新たに他の疾患別リハビリテーションを要する状態となった場合）新たな疾患名及び治療開始日又は発症月日等を記載する	850100222	新たに他の疾患別リハビリテーションを要する状態　治療開始年月日（廃用症候群リハビリテーション料）；(元号) yy" 年 "mm" 月 "dd" 日
			850100223	新たに他の疾患別リハビリテーションを要する状態　発症年月日（廃用症候群リハビリテーション料）；(元号) yy" 年 "mm" 月 "dd" 日
H001-2 注2	廃用症候群リハビリテーション料の早期リハビリテーション加算	当該患者の廃用症候群にかかる急性疾患等の疾患名とその発症，手術若しくは急性増悪の月日，又は廃用症候群の急性増悪の年月日を記載する	850100212	発症年月日（早期リハビリテーション加算）；(元号) yy" 年 "mm" 月 "dd" 日
			850100213	手術年月日（早期リハビリテーション加算）；(元号) yy" 年 "mm" 月 "dd" 日
			850100214	急性増悪年月日（早期リハビリテーション加算）；(元号) yy" 年 "mm" 月 "dd" 日
			830100531	疾患名（早期リハビリテーション加算）；******
H001-2 注3	廃用症候群リハビリテーション料の初期加算	当該患者の廃用症候群にかかる急性疾患等の疾患名とその発症，手術若しくは急性増悪の月日，又は廃用症候群の急性増悪の月日を記載する	850100215	発症年月日（初期加算）；(元号) yy" 年 "mm" 月 "dd" 日
			850100216	手術年月日（初期加算）；(元号) yy" 年 "mm" 月 "dd" 日
			850100217	急性増悪年月日（初期加算）；(元号) yy" 年 "mm" 月 "dd" 日
			830100799	疾患名（初期加算）；******
H002	運動器リハビリテーション料	算定単位数及び実施日数を記載する	180755710	運動器リハビリテーション料（1）（理学療法士による場合）
			～	～
			180759630	運動器リハビリテーション料（3）（要介護）1から3以外・リ減
		疾患名及び発症年月日，手術年月日，急性増悪した年月日又は最初に診断された年月日を記載する	830100217	疾患名（運動器リハビリテーション）；******
			850100224	発症年月日（運動器リハビリテーション料）；(元号) yy" 年 "mm" 月 "dd" 日
			850100391	手術年月日（運動器リハビリテーション料）；(元号) yy" 年 "mm" 月 "dd" 日
			850100392	急性増悪年月日（運動器リハビリテーション料）；(元号) yy" 年 "mm" 月 "dd" 日
			850100440	最初に診断された年月日（運動器リハビリテーション料）；(元号) yy" 年 "mm" 月 "dd" 日
		〔標準的算定日数を超えて月13単位を超えて疾患別リハビリテーションを行う患者のうち，治療を継続することにより状態の改善が期待できると医学的に判断される場合（特掲診療料の施設基準等別表第9の8第1号に掲げる患者であって，別表第9の9第1号に掲げる場合）〕心大血管疾患リハビリテーション料と同様。	830100218	継続理由（運動器リハビリテーション料）；******
		（新たな疾患が発症し，新たに他の疾患別リハビリテーションを要する状態となった場合）新たな疾患名及び治療開始年月日又は発症年月日等を記載する	830100219	新たな疾患名（運動器リハビリテーション料）；******
			850100225	新たに他の疾患別リハビリテーションを要する状態　治療開始年月日（運動器リハビリテーション料）；(元号) yy" 年 "mm" 月 "dd" 日
			850100226	新たに他の疾患別リハビリテーションを要する状態　発症年月日（運動器リハビリテーション料）；(元号) yy" 年 "mm" 月 "dd" 日
H002 注2	運動器リハビリテーション料の早期リハビリテーション加算	（入院中の患者以外の患者が当該加算を算定する場合）地域連携診療計画加算の算定患者である旨を記載する	820100158	地域連携診療計画加算の算定患者
H002 注3	運動器リハビリテーション料の初期加算	（入院中の患者以外の患者が当該加算を算定する場合）地域連携診療計画加算の算定患者である旨を記載する	820100158	地域連携診療計画加算の算定患者
H003	呼吸器リハビリテーション料	算定単位数及び実施日数を記載する	180759710	呼吸器リハビリテーション料（1）（理学療法士による場合）
			～	～
			180760410	呼吸器リハビリテーション料（2）（医師による場合）
		疾患名及び治療開始年月日を記載する	830100220	疾患名（呼吸器リハビリテーション料）；******
			850100227	治療開始年月日（呼吸器リハビリテーション料）；(元号) yy" 年 "mm" 月 "dd" 日
		〔標準的算定日数を超えて月13単位を超えて疾患別リハビリテーションを行う患者のうち，治療を継続することにより状態の改善が期待できると医学的に判断される場合（特掲診療料の施設基準等別表第9の8第1号に掲げる患者であって，別表第9の9第1号に掲げる場合）〕心大血管疾患リハビリテーション料と同様。	830100221	継続理由（呼吸器リハビリテーション料）；******
		（新たな疾患が発症し，新たに他の疾患別リハビリテーションを要する状態となった場合）新たな疾患名及び治療開始年月日又は発症年月日等を記載する	830100222	新たな疾患名（呼吸器リハビリテーション料）；******
			850100228	新たに他の疾患別リハビリテーションを要する状態　治療開始年月日（呼吸器リハビリテーション料）；(元号) yy" 年 "mm" 月 "dd" 日
			850100229	新たに他の疾患別リハビリテーションを要する状態　発症年月日（呼吸器リハビリテーション料）；(元号) yy" 年 "mm" 月 "dd" 日

診療報酬請求書・明細書の記載要領　*1713*

項目	名称	記載事項	コード	内容
H003 注2	呼吸器リハビリテーション料の早期リハビリテーション加算	発症，手術又は急性増悪の年月日を記載する	850100212	発症年月日（早期リハビリテーション加算）；(元号)yy"年"mm"月"dd"日"
			850100213	手術年月日（早期リハビリテーション加算）；(元号)yy"年"mm"月"dd"日"
			850100214	急性増悪年月日（早期リハビリテーション加算）；(元号)yy"年"mm"月"dd"日"
H003 注3	呼吸器リハビリテーション料の初期加算	発症，手術又は急性増悪の年月日を記載する	850100215	発症年月日（初期加算）；(元号)yy"年"mm"月"dd"日"
			850100216	手術年月日（初期加算）；(元号)yy"年"mm"月"dd"日"
			850100217	急性増悪年月日（初期加算）；(元号)yy"年"mm"月"dd"日"
H003-2 注5	リハビリテーション総合計画評価料の運動量増加機器加算	（機器の使用に有効性が認められ，継続すべき医学的必要性が認められ，運動量増加機器加算を更に算定する場合）医学的な必要性を記載する	830100223	医学的な必要性（運動量増加機器加算）；*******
H004	摂食機能療法	疾患名及び摂食機能療法の治療開始年月日を記載する	830100224	疾患名（摂食機能療法）；******
			850100230	治療開始年月日（摂食機能療法）；(元号)yy"年"mm"月"dd"日"
H004	摂食機能療法の摂食嚥下機能回復体制加算	内視鏡下嚥下機能検査又は嚥下造影の実施年月日及びカンファレンスを実施した年月日を記載する。内視鏡下嚥下機能検査及び嚥下造影について，摂食嚥下機能回復体制加算を算定する保険医療機関とは別の保険医療機関において検査を実施した場合には，検査を行った保険医療機関名を記載する	850100231	内視鏡下嚥下機能検査を実施した年月日（摂食嚥下機能回復体制加算）；(元号)yy"年"mm"月"dd"日"
			850100232	嚥下造影を実施した年月日（摂食嚥下機能回復体制加算）；(元号)yy"年"mm"月"dd"日"
			830100458	内視鏡下嚥下機能検査又は嚥下造影を実施した別の保険医療機関名；******
			850100233	カンファレンスを実施した年月日（摂食嚥下機能回復体制加算）；(元号)yy"年"mm"月"dd"日"
H006	難病患者リハビリテーション料	対象疾患について，特掲診療料の施設基準等別表第10の各号に掲げるものの中から該当するものを選択して記載する	820100159	ベーチェット病
			820100075	多発性硬化症
			820100076	重症筋無力症
			820100160	全身性エリテマトーデス
			820100077	スモン
			820100078	筋萎縮性側索硬化症
			820100161	強皮症，皮膚筋炎及び多発性筋炎
			820100162	結節性動脈周囲炎
			820100163	ビュルガー病
			820100079	脊髄小脳変性症
			820100164	悪性関節リウマチ
			820100165	パーキンソン病関連疾患
			820100166	アミロイドーシス
			820100167	後縦靱帯骨化症
			820100080	ハンチントン病
			820100168	モヤモヤ病（ウィリス動脈輪閉塞症）
			820100169	ウェゲナー肉芽腫症
			820100299	多系統萎縮症
			820100170	広範脊柱管狭窄症
			820100171	特発性大腿骨頭壊死症
			820100172	混合性結合組織病
			820100084	プリオン病
			820100173	ギラン・バレー症候群
			820100174	黄色靱帯骨化症
			820100175	シェーグレン症候群
			820100176	成人発症スチル病
			820100177	関節リウマチ
			820100085	亜急性硬化性全脳炎
			820100086	ライソゾーム病
			820100087	副腎白質ジストロフィー
			820100088	脊髄性筋萎縮症
			820100089	球脊髄性筋萎縮症
			820100090	慢性炎症性脱髄性多発神経炎
H006	難病患者リハビリテーション料の短期集中リハビリテーション実施加算	退院年月日を記載する	850100234	退院年月日（短期集中リハビリテーション実施加算）；(元号)yy"年"mm"月"dd"日"
H007	障害児（者）リハビリテーション料	算定単位数及び実施日数を記載する。また，対象患者について，特掲診療料の施設基準等別表第10の2の各号に掲げるものの中から該当するものを選択して記載する	820100178	脳性麻痺の患者
			820100179	胎生期若しくは乳幼児期に生じた脳又は脊髄の奇形及び障害の患者
			820100180	顎・口腔の先天異常の患者
			820100181	先天性の体幹四肢の奇形又は変形の患者
			820100182	先天性神経代謝異常症，大脳白質変性症の患者

区分	診療行為名称等	記載事項	レセプトコード	左記コードによるレセプト表示文言
H007	障害児（者）リハビリテーション料	算定単位数及び実施日数を記載する。また，対象患者について，特掲診療料の施設基準等別表第10の2の各号に掲げるものの中から該当するものを選択して記載する	820100183	先天性又は進行性の神経筋疾患の患者
			820100184	神経障害による麻痺及び後遺症の患者
			820100185	言語障害，聴覚障害又は認知障害を伴う自閉症等の発達障害の患者
H007-2	がん患者リハビリテーション料	算定単位数，実施日数及びがんの種類を記載する。また，当該入院中に提供した治療の種類について，特掲診療料の施設基準等別表第10の2の2の各号に掲げるものの中から該当するものを選択して記載する	820100812	1　がんの治療のための手術が行われる予定又は行われたもの
			820100813	2　がんの治療のための骨髄抑制を来たしうる化学療法が行われる予定又は行われたもの
			820100814	3　がんの治療のための放射線治療が行われる予定又は行われたもの
			820100815	4　がんの治療のための造血幹細胞移植が行われる予定又は行われたもの
			820100193	5　進行がん等の患者で，在宅復帰を目的としたリハビリが必要なもの
H007-3	認知症患者リハビリテーション料	「認知症高齢者の日常生活自立度判定基準」のランク，診療時間及びリハビリテーション計画作成日を記載する。なお，「認知症高齢者の日常生活自立度判定基準」のランクについては，「基本診療料の施設基準等及びその届出に関する手続きの取扱いについて」別添6の別紙12におけるランクの中から該当するものを選択して記載する	820100194	認知症高齢者の日常生活自立度　1
			820100195	認知症高齢者の日常生活自立度　2
			820100196	認知症高齢者の日常生活自立度　2a
			820100197	認知症高齢者の日常生活自立度　2b
			820100198	認知症高齢者の日常生活自立度　3
			820100199	認知症高齢者の日常生活自立度　3a
			820100200	認知症高齢者の日常生活自立度　3b
			820100201	認知症高齢者の日常生活自立度　4
			820100202	認知症高齢者の日常生活自立度　M
H	「制限回数を超えて行う診療」に係るリハビリテーションを実施した場合	次の例により「リハ選」と記載し，当該「制限回数を超えて行う診療」の名称，徴収した特別の料金及び回数を他のリハビリテーションと区別して記載する 〔記載例〕　運動器リハビリテーション料（I）　185×18 　　　　　実施日数3日 　　　　　（リハ選） 　　　　　運動器リハビリテーション料　1,850円×1	830100372	リハ選；******

《精神科専門療法》

区分	診療行為名称等	記載事項	レセプトコード	左記コードによるレセプト表示文言
I000-2	経頭蓋磁気刺激療法	治療開始日と終了日の年月日を記載する	850100235	治療開始年月日（経頭蓋磁気刺激療法）；(元号)yy"年"mm"月"dd"日"
			850100236	治療終了年月日（経頭蓋磁気刺激療法）；(元号)yy"年"mm"月"dd"日"
I002	通院・在宅精神療法	（通院・在宅精神療法を退院後4週間以内の患者について算定した場合）退院年月日を記載する	850100237	退院年月日（通院・在宅精神療法）；(元号)yy"年"mm"月"dd"日"
		診療に要した時間に応じて，選択して記載する。ただし，30分又は60分を超える診療を行った場合であって，当該診療に要した時間が明確でない場合には，当該診療に要した時間が30分又は60分を超えたことが明らかであると判断される精神療法を行った場合に限り，「30分超」又は「60分超」と記載しても差し支えない。	820101309	5分を超え10分未満（通院・在宅精神療法）
			820101310	10分以上20分未満（通院・在宅精神療法）
			820101311	20分以上30分未満（通院・在宅精神療法）
			820101312	30分以上40分未満（通院・在宅精神療法）
			820101313	40分以上50分未満（通院・在宅精神療法）
			820101314	50分以上60分未満（通院・在宅精神療法）
			820101315	30分超（通院・在宅精神療法）
			820101316	60分超（通院・在宅精神療法）
		（1回の処方において2種類以上の抗うつ薬又は2種類以上の抗精神病薬を投与した場合）投与した抗うつ薬又は抗精神病薬の種類数及びその医療上の必要性並びに副作用等について患者に説明し，説明した内容を診療録に記載するとともに，説明を行った旨を記載する	820101188	投与した抗うつ薬又は抗精神病薬の種類数及びその医療上の必要性並びに副作用等について説明を行った
I002	通院・在宅精神療法の注3及び注4の加算（20歳未満，16歳未満の患者）	当該保険医療機関の精神科を初めて受診した年月日を記載する	850100238	精神科初回受診年月日〔通院・在宅精神療法（20歳未満）加算〕；(元号)yy"年"mm"月"dd"日"
			850100239	精神科初回受診年月日〔児童思春期精神科専門管理加算（16歳未満）〕；(元号)yy"年"mm"月"dd"日"
			850100240	精神科初回受診年月日〔児童思春期精神科専門管理加算（20歳未満）〕；(元号)yy"年"mm"月"dd"日"
I002 注7	通院・在宅精神療法の措置入院後継続支援加算	（指導等を行った月と算定する月が異なる場合）指導等を行った年月日を記載する	850100241	指導等年月日（措置入院後継続支援加算）；(元号)yy"年"mm"月"dd"日"
I002 注8	通院・在宅精神療法の療養生活継続支援加算	初回の当該加算を算定した年月日を記載する	850100441	初回算定年月日（療養生活継続支援加算）；(元号)yy"年"mm"月"dd"日"
		（対象となる状態の急性増悪又は著しい環境の変化により新たに重点的な支援を要する場合）急性増悪等における具体的な状態を記載する	830100533	急性増悪等における具体的な状態（療養生活継続支援加算）；******
I002 注11	通院・在宅精神療法の早期診療体制充実加算	（病状等により，患者本人から同意を得ることが困難である場合や，やむを得ず家族等から同意を得る場合）その理由を記載する	830100858	患者本人から同意を得ることが困難又はやむを得ず家族等から同意を得た理由（早期診療体制充実加算）；******

区分	項目	記載要領	コード	記載内容
I002 注12	通院・在宅精神療法の注12の規定	〔情報通信機器を用いた精神療法を行う際に，厚生労働省「情報通信機器を用いた精神療法に係る指針」（「オンライン精神療法指針」という）に沿って診療を行う場合〕オンライン精神療法指針に沿った適切な診療であることを記載する	820101189	オンライン精神療法指針に沿った適切な診療である（通院・在宅精神療法の注12の規定）
		（処方を行った場合）オンライン精神療法指針に沿って処方を行い，当該処方がオンライン精神療法指針に沿った適切な処方であることを記載する	820101190	オンライン精神療法指針に沿って処方を行い，オンライン精神療法指針に沿った適切な処方である（通院・在宅精神療法の注12の規定）
I002-2	精神科継続外来支援・指導料	〔1回の処方において，抗不安薬を3種類以上，睡眠薬を3種類以上，抗うつ薬を3種類以上又は抗精神病薬を3種類以上投与した場合であって，F100処方料（保医発通知）の(3)のアの(イ)から(ニ)のいずれかに該当し，算定する場合〕(3)のアの(イ)から(ニ)までに規定するものの中から該当するものを選択して記載する	820100203	(イ) 精神疾患患者が他医療機関で既に向精神薬多剤投与の場合
			820100204	(ロ) 向精神薬投与患者の既投与薬と新導入薬の一時的併用の場合
			820100205	(ハ) 臨時に投与した場合
			820100206	(ニ) やむを得ず投与を行う場合（抗うつ薬又は抗精神病薬に限る）
I002-3の2	救急患者精神科継続支援料 2 入院中の患者以外	（電話等で指導等を行った月と算定する月が異なる場合）当該指導等を行った年月日を記載する	850100243	指導等年月日〔救急患者精神科継続支援料（入院外）〕；(元号) yy"年"mm"月"dd"日
I003	標準型精神分析療法	当該診療に要した時間を記載する	852100009	標準型精神分析療法に要した時間（標準型精神分析療法）
I003-2	認知療法・認知行動療法	初回の算定年月日及び一連の治療における算定回数の合計を記載する	850100244	初回算定年月日（認知療法・認知行動療法）；(元号) yy"年"mm"月"dd"日
			842100053	一連の治療の算定回数の合計（認知療法・認知行動療法）；******
		当該診療に要した時間を記載する	852100015	認知療法・認知行動療法に要した時間（認知療法・認知行動療法）
I004	心身医学療法	傷病名欄において，心身症による当該身体的傷病の傷病名の次に「（心身症）」と記載する 例「胃潰瘍（心身症）」	傷病名コード	（傷病名を表示する）
			修飾語コード	（修飾語を表示する）
		（初診の日に心身医学療法を算定した場合）診療に要した時間を記載する	852100010	診療に要した時間（心身医学療法）
I006-2	依存症集団療法	治療開始年月日を記載する	850100245	治療開始年月日（依存症集団療法）；(元号) yy"年"mm"月"dd"日
I008-2 I009 I010 I010-2	精神科ショート・ケア 精神科デイ・ケア 精神科ナイト・ケア 精神科デイ・ナイト・ケア	精神科ショート・ケア，精神科デイ・ケア，精神科ナイト・ケア又は精神科デイ・ナイト・ケアのうち最初に算定した年月日を記載する。なお，最初に算定した日から3年を経過している場合は省略して差し支えないが，精神疾患により，通算して1年以上の入院歴を有する患者であって，精神科デイ・ケア，精神科ナイト・ケア又は精神科デイ・ナイト・ケアを週4日以上算定する場合は，通算の入院期間を記載する	850100246	初回算定年月日（精神科デイ・ケア等）；(元号) yy"年"mm"月"dd"日
			820100745	初回（精神科デイ・ケア等）
			830100226	通算入院期間（精神科デイ・ケア）；******
			830100227	通算入院期間（精神科ナイト・ケア）；******
			830100228	通算入院期間（精神科デイ・ナイト・ケア）；******
		（入院中の患者に精神科ショート・ケア又は精神科デイ・ケアを算定した場合）算定日を記載する	算定日情報	（算定日）
I008-2 I009 I010 I010-2	精神科ショート・ケア 精神科デイ・ケア 精神科ナイト・ケア 精神科デイ・ナイト・ケアの早期加算	最初に当該療法を算定した年月日又は精神病床を退院した年月日を記載する	850100247	初回精神科デイ・ケア等算定年月日（早期加算）；(元号) yy"年"mm"月"dd"日
			850100248	精神病床の退院年月日（早期加算）；(元号) yy"年"mm"月"dd"日
I008-2	精神科ショート・ケアの疾患別等専門プログラム加算	治療開始年月日を記載する	850100249	治療開始年月日（疾患別等専門プログラム加算）；(元号) yy"年"mm"月"dd"日
I011-2	精神科退院前訪問指導料	（2回以上算定した場合）各々の訪問指導年月日を記載する	850100250	訪問指導年月日（精神科退院前訪問指導料）；(元号) yy"年"mm"月"dd"日
I012	精神科訪問看護・指導料（I） 精神科訪問看護・指導料（III）	（患者が服薬中断等により急性増悪した場合であって，医師が必要と認め指示し，当該急性増悪した日から7日以内の期間に算定した場合）その医療上の必要性を記載する	830100229	急性増悪した日から7日以内の期間に算定した医療上の必要性（精神科訪問看護・指導料）；******
		（急性増悪した患者について，さらに継続した訪問看護が必要と医師が判断し，急性増悪した日から1月以内の連続した7日間に算定した場合）その医療上の必要性を記載する	830100230	急性増悪した日から1月以内の連続した7日間に算定した医療上の必要性（精神科訪問看護・指導料）；******
		（退院後3月以内の期間において行われる場合で，週5回算定する場合）退院年月日を記載する	850100251	退院年月日〔精神科訪問看護・指導料（1）〕；(元号) yy"年"mm"月"dd"日
			850100252	退院年月日〔精神科訪問看護・指導料（3）〕；(元号) yy"年"mm"月"dd"日
		月の初日の訪問看護・指導時におけるGAF尺度により測定した値及び測定日を記載する。GAFの値については該当する範囲を選択して記載する	850190202	GAF測定年月日（精神科訪問看護・指導料）；(元号) yy"年"mm"月"dd"日
			820101019	GAF尺度100－91（精神科訪問看護・指導料）
			820101020	GAF尺度90－81（精神科訪問看護・指導料）
			820101021	GAF尺度80－71（精神科訪問看護・指導料）
			820101022	GAF尺度70－61（精神科訪問看護・指導料）
			820101023	GAF尺度60－51（精神科訪問看護・指導料）

区分	項目	記載事項	コード	内容
I012	精神科訪問看護・指導料（I）精神科訪問看護・指導料（III）	月の初日の訪問看護・指導時におけるGAF尺度により測定した値及び測定日を記載する。GAFの値については該当する範囲を選択して記載する	820101024	GAF尺度50-41（精神科訪問看護・指導料）
			820101025	GAF尺度40-31（精神科訪問看護・指導料）
			820101026	GAF尺度30-21（精神科訪問看護・指導料）
			820101027	GAF尺度20-11（精神科訪問看護・指導料）
			820101028	GAF尺度10-1（精神科訪問看護・指導料）
			820101029	GAF尺度0（精神科訪問看護・指導料）
I012	精神科訪問看護・指導料（I），精神科訪問看護・指導料（III）の夜間・早朝訪問看護加算，深夜訪問看護加算	精神科訪問看護を実施した年月日及び時刻を記載する	850100253	精神科訪問看護の実施年月日（夜間・早朝訪問看護加算）；(元号) yy" 年 "mm" 月 "dd" 日"
			850100254	精神科訪問看護の実施年月日（深夜訪問看護加算）；(元号) yy" 年 "mm" 月 "dd" 日"
			851100006	精神科訪問看護の実施時刻（夜間・早朝訪問看護加算）
			851100007	精神科訪問看護の実施時刻（深夜訪問看護加算）
I012	精神科訪問看護・指導料（I），精神科訪問看護・指導料（III）の看護・介護職員連携強化加算	介護職員等と同行訪問した年月日を記載する	850100255	介護職員等同行訪問年月日（看護・介護職員連携強化加算）；(元号) yy" 年 "mm" 月 "dd" 日"
I012	精神科訪問看護・指導料（I），精神科訪問看護・指導料（III）の特別地域訪問看護加算	患者の住所並びに通常の経路及び方法で訪問に要する時間（片道）を記載する	830100095	患者住所（特別地域訪問看護加算）；******
			852100005	訪問に要する時間（片道）（特別地域訪問看護加算）
I012 注7	精神科訪問看護・指導料の精神科緊急訪問看護加算	加算を算定する理由を詳細に記載する	830100859	緊急訪問看護の理由（精神科緊急訪問看護加算）；******
		緊急の訪問看護を行った年月日を記載する	850190234	緊急訪問年月日（精神科緊急訪問看護加算）；(元号) yy" 年 "mm" 月 "dd" 日"
I012-2	精神科訪問看護指示料の精神科特別訪問看護指示加算	頻回の指定訪問看護を行う必要性を認めた理由を記載する	830100232	頻回の指定訪問看護を行う必要性（精神科特別訪問看護指示加算）；******
I012-2	精神科訪問看護指示料の手順書加算	前回算定年月日（初回である場合は初回である旨）を記載する	850190056	前回実施年月日（手順書加算）；(元号) yy" 年 "mm" 月 "dd" 日"
			820190052	初回（手順書加算）
I014	医療保護入院等診療料	患者の該当する入院形態として，措置入院，緊急措置入院，医療保護入院，応急入院の中から該当するものを選択して記載する	820100207	措置入院
			820100208	緊急措置入院
			820100209	医療保護入院
			820100210	応急入院
I015	重度認知症患者デイ・ケア料の早期加算	最初に当該療法を算定した年月日又は精神病床を退院した年月日を記載する	850100256	重度認知症患者デイ・ケア料の初回算定年月日（早期加算）；(元号) yy" 年 "mm" 月 "dd" 日"
			850100248	精神病床の退院年月日（早期加算）；(元号) yy" 年 "mm" 月 "dd" 日"
I015	重度認知症患者デイ・ケア料の夜間ケア加算	初回算定年月日及び夜間ケアに要した時間を記載する	850100258	重度認知症患者デイ・ケア料の初回算定年月日（夜間ケア加算）；(元号) yy" 年 "mm" 月 "dd" 日"
			852100012	夜間ケアに要した時間（夜間ケア加算）
I016	精神科在宅患者支援管理料	（精神科在宅患者支援管理料の「1」又は「2」を算定した場合）直近の入院についての入院年月日，入院形態，退院年月日（入退院を繰り返す者の場合は，直近の入院に加え，前々回の入院日，入院形態並びに退院日），直近の退院時におけるGAF，当該月の最初の訪問診療時におけるGAF，「認知症高齢者の日常生活自立度判定基準」のランク，平成31～令和3年度厚生労働行政調査推進補助金障害者対策総合研究事業において「地域精神保健医療福祉体制の機能強化を推進する政策研究」の研究班が作成した，別紙様式41の2に掲げる「在宅医療における包括的支援マネジメント導入基準」（以下この項において「在宅医療における包括的支援マネジメント導入基準」という）において，当該患者に該当するコア項目並びに当該導入基準の点数，初回の算定日,カンファレンス実施日,算定する月に行った訪問の日時，診療時間及び訪問した者の職種を記載する。なお，入院形態については，措置入院，緊急措置入院，医療保護入院の中から該当するものを選択して，また，「認知症高齢者の日常生活自立度判定基準」のランクについては，「基本診療料の施設基準等及びその届出に関する手続きの取扱いについて」別添6の別紙12におけるランクの中から該当するものを選択して記載する	850100259	直近の入院の入院日（精神科在宅患者支援管理料）；(元号) yy" 年 "mm" 月 "dd" 日"
			820100746	入院形態（精神科在宅患者支援管理料）：措置入院
			820100747	入院形態（精神科在宅患者支援管理料）：緊急措置入院
			820100748	入院形態（精神科在宅患者支援管理料）：医療保護入院
			850100260	直近の入院の退院日（精神科在宅患者支援管理料）；(元号) yy" 年 "mm" 月 "dd" 日"
			830100233	前々回の入院日，入院形態並びに退院日（精神科在宅患者支援管理料）；*******
			842100054	直近の退院時におけるGAF（精神科在宅患者支援管理料）；******
			842100055	当該月の最初の訪問診療時におけるGAF（精神科在宅患者支援管理料）；******
			820100194	認知症高齢者の日常生活自立度　1
			820100195	認知症高齢者の日常生活自立度　2
			820100196	認知症高齢者の日常生活自立度　2a
			820100197	認知症高齢者の日常生活自立度　2b
			820100198	認知症高齢者の日常生活自立度　3
			820100199	認知症高齢者の日常生活自立度　3a
			820100200	認知症高齢者の日常生活自立度　3b
			820100201	認知症高齢者の日常生活自立度　4
			820100202	認知症高齢者の日常生活自立度　M
			820101191	在宅医療における包括的支援マネジメント導入基準において該当するコア項目：1
			820101192	在宅医療における包括的支援マネジメント導入基準において該当するコア項目：2

区分	診療行為名称等	記載事項	レセプトコード	左記コードによるレセプト表示文言
I016	精神科在宅患者支援管理料		820101193	在宅医療における包括的支援マネジメント導入基準において該当するコア項目：3
			842100113	在宅医療における包括的支援マネジメント導入基準の点数；******
			850100261	初回算定日（精神科在宅患者支援管理料）；(元号) yy" 年 "mm" 月 "dd" 日"
			850100262	カンファレンス実施日（精神科在宅患者支援管理料）；(元号) yy" 年 "mm" 月 "dd" 日"
			850100263	算定する月に行った訪問日（精神科在宅患者支援管理料）；(元号) yy" 年 "mm" 月 "dd" 日"
			851100008	算定する月に行った訪問の時刻（精神科在宅患者支援管理料）
			852100013	診療時間（精神科在宅患者支援管理料）
			830100234	訪問した者の職種（精神科在宅患者支援管理料）；******
		（精神科在宅患者支援管理料3を算定する場合）精神科在宅患者支援管理料1又は精神科在宅患者支援管理料2の初回の算定日，精神科在宅患者支援管理料3の初回の算定年月日及び算定する月に行った訪問の日時，診療時間並びに訪問した者の職種を記載する	850100264	初回の算定日（精神科在宅患者支援管理料1）；(元号) yy" 年 "mm" 月 "dd" 日"
			850100265	初回の算定日（精神科在宅患者支援管理料2）；(元号) yy" 年 "mm" 月 "dd" 日"
			850100266	初回の算定日（精神科在宅患者支援管理料3）；(元号) yy" 年 "mm" 月 "dd" 日"
			830100235	訪問の日時，診療時間，訪問した者の職種（精神科在宅患者支援管理料3）；******
		〔精神科在宅患者支援管理料の「3」を前月に算定した患者であって，I016精神科在宅患者支援管理料（保医発通知）（2）のイを満たし，対象となる状態の著しい急性増悪を認めるものについて，精神科在宅患者支援管理料の「1」のロ及び「2」のロを算定する場合〕急性増悪における状態像について記載する	830100236	急性増悪における状態像（精神科在宅患者支援管理料1の「ロ」）；******
			830100237	急性増悪における状態像（精神科在宅患者支援管理料2の「ロ」）；******
I	「制限回数を超えて行う診療」に係る精神科専門療法を実施した場合	次の例により「精選」と記載し，当該「制限回数を超えて行う診療」の名称，徴収した特別の料金及び回数を他の精神科専門療法と区別して記載する 〔記載例〕　精神科デイ・ケア（小規模）　590×5 　　（精選）　精神科デイ・ケア　5,900円×1	830100534	精選；******

《処置》

区分	診療行為名称等	記載事項	レセプトコード	左記コードによるレセプト表示文言
J000-2	下肢創傷処置	下肢創傷の部位及び潰瘍の深さを記載する	830100535	下肢創傷の部位及び潰瘍の深さ（下肢創傷処置）；******
J001	熱傷処置	初回の処置を行った年月日を記載する	850100268	初回年月日（熱傷処置）；(元号) yy" 年 "mm" 月 "dd" 日"
J001-5	長期療養患者褥瘡等処置	（1年を超える入院の場合にあって創傷処置又は皮膚科軟膏処置の費用を算定する場合）対象傷病名を記載する	830100239	対象傷病名（長期療養患者褥瘡等処置）；******
J001-10	静脈圧迫処置（慢性静脈不全に対するもの）	難治性潰瘍の所見（潰瘍の持続期間，部位，深達度及び面積を含む），これまでの治療経過（初回の場合はその旨を記載），慢性静脈不全と診断した根拠（下肢静脈超音波検査等の所見），静脈圧迫処置を必要とする医学的理由及び指導内容について記載する	830100240	難治性潰瘍の所見（静脈圧迫処置）；******
			830100241	治療経過（静脈圧迫処置）；******
			830100242	慢性静脈不全等と診断した根拠（下肢静脈超音波検査等の所見）（静脈圧迫処置）；******
			830100243	静脈圧迫処置を必要とする医学的理由（静脈圧迫処置）；******
			830100244	指導内容（静脈圧迫処置）；******
J003	局所陰圧閉鎖処置（入院）	（J040局所灌流の「2」骨膜・骨髄炎に対するものを併せて算定する場合）その理由及び医学的な根拠を詳細に記載する	830100245	理由及び医学的根拠（局所陰圧閉鎖処置と洗浄を行った場合）；******
		初回加算を算定した年月日，陰圧維持管理装置として使用した機器及び本処置の医学的必要性を記載する	850100442	初回加算算定年月日〔局所陰圧閉鎖処置（入院）〕；(元号) yy" 年 "mm" 月 "dd" 日"
			830100246	陰圧維持管理装置として使用した機器〔局所陰圧閉鎖処置（入院）〕；******
			830100247	医学的必要性〔局所陰圧閉鎖処置（入院）〕；******
		（創傷処置，下肢創傷処置又は熱傷処置を併せて算定した場合）併算定した処置と局所陰圧閉鎖処置のそれぞれの対象部位を記載する	830100459	併算定した処置の部位（局所陰圧閉鎖処置）；******
			830100460	対象部位（局所陰圧閉鎖処置）；******
J003 注2	局所陰圧閉鎖処置（入院）の持続洗浄加算	持続洗浄加算を算定した理由及び医学的な根拠を詳細に記載する	830100248	持続洗浄加算を算定した理由及び医学的根拠（持続洗浄加算）；******
J003-2	局所陰圧閉鎖処置（入院外）	〔局所陰圧閉鎖処置（入院外）を算定した場合〕初回加算を算定した年月日を記載する	850100270	初回加算算定年月日〔局所陰圧閉鎖処置（入院外）〕；(元号) yy" 年 "mm" 月 "dd" 日"
		（創傷処置，下肢創傷処置又は熱傷処置を併せて算定した場合）併算定した処置と局所陰圧閉鎖処置のそれぞれの対象部位を記載する	830100459	併算定した処置の部位（局所陰圧閉鎖処置）；******
			830100460	対象部位（局所陰圧閉鎖処置）；******
J003-3	局所陰圧閉鎖処置（腹部開放創）	〔局所陰圧閉鎖処置（腹部開放創）を算定した場合〕処置開始年月日を記載する	850100393	処置開始日〔局所陰圧閉鎖処置（腹部開放創）〕；(元号) yy" 年 "mm" 月 "dd" 日"
J003-4	多血小板血漿処置	当該処置を行う医学的必要性を記載する	830100249	多血小板血漿処置を行う医学的必要性（多血小板血漿処置）；******

区分	項目	記載事項	コード	内容
J003-4	多血小板血漿処置	(創傷処置,下肢創傷処置又は熱傷処置を併せて算定した場合)併算定した処置と多血小板血漿処置のそれぞれの対象部位を記載する	830100860	併算定した処置の部位（多血小板血漿処置）;******
			830100861	対象部位（多血小板血漿処置）;******
J007-2	硬膜外自家血注入	当該診断基準を満たすことを示す画像所見，撮影日及び撮影医療機関の名称等の症状詳記を記載する。ただし，記載可能であれば，「摘要」欄への記載でも差し支えない	830100250	症状詳記（硬膜外自家血注入）;******
J026-4	ハイフローセラピー	動脈血酸素分圧又は経皮的酸素飽和度の測定結果を記載する	830100251	動脈血酸素分圧又は経皮的酸素飽和度測定結果（ハイフローセラピー）;******
J027	高気圧酸素治療	一連の治療における初回実施年月日及び初回からの通算実施回数（当該月に実施されたものを含む）を記載する	850100272	初回実施年月日（高気圧酸素治療）;（元号）yy"年"mm"月"dd"日"
			842100056	通算実施回数（高気圧酸素治療）;******
		(高気圧酸素治療の「1」を算定した場合) 減圧症又は空気塞栓が発症した年月日を記載する	850100273	減圧症又は空気塞栓発症年月日（高気圧酸素治療）;（元号）yy"年"mm"月"dd"日"
		(高気圧酸素治療の「1」について，長時間加算を算定した場合) 高気圧酸素治療の実施時間を記載する	140057510	高気圧酸素治療（減圧症又は空気塞栓）
J032注	肛門拡張法の周術期乳幼児加算	初回の算定年月日（初回の場合は初回である旨）を記載する	850190046	初回の算定年月日〔周術期乳幼児加算（肛門拡張法）〕;（元号）yy"年"mm"月"dd"日"
			820190046	初回〔周術期乳幼児加算（肛門拡張法）〕
J034-2	経鼻栄養・薬剤投与用チューブ挿入術	(経胃の栄養摂取が必要な患者に対して在宅などX線装置が活用できない環境下において，経鼻栄養・薬剤投与用チューブの挿入に際して，ファイバー光源の活用によりチューブの先端が胃内にあることを確認する場合) 医学的必要性について記載する	830100862	医学的必要性（経鼻栄養・薬剤投与用チューブ挿入術）;******
J038	人工腎臓	人工腎臓を算定した日を記載する	算定日情報	（算定日）
			820100211	ア　急性腎不全の患者
			820100212	イ　透析導入期（1月に限る）の患者
			820100213	ウ　血液濾過又は血液透析濾過を実施
		(慢性維持透析以外の患者に対して「その他の場合」として算定した場合) その理由としてJ038人工腎臓（保医発通知）の（8）のアからエまで〔エについては（イ）から（ヌ）まで〕に規定するものの中から該当するものを選択して記載する	820100214	エ　特別な管理が必要（イ　進行性眼底出血）
			820100215	エ　特別な管理が必要（ロ　重篤な急性出血性合併症）
			820100216	エ　特別な管理が必要（ハ　ヘパリン起因性血小板減少症）
			820100217	エ　特別な管理が必要（ニ　播種性血管内凝固症候群）
			820100218	エ　特別な管理が必要（ホ　敗血症）
			820100219	エ　特別な管理が必要（ヘ　急性膵炎）
			820100220	エ　特別な管理が必要（ト　重篤な急性肝不全）
			820100221	エ　特別な管理が必要（チ　注射による化学療法中の悪性腫瘍）
			820100222	エ　特別な管理が必要（リ　自己免疫疾患の活動性が高い状態）
			820100223	エ　特別な管理が必要（ヌ　麻酔による手術を実施した状態）
		C102 在宅自己腹膜灌流指導管理料を算定している保険医療機関名を記載する	830100252	在宅自己腹膜灌流指導管理料を算定している他の保険医療機関名（人工腎臓）;******
J038	人工腎臓の導入期加算	導入の年月日を記載する	850100275	導入年月日〔導入期加算（人工腎臓）〕;（元号）yy"年"mm"月"dd"日"
J038注3 J038-2注2	人工腎臓の障害者等加算 持続緩徐式血液濾過の障害者等加算	J038 人工腎臓（保医発通知）の（18）のアからツまでに規定するものの中から該当するものを選択して記載する	820100224	ア　障害者基本法にいう障害者で留意事項通知に規定する者
			820100225	イ　精神保健福祉法の規定によって医療を受ける者
			820100226	ウ　指定難病等に罹患している者で留意事項通知に規定するもの
			820100227	エ　留意事項通知に規定する糖尿病の患者
			820100228	オ　運動麻痺を伴う脳血管疾患患者
			820100229	カ　認知症患者
			820100230	キ　常時低血圧症（収縮期血圧が90mmHg以下）の者
			820100231	ク　透析アミロイド症で手根管症候群や運動機能障害を呈する者
			820100232	ケ　出血性消化器病変を有する者
			820100233	コ　骨折を伴う二次性副甲状腺機能亢進症の患者
			820100234	サ　重症感染症に合併しているために入院中の患者
			820100235	シ　末期癌に合併しているために入院中の患者
			820100236	ス　入院中の患者であって腹水・胸水が貯留しているもの
			820100237	セ　妊婦（妊娠中期以降）
			820100238	ソ　うっ血性心不全（NYHA3度以上）
			820100239	タ　12歳未満の小児
			820100240	チ　人工呼吸を実施中の患者
			820100241	ツ　結核菌を排菌中の患者
J038の注14	人工腎臓透析時運動指導等加算	指導を開始した年月日を記載する	850190235	指導を開始した年月日〔透析時運動指導等加算（人工腎臓）〕;（元号）yy"年"mm"月"dd"日"
J038-2	持続緩徐式血液濾過		850100443	初回実施年月日（持続緩徐式血液濾過）;（元号）yy"年"mm"月"dd"日"
			842100057	通算実施回数（持続緩徐式血液濾過）;******

区分	項目	記載要領	コード	内容
J038-2	持続緩徐式血液濾過	一連の当該療法の初回実施日,初回からの通算実施回数(当該月に実施されたものを含む),当該月の算定日及び1回毎の開始時間と終了時間(当該月に実施されたものに限る)を記載する	851100009	開始時刻(持続緩徐式血液濾過)
			851100010	終了時刻(持続緩徐式血液濾過)
		J038-2 持続緩徐式血液濾過(保医発通知)の(2)のアからカまでのいずれかに該当する場合は,該当項目を記載する	820100750	該当する項目(持続緩徐式血液濾過):ア 末期腎不全の患者
			820100751	該当する項目(持続緩徐式血液濾過):イ 急性腎障害と診断された,高度代謝性アシドーシスの患者
			820100752	該当する項目(持続緩徐式血液濾過):ウ 薬物中毒の患者
			820100753	該当する項目(持続緩徐式血液濾過):エ 急性腎障害と診断された,尿毒症の患者
			820100754	該当する項目(持続緩徐式血液濾過):オ 急性腎障害と診断された,電解質異常の患者
			820100755	該当する項目(持続緩徐式血液濾過):カ 急性腎障害と診断された,体液過剰状態の患者
		J038-2 持続緩徐式血液濾過(保医発通知)の(2)のキからケまでのそれぞれについて,要件を満たす医学的根拠について記載する	830100253	キの要件を満たす医学的根拠(重症急性膵炎の患者)(持続緩徐式血液濾過);******
			830100254	クの要件を満たす医学的根拠(重症敗血症の患者)(持続緩徐式血液濾過);******
			830100255	ケの要件を満たす医学的根拠(劇症肝炎又は術後肝不全)(持続緩徐式血液濾過);******
J039	血漿交換療法	一連の当該療法の初回実施年月日,初回からの通算実施回数(当該月に実施されたものも含む),当該月の算定日及び1回毎の開始時間と終了時間(当該月に実施されたものに限る)を記載する	850100277	初回実施年月日(血漿交換療法);(元号)yy"年"mm"月"dd"日"
			842100058	通算実施回数(血漿交換療法);******
			算定日情報	(算定日)
			851100011	開始時刻(血漿交換療法)
			851100012	終了時刻(血漿交換療法)
		(血栓性血小板減少性紫斑病の患者に対して実施した場合)直近の測定結果に基づく血小板数を記載する	842100059	血小板数(血漿交換療法);******
		(血栓性血小板減少性紫斑病の患者に対し,血小板数が15万/μL以上となった日の2日後以降に実施した場合)その理由及び医学的根拠を記載する	830100256	理由及び医学的根拠(血漿交換療法);******
J039注3	移植後抗体関連型拒絶反応治療における血漿交換療法	(臓器移植後に抗体関連型拒絶反応を呈する患者を対象として,抗ドナー抗体を除去することを目的として実施する場合)医学的な必要性から一連につき6回以上算定する場合には,その理由を記載する	830100536	6回以上算定する理由(移植後抗体関連型拒絶反応治療における血漿交換療法);******
J040	局所灌流	当該月の算定日及び1回毎の開始時間と終了時間(当該月に実施されたものに限る)を記載する	算定日情報	(算定日)
			851100013	開始時刻(局所灌流)
			851100014	終了時刻(局所灌流)
J041	吸着式血液浄化法	当該月の算定日及び1回毎の開始時間と終了時間(当該月に実施されたものに限る)を記載する	算定日情報	(算定日)
			851100015	開始時刻(吸着式血液浄化法)
			851100016	終了時刻(吸着式血液浄化法)
		〔J041 吸着式血液浄化法(保医発通知)の(2)のアに該当する場合〕J041 吸着式血液浄化法(保医発通知)の(2)のアの①から③までのいずれかの要件を満たす医学的根拠について記載する	830100257	アの1の要件を満たす医学的根拠(吸着式血液浄化法);******
			830100258	アの2の要件を満たす医学的根拠(吸着式血液浄化法);******
			830100259	アの3の要件を満たす医学的根拠(吸着式血液浄化法);******
		〔J041 吸着式血液浄化法(保医発通知)の(2)のイに該当する場合〕J041 吸着式血液浄化法(保医発通知)の(2)のイの①及び②の要件を満たす医学的根拠について記載する	830100260	イの1の要件を満たす医学的根拠(吸着式血液浄化法);******
			830100261	イの2の要件を満たす医学的根拠(吸着式血液浄化法);******
J041-2	血球成分除去療法	〔寛解期の潰瘍性大腸炎で既存の薬物治療が無効,効果不十分又は適用できない難治性患者(厚生省特定疾患難治性炎症性腸管障害調査研究班の診断基準)に対しては,寛解維持を目的として行う場合であって,医学的な必要性から一連につき2週間に2回以上算定する場合又は48週間を超えて算定する場合〕その理由を記載する	830100764	2週間に2回以上算定する理由(血球成分除去療法);******
			830100765	48週間を超えて算定する理由(血球成分除去療法);******
		〔ステロイド抵抗性又は不耐容の慢性移植片対宿主病(GVHD)患者に対しては,臨床症状の改善又はステロイドの減量を目的として行った場合であって,医学的な必要性から一連につき24週間に31回を超えて算定する場合〕その理由を記載する	830100863	24週間に31回を超えて算定する理由(血球成分除去療法);******
		初回実施に当たっては,医学的な必要性を記載する	830100766	医学的な必要性(初回)(血球成分除去療法);******
		一連の当該療法の初回実施日,初回からの通算実施回数(当該月に実施されたものも含む),当該月の算定日及び1回毎の開始時間と終了時間(当該月に実施されたものに限る)を記載する	850100444	初回実施年月日(血球成分除去療法);(元号)yy"年"mm"月"dd"日"
			842100060	通算実施回数(血球成分除去療法);******
			851100017	開始時刻(血球成分除去療法)

区分	項目	記載事項	コード	内容
J041-2	血球成分除去療法		851100018	終了時刻（血球成分除去療法）
J042の1	連続携行式腹膜灌流の導入期加算	導入の年月日を記載する	850100279	導入年月日〔導入期加算（腹膜灌流）〕；（元号）yy"年"mm"月"dd"日"
J043-3 注4	ストーマ処置のストーマ合併症加算	J043-3 ストーマ処置（保医発通知）の(4)のアからキまでに規定するものの中から該当するものを選択して記載する	820101242	ア 傍ストーマヘルニア〔ストーマ合併症加算（ストーマ処置）〕
			820101243	イ ストーマ脱出〔ストーマ合併症加算（ストーマ処置）〕
			820101244	ウ ストーマ腫瘤〔ストーマ合併症加算（ストーマ処置）〕
			820101245	エ ストーマ部瘻孔〔ストーマ合併症加算（ストーマ処置）〕
			820101246	オ ストーマ静脈瘤〔ストーマ合併症加算（ストーマ処置）〕
			820101247	カ ストーマ周囲肉芽腫〔ストーマ合併症加算（ストーマ処置）〕
			820101248	キ ストーマ周囲難治性潰瘍等〔ストーマ合併症加算（ストーマ処置）〕
J045の3	人工呼吸 5時間を超えた場合	開始年月日を記載する。なお，長期入院により人工呼吸開始日の特定日が困難な場合については，その旨記載する	850100445	開始年月日（人工呼吸 5時間を超えた場合）；（元号）yy"年"mm"月"dd"日"
			830100864	人工呼吸開始日の特定が困難な理由（人工呼吸 5時間を超えた場合）；******
J045 注3	覚醒試験加算	開始年月日を記載する	850100446	開始年月日（覚醒試験加算）；（元号）yy"年"mm"月"dd"日"
J045 注5	人工呼吸 腹臥位療法加算	当該月の算定日及び1回毎の開始年月日，開始時間，終了年月日及び終了時間（当該月に実施されたものに限る）を記載する	算定日情報	（算定日）
			850190236	開始年月日（腹臥位療法加算）；（元号）yy"年"mm"月"dd"日"
			851100079	開始時刻（腹臥位療法加算）
			850190238	終了年月日（腹臥位療法加算）；（元号）yy"年"mm"月"dd"日"
			851100080	終了時刻（腹臥位療法加算）
J045-2	一酸化窒素吸入療法	開始日時，終了日時及び通算時間を記載する	算定日情報	（算定日）
			851100019	開始時刻（一酸化窒素吸入療法）
			850100281	終了年月日（一酸化窒素吸入療法）；（元号）yy"年"mm"月"dd"日"
			851100020	終了時刻（一酸化窒素吸入療法）
			852100014	通算時間（一酸化窒素吸入療法）；
		（96時間又は168時間を超えて算定する場合）その理由及び医学的根拠を記載する	830100262	理由及び医学的根拠（一酸化窒素ガス加算）；******
J047の3	心不全に対する遠赤外線温熱療法	当該療法を開始した年月日及び医学的必要性を記載する	850100282	初回の算定年月日（心不全に対する遠赤外線温熱療法）；（元号）yy"年"mm"月"dd"日"
			830100263	医学的必要性（心不全に対する遠赤外線温熱療法）；******
J052-2	熱傷温浴療法	受傷年月日を記載する	850100283	受傷年月日（熱傷温浴療法）；（元号）yy"年"mm"月"dd"日"
J054-2	皮膚レーザー照射療法	前回の治療開始年月日を記載する	850100284	前回治療開始年月日（皮膚レーザー照射療法）；（元号）yy"年"mm"月"dd"日"
J070-2	干渉低周波による膀胱等刺激法	治療開始年月日を記載する	850100285	治療開始年月日（干渉低周波による膀胱等刺激法）；（元号）yy"年"mm"月"dd"日"
J070-3	冷却痔処置	内痔核の重症度について，Ⅰ度又はⅡ度のうち該当するものを選択して記載する	820100242	重症度 1度
			820100243	重症度 2度
J070-4	磁気による膀胱等刺激法	当該療法の初回実施年月日及び初回からの通算実施日を記載する	850100286	初回実施年月日（磁気による膀胱等刺激法）；（元号）yy"年"mm"月"dd"日"
			842100061	通算実施日（磁気による膀胱等刺激法）；******
J118-4	歩行運動処置（ロボットスーツによるもの）	〔歩行運動処置（ロボットスーツによるもの）を継続して算定する場合〕カンファレンスにおける歩行機能の改善効果等の検討結果について，その要点（5週間以内に実施される9回の処置の前後の結果を含む）を症状詳記として記載する。ただし，記載可能であれば，「摘要」欄への記載でも差し支えない	830100264	症状詳記〔歩行運動処置（ロボットスーツ）〕；******
J008 等	180日を超える期間通算対象入院料を算定している患者	〔厚生労働大臣が定める状態にあるもの〔「保険外併用療養費に係る厚生労働大臣が定める医薬品等」（平成18年厚生労働省告示第498号）第9のトに該当する患者〕について胸腔穿刺又は腹腔穿刺を算定した場合〕処置名を記載する	140003210	胸腔穿刺（洗浄，注入及び排液を含む）
			140003610	腹腔穿刺（人工気腹，洗浄，注入及び排液を含む）
		〔重度の肢体不自由者及び人工腎臓を実施している状態にある患者（同告示第9の二又はリに該当する患者）〕「障害老人の日常生活自立度（寝たきり度）判定基準」の活用について（平成3年11月18日老健第102-2号）におけるランクについて，ランクB又はランクCのうち該当するものを選択して記載する	820100244	障害老人の日常生活自立度（寝たきり度） ランクB
			820100245	障害老人の日常生活自立度（寝たきり度） ランクC
J129-3	治療用装具採寸法	（医学的な必要性から，既製品の治療用装具を処方するに当たって，既製品の治療用装具を加工するために当該採寸を実施した場合）医学的な必要性及び加工の内容を記載する	830100537	医学的な必要性（治療用装具採寸法）；******
			830100538	加工の内容（治療用装具採寸法）；******

《手術》

区分	診療行為名称等	記載事項	レセプトコード	左記コードによるレセプト表示文言
K	手術	算定日を記載する なお，対称器官の両側に対し，手術（片側の点数が告示されているものに限る）を行った場合は，左右別にそれぞれ算定日を記載する	算定日情報	（算定日）
K 通則7	1,500g 未満の児加算，新生児加算	手術時体重を記載する	830100265	手術時体重〔極低出生体重児加算（手術）〕；******
			830100266	手術時体重〔新生児加算（手術）〕；******
K 通則12	時間外等加算1	手術を実施した診療科，初診又は再診の日時（入院中の患者以外の患者に手術を実施した場合に限る）及び手術を開始した日時を記載する	830100539	手術実施診療科〔休日加算1（手術）〕；******
			830100540	手術実施診療科〔時間外加算1（手術）〕；******
			830100541	手術実施診療科〔深夜加算1（手術）〕；******
			830100542	手術実施診療科〔時間外特例医療機関加算1（手術）〕；******
			853100021	休日加算1（手術）初診又は再診の日時；dd"日"hh"時"mm"分"
			853100022	時間外加算1（手術）初診又は再診の日時；dd"日"hh"時"mm"分"
			853100023	深夜加算1（手術）初診又は再診の日時；dd"日"hh"時"mm"分"
			853100024	時間外特例医療機関加算1（手術）初診又は再診の日時；dd"日"hh"時"mm"分"
			853100025	休日加算1（手術）手術開始日時；dd"日"hh"時"mm"分"
			853100026	時間外加算1（手術）手術開始日時；dd"日"hh"時"mm"分"
			853100027	深夜加算1（手術）手術開始日時；dd"日"hh"時"mm"分"
			853100028	時間外特例医療機関加算1（手術）手術開始日時；dd"日"hh"時"mm"分"
K002	デブリードマン	（デブリードマンを繰り返し算定する場合）植皮の範囲（全身に占める割合）を記載する	830100267	植皮の範囲（デブリードマン）；******
		（A群溶連菌感染症に伴う壊死性筋膜炎に対して行う場合）病歴，細菌培養検査及び画像所見を記載する	830100268	病歴（デブリードマン）；******
			830100269	細菌培養検査結果（デブリードマン）；******
			830100270	画像所見（デブリードマン）；******
K019-2	自家脂肪注入	注入した脂肪量を記載する	830100543	注入した脂肪量（自家脂肪注入）；******
K022の1	組織拡張器による再建手術 1 乳房（再建手術）の場合	K022の組織拡張器による再建手術（保医発通知）の（2）のア又はイのうち該当するものを選択して記載する	820100246	ア 留意事項通知に規定する一次再建
			820100247	イ 留意事項通知に規定する二次再建
		（一連の治療につき2回以上算定する場合）その詳細な理由を記載する	830100271	詳細理由『組織拡張器による再建手術〔乳房（再建手術）〕』；******
K022の2	組織拡張器による再建手術 2 その他の場合	（一連の治療につき2回以上算定する場合）その詳細な理由を記載する	830100272	詳細理由〔組織拡張器による再建手術（その他）〕；******
K046の注	骨折観血的手術の緊急整復固定加算	骨折した日時及び手術を開始した日時を記載する	853100006	骨折した日時（緊急整復固定加算）；dd"日"hh"時"mm"分"
			853100007	手術を開始した日時（緊急整復固定加算）；dd"日"hh"時"mm"分"
K047	難治性骨折電磁波電気治療法	（観血的手術又は超音波骨折治療法等他の療養を行わず難治性骨折電磁波電気治療法を行った場合）その詳細な理由を記載する	830100273	詳細理由（難治性骨折電磁波電気治療法）；******
		当該治療の実施予定期間及び頻度について患者に対して指導した内容を記載する	830100274	指導内容（難治性骨折電磁波電気治療法）；******
K047-2	難治性骨折超音波治療法	（観血的手術又は超音波骨折治療法等他の療養を行わず難治性骨折超音波治療法を行った場合）その詳細な理由を記載する	830100780	詳細理由（難治性骨折超音波治療法）；******
		当該治療の実施予定期間及び頻度について患者に対して指導した内容を記載する	830100781	指導内容（難治性骨折超音波治療法）；******
K047-3	超音波骨折治療法	〔四肢（手足を含む）の骨折観血的手術を実施した後，当該骨折から3週間を超えて超音波骨折治療法を行った場合〕その理由を記載する	830100275	実施理由（超音波骨折治療法）；******
		当該治療の実施予定期間及び頻度について患者に対して指導した内容を記載する	830100276	指導内容（超音波骨折治療法）；******
K059	骨移植術（軟骨移植術を含む）	〔自家骨又は非生体同種骨（凍結保存された死体骨を含む）移植に加え，人工骨移植を併せて行った場合〕人工骨の移植部位について記載する	830100544	人工骨の移植部位（骨移植術）；******
K079-2の注	関節鏡下靱帯断裂形成手術の一期的両靱帯形成加算	両靱帯損傷と診断する根拠となった検査所見等及び一期的な両靱帯形成術の医学的必要性を記載する	830100277	両靱帯損傷と診断する根拠となった検査所見（一期的両靱帯形成加算）；******
			830100278	一期的な両靱帯形成術の医学的必要性（一期的両靱帯形成加算）；******
K081の注	人工骨頭挿入術の緊急挿入加算	骨折した日時及び手術を開始した日時を記載する	853100008	骨折した日時（緊急挿入加算）；dd"日"hh"時"mm"分"
			853100009	手術を開始した日時（緊急挿入加算）；dd"日"hh"時"mm"分"
K096-2	体外衝撃波疼痛治療術	保存療法の開始年月日及び本治療を選択した医学的理由を記載する	850100287	保存療法開始年月日（体外衝撃波疼痛治療術）；（元号）yy"年"mm"月"dd"日"
			830100279	治療を選択した医学的理由（体外衝撃波疼痛治療術）；******

区分	項目	記載事項	コード	内容
K096-2	体外衝撃波疼痛治療術	(2回目以降算定する場合)前回算定年月日及びその理由を記載する	850100288	前回算定年月日(体外衝撃波疼痛治療術);(元号)yy"年"mm"月"dd"日
			830100280	2回目以降算定する理由(体外衝撃波疼痛治療術);******
K172の2	脳動静脈奇形摘出術	SM-Grade3から5と診断した画像所見及び手術の概要を摘要欄に記載する	830100281	SM-Grade3から5と診断した画像所見;******
			830100282	手術の概要(脳動静脈奇形摘出術);******
K268	緑内障手術 6 水晶体再建術併用眼内ドレーン挿入術	症状詳記を記載する。ただし,記載可能であれば,「摘要」欄への記載でも差し支えない	830100283	症状詳記〔緑内障手術(水晶体再建術併用眼内ドレーン挿入術)〕;******
K280-2	網膜付着組織を含む硝子体切除術	当該術式を選択した理由を詳細に記載する	830100284	選択理由(網膜付着組織を含む硝子体切除術);******
K282	水晶体再建術の注の加算	症状詳記を記載する。ただし,記載可能であれば,「摘要」欄への記載でも差し支えない	830100285	症状詳記〔水晶体嚢拡張リング使用加算(水晶体再建術)〕;******
K311	鼓膜穿孔閉鎖術	症状詳記を記載する。ただし,記載可能であれば,「摘要」欄への記載でも差し支えない	830100545	症状詳記(鼓膜穿孔閉鎖術);******
K474-3	乳腺腫瘍画像下ガイド下吸引術 2 MRIによるもの	実施した医学的必要性を記載する	830100286	医学的必要性〔乳腺腫瘍画像ガイド下吸引術(MRI)〕;******
K476-4	ゲル充填人工乳房を用いた乳房再建術(乳房切除後)	K476-4 ゲル充填人工乳房を用いた乳房再建術(保医発通知)の(2)のアからウまでに規定するものの中から該当するものを選択して記載する	820100248	ア 留意事項通知に規定する一次一期的再建
			820100249	イ 留意事項通知に規定する一次二期的再建
			820100250	ウ 留意事項通知に規定する二次再建
K508-4	気管支バルブ留置術	「K511」肺切除術若しくは「K513」胸腔鏡下肺切除術が適応とならない又は実施困難な理由を記載する	830100865	「K511」肺切除術若しくは「K513」胸腔鏡下肺切除術が適応とならない又は実施困難な理由(気管支バルブ留置術);******
K546 K547 K548 K549	経皮的冠動脈形成術 経皮的冠動脈粥腫切除術 経皮的冠動脈形成術(特殊カテーテルによるもの) 経皮的冠動脈ステント留置術	K546 経皮的冠動脈形成術(保医発通知)の(1)から(3),(6),(7),K547 経皮的冠動脈粥腫切除術(保医発通知)の(1)及び(2),K548 経皮的冠動脈形成術(特殊カテーテルによるもの)(保医発通知)の(1)又はK549 経皮的冠動脈ステント留置術(保医発通知)の(1)から(3),(6),(7)に該当する場合は,所定の事項を記載する	830100546	理由・医学的根拠〔留意事項通知K546(1)〕;******
			830100547	医学的根拠〔留意事項通知K546(2)のア〕;******
			830100548	測定項目〔留意事項通知K546(2)のア〕;******
			830100549	医学的根拠〔留意事項通知K546(2)のイ〕;******
			830100550	医学的根拠〔留意事項通知K546(2)のウ〕;******
			830100551	医学的根拠〔留意事項通知K546(3)のア〕;******
			830100552	重症度及びその医学的根拠〔留意事項通知K546(3)のア〕;******
			830100553	医学的根拠〔留意事項通知K546(3)のイ〕;******
			830100554	短期リスク評価及びその医学的根拠〔留意事項通知K546(3)のイ〕;******
			830100555	医学的根拠〔留意事項通知K546(3)のウ〕;******
			830100556	詳細な理由・医学的根拠〔留意事項通知K546(6)〕;******
			830100557	過去に実施した手術〔留意事項通知K546(7)のイ〕;******
			830100558	使用したカテーテル等の使用本数〔留意事項通知K546(7)のイ〕;******
			830100559	今回の実施理由・医学的根拠〔留意事項通知K546(7)のウ〕;******
			830100560	理由・医学的根拠〔留意事項通知K547(1)〕;******
			830100561	過去に実施した手術〔留意事項通知K547(2)のイ〕;******
			830100562	使用したカテーテル等の使用本数〔留意事項通知K547(2)のイ〕;******
			830100563	今回の実施理由・医学的根拠〔留意事項通知K547(2)のウ〕;******
			830100564	過去に実施した手術〔留意事項通知K548(1)のイ〕;******
			830100565	使用したカテーテル等の使用本数〔留意事項通知K548(1)のイ〕;******
			830100566	今回の実施理由・医学的根拠〔留意事項通知K548(1)のウ〕;******
			830100567	理由・医学的根拠〔留意事項通知K549(1)〕;******
			830100568	医学的根拠〔留意事項通知K549(2)のア〕;******
			830100569	測定項目数〔留意事項通知K549(2)のア〕;******
			830100570	医学的根拠〔留意事項通知K549(2)のイ〕;******
			830100571	医学的根拠〔留意事項通知K549(2)のウ〕;******
			830100572	医学的根拠〔留意事項通知K549(3)のア〕;******
			830100573	重症度及びその医学的根拠〔留意事項通知K549(3)のア〕;******
			830100574	医学的根拠〔留意事項通知K549(3)のイ〕;******
			830100575	短期リスク評価及びその医学的根拠〔留意事項通知K549(3)のイ〕;******
			830100576	医学的根拠〔留意事項通知K549(3)のウ〕;******
			830100577	詳細な理由・医学的根拠〔留意事項通知K549(6)〕;******
			830100578	過去に実施した手術〔留意事項通知K549(7)のイ〕;******
			830100579	使用したカテーテル等の使用本数〔留意事項通知K549(7)のイ〕;******
			830100580	今回の実施理由・医学的根拠〔留意事項通知K549(7)のウ〕;******
			842100075	留意事項通知K546(2)のア測定値;
			842100076	留意事項通知K549(2)のア測定値;
			850100453	留意事項通知K546(7)のア過去の実施年月日;(元号)yy"年"mm"月"dd"日
			850100454	留意事項通知K547(2)のア過去の実施年月日;(元号)yy"年"mm"月"dd"日
			850100455	留意事項通知K548(1)のア過去の実施年月日;(元号)yy"年"mm"月"dd"日

			コード	項目名
K546 K547 K548 K549	経皮的冠動脈形成術 経皮的冠動脈粥腫切除術 経皮的冠動脈形成術（特殊カテーテルによるもの） 経皮的冠動脈ステント留置術	K546 経皮的冠動脈形成術（保医発通知）の（1）から（3），（6），（7），K547 経皮的冠動脈粥腫切除術（保医発通知）の（1）及び（2），K548 経皮的冠動脈形成術（特殊カテーテルによるもの）（保医発通知）の（1）又は K549 経皮的冠動脈ステント留置術（保医発通知）の（1）から（3），（6），（7）に該当する場合は，所定の事項を記載する	850100456	留意事項通知K549（7）のア過去の実施年月日；(元号)" yy" 年 "mm" 月 "dd" 日 "
			851100039	留意事項通知K546（2）のイの（イ）所見の得られた時刻
			851100040	留意事項通知K546（2）のイの（ニ）所見の得られた時刻
			851100041	留意事項通知K546（2）のイの（ハ）所見の得られた時刻
			851100042	留意事項通知K546（2）のイの（ホ）所見の得られた時刻
			851100043	留意事項通知K546（2）のイの（ロ）所見の得られた時刻
			851100044	留意事項通知K546（2）のウの（イ）再開通時刻
			851100045	留意事項通知K546（2）のウの（イ）発症時刻
			851100046	留意事項通知K546（2）のウの（イ）来院時刻
			851100047	留意事項通知K546（2）のウの（ロ）再開通時刻
			851100048	留意事項通知K546（2）のウの（ロ）発症時刻
			851100049	留意事項通知K546（2）のウの（ロ）来院時刻
			851100050	留意事項通知K546（3）のウ手術開始時刻
			851100051	留意事項通知K546（3）のウ来院時刻
			851100052	留意事項通知K549（2）のイの（イ）所見の得られた時刻
			851100053	留意事項通知K549（2）のイの（ニ）所見の得られた時刻
			851100054	留意事項通知K549（2）のイの（ハ）所見の得られた時刻
			851100055	留意事項通知K549（2）のイの（ホ）所見の得られた時刻
			851100056	留意事項通知K549（2）のイの（ロ）所見の得られた時刻
			851100057	留意事項通知K549（2）のウの（イ）再開通時刻
			851100058	留意事項通知K549（2）のウの（イ）発症時刻
			851100059	留意事項通知K549（2）のウの（イ）来院時刻
			851100060	留意事項通知K549（2）のウの（ロ）再開通時刻
			851100061	留意事項通知K549（2）のウの（ロ）発症時刻
			851100062	留意事項通知K549（2）のウの（ロ）来院時刻
			851100063	留意事項通知K549（3）のウ手術開始時刻
			851100064	留意事項通知K549（3）のウ来院時刻
			830100581	医学的根拠〔留意事項通知K546（4）のア〕；******
			830100582	医学的根拠〔留意事項通知K546（4）のイ〕；******
			830100583	医学的根拠〔留意事項通知K546（4）のウ〕；******
			830100584	医学的必要性及び検討結果〔留意事項通知K546（4）のウ〕；******
			830100585	医学的根拠〔留意事項通知K549（4）のア〕；******
			830100586	医学的根拠〔留意事項通知K549（4）のイ〕；******
			830100587	医学的根拠〔留意事項通知K549（4）のウ〕；******
			830100588	医学的必要性及び検討結果〔留意事項通知K549（4）のウ〕；******
		（経皮的冠動脈形成術又は経皮的冠動脈ステント留置術の「3」その他のものを算定する場合）K546 経皮的冠動脈形成術（保医発通知）又は K549 経皮的冠動脈ステント留置術（保医発通知）の（4）のアからウまでのいずれかの要件を満たす医学的根拠について記載する。なお，ウの病変に対して実施する場合は，実施の医学的な必要性及びカンファレンス等の検討の結果を記載する	820100756	該当する病変（経皮的冠動脈形成術）：ア　機能的虚血の原因である狭窄病変
			820100757	該当する病変（経皮的冠動脈形成術）：イ　心臓カテーテル法における90％以上の狭窄病変
			820100758	該当する病変（経皮的冠動脈形成術）：ウ　その他医学的必要性が認められる病変
			830100287	実施の医学的な必要性及びカンファレンス等の検討結果（経皮的冠動脈形成術）；******
			820100759	該当する病変〔経皮的冠動脈ステント留置術（その他のもの）〕：ア　機能的虚血の原因である狭窄病変
			820100760	該当する病変〔経皮的冠動脈ステント留置術（その他のもの）〕：イ　心臓カテーテル法における90％以上の狭窄病変
			820100761	該当する病変〔経皮的冠動脈ステント留置術（その他のもの）〕：ウ　その他医学的必要性が認められる病変
			830100288	実施の医学的な必要性及びカンファレンス等の検討結果〔経皮的冠動脈ステント留置術（その他のもの）〕；******
K555の注 K555-3の注 K557-3の注 K560の注	弁置換術・胸腔鏡下弁置換術・弁輪拡大術を伴う大動脈弁置換術・大動脈瘤切除術の心臓弁再置換術加算	前回手術年月日，術式及び保険医療機関名を記載する	850100289	前回手術年月日（心臓弁再置換術加算）；(元号)" yy" 年 "mm" 月 "dd" 日 "
			830100289	前回手術の術式（心臓弁再置換術加算）；******
			830100290	前回手術実施保険医療機関名（心臓弁再置換術加算）；******
K581の注 K583の注 K584の注 K586の注	肺動脈閉鎖症手術・大血管転位症手術・修正大血管転位症手術・単心室症又は三尖弁閉鎖症手術の人工血管等再置換術加算	前回手術年月日，術式及び保険医療機関名を記載する	850100290	前回手術年月日（人工血管等再置換術加算）；(元号)" yy" 年 "mm" 月 "dd" 日 "
			830100297	前回手術の術式（人工血管等再置換術加算）；******
			830100298	前回手術実施保険医療機関名（人工血管等再置換術加算）；******

K594の4のイ及びロ	不整脈手術 4　左心耳閉鎖術 イ　開胸手術によるもの ロ　胸腔鏡下によるもの	手術前に心房細動又は心房粗動と診断した根拠となる12誘導心電図検査又は長時間記録心電図検査（ホルター心電図検査を含む）の結果及び当該手術を行う医学的理由を記載する	830100305	12誘導心電図検査又は長時間記録心電図検査の結果〚不整脈手術〔左心耳閉鎖術（開胸手術）〕〛；******
			830100306	当該手術を行う医学的理由〚不整脈手術（左心耳閉鎖術（開胸手術））〛；******
			830100589	12誘導心電図検査又は長時間記録心電図検査の結果〚不整脈手術〔左心耳閉鎖術（胸腔鏡下）〕〛；******
			830100590	当該手術を行う医学的理由〚不整脈手術〔左心耳閉鎖術（胸腔鏡下）〕〛；******
K598 K599 K599-3	両心室ペースメーカー移植術 植込型除細動器移植術 両室ペーシング機能付き植込型除細動器移植術	症状詳記を記載する。ただし、記載可能であれば、「摘要」欄への記載でも差し支えない	830100307	症状詳記（両心室ペースメーカー移植術）；******
			830100308	症状詳記（植込型除細動器移植術）；******
			830100309	症状詳記（両室ペーシング機能付き植込型除細動器移植術）；******
K616-4	経皮的シャント拡張術・血栓除去術	（経皮的シャント拡張術・血栓除去術を2回以上算定した場合）前回算定日を記載する	850100291	前回算定年月日（経皮的シャント拡張術・血栓除去術）；(元号)yy"年"mm"月"dd"日"
K616-4	経皮的シャント拡張術・血栓除去術	K616-4　経皮的シャント拡張術・血栓除去術（保医発通知）の（2）の要件を満たす画像所見等の医学的根拠を記載する	830100310	アの要件を満たす医学的根拠（経皮的シャント拡張術・血栓除去術）；******
			830100311	イの要件を満たす医学的根拠（経皮的シャント拡張術・血栓除去術）；******
K616-4	経皮的シャント拡張術・血栓除去術　2　1の実施後3月以内に実施する場合	前回算定年月日（他の保険医療機関での算定を含む）を記載する	850100291	前回算定年月日（経皮的シャント拡張術・血栓除去術）；(元号)yy"年"mm"月"dd"日"
K616-8	吸着式潰瘍治療法	K616-8　吸着式潰瘍治療法（保医発通知）の（2）のア及びイの要件を満たす医学的根拠を記載する.	830100591	医学的根拠（吸着式潰瘍治療法）；******
K656-2	腹腔鏡下胃縮小術	手術前のBMI，手術前に行われた内科的管理の内容及び期間，手術の必要性等を記載する	830100312	手術前のBMI等（腹腔鏡下胃縮小術）；******
K664	胃瘻造設術	実施した胃瘻造設術の術式について，開腹による胃瘻造設術，経皮的内視鏡下胃瘻造設術又は腹腔鏡下胃瘻造設術の中から該当するものを選択して記載する	820100254	開腹による胃瘻造設術
			820100255	経皮的内視鏡下胃瘻造設術
			820100256	腹腔鏡下胃瘻造設術
K664-2	経皮経食道胃管挿入術（PTEG）	医学的な理由を記載する	830100313	医学的理由〔経皮経食道胃管挿入術（PTEG）〕；******
K664-3	薬剤投与用胃瘻造設術	経胃瘻空腸投与が必要な理由及び医学的な根拠を詳細に記載する	830100314	必要理由・医学的根拠（薬剤投与用胃瘻造設術）；******
K695	肝切除術	複数回の切除を要した根拠となる画像所見及び医学的な理由を記載する	830100921	複数回の切除を要した根拠となる画像所見及び医学的な理由（肝切除術）；******
K695-2	腹腔鏡下肝切除術	複数回の切除を要した根拠となる画像所見及び医学的な理由を記載する	830100315	複数回の切除を要した根拠となる画像所見及び医学的な理由（腹腔鏡下肝切除術）；******
K721 注2 K721-3 注 K721-4 注	内視鏡的大腸ポリープ・粘膜切除術 内視鏡的結腸異物摘出術 バルーン内視鏡加算 早期悪性腫瘍大腸粘膜下層剥離術 バルーン内視鏡加算	症状詳記を記載する。ただし、記載可能であれば、「摘要」欄への記載でも差し支えない	830100592	症状詳記（バルーン内視鏡加算）；******
K721-4	早期悪性腫瘍大腸粘膜下層剥離術	早期悪性腫瘍大腸粘膜下層剥離術を算定した場合は、病変が以下のいずれに該当するかを選択して記載し、併せて病変の最大径を記載する ア　最大径が2cm以上の早期癌 イ　最大径が5mmから1cmまでの神経内分泌腫瘍 ウ　最大径が2cm未満の線維化を伴う早期癌	820100257	ア　最大径が2cm以上の早期癌
			820100258	イ　最大径が5mmから1cmまでの神経内分泌腫瘍
			820100259	ウ　最大径が2cm未満の線維化を伴う早期癌
K735-2	小腸・結腸狭窄部拡張術	（短期間又は同一入院期間中に2回目を算定する場合）その理由及び医学的な必要性を記載する	830100317	短期間又は同一入院期間中に2回目を算定する理由及び医学的な必要性（小腸・結腸狭窄部拡張術）；******
K740	直腸切除・切断術の人工肛門造設加算	一時的人工肛門造設実施の医学的な必要性について記載する	830100318	医学的必要性〔人工肛門造設加算（直腸切除・切断術）〕；******
K740の4	直腸切除・切断術　4　経肛門吻合を伴う切除術	手術内容を記載する。ただし、記載可能であれば、「摘要」欄への記載でも差し支えない	830100866	手術内容（経肛門吻合を伴う切除術（直腸切除・切断術））；******
K740-2の4	腹腔鏡下直腸切除・切断術　4　経肛門吻合を伴う切除術	手術内容を記載する。ただし、記載可能であれば、「摘要」欄への記載でも差し支えない	830100867	手術内容〔経肛門吻合を伴う切除術（腹腔鏡下直腸切除・切断術）〕；******
K740-2	腹腔鏡下直腸切除・切断術の人工肛門造設加算	一時的人工肛門造設実施の医学的な必要性について記載する	830100319	医学的必要性〔人工肛門造設加算（腹腔鏡下直腸切除・切断術）〕；******

区分	項目	記載事項	コード	内容
K755-3	副腎腫瘍ラジオ波焼灼療法	副腎摘出術が適応とならない理由を記載する	830100593	副腎摘出術が適応とならない理由（副腎腫瘍ラジオ波焼灼療法）；******
K823-6	尿失禁手術	（効果の減弱等により再手術が必要となった場合）前回実施年月日（初回の場合は初回である旨）を記載する	850100491	前回実施年月日（尿失禁手術）；(元号) yy" 年 "mm" 月 "dd" 日"
			820190491	初回（尿失禁手術）
K838-2の1	精巣内精子採取術 1 単純なもの	いずれの状態に該当するかを記載する ア 閉塞性無精子症 イ 非閉塞性無精子症 ウ 射精障害等の患者であって，他の方法により体外受精又は顕微授精に用いる精子が採取できないと医師が判断したもの	820100876	ア 閉塞性無精子症（精巣内精子採取術1 単純なもの）
			820100877	イ 非閉塞性無精子症（精巣内精子採取術1 単純なもの）
			820100878	ウ 射精障害等の患者であって，他の方法により体外受精又は顕微授精に用いる精子が採取できないと医師が判断したもの（精巣内精子採取術1 単純なもの）
K838-2の2	精巣内精子採取術 2 顕微鏡を用いたもの	いずれの状態に該当するかを記載する ア 非閉塞性無精子症 イ 他の方法により体外受精又は顕微授精に用いる精子が採取できないと医師が判断した患者	820100879	ア 非閉塞性無精子症（精巣内精子採取術2 顕微鏡を用いたもの）
			820100880	イ 他の方法により体外受精又は顕微授精に用いる精子が採取できないと医師が判断した患者（精巣内精子採取術2 顕微鏡を用いたもの）
K838-2	精巣内精子採取術	K838-2 精巣内精子採取術（保医発通知）の（2）のウ又は（3）のイに該当する患者に算定する場合）実施する必要があると判断した理由について記載する	830100594	実施する必要があると判断した理由（精巣内精子採取術）；******
K884-2	人工授精	いずれの状態に該当するかを記載する ア 精子・精液の量的・質的異常 イ 射精障害・性交障害 ウ 精子－頸管粘液不適合 エ 機能性不妊	820100881	ア 精子・精液の量的・質的異常（人工授精）
			820100882	イ 射精障害・性交障害（人工授精）
			820100883	ウ 精子－頸管粘液不適合（人工授精）
			820100884	エ 機能性不妊（人工授精）
K884-3	胚移植術	治療開始日の年齢を記載する	830100595	治療開始日の年齢（胚移植術）；******
		胚移植術の実施回数の合計を記載する	830100596	胚移植術の実施回数（胚移植術）；******
K884-3の注2	アシステッドハッチング	実施した医学的な理由を記載する	830100597	実施した医学的な理由（アシステッドハッチング）；******
K884-3の注3	高濃度ヒアルロン酸含有培養液を用いた前処置	実施した医学的な理由を記載する	830100598	実施した医学的な理由（高濃度ヒアルロン酸含有培養液を用いた前処置）；******
K890-4	採卵術	採取した卵子の数を記載する	830100599	採取した卵子の数（採卵術）；******
		いずれの状態に該当するかを記載する ア 卵管性不妊 イ 男性不妊（閉塞性無精子症等） ウ 機能性不妊 エ 人工授精等の一般不妊治療が無効であった場合	820100885	ア 卵管性不妊（採卵術）
			820100886	イ 男性不妊（閉塞性無精子症等）（採卵術）
			820100887	ウ 機能性不妊（採卵術）
			820100888	エ 人工授精等の一般不妊治療が無効であった場合（採卵術）
K917	体外受精・顕微授精管理料	いずれの状態に該当するかを記載する ア 卵管性不妊 イ 男性不妊（閉塞性無精子症等） ウ 機能性不妊 エ 人工授精等の一般不妊治療が無効であった場合	820100889	ア 卵管性不妊（体外受精・顕微授精管理料）
			820100890	イ 男性不妊（閉塞性無精子症等）（体外受精・顕微授精管理料）
			820100891	ウ 機能性不妊（体外受精・顕微授精管理料）
			820100892	エ 人工授精等の一般不妊治療が無効であった場合（体外受精・顕微授精管理料）
		（顕微授精及び必要な医学管理を行った場合）管理を開始した年月日及び顕微授精を実施した卵子の個数を記載する	850100457	管理を開始した年月日（体外受精・顕微授精管理料）；(元号) yy" 年 "mm" 月 "dd" 日"
			830100600	顕微授精を実施した卵子の数（体外受精・顕微授精管理料）；******
K917の注1	体外受精・顕微授精管理料 体外受精及び顕微授精を同時に実施した場合	体外受精及び顕微授精を同時に実施する医学的な理由について記載する	830100601	体外受精及び顕微授精を同時に実施する医学的な理由（体外受精・顕微授精管理料）；******
K917の注2	体外受精・顕微授精管理料 卵子調整加算	実施した医学的な理由を記載する	830100603	実施した医学的理由（卵子調整加算）；******
K917-2	受精卵・胚培養管理料	管理を実施した受精卵及び胚の数並びに当該管理を開始した年月日を記載する	830100604	管理を実施した受精卵及び胚の数（受精卵・胚培養管理料）；******
			850100460	管理を開始した年月日（受精卵・胚培養管理料）；(元号) yy" 年 "mm" 月 "dd" 日"
K917-2の注	受精卵・胚培養管理料 注：胚盤胞の作成目的	管理の具体的な内容，当該管理を実施した初期胚の数及び当該管理を開始した年月日を記載する	830100798	管理の具体的な内容（注：胚盤胞の作成目的）；******
			842100107	管理を実施した初期胚の数（注：胚盤胞の作成目的）；******
			850190203	管理を開始した年月日（注：胚盤胞の作成目的）；(元号) yy" 年 "mm" 月 "dd" 日"
K917-3の1	胚凍結保存管理料 胚凍結保存管理料（導入時）	凍結する初期胚又は胚盤胞の数及び凍結を開始した年月日を記載する	830100607	凍結する初期胚又は胚盤胞の数〔胚凍結保存管理料（導入時）〕；******
			850100462	凍結を開始した年月日〔胚凍結保存管理料（導入時）〕；(元号) yy" 年 "mm" 月 "dd" 日"

区分	診療行為名称等	記載事項	レセプトコード	左記コードによるレセプト表示文言
K917-3の2	胚凍結保存管理料 胚凍結保存維持管理料	維持管理を行う初期胚又は胚盤胞の数を記載する また，凍結を開始した年月日を維持管理を行う初期胚又は胚盤胞ごとに記載する	830100608	維持管理を行う初期胚又は胚盤胞の数（胚凍結保存維持管理料）；******
			850190204	維持管理を行う初期胚又は胚盤胞ごとの凍結を開始した年月日（胚凍結保存維持管理料）；（元号）yy" 年 "mm" 月 "dd" 日"
K917-5の1	精子凍結保存管理料 1 精子凍結保存管理料（導入時）	凍結する精子の量及び凍結を開始した年月日を記載する	830100868	凍結する精子の量〔精子凍結保存管理料（導入時）〕；******
			850190240	凍結を開始した年月日〔精子凍結保存管理料（導入時）〕；（元号）yy" 年 "mm" 月 "dd" 日"
K917-5の2	精子凍結保存管理料 2 精子凍結保存維持管理料	維持管理を行う精子の量及び当該精子ごとの凍結を開始した年月日を記載する	830100869	維持管理を行う精子の量（精子凍結保存維持管理料）；******
			850190241	精子ごとの凍結を開始した年月日（精子凍結保存維持管理料）；（元号）yy" 年 "mm" 月 "dd" 日"
K920の3	自己血貯血	貯血量，手術予定年月日（当該自己血貯血を入院外で行った場合又は当該自己血貯血を行った日が属する月と手術予定日が属する月とが異なる場合に限る）を記載する	150327510	自己血貯血（6歳以上）（液状保存）
			150327610	自己血貯血（6歳以上）（凍結保存）
			150327710	自己血貯血（6歳未満）（液状保存）
			150327810	自己血貯血（6歳未満）（凍結保存）
			850100464	自己血貯血手術予定年月日
		（6歳未満の患者に対して自己血貯血を行った場合）患者の体重を記載する	840000082	患者体重　　　　　　g
K920の4	自己血輸血	（6歳未満の患者に対して自己血輸血を行った場合）患者の体重及び輸血量を記載する	840000082	患者体重　　　　　　g
			150286410	自己血輸血（6歳未満）（液状保存）
			150286510	自己血輸血（6歳未満）（凍結保存）
K920の5	希釈式自己血輸血	（6歳未満の患者に対して希釈式自己血輸血を行った場合）患者の体重及び輸血量を記載する	840000082	患者体重　　　　　　g
			150390610	希釈式自己血輸血（6歳未満）
K923	術中術後自己血回収術	（12歳未満の患者に対して術中術後自己血回収術を行った場合）患者の体重及び出血量を記載する	840000082	患者体重　　　　　　g
			842100114	出血量（術中術後自己血回収術）；******
K939-5	胃瘻造設時嚥下機能評価加算	嚥下造影又は内視鏡下嚥下機能検査の実施年月日を記載する	850100293	嚥下造影又は内視鏡下嚥下機能検査実施年月日（胃瘻造設時嚥下機能評価加算）；（元号）yy" 年 "mm" 月 "dd" 日"
K939-9	切開創局所陰圧閉鎖処置機器加算	患者のいずれに該当するかを詳細に記載する	820100893	ア　BMIが30以上の肥満症の患者（切開創局所陰圧閉鎖処置機器加算）
			820100894	イ　糖尿病患者のうち，ヘモグロビンA1C（HbA1C）がJDS値で6.6%以上（NGSP値で7.0%以上）の者（切開創局所陰圧閉鎖処置機器加算）
			820100895	ウ　ステロイド療法を受けている患者（切開創局所陰圧閉鎖処置機器加算）
			820100896	エ　慢性維持透析患者（切開創局所陰圧閉鎖処置機器加算）
			820100897	オ　免疫不全状態にある患者（切開創局所陰圧閉鎖処置機器加算）
			820100898	カ　低栄養状態にある患者（切開創局所陰圧閉鎖処置機器加算）
			820100899	キ　創傷治癒遅延をもたらす皮膚疾患又は皮膚の血流障害を有する患者（切開創局所陰圧閉鎖処置機器加算）
			820100900	ク　手術の既往がある者に対して，同一部位に再手術を行う（切開創局所陰圧閉鎖処置機器加算）

《特定保険医療材料》

区分	診療行為名称等	記載事項	レセプトコード	左記コードによるレセプト表示文言
―	特定保険医療材料	「特定保険医療材料の材料価格算定に関する留意事項について」（令和4年3月4日保医発0304第9号）Ⅰの2の006の（1）のウ，008の（3），009の（3），010，011の（2），013の（3），013の（4），015の（1），015の（2），Ⅰの3の010の（2），021の（4），031の（4），033の（2），040〔Ⅰの2の006の（1）のウと同様〕，061の（1），064の（11），065，066の（2），069，070，071，094の（2），107の（1），107の（2），129の（1）のイ，129の（2）のイ，132の（3），132の（5），133の（2）のイ，133の（2）のオ，133の（7）のア，133の（8）のア，133の（12）のア，134，146の（1），146の（2），146の（3），149の（3），150の（1）のア，150の（2），150の（5），150の（3）のア，150の（3）のウ，152の（2），152の（5），153の（2），153の（5），155の（2），159の（3），159の（4），159の（5），174の（3），180の（2），187の（3），189の（2），190の（2），191の（2），191の（5），195の（2），200の（1）のウ，202の（3），203の（5），204の（1），205の（1），206の（2），207の（1），207の（2），211の（2），212の（1），213，214の（2）又は214の（3）に該当する場合には，所定の事項を「摘要」欄に記載する。また，同通知のⅣに規定する略称を使用しても差し支えない。なお，Ⅰの3の021の（4），133の（2）のイ，144の（2），150の（1）のエ，150の（2）のウ，150の（3）のウ，150の（4）のエ，150の（5）のウ，150の（6）のエ，186の（4）又は191の（5）に該当する場合には，症状詳記を記載する。ただし，記載可能であれば，「摘要」欄への記載でも差し支えない。また，Ⅰの3の153（動脈管内留置型を使用する場合に限る）については，関連学会より認定された保険医療機関であることを証する文書の写し及び関連学会より認定された医師であることを証する文書の写しを，193については，関連学会により発行される実施施設証明書の写しを，196については，経皮的僧帽弁クリップシステムを用いた治療が当該患者にとって最適であると判断した評価内容を，204，205については，関連学会より認定された保険医療機関であることを証する文書の写し及び医師の所定の研修修了を証する文書の写しを添付する	830100609	所定事項（特定保険医療材料）；******
			830100610	症状詳記（特定保険医療材料）；******

診療報酬請求書・明細書の記載要領　**1727**

《麻酔／放射線治療》

区分	診療行為名称等	記　載　事　項	レセプトコード	左記コードによるレセプト表示文言
L	麻酔	算定日を記載する	算定日情報	（算定日）
L008	マスク又は気管内挿管による閉鎖循環式全身麻酔	各区分ごとの麻酔時間を記載する	150332610 150332510 等	閉鎖循環式全身麻酔1 閉鎖循環式全身麻酔1（麻酔困難な患者） 等
		（各区分のイの「別に厚生労働大臣が定める麻酔が困難な患者に行う場合」を算定する場合）L008 マスク又は気管内挿管による閉鎖循環式全身麻酔（保医発通知）の（4）のアからハまでに規定するものの中から該当するものを選択して記載する	820100260	ア　心不全（NYHA3 度以上のものに限る）の患者
			820100261	イ　狭心症（CCS 分類 3 度以上のものに限る）の患者
			820100262	ウ　心筋梗塞（発症後 3 月以内のものに限る）の患者
			820100263	エ　大動脈閉鎖不全等（いずれも中等度以上のものに限る）の患者
			820100264	オ　留意事項通知に規定する大動脈弁狭窄又は僧帽弁狭窄の患者
			820100265	カ　植込型ペースメーカー又は植込型除細動器を使用している患者
			820100266	キ　留意事項通知に規定する先天性心疾患の患者
			820100267	ク　留意事項通知に規定する肺動脈性肺高血圧症の患者
			820100268	ケ　留意事項通知に規定する呼吸不全の患者
			820100269	コ　留意事項通知に規定する換気障害の患者
			820100270	サ　留意事項通知に規定する気管支喘息の患者
			820100271	シ　留意事項通知に規定する糖尿病の患者
			820100272	ス　留意事項通知に規定する腎不全の患者
			820100273	セ　肝不全（Child-Pugh 分類 B 以上のものに限る）の患者
			820100274	ソ　貧血（Hb6.0g/dL 未満のものに限る）の患者
			820100275	タ　血液凝固能低下（PT-INR2.0 以上のものに限る）の患者
			820100276	チ　DIC の患者
			820100277	ツ　血小板減少（血小板 5 万/uL 未満のものに限る）の患者
			820100278	テ　敗血症（SIRS を伴うものに限る）の患者
			820100279	ト　留意事項通知に規定するショック状態の患者
			820100280	ナ　完全脊髄損傷（第 5 胸椎より高位のものに限る）の患者
			820100281	ニ　心肺補助を行っている患者
			820100282	ヌ　人工呼吸を行っている患者
			820100283	ネ　透析を行っている患者
			820100284	ノ　大動脈内バルーンパンピングを行っている患者
			820100285	ハ　BMI35 以上の患者
L008 注 9	神経ブロック併設加算	硬膜外麻酔の代替として神経ブロックを行う医学的必要性を記載する	830100320	医学的必要性（神経ブロック併設加算）；******
L008 注 11	術中脳灌流モニタリング加算	〔K561 に掲げるステントグラフト内挿術（血管損傷以外の場合において、胸部大動脈に限る）については、弓部大動脈においてステント留置を行う若しくは弓部 3 分枝の血管吻合を行う際に術中に非侵襲的に脳灌流のモニタリングを実施した場合〕その医学的必要性を記載する	830100870	医学的必要性（術中脳灌流モニタリング加算）；******
L008-2	体温維持療法	〔頭部外傷患者（脳浮腫又は頭蓋内血腫を伴う GCS8 点以下の状態にある患者に限る）に対し体温維持療法を算定した場合〕脳脊髄圧モニタリングの内容等を詳細に記載する	830100871	脳脊髄圧モニタリングの詳細な内容等（体温維持療法）；******
L008-2 注 2	体温維持療法の体温維持迅速導入加算	算定の可否の判断に必要な発症等に係る時刻等を症状詳記として記載する。ただし、記載可能であれば、「摘要」欄への記載でも差し支えない	830100321	症状詳記（体温維持迅速導入加算）；******
L100	神経ブロック（局所麻酔剤又はボツリヌス毒素使用）	（局所麻酔剤又は神経破壊剤とそれ以外の薬剤を混合注射した場合）その医学的必要性を記載する	830100322	医学的必要性〔神経ブロック（局所麻酔剤又はボツリヌス毒素使用）〕；******
L101	神経ブロック（神経破壊剤，高周波凝固法又はパルス高周波法使用）	（局所麻酔剤又は神経破壊剤とそれ以外の薬剤を混合注射した場合）その医学的必要性を記載する	830100323	医学的必要性〔神経ブロック（神経破壊剤，高周波凝固法又はパルス高周波法使用）〕；******
M	放射線治療	照射部位を記載する	830100324	照射部位（放射線治療）；******
		（放射性粒子，高線量率イリジウム又は低線量率イリジウムを使用した場合）放射性粒子，高線量率イリジウム又は低線量率イリジウムの中から該当するものを選択して記載するとともに、使用量を記載する	770070000	放射性粒子
			770050000	高線量率イリジウム
			770060000	低線量率イリジウム
M000-2	放射性同位元素内用療法管理料	管理を開始した年月日を記載する	850100294	管理開始年月日（放射性同位元素内用療法管理料）；（元号）yy" 年 "mm" 月 "dd" 日"
M001	体外照射	（「1」エックス線表在治療及び「2」高エネルギー放射線治療において、同一部位に対する1日2回目の照射を算定する場合又は、「3」強度変調放射線治療において、小細胞肺癌に対して1日2回目の照射を算定する場合）1 回目及び2回目の照射の開始時刻及び終了時刻を記載する	851100067	照射の開始時刻（1 回目）（体外照射）
			851100068	照射の終了時刻（1 回目）（体外照射）
			851100069	照射の開始時刻（2 回目）（体外照射）
			851100070	照射の終了時刻（2 回目）（体外照射）

《病理診断》

区分	診療行為名称等	記載事項	レセプトコード	左記コードによるレセプト表示文言
N000	病理組織標本作製「1」の「組織切片によるもの」	N000 病理組織標本作製（保医発通知）の（1）の（ア）から（ケ）までのいずれかを選択し記載するなお，選択する臓器又は部位がない場合は（コ）その他を選択し，具体的部位等を記載する	820100866	ア　気管支及び肺臓
			820100867	イ　食道
			820100868	ウ　胃及び十二指腸
			820100869	エ　小腸
			820100870	オ　盲腸
			820100871	カ　上行結腸，横行結腸及び下行結腸
			820100872	キ　S状結腸
			820100873	ク　直腸
			820100874	ケ　子宮体部及び子宮頸部
			830100612	コ　その他；******
N000	病理組織標本作製「2」の「セルブロック法によるもの」	対象疾患名について，N000 病理組織標本作製（保医発通知）（6）に規定するもののうち，該当するものを選択して記載する	820100762	対象患者〔T-M（セルブロック法）〕：悪性中皮腫を疑う患者
			820100763	対象患者〔T-M（セルブロック法）〕：肺悪性腫瘍を疑う患者
			820100764	対象患者〔T-M（セルブロック法）〕：胃癌を疑う患者
			820100765	対象患者〔T-M（セルブロック法）〕：大腸癌を疑う患者
			820100766	対象患者〔T-M（セルブロック法）〕：卵巣癌を疑う患者
			820100767	対象患者〔T-M（セルブロック法）〕：悪性リンパ腫を疑う患者
			820101194	対象患者〔T-M（セルブロック法）〕：乳癌を疑う患者
		（肺悪性腫瘍，胃癌，大腸癌，卵巣癌，悪性リンパ腫又は乳癌を疑う患者に対して実施した場合）組織切片を検体とした病理組織標本作製が実施困難である医学的な理由を記載する	830100326	実施困難理由〔T-M（セルブロック法）〕；******
N002	免疫染色（免疫抗体法）病理組織標本作製	（セルブロック法による病理組織標本に対する免疫染色を実施した場合）対象疾患名について，N002 免疫染色（免疫抗体法）病理組織標本作製（保医発通知）（10）に規定するもののうち，該当するものを選択して記載する	820100797	対象患者（セルブロック法による免疫染色病理組織標本作製）：悪性中皮腫を疑う患者
			820100798	対象患者（セルブロック法による免疫染色病理組織標本作製）：肺悪性腫瘍を疑う患者
			820100799	対象患者（セルブロック法による免疫染色病理組織標本作製）：胃癌を疑う患者
			820100800	対象患者（セルブロック法による免疫染色病理組織標本作製）：大腸癌を疑う患者
			820100801	対象患者（セルブロック法による免疫染色病理組織標本作製）：卵巣癌を疑う患者
			820100802	対象患者（セルブロック法による免疫染色病理組織標本作製）：悪性リンパ腫を疑う患者
			8200xxxxx	対象患者（セルブロック法による免疫染色病理組織標本作製）：乳癌を疑う患者
		（セルブロック法による病理組織標本に対する免疫染色を肺悪性腫瘍，胃癌，大腸癌，卵巣癌，悪性リンパ腫又は乳癌を疑う患者に対して実施した場合）組織切片を検体とした病理組織標本作製が実施困難である医学的な理由を記載する	830100328	実施困難理由（免疫染色病理組織標本作製）；******
N002	免疫染色（免疫抗体法）病理組織標本作製の注2に規定する，確定診断のために4種類以上の抗体を用いた免疫染色が必要な患者に対して標本作製を実施した場合の加算	対象疾患名について，N002 免疫染色（免疫抗体法）病理組織標本作製（保医発通知）の（8）の中から該当するものを選択して記載する	820100768	原発不明癌が疑われる患者
			820100769	原発性脳腫瘍が疑われる患者
			820100286	悪性リンパ腫が疑われる患者
			820100287	悪性中皮腫が疑われる患者
			820100288	肺悪性腫瘍（腺癌，扁平上皮癌）が疑われる患者
			820100289	消化管間質腫瘍（GIST）が疑われる患者
			820100290	慢性腎炎が疑われる患者
			820100291	内分泌腫瘍が疑われる患者
			820100292	軟部腫瘍が疑われる患者
			820100293	皮膚の血管炎が疑われる患者
			820100294	水疱症（天疱瘡，類天疱瘡等）が疑われる患者
			820100295	悪性黒色腫が疑われる患者
			820100296	筋ジストロフィーが疑われる患者
			820100297	筋炎が疑われる患者
		〔肺悪性腫瘍（腺癌，扁平上皮癌）が疑われる患者に対して算定する場合〕その医学的根拠を詳細に記載する	830100329	医学的根拠（4種類以上抗体使用加算）；******
N002の3	免疫染色（免疫抗体法）病理組織標本作製3 HER2タンパク	（化学療法歴のある手術不能又は再発乳癌患者に対して，過去に乳癌に係る本標本作製を実施した場合であって，抗HER2ヒト化モノクローナル抗体抗悪性腫瘍剤の投与の適応を判定するための補助に用いるものとして薬事承認又は認証を得ている体外診断用医薬品を用いて，HER2低発現の確認により当該抗悪性腫瘍剤の投与の適応を判定することを目的として，本標本作製を再度行う場合）再度免疫染色が必要である医学的な理由を記載する．また，初回の標本作製の実施日を選択する	830100872	再度免疫染色が必要である医学的な理由〔HER2タンパク〔免疫染色（免疫抗体法）病理組織標本作製〕〕；******
			820190498	初回の標本作製の実施日「令和6年3月30日以前」
			820190499	初回の標本作製の実施日「令和6年3月31日以降」

区分	診療行為名称等	記載事項	レセプトコード	左記コードによるレセプト表示文言
N002の5	免疫染色（免疫抗体法）病理組織標本作製 5 CCR4タンパク	〔CCR4タンパク及びCCR4タンパク（フローサイトメトリー法）を併せて算定した場合〕その理由及び医学的根拠を記載する	830100121	併せて算定した理由及び医学的根拠〔CCR4タンパク（フローサイトメトリー法）〕；******
N005-4	ミスマッチ修復タンパク免疫染色（免疫抗体法）病理組織標本作製	（いずれか1つの目的で当該標本作製を実施した後に，別の目的で当該標本作製を実施した場合にあって，別に1回算定する場合）医学的な必要性を記載する	830100873	医学的な必要性〔ミスマッチ修復タンパク免疫染色（免疫抗体法）病理組織標本作製〕；******
N005-5	BRAF V600E変異タンパク免疫染色（免疫抗体法）病理組織標本作製	（早期大腸癌におけるリンチ症候群の除外を目的として，実施した場合）D004-2マイクロサテライト不安定性検査，又はN005-4ミスマッチ修復タンパク免疫染色（免疫抗体法）病理組織標本作製を実施した年月日を，記載する	850190242	マイクロサテライト不安定性検査実施年月日〔BRAF V600E変異タンパク免疫染色（免疫抗体法）病理組織標本作製〕；(元号) yy" 年 "mm" 月 "dd" 日
			850190243	ミスマッチ修復タンパク免疫染色（免疫抗体法）病理組織標本作製実施年月日〔BRAF V600E変異タンパク免疫染色（免疫抗体法）病理組織標本作製〕；(元号) yy" 年 "mm" 月 "dd" 日
N006	病理診断料の悪性腫瘍病理組織標本加算	検体を摘出した手術の名称を記載する	830100331	検体を摘出した手術名（悪性腫瘍病理組織標本加算）；******

《その他》

区分	診療行為名称等	記載事項	レセプトコード	左記コードによるレセプト表示文言
	ヘリコバクター・ピロリ感染の診断及び治療に関する取扱い	（核酸増幅法の検査の結果，ヘリコバクター・ピロリ陰性となった患者について，胃粘膜に同感染症特有の所見が認められているなど，同感染症を強く疑う特有の所見がある場合に，異なる検査法により再度検査を実施した場合に限り，さらに1項目に限り算定した場合）医療上の必要性について記載する	830100874	医療上の必要性（核酸増幅法）；******
		（内視鏡検査又は造影検査において胃潰瘍又は十二指腸潰瘍の確定診断がなされた患者及び内視鏡検査において胃炎の確定診断がなされた患者に対して実施した場合）内視鏡検査等で確定診断した際の所見・結果を記載する。また，健康診断として内視鏡を行った場合はその旨記載する	830100613	内視鏡検査等で確定診断した際の所見・結果；******
			820100901	健康診断として内視鏡検査を実施
		除菌前感染診断及び除菌後感染診断において，検査の結果ヘリコバクター・ピロリ陰性となった患者に対し再度検査を実施した場合は，各々の検査法及び検査結果について記載する	830100614	検査方法；******
			830100615	検査結果；******
		除菌後感染診断を算定する場合には，診療報酬明細書の摘要欄に除菌終了年月日を記載する	850100465	除菌終了年月日；(元号) yy" 年 "mm" 月 "dd" 日
		静菌作用を有する薬剤を投与していた患者に対し，除菌前感染診断及び除菌後感染診断を実施する場合は，当該静菌作用を有する薬剤投与中止又は終了年月日を記載する	850100466	薬剤投与中止年月日；(元号) yy" 年 "mm" 月 "dd" 日
			850100467	終了年月日；(元号) yy" 年 "mm" 月 "dd" 日
		除菌後の感染診断を目的として抗体測定を実施する場合については，除菌前並びに除菌後の抗体測定実施年月日及び測定結果を記載する	850100468	抗体測定実施年月日（除菌前）；(元号) yy" 年 "mm" 月 "dd" 日
			850100469	抗体測定実施年月日（除菌後）；(元号) yy" 年 "mm" 月 "dd" 日
			830100616	測定結果；******
	長期収載品の選定療養に関する取扱い	〔長期収載品について，選定療養の対象とはせずに，保険給付する場合（長期収載品について，後発医薬品への変更不可の処方箋を交付する場合を含む）〕医療上必要があると認められる場合及び後発医薬品の在庫状況等を踏まえ後発医薬品を提供することが困難な場合の理由のうち該当するものを記載する。 なお，医療上の必要性については以下のとおりとする。 ① 長期収載品と後発医薬品で薬事上承認された効能・効果に差異がある場合であって，当該患者の疾病に対する治療において長期収載品を処方等する医療上の必要があると医師が判断する場合。	820101320	長期収載品と後発医薬品で薬事上承認された効能・効果に差異があるため
		② 当該患者が後発医薬品を使用した際に，副作用や，他の医薬品との飲み合わせによる相互作用，先発医薬品との間で治療効果に差異があったと医師が判断する場合であって，安全性の観点から長期収載品の処方等をする医療上の必要があると判断する場合。	820101321	患者が後発医薬品を使用した際，副作用や，他の医薬品との飲み合わせによる相互作用，長期収載品との間で治療効果に差異があったため
		③ 学会が作成しているガイドラインにおいて，長期収載品を使用している患者について後発医薬品へ切り替えないことが推奨されており，それを踏まえ，医師が長期収載品を処方等する医療上の必要があると判断する場合。	820101322	学会が作成しているガイドラインにおいて，長期収載品を使用している患者について後発医薬品へ切り替えないことが推奨されているため
		④ 後発品の剤形では飲みにくい，吸湿性により一包化ができないなど，剤形上の違いにより，長期収載品を処方等する医療上の必要があると判断する場合。ただし，単に剤形の好みによって長期収載品を選択することは含まれない。	820101323	剤形上の違いにより，長期収載品を処方等の必要があるため
	プログラム医療機器の評価療養に関する取扱い	「器評」と記載し，当該プログラム医療機器名を他の特定保険医療材料と区別して記載する	820000095	（器評）
			820101251	第1段階承認後のプログラム医療機器
			820101252	チャレンジ申請による再評価を目指すプログラム医療機器
	プログラム医療機器の選定療養に関する取扱い	「器選」と記載し，当該プログラム医療機器名を他の特定保険医療材料と区別して記載する	820101253	（器選）
			820101254	保険適用期間を超えたプログラム医療機器

入所者診療	施設入所者自己腹膜灌流薬剤料	薬剤の総点数、所定単位当たりの薬剤名、投与量、特定保険医療材料の総点数、名称及びセット数等を記載する	医薬品コード	（医薬品名を表示する）	紙
			特定器材コード	（特定器材名を表示する）	紙
入所者診療	緊急時施設治療管理料（併設保険医療機関の保険医が往診を行った場合）	対象患者が介護療養型老健施設の入居者である旨を記載する	820100298	介護療養型老健施設入居者	
		（緊急時施設治療管理料を算定する往診を行った月に介護保険の緊急時施設療養費を算定した場合）その年月日及び時刻を記載する	850100295	介護保険の緊急時施設療養の算定年月日；(元号) yy"年"mm"月"dd"日	
			851100021	介護保険の緊急時施設療養の算定時刻	

※「記載事項」欄における括弧書は、該当する場合に記載する事項である。
※「記載事項」欄の記載事項は、特に記載している場合を除き、「摘要」欄へ記載するものである。
※「電子情報処理組織の使用による費用の請求に関して厚生労働大臣が定める事項及び方式並びに光ディスク等を用いた費用の請求に関して厚生労働大臣が定める事項、方式及び規格について」に基づき請求する場合、「紙レセのみ記載」列の○の記載事項については、請求上、該当する「レセプト電算処理システム用コード」の記録により必然的に記載される内容になるので、別途コメントとしての記載は不要である。

別表Ⅱ 診療報酬明細書の「摘要」欄への記載事項等一覧（薬価基準）（→ Web版）

別表Ⅲ 診療報酬明細書の「摘要」欄への記載事項等一覧（検査値）

（編注）「別表Ⅲ」は、DPC対象病院の電子レセプト請求による場合に限る。

診療行為名称等	記載事項	レセプトコード	左記コードによるレセプト表示文言	別表Ⅰ・Ⅱ	重複レセプトコード
D009の9 前立腺特異抗原（PSA）	（前立腺癌の確定診断がつかず2回以上算定する場合）当該検査の実施年月日及び前回測定値を記載する	880100012	検査実施年月日及び検査結果〔前立腺特異抗原（PSA）〕；(元号) yy"年"mm"月"dd"日" 検査値：********	Ⅰ	850100164
D007の25 フェリチン	（同一月に2回以上の算定の場合）当該検査の実施年月日及び前回測定値をすべて記載する	880100013	検査実施年月日及び検査結果（フェリチン）；(元号) yy"年"mm"月"dd"日" 検査値：********		
D005の5 末梢血液一般	（同一日に2回以上の算定の場合）当該検査（Hb測定に限る）の実施年月日及び前回測定値をすべて記載する	880100014	検査実施年月日及び検査結果〔末梢血液一般（Hb測定）〕；(元号) yy"年"mm"月"dd"日" 検査値：********		
D006の15 Dダイマー	（同一月に3回以上の算定の場合）当該検査の実施年月日及び前回測定値をすべて記載する	880100015	検査実施年月日及び検査結果（Dダイマー）；(元号) yy"年"mm"月"dd"日" 検査値：********		
D015の10 β2-マイクログロブリン	（同一月に2回以上の算定の場合）当該検査の実施年月日及び前回測定値をすべて記載する	880100016	検査実施年月日及び検査結果（β2-マイクログロブリン）；(元号) yy"年"mm"月"dd"日" 検査値：********		
J039 血漿交換療法	（血栓性血小板減少性紫斑病の算定可否の場合）検査の実施年月日及び血小板値を記載する	880100017	検査実施年月日及び血小板値（血漿交換療法）；(元号) yy"年"mm"月"dd"日" 検査値：********	Ⅰ	842100059
解凍赤血球液-LR「日赤」 赤血球液-LR「日赤」 洗浄赤血球液-LR「日赤」 照射赤血球液-LR「日赤」 照射解凍赤血球液-LR「日赤」 照射洗浄赤血球液-LR「日赤」	本製剤を投与するにあたってHb値を測定した場合は、投与の直前に測定したHb値を記載する。また測定した年月日を記載する	880100018	検査実施年月日及びHb値（人赤血球液等）；(元号) yy"年"mm"月"dd"日" 検査値：********		
照射洗浄血小板-LR「日赤」 照射濃厚血小板-LR「日赤」 濃厚血小板-LR「日赤」 照射洗浄血小板HLA-LR「日赤」 照射濃厚血小板HLA-LR「日赤」 濃厚血小板HLA-LR「日赤」	本製剤を投与するにあたって血小板値を測定した場合は、投与の直前に測定した血小板値を記載する。また測定した年月日を記載する	880100025	検査実施年月日及び血小板値（人血小板濃厚液等）；(元号) yy"年"mm"月"dd"日" 検査値：********		
新鮮凍結血漿-LR「日赤」120 新鮮凍結血漿-LR「日赤」240 新鮮凍結血漿-LR「日赤」480	本製剤を投与するにあたってプロトロンビン時間（PT）及びフィブリノゲン値を測定した場合は、投与の直前に測定したPT（INR又は%）及びフィブリノゲン値を記載する。また測定した年月日を記載する	880100092	検査実施年月日及びプロトロンビン時間（INR）（新鮮凍結人血漿）；(元号) yy"年"mm"月"dd"日" 検査値：********		
		880100093	検査実施年月日及びプロトロンビン時間（%）（新鮮凍結人血漿）；(元号) yy"年"mm"月"dd"日" 検査値：********		
		880100091	検査実施年月日及びフィブリノゲン値（新鮮凍結人血漿）；(元号) yy"年"mm"月"dd"日" 検査値：********		
ファイバ静注用1000	本製剤を投与するに当たって、投与以前に血液凝固第Ⅷ因子又は第Ⅸ因子に対するインヒビター力価を測定した場合は、測定結果を記載する。また測定した年月日を記載する	880100041	検査実施年月日及びインヒビター力価（ファイバ静注用1000）；(元号) yy"年"mm"月"dd"日" 検査値：********	Ⅱ	830600130 850600150
バイクロット配合静注用	本製剤を投与するに当たって、投与以前に血液凝固第Ⅷ因子又は第Ⅸ因子に対するインヒビター力価を測定した場合は、測定結果を記載する。また測定した年月日を記載する	880100044	検査実施年月日及びインヒビター力価（バイクロット配合静注用）；(元号) yy"年"mm"月"dd"日" 検査値：********	Ⅱ	830600129 850600147

診療行為名称等	記載事項	レセプトコード	左記コードによるレセプト表示文言	別表Ⅰ・Ⅱ	重複レセプトコード
サイラムザ点滴静注液 100mg サイラムザ点滴静注液 500mg	（本製剤を投与するに当たって，投与以前に血清AFP値を測定した場合）測定結果が陽性であった旨（「＋」）を記載する。また測定した年月日を記載する	880100082	検査実施年月日及び血清AFP測定結果（＋）（サイラムザ点滴静注液100mg等）；(元号) yy"年"mm"月"dd"日　検査値：********	Ⅱ	830600033 850600032
ノボセブンHI静注用 1mg　シリンジ ノボセブンHI静注用 2mg　シリンジ ノボセブンHI静注用 5mg　シリンジ	（血液凝固第Ⅷ因子又は第Ⅸ因子に対するインヒビターを保有する先天性血友病患者の出血抑制の場合）本製剤を投与するに当たって，投与以前に血液凝固第Ⅷ因子又は第Ⅸ因子に対するインヒビターの力価を測定した場合は測定結果を記載する。また，測定した年月日を記載する	880100046	検査実施年月日及びインヒビターの力価（ノボセブンHI静注用1mg シリンジ等）；(元号) yy"年"mm"月"dd"日　検査値：********	Ⅱ	830600128 850600146
	（血小板に対する同種抗体を保有し，血小板輸血不応状態が過去又は現在みられるグランツマン血小板無力症患者の出血傾向の抑制の場合）製剤を投与するに当たって，投与以前に抗血小板抗体検査を実施した場合は，検査結果を記載する。また，測定した年月日を記載する	880100049	検査実施年月日及び抗血小板抗体検査値（ノボセブンHI静注用1mg シリンジ等）；(元号) yy"年"mm"月"dd"日　検査値：********		
ソリリス点滴静注 300mg	〔全身型重症筋無力症（免疫グロブリン大量静注療法又は血液浄化療法による症状の管理が困難な場合に限る）の場合〕本製剤を投与するに当たって，投与以前に抗アセチルコリン受容体抗体検査を実施した場合は，測定結果を記載する。また，測定した年月日を記載する	880100050	検査実施年月日及び抗アセチルコリン受容体抗体検査値（ソリリス点滴静注 300mg）；(元号) yy"年"mm"月"dd"日　検査値：********		
	〔視神経脊髄炎スペクトラム障害（視神経脊髄炎を含む）の再発予防の場合〕本製剤を投与するに当たって，投与以前に抗アクアポリン4（AQP4）抗体検査を実施した場合は，測定結果を記載する。また，測定した年月日を記載する	880100090	検査実施年月日及び抗アクアポリン4（AQP4）抗体検査値（ソリリス点滴静注 300mg）；(元号) yy"年"mm"月"dd"日　検査値：********		
キムリア点滴静注	（再発又は難治性のCD19陽性のB細胞性急性リンパ芽球性白血病の場合）本製品を投与するに当たって，投与以前にCD19抗原検査を実施した場合は，検査結果を記載する。また，測定した年月日を記載する	880100054	検査実施年月日及びCD19抗原検査値（キムリア点滴静注）；(元号) yy"年"mm"月"dd"日　検査値：********	Ⅱ	850600025
ユプリズナ点滴静注 100mg	本製剤を投与するに当たって，投与以前に抗アクアポリン4（AQP4）抗体検査を実施した場合は，検査結果を記載する。また，測定した年月日を記載する	880100083	検査実施年月日及び抗アクアポリン4（AQP4）抗体検査値（ユプリズナ点滴静注 100mg）；(元号) yy"年"mm"月"dd"日　検査値：********		
ゼヴァリン　イットリウム（90Y）静注用セット	本製剤を投与するに当たって，投与以前にCD20抗原検査を実施した場合は，検査結果を記載する。また，測定した年月日を記載する	880100084	検査実施年月日及びCD20抗原検査値〔ゼヴァリン　イットリウム（90Y）静注用セット〕；(元号) yy"年"mm"月"dd"日　検査値：********		
エンスプリング皮下注 120mgシリンジ	本製剤を投与するに当たって，投与以前に抗アクアポリン4（AQP4）抗体検査を実施した場合は，検査結果を記載する。また，測定した年月日を記載する	880100085	検査実施年月日及び抗アクアポリン4（AQP4）抗体検査値（エンスプリング皮下注 120mgシリンジ）；(元号) yy"年"mm"月"dd"日　検査値：********		
ベスポンサ点滴静注用 1mg	本製剤を投与するに当たって，投与以前にCD22抗原検査を実施した場合は，検査結果を記載する。また，測定した年月日を記載する	880100086	検査実施年月日及びCD22抗原検査値（ベスポンサ点滴静注用 1mg）；(元号) yy"年"mm"月"dd"日　検査値：********	Ⅱ	850600078 850600079
クリースビータ皮下注 10mg クリースビータ皮下注 20mg クリースビータ皮下注 30mg	本製剤を投与するに当たって，投与以前にFGF23を測定した場合は，検査結果を記載する。また，測定した年月日を記載する	880100087	検査実施年月日及びFGF23検査値（クリースビータ皮下注 10mg等）；(元号) yy"年"mm"月"dd"日　検査値：********	Ⅱ	850600026 850600027
アドセトリス点滴静注用 50mg	本製剤を投与するに当たって，投与以前にCD30抗原検査を実施した場合は，検査結果を記載する。また，測定した年月日を記載する	880100088	検査実施年月日及びCD30抗原検査値（アドセトリス点滴静注用 50mg）；(元号) yy"年"mm"月"dd"日　検査値：********	Ⅱ	850600003 850600004
ガザイバ点滴静注 1000mg	本製剤を投与するに当たって，投与以前にCD20抗原検査を実施した場合は，検査結果を記載する。また，測定した年月日を記載する	880100089	検査実施年月日及びCD20抗原検査値（ガザイバ点滴静注 1000mg）；(元号) yy"年"mm"月"dd"日　検査値：********	Ⅱ	850600023 850600024
ポテリジオ点滴静注 20mg	（「CCR4陽性の成人T細胞白血病リンパ腫」又は「再発又は難治性のCCR4陽性の末梢性T細胞リンパ腫」の場合）本製剤を投与するに当たって，投与以前にCCR4抗原検査を実施した場合は，検査結果を記載する。また，測定した年月日を記載する	880100065	検査実施年月日及びCCR4抗原検査値（ポテリジオ点滴静注 20mg）；(元号) yy"年"mm"月"dd"日　検査値：********	Ⅱ	850600083 850600084

診療行為名称等	記載事項	レセプトコード	左記コードによるレセプト表示文言	別表Ⅰ・Ⅱ	重複レセプトコード
リツキサン点滴静注100mg リツキサン点滴静注500mg	(「CD20陽性のB細胞性非ホジキンリンパ腫」,「CD20陽性の慢性リンパ性白血病」又は「免疫抑制状態下のCD20陽性のB細胞性リンパ増殖性疾患」の場合)本製剤を投与するに当たって,投与以前にCD20抗原検査を実施した場合は,検査結果を記載する。また,測定した年月日を記載する	880100067	検査実施年月日及びCD20抗原検査値(リツキサン点滴静注100mg等);(元号)yy"年"mm"月"dd"日" 検査値：********	Ⅱ	850600096 850600097
リツキシマブBS点滴静注100mg「KHK」 リツキシマブBS点滴静注500mg「KHK」	(「CD20陽性のB細胞性非ホジキンリンパ腫」又は「免疫抑制状態下のCD20陽性のB細胞性リンパ増殖性疾患」の場合)本製剤を投与するに当たって,投与以前にCD20抗原検査を実施した場合は,検査結果を記載する。また,測定した年月日を記載する	880100070	検査実施年月日及びCD20抗原検査値(リツキシマブBS点滴静注100mg「KHK」等);(元号)yy"年"mm"月"dd"日" 検査値：********	Ⅱ	850600098 850600152
リツキシマブBS点滴静注100mg「ファイザー」 リツキシマブBS点滴静注500mg「ファイザー」	(「CD20陽性のB細胞性非ホジキンリンパ腫」又は「免疫抑制状態下のCD20陽性のB細胞性リンパ増殖性疾患」の場合)本製剤を投与するに当たって,投与以前にCD20抗原検査を実施した場合は,検査結果を記載する。また,測定した年月日を記載する	880100073	検査実施年月日及びCD20抗原検査値(リツキシマブBS点滴静注100mg「ファイザー」等);(元号)yy"年"mm"月"dd"日" 検査値：********	Ⅱ	850600099 850600100
エルカルチンFF錠100mg エルカルチンFF錠250mg エルカルチンFF静注1000mgシリンジ エルカルチンFF内用液10% エルカルチンFF内用液10%分包10mL エルカルチンFF内用液10%分包5mL	本製剤を投与するに当たって,投与以前に実施した遊離カルニチンの測定を実施した場合は,測定結果を記載する。また,測定した年月日を記載する	880100076	検査実施年月日及び遊離カルニチンの測定結果(エルカルチンFF錠100mg等);(元号)yy"年"mm"月"dd"日" 検査値：********		
レボカルニチンFF錠100mg「トーワ」 レボカルニチンFF錠250mg「トーワ」 レボカルニチンFF静注1000mgシリンジ「トーワ」 レボカルニチンFF内用液10%「トーワ」 レボカルニチンFF内用液10%分包5mL「トーワ」 レボカルニチンFF内用液10%分包10mL「トーワ」	本製剤を投与するに当たって,投与以前に実施した遊離カルニチンの測定を実施した場合は,測定結果を記載する。また,測定した年月日を記載する	880100094	検査実施年月日及び遊離カルニチンの測定結果(レボカルニチンFF錠100mg「トーワ」等);(元号)yy"年"mm"月"dd"日" 検査値：********		
レボカルニチンFF静注1000mgシリンジ「フソー」	本製剤を投与するに当たって,投与以前に実施した遊離カルニチンの測定を実施した場合は,測定結果を記載する。また,測定した年月日を記載する	880100095	検査実施年月日及び遊離カルニチンの測定結果(レボカルニチンFF静注1000mgシリンジ「フソー」);(元号)yy"年"mm"月"dd"日" 検査値：********		
レボカルニチンFF静注1000mgシリンジ「ニプロ」	本製剤を投与するに当たって,投与以前に実施した遊離カルニチンの測定を実施した場合は,測定結果を記載する。また,測定した年月日を記載する	880100096	検査実施年月日及び遊離カルニチンの測定結果(レボカルニチンFF静注1000mgシリンジ「ニプロ」);(元号)yy"年"mm"月"dd"日" 検査値：********		
レボカルニチンFF錠100mg「アメル」 レボカルニチンFF錠250mg「アメル」 レボカルニチンFF内用液10%「アメル」 レボカルニチンFF内用液10%分包5mL「アメル」 レボカルニチンFF内用液10%分包10mL「アメル」	本製剤を投与するに当たって,投与以前に実施した遊離カルニチンの測定を実施した場合は,測定結果を記載する。また,測定した年月日を記載する	880100097	検査実施年月日及び遊離カルニチンの測定結果(レボカルニチン塩化物錠100mg「アメル」等);(元号)yy"年"mm"月"dd"日" 検査値：********		
エポジン注シリンジ1500 エポジン注シリンジ3000 エポジン皮下注シリンジ24000	(貯血量が800mL以上で1週間以上の貯血期間を予定する手術施行患者の自己血貯血の場合)本製剤を投与するに当たって,投与以前にHb濃度を測定した場合は,測定結果を記載する。また,測定した年月日を記載する	880100081	検査実施年月日及びHb濃度値(エポジン注シリンジ1500等);(元号)yy"年"mm"月"dd"日" 検査値：********	Ⅱ	830600018

※ 「記載事項」欄における括弧書は,該当する場合に記載する事項である。
※ 「記載事項」欄の記載事項は,特に記載している場合を除き,「摘要」欄へ記載するものである。
※ 医薬品について,一般名処方による場合は,一般的名称,剤形及び含量が同一のいずれかの医薬品のコードを用いて記載することで差し支えない。
※ 別表Ⅲに掲げる記載事項を記載する場合であって「別表Ⅰ・Ⅱ」欄にⅠ又はⅡと記載しているものについては,別表Ⅰ又は別表Ⅱに掲げる記載事項と重複しているため,別表Ⅲを用いた記載がされていればよく,別表Ⅰ又は別表Ⅱに掲げるコードを用いた記載は省略して差し支えない。

事務連絡 別表Ⅲ（DPC対象病院における取扱い）

問1　D007血液化学検査の「25」フェリチンについては,複数回実施した場合には検査結果を記載することとなったが,同一月に実施した検査結果のうち最も低かったものについて,男性の場合にあっては10ng/ml以下,女性の場合にあっては5ng/ml以下であった場合には,以後,複数回の検査実施も必要と考えるが,当該検査実施料を算定してよいか。

答　よい。なお,上記以外の検査結果にあっては従前のとおり医学的判断による。

問2　D005血液形態・機能検査の「5」末梢血液一般検査として算定するHb測定については,複数回実施した場合には検査結果を記載することとなったが,同一日に実施した検査結果

のうち最も低かったものについて，8.0g/dL未満であった場合には，以後，複数回の検査実施も必要と考えるが，当該検査実施料を算定してよいか。

答　よい。なお，上記以外の検査結果にあっては従前のとおり医学的判断による。

問3　D006出血・凝固検査の「17」Dダイマーについては，複数回実施した場合には検査結果を記載することとなったが，同一月に実施した検査結果のうち最も高かったものについて，5.0μg/mL以上であった場合には，以後，複数回の検査実施も必要と考えるが，当該検査実施料を算定してよいか。

答　よい。なお，上記以外の検査結果にあっては従前のとおり医学的判断による。

問4　D015血漿蛋白免疫学的検査の「11」$β_2$－マイクログロブリンについては，複数回実施した場合には検査結果を記載することとなったが，同一月に実施した検査結果のうち最も高かったものについて，10.0mg/L以上であった場合には，以後，複数回の検査実施も必要と考えるが，当該検査実施料を算定してよいか。

答　よい。なお，上記以外の検査結果にあっては従前のとおり医学的判断による。

問5　人赤血球液製剤を投与するに当たってHb値を測定した場合には，投与の直前に測定したHb値を記載することとなったが，例えば次の疾患等に使用する場合は，当該Hb値が6g/dL未満であれば少なくとも2単位の投与は妥当と考えるが，当該薬剤料を算定してよいか。
　　再生不良性貧血，骨髄異形成症候群，造血器腫瘍に対する化学療法及び造血幹細胞移植治療，固形癌に対する化学療法，消化管出血，消化管出血以外の急性出血，術中投与，敗血症（参考：「血液製剤の使用指針」）。

答　よい。なお，上記以外の測定結果にあっては従前のとおり医学的判断による。

問6　人血小板濃厚液製剤を投与するに当たって血小板値を測定した場合には，投与の直前に測定した血小板値を記載することとなったが，例えば次の疾患等に使用する場合は，当該血小板値が次の値未満であれば少なくとも5単位の投与は妥当と考えるが，当該薬剤料を算定してよいか。
①　外科手術の術前状態，中心静脈カテーテル挿入時，腰椎穿刺又は播種性血管内凝固（DIC）の場合　血小板値2万未満。
②　急性白血病（急性前骨髄球性白血病を除く），固形腫瘍に対する化学療法又は造血幹細胞移植（自家，同種）の場合　血小板値1万未満
③　再生不良性貧血又は骨髄異形成症候群の場合　血小板値5千未満
（参考：「血液製剤の使用指針」）。

答　よい。なお，上記以外の測定結果にあっては従前のとおり医学的判断による。

問7　新鮮凍結人血漿製剤を投与するに当たってプロトロンビン時間（PT）及びフィブリノゲン値を測定した場合には，投与の直前に測定したPT及びフィブリノゲン値を記載することとなったが，例えば，DIC，大手術又は大量出血・輸血時に使用する場合であれば，当該PTがINR2.0以上又は30％以下で，かつ，フィブリノゲン値150mg/dL以下であれば少なくとも400mlの投与は妥当と考えるが，当該薬剤料を算定してよいか。（参考：「血液製剤の使用指針」）。

答　よい。なお，上記以外の測定結果にあっては従前のとおり医学的判断による。

問8　乾燥人血液凝固因子抗体迂回活性複合体製剤を投与するに当たって，投与以前に実施したインヒビター力価測定の結果を記載することとなったが，血液凝固第Ⅷ因子又は第Ⅸ因子に対するインヒビターを保有する先天性血友病患者の出血抑制の目的で投与する場合に，当該インヒビター力価測定結果が陽性である場合には，少なくとも2,500単位/kgの投与は妥当と考えるが，当該薬剤料を算定してよいか。

答　よい。なお，上記以外の測定結果にあっては従前のとおり医学的判断による。

問9　乾燥濃縮人血液凝固第Ⅹ因子加活性化第Ⅶ因子製剤を投与するに当たって，投与以前に実施したインヒビター力価測定の結果を記載することとなったが，血液凝固第Ⅷ因子又は第Ⅸ因子に対するインヒビターを保有する先天性血友病患者の出血抑制の目的で投与する場合に，当該インヒビター力価測定結果が陽性である場合には，少なくとも3,000μg/kgの投与は妥当と考えるが，当該薬剤料を算定してよいか。

答　よい。なお，上記以外の測定結果にあっては従前のとおり医学的判断による。

問10　ラムシルマブ（遺伝子組換え）製剤を投与するに当たって，AFPの検査値を記載することとされているが，がん化学療法の実施後に増悪した血清AFP値400ng/ml以上の切除不能肝細胞癌に用いる場合に，AFPの測定結果が400ng/ml以上である場合には，少なくとも400mgまでの投与は妥当と考えるが，当該薬剤料を算定してよいか。

答　よい。なお，上記以外の測定結果にあっては従前のとおり医学的判断による。

問11　エプタコグアルファ（活性型）（遺伝子組換え）製剤を投与するに当たって，インヒビター力価測定結果を記載することとなったが，血液凝固第Ⅷ因子又は第Ⅸ因子に対するインヒビターを保有する先天性血友病患者の出血抑制に用いる場合に，投与前に実施したインヒビター力価の測定結果が陽性であった場合については，少なくとも初回投与時は5mg，初回投与時以外は3mgまでの投与は妥当と考えるが，当該薬剤料を算定してよいか。

答　よい。なお，上記以外の測定結果にあっては従前のとおり医学的判断による。

問12　エプタコグアルファ（活性型）（遺伝子組換え）製剤を投与するに当たって，抗血小板抗体検査の測定結果を記載することとなったが，血小板に対する同種抗体を保有し，過去又は現在において血小板輸血不応状態が見られるグランツマン血小板無力症患者の出血傾向の抑制に用いる場合であって，投与前に実施した抗血小板抗体検査の測定結果が陽性であった場合には，少なくとも4mgまでの投与は妥当と考えるが，当該薬剤料を算定してよいか。

答　よい。なお，上記以外の測定結果にあっては従前のとおり医学的判断による。

問13　エクリズマブ（遺伝子組換え）製剤を投与するに当たって，抗アセチルコリン受容体抗体検査の結果を記載することとなったが，重症筋無力症に対して投与する場合であって，投与前に実施した抗アセチルコリン受容体抗体検査の結果が陽性であった場合には，少なくとも初回から4回目までの投与時は900mg，5回目以降の投与時は1,200mgまでの投与は妥当と考えるが，当該薬剤料を算定してよいか。

答　よい。なお，上記以外の測定結果にあっては従前のとおり医学的判断による。

問14　エクリズマブ（遺伝子組換え）製剤を投与するに当たって，抗アクアポリン4抗体検査の結果を記載することとなったが，視神経脊髄炎スペクトラム障害に対して投与する場合であって，投与前に実施した抗アクアポリン4抗体検査の結果が陽性であった場合には，少なくとも初回から4回目までの投与時は900mg，5回目以降の投与時は1,200mgまでの投与は妥当と考えるが，当該薬剤料を算定してよいか。

答　よい。なお，上記以外の測定結果にあっては従前のとおり医学的判断による。

問15　チサゲンレクルユーセル製剤を投与するに当たって，CD19抗原検査測定結果を記載することとなったが，再発又は難治性のCD19陽性のB細胞性急性リンパ芽球性白血病に用いる場合であって，投与前に実施したCD19抗原検査の結果が陽性であった場合には，本製品の投与は妥当と考えるが，当該薬剤料を算定してよいか。

答　よい。なお，上記以外の測定結果にあっては従前のとおり医学的判断による。

問16　イネビリズマブ（遺伝子組換え）製剤を投与するに当たって，抗アクアポリン4（AQP4）抗体検査の結果を記載することとなったが，投与前に実施した抗アクアポリン4（AQP4）抗体検査の結果が陽性であった場合には，少なくとも300mgまでの投与は妥当と考えるが，当該薬剤料を

答　よい。なお，上記以外の測定結果にあっては従前のとおり医学的判断による。

問17　イットリウム（^{90}Y）イブリツモマブチウキセタン（遺伝子組換え）製剤を投与するに当たって，CD20抗原検査測定結果を記載することとなったが，投与前に実施したCD20抗原検査の結果が陽性であった場合には，少なくとも1セットまでの投与は妥当と考えるが，当該薬剤料を算定してよいか。

答　よい。なお，上記以外の測定結果にあっては従前のとおり医学的判断による。

問18　サトラリズマブ（遺伝子組換え）製剤を投与するに当たって，抗アクアポリン4（AQP4）抗体検査の結果を記載することとなったが，投与前に実施した抗アクアポリン4（AQP4）抗体検査の結果が陽性であった場合には，少なくとも120mgまでの投与は妥当と考えるが，当該薬剤料を算定してよいか。

答　よい。なお，上記以外の測定結果にあっては従前のとおり医学的判断による。

問19　イノツズマブオゾガマイシン（遺伝子組換え）製剤を投与するに当たって，CD22抗原検査の結果を記載することとなったが，投与前に実施したCD22抗原検査の結果が陽性であった場合には，少なくとも1日目の投与時は2mgまで，8日目及び15日目の投与時は1mgまでの投与は妥当と考えるが，当該薬剤料を算定してよいか。

答　よい。なお，上記以外の測定結果にあっては従前のとおり医学的判断による。

問20　ブロスマブ（遺伝子組換え）製剤を投与するに当たって，FGF23の測定値を記載することとなったが，投与前に実施したFGF23の測定値が30pg/ml以上であった場合には，少なくとも50mgまでの投与は妥当と考えるが，当該薬剤料を算定してよいか。

答　よい。なお，上記以外の測定結果にあっては従前のとおり医学的判断による。

問21　ブレンツキシマブベドチン（遺伝子組換え）製剤を投与するに当たって，CD30抗原検査の結果を記載することとなったが，投与前に実施したCD30抗原検査の結果が陽性であった場合には，少なくとも100mgまでの投与は妥当と考えるが，当該薬剤料を算定してよいか。

答　よい。なお，上記以外の測定結果にあっては従前のとおり医学的判断による。

問22　オビヌツズマブ（遺伝子組換え）製剤を投与するに当たって，CD20抗原検査の結果を記載することとなったが，投与前に実施したCD20抗原検査の結果が陽性であった場合には，少なくとも1000mgまでの投与は妥当と考えるが，当該薬剤料を算定してよいか。

答　よい。なお，上記以外の測定結果にあっては従前のとおり医学的判断による。

問23　モガムリズマブ（遺伝子組換え）製剤を投与するに当たって，CCR4抗原検査の結果を記載することとなったが，CCR4陽性の成人T細胞白血病リンパ腫又は再発若しくは難治性のCCR4陽性の末梢性T細胞リンパ腫に用いる場合であって，投与前に実施したCCR4抗原検査の結果が陽性であった場合には，少なくとも50mgまでの投与は妥当と考えるが，当該薬剤料を算定してよいか。

答　よい。なお，上記以外の測定結果にあっては従前のとおり医学的判断による。

問24　リツキシマブ（遺伝子組換え）製剤を投与するに当たって，CD20抗原検査の結果を記載することとなったが，B細胞性非ホジキンリンパ腫又は免疫抑制状態下のB細胞性リンパ増殖性疾患に用いる場合であって，投与前に実施したCD20抗原検査の結果が陽性であった場合には，少なくとも600mgまでの投与は妥当と考えるが，当該薬剤料を算定してよいか。

答　よい。なお，上記以外の測定結果にあっては従前のとおり医学的判断による。

問25　リツキシマブ（遺伝子組換え）製剤を投与するに当たって，CD20抗原検査の結果を記載することとなったが，慢性リンパ性白血病に用いる場合であって，投与前に実施したCD20抗原の測定結果が陽性であった場合には，少なくとも初回投与時は600mgまで，2回目以降の投与時は800mgまでの投与は妥当と考えるが，当該薬剤料を算定してよいか。

答　よい。なお，上記以外の測定結果にあっては従前のとおり医学的判断による。

問26　レボカルニチン製剤を投与するに当たって，遊離カルニチンの測定結果を記載することとされたが，投与前に実施した遊離カルニチンの測定結果が20μmol未満である場合には，当該薬剤料を算定してよいか。

答　よい。なお，上記以外の測定結果にあっては従前のとおり医学的判断による。

問27　エポエチンベータ（遺伝子組換え）製剤を投与するに当たって，投与する前に測定したHb値を記載することとされているが，貯血量が800mL以上で1週間以上の貯血期間を予定する手術施行患者の自己血貯血に用いる場合であって，Hb値の測定結果が13g/dl以下である場合には，少なくとも1回につき6,000国際単位までの投与は妥当と考えるが，当該薬剤料を算定してよいか。

答　よい。なお，上記以外の測定結果にあっては従前のとおり医学的判断による。

（令4.3.31）

別表Ⅳ　診療行為名称等の略号一覧（医科）（→ Web版）（略号は各診療報酬項目に付記）

追 補

参考 支払基金における審査の一般的な取扱い【検査】
(令7.3.31 支払基金)

● HbA1c：糖尿病疑いに対するD005「9」HbA1cの算定間隔は，原則として3か月に1回とする。
● TSH,FT₄,FT₃の併算定：次の傷病名に対するD008「6」甲状腺刺激ホルモン（TSH），「14」遊離サイロキシン（FT₄），遊離トリヨードサイロニン（FT₃）の併算定は，原則として認められる。
　(1)バセドウ病（治療開始時又は薬剤変更時），(2)バセドウ病〔維持治療中（安定期）〕，(3)甲状腺機能亢進症（治療開始時又は薬剤変更時），(4)甲状腺機能亢進症〔維持治療中（安定期）〕，(5)橋本病（治療開始時又は薬剤変更時），(6)甲状腺機能低下症（治療開始時又は薬剤変更時）
● TSH,FT₄,FT₃の連月の算定
① 次の傷病名に対するD008「6」甲状腺刺激ホルモン（TSH），「14」遊離サイロキシン（FT₄），遊離トリヨードサイロニン（FT₃）の連月の算定は，原則として認められる。
　(1)バセドウ病（治療開始時又は薬剤変更時），(2)バセドウ病〔維持治療中（安定期）〕，(3)甲状腺機能亢進症（治療開始時又は薬剤変更時），(4)甲状腺機能亢進症〔維持治療中（安定期）〕，(5)橋本病（治療開始時又は薬剤変更時），(6)甲状腺機能低下症（治療開始時又は薬剤変更時）
② 次の傷病名に対する甲状腺刺激ホルモン（TSH），遊離サイロキシン（FT₄），遊離トリヨードサイロニン（FT₃）の連月の算定は，原則として認められない。
　(1)バセドウ病疑い，(2)甲状腺機能亢進症疑い，(3)橋本病疑い，(4)甲状腺機能低下症疑い
● サイログロブリン
① 次の傷病名に対するD008「16」サイログロブリンの算定は，原則として認められる。
　(1)バセドウ病（初診時又は診断時），(2)慢性甲状腺炎・橋本病（初診時又は診断時），(3)亜急性甲状腺炎（初診時又は診断時），(4)無痛性甲状腺炎（初診時又は診断時），(5)急性化膿性甲状腺炎，(6)甲状腺癌疑い，(7)甲状腺癌（初診時又は診断時），(8)甲状腺癌（術後），(9)悪性甲状腺腫瘍（初診時又は診断時），(10)悪性甲状腺腫瘍（術後），(11)結節性甲状腺腫（初診時又は診断時）
② 次の傷病名に対するD008「16」サイログロブリンの算定は，原則として認められない。
　(1)甲状腺機能低下症〔経過観察時（定期チェック）〕，(2)甲状腺機能異常〔経過観察時（定期チェック）〕
● TRAb
① 次の傷病名に対するD014「27」抗TSHレセプター抗体（TRAb）の算定は，原則として認められる。なお，連月については，原則として認められない。
　(1)バセドウ病（初診時又は診断時），(2)バセドウ病〔経過観察時（定期チェック）〕，(3)甲状腺機能亢進症（初診時又は診断時），(4)甲状腺機能亢進症〔経過観察時（定期チェック）〕
② 次の傷病名に対するD014「27」抗TSHレセプター抗体（TRAb）の算定は，原則として認められない。
　(1)慢性甲状腺炎・橋本病〔経過観察時（定期チェック）〕，(2)甲状腺機能異常〔経過観察時（定期チェック）〕，(3)亜急性甲状腺炎〔経過観察時（定期チェック）〕，(4)無痛性甲状腺炎〔経過観察時（定期チェック）〕，(5)甲状腺癌（初診時又は診断時），(6)甲状腺癌（術後），(7)悪性甲状腺腫瘍（初診時又は診断時），(8)悪性甲状腺腫瘍（術後），(9)結節性甲状腺腫（初診時又は診断時），(10)結節性甲状腺腫〔経過観察時（定期チェック）〕
● β_2ーマイクログロブリン：次の傷病名に対するD015「10」β_2ーマイクログロブリンの算定は，原則として認められる。
　(1)慢性糸球体腎炎，(2)IgA腎症，(3)ループス腎炎，(4)糖尿病性腎症
● β_2ーマイクログロブリン（尿）：次の傷病名に対するD015「10」β_2ーマイクログロブリン（尿）の算定は，原則として認められる。
　(1)ファンコニー症候群，(2)急性尿細管壊死
● β_2ーマイクログロブリンとβ_2ーマイクログロブリン（尿）の併算定：次の傷病名に対するD015「10」β_2ーマイクログロブリンとβ_2ーマイクログロブリン（尿）の併算定は，原則として認められる。
　(1)急性尿細管障害疑い，(2)腎障害，(3)多発性骨髄腫（骨髄腫腎）
● 非特異的IgEと特異的IgEの併算定①：食物アレルギーの確定診断前に対するD015「11」非特異的IgE半定量又は非特異的IgE定量と「13」特異的IgE半定量・定量の同一日の併算定は，原則として認められる。
● 非特異的IgEと特異的IgEの併算定②：次の傷病名の確定診断後に対するD015「11」非特異的IgE半定量又は非特異的IgE定量と「13」特異的IgE半定量・定量の同一日の併算定は，原則として認められる。
　(1)アトピー性皮膚炎，(2)気管支喘息，(3)アレルギー性鼻炎，(4)食物アレルギー
● 輸血料の算定がない輸血前検査
① 輸血前又は輸血予定の記載がある場合の輸血前検査の算定は，原則として認められる。
② 輸血前又は輸血予定の記載がない場合の輸血前検査の算定は，原則として認められない。

欧文・数字索引

〔αβγ，数字は欧文索引末尾に掲載
ノンブルの太字は点数・告示の掲載ページ〕

欧文

A

ABLB 法	538
ABO 血液型	490
ABO 血液型亜型	490
ABO 血液型関連糖転移酵素活性	490
ABO 血液型不適合間	725
ACE	476
ACTH	481,548
ACTH 負荷	549
ADA	475
ADAMTS13 インヒビター	465
ADAMTS13 活性	465
ADAS	548
Addis 尿沈渣定量検査	549
ADH	481,549
ADL	632
ADL 区分	107,1132
ADL 区分 3 の状態	86
ADL 区分等に係る評価票評価の手引き	1127
AFP	449,484,1595,1624
AFP-L3 %	485,486
AI	476
ALK 融合遺伝子検査	462,473
ALK 融合遺伝子標本作製	900
ALK 融合タンパク	898
ALP	475
ALP アイソザイム	475,476,477,479,483
ALP アイソザイム及び骨型アルカリホスファターゼ	479
ALT	475
AMH	481,484
ANCA	498
ANP	481,484
APD セット	440,1000
APR スコア定性	502
APTT	465
AQ 日本語版	547
ASC-US	508
ASK	491
ASO	491
AST	475
AST アイソザイム	475
ASV	436
ATL	487
ATR-X 症候群	467
A 群 β 溶血連鎖球菌核酸検出	506
A 群 β 溶血連鎖球菌感染	507
A 群 β 溶連菌迅速試験定性	491,493
A モード法	522

B

BADS	547
BAP	476,477,479,481,483
BCA225	484
BCR-ABL1	466
BEHAVE-AD	547
Bence Jones 蛋白同定（尿）	502
Benedict 反応	459
BFP	484
Bielschowsky 頭部傾斜試験	544
BMI が 35 以上の患者	877,879
BMI が 35 以上の初産婦	315
BNP	481,482
BRACHET 試験	449
BRAF V600E 変異タンパク免疫染色（免疫抗体法）病理組織標本作製	901
BRAF 遺伝子検査	462,473
BRCA1/2 遺伝子検査	470
BRCA1/2 遺伝子検査の施設基準	1381
BSP2 回法	549
BTA	250,484,485
BTR	487
B4（フィルム）	580
B 型肝炎	497,498
B 型肝炎ウイルス既感染者	507
B 型肝炎感染患者	753
B 型肝炎母子感染防止に係る保険診療上の取扱い	622
B 型急性肝炎	509
B 型慢性活動性肝炎	413
B 型慢性肝炎	509
B 細胞性非ホジキンリンパ腫	887
B 細胞表面免疫グロブリン	504

C

CACT 欠損症	467
cAMP	481
CAPS	547
CAR 発現生 T 細胞投与	866
CAS 不安測定検査	547
CAT 幼児児童用絵画統覚検査	547
CA125	484
CA15-3	484
CA19-9	484,1595
CA54／61	485
CA602	485
CA72-4	484
CCR4 タンパク	468,898
CD-DST	456
CDR	547
CD30	898
CEA	484,485,487,1595
CES-D うつ病（抑うつ状態）自己評価尺度	547
CFC 症候群	467
CHDF	1238
ChE	475
CH_{50}	502
CIN1，CIN2	512
CK	475
c-kit 遺伝子検査	462
CK-MB	476
CK-18F	476,480
CK アイソザイム	475
CLEIA	455
CLIA	455
Clinical Dementia Rating	547
CMI 健康調査票	547
Coghealth	547
COGNISTAT	547
Con-A	504
Coombs 試験	490
COPD	652
COVID-19	503,510,511
CPAP	436,732
CPBA	455
CPR	481,482
C-PTHrP	481,483
CPT1 欠損症	467
CPT2 欠損症	467
CRH 負荷	549
CRP	502
CSLEX	484,486
CT	576
CTP	476,480
CT 撮影	575
CT 撮影及び MRI 撮影の施設基準	1395
CT 透視下気管支鏡検査加算	558
CT 透視下気管支鏡検査加算の施設基準	1392
Cu	475
CYP2C9 遺伝子多型	472
CYP2D6 遺伝子多型検査	1630
C_1q 結合免疫複合体	498
C_1 インアクチベータ	502
C_3	502
C_3 プロアクチベータ	502
C_4	502
C 型肝炎	497
C 型肝炎感染患者	753
C 型肝炎の治療方法の選択	508,509
C 型代償性肝硬変	413
C 型慢性肝炎	413,730
C 反応性蛋白	502
C 反応性蛋白（CRP）定性	502
C-ペプチド	481,482
C-ペプチド測定	549

D

DAM グッドイナフ人物画知能検査	547
DCS（Decisional Conflict Scale）	269
Dean and Barnes 反応	459
DESIGN-R	713
DESIGN-R2020 分類	400
DES-Ⅱ	547
DEXA 法	525
DHEA	549
DHEAS	549
DHEA-S	481
DIC	465,877
Dick 反応	449
DIEPSS（薬原性錐体外路症状評価尺度）全項目評価用紙	675
DIP 法	525
DKS	810
DNA タイピング	763
DN-CAS 認知評価システム	548
Donath-Landsteiner 試験	498
DOTS カンファレンス	90,94
DPA	525
DPB	652
DPC 調査	155
DPD	481,483,486
DPOAE	539
DSRS-C	547
DUPAN-2	484,485
D-アラビニトール	491,495
d-クロルフェニラミンマレイン酸塩・ベタメタゾン配合	612
D ダイマー	465
D ダイマー定性	465
D ダイマー半定量	465

E

EAT-26	547
EBUS-TBNA	559
EB ウイルス	493,495
EB ウイルス核酸定量	506
ECLIA	455
ECMO	1238
Edrophonium Chloride	536
EDTA 負荷	549
EGFR 遺伝子検査	462
EGFR 遺伝子検査（血漿）	469
EGFR タンパク	898
EIA	455
ELF スコア	476,480
ELISA	455
ENBD	828
EOAE	539
EOG	540,545
EPI-589 経口投与療法	1636
EPPS 性格検査	547
ERG	542
ES	455
ESR	463
EUS-FNA	558
EV-FIA	455
EWS-Fli1 遺伝子検査	462
EZH2 遺伝子検査	462

F

E_2	481
E_3	481

F

FA	455
FA 法	491, 495
FDG	569
^{18}FDG を用いた場合	571
FDP	458, 465
Fe	475
FGFR2 融合遺伝子検査	462
FGF23	476, 480
FGF23 関連低リン血症性くる病・骨軟化症	480
FIA	455
FIP1L1-PDGFRα 融合遺伝子検査	469
FISH	455
FLT3 遺伝子検査	469
FPA	455
FPIA	455
Frei 反応	449
FSH	481, 548
FT_3	481
FT_4	481

G

GC	455
GCS（Glasgow Coma Scale）	662, 703
GH	481, 548
GHQ 精神健康評価票	547
GIST	899
GLC	455
G-6-Pase	502
G-6-PD	476, 502

H

HA-IgM 抗体	497
HA 抗体	497
Hb	464
HbA1c	463, 477
HBc-IgM 抗体	497
HBcrAg	497
HBc 抗体半定量・定量	497, 764
HBe 抗原	497
HBe 抗体	497
HbF	463
HBs 抗原	497, 764
HBs 抗原定性・半定量	497
HBs 抗原陽性の慢性肝炎	485
HBs 抗体	497
HBs 抗体定性	497
HBs 抗体半定量	497
HBs 又は HBe 抗原陽性の者	753
HBV 核酸定量	506
HBV 核酸プレコア変異及びコアプロモーター変異検出	506
HBV 感染	497
HBV コア関連抗原	497
HBV ジェノタイプ判定	497
HCG	481, 482, 549
HCG-β	481, 482
HCG 産生腫瘍患者	482
HCV 核酸検出	506
HCV 核酸定量	506
HCV 血清群別判定	497
HCV コア抗体	497
HCV コア蛋白	497
HCV 構造蛋白及び非構造蛋白抗体定性	497
HCV 構造蛋白及び非構造蛋白抗体半定量	497
HCV 抗体定性・定量	497, 764, 863
HCV 抗体陽性の慢性肝炎	485
HCV 特異抗体価	497
HCV 非構造蛋白抗体定性	497
HDL-コレステロール	475, 476
HDRA	456
HDRS ハミルトンうつ病症状評価尺度	547
HE-IgA 抗体定性	497
HER2 遺伝子検査	462, 473
HER2 遺伝子標本作製	900
HER2 タンパク	898
HER2 蛋白	485, 487
HER2 蛋白過剰発現	487
HESS 赤緑試験	544
HE4	485, 486
H-FABP	476
HGF	476, 480
Hib	491
HIF-PH 阻害剤	722
HIV-1 核酸定量	506
HIV-1 抗体	491, 492, 493, 496, 764, 863
HIV-1 特異抗体・HIV-2 特異抗体	492, 497
HIV-1,2 抗原・抗体同時測定定性	491
HIV-1,2 抗原・抗体同時測定定量	491, 493
HIV-1,2 抗体定性	491, 493, 863
HIV-1,2 抗体定量	491, 493
HIV-1,2 抗体半定量	491, 493
HIV-2 抗体	492, 496
HIV-2抗体定性・定量, HTLV-Ⅰ抗体定性, HTLV-Ⅰ抗体半定量	764
HIV 感染者	244, 496, 497, 510
HIV 感染者の入院に係る特別の療養環境の提供	1591
HIV 感染者療養環境特別加算	110, 128
HIV 抗原	492, 497
HIV 抗体陽性の患者に対して, 観血的手術を行った場合	753
HIV ジェノタイプ薬剤耐性	507
HIV 陽性	149, 315, 526
HLA 型クラス	763, 861
HLA 型適合血小板輸血	861
HLA 型適合血小板輸血加算	863
HMG	549
HMG 血症	467
HPLC	455
HPV	1510
HPV 核酸検出	506
HPV 核酸検出及び HPV 核酸検出（簡易ジェノタイプ判定）の施設基準	1383
HPV ジェノタイプ判定	507
HTLV-1 核酸検出	506, 764
HTLV-1 関連脊髄症（HAM）	413
HTLV-Ⅰ抗体	491, 492, 497, 764, 863
HTLV-Ⅰ抗体定性	491, 493
HTLV-Ⅰ抗体半定量	491, 493
Hughes の重症度分類	727
HVA	481
H_2 遮断剤	438, 1608
H2 ブロッカー	604

I

IABP	1238
IABP カテ	1029
IABP 法	815
IAHA	455
ICG	548
ICG1 回又は 2 回法	549
ICP 測定	1238
ICTP	484, 486
IES-R	547
IFN-λ3	502
IgE 定性（涙液）	461
IGFBP-1	479
IGFBP-3	481, 484
IgG，IgM 及び IgA 抗体	490
IgG_2	498
IgG_4	498
IgG インデックス	461
IgG 型リウマトイド因子	498
IgG 抗体	490
IGRT	888
IL-6	502
IMPELLA	1238
IMRT	886, 888
IMRT の対象患者	1502
IMV	732
Intact PINP	481, 483
IPD セット	440, 1000
IRI	481
IRMA	455
ITPA	547

J

JART	547
JCS（Japan Coma Scale）	662, 703
JAK2 遺伝子検査	469

K

K-ABC, K-ABCⅡ	548
Katsch-Kalk 法	549
KL-6	476, 478
KRAS 遺伝子検査	462
KRAS 遺伝子変異検査	462
KRT19	468
K 式発達検査	547

L

LA	455, 456
LAMP	455
LAP	475
LBA	455
L-CAT	476
LCR	455
LD	475
LDL-コレステロール	475, 476
L-DOPA 負荷	548
LD アイソザイム	475
LD アイソザイム 1 型	476, 477
Le Fort Ⅰ型	795
Le Fort Ⅱ型	795
Le Fort Ⅲ型	795
L-FABP	458
LH	458, 481, 482, 548
LH-RH 負荷	548
LMX1B 関連腎症	467
LPIA	455
LPL	476, 480
LPL 欠損症	480
LST	504
LVRS	652
L-アルギニン塩酸塩	609, 624
l-イソプレナリン塩酸塩	627
L 型脂肪酸結合蛋白（L-FABP）（尿）	458

M

MAC	506
Mac-2 結合蛋白糖鎖修飾異性体	476, 479
Major BCR-ABL1	466
MAO	449
MAS 不安尺度	547
MCAD 欠損症	467
MCC ベビーテスト	547
M-CHAT	547
MCMI-Ⅱ	547
MDA-LDL	476, 479
MD 法	525
MED	550
MEDE 多面的初期認知症判定検査	547
METex14 遺伝子検査	462, 473
Miller Kurzrok 検査	449
Millon 反応	459
minor BCR-ABL mRNA	466
MITAS	838
MMF	518
MMPI	547
MMPI-3	547
MMP-3	498
MMSE	547
Mn	475
MOCI 邦訳版	547
MOF 観察	465
MPO-ANCA	498
MRI 撮影	577
MRI 撮影に関する施設基準	1395

欧・数

M (続き)
- MRSA ……………………………… 122, 753
- MRSA 感染症 …………………… 509, 513
- MSLT ……………………………………… 533
- MSPA ……………………………………… 548
- MTP(LCHAD)欠損症 ……………… 467
- M モード法 ……………………………… 522

N
- NAG ……………………………………… 458
- NCC-ST-439 …………………………… 484
- NMP22 …………………………… 484, 486
- NPI ………………………………………… 547
- NPUAP 分類 …………………………… 400
- NSE ……………………………………… 484
- NT-proBNP ……………………… 481, 483
- NTRK 融合遺伝子検査 ………… 462, 473
- NTX …………………………… 481, 483, 486
- Nudix hydrolase 15(NUDT15)遺伝子多型 ……………………………………… 470
- N-アセチルグルコサミニダーゼ(NAG)(尿) ……………………………………… 458
- N-アセチルプロカインアミド ………… 247

O
- OAE ……………………………………… 539
- OC …………………………………… 481, 483
- OCTN-2 異常症 ……………………… 467
- O 脚矯正装具 ………………………… 745
- ¹⁵O 標識ガス剤を用いた場合 ……… 571

P
- PAG ディスク電気泳動法 …………… 476
- PAG 電気泳動法 ………………… 476, 483
- PA-IgG …………………………………… 490
- PAMIA …………………………………… 455
- Parks の 3 ステップテスト …………… 544
- PARS-TR ………………………………… 548
- PBP2' ……………………………………… 512
- PBT ピクチュア・ブロック知能検査 … 547
- PCDH19 関連症候群 ………………… 467
- PCIA ……………………………………… 455
- PCPS ……………………………………… 1238
- PCR ……………………………………… 455
- PCT …………………………………… 476, 480
- PD-L1 タンパク免疫染色(免疫抗体法)病理組織標本作製 ……………………… 900
- PDS ……………………………………… 547
- PET ……………………………………… 569
- PFD テスト ……………………………… 549
- PFR ……………………………………… 518
- PF₄ ……………………………………… 465
- P-F スタディ …………………………… 547
- pH ………………………………………… 458
- PHA ………………………………… 455, 504
- phi ………………………………… 485, 486
- pH4 処理酸性人免疫グロブリン製剤 … 1609
- pH4 処理酸性人免疫グロブリン(皮下注射)製剤 ……………………… 414, 438
- pH 測定 ………………………………… 529
- PIC ……………………………………… 465
- PIL テスト ……………………………… 547
- PINP ……………………………………… 481
- PIVKA-Ⅱ ………………………………… 465
- PIVKA-Ⅱ定量 ………………………… 484
- PIVKA-Ⅱ半定量 ……………………… 484
- PK ………………………………………… 476
- PLA₂ ……………………………………… 476
- PL(Preferential Looking)法 ……… 545
- Plummer 病 …………………………… 717
- POMS …………………………………… 547
- pQCT …………………………………… 526
- PRL ………………………………… 481, 548
- ProGRP …………………………… 485, 486
- PR3-ANCA ……………………………… 498
- PSA ………………………………… 484, 485
- PSA F/T 比 ……………………… 484, 486
- PSA の検査値等の記載方法 ………… 487
- PT ………………………………………… 465
- PTA バルーンカテーテル …………… 1032
- PTCA ……………………………………… 990
- PTCD チューブの単なる交換 ……… 715
- PTEG ……………………………………… 826
- PTH ………………………………… 481, 549
- PTHrP ……………………………… 481, 483
- PTH 負荷 ………………………………… 549
- P-Ⅲ-P …………………………………… 476

Q
- Q スイッチ付レーザー照射療法 …… 735

R
- RA ………………………………………… 455
- RAST ……………………………………… 455
- RAS 遺伝子検査 ……………… 462, 472, 473
- Ray-Osterrieth Complex Figure Test …… 547
- RBP ……………………………………… 502
- REMS 法 ………………………………… 525
- RET 遺伝子変異検査 ………………… 462
- RET 融合遺伝子検査 ………………… 462
- RF ………………………………………… 498
- RFLP ……………………………………… 455
- Rh(D)血液型 …………………………… 490
- Rh(その他の因子)血液型 …………… 490
- Rh 不適合の患者 ………… 149, 315, 526
- RIA ……………………………………… 455
- Rimington 反応 ………………………… 459
- RIST ……………………………………… 455
- RLP-C …………………………………… 479
- ROCFT …………………………………… 547
- ROS1 融合遺伝子検査 ………… 462, 473
- RPHA ……………………………………… 455
- RPHA 法 ………………………………… 449
- RRA ……………………………………… 455
- RS ウイルス …………………………… 493
- RS ウイルス抗原定性 …………… 491, 494

S
- SAA ……………………………………… 502
- SARS-CoV-2・RS ウイルス核酸同時検出 ……………………………………… 506
- SARS-CoV-2・RS ウイルス抗原同時検出定性 ……………………………………… 496
- SARS-CoV-2・RS ウイルス抗原同時検出定性, SARS-CoV-2・インフルエンザウイルス・RS ウイルス抗原同時検出定性 ……………………………………… 492
- SARS-CoV-2・インフルエンザ・RS ウイルス核酸同時検出 …………………… 506
- SARS-CoV-2・インフルエンザウイルス抗原同時検出定性 …………… 492, 496
- SARS-CoV-2・インフルエンザウイルス・RS ウイルス抗原同時検出定性 …… 496
- SARS-CoV-2・インフルエンザ核酸同時検出 ……………………………………… 506
- SARS-CoV-2 核酸検出 ………………… 506
- SARS-CoV-2 抗原定性 …………… 491, 494
- SARS-CoV-2 抗原定量 …………… 492, 497
- SARS 感染症 …………………………… 509
- SARS コロナウイルス核酸検出 …… 506
- SCCA2 …………………………………… 502
- SCC 抗原 ……………………………… 484
- Schick 反応 ……………………………… 449
- SCID 構造化面接法 …………………… 547
- SCT ……………………………………… 547
- SDA ……………………………………… 455
- SDS うつ性自己評価尺度 …………… 547
- SEXA 法 ………………………………… 525
- sFlt-1/PlGF 比 ………………………… 502
- Shea の分類 …………………………… 131
- SH 化合物 ……………………………… 459
- SIA ……………………………………… 455
- SIB ……………………………………… 547
- sIL-2R ……………………………… 485, 487
- SISH ……………………………………… 455
- SISI テスト ……………………………… 538
- SLE ……………………………………… 470
- SLX ……………………………………… 484
- SOAE …………………………………… 539
- SOFA スコア …………………………… 179
- SPA ……………………………………… 525
- SP-A ………………………………… 476, 478
- S-PA ……………………………………… 547
- SPan-1 …………………………………… 484
- SP-D ………………………………… 476, 478
- SRID ……………………………………… 455
- SSCP ……………………………………… 455
- STAI-C 状態・特性不安検査(児童用) … 547
- STAI 状態・特性不安検査 …………… 547
- STAS-J …………………………………… 269
- STN ……………………………………… 484
- STS ………………………………… 491, 492
- SYT-SSX 遺伝子検査 ………………… 462
- S-1 内服投与並びにパクリタキセル静脈内及び腹腔内投与の併用療法 ……… 1635
- S2, 3PSA % ……………………… 485, 486
- S 状結腸 ………………………………… 555
- S 状静脈洞露出 ……………………… 780
- S 状洞血栓(静脈炎)手術 …………… 790

T
- T&T オルファクトメーター ………… 541
- TARC …………………………………… 502
- TAT ……………………………………… 465
- TAT 絵画統覚検査 …………………… 547
- TBC ……………………………………… 481
- TBG ……………………………………… 481
- TdT ……………………………………… 547
- TEG ……………………………………… 547
- TEG-Ⅱ 東大式エゴグラム …………… 547
- Tf ………………………………………… 502
- TFPI2 ……………………………… 485, 486
- TIA ……………………………………… 455
- TIBC ………………………………… 475, 476
- TK ………………………………………… 463
- TK 式診断的新親子関係検査 ……… 547
- TLS-CHOP 遺伝子検査 ……………… 462
- TMA ……………………………………… 455
- TNF 受容体関連周期性症候群 …… 467
- TnT ……………………………………… 478
- TPA ……………………………………… 484
- tPA・PAI-1 複合体 …………………… 465
- TPI ……………………………………… 547
- TRAb ……………………………………… 498
- TRACP-5b ………………………… 481, 483
- TRC ……………………………………… 456
- TR-FIA …………………………………… 455
- TRH 負荷 ………………………………… 548
- TRPV2 阻害薬経口投与療法 ……… 1635
- TRPV4 異常症 ………………………… 467
- TSAb ……………………………………… 498
- TSH ………………………………… 481, 548
- TTD ……………………………………… 538
- T₃ ………………………………………… 481
- T₃ 抑制 ………………………………… 549
- T₄ ………………………………………… 481
- T 細胞・B 細胞百分率検査 ………… 504
- T 細胞サブセット検査 ……………… 504
- T 字帯代 ………………………………… 1616
- T チューブ挿入術 …………………… 793
- T 波オルタナンス検査 ……………… 520

U
- UBT ……………………………………… 512
- ucOC ……………………………… 481, 483
- UDP グルクロン酸転移酵素遺伝子多型 … 468
- UIBC ……………………………… 475, 476
- U 字型脊椎ロッド …………………… 1008

V
- VEGF ………………………………… 476, 480
- Vineland-Ⅱ 日本版 …………………… 547
- VLCAD 欠損症 ………………………… 467
- VMA ……………………………………… 481
- VMA 定性(尿) ………………………… 458

W

von Willebrand 因子(VWF)活性	465
von Willebrand 因子(VWF)抗原	465
VWF	465

W

WAB 失語症検査	548
WAIS	547
WAIS-R 成人知能検査	547
WAIS-Ⅲ 成人知能検査	547
WAIS-Ⅳ 成人知能検査	547
Watson-Schwartz 反応	459
WCST ウイスコンシン・カード分類検査	547
WHO QOL26	547
WISC-Ⅲ 知能検査	547
WISC-Ⅳ 知能検査	547
WISC-Ⅴ 知能検査	547
WMS-R	548
Worth4 灯法	544
WPPSI-Ⅲ 知能診断検査	547
WPPSI 知能診断検査	547
WT1 mRNA	468
Wullstein の鼓室形成手術	790
WURS	547

Y

YAG-OPO レーザー	800, 803, 824, 849
Y-G 矢田部ギルフォード性格検査	547
Y セット	440, 1000
Y 染色体微小欠失検査	475
Y 染色体微小欠失検査の施設基準	1382

Z

Z 形成術	777

* * *

α

α_1-アンチトリプシン	465
$\alpha 1$ アンチトリプシン欠損型肺気腫	802
α_1-酸性糖蛋白測定	449
α_1-マイクログロブリン	502
α_2-マイクログロブリン	465
α-フェトプロテイン	449, 484, 1595, 1624
α-フェトプロテインレクチン分画	485, 486

β

β-CTX	481, 483
β-TG	465
β_2-マイクログロブリン	502
β_2-ミクログロブリン除去用	998
β-ケトチオラーゼ欠損症	467
β-トロンボグロブリン	465
β ブロッカー	614
β-リポ蛋白	449

γ

γ-GT	475
γ-GT アイソザイム	475
γ-Sm	485
γ-グルタミルトランスフェラーゼ	475
γ-セミノプロテイン	485

δ

δ-ALA	458
δ アミノレブリン酸(δ-ALA)(尿)	458

数字

1p36 欠失症候群	467
1 回換気量	518
1 回呼吸法	518
1 回線量増加加算の施設基準	1473
Ⅰ型コラーゲン-C-テロペプチド	484, 486
Ⅰ型コラーゲン架橋 C-テロペプチド-β 異性体	481, 483
Ⅰ型コラーゲン架橋 N-テロペプチド	481, 483, 486
1 型糖尿病	430, 432, 433, 482, 484, 529, 834
Ⅰ型プロコラーゲン-N-プロペプチド	481
1 級地	125
1 号地域	359
1 剤	10, 592
1 種類	10, 592
1 処方	10, 592
1 処方につき 7 種類以上の内服薬の投薬	592
1 側肺全摘	800
1 調剤	10
1 点の単価	19
「1 日につき」	9
1 日入院	68
1 秒率	518
1 秒量	518
1 門照射	886
1 人当たり夜勤時間数	1118
1 類感染症	194
11-OHCS	481
11-ハイドロキシコルチコステロイド	481
^{125}I	479
1,25-ジヒドロキシビタミン D_3	476, 480
^{13}N 標識アンモニア剤を用いた場合	569
$(1\rightarrow 3)$-β-D-グルカン	492, 495
13 トリソミー	185
14 日分を限度とされる内服薬及び外用薬並びに注射薬	1609
1,5AG	476, 477
^{15}O 標識ガス剤を用いた場合	569, 571
1,5-アンヒドロ-D-グルシトール	476, 477
16km 超の場合の扱い	359
16P-F 人格検査	547
17-KGS	481
17-KGS 分画	481
17-KS 分画	481
17α-OHP	481, 484
17α-ヒドロキシプロゲステロン	481, 484
17-ケトジェニックステロイド	481
17-ケトジェニックステロイド分画	481
17-ケトステロイド分画	481
^{18}FDG を用いた場合	569, 571, 572
^{18}F 標識フルシクロビンを用いた場合	569, 571, 572
18 トリソミー	185
180 日超入院に係る保険外併用療養費	67
180 日を超える入院に関する事項	1596
「2 以上のエックス線撮影」とは	564
2 以上の麻酔を行った場合	874
2 回目以降100分の90で算定する場合の「同一の検査」	517
2 カ所診療所開設の場合の初診料の算定	46
2 型糖尿病患者	432, 529
2 管一般	441, 443, 998
2 級地	125
2 号地域	359
2 次性副甲状腺機能亢進症	717
2 種以上の処置を同一日に行った場合	710
2 つ目の診療科	33, 46, 56
2 門照射	886
2 類感染症	194
22q11.2 欠失症候群	467
24 時間自由行動下血圧測定	528
25 対 1 看護補助体制加算	191
25-ヒドロキシビタミン	476, 478
3 管分離逆止弁付バルーン直腸カテーテル	991
3 級地	125
3 門照射	886
3-ヨードベンジルグアニジン(^{123}I)	627
3 類感染症	194
30 日分を限度とされる内服薬及び外用薬並びに注射薬	1609
4p 欠失症候群	467
Ⅳ型コラーゲン	476, 478
Ⅳ型コラーゲン・7S	476, 478
Ⅳ型コラーゲン(尿)	458
4 級地	125
4 門以上の照射	886
4 類感染症	194
40 歳以上の初産婦	315
5-HIAA	481
5p 欠失症候群	467
5 級地	125
5-ハイドロキシインドール酢酸	481
5 類感染症	194
50 対 1 看護補助体制加算	191
6 級地	125
6 誘導未満の心電図検査	449
7 級地	126
7 種類以上の内服薬の投薬	585, 594
70 歳以上の自己負担限度額	13
70 歳未満の自己負担限度額	13
75 対 1 看護補助体制加算	191
9 方向眼位検査	544
90 日分を限度とされる内服薬	1609
90 日を超えて入院する患者	97, 228
90 日を超えて入院するもの	75, 94, 96

和文索引 〔ノンブルの太字は点数・告示の掲載ページ〕

あ

アイゼンメンジャー症候群	802
亜鉛	476
アカタラセミア	467
赤フィルター法	544
アガルシダーゼ アルファ製剤	440, 1609
アガルシダーゼ ベータ製剤	440, 1609
亜急性硬化性全脳炎	100, 118, 122, 123, 366, 389, 395, 660
アキレス腱延長術	775
アキレス腱断裂手術	770
悪性外耳道炎手術	790
悪性関節リウマチ	660, 725
悪性黒色腫	462, 546, 899
悪性骨軟部組織腫瘍	462
悪性腫瘍	214, 245, 271, 423, 424, 425, 436, 569, 571, 573, 621, 720, 834
悪性腫瘍遺伝子検査	462, 473
悪性腫瘍手術	824
悪性腫瘍組織検査	462
悪性腫瘍等に係る手術	867
悪性腫瘍特異物質治療管理料	250, 485
悪性腫瘍に係る専門病院	1115
悪性腫瘍に伴う高カルシウム血症	483
悪性腫瘍の患者	131, 818
悪性腫瘍の患者であることが強く疑われる者	485
悪性腫瘍病理組織標本加算	901
悪性腫瘍病理組織標本加算の施設基準	1481
悪性腫瘍を主病とする 15 歳未満の患者	266
悪性症候群	136
悪性新生物	100, 244, 308, 1522
悪性新生物に対する腫瘍用薬(重篤な副作用を有するものに限る)を投与している状態	1596
悪性新生物に対する治療(重篤な副作用のおそれがあるもの等に限る)を実施している状態	100
悪性新生物に対する放射線治療を実施している状態	1597
悪性中皮腫	899

あ行

悪性リンパ腫 ……………………………… 266,
　463,464,468,507,508,569,571,734,899
アクネ症候群 ……………………………… 467
アコースティックオトスコープを用いた鼓
　膜音響反射率検査 ……………………… 539
アザチオプリン …………………………… 609
足 …………………………………………… 776
足潰瘍 ……………………………………… 267
足関節捻挫 ………………………………… 713
アシクロビル ………………………… 609,624
アジスカウント …………………………… 549
アジスロマイシン水和物 ………………… 609
足ぶみ検査 ………………………………… 540
足指セパレータ ………………………… 1001
亜硝酸アミル ……………………………… 585
亜硝酸アミル吸入心音図検査 …………… 522
亜硝酸塩 …………………………………… 458
「預り金」 ………………………………… 1617
アスパラギン酸アミノトランスフェラーゼ
　 …………………………………………… 475
アスピリン ………………………………… 609
アスピリン経口投与療法 ……………… 1635
アスペルギルス抗原 ………………… 491,494
アスホターゼ　アルファ製剤 ‥ 414,438,1609
アセタゾラミド …………………………… 609
アセタゾラミドナトリウム ……………… 624
アセチルコリン塩化物 …………………… 624
アセトアミノフェン …………………… 476,479
アセナピンマレイン酸塩 ………………… 588
アセメタシン ……………………………… 609
アセリオ静注液 …………………………… 622
アダプトメーター ………………………… 543
頭・静脈，腹腔シャントバルブ ……… 1021
アダリムマブ(遺伝子組換え) ………… 624
アダリムマブ製剤 …………… 414,438,1608
圧挫症候群 ………………………………… 720
アッシャー症候群 ………………………… 467
圧迫隅角検査 ……………………………… 544
圧迫固定スクリュー …………………… 1007
圧迫止血 …………………………………… 998
圧迫調整固定用・両端ねじ型 ………… 1005
アディー症候群 ……………………… 536,545
アデノイド切除術 ………………………… 792
アデノウイルス …………………………… 493
アデノウイルス抗原定性 …………… 491,492
アデノシン三リン酸二ナトリウム ‥ 609,624
アデノシンデアミナーゼ ………………… 475
アテノロール ……………………………… 609
アテローム切除アブレーション式血管形成
　術用カテーテル ………………… 1031,1037
アテローム切除型血管形成術用カテーテル
　 ………………………………………… 1031
アトピー鑑別試験定性 …………………… 502
アトピー性皮膚炎 …………… 245,257,503,734
アドリアシン注 …………………………… 625
アドレナリン ………………………… 609,624
アドレナリン製剤 …………… 414,438,1609
アトロピン硫酸塩水和物 ………………… 624
アナフィラキシー …………… 244,413,1524
アナペイン注 ……………………………… 622
アナログ撮影 ……………………………… 566
アニサキス ………………………………… 493
アニサキスIgG・IgA抗体 ……………… 492,495
アニサキス異所迷入例 …………………… 495
アノマロスコープ ………………………… 544
アーノルド・キアリ奇形 ………………… 185
アバタセプト製剤 …………… 414,438,615,1609
アバルグルコシダーゼ　アルファ製剤
　 ……………………………………… 440,1609
アバロパラチド酢酸塩製剤 …… 415,440,1609
アブミ骨摘出術 …………………………… 790
アプラネーショントノメーター ………… 543
アプリンジン ……………………………… 247
アブレーション向け循環器用カテーテル 1025
アベール症候群 …………………………… 467
アポモルヒネ塩酸塩製剤 …… 414,438,1609
アポリポ蛋白 ……………………………… 475
アポリポ蛋白A2(APOA2)アイソフォー

ム ……………………………………… 485,487
アミオダロン ……………………………… 247
アミオダロン塩酸塩 ……………………… 624
アミカシン硫酸塩 …………………… 622,624
アミトリプチリン塩酸塩 …………… 588,609
アミノ酸 …………………………………… 487
アミノ酸定性 ……………………………… 487
アミノ配糖体抗生物質 …………………… 245
アミノレブリン酸塩酸塩 ………………… 870
アミラーゼ ………………………………… 475
アミラーゼアイソザイム ………………… 475
アミロイドPETイメージング剤を用いた
　場合 …………………………… 569,571,572
アミロイドβ42/40比(髄液) ……………… 461
アミロイドーシス ………………………… 660
アメジニウムメチル硫酸塩 ……………… 609
アメーバ赤痢の診断 ……………………… 496
アモキサピン ………………………… 588,609
アモキシシリン ……………………… 609,612
アモキシシリン，ホスホマイシン及びメト
　ロニダゾール経口投与並びに同種糞便微
　生物叢移植の併用療法 ……………… 1635
アモバルビタール ………………………… 588
アラジール症候群 …………………… 467,831
アラニンアミノトランスフェラーゼ …… 475
アリセプト内服薬 ………………………… 603
アリピプラゾール ……………………… 588,609
アリロクマブ製剤 …………… 414,438,1609
アルカプトン体 …………………………… 459
アルカリホスファターゼ ………………… 475
アルカリホスファターゼ染色 …………… 464
アルギニン負荷 …………………………… 548
アルギノコハク酸血症 …………………… 467
アルグルコシダーゼ　アルファ製剤 440,1609
アルコール依存症 ……………………… 138,685
アルコール依存症の場合の施設基準 … 1419
アルコール精神障害 ……………………… 136
アルコール性慢性膵炎 ……………… 244,1524
アルコール毛細管体温計 ……………… 443,998
アルダクトンA …………………………… 610
アルドステロン ……………………… 481,549
アルドロネート …………………………… 475
アルブミン …………………… 458,475,476
アルブミン使用人工血管 ……………… 1037
アルブミン使用接着剤 ………………… 1046
アルブミン使用非中心循環系人工血管 1037
アルブミン定性(尿) ……………………… 458
アルブミン定量(尿) ……………………… 458
アルブミン非結合型ビリルビン …… 476,479
アルプラゾラム ……………………… 588,1609
アルプロスタジル ………………………… 624
アルプロスタジルアルファデクス ……… 624
アルポート症候群 ………………………… 467
アルミニウム ……………………………… 476
アレキサンダー手術 ……………………… 849
アレキサンダー病 ………………………… 467
アレルギー疾患減感作療法の薬剤料 …… 622
アレルギー疾患生活管理指導表 ………… 340
アレルギー性結膜炎 ……………………… 461
アレルギー性鼻炎免疫療法治療管理料 … 280
アレルギー性鼻炎免疫療法治療管理料に関
　する施設基準 ………………………… 1329
アレルゲン ………………………………… 550
アレルゲン治療エキス …………………… 622
アレルゲンハウスダストエキス ………… 622
粟屋-Mohindra方式 ……………………… 545
アンギオテンシンⅠ転換酵素 …………… 476
アンギオテンシン負荷 …………………… 549
アンジェルマン症候群 …………………… 467
暗視野装置 ………………………………… 504
安静換気量測定 …………………………… 518
安全管理の体制確保のための職員研修‥ 1085
安全管理のための委員会 ……………… 1085
安全弁 …………………………………… 1028
アンチトロンビン活性 …………………… 465
アンチトロンビン抗原 …………………… 465
アンチプラスミン ………………………… 465
アントレー・ビクスラー症候群 ………… 467

アントロトミー …………………………… 790
鞍鼻 ………………………………………… 791
アンピシリンナトリウム …………… 624,625
アンプル法 ………………………………… 475
あんま ……………………………………… 741
アンモニア ………………………………… 475

い

胃 …………………………………………… 823
胃MALTリンパ腫 ………………………… 488
胃悪性腫瘍光線力学療法 ………………… 824
胃液・十二指腸液採取 …………………… 559
胃液分泌刺激テスト ……………………… 549
胃液又は十二指腸液一般検査 …………… 461
胃炎 ………………………………… 244,1524
胃炎の確定診断 …………………………… 488
胃横断術 …………………………………… 827
イオジキサノール ………………………… 624
イオヘキソール …………………………… 624
イオン化カルシウム ………………… 475,476
イオントフォレーゼ ……………………… 735
イオントフォレーゼ加算 ………………… 868
胃潰瘍 ………………………… 244,488,1524
胃潰瘍食 ………………… 259,404,1058,1059
医学管理等 ……………… 242,940,1326
「医学管理」欄 ………………………… 1652
医科歯科併設の保険医療機関 …………… 32
医科診療報酬点数表に関する事項 ……… 19
胃下垂症手術 ……………………………… 824
イカチバント製剤 …………… 414,438,1609
胃癌 ………………………… 468,652,653,889,899
胃管カテーテル ………………………… 994
胃冠状静脈結紮及び切除術 ……………… 826
易感染性患者 ……………………………… 130
イキセキズマブ製剤 ………… 414,438,1609
意義不明異型扁平上皮 …………………… 508
胃局所切除術 ……………………………… 824
育児栄養指導 ……………………………… 284
育成医療の給付を受けている患者 …… 1597
イクテロメーター黄疸反応検査 ………… 448
異形成光線力学療法 ……………………… 849
異型ポルフィリン症 ……………………… 467
胃血管結紮術 ……………………………… 823
イサチン反応 ……………………………… 459
医師及び医療関係職と事務職員等との間等
　での役割分担の推進 ………………… 1160
意識障害 … 136,177,180,182,184,185,188,912
維持血液透析 ……………………………… 417
意思決定支援の基準 …………………… 1083
医師事務作業補助体制加算 …………… 110,119
医師事務作業補助体制加算の施設基準‥ 1158
胃持続ドレナージ …………………… 715,718
医師の数 ………………………………… 1108
医師の食事箋とは ……………………… 1058
医師配置加算 ……………………………… 102
医師配置加算の施設基準 ……………… 1137
医師又は歯科医師の員数の基準 ……… 1513
医師又は歯科医師の員数の基準及び入院基
　本料の算定方法 ……………………… 1520
胃，十二指腸潰瘍穿孔縫合術 ………… 823
胃，十二指腸憩室切除術・ポリープ切除術
　 …………………………………………… 824
胃，十二指腸ステント留置術 ………… 824
胃，十二指腸ゾンデ挿入による注入 …… 567
胃，十二指腸ファイバースコピー ……… 553
胃，十二指腸ポリープ・粘膜切除術 …… 824
胃十二指腸用ステント ………………… 1045
胃縮小術 ………………………………… 825
萎縮性鼻炎手術 …………………………… 791
異種心膜弁 ……………………………… 1024
異種大動脈弁 …………………………… 1024
移乗 …………………… 1232,1238,1269
異常眼球運動検査 ………………………… 540
異常分娩による入院の可否 ……………… 74
異常分娩の経過改善 ……………………… 526
胃静脈瘤硬化療法 ………………………… 804
移植後患者指導管理料 …………………… 271
移植後患者指導管理料の施設基準等 … 1328

和文索引　いし〜いり

移植後抗体関連型拒絶反応……… 725
移植後リンパ増殖性疾患……… 508
移植臓器提供加算……… 833,834,842
胃・食道逆流症の診断……… 529
胃・食道静脈圧迫止血用チューブ…… 1018
胃・食道内24時間pH測定……… 529
移植用肝採取術（死体）……… 831
移植用骨採取のみに終わり，骨移植に至らない場合……… 773
移植用小腸採取術……… 835
移植用心採取術……… 817
移植用腎採取術……… 842
移植用心肺採取術……… 817
移植用膵採取術……… 833
移植用膵腎採取術……… 833
移植用肺採取術……… 801
移植用部分肝採取術……… 830,1451
移植用部分小腸採取術……… 834
移植用部分肺採取術……… 801
異所性妊娠……… 848
異所性妊娠手術……… 854
異所性ホルモン産生腫瘍……… 898
異所性蒙古斑……… 735
胃切開術……… 824
胃切除術……… 824
胃洗浄……… 734
胃全摘術……… 825
位相差顕微鏡……… 504
移送に伴う医師，看護師等の付添い……… 361
イソ吉草酸血症……… 467
イソソルビド……… 609
イソソルビド硝酸エステル……… 609
依存症集団療法……… 685
依存症集団療法の施設基準……… 1419
依存症入院医療管理加算……… 110,138
依存症入院医療管理加算の施設基準等… 1181
委託検体検査の検査料等の算定方法……… 456
イダマイシン注……… 624
イダルビシン塩酸塩……… 624
1回換気量……… 518
1回呼吸法……… 518
Ⅰ型コラーゲン-C-テロペプチド…… 484,486
Ⅰ型コラーゲン架橋C-テロペプチド-β異性体……… 481,483
Ⅰ型コラーゲン架橋N-テロペプチド……… 481,483,486
1型糖尿病…… 430,432,433,482,484,529,834
Ⅰ型プロコラーゲン-N-プロペプチド… 481
1級地……… 125
一元拡散法……… 455
1号地域……… 359
苺状血管腫……… 735
1剤……… 10,592
一次的胸郭形成手術，肺尖剥離，空洞切開術，空洞縫縮術の併施……… 802
一時的使用カテーテルガイドワイヤ……… 990,992,1050
一時的創外固定骨折治療術……… 770
1種類……… 10,592
位置情報表示装置……… 1011
1処方……… 10,592
1処方につき7種類以上の内服薬の投薬… 592
1側肺全摘……… 800
1調剤……… 10
1点の単価……… 19
「1日につき」……… 9
1日入院……… 68
1病棟当たりの病床数に係る取扱い……… 1100
1秒率……… 518
1秒量……… 518
1秒量等計測器……… 264
一部負担金……… 22,1612
一部負担金減免・保険者徴収Q&A……… 23
一部負担金等の受領……… 1566
一部負担金の減免……… 23
一部負担金の徴収猶予及び減免並びに保険医療機関等の一部負担金の取扱い……… 22
1門照射……… 886

胃腸吻合術……… 826
1類感染症……… 194
一類感染症患者入院医療管理料……… 193
一類感染症患者入院医療管理料の施設基準等……… 1253
一類感染症患者入院医療管理料の対象患者……… 1311
「一連」……… 9,788
一連の撮影とは……… 564
一回線量増加加算……… 888
一回線量増加加算の施設基準……… 1473
一過性閾値上昇検査……… 538
一過性脳虚血発作及び関連症候群……… 244,1523,1524
一期的両靱帯形成加算……… 775
一酸化窒素ガス加算……… 732
一酸化窒素吸入療法……… 186,732
一酸化窒素吸入療法の施設基準……… 1432
一側股関節同側大腿骨結核……… 744
一側肺動脈閉塞試験機能……… 988
一般処置……… 712
一般心理療法……… 683
一般スクリュー……… 1005
一般病棟看護必要度評価加算……… 95,228,1110
一般病棟看護必要度評価加算の施設基準……… 1098,1295
一般病棟入院基本料……… 74
一般病棟入院基本料の施設基準等……… 1089
一般病棟用の重症度，医療・看護必要度1104
一般病棟用の重症度，医療・看護必要度Ⅰに係る評価票……… 1121
一般病棟用の重症度，医療・看護必要度Ⅱに係る評価票……… 1121
一般不妊治療管理料……… 275
一般不妊治療管理料の施設基準……… 1329
一般名処方加算……… 595
一般名処方加算の施設基準……… 1399
胃吊上げ固定術……… 824
イデュルスルファーゼ製剤……… 440,1609
遺伝カウンセリング加算……… 514,900
遺伝カウンセリング加算の施設基準等…1385
遺伝カウンセリング加算の施設基準（病理診断）……… 1480
遺伝学的検査……… 466
遺伝学的検査の施設基準等……… 1380
遺伝子関連・染色体検査判断料……… 514
遺伝子組換え型血液凝固第Ⅷ因子製剤……… 414,438,1608
遺伝子組換え型血液凝固第Ⅸ因子製剤……… 414,438,1608
遺伝子組換え活性型血液凝固第Ⅶ因子製剤……… 414,438
遺伝子組換え活性型血液凝固第Ⅶ因子製剤，乾燥濃縮人血液凝固第X因子加活性化第Ⅶ因子製剤……… 1608
遺伝子組換え活性型血液凝固第Ⅶ因子製剤静脈内投与療法……… 1635
遺伝子組換えヒトvon Willebrand因子製剤……… 415,438,1609
遺伝子相同組換え修復欠損検査……… 472
遺伝子相同組換え修復欠損検査の施設基準……… 1382
遺伝子パネル検査結果等に基づく分子標的治療……… 1636
遺伝子標本作製……… 900
遺伝性運動感覚ニューロパチー……… 641
遺伝性コプロポルフィリン症……… 467
遺伝性自己炎症疾患……… 467
遺伝性ジストニア……… 467
遺伝性周期性四肢麻痺……… 467
遺伝性腫瘍カウンセリング加算……… 514
遺伝性腫瘍カウンセリング加算の施設基準……… 1386
遺伝性膵炎……… 467
遺伝性鉄芽球性貧血……… 467
遺伝性乳癌卵巣癌症候群… 270,470,762,798
遺伝性乳癌卵巣癌症候群患者……… 579
遺伝性乳癌卵巣癌症候群乳房切除加算……… 797

遺伝性網膜ジストロフィ遺伝子検査……… 475
伊藤反応……… 449
移動方法……… 1269
胃内異物除去摘出術……… 824
胃内異物摘出術……… 824
胃内排泄用チューブ……… 994
イヌリン……… 476,478
イヌリンクリアランス測定……… 548
胃捻転症手術……… 824
胃粘膜下腫瘍……… 899
胃のスポット撮影……… 566
イノバン注……… 625
いびき……… 794
衣服の着脱……… 1233,1239,1269
胃縫合術……… 823
いぼ焼灼法……… 735
イホスファミド……… 624
いぼ等冷凍凝固法……… 735
イマチニブ……… 247
イマチニブ経口投与及びペムブロリズマブ静脈内投与の併用療法……… 1635
イミグルセラーゼ製剤……… 440,1609
イミプラミン塩酸塩……… 588,609
イミペネム水和物・シラスタチンナトリウム……… 624
イムホイザー3次元骨切り術……… 772
イメージ・インテンシファイアー間接撮影装置……… 566
医薬品医療機器等法に基づく承認等を受けた医療機器の使用等に関する基準…… 1583
医薬品医療機器等法に基づく承認を受けた医薬品の投与に関する基準……… 1582
医薬品医療機器等法に基づく承認を受けた再生医療等製品の使用又は支給に関する基準……… 1583
医薬品・医療機器等に関する診療の保険外併用療養費の対象となる期間……… 1582
医薬品組合せ橈骨頭用補綴材……… 1010
医薬品再評価の終了した医薬品の取扱い　584
医薬品サンプル……… 585,616
医薬品（注射薬）の適応外使用に係る保険診療上の取扱い……… 624
医薬品注入器……… 442,444,991,1022
医薬品投与血管造影キット……… 989,990
医薬品投与血管造影用カテーテル… 989,990
医薬品投与用長期的使用胃瘻チューブ… 997
医薬品投与用マルチルーメンカテーテル… 989
医薬品投与用長期的使用胃瘻チューブ… 445
医薬品（内服薬・外用薬）の適応外使用に係る保険診療上の取扱い……… 609
医薬品の医薬品医療機器等法承認に係る用法用量と異なる用法用量等に係る投与に関する基準……… 1584
医薬品の使用に係る厚生労働大臣が定める場合……… 1608
医薬品の治験に係る診療に関する基準… 1579
医薬品の治験に係る診療の保険外併用療養費の扱い……… 1581
イリノテカン塩酸塩水和物……… 624
医療DX推進体制整備加算……… 34,45
医療DX推進体制整備加算の施設基準… 1075
医療安全管理対策委員会……… 1186
医療安全管理体制の基準……… 1082
医療安全対策加算……… 112,144
医療安全対策加算の施設基準……… 1186
医療安全対策地域連携加算……… 144
医療安全対策地域連携加算1の施設基準1186
医療安全対策地域連携加算2の施設基準1186
医療・介護関係事業者における個人情報の適切な取扱いのためのガイダンス…… 467
「医療機関コード」欄……… 1641,1645
医療機器安全管理料……… 344
医療機器安全管理料の施設基準……… 1359
医療機器・再生医療等製品の治験に係る診療の保険外併用療養費の扱い……… 1581
医療機器の医薬品医療機器等法承認に係る使用目的・方法等と異なる使用目的・方法等に係る使用に関する基準……… 1585

医療機器の治験に係る診療に関する基準 1581
医療機器又は体外診断用医薬品の使用等に関する事項 1583
医療区分 107
医療区分・ADL区分等に係る評価票評価の手引き 1127
医療区分・ADL区分等に係る評価票（有床診療所療養病床入院基本料） 1141
医療区分・ADL区分等に係る評価票（療養病棟入院基本料） 1133
医療区分2 86,1308
医療区分3 86,1308
医療区分と2・3の該当患者割合 1111
医療資源の少ない地域 127
医療情報取得加算の施設基準 1075
医療情報取得加算 34,41,48,55,57
医療相談 1616
医療的ケア児(者)入院前支援加算 112,163
医療的ケア児(者)入院前支援加算の施設基準 1211
医療的ケア判定スコア表 1212
医療度判定スコア 1180
医療における遺伝学的検査・診断に関するガイドライン 467
医療費の内容の分かる領収証及び個別の診療報酬の算定項目の分かる明細書の交付について 25
医療保険体系 12
医療保険と介護保険の給付調整 1536
医療保険と介護保険の給付調整に関する留意事項 1542
「医療保険」欄 1641
医療保護入院 701
医療保護入院等診療料 701
医療保護入院等診療料の施設基準 1424
医療用医薬品の取引価格の妥結率 33
医療用鏡 989,1038,1041
医療用拡張器 988,995,996,1038,1050
医療用嘴管及び体液誘導管 442,443,445,446,987～1000,1018,1021～1023,1025,1027,1029～1032,1034～1040,1042,1045～1047,1049～1052,1054
医療用焼灼器 1049,1053
医療用穿刺器，穿削器，穿孔器 1018
医療用麻薬 1611
衣類 710
イレウス 136
イレウス用ロングチューブ 995
イレウス用ロングチューブ挿入法 721
胃瘻カテーテル 730,997
胃瘻造設時嚥下機能評価加算 870,1507
胃瘻造設時嚥下機能評価加算における適応していない場合には所定点数の100分の80に相当する点数により算定することとなる施設基準 1470
胃瘻造設術 762,826,1507
胃瘻抜去術 827
胃瘻閉鎖術 827,1442
胃瘻より流動食を点滴注入 743,1060
陰圧式人工呼吸器 436
陰圧室加算 128
陰圧創傷治療システム 446,1045
陰圧創傷治療用カートリッジ 446,716,1048
陰圧閉鎖処置(入院) 715
陰圧閉鎖処置用材料 1045
院外処方箋 595
院外処方で支給できる特定保険医療材料 439
インキュベーター 710,720
陰茎 846
陰茎悪性腫瘍手術 846
陰茎海綿体のシャント術 846
陰茎形成術 845
陰茎絞扼 736
陰茎持続勃起症手術 846
陰茎折症手術 846
陰茎切断術 846
陰茎尖圭コンジローム切除術 846
陰茎全摘術 846

陰茎様陰核形成手術 846
咽・喉頭癌 652,653
咽後膿瘍切開術 792
インサート 1002
インジカン 449
インジゴカルミン 552,556,624
飲酒試験における症状監視 449
陰唇癒合剥離 736
インスタントフィルム 541
インスリン 481
インスリンアスパルト(遺伝子組換え) 624
インスリン・グルカゴン様ペプチド-1受容体アゴニスト配合剤 414,438,1609
インスリン製剤 414,430,438,1608
インスリン製剤等注射用ディスポーザブル注射器 440
インスリン測定 549
インスリン抵抗性の評価 529
インスリンデテミル(遺伝子組換え) 624
インスリンヒト(遺伝子組換え) 624
インスリン負荷 548,549
インスリン様成長因子結合蛋白3型 481,484
インスリン用量の決定 529
インスリンリスプロ(遺伝子組換え) 624
インタクトⅠ型プロコラーゲン-N-プロペプチド 481,483
インターフェアレンススクリュー 775
インターフェロン 320
インターフェロン-λ3 502
インターフェロンアルファ製剤 414,424,438,1608
インターフェロンα皮下投与及びジドブジン経口投与の併用療法 1635
インターフェロン製剤 1611
インターフェロン治療が必要な肝炎の患者 320,329
インターフェロンベータ製剤 414,438,1608
インタール点眼液 604
インターロイキン-6 502
咽頭 792
咽頭悪性腫瘍手術 792
咽頭異物摘出術 792
咽頭口腔チューブ 993
咽頭処置 739
咽頭注射 616
咽頭皮膚瘻孔閉鎖術 792
咽頭瘻閉鎖術 792
インドシアニングリーン 624,870
インドメタシン 609
インドメタシンファルネシル 609
イントラリポス輸液 622
イントロデューサ 987
イントロデューサ針 995,996,1050
院内感染防止対策委員会 1084
院内感染防止対策の基準 1082
院内製剤加算 602
院内DOTSガイドライン 89,94
院内トリアージ実施料 285
院内トリアージ実施料の施設基準等 1340
陰嚢 846
陰嚢水腫手術 846
陰嚢水腫穿刺 735
陰嚢内血腫除去術 846
インヒビター 725
インフィグラチニブ経口投与療法 1636
陰部神経ブロック 883
インフューズドオープンチップ 529
インフリキシマブ製剤 615
インフリキシマブ定性 476,480
インフルエンザ 552
インフルエンザウイルス 493
インフルエンザウイルス抗原定性 491,494
インフルエンザ核酸検出 506
インフルエンザ菌(無莢膜型)抗原定性 491,494

う

ヴィダール反応 449

ウィーバー症候群 467
ウィリアムズ症候群 467
ウィリス動脈輪閉塞症 100,123,660
ウイルス抗体価(定性・半定量・定量) 491,493
ウイルス・細菌核酸多項目同時検出 506
ウイルス・細菌核酸多項目同時検出(髄液)の施設基準 1384
ウイルス・細菌核酸多項目同時検出の施設基準等 1383
ウイルス疾患指導料 244
ウイルス疾患指導料の施設基準 1327
ウイルス疾患指導料の対象疾患 1525
ウイルスに起因する難治性の眼感染疾患に対する迅速診断(PCR法) 1629
ウィンター法 846
ウェゲナー肉芽腫症 660
植込型カテーテルによる中心静脈注射 619
植込型骨導補聴器 1047
植込型骨導補聴器移植術 791,1439
植込型骨導補聴器交換術 791,1439
植込型骨導補聴器(直接振動型) 1052
植込型骨導補聴器(直接振動型)植込術 790,1439
植込型除細動器 261,877,1024
植込型除細動器移行期加算 261
植込型除細動器移植術 815,1446
植込型除細動器交換術 815,1446
植込み型除細動器・ペースメーカリード 1022,1024
植込型除細動器用カテーテル電極 1024
植込み型心臓ペースメーカ 1022
植込型心電図記録計 1045
植込型心電図記録計植込術 814,1445
植込型心電図記録計摘出術 814,1445
植込型心電図検査 520
植込型心電図検査の施設基準 1386
植込み型心電用データレコーダ 1045
植込型舌下神経電気刺激装置 1052
植込型仙骨神経刺激装置 427
植込み型前立腺組織牽引システム 1053
植込み型疼痛緩和用スティミュレータ 1016
植込み型脳脊髄液リザーバ 1021
植込型脳・脊髄刺激装置 426,436
植込型脳・脊髄電気刺激装置 426,1015
植込み型排尿・排便機能制御用スティミュレータ 1048
植込型ペースメーカー 877
植込み型ペースメーカアダプタ 1022,1024
植込み型縫合糸固定用具 1005
植込型補助人工心臓 428,816
植込み型補助人工心臓システム 445,1029
植込み型補助人工心臓(非拍動流型) 1447
植込み型補助人工心臓ポンプ 445,1029
植込み型補助人工心臓用電源供給ユニット 445,1029
植込型迷走神経刺激装置 436
植込型迷走神経電気刺激装置 427,1045
植込型輸液ポンプ 1022
植込型輸液ポンプ持続注入療法指導管理料 272
植込型輸液ポンプ用髄腔カテーテル 1022
植込み型リードレス心臓ペースメーカ 1022
植込み型両心室同期ペースメーカ 1022
植込式心臓ペースメーカー用リード 1022
植込みポート用医薬品注入器具 442
ウエスタンブロット法 492,496,497
ウェーバー法 538
ウォーターストン手術 811
鶏眼・胼胝処置 735
鶏眼・胼胝切除術 766
ウォルフラム症候群 467
受身赤血球凝集反応 455
牛島乳幼児簡易検査 547
ウシ心のう膜弁 1024
ウシ心膜パッチ 1019
右室二腔症手術 812
右室流出路形成 811,812,813

和文索引　うし〜おで　1743

右室流出路形成術 812
ウシ由来弁付人工血管 1024
右心カテーテル 518
内田クレペリン精神検査 547
うつ病 532,682
うつ病として治療を行っている患者 530
腕関節及び指能動副子 1001
ウマ心のう膜弁 1024
ウマ心膜パッチ 1019
ウール氏病手術 811
ウルツマン 736
ウロキナーゼ使用胸部排液用チューブ 993,994
ウロキナーゼ使用緊急時ブラッドアクセス留置用カテーテル 999
ウロキナーゼ使用心膜排液用カテーテル 994
ウロキナーゼ使用中心静脈用カテーテル 992
ウロキナーゼ使用中心静脈用カテーテルイントロデューサキット 992
ウロキナーゼ使用排液用チューブ 993,994
ウロバッグ代 1617
ウロビリノゲン 458
ウロビリン定性 458
ウロビリン(糞便) 460
ウロポルフィリン(尿) 458
運動の悪性腫瘍 648
運動機能検査用器具 1024
運動器不安定症 648
運動器リハビリテーション料 645,1595,1624
運動器リハビリテーション料に関する施設基準 1406,1407
運動器リハビリテーション料の対象患者 1501
運動照射 886
運動ニューロン疾患 534,641
運動負荷 520
運動量増加機器加算 654
ウンフェルリヒト・ルンドボルグ病 467

え

衛生材料 710,750
衛生材料代 1616
衛生材料等提供加算 400,698
栄養カテーテル 993
栄養管セット 435
栄養管理計画書 1088
栄養管理実施加算 103,107
栄養管理実施加算の施設基準 1138
栄養管理体制 66
栄養管理体制の基準 1083
栄養ケア・ステーション 258
栄養サポートチーム 143
栄養サポートチーム加算 112,143
栄養サポートチーム加算の施設基準等 1184
栄養指導記録 261
栄養障害型表皮水疱症 466
栄養情報連携料 344
栄養食事指導箋 404
栄養処置 742
栄養治療実施計画 145
栄養治療実施報告書 145
栄養用ディスポーザブルカテーテル 443
会陰 848
会陰(陰門)切開及び縫合術 852
会陰形成手術 848
会陰式 840
会陰(腟壁)裂創縫合術 852
会陰ヘルニア 822
腋窩鎮骨下部郭清 797
液化酸素装置加算 434
腋窩神経ブロック 883
腋窩多汗症注射 620
腋窩部郭清 797
エキシマ・ダイ・レーザー 800,803,824,849
エキシマレーザー 787
エキシマレーザー血管形成用カテーテル 807
エキシマレーザー型血管形成用カテーテル 820
腋臭症手術 767

液状化検体細胞診加算 900
液相結合法 455
液体酸素の単価 746
液体培地法 505
エクリン汗孔腫 546
エコーウイルス 493
壊死性筋膜炎 720
エシタロプラムシュウ酸塩 588
エスゾピクロン 588
エスタゾラム 588,1609
エステラーゼ染色 464
エストラジオール 481,549
エストリオール 481
エストロゲン定量 481,483
エストロゲン半定量 481,483
エストロジェンレセプター 898
壊疽性膿皮症 467
エタネルセプト製剤 414,438,1608
エタノール 476
エタノールの局所注入 717
エタノールの局所注入の施設基準 1428
エダラボン製剤 438,1609
エタンブトール塩酸塩 609
エチゾラム 588,1609
エチルアルコール 884
エックス線・CT点数早見表 582
エックス線診断料 564
エックス線表在治療 888
エックス線フィルムサブトラクション 566
X連鎖優性プロトポルフィリン症 467
エトポシド 609,624
エナラプリルマレイン酸塩 609
エノシタビン 624
エバネセント波蛍光免疫測定法 455
エフガルチギモド　アルファ・ボルヒアルロニダーゼ　アルファ配合剤 415
エプスタイン氏奇形 811
エプスタイン症候群 467
エベロリムス 245,247
エポエチンベータペゴル 1611
エポエチンベータペゴル製剤 722
エボロクマブ製剤 414,438,1609
エマヌエル症候群 467
エミシズマブ製剤 414,438,1609
エラスター針 528
エラスターゼ1 484
エリスロポエチン 438,481,483,722,914,1495,1608,1611
エリテマトーデス 257
エルゴメーター 521
エルスワースハワードテスト 549
エレクトロキモグラフ 522
エレヌマブ製剤 415,440,1609
エロスルファーゼ　アルファ製剤 440,1609
遠位型ミオパチー 741
遠隔画像診断 562
遠隔画像診断に関する施設基準 1394
遠隔画像診断の施設基準 1394
遠隔死亡診断補助加算 388,394
遠隔死亡診断補助加算の施設基準 1373
遠隔診療 63,64
遠隔脳波診断を行った場合 533
遠隔病理診断 898
遠隔放射線治療計画加算 886
遠隔放射線治療計画加算の施設基準 1472
遠隔モニタリング加算 261,417,418,421
遠隔モニタリング加算の施設基準 1378
遠隔連携遺伝カウンセリングの施設基準 1385
遠隔連携診療料 322
遠隔連携診療料の施設基準等 1356
塩化鉄(Ⅲ)反応 459
塩基性フェトプロテイン 484
円形脱毛症 257
嚥下機能が低下した患者 553
嚥下機能検査 553
嚥下機能手術 793
嚥下訓練 658
嚥下造影 567

塩酸イリノテカン 468
塩酸シプロフロキサシン 609
塩酸セルトラリン 588
塩酸バンコマイシン散 604
遠城寺式乳幼児分析的発達検査 547
炎症性腸疾患 470
遠心式体外循環用血液ポンプ 1026
円錐角膜 545
延髄における脊髄視床路切截術 781
遠赤外線温熱療法 733
円柱 460
延長チューブ 442
エンドトキシン 492
エンドトキシン除去向け吸着型血液浄化用浄化器 1000
エンドトキシン除去用 1000
エンドトキシン選択除去用吸着式血液浄化法 728
エンドパイロトミー用 996
円板状黄斑変性症 789

お

オイラックス 610
横隔神経電気刺激装置 1051
横隔神経電気刺激装置加算 438
横隔神経電気刺激装置加算の施設基準 1379
横隔神経ブロック 883
横隔神経麻痺術 786
横隔膜 805
横隔膜下膿瘍 823
横隔膜電極植込術 805
横隔膜縫合術 805
横隔膜レラクサチオ手術 805
応急入院 701
応急入院患者 134,215,219
横行結腸 555
黄色靱帯骨化症 660
黄色靱帯骨化症手術 778
黄色ブドウ球菌が検出された患者 509
黄色ブドウ球菌ペニシリン結合蛋白2'(PBP2')定性 512
往診時医療情報連携加算 357
往診料 354
往診料注10に規定する別に厚生労働大臣が定める施設基準 1366
往診料に規定する時間 1365
往診料に規定する別に厚生労働大臣が定める患者 1365
往診料の加算等の適用 1351,1364
黄体形成ホルモン 481,482
黄体形成ホルモン(LH)定性(尿) 458
黄斑下血腫 789
黄斑下手術 789
黄斑局所網膜電図及び全視野精密網膜電図の施設基準 1389
黄斑局所網膜電図, 全視野精密網膜電図 542
黄斑ジストロフィーの診断 542
黄斑疾患が疑われる患者 542
黄斑浮腫 789
横紋筋融解症 136
太田母斑 735
大四ツ切(フィルム) 580
大脇式盲人用知能検査 547
緒方法 449
起き上がり 1268
オキサゾラム 588,1609
オキサリプラチン 624
オキシコドン塩酸塩 438,1609
オキシダーゼ染色 464
オキシベルチン 588
オクリュージョンカテーテル 1032
オージオメーター 538
オステオカルシン 481,483
オスラー病 467
お世話料 1616
汚染組織の切除 765
オゾラリズマブ製剤 415,440,1609
オデルカ用フィルム 580

おとがい形成	795	
おとがい孔部神経切断術	786	
おとがい神経	785	
おとがい神経ブロック	883	
オートタキシン	476,479	
音の強さ及び周波数の弁別域検査	538	
オーバーザワイヤー	989	
オーバチューブ	1018	
オビソート注射用	624	
オファツムマブ製剤	415,440,1609	
オプション部品	1004	
オプソクローヌス・ミオクローヌス症候群	501	
オープン型ステントグラフト	1049	
オープン型ステントグラフト内挿術	811	
オマリズマブ製剤	415,440,1609	
おむつ代	1616	
おむつの処理費用	1616	
オーム病クラミジア	493	
親面接式自閉スペクトラム症評定尺度改訂版	548	
オランザピン	588	
オリゴクローナルバンド	461	
オリゴ転移	889	
オリーブ橋小脳萎縮症	100,118,122,123,366,389,395,660	
オルソパントモ型(フィルム)	580	
オルプリノン塩酸塩水和物	625	
音響耳管法	540	
音響分析	540	
音声回復用人工補装具	1017	
音声機能検査	540	
音声言語医学的検査	540	
音声障害	540,641	
温度眼振検査	540	
音読検査	547	
温浴療法	734	
オンライン診療の適切な実施に関する指針	58	

か

加圧減圧法	540	
加圧式医薬品注入器	444,991	
外陰	848	
外陰・腟血腫除去術	848	
外眼筋注射	620	
開胸術のみを行った時点で手術を中止した場合	799	
開胸心臓マッサージ	733,805	
開胸心臓マッサージに併せて行ったカウンターショック	805	
開胸心臓マッサージに併せて行った人工呼吸	805	
介護医療院サービス費と医療保険の給付調整	1555	
開咬症	795	
介護支援等連携指導料	311	
介護障害連携指導料	103	
介護障害連携加算の施設基準	1138	
介護職員等喀痰吸引等指示料	401	
介護職員等喀痰吸引等指示料に規定する別に厚生労働大臣が定める者	1375	
介護職員等喀痰吸引等指示書	402	
外骨腫切除術	790	
介護保険施設等との併設	1563	
介護保険施設等連携往診加算	357	
介護保険施設等連携往診加算に関する施設基準		
介護保険と医療保険の訪問診療等の関係	367	
介護保険リハビリテーション移行支援料	314	
「介護療養型老健施設」	912	
介護老人保健施設	328	
介護老人保健施設入所者に係る往診及び通院(対診)		
介護老人保健施設入所者に係る診療料	912	
介護老人保健施設入所者について算定できない検査等	1494	
介護老人保健施設入所者について算定できない検査, リハビリテーション, 処置,		
手術及び麻酔	1503	
介護老人保健施設入所者について算定できる注射及び注射薬等の費用	914,1495	
介護老人保健施設入所者について算定できる投薬	913,1494	
介護老人保健施設入所者について算定できる内服薬及び外用薬の費用	1494	
外耳	789	
外耳切開術	786	
外耳道悪性腫瘍手術	790	
外耳道異物除去術	789	
外耳道形成手術	790	
外耳道骨腫切除術	790	
外耳道骨増生(外骨腫)切除術	790	
外耳道腫瘍摘出術	790	
外耳道真珠腫手術	790	
外耳道造設術	790	
外傷	177,180,182,184,185,188	
外傷後の四肢変形	273	
外傷後毛線体剝離	544	
外傷性色素沈着症	735	
外傷全身CT加算	576	
外傷全身CT加算の施設基準	1397	
開心術後	637	
開心術症例の体外循環離脱困難	816	
回数制限のある検査等を規定回数以上に行った場合の費用	1617	
回数を超えて受けた診療であって別に厚生労働大臣が定めるものに関する基準	1595	
回数を超えて行う診療に係る特別の料金	1595	
外側大腿皮神経ブロック	883	
介達牽引	740	
回腸	834	
回腸(結腸)導管造設術	845	
回腸囊ファイバースコピー	555	
回腸又は結腸導管を利用して尿路変更	844	
ガイディングカテーテル	1031	
ガイディング用血管内カテーテル	987,1032	
回転横断撮影	566	
回転眼振検査	540	
外転シーネ	1001	
開頭術後	720	
開頭術用ドレナージキット	993	
開頭とは	780	
ガイドシース加算	558,559	
ガイドワイヤー	991,1050	
外尿道口切開術	845	
外尿道腫瘍切除術	845	
外泊期間中の入院料等	71	
外反屈曲骨切り術	772	
外反伸展骨切り術	772	
外反膀胱閉鎖術	845	
外鼻形成	791	
外鼻の変形	791	
外皮用殺菌剤	750	
回復期リハビリテーション入院医療管理料の施設基準	1259	
回復期リハビリテーション病棟入院料	198,1267	
回復期リハビリテーション病棟入院料における実績指数等に係る報告書	203	
回復期リハビリテーション病棟入院料の施設基準等	1258	
回復期リハビリテーション病棟入院料又は特定機能病院リハビリテーション病棟入院料を算定する患者	632	
回復期リハビリテーションを要する状態	1311	
回復期リハビリテーションを要する状態及び算定上限日数	1311	
開腹手術(腹腔鏡による手術を含む)を行った患者又は行う予定のある患者	149	
開腹手術を行った患者	315	
開腹による位置矯正術	849	
外部照射	886,892	
開放円板整位術	795	
「開放型病院」	10,308	
開放型病院共同指導料(Ⅰ)	308	
開放型病院共同指導料(Ⅱ)	308	
開放型病院共同指導料(Ⅰ)の施設基準	1347	
開放型病院の施設基準	1504	
開放骨折	868	
開放授動術	795	
開放点滴式全身麻酔	876	
開放病床利用率	1347	
海綿静脈洞の開放を伴う腫瘍切除及び再建術	780	
潰瘍食	258	
潰瘍性大腸炎	245,615,729,1060	
外用薬	585,591	
外来栄養食事指導料	257	
外来栄養食事指導料及び入院栄養食事指導料の対象患者	1327	
外来栄養食事指導料の施設基準	1327	
外来化学療法加算	614	
外来化学療法加算の施設基準	1399	
外来がん患者在宅連携指導料	317	
外来がん患者在宅連携指導料の施設基準	1354	
外来感染対策向上加算	34,41,47,55,242,352,694,1071	
外来感染対策向上加算の施設基準	1071	
外来管理加算	47,49,1078	
外来管理加算に係る厚生労働大臣が定める検査及び計画的な医学管理	50	
外来緩和ケア管理料	270,271	
外来緩和ケア管理料の施設基準等	1328	
外来機能報告対象病院等	33,56,1566,1592	
外来後発医薬品使用体制加算	586	
外来後発医薬品使用体制加算の施設基準	1398	
外来在宅共同指導料	409	
外来・在宅ベースアップ評価料(Ⅰ)	906	
外来・在宅ベースアップ評価料(Ⅱ)	907	
外来・在宅ベースアップ評価料(Ⅰ)の施設基準	1481	
外来・在宅ベースアップ評価料(Ⅱ)の施設基準	1481	
外来腫瘍化学療法診療料	292	
外来腫瘍化学療法診療料の施設基準等	1343	
外来迅速検体検査加算	456	
外来診療料	56	
外来診療料に係る厚生労働大臣が定める患者	1082	
外来データ提出加算	295,300	
外来排尿自立指導料	321	
外来排尿自立指導料の施設基準等	1355	
外来放射線照射診療料	287	
外来放射線照射診療料の施設基準	1341	
外来放射線治療加算	886	
外来放射線治療加算に関する施設基準	1472	
外来リハビリテーション診療料	286	
外来リハビリテーション診療料の施設基準	1341	
解離性大動脈瘤	637	
回路洗浄用フィルター	1028	
下咽頭悪性腫瘍手術	793	
下咽頭腫瘍摘出術	792	
カウンセリング	683	
カウンターショック	733	
楓糖尿症食	259,404,1058,1060	
過蓋咬合症	795	
下顎関節突起骨折観血的手術	794	
下顎骨悪性腫瘍手術	795	
下顎骨延長術	795	
下顎骨形成術	795,1440	
下顎骨折観血的手術	794	
下顎骨折非観血的整復術	794	
下顎骨部分切除術	795	
下顎骨補綴材	1013	
下顎骨離断術	795	
下顎神経	785	
下顎神経ブロック	883	
化学発光酵素免疫測定法	455	
化学発光免疫測定法	455	
化学療法	614	
過活動膀胱	427,846	
過活動膀胱患者	737	
かかりつけ医師	587	

か行

下気道感染症	495
顎悪性腫瘍切除術	794
核医学診断	574
核医学診断料	568
核黄疸	479
顎下腺悪性腫瘍手術	795
顎下腺腫瘍摘出術	795
顎下腺摘出術	795
顎関節	794
顎関節円板整位術	795
顎関節鏡下円板整位術	795
顎関節鏡下授動術	795
顎関節鏡検査	553
顎関節形成術	795
顎関節授動術	795
顎関節人工関節全置換術	795, 1440
顎関節脱臼観血的手術	794
顎関節脱臼非観血的整復術	794
顎関節の運動障害	795
角結膜悪性腫瘍切除術	787, 1438
顎・口蓋裂形成手術	794
顎・口腔の先天異常	661
顎骨腫瘍摘出術	795
学習障害	661
覚醒維持検査	533
覚醒剤原料	585, 586
覚醒試験加算	731
拡大胸腺摘出術	799
拡大撮影	566
拡大乳房切除術	797
拡大副鼻腔手術	791
喀痰吸引	100, 710, 717
喀痰吸引等	387, 401
喀痰細胞診	900
喀痰排出	100, 718
拡張用バルーン	802
角膜	787
角膜移植後の患者	543
角膜移植術	787
角膜移植術後	544
角膜潰瘍結膜被覆術	787
角膜潰瘍焼灼術	787
角膜潰瘍掻爬術, 角膜潰瘍焼灼術	787
角膜化学腐食	788
角膜・強膜異物除去術	787
角膜・強膜縫合術	787
角膜曲率半径計測	543
角膜形状解析検査	543
角膜形成手術	788
角膜ジストロフィー	787
角膜ジストロフィー遺伝子検査	472
角膜ジストロフィー遺伝子検査の施設基準	1382
角膜上皮幹細胞疲弊症	788
角膜上皮欠損	788
角膜新生血管手術	787
角膜切開術	788
角膜穿孔	788
角膜知覚計検査	544
角膜内注射	620
角膜内皮細胞顕微鏡検査	545
角膜瘢痕	787
角膜表層除去併用結膜被覆術	787
角膜変形	543
核マトリックスプロテイン22(NMP22)定性(尿)	484, 486
核マトリックスプロテイン22(NMP22)定量(尿)	484, 486
隔離とは	134
下甲介粘膜焼灼術	791
下甲介粘膜レーザー焼灼術	791
下行結腸	555
加算平均心電図による心室遅延電位測定	520
下肢加重検査	540
下肢痙縮	883
下肢再建用人工関節用材料	1010
下肢再建用人工材料	1004, 1011
下肢静脈瘤血管内焼灼術	820
下肢静脈瘤血管内塞栓術	820
下肢静脈瘤手術	820
下肢静脈瘤不全穿通枝切離術	820
下肢創傷処置	712
下肢創傷処置管理料	280
下肢創傷処置管理料の施設基準	1329
仮死蘇生術	854
下肢伝達麻酔	875
下肢動脈狭窄部貫通用カテーテル	1033
下肢動脈形成術	820
下肢偏倚検査	540
下肢末梢動脈疾患指導管理加算	722
下肢末梢動脈疾患指導管理加算の施設基準	1428
過剰自己貪食を伴うX連鎖性ミオパチー	467
下垂体後葉負荷試験	548
下垂体腫瘍	782
下垂体前葉負荷試験	548
下垂体ブロック	883
ガス壊疽	720
ガスえそウマ抗毒素	614
ガスクロマトグラフィー	455
ガスター	611
カスタムメイド人工関節	1010
カスタムメイド人工骨	1010
ガス中毒	720, 731
ガストリン	481
ガストリン刺激テスト	549
ガストリン放出ペプチド前駆体	485, 486
ガス麻酔器を使用する10分未満の麻酔	875
ガーゼ	750
ガーゼ代	1616
ガーゼタンポン	739
ガーゼ等衛生材料	710
画像記録用フィルム	580
画像診断	562, 963
画像診断管理加算	562
画像診断管理加算の施設基準	1392
画像診断の施設基準	1392
「画像診断」欄	1657
画像等手術支援加算	869
画像誘導放射線治療加算	888
画像誘導放射線治療加算の施設基準	1474
画像誘導密封小線源治療加算	892
画像誘導密封小線源治療加算の施設基準	1479
家族性アミロイドポリニューロパチー	831
家族性アルツハイマー病の遺伝子診断	1629
家族性高コレステロール血症	467, 725
家族性大腸腺腫症	485
家族性大動脈瘤・解離	467
家族性地中海熱	467
家族性低βリポタンパク血症1	467
家族性特発性基底核石灰化症	467
家族性部分性脂肪萎縮症	467
家族性良性慢性天疱瘡	467
下大静脈フィルタ	1034
下大静脈フィルター除去術	821
下大静脈フィルター留置術	821
下大静脈留置フィルターセット	1032
片側型人工膝関節	1003
片側顔面痙攣	883
片側置換型脛骨用人工膝関節	1003
片側置換用材料	1001
肩関節腱板損傷	639
カーター・ロビンステスト	549
下腸間膜動脈神経叢ブロック	883
過長茎状突起切除術	792
滑液嚢穿刺後の注入	620
滑液膜摘出術	774
学校医	329
学校生活管理指導表	341
合算薬剤料	591, 621
滑車神経ブロック	883
褐色細胞腫	887
褐色細胞腫の鑑別診断	484
褐色細胞腫の診断	484
活性型ビタミンD_3剤	480
活性化部分トロンボプラスチン時間	465
活性化プロトロンビン複合体	438, 1608
活栓	442
割創	764
カップ・ライナー一体型	1001
合併症妊娠	187
括約筋筋電図	538
カーディオトミーリザーバー	1028
カテコールアミン	481, 614
カテコールアミン分画	481
カテーテルイントロデューサ	987, 988
カテーテル拡張器	988, 995, 996, 1038, 1050
カテーテルコネクタ	1022
カテーテル心筋焼灼術	814
カテーテルによる耳管通気法	738
カテーテルの詰まり	619
カテーテル被覆・保護材	995, 1050
カテーテル用針	995, 1050
カテーテルを交換	619
カテラン硬膜外注射	884
蝸電図	540
可動化手術	790
カナバン病	467
カナマイシン一硫酸塩	609
カーニー複合	467
カニューレ	1026
カニュレーション料	721, 816
ガニレリクス酢酸塩	625
化膿性又は結核性関節炎掻爬術	773
化膿性無菌性関節炎	467
ガバペンチン	609
可搬式液化酸素容器	746
カビネ(フィルム)	580
過敏性転嫁検査	550
カフ型緊急時ブラッドアクセス用留置カテーテル挿入	619
歌舞伎症候群	467
下部消化管ステント留置術	838
カプセル型撮像及び追跡装置	1041
カプセル型内視鏡	554, 555, 1041
カフ付き気管切開チューブ	440, 442, 997
カプトプリル	609
カフなし気管切開チューブ	441, 442
下部尿路通過障害	420
カプラシズマブ製剤	415, 440, 1609
がま腫切開術	795
がま腫摘出術	795
可溶性インターロイキン-2レセプター	485, 487
可溶性メソテリン関連ペプチド	485, 486
ガラクトース	476
ガラクトース血症食	259, 404, 1058, 1060
硝子体	789
硝子体茎顕微鏡下離断術	789
硝子体混濁を伴うぶどう膜炎	541
硝子体切除術	789
硝子体置換術	789
硝子体注入・吸引術	789
カリウム	475
カリウム吸着除去用血液フィルタ	1047
カリウム製剤	327
仮義手	743
仮義足	743
顆粒球エラスターゼ(子宮頸管粘液)	461
顆粒球エラスターゼ定性(子宮頸管粘液)	461
顆粒球機能検査	504
顆粒球コロニー形成刺激因子製剤	414, 438, 1608
顆粒球スクリーニング検査	504
顆粒球表面抗原検査	504
ガルカネズマブ製剤	415, 440, 1609
カルシウム	475, 476
カルシウム負荷	549
カルジオスコープ	526
カルジオタコスコープ	526
カルシトニン	481
ガルスルファーゼ製剤	440, 1609
カルタゲナー症候群	467
カルバゾクロムスルホン酸ナトリウム製剤	

カルバマゼピン	438, 1608
カルバマゼピン	245, 609
カルプロテクチン(糞便)	460
カルベジロール	609
カルボプラチン	625
加齢黄斑変性症	789
カロリ病	831
川崎病	725
川崎病で冠動脈瘤のあるもの	252
河本氏暗点計による検査	542
肝	829
肝悪性腫瘍マイクロ波凝固法	830
肝悪性腫瘍ラジオ波焼灼療法	830
眼圧測定	543
眼位検査	540
簡易ジェノタイプ判定	506
簡易循環機能検査	448
肝移植	501
肝移植術	831
簡易聴力検査	538
簡易培養	504
肝エラストグラフィ加算	578
肝エラストグラフィ加算に関する施設基準	1397
肝炎インターフェロン治療計画料	320
肝炎インターフェロン治療計画料の施設基準	1355
肝炎インターフェロン治療連携加算	329
肝炎ウイルス関連検査	497
肝炎ウイルス疾患	244
肝炎食	1060
肝炎にて劇症化が疑われる場合	480
肝及び腎のクリアランステスト	548
感音性難聴	262
眼窩	787
眼窩悪性腫瘍手術	787
眼窩縁形成手術	787
眼科学的検査	49, 541
眼窩下孔部神経切断術	786
眼窩下神経	785
眼窩下神経ブロック	883
眼科光線力学療法	789
眼窩骨折観血的手術	787
眼窩骨折整復術	787
眼窩上神経ブロック	883
眼処置	738
患家診療時間加算	356, 362
肝型糖原病	467
眼窩底スペーサ	1013
眼窩内異物除去術	787
眼窩内腫瘍摘出術	787
眼窩内容除去術	787
眼窩膿瘍切開術	787
眼窩ブローアウト骨折手術	787
眼科プロヴァツェク小体標本作製並びに天疱瘡又はヘルペスウイルス感染症におけるTzanck細胞の標本作製	900
眼窩変形治癒骨折に対する矯正術	773
肝癌	717, 831, 889, 890
がん患者	404
がん患者指導管理料	268
がん患者指導管理料の施設基準	1328
がん患者リハビリテーション料	661
がん患者リハビリテーション料の施設基準等	1411
がん患者リハビリテーション料の対象患者	1502
換気障害	877
肝機能テスト	549
眼球	787
眼球運動検査	544
眼球運動の制限の有無	540
眼球注射	620
眼球摘出及び組織又は義眼台充填術	787
眼球摘出後眼窩保護	745
眼球摘出後のプロテーゼ	745
眼球摘出術	787
眼球電位図	540, 545
眼球突出度測定	544
眼球内容除去術	787
眼球の手術	756, 786
眼球壁の硬性測定検査	543
換気用気管支チューブ	993
眼鏡処方箋の交付	543
眼鏡の支給	745
換気用補強型気管切開チューブ	442, 997
換気用補強型気管チューブ	993
がん拠点病院加算	112, 138
がん拠点病院加算の施設基準等	1182
換気力学的検査	518
眼筋	787
眼筋移動術	787
眼筋機能精密検査及び輻輳検査	544
眼筋麻痺	501
肝クリアランステスト	548
ガングリオン圧砕法	740
ガングリオン穿刺術	740
ガングリオン摘出術	774
冠血管	805
冠血管向けバルーン拡張式血管形成術用カテーテル	1030
間歇スキャン式持続血糖測定器	430
間歇注入シリンジポンプ加算	431
観血的関節固定術	775
観血的関節授動術	774
観血的関節制動術	774
間歇的強制呼吸法	710, 732
間歇的空気圧迫装置	304
間歇的経管栄養法加算	742
観血的手術	753
観血的整復固定術	770
間歇的導尿	736
観血的動脈圧測定	528
観血的動脈圧測定を実施している状態	100
観血的肺動脈圧測定	528
間歇的陽圧吸入法	710, 719
間歇導尿用ディスポーザブルカテーテル	435
間歇バルーンカテーテル	435
肝血流量	551
がんゲノム拠点病院加算	140
がんゲノムプロファイリング検査	470
がんゲノムプロファイリング検査の施設基準	1381
がんゲノムプロファイリング評価提供料	344
がんゲノムプロファイリング評価提供料の施設基準	1360
眼瞼	786
眼瞼外反症手術	786
眼瞼下垂症手術	786
眼瞼下制筋前転法	786
眼瞼挙筋前転法	786
眼瞼痙攣	883
眼瞼結膜悪性腫瘍手術	786
眼瞼結膜腫瘍手術	786
眼瞼内反症手術	786
眼瞼膿瘍切開術	786
看護	1567
肝硬度測定	525
肝硬変	136, 479, 485, 493, 831
肝硬変食	1060
肝硬変の患者	525
看護及び栄養管理等に関する情報	312
看護・介護職員連携強化加算	387, 393, 694
看護業務の計画に関する記録	1120
看護業務の負担の軽減に資する業務管理等	1164
看護計画に関する記録	1120
看護師等遠隔診療補助加算	48, 56, 57
看護師等遠隔診療補助加算の施設基準	1078
看護師比率	1119
看護職員処遇改善評価料	904
看護職員処遇改善評価料の施設基準	1481
「看護職員」と「看護要員」	9
看護職員配置加算	207
看護職員配置加算の施設基準	1272
看護職員配置加算の算出方法	1120
看護職員夜間12対1配置加算	191
看護職員夜間16対1配置加算	191
看護職員夜間配置加算	110, 121, 208, 215, 219
看護職員夜間配置加算の施設基準	1165, 1282, 1286
寛骨臼移動術	754, 778
寛骨臼回転骨切り術	778
寛骨臼球状骨切り術	778
寛骨臼骨折観血的手術	777
看護に関する記録	1103
看護の勤務体制	1103
看護の実施	1103
看護配置加算	102, 110, 124
看護配置加算の施設基準	1168
看護配置加算,夜間看護配置加算及び看護補助配置加算の施設基準	1137
看護配置基準の計算対象としない治療室,病室又は専用施設	1307
看護必要度加算	93, 95, 1110
看護必要度加算の施設基準	1097, 1098
看護必要度に係る評価票	1231, 1236
看護補助加算	110, 125, 196
看護補助加算の施設基準	1100, 1168
看護補助者の数	1102
看護補助者夜間配置加算	207
看護補助者への研修	1165
看護補助体制充実加算	81, 98, 120, 125, 191, 196, 207
看護補助体制充実加算1の施設基準	1093, 1162, 1169
看護補助体制充実加算2の施設基準	1093, 1162, 1169
看護補助体制充実加算3の施設基準	1093
看護補助体制充実加算の施設基準	1093, 1100, 1272
看護補助配置加算	102
看護要員の数	1101
看護要員の勤務形態	1103
看護要員の配置	1103
看護要員の配置状況(例)	1120
肝細胞癌	819
肝細胞増殖因子	476, 480
癌細胞標本作製	900
眼軸長測定	544
監視装置による諸検査	526
カンジダ	503, 505
カンジダ血症	494, 495
カンジダ抗原定性	491, 494
カンジダ抗原定量	491, 494
カンジダ抗原半定量	491, 494
カンジダ肺炎	494, 495
肝疾患	244, 308, 1524
間質性肺炎	135, 245, 652, 802
間質性膀胱炎	844
眼・耳鼻咽喉系材料	1017
鉗子娩出術	852
患者管理無痛法用輸液ポンプ	444
患者サポート体制充実加算	112, 147
患者サポート体制充実加算の施設基準	1195
患者適合型手術支援ガイドによるもの	870
患者適合型体内固定用プレート	1006, 1011
患者適合型変形矯正ガイド加算	772
患者の衣類	750
患者の個人記録	1120
患者の状態像評価	1135, 1142
患者の服薬状況及び薬剤服用歴の確認に関する事項	1612
患者負担割合	12
患者への説明	862
患者申出療養	6, 1587, 1636
患者申出療養の実施上の留意事項及び申出等の取扱いについて	1625
患者申出療養の申出に係る書類等	1625
環状20番染色体症候群	467
管状気管	793
冠状静脈洞カニューレ	1027
冠状静脈洞内血液採取用カテーテル	988
干渉低周波去痰器による喀痰排出	710, 718

干渉低周波による膀胱等刺激法 …… 736
眼処置 …………………………………… 738
眼神経ブロック ………………………… 883
がん診療連携拠点病院加算 …………… 138
乾性角結膜炎 …………………………… 786
癌性胸膜・腹膜炎 ……………………… 463
肝性骨髄性ポルフィリン症 …………… 467
肝性昏睡 ………………………………… 728
肝性昏睡用 …………………………… 1000
がん性疼痛緩和指導管理料 …………… 267
がん性疼痛緩和指導管理料の施設基準 … 1328
関節液検査 ……………………………… 461
関節滑膜切除術 ………………………… 774
関節窩ヘッド ………………………… 1009
関節鏡下肩関節授動術 ………………… 774
関節鏡下肩関節唇形成術 ……………… 775
関節鏡下肩腱板断裂手術 ……………… 775
関節鏡下滑液膜摘出術 ………………… 774
関節鏡下関節滑膜切除術 ……………… 774
関節鏡下関節授動術 …………………… 774
関節鏡下関節鼠摘出術 ………………… 774
関節鏡下関節内異物(挿入物を含む)除去術
 ……………………………………… 774
関節鏡下関節内骨折観血的手術 ……… 774
関節鏡下股関節唇形成術 ……………… 774
関節鏡下三角線維軟骨複合体切除・縫合術
 ……………………………………… 774
関節鏡下自家骨軟骨移植術 …………… 773
関節鏡下膝蓋骨滑液嚢切除術 ………… 774
関節鏡下手根管開放手術 ……………… 777
関節鏡下掌指関節滑膜切除術 ………… 774
関節鏡下靱帯断裂形成手術 …………… 775
関節鏡下靱帯断裂縫合術 ……………… 774
関節鏡下半月板制動術 ………………… 774
関節鏡下半月板切除術 ………………… 774
関節鏡下半月板縫合術 ………………… 774
関節鏡検査 ……………………………… 552
関節腔内注射 …………………………… 620
関節腔内注入 …………………………… 567
間接クームス検査加算 ………………… 861
関節形成手術 …………………………… 775
間接喉頭鏡下喉頭処置 ………………… 739
間接撮影 …………………………… 565,566
間接撮影用フィルム …………………… 580
関節摺動部材料 ……………………… 1009
肝切除 …………………………………… 827
関節症性乾癬 ……………………… 245,615,729
肝切除術 ………………………………… 829
関節切開術 ……………………………… 773
関節切除術 ……………………………… 774
関節穿刺 …………………………… 557,740
関節全置換術用セメントスペーサ …… 1004
関節挿入膜を患者の筋膜から作成した場合
 ……………………………………… 775
関節鼠摘出手術 ………………………… 774
関節脱臼観血的整復術 ………………… 773
関節脱臼非観血的整復術 ……………… 773
関節内異物(挿入物を含む)除去術 …… 774
関節内骨折 ……………………………… 868
関節内骨折観血的手術 ………………… 774
関節捻挫に対し副木固定のみを行った場合
 ……………………………………… 712
関節の炎症性疾患 …………………… 648,649
関節の変性疾患 ……………………… 648,649
関節補助器 ……………………………… 744
関節リウマチ …………… 245,500,615,660,729
乾癬 ……………………………………… 734
頑癬 ……………………………………… 735
完全型房室中隔欠損症手術 …………… 812
感染症指定医療機関における感染症病床 … 194
感染症法公費負担申請に関する費用 … 346
「感染情報レポート」 ………………… 1084
感染症免疫学的検査 …………………… 491
感染症罹患の危険性が高い患者 ……… 130
感染症類型ごとの医療体制, 医療費負担 … 194
感染性壊死部切除 ……………………… 831
感染制御チーム ………………………… 146
乾癬性紅皮症 ……………………… 245,615

完全脊髄損傷 …………………………… 877
感染対策向上加算 …………………… 112,145
感染対策向上加算チェック項目表 … 1190
感染対策向上加算の施設基準等 …… 1187
乾燥ガスえそウマ抗毒素 ……………… 614
肝臓カテーテル法 ……………………… 556
肝臓癌 ………………………………… 652,653
乾燥ジフテリアウマ抗毒素 …………… 614
肝臓食 ………………………… 259,404,1058～1060
乾燥組織培養不活化狂犬病ワクチン … 614
乾燥濃縮人C1-インアクチベーター製剤
 ……………………………… 415,440,1609
乾燥濃縮人プロテインC製剤 ………… 415
乾燥濃縮人血液凝固第X因子加活性化第Ⅶ
 因子製剤 ………………………… 414,438
乾燥濃縮人プロテインC製剤 ……… 440,1609
乾燥破傷風ウマ抗毒素 ………………… 614
乾燥はぶウマ抗毒素 …………………… 614
乾燥人血液凝固因子抗体迂回活性複合体
 ……………………………………… 438,1608
乾燥人血液凝固第Ⅷ因子製剤 … 414,438,1608
乾燥人血液凝固第Ⅸ因子製剤 … 414,438,1608
乾燥ボツリヌスウマ抗毒素 …………… 614
乾燥まむしウマ抗毒素 ………………… 614
癌胎児性抗原 ……………………… 484,485,1595
癌胎児性抗原(CEA)定性(乳頭分泌液)
 ……………………………………… 485,487
癌胎児性抗原(CEA)半定量(乳頭分泌液)
 ……………………………………… 485,487
癌胎児性フィブロネクチン定性(頸管腟分
 泌液) …………………………………… 502
簡単な聴力検査 ………………………… 448
浣腸 ……………………………………… 710
がん治療連携管理料 …………………… 317
がん治療連携管理料の施設基準 …… 1354
がん治療連携計画策定料 ……………… 316
がん治療連携計画策定料の施設基準 … 1354
がん治療連携指導料 …………………… 316
がん治療連携指導料の施設基準 …… 1354
ガンツ骨切り術 ………………………… 778
眼底カメラ撮影 ………………………… 541
眼底三次元画像解析 …………………… 541
冠動静脈瘻開胸の遮断術 ……………… 813
冠動脈CT撮影加算 …………………… 576
冠動脈CT撮影加算に関する施設基準 … 1395
冠動脈オクルーダ …………………… 1035
冠動脈カニューレ …………………… 1027
冠動脈貫通用カテーテル …………… 1031
冠動脈灌流用カテーテル ………… 1032,1035
冠動脈起始異常症手術 ………………… 813
冠動脈狭窄部貫通用カテーテル …… 1030
冠動脈形成術 …………………… 806,807,808
冠動脈形成術用カテーテル用ガイドワイヤ
 ……………………………………… 990
冠動脈血行再建術 ………………… 805,809
冠動脈血流予備能測定検査加算 ……… 518
冠動脈疾患 ………………………… 576,879
冠動脈疾患発症 ………………………… 479
冠動脈粥腫切除術 ……………………… 807
冠動脈ステント ……………………… 1031
冠動脈ステント留置術 ………………… 807
冠動脈造影 ……………………………… 518
冠動脈造影加算 ………………………… 518
冠動脈造影用センサー付ガイドワイヤー … 991
肝動脈塞栓を伴う抗悪性腫瘍剤肝動脈内注
 入 ……………………………………… 617
冠動脈, 大動脈バイパス移植術 …… 808,876
冠動脈の血栓溶解療法 ………………… 808
冠動脈の構造的・解剖学的異常 ……… 576
冠動脈向け注入用カテーテル …… 1030,1035
冠動脈用ステントグラフト ………… 1031
冠動脈用ステントセット …………… 1030
嵌頓包茎整復法 ………………………… 736
眼内液(前房水・硝子体液)検査 ……… 560
肝内結石摘出術 ………………………… 829
肝内・総胆管内結石 …………………… 828
肝内胆管外瘻造設術 …………………… 830
肝内胆管(肝管)胃(腸)吻合術 ……… 830

眼内レンズを挿入する場合 …………… 789
陥入爪手術 ……………………………… 777
肝嚢胞, 肝膿瘍摘出術 ………………… 829
肝嚢胞開窓又は縫縮術 ………………… 829
肝膿瘍切開術 …………………………… 829
肝膿瘍等穿刺術 ………………………… 717
肝膿瘍ドレナージ術 …………………… 829
肝庇護食 …………………………… 1060
カンピロバクター抗原定性(糞便) … 492,495
肝不全
 …… 177,180,182,184,185,188,877,879,912
簡便型精神分析療法 …………………… 683
眼房 ……………………………………… 788
肝縫合術 ………………………………… 829
汗疱状白癬 ……………………………… 735
陥没乳頭形成術, 再建乳房乳頭形成術 … 797
ガンマオリザノール …………………… 588
ガンマグロブリン ……………………… 626
ガンマナイフ装置 ……………………… 344
ガンマナイフによる定位放射線治療 … 889
顔面 …………………………………… 793,794
顔面悪性腫瘍切除術 …………………… 794
顔面骨 …………………………………… 794
顔面神経管開放術 ……………………… 781
顔面神経減圧手術 ……………………… 781
顔面神経ブロック ……………………… 883
顔面神経麻痺 …………………………… 641
顔面神経麻痺形成手術 ………………… 767
顔面多発骨折観血的手術 ……………… 794
顔面多発骨折変形治癒矯正術 ………… 795
顔面伝達麻酔 …………………………… 875
肝門部胆管悪性腫瘍手術 ……………… 828
がん薬物療法体制充実加算 …………… 293
がん薬物療法体制充実加算の施設基準 … 1343
間葉系幹細胞採取 ……………………… 865
眼輪筋内浸潤麻酔 ……………………… 875
眼瞼天疱瘡 ……………………………… 788
寒冷凝集反応 …………………………… 498
寒冷血圧検査 …………………………… 448
カンレノ酸カリウム …………………… 625
冠攣縮誘発薬物負荷試験 ……………… 518
冠攣縮誘発薬物負荷試験加算 ………… 518
緩和ケア実施計画書 …………………… 132
緩和ケア診療加算 ………………… 110,131
緩和ケア診療加算の施設基準等 …… 1174
緩和ケアチーム ……………… 131,271,1174
緩和ケア疼痛評価加算 ………………… 214
緩和ケア病棟緊急入院初期加算 ……… 214
緩和ケア病棟入院料 …………………… 213
緩和ケア病棟入院料の施設基準等 … 1280
緩和ケアを目的とした治療 …………… 662

き

気液クロマトグラフィー ……………… 455
機械式人工心臓弁 …………………… 1024
期外刺激法加算 ………………………… 518
期外(早期)刺激法による測定・誘発試験 … 518
機械弁 ………………………………… 1024
気管 ……………………………………… 792
気管移植 ………………………………… 793
気管異物除去術 ………………………… 793
基幹型相当大学病院 ………………… 1153
基幹型臨床研修病院 ………………… 1153
気管カニューレを使用している状態 … 379,395
気管・気管支ステント留置術 ………… 800
気管・気管支・大静脈ステント …… 1017
気管, 気管支用アプリケーター ……… 892
気管狭窄症手術 ………………………… 793
気管形成手術 …………………………… 793
気管口狭窄拡大術 ……………………… 793
気管支 …………………………………… 800
気管支異物除去術 ……………………… 800
気管支拡張症 …………………… 244,652,802,1524
気管支カテーテル気管支肺胞洗浄法検査 … 553
気管支カテーテル薬液注入法 …… 615,719
気管支鏡下レーザー腫瘍焼灼術 ……… 800
気管支狭窄拡張術 ……………………… 800
気管支形成手術 ………………………… 802

気管支形成を伴う肺切除 …………… 800
気管支サーモプラスティ用カテーテルシステム ……………………………………… 1049
気管支手術用カテーテル ……………… 1049
気管支腫瘍摘出術 ………………………… 800
気管支擦過細胞診 ………………………… 900
気管支喘息 ……………………… 245, 652, 877
気管支内視鏡的放射線治療用マーカー留置術 ………………………………………… 800
気管支熱形成術 …………………………… 800
気管支肺胞洗浄術 ………………………… 800
気管支肺胞洗浄法検査同時加算 ……… 553
気管支バルブ留置術 ……………… 800, 1441
気管支ファイバースコピー ……… 553, 1312
気管支ファイバースコピー挿入 ……… 567
気管支用充填材 ………………………… 1048
気管支用ステント ……………………… 1018
気管支用バルブ ………………………… 1055
気管食道用スピーチバルブ …… 446, 1017
義眼処置 …………………………………… 738
気管支瘻孔閉鎖術 ………………………… 800
気管支瘻閉鎖術 …………………………… 802
偽関節 ……………………………………… 771
気管切開下の患者 ………………………… 652
気管切開患者用人工鼻加算 …………… 437
気管切開孔閉鎖術 ………………………… 793
気管切開後留置用チューブ ……… 442, 997
気管切開術 ………………………………… 793
気管切開術後カニューレを入れた数日間の処置 …………………………………… 793
気管切開チューブ ……………………… 997
気管切開に関する指導管理 …………… 427
気管切開用スピーチバルブ …………… 1017
気管切開を行っている状態 …………… 379
偽関節手術 ……………………………… 772
義眼台充填術 …………………………… 787
義眼台包埋術 …………………………… 787
気管内洗浄 ………………………… 710, 733
気管内挿管 ……………………………… 731
気管内挿管又は気管切開している患者 … 527
気管内注入 ……………………… 567, 620
気管内チューブ ………………………… 993
義眼の給付 ……………………………… 745
気管縫合術 ……………………………… 793
気管用ステント ………………………… 1018
気胸 ……………………………………… 135
機器を使用しない眼圧測定検査 ……… 448
器具等による療法 ……………………… 741
奇形子宮形成手術 ……………………… 850
奇形症候症 ……………………………… 661
危険行動 ………………… 1233, 1239, 1270
偽腔拡大に対する血管内治療 ………… 1635
義肢採型法 ……………………………… 743
義肢装着訓練を要する状態 …………… 204
器質性月経困難症 ……………………… 274
器質性精神障害 ………………………… 216
希釈式自己血輸血 ………………… 861, 862
義手義足 ………………………………… 744
基準嗅覚検査 …………………………… 540, 541
キシロカインゼリー …………………… 556
偽性副甲状腺機能低下症 ……………… 480
気造影 …………………………………… 566
義足 ……………………………………… 744
基礎代謝測定 …………………………… 518
基礎代謝簡易測定法 …………………… 448
基底細胞癌 ……………………………… 546
規定する回数を超えて受けた診療であって別に厚生労働大臣が定めるものに関する事項 …………………………………… 1595
亀頭-陰茎海綿体瘻作成術 …………… 846
気道確保 ………………………………… 793
気導検査 ………………………………… 538
気導純音聴力検査 ……………………… 538
気導聴力検査 …………………………… 539
気道抵抗測定 …………………………… 518
キニジン ………………………………… 247
機能強化加算 ………………………… 34, 41
機能強化加算の施設基準 ……………… 1070

機能性甲状腺結節 ……………………… 717
機能的残気量測定 ……………………… 518
機能的定位脳手術 ……………………… 781
機能的難治性小腸不全 ………………… 835
ギプス …………………………………… 743
ギプスシーネ …………………………… 743
ギプスシャーレ ………………………… 743
ギプス除去料 …………………………… 743
ギプスベッド …………………………… 743
ギプス包帯 ……………………………… 743
ギプスを他の保険医療機関で除去 …… 743
気分(感情)障害 ………………………… 216
気分障害 …………………………… 251, 682
基本診療料 ……………………………… 32
基本診療料に含まれる検査 …………… 448
基本診療料の施設基準等 …… 1066, 1067, 1314
基本診療料の施設基準等及びその届出に関する手続きの取扱い ……………… 1314
基本的エックス線診断料 ……………… 567
基本的検体検査実施料 ………………… 513
基本的検体検査判断料 ………………… 516
ギボン-ランディステスト …………… 448
逆受身赤血球凝集反応 ………………… 455
脚延長術 ………………………………… 868
脚長不等 ………………………………… 273
逆行性冠灌流 …………………………… 816
キャッスルマン病 ……………………… 615
ギャンブル依存症 ……………………… 685
ギャンブル依存症の場合の施設基準 … 1419
吸引娩出術 ……………………………… 852
吸引留置カテーテル …………………… 994
臼蓋形成手術 ……………………… 754, 778
臼蓋形成用カップ ……………………… 1001
嗅覚検査 ………………………………… 540
吸気分布検査 …………………………… 518
救急医療管理加算 ………………… 110, 115
救急医療管理加算に係る状態 …… 116, 1311
救急医療管理加算の施設基準 ……… 1154
救急医療用ヘリコプター内において診療を行った場合 ………………………… 384
救急患者精神科継続支援料 …………… 682
救急患者精神科継続支援料の施設基準 … 1418
救急患者として受け入れた患者が,処置室,手術室等において死亡した場合 … 72, 116, 178
救急患者連携搬送料 …………………… 384
救急患者連携搬送料に規定する施設基準 … 1371
救急救命管理料 ………………………… 324
救急救命士 ……………………………… 324
救急・在宅重症児(者)受入加算 …… 123
救急・在宅等支援病床初期加算 … 74, 228
救急支援精神病棟初期加算 …………… 90
救急処置 ………………………………… 731
救急蘇生後 …………… 177, 180, 182, 184, 185, 188
救急体制充実加算 ……………………… 176
救急搬送看護体制加算 ………………… 285
救急搬送診療料 ………………………… 383
救急搬送診療料の施設基準 ………… 1371
救急用の自動車 ………………………… 384
球後注射 ………………………………… 620
球後麻酔及び顔面・頭頸部の伝達麻酔 … 875
臼歯 ……………………………………… 793
休日加算 ………… 39, 551, 710, 753, 874
休日加算又は深夜加算 ………… 33, 46, 56
休日リハビリテーション提供体制加算 … 199
休日リハビリテーション提供体制加算の施設基準 ……………………………… 1259
吸収機能検査 …………………………… 551
吸収性植込み型縫合糸固定用具 …… 1014
吸収性冠動脈ステント ……………… 1031
吸収性局所止血材 ……… 1020, 1021, 1044, 1053
吸収性腱鞘スペーサ ………………… 1014
吸収性骨固定用バンド ……………… 1014
吸収性骨再生用材料 ………………… 1013
吸収性骨スペーサ ……………… 1004, 1014
吸収性骨プラグ ………………… 1004, 1014
吸収性人工腱 ………………………… 1014
吸収性人工靱帯 ……………………… 1012
吸収性人工椎体 ……………………… 1014

吸収性靱帯固定具 ……………… 1005, 1014
吸収性頭蓋骨固定用クランプ ……… 1014
吸収性脊椎ケージ …………………… 1014
吸収性脊椎内固定器具 ……………… 1014
吸収性組織補強材 ……………… 1019, 1045
吸収性体内固定システム ……… 1008, 1014
吸収性体内固定用ケーブル ………… 1014
吸収性体内固定用ステープル ……… 1014
吸収性体内固定用組織ステープル … 1014
吸収性体内固定用タック …………… 1014
吸収性体内固定用ナット …………… 1014
吸収性体内固定用ネジ ……………… 1014
吸収性体内固定用ピン ……………… 1014
吸収性体内固定用プレート ………… 1014
吸収性体内固定用ボルト …………… 1014
吸収性体内固定用ワイヤ …………… 1014
吸収性体内固定用ワッシャ ………… 1014
吸収性体内埋植用シート …………… 1014
吸収性ヘルニア・胸壁・腹壁用補綴材 … 1019
90日分を限度とされる内服薬 ……… 1609
90日を超えて入院する患者 ……… 97, 228
90日を超えて入院するもの … 75, 94, 96
急性C型肝炎の診断 …………………… 509
急性胃出血手術 ………………………… 823
急性移植片対宿主病 …………………… 508
急性一酸化炭素中毒 …………………… 720
急性及び慢性膵炎の診断 ……………… 485
急性かつ重篤な腎疾患 ………………… 136
急性間欠性ポルフィリン症 …………… 467
急性冠症候群 …………………………… 576
急性肝不全 ……………………………… 725
急性期一般入院基本料 …………………… 74
急性期一般入院基本料1及び7対1入院基本料に係る医師数の計算事例 ……… 1108
急性期一般入院基本料の施設基準 … 1089
急性期一般入院料 ………………………… 74
急性期看護補助体制加算 ………… 110, 120
急性期看護補助体制加算の施設基準 … 1161
急性期患者支援病床初期加算 ………… 207
急性期患者支援療養病床初期加算 …… 80
急性期充実体制加算 ……………… 109, 110
急性期充実体制加算の施設基準等 … 1150
急性拒絶反応 …………………………… 508
急性期リハビリテーション加算 … 637, 640, 644, 647, 651
急性期リハビリテーション加算の対象となる患者 ………………………………… 1501
急性呼吸不全 ……… 177, 180, 182, 184, 185, 188, 734, 912
急性骨髄性白血病 ……………… 468, 469
急性重症脳障害を伴う発熱患者 …… 880
急性心筋梗塞 ……… 204, 637, 639, 806, 807
急性心筋梗塞の診断 ………………… 479
急性腎障害 ……………………………… 725
急性心不全 … 177, 180, 182, 184, 185, 188, 912
急性腎不全 ……………………………… 136
急性膵炎手術 …………………………… 831
急性腺窩(陰窩)性扁桃炎 …………… 739
急性増悪その他やむを得ない場合 …… 66
急性胆嚢炎 ……………………………… 828
急性脳症 ………………………… 204, 641
急性発症した運動器疾患 …………… 649
急性発症した運動器疾患又はその手術後の患者 …………………………… 648
急性発症した呼吸器疾患 …………… 652
急性発症した心大血管疾患 ………… 639
急性発症した心大血管疾患又は心大血管疾患の手術後の患者 ……………… 637
急性発症した中枢神経疾患 ………… 642
急性発症した中枢神経疾患又はその手術後の患者 …………………………… 641
急性発症した脳血管疾患 …………… 642
急性発症した脳血管疾患又はその手術後の患者 …………………………… 641
急性汎発性腹膜炎手術 ……………… 823
急性腹症 ………………………………… 136
急性副鼻腔炎 …………………………… 739
急性末梢血管障害 ……………………… 720

か行 きゅ～きん

急性薬毒物中毒	167,285
急性薬毒物中毒加算	176
急性薬毒物中毒患者加算	176
急性薬物中毒	136,177,180,182,184,185,188
急性緑内障発作	544
急性リンパ性白血病	468～470
球脊髄性筋萎縮症	100,122,123,366,389,395,466,660,741
旧総合病院における療養担当手当	20
急速進行性間質性肺炎	725
急速進行性糸球体腎炎の診断	500
急速飽和	245
吸着型血液浄化器	441,444,998～1000,1052
吸着型血漿浄化器	999
吸着式潰瘍治療法	820
吸着式血液浄化法	728
吸着式血液浄化法の適応と使用材料	726
吸着式血液浄化用浄化器	1000,1052
吸入	710
吸入ステロイド薬	265
吸入性アレルゲン	503
吸入補助器具を用いた服薬指導等	265
「給付割合」欄	1646
9方向眼位検査	544
救命救急入院料	175
救命救急入院料の施設基準等	1219
救命のための気管内挿管	731
嗅薬	585,593
嗅裂部・鼻腔・副鼻腔入口部ファイバースコピー	552
頬悪性腫瘍手術	794
胸郭形成手術	799
強拡大顕微鏡を用いた形態学的精子選択術	1633
胸郭変形矯正用材料	1044
強角膜瘻孔閉鎖術	787
胸管内頸静脈吻合術	821
胸腔	799
狭隅角眼	544
胸腔鏡下拡大胸腺摘出術	799,1461
胸腔鏡下胸管結紮術（乳糜胸手術）	799
胸腔鏡下胸腔内（胸膜内）血腫除去術	799
胸腔鏡下胸腺摘出術	801
胸腔鏡下交感神経節切除術	786
胸腔鏡下試験開胸術	799
胸腔鏡下試験切除術	799
胸腔鏡下縦隔悪性腫瘍手術	800,1462
胸腔鏡下縦隔腫瘍摘出術	801
胸腔鏡下縦隔切開術	799
胸腔鏡下膿胸腔又は胸膜肺胸切除術	799
胸腔鏡下食道悪性腫瘍手術	804,1462
胸腔鏡下食道憩室切除術	803
胸腔鏡下心房中隔欠損閉鎖術	812
胸腔鏡下心膜開窓術	805
胸腔鏡下先天性食道閉鎖症根治手術	804
胸腔鏡下動脈管開存閉鎖術	811,1444
胸腔鏡下膿胸腔掻爬術	799
胸腔鏡下肺悪性腫瘍手術	801,1442,1462
胸腔鏡下肺切除術	800,1462
胸腔鏡下肺縫縮術	801
胸腔鏡下（腹腔鏡下を含む）横隔膜縫合術	805
胸腔鏡下弁形成術	809,1443,1463
胸腔鏡下弁置換術	810,1443
胸腔鏡下良性胸壁腫瘍手術	801
胸腔鏡下良性縦隔腫瘍手術	801,1462
胸腔鏡検査	553
胸腔鏡下心房中隔欠損閉鎖術	1444
胸腔鏡下弁置換術	1463
胸腔鏡手術	867
胸腔穿刺	717
胸腔注入	615
胸腔ドレナージ	718
胸腔内（胸膜内）血腫除去術	799
胸腔内軟部腫瘍	802
胸腔・腹腔シャントバルブ設置術	799
胸・腹腔ドレーン管理	186
供血者の諸検査	861
鏡検法	460
凝固因子	465
凝固因子インヒビター	465
凝固因子インヒビター定性	465
頬、口唇、舌小帯形成手術	794
競合性蛋白結合分析法	455
胸骨悪性腫瘍摘出術	798
胸骨挙上法	799
胸骨挙上用固定具抜去術	799
胸骨骨折観血手術	798
頬骨骨折観血的整復術	794
胸骨切除術	798
胸骨翻転法	799
頬骨変形治癒骨折矯正術	794
頬骨変形治癒骨折に対する矯正術	773
胸骨旁、鎖骨上、下窩など郭清を併施	797
狭窄病変	806,807
狭窄部貫通用カテーテル	1033
鏡視下咽頭悪性腫瘍手術	792,1440,1461
鏡視下喉頭悪性腫瘍手術	793,1461
頬腫瘍摘出術	794
狭心症	576,637,639,877
狭心症発作	204,639
胸水シャントバルブ	1022
胸水シャント用胸腔側交換カテーテル	1022
胸水シャント用腹腔側交換カテーテル	1022
胸水・腹水採取	559
胸水・腹水シャントバルブ	1021
胸水・腹水濾過濃縮再静注法	822
矯正訓練	659
強制呼出曲線	518
矯正固定	741
矯正視力検査	543
胸腺摘出術	799
狭帯域光強調加算	553,555,556,844
強直性脊椎炎	615
胸椎穿刺	557,716
胸椎穿刺注入	567
胸椎又は腰椎前方固定	779
共同カンファレンス	704
共同訪問指導加算	691
強度行動障害児（者）の医療度判定基準	1180
強度行動障害スコア	1180
強度行動障害入院医療管理加算	110,136
強度行動障害入院医療管理加算の施設基準等	1180
強度変調放射線治療	886,888,1502
強度変調放射線治療の施設基準等	1473
頬粘膜	794
頬粘膜悪性腫瘍手術	794
頬粘膜腫瘍摘出術	794
強迫性障害	682
強皮症	470,499,660
胸部	796
胸部外傷	652
胸腹裂孔ヘルニア手術	805
胸部血管拡張術	819
胸部交感神経節ブロック	883
胸部固定帯	745
胸部固定帯固定	742
胸部手術後肺水腫	731
胸部大動脈用ステントグラフト	1041
胸部排液用チューブ	993,994
胸部（肺及び縦隔）の疾病の鑑別	553
胸部誘導	520
胸壁	798
胸壁悪性腫瘍摘出術	798
胸壁外皮膚管形成吻合術	803
胸壁形成手術	798
胸壁腫瘍摘出術	799
胸壁膿瘍切開術	798
胸壁冷膿瘍手術	798
胸壁瘻手術	799
胸膜	787
胸膜	799
強膜移植術	788
胸膜外充填術	799
胸膜外剥皮術	799
胸膜肺全摘	801
胸膜胼胝切除	799
胸膜胼胝切除術	799
強膜マッサージ	738
胸・腰交感神経節ブロック	883
協力型相当大学病院	1154
協力型臨床研修病院	1153
協力対象施設入所者入院加算	112,169
協力対象施設入所者入院加算の施設基準	1217
局所陰圧閉鎖処置	715,716
局所陰圧閉鎖処置用材料	446,1045
局所管理親水性ゲル化創傷被覆・保護材	445,1019
局所管理生理食塩含有創傷被覆・保護材	445,1019
局所管理ハイドロゲル創傷被覆・保護材	445,1019
局所管理フォーム状創傷被覆・保護材	445,1019
局所灌流	728
局所持続注入	617
局所人工耳小骨	1011,1013
局所穿刺療法併用加算	829
局所・病巣内薬剤注入	616
局所麻酔剤	883
局所麻酔剤の持続的注入	875
局所麻酔剤又はボツリヌス毒素使用	883
極長鎖アシル-CoA脱水素酵素欠損症食	259,404
棘突起	778
虚血肢の切断若しくは血行再建	527
虚血性心疾患	135,244,1523
巨指症手術	777
去勢抵抗性前立腺癌	887
巨舌症手術	794
巨大結腸症手術	838
巨大瘢粒腫摘出	786
巨大側副血管手術	811
巨大側副血管術	812
巨大尿管症	845
居宅介護支援事業者等	328
居宅における療養上の管理等	1569
ギラン・バレー症候群	244,501,641,660,725,1523
起立性頭痛	716
キルシュナー鋼線	775
キールボン	1013
筋	769
筋萎縮性側索硬化症	100,118,122,123,366,389,395,423,437,467,641,660,741
筋炎	899
筋炎手術	769
禁煙治療補助システム	1055
禁煙補助剤の処方	1616
筋型糖原病	467
緊急院内画像診断加算	563
緊急院内検査加算	456
緊急往診加算	356
緊急時施設治療管理料	912
緊急時ブラッドアクセス用留置カテーテル	999
緊急整復固定加算	770,1435
緊急穿頭血腫除去術	780,1437
緊急挿入加算	775,1435
緊急措置入院	701
緊急措置入院患者	215,219
緊急帝王切開	853
緊急入院患者数とは	1159
緊急訪問看護加算	385,391
筋強直性ジストロフィー	467
筋筋膜性腰痛症	266
筋骨格系	769
筋ジストロフィー	100,423,437,741,899
筋ジストロフィー患者	100,123,194,212,213
菌状息肉腫（症）	734
筋性斜頸手術	796
筋切離術	769
金属拡張器	737
金属製副子	745

金属線	1012
金属ピン	1012
近点計	543
筋電図検査	533
筋肉コンパートメント内圧測定	527
筋肉注射による全身麻酔	875
筋肉内異物摘出術	769
筋肉内注射	616
筋皮神経ブロック	883
筋(皮)弁術	754,768
筋弁転位術	793
筋膜	769
筋膜移植術	754,770
筋膜移植法	786
筋膜切開術	769
筋膜切離術	769
勤務医の負担の軽減及び処遇の改善	119

く

クアゼパム	588,1609
グアナーゼ	475
隅角鏡	544
隅角光凝固術	788
空気塞栓	720
空腸	834
空腸瘻栄養用チューブ	445,992
空洞・くも膜下腔シャント術	784
空洞切開術	802
空洞切開術後ヨードホルムガーゼ処置	714
空洞内容郭清	802
腔内照射	886,892
腔内注入	567
腔内注入及び穿刺注入	567
クエチアピンフマル酸塩	588,609
躯幹軟部悪性腫瘍手術	769
躯幹軟部腫瘍摘出術	769
楔状部分切除	800
屈指症手術	777
屈折異常	545
屈折検査	542
グッドパスチャー症候群	500
クデー泌尿器用カテーテル	443,998
「区分」欄	1646
組換え沈降B型肝炎ワクチン	614
くも膜下出血	183,308,641,642,880
くも膜下出血のシャント手術後	204
くも膜下脊髄神経ブロック	883
グラインダーで皮膚を剥削する手術	767
グラチラマー酢酸塩製剤	414,438,1609
クラミジア・トラコマチス核酸検出	506
クラミジア・トラコマチス感染症	507
クラミジア・トラコマチス抗原検出不能又は検体採取の困難な疾患	495
クラミジア・トラコマチス抗原定性	491,494
クラミジアトラコマチス同時核酸増幅同定検査	506
クラミドフィラ・ニューモニエIgA抗体	491
クラミドフィラ・ニューモニエIgG抗体	491
クラミドフィラ・ニューモニエIgM抗体	491,494
クラーメル副子	1001
クラリスロマイシン	609,610,612
クリアランステスト	548
クリオグロブリン定性	502
クリオグロブリン定量	502
クリオピリン関連周期熱症候群	467
クリオフィブリノゲン	465
グリコピロニウム	475,609
グリココール酸	476
グリコペプチド系抗生物質	245
クリステル胎児圧出法	737
グリソン係蹄	740,777
グリチルリチン酸モノアンモニウム・グリシン・L-システイン塩酸塩配合剤	414,438,1608
クリーニング代	1616
クリプトコックス	505
クリプトコックス抗原定性	491
クリプトコックス抗原半定量	491
クリンダマイシンリン酸エステル	625
グルカゴン	481
グルカゴンGノボ注射	622
グルカゴン製剤	414,438,1608
グルカゴン負荷	548
グルカゴン負荷試験	549
グルカゴン様ペプチド-1受容体アゴニスト	414,438,1608
グルコース	458,475
グルコース-6-ホスファターゼ	502
グルコース-6-リン酸デヒドロゲナーゼ	476
グルコース-6-リン酸デヒドロゲナーゼ(G-6-PD)定性	502
グルコース測定	529
グルコース測定用電極	1045
グルコース値	529
グルコーストランスポーター1欠損症	467
グルコースモニタシステム	1045
クルーゾン症候群	467
グルタル酸血症1型	467
グルタル酸血症2型	467
クルドスコピー	556
くる病	744
クレアチニン	459,475
クレアチン	475
クレアチンキナーゼ	475
クレーデ氏胎盤圧出法	737
クレニッヒ手術	849
クロイツフェルト・ヤコブ病患者	129
クロイツフェルト・ヤコブ病の患者の入院に係る特別の療養環境の提供	1591
クロカプラミン塩酸塩水和物	588
クロキサシリンナトリウム	624
クロキサゾラム	588,1609
クロザピン	167,215,217～219,247,588,701
クロージングボリューム測定	518
クロストリジオイデス・ディフィシル感染症	513
クロストリジオイデス・ディフィシル抗原定性	491
クロストリジオイデス・ディフィシルのトキシンB遺伝子検出の施設基準	1384
クロストリジオイデス・ディフィシルのトキシンB遺伝子検出	512
クロスビーテスト	464
クロスミキシング試験	465
クロタミトン	610
クロチアゼパム	588,1609
クロナゼパム	610,1609
クロニジン負荷	548
クロバザム	1609
クロピドグレル硫酸塩	610
クロファジミン	610
グロブリンクラス別ウイルス抗体価	492,495
グロブリンクラス別クラミジア・トラコマチス抗体	492,495
クロマイエル水銀石英灯	734
クロミフェンクエン酸塩	610
クロミフェン負荷	548
クロミプラミン塩酸塩	588
クロモグリク酸ナトリウム	610
クロラゼプ酸二カリウム	588
クロール	475
クロール検査	475
クロルジアゼポキシド	588,1609
クロルプロマジン塩酸塩	588
クロルプロマジンフェノールフタリン酸塩	588
クロレート・キャンドル型酸素発生器	418,437
クローン病	615,729,834,1060
群発頭痛	418

け

ケアマネジャー	311
経会陰的放射線治療用材料局所注入	731
経外耳道の内視鏡下鼓室形成術	790,1439
「計画策定病院」	316
計画的後嚢切開を伴う場合	789
経過措置	17,918,1303,1495
経カテーテルウシ心のう膜弁	1048
経カテーテル人工生体弁セット	1048,1053
経カテーテルブタ心のう膜弁	1048,1053
経カテーテル弁置換術	809,1443
経管栄養法	419
経管栄養・薬剤投与用カテーテル交換法	730
頸管拡張	737
頸管カタル	737
頸管腔分泌液	502
頸管粘液一般検査	461
鶏眼・胼胝処置	735
鶏眼・胼胝切除術	766
頸管裂創縫合術	853
経気管支凍結生検法	559
経気管支凍結生検法の施設基準	1392
経気管肺生検法	558,559
頸・胸部硬膜外ブロック	883
経胸壁心エコー法	522
頸・胸・腰椎後枝内側枝神経ブロック	883
頸・胸・腰傍脊椎神経ブロック	883
経頸静脈的肝生検	558
経頸静脈的肝生検の施設基準	1391
蛍光眼底法の場合	541
蛍光顕微鏡	504
蛍光抗体法	455,498
経口摂取回復率	1507
経口摂取ができない患者	419
経口摂取不能	742
経口の腫瘍摘出	780
蛍光偏光法	455
蛍光偏光免疫測定法	455
蛍光免疫測定法	455
経肛門の自己洗腸	437
経肛門的自己洗腸療法	429
経肛門の内視鏡下手術	838
経口用トロンビン細粒	611
脛骨近位骨切り術	772
脛骨側材料	1002
経鼻膜換気チューブ	995
経済上の利益の提供による誘引の禁止	1565,1572,1612
掲示	1565
掲示事項	1577
憩室	825
経耳の聴神経腫瘍摘出術	782
経消化管胆道ドレナージステント	1054
経上顎洞の顎動脈結紮術	792
経上顎洞の翼突管神経切除術	792
頸静脈孔開放術	781
経静脈電極抜去術	815,1446
経静脈リード	1022
経食道心エコー	522
経食道体外型心臓ペースメーカ用電極	1023
経食道心ペースメーカリード	1023
経心尖大動脈弁置換術	809
頸髄損傷	118,366,389,395
形成	767
形成外科(組織拡張手術)	1039
痙性斜頚	883
経仙骨孔神経ブロック	883
継続療養	346
携帯型液化酸素装置	434
携帯型精密ネブライザ加算	437
携帯型精密輸液ポンプ加算	437
携帯型ディスポーザブル注入ポンプ	440,444,991
携帯型ディスポーザブル注入ポンプ加算	436
携帯型発作時心電図記憶伝達装置使用心電図検査	520
携帯型発作時心電図記録計使用心電図検査	522
携帯用酸素ボンベ	434
携帯用装置	531
経中隔左心カテーテル検査	518
経中隔用能動型穿刺器具	1047

和文索引　けい〜けっ

経中隔用針 …………………………… 1047
経腸栄養管理加算 …………………… 80
経腸栄養管理加算の施設基準 ……… 1093
経腸投薬用ポンプ加算 ……………… 433
経腸投薬用ポンプ加算に規定する内服薬
　……………………………… 1379,1500
頸椎,胸椎又は腰椎穿刺 …………… 716
頸椎骨軟骨症 ………………………… 777
頸椎穿刺 ………………………… 557,716
頸椎穿刺注入 ………………………… 567
頸椎椎間板ヘルニア ………………… 777
頸椎捻挫後遺症 ……………………… 346
頸椎非観血的整復術 ………………… 777
ケイツーカプセル …………………… 603
経頭蓋磁気刺激療法 ………………… 670
経頭蓋磁気刺激療法の施設基準 …… 1415
頸動脈球摘出術 ……………………… 819
頸動脈ステント留置術 ……………… 818
頸動脈閉塞試験加算 ………………… 567
頸動脈用ステント …………………… 1036
頸動脈用ステントセット …………… 1033
経内視鏡的胆管等ドレナージ用材料 … 995
経内視鏡バルーンカテーテル ……… 1038
経尿道の手術 …………………… 843,844
経尿道的腎盂尿管凝固止血術 ……… 843
経尿道的腎盂尿管腫瘍摘出術 ……… 843
経尿道的前立腺核出術 ……………… 847
経尿道的前立腺高温度治療 ………… 847
経尿道的前立腺手術 ………………… 847
経尿道的前立腺水蒸気治療 ………… 847
経尿道的前立腺切除術 ……………… 848
経尿道的前立腺吊上術 ……………… 847
経尿道的電気凝固術 ………………… 844
経尿道的尿管凝血除去術 …………… 843
経尿道的尿管狭窄拡張術 …………… 843
経尿道的尿管ステント抜去術 ……… 843
経尿道的尿管ステント留置術 ……… 843
経尿道的尿管瘤切除術 ……………… 843
経尿道的尿路結石除去術 …………… 843
経尿道のレーザー前立腺切除・蒸散術 … 847
頸嚢摘出術 …………………………… 796
経鼻栄養・薬剤投与用チューブ挿入術 … 721
経鼻腔的翼突管神経切除術 ………… 791
経皮経肝胆管ステント挿入術 ……… 829
経皮経肝胆管造影 …………………… 567
経皮経肝バルーン拡張術 …………… 829
経皮経食道胃管カテーテル ………… 730
経皮経食道胃管挿入術(PTEG) …… 826
経皮心筋焼灼術用電気手術ユニット … 1025
経皮洗浄向け泌尿器用カテーテル … 443,998
経皮的下肢動脈形成術 …………… 820,1448
経鼻的下垂体腫瘍摘出術 …………… 782
経皮的カテーテル心筋焼灼術 ……… 814
経皮的カテーテル心筋焼灼術に関する施設
　基準 ………………………………… 1445
経皮的カテーテル心筋焼灼術用カテーテル
　……………………………………… 1025
経皮的冠動脈形成術 ………… 805,807,1443
経皮的冠動脈形成術用カテーテル … 1030
経皮的冠動脈形成術用カテーテル用ガイド
　ワイヤー ……………………………… 990
経皮的冠動脈血栓吸引術 …………… 808
経皮的冠動脈粥腫切除術 …………… 807
経皮的冠動脈ステント留置術 … 807,1443
経皮的肝膿瘍等穿刺術 ……………… 717
経皮的肝膿瘍ドレナージ術 ………… 829
経皮的胸部悪性腫瘍凍結融解壊死療法 … 1636
経皮的胸部血管拡張術 ……………… 819
経皮的頸動脈ステント留置術 ……… 818
経皮的血液ガス分圧測定 …………… 527
経皮的血管形成術用穿刺部止血材料 … 1020
経皮的血管内異物除去術 …………… 819
経皮的血管内弁カッタ付カテーテル … 1036
経皮的左心耳閉鎖システム ………… 1051
経皮的酸素ガス分圧測定 …………… 527
経皮的シャント拡張術・血栓除去術 … 819
経皮的循環補助法 ……………… 816,1447
経皮的腎盂腫瘍切除術 ……………… 841

経皮的心腔内リード除去用レーザーシース
　セット ……………………………… 1046
経皮的腎血管拡張術 ………………… 818
経皮的腎(腎盂)瘻拡張術 …………… 841
経皮的腎(腎盂)瘻造設術 …………… 841
経皮的腎生検法 ……………………… 558
経皮的腎嚢胞穿刺術 ………………… 841
経皮的心肺補助システム …………… 1054
経皮的心肺補助法 …………………… 816
経皮的心房中隔欠損作成術 ………… 812
経皮的心房中隔欠損閉鎖術 ………… 812
経皮的心房中隔欠損閉鎖セット …… 1031
経皮的腎瘻造設術 …………………… 841
経皮的髄核摘出術 …………………… 778
経皮的選択的脳血栓・塞栓溶解術 … 783
経皮的挿入用カニューレ …………… 1026
経皮的僧帽弁拡張術 ………………… 810
経皮的僧帽弁クリップシステム …… 1050
経皮的僧帽弁クリップ術 ……… 810,1444
経皮的僧帽弁接合不全修復システム … 1050
経皮的体温調節療法 ………………… 880
経皮的大動脈形成術 ………………… 811
経皮的大動脈遮断術 …………… 819,1448
経皮的大動脈弁拡張術 ……………… 810
経皮的大動脈弁置換術 ……………… 809
経皮的胆管ドレナージ術 …………… 828
経皮的胆道拡張用バルーンカテーテル … 1050
経皮的胆嚢穿刺 ……………………… 828
経皮的中隔心筋焼灼術 ………… 814,1445
経皮的椎体形成術 …………………… 779
経皮的動脈管開存閉鎖術 …………… 811
経皮的動脈管閉鎖セット …………… 1044
経皮的動脈血酸素飽和度測定 … 527,878
経皮的内視鏡下胃瘻造設術 ………… 826
経皮的尿管拡張術 …………………… 841
経皮的尿路結石除去術 ……………… 841
経皮的膿胸ドレナージ術 …………… 799
経皮的脳血管形成術 ………………… 783
経皮的脳血管形成術用カテーテル … 783,1032
経皮的脳血管ステント留置術 ……… 783
経皮的脳血栓回収術 ………………… 783
経皮的肺動脈形成術 ………………… 812
経皮的肺動脈穿通・拡大術 ………… 812
経皮的肺動脈弁拡張術 ……………… 812
経皮的肺動脈弁置換術 ……………… 809
経皮的針生検法 ……………………… 558
経皮的バルーンカテーテル ………… 1038
経皮的腹腔膿瘍ドレナージ術 ……… 823
経皮的放射線治療用金属マーカー留置術 … 767
経皮的又は経内視鏡的胆管等ドレナージ用
　材料 ………………………………… 995
経皮的卵円孔開存閉鎖術 …………… 812
経皮的卵円孔開存閉鎖セット ……… 1051
経皮的卵巣嚢腫内容排除術 ………… 851
経鼻内視鏡下鼻副鼻腔悪性腫瘍手術 … 791
経皮泌尿器用カテーテル …………… 1038
頸部 …………………………………… 793
頸部悪性腫瘍手術 …………………… 796
頸部郭清術 ……………………… 753,796
頸部固定帯加算 ……………………… 745
頸部食道癌 …………………………… 804
頸部脊髄動静脈奇形 ………………… 889
経迷路的内耳道開放術 ……………… 790
稽留性化膿性肢端皮膚炎 …………… 735
頸瘻,頸嚢摘出術 …………………… 796
頸肋切除術 …………………………… 796
頸腕症候群 …………………………… 346
外科用接着用材料 …………………… 1046
劇症肝炎 …………… 136,480,493,509,725,831
ゲシュタルト療法 …………………… 683
血圧測定 ……………………… 448,528
血液化学検査 ………………………… 475
血液学の検査 ………………………… 463
血液学的検査判断料 ………………… 514
血液学的パラメーター測定用セル … 1028
血液ガス分圧測定 …………………… 527
血液ガス分析 ………………………… 476〜478
血液ガス連続測定 …………………… 527

血液型検査 …………………………… 861
血液凝固異常 ………………………… 879
血液凝固因子製剤の投与歴 ………… 493
血液凝固阻止剤 …… 327,438,721,1608,1611
血液凝固能低下 ……………………… 877
血液形態・機能検査 ………………… 463
血液交叉試験 ………………………… 861
血液交叉試験加算 …………………… 861
血液交叉試験又は間接クームス検査の加算
　………………………………………… 863
血液採取 ……………………………… 557
血液採取用カテーテル ……………… 988
血液浄化装置 ………………………… 344
血液浄化法 …………………………… 728
血液浄化法系材料 …………………… 998
血液浄化用浄化器 …………………… 1000
血液照射 ……………………………… 893
血液浸透圧 …………………………… 463
血液製剤価格表 ……………………… 865
血液製剤投与に伴うHIV抗体価測定 … 493
血液成分分離キット ………………… 1047
血液注射 ……………………………… 616
血液透析 ……………………………… 722
血液透析用特定保険医療材料 ……… 444
血液透析療法 ………………………… 417
血液透析濾過 …………………… 722,723
血液透析濾過器 ……………………… 999
血液粘弾性検査 ……………………… 472
血液粘稠度 …………………………… 463
血液濃縮器 …………………………… 1028
血液比重測定 ………………………… 449
血液フィルタ ………………………… 1039
血液ポンプ …………………………… 1026
血液濾過 …………………………… 722,725
血液濾過器 …………………………… 999
血液を保存する費用 ………………… 861
結核 ………………… 136,244,504,511,802,1522
結核患者 ……………………………… 753
結核患者の退院の可否 ……………… 509
結核菌群イソニアジド耐性遺伝子検出 … 506
結核菌群核酸検出 …………………… 506
結核菌群抗原定性 …………………… 492
結核菌群ピラジナミド耐性遺伝子検出 … 506
結核菌群リファンピシン耐性遺伝子及びイ
　ソニアジド耐性遺伝子同時検出 … 506
結核菌群リファンピシン耐性遺伝子検出 … 506
結核菌特異的インターフェロン-γ産生能 … 502
結核性関節炎掻爬術 ………………… 773
結核性腹膜炎手術 …………………… 823
結核病棟入院基本料 ………………… 88
結核病棟入院基本料の施設基準等 … 1093
血管移植術,バイパス移植術 ……… 818
血管炎 ………………………………… 571
血管拡張術 …………………………… 819
血管型エーラスダンロス症候群 …… 467
血管狭窄部貫通カテーテル ………… 1036
血管形成術用穿刺部止血材料 ……… 1020
血管形成術用カテーテル …………… 1033
血管結紮術 ……………………… 754,817
血管腫 ………………………………… 546
血管伸展性検査 ……………………… 522
血管造影 ……………………………… 566
血管造影キット …………………… 989,990
血管造影用圧センサー付材料 ……… 1046
血管造影用ガイドワイヤー ………… 990
血管造影用カテーテル …………… 989,990
血管造影用シースイントロデューサーセッ
　ト …………………………………… 987
血管造影用マイクロカテーテル …… 989
血管塞栓術 …………………………… 819
血管塞栓用プラグ …………………… 1033
血管断裂を伴う末梢血管障害 ……… 720
血管内異物除去用カテーテル ……… 1032
血管内血栓異物除去用留置カテーテル … 1032
血管内視鏡カテーテル ……………… 989
血管内視鏡検査 ……………………… 556
血管内視鏡検査加算 ………………… 518
血管内手術用ガイドワイヤー等 …… 987

血管内手術用カテーテル …… 783,1032,1033
血管内塞栓促進用補綴材 …………… 1036,1040
血管内超音波検査 ………………………… 518
血管内超音波検査加算 …………………… 518
血管内超音波プローブ …………………… 989
血管内超音波法 …………………………… 523
血管内光断層撮影 ………………………… 518
血管内光断層撮影加算 …………………… 518
血管内光断層撮影用カテーテル ……… 1042
血管内皮機能検査 ………………………… 519
血管内皮増殖因子 …………………… 476,480
血管内弁カッタ付カテーテル ………… 1036
血管吻合術及び神経再接合術 …………… 818
血管縫合術 ………………………………… 818
血管向け灌流用カテーテル …………… 1035
血管用カテーテルガイドワイヤ 990,992,1050
血管用ステント ………………………… 1034
血管用ステントグラフト ……………… 1034
血管用フェルト・ファブリック ……… 1018
血管又は重複大動脈弓離断術 …………… 811
血管露出術 …………………………… 817,861
血球減少 …………………………………… 879
血球細胞除去用浄化器 ………………… 1000
血球成分除去療法 ………………………… 729
血球成分除去療法の適応と使用材料 … 726
血球量測定 ………………………………… 551
結合音耳音響放射 ………………………… 539
血行遮断術 ………………………………… 804
結紮器及び縫合器 1005,1014,1015,1018,1021
血色素測定 ………………………………… 464
血腫,膿腫穿刺 …………………………… 735
血腫,膿腫その他における穿刺 ………… 710
血漿交換用血漿成分分離器 ……………… 999
血漿交換用血漿分離器 …………………… 999
血漿交換用ディスポーザブル選択的血漿成
　分吸着器 ………………………………… 999
血漿交換療法 ……………………………… 725
血漿交換療法に規定する施設基準 …… 1430
血漿交換療法の適応と使用材料 ………… 726
血漿交換療法用特定保険医療材料 ……… 999
血漿製剤 …………………………………… 865
血漿成分製剤 ……………………………… 862
血漿成分製剤加算 …………………… 617,618
血漿成分分離器 …………………………… 999
楔状切除術 ………………………………… 802
血漿蛋白免疫学的検査 …………………… 502
血小板関連IgG …………………………… 490
血小板凝集能 ……………………………… 465
血小板減少 ………………………………… 877
血小板減少性紫斑病 ……………………… 252
血小板寿命測定 …………………………… 551
血小板数 …………………………………… 464
血小板製剤 ………………………………… 865
血小板洗浄術加算 …………………… 861,863
血小板第4因子-ヘパリン複合体抗体 …… 490
血小板第4因子-ヘパリン複合体抗体定性 490
血小板粘着能 ……………………………… 465
血小板濃厚液注入 ………………………… 862
楔状部分切除 ……………………………… 800
血漿分離器 ………………………………… 999
血清量測定 ………………………………… 551
血清アミロイドA蛋白 …………………… 502
血清酵素逸脱誘発試験 …………………… 549
血清全プラスミン測定 …………………… 449
血清補体価 ………………………………… 502
結石除去用カテーテルセット ………… 1038
結石摘出用バルーンカテーテル ……… 1038
結石破砕用鉗子 ………………………… 1038
結石分析 …………………………………… 487
結節性硬化症 ………………………… 245,467
結節性多発動脈炎 ………………………… 470
結節性動脈周囲炎 ………………………… 660
結節性痒疹その他の痒疹 ………………… 257
血栓除去術 ………………………………… 819
血栓除去用カテーテル ………………… 1032
血栓性血小板減少性紫斑病 …… 465,466,725
血栓内膜摘除 ……………………………… 808

血栓溶解療法 ……………………………… 808
血中C-ペプチド測定 ……………………… 549
血中TARC濃度の迅速測定 …………… 1631
血中インスリン測定 ……………………… 549
血中極長鎖脂肪酸 ………………………… 488
血中グルコース測定 ……………………… 529
血中ケトン体 ……………………………… 475
血中ケトン体自己測定器加算 …………… 430
血中循環腫瘍DNAを用いた微小残存病変
　量の測定 ……………………………… 1634
血中微生物検査 …………………………… 463
結腸 ………………………………………… 834
結腸悪性腫瘍切除術 ……………………… 835
結腸異物摘出術 …………………………… 836
結腸狭窄部拡張術 ………………………… 838
結腸憩室摘出術 …………………………… 836
結腸腫瘍,結腸憩室摘出術,結腸ポリープ
　切除術 …………………………………… 836
結腸切除術 ………………………………… 835
結腸導管造設術 …………………………… 845
結腸内視鏡的止血術 ……………………… 837
結腸ポリープ切除術 ……………………… 836
結腸瘻閉鎖術 ………………………… 838,1442
血糖 ………………………………………… 549
血糖コントロール …………………… 417,731
血糖試験紙 ………………………………… 430
血糖自己測定器加算 ……………………… 430
血糖自己測定指導加算 …………… 295,300
血餅収縮能 ………………………………… 465
結膜 ………………………………………… 786
結膜異物除去 ……………………………… 738
結膜下異物除去術 ………………………… 787
結膜下注射 ………………………………… 620
結膜結石除去術 …………………………… 787
結膜腫瘍 …………………………………… 788
結膜腫瘍摘出術 …………………………… 787
結膜腫瘍冷凍凝固術 ……………………… 787
結膜上皮内過形成 ………………………… 788
結膜肉芽腫摘除術 ………………………… 787
結膜嚢形成手術 …………………………… 787
結膜縫合術 ………………………………… 787
血友病 …………… 148,149,252,315,433,526,725
血友病の患者に使用する医薬品 … 85,1308
血流予備能測定検査加算 ………………… 567
血流予備量比コンピューター断層撮影 … 577
血流予備量比コンピューター断層撮影に関
　する施設基準 ………………………… 1396
血流量測定 ………………………………… 519
ケトプロフェン …………………………… 625
ケトン体 ………………………… 458,475,477
ケトン体分画 ………………………… 475,477
ケーブル ………………………………… 1012
ゲムシタビン塩酸塩 ……………………… 625
ゲムシタビン静脈内投与,ナブパクリタ
　キセル静脈内投与及びパクリタキセル腹
　腔内投与の併用療法 ………………… 1635
ゲメプロスト製剤 …………………… 603,737
ゲル充填人工乳房 ……………………… 1048
ゲル充填人工乳房を用いた乳房再建術
　　　　　　　　　　　　　　… 798,1441
腱 …………………………………………… 769
減圧開頭術 ………………………………… 780
減圧症 ……………………………………… 720
減圧脊髄切開術 …………………………… 784
減圧タンク療法 …………………………… 720
腱移行術 …………………………………… 770
腱移植術 …………………………………… 770
牽引装具療法 ……………………………… 744
検影法 ……………………………………… 543
減塩食 ………………………………… 258,1060
腱延長術 …………………………………… 770
瞼縁縫合術 ………………………………… 786
限界線療法 ………………………………… 889
腱滑膜切除術 ……………………………… 770
嫌気性培養加算 …………………………… 504
瞼球癒着 …………………………………… 788
限局性腹腔膿瘍手術 ……………………… 823
献血トロンビン経口・外用剤 …………… 611

肩腱板断裂手術 …………………………… 775
肩甲関節周囲沈着石灰摘出術 …………… 773
肩甲骨烏口突起移行術 …………………… 775
肩甲骨側材料 …………………………… 1008
肩甲上神経ブロック ……………………… 883
健康診断時及び予防接種の費用 ………… 21
健康診断で疾患が発見された患者 ……… 35
肩甲帯離断術 ……………………………… 776
肩甲背神経ブロック ……………………… 883
健康保険事業の健全な運営の確保 1565,1568
言語障害 …………………………………… 661
言語聴覚療法 ……………………………… 663
言語発達障害 ……………………………… 641
言語野関連病変における脳外科手術 …… 530
検査 …………………………………… 448,961
腱再生誘導材 …………………………… 1054
検査・画像情報提供加算 ………………… 330
検査・画像情報提供加算の施設基準 … 1358
検査・画像診断系材料 …………………… 987
検査食 ………………………… 259,404,1058
検査に用いた薬剤の費用 ………………… 448
検査の施設基準 ………………………… 1379
検査の費用 ………………………………… 448
検査の方針 ………………………………… 448
「検査・病理」欄 ……………………… 1657
検査法の略号 ……………………………… 455
検査用試薬 ………………………………… 448
検査料の一般的事項 ……………………… 449
検査料の項に掲げられていない検査 … 448
検査を委託する場合における検査に要する
　費用 ……………………………………… 456
腱鞘 ………………………………………… 769
腱鞘周囲注射 ……………………………… 616
腱鞘切開術 ………………………………… 769
腱鞘内注射 ………………………………… 620
腱切離・切除術 …………………………… 770
検体検査管理加算 ………………………… 514
検体検査管理加算の施設基準 ………… 1384
検体検査実施料 …………………………… 456
検体検査実施料に規定する検体検査
　　　　　　　　　　…… 457,1379,1500
検体検査判断料 …………………………… 514
検体検査料 ………………………………… 456
原体照射 …………………………………… 886
ゲンタマイシン硫酸塩 …………… 622,625
限度額適用・標準負担額減額認定証 …… 12
腱剥離術 …………………………………… 770
原発性悪性脳腫瘍光線力学療法加算 …… 781
原発性肝癌 ………………………………… 889
原発性高カイロミクロン血症 …………… 467
原発性硬化性胆管炎 ……………………… 831
原発性高シュウ酸尿症Ⅰ型 ……………… 467
原発性骨髄線維症 ………………………… 470
原発性胆汁性肝硬変 ……………………… 831
原発性胆汁性胆管炎 ……………………… 499
原発性てんかん …………………………… 531
原発性脳腫瘍 ……………………………… 899
原発性肺癌 ………………………………… 889
原発性副甲状腺機能亢進症 ……………… 483
原発性免疫不全 …………………………… 500
原発性免疫不全症候群 …………………… 467
原発性リンパ浮腫 ………………………… 662
原発不明癌 ………………………………… 899
瞼板切除術 ………………………………… 786
瞼板縫合術 ………………………………… 786
顕微鏡下角膜抜糸術 ……………………… 787
顕微鏡下処置加算 ………………………… 738
顕微鏡下精索静脈瘤手術 ………………… 846
顕微鏡下腰部脊柱管拡大減圧術 ………… 780
顕微鏡使用によるてんかん手術 ………… 781
顕微鏡的多発血管炎 ……………………… 470
顕微授精 …………………………………… 855
顕微内視鏡加算 …………………………… 558
腱縫合術 …………………………………… 770
腱膜瘤防護具 …………………………… 1001
減免 ………………………………………… 22

こ

抗 AChR 抗体	499	
抗 ARS 抗体	498	
抗 BP180-NC16a 抗体	498	
抗 DNA 抗体	449	
抗 DNA 抗体定性	498	
抗 DNA 抗体定量	498	
抗 GAD 抗体	481, 482	
抗 GBM 抗体	498	
抗 GM1IgG 抗体	498	
抗 GQ1bIgG 抗体	498	
抗 HIV 治療の選択	512	
抗 HIV 薬	327	
抗 HLA 抗体検査加算	801, 802, 817, 830, 831, 833, 834, 835, 842, 866	
抗 HLA 抗体(抗体特異性同定検査)	499	
抗 HLA 抗体(スクリーニング検査)	498	
抗 HLA 抗体(スクリーニング検査)及び抗 HLA 抗体(抗体特異性同定検査)の施設基準	1383	
抗 IA-2 抗体	481, 484	
高 IgD 症候群	467	
抗 Jo-1 抗体定性	498	
抗 Jo-1 抗体定量	498	
抗 Jo-1 抗体半定量	498	
抗 LKM-1 抗体	498	
抗 MDA5	725	
抗 MDA5 抗体	498	
抗 Mi-2 抗体	498	
抗 p53 抗体	484, 486	
抗 P／Q 型 VGCC 抗体	499	
抗 P／Q 型電位依存性カルシウムチャネル抗体	499	
抗 RNA ポリメラーゼⅢ抗体	498	
抗 RNP 抗体定性	498	
抗 RNP 抗体定量	498	
抗 RNP 抗体半定量	498	
抗 Scl-70 抗体定性	498	
抗 Scl-70 抗体定量	498	
抗 Scl-70 抗体半定量	498	
抗 Sm 抗体定性	498	
抗 Sm 抗体定量	498	
抗 Sm 抗体半定量	498	
抗 SS-A/Ro 抗体定性	498	
抗 SS-A/Ro 抗体定量	498	
抗 SS-A/Ro 抗体半定量	498	
抗 SS-B/La 抗体定性	498	
抗 SS-B/La 抗体定量	498	
抗 SS-B/La 抗体半定量	498	
抗 TIF1-γ 抗体	498	
抗 TSH レセプター抗体	498	
抗 β₂ グリコプロテイン Ⅰ IgG 抗体	498	
抗 β₂ グリコプロテイン Ⅰ IgM 抗体	498	
抗アクアポリン 4 抗体	499	
抗悪性腫瘍剤	327, 424, 438, 1608, 1611	
抗悪性腫瘍剤感受性検査	462	
抗悪性腫瘍剤肝動脈内注入	617	
抗悪性腫瘍剤局所持続注入	617	
抗悪性腫瘍剤処方管理加算	586, 588, 595	
抗悪性腫瘍剤処方管理加算の施設基準	1398	
抗悪性腫瘍剤動脈, 静脈又は腹腔内持続注入用植込型カテーテル設置	818	
抗アセチルコリンレセプター抗体	499	
高圧浣腸	718	
高圧撮影	566	
抗アデノ随伴ウイルス 9 型（AAV9）抗体	492, 497	
抗アデノ随伴ウイルス 9 型（AAV9）抗体の施設基準	1383	
高アルミニウム血症とヘモクロマトージスを合併した透析患者	264	
高アンモニア血症	136	
高位浣腸	718	
広域周波オシレーション法	518	
高位結紮術	820	
高位直腸瘻手術	840	
抗インスリン抗体	498	
抗ウイルス剤	1611	
抗うつ薬	585, 592, 594, 681	
高エネルギー放射線治療	888, 1473	
高エネルギー放射線治療装置	344	
高エネルギー放射線治療の施設基準	1473	
構音障害	540, 641, 642	
口蓋	793	
公害健康被害の補償等に関する法律に基づく療養の給付との調整について	1564	
口蓋腫瘍摘出術	794	
口蓋ヒヤリー氏点の注射	616	
口蓋扁桃手術	792	
「公害補償法点数表」	1564	
公害補償法に基づき支払う費用	1564	
高額医療・高額介護合算療養費制度	14	
広角眼底撮影加算	541	
光覚検査	543	
抗核抗体(蛍光抗体法)定性	498	
抗核抗体(蛍光抗体法)定量	498	
抗核抗体(蛍光抗体法)半定量	498	
抗核抗体(蛍光抗体法を除く)	498	
光学的眼軸長測定	544	
高額療養費制度	13	
抗ガラクトース欠損 IgG 抗体定性	498	
抗ガラクトース欠損 IgG 抗体定量	498	
硬化療法	820	
高カルシウム血症	483	
抗カルジオリピン IgG 抗体	498	
抗カルジオリピン IgM 抗体	498	
抗カルジオリピン β₂ グリコプロテイン Ⅰ 複合体抗体	498	
高カロリー静脈栄養法	477	
高カロリー食	1060	
高カロリー薬	742	
高カロリー薬を経鼻経管的に投与	1060	
高カロリー輸液	440, 618	
交感神経	784	
交感神経切除術	786	
交感神経節切除術	786	
交換輸血	186, 861	
交換用胃瘻カテーテル	445, 997	
交換用カテーテル	1033	
交換用経皮経食道胃管カテーテル	1046	
高気圧酸素治療	710, 720, 746	
後期高齢者医療広域連合	910	
後期高齢者医療におけるその他	1665	
「後期高齢者医療」欄	1644	
後胸骨ヘルニア手術	805	
抗胸腺細胞グロブリンが投与された患者	508	
抗菌作用緊急時ブラッドアクセス留置用カテーテル	999	
抗菌作用中心静脈用カテーテル	992	
抗菌作用中心静脈用カテーテルイントロデューサキット	992	
抗菌性換気用気管チューブ	993	
抗菌性創傷被覆・保護材	445, 1019	
抗筋特異的チロシンキナーゼ抗体	499	
抗菌泌尿器用カテーテル	443, 998	
抗菌薬適正使用体制加算	34, 41, 48, 146, 242, 352, 694, 1074	
抗菌薬適正使用体制加算の施設基準	1074, 1188	
抗菌薬併用効果スクリーニング	505	
口腔	793	
口腔, 咽頭処置	739	
口腔, 顎, 顔面悪性腫瘍切除術	794	
口腔癌	892	
口腔清潔	1232, 1238, 1269	
口腔前庭	794	
口腔底	794	
口腔底悪性腫瘍手術	794	
口腔底腫瘍摘出術	794	
口腔底膿瘍切開術	794	
抗グルタミン酸デカルボキシラーゼ抗体	481, 482	
抗グルタミン酸レセプター抗体	499	
後脛骨神経	786	
高血圧症	47, 288, 295, 300, 555	
高血圧症治療補助アプリ	1055	
高血圧症治療補助プログラム	1055	
抗血小板抗体	490	
高血糖時	731	
膠原病	136, 148, 315, 465, 526	
咬合型(フィルム)	580	
抗甲状腺ペルオキシダーゼ抗体	498	
抗甲状腺マイクロゾーム抗体半定量	498	
抗好中球細胞質抗体(ANCA)定性	498	
抗好中球細胞質プロテイナーゼ 3 抗体	498	
抗好中球細胞質ミエロペルオキシダーゼ抗体	498	
虹彩腫瘍切除術	788	
虹彩整復・瞳孔形成術	788	
虹彩切除術	788	
虹彩内異物除去術	788	
虹彩光凝固術	788	
抗サイログロブリン抗体	498	
抗サイログロブリン抗体半定量	498	
好酸球数	463	
好酸球性多発血管炎性肉芽腫症	470	
好酸球増多症候群	469	
好酸球(鼻汁・喀痰)	463	
抗酸菌核酸同定	506	
抗酸菌抗体定性	491, 493	
抗酸菌抗体定量	491, 493	
抗酸菌同定	506	
抗酸菌分離培養検査	505	
抗酸菌薬剤感受性検査	506	
抗糸球体基底膜抗体	498	
抗糸球体基底膜抗体(抗 GBM 抗体)型急速進行性糸球体腎炎	725	
抗糸球体基底膜抗体腎炎	500	
高次収差解析加算	789	
合指症手術	777	
鉱質コルチコイド	548	
抗シトルリン化ペプチド抗体定性	498	
抗シトルリン化ペプチド抗体定量	498	
高次脳機能障害	639, 641, 642	
後縦靱帯骨化症	660	
後縦靱帯骨化症手術	778, 1436	
高周波凝固法	883	
高周波電気凝固法	791	
抗腫瘍自己リンパ球移入療法	1635	
甲状舌管囊胞摘出術	794	
甲状腺	796	
甲状腺悪性腫瘍手術	796	
甲状腺癌	462, 887	
甲状腺機能亢進症	887	
甲状腺刺激抗体	498	
甲状腺刺激ホルモン	481, 548	
甲状腺疾患	148, 315, 526, 887	
甲状腺腫摘出術	796	
甲状腺障害	244	
甲状腺シンチグラム検査	568, 569	
甲状腺髄様癌	462, 466	
甲状腺穿刺又は針生検	557, 717	
甲状腺穿刺又は針生検	558	
甲状腺に対する局所注入の診療料を算定するための施設基準	1428	
甲状腺のう胞	717	
甲状腺負荷試験	548	
甲状腺部分切除術, 甲状腺腫摘出術	796	
甲状腺ホルモン	549	
甲状腺ホルモン不応症	467	
甲状腺又は副甲状腺に対する局所注入	717	
甲状腺ラジオアイソトープ摂取率	551	
甲状腺ラジオアイソトープ摂取率測定加算	568, 569	
甲状軟骨固定用器具	1050	
口唇悪性腫瘍手術	794	
口唇形成手術	794	
口唇腫瘍摘出術	794	
広靱帯内腫瘍摘出術	849	
口唇裂外鼻	791	
口唇裂形成手術	794	
口唇裂鼻形成	794	
抗ストレプトキナーゼ(ASK)定性	491	
抗ストレプトキナーゼ(ASK)半定量	491	

抗ストレプトリジンO(ASO)定性 491
抗ストレプトリジンO(ASO)定量 491
抗ストレプトリジンO(ASO)半定量 491
合成吸収性硬膜補強材 1045
合成吸収性骨片接合材料 1014
合成吸収性癒着防止材 1019
合成心筋血管パッチ 1019
合成人工硬膜 1015
抗精神病特定薬剤治療指導管理料 701
抗精神病薬
　 215,218,219,221,229,585,592,594,681
「抗精神病薬」と「向精神薬」 10
向精神薬 585,586,1609
向精神薬多剤投与 586,593,681
向精神薬多剤投与に係る報告書 589
向精神薬長期処方 590
向精神薬調整連携加算 586,595
硬性内視鏡下食道異物摘出術 803
高性能液体クロマトグラフィー 455
厚生労働省 910
厚生労働大臣が定める掲示事項 1577
厚生労働大臣が定める再生医療等製品 1622
厚生労働大臣が定める地域 1309
厚生労働大臣が定める注射薬等 1608,1609
厚生労働大臣が定める内服薬及び外用薬 1569
厚生労働大臣が定める報告事項 1606
厚生労働大臣の定める医師又は歯科医師の員数の基準 1519
厚生労働大臣の定める先進医療及び患者申出療養並びに施設基準 1628
厚生労働大臣の定める注射薬 438,1569
厚生労働大臣の定める入院患者数の基準及び医師等の員数の基準並びに入院基本料の算定方法 1519
厚生労働大臣の定める入院基本料の基準 1519
厚生労働大臣の定める評価療養，患者申出療養及び選定療養 1618
厚生労働大臣の定める保険医の使用医薬品 1607
銅線，銀線等で簡単に除去し得る場合 771
銅線牽引法 740,776
銅線等による直達牽引 740,776
銅線等の除去の費用 776
抗セントロメア抗体定性 498
抗セントロメア抗体定量 498
光線力学療法 800,803,824
光線療法 730,734
高線量率イリジウム照射 892
高線量率イリジウムの費用 892
高速回転式経皮経管アテレクトミーカテーテル 807
高速心大血管連続撮影装置 567
酵素注射療法 740
酵素免疫測定法 455
抗体関連拒絶反応 501
後腟円蓋切開 848
好中球ゼラチナーゼ結合性リポカリン(NGAL)(尿) 458
高張食塩水負荷 549
交通費の扱い 360
公的保険給付とは関係のない文書の発行に係る費用 1616
抗デスモグレイン1抗体 498
抗デスモグレイン3抗体 498
抗デスモグレイン3抗体及び抗BP180-NC16a抗体同時測定 498
抗てんかん剤 244,245,327
後天性血栓性血小板減少性紫斑病 466
後天性免疫不全症候群 118,122,128,136,214,244,271,366,379,395
喉頭 792
喉頭悪性腫瘍手術 793
喉頭異物摘出術 793
喉頭横隔膜切除術 793
行動及び情緒の障害 251
喉頭温存頚部食道悪性腫瘍手術 804
後頭蓋窩減圧術 780
後頭蓋窩の顔面神経 781

喉頭蓋切除術 793
喉頭蓋嚢腫摘出術 793
喉頭，下咽頭悪性腫瘍手術 793
後頭下穿刺 557,716
行動観察による視力検査 545
行動観察による聴力検査 539
喉頭気管分離術 754,793
喉頭狭窄症手術 793
喉頭挙上術 793
喉頭形成手術 793,1440
喉頭腫瘍摘出術 793
行動症候群 251
喉頭処置 739
喉頭処置後の薬液注入 739
後頭神経 785
後頭神経ブロック 883
喉頭ストロボスコピー 540
喉頭・声帯ポリープ切除術 793
喉頭切開・截開術 792
喉頭切除術用チューブ 442,997
喉頭全摘術 793
喉頭注入 739
喉頭直達鏡検査 552
喉頭粘膜下異物挿入術 793
喉頭粘膜下軟骨片挿入術 793
喉頭粘膜焼灼術 793
喉頭膿瘍切開術 793
喉頭ファイバースコピー 553
喉頭浮腫乱切術 793
喉頭用補綴材 1017
行動療法 683
高度角膜乱視 543
抗毒素 614
高度細胞性免疫不全 496
高度腎機能障害患者指導加算 272
高度腎機能障害患者指導加算に係る施設基準 1506
高度代謝性アシドーシス 725
高度難聴指導管理料 262
高度難聴指導管理料の施設基準 1327
高度の先天奇形 185,188
高度肥満症 555,1060
高度慢性呼吸不全例 418
高トリグリセライド血症 480
抗トリコスポロン・アサヒ抗体 492,497
公認心理師 73,251,548
後発医薬品使用体制加算 112,151
後発医薬品使用体制加算の施設基準 1202
後発医薬品調剤体制加算及び外来後発医薬品使用体制加算の施設基準 1506
後発医薬品の使用に関する事項 1612
抗白血球細胞質抗体(ANCA)型急速進行性糸球体腎炎 725
後発白内障手術 789
広範囲頭蓋底腫瘍切除・再建術 780
広範囲熱傷 136,177,180,182,184,734,1020
広範囲熱傷特定集中治療管理料 175,178
広範囲皮膚欠損の患者 767
広汎挫傷 720
広汎性発達障害 661
紅斑性狼瘡 257
広範脊柱管狭窄症 660
後鼻孔閉鎖 185
後鼻孔閉鎖症手術 791
紅皮症 257
強皮症 499,660
「公費負担者番号①」欄及び「公費負担者番号②」欄 1646
公費負担申請のために必要な診断書の記載 346
「公費負担」欄の「公費単独」欄 1644
「公費負担」欄の「公費と医保の併用」欄 1642
「公費負担」欄の「公費と後期高齢者医療の併用」欄 1644
「公費負担」欄の「公費と公費の併用」欄 1642
「公費分点数」欄 1662
高ビリルビン血症 730
高頻度換気法 877

高頻度換気法による麻酔 876,877
抗不安薬 585,591,594,681
後腹膜 822
後腹膜悪性腫瘍手術 823
後腹膜腫瘍摘出術 823
後部尿道洗浄 736
後方制動術 775
後方足関節切開術 775
後方椎体固定 779
後方摘出術 778
後方又は後側方固定 779
抗発作用迷走神経電気刺激装置 1045,1046
酵母様真菌薬剤感受性検査 505
硬膜外腔癒着剥離術 784
硬膜外自家血注入 716
硬膜外自家血注入の施設基準 1428
硬膜外麻酔 302,753,875,880
硬膜外麻酔後における局所麻酔剤の持続的注入 875
硬膜外麻酔併施加算 876,878
硬膜下電極 784,1016
硬膜形成を伴うもの 783
硬膜補強材 1045
抗ミトコンドリア抗体定性 498
抗ミトコンドリア抗体定量 498
抗ミトコンドリア抗体半定量 498
抗ミュラー管ホルモン 481,484
後迷路機能検査 538
高免疫グロブリン血症の鑑別 503
肛門 839
肛門悪性腫瘍手術 840
肛門潰瘍根治術 840
肛門拡張術 840
肛門拡張法 720
肛門括約筋形成手術 840
肛門括約筋切開術 839
肛門括約不全 529
肛門管切開術 840
肛門機能検査 529
肛門鏡検査 554
肛門狭窄形成手術 840
肛門形成手術 840
肛門周囲膿瘍切開術 840
肛門処置 742
肛門尖圭コンジローム切除術 840
肛門掻痒症 840
肛門部皮膚剥離切除術 840
肛門ポリープ切除術 840
肛門膜状閉鎖切開 840
肛門良性腫瘍，肛門ポリープ，肛門尖圭コンジローム切除術 840
絞扼性神経障害 536
咬翼型(フィルム) 580
抗利尿ホルモン 481,549
向流電気泳動法 455
交流電場腫瘍治療システム 429,1050
交流分析 683
抗リン脂質抗体症候群 500
抗リンパ球抗体陽性の同種移植 725
抗リンパ球抗体陽性の同種腎移植 725
高齢者の医療の確保に関する法律に基づく療養の給付と公害健康被害の補償等に関する法律に基づく療養の給付との調整について 1564
小型酸素ボンベ 418,437
小型スクリュー 1005
股関節筋群解離術 769
股関節周囲筋腱解離術 769
股関節脱臼非観血的整復術(両側) 773
股関節内転筋切離術 769
呼気ガス分析 518
呼気炭酸ガス濃度測定 527
呼気弁 441,1017
呼吸管理を実施している状態 1597
呼吸器系疾患 135
呼吸器疾患 436,652,879
呼吸機能検査等判断料 518
呼吸機能障害 526

呼吸曲線 526	骨髄採取 864	子ども版解離評価表 548
呼吸器リハビリテーション料 651,1595,1624	骨髄生検 557	ゴナドトロピン 548
呼吸器リハビリテーション料に関する施設基準 1408	骨髄穿刺 557,717	ゴナドトロピン放出ホルモン誘導体 414,438,1608
呼吸器リハビリテーション料の対象患者 1501	骨髄像 449,463	ゴニオメーター検査 540
呼吸ケア 1237	骨髄像診断加算 514	コハク酸プレドニゾロンナトリウム 625
「呼吸ケアチーム」 151	骨髄内注射 620	コハク酸メチルプレドニゾロンナトリウム 625
呼吸ケアチーム加算 112,151	骨髄内輸血 861	コバルトの費用 892
呼吸ケアチーム加算の施設基準等 1200	骨髄内輸血又は血管露出術加算 863	コフィン・シリス症候群 467
呼吸循環機能検査等 517	骨髄微小残存病変量測定 469	コフィン・ローリー症候群 467
呼吸循環機能の低下 639	骨髄微小残存病変量測定の施設基準 1380	コプロポルフィリン(尿) 458
呼吸心拍監視 526	骨スペーサ 1004	個別栄養食事管理加算 131
5級地 125	骨折 204	個別栄養食事管理加算の施設基準 1174
呼吸抵抗測定 518	骨折観血的手術 770	鼓膜運動検査 448
呼吸同調式デマンドバルブ加算 434	骨折経皮的鋼線刺入固定術 770	鼓膜音響インピーダンス検査 539
呼吸不全 527,652,877,879	骨折整復と脱臼整復を併施した場合 756	鼓膜音響反射率検査 539
呼吸補助器 446,1052	骨折創外固定にあたって骨内に留置した固定用金属ピン 868	鼓膜可動性検査 539
国際標準検査管理加算 514	骨折超音波治療法 771	鼓膜形成手術 790
国際標準検査管理加算の施設基準 1385	骨折電磁波電気治療法 771	鼓膜鼓室肉芽切除術 790
コクサッキーウイルス 493	骨折非観血的整復術 770	鼓膜切開術 790
国保被保険者資格証明書による療養 1667	骨セメント 1014	鼓膜穿孔耳 738
国民健康保険団体連合会 910	骨穿孔術 770	鼓膜穿孔閉鎖検査 539
国民健康保険中央会 910	骨全摘術 771	鼓膜穿孔閉鎖術 790
国立精研式認知症スクリーニングテスト 548	骨搔爬術 770	鼓膜(排液,換気)チューブ挿入術 790
コクリントモプロテイン 476,480	骨粗鬆症 279,483	鼓膜マッサージ 738,739
固形悪性腫瘍の患者 889	骨粗鬆症の診断 525	コラーゲン 1020
固形癌 462,470,473,901	骨短縮術 773	コラーゲン使用吸収性局所止血材 1020,1021
固形癌骨転移 887	骨端軟骨発育抑制術 773	コラーゲン使用吸収性腱再生材 1054
固形腫瘍 462,470	骨端用プレート 1006	コラーゲン使用吸収性神経再生誘導材 1048
こころの連携指導料(Ⅰ) 323	骨長調整手術 773	コラーゲン使用吸収性人工硬膜 1015
こころの連携指導料(Ⅱ) 324	骨転移 483	コラーゲン使用心筋パッチ 1019
こころの連携指導料(Ⅰ)の施設基準 1356	骨転移のある去勢抵抗性前立腺癌 887	コラーゲン使用心血管用パッチ 1019
こころの連携指導料(Ⅱ)の施設基準 1356	骨転移の診断 486	コラーゲン使用人工血管 1037
鼓索神経切断術 790	骨導聴力 538	コラーゲン使用人工骨 1011,1013
ゴーシェ病 467,898	骨導ノイズ法 539	コラーゲン使用人工皮膚 1020
固視検査 544	骨内異物(挿入物を含む)除去術 771	コラーゲン使用非中心循環系心血管用パッチ 1019
鼓室開放術 790	骨(軟骨を含む)無形成・低形成・異形成 185	
個室加算 128	骨軟部悪性腫瘍手術 770,772	コラーゲン使用非中心循環系人工血管 1037
鼓室形成手術 790	骨軟部腫瘍 890	コラーゲン使用涙点プラグ 1017
鼓室処置 738	骨・軟部組織固定用アンカー 1014	コラーゲン注入手術 845
鼓室神経叢切除,鼓索神経切断術 790	骨盤 777	ゴリムマブ製剤 414,438,1609
鼓室穿刺 739	骨盤悪性腫瘍手術 778	コリンエステラーゼ 475
鼓室洗浄 738	骨盤位娩出術 852	5類感染症 194
鼓室内薬液注入 616,738	骨盤腔内膿瘍 828	コール形換気用気管チューブ 993
腰ヘルニア 822	骨盤骨切り術 754,778	コルセット 744
五十肩 346	骨盤骨折観血的手術 778	コルチゾール 481,549
股静脈血栓除去術 821	骨盤骨折非観血的整復術 777	コルヒチン 610
個人輸入品の特定保険医療材料に係る取扱い 1056	骨盤骨搔爬術 777	コルポイリンテル 737
コステロ症候群 467	骨盤骨(軟骨)組織採取術 778	コルポスコピー 556
コース立方体組み合わせテスト 547	骨盤腫瘍切除術 778	コレステロール分画 475
骨悪性腫瘍手術 772	骨盤切断術 778	コロンブラッシュ法 554
骨悪性腫瘍,類骨骨腫及び四肢軟部腫瘍ラジオ波焼灼療法 1436	骨盤脱臼観血的手術 777	混合静脈血酸素飽和度モニター機能 988
骨悪性腫瘍,類骨骨腫及び四肢軟部腫瘍ラジオ波焼灼療法 772	骨盤悪性腫瘍手術 823	混合性結合組織病 470,660
	骨盤内悪性腫瘍及び腹腔内軟部腫瘍ラジオ波焼灼療法 823,1449	混合性難聴 262
骨異形成症 868	骨盤内異物(挿入物)除去術 778	混合薬剤耐性検査 506
骨移植術 754,773,1436	骨盤内感染症 495	コンゴーレッド 552
骨延長術 773	骨盤内臓全摘術 823	コンシズマブ製剤 415,440,1609
骨塩定量検査 525	骨盤内の手術後の尿閉 736	昏睡 177,180,182,184,185,188,912
骨格筋由来細胞シート心表面移植術 817,1448	骨盤腹膜外膿瘍切開排膿術 823	根性点状軟骨異形成症1型 467
骨格材料 1000	骨盤部ヘルニア 822	痕跡副角子宮手術 849
骨型アルカリホスファターゼ 476,477,479,481,483	コーツ病 541	コンタクトレンズ検査料 545
骨関節結核装具療法 744	骨部分切除術 771	コンタクトレンズ検査料1から3までに係る検査割合及び院内交付割合 1506
骨吸収抑制能を有する薬物療法の治療効果判定 483	骨プラグ 1004	
	骨片接合材料 1014	コンタクトレンズ検査の施設基準 1390
骨切り術 772	骨膜外,胸膜外充填術 799	コントラスト感度検査 543
骨形成不全症 467	固定化酵素電極 430,475	コンパートメント症候群 720
骨系統疾患 252	固定装具療法 744	コンビネーション型 991
骨固定型補聴器 1047,1053	固定釘 1012	コンピュータクロスマッチ加算 861,863
骨固定バンド 1012	コーディネート体制充実加算 866	コンピューター断層撮影 575,1504
骨充填用スペーサー 1008	コーディネート体制充実加算の施設基準 1469	コンピューター断層撮影診断料 574
骨腫瘍切除術 771	固定用金属線 1012	コンピューター断層診断 579
骨腫瘍形成症候群 131,468,866	固定用金属ピン 1012	コンピューター断層複合撮影 571
骨髄異形成症候群に伴う貧血 484	固定用内副子 1005,1006	コンプライアンス測定 518
骨髄移植 865	固定用内副子用ワッシャー,ナット類 1007	コンベックス型超音波内視鏡 828
骨髄炎 720	コデインリン酸塩 1609	
	古典型エーラスダンロス症候群 467	**さ**
	ことばのききとり検査 538	在医総管内(外) 371

さ行

細菌 …………………………………………… 460
細菌核酸・薬剤耐性遺伝子同時検出 …… 506
細菌核酸・薬剤耐性遺伝子同時検出の施設
　基準 ……………………………………… 1383
細菌、原虫等の検査 ………………………… 504
細菌顕微鏡検査 …………………………… 504
細菌培養同定検査 …………………… 493, 504
細菌又は真菌に起因する難治性の眼感染疾
　患に対する迅速診断（PCR法）……… 1630
細菌薬剤感受性検査 ……………………… 505
サイクリック AMP ……………………… 481
サイクルエルゴメーターによる心肺機能検
　査 ………………………………………… 521
細隙灯検査 ………………………………… 448
細隙灯顕微鏡検査 ………………… 542, 544
採血又は輸血用器具 ………………… 1039, 1047
採血用輸血用器具 ………………………… 435
再建胃管悪性腫瘍手術 …………………… 804
再建乳房乳頭形成術 ……………………… 797
再建用臼蓋形成用カップ ………………… 1010
再建用強化部品 …………………………… 1004
再建用脛骨近位補綴用材料 ……………… 1010
再建用脛骨表面置換用材料 ……………… 1010
再建用尺骨側材料 ………………………… 1010
再建用上腕骨遠位補綴用材料 …………… 1010
再建用上腕骨近位補綴用材料 …………… 1010
再建用大腿骨遠位補綴用材料 …………… 1010
再建用大腿骨近位補綴用材料 …………… 1010
再建用大腿骨表面置換用材料 …………… 1010
再撮影に要する費用 ……………………… 564
鰓耳腎症候群 ……………………………… 467
採取液検査 ………………………………… 461
採取精子調整管理料 ………………… 859, 1456
再使用可能な気管切開チューブ …… 446, 1052
再使用可能な体温計プローブ ………… 443, 998
再使用可能な能動型機器接続体温計プロー
　ブ ………………………………… 443, 998
最小紅斑量（MED）測定 ……………… 550
サイジング機能付加型 …………………… 989
再診に係る厚生労働大臣が定める金額 ‥ 1578
再診に係る特別の料金 …………………… 1594
再診の条件を具備している往診料 ……… 361
「再診」欄 ………………………………… 1652
再診料 ……………………………………… 46
再診料の外来管理加算に係る厚生労働大臣
　が定める検査 …………………………… 1078
再生医療等製品 …………………………… 1622
再生医療等製品の医薬品医療機器等法に基
　づく承認に係る用法、用量、使用方法、
　効能、効果又は性能と異なる用法、用量、
　使用方法、効能、効果又は性能に係る使
　用又は支給に関する基準 ……………… 1585
再生医療等製品の使用又は支給に関する事
　項 ………………………………………… 1583
再生医療等製品の治験に係る診療に関する
　基準 ……………………………………… 1581
再製造心臓用カテーテル型電極 ……… 1023
再製造単回使用医療機器使用加算 …… 763
再製造単回使用医療機器使用加算の施設基
　準 ………………………………………… 1468
再製造中心循環系血管内超音波カテーテル
　…………………………………………… 1046
再生不良性貧血 … 131, 245, 252, 413, 508, 866
砕石用把持鉗子 ………………………… 828, 829
採石用バスケットカテーテル ………… 1038
砕石用バスケットカテーテル ………… 1038
再接合 …………………………………… 776
最大換気量測定 ………………………… 518
臍帯還納術 ……………………………… 853
臍帯血移植 ……………………………… 865
最大呼吸量 ……………………………… 518
臍帯穿刺 ………………………………… 854
臍帯ヘルニア ………………………… 185, 822
在宅悪性腫瘍患者共同指導管理料 … 425, 439
在宅悪性腫瘍患者共同指導管理料に規定す
　る厚生労働大臣が定める保険医療機関の
　保険医 ………………………………… 1378
在宅移行管理加算 ……………………… 386, 393

在宅移行早期加算 ……………………… 371
在宅医療 ………………………………… 352, 950
在宅医療DX情報活用加算 …………… 363, 382
在宅医療DX情報活用加算1に関する施設
　基準 …………………………………… 1367
在宅医療情報連携加算 ………………… 372, 382
在宅医療情報連携加算の施設基準 …… 1370
在宅医療と介護保険 …………………… 353
在宅医療における包括的支援マネジメント
　導入基準 ……………………………… 704
在宅医療に係る交通費 ………………… 1616
在宅医療の施設基準 …………………… 1360
在宅医療のために処方されるバルーン式ディ
　スポーザブルタイプの連続注入器に入
　った麻薬注射薬の取扱い …………… 424
在宅医療のみを実施する医療機関に係る保
　険医療機関の指定の取扱いについて … 353
在宅植込型補助人工心臓（非拍動流型）指導
　管理料 ………………………………… 428, 439
在宅植込型補助人工心臓（非拍動流型）指導
　管理料の施設基準 …………………… 1378
在宅がん医療総合診療料 ……………… 381
在宅がん医療総合診療料の施設基準 … 1370
在宅がん患者緊急時医療情報連携指導料 410
在宅患者共同診療料 …………………… 406
在宅患者緊急時等カンファレンス加算
　………………………………………… 386, 392
在宅患者緊急時等カンファレンス料 …… 405
在宅患者緊急入院診療加算 …… 110, 117, 1156
在宅患者緊急入院診療加算に規定する別に
　厚生労働大臣が定める疾病等 … 1156, 1313
在宅患者緊急入院診療加算に規定する別に
　厚生労働大臣が定めるもの ………… 1156
在宅患者支援病床初期加算 …………… 207
在宅患者支援療養病床初期加算 ……… 80
在宅患者診療・指導料 ………………… 353
在宅患者訪問栄養食事指導料 ………… 403
在宅患者訪問栄養食事指導料に規定する別
　に厚生労働大臣が定める患者 ……… 1376
在宅患者訪問看護・指導料 …………… 385
在宅患者訪問看護・指導料及び同一建物居
　住者訪問看護・指導料の施設基準 … 1372
在宅患者訪問看護・指導料に規定する疾病
　等 ……………………………………… 1498
在宅患者訪問褥瘡管理指導料 ………… 407
在宅患者訪問褥瘡管理指導料の施設基準 1376
在宅患者訪問診療料 …………………… 362
在宅患者訪問診療料（Ⅰ）及び在宅患者訪問
　診療料（Ⅱ）並びに在宅患者訪問看護・指
　導料及び同一建物居住者訪問看護・指導
　料に規定する疾病等 ………………… 1498
在宅患者訪問診療料（Ⅰ）及び在宅患者訪問
　診療料（Ⅱ）に規定する疾病等 ……… 1367
在宅患者訪問診療料（Ⅱ）……………… 367
在宅患者訪問点滴注射管理指導料 …… 396
在宅患者訪問点滴注射指示書 … 398, 399, 700
在宅患者訪問薬剤管理指導料 ………… 402
在宅患者訪問リハビリテーション指導管理
　料 ……………………………………… 397
在宅患者連携指導加算 ………………… 386, 392
在宅患者連携指導料 …………………… 404
在宅緩和ケア充実診療所・病院加算
　………………………… 356, 357, 362, 368, 371, 374, 381
在宅緩和ケア充実診療所・病院加算の施設
　基準 ………………………… 1351, 1364, 1367
在宅気管切開患者指導管理料 … 416, 427, 439
在宅強心剤持続投与指導管理料 ……… 425
在宅強心剤持続投与指導管理料に規定する
　厚生労働大臣が定める注射薬 ……… 1378
在宅強心剤持続投与指導管理料に規定する
　注射薬 ………………………………… 1499
在宅経管栄養法用栄養管セット加算 … 435
在宅経肛門的自己洗腸指導管理料 … 429, 439
在宅経肛門的自己洗腸指導管理料の施設基
　準 ……………………………………… 1379
在宅経肛門的自己洗腸用材料加算 …… 437
在宅経腸投薬指導管理料 ……………… 428, 439
在宅血液透析 …………………………… 434

「在宅血液透析患者」…………………… 1608
在宅血液透析指導管理料 ………… 416, 417, 439
在宅血液透析指導管理料の施設基準 … 1377
在宅血液透析用特定保険医療材料 … 441, 443
在宅抗菌薬吸入療法指導管理料 ……… 438
在宅抗菌薬吸入療法用ネブライザ加算 … 438
在宅喉頭摘出患者指導管理料 … 416, 427, 439
在宅酸素療法 …………………………… 434, 437
在宅酸素療法材料加算 ………………… 437
在宅酸素療法指導管理料 ……… 416, 418, 439
在宅酸素療法を施行している患者 …… 521
在宅時医学総合管理料 ………………… 369
在宅時医学総合管理料及び施設入居時等医
　学総合管理料に規定する別に厚生労働大
　臣が定める状態の患者 ……………… 1498
在宅時医学総合管理料及び施設入居時等医
　学総合管理料の施設基準等 ………… 1368
在宅自己注射指導管理料 ……… 413, 416, 439
在宅自己注射指導管理料、間歇注入シリン
　ジポンプ加算、持続血糖測定器加算及び
　注入器用注射針加算に規定する注射薬 1377
在宅自己注射指導管理料の施設基準 … 1377
在宅自己疼痛管理指導管理料 ………… 426, 439
在宅自己導尿 …………………………… 435
在宅自己導尿指導管理料 ……… 416, 420, 439
在宅自己腹膜灌流指導管理料 … 416, 417, 439
在宅自己連続携行式腹膜灌流 ………… 433
在宅持続陽圧呼吸療法 ………………… 436
在宅持続陽圧呼吸療法材料加算 ……… 437
在宅持続陽圧呼吸療法指導管理料 …… 421
在宅持続陽圧呼吸療法指導管理料の施設基
　準 ……………………………………… 1378
在宅持続陽圧呼吸療法用治療器加算 … 436
在宅持続陽圧呼吸療法指導管理料 …… 439
在宅腫瘍化学療法注射指導管理料 …… 424
在宅腫瘍治療電場療法指導管理料 … 428, 439
在宅腫瘍治療電場療法指導管理料の施設基
　準 ……………………………………… 1378
在宅小児経管栄養法 …………………… 435
在宅小児経管栄養法指導管理料 416, 420, 439
在宅小児経管栄養法指導管理料に規定する
　厚生労働大臣が定める者 …………… 1378
在宅小児低血糖症患者指導管理料 … 415, 439
在宅人工呼吸 ………………… 436, 437, 438
在宅人工呼吸指導管理料 ……… 416, 420, 439
在宅振戦等刺激装置治療指導管理料 426, 439
在宅精神療法 …………………………… 672
在宅成分栄養経管栄養法 ……………… 435
在宅成分栄養経管栄養法指導管理料
　………………………………… 416, 419, 439
在宅舌下神経電気刺激療法指導管理料 … 427
在宅舌下神経電気刺激療法指導管理料の施
　設基準 ………………………………… 1378
在宅仙骨神経刺激療法指導管理料 …… 427
在宅ターミナルケア加算
　………………………… 356, 362, 368, 386, 392
在宅中耳加圧療法指導管理料 ………… 429
在宅中心静脈栄養法 …………………… 435
在宅中心静脈栄養法指導管理料 416, 419, 439
在宅中心静脈栄養法用輸液 ………… 438, 1608
在宅中心静脈栄養法用輸液セット加算 … 434
在宅中心静脈栄養用輸液セット …… 440, 442
在宅データ加算 ………………… 372, 374, 381
在宅難治性皮膚疾患処置指導管理料 …… 428
在宅難治性皮膚疾患処置指導管理料に規定
　する疾患 ……………………… 1378, 1499
在宅における創傷処置等の処置 ……… 426
在宅妊娠糖尿病患者指導管理料 …… 416, 439
在宅妊娠糖尿病患者指導管理料1及び血糖
　自己測定器加算に規定する厚生労働大臣
　が定める者 …………………………… 1377
在宅寝たきり患者処置指導管理料
　………………………………… 416, 426, 439
在宅寝たきり患者処置用栄養用ディスポー
　ザブルカテーテル …………………… 440, 443
在宅寝たきり患者処置用気管切開後留置用
　チューブ ……………………………… 440, 442
在宅寝たきり患者処置用膀胱留置用ディス

ポーザブルカテーテル ……………… 441,443	酢酸メテノロン ……………………… 610	サンフォード法 ………………………… 464
在宅肺高血圧症患者指導管理料 …… 427,439	鎖肛 ………………………… 185,529,619	産婦人科処置 ………………………… 737
在宅ハイフローセラピー材料加算 ……… 437	鎖肛手術 ……………………………… 840	サンプドレーン ………………… 993,994
在宅ハイフローセラピー指導管理料	鎖骨ギプス包帯 ……………………… 743	3門照射 ……………………………… 886
…………………………… 416,422,439	鎖骨骨折非観血的整復術 …………… 713	三翼釘 ………………………………… 771
在宅ハイフローセラピー装置加算 ……… 438	坐骨神経損傷 ………………………… 661	霰粒腫摘出術 ………………………… 786
在宅半固形栄養経管栄養法 ……………… 435	坐骨神経ブロック …………………… 883	霰粒腫の穿刺 ………………………… 738
在宅半固形栄養経管栄養法指導管理料	坐骨ヘルニア ………………………… 822	3類感染症 …………………………… 194
…………………………… 416,420,439	鎖骨又は肋骨骨折固定術 …………… 713	
在宅半固形栄養経管栄養法指導管理料に規	左室駆出率低下 ……………………… 555	**し**
定する厚生労働大臣が定める者 … 1378	左室形成術 …………………………… 809	
在宅復帰機能強化加算 …………… 80,1111	左室自由壁破裂修復術 ……………… 809	ジアゼパム ……………… 588,610,625,1609
在宅復帰機能強化加算の施設基準 …… 1092	左心カテーテル ……………………… 518	ジアゾ反応 …………………………… 449
在宅復帰率の要件 ……………………… 1107	左心室ライン吸引コントロール用バルブ1028	指圧 …………………………………… 741
在宅麻薬等注射指導管理料 …………… 423	左心耳閉鎖システム ………………… 1051	シアノコバラミン …………………… 625
在宅迷走神経電気刺激治療指導管理料	左心耳閉鎖術 ………………………… 813	ジアフェニルスルホン ……………… 610
…………………………………… 427,439	左心低形成症候群手術 ……………… 813	シアリル Le^x-i 抗原 …………………… 484
「在宅」欄 ……………………………… 1652	挫創 ……………………………… 764,765	シアリル Le^x 抗原 …………………… 484,486
在宅療養移行加算 ……………………… 371	撮影 …………………………………… 566	シアリル Tn 抗原 …………………… 484
在宅療養計画書 ………………………… 409	雑費 …………………………………… 1616	視運動眼振検査 ……………………… 540
在宅療養後方支援病院 ………… 118,406,411	サトラリズマブ製剤 ……… 415,440,1609	シェーグレン症候群 …………… 660,786
在宅療養後方支援病院の施設基準等 … 1376	サブトラクション …………………… 566	ジェネリック医薬品 ………………… 152
在宅療養支援診療所 … 10,117,309,354,411	サプロプテリン塩酸塩 ……………… 610	ジェネレーター ……………………… 429
在宅療養支援診療所の施設基準 …… 1347	サーベイランス強化加算	耳音響放射検査 ……………………… 539
在宅療養支援病院 ……………… 10,117,411	………… 34,41,48,55,146,242,352,694,1074	耳介悪性腫瘍手術 …………………… 790
在宅療養支援病院の施設基準 ……… 1360	サーベイランス強化加算の施設基準	耳介挙上 ……………………………… 790
在宅療養実績加算 …… 357,362,371,374,381	……………………………… 1074,1188	耳介形成手術 ………………………… 790
在宅療養実績加算1 ……………… 356,368	サポーター ……………………… 744,1617	耳介血腫開窓術 ……………………… 789
在宅療養実績加算1の施設基準	サーモグラフィー検査 ……………… 525	耳介腫瘍摘出術 ……………………… 790
……………………… 1352,1364,1367	サーモダイリューション用カテーテル … 988	歯科医師連携加算 …………………… 143
在宅療養実績加算2 ……………… 356,368	左右別肺機能検査 …………………… 518	紫外線殺菌器加算 …………………… 433
在宅療養実績加算2の施設基準	サリチル酸系製剤 …………………… 245	紫外線療法 …………………………… 734
……………………… 1352,1364,1367	サリドマイド ………………………… 245	耳介側頭神経ブロック ……………… 883
在宅療養指導管理材料加算 …………… 429	サリルマブ製剤 …………… 414,438,1609	耳介軟骨形成 ………………………… 790
在宅療養指導管理に伴う「材料加算」「特定	サルコイドーシス …………………… 553	歯科医療機関連携加算 ……………… 329
保険医療材料」等一覧表 …………… 439	サルター骨切り術 …………………… 778	資格確認書の返還 …………………… 1566
在宅療養指導管理料 …………………… 410	沢田氏反応 …………………………… 449	痔核嵌頓整復法 ……………………… 721
在宅療養指導管理料と注射,処置の併算定	三角巾 ………………………………… 1617	痔核手術 ……………………………… 839
の可否 ………………………………… 416	産科手術 ……………………………… 852	痔核手術後狭窄拡張手術 …………… 840
在宅療養指導管理料に規定する別に厚生労	産科娩出術において双子の場合 …… 852	自覚的屈折検定法 …………………… 543
働大臣の定める患者 ……………… 1377	3管分離逆止弁付バルーン直腸カテーテル	自覚的聴力検査 ……………………… 538
在宅療養管理料の一般的事項 ……… 411	…………………………………… 991	視覚誘発電位 ………………………… 530
在宅療養指導料 ………………………… 262	三杆法 ………………………………… 544	自家血清の眼球注射 ………………… 620
在宅療養に関する指導管理 ………… 412	3級地 ………………………………… 125	自家骨移植 …………………………… 773
臍腸管瘻手術 ………………………… 823	三叉神経節後線維切裁術 …………… 781	自家骨髄移植,自家末梢血幹細胞移植の対
サイトケラチン18フラグメント … 476,480	三叉神経痛 …………………………… 781	象疾患 ……………………………… 866
サイトケラチン19(KRT19) mRNA 検出 … 468	三叉神経半月神経節ブロック ……… 883	自家骨髄単核球移植による血管再生治療1635
サイトケラチン19 フラグメント … 484,486	三叉神経への微小血管圧迫に起因する顔面	自家採血輸血 ………………………… 861
サイトケラチン8・18(尿) ……… 484,486	痙攣 ……………………………… 781	自家脂肪注入 …………………… 768,1435
サイトメガロウイルス …………… 493,495	三次元カラーマッピング加算 ……… 814	自家膵島移植術 ……………………… 1635
サイトメガロウイルス pp65 抗原定性	30日分を限度とされる内服薬及び外用薬	自家製造した血液成分製剤を用いた注射の
…………………………………… 492,496	並びに注射薬 ……………………… 1609	手技料 ……………………………… 862
サイトメガロウイルス核酸検出 …… 506	残腎結核 ……………………………… 841	耳下腺悪性腫瘍手術 ………………… 796
サイトメガロウイルス核酸定量 …… 506	三心房心手術 ………………………… 812	耳下腺腫瘍摘出術 …………………… 796
サイトメガロウイルス抗体 ………… 764	酸性ムコ多糖類 ……………………… 459	耳下腺深葉摘出術 …………………… 796
臍肉芽腫切除術 ……………………… 735	三尖弁手術 …………………………… 811	耳下腺浅葉摘出術 …………………… 796
再入院の算定例 ………………………… 71	三尖弁閉鎖症 ………………………… 418	耳科の硬脳膜外膿瘍切開術 ………… 781
再発翼状片 …………………………… 788	三尖弁閉鎖症手術 …………………… 813	自家濃縮骨髄液局所注入療法 ……… 1635
再評価を終了した医薬品 …………… 584	三尖弁閉鎖不全 ……………………… 877	自家培養上皮移植術 ………………… 787
臍ヘルニア …………………………… 822	残像法 ………………………………… 544	自家培養軟骨移植術 ………………… 773
臍ヘルニア圧迫指導管理料 ………… 306	酸素及び窒素の価格 ………………… 746	自家培養軟骨組織採取術 …………… 778
細胞外液量測定 ……………………… 519	酸素加算 ……………………………… 746	自家皮膚細胞移植用キット ………… 1054
細胞機能検査 ………………………… 504	酸素吸入 …………………… 527,710,719	自家皮膚非培養細胞移植術 ………… 767
細胞診 …………………………… 554,900	酸素吸入療法 ………………………… 418	自家末梢血 CD34 陽性細胞移植による下肢
細胞検体を用いた遺伝子検査 …… 1631	酸素・窒素 …………………………… 878	血管再生療法 ……………………… 1635
細胞診断料 …………………………… 901	酸素テント ……………………… 710,719	自家遊離複合組織移植術 ……… 754,768
座位保持 ……………………………… 1268	酸素濃縮装置加算 …………………… 434	自家肋骨肋軟骨関節全置換術 ……… 776
催眠療法 ……………………………… 683	酸素の購入価格に関する届出書 …… 748	時間外受入体制強化加算 …………… 196
採卵術 ……………………………… 852,1457	酸素飽和度測定 ……………………… 527	時間外加算 … 33,39,46,56,551,710,753,874
材料価格基準 …………………… 984,986	酸素飽和度モニタ付サーモダイリューショ	時間外加算等における「所定点数」……… 877
材料価格基準(在宅医療の部) ……… 441	ン用カテーテル ………………… 988	時間外加算等に係る厚生労働大臣が定める
再利用型カテーテル ………………… 435	酸素ボンベ加算 ……………………… 434	時間 ……………………………… 1068
サイロキシン …………………………… 481	酸素ボンベに係る酸素の単価 ……… 746	時間外加算の特例 …………………… 39
サイロキシン結合グロブリン ……… 481	酸素療法 …………………… 527,719,740	時間外・休日加算 …………………… 721,725
サイロキシン結合能 ………………… 481	酸素療法加算 …………………… 362,368	時間外緊急院内画像診断加算 ……… 562
サイログロブリン …………………… 481	残存尿管摘出術 ……………………… 843	時間外緊急院内検査加算 …………… 456
差額ベッド …………………………… 194	三内式線副子 ………………………… 794	「時間外診察」 ………………………… 1594
作業療法 ……………………………… 686	残尿測定検査 ………………………… 525	時間外対応加算 ……………… 47,51,1078
		時間外対応加算の施設基準 ………… 1078

じか～じぞ　和文索引

時間外特例医療機関 ……………………… 39
耳管開放症に対する処置 ………………… 738
耳管機能測定装置を用いた耳管機能測定 539
耳管狭窄ビニール管挿入術 ……………… 790
耳管鼓室気流動体法 ……………………… 540
耳管処置 …………………………………… 738
耳管通気法 ………………………………… 738
耳管内チューブ挿入術 …………………… 790
時間内歩行試験 …………………………… 521
時間内歩行試験の施設基準 ……………… 1386
耳管ブジー法 ……………………………… 739
時間分解蛍光免疫測定法 ………………… 455
耳管用カテーテル ………………………… 995
耳管用補綴材 ……………………………… 1052
耳管用補綴材挿入術 ……………… 790,1439
自記オージオメーターによる聴力検査 … 538
色覚検査 …………………………………… 543
磁気共鳴コンピューター断層撮影 … 577,1504
磁気共鳴コンピューター断層複合撮影 … 573
色相配列検査 ……………………………… 544
色素希釈法 ………………………………… 519
色素性乾皮症 ……………………………… 467
色素性皮膚病変，円形脱毛症若しくは日光
　角化症の診断 …………………………… 546
色素性母斑 ………………………………… 546
色素内視鏡法 ……………………………… 552
色素レーザー照射療法 …………………… 735
ジギタリス製剤 ……………………… 244,245,327
色調表示式体温計 ………………………… 443,998
磁気ナビゲーション加算 ………………… 814
磁気による膀胱等刺激法 ………………… 737
磁気による膀胱等刺激法の施設基準 …… 1431
子宮 ………………………………………… 849
子宮悪性腫瘍手術 ………………………… 849
子宮位置矯正術 …………………………… 849
子宮体がん ………………………………… 821
子宮鏡下子宮筋腫摘出術 ………………… 849
子宮鏡下子宮中隔切除術 ………………… 849
子宮鏡下子宮内膜焼灼術 ………………… 849
子宮鏡下有茎粘膜下筋腫切出術 ………… 849
子宮鏡検査 ………………………………… 556
子宮筋腫摘出(核出)術 …………………… 849
子宮腔洗浄 ………………………………… 737
子宮腔排出物の処理 ……………………… 737
子宮頸癌 …………………………………… 463,886
子宮頸管拡張及び分娩誘発法 …………… 737
子宮頸管形成手術 ………………………… 850
子宮頸管長が20mm未満 ……………… 148,526
子宮頸管内への薬物挿入法 ……………… 737
子宮頸管粘液採取 ………………………… 559
子宮頸管閉鎖症手術 ……………………… 850
子宮頸管縫縮術 …………………………… 853
子宮頸管ポリープ切除術 ………………… 849
子宮頸部異形成上皮又は上皮内癌レーザー
　照射治療 ………………………………… 849
子宮頸部円錐切除術若しくはレーザー照射治
　療を行った患者 ………………………… 508
子宮頸部初期癌又は異形成光線力学療法 849
子宮頸部(腟部)切除術 …………………… 849
子宮頸部摘出術 …………………………… 849
子宮収縮抑制剤を使用中の患者 ………… 526
子宮出血止血法 …………………………… 737
子宮全摘術 ……………………………… 849,853
子宮全摘除 ………………………………… 853
子宮双手圧迫術 …………………………… 853
子宮息肉様筋腫摘出術 …………………… 849
子宮体癌 …………………………………… 463
糸球体腎炎 ………………………………… 136
糸球体濾過値測定 ………………………… 548
子宮脱手術 ……………………………… 839,849
子宮脱非観血的整復法 …………………… 737
子宮頸管部薬物焼灼法 …………………… 737
子宮腟上部切断術 ………………………… 853
子宮腟上部切断術 ……………………… 849,853
子宮腟部焼灼法 …………………………… 737
子宮腟部組織採取 ………………………… 559
子宮腟部注射 ……………………………… 616
子宮腟部等からの検体採取 ……………… 559

子宮腟部糜爛等子宮腟部乱切除術 ……… 849
子宮腟部乱切除術 ………………………… 849
子宮腟部冷凍凝固法 ……………………… 849
子宮内腔癒着切除術 ……………………… 849
子宮内細菌叢検査1 ……………………… 1633
子宮内細菌叢検査2 ……………………… 1633
子宮内胎児発育遅延 …………… 148,149,315
子宮内胎児発育不全の認められる患者 … 526
子宮内反症整復手術 ……………………… 853
子宮内膜擦術 ……………………………… 1632
子宮内膜刺激術 …………………………… 1632
子宮内膜受容能検査1 …………………… 1632
子宮内膜受容能検査2 …………………… 1633
子宮内膜症の診断 ………………………… 485
子宮内膜症病巣除去術 …………………… 849
子宮内膜掻爬術 …………………………… 849
子宮内膜組織採取 ………………………… 559
子宮内膜ポリープ切除術 ………………… 849
子宮内容除去術 …………………………… 853
子宮内容物の排出 ………………………… 737
子宮破裂手術 ……………………………… 853
子宮ファイバースコピー ………………… 556
子宮附属器 ………………………………… 851
子宮附属器悪性腫瘍手術 ………………… 851
子宮附属器腫瘍摘出術 ………………… 851,1467
子宮附属器癒着剥離術 …………………… 851
子宮傍結合織炎(膿瘍)切開術 …………… 848
子宮用止血バルーンカテーテル ………… 1047
子宮用バルーン …………………………… 1047
子宮卵管造影法 …………………………… 567
子宮卵管内注入 …………………………… 567
子宮卵管留血腫手術 ……………………… 851
耳鏡検査 …………………………………… 539
死腔量測定 ………………………………… 518
シクロスポリン …………………… 245,247,510
ジクロフェナクナトリウム ……………… 610
シクロホスファミド ……………………… 610,625
シクロホスファミド静脈内投与及び自家末
　梢血幹細胞移植術の併用療法 ………… 1635
シクロホスファミド静脈内投与療法 …… 1635
シクロホスファミド水和物 ……………… 610,625
刺激又は負荷加算 ………………………… 540
止血術 ……………………………………… 819
止血弁付カテーテルイントロデューサ
　……………………………………… 987,988
止血用加熱凝固切開装置加算 …………… 868
試験開胸術 ………………………………… 799
試験開心術 ………………………………… 805
試験開頭術 ………………………………… 780
試験開腹術 ………………………………… 822
試験法 ……………………………………… 475
試験紙法による尿細菌検査 ……………… 458
試験紙法による白血球検査 ……………… 458
試験穿刺 …………………………………… 717
試験的開胸開腹術 ………………………… 799
耳垢栓塞除去 ……………………………… 739
耳後瘻孔閉鎖術 …………………………… 790
自己拡張型人工生体弁システム ………… 1048
ジゴキシン ………………………………… 610
自己クリオプレシピテート作製術 ……… 867
自己血回収術 ……………………………… 867
自己血回収セットの費用 ………………… 867
自己血貯血 ……………………………… 861,862
自己血輸血 ……………………………… 861,862
自己抗体検査 ……………………………… 498
自己骨髄由来間葉系幹細胞投与 ………… 866
自己骨髄由来培養間葉系細胞移植による完
　全自家血管新生療法 …………………… 1635
自己生体組織接着剤作製術 ……………… 867
自己生体組織接着剤作製術，自己クリオプ
　レシピテート作製術(用手法)及び同種ク
　リオプレシピテート作製術の施設基準 1469
自己洗腸 …………………………………… 437
自己注射に関する指導管理 ……………… 413
自己疼痛管理に関する指導管理 ………… 426
自己導尿に関する指導管理 ……………… 420
自己軟骨細胞シートによる軟骨再生治療 1635
自己免疫性肝炎 ………………………… 470,500

自己溶血試験 ……………………………… 463
自己連続携行式腹膜灌流 ……………… 913,915
自己連続携行式腹膜灌流に用いる薬剤 … 1611
自己連続携行式腹膜灌流用灌流液 … 438,1608
死産扱いとした新生児に対する給付 …… 74
四肢 ………………………………………… 769
四肢関節 …………………………………… 773
四肢関節離断術 …………………………… 776
四肢ギプス包帯 …………………………… 743
四肢・躯幹軟部悪性腫瘍手術 …………… 769
四肢・躯幹軟部腫瘍摘出術 ……………… 769
四肢形成不全 ……………………………… 868
四肢骨 ……………………………………… 770
四肢再接合術 ……………………………… 776
四肢切断術 ………………………………… 776
四肢装具 …………………………………… 743
四肢単極誘導 ……………………………… 520
脂質異常症 …………… 47,288,295,300,555
脂質異常症食 ……………… 259,404,1058,1059
脂質代謝障害 ……………………………… 252
脂質蓄積症 ………………………………… 898
脂質蓄積障害 ………………………… 244,1523
四肢軟部腫瘍 ……………………………… 772
四肢軟部腫瘍ラジオ波焼灼 ……………… 772
四肢の血管拡張術・血栓除去術 ………… 819
四肢の血管吻合術 ………………………… 818
四肢の先天奇形 …………………………… 273
四肢変形 …………………………………… 868
四肢麻痺 …………………………………… 649
施術に係る同意書又は診断書 …………… 346
施術の同意 ………………………………… 1568
思春期早発症 ………………………… 244,1523
耳小骨温存術 ……………………………… 790
耳小骨筋反射検査 ………………………… 539
耳小骨再建術 ……………………………… 790
耳茸摘出術 ………………………………… 789
耳処置 ……………………………………… 738
指伸筋腱脱臼観血的整復術 ……………… 770
視神経炎 …………………………………… 545
視神経管開放術 …………………………… 781
視神経疾患の診断 ………………………… 545
視神経症 …………………………………… 545
視神経脊髄炎 ……………………………… 501
耳垂裂 ……………………………………… 790
シースイントロデューサーセット ……… 987
シスタチンC ………………………… 476,478
シスチン …………………………………… 459
システイン ………………………………… 459
ジストマ症 ………………………………… 449
シスプラチン ……………………………… 625
シスプラチン静脈内投与及び強度変調陽子
　線治療の併用療法 ……………………… 1635
耳性頭蓋内合併症手術 …………………… 781
次世代シーケンシング …………………… 462
施設基準の通則 ………………………… 1067,1326
施設共同利用率 …………………………… 1504
施設入居時等医学総合管理料 …………… 372
施設入居時等医学総合管理料の施設基準 1368
「施設入居者等」………………………… 371
「施設入所者」…………………………… 912
施設入所者共同指導料 …………………… 915
施設入所者材料料 ……………………… 913,915
施設入所者自己腹膜灌流薬剤料 ……… 913,915
自然開口向け単回使用内視鏡用拡張器 … 1038
耳栓聴導試験 ……………………………… 538
耳洗浄 ……………………………………… 738
自然排液 …………………………………… 715
指尖部皮膚毛細血管像検査 ……………… 448
指尖脈波 …………………………………… 522
自然落下式針なし輸液セット …………… 442
自然落下式・ポンプ接続兼用輸液セット 442
刺創 ………………………………………… 764
歯槽部 ……………………………………… 793
持続緩徐式血液濾過 ……………………… 725
持続緩徐式血液濾過器 ………………… 998,999
持続血糖測定器加算 ……………………… 432
持続血糖測定器加算の施設基準 ………… 1379
持続性抗精神病注射薬剤治療指導管理料 701

和文索引　じぞ〜しゅ

さ行

持続洗浄加算 …………………………… 715
持続注入用植込型カテーテル設置 ……… 818
持続的吸引 ……………………………… 715
持続的胸腔ドレナージ …………… 715, 718
持続的注入・排液・排気用導管 ………… 992
持続的難治性下痢便ドレナージ ………… 718
持続的腹腔ドレナージ …………………… 718
持続皮下インスリン注入療法 …………… 432
持続皮下注入シリンジポンプ加算 ……… 433
持続皮下注入シリンジポンプ加算に規定する注射薬 …………………… 1379, 1500
持続陽圧呼吸法 …………………… 710, 732
持続陽圧呼吸療法に関する指導管理 …… 421
ジソピラミド ……………………… 247, 610
舌 ………………………………………… 794
舌悪性腫瘍 ……………………………… 642
死体腎を移植した場合 …………………… 842
自宅等移行初期加算 ……………………… 226
自宅等に退院するものの割合 ………… 1108
耳垢栓塞料 ……………………………… 465
シタラビン ……………………………… 625
膝蓋骨滑液嚢切除術 ……………………… 774
膝蓋骨材料 …………………………… 1002
膝蓋骨置換用材料 …………………… 1002
失外套症候群 ……………………… 100, 123
膝関節結核 ……………………………… 744
膝関節靱帯損傷 ………………………… 713
疾患別等診療計画加算 …………………… 690
疾患別等専門プログラム加算 …………… 686
疾患別リハビリテーション料 …………… 630
疾患別リハビリテーション料（H000〜H003）の対象患者等 ………………… 634
膝後十字靱帯断裂 ………………………… 775
失行症 ……………………… 639, 641, 642
失語症 ……………………… 639, 641, 642
失神発作 ………………………………… 528
膝前十字靱帯断裂 ………………………… 775
シーツ代 ……………………………… 1616
失認 ………………………… 639, 641, 642
実費徴収が認められないもの ………… 1616
実費徴収が認められるもの …………… 1616
湿布処置 ………………………………… 741
実物大臓器立体モデルによるもの …… 869
疾病コードと疾病分類の対応表 ………… 647
疾病，傷害及び死因の統計分類基本分類表 ……………………………… 243, 1522
疾病治療用プログラム ……………… 1055
質量分析装置加算 ……………………… 504
指定感染症 ……………………………… 194
指定居宅介護支援事業者 ………………… 328
指定居宅介護支援事業所向け診療情報提供書 ……………………………………… 337
指定難病 ……………… 253, 254, 308, 379
指定訪問看護事業との関係 …………… 1568
指定訪問看護の事業の説明 …………… 1567
ジデオブラスト検索 …………………… 464
自動植込み型除細動器 ………………… 1024
指導強化加算 …………………………… 146
指導強化加算の施設基準 ……………… 1188
児頭骨盤不均衡特殊撮影 ………………… 566
児童思春期支援指導加算 ………………… 673
児童思春期支援指導加算　支援計画書 … 677
児童・思春期精神医療入院診療計画書
　　　　　　　　　　　　　　　 221, 223
児童思春期精神科専門管理加算 ………… 672
児童思春期精神科専門管理加算に関する施設基準 ………………………………… 1415
児童・思春期精神科入院医療管理料 …… 220
児童・思春期精神科入院医療管理料の施設基準 ………………………………… 1288
自動腹膜灌流装置加算 …………………… 433
自動腹膜灌流装置用回路及び関連用具セット ……………………………………… 441
自動吻合器加算 ………………………… 869
自動縫合器加算 ………………………… 868
自動縫合器対応用 ……………………… 1019
指導（保険医の診療方針） …………… 1568
自動輸液ポンプ ………………………… 614

歯突起骨折骨接合術 ……………………… 779
シート・メッシュ型 ………………… 1014
シトリン欠損症 ………………………… 467
シトルリン血症（1型） ………………… 467
歯肉 ……………………………………… 793
シネフィルム …………………………… 580
視能訓練 ………………………………… 659
自発眼振検査 …………………………… 540
自発蛍光撮影法の場合 …………………… 541
自発呼吸が不十分な患者 ………………… 527
自発耳音響放射 ………………………… 539
自発脳磁図の測定 ……………………… 531
支払基金における審査の一般的な取扱い
　　　　　　　　　　　　　 603, 622
指瘢痕拘縮手術 ………………………… 777
耳鼻咽喉 ………………………………… 789
耳鼻咽喉科学的検査 ……………… 49, 538
耳鼻咽喉科小児抗菌薬適正使用支援加算 … 712
耳鼻咽喉科小児抗菌薬適正使用支援加算の施設基準 …………………………… 1427
耳鼻咽喉科処置 ………………………… 738
耳鼻咽喉科特定疾患指導管理料 ………… 267
耳鼻咽喉科特定疾患指導管理料の対象患者
　　　　　　　　　　　　　　　　 1327
耳鼻咽喉科乳幼児処置加算 ……………… 711
自費から保険に切り換えた場合 ………… 46
ジヒドロコデインリン酸塩 ………… 1609
指標ガス洗い出し検査 ………………… 518
視標追跡検査 …………………………… 540
ジピリダモール ………………………… 610
シフラ ……………………………… 484, 486
ジフルカン静注液 ……………………… 626
シプロフロキサシン …………………… 625
自閉症 …………………………… 251, 661
シベンゾリンコハク酸塩 ……………… 247
脂肪 ……………………………………… 460
脂肪酸分画 ……………………………… 488
死亡診断加算 …………………… 356, 363, 381
脂肪染色 ………………………………… 464
脂肪乳剤 ……………………… 438, 622, 1609
耳鳴検査 ………………………………… 538
耳鳴検査装置 …………………………… 538
「氏名」欄 …………………………… 1646
シメチジン ……………………………… 610
シャイ・ドレーガー症候群
　　　　 100, 118, 122, 123, 366, 389, 395, 660
社会保険診療報酬支払基金 …………… 910
斜角筋切断術 …………………………… 796
視野眼底検査のうち簡単なもの ……… 448
斜筋手術 ………………………………… 787
弱視 ……………………………………… 542
弱視視能訓練 …………………………… 659
若年性関節リウマチ …………………… 245
若年性特発性関節炎 …………………… 615
若年性認知症 …………………………… 308
若年発症型両側性感音難聴 …………… 467
斜頸 ……………………………………… 273
斜頸矯正ギプス包帯 …………………… 743
瀉血療法 ………………………………… 730
視野検査 ………………………………… 542
社交不安障害 …………………………… 682
斜視 ……………………………………… 789
斜視視能訓練 …………………………… 659
斜視手術 ………………………………… 787
斜指症手術 ……………………………… 777
斜照法 …………………………………… 448
写真診断 ………………………………… 565
尺骨神経ブロック ……………………… 883
尺骨ステム ……………………………… 1009
ジャテーン手術 ………………………… 813
蛇毒試験 ………………………………… 465
シャトルウォーキングテスト ………… 521
シャトルウォーキングテストの施設基準 … 1386
斜鼻 ……………………………………… 791
遮閉-遮閉除去試験 …………………… 544
斜面牽引法 ……………………………… 740
シャルコー・マリー・トゥース病 … 661, 741
シャント ………………………………… 722

シャント拡張術 ………………………… 819
シャント再建術 ………………………… 782
シャント手術 …………………………… 782
シャント術 ……………………………… 846
シャントバルブ ……………………… 1021
11-OHCS ……………………………… 481
11-ハイドロキシコルチコステロイド … 481
縦隔 ……………………………………… 799
縦隔悪性腫瘍手術 ……………………… 800
縦隔郭清術 ……………………………… 799
縦隔気管口形成手術 …………………… 793
縦隔鏡下食道悪性腫瘍手術 ……… 804, 1463
縦隔鏡検査 ……………………………… 553
縦隔腫瘍，胸腺摘出術 ………………… 799
縦隔切開術 ……………………………… 799
臭化ジスチグミン ……………………… 610
周期性嘔吐症 …………………………… 251
集菌塗抹法加算 ………………………… 504
13トリソミー ………………………… 185
シュウ酸（尿） ………………………… 458
収縮性心膜炎手術 ……………………… 805
周術期栄養管理実施加算 ……………… 763
周術期口腔機能管理後手術加算 ……… 762
周術期デュルバルマブ静脈内投与療法 … 1635
周術期乳幼児加算 ……………………… 720
周術期薬剤管理加算 ……………… 881, 882
周術期薬剤管理加算の施設基準 ……… 1471
重症黄疸 ………………………… 185, 188
重症下肢血流障害 ……………………… 527
重症患者初期支援充実加算 ……… 112, 147
重症患者初期支援充実加算の施設基準 … 1197
重症患者対応体制強化加算 ……… 176, 179
重症患者対応体制強化加算の施設基準 … 1227
重症患者搬送加算 ……………………… 384
重症患者割合特別入院基本料 ………… 89
重症急性膵炎 …………………… 136, 725
重症筋無力症 …………… 100, 118, 122, 123, 366, 389, 395, 501, 534, 660, 725, 799
重症筋無力症の診断 …………………… 501
重症痙性麻痺治療薬髄腔内持続注入用植込型ポンプ交換術 ……………………… 785
重症痙性麻痺治療薬髄腔内持続注入用植込型ポンプ設置術 ……………………… 785
重症痙性麻痺治療薬髄腔内持続注入用植込型ポンプ薬剤再充填 ………………… 785
重症呼吸器感染症 ……………………… 511
重症児受入体制加算 …………………… 196
重症児(者)受入連携加算
　　　　 74, 80, 97, 102, 106, 194, 212, 227
重症者加算 ……………………… 221, 229
重症者加算1の施設基準 ………… 1290, 1298
重症者加算1の対象患者の状態 … 1290, 1298
重症者加算2の対象患者の状態 … 1290, 1298
重症者加算の状態等にある患者 ……… 1497
重症者等療養環境特別加算 ……… 110, 129
重症者等療養環境特別加算の施設基準 … 1171
重症者等療養環境特別加算を算定する患者
　　　　　　　　　　　　　　　　 99, 1596
重症心不全 ……………………………… 814
重症喘息患者 …………………………… 800
重症度，医療・看護必要度 …… 1093, 1103
重症糖尿病 …………… 177, 180, 182, 184, 185, 188, 912
重症頭部外傷後 ………………………… 720
重症軟部組織感染症 …………………… 720
重症敗血症 ……………………………… 725
重症皮膚潰瘍管理加算 ………… 110, 131
重症皮膚潰瘍管理加算の施設基準 …… 1173
重症複合型免疫不全症 ………… 131, 866
重心動揺計 ……………………………… 540
修正大血管転位症手術 ………………… 813
集束超音波治療器を用いた前立腺がん局所焼灼・凝固療法 ………………… 1635
集束超音波による機能的定位脳手術 … 781
集団栄養食事指導料 …………………… 260
集団栄養食事指導料に規定する特別食 … 1327
集団検診後の精密検査 …………………… 21
集団コミュニケーション療法料 ……… 663
集団コミュニケーション療法料の施設基準

さ行

等	1415
集団コミュニケーション療法料の対象患者	1502
重炭酸塩	475,477
集団精神療法	684
集中的な循環管理が実施されている先天性心疾患等の患者	1597
重篤な栄養障害	136
重篤な救急患者とは	177
重篤な血液疾患	136
重篤な代謝障害	177,180,182,184,185,188
重篤な内分泌・代謝性疾患	136
重度血液型不適合妊娠	725
重度褥瘡処置	713
重度喘息患者治療管理加算	264
重度認知症	662
重度認知症加算	90,93
重度認知症加算の施設基準	1095,1097,1114
重度認知症患者デイ・ケア料	702
重度認知症患者デイ・ケア料に関する施設基準	1423
重度認知症患者デイ・ケア料の夜間ケア加算の施設基準	1424
重度の意識障害	97
重度の意識障害者	100,123,194,212,1167
重度の意識障害者,筋ジストロフィー患者及び難病患者等	1596
重度の頸髄損傷	639
重度の肢体不自由児(者)	123,213
重度の肢体不自由者	100,1596
重度の障害者	194,212
重度の精神障害者とは	671
17-KGS	481
17-KGS分画	481
17α-ヒドロキシプロゲステロン	481
17-ケトジェニックステロイド	481
17-ケトジェニックステロイド分画	481
十二指腸	823
十二指腸液採取用二重管	549
十二指腸炎	244,1524
十二指腸温存膵頭切除術	832
十二指腸潰瘍	244,488,1060,1524
十二指腸潰瘍に対して迷走神経切断術及び幽門形成術を併施	826
十二指腸局所切除術	824
十二指腸空腸吻合術	826
十二指腸窓(内方)憩室摘出術	825
十二指腸ゾンデ	549
十二指腸閉鎖	185
18トリソミー	185
重複子宮,双角子宮手術	850
重複診療	21
重複大動脈弓離断手術	811
周辺視野計	542
終末呼気炭酸ガス濃度測定	527,878
絨毛羊膜炎	461
終夜経皮的動脈血酸素飽和度測定	527
終夜睡眠ポリグラフィー	531
終夜睡眠ポリグラフィーの安全精度管理下で行うものの施設基準	1388
14日分を限度とされる内服薬及び外用薬並びに注射薬	1609
重粒子線治療	890,1629,1635
自由連想法	682
16km超の場合の扱い	359
シュガーウォーターテスト	464
受給資格の確認	1565,1570
手技料等に包括されている材料やサービスに係る費用	1616
手根管開放手術	777
手術	750,975
手術医療機器等加算	867
手術及び処置	1569
手術,化学療法若しくは放射線療法を要する状態	136
手術後医学管理料	303
手術後の患者	639,649,652
手術後の患者に対する創傷処置	712
手術時体重が1,500g未満の児	752
手術室での手術を必要とする状態	136
手術前医学管理料	302
手術通則第16号に掲げる手術における適合していない場合には所定点数の100分の80に相当する点数により算定することとなる施設基準	1459
手術通則第17号に掲げる手術	1460
手術通則第18号に掲げる手術の施設基準等	1460
手術通則第4号に掲げる手術等の施設基準等	1432
手術通則第5号及び第6号並びに歯科点数表第2章第9部手術通則第4号に掲げる手術の施設基準	1457
手術等管理料	854
手術の休日加算1,時間外加算1及び深夜加算1に係る年間実施日数	1507
手術の休日加算1,時間外加算1及び深夜加算1の施設基準	1459
手術の施設基準	1432
手術の所定点数に含まれる薬剤	1468
手術の中絶等の場合の算定方法	762
手術の部で使用する記号	750
「手術・麻酔」欄	1656
手術又は直達・介達牽引を要する骨折	135
手術用吸収性メッシュ	1014,1019
手術用ナビゲーションユニット	1011
手術用メッシュ	1004,1006,1019,1053
手術用ロボット手術ユニット	1055
手術料	764
手掌,足底異物摘出術	777
手掌,足底腱膜切離・切除術	777
受精卵・胚培養管理料	856,1457
酒石酸抵抗性酸ホスファターゼ	481,483
「主たる手術」とは	755,756
出血・凝固検査	465
出血傾向	526,879
出血傾向のある状態	148,149,315
出血時間	465
出血性合併症を伴った患者	264
術後肝不全	725
術後性上顎嚢胞摘出術	795
術後低心拍出症候群	816
術後疼痛管理チーム加算	112,151
術後疼痛管理チーム加算の施設基準	1201
術後のアスピリン経口投与療法	1635
術後のカペシタビン内服投与及びオキサリプラチン静脈内投与の併用療法	1635
術後の患者	527
出産育児一時金若しくは出産手当金に係る証明書又は意見書の費用	346
術前のゲムシタビン静脈内投与及びナブパクリタキセル静脈内投与の併用療法	1635
術中MRI撮影加算	781,782
術中グラフト血流測定加算	869
術中経食道心エコー連続監視加算	876,878
術中血管等描出撮影加算	870
術中術後自己血回収術	867
術中術後自己血回収セット	867
術中照射療法加算	888
術中迅速病理組織標本作製	899
術中脳灌流モニタリング加算	877,879
手動式除細動器	1024
授乳障害のある陥没乳頭	797
主病とは	243
シュミット氏昇汞試験	449
腫瘍遺伝子変異量検査	462
腫瘍脊椎骨全摘術	778,1437
腫瘍治療電場療法	1635
腫瘍摘出術	796
腫瘍マーカー	250,484
腫瘍マーカーによる治療	100
シュラー法	564
ジュレ法	538
シュワルツ・ヤンペル症候群	467
循環器疾患に係る専門病院	1115
循環機能評価用動脈カテーテル	1033
循環血液量測定	519,551
循環血流量測定	519
循環時間測定	519
循環不全	527
循環補助用心内留置型ポンプカテーテル	1050
純型肺動脈弁閉鎖症手術	811
準超重症児(者)入院診療加算	123
準超重症児(者)の判定基準	124,1168
瞬目麻酔	875
常位胎盤早期剥離	149,315
常位胎盤早期剥離の患者	526
使用医薬品	1568
上咽頭悪性腫瘍手術	792
上咽頭形成手術	792
上咽頭腫瘍摘出術	792
上咽頭ポリープ摘出術	792
消炎鎮痛等処置	741
障害児(者)リハビリテーション料	660
障害児(者)リハビリテーション料の施設基準	1502
障害児(者)リハビリテーション料の対象患者	1502
障害者施設等一般病棟	97
障害者施設等入院基本料	97
障害者施設等入院基本料の施設基準等	1099
障害者施設等入院基本料の対象となる病棟	1115
障害者施設等入院基本料/看護補助加算	1115
障害者施設等入院基本料/看護補助体制充実加算	1116
障害者施設等入院基本料/夜間看護体制加算	1116
障害者等加算	721,725
紹介受診重点医療機関	10,57,1146,1151,1592,1594
紹介受診重点医療機関入院診療加算	110,1116
紹介率・逆紹介率(紹介割合・逆紹介割合)の低い医療機関	37
障害老人の日常生活自立度(寝たきり度)判定基準	1136
紹介割合,逆紹介割合	37
消化管間質腫瘍	899
消化管間葉系腫瘍	462
消化管系材料	1018
消化管再建手術	804
消化管撮影	566
消化管止血術	824
消化管出血	136
消化管通過検査	554
消化管ポリポーシス加算	836
消化管用ガイドワイヤ	995,996,1038,1050
消化管用ステントセット	1045
消化管用チューブ	443,993,994
消化器癌	463
消化器系疾患により大量の吐下血があった者	493
消化器ストーマ	730
消化器用カテーテルイントロデューサ	996,1050
上顎欠損症	795
上顎骨悪性腫瘍手術	795
上顎骨形成術	795,1440
上顎骨後位癒着	795
上顎骨折観血的手術	794
上顎骨切除術	795
上顎骨折非観血的整復術	794
上顎骨全摘術	795
上顎骨発育不全症	795
上顎神経ブロック	883
上顎前突症	795
上顎洞・外鼻の悪性腫瘍術後	791
上顎洞根治手術	792
上顎洞性後鼻孔ポリープ切除術	791
上顎洞穿刺	557,739
上顎洞穿刺注入	567
上顎洞鼻外手術	791
上顎洞鼻内手術	791
上・下肢伝達麻酔	875

上・下肢の複合損傷 648,649	小児食物アレルギー負荷検査 550	証明書代 1616
消化状況観察 460	小児食物アレルギー負荷検査の施設基準 1391	証明書等の交付 1567
松果体部腫瘍 781	小児神経学的検査チャート 537	消耗性電極 869
上下腹神経叢ブロック 883	小児心身症 251	睫毛電気分解術 786
上眼窩神経 785	小児先天性股関節脱臼 744	睫毛抜去 738
滋養浣腸 743	小児創傷処理 764	常用負荷試験 549
上気道用気管切開キット 442,997	小児鎮静下MRI撮影加算 578	上腕骨ステム 1009
笑気法 519	小児鎮静下MRI撮影加算に関する施設基準 1396	上腕骨側材料 1009
上行結腸 555	小児低血糖症 415,416	上腕動脈表在化法 818
上咽頭神経ブロック 883	小児低血糖症の患者 430	上腕二頭筋腱固定術 775
猩紅熱 449	小児特定疾患カウンセリング料 250	初回加算 715
上鼓室開放術 790	小児特定疾患カウンセリング料の施設基準 1327	除外薬剤・注射薬 85,211,217,224,1307,1308
上鼓室乳突洞開放術 790	小児特定疾患カウンセリング料の対象患者 1327,1496	初期加算 637,640,643,647,651
硝酸チアミン 610	小児特定疾患カウンセリング料の対象疾患 1525	耳浴 738
掌指関節滑膜切除術 774	小児特定集中治療室管理料 183	食塩 458
上肢痙縮 883	小児特定集中治療室管理料の施設基準 1242	「食事・生活」欄 1661
上肢再建用人工関節用材料 1010	小児入院医療管理料 195	「食事・生活療養」欄 1661
上肢再建用人工材料 1004,1011	小児入院医療管理料の施設基準 1254	食事摂取 1232,1239,1269
小耳症手術 790	小児の慢性進行性持続性部分てんかん 501	食事療養 1057,1567
硝子体 789	小児放射線治療加算 886	食事療養及び生活療養の費用額算定表 1057
硝子体茎顕微鏡下離断術 789	小児補助人工心臓 816,1447	食事療養標準負担額 1566
硝子体混濁を伴うぶどう膜炎 541	小児慢性特定疾病 252	褥瘡管理者の行う業務に関する事項 1199
硝子体切除術 789	小児慢性特定疾病医療支援を受けている患者 1597	褥瘡処置 713
硝子体置換術 789	小児夜間・休日診療料 283	褥瘡対策加算 80,106
硝子体注入・吸引術 789	小児用気管切開チューブ 442,997	褥瘡対策チーム 1085
硝子体内注射 620	小児療養環境特別加算 110,130	褥瘡対策に関する診療計画書 408,1086
上肢伝達麻酔 875	承認不要特定保険医療材料の届出 1056	褥瘡対策に関する評価 83
上肢偏倚検査 540	醸膿胸腔, 胸膜胼胝切除術 799	褥瘡対策の基準 1083
照射面積拡大加算 735	小脳性運動失調 501	褥瘡に対する治療 1111
掌蹠膿疱症 257,734	静肺コンプライアンス測定 518	褥瘡の発生割合等の継続的な測定及び評価
常染色体劣性白質脳症 467	上皮細胞 460	褥瘡ハイリスク患者ケア加算 112,147
小腸移植 501	上皮小体 796	褥瘡ハイリスク患者ケア加算の施設基準等 1198
小腸憩室摘出術 835	上皮内癌レーザー照射治療 849	褥瘡予防治療計画書 1199
小腸・結腸狭窄部拡張術 838	上皮内新生物 1523	褥瘡リスクアセスメント票 1199
小腸結腸内視鏡的止血術 837	傷病手当金意見書交付料 346	食道 802
小腸腫瘍, 小腸憩室摘出術 835	「傷病名」欄 1650	食道アカラシア 804
小腸切除術 834	情報通信機器 37	食道アカラシア形成手術 804
小腸内視鏡検査 554	情報通信機器等を用いた場合 257	食道悪性腫瘍光線力学療法 803
小腸閉鎖 185	情報通信機器を用いた初診 33	食道悪性腫瘍手術 803,804
小腸瘻閉鎖術 838,1442	情報通信機器を用いた診察 703	食道圧迫止血チューブ挿入法 733
焦点式高エネルギー超音波療法 847,1455	情報通信機器を用いた診療 1069	食道・胃静脈瘤結紮術 805
焦点切除術 781	情報通信機器を用いて行った場合 243,244,251, 252,253,256,266,268,269,271,272,275, 284,301,307,316,317,320,328,413,421	食道・胃静脈瘤硬化療法 804
小頭症 661		食道・胃静脈瘤手術 804
消毒洗浄費用 1617		食道・胃内異物除去摘出術 824
小児悪性腫瘍患者指導管理料 266		食道異物摘出術 803
小児悪性腫瘍患者指導管理料の施設基準 1327	静脈 820	食道運動機能障害 804
小児運動器疾患指導管理料 273	静脈圧迫処置 714	食堂加算 1060
小児運動器疾患指導管理料の施設基準 1328	静脈圧迫処置初回加算 714	食道下部迷走神経切除術 826
小児科 40	静脈圧迫処置の施設基準 1427	食道下部迷走神経選択的切除術 826
小児科外来診療料 281	静脈カニューレ 1027	食道癌 486,652,653,889
小児科外来診療料の厚生労働大臣が定める薬剤 1338	静脈形成術, 吻合術 821	食道狭窄拡張術 802
小児科外来診療料の小児抗菌薬適正使用支援加算の施設基準 1338	静脈血栓摘出術 821	食道空置バイパス作成術 803
	静脈シャントバルブ設置術 822	食道憩室切除術 803
小児かかりつけ診療料 291	静脈性嗅覚検査 541	食道経由腸腸栄養用チューブ 443,993
小児かかりつけ診療料の施設基準等 1342	静脈切開法加算 619	食道周囲膿瘍切開誘導術 802
小児加算 115,131,157,176,179,267,270,293,381	静脈造影カテーテル法 567	食道腫瘍摘出術 803
小児仮性包茎剥離術(嵌頓包茎整復法) 736	静脈内注射 616	食道静脈瘤圧迫止血用チューブ 1018
小児型(フィルム) 580	静脈内注射, 点滴注射, 中心静脈注射又は植込型カテーテルによる中心静脈注射の併施 617	食道静脈瘤硬化療法向け内視鏡固定用バルーン 1018
小児科療養指導料 252		食道静脈瘤硬化療法用止血バルーン 1018
小児科療養指導料の施設基準 1327		食道静脈瘤硬化療法用セット 1018
小児科療養指導料の対象となる疾患 252	静脈内注射, 点滴注射又は中心静脈注射の併施 617	食道静脈瘤硬化療法用針 1018
小児科を標榜医療機関における夜間, 休日又は深夜の診療に係る特例 40		食道静脈瘤手術 804
小児がん拠点病院加算 138	静脈波 522	食道静脈瘤の破裂 493
小児緩和ケア診療加算 110,133	静脈弁カッター 1033	食道ステント留置術 803
小児緩和ケア診療加算の施設基準 1176	静脈麻酔 527,875	食道切除後2次的再建術 804
小児矯正視力検査加算 542	静脈用カテーテルイントロデューサキット 987,1021	食道切除再建術 803
小児抗菌薬適正使用支援加算 282,291		食道切除術 803
小児抗菌薬適正使用支援加算の施設基準 1338,1342	静脈ライン用コネクタ 442	食道内24時間pH測定 529
	静脈ライン用フィルタ 442	食道内圧測定検査 529
小児個別栄養食事管理加算 133	静脈瘤手術 827	食道内多チャンネルインピーダンス・pH測定検査 529
小児自閉症評定尺度 548	静脈瘤切除術 820	食道びまん性けいれん症 804
小児・周産期・精神科充実体制加算の施設基準 1150	静脈に対してストリッピングを行った場合 820	食道ファイバースコピー 553
小児腫瘍 890		食道ブジー法 720,802
小児食物アレルギー食 258,259,404		食道閉鎖 185

食道閉鎖症根治手術	804
食道ペーシング法	731
食道縫合術	802, 1442
食道誘導	520
食道用アプリケーター加算	892
食道用ステント	1018
食道ヨード染色法	553
食道離断術	804
食道裂孔ヘルニア手術	805
職場復帰の可否等についての主治医意見書	307
植皮術	754
植皮術の取扱い	756
「職務上の事由」欄	1646
食物アレルギー負荷検査	550
初・再診料	32
初・再診料に関する通則	32
初・再診料の施設基準等	1068, 1320
除細動器	1024
除細動機能付植込み型両心室ペーシングパルスジェネレータ	1040
除細動機能なし植込み型両心室ペーシングパルスジェネレータ	1022
除細動器用カテーテル電極	1024
除細動装置	344
初産婦である患者	149, 526
女子外性器悪性腫瘍手術	848, 1456
女子外性器悪性腫瘍センチネルリンパ節生検加算	848
女子外性器腫瘍摘出術	848
女子尿道脱手術	845
処女膜切開術	848
処女膜切除術	848
除神経術	840
初診・再診料	919
初診に係る厚生労働大臣が定める金額	1578
初診に係る特別の料金	1592
「初診」欄	1652
初診料	33
初診料算定の原則	35
処置	710, 974
処置医療機器等加算	745
処置後甲状腺機能低下症	244
処置後の薬剤病単撒布	710
処置の開始時間とは	711
処置の各号に示す範囲とは	712, 713
処置の休日加算1, 時間外加算1及び深夜加算1に係る年間実施日数	1507
処置の施設基準	1425
「処置」欄	1656
処置料	712
ショック	177, 180, 182, 184, 185, 188, 912
ショック状態	877
ショックパンツ	734
所定点数とは	449, 517, 711, 753, 874
「所定点数」の原則	8
ショート・ケア	686
処方期間が28日以上の処方	586
処方箋	1572, 1573
処方せん受入れ準備体制の整備のためのファクシミリの利用	598
処方箋及び薬剤の郵送代	1616
処方せんにおける医師の記名押印	601
処方せんに関する取扱い	598
処方せんに記載された医薬品の後発医薬品への変更について	601
処方箋の記載上の注意事項	598
処方箋の交付	1569
処方箋の交付に係る厚生労働大臣が定める場合	1611
処方せん様式	600
処方箋料	594
処方料	585
処方料及び処方箋料の特定疾患処方管理加算に規定する疾患	244, 1496
処理骨再建加算	769, 772, 1435
シリコンガーゼ	1020
自律訓練法	674, 683
自律神経機能検査	449
シリンジポンプ	431
シリンジポンプの管理	1237
耳輪埋没術	790
ジルコプランナトリウム製剤	415, 440, 1609
シルメル法	544
痔瘻根治手術	840
痔瘻手術	840
脂漏性角化症	546
脂漏性皮膚炎	257
シロッカー法	853
シロリムス製剤	247
心	805
腎	840
腎悪性腫瘍	841
腎悪性腫瘍手術により摘出された腎臓を用いた腎移植	1635
腎悪性腫瘍ラジオ波焼灼療法	841, 1454
心移植	501
腎移植	501
心移植術	817
腎移植術	842
新医薬品	1609
腎盂	840
腎盂形成手術	841
腎盂腫瘍切除術	841
腎盂切石術	841
腎盂洗浄	736
腎盂内注入	567, 736
腎盂尿管移行部形成術	841
腎盂尿管腫瘍摘出術	843
腎盂尿管ファイバースコピー	556
腎炎	252
心及び肝拍動図	522
心音図検査	522
心外膜アプローチ	814
心外膜植込み型ペースメーカリード	1022
心外膜興奮伝播図	520
人格及び行動の障害	216
人格検査	547
新型インフルエンザ等感染症	194
新型インフルエンザ等感染症の患者及びその疑似症患者が入院した場合	80
新型コバルト小線源治療装置	892
腎癌	424, 889, 890
新感染症	194
心機図	522
心機能障害	526
腎機能低下	478
真菌感染症	245
心筋梗塞	177, 180, 182, 184, 185, 188, 639, 877, 912
心筋症	898
心筋焼灼術用カテーテル	1025
心筋生検	898
心筋損傷縫合, 心嚢縫合, 横隔膜縫合, 胃の腹腔内還納等の併施	800
心筋トロポニンT(TnT)定性・定量	476, 478
心筋トロポニンI	476, 478
心筋縫合止血術	805
心筋保護液用フィルタ	1028
心筋保護液用カニューレ	1026
心筋保護用貯液槽	1028
心筋用リード	1022
真空成形式副木	1001
腎空洞切開術及び腎盂尿管移行部形成術の併施	841
心腔内異物除去術	805
心腔内除細動	733
心腔内超音波検査加算	519
心腔内超音波プローブ	1046
腎クリアランス測定	478
腎クリアランステスト	548
腎クリーゼ	499
シングルチャンバ	1022
シングルホトンエミッションコンピュータ一断層撮影	569
シングルルーメン	991, 993, 994, 999
神経移行術	786
神経移植術	754, 756, 786
神経因性膀胱	420, 436, 846
神経学的検査	534
神経学的検査チャート	535
神経学的検査の施設基準	1389
神経幹内注射	884
神経・筋検査	49, 533
神経・筋検査判断料	536
神経・筋疾患	639
神経筋疾患	527, 652, 661
神経筋疾患等の患者	437
神経・筋負荷テスト	536
神経, 筋又は靱帯損傷後の状態	204
神経系	780
神経系材料	1015
神経系の運動障害	534
神経血管柄付植皮術	777
神経減圧術	781
神経交差縫合術	784
神経根ブロック	883
神経再生誘導材	1048
神経再生誘導術	784
神経再接合術	818
神経軸索スフェロイド形成を伴う遺伝性びまん性白質脳症	467
神経疾患	641, 661
神経腫切除術	785
神経障害	879
神経障害による麻痺及び後遺症	661
神経症状の除去若しくは軽減	784
神経症性障害	216, 251
深頸神経叢ブロック	883
神経筋疾患	642
神経性過食症	682
神経性(心因性)鼻閉症	539
神経線維腫症	467
神経調節性失神	528
神経痛	346
神経伝導速度測定	534
神経特異エノラーゼ	484
神経内視鏡手術	782
神経内視鏡に係る費用	780
神経内視鏡用バルーンカテーテル	1047
神経内分泌腫瘍	887
神経難病患者	123, 213, 1167
神経捻除術	785
神経破壊剤	883
神経破壊剤, 高周波凝固法又はパルス高周波法使用	883
神経剥離術	784
深頸部膿瘍切開術	793
神経ブロック	883
神経ブロックにおける麻酔剤の持続的注入	884
神経ブロック併施加算	876, 878
神経ブロック料	883
神経ブロック料の所定点数とは	874
神経縫合術	784
神経モニタリング	867
神経有棘赤血球症	467
心血管修復パッチ	1018
腎血管性高血圧症手術	818
心血管用カテーテルガイドワイヤ	990, 1050
心血管用ステント	1031
腎血漿流量測定	548
腎結石症	841
心原性循環不全	816
人工栄養剤	420
人工顎関節	1006
人工顎関節用材料	1052
人工肩関節関節窩コンポーネント	1009, 1011
人工肩関節上腕骨コンポーネント	1004, 1009, 1011
人工肩関節用材料	1008
進行がん	662
人工眼窩縁	1011, 1013
人工関節固定強化部品	1004

人工関節再置換術 …………………… 776
人工関節セット ………… 1002,1003,1011
人工関節置換術 ……………………… 776
人工関節抜去術 ……………………… 776
人工関節用部品 ……………………… 1004
人工気腹 ……………………………… 717
人工頬骨 …………………… 1011,1013
人工距骨全置換術 …………………… 776
人工形成材料挿置術 ………………… 793
人工血管 ……………………………… 1037
人工血管付ブタ心臓弁 ……………… 1024
人工血管等再置換術加算 ……… 812,813
人工腱形成術 ………………………… 770
人工喉頭 ……………………………… 1017
人工硬膜 ……………………………… 1015
人工肛門形成術 ……………………… 838
人工肛門・人工膀胱造設術前処置加算 … 870
人工肛門・人工膀胱造設術前処置加算の施
  設基準 …………………………… 1470
人工肛門造設加算 ……………… 835,839
人工肛門造設術 ……………………… 837
人工肛門閉鎖術 ……………………… 838
人工肛門又は人工膀胱を設置している状態
  …………… 311,326,379,380,395
人工股関節 …………………………… 1003
人工股関節寛骨臼コンポーネント
  ……………………… 1002,1004,1011
人工股関節寛骨臼サポートコンポーネント
  ……………………………… 1002,1004
人工股関節骨セメントレストリクタ … 1004
人工股関節摺動面交換術 …………… 776
人工股関節, 人骨骨頭の分類 ……… 1003
人工股関節大腿骨コンポーネント
  ……………… 1002,1004,1011,1012
人工股関節置換術 …………………… 1436
人工股関節用材料 …………………… 1001
人工股関節用部品 …………………… 1004
人工呼吸 ………………………… 710,731
人工呼吸管理下の患者 ……………… 652
人工呼吸器 ………………… 186,344,436
人工呼吸器加算 ……………………… 436
人工呼吸器使用加算 ……… 194,196,212
人工呼吸器使用中の患者 …………… 553
人工呼吸器導入時相談支援加算 … 252,253
人工呼吸器の管理 …………………… 1237
人工呼吸器を使用している状態
  ………… 100,118,366,389,395,1597
人工呼吸器を装着している患者 …… 527
人工呼吸と同時に行った経皮的動脈血酸素
  飽和度測定の費用 ………………… 527
人工呼吸と同時に行った呼吸心拍監視の費
  用 ………………………………… 526
人工呼吸と同時に行った非観血的連続血圧
  測定の費用 ………………………… 528
人工呼吸に関する指導管理 ………… 420
人工呼吸の注5に規定する対象患者 … 1431
人工呼吸療法 ………………………… 421
人工呼吸を行っている患者 ………… 877
人工骨 ………………………………… 1013
人工骨インプラント ……… 1004,1011,1013
人工骨頭 ………………………… 1002,1011
人工骨頭挿入術 ……………………… 775
人工骨頭帽 …………………………… 1011
人工指関節 …………………………… 1010
人工指関節用材料 …………………… 1010
人工耳小骨 …………………………… 1013
人工膝関節脛骨コンポーネント
  ……………………… 1003,1004,1011
人工膝関節膝蓋骨コンポーネント 1003,1011
人工膝関節大腿骨コンポーネント 1003,1011
人工膝関節用材料 …………………… 1001
人工膝関節用部品 …………………… 1004
人工手関節手根骨コンポーネント … 1010
人工手関節・足関節用材料 ………… 1010
人工手根中手関節用材料 …………… 1010
人工手指関節用材料 ………………… 1010
人工授精 …………………………… 850,1456
人工上顎骨 …………………… 1011,1013

人工腎臓 ……………………………… 721
人工腎臓が困難な障害者等 ………… 721
人工腎臓, 持続緩徐式血液濾過又は血漿交
  換療法を実施している状態 … 100,1597
人工腎臓における導入期 …………… 723
人工腎臓に規定する厚生労働大臣が定める
  施設基準等 ……………………… 1428
人工腎臓に規定する薬剤 …………… 1502
人工腎臓用透析液 …………… 438,1608,1611
人工腎臓用特定保険医療材料 ……… 998
人工腎臓を算定した患者数の割合 … 1507
人工靱帯 ……………………………… 1012
人工心肺 ……………………………… 816
人工心肺回路 ………………………… 1028
人工心肺回路用血液フィルタ ……… 1028
人工心肺装置 ………………………… 344
人工心肺用安全弁 …………………… 1028
人工心肺用回路システム ……… 1026,1028
人工心肺用血液濃縮フィルタ ……… 1028
人工心肺用除泡器 …………………… 1028
人工心肺用貯血槽 …………………… 1028
人工心肺用熱交換器 ………………… 1028
人工心肺用プライミング溶液フィルタ … 1028
人工心肺用ライン内血液ガスセンサ … 1028
人工心肺を使用した麻酔 …………… 877
人工心肺を用いた手術 ……………… 752
人工心肺を用い低体温で行う心臓手術 … 876
人工心膜用補綴材 ……… 1019,1031,1052
人工膵臓検査 ………………………… 529
人工膵臓検査の施設基準 …………… 1387
人工膵臓療法 ………………………… 731
人工膵臓療法の施設基準 …………… 1431
進行性核上性麻痺
  ……… 100,118,122,123,366,389,395,660
進行性家族性肝内胆汁うっ滞症 …… 467
進行性肝内胆汁うっ滞症 …………… 831
進行性筋ジストロフィー症
  ……………… 118,366,389,395,661
進行性筋力低下 ……………………… 501
進行性肺疾患 ………………………… 802
人工全耳小骨 ………………… 1011,1013
人工足関節距骨コンポーネント …… 1010
人工足関節脛骨コンポーネント …… 1010
人工足関節用材料 …………………… 1010
人工足指関節用材料 ………………… 1010
人工蘇生器 …………………………… 731
人工肘関節尺骨コンポーネント
  ……………………… 1004,1010,1011
人工肘関節上腕骨コンポーネント
  ……………………… 1004,1010,1011
人工肘関節橈骨コンポーネント … 1010,1011
人工肘関節用材料 …………………… 1009
人工中耳 ……………………………… 1049
人工中耳植込術 ……………… 790,1439
人工中耳用材料 ……………………… 1049
人工椎間板 …………………… 1011,1013,1050
人工椎間板置換術(頸椎) …………… 778
人工椎体 …………………… 1011,1013
人工橈骨手根関節橈骨・尺骨コンポーネン
  ト …………………………………… 1010
人工内耳 ……………………………… 1017
人工内耳植込術等に伴う聴覚・言語機能
  の障害 …………………………… 641
人工内耳植込術 ……………… 262,791,1439
人工内耳機器調整加算 ……………… 262
人工内耳用インプラント …………… 1017
人工内耳用音声信号処理装置 ……… 1017
人工内耳用材料 ……………………… 1017
人工内耳用ヘッドセット …………… 1017
人工乳房 ……………………………… 1048
人工尿道括約筋植込・置換術 …… 846,1455
人工肺 ………………………………… 1025
人工鼻 ………………… 437,441,446,1052
人工鼻材料 …………………… 441,446,1052
人工弁輪 ……………………………… 1025
人工膀胱を設置している状態 ……… 311
人工耳・鼻・喉用吸水性補綴材 …… 1014
人工羊水注入法 ……………………… 737

進行卵巣癌患者 ……………………… 470
人工肋骨 …………………… 1011,1013
腎固定術 ……………………………… 840
深在性悪性腫瘍 ……………………… 892
深在性真菌感染症 …………………… 495
深在性真菌症 ………………… 247,505
腎細胞癌 ……………………………… 247
診察 …………………………………… 1568
人事院規則で定める地域及び当該地域に準
  じる地域 …………………………… 126
心室カニューレ ……………………… 1027
心疾患 ………… 135,148,149,308,315,526,569
腎疾患 ………………… 148,315,526
心疾患患者 …………………………… 245
心室筋ミオシン軽鎖Ⅰ …………… 476,479
心室憩室切除術 ……………………… 813
心室細動 ……………………………… 815
心室中隔欠損症手術 ………………… 811
心室中隔欠損パッチ閉鎖術 ………… 813
心室中隔欠損閉鎖術 …………… 812,813
心室中隔穿孔閉鎖術 ………………… 809
心室中隔造成術 ……………………… 813
心室頻拍 ……………………………… 815
心室頻拍症手術 ……………………… 813
心室向け心臓用カテーテル ………… 989
心室瘤切除術 ………………………… 809
腎周囲膿瘍切開術 …………………… 840
侵襲性肺アスペルギルス症の診断 … 494
伸縮式手足用副木 …………………… 1001
滲出物の細菌顕微鏡検査 …………… 504
腎腫瘍凝固・焼灼術 …………… 841,1454
心腫瘍摘出術, 心腔内粘液腫摘出術 … 805
浸潤麻酔 ……………………………… 874
尋常性乾癬 …………………… 245,257,615
尋常性痤瘡 …………………………… 735
尋常性天疱瘡 ………………………… 500
尋常性白斑 ………………… 257,734,735
心身医学療法 ………………………… 683
腎(腎盂)腸瘻閉鎖術 ………… 841,1442
腎(腎盂)皮膚瘻閉鎖術 …………… 841
心身症 ………………………… 251,683
親水性ビーズ ………………………… 1020
新生児加算 ………………………… 383,516,
  518,556,568,569,571,573,575,721,874
新生児加算, 乳幼児加算 …………… 566
新生児仮死蘇生術 …………………… 854
新生児局所陰圧閉鎖加算 …………… 715
新生児高ビリルビン血症に対する光線療法
  …………………………………… 730
新生児集中治療室管理料 …………… 187
新生児集中治療室管理料に関する施設基準
  …………………………………… 1246
新生児出血症 ………………………… 493
新生児心拍・呼吸監視 ……………… 526
新生児治療回復室入院医療管理料 … 188
新生児治療回復室入院医療管理料の施設基
  準等 ……………………………… 1246
新生児頭部外傷撮影加算 …………… 575
新生児特定集中治療室管理料 ……… 184
新生児特定集中治療室管理料の施設基準等
  …………………………………… 1243
新生児特定集中治療室重症児対応体制強化
  管理料 …………………………… 185
新生児特定集中治療室重症児対応体制強化
  管理料の施設基準等 …………… 1244
新生児・乳児肺炎 …………………… 495
新生児の診療報酬 …………………… 73
新生児の低酸素性呼吸不全 ………… 732
新生児メレナ ………………………… 493
真性赤血球増加症 …………………… 470
真性多血症 …………………………… 730
腎性貧血 ……………………………… 483
腎切石術 ……………………………… 841
腎切半術 ……………………………… 840
振戦 …………………………………… 784
心尖(窩)拍動図 …………………… 522
振戦症状の緩和 ……………………… 781
新鮮精子加算 ………………………… 855

振戦等除去 426	心電曲線 526	心理検査 547
振戦麻痺等の不随意運動 781	心電図記録計 1045	心理支援加算 673
浸煎薬 585, 591	心電図記録計移植術 814	心理的発達の障害 251
振せん用脳電気刺激装置 1016	心電図記録計摘出術 814	「診療開始日」欄 1651
心臓MRI撮影加算 578	心電図検査 302, 520	診療時間以外の時間 33
心臓MRI撮影加算に関する施設基準 1396	振動式末梢血管貫通用カテーテルシステム 1036	診療時間以外の時間における診察 1594
心臓カテーテル付検査装置 1023	心内奇形手術 811	診療時間加算 359
心臓カテーテル法による諸検査 518	心内膜植込み型ペースメーカーリード 1022	「診療実日数」欄 1651
心臓カテーテル法による諸検査の血管内視鏡検査加算及び長期継続頭蓋内脳波検査の施設基準 1386	腎(尿管)悪性腫瘍手術 841	診療情報提供料(Ⅰ) 328
	腎・尿管結石除去用カテーテルセット 1039	診療情報提供料(Ⅱ) 339
	腎・尿管結石破砕術 841	診療情報連携共有料 340
心臓形態X線検査 565	腎嚢胞切除縮小術 841	診療所の入院基本料の施設基準等 1137
心臓疾患 1060	腎嚢胞穿刺術 841	診療所療養病床療養環境改善加算 110, 130
心臓手術 733, 876	腎嚢胞又は水腎症穿刺 557, 717	診療所療養病床療養環境改善加算の施設基準 1172
心臓手術に伴うカウンターショック 733	腎のクリアランステスト 548	
心臓手術用カテーテル 1030	塵肺 652, 802	診療所療養病床療養環境加算 110, 130
腎臓食 259, 404, 1058, 1059	心肺移植術 817	診療所療養病床療養環境加算の施設基準 1172
心臓造影用センサー付カテーテル 990	心肺機能検査 521	診療等に要する書面等(別紙様式) 20
心臓脱手術 813	心肺採取術 817	診療内容に係る調査 1109
心臓・中心循環系用カテーテルガイドワイヤ 990, 992, 1050	心肺蘇生後の患者 880	診療に関する照会 1565, 1568
	心肺補助法 816	診療の一般的方針 1568
心臓超音波検査 522	心肺補助を行っている患者 877	診療の具体的方針 1568
「心臓電気生理学的検査」とは 1446	心拍出量測定 519	診療報酬額の端数計算 21
心臓内パッチ 1019	心拍出量測定加算 519	診療報酬請求書・明細書の記載要領 1641
心臓内補綴材 1051	心拍出量測定用センサー 989	診療報酬の算定方法 17
心臓ペースメーカー指導管理料 261	心拍数 526	診療報酬の問合せ先一覧 910
心臓ペースメーカー指導管理料の施設基準 1327	心拍動下冠動脈,大動脈バイパス移植術用機器加算 869	診療報酬明細書 1638
		診療報酬明細書の記載要領に関する一般的事項 1644
心臓弁再置換術加算 809, 810	腎破裂手術 840	
心臓マルチパーパス型 989	腎破裂縫合術 840	診療報酬明細書の記載要領に関する事項 1645
心臓由来脂肪酸結合蛋白(H-FABP)定性 476, 479	新版K式発達検査 547	診療報酬明細書の「摘要」欄への記載事項等一覧 1668
	真皮欠損用グラフト 1020	
心臓由来脂肪酸結合蛋白(H-FABP)定量 476, 479	深腓骨神経 786	診療報酬明細書の「摘要」欄への記載事項等一覧(検査値) 1730
	真皮縫合加算 764, 765	
心臓用カテーテルイントロデューサキット 987, 988, 1047	腎被膜剥離術 840	診療録管理体制加算 110, 119
	真皮を越える褥瘡 311, 326, 379, 395	診療録管理体制加算の施設基準 1156
心臓用カテーテル型電極 988, 1023	深部腱反射低下 501	診療録等の記載上の注意事項 1666
心臓用カテーテル先端型流量式トランスデューサ 991, 1047	心不全 135, 244, 423, 425, 436, 723, 877, 879, 1523	診療録等の記載方法等について 1666
		診療録等の保存を行う場所 1666
迅速ウレアーゼ試験定性 491	腎不全 177, 180, 182, 184, 185, 188, 877, 879, 912	診療録の開示手数料 1616
迅速検体検査加算 456		診療録の記載 1569
迅速細胞診 899	心不全に対する遠赤外線温熱療法 733	診療録の記載及び整備 1567
「親族等」とは 72	心不全に対する遠赤外線温熱療法に規定する厚生労働大臣が定める施設基準等 1432	腎瘻造設術 841
迅速微生物核酸同定・定量検査加算 507		腎瘻・膀胱瘻カテ 995
腎組織,内分泌臓器の機能性腫瘍 898	心不全の診断 482, 483	腎瘻又は膀胱瘻用材料 995
靱帯 773	深部体温計による深部体温測定 528	腎瘻用カテーテル 995
人体開口部単回使用体温計プローブ 443, 998	深部体腔創傷被覆・保護材 445, 1019	
心大血管疾患 204	深部デブリードマン加算 765	**す**
心大血管疾患リハビリテーション料 636, 1595, 1624	深部電極 1016	膵 831
	腎部分切除術 841	水圧式デブリードマン加算 765
心大血管疾患リハビリテーション料に関する施設基準 1401, 1402	心包炎 723	膵移植 501
	心房及び心室中隔欠損パッチ閉鎖術 812	膵移植術 833
心大血管疾患リハビリテーション料の対象患者 1500	心房性Na利尿ペプチド 481, 484	髄液一般検査 461
	心房中隔欠損作成術 812	髄液細胞診 900
心大血管手術後 816	心房中隔欠損用カテーテル 1030	髄液シャント抜去術 782
靱帯固定具 1005	心房中隔欠損パッチ閉鎖術 812	髄液蛋白免疫学的検査 461
腎代替療法 186	心房中隔欠損閉鎖術 812	髄液塗抹染色標本検査 461
腎代替療法実績加算 263	心房中隔欠損閉鎖セット 1031	髄液漏閉鎖術 783
腎代替療法指導管理料 274	心房中隔穿刺 814	膵炎手術 831
腎代替療法指導管理料の施設基準 1328	心房中隔穿刺針 1047	膵仮性嚢胞 828
靱帯断裂形成手術 775	心房内血栓除去術 805	膵癌 462, 652, 653, 889, 899
靱帯断裂縫合術 774	心房内血流転換手術 813	膵管外瘻造設術 832
身体的拘束最小化の基準 1083	心膜 805	膵癌患者 470
身体的拘束について 164	心膜シート 1018	膵管空腸吻合術 832
身体的拘束を実施した日 164	心膜腫瘍切除術 805	膵管チューブ 994
身体表現性障害 216, 251	心膜切開術 805	膵管誘導手術 832
診断書等の翻訳料 1616	心膜穿刺 733	膵機能テスト 549
診断穿刺・検体採取料 557	心膜嚢胞,心膜腫瘍切除術 805	髄腔内カテーテル 1022
診断ペーシング 518	心膜排液用カテーテル 994	膵結石手術 831
診断ペーシング加算 518	心膜縫合術 805	遂行機能障害症候群の行動評価 547
診断用オージオメーター 538	じんま疹 257	膵採取術 833
シンチグラム 551, 568, 569	心マッサージ 733	膵腫瘍摘出術 832
陣痛曲線 526	心・脈管 805	水循環回路セット 441
陣痛促進 526	心・脈管系材料 1021	水晶体 789
陣痛誘発のための卵膜外薬液注入法 737	深夜往診加算 356	水晶体再建術 789
心的外傷後ストレス障害 682	深夜加算 39, 551, 710, 753, 874	水晶体再建術併用眼内ドレーン挿入術 788
腎摘出術 841	深夜訪問看護加算 387, 393, 693	膵腎移植術 833
針電極 534		膵腎採取術 833

水腎症穿刺	557, 717	
膵全摘後の患者	430, 432	
膵全摘術	832	
膵臓カテーテル法	556	
膵臓食	259, 404, 1058, 1059	
膵臓ホルモン剤	327	
膵臓用瘻孔形成補綴材	1051	
膵臓用瘻孔形成補綴材留置システム	1051	
錐体骨削除	780	
膵体尾部腫瘍切除術	832	
錐体部手術	790	
膵中央切除術	832	
垂直牽引	777	
水痘ウイルス抗原定性(上皮細胞)	492	
膵頭十二指腸切除	827	
膵頭十二指腸切除術	832	
水頭症	661	
水頭症シャント用コネクタ	1021	
水頭症シャント用脳脊髄液過剰流出防止補助弁	1021	
水頭症シャント用フィルタ	1021	
水頭症手術	782	
水頭症治療用シャント	1021	
水頭症用バルブ補綴材	1021	
水痘・帯状疱疹ウイルス	493, 495	
水痘帯状疱疹ウイルス感染症	509	
膵尾部腫瘍切除術	832	
髄内釘	771, 1011	
膵嚢胞胃(腸)バイパス術	832	
膵嚢胞外瘻造設術	832	
膵膿瘍	828	
膵破裂縫合術	832	
膵尾部切除術	832	
水疱型先天性魚鱗癬様紅皮症	428	
水疱症	899	
水疱性角膜症	545, 787	
水疱性類天疱瘡	501	
水疱性類天疱瘡の鑑別診断	500	
髄膜炎	136, 512, 641, 661	
髄膜炎菌ワクチン	614	
髄膜透過性検査	449	
睡眠,覚醒リズムの障害	532	
睡眠関連呼吸障害の患者	532	
睡眠検査	533	
睡眠時呼吸障害	527	
睡眠時無呼吸症候群	421, 531, 539	
睡眠障害	533	
睡眠中多発するてんかん発作の患者	532	
睡眠評価装置	531	
睡眠負荷	548	
睡眠賦活検査	529	
睡眠ポリグラフィー	418, 531	
睡眠薬	585, 592, 594, 681	
水溶性ハイドロコートン注射液	626	
水利尿試験	549	
膵瘻閉鎖術	833	
頭蓋	780	
頭蓋開溝術	780	
頭蓋外・頭蓋内血管吻合	783	
頭蓋骨悪性腫瘍手術	781	
頭蓋骨形成手術	783	
頭蓋骨固定用クランプ	1006	
頭蓋骨腫瘍摘出術	781	
頭蓋骨早期癒合症	185	
頭蓋骨閉鎖用クランプ	1014	
頭蓋骨膜下血腫摘出術	781	
頭蓋・神経系材料	1015	
頭蓋底腫瘍手術・再建術	780	
頭蓋底脳腫瘍	782	
頭蓋内圧持続測定	528	
頭蓋内圧測定用トランスデューサ付カテーテル	993, 1036	
頭蓋内血腫除去術	781	
頭蓋内腫瘍	889	
頭蓋内腫瘍摘出術	781	
頭蓋内腫瘤摘出術	781	
頭蓋内電極植込術	784	
頭蓋内電極抜去術	784	
頭蓋内膿瘍	720	
頭蓋内微小血管減圧術	781	
頭蓋内モニタリング装置挿入術	780	
頭蓋用レジン様化合物	1014	
スクラッチテスト	550	
スクリーニング検査とその他の検査とを一連として行った場合	449	
スクリーニングテスト(尿)	459	
スクリュー	1005, 1014	
鈴木ビネー式知能検査	547	
スタティック法	812	
スツルマン氏,吉田氏変法	791	
スティーヴンス・ジョンソン症候群	725, 788	
スティールのトリプル骨切り術	778	
ステレオテスト法	544	
ステントグラフト内挿術	811, 820	
ステントセット	996	
ステント挿入固定術	793	
ステンバー法	564	
ストッフェル手術	786	
ストーマ合併症加算	730	
ストーマ合併症加算の施設基準	1431	
ストーマカテーテル交換法	731	
ストーマ処置	730	
ストラスマン手術	850	
ストール氏虫卵数計算法	449	
ストループテスト	547	
ストレス関連障害	216, 251	
ストレートプレート	1006, 1014	
スニチニブ	247	
スネア用カテーテル	1035	
スパイラル内視鏡	554	
スパイラル内視鏡加算	837, 838	
スパイログラフィー等検査	518	
スピードギプス包帯の算定	1056	
スピードトラック牽引	740	
スピペロン	588	
スピロノラクトン	610	
スフィンゴリピド代謝障害及びその他の脂質蓄積障害	244, 1523	
スペクチノマイシン塩酸塩水和物	622	
スポット撮影(胃,胆嚢及び腸)	566	
スボレキサント	588	
スマトリプタン製剤	414, 438, 1608	
スミス・マギニス症候群	467	
スモン	100, 118, 122, 123, 366, 379, 389, 395, 660, 720	
スライディングラグスクリュー	1007	
スラッジテスト	448	
スリーブ状切除	825	
スルタミシリントシル酸塩水和物	610	
スルトプリド塩酸塩	588	
スルバクタムナトリウム	624, 625	
スルピリド	588	
スルファメトキサゾール・トリメトプリム	610	
スワンガンツカテーテル	1238	

せ

成育連携支援加算	187	
精液pH測定	448	
精液一般検査	461	
生化学的検査(Ⅰ)	475	
生化学的検査(Ⅰ)判断料	514	
生化学的検査(Ⅱ)	481	
生化学的検査(Ⅱ)判断料	514	
生活技能訓練療法	686	
生活指導	252	
生活習慣病管理料(Ⅰ)	295	
生活習慣病管理料(Ⅰ)及び生活習慣病管理料(Ⅱ)の施設基準	1345	
生活習慣病管理料(Ⅱ)	300	
生活習慣病管理料の対象疾患	1525	
生活習慣病 療養計画書	296, 297	
生活療養	1057, 1567	
生活療養標準負担額	1566	
精管	846	
精管形成手術	847	
精管切断,切除術	846	
性器	846	
性器出血	737	
成形型副木	1001	
整形外科的処置	740	
整形外科用骨セメント	1014	
整形外科用テープ	446, 1052	
成形副木	1001	
整形用機械器具	1046, 1054	
整形用品	445, 446, 995, 1002~1015, 1017, 1019~1021, 1031, 1036, 1039, 1041, 1044~1054	
生検用ファイバースコピー	552	
精索	846	
精索静脈瘤手術	846	
精索捻転手術	847	
清拭用タオル代	1616	
精子凍結保存管理料	860, 1456	
脆弱X症候群	467	
脆弱X症候群関連疾患	467	
星状神経節ブロック	883	
生殖補助医療管理料	277	
生殖補助医療管理料の施設基準	1329	
成人T細胞白血病	244	
精神及び行動の障害患者の外泊期間中の算定例	71	
精神科医連携加算	329	
精神科応急入院施設管理加算	110, 134	
精神科応急入院施設管理加算の施設基準	1177	
精神科オンライン在宅管理料	703, 1425	
精神科オンライン在宅管理料の施設基準	1425	
精神科隔離室管理加算	110, 134	
精神科救急医療体制加算	215	
精神科救急医療体制加算の施設基準	1282	
精神科救急・合併症入院料	218	
精神科救急・合併症入院料の施設基準等	1286	
精神科救急・合併症入院料の対象患者	1312	
精神科救急急性期医療入院料	215	
精神科救急急性期医療入院料の施設基準等	1282	
精神科救急急性期医療入院料の対象患者	1311	
精神科救急搬送患者地域連携受入加算	112, 150	
精神科救急搬送患者地域連携受入加算の施設基準	1200	
精神科救急搬送患者地域連携紹介加算	112, 150	
精神科救急搬送患者地域連携紹介加算の施設基準	1200	
精神科急性期医師配置加算	112, 167, 1215	
精神科急性期医師配置加算の施設基準	1215	
精神科急性期治療病棟入院料	217	
精神科急性期治療病棟入院料の施設基準等	1285	
精神科急性期治療病棟入院料の対象患者	1311	
精神科緊急訪問看護加算	693	
精神科継続外来支援・指導料	681	
精神科在宅患者支援管理料	702	
精神科在宅患者支援管理料の施設基準等	1424	
精神科作業療法	685	
精神科作業療法に関する施設基準	1420	
精神科疾患患者等受入加算	285	
精神科充実体制加算	109	
精神科充実体制加算の施設基準	1150	
精神科ショート・ケア	686, 1595, 1624	
精神科ショート・ケアに関する施設基準	1421	
精神科身体合併症管理加算	110, 135	
精神科身体合併症管理加算の施設基準	1179	
精神科身体合併症管理加算の対象患者	1310	
精神科専門療法	670, 969	
精神科専門療法の施設基準	1415	
精神科措置入院診療加算	110, 133	
精神科退院時共同指導料	348	
精神科退院時共同指導料の施設基準	1360	
精神科退院指導料	691	
精神科退院前訪問指導料	691	
精神科地域移行支援加算	691	
精神科地域移行実施加算	110, 135	

精神科地域移行実施加算の施設基準	1178
精神科地域包括ケア病棟入院料	225
精神科地域包括ケア病棟入院料の施設基準等	1293
精神科デイ・ケア	688,1595,1624
精神科デイ・ケア等の実施状況に係る報告書	687
精神科デイ・ケアに関する施設基準	1421
精神科デイ・ナイト・ケア	690,1595,1624
精神科デイ・ナイト・ケアに関する施設基準	1422
精神科電気痙攣療法	670
精神科特別訪問看護指示加算	698
精神科特別訪問看護指示書	700
精神科ナイト・ケア	690,1595,1624
精神科ナイト・ケアに関する施設基準	1422
精神科入退院支援加算	112,160
精神科入退院支援加算の施設基準	1210
精神科複数回訪問加算	693
精神科訪問看護指示書	699
精神科訪問看護指示料	698
精神科訪問看護・指導料	692
精神科養育支援体制加算	220
精神科リエゾンチーム	136
精神科リエゾンチーム医療実施計画書	139
精神科リエゾンチーム加算	110,136
精神科リエゾンチーム加算の施設基準	1179
精神科リエゾンチーム治療評価書	137
精神作用物質使用による精神及び行動の障害	216
精神疾患診断治療初回加算	175
精神疾患診療体制加算	166
精神疾患診療体制加算1	112
精神疾患診療体制加算2	112
精神疾患診療体制加算の施設基準	1215
精神障害者施設	328,329
精神神経用剤	327
成人発症スチル病	660
成人病等	21
精神病棟等長期療養患者褥瘡等処置	713
精神病棟入院基本料	90
精神病棟入院基本料等／重度認知症加算	1114
精神病棟入院基本料の施設基準等	1094
精神病棟入院基本料／精神保健福祉士配置加算	1114
精神病棟入院時医学管理加算	110,135
精神病棟入院時医学管理加算の施設基準	1178
精神病特殊薬物療法	707
精神分析療法	682
精神保健福祉士配置加算	91,222
精神保健福祉士配置加算の施設基準	1095,1114,1290
成人用気管切開チューブ	442,997
精神療養病棟入院料	220
精神療養病棟入院料の施設基準等	1289
正切スカラによる眼位の検査	544
性腺刺激ホルモン製剤	414,438,1608
性腺刺激ホルモン放出ホルモン剤	414,438,1608
性染色体異常	244,1524
性腺摘出術	854
性腺負荷試験	548
精巣	846
精巣悪性腫瘍手術	846
精巣温存手術	846,1455
精巣外傷手術	846
精巣がん	821,822
精巣固定術	847
精巣上体	846
精巣上体摘出術	846
精巣摘出術	846
精巣内精子採取術	847,1455
精巣白膜縫合術	846
精巣良性疾患	846
生体エネルギー療法	683
生体肝移植術	1635,1636
「生体検査」	10
生体検査料	516
声帯固定	793
生体腎移植術	842,1454
生体臓器提供管理料	854
生体組織接着剤調製用キット	1047
生体皮膚又は培養皮膚移植	768
生体部分肝移植術	830,1451
生体部分小腸移植術	834,1453
生体部分肺移植ガイドライン	802
生体部分肺移植術	802,1442
生体弁	1024
声帯ポリープ切除術	793
正中神経ブロック	883
正中病変における脳外科手術	530
成長ホルモン	481,548
成長ホルモン分泌不全症の診断	484
静的量的視野検査	542
性同一性障害	1457
性同一性障害の患者に対する手術	751
精嚢	847
精嚢撮影を行うための精管切開	567
生物学的製剤注射加算	614
成分栄養経管栄養法	419
成分栄養経管栄養法に関する指導管理	419
成分経管栄養法	435
精密眼圧測定	543
精密眼底検査	541
精密持続注入	884
精密持続注入加算	875,884
精密持続点滴注射加算	614
精密視野検査	542
精密知覚機能検査	536
生命維持管理装置を用いて治療を行う場合	344
生理食塩液	438
生理食塩水	721,1608,1611
生理的障害	251
セカンド・オピニオン	340
赤外線CCDカメラ	540
赤外線治療	741
赤外線又は紫外線療法	734
赤芽球性プロトポルフィリン症	467
赤芽球癆	245
脊髄	784
脊髄炎	204
脊髄腔用カニューレ	993
脊髄係留症候群	273
脊髄血管腫摘出術	785
脊髄硬膜切開術	784
脊髄硬膜内神経切断術	784
脊髄刺激装置植込術	784,1437
脊髄刺激装置交換術	785,1437
脊髄視床路切截術	781,784
脊髄視床	641,642
脊髄腫瘍摘出術	785
脊髄障害	436,655
脊髄小脳変性症	100,118,122,123,366,389,395,467,641,642,660,661
脊髄神経疾患	720
脊髄神経前枝神経ブロック	883
脊髄性筋萎縮症	100,118,122,123,366,389,395,660,741
脊髄性筋萎縮症患者	497
脊髄切截術	784
脊髄損傷	136,204,379,437,438,641,642,661
脊髄損傷等の重度障害者	100,123,213,1596
脊髄動静脈奇形	889
脊髄ドレナージ術	784
脊髄誘発電位測定等加算	867
積層型透析器	444,998
脊柱	777
脊椎棘間留置材料	1046
脊椎ケージ	1008,1011,1013
脊椎骨切り術	778
脊椎，骨盤悪性腫瘍手術	778
脊椎，骨盤骨掻爬術	777
脊椎，骨盤骨(軟骨)組織採取術	778
脊椎，骨盤腫瘍切除術	778
脊椎，骨盤脱臼観血的手術	777
脊椎，骨盤内異物(挿入物)除去術	778
脊椎固定術	778
脊椎固定用材料	1008
脊椎コネクター	1008
脊椎スクリュー	1008
脊椎制動術	778
脊椎側彎矯正ギプス包帯	743
脊椎側彎症手術	779
脊椎損傷	649,736
脊椎損傷による四肢麻痺	648
脊椎脱臼非観血的整復術	777
脊椎内固定器具	1008,1012
脊椎内固定具	1007
脊椎破裂	185
脊椎披裂手術	778
脊椎プレート	1008
脊椎麻酔	302,753,875,880
脊椎ロッド	1008
赤痢アメーバ抗原定性	492,496
赤痢アメーバ抗体半定量	492
セクキヌマブ製剤	414,438,1609
セクレチン試験	549
セチプチリンマレイン酸塩	588
舌	794
舌悪性腫瘍手術	794
舌咽神経ブロック	883
切開創局所陰圧閉鎖処置機器加算	872
舌下神経電気刺激装置	1052
舌下神経電気刺激装置植込術	785,1438
舌下腺腫瘍摘出術	795
セツキシマブ	625
舌形成手術	794
舌繋瘢痕性短縮矯正術	794
赤血球	460
赤血球・好中球表面抗原検査	504
赤血球コプロポルフィリン	476
赤血球コプロポルフィリン定性	502
赤血球寿命測定	551
赤血球数	464
赤血球製剤	865
赤血球増加症	483
赤血球沈降速度	463
赤血球抵抗試験	449,463
赤血球プロトポルフィリン	476
赤血球プロトポルフィリン定性	502
舌根甲状腺腫摘出術	794
切，刺，割	764,765
舌腫瘍摘出術	794
舌小帯形成手術	794
摂食嚥下機能回復体制加算1に関する施設基準	1409
摂食嚥下機能回復体制加算	658
摂食機能障害者	658
摂食機能又は嚥下機能が低下した患者	404
摂食機能療法	658
摂食機能療法の施設基準	1408
摂食障害	136,251
摂食障害入院医療管理加算	112,138
摂食障害入院医療管理加算の施設基準等	1182
絶食療法	683
舌神経ブロック	883
接続用材料	441
切断四肢再接合術	776
切断・離断(義肢)	648
設置型液化酸素装置	434
切迫早産	148,315,503,526
切迫流早産	187
舌扁桃切除術	792
セトロレリクス酢酸塩	625
セピアプテリン還元酵素欠損症	467
セファゾリンナトリウム水和物	625
セフォタキシムナトリウム	625
セフタジジム水和物	625
セフトリアキソンナトリウム	622
セベリパーゼ アルファ製剤	440,1609
セボフルラン吸入療法	1635
ゼラチン止血・接着剤	1020
ゼラチン使用吸収性局所止血材	1020

ゼラチン使用人工血管 …… 1037
ゼラチン使用非中心循環系人工血管 …… 1037
ゼラチンスポンジ止血材 …… 1020
セルシン …… 610
セルテクト錠 …… 604
セルトリズマブペゴル製剤 …… 414,438,1609
セルブロック法 …… 898
セルロプラスミン …… 502
セレギリン塩酸塩 …… 610
セレン …… 476,479
船員保険の療養の給付の担当又は船員保険の診療の準則を定める省令 …… 1569
遷延治癒骨折 …… 771
遷延皮弁術 …… 768
前額部，胸部，手掌部又は足底部体表面体温測定による末梢循環不全状態観察 …… 528
前眼部炎症 …… 545
前眼部三次元画像解析 …… 544
前期破水 …… 148,526
浅頚神経叢ブロック …… 883
全血凝固溶解時間測定 …… 449
潜血食 …… 1060
全血製剤 …… 865
全結腸・直腸切除嚢肛門吻合術 …… 836
潜血反応 …… 458
線源使用加算 …… 892
仙骨会陰式 …… 840
仙骨神経刺激装置 …… 1048
仙骨神経刺激装置植込術 …… 785,1438
仙骨神経刺激装置交換術 …… 785,1438
仙骨部硬膜外ブロック …… 883
浅在性悪性腫瘍 …… 892
潜在胎児仮死 …… 526
前歯 …… 793
穿刺液・採取液検査 …… 461
穿刺吸引細胞診 …… 900
穿刺注入 …… 567
穿刺排膿後薬液注入 …… 714
穿刺針 …… 442,995
全視野精密網膜電図 …… 542
全視野精密網膜電図に関する施設基準 …… 1390
「専従」と「専任」 …… 9
腺腫摘出術 …… 1440
線条体黒質変性症 …… 100,118,122,123,366,389,395,660
洗浄向け泌尿器用カテーテル …… 443,998
染色体異常 …… 252
染色体検査 …… 468
染色体検査の施設基準 …… 1380
染色体構造変異解析 …… 473
染色体構造変異解析の施設基準 …… 1382
染色標本加算 …… 460
全身 MRI 撮影加算 …… 528
全身 MRI 撮影加算に関する施設基準 …… 1396
先進医療ごとに定める施設基準に適合する病院又は診療所において実施する先進医療 …… 1628
先進医療に関する基準 …… 1579
先進医療を適切に実施できる体制を整えているものとして厚生労働大臣に個別に認められた病院又は診療所において実施する先進医療 …… 1635
全身温熱発汗試験 …… 536
全身型若年性特発性関節炎 …… 615
全身型重症筋無力症 …… 245
全身感染症 …… 136
全人工肩関節 …… 1004,1009,1011
全人工股関節 …… 1002,1004,1011
全人工膝関節 …… 1003,1004,1011
全人工手関節 …… 1010
全人工足関節 …… 1010
全人工側頭下顎関節 …… 1052
全人工肘関節 …… 1004,1010,1011
全身照射 …… 891
全身性エリテマトーデス …… 470,615,660,725
全身性エリテマトーデスに対する初回副腎皮質ホルモン治療におけるクロピドグレル硫酸塩，ピタバスタチンカルシウム及びトコフェロール酢酸エステル併用投与の大腿骨頭壊死発症抑制療法 …… 1635
全身性炎症反応症候群 …… 503
全身性血管炎 …… 470
全身性脂肪萎縮症の診断 …… 484
全身打撲症例における初期診断 …… 576
全身麻酔 …… 875
全身麻酔その他これに準ずる麻酔を用いる手術を実施し，当該疾病に係る治療を継続している状態 …… 100,1597
全前脳胞症 …… 185
全層植皮術 …… 767
喘息 …… 244,251,1524
喘息運動負荷試験 …… 521
喘息性（様）気管支炎 …… 245
喘息治療管理料 …… 264
喘息治療管理料の施設基準 …… 1327
尖足等に対する足関節装具の着用 …… 745
喘息に対する吸入誘発試験 …… 517
喘息発作 …… 135
喘息発作重積状態 …… 244,1524
選択式血漿成分吸着器 …… 999
選択帝王切開 …… 853
選択的冠灌流 …… 816
選択的動脈化学塞栓術 …… 819
選択的脳灌流 …… 816
選択的（複数洞）副鼻腔手術 …… 791
先端オリーブ型カテーテル …… 443,998
全置換用材料 …… 1001
前置胎盤 …… 148,149,315
前置胎盤の患者 …… 526
センチネルリンパ節生検 …… 557,797
センチネルリンパ節生検に係る遺伝子検査 …… 462
センチネルリンパ節生検の施設基準 …… 1391
洗腸 …… 718
仙腸関節固定術 …… 780
仙腸関節枝神経ブロック …… 883
仙腸関節脱臼観血的手術 …… 777
先天性好中球減少症 …… 413
選定療養 …… 6,1566,1619
選定療養に関して支払を受けようとする場合の厚生労働大臣の定める基準 …… 1588
先天異常症候群 …… 467
先天奇形 …… 795
先天性 QT 延長症候群 …… 466
先天性アンチトロンビン欠乏症 …… 467
先天性横隔膜ヘルニアの周術期 …… 733
先天性気管狭窄症手術 …… 754,802
先天性気管支軟化症 …… 185
先天性巨大結腸症手術 …… 838
先天性魚鱗癬 …… 257
先天性筋無力症候群 …… 467
先天性グリコシルホスファチジルイノシトール欠損症 …… 467,504
先天性血小板機能低下症 …… 466
先天性喉頭軟化症 …… 185
先天性股関節脱臼 …… 252,273
先天性股関節脱臼観血的整復術 …… 774
先天性股関節脱臼ギプス包帯 …… 743
先天性股関節脱臼非観血的整復術 …… 773
先天性骨髄性ポルフィリン症 …… 467
先天性サイトメガロウイルス感染 …… 510
先天性四肢欠損 …… 252
先天性小腸閉鎖 …… 838
先天性小腸閉鎖症 …… 619
先天性食道狭窄症根治手術 …… 804
先天性食道閉鎖症根治手術 …… 804
先天性耳瘻管摘出術 …… 789
先天性神経代謝異常症 …… 661
先天性心疾患 …… 185,252,877,879
先天性心疾患術後 …… 819
先天性腎性尿崩症 …… 467
先天性水頭症 …… 185
先天性赤血球形成異常性貧血 …… 467
先天性切断 …… 661
先天性代謝異常症 …… 488
先天性代謝異常症検査 …… 488
先天性代謝異常症検査の施設基準 …… 1382
先天性代謝異常症スクリーニングテスト（尿） …… 458
先天性代謝性肝疾患 …… 831
先天性大脳白質形成不全症 …… 467
先天性多発関節拘縮症 …… 252
先天性多発性関節拘縮症 …… 661
先天性胆管拡張症 …… 827
先天性胆道閉鎖症 …… 831
先天性胆道閉鎖症手術 …… 828
先天性銅代謝異常症 …… 467
先天性内翻足矯正具 …… 745
先天性難聴 …… 467
先天性のう胞肺 …… 185
先天性の体幹四肢の奇形又は変形 …… 661
先天性の発達障害 …… 641
先天性鼻涙管閉塞開放術 …… 786
先天性副腎低形成症 …… 467
先天性副腎皮質過形成症 …… 484
先天性プロテインC欠乏症 …… 467
先天性プロテインS欠乏症 …… 467
先天性又は進行性の神経筋疾患 …… 661
先天性ミオパチー …… 467,741
先天性無痛無汗症 …… 467
先天性葉酸吸収不全症 …… 467
前頭蓋底切除による腫瘍摘出及び再建術 …… 780
穿頭術 …… 780
前頭神経ブロック …… 883
前頭洞充填術 …… 792
穿頭とは …… 780
穿頭による慢性硬膜下血腫洗浄・除去術 …… 780
穿頭脳室ドレナージ術 …… 780
前頭葉評価バッテリー …… 547
先発医薬品と効能効果に違いがある後発医薬品 …… 602
先発医薬品の適応症がない後発医薬品の投与 …… 602
浅腓骨神経 …… 786
仙尾部奇形腫手術 …… 840
前壁形成手術 …… 793
前房 …… 793
前房隅角検査 …… 544
前房，虹彩内異物除去術 …… 788
前方後方同時固定 …… 779
前房水採取 …… 559
前房水漏出検査 …… 544
前房穿刺又は注射 …… 738
前房蛋白細胞数検査 …… 545
前房注射 …… 615
前方椎体固定 …… 779
前方摘出術 …… 778
前房内注入 …… 738
線毛機能不全症候群 …… 467
せん妄ハイリスク患者ケア加算 …… 112,165
せん妄ハイリスク患者ケア加算に係るチェックリスト …… 166
せん妄ハイリスク患者ケア加算の施設基準 …… 1214
「専門医療機関」とは …… 333
専門管理加算 …… 387,394
専門管理加算の施設基準 …… 1373
専門病院入院基本料 …… 95
専門病院入院基本料の施設基準等 …… 1097
専門病院入院基本料／悪性腫瘍・循環器疾患の専門病院 …… 1115
前立腺 …… 847
前立腺悪性腫瘍手術 …… 848
前立腺液圧出法 …… 736
前立腺癌 420,463,483,485,486,889,890,892
前立腺癌に対する永久挿入療法 …… 892
前立腺癌の骨転移の診断 …… 579
前立腺高温度治療 …… 847
前立腺手術 …… 847
前立腺組織用高圧水噴射システム …… 1054
前立腺組織用水蒸気デリバリーシステム …… 1053,1054
前立腺特異抗原 …… 484,485,1595
前立腺膿瘍切開術 …… 847

そ

前立腺針生検法	558
前立腺針生検法の施設基準	1391
前立腺肥大症	420,847,848
前立腺被膜下摘出術	847
前立腺部尿道拡張術	845
前立腺用インプラント	1053
前立腺冷温栄	736
善良な管理者と同一の注意	22
線量分布図	886

そ

躁うつ病	245
造影剤使用加算	523,575,578
造影剤使用撮影	565,566
造影剤注入手技	567
創外固定器加算	868
双角子宮手術	850
総カルニチン	476,477
早期悪性腫瘍胃粘膜下層剥離術	824
早期悪性腫瘍十二指腸粘膜下層剥離術	803
早期悪性腫瘍大腸粘膜下層剥離術	837,1453
早期悪性腫瘍粘膜下層剥離術	803
早期悪性腫瘍粘膜切除術	803,824
早期悪性腫瘍ポリープ切除術	824
早期胃癌	488
臓器移植加算	247
臓器移植後	244,271,496,508
臓器移植後に関する施設基準	1334
臓器移植術加算	876,878
早期栄養介入管理加算	176,179,182,183,184
早期栄養介入管理加算の施設基準	1227
早期加算	686,688,690,702
臓器欠損補強用	1018
早期診療体制充実加算	673
早期診療体制充実加算に関する説明書	678
早期診療体制充実加算に関する同意書	678
臓器穿刺	559
臓器等移植における組織適合性試験	763
臓器等提供者に係る感染症検査	764
臓器の移植に関する法律	854
早期肺がん	800
早期離床・リハビリテーション加算	176,179,182,183,184
早期離床・リハビリテーション加算の施設基準	1226
早期リハビリテーション加算	636,640,643,646,651
装具の「治療費」の取扱い	744
造血幹細胞移植	245,865,866,891
造血幹細胞移植後	271,496,508
造血幹細胞移植後に関する施設基準	1334
造血幹細胞移植の種類と算定	866
造血幹細胞移植又は臓器移植後の拒絶反応に対する治療を実施している患者	1597
造血幹細胞採取	864
造血幹細胞提供者の情報検索連絡調整に係る費用	866
造血幹細胞提供者のリンパ球を採取・輸注した場合	862
造血器腫瘍遺伝子検査	466
造血器腫瘍遺伝子検査の施設基準	1379
造血器腫瘍細胞抗原検査	463
造血器腫瘍の診断	464
造血機能検査	551
総合機能評価加算	157
総合機能評価加算の施設基準	1208
総合支援計画書	705
総合周産期特定集中治療室管理料	187
総合周産期特定集中治療室管理料の施設基準等	1245
爪甲除去	714
爪甲除去術	777
双鋼線伸延法	740,776
総合入院体制加算	108,110
総合入院体制加算の施設基準	1144
爪甲白せん	777
相互作用性創傷被覆・保護材	445,1019
総コレステロール	475,476
早産	148,315
早産指数	148,149,1354
爪膝蓋症候群	467
巣状糸球体硬化症	725
創傷処置	712,714,1236
創傷処置等における患部範囲	712
創傷処理	764
爪床爪母の形成	777
創傷被覆・保護材	1019
増殖性硝子体網膜症手術	789
増殖性網膜症	541
双胎間輸血症候群	149,315
造袋術	848
送脱血カニューレ	1026
総胆管胃(腸)吻合術	828
総胆管拡張症手術	827
相談支援加算	307
相談支援加算の施設基準	1346
総蛋白	475,476
造庖術，腟円蓋切除術	848
総腸骨静脈及び股静脈血栓除去術	821
総鉄結合能	475,476
総動脈幹症	418
総動脈幹症手術	813
総肺静脈還流異常	812
総排泄腔遺残	185
象皮病根治手術	769
躁病	245
総ビリルビン	475
創部用吸引留置カテーテル	993,994
創部用ドレナージキット	993,994
総分岐鎖アミノ酸/チロシンモル比	487
僧帽弁狭窄	877
僧帽弁閉鎖不全	877
僧帽弁誘導用スタイレット	991
総ヨウ素(尿)	458
創用ドレーン	993,994
側臥位で麻酔が行われる場合	876
足潰瘍	267
足関節捻挫	713
足三関節固定(ランブリヌディ)手術	777
足趾・下肢切断既往	267
足指セパレタ	1001
塞栓形成インプラント挿入器	1036
塞栓用コイル	1032
足底異物摘出術	777
足底腱膜切離術	775
足底腱膜切離・切除術	777
側頭骨・上顎骨・副鼻腔曲面断層撮影	566
側頭骨摘出術	790
側頭葉切除術	781
続発性多血症	730
続発性てんかん	531
続発性副甲状腺機能亢進症	483
側方摘出術	778
側弯症	273
鼠径ヘルニア	822
鼠径ヘルニア手術	822
組織因子経路インヒビター2	485,486
組織拡張器	1039
組織拡張器による再建手術	768
組織拡張器による再建手術に関する施設基準	1435
組織採取	559
組織試験採取，切採法	559
組織診断料	901
組織代用人工繊維布	1018
組織適合性試験	763,768,773,801,802,817,830,831,833,842,866
組織内照射	886,892
組織プラスミノーゲン活性化因子	117
組織ポリペプタイド抗原	484
蘇生術の施行	1237
ソーダライム	719
ソタロール塩酸塩	247,610
措置入院	701
措置入院患者	215,219,349
措置入院後継続支援加算	672
ゾテピン	588
ソトス症候群	467
ソノグラム	523
その他	904,982,1481
その他の機能テスト	549
その他の頸部	796
その他の検体採取	559
その他の心理検査	547
その他の微生物学的検査	512
「その他」欄	1658
ゾピクロン	588,1609
ゾビラックス	609,624
ソマトスタチンアナログ	414,438,1608
ソマトメジンC	481
ソラックス灯	734
ソルコーテフ	626
ゾルピデム酒石酸塩	588,1609
ゾンディーテスト	547

た

第Ⅱ因子	465
第Ⅴ因子	465
第Ⅶ因子	465
第Ⅷ因子	465
第Ⅸ因子	465
第Ⅹ因子	465
第ⅩⅠ因子	465
第ⅩⅡ因子	465
第ⅩⅢ因子	465
第14番染色体父親性ダイソミー症候群	467
ダイアモックス	624
ダイアライザー	441,443,998
第一足指外反症矯正手術	777
退院が特定の時間帯に集中	73,75,93,95
退院後訪問指導料	325
退院後訪問指導料に規定する別に厚生労働大臣が定める状態の患者	1357
退院支援委員会会議記録	225
退院支援計画	92
退院支援計画書	92,159,231
退院時共同指導料1	309
退院時共同指導料1及び退院時共同指導料2を2回算定できる疾病等の患者	1353
退院時共同指導料1及び退院時共同指導料2を2回算定できる疾病等の患者並びに頻回訪問加算に規定する状態等にある患者	1497
退院時共同指導料1の注2に規定する別に厚生労働大臣が定める特別な管理を要する状態等にある患者	1353
退院時共同指導料2	309
退院時処方に係る薬剤料の取扱い	72
退院指導料	691
退院時の在宅療養指導管理	412
退院時薬剤情報管理指導料	347
退院時薬剤情報管理指導連携加算	196
退院時薬剤情報連携加算	347
退院証明書	67,68
退院時リハビリテーション指導料	324
退院前訪問指導料	325
退院前在宅療養指導管理料	412
退院前訪問指導料	691
体液過剰状態	725
体液検査用器具	1045
体液量測定	519
体液量等測定	519
体温維持迅速導入加算	880
体温維持療法	880
体温計	443,998
体温測定の検査に要する費用	878
体温調節用カテーテル	1033
体外からの計測によらない諸検査	551
体外固定システム	1008,1012
体外式陰圧人工呼吸器	195,197,213
体外式陰圧人工呼吸器治療	710,719
体外式脊椎固定術	780
体外式鼻用副木	1001
体外式ペースメーカー用カテーテル電極	1023

体外式ペースメーカー用心臓植込ワイヤー ……………………………………… 1024	大腿骨頚部骨折 ……………………… 232	胎盤位置異常 ………………………… 187
体外式ペースメーカ用心臓電極 … 1023,1024	大腿骨頚部骨折等の患者 …………… 199	胎盤機能不全の患者 ………………… 526
体外式膜型人工肺 ………………… 186,816,1026	大腿骨ステム ………………………… 1001	胎盤癒着 ……………………………… 737
体外式膜型人工肺管理料 ……………… 855,1457	大腿骨ステムヘッド ………………… 1001	胎盤用手剥離術 ……………………… 853
体外式連続心拍出量測定用センサー …… 989	大腿骨側材料 ………………………… 1001	体表ヒス束心電図 …………………… 520
体外受精・顕微授精管理料 ……………… 855,1457	大腿骨頭回転骨切り術 …………… 754,772	体表面心電図 ………………………… 520
体外循環用カニューレ ………………… 1026	大腿骨同時検査加算 ………………… 525	体表面体温測定による末梢循環不全状態観察 ………………………………………… 528
体外循環用血液学的パラメータモニタ測定セル ……………………………………… 1028	大腿骨同時撮影加算 ………………… 525	体表面電気刺激装置用電極 ………… 1024
体外循環用血液ポンプ ………………… 1026	大腿神経ブロック …………………… 883	体表面ペーシング法又は食道ペーシング法 ………………………………………… 731
体外循環を要する手術とは …………… 752	大腿動静脈カニューレ ……………… 1027	体表面ペーシング用電極 …………… 1023
体外衝撃波消耗性電極加算 …………… 869	大腿動脈閉塞症に対して自家血管を用いた動脈間バイパス造成術を行った場合 … 818	体表面用電場電極 …………………… 1050
体外衝撃波腎・尿管結石破砕術 …… 841,1453	大腿ヘルニア ………………………… 822	体表用除細動電極 …………………… 1024
体外衝撃波膵石破砕術 …………… 832,1452	大腿補助器 …………………………… 744	大伏在静脈抜去術 …………………… 820
体外衝撃波胆石破砕術 …………… 828,1451	タイダール自動膀胱洗浄 …………… 736	体プレスチモグラフを用いる諸検査 … 518
体外衝撃波疼痛治療術 ………………… 777	大腸CT撮影加算 …………………… 576	タイムラプス撮像法による受精卵・胚培養 ………………………………………… 1632
体外照射 ……………………………… 886,888	大腸CT撮影加算の施設基準 ……… 1397	大網充填術 …………………………… 823
体外照射呼吸性移動対策加算 ………… 888	大腸X線検査 ………………………… 1060	大網切除術 …………………………… 823
体外照射呼吸性移動対策加算の施設基準 1475	大腸悪性腫瘍 ………………………… 576	大網,腸間膜,後腹膜腫瘍摘出術 …… 823
体外照射用固定器具加算 ………… 888,891	大腸過長症 …………………………… 555	大網被覆術 …………………………… 823
体外設置式補助人工心臓ポンプ …… 445,1029	大腸癌 … 462,468,472,486,652,653,899,901	ダイヤル目盛付輪液用ラインクランプ … 442
体外フォトフェレーシスキット ……… 1054	大腸菌O157抗原定性 …………… 491,495	代用膀胱を利用して尿路変更 ……… 844
体外ペースメーキング術 ……………… 814	大腸菌O157抗体定性 …………… 491,495	第四足趾短縮症手術 ………………… 777
大角(フィルム) ……………………… 580	大腸菌血清型別 …………………… 491,495	大理石骨病 …………………………… 467
体幹 …………………………………… 769	大腸ベロトキシン定性 ……………… 512	他医療機関への受診 ………………… 68
体幹ギプス包帯 ……………………… 743	大腸内視鏡検査 …………………… 555,1060	ダイレーター ………………………… 988
体幹・上・下肢の外傷・骨折 ………… 648	大腸ポリープ・粘膜切除術 ………… 836	タウシッヒ・ビング奇形手術 ……… 813
体幹装具 ……………………………… 743	大腸用ステント ……………………… 1045	タウ蛋白(髄液) ……………………… 461
体腔液細胞診 ………………………… 900	大転子専用締結器 …………………… 1012	ダウノマイシン ……………………… 625
体腔洗浄細胞診 ……………………… 900	耐糖能精密検査 ……………………… 549	ダウノルビシン塩酸塩 ……………… 625
体腔臓器擦過細胞診 ………………… 900	大動脈圧迫術 ………………………… 853	ダウン症候群 ………………………… 185
ダイクロトライド錠 ………………… 611	大動脈解離 …………………………… 637	ダウン症等の染色体異常 …………… 252
大血管血流転換 ……………………… 813	大動脈カニューレ …………………… 1027	唾液腺 ………………………………… 795
大血管血流転換術 …………………… 813	大動脈基部置換術 …………………… 810	唾液腺管移動術 ……………………… 796
大血管疾患 …………………………… 637	大動脈狭窄症手術 …………………… 810	唾液腺管形成手術 …………………… 796
大血管後 ……………………………… 637	大動脈遮断術 ………………………… 819	唾液腺管洗浄 ………………………… 739
大血管転位症 ………………………… 418	大動脈縮窄(離断)症手術 …………… 811	唾液腺管ブジー法 …………………… 739
大血管転位症手術 …………………… 813	大動脈造影 …………………………… 519	唾液腺注入 …………………………… 567
対向2門照射 ………………………… 886	大動脈内バルーンパンピングを行っている患者 …………………………………… 877	唾液腺膿瘍切開術 …………………… 795
胎児異常 ……………………………… 187	体動脈肺動脈短絡手術 ……………… 811	他覚的の屈折検定法 ………………… 543
胎児外回転術 ………………………… 853	体動脈肺動脈中隔欠損症手術 ……… 811	他覚的の聴力検査 …………………… 539
胎児仮死 ……………………………… 526	大動脈バイパス移植術 ……………… 808	他覚的の聴力検査又は行動観察による聴力検査 ……………………………………… 539
胎児奇形 ……………………………… 187	大動脈バイパス移植術用機器 ……… 869	高安動脈炎 …………………………… 470
胎児胸腔・羊水腔シャント術 …… 853,1457	大動脈バルーンパンピング法 …… 815,1447	多汗症 ………………………………… 735
胎児縮小術 …………………………… 853	大動脈閉鎖不全 ……………………… 877	多機関共同指導加算 ………………… 309
胎児心エコー法 ……………………… 522	大動脈閉鎖不全症手術 ……………… 812	多局所網膜電位図 …………………… 542
胎児心エコー法診断加算 ……………… 523	大動脈弁下狭窄切除術 ……………… 810	類骨骨腫 ……………………………… 772
胎児心エコー法の施設基準 ………… 1386	大動脈弁狭窄 ………………………… 877	ダグラス窩穿刺 …………………… 557,717
胎児心音観察 ………………………… 523	大動脈弁狭窄直視下切開術 ………… 810	ダグラス窩膿瘍 ……………………… 823
胎児心音図 …………………………… 526	大動脈弁形成 ………………………… 812	タクロリムス経口投与療法 ………… 1635
胎児心電図 …………………………… 526	大動脈弁上狭窄手術 ………………… 810	タクロリムス水和物 ……………… 245,247,610
胎児内(双合)回転術 ………………… 853	大動脈弁置換術 ……………………… 810	多系統萎縮症 … 100,118,122,123,366,389,395,536,660
胎児発育遅延 ………………………… 187	大動脈用ステントグラフト … 1040,1041,1049	多血小板血漿処置 …………………… 716
代謝障害 ……………………………… 912	大動脈瘤切除術 ……………………… 810	多血小板血漿処置の施設基準 ……… 1428
代謝性骨疾患 ………………………… 483	体内植込型補助人工心臓 …………… 428	多血性腫瘍 …………………………… 819
代謝性疾患によるせん妄 …………… 136	体内植込式心臓ペースメーカー等 … 261	妥結率 ………………………………… 33
胎児輸血術 ………………………… 854,1457	体内固定用システム ……… 1005～1008,1044	多項目迅速ウイルスPCR法によるウイルス感染症の早期診断 ……………… 1630
大手術後 ………………… 180,182,184,185,188	体内固定用脛骨髄内釘 …………… 1011	胼胝処置 ……………………………… 735
大手術を必要とする状態 …………… 177	体内固定用ケーブル ……………… 1012	胼胝切除術 …………………………… 766
帯状角膜変性 ………………………… 787	体内固定用コンプレッションヒッププレート …………………………… 1005～1007	多剤耐性結核 ………………………… 122
「対称器官」 …………………………… 10	体内固定用上肢髄内釘 …………… 1011	多剤投与の場合の算定 ……………… 592
対称器官に係る検査 ………………… 448	体内固定用ステープル …………… 1012	多指症手術 …………………………… 777
対称器官に係る手術 ………………… 754	体内固定用組織ステープル ……… 1005	多焦点眼内レンズの支給に係る特別の料金 ………………………………………… 1598
対称器官に係る処置 ………………… 711	体内固定用大腿骨髄内釘 ………… 1011	
対称器官に係る病理標本作製料 …… 896	体内固定用ナット ………………… 1007,1011	唾石摘出術 …………………………… 795
対称部位の撮影 ……………………… 564	体内固定用ネジ …………… 1004～1007,1011	タゼメトスタット経口投与療法 …… 1636
帯状疱疹 ……………………………… 257	体内固定用ピン …………………… 1005,1012	多胎妊娠 …………… 148,149,187,315,526
大静脈カニューレ …………………… 1027	体内固定用プレート … 1004～1008,1011,1012	立ちなおり検査 ……………………… 540
大静脈ステント ……………………… 1018	体内固定用肋骨髄内釘 …………… 1011	脱肛 ……………………………… 721,839
対診 ……………………………… 46,1568	体内固定用ワイヤ ………………… 1012	脱脂綿 ………………………………… 750
対診・他医療機関の受診 …………… 69	体内固定用ワッシャ ……………… 1007	脱垂肛整復術 ………………………… 853
対診の場合の診療報酬の請求 ……… 21	体内用吸収性合成・炭素繊維縫合材 … 1014	脱疽 …………………………………… 448
体性感覚誘発電位 …………………… 530	大脳白質変性症 ……………………… 661	多点感圧センサー …………………… 531
大腿骨遠位骨切り術 ………………… 772	大脳皮質基底核変性症 … 100,118,122,123,366,389,395,660	
大腿骨外側固定用内副子 …………… 1007		
大腿骨近位部骨切り術 …………… 754,772	胎盤圧出法 …………………………… 737	
大腿骨近位部骨折 …………………… 279		

た

多動性障害 … 251
多糖体蓄積症 … 898
田中ビネー知能検査Ⅴ … 547
タナトフォリック骨異形成症 … 467
多囊胞性卵巣焼灼術 … 851
多発奇形症候群 … 185
多発血管炎性肉芽腫症 … 470
多発骨折 … 204
多発性筋炎 … 245,470,641,660
多発性硬化症
　… 100,118,122,123,204,366,389,
　394,413,461,534,615,641,642,660,725
多発性骨髄腫 … 424,725
多発性小腸閉鎖症手術 … 837
多発性神経炎 … 204,641,642
多発性肺動静脈瘻 … 802
多発囊胞肝 … 831
多部位外傷 … 639
ダブラフェニブ経口投与及びトラメチニブ
　経口投与の併用療法 … 1636
ダブルスイッチ手術 … 813
ダブルルーメン … 993,994,999
タペンタドール … 1609
ターミナルケア加算 … 392
ターミナルデオキシヌクレオチジルトラン
　スフェラーゼ … 463
ダムス・ケー・スタンセル … 810
ダムス・ケー・スタンセル(DKS)吻合を
　伴う大動脈狭窄症手術 … 810
ダメージコントロール手術 … 822,1449
ダーモスコピー … 546
ダルベポエチン … 438,722,1608,1611
単一光子吸収法 … 525
単回使用PDT半導体レーザ用プローブ
　… 1049,1053
単回使用圧トランスデューサ … 989
単回使用陰圧創傷治療システム
　… 446,1045,1048
単回使用インライン逆流防止バルブ … 442
単回使用遠心ポンプ … 1026
単回使用気管切開チューブ … 442,997
単回使用棘間留置器具 … 1046
単回使用自動縫合器 … 1021
単回使用人工心肺用除泡器 … 1028
単回使用人工心肺用熱交換器 … 1028
単回使用体外設置式補助人工心臓ポンプ
　… 445,1029
単回使用椎体用矯正器具 … 1046
単回使用内視鏡下硬化療法用注射針 … 1018
単回使用内視鏡用結石摘出鉗子 … 1038,1039
単回使用内視鏡用注射針 … 1018
単回使用パッド入り副木 … 1001
単回使用皮下注射ポート用針 … 442
単回使用マルチルーメンカテーテル … 993,994
単回使用輸液容器 … 442
胆管悪性腫瘍手術 … 827,1450
胆管外瘻造設術 … 828
胆管拡張用カテーテル … 996,1038,1050
胆管形成手術 … 827
胆管・膵管鏡加算 … 553
胆管・膵管造影法 … 566
胆管・膵管造影法加算 … 553
胆管ステント挿入術 … 829
胆管切開結石摘出術 … 827
胆管切開術 … 827
胆管切除術 … 827
胆管チューブ … 994
胆管等ドレナージ用 … 995
胆管ドレナージ術 … 828
胆管用ステント … 996
胆管用ステントイントロデューサ … 995,1050
胆管用チューブ … 995,1050
短期集中リハビリテーション実施加算 … 659
短期使用尿管用チューブステント … 996
短期滞在手術基本料 … 939
短期滞在手術基本料の施設基準等(届出) … 1322
短期滞在手術同意書 … 236
短期滞在手術等基本料 … 67,233
短期滞在手術等基本料3を算定する患者 … 1082
短期滞在手術等基本料に係る手術等 … 238,1312
短期滞在手術等基本料の施設基準等 … 1302
短期的使用胃食道用滅菌済みチューブ及び
　カテーテル … 994
短期の使用胃瘻栄養用チューブ … 445,997
短期の使用胃瘻用ボタン … 445,997
短期の使用換気用気管チューブ … 993
短期の使用空腸瘻栄養カテーテル … 445,997
短期の使用経腸栄養キット … 443,445,993,997
短期の使用経鼻胃チューブ … 443,993,994
短期の使用経鼻・経口チューブ … 443,993
短期の使用口腔咽頭気管内チューブ … 993
短期の使用口腔咽頭チューブ … 993
短期の使用食道用チューブ … 1018
短期の使用腎瘻用カテーテル … 995,1038,1050
短期の使用腎瘻用チューブ … 995,1050
短期の使用胆管・膵管用カテーテル … 995,1050
短期の使用胆管用カテーテル … 994～996,1050
短期の使用恥骨上泌尿器用カテーテル
　… 445,995,1050
短期の使用腸瘻栄養用チューブ … 443,993
短期の使用乳児用経腸栄養キット … 443,993
短期の使用泌尿器用フォーリーカテーテル
　… 443,998
短期的使用瘻排液向け泌尿器用カテーテル
　… 445,995,996,1050
単脚起立検査 … 540
単極肢誘導 … 520
ダン骨切り術 … 772
炭酸ガス濃度測定 … 527
胆汁酸 … 475
胆汁ドレーン … 995,1050
単純撮影 … 565,566
単純人工骨頭 … 1001
単純性血管腫 … 735
単純性慢性気管支炎 … 244
単純性慢性気管支炎及び粘液膿性慢性気管
　支炎 … 1524
単純切除術 … 824
単純乳房切除術 … 797
単純鼻出血 … 738
単純ヘルペスウイルス抗原定性 … 491,492,495
単純疱疹ウイルス感染症 … 509
単純疱疹ウイルス・水痘帯状疱疹ウイルス
　核酸定量 … 506
単色X線光子を利用した骨塩定量装置に
　よる測定 … 526
タンジール病 … 467
単心室症 … 418
単心室症又は三尖弁閉鎖症手術 … 813
弾性衝撃波 … 843
弾性ストッキング … 304
弾性着衣 … 305
弾性着衣等装着指示書 … 306
胆石破砕術 … 828
単線維筋電図 … 534
単線維筋電図の施設基準 … 1389
断層撮影 … 566
断層撮影負荷試験加算 … 569
断層撮影法 … 522
断端形成術 … 776
短腸症候群 … 619,835,838
タンデムマス分析 … 488
胆道 … 827
胆道拡張術 … 829
胆道癌 … 462,889
胆道機能テスト … 549
胆道結石除去術 … 828
胆道結石除去用カテーテルセット … 1038
胆道砕石術 … 828,829
胆道ステントセット … 996
胆道ステント留置術 … 829
胆道ファイバースコピー … 554
胆道閉鎖症手術 … 828
タンドスピロンクエン酸塩 … 588
ダントロレンナトリウム水和物 … 625
胆囊 … 827
胆囊悪性腫瘍手術 … 827
胆囊胃(腸)吻合術 … 828
胆囊外瘻造設術 … 828
胆囊管チューブ … 994
胆囊結石 … 827,828
胆囊スポット撮影 … 566
胆囊切開結石摘出術 … 827
胆囊摘出術 … 827
胆囊摘出術と十二指腸空腸吻合術の併施 … 827
蛋白定性 … 458
蛋白分画 … 475,476

ち

チアノーゼ型先天性心疾患 … 418,437
チアミン塩化物塩酸塩 … 610
チアミン硝化物 … 610
地域移行機能強化病棟入院料 … 229,1298
地域移行機能強化病棟入院料の施設基準等
　… 1298
地域一般入院基本料 … 74
地域一般入院基本料の施設基準 … 1090
地域一般入院料 … 74
「地域医療支援病院」 … 10
地域医療支援病院入院診療加算 … 110,114
地域医療体制確保加算 … 112,169
地域医療体制確保加算の施設基準 … 1216
地域加算 … 110,125
地域加算に係る地域 … 1170
地域がん診療病院 … 138
地域包括医療病棟入院料 … 188
地域包括医療病棟入院料の施設基準等 … 1247
地域包括ケア入院医療管理 … 228
地域包括ケア病棟入院診療計画書 … 210
地域包括ケア病棟入院料 … 206
地域包括ケア病棟入院料／施設基準一覧表
地域包括ケア病棟入院料の施設基準等 … 1270
地域包括診療加算 … 47,52,1079
地域包括診療加算の施設基準 … 1079
地域包括診療料 … 287
地域包括診療料の施設基準 … 1341
地域連携小児夜間・休日診療料 … 283
地域連携小児夜間・休日診療料の施設基準
　… 1339
地域連携診療計画加算 … 157,329
地域連携診療計画加算の施設基準 … 1207,1358
地域連携分娩管理加算 … 149
地域連携分娩管理加算の施設基準 … 1200
地域連携夜間・休日診療料 … 284
地域連携夜間・休日診療料の施設基準等 … 1339
チェーンストークス呼吸 … 418
チオプロン製剤 … 470
チオペンタールナトリウム … 625
チオ硫酸ナトリウム水和物 … 625
知覚検査又は運動機能検査用器具 … 1024
置換術後の状態 … 204
チクロピジン塩酸塩 … 610
治験 … 1580,1581
恥骨結合離開観血的手術 … 777
恥骨結合離開非観血的整復固定術 … 777
恥骨固定式膀胱頸部吊上術 … 845
恥骨上泌尿器用カテーテル … 445,995,1050
チザニジン塩酸塩 … 610
チタニウムアダプタ … 1000
腟 … 848
腟炎 … 737
腟式子宮全摘術 … 849
腟式子宮旁結合織炎(膿瘍)切開術 … 848
腟式卵巣囊腫内容排除術 … 851
腟脂膏顕微鏡標本作製 … 900
腟絨毛性腫瘍摘出術 … 848
腟洗浄 … 737
窒素の価格 … 746
腟断端挙上術 … 848
腟中隔切除術 … 848
腟腸瘻閉鎖術 … 848,1442
腟トリコモナス及びマイコプラズマ・ジェ
　ニタリウム核酸同時検出 … 506

腟分泌液中インスリン様成長因子結合蛋白
　1型(IGFBP-1)定性 …………………… 476,479
腟閉鎖術 …………………………………………… 848
腟閉鎖症術 ………………………………………… 848
腟壁悪性腫瘍手術 ………………………………… 848
腟壁形成手術 …………………………………… 848,849
腟壁腫瘍摘出術 …………………………………… 848
腟壁尖圭コンジローム切除術 …………………… 848
腟壁囊腫切除術 …………………………………… 848
腟壁裂創縫合術 ………………………………… 848,849
腟ポリープ切除術 ………………………………… 848
知的障害 …………………………………………… 216
知能検査 …………………………………………… 547
遅発性内リンパ水腫 ……………………………… 429
地方厚生(支)局長への届出事項に関する事
　項 ……………………………………………… 1577
地方厚生(支)局都道府県事務所等 …………… 910
チミペロン ………………………………………… 588
チームカンファレンス …………………………… 704
着床前胚異数性検査1 ………………………… 1636
着用型自動除細動器 ……………………………… 261
チャージ症候群 …………………………………… 467
チャンピックス錠 ………………………………… 604
注意欠陥多動性障害 ……………………………… 661
中咽頭腫瘍摘出術 ………………………………… 792
中隔開口用カテーテル ………………………… 1031
中隔心筋焼灼術 …………………………………… 814
中間潜時反応聴力検査 …………………………… 530
中空糸型透析器 ………………………………… 444,998
中空スクリュー ………………………………… 1005
中耳 ………………………………………………… 790
中耳悪性腫瘍手術 ………………………………… 790
中耳炎 ……………………………………………… 495
注視眼振検査 ……………………………………… 540
中耳機能検査 …………………………………… 538,539
中耳腔換気用チューブ ………………………… 995
中耳根治手術 ……………………………………… 790
中耳,側頭骨腫瘍摘出術 ………………………… 790
中耳ファイバースコピー ………………………… 553
注射 …………………………………… 614,965,1569
注射実施料 ………………………………………… 616
注射筒 ……………………………………………… 442
注射に係る費用 …………………………………… 614
注射に伴って行った反応試験の費用 ………… 614
注射の施設基準 ………………………………… 1399
注射の方針 ………………………………………… 614
注射針及び穿刺針 … 442,995,1018,1047,1050
注射・麻酔材料 …………………………………… 991
注射薬の保険適用上の取扱い …………………… 622
注射用抗菌薬 …………………………………… 438,1609
注射用サンラビン ………………………………… 624
注射用水 ………………………………………… 438,1608
注射用パラプラチン ……………………………… 625
「注射」欄 ……………………………………… 1656
注射料 ……………………………………………… 616
「注射量」 ………………………………………… 617
中手骨又は中足骨摘除術 ………………………… 771
中心窩下新生血管膜を有する疾患 ……………… 789
中心視野計 ………………………………………… 542
中心循環系ガイディング用血管内カテーテ
　ル ……………………………………………… 1032
中心循環系血管処置用チューブ及びカテー
　テル ………………………………………… 1034,1035
中心循環系血管造影用カテーテル ……………… 989
中心循環系血管内塞栓促進用補綴材
　………………………………………… 1036,1040,1045
中心循環系血管内超音波カテーテル 989,1046
中心循環系心血管用パッチ …………………… 1019
中心循環系人工血管 …………………………… 1037
中心循環系ステントグラフト ………………… 1049
中心循環系先端トランスデューサ付カテー
　テル ………………………………… 990,991,1036,1047
中心循環系塞栓除去用カテーテル 1034,1035
中心循環系塞栓捕捉用カテーテル …………… 1035
中心循環系動静脈カニューレ ………………… 1027
中心循環系動脈マイクロフロー用カテーテ
　ル ……………………………………………… 990
中心循環系非吸収性局所止血材 ……………… 1046

中心循環系閉塞術用血管内カテーテル
　……………………………………………… 1034,1035
中心循環系マイクロカテーテル …… 990,1031
中心循環系マルチルーメンカテーテル ‥ 1027
中心静脈圧測定 ………………………………… 528,1237
中心静脈栄養 ……………………………………… 619
中心静脈栄養法に関する指導管理 …………… 419
中心静脈栄養用輸液セット …………………… 442
中心静脈血酸素飽和度測定用プローブ ‥ 1047
中心静脈注射 ……………………………………… 618
中心静脈注射,静脈内注射又は点滴注射の
　併施 …………………………………………… 617
中心静脈注射の回路 ……………………………… 618
中心静脈注射用植込型カテーテル設置 ‥ 820
中心静脈注射用カテーテル挿入 …………… 618
中心静脈注射用カテーテルに係る感染を防
　止するにつき十分な体制 ……………… 1111
中心静脈用カテーテル ………………………… 991,992
中心静脈用カテーテルイントロデューサキ
　ット ……………………………………… 987,992
中心静脈ライン ……………………………… 1237
中心静脈留置型経皮的体温調節装置システ
　ム …………………………………………… 1036
中心フリッカー試験 …………………………… 545
虫垂 ………………………………………………… 834
虫垂周囲膿瘍 ……………………………………… 823
虫垂切除術 ………………………………………… 835
虫垂瘻造設術 ……………………………………… 837
中枢神経系先端トランスデューサ付カテー
　テル ……………………………………… 993,1036
中枢神経系の感染症 ……………………………… 136
中枢神経磁気刺激による誘発筋電図534,1504
中枢神経磁気刺激による誘発筋電図の施設
　基準 …………………………………………… 1389
中枢神経疾患 ……………………………………… 531
中枢神経白質形成異常症 ………………………… 467
中枢性低換気症候群 ……………………………… 438
中性脂肪 …………………………………………… 475
中足骨切除術 ……………………………………… 771
虫体検出(糞便) ………………………………… 460
注腸 ………………………………………………… 567,710
注腸による麻酔 ………………………………… 875
中毒性表皮壊死症 ………………………………… 725
「注入器一体型キット」 ……………………… 433
注入器加算 ………………………………………… 431
注入器加算に規定する注射薬 …………… 1379,1499
「注入器」とは …………………………………… 431
注入器用注射針加算 …………………………… 433
注入ポンプ ………………………………………… 991
注入ポンプ加算 …………………………………… 435
注入ポンプ加算に規定する注射薬 1379,1500
中波紫外線療法 …………………………………… 734
虫卵 ………………………………………………… 460
虫卵検出(集卵法)(糞便) ………………… 460
虫卵培養(糞便) ………………………………… 460
チューブ …………………………………………… 750
チューブ抜去術 …………………………………… 853
腸アニサキス症 ………………………………… 495
超音波 ……………………………………… 828,829,843
超音波エラストグラフィー ……………… 525
超音波気管支鏡下穿刺吸引生検法 ………… 558
超音波凝固切開装置等加算 ……………… 867
超音波検査 ……………………………………… 49,522
超音波減衰法検査 ……………………………… 525
超音波骨折治療法 ……………………………… 771
超音波式デブリードマン加算 ……………… 765
超音波切削機器加算 …………………………… 872
超音波内視鏡下穿刺吸引生検法 ………… 558
超音波内視鏡下瘻孔形成術 ……………… 828
超音波内視鏡検査加算 ………………………… 551
超音波ネブライザ …………………………… 710,740
超音波プローブ ………………………………… 989
超音波法 ………………………………………… 525
超音波療法 ……………………………………… 741
腸回転異常症手術 ……………………………… 838
聴覚障害 ………………………………………… 661
腸管延長術 ……………………………………… 838
腸管減圧用チューブ …………………………… 995

腸管出血性大腸菌感染症 ……………………… 513
腸間膜 …………………………………………… 822
腸間膜損傷手術 ………………………………… 823
腸間膜動脈性十二指腸閉塞症 ………………… 827
腸管癒着症手術 ………………………………… 834
腸管癒着剥離術 ………………………………… 834
腸管用チューブ ………………………………… 995
腸管用バルーンカテーテル …………………… 995
腸管利用の尿路変更 …………………………… 844
腸管利用膀胱拡大術 …………………………… 845
長期継続頭蓋内脳波検査 ……………………… 530
長期継続頭蓋内脳波検査に関する施設基準
　………………………………………………… 1386
長期的使用胆管用カテーテル ………………… 995
長期使用尿管用チューブステント …………… 996
長期的使用胃瘻栄養用チューブ …… 445,997
長期的使用胃瘻用ボタン …………… 445,997
長期的使用空腸瘻用カテーテル …… 445,997
長期的使用経腸栄養キット
　……………………………… 443,445,993,997,1046
長期的使用経鼻胃チューブ … 443,993,994
長期的使用口腔咽頭気管内チューブ …… 993
長期的使用食道用チューブ ………………… 1018
長期的使用腎瘻用カテーテル …… 995,1050
長期的使用腎瘻用チューブ ……… 995,1050
長期的使用胆管用チューブ ‥ 994,996,1050
長期的使用腸瘻栄養用チューブ …… 443,993
長期的使用乳児用経腸栄養キット … 443,993
長期的使用泌尿器用フォーリーカテーテル
　…………………………………………… 443,998
長期投薬 ………………………………………… 587
長期脳波ビデオ同時記録検査 ………………… 530
長期脳波ビデオ同時記録検査１の施設基準
　………………………………………………… 1387
長期の投薬が不適切になされた事例 …… 1610
超急性期脳卒中加算 ………………… 110,116
超急性期脳卒中加算の施設基準等 …… 1155
超急性期脳卒中加算の対象患者 ……… 1155
腸狭窄部切開縫合術 …………………………… 837
長期療養患者褥瘡等処置 …………… 713,714
蝶形口蓋神経節ブロック ……………………… 883
腸骨窩膿瘍切開術 ……………………………… 777
腸骨窩膿瘍掻爬術 ……………………………… 777
腸骨下腹神経ブロック ………………………… 883
腸骨鼠径神経ブロック ………………………… 883
腸骨動脈ステント …………………………… 1034
腸骨翼 …………………………………………… 778
腸骨翼骨折観血的手術 ………………………… 777
腸固定術 ………………………………………… 840
調剤技術基本料 ………………………………… 602
調剤報酬点数表に規定する特定保険医療材
　料及びその材料価格 ……………………… 440
調剤報酬についての審査要領 ………………… 597
調剤料 …………………………………………… 585
長時間加算 ……………………………… 384,720,722
長時間精神科訪問看護・指導加算 …… 693
長時間の訪問を要する者 ………… 1372,1423
長時間訪問看護・指導加算 ………… 385,391
長時間麻酔管理加算 …………………………… 881
長時間麻酔管理加算の対象手術 …………… 881
超重症児(者)・準超重症児(者)の判定基準
　………………………………………… 124,1168
超重症児(者)入院診療加算 ………………… 110
超重症児(者)入院診療加算・準超重症児
　(者)入院診療加算 ……………… 110,123
超重症児(者)入院診療加算・準超重症児
　(者)入院診療加算の対象患者の状態‥1167
腸重積症整復術 ………………………………… 834
徴収猶予 …………………………………………… 22
腸スポット撮影 ………………………………… 566
超生体染色 ……………………………………… 464
聴性定常反応 …………………………………… 530
聴性誘発反応検査 ……………………………… 530
腸切開術 ………………………………………… 834
調節検査 ………………………………………… 543
超低位前方切除術 ……………………………… 839
腸内ガス排気処置 ……………………………… 718
長波紫外線又は中波紫外線療法 ……………… 734

た行

重複子宮, 双角子宮手術 …………… 850
重複診療 …………………………………… 21
重複大動脈弓離断手術 …………… 811
腸吻合術 …………………………………… 837
腸閉鎖症手術 ………………………… 837
腸閉塞 …………………………………… 720
腸閉塞症手術 ………………………… 834
帳簿等の保存 ……………………… 1567
聴力検査 ……………………………… 538
腸瘻, 虫垂瘻造設術 ……………… 837
直筋の前後転法及び斜筋手術の併施 … 787
直接ビリルビン ……………………… 475
直線加速器による放射線治療 …… 889
直達牽引 ………………………… 740,776
直達頭蓋牽引法 ………………… 740,776
直腸 ……………………………………… 838
直腸異物除去術 …………………… 838
直腸温又は膀胱温の測定 ………… 528
直腸感覚検査 ……………………… 529
直腸鏡検査 ………………………… 554
直腸狭窄形成手術 ………………… 839
直腸肛門機能検査 ………………… 529
直腸肛門内圧検査用バルーン …… 529
直腸肛門内圧測定 ………………… 529
直腸肛門反射検査 ………………… 529
直腸肛門由来の排便障害 ………… 529
直腸コンプライアンス検査 ……… 529
直腸周囲膿瘍切開術 ……………… 838
直腸腫瘍摘出術 …………………… 838
直腸切除・切断術 ………………… 838
直腸脱手術 ………………………… 839
直腸内異物除去 …………………… 718
直腸粘膜脱形成手術 ……………… 840
直腸ファイバースコピー ………… 554
直腸ブジー法 ……………………… 720
直腸用チューブ …………………… 991
直腸瘤手術 ………………………… 839
貯血式自己血輸血管理体制加算 … 864
貯血式自己血輸血管理体制加算の施設基準
 ………………………………………… 1468
貯血槽 ……………………………… 1028
治療後甲状腺機能低下症 ……… 1523
治療食 ………………………… 258,1059
治療抵抗性統合失調症治療指導管理料 … 701
治療抵抗性統合失調症治療指導管理料の施
 設基準 …………………………… 1424
治療抵抗性統合失調症治療薬 …… 247
治療の角膜切除術 …………… 787,1438
治療乳 ………………… 259,404,1058,1060
治療乳既製品 …………………… 1060
治療法の選択等 …………………… 339
治療用装具採型法 ………………… 743
治療用装具採寸法 ………………… 743
治療用装具の療養費支給基準 …… 744
治療用放射性同位元素 …………… 131
治療用放射性同位元素による治療 … 131
チルゼパチド製剤 ………… 415,440,1609
チロシン …………………………… 487
沈降破傷風トキソイド …………… 614
沈渣塗抹染色による細胞診断 …… 554
チンパノメトリー ………………… 539

つ

椎間板摘出術 ……………………… 778
椎間板内酵素注入療法 ……… 778,1436
椎弓形成 …………………………… 779
椎弓形成術 ………………………… 778
椎弓切除 …………………………… 779
椎弓切除術 ………………………… 778
椎体形成用材料セット ………… 1046
椎体ステープル ………………… 1008
椎体フック ……………………… 1008
通院・在宅精神療法 ……………… 672
通院・在宅精神療法の児童思春期精神科専
 門管理加算の施設基準 ……… 1415
通院集団精神療法 ………………… 684
通院精神療法 ……………………… 672
通気法 ……………………………… 739

痛風食 ………………… 259,404,1058,1059
通訳料 …………………………… 1616
月平均夜勤時間数 ……… 1089,1102,1118
月平均夜勤時間数の算出方法 … 1120
月平均夜勤時間超過減算 … 74,88,90,97
月平均夜勤時間超過減算による入院基本料
 ………………………………………… 1109
ツツガムシ抗体定性 …………… 492,495
ツツガムシ抗体半定量 ………… 492,495
つばつきプレート ……………… 1007
つばなしプレート ……………… 1007
ツベルクリン反応 ………………… 550
爪白癬 ……………………………… 496
津守式乳幼児精神発達検査 ……… 547
ツリウムレーザー ………………… 847

て

手 …………………………………… 776
低位前方切除術 …………………… 839
定位的脳腫瘍摘出術 ……………… 781
定位脳腫瘍生検術 ………………… 781
定位放射線治療 …………………… 889
定位放射線治療呼吸性移動対策加算 … 889
定位放射線治療呼吸性移動対策加算の施設
 基準 ……………………………… 1475
定位放射線治療の施設基準 …… 1475
低栄養状態にある患者 …………… 404
DNA 含有赤血球計数検査 ……… 463
帝王切開術 …………………… 315,853
帝王切開術時麻酔加算 …………… 881
低カルボキシル化オステオカルシン … 481,483
デイ・ケア ………………………… 689
低残渣食 ……………………… 258,1060
低酸素性呼吸不全 ………………… 732
低酸素性脳症 ……………………… 661
低酸素脳症 …………………… 641,720
低出力レーザー照射 ……………… 742
低侵襲経肛門的局所切除術(MITAS) …… 838
低心拍出量症候群 ………………… 816
定数超過 ………………………… 1521
定数超過入院, 標欠病院の取扱い … 72
ディスポーザブルカテーテル …… 998
ディスポーザブル人工肺 ……… 1025
ディスポーザブル注射器 ………… 433
定性検査, 半定量検査及び定量検査のうち
 2項目以上を併せて行った場合 … 449
定性, 半定量又は定量の明示がない検査 … 449
低線量率イリジウムの費用 …… 892
低体温 ……………………… 185,188
低体温麻酔 …………………… 876,877
低体温療法 ……………………… 186
低単位ヒト絨毛性ゴナドトロピン(HCG)
 半定量 …………………………… 481
定置式液化酸素貯槽(CE) ……… 746
デイ・ナイト・ケア ……………… 690
ディファレンシャル・トノメトリー … 543
低ホスファターゼ症 ……………… 467
剃毛代 …………………………… 1617
低薬価薬剤の審査等の具体的取扱い方針 1651
停留精巣固定術 …………………… 846
定量的色盲表検査 ………………… 544
低リン血症性ビタミンD抵抗性くる病 … 480
デオキシチミジンキナーゼ(TK)活性 … 463
デオキシピリジノリン ……… 481,483,486
テオフィリン製剤 …………… 245,327
テガフール・ギメラシル・オテラシルカリ
 ウム ……………………………… 610
デキサメタゾン負荷 ……………… 549
デキサメタゾン ………………… 610
デキサメタゾンメタスルホ安息香酸エステ
 ルナトリウム製剤 ………… 438,1608
デキサメタゾンリン酸エステルナトリウム
 製剤 ………………………… 438,1608
溺水 ………………………………… 661
デキストラノマー ……………… 1020
摘便 ……………………………… 718
「摘要」欄 ……………………… 1661

出口感染 …………………………… 417
テクネシウム^{99m}ガス吸入装置用患者吸入
 セット …………………………… 991
テグレトール ……………………… 609
デジタル撮影 ………………… 565,566
デジタル病理画像 ……………… 1479
デジタル病理画像による術中迅速病理組織
 標本作製及び迅速細胞診の施設基準 … 1479
手順書加算 …………………… 400,698
テストステロン ……………… 481,549
テスト・テープ …………………… 430
デスモプレシン酢酸塩 …………… 610
テゼペルマブ製剤 ………… 415,440,1609
データ提出加算 ……………… 112,155
データ提出加算に係る届出 …… 1109
データ提出加算の施設基準 …… 1206
手帳記載加算 ……………………… 343
鉄 …………………………………… 475
徹照法 ……………………………… 448
鉄染色 ……………………………… 464
鉄の肺 ……………………………… 720
テデュグルチド製剤 ……… 415,440,1609
テネクテプラーゼ静脈内投与療法 … 1635
デノパミン ………………………… 610
テノン氏嚢内注射 ………………… 620
デビス癌反応検査 ………………… 448
デヒドロエピアンドロステロン硫酸抱合体
 ………………………………………… 481
手袋代 …………………………… 1616
デブリードマン …………………… 765
デブリードマン加算 ………… 764,765
テモゾロミド用量強化療法 …… 1635
デュアルチャンバ ……………… 1022
デュアルチャンバ自動植込み型除細動器 1024
デュアルモビリティ化ライナー … 1001
デュシェンヌ型筋ジストロフィー … 466
手・指用副木 …………………… 1001
デュピルマブ製剤 ……… 414,438,1609
デュプイトレン拘縮手術 ………… 777
デュロキセチン塩酸塩 ………… 588,610
テラーカード ……………………… 545
テリパラチド製剤 ……… 414,438,1609
デルタ肝炎ウイルス抗体 ………… 497
デルマトーム ……………………… 767
テレビ代 ………………………… 1616
転医 ……………………………… 1568
転移性肝癌 ………………………… 889
転移性去勢抵抗性前立腺癌患者 … 470
転移性脊椎腫瘍 …………………… 889
転移性肺癌 ………………………… 889
伝音性難聴 ………………………… 262
電解質異常 …………………… 136,725
電解質製剤 …………………… 438,1609
てんかん …………………… 245,323,569,571
てんかん指導料 …………………… 252
てんかん指導料の施設基準 …… 1327
てんかん重積状態 ………………… 245
てんかん重積発作 ………………… 641
てんかん手術 ……………………… 781
てんかん焦点計測 ………………… 530
てんかん食 ……… 258,259,404,1058,1059
てんかん性異常活動の解析 …… 531
てんかん治療 ………………… 427,784
てんかんの診断 …………………… 531
電気化学発光免疫測定法 ………… 455
電気眼振図 …………………… 540,545
電気凝固術 ………………………… 844
電気痙攣療法 ……………………… 670
電気検眼鏡 ………………………… 541
電気手術器 ……………………… 1025,1054
電気水圧衝撃波 …………… 828,829,843
電気代 …………………………… 1616
電気的皮膚温度測定 ……………… 448
電気味覚検査 ……………………… 541
電極抜去術 ………………………… 784
「転帰」欄 ……………………… 1651
電気療法 …………………………… 741
デングウイルス抗原・抗体同時測定定性 492

デングウイルス抗原定性 492,496
デングウイルス抗原定性及びデングウイルス抗原・抗体同時測定定性の施設基準 1382
デング熱 496
電撃傷 713
点耳 738
電子画像管理加算 565,568,575
転子間彎曲骨切り術 772
電子顕微鏡病理組織標本作製 898
電子授受式発消色性インジケーター使用皮膚表面温度測定 519
電子情報処理組織 29
電子的診療情報評価料 339
電子的診療情報評価料の施設基準 1358
電子瞳孔計 542
電子媒体により外部保存を行う際の留意事項 1667
電子媒体の費用 448
電磁波温熱療法 892
電子メール等による再診 50
電子メール等による処方内容の電送等 598
テンシロンテスト 536
「点数」欄 1652
伝染性軟属腫の内容除去 735
伝達麻酔 874,875
点滴注射 567,617
点滴注射,静脈内注射又は中心静脈注射の併施 617
点滴注射,中心静脈注射及び植込型カテーテルによる中心静脈注射の回路 618
伝導機能検査 518
伝導機能検査加算 518
テント上膠芽腫 429
デンバー式発達スクリーニング 547
デンプン由来吸収性局所止血材 1044
天疱瘡 257,501,725,899
天疱瘡の鑑別診断 500,501
天疱瘡の診断基準 502
電流知覚閾値測定 534
電話等による再診 50

と

糖 475
銅 475
頭位及び頭位変換眼振検査 540
「同意書等」 346
同一疾病(喘息等の間歇性疾患の治癒,再発)の受診 46
同一手術野又は同一病巣 10,755
同一手術野又は同一病巣につき,2以上の手術を同時に行った場合 754
同一建物居住者以外の場合 362,397
同一建物居住者緊急時等カンファレンス加算 389,392
同一建物居住者ターミナルケア加算 389,392
同一建物居住者の場合 362,397
同一建物居住者訪問看護・指導料 388
同一建物居住者訪問看護・指導料に規定する疾病等 1498
同一建物居住者連携指導加算 389,392
同一の疾病又は負傷及び之に因り発したる疾病 20
「同一の部位」とは 564
同一の部位につき,同時に2以上のエックス線撮影 564
同一の部位につき,同時に2枚以上のフィルムを使用して同一の方法により,撮影を行った場合 564
同一皮切により行い得る範囲 755
同一日に尿,穿刺液・採取液及び血液を検体として生化学的検査(Ⅰ)又は生化学的検査(Ⅱ)の検査項目を測定する場合 459
同一日複数科受診時の初診料 38
頭蓋 780
頭蓋外・頭蓋内血管吻合 783
頭蓋骨悪性腫瘍手術 781
頭蓋骨形成手術 783,1437
頭蓋骨固定用クランプ 1006
頭蓋骨腫瘍摘出術 781
頭蓋骨膜下血腫摘出術 781
頭蓋・神経系材料 1015
頭蓋底腫瘍切除・再建術 780
頭蓋内圧持続測定 528
頭蓋内圧測定用トランスデューサ付カテーテル 993,1036
頭蓋内血腫除去術 781
頭蓋内腫瘍 889
頭蓋内腫瘍摘出術 781,1437
頭蓋内腫瘤摘出術 781
頭蓋内電極植込術 784,1438
頭蓋内電極抜去術 784
頭蓋内微小血管減圧術 781
頭蓋用レジン様化合物 1014
套管針カテーテル 993
動眼神経麻痺 545
頭頸部悪性腫瘍 890
頭頸部悪性腫瘍光線力学療法 796,1440
頭頸部癌 463
頭頸部腫瘍 889
頭頸部伝達麻酔 875
統計分類基本分類表 243,1522
凍結保存同種組織加算 871
凍結保存同種組織加算の施設基準 1470
糖原病 467
糖原病食 259,404
瞳孔機能検査 545
登校拒否の者 251
瞳孔形成術 788
統合失調症 216,245,247
統合失調症型障害 216
統合失調症の患者 215,218,219,221
瞳孔薬物負荷テスト 536
橈骨神経ブロック 883
橈骨側材料 1009
橈骨頭用補綴材 1010
糖鎖ナノテクノロジーを用いた高感度ウイルス検査 1631
動作分析検査 540
透視診断 565
同時多層撮影 566
糖質コルチコイド 548
同日再診 50
同日初診料 39
同時に2以上のエックス線撮影 564
同時に2枚以上のフィルムを使用して同一の方法により,撮影を行った場合 564
「同時に」とは 564
同種移植 866
同種移植の対象疾患 866
同種クリオプレシピテート作製術 867
同種骨移植 773
同種死体肝移植術 831,1452
同種死体小腸移植術 835,1453
同種死体腎移植術 842,1454
同種死体膵移植術 833,1452
同種死体膵腎移植術 833,1452
同種死体膵島移植術 834,1452
同種死体肺移植術 801,1442
同種心移植術 817,1447
同種心肺移植術 817,1447
同種の手術が同一日に2回以上実施される場合 750
凍傷 713,720
動静脈奇形 819
頭・静脈,腹腔シャントバルブ 1021
透析 262
透析アミロイド症 723
透析液 721
透析液供給装置加算 434
透析液水質確保加算 721
透析液水質確保加算の施設基準 1428
透析困難症 723
透析時運動指導等加算 722
透析シャント閉塞 819
透析導入後5年以上経過した透析アミロイド症 264

透析導入時 136
透析予防療法チーム 272
透析を行っている患者 877
動体追尾法 889
「当直」と「夜勤」 9
疼痛 266
疼痛管理 426
疼痛等管理用送信器加算 436
疼痛に対して行う末梢神経遮断(挫滅又は切断)術 786
疼痛の緩和 742
動的量的視野検査 542
導入期加算 261,272,324,426,427,721,729
導入期加算の施設基準 1428
導入時加算 855
導入初期加算 413,429
導尿 736
糖尿食 259,404,1058,1059
糖尿病 47,136,148,149,288,295,300,308,315,417,526,555,877,879
糖尿病合併症管理料 266
糖尿病合併症管理料の施設基準 1327
糖尿病患者 479,529,731
糖尿病神経障害 267
糖尿病性昏睡 731
糖尿病性腎症 725
糖尿病性腎症に対する透析時の血糖管理 529
糖尿病性網膜症 789
糖尿病足病変 266
糖尿病透析予防指導管理料 272
糖尿病透析予防指導管理料の施設基準 1328
糖尿病等の患者 529
糖尿病による自律神経障害 545
糖尿病網膜症 541
糖尿病用剤 327
導尿路造設術 845
動肺コンプライアンス測定 518
頭皮,頭蓋骨悪性腫瘍手術 781
頭部MRI撮影加算 578
頭部MRI撮影加算に関する施設基準 1396
頭部外傷 204,639,661,880
糖負荷試験 549
頭部プロテーゼ固定用材料 1005,1006
糖分析(尿) 487
動脈 817
動脈圧測定 528,1237
動脈圧測定用カテーテル 528,988
動脈カニューレ 1027
動脈管開存症手術 811
動脈管開存閉鎖術 811
動脈管閉鎖セット 1044
動脈形成術,吻合術 818
動脈血採取 559
動脈血酸素飽和度測定 527
動脈血栓内膜摘出術 818
動脈造影カテーテル法 567
動脈塞栓除去術 818
動脈損傷 819
動脈注射 567,617
動脈波 522
動脈(皮)弁及び筋(皮)弁を用いた乳房再建術 798
動脈(皮)弁術 754,768
動脈吻合術 818
動脈ライン 1237
投薬 584,964,1568
投薬期間に上限が設けられている医薬品 1609
投薬の施設基準 1397
投薬の費用 584
投薬の方針 584
「投薬」欄 1654
投薬量 1609
投薬料の算定例 593
投与期間が30日以上の投薬 586,592,594
投与量 1609
兎眼矯正術 786
兎眼症に対する瞼板縫合術 786
ドキシサイクリン塩酸塩水和物 610

トキソイド	614	
トキソプラズマIgM抗体	491	
トキソプラズマ抗体	491	
トキソプラズマ抗体定性	491	
トキソプラズマ抗体半定量	491	
トキソプラズマ症	449	
ドキソルビシン塩酸塩	625	
特異的IgE	503	
特異的IgE半定量・定量	502	
特掲診療料	242	
特掲診療料に関する通則	242, 352, 670	
特掲診療料の施設基準等	1323, 1325, 1504	
特掲診療料の施設基準等及びその届出に関する手続きの取扱い	1503	
特殊カテーテル	1030	
特殊カテーテル加算	435	
特殊撮影	565, 566	
特殊疾患入院医療管理料	194	
特殊疾患入院医療管理料の施設基準等	1253	
特殊疾患入院施設管理加算	110, 123	
特殊疾患入院施設管理加算の施設基準	1167	
特殊疾患病棟入院料	212	
特殊疾患病棟入院料の施設基準等	1279	
特殊染色	463	
特殊染色加算	463	
特殊な治療法等	1238	
特殊分析	487	
特殊縫合糸	750	
特殊療法等の禁止	1568	
特殊療法に係る厚生労働大臣が定める療法等	1606	
特定一般病棟入院料	227	
特定一般病棟入院料の施設基準等	1295	
特定患者	97, 99	
特定感染症患者療養環境特別加算	128	
特定感染症入院医療管理加算	110, 121	
特定機能病院	10, 513, 516, 568	
特定機能病院，地域医療支援病院及び外来機能報告対象病院等の初診に関する事項	1592	
特定機能病院，地域医療支援病院及び紹介受診重点医療機関の再診に関する事項	1594	
特定機能病院入院基本料	92	
特定機能病院入院基本料の施設基準等	1095	
特定機能病院入院基本料／入院栄養管理体制加算	1115	
特定機能病院リハビリテーション病棟入院料	230	
特定機能病院リハビリテーション病棟入院料の施設基準等	1300	
特定疾患処方管理加算	586, 587, 595	
特定疾患処方管理加算の対象疾病	1522	
特定疾患治療管理料	244	
特定疾患治療管理料に規定する施設基準等	1327	
特定疾患療養管理料	243	
特定疾患療養管理料等の対象疾患及び対象外疾患	1525	
特定疾患療養管理料・特定疾患処方管理加算の対象疾病	1522	
特定疾患療養管理料並びに処方料及び処方箋料の特定疾患処方管理加算に規定する疾患	244, 1496	
特定疾患療養管理料に規定する疾患	1326	
特定疾患療養管理料の施設基準	1326	
特定集中治療室遠隔支援加算	179	
特定集中治療室管理料	178, 1231	
特定集中治療室管理料の施設基準等	1224	
特定集中治療室用の重症度，医療・看護必要度に係る評価票	1231	
特定生物由来製品に関する記録及び保存	864	
特定妥結率	37	
特定妥結率外来診療料	56, 1068	
特定妥結率再診料	46, 1068	
特定妥結率初診料	33, 1068	
特定地域	131, 143, 148, 157, 207, 271, 272	
特定入院基本料	97	
特定入院料	67, 174, 930	
特定入院料の「一般的事項」	174	
特定入院料の施設基準等	1218	
特定入院料の施設基準等（届出）	1322	
特定入院料のみで届出可能な対象入院料	1314	
特定の保険薬局への誘導の禁止	1565, 1568, 1612	
特定保険医療材料	350	
特定保険医療材料及びその材料価格	986	
特定保険医療材料の材料価格算定に関する留意事項	986	
特定保険医療材料の定義	987	
特定保険医療材料料	350, 441, 560, 580, 594, 622, 748, 872, 884, 893	
特定薬剤治療管理料	244	
特定薬剤治療管理料1の対象患者	1327, 1496	
特定薬剤副作用評価加算	672, 681	
特発性過眠症	533	
特発性間質性肺炎	802	
特発性血小板減少性紫斑病	148, 149, 315, 488, 491, 526	
特発性大腿骨頭壊死症	660	
特発性副甲状腺機能低下症	480	
特発性無汗症	536	
特別管理指導加算	309	
特別食	258, 259, 1058, 1497	
特別食加算	1059	
特別審査の対象となるレセプト	1638	
特別地域訪問看護加算	387, 394, 694	
特別なコミュニケーション支援が必要な障害者の療養における支援	1117	
特別入院基本料	74, 79, 88, 90, 93, 106	
「特別入院基本料等」	66	
特別入院基本料等を算定している病棟を有する病院に入院している患者	591, 621	
特別の関係	10, 66, 354, 378	
「特別の関係」とは	72	
特別の病室における入院患者等の算出方法	1591	
特別の療養環境の提供に係る基準に関する届出	1590	
特別の療養環境の提供に関する基準	1588	
特別訪問看護指示加算	400	
特別訪問看護指示書	399	
「特別メニューの食事」	1060	
特別養護老人ホーム等における療養の給付の取扱いについて	1559	
特別料金の支払を受けることによる食事の提供	1060	
毒薬	585, 586	
閉じ込め症候群	100, 123	
徒手整復した骨折部位に対して2回目以降の処置	770	
徒手的授動術	795	
トシリズマブ製剤	414, 438, 615, 1609	
ドスレピン塩酸塩	588	
ドセタキセル水和物	625	
トータルスパイナルブロック	883	
「特記事項」欄	1646	
突発性難聴	720	
突発性難聴に対する酸素療法	527, 710, 719	
「都道府県番号」欄	1645	
届出に関する手続き	1315, 1504	
届出の通則	1067, 1325	
トノメトリー法	528	
ドパミン塩酸塩	440, 625, 1609	
トフィソパム	588	
ドブタミン塩酸塩製剤	440, 1609	
ドプラ法	523	
塗抹染色顕微鏡検査	560	
トラコーマ	494	
トラスツズマブ エムタンシン静脈内投与療法	1636	
トラゾドン塩酸塩	588	
トラネキサム酸製剤	438, 1608	
トラフェルミン	716, 790	
ドラベ症候群	467	
トラロキヌマブ製剤	415, 440, 1609	
トランスサイレチン	502	
トランスデューサー	528	
トランスバース固定器	1008	
トランスフェリン	502	
トランスフェリン(尿)	458	
トランスミッター	432	
トリアージ	285	
トリアゾラム	588, 1609	
トリアゾール系抗真菌剤	245	
トリアムシノロンアセトニド	625	
トリガーポイント注射	742, 884	
鳥関連過敏性肺炎	497	
トリクロホスナトリウム	588	
鳥特異的IgG抗体	492, 497	
トリプシノーゲン2(尿)	458	
トリプシン	476	
トリプルチャンバ	1022	
トリミプラミンマレイン酸塩	588	
努力性肺活量	518	
トリヨードサイロニン	481	
トルイジンブルー	552	
トルコ鞍プレート	1013	
トレッドミルによる負荷心肺機能検査	521	
ドレナージ	715, 718	
ドレナージカテーテル	1050	
トレパナチオン	780	
トレミフェンクエン酸塩	611	
ドレーンチューブ等からの造影剤注入手技	567	
ドレーンチューブ又は留置カテーテルを使用している状態	311, 379, 380	
ドレーン法	715	
ドレーン法若しくは胸腔又は腹腔の洗浄を実施している状態	100	
トローチ剤	593	
トロビシン	622	
ドロペリドール	625	
トロンビン	611	
トロンビン・アンチトロンビン複合体	465	
トロンビン液モチダソフトボトル	611	
トロンビン時間	465	
トロンボエラストグラフ	465	
トロンボモジュリン	465	
鈍性頸管拡張法	737	
トンネル感染	417	
屯服薬	585, 591	

な

ナイアシンテスト	449
内喉頭筋内注入術	793, 1440
内耳	790
内耳開窓術	790
内痔核	737, 839
内耳機能検査	538
内視鏡下胃，十二指腸穿孔瘻孔閉鎖術	824, 1442
内視鏡下嚥下機能検査	553
内視鏡下下肢静脈瘤不全穿通枝切離術	820, 1448
内視鏡下気管支分泌物吸引	710, 718
内視鏡下筋層切開術	804, 1442
内視鏡下経鼻的腫瘍摘出術	782
内視鏡下甲状腺悪性腫瘍手術	796, 1440
内視鏡下甲状腺部分切除	1440
内視鏡下甲状腺部分切除，腺腫摘出術	796
内視鏡下生検法	558
内視鏡下脊椎固定術	779
内視鏡下椎間板摘出(切除)術	778
内視鏡下椎弓形成術	779
内視鏡下椎弓切除術	778
内視鏡下脳腫瘍生検術	782, 1437
内視鏡下脳腫瘍摘出術	782, 1437
内視鏡下脳内血腫除去術	781
内視鏡下の造影剤注入	567
内視鏡下バセドウ甲状腺全摘(亜全摘)術	796, 1440
内視鏡下鼻腔手術Ⅰ型(下鼻甲介手術)	792
内視鏡下鼻腔手術Ⅱ型(鼻腔内手術)	792
内視鏡下鼻腔手術Ⅲ型(鼻孔閉鎖症手術)	792

な

内視鏡下鼻中隔手術Ⅳ型 …………… 792
内視鏡下鼻中隔手術Ⅰ型(骨，軟骨手術) 791
内視鏡下鼻中隔手術Ⅱ型(粘膜手術) … 792
内視鏡下鼻中隔手術Ⅲ型 …………… 792
内視鏡下鼻・副鼻腔手術Ⅰ型 ……… 791
内視鏡下鼻・副鼻腔手術Ⅱ型 ……… 791
内視鏡下鼻・副鼻腔手術Ⅲ型 ……… 791
内視鏡下鼻・副鼻腔手術Ⅳ型 ……… 791
内視鏡下鼻・副鼻腔手術Ⅴ型 ……… 791
内視鏡下鼻・副鼻腔手術Ⅴ型(拡大副鼻腔手術) ……………………………… 1440
内視鏡下副甲状腺(上皮小体)腺腫摘出術 ……………………………… 796,1440
内視鏡検査 …………………… 49,551
内視鏡検査をエックス線透視下において行った場合 ………………………… 552
内視鏡写真について診断を行った場合 … 551
内視鏡手術用支援機器を用いて行った場合 ………………………………… 762
内視鏡使用加算 ……………………… 795
内視鏡的胃局所切除術 ……………… 1631
内視鏡的胃，十二指腸狭窄拡張術 …… 824
内視鏡的胃，十二指腸ステント留置術 … 824
内視鏡的胃，十二指腸ポリープ・粘膜切除術 ………………………………… 824
内視鏡的胃静脈瘤組織接着剤注入術 … 805
内視鏡的逆流防止粘膜切除術 …… 824,1449
内視鏡的憩室隔壁切開術 …………… 1631
内視鏡的経鼻胆管ドレナージ術(ENBD) … 828
内視鏡的結腸異物摘出術 …………… 836
内視鏡的結腸軸捻転解除術 ………… 721
内視鏡的止血術 ……………………… 837
内視鏡的消化管止血術 ……………… 824
内視鏡的小腸ポリープ切除術 …… 837,1453
内視鏡的食道悪性腫瘍光線力学療法 … 803
内視鏡的食道・胃静脈瘤結紮術 …… 805
内視鏡的食道及び胃内異物摘出術 … 824
内視鏡的食道静脈瘤結紮セット …… 1018
内視鏡的食道粘膜切除術 …………… 803
内視鏡的膵管ステント留置術 ……… 832
内視鏡的膵石除去術 ………………… 832
内視鏡的大腸ポリープ・粘膜切除術 … 836
内視鏡的胎盤吻合血管レーザー焼灼術 ………………………………… 853,1457
内視鏡的胆道拡張術 ………………… 829
内視鏡的胆道結石除去術 …………… 828
内視鏡的胆道ステント留置術 ……… 829
内視鏡的乳頭拡張術 ………………… 829
内視鏡的乳頭切開術 ………………… 829
内視鏡的表在性胃悪性腫瘍光線力学療法 824
内視鏡的表在性食道悪性腫瘍光線力学療法 ………………………………… 803
内視鏡的留置術加算 …………… 554,555
内視鏡用食道静脈瘤結さつセット …… 1018
内視鏡用テレスコープを用いた咽頭画像等解析 ……………………………… 552
内視鏡用粘膜下注入材 ……………… 1041
内皆形成術 …………………………… 787
内耳窓閉鎖術 ………………………… 791
内シャント血栓除去術 ……………… 818
内シャント造設術 …………………… 818
内臓機能検査用器具
 ……… 443,989,998,1016,1023,1045,1055
内臓機能代用器 ……… 441,444,445,996～
 1000,1018,1019,1022～1026,1028,1029,
 1031,1034～1037,1040,1041,1045～1050,
 1052～1055
内臓の機能障害 ……………………… 799
ナイト・ケア ………………………… 690
内反足 …………………………… 252,273
内反足矯正ギプス包帯 ……………… 743
内反足手術 …………………………… 775
内反足足板挺子固定 ………………… 776
内皮移植加算 …………………… 787,1438
内服・点滴誘発試験 ………………… 550
内服・点滴誘発試験の施設基準 …… 1391
内服薬 …………………………… 585,591
内服薬及び外用薬の投与量 ……… 1610

内分泌学的検査 ……………………… 481
内分泌疾患 …………………………… 136
内分泌腫瘍 …………………………… 899
内分泌負荷試験 ……………………… 548
内ヘルニア …………………………… 822
内用薬，外用薬の保険適用上の取扱い … 603
内リンパ嚢開放術 …………………… 790
中條-西村症候群 ……………………… 467
那須・ハコラ病 ……………………… 467
ナタリズマブ製剤 …………………… 615
夏型過敏性肺炎 ……………………… 497
ナット ……………………………… 1007,1011
ナトリウム …………………………… 475
ナトリウム及びクロール …………… 476
7級地 ………………………………… 126
7種類以上の内服薬の投薬 ……… 585,594
ナビゲーションによるもの ………… 869
ナプロキセン ………………………… 611
ナルコレプシー ………………… 532,533
軟口蓋悪性腫瘍手術 ………………… 792
軟口蓋形成手術 ……………………… 794
軟口蓋注射 …………………………… 616
軟膏処置 ……………………………… 734
軟骨移植術 …………………………… 773
軟骨移植による耳介形成手術 ……… 790
軟骨及び軟部組織用 ……………… 1005
軟骨除去術 …………………………… 793
軟骨低形成症 ………………………… 868
軟骨転位術 …………………………… 793
軟骨片挿置術 ………………………… 793
軟骨無形成症 …………………… 467,868
軟性血管鏡 …………………………… 989
軟性コルセット ……………………… 744
軟性動脈鏡 …………………………… 989
軟属腫摘除 …………………………… 735
難治性潰瘍 …………………………… 720
難治性がん性疼痛緩和指導管理加算 … 267
難治性感染性偽関節手術 …………… 772
難治性下痢便ドレナージ …………… 718
難治性高コレステロール血症 ……… 725
難治性骨折超音波治療法 …………… 771
難治性骨折電磁波電気治療法 ……… 771
難治性低血糖症の治療のための血糖消費量決定 ……………………………… 529
難治性てんかんの患者 ……………… 530
難治性てんかんの外科的手術 ……… 530
難治性糖尿病に対するインスリン感受性テスト及び血糖管理 ……………… 529
難治性皮膚潰瘍 ……………………… 716
難治性慢性疼痛 ……………………… 426
難治性リウマチ性疾患 ……………… 470
難聴 ……………………………… 262,642
難聴に伴う聴覚・言語機能の障害 … 641
難抜歯加算 …………………………… 793
難病 …………………………… 308,323,379
難病外来指導管理料 ………………… 253
難病外来指導管理料の施設基準 …… 1327
難病外来指導管理料の対象疾患 …… 1327
難病患者 ………………………… 194,212
難病患者処置加算 …………………… 741
難病患者等 …………………………… 100
難病患者等入院診療加算 ……… 110,122
難病患者等入院診療加算に係る疾患及び状態 ……………………………… 1309
難病患者等入院診療加算の対象疾患 … 1525
難病患者等入院診療加算を算定する患者 ………………………………… 99,1596
難病患者リハビリテーション料 …… 659
難病患者リハビリテーション料に規定する疾患 ……………………………… 1501
難病患者リハビリテーション料に規定する疾患及び状態 ………………… 660
難病患者リハビリテーション料の施設基準等 ……………………………… 1410
難病患者リハビリテーション料の対象疾患 ………………………………… 1525
難病等特別入院診療加算 ……… 110,122
難病等複数回訪問加算 ……… 385,388,391

難病の患者 ……………………… 136,253
軟部悪性腫瘍手術 …………………… 769
軟部腫瘍 ……………………………… 899
軟部組織悪性腫瘍 …………………… 898
軟部組織撮影 ………………………… 566

に

「2以上のエックス線撮影」とは …… 564
2以上の麻酔を行った場合 ………… 874
2回目以降100分の90で算定する場合の「同一の検査」 ……………………… 517
2カ所診療所開設の場合の初診料の算定 … 46
2型糖尿病患者 ………………… 432,529
2管一般 ………………………… 441,443,998
二関節固定術と後方制動術の併施 … 775
2級地 ………………………………… 125
肉眼的性状観察 ……………………… 560
肉芽腫 ………………………………… 495
2号地域 ……………………………… 359
ニコチン依存症管理料 ……………… 299
ニコチン依存症管理料の施設基準等 … 1346
ニコチン依存症治療補助アプリ …… 1055
二酸化炭素吸着剤 …………………… 878
二酸化炭素吸着剤の費用 …………… 719
二次性骨折予防継続管理料 ………… 279
二次性骨折予防継続管理料の施設基準 … 1329
二次性進行型多発性硬化症 ………… 472
2次性副甲状腺機能亢進症 ………… 717
二次治癒親水性ゲル化創傷被覆・保護材
 ……………………………… 445,1019
二次治癒生理食塩液含有創傷被覆・保護材
 ……………………………… 445,1019
二次治癒ハイドロゲル創傷被覆・保護材
 ……………………………… 445,1019
二次治癒フォーム状創傷被覆・保護材
 ……………………………… 445,1019
2種以上の処置を同一日に行った場合 … 710
二重光子吸収法 ……………………… 525
25-ヒドロキシビタミンD ………… 476
二重造影 ……………………………… 566
24時間自由行動下血圧測定 ……… 528
二段階胚移植術 …………………… 1633
日常生活機能評価 …………………… 200
日常生活機能評価票 ……………… 1267
日常生活上のサービスに係る費用 … 1616
日常生活自立度(寝たきり度)判定基準 … 1136
日常生活自立度判定基準 ………… 1136
日常生活能力の低下 ………………… 639
2椎間板加算 ………………………… 778
日計表 ……………………………… 1638
ニトラゼパム …………………… 588,1609
ニトログリセリン …………………… 625
ニフェジピン ………………………… 611
二分脊椎 ……………… 185,252,273,436,661
日本語版LSAS-J …………………… 547
日本脳炎ウイルス …………………… 493
日本版ミラー幼児発達スクリーニング検査
 ……………………………………… 547
日本ホスピス・緩和ケア研究振興財団 … 269
ニムスチン塩酸塩 …………………… 626
ニメタゼパム …………………… 588,1609
2門照射 ……………………………… 886
入院 ……………………………… 1567,1569
入院栄養管理体制加算 ……………… 94
入院栄養管理体制加算の施設基準 … 1097
入院栄養食事指導料 ………………… 260
入院患者数 ………………………… 1108
入院患者数・医師等の員数の基準等 … 1519
入院患者数に係る平均入院患者数の計算方法 ……………………………… 1520
入院患者数の基準 ………………… 1519
入院患者数の基準及び入院基本料の算定方法 ……………………………… 1520
入院患者の数 ……………………… 1101
入院患者への処方せんに関する取扱い等 598
入院期間が1年を超えるものに対する合算薬剤料 …………………………… 621
入院期間が1年を超えるものに対する同一

月の投薬に係る薬剤料と注射に係る薬剤料	591
入院期間が180日を超える入院に関する基準	1596
入院期間の確認	67
入院期間の計算	71
入院基本料	67, 74, 920
入院基本料等加算	108, 923
入院基本料等加算一覧	110
入院基本料等加算の施設基準等	1144, 1321
入院基本料等の施設基準等	1320
入院基本料に係る看護記録	1120
入院基本料の届出に関する事項	1320
入院時支援加算	157
入院時支援加算の施設基準	1208
入院時初回加算	476, 480
入院時食事療養（Ⅰ）	1057
入院時食事療養（Ⅱ）	1057
入院時食事療養及び入院時生活療養の食事の提供たる療養に係る施設基準等	1062
入院時食事療養及び入院時生活療養の食事の提供たる療養の基準等	1058
入院時食事療養に係る標準負担額の改定	1617
入院時食事療養費に係る食事療養及び入院時生活療養費に係る生活療養の費用の額の算定に関する基準	1057
入院時食事療養費の標準負担額	1063
入院時生活療養（Ⅰ）	1057
入院時生活療養（Ⅱ）	1058
入院時生活療養費・生活療養標準負担額	1064
入院事前調整加算	157
入院時の食事に係る標準負担額	14
入院時訪問指導加算	653
入院集団精神療法	684
入院診療計画の基準	1082
入院生活技能訓練療法	686
入院精神療法	671
入院中の患者の他医療機関への受診	68
入院に係る保険外併用療養費	67
入院の日とは	71
入院日及び退院日が特定の日に集中	73, 75, 93, 96
入院ベースアップ評価料	908
入院ベースアップ評価料の施設基準	1481
「入院」欄	1659
入院料等	
入院料等に関するＱ＆Ａ	1117
入院料の支払要件	67
「入・外」欄	1641
乳癌	462, 468, 483, 486, 889, 892, 899
乳癌悪性度判定検査	475
乳癌患者	470
乳管鏡検査	556
乳癌センチネルリンパ節生検加算1	797, 798
乳癌センチネルリンパ節生検加算2	797, 798
乳管腺葉区域切除術	797
乳がんの病期診断及び転移又は再発の診断	574
乳癌冷凍凝固摘出術	797
乳酸測定	536
乳酸デヒドロゲナーゼ	475
乳酸リンゲル（デキストラン加）	626
乳歯	793
乳児栄養障害	1060
乳児加算	874
乳児クラミジア・トラコマチス肺炎	494
乳腺	796
乳腺悪性腫瘍手術	797, 1441
乳腺悪性腫瘍手術後の再建乳房	797
乳腺悪性腫瘍ラジオ波焼灼療法	798, 1441
乳腺炎重症化予防ケア・指導料	274
乳腺炎重症化予防ケア・指導料の施設基準	1328
乳腺腫瘍	798
乳腺腫瘍画像ガイド下吸引術	797, 1441
乳腺腫瘍摘出術	796
乳腺穿刺	557, 717
乳腺穿刺又は針生検	558
乳腺全摘術	797
乳腺の悪性腫瘍が疑われる患者	578
乳腺膿瘍切開術	796
入退院支援加算	112, 156, 157, 1207
入退院支援加算の施設基準等	1207
乳頭異常分泌患者	487
乳頭括約筋切開	829
乳頭形成	797, 827
乳頭切開術	829
乳突削開術	790
乳突充塡術	790
乳突洞開放術	790
乳糜胸手術	799
乳房MRI撮影加算	578
乳房MRI撮影加算に関する施設基準	1396
乳房（再建手術）	768
乳房再建術	768, 798
乳房撮影	565, 566
乳房切除術	797, 1467
乳房トモシンセシス加算	566
乳房部分切除術	797
乳房用ポジトロン断層撮影	574, 1504
乳幼児育児栄養指導料	284
乳幼児育児栄養指導料の注2に規定する施設基準	1339
乳幼児加算	33, 39, 46, 56, 110, 115, 121, 362, 383, 386, 391, 402, 412, 516, 518, 556, 557, 559, 560, 568, 569, 571, 573, 575, 586, 595, 616, 617, 618, 619, 620, 712, 713, 715, 717, 718, 721, 729, 730, 731, 733, 734, 735, 739, 740, 743, 752, 820, 861, 866
乳幼児加算（入院基本料等加算）	110, 121
乳幼児加算・幼児加算	121
乳幼児局所陰圧閉鎖加算	715
乳幼児呼吸管理材料加算	430
乳幼児視力測定	545
乳幼児神経学的検査チャート	537
乳幼児頭部外傷撮影加算	575
乳輪温存乳房切除術	797, 1441
尿脚気反応	449
尿管	843
尿管S状結腸吻合を利用して尿路変更	844
尿管悪性腫瘍手術	841
尿管拡張器具	1038
尿管拡張術	841
尿管カテーテル挿入	736
尿管カテーテル法	556, 567, 736
尿管凝血除去術	843
尿管狭窄拡張術	843
尿管形成加算	843, 845
尿管結石症	841
尿管結石除去用カテーテルセット	1039
尿管結石除去用チューブ及びカテーテル	1039
尿管口形成手術	843
尿管ステントセット	996
尿管ステント抜去術	843
尿管ステント留置術	843
尿管切石術	843
尿管腟瘻閉鎖術	843
尿管腸吻合術	843
尿管腸膀胱吻合術	843
尿管尿管吻合術	843, 1442
尿管尿管吻合術	843
尿管の通過障害，結石，腫瘍等の検索	556
尿管剝離術	843
尿管皮膚瘻造設術	843
尿管皮膚瘻閉鎖術	843
尿管膀胱吻合術	843
尿管向け泌尿器用カテーテル	996
尿管用ステント	996
尿グルコース	458
尿細菌検査	458
尿酸	475
尿失禁	737
尿失禁手術	845, 846
尿失禁定量テスト	550
尿失禁の治療	736
尿失禁又は膀胱尿管逆流現象コラーゲン注入手術	845
尿浸透圧	458
尿水力学的検査	538
尿素呼気試験	512
尿素サイクル異常症	467
尿素サイクル異常症食	259, 404
尿素窒素	475
尿蛋白	458
尿中BTA	250, 485
尿中BTA定性	484
尿中一般物質定性半定量検査	458
尿中特殊物質定性定量検査	458
尿中ブロムワレリル尿素検出検査	449
尿中有機酸分析	488
尿中有形成分測定	460
尿中硫酸抱合型胆汁酸測定を酵素法により実施した場合	477
尿沈渣（鏡検法）	460
尿沈渣（フローサイトメトリー法）	460
尿道	845
尿道悪性腫瘍摘出術	845
尿道圧測定図	538
尿道拡張	736
尿道括約筋補綴材	1047
尿道下裂形成手術	845
尿道狭窄	420
尿道狭窄拡張術	845
尿道狭窄グラフト再建術	845, 1455
尿道狭窄内視鏡手術	845
尿道形成手術	845
尿道結石，異物摘出術	845
尿糖検査	549
尿道周囲膿瘍切開術	845
尿道上裂形成手術	845
尿道ステント	997
尿道ステント前立腺部尿道拡張術	845
尿道バルーンカテーテル	845
尿道用ステント	997
尿道用ブージー	1038
尿毒症	725
尿とりパット代	1616
尿の蛋白免疫学的検査	459
尿・糞便等検査	458
尿・糞便等検査判断料	514
尿閉	736
尿膜管摘出術	844
尿リザーバー造設術の術後	420
尿流測定	538
尿路拡張用カテーテル	1038
尿路系	840
尿路結石除去術	841, 843
尿路上皮癌	486
尿路ストーマ	730
尿路ストーマカテーテル交換法	730
尿路・胆道系材料	1038
2類感染症	194
二類感染症患者入院診療加算	110, 122
二類感染症患者療養環境特別加算	110
妊産婦緊急搬送入院加算	110, 117
妊産婦緊急搬送入院加算の施設基準	1155
妊産婦である患者	136
妊娠高血圧症候群	187, 1060
妊娠高血圧症候群重症	148, 149, 315, 526
妊娠高血圧腎症	503
妊娠子宮嵌頓非観血的整復法	737
妊娠子宮摘出術	853
妊娠中の糖尿病患者	416, 430
妊娠糖尿病	416, 430, 526
妊娠22週から32週未満の早産	149
妊娠歴のある患者	491
認知機能検査その他の心理検査	547
認知症	47, 288, 290, 326
認知障害	661
認知症患者デイ・ケア	702
認知症患者リハビリテーション料	662
認知症患者リハビリテーション料の施設基準	1413
認知症ケア加算	112, 164, 1211

認知症ケア加算の施設基準等 …………… 1211	脳血管疾患 ………199, 204, 232, 244, 308, 1523	脳動脈瘤手術用クリップ …………… 1015
認知症ケアチーム …………………………… 165	脳血管疾患等の患者のうち発症後60日以	脳動脈瘤治療用フローダイバーターシステ
認知症高齢者の日常生活自立度判定基準 1136	内のもの ……………………………… 632	ム ……………………………………… 1033
認知症サポート指導料 ……………………… 320	脳血管疾患等リハビリテーション料	脳動脈瘤被包術 ……………………………… 782
認知症疾患医療センター …………………… 662	……………………………… 640, 1595, 1624	脳動脈瘤流入血管クリッピング ………… 782
認知症専門医療機関紹介加算 …………… 329	脳血管疾患等リハビリテーション料に関す	脳内異物摘出術 ……………………………… 781
認知症専門医療機関連携加算 …………… 329	る施設基準 …………………… 1403〜1405	脳内鉄沈着神経変性症 ……………………… 467
認知症専門診断管理料 ……………………… 318	脳血管疾患等リハビリテーション料の対象	脳・脳膜脱手術 ……………………………… 782
認知症専門診断管理料の施設基準 ……… 1355	患者 …………………………………… 1500	脳膿瘍 ………………………………… 641, 642
認知症地域包括診療加算 ………… 47, 53, 1082	脳血管塞栓(血栓)摘出術 ………………… 781	脳膿瘍全摘術 ………………………………… 781
認知症地域包括診療加算の施設基準 …… 1082	脳血管内手術 ………………………………… 783	脳膿瘍排膿術 ………………………………… 780
認知症地域包括診療料 ……………………… 290	脳血管内ステント …………………………… 783	脳波検査 ………………………………… 49, 529
認知症地域包括診療料の施設基準 ……… 1342	脳血管用ステントセット ………………… 1033	脳波検査判断料 ……………………………… 533
認知症治療病棟入院料 ……………………… 224	脳血栓回収療法連携加算 ………… 783, 1437	脳波検査判断料の施設基準 ……… 1388, 1389
認知症治療病棟入院料の施設基準 ……… 1291	脳血栓・塞栓溶解術 ………………………… 783	脳波測定用頭蓋内電極 …………… 530, 1016
認知症治療病棟の施設基準の運用 ……… 1322	脳血流遮断用クリップ …………………… 1015	脳波聴力検査 ………………………………… 530
認知症治療薬 ………………………………… 594	脳研式知能検査 ……………………………… 547	脳波ビデオ同時記録検査 ………………… 530
認知症に関する専門の保険医療機関等 … 332	脳梗塞 ……………………… 183, 308, 641, 642, 720	脳浮腫 ………………………………………… 720
認知症夜間対応加算 ………………………… 225	脳刺激装置植込術 ………………… 784, 1437	膿疱性乾癬 …………………………… 245, 615, 729
認知症夜間対応加算の施設基準 ………… 1292	脳刺激装置交換術 ………………… 784, 1437	嚢胞性線維症 ………………………… 467, 802
認知症療養指導料 …………………………… 318	脳磁図 ………………………………………… 531	脳又は脊髄の奇形及び障害 ……………… 661
認知療法・認知行動療法 …………………… 682	脳磁図の施設基準 ………………………… 1388	脳誘発電位検査 ……………………………… 530
認知療法・認知行動療法の施設基準 …… 1419	脳死臓器提供管理料 ………………………… 854	脳用カテーテル ……………………………… 993
ぬ	脳室心耳シャント手術 ……………………… 782	脳梁離断術 …………………………………… 781
ヌーナン症候群 ……………………………… 467	脳室穿刺 ……………………………… 557, 716	ノバントロン注 ……………………………… 626
ね	脳室穿破術 …………………………………… 782	ノルアドレナリン製剤 …………… 440, 1609
ネイルパテラ症候群 ………………………… 467	脳室ドレナージ術 …………………………… 780	ノルウッド手術 ……………………………… 813
寝返り ……………………… 1232, 1238, 1268	脳室腹腔シャント手術 ……………………… 782	ノルトリプチリン塩酸塩 ………………… 588
ネシツムマブ静脈内投与療法 …………… 1635	脳室向け脳神経外科用カテーテル ……… 993	ノルメタネフリン ………………… 481, 484
寝たきり患者処置指導管理料 …………… 426	脳室用ドレナージキット ………………… 993	ノロウイルス抗原定性 …………… 491, 494
熱・化学外傷瘢痕 …………………………… 788	脳シャント ………………………………… 1021	ノンコアリングニードル付静脈内投与セッ
熱気浴 ………………………………………… 741	濃縮再注入用濃縮器 ……………………… 1000	ト ……………………………………… 442
ネックディセクション …………… 753, 796	濃縮前処理加算 ……………………………… 506	ノンコンタクトトノメーター …………… 543
熱交換器 …………………………………… 1028	脳手術用カテーテル ……………………… 1047	ノンストレステスト ……………………… 526
熱交換機能付静脈内投与セット ………… 442	脳出血 ……………………… 183, 308, 641, 642	**は**
熱傷 ………………………………… 713, 720, 765	脳腫瘍 ………………………………… 204, 642	歯 ……………………………………………… 793
熱傷温浴療法 ………………………………… 734	脳腫瘍覚醒下マッピング加算 …………… 781	肺 ……………………………………………… 800
熱傷処置 ……………………………………… 713	脳腫瘍摘出術などの開頭術後 …………… 641	肺悪性腫瘍 ……………………………… 802, 899
熱傷瘢痕による関節拘縮 ………………… 648	脳循環測定 …………………………………… 519	肺悪性腫瘍及び胸腔内軟部腫瘍ラジオ波焼
熱性洗浄 ……………………………………… 737	脳症 …………………………………………… 661	灼療法 ………………………… 802, 1442
熱中症 ………………………………………… 880	脳神経減圧術用補綴材 …………………… 1053	肺悪性腫瘍手術 ………………… 801, 1442
ネブライザ ………………………… 710, 740	脳神経手術 …………………………………… 781	肺アニサキス症 ……………………………… 495
ネフローゼ症候群 ……………… 136, 245, 252	脳新生血管造成術 …………………………… 818	肺移植 ………………………………………… 501
ネフロン癆 …………………………………… 467	脳深部刺激装置用リードセット ……… 1015	肺移植手術 …………………………………… 652
ネモナブリド ………………………………… 588	脳深部定位手術 ……………………………… 781	肺移植術 ……………………………………… 801
ネモリズマブ製剤 …………… 415, 440, 1609	脳深部電極 …………………………………… 784	胚移植術 …………………………… 850, 1457
ネラトンカテーテル ………………………… 717	脳性 Na 利尿ペプチド ……………… 481, 482	排液用チューブ …………………… 993, 994
粘液膿性慢性気管支炎 …………… 244, 1524	脳性 Na 利尿ペプチド前駆体 N 端フラグメ	肺炎 …………………………… 135, 495, 652
粘液嚢胞摘出術 ……………………………… 794	ント …………………………… 481, 483	肺炎球菌莢膜抗原 …………………………… 495
粘(滑)液嚢穿刺注入 ……………………… 740	脳性小児麻痺 ………………………………… 781	肺炎球菌莢膜抗原定性(尿・髄液)… 492, 495
粘膜移植術 ………………………… 754, 768	脳性麻痺 ……………………… 252, 273, 437, 641, 661	肺炎球菌抗原定性(尿・髄液) …………… 491
粘膜外幽門筋切開術 ………………………… 827	脳脊髄液用カテーテル …………………… 993	肺炎球菌細胞壁抗原定性 ………… 491, 495
粘膜下下鼻甲介骨切除術 ………………… 791	脳脊髄液漏出症 ……………………………… 716	肺炎球菌ワクチン ………………… 614, 622
粘膜下血管腫摘出術 ………………………… 766	脳脊髄腔造影剤使用撮影加算 …………… 566	肺炎クラミジア核酸検出 ………………… 506
粘膜点墨法 …………………………………… 553	脳脊髄腔注射 ………………………………… 620	肺炎クラミジア感染 ……………………… 508
粘膜点墨法加算 …………………… 553, 554, 555	脳・脊髄腔用カニューレ ………………… 992	肺炎等に対する治療を実施している状態 1597
粘膜弁手術 …………………………………… 768	脳・脊髄刺激装置用リード及び仙骨神経刺	肺炎の診断に関連した培養検体採取 …… 553
の	激装置用リード ……………………… 1015	バイオ後続品使用体制加算 …… 112, 152, 1203
ノイキノン錠 ………………………………… 604	脳脊髄手術 …………………………………… 876	バイオ後続品導入初期加算 ……… 413, 614
ノイコリンエー ……………………………… 624	脳脊髄腫瘍 …………………………………… 661	バイオセンサー ……………………………… 430
脳 ……………………………………………… 780	脳脊髄用カテーテル ……………………… 1021	バイオフィードバック療法 ……………… 683
脳炎 …………………………… 136, 204, 512, 641, 661	脳脊髄用ドレーンチューブ ……………… 1021	肺拡散能力検査 ……………………………… 518
脳外傷 ………………………………………… 641	脳切除術 ……………………………………… 781	肺活量計による肺活量の測定 …………… 517
脳外傷等換気不全が生じる可能性が非常に	脳切截術 ……………………………………… 781	肺癌 ……………… 462, 469, 472, 483, 486, 889, 890
高いと判断される患者 ……………… 527	脳槽 CT 撮影 ………………………………… 575	肺癌関連遺伝子多項目同時検査 ………… 472
脳幹反応聴力検査 …………………………… 530	脳卒中 ………………………………………… 655	肺換気機能検査用テクネガス発生装置 … 991
膿胸腔掻爬術 ………………………………… 799	脳卒中ケアユニット入院医療管理料 …… 182	肺músの転移の有無 ……………………… 553
膿胸腔有茎筋肉弁充填術 ………………… 799	脳卒中ケアユニット入院医療管理料の施設	肺気腫 ……………… 135, 244, 245, 802, 1524
膿胸腔有茎大網充填術 …………………… 799	基準 …………………………………… 1240	肺気腫に対する正中切開による肺縫縮術
膿胸手術 ……………………………………… 799	脳淡蒼球内オイルプロカイン注入療法 … 781	……………………………………… 800, 802
膿胸ドレナージ術 …………………………… 799	脳動静脈奇形 ………………………………… 889	肺気量分画測定 ……………………………… 518
脳クレアチン欠乏症候群 ………………… 467	脳動静脈奇形手術用等クリップ ………… 1015	ハイケアユニット入院医療管理料 … 181, 1235
脳形成不全 …………………………………… 661	脳動静脈奇形摘出術 ………………………… 782	ハイケアユニット入院医療管理料の施設基
脳外科手術の術前検査 …………………… 530	脳動脈血流速度マッピング法 …………… 523	準 …………………………………… 1233
脳血管形成術 ………………………………… 783	脳動脈血流速度連続測定 ………………… 523	ハイケアユニット用の重症度, 医療・看護
	脳動脈ステント ……………………………… 1036	必要度に係る評価票 ……………… 1235
	脳動脈瘤頸部クリッピング ……………… 783	肺結核空洞吸引術 …………………………… 800
	脳動脈瘤手術用クリップ ………………… 1015	

肺結核後遺症 … 652	肺嚢胞症 … 802	白血球吸着用材料 … 1000
肺結核手術 … 799	肺膿瘍切開排膿術 … 800	白血球検査 … 458
敗血症 … 136, 480, 877, 879	肺剥皮術 … 802	白血球除去用血液フィルタ … 1039
敗血症が疑われる患者 … 511	バイパス移植術 … 818	白血球数 … 464
肺血栓塞栓症の患者 … 821	ハイパードライヒト乾燥羊膜を用いた外科	白血病
肺血栓塞栓症予防管理料 … 304	的再建術 … 1635	… 131, 148, 149, 266, 315, 464, 508, 526, 866
肺高血圧 … 732	肺非結核性抗酸菌症 … 429	抜歯手術 … 793
肺高血圧症 … 379, 418, 427, 437	ハイフローセラピー … 710, 720	発達及び知能検査 … 547
肺高血圧症患者指導管理料 … 427	ハイフローバイパス術併用加算 … 782, 783	発達障害 … 661
肺好酸球性肉芽腫症 … 800	排便障害 … 429	発達障害の要支援度評価尺度 … 548
肺サーファクタント蛋白-A … 476, 478	肺機能検査 … 518	パッチテスト … 539
肺サーファクタント蛋白-D … 476, 478	肺縫縮術 … 800, 802	ハッチンソン・ギルフォード症候群 … 467
肺サルコイドーシス … 802	肺胞蛋白症 … 467, 553, 800	バッド・キアリ症候群 … 831
倍周波数レーザー … 847	肺胞低換気症候群 … 527	パッドテスト … 550
排出能力検査 … 529	バイポーラカップ … 1001	発熱患者等対応加算 ‥ 34, 41, 47, 242, 352, 694
肺腫瘍 … 652	肺毛細血管腫症 … 802	発泡錠 … 566
肺静脈隔離術 … 814	廃用症候群 … 204	ハードシェル静脈リザーバー … 1028
肺静脈還流異常症手術 … 812	廃用症候群に係る評価表 … 646	ハートスコープ … 526
肺静脈狭窄症 … 802	廃用症候群リハビリテーション料 … 643	鼻 … 791
肺静脈形成術 … 812	廃用症候群リハビリテーション料に関する	鼻アレルギー誘発試験 … 550
肺静脈血栓除去術 … 813	施設基準 … 1405, 1406	鼻ギプス … 743
排泄腔外反症手術 … 845	肺葉切除 … 800	鼻吸引 … 738
肺切除 … 801	ハイリスク妊産婦共同管理料(Ⅰ) ‥ 315, 1353	鼻出血止血法 … 739
肺切除後遺残腔 … 799	ハイリスク妊産婦共同管理料(Ⅰ)に規定す	鼻処置 … 738
肺切除術 … 800	る状態等である患者 … 1497	鼻茸摘出術 … 791
肺切除と胸郭形成手術の併施 … 800	ハイリスク妊産婦共同管理料(Ⅱ) … 315	鼻マスク式人工呼吸器 … 732
排泄物,滲出物又は分泌物の細菌顕微鏡検	ハイリスク妊産婦共同管理料(Ⅱ)の施設基	鼻マスク式補助換気法 … 710, 719
査 … 504	準等 … 1353	パナルジン … 610
肺全摘 … 801	ハイリスク妊産婦連携指導料1 … 321	パニック障害 … 682
肺尖剥離 … 802	ハイリスク妊産婦連携指導料2 … 322	馬尿酸合成試験 … 549
肺臓カテーテル法 … 556	ハイリスク妊産婦連携指導料の施設基準 … 1356	バニールマンデル酸 … 481
肺塞栓 … 135, 652	ハイリスク妊娠管理加算 … 112, 148	ばね指手術 … 777
排痰補助装置加算 … 437	ハイリスク妊娠管理加算の施設基準等 … 1199	パパベリン塩酸塩 … 626
排痰誘発法 … 740	ハイリスク妊娠管理加算の対象患者 … 1310	パビナフスプ アルファ製剤 … 440, 1609
「配置医師」 … 1559	ハイリスク妊婦紹介加算 … 329	ハプトグロビン(型補正を含む) … 502
配置医師が算定できない診療報酬 … 1560	ハイリスク分娩管理加算 … 112, 149	ハムテスト … 464
肺低形成 … 185	ハイリスク分娩等管理加算 … 315	パラインフルエンザウイルス … 493
胚凍結保存管理料 … 856, 1457	ハイリスク分娩等管理加算の施設基準 … 1199	パラガングリオーマ … 887
肺動静脈 … 805	ハイリスク分娩等管理加算の対象患者 … 1310	バラシクロビル塩酸塩 … 611
肺動脈圧及び肺動脈楔入圧測定用カテーテ	稗粒腫摘除 … 735	パラプラチン注射液 … 625
ル … 988	肺リンパ脈管筋腫症 … 802	バリウム注腸向け直腸用カテーテル … 991
肺動脈圧測定 … 528, 1238	パウエル外内反骨切り術 … 772	バリウム用浣腸キット … 991
肺動脈狭窄症,純型肺動脈弁閉鎖症手術 … 811	バウムテスト … 547	針生検 … 557, 558
肺動脈形成 … 811	パーキンソニズム … 781	針電極 … 534
肺動脈血栓内膜摘除術 … 813	パーキンソン病 … 100, 118, 122, 123,	パリビズマブ … 282
肺動脈絞扼術 … 811	366, 389, 395, 428, 536, 641, 642, 660, 781	パリペリドン … 588
肺動脈絞扼術後肺動脈形成 … 812	パーキンソン病関連疾患	パリペリドンパルミチン酸エステル … 588
肺動脈自律神経叢神経療法 … 1635	… 100, 118, 122, 123, 366, 389, 395, 660	バルサルバ洞動脈瘤手術 … 812
肺動脈性肺高血圧症 … 802, 877, 879	白癬菌抗原定性 … 492, 496	パルス高周波法 … 883
肺動脈造影 … 519	白線ヘルニア … 822	パルスドプラ法加算 … 523
肺動脈塞栓除去術 … 813	バクタ … 610	バルトリン腺嚢胞腫瘍摘出術 … 848
肺動脈閉鎖症手術 … 812	バクトラミン … 610	バルトリン腺膿瘍切開術 … 848
肺動脈閉塞試験 … 519	白内障 … 543, 788, 789	パルパート法 … 464
肺動脈弁拡張術 … 812	白内障患者 … 543	ハルバン・シャウタ手術 … 849
肺動脈弁切開術 … 811	白内障に罹患している患者に対する水晶体	バルビタール … 588
肺動脈用カテーテル … 988, 989	再建に使用する眼鏡装用率の軽減効果を	バルプロ酸ナトリウム … 245, 247
梅毒 … 136	有する多焦点眼内レンズの支給に関する	バルーン … 739
梅毒血清反応(STS)定性 … 491	基準 … 1598	バルーン拡張型人工生体弁セット … 1048
梅毒血清反応(STS)定量 … 491, 492	パクリタキセル … 626	バルーン拡張式冠動脈灌流型血管形成術用
梅毒血清反応(STS)半定量 … 491, 492	麦粒腫切開術 … 786	カテーテル … 1030
梅毒脂質抗原使用検査 … 449	バゴリニ線条試験 … 544	バルーン拡張式血管形成術用カテーテル
梅毒トレポネーマ抗体(FTA-ABS試験)	破傷風 … 177, 180, 182, 184, 185, 188	… 1030, 1034
定性 … 491	破傷風の予防注射 … 622	バルーン拡張式脳血管形成術用カテーテル
梅毒トレポネーマ抗体(FTA-ABS試験)	破水の診断 … 503	… 1034
半定量 … 491	端数計算 … 21	バルーン拡張式弁形成術用カテーテル … 1031
梅毒トレポネーマ抗体定性 … 491	端数処理 … 565, 567, 1521	バルーン型(Ⅰ) … 989
梅毒トレポネーマ抗体定量 … 491, 764	端数整理の要領 … 581	バルーンカテーテル … 1029
梅毒トレポネーマ抗体半定量 … 491, 764	バスケットワイヤーカテーテル … 828, 829, 843	バルーンチューブ … 1018
梅毒血清反応(STS)定性 … 492	バス染色 … 464	バルーン直腸カテーテル … 991
ハイドレアカプセル … 611	長谷川式知能評価スケール … 547	バルーン付肺動脈カテーテル挿入加算 … 528
肺内ガス分布 … 518	バセドウ甲状腺全摘(亜全摘)術 … 796	バルーン付ペーシング向け循環器用カテー
肺内シャント検査 … 518	パーソナリティインベントリー … 547	テル … 1023
肺内肺動脈統合術 … 811	バソプレシン … 626	バルーン内視鏡 … 554
排尿ケアチーム … 169, 321	発音,構音,話しことば等の障害 … 540	バルーン内視鏡加算
排尿自立支援加算 … 112, 169	発汗試験 … 536	… 555, 828, 829, 836, 837, 838
排尿自立支援加算の施設基準 … 1216	抜去切除術 … 820	バルーンポンピング用カテーテル … 1029
肺粘性抵抗測定 … 518	白血球 … 460	バルーンパンピング用バルーンカテーテル
肺嚢胞手術 … 800	白血球エステラーゼ … 458	… 1029

和文索引　ばる〜ひど　1779

バルーン閉塞下逆行性経静脈的塞栓術 …………………………… 827, 1450
破裂腸管縫合術 ………………… 834
ハロキサゾラム ………… 588, 1609
パロキセチン塩酸塩水和物 ……… 588
ハローベスト …………… 780, 1001
ハロペリドール ……… 245, 588, 611
ハロペリドールデカン酸エステル … 588
ハローペルビック牽引装置 ……… 780
パワー・ベクトル分析加算 ……… 540
反回神経麻痺 …………………… 793
半月状線ヘルニア ……………… 822
半月板切除術 …………………… 774
半月板損傷 ……………………… 774
半月板縫合術 …………………… 774
半固形栄養剤等 ………………… 420
バンコマイシン ………… 245, 247
バンコミンS注 ………………… 611
瘢痕拘縮形成手術 ……………… 767
半切（フィルム） ……………… 580
絆創膏 …………………………… 750
絆創膏牽引法 …………………… 740
絆創膏固定術 …………………… 713
絆創膏代 ……………………… 1616
ハンチントン病
……… 100, 118, 122, 123, 366, 389, 395, 466, 660
バンド ………………………… 1012
半導体レーザー用プローブ …… 1049
パントモグラフィー …………… 566
ハンナ型間質性膀胱炎手術 … 844, 1454
晩発性皮膚ポルフィリン症 …… 467
汎光凝固術 ……………………… 789
パンピング ……………………… 795
反復経頭蓋磁気刺激療法 …… 1635
反復睡眠潜時試験 ……………… 533
反復性肩関節脱臼 ……………… 775
汎副鼻腔根治手術 ……………… 792
汎副鼻腔手術 …………………… 791
半閉鎖式循環麻酔器による人工呼吸 … 732
汎網膜硝子体検査 ……………… 541
汎用型圧測定用プローブ ……… 1033
汎用ストップコックバルブ …… 442
汎用注射筒 ……………………… 442
汎用電気手術ユニット ………… 1025

ひ

脾 ………………………………… 834
非DEHP型 ……………… 440, 443
ビアペネム ……………………… 626
ヒアルロン酸 …………… 476, 479
ヒアルロン酸を用いた生理学的精子選択術
…………………………………… 1632
鼻咽腔止血法 …………………… 739
鼻咽腔線維腫手術 ……………… 792
鼻咽腔直達鏡検査 ……………… 552
鼻咽腔ファイバースコピー … 552, 553
鼻咽腔閉鎖術 …………………… 792
ビオチン ………………………… 611
ビオプテン顆粒 ………………… 610
脾温存 …………………………… 832
非開胸食道抜去術 ……………… 803
非開胸的心マッサージ ………… 733
鼻外前頭洞手術 ………………… 792
皮下植込型カテーテルアクセス … 617, 821
皮下グルコース測定用電極 …… 1045
皮下腫瘍摘出術 ………………… 766
皮下髄液貯溜槽留置術 ………… 780
皮下組織 ………………………… 764
皮下組織に至る褥瘡 …………… 713
皮下注射 ………………………… 616
非加熱血液凝固因子製剤の投与歴が明らかな者 …………………………… 493
光干渉断層血管撮影 …………… 542
光トポグラフィー ……… 530, 1574
光トポグラフィーの施設基準 … 1387
光ファイバオキシメトリー用カテーテル1047
ビカルタミド …………………… 611
皮下連続式グルコース測定 …… 529

皮下連続式グルコース測定の施設基準 … 1387
非観血的関節授動術 …………… 774
非観血的連続血圧測定 ………… 528
非感染性ぶどう膜炎 …………… 245
非還納性ヘルニア徒手整復法 … 721
鼻吸引 …………………………… 738
非吸収性人工鞍帯 …………… 1012
非吸収性ステープルライン補強材料 1019
非吸収性ヘルニア・胸壁・腹壁用補綴材1019
非吸収性縫合糸セット ……… 1021
非銀塩感熱記録式フィルム …… 580
非銀塩高安定ラミネート方式フィルム … 580
鼻腔・咽頭拭い液採取 ………… 560
鼻腔栄養 ……………… 742, 1060
鼻腔カテーテル ……………… 1000
鼻腔通気度検査 ………………… 539
鼻腔底形成 ……………………… 794
鼻腔内副木 …………… 1001, 1017
鼻腔粘膜焼灼術 ………………… 791
ピークフローメーター ………… 264
ヒグローム摘出術 ……………… 774
非外科的食道静脈瘤結さつセット … 1018
非血縁者間移植加算 …………… 866
非血管用ガイドワイヤ … 995, 996, 1038, 1050
非ケトーシス型高グリシン血症 … 467
鼻甲介切除術 …………………… 791
肥厚性皮膚骨膜症 ……………… 467
鼻孔プロテーゼ ……………… 1017
非固着性シリコンガーゼ … 441, 444, 1020
非固着性創傷被覆・保護材 … 445, 1020
腓骨筋腱腱鞘形成術 …………… 770
鼻骨骨折観血的手術 …………… 791
鼻骨骨折整復固定術 …………… 791
鼻骨骨折徒手整復術 …………… 791
鼻骨脱臼整復術 ………………… 791
鼻骨変形治癒骨折矯正術 ……… 791
鼻骨変形治癒骨折に対する矯正術 … 773
非コール形換気用気管チューブ … 993
膝関節骨壊死 …………………… 772
膝サポーター …………………… 744
非ジストロフィー性ミオトニー症候群 … 467
皮質下梗塞と白質脳症を伴う常染色体優性脳動脈症 ………………………… 467
皮質電極 ……………………… 1016
ピシバニール …………………… 717
比重 ……………………………… 458
鼻出血止血法 …………………… 739
非腫瘍性乳癌 …………………… 487
微小血管自動縫合器加算 ……… 869
非小細胞肺癌 …………… 468, 899
微小静脈の縫合 ………………… 869
微小栓子シグナル加算 ………… 523
鼻茸摘出術 ……………………… 791
微小変化型ネフローゼ症候群 … 725
比色法 …………………………… 475
鼻処置 …………………………… 738
非侵襲的血行動態モニタリング加算 877, 879
脾腎静脈吻合術 ………………… 821
ヒス束心電図 …………………… 518
ヒス束心電図加算 ……………… 518
ヒスタミンテスト ……………… 448
ヒスタミン法 …………………… 549
ヒスタログ刺激試験 …………… 549
ヒスチジン定性 ………………… 459
ヒスチジンの定量検査 ………… 488
ヒステロスコピー ……………… 556
ビスフォスフォネート療法 …… 483
ひずみ語音明瞭度検査 ………… 538
鼻性頭蓋内合併症手術 ………… 781
微生物核酸同定・定量検査 …… 506
微生物学的検査 ………………… 504
微生物学的検査判断料 ………… 514
微線維性コラーゲン …………… 1020
鼻前庭嚢胞摘出術 ……………… 791
鼻前庭の処置 …………………… 738
ビソプロロールフマル酸塩 …… 611
肥大型心筋症 …………………… 467
非対向2門照射 ………………… 886

ビタミンB_1 …………………… 476
ビタミンB_2 …………………… 476
ビタミンB_{12} ………………… 476
ビタミンC ……………………… 476
ビタミンD依存性くる病／骨軟化症 … 467
ビタミンD依存症I型 …………… 480
ビタミンK_2剤の治療選択 …… 483
ビタミンK欠乏症 ……………… 493
ビタミン剤 ……………… 592, 593, 621
鼻中隔矯正術 …………………… 791
鼻中隔血腫切開術 ……………… 791
鼻中隔骨折観血的手術 ………… 791
鼻中隔膿瘍切開術 ……………… 791
非中心循環系血管内カテーテル989, 990, 1036
非中心循環系血管内超音波カテーテル … 989
非中心循環系心血管用パッチ … 1019
非中心循環系人工血管 ……… 1037
非中心循環系先端トランスデューサ付カテーテル …………………… 1036, 1047
非中心循環系塞栓形成インプラントキット
…………………………………… 1036
非中心循環系塞栓除去用カテーテル
…………………………… 1034, 1035
非中心循環系動脈マイクロフロー用カテーテル ……………………………… 990
非中心循環系動脈用カテーテル … 988
非中心循環系バルーン拡張式血管形成術用カテーテル ……………………… 1034
非中心循環系閉塞術用血管内カテーテル1035
ビックレル氏手術 ……………… 836
ビッケンバッハ起立試験 ……… 448
ヒッチコック療法 ……………… 883
非定型抗精神病薬加算
……… 215, 218, 219, 221, 226, 229
ビデオヘッドインパルス検査 … 540
脾摘出術 ………………………… 834
非典型溶血性尿毒症症候群 …… 467
皮電図記録作成 ………………… 449
脾同時切除 ……………………… 832
尾動脈腺摘出術 ………………… 786
非特異性多発性小腸潰瘍症 …… 467
非特異的IgE定量 ……………… 502
非特異的IgE半定量 …………… 502
ヒト自家移植組織 …………… 1042
ヒト（自己）角膜輪部由来角膜上皮細胞シート ……………………………… 1043
ヒト（自己）口腔粘膜由来上皮細胞シート1043
ヒト（自己）軟骨由来組織 …… 1043
ヒト（自己）表皮由来細胞シート … 1043
ヒト絨毛性ゴナドトロピン（HCG）定性
……………………………… 481, 482
ヒト絨毛性ゴナドトロピン（HCG）定量
……………………………… 481, 482
ヒト絨毛性ゴナドトロピン（HCG）半定量 481
ヒト絨毛性ゴナドトロピン-βサブユニット ……………………………… 481, 482
ヒト絨毛性ゴナドトロピンβ分画定性 … 449
ヒト精巣上体蛋白4 …………… 485, 486
ヒト成長ホルモン剤 …… 414, 438, 1608
ヒトソマトメジンC製剤 … 414, 430, 438, 1608
ヒト体細胞加工製品 ………… 1043
ヒト体性幹細胞加工細胞加工製品 … 1043
ヒト胎盤性ラクトーゲン（HPL） … 481
ヒト脱灰骨基質使用吸収性骨再生用材料1013
ヒトトロンビン含有ゼラチン使用吸収性局所止血材 …………………… 1020
ヒトパルボウイルスB19 ……… 495
ヒトメタニューモウイルス抗原定性 491, 494
人免疫グロブリン ……………… 626
ヒト羊膜基質使用自家培養口腔粘膜上皮細胞移植術 ……………………… 788
ヒト羊膜基質使用ヒト（自己）口腔粘膜由来上皮細胞シート ……………… 1043
ヒト羊膜使用創傷被覆材 …… 1054
ヒト羊膜使用組織治癒促進用材料 … 1054
1人当たり夜勤時間数 ……… 1118
ヒドロキシエチルデンプン …… 626
ヒドロキシカルバミド ………… 611

ヒドロキシジン塩酸塩 588
ヒドロキシジンパモ酸塩 588
ヒドロクロロチアジド 611
ヒドロコルチゾンコハク酸エステルナトリウム 415,438,1609
ヒドロコルチゾンリン酸エステルナトリウム 626
ヒドロモルフォン塩酸塩製剤 438,1609
鼻内異物摘出術 791
鼻内篩骨洞根治手術 792
鼻内上顎洞根治手術 792
鼻内処置 738
鼻内蝶形洞根治手術 792
皮内テスト 449,550
皮内反応検査 550
皮内，皮下及び筋肉内注射 616
ヒナルゴンテスト 550
泌尿器科処置 735
泌尿器科用除去器具 1039
泌尿器がん 821
泌尿器用カテーテルイントロデューサキット 995,1050
泌尿器用カテーテル挿入・採尿キット 443,998
泌尿器用洗浄キット 443,998
ビペンペロン塩酸塩 588
皮膚 764
皮膚悪性腫瘍切除術 766,1434
皮膚悪性腫瘍センチネルリンパ節生検加算 766
皮膚移植 720
皮膚移植術 768,1434
皮膚科学的検査 546
皮膚拡張器 1039
皮膚光線療法 734
皮膚処置 734
皮膚科特定疾患指導管理料 256
皮膚科特定疾患指導管理料（Ⅰ）の対象疾患 1327,1525
皮膚科特定疾患指導管理料（Ⅱ）の対象疾患 1327,1525
皮膚科特定疾患指導管理料の対象疾患 257,1496
皮膚科特定疾患指導管理料の施設基準 1327
皮膚科軟膏処置 714,734
皮膚癌 892
皮膚灌流圧測定 519
皮膚筋炎 245,470,641,660
腓腹神経 786
鼻副鼻腔悪性腫瘍手術 791
鼻副鼻腔腫瘍摘出術 791
皮膚欠損用創傷被覆材 441,444,1019
皮膚腫瘍冷凍凝固摘出術 766
皮膚切開術 765
皮膚・組織系材料 1018
皮膚貼布試験 550
皮膚提供者の皮膚採取料 768
皮膚粘膜撮影料 448
皮膚のインピーダンス検査 449
皮膚の血管炎 899
皮膚剥削術 767
皮膚，皮下腫瘍摘出術 766
皮膚・皮下組織 764
皮膚，皮下，粘膜下血管腫摘出術 766
皮膚有毛部切除術 767
皮膚レーザー照射療法 735
ピペラシリンナトリウム 626
皮弁血流検査 519
皮弁作成術，移動術，切断術，遷延皮弁術 768
皮弁法 767
脾縫合術 834
非放射性キセノン脳血流動態検査 577
「被保険者証・被保険者手帳等の記号・番号」欄 1646
非ホジキンリンパ腫 487
びまん性型強皮症 499
びまん性汎気管支炎 652

びまん性汎細気管支炎 802
ビメキズマブ製剤 415,440,1609
ピモジド 588
百日咳 495,508
百日咳菌核酸検出 506
百日咳菌抗原定性 492,508
百日咳菌抗体 492
百日咳菌抗体定性 491
百日咳菌抗体半定量 491
百日咳菌・パラ百日咳菌核酸同時検出 506
180日超入院に係る保険外併用療養費 67
180日を超える入院に関する事項 1596
100分の50で算定する場合の端数処理 565
ヒューナー検査 461
ヒューマリンR注 622
ビュルガー病 660
ビュルゲル病 448
病衣貸与代 1616
病院の再診に関する基準 1594
病院の初診に関する基準 1591
病院の入院基本料等に関する施設基準 1089
病院の入院基本料の施設基準等 1089
描画テスト 547
評価療養 6,1566,1618
評価療養に関して支払を受けようとする場合の厚生労働大臣の定める基準 1579
美容形成 1616
標欠病院の取扱い 72
病原性大腸菌が疑われる患者 512
表在性食道悪性腫瘍光線力学療法 803
表在性食道がんの診断 553
標準型精神分析療法 682
標準型（フィルム） 580
標準言語性対連合学習検査 547
標準高次視知覚検査 547
標準高次動作性検査 547
標準語音聴力検査 538
標準失語症検査 547
標準失語症検査補助テスト 547
標準肢誘導 520
標準純音聴力検査 538
「標準食」 1061
標準注意検査法・標準意欲評価法 547
標準負担額 12
病巣内薬剤注入 616
ひょう疽手術 777
費用徴収する場合の手続 1616
病棟移動時の入院料 72
病棟運営計画書 1116
病棟の概念 1100
病棟薬剤業務実施加算 152
病棟薬剤業務実施加算1 112
病棟薬剤業務実施加算2 112
病棟薬剤業務実施加算の施設基準 1204
病棟薬剤業務日誌 154
表皮水疱症 428
病変検出支援プログラム加算 836
表面置換型人工股関節 1002,1011
表面麻酔 874
病理診断 896,981
病理診断管理加算 901
病理診断管理加算の施設基準 1480
病理診断に係る情報提供様式 897
病理診断に係る病理標本割合 1504
病理診断の施設基準 1479
病理診断・判断料 901
病理診断料 901
病理組織標本作製 554,898
病理判断料 902
病理標本作製料 898
病理標本のデジタル病理画像による病理診断の施設基準 1480
微粒子計数免疫凝集測定法 455
ビリルビン 458
ビリルビン負荷試験 549
ヒル 1001
鼻涙管ブジー法 738
鼻涙管ブジー法後薬液涙嚢洗浄 738

鼻涙管閉塞開放術 786
ピルシカイニド塩酸塩 611,626
ピルジカイニド塩酸塩 247
ヒルシュスプルング病 185,529,619
ビルトラルセン製剤 440,1609
ピルビン酸キナーゼ 476
ピルメノール 247
ピロニック 490
ピン 1014
頻回に喀痰吸引・排出を実施している状態 100,1597
頻回に輸血を行う場合 861,863
頻回訪問加算 371
貧血 136,877
貧血食 259,404,1058,1059

ふ

ファイバースコピー検査を連続的に行った場合 552
ファイファー症候群 467
ファクシミリにより処方内容をあらかじめ電送 598
ファクシミリ又は電子メール等による再診 50
ファブリ病 467
ファモチジン 611
ファロー四徴症 418
ファロー四徴症手術 812
ファンコニ貧血 467
不安定狭心症 806,808
フィッシャー症候群 501
フィッシュバーグ 549
フィブリノゲン定量 465
フィブリノゲン半定量 465
フィブリン・フィブリノゲン分解産物（FDP）定性 465
フィブリン・フィブリノゲン分解産物（FDP）定量 465
フィブリン・フィブリノゲン分解産物（FDP）（尿） 458
フィブリン・フィブリノゲン分解産物（FDP）半定量 465
フィブリンモノマー複合体 465
フィブリンモノマー複合体定性 465
フィラデルフィア染色体陽性急性リンパ性白血病 466
フィルム及びその材料価格 580
フィルム・チューブドレーン 994
フィルムに係る取扱い 580
フィルムの返却時の郵送代 1616
フィンゼン灯 734
風棘手術 777
風疹ウイルス 493,495
封入体筋炎 741
封入体結膜炎 494
フェアストン錠 611
フェニトイン・フェノバルビタール配合剤 1609
フェニール・アラニン又はヒスチジンの定量検査 488
フェニールケトン体 459
フェニルケトン尿症 467
フェニールケトン尿症食 259,404,1058,1059
フェノバルビタール 588,1609
フェノール 884
フェリチン定量 476
フェリチン半定量 476
フェンタニル 1609
フェンタニルクエン酸塩 438,1608,1609
フォースプレート分析 540
フォルテオ皮下注キット600μg 622
フォンタン手術 813
フォンテイン分類 727
不可逆電気穿孔法 1635
負荷検査 548
負荷検査加算 525
負荷試験等 49
負荷心エコー法 523
負荷心電図検査 520

負荷心肺機能検査 … 521	腹腔鏡下膵頭部腫瘍切除術 … 832,1452,1465	副甲状腺機能亢進症に対するパルス療法施行時 … 264
負荷測定加算 … 543	腹腔鏡下精索静脈瘤手術 … 846	副甲状腺機能亢進症により副甲状腺摘除を行った患者 … 264
負荷調節検査 … 543	腹腔鏡下全結腸・直腸切除嚢肛門吻合術 … 836	副甲状腺(上皮小体)悪性腫瘍手術 … 796
賦活検査加算 … 529	腹腔鏡下仙骨腟固定術 … 849,1456,1466	副甲状腺(上皮小体)腺腫過形成手術 … 796
不完全型房室中隔欠損症手術 … 812	腹腔鏡下センチネルリンパ節生検 … 1635	副甲状腺(上皮小体)腺腫過形成手術後 … 483
不規則抗体 … 490,863	腹腔鏡下先天性巨大結腸症手術 … 838	副甲状腺(上皮小体)全摘術 … 796
不規則抗体検査 … 861	腹腔鏡下前立腺悪性腫瘍手術 … 848,1455	副甲状腺(上皮小体)摘出術 … 796
腹圧性尿失禁 … 846	腹腔鏡下総胆管拡張症手術 … 827,1464	副甲状腺に対する局所注入 … 717
副咽頭間隙悪性腫瘍摘出術 … 792	腹腔鏡下造腟術 … 848	副甲状腺に対する局所注入の診療料を算定するための施設基準 … 1428
副咽頭間隙腫瘍摘出術 … 792	腹腔鏡下鼠径ヘルニア手術 … 835	副甲状腺負荷試験 … 548
複数椎間板加算 … 778	腹腔鏡下大網,腸間膜,後腹膜腫瘍摘出術 … 823	副甲状腺ホルモン … 481,549
腹会陰,腹仙骨式 … 840	腹腔鏡下多囊胞性卵巣焼灼術 … 851	副甲状腺ホルモン関連蛋白 … 481,483
伏臥位で麻酔が行われる場合 … 876	腹腔鏡下胆管切開結石摘出術 … 827	副甲状腺ホルモン関連蛋白Ｃ端フラグメント … 481,483
腹臥位療法加算 … 731	腹腔鏡下胆道閉鎖症手術 … 828,1451	複合組織移植術 … 754,768
腹腔鏡下胃局所切除術 … 824	腹腔鏡下胆嚢悪性腫瘍手術 … 827,1450	複合損傷 … 648
腹腔鏡下胃,十二指腸潰瘍穿孔縫合術 … 823	腹腔鏡下胆嚢摘出術 … 827	複合体抗体 … 498
腹腔鏡下胃縮小術 … 825,1450	腹腔鏡下腟断端挙上術 … 1466	複雑心奇形手術 … 811
腹腔鏡下移植用腎採取術 … 842	腹腔鏡下腟式子宮全摘術 … 849,1466	複耳(介)切除術 … 789
腹腔鏡下胃切除術 … 825,1449,1463	腹腔鏡下腟断端挙上術 … 848	副腎 … 840
腹腔鏡下胃全摘術 … 825,1450,1464	腹腔鏡下虫垂切除術 … 835	副腎悪性腫瘍手術 … 840
腹腔鏡下胃吻合術 … 826	腹腔鏡下腸回転異常症手術 … 838	副腎がん … 889
腹腔鏡下胃吊り上げ固定術(胃下垂症手術),胃捻転症手術 … 824	腹腔鏡下腸管癒着剥離術 … 834	副神経ブロック … 883
腹腔鏡下胃瘻造設術 … 826	腹腔鏡下腸重積症整復術 … 834	副腎腫瘍摘出術 … 840
腹腔鏡下横隔膜電極植込術 … 805	腹腔鏡下腸閉鎖症手術 … 838	副腎腫瘍ラジオ波焼灼療法 … 840,1453
腹腔鏡下肝切除術 … 830,1451,1464	腹腔鏡下腸瘻,虫垂瘻造設術 … 837	副腎静脈サンプリング … 559
腹腔鏡下肝嚢胞切開術 … 829	腹腔鏡下直腸切除・切断術 … 839,1465	副腎摘出術 … 840
腹腔鏡下逆流防止弁付加結腸瘻造設術 … 837	腹腔鏡下直腸脱手術 … 839	副腎白質ジストロフィー … 100,118,122,123,366,389,395,467,660
腹腔鏡下結腸悪性腫瘍切除術 … 835,1465	腹腔鏡下停留精巣内精巣動静脈結紮術 … 846	副腎皮質刺激ホルモン … 481,548
腹腔鏡下結腸切除術 … 835	腹腔鏡下内精巣静脈結紮術 … 846	副腎皮質刺激ホルモン不応症 … 467
腹腔鏡下広靱帯内腫瘍摘出術 … 849	腹腔鏡下尿管悪性腫瘍手術 … 841,1454	副腎皮質負荷試験 … 548
腹腔鏡下骨盤内臓全摘術 … 823	腹腔鏡下尿失禁手術 … 846	副腎皮質ホルモン剤と免疫抑制剤の併用 … 612
腹腔鏡下鎖肛手術 … 840	腹腔鏡下尿膜管摘出術 … 844	副腎部分切除術 … 840
腹腔鏡下子宮悪性腫瘍手術 … 849,1456,1467	腹腔鏡下汎発性腹膜炎手術 … 823	腹水採取 … 559
腹腔鏡下子宮筋腫摘出(核出)術 … 849	腹腔鏡下脾固定術 … 834	腹水シャントバルブ … 1021
腹腔鏡下子宮腟上部切断術 … 849	腹腔鏡下脾摘出術 … 834	腹水濃縮器 … 1000
腹腔鏡下子宮内膜症病巣除去術 … 849	腹腔鏡下腹腔内停留精巣陰嚢内固定術 … 846	腹水濾過器 … 1000
腹腔鏡下子宮瘢痕部修復術 … 850,1456	腹腔鏡下副腎悪性腫瘍手術 … 840	腹水濾過濃縮再静注法 … 822
腹腔鏡下試験開腹術 … 823	腹腔鏡下副腎髄質腫瘍摘出術 … 840	複数科受診時の初診料 … 38
腹腔鏡下試験切除術 … 823	腹腔鏡下副腎摘出手術 … 1465	複数手術に係る費用の特例 … 756
腹腔鏡下十二指腸局所切除術 … 824,1449	腹腔鏡下副腎摘出術 … 840	複数神経加算 … 534
腹腔鏡下小切開後腹膜悪性腫瘍手術 … 867	腹腔鏡下噴門形成術 … 827	複数椎間板加算 … 778
腹腔鏡下小切開後腹膜腫瘍摘出術 … 823	腹腔鏡下噴門側胃切除術 … 825,1449,1463	複数縫合加算 … 770
腹腔鏡下小切開後腹膜リンパ節群郭清術 … 822	腹腔鏡下ヘルニア手術 … 822	複数名精神科訪問看護・指導加算 … 392,693
腹腔鏡下小切開骨盤内リンパ節群郭清術 … 821,1448	腹腔鏡下膀胱悪性腫瘍手術 … 844,1454,1466	複数名訪問看護・指導加算 … 386,388,391
腹腔鏡下小切開後腹膜悪性腫瘍手術 … 1449	腹腔鏡下膀胱脱手術 … 844	複数名訪問看護・指導加算に係る厚生労働大臣が定める者及び厚生労働大臣が定める場合 … 1372
腹腔鏡下小切開後腹膜腫瘍摘出術 … 1449	腹腔鏡下膀胱内手術 … 845	複数メニューの選択 … 1061
腹腔鏡下小切開後腹膜リンパ節群郭清術 … 1449	腹腔鏡下膀胱尿管逆流手術 … 845,1454	輻輳近点検査 … 544
腹腔鏡下小切開腎摘出術 … 841,1453	腹腔鏡下膀胱部分切除術 … 844	輻輳検査 … 544
腹腔鏡下小切開腎(尿管)悪性腫瘍手術 … 841,1453	腹腔鏡下幽門形成術 … 827	腹帯代 … 1616
腹腔鏡下小切開腎部分切除術 … 841,1453	腹腔鏡下卵管形成術 … 852	腹直筋離開 … 822
腹腔鏡下小切開前立腺悪性腫瘍手術 … 848,1455	腹腔鏡下リンパ節群郭清術 … 821,1448	副伝導路切断術 … 813
腹腔鏡下小切開尿管腫瘍切除術 … 843,1454	腹腔胸腔用カテーテルイントロデューサキット … 994,1022	副鼻腔 … 792
腹腔鏡下小切開副腎摘出術 … 840,1453	腹腔鏡検査 … 556	副鼻腔炎 … 495
腹腔鏡下小切開膀胱悪性腫瘍手術 … 844,1454	腹腔鏡を用いた手術 … 876	副鼻腔炎術後後出血止血法 … 792
腹腔鏡下小切開膀胱腫瘍手術 … 844,1454	腹腔シャントバルブ … 1021	副鼻腔炎治療用カテーテル … 739,1000
腹腔鏡下小切除術 … 834	腹腔静脈シャント … 1021	副鼻腔自然口開窓術 … 791
腹腔鏡下食道アカラシア形成手術 … 804	腹腔静脈シャントバルブキット … 1021	副鼻腔自然口開大処置 … 739
腹腔鏡下食道下部迷走神経切断術 … 826	腹腔・静脈シャントバルブ設置術 … 822	副鼻腔手術後の処置 … 739
腹腔鏡下食道下部迷走神経選択的切除術 … 826	腹腔静脈シャント用静脈側交換カテーテル … 1021	副鼻腔手術用骨軟部組織切除機器加算 … 868
腹腔鏡下食道憩室切除術 … 803	腹腔静脈シャント用腹腔側交換カテーテル … 1021	副鼻腔手術用内視鏡加算 … 868
腹腔鏡下食道静脈瘤手術 … 804	腹腔神経叢ブロック … 883	副鼻腔洗浄に伴う単なる鼻処置 … 739
腹腔鏡下食道裂孔ヘルニア手術 … 805	腹腔穿刺 … 717	副鼻腔洗浄又は吸引 … 739
腹腔鏡下腎悪性腫瘍手術 … 841,1454	腹腔ドレナージ … 718	副鼻腔単洞手術 … 791
腹腔鏡下腎盂形成手術 … 842,1465	腹腔内大量出血 … 819	副鼻腔注入 … 615
腹腔鏡下人工肛門造設術 … 837	腹腔内停留精巣陰嚢内固定術 … 846	副鼻腔入口部ファイバースコピー … 552,553
腹腔鏡下人工肛門閉鎖術 … 838	腹腔内軟部腫瘍 … 823	腹部 … 822
腹腔鏡下腎摘出術 … 841	腹腔膿瘍手術 … 823	腹部開放創 … 716
腹腔鏡下腎(尿管)悪性腫瘍手術 … 841	腹腔膿瘍ドレナージ術 … 823	腹部開放創用局所陰圧閉鎖キット … 1051
腹腔鏡下腎嚢胞切除縮小術 … 841	腹腔ファイバースコピー … 556	腹部開放創用ドレッシングキット … 1051
腹腔鏡下腎嚢胞切開術 … 841	副睾丸炎 … 495	腹部大動脈用ステントグラフト … 1040
腹腔鏡下腎部分切除術 … 841	腹腔鏡下連続携行式腹膜灌流用カテーテル腹腔内留置術 … 822	腹壁 … 822
腹腔鏡下膵腫瘍摘出術 … 832,1452	副甲状腺 … 796	
腹腔鏡下膵体尾部腫瘍切除術 … 832,1464	副甲状腺機能亢進症 … 483	
腹腔鏡下膵中央切除術 … 832,1452		

腹壁外腸管前置術 ………………… 837	フルオロウラシル ………………… 626	プロペリシアジン ………………… 588
腹壁子宮瘻手術 …………………… 850	フルコナゾール …………………… 626	フローボリュームカーブ ………… 518
腹壁腫瘍摘出術 …………………… 822	フルジアゼパム ……………… 588,1609	ブロマゼパム ………………… 588,1609
腹壁膿瘍切開術 …………………… 822	ブルセラ抗体定性 ………………… 492	ブロムペリドール …………… 245,588
腹壁破裂 …………………………… 185	ブルセラ抗体半定量 ……………… 492	ブロムワレリル尿素検出検査 …… 449
腹壁瘢痕ヘルニア ………………… 822	フルタゾラム ……………………… 588	ブロモクリプチン負荷 …………… 548
腹壁瘻手術 ………………………… 822	フルダラビンリン酸エステル …… 611	ブロモバレリル尿素 ……………… 588
複方オキシコドン製剤 ……… 438,1608	フルトプラゼパム ………………… 588	プロラクチン ………………… 481,548
複合カルボキシラーゼ欠損症 …… 467	ブルドン抹消検査 ………………… 547	「分画」と記されている検査 …… 449
副木 ……………………… 1000,1001,1017	フルニトラゼパム …………… 588,1609	分割指示に係る処方箋 ………… 1573
副木固定 …………………………… 712	フルフェナジンデカン酸エステル … 588	粉砕骨折 …………………………… 868
腹膜 ………………………………… 822	フルフェナジンマレイン酸塩 …… 588	分枝血管を選択的に造影撮影 …… 567
腹膜炎手術 ………………………… 823	フルボキサミンマレイン酸塩 …… 588	分染法加算 ………………………… 468
腹膜炎の疑い ……………………… 417	フルラゼパム塩酸塩 ………… 588,1609	分層植皮術 ………………………… 767
腹膜灌流 …………………………… 729	フルルビプロフェンアキセチル製剤 438,1608	分泌物の細菌顕微鏡検査 ………… 504
腹膜灌流液注排用チューブ及び関連用具セット ……………………… 441,1000	プレアルブミン …………………… 502	分娩監視装置による諸検査 ……… 526
腹膜灌流に関する指導管理 ……… 417	フレカイニド ……………………… 247	糞便検査 …………………………… 460
腹膜灌流用回路及び関連用具セット 441,1000	フレカイニド酢酸塩 ……………… 611	分娩時頸部切開術 ………………… 852
腹膜灌流用カテーテルアダプタ … 441	ブレクスピプラゾール …………… 588	分娩時鈍性頸管拡張法 …………… 737
腹膜灌流用カテーテル腹腔内留置術 … 822	プレグナンジオール ……………… 481	糞便中脂質 ………………………… 460
は行 腹膜灌流用チューブセット …… 441,1000	プレグナントリオール …………… 481	糞便中の細菌、原虫検査 ………… 460
腹膜透析液交換セット ……… 440,441,1000	プレグランディン腟坐剤 ………… 603	糞便中ヘモグロビン ……………… 460
腹膜透析用カテーテル ………… 1000	プレジェット・チューブ ……… 1019	糞便中ヘモグロビン及びトランスフェリン定性・定量 ………………… 460
腹膜透析用接続チューブ ……… 1000	プレセペシン定量 …………… 476,480	糞便中ヘモグロビン定性 ………… 460
福山型先天性筋ジストロフィー … 466	プレート ………………………… 1006	糞便塗抹顕微鏡検査 ……………… 460
腐骨摘出術 ………………………… 771	プレドニゾロン …………………… 611	糞便微生物叢移植 ……………… 1635
婦人科材料等液状化検体細胞診加算 … 900	プレミルク ……………………… 1060	分娩前のBMIが35以上の初産婦 … 149
婦人科特定疾患治療管理料 ……… 274	フレンツェル眼鏡下における頭位眼振 … 540	分娩麻痺 …………………………… 252
婦人科特定疾患治療管理料の施設基準 … 1328	プロカインアミド ………………… 247	分娩誘発法 ………………………… 737
ブスルファン ……………………… 611	プロカテロール塩酸塩水和物 …… 611	噴霧吸入剤 …………………… 585,593
不整脈 …………… 135,244,245,879,1523	プロカルシトニン(PCT)定量 … 476,480	噴門形成術 ………………………… 827
不整脈手術 ……………………… 813,1444	プロカルシトニン(PCT)半定量 … 476	噴門側胃切除術 …………………… 825
不整脈手術の注1に規定する対象患者 … 1468	プロキシフィリン・エフェドリン配合剤 1609	分離肺換気及び高頻度換気法が併施される麻酔 ……………………………… 876
不整脈用剤 …………………… 245,327	プログラム医療機器等指導管理料 … 324	分離肺換気による麻酔 …………… 876
不全流産 …………………………… 853	プログラム医療機器等指導管理料の施設基準 …………………………… 1357	
ブタ心臓弁 ……………………… 1024	プログラム式植込み型輸液ポンプ 1022	**へ**
2つ目の診療科 ……………… 33,46,56	プログラム付きシリンジポンプ … 431	ヘアリー細胞白血病 ……………… 424
縁取り空胞を伴う遠位型ミオパチー … 467	プロクロルペラジン製剤 …… 438,1608	ベアリング ……………………… 1009
ブチルスコポラミン臭化物製剤 … 438,1608	プロクロルペラジンマレイン酸塩 … 588	平均在院日数 …………………… 1101
不対神経節ブロック ……………… 883	プロゲステロン …………………… 481	平均在院日数の計算対象としない患者 … 1306
ブドウ球菌メチシリン耐性遺伝子検出 … 506	プロコラーゲン-Ⅲ-ペプチド …… 476	平均在院日数の算定方法 ……… 1119
不同視 ……………………………… 542	フローサイトメトリー法 …… 460,468	平均入院患者数の計算方法 …… 1520
ブドウ糖 …………………………… 626	プロジェステロンレセプター …… 898	平均夜勤時間数 ………………… 1102
ぶどう膜 …………………………… 788	プロスタグランジンI₂製剤 … 379,438,1608	平衡機能検査 ……………………… 540
不妊症 …………… 275,277,475,484,859,860	プロスタグランジンI₂製剤の投与等 … 427	平衡障害 …………………………… 540
フーバー針 …………………… 440,442	プロスタグランジンE主要代謝物(尿) … 458	閉鎖孔ヘルニア …………………… 822
ブプレノルフィン塩酸塩 ……… 1609	プロスタンディン点滴静注用 …… 622	閉鎖骨導試験 ……………………… 538
ブプレノルフィン製剤 ……… 438,1608	プロスティッグ視知覚発達検査 … 547	閉鎖式僧帽弁交連切開術 ………… 810
部分肺静脈還流異常 ……………… 812	プロステートヘルスインデックス … 485,486	閉鎖式保育器 ……………………… 344
不飽和鉄結合能 ……………… 475,476	プロスマブ製剤 ……………… 415,440,1609	閉鎖循環式全身麻酔 … 302,303,753,876,877,880
フマル酸クエチアピン …………… 611	フロセマイド負荷 ………………… 549	閉鎖循環式全身麻酔が困難な患者 1470,1502
浮遊耳石置換法 …………………… 540	フロセミド …………………… 611,626	閉鎖循環式全身麻酔装置による人工呼吸 … 731
フュージョンイメージング加算 772,798,802,823,830,841	フローセンサー型 ………………… 991	閉鎖症手術 ………………………… 790
ブラウ症候群 ……………………… 467	フローダイレクト ………………… 990	閉鎖神経切除術 …………………… 786
ブラウン吻合 ……………………… 826	ブロダルマブ製剤 …………… 414,438,1609	閉鎖神経ブロック ………………… 883
プラスチックギプス ……………… 743	ブロチゾラム ………………… 588,1609	閉鎖性黄疸食 …………………… 1060
プラスマローゲン合成酵素欠損症 … 467	ブロッケンブロー ………………… 518	「併設医療機関」 ……………… 1559
プラスミノゲン活性 ……………… 465	ブロッケンブロー加算 …………… 518	併設保険医療機関以外の保険医療機関の療養に関する事項 ………………… 915
プラスミノゲン抗原 ……………… 465	プロテインC活性 ………………… 465	併設保険医療機関の療養に関する事項 … 912
プラスミン ………………………… 465	プロテインC抗原 ………………… 465	閉塞性黄疸 ………………………… 828
プラスミンインヒビター ………… 465	プロテインS活性 ………………… 465	閉塞性細気管支炎 ………………… 802
プラスミン活性 …………………… 465	プロテインS抗原 ………………… 465	閉塞性睡眠時無呼吸症候群 ……… 555
プラスミン・プラスミンインヒビター複合体(PIC) ………………………… 465	プロテーゼ …………………… 745,1017	閉塞性動脈硬化症 ………… 267,522,725
プラゼパム ……………………… 1609	プロトロンビン時間 ……………… 465	ベイリー発達検査 ………………… 547
プラダー・ウィリ症候群 ………… 467	プロトロンビンフラグメントF1+2 … 465	ヘガール …………………………… 737
ブラッシング ……………………… 765	プロトンポンプ・インヒビター(PPI) … 604	壁側・臓側胸膜全切除 …………… 801
ブラッドアクセス用留置カテーテル 619,999	プロトンポンプ阻害剤 ……… 438,1608	ペグセタコプラン製剤 …… 415,440,1609
ブラロック手術 …………………… 811	プロナンセリン …………………… 588	ベクトル心電図 …………………… 520
フランドルテープ ………………… 609	プロパフェノン …………………… 247	ペグバリアーゼ製剤 …… 415,440,1609
フランドルテープ等の冠血管拡張剤を貼付した場合 ……………………… 712	プロピオン酸血症 ………………… 467	ペグビソマント製剤 …… 414,438,1608
プランルカスト水和物 …………… 611	プロピオン酸血症食 ………… 259,404	ベクロニウム臭化物 ……………… 626
プリオン病 ……… 100,118,122,123,366,389,395,467,660	プローブ型共焦点レーザー顕微内視鏡による胃上皮性病変の診断 …… 1635	ベースプレート ………………… 1009
プリズムを用いた遮閉試験(交代遮閉試験)	プローブ型顕微鏡 ………………… 558	ペースメーカー …………… 261,1022
	プロプラノロール負荷 …………… 548	ペースメーカー移植術 …… 814,1445

は行

ペースメーカー交換術 …………… 814,1445
ペースメーカ・除細動器リード抜去キット
　………………………………… 1035,1046
ペースメーカ用カテーテル電極 ……… 1023
ペースメーカ用心臓植込ワイヤ ……… 1024
ベスレムミオパチー ………………… 467
ベセスダ分類がASC-USと判定された患者 …………………………………… 506
ベタメタゾンリン酸エステルナトリウム製剤 ……………………………… 438,1608
ベーチェット病 ……………… 245,615,660
ベッカー型筋ジストロフィー及び家族性アミロイドーシス ………………… 466
「別記　殿」欄 ……………………… 1641
ペッサリー …………………………… 737
ベッセルシーリングシステム ………… 868
ヘッドアップティルト試験 …………… 528
ヘッドアップティルト試験の施設基準 …1387
ベドリズマブ製剤 …………… 415,440,1609
ヘパトグラム ………………………… 551
ヘパリン ……………………………… 476
ヘパリンカルシウム ……… 414,438,626,1609
ヘパリン使用一時留置型人工血管 …… 1037
ヘパリン使用医薬品投与血管造影用カテーテル ………………………… 989,990
ヘパリン使用ガイディング用血管内カテーテル ……………………………… 1032
ヘパリン使用カテーテルイントロデューサ ……………………………………… 987
ヘパリン使用冠状静脈洞カニューレ … 1027
ヘパリン使用冠動脈用カニューレ …… 1027
ヘパリン使用冠動脈灌流用カテーテル ·1035
ヘパリン使用胸部排液用チューブ … 993,994
ヘパリン使用緊急時ブラッドアクセス留置用カテーテル ……………………… 999
ヘパリン使用経皮的心肺補助システム ·1054
ヘパリン使用血管向け灌流用カテーテル1035
ヘパリン使用血管用カテーテルガイドワイヤ ………………………………… 990,1050
ヘパリン使用血管用ステントグラフト ·1049
ヘパリン使用サーモダイリューション用カテーテル ……………………………… 988
ヘパリン使用酸素飽和度モニタ付サーモダイリューション用カテーテル ……… 988
ヘパリン使用静脈カニューレ ………… 1027
ヘパリン使用静脈用カテーテルイントロデューサキット ……………………… 987
ヘパリン使用人工血管 ……………… 1037
ヘパリン使用人工心肺回路用血液フィルタ ……………………………………… 1028
ヘパリン使用人工心肺回路システム
　………………………………… 1026,1028
ヘパリン使用人工心肺用除泡器 ……… 1028
ヘパリン使用人工心肺用貯血槽 ……… 1028
ヘパリン使用人工心肺用熱交換器 …… 1028
ヘパリン使用人工心肺用ライン内血液ガスセンサ ……………………………… 1028
ヘパリン使用心室カニューレ ………… 1027
ヘパリン使用心臓・中心循環系用カテーテルガイドワイヤ ……………… 990,1050
ヘパリン使用心臓用カテーテル型電極
　………………………………… 988,1023
ヘパリン使用創部用ドレナージキット
　………………………………… 993,994
ヘパリン使用体外式ペースメーカ用心臓電極 ……………………………… 1023,1024
ヘパリン使用体外式膜型人工肺 …… 1026
ヘパリン使用体外循環用血液学的パラメータモニタ向け測定セル ………… 1028
ヘパリン使用大静脈カニューレ ……… 1027
ヘパリン使用大腿動静脈カニューレ … 1027
ヘパリン使用大動脈カニューレ ……… 1027
ヘパリン使用単回使用遠心ポンプ …… 1026
ヘパリン使用単回使用人工心肺用除泡器1028
ヘパリン使用単回使用人工心肺用熱交換器 ……………………………………… 1028
ヘパリン使用中心循環系ステントグラフト ……………………………………… 1049

ヘパリン使用中心循環系先端トランスデューサ付カテーテル ………… 990,1036
ヘパリン使用中心循環系動脈カニューレ ……………………………………… 1027
ヘパリン使用中心静脈用カテーテル … 992
ヘパリン使用中心静脈用カテーテルイントロデューサキット ………………… 992
ヘパリン使用動脈カニューレ ………… 1027
ヘパリン使用排液用チューブ …… 993,994
ヘパリン使用バルーン付ペーシング向け循環器用カテーテル ………………… 1023
ヘパリン使用非中心循環系人工血管 … 1037
ヘパリン使用補助循環装置用遠心ポンプ1026
ヘパリン使用末梢静脈挿入式中心静脈用カテーテル ……………………………… 992
ヘパリン使用涙液・涙道シリコーンチューブ ……………………………………… 992
ヘパリン抵抗試験 …………………… 465
ヘパリンナトリウム ………………… 626
ヘパリンの血中濃度測定 …………… 478
ヘパリン負荷 ………………………… 480
ヘパリン類似物質 …………………… 611
ペプシド ……………………………… 609
ペプチド由来吸収性局所止血材 ……… 1053
ベプリジル塩酸塩 …………………… 247
ペミガチニブ経口投与療法 ………… 1636
ペメトレキセドナトリウム水和物 …… 626
ペメトレキセドナトリウムヘミペンタ水和物 ……………………………………… 626
ヘモグロビンA1c ………………… 463,477
ヘモグロビンF ……………………… 463
ヘモグロビン検査 …………………… 460
ヘモダイアフィルター ……………… 998
ヘモフィルス・インフルエンザb型(Hib)抗原定性（尿・髄液） …………… 491
ヘモフィルター ……………………… 998
ヘモペキシン ………………………… 502
ペモリン ………………………… 588,1609
ベラグルセラーゼ　アルファ製剤 ·440,1609
ベラパミル塩酸塩 …………………… 611
ヘラー法 ……………………………… 740
ヘリコバクター・ピロリ核酸及びクラリスロマイシン耐性遺伝子検出 ……… 506
ヘリコバクター・ピロリ感染の診断及び治療に関する取扱い ………………… 488
ヘリコバクター・ピロリ感染の診断および治療の手順 …………………………… 489
ヘリコバクター・ピロリ抗原定性 · 491,494
ヘリコバクター・ピロリ抗体 …… 491,493
ヘリコバクター・ピロリ抗体定性・半定量 ………………………………… 491,492
ペリシット錠 ………………………… 603
ペリー症候群 ………………………… 467
ベリムマブ製剤 ……………… 414,438,615,1609
ペルオキシソーム形成異常症 ………… 467
ペルオキシソームβ酸化系酵素欠損症 … 467
ペルオキシダーゼ染色 ……………… 464
ペルテス病 …………………………… 273
ヘルニア ……………………………… 822
ヘルニア修復・胸壁補強用 ………… 1018
ヘルニア手術 ………………………… 822
ヘルニア徒手整復法 ………………… 721
ペルフェナジン ……………………… 588
ペルフェナジンフェンジゾ酸塩 ……… 588
ペルフェナジンマレイン酸塩 ………… 588
ヘルペスウイルス ……………… 493,495
ヘルペスウイルスの型別確認 ……… 495
ペロスピロン塩酸塩 ……………… 588,611
ベロック止血法 ……………………… 739
弁拡張向けカテーテル用ガイドワイヤ及びスタイレット ……………………… 991
弁拡張用カテーテル ………………… 1030
弁拡張用カテーテル用ガイドワイヤー… 991
変換眼振検査 ………………………… 540
変形外鼻手術 ………………………… 791
変形機械矯正術 ………………… 741,777
変形矯正用患者適合型プレート …… 1006

変形性股関節症 ………………… 769,776
弁形成術 ………………………… 809,812
変形性膝関節症 ……… 266,744,772,786
弁形成リング ………………………… 1025
変形治癒骨折 ………………………… 787
変形治癒骨折矯正手術 ……………… 772
便失禁 ………………………………… 427
ベンジルペニシリンカリウム ………… 626
片頭痛 ………………………………… 247
片側型人工膝関節 …………………… 1011
片側側方リンパ節郭清加算 ………… 839
片側置換型脛骨用人工膝関節 ……… 1011
ベンゾジアゼピン受容体作動薬 ……… 587
ベンゾジアゼピン受容体作動薬一覧 … 591
ベンダーゲシュタルトテスト ………… 547
ペンタサ錠 …………………………… 603
ペンタサ注腸 ………………………… 603
弁置換術 ……………………………… 809
胼胝処置 ……………………………… 735
胼胝切除術 …………………………… 766
弁付きグラフト ……………………… 1024
扁桃 …………………………………… 792
扁桃周囲炎 …………………………… 739
扁桃周囲炎又は扁桃周囲膿瘍における試験穿刺 …………………………………… 557
扁桃周囲膿瘍 ………………………… 739
扁桃周囲膿瘍切開術 ………………… 792
扁桃周囲膿瘍穿刺 …………………… 739
扁桃除去 ……………………………… 792
扁桃処置 ……………………………… 739
扁桃マッサージ法 …………………… 540
ベントカテーテル …………………… 1026
ペントシジン ……………………… 476,478
ペントバルビタールカルシウム ……… 588
ベントン視覚記銘検査 ……………… 547
扁平上皮癌関連抗原 ………………… 484
扁平足コルセット …………………… 744
偏平苔癬 ……………………………… 257
扁平母斑 ……………………………… 735
弁膜症 ………………………………… 879
ベンラファキシン塩酸塩 …………… 588
ベンラリズマブ製剤 ………… 415,440,1609
弁輪拡大術を伴う大動脈弁置換術 …… 810

ほ

ボアリー氏手術 ……………………… 845
包括的支援加算 ……………………… 371
包括的支援マネジメント　導入基準 …349
包括的排尿ケア ……………………… 321
包括点数に係る出来高算定 …………… 88
包茎手術 ……………………………… 846
乏血運動負荷テスト ………………… 536
膀胱 …………………………………… 843
膀胱悪性腫瘍手術 …………………… 844
膀胱温の測定 ………………………… 528
抱合型ビリルビン …………………… 475
膀胱癌 ………………………… 469,485
膀胱がん関連遺伝子検査 …………… 469
方向感機能検査 ……………………… 538
膀胱癌再発の診断 …………………… 485
膀胱憩室切除術 ……………………… 844
膀胱頸部形成術 …………………… 846,1455
膀胱頸部硬化症 ……………………… 420
膀胱結石，異物摘出術 ……………… 843
膀胱高位切開術 ……………………… 843
膀胱後腫瘍摘出術 …………………… 844
縫合糸 …………………………… 750,1021
膀胱子宮瘻閉鎖術 …………………… 845
縫合糸代 ……………………………… 1617
膀胱周囲膿瘍切開術 ………………… 843
膀胱腫瘍摘出術 ……………………… 844
膀胱水圧拡張術 …………………… 844,1454
膀胱穿刺 ……………………………… 735
膀胱洗浄 ……………………………… 736
芳香族L-アミノ酸脱炭酸酵素欠損症… 467
膀胱脱手術 …………………………… 844
膀胱単純摘除術 ……………………… 844
膀胱腟瘻閉鎖術 ……………………… 845

膀胱腸裂閉鎖術 …………………… 845	訪問看護同行加算 ……………… 325	補聴器 ……………………… 1047, 1053
膀胱腸瘻閉鎖術 …………… 845, 1442	訪問診療 ………………………… 362	補聴器適合検査 …………………… 539
膀胱等刺激法 …………………… 736	訪問薬剤管理指導 ……………… 402	補聴器適合検査の施設基準 …… 1389
膀胱内圧測定 …………………… 538	訪問薬剤管理指導との関係 …… 596	発作時心電図記録計使用心電図 … 522
膀胱内凝血除去術 ……………… 843	訪問リハビリテーション指導管理料 … 397	発作性夜間血色素尿症(PNH)の鑑別診断 … 504
膀胱内注入 ……………………… 567	ボーエン病 ……………………… 546	ホットパック …………………… 741
膀胱尿管逆流現象コラーゲン注入手術 … 845	保温装置使用アメーバ検査 …… 504	ボツリヌス毒素 ………………… 883
膀胱尿管逆流手術 ……………… 845	保険医が投与することができる注射薬 … 1608	ボツリヌス毒素の膀胱内局所注入療法 … 1635
膀胱尿管逆流症 ………………… 846	保険医の使用医薬品 …………… 1607	骨悪性腫瘍 ……………………… 772
膀胱尿管逆流症手術 …………… 845	保険医療機関及び保険医療養担当規則 … 1565	骨切り術 ………………………… 772
膀胱尿管逆流症治療用注入材 … 1046	保険医療機関及び保険医療養担当規則第3条第1項第4号等に規定する厚生労働大臣が定める方法 …………………… 1574	ホフ骨切り術 …………………… 778
膀胱尿道鏡検査 ………………… 556		頬，口唇，舌小帯形成手術 …… 794
膀胱尿道ファイバースコピー … 556		ホモシスチン尿症 ……………… 467
膀胱破裂閉鎖術 ………………… 843		ホモシスチン尿症食 … 259, 404, 1058, 1060
膀胱皮膚瘻造設術 ……………… 844	保険医療機関が表示する診療時間以外の時間における診察 …………… 1594	ホモバニリン酸 ………………… 481
膀胱皮膚瘻閉鎖術 ……………… 845		ポラプレジンク ………………… 611
縫合部補強材 ………………… 1019	「保険医療機関等」とは ………… 72	ポリアミン(尿) ………………… 458
膀胱壁切除術 …………………… 844	「保険医療機関の所在地及び名称，開設者氏名」欄 ……………………… 1641	ポリオウイルス ………………… 493
膀胱留置用ディスポーザブルカテーテル ……………………… 443, 998		ポリグラフ検査 ………………… 522
	「保険医療機関の所在地及び名称」欄 … 1650	ポリコナゾール ………………… 247
膀胱瘻造設術 …………………… 844	保険(医療)給付と重複する保険外負担の是正 ……………………… 1617	ホリゾン ………………………… 610
膀胱瘻用カテーテル ………… 445, 995		ポリッツェル球 ………………… 738
膀胱瘻用材料 …………………… 995	保険外併用療養と消費税 ……… 1621	ポリドカノール ………………… 626
報告書管理体制加算 ……… 112, 147	保険外併用療養費 …………… 6, 1618	ポリニューロパチー …………… 536
報告書管理体制加算の施設基準 … 1197	保険外併用療養費に係る厚生労働大臣が定める医薬品等 ……………… 1621	ポリファーマシー ……………… 167
放射性医薬品基準人血清アルブミンジエチレントリアミン五酢酸テクネチウム(99mTC)注射液 ………………… 626		ポリープ・粘膜切除術 ………… 824
	保険外併用療養費に係る厚生労働大臣が定める基準等 ……………… 1579	ホルター型心電図検査 ………… 520
放射性医薬品基準ヒドロキシメチレンジホスホン酸テクネチウム(99mTc) ……… 626		ボルチオキセチン臭化水素酸塩 … 588
	保険外併用療養費に係る療養についての費用の額の算定方法 …………… 1620	ホルネル症候群 ……………… 536, 545
放射性医薬品基準ピロリン酸テクネチウム(99mTc)注射液調製用 ……… 626		ポルフィマーナトリウム … 800, 803, 824, 849
	保険外併用療養費に係る療養の基準等 … 1567	ポルフィリン症スクリーニングテスト(尿) ……………………… 458
放射性同位元素内用療法管理料 … 887	保険者徴収 ……………………… 24	
放射性物質診療用器具 ………… 991	「保険者番号」欄 ……………… 1646	ポルフォビリノゲン(尿) ……… 458
放射性免疫測定法 ……………… 455	「保険種別1」，「保険種別2」及び「本人・家族」欄 ……………………… 1645	ホルミウムレーザー …………… 847
放射性粒子照射 ………………… 892		ホルモン製剤等注射用ディスポーザブル注射器 ……………………… 440
放射性粒子の費用 ……………… 892	保険診療における医薬品の取扱い … 1585	
放射線障害 ……………………… 720	保険薬局 ………………………… 328	ホルモン等測定 ………………… 549
放射線治療 …………… 100, 886, 979	歩行運動処置 …………………… 741	ホルモンの日内変動検査 ……… 481
放射線治療管理・実施料 ……… 886	歩行運動処置の施設基準 …… 1432	ホルモン補充療法 ……………… 483
放射線治療管理料 ……………… 886	歩行検査 ………………………… 540	ポロー手術 ……………………… 853
放射線治療計画を策定する場合 … 344	歩行補助器 ……………………… 744	ホワイトヘッド手術 …………… 839
放射線治療専任加算 …………… 886	母指化手術 ……………………… 777	本態性血小板血症 ……………… 470
放射線治療専任加算の施設基準 … 1472	ボシー氏拡張器 ………………… 737	本態性振戦 ……………………… 781
放射線治療の施設基準 ……… 1471	母指対立再建術 ………………… 777	ポンプの費用 …………………… 617
放射線治療病室管理加算 …… 110, 131	ポジトロン断層・コンピューター断層複合撮影 …………………… 571, 1504	ポンペ病 ………………………… 467
放射線治療病室管理加算の施設基準 … 1173		
放射線治療用吸収性組織スペーサ … 1051	ポジトロン断層撮影 ……… 569, 1504	**ま**
放射線治療用合成吸収性材料留置術 … 767	ポジトロン断層撮影，ポジトロン断層・コンピューター断層複合撮影，ポジトロン断層・磁気共鳴コンピューター断層複合撮影及び乳房用ポジトロン断層撮影の施設基準 …………………… 1394	マイクロアダプター …………… 731
放射線治療用合成吸収性材料 … 1050		マイクロカテーテル …………… 990
放射線治療用マーカー留置術 … 800		マイクロサテライト不安定性検査 … 462, 473
縫縮解除術 ……………………… 853		マイクロチップ ………………… 529
胞状奇胎除去術 ………………… 854	ポジトロン断層・磁気共鳴コンピューター断層複合撮影 ……… 572, 1504	マイクロトロン ………………… 889
膨疹吸収時間測定 ……………… 449		マイクロ波凝固法 ……………… 830
抱水クロラール ………………… 588	保持用気管切開チューブ …… 441, 442, 997	マイクロ波凝固療法 ……… 803, 805, 824, 829, 837, 838
ホウ素中性子捕捉療法 ………… 891	補助器 …………………………… 744	
ホウ素中性子捕捉療法医学管理加算 … 344	補助循環 ………………………… 816	マイクロバブルテスト ………… 461
ホウ素中性子捕捉療法医学管理加算の施設基準 ……………………… 1478	補助循環装置 …………………… 344	マイクロバルーン ……………… 529
	補助循環装置用遠心ポンプ … 1026	マイクロレーダー ……………… 741
ホウ素中性子捕捉療法適応判定加算 … 891	補助循環装置用スパイラルポンプ … 445, 1029	マイコバクテリウム・アビウム及びイントラセルラー(MAC)核酸検出 …… 506
ホウ素中性子捕捉療法適応判定加算の施設基準 ……………………… 1478	補助循環用ポンプカテーテル … 1050	
	補助人工心臓 ……………… 816, 1238	マイコプラズマ核酸検出 ……… 506
ホウ素中性子捕捉療法の施設基準 … 1477	補助人工心臓セット …………… 1029	マイコプラズマ抗原定性 … 491, 494, 495
包帯 ……………………………… 710	補助人工心臓に関する施設基準 … 1447	マイコプラズマ抗体定性 …… 491, 492
縫着レンズ ……………………… 789	ホスフォリパーゼA₂ …………… 476	マイコプラズマ抗体半定量 … 491, 492
包皮亀頭癒着に対する用手法等による剥離術 ……………………… 736	ホスホマイシナトリウム ……… 626	埋伏歯 …………………………… 793
	ボスミン注 ……………………… 624	埋没陰茎手術 …………………… 846
法別番号及び制度の略称表 …… 1643	ホスレボドパ・ホスカルビドパ水和物配合剤 ……………………… 415, 440, 1609	埋没陰茎手術及び陰嚢水腫手術 … 1455
訪問栄養食事指導 ……………… 403		マイボーム腺梗塞摘出術 ……… 786
訪問看護医療DX情報活用加算 … 387, 394, 694	補正率1.3(酸素の価格) ……… 747	マイボーム腺切開術 …………… 786
訪問看護医療DX情報活用加算に関する施設基準 ……………………… 1424	ボソリチド製剤 …… 415, 440, 1609	マイヤー法 ……………………… 564
	保存血液輸血 …………………… 861	マウス抗体使用冠動脈ステント … 1031
訪問看護指示書 …………… 398, 400	保存血液輸血の注入量 ………… 862	膜型血漿成分分離器 …………… 999
訪問看護指示料 ………………… 399	母体・胎児集中治療室管理料 … 344	膜型血漿分離器 ………………… 999
訪問看護・指導体制充実加算 … 387, 394	母体・胎児集中治療室管理料に関する施設基準 ……………………… 1246	膜型肺 ………………………… 1025
訪問看護・指導体制充実加算の施設基準 … 1373		膜構造を用いた生理学的精子選択術 … 1634
訪問看護・指導料 ……………… 694	母体保護法による不妊手術と人工妊娠中絶 ……………………… 853	膜性腎症 ………………………… 725
訪問看護ステーション ……… 354, 400		マクドナルド法 ………………… 853
	ボタロー管開存症 ……………… 811	マグネシウム …………………… 475

ま行

マグネットカテーテル	824
膜迷路摘出術	791
マクログロブリン血症	725
麻疹ウイルス	493, 495
麻疹等の感染症に罹患	130
麻疹の予防注射	622
麻酔	874, 977
「麻酔が困難な患者」	877
麻酔が困難な患者のうち冠動脈疾患又は弁膜症の患者	878
麻酔管理時間加算	875, 876
麻酔管理料（Ⅰ）	880
麻酔管理料（Ⅱ）	882
麻酔管理料（Ⅰ）の施設基準	1471
麻酔管理料（Ⅱ）の施設基準	1471
麻酔系材料	991
麻酔剤の持続的注入	884
麻酔の実施時間	878
麻酔料	875
麻酔料の新生児・乳幼児加算	874
麻酔料又は神経ブロック料の所定点数とは	874
マスク又は気管内挿管による閉鎖循環式全身麻酔	302, 303, 753, 876
マスク又は気管内挿管による閉鎖循環式全身麻酔に規定する麻酔が困難な患者	1470, 1502
マスク又は気管内挿管による閉鎖循環式全身麻酔を行った場合	880
マスタード・セニング手術	813
マタニティースイミングに係る費用	1616
末期がん	662
末期心不全	271
末期腎不全	725
末期の悪性腫瘍	136, 366, 379, 380, 389, 394
末期の悪性腫瘍の患者	311, 381
末期の悪性新生物に対する治療を実施している状態	1597
末期慢性腎不全	842
睫毛電気分解術	786
マッサージ	741
マッサージ等の手技による療法	741
末梢血液一般検査	463
末梢血液像	449, 463
末梢血管血行動態検査	523
末梢血幹細胞移植	865
末梢血幹細胞採取	864
末梢血管用ステントグラフト	1049
末梢血管用ステントセット	1032
末梢血単核球移植による血管再生治療	1629
末梢血単核球採取	865
末梢循環障害	720
末梢循環不全状態観察	528
末梢静脈挿入式中心静脈用カテーテル	992
末梢静脈挿入式中心静脈用カテーテルイントロデューサキット	992
末梢神経	784
末梢神経遮断（挫滅又は切断）術	786
末梢神経障害	534, 641, 642
末梢神経損傷	639
末梢神経断裂，縫合術後	536
末梢神経ラジオ波焼灼療法	786
末梢動静脈瘻造設術	818
末梢動脈圧測定用カテーテル	988
末梢動脈閉塞性疾患	637, 639
末梢の静脈圧測定	448
末梢肺動脈形成術	812
末梢留置型中心静脈カテーテル	991
末梢留置型中心静脈注射用カテーテル挿入	619
松葉杖	744
松原反応	449
マドックスによる複像検査	544
マトリックスメタロプロテイナーゼ-3	498
マブリン散	611
マプロチリン塩酸塩	588
麻薬	402, 585, 586, 1609
麻薬管理指導加算	326, 403
麻薬注射加算	614
麻薬等加算	585, 586
マルスタシマブ製剤	415, 440, 1609
マルチスライス型のCT装置	576
マルチプレックス遺伝子パネル検査進行再発固形がん	1635
マルチプレックス遺伝子パネル検査による遺伝子プロファイリングに基づく分子標的治療	1636
マルチルーメン	991
マルファン症候群	467
マロンジアルデヒド修飾LDL	476, 479
マンガン	475, 476
慢性C型ウイルス肝炎	725
慢性胃アニサキス症	495
慢性維持透析	721
慢性維持透析患者外来医学管理料	262
慢性維持透析患者外来医学管理料の腎代替療法実績加算の施設基準	1327
慢性維持透析管理加算	80, 107
慢性維持透析濾過加算	722
慢性維持透析濾過加算の施設基準	1429
慢性ウイルス肝炎	244, 1522, 1524
慢性炎症性脱髄性多発根神経炎	725
慢性炎症性脱髄性多発神経炎	100, 118, 122, 123, 366, 389, 395, 660
慢性活動性EBウイルス感染症	508
慢性過敏性肺臓炎	802
慢性肝炎	479, 485
慢性肝疾患における肝機能異常	413
慢性関節リウマチ	245
慢性気管支炎	244, 245, 1524
慢性血栓塞栓性肺高血圧症	802
慢性好酸球性白血病	469
慢性硬膜下血腫穿孔洗浄術	781
慢性呼吸器疾患	527
慢性呼吸不全	912
慢性呼吸不全の急性増悪	177, 180, 182, 184, 185, 188
慢性骨髄性白血病	424, 466
慢性疾患であって生活指導が特に必要なものを主病とする15歳未満の患者	252
慢性湿疹	735
慢性静脈不全	714
慢性腎炎	899
慢性腎臓病	275, 280, 288
慢性腎臓病透析予防指導管理料	280
慢性腎臓病透析予防指導管理料の施設基準等	1329
慢性心不全	288, 418, 421, 637, 639
慢性腎不全	480, 483
慢性膝炎	244, 485, 1524
慢性苔癬状粃糠疹	734
慢性疼痛疾患管理料	265
慢性難治性疼痛	784
慢性膿皮症手術	769
慢性の運動器疾患	649
慢性の呼吸器疾患	653
慢性の神経筋疾患とは	641
慢性の心大血管疾患	637, 639
慢性非感染性炎症性疾患	742
慢性肥厚性鼻炎兼鼻茸	791
慢性皮膚炎	735
慢性副鼻腔炎	739
慢性閉塞性肺疾患	244, 555, 639, 652, 800, 1524
慢性扁桃炎に対する病巣誘発試験	540
慢性扁桃炎の急性増悪	739
慢性便秘症	555, 839
慢性リンパ性白血病	468
マンチェスター手術	849
「万年筆型注入器」	433
万年筆型注入器用注射針	440, 441
マンモグラフィー用フィルム	580
マンモトーム穿刺針	797

み

ミアンセリン塩酸塩	588
ミエリン塩基性蛋白（MBP）（髄液）	461
ミオイノシトール（尿）	458
ミオグロビン定性	476
ミオグロビン定量	476
ミコナゾール	626
ミコフェノール酸モフェチル	245, 247, 611
未熟児	185, 188
未熟児加算	620, 874
未熟児無呼吸発作	245
未熟児網膜症	541, 789
水循環回路セット	445
水制限	549
ミスマッチ修復タンパク免疫染色（免疫抗体法）病理組織標本作製	900
水利尿試験	549
ミゾリビン	611
ミダゾラム	626
光田反応	449
密封小線源	131
密封小線源治療	892
密封小線源による治療	131
ミトキサントロン塩酸塩	626
ミトコンドリア病	467
ミドドリン塩酸塩	611
看取り加算	102, 106, 356, 363
看取り加算の施設基準	1137, 1138
ミノサイクリン塩酸塩	611, 626
耳垢栓塞除去	739
耳処置	738
耳洗浄	738
耳茸摘出術	789
耳鳴検査	538
耳鳴検査装置	538
脈管	805
脈波曲線	522
脈波図	522
脈絡膜腫瘍切除術	788
三宅式記銘力検査	547
ミリガン・モーガン手術	839
ミリキズマブ製剤	415, 440, 1609
ミリモスチム	626
ミルタザピン	588
ミルナシプラン塩酸塩	588
ミルリノン	626

む

無気肺	652
無機リン	475, 476
無菌食	259, 404, 1058, 1060
無菌製剤処理料	620
無菌製剤処理料の施設基準等	1399
無菌治療管理加算1	196
無菌治療室管理加算	110, 130
無菌治療室管理加算の施設基準	1172
無呼吸低呼吸指数	418
ムコ脂質症	244
ムコ多糖症Ⅰ型	467
ムコ多糖症Ⅱ型	467
無心体双胎焼灼術	854, 1457
無水アルコールの吸入療法	731
無染色標本検査	460
六ツ切（フィルム）	580
無動症の患者	100, 123
無動性無言	100, 123
胸・腰交感神経節ブロック	883
無βリポタンパク血症	467
ムンプスウイルス	493, 495

め

明細書の交付	25, 1566
明細書の発行	27
明細書発行体制等加算	47, 52, 1079
明細書発行体制等加算の施設基準	1079
明細書を交付しなければならない保険医療機関	1579
メイズ手術	813
迷走神経刺激装置植込術	784
迷走神経刺激装置交換術	784
迷走神経刺激装置用リードセット	1045

迷走神経切除術 826	網赤血球数 463	薬液膀胱内注入 736
迷走神経ブロック 883	妄想性障害 216	薬剤管理指導料 326
迷もう麻酔 875	毛巣嚢，毛巣瘻，毛巣洞手術 840	薬剤管理指導料の施設基準等 1357
迷路摘出術 791	盲腸 555,834	薬剤管理指導料の対象患者並びに服薬管理指導料及びかかりつけ薬剤師指導料に規定する医薬品 1498
迷路瘻孔症状検査 540	盲腸縫縮術 838	
眼鏡の支給 745	網膜 788,822	
メキサゾラム 588	網膜芽細胞腫 466,541	薬剤業務向上加算 152
メキシレチン 247	網膜機能精密電気生理検査 542	薬剤情報提供料 343
メキシレチン塩酸塩 611	網膜再建術 789,1439	薬剤総合評価調整加算 112,167
メキタジン 611	網膜硝子体界面症候群 541	薬剤総合評価調整管理料 327
メコバラミン 611	網膜硝子体検査 541	薬剤総合評価調整管理料の施設基準 1358
メコバラミン製剤 415,440,1609	網膜硝子体手術用材料 1039	薬剤耐性菌検出 505
眼・耳鼻咽喉系材料 1017	網膜静脈閉塞症 541	薬剤耐性結核菌感染 511
メシル酸ペルゴリド 611	網膜対応検査 544	薬剤調整加算 167
メダゼパム 588,1609	網膜中心静脈閉鎖症 789	薬剤適正使用連携加算 47,55,288,290
メタネフリン 481,484	網膜電位図 542	薬剤投与用胃瘻造設術 826
メタネフリン・ノルメタネフリン分画 481	網膜動脈閉塞症 720	調剤した医薬品の持参料及び郵送代 1616
メチコバール注射液 611	網膜光凝固術 788	薬剤の容器代 1616
メチシリン耐性黄色ブドウ球菌感染症 122,753	網膜復位術 788	薬剤負荷 520
	網膜復位用人工補綴材 1039	薬剤溶出型大腿動脈用ステント 1034
メチルグルタコン酸尿症 467	網膜付着組織を含む硝子体切除術 789,1439	薬剤料 438,560,580,591,621,663,707,748,872,884
メチルクロトニルグリシン尿症 467	網膜変性疾患 541	
メチルフェニデート塩酸塩 1609	網膜冷凍凝固術 789	
メチルプレドニゾロンコハク酸エステルナトリウム 626	毛様体腫瘍切除術 788	薬剤料速算法 592,622
	毛様体光凝固術 788,1439	薬傷 713
メチルマロン酸 459	毛様体冷凍凝固術 788	薬疹の診断 550
メチルマロン酸血症 467	目標設定等支援・管理シート 657	薬疹の被疑医薬品 504
メチルマロン酸血症食 259,404	目標設定等支援・管理料 656	薬物依存症 138,685
メチレンブルー 552	モサプラミン塩酸塩 588	薬物依存症の場合の施設基準 1419
滅菌済み体内留置排液用チューブ及びカテーテル 993,994	モーズレイ性格検査 547	薬物血中濃度 244
	モーゼンタール法 549	薬物血中濃度測定 245
滅菌精製水の費用 720	モダフィニル 1609	薬物光線貼布試験 550
メッケル憩室炎手術 835	モナルジー法 800	薬物中毒 725,728,912
メトキサレン 611	モノアミンオキシダーゼ 449	薬物中毒用 1000
メトクロプラミド製剤 438,1608	モノクローナル RF 結合免疫複合体 498	薬物賦活検査 529
メトトレキサート 245,415,440,611,626,1609	モノポーラカップ 1001	薬物腐食による全食道狭窄 803
メトトレキサート使用中のリンパ増殖性疾患 487	もやもや病 100,123,818	薬物放出子宮内システム処置 737
	森田療法 674,683	薬価基準収載医薬品の医薬品医療機器等法承認に係る用法用量等と異なる用法用量等に係る投与に関する基準 1584
メトピロン負荷 549	モルガニー氏洞及び肛門管切開術 840	
メトホルミン経口投与及びテモゾロミド経口投与の併用療法 1635	モルヒネ塩酸塩 438,611,1608,1609	
	モルヒネ硫酸塩 612,1609	薬価基準収載前の医薬品の投与 1582
メトレレプチン製剤 414,438,1609	モワット・ウィルソン症候群 467	薬価基準に収載されている医薬品の適応外投与 1584
メトロイリンテル 737	門脈圧亢進症手術 821	
メドロキシプロゲステロン酢酸エステル 611	門脈塞栓術 819	八ツ切（フィルム） 580
メトロニダゾール 611	門脈体循環静脈吻合術 821	ヤング・シンプソン症候群 467
メニエール病 429		
メープルシロップ尿症 467	**や**	**ゆ**
メペンゾラート臭化物・フェノバルビタール配合剤 1609	夜間 30 対 1 急性期看護補助体制加算 120	有角プレート 1006
	夜間 50 対 1 急性期看護補助体制加算 120	遊戯聴力検査 539
メポリズマブ製剤 415,440,1609	夜間 100 対 1 看護補助体制加算 191	有機モノカルボン酸 475,477
めまい 540	夜間 100 対 1 急性期看護補助体制加算 120	有茎腓管移植 804,824,825
メラトニン 588	夜間 50 対 1 看護補助体制加算 191	有床診療所緩和ケア診療加算 110,133
メロペネム水和物 626	夜間 75 対 1 看護補助加算 125	有床診療所緩和ケア診療加算の施設基準 1176
免疫学的検査 488	夜間 75 対 1 看護補助加算の施設基準 1168	有床診療所急性期患者支援病床初期加算 102
免疫学的検査判断料 514	夜間看護加算 80	有床診療所急性期患者支援病床初期加算の施設基準 1137
免疫学的妊娠試験 482	夜間看護加算の施設基準 1093	
免疫関連遺伝子再構成 468	夜間看護体制加算 98,120,125	有床診療所急性期患者支援療養病床初期加算 106
免疫グロブリン 502	夜間看護体制加算の施設基準 1100,1162,1169	
免疫グロブリン L 鎖 κ/λ 比 502	夜間看護体制特定日減算 74,89,91,96,98,208,1117,1277	有床診療所急性期患者支援療養病床初期加算及び有床診療所在宅患者支援療養病床初期加算の施設基準 1138
免疫グロブリン遊離 L 鎖 κ/λ 比 502		
免疫クロマト法 491,494	夜間看護配置加算 102	有床診療所在宅患者支援病床初期加算 102
免疫血液学的検査 490	夜間・休日往診加算 356	有床診療所在宅患者支援病床初期加算の施設基準 1137
免疫染色（免疫抗体法）病理組織標本作製 898	夜間休日救急搬送医学管理料 285	
	夜間休日救急搬送医学管理料の施設基準等 1340	有床診療所在宅患者支援療養病床初期加算 106
免疫電気泳動法（抗ヒト全血清） 502		
免疫電気泳動法診断加算 514	夜間緊急体制確保加算 102	有床診療所在宅復帰機能強化加算 103
免疫電気泳動法（特異抗血清） 502	夜間緊急体制確保加算の施設基準 1137	有床診療所在宅復帰機能強化加算の施設基準 1138
免疫粘着赤血球凝集反応 455	夜間ケア加算 702	
免疫比濁法 455	夜間・早朝等加算 34,40,47	有床診療所入院基本料 102
免疫不全状態 509	夜間・早朝等加算の施設基準 1070	有床診療所入院基本料の施設基準 1137
免疫放射定量法 455	夜間・早朝訪問看護加算 387,393,693	有床診療所療養病床在宅復帰機能強化加算 107
免疫抑制剤 244,327	夜間における勤務 1102	
免荷装具療法 744	夜勤時間数 1102	有床診療所療養病床在宅復帰機能強化加算の施設基準 1138
面皰圧出法 735	夜勤時間特別入院基本料 75,89,91,1109	
	「夜勤」とは 1102	有床診療所療養病床入院基本料 106,1127
も	夜勤を行う看護職員 1089	有床診療所療養病床入院基本料の施設基準等 1138
毛根破壊 786	薬液注入 737	
毛細血管拡張症 735		有床診療所療養病床入院基本料の入院基本
毛細血管抵抗試験 465		

料Aに係る疾患及び状態 86,1308
有床診療所療養病床入院基本料の入院基本料B及び入院基本料Cに係る疾患及び状態等 86,1308
遊走腎兼移動性盲腸 840
誘導ブジー法 736
誘発筋電図 534
誘発耳音響放射 539
幽門形成術 827
遊離型PSA比 484,486
遊離カルニチン 476,477
遊離コレステロール 475
遊離サイロキシン 481
遊離脂肪酸 475
遊離テストステロン 481
遊離トリヨードサイロニン 481
遊離ノルメタネフリン分画 484
遊離皮弁術 754,768
遊離メタネフリン 484
遊離メタネフリン・遊離ノルメタネフリン分画 484
輸液・カテーテル用アクセサリーセット 442
輸液セット 435
輸液セット用コントローラ 442
輸液バッグ 435,440,442
輸液ポンプ 1022
輸液ポンプ用延長チューブ 442
輸液ポンプ用髄腔カテーテル 1022
輸液ポンプ用ストップコック 442
輸液ポンプ用輸液セット 442
輸液用器具 435
輸液用ラインクランプ 442
輸液用連結管 442
輸液ライン 435
ユーグロブリン全プラスミン測定法 449
ユーグロブリン分屑SK活性化プラスミン値測定 449
輸血 861
輸血管理料 864
輸血管理料に係る新鮮凍結血漿・赤血球濃厚液割合等 1504
輸血管理料の施設基準 1468
輸血系材料 1039
輸血後移植片対宿主病予防 893
輸血セット 1039
輸血適正使用加算 864
輸血適正使用加算の施設基準 1468
輸血と補液を同時に行った場合 861
輸血に伴う供血者の検査費用 863
輸血に伴う文書による説明 863
輸血や血液製剤の管理 1237
輸血用回路 861
輸血用血液フィルター 1039,1047
輸血用針 861
輸血料 861
輸血料の算定単位 861
輸血療法の指針 862
輸血歴又は妊娠歴のある患者 491
癒合陰唇形成手術 848
癒合腎離断術 840
癒着性脊髄くも膜炎手術 784,1438
癒着剥離矯正術 849
癒着防止吸収性バリア 1019
ユナシン 624
指アルミ副子 1001
指移植手術 777
ユービット 490
指に係る同一手術野の範囲と算定方法 755
指瘢痕拘縮手術 777
指癒着症手術 777

よ

陽圧吸入法 719
陽圧呼吸療法 421
陽圧式人工呼吸器 436
養育支援体制加算 196
要介護被保険者 19
要介護被保険者等である患者に対する入院外の維持期・生活期の疾患別リハビリテーション 1558
要介護被保険者等に対する療養の給付 1544
溶解剤 622
溶血性尿毒症症候群 725
溶血性貧血 252
葉酸 476
幼児加算 110,121,517,566,568,569,571,573,575,752,874,875
幼児局所陰圧閉鎖加算 715
陽子線治療 890,1628,1635
幼児頭部外傷撮影加算 575
腰神経叢ブロック 883
羊水異常症の患者 526
羊水過少症 148,737
羊水過多症 148,737
羊水穿刺 737
容積脈波 522
腰仙帯 745
腰椎撮影 745
腰椎穿刺 557,716
腰椎穿刺注入 567
腰椎バンド及びグリソン係蹄によるモーターを使用した断続牽引 740
腰椎分離部修復術 780
腰椎麻酔 875
腰椎麻酔下直腸内異物除去 718
腰痛症 346
腰部,胸部又は頸部固定帯加算 745
腰部くも膜下腔腹腔シャント手術 782
腰部交感神経節ブロック 883
腰部硬膜外ブロック 883
腰部固定帯加算 745
腰部又は胸部固定帯固定 742
羊膜移植術 788,1438
溶連菌抽出物 627
抑うつ症状の鑑別診断の補助 530
翼状片手術 787
横田氏反応 449
横止めスクリュー 1011
四ツ切(フィルム) 580
ヨードカリ試験 549
ヨードホルムガーゼ処置 714
予備吸気量 518
予備呼気量 518
予防接種 1616
予防接種の費用 21
予約に基づく診察 1593
Ⅳ型コラーゲン 478
Ⅳ型コラーゲン・7S 476,478
4級地 125
40歳以上の初産婦 315
4門以上の照射 886
4類感染症 194

ら

ライソゾーム病 100,118,122,123,366,389,395,467,660
ライナー 1001
ラインフィルター 1028
ラインブロット法 492
ラグスクリュー 1007
ラクトアルブミン感作血球凝集反応検査 449
落葉状天疱瘡 501
ラジオアイソトープ 568
ラジオアイソトープ検査判断料 551
ラジオアイソトープを用いた諸検査 49,550
ラジオアッセイ 455
ラジオ波焼灼療法 830
ラジオレセプターアッセイ 455
ラシュキンド法 812
ラステット 609
ラステリ手術 812,813
ラスムッセン脳炎 501
ラッシュ法 853
ラテックス凝集法 455
ラナデルマブ製剤 415,440,1609
ラニムスチン 627
ラフォラ病 467
ラミナリア 737
ラメルテオン 588
ラメルテオン経口投与療法 1635
ラロニダーゼ製剤 440,1609
卵円孔開存閉鎖セット 1051
卵円孔・欠損孔加算 518
卵円孔又は欠損孔を通しての左心カテーテル検査 518
卵管炎 495
卵管架橋 852
卵管鏡下卵管形成術 852
卵管形成手術 852
卵管結紮術 839,851
卵管口切開術 851
卵管腫瘤全摘除術 851
卵管全摘除術, 卵管腫瘤全摘除術, 子宮卵管留血腫手術 851
卵管通気・通水・通色素検査, ルビンテスト 549
卵管内薬液注入法 737
卵管・卵巣移植 852
ランジオロール塩酸塩 627
卵子調整加算 855
卵巣癌 463,472,652,653,899
卵巣嚢腫内容排除術 851
卵巣部分切除術 851
ランソプラゾール 489,612
ランターンテスト 544
卵白アルブミン感作血球凝集反応検査 449
ランバート・イートン筋無力症候群 501
ランブリヌディ手術 777
卵胞刺激ホルモン 481
卵膜外薬液注入法 737

り

リアルタイム解析型心電図 522
リウマチ 346
リウマチ因子スクリーニング 449
リウマチ性疾患 470
リウマチ熱 245
リウマトイド因子(RF)定量 498
理学診療用器具 1011,1016,1024,1036,1045,1046,1048,1050〜1052,1055
リジン尿性蛋白不耐症 467
リスデキサンフェタミンメシル酸塩 1609
リスペリドン 588,612
リズミック錠 609
リスモダン 610
離脱試験加算 731
離断 648,776
リチウム製剤 245
立体視検査 544
リード 1022
離島加算 110,128
離島加算に係る地域 1170
離島等 746
離島等所在保険医療機関の場合 1520
リドカイン 247,627
リネゾリド 612
リパーゼ 475
理髪代 1616
リハビリテーション 630,967,1569
リハビリテーション・栄養・口腔連携体制加算 112,141
リハビリテーション・栄養・口腔連携体制加算の施設基準 1183
リハビリテーション計画提供料 656
リハビリテーション実施計画書 664
リハビリテーション実績指数 202
リハビリテーション実績指数等に係る報告書 203
リハビリテーション実績指数の算出 201
リハビリテーション指導料 325
リハビリテーション総合計画評価料 653
リハビリテーション総合実施計画書 667,1260,1262
リハビリテーションデータ提出加算

……………………… 637,641,644,648,651	療養の給付と直接関係ないサービス等の取扱い ……… 1616	リンパ節摘出術 ……………………………… 821
リハビリテーションの一般的事項 ……… 630	「療養の給付」欄 ……………………………… 1659	リンパ節等穿刺 ……………………… 557,717
リハビリテーションの施設基準 ……… 1400	療養費支給基準 ……………………………… 744	リンパ節等穿刺又は針生検 …………… 557
リハビリテーション料 ……………………… 636	療養費支給申請書 …………………………… 744	リンパ節膿瘍切開術 ……………………… 821
リハビリテーション料の対象患者等 …… 634	療養費同意書交付料 ………………………… 346	リンパ浮腫指導管理料 …………………… 305
リハビリテーションを実施している状態 100	療養病床から転換した介護老人保健施設 912	リンパ浮腫複合的治療料 ………………… 662
リバーミード行動記憶検査 ……………… 547	「療養病棟」………………………………………… 10	リンパ浮腫複合的治療料の施設基準 … 1413
リバルタ反応 …………………………………… 560	療養病棟入院基本料 ……………… 78,1127	リンパ脈管筋腫症 ………………………… 247
リビエール法 …………………………………… 449	療養病棟入院基本料及び有床診療所療養病床入院基本料に係る疾患・状態及び処置等 …………………………………… 86,1308	**る**
リファンピシン ………………………………… 612	療養病棟入院基本料に含まれる画像診断及び処置の費用並びに含まれない除外薬剤・注射薬の取扱い ………………… 1092	涙液分泌機能検査，涙管通水・通色素検査 …………………………………………… 544
リフィル処方 …………………………………… 599	療養病棟入院基本料の施設基準等 …… 1091	涙液・涙道シリコンチューブ …………… 992
リフィル処方箋 ………… 595,597,1569,1611	療養病棟入院基本料／看護補助体制充実加算 ………………………………………… 1113	類乾癬 …………………………………… 257,734
リポジストロフィー ………………… 244,1523	療養病棟入院基本料／夜間看護加算 … 1112	涙管チューブ挿入術 ……………………… 786
リポ蛋白(a) ……………………………… 476,478	療養病棟入院料 ……………………………… 78	涙管通水・通色素検査 …………………… 544
リポ蛋白代謝障害及びその他の脂(質)血症 …………………………………… 244,1523	療養病棟療養環境改善加算 ……… 110,130	涙小管形成手術 …………………………… 786
リポ蛋白分画 …………………………… 475,476	療養病棟療養環境改善加算の施設基準 1171	涙小管形成術 ………………………………… 786
リポ蛋白リパーゼ ……………………… 476,480	療養病棟療養環境加算 …………… 110,130	涙腺 ……………………………………………… 787
リボフラビン …………………………………… 612	療養病棟療養環境加算の施設基準 …… 1171	涙点プラグ …………………………………… 1017
リボフラビンリン酸エステルナトリウム 612	療養病棟／医療区分・ADL区分 …… 1111	涙点プラグ挿入術，涙点閉鎖術 ……… 786
リーメンビューゲル法 …………………… 773	療養病棟／医療区分2／褥瘡治療 …… 1111	涙点閉鎖術 …………………………………… 786
隆起性皮膚線維肉腫 ……………………… 467	療養病棟／医療区分2・3の患者割合の算出方法 ……………………………………… 1111	類天疱瘡 ………………………… 257,725,899
流産手術 ……………………………………… 853	療養病棟／経腸栄養管理加算 ………… 1112	涙点，涙小管形成術 ……………………… 786
硫酸マグネシウム水和物 ………………… 627	療養病棟／在宅復帰機能強化加算 …… 1111	涙道 …………………………………………… 786
流死産検体を用いた遺伝子検査 ……… 1634	療養病棟／褥瘡の測定・評価 ………… 1111	涙道シリコーンチューブ ………………… 992
粒子線治療 …………………………………… 890	療養病棟／中心静脈カテーテル感染防止体制 ……………………………………… 1111	涙道内視鏡検査 …………………………… 544
粒子線治療医学管理加算 ………………… 890	緑内障 …………………………… 544,723,788	涙嚢切開術 …………………………………… 786
粒子線治療医学管理加算の施設基準 … 1477	緑内障手術 ……………………………… 788,1439	涙嚢摘出術 …………………………………… 786
粒子線治療適応判定加算 ………………… 890	緑内障治療用インプラント挿入術 …… 788	涙のう内薬液注入 ………………………… 616
粒子線治療適応判定加算の施設基準 … 1476	緑内障濾過手術後の患者 ………………… 544	涙嚢鼻腔吻合術 …………………………… 786
粒子線治療の施設基準等 ………………… 1476	旅行中の保険医の診療 ……………………… 21	涙嚢ブジー法 ……………………………… 738
流出路再建術 ………………………………… 788	リルマザホン塩酸塩水和物 ……………… 588	類嚢胞黄斑浮腫 …………………………… 789
留置カテーテル …………………………… 994	淋菌及びクラミジア・トラコマチス同時核酸検出 ……………………………………… 506	涙嚢瘻管閉鎖術 …………………………… 786
留置カテーテル設置 ……………………… 736	淋菌核酸検出 ………………………………… 506	ルゴール等の噴霧吸入 …………………… 739
留置カテーテルを使用している状態 … 311	淋菌感染症 …………………………………… 507	ルビンシュタイン・テイビ症候群 …… 467
流注膿瘍切開掻爬術 ……………………… 798	淋菌抗原定性 …………………………… 491,495	ルビンテスト ……………………………… 550
流注膿瘍穿刺 ………………………………… 716	りん光・光ファイバ体温計 ……… 443,998	ループスアンチコアグラント定性 …… 498
流動食 …………………………………… 742,1060	リン酸 …………………………………… 475,476	ループスアンチコアグラント定量 …… 498
粒度分布解析ラテックス免疫測定法 …… 455	リン酸化タウ蛋白(髄液) ………………… 461	ループス腎炎 ……………………………… 245
リュープロレリン酢酸塩 ………………… 627	リン酸デキサメタゾンナトリウム …… 627	ラシドン塩酸塩 …………………………… 588
両側肺移植加算 …………………… 801,802	リン酸フルダラビン ……………………… 627	**れ**
両眼視機能精密検査 ……………………… 544	リン脂質 ……………………………………… 475	冷却痔処置 …………………………………… 737
両眼単視検査 ………………………………… 544	臨時職員 …………………………………… 1102	冷暖房代 …………………………………… 1616
両脚起立検査 ………………………………… 540	臨時に投与する薬剤とは ………………… 592	冷凍凝固術 …………………………………… 787
両室ペーシング機能付き植込型除細動器 …………………………………… 261,1039	輪状咽頭筋切断術 ………………………… 793	「令和　年　月分」欄 …………………… 1645
両室ペーシング機能付き植込型除細動器移植術 …………………………… 815,1446	輪状甲状靭帯切開術 ……………………… 793	レーヴン色彩マトリックス ……………… 547
両室ペーシング機能付き植込型除細動器交換術 …………………………… 815,1446	輪状甲状膜切開キット …………… 442,997	「暦月」…………………………………………… 9
領収証及び明細書の交付 …………………… 25	輪状甲状膜切開チューブ ……… 441,442,997	「暦週」…………………………………………… 9
領収証等の交付 …………………………… 1566	臨床試用医薬品を使用した場合 … 585,616	レクルートメント検査 …………………… 538
領収証の交付 ………………………………… 28	臨床試用特定保険医療材料 ……………… 986	レーザー機器加算 ………………………… 871
領収証・明細書の交付 ……………………… 25	臨床処女膜切除術 ………………………… 848	レーザー機器加算の施設基準 ………… 1470
両心室ペースメーカー移植術 … 814,1445	臨床心理・神経心理検査 ………………… 547	レーザー光照射用ニードルカテーテル 1053
両心室ペースメーカー交換術 … 814,1445	輪状切除術 …………………………………… 802	レーザ式血管形成術用カテーテル 1031,1037
良性骨軟部腫瘍による四肢変形 ……… 273	リンチ症候群 ……………………………… 462	レーザー使用加算 ………………………… 787
良性子宮疾患 ………………………………… 849	リンネ法 ……………………………………… 538	レーザー照射 ……………………………… 742
良性副腎腫瘍 ………………………………… 840	リンパ管 ……………………………………… 821	レーザー照射療法 ………………………… 735
両側側方リンパ節郭清加算 ……………… 839	リンパ管腫局所注入 ……………………… 717	レーザー前房蛋白細胞数検査 ………… 545
両大血管右室起始症手術 ………………… 813	リンパ管腫摘出術 ………………………… 821	レーザー前立腺切除・蒸散術 ………… 847
療担規則及び薬担規則並びに療担基準に基づき厚生労働大臣が定める掲示事項等 159	リンパ管造影時の造影剤注入手技料 … 567	レジオネラ核酸検出 ……………………… 506
量的視野検査 ………………………………… 542	リンパ管吻合術 …………………………… 822	レジオネラ抗原定性(尿) ……………… 492,495
両方向性グレン手術 ……………………… 813	リンパ球刺激試験(LST) ………………… 504	レジオネラ症 ……………………………… 495
療養及び指導の基本準則 ……………… 1568	リンパ節郭清を伴う悪性腫瘍に対する手術を行った患者 …………………………… 662	レシチン・コレステロール・アシルトランスフェラーゼ ……………………………… 476
療養環境加算 ……………………… 110,128	リンパ節郭清術 …………………… 753,821	レジチンテスト …………………………… 448
療養環境加算の施設基準 ……………… 1170	リンパ節・神経叢郭清 …………………… 832	レセルピン ………………………………… 588
療養支援計画書 …………………………… 159		レチノール結合蛋白 ……………………… 502
療養・就労両立支援指導料 … 306,1346,1497		レックリングハウゼン病偽神経腫切除術 785
療養・就労両立支援指導料の施設基準等 1346		裂肛又は肛門潰瘍根治手術 ……………… 840
療養情報提供加算 ………………………… 329		裂手，裂足手術 …………………………… 777
療養生活継続支援加算の施設基準 …… 1416		裂足手術 ……………………………………… 777
療養生活の支援に関する計画書 ……… 350		レトロゾール ……………………………… 612
療養担当規則 ……………………………… 1565		レニベース錠 ……………………………… 609
療養担当規則関連通知等 ……………… 1611		レニン ………………………………………… 549
療養担当手当 …………………………… 19,20		レニン活性 …………………………… 481,482
療養担当手当請求上の留意事項 ………… 20		レニン定量 …………………………… 481,482
		レノグラム …………………………………… 551

和文索引　れふ〜わん　1789

レフサム病 …… 467	レンボレキサント …… 588	肋骨骨折観血的手術 …… 798
レプチン …… 481,484		肋骨骨折固定術 …… 713
レフラクトメーター …… 543	**ろ**	肋骨切除 …… 799
レボドパ …… 627	ロイコプロール …… 626	肋骨切除術 …… 798
レボドパ・カルビドパ水和物製剤 … 433,826	ロイシンアミノペプチダーゼ …… 475	ロッド …… 771
レボドパ・カルビドパ水和物製剤の経腸投薬 …… 428	ロイシンリッチα₂グリコプロテイン …… 476,480	ローノア・ベンソード腺脂肪腫症 … 244,1523
レボブピバカイン塩酸塩 …… 627	ロイスディーツ症候群 …… 467	ロービジョン検査判断料 …… 544
レボホリナートカルシウム …… 627	老研版失語症検査 …… 548	ロービジョン検査判断料の施設基準 …… 1390
レボメプロマジンマレイン酸塩 …… 588	瘻孔形成術 …… 828	ロピバカイン塩酸塩水和物 …… 627
レムデシビル製剤 …… 440,1609	瘻孔造影 …… 566	ロフェプラミン塩酸塩 …… 588
レムナント様リポ蛋白コレステロール …… 476,479	労災保険との関係 …… 21	ロフラゼプ酸エチル …… 588,1609
連携管理加算 …… 327	労災保険による傷病の治療期間中 …… 35	ローフローバイパス術併用加算 … 782,783
連携強化加算 …… 34,41,48,55,146,242,352,694,1074	老人性色素斑 …… 546	濾胞性リンパ腫 …… 462
連携強化加算の施設基準 …… 1074,1188	労働者災害補償保険法の療養補償給付を同時に受けている場合 …… 52	ロボットスーツ …… 741
連携強化診療情報提供料 …… 341	漏斗胸手術 …… 799	ロラゼパム …… 588,1609
連携強化診療情報提供料の施設基準等 … 1358	瘻排液向け泌尿器用カテーテル 445,995,1050	ロールシャッハテスト …… 547
連携充実加算 …… 293	濾過手術 …… 788	ロールフィルム …… 580
連携充実加算の施設基準 …… 1343	濾過胞再建術 …… 788	ロルメタゼパム …… 588,1609
練習用仮義足又は仮義手採型法 …… 743	ロキソプロフェンナトリウム水和物 …… 612	ロングチューブ …… 995
レンズ核破壊術 …… 781	6級地 …… 125	ロングチューブ挿入法 …… 721
レンズメーターによる眼鏡検査 …… 543	6誘導未満の心電図検査 …… 449	
連続携行式腹膜灌流 …… 417,729	ロザノリキシズマブ製剤 …… 415,440,1609	**わ**
連続携行式腹膜灌流用カテーテル腹腔内留置術 …… 822	濾紙ディスク法による味覚定量検査 …… 541	ワイヤー …… 1012
連続血圧測定 …… 528	「露出部」とは …… 765	腋臭症手術 …… 767
連続呼気ガス分析加算 …… 521	ロス手術 …… 810	ワクチン …… 614
連続歯結紮法 …… 794	ロス症候群 …… 536	ワゴスチグミン眼筋力テスト …… 536
連続心拍出量測定機能 …… 988	ロスムンド・トムソン症候群 …… 467	ワッシャー …… 1007,1014
連続心拍出量測定用センサー …… 989	ロセフィン …… 622	ワルファリンカリウム …… 612
連続洗浄向け泌尿器用カテーテル … 443,998	ロタウイルス抗原定性(糞便) …… 491,492	腕関節及び指能動副子 …… 1001
連続ポータブル腹膜灌流用運搬セット … 441	ロタウイルス抗原定量(糞便) …… 491,492	腕神経叢損傷 …… 661
レントゲンフィルム等をコピーした場合 …… 330	肋間神経ブロック …… 883	腕神経叢損傷等の発症後若しくは手術後の状態 …… 204
	肋骨・胸骨カリエス又は肋骨骨髄炎手術 …… 798	腕神経叢ブロック …… 883
	肋骨骨髄炎手術 …… 798	

最新刊　**実践対応**　2025年4月刊

レセプト総点検マニュアル
2025年版

2025年4月現在の最新点数・審査基準に準拠!!

★2024年10月・12月の一部改定, 2025年4月の一部改定など, 2024年改定後の追加告示・通知等に準拠!!　多数追加された支払基金の「審査の一般的な取扱い」も収録した, 2025年4月現在の診療報酬・審査基準に基づく最新版!!

★審査機関の審査委員による「診療科別レセプト審査のポイント」を収録した書籍は本書だけ!!　外科・内科・泌尿器科・皮膚科・整形外科・麻酔科など各科審査委員が,「最近の審査の傾向」「診療科別の審査チェックポイント」「症状詳記のアドバイス」を実例をあげて詳細に解説します。

レセプト審査の具体的基準を網羅した画期的書!!　必携ハンドブック!!

B5判　約250頁
2,400円(＋税)

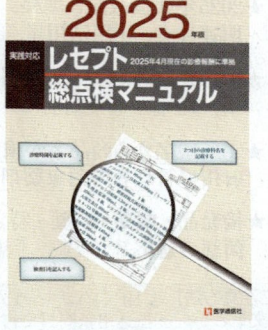

【ご注文方法】①HP・ハガキ・FAX・電話等でご注文下さい。②振込用紙同封で書籍をお送りします(料金後払い)。③または書店にてご注文下さい。

〒101-0051　東京都千代田区神田神保町2-6　十歩ビル
tel.03-3512-0251　fax.03-3512-0250
ホームページ　https://www.igakutushin.co.jp

医学通信社

【最新刊】 2024年6月改定／**2025年4月増補版** 2025年4月刊

2025年4月現在の告示・通知・事務連絡でアップデートした最新版!!

DPC点数早見表

診断群分類樹形図と包括点数・対象疾患一覧

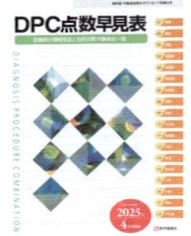

電子版ダウンロード
サービス付き!!
〔Windows対応〕

A4判/フルカラー
約640頁
価格：4,600円（+税）

★ 2024年6月改定後，DPCについても多数の追加・変更が行われました。本書は，2025年4月までに出された追加告示・通知・事務連絡をすべて収録して再編集した最新版です。

★ 2024年6月改定後は，①出来高算定となる薬剤，②「手術・処置等2」，③機能評価係数等，④地域医療指数（体制評価指数）等の確認手続き，⑤DPC病院の再編・退出等の手続き——などの追加・変更が行われています。

★ 本書では，2024年改定後2025年4月までに変更された部分すべてを別にマーキング。何がどう変わったかが一目でわかります。

【ご注文方法】①HP・ハガキ・FAX・電話等でご注文下さい。②振込用紙同封で書籍をお送りします(料金後払い)。③または書店にてご注文下さい。

〒101-0051 東京都千代田区神田神保町2-6 十歩ビル
tel.03-3512-0251　fax.03-3512-0250
ホームページ https://www.igakutushin.co.jp

医学通信社

前版から新たに「薬効別薬価表」を収録。画期的にバージョンアップした2025年版!!

【最新刊】 保険請求・レセプト点検に必携

薬価・効能早見表 2025

適応疾患・禁忌疾患・用法用量・薬価の全覧

2025年4月刊

情報量No.1

2025年薬価基準改定に完全準拠。一般名から商品名が探せる画期的な「一般名索引」が便利です!!

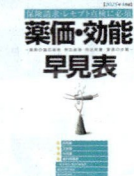

■B5判/2色刷
■約1,400頁
■5,600円+(税)

★ 2025年薬価改定に準拠。すべての医療用医薬品の①薬価，②効能効果（適応疾患・適応菌種），③効能関連注意，④用法用量，⑤用法関連注意，⑥禁忌・併用禁忌，⑦保険適用関連通知——を完全収載!!

★ 前版から新たに「薬効別薬価表」を収録し，画期的にバージョンアップ!!「腫瘍用薬」「ホルモン剤」「抗生剤」など様々な薬効別に薬剤・薬価を収載。適応薬剤の検索・確認・選択に画期的に便利です!!

★ ①一般名から商品名が検索できる「一般名索引」，②特定薬剤治療管理料・薬剤管理指導料・在宅自己注射指導管理料の対象薬剤へのマーキングなど，機能性・実用性・情報量を極めた薬価本・完成版!!

★ 後発品・劇薬・麻薬・特定薬剤等を分類表記し，適応外使用事例，投与期間上限，副腎皮質ホルモン・抗菌薬の適応等も収載。「薬効別薬価表」も新たに加え，飛躍的に充実。類書に比べ，情報量はダントツのNo.1!!

【ご注文方法】①HP・ハガキ・FAX・電話等でご注文下さい。②振込用紙同封で書籍をお送りします(料金後払い)。③または書店にてご注文下さい。

〒101-0051 東京都千代田区神田神保町2-6 十歩ビル
tel.03-3512-0251　fax.03-3512-0250
ホームページ https://www.igakutushin.co.jp

医学通信社

最新 検査・画像診断事典

2024-25年版／2025年4月増補版

日本臨床検査医学会 編著

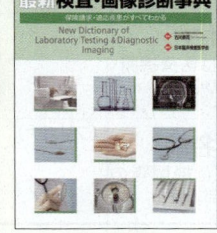

2025年4月現在の最新検査・通知を完全収載!!

検査の手技・適応疾患・保険請求がすべてわかる

- 点数表の検査・画像診断・病理診断を完全収録し，**手技・適応疾患・保険請求のポイント**を解説。疾患名から適応検査の検索も可能です。

- 臨床検査医師の全国組織「日本臨床検査医学会」の多重チェックにより適応疾患を精緻化。適応疾患は「標準病名」に統一しています。

- 2025年4月現在の最新の医学的知見に基づき，適応疾患を全面的に見直した最新版。審査機関でも使われているレセプト点検の即戦力!!

★臨床検査医の全国組織「日本臨床検査医学会」が監修・執筆。審査機関の審査の「参照情報」としても活用されているスタンダードな1冊!!

B5判／約440頁／2色刷
価格：2,800円（+税）

2025年4月刊

【ご注文方法】①HP・ハガキ・FAX・電話等でご注文下さい。②振込用紙同封で書籍をお送りします（料金後払い）。③または書店にてご注文下さい。

☎ 101-0051 東京都千代田区神田神保町2-6 十歩ビル
tel.03-3512-0251　fax.03-3512-0250
ホームページ https://www.igakutushin.co.jp

医学通信社

ビジュアル速解 診療報酬・完全攻略マニュアル

2025年4月補訂版

点数表全一覧＆レセプト請求の要点解説

2025年4月刊

診療報酬請求事務認定コーチ／職業訓練指導員　青山美智子 著

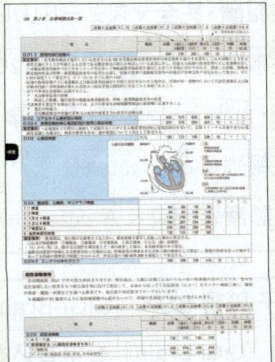

〈内容見本〉（2色刷）

- ◆診療報酬点数表（2024年10月・12月の一部改定／2025年4月の一部改定準拠）の全項目の点数・施設基準・対象疾患・併算定の可否・包括項目等を一覧表で完璧に網羅!!

- ◆請求・点検業務ですぐ調べたいときに便利な**必携マニュアル**。点数検索・点数算定が飛躍的に**スピードアップ**する画期的な書。

- ◆レセプト記載の具体的事例を満載。初心者にもわかりやすい**絶好の入門書**。診療報酬請求事務能力認定試験等，各種試験にも非常に有効です。

B5判／約480頁
2,800円（+税）

『診療点数早見表』の絶好のサブテキスト!!

【ご注文方法】①HP・ハガキ・FAX・電話等でご注文下さい。②振込用紙同封で書籍をお送りします（料金後払い）。③または書店にてご注文下さい。

☎ 101-0051 東京都千代田区神田神保町2-6 十歩ビル
tel.03-3512-0251　fax.03-3512-0250
ホームページ https://www.igakutushin.co.jp

医学通信社

注 文 書

2025.4

※この面を弊社宛にFAXして下さい。

医学通信社・直通FAX → 03-3512-0250

お客様コード	□□□□□□□ （わかる場合のみで結構です）		
ご住所〔ご自宅又は医療機関・会社等の住所〕	〒	電話番号	
お名前〔ご本人又は機関等の名称・部署名〕	（フリガナ）	ご担当者	（法人・団体でご注文の場合）

※ 医学通信社ＨＰにて，書籍の内容見本，最新の刊行情報をご覧いただけます

〔送料〕1～9冊：100円×冊数，10冊以上何冊でも1,000円（消費税別）

書籍	ご注文部数	書籍	ご注文部数
診療点数早見表 2025年4月増補版〔2025年4月刊〕		手術術式の完全解説 2024-25年版〔2024年6月刊〕	
DPC点数早見表 2025年4月増補版〔2025年4月刊〕		臨床手技の完全解説 2024-25年版〔2024年6月刊〕	
薬価・効能早見表 2025〔2025年4月刊〕		医学管理の完全解説 2024-25年版〔2024年6月刊〕	
受験対策と予想問題集 2025年版〔2025年4月刊〕		在宅医療の完全解説 2024-25年版〔2024年9月刊〕	
診療報酬・完全攻略マニュアル 2025年4月補訂版〔2025年4月刊〕		プロのレセプトチェック技術 2024-25年版〔2024年8月刊〕	
窓口事務【必携】ハンドブック 2025年版〔2025年4月刊〕		請求もれ＆査定減ゼロ対策 2024-25年版〔2024年10月刊〕	
医療事務【実践対応】ハンドブック 2025年版〔2025年4月刊〕		労災・自賠責請求マニュアル 2024-25年版〔2024年8月刊〕	
最新・医療事務入門 2025年版〔2025年4月刊〕		医師事務作業補助・実践入門BOOK 2024-25年版〔2024年8月刊〕	
公費負担医療の実際知識 2025年版〔2025年4月刊〕		"保険診療＆請求"ガイドライン 2024-25年版〔2024年7月刊〕	
医療関連法の完全知識 2025年版〔2025年4月刊〕		入門・診療報酬の請求 2024-25年版〔2024年7月刊〕	
最新 検査・画像診断事典 2025年4月増補版〔2025年4月刊〕		レセプト請求の全技術 2024-25年版〔2024年6月刊〕	
レセプト総点検マニュアル 2025年版〔2025年4月刊〕		医療＆介護ハンドブック手帳 2025〔2024年9月刊〕	
医療事務100問100答 2025年版〔2025年4月刊〕		介護報酬早見表 2024-26年版〔2024年6月刊〕	
診療報酬・完全マスタードリル 2025年版〔2025年4月刊〕		介護報酬パーフェクトガイド 2024-26年版〔2024年7月刊〕	
医療事務【BASIC】問題集 2025〔2025年4月刊〕		介護報酬サービスコード表 2024-26年版〔2024年5月刊〕	
臨床・カルテ・レセプト略語事典 2025年新版〔2025年5月刊予定〕		特定保険医療材料ガイドブック 2024年度版〔2024年8月刊〕	
診療報酬Q＆A 2025年版〔2024年12月刊〕		標準・傷病名事典 Ver.4.0〔2024年2月刊〕	
在宅診療報酬Q＆A 2024-25年版〔2024年11月刊〕		"リアル"なクリニック経営―300の鉄則〔2020年1月刊〕	
		（その他ご注文書籍）	

電子辞書BOX『GiGi-Brain』申込み ※レ点入れて下さい。折返しご案内をお送りいたします

☐ 『GiGi-Brain』を申し込む　メールアドレス(必須)

『月刊／保険診療』申込み ※レ点入れて下さい。 ※割引特典は支払い手続き時に選択できます

☐ 定期購読を申し込む〔　　〕年〔　　〕月号から　☐ 1年 or ☐ 半年

☐ 単品注文する（　年　月号　冊）　☐ 『月刊／保険診療』見本誌を希望する（無料）